Prática de Enfermagem

O GEN | Grupo Editorial Nacional – maior plataforma editorial brasileira no segmento científico, técnico e profissional – publica conteúdos nas áreas de ciências da saúde, exatas, humanas, jurídicas e sociais aplicadas, além de prover serviços direcionados à educação continuada e à preparação para concursos.

As editoras que integram o GEN, das mais respeitadas no mercado editorial, construíram catálogos inigualáveis, com obras decisivas para a formação acadêmica e o aperfeiçoamento de várias gerações de profissionais e estudantes, tendo se tornado sinônimo de qualidade e seriedade.

A missão do GEN e dos núcleos de conteúdo que o compõem é prover a melhor informação científica e distribuí-la de maneira flexível e conveniente, a preços justos, gerando benefícios e servindo a autores, docentes, livreiros, funcionários, colaboradores e acionistas.

Nosso comportamento ético incondicional e nossa responsabilidade social e ambiental são reforçados pela natureza educacional de nossa atividade e dão sustentabilidade ao crescimento contínuo e à rentabilidade do grupo.

Prática de Enfermagem

Sandra M. Nettina, MSN, ANP-BC
Nurse Practitioner and Founder
Prime Care House Calls
West Friendship, Maryland

Revisão Técnica
Profa. Dra. Mavilde Pedreira
Graduação em Enfermagem e Especialização em Pediatria e Puericultura pela Escola Paulista de Medicina.
Doutorado e Livre-Docência pela Universidade Federal de São Paulo (Unifesp).
Professora Titular da Unifesp.
Pesquisadora do Conselho Nacional de Desenvolvimento Científico e Tecnológico (CNPq).

Profa. Dra. Maria de Jesus C. S. Harada
Graduação em Enfermagem pela Universidade de Fortaleza.
Especialização em Pediatria e Puericultura pela Escola Paulista de Medicina.
Mestrado em Enfermagem pela Escola Paulista de Medicina.
Doutorado em Enfermagem pela Universidade Federal de São Paulo (Unifesp).
Professora Aposentada da Unifesp.

Tradução
Mariângela Vidal
Patrícia Lydie Voeux
Tatiana Ferreira Robaina

11ª edição

gen | GUANABARA KOOGAN

- A autora deste livro e a editora empenharam seus melhores esforços para assegurar que as informações e os procedimentos apresentados no texto estejam em acordo com os padrões aceitos à época da publicação, *e todos os dados foram atualizados pela autora até a data do fechamento do livro*. Entretanto, tendo em conta a evolução das ciências, as atualizações legislativas, as mudanças regulamentares governamentais e o constante fluxo de novas informações sobre os temas que constam do livro, recomendamos enfaticamente que os leitores consultem sempre outras fontes fidedignas, de modo a se certificarem de que as informações contidas no texto estão corretas e de que não houve alterações nas recomendações ou na legislação regulamentadora.

- A autora e a editora envidaram todos os esforços no sentido de se certificarem de que a escolha e a posologia dos medicamentos apresentados neste compêndio estivessem em conformidade com as recomendações atuais e com a prática em vigor na época da publicação. Entretanto, em vista da pesquisa constante, das modificações nas normas governamentais e do fluxo contínuo de informações em relação à terapia e às reações medicamentosas, o leitor é aconselhado a checar a bula de cada fármaco para qualquer alteração nas indicações e posologias, assim como para maiores cuidados e precauções. Isso é particularmente importante quando o agente recomendado é novo ou utilizado com pouca frequência.

- Data do fechamento do livro: 01/03/2021

- A autora e a editora se empenharam para citar adequadamente e dar o devido crédito a todos os detentores de direitos autorais de qualquer material utilizado neste livro, dispondo-se a possíveis acertos posteriores caso, inadvertida e involuntariamente, a identificação de algum deles tenha sido omitida.

- **Atendimento ao cliente: (11) 5080-0751 | faleconosco@grupogen.com.br**

- Traduzido de:
LIPPINCOTT MANUAL OF NURSING PRACTICE, ELEVENTH EDITION

2001 Market Street
Philadelphia, PA 19103 USA
LWW.com
Published by arrangement with Lippincott Williams & Wilkins, Inc., USA.
Lippincott Williams & Wilkins/Wolters Kluwer Health did not participate in the translation of this title.
ISBN: 9781496379948

EDITORA GUANABARA KOOGAN LTDA.
Uma editora integrante do GEN | Grupo Editorial Nacional
Travessa do Ouvidor, 11
Rio de Janeiro – RJ – CEP 20040-040
www.grupogen.com.br

- Capa: Bruno Sales

- Imagem da capa: Pixtum

- Editoração eletrônica: R.O. Moura

- Ficha catalográfica

CIP-BRASIL. CATALOGAÇÃO NA PUBLICAÇÃO
SINDICATO NACIONAL DOS EDITORES DE LIVROS, RJ

N387p
11. ed.

Nettina, Sandra M.
Prática de enfermagem / Sandra M. Nettina ; tradução Mariângela Vidal, Patrícia Lydie Voeux, Tatiana Ferreira Robaina ; revisão técnica Mavilde Pedreira, Maria de Jesus Harada. - 11. ed. - Rio de Janeiro : Guanabara Koogan, 2021.
1.584 p. : il. ; 28 cm.

Tradução de: Lippincott manual of nursing practice
Apêndice
Inclui bibliografia
ISBN 978-85-2773-745-6

1. Enfermagem – Manuais, guias, etc. I. Vidal, Mariângela. II. Voeux, Patrícia Lydie. III. Robaina, Tatiana Ferreira. IV. Pedreira, Mavilde. V. Harada, Maria de Jesus C. S. VI. Título.

21-68779 CDD: 610.73
CDU: 616.083

Camila Donis Hartmann - Bibliotecária - CRB-7/6472

Dedicatória

Dedicado aos enfermeiros que ensinam, educam, orientam, prezam e dão suporte a novos e futuros profissionais de enfermagem. Se você é contratado como educador ou procura ensinar pelo exemplo, ajudando no treinamento clínico, além de todos os seus outros deveres, saiba que você é necessário e apreciado. A arte da enfermagem deve ser vivenciada e apreciada pelos estudantes e recém-formados. Não se alcança a assistência de qualidade apenas com ciência. Nossa profissão depende de todos aqueles que seguiram os passos de Florence Nightingale – a Dama da Lâmpada –, para melhorar a saúde dos indivíduos e a qualidade dos cuidados de saúde.

Colaboradores e Revisores

COLABORADORES

CAPÍTULO 1 Prática e Processo em Enfermagem

Christine Nelson-Tuttle, DNS, APRN, PNP-BC
Associate Professor of Nursing
D'Youville College
Buffalo, New York

CAPÍTULO 2 Normas de Atendimento e Questões Éticas e Legais

Marianne Chiafery, DNP, MS Clinical Bioethics, PNP-C
Assistant Professor
University of Rochester School of Nursing
SOM Division of Bioethics and Humanities Ethics
Consult Service
Rochester, New York

CAPÍTULO 3 Promoção da Saúde e Cuidados Preventivos

Sandra M. Nettina, MSN, ANP-BC
Nurse Practitioner and Founder
Prime Care House Calls
West Friendship, Maryland

CAPÍTULO 4 Genética e Aplicações na Saúde

Yvette P. Conley, PhD
Associate Professor of Nursing and Human Genetics
University of Pittsburgh
Pittsburgh, Pennsylvania

CAPÍTULO 5 Avaliação Física no Adulto

Sandra M. Nettina, MSN, ANP-BC
Nurse Practitioner and Founder
Prime Care House Calls
West Friendship, Maryland

CAPÍTULO 6 Terapia Intravenosa

Courtney Edwards, MSN, MPH, RN, CCRN, CEN, TCRN
Trauma Outreach Education, Injury Prevention and Research Manager
Rees-Jones Trauma Center Parkland Health & Hospital System
Dallas, Texas

CAPÍTULO 7 Enfermagem Peroperatória

Claudia G. King, BSN, CNOR, RNFA
Clinical Mentor/Educator, Surgical Services
Carroll Hospital Center
Westminster, Maryland

CAPÍTULO 8 Enfermagem Oncológica

DeClue Riley, MSN, CRNP
Nurse Practitioner
Johns Hopkins Kimmel Cancer Center
Baltimore, Maryland

CAPÍTULO 9 Assistência ao Idoso e ao Paciente com Deficiência

Elizabeth Galik, PhD, CRNP, FAAN, FAANP
Associate Professor
School of Nursing
University of Maryland
Baltimore, Maryland

Ann A. Scheve, MS, RN
Clinical Faculty
College of Nursing
Villanova University
Villanova, Pennsylvania

CAPÍTULO 10 Função e Terapia Respiratória

Lorie Dambaugh, DNP, CNS, RN, ACCN-AG
Assistant Professor of Nursing
St. John Fisher College
Rochester, New York

CAPÍTULO 11 Distúrbios Respiratórios

Chris Garvey, MSN, MPA, FNP, FAACVPR
Manager, Pulmonary and Cardiac Rehabilitation
Seton Medical Center
Daly City, California
Nurse Practitioner
Sleep Disorders Center
University of California at San Francisco
San Francisco, California

CAPÍTULO 12 Função Cardiovascular e Modalidades Terapêuticas

CAPÍTULO 13 Distúrbios Cardíacos

Joy Malanyaon, RN, BSN, CCRN
Johns Hopkins Hospital
Baltimore, Maryland

Ann Marie Cullen, RN, MSN, CCNS, CCRN
Clinical Nurse Specialist
Cardiac Care Unit
Johns Hopkins Hospital
Baltimore, Maryland

Dzifa Dordunoo, PhD, RN, MSN, CCRN
Assistant Professor
University of Victoria
Victoria, British Columbia, Canada

Mary Grace Nayden, RN, BSN
Nurse Clinician III, Discharge Planner
Johns Hopkins Hospital
Baltimore, Maryland

CAPÍTULO 14 Distúrbios Vasculares

Theresa E. DeVeaux, RN, MS, ACNP
Nurse Practitioner
University of Maryland Community
Medical Group
Vasular Center at UM
Baltimore Washington Medical Center
Baltimore, Maryland

Christine Owen, RN, MS, ACNP
Nurse Practitioner
University of Maryland Community
Medical Group
Vasular Center at UM
Baltimore Washington Medical Center
Baltimore, Maryland

CAPÍTULO 15 Transtornos Neurológicos

Denise Miller Niklasch, DNP, ANP, CNRN
Neurocritical Care Nurse Practitioner
Medical College of Wisconsin
Milwaukee, Wisconsin

Donna Avanecean, DNP, FNP-BC, CNRN
APRN Neuro Oncology
Cancer Center
Hartford Hospital
Hartford, Connecticut

CAPÍTULO 16 Distúrbios da Visão

Agueda Lara-Smalling, BSN, MPH
Nurse Reviewer-Research
Michael E. DeBakey VA Medical Center
Houston, Texas

CAPÍTULO 17 Distúrbios de Ouvido, Nariz e Garganta

Doreen Frances Gagné, MS, CRNP, CORLN
Otolaryngology Nurse Practitioner
Summit ENT and Hearing Services
Chambersburg, Pennsylvania

Carol Sailese Maragos, MSN, CRNP, CORLN
Otolaryngology Nurse Practitioner
Johns Hopkins Hospital
Baltimore, Maryland

CAPÍTULO 18 Distúrbios Gastrintestinais

Dawn L. Piercy, MS, NP, CCRC
Senior Nurse Practitioner and Clinical Trials Manager
Duke University Medical Center
Durham, North Carolina

CAPÍTULO 19 Distúrbios Hepáticos, Biliares e Pancreáticos

Natalie Masco Dixon, DNP, RN, FNP-C
Assistant Professor
Wegmans School of Nursing
St. John Fisher College
Rochester, New York

CAPÍTULO 20 Problemas Nutricionais

Karen Flanders, MSN, NP-C, APRN, BC, CBN
Metabolic and Bariatric Surgery Nurse Practitioner
Massachusetts General Hospital Weight Center
Boston, Massachusetts

CAPÍTULO 21 Distúrbios Renais e Urinários

Dorene Holcombe, CRNP
Department of Nephrology
Johns Hopkins University
Baltimore, Maryland

Caprice Warren, CM-DRN, BSN, RN
Financial Pre-certification Nurse Specialist
Johns Hopkins Hospital
Baltimore, Maryland

Rosmond Lynch, BSN, RN
NC 3
Johns Hopkins Hospital
Baltimore, Maryland

CAPÍTULO 22 Distúrbios Ginecológicos

Kylene Abraham, DNP, APRN, RNC-OB
Assistant Professor of Nursing
Wegmans School of Nursing
St. John Fisher College
Rochester, New York

Nancy Wilk, DNS, WHNP-C
Assistant Professor of Nursing
Wegmans School of Nursing
St. John Fisher College
Rochester, New York

CAPÍTULO 23 Distúrbios das Mamas

Susan Fischera, MSN, FNP-BC
Nurse Practitioner
Southeastern Surgical Group
Tallahassee, Florida

CAPÍTULO 24 Distúrbios Endócrinos

Jessica Horst, FNP-c
Transition of Care Coordinator
Portneuf Medical Center
Pocatello, Idaho

CAPÍTULO 25 Diabetes Melito e Distúrbios Relacionados

Lucia M. Novak, MSN, ANP-BC, BC-ADM
Adjunct Assistant Professor
Uniformed Services
University of the Health Sciences
Bethesda, Maryland
Director
Riverside Diabetes Center
Riverside Medical Associates, P.A.
Riverdale, Maryland

CAPÍTULO 26 Distúrbios Hematológicos

Rebekah Zonozy, RN, MSN, CPNP
Pediatric Nurse Practitioner
Hematology Oncology Department
Cook Children's Hospital
Fort Worth, Texas

CAPÍTULO 27 Terapia Transfusional e Transplante de Células-Tronco Hematopoiéticas

Rebekah Zonozy, RN, MSN, CPNP
Pediatric Nurse Practitioner
Hematology Oncology Department
Cook Children's Hospital
Fort Worth, Texas

CAPÍTULO 28 Asma e Alergia
Sayda Major, RN, MSN, ACNP-BC
Nurse Practitioner, Hospitalist Medicine
Parkland Health and Hospital System
Dallas, Texas

CAPÍTULO 29 Infecção pelo HIV e AIDS
Lisa M. Wolf, RN, ACRN, JD
Clinical Nurse
AIDS Unit
Johns Hopkins University Hospital
Baltimore, Maryland

CAPÍTULO 30 Distúrbios do Tecido Conjuntivo
Victoria Ruffing, RN-BC
Director of Patient Education
Johns Hopkins Arthritis Center
Johns Hopkins University
Baltimore, Maryland

CAPÍTULO 31 Doenças Infecciosas
Anne M. Caston-Gaa, RN, MSN, MPH
Nurse Clinician
Johns Hopkins Hospital
Baltimore, Maryland

Melanie Gavin, M(ASCP), CIC
Infection Control Epidemiologist
Johns Hopkins University
Baltimore, Maryland
Medical University of South Carolina
Charleston, South Carolina

CAPÍTULO 32 Distúrbios Musculoesqueléticos
Peggy Barksdale, MSN, RN, CNS-BC, OCNS-C
Clinical Nurse Specialist
National Association of Clinical Nurse Specialists
National Association of Orthopaedic Nurses
Indianapolis, Indiana

CAPÍTULO 33 Distúrbios Dermatológicos
Lisa S. Ball, PhD, APRN, FNP-BC
Associate Professor
Nursing Department
Daemen College
Amherst, New York

CAPÍTULO 34 Queimaduras
Stephanie A. Campbell, MS, RN, CCRN-K
Burn Program Manager
Parkland Regional Burn Center
Parkland Health & Hospital System
Dallas, Texas

CAPÍTULO 35 Condições de Emergência
Rebecca Roloff, MS, FNP-BC, APRN
Clinical Assistant Professor
D'Youville College, FNP program
Nurse Practitioner in Emergency Medicine
Oishei Children's Hospital
Buffalo, New York

CAPÍTULO 36 Saúde Materna e Fetal

CAPÍTULO 37 Manejo da Enfermagem Durante o Trabalho de Parto e o Parto

CAPÍTULO 38 Cuidado Materno e Neonatal Durante o Período Pós-Parto

CAPÍTULO 39 Complicações Gestacionais
Kylene Abraham, DNP, APRN, RNC-OB
Assistant Professor of Nursing
Wegmans School of Nursing
St. John Fisher College
Rochester, New York

Susan M. McCarthy, DNP, APRN, EFM-C
Professor of Nursing
Finger Lakes Community College
Canandaigua, New York

CAPÍTULO 40 Crescimento e Desenvolvimento Pediátricos

CAPÍTULO 41 Avaliação Física Pediátrica
Christine Nelson-Tuttle, DNS, APRN, PNP-BC
Associate Professor of Nursing
D'Youville College
Buffalo, New York

CAPÍTULO 42 Cuidados Primários em Pediatria
Elyse Borsuk, APRN, MSN, CPNP-PC
Lecturer/Clinical Liaison
School of Nursing
Yale University
West Haven, Connecticut

CAPÍTULO 43 Cuidado da Criança Doente ou Hospitalizada
Jocelyn Gmerek, MSN, PNP-C
Pediatric Nurse Practitioner
General Surgery
Children's Hospital of Philadelphia
Philadelphia, Pennsylvania

Mary Kate Klarich, MSN, PNP-C
Pediatric Nurse Practitioner
General Surgery
Children's Hospital of Philadelphia
Philadelphia, Pennsylvania

CAPÍTULO 44 Distúrbios Respiratórios em Pediatria
Mary Beth Lyons
Clinical Nurse Specialist
PICU and Pediatrics
Maria Fareri Children's Hospital
Valhalla, New York

CAPÍTULO 45 Distúrbios Cardiovasculares em Pediatria
Wendy Hou, MSN, RN
Golisano Children's Hospital at Strong
University of Rochester Medical Center
Rochester, New York

CAPÍTULO 46 Distúrbios Neurológicos em Pediatria
Maria Zak, MN, NP-Pediatrics
Nurse Practitioner
Division of Neurology
The Hospital for Sick Children
Adjunct Professor
Lawrence S. Bloomberg Faculty of Nursing
University of Toronto
Toronto, Ontario, Canada

Valerie W. Chan, BScN, RN, CNN
Neurology Clinic Nurse
The Hospital for Sick Children
Toronto, Ontario, Canada

CAPÍTULO 47 Distúrbios Oculares e Auditivos em Pediatria

Zoe Strough O'Brien, MS, PNP-C
Pediatric Nurse Practitioner
Children's Pediatricians and Associates
Gaithersburg, Maryland

CAPÍTULO 48 Distúrbios Gastrintestinais e Nutricionais em Pediatria

Disorders

Ellen Thomen Clore, MSN, CPNP-AC
Pediatric Nurse Practitioner
Children's National Medical Center
Washington, District of Columbia

Erin Garth, MSN, PNP-BC
Pediatric Nurse Practitioner
Children's National Medical Center (formerly)
Washington, District of Columbia

CAPÍTULO 49 Distúrbios Renais e Geniturinários em Pediatria

Abby Varghese, RN(EC), NP-PHC
Nurse Practitioner
Division of Urology
The Hospital for Sick Children
Toronto, Ontario, Canada

April Cherian, NP (Pediatric)
CKD Program
Division of Nephrology
Hospital for Sick Children
Toronto, Ontario, Canada

CAPÍTULO 50 Distúrbios Metabólicos e Endócrinos em Pediatria

Christine Nelson-Tuttle, DNS, APRN, PNP-BC
Associate Professor of Nursing
D'Youville College
Buffalo, New York

CAPÍTULO 51 Oncologia Pediátrica

Tamara Gray
PhD Student
School of Nursing
Johns Hopkins University
Baltimore, Maryland

CAPÍTULO 52 Distúrbios Hematológicos em Pediatria

Barbara Ehrenreich, RN, MSN, CPNP
Pediatric Nurse Practitioner
Pediatric Bone Marrow Transplant Coordinator
Division of Pediatric Hematology, Oncology, and Stem Cell Transplantation
Maria Fareri Children's Hospital at Westchester Medical Center
Valhalla, New York

CAPÍTULO 53 Distúrbios Imunológicos em Pediatria

Georgina MacDougall, RN
HIV Clinic Nurse Coordinator
The Hospital for Sick Children
Toronto, Ontario, Canada

Audrey Bell-Peter, RN, MN
Rheumatology Nurse Coordinator
The Hospital for Sick Children
Toronto, Ontario, Canada

Holly Convery, BScN, NP-Primary Care
Clinic Nurse
Division of Rheumatology
The Hospital for Sick Children
Toronto, Ontario, Canada

Brenda Reid, RN, MN
Clinical Nurse Specialist
Immunology/Allergy
The Hospital for Sick Children
Toronto, Ontario, Canada

CAPÍTULO 54 Problemas Ortopédicos Pediátricos

Catherine M. Haut, DNP, CPNP-AC, CPNP-PC, CCRN
Pediatric Nurse Practitioner
Pediatrix Medical Group
The Herman and Walter Samuelson Children's Hospital at Sinai Hospital
Baltimore, Maryland

CAPÍTULO 55 Distúrbios Tegumentares em Pediatria

Stephanie A. Campbell, MS, RN, CCRN-K
Burn Program Manager
Parkland Regional Burn Center
Parkland Health & Hospital System
Dallas, Texas

Lisa S. Ball, PhD, APRN, FNP-BC
Associate Professor
Nursing Department
Daemen College
Amherst, New York

CAPÍTULO 56 Transtornos de Desenvolvimento

Christine Nelson-Tuttle, DNS, APRN, PNP-BC
Associate Professor of Nursing
D'Youville College
Buffalo, New York

CAPÍTULO 57 Problemas de Saúde Mental

Matthew R. Sorenson, PhD, RN
Interim Director
School of Nursing
DePaul University
Chicago, Illinois

REVISORES

Jorie Klein, BSN, RN
Director, Trauma Program
Rees-Jones Trauma Center at Parkland
Dallas, Texas

Barbara J. Pitto, RN, DNC
Registered Nurse 4
Vanderbilt University Medical Center
Nashville, Tennessee

Elizabeth Turcotte, RN-BC, ONC
Nurse Manager
Orthopedic Institute of Central Maine at Maine Medical Center
Lewiston, Maine

Prefácio

Nos últimos 10 anos, a constante evolução da tecnologia e dos sistemas de assistência médica tem desafiado os profissionais de enfermagem mais do que nunca. No entanto, tenho convicção de que, para melhorar a saúde, não podemos nos esquecer do passado. Assim, tarefas fundamentais, como avaliação e documentação de enfermagem, são mais importantes do que nunca. A assistência ao paciente, seja no hospital, em casa ou nos demais ambientes, é essencial para reduzir custos e melhorar resultados. Os cuidados de saúde hoje devem se espelhar no passado, com o paciente sendo o centro da atenção em casa ou na transição para casa, no próprio sistema familiar e comunitário, e não como uma mera engrenagem na roda do sistema de saúde.

Após a publicação da 10ª edição de *Prática de Enfermagem*, mudei minha prática clínica para a área de saúde domiciliar, com a firme convicção de que é onde eu poderia usar meus 40 anos de experiência em enfermagem para fazer a maior diferença na saúde e na qualidade de vida das pessoas. Embora eu ofereça exclusivamente atendimento clínico em domicílio ou em instituições de assistência à vida, participo ativamente na coordenação do atendimento ao paciente em todos os ambientes de saúde. Ainda que o foco principal seja a prevenção de uma internação hospitalar, estou sempre atenta para a necessidade de cuidados mais sofisticados do que aqueles que uma equipe de saúde domiciliar, mesmo que altamente qualificada, pode oferecer. Quando um paciente é hospitalizado, permaneço envolvida para ajudar na transição para os ambientes de reabilitação e no retorno ao ambiente domiciliar. Já quando um paciente domiciliar precisa de maior supervisão ou de mais assistência com as atividades da vida diária do que as que podem ser fornecidas, auxilio na transição para um ambiente de cuidados de longo prazo. É isso que os enfermeiros fazem: não importa a necessidade do paciente, nossas habilidades podem ser usadas em todos os cenários de saúde.

Apresento agora a 11ª edição do *Prática de Enfermagem* com esse enfoque. Esta obra destina-se a orientar estudantes e profissionais de enfermagem em todos os ambientes de cuidados de saúde, bem como a fornecer assistência ao paciente de acordo com os padrões de prática estabelecidos, sem esquecer as interações de cuidado que os enfermeiros fazem tão bem.

ORGANIZAÇÃO

Esta nova edição mantém o formato simples para facilitar a leitura e o acesso à informação. Os subtítulos continuam a seguir um modelo clínico – Fisiopatologia e etiologia, Manifestações clínicas, Avaliação diagnóstica, Manejo e Complicações – e um modelo de processo de enfermagem – Avaliação de enfermagem, Diagnósticos de enfermagem, Intervenções de enfermagem, Considerações sobre atendimento domiciliar e na comunidade, Educação do paciente e manutenção da saúde, e Reavaliação: resultados esperados. As informações são apresentadas em um modelo clínico porque os enfermeiros precisam entender o distúrbio médico, a investigação diagnóstica e o tratamento, que são a base para os cuidados de enfermagem. A seção sobre o processo de enfermagem fornece uma visão prática dos cuidados de enfermagem por etapas, para quase qualquer condição que pode afetar um paciente.

Esta edição é dividida em cinco partes, para fornecer uma referência abrangente a todos os tipos de cuidados de enfermagem. A Parte 1 discute o papel do enfermeiro no sistema de prestação de cuidados de saúde. É composto pelos capítulos *Prática e Processo de Enfermagem, Normas de Atendimento e Questões Éticas e Legais, Promoção da Saúde e Cuidados Preventivos,* e *Genética e Aplicações na Saúde.*

A Parte 2 engloba a enfermagem médico-cirúrgica. Os tópicos gerais são apresentados na Unidade 1, incluindo *Avaliação Física no Adulto, Terapia Intravenosa, Enfermagem Perioperatória, Enfermagem Oncológica* e *Assistência ao Idoso e ao Paciente com Deficiência.* As unidades 2 a 12 lidam com o funcionamento e as disfunções dos sistemas orgânicos e os vários distúrbios observados na enfermagem médica e cirúrgica de pacientes adultos.

A Parte 3 abrange enfermagem materna e neonatal, com os seguintes capítulos: *Saúde Materna e Fetal, Manejo da Enfermagem durante o Trabalho de Parto e o Parto, Cuidado Materno e Neonatal durante o Período Pós-Parto* e *Complicações Gestacionais.* Esses temas refletem os cuidados de rotina com gestantes, bem como situações e problemas de alto risco que são frequentemente encontrados e podem surgir tanto para a mãe quanto para a criança.

Na Parte 4, Enfermagem Pediátrica, os capítulos são divididos em duas unidades. A primeira abrange considerações gerais sobre a prática, compreendendo quatro capítulos: *Crescimento e Desenvolvimento Pediátricos, Avaliação Física Pediátrica, Cuidados Primários em Pediatria* e *Cuidado da Criança Doente ou Hospitalizada.* A segunda contém capítulos que se baseiam em sistemas orgânicos para descrever os vários distúrbios e cuidados de enfermagem correspondentes, observados na enfermagem pediátrica.

A Parte 5, Enfermagem Psiquiátrica, apresenta tópicos seguindo a classificação de doença mentais do *Manual Diagnóstico e Estatístico de Transtornos Mentais,* 5ª edição (DSM-5). São discutidos os tratamentos e o manejo de enfermagem para cada condição.

Sandra M. Nettina, MSN, ANP-BC

Diferenciais da 11ª edição

Conteúdo novo e expandido

As informações foram adicionadas, expandidas e/ou atualizadas nos capítulos que tratam das seguintes áreas:

Capítulo 1 – Nova seção sobre transição de cuidado, sobre o conceito de garantir a coordenação e a continuidade da assistência quando o paciente passa de um ambiente de cuidado para outro.

Capítulo 3 – Diretrizes de triagem atualizadas de acordo com a U.S. Preventive Services Task Force.

Capítulo 4 – Introdução de cuidados de saúde precisos.

Capítulo 5 – Simplificado, para destacar as técnicas de avaliação de enfermagem mais utilizadas.

Capítulo 6 – Terapia intravenosa amplamente atualizada.

Capítulo 8 – Adição de cuidados de sobrevivência.

Capítulo 10 – Amplamente atualizado.

Capítulo 11 – Amplamente atualizado.

Capítulo 12 – Amplamente atualizado.

Capítulo 13 – Amplamente atualizado.

Capítulo 15 – Amplamente atualizado.

Capítulo 19 – Amplamente atualizado.

Capítulo 20 – Ampliação da seção sobre transtornos alimentares.

Capítulo 23 – Triagem por ressonância magnética, tratamento hormonal.

Capítulo 25 – Atualizações da American Diabetic Association.

Capítulo 29 – Amplamente atualizado.

Capítulo 34 – Amplamente atualizado.

Capítulo 36-38 – Amplamente atualizado, com ênfase na melhoria dos resultados.

Capítulo 42 – Ampliação das informações.

Capítulo 45 – Novos medicamentos e informações sobre tratamento.

Capítulo 46 – Novos medicamentos e informações sobre tratamento.

Capítulo 47 – Fatores de risco para disfunção da tuba auditiva.

Capítulo 53 – Amplamente atualizado sobre imunodeficiência pediátrica e outros transtornos.

Capítulo 57 – Reclassificação dos transtornos de acordo com a DSM-5.

Você encontrará informações atualizadas sobre testes de diagnóstico e assistência clínica para quase todos os assuntos. Os cuidados de enfermagem também foram atualizados, a fim de refletir novos tratamentos e informações sobre melhores práticas.

Transição de cuidado

O conceito de transição de cuidado foi adicionado a esta edição, e significa assegurar a coordenação e a continuidade da assistência quando um paciente passa de um ambiente de cuidado para outro – por exemplo, quando recebe alta hospitalar e vai para cuidados domiciliares – ou entre formas de assistência – como quando o paciente passa de cuidados curativos para cuidados paliativos, ou de cuidados pediátricos para cuidados com o paciente adulto. O objetivo é fornecer suporte durante a transição e melhorar os resultados de saúde. Em todos os casos de transição de cuidado, existem oportunidades essenciais de avaliação, intervenção e orientação de enfermagem para ajudar a facilitar a transição. Quando apropriado, incluímos uma nova seção, "Alerta de transição de cuidado", que destaca importantes aspectos nos cuidados de enfermagem em transições específicas.

Gráficos

Figuras, tabelas e quadros foram adicionados ou atualizados.

Foi um prazer preparar para você esta 11ª edição do *Prática de Enfermagem*. Espero que seja útil no atendimento ao paciente em todas os ambientes de saúde.

Sandra M. Nettina, MSN, ANP-BC

Agradecimentos

Gostaria de agradecer aos revisores e colaboradores do passado e do presente e a toda a equipe da Lippincott Williams & Wilkins por sua contribuição a esta 11ª edição de *Prática de Enfermagem*. Lisa Marshall, editora de desenvolvimento, tem sido fundamental para me orientar e apoiar neste projeto. Lindsay Ries, assistente editorial, tem sido inestimável coordenando a logística e as atividades cotidianas nos bastidores. Bruce Hobart assumiu os capítulos e ajudou todos os envolvidos a passar pelas etapas de produção. Christine Nelson-Tuttle, como editora clínica associada, forneceu supervisão completa aos capítulos pediátricos e a muitos outros aspectos do projeto. Todos os envolvidos passaram a respeitar a grandiosidade da tarefa e a entender como cada passo afeta o seguinte. Estou orgulhosa da nossa conquista.

Sumário

PARTE 1

Processo e Prática de Enfermagem

CAPÍTULO

1

Prática e Processo em Enfermagem

PRÁTICA DE ENFERMAGEM

Conceitos básicos na prática de enfermagem

Desde que Florence Nightingale desenvolveu o primeiro modelo educacional para enfermagem, em 1873, as atribuições do enfermeiro e a abrangência do campo de atuação têm evoluído. A ênfase agora está focada em cuidados de enfermagem baseados em evidências e práticas preventivas de saúde. A compreensão de conceitos básicos na prática de enfermagem, como suas atribuições, teorias de enfermagem, licenciamento[1] e questões legais, ajudam a melhorar o desempenho profissional.

Definição de enfermagem

1. Enfermagem é uma arte e uma ciência.
2. O foco anterior dava ênfase aos cuidados com o paciente enfermo; atualmente se enfatiza a promoção da saúde.
3. Definição da American Nurses Association (ANA) (1980): enfermagem é o diagnóstico e tratamento da resposta humana a problemas de saúde reais e potenciais.

Atribuições da enfermagem

Seja em um ambiente de saúde hospitalar ou comunitário, os enfermeiros assumem três funções básicas:

1. Clínica – envolve ações de enfermagem que atendem diretamente aos cuidados de saúde e às necessidades de pacientes, familiares e outras pessoas significativas; inclui equipe de enfermeiros que atendem a todos os níveis de atenção à saúde, incluindo práticas avançadas de enfermagem em saúde comunitária.
2. Liderança – envolve ações de tomada de decisão, relacionamento, influência e facilitação que afetam as ações de outros profissionais e são direcionadas para o alcance e a realização de metas; tanto pode ser por um papel formal de liderança em enfermagem ou uma função periodicamente assumida pelo enfermeiro. As atribuições de liderança podem ocorrer fora do âmbito da típica relação enfermeiro-paciente, nas áreas de advocacia em políticas de saúde onde o foco reside no aprimoramento da saúde de grandes populações.
3. Pesquisa – envolve ações tomadas para a implementação de estudos para determinar os efeitos reais dos cuidados de enfermagem para promover as bases científicas da enfermagem; pode incluir todo o pessoal de enfermagem, não apenas acadêmicos, enfermeiros cientistas e estudantes de enfermagem.

Teorias da enfermagem

1. As teorias de enfermagem ajudam a defini-la como uma disciplina científica própria.
2. Os elementos das teorias de enfermagem são uniformes: assistência, paciente, meio ambiente e saúde – também conhecidos como *paradigmas* ou *modelos* de enfermagem.
3. Florence Nightingale foi a primeira teórica da enfermagem. Ela acreditava que o propósito da enfermagem era manter o paciente na melhor condição para que a natureza pudesse restaurar ou preservar sua saúde.
4. As teorias variam em abrangência, têm escopo limitado ou amplo:
   a. As teorias de enfermagem de ampla abrangência são as mais gerais e abstratas. Estão relacionadas com todas as situações de enfermagem, mas são limitadas quanto ao direcionamento ou à explicação dos cuidados de enfermagem.
   b. As teorias de enfermagem de média abrangência interligam as teorias gerais à prática de enfermagem. Podem gerar pesquisas teóricas e estratégias para a prática de enfermagem.
   c. As teorias relacionadas com a prática de enfermagem (microabrangência) têm escopo limitado. Fornecem a estrutura para intervenções de enfermagem e os resultados previstos em situações específicas de enfermagem.
5. Os teóricos mais atuais na área de enfermagem incluem os seguintes pesquisadores:
   a. Levine – a enfermagem facilita a adaptação do paciente às mudanças desencadeadas por estímulos ambientais internos e externos.

[1]N.R.T.: No Brasil, é necessário ter o registro no Conselho Regional de Enfermagem (COREN) para exercer a profissão.

b. Orem – os enfermeiros auxiliam o paciente a atender aos requisitos de autocuidado universais, desenvolvimento e desvio de saúde.
c. Roy – os enfermeiros podem manipular estímulos para promover a adaptação em quatro modalidades: fisiológica, autoconceito, funcional e relações de interdependência.
d. Leininger – modelo de enfermagem transcultural, no qual enfermeiros devem prestar cuidados culturalmente específicos.
e. Pender – os enfermeiros promovem o comportamento saudável por meio de um modelo preventivo de cuidados com a saúde.
f. Rogers – a enfermagem promove uma interação harmoniosa entre o paciente e o meio ambiente, para maximizar a saúde. Ambos são campos de energia de quatro dimensões.

6. Nos últimos anos, a priorização da assistência interprofissional resultou em diversas iniciativas de pesquisa para o emprego de outras teorias de assistência à saúde, não especificamente designadas como teorias de enfermagem.

Enfermagem no sistema de saúde

1. Tecnologia, educação, valores da sociedade, demografia e financiamento de cuidados de saúde, todos têm um impacto sobre onde e como a enfermagem é praticada:
   a. À medida que a população envelhece, a proporção de doenças crônicas aumenta e a utilização dos serviços de saúde também.
   b. As doenças crônicas são responsáveis por sete de cada dez mortes por ano, e o tratamento de pessoas com doenças crônicas é responsável por 86% dos custos de assistência médica nos EUA.[2]
   c. O Fórum Econômico Mundial estima que as doenças crônicas respondam por quase dois terços de todas as mortes no mundo – e atualmente 80% delas ocorrem em países de baixa e média renda. Até 2030, mais pessoas nesses países morrerão por infarto e acidente vascular cerebral (AVC) do que por doenças infecciosas.
2. Estratégias de promoção e prevenção da saúde, como imunizações, educação em saúde e testes de triagem voltados para a redução na incidência de doenças infecciosas, lesões e doenças crônicas reduzem custos em assistência médica e melhoram o bem-estar geral. Os profissionais de enfermagem estão bem preparados para implementar estratégias de promoção da saúde.
3. A carência de cursos de enfermagem pode se transformar em um desafio para a capacidade de atender às necessidades de uma população de pacientes em expansão:
   a. Em 2014, as escolas de enfermagem dos EUA recusaram quase 70 mil candidatos qualificados de bacharelado e de programas de graduação em Enfermagem devido a um número insuficiente de cursos, clínicas, espaços de sala de aula, preceptores clínicos e restrições orçamentárias.
   b. Quase dois terços das escolas de Enfermagem relatam escassez de cursos como motivo para não aceitar todos os candidatos qualificados para programas de bacharelado.
4. Enfermeiros de prática avançada são utilizados como provedores de cuidados primários e de cuidados agudos por causa da falta de médicos. O relatório "O Futuro da Enfermagem", do Institute of Medicine de 2010, solicita a remoção de barreiras regulatórias para que os profissionais de enfermagem possam exercer plenamente o escopo de educação e prática da enfermagem.

Enfermagem de prática avançada

1. Enfermeiros registrados com certificação de formação e educação avançada têm autorização para realizar práticas de enfermagem em um escopo expandido.
2. Isso inclui enfermeiros de prática clínica, enfermeiros obstétricos, enfermeiros anestesistas e especialistas em enfermagem clínica.
3. A abrangência da prática e a legislação variam entre os estados, nos EUA:
   a. Enfermeiros clínicos especialistas estão incluídos na legislação sobre enfermagem de práticas avançadas (EPA) em pelo menos 27 estados dos EUA (alguns desses incluem apenas enfermeiros clínicos especialistas em saúde mental/psiquiatria).
   b. Enfermeiros têm algum tipo de autoridade para prescrever em todos os 50 estados americanos e no Distrito de Columbia.
   c. Atualmente, na maioria dos casos, os enfermeiros são elegíveis para o reembolso do Medicare nos EUA em 85% do valor dos honorários de um médico e são elegíveis para o reembolso no Medicaid na maioria dos estados americanos.
   d. Muitos estados americanos autorizam a prática clínica aos EPA, por meio do Conselho de Enfermagem, sem necessidade de supervisão ou colaboração de um médico.
4. A preparação com mestrado é o requisito atual para a maioria das funções de EPA. No entanto, muitos programas certificados têm oferecido treinamento aos EPA nos últimos 40 anos. Além disso, programas de doutorado estão se tornando cada vez mais desejados, com ênfase nas funções práticas dos EPA.
5. No Canadá e em outros países, o crescimento do número de EPA na prática tem sido mais lento do que nos EUA, exceto para enfermeiros obstetras, em muitos casos.

Registro, certificação e educação continuada

1. Todo enfermeiro profissional registrado deve ser licenciado pelo Conselho Estadual de Enfermagem nos EUA, para praticar em um estado americano, ou pela Faculdade de Enfermagem, para praticar em uma província canadense.
2. Embora o Estado basicamente regule e restrinja o escopo da prática de enfermagem, a estrutura básica do âmbito de prática, na verdade, depende de uma hierarquia de quatro níveis: (1) o Escopo e Padrões da Prática de Enfermagem da ANA; (2) a Lei de Prática de Enfermagem (*Nurse Practice Act*) de cada estado; (3) as políticas e os procedimentos da instituição na qual o enfermeiro trabalha; e (4) o enfermeiro com sua autodeterminação e suas competências pessoais. De fato, é responsabilidade do profissional manter a competência e a prática no âmbito apropriado.
3. Os requisitos de educação continuada variam, dependendo da legislação de cada estado, políticas da instituição e área de prática especializada. Os créditos de educação continuada podem ser obtidos por meio de várias organizações de enfermagem profissional e em serviços educacionais comerciais.
4. Existem muitas organizações profissionais de enfermagem para fornecer educação, certificação, apoio e comunicação entre os enfermeiros. Para mais informações, entre em contato com as associações de enfermeiros, Conselho Estadual de Enfermagem [nos EUA] ou com a American Nurses Association (ANA), no *site*: *www.nursingworld.org*.

[2]N.R.T.: No Brasil, a situação não difere muito. De acordo com o Ministério da Saúde, dados publicados na pesquisa de Vigilância de Fatores de Risco e Proteção para Doenças Crônicas por Inquérito Telefônico (Vigitel, 2020) as Doenças Crônicas Não Transmissíveis (DCNT) vêm aumentado entre os brasileiros. A obesidade passou de 11,8% em 2006, ano em que a pesquisa começou ser realizada, para 20,3% em 2019 – incremento de 72%. No mesmo período, o percentual de brasileiros com a hipertensão arterial subiu de 22,6% para 24,5%, mais comum entre as mulheres (27,3%), quando comparado entre homens (21,2%). A prevalência de diabetes também aumentou, de 5,5% em 2006 para 7,4% em 2019, representando uma elevação de 34,5%, novamente mais comum entre as mulheres (7,8%) que entre os homens (7,1%). Mais informações podem ser obtidas em: *https://www.saude.gov.br/images/pdf/2020/April/27/vigitel-brasil-2019-vigilancia-fatores-risco.pdf*.Com relação à mortalidade, em 2017, as DCNT foram responsáveis por cerca de 56,9% das mortes no Brasil, na faixa etária de 30 a 69 anos (Gouvea ECDP, Barros FCR, Neto PFV, Santos RO, Stopa SR, Tierling VL et al. Mortalidade prematura por doenças crônicas não transmissíveis. *Bol Epidemiol* [Internet]. 2019 set [27 set 2019]; 50).

5. O currículo e as atribuições de enfermagem se expandiram para atender às demandas de uma população envelhecida e cronicamente enferma, da tecnologia avançada nos cuidados intensivos e da expansão de estratégias de prevenção e cuidados baseados na comunidade para promover uma população mais saudável. Uma grande variedade de certificações oferecidas pelo American Nurses Credentialing Center (*www.nursecredentialing.org*) reconhecem o preparo de enfermeiros em práticas avançadas, especialistas em enfermagem clínica, enfermeiros de saúde domiciliar, enfermeiros de gestão de casos e muitas outras especialidades.

Gestão e liderança em enfermagem

1. Há uma necessidade de transformar o local de trabalho, na área de saúde, para fornecer melhor assistência a todos os pacientes. A transformação dos cuidados de saúde exigirá enfermeiros bem preparados e que empreguem ativamente processos colaborativos interprofissionais, transferência de conhecimento e motivação no nível mais alto de desempenho dos cuidados de enfermagem.
2. O nível de Doutor na Prática de Enfermagem (DPE) foi introduzido em 2005, para garantir que a enfermagem possa atender às demandas provenientes de alterações no sistema de saúde com o mais alto nível de conhecimentos e experiência prática:
   a. A Associação Americana de Faculdades de Enfermagem propõe que o DPE substitua o mestrado como preparação para a prática avançada de enfermagem; todavia, o assunto ainda está sendo debatido.
   b. Existem quase 300 programas de DPE nos EUA e mais de 100 em desenvolvimento.
3. Um acréscimo recente ao cenário de certificação é o de líder em enfermagem clínica, que tem como requisito o nível de mestrado. O profissional é definido como um generalista de enfermagem cuja atribuição é melhorar a qualidade da assistência. O líder em enfermagem clínica provê direção no ponto de atendimento, colabora com a equipe de cuidados de saúde, fornece avaliação de risco e implementa estratégias de aprimoramento fundamentadas na prática baseada em evidências.
4. Haverá desafios na tradução de conceitos educacionais de gestão e liderança em práticas efetivas e relevantes que possam ser empregadas pelas equipes de saúde.

Cuidado de enfermagem seguro

Segurança do paciente

1. Uma equipe adequada de enfermeiros é essencial para reduzir a insatisfação, o *burnout* e os altos índices de rotatividade dos profissionais, bem como para diminuir as taxas de mortalidade de pacientes. Estudos associam a inadequação da equipe a um aumento na mortalidade dos pacientes:
   a. Um estudo retrospectivo de observação desenvolvido recentemente em um hospital magnético[3] identificou que um paciente com necessidade de cuidados médios exposto a três turnos de enfermagem com equipes de baixa qualificação resultou em um risco 6% maior de morte do que pacientes atendidos por equipes com número adequado de participantes.
   b. A campanha "Safe Nursing Saves Lifes", da American Nursing Association, defende que os hospitais definam a relação entre o número de profissionais e pacientes com base na necessidade de cuidado do paciente, no número de pacientes, nas habilidades de enfermagem, na equipe de apoio e na tecnologia disponível (*http://www.nursingworld.org/MainMenuCategories/ThePracticeofProfessionalNursing/NurseStaffing*).
2. O Institute of Medicine (IOM) das Academias Nacionais dos EUA se concentrou em sistemas de saúde deficientes como a causa de erros médicos que são evitáveis e resultam em mais de 50% de eventos adversos e mortes de pacientes. O IOM sugere recomendações para melhorar os sistemas e processos nas organizações de saúde para, finalmente, aprimorar o nível de segurança do paciente. Para mais informações, consulte o *site www.iom.edu.np.*
3. A Agency for Healthcare Research and Quality compilou uma grande variedade de publicações sobre segurança do paciente como recurso para todos os tipos de provedores e ambientes de assistência à saúde, disponível no *site https://www.ahrq.gov/.*
4. A Joint Commission também está comprometida em melhorar a segurança dos pacientes nas organizações de saúde. As Metas Nacionais de Segurança do Paciente foram implementadas em 2003, para auxiliar na abordagem de questões específicas relacionadas com a segurança do paciente nos ambientes de assistência à saúde, incluindo atendimento ambulatorial, instituições de longa permanência, serviços de saúde mental, atendimento domiciliar, hospitalar, serviços de laboratório e cirurgia. Novas metas são introduzidas anualmente, com sugestões para medidas de desempenho que atendam às tais metas. Ver Boxe 1.1 para entender algumas Metas Nacionais de Segurança do Paciente. Esse material está disponível no *site*: *www.jointcommission.org/standards_information/npsgs.aspx.*

Baseado em evidências
Lee, S., & Scott, L. (2018). Hospital nurses' work environment characteristics and patient safety outcomes: A literature review. *Western Journal of Nursing Research*, *40*(1), 121-145.

Boxe 1.1 Metas Nacionais de Segurança do Paciente: Programa hospitalar.*

- Use pelo menos dois identificadores de pacientes ao fornecer cuidados, tratamento e serviços.
- Assegure-se de que o paciente correto receba o sangue correto quando houver necessidade de uma transfusão de sangue
- Relate os resultados críticos de testes e procedimentos diagnósticos em tempo hábil
- Etiquete todos os medicamentos, recipientes de medicação e outras soluções dentro e fora do campo estéril, no cenário perioperatório e de outros procedimentos
- Reduza a probabilidade de danos ao paciente associados ao uso de terapia anticoagulante
- Faça melhorias para garantir que os alarmes dos equipamentos médicos sejam ouvidos e atendidos em tempo hábil
- Mantenha e comunique informações precisas sobre a medicação do paciente.
- Cumpra com as diretrizes atualizadas de higiene das mãos fornecidas pelo CDC ou as diretrizes de higiene das mãos propostas pela Organização Mundial da Saúde (OMS)
- Implemente práticas baseadas em evidências para prevenir infecções associadas aos cuidados de saúde em virtude de organismos multirresistentes em unidades de cuidados intensivos
- Realize práticas baseadas em evidências para prevenir infecções da corrente sanguínea relacionadas a cateter central
- Promova práticas baseadas em evidências para prevenir infecções do local cirúrgico
- Implemente práticas baseadas em evidências para prevenir infecções do sistema urinário associadas ao cateterismo (CAUTI)
- Identifique pacientes em risco de suicídio
- Realize um processo de verificação pré-procedimento
- Marque o local onde será realizado o procedimento
- Cumpra um tempo limite antes do procedimento.

*Ver: *https://www.jointcommission.org/standards/national-patient-safety-goals/*

[3]N.T.: A expressão "hospitais magnéticos" refere-se a instituições de excelência nos EUA, classificadas pela American Nurses Credentialing Center (ANCC).

Segurança pessoal

1. Enfermeiros podem estar em risco de sofrer danos pessoais no local de trabalho. A ANA patrocinou iniciativas para melhorar o desempenho pessoal na segurança dos profissionais de enfermagem. O ofício *Risk and Responsibility in Providing Nursing Care* (*Risco e Responsabilidade ao Prestar Cuidados de Enfermagem*, em tradução livre) reconhece que deve haver limites para o risco pessoal que um profissional pode assumir na prestação de assistência em qualquer cenário clínico.
2. O Centers for Disease Control and Prevention (CDC) estima que, a cada ano, 380 mil profissionais de saúde sofram ferimentos por agulhas e outros materiais perfurocortantes, aumentando o risco de contrair hepatite B, hepatite C e o vírus da imunodeficiência humana. Enfermeiros são a categoria profissional com maior porcentagem dessas lesões. A campanha da ANA *Safe Needles Save Lives* foi fundamental para promover o uso de dispositivos de segurança. Enfermeiros e outros profissionais de saúde americanos são protegidos pela Lei *Needlestick Safety and Prevention Act* (PL 106-430), que exige que as organizações de saúde utilizem dispositivos sem agulha ou agulhas com proteção, obtenham informações da equipe clínica na avaliação e seleção de dispositivos, orientem a equipe sobre o uso de dispositivos de segurança e que tenham um plano de controle no caso de exposição.
3. O ambiente físico de trabalho, que inclui tarefas de manuseio, como levantar, transferir e reposicionar manualmente os pacientes, também pode colocar os enfermeiros em risco de distúrbios musculoesqueléticos, como lesões nas costas e tensão nos ombros. A campanha *Handle with Care*, da ANA (*www.nursingworld.org/handlewithcare*), tem como objetivo prevenir tais lesões e promover o manuseio seguro do paciente por meio do uso de tecnologia, equipamentos e dispositivos de assistência ao paciente.

Assistência culturalmente adequada

Baseado em evidências
Darnell, L., & Hickson, S. (2015). Cultural competent patient-centered nursing care. *Nursing Clinics of North America*, 50(1), 99-108.

As alterações demográficas ocorridas nos EUA, Canadá, Reino Unido e outros países trouxeram para a prática de enfermagem diversos indivíduos com culturas e crenças diferentes. Os profissionais de enfermagem devem prestar um tipo de assistência culturalmente adequado, expandindo seu conhecimento sobre diferentes culturas. A adequação cultural envolve aprender um novo conjunto de atitudes, comportamentos e habilidades que auxiliem o enfermeiro a prestar assistência efetiva em situações transculturais. Consulte, no Boxe 1.2, os padrões de prática de enfermagem transcultural. A Transcultural Nursing Society (TCNS) foi fundada em 1975, por Madeleine Leininger, com foco no cuidado humano. O cuidado culturalmente congruente e adequado resulta em melhoria da saúde e do bem-estar de indivíduos em todo o mundo. A TCNS publica uma revista baseada em evidências revisada por especialistas da área, cursos educacionais e muitos

Boxe 1.2 Padrões de prática de enfermagem transcultural.

1. **Justiça social** – os profissionais de enfermagem devem promover a justiça social para todos. Os princípios de justiça social aplicados orientam as decisões dos enfermeiros relacionadas com paciente, família, comunidade e demais profissionais de saúde. Enfermeiros precisam desenvolver habilidade de liderança para defenderem políticas socialmente justas.
2. **Reflexão crítica** – os profissionais de enfermagem devem fazer reflexões críticas quanto a seus próprios valores, crenças e herança cultural, para terem consciência de como essas qualidades e questões podem impactar os cuidados de enfermagem culturalmente congruentes.
3. **Conhecimento da enfermagem transcultural** – os profissionais de enfermagem devem compreender perspectivas, tradições, valores, práticas e sistemas familiares de indivíduos, famílias, comunidades e populações culturalmente diversificadas das quais cuidam, além de conhecer as variáveis complexas que afetam a conquista da saúde e do bem-estar.
4. **Prática transcultural** – os profissionais de enfermagem devem usar o conhecimento transcultural e as habilidades culturalmente pertinentes na implementação de cuidados de enfermagem culturalmente congruentes.
5. **Organizações e sistemas de saúde** – as organizações de saúde devem fornecer a estrutura e os recursos necessários para avaliar e atender às necessidades culturais e linguísticas de seus diversos pacientes.
6. **Defesa e empoderamento do paciente** – os profissionais de enfermagem devem reconhecer o efeito das políticas de cuidados de saúde, os sistemas de distribuição e os recursos em suas populações de pacientes, além de capacitar e defender seus pacientes conforme a indicação. Os enfermeiros devem defender a inclusão das crenças e práticas culturais de seus pacientes em todas as dimensões de seus cuidados de saúde, quando possível.
7. **Força de trabalho multicultural** – os profissionais de enfermagem devem se engajar ativamente no esforço para garantir uma força de trabalho multicultural em ambientes de saúde. Uma medida para alcançar uma força de trabalho multicultural é por meio do fortalecimento de esforços de recrutamento e conservação no ambiente hospitalar e acadêmico.
8. **Educação em saúde e treinamento** – os profissionais de enfermagem precisam estar preparados em termos educacionais para promover e fornecer cuidados de saúde culturalmente congruentes. O conhecimento e as habilidades necessários para garantir que os cuidados de enfermagem sejam culturalmente congruentes devem ser incluídos nas agendas globais de saúde, que exigem educação formal e treinamento clínico, bem como educação continuada e permanente para todos os profissionais de enfermagem.
9. **Comunicação intercultural** – os profissionais de enfermagem devem empregar habilidades de comunicação verbal e não verbal culturalmente competentes para identificar valores, crenças, práticas, percepções e necessidades de cuidados de saúde do paciente.
10. **Liderança transcultural** – os profissionais de enfermagem precisam ter a capacidade de influenciar indivíduos, grupos e sistemas para alcançarem resultados positivos de cuidados culturalmente adequados para populações diversas.
11. **Desenvolvimento de políticas** – os profissionais de enfermagem devem ter o conhecimento e as habilidades para trabalhar com organizações públicas e privadas, associações profissionais e comunidades, a fim de estabelecer políticas e padrões para a implementação e avaliação abrangentes dos cuidados culturalmente adequados.
12. **Prática baseada em evidências e pesquisa** – os profissionais de enfermagem devem basear suas práticas em intervenções que tenham sido sistematicamente testadas e comprovadas como sendo as mais eficazes para as populações culturalmente diversas a que se destinam. Em áreas em que há escassez de evidências quanto à eficácia, os enfermeiros pesquisadores devem investigar e testar intervenções que possam ser as mais eficientes na redução das disparidades nos resultados de saúde.

Adaptado, com permissão, de Douglas, MK (2011). Standards of Practice for Culturally Competent Nursing Care: 2011 Update. *The Journal of Transcultural Nursing*, 22(4), 317-333. © 2011 Sage Publishing.

outros recursos com informações sobre valores, crenças e tradições de diferentes culturas (*www.tcns.org*). No entanto, o enfermeiro deve sempre ter cautela e evitar generalizações e estereótipos. A assistência culturalmente adequada começa com uma abordagem individualizada na avaliação do paciente, incluindo a própria definição de saúde do paciente e as expectativas com relação ao atendimento. Com base nessa avaliação e na aplicação de um conjunto de normas, o enfermeiro pode desenvolver um plano de cuidados individualizado.

PROCESSO DE ENFERMAGEM

O processo de enfermagem é uma abordagem deliberada de resolução de problemas para atender às necessidades de saúde e assistência de enfermagem dos pacientes. Envolve avaliação (coleta de dados), diagnóstico de enfermagem, planejamento, implementação e reavaliação, com modificações posteriores utilizadas como mecanismos de *feedback* para promover a resolução dos diagnósticos de enfermagem. O processo como um todo é cíclico, com etapas inter-relacionadas, interdependentes e recorrentes.

Etapas do processo de enfermagem

Avaliação – coleta sistemática de dados para determinar o estado de saúde do paciente e identificar quaisquer problemas de saúde, reais ou potenciais. (A análise de dados deve ser incluída como parte da avaliação. Para os profissionais que queiram enfatizar sua importância, essa análise pode ser identificada como uma etapa separada do processo de enfermagem.)

Diagnóstico de enfermagem – identificação de problemas de saúde reais ou potenciais que sejam passíveis de resolução por ações de enfermagem.

Planejamento – desenvolvimento de metas e plano de cuidados destinados a auxiliar o paciente na resolução dos diagnósticos de enfermagem.

Implementação – atualização do plano de cuidados por meio de intervenções de enfermagem ou supervisão de outros para fazer o mesmo.

Reavaliação – determinação das respostas do paciente quanto às intervenções de enfermagem e da extensão do alcance dos objetivos.

Avaliação

1. Histórico de enfermagem:
   a. Dados subjetivos obtidos por meio de entrevista com paciente, familiares ou outra pessoa significativa e revisão de registros médicos anteriores.
   b. Oferecer oportunidades que demonstrem ao paciente interesse, suporte e compreensão e estabelecer um relacionamento baseado na confiança.
2. Exame físico:
   a. Dados objetivos obtidos para determinar o estado físico, as limitações e os recursos do paciente.
   b. Deve ser feito em um ambiente privado e confortável, com eficiência e respeito.

Diagnóstico de enfermagem

Baseado em evidências
Herdman, H., & Kamitsuru, S. (2018). *NANDA Nursing Diagnoses: Definitions and classifications*, 2018–2020, 11th ed. New York: Thieme.

1. Processo para estabelecer um julgamento clínico sobre experiências ou respostas a problemas de saúde ou processos da vida, com base em um indivíduo, uma família ou uma comunidade e conduzido por meio da avaliação do paciente, em vez de ser escolhido a partir de uma lista de diagnósticos médicos.
2. Usado para determinar o plano de cuidado apropriado (*i. e.*, para selecionar intervenções de enfermagem que possam alcançar os resultados desejados).
3. Os diagnósticos de enfermagem são baseados na taxonomia da North American Nursing Diagnosis Association (NANDA) International, que é uma linguagem padronizada de enfermagem que inclui definições baseadas em evidências, características definidoras e fatores etiológicos.
   a. Os diagnósticos de enfermagem continuam a ser desenvolvidos e aperfeiçoados pela NANDA International (NANDA-I) e pelo Centro de Classificação de Enfermagem e Eficácia Clínica da University of Iowa.
   b. Atualmente existem 235 diagnósticos de enfermagem agrupados em 13 domínios (ver Boxe 1.3). Os diagnósticos de enfermagem estão listados ao longo deste livro, associados a diagnósticos médicos e outras condições de saúde, mas, na realidade, os diagnósticos de enfermagem são formulados por meio da avaliação individualizada do paciente.

Planejamento

Ver Plano de Cuidados de Enfermagem 1.1.

1. Atribua prioridades aos diagnósticos de enfermagem. Deve ser dada maior prioridade aos problemas mais urgentes e críticos.
2. Estabeleça metas ou resultados esperados derivados dos diagnósticos de enfermagem:
   a. Especifique metas de curto, médio e longo prazos, estabelecidos conjuntamente pelo enfermeiro e o paciente.
   b. As metas devem ser específicas, mensuráveis e focadas no paciente, além de incluir um prazo determinado.
   c. A Nursing Outcomes Classification, desenvolvida pelo Centro de Enfermagem da University of Iowa, é uma linguagem de resultados abrangente e padronizada, utilizada para avaliar os efeitos das intervenções de enfermagem. Cada um dos 540 resultados inclui uma lista de indicadores e está vinculado aos diagnósticos de enfermagem da NANDA-I.
3. Identifique as intervenções de enfermagem apropriadas para alcançar as metas estabelecidas:
   a. Uma intervenção é definida como qualquer tratamento, baseado em julgamento clínico e conhecimento, que um enfermeiro realiza para aprimorar os resultados do paciente.
   b. Inclua ações de enfermagem independentes, bem como intervenções colaborativas baseadas em ordens médicas.
   c. Deve ser detalhada para fornecer a continuidade da assistência.
   d. A Nursing Interventions Classification (NIC) é uma linguagem padronizada que descreve os tratamentos realizados por enfermeiros em todos os ambientes e especialidades.

Boxe 1.3 Domínios da enfermagem conforme a NANDA-I.

1. Promoção da saúde
2. Nutrição
3. Eliminação e troca
4. Atividade/repouso
5. Percepção/cognição
6. Autopercepção
7. Papéis e relacionamentos
8. Sexualidade
9. Enfrentamento/tolerância ao estresse
10. Princípios da vida
11. Segurança/proteção
12. Conforto
13. Crescimento/desenvolvimento

PLANO DE CUIDADOS DE ENFERMAGEM 1.1

Exemplo de um plano de cuidados de enfermagem.

O Sr. John Preston, um empresário de 52 anos, foi internado com dores no peito, para descartar infarto do miocárdio. Ele havia experimentado dor no peito subesternal e fraqueza em seus braços depois de almoçar com um parceiro de negócios. A dor diminuíra quando ele chegou ao hospital. O histórico de enfermagem revelou que ele havia sido hospitalizado 5 meses antes com as mesmas queixas e que seu médico lhe dissera para ir ao pronto-socorro caso a dor voltasse. O paciente iniciou uma dieta de baixo teor de gordura e parou de fumar. O exame físico revelou que os sinais vitais do Sr. Preston estavam dentro dos limites de normalidade. Ele afirmou que temia que estivesse tendo um "ataque cardíaco", até que sua dor diminuiu e lhe foi dito que seu eletrocardiograma era normal. Ele verbalizou que queria descobrir como poderia evitar os ataques de dor no futuro. As ordens do médico à admissão incluíam atividade conforme tolerado, dieta pobre em colesterol e nitroglicerina 0,4 mg (1/500 g) por via sublingual, conforme necessário.

DIAGNÓSTICO DE ENFERMAGEM

Dor aguda relacionada com angina de peito. Excluir isquemia miocárdica.

METAS

Curto prazo: alívio da dor.
Médio prazo: adotar medidas de estilo de vida saudável que diminuam a isquemia miocárdica.
Longo prazo: cumprimento do regime terapêutico.

Resultados esperados	Intervenção de enfermagem	Prazo crítico*	Resultados reais (reavaliação)
• Pressão arterial (PA), pulso (P) e respiração (R) permanecerão nos limites normais	Monitore PA, P e R a cada 4 h	24 h	• PA: estável em 116 a 122/72 a 84 • P: estável entre 68 e 82 • R: estável entre 16 e 20
• Paciente permanecerá livre de dores no peito	Avalie a frequência de dor torácica e eventos precipitantes	24 h	• Nega dor no peito; conseguiu andar em todo o saguão, aceitou as refeições e recebeu visitas de familiares e amigos sem desconforto no peito
• Tolera regime dietético • Não sentirá dor no peito após as refeições • Manterá a eliminação intestinal normal • Consumirá de 1.500 a 2.000 mℓ de líquido/dia	Incentive a ingestão de alimentos e líquidos que promovam nutrição, digestão e eliminação saudáveis e que não precipitem dor torácica, como: refeições leves e regulares; alimentos com baixo teor de colesterol; 1.500 a 2.000 mℓ de líquido/dia	24 h	• Nega dor no peito após as refeições; sem constipação intestinal ou diarreia; com ingestão de líquidos 1.700 a 2.100 mℓ/dia
• Identificará os alimentos com baixo teor de colesterol e aqueles que devem ser evitados • Selecionará uma dieta bem equilibrada dentro das restrições prescritas	Solicite consulta com nutricionista. Reforce as orientações sobre a dieta	48 h	• O nutricionista revisou as restrições da dieta com o paciente e a esposa; a esposa é aconselhada no planejamento das refeições. O paciente seleciona e ingere uma dieta equilibrada, que consiste em alimentos com baixo teor de colesterol
• Identificará atividades e exercícios que possam precipitar dores no peito: os que exijam explosões súbitas de atividade e esforço pesado • Identificará situações emocionalmente estressantes; explicará a necessidade de alternar períodos de atividade com períodos de descanso	Incentive alterações necessárias em atividades e exercícios para prevenir episódios de dor anginosa	48 h	• O paciente e a esposa identificaram atividades e situações que devem ser evitadas; paciente e esposa estudaram sua rotina diária habitual e planejaram alterar a rotina para permitir períodos de descanso; o filho adolescente se ofereceu para ajudar com tarefas extenuantes de manutenção doméstica
• Descreverá a ação, o uso e a correta administração de nitroglicerina	Forneça orientação sobre o regime terapêutico com nitroglicerina	24 h	• O paciente informou com precisão a ação, o uso e a dosagem de nitroglicerina; demonstrou a correta administração

*Esses intervalos de tempo não são padronizados e devem ser individualizados de acordo com as necessidades do paciente.

Mais de 550 intervenções da NIC foram desenvolvidas pela Faculdade de Enfermagem da University of Iowa. A NIC é organizada em 30 classes e 7 domínios e inclui intervenções fisiológicas e psicossociais, bem como intervenções para prevenção e tratamento de doenças. As intervenções da NIC desempenharão um papel importante na documentação, possivelmente na codificação e no reembolso de cuidados de enfermagem no futuro.

4. Formulação do plano de cuidados de enfermagem. O plano de cuidados de enfermagem pode ser um componente do plano de cuidados interdisciplinar/colaborativo para o paciente:
   a. Inclua diagnósticos de enfermagem, resultados esperados, intervenções e um espaço para avaliação.
   b. Pode ser empregado um plano de cuidados padronizado – marque os dados apropriados e preencha as datas-alvo para os resultados esperados, a frequência e outras especificidades das intervenções.
   c. Pode ser empregado um protocolo que forneça instruções sequenciais específicas para tratar pacientes com um problema específico, incluindo quem é responsável e que ações específicas devem ser tomadas em termos de avaliação, planejamento, intervenções, ensino, reconhecimento de complicações, avaliação e documentação.
   d. Pode ser empregada uma linha de cuidado ou um protocolo clínico (também chamado de *mapa de cuidados* ou *via crítica*) em que o enfermeiro, como gerente de caso, é responsável por resultados, tempo de permanência e uso do equipamento durante a enfermidade do paciente. Inclui o diagnóstico médico do paciente, o tempo de permanência permitido pelo grupo relacionado com o diagnóstico (GRD), os resultados esperados e os principais eventos que devem ocorrer para que o paciente receba alta até aquela data. Os eventos-chave não são tão específicos quanto as intervenções de enfermagem, mas são categorizados por dia de internação e por quem assume a responsabilidade (enfermeiro, médico, outro membro da equipe de saúde, paciente, família).
   e. Também pode ser empregado um plano de cuidados informatizado com base em dados de avaliação e que permita a seleção de intervenções de enfermagem e o estabelecimento dos resultados esperados.
   f. Os mapas conceituais de enfermagem são semelhantes e podem ser usados para planejar e priorizar os cuidados.

Baseado em evidências

De Carvalho, E., Eduardo, A., Romanzini, A., Simao, T., Zamarioli, C., Garguio, D., & Herdman, T. (2018). Correspondence between NANDA international nursing diagnoses and outcomes as proposed by the nursing outcomes classification. *International Journal of Nursing Knowledge*, 29(1), 66-78.

Implementação

1. Coordene atividades entre pacientes, familiares, outras pessoas importantes para o paciente, membros da equipe de enfermagem e outros membros da equipe de saúde.
2. Delegue intervenções específicas de enfermagem a outros membros da equipe de enfermagem, conforme apropriado:
   a. Considere as capacidades e limitações dos membros da equipe de enfermagem.
   b. Supervisione o desempenho das intervenções de enfermagem.
3. Registre a resposta do paciente às intervenções de enfermagem de maneira precisa e concisa.

Reavaliação

Determina o sucesso da assistência de enfermagem e a necessidade de alteração no plano de cuidados.

1. Colete dados de avaliação.
2. Compare os resultados reais do paciente com os resultados esperados, para determinar em que medida os objetivos foram alcançados.
3. Inclua na reavaliação o paciente e a família, os membros da equipe de enfermagem e outros membros da equipe de saúde.
4. Identifique alterações que precisem ser feitas nas metas e no plano de cuidados de enfermagem.

Continuação do processo de enfermagem

1. Continue todas as etapas do processo de enfermagem: avaliação, diagnóstico de enfermagem, planejamento, implementação e reavaliação.
2. A avaliação contínua fornece os meios para manter a viabilidade de todo o processo de enfermagem e para demonstrar a responsabilidade pela qualidade dos cuidados de enfermagem prestados.

ASSISTÊNCIA EM DIFERENTES CENÁRIOS

Considerações sobre atendimento domiciliar e na comunidade

O enfermeiro de atendimento domiciliar atua em residências e na comunidade, ou seja, fora das instalações de unidades de saúde. As atribuições desses profissionais são mais independentes e os conceitos básicos de saúde domiciliar são diferentes dos da enfermagem hospitalar ou ambulatorial. Com a ênfase na rápida promoção dos pacientes de unidade de cuidados intensivos para cuidados domiciliares, as atribuições e os requisitos para os enfermeiros de saúde comunitária têm apresentado evolução. Esses enfermeiros podem trabalhar com uma população específica, com base nas necessidades de cuidados, nos estágios de desenvolvimento (tratamento de feridas, pacientes pediátricos) ou nos cuidados em todas as etapas e necessidades de enfermagem. Embora alguns enfermeiros se concentrem em pacientes individuais (e em suas famílias ou seus cuidadores), alguns se concentram em melhorar a saúde geral de uma determinada população.

Atribuições e deveres do enfermeiro de assistência domiciliar

1. Mantém uma base de conhecimento abrangente sobre a saúde do paciente.
2. Realiza uma extensa avaliação de histórico médico do paciente, condição física, bem-estar psicossocial, ambiente social e sistemas de apoio.
3. Tem uma atribuição independente e recomenda ao prestador de cuidados de saúde primários ou especializados os serviços necessários para a assistência domiciliar.
4. Coordena os serviços de outras disciplinas, como fisioterapia, terapia ocupacional, nutrição e serviço social.
5. Supervisiona todo o plano de tratamento e mantém o prestador de cuidados de saúde informado sobre o progresso do paciente ou sobre a falta de progresso no que diz respeito às metas estabelecidas.
6. Atua como um elo entre paciente, família, cuidadores e prestador de cuidados de saúde primários e outros membros da equipe de saúde.
7. Pode atuar como supervisor de outros membros da equipe de saúde que prestam cuidados diários diretos ao paciente.
8. Respeita os direitos do paciente como se este estivesse em uma instituição de saúde.

Competências para a enfermagem de assistência domiciliar

1. Construção de um bom relacionamento – para envolver o paciente, a família e os cuidadores na conquista de metas.
2. Boa comunicação – para fornecer orientação eficiente à família e aos cuidadores, relacionar as informações de avaliação sobre o paciente ao provedor de serviços de saúde e compartilhar informações com a equipe de atendimento domiciliar.
3. Flexibilidade – capacidade para cuidar de uma variedade de pacientes em diversos ambientes de cuidados domiciliares, com diferentes condições de cuidados de saúde que exijam assistência de enfermagem.
4. Competência cultural – conhecimento e valorização das normas culturais praticadas na residência. As práticas culturais podem afetar a estrutura familiar, a comunicação e a tomada de decisões; crenças sobre saúde, nutrição e práticas alternativas de saúde; e espiritualidade e crenças religiosas.
5. Documentação precisa – a manutenção de registros no atendimento domiciliar é usada para reembolso de serviços de enfermagem, revisão de acreditação e regulamentação e comunicação entre os membros da equipe de atendimento domiciliar.

Questões de reembolso

1. Serviços de saúde domiciliar qualificados são reembolsados pelo Medicare, Medicaid[4] e por vários seguros comerciais e planos de assistência médica.
2. Nos últimos anos, muitos serviços de saúde mudaram o reembolso com base no volume de atendimento, para uma ênfase maior nos resultados.
3. Alguns pacientes estão dispostos a pagar do próprio bolso por serviços adicionais não cobertos pelo seguro, devido aos valores estabelecidos para serviços de assistência domiciliar em comparação aos dispendiosos serviços hospitalares.
4. Os serviços são reembolsados pelo Medicare Part A se atenderem aos seguintes critérios:
   a. A necessidade está documentada em um encontro presencial com um provedor de cuidados de saúde; o plano de cuidados deve ser assinado por um médico.
   b. Os serviços são intermitentes ou necessários em regime parcial.
   c. O paciente está limitado à residência.
   d. Os serviços necessários são especializados (precisam ser fornecidos por enfermeiro licenciado, fisioterapeuta ou fonoaudiólogo ou por um terapeuta ocupacional, assistente social ou auxiliar de saúde domiciliar, juntamente ao serviço de um enfermeiro).
   e. Os serviços solicitados são razoáveis e medicamente necessários.
5. O enfermeiro de assistência domiciliar deve avaliar o caso e garantir que esses critérios se apliquem. Essa informação deve ser documentada para que o reembolso não seja recusado.

Cuidados de transição

O cuidado de transição é o conceito que assegura a coordenação e a continuidade da assistência quando um paciente passa de um ambiente de cuidado para outro. Pode incluir desde instalações hospitalares de cuidados intensivos até instalações de enfermagem especializada ou de um ambiente de internação para o cuidado domiciliar. Também pode ocorrer em todos os níveis de atendimento dentro de um mesmo ambiente, como passar de uma unidade de terapia intensiva para uma unidade clínica geral, ou de acordo com a alteração no estado de saúde, passando de cuidados curativos para cuidados paliativos ou de cuidados pediátricos a cuidados com adultos. O objetivo é fornecer apoio durante a transição e melhorar os resultados de saúde.

1. Pacientes que passam por transição de cuidados experimentam um período de vulnerabilidade que pode contribuir para o aumento nas taxas de potenciais eventos adversos nos serviços de saúde.
2. Os serviços de cuidados de transição são um conjunto de ações, essencialmente limitado no tempo, que é adicionado aos cuidados habituais ou serviços de cuidados primários projetados para garantir a continuidade dos cuidados de saúde e os melhores resultados possíveis para as populações em risco.
3. Indivíduos em risco, particularmente idosos e aqueles com doenças crônicas, podem experimentar barreiras físicas, emocionais e comportamentais no recebimento de um cuidado seguro de excelente qualidade.
4. Os serviços de cuidados de transição incluem arranjos logísticos, orientação ao paciente e à família e coordenação entre os profissionais de saúde.
5. Os atuais programas de cuidados de transição são projetados para reduzir as taxas de readmissão hospitalar de 30 dias, de modo a produzir economia de gastos no sistema de saúde.

Prática de saúde domiciliar

O processo de enfermagem é realizado na assistência domiciliar da mesma maneira que em outros contextos de enfermagem. A interação com o paciente se dá de modo diferente daquela do ambiente hospitalar porque o enfermeiro irá interagir de forma intermitente e na intimidade do lar. Muitos procedimentos e intervenções de enfermagem são implementados de modo similar a outras configurações de enfermagem, conforme descrito nos demais capítulos deste livro. As principais preocupações do enfermeiro domiciliar devem ser a orientação do paciente, o controle de infecções e a manutenção da segurança.

Visita domiciliar

1. A visita inicial de atendimento domiciliar deve ser precedida de coleta de informações e um telefonema introdutório ao paciente.
2. Na primeira visita, deve ser realizada uma avaliação abrangente, incluindo histórico médico e psicossocial completo, exame físico, avaliação do ambiente familiar, avaliação nutricional, revisão da medicação do plano de tratamento atual.
3. Uma vez concluída a avaliação (reunida a partir de múltiplas fontes), são estabelecidos os diagnósticos de enfermagem. O plano de cuidados deve ser adaptável à dinâmica específica daquela residência.
4. O planejamento de resultados (definição de metas) é feito com o envolvimento do paciente, da família e dos cuidadores.
5. O plano deve ser implementado pelo período de tempo prescrito (período de serviço certificado). As intervenções podem ser:
   a. Cognitivas – envolvem a orientação ao paciente.
   b. Psicossociais – reforçam os mecanismos de enfrentamento, dá suporte aos cuidadores e reduz o estresse.
   c. Técnicas – envolvem procedimentos, como o tratamento de feridas e a inserção de cateteres.
6. A avaliação deve permanecer em curso a cada visita e por meio de telefonemas de acompanhamento para ajustar e refinar o plano de cuidados e a frequência do serviço.
7. A recertificação para serviço continuado, alta ou transferência (para um hospital ou lar de idosos) ocorre em última análise.

Orientações ao paciente

1. As orientações devem ser dirigidas a paciente, familiares, cuidadores e outras pessoas envolvidas nos cuidados com o paciente.

[4]N.R.T.: Essa informação vale para os EUA.

2. A orientação ao paciente geralmente é considerada qualificada e, portanto, sujeita a reembolso. Os tópicos podem incluir o seguinte:
   a. Processo patológico, fisiopatologia e sinais e sintomas para monitorar o tratamento.
   b. Administração de medicação injetável ou regime complexo de medicação oral.
   c. Manejo do diabetes para paciente recém-diagnosticado.
   d. Cuidados com feridas ou estomas.
   e. Cateterização.
   f. Gastrostomia e alimentação enteral.
   g. Gerenciamento de cateteres intravenosos periféricos ou centrais.
   h. Uso de dispositivos de adaptação para a realização de atividades de vida cotidiana e deambulação.
   i. Técnicas de transferência e alinhamento do corpo.
   j. Preparação e manutenção de dieta terapêutica.
3. As barreiras à aprendizagem devem ser avaliadas e removidas ou compensadas:
   a. Barreiras ambientais, como ruído, iluminação fraca e distrações.
   b. Barreiras pessoais, como déficits sensoriais, dificuldade de leitura e sonolência.
4. O plano de orientação ao paciente deve incluir os três domínios da aprendizagem:
   a. Cognitivo – compartilhamento de fatos e informações.
   b. Afetivo – abordar os sentimentos do paciente em relação à doença e ao tratamento.
   c. Psicomotor – discussão sobre a *performance* do comportamento desejado ou as etapas de um procedimento.
5. A documentação das orientações ao paciente deve ser específica e incluir o grau de competência do paciente no procedimento.
6. Os planos de orientação do paciente podem incluir a revisão do que foi ensinado anteriormente no hospital e demorar várias sessões até que sejam implementados com sucesso.
7. Os planos de orientação do paciente devem incluir as pessoas de suporte (familiares ou outras pessoas importantes) que ajudarão o paciente a obter ou manter os melhores resultados para sua saúde.

Controle de infecção

1. As taxas de infecção relacionadas com a assistência à saúde (IRAS) são muito mais baixas na assistência domiciliar, mas os pacientes ainda correm risco de infecção, devido ao enfraquecimento do sistema imunológico e à variabilidade de um ambiente limpo ou estéril na residência.
2. Avalie e mantenha o ambiente limpo:
   a. Certifique-se de que suprimentos limpos ou estéreis estejam prontamente disponíveis quando necessário.
   b. Certifique-se de que os suprimentos contaminados sejam descartados imediata e adequadamente:
      i. As agulhas devem ser descartadas em um recipiente seguro (geralmente mantido em casa – até que fique cheio), que pode ser descartado pela agência de saúde domiciliar ou por uma farmácia.[5]
      ii. Suprimentos, como curativos, luvas e cateteres, devem ser ensacados com segurança e descartados em pequenas quantidades, por meio da coleta regular de lixo. Em alguns casos, entretanto, pode ser necessária a eliminação de resíduos com risco biológico.
3. Esteja ciente de todos os métodos de transmissão de infecção, implemente e ensine práticas preventivas.
4. Realize uma avaliação contínua dos sinais e sintomas de infecção e ensine a paciente, familiares e cuidadores o que procurar.
5. Esteja consciente do risco de infecções adquiridas na comunidade que podem ser prevalentes em certas populações, como tuberculose, infecção pelo vírus da imunodeficiência humana (HIV), hepatite e doenças sexualmente transmissíveis:
   a. Ensine práticas preventivas.
   b. Incentive e implemente programas de triagem.
   c. Relate os casos de infecção de acordo com a política do departamento de saúde pública local.
6. Incentive a vacinação do paciente e dos contatos domiciliares para *influenza*, pneumonia pneumocócica, hepatite B e outras vacinas, conforme a indicação.

Alerta de enfermagem
Acima de tudo, demonstre e ensine boas práticas para a lavagem das mãos a todos os moradores.

Garantia de segurança

1. Avalie continuamente a segurança domiciliar, principalmente se o paciente estiver muito enfermo e o plano de cuidados for complexo.
2. Avalie as questões de segurança ambiental – espaços bagunçados, escadas, tapetes, pisos escorregadios, iluminação fraca.
3. Avalie as questões de segurança pessoal do paciente – déficits sensoriais, fraqueza, dificuldades para se alimentar ou engolir.
4. Avalie a segurança no banheiro – corrimãos, tapete de banheiro, assento do vaso sanitário levantado e temperatura da água.
5. Avalie a segurança na cozinha – refrigeração adequada dos alimentos, capacidade para comprar e cozinhar as refeições, segurança do forno.
6. Esteja alerta para casos de abuso e negligência, especialmente de crianças, idosos dependentes e mulheres.
7. Verifique o equipamento de segurança para a parte elétrica, contra incêndio, e se está sendo usado adequadamente.
8. Tenha sempre em mente sua própria segurança – peça informação, trafegue durante o dia usando cinto de segurança, não entre desacompanhado em áreas suspeitas, esteja atento ao entorno.

BIBLIOGRAFIA

American Association of Colleges of Nursing. (2016, April). The doctor of nursing practice fact sheet. Available: *www.aacn.nche.edu/media-relations/fact-sheets/dnp*

American Association of Colleges of Nursing. (2016). Annual state of the schools. Available: *www.aacn.nche.edu/publications/AnnualReport15.pdf*

American Nurses Association. (2014). ANA's handle with care. Available: *www.nursingworld.org/MainMenuCategories/WorkplaceSafety/Healthy-Work-Environment/SafePatient/SPHM-Self-Assessment-Resource*

American Nurses Association. (2015). *Position statement: Risk and responsibility in providing nursing care.* Silver Spring, MD: Author.

American Nurses Credentialing Center. (2017). Certification and renewals. Available: *www.nursecredentialing.org/Certification*

Andrew, M. A., & Boyle, J. S. (2015). *Transcultural concepts in nursing care* (7th ed.). Philadelphia, PA: Lippincott Williams & Wilkins.

Bender, M. (2016). Conceptualizing clinical nurse leader practice: An interpretive synthesis. *Journal of Nursing Management, 24*, E23–E31.

Bumpus, S., Brush, B., Wheeler, J., Pressler, S., Eagle, K., & Rubenfire, M. (2016). Cost analysis of an advanced practice registered nurse transitional care model for cardiac patients. *Nursing Economics, 34*(5), 236–241.

Buurman, B., Parlevliet, J., Allore, H., Blok, W., van Deelen, B. A.,... de Rooij, S. E. (2016). Comprehensive geriatric assessment and transitional care in acutely hospitalized patients: The transitional care bridge randomized clinical trial. *JAMA Internal Medicine, 176*(3), 302–309.

Carpenito, L. J. (2016). *Nursing diagnosis: Applications to clinical practice* (15th ed.). Philadelphia, PA: Lippincott Williams & Wilkins.

Cato, D. (2018). Expanding the Global footprint of safe quality care. *Arizona Nurse, 71*(1), 11.

Centers for Medicare and Medicaid Services (2016). *National health expenditure projections 2016–2025.* Baltimore, MD: Office of the Actuary, National Health Statistics Group.

[5]N.R.T.: No Brasil, a RDC nº 222, de 28 de março de 2018, regulamenta as boas práticas de gerenciamento dos resíduos de serviços de saúde. Disponível no Portal da Anvisa em: *http://portal.anvisa.gov.br/documents/10181/3427425/RDC_222_2018_.pdf/c5d3081d-b331-4626-8448-c9aa426ec410.*

Available: *www.cms.gov/Research-Statistics-Data-and-Systems/Statistics-Trends-and-Reports/NationalHealthExpendData/Downloads/proj2016.pdf*

Chavez, E., & Yoder, L. (2015). Staff nurse clinical leadership: A concept analysis. *Nursing Forum, 50*(2), 90–100.

Darnell, L., & Hickson, S. (2015). Cultural competent patient-centered nursing care. *Nursing Clinics of North America, 50*(1), 99–108.

De Carvalho, E., Eduardo, A., Romanzini, A., Simao, T., Zamarioli, C., Garguio, D., & Herdman, T. (2018). Correspondence between NANDA international nursing diagnoses and outcomes as proposed by the nursing outcomes classification. *International Journal of Nursing Knowledge, 29*(1), 66–78.

Herdman, H. & Kamitsuru, S. (2018). *NANDA nursing diagnoses: Definitions and classifications, 2018–2020,* 11th ed. New York: Thieme.

Joint Commission (2016). Hospital 2017 national patient safety goals. Available: *www.jointcommission.org/hap_2017_npsgs/*

Kaiser Family foundation. (2017). Data note: Americans' challenges with healthcare costs. Available: http://kff.org/health-costs/poll-finding/data-note-americans-challenges-with-health-care-costs/

Marion, L., Douglas, M., Lavin, M., Barr, N., Gazaway, S. H., Thomas, E., & Bickford, C. (2017). Implementing the new ANA standard 8: Culturally congruent practice. *Online Journal of Issues in Nursing, 22*(1), 1.

Markey, K., Tilki, M., & Taylor, G. (2018). Understanding nurses' concerns when caring for patients from diverse cultural and ethnic backgrounds. *Journal of Clinical Nursing, 27*(1/2), 259–268.

McFarland, M. R., & Wehbe-Alamah, H. (2017). *Transcultural nursing: Concepts, theories, research, and practice* (7th ed.). New York: McGraw-Hill.

Murray, M., Sundin, D., & Cope, V. (2018). New graduate registered nurses' knowledge of patient safety and practice: A literature review. *Journal of Clinical Nursing, 27*(1/2), 31–47.

Lee, S., & Scott, L. (2018). Hospital nurses' work environment characteristics and patient safety outcomes: A literature review. *Western Journal of Nursing Research, 40*(1), 121–145.

National Quality Forum. (2015). *Safe practices for better healthcare: 2015 update.* Washington, DC: Author.

O'Connor, M., Arcamone, A., Amorin, F., Hoban, M. B., Boyd, R. M., Fowler, L., … Fitzpatrick, M. L. (2016). Exposing baccalaureate nursing students to transitional care. *Home Healthcare Now, 34*(9), 491–499.

Parry, A., Barriball, K., & While, R. (2015). Factors contributing to registered nurse medication administration error: A narrative review. *International Journal of Nursing Studies, 52*(1), 403–420.

Peters, J. (2017). Role of transitional care measures in the prevention of readmission after critical illness. *Critical Care Nurse, 37*(1), e10–e17.

Ray, M. (2016). *Transcultural caring dynamics in nursing and health care.* Philadelphia, PA: Davis.

U.S. Department of Health and Human Services. (2017). Center for Linguistic and Cultural Competency in Health. Available: *https://minorityhealth.hhs.gov/omh/browse.aspx?lvl=1&lvlid=6*

CAPÍTULO

2

Normas de Atendimento e Questões Éticas e Legais

INTRODUÇÃO

Enfermeiros são profissionais que ocupam as linhas de frente na área da saúde. Portanto, não é surpresa que eles sejam membros da equipe de assistência em que os pacientes mais confiam para cuidar de sua saúde e bem-estar. Juntamente a esse privilégio, os enfermeiros têm iguais deveres de responsabilidade com relação aos princípios éticos e aos padrões de assistência essenciais à profissão. Devem ser feitos esforços contínuos no âmbito profissional para sistemática e deliberadamente aplicar dados de pesquisas baseadas em evidências na prática diária, aumentando a segurança do paciente, melhorando resultados e reduzindo danos e eventos adversos. A transformação da cultura profissional no sistema de saúde confere aos enfermeiros à beira do leito o incentivo para que se unam a esses esforços, como parceiros integrais de seus colegas na área da saúde. Medidas adicionais podem incluir implementação de protocolos, avaliação de desempenho de preceptores, revisão por pares, educação continuada, pesquisas de satisfação de pacientes e implementação de técnicas de gerenciamento de riscos. No entanto, em certos casos, seja a despeito ou na ausência de mecanismos internos, são feitas queixas de uma alegada lesão ou responsabilidade por negligência. Embora a maioria das reivindicações possa não ter mérito, muitos profissionais enfermeiros podem ter que lidar com um sistema legal com o qual não estão familiarizados. A aplicação de princípios éticos e padrões de assistência é benéfica para prevenir esse tipo de situação. Portanto, faz-se necessário que a profissão de enfermagem incorpore princípios e protocolos éticos e legais na prática diária, para garantir a segurança do paciente e a excelência nos padrões de atendimento.

CONCEITOS ÉTICOS ESSENCIAIS

A literatura sobre ética clínica identifica quatro princípios e valores que são essenciais para a prática do enfermeiro: o dever ético do profissional de respeitar a autonomia do paciente e agir com beneficência, não maleficência e justiça.

Respeito ao indivíduo e à sua autonomia

1. O respeito pela autonomia do indivíduo incorpora princípios de liberdade de escolha, autodeterminação e privacidade.
2. O dever do enfermeiro é entender e tratar cada indivíduo como uma pessoa autônoma, autodeterminada, com liberdade para agir de acordo com objetivos autoescolhidos e informados, desde que a ação não interfira ou infrinja a ação autônoma de outra pessoa.
3. Diversas instituições e organizações de saúde desenvolveram declarações e políticas de direitos do paciente que impactam nos cuidados de enfermagem:
   a. A National League of Nursing (NLN) desenvolveu um modelo de competências educacionais para todos os níveis educacionais de enfermagem, que aponta valores essenciais, como cuidado, diversidade, ética, excelência, holismo, integridade e centralização no paciente.
   b. A American Nurses Association (ANA) desenvolveu e atualizou um Código de Ética para Enfermeiros, que afirma: "O enfermeiro em todas as relações profissionais pratica com compaixão, com respeito à dignidade, valor e singularidade

inerentes a cada indivíduo, sem restrições por considerações de condição social ou econômica, atributos pessoais ou a natureza dos problemas de saúde".

Baseado em evidências
National League of Nursing. (2015). *The NLN education competencies model*. New York, NY: Author.
American Nurses Association. (2015). *Code of ethics for nurses with interpretive statements (code for nurses)*. Silver Spring, MD: Author.[1]

Beneficência

O princípio da beneficência afirma a inerente aspiração profissional e o dever de ajudar na promoção do bem-estar dos outros e, muitas vezes, é o principal fator motivador para aqueles que escolhem uma carreira na área de saúde. Profissionais de saúde aspiram poder ajudar as pessoas a conseguir uma vida melhor por meio da melhoria do estado de saúde.

Não maleficência

1. O princípio da não maleficência complementa a beneficência e obriga o profissional de enfermagem a não prejudicar o paciente diretamente ou intencionalmente.
2. Na área da saúde, esse princípio é frequentemente posto em prática juntamente ao princípio complementar da beneficência, porque é comum o enfermeiro causar dor ou expor o paciente a risco de dano quando essas ações são justificadas pelos benefícios advindos dos procedimentos ou tratamentos.
3. O melhor é procurar promover um equilíbrio entre possíveis danos induzidos pelo risco e os benefícios, sendo a diretriz básica o esforço para maximizar os benefícios esperados e minimizar possíveis danos. Por isso, a não maleficência deve estar em equilíbrio com a beneficência.

Justiça

1. Justiça, ou equidade, se refere à distribuição de serviços e recursos.
2. À medida que o dinheiro aplicado na saúde se torna cada vez mais escasso, a justiça procura alocar recursos de maneira justa e tratar os pacientes com igualdade.
3. Os dilemas surgem quando os recursos são escassos e insuficientes para atender às necessidades de todos. Como decidir com justiça quem consegue o quê nesse tipo de situação?
4. Pode-se questionar se é justo que muitas pessoas não tenham financiamento ou acesso aos cuidados preventivos mais básicos, enquanto outras têm cobertura de seguro para hospitalizações caras e de longo prazo.
5. Juntamente ao respeito pelas pessoas e à sua autonomia, o complexo princípio da justiça é um princípio culturalmente aceito em países como os EUA. Não obstante, a aplicação da justiça é complexa e, muitas vezes, desafiadora.

DILEMAS ÉTICOS

Princípios éticos conflitantes

1. Os dilemas éticos surgem quando dois ou mais princípios éticos entram em conflito.
2. Esse tipo de dilema pode ser melhor abordado quando se aplica o princípio de verificação caso a caso, assim que todos os dados disponíveis possam ser reunidos e analisados.
3. Os profissionais de saúde devem interagir com seus colegas e considerar o estabelecimento de comitês multidisciplinares de ética para elaborar diretrizes.

Comitês de ética

1. Os comitês de ética identificam, examinam e promovem a resolução de questões e dilemas éticos e se esforçam para:
   a. Proteger os direitos do paciente.
   b. Proteger a equipe e a organização.
   c. Revisar as decisões relativas aos padrões clínicos de prática e ao desenvolvimento de políticas institucionais.
   d. Melhorar a qualidade da assistência e dos serviços.
   e. Agir como um recurso educacional para a equipe.
   f. Construir um consenso sobre questões éticas com outras organizações profissionais.
2. Abordar e resolver dilemas éticos geralmente é um desafio compartilhado com o corpo clínico.

Exemplos de dilemas éticos e possíveis respostas

Relação insegura entre enfermeiro e paciente

1. Um padrão da relação insegura enfermeiro-paciente com relação ao número de profissionais de enfermagem e pacientes pode ser causado por problemas transitórios ou persistentes na constituição da equipe.
2. Uma série de ações para resolver esse contratempo da melhor maneira possível pode incluir as seguintes condutas:
   a. Comunique verbalmente e por escrito a situação de insegurança para o enfermeiro responsável pela unidade, com cópia para o supervisor de enfermagem.
   b. Estabeleça uma cadeia de comando administrativa conforme indicado.
   c. Isso provavelmente fará com que a instituição tome providências, como a criação de um grupo temporário de enfermeiros para responder a essas situações, contratar mais funcionários ou, nesse ínterim, garantir contratos com agências de enfermagem externas para utilizar uma equipe de enfermagem terceirizada.
3. A tolerância da equipe de enfermeiros empregados nessas circunstâncias pode impossibilitar uma resolução adequada e deixará o enfermeiro passível de práticas inseguras e o paciente com necessidades não satisfeitas, aumentando potencialmente o risco de responsabilidade legal.
4. Embora o empregador seja responsável pelos atos do funcionário quando executados durante o trabalho, o enfermeiro não será eximido de culpa caso a assistência ao paciente seja comprometida em um cenário de relação insegura de dimensionamento enfermeiro:paciente.

Ausência de resposta do médico

1. Um paciente chega à unidade de reabilitação às 21 horas, com vários critérios positivos para queda, incluindo déficits na memória a curto prazo, uso diário de diurético e medicação para indução do sono, história de queda anterior em um período inferior a 2 meses e comprometimento da visão:
   a. O paciente recebe orientação sobre tempo, espaço e pessoas, seu novo quarto, o leito da unidade e uso da luz de emergência.
   b. O enfermeiro instrui o paciente a chamá-la se precisar ir ao banheiro ou deixar do leito, pelo menos até que se familiarize com o novo ambiente.

[1]N.R.T.: No Brasil, a Associação Brasileira de Enfermagem (ABEn) disponibiliza documentos e participa de discussões acerca da educação em Enfermagem, e o Conselho Federal de Enfermagem (COFEN) zela pela aplicação do Código de Ética profissional. Podem ser acessados em: *www.abennacional.org.br* e *www.cofen.gov.br*.

c. Ao retornar ao quarto 10 minutos depois, o enfermeiro encontra o paciente fora do leito, arrumando suas roupas no armário, de pé em uma poça de urina no chão.
d. O enfermeiro avalia os riscos e benefícios do uso de contenção e verifica as alternativas disponíveis. Ele chama o médico para uma prescrição de restrição, caso o paciente continue a comprometer sua segurança. O enfermeiro pretende solicitar ao médico uma prescrição com a especificação clara do método menos agressivo de contenção, a duração, as circunstâncias, a frequência do monitoramento e a reavaliação, caso seja diferente daquela adotada pela política da instituição. No entanto, o médico não retorna suas ligações.
e. O enfermeiro documenta sua avaliação inicial do paciente, seus diagnósticos de enfermagem, a orientação fornecida ao paciente sobre o quarto e os equipamentos, as circunstâncias nas quais encontrou o paciente fora do leito, além das repetidas mensagens para o médico e a falta de retorno telefônico.

2. Novamente, uma série de ações pode resolver a questão ou, pelo menos, prevenir lesões ao paciente. Trate essa situação com medidas intermediárias enquanto aguarda a chamada de retorno do médico:
   a. Levante as grades laterais do leito do paciente.
   b. Transfira o paciente para um quarto mais próximo ao posto de enfermagem.
   c. Coloque uma placa na porta do quarto do paciente e outra acima do leito para identificar o risco de queda.
   d. Coloque uma placa acima do leito instruindo a equipe a levantar as grades laterais do leito antes de deixar o quarto do paciente.
   e. Verifique as condições do paciente com frequência durante as primeiras 24 horas, lembrando-o da luz de chamada, seu uso e sobre a necessidade de chamar o enfermeiro antes de deixar o leito.
   f. Se houver disponibilidade, designe um técnico de enfermagem para permanecer junto ao paciente.
3. Ligue para a família do paciente, explicando sua preocupação com a segurança dele e discuta a questão do uso de restrição. Fale sobre o risco de queda e a necessidade de prevenção de lesão e discuta a possibilidade do uso de medidas de contenção, para restringir a liberdade de movimento do paciente pelo quarto.
4. Documente as avaliações sucessivas relacionadas com possíveis problemas, os telefonemas para o médico e as discussões com os membros da família.
5. Aplique as medidas de restrição de acordo com os protocolos da unidade de reabilitação, até que o médico assegure outras medidas:
   a. Consulte os protocolos para o uso de restrição.
   b. Garanta uma prescrição médica para o uso de contenção conforme a necessidade, incluindo os critérios específicos descritos na etapa 1d.
6. Reavalie a necessidade de uso de diurético, narcótico ou sedativo pelo paciente. Avalie a suspensão de qualquer medicação desnecessária que possa aumentar o grau de confusão do paciente ou o risco de queda, se possível.

Prescrições inadequadas

1. Uma paciente de 74 anos com diagnóstico de pneumonia se encontra atualmente em uma enfermaria geral para tratamento e monitoramento. Ela se sente cada vez mais ansiosa e manifesta dispneia durante o seu turno. Sua frequência cardíaca está ligeiramente aumentada. Um médico residente é chamado para avaliar essa alteração no estado clínico:
   a. O residente, não familiarizado com a paciente, passa 2 minutos revendo o prontuário, examina rapidamente a mesma e prescreve a administração de um sedativo a cada 4 horas.
   b. Você diz ao residente que percebeu uma diminuição nos sons respiratórios no lobo inferior do pulmão esquerdo e pede que ele prescreva alguns exames diagnósticos, como radiografia do tórax e gasometria arterial, e compartilha sua preocupação com relação à administração de sedativo à paciente, que pode mascarar a causa subjacente da ansiedade, levando a um comprometimento respiratório adicional e atrasando o diagnóstico e o tratamento do problema clínico subjacente. No entanto, o residente deixa a unidade.
   c. Com base em sua avaliação da situação, as preocupações com a segurança da paciente e seu papel como seu defensor, você decide não administrar o sedativo prescrito pelo residente.
2. Embora você não possa obedecer automaticamente a uma prescrição que considera insegura, você também não pode simplesmente ignorar um pedido médico:
   a. Documente o cenário descrito anteriormente no prontuário da paciente, entre em contato com o médico de plantão e notifique seu supervisor de enfermagem.
   b. Se o plantonista concordar com a avaliação do médico-residente, ligue para o médico responsável para discutir suas preocupações, obter prescrição e registro apropriados e notificar o residente e o plantonista sobre as prescrições do médico responsável e as medidas tomadas.
   c. Notifique todos os envolvidos da equipe médica e de enfermagem sobre o estado da paciente.
   d. Documente com precisão, clareza, sucintamente e de maneira oportuna.
3. Suas ações refletem a preocupação com o melhor interesse da paciente e, embora possam produzir comportamentos negativos por parte dos médicos, o mais importante é evitar possíveis danos à paciente.

ASPECTOS JURÍDICOS DA PRÁTICA DE ENFERMAGEM PROFISSIONAL

Responsabilidade

1. É inerente à prática de qualquer profissão a necessidade de ser responsabilizado por suas ações e omissões.
2. O profissional de enfermagem deve ser proativo e tomar todas as medidas apropriadas para assegurar que sua prática não seja omissa, negligente ou deficiente, em nenhuma área ou aspecto.
3. Medidas proativas úteis são:
   a. Mantenha-se familiarizado com políticas, protocolos e regulamentos relevantes e atualizados da instituição, conforme se apliquem à prática e à área de especialidade do profissional de enfermagem.
   b. Faça autoavaliação.
   c. Possibilite uma revisão feita por seus colegas para avaliar a razoabilidade dos cuidados em um ambiente específico, para um problema específico.
   d. Trabalhe com as organizações de enfermagem para garantir que os padrões de prática locais estejam sendo cumpridos.
   e. Examine a qualidade (precisão e integridade) da documentação.
   f. Estabeleça relações profissionais abertas com colegas para que as críticas e discussões construtivas possam ser bem aceitas, visando ao objetivo maior de atendimento de qualidade ao paciente.
4. Os padrões de prática locais normalmente se alinham aos padrões aceitos nacionalmente.

Defesa dos interesses do paciente

O enfermeiro tem o dever de:

1. Promover o que é melhor para o paciente, conforme a percepção do próprio paciente e/ou seu representante.

2. Garantir que as necessidades do paciente sejam atendidas e que seja mantido um ambiente terapêutico.
3. Proteger os direitos do paciente, incluindo a confidencialidade e o consentimento informado, entre outros.

Confidencialidade

1. A privacidade do paciente é respaldada pelo Juramento de Hipócrates e a legislação, como parte do direito constitucional à privacidade.
2. Embora o profissional de enfermagem deva assegurar confidencialidade, os limites desse padrão devem ser esclarecidos e discutidos com o paciente assim que possível.
3. É imperativo entender claramente o processo de consentimento informado e o padrão legal para a divulgação de informações confidenciais do paciente para outras pessoas.
4. A lei americana *Medical Record Confidentiality Act*, de 1995,[2] um estatuto federal, é a principal lei federal daquele país, que rege o uso de prontuários médicos e os custos com saúde. Várias diretrizes práticas incluem o seguinte:
   a. Respeite o direito individual à privacidade ao pedir ou responder a uma solicitação de prontuários médicos do paciente.
   b. Exija sempre uma autorização médica assinada e um formulário de consentimento para liberar prontuários médicos e informações, de modo a proteger, respeitar e privilegiar os direitos do paciente.
   c. Discuta questões de confidencialidade com o paciente e estabeleça o consentimento. Discuta com o paciente as preocupações ou solicitações especiais de informações a serem divulgadas.
5. Com base na lei americana *Health Insurance Portability and Accountability Act* (HIPAA), o Departamento de Saúde (Department of Health and Human Services) emitiu diretrizes, em 1996, para proteger a confidencialidade das informações de saúde individualmente identificáveis. Essas diretrizes:
   a. Limitam o uso e a divulgação de certas informações de saúde individualmente identificáveis.
   b. Concedem aos pacientes o direito de acessar seus prontuários médicos.
   c. Restringem a divulgação de informações de saúde ao mínimo necessário para o objetivo pretendido.
   d. Estabelecem salvaguardas e restrições quanto ao uso e à divulgação de prontuários para determinadas responsabilidades públicas, como saúde pública, aplicação da lei e pesquisa.
   e. Estabelecem sanções criminais ou civis para uso ou divulgação impróprios.
6. As exceções ou os limites à confidencialidade incluem situações em que a sociedade determina que a necessidade de informações supera o princípio da confidencialidade. No entanto, deve ser consultado um advogado, porque essas decisões são tomadas caso a caso e não podem ser consideradas generalizações amplas.
7. Pode ser apropriado violar a confidencialidade em uma base limitada, em situações como as seguintes:
   a. Se um paciente revela a intenção de prejudicar a si mesmo ou a outro indivíduo, é imperativo proteger o paciente e terceiros de tais danos.
   b. Um profissional de saúde empregado por uma empresa, escola, unidade militar ou tribunal deve lealdade para ambas as partes, e o paciente deve ser aconselhado no momento apropriado.
   c. Ordens judiciais e intimações em alguns estados podem exigir que o profissional de saúde libere prontuários para revisão ou testemunhe em juízo. No entanto, um advogado deve ser consultado para garantir que o cumprimento dessas ordens não viole as leis e regulamentações.
   d. A maioria das companhias de seguro, organizações de saúde e fontes pagadoras governamentais exige que os profissionais assinem uma liberação de seus prontuários para as fontes pagadoras.
   e. Quando um paciente coloca sua condição médica em questão, como em casos de lesão pessoal, indenização trabalhista ou em vários outros casos de pacientes que reivindicam ter sofrido danos, para os quais estão buscando compensação de qualquer entidade ou organização.
   f. Muitos estados americanos têm leis que exigem que os profissionais de saúde notifiquem a incidência de determinadas doenças, óbitos e outras estatísticas vitais.[3]
   g. Os códigos criminais em muitos estados americanos exigem a notificação de lesões por arma de fogo, episódios de estupro e casos de abuso de crianças, idosos ou cônjuges, se houver motivos razoáveis para a suspeita de abuso.[4]

Consentimento informado

1. A obrigação do consentimento informado se tornou um princípio fundamentalmente aceito e que rege a relação entre profissionais de enfermagem, todos os outros profissionais de saúde e o paciente.
2. A expressão *consentimento informado* se refere ao direito de o paciente aceitar ou rejeitar o tratamento dispensado por um enfermeiro ou qualquer outro profissional de saúde e é um direito de todos os adultos legalmente competentes ou de menores emancipados.
3. Na maioria das circunstâncias, o consentimento informado é obtido para procedimentos médicos ou cirúrgicos a serem realizados por médicos. Portanto, é dever do médico informar ao paciente sobre tratamentos alternativos, a natureza do procedimento, benefícios e riscos potenciais. Muitas vezes, especialmente quando o paciente está hospitalizado, o enfermeiro é obrigado a ser testemunha da assinatura do paciente antes do procedimento. É prudente que o enfermeiro assine diretamente ao lado da assinatura do paciente.
4. Menores emancipados são indivíduos com menos de 18 anos e casados, que são pais de seus próprios filhos ou que são autossuficientes e residem longe do domicílio da família com o consentimento dos pais.
5. No caso de menores de idade, o consentimento informado deve ser obtido do responsável legal.
6. No caso de indivíduos incapazes de compreender questões de tratamento médico, o consentimento informado deve ser obtido por meio de uma pessoa responsável, como um tutor ou representante.

---

[2]N.R.T.: no Brasil o direito a confidencialidade é resguardado pela Constituição da República Federativa do Brasil, no seu artigo 5º, parágrafo X, disponível em: *http://www.senado.leg.br/atividade/const/con1988/con1988_12.07.2016/art_5_.asp.*

[3]N.R.T.: No Brasil, consulte a instituição sobre eventos de notificação compulsória. No Brasil, O Ministério da Saúde estabelece e atualiza, conforme dinâmica de saúde do país, a Lista Nacional de Notificação Compulsória de doenças, agravos e eventos em saúde pública nos serviços públicos e privados de atenção à saúde, que pode ser identificada no portal do Ministério da Saúde em *https://www.saude.gov.br/vigilancia-em-saude/lista-nacional-de-notificacao-compulsoria.*

[4]N.R.T.: No Brasil, siga os protocolos e as normatizações da instituição quanto à notificação de violência. As normatizações são regidas por legislação pertinente, sendo várias situações de violência interpessoal e autoprovocada de notificação compulsória, segundo portarias do Ministério da Saúde que são regularmente atualizadas, como se identifica em *https://www.saude.gov.br/saude-de-a-z/acidentes-e-violencias/notificacao-de-violencia-interpessoal.*

7. O enfermeiro tem o dever de verificar se o médico ou outro profissional de saúde explicou cada tratamento ou procedimento em uma linguagem que o paciente (ou a pessoa responsável) possa compreender; se advertiu o paciente sobre quaisquer riscos, perigos ou danos materiais inerentes ou colaterais ao tratamento; e se aconselhou o paciente sobre as alternativas disponíveis. Isso permite que o paciente tome uma decisão consciente e informada e escolha se deve ou não se submeter ao tratamento.
8. O consentimento informado deve ser obtido antes da realização do tratamento ou da execução do procedimento. Para mais informações sobre o consentimento informado para intervenções cirúrgicas, consulte o Capítulo 7.
9. O enfermeiro deve documentar que o consentimento informado foi obtido e que o paciente demonstrou compreender as informações.
10. A assinatura de uma testemunha é recomendável e pode ser exigida por algumas instituições de saúde.

Alerta de enfermagem
Com o aumento na diversidade cultural de nossa população de pacientes, é prudente e eticamente obrigatório obter um intérprete para o paciente se houver chances de ele não entender explicações no idioma local.

Âmbito de prática, habilitação e especialização

1. O âmbito da prática do profissional de enfermagem é definido e delineado pela State Board of Nursing.[5] No nível federal, o National Council of State Boards of Nursing e a NLN desenvolveram normas que orientam as entidades estaduais no desenvolvimento de seus requisitos de licenciamento e regras sobre o escopo das práticas.
2. A licença é concedida por uma agência governamental estadual e permite que os indivíduos responsáveis pela prática de enfermagem profissional se engajem na prática dessa profissão, ao mesmo tempo que proíbem todos os demais de fazê-lo legalmente.
3. A certificação é fornecida por uma associação ou agência não governamental e certifica que uma pessoa licenciada para exercer a profissão de enfermeiro cumpriu certos padrões predeterminados descritos por essa profissão para a prática especializada, assegurando ao paciente que esse profissional domina um corpo de conhecimento e adquiriu as habilidades necessárias para a prática de uma especialidade particular.
4. Os mecanismos para obter ou manter uma certificação de especialidade variam de acordo com a associação e a agência de certificação, como, por exemplo, o número específico de horas de prática clínica, educação continuada, revisão pelos pares, exame periódico de autoavaliação ou reexame.
5. O American Nurses Credentialing Center é um órgão de certificação que fornece certificados de especialização (*www.nursecredentialing.org*). O credenciamento protege o público, reconhecendo profissionais enfermeiros que tenham concluído com êxito um curso aprovado e que tenham alcançado um nível de conhecimento especializado e a habilidade para ocupar cargos especializados.

[5]N.R.T.: As legislações e normas que regem a prática profissional são específicas de cada país. Para o Brasil, consulte os regulamentos, as resoluções, diretrizes e normas do COFEN e de Conselhos Regionais de Enfermagem (CORENs). Também consulte títulos de especialista concedidos por instituições certificadas pelo Ministério da Educação (MEC) e sociedades de especialistas certificadas junto à Associação Brasileira de Enfermagem (ABEn).

Padrões de prática

Princípios gerais

1. A prática de enfermagem profissional tem padrões que estabelecem níveis mínimos de desempenho aceitável pelos quais seus praticantes são responsabilizados:
   a. A autoridade para a prática de enfermagem se baseia em um contrato social que reconhece direitos e responsabilidades, juntamente a mecanismos de prestação pública de contas.
   b. Esses padrões oferecem aos pacientes um modo de aferir a qualidade dos cuidados que recebem.
2. Padrões de prática foram desenvolvidos pela ANA e foram atualizados regularmente para incluir padrões gerais, bem como padrões para cada especialidade de enfermagem. Uma cópia do documento pode ser adquirida no escritório de publicações da ANA (*www.nursesbooks.org*).
   a. Esses padrões descrevem o que é a enfermagem, o que fazem os enfermeiros e quais são suas responsabilidades profissionais.
   b. Enfermeiros profissionais devem se orientar por padrões genéricos aplicáveis a todos os enfermeiros em todas as áreas de prática, bem como pelos padrões da sua área de especialização.
3. Diversos grupos de especialistas desenvolveram seus próprios padrões de desempenho, mas abordá-los excede o escopo deste capítulo. O enfermeiro precisa estar familiarizado com todos os padrões aplicáveis às suas áreas de atuação.
4. Padrões e parâmetros também fornecem fonte de proteção legal para o enfermeiro praticante:
   a. Padrões e parâmetros normalmente consistem em uma série simples e realista de etapas aplicáveis, considerando um mesmo cenário clínico ou similar.
   b. Padrões e parâmetros devem estabelecer os requisitos mínimos para um atendimento seguro e precisam ser atualizados à medida que o conhecimento científico evolui.
5. Um desvio de protocolo deve ser documentado pelo enfermeiro no prontuário do paciente, com declarações claras e concisas sobre decisões, ações e motivos, incluindo qualquer desvio aparente. Isso deve ser feito no momento em que a assistência é prestada, porque a passagem do tempo pode resultar em imprecisão na lembrança dos eventos específicos.
6. A prática informal ou voluntária deve ser consistente com o padrão de cuidado aplicável. Deixar documentado que a assistência prestada é o padrão de prática dentro de uma comunidade pode fornecer certo grau de proteção ao praticante. O atendimento informal ou voluntário ainda precisa estar em conformidade com o padrão de atendimento aplicável.

Desvios comuns dos padrões de cuidados de enfermagem

As reclamações legais mais comumente feitas contra enfermeiros incluem os seguintes desvios de cuidados apropriados: incapacidade de avaliar o paciente adequadamente ou em tempo hábil, seguir prescrições médicas, seguir medidas de enfermagem apropriadas, comunicar informações sobre o paciente, aderir à política ou ao procedimento da instituição, documentar informações apropriadas no prontuário, administrar medicamentos conforme solicitado e seguir as prescrições do médico que deveriam ter sido questionadas ou não seguidas, como erros de dosagem na medicação (Boxe 2.1).

Controle de qualidade e redução de eventos adversos

1. Um programa de controle de qualidade cria e implementa um mecanismo sistemático, deliberado e permanente de avaliação e acompanhamento da prática profissional de enfermagem, visando

Boxe 2.1 Reivindicações legais comuns para desvios de padrões de cuidado.

- Falha em monitorar ou observar o estado clínico do paciente adequadamente
- Falha em monitorar ou observar uma mudança no estado clínico de um paciente
- Falha em comunicar ou documentar uma alteração significativa na condição de um paciente para o profissional apropriado
- Falha em obter um histórico completo de enfermagem
- Falha ao formular ou seguir um plano de cuidados de enfermagem
- Falha em realizar adequadamente um tratamento ou procedimento de enfermagem
- Falha em fornecer um ambiente seguro e proteger o paciente de lesões que poderiam ter sido evitadas
- Falha ao implementar a prescrição de um médico, enfermeiro de prática avançada ou médico assistente de forma adequada ou em tempo hábil
- Falha em administrar medicamentos adequadamente e em tempo hábil ou em relatar e administrar doses omitidas adequadamente
- Falha em observar a ação de um medicamento ou reação adversa
- Falha em prevenir infecção
- Falha em obter ajuda para um paciente que não recebe os devidos cuidados de um médico ou outro profissional de saúde
- Falha em informar que um paciente não está recebendo os devidos cuidados de um médico ou outro profissional de saúde
- Falha ao usar um equipamento adequadamente
- Falha em avaliar ou identificar um paciente com alto risco de queda ou planejar e implementar um programa de prevenção de quedas individual e apropriado ao paciente
- Falha ao aplicar restrições quando indicado e prescrito
- Não aplicar restrições de maneira adequada
- Utilizar equipamento com defeito conhecido
- Falha em fazer registros imediatos e precisos no prontuário de um paciente
- Alterar um registro médico sem marcá-lo como uma correção com assinatura, data e hora da mudança
- Falha em aderir a diretrizes de políticas ou procedimentos
- Seguir prescrições médicas que não deveriam ter sido seguidas, como erros de dosagem de medicamentos
- Falha em agir em defesa do paciente, ao não questionar prescrições médicas ilegíveis ou incompletas, ou não questionar a alta quando o estado clínico do paciente justifica.

à melhoria do desempenho e à redução de eventos adversos. Muitas instituições seguem o programa National Database of Nursing Quality Indicators, implementado pela ANA. É um banco de dados atualizado regularmente para acompanhar o progresso na prestação de cuidados de qualidade em determinadas áreas, incluindo lesões por pressão, quedas, infecções relacionadas com a assistência à saúde e prevalência de contenção.

2. Em 2007, os centros dos EUA para os serviços Medicare e Medicaid anunciaram que o Medicare encerraria os pagamentos às instituições pelo aumento dos custos atribuíveis a condições evitáveis, adquiridas nessas instituições, incluindo lesões por pressão, infecções do sistema urinário associadas à cateterização, infecções de corrente sanguínea relacionada com cateter vascular, mediastinite associada ao enxerto de artéria coronária e lesões, como luxações e fraturas. Mais recentemente, determinou-se que o pagamento será retido no caso de pacientes readmitidos em um prazo inferior a 30 dias após a alta hospitalar, por condições como insuficiência cardíaca e infarto agudo do miocárdio. Mais do que nunca, os enfermeiros que prestam assistência nas linhas de frente são parceiros fundamentais na promoção de cuidados de qualidade, na prevenção de eventos adversos e na economia de gastos evitáveis com assistência à saúde.
3. Na criação desse tipo de programa proativo, devem ser parte integrante os seguintes fatores-chave:
   a. Proporcione um clima de coleguismo interprofissional.
   b. Desenvolva e implemente a aplicação consistente de novas políticas e protocolos para que seja possível a elaboração de informes de erros que sejam rápidos e fáceis de usar e, se possível, anônimos, com proteção contra ações disciplinares.
   c. Apoie os funcionários envolvidos em erros graves, adotando uma atitude não punitiva.
   d. Reconheça a necessidade de melhoria em todo o sistema e de centralização de informações. Isso garante o máximo benefício para os pacientes e para todas as disciplinas envolvidas na prestação de cuidados de saúde.
   e. Introduza soluções de qualidade e segurança cientificamente válidas em todo o sistema de saúde, permitindo o compartilhamento de estratégias, sistemas de aferição de sucesso e sistemas de recompensa.
   f. Essas ações devem promover a prestação de cuidados de alta qualidade, o senso de responsabilidade e imputabilidade, bem como a autoavaliação e a avaliação colegiada contínua, garantindo, dessa maneira, melhoria contínua, análise, solução de problemas e aperfeiçoamentos em todo o sistema.
4. Consequentemente, a adoção de um programa de controle de qualidade reduz efetivamente a exposição do profissional de enfermagem a riscos, identifica necessidades de educação continuada e aprimora o sistema de documentação dos cuidados prestados.
5. Os componentes de um sistema de controle de qualidade incluem o seguinte:
   a. Estrutura – concentra-se na organização do atendimento ao paciente.
   b. Processo – concentra-se nos exames solicitados e nos procedimentos executados.
   c. Resultado – concentra-se no resultado, como ausência de complicações, alta dentro do prazo correto, satisfação do paciente ou estatísticas de mortalidade.
6. Os mecanismos a serem incorporados em programas de controle de qualidade podem incluir o seguinte:
   a. Pesquisas de satisfação do paciente para avaliar as interações com os enfermeiros e manter linhas de comunicação abertas entre o profissional e o paciente.
   b. A revisão por pares, para reconhecer e recompensar os cuidados prestados, elevar as expectativas de padrões de prática dentro de uma comunidade e desencorajar a prática além do escopo de autoridade legal.
   c. Auditoria de registros clínicos para determinar como os critérios bem definidos foram alcançados pelos cuidados prestados.
   d. Revisão de utilização para avaliar até que ponto os serviços ou recursos foram empregados em relação ao padrão definido.

Gestão de responsabilidade legal

1. As fontes de responsabilidade legal na prática profissional do enfermeiro incluem atendimento ao paciente, realização de procedimentos, qualidade da documentação, violação da confidencialidade, entre outros.
2. A responsabilidade legal pode ser minimizada com a aplicação de sistemas e atividades de gerenciamento de risco, que se destinam a reconhecer e intervir para reduzir o risco de lesões aos pacientes e posteriores reclamações contra profissionais de enfermagem.
3. Os sistemas e as atividades de gerenciamento de risco se baseiam na premissa de que muitos danos aos pacientes podem ser evitados.

Má prática profissional

1. A má prática profissional[6] em enfermagem se refere a um ato de negligência de um profissional de enfermagem envolvido no exercício dessa profissão.
2. Embora a negligência englobe todos os atos negligentes, *má prática* é um termo específico que se refere à conduta negligente na prestação de serviços profissionais.
3. A única maneira garantida de se evitar um processo por má prática em saúde é não atuar fora dos padrões que se esperam de um enfermeiro. Entretanto, até mesmo os melhores enfermeiros já foram indiciados como réus.
4. Um enfermeiro diligente e ponderado pode reduzir os riscos de negligência ao incorporar consistentemente os seguintes quatro elementos em sua prática:
   a. Excelente habilidade de comunicação, com esforços consistentes para suscitar e atender às expectativas e solicitações do paciente.
   b. Compaixão sincera por cada paciente.
   c. Competência na prática.
   d. Mapeamento preciso e completo com anotações de quaisquer desvios do padrão de cuidado aplicável, com as razões específicas (p. ex., o paciente recusou a radiografia de tórax porque estava sem tempo) e, se aplicável, a não aderência do paciente aos cuidados.
5. Geralmente, o profissional de enfermagem tem o dever de:
   a. Exercer um grau de diligência e habilidade que seja comumente exercido por outros enfermeiros profissionais no mesmo estado e especialidade da prática.
   b. Aplicar esse conhecimento com cuidado razoável.
   c. Manter-se atualizado e informado sobre os padrões aprovados de cuidados vigentes.
   d. Exercitar seu melhor julgamento ao prestar cuidados ao paciente.
6. Alguns estados americanos aplicam um padrão geográfico, chamado de *regra de localidade*, que afirma que os profissionais de saúde de áreas rurais remotas podem ter menos acesso do que seus colegas em áreas urbanas a uma educação continuada e várias tecnologias e equipamentos. No entanto, como a comunicação e o transporte continuam melhorando rapidamente, a regra da localidade está se tornando obsoleta.

Ônus da prova de má prática profissional

O queixoso tem o ônus de provar quatro elementos de má prática profissional, geralmente por meio de testemunho de especialistas, apresentados a seguir.

Dever

1. O queixoso tem o ônus de provar que, de fato, existiu uma relação enfermeiro-paciente e, em virtude desse relacionamento, o enfermeiro tinha o dever de exercer cuidado razoável ao prover tratamento ao paciente.
2. Os limites e as obrigações do dever incluem o seguinte:
   a. Devem existe somente quando há uma relação enfermeiro-paciente.
   b. O enfermeiro não é obrigado a estabelecer um relacionamento enfermeiro-paciente com qualquer indivíduo.
   c. Os enfermeiros geralmente têm o direito de decidir a quem prestarão serviços profissionais e podem pedir para ser transferidos para outro paciente se a relação enfermeiro-paciente for tensa, o enfermeiro se sentir inseguro ou o plano de tratamento for uma violação considerável da ética ou de seus valores religiosos.
   d. Entretanto, os enfermeiros têm limites em seus direitos de decidir; eles não podem se recusar a tratar um paciente que tenha confiado razoavelmente na aparente disposição do profissional em tratar todos os necessitados (p. ex., no departamento de emergência de um hospital geral que anuncia seus serviços de emergência) e não pode abandonar um paciente previamente tratado.
   e. Se um enfermeiro deseja terminar um relacionamento estabelecido com um paciente, deve ser disponibilizada ao paciente uma alternativa com um nível equivalente de serviços de enfermagem em tempo hábil.

Alerta de enfermagem
O profissional de enfermagem deve ter cuidado ao oferecer aconselhamento por telefone para o qual não haja cobrança. Foram relatados casos de pacientes que obtêm sucesso ao processar profissionais porque eles confiaram razoavelmente no aconselhamento telefônico de um enfermeiro que os fez adiar a procura por atendimento e, como resultado, acabaram com lesões permanentes.

Violação do dever

1. O queixoso tem o ônus de estabelecer que o enfermeiro violou o padrão de cuidado aplicável no tratamento da condição do paciente.
2. O queixoso deve estabelecer, por meio de testemunho profissional de enfermeiro especializado, que o enfermeiro "negligente" não cumpriu com o padrão de cuidado aplicável ou prestou cuidados de enfermagem considerados abaixo do nível que teria sido fornecido por um profissional prudente e diligente nas mesmas circunstâncias.

Nexo causal

1. O queixoso tem o ônus de estabelecer uma relação causal entre a violação do padrão de atendimento e as lesões do paciente.
2. Se uma violação no padrão de atendimento não causou as supostas lesões, não existe nexo causal.

Danos

O requerente tem o ônus de estabelecer a existência de danos ao paciente como resultado de má prática profissional.

Seguro por má prática profissional

1. O seguro contra má prática profissional não protegerá o enfermeiro de acusações de agir fora do seu escopo de prática se ele estiver realizando ações fora do escopo legal de prática permitido naquele estado.
2. É essencial que o enfermeiro conheça o escopo exato da prática permitida em sua jurisdição.
3. É geralmente recomendado que todos os profissionais enfermeiros tenham cobertura de seguro próprio. Isso proporciona uma representação legal própria e um advogado que cuidará exclusivamente dos interesses do enfermeiro. Esse tipo de cobertura é recomendado para além da cobertura legal e representação oferecidas pelo seguro do empregador.
4. A cobertura deve ser por ocorrência, e não por termos reivindicados. As apólices dão cobertura ao enfermeiro sempre que houver uma ocorrência durante o atendimento, mesmo que o enfermeiro não esteja mais empregado naquele local ou que a apólice não esteja ativa no momento em que o pedido é feito.

[6]N.R.T.: Cada país segue uma legislação para a avaliação da conduta ética do profissional de saúde. No Brasil, tal avaliação inclui análise de negligência, imprudência e imperícia, conforme pode ser identificado no Código de Ética dos Profissionais de Enfermagem, Resolução COFEN Nº 564 de 2017, disponível em: *http://www.cofen.gov.br/resolucao-cofen-no-5642017_59145.html*.

Triagem, recomendações e aconselhamento por telefone

1. O uso de triagem, recomendações e aconselhamento por telefone tem se tornado cada vez mais prevalente à medida que os profissionais de saúde se esforçam para atender e satisfazer as necessidades de saúde de seus pacientes, aumentar o acesso aos cuidados e aprimorar a continuidade dos cuidados, limitando as consultas agendadas àqueles que realmente requerem uma interação paciente-médico ou outro profissional de saúde.
2. Os profissionais de saúde que prestam serviços por telefone devem ter em mente que são legalmente responsáveis por reunir um histórico preciso e completo, aplicar protocolos apropriados para estabelecer impressões diagnósticas, consultar adequadamente outros profissionais de saúde, fornecer recomendações e aconselhamento e facilitar o acesso oportuno e apropriado às instituições de tratamento ou encaminhar para um especialista todas as pessoas necessitadas.
3. A internet e outros meios de comunicação eletrônica estão se tornando aceitáveis, mas existem preocupações com relação à privacidade.
4. Uma série de conceitos jurídicos relevantes para o atendimento por telefone estão descritos na próxima seção.

Confidencialidade

Assim como nas interações face a face, todas as informações trocadas durante um contato por telefone são privilegiadas e devem ser usadas apenas no contexto do aconselhamento solicitado, com o único propósito de fornecer os cuidados mais apropriados e oportunos necessários ao paciente.

Relacionamentos implícitos

Mesmo que o enfermeiro que presta aconselhamento por telefone nunca tenha tido uma interação face a face com o paciente, a própria interação telefônica estabelecerá uma relação enfermeiro-paciente formal e juridicamente vinculativa, pela qual o profissional será legalmente responsável.

Recuperação de informação

1. O enfermeiro tem o dever de realizar recomendações e aconselhamentos no contexto de todos os dados clínicos disponíveis no prontuário médico do paciente para a assistência.
2. Portanto, deve ser estabelecido um método rápido para a recuperação de dados de registros clínicos e integrado ao componente telefônico para todas as práticas.
3. O aconselhamento por telefone não deve ser fornecido em situação de falta de conhecimento sobre a história de saúde do paciente.
4. Como o tempo limitado geralmente impede a coleta de todos os dados disponíveis no prontuário médico, o aconselhamento prestado sem o suporte de conhecimento de toda a história de saúde está mais sujeito a erros.

Responsabilidade do superior

1. Os empregadores prestam contas, são legalmente responsáveis e assumem os riscos por todos os aconselhamentos inadequados fornecidos por seus funcionários e todos os danos que possam resultar.
2. Portanto, os empregadores devem ser responsáveis por orientar e treinar seus funcionários e atualizar protocolos.

Responsabilidade indireta

1. Embora semelhante ao conceito de responsabilidade do superior, a responsabilidade indireta é um conceito mais amplo, no qual um enfermeiro que fornece recomendação ou aconselhamento por telefone pode ser visto como representante do médico da instituição ou da equipe multiprofissional, vinculando-os legalmente a todos os atos de omissão ou comissão e aos danos resultantes.
2. Assim, se a recomendação ou o aconselhamento telefônico forem prestados por um enfermeiro, técnico de enfermagem ou profissional sem registro no Conselho, o enfermeiro, a instituição de saúde ou os médicos na clínica poderão ser considerados, por um tribunal, como responsáveis indiretos por aconselhamentos inadequados fornecidos e por todos os danos resultantes para o paciente.
3. Isso ressalta as razões para limitar essa prática a enfermeiros, médicos e outros profissionais de saúde bem treinados e seguindo os protocolos e padrões cuidadosamente elaborados pela instituição.
4. O enfermeiro deve ser encorajado a consultar brevemente um médico ou outros profissionais de saúde para reduzir a possibilidade de aconselhamento que não seja apropriado ou que esteja errado.

Supervisor negligente

1. Este conceito se refere à incapacidade de um médico ou enfermeiro supervisor de fornecer as diretrizes e orientações necessárias para o enfermeiro que realiza aconselhamento por telefone, independentemente da compreensão prevalecente, prática ou política que obriga essa supervisão.
2. Esse cenário geralmente se sobrepõe à responsabilidade do superior ou à responsabilização indireta.

Negligência

1. Qualquer avaliação e aconselhamento por telefone deve estar de acordo com padrões e protocolos aceitos.
2. A violação dos padrões aplicáveis de prática ou cuidado é considerada negligência.
3. A evidência dos padrões de cuidado é estabelecida por:
   a. Publicações sobre o tema.
   b. Práticas comunitárias.
   c. Diretrizes baseadas em evidências ou consensos de órgãos oficiais (como o Conselho Federal de Enfermagem) ou tratados profissionais.

Abandono

1. Esse conceito torna-se aplicável quando um paciente liga ou entra em contato para relatar sintomas, buscar orientações ou solicitar avaliação ou tratamento e essa comunicação é documentada ou de outra forma estabelecida como fato por qualquer outro motivo, mas o enfermeiro que realizou o acompanhamento por telefone não passa a informação para o elemento seguinte da cadeia de interação.
2. Entretanto, a menos que um resultado indesejável, com danos sérios e permanentes, ocorra pela ausência de acompanhamento pelo profissional ao telefone, não é certeza de que uma reivindicação legal contra o profissional seja bem-sucedida.

Prática telefônica bem-sucedida

1. Políticas destinadas a minimizar o risco de um resultado desagradável resultante de triagem, recomendação e aconselhamento por telefone devem ser estabelecidas em todas as assistências.
2. As políticas devem incluir uso de protocolos, treinamento e orientação de profissionais de telefonia, uso de um banco de dados de pacientes, comunicação com um médico ou outro profissional de saúde e documentação apropriada da interação.
3. Consulte o Boxe 2.2 para verificar os componentes de uma prática bem-sucedida de aconselhamento telefônico.

Boxe 2.2 Componentes da assistência telefônica bem-sucedida.

- Aplique protocolos e diretrizes padronizados para as principais queixas relatadas com mais frequência
- Treine os enfermeiros na anamnese adequada, na utilização de protocolos ou diretrizes e na documentação
- Aplique uma abordagem computadorizada para gerenciar os contatos por telefone, de modo a complementar os protocolos e as diretrizes existentes para melhorar o processo e a documentação
- Implemente um sistema de controle de qualidade para garantir uma revisão regular dos registros telefônicos
- Discuta casos problemáticos com enfermeiros de aconselhamento por telefone e realize pesquisas de resultados
- Mantenha disponibilidade constante de médicos e outros profissionais de saúde para prestar assistência consultiva aos enfermeiros de aconselhamento telefônico, conforme necessário
- Garanta uma revisão contínua de protocolos e políticas para eliminar ou aprimorar políticas e protocolos problemáticos
- Agende consultas de pacientes com condições sérias o mais rápido possível
- Pergunte e confirme que o paciente tenha entendido o que foi dito e se sinta confortável com o plano estabelecido ao fim da interação telefônica
- Convide o paciente para uma visita após o expediente se ele estiver desconfortável com o recebimento de instruções de cuidados domiciliares ou com a espera até o dia seguinte para consultar o médico ou outro profissional de saúde
- Encoraje os pacientes a telefonarem de volta se a sua condição piorar ou se tiverem mais perguntas
- Aconselhe os pacientes a contatar seu médico no dia seguinte se sua condição não melhorar
- Documente sucintamente os componentes da interação telefônica, incluindo a queixa principal, a história da doença atual, a história patológica pregressa do paciente, as alergias, o atendimento domiciliar ou outras instruções dadas, a confirmação da compreensão e do conforto do paciente com as orientações dadas, as precauções de emergência fornecidas e o plano de acompanhamento.

4. O enfermeiro de aconselhamento por telefone deve reunir e documentar certas informações fundamentais do paciente que procura aconselhamento ou tratamento de saúde. A lista a seguir é apresentada, mas não pretende limitar a consulta ou sugerir que aquela abranja todos os pontos. A consulta e a documentação devem incluir minimamente o seguinte:
   a. Data e hora da chamada telefônica.
   b. Informações sobre quem fez a ligação, incluindo o nome do paciente, relação com o paciente, número de telefone com código de área, quando e onde essa pessoa pode ser encontrada para chamadas de retorno e números de telefone alternativos com código de área.
   c. Queixa principal.
   d. A história da doença atual, com breve descrição do início, sintomas, tratamento empregado até o momento, eficácia ou falha nas medidas tentadas e fatores agravantes ou atenuantes.
   e. Se o paciente teve a mesma complicação antes; em caso afirmativo, quando foi e quais foram o diagnóstico e o método de resolução.
   f. Se o paciente for do sexo feminino, quando foi a data da última menstruação, o método de controle de natalidade e o acompanhamento para descartar a gravidez.
   g. A história patológica pregressa do paciente e outras condições clínicas.
   h. Alergias.
   i. Provável diagnóstico diferencial baseado nos protocolos e diretrizes estabelecidos pela organização ou instituição.
   j. Impacto do problema sobre a pessoa que faz a ligação ou o paciente.
   k. Acessibilidade a fontes alternativas de cuidados de saúde.
   l. A percepção do enfermeiro sobre a vulnerabilidade do paciente.
   m. A percepção do enfermeiro sobre a compreensão e o conforto do paciente com o plano de cuidados e os planos de acompanhamento propostos.

BIBLIOGRAFIA

American Nurses Association. (2015). *Code of ethics for nurses with interpretive statements (code for nurses)*. Silver Spring, MD: Author.

American Nurses Association. (2016). *Nursing scope and standards of practice*. Available: *http://nursingworld.org/sop*

Baker, J. (2017). Nursing research, quality improvement and evidence based practice. *AORN Journal, 105*(1), 3–5.

Balestra, M. (2017). Electronic health records: Patient care and ethical and legal implications for nurse practitioners. *The Journal for Nurse Practitioners, 13*(2), 105–111.

Centers for Medicare and Medicaid Services. (2016). *Outcome measures*. Available: *www.cms.gov/Medicare/Quality-Initiatives-Patient-Assessment-Instruments/HospitalQualityInits/OutcomeMeasures.html*

Cohen, L. T., Millock, P. J., Asheld, B., & Lane, B. (2015). Are employers responsible for an employee's unauthorized review of a patient's confidential health information? *Journal of the American College of Radiology, 12*(4), 412–414.

Farmer, L., & Lundy, A. (2017). Informed consent: Ethical and legal considerations for advanced practice nurses. *The Journal for Nurse Practitioners, 13*(2), 124–130.

Gallup (2017). Honesty/Ethics in Professions. Retrieved *http://news.gallup.com/poll/1654/honesty-ethics-professions.aspx*

Gerard, L., Boyle, D., Simon, M., Dunton, N., & Gajewski, B. (2016). Reliability and validity of the NDNQI injury falls measure. *Western Journal of Nursing Research, 38*(1), 111–128.

Institute of Medicine. (2011). *Health IT and patient safety: Building safer systems for better care*. Washington, DC: Author.

Landry, J. (2017). Delivering culturally sensitive care to LGBTQI patients. *The Journal for Nurse Practitioners, 13*(5), 342–347.

Lo, Bernard (2013). *Resolving ethical dilemmas: A guide for clinicians* (5th ed.). New York, NY: Lippincott Williams & Wilkins.

Moffat-Bruce, S., Ferdinand, F., & Finn, J. (2016). Patient safety: Disclosure of medical errors and risk mitigation. *Annals of Thoracic Surgery, 102*, 358–362.

National Council of State Boards of Nursing. (2016). *Nurse practice act, rules and regulation*. Author. Available: *www.ncsbn.org/nurse-practice-act.htm*

National League of Nursing. (2018). *http://www.nln.org/professional-development-programs/competencies-for-nursing-education*

National League of Nursing. (2012). *Outcomes and competencies for graduates of practical/vocational, diploma, baccalaureate, master's, practice doctorate and research*. New York, NY: Wolters Kluwer.

Press Ganey. (2016). Nursing quality (NNDQI). Available: *www.pressganey.com/solutions/clinical-quality/nursing-quality*

Teitelbaum, J., & Wilensky, S. (2017). *Essentials of health policy and law* (3rd ed.). Burlington, MA: Jones & Bartlett Learning, LLC.

Westrick, S. J., & Jacob, N. (2016). Disclosure of errors and apology: Law an ethics. *Journal for Nurse Practitioners, 12*(2), 120–126.

CAPÍTULO

3

Promoção da Saúde e Cuidados Preventivos

CONCEITOS DE PROMOÇÃO DA SAÚDE E CUIDADOS PREVENTIVOS

Princípios da promoção da saúde

A *promoção da saúde* é definida como ações tomadas para desenvolver um alto nível de bem-estar e é alcançada influenciando o comportamento individual e o ambiente em que as pessoas vivem.

Níveis de prevenção

1. A prevenção de doenças visa evitar ou minimizar problemas assim que ocorrem.
   a. A prevenção primária é a prevenção total de uma condição.
   b. A prevenção secundária é o reconhecimento precoce de uma condição e as medidas tomadas para acelerar a recuperação.
   c. A prevenção terciária é o cuidado dispensado para minimizar os efeitos da doença e prevenir complicações a longo prazo.
2. Os cuidados preventivos devem envolver a avaliação de pessoas com risco de doenças específicas.

Healthy People 2020

Baseado em evidências
Office of Disease Prevention and Health Promotion, USDHHS. (2018). *Healthy People 2020*. Disponível em: *www.healthypeople.gov*. Atualizado em 5 de fevereiro de 2018.

1. A promoção da saúde vai além de medidas de prevenção para ajudar as pessoas a administrar sua saúde e a viver mais e se sentir melhor.
2. A promoção da saúde tornou-se uma prioridade desde que o Department of Health and Human Services (DHHS) dos EUA iniciou sua campanha Healthy People 2000, em 1990.
3. Para a campanha Healthy People 2010, lançada em 2000, 23% dos objetivos declarados da campanha foram alcançados ou excedidos, enquanto 48% dos objetivos declarados foram abordados. Os dois principais objetivos do Healthy People 2010 foram aumentar a expectativa de vida por meio da melhoria na qualidade de vida e reduzir as disparidades de saúde devido a gênero, raça e etnia, renda e educação, deficiências e outros fatores.
4. O programa Healthy People 2020 consiste em 42 áreas temáticas, com 1.200 objetivos. Os principais indicadores de saúde foram selecionados como um subconjunto de objetivos que indicam questões prioritárias de saúde (ver Boxe 3.1). Na revisão feita na metade do programa, quatro indicadores (15,4%) alcançaram ou excederam a meta e 10 (38,5%) apresentaram melhora.
5. A estrutura para o programa Healthy People 2030 foi desenvolvida com a seguinte perspectiva: uma sociedade em que todas as pessoas possam alcançar todo o seu potencial de saúde e bem-estar ao longo da vida.

Boxe 3.1 Principais indicadores de saúde do programa Healthy People 2020.

- Pessoas com seguro-saúde
- Pessoas com um prestador de cuidados primários habitual
- Adultos que fizeram triagem para câncer colorretal
- Adultos com hipertensão cuja pressão arterial esteja sob controle
- Pessoas com diagnóstico de diabetes com A1c > 9%
- Crianças que recebem as doses recomendadas de vacinas
- Índice de Qualidade do Ar > 100
- Crianças expostas ao fumo passivo
- Mortes por lesões
- Homicídios
- Todas as mortes de lactentes
- Total de nascidos vivos pré-termo
- Suicídio
- Adolescentes com um episódio depressivo maior
- Adultos que se reúnem para realizar atividade física aeróbica e fortalecimento muscular
- Obesidade entre adultos
- Obesidade entre crianças e adolescentes
- Consumo médio diário de vegetais
- Crianças, adolescentes e adultos que consultam um dentista
- Mulheres sexualmente ativas que recebem serviços de saúde reprodutiva
- Conhecimento de sorologia entre pessoas positivas ao vírus da imunodeficiência humana
- Estudantes que concluíram o ensino médio 4 anos após seu início
- Adolescentes que fazem uso de álcool ou drogas ilícitas
- Adultos com compulsão para bebida
- Adultos fumantes
- Adolescentes fumantes.

Atribuições da enfermagem na promoção da saúde

1. Os enfermeiros têm desempenhado funções fundamentais na prevenção em áreas como assistência pré-natal, programas de imunização, saúde e segurança ocupacional, reabilitação e orientação cardíaca, cuidados de saúde pública e intervenção precoce.
2. Enfermeiros, em todos os contextos de prática, podem atender às necessidades de promoção da saúde dos pacientes, seja sua prática em hospital, clínica, domicílio, organização de manutenção da saúde, consultório particular ou ambientes comunitários. A promoção da saúde se dá principalmente por meio da orientação ao paciente, uma função independente do enfermeiro.
3. A promoção da saúde deve ocorrer ao longo de todo o ciclo de vida, com tópicos voltados para infância, adolescência, adultos e idosos. Os serviços preventivos específicos são baseados em evidências e recomendados por United States Preventive Services Task Force (USPSTF), nos EUA (*www.ahrq.gov/clinic/prevenix.htm*); Canadian Task Force on Preventive Health Care (*www.canadiantaskforce.ca*), no Canadá; e National Institute for Health and Clinical Excellence (*www.nice.org.uk*), no Reino Unido, bem como outras agências (ver Tabela 3.1).
   a. Para a primeira infância, oriente os pais sobre a importância do pré-natal, cuidados básicos com lactente, amamentação, nutrição e segurança do bebê (ver Capítulo 42).
   b. Para a infância, enfatize a importância de imunizações, nutrição adequada para melhorar o crescimento e o desenvolvimento, e práticas de segurança, como o uso de assentos de automóveis e cintos de segurança, prevenção de incêndios e acesso a produtos venenosos (ver Capítulo 42).
   c. Para a adolescência, o foco deve ser na segurança de veículos automotores; evitar o uso de drogas, álcool e tabaco; decisão de iniciar a atividade sexual e contracepção, além da prevenção do suicídio.
   d. Para a idade adulta, oriente os pacientes sobre nutrição, exercícios e controle do estresse para ajudá-los a se sentir melhor; oriente também sobre técnicas de rastreamento do câncer, como autoexame mamário e testicular, e redução do fator de risco para as principais causas de morte – doença cardíaca, acidente vascular cerebral, câncer e doença pulmonar crônica.
   e. Para os idosos, enfatize os tópicos de nutrição e exercícios para ajudar as pessoas a viverem mais e permanecerem em forma; implemente medidas de segurança para ajudá-las a compensar a redução da mobilidade e da função sensorial e maneiras de permanecer ativo e independente (ver Capítulo 9).

Tabela 3.1 Serviços preventivos recomendados pela USPSTF.

A U.S. Preventive Services Task Force (USPSTF) recomenda que os profissionais de saúde discutam esses serviços preventivos com os pacientes elegíveis e os ofereçam como prioridade. Todos esses serviços receberam nota "A" (fortemente recomendada) ou "B" (recomendada) pela força-tarefa.

Recomendação	Homem	Mulher	Gestante	Criança
Triagem de aneurisma da aorta abdominal (1)	×			
Triagem de uso indevido de álcool e intervenções de aconselhamento comportamental	×	×	×	
Ácido acetilsalicílico para a prevenção primária de eventos cardiovasculares (2)	×	×		
Triagem de bacteriúria assintomática em adultos (3)			×	
Triagem de câncer relacionado a BRCA em mulheres (4)		×		
Câncer de mama, medicamentos preventivos (5)		×		
Triagem de câncer de mama (6)		×		
Aconselhamento sobre amamentação (7)		×	×	
Triagem de câncer de colo do útero (8)		×		
Triagem de infecção por clamídia (9)		×	×	
Triagem de câncer colorretal (10)	×	×		
Triagem hipotireoidismo congênito (11)				×
Triagem de depressão (adultos) (12)	×	×		
Quedas de pacientes idosos (13)	×	×		
Suplementação com ácido fólico (14)		×		
Triagem de diabetes melito gestacional (15)			×	
Oftalmia gonocócica, medicação profilática (16)				×
Gonorreia, triagem (17)		×		
Triagem de perda auditiva em recém-nascidos (18)				×
Triagem de vírus da hepatite B em gestantes (19)			×	
Triagem de vírus da hepatite C em adultos (20)	×	×	×	×
Triagem de pressão alta em pacientes adultos	×	×		
Triagem do vírus da imunodeficiência humana (HIV) (21, 22)	×	×	×	×
Prevenção de anemia por deficiência de ferro (23)				×
Triagem de anemia por deficiência de ferro (24)			×	

Tabela 3.1 Serviços preventivos recomendados pela USPSTF. *(Continuação)*

Recomendação	Homem	Mulher	Gestante	Criança
Triagem de distúrbios lipídicos em adultos (25)	×	×		
Triagem de câncer de pulmão (26)	×	×		
Triagem de transtorno depressivo maior em crianças e adolescentes (27)				×
Triagem de obesidade em adultos (28)	×	×		
Triagem de obesidade em crianças e adolescentes (29)				×
Triagem de osteoporose (30)		×		
Triagem de fenilcetonúria (31)				×
Aconselhamento sobre infecções sexualmente transmissíveis (32)	×	×		
Triagem de anemia falciforme em recém-nascidos (33)				×
Aconselhamento sobre câncer de pele (34)	×	×	×	×
Triagem de infecção por sífilis em gestantes			×	
Tabagismo em adultos (35)	×	×	×	
Tabagismo em crianças e adolescentes (36)				×
Triagem de deficiência visual em crianças (37)				×

1. Triagem única por ultrassonografia em homens com idade entre 65 e 75 anos, que já foram fumantes. 2. Quando o dano potencial de um aumento na hemorragia gastrintestinal for superado pelo benefício potencial de redução dos casos de infarto do miocárdio (homens com idade entre 45 e 79 anos) ou de acidente vascular cerebral isquêmico (mulheres com idade entre 55 e 79 anos). 3. Gestantes de 12 a 16 semanas de gestação ou na primeira consulta pré-natal, se posterior a esse intervalo. 4. Encaminhamento de mulheres cuja história familiar esteja associada a um aumento do risco de mutações deletérias nos genes BRCA1 ou BRCA2 para aconselhamento genético e avaliação para testes de BRCA. 5. Envolva-se na tomada de decisão compartilhada e informada e ofereça a prescrição de medicamentos redutores de risco, se apropriado, para mulheres com idade ≥ 35 anos, sem diagnóstico prévio de câncer de mama e com risco aumentado. 6. Mamografia de triagem bianual para mulheres com idade entre 50 e 74 anos. Obs.: o Department of Health and Human Services, na implementação da lei *Affordable Care Act*, segue a recomendação USPSTF de 2002 para mamografia, com ou sem exame clínico das mamas, a cada 1 ou 2 anos, para mulheres com 40 anos ou mais. 7. Intervenções durante a gravidez e após o parto para promover e dar suporte à amamentação. 8. Exame com citologia a cada 3 anos (mulheres entre 21 e 65 anos) ou coteste (citologia/teste do HPV) a cada 5 anos (mulheres com idades entre 30 e 65 anos). 9. Mulheres sexualmente ativas com 24 anos ou menos e outras mulheres assintomáticas com risco aumentado de infecção. Gestantes assintomáticas com idade igual ou superior a 24 anos e outras com risco aumentado. 10. Adultos com idade entre 50 e 75 anos, com emprego de exame de sangue oculto nas fezes, sigmoidoscopia ou colonoscopia. 11. Recém-nascidos. 12. Quando houver disponibilidade de cuidados contra a depressão assistidos por equipe, para garantir um diagnóstico preciso, tratamento eficaz e acompanhamento. 13. Fornecer intervenção (exercício ou fisioterapia e/ou suplementação de vitamina D) a idosos que residam em comunidade e com idade ≥ 65 anos com risco aumentado de quedas. 14. Todas as mulheres que planejem ou estejam em condições de engravidar devem tomar um suplemento diário contendo 0,4 mg a 0,8 mg (400 a 800 mcg) de ácido fólico. 15. Gestantes assintomáticas após 24 semanas de gestação. 16. Recém-nascidos. 17. Mulheres sexualmente ativas, incluindo mulheres grávidas com 25 anos ou menos, ou com risco aumentado de infecção. 18. Recém-nascidos. 19. Exame na primeira consulta pré-natal. 20. Pessoas com alto risco de infecção e adultos nascidos entre 1945 e 1965. 21. Todos os adolescentes e adultos com idade entre 15 e 65 anos, outros que tenham risco aumentado de infecção pelo HIV e todas as mulheres grávidas. 22. Mulheres assintomáticas em idade fértil; fornecer ou encaminhar mulheres que sejam positivas aos serviços de intervenção. 23. Suplementação rotineira de ferro para crianças assintomáticas com idade entre 6 e 12 meses que apresentam risco aumentado de anemia ferropriva. 24. Exames de rotina para mulheres grávidas assintomáticas. 25. Homens com idade entre 20 e 35 anos e mulheres com mais de 20 anos que tenham maior risco de doença coronariana; todos os homens com 35 anos ou mais. 26. Adultos assintomáticos com idades entre 55 e 80 anos que tenham uma história de 30 anos de tabagismo e atualmente fumem ou tenham parado de fumar nos últimos 15 anos. 27. Adolescentes (com idade entre 12 e 18 anos) quando existirem sistemas para garantir o diagnóstico preciso, psicoterapia e acompanhamento. 28. Pacientes com índice de massa corporal de 30 kg/m² ou superior devem ser encaminhados para intervenções comportamentais multicomponentes intensivas. 29. Triagem de crianças com 6 anos ou mais; encaminhar para aconselhamento intensivo e intervenções comportamentais. 30. Mulheres com 65 anos ou mais e mulheres com menos de 65 anos cujo risco de fratura em 10 anos seja igual ou maior que o de uma mulher branca de 65 anos sem fatores de risco adicionais. 31. Recém-nascidos. 32. Todos os adolescentes e adultos sexualmente ativos correm maior risco de contrair ISTs. 33. Recém-nascidos. 34. Crianças, adolescentes e jovens de 10 a 24 anos. 35. Pergunte a todos os adultos sobre o uso do tabaco e forneça intervenções para o abandono do tabagismo para aqueles que fumam; dê aconselhamento ampliado adaptado a gestantes que fumam. 36. Ofereça intervenções para prevenir o início do uso do tabaco em crianças e adolescentes em idade escolar. 37. Triagem de crianças de 3 a 5 anos. Agency for Healthcare Research and Quality. (2014). The guide to clinical preventive services, 2014: Recommendations of the US Preventive Services Task Force. Author. Disponível em: *www.uspreventiveservicestaskforce.org/Page/Name/tools-and-resources-for-better-preventive-care*.

Teorias da mudança de comportamento

Mudanças no estilo de vida que promovam o bem-estar e reduzam ou previnam doenças são, muitas vezes, difíceis de conquistar. Embora a orientação e o apoio dos enfermeiros sejam fundamentais, as mudanças no estilo de vida, no fim das contas, dependem do paciente. Os enfermeiros devem entender os conceitos e processos relacionados à mudança de comportamento para ajudar a direcionar intervenções para resultados bem-sucedidos em pacientes ou grupos individuais.

Modelo de crença em saúde

O modelo de crença em saúde identifica as percepções que influenciam o comportamento de um indivíduo. Enfermeiros podem avaliar as percepções de seus pacientes em três áreas, de modo a individualizar a orientação e as intervenções.

1. A primeira percepção é quanto à suscetibilidade e à gravidade da enfermidade ou risco da doença. Isso é o que mais influencia se uma pessoa tomará uma atitude.
2. O benefício percebido de adotar uma atitude também afeta a mudança de comportamento.
3. Quaisquer obstáculos percebidos à mudança podem evitar ou impedir uma tomada de atitude.

Modelo transteórico

O modelo transteórico de mudança de comportamento desenvolvido por Prochaska e DiClemente identifica seis estágios previsíveis de mudança.

O indivíduo pode avançar ou retroceder nesses estágios antes que a mudança possa ser concluída. Orientação e intervenções sobre saúde podem ser realizadas como objetivo de ajudar o paciente a passar para o próximo estágio ou reiniciar o ciclo, caso ocorra uma recaída.

1. Pré-contemplação – sem intenção de mudar; pode negar que há um problema; pode culpar os outros por qualquer problema.
2. Contemplação – reconhece que existe um problema e está disposto a mudar, mas pode ter ambivalência ou ansiedade em relação à mudança.
3. Preparação – explora as opções; planeja ativamente a mudança; pode tornar pública sua intenção.
4. Ação – realiza aberta e ativamente uma mudança; substitui o comportamento antigo pelo desejado.
5. Manutenção – mantém a mudança; pode desvalorizar o comportamento antigo e ter recaídas.
6. Finalização – assume uma nova autoimagem; o comportamento antigo não é mais uma ameaça.

Orientação de saúde ao paciente

A educação em saúde está incluída no documento *American Nurses Association Standards of Care* e é definida como um componente essencial dos cuidados de enfermagem. Está direcionada para promoção, manutenção e restauração da saúde e para a adaptação aos efeitos residuais da doença.

Disposição para aprender

1. Ajude o paciente a preparar-se fisicamente para aprender, procurando aliviar o desconforto físico que possa distrair sua atenção e impedir a aprendizagem efetiva.
2. Avalie e promova a aptidão emocional do paciente para o aprendizado.
   a. A motivação para aprender depende da aceitação da doença ou da percepção de que existe uma ameaça para adoecer, do reconhecimento da necessidade de aprender, de valores relacionados ao contexto social e cultural e de um esquema terapêutico compatível com o estilo de vida do paciente.
   b. Promova a motivação para o aprendizado, criando uma atmosfera calorosa, receptiva e positiva, encorajando o paciente a participar do estabelecimento de metas de aprendizagem aceitáveis, realistas e alcançáveis e fornecendo *feedback* construtivo sobre seu progresso.
3. Avalie e promova a disposição na experiência do paciente com o aprendizado.
   a. Determine que tipo de experiências o paciente teve com saúde e doença, qual foi o grau de sucesso ou fracasso que o paciente obteve com a aprendizagem e quais conhecimentos básicos ele tem sobre temas relacionados.
   b. Forneça ao paciente os conhecimentos necessários para iniciar o processo de aprendizagem.

Estratégias de orientação ao paciente

1. A orientação ao paciente pode ocorrer em qualquer momento e ambiente; no entanto, você deve considerar se o ambiente é propício ao aprendizado, de quanto tempo você pode dispor e quais são os outros membros da família que podem participar da sessão de orientação.
2. Pode ser empregada uma variedade de técnicas apropriadas para atender às necessidades de cada indivíduo.
   a. A palestra ou explanação deve incluir um momento para discussão ou uma sessão de perguntas e respostas.
   b. A discussão em grupo é efetiva para indivíduos com necessidades semelhantes; os participantes geralmente recebem apoio, assistência e incentivo de outros membros.
   c. Devem ser usadas demonstração e prática quando as habilidades precisarem ser aprendidas; deve ser reservado um tempo suficiente para o paciente praticar e para demonstrar o retorno do que foi aprendido.
   d. O material didático pode incluir livros, panfletos, fotos, *slides*, vídeos, fitas e modelos que devem servir como complementos para as orientações verbais. Esse tipo de material pode ser obtido em agências governamentais, como Department of Health and Human Services, Centers for Disease Control and Prevention e National Institutes of Health; grupos sem fins lucrativos, como a American Heart Association ou a March of Dimes; em diversos *sites* de saúde na internet ou em empresas farmacêuticas e de seguros.
   e. Sessões de reforço e acompanhamento proporcionam tempo para avaliação e orientação adicional, se necessário, e podem aumentar significativamente a efetividade da aprendizagem.
3. Documentar a orientação realizada ao paciente, incluindo o que foi ensinado e como o paciente respondeu; use listas de verificação padronizadas, se disponíveis.

Letramento em saúde

1. Letramento em saúde (*health literacy*) é a capacidade de ler, entender e agir com base nas informações de saúde.
2. Letramento em saúde vai além da capacidade de ler e inclui os seguintes processos:
   a. Ser capaz de seguir instruções fornecidas nos frascos de medicamentos.
   b. Compreender as informações sobre acompanhamento e encaminhamento.
   c. Compreender os formulários de consentimento.
   d. Ler e entender folhetos informativos e outras instruções.
   e. Ser capaz de negociar com o complexo sistema de saúde.
3. De acordo com o relatório *A Prescription to End Confusion* (*Uma prescrição para acabar com a confusão*, em tradução livre), do Institute of Medicine, o baixo nível de letramento em saúde é um indicador mais confiável da saúde de uma pessoa do que sua idade, renda, *status* de emprego, nível educacional ou raça.
4. Grupos vulneráveis incluem pessoas com mais de 65 anos de idade, minorias e imigrantes, populações de baixa renda e pessoas com condições mentais e físicas crônicas.
5. A maioria dos americanos tem um nível equivalente ao 9º ano do ensino fundamental, e 20% têm um nível de leitura equivalente ao de um aluno da 6ª série do ensino fundamental ou abaixo. A maioria do material relacionado à saúde é escrito em um nível de leitura equivalente ao de um aluno da 10ª série, no sistema americano.
6. A comunicação clara entre pacientes e profissionais de saúde é fundamental. Os enfermeiros podem avaliar o nível de letramento dos pacientes, usar linguagem apropriada e materiais escritos e ajudar os pacientes a fazer as perguntas certas. O programa Ask Me 3, elaborado pela Partnership for Clear Health Communication, incentiva os pacientes a perguntar e entender as respostas às seguintes questões:
   a. Qual é o meu principal problema?
   b. O que eu preciso fazer?
   c. Por que é importante fazer isso para mim?

Áreas selecionadas para promoção da saúde

Aconselhe os pacientes sobre nutrição adequada, abandono do tabagismo, atividade física, relaxamento e saúde sexual para promover o bem-estar.

Nutrição e dieta

Baseado em evidências
U.S. Department of Health and Human Services and U.S. Department of Agriculture. (December 2015). 2015-2020 Dietary Guidelines for Americans (8th ed.).
Disponível em: *http://health.gov/dietaryguidelines/2015/guidelines.*

1. Dieta pobre e estilo de vida sedentário estão ligados ao desenvolvimento de doenças cardiovasculares, diabetes tipo 2, hipertensão, osteoporose e alguns tipos de câncer.
2. O Departamento de Saúde (DHHS) e o Departamento de Agricultura dos EUA recomendam e atualizam as diretrizes dietéticas a cada 5 anos. Essas diretrizes, combinadas a atividade física, devem melhorar a saúde da maioria dos indivíduos. Para mais informações sobre essas diretrizes, consulte *www.dietaryguidelines.gov.*
3. As diretrizes do período 2015-2020 recomendam um padrão alimentar saudável que inclua todos os alimentos e bebidas em um nível adequado de calorias.
4. Um padrão alimentar saudável deve incluir o seguinte:
   a. Uma variedade de vegetais de todos os subgrupos – verde-escuro, vermelho e laranja, leguminosas (feijões e ervilhas), amido e outros.
   b. Frutas, especialmente frutas inteiras.
   c. Grãos, com pelo menos metade deles sendo grãos integrais.
   d. Laticínios desnatados ou com baixo teor de gordura, incluindo leite, iogurte, queijo e/ou bebidas de soja fortificadas.
   e. Uma variedade de alimentos proteicos, incluindo frutos do mar, carnes magras e aves, ovos, leguminosas e nozes, sementes e produtos à base de soja.
   f. Óleos.
5. Um padrão alimentar saudável estabelece os seguintes limites:
   a. Consumir menos de 10% de calorias por dia de açúcares adicionados.
   b. Consumir menos de 10% de calorias por dia de gorduras saturadas.
   c. Consumir menos de 2.300 miligramas (mg) por dia de sódio.
   d. Se houver consumo de álcool, deve ser com moderação – até um drinque por dia para mulheres e até dois drinques por dia para homens – e apenas para adultos com idade legal para beber.
6. Crianças e adultos de todas as idades também devem seguir as diretrizes de atividade física para manter o peso corporal saudável e reduzir o risco de doenças crônicas.
7. Informe aos pacientes sobre os cinco grupos básicos de alimentos, o peso ideal, as necessidades calóricas e as formas de aumentar as fibras e diminuir a gordura na dieta.
8. Ensine os pacientes a adicionar fibras à dieta, escolhendo pães integrais e cereais; frutas e vegetais crus ou minimamente cozidos (especialmente frutas cítricas, abóbora, repolho, alface e outras verduras, feijão); e quaisquer nozes e sementes. A quantidade de fibra também pode ser aumentada adicionando-se várias colheres de chá de farelo integral às refeições ou tomando um suplemento de fibra de venda livre, como *psyllium*, conforme indicado.
9. Incentive os pacientes a manter um diário sobre os alimentos ingeridos e revise-os periodicamente para determinar se outros ajustes devem ser feitos.
10. Se for desejada a perda de peso, faça com que o paciente se pese mensalmente, revise a dieta e elogie ou corrija os problemas durante a visita. Muitas pessoas, especialmente mulheres, respondem à terapia de grupo que se concentra em orientação, apoio e expressão de sentimentos relacionados a comer em excesso.

Alerta de enfermagem
Incentive todos os pacientes a fazer um acompanhamento com seus profissionais de saúde, se estiverem seguindo algum tipo de dieta. Qualquer dieta desequilibrada pode requerer suplementação vitamínica e alterar processos bioquímicos, como o metabolismo do colesterol e o equilíbrio hídrico.

Prevenção e abandono do tabagismo

Baseado em evidências
PDQ® Screening and Prevention Editorial Board. (2017). PDQ Cigarette Smoking. Bethesda, MD: National Cancer Institute. Disponível em: *www.cancer.gov/about-cancer/causes-prevention/risk/tobacco/quit-smoking-hp-pdq*. Atualizado em 27 de abril de 2017.

1. O tabagismo é a principal causa de mortes evitáveis nos EUA, com 480.000 mortes por ano, e muitas mais de quem convive com uma patologia relacionada ao tabagismo, como câncer, doença cardíaca, doença vascular periférica ou doença pulmonar obstrutiva crônica (DPOC).
2. Não fumar promove a saúde, aumentando a tolerância ao exercício, melhorando a função das papilas gustativas e evitando rugas faciais e mau hálito. Uma redução de 15% na mortalidade por todas as causas é observada em fumantes pesados submetidos a intervenções intensivas de interrupção clínica.
3. A orientação para prevenção do tabagismo deve começar durante a infância e ser enfatizada durante a adolescência, uma época em que o modelo proposto pelos pares e a confusão sobre a autoimagem podem levar ao tabagismo.
4. O abandono do tabagismo pode ser conseguido por meio de um programa multidimensional individualizado, que inclui o seguinte:
   a. Informações sobre os efeitos do tabagismo em curto e longo prazos.
   b. Terapia comportamental, incluindo técnicas práticas de modificação do comportamento para ajudar a acabar com o hábito – goma de mascar, lanches com cenoura e aipo ou chupar balas de hortelã para fornecer estimulação oral; trabalhar com modelagem de argila, tricô ou outras formas de proporcionar estimulação tátil; evitar a ida a cafeterias, bares ou outras situações que fumantes gostam de frequentar; atrasar o acendimento de cada cigarro e fazer um registro de cada um antes que seja fumado; além de planos de incentivo, como a economia de dinheiro para cada cigarro não fumado e recompensas quando a meta for alcançada.
   c. Uso de medicamentos destinados a reduzir a dependência física e minimizar os sintomas de abstinência, incluindo produtos de substituição de nicotina de longa duração (adesivos) ou de ação curta (goma de mascar, pastilha, inalador ou *spray* nasal), vareniclina, bupropiona ou uma combinação de produtos. Também podem ser prescritas nortriptilina e clonidina.
   d. Uso de grupos de apoio, reforço frequente e acompanhamento. Incentive tentativas adicionais se ocorrer recidiva.
   e. Não há evidências suficientes para a recomendação de cigarro eletrônico, hipnose, acupuntura ou outras técnicas alternativas.
5. Embora os benefícios sejam maiores quanto mais cedo a pessoa desiste de fumar, nunca é tarde demais para abandonar o fumo. Mesmo o abandono após o diagnóstico de câncer melhora o prognóstico e reduz o risco de um segundo câncer.
6. Muitos recursos estão disponíveis. Para mais informações, consulte *www.cdc.gov/tobacco.*

Exercício e condicionamento físico

1. O exercício regular como parte de um programa de condicionamento físico ajuda a alcançar o peso ideal, controlar a pressão arterial (PA), aumentar a lipoproteína de alta densidade, reduzir o risco de doença arterial coronariana, aumentar a resistência e melhorar a sensação de bem-estar.
2. Metas de longo prazo de se exercitar com regularidade incluem diminuição do absenteísmo do trabalho, melhora do equilíbrio e redução da incapacidade entre os idosos, diminuição do risco de osteoporose e fraturas e redução dos custos com assistência médica.
3. A maioria dos benefícios de saúde ocorre com, pelo menos, 150 minutos de atividade física por semana ou 30 minutos de atividade física de intensidade moderada (além da atividade habitual) na maior parte dos dias da semana. Mais benefícios podem ser obtidos aumentando-se a intensidade e a duração da atividade.
   a. As crianças e os adolescentes devem fazer 60 minutos de atividade física diária adequada à idade e incluir atividades aeróbicas, fortalecimento muscular e fortalecimento dos ossos.
   b. Para benefícios adicionais à saúde, como manutenção ou perda de peso, os adultos devem aumentar sua atividade aeróbica para 300 minutos (5 horas) de intensidade moderada ou 150 minutos (2,5 horas) de atividade aeróbica de intensidade vigorosa semanalmente.
   c. Atividades de fortalecimento muscular que envolvam os principais grupos musculares, dois ou mais dias por semana, proporcionam benefícios adicionais.
   d. Idosos e portadores de deficiências devem se envolver em atividades físicas de acordo com suas condições. Geralmente, os benefícios da atividade física superam os riscos potenciais.
4. Sugira caminhadas, corridas, ciclismo, natação, hidroginástica e dança aeróbica de baixo impacto como um bom exercício de intensidade baixa a moderada, realizado de três a cinco vezes por semana, durante 45 minutos. Andar a pé pode ser feito com segurança e conforto pela maioria dos pacientes se o ritmo for ajustado à condição física do indivíduo. O uso de pesos é importante para o fortalecimento muscular ao longo da vida.
   a. Os programas de exercícios devem incluir períodos de aquecimento e descanso de 5 a 10 minutos, com atividades de alongamento para evitar lesões.
   b. A intensidade e a duração total do exercício devem ser aumentadas gradualmente ao longo de um período de várias semanas a meses.
5. Aconselhe os pacientes a interromper os exercícios em caso de dor, falta de ar, tontura, palpitações ou sudorese excessiva.
6. Aconselhe os pacientes com distúrbios cardiovasculares, respiratórios e musculoesqueléticos a consultar seu médico sobre diretrizes específicas ou limitações para o exercício.

Alerta gerontológico
Idosos com risco de queda devem fazer exercícios que mantenham ou melhorem o equilíbrio.

Alerta de enfermagem
Casos graves de DPOC, osteoartrite ou doença coronariana são contraindicações para exercícios sem supervisão. Consulte o médico para saber se um encaminhamento para fisioterapia ou terapia ocupacional seria útil.

Relaxamento e controle do estresse

1. O estresse é uma mudança no ambiente percebida como uma ameaça, um desafio ou um dano ao equilíbrio dinâmico da pessoa. Em tempos de estresse, o sistema nervoso simpático é ativado para produzir mudanças imediatas de aumento da frequência cardíaca, vasoconstrição periférica e aumento da PA. Essa resposta é prolongada pela estimulação suprarrenal e secreção de epinefrina e norepinefrina e é conhecida como a reação de "luta ou fuga".
2. Um grau moderado de estresse pode ser um fator motivador positivo para que o indivíduo entre em ação; entretanto, o estresse excessivo ou prolongado pode causar desconforto emocional, ansiedade, possível pânico e outras doenças.
3. A estimulação simpática e suprarrenal prolongada pode levar a um aumento da PA, alterações arterioscleróticas e doença cardiovascular; o estresse também tem sido implicado em casos de crise aguda de asma, úlcera péptica, síndrome do intestino irritável, enxaquecas e outras doenças.
4. A gestão do estresse pode ajudar os pacientes a controlar doenças, melhorar a autoestima e aproveitar a vida mais plenamente.
5. O controle do estresse envolve a identificação de estressores fisiológicos e psicossociais por meio da avaliação das condições de educação, finanças, trabalho, família, hábitos, atividades, história de saúde pessoal e familiar e responsabilidades do paciente. Métodos positivos e negativos de enfrentamento também devem ser identificados.
6. Terapia de relaxamento é um dos primeiros passos no gerenciamento do estresse; pode ser empregada para reduzir a ansiedade causada pelo estresse. As técnicas de relaxamento incluem:
   a. Respiração de relaxamento – é a técnica mais simples e pode ser executada a qualquer momento. O paciente respira lenta e profundamente até que o relaxamento seja alcançado; no entanto, isso pode levar a uma hiperventilação, se não for feito da maneira correta.
   b. Relaxamento muscular progressivo – alivia a tensão muscular relacionada ao estresse. O paciente alternadamente tensiona e relaxa os grupos musculares até que o corpo inteiro se sinta relaxado.
   c. Treinamento autógeno – pode ajudar a aliviar a dor e induzir o sono. O paciente substitui sensações dolorosas ou desagradáveis por sensações agradáveis por meio de autossugestão. No começo, pode exigir muito treinamento.
   d. Imagética – usa a imaginação e a concentração para que a pessoa tire "férias mentais". O paciente imagina, com a duração que escolher, uma cena pacífica e agradável envolvendo múltiplos sentidos.
   e. Distração – usa os interesses e as atividades do paciente para desviar a atenção da dor ou da ansiedade e inclui ouvir música, assistir à televisão, ler, cantar, tricotar, colorir, fazer artesanato, desenvolver projetos ou fazer atividade física.
7. Para auxiliar os pacientes com a terapia de relaxamento, siga estas etapas:
   a. Revise as técnicas e realize uma tentativa com várias delas de escolha do paciente.
   b. Ensine a técnica escolhida e treine o paciente até que seu uso efetivo seja demonstrado.
   c. Sugira que ele pratique técnicas de relaxamento por 20 minutos ao dia para se sentir melhor e estar preparado para usá-las com confiança quando estiver estressado.
   d. Encoraje o paciente a combinar técnicas como respiração de relaxamento, antes e após a imagética, ou relaxamento muscular progressivo, junto com treinamento autógeno, para alcançar melhores resultados.
8. Medidas adicionais de manejo do estresse incluem enfrentamento dos estressores ou das áreas problemáticas e aprimoramento dos comportamentos de enfrentamento.
   a. Ajude o paciente a reconhecer estressores específicos e determinar se podem ser modificados. A seguir, elabore um plano de manejo do estressor, como mudar de emprego, adiar uma aula extra, contratar uma babá uma vez por semana, conversar com o vizinho sobre um problema ou acordar uma hora mais cedo para fazer exercício físico.

b. Oriente o paciente sobre como evitar comportamentos de enfrentamento negativos (tabagismo, etilismo, uso de substâncias psicoativas, comer de modo excessivo, praguejar e comportamento agressivo). Cobre mecanismos de enfrentamento positivos, como o uso continuado de técnicas de relaxamento e reforço dos sistemas de suporte – família, amigos, grupos da igreja, grupos sociais ou de suporte profissional.

Saúde sexual

1. Como a sexualidade é inerente a todas as pessoas e o funcionamento sexual é uma necessidade fisiológica básica dos seres humanos, os enfermeiros podem ajudar os pacientes a adquirir conhecimento, validar a normalidade, se preparar para mudanças na sexualidade ao longo do ciclo de vida e evitar danos causados pela atividade sexual.
2. A educação sobre sexualidade deve começar com crianças em idade escolar, ser incrementada durante a adolescência e continuar até a idade adulta.
3. Os tópicos a serem abordados incluem os seguintes:
   a. Relacionamentos, responsabilidades e comunicação.
   b. Reprodução normal – ciclo menstrual, ovulação, fertilização, produção de espermatozoides.
   c. Prevenção de gravidez indesejada (aproximadamente 1 milhão de gestações de adolescentes ocorrem nos EUA a cada ano) e infecções sexualmente transmissíveis (ISTs).
4. O CDC estima que existam aproximadamente 19 milhões de novos casos de IST a cada ano, com um custo anual de US$ 16,4 bilhões e um custo ainda maior aos indivíduos, em termos de consequências agudas e de longo prazo para sua saúde.
   a. O número de casos de gonorreia está diminuindo e o número de casos de clamídia está aumentando (provavelmente devido ao aumento da triagem), mas ainda assim, apenas cerca de metade das pessoas em risco para ISTs são rastreadas.
   b. Casos de clamídia, gonorreia e sífilis devem ser relatados aos departamentos de saúde estaduais e locais; no entanto, outras ISTs, como o papilomavírus humano (HPV) e o herpes-vírus simples, são prevalentes e causam efeitos crônicos. As complicações das infecções sexualmente transmissíveis incluem doença inflamatória pélvica, infertilidade, danos graves aos órgãos vitais no caso de sífilis terciária, câncer do colo do útero no caso do HPV e aumento do risco de contrair o HIV.
   c. Os enfermeiros ocupam uma posição importante para orientar sobre formas de prevenção por meio da abstinência e proteção com barreiras, identificar casos por meio de triagem para iniciar um tratamento precoce e reduzir o ônus dessas doenças graves e muitas vezes crônicas.
5. Encaminhe os pacientes a recursos da American Sexual Health Association (*www.ashastd.org*) e do CDC Topics A to Z: (*www.cdc.gov/health/default.htm*).[1]

BIBLIOGRAFIA

Agency for Healthcare Research and Quality. (2014). The guide to clinical preventive services, 2014: Recommendations of the US Preventive Services Task Force. Author. Available: *www.uspreventiveservicestaskforce.org/Page/Name/tools-and-resources-for-better-preventive-care*

Committee on Health Literacy. (2004). *Health literacy: A prescription to end confusion.* Washington, DC: National Academies Press.

National Comprehensive Cancer Network. (2017). NCCN Clinical Practice Guidelines in Oncology. Smoking Cessation. Version 2.2017.

National Patient Safety Foundation. (2016). Ask Me 3. Available: *www.npsf.org/for-healthcare-professionals/programs/ask-me-3*

Office of Disease Prevention and Health Promotion. (2018). *Physical activity.* Washington (DC): U.S. Department of Health and Human Services; Updated 2/6/2018. Available at: *http://www.health.gov/paguidelines*

Office of Disease Prevention and Health Promotion, USDHHS. (2018). Healthy People 2020. Available: *www.healthypeople.gov.* Updated February 5, 2018.

PDQ® Screening and Prevention Editorial Board. (2017). *PDQ cigarette smoking.* Bethesda, MD: National Cancer Institute. Available: *www.cancer.gov/about-cancer/causes-prevention/risk/tobacco/quit-smoking-hp-pdq.* Updated April 27, 2017.

Raphaelidis, L. (2016). Maintaining weight loss: Lessons from the national weight control registry. *Journal for Nurse Practitioners, 12*(4), 286–287.

Rizer, C.A., & Lusk, M.D. (2017). Screening and initial management of alcohol misuse in primary care. *The Journal for Nurse Practitioners, 13*(10), 660–666.

Smith, S.L., Smith, C., Cheatham, M., & Smith, H.G. (2017). Electronic cigarettes: A burn case series. *The Journal for Nurse Practitioners, 13*(10), 693–699.

U.S. Department of Health and Human Services. (2008). *Physical Activity Guidelines for Americans.* Washington, DC: U.S. Department of Health and Human Services; 2008. Available: *www.health.gov/paguidelines*

U.S. Department of Health and Human Services and U.S. Department of Agriculture. (December 2015). 2015–2020 Dietary Guidelines for Americans (8th ed.). Available: *http://health.gov/dietaryguidelines/2015/guidelines*

U.S. Department of Health and Human Services, Centers for Disease Control and Prevention. (2017). STD surveillance 2016. Atlanta, GA: author.

U.S. Preventive Services Task Force. (2017). Seventh annual report to congress on high-priority evidence gaps for clinical preventive services. December 2017. Available: *https://www.uspreventiveservicestaskforce.org/Page/Name/seventh-annual-report-to-congress-on-high-priority-evidence-gaps-for-clinical-preventive-services*

U.S. Preventive Services Task Force. (2018). Final recommendation statement: screening for ovarian cancer. February 2018. Available: *https://www.uspreventiveservicestaskforce.org/Announcements/News/Item/final-recommendation-statement-screening-for-ovarian-cancer*

[1]N.R.T.: No Brasil, informações podem ser obtidas em recomendações locais e estaduais, bem como junto ao Ministério da Saúde. Ressalta-se que houve alteração da nomenclatura – de Doenças para Infecções Sexualmente Transmissíveis (IST), pelo fator de destacar a possibilidade de transmissão de infecção na ausência de sinais e sintomas. Consultar https://saude.gov.br/saude-de-a-z/infeccoes-sexualmente-transmissiveis-ist.

CAPÍTULO

4

Genética e Aplicações na Saúde

GENÉTICA HUMANA

Genética humana, no contexto da atenção à saúde, é o estudo da etiologia, patogênese e história natural de condições de saúde humana que são influenciadas por fatores genéticos. Os fatores genéticos se estendem além da visão limitada de singulares e distintas síndromes genéticas, para abranger influências em saúde, ocorrência de distúrbios complexos, respostas biológicas individuais a determinadas patologias, potenciais tratamentos e abordagens clínicas, além de estratégias de prevenção ou cura.

Essa imensa compreensão tornou-se mais evidente com as conquistas de iniciativas como o Projeto Genoma Humano. Esse esforço colaborativo internacional de 15 anos foi concluído em 2003. Um objetivo importante do Projeto Genoma Humano foi a identificação dos aproximadamente 25.000 genes humanos. Esses avanços, e o conhecimento associado, continuarão a afetar significativamente a prestação de cuidados de saúde e a prática de enfermagem. Avaliações genéticas, triagem, testes, tratamento guiado, aconselhamento familiar e questões legais, éticas e psicossociais relacionadas estão se tornando questões da prática diária para muitos enfermeiros.

O impacto da genética na enfermagem é significativo. Em 1997, a American Nurses Association (ANA) reconheceu oficialmente a genética como especialidade de enfermagem. Esse esforço foi encabeçado pela International Society of Nurses in Genetics (ISONG), que também iniciou o credenciamento de Enfermeiro de Prática Avançada em Genética e de Enfermeiro Clínico Especialista em Genética. ANA e ISONG têm colaborado para o estabelecimento de padrões e um escopo de prática para enfermeiros na área da genética. As Competências Essenciais e as Diretrizes para Currículos de Enfermagem em Genética e Genômica foram finalizadas em 2006, tendo os Indicadores de Resultados sido estabelecidos em 2008. A 2ª edição foi publicada em 2009, "Essentials of Genetic and Genomic Nursing: Competencies, Curricula Guidelines, and Outcome Indicators" (Fundamentos de enfermagem em genética e genômica: competências, diretrizes curriculares e indicadores de resultados, em tradução livre). Estabelecem as competências mínimas em genética e genômica para cada enfermeiro, independentemente de preparo acadêmico, local de prática, função desempenhada ou especialidade. Em 2012, a ANA e a ISONG publicaram "Essential Genetic and Genomic Competencies for Nurses with Graduate Degrees" (Competências em genética e genômica essenciais para enfermeiros com pós-graduação, em tradução livre).[1] Uma cópia de ambos os documentos está disponível no *site* da ANA (*https://www.nursingworld.org/practice-policy/nursing-excellence/ethics/genetics/*).

O objetivo deste capítulo é fornecer ao enfermeiro informações práticas, recursos, exemplos representativos e considerações profissionais críticas para a integração dos conhecimentos em genética na prática de enfermagem.

Princípios fundamentais

Os leitores são incentivados a usar um glossário de termos em genética, disponível no National Human Genome Research Institute, para suplementar os termos aqui fornecidos. Esse glossário pode ser encontrado em: *www.genome.gov/glossary*.

Célula: a unidade básica da biologia

1. Citoplasma – contém estruturas importantes para o funcionamento celular, incluindo as mitocôndrias, que contêm ácido desoxirribonucleico (DNA) extranuclear, importante para a função mitocondrial.
2. Núcleo – contém 46 cromossomos em cada célula somática (corporal) ou 23 cromossomos em cada célula germinativa (óvulo ou espermatozoide) (ver Figura 4.1).

Cromossomos

1. Cada célula somática com um núcleo tem 22 pares de autossomos (o mesmo para ambos os sexos) e 1 par de cromossomos sexuais.
2. Indivíduos do sexo feminino têm dois cromossomos sexuais X; indivíduos do sexo masculino têm um cromossomo sexual Y e um cromossomo sexual X.
3. Normalmente, na concepção, cada indivíduo recebe uma cópia de cada cromossomo do óvulo materno (1 genoma, também chamado de *haploide*) e uma cópia de cada cromossomo da célula espermática paterna (1 genoma), para um total de 46 cromossomos (2 genomas, também chamados *diploides*).

[1]N.R.T.: Entende-se como pós-graduação *stricto sensu* os níveis de mestrado e doutorado.

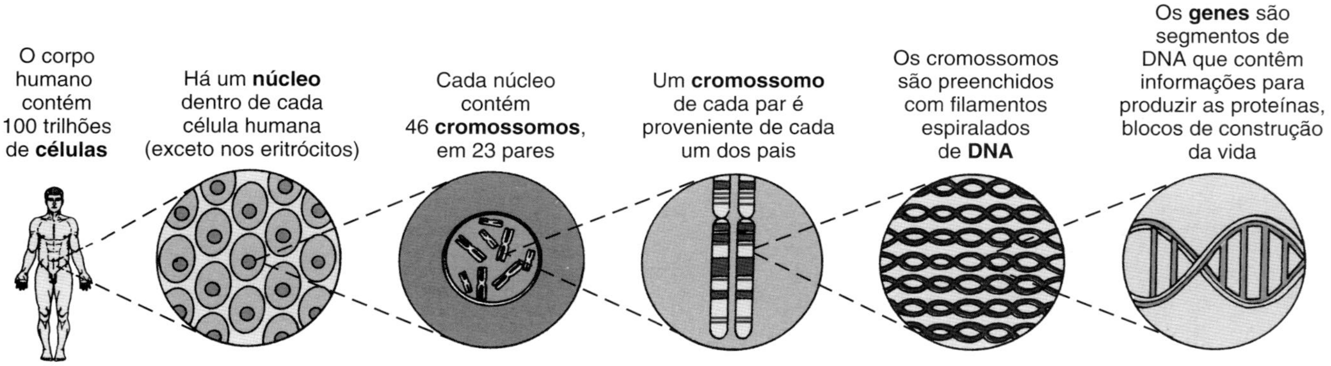

Figura 4.1 Células, cromossomos, DNA e genes.

4. *Cariótipo* é o termo usado para definir o complemento cromossômico de um indivíduo (p. ex., 46, XY), conforme determinado pela análise cromossômica laboratorial.
5. Cada cromossomo contém um número diferente de genes, variando, aproximadamente, de 300 a 3.000 genes.

Genes

1. É a unidade básica da informação hereditária.
2. Cada cópia do genoma humano no núcleo tem cerca de 20.000 genes. As células também apresentam alguns genes não nucleados, localizados no interior das mitocôndrias, dentro do citoplasma.
3. As formas alternadas de um gene são denominadas *alelos*.
4. Para cada gene, um indivíduo recebe um alelo de cada um dos pais e, portanto, tem dois alelos para cada gene nos autossomos e também nos cromossomos X em indivíduos do sexo feminino.
5. Os homens têm apenas um cromossomo X e, portanto, têm apenas um alelo para todos os genes no cromossomo X; eles são hemizigotos para todos os genes ligados ao X.
6. Em qualquer *locus* autossômico, ou local do gene, um indivíduo pode ter dois alelos idênticos (homozigotos) para esse *locus* ou ter dois alelos diferentes (heterozigotos) em um *locus* específico.
7. *Genótipo* refere-se à constituição do material genético de um indivíduo. Para fins práticos, é comumente usado para se referir a uma determinada base ou bases no DNA; por exemplo, o gene da doença falciforme, o gene da fibrose cística ou o gene da polipose familiar.
8. *Fenótipo* refere-se às características físicas ou bioquímicas que um indivíduo manifesta com relação à expressão de uma característica particular, ou conjunto de características, associadas a um gene em particular.
9. Cada gene é composto por uma sequência única de bases de DNA.

DNA: nuclear e mitocondrial

1. O DNA humano é uma estrutura helicoidal de cadeia dupla composta por quatro bases diferentes, cuja sequência codifica a montagem de aminoácidos para formar uma proteína – por exemplo, uma enzima. Essas proteínas são importantes pelas seguintes razões:
   a. Para a expressão de características corporais, como a cor dos olhos.
   b. Para os processos bioquímicos, como o gene da enzima da digestão da fenilalanina.
   c. Para a estrutura corporal, como um gene de colágeno importante para a formação dos tecidos conjuntivo e ósseo.
   d. Para o funcionamento celular, como os genes associados ao ciclo celular.
2. As quatro bases do DNA são adenina, guanina, citosina e timina (A, G, C e T).
3. Uma mudança, ou mutação, na sequência de codificação, como uma região duplicada ou deletada, ou mesmo uma mudança em apenas uma base, pode alterar a produção ou funcionamento do gene ou produto gênico, afetando, assim, os processos, o crescimento e o desenvolvimento celular.
4. A análise de DNA pode ser feita em quase todos os tecidos do corpo (sangue, músculo, pele), usando técnicas moleculares (invisíveis ao microscópio) para verificar se existe mutação de um gene específico com uma sequência conhecida ou para a ligação de DNA de marcadores genéticos associados a um gene particular.

Divisão celular normal

1. Ocorre mitose em todas as células somáticas, o que, em circunstâncias habituais, resulta na formação de células idênticas à célula original, com os mesmos 46 cromossomos.
2. Meiose, ou divisão de redução, ocorre na linhagem germinativa, resultando em gametas (óvulos e espermatozoides) com apenas 23 cromossomos, um representante de cada par de cromossomos.
3. Durante o processo de meiose, os pares de cromossomos homólogos (do mesmo par) passam por trocas de material genético, resultando em recombinações de alelos em um cromossomo e, portanto, em variação nos indivíduos de geração para geração.

APLICAÇÃO CLÍNICA

Distúrbios genéticos

As manifestações que merecem avaliação genética incluem deficiência intelectual, malformação congênita, distúrbios bioquímicos ou metabólicos, anormalidades estruturais, abortos múltiplos e história familiar do mesmo distúrbio ou distúrbio relacionado. Exemplos de distúrbios que resultam de anormalidades de cromossomos ou genes ou que são, pelo menos em parte, influenciados por fatores genéticos estão descritos na Tabela 4.1.

Classificação das alterações genéticas

Cromossômicas

1. O cromossomo inteiro, ou apenas parte dele, pode ser afetado. Geralmente, isso está associado a defeitos congênitos e deficiência intelectual, pois existem cópias extras ou ausentes dos genes associados ao cromossomo envolvido.
   a. Numérico – número anormal de cromossomos devido a não disjunção (erro na separação cromossômica durante a divisão celular). Exemplos são as síndromes de Down e Klinefelter.
   b. Estrutural – anormalidade envolvendo deleções, adições ou translocações (rearranjos) de partes dos cromossomos. Exemplos são as síndromes de Prader-Willi e Angelman.
2. Pode envolver autossomos ou cromossomos sexuais.

Tabela 4.1 Distúrbios genéticos selecionados.

Distúrbio e incidência	Características	Etiologia e risco de recorrência	Considerações e comentários
Distúrbios cromossômicos			
Autossômicos			
Síndrome de Down (trissomia do cromossomo 21) 1 em 700 neonatos; a incidência aumenta com o avanço da idade materna (p. ex., idade materna 25, chance de 1 em 1.350; aos 35 anos, 1 em 384; aos 45 anos, 1 em 28)	Braquicefalia: fissuras palpebrais oblíquas; dobras epicânticas; manchas de Brushfield; ponte nasal plana; língua protrusa; orelhas pequenas e de implantação baixa; clinodactilia; prega palmar única; malformações cardíacas congênitas; hipotonia; déficit intelectual; atraso no crescimento; pele seca e escamosa; aumento do risco de leucemia na infância e doença de Alzheimer de início precoce	• Cópia extra do cromossomo número 21 (total de três cópias) • 94% dos casos são de trissomia (cariótipo 47, +21) para três cromossomos 21 distintos devido a não disjunção (falha na separação cromossômica durante a meiose); risco de recorrência de 1%, maior risco relacionado com idade materna se acima de 35 anos • 4% dos casos exibem translocação – o cromossomo 21 extra é ligado a outro cromossomo, geralmente o de número 13 ou 14; metade dessas translocações são novas ocorrências e a outra metade é herdada de um dos pais • 2% dos casos são em mosaico – o indivíduo afetado tem duas linhagens celulares diferentes, uma com o número normal de cromossomos e a outra com trissomia para o cromossomo 21; ocorre por causa de um erro na divisão cromossômica após a concepção, durante a mitose	• O risco de recorrência para pais afetados depende de um ou mais dos seguintes fatores: tipo de distúrbio cromossômico, idade materna, cariótipo parental, história familiar, sexo do pai/mãe transmissor e outros cromossomos envolvidos (se houver translocação) • Pode apresentar espessamento nucal no exame ultrassonográfico pré-natal • Associado a déficit intelectual moderado • Não existem diferenças fenotípicas entre a síndrome de Down por trissomia e a síndrome de Down por translocação • A análise cromossômica deve ser realizada em todas as pessoas com síndrome de Down • A triagem pré-natal com exame sorológico materno pode ajustar o risco para a gravidez. Ver p. 1488 para os cuidados de enfermagem
Trissomia do cromossomo 13 (síndrome de Patau) 1 em 5.000 nascidos vivos	Holoprosencefalia; fenda labial ou palatina, ou ambas; hélices anormais; anomalias cardíacas; pés em formato de mata-borrão (torção lateral do tornozelo); sobreposição dos dedos; convulsões; deficiência intelectual grave	• Cromossomo 13 extra (total de três cópias): forma trissômica, por não disjunção, com risco de recorrência inferior a 1%, ou forma de translocação, com risco de recorrência menor do que o de translocação por síndrome de Down e dependente de outros fatores, incluindo os cromossomos envolvidos	• 44% morrem no primeiro mês; 18% sobrevivem ao primeiro ano de vida
Trissomia do cromossomo 18 (síndrome de Edwards) 1 em 6.000 nascidos vivos	Pequeno para a idade gestacional (pode ser detectado no pré-natal); baixa atividade fetal; choro fraco; osso occipital proeminente; orelhas malformadas e com implantação baixa; fissuras palpebrais curtas; pequena abertura oral; sobreposição dos dedos (quinto dedo sobre o quarto, indicador sobre o terceiro); hipoplasia das unhas, hálux curto; defeitos cardíacos; hérnia inguinal ou umbilical; criptorquidia em indivíduos do sexo masculino; deficiência intelectual grave	• Cromossomo 18 extra (total de três cópias): a maioria por não disjunção, resultando em três cromossomos 18 distintos, com menos de 1% de risco de recorrência	• A maioria das concepções com trissomia do cromossomo 18 aborta; 90% morrem no primeiro ano de vida

Tabela 4.1 Distúrbios genéticos selecionados. (*Continuação*)

Distúrbio e incidência	Características	Etiologia e risco de recorrência	Considerações e comentários
Cromossomos sexuais			
Síndrome de Klinefelter 1 em 700 indivíduos do sexo masculino; anormalidade 47, XXY em 90%; outros 10% têm mais de dois cromossomos X além do cromossomo Y ou apresentam mosaicismo (cerca de 20%)	O corpo pode ser alto, magro e de baixo peso; membros longos; ginecomastia; testículos pequenos; virilização inadequada; azoospermia ou baixa contagem de espermatozoides; complicações cognitivas; transtornos comportamentais	• Resultado da não disjunção durante a meiose, exceto nos casos de mosaicismo, que decorrem da não disjunção mitótica	• Sem características distintivas no pré-natal • Pode não haver suspeita ou investigação diagnóstica antes da puberdade • O diagnóstico na infância é benéfico no planejamento da terapia de reposição de testosterona, além de uma compreensão precisa das dificuldades de aprendizagem ou comportamentais • Tendem a apresentar atraso no início da fala, têm dificuldade com linguagem expressiva, podem ser relativamente imaturos, podem ter história de infecções respiratórias recorrentes
Síndrome de Turner (45, X) 1 em 2.500 nascimentos de meninas	Pescoço alado e baixa estatura; linfedema das mãos e pés na recém-nascida; malformações cardíacas congênitas (especialmente coarctação da aorta); linha de implantação dos cabelos baixa; cúbito valgo; mamilos muito espaçados; mamas pouco desenvolvidas; genitália interna imatura (p. ex., ovários em fita); amenorreia primária; dificuldades de aprendizagem	• Cerca de 50% decorrem de erro de não disjunção durante a meiose (cariótipo 45, X); 20% são mosaicos decorrentes da não disjunção durante a mitose; 30% têm dois cromossomos X, mas um é funcionalmente inadequado (p. ex., devido à presença de um gene anormal); geralmente de ocorrência esporádica	• As pregas flácidas do pescoço e a baixa estatura podem ser detectadas no período pré-natal por ultrassonografia • O diagnóstico precoce melhora o manejo dos cuidados de saúde (p. ex., planejamento para administração de terapia com hormônio do crescimento, reposição de estrogênio) • Implicações psicossociais associadas a baixa estatura e atraso no início da puberdade • Infertilidade associada à disgenesia ovariana; doação de óvulos e adoção geralmente são as únicas opções para ter filhos (ver p. 1491)
Microdeleção/microduplicação			
Síndrome do X frágil 1 em 3.600 homens; 1 em 4.000 mulheres	Atraso no desenvolvimento motor; hipotonia; atraso na fala e dificuldade de linguagem; hiperatividade; características clássicas, incluindo face longa, orelhas proeminentes e macro-orquidismo, que se manifesta durante a puberdade; autismo (cerca de 7% dos homens); deficiência intelectual na maioria dos homens; dificuldades de aprendizagem nas mulheres mais afetadas	• Mutação no gene FMR-1, representada como uma grande expansão de DNA de um trinucleotídio normalmente presente • Mãe de um indivíduo afetado do sexo masculino que é portadora tem risco de 50% para ter futuros filhos homens afetados e 50% de chance de transmitir o cromossomo FMR-1 X para uma filha que seria portadora, poderia não ser afetada, ou poderia manifestar características associadas à síndrome do X frágil e tem 50% de chance de transmitir esse gene para futuros descendentes	• A expansão do DNA na região do gene que abriga uma ilha CpG resulta em metilação do DNA, que acarreta o "desligamento" do gene, e a proteína normalmente produzida pelo gene não é produzida, resultando no fenótipo. O teste envolve a análise do DNA, para caracterizar o tamanho da expansão. O teste do estado de metilação do DNA aumenta a sensibilidade • A expressão fenotípica desse gene em homens e mulheres é variável; os mecanismos genéticos que determinam a expressão desse gene são muito complexos • O X frágil deve ser considerado no diagnóstico diferencial de qualquer homem com deficiência intelectual não diagnosticada; é a deficiência intelectual mais comum em homens

(*continua*)

Tabela 4.1 Distúrbios genéticos selecionados. *(Continuação)*

Distúrbio e incidência	Características	Etiologia e risco de recorrência	Considerações e comentários
Microdeleção/microduplicação			
Síndrome de Prader-Willi Incidência estimada de 1 em 15.000	Hipotonia e baixa capacidade de sucção na infância; fissuras palpebrais amendoadas; pequena estatura; crescimento pequeno e lento de mãos ou pés; pênis pequeno, criptorquidia; apetite insaciável, problemas comportamentais que se desenvolvem na infância; inteligência abaixo do comum ou deficiência intelectual	• Microdeleção citogenética no cromossomo 15q11 a 13, identificada em 50 a 70% dos casos; deleção associada ao cromossomo 15 herdado do pai • Ocorrência geralmente esporádica; risco de recorrência empírico de 1,6%	• Considere o diagnóstico em lactentes com hipotonia e problemas de sucção de etiologia desconhecida • Associado à falta de um gene paterno funcionante nesse *locus*; apresenta evidências clínicas para a necessidade de dois genes funcionais, contribuição tanto da mãe quanto do pai • Outra entidade distinta, denominada *síndrome de Angelman*, está associada a uma deleção da contribuição materna nessa mesma região citogenética; também está relacionada com deficiência mental, mas com uma apresentação fenotípica diferente
Distúrbios mendelianos – gene único			
Autossômico dominante			
Acondroplasia 1 em 10.000 nascidos vivos Aumento da incidência associado à idade paterna avançada (> 40)	Megalocefalia; forame magno pequeno e base do crânio curta, com fechamento esfeno-occipital precoce; testa proeminente; ponte nasal baixa; hipoplasia da face média; baixa estatura; extremidades curtas; lordose lombar; ossos tubulares curtos; extensão incompleta do cotovelo; inteligência normal	• Herança autossômica dominante; 80 a 90% ocorrem devido a uma nova mutação, e nenhum dos pais é afetado • Um pai afetado tem 50% de risco de transmitir o gene para cada criança	• Hidrocefalia pode ser uma complicação da acondroplasia e pode ser mascarada pela megalocefalia • Risco de apneia secundária à compressão da medula espinal cervical e parte inferior do tronco encefálico, por alterações no formato dos corpos vertebrais cervicais; problemas respiratórios também são um risco, em decorrência do pequeno formato do tórax e da obstrução das vias respiratórias superiores • Pode ser diagnosticado no período pré-natal por ultrassonografia
Osteogênese imperfeita (tipo 1) 1 em 15.000 nascidos vivos	Esclera azul; fraturas (quantidade variável); pode ocorrer surdez	• Defeito no gene procolágeno associado à diminuição da síntese de uma cadeia constituinte importante para a estruturação do colágeno • Pode ocorrer como uma nova mutação nesse gene ou pode ser herdada de um dos pais, que tem risco de recorrência de 50% para transmitir o gene; casos mais graves representam ocorrência esporádica dentro de uma família	• Há, pelo menos, quatro classificações gerais de osteogênese imperfeita, cada uma com gravidade clínica, apresentação e padrão de transmissão genética variáveis • O tratamento com calcitonina e flúor pode ser benéfico para a redução da quantidade de fraturas
Síndrome do câncer de mama e mama/ovário Responsável por 5 a 10% dos casos de câncer de mama	Câncer de mama (geralmente, mas não exclusivamente, de início precoce, pré-menopausa); câncer de ovário	• Mutação no gene BRCA1 ou BRCA2; presença acarreta maior suscetibilidade (não é certeza) para câncer de mama (31 a 78%) e/ou câncer ovariano (3 a 54%)	• Pesquisas também observaram aumento do risco de câncer de próstata e câncer de cólon em algumas famílias; também existe uma associação entre o câncer de mama masculino e mutações BRCA2 • Indivíduos de ascendência judaica asquenaze têm risco aumentado de mutações em BRCA1 e BRCA2

Tabela 4.1 Distúrbios genéticos selecionados. *(Continuação)*

Distúrbio e incidência	Características	Etiologia e risco de recorrência	Considerações e comentários
Autossômico dominante			
Polipose adenomatosa familiar Responsável por 1% dos casos de câncer do cólon	Associado a múltiplos pólipos colorretais adenomatosos (clássico: > 100; atípico: < 100), tumores desmoides, outros pólipos no sistema digestório, cistos mandibulares; história familiar de pólipos ou câncer colorretal; pólipos evoluem para câncer; pólipos podem estar presentes na infância	• Mutações no gene APC (gene supressor de tumor). A maioria das mutações no gene APC resulta em uma proteína truncada • Mutações no gene MUTYH (um gene de reparo do DNA). A maioria das mutações em MUTYH resulta em alteração de aminoácidos	• Teste genético (o teste de truncamento de proteínas está disponível). Se a mutação for identificada na pessoa afetada, os parentes podem ser testados para o mesmo achado. Parentes em risco, seja por história familiar ou por testes genéticos, devem iniciar o rastreamento do câncer aos 18 anos, se não antes, se houver sintomas ou para ter um dado basal. Os testes incluem colonoscopia e exame oftalmológico
Autossômico recessivo			
Anemia falciforme 1 em 400 nascidos vivos de afrodescendentes	Fisicamente normal na aparência ao nascimento; anemia hemolítica e ocorrência de exacerbações agudas (crises), resultando no aumento da suscetibilidade a infecções e episódios de oclusão vascular	• Mutação pontual no gene da globina beta, resultando em um produto gênico alterado; eritrócitos suscetíveis a assumir o formato de uma foice em momentos de baixa tensão de oxigênio • Pais de um indivíduo afetado são portadores não afetados de uma cópia anormal do gene da globina beta (traço falciforme); juntos têm risco de 25% de recorrência em qualquer filho	• 1 em 10 afrodescendentes é portador da mutação do gene da globina beta. O rastreamento populacional é indicado para esses indivíduos • Irmãos não afetados de um indivíduo afetado têm dois terços, ou 67%, de risco de ter o traço falciforme e devem ser acompanhados • Ver p. 1403 para cuidados de enfermagem • O teste pré-natal está disponível por meio de análise de DNA, de material coletado de amostra de vilo corial ou amniocentese
Fibrose cística 1 em 2.500 nascidos vivos (predominantemente brancos)	Fenotipicamente normais ao nascimento; podem apresentar íleo meconial (10%) enquanto recém-nascidos ou mais tarde, com tosse persistente, problemas respiratórios recorrentes, queixas gastrintestinais, desnutrição, dor abdominal ou infertilidade	• A mutação no gene regulador da condução transmembrana da fibrose cística no cromossomo 7 resulta em anormalidade de uma proteína integrante da membrana celular • Pais saudáveis de um indivíduo afetado são considerados portadores obrigatórios de uma cópia do gene anormal da fibrose cística. Assim, juntos, eles têm um risco de recorrência de 25% em cada concepção	• 1 em 25 indivíduos brancos, com ascendência do norte europeu; 1 em 58 indivíduos brancos hispânicos; e 1 em 61 afrodescendentes é portador de uma mutação do gene da fibrose cística • Muitas mutações diferentes foram identificadas no gene da fibrose cística, sendo a mais comum, a chamada de *delta-F508*, responsável por cerca de 70% dos casos. O rastreamento para fibrose cística pode identificar cerca de 85% de todas as mutações de fibrose cística, mas a taxa de detecção varia de acordo com a ascendência (94% na população de judeus asquenaze; 88% em brancos não hispânicos; 72% em brancos hispânicos; 64% em afrodescendentes; e 49% em americanos de origem asiática) • O rastreamento na população geral é recomendado pelo American College of Obstetrics and Gynecology • A análise do DNA do gene da fibrose cística é recomendada para indivíduos afetados e parentes de pessoas com fibrose cística • Ver p. 1214 para cuidados de enfermagem

(continua)

Tabela 4.1 Distúrbios genéticos selecionados. *(Continuação)*

Distúrbio e incidência	Características	Etiologia e risco de recorrência	Considerações e comentários
Autossômico recessivo			
Doença de Tay-Sachs 1 em 3.600 judeus asquenaze	Normal no nascimento; manifestações neurodegenerativas progressivas, incluindo perda de marcos do desenvolvimento e falta de amadurecimento do sistema nervoso central; mancha vermelho-cereja na mácula	• A mutação no gene da hexosaminidase A, uma enzima importante para os processos metabólicos celulares, resulta no acúmulo de subprodutos metabólicos dentro da célula (especialmente no cérebro), prejudicando o funcionamento e causando os efeitos neurodegenerativos • Os pais de um indivíduo afetado são considerados portadores obrigatórios não afetados de uma cópia do gene da doença de Tay-Sachs. Juntos, eles têm risco de 25% de recorrência em seus filhos	• Cerca de 1 em 25 judeus asquenaze é portador do gene Tay-Sachs; cerca de 1 em cada 17 canadenses franceses é portador de um gene Tay-Sachs anormal (diferente da ancestralidade judaica); pessoas com esses ancestrais devem ser rastreadas • Não existe tratamento disponível; resulta em morte na infância • Testes pré-natais e pré-implantacionais estão disponíveis
Recessivo ligado ao cromossomo X			
Distrofia muscular de Duchenne 1 em 3.500 homens	Fenotipicamente normais ao nascimento; nível dramaticamente elevado de creatinina quinase (detectável tão cedo quanto os 2 anos de idade); hipertrofia da panturrilha; história de tendência a tropeçar e cair (por volta dos 3 anos); sinal de Gowers (tendência para escalar o próprio corpo para levantar de uma posição sentada)	• A mutação do DNA, geralmente uma deleção, é detectável em 70% dos homens afetados • Mulheres portadoras têm risco de 25%, em cada gravidez, de ter um menino afetado, 25% de risco de ter uma menina portadora, 25% de chance de ter um menino saudável e 25% de chance de ter uma menina saudável não portadora	• 1 em 1.750 mulheres é portadora do gene da distrofia muscular de Duchenne • No caso isolado de um menino afetado, a mãe tem risco estatístico de dois terços de ser portadora do gene da distrofia muscular de Duchenne e um terço de risco de que seu filho afetado desenvolva a doença como resultado de uma nova mutação nesse gene (ela não é portadora) • O teste de DNA é recomendado para homens afetados; uma vez que o tipo de mutação genética seja conhecido naquela família, o diagnóstico pré-natal e a avaliação de possíveis portadores femininos podem ser realizados • A análise do DNA pode fornecer pistas sobre a gravidade clínica esperada
Hemofilia A 1 em 5.000 homens	Fenotipicamente normais ao nascimento; tendência a sangramento (variando de sangramentos espontâneos frequentes, associados à forma grave da doença, até sangramento somente após traumatismo, associado à forma leve)	• Deficiência do fator VIII (fator anti-hemofílico) devido a uma anormalidade nesse gene localizado no cromossomo X • Mulheres portadoras têm risco de 25%, em cada gestação, de ter um filho afetado, 25% de risco de ter uma filha portadora e 25% de chance de ter uma filha ou filho saudável, não afetado • Companheiras de homens afetados devem ser testadas para verificar se são portadoras. Se a mulher não for portadora, o homem afetado não terá filhos afetados pela doença	• A frequência de mulheres portadoras é de cerca de 1 em 3.500 • A forma grave ocorre em cerca de 48% dos casos • Os casos moderados respondem por 31% • A forma leve é responsável por 21% dos casos • Ver a p. 1412 para cuidados de enfermagem

Tabela 4.1 Distúrbios genéticos selecionados. *(Continuação)*

Distúrbio e incidência	Características	Etiologia e risco de recorrência	Considerações e comentários
Recessivo ligado ao cromossomo X			
Glicose-6-fosfato desidrogenase (G6PD) A frequência varia de acordo com a ancestralidade (*i. e.*, 11 a 12% dos nascidos vivos masculinos de origem afrodescendente e 60 a 70% de origem judaica curda)	Fenotipicamente normal ao nascimento; muitos permanecem assintomáticos ao longo da vida; podem manifestar hemólise aguda associada à exposição a fatores externos (p. ex., certos medicamentos)	• Anormalidade do gene G6PD no cromossomo X • Mulheres portadoras têm risco de 25%, em cada gravidez, de ter um filho afetado e 25% de risco de ter uma filha portadora	• Atente para certas substâncias, como antimaláricos ou sulfonamidas, ou substâncias químicas, como a fenil-hidrazina (usada em espelhos prateados, fotografia, solda), associadas à hemólise em indivíduos com deficiência do G6PD
Distúrbios multifatoriais			
Defeitos do tubo neural 1 em 1.000 nascimentos vivos	Anormalidades no fechamento do tubo neural, variando de anencefalia a mielomeningocele, ou espinha bífida oculta	• Provavelmente, vários fatores genéticos podem predispor certos indivíduos ou famílias à suscetibilidade, mas certos fatores ambientais (p. ex., hipertermia prolongada ou deficiência de folato) e outras influências desconhecidas representam um fator adicional ao ultrapassar um limiar arbitrário, colocando o desenvolvimento do feto em risco • O risco de recorrência de defeito do tubo neural isolado varia entre 1 e 5%	• O risco de recorrência de defeitos isolados do tubo neural depende da gravidade do defeito (*i. e.*, um defeito na neurulação – extremidade cranial do tubo neural – em relação a uma canulação – desenvolvimento da extremidade caudal) e de história familiar positiva • A triagem materna pode ser realizada no período pré-natal (após 14 semanas de gestação), medindo os níveis de alfafetoproteína no soro materno • Pode estar associado a distúrbios cromossômicos ou genéticos
Fenda labial e/ou fissura palatina 1 em 1.000 nascidos vivos	Unilateral ou bilateral; a fenda labial e a fenda palatina podem ocorrer em conjunto ou isoladamente	• Falha de migração e fusão dos processos maxilares durante a embriogênese • O risco de recorrência para parentes de primeiro grau de uma pessoa com uma fissura labial ou fenda palatina isolada varia entre 2 e 6%	• A fenda pode ocorrer como uma anormalidade congênita isolada ou ser um dos componentes de uma síndrome, defeito genético ou anomalia cromossômica, sendo os últimos três associados a um risco de recorrência específico para esse transtorno • A recorrência da fissura labiopalatina isolada depende do tipo de fissura, do sexo do indivíduo afetado e da história familiar. Ver p. 1295.

Único gene ou par de genes

1. As manifestações são específicas para células, órgãos ou sistemas orgânicos afetados por esse gene.
2. Autossômica dominante – a presença de uma única cópia de um gene anormal resulta na expressão fenotípica.
   a. Esses genes podem envolver proteínas de natureza estrutural, como o colágeno. Os indivíduos afetados geralmente têm inteligência normal.
   b. Pode ser herdado de apenas um dos pais, e as manifestações físicas podem variar, dependendo do distúrbio específico e da penetrância e expressividade do gene (p. ex., neurofibromatose).
   c. Pode surgir como resultado de uma nova mutação nesse gene no indivíduo afetado.
   d. Um indivíduo com um gene autossômico dominante tem 50% de chance de transmitir esse gene a todos os seus descendentes.
3. Autossômico recessivo – requer que os dois alelos em um *locus* gênico sejam anormais para que um indivíduo seja afetado.
   a. Esses genes frequentemente são importantes para as funções bioquímicas, como a quebra da fenilalanina. Dependendo do gene e da natureza da mutação, os indivíduos afetados podem ter inteligência normal ou deficiência intelectual.
   b. Geralmente, dois pais saudáveis de uma criança afetada são considerados portadores obrigatórios (não afetados) de uma cópia anormal do gene.
   c. Um casal portador tem 25% de chance de ter uma criança afetada, 50% de chance de que a criança seja portadora não afetada e 25% de chance de a criança ser uma não portadora não afetada.
4. Recessivo ligado ao X – presença de um ou mais genes anormais no cromossomo X.
   a. Esses genes podem ser importantes para a estrutura ou função bioquímica. Dependendo do gene e da natureza da mutação, os indivíduos afetados podem ter inteligência normal ou apresentar deficiência intelectual.

b. Na maioria dos casos, uma herança recessiva significa que dois genes anormais são necessários para que o indivíduo seja afetado. No entanto, apenas um gene anormal precisa estar presente para um homem ser afetado, pois os homens são hemizigotos para todos os genes ligados ao X, como na distrofia muscular de Duchenne.
c. Tipicamente, as mulheres são apenas portadoras de distúrbios recessivos ligados ao cromossomo X, porque a presença de um gene normal correspondente no outro cromossomo X em um indivíduo do sexo feminino fornece produtos gênicos suficientes para o funcionamento normal. Em determinadas circunstâncias, mulheres portadoras podem ser afetadas em graus variados. A incidência de mulheres afetadas por condições recessivas ligadas ao cromossomo X é possível e geralmente resulta de um pai afetado e uma mãe portadora.
d. Uma mulher portadora tem 25% de chance, em cada gestação, de ter um filho afetado, 25% de chance de ter uma filha portadora, 25% de chance de ter um filho não afetado e 25% de chance de ter uma filha não afetada e não portadora.
e. Um homem com um gene anormal ligado ao cromossomo X que tenha filhos com uma mulher não portadora transmitirá esse gene a todas as suas filhas, que serão portadoras desse gene (geralmente não afetadas); nenhum de seus filhos herdará seu gene anormal ligado ao cromossomo X porque recebem seu cromossomo Y.

5. Dominante ligado ao X – relativamente raro.
   a. Mutações nesses genes geralmente são letais para concepções masculinas, como na síndrome de Rett.
   b. Dependendo do gene e da natureza da mutação, as mulheres afetadas podem ter inteligência normal ou apresentar deficiência intelectual. Um exemplo é a incontinência pigmentar.
6. Mitocondrial – genes cujo DNA está no interior da mitocôndria, que está localizada no citoplasma, não no núcleo e, portanto, não seguem as leis mendelianas da herança.
   a. Muitos desses genes estão associados a funções respiratórias nas mitocôndrias e, portanto, afetam a capacidade energética das células. Os distúrbios podem se manifestar pela diminuição da força no tecido envolvido ou por miopatia.
   b. Essencialmente são herdados da mãe porque o óvulo contém o material citoplasmático que está envolvido no zigoto; o espermatozoide contribui apenas com o DNA nuclear.
   c. Fenótipos variados, dependendo do número e da distribuição de genes mitocondriais anormais.
   d. Homens e mulheres podem desenvolver condições mitocondriais, mas os homens transmitem poucos, ou nenhum, genes mitocondriais para seus descendentes.

Multifatorial

1. Causado por múltiplos fatores genéticos, além de outras influências não genéticas (p. ex., ambientais).
2. Por causa dos componentes genéticos, os indivíduos afetados ou seus parentes próximos correm um risco maior, em comparação à população em geral, de ter uma criança afetada ou desenvolver a doença eles mesmos.
3. A eliminação de fatores de risco não genéticos conhecidos ou um regime de tratamento proativo, em algumas condições, pode reduzir o risco de ocorrência (p. ex., modificação da dieta para controlar a hipercolesterolemia, abandono do tabagismo para reduzir o risco de câncer ou controle de peso e exercícios para prevenir diabetes tipo 2 em indivíduos suscetíveis).

Precisão nos cuidados de saúde

Precisão nos cuidados de saúde, também conhecida como *medicina de precisão,* é a determinação de assistência específica para cada paciente. Os dados informados ao profissional de saúde para realizar cuidados de saúde precisos a um paciente em particular incluem informações sobre o seu estilo de vida, ambiente e composição genética (*i. e.*, alterações genéticas conduzem à variabilidade na forma como os pacientes respondem aos medicamentos), ou composição genética de suas células doentes (*i. e.*, usando informações sobre a expressão gênica em células cancerosas para dar o prognóstico e selecionar terapias direcionadas). Essa é uma área da saúde em rápida evolução, na qual a genômica está tendo um enorme impacto. O *site* do National Institutes of Health fornece um recurso oportuno para informações sobre a Precision Medicine Initiative em *www.nih.gov/research-training/allofus-research-program.*

Aconselhamento genético

Aconselhamento genético é um processo de comunicação que lida com problemas humanos associados à ocorrência ou recorrência de um distúrbio genético em uma família ou indivíduo com risco aumentado para uma condição que tem um componente genético devido a fatores como antecedentes familiares ou resultados de teste de triagem. Para esses indivíduos ou famílias, existe uma preocupação específica sobre o risco associado a uma determinada condição ou a uma relação com alguém que seja afetado (o probando ou caso índice). Várias etapas ocorrem na avaliação genética, incluindo a obtenção e revisão de história médica e registros dos afetados, procura, na história familiar, com especial atenção aos fatores pertinentes ao diagnóstico do caso índice, avaliação e exame dos afetados (se disponível e indicado), ordenando testes apropriados e interpretando os resultados, e depois reunindo-se com a pessoa que procurou a consulta e/ou o probando.

Objetivos do aconselhamento genético

Ajude o paciente e o caso índice a:

1. Compreender os fatos médicos, incluindo o diagnóstico, o possível curso do transtorno e o manejo disponível.
2. Compreender a herança do distúrbio, a suscetibilidade a uma condição e o risco de recorrência em parentes especificados.
3. Entender as opções para lidar com o risco de recorrência.
4. Escolher um curso de ação que pareça apropriado para os indivíduos envolvidos; considere seu risco, objetivos familiares e crenças religiosas e aja de acordo com essa decisão.
5. Fazer o melhor ajuste possível ao distúrbio.
6. Entender os riscos individuais e os tipos de testes disponíveis e ajude com a interpretação e o acompanhamento dos resultados dos testes.

Identificação de pessoas com necessidade de avaliação e aconselhamento genético

1. Pais de criança com malformação congênita, deficiência intelectual ou distúrbio genético conhecido ou possível.
2. Qualquer indivíduo com um distúrbio genético ou potencialmente genético.
3. Pessoas com história familiar de deficiência intelectual, malformações congênitas, distúrbio genético ou condição que tenda a ocorrer na família.
4. Mulheres grávidas com idade igual ou superior a 35 anos no momento do parto.
5. Casais de origem ancestral/étnica com risco aumentado conhecido para um distúrbio genético específico.
6. Casais que sofreram dois ou mais abortos espontâneos.
7. Mulheres grávidas que tenham um resultado de teste de triagem do soro materno acima ou abaixo dos níveis indicados, como, por exemplo, a alfafetoproteína.
8. Mulheres que foram expostas a drogas ou infecções durante a gravidez.
9. Casais que sejam aparentados entre si.
10. Casais identificados como portadores de condições autossômicas recessivas por meio de rastreamento.
11. Pessoas que se mostrem preocupadas com o risco de um distúrbio genético.

Rastreamento, exames e pesquisa genética

Rastreamento

1. O rastreamento é o nível de teste oferecido a grandes populações (p. ex., recém-nascidos) ou a segmentos de alto risco da população com probabilidade aumentada de ser portadora (como os de ascendência da África, do Mediterrâneo e de judeus asquenazes), para identificar indivíduos com distúrbio genético, aumento do risco de anormalidade ou carreadores do traço de um distúrbio genético.
2. Os critérios incluem que o teste em si deve ser confiável, apropriado e econômico para a população designada e que a condição testada deve ser tratável ou a identificação precoce pode melhorar a qualidade de vida.
3. Nos EUA, a triagem neonatal varia entre as instituições e os estados; entretanto, todos os estados e as instituições fazem testes para um mínimo de 30 condições, incluindo fenilcetonúria, hipotireoidismo, anemia falciforme e galactosemia, com a maioria dos estados testando até 50 ou mais condições.
4. A triagem pré-natal inclui o rastreamento de múltiplos marcadores que usam o soro materno para testar o nível de alfafetoproteína isoladamente ou o rastreamento triplo (inclui a dosagem de alfafetoproteína no soro materno, gonadotrofina coriônica humana beta e estriol). Uma quarta proteína, a inibina-A, medida por alguns laboratórios, é chamada de *triagem quádrupla.* Esses testes normalmente são realizados após 14 semanas de gravidez e podem identificar gestações com risco aumentado de defeitos do tubo neural, síndrome de Down, trissomia do cromossomo 13 (síndrome de Patau) e trissomia do cromossomo 18 (síndrome de Edwards).

Baseado em evidências
National Newborn Screening and Genetic Resource Center. (2018). Resources on newborn screening including the national newborn screening status reports. Disponível no *site*: *http://genes-r-us.uthscsa.edu.*

Exames

1. O teste bioquímico é realizado no tecido ou fluido corporal para medir os níveis e a atividade das enzimas.
2. O teste de DNA é feito com amostras de sangue ou tecido para procurar uma mutação genética ou estudar a ligação do DNA.
3. O teste cromossômico é realizado em células nucleadas (geralmente leucócitos), ou outro tecido, para a detecção de várias condições, como cromossomos extras, ausentes, excluídos, duplicados ou rearranjados.

Exames no pré-natal

1. Amostra das vilosidades coriônicas – para testes cromossômicos e de DNA; feitos com 9 a 12 semanas de gestação.
2. Amniocentese – para exames cromossômicos, bioquímicos e de DNA até o período de 11 a 13 semanas de gestação (amniocentese precoce); as medições de alfafetoproteína podem ser feitas a partir das 14 semanas de gestação.
3. Ultrassonografia – para datar a gravidez e avaliar as estruturas fetais, a placenta, o líquido amniótico e a translucência nucal.
4. Acetilcolinesterase – para testar o líquido amniótico para suspeita de defeitos do tubo neural.
5. Fetoscopia – para obter amostras de sangue fetal ou visualizar detalhes das estruturas fetais; feita durante o segundo trimestre.
6. Amostra de sangue umbilical por via percutânea – para a obtenção de sangue fetal; feita durante o segundo trimestre.

Diagnóstico pré-implantacional

1. Requer a fertilização *in vitro* para que os embriões possam se formar no laboratório. Uma ou duas células são removidas do embrião e enviadas para testes genéticos. Apenas embriões sem a composição genética para a doença são implantados no útero para que se desenvolvam.
2. É útil para o caso de o embrião ter risco aumentado para uma condição genética específica, por exemplo, uma condição autossômica recessiva ligada ao X, autossômica dominante ligada ao X ou cromossômica.

Pesquisa

1. O teste é realizado para entender melhor a genética de um distúrbio, o processo bioquímico ou a resposta individual às terapias.
2. A pesquisa genética *não é* um teste clínico e pode não ter valor clínico para o caso do paciente.
3. Existem pesquisas extensas e em andamento sobre genes de suscetibilidade ao câncer, anormalidades genéticas presentes em diferentes tipos de câncer e genes relacionados à resposta terapêutica a medicamentos.

Considerações adicionais sobre testes genéticos

Banco de DNA – extração e armazenamento do DNA de um indivíduo a partir do sangue, feito por um laboratório qualificado de genética. Requer consentimento informado, coleta adequada e tratamento imediato.

Atribuições e responsabilidades da enfermagem

1. Reconheça ou suspeite de doenças genéticas por suas características físicas e manifestações clínicas.
2. Demonstre compreensão da relação da genética e da genômica com saúde, prevenção, triagem, diagnóstico, prognóstico, seleção de tratamento e monitoramento da eficácia do tratamento.
3. Crie um heredograma (diagrama da história familiar ou árvore genealógica), incluindo a causa da morte e quaisquer doenças geneticamente vinculadas (ver Figura 4.2).
4. Explique os aspectos do diagnóstico, prognóstico e tratamento que afetem o paciente e a família. Relacione informações que os pais, indivíduos afetados ou em risco e os cuidadores precisem saber para planejar o cuidado do paciente.
5. Esclareça equívocos e alivie sentimentos de culpa.
6. Ajude com o processo de diagnóstico, explorando informações de saúde e de história familiar, usando habilidades de avaliação física, adquirindo amostras para testes e desenvolvendo um plano de cuidados que incorpore informações genéticas e de avaliação genômica.
7. Melhore e reforce a autoimagem e a autoestima dos pais, da criança ou do indivíduo em risco de apresentar uma condição genética.
8. Advogue em favor do acesso dos clientes a serviços e recursos em genética e genômica, incluindo grupos de apoio.
9. Encaminhe e prepare a família para aconselhamento genético.
   a. Informe que o teste pré-natal não significa interrupção da gravidez (p. ex., pode confirmar que o feto não é afetado, eliminando, assim, a preocupação durante a gravidez, embora a determinação de uma anormalidade também seja uma possibilidade).
   b. Incentive os pais e pacientes a se permitirem um tempo adequado para deliberar sobre um curso de ação (p. ex., eles não devem se apressar para fazer um teste sem ter total conhecimento do que os resultados podem ou não significar, nem devem se apressar a tomar futuras decisões de reprodução, como laqueadura, porque em alguns anos, eles podem querer mais filhos).
   c. Não faça julgamentos.

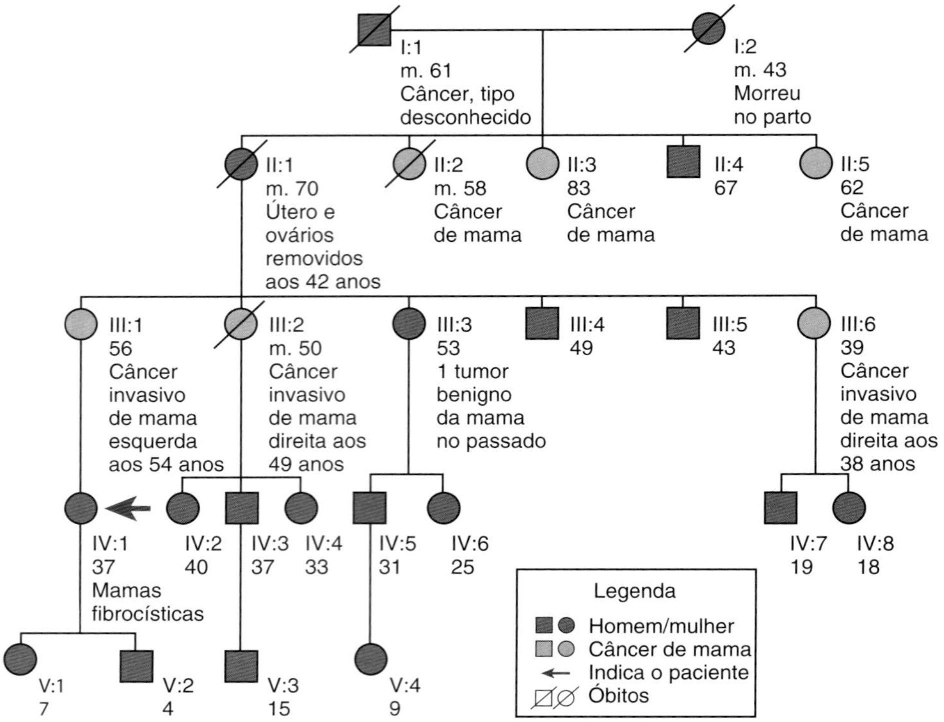

Figura 4.2 Heredograma de uma paciente com câncer de mama. Apenas o lado materno é mostrado; no entanto, ambos os lados, materno e paterno, são avaliados. O risco genético pode correr em qualquer um dos lados.

10. Verifique com o serviço público (p. ex., departamento estadual de saúde) ou com o Centers for Disease Control and Prevention (*www.cdc.gov*)[2] quais são as informações e os recursos relativos aos testes neonatais requeridos e os regulamentos estaduais sobre testes e pesquisas genéticas.
11. Reconheça que existem muitas questões éticas, legais, psicossociais e profissionais associadas a obtenção, uso e armazenamento de informações genéticas.
    a. Esteja ciente das responsabilidades profissionais associadas, incluindo o consentimento informado, a documentação nos prontuários do paciente, as liberações médicas e a privacidade individual das informações.
    b. Consulte a legislação federal americana (*Genetic Information Nondiscrimination Act*, de 2008, e *Health Insurance Portability and Accountability Act*, de 1997) que trata da proteção contra a discriminação genética no seguro de saúde; legislação estadual individual; sociedades profissionais de genética (ver a seguir); e o documento da Organização Mundial da Saúde (OMS) sobre considerações éticas em testes e serviços genéticos.
12. Acesse os seguintes *sites* para obter mais informações e suporte:
    - March of Dimes: *www.modimes.org*
    - International Society of Nurses in Genetics: *www.isong.org*
    - Genetic Alliance: *www.geneticalliance.org*
    - Oncology Nursing Society: *www.ons.org*
    - National Society of Genetic Counselors: *www.nsgc.org*
    - CDC Public Health Genomics: *www.cdc.gov/genomics*
    - American Nurses Association, Genetics: *www.nursingworld.org/genetics.*

[2]N.R.T.: Válido para os EUA. No Brasil, as rotinas de triagem neonatal podem ser identificadas no site do Ministério da Saúde: *http://www.saude.gov.br/acoes-e-programas/programa-nacional-da-triagem-neonatal.*

BIBLIOGRAFIA

American Nurses Association. (2018). Educational genetics resources. Available: *http://www.nursingworld.org/MainMenuCategories/EthicsStandards/Resources/Genetics-1*

Consensus Panel on Genetic/Genomic Nursing Competencies. (2009). Essentials of genetic and genomic nursing competencies, curricula guidelines, and outcomes indicators (2nd ed.). Silver Spring, MD: American Nurses Association. Available: *www.nursingworld.org/genetics*

Greco, K. E., Tinley, S., & Seibert, D. (2012). Essential genetic and genomic competencies for nurses with graduate degrees. Silver Spring, MD: American Nurses Association and International Society of Nurses in Genetics. Available: *www.nursingworld.org/genetics*

International Society of Nurses in Genetics and American Nurses Association. (2007). *Statement on the scope and standards of genetics clinical nursing practice.* Washington, DC: American Nurses Publishing.

Komen, S. G. (2018). Inherited gene mutations. Available: *http://ww5.komen.org/BreastCancer/InheritedGeneticMutations.html*

McKusick-Nathans Institute for Genetic Medicine, Johns Hopkins University and National Center for Biotechnology Information, National Library of Medicine. (2018). Online Mendelian Inheritance in Man, OMIM (TM). Available: *www.ncbi.nlm.nih.gov/omim*

Metcalfe, K., Lubinski, J., Lynch, H. T., Ghadirian, P., Foulkes, W. D., Kim-Sing, C., ... Narod, S. A. (2010). Family history of cancer and cancer risks in women with BRCA1 or BRCA2 mutations. *Journal of the National Cancer Institute, 102*(24), 1874–1878.

National Human Genome Research Institute. (2018). All about the Human Genome Project. Available: *www.genome.gov/10001772/all-about-the--human-genome-project-hgp/*

National Newborn Screening and Genetic Resource Center. (2018). Resources on newborn screening including the national newborn screening status reports. Available: *http://genes-r-us.uthscsa.edu/*

Nussbaum, R. L., McInnes, R. R., & Willard, H. F. (2015). *Genetics in medicine* (8th ed.). Philadelphia, PA: Elsevier.

Silbert-Flagg, J., & Pillitteri, A. (2017). *Maternal and child health nursing* (8th ed.). Philadelphia, PA: Wolters Kluwer.

PARTE 2

Enfermagem Médico-Cirúrgica

CAPÍTULO

5

Avaliação Física no Adulto

HISTÓRIA DE SAÚDE DO PACIENTE

Princípios gerais

1. Os primeiros passos para cuidar de um paciente são estabelecer relacionamento e coletar informações.
2. Em todos os encontros com os pacientes, o processo de avaliação começa com anamnese completa e precisa, revisão de todo o prontuário do paciente, entrevista e obtenção de informações de outros indivíduos.
3. Use boas habilidades de comunicação para obter um histórico de saúde abrangente e, simultaneamente, estabelecer relacionamento com o paciente.

Técnicas de entrevista

1. Providencie um ambiente de privacidade, em um local o mais silencioso possível e certifique-se de que o paciente esteja confortável.
2. Comece a entrevista com uma saudação cortês e uma introdução. Ao se dirigir ao paciente, chame-o de *senhor* ou *senhora* e cumprimente estendendo a mão, se apropriado. Explique quem você é e qual o motivo da sua presença.
3. Certifique-se de que suas expressões faciais, movimentos do corpo e tom de voz sejam agradáveis, sem pressa e sem julgamento, e que transmitam a atitude de um ouvinte sensível para que o paciente sinta liberdade para expressar pensamentos e sentimentos.
4. Use perguntas abertas e evite estreitar a discussão ou tranquilizar o paciente prematuramente (antes de obter informações adequadas sobre o problema). Isso apenas interrompe a conversa; o paciente pode então não estar disposto a falar mais sobre um problema que cause preocupação.
5. Esteja atento a direcionamentos ou sugestões do paciente que possam exigir que você explore mais, fazendo perguntas mais objetivas.
6. Conduza a entrevista de modo que as informações necessárias possam ser obtidas em tempo hábil. Muitas vezes, é difícil controlar um paciente que fica divagando, mas com a prática, isso pode ser feito sem comprometer a qualidade da relação enfermeiro-paciente.

Componentes

Identificação de informações

1. Registre a data e a hora da entrevista. Revise os dados pessoais do paciente, se já estiverem no registro, ou obtenha nome, endereço, telefone, raça, etnia, religião, data de nascimento e idade.
2. Obtenha o nome do profissional de referência, dados do seguro de saúde e nome e informações de uma pessoa para contato, que não seja o paciente. Se necessário, verifique se o contato é confiável.
3. Explique as razões pelas quais as informações são necessárias, para ajudar a deixar o paciente à vontade.

Queixa principal

1. Consiga uma breve explicação sobre o principal problema ou preocupação do paciente, em suas próprias palavras, incluindo a duração da queixa, por exemplo: "tosse seca há 3 semanas".
2. O objetivo é permitir que o paciente descreva seus próprios problemas e expectativas com pouca ou nenhuma direção do entrevistador, além de identificar o problema primordial para o qual ele está buscando ajuda (pode haver inúmeras queixas).

3. Para obter as informações, faça uma pergunta direta ao paciente, como: "Por que você veio ao hospital?" ou "Qual é sua principal preocupação com a saúde neste momento?"
   a. Evite perguntas confusas, como "O que trouxe o senhor aqui?" ("O ônibus") ou "Por que o senhor está aqui?" ("É isso que eu quero descobrir").
   b. Pergunte por quanto tempo a preocupação ou o problema estão presentes; por exemplo, se são horas, dias ou semanas. Se necessário, estabeleça com precisão o tempo de início da manifestação, oferecendo informações úteis, como: "Você se sentia assim há 1 mês (ou 6 meses ou 2 anos)?"
4. Anote o que ele diz, usando aspas para identificar as palavras do paciente.

História da doença atual

1. Obtenha uma linha cronológica detalhada, começando com o tempo em que o paciente estava se sentindo bem (ou, no caso de um problema de manifestação aguda, a condição do paciente pouco antes do início do problema) e terminando com uma descrição da condição atual do paciente.
2. Se houver mais de um problema importante, descreva cada um deles em um parágrafo separado e organizado cronologicamente na história escrita da doença atual.
3. Investigue a queixa principal, obtendo mais informações sobre o seguinte:
   a. Início – cenário, circunstâncias, rapidez ou forma de manifestação.
   b. Localização – local exato onde o sintoma é sentido, padrão de irradiação.
   c. Duração – quanto tempo; se é intermitente, a frequência e a duração de cada episódio.
   d. Características/curso – natureza ou qualidade do sintoma, como dor aguda, interferência nas atividades cotidianas, se mudou ou evoluiu com o tempo; peça para descrever um episódio típico.
   e. Agravantes/fatores associados – medicamentos, repouso, atividade, dieta, náuseas associadas, febre e outros sintomas.
   f. Fatores de alívio – deitar-se, funcionamento do intestino.
   g. Tratamentos instituídos – métodos farmacológicos e não farmacológicos tentados e seus resultados.
   h. Gravidade – intensidade do sintoma; por exemplo: quanto dói em uma escala de 1 a 10.
4. Como alternativa, questione sobre fatores desencadeantes/paliativos, qualidade/quantidade, região/irradiação, gravidade, tempo.
5. Obtenha os dados para todos os principais problemas associados à doença atual, conforme aplicável.
6. Estabeleça a cronologia da doença, fazendo perguntas e resumindo a história da condição atual para que o paciente comente.

História patológica pregressa

1. Determine o estado de saúde básico do paciente, incluindo o estado atual, condições de saúde recentes e condições de saúde anteriores, que servirão de base para o plano de cuidados de enfermagem e para um cuidado holístico do paciente.
2. Estabeleça o padrão geral de saúde e o estilo de vida do paciente – padrão de sono; dieta; estabilidade de peso; exercícios e atividades usuais; uso de tabaco, álcool, drogas ilícitas.
3. Verifique as doenças da infância, como doenças infecciosas (se aplicável).
4. Pergunte sobre imunizações – vacinas infantis; vacinas para adultos, incluindo hepatite, vírus do papiloma humano (HPV), *influenza*, tétano, herpes-zóster e vacinas pneumocócicas.
5. Verifique a realização de cirurgias – procedimento cirúrgico, indicação, data aproximada, quaisquer complicações.
6. Pergunte sobre internações anteriores – instituição, data aproximada, diagnóstico, tratamento.
7. Indague sobre lesões sofridas anteriormente – data aproximada, tratamento, resultado.
8. Pergunte sobre condições agudas e crônicas graves (qualquer doença grave ou prolongada que não requeira hospitalização) – datas, sintomas, curso, tratamento.
9. Faça uma lista dos medicamentos de que o paciente faz uso – medicamentos prescritos, de qualquer especialidade clínica (incluindo oftalmologista e dentista); medicamentos sem receita médica, incluindo vitaminas, suplementos e produtos fitoterápicos; inclua a dosagem, tempo de uso e adesão ao tratamento.
10. Alergias – alergias ambientais, alergias alimentares, reações a medicamentos; especifique o tipo de reação (urticária, rinite, reação local, angioedema, anafilaxia).
11. História obstétrica (pode aparecer na revisão dos sistemas).
    a. Gestações e abortos.
    b. Descreva curso da gestação, trabalho de parto; data e local do parto.
12. História psiquiátrica (pode aparecer na revisão dos sistemas) – tratamento por um profissional de saúde mental, diagnóstico, data, medicamentos.

História familiar

1. O objetivo é apresentar um quadro geral da saúde da família do paciente, incluindo avós, pais, irmãos, irmãs, tias e tios, porque algumas doenças apresentam tendência familiar ou são hereditárias.
2. Incluir idade e estado de saúde (ou idade e causa da morte) de avós maternos e paternos, pais e irmãos.
3. História, nos parentes próximos e imediatos, de doenças cardíacas, hipertensão, acidente vascular cerebral, diabetes, gota, doença renal ou cálculos, doenças da tireoide, doenças pulmonares, problemas sanguíneos, câncer (tipos), epilepsia, doenças mentais, artrite, alcoolismo, obesidade.
4. Distúrbios genéticos, como hemofilia ou anemia falciforme.
5. Idade e estado de saúde do cônjuge e filhos.

Revisão dos sistemas

1. O objetivo é obter informações detalhadas sobre o estado atual do paciente e sobre sintomas anteriores significativos, ou falta de sintomas, que o paciente possa ter experimentado em relação a um sistema orgânico em particular.
2. Pode fornecer informações úteis para o diagnóstico de distúrbios de múltiplos sistemas ou progressão de um distúrbio para outras áreas.
3. Inclua informações subjetivas sobre o que o paciente sente ou vê com relação aos principais sistemas orgânicos.
   a. Sintomas da constituição geral – febre, calafrios, suores noturnos, mal-estar, fadiga, perda ou ganho de peso recente.
   b. Pele – erupção cutânea, prurido, alterações na pigmentação ou textura, suores, crescimento e distribuição dos pelos, estado das unhas, hábitos de cuidados da pele, uso de protetor solar.
   c. Sistema esquelético – problemas de articulações, músculos ou ossos, incluindo dor, rigidez, deformidade, restrição de movimento, edema, hiperemia, calor, cãibras.
   d. Cabeça – cefaleia, tontura, síncope, ferimentos na cabeça.
   e. Olhos – visão, dor, diplopia, fotofobia, pontos cegos, prurido, ardor, lacrimejamento, glaucoma, catarata, uso de óculos ou lentes de contato, data da última consulta ao oftalmologista.

f. Orelhas – acuidade auditiva, dor de ouvido, secreção, zumbido, vertigem, histórico da função da tuba auditiva ou de infecção.
g. Nariz – olfato, frequência de resfriados, obstrução, epistaxe, secreção retronasal, dor ou terapia nos seios paranasais, uso de medicamentos nasais em gota ou *sprays* (tipo e frequência).
h. Dentes – dor; sangramento, edema ou retração gengival; abscessos recentes, extrações; dentaduras; práticas de higiene bucal, último exame odontológico.
i. Boca e língua – dor na língua ou na mucosa bucal, úlceras, edema.
j. Garganta – dor, amigdalite, rouquidão, disfagia.
k. Pescoço – dor, rigidez, edema, glândulas ou gânglios linfáticos aumentados.
l. Sistema endócrino – bócio, sensibilidade da tireoide, tolerância ao calor e ao frio, alterações na pigmentação da pele, libido, poliúria, polidipsia, polifagia, terapia hormonal, alteração de peso inexplicável.
m. Sistema respiratório – dor no tórax ao respirar, dispneia, sibilo, tosse, expectoração, hemoptise, fatores de risco e teste para tuberculose.
n. Sistema cardiovascular – dor torácica, palpitações, dispneia, ortopneia (pergunte sobre o número de travesseiros necessários para dormir), história de sopro cardíaco, edema, cianose, claudicação, varizes, tolerância ao exercício, pressão arterial (se conhecida), história de coágulos sanguíneos.
o. Sistema hematológico – anemia, tendência a manchas e sangramentos, qualquer anormalidade de células sanguíneas conhecida.
p. Linfonodos – aumento, sensibilidade, drenagem.
q. Sistema digestório – apetite, intolerância alimentar, eructação, pirose, náuseas, vômitos, hematêmese, hábitos intestinais, diarreia, constipação intestinal, flatulência, características das fezes, hemorroidas, icterícia, uso de laxantes ou antiácidos, história de úlceras ou outras condições, exames diagnósticos anteriores, como colonoscopia.
r. Sistema urinário – disúria, dor, urgência, frequência, hematúria, noctúria, oligúria, tenesmo, gotejamento, diminuição da quantidade ou da força do jato, passagem de cálculos, incontinência.
s. Sistema reprodutor masculino – início da puberdade, atividade sexual, uso de preservativos, libido, disfunção sexual, história de infecções sexualmente transmissíveis (ISTs).
t. Sistema reprodutor feminino – padrão e características da menstruação, libido, atividade sexual, gravidez, métodos de contracepção, proteção contra IST.
u. Mamas – dor, sensibilidade, secreção, nódulos, mamografias, autoexame das mamas.
v. Sistema neurológico – perda de consciência, convulsões, confusão mental, memória, função cognitiva, falta de coordenação, fraqueza, dormência, parestesia, tremores.
w. Psiquiatria – como o paciente vê a si mesmo, humor, tristeza, depressão, ansiedade, irritabilidade, pensamentos obsessivos, compulsões, pensamentos suicidas ou homicidas, alucinações.

Histórias pessoal e social

1. Explore a estrutura familiar e os hábitos do paciente para identificar os recursos que ele tem para ajudar a lidar com a situação e determinar que tipo de atividade de promoção da saúde pode melhorar a qualidade de vida.
2. Determine o *status* social – local de nascimento, educação, posição na família, nível de instrução, condições de trabalho, satisfação com situações da vida, preocupações pessoais.
3. Identifique hábitos e padrões de estilo de vida.
   a. Padrão de sono, número de horas de sono, dificuldade para dormir.
   b. Exercício, atividades de recreação, *hobbies*.
   c. Nutrição e hábitos alimentares (descrição da dieta em um dia típico).
   d. Álcool – frequência, quantidade, tipo; questionário CAGE.[1] Respostas positivas a estas perguntas podem indicar consumo problemático:
      i. Você já pensou que deveria reduzir seu consumo (*cutdown*)?
      ii. Você já ficou aborrecido por críticas à quantidade que bebe (*annoyed by criticism*)?
      iii. Você já se sentiu culpado por ter bebido (*guilty*)?
      iv. Você bebe de manhã (ou seja, precisa do álcool para acordar, *eye-opener*)?
   e. Cafeína – tipo e quantidade por dia.
   f. Drogas ilícitas (substância ilegal ou uso indevido de medicamentos prescritos ou de venda livre).
   g. Tabaco – uso passado e presente, tipo (cigarros, charutos, mascar fumo, rapé), maços, tempo de utilização.
   h. Hábitos sexuais (podem fazer parte da história geniturinária) – relacionamentos, frequência, satisfação, número de parceiros no último ano e na vida, prevenção de gravidez e IST.
4. Condições de moradia.
   a. Estado civil, natureza das relações familiares.
   b. Financeiro – fonte de renda, seguro de saúde.
   c. Condições de vida, tipo de moradia.
   d. Envolvimento com agências de assistência social (nome, assistente social).
   e. História de abuso – físico, parceiro íntimo, sexual.
5. Exposição ambiental – no local de trabalho ou em outras atividades, incluindo exposição a estresse, ruídos, produtos químicos, poluição.
6. Cultura – importante para enfrentamento e práticas de saúde.
7. Religião/fé – pode afetar algumas decisões de tratamento.

Conclusão da história de saúde

Quando você completa o levantamento da história de saúde do paciente, geralmente é bom perguntar: "Há mais alguma coisa que você gostaria de me contar?" ou "Que outras preocupações você tem?" Isso permite que o paciente termine o histórico dizendo o que está em sua mente e o que mais o preocupa.

EXAME FÍSICO

Princípios gerais

1. Realize um exame físico completo ou parcial, após o histórico de saúde abrangente ou relacionado com o problema.
2. Certifique-se de que o exame seja realizado em uma sala silenciosa e bem iluminada, levando em consideração a privacidade e o conforto do paciente.

Abordagem ao paciente

1. Quando possível, comece com o paciente sentado, para que tanto a parte anterior como a posterior do corpo possam ser examinadas.

[1]N.R.T.: O questionário CAGE, acrônimo referente a quatro questões (*cutdown, annoyed by criticism, guilty* e *eye-opener*), possui versão validada para o português do Brasil.

2. Exponha completamente a parte do corpo a ser examinada, mas cubra o restante apropriadamente.
3. Realize o exame de maneira sistemática cefalocaudal, para não deixar de observar qualquer sistema orgânico ou parte do corpo.
4. Ao examinar cada região, considere as estruturas anatômicas subjacentes, sua função e possíveis anormalidades.
5. Como o corpo, em grande parte, é bilateralmente simétrico, compare os achados de um lado com os do outro.
6. Explique todos os procedimentos enquanto o exame estiver sendo conduzido, para evitar alarme ou preocupações e encorajar a cooperação do paciente.

Técnicas de exame e avaliação

Use as técnicas de exame a seguir, conforme apropriado, para elucidar os achados.

Inspeção

1. Comece o primeiro encontro observando o comportamento e a aparência física do paciente de maneira sistemática.
2. Use seus olhos para inspecionar cada parte do corpo com a luz apropriada, para conseguir a exposição de características como simetria, cor, aumento ou edema e deformidade.

Palpação

1. Use as pontas dos dedos ou as palmas das mãos para tocar a região ou a parte do corpo que acabou de ser observada para determinar temperatura, textura, sensibilidade e hidratação de maneira sistemática.
2. Com a experiência, você será capaz de determinar a consistência anormal e identificar as áreas sensíveis.

Percussão

1. Ao colocar os tecidos subjacentes em movimento, a percussão ajuda a determinar a densidade do tecido subjacente e se está cheio de ar, cheio de líquido ou se é sólido.
2. São produzidos sons audíveis e vibrações palpáveis, os quais você pode distinguir como cinco sons básicos de percussão, diferindo na sonoridade, tonalidade, duração e intensidade (ver Tabela 5.1).
3. Para realizar a percussão, siga estas etapas:
   a. Hiperextensão do dedo médio da mão esquerda, pressionando a porção distal e a articulação firmemente contra a superfície a ser percutida.
      i. Outros dedos que toquem a superfície podem amortecer o som.
      ii. Mantenha consistente o grau de firmeza exercido pelo dedo hiperestendido à medida que você o move de uma área para outra ou o som pode sofrer variações.
   b. Flexione a mão direita no pulso, flexione o dedo médio para cima e coloque o antebraço próximo à superfície que deve ser percutida. A mão direita e o antebraço devem estar o mais relaxados possível.
   c. Com um movimento rápido, preciso e relaxado do pulso, percuta o dedo médio esquerdo estendido com o dedo médio direito flexionado, usando a ponta do dedo, não a polpa. Tenha como objetivo alcançar a parte distal do dedo médio esquerdo estendido (logo atrás do leito ungueal), onde é exercida maior pressão sobre a superfície a ser percutida.
   d. Levante o dedo médio direito rapidamente para evitar amortecer as vibrações.
   e. O movimento deve ser do pulso, não do dedo, cotovelo ou ombro; use o toque mais leve capaz de produzir um som distinto.

Ausculta

1. Você deve usar um estetoscópio para aprimorar sua audição. Os protetores auriculares devem ser confortáveis, o comprimento do tubo deve ser de 25 a 38 cm, e a parte da ausculta deve ter um diafragma e uma campânula.
2. Use a campânula para detectar sons graves, como certos sopros cardíacos.
3. Use o diafragma para sons agudos, como os sons respiratórios.
4. Tente minimizar ruídos de artefatos produzidos por roupas, cabelos e movimentos da campânula do estetoscópio.

Tabela 5.1 Cinco sons básicos produzidos por percussão.

	Intensidade relativa	Tonalidade relativa	Duração relativa	Exemplo e localização
Submacizez	Suave	Aguda	Curta	Coxa
Macicez	Média	Média	Média	Fígado
Ressonância	Alta	Baixa	Longa	Pulmão normal
Hiper-ressonância	Muito alta	Mais baixa	Mais longa	Enfisema pulmonar
Timpanismo	Alta	Alta*	*	Bolha gástrica

*Distingue-se principalmente pelo seu timbre musical. Adaptada de Bickley, L. S. (2016). *Bates guide to physical examination and history taking* (12th ed.). Philadelphia, PA: Lippincott Williams & Wilkins.

Exame físico do paciente adulto.

EQUIPAMENTO

- Aplicador com ponta de algodão
- Lanterna
- Oto-oftalmoscópio
- Martelo de reflexo
- Alfinete de segurança
- Esfigmomanômetro
- Estetoscópio
- Termômetro
- Abaixador de língua
- Diapasão
- Itens adicionais podem incluir luvas descartáveis e lubrificante para exame retal e um espéculo para exame da pélvis feminina

(continua)

Exame físico do paciente adulto. (*Continuação*)

Técnica	Achados
SINAIS VITAIS	
Importante: muitas decisões terapêuticas importantes são baseadas nos sinais vitais; portanto, a precisão é essencial.	
Temperatura	
Aferem-se rotineiramente as temperaturas oral, axilar e da artéria temporal (testa) como representativas da temperatura corporal central. As leituras da membrana timpânica (conduto auditivo) são consideradas imprecisas.	Temperatura – pode variar, dependendo do horário e do método empregado (axilar ligeiramente inferior). 37°C é considerada uma temperatura oral normal, mas pode variar de 35,8°C a 37,3°C.
A temperatura retal é a mais precisa, mas pode ser contraindicada em casos de problemas retais e arritmias cardíacas.	A temperatura retal é mais alta que a oral, variando em 0,4°C a 0,5°C.
Pulso	
Palpe o pulso radial e faça contagem de pelo menos 30 s. Se o pulso estiver irregular, conte por 1 minuto inteiro e anote o número de arritmias por minuto. Observe se os batimentos do pulso contra o seu dedo são fortes ou fracos, ritmados ou filiformes.	Pulso – o pulso normal no adulto é de 60 a 80 bpm; com ritmo regular. A elasticidade das paredes arteriais, o volume sanguíneo e a ação mecânica do músculo cardíaco são alguns dos fatores que afetam a força da onda de pulso, que normalmente é cheio e forte.
Respiração	
Conte a quantidade de respirações por 15 s e multiplique por 4. Conte por mais tempo para obter melhor precisão se for detectada uma anormalidade. Observe o ritmo e a profundidade da respiração.	Respiração – normalmente de 16 a 20 respirações por minuto.
Pressão sanguínea	
Faça a aferição da pressão arterial (PA) nos dois braços. Documente a posição do paciente.	A PA normal é inferior a 120/80 mmHg.
Palpe a pressão sistólica antes de usar o estetoscópio para detectar um hiato auscultatório.*	Uma diferença de 5 a 10 mmHg entre os braços é comum.
Aplique o manguito com firmeza; se estiver muito solto, dará uma leitura falsamente alta.	A pressão sistólica nas extremidades inferiores é geralmente 10 mmHg maior que a leitura nas extremidades superiores.
Use um manguito de tamanho apropriado: manguito pediátrico para crianças; manguito grande ou um de perna para pessoas obesas.	A mudança de decúbito da posição deitada para ereta pode fazer com que a pressão sistólica caia de 10 a 15 mmHg e a pressão diastólica suba ligeiramente (em 5 mmHg).
O manguito deve estar posicionado aproximadamente 2,5 cm acima da fossa antecubital.	
ALTURA, PESO E CIRCUNFERÊNCIA DA CINTURA	
Determine a estatura e o peso do paciente. Utilize um dispositivo de medição em vez de perguntar ao paciente suas medidas recentes.	A altura e o peso podem ser usados para determinar o índice de massa corporal.
Determine a circunferência da cintura usando a fita métrica logo acima da cicatriz umbilical, no ponto mais estreito.	A circunferência da cintura é um fator de risco independente para doenças cardiovasculares. O valor normal é $\leq$ 102 cm para homens e $\leq$ 88 cm para mulheres.
APARÊNCIA GERAL	
Comece a observação no primeiro contato com o paciente; mantenha ao longo da entrevista sistematicamente.	
Inspeção	
Observe: raça, gênero, desenvolvimento físico geral, estado nutricional, estado mental de alerta, afeto, evidência de dor, inquietação, posição corporal, roupas, idade aparente, higiene, cuidados pessoais. Use o olfato e a audição, bem como a visão.	A observação cuidadosa do estado geral do indivíduo fornece muitas informações sobre a imagem corporal de uma pessoa, como ela se comporta e também demonstra quão bem ou mal ela está.

*Hiato auscultatório:

1. O primeiro som do sangue na artéria geralmente é seguido de um som contínuo, até que nada seja audível com o estetoscópio.
2. Ocasionalmente, o som não é contínuo e há um intervalo após o primeiro som; depois disso, o sangue correndo no vaso é ouvido novamente.
3. Se for utilizado apenas o método auscultatório e insuflar o manguito até que o som não seja mais ouvido, é possível, quando houver um intervalo de som ou quando o som não for contínuo, obter uma leitura sistólica falsamente baixa.

Exame físico do paciente adulto. *(Continuação)*

Técnica	Achados
PELE	
Examine a pele enquanto você vai examinando cada sistema orgânico.	
Inspeção Observe: cor da pele, pigmentação, lesões (distribuição, tipo, configuração, tamanho), icterícia, cianose, cicatrizes, vascularização superficial, hidratação, edema, cor das membranas mucosas, distribuição de pelos, unhas.	O que é considerado "normal" apresenta considerável variação, dependendo da origem racial ou étnica, da exposição ao sol, da compleição e das tendências de pigmentação (como sardas). As unhas estão presentes, são lisas e apresentam aparência de cuidado.
Palpação Examine a pele quanto a temperatura, textura, elasticidade, turgor e sensibilidade superficial.	A pele é normalmente quente, ligeiramente úmida e lisa e retorna rapidamente à sua forma original quando pinçada, tracionada e solta. Existe uma distribuição de pelos sobre o corpo característica, associada ao gênero e à função fisiológica normal.
CABEÇA	
Inspeção Observe: simetria da face, configuração do crânio, cor e distribuição dos cabelos, couro cabeludo.	Normalmente, o crânio e a face são simétricos, com a distribuição de cabelos variando de pessoa para pessoa. (No entanto, identifique no histórico se houve alguma alteração.)
Palpação Examine: textura do cabelo, volume, edema ou sensibilidade do couro cabeludo, configuração do crânio.	O couro cabeludo deve estar livre de descamação, sem sinais de lêndeas (pequenos ovos brancos), lesões, deformidades ou sensibilidade.
OLHOS E VISÃO	
Equipamento • Tabela de Snellen para verificar a acuidade visual (ver p. 438) • Oftalmoscópio para exame avançado	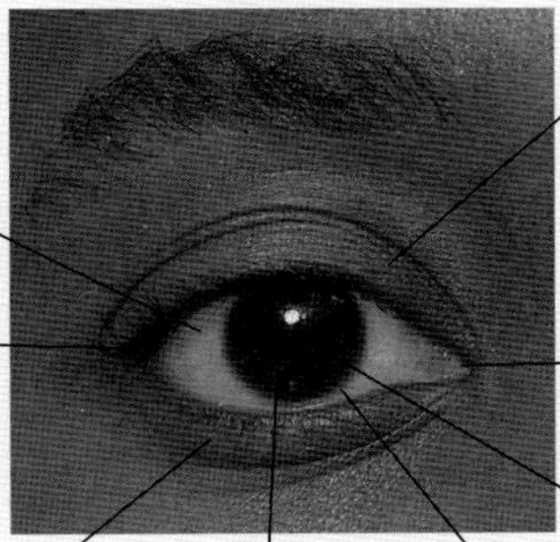 Bickley, L. (2016). *Bates' guide to physical examination and history taking* (12th ed.) Philadelphia, PA: Lippincott Williams & Wilkins. Fotografia de Barbara Proud.
Inspeção 1. Globos oculares com protrusão.	
2. Fissuras palpebrais (abertura oval entre as pálpebras superior e inferior) – largura e simetria.	2. Fissuras palpebrais – devem parecer iguais quando os olhos se abrem. Normalmente, a pálpebra superior cobre uma pequena porção da íris e a margem inferior da pálpebra está logo abaixo da junção da córnea e da esclera (limbo). Ptose – pálpebra superior caída.
3. Margens palpebrais – descamação, secreções, eritema, implantação dos cílios.	3. Margens palpebrais – são claras; os orifícios do canal lacrimal (*puncta*) são evidentes nas extremidades nasais das pálpebras superior e inferior. Cílios – normalmente apresentam distribuição uniforme e estão voltados para fora.
4. Conjuntivas bulbar e palpebral – congestão e coloração. Conjuntiva bulbar – membrana que recobre a esclera (contém vasos sanguíneos). Conjuntiva palpebral – membrana que recobre a porção interna das pálpebras superiores e inferiores (contém vasos sanguíneos).	4. Conjuntiva bulbar – normalmente, vasos sanguíneos transparentes podem se dilatar e produzir o característico olho "injetado". Conjuntivas palpebrais – são rosadas e claras. Conjuntivite – inflamação das superfícies conjuntivais.

(*continua*)

Exame físico do paciente adulto. *(Continuação)*

Técnica	Achados
OLHOS E VISÃO *(Continuação)*	
5. Esclera e íris – coloração.	5. Esclera – deve ser branca e clara.
6. Pupilas – tamanho, forma, simetria, reação à luz e acomodação (capacidade do cristalino de se ajustar a objetos em distâncias variadas).	6. Pupilas – normalmente se contraem com o aumento da intensidade da luz e com a acomodação. As pupilas normalmente são arredondadas e podem variar de tamanho, desde muito pequenas ("puntiformes") até muito grandes (ocupando todo o espaço da íris).
7. Movimento ocular – movimentos extraoculares, nistagmo, convergência. (Nistagmo: movimento rápido, lateral, horizontal ou rotatório do olho; convergência: capacidade do olho de focalizar um objeto muito próximo.) (Ver "*Sistema neurológico*", p. 64.)	7. Movimento extraocular – movimento dos olhos de forma conjugada (seis músculos controlam o movimento de cada olho). Os olhos normalmente se movem de maneira conjugada, exceto quando convergem para um objeto que esteja se aproximando. Nistagmo – pode ser visto rapidamente com um movimento lateral, como resultado de fadiga ocular; entretanto, a presença de nistagmo vertical ou nistagmo prolongado deve ser avaliada. Convergência – falha quando ocorre visão dupla, geralmente de 10 a 15 cm do nariz.
8. Campos visuais globais – por confrontação. Ver "*Sistema neurológico*", p. 64.	8. Visão periférica – é completa (medial e lateralmente, superior e inferiormente) nos dois olhos.
9. Acuidade visual – verifique por meio da tabela de Snellen (com e sem óculos).	9. Visão normal – 20/20. Miopia – déficit de visão de longe. Hipermetropia – déficit de visão de perto.
Palpação	
1. Verifique a força das pálpebras superiores, avaliando a tentativa de abertura de pálpebras fechadas contra a resistência.	1. O examinador não deve ser capaz de abrir as pálpebras quando o paciente as estiver apertando.
2. Palpe os globos pelas pálpebras fechadas quanto a sensibilidade e tensão.	2. Os globos oculares normalmente não apresentam dor à palpação.
Fundoscopia (ou exame de fundo de olho) Técnica de avaliação avançada, que visualiza a córnea, a conjuntiva e a retina quanto a anormalidades.	
ORELHAS E AUDIÇÃO	
Equipamento • Diapasão • Otoscópio	
Otoscopia (exame com o otoscópio)	
1. Segure a hélice da orelha e tracione gentilmente o pavilhão para cima e para trás, em direção ao occipício, para retificar o meato acústico externo.	
2. Insira cuidadosamente o otoscópio com a luz acessa, usando um espéculo de tamanho adequado para o paciente.	
3. Assim que o otoscópio estiver no lugar, examine o meato acústico externo.	

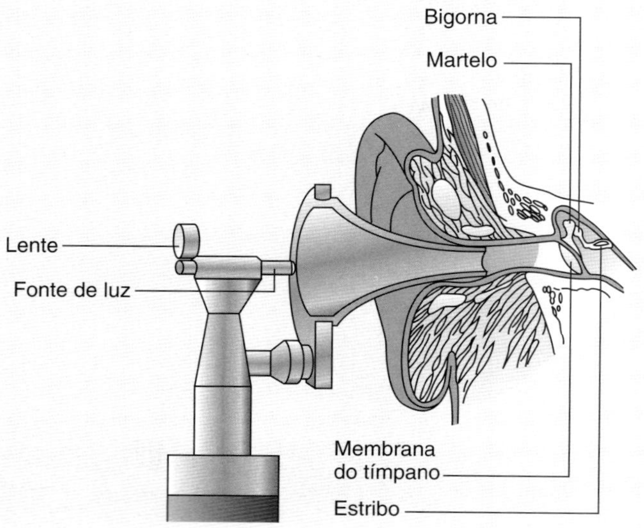

Exame físico do paciente adulto. (*Continuação*)

Técnica	Achados
ORELHAS E AUDIÇÃO (*Continuação*)	
Inspeção	
1. Pavilhão auricular – examine tamanho, forma, coloração, simetria, implantação na cabeça, presença de lesões e massas.	
2. Meato acústico externo – examine com o otoscópio quanto a secreção, cerume impactado, inflamação, massas ou corpos estranhos.	2. Meato acústico externo – normalmente é claro e possivelmente com um pouco de cerume.
3. Membrana timpânica – examine coloração, brilho, forma, posição, transparência, integridade e presença de cicatriz. 4. Pontos de referência – observe cone de luz, umbigo, cabo e processo curto do martelo, parte flácida e parte tensa. Mova suavemente o otoscópio para observar todo o tímpano (o cerume pode atrapalhar a visualização).	3. Membrana timpânica e pontos de referência.
Palpação Pavilhão – examine quanto a sensibilidade, consistência de cartilagem, edema.	

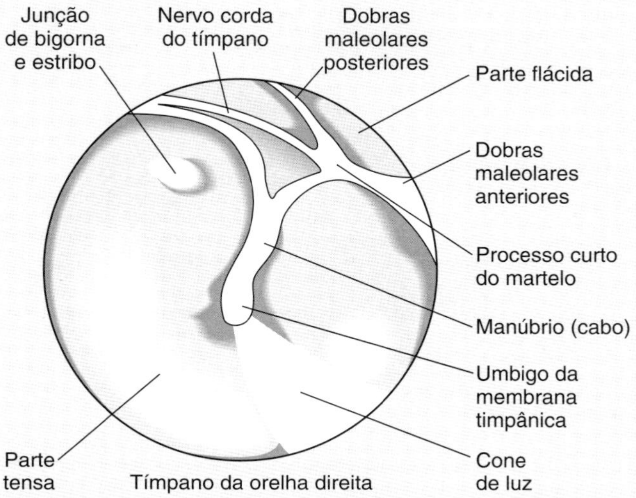

Smeltzer, S., & Bare, B. (2006). *Brunner and Suddarth's textbook of medical-surgical nursing* (11th ed.). Philadelphia, PA: Lippincott Williams & Wilkins.

Técnica	Achados
Testes mecânicos	
1. Teste cada orelha quanto à acuidade auditiva grosseira, sussurrando uma palavra ou usando um relógio. Cubra a orelha que não está sendo avaliada.	1. Uma pessoa com audição normal pode ouvir uma palavra sussurrada a aproximadamente 4,5 m e um relógio a 30 cm de distância. O paciente deve ouvir o som igualmente bem nos dois ouvidos; isto é, não há lateralização.
2. Teste de Weber – teste para lateralização da vibração. Bata o diapasão contra uma superfície dura para fazê-lo vibrar. Em seguida, coloque a haste do diapasão no centro do couro cabeludo, próximo à fronte (**A**) (ver também o Capítulo 17).	2. O som deve ser ouvido igualmente nos dois ouvidos.
3. Teste de Rinne – compara a condução aérea e óssea. a. Coloque o diapasão vibrando sobre o processo mastoide, atrás da orelha, e peça ao paciente que lhe avise quando a vibração parar (**B**). b. Então segure rapidamente a porção final vibrante do diapasão perto do meato acústico e pergunte ao paciente se consegue ouvir (**C**).	3. O som deve ser ouvido mesmo depois que a vibração não puder mais ser sentida; isto é, a condução aérea é maior que a condução óssea. Os achados de lateralização e condução são alterados por dano ao nervo craniano VIII e danos nos ossículos da orelha média.

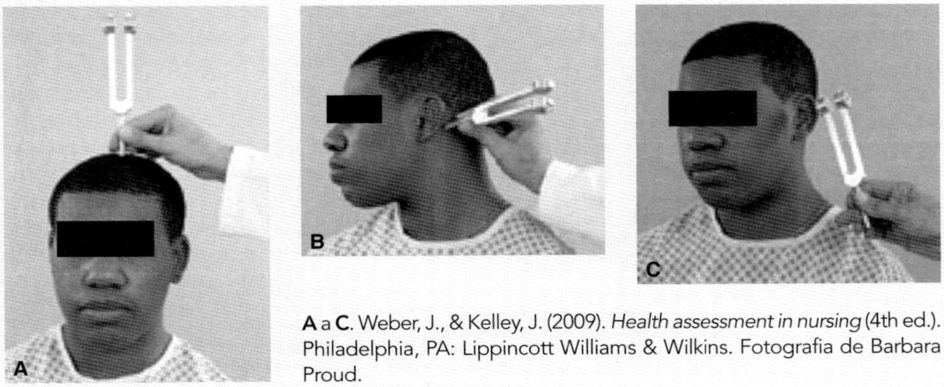

A a **C**. Weber, J., & Kelley, J. (2009). *Health assessment in nursing* (4th ed.). Philadelphia, PA: Lippincott Williams & Wilkins. Fotografia de Barbara Proud.

(*continua*)

Exame físico do paciente adulto. (*Continuação*)

Técnica | **Achados**

NARIZ E SEIOS DA FACE

Equipamento

- Otoscópio
- Espéculo nasal

Inspeção

1. Observe se há deformidade geral.

   Achados: 1. Características externas variáveis, mas são geralmente simétricas.

2. Com o espéculo nasal (otoscópio, se o espéculo não estiver disponível), examine:
   a. Septo nasal (posição e perfuração).
   b. Secreção (anterior e posterior).
   c. Obstrução nasal e patência das vias respiratórias.
   d. A coloração das membranas mucosas.
   e. Cornetos nasais quanto a coloração e edema.

   Achados:
   Septo nasal – é normalmente reto e sem perfurações.
   Não deve haver secreção.
   Vias respiratórias – são patentes.
   As membranas mucosas normalmente têm coloração rosada.
   Cornetos nasais – são três projeções ósseas em cada parede lateral da cavidade nasal recobertas por membranas bem vascularizadas e secretoras de muco. Eles aquecem o ar que vai para os pulmões e podem encontrar-se edemaciados e pálidos na vigência de resfriados e alergias.

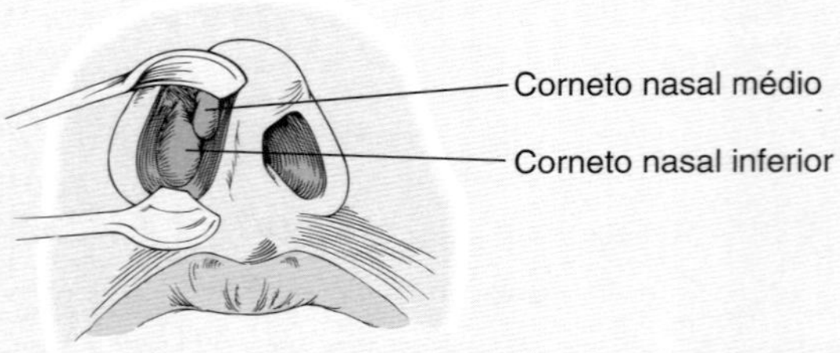

Weber, J., & Kelley, J. (2003). *Health assessment in nursing* (2nd ed.). Philadelphia, PA: Lippincott Williams & Wilkins. Fotografia de Barbara Proud.

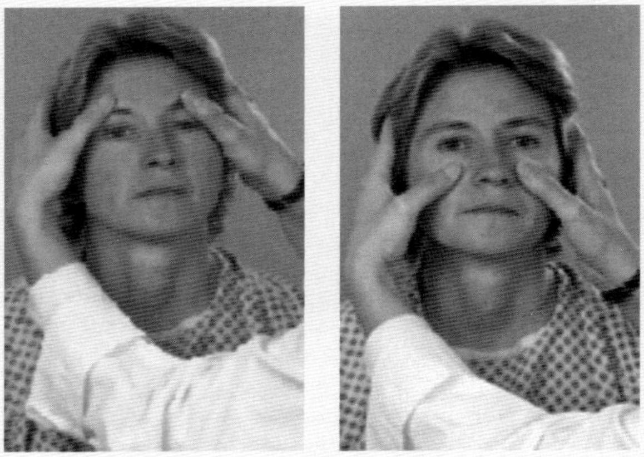

A sensibilidade dos seios da face pode indicar sinusite. (Weber, J., & Kelley, J. [2009]. *Health assessment in nursing* [3rd ed.]. Philadelphia, PA: Lippincott Williams & Wilkins. Fotografia de Barbara Proud.)

Palpação

Palpação dos seios da face (frontal e maxilar) – quanto a sensibilidade.

Frontal – pressão manual direta para cima, na direção da parede do seio. Evite exercer pressão sobre os olhos.

Maxilar – com os polegares, pressão direta para cima sobre a borda inferior dos ossos maxilares.

BOCA

Equipamento

- Lanterna
- Abaixador de língua
- Luvas
- Compressas de gaze

Inspeção

1. Observe os lábios quanto a coloração, hidratação, pigmentação, presença de massas, ulcerações e fissuras.

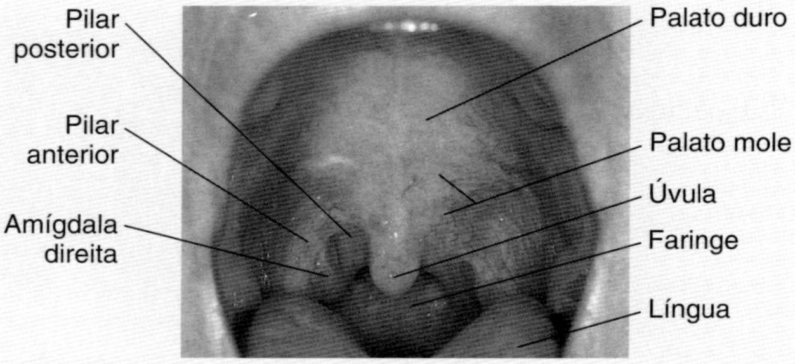

Smeltzer, S., & Bare, B. (2000). *Brunner and Suddarth's textbook of medical-surgical nursing* (9th ed.). Philadelphia, PA: Lippincott Williams & Wilkins.

Exame físico do paciente adulto. *(Continuação)*

Técnica	Achados
BOCA *(Continuação)*	
2. Use um abaixador de língua e lanterna para examinar:	
a. Dentes – número, alinhamento, condição geral.	Dentes – um adulto normalmente tem 32 dentes.
b. Gengivas – coloração, textura, secreção, edema, retração.	As gengivas geralmente retraem em adultos. O sangramento é bastante comum e pode resultar de traumatismo, doença gengival ou problemas sistêmicos (menos comuns).
c. Mucosa bucal – descoloração, presença de vesículas, úlceras, massas.	A mucosa e a faringe bucal são de coloração rosa a marrom-avermelhada, com alguma variação.
d. Faringe – inflamação, exsudação, massas.	
e. Língua (protraída) – tamanho, coloração, espessura, lesões, hidratação, simetria, desvios da linha média, fasciculações.	Língua – normalmente está na linha média e é coberta por papilas, que variam em tamanho, desde a ponta da língua até o fundo. (As papilas circunvaladas são grandes e posteriores.)
f. Glândulas salivares – patência.	
i. Glândulas parótidas.	Glândulas parótidas – abrem-se na cavidade bucal, no nível da arcada dental superior, na metade posterior.
ii. Glândulas sublinguais e submaxilares.	Glândulas sublinguais e submaxilares – abrem-se sob a língua.
g. Úvula – simetria quando o paciente diz "ah".	A úvula deve estar na linha média.
h. Amígdalas – tamanho, ulceração, exsudado, inflamação.	Amígdalas linguais – muitas vezes podem ser observadas na parte posterior da língua.
i. Hálito – odor.	Odor do hálito – pode indicar cárie dentária.
j. Voz – rouquidão.	
Palpação	
1. Examine a cavidade oral com a mão enluvada quanto a massas e ulceração. Palpe sob a língua e lateralmente explore o assoalho da boca.	1. A cavidade oral inteira deve ser rosada e sem úlceras, sem coloração vermelho-escura, sem lesões e massas palpáveis ou edema. Massa dura aumenta a suspeita de malignidade.
2. Segure a língua com uma compressa de gaze para retraí-la; inspecione as laterais e a superfície inferior da língua e o assoalho da boca.	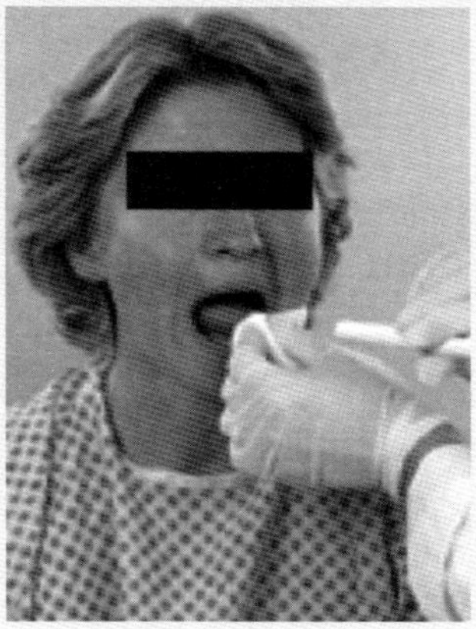 Weber, J., & Kelley, J. (2009). *Health assessment in nursing* (3rd ed.). Philadelphia, PA: Lippincott Williams & Wilkins. Fotografia de Barbara Proud.
PESCOÇO	
Equipamento	
• Estetoscópio	
Inspeção	
1. Inspecione todas as áreas anteriores e posteriores do pescoço quanto a simetria muscular, massas, edema ou pulsações e amplitude de movimento incomuns.	1. Amplitude de movimento – normalmente, o queixo pode tocar o tórax anterior, e a cabeça pode ser estendida pelo menos 45° a partir da posição vertical e pode ser girada 90° da linha média para a lateral.
2. Tireoide – peça ao paciente para engolir e observe o movimento de glândula tireoide aumentada na incisura supraesternal.	2. Tireoide – geralmente não é visível, exceto em pessoas extremamente magras.

(continua)

Exame físico do paciente adulto. *(Continuação)*

Técnica | **Achados**

PESCOÇO *(Continuação)*

Inspeção *(Continuação)*

Técnica

3. Força muscular.
   a. Músculos cervicais – peça ao paciente que aperte o queixo com força contra a sua mão.
   b. Músculos trapézio – exerça pressão sobre os ombros do paciente enquanto ele encolhe os ombros.

Achados

3. Força – ver "Achados", NC XI, p. 66.

Palpação

Técnica

1. Palpe as 10 áreas de linfonodos cervicais, como demonstrado aqui.

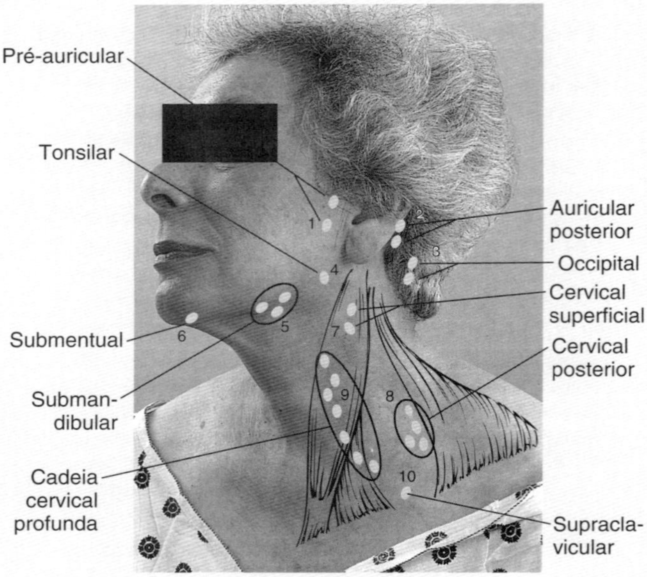

Timby, B. K., & Smith, N. E. (2017). *Introductory medical-surgical nursing* (12th ed.). Philadelphia, PA: Lippincott Williams & Wilkins. Fotografia de Barbara Proud.

Achados

1. Nódulos cervicais – no adulto, os linfonodos cervicais normalmente não são palpáveis, a menos que o paciente seja muito magro, caso em que os nódulos são sentidos como massas pequenas e que se movem livremente. Sensibilidade nos nódulos sugere inflamação; nódulos fixos e rígidos sugerem malignidade.

Técnica

2. Traqueia – palpe a fúrcula esternal. Coloque um dedo ao longo da lateral da traqueia e observe o espaço entre ela e o músculo esternocleidomastóideo. Compare com o outro lado.
3. Tireoide – palpe para avaliar o tamanho, a simetria e a consistência.
   a. Posicione-se atrás do paciente e faça com que ele flexione o pescoço levemente para relaxar os músculos.
   b. Coloque as pontas dos dedos de ambas as mãos nos dois lados da traqueia, logo abaixo da cartilagem cricóidea. Peça ao paciente para deglutir e sinta se o tecido glandular se eleva sob as pontas dos dedos.
   c. Palpe a área sobre a traqueia em direção ao istmo e lateralmente para os lobos direito e esquerdo.
   d. Verifique se existe algum aumento, se há nódulos, massas ou alteração na consistência.

Achados

2. Traqueia – deve estar na linha média. Os espaços medidos pelos dedos devem ser simétricos. O desvio traqueal pode ser causado por massa no pescoço ou problemas no tórax.
3. Se a tireoide for palpável, normalmente é lisa, sem nódulos, massas ou irregularidades. Aumento, assimetria ou nódulos requerem avaliação adicional.

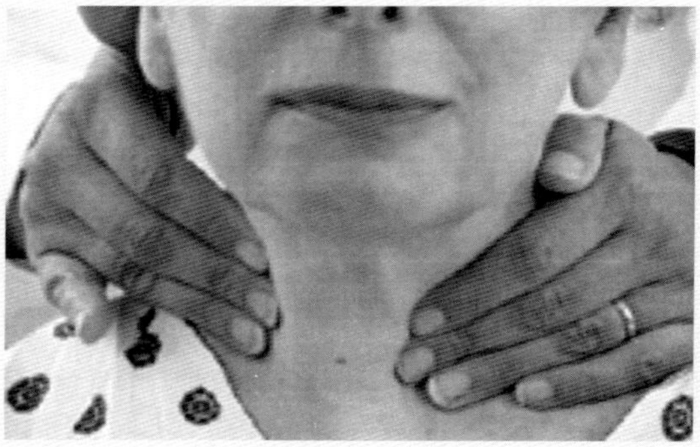

Weber, J. & Kelley, J. (2009). *Health assessment in nursing* (3rd ed.). Philadelphia, PA: Lippincott Williams & Wilkins. Fotografia de Barbara Proud.

Exame físico do paciente adulto. *(Continuação)*

Técnica	Achados
PESCOÇO *(Continuação)* **Palpação** *(Continuação)*	
4. Artérias carótidas. a. Palpe as carótidas, um lado de cada vez. b. As carótidas localizam-se nas regiões anterolaterais do pescoço – evite palpar os seios carotídeos no nível da cartilagem tireóidea, logo abaixo do ângulo da mandíbula, pois esse estímulo pode reduzir a frequência cardíaca. c. Observe simetria, força e amplitude das pulsações, bem como qualquer frêmito anormal.	4. A presença de frêmito (semelhante a uma vibração) geralmente indica estreitamento arterial.
Ausculta 1. Use o diafragma do estetoscópio para ouvir os sons (som de murmúrio) sobre as artérias carótidas.	1. Um sopro pode indicar estreitamento arterial com fluxo sanguíneo turbulento. Um sopro cardíaco também pode ser irradiado para as artérias carótidas.
LINFONODOS	1. Os nódulos linfáticos normalmente não são palpáveis ou são percebidos como massas pequenas, indolores, que se movimentam livremente.
Inspeção Linfonodos devem ser investigados quando se examina uma região do corpo; por exemplo, os nódulos inguinais são inspecionados quando o abdome é examinado. Observe o tamanho e a forma.	Os linfonodos geralmente não são visíveis, a menos que estejam aumentados ou inflamados.
Palpação 1. Nódulos supraclaviculares e infraclaviculares (palpados durante o exame de pescoço ou tórax). Palpe para tamanho, forma, mobilidade, consistência, sensibilidade ao toque e temperatura.	1. Nódulos supraclaviculares e infraclaviculares – normalmente não são palpáveis. O aumento pode indicar um problema no tórax.
2. Nódulos axilares (geralmente examinados durante o exame das mamas). a. Faça o exame com o paciente sentado. b. Posicione o braço do paciente na lateral do corpo e examine o ápice da axila. (Use os dedos da mão direita para examinar a axila esquerda e vice-versa.) c. Gire a mão examinadora para que os dedos possam palpar as fossas axilares anterior e posterior, pressionando a parede torácica. Pressione seus dedos contra o osso úmero na axila, para examinar se há nódulos na fossa lateral. Conclua o exame axilar movendo os dedos do ápice da axila para baixo, na linha média, ao longo da parede torácica. 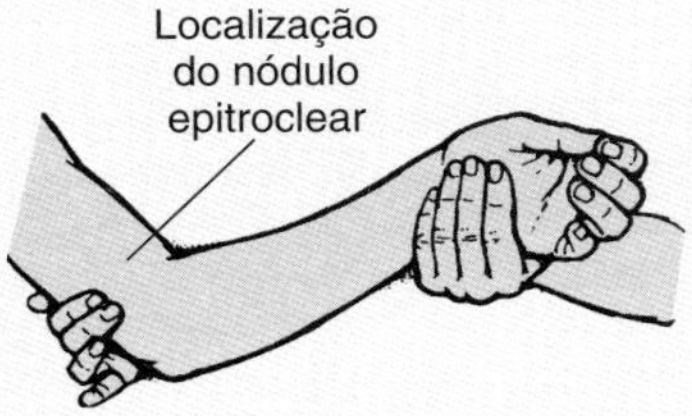 	2. Nódulos axilares – normalmente não são palpáveis. O aumento pode ocorrer por problemas no tórax ou no braço. 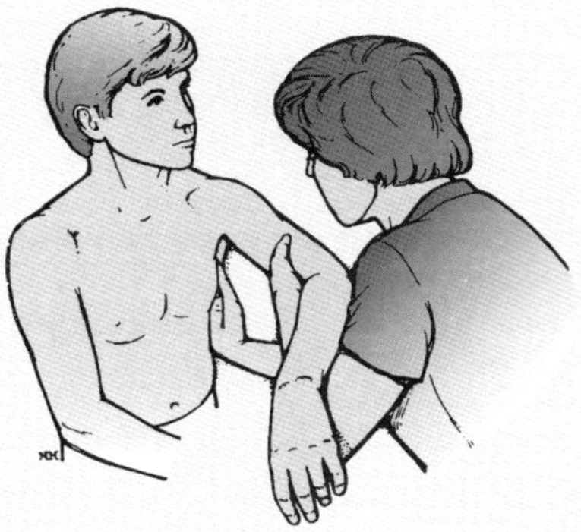
3. Nódulos inguinais – estão localizados na virilha e geralmente são examinados quando o abdome é observado.	3. Nódulos inguinais – alguns podem ser sentidos. O aumento e a sensibilidade aguda podem indicar um problema genital ou nos membros inferiores.
4. Linfonodos epitrocleares – são palpados logo acima do epicôndilo medial, entre os músculos bíceps e tríceps.	4. Linfonodos epitrocleares – normalmente não são palpáveis. O aumento pode indicar um problema sistêmico ou no braço.

(continua)

Exame físico do paciente adulto. *(Continuação)*

Técnica	Achados
MAMAS (HOMENS E MULHERES)	
Mama feminina	
Inspeção	
(Com a paciente sentada, os braços relaxados posicionados na lateral do corpo.)	
1. Inspecione as aréolas e os mamilos quanto a posição, pigmentação, inversão, secreção, formação de crostas e massas. Um mamilo extra ou mamilos supranumerários podem ser encontrados. Ocorrem, na maioria das vezes, na região axilar anterior ou logo abaixo dos seios.	1. Os *mamilos* devem estar no mesmo nível e projetam-se levemente. O *mamilo invertido* (virado para dentro), presente desde a puberdade, é considerado normal. Um *mamilo supranumerário* consiste em um mamilo com aréola pequena e pode ser confundido com mancha ou sinal.
2. Examine o tecido mamário quanto a tamanho, forma, coloração, simetria, superfície, contorno, características da pele e nivelamento das mamas. Observe qualquer retração ou ondulação da pele.	2. Tamanho da mama – nas mulheres, é comum encontrar diferença no tamanho das mamas. A assimetria normalmente está presente desde a puberdade e não é um fenômeno recente.
3. Peça à paciente para colocar as mãos sobre a cabeça; repita a observação.	3. Se houver massa fixa aos músculos peitorais, a contração dos músculos causará retração do tecido mamário.
4. Peça à paciente que pressione as mãos sobre os quadris; repita a observação.	
Palpação	
(Melhor realizado com a paciente em decúbito dorsal.)	
1. A paciente com seios pendentes deve receber um travesseiro para colocar sob a escápula ipsolateral da mama que está sendo palpada, para que o tecido tenha uma distribuição mais uniforme sobre a parede torácica.	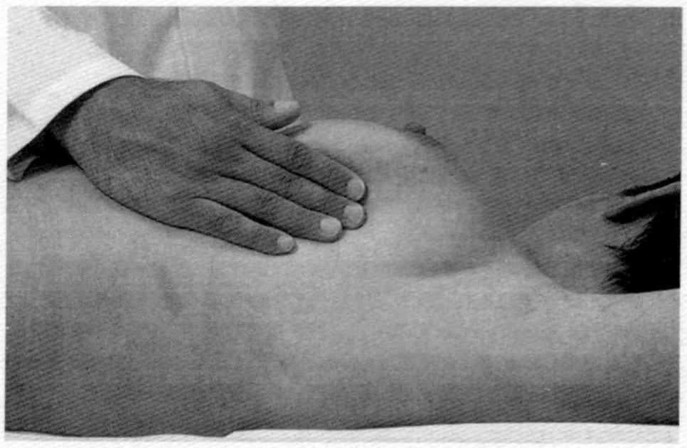
2. O braço do lado da mama que está sendo palpada deve ser elevado acima da cabeça da paciente.	
3. Palpar um seio de cada vez, começando com a mama "assintomática" se a paciente tiver alguma queixa.	3. Isso permite que o examinador palpe a mama "normal" primeiramente e depois compare com a mama "sintomática".
4. Para palpar, use a superfície palmar dos dedos em movimento rotatório, comprimindo o tecido mamário contra a parede torácica. Não se esqueça de incluir a "cauda" do tecido mamário, que se estende para a região axilar no quadrante superior externo da mama.	4. Textura da mama – varia de acordo com a quantidade de tecido subcutâneo presente. a. Em mulheres jovens, o tecido é macio e homogêneo; em mulheres na pós-menopausa, o tecido pode ser nodular ou fibroso. b. A consistência também varia de acordo com o ciclo menstrual, sendo a mama mais nodular e edemaciada antes da menstruação.
5. Observe textura, hidratação, temperatura da pele e se há massas.	5. Massas – se houver massa palpável, determine sua localização, tamanho, forma, consistência, mobilidade e hipersensibilidade associada.
6. Aperte delicadamente o mamilo e observe se há secreção após a expressão.	6. Secreção – em mulheres não gestantes ou não lactantes, não há secreção mamilar.
7. Repita o exame na mama oposta e compare os resultados encontrados.	
Mama masculina	
O exame da mama masculina pode ser breve, mas é também importante.	
1. Observe o mamilo e a aréola quanto a ulceração, nódulos, edema ou secreção.	1. Não deve haver secreção.
2. Palpe a aréola quanto a nódulos e sensibilidade.	2. O crescimento do tecido glandular é considerado ginecomastia, relacionado a desequilíbrios hormonais.
3. Palpe os gânglios linfáticos axilares (p. 51).	

Exame físico do paciente adulto. *(Continuação)*

Técnica	Achados

TÓRAX E PULMÕES

Use referências anatômicas para realizar e documentar a avaliação do tórax, tendo em mente as estruturas subjacentes dos pulmões e do coração.

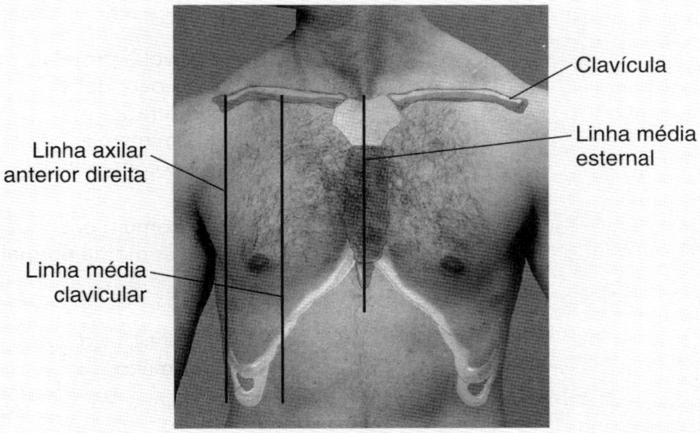

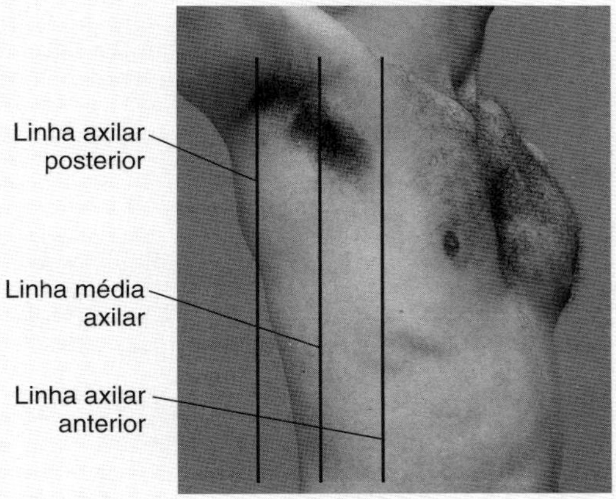

Bickley, L. (2008). *Bates' guide to physical examination and history taking* (10th ed.). Philadelphia, PA: Lippincott Williams & Wilkins.

Vista posterior de tórax e pulmões

Comece o exame com o paciente sentado; examine a porção posterior do tórax e os pulmões.

Inspeção

Técnica	Achados
1. Inspecione a coluna vertebral quanto a mobilidade e qualquer deformidade estrutural.	
2. Observe a simetria da parte posterior do tórax, postura e mobilidade do tórax durante a respiração. Note qualquer abaulamento ou retração dos espaços intervertebrais na respiração ou qualquer comprometimento do movimento respiratório.	2. O tórax é normalmente simétrico; move-se facilmente e não limita a respiração. Não há abaulamentos ou retrações dos espaços intercostais, o que pode indicar desconforto respiratório.
3. Observe o diâmetro anteroposterior em relação ao diâmetro lateral do tórax.	3. O diâmetro anteroposterior do tórax em relação ao diâmetro lateral é de aproximadamente 1:2.

Palpação

Técnica	Achados
1. Palpe a parte posterior do tórax com o paciente sentado; identifique áreas de sensibilidade, massas ou inflamação.	
2. Palpe as costelas e as margens costais, avaliando simetria, mobilidade, sensibilidade, e palpe a coluna a fim de detectar hipersensibilidade e verificar a posição das vértebras.	2. Não deve haver sensibilidade à palpação; o movimento torácico deve ser simétrico e sem diferenças ou limitações nas incursões. A hipersensibilidade pode indicar tensão musculoesquelética, fratura ou outras condições.
3. Para avaliar a expansão torácica, coloque os polegares no nível da 10ª vértebra. Com as mãos em posição paralela à 10ª costela ao envolver o gradil costal, peça ao paciente para inspirar profundamente. Observe o movimento dos polegares enquanto sente a amplitude e observe a simetria das mãos.	

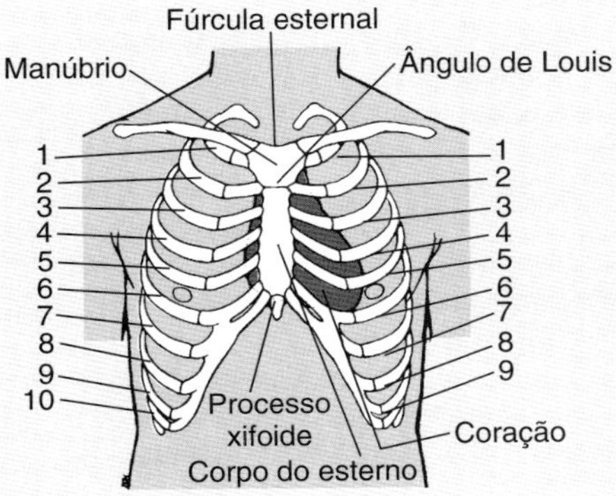

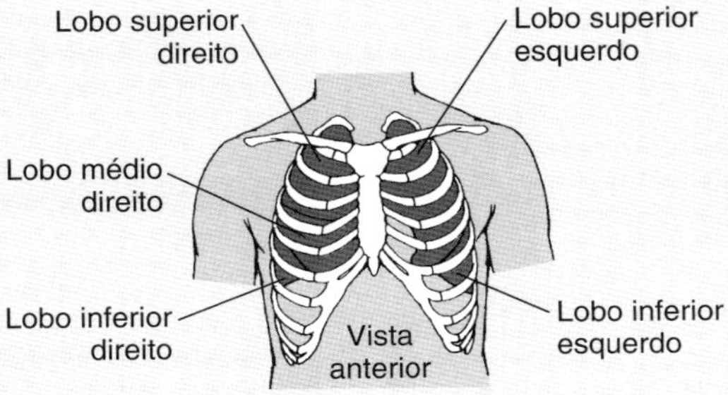

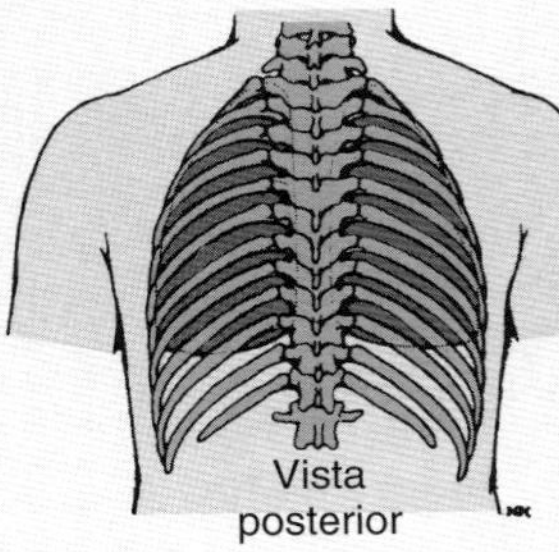

(continua)

Exame físico do paciente adulto. *(Continuação)*

Técnica	Achados

TÓRAX E PULMÕES *(Continuação)*

Palpação *(Continuação)*

4. Para perceber frêmito toracovocal (vibrações palpáveis transmitidas pelo sistema broncopulmonar durante a fala).
   a. Peça ao paciente para dizer "33"; palpe e compare as áreas simétricas dos pulmões com uma das mãos. Comece pelos lobos superiores e mova a mão para os inferiores.
   b. Observe quaisquer áreas de aumento ou diminuição do frêmito.
   c. Se o frêmito estiver reduzido, peça ao paciente que fale mais alto e com uma voz mais grossa.

4. Na região posterior do tórax, o frêmito é geralmente igual em todos os campos pulmonares. Pode ser maior quando próximo aos grandes brônquios, devido à consolidação do tecido resultante da pneumonia. Pode estar diminuído ou ausente nas áreas anteriores e posteriores do tórax quando a intensidade vocal diminui, quando a postura não está ereta, quando há excesso de tecido ou estruturas subjacentes, ou em casos de pneumotórax e outras patologias.

Percussão

Como ocorre na palpação, a porção posterior do tórax é percutida de melhor forma com o paciente sentado.

1. Faça a percussão de áreas simétricas, comparando os lados.
2. Comece acima de cada ombro e prossiga para baixo entre as escápulas e depois sob as escápulas, medial e lateralmente nas linhas axilares.
3. Observe e localize qualquer anormalidade no som de percussão.
4. Para avaliar a excursão diafragmática, faça a percussão colocando o dedo plexímetro (estático) paralelo no nível aproximado do diafragma, abaixo da escápula direita. (ver o diagrama à direita.)
   a. Peça ao paciente que inspire profundamente e prenda a respiração. Realize a percussão de cima para baixo até o ponto de macicez. Marque esse ponto.
   b. Peça ao paciente que respire normalmente, em seguida peça para expirar profundamente; realize a percussão de baixo para cima a partir da marca até o ponto de ressonância.
   c. Marque esse ponto e meça a distância entre as duas marcas – normalmente 5 a 6 cm.
   d. Repita esse procedimento no lado oposto do tórax.

1. A percussão normalmente revela ressonância em áreas simétricas do pulmão. O som da percussão pode ser alterado por má postura ou por excesso de tecidos.

3. Macicez pode indicar massa ou condensação devido à pneumonia.
4. As margens inferiores dos pulmões localizam-se aproximadamente no nível do processo espinhoso da 10ª vértebra torácica, quando o indivíduo respira normalmente. Redução unilateral atípica durante a inspiração ou expiração pode indicar derrame pleural, atelectasia ou paralisia de um lado do diafragma.

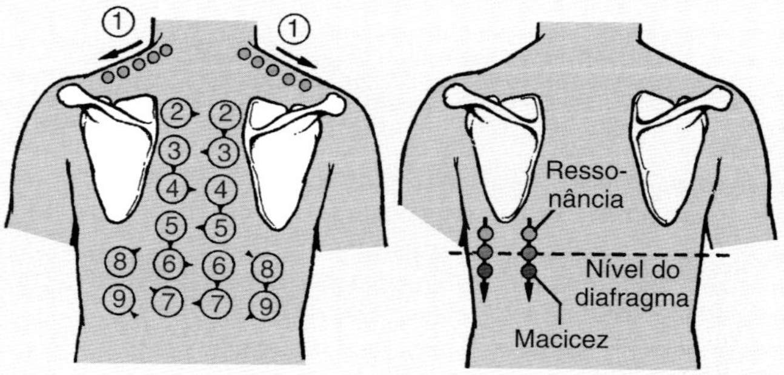

Ausculta

Auxilia na avaliação da ventilação pulmonar, presença de fluido ou muco e condição do espaço pleural circundante.

1. Peça para o paciente se sentar ereto.*
2. Com um estetoscópio, ouça os pulmões e peça que o paciente respire mais profundamente do que o normal, com a boca aberta. (Deixe o paciente fazer uma pausa, conforme necessário, para evitar a hiperventilação.)
3. Coloque o estetoscópio sobre as mesmas áreas da parede torácica que foram percutidas e ouça uma inspiração e expiração completas em cada área.
4. Compare, sistematicamente, ambos os lados igualmente, iniciando pelo ápice e direcionando até a base do pulmão

Na ausculta, os sons respiratórios variam de acordo com a proximidade com os grandes brônquios
- São mais altos e ásperos perto dos grandes brônquios e na parte anterior do tórax.
- São mais suaves e muito mais finos (vesiculares) na periferia sobre os alvéolos.

Os sons de respiração também variam no quesito duração comparativamente entre a inspiração e a expiração. Os sons normalmente podem ser mais baixos em indivíduos obesos.

*Nota: se o paciente não puder sentar-se sem assistência para o exame da área posterior do tórax e dos pulmões, posicione-o primeiro de um lado e depois do outro ao examinar os campos pulmonares.

Exame físico do paciente adulto. *(Continuação)*

Técnica	Achados
TÓRAX E PULMÕES *(Continuação)*	
Ausculta *(Continuação)*	
5. Deve ser possível distinguir três tipos de sons respiratórios, conforme indicado na tabela a seguir.	5. A presença de uma doença altera os sons respiratórios normais brônquicos, broncovesiculares e vesiculares. Os sons adventícios incluem estertores, sibilos e roncos.

Sons respiratórios	Duração da inspiração e da expiração	Tonalidade da expiração	Intensidade da expiração	Localização normal
Vesicular	Inspiração > expiração	Grave	Suave	Maior parte dos pulmões
Broncovesicular	Inspiração = expiração	Média	Média	Perto do início dos brônquios principais (abaixo das clavículas e entre as escápulas, especialmente à direita)
Bronquial ou tubular	Expiração > inspiração	Aguda	Geralmente alto	Sobre a traqueia

Adaptada de Bickley, L. S. (2008). *Bates' guide to physical examination and history taking* (10th ed.). Philadelphia: Lippincott Williams & Wilkins.

Técnica	Achados
Vista anterior de tórax e pulmões	
O paciente deve ficar em decúbito lateral, com o braço ao longo do corpo e ligeiramente abduzido.	
Inspeção	
1. Inspecione o tórax quanto a qualquer deformidade estrutural.	
2. Observe a largura do ângulo costal.	2. O ângulo na ponta do esterno é determinado pelos rebordos costais à direita e à esquerda, no processo xifoide. Normalmente, o ângulo é menor que 90°.
3. Observe a frequência e o ritmo da respiração, qualquer abaulamento ou retração dos espaços intercostais na respiração e o uso de músculos acessórios (esternocleidomastóideo e trapézio na inspiração e músculos abdominais na expiração).	3. Não deve haver abaulamentos ou retrações dos espaços intercostais.
4. Observe qualquer assimetria no movimento da parede torácica durante a respiração.	4. O tórax normalmente é simétrico e se movimenta facilmente, sem comprometimento da respiração.
Palpação	
1. Para avaliar a expansão, coloque as mãos ao longo das margens costais e observe a simetria e o grau de expansão à medida que o paciente inspira profundamente.	1. As mãos devem se separar ligeiramente na inspiração.
2. Palpe para avaliar o frêmito tátil com a palma da mão nas regiões anterior e lateral. (As estruturas subjacentes – coração, fígado – podem amortecer ou diminuir o frêmito.)	2. A vibração deve ser sentida de forma simétrica. Pode ser necessário deslocar suavemente a mama feminina.
Percussão	
1. Com os braços do paciente posicionados confortavelmente nas laterais do corpo, realize a percussão das áreas anterior e lateral do tórax. Comece logo abaixo das clavículas e desça de um espaço intercostal para o próximo, comparando o som em cada espaço intercostal de um lado do tórax com o outro contralateral.	1. A ressonância pode ser ouvida na maioria dos pulmões.
2. Desloque a mama feminina de modo que o tecido mamário não amorteça a vibração. Continue descendo, observando o espaço intercostal onde a macicez hepática for percebida à direita e a macicez cardíaca à esquerda.	2. Um som timpânico é produzido sobre a bolha gástrica à esquerda, um pouco abaixo do ponto de macicez do fígado à direita.

(continua)

Exame físico do paciente adulto. *(Continuação)*

Técnica	Achados

TÓRAX E PULMÕES *(Continuação)*

Percussão *(Continuação)*

3. Observe o efeito das estruturas subjacentes.

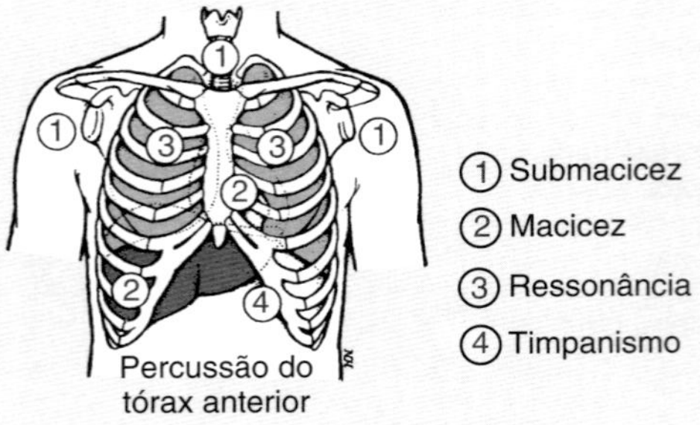

Achados:
3. A percussão sobre o coração produz um som maciço. A borda superior do fígado será percutida no lado direito, produzindo um tom indicativo de macicez.

Ausculta

Ausculte a porção anterior e lateral do tórax quanto a distribuição de ressonância e quaisquer sons anormais ou adventícios.

CORAÇÃO

1. Pontos de referência em relação ao esterno e às costelas são usados durante o exame para obter o máximo de informações sobre a função do coração e suas valvas.
   a. Ao localizar os espaços intercostais, comece identificando o ângulo de Louis, que é sentido como uma pequena crista aproximadamente 2,5 cm abaixo da fúrcula esternal, onde se unem o manúbrio e o corpo do esterno.
   b. As segundas costelas se estendem para a direita e esquerda desse ângulo.
   c. Uma vez localizada a segunda costela, palpe para baixo e obliquamente desviando do esterno, para identificar as demais costelas e os espaços intercostais.

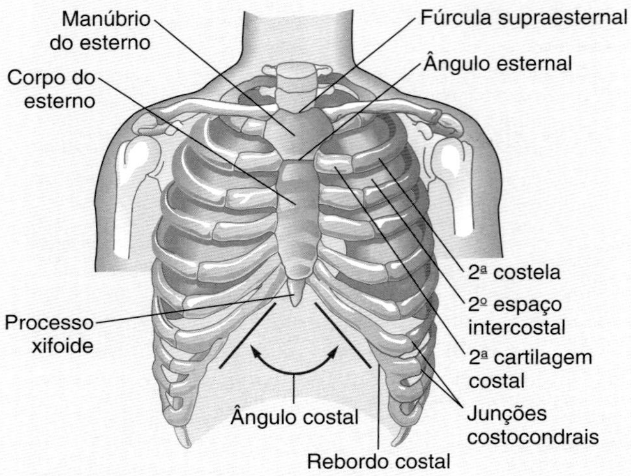

Inspeção

Técnica	Achados
1. Inspecione o precórdio quanto a qualquer abaulamento, depressão ou palpitação.	1. Normalmente, não deve haver abaulamentos ou palpitações; sua presença indica patologia.
2. Procure o batimento apical no 5º ou 6º espaço intercostal na linha hemiclavicular ou logo medialmente à mesma.	2. Batimento apical pode ou não ser observável.
3. Observe quaisquer outras pulsações. A iluminação tangencial é muito útil na detecção de pulsações.	3. Não deve haver outras pulsações.

Palpação

Técnica	Achados
1. Use a palma da mão para detectar vibrações, ou "frêmitos", que podem ser causados por sopros. (Use as pontas dos dedos ou a superfície palmar para detectar pulsações.)	1. Não deve haver frêmitos ou outras pulsações. (Os frêmitos são vibrações causadas pela turbulência do sangue que se move através de valvas e que são transmitidas pela pele, semelhante ao ronronar de um gato.)
2. Proceda ao exame sistematicamente, para que nenhuma área seja omitida. Palpe em busca de frêmitos e pulsações em cada área (aórtica, pulmonar, tricúspide, mitral). a. Comece pela área aórtica (2º espaço intercostal direito, próximo ao esterno) e prossiga para a área pulmonar (2º espaço intercostal esquerdo) e depois para baixo até o ápice do coração. (A área mitral é considerada o ápice do coração.)	

Exame físico do paciente adulto. (*Continuação*)

Técnica	Achados

CORAÇÃO (*Continuação*)

Palpação (*Continuação*)

b. Na região tricúspide, use a palma da mão para detectar qualquer abaulamento ou depressão do precórdio (área tricúspide – 5º espaço intercostal próximo ao esterno).

c. Na área mitral (5º espaço intercostal, ou medialmente à linha média clavicular), palpe para sentir o pulso apical; identifique o ponto de batimento máximo (PIM) e observe seu tamanho e força.

Normalmente, não é sentido nenhum abaulamento no ventrículo, exceto, possivelmente, em mulheres grávidas.

O pulso apical deve ser sentido aproximadamente no 5º espaço intercostal, medialmente à linha média clavicular. Em uma pessoa jovem e magra, é um batimento rápido e agudo, não maior que o espaço intercostal. Em uma pessoa mais velha, o batimento pode ser menos agudo e rápido. Um pulso apical deslocado lateralmente pode indicar hipertrofia ventricular esquerda.

Percussão

1. Delineie a borda do coração ou área de macicez cardíaca.
   a. A borda esquerda geralmente não se estende além de 4, 7 e 10 cm à esquerda da linha média no 4º, 5º e 6º espaços intercostais, respectivamente.
   b. A borda direita geralmente fica sob o esterno.
2. Realize a percussão para fora do esterno com o dedo estacionário paralelo ao espaço intercostal, até que a macicez não seja mais sentida. Meça a distância da linha hemiesternal em centímetros.

Ausculta

1. Coloque o estetoscópio no foco pulmonar ou aórtico.
2. Comece identificando a primeira (B_1) e segunda (B_2) bulhas cardíacas.
   a. B_1 é decorrente do fechamento das valvas tricúspide e mitral.
   b. B_2 resulta do fechamento das valvas aórtica e pulmonar.

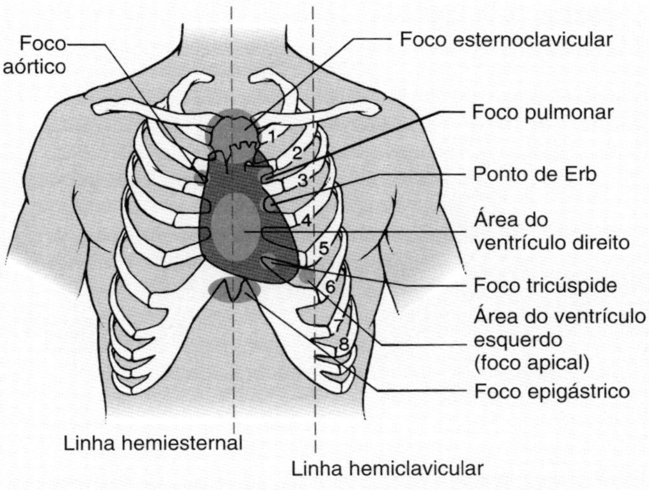

Smeltzer, S., & Bare, B. (2000). *Brunner and Suddarth's textbook of medical-surgical nursing* (9th ed.). Philadelphia, PA: Lippincott Williams & Wilkins.

2. As duas bulhas cardíacas são separadas por um curto intervalo sistólico; cada par de sons é separado do próximo par por um intervalo diastólico mais longo. Normalmente, são ouvidos dois sons – "tum, tá"
   – Nos focos aórtico e pulmonar, B_2 é geralmente mais alta que B_1. Desse modo, cada um dos pares de sons pode ser distinguido do outro
   – Na área tricúspide, B_1 e B_2 são de intensidade quase igual e, na área mitral, B_1 é muitas vezes mais alta que B_2.

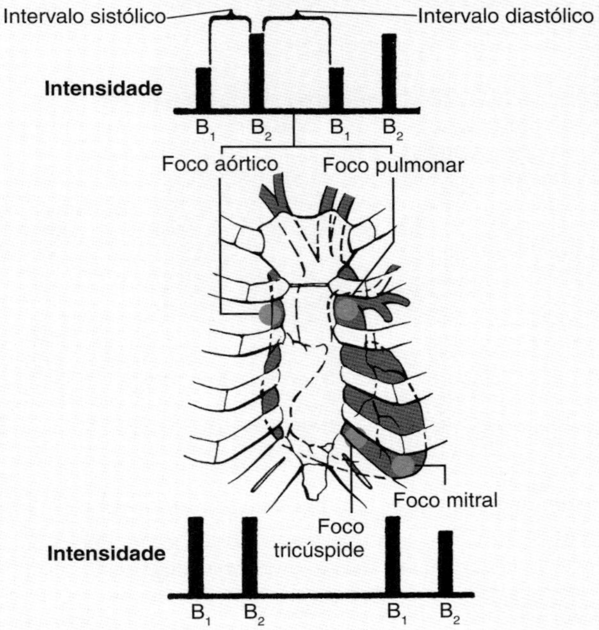

3. Uma vez que os batimentos cardíacos são identificados, conte a frequência e observe o ritmo, como mencionado na seção sobre *sinais vitais*. Se houver uma irregularidade, tente determinar se existe algum padrão para tal irregularidade em relação aos intervalos, ausculta de sons cardíacos ou respirações.

3. Normalmente, as bulhas cardíacas são normofonéticas, com uma frequência de 60 a 80 bpm (no adulto). No atleta ou no corredor profissional, o pulso de repouso pode estar entre 40 e 60 bpm.

(*continua*)

Exame físico do paciente adulto. *(Continuação)*

Técnica	Achados
CORAÇÃO *(Continuação)*	
Ausculta *(Continuação)*	
4. Uma vez determinados frequência e ritmo, ausculte em cada uma das quatro áreas e no ponto de Erb (3º espaço intercostal esquerdo, perto do esterno) sistematicamente, primeiro com o diafragma (detecta sons mais agudos) e depois com a campânula (detecta sons mais graves). Em cada área, atente para a ausculta de B_1 e depois B_2 quanto a intensidade e divisão.	4. Um som adicional indicativo de sopro entre B_1 e B_2 indica sopro sistólico; entre B_2 e B_1 indica sopro diastólico. Observe a área de maior intensidade (aórtica, pulmonar, mitral, tricúspide). Um sopro de curta duração geralmente indica um galope B_3 ou B_4. Eventualmente, pode haver desdobramento de B_2 na área pulmonar. Isso é considerado normal. O desdobramento de B_2 (são ouvidas duas bulhas contíguas em vez de uma) é melhor auscultado no fim da inspiração, quando o volume sistólico do ventrículo direito está aumentado para retardar o fechamento da valva pulmonar, logo após o fechamento da valva aórtica.

CIRCULAÇÃO PERIFÉRICA

Veias jugulares

A avaliação da distensão das veias jugulares é relevante em pacientes com suspeita de comprometimento da função cardíaca.

Inspeção

1. Inspecione o pescoço quanto a pulsações da veia jugular interna.

1. As pulsações das veias jugulares podem ser diferenciadas das pulsações carotídeas, de acordo com a tabela a seguir.

Pulsações das veias jugulares internas	Pulsações carotídeas
Raramente palpável	Palpável
Qualidade suave e ondulante, geralmente com dois ou três componentes externos (ondas *a*, *c* e *v*)	Um batimento mais vigoroso com um único componente externo
Pulsação eliminada por leve pressão na veia, logo acima da junção da extremidade da clavícula no esterno	Pulsação não eliminada mediante compressão
Nível de pulsação diminui pouco com a inspiração	Pulsação não afetada pela inspiração
As pulsações variam de acordo com a posição	As pulsações não se alteram com a posição

Adaptada de Bickley, L. S. (2008). *Bates' guide to physical examination and history taking* (10th ed.). Philadelphia: Lippincott Williams & Wilkins.

2. Observe o ponto mais alto no qual as pulsações podem ser observadas e meça a linha vertical entre o ponto e o ângulo esternal. Com a cabeça elevada a 30°, as pulsações venosas jugulares internas não devem ser visíveis a mais de 2,5 cm acima do ângulo esternal. Um aumento do nível de pulsações jugulares internas indica insuficiência cardíaca direita.

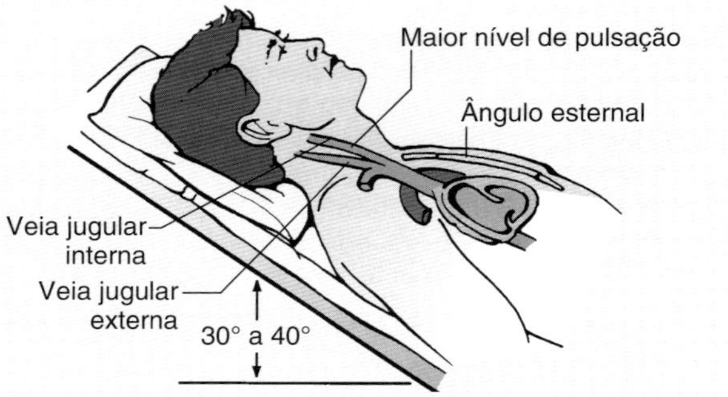

Morton, P. G., & Fontaine, D. K. (2017). *Critical care nursing* (11th ed.). Philadelphia, PA: Lippincott Williams & Wilkins.

Extremidades (membros superiores e inferiores)

Inspeção

1. Observe a pele das extremidades quanto a coloração, distribuição de pelos, palidez, rubor e edema.

1. As extremidades devem ser simetricamente uniformes quanto a coloração, temperatura e hidratação, com ausência de edema. O edema dos membros inferiores pode ocorrer após um período prolongado de permanência em pé ou sentado, mas desaparecerá quando a extremidade for elevada (edema dependente).

2. Inspecione qualquer vaso visível.

2. Podem ser visíveis pequenos vasos; contudo, veias tortuosas e volumosas podem indicar anormalidade.

Exame físico do paciente adulto. (*Continuação*)

Técnica	Achados
CIRCULAÇÃO PERIFÉRICA (*Continuação*)	
Palpação	
1. Observe a temperatura da pele nas extremidades, comparando um lado ao outro.	1. A temperatura varia, mas não deve ser muito quente nem muito fria.
2. Palpe os pulsos (radial, femoral, tibial posterior, pedioso), comparando a simetria de lado a lado.	2. A ausência de pulsos periféricos indica doença vascular periférica.

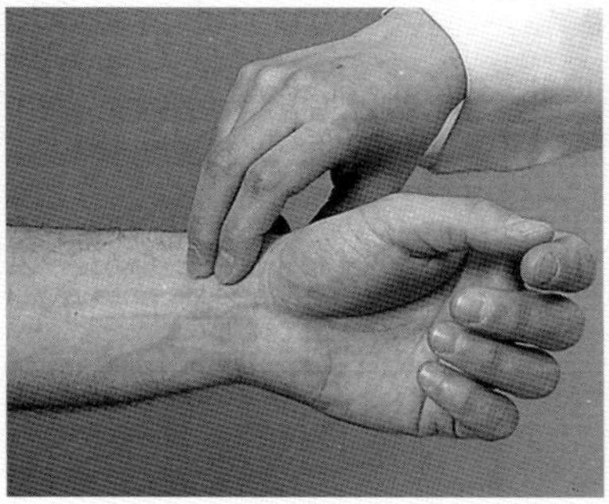

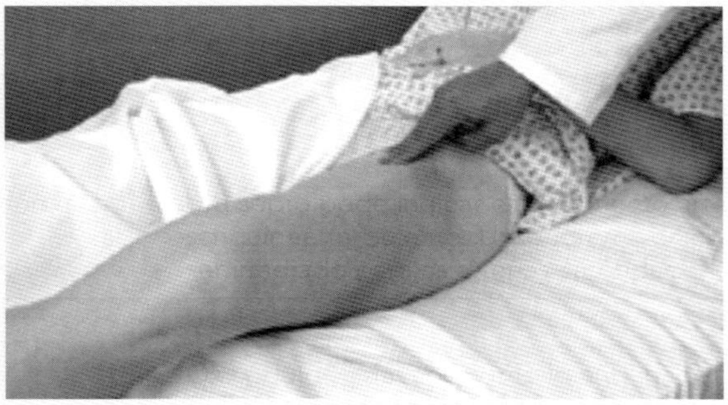

Esquerda: Bickley, L. (2016). *Bates' guide to physical examination and history taking* (12th ed.). Philadelphia, PA: Lippincott Williams & Wilkins.
Direita: Rosdahl, C. B. & Kowalski, M. T. (2016). *Textbook of basic nursing* (11th ed.). Philadelphia, PA: Lippincott Williams & Wilkins.

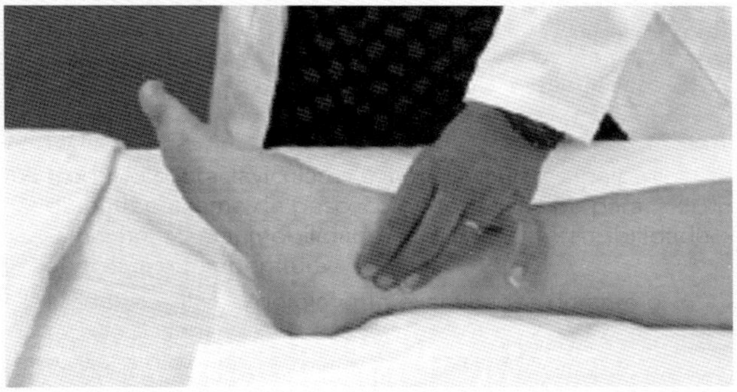

Weber, J. & Kelley, J. (2006). *Health assessment in nursing* (3rd ed.). Philadelphia, PA: Lippincott Williams & Wilkins. Fotografia de Barbara Proud.

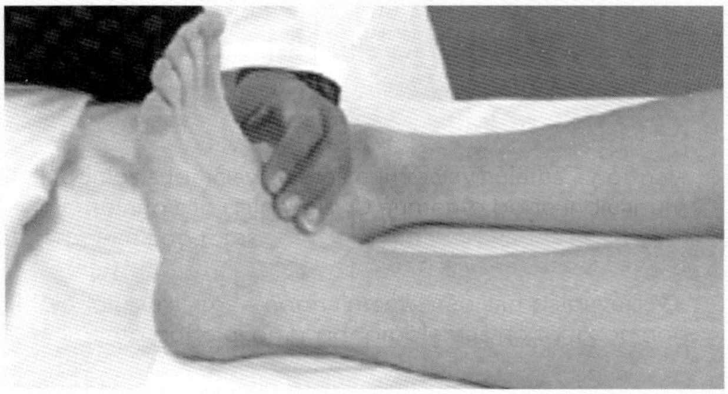

Weber, J. & Kelley, J. (2006). *Health assessment in nursing* (3rd ed.). Philadelphia, PA: Lippincott Williams & Wilkins. Fotografia de Barbara Proud.

Técnica	Achados
3. Palpe a pele sobre a tíbia para avaliar se há edema, comprimindo a pele durante 30 a 60 s. Passe os dedos sobre a área pressionada e observe se há depressão. Se houver, repita o procedimento mais para cima no membro e observe o ponto em que não há mais edema.	3. O edema geralmente é graduado de 1 até 3+ ou 4+ (cruzes). O edema 1+ corresponde a ligeira depressão que desaparece em pouco tempo. Grau 3+ ou 4+ é uma depressão profunda, que não desaparece prontamente. Ressalta-se que essas são medidas subjetivas, adquiridas com a prática e confirmadas por meio de outros achados clínicos associados.

ABDOME

1. Certifique-se de que o paciente tenha miccionado e esteja deitado confortavelmente, com os braços posicionados nas laterais do corpo. Dobre os joelhos dele para ajudar a relaxar os músculos abdominais, se necessário.
2. Exponha o abdome completamente. Certifique-se de que suas mãos e o diafragma do estetoscópio estejam quentes.
3. Seja metódico ao visualizar os órgãos subjacentes à medida que você inspeciona, ausculta, percute e palpa cada quadrante ou região abdominal.

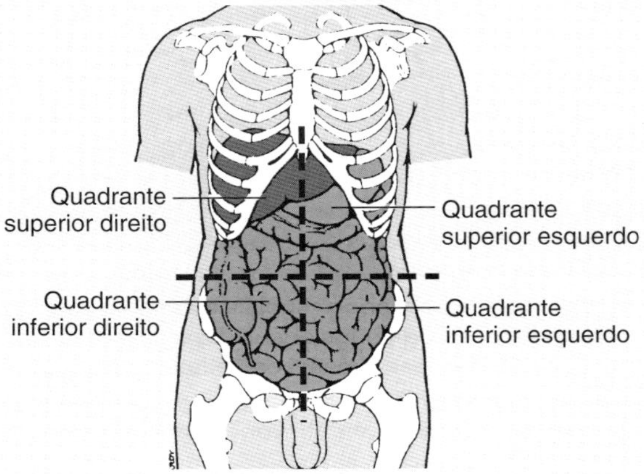

(*continua*)

Exame físico do paciente adulto. *(Continuação)*

Técnica	Achados
ABDOME *(Continuação)*	
Inspeção	
1. Observe o contorno geral do abdome (plano, protruso, escafoide ou côncavo; abaulamentos locais). Observe também simetria, peristaltismo visível e pulsações aórticas.	1. O abdome pode ter ou não cicatrizes e deve ser plano ou ligeiramente arredondado na pessoa não obesa. Pode ser observada uma leve pulsação.
2. Verifique o contorno do umbigo e identifique possíveis hérnias. Ao examinar a pele, verifique se há erupções cutâneas, estrias e cicatrizes.	
Ausculta	
1. A ausculta deve ser realizada antes da percussão e da palpação, porque a palpação pode alterar o caráter dos sons intestinais.	
2. Observe a frequência e o caráter dos ruídos hidroaéreos intestinais (intensidade, duração).	2. Qualquer valor entre 5 e 35 sons intestinais por minuto pode ter um som similar a um "rosnado".
3. Ausculte aorta, artérias renais (quadrantes superiores) e artérias ilíacas (quadrantes inferiores) quanto a sopros.	3. Sopros indicam estreitamento arterial.
Percussão	
1. A percussão fornece uma orientação geral sobre o abdome.	
2. Prossiga sistematicamente de um quadrante ao outro, observando timpanismo e macicez.	2. O som timpânico geralmente predomina, possivelmente com áreas dispersas de macicez devido a fluidos e fezes.
3. No quadrante superior direito (QSD), na linha média clavicular, a percussão deve ser feita sobre as bordas do fígado. a. Comece em um ponto de timpanismo, na linha média clavicular do quadrante inferior direito (QID), e desloque para cima até o ponto de macicez (borda inferior do fígado); marque o ponto. b. Faça a percussão para baixo a partir do ponto de ressonância do pulmão acima do QSD até o ponto de macicez (borda superior do fígado); marque o ponto. c. Meça em centímetros a distância entre as duas marcas na linha média clavicular (tamanho do fígado). d. O timpanismo da bolha gástrica pode ser percutido no quadrante superior esquerdo, sobre a borda inferior anterior da caixa torácica.	3. A percussão do fígado deve ajudar a orientar a palpação subsequente. A borda do fígado na linha média clavicular normalmente varia de 6 a 11 cm. 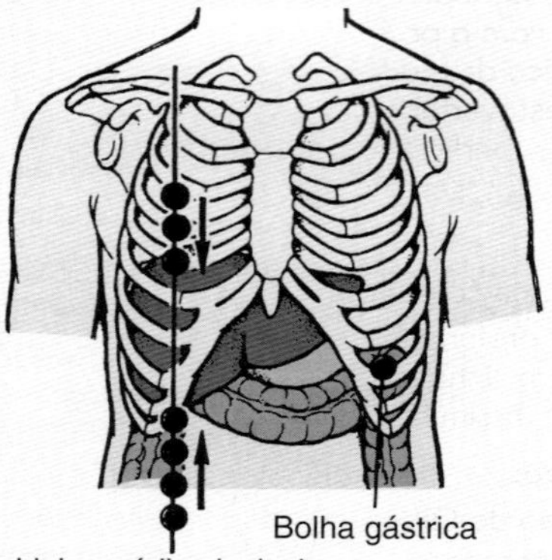
4. Avalie o aumento do baço percutindo no espaço intercostal mais baixo da linha axilar anterior direita (deve ser timpânico). Peça ao paciente para respirar fundo e repita (ainda deve ser timpânico).	4. Mudança no som de percussão para macicez na inspiração indica baço aumentado.
Palpação	
1. Realize palpação de maneira suave, e sequencial, para detectar qualquer resistência muscular (proteção), sensibilidade ou órgãos e massas superficiais.	1. Sensibilidade e movimento involuntário de proteção indicam inflamação peritoneal.
2. Realize palpação profunda para determinar localização, tamanho, forma, consistência, sensibilidade, pulsações e mobilidade dos órgãos e massas subjacentes.	2. Sensibilidade de rebote (dor na retirada rápida dos dedos, após a palpação) sugere irritação peritoneal, como ocorre em casos de apendicite aguda.
3. Palpe devagar e gentilmente de um quadrante para o seguinte para relaxar e tranquilizar o paciente.	3. Palpe as áreas doloridas por último.
4. Use as duas mãos se o abdome for de um indivíduo obeso ou musculoso, com uma das mãos sobre a outra. A mão por cima deve exercer pressão para baixo, enquanto a mão de baixo procura sentir o abdome.	

Exame físico do paciente adulto. *(Continuação)*

Técnica	Achados
ABDOME *(Continuação)*	
Fígado	
1. Palpe o fígado colocando a mão esquerda abaixo do rebordo costal inferior direito do paciente e a mão direita no abdome, abaixo do nível de macicez do fígado. Pressione suavemente para dentro e para cima com as pontas dos dedos, enquanto o paciente respira profundamente.	1. A borda hepática normal é palpável e apresenta superfície lisa, fina e regular. O fígado aumentado é palpável e pode estar dolorido, endurecido ou irregular.
Baço	
1. Coloque a mão esquerda ao redor e abaixo do rebordo costal esquerdo do paciente e pressione a mão direita abaixo da margem costal esquerda, para dentro, em direção ao baço, enquanto o paciente realiza respiração profunda.	1. Um baço normal geralmente não é palpável. Certifique-se de começar baixo o suficiente para não perder a borda de um baço aumentado.
Rim	
1. Depois dirija a palpação para os rins esquerdo e direito.	1. O rim geralmente pode ser palpado apenas em pessoas com músculos abdominais muito relaxados (mulheres muito jovens, idosas e multíparas). O rim direito fica ligeiramente abaixo do esquerdo.
2. Coloque a mão esquerda sob as costas do paciente, entre a caixa torácica e a crista ilíaca.	
3. Apoie o paciente enquanto palpa o abdome com a superfície palmar direita dos dedos voltada para o lado esquerdo do corpo.	
4. Palpe, aproximando as mãos esquerda e direita, um pouco abaixo do umbigo, à direita e à esquerda.	
5. Se o rim for sentido, observe seu tamanho, forma e note se o paciente relata sensibilidade.	5. O rim à palpação mostra-se como massa elástica sólida, firme e lisa.
6. A sensibilidade do ângulo costovertebral é identificada à palpação com o paciente sentado, geralmente durante o exame físico da região posterior do tórax. Localize o ângulo costovertebral na região do flanco e percuta com firmeza a superfície ulnar da mão. Observe qualquer sensibilidade sobre essa área.	6. Não deve haver sensibilidade no ângulo costovertebral. Se encontrada, pode indicar infecção renal.
Aorta	
1. Palpe a aorta com o polegar e o dedo indicador.	1. A aorta é macia e pulsátil.
2. Pressione profundamente a região epigástrica (aproximadamente na linha média) e sinta com os dedos as pulsações, assim como o contorno da aorta.	
Outros achados	
1. A palpação do QID pode revelar a parte do intestino chamada de ceco.	1. O ceco é macio.
2. O cólon sigmoide pode ser palpado no quadrante inferior esquerdo.	2. O cólon sigmoide é como um cordão vertical e, se preenchido com fezes, pode ser bastante firme.
3. As áreas inguinal e femoral devem ser palpadas bilateralmente para verificação dos linfonodos.	3. Frequentemente, há pequenos nódulos inguinais; eles não são dolorosos, se movimentam livremente e têm consistência firme.
GENITÁLIA MASCULINA E HÉRNIAS	
Esta parte do exame requer o uso de luvas e é melhor realizada com o paciente em pé. (A hérnia é uma protrusão de uma porção do intestino por meio de uma abertura anormal.)	
Inspeção	
1. Com a virilha e a genitália expostas, inspecione a distribuição dos pelos púbicos e a pele do pênis.	
2. Retraia o prepúcio, se presente.	2. O prepúcio do pênis, se presente, deve ser facilmente retrátil.
3. Observe a glande e o meato uretral. Note quaisquer úlceras, massas ou cicatrizes.	3. A pele da glande é lisa, sem ulceração.
4. Observe a localização do meato uretral e qualquer secreção presente.	4. O meato uretral normalmente está localizado na superfície ventral na extremidade do pênis. Geralmente, não há secreção da uretra.

(continua)

Exame físico do paciente adulto. *(Continuação)*

Técnica	Achados
GENITÁLIA MASCULINA E HÉRNIAS *(Continuação)*	
Inspeção *(Continuação)*	
5. Observe a pele do escroto em busca de úlceras, massas, hiperemia ou edema. Observe o tamanho, o contorno e a simetria. Levante o escroto para inspecionar a superfície posterior.	5. O escroto desce aproximadamente 4 cm no adulto; o lado esquerdo é geralmente maior que o lado direito.
6. Inspecione as áreas inguinais e a virilha quanto a abaulamentos (com e sem o paciente fazendo força para baixo, como se estivesse evacuando).	
Palpação	
1. Palpe quaisquer lesões, nódulos ou massas, observando sensibilidade, contorno, tamanho e firmeza. Palpe o eixo do pênis para qualquer dureza (firmeza em relação aos tecidos circundantes).	1. Não deve haver nódulos ou sensibilidade.
2. Palpe cada testículo e o epidídimo separadamente entre o polegar e os dois primeiros dedos, observando tamanho, forma, consistência e sensibilidade indevida (a pressão no testículo geralmente é dolorosa).	2. Os testículos geralmente são elásticos e de tamanho aproximadamente igual. O epidídimo está localizado posterolateralmente em cada testículo e é mais facilmente palpável na porção superior do testículo.
3. Palpe o cordão espermático, incluindo o ducto deferente no interior do cordão, do testículo até o anel inguinal.	3. Não deve haver nódulos ou sensibilidade.
4. Palpe para investigar hérnias inguinais, usando a mão esquerda para examinar o lado esquerdo do paciente e a mão direita para examinar o lado direito. a. Introduza o dedo indicador direito lateralmente, invaginando o saco escrotal até o anel inguinal externo. b. Se o anel externo for grande o suficiente, introduza o dedo ao longo do canal inguinal em direção ao anel interno e peça ao paciente que faça força para baixo, observando qualquer massa que toque o dedo.	4. Normalmente, não há massa herniada palpável na área inguinal. 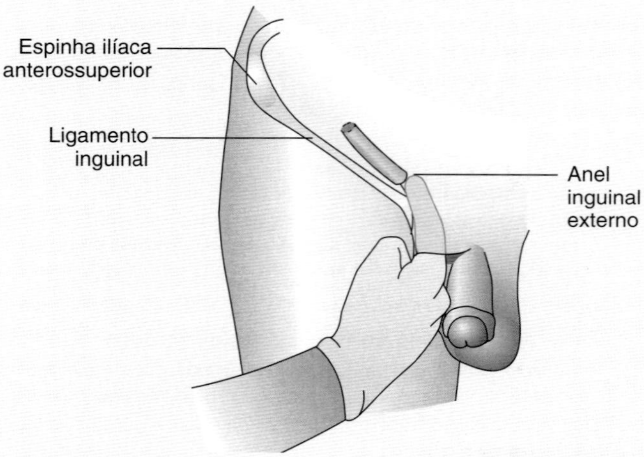 Bickley, L. (2003). *Bates' guide to physical examination and history taking* (8th ed.). Philadelphia, PA: Lippincott Williams & Wilkins.
5. Palpe a parte anterior da coxa para observar se há massa herniada no canal femoral. Peça ao paciente para se esticar. (O canal femoral não é palpável; é um orifício virtual localizado na parte anterior da coxa, medial à artéria femoral, abaixo do ligamento inguinal.)	5. Geralmente, não há massa palpável na área femoral.

GENITÁLIA FEMININA

Usando luvas, observe a genitália externa quanto a anormalidades, como lesões, secreção ou abaulamento da vagina. Delicadamente, separe os lábios para continuar a inspeção visual, observando qualquer sensibilidade.

RETO

Equipamento

- Luvas
- Lubrificante

Posicione o paciente em decúbito lateral esquerdo, com os joelhos elevados em direção ao tórax, e cubra-o de modo que as nádegas fiquem expostas. Pacientes do sexo masculino também podem realizar o exame de pé e se curvar sobre a borda de uma superfície, com os dedos dos pés voltados para dentro. As mulheres podem ser examinadas na posição de litotomia, ao fim de um exame pélvico. (Troque as luvas para evitar contaminação cruzada.)

Exame físico do paciente adulto. *(Continuação)*

Técnica	Achados
RETO *(Continuação)*	
Inspeção	
Afaste as nádegas e inspecione o ânus, a região perianal e a região sacral em busca de inflamação, nódulos, cicatrizes, lesões, ulcerações ou erupções cutâneas. Peça ao paciente para se abaixar; observe quaisquer abaulamentos.	Tanto nos homens quanto nas mulheres, as áreas perianal e sacrococcígea são secas, com quantidades variáveis de pelos. Lesões anais e perianais incluem hemorroidas, abscessos, manchas na pele e lesões genitais sexualmente transmissíveis.
Palpação	
1. Palpe qualquer área anormal observada na inspeção.	
2. Lubrifique o dedo indicador da mão enluvada. Coloque o dedo sobre o ânus enquanto o paciente se abaixa e, enquanto o esfíncter estiver relaxado, introduza o dedo lentamente no reto. 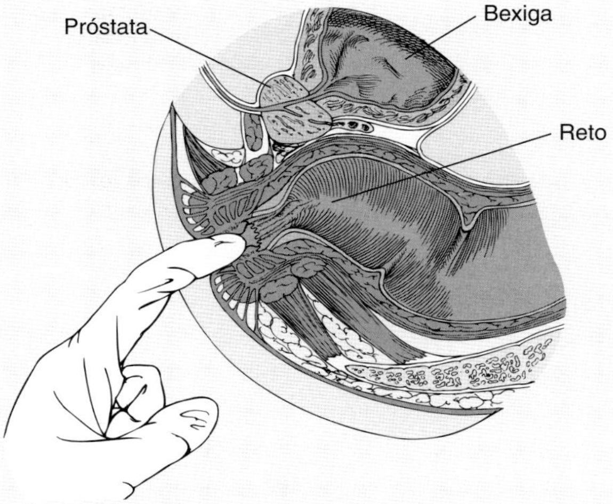 Weber, J. & Kelley, J. (2006). *Health assessment in nursing* (3rd ed.). Philadelphia, PA: Lippincott Williams & Wilkins.	
3. Observe o tônus esfincteriano e verifique se há quaisquer nódulos ou massas ou sensibilidade.	3. O canal anal tem aproximadamente 2,5 cm de comprimento; é delimitado pelos esfíncteres anais externos e internos, que normalmente são firmes e lisos.
4. Introduza o dedo mais profundamente e palpe as paredes do reto lateralmente e posteriormente, enquanto gira o dedo indicador. Observe irregularidades, massas, nódulos, sensibilidade.	4. A parede do reto é lisa e úmida, tanto nos homens quanto nas mulheres.
5. Na parte anterior, palpe os dois lobos laterais da próstata nos homens e seu sulco mediano quanto a irregularidades, nódulos, edema ou sensibilidade.	5. A próstata masculina tem cerca de 2,5 cm de comprimento, é lisa, regular, não se movimenta, não apresenta sensibilidade e é elástica.
6. Se possível, palpe a parte superior do lobo lateral, onde as vesículas seminais estão localizadas. Observe qualquer endurecimento, edema ou sensibilidade.	6. As vesículas seminais geralmente não são palpáveis, a menos que estejam edemaciadas.
7. Logo acima da próstata, na sua porção anterior, encontra-se o reto, adjacente à cavidade peritoneal. Se possível, palpe essa região quanto à presença de massas peritoneais e sensibilidade.	7. Nenhuma massa ou sensibilidade deve ser palpável.
8. Nas mulheres, anteriormente, pode ser sentido o colo do útero, e talvez se identificar um útero retrovertido.	8. Na porção anterior o colo do útero é arredondado e liso.
9. Continue a inserir o dedo o mais profundamente possível e peça ao paciente que se abaixe, para que uma porção maior do intestino possa ser palpada.	
10. Retire o dedo com cuidado. Qualquer material fecal na luva deve ser analisado quanto à presença de sangue oculto.	10. Normalmente não há sangue oculto nas fezes.

(continua)

Exame físico do paciente adulto. *(Continuação)*

Técnica	Achados

SISTEMA MUSCULOESQUELÉTICO

Abordagem geral

1. Examine os músculos e as articulações, tendo em mente a estrutura e as funções de cada um.
2. Observe e palpe as articulações e os músculos para verificar a simetria e examine cada articulação individualmente, conforme indicado.
3. O exame deve ser realizado com as articulações em repouso e em movimento, em toda sua amplitude de movimento; devem ser observados as articulações, os músculos e os tecidos de suporte.

Achados:

3. As articulações devem se mover livremente, sem resistência ou dor.

Inspeção

1. Inspecione os membros superiores e inferiores quanto a tamanho, simetria, deformidades e massa muscular.
2. Inspecione as articulações quanto a amplitude de movimento (em graus), edema e hiperemia.
3. Observe a marcha e a postura; observe a coluna vertebral quanto a amplitude de movimento, curvatura lateral ou qualquer curvatura anormal.
4. Observe o paciente em busca de sinais de dor durante o exame.

Palpação

1. Palpe as articulações dos membros superiores e inferiores, do pescoço e das costas quanto a sensibilidade, edema, temperatura, crescimento anormal ou deformidade óssea e amplitude de movimento.
2. Mantenha a palma da mão sobre a articulação enquanto ela se movimenta, ou mova a articulação até a maior amplitude de movimento possível e observe qualquer crepitação (sensação de estalo dentro da articulação).
3. Palpe os músculos quanto a tamanho, tônus, força, qualquer contratura e sensibilidade.
4. Palpe a coluna vertebral para investigar deformidades ósseas e crepitação. Bata levemente a coluna, com a superfície ulnar do punho, da região cervical para a região lombar e observe qualquer dor ou sensibilidade.

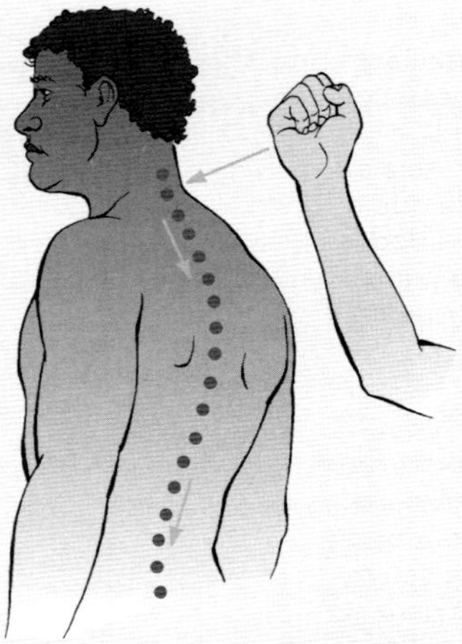

SISTEMA NEUROLÓGICO

Equipamento

- Alfinete de segurança
- Algodão
- Diapasão
- Martelo de reflexo
- Lanterna
- Abaixador de língua
- Protetor de vista
- Cravo, café ou outros itens perfumados

O exame neurológico de triagem ou qualquer um de seus componentes pode ser realizado com o paciente sentado ou em decúbito dorsal, e pode ser incorporado ao exame de outras regiões do corpo. Em vez de usar palpação, percussão e ausculta, o examinador faz uma inspeção e testes especiais para avaliar componentes do estado mental, nervos cranianos, função cerebelar, função motora, sensação e reflexos profundos dos tendões.

Estado mental

1. Determine o nível de consciência falando o nome do paciente em voz alta e sacudindo-o gentilmente, se necessário.

Achados:

1. Normalmente, o indivíduo está alerta, sabe quem ele é e onde mora, e pode dizer a data.

Exame físico do paciente adulto. *(Continuação)*

Técnica	Achados
SISTEMA NEUROLÓGICO *(Continuação)*	
Estado mental *(Continuação)*	
2. A capacidade de se lembrar das coisas também é avaliada à medida que é feita a anamnese; pergunte sobre sua história patológica pregressa (memória a longo prazo) e hábitos alimentares: "O que você comeu no café da manhã?" (memória intermediária).	2. O paciente se recorda de eventos recentes e passados de forma consistente e, de bom grado, admite se esquecer alguma coisa. Pacientes idosos costumam ter uma memória a longo prazo muito melhor que a memória recente.
3. A cognição e o conteúdo ideativo são avaliados durante toda a anamnese por meio do que é dito pelo paciente e por sua expressão, consistência e confiabilidade ao relatar os eventos.	3. Não há evidência de ideias delirantes ou alucinações.
4. Emoções ou humor devem ser avaliados pela observação do comportamento verbal e não verbal do paciente em relação ao que é perguntado, ruídos repentinos e interrupções. Por exemplo, o paciente sorri ao falar sobre eventos normalmente tristes, ou é facilmente surpreendido por ruídos inesperados.	4. O humor deve ser apropriado ao conteúdo da conversa.
Nervos cranianos (NC)	
1. Teste o nervo olfatório (NC I), ocluindo uma narina e fazendo com que o paciente (com os olhos fechados) identifique uma substância comum pelo olfato; repita no lado oposto.	1. O paciente deve ser capaz de identificar cheiros comuns, como canela e café.
2. Avalie o nervo óptico (NC II), verificando a acuidade visual por meio de uma tabela de Snellen, e teste os campos visuais. a. Peça ao paciente que cubra o olho direito com a mão direita. (Você cobre seu olho esquerdo com a mão esquerda.) b. Posicione-se a aproximadamente 60 cm do paciente e peça a ele que olhe fixo para a ponta do seu nariz. c. Mova dois dedos para o lado oposto ao da visão (em um plano equidistante entre você e o paciente) em todos os quadrantes do campo visual e peça ao paciente que lhe diga quando vê seus dedos.	2. A visão normal (com óculos ou lentes de contato) está próximo de 20/20. Supondo que seus campos visuais sejam normais, o paciente e você devem ver os dedos se mexendo quase simultaneamente. (A visão periférica do paciente deve se aproximar da do examinador.)
3. Teste o nervo oculomotor (NC III), nervo troclear (NC IV) e nervo abducente (NC VI) juntos. Eles controlam os movimentos dos músculos extraoculares – os oblíquos superior e inferior e os músculos retos medial e lateral. O nervo oculomotor também controla a constrição pupilar. a. Mantenha seu dedo indicador a aproximadamente 30 cm do nariz do paciente. Peça ao paciente para manter a cabeça firme. b. Peça ao paciente para seguir seu dedo com os olhos. c. Mova o dedo para a direita, até onde o olho do paciente alcança. Antes de trazer o dedo de volta ao centro, mova-o para cima e para baixo, de modo que o paciente olhe para cima e perifericamente, depois para baixo e perifericamente. d. Repita o teste, movendo o dedo para a esquerda.	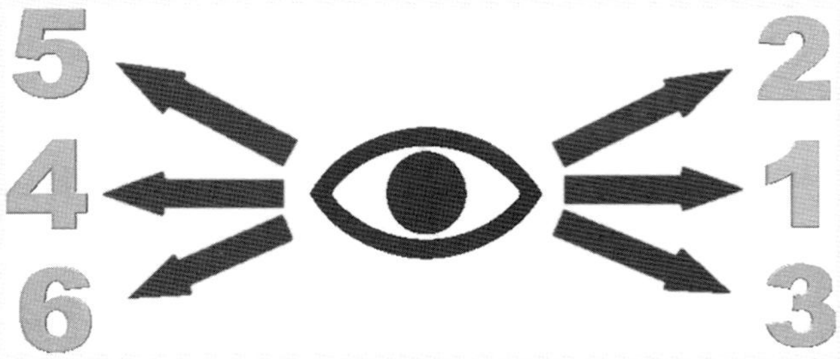
4. Teste o nervo trigêmeo (NC V), que controla os músculos da mastigação e tem um componente sensorial que controla as sensações na face.	
a. Teste o componente motor, fazendo o paciente apertar os dentes enquanto palpa os músculos temporais e masseteres das mandíbulas com ambas as mãos.	a. Deve haver força muscular na face e deve ser simétrica.
b. Teste o componente sensorial, fazendo com que o paciente feche os olhos e toque um lado do rosto e depois o outro (fronte, maxila, queixo). (Sempre demonstre ao paciente como você está fazendo – para evitar assustá-lo e estimular a cooperação.)	b. Ele deve sentir o toque e a sensação deve ser simétrica.
5. Teste o nervo facial (NC VII), observando a expressão facial e a simetria do movimento facial. Peça ao paciente para franzir a testa, fechar os olhos e sorrir.	5. Os músculos faciais devem parecer simétricos quando o paciente franze a testa, fecha os olhos e sorri. Observe particularmente a simetria das dobras nasolabiais.

(continua)

Exame físico do paciente adulto. *(Continuação)*

Técnica	Achados
SISTEMA NEUROLÓGICO *(Continuação)*	
Nervos cranianos (NC) *(Continuação)*	
6. Avalie o ramo coclear do nervo vestibulococlear (NC VIII), testando a audição (ver p. 47) e o ramo vestibular, realizando o teste de Romberg para o equilíbrio. Mantenha o paciente ereto com os olhos fechados e os pés juntos.	6. Pode ocorrer uma leve oscilação, mas o paciente não deve cair. (Fique perto do paciente para auxiliá-lo se começar a cair.)
7. Teste o nervo glossofaríngeo (NC IX) e o nervo vago (NC X) juntos (ambos têm uma porção motora que inerva a faringe).	
a. Peça ao paciente que diga "ah" e observe o movimento da úvula e do palato (NC X).	a. O palato e a úvula devem se mover simetricamente, sem desvio.
b. Gentilmente, use um abaixador de língua para verificar se há reflexo de vômito (NC IX).	b. Deve haver reflexo de vômito, e não deve haver dificuldade para engolir.
8. Avalie o nervo acessório (NC XI), que se interpõe entre o esternocleidomastóideo e a porção superior dos músculos trapézio.	8. A força muscular no pescoço e nos ombros deve ser simétrica.
a. Peça ao paciente para virar a cabeça para o lado, contra a resistência, enquanto aplica pressão na mandíbula.	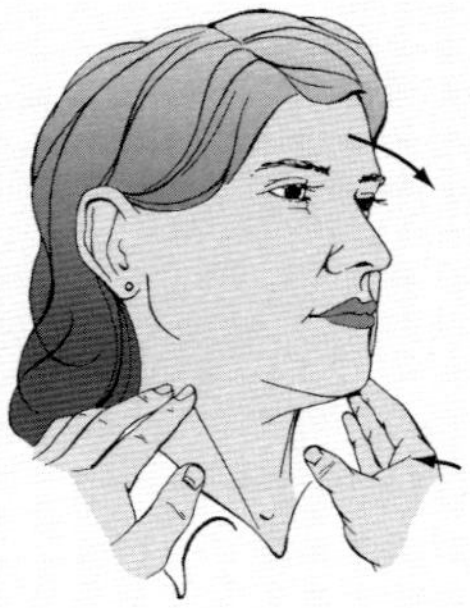
b. Palpe o músculo esternocleidomastóideo no lado oposto.	
c. Peça ao paciente que encolha os ombros enquanto você coloca as mãos sobre os ombros e aplica uma ligeira pressão.	
9. Avalie o nervo hipoglosso (NC XII), que inerva os músculos da língua, observando a articulação, e peça ao paciente que estique a língua, verificando qualquer desvio ou assimetria.	9. O paciente deve falar claramente e a língua deve ser simétrica e não sofrer desvios.
Função cerebelar	
1. Observe a postura e a marcha.	
2. Peça ao paciente para andar para frente (e depois para trás) em linha reta.	2. O paciente deve ser capaz de realizar todos os testes descritos com movimentos suaves e uniformes e sem perder o equilíbrio.
3. Para testar a coordenação muscular nos membros inferiores, peça ao paciente para passar o calcanhar direito pela tíbia esquerda e vice-versa.	
4. Para testar a coordenação nos membros superiores, peça que o paciente feche os olhos e toque o nariz com o dedo indicador (posição inicial: braços esticados) primeiro à esquerda, depois à direita, em rápida sucessão.	4. A pessoa saudável pode fazer isso com movimentos rápidos e suaves, sem ultrapassar o alvo.
Função motora	
1. Avalie massa, tônus e força muscular, além de quaisquer movimentos anormais (tiques, fasciculações, espasmos). Pode ser feito com exame musculoesquelético.	1. Normalmente, não estão presentes movimentos anormais em repouso ou em movimento.
a. Teste o tônus muscular observando a resistência que o músculo oferece ao movimento (em movimento passivo).	a. Geralmente, há uma ligeira resistência ao movimento passivo dos músculos em oposição à flacidez (sem resistência) ou rigidez (aumento do tônus muscular).
b. Teste a força muscular, pedindo ao paciente que resista ativamente ao seu movimento para flexionar ou estender seus vários grupos musculares. Os graus de força muscular são: 0 = sem contração muscular; 1 = contração muscular fraca; 2 = movimento ativo da parte do corpo com a gravidade eliminada;[1] 3 = movimento ativo contra a gravidade; 4 = movimento ativo contra a gravidade e alguma resistência; 5 = movimento ativo contra a resistência total, sem fadiga.	b. A força varia de pessoa para pessoa, mas 5 em uma escala de 0 a 5 é considerado normal. Deve ser igual bilateralmente.

[1] N.R.T.: a expressão *gravidade eliminada* indica movimento realizado no plano horizontal.

Exame físico do paciente adulto. *(Continuação)*

Técnica	Achados

SISTEMA NEUROLÓGICO *(Continuação)*

Função sensorial

1. Teste a sensibilidade ao toque leve (algodão), dor (picada), vibração (diapasão) e capacidade de discriminação. Compare os dois lados do corpo.
   a. Peça ao paciente para fechar os olhos. Toque a pele com um pedaço de algodão (no dorso das mãos, antebraços, parte superior dos braços, porção dorsal do pé lateral e medialmente, e ao longo da tíbia e das partes lateral e medial da coxa lateral e medialmente). Peça ao paciente para avisar quando sentir o toque do algodão e comparar a sensação bilateralmente.

   a. O paciente deve sentir um leve toque bilateralmente.

   b. Use um alfinete de segurança; toque a pele o mais levemente possível para provocar uma sensação aguda. (Alternativamente, pode ser testada a capacidade de discriminação de temperatura.)

   b. A dor deve ser sentida bilateralmente; ou a sensação de quente e frio pode ser percebida.

   c. Teste o sentido da vibração, colocando um diapasão oscilante sobre uma articulação interfalângica distal de um dedo da mão, depois nos pés, sobre o hálux, e pergunte se o paciente sente a vibração. Se não conseguir sentir, desloque-se proximalmente para a próxima proeminência óssea. (Alternativamente, pode ser testado o sentido da posição, movendo um dedo do pé para cima ou para baixo.)

   c. O paciente deve ser capaz de detectar a vibração ou posição se não houver neuropatia periférica. (Se o paciente não tiver certeza se conseguiu sentir a vibração, toque no diapasão para interromper a vibração e peça ao paciente para avisar quando parar.)

   d. Teste a capacidade de discriminação (que também depende de um córtex intacto), colocando um objeto pequeno, como um clipe de papel, na mão (estereognosia), usando a extremidade romba de uma caneta para desenhar um número na palma da mão (grafestesia) ou usando um clipe de papel para tocar a pele em 1 ou 2 pontos alternadamente (discriminação de dois pontos).

   d. O paciente deve ser capaz de identificar objeto, número ou estimulação de um ou dois pontos.

Reflexos tendinosos profundos

1. Em todos os testes de reflexo, certifique-se de que o paciente esteja relaxado e que o membro esteja apoiado. Se o paciente não estiver relaxado e você não puder extrair reflexos, faça com que o paciente segure as mãos e contraia os músculos do braço para relaxar os membros inferiores, ou bater com os pés no chão para relaxar os membros superiores.

1. A amplitude do reflexo pode variar para diferentes tendões, mas é igual bilateralmente.

2. Teste o reflexo do bíceps, com um golpe indireto.
   a. Coloque o polegar direito sobre o tendão do bíceps direito (localizado na fossa antecubital), com o braço do paciente levemente flexionado.
   b. Golpeie seu polegar na extremidade pontiaguda da cabeça do martelo. Segure o martelo frouxamente para que ele gire em sua mão quando for movimentado pela ação do pulso.
   c. Golpeie seu polegar com a menor quantidade de pressão necessária para provocar o reflexo.

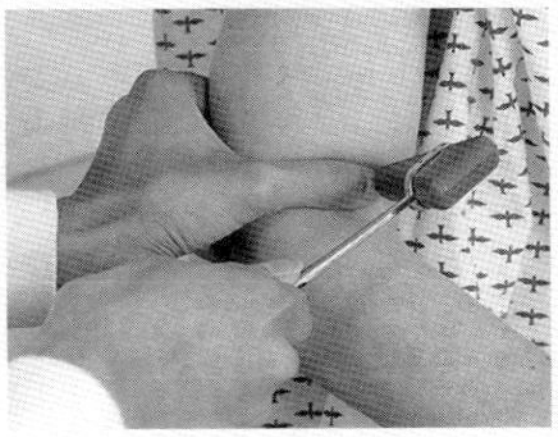

c. O antebraço pode se mover e o polegar deve sentir o movimento do tendão.

3. Teste o tendão do tríceps, usando a extremidade pontiaguda do martelo.

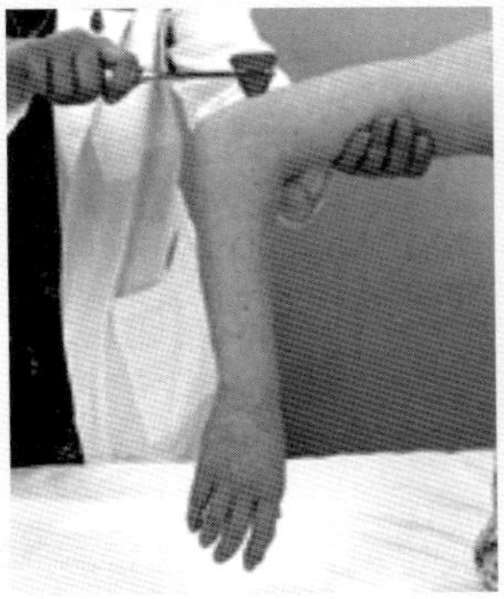

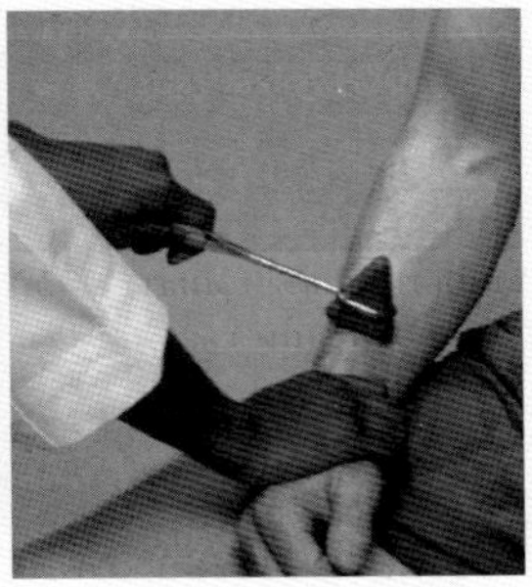

(continua)

Exame físico do paciente adulto. (*Continuação*)

Técnica	Achados
SISTEMA NEUROLÓGICO (*Continuação*)	
Reflexos tendinosos profundos (*Continuação*)	
a. Peça ao paciente que deixe o braço livremente pendurado, enquanto você o apoia com a mão não dominante, ou descanse o braço ligeiramente flexionado no colo do paciente.	
b. Com o cotovelo flexionado, golpeie o tendão diretamente, usando a extremidade pontiaguda do martelo.	b. O antebraço deve se mover um pouco.
4. Teste o tendão braquiorradial, batendo no antebraço com a extremidade achatada do martelo, cerca de 2,5 cm acima do pulso, sobre o rádio.	4. Deve haver ligeira flexão e supinação do antebraço.
5. Teste o reflexo do quadríceps, fazendo com que o paciente se sente com as pernas penduradas na borda da mesa ou fique deitado enquanto você apoia as pernas no joelho (levemente flexionadas) e bata no tendão com a extremidade pontiaguda do martelo, logo acima da patela.	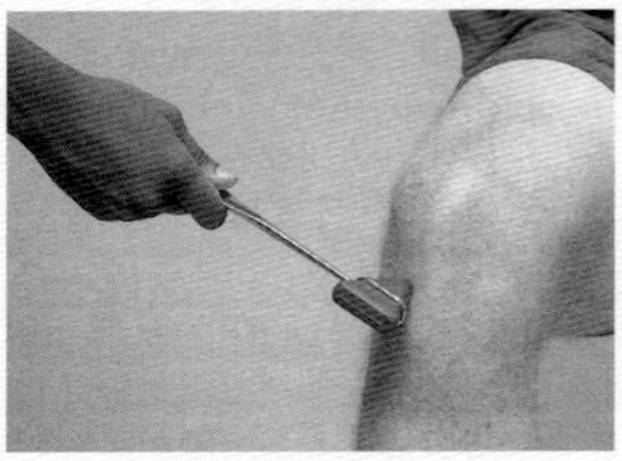 Bickley, L. (2016). *Bates' guide to physical examination and history taking* (12th ed.). Philadelphia, PA: Lippincott Williams & Wilkins. Fotografia de Barbara Proud.
6. Teste o reflexo de Aquiles, apoiando o pé em dorsiflexão e bata no tendão do calcâneo com a extremidade plana do martelo. 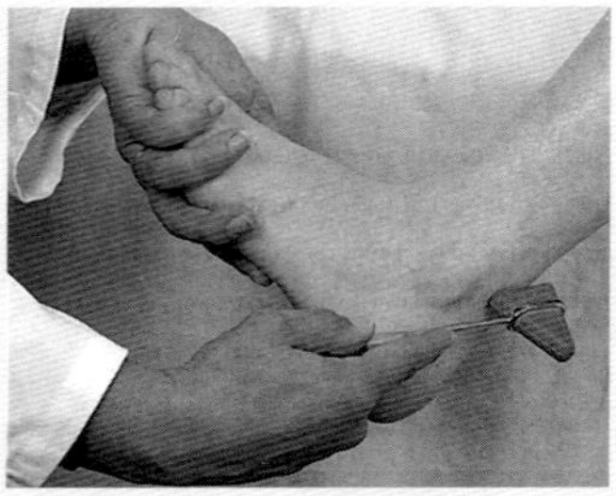 Lynn, P. (2010). *Taylor's Clinical Nursing Skills* (3rd ed.). Philadelphia, PA: Lippincott Williams & Wilkins. Fotografia de Barbara Proud.	6. O pé deve se mover para baixo na sua mão.
7. Bata na sola do pé do paciente com um objeto plano, como um abaixador de língua, para testar o reflexo plantar.	7. Os dedos normalmente se flexionam. A dorsiflexão do hálux e o movimento de afastamento dos outros dedos do pé são conhecidos, em conjunto, como *sinal positivo de Babinski* e indicam uma alteração no sistema nervoso central.

BIBLIOGRAFIA

Bickley, L. S. (2016). *Bates' guide to physical examination and history taking* (12th ed.). Philadelphia, PA: Wolters Kluwer.

Bijur, P. E., Shah, P. D., & Esses, D. (2016). Temperature measurement in the adult emergency department. *Emergency Medicine Journal, 33*(12), 843–847.

Ewing, J. A. (1984). Detecting alcoholism: The CAGE questionnaire. *Journal of the American Medical Association, 252*(14), 1905–1907.

Jarvis, C. (2015). *Physical examination and health assessment* (7th ed.). Philadelphia, PA: Elsevier.

Jensen, S. (2014). *Nursing health assessment: A best practice approach* (2nd ed.). Philadelphia, PA: Lippincott Williams & Wilkins.

Johnstone, C., (2018). How to undertake a nutritional assessment in adults. *Nursing Standard, 32*(22), 41–45.

Lippincott Williams & Wilkins. (2010). *Professional guide to signs and symptoms* (6th ed.). Philadelphia, PA: Author.

Lippincott Williams & Wilkins. (2012). *Assessment made incredibly easy* (5th ed.). Philadelphia, PA: Author.

Niven, D. J., Gaudet, J. E., Laupland, K. B., Mrklas, K. J., Roberts, D. J., & Stelfox, H. T. (2015). Accuracy of peripheral thermometers for estimating temperature: A systematic review and meta-analysis. *Annals of Internal Medicine, 163*(10), 768–777.

Osborne, S., Douglas, C., Reid, C., et al. (2015). The primacy of vital signs–Acute care nurses' and midwives' use of physical assessment skills: A cross sectional study. *International Journal of Nursing Studies, 52*(5), 951–962.

Sliwinski, M., Mogle, J., Hyun, J., Munoz, E., Smyth, J., & Lipton, R., (2018). Reliability and Validity of Ambulatory Cognitive Assessments. *Assessment, 25*(1), 14–30.

Wald, A., & Garber, C., (2018). A Review of Current Literature on Vital Sign Assessment of Physical Activity in Primary Care. *Journal of Nursing Scholarship, 50*(1), 65–73.

CAPÍTULO

6

Terapia Intravenosa

CONSIDERAÇÕES GERAIS

Objetivos

Os objetivos da terapia intravenosa (IV) são:

1. Fornecer hidratação e/ou corrigir desequilíbrios eletrolíticos no paciente que não consegue manter uma ingesta oral adequada.
2. Administrar infusões seguras e efetivas de medicamentos por meio do acesso vascular apropriado.
3. Administrar hemocomponentes e/ou hemoderivados.
4. Proporcionar monitoramento hemodinâmico invasivo.
5. Fornecer nutrição quando ocorre pausa de função do sistema digestório.

Absorção fisiológica das soluções de infusão

Princípios

1. As células teciduais (como as células epiteliais) são envolvidas por membrana semipermeável.
2. A permeabilidade refere-se à capacidade da membrana celular de permitir que substâncias, como a água, passem livremente, enquanto os íons com cargas, como o sódio, não conseguem atravessar a membrana e ficam retidos em um dos lados.
3. Pressão osmótica é a pressão de "arrasto" que se observa quando a água se movimenta através da membrana semipermeável das células dos tecidos, passando de uma área de menor concentração para uma área de maior concentração de soluto (p. ex., íons sódio e glicose sanguínea). O resultado é a hidratação e o equilíbrio entre os compartimentos intracelular e extracelular.
4. A água corporal total (ACT), com variações dependendo de idade, sexo e raça, representa de 45 a 60% do peso de um indivíduo. A água corporal total é a soma dos fluidos intracelulares (cerca de 2/3 da ACT) e do volume de fluidos extracelulares (cerca de 1/3 da ACT). O volume de líquido extracelular (VLE) é composto pelo volume de líquido intersticial (cerca de 2/3 do VLE) e intravascular (cerca de 1/3 do VLE).
5. Os fluidos do compartimento extracelular incluem principalmente o plasma e o líquido intersticial.

Tipos de soluções intravenosas

As soluções de administração intravenosa incluem coloides e cristaloides. Ver Tabela 6.1.

1. As soluções coloidais contêm grandes moléculas de proteínas ou outras moléculas que não conseguem atravessar a membrana celular semipermeável. Os coloides aumentam o volume intravascular por puxarem líquidos para o espaço intravascular por meio da pressão oncótica. Coloides naturais incluem eritrócitos, plasma e albumina. Coloides sintéticos comumente incluem dextrana e *hetastarch* (hetamilo).
2. As soluções cristaloides contêm eletrólitos, mas não possuem proteínas ou outras grandes moléculas em sua composição. A solução cristaloide é capaz de passar através de membrana semipermeável. Classificados de acordo com sua "tonicidade", os cristaloides são soluções isotônicas, hipotônicas ou hipertônicas.

Solução isotônica

É uma solução que exerce a mesma pressão osmótica que a encontrada no plasma. Esse tipo de solução se distribui uniformemente entre os espaços intravascular e intracelular. São soluções comumente administradas para repor perdas de líquidos extracelulares e expandir o volume intravascular.

1. Solução de cloreto de sódio a 0,9% (soro fisiológico, SF).
2. Solução de Ringer lactato (RL).
3. Solução de glicose a 5% em água (SG 5%).

Solução hipotônica

É uma solução que exerce menor pressão osmótica do que a do plasma sanguíneo. A administração dessas soluções geralmente provoca a diluição da concentração de soluto no plasma sérico e força a água a se mover para o intracelular, para restabelecer o balanço entre os meios intracelular e extracelular; as células então recebem maior volume de água.

1. Solução de cloreto de sódio a 0,45% (1/2 do SF).
2. Solução de cloreto de sódio a 0,33% (1/3 do SF).

Solução hipertônica

É uma solução que exerce pressão osmótica maior que a do plasma sanguíneo. A administração dessas soluções aumenta a concentração de soluto no plasma, retirando água das células para o compartimento extracelular, de modo a restaurar o equilíbrio osmótico; as células então murcham.

1. SG 5% em solução de RL.
2. SG 5% em soro fisiológico.

Tabela 6.1 Composição de algumas soluções intravenosas.

Solução	Tonicidade	Na^+ (mEq/ℓ)	K^+ (mEq/ℓ)	Cl^- (mEq/ℓ)	Ca^{++} (mEq/ℓ)	Tamponamento	pH
Solução de Ringer lactato (RL)*	Isotônica	130	4	109	3	28 lactato	6,5
Soro fisiológico (NaCl 0,9%)	Isotônica	154	0	154	0	0	–
SG 5%	Isotônica	0	0	0	0	0	4,5
SG 5% e RL	Ligeiramente hipertônica	130	4	109	3	28 lactato	5
SG 5% e SF	Hipertônica	154	0	154	0	0	4
NaCl 3%	Hipertônica	513	0	513	0	0	–
NaCl 0,45%	Hipotônica	77	–	7	–	0	5,3
SG 5% e NaCl 0,45%†	Ligeiramente hipertônica	77	–	77	–	0	4

*O lactato se converte em bicarbonato em nível hepático.
†A glicose a 5% é metabolizada rapidamente no sangue e, de fato, produz efeitos osmóticos mínimos.
SG = solução de glicose em água.

3. SG 5% em solução de cloreto de sódio a 0,45% (1/2 do SF); apenas ligeiramente hipertônica porque a glicose é rapidamente metabolizada e o aumento da pressão osmótica é temporário.
4. Solução de glicose a 10% em água (SG 10%).
5. Solução de glicose a 20% em água (SG 20%).
6. Solução de cloreto de sódio a 3 ou 5%.
7. Soluções de nutrição parenteral.

Usos e precauções com principais tipos de infusões

Ver Tabela 6.2, quanto aos sinais e sintomas de excesso ou déficit de líquidos.

1. SG 5%.
   a. Usada para repor perdas de água (fluido hipotônico), fornecer certo aporte calórico ou administrar como solução de diluição para infusão de diversos medicamentos.
   b. Deve ser usada com cautela em pacientes com excesso de líquidos (hiponatremia, síndrome de secreção inapropriada de hormônio antidiurético).
   c. Não deve ser usada como solução paralela na infusão de sangue ou hemoderivados.
2. Soro fisiológico (SF ou NaCl 0,9%).
   a. Cristaloides são comumente usados para repor perdas de fluidos isotônicos, na reanimação cardiorrespiratória, podem ser administrados em paralelo a componentes sanguíneos ou para tratar pacientes em choque circulatório.
   b. Deve ser usado com cautela em pacientes com excesso de volume de líquidos isotônicos, como nos casos de insuficiência cardíaca ou renal; monitore acidose metabólica hiperclorêmica quando utilizado na reanimação.
   c. Preço acessível.
3. Solução de RL.
   a. Cristaloides são comumente utilizados nas manobras de reanimação para repor perdas hídricas, restabelecer perdas eletrolíticas específicas e controlar a acidose metabólica.
   b. Use com cautela em pacientes com insuficiência hepática.
4. Solução salina hipertônica (NaCl 3%).
   a. Atua como um expansor de volume plasmático, aumentando o movimento de água do espaço intracelular e intersticial para o intravascular.
   b. Risco de hipernatremia e requer monitoramento cuidadoso, particularmente quanto ao estado neurológico do paciente.

Tabela 6.2 Sinais e sintomas de excesso ou déficit de líquidos.

Localização	Excesso de líquidos	Déficit de líquidos
Sistema nervoso central	• Contrações musculares • Reflexos de hiperatividade de tendão • Convulsões • Aumento da pressão intracraniana, coma	• Sonolência • Apatia • Inquietação • Fraqueza • *Delirium* • Coma
Sistema cardiovascular	• Pressão venosa elevada • Aumento do débito cardíaco • Aumento da pressão de pulso • Galope cardíaco • Estertores, edema pulmonar	• Taquicardia • Hipotensão ortostática, hipotensão • Veias cervicais planas • Pele fria e pegajosa
Sistema digestório	• Anorexia, náuseas e vômito • Edema gástrico, do cólon e mesentério	• Anorexia • Sede • Ausência de ruídos hidroaéreos
Tecidos	• Secreção salivar aumentada, lágrimas • Diarreia aquosa • Edema subcutâneo marcado	• Diminuição de secreção salivar e das lágrimas • Mucosas secas e pegajosas • Hiperemia e edema de língua • Hiperemia da pele • Diminuição do turgor da pele • Olhos encovados
Outros	• Nenhum	• Redução da temperatura

TIPOS DE ADMINISTRAÇÃO INTRAVENOSA DE MEDICAMENTOS

Existem três formas de administração intravenosa: *bolus* IV (*push* IV) infusão intermitente e infusão contínua.

Bolus IV

O *bolus* IV se refere à administração de um medicamento diretamente de uma seringa no sistema de infusão intravenosa, ou na veia por meio do dispositivo de acesso intravenoso (p. ex., infusão de SF ou solução com heparina para manutenção de cateter).

Indicações

1. Quando for necessário atingir rápida concentração de um medicamento na corrente sanguínea do paciente (p. ex., procedimentos de reanimação cardiopulmonar).
2. Quando for necessária uma resposta mais rápida de um medicamento (p. ex., furosemida ou digoxina).
3. Para administrar doses de ataque de uma substância que será continuada por meio de infusão contínua (p. ex., heparina, analgésicos).
4. Para reduzir o desconforto do paciente, ao se limitar a necessidade de realizar injeções intramusculares.
5. Para evitar questões de incompatibilidade que podem ocorrer quando vários medicamentos são associados em um frasco ou uma bolsa.
6. Para fornecer medicamentos ou soluções para pacientes com contraindicação de administração por via oral (p. ex., pacientes inconscientes) ou por via intramuscular (p. ex., distúrbio de coagulação).
7. Método econômico – sem necessidade de equipos e extensores ou bomba de infusão por seringa.

Precauções e recomendações

1. Antes de administrar a medicação, cheque a prescrição e confirme a identificação do paciente e se o mesmo tem alergia. Esteja familiarizado com as normas e diretrizes da instituição sobre como, onde e por quem os medicamentos ou soluções IV em *bolus* podem ser administrados.
2. Use técnica asséptica ao preparar e administrar medicamentos IV e acessar o cateter intravascular.
3. Determine o fluxo correto (mais seguro) de administração. Consulte o farmacêutico ou as diretrizes de farmacologia. A maioria dos medicamentos é administrada lentamente (raramente em menos de 1 minuto); às vezes, são necessários mais de 30 minutos. A administração muito rápida pode acarretar graves efeitos adversos.
4. Dilua o fármaco com o diluente apropriado, conforme indicado pelo fabricante ou por protocolos da farmácia. Muitos medicamentos são irritantes para as veias e requerem diluição apropriada. Deve-se ter cautela durante esse processo, devido à relação com aumento de risco de erros de medicação e contaminação dos medicamentos ou soluções estéreis.
5. Se estiver aspirando medicamentos IV de uma ampola de vidro, use uma agulha fina com filtro, a menos que algum medicamento específico impeça seu uso. Quando o medicamento ou solução não for preparado na beira do leito para administração imediata, sem que ocorra qualquer interrupção no processo, rotule adequadamente todas as seringas com soluções para infusão em *bolus* IV preparadas pelo enfermeiro responsável pela medicação.
6. Realize uma avaliação apropriada do paciente. Isso inclui avaliar a terapia prescrita em relação a idade e condição clínica do paciente, os "certos" da administração de medicamentos (paciente certo, medicamento certo, dose certa, via certa e horário certo) e a indicação da medicação ou infusão de solução. Avalie o acesso vascular e confirme a patência do cateter IV, aspirando e identificando retorno positivo do sangue, sem resistência ao injetar ou "lavar" manualmente o dispositivo de acesso vascular. Verifique o tempo de permanência do cateter. Para infusão de soluções vesicantes, é aconselhável que o tempo de instalação do cateter seja inferior a 24 h.
7. Caso sua instituição use tecnologia de código de barras, digitalize seu crachá de identificação (ID), a pulseira de identificação do paciente e o código de barras do medicamento.
8. Se for necessário realizar administração em *bolus* IV em associação a uma infusão intravenosa contínua ou a um outro medicamento de administração por *bolus* IV, verifique com o farmacêutico ou na literatura quanto a possíveis incompatibilidades. É sempre preconizado realizar administração prévia de soro fisiológico no sistema de infusão ou do cateter IV, comumente denominado *lavar o sistema de infusão* ou *realizar "flush"*, antes e depois da administração de um medicamento ou solução.
9. Use o conector sem agulha mais próximo do cateter, para garantir que o fármaco ou solução atinja a circulação central o mais rápido possível, com a menor quantidade necessária para lavar o sistema de infusão. Os conectores sem agulha protegem profissionais de saúde, eliminando a necessidade de uso de agulhas e consequentes lesões perfurocortantes quando se conectam seringas e/ou sistemas de infusão ao dispositivo de acesso vascular.
10. Monitore a reação do paciente à medicação durante e após a administração.
    a. Esteja alerta aos principais efeitos adversos, como anafilaxia, desconforto respiratório, taquicardia, bradicardia ou convulsões. Se isso ocorrer, interrompa a medicação e notifique o médico. Institua procedimentos de emergência, conforme necessário.
    b. Avalie outros efeitos adversos, como náuseas, hiperemia, erupção cutânea ou confusão mental. Se isso ocorrer, interrompa a medicação e notifique o médico.
11. Monitore o local de acesso vascular quanto a sinais de infiltração ou extravasamento.

Alerta de enfermagem
A menos que seu uso resulte em um atraso clinicamente significativo e potencial dano ao paciente (p. ex., administração de medicação durante a reanimação cardiopulmonar), a leitura de código de barras ou tecnologia semelhante é recomendada imediatamente antes da administração de medicamento ou solução, como estratégia eficaz de redução de erro.

Infusões intermitentes

Infusões intravenosas intermitentes referem-se à administração de medicamentos ou soluções durante um determinado período de tempo, em intervalos prescritos. Uma infusão intermitente pode ser administrada por meio de uma extensão conectada ao cateter IV ou em paralelo (*piggyback*) a uma infusão IV contínua primária, como via de infusão secundária.

Dispositivo de uso intermitente

1. O dispositivo de infusão intermitente permite a administração periódica de medicamentos e soluções IV, sem a administração contínua de fluidos.
2. Os conectores sem agulha protegem profissionais de saúde, eliminando a necessidade de agulhas e consequentes lesões perfurocortantes causadas por agulhas no momento do reencape de seringas e/ou conexão com sistemas de administração do dispositivo de acesso vascular.

3. Prepare-se para administrar medicamento ou solução, confirmando a identificação do paciente e a prescrição, conforme recomendado pelo protocolo da instituição, e execute a higiene adequada das mãos.
4. Oriente o paciente sobre o medicamento ou a solução. Incentive o paciente a relatar qualquer desconforto no local de inserção do cateter, incluindo dor, sensação de ardor ou edema.
5. Mantenha técnica asséptica durante todo o procedimento.
6. Assegure a patência do cateter, realizando a infusão de soro fisiológico antes da administração de medicamento ou solução. Se sentir resistência, não force.
7. Ao administrar um fármaco ou uma solução, use um relógio com indicação de segundos para realizar a infusão de acordo com prescrição, protocolos institucionais e recomendações específicas do fabricante do medicamento. Use o método aspirar, infundir e pausar para injetar a medicação.
8. Após aplicar a medicação, lave o dispositivo e extensores com soro fisiológico na mesma velocidade de administração da medicação, para assegurar que todo o medicamento, ou a solução, remanescente no cateter e nas extensões seja administrado na velocidade de infusão apropriada, além de prevenir futuras incompatibilidades por associação.
9. Observe o efeito terapêutico esperado e potenciais efeitos adversos.

Alerta de enfermagem
Os erros de medicação costumam resultar de erros de cálculo, de preparo de medicamentos, erros humanos e imprecisão de transcrição. Dosagens pouco comuns ou medicamentos e soluções desconhecidos devem ser sempre confirmados com o médico e o farmacêutico antes da administração. Em última análise, o enfermeiro é responsável pela medicação realizada.

Infusão secundária (piggyback)

1. Refere-se à administração de um medicamento ou uma solução de modo concomitante a uma infusão primária.
2. Os conectores sem agulha protegem profissionais de saúde, eliminando a necessidade de agulhas e a possibilidade de lesões perfurocortantes resultantes de conectar seringas e/ou fazer conexão com sistemas de administração do dispositivo de acesso vascular.
3. Prepare-se para a administração do medicamento ou da solução, confirmando a identificação do paciente e a prescrição, conforme exigido pelo protocolo da instituição, e execute a higiene adequada das mãos.
4. Oriente o paciente sobre a medicação. Incentive o paciente a relatar qualquer desconforto no local da terapia intravenosa, incluindo dor, sensação de ardor ou edema.
5. Mantenha a técnica asséptica durante todo o procedimento.
6. Prepare o equipo secundário e uma extensão ou torneirinha de três vias.
   a. Se estiver realizando infusão manual por gravidade, pendure o frasco ou a bolsa da infusão secundária mais alto do que o frasco ou a bolsa de solução IV primária. Use a pinça reguladora de fluxo para controlar a taxa de infusão.
   b. Se estiver usando uma bomba de infusão eletrônica, programe a velocidade de infusão apropriada.
7. Quando houver um injetor lateral no equipo de infusão primária:
   a. Permite que a infusão primária continue ao término da administração da infusão secundária.
   b. Previne a entrada de ar no sistema.
   c. Previne ausência de fluxo de infusão ao término da medicação.
   d. Permite menor associação das soluções primária e secundária.
8. Sempre selecione o pórtico de acesso mais próximo ao cateter intravascular.
9. O uso de bomba de infusão eletrônica ou regulador de fluxo permitirá alteração da taxa de administração entre as infusões primária e secundária.
10. Nunca administre uma solução ou um medicamento em um cateter IV em que esteja sendo realizada infusão contínua de sangue, hemoderivados, heparina, insulina, medicamentos citotóxicos ou solução de nutrição parenteral.
11. Uma câmara de controle de volume ou bureta é um sistema de infusão conectado ao sistema de infusão primária para regular a vazão do medicamento ou da solução secundária. Esses dispositivos são usados com mais frequência em crianças, idosos ou pacientes graves, nos quais o volume de fluido infundido deve ser monitorado.

Infusão contínua

A infusão contínua é a administração intravenosa de um medicamento ou uma solução durante várias horas e até dias. Recomenda-se o uso de um dispositivo eletrônico de infusão, comumente denominados como *bombas de infusão*, inclusive com tecnologia para identificação de erro de dose (bombas de infusão inteligentes).

1. Prepare-se para a administração de medicamento ou solução, confirmando a identificação do paciente e a prescrição, conforme recomendado pelo protocolo da instituição, e execute a higienização adequada das mãos.
2. Oriente o paciente sobre a medicação. Incentive o paciente a relatar qualquer desconforto no local da administração da terapia intravenosa, incluindo dor, sensação de queimação ou edema.
3. Mantenha técnica asséptica durante todo o procedimento.

Uso de dispositivos de controle de infusão

Os dispositivos de controle de infusão permitem a administração precisa de grandes ou pequenos volumes de solução ou fármacos IV, ao longo de um determinado período de tempo, em intervalos prescritos, reduzindo o risco de infusão rápida. O uso de dispositivos de controle de infusão deve se basear nas necessidades e características do paciente, no tipo de cateter de acesso vascular e no local de cuidados. Dê preferência a bombas de infusão com sistemas de alarmes que reduzam a chance de erros de programação. O enfermeiro deve ser treinado para o uso adequado de todos os equipamentos disponíveis.

Tipos

Regulador manual de controle fluxo

1. Possibilita controlar a administração de volume de solução prescrita por hora.
2. É para ser usado em infusões de baixo risco.
3. Por não ser automatizado, requer ajuste manual por meio de pinça reguladora para administrar a taxa de infusão correta.

Dispositivos eletrônicos de infusão: bombas de infusão

1. Possibilitam controlar a administração de volume de solução prescrita por hora.
2. Frequentemente deve-se incorporar tecnologias de redução de erro de programação para minimizar eventos adversos ao paciente.
3. São classificados em bombas de infusão de grande volume ou de pequeno volume.
4. Indicados para infusões contínuas de quimioterapia, nutrição parenteral, fluidos e eletrólitos em pacientes com risco de sobrecarga hídrica, terapia intravenosa pediátrica e administração de grande quantidade de medicamentos.
5. Algumas bombas de infusão são projetadas para serem utilizadas fixadas em suportes junto ao leito do paciente, enquanto outras, chamadas de *bombas de infusão ambulatoriais*, são projetadas para serem portáteis.

Aquecedores de sangue e soluções

São usados com a finalidade terapêutica de prevenir ou tratar hipotermia, durante a circulação extracorpórea, quando se sabe que o paciente tem doença da aglutinina fria ou durante a reposição de grandes volumes de sangue.

Bomba injetora (*power injectors*)

1. É usada para a infusão de quantidade específica de meios de contraste em uma velocidade de infusão especificada, durante procedimentos diagnósticos radiológicos. Os contrastes radiológicos devem ser considerados soluções vesicantes com potencial para causar lesão tecidual grave em caso de extravasamento.
2. O cateter deve ser capaz de suportar uma pressão de 300 psi, ou mais, para possibilitar o uso de bombas injetoras de contraste.

Responsabilidades da enfermagem

1. Infusões contínuas ou intermitentes devem ser monitoradas pela enfermagem, para garantir administração precisa.
2. Siga as instruções do fabricante cuidadosamente ao usar equipos para a administração intravenosa ou inserir extensores em sistemas conectados a bombas de infusão.
3. Elimine todo o ar do equipo de administração intravenosa antes de conectá-lo ao cateter intravascular do paciente.
4. Verifique frequentemente as condições do paciente quanto a complicações, como infiltração ou infecção, e não confie apenas nos alarmes de pressão de bombas de infusão.
5. Assegure-se de que a infusão tenha início e término de acordo com a prescrição médica.
6. Explique o objetivo do equipamento e dos alarmes para o paciente e/ou cuidadores. A instalação de equipamentos no quarto pode gerar ansiedade no paciente e na família.
7. Para administração rápida de soluções, sangue ou hemoderivados, evite usar conectores valvulados. Em vez disso, conecte diretamente ao cateter intravascular, porque os conectores podem reduzir muito a taxa de fluxo.
8. Siga as recomendações dos fabricantes em relação ao uso de produtos e equipamentos.

Seleção do dispositivo de acesso vascular

A seleção do dispositivo de acesso vascular apropriado se baseia nas necessidades do paciente, particularmente no tipo e na duração da terapia prescrita, bem como nas características do paciente, incluindo idade, comorbidades e condições vasculares.

Cateter intravenoso periférico curto

1. Esse tipo de cateter deve ser inserido nas superfícies dorsal e ventral dos membros superiores, incluindo as veias metacarpianas, cefálica, basílica e mediana do cotovelo.
2. Esse tipo de cateter se destina a terapias de curta duração – geralmente menos de 6 dias.
3. Deve ser escolhido o cateter intravenoso periférico de menor calibre que se adéque às terapias prescritas e às necessidades do paciente.
4. Cateteres intravenosos periféricos curtos não devem ser empregados para a administração de medicamentos e soluções vesicantes, nutrição parenteral, soluções com pH menor que 5 ou maior que 9 ou com osmolalidade maior que 600 mOsm/ℓ.

Cateter intravenoso de linha média

1. Esse tipo de cateter deve ser inserido nas veias basílica, cefálica ou cubital mediana e se estende de 7,5 a 20 cm no membro superior, com a ponta localizada no braço distalmente ao arco axilar.
2. De acordo com as orientações do fabricante, pode ser necessária a troca programada em intervalos de 28 a 30 dias.
3. Esse tipo de cateter é considerado cateter intravenoso periférico profundo e não é apropriado para administração contínua de soluções vesicantes, como soluções hiperosmolares, nutrição parenteral e alguns antibióticos, como eritromicina e nafcilina, bem como soluções com pH menor que 5 ou maior que 9 ou com osmolalidade maior que 600 mOsm/ℓ.
4. Evite o uso desse tipo de cateter em pacientes com histórico de trombose, hipercoagulabilidade e fluxo venoso reduzido, ou quando houver indicação de preservação da rede venosa, como em casos de doença renal em estágio avançado.
5. É recomendada a inserção guiada por ultrassonografia, para diminuir os riscos de falha de canulação, punção arterial, hematoma e complicações pulmonares.

Alerta de enfermagem
Evite instalar cateteres intravenosos periféricos em veias de membros superiores do mesmo lado em que foi realizada prévia cirurgia de mama com dissecção de linfonodos axilares, após radioterapia, em local de linfedema ou em um membro com sequelas resultantes de acidente vascular cerebral, devido ao risco aumentado de complicações infecciosas e trombóticas.

Cateter intravenoso central

Indicações

1. Instabilidade fisiológica do paciente e/ou complexidade da terapia intravenosa.
2. Uso de infusão contínua de medicamentos e soluções vesicantes ou irritantes, quimioterapia ou nutrição parenteral.
3. Monitoramento hemodinâmico invasivo.
4. Histórico de dificuldade de acesso venoso periférico devido a uso prolongado de terapia intravenosa, cirurgia ou dano tecidual prévio, situações nas quais a seleção do local de inserção de cateteres é limitada e a tentativa de acesso periférico guiado por ultrassonografia falhou.
5. Terapia IV prolongada – semanas, meses ou anos.

Tipos

Ver Figura 6.1.

1. Cateter intravenoso central não tunelizado; também chamado de *percutâneo*.
   a. Apresenta de um a quatro lumens.
   b. Tempo de permanência geralmente é inferior a 1 mês.
   c. Pode ser inserido nas veias femoral, jugular ou subclávia. Para minimizar o risco de infecção de corrente sanguínea relacionada a cateter e complicações trombóticas em pacientes adultos, a veia subclávia é a de preferência. No entanto, em pacientes com doença renal avançada, a punção da subclávia deve ser evitada, para prevenir a ocorrência de estenose e preservar o local para a hemodiálise.
   d. A passagem guiada por ultrassonografia é recomendada para diminuir os riscos de falha de canulação, punção arterial, hematoma e complicações pulmonares.

Alerta de enfermagem
Antes do início da terapia intravenosa para a administração de medicamento ou solução, confirme o posicionamento correto de todos os cateteres intravenosos centrais por radiografia ou outra tecnologia de imagem.

2. Cateter intravenoso central tunelizado.
   a. O cateter intravenoso central tunelizado é inserido em uma veia central (geralmente a subclávia, seguida da veia cava superior) e progride por meio de um túnel subcutâneo, exteriorizando-se aproximadamente a 10 cm do local de inserção no vaso.

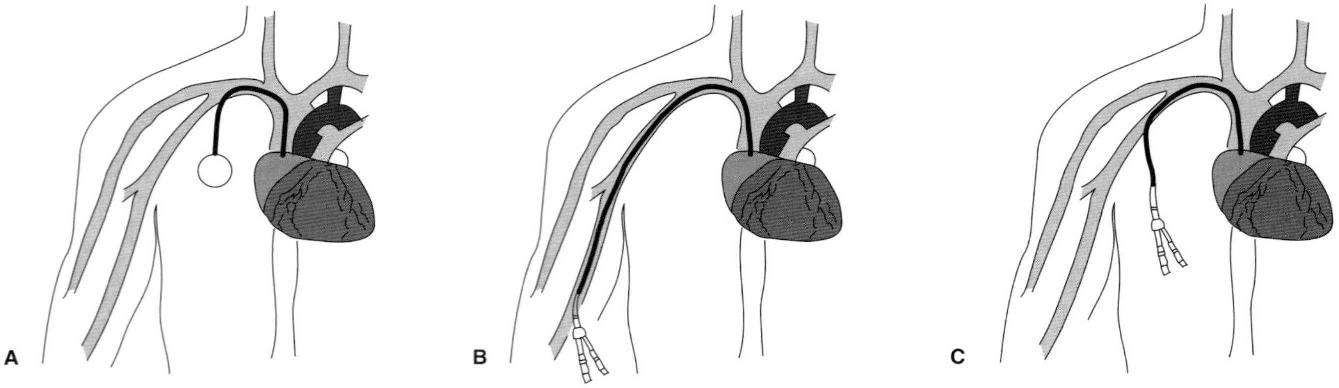

Figura 6.1 Tipos de cateteres intravenosos centrais para acesso vascular prolongado. **A.** Local de acesso de cateter intravenoso implantável. **B.** Cateter intravenoso central de inserção periférica (PICC). **C.** Cateter intravenoso central tunelizado.

b. Um manguito (*cuff*) de dácron localizado a aproximadamente 2 a 3 cm do local de exteriorização proporciona barreira contra microrganismos.
c. Exemplos de cateteres tunelizados em uso atualmente são Hickman®, Broviac® e Groshong®.

3. Cateter intravenoso central de inserção periférica (comumente chamado de *PICC*; do inglês, *peripherally-inserted central catheter*).
   a. Deve ser inserido nas veias basílica, cubital mediana, braquial ou cefálica em pacientes adultos; outros locais adicionais podem ser verificados em pacientes neonatos e pediátricos.
   b. Os PICCs instalados na veia cubital mediana tendem a progredir pela veia cefálica até a instalação central. Observe cuidadosamente a presença de dor e sensibilidade, pelo fato de a veia cefálica ter calibre menor que a basílica.
   c. É usado em pacientes em ambientes em cuidado intensivo, em tratamento prolongado e no cuidado domiciliar.
   d. Pode ser inserido por enfermeiros com treinamento específico, ou médicos e radiologistas intervencionistas também com treinamento específico.
   e. A ponta do PICC deve estar localizada na veia cava superior (confirmado por raios X). A localização da ponta do cateter nas veias subclávia ou inominada é contraindicada para soluções hiperosmolares (nutrição parenteral).
   f. Recomenda-se a passagem guiada por ultrassonografia para melhorar as chances de sucesso da primeira tentativa de instalação e diminuir a ocorrência de eventos adversos.
   g. O local de inserção do PICC deve ser recoberto por curativo transparente.
   h. Os tubos extensores devem ser pinçados ou fechados quando nenhuma solução estiver sendo infundida. Estabilize extensões com fita adesiva firmemente no braço do paciente.
   i. Meça a circunferência do braço antes e depois da inserção, ou conforme clinicamente indicado, para avaliar a formação de edema e possível infiltração/extravasamento ou trombose venosa profunda. Realize essa medida 10 cm acima da fossa antecubital. A lavagem com soro fisiológico com pressão positiva impede que o PICC seja obstruído por formação de coágulos no lúmen do cateter.
4. Cateter intravenoso central totalmente implantado.
   a. Confecciona-se um bolsa subcutânea para a instalação de um reservatório; o reservatório possui um cateter acoplado, tunelizado no subcutâneo e inserido em uma veia central (geralmente, a ponta do cateter fica alocada na veia cava superior). O cateter não pode ser visto externamente.
   b. Cateteres intravenosos centrais totalmente implantados são normalmente utilizados em pacientes que necessitam de terapia intravenosa intermitente de tempo prolongado, como a quimioterapia.
   c. Exemplos de dispositivos implantados em uso incluem os sistemas Port-A-Cath®, Mediport®, Infuse-A-Port®, BardPort e Groshong Port®.

Alerta de enfermagem
Se a ponta de cateteres intravenosos centrais for instalada muito profundamente e se progredir até o átrio direito, pode ocorrer arritmia cardíaca. Monitore o ritmo cardíaco e notifique o médico imediatamente.

Baseado em evidências
Infusion Nursing Society (INS). (2016). Infusion therapy standards of practice nursing standards of practice. *Journal of Infusion Nursing, 349*(1S).

Dispositivos de infusão alternativos

1. Cateteres intraespinais.
   a. Cateteres instalados nos espaços epidural, intratecal ou ventricular.
   b. Possibilitam a administração peridural de medicamentos para manejo de dor, quimioterapia ou controle da espasticidade.
   c. Administram apenas medicamentos ou soluções sem conservantes.
2. Cateteres de acesso intraósseo (IO).
   a. Cateteres instalados na medula óssea.
   b. Promovem a infusão intraóssea para uso em situação de emergência ou não nos pacientes com outras opções de acesso venoso limitadas ou ausentes.
3. Cateteres de acesso subcutâneo.
   a. Promovem acesso subcutâneo para a administração de soluções isotônicas empregadas no tratamento de desidratação leve a moderada ou para a administração contínua de opioides.
   b. Usam hialuronidase para facilitar a dispersão e absorção de medicamentos ou soluções em pacientes adultos e pediátricos.

FUNÇÕES DA ENFERMAGEM NA TERAPIA INTRAVENOSA

Início da terapia intravenosa

A realização da terapia intravenosa é um procedimento invasivo e deve ser implementada somente quando necessário. Enfermeiros devem estar familiarizados com o procedimento, bem como com equipamentos necessários para a instalação de cateter IV, realização de terapia efetiva e prevenção de complicações. Ver Diretrizes para padrões de cuidados 6.1.

DIRETRIZES PARA PADRÕES DE CUIDADOS 6.1

Terapia intravenosa

Para prevenir os eventos adversos da terapia IV, faça as seguintes avaliações e procedimentos:

- Antes de iniciar a terapia IV, considere a indicação para a terapia, incluindo duração da terapia, tipo de infusão, condição da rede venosa e condição médica do paciente para auxiliar na escolha do local e do tipo de cateter
- Certifique-se da competência para iniciar o tipo de terapia IV a ser realizada e a familiaridade com a norma e o procedimento da instituição antes de dar início à terapia
- Após o início da terapia IV, monitore o paciente frequentemente para:
    - Sinais de infiltração ou fluxo lento
    - Sinais de flebite ou infecção
    - Solução, medicação, volume e taxa de administração corretos
    - Tempo de permanência do cateter e necessidade de substituição
    - Condição do curativo do cateter e frequência de mudança
    - Equilíbrio hidreletrolítico
    - Sinais de sobrecarga de volume ou desidratação
    - Satisfação do paciente com a implementação da terapia.

Essas informações devem servir apenas como orientação geral. A situação de cada paciente apresenta um conjunto único de fatores clínicos e requer o julgamento do enfermeiro para orientar o cuidado, que pode incluir medidas e abordagens adicionais ou alternativas.

Seleção da veia

1. Verifique a prescrição da terapia IV e explique o procedimento ao paciente.
2. Selecione uma veia adequada para a punção venosa.
    a. Parte dorsal da mão – veias metacarpianas (Figura 6.2 A). Evite veias interdigitais, se possível.
        i. Vantagens: as veias nessa localização são facilmente visualizadas e palpadas. A seleção desse local permite o movimento do braço. Se forem necessárias punções venosas sucessivas, pode ser utilizado outro local mais acima do braço.
        ii. Desvantagens: cuidado ao selecionar esse local no paciente idoso, por causa da pele fina e do afrouxamento do tecido, frequentemente encontrados nessa área. Quando possível, selecione a mão não dominante.
    b. Antebraço – veia basílica (ao longo da porção ulnar do antebraço) ou veia cefálica (ao longo da porção radial do antebraço) (Figura 6.2 B).
        i. Vantagens: são veias de maior calibre, que permitem uma infusão mais rápida. A mão pode ser usada livremente.
        ii. Desvantagens: o comprometimento dessas veias impede o uso da parte mais distal das mesmas nas mãos.
    c. Parte interna do cotovelo, fossa antecubital – basílica mediana intermediária e cefálica mediana intermediária; usada para infusão relativamente a curto prazo.
        i. Vantagens: veias bem suportadas pelo tecido subcutâneo, impedindo a sua mobilidade; mais profundo e mais tolerante a substâncias irritantes.
        ii. Desvantagens: impede o paciente de dobrar o braço; as veias medianas basílica e cefálica não são recomendadas para quimioterapia, devido ao potencial para extravasamento e dificuldade de cicatrização, resultando em prejuízo do movimento articular; deve ser reservada para cateteres com tempo de permanência de médio ou longo prazo.

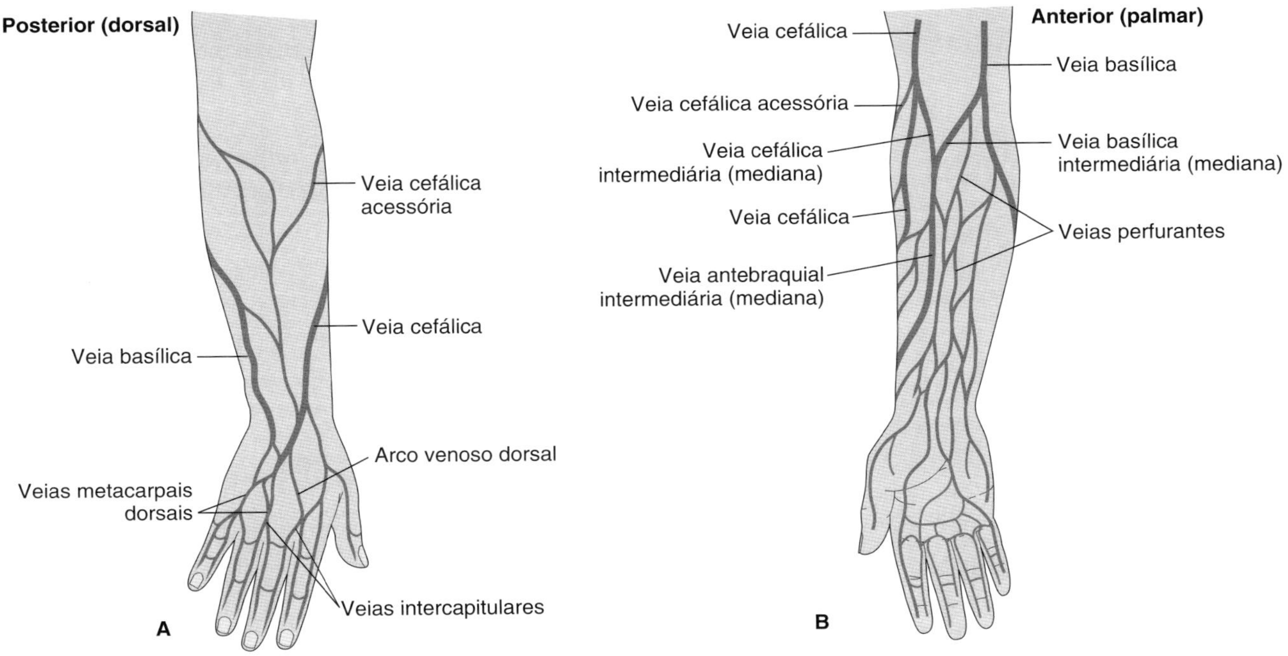

Figura 6.2 A. Veias superficiais, arco dorsal da mão. **B.** Veias superficiais, antebraço. (Smeltzer, S., Bare, B. [2000]. Brunner and suddarth's textbook of medical-surgical nursing [9th ed.]. Philadelphia, PA: Lippincott Williams & Wilkins.)

Alerta de enfermagem
Evite selecionar áreas de flexão para a instalação de acesso intravascular. As áreas de flexão têm risco aumentado de eventos adversos, devido à apresentação superficial de artérias e nervos, e maior probabilidade de resultar em infiltração/extravasamento, tromboflebite, punção arterial e lesão de nervos.

d. Membros inferiores – veia safena magna no tornozelo, plexo dorsal superficial, arco venoso dorsal ou veia marginal medial do pé.
   i. Vantagens: a porção inferior da veia safena magna é frequentemente usada em lactentes e crianças pequenas.
   ii. Desvantagens: pode exigir uma prescrição explícita do médico para a punção, porque ocorre trombose com mais frequência do que nas veias dos membros superiores; pode ocorrer absorção irregular devido ao número aumentado de válvulas presentes nos membros inferiores, causando, potencialmente, represamento de infusões.

Alerta de enfermagem
Não é recomendada a seleção de locais para a punção venosa de membros inferiores em pacientes com diabetes ou doença vascular periférica, em virtude do aumento do risco de flebite, trombose, infecção e potencial para dificuldade de cicatrização.

3. Esteja preparado para usar veias centrais nos seguintes casos:
   a. Quando os medicamentos e as infusões forem hipertônicos ou altamente irritantes, requerendo diluição rápida e de alto volume para prevenir reações sistêmicas e dano venoso local (p. ex., quimioterapia e hiperalimentação).
   b. Quando o fluxo sanguíneo periférico estiver reduzido (p. ex., choque) ou quando os vasos periféricos não estiverem acessíveis (p. ex., pacientes obesos).
   c. Quando se desejar o monitoramento hemodinâmico.
   d. Quando houver expectativa de terapia com fluidos de duração moderada ou longa.

Alerta de enfermagem
A punção vascular guiada por ultrassonografia em comparação à canulação por referências anatômicas e/ou *Doppler* acústico é significativamente mais segura para o paciente e melhora a eficiência e a efetividade do profissional.

Métodos para dilatação das veias

1. Aplique um torniquete pelo menos 5 a 15 cm acima do local de inserção planejado, fixando-o com um nó deslizante ou hemostático, de maneira a restringir o fluxo venoso, mas permitir a circulação arterial. Como alternativa, aplique um manguito de pressão arterial (mantenha a pressão logo abaixo da pressão sistólica).
2. Aplique compressão manual acima do local onde o cateter deve ser inserido.
3. Posicione o braço abaixo do nível do coração, fazendo com que o paciente abra e feche a mão, e pressione levemente a veia para baixo.
4. Bata levemente sobre o local da veia; isso deve ser feito com cuidado para que a veia não seja lesionada.
5. Aplique calor no local, usando uma toalha seca quente ou outro tipo de compressa quente.

Escolha da agulha ou do cateter

1. Use o cateter de menor calibre adequado ao tipo da infusão e localização da veia para minimizar o traumatismo do vaso.
2. Consulte a Tabela 6.3 para auxiliar na seleção do tipo de cateter mais apropriado. Se uma transfusão de sangue for administrada, use um cateter de maior calibre, de preferência 18 G ou maior.
3. Considere a administração de anestésicos locais para minimizar a dor enquanto obtém acesso vascular.
   a. Os agentes incluem *sprays* anestésicos tópicos, agentes transdérmicos tópicos, lidocaína intradérmica e lidocaína acelerada por pressão.
   b. Pode causar colapso das veias a serem puncionadas, reações alérgicas e aumentar o custo do procedimento.

Tabela 6.3 Tipos de cateteres periféricos curtos.

Tipo de cateter	Propósito	Quantidade máxima aproximada de fluxo por gravidade	Volume
Calibre 24 G Amarelo	Lactentes; pacientes pediátricos; idosos; pacientes com acesso venoso difícil	23 mℓ/min	Pequeno
Calibre 22 G Azul	Lactentes; pacientes pediátricos; idosos; veias finas	22 a 50 mℓ/min	Pequeno
Calibre 20 G Rosa	Adultos; para a maioria das terapias de infusão; comumente usado	55 a 80 mℓ/min	Médio
Calibre 18 G Verde	Reposição de fluidos; transfusão de sangue; para a administração de contrates para estudos radiográficos; comumente usado	100 a 120 mℓ/min	Grande
Calibre 16 G Cinza	Reposição rápida de fluidos; transfusão de sangue	150 a 240 mℓ/min	Grande
Calibre 14 G Laranja/marrom	Reposição rápida de fluidos; transfusão de sangue	250 a 300 mℓ/min	Extra grande
Cateter de triplo lúmen calibre 18 G. Lumens medial (azul) e proximal (branco)	Reposição de fluidos; transfusão de sangue; administração de medicamentos	26 mℓ/min	Grande
Cateter de triplo lúmen calibre 16 G. Lúmen distal (marrom)	Reposição de fluidos; transfusão de sangue; administração de medicamentos; monitoramento hemodinâmico	52 mℓ/min	Grande

c. Compressas quentes podem atenuar os efeitos vasoconstritores dos anestésicos locais.
4. Não deixe cateteres agulhados com asas no local de infusão; eles são apenas para administração única.
5. Use cateteres fabricados com dispositivos de proteção contra ferimentos perfurocortantes (Figura 6.3).

Limpeza do local de infusão

Baseado em evidências
Infusion Nursing Society (INS). (2016). Infusion therapy standards of practice nursing standards of practice. *Journal of Infusion Nursing, 349*(1S).

1. Se a pele estiver suja, limpe bem o local de punção com água e sabão e depois enxágue.
2. Limpe o local de inserção do cateter IV com um antisséptico tópico apropriado, de acordo com o protocolo da instituição.
   a. O antisséptico tópico preferido é a solução de clorexidina, que deve ser passada de maneira circular, de dentro para fora, de acordo com as instruções do fabricante. Deixe secar completamente.
   b. Cuidado com a clorexidina em recém-nascidos prematuros e lactentes com menos de 2 meses de idade, por causa do risco maior de irritação da pele e queimaduras químicas.
   c. Cotonetes (*swabs*) com álcool, iodopovidona ou tintura de iodo podem ser usados com a mesma técnica de aplicação, de maneira circular e de dentro para fora, em situações nas quais o uso da clorexidina é contraindicado. Deixe secar completamente.

Alerta farmacológico
As soluções de iodo podem causar reações alérgicas em alguns pacientes. O paciente deve ser avaliado quanto à alergia ao iodo antes do uso.

Uso de dispositivos de estabilização

Estabilizar os dispositivos de acesso vascular pode prevenir o deslocamento não intencional e complicações adversas. Não confie em curativos de dispositivos de acesso vascular, como membrana semipermeável transparente ou compressa de gaz, como meio de estabilização.

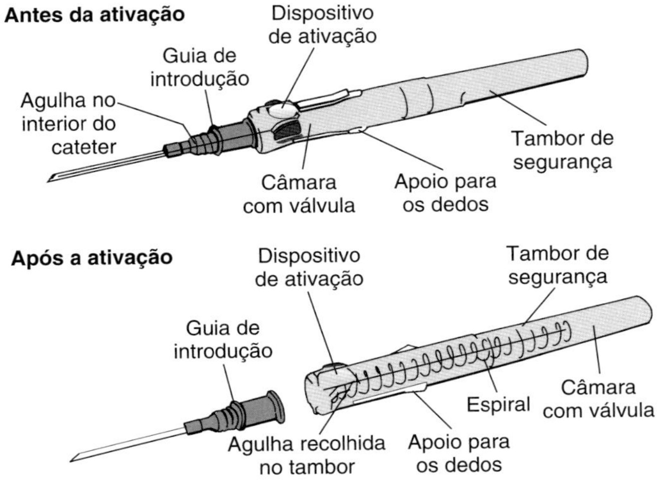

Figura 6.3 O dispositivo de ativação é pressionado depois que o cateter estiver na veia, de modo que a agulha se retraia para o reservatório de segurança enquanto o cateter permanece na veia.

Equipos de infusão

1. Câmaras de gotejamento.
   a. Os equipos de microgotas administram 60 gotas/mℓ, sendo usados na administração de pequenos volumes (p. ex., menos de 50 mℓ/hora); isso reduz o risco de obstrução trombótica do cateter IV em decorrência de taxas baixas de infusão.
   b. Os equipos de macrogotas administram 10, 15 ou 20 gotas/mℓ, sendo usados na administração de grandes quantidades de solução ou em taxas rápidas.
2. Devem ser utilizados equipos com respiro em frascos de vidro padrão; isso permite que o ar entre no vácuo do frasco e infunda a solução conforme esta flui. Equipo sem respiro deve ser usado para bolsas e frascos de vidro que tenham um respiro de ar próprio.
3. Os filtros ajudam a minimizar o risco de contaminação por certos microrganismos e partículas.
   a. Os filtros podem ser convencionais ou em linha, instalados em equipos para a infusão intravenosa, de sangue ou de nutrição parenteral, e são preferidos porque reduzem os riscos de contaminação. É preciso o uso de um filtro adicional para manitol, e pode ser necessário para outras soluções, dependendo do protocolo da instituição.
   b. Os filtros descartáveis devem ser instalados no sistema de infusão em local o mais próximo possível do cateter e devem ser trocados com a mesma frequência dos equipos e sistemas de infusão.
4. A maioria das bombas de infusão requer um equipo específico que se adapte ao mecanismo de propulsão específico. A necessidade desse tipo de equipamento deve ser determinada antes de iniciada a terapia de infusão.
   a. Se for preciso aumentar o comprimento da extensão (especialmente para crianças e pacientes agitados), existem tubos extensores disponíveis; a conexão deve ser feita no momento da inserção do cateter IV.
   b. Equipos de administração secundária são usados para administração intermitente de medicamentos em "*piggyback*", que deve ser conectado no injetor lateral mais próximo da câmara de gotejamento.
   c. Equipo com revestimento especial, projetado para evitar a adsorção de cloreto de polivinila, é usado para administrar medicamentos como nitroglicerina, paclitaxel e ciclosporina.
   d. Equipos adicionais, como tubos extensores de lúmen único e múltiplos lumens, malhas extensoras, conectores sem agulha, filtros em linha, dispositivos de controle de fluxo manual e cânulas devem ser usados somente quando clinicamente indicados. Utilize sistemas que minimizem a manipulação e reduzam os dispositivos para limitar a contaminação potencial e a troca a cada novo sistema de administração.
5. Troca dos equipos e dispositivos de administração – coloque uma etiqueta com data, hora da instalação e iniciais.
   a. Sistemas de infusão contínua com equipos primários e secundários, usados para medicamentos e soluções que não sejam lipídios, sangue ou hemoderivados, devem ser trocados com uma frequência não superior a 96 horas, e pelo menos a cada 7 dias.
   b. Sistemas de infusão com equipos intermitentes devem ser trocados a cada 24 h.
   c. Sistemas de administração com equipos usados para soluções de nutrição parenteral devem ser substituídos a cada 24 h ou na instalação de cada novo recipiente.
   d. Sistemas de administração com equipos usados para emulsões lipídicas intravenosas devem ser substituídos a cada 12 h ou na instalação de cada novo recipiente.
   e. Sistemas de administração com equipos usados para sangue ou hemoderivados devem ser trocados a cada 2 a 4 unidades de sangue ou a cada 4 h.

Ajuste da taxa de fluxo de infusão

O médico deve prescrever a taxa de fluxo. O enfermeiro é responsável por regular e manter a taxa adequada. Ao iniciar uma infusão, considere o uso de bombas de infusão inteligentes, com *software* de redução de erro de dosagem, como uma estratégia eficiente para a redução de erros.

Fatores determinantes do paciente

Ao determinar as taxas de fluxo, considere fatores relacionados com o paciente, como idade, acuidade e gravidade da doença ou lesão, tipo de terapia, considerações sobre dosagem e local de realização de cuidados de saúde.

1. Idade – os fluidos devem ser administrados lentamente nos muito jovens e nos idosos.
2. Condição – um paciente em choque hipovolêmico requer maiores quantidades de líquidos, enquanto o paciente com insuficiência cardíaca ou renal deve receber líquidos criteriosamente.
3. Tolerância a soluções – fluidos contendo medicamentos que potencialmente causem reações alérgicas ou intensa irritação vascular (p. ex., cloreto de potássio) devem ser bem diluídos ou administrados lentamente.
4. Soluções com medicamentos – a eficácia de alguns medicamentos é baseada na velocidade de infusão (p. ex., antibióticos); a velocidade de infusão para outras soluções é titulada de acordo com a resposta do paciente (p. ex., dopamina, nitroprussiato, heparina).

Fatores determinantes para escolha do sistema

1. Calibre do cateter IV.
2. Gradiente de pressão – que é a diferença entre dois níveis em equipos de infusão de fluidos.
3. Adsorção – que é a interação das moléculas de fluido com a superfície da parede interna dos equipos e extensores.
4. Diâmetro e comprimento do sistema de infusão.
5. Altura de instalação do sistema.
6. Características do fluido.
   a. Viscosidade.
   b. Temperatura – fluidos refrigerados podem causar diminuição do fluxo e espasmo venoso; o fluido deve ser mantido em temperatura ambiente antes da infusão.
7. Traumatismo venoso, coágulos, obstrução de cateter e extensões, espasmo venoso e vasoconstrição.
8. Desajuste da pinça rolete de controle de fluxo.
   a. Algumas pinças podem escorregar e abrir, resultando em uma infusão rápida e descontrolada. Atualmente muitos equipos têm pinças de segurança para evitar essa infusão rápida.
   b. Um equipo de plástico pode sofrer distorção, causando a possibilidade de manter distorções – o diâmetro interno do equipo continuará a mudar mesmo depois que a pinça tiver sido fechada ou aberta.
   c. Um estiramento acentuado do equipo pode causar variações, por deixar a pinça sem função ou ineficiente (pode ocorrer quando o paciente se vira e traciona uma extensão curta).
9. Se houver alguma dúvida sobre a taxa de administração de fluidos, consulte o médico.

Alerta gerontológico
Esteja ciente de que, em pacientes idosos, as veias apresentam maior propensão a se movimentar sob o tecido mais frouxo sob a pele, colapsar e sofrer irritação. Além disso, a sobrecarga de líquidos pode ser mais pronunciada, tornando a terapia IV mais difícil e potencialmente perigosa.

Cálculo da taxa de fluxo

1. A maioria das taxas de infusão é estabelecida para um determinado volume por hora.
2. A administração do volume prescrito é determinada pelo cálculo das gotas necessárias por minuto para alcançar um dado volume.
3. A quantidade de gotas por mililitro é variável nos equipos parenterais comerciais (p. ex.,10, 15, 20 ou 60 gotas/mℓ). Verifique as instruções do fabricante. A maioria dos equipos de macrogotejamento infunde de 10 a 20 gotas/mℓ e os de microgotejamento, 60 gotas/mℓ.
4. Calcule a taxa de infusão usando a seguinte fórmula:

$$\text{Gotas/minuto} = \frac{\text{volume total} \times \text{gotas por m}\ell}{\text{Tempo total de infusão em minutos}}$$

Exemplo: infusão de 150 mℓ de SG 5% em 1 h (o equipo indica 10 gotas/mℓ).

$$\frac{150 \times 10}{60 \text{ min}} = 25 \text{ gotas/min}$$

5. O enfermeiro responsável pela troca da solução IV deve escrever data, hora e suas iniciais no rótulo do recipiente.

Alerta de enfermagem
Para evitar vazamentos, nunca escreva diretamente na bolsa IV. Não use canetas marca-texto porque a tinta pode ser absorvida pela bolsa plástica e possivelmente na solução. Escreva em um rótulo ou fita usando uma caneta comum.

Manutenção e remoção do cateter intravascular

Manutenção da patência

Lave o cateter intravenoso com soro fisiológico e aspire sangue antes de cada infusão, para avaliar o funcionamento do cateter. Lave também depois de cada infusão, para infundir todo o medicamento do lúmen do cateter e evitar o potencial contato de medicamentos incompatíveis. A lavagem com soro fisiológico de cateteres intravenosos periféricos para uso intermitente é equivalente ao uso de heparina na manutenção da permeabilidade do cateter e nas taxas de complicações. Um volume de lavagem de 10 mℓ pode remover depósitos de fibrina, precipitado de substâncias e outros detritos do lúmen, para garantir a patência. Ver Boxe 6.1.

Avalie frequentemente o acesso vascular para sinais de infiltração, infecção, flebite e outras complicações.

Boxe 6.1 Lavagem do acesso intravenoso.

1. Os cateteres intravenosos periféricos com sistema fechado devem ser lavados antes e após a administração de medicamento ou solução.
2. Realizar a lavagem com seringas pré-preenchidas é preferível às seringas que dependem do manuseio da enfermagem. Não use recipientes de solução intravenosa (frascos ou bolsas) como bolsa de "lavagem".
3. Lave todos os cateteres de acesso vascular com cloreto de sódio a 0,9% sem conservantes (SF). Se for utilizado cloreto de sódio a 0,9% bacteriostático, limite o volume em menos de 30 mℓ por período de 24 h, para reduzir os potenciais efeitos tóxicos do álcool benzílico, o conservante utilizado. No entanto, as instituições de saúde devem ter uma solução de manutenção intermitente padronizada, estabelecida para cada população de pacientes.
4. Use o método de aspirar, infundir e pausar para injetar a medicação. Se for encontrada resistência, não force; em vez disso, avalie a patência ou as complicações do acesso vascular.
5. A recomendação é lavar, pelo menos, duas vezes o volume do cateter e dos extensores e dispositivos adicionais, geralmente 10 mℓ. Um volume de lavagem adequado remove detritos, depósitos de fibrina e medicamento ou solução no cateter e no pórtico de entrada do dispositivo de sistema fechado, para reduzir o risco de coagulação e infecção.

Remoção do cateter intravascular

1. Avalie o acesso vascular diariamente, como parte do plano geral de cuidados com o paciente, com o objetivo de remover o mais rápido possível.
2. Perceba que os cateteres intravenosos devem ser removidos com qualquer sinal ou sintoma de complicações, porém, trabalhando em conjunto com a equipe de saúde, pode evitar atrasos nos tratamentos clinicamente necessários.
3. No caso de infiltração ou extravasamento relacionados com cateter intravenoso periférico curto ou cateter intravenoso de linha média, interrompa imediatamente a infusão, desconecte todos dispositivos de administração e avalie se houve extravasamento de um agente vesicante antes de remover o cateter intravenoso periférico.

Avaliação, documentação, educação do paciente e controle de qualidade

Documentação e educação do paciente

1. A documentação deve conter informações precisas, factuais e completas sobre a avaliação inicial e contínua, diagnósticos ou intercorrências de enfermagem, intervenções e resposta do paciente a essas intervenções.
2. A documentação específica para terapia intravenosa deve incluir, mas não está limitada ao seguinte:
   a. Data e hora da inserção do cateter.
   b. Local e preparo para a inserção.
   c. Quantidade de tentativas de punção.
   d. Tamanho e tipo do cateter inserido.
   e. Tipo de curativo.
   f. Tolerância ao procedimento.
   g. Monitoramento do local.
   h. Data e hora da remoção do cateter.
   i. Identificação e manejo de complicações.
3. O enfermeiro é responsável por orientar o paciente e/ou cuidador sobre a terapia intravenosa. A educação deve incluir tópicos como o plano de cuidados, propósito e/ou objetivos do tratamento, cuidados relacionados a cateter intravenoso e possíveis complicações. Os métodos e qualquer material de apoio fornecido devem levar em conta o estilo de aprendizagem preferido do paciente, considerando fatores como níveis cognitivo e de desenvolvimento, letramento e familiaridade com termos de saúde, influências culturais ou disposição para aprender.

Avaliação e controle de qualidade

1. Os programas de controle de qualidade incluem vigilância, acompanhamento, análise e relato de indicadores de qualidade do paciente relacionados com a administração intravenosa.
2. Os eventos adversos devem ser reconhecidos e documentados, para minimizar infecções relacionadas aos cuidados de saúde e associados à terapia intravenosa.
3. Prática, processos e/ou sistemas clínicos devem ser avaliados para identificar áreas que possam ser melhoradas.

Complicações da terapia IV

Alerta gerontológico
A administração de terapia intravascular para populações especiais, incluindo pacientes idosos, exige competência no manejo clínico dessas populações e compreensão das diferenças anatômicas e fisiológicas, considerações de segurança, implicações para o manejo de dispositivos de acesso vascular e administração de infusão. Pacientes idosos têm veias periféricas e tecido adjacente mais frágeis e podem estar em risco de sobrecarga circulatória.

Infiltração e extravasamento

Causa

1. Saída do cateter IV do interior da veia. Infiltração é a infusão não intencional de medicamentos ou soluções não vesicantes no tecido circundante; enquanto extravasamento é a infusão não intencional de um agente vesicante nos tecidos circundantes.

Manifestações clínicas

1. Desconforto ou dor, dependendo da natureza da solução.
2. Edema, pele translúcida e fria nos tecidos circundantes.
3. A solução flui mais lentamente ou para de fluir.
4. Ausência de refluxo sanguíneo no cateter e nas extensões IV.

Medidas preventivas

1. Selecione o cateter intravenoso e o local de inserção mais apropriados.
2. Certifique-se de que o cateter IV e as extensões distais estejam bem estabilizados com fita adesiva, para evitar movimentação.
3. Dobre o braço ou a mão do paciente, conforme necessário.
4. Avalie a função do cateter intravenoso periférico rotineiramente, antes do uso.

Intervenções de enfermagem

1. Interrompa a infusão imediatamente e retire a agulha ou o cateter IV.
2. No caso de infiltração ou extravasamento em um cateter intravenoso periférico curto ou cateter intravenoso de linha média, interrompa imediatamente a infusão e desconecte todo o sistema de administração. Retire o cateter intravenoso; no entanto, se houver extravasamento, aspire pelo conector (canhão) do cateter antes de removê-lo para retirar o máximo possível do medicamento ou da solução do lúmen do cateter e do tecido subcutâneo.
3. Se houver extravasamento de agente vasoconstritor (p. ex., bitartarato de norepinefrina, dopamina), agente vesicante (vários agentes quimioterápicos, cloreto de potássio etc.) ou agente irritante (determinado pela instituição), inicie de emergência o tratamento local, conforme indicado, para limitar o dano potencial ao tecido subcutâneo. Podem ocorrer sérias lesões nos tecidos, descamação e necrose se as providências adequadas não forem tomadas.
4. Para manter o medicamento ou a solução nos tecidos e reduzir a inflamação, aplique compressas secas e frias na área; ou para aumentar o fluxo sanguíneo e dispersar a medicação, aplique compressas secas, de acordo com o protocolo da instituição.
5. Documente as avaliações e intervenções.

Flebite

Causas

1. Inflamação da veia que ocorre durante a punção venosa ou que é causada pelo uso prolongado de agulha ou cateter, ou pelo uso de um cateter muito grande para a veia selecionada.
2. Quebra de técnica asséptica.
3. Irritação da veia devido a infusões rápidas ou soluções irritantes (p. ex., soluções de glicose hipertônica, agentes citotóxicos, ácidos ou bases fortes, potássio, antibióticos e outros); veias de menor calibre são mais suscetíveis.
4. Formação de coágulo na ponta da agulha ou do cateter em virtude de uma taxa de infusão lenta ou hemodiluição inadequada de medicamentos ou soluções.
5. Mais comumente observada com cateteres de poliuretano sintético do que com cateteres de silicone sintético ou agulhas de aço.

Manifestações clínicas

1. Dor e sensibilidade à palpação no local de inserção, que progride, estendendo-se por todo o trajeto da cânula e da veia.
2. Hiperemia, edema, calor, endurecimento ou saída de secreção purulenta no local de inserção; a veia pode tornar-se visível pela formação de um cordão vermelho acima do local de inserção.
3. Cordão venoso palpável.

Medidas preventivas

1. Avalie rotineiramente o local de acesso vascular com uma escala padronizada, para a observação de sinais e sintomas de flebite.
2. Estabilize a agulha ou o cateter firmemente ao local de inserção.
3. Use veias de grande calibre para a administração de fluidos irritantes, porque o maior fluxo sanguíneo dilui rapidamente o agente.
4. Faça a diluição adequada de agentes irritantes antes da infusão.

Intervenções de enfermagem

1. Aplique compressas quentes para estimular a circulação, promover a absorção e neutralizar a venoconstrição causada pela flebite.
2. Eleve o membro.
3. Considere a remoção do cateter intravenoso.
4. Considere outras intervenções farmacológicas, como analgésicos, anti-inflamatórios ou corticosteroides, se necessário.
5. Documente as avaliações e intervenções.
6. Participe de atividades para o controle de qualidade da instituição com relação às taxas de ocorrência de flebite. Uma fórmula que pode ser usada é:

$$\frac{\text{Número de incidentes de flebite}}{\text{Número total de cateteres intravenosos periféricos}} = \times\ 100$$
$$= \%\ \text{de flebite periférica}$$

Baseado em evidências
Infusion Nursing Society (INS). (2016). Infusion therapy standards of practice. *Journal of Infusion Nursing, 39*(1S).

Infecções da corrente sanguínea associadas a cateteres

Causas

1. A tromboflebite subjacente aumenta o risco em 18 vezes.
2. Sistemas ou soluções de infusão contaminadas (Figura 6.4).
3. Manutenção prolongada de um cateter IV (cateter ou agulha, equipo, recipiente de solução).
4. Quebra técnica asséptica na inserção do cateter IV ou mudança de curativo.
5. Contaminação endógena por outras áreas infectadas do paciente.
6. Um paciente gravemente enfermo ou imunossuprimido está sob maior risco de desenvolver bacteriemia.

Manifestações clínicas

1. Possíveis sinais de infecção no local de inserção do acesso intravenoso (p. ex., hiperemia, dor, edema, drenagem fétida).
2. Temperatura elevada, calafrios.
3. Náuseas, vômito.
4. Contagem elevada de leucócitos.
5. Mal-estar, aumento da frequência cardíaca.
6. Dor nas costas, dor de cabeça.
7. Pode progredir para choque séptico com hipotensão grave.

Medidas preventivas

1. Siga as mesmas medidas descritas para a tromboflebite.
2. A adesão estrita à higienização das mãos e o uso de técnicas assépticas com precauções máximas de barreira durante a inserção e as trocas de curativos continuam a ser as medidas mais importantes para a prevenção de infecções da corrente sanguínea associadas a cateteres.

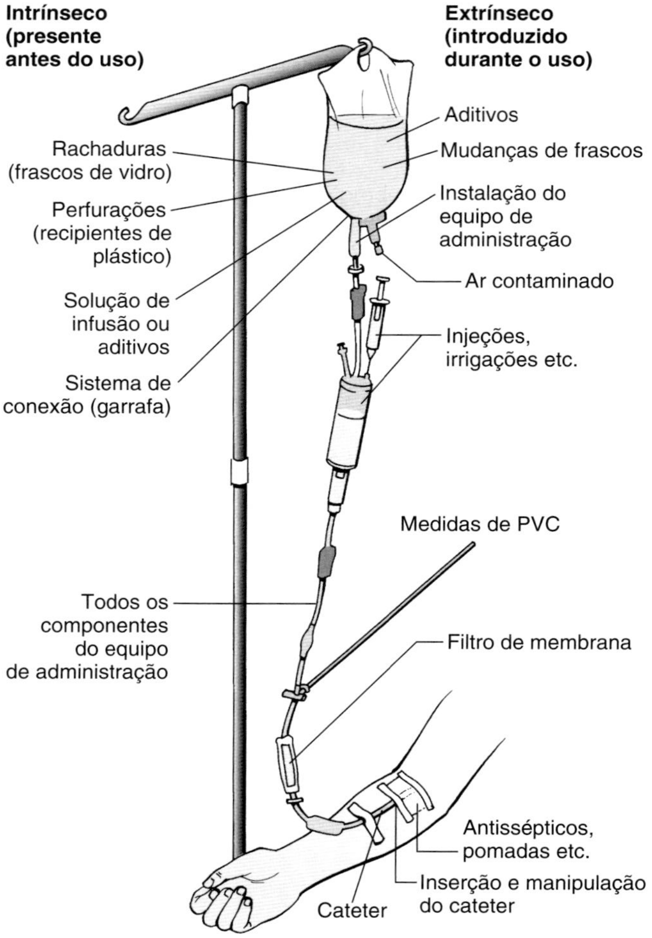

Figura 6.4 Potenciais mecanismos de contaminação de sistemas de infusão IV.

3. Assegure-se de que sejam utilizados produtos apropriados para a antissepsia da pele antes da inserção do cateter. A clorexidina é preferida e demonstrou reduzir a taxa de infecções.

Alerta de transição de cuidado
A higienização das mãos, o uso de equipamentos de proteção individual e as práticas de infusão seguras empregando técnica asséptica formam a base das precauções padrão. Medidas apropriadas de controle de infecção são essenciais para a prevenção de complicações e a garantia de prestação de cuidados eficientes e de alta qualidade em todos os locais de atendimento e, em última análise, para que o paciente possa permanecer em casa.

4. Escolha locais apropriados para a inserção do cateter.
5. A substituição de cateteres intravenosos, quando clinicamente indicado, em vez da substituição de rotina a cada 72 a 96 h, não demonstra aumento no risco de tromboflebite ou infecção. A exceção ocorre quando a adesão à técnica asséptica não pode ser assegurada (p. ex., inserção durante uma emergência médica), momento em que o cateter deve ser substituído o mais rápido possível, mas não mais de 48 h após a inserção.
6. Utilize cateteres intravenosos centrais impregnados com agentes antimicrobianos quando o tempo de permanência esperado for superior a 5 dias, ou em caso de pacientes com alto risco de infecções, como os neutropênicos, queimados ou gravemente enfermos.

7. Troque os equipos e as extensões em intervalos apropriados. Equipos e extensões de infusão contínua devem ser trocados a cada 96 h quando os medicamentos ou soluções não contiverem lipídios, sangue ou hemoderivados. Quando equipos e extensões do cateter contiverem lipídios, sangue ou hemoderivados, devem ser trocados a cada 24 h. Equipos e extensões de infusão IV intermitente, incluindo equipos secundários e dispositivos adicionais, devem ser trocados com uma frequência menor do que os intervalos de 72 a 96 h.
8. Não permita que medicamentos e soluções sejam infundidos por mais de 24 h. As soluções contendo lipídios devem ser administradas dentro de um período de 24 h. A infusão de emulsões lipídicas deve ser completada dentro de 6 a 12 h. A administração de sangue ou outros hemoderivados deve ser completada dentro de 4 h. A integridade do sistema de infusão deve ser mantida em todos os momentos.
9. Garanta avaliação e cuidados adequados ao local de acesso vascular. Troque o curativo IV de maneira rotineira e imediatamente se ele ficar úmido, solto ou sujo.
   a. O curativo de gaze que impede a visualização do local deve ser trocado a cada 48 h.
   b. O curativo semipermeável transparente deve ser trocado a cada 7 dias.
10. Use protetores para a desinfecção passiva com agentes desinfetantes (p. ex., álcool isopropílico). Isso resulta na redução da contaminação microbiana intraluminal e diminui as taxas de infecção da corrente sanguínea associada a cateter.
11. Assegure a remoção do cateter quando já não for essencial.

Alerta de enfermagem
Ao acessar o introito de um dispositivo de acesso vascular, esfregue vigorosamente – não limpe simplesmente – a conexão do cateter por 15 s, com solução de álcool ou clorexidina.

Intervenções de enfermagem

1. Interrompa a infusão e considere a remoção do cateter de acesso vascular. Deve ser removido qualquer dispositivo intravenoso periférico com sinais e sintomas de infecção e eritema que se estenda pelo menos 1 cm do ponto de inserção, endurecimento, exsudato e febre sem outra origem de processo infeccioso. A colaboração com a equipe médica é necessária para determinar se um dispositivo de acesso venoso central pode ser recuperado ou se precisa ser removido.
2. Em caso de exsudato purulento, obtenha uma amostra para a realização de cultura e coloração de Gram.
3. Após a remoção do cateter de acesso vascular, corte a ponta do cateter com uma tesoura estéril, coloque em um tubo seco e estéril e envie imediatamente para o laboratório, para cultura e coloração de Gram.
4. Avalie e realize medidas necessárias para manter a estabilidade do paciente.
5. Inicie a antibioticoterapia imediatamente após receber a prescrição e obter todas as amostras adicionais para cultura e coloração de Gram.
6. Documente as avaliações e intervenções.

Sobrecarga circulatória

Causa

1. Infusão de quantidades excessivas de fluidos IV (o risco é maior para pacientes idosos, lactentes ou pacientes com insuficiência cardíaca ou renal).

Manifestações clínicas

1. Aumento da pressão arterial e frequência cardíaca.
2. PVC aumentada, distensão venosa (veias jugulares ingurgitadas).
3. Dor de cabeça, ansiedade.
4. Falta de ar, taquipneia, tosse.
5. Crepitações pulmonares.
6. Angina (se houver história de doença arterial coronariana).

Medidas preventivas

1. Avalie o paciente quanto a problemas cardíacos ou renais. Seja particularmente vigilante com o paciente de alto risco.
2. Monitore criteriosamente o fluxo de infusão e use bombas de infusão em pacientes com maior risco.
3. Mantenha registros precisos de balanço hídrico.
4. Imobilize o braço ou a mão se a taxa de fluxo IV flutuar muito com o movimento.

Intervenções de enfermagem

1. Se houver suspeita de sobrecarga circulatória, notifique o médico, coloque o paciente sentado para facilitar a respiração e antecipe a redução da taxa de infusão IV e a terapia medicamentosa adicional.
2. Monitore de perto o estado clínico para sinais de agravamento.

Embolia gasosa

Causas

1. Existe risco maior nos cateteres intravenosos centrais, quando o ar entra no cateter durante as trocas de equipos (ar aspirado durante a inspiração, devido à pressão intratorácica negativa).
2. Ar nos equipos e nas extensões IV ou infundido pela bomba de infusão.

Manifestações clínicas

1. Início súbito de dispneia, falta de ar, aumento da frequência respiratória.
2. Dor no peito, hipotensão, frequência cardíaca elevada.
3. Alteração no estado mental ou na fala.
4. Alterações na aparência da face, paralisia.

Medidas preventivas

1. Retire todo o ar dos equipos e das extensões antes da infusão.
2. Troque os reservatórios de solução antes que fiquem vazios.
3. Certifique-se de que todas as conexões estejam seguras. Use conexões Luer-lock ou sistemas de administração com filtros retentores de ar, a menos que seja contraindicado.
4. Use a técnica apropriada com a remoção de cateteres intravenosos centrais.
5. Ao remover um cateter intravenoso central, coloque o paciente em posição supina ou Trendelenburg, a menos que haja contraindicação, para que o local de inserção esteja no nível do coração ou abaixo dele.
6. Instrua o paciente a se curvar (manobra de Valsalva) durante a retirada do cateter, a menos que seja contraindicado.

Intervenções de enfermagem

1. Impeça imediatamente a entrada de ar adicional na corrente sanguínea, fechando, dobrando o sistema de infusão ou apertando ou cobrindo o local de inserção do cateter intravenoso com um curativo oclusivo.
2. Vire imediatamente o paciente para o lado esquerdo e abaixe a cabeceira da cama; nessa posição, o ar ficará preso no lado direito do coração.
3. Notifique o médico imediatamente.
4. Administre oxigênio conforme necessário e institua medidas de suporte à estabilidade clínica do paciente.
5. Documente as avaliações e intervenções.

Falha mecânica (fluxo lento ou oclusão)

Causas

1. Cateter mal posicionado, incluindo aquele posicionado contra a parede da veia, restringindo o fluxo de fluidos ou a infiltração pelo cateter.
2. Coágulo na ponta do cateter ou da agulha.
3. Causas mecânicas externas, como pinçamento do equipo ou cateter, filtro entupido ou conector sem agulha.

Manifestações clínicas

1. Incapacidade de aspirar sangue ou retardo no retorno do sangue.
2. Fluxo IV lento ou alarmes frequentes de oclusão em bomba de infusão eletrônica.
3. Sinais de infiltração ou extravasamento.

Medidas preventivas

1. Avalie a funcionalidade do cateter intravenoso rotineiramente.
2. Use procedimentos apropriados para lavar cateteres e extensões.
3. Estabilize adequadamente o cateter IV com fita adesiva e uma tala para o braço, se necessário.

Intervenções de enfermagem

1. Avalie as causas da oclusão mecânica.
2. Reposicione o cateter, puxando levemente, pois pode estar encostado em uma válvula, na parede ou em bifurcação da veia.
3. Reposicione o membro do paciente em que o cateter intravenoso está instalado.
4. Posicione o recipiente da solução abaixo do nível do coração e observe se há refluxo de sangue.
5. Se estiver usando uma bomba de infusão, avalie sua funcionalidade.
6. Em colaboração com a equipe de saúde, considere a necessidade de um agente para a lavagem de cateter ou uso de um agente trombolítico.
7. Considere a necessidade de remoção do cateter intravenoso.

Hemorragia

Causas

1. Conexão frouxa com os equipos e os extensores e o cateter.
2. Remoção inadvertida de cateter intravenoso periférico ou central.
3. Terapia anticoagulante.

Manifestações clínicas

1. Exsudação ou saída de sangue do local de inserção do cateter IV.
2. Hematoma.

Medidas preventivas

1. Conecte todos os cateteres intravenosos centrais com adaptadores Luer-lock e conecte os equipos com adaptadores Luer-lock aos conectores sem agulha, e não diretamente ao cateter.
2. Estabilize os cateteres. Use curativos transparentes, quando possível, para cateteres intravenosos periféricos e centrais. Estabilize com fita os lumens do cateter remanescente e as extensões com uma volta, de modo a não exercer tração diretamente sobre o cateter.
3. Mantenha curativo compressivo nos locais de inserção de cateteres que tiverem sido removidos – no mínimo, 10 minutos para um paciente que recebe anticoagulantes.

Trombose venosa

Causas

1. Infusão de soluções irritantes.
2. Infecção ao longo do trajeto do cateter pode indicar essa síndrome.
3. Formação de bainha de fibrina com eventual formação de coágulo ao redor do cateter. (Esse coágulo eventualmente vai obstruir a veia.)
4. Fatores relacionados com o paciente, incluindo história clínica de um estado de hipercoagulabilidade (p. ex., câncer, diabetes ou insuficiência renal crônica), história de trombose venosa profunda, pacientes cirúrgicos ou que sofreram traumatismos, pacientes de cuidados intensivos e extremos de idade.
5. Estase de sangue no cateter intravenoso.

Manifestações clínicas

1. Edema e dor na área de inserção do cateter ou no membro proximal ao local de inserção.
2. Diminuição da infusão intravenosa ou incapacidade de aspirar sangue por um cateter intravenoso central.
3. Protuberância palpável no vaso canulado.

Medidas preventivas

1. Selecione o dispositivo de acesso vascular e o local de inserção apropriado.
2. Assegure a diluição apropriada de substâncias irritantes.
3. Assegure a instalação adequada do cateter intravenoso.
4. Institua estratégias não farmacológicas para a prevenção de trombose, se possível, como mobilidade precoce e hidratação adequada do paciente.
5. Faça profilaxia com terapias anticoagulantes, conforme a prescrição médica.

Intervenções de enfermagem

1. Se houver suspeita de trombose venosa, notifique o médico, antecipe a avaliação e a dose de anticoagulante terapêutico e dê suporte ao paciente.

BIBLIOGRAFIA

Bhave, G., & Neilson, E. G. (2011). Volume depletion versus dehydration: How understanding the difference can guide therapy. *American Journal of Kidney Diseases, 58*(2), 302–309.

Centers for Disease Control and Prevention (CDC). (2017). Summary of recommendations: Guidelines for the prevention of intravascular catheter-related infections 2011. Available: *https://www.cdc.gov/infectioncontrol/guidelines/bsi/recommendations.html*

Centers for Disease Control and Prevention. (2011). *Guidelines for the prevention of intravascular catheter-related infections, 2011.* Atlanta, GA: Author.

Charron, K. (2012). Decreasing central line infections and needlestick injury rates: Combining best practice and introducing a Luer-activated intravenous therapy system and antimicrobial intravenous connector. *Journal of Infusion Nursing, 35*(6), 370–375.

Crowley, M., Brim, C., Proehl, M., et al. (2012). Emergency nursing resource: Difficult intravenous access. *Journal of Emergency Nursing, 38*(4), 335–343.

Edwards, C., & Johnson, C. (2012). Evaluation of a Luer-activated intravenous administration system. *Journal of the Association for Vascular Access, 17*(4), 200–207.

Hadaway, L. (2012). Short peripheral intravenous catheters and infections. *Journal of Infusion Nursing, 35*(4), 230–240.

Hugill, K. (2017). Preventing bloodstream infection in IV therapy. *British Journal of Nursing, 26*(14), S4–S10.

Infusion Nursing Society (INS). (2016). Infusion therapy standards of practice. *Journal of Infusion Nursing, 39*(1S).

Lamperti, M., Bodenham, A. R., Pittiruti, M., et al. (2012). International evidence-based recommendations on ultrasound-guided vascular access. *Intensive Care Medicine, 38*, 1105–1117.

O'Grady, N. P., Alexander, M., Burns, L. A., et al. (2011). Guidelines for the prevention of intravascular catheter-related infections, 2011. Available: *http://www.cdc.gov/hicpac/pdf/guidelines/bsi-guidelines-2011.pdf*

Parker, S. I. A., Benzies, K. M., Hayden, K. A. (2017). A systematic review: Effectiveness of pediatric peripheral intravenous catheterization strategies. *Journal of Advanced Nursing, 73*(7), 1570–1582.

Phillips, L. D. (2014). Manual of IV therapeutics: *Evidence-based practice for infusion therapy* (6th ed.). Philadelphia, PA: Davis.

Schnock, K. O., Dykes, P. C., Albert, J., et al. (2017). The frequency of intravenous medication administration errors related to smart infusion pumps: A multihospital observational study. *British Medical Journal Quality and Safety, 26*, 131–140.

Shastay, A. D. (2016). Evidence-based safe practice guidelines for I.V. push medications. *Nurisng, 46*(10), 38–44.

Smith, J. S., Irwin, G., Viney, M., et al. (2012). Optimal disinfection times for needleless intravenous connectors. *Journal of the Association for Vascular Access, 17*(3), 137–143.

Vizcarra, C., Cassutt, C., Corbitt, N., et al. (2014). Infusion Nursing Society (INS) position paper: Recommendations for improving safety practices with short peripheral catheters. *Journal of Infusion Nursing, 37*(2), 121–124.

Webser, J., Osborne, S., Rickard, C. M., & New, K. (2013). Clinically-indicated replacement versus routine replacement of peripheral venous catheters. *Cochrane Database System Review, (4)*, CD007798.

CAPÍTULO

7

Enfermagem Peroperatória

CONSIDERAÇÕES GERAIS E AVALIAÇÃO

Introdução

Enfermagem peroperatória é o termo utilizado para descrever os cuidados de enfermagem prestados ao paciente durante todas as fases da experiência cirúrgica: pré-operatório, intraoperatório e pós-operatório.

Fase pré-operatória – estende-se do momento em que é tomada a decisão de se fazer uma intervenção cirúrgica até a transferência do paciente para a sala de cirurgia.

Fase intraoperatória – estende-se do momento em que o paciente é recebido na sala de cirurgia até ser admitido na unidade de recuperação pós-anestésica (URPA).

Fase pós-operatória – estende-se desde o momento da admissão na URPA até a avaliação de seguimento após a alta.

O *anestesista* é o profissional que pode administrar e monitorar a anestesia durante um procedimento cirúrgico; trata-se de um médico registrado e especialista em anestesiologia, também conhecido como *anestesiologista*. Os tipos de cirurgia incluem:

Eletiva – o momento estipulado para a cirurgia é conveniente ao paciente; caso a cirurgia seja postergada, não ocorrem complicações catastróficas (p. ex., cisto superficial).

Necessária – a condição requer cirurgia dentro de poucas semanas (p. ex., catarata).

Urgente – a intervenção cirúrgica precisa ser realizada o mais rápido possível, mas pode ser adiada por um curto período de tempo (p. ex., fixação interna de fratura).

Emergente – a condição requer intervenção cirúrgica imediata, sem demora (p. ex., obstrução intestinal). A cirurgia deve ser realizada para salvar a vida, um membro ou a capacidade funcional.

Incisões abdominais comuns são demonstradas na Figura 7.1.

Segurança peroperatória

A segurança e o bem-estar dos pacientes durante a intervenção cirúrgica são considerações fundamentais. Pacientes que necessitam de intervenções peroperatórias estão expostos a risco de infecção, comprometimento da integridade cutânea, alteração na temperatura corporal, déficit de volume de líquidos, lesões relacionadas com o posicionamento, além de riscos químicos, elétricos e físicos.

Vários programas e estratégias, como o Projeto de Melhoria do Cuidado Cirúrgico (em inglês, Surgical Care Improvement Project – SCIP), as Metas Nacionais para Cirurgia Segura (em inglês, National Safety Goals for Surgery) e a Recuperação Otimizada após Cirurgia (em inglês, Enhanced Recovery After Surgery – ERAS), resultaram em grandes avanços nos desfechos clínicos. Os protocolos de cuidado são desenvolvidos com base em evidências científicas de melhores práticas. Os exemplos incluem práticas fundamentais, como a identificação correta e a mobilização precoce, bem como uso apropriado de antibióticos, cirurgia minimamente invasiva e abordagens multimodais para resolução de problemas.

Baseado em evidências
The Joint Commission. (2018). Hospital: 2018 National Patient Safety Goals. Disponível em: *www.jointcommission.org/hap_2017_npsgs*.

The Joint Commission. (2018). Surgical Care Improvement Project. Disponível em: *https://www.jointcommission.org/resources/patient-safety-topics/infection-prevention-and-control/surgical-site-infections/*.

Projeto de melhoria do cuidado cirúrgico

1. O SCIP é uma iniciativa dos EUA de melhoria da qualidade da assistência cirúrgica, visando reduzir significativamente complicações cirúrgicas. É uma coalizão de organizações de saúde que desenvolveu diretrizes com intervenções baseadas em evidências, que se mostraram comprovadamente efetivas.
   a. A meta é reduzir complicações cirúrgicas em 25%.
   b. A implementação de intervenções de enfermagem no estágio mais precoce possível de desenvolvimento de uma complicação também é de extrema importância.
2. As metas do SCIP que tem se mostrado efetivas incluem:
   a. Administração de antibiótico profilático 1 h antes da incisão cirúrgica.

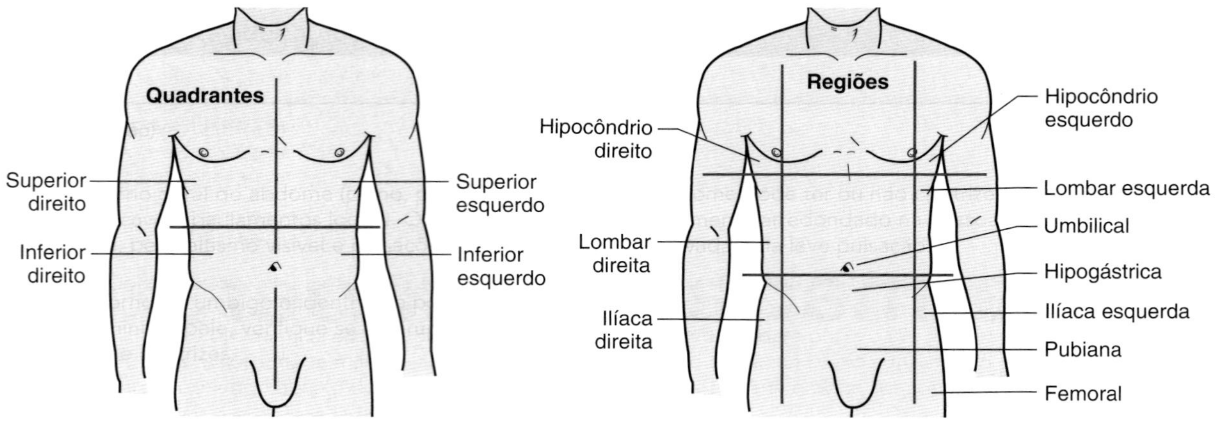

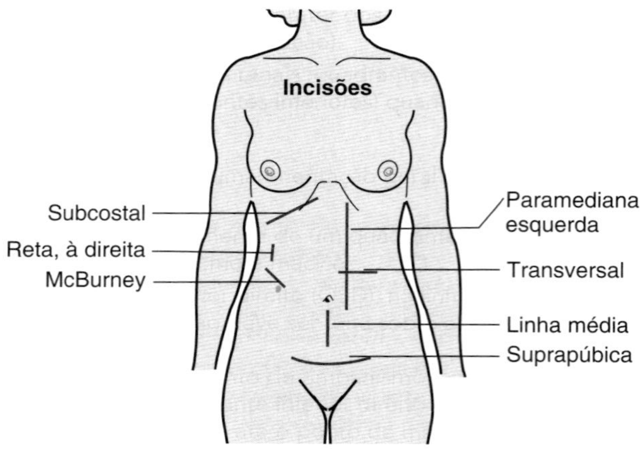

Local da incisão	Tipo de cirurgia
Subcostal	Cirurgia da vesícula e das vias biliares
Paramediana	Lado direito – vesícula, vias biliares Lado esquerdo – esplenectomia, gastrectomia, correção de hérnia de hiato
Transversal	Gastrectomia
Músculo reto do abdome	Lado direito – apendicectomia, ressecção do intestino delgado Lado esquerdo – ressecção do cólon sigmoide
McBurney	Apendicectomia
Linha média (inferior)	Sistema genital feminino
Suprapúbica (transversal baixa, Pfannenstein)	Cirurgia ginecológica

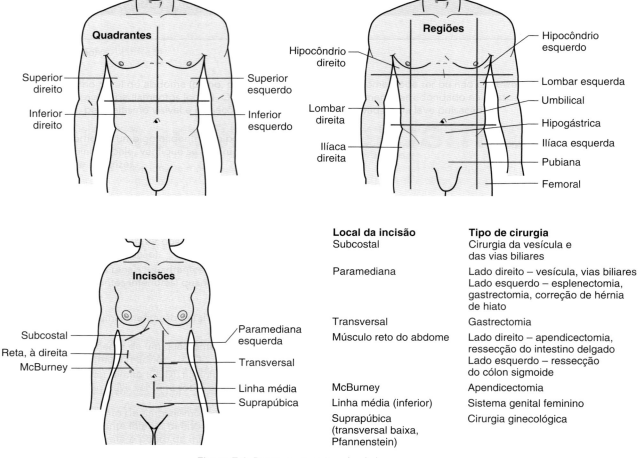

Figura 7.1 Regiões e incisões do abdome.

b. Suspensão do antibiótico profilático 24 h após o término da cirurgia.
c. Controle de glicemia sérica no pós-operatório de pacientes de cirurgia cardíaca.
d. Remoção adequada de pelos corporais em pacientes cirúrgicos.
e. Remoção de sonda vesical no 1º dia de pós-operatório ou no 2º dia de pós-operatório, considerando-se o dia da cirurgia como sendo o dia 0.
f. Permanência do uso de betabloqueadores no dia da cirurgia.
g. Realização de profilaxia e tratamento adequados para tromboembolismo venoso (TEV).

Metas nacionais de segurança do paciente

1. Prevenção de infecção – use as diretrizes de higienização das mãos da Organização Mundial da Saúde (OMS) ou do Centers for Disease Control and Prevention (CDC).
   a. Utilize protocolos baseados em evidências para a prevenção de infecções de difícil tratamento.
   b. Implemente protocolos baseados em evidências para a prevenção de infecção de corrente sanguínea relacionada com cateter central.
   c. Realize cuidados baseados em evidência para a prevenção de infecção no pós-operatório.
   d. Implemente medidas baseadas em evidências para a prevenção de infecção do sistema urinário relacionada com o uso de sonda vesical.
2. Previna erros em cirurgia – certifique-se de que a cirurgia correta seja feita no paciente correto e no local do corpo correto.
   a. Siga os protocolos institucionais para a demarcação do local correto, no corpo do paciente, no qual a cirurgia deve ser feita.
   b. Institua pausa antes da cirurgia para se certificar da ausência de erros.

Recuperação otimizada após cirurgia

Estabeleça estratégias multimodais de condução de cuidados peroperatórios planejados para a obtenção de recuperação precoce após procedimentos cirúrgicos, mantendo a função dos órgãos no período peroperatório e reduzindo a profunda resposta de estresse pós-cirúrgico.

Cirurgia ambulatorial

A cirurgia ambulatorial (comumente denominada *cirurgia-dia*) é uma intervenção comum para certos tipos de procedimentos. O enfermeiro encontra-se em posição privilegiada para avaliar as condições clínicas do paciente, planejar a experiência peroperatória e monitorar, educar e avaliar o paciente.

Vantagens

1. Redução de custos para as instituições de saúde, planos de saúde e órgãos governamentais.
2. Redução de estresse psicológico do paciente.
3. Menor incidência de infecção relacionada com a assistência à saúde.
4. Menor tempo de afastamento do trabalho para o paciente e menor interrupção das atividades do paciente e da vida familiar.

Desvantagens

1. Menos tempo para avaliar o paciente e realizar orientações pré-operatórias.
2. Menos tempo para estabelecer relação entre o paciente e a equipe de saúde.
3. Menos oportunidades de avaliar complicações pós-operatórias tardias. (Essa responsabilidade é direcionada principalmente ao paciente, embora seja possível o seguimento por telefone e no atendimento domiciliar.)

Seleção do paciente

Os critérios de seleção do paciente incluem:
1. Cirurgia de curta duração (varia de acordo com o procedimento e a instituição).
2. Cirurgias não contaminadas.
3. Tipo de intervenção cirúrgica, na qual a ocorrência de complicações pós-operatórias é baixa.
4. A idade do paciente, geralmente, não é um fator determinante, embora seja reconhecidamente arriscada para recém-nascidos prematuros.
5. Seguem alguns exemplos de procedimentos comumente realizados:
   a. Otorrinolaringologia – amigdalectomia, adenoidectomia.
   b. Ginecologia – laparoscopia diagnóstica, laqueadura, dilatação e curetagem.
   c. Ortopedia – artroscopia, reparo de fratura ou lesão de tendão.
   d. Cirurgia bucal – extração do terceiro molar (dente siso), instalação de implantes dentários.
   e. Urologia – circuncisão, cistoscopia, vasectomia.
   f. Oftalmologia – catarata.
   g. Cirurgia plástica – implantes mamários, mamoplastia redutora, lipoaspiração, blefaroplastia, *lifting* facial.
   h. Cirurgia geral – correção de hérnia por laparoscopia, colecistectomia laparoscópica, biopsia, remoção de cisto.

Assistência de enfermagem

Avaliação inicial

1. Realize a coleta do histórico de enfermagem do paciente ambulatorial; pode ser feita durante a consulta de enfermagem pré-operatória. O histórico de enfermagem deve ser padronizado na instituição e incluir avaliação de aspectos físicos e psicológicos do paciente. Investigue também: possíveis alergias, uso de tabaco, álcool e drogas ilícitas; deficiências ou limitações; medicamentos atuais de uso contínuo (incluindo medicamentos não prescritos, vitaminas, suplementos e fitoterápicos); condição atual de saúde (foque em alterações cardiovasculares e respiratórias, diabetes e problemas renais). Questione sobre quaisquer cirurgias realizadas e/ou problemas com anestesia anteriores.
2. Garanta a disponibilidade do formulário de consentimento informado, no qual conste o procedimento cirúrgico e o local de cirurgia corretos, e solicite a assinatura do paciente.
3. Explique a necessidade de qualquer exame laboratorial adicional e descreva o motivo.
4. Inicie a educação em saúde, incluindo as seguintes orientações ao paciente:
   a. Notifique imediatamente ao médico e à unidade cirúrgica se estiver resfriado, com febre ou alguma doença antes da data da cirurgia.
   b. Chegue no horário especificado.
   c. Restrinja a ingestão de alimentos e líquidos antes da cirurgia, de acordo com o protocolo da instituição, para evitar a aspiração do conteúdo gástrico. Com base em evidências científicas, a American Society of Anesthesiologists publicou diretrizes para procedimentos eletivos, que recomendam o seguinte:
      i. Líquidos claros – jejum mínimo de 2 h.
      ii. Leite materno – jejum mínimo de 4 h.
      iii. Fórmula infantil – jejum mínimo de 6 h.
      iv. Leite não humano – jejum mínimo de 6 h.
      v. Refeição leve – jejum mínimo de 6 h.
   d. Não use maquiagem ou esmalte nas unhas.
   e. Use roupas confortáveis e soltas, e sapatos de salto baixo.
   f. Deixe objetos de valor ou joias em casa.
   g. Escove os dentes de manhã e, ao enxágue, não engula nenhum líquido.
   h. Tome banho na noite anterior ou no dia da cirurgia.
   i. Siga as instruções do profissional de saúde quanto à tomada de medicamentos, incluindo os não prescritos e suplementos.
   j. Peça a um adulto responsável para acompanhá-lo e levá-lo para casa. Solicite que alguém o acompanhe por 24 h após a cirurgia.

Baseado em evidências
American Society of Anesthesiologists Committee on Standards and Practice Parameters. (2017). Practice guidelines for preoperative fasting and the use of pharmacologic agents to reduce the risk of pulmonary aspiration: An updated report. *Anesthesiology, 126*(3), 376-393.

Alerta de enfermagem
Os tempos mínimos preconizados para o jejum devem ser seguidos, a fim de reduzir o risco de aspiração, mas os pacientes são frequentemente instruídos a entrar em jejum após a meia-noite, devido à possibilidade de ocorrerem mudanças de horário na manhã da cirurgia, em virtude de cancelamentos, o que pode fazer com que o horário da cirurgia seja antecipado. Esteja ciente de que o jejum prolongado antes da cirurgia pode resultar em situações desnecessárias, como sede, fome, irritabilidade, dor de cabeça e, ainda, possivelmente, desidratação, hipovolemia e hipoglicemia.

Preparo pré-operatório

1. Realize a avaliação de enfermagem, com enfoque nas condições cardiovasculares e respiratórias. Verifique se o paciente é diabético e, em caso afirmativo, institua medidas para o controle da glicose. Verificar sinais vitais basais, incluindo o nível de saturação de oxigênio e o escore de dor atual.
2. Revise o prontuário do paciente quanto a presença do consentimento informado, lateralidade (direita ou esquerda, se aplicável), exames de laboratório, histórico e exame físico.
3. Verifique se é o paciente correto, o local correto e o procedimento correto. Considere o *time-out*[1] ou tempo limite para a checagem antes da cirurgia e as medidas do projeto SCIP, incluindo a marcação do local da incisão.
4. Certifique-se de que o paciente tenha seguido as orientações quanto à pausa na ingestão de alimentos e líquidos, tenha removido joias, próteses dentárias e esteja com a vestimenta adequada para a cirurgia.
5. Realize a reconciliação medicamentosa. Certos medicamentos utilizados em domicílio podem ser tomados, especialmente betabloqueadores. Verifique com o médico e peça ao paciente para ingerir os medicamentos com um gole de água.
6. Informe ao anestesista se o paciente estiver utilizando fitoterápicos.
7. Realize medicação pré-procedimento, se aplicável.

[1]N.R.T.: *time-out* é a terminologia utilizada pela Organização Mundial da Saúde no programa Cirurgias Seguras Salvam Vidas – refere-se ao tempo limite para a checagem de segurança antes da cirurgia, sendo também denominada *pausa pré-operatória*, para a verificação de informações de promoção de segurança do paciente.

Cuidados pós-operatórios

1. Verifique os sinais vitais, incluindo a saturação de oxigênio, a temperatura e o escore de dor.
2. Administre oxigênio, se necessário.
3. Mude o decúbito do paciente e aumente progressivamente sua atividade – cabeceira da cama elevada, levantar e andar. Atente para a ocorrência de tontura ou náuseas.
4. Verifique se o paciente se recuperou adequadamente para receber alta, usando os seguintes critérios:
   a. Os sinais vitais encontram-se estáveis e retornaram ao nível pré-operatório.
   b. É capaz de permanecer em pé sem sentir muita tontura e de caminhar distâncias curtas.
   c. Tem escore de dor em nível tolerável (geralmente menor que 3).
   d. É capaz de ingerir líquidos.
   e. Está orientado em relação a tempo, local e pessoa.
   f. Não há evidência de desconforto respiratório.
   g. Existe um adulto responsável que possa acompanhar o paciente para casa e permanecer com ele.
   h. Entende as instruções pós-operatórias e recebe documento com instruções para casa.

Consentimento informado

O *consentimento informado* (autorização para cirurgia) constitui processo no qual se informa ao paciente sobre o procedimento cirúrgico, destacando-se possíveis riscos e complicações decorrentes da cirurgia e anestesia. O consentimento é obtido pelo cirurgião. Esse é um requisito legal. Os hospitais geralmente têm um formulário de consentimento informado padrão, aprovado pelo departamento jurídico da instituição.

Finalidades

1. Assegura que o paciente compreende a natureza do tratamento, incluindo complicações potenciais e tratamentos ou procedimentos alternativos.
2. Evidencia que a decisão do paciente foi tomada sem que se sentisse pressionado.
3. Protege o paciente da realização de procedimentos não autorizados e assegura que o procedimento seja realizado no local do corpo correto.
4. Protege o cirurgião e a instituição contra ações legais de um paciente que alegar ter sido realizado procedimento não autorizado.

Paciente adolescente e consentimento informado

1. Um adolescente pode ser um menor emancipado, ou seja, obteve legalmente o reconhecimento de ser alguém que não está mais sujeito ao controle parental. Os regulamentos variam de acordo com a jurisdição, mas podem incluir:
   a. Menor casado.
   b. Aqueles no serviço militar.
   c. Menor que tem filho.
2. Existem estatutos referentes ao tratamento de menores de idade.[2]
3. Os padrões para o consentimento informado são os mesmos dos adultos.

Procedimentos que exigem consentimento informado e time-out

1. Quaisquer procedimentos cirúrgicos de grande ou pequeno porte.
2. Penetração em uma cavidade do corpo, como colonoscopia, paracentese, broncoscopia, cistoscopia ou punção lombar.
3. Procedimentos radiológicos, particularmente se for necessário o uso de contraste (como mielograma, ressonância magnética com contraste, angiografia).
4. Todos os procedimentos que requerem qualquer tipo de anestesia, incluindo cardioversão.

Obtenção de consentimento informado

1. Antes de assinar um termo de consentimento informado, é preciso que o paciente:
   a. Seja informado pelo cirurgião, de forma simples e clara, sobre o que deve ser feito, os riscos e benefícios, bem como quaisquer alternativas à cirurgia ou ao procedimento. O anestesista deve explicar o plano de anestesia e os possíveis riscos e complicações.
   b. Tenha uma noção geral do que esperar no pós-operatório imediato e tardio.
   c. Tenha uma noção geral do tempo decorrido da cirurgia até a recuperação.
   d. Tenha a oportunidade de fazer quaisquer perguntas.
   e. Assine um formulário separado para cada procedimento ou cirurgia, em alguns casos.
2. É obrigatória, por lei, a aplicação de consentimento informado por escrito, sendo necessária a presença de uma testemunha, de acordo com a política da instituição.
3. A assinatura deve ser obtida após o completo entendimento, pelo paciente, sobre o que deve ocorrer; deve ser obtida antes que o paciente receba sedação, sendo protegido de pressão ou coerção. Em caso de menor de idade (ou paciente inconsciente ou legalmente incapaz), é necessária a permissão de um familiar ou responsável legal – pais, tutor legal ou tutor nomeado pelo tribunal.
5. Em caso de menor casado e emancipado, é aceitável a permissão do cônjuge quando o paciente for declarado incapaz.
6. Se o paciente não conseguir escrever, a colocação de um "X" é aceitável.
7. Em caso de emergência, a permissão obtida por telefone é aceitável, recomendando-se a presença de duas testemunhas.

Fatores de risco cirúrgico e estratégias de prevenção

Obesidade

Riscos

1. Aumenta a dificuldade envolvida nos aspectos técnicos do procedimento cirúrgico; o risco de deiscência deferida operatória é maior.
2. Eleva a probabilidade de infecção devido à perfusão tecidual comprometida.
3. Amplia o potencial de desenvolvimento de pneumonia pós-operatória e outras complicações pulmonares, porque pacientes obesos têm hipoventilação crônica.
4. Aumenta a demanda cardíaca, levando a comprometimento cardiovascular.
5. Eleva o risco de complicações relacionadas com as vias respiratórias.
6. Altera a resposta a vários fármacos e anestésicos.
7. Diminui a probabilidade de deambulação precoce.

Abordagem terapêutica

1. Incentive a redução de peso, se houver tempo suficiente.
2. Informe sobre possíveis complicações pós-operatórias relacionadas com a obesidade.
3. Seja extremamente vigilante para complicações respiratórias.
4. Contenha cuidadosamente as incisões abdominais para que o paciente possa se mover ou tossir.
5. Esteja alerta, pois alguns medicamentos precisam ser dosados de acordo com o peso corporal ideal, e não o peso real (devido à composição de gordura), para evitar toxicidade, incluindo digoxina, lidocaína, antibióticos aminoglicosídeos e teofilina.

[2]N.R.T.: no Brasil, a legislação de referência é o Estatuto da Criança e do Adolescente. Saiba mais em *https://www.mdh.gov.br/biblioteca/crianca-e-adolescente/estatuto-da-crianca-e-do-adolescente-versao-2019.pdf/view*.

6. Atente para o fato de que pacientes obesos precisam de doses mais elevadas de antibióticos para alcançar níveis teciduais eficazes.
7. Evite injeções intramusculares (IM) em indivíduos com obesidade mórbida (dê preferência às vias intravenosa [IV] ou subcutânea).
8. Nunca tente mover um paciente com limitações sem assistência ou sem usar uma mecânica corporal adequada.
9. Solicite a avaliação nutricional no início do período pós-operatório do paciente.

Nutrição inadequada

Riscos

1. Compromete profundamente a cicatrização de feridas (especialmente nos casos de deficiência proteico-calórica e de balanço nitrogenado negativo).
2. Aumenta o risco de infecção.

Abordagem terapêutica

1. Qualquer perda de peso recente (em um intervalo de 4 a 6 semanas) de 10% do peso corporal normal do paciente ou diminuição do nível de albumina sérica, deve alertar a equipe de saúde para o estado nutricional deficiente e a necessidade de investigar a causa da perda de peso.
2. Institua medidas para promover a melhoria do estado nutricional antes e depois da cirurgia. A menos que contraindicado, ofereça uma dieta rica em proteínas, calorias e vitaminas (especialmente vitaminas C e A); para tanto, pode ser necessário dieta enteral e parenteral.
3. Reavalie o nível sérico de pré-albumina para determinar o estado nutricional recente.
4. Recomende o tratamento de cáries dentárias e a higiene bucal adequada, a fim de prevenir a infecção.

Desequilíbrio hidreletrolítico

Riscos

Pode acarretar efeitos deletérios decorrentes da anestesia geral e da perda esperada de líquidos associada à cirurgia, predispondo a ocorrência de choque e arritmia cardíaca.

Alerta de enfermagem

Pacientes submetidos a grandes cirurgias abdominais (p. ex., colectomias e reparos aórticos) frequentemente apresentam deslocamento maciço de líquidos para os tecidos próximos ao local da cirurgia, na forma de edema (pode-se observar saída de até 1 ℓ ou mais de líquido do sistema circulatório). Fique alerta para a reversão do deslocamento de líquido (do tecido para a circulação) por volta do 3º dia de pós-operatório. Pacientes com alterações cardíacas podem desenvolver insuficiência devido a uma sobrecarga excessiva de líquidos.

Abordagem terapêutica

1. Avalie a condição hidreletrolítica do paciente.
2. Reidrate o paciente por via parenteral e oral, conforme prescrição.
3. Monitore evidências de desequilíbrio eletrolítico, especialmente de Na^+, K^+, Mg^{++} e Ca^{++}.
4. Esteja alerta para a quantidade e o tipo de secreções drenadas esperadas; relate casos de excesso e anormalidade.
5. Monitore ganhos e perdas de líquidos do paciente; não se esqueça de incluir todas as possíveis perdas de fluidos corporais.

Idosos

Riscos

1. O potencial para danos é maior em idosos.
2. Esteja alerta, pois o efeito cumulativo de medicamentos é maior no paciente idoso.
3. Medicamentos administrados nas doses habituais, como a morfina, podem causar confusão mental, desorientação e depressão respiratória.

Abordagem terapêutica

1. Considere o uso de doses menores de medicamentos para o alcance do efeito desejado.
2. Preveja potenciais problemas decorrentes de doenças crônicas, como anemia, obesidade, diabetes e hipoproteinemia.
3. Ajuste a ingesta de nutrientes para atender às necessidades aumentadas de proteínas e vitaminas.
4. Sempre que possível, respeite rotinas estabelecidas por pacientes mais idosos, como horário de dormir e alimentar-se.

Doença cardiovascular

Riscos

1. Pode acentuar o estresse da anestesia e do procedimento cirúrgico.
2. Pode resultar em comprometimento da oxigenação, ritmo cardíaco, débito cardíaco e da circulação.
3. Pode também causar descompensação cardíaca, arritmia súbita, tromboembolismo, infarto agudo do miocárdio (IAM) ou parada cardíaca.
4. A interrupção de fármacos de ação cardíaca, particularmente betabloqueadores, pode ter um impacto negativo sobre a função cardíaca.

Abordagem terapêutica

1. Avalie constantemente a frequência cardíaca, a pressão arterial (PA), a função hemodinâmica e o ritmo cardíaco, se indicado.
2. Evite a sobrecarga hídrica (oral, parenteral, hemocomponentes) devido a possibilidade de IAM, angina, insuficiência cardíaca e edema pulmonar.
3. Em conformidade com as medidas do programa SCIP, certifique-se de que o paciente mantenha os betabloqueadores antes da cirurgia. Administre com um pequeno gole de água.
4. Previna a imobilização prolongada, pois resulta em estase venosa. Monitore devido ao potencial para trombose venosa profunda (TVP) ou embolia pulmonar.
5. Incentive as mudanças de decúbito, mas evite esforço súbito.
6. Use meias antiembólicas e/ou dispositivo de compressão sequencial no período intra e pós-operatório.
7. Observe a evidência de hipoxia e inicie a terapia.

Baseado em evidências

American Society of PeriAnesthesia Nurses. (2017). *2017–2018 perianesthesia nursing: Standards, practice recommendations, and interpretive statements.* Cherry Hill, NJ: Author.

Diabetes melito

Riscos

1. Pode haver hipoglicemia em decorrência das restrições alimentares e de líquidos, bem como da anestesia.
2. Hiperglicemia e cetoacidose podem ser potencializadas pelo aumento da secreção de catecolaminas e glicocorticoides, decorrentes do estresse cirúrgico.
3. Hiperglicemia crônica compromete o processo de cicatrização e aumenta a suscetibilidade à infecção.
4. Pesquisas demonstraram que pacientes cirúrgicos têm melhores resultados quando os níveis de glicose são bem controlados durante todo o processo cirúrgico.

Abordagem terapêutica

1. Reconheça os sinais e sintomas de cetoacidose e hipoglicemia, que podem colocar em risco uma intervenção cirúrgica que se deu sem intercorrências. A desidratação também traz risco de comprometimento da função renal.

2. Monitore a glicose no sangue e atente para a necessidade de administração de insulina, se necessário, ou tratamento de hipoglicemia.
3. Confirme com o paciente quais medicamentos utilizou e quais foram suspensos. O protocolo das instituições e as condutas de profissionais de saúde podem variar, mas o objetivo é prevenir a hipoglicemia. Se o paciente estiver em jejum oral, medicamentos de administração por via oral geralmente são suspensos e a insulina pode ser prescrita a 75% da dose usual.
4. Assegure ao paciente diabético que, quando a doença está controlada, o risco cirúrgico não é maior do que para um paciente não diabético.

Alerta farmacológico
Relatos raros de acidose láctica ocasionaram preocupações sobre o uso de metformina no período peroperatório. A metformina geralmente é suspensa 48 h antes da cirurgia e reiniciada quando do restabelecimento completo da ingestão de alimentos e líquidos, com a confirmação de função renal normal.

Alcoolismo

Riscos
A desnutrição constitui possível agravo adicional, que pode ocorrer no paciente pré-cirúrgico com alcoolismo. O paciente também pode apresentar tolerância aumentada aos anestésicos.

Abordagem terapêutica
1. Observe que o risco cirúrgico é maior para o paciente com alcoolismo crônico.
2. Antecipe a possibilidade de síndrome de abstinência aguda no intervalo de 72 h após a última ingestão de bebida alcoólica.

Doença pulmonar e de vias respiratórias superiores

Riscos
1. A existência de doença pulmonar crônica pode contribuir para a ocorrência de hipoventilação, levando a pneumonia e atelectasias.
2. A cirurgia pode ser contraindicada no paciente com infecção de vias respiratórias superiores, devido à possível progressão da infecção para pneumonia e sepse.
3. A apneia do sono no paciente submetido a procedimento cirúrgico acarreta relevante risco à anestesia e deve ser observada e avaliada antes da cirurgia.

Abordagem terapêutica
1. Pacientes com problemas pulmonares crônicos, como enfisema ou bronquiectasia, devem ser avaliados e tratados antes da cirurgia, para otimizar a função pulmonar com o uso de broncodilatadores e corticosteroides, a realização de cuidados quanto à higiene oral, a redução do peso e do tabagismo e a instituição de métodos para o controle secreções.
2. Pacientes com apneia obstrutiva do sono devem ser avaliados por um anestesista antes da cirurgia. A anestesia geral deve ser evitada, se possível. Os pacientes precisam levar para o hospital seus aparelhos de pressão positiva contínua de vias respiratórias (CPAP), para uso pós-anestésico.
3. Opioides devem ser utilizados com cautela, para evitar a hipoventilação. Dê preferência à analgesia controlada pelo paciente (PCA).
4. Deve ser administrado oxigênio para a prevenção de hipoxemia (baixo fluxo de litros por minuto na vigência de doença pulmonar obstrutiva crônica).

Terapia medicamentosa atual ou pregressa

Riscos
Existem riscos quando determinados medicamentos são administrados concomitantemente a outros (p. ex., interação de alguns fármacos com anestésicos pode acarretar hipotensão e colapso circulatório). Isso também inclui o uso de muitos fitoterápicos. Embora fitoterápicos sejam produtos naturais, podem interagir com outros medicamentos utilizados em cirurgia.

Abordagem terapêutica
1. É essencial conhecer a terapia medicamentosa do paciente.
2. Notifique ao cirurgião, ao anestesista e a outros profissionais de saúde se o paciente estiver tomando algum dos seguintes medicamentos:
   a. Antibióticos.
   b. Antidepressivos, particularmente os inibidores da monoamina oxidase e erva-de-são-joão, um fitoterápico.
   c. Fenotiazinas.
   d. Diuréticos, particularmente tiazídicos.
   e. Corticosteroides.
   f. Anticoagulantes, como varfarina ou heparina, além de outros medicamentos ou fitoterápicos que possam alterar a coagulação, como ácido acetilsalicílico, matricária, *Ginkgo biloba*, anti-inflamatórios não esteroides, ticlopidina e clopidogrel.

CUIDADO PRÉ-OPERATÓRIO

Educação do paciente

A educação do paciente é um componente fundamental da experiência cirúrgica. Orientações pré-operatórias podem ser fornecidas ao paciente por meio de diálogos, discussões, uso de recursos audiovisuais, demonstrações e devolutiva das orientações ensinadas. A educação do paciente deve ser idealizada de modo a ajudá-lo a compreender a experiência cirúrgica, minimizar a ansiedade e promover total recuperação da cirurgia e da anestesia. O programa de educação pode ser iniciado, antes da hospitalização, por médico, enfermeiro ou outro profissional designado. É particularmente importante para pacientes admitidos no dia da cirurgia ou aqueles que serão submetidos a procedimentos cirúrgicos ambulatoriais. O enfermeiro peroperatório deve avaliar o conhecimento de base do paciente e usar essas informações no desenvolvimento de um plano interdisciplinar de cuidados de saúde, para promover um percurso peroperatório sem intercorrências.

Estratégias de orientação

Obtenção de dados de base
1. Determine o que o paciente já sabe ou o que quer saber. Para isso, podem ser realizadas leitura do prontuário, entrevista com o paciente e comunicação com médicos, familiares e outros membros da equipe de saúde.
2. Verifique a adaptação psicossocial do paciente à cirurgia iminente.
3. Determine crenças culturais ou religiosas de saúde e práticas que possam ter um impacto na experiência cirúrgica do paciente, como a recusa por transfusões de sangue, sepultamento de membros amputados em 24 h ou rituais especiais de cura.

Planejamento e implementação do programa de orientação
1. Comece no nível de entendimento do paciente e prossiga a partir daí.
2. Planeje uma apresentação ou série de apresentações para um paciente individual ou um grupo de pacientes.
3. Inclua membros da família e outras pessoas significativas no processo de educação.
4. Incentive a participação ativa dos pacientes em seus cuidados e recuperação.
5. Demonstre técnicas essenciais. Ofereça ao paciente a oportunidade de praticar e demonstrar que entendeu.

6. Separe um tempo e incentive o paciente a fazer perguntas e expressar preocupações. Se esforce para responder a todas as perguntas com sinceridade e em concordância com o plano terapêutico geral.
7. Forneça informações gerais e avalie o nível de interesse ou a reação do paciente quanto às mesmas.
   a. Explique os detalhes do preparo pré-operatório, faça uma visita à área e mostre os equipamentos, quando possível.
   b. Ofereça informações gerais sobre a cirurgia. Explique que o cirurgião é a principal fonte de informações.
   c. Notifique o paciente quando a cirurgia for programada (se conhecido) e aproximadamente quanto tempo demorará. Explique que, depois da cirurgia, ele irá para a URPA. Enfatize que atrasos podem ser decorrentes de diversos fatores não relacionados com um problema do paciente (p. ex., uma cirurgia anterior realizada na sala de cirurgia pode ter demorado mais tempo do que o esperado ou um caso de emergência pode ter recebido prioridade).
   d. Avise ao paciente que sua família será mantida informada sobre onde esperar e quando poderá ver o paciente. Fale sobre os horários de visita.
   e. Explique como é a sensação de passar por determinado procedimento ou exame, durante ou depois do mesmo.
   f. Descreva a URPA, a equipe e o tipo de equipamento que o paciente pode esperar ver e ouvir (equipe especialmente treinada, monitores, tubos com variadas funções e uma quantidade moderada de atividade realizada por enfermeiros e outros profissionais de saúde).
   g. Enfatize a importância da participação ativa do paciente em sua recuperação pós-operatória.
8. Conte com o auxílio de outros: profissionais de saúde, terapeutas, capelães e intérpretes.
9. Documente o que foi ensinado ou discutido, bem como a reação do paciente e o nível de compreensão.
10. Discuta com o paciente o curso pós-operatório esperado (p. ex., tempo de internação, atividade pós-operatória imediata, consulta de seguimento com o cirurgião).

Uso de recursos audiovisuais (se disponíveis)

1. Videoteipes ou programas de computador são eficazes para fornecer informações básicas a um paciente ou grupo de pacientes. Muitas instituições têm um canal de televisão dedicado à educação do paciente.
2. Livretos, brochuras e demonstrações, se disponíveis, são úteis.
3. Faça uma demonstração de qualquer equipamento que seja específico para o paciente em particular. Exemplos:
   a. Drenos e bolsas de drenagem.
   b. Monitores.
   c. Grades laterais do leito.
   d. Espirômetro de incentivo.
   e. Dispositivo de compressão sequencial.

Instruções gerais

No pré-operatório, o paciente deve receber instruções sobre as atividades pós-operatórias mencionadas a seguir. Isso permite que ele pratique e se familiarize com elas.

Espirometria de incentivo

No pré-operatório, o paciente pode usar um espirômetro para medir a profundidade da inspiração (ar inspirado) enquanto exerce o máximo de esforço. A medida obtida no pré-operatório se torna a meta a ser alcançada, o mais rápido possível, após a cirurgia.

1. No pós-operatório, o paciente deve ser encorajado a usar o espirômetro de incentivo, de 10 a 12 vezes por hora.
2. A inspiração profunda expande os alvéolos, prevenindo atelectasias e outras complicações pulmonares.
3. Há menos dor com o esforço inspiratório do que com o expiratório, assim como ocorre com a tosse.

Tosse

A tosse é o mecanismo que promove a remoção de secreções das vias respiratórias. Instrua que o paciente:

1. Entrelace os dedos e coloque as mãos sobre o local de incisão cirúrgica; esse movimento funciona como uma contenção durante a tosse e não prejudica a incisão.
2. Incline-se ligeiramente para a frente enquanto está sentado na cama.
3. Respire usando o diafragma.
4. Inspire profundamente com a boca ligeiramente aberta.
5. Solte o ar com força três ou quatro vezes, como se fosse tossir.
6. Com a boca aberta, inspire profundamente e tussa rapidamente uma ou duas vezes.
7. Elimine as secreções, pois devem ser efetivamente removidas do pulmão para evitar complicações respiratórias (pneumonia, obstrução).

Alerta de enfermagem
Espirometria de incentivo, respiração profunda e tosse, bem como mudanças de decúbito, podem ser contraindicadas após algumas cirurgias (p. ex., craniotomia e cirurgia ocular ou auricular).

Mudança de decúbito

Mudar de decúbito, como passar de decúbito dorsal para lateral (e vice-versa) melhora a circulação, estimula a respiração mais profunda e alivia áreas de pressão.

1. Ajude o paciente a virar de lado, se for necessária a assistência.
2. Flexione um dos membros inferiores e coloque um travesseiro ou coxim, confortavelmente, entre os membros
3. Certifique-se da realização de mudança de decúbito a cada 2 h, alterando decúbitos dorsal e laterais.

Exercícios para pés e pernas

Movimentar os membros inferiores melhora a circulação e o tônus muscular.

1. Peça ao paciente para se deitar em decúbito dorsal; instrua-o a dobrar o joelho e levantar o pé – segure por alguns segundos e retorne o membro até o leito. Como alternativa, peça ao paciente para flexionar o tornozelo 20 vezes, para cima e para baixo.
2. Repita o procedimento cerca de cinco vezes, com uma perna e depois com a outra. Repita todo o conjunto de exercícios cinco vezes a cada 3 a 5 h.
3. Em seguida, peça ao paciente para posicionar-se em decúbito lateral e exercitar as pernas, como se estivesse pedalando uma bicicleta.
4. Sugira o seguinte exercício com os pés: trace um círculo completo com o grande artelho.

Avaliação do programa de orientação

1. Observe enquanto o paciente demonstra os comportamentos esperados no pós-operatório, como exercícios para os pés e as pernas e técnicas especiais de respiração.
2. Faça perguntas relacionadas, para determinar o nível de compreensão do paciente.
3. Reforce a informação sempre que necessário.

Preparo para cirurgia

Baseado em evidências
Mehta, J. A., Sable, S. A., & Nagral, S. (2015). Updated recommendations for control of surgical site infection. *Annals of Surgery, 261*(3), e65.
World Health Organization. (2016). *Global guidelines on the prevention of surgical site infections*. Geneva: Author.

Antissepsia da pele

1. A pele humana normal abriga a microbiota transitória e residente, sendo alguns desses microrganismos patogênicos. A pele não pode ser esterilizada sem que suas células sejam destruídas.
2. As características apropriadas para um antisséptico cirúrgico de uso cutâneo devem incluir a capacidade de reduzir significativamente a carga de microrganismos, ter atividade de amplo espectro, ser de ação imediata e manter efeito residual.
   a. O banho pré-operatório com clorexidina reduz a carga de organismos patogênicos na pele. A realização de banhos de chuveiro imediatamente antes da chegada ao centro cirúrgico pode reduzir significantemente o número de microrganismos na pele.
   b. A limpeza com compressa impregnada com agente bactericida, imediatamente antes da cirurgia, proporciona adicional redução na carga de microrganismos da pele.
3. O CDC norte-americano recomenda que não seja realizada a tricotomia em áreas próximas ao local da cirurgia, a menos que interfiram no procedimento. Durante a tricotomia, frequentemente a pele sofre danos, resultando em maiores taxas de infecção da ferida cirúrgica.
4. Se necessário, a depilação deve ser feita com uso de uma pinça e não com uma lâmina, e deve ser realizada 2 h antes da cirurgia. Tesouras podem ser usadas para a remoção de pelos com mais de 3 mm de comprimento.
5. Para cirurgia na região cefálica, obtenha instruções específicas do cirurgião sobre a extensão de área necessária para o corte dos cabelos.

Sistema digestório

1. O preparo intestinal é intervenção relevante para pacientes submetidos à cirurgia nessa região, devido ao risco de invasão bacteriana de tecidos adjacentes e possível sepse.
   a. Medicamentos catárticos e enemas removem grandes acúmulos de fezes (p. ex., GoLYTELY®).
   b. O uso de alguns agentes antimicrobianos orais (p. ex., neomicina, eritromicina) reduzem a microflora residente do cólon.
   c. Geralmente não é necessária a realização de enemas, até se obter retorno claro. Quando prescritos, devem ser realizados na noite anterior à cirurgia. Avise ao médico caso não se observe retorno claro após enemas.
2. Não devem ser oferecidos alimentos sólidos ao paciente 6 h antes da cirurgia. Pacientes com cirurgia matinal são mantidos em jejum oral durante a noite. Fluidos claros (água) podem ser oferecidos até 4 h antes da cirurgia, dependendo dos protocolos da instituição.

Sistema geniturinário

Pode ser prescrita, no preparo pré-operatório, a realização de ducha com uso de medicamentos em pacientes submetidos a cirurgia ginecológica ou urológica.

Medicação pré-operatória

1. A administração de antibióticos profiláticos sistêmicos no perioperatório está entre um dos passos mais importantes para a prevenção da infecção do local cirúrgico, que está entre os tipos mais comuns e dispendiosos de infecções relacionadas com assistência à saúde. Estima-se que 60% das infecções possam ser prevenidas por meio da utilização de protocolos baseados em evidências.
2. Recomenda-se a aplicação de dose adicional de antibióticos durante procedimentos cirúrgicos prolongados e quando ocorre perda excessiva de sangue, e a suspensão 24 h após o término da cirurgia (48 h para cirurgias cardíacas).

Alerta farmacológico
Antibióticos devem ser administrados imediatamente antes da cirurgia – preferencialmente 1 h (2 h para vancomicina e fluoroquinolonas) antes da incisão – para que sejam efetivos nos casos em que é esperada a contaminação bacteriana.

3. Existe, no entanto, o risco aumentado de diarreia infecciosa por *Clostridium difficile*, decorrente do uso de antibióticos.

Administração de medicamento no momento da solicitação

1. Prepare o medicamento e administre-o no momento em que for recebida a solicitação de transferência do paciente para o centro cirúrgico.
2. Prossiga com as demais atividades de preparo.
3. Indique, no prontuário ou no *checklist* pré-operatório, o horário em que a medicação foi realizada e por quem.

Admissão do paciente para a cirurgia

Checklist *final*

O *checklist* ampliado de cirurgia da Association of peri-Operative Registered Nurses (AORN) dos EUA combina as medidas da OMS e da Joint Commission para o preparo do paciente. As medidas podem ser personalizadas para o uso em qualquer tipo de atendimento ou podem ser empregadas adicionalmente ao *checklist* específico da instituição, pelo qual o enfermeiro também é responsável (ver Figura 7.2).

Identificação e verificação

Esta etapa inclui a identificação verbal do paciente pelo enfermeiro peroperatório, no mesmo instante em que verifica a pulseira de identificação no pulso do paciente e a documentação escrita (como o prontuário) sobre a identidade do mesmo, bem como o procedimento cirúrgico a ser realizado (indicação de lateralidade, se indicado), a marcação específica do local de cirurgia realizada pelo cirurgião com tinta indelével (permanente), o nome do cirurgião e o tipo de anestesia. Essas são metas de segurança do paciente, preconizadas pela Joint Commission dos EUA.

Revisão do prontuário do paciente

Verifique se a ficha informativa de cirurgia foi incluída; alergias; histórico e exame físico; *checklist* pré-operatório completo; resultados laboratoriais, incluindo os resultados mais recentes, teste de gravidez, se aplicável; eletrocardiograma (ECG) e radiografia de tórax, se necessário; medicações pré-operatórias; e outras prescrições pré-operatórias feitas pelo cirurgião ou anestesista.

Formulário de consentimento

Todos os enfermeiros envolvidos com o atendimento ao paciente no ambiente pré-operatório devem estar cientes das normas relativas ao consentimento informado e as políticas específicas da instituição. A obtenção do consentimento informado é de responsabilidade do cirurgião que irá realizar o procedimento cirúrgico. Os formulários de consentimento devem descrever o tipo de procedimento, os vários riscos relacionados e as alternativas à cirurgia, se houver. É responsabilidade da enfermagem certificar-se de que o consentimento foi obtido e o formulário assinado pelo paciente ou responsável e que o mesmo encontra-se no prontuário.

Preparo do paciente

1. Paciente em jejum oral.
2. Vestimenta adequada (limpa, com cabelos protegidos por touca) e roupa de cama limpa.
3. Preparo da pele, conforme protocolo.

Em preto e itálico: Organização Mundial da Saúde (OMS); em cinza: The Joint Commission – Universal Protocol 2016 National Patient Safety Goals; em preto e com asterisco: Joint Commission e OMS

Checagem inicial pré-procedimento	***Sign-in***	***Time-out***	***Sign-out***
Na unidade de pré-operatório	**Antes da indução anestésica**	**Antes da incisão cirúrgica**	**Antes de o paciente sair da sala cirúrgica**
O paciente ou seu representante confirma com o enfermeiro:	**Enfermeiro e anestesista confirmam:**	**Iniciado por um membro designado da equipe:** Todas as atividades devem ser suspensas (exceto em casos de emergência com risco à vida)	**Enfermeiro confirma:**
Identidade ☐ Sim *Procedimento e local do procedimento ☐ Sim* *Consentimento(s) ☐ Sim* *Marcação do local cirúrgico ☐ Sim ☐ N/A* por aquele que vai realizar o procedimento **Enfermeiro confirma a presença de:** Histórico e exame físico ☐ Sim Avaliação pré-anestésica ☐ Sim Avaliação de enfermagem ☐ Sim Exames diagnósticos e radiológicos ☐ Sim ☐ N/A Hemoderivados ☐ Sim ☐ N/A Qualquer equipamento especial, dispositivo ou implante ☐ Sim ☐ N/A *Incluído na verificação pré-procedimento, de acordo com as normas da instituição: Medicamentos betabloqueadores administrados ☐ Sim ☐ N/A Prescrição para profilaxia de tromboembolismo venoso ☐ Sim ☐ N/A Verificações de normotermia ☐ Sim ☐ N/A	*Confirmação de: identificação do paciente, procedimento, local do procedimento e termo de consentimento ☐ Sim Marcação do local ☐ Sim ☐ N/A por aquele que vai realizar o procedimento *Alergias ☐ Sim ☐ N/A* *Oxímetro de pulso no paciente ☐ Sim* *Dificuldade respiratória ou risco de aspiração ☐ Não ☐ Sim (preparo confirmado)* *Risco de perda sanguínea (> 500 mℓ) ☐ Sim ☐ N/A* *Nº de bolsas de sangue disponíveis* __________ *Checagem de segurança anestésica completada ☐ Sim* **Instrução**: *Todos os membros da equipe discutiram o plano de cuidados e destacaram as preocupações ☐ Sim*	*Apresentação de todos os membros da equipe ☐ Sim* **Todos:** Confirmação de: identificação do paciente, do procedimento, do local da incisão e do termo de consentimento ☐ Sim Local cirúrgico demarcado e visível ☐ Sim ☐ N/A *Avaliação e discussão sobre o risco de incêndio ☐ Sim (métodos de prevenção implementados) ☐ N/A *Exames de imagem essenciais adequadamente etiquetados e disponíveis ☐ Sim ☐ N/A* *Preocupação relacionada aos equipamentos ☐ Sim ☐ N/A **Antecipação de eventos críticos** **Cirurgião**: *declara o seguinte:* *☐ Etapas críticas ou inesperadas* *☐ Duração da cirurgia* *☐ Perda sanguínea prevista* **Anestesista**: *Profilaxia com antibiótico 1 h antes da incisão ☐ Sim ☐ N/A* *Considerações adicionais ☐ Sim ☐ N/A* **Enfermeiro e circulante de sala:** *Prazo de esterilização confirmado ☐ Sim* *Considerações adicionais ☐ Sim ☐ N/A* **Enfermeiro:** Conclusão do *time-out* documentada	*Nome do procedimento cirúrgico:* __________ *Realização da contagem de compressas e instrumental cirúrgico ☐ Sim ☐ N/A* *Amostras identificadas e etiquetadas ☐ Sim ☐ N/A* *Problemas com equipamentos a serem destacados ☐ Sim ☐ N/A* *Discussão sobre a classificação da ferida operatória ☐ Sim **Todos os membros da equipe:** *Quais são as questões principais para a recuperação e o manejo deste paciente?* __________ __________ __________ **Reunião de fechamento com todos os membros da equipe** *Oportunidade para discutir: – O desempenho da equipe – Eventos-chave – Qualquer alteração permanente no cartão de preferência Junho/2016

N/A, não se aplica. A Joint Commission não especifica qual membro da equipe dá início a cada sessão da lista de verificação – *checklist*, exceto para a marcação do local. A Joint Commission também não especifica onde ocorre cada atividade. Para ver essa tabela em cores e obter mais detalhes, consulte o Protocolo Universal nos manuais da Joint Commission. (Adaptada, com permissão, da AORN.org. Copyright © 2016, AORN, Inc., 2170 Parker Park, Suite 400, Denver, CO 80231. Todos os direitos reservados. *www.aorn.org/guidelines/clinical-resources/tool-kits/correct-site-surgery-tool-kit/aorn-comprehensive-surgical-checklist.*)

AORN

Figura 7.2 *Checklist* ampliado de cirurgia segura.

4. Cateter IV periférico de calibre apropriado instalado.
5. Próteses ou aparelhos dentários removidos.
6. Adornos, *piercings*, lentes de contato e óculos removidos e guardados em local apropriado ou entregues a um membro da família.
7. Permita que o paciente use o sanitário.

Transporte do paciente para a sala de cirurgia

1. Siga os princípios relacionados com a manutenção de conforto e de segurança do paciente.
2. Acompanhe os atendentes da sala de cirurgia até o leito do paciente para apresentação e identificação adequadas.
3. Auxilie na transferência do paciente da maca (a menos que a cama do paciente possa chegar a sala de cirurgia)
4. Preencha o prontuário e o *checklist* pré-operatório; devem ser incluídos resultados de exames laboratoriais e radiografias, conforme normas da instituição ou diretiva da equipe de cirurgia.
5. Certifique-se de que o paciente chegue à sala de cirurgia no horário adequado.

Família do paciente

1. Direcione a família do paciente para a sala de espera adequada, onde revistas, televisão e bebidas possam estar disponíveis.
2. Diga à família que o cirurgião provavelmente entrará em contato com eles após a cirurgia para informá-los sobre o procedimento.
3. Informe à família que se ocorrer um longo intervalo de espera não significa que o paciente esteja na sala de cirurgia o tempo todo; o preparo e a indução anestésica são demorados, e após a cirurgia, o paciente é encaminhado a uma URPA.
4. Diga à família o que esperar no pós-operatório quando encontrar com o paciente – sondas, monitores, bolsas de sangue, equipamentos de aspiração e de oxigênio.

CUIDADOS INTRAOPERATÓRIOS

Alerta de enfermagem
As competências de enfermagem nos cuidados intraoperatórios incluem seguir diretrizes do ACLS (Advanced Cardiovascular Life Support – Suporte Avançado de Vida em Cardiologia) e do PALS (Pediatric Advanced Life Support – Suporte Avançado de Vida em Pediatria), sedação moderada, protocolo intralipídico, reconhecimento de sinais e sintomas de toxicidade, incluindo arritmias cardíacas e convulsões, farmacologia de agentes anestésicos locais e exames neurovasculares e neurológicos. Enfermeiros devem estar familiarizados com os tipos de bloqueio realizados, efeitos terapêuticos, efeitos colaterais associados, possíveis reações adversas relacionadas e quaisquer intervenções de emergência indicadas. Essas competências são necessárias para garantir a segurança do paciente durante o cuidado peroperatório.

Anestesia e complicações relacionadas

Os objetivos da anestesia são proporcionar analgesia, sedação e relaxamento muscular adequados ao tipo de procedimento cirúrgico, bem como controlar o sistema nervoso autônomo.

Técnicas anestésicas comuns

Sedação moderada

Baseado em evidências
Association of periOperative registered Nurses. (2017). *Recommended practice for managing the patient receiving moderate sedation/analgesia.* Denver, CO: Author.

1. É um nível específico de sedação, que permite ao paciente tolerar procedimentos desagradáveis, reduzindo o nível de ansiedade e desconforto, e anteriormente conhecido como *sedação consciente*.
2. O paciente apresenta diminuição do nível de consciência e percepção alterada da dor, mantendo a capacidade de responder adequadamente aos estímulos verbais e táteis.
3. A função cardiopulmonar e os reflexos de proteção das vias respiratórias são mantidos pelo paciente.
4. É essencial o conhecimento dos resultados esperados. Esses resultados incluem, mas não estão limitados a:
   a. Manutenção da consciência.
   b. Manutenção dos reflexos de proteção.
   c. Alteração da percepção da dor.
   d. Maior cooperação.
5. O preparo pré-operatório adequado do paciente facilitará a obtenção dos efeitos desejados.
6. Os enfermeiros que cuidam de pacientes que recebem sedação moderada devem ter conhecimento sobre os fármacos utilizados nesse tipo de sedação, como midazolam e fentanila, e devem ser capacitados para o suporte avançado de vida. Muitas instituições têm protocolos rígidos e requisitos específicos de treinamento para a equipe que presta atendimento a esses pacientes.
7. Os enfermeiros que trabalham nesses setores também devem estar cientes dos regulamentos do Conselho de Enfermagem com relação ao atendimento de pacientes que recebem anestesia e devem prestar cuidados em conformidade com a Lei do Exercício Profissional de Enfermagem, protocolos e outras regulamentações que orientem a prática da enfermagem.
8. Pacientes que não são candidatos a sedação moderada e necessitam de sedação mais complexa devem ser atendidos por um anestesista.

Cuidados de monitoramento da anestesia

1. Sedação leve a profunda, que deve ser monitorada por um anestesista.
2. O paciente está dormindo, mas acorda.
3. O paciente não está intubado.
4. O paciente pode receber anestesia local e oxigênio, é monitorado e recebe sedação e analgesia. São frequentemente utilizados em procedimentos anestésicos monitorados midazolam, fentanila, alfentanila e propofol.

Anestesia geral

1. É um estado reversível que consiste em perda completa de consciência. Ocorre perda dos reflexos de proteção.
2. Com a perda dos reflexos de proteção, as vias respiratórias do paciente precisam ser mantidas. Isso pode ser feito por intubação endotraqueal (ET) ou inserção de máscara laríngea (ML).
   a. Para determinadas cirurgias curtas e não complicadas (p. ex., miringotomias), pode não ser necessária a inserção de uma cânula para respiração, e a via respiratória pode ser mantida manualmente com a manobra de tração da mandíbula e a elevação do mento.
   b. A ET é facilitada pelo uso de um laringoscópio. O tubo endotraqueal (TET) é inserido na traqueia e avança após as cordas vocais. O manguito (*cuff*) do tubo é então inflado, garantindo assim maior segurança na estabilização do tubo e manutenção da via respiratória, além de prevenir que secreções da cavidade oral sejam aspiradas para os pulmões.
   c. A colocação da máscara laríngea não requer um laringoscópio, sendo inserida apenas até a entrada da traqueia. Embora a máscara laríngea não proporcione a proteção total das vias respiratórias, ela não é invasiva e é menos agressiva aos tecidos.
3. A anestesia geral consiste em três fases: indução, manutenção e recuperação.
4. A indução pode ser realizada por via parenteral ou inalatória. Agentes comuns para indução IV são propofol e fenobarbital. Além do agente de indução, um potente analgésico também é frequentemente adicionado (p. ex., fentanila) para potencializar o agente de indução, bem como para proporcionar analgesia. Os pacientes também podem atingir o estado de inconsciência inalando um gás volátil potente e de ação curta, como o sevoflurano. Uma vez que o paciente esteja dormindo, e se o procedimento cirúrgico assim o exigir, um relaxante muscular é administrado e o TET é inserido.
5. A manutenção é realizada por meio de uma oferta contínua do agente inalatório, ou da infusão IV de um agente anestésico, como o propofol, para manter o estado de inconsciência. Doses intermitentes de um analgésico são administradas quando necessário, bem como doses intermitentes de um relaxante muscular para cirurgias mais longas.
6. A recuperação ocorre no final da cirurgia, quando a administração contínua do gás ou a infusão IV é interrompida e o paciente retorna lentamente ao estado consciente. Se os relaxantes musculares ainda estiverem agindo, sua ação pode ser revertida com neostigmina, para permitir a força muscular adequada e o retorno de ventilações espontâneas. Um estimulador neural pode ser usado para avaliar se o adequado controle muscular retornou antes da extubação do paciente.

Alerta de enfermagem
Durante a recuperação, o paciente está muito sensível a qualquer estímulo. Mantenha os níveis de ruído no mínimo e evite manipular o paciente durante esse estágio.

Anestesia regional

1. O bloqueio anestésico regional é obtido por injeção local de um anestésico, como lidocaína ou bupivacaína, próximo a inervação alvo. O bloqueio pode ser espinal, epidural ou periférico.
2. As responsabilidades de enfermagem incluem estar familiarizado com a substância usada e com a dose máxima que pode ser administrada, conhecendo sinais e sintomas de toxicidade e mantendo um ambiente confortável para o paciente consciente.
3. *Raquianestesia* é a injeção de um anestésico local no espaço intratecal lombar. O anestésico bloqueia a condução nas raízes nervosas da coluna vertebral e nos gânglios dorsais da medula, causando paralisia e analgesia abaixo do nível da injeção.
4. *Anestesia epidural* envolve a injeção de anestésico local no espaço epidural. Os resultados são semelhantes aos da anestesia raquidiana, mas com um início mais lento.
   a. Muitas vezes, um cateter pode ser inserido para a infusão contínua de anestésico no espaço epidural.
   b. O cateter pode ser mantido no local para proporcionar a continuidade da analgesia no pós-operatório.
5. O *bloqueio de nervos periféricos* é obtido por meio da administração de um anestésico local em um feixe de nervos (p. ex., plexo axilar) ou em um único nervo, para alcançar a anestesia de uma parte específica do corpo (p. ex., mão ou um único dedo).

Complicações intraoperatórias

1. Hipoventilação e hipoxemia – devido a suporte ventilatório inadequado.
2. Traumatismo oral (dentes quebrados, traumatismo orofaríngeo ou laríngeo) – devido a dificuldades na intubação TET.
3. Hipotensão – devido a hipovolemia pré-operatória ou a reações adversas a agentes anestésicos.
4. Arritmia cardíaca – devido a um comprometimento cardiovascular preexistente, desequilíbrio eletrolítico ou reações adversas aos agentes anestésicos.
5. Hipotermia – devido à exposição ao frio do ambiente cirúrgico e à perda da capacidade de termorregulação normal por ação dos agentes anestésicos.
6. Lesão de nervos periféricos – devido ao posicionamento inadequado do paciente (p. ex., peso do corpo sobre um braço) ou uso de restrições.
7. Hipertermia maligna.
   a. Essa é uma reação rara a anestésicos inalatório (especialmente sevoflurano, enflurano, isoflurano e desflurano) e ao relaxante muscular succinilcolina.
   b. Causada por acúmulos intracelulares anormais e excessivos de cálcio que resulta em hipermetabolismo, aumento da contração muscular e elevação da temperatura corporal.
   c. O tratamento consiste em interromper a administração do anestésico inalatório, administrar dantroleno IV e aplicar medidas de resfriamento (p. ex., manta de resfriamento, lavagem com soro fisiológico gelado).
8. Toxicidade sistêmica a anestésicos locais.
   a. Esse é um evento adverso que ocorre quando o nível sérico de anestesia local se eleva até um nível inseguro.
   b. É importante que o enfermeiro reconheça sinais e sintomas. geralmente identificam-se primeiramente sintomas do sistema nervoso central (gosto metálico na boca, dormência da língua e dos lábios, zumbido, confusão mental, agitação e convulsões), seguidos por sintomas cardíacos.
   c. A terapia com emulsão lipídica (20%) deve ser administrada por via IV, em *bolus* de 100 mℓ, em 2 a 3 min, para pacientes com peso superior a 70 kg e em *bolus* de 1,5 mℓ/kg para pacientes com mais de 70 kg. Saiba mais em *www.lipidrescue.org*.

Baseado em evidências
Fencl, J. L. (2015). Local anesthetic systemic toxicity: Perioperative implications. *AORN Journal, 101*(6), 697-700.

Alerta de enfermagem
Identifique a hipertermia maligna imediatamente para que a anestesia inalatória possa ser interrompida e as medidas de tratamento iniciadas, a fim de evitar convulsões e outros eventos adversos.

CUIDADOS PÓS-OPERATÓRIOS

Unidade de recuperação pós-anestésica

Para assegurar a continuidade dos cuidados da fase intraoperatória para a fase pós-operatória imediata, o enfermeiro circulante ou o anestesista realiza relatório de passagem de caso completo ao enfermeiro da URPA. Consulte, adiante, as Diretrizes para padrões de cuidado 7.1. Esse relatório deve incluir:

1. Tipo de cirurgia realizada e quaisquer complicações intraoperatórias.
2. Tipo de anestesia (p. ex., geral, local, sedação).
3. Drenos e tipo de curativos.
4. Presença de TET ou tipo de oxigenoterapia a ser administrado (p. ex., cateter nasal).
5. Tipos de cateteres IV e localizações (p. ex., cateter IV periférico, cateter IV central, cateter arterial).
6. Sondas ou tubos, como uma sonda urinária ou tubo T.
7. Administração de sangue, coloides, fluidos e eletrólitos.
8. Alergias a medicamentos e histórico de saúde.
9. Condições médicas preexistentes.
10. Conduta intraoperatória, incluindo qualquer complicação ou instabilidade identificada nos sinais vitais do paciente.

DIRETRIZES PARA PADRÕES DE CUIDADO 7.1

Cuidados na URPA

Os cuidados na unidade de recuperação pós-anestésica (URPA) são voltados para o reconhecimento precoce de sinais de desconforto, antecipando e prevenindo problemas no pós-operatório. Monitore cuidadosamente o paciente em recuperação da anestesia geral, até que:

- Os sinais vitais estejam estáveis e dentro de limites da normalidade
- O paciente não apresente sinais de desconforto respiratório e possa manter sua via respiratória
- Os reflexos tenham voltado ao normal
- A dor esteja sob controle e em um nível tolerável para o paciente
- O paciente esteja responsivo e orientado com relação ao tempo e ao espaço.

Essas informações devem servir apenas como orientação geral. A condição de cada paciente tem um conjunto único de características clínicas e requer o julgamento criterioso da enfermagem para direcionar os cuidados, que podem incluir intervenções e abordagens adicionais ou alternativas.

Avaliação inicial de enfermagem

Antes de receber o paciente, observe o bom funcionamento dos monitores e aspiradores, equipamentos de oxigenoterapia e demais equipamentos. A avaliação inicial descrita a seguir deve ser feita pelo enfermeiro na URPA:

1. Verifique a identificação do paciente, o procedimento cirúrgico e o cirurgião que realizou o procedimento.
2. Monitore os sinais vitais, incluindo oximetria de pulso e temperatura.
3. Avalie as condições das vias respiratórias, observando qualquer alteração, como presença de estridor ou ronco. A capnografia também pode ser usada para avaliar adequação da oxigenação.
4. Avalie a função respiratória, incluindo frequência e esforço, e faça a ausculta pulmonar.
5. Avalie o estado circulatório, observando cor da pele e mucosas, qualidade dos pulsos periféricos e monitore o ECG.
6. Observe o nível de consciência e a orientação no tempo e espaço.
7. Avalie o estado de curativos e drenos cirúrgicos e verifique os cateteres IV e os fluidos e/ou medicamentos de infusão IV. O curativo cirúrgico inicial geralmente é mantido por 48 h.
8. Determine o nível de dor do paciente usando uma escala de 1 a 10.
9. Revise a prescrição médica.

Alerta de enfermagem
É importante que o enfermeiro possa se comunicar na língua do paciente, para promover uma avaliação precisa. Um intérprete deve ser chamado quando necessário.

Diagnósticos de enfermagem inicial

- Desobstrução ineficaz de vias respiratórias, relacionada com os efeitos da anestesia
- Troca de gases prejudicada, associada ao desequilíbrio ventilação-perfusão
- Risco de glicemia instável, referente ao diabetes não controlado e ao estresse da cirurgia
- Perfusão tissular ineficaz (cardiopulmonar), relacionada à hipotensão no pós-operatório
- Risco de desequilíbrio da temperatura corporal, relativo a medicamentos, sedação e ambiente frio
- Risco de déficit de volume de fluidos, associado a perda de sangue, privação de alimentos e líquidos, vômitos e uso de sondas
- Dor aguda relacionada com incisão cirúrgica e traumatismo tecidual
- Integridade da pele prejudicada, referente a procedimento invasivo, imobilização e alterações no estado metabólico e circulatório
- Risco de lesão, associado à disfunção sensorial e ao ambiente
- Percepção sensorial perturbada, relacionada com os efeitos de medicamentos e da anestesia.

Intervenções iniciais de enfermagem

Manutenção da permeabilidade das vias respiratórias

1. Monitore atentamente o paciente que chega com um cateter nasal ou máscara oral de suporte ventilatório, até que esteja completamente desperto.
2. Monitore o retorno do reflexo de tosse e de engasgo. Quando o paciente está acordado e capaz de proteger suas próprias vias respiratórias, a máscara oral ou cateter nasal podem ser descontinuados.
3. O início precoce do uso do CPAP ainda na URPA é benéfico para os pacientes que apresentam hipoxemia, apneia e obstrução das vias respiratórias frequente e grave relacionada com apneia obstrutiva do sono.

Manutenção da função respiratória adequada

1. Incentive o paciente a respirar profundamente, para ventilar os pulmões completamente e evitar atelectasia; use a espirometria de incentivo para auxiliar nessa função.
2. Avalie os campos pulmonares com frequência através da ausculta.
3. Avalie periodicamente o nível de consciência – resposta do paciente ao próprio nome ou a um comando. *Nota*: alterações na função cerebral podem sugerir comprometimento da oferta de oxigênio.
4. Administre oxigênio umidificado para reduzir a irritação das vias respiratórias e facilitar a remoção de secreções.

Manutenção do controle glicêmico

1. Verifique os níveis séricos de glicose assim que o paciente chega à URPA e monitore conforme indicado.
2. Para pacientes diabéticos, administre insulina e siga os protocolos para manter os níveis séricos de glicose entre 120 e 160 mg/dℓ. Estudos mostram que a normalização da glicemia nos primeiros 2 a 3 dias de pós-operatório reduz a incidência de infecções profundas da ferida operatória, se comparada àquela em pacientes não diabéticos.

Promoção da perfusão tissular

1. Monitore os sinais vitais (PA, pulso, frequência respiratória e saturação de oxigênio) de acordo com o protocolo institucional, normalmente a cada 15 min enquanto estiver na URPA. Monitore o traçado de ECG, atentando para arritmias.
   a. Relate variações em PA, frequência cardíaca e respiratória e arritmias cardíacas.
   b. Avalie a pressão de pulso para determinar o estado de perfusão. (Uma pressão de pulso baixa – pulso fino – indica choque iminente.)
2. Monitore cuidadosamente ganhos e perdas hídricas.
3. Reconheça os vários fatores capazes de alterar o volume sanguíneo circulante, como perda de sangue durante a cirurgia e deslocamento de fluidos após a cirurgia.
   a. Reconheça os primeiros sintomas de choque ou hemorragia: extremidades frias, diminuição da diurese (menos que 30 mℓ/hora), enchimento capilar lento (maior que 3 s), diminuição da PA, pressão de pulso baixa e aumento da frequência cardíaca.
4. Implemente intervenções para melhorar a perfusão tecidual.
   a. Inicie a oxigenoterapia ou aumente a fração de oxigênio inspirado no dispositivo de fornecimento de oxigênio existente.
   b. Aumente a infusão de fluido parenteral, conforme prescrito.
   c. Coloque o paciente com os pés elevados (a menos que seja contraindicado).
   d. Consulte o Capítulo 35 para considerações mais detalhadas sobre o choque.

Estabilização da função termorreguladora

1. Monitore a temperatura a cada 15 min e esteja alerta para o desenvolvimento de hipotermia e hipertermia.
2. Relate temperatura acima de 38,5°C ou abaixo de 35°C.
3. Monitore se ocorrem calafrios pós-anestésicos que, embora comuns em pacientes hipotérmicos, também podem ocorrer em pacientes normotérmicos, especialmente aqueles que receberam anestesia inalatória. Os tremores constituem mecanismo de ganho de calor que aumenta drasticamente a demanda de oxigênio.
4. Forneça cobertores para os pacientes que estiverem sentindo frio.
5. Forneça aquecimento ativo com cobertores de ar aquecido para pacientes hipotérmicos.

Manutenção do volume adequado de líquidos

1. Administrar infusões IV, conforme a prescrição.
2. Monitore cuidadosamente ganhos e perdas hídricas.
3. Monitore o nível de eletrólitos e reconheça evidências de desequilíbrio, como náuseas, vômitos e fraqueza.
4. Avalie o estado mental, a cor e o turgor da pele.

5. Reconheça os sinais de desequilíbrio hídrico.
   a. Hipovolemia – diminuição da PA, diminuição da diurese, diminuição da pressão venosa central (PVC) e aumento do pulso.
   b. Hipervolemia – aumento da PA; alterações nos sons pulmonares, como estertores nas bases pulmonares; alterações nos sons cardíacos (p. ex., galope B_3); e aumento da PVC.
6. Avalie os locais de infusão IV para detectar precocemente a infiltração. Reinstale cateteres IV periféricos imediatamente para manter o volume de fluidos.

Promoção do conforto

1. Avalie o nível de dor do paciente, observando sinais comportamentais e fisiológicos (alteração nos sinais vitais pode ser resultado de dor); peça ao paciente que avalie a dor em uma escala de 1 a 10.
2. Administre analgésicos e documente a eficácia.
3. Posicione o paciente para maximizar o conforto.

Minimização de complicações do comprometimento cutâneo

1. Realize a higienização das mãos antes e depois do contato com o paciente.
2. Inspecione os curativos rotineiramente e reforce-os, se necessário.
3. Registre a quantidade e o tipo de drenagem da ferida (consulte, adiante, o tópico "Manejo de feridas" na p. 103).
4. Mude o decúbito do paciente com frequência e mantenha um bom alinhamento corporal.

Manutenção da segurança

1. Mantenha as grades elevadas até que o paciente se encontre totalmente desperto.
2. Proteja o membro no qual cateteres IV estão sendo utilizados para infusão, de modo que o dispositivo não se desloque acidentalmente
3. Evite danos aos nervos e tensão muscular, apoiando e acolchoando adequadamente as áreas de pressão.
4. Esteja ciente de que os pacientes que receberam anestesia regional podem não ser capazes de reclamar de uma lesão, como a picada de um alfinete de segurança aberto ou um grampo que esteja exercendo pressão sobre a pele.
5. Verifique se o curativo está fechado.
6. Determine o retorno do controle motor após a anestesia regional – evidenciado pela forma como o paciente responde a uma ordem para mover uma parte do corpo.

Minimização dos déficits sensoriais

1. Saiba que a capacidade de ouvir retorna mais rapidamente do que outros sentidos quando o paciente se recupera da anestesia.
2. Evite dizer qualquer coisa que possa ser perturbadora na presença do paciente; pode parecer que ele está dormindo, mas consegue ouvir conscientemente o que está sendo dito.
3. Explique os procedimentos e as atividades no nível de compreensão do paciente.
4. Minimize a exposição do seu paciente a um tratamento emergencial que esteja sendo dispensado a pacientes próximos, fechando as cortinas e diminuindo os níveis de voz e ruído.
5. Trate o paciente como uma pessoa que precisa de tanta atenção quanto os equipamentos e dispositivos de monitoramento.
6. Respeite o sentimento de privação sensorial e superestimulação do paciente; faça ajustes para minimizar essa flutuação de estímulos.
7. Demonstre preocupação e compreensão com o estado do paciente e procure antecipar suas necessidades e sentimentos.
8. Diga ao paciente repetidamente que a cirurgia acabou e que ele está na sala de recuperação.

Reavaliação: resultados esperados

- Ausência de desconforto respiratório
- O pulmão parece limpo na ausculta
- Glicose inferior a 160 mg/dℓ
- Sinais vitais estáveis e dentro dos valores basais pré-operatórios
- Temperatura corporal superior a 35°C e inferior a 38,6°C
- Cateter IV patente; débito urinário entre 50 e 60 mℓ/h
- Controle adequado da dor
- Ferida e curativos intactos, sem excesso de drenagem
- Grades laterais erguidas; paciente cuidadosamente posicionado e movendo os membros apropriadamente
- Mantido um ambiente silencioso e tranquilizador.

Transferência do paciente da URPA

Cada instituição pode ter um *checklist* individual ou um escore de referência que são usados para determinar se o paciente está pronto para ser transferido. Antes da transferência, os critérios de avaliação mencionados devem ser atendidos.

Responsabilidades na transferência

1. Retransmita as informações apropriadas ao enfermeiro da unidade em relação à condição do paciente. Use um método de comunicação aprovado, como o SBAR (Situação, Breve histórico, Avaliação e Recomendação). Enfatize as necessidades mais significativas, sinais vitais (tendências e resultado mais recentes), infusões, incisão e necessidades de curativos, necessidades de oferta hídrica, débito urinário, e cor e quantidade de qualquer secreção.
2. Auxilie fisicamente na transferência do paciente.
3. Oriente o paciente sobre as comodidades do quarto, o enfermeiro responsável, a campainha de emergência e dispositivos terapêuticos.

Desconforto pós-operatório

A maioria dos pacientes experimenta certo desconforto no pós-operatório. Geralmente estão relacionados com a anestesia geral e o procedimento cirúrgico. Os desconfortos mais comuns são náuseas, vômitos, inquietação, insônia, sede, constipação intestinal, flatulência e dor.

Náuseas e vômito no pós-operatório

Causas

1. Ocorrem em muitos pacientes no pós-operatório.
2. Mais comumente relacionados a uso de anestésicos inalatórios (óxido nitroso) e de opioides.
3. Pode resultar de um acúmulo de líquido ou alimento no estômago, antes do retorno do peristaltismo.
4. Pode ocorrer como resultado da distensão abdominal, que acontece após a manipulação dos órgãos abdominais.

Baseado em evidências
American Society of PeriAnesthesia Nurses. (2017). *2017–2018 perianesthesia nursing standards and practice recommendations.* Cherry Hill, NJ: Author.

1. Insira uma sonda nasogástrica (NG) no intraoperatório de uma cirurgia do sistema digestório, para evitar a distensão abdominal, que desencadeia o vômito.
2. Avalie o paciente no pré-operatório quanto aos fatores de risco para náuseas e vômito, como ser do sexo feminino, não fumante e ter histórico de enjoo.

Intervenções de enfermagem

1. Incentive o paciente a respirar profundamente para facilitar a eliminação do anestésico.
2. Contenha o local da ferida operatória durante episódios de náuseas e vômito; vire a cabeça do paciente para o lado para evitar a aspiração.
3. Descarte o vômito e refresque o paciente – use enxaguante bucal e lençóis limpos.
4. Forneça pequenos goles de uma bebida carbonatada, como água com gás, se tolerada e permitida.
5. Relate vômitos excessivos ou prolongados, para que as causas possam ser investigadas.
6. Mantenha um registro preciso do ganho e da perda hídrica e troque os soros conforme prescrito.
7. Detecte se há distensão abdominal ou soluços, sugestivos de retenção gástrica.
8. Administre agentes antieméticos, como ondansetrona ou prometazina, conforme prescrito; esteja alerta, pois algumas dessas substâncias podem potencializar os efeitos hipotensores dos opioides.

Alerta farmacológico
Suspeite de uma reação idiossincrática a um medicamento se o vômito piorar quando o medicamento é administrado (e diminuir daí em diante).

Sede

Causas

1. Inibição de secreções por uso de medicação com atropina.
2. Perda hídrica por meio de transpiração, perda de sangue e desidratação resultante do jejum oral.

Medidas preventivas

Infelizmente, a sede no período pós-operatório é um sintoma comum e incômodo que geralmente é inevitável, por causa da anestesia. A implementação imediata de intervenções de enfermagem é o que mais ajuda.

Intervenções de enfermagem

1. Administre fluidos por via parenteral ou oral, se tolerado e prescrito.
2. Ofereça pedacinhos de gelo.
3. Aplique uma gaze umedecida sobre os lábios ocasionalmente, para umidificar o ar inspirado.
4. Permita que o paciente lave a boca com enxaguante bucal.

Constipação intestinal e cólicas por gases

Causas

1. Traumatismos e manipulação do intestino durante a cirurgia, bem como o uso de opioides.
2. Causas mais graves: peritonite ou abscesso.

Medidas preventivas

1. Incentive a deambulação precoce, para auxiliar na promoção do peristaltismo.
2. Forneça uma quantidade adequada de líquidos, para promover amolecimento das fezes e hidratação.
3. Recomende uma dieta adequada, para promover o peristaltismo.
4. Incentive o uso precoce de analgésicos não opioides, pois muitos opioides aumentam o risco de constipação intestinal.
5. Avalie ruídos intestinais com frequência.

Intervenções de enfermagem

1. Pergunte ao paciente sobre algum medicamento que ele, em geral, utiliza em caso de constipação intestinal e tente, se apropriado.
2. Se necessário, realize retirada manual de uma impactação fecal, inserindo um dedo enluvado e lubrificado.
3. Administre um enema de lubrificação (180 a 200 mℓ), se prescrito, para ajudar a amolecer um fecaloma e facilitar a evacuação.
4. Administre um enema de retorno (se prescrito) ou uma sonda retal para diminuir a flatulência, que pode ser dolorosa.
5. Administre estimulantes gastrintestinais, laxantes, supositórios e emolientes de fezes, conforme prescrito.

Dor pós-operatória

A dor é um sintoma subjetivo, no qual o paciente apresenta sensação de angústia; a estimulação ou o traumatismo em determinadas terminações nervosas causam dor. A dor é um dos primeiros sintomas que o paciente expressa no retorno à consciência. A dor pós-operatória máxima ocorre logo após a cirurgia e geralmente diminui significativamente em 48 h.

Manifestações clínicas

1. Autonômicas.
   a. Elevação da PA.
   b. Aumento da frequência cardíaca e pulso.
   c. Respiração rápida e irregular.
   d. Aumento da transpiração.
2. Musculoesqueléticas.
   a. Aumento da tensão ou da atividade muscular.
3. Psicológicas.
   a. Aumento da irritabilidade.
   b. Aumento da preocupação.
   c. Aumento da ansiedade
   d. Atenção focada na dor.
   e. Queixa de dor.
4. A reação do paciente depende de:
   a. Experiência anterior.
   b. Nível de ansiedade ou tensão.
   c. Estado de saúde.
   d. Capacidade de distração.
   e. Significado que a dor tem para o paciente.

Medidas preventivas

1. Reduza a ansiedade resultante da antecipação da dor.
2. Oriente o paciente sobre o controle da dor.
3. Compartilhe o esquema analgésico com o paciente e assegure-se de que o alívio estará disponível rapidamente.
4. Estabeleça uma relação de confiança e passe algum tempo com o paciente.

Intervenções de enfermagem

Uso de medidas básicas de conforto

1. Forneça um ambiente terapêutico – temperatura, umidade, ventilação e visitação adequadas.
2. Massageie as costas do paciente e os pontos de pressão com movimentos suaves – toque o paciente gentilmente e descreva seus movimentos.
3. Ofereça atividades diversificadas, música suave ou programa de televisão favorito.
4. Satisfaça as necessidades de ingestão de líquidos, oferecendo uma bebida fresca; ofereça o coletor de urina.
5. Investigue as possíveis causas de dor, como bandagem ou fita adesiva muito apertada, distensão vesical, gesso mal colocado ou temperatura elevada, que indica inflamação ou infecção.
6. Instrua o paciente a conter a ferida operatória com as mãos ao se movimentar.
7. Mantenha as roupas de cama limpas, secas e livres de rugas e dobras.

Reconhecimento do poder da sugestão

1. Assegure ao paciente que o desconforto é temporário e a medicação ajudará na diminuição da dor.
2. Esclareça as preocupações do paciente com relação à percepção dolorosa.
3. Ajude o paciente a manter uma atitude positiva e esperançosa.

Técnicas auxiliares de relaxamento

Imagética, meditação, respiração controlada, auto-hipnose ou autossugestão (treinamento autogênico) e relaxamento progressivo.

Aplicação de estimulação cutânea

1. Vibração – uma forma vigorosa de massagem aplicada em um ponto distante do local cirúrgico. Isso diminui a percepção do paciente sobre a dor naquele local. (Evite a aplicação na panturrilha, porque pode desalojar um trombo.)
2. Calor ou frio – aplique sobre o local cirúrgico ou outra parte do corpo do paciente, conforme indicado. Essa técnica funciona melhor para dor localizada. A aplicação de frio tem mais vantagens do que o calor e menos efeitos adversos indesejados (p. ex., queimaduras). A aplicação de calor funciona bem para espasmos musculares.

Administração de analgésicos conforme prescrição e de maneira oportuna

1. Instrua o paciente a solicitar um analgésico antes que a dor se agrave.
2. Se a dor ocorrer de forma consistente e previsível durante um período de 24 h, os analgésicos devem ser administrados em qualquer horário – evitando o "ciclo de demandas" usual de dosagem, que cria uma eventual dependência e proporciona alívio menos adequado da dor.
3. Administre o analgésico prescrito se necessário, antes da realização de atividades que causem dor ou de procedimentos dolorosos (p. ex., trocas de curativo).
4. Monitore possíveis efeitos adversos da terapia analgésica (p. ex., depressão respiratória, hipotensão, náuseas, erupção cutânea). Administre naloxona para aliviar a depressão respiratória induzida por opioides.
5. Avalie e documente a eficácia da terapia analgésica.

Terapia medicamentosa

Analgesia oral e parenteral

1. Pacientes cirúrgicos comumente recebem a prescrição de um analgésico por via parenteral por 2 a 4 dias ou até que diminua a dor da incisão. Nesse momento, deve ser prescrito um analgésico oral, opioide ou não.
2. Embora o médico seja responsável por prescrever a medicação apropriada, é responsabilidade do enfermeiro garantir que o medicamento seja administrado com segurança e avaliado quanto à sua eficácia.

Alerta de enfermagem
O paciente que permanece sedado devido à analgesia apresenta risco de complicações, como aspiração, depressão respiratória, atelectasia, hipotensão, quedas e curso pós-operatório ruim.

Alerta farmacológico
Os "potencializadores" de opioides, como a hidroxizina, podem sedar ainda mais o paciente.

Analgesia controlada pelo paciente (PCA)

1. Benefícios.
   a. Supera os atrasos inerentes à administração analgésica tradicional (se necessário ou a critério médico).
   b. A medicação é administrada por IV, produzindo alívio mais rápido da dor e maior consistência na resposta do paciente.
   c. O paciente mantém o controle sobre o alívio da dor (adicionado ao efeito placebo e relaxamento).
   d. Diminuição da demanda de trabalho de enfermagem para administração frequente de analgésicos.
2. Contraindicações.
   a. Geralmente, para pacientes com idade inferior a 10 ou 11 anos (dependendo do peso da criança e de normas da instituição).
   b. Pacientes com comprometimento cognitivo (*delirium*, demência, transtorno mental, comprometimento hemodinâmico ou respiratório).
3. A bomba de PCA portátil fornece uma dose predefinida de opioide (geralmente morfina). Um bloqueio de tempo de dose é programado na bomba de infusão e controla a frequência de administração da dose, impedindo que outra dose seja administrada prematuramente. Um exemplo de configurações de bombas de PCA pode ser uma dose de 1 mg de morfina com um intervalo de bloqueio de 6 min (a dose total possível é de 10 mg/hora).
4. O paciente aperta um botão para ativar o dispositivo.
5. As instruções sobre o uso da analgesia controlada pelo paciente devem ser dadas no pré-operatório; alguns pacientes temem sofrer uma superdosagem pela bomba de infusão e precisam que você os assegure do contrário.

Analgesia epidural

1. Requer a injeção de opioides no espaço epidural (peridural), por meio de um cateter inserido por um anestesista sob condições assépticas (ver Figura 7.3).
2. Benefício: proporciona períodos mais longos de analgesia.
3. Desvantagens:
   a. A proximidade do cateter epidural dos nervos espinais e do canal vertebral juntamente ao potencial para a migração do cateter tornam imperativo o uso de técnica de injeção correta e a avaliação cuidadosa do paciente.
   b. Os efeitos adversos incluem prurido generalizado (comum), náuseas, retenção urinária, depressão respiratória, hipotensão, bloqueio motor e bloqueio sensório ou simpático. Esses efeitos adversos estão relacionados com o opioide utilizado (geralmente, morfina ou fentanila sem conservantes) e o posicionamento do cateter.
4. É necessário técnica estritamente asséptica para inserir um cateter epidural.
5. Os efeitos adversos associados ao uso de opioides são revertidos com naloxona.
6. O enfermeiro deve assegurar a integridade adequada do cateter e do curativo.

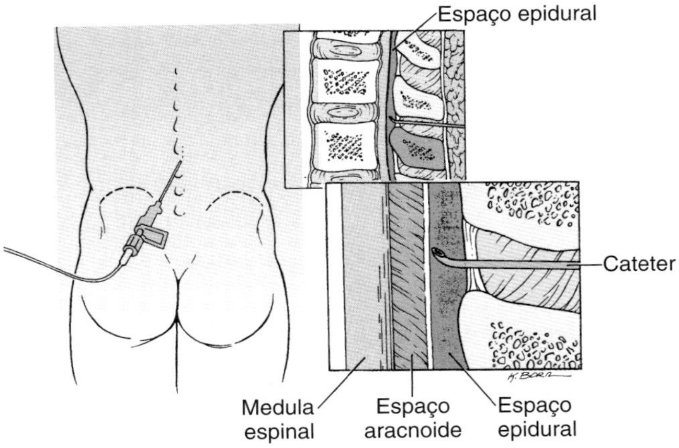

Figura 7.3 Instalação de cateter epidural.

Complicações pós-operatórias

As complicações pós-operatórias têm relação com o risco inerente aos procedimentos cirúrgicos. Elas podem interferir no resultado esperado da cirurgia e prolongar o tempo de hospitalização e a recuperação do paciente. O enfermeiro desempenha um papel essencial na tentativa de prevenção de complicações e no reconhecimento imediato de sinais e sintomas.

Alerta de enfermagem
Notifique ao cirurgião se houver algum desvio dos resultados esperados normais no pós-operatório.

Choque

Choque é o termo que designa a resposta orgânica à diminuição da perfusão tecidual, culminando em hipoxia e morte celular. (Ver Capítulo 35 para classificação e atendimento de emergência de pacientes em choque.)

Medidas preventivas

1. Providencie que haja sangue disponível se existir qualquer indicação de que possa ser necessário.
2. Meça com precisão qualquer perda sanguínea e monitore ingestão, ganho e débito hídrico.
3. Antecipe a progressão dos sintomas assim que se manifestem.
4. Monitore os sinais vitais de acordo com o protocolo da instituição, até que estejam estáveis.
5. Avalie desvios de sinais vitais; avalie a PA em relação a outros parâmetros fisiológicos do choque e aos valores pré-morbidade do paciente. Pulso ortostático e PA são importantes indicadores de choque hipovolêmico.
6. Previna infecções (p. ex., cuidados com sonda vesical de demora, tratamento de feridas, suporte pulmonar) para minimizar o risco de choque séptico.

Hemorragia

Hemorragia é a saída de sangue de um vaso sanguíneo rompido. O sangramento de um vaso arterial pode ser de cor vermelha brilhante e sai em jatos, enquanto o sangue de uma veia é vermelho-escuro e sai em um fluxo constante. A hemorragia pode ser externa ou interna (oculta).

Manifestações clínicas

1. Apreensão; inquietação; sede; pele fria, úmida e pálida; e palidez ao redor dos lábios.
2. Aumento do pulso, inspirações se tornam rápidas e profundas ("fome de ar") e a temperatura cai.
3. Com a progressão da hemorragia ocorre:
   a. Diminuição do débito cardíaco e queda da pressão de pulso.
   b. Queda rápida da PA, assim como do hematócrito e da hemoglobina (se o choque hipovolêmico é resultante de hemorragia).

Intervenções e conduta de enfermagem

1. Tratar o paciente como descrito nos casos de choque, conforme Capítulo 35.
2. Inspecione a ferida operatória, por ser um possível local de sangramento. Aplique compressão sobre uma área de sangramento externo.
3. Aumente a taxa de infusão ou gotejamento do fluido IV e administre sangue, conforme prescrito, o mais rápido possível.
4. Administre oxigênio a 100%.

Alerta de enfermagem
Transfusões de sangue rápidas e consecutivas podem induzir a coagulopatia e prolongar o tempo de sangramento. O paciente deve ser cuidadosamente monitorado quanto a sinais de aumento de risco de sangramento após as transfusões.

Trombose venosa profunda

Pode ocorrer trombose venosa profunda (TVP) nas veias pélvicas ou nas veias profundas dos membros inferiores de pacientes em período pós-operatório. A incidência de TVP varia entre 10 e 40%, dependendo da complexidade da cirurgia ou da gravidade da doença de base. A TVP é mais comum após cirurgia de quadril, seguida de prostatectomia retropúbica e cirurgia geral torácica ou abdominal. A localização de um trombo venoso acima do joelho é considerada a principal fonte de embolia pulmonar.

Causas

1. Lesão na camada íntima da parede da veia.
2. Estase venosa.
3. Hipercoagulopatia e policitemia.
4. Riscos elevados incluem obesidade, imobilidade prolongada, câncer, tabagismo, uso de estrogênio, idade avançada, varizes, desidratação, esplenectomia e procedimentos ortopédicos.

Manifestações clínicas

1. A maioria dos pacientes com TVP é assintomática.
2. Dor ou cãibra na panturrilha ou na região da coxa, progredindo para edema doloroso em todo o membro inferior
3. Febre leve, calafrios e transpiração.
4. Sensibilidade acentuada sobre a superfície anteromedial da coxa.
5. Pode se desenvolver coagulação intravascular sem inflamação acentuada, resultando em flebotrombose.
6. A circulação distal à TVP pode ser comprometida se houver edema significante.

Medidas preventivas e condutas

1. Hidrate o paciente adequadamente no pós-operatório, para evitar a hemoconcentração.
2. Incentive os exercícios para as pernas e que o paciente deambule assim que for liberado pelo cirurgião.
3. Evite dispositivos que reduzam os movimentos, como ataduras apertadas, que possam restringir e prejudicar a circulação.
4. Evite esfregar ou massagear a panturrilha e as coxas.
5. Instrua o paciente a evitar ficar de pé ou sentado na mesma posição por períodos prolongados e a cruzar as pernas quando estiver sentado.
6. Não realize a inserção de cateteres IV nas pernas ou nos pés de pacientes adultos.
7. Avalie os pulsos periféricos distais, o enchimento capilar e a sensibilidade nos membros inferiores.
8. Verifique se há sinal de Homans positivo – dor na panturrilha após dorsiflexão do pé, presente em quase 30% dos pacientes com TVP.
9. Evite o uso de travesseiros sob os joelhos em pacientes com risco, porque existe o risco de constrição dos vasos sob o joelho.
10. Inicie a terapia anticoagulante por via IV, subcutânea ou oral, conforme prescrito.
11. Evite edema e estagnação de sangue venoso, aplicando meias de compressão apropriadas, ou envolva as pernas com atadura de compressão, dos dedos dos pés até a virilha.
12. Aplique compressão pneumática externa no intraoperatório para pacientes com risco aumentado para TVP. A compressão pneumática pode reduzir o risco de TVP em 30 a 50% (ver Figura 7.4).

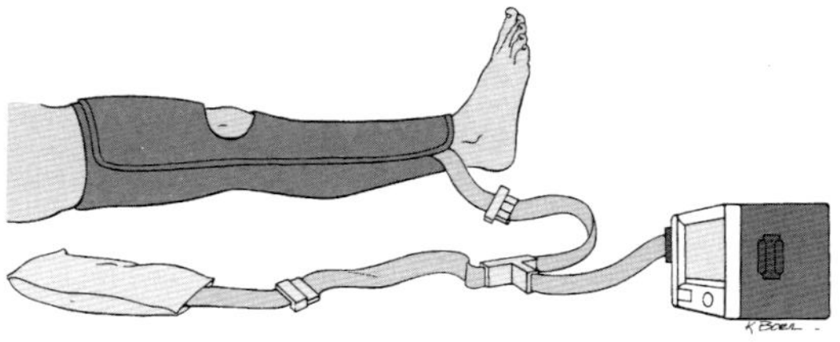

Figura 7.4 Compressão pneumática. Pressões de 35 a 20 mmHg são aplicadas sequencialmente, do tornozelo até a coxa, produzindo aumento na velocidade do fluxo sanguíneo e melhorando o retorno venoso.

13. A profilaxia mecânica, pedindo ao paciente que use uma bomba plantar, também é uma alternativa ao uso de agentes químicos na prevenção de doença tromboembólica. O uso da bomba plantar é seguro e pode aprimorar a adesão do paciente ao tratamento.

Complicações pulmonares

Causas e manifestações clínicas

1. Atelectasia.
   a. Expansão incompleta do pulmão, ou parte dele, ocorrendo dentro de 48 h após a cirurgia.
   b. Atribuído à ausência de respirações profundas periódicas.
   c. Um tampão de muco fecha um bronquíolo, fazendo com que os alvéolos distais à obstrução colapsem.
   d. Os sintomas são tipicamente ausentes, mas podem incluir taquipneia leve a grave, taquicardia, tosse, febre, hipotensão, redução dos sons respiratórios e da expansão torácica do lado afetado.
2. Aspiração.
   a. Causada por aspiração de alimentos, conteúdo gástrico, água ou sangue para o sistema traqueobrônquico.
   b. Agentes anestésicos e opioides deprimem o sistema nervoso central, causando inibição dos reflexos de engasgo e da tosse.
   c. A inserção de sonda NG mantém os esfíncteres esofágicos superior e inferior parcialmente abertos.
   d. A aspiração maciça apresenta taxa de mortalidade de 50%.
   e. Os sintomas dependem da gravidade da aspiração e podem ser silenciosos ou evidentes em questão de minutos, incluindo taquipneia, dispneia, tosse, broncospasmo, estertores, crepitações, hipoxia e expectoração espumosa.
3. Pneumonia.
   a. Resposta inflamatória na qual exsudato substitui o gás alveolar.
   b. Em paciente no pós-operatório, a causa mais comum são bacilos Gram-negativos, pelo comprometimento dos mecanismos de defesa da orofaringe.
   c. Os fatores predisponentes incluem atelectasia, infecção do sistema respiratório superior, secreções abundantes, aspiração, desidratação, intubação prolongada ou traqueostomia, história de tabagismo e comprometimento das defesas normais do hospedeiro (reflexo da tosse, sistema mucociliar, atividade macrofágica alveolar).
   d. Os sintomas incluem dispneia, taquipneia, dor torácica pleurítica, febre, calafrios, hemoptise, tosse (expectoração purulenta) e sons respiratórios diminuídos sobre a área envolvida.

Medidas preventivas

1. Relate evidências de infecção do trato respiratório superior para o cirurgião.
2. Aspiração nasofaríngea ou das secreções brônquicas, se o paciente não puder higienizar suas próprias visa aéreas.
3. Posicione o paciente adequadamente para evitar regurgitação e aspiração.
4. Reconheça as causas predisponentes de complicações pulmonares:
   a. Infecções – boca, nariz, seios da face e garganta.
   b. Aspiração de vômito
   c. História de tabagismo prolongado e doença pulmonar crônica.
   d. Obesidade.
5. Evite supersedação.

Intervenções e condutas de enfermagem

1. Monitore a evolução do paciente cuidadosamente e diariamente, para detectar sinais e sintomas precoces de dificuldades respiratórias.
   a. Rápidas elevações de temperatura, pulso e respiração.
   b. Apreensão e inquietação ou diminuição do nível de consciência.
   c. Queixas de dores torácicas, sinais de dispneia ou tosse.
2. Promova a aeração completa dos pulmões.
   a. Mude com frequência o decúbito do paciente.
   b. Incentive o paciente a respirar profundamente 10 vezes a cada hora, mantendo a inspiração, contando até cinco e a seguir exalando o ar.
   c. Use um espirômetro ou outro dispositivo que incentive a ventilação do paciente, de maneira mais eficaz.
   d. Ajude o paciente a tossir, para esforçar e expelir secreções e muco. Peça ao paciente para conter a ferida cirúrgica no tórax ou abdome, para minimizar o desconforto associado à respiração profunda e à tosse.
   e. Encoraje e ajude o paciente a deambular o mais cedo possível.
3. Inicie medidas específicas para problemas pulmonares específicos.
   a. Forneça inalador ou nebulizador aquecido para o paciente que exibe sinais de bronquite ou secreções espessas.
   b. Incentive a ingestão de líquidos pelo paciente, para ajudar a "liquefazer" as secreções e facilitar a expectoração (em casos de pneumonia).
   c. Eleve a cabeceira da cama e assegure a administração adequada do oxigênio prescrito.
   d. Evite a distensão abdominal – pode ser necessária a inserção de sonda NG.
   e. Administre antibióticos prescritos para infecções pulmonares.

Embolia pulmonar

Causas

1. A embolia pulmonar é causada pela obstrução de uma ou mais arteríolas pulmonares por um êmbolo que se origina em algum ponto do sistema venoso ou no lado direito do coração.
2. No pós-operatório, a maioria dos êmbolos se desenvolve nas veias pélvicas ou iliofemoral, que se deslocam e progridem para os pulmões.

Manifestações clínicas

1. Dor aguda e pontada no peito.
2. Ansiedade e cianose.
3. Dilatação pupilar e transpiração excessiva.
4. Pulso rápido e irregular, tornando-se progressivamente imperceptível – leva rapidamente à morte.
5. Dispneia, taquipneia e hipoxemia.
6. Fricção pleural (ocasionalmente).

Intervenções e condutas de enfermagem

1. Administre oxigênio com o paciente sentado e ereto (se possível).
2. Tranquilize e acalme o paciente.
3. Monitore sinais vitais, ECG e gasometria arterial.
4. Implemente intervenções de tratamento de choque ou insuficiência cardíaca, conforme necessário.
5. Administre analgésicos ou sedativos, conforme prescrito, para controlar a dor ou a ansiedade do paciente.
6. Prepare-se para a possibilidade de administração de terapia com anticoagulante ou trombolítica ou, até mesmo, intervenção cirúrgica. A condução depende da gravidade da embolia pulmonar.

Alerta de enfermagem
Uma embolia pulmonar maciça é potencialmente fatal e requer intervenção imediata para a manutenção da função cardiorrespiratória do paciente.

Retenção urinária

Causas

1. Ocorre no pós-operatório, especialmente após as cirurgias de reto, ânus, vagina ou abdome inferior.
2. Frequentemente observada em pacientes que passaram por anestesia epidural ou raquidiana.

3. Causada por espasmo do esfíncter da bexiga.
4. Mais comum em pacientes do sexo masculino, devido ao aumento inerente da resistência uretral ao fluxo urinário.
5. Pode acarretar infecção do sistema urinário e possivelmente insuficiência renal.

Manifestações clínicas

1. Incapacidade de urinar ou micção de pequena quantidade de urina, em intervalos frequentes.
2. Bexiga palpável.
3. Desconforto no abdome inferior.

Medidas preventivas e condutas

1. Ajude o paciente a se sentar ou ficar de pé (se permitido), porque muitos pacientes não conseguem miccionar enquanto estão deitados.
2. Forneça privacidade ao paciente.
3. Abra uma torneira – com frequência, o som ou a visão da água corrente propiciam o relaxamento do esfíncter da bexiga.
4. Use o calor para relaxar os esfíncteres (p. ex., um banho de assento ou compressas quentes).
5. Notifique ao médico se o paciente não urinar regularmente após a cirurgia.
6. Administre antiespasmódico, conforme indicado, para reduzir a dor do espasmo vesical.
7. Cateterize somente quando todas as outras medidas forem malsucedidas. O programa SCIP recomenda a remoção de uma sonda vesical de demora no intervalo de 24 h. A realização de ultrassonografia de bexiga pode reduzir a necessidade de cateterismo vesical, verificando a presença de urina residual de maneira não invasiva.

Alerta de enfermagem
Reconheça que, quando um paciente excreta pequenas quantidades (30 a 60 mℓ a cada 15 a 30 min), pode ser sinal de superdistensão vesical, com vazamento de urina.

Obstrução intestinal

Obstruções intestinais resultam no comprometimento parcial ou total do fluxo de saída do conteúdo intestinal. A maioria das obstruções ocorre no intestino delgado, especialmente em seu ponto mais estreito: o íleo. (Ver na p. 522 uma discussão completa sobre obstrução intestinal.)

Medidas preventivas e condutas

1. Monitore quanto ao retorno adequado dos ruídos hidroaéreos intestinais após a cirurgia. Avalie os ruídos intestinais e o grau de distensão abdominal (pode ser necessário medir a circunferência abdominal); documente esses achados a cada plantão.
2. Monitore e documente as características da emese e da secreção NG.
3. Alivie a distensão abdominal, passando uma sonda para a aspiração nasoentérica, conforme prescrição.
4. Faça a reposição de líquidos e eletrólitos.
5. Monitore o nível de líquidos, eletrólitos (especialmente o potássio e o sódio) e equilíbrio acidobásico.
6. Administre opioides criteriosamente, pois esses medicamentos podem reduzir ainda mais o peristaltismo.
7. Prepare o paciente para uma intervenção cirúrgica, se a obstrução continuar sem solução.
8. Monitore cuidadosamente o paciente em busca de sinais de choque.
9. Tranquilize frequentemente o paciente; use métodos alternativos para promover o conforto (toque, relaxamento, imagética).

Infecção da ferida cirúrgica

Infecção da ferida cirúrgica é a segunda mais comum causa de infeção relacionada com assistência à saúde. A infecção pode estar limitada ao local da cirurgia (60 a 80%) ou pode afetar o paciente sistemicamente.

Causas

1. Tecidos expostos durante cirurgias prolongadas, cirurgias realizadas em estruturas contaminadas, obesidade mórbida, idade avançada, hipoxemia crônica e desnutrição estão diretamente associados ao aumento da taxa de infecção.
2. A própria microbiota do paciente está mais comumente implicada nos casos de infecção da ferida cirúrgica (*Staphylococcus aureus*).
3. Outras causas comuns de infecção da ferida incluem contaminação por *Escherichia coli, Klebsiella, Enterobacter* e *Proteus.*
4. A infecção da ferida cirúrgica geralmente inicia entre 5 e 7 dias de pós-operatório.
5. Fatores que afetam a extensão da infecção incluem:
   a. Tipo, virulência e quantidade de microrganismos contaminantes.
   b. Corpos estranhos ou tecido desvitalizado.
   c. Localização e natureza da ferida.
   d. Quantidade de espaço morto ou hematoma.
   e. Resposta imune do paciente.
   f. Fornecimento adequado de sangue para a ferida cirúrgica.
   g. Condição pré-cirúrgica do paciente (p. ex., idade, alcoolismo, diabetes, desnutrição).

Manifestações clínicas

1. Hiperemia, edema excessivo, sensibilidade e calor.
2. Estrias vermelhas na pele ao redor da ferida.
3. Secreção purulenta ou outra secreção na ferida.
4. Linfonodos sensíveis e aumentados na região mais próxima da ferida axilar ou na virilha.
5. Mau odor da ferida.
6. Calafrios generalizados ou febre.
7. Temperatura e pulso elevados.
8. Aumento da dor no local da incisão.

Alerta gerontológico
Pacientes idosos não produzem prontamente uma resposta inflamatória à infecção, por isso podem não apresentar febre, hiperemia e edema. O aumento da dor, fadiga, anorexia e alterações do estado mental são sinais de infecção em pacientes idosos.

Alerta de enfermagem
Febre leve e transitória aparece no pós-operatório como resultado de necrose tecidual, hematoma ou cauterização. Febres elevadas e sustentadas surgem com as quatro complicações pós-operatórias mais comuns: atelectasia (nas primeiras 48 h), infecções da ferida cirúrgica (em 5 a 7 dias), infecções urinárias (em 5 a 8 dias) e tromboflebite (em 7 a 14 dias).

Medidas preventivas e condutas

1. Pré-operatório.
   a. Incentive o paciente a alcançar um nível nutricional considerado ideal. A dieta enteral ou parenteral pode ser solicitada no pré-operatório, para reduzir a hipoproteinemia com a perda de peso.
   b. Reduza o período de hospitalização pré-operatória ao mínimo, para evitar a aquisição de infecções nosocomiais.
2. Período operatório.
   a. Siga rigorosa técnica asséptica durante todo o procedimento cirúrgico.

b. Quando uma ferida apresenta exsudato, fibrina, gordura dessecada ou pele não viável, não pode ser aproximada por fechamento primário, mas sim por meio de fechamento secundário (segunda intenção).
3. Pós-operatório.
a. Mantenha os curativos intactos (limpos e secos), reforçando, se necessário, até que seja prescrito de outra forma.
b. Use técnica asséptica estrita na troca de curativos.
c. Monitore e documente a quantidade, o tipo e a localização das secreções. Certifique-se de que todos os drenos estejam funcionando corretamente. (Ver Tabela 7.1 para conhecer as quantidades esperadas de secreção nos tipos mais comuns de drenos, tubos e sondas.)
4. Cuidados pós-operatórios de uma ferida infectada.
a. O cirurgião remove um ou mais pontos, separa as bordas da ferida e procura por sinais de infecção, usando uma pinça hemostática para sondagem da região.
b. Deve ser feita a coleta de material para cultura, que é enviada ao laboratório para análise bacteriana.
c. Pode ser feita a irrigação da ferida; tenha disponível uma seringa estéril e solução salina.
d. Pode ser inserido um dreno ou a ferida pode ser coberta com gaze estéril.
e. Deve ser prescrito um tratamento com antibióticos.
f. Podem ser aplicados curativos úmidos a secos (ver p. 103).
g. Se houver suspeita de infecção profunda, o paciente pode ser levado de volta à sala de cirurgia.

Deiscência de feridas e evisceração

Causas

1. Comumente ocorrem entre o 5º e o 8º dia de pós-operatório, quando a incisão apresenta força de tração mais fraca; a maior força de tração é encontrada entre o 1º e o 3º dia de pós-operatório.
2. Principalmente associado à cirurgia abdominal.
3. Esse evento adverso é comumente relacionado com:
a. Suturas inadequadas ou fechamentos excessivamente apertados (o último compromete a irrigação sanguínea).
b. Hematomas e seromas.
c. Infecções.
d. Excesso de tosse, soluços, náuseas, vômito e distensão.
e. Desnutrição e imunossupressão.
f. Uremia e diabetes melito.
g. Uso de esteroides.

Medidas preventivas

1. Instale uma cinta abdominal para pacientes pesados, idosos ou com paredes abdominais fracas ou pendentes.
2. Incentive o paciente a conter a incisão enquanto tosse.
3. Monitore e alivie a distensão abdominal.
4. Incentive a nutrição adequada, com ênfase em quantidades adequadas de proteína e vitamina C.

Manifestações clínicas

1. O desenvolvimento de deiscência é evidenciado pela saída repentina de líquido serossanguinolento da ferida.
2. O paciente reclama de que algo de repente "se soltou" na ferida cirúrgica.
3. Em uma ferida de cirurgia intestinal, as bordas da ferida podem se separar e os intestinos podem se exteriorizar gradualmente. Observe a drenagem de líquido peritoneal no curativo (fluido claro ou serossanguinolento).

Intervenções e condutas de enfermagem

1. Fique com o paciente e peça a alguém que notifique ao cirurgião imediatamente.
2. Se os intestinos estiverem expostos, cubra-os com compressas estéreis umedecidas com solução salina.
3. Monitore os sinais vitais e observe o desenvolvimento de choque.
4. Mantenha o paciente em repouso absoluto.
5. Instrua o paciente a dobrar os joelhos, com a cabeceira da cama elevada na posição semi-Fowler, para aliviar a tensão abdominal.
6. Assegure ao paciente que a ferida será bem cuidada; tente manter o paciente calmo e relaxado.
7. Prepare o paciente para cirurgia e reparo da ferida cirúrgica.

Transtornos psicológicos

Depressão

1. Causa – percepção de perda de saúde ou de resistência, dor, imagem corporal alterada, diversas substâncias e ansiedade sobre um futuro incerto.
2. Manifestações clínicas – comportamento retraído, inquietação, insônia, não adesão a esquemas terapêuticos, choro e expressões de desesperança.
3. Intervenções e condutas de enfermagem:
a. Esclareça conceitos equivocados sobre a cirurgia e suas implicações futuras.
b. Ouça, tranquilize e apoie o paciente.
c. Se apropriado, apresente ao paciente profissionais de equipes de preparo para ostomia, mastectomia ou grupos de apoio de amputados.
d. Envolva a família do paciente e dê suporte aos cuidadores; uma consulta psiquiátrica deve ser solicitada para casos de depressão grave.

Tabela 7.1 Drenagem esperada de sondas, drenos e tubos.

Dispositivo	Substância	Drenagem diária
• Sonda de Foley • Conduto ileal • Sonda suprapúbica	Urina	500 a 700 mℓ nas primeiras 24 a 48 h; então 1.500 a 2.500 mℓ/24 h
• Sonda de gastrostomia	Conteúdo gástrico	Até 1.500 mℓ/24 h
• Tubo torácico	Sangue, líquido pleural, ar	Variável: 500 a 1.000 mℓ nas primeiras 24 h
• Ileostomia	Conteúdo do intestino delgado	Até 4.000 mℓ nas primeiras 24 h; então < 500 mℓ/24 h
• Sonda de Miller-Abbott	Conteúdo intestinal	Até 3.000 mℓ/24 h
• Sonda nasogástrica (NG)	Conteúdo gástrico	Até 1.500 mℓ/24 h
• Tubo T	Bile	500 mℓ/24 h

Delirium

1. Causa – anestesia prolongada, circulação extracorpórea, reações medicamentosas, sepse, alcoolismo (*delirium tremens*), desequilíbrio eletrolítico e outros distúrbios metabólicos.
2. Manifestações clínicas – desorientação, alucinações, distorções perceptivas, ideias paranoides, inversão do padrão dia/noite, agitação e insônia; o *delirium tremens* geralmente aparece dentro de 72 h depois do último consumo de bebida alcoólica e pode incluir hiperatividade autonômica – taquicardia, pupilas dilatadas, diaforese e febre.
3. Intervenções e condutas de enfermagem:
   a. Auxilie na avaliação e no tratamento da causa subjacente (restaure o equilíbrio hidreletrolítico, suspenda o medicamento lesivo).
   b. Reoriente o paciente com relação a tempo e espaço.
   c. Mantenha um ambiente tranquilo.
   d. Explique detalhadamente cada procedimento realizado.
   e. Proceda a sedação do paciente, conforme prescrição, para reduzir a agitação, evitar a exaustão e promover o sono. Avalie quanto a supersedação.
   f. Permita períodos prolongados de sono ininterrupto.
   g. Tranquilize os familiares com explicações claras sobre o comportamento diferente do paciente.
   h. Tenha o máximo de contato possível com o paciente; aplique medidas de contenção apenas como último recurso, se a segurança do paciente estiver em risco e se indicada segundo protocolo institucional.

TRATAMENTO DE FERIDAS

Feridas e cicatrização de feridas

Uma *ferida* é uma ruptura na continuidade e nos processos regulatórios das células dos tecidos. A *cicatrização de feridas* é a restauração dessa continuidade. A cicatrização de feridas, no entanto, pode não restaurar a função celular normal.

Classificação de feridas

Mecanismo de lesão

1. Feridas por incisão – decorrentes de um corte limpo de um instrumento afiado, como uma incisão cirúrgica feita por um bisturi.
2. Feridas por contusão – resultantes de força contundente que normalmente não danifica a pele, mas causa danos consideráveis nos tecidos, com hematoma e edema.
3. Feridas por laceração – causadas por um objeto que rasga os tecidos, produzindo bordas irregulares; exemplos incluem os ferimentos por vidro, arame farpado e faca não afiada.
4. Feridas por punção – decorrentes de um instrumento pontiagudo, como um picador de gelo, uma bala ou um prego.

Grau de contaminação

1. Limpa – uma ferida asséptica, como nos procedimentos cirúrgicos, que não promove contato com os sistemas alimentar, respiratório ou geniturinário.
2. Limpa com contaminação – uma ferida asséptica que entra em contato com os sistemas respiratório, alimentar ou geniturinário. Essas feridas têm probabilidade ligeiramente maior de infecção do que as feridas limpas.
3. Contaminadas – feridas expostas a quantidades excessivas de bactérias. Essas feridas podem ser abertas (avulsivas), feitas acidentalmente, ou o resultado de procedimentos cirúrgicos com problemas de quebra de técnica asséptica por vazamento de conteúdo gastrintestinal.
4. Infectada – ferida que retém tecido desvitalizado, envolve infecção pré-operatória ou vísceras perfuradas. Esse tipo de ferida frequentemente é mantido aberto para drenagem.

Fisiologia da cicatrização de feridas

As fases da cicatrização de feridas – inflamação, proliferação (reconstrução) e maturação (remodelação) – envolvem processos contínuos e sobrepostos.

Fase inflamatória (dura de 1 a 5 dias)

1. Respostas celulares e vasculares são iniciadas imediatamente quando o tecido é aberto ou lesionado.
2. Vasoconstrição transitória ocorre no local de lesão, imediatamente, com duração de 5 a 10 min, juntamente à deposição de fibrina e plaquetas, para ajudar a controlar o sangramento.
3. Ocorre a dilatação subsequente de pequenas vênulas. Anticorpos, proteínas plasmáticas, fluidos plasmáticos, leucócitos e hemácias extravasam da microcirculação para permear a área da lesão, causando edema, hiperemia, calor e dor.
4. A vasodilatação localizada é o resultado da ação direta da histamina, serotonina e prostaglandinas.
5. Leucócitos polimórficos (neutrófilos) e monócitos chegam à área da ferida para iniciar o processo de retirada de detritos da ferida. Monócitos predominam durante essa fase.
6. Células da base nas bordas da ferida sofrem mitose; as células-filhas resultantes aumentam, achatam e deslizam através da superfície da ferida para aproximar as bordas da ferida.

Fase proliferativa (dura de 2 a 20 dias)

1. Os fibroblastos (células do tecido conjuntivo) multiplicam-se e migram ao longo de cadeias de fibrina, que se supõe servirem de matriz.
2. Ocorre aumento endotelial em vasos sanguíneos próximos, formando novos capilares, que penetram e nutrem o tecido lesionado.
3. A combinação de desenvolvimento de novos capilares e proliferação de fibroblastos é denominada *tecido de granulação.*
4. A síntese ativa de colágeno pelos fibroblastos começa em torno do 5º ao 7º dia e a ferida ganha resistência à tração.
5. Por volta de 3 semanas, a pele alcança cerca de 30% da resistência à tração pré-lesão, o tecido intestinal, em torno de 65%, e a fáscia, 20%.

Fase de maturação (de 21 dias até meses ou anos)

1. O tecido cicatricial é composto principalmente de colágeno e substâncias fundamentais, como mucopolissacarídeo, glicoproteínas, eletrólitos e água.
2. Desde o início de sua síntese, as fibras de colágeno passam por um processo de lise e regeneração. As fibras de colágeno se tornam mais organizadas, alinhando-se mais proximamente umas às outras e aumentando a resistência à tração.
3. O volume geral e a forma da cicatriz continuam a mudar após o início da maturação.
4. Tipicamente, a produção de colágeno cai. No entanto, se essa produção excede em muito a lise de colágeno, formar-se o queloide (tecido cicatrizado altamente hipertrofiado e deformado).
5. A maturação normal da ferida é clinicamente observada como uma cicatriz inicial, nova e hiperemiada, que se molda em uma cicatriz madura, plana, macia e pálida.
6. O tecido de cicatrização nunca alcançará mais de 80% de sua resistência à tração pré-lesão.

Tipos de cicatrização de feridas

Ver Figura 7.5.

Cicatrização de primeira intenção: fechamento primário

1. A esterilização das feridas é feita com pequeno desbridamento e irrigação, com um mínimo de dano e reação tecidual; as bordas da ferida são adequadamente aproximadas com suturas.

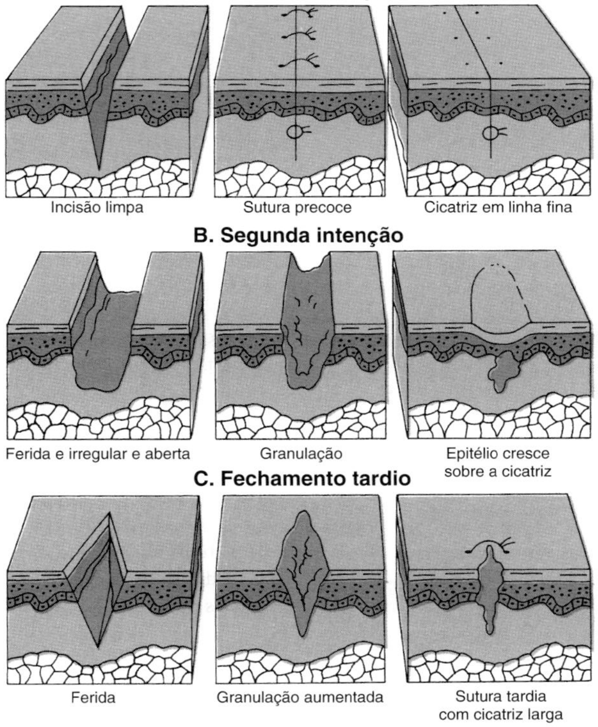

Figura 7.5 Classificação da cicatrização de feridas. **A.** Primeira intenção: uma incisão limpa é feita com fechamento primário; há cicatrizes mínimas. **B.** Segunda intenção: a ferida é deixada aberta para que o tecido de granulação se desenvolva; resulta em uma grande cicatriz. **C.** Fechamento tardio: a ferida é inicialmente deixada aberta, para ser fechada quando não houver mais sinais de infecção. (Smeltzer, S., & Bare, B. [2000]. *Brunner and Suddarth's textbook of medical-surgical nursing* [9th ed.]. Philadelphia, PA: Lippincott Williams & Wilkins.)

2. O tecido de granulação não é visível e a formação de cicatriz é tipicamente mínima (pode haver formação de queloide em pessoas suscetíveis).

Cicatrização por segunda intenção: granulação

1. As feridas são mantidas abertas para cicatrizar espontaneamente ou são cirurgicamente fechadas em uma data posterior, caso não estejam infectadas.
2. Exemplos em que as feridas podem cicatrizar por segunda intenção incluem queimaduras, lesões traumáticas, úlceras e feridas infectadas supurativas.
3. A cavidade da ferida é preenchida por um tecido avermelhado, macio e sensível (tecido de granulação), que sangra facilmente. Uma cicatriz acaba se formando.
4. Em feridas infectadas, a drenagem pode ser realizada com o uso de curativos e drenos especiais. Isso melhora a cicatrização.
5. Em feridas que são posteriormente suturadas, as duas superfícies de granulação opostas são unidas.
6. A cicatrização por segunda intenção produz uma cicatriz mais profunda e mais ampla.

Manejo de feridas

Muitos fatores promovem a cicatrização de feridas, como nutrição adequada, limpeza, repouso e posição, juntamente ao estado psicológico e fisiológico do paciente. A aplicação de curativos e drenos apropriados são de importância adicional.

Curativos

Finalidade dos curativos

1. Protegem a ferida contra danos mecânicos.
2. Contêm ou imobiliza a ferida.
3. Absorvem a drenagem.
4. Evitam a contaminação por fluidos corporais (fezes, urina).
5. Promovem hemostasia, como nos curativos compressivos.
6. Desbridam a ferida, combinando a ação de capilarizar com o entrelaçamento de tecido necrótico em sua malha.
7. Inibem ou matam os microrganismos com uso de curativos com propriedades antissépticas ou antimicrobianas.
8. Proporcionam um ambiente fisiológico propício para a cicatrização.
9. Garantem conforto mental e físico ao paciente.
10. Incentivam a cicatrização, aplicando pressão subatmosférica localizada no local da ferida, como nos curativos com pressão negativa.

Vantagens de não usar curativos

Quando o curativo inicial em uma incisão limpa, seca e intacta é removido, muitas vezes não é substituído; isso pode ocorrer dentro de 24 h após a cirurgia.

1. Permite melhor visualização da ferida.
2. Elimina as condições necessárias para o crescimento de organismos (ambiente quente, úmido e escuro).
3. Minimiza a reação à fita adesiva.
4. Facilita no banho.

Tipos de curativos

1. Curativos secos.
   a. Usados principalmente para fechamento de feridas de primeira intenção.
   b. Oferecem boa proteção à ferida, absorção de drenagem e estética para o paciente e fornece compressão, se necessário, para hemostasia.
   c. Desvantagem – aderência à superfície da ferida quando a secreção seca. (A remoção pode causar dor e rompimento do tecido de granulação.)
2. Curativos úmidos a secos.
   a. Eles são úteis para feridas infectadas, que devem ser desbridadas e fechadas por segunda intenção.
   b. Gaze saturada com solução salina estéril (preferida) ou uma solução antimicrobiana é colocada na ferida, promovendo a cobertura.
   c. Os curativos úmidos são então cobertos por curativos secos (gaze ou absorventes).
   d. À medida que ocorre a secagem, os detritos da ferida e o tecido necrótico são absorvidos no curativo de gaze.
   e. O curativo é trocado quando fica seco (ou pouco antes). Se houver excesso de detritos necróticos no curativo, são necessárias trocas mais frequentes.
3. Curativos úmidos.
   a. Usados em feridas abertas limpas ou em tecidos de granulação. Pode ser usada solução salina estéril ou um agente antimicrobiano, para saturar os curativos.
   b. Proporcionam um ambiente mais fisiológico (calor, umidade), que pode melhorar os processos de cicatrização local, bem como garantir maior conforto ao paciente. O exsudato espesso é mais facilmente removido.
   c. Desvantagem – os tecidos adjacentes podem ficar macerados, há aumento no risco de infecção e a roupa de cama fica úmida.

Tipos de curativos cirúrgicos

1. Oclusivo hidrofóbico (gaze de petrolato).
   a. Trata-se de um curativo não aderente e impermeável que protege as feridas da contaminação por ambiente e umidade.
   b. É usado ao redor de tubos torácicos e qualquer fístula ou estoma que drene secreções entéricas.
   c. É relativamente não absorvente.

2. Hidrofílico permeável (gaze à base de óleo, gaze tipo tela).
   a. Permite que a secreção penetre no curativo, mas ainda permanece um pouco não aderente.
   b. Para feridas com exsudato leve a moderado.
   c. Gaze à base de óleo usada em feridas por abrasão, ulceradas abertas ou granulomas.
   d. Também pode ser colocado em reentrâncias e pertuito de grandes feridas abertas.
   e. As gazes tipo tela geralmente ficam reservadas para feridas simples, fechadas e estáveis.
3. Curativos de gaze (compressas de gaze de uso geral).
   a. As compressas de gaze vêm em vários tamanhos e podem ser usadas para curativos secos simples, curativos úmidos para secos ou curativos úmidos. A gaze permite melhor absorção da drenagem e de detritos necróticos da ferida.
4. Curativo combinado absorvente.
   a. Curativo de algodão grande, que é tipicamente usado como curativo secundário, cobrindo gazes ou curativos hidrofílicos para proteção adicional da ferida, estabilização de curativos e absorção de drenagem.
   b. Também pode ser usado sozinho, sobre feridas cirúrgicas intactas.
5. Bandagem de gaze de alto volume (compressas) – usada principalmente para a cobertura de grandes feridas que cicatrizam por segunda intenção.
6. Esponja de drenagem – uma esponja de gaze com uma fenda pré-fabricada, que torna o curativo altamente adequado para introitos de drenos e de traqueostomia.
7. Curativo em filme transparente.
   a. Curativo altamente elástico, que se ajusta excepcionalmente bem aos contornos do corpo. É permeável ao oxigênio e a vapor de água, mas geralmente impermeável para líquidos e bactérias.
   b. Controvérsias (relacionadas com a incidência de infecção) reduziram seu uso.
   c. As indicações mais comuns incluem a cobertura de cateteres arteriais e venosos, bem como a proteção de pele vulnerável, exposta a forças de cisalhamento.
   d. Comumente usado em feridas cirúrgicas com gaze, para substituir a fita adesiva.
8. Curativo impregnado de prata.
   a. Altamente efetivos para feridas de difícil cicatrização. Eles estão disponíveis em vários tamanhos e devem ser colocados diretamente sobre a ferida, sem qualquer pomada tópica.
   b. Eles podem substituir a necessidade de curativos úmidos para secos e curativos úmidos.
9. Terapia de cicatrização por pressão negativa – promove a cicatrização aplicando vácuo através de um curativo especial.
   a. Drena os fluidos da ferida, estimula o tecido de granulação e diminui a colonização bacteriana.
   b. Contraindicado para pacientes com sangramento ativo ou recebendo anticoagulantes.
   c. A terapia por pressão negativa tem diferentes materiais de interface, recursos de segurança e aplicações recomendadas pelos fabricantes. O uso depende do tipo de ferida, da preferência do profissional por curativos de gaze ou esponja absorvente, da disponibilidade do produto.

Drenos

Finalidade dos drenos

1. Drenos são instalados em feridas cirúrgicas apenas em caso de acúmulo anormal de fluidos ou na expectativa de que reduzam o acúmulo de secreção orgânica na ferida.
2. Drenos geralmente são instalados em compartimentos (p. ex., articulações e espaço pleural) que não toleram o acúmulo de fluidos e têm grande suprimento sanguíneo (p. ex., região cervical e rim); em áreas de grande dissecção de tecido superficial (p. ex., mama) ou em feridas infectadas.
3. A coleta de secreções orgânicas em feridas pode ser prejudicial da seguinte maneira:
   a. Serve como meio de cultura para o crescimento bacteriano.
   b. Provoca aumento da pressão no local cirúrgico, alterando o fluxo sanguíneo local.
   c. Acarreta pressão em áreas adjacentes.
   d. Gera irritação tecidual local e necrose (decorrente, por exemplo, de secreção biliar, purulenta, urina ou suco pancreático).

Drenagem de feridas

1. Drenos são comumente confeccionados em látex, cloreto de polivinila ou silicone e instalados em feridas cirúrgicas ou cavidades corporais.
2. Drenos instalados em feridas cirúrgicas são tipicamente acoplados a um dispositivo de aspiração portátil (ou de parede) com um frasco de coleta.
   a. Exemplos incluem os sistemas de drenagem Hemovac®, Jackson-Pratt® e Surgivac®.
3. Drenos também podem ser usados no pós-operatório, para formar conexões de cavidades de órgãos internos para o exterior, com o intuito de drenar secreções orgânicas, como tubos T (drenagem biliar) e sondas de nefrostomia, gastrostomia, jejunostomia e cecostomia.
4. Os drenos criam uma porta para entrada e saída de microrganismos patogênicos; portanto, o risco de infecção existe.
5. Drenos instalados em feridas cirúrgicas são removidos quando a quantidade de secreção drenada diminui, em um período de dias ou, raramente, semanas.
6. Drenos de fluidos corporais frequentemente permanecem por longos períodos.
   a. É essencial o manuseio cuidadoso desses drenos e frascos de coleta.
   b. A remoção acidental precoce pode resultar em vazamento de secreção irritante nos tecidos.
   c. O risco é reduzido no intervalo de 7 a 10 dias, quando já foi formada uma camada de tecido fibroso.
7. A quantidade de secreção drenada varia de acordo com o procedimento. Os drenos geralmente não são necessários em alguns procedimentos cirúrgicos (p. ex., apendicectomia, colecistectomia, histerectomia por via abdominal), que normalmente apresentam drenagem mínima de secreções.

Alerta de enfermagem
A maior quantidade de drenagem é esperada nas primeiras 24 h; monitore criteriosamente o curativo e o débito de drenos.

Visão geral do processo de enfermagem

Baseado em evidências
Leaper, D., & Edmiston, C. (2017). World Health Organization: global guidelines for the prevention of surgical site infection. *Journal of Hospital Infection, 95*(2), 135-136.

Avaliação de enfermagem

A ferida cirúrgica deve ser avaliada a cada 15 min enquanto o paciente estiver na URPA. Posteriormente, a frequência de avaliação é determinada pela natureza da ferida cirúrgica, pelo débito de drenagem e pelo protocolo da instituição. A avaliação e a documentação das condições da ferida cirúrgica devem ocorrer pelo menos uma vez a cada plantão, até que o paciente receba alta.

Determine os seguintes aspectos, pois afetam a cicatrização da ferida:

1. A que tipo de cirurgia o paciente foi submetido?
2. A hemostasia na sala de cirurgia foi efetiva?
3. O paciente recebeu sangue para manter nível adequado de hematócrito (e promover perfusão para ferida cirúrgica)?

4. Qual é a idade do paciente?
5. Qual é o estado nutricional? Como se encontrava no pré-operatório?
   a. A ingestão atual de proteína e vitamina C é adequada?
   b. O paciente é obeso ou desnutrido?
6. Quais são as condições clínicas coadjuvantes e que medicamentos estão sendo administrados que podem afetar a cicatrização de feridas (p. ex., diabetes melito, esteroides)?
7. Por quanto tempo o paciente esteve hospitalizado no pré-operatório? (Tempo de internação prolongado no pré-operatório pode aumentar o risco de complicações.)
8. Como a ferida cirúrgica foi aproximada?
   a. Grampos, suturas de náilon, tiras adesivas, suturas de tensão, cola cirúrgica.
   b. Se a ferida foi mantida aberta, como está sendo tratada? O tecido de granulação está presente?
9. Os drenos estão bem posicionados? Que tipo? Quantos?
   a. O equipamento portátil de aspiração está sendo usado?
   b. A quantidade de secreção drenada é adequada à natureza da cirurgia?
10. Que tipo de curativo está sendo realizado?
    a. Eles estão saturados?
    b. A quantidade e o tipo de drenagem são consistentes com a natureza da cirurgia?
11. Qual é a aparência da ferida?
    a. Existe evidência de edema, irritação, inflamação?
    b. As bordas da ferida estão aproximadas?
    c. A ferida está limpa e seca?
12. Qual é a condição do paciente?
    a. Existem sinais de dor ou desconforto no local da ferida cirúrgica?
    b. O paciente apresenta febre ou contagem de leucócitos aumentada?
    c. O paciente demonstra preocupação em relação à ferida cirúrgica e potencial desfiguração?
13. O paciente compreende o objetivo dos tratamentos da ferida? Ele, ou a família, estão preparados para efetivamente executar o tratamento de feridas de acordo com as orientações de alta?

Diagnóstico de enfermagem

- Risco de infecção relacionado com a ferida cirúrgica
- Integridade tissular prejudicada associada à ferida cirúrgica
- Dor aguda relacionada com os procedimentos de curativo.

Intervenções de enfermagem

Prevenção de infecção

1. Antes da primeira troca de curativo (geralmente realizada pelo cirurgião), reforce o curativo quando estiver saturado.
2. Reúna os suprimentos (curativos, fita adesiva, tesoura, solução salina estéril, gaze e *swabs* (cotonetes) estéreis, e materiais de cultura, se indicado).
3. Explique o procedimento para o paciente. Proporcione privacidade e conforto, medicando antecipadamente para a dor.
4. Higienize as mãos e calce as luvas. Garanta uma técnica asséptica rigorosa durante as trocas de curativos.
5. Remova os curativos antigos e avalie a ferida cirúrgica. Retire todas as fitas suavemente. Coloque os curativos em um saco descartável. Avalie a ferida para posterior documentação, observando a ocorrência de hiperemia, edema, exsudato, calor, sangramento ou descoloração.
6. Colete material de cultura da ferida, se necessário, usando técnica asséptica. Use luvas estéreis. Pressione levemente a ferida usando o *swab* de cultura. Coloque no tubo. Tampe e identifique o rótulo da amostra e envie para o laboratório.
7. Usando luvas estéreis, limpe ao redor das bordas da ferida com gaze umedecida com soro fisiológico. Não passe mesma gaze duas vezes sobre a ferida. Repita conforme necessário com uma gaze nova, até que todas as áreas estejam limpas.
8. Cubra a ferida com gaze estéril e fixe com fita adesiva, se indicado. Use uma quantidade mínima de fita para garantir a aderência.
9. Descarte itens contaminados, assegure o conforto do paciente e documente o procedimento.

Promoção da integridade tecidual por meio da cicatrização

1. Avalie a ingesta nutricional do paciente; consulte o médico, caso seja necessária uma suplementação da ingesta nutricional.
2. Minimize a tensão no local da incisão:
   a. Use fitas adesivas e ataduras apropriadas.
   b. Peça ao paciente que contenha a incisão abdominal ou torácica ao tossir.
   c. Instrua o paciente a sair o leito de forma adequada, minimizando a tração da incisão (p. ex., para a incisão abdominal, peça que o paciente vire em decúbito lateral e empurre para cima com o cotovelo dependente e a mão oposta).
3. Avalie e documente com precisão a condição do local da incisão cirúrgica em cada plantão.

Alívio da dor

1. Administre o medicamento prescrito antes de trocar o curativo.
2. Continue a avaliar a dor no local da incisão.
3. Considere o alívio não farmacológico da dor, com o uso de musicoterapia, exercícios de relaxamento e acupressão, conforme indicado.

Educação do paciente

Antes da alta, instrua o paciente e sua família sobre as intervenções e justificativas para o tratamento de feridas.

1. Informe imediatamente ao médico se ocorrerem os seguintes sinais de infecção:
   a. Hiperemia, edema acentuado, sensibilidade e aumento do calor ao redor da ferida cirúrgica.
   b. Secreção purulenta ou anormal e mau odor na ferida.
   c. Estrias vermelhas na pele ao redor da ferida.
   d. Calafrios ou febre (acima de 37,8°C).
2. Siga as recomendações do médico com relação ao tipo de atividade permitido.
3. Mantenha a ferida cirúrgica limpa (o paciente pode tomar banho, a menos que seja contraindicado pelo médico; evite realizar banho da banheira até que suturas ou grampos cirúrgicos sejam removidos); nunca esfregue com força perto da linha de sutura; realize delicados movimentos ao secá-la.
   a. As suturas cirúrgicas precisam ser removidas ou absorvidas. Limpe-as suavemente 1 a 2 vezes/dia. Faça movimentos leves ao secá-las.
   b. Os grampos cirúrgicos, se utilizados, devem ser removidos após 7 a 14 dias. Mantenha o local limpo e seco.
   c. A cola de pele, que pode ser usada, permite uma boa aproximação do tecido. Mantenha a ferida limpa e tire a cola com removedor de uso clínico, de acordo com protocolo institucional.
4. Entre em contato com o médico para a discussão de condutas e acompanhamento do paciente.
5. Informe ao médico se, após 2 meses, o local da incisão continuar hiperemiado, espesso e doloroso à palpação (provável início de formação do queloide).

Reavaliação: resultados esperados

- Não existem sinais de infecção
- As bordas da ferida estão bem aproximadas, sem abertura
- Dor de grau 1 ou 2.

INSTRUÇÕES PARA ALTA PÓS-OPERATÓRIA

É de primordial importância que o enfermeiro assegure que o paciente tenha recebido instruções de alta específicas e individualizadas. As instruções devem ser entregues por escrito e reforçadas verbalmente pelo enfermeiro. Deve ser incluído o contato telefônico do médico, bem como informações sobre atendimento e consultas de acompanhamento. As instruções precisam ser assinadas pelo paciente, médico e enfermeiro, e uma cópia deve ser mantida no prontuário. Os procedimentos e instruções de alta hospitalar podem variar de acordo com a instituição.

Educação do paciente

Atividade e repouso

1. É comum sentir-se cansado e frustrado por não conseguir fazer tudo o que deseja; isso é normal.
2. Planeje descansos regulares e atividades silenciosas, aumentando gradualmente seu nível de atividade nas semanas seguintes.
3. Quando começar a se exercitar mais, comece fazendo uma pequena caminhada 2 ou 3 vezes/dia. Consulte o seu médico se forem necessários exercícios mais específicos.
4. Subir escadas pode ser surpreendentemente cansativo no começo. Se você tiver dificuldades com essa atividade, tente subir as escadas sentando-se no degrau e de costas, até que sua força tenha retornado para subir de pé.
5. Consulte o médico para determinar o tempo adequado para retornar ao trabalho.

Alimentação

1. Siga as instruções nutricionais fornecidas antes da alta.
2. Seu apetite pode estar diminuído ou você pode se sentir distendido após as refeições; isso deve diminuir à medida que você se torna mais ativo. (Alguns medicamentos prescritos podem causar esse problema) Se os sintomas persistirem, consulte o médico.
3. Faça refeições em pequenas porções e regularmente, e torne-as tão nutritivas quanto possível para promover a cicatrização de feridas.

Sono

1. Se for difícil conciliar o sono devido ao desconforto causado pela ferida cirúrgica, tente tomar o medicamento para a dor na hora de dormir.
2. Tente dormir o suficiente para ajudar na sua recuperação.

Cicatrização da ferida cirúrgica

1. Sua ferida passará por vários estágios de cicatrização. Após a dor inicial no local, a ferida pode apresentar formigamento, coceira, entorpecimento ou repuxar (uma leve sensação de distensão) à medida que se desenvolve o processo de cicatrização.
2. Não retire as "crostas", porque elas protegem os delicados tecidos novos subjacentes. Elas vão sair sem auxílio, quando o tecido tiver melhorado. Troque o curativo de acordo com as instruções fornecidas pela equipe de saúde.

Função intestinal

1. Hábitos intestinais irregulares podem ser resultado de mudanças no grau de atividade e na dieta ou de uso de alguns medicamentos.
2. Evite forçar, porque pode intensificar o desconforto em algumas feridas. Em vez disso, faça movimentos de balanço ao tentar evacuar.
3. Beba muito líquido e aumente a quantidade de fibras em sua dieta, alimentando-se de frutas, verduras e grãos, conforme tolerado.
4. Pode ser útil tomar um laxativo suave. Consulte o médico se você tiver alguma dúvida.

Banhos

1. Você pode molhar a ferida cirúrgica 3 dias após a cirurgia, se o curativo inicial já tiver sido trocado (a menos que seja recomendado de outra forma).
2. É preferível tomar uma ducha, porque permite enxaguar bem a ferida.
3. Se estiver se sentindo muito fraco, coloque uma cadeira de plástico ou metal dentro do boxe, para que você possa se sentar durante o banho.
4. Seque bem a ferida com uma toalha limpa e, se indicado, cubra conforme as instruções recebidas.

Vestuário

1. Evite usar cintos e roupas íntimas apertadas e outras roupas com costuras que possam atritar a ferida.
2. Use roupas largas para maior conforto e reduzir o traumatismo mecânico da ferida.

Condução de veículos

1. Pergunte ao médico quando você poderá voltar a dirigir. A condução segura pode ser afetada devido à medicação prescrita para a dor. Além disso, qualquer choque violento no caso de um acidente pode abrir a ferida cirúrgica.

Movimentação

1. O grau de flexão, alongamento e elevação permitido depende da localização e da natureza da cirurgia.
2. Normalmente, para a maioria das cirurgias de grande porte, você deve evitar levantar qualquer peso superior a 2 kg por 4 a 8 semanas.
3. O ideal é obter assistência domiciliar nas primeiras 2 a 3 semanas após a alta.

BIBLIOGRAFIA

American Diabetes Association. (2016). Standards of medical care in diabetes. *Diabetes Care, 39*(Suppl. 1), S1–S106.

American Diabetes Association. (2017). Summary of revisions: Standards of medical care in diabetes. *Diabetes Care, 41*(Suppl. 10), S4–S6.

American Society of Anesthesiologists Committee on Standards and Practice Parameters. (2017). Practice guidelines for preoperative fasting and the use of pharmacologic agents to reduce the risk of pulmonary aspiration. An updated report. *Anesthesiology, 126*(3), 376–393.

American Society of PeriAnesthesia Nurses. (2017). Evidence based clinical practice guidelines for the promotion of normothermia. Available: www.aspan.org/Clinical-Practice/Clinical-Guidelines for the ASPAN Clinical Practice Guidelines.

American Society of PeriAnesthesia Nurses. (2017). *2017–2018 perianesthesia nursing standards, practice recommendations and interpretative statements.* Cherry Hill, NJ: Author.

Anesthesia Screening for Obstructive Sleep Apnea. (2016). *ARC Journal of Anesthesiology, 1*(2), 6–12.

Anon, (n.d.). *National Patient Safety Goals® | Joint Commission.* [online]. Available at: https://www.jointcommission.org/standards_information/npsgs.aspx. [Accessed 27 February 2018].

Anon, (n.d.). *TJC Publishes 2018 National Patient Safety Goals.* [online]. Available at: https://www.americandatanetwork.com/2018/01/tjc-publishes-2018-national-patient-safety-goals/ [Accessed 27 February 2018].

Association of periOperative Registered Nurses. (2017). *AORN recommended practices for monitoring the patient receiving intravenous sedation.* Denver, CO: Author.

Association of periOperative Registered Nurses. (2016). Guideline at a glance: Skin antisepsis. *AORN Journal, 104*, 273–276.

Association of periOperative Registered Nurses. (2017). *Recommended practice for managing the patient receiving moderate sedation/analgesia.* Denver, CO: Author.

Association of periOperative Registered Nurses. (2018). *AORN standards and recommended practices* (18th ed.). Denver, CO: Author.

Balinowski, H., & Lopez, C. (2013). Improving patient safety through pre-anesthesia screening for obstructive sleep apnea utilizing the STOP-Bang questionnaire. *Journal of PeriAnesthesia Nursing, 28*(3), e27.

Cirocchi, R., Georgi, P., Mutafchiyski, V., et al. (2017). Negative pressure wound therapy versus healing by secondary intention in pressure ulcers. *Negative Pressure Wound Therapy Journal, 4*(2), 4.

Dubos, K. E. (2017). Why now? Managing obstructive sleep apnea in the ambulatory setting. *Journal of PeriAnesthesia Nursing, 32*(1), 64–65.

El-Boghdadly, K., & Chin, K. (2017). Local anesthetic systemic toxicity. *Obstetric Anesthesia Digest, 37*(1), 12–13.

Fencl, J. L. (2016). Guideline implementation: Moderate sedation/analgesia. *Association of periOperative Registered Nurses Journal, 103*(5), 500–511.

Goode, V., & Phillips, E. (2016). A patient safety dilemma: Obesity in the surgical patient. *AANA Journal, 84*(6), 404–412.

Guideline at a glance: Moderate sedation/analgesia. (2017). *AORN Journal, 105*(6), 638–642.

Harrelson, B., & Fencl, J. (2016). Care of the surgical patient with obstructive sleep apnea. *AORN Journal, 103*(4), 443–437.

Karuppaiah, I. (2017). Role of prophylactic antibody to prevent the surgical site infections—A study in a tertiary care hospitals. *Journal of Medical Science And clinical Research, 05*(06), 23698–23706.

Kibler, V., Hayes, R., Johnson, D., et al. (2012). Cultivating quality: Early postoperative ambulation: Back to basics. *American Journal of Nursing, 112*(4), 63–69.

Leaper, D., & Edmiston, C. (2017). World Health Organization: Global guidelines for the prevention of surgical site infection. *Journal of Hospital Infection, 95*(2), 135–136.

Ljungqvist, O., Scott, M., & Fearon, K. (2017). Enhanced recovery after surgery. *JAMA Surgery, 152*(3), 292.

Manivannan, B., Gowda, D., Bulagonda, P., et al. (2018). Surveillance, auditing, and feedback can reduce surgical site infection dramatically: Toward zero surgical site infections. *Surgical Infections, 19*(3). https://doi.org/10.1089/sur.2017.272.

Martindell, D. (2012). The safe use of negative-pressure wound therapy. *American Journal of Nursing, 112*(6), 59–62.

Maurice, E. (2015). Timely discharge from the ambulatory surgical setting. *AORN Journal, 102*(2), 185–191.

Norman, G., Dumville, J., Mohapatra, D., et al. (2016). Antibiotics and antiseptics for surgical wounds healing by secondary intention. *Cochrane Database of Systematic Reviews, 3*, CD011712.

Raimond, E., Pelissier A., Etienette, M., et al. (2017). Use of negative pressure wound therapy after vulvar carcinoma case studies. *Journal of Wound Care, 26*(2), 72–74.

Rothrock, C. J. (2015). *Alexander's care of the patient in surgery* (15th ed.). St. Louis, MO: Mosby.

Scott, A., Stonemetz, J., Wasey, J., et al. (2016). Compliance with surgical care improvement project for body temperature management (SCIP Inf-10) is associated with improved clinical outcome. *Survey of Anesthesiology, 60*(2), 82–83.

Steenhagen, E. (2016). Enhanced recovery after surgery: It's time to change practice! *Nutrition in Clinical Practice, 31*(1), 18–29.

The Joint Commission. (2018). *Hospital: 2018 National patient safety goals.* Available: www.jointcommission.org/hap_2018_npsgs/

The Joint Commission. (2017). *Surgical care improvement project.* Available: www.jointcommission.org/surgical_care_improvement_project.

Talec, P., Gaujoux, S., & Samama, C. (2016). Early ambulation and prevention of post-operative thrombo-embolic risk. *Journal of Visceral Surgery, 153*(6), S11–S14.

Toon, C., Lusuku, C., Ramamoorthy, R., Davidson, B., & Gurusamy, K. (2015). Early versus delayed dressing removal after primary closure of clean and clean-contaminated surgical wounds. *Cochrane Database of Systematic Reviews, 2015*(9), Art. No.: CD010259.

Yokoe, D. S. (2018). The surgical care improvement project redux: Should CMS revive process of care measures for prevention of surgical site infections? In G. Bearman, S. Munoz-Price, D. Morgan, R. Murthy (Eds.). *Infection prevention.* New York: Springer.

CAPÍTULO

8

Enfermagem Oncológica

CONSIDERAÇÕES GERAIS E AVALIAÇÃO

O câncer representa um grande grupo de doenças malignas caracterizadas pelo crescimento desordenado das células e pela capacidade de espalhar-se para outras regiões do corpo.

A célula maligna é capaz de invadir o tecido circundante e os gânglios linfáticos regionais, próximos das regiões comprometidas. O câncer primário geralmente tem uma história natural previsível e um padrão de disseminação.

Metástase é o crescimento secundário de um câncer primário em outro órgão. A célula cancerosa migra para outra área do corpo por meio de uma série de etapas. A metástase começa com a invasão local, seguida pelo deslocamento de células cancerígenas, que se disseminam pelos vasos linfáticos e sanguíneos e, eventualmente, estabelecem um tumor secundário em outra área do corpo. Os linfonodos geralmente são o primeiro local de disseminação do corpo (Figura 8.1).

Etiologia, detecção e prevenção

Epidemiologia

Baseado em evidências
American Cancer Society. (2018). Cancer-facts-figures-2018. Disponível em: *www.cancer.org/Research/CancerFactsFigures/CancerFacts Figures/cancer-facts-figures.*
American Cancer Society. (2015). Global facts and figures. Disponível em: *www.cancer.org/Research/CancerFactsFigures/GlobalCancerFactsFigures/global-facts-figures-2nd-ed.*

1. De acordo com a American Cancer Society (ACS), existe uma previsão de 1.735.350 novos casos de câncer invasivo diagnosticados nos EUA em 2018. Isso não inclui câncer de pele de células basais e de células escamosas, bem como cânceres não invasivos ou CDIS (carcinoma ductal *in situ*).
2. De acordo com a Agência Internacional de Pesquisa sobre o Câncer, em 2016, foram diagnosticados 14,7 milhões de novos casos de câncer em todo o mundo. Espera-se que esse número aumente, na medida em que países em desenvolvimento adotem estilos de vida ocidentais, como tabagismo e sedentarismo.
3. Embora a taxa de mortalidade continue a cair, câncer é a segunda principal causa de morte nos EUA (abaixo apenas das doenças cardíacas), com 729.000 novos casos em 2018.
4. Existem vários fatores que podem levar ao desenvolvimento de câncer.
   a. Transformação espontânea da célula, quando nenhum agente causador pode ser identificado.
   b. Exposição a um produto químico ou outro agente carcinogênico.
   c. Mutações ou alterações genéticas.
   d. Exposição a vírus.
5. A idade é o fator de risco mais importante para o câncer.
   a. A incidência de câncer aumenta progressivamente com a idade.
   b. Aproximadamente 87% das pessoas diagnosticadas com câncer têm mais de 50 anos de idade.
   c. Os cânceres de próstata, pulmão e brônquios, e colorretal são responsáveis por 32% de todos os casos em indivíduos do sexo masculino. Nas mulheres, os três tipos de câncer mais comumente diagnosticados são de mama, pulmão e brônquio, e colorretal, representando metade de todos os casos; o câncer de mama sozinho é responsável por 30% de todos os novos diagnósticos de câncer em mulheres.
6. Quarenta e dois por cento de todos os cânceres nos EUA estão relacionados com hábitos de vida (p. ex., fumo, consumo de álcool, dieta, atividade física) e exposição a agentes carcinogênicos ambientais.
   a. O tabaco é a maior causa de mortes associadas ao câncer e é a causa atribuída a mais de 480.000 óbitos anuais de diferentes tipos de câncer, além de 42.000 casos resultantes do fumo passivo.
   b. O consumo excessivo de álcool está associado a cânceres de boca, laringe, garganta, esôfago e fígado, especialmente quando combinados com o tabagismo. Além disso, o consumo regular de álcool está relacionado com o aumento do risco de câncer de mama. Isso pode ocorrer devido à elevação nos níveis de estrogênio circulante, induzido pelo álcool.
   c. Estar acima do peso ou obeso claramente tem relação com o aumento do risco de muitos tipos de câncer, incluindo de mama (em mulheres na pós-menopausa), cólon e reto, endométrio, esôfago, rim e pâncreas. O sobrepeso e a obesidade também podem estar associados ao aumento do risco de câncer de vesícula biliar, fígado, colo do útero e ovário, linfoma não Hodgkin e mieloma múltiplo.
   d. A exposição a substâncias cancerígenas, como o amianto, o benzeno e a radiação, eleva o risco de desenvolvimento de certos tipos de câncer.
   e. A exposição solar à radiação ultravioleta está relacionada com o aumento do risco de câncer de pele.

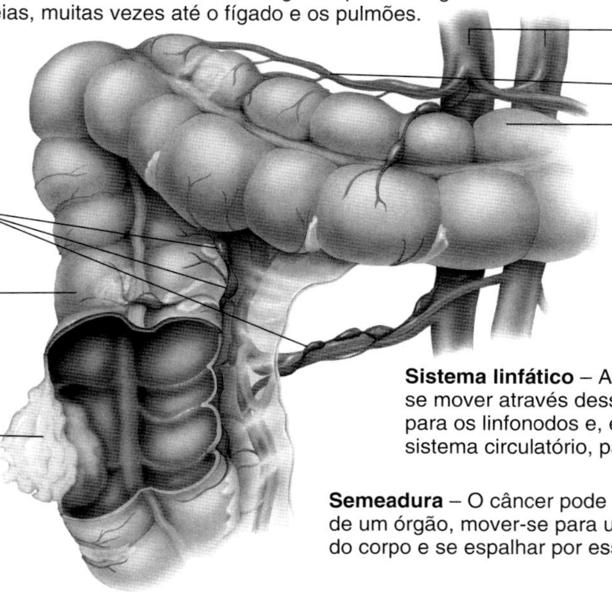

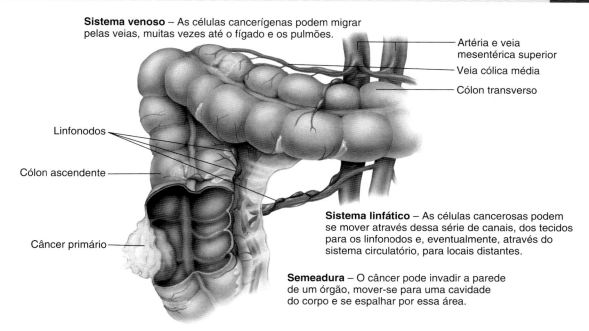

Figura 8.1 Como o câncer se espalha. Células cancerosas podem invadir tecidos vizinhos ou sofrer metástase (disseminação) para outros órgãos. Células cancerosas podem se deslocar para outros tecidos por uma ou todas de três rotas: venosa, linfática ou inoculação (Springhouse. [2001]. *Anatomical chart company atlas of pathophysiology* [1st ed.] Philadelphia, PA: Lippincott Williams & Wilkins.)

7. Existe uma predisposição hereditária para tipos específicos de cânceres, ligados a certos eventos que ocorrem dentro de um gene (p. ex., BRCA1 e BRCA2 no câncer de mama; MLH1, MSH2 e MSH6 no câncer de cólon).
8. Infecções e vírus estão associados ao aumento do risco de certos tipos de câncer.
   a. Papilomavírus humano (HPV) – cânceres de colo do útero, anal, das vias respiratórias superiores.
   b. Vírus Epstein-Barr – linfoma, cânceres nasofaríngeo e gástrico, sarcoma de Kaposi.
   c. Citomegalovírus – sarcoma de Kaposi, câncer de cólon.
   d. Vírus da imunodeficiência humana (HIV) – sarcoma Kaposi, linfoma.
   e. Vírus linfotrópico humano de células T – linfoma de células T/leucemia.
   f. Hepatites B e C – câncer hepatocelular.
   g. *Helicobacter pylori* – linfoma gástrico (possivelmente).
9. Com o aprimoramento da terapia e a detecção precoce do câncer, as taxas de sobrevida estão aumentando em torno de 5 anos.
10. Pesquisas genéticas em andamento estão buscando a capacidade de corrigir e modificar a suscetibilidade hereditária.
11. Os padrões de incidência e mortalidade variam de acordo com sexo, idade, raça e localização geográfica (ver Tabela 8.1).

Nutrição, atividade física e câncer

Baseado em evidências
American Cancer Society. (2017). American Cancer Society guidelines on nutrition and physical activity for cancer prevention: reducing the risk of cancer with healthy food choices and physical activity. Disponível em: *www.cancer.org/healthy/eat-healthy-get-active/acs-guidelinesnutrition-fysical-activiy-cancer-prevention/guidlelines*.

U.S. Department of Health and Human Services and U.S. Department of Agriculture. (2015). 2015–2020 dietary guidelines for Americans (8th ed.). Disponível em: *http://health. gov/dietaryguidelines/2015/guidelines*.

1. O estilo de vida tem influência sobre o risco de câncer. Entre os não fumantes, as escolhas alimentares e a atividade física são os mais importantes riscos modificáveis para o câncer. A ACS e o U.S. Department of Health and Human Services[1] estabeleceram diretrizes sobre nutrição e atividade física para promover a saúde ideal e prevenir o câncer.
2. Alcance e mantenha um peso saudável.
   a. Seja o mais magro possível ao longo da vida, sem estar abaixo do peso.
   b. Evite o ganho de peso excessivo em todas as idades.
   c. Limite o consumo de alimentos e bebidas altamente calóricos.
3. Adote um estilo de vida fisicamente ativo.
   a. Os adultos devem se envolver em 150 minutos de atividade de intensidade moderada ou 75 minutos de atividade vigorosa semanalmente, de preferência distribuídos ao longo da semana.
   b. Crianças e adolescentes devem praticar 60 minutos de atividade física moderada a vigorosa diariamente, com atividade de intensidade vigorosa pelo menos 3 dias por semana.
   c. Limite comportamentos sedentários, como sentar, deitar e assistir à TV e outros tipos de entretenimento baseado em telas.
   d. Pratique qualquer atividade física além das usuais pode trazer muitos benefícios à saúde.
4. Mantenha uma dieta saudável, com ênfase nas fontes vegetais.
   a. Escolha alimentos e bebidas em quantidades que ajudem a alcançar e manter um peso saudável.
   b. Coma pelo menos 2 ½ xícaras de vegetais e frutas por dia.
   c. Escolha grãos integrais em vez de grãos processados (refinados).
   d. Limite a ingestão de carnes processadas e carne vermelha.
   e. Limite o consumo de bebidas alcoólicas a não mais de 2 doses diárias para homens e uma dose diária para mulheres.
5. Recomendações da ACS para ações comunitárias:
   a. Aumente o acesso a alimentos saudáveis em escolas, locais de trabalho e comunidades.

[1]N.R.T.: No Brasil, consulte o Instituto Nacional de Câncer, em *https://www.inca.gov.br/*.

Tabela 8.1 Principais novos casos de câncer e mortes: estimativas de 2018 para os Estados Unidos.

Estimativa de novos casos*		Estimativas de óbitos	
Homens	**Mulheres**	**Homens**	**Mulheres**
Próstata 164.690 (19%)	Mama 266.120 (30%)	Pulmão e brônquio 83.550 (27%)	Pulmão e brônquio 70.500 (25%)
Pulmão e brônquio 121.680 (14%)	Pulmão e brônquio 112.350 (12%)	Cólon e reto 27.390 (9%)	Mama 40.920 (14%)
Cólon e reto 75.610 (8%)	Cólon e reto 64.640 (8%)	Próstata 29.430 (8%)	Cólon e reto 23.240 (8%)
Bexiga urinária 62.380 (7%)	Corpo do útero 63.230 (7%)	Pâncreas 23.020 (7%)	Pâncreas 21.310 (7%)
Melanoma cutâneo 55.150 (6%)	Tireoide 40.900 (5%)	Fígado e ducto biliar intra-hepático 20.540 (6%)	Ovário 14.070 (5%)
Rim e pelve renal 42.680 (5%)	Melanoma cutâneo 36.120 (4%)	Leucemia 14.270 (4%)	Corpo do útero 11.350 (4%)
Linfoma não Hodgkin 41.730 (5%)	Linfoma não Hodgkin 32.950 (4%)	Esôfago 12.850 (4%)	Leucemia 10.100 (4%)
Leucemia 35.030 (4%)	Leucemia 27.270 (3%)	Bexiga urinária 12.520 (4%)	Fígado e ducto biliar intra-hepático 9.660 (3%)
Cavidade oral e faringe 37.160 (4%)	Pâncreas 26.240 (3%)	Linfoma não Hodgkin 11.510 (4%)	Linfoma não Hodgkin 8.400 (3%)
Fígado e ducto biliar intra-hepático 30.610 (3%)	Rim e pelve renal 22.660 (3%)	Rim e pelve renal 10.010 (3%)	Encéfalo e outros no sistema nervoso 7.340 (3%)
Total 856.370 (100%)	Total 878.980 (100%)	Total 323.630 (100%)	Total 286.010 (100%)

*Exclui os casos de câncer de pele de células basais e células escamosas, e carcinoma *in situ*, exceto na bexiga urinária.

b. Realize mudanças nas políticas públicas e no ambiente da comunidade que ajudem os indivíduos a fazer escolhas inteligentes, de alimentos e tamanhos de porção, para ajudar a manter um peso saudável.
c. Ofereça espaços seguros e agradáveis para atividades físicas nas escolas.
d. Proporcione transporte seguro e fisicamente ativo (como ciclismo e caminhada) e recreação nas comunidades.

Detecção e prevenção

Prevenções primária e secundária são medidas efetivas na redução da mortalidade e morbidade de muitos tipos de câncer. A maioria dos cânceres, no entanto, é diagnosticada após o relato de sintomas. A ACS recomenda medidas específicas de prevenção primária e secundária para reduzir o risco individual de morte por câncer.

Prevenção primária

Avaliação ou redução de fatores de risco antes que a doença se manifeste:

1. Faça mudanças apropriadas no estilo de vida.
2. Pare de fumar.
3. Limite o consumo de álcool.
4. Mantenha uma dieta saudável, conforme descrito anteriormente.
5. Seja fisicamente ativo: mantenha um peso saudável e siga as diretrizes de exercícios descritas anteriormente.
6. Evite a exposição solar, especialmente entre as 10 e as 16 horas, e cubra a pele exposta com filtro solar, com um fator de proteção 15 ou superior.
7. Pessoas com alto risco para determinados tipos de câncer devem considerar o aconselhamento e o teste genético.
8. Quimioprevenção – é o uso de substâncias naturais ou sintéticas para reduzir o risco de desenvolver câncer.
   a. Ácido acetilsalicílico – pode diminuir o risco de câncer colorretal.
   b. Tamoxifeno e raloxifeno – podem reduzir, em quase 50%, o risco de câncer de mama em mulheres de alto risco
   c. Finasterida – pode reduzir o risco de câncer de próstata.
   d. Inibidores da COX-2 – podem reduzir o risco de câncer colorretal.
   e. Metformina – pode diminuir o risco de câncer de mama, cólon e possivelmente outros tipos de câncer.
   f. Estatinas – podem reduzir o risco de câncer de próstata, pulmão, colorretal e de mama.
9. Vacinas – o HPV é a causa da maioria dos casos de câncer de colo do útero, vulvar, vaginal, anal e orofaríngeo em mulheres; e da maioria dos casos de câncer orofaríngeo, anal e peniano em homens. Esses casos poderiam ser evitados pela vacinação contra o HPV. O Advisory Committee on Immunization Practices junto ao Centers for Disease Control and Prevention (CDC) estabelece diretrizes sobre o uso dessa vacina.
   a. A vacinação rotineira contra o HPV é recomendada para homens e mulheres, com idade entre 11 e 13 anos, em duas doses; a vacinação pode começar já aos 9 anos.
   b. Para indivíduos que iniciam a vacinação a partir dos 15 anos, são recomendadas 3 doses.
   c. Atualmente, a vacinação contra o HPV não é recomendada para pessoas com mais de 27 anos.
   d. A triagem para o câncer do colo do útero deve ser mantida tanto para mulheres vacinadas quanto para as não vacinadas, de acordo com as atuais diretrizes de detecção precoce do ACS.

Baseado em evidências
The Advisory Committee on Immunization Practices. (2018). General recommendations on immunizations. Disponível em: *www.cdc.gov/invines/pubs/ACIP-list.htm*.

Prevenção secundária

Baseado em evidências
Smith, R., Andrews, K. *et al.* (2016). Cancer screening in the United States, 2017: A review of current American Cancer Society guidelines and current issues in cancer screening. *CA_Cancer journal for Clinicians, 67*, 100-121.

1. O objetivo da triagem é a detecção precoce para melhorar o resultado geral e a sobrevida da população. A realização de testes de triagem de rotina deve ser baseada na adequação para detectar um câncer potencialmente curável em uma pessoa assintomática, e ter uma boa relação custo-benefício.
2. A triagem deve ser baseada em idade, sexo, história familiar de câncer, etnia ou raça de um indivíduo, fatores iatrogênicos prévios (radioterapia prévia ou uso de medicamentos como o dietilestilbestrol – DES) e história de exposição a carcinógenos ambientais. Na Tabela 8.2, encontram-se as recomendações de triagem da ACS.

Avaliação diagnóstica

1. História de saúde e exame físico completo, avaliação radiográfica com base no sistema orgânico afetado, avaliação laboratorial e biopsia.
2. Biopsia do local do tumor para determinar o diagnóstico patológico. Os resultados da biopsia são usados para determinar a histologia e/ou o grau do tumor, que é um pré-requisito para o planejamento do tratamento definitivo. Características celulares e genéticas adicionais também são usadas para formar um diagnóstico final e orientar o tratamento.
   a. Punção aspirativa com agulha fina (PAAF) – técnica na qual as células são aspiradas do tumor com o uso de uma agulha e uma seringa. Esse método não consegue distinguir malignidade invasiva de malignidade não invasiva. Resultados negativos não descartam a malignidade. No entanto, é um exame de baixo custo, que causa pouco desconforto e pode ser realizado em ambiente ambulatorial ou no consultório.
   b. Biopsia com agulha grossa – essas biopsias são realizadas com o uso de uma agulha mais grossa. Essa técnica retira um pequeno pedaço de tecido tumoral intacto, que permite uma quantidade suficiente de tecido para diagnosticar adequadamente a maioria dos tipos de tumor. É altamente precisa e pode ser realizada em consultório ou ambulatório.
   c. Biopsia aberta – pode ser necessária em algumas lesões, para determinar o diagnóstico definitivo. Essa técnica deve ser realizada na sala de cirurgia, é mais cara e requer um período mais longo de recuperação. A biopsia pode ser incisional, retirando apenas parte do tumor, ou excisional, removendo totalmente o tumor.
3. A classificação do tipo de tumor se baseia em testes de coloração de tecido e células. Diferenças observadas na coloração citoplasmática e nuclear distinguem um tipo celular de outro e identificam seu estágio de diferenciação. O grau do tumor (classificação de 1 a 4) baseia-se no nível de diferenciação aparente do tecido ou das células, ou como as células tumorais se assemelham às células normais. Quanto maior o grau, e menos diferenciado é o tumor, maior é a associação a um pior prognóstico.
4. O exame do tecido tumoral por citometria de fluxo determina o teor de ácido desoxirribonucleico (DNA) e indica o risco potencial de recidiva.
5. São realizadas colorações especiais para determinar marcadores específicos ou proteínas que possam ajudar a orientar o tratamento (ou seja, receptores de estrogênio e progesterona para o câncer de mama).

Tabela 8.2 Recomendações da ACS para a detecção precoce do câncer em indivíduos assintomáticos de risco médio.

Localização	População	Exame ou procedimento	Frequência
Mama	Mulheres com idade entre 40 e 54 anos	Mamografia	As mulheres devem ser submetidas à mamografia com triagem regular a partir dos 45 anos; mulheres entre 45 e 54 anos devem ser examinadas anualmente; as mulheres devem ter a oportunidade de começar a triagem anual com idade entre de 40 e 44 anos
	Mulheres com mais de 55 anos	Mamografia	Mulheres com idade ≥ 55 devem fazer a transição para a triagem bienal ou ter a oportunidade de continuar a triagem anualmente; as mulheres devem manter a triagem por mamografia desde que sua saúde geral esteja boa e tenha uma expectativa de vida ≥ 10 anos
Colo do útero	Mulheres com idade entre 21 e 29 anos	Teste de Papanicolaou	A triagem do câncer de colo do útero deve começar aos 21 anos de idade; para mulheres com idades entre 21 e 29 anos, a triagem deve ser feita a cada 3 anos, com testes citopatológicos convencionais ou líquidos; para mulheres com idades entre 30 e 65 anos, o rastreamento deve ser feito a cada 5 anos, com teste de HPV e Papanicolaou (de preferência) ou a cada 3 anos com o teste de Papanicolaou sozinho (aceitável); mulheres com idade acima dos 65 anos que tiverem 3 ou mais testes de Papanicolaou negativos consecutivos ou 2 ou mais testes de HPV e Papanicolaou negativos consecutivos nos últimos 10 anos, com o teste mais recente ocorrendo nos últimos 5 anos e mulheres que tiverem passado por histerectomia total (por uma situação benigna) devem interromper a triagem de câncer de colo do útero; mulheres em qualquer idade não devem passar por triagens anuais, qualquer que seja o método
	Mulheres com idade entre 30 e 65 anos	Teste de Papanicolaou e teste HPV DNA	
	Mulheres com mais de 66 anos	Teste de Papanicolaou e teste HPV DNA	
	Mulheres com histerectomia total	Teste de Papanicolaou e teste HPV DNA	

(continua)

Tabela 8.2 Recomendações da ACS para a detecção precoce do câncer em indivíduos assintomáticos de risco médio. *(Continuação)*

Localização	População	Exame ou procedimento	Frequência
Colorretal	Homens e mulheres, com 50 anos ou mais, para todos os testes listados	Pesquisa de sangue oculto nas fezes à base de guáiaco (PSOFg) com, pelo menos, 50% de sensibilidade para câncer, ou teste imunoquímico fecal (FIT) com, pelo menos, 50% de sensibilidade para câncer, ou	Anual: recomenda-se a análise de amostras de fezes provenientes de evacuações regulares, com adesão à recomendação do fabricante para técnicas de coleta e número de amostras; além disso, não são recomendadas PSOFs do tipo "jogar no vaso sanitário"; em comparação a PSOFg, os testes imunoquímicos são mais amigáveis ao paciente e tendem a apresentar sensibilidade e especificidade maiores ou iguais; não há justificativa para repetir a PSOF em resposta a um resultado positivo inicial; os pacientes devem ser encaminhados para colonoscopia
		Teste de alvos múltiplos de DNA de fezes ou	A cada 3 anos, por recomendação do fabricante
		Sigmoidoscopia flexível (FSIG) ou	A cada 5 anos a FSIG pode ser realizada sozinha, ou pode ser considerada a combinação da FSIG, realizada a cada 5 anos, com PSOFg ou FIT altamente sensível, realizado anualmente
		EBDC ou	A cada 5 anos
		Colonoscopia	A cada 10 anos
		Colonografia TC	A cada 5 anos
Endometrial	Mulheres na menopausa		Quando chegam à menopausa, mulheres com risco médio devem ser informadas sobre os riscos e sintomas do câncer de endométrio e fortemente incentivadas a relatar qualquer sangramento inesperado ao médico
Pulmão	Fumantes ou ex-fumantes com idade entre 55 e 74 anos, com boa saúde e história de, pelo menos, 30 maços por ano	TC helicoidal de baixa dose (LDCT)	Clínicos com acesso a triagem de alto volume e alta qualidade e centros de tratamento devem iniciar uma discussão sobre o rastreio anual do câncer de pulmão de pacientes aparentemente saudáveis, com idade entre 55 e 74 anos, que acumulem, pelo menos, 30 anos de tabagismo e que atualmente fumam ou pararam nos últimos 15 anos; antes que qualquer decisão seja tomada, deve ocorrer um processo de tomada de decisão informada e compartilhada com um clínico com relação aos potenciais benefícios, limitações e danos associados à triagem de câncer de pulmão com LDCT; o aconselhamento para o abandono do tabagismo continua sendo uma alta prioridade nas discussões com fumantes atuais, que devem ser informados de seu risco contínuo de câncer de pulmão; a triagem não deve ser encarada como uma alternativa ao abandono do fumo
Próstata	Homens com 50 anos ou mais	TR e PSA	Homens com uma expectativa de vida de, pelo menos, 10 anos devem ter a oportunidade de tomar uma decisão informada com seu médico sobre se devem se submeter à triagem para câncer de próstata, depois de receber informações sobre os possíveis benefícios, riscos e incertezas associados. O rastreamento do câncer de próstata não deve ocorrer sem um processo de tomada de decisão informada

ACS, American Cancer Society; TC, tomografia computadorizada; EBDC, enema de bário com duplo contraste; TR, toque retal; PSOF, pesquisa de sangue oculto nas fezes; FIT, teste imunoquímico fecal; FSIG, sigmoidoscopia flexível; PSOFg, pesquisa de sangue oculto nas fezes à base de guáiaco; HPV, papilomavírus humano; PSA, antígeno prostático específico.

6. Exames laboratoriais – incluindo hemograma completo (CBC) com diferencial; contagem de plaquetas; e bioquímica do sangue, incluindo testes de função hepática, nitrogênio ureico no sangue (BUN) e creatinina – são realizados para determinar os valores basais.
   a. Testes adicionais dependem do diagnóstico de câncer.
7. Os marcadores sanguíneos (antígeno carcinoembrionário, PSA, CA 15-3, CA 125) podem ser apropriados para acompanhar a resposta à terapia.
8. Procedimentos por imagem – radiografia de tórax, exame de medicina nuclear, tomografia computadorizada (TC), ressonância magnética (RM) e tomografia por emissão de pósitrons (PET) são usados para determinar evidências ou extensão da metástase.

Estadiamento do câncer

O estadiamento é necessário no momento do diagnóstico, para determinar a extensão da doença (local ou metastática), o prognóstico e orientar o manejo adequado.

1. O American Joint Committee on Cancer (AJCC) desenvolveu um sistema de classificação simples que pode ser aplicado a todos os tipos de tumores. É uma avaliação numérica do tamanho do tumor (T), do envolvimento ou não de linfonodos regionais (N) e da presença ou ausência de metástase (M) (ver Boxe 8.1).
2. Não existe uma avaliação padrão para todos os tipos de câncer. Os exames dependem das características do paciente, do tipo de tumor, dos sintomas e do conhecimento clínico da história natural desse câncer.

Boxe 8.1 Sistema de classificação de tumores da AJCC.

T – tumor primário
Tx – primário que não pode ser avaliado
T0 – nenhuma evidência de tumor primário
Tis – carcinoma *in situ*
T1, T2, T3 e T4 – aumento do tamanho e/ou extensão local do tumor primário

N – envolvimento ou não de linfonodos regionais
Nx – linfonodos regionais não podem ser avaliados
N0 – sem envolvimento de linfonodos regionais
N1, N2, N3 – aumento do envolvimento dos gânglios linfáticos regionais

M – ausência ou presença de metástase a distância
Mx – incapaz de avaliar
M0 – ausência de metástase a distância
M1 – presença de metástase a distância

PROCEDIMENTOS E TRATAMENTO

O método de tratamento depende do tipo de malignidade, do tipo de célula histológica específica, estágio, presença ou não de metástase e condição do paciente. É importante conversar sempre com o paciente sobre os objetivos da terapia e se essas metas são alcançáveis. As quatro modalidades de tratamento são cirurgia, quimioterapia/terapia hormonal, radioterapia e terapia biológica, ou uma combinação dessas modalidades. Existem muitas pesquisas clínicas disponíveis para avaliar a eficácia de um novo medicamento ou outra terapia.

Tratamento cirúrgico

O tratamento cirúrgico pode ser curativo, para remover todo ou parte do tumor primário; ser o único tratamento que um paciente requer; ser usado em conjunto com outras modalidades; ou ser usado como tratamento paliativo para aliviar os sintomas.

Tipos de procedimentos cirúrgicos

O papel da cirurgia pode ser dividido em várias abordagens: preventiva, cirurgia primária, citorredutora, tratamento de resgate, tratamento paliativo e cirurgia reconstrutiva.

1. Cirurgia preventiva ou profilática – remoção de lesões que, se permanecerem no corpo, correm o risco de evoluir para câncer; por exemplo, ressecção de pólipos no reto ou mastectomia em mulheres com alto risco.
2. Cirurgia primária – remoção cirúrgica completa de um tumor maligno, que pode incluir os linfonodos regionais e estruturas vizinhas. Isso pode ser feito por laparoscopia, em alguns casos.
3. Cirurgia citorredutora – remoção parcial do volume tumoral. Isso é realizado quando a disseminação do tumor impede a remoção da doença. Em alguns casos, essa abordagem melhora a sobrevida quando usada em combinação com quimioterapia (p. ex., câncer de ovário).
4. Tratamento de resgate – uso de uma abordagem cirúrgica extensa para tratar uma recidiva local.
5. Tratamento paliativo – tenta aliviar as complicações do câncer (p. ex., obstrução do trato gastrintestinal, dor produzida pela extensão do tumor nos nervos circundantes).
6. Cirurgia reconstrutiva ou reabilitadora – reparo de defeitos de ressecção cirúrgica radical anterior; pode ser realizada precocemente (reconstrução mamária) ou ser tardia (cirurgia de cabeça e pescoço).

Quimioterapia

Quimioterapia é o uso de medicações antineoplásicas administrada sistemicamente e que podem promover a destruição de células tumorais, interferindo na função e na reprodução celulares.

Princípios de administração da quimioterapia

1. O objetivo da quimioterapia é destruir o maior número possível de células tumorais com efeito mínimo sobre as células saudáveis.
2. As células cancerígenas dependem dos mesmos mecanismos de divisão celular que as células normais. Danos a esses mecanismos levam à morte celular.
3. A quimioterapia é utilizada em diferentes contextos clínicos:
   a. Quimioterapia adjuvante refere-se ao tratamento sistêmico após cirurgia e/ou radioterapia. A terapia adjuvante é administrada a pacientes que não apresentem evidências de doença residual, mas que tenham alto risco de recidiva. As justificativas para a quimioterapia adjuvante incluem a alta taxa de recorrência após a cirurgia para tumores aparentemente localizados, a incapacidade de identificar pacientes curados no momento da cirurgia e a falha da terapia em curar esses pacientes após a recidiva da doença.
   b. Quimioterapia neoadjuvante refere-se ao tratamento sistêmico antes da cirurgia primária ou da radioterapia. O objetivo é reduzir o tamanho ou o estágio do tumor primário, bem como controlar ou erradicar as células cancerosas microscópicas. Por exemplo, pacientes com grandes tumores de mama podem preservar a mama e realizar uma lumpectomia, em vez de mastectomia. O objetivo da terapia é diminuir a quantidade de tecido que precisa ser removido, bem como tentar maximizar o potencial de cura.
   c. Terapia de alta dose ou intensiva é a administração de altas doses de quimioterapia, geralmente em associação com suporte do fator de crescimento, antes do transplante de medula óssea ou resgate de células-tronco.
   d. A quimioterapia paliativa é usada quando a cura não é possível, para controlar o câncer e minimizar os efeitos colaterais da doença.
4. Os agentes quimioterápicos podem ser efetivos em qualquer estágio do ciclo de vida celular. Esse é o processo reprodutivo de células normais e malignas. O ciclo celular é dividido em cinco fases:
   a. G0 (*gap* 0), fase de repouso – as células não se dividem nessa fase e, na maior parte, são refratárias à quimioterapia.
   b. G1 (*gap* um), fase pós-mitótica – ocorre a fabricação de ácido ribonucleico (RNA) e proteínas (enzimas para síntese de DNA).
   c. Fase S (síntese) – o DNA é replicado em preparação para a divisão celular.
   d. G2 (*gap* dois), fase pré-mitótica – esse é um período curto; ocorre síntese de proteínas e RNA, e é formado o aparato do fuso mitótico.
   e. Fase M (mitose) – em um período extremamente curto, a célula se divide em duas células-filhas idênticas.
5. Vias de administração.
   a. Oral.
   b. Subcutânea.
   c. Intravenosa em *bolus* ou em infusão durante um tempo especificado ou infusão durante um período especificado.
   d. Intramuscular.
   e. Intratecal/intraventricular – administrado por injeção por meio de um reservatório Ommaya ou por punção lombar.
   f. Intra-arterial.
   g. Cavidade intraperitoneal.
   h. Intravesical – no útero ou na bexiga.
   i. Tópica.
6. A maioria das doses de medicamentos se baseia na área de superfície (m/m^2) em adultos e crianças. Alguns agentes se baseiam na área sob a curva (AUC), que se refere à quantidade de exposição ao fármaco ao longo do tempo ou à concentração total de fármaco no plasma ao longo de um período de tempo.
7. A maioria dos agentes quimioterápicos tem toxicidades dose-limitantes que requerem intervenções de enfermagem (Tabela 8.3). É previsível que a quimioterapia afete células normais de crescimento rápido (p. ex., medula óssea, revestimento do trato

Tabela 8.3 Agentes quimioterápicos usados com frequência.

Classificação	Nome do medicamento	Via de administração	Usos terapêuticos mais comuns
Agentes alquilantes	Altretamina	VO	Câncer de ovário
	Ciclofosfamida	IV ou VO	Linfomas, leucemias e uma variedade de tumores sólidos
	Bussulfano	IV ou VO	Leucemia mielocítica crônica, transplante de medula óssea
	Carboplatina	IV ou IP	Câncer do ovário
	Clorambucila	VO	Leucemia linfocítica crônica, doença de Hodgkin
	Cisplatina	IV	Câncer de ovário, testículo, bexiga, colo do útero e câncer de pulmão de células não pequenas, esôfago
	Dacarbazina	IV ou IM	Melanoma maligno, linfoma de Hodgkin, sarcomas
	Ifosfamida	IV	Testicular, linfoma, sarcomas, ovário, ossos
	Melfalana	IV ou VO	Mieloma múltiplo, ovário, melanoma maligno
	Oxaliplatina	IV	Cânceres colorretais
	Temozolomida	VO	Glioblastoma, astrocitoma, melanoma
	Tiotepa	IV, IM, SC, IT	Mama, ovário, bexiga, linfomas, transplante de medula óssea
Antibióticos	Bleomicina	IV, SC, IM	Cânceres de cabeça e pescoço, colo do útero, linfomas, testículos, linfoma de Hodgkin
	Dactinomicina	IV	Sarcoma de Ewing, tumor de Wilms, testicular
	Daunorrubicina	IV	Leucemias
	Doxorrubicina	IV	Câncer de mama, ovário, próstata, tireoide, pulmão, cabeça e pescoço, leucemia
	Doxorrubicina lipossomal	IV	Ovário, mama, sarcoma relacionado com AIDS
	Epirrubicina	IV	Câncer de mama
	Mitomicina	IV	Pâncreas, estômago, cólon, pulmão, bexiga, esôfago
	Mitoxantrona	IV	Leucemia mielocítica aguda da próstata
Camptotecinas	Irinotecano	IV	Colorretal
	Topotecana	IV	Ovário, colo do útero, câncer de pulmão de pequenas células
Alcaloides vegetais (alcaloides da vinca)	Vimblastina	IV	Linfoma de Hodgkin, sarcoma de Kaposi, testicular, bexiga, próstata, célula renal
	Vincristina	IV	Linfoma, leucemia aguda, neuroblastoma, mieloma múltiplo, testicular
	Vinorelbina	IV	Câncer de pulmão de células não pequenas, mama, colo do útero, ovário
	Etoposídeo	IV ou VO	Câncer de pulmão de células pequenas, câncer testicular
	Teniposídeo	IV	Leucemia linfocítica aguda infantil, neuroblastoma adulto

Toxicidades mais comuns	Considerações de enfermagem
Náuseas, vômito, neuropatia periférica, mielossupressão	Não abra as cápsulas
Náuseas, vômito, diarreia, mielossupressão, alopecia, letargia, cistite hemorrágica	Assegure uma hidratação adequada (2 a 3 ℓ/d). Os pacientes devem esvaziar a bexiga frequentemente para evitar cistite hemorrágica
Fibrose pulmonar, hipertensão, taquicardia, mielossupressão, alopecia, pigmentação da pele	Instrua os pacientes a tomarem com o estômago vazio para diminuir a náuseas/vômito. Monitore as contagens sanguíneas
Mielossupressão, particularmente plaquetas, alopecia, reação de hipersensibilidade	Ter medicamentos de emergência disponíveis para possíveis reações de hipersensibilidade
Mielossupressão, náuseas, vômito, reações cutâneas, convulsões	Contraindicado para pacientes com histórico de convulsões
Náuseas, vômito, mielossupressão, nefrotoxicidade, reações de hipersensibilidade, eletrólitos baixos	Monitore função renal e eletrólitos. Ter medicamentos de emergência disponíveis para possíveis reações de hipersensibilidade
Náuseas, vômito, mielossupressão, alopecia, erupção cutânea	Irritante – pode causar necrose tecidual se extravasado
Cistite hemorrágica, náuseas, vômito, mielossupressão, confusão mental, encefalopatia	Sempre administrado em conjunto com mesna, para diminuir o risco de cistite hemorrágica
Mielossupressão, náuseas, vômito	Vesicante – evitar o extravasamento
Nefrotoxicidade, reações de hipersensibilidade, neuropatia periférica, náuseas, vômito, mielossupressão	Monitore para neuropatia periférica. Instrua os pacientes a evitar o consumo de bebidas frias por 3 a 4 dias, para evitar disestesias laringofaríngeas
Mielossupressão, náuseas, vômito, cefaleia, fotossensibilidade	Contraindicado em pacientes com sensibilidade à dacarbazina. Instruir o pacientes a evitar a exposição solar por vários dias
Mielossupressão, náuseas, vômito, erupção cutânea, febre	–
Reação cutânea, fibrose pulmonar, febre, reação alérgica, alopecia, estomatite	Administre uma dose de teste em pacientes com linfoma, pois parecem ter maior incidência de reações alérgicas
Mielossupressão, náuseas, vômito, alopecia, doença veno-oclusiva hepática, erupção cutânea e febre	Vesicante – evite o extravasamento
Mielossupressão, náuseas, vômito, alopecia, cardiomiopatia, urina vermelha, *recall* de radiação	Vesicante – evite o extravasamento. Monitore a função cardíaca
Cardiomiopatia, alopecia, urina vermelha, *recall* de radiação, náuseas, vômito, urina vermelha	Vesicante – evite o extravasamento. Dose cumulativa máxima de 550 mg/m²
Mielossupressão, náuseas, vômito, mucosite, diarreia, alopecia, *recall* de radiação	Semelhante à doxorrubicina, menor cardiotoxicidade
Mielossupressão, náuseas, vômito, alopecia, insuficiência cardíaca, *recall* de radiação, urina vermelha	Vesicante – evite o extravasamento
Mielossupressão tardia, náuseas, vômito, alopecia, mucosite, disfunção renal e pulmonar	Vesicante – evite o extravasamento
Mielossupressão, taquicardia, mucosite, náuseas, vômito, alopecia	Urina pode ficar azul/verde
Diarreia, mielossupressão	Monitore para diarreia grave, que pode exigir adiamentos ou redução da dose
Mielossupressão, alopecia, diarreia, cefaleia, fadiga	
Mielossupressão, alopecia, neuropatia periférica, dor óssea	Vesicante – evite o extravasamento
Constipação intestinal, náuseas, vômito, alopecia, dor óssea	Vesicante – evite o extravasamento; monitore para constipação intestinal grave
Alopecia, diarreia, náuseas, neuropatia	Neuropatias distais, extravasamento e necrose; deve considerar acesso central
Mielossupressão, náuseas, alopecia, mucosite	Monitore a função renal
Mielossupressão, náuseas, vômito, diarreia, alopecia	Pode causar reações de hipersensibilidade

(*continua*)

Tabela 8.3 Agentes quimioterápicos usados com frequência. *(Continuação)*

Classificação	Nome do medicamento	Via de administração	Usos terapêuticos mais comuns
Antimetabólitos	Azacitidina	SC, IV	Síndrome mielodisplásica (SMD)
	Metotrexato	IV, IM, IT ou VO	Linfoma, leucemia linfoide aguda, mama, bexiga, sarcoma
	Citarabina	IV, SC, IT, IM	Linformas de Hodgkin e não Hodgkin, leucemia mielogênica aguda, leucemia linfoide aguda
	5-fluoruracila	IV ou tópica	Mama, colorretal, anal, gastresofágico, hepatocelular, pâncreas, cabeça e pescoço
	6-mercaptopurina	VO	Leucemia linfoide aguda
	Tioguanina	VO	Leucemia mielogênica aguda, leucemia linfoide aguda
	Fludarabina	IV ou VO	Leucemia linfoide crônica, linfoma não Hodgkin
	Pemetrexede	IV	Câncer de pulmão de células não pequenas
	Gencitabina	IV	Câncer de pulmão de células não pequenas, pancreático, de mama, bexiga, ovário, sarcoma, linfoma de Hodgkin
Taxanos	Paclitaxel	IV	Mama, ovário, pulmão de células não pequenas, bexiga, esôfago, colo do útero, gástrico, sarcoma de cabeça e pescoço
	Docetaxel	IV	Mama, gástrico, cabeça e pescoço, próstata, câncer de pulmão de células não pequenas, ovário
Diversos	Asparaginase	IM	Leucemia linfocítica aguda
	Hidroxiureia	VO	LMC, mieloma
	Eribulina	IV	Câncer de mama
	Ixabepilona	IV	Câncer de mama

IM, via intramuscular; IV, via intravenosa; VO, via oral; IT, via intratecal; SC, via subcutânea; PVC, pressão venosa central; LMC, leucemia mieloide crônica.

gastrintestinal, folículos pilosos). É imperativo que essas toxicidades sejam reconhecidas precocemente pelo enfermeiro. A educação do paciente quanto a esse processo é muito importante para minimizar a internação hospitalar e as readmissões.

Padrões de segurança na administração de quimioterapia

Baseado em evidências
Oncology Nursing Society. (2014). *Chemotherapy and biotherapy guidelines and recommendations for practice* (4th ed.). Pittsburgh, PA: Author.

1. O aprendizado, a preparação e o treinamento especializados do enfermeiro de oncologia, que administra quimioterapia e bioterapia, são essenciais e garantem um nível seguro de atendimento aos pacientes. A Oncology Nursing Society (ONS) oferece cursos de certificação em bioterapia e quimioterapia e disponibiliza recursos atualizados. Consulte as Diretrizes para padrões de cuidado 8.1 para obter uma lista de verificação da competência exigida pela ONS.
2. O programa de certificação de oncologia de qualidade da American Society of Clinical Oncology (ASCO) exige que hospitais, centros de infusão e clínicas médicas cumpram os padrões de segurança para a administração de quimioterapia.
3. Verifique, em seu hospital, a política institucional sobre o manuseio e a administração de medicamentos antineoplásicos.
4. Os medicamentos citotóxicos são considerados perigosos para os profissionais de saúde. É desconhecido um nível seguro de exposição ocupacional. É importante aderir a práticas para minimizar esse tipo de exposição.

Diretrizes para equipamentos de proteção individual

1. Luvas – use dois pares de luvas descartáveis, sem talco e testadas para uso com substâncias perigosas. Evite luvas de látex, devido à potencial sensibilidade ao látex. Remova a luva externa primeiro, virando-a do avesso, para evitar que as superfícies externas contaminadas toquem nas luvas internas. Remova as luvas internas por último, depois de descartar todos os itens contaminados. Não reutilize luvas.
2. Avental – use um avental descartável, sem fiapos, feito de tecido de baixa permeabilidade. O avental deve ter a frente sem recortes, mangas compridas, punhos apertados e fechamento nas costas.

Toxicidades mais comuns	Considerações de enfermagem
Mielossupressão, náuseas, vômito, creatinina sérica elevada	A administração deve ocorrer dentro de 1 h da reconstituição
Mucosite, diarreia, mielossupressão, insuficiência renal aguda, pneumonia	Doses elevadas requerem o uso concomitante de leucovorina e líquidos IV
Náuseas, vômito, mielossupressão, ataxia cerebelar, letargia	Os efeitos colaterais são dependentes da dose; doses mais elevadas estão associadas a mielossupressão profunda, toxicidade gastrintestinal e neurotoxicidade
Náuseas, vômito, diarreia, mucosite, mielossupressão, neurotoxicidade, fotossensibilidade	Instrua os pacientes a evitar a exposição ao sol, usar protetor solar. Leucovorina pode ser usada concomitantemente
Mielossupressão, náuseas, vômito, diarreia, hepatotoxicidade	Instrua os pacientes a tomarem com estômago vazio
Mielossupressão, náuseas, vômito, mucosite, diarreia, hepatotoxicidade	Instrua os pacientes a tomarem com o estômago vazio
Mielossupressão, náuseas leve, vômito, febre, pneumonia intersticial	Monitore os testes de função pulmonar
Mielossupressão, toxicidade renal e hepática	Deve ser administrado com ácido fólico, iniciado 1 semana antes da perfusão
Náuseas, vômito, mielossupressão, síndrome gripal, febre	Avise aos pacientes que podem ocorrer sintomas semelhantes aos da gripe no dia seguinte ao tratamento
Mielossupressão, neuropatia periférica, mialgias, alopecia, fadiga	Atente para reação de hipersensibilidade; pré-medicação exigida com dexametasona, difenidramina e bloqueador H2; requer tubo IV não PVC
Mielossupressão, edema, alopecia, alterações nas unhas, neuropatia periférica	O tratamento com dexametasona antes e durante 2 dias após pode minimizar o edema
Mielossupressão, fadiga, neuropatia, náuseas, vômito, diarreia, mialgias	Atente para reação de hipersensibilidade; pré-medicação exigida com dexametasona, difenidramina e bloqueador H2 requer equipos V livres de PVC
Anafilaxia, náuseas, vômito, hipercalcemia, febre, toxicidade renal	Atente para anafilaxia
Mielossupressão, náuseas, vômito, febre	Não abra as cápsulas
Neutropenia, neuropatia periférica	Não compatível com SG5%
Neuropatia periférica, mielossupressão, fadiga	Evite a erva-de-são-joão. Monitore para reação de hipersensibilidade

A luva interna deve ser usada sob o punho do avental e a luva externa deve ser colocada sobre ele, para proteger a pele. O avental e as luvas devem ser descartáveis.

3. Respiradores – use uma máscara respiratória aprovada pelo National Institute for Occupational Health and Safety,[2] quando houver risco de exposição a aerossóis, como para administrar quimioterapia ou limpar uma superfície. Máscaras cirúrgicas não fornecem proteção adequada.
4. Proteção de olhos e rosto – use um protetor facial e/ou máscara que ofereça proteção sempre que houver possibilidade de respingos.
5. Use equipamento de proteção pessoal sempre que houver risco de liberação de quimioterápicos no meio ambiente, como em preparo ou mistura de quimioterapia, inserção de cateteres IV, administração de medicamento e manuseio de líquidos corporais ou derramamentos de quimioterapia.

Segurança pessoal para minimizar a exposição

1. Prepare medicamentos citotóxicos em capela de fluxo laminar vertical.
2. Lave as mãos antes de colocar o equipamento de proteção individual (EPI) e troque as luvas depois de cada uso, rasgo, perfuração ou derramamento de medicamentos ou a cada 60 minutos de uso. Lave as mãos após a remoção do EPI.
3. Ventile os frascos com agulha de filtro para equalizar a pressão interna ou use técnicas de pressão negativa.
4. Enrole gaze ou compressas de álcool em volta do gargalo das ampolas ao abri-las, para diminuir a contaminação por gotículas.
5. Enrole compressas de gaze ou chumaços de algodão embebidos de álcool em torno dos locais de injeção ao remover seringas ou agulhas dos ports de infusão V.
6. Use recipientes à prova de furos e vazamentos para agulhas desencapadas.
7. Preencha todos os equipos IV com soro fisiológico ou outra solução compatível, para reduzir a exposição.
8. Use seringas e equipos IV com *Luer locks* (que têm um dispositivo de travamento para manter a agulha firmemente no lugar).
9. Rotule todas as seringas e tubos IV contendo agentes quimioterápicos perigosos.
10. Coloque uma compressa absorvente diretamente sob o local da injeção, para absorver qualquer derrame acidental.

[2]N.R.T.: No caso do Brasil, deve ser aprovada pela Agência Nacional de Vigilância Sanitária (Anvisa).

DIRETRIZES PARA PADRÕES DE CUIDADO 8.1

Administração de quimioterapia IV

Avaliação de competência em administração de quimioterapia da ONS

Antes da administração

1. Coordene o tempo de administração com a farmácia e outros departamentos, conforme necessário.
2. Verifique o termo de consentimento assinado para o tratamento.
3. Verifique se os valores laboratoriais estão dentro da faixa aceitável e relate ao médico, conforme necessário.
4. Realize dupla checagem independentemente da prescrição original, com um segundo enfermeiro registrado, para verificar a precisão de:
   a. Protocolo ou regime terapêutico.
   b. Agentes.
   c. Área de superfície corporal calculada.
   d. Dose do paciente.
   e. Agendamento.
   f. Via de administração.
5. Verifique se estão concluídos os processos de orientação ao paciente, pré-medicação, pré-hidratação e outras preparações.

Administração

1. Compare a prescrição original ao rótulo do medicamento dispensado na cabeceira do leito com outro enfermeiro registrado.
2. Verifique a identificação do paciente.
3. Vista luvas e avental e empregue as precauções de manuseio seguro.
4. Verifique a adequação do acesso venoso e a seleção apropriada do acesso venoso.
5. Verifique se o cateter IV está desobstruído e lave (*flush*) com 5 a 10 mℓ de soro fisiológico.
6. Demonstre que a administração é segura:
   a. Injete o soro fisiológico no acesso mais próximo do paciente e verifique a permeabilidade a cada 2 a 5 mℓ injetados.[3]
   b. Verifique a velocidade de administração apropriada.
7. Demonstre monitoramento/observação adequado/a à procura de efeitos colaterais específicos do medicamento.
8. Verbalize ação apropriada no caso de extravasamento.
9. Verbalize ação apropriada no caso de reação de hipersensibilidade.

Após a administração

1. Lave a extensão do cateter intravenoso, garantindo que não fique resíduo do medicamento.
2. Remova o dispositivo IV periférico ou lave/mantenha o dispositivo de acesso vascular.
3. Faça o descarte de resíduos de quimioterapia de acordo com a política institucional.
4. Documente os medicamentos, as orientações e a resposta do paciente.
5. Comunique as considerações de pós-tratamento a paciente, cuidadores e pessoal apropriado.

[3]N.R.T.: Use o conector sem agulha mais próximo do cateter para que o fármaco ou a solução atinja a circulação o mais rápido possível, com a menor quantidade necessária de solução para lavar o sistema de infusão. Os conectores sem agulha protegem profissionais de saúde, eliminando a necessidade de uso de agulhas e consequentes lesões perfurocortantes quando se conectam seringas e/ou sistemas de infusão ao dispositivo de acesso vascular.

11. Não coma, beba ou mastigue chicletes enquanto estiver preparando ou manuseando agentes quimioterápicos.
12. Mantenha todos os alimentos e bebidas longe da área de preparação.
13. Evite o contato das mãos com a boca e os olhos durante o manuseio de agentes quimioterápicos ou líquidos corporais do paciente que está recebendo quimioterapia.
14. Se ocorrer algum contato com a pele, lave imediatamente a área com água e sabão.
15. Se houver contato com os olhos, lave imediatamente com água e procure assistência médica.
16. Os *kits* de segurança contra derramamentos (*spill kits*) devem estar disponíveis em todas as áreas onde agentes quimioterápicos são armazenados, preparados e administrados.

Descarte seguro de antineoplásicos, líquidos corporais e excreções

1. Descarte as luvas e o avental dentro de um recipiente à prova de vazamentos, que deve ser marcado como resíduo contaminado ou perigoso.
2. Use recipientes à prova de furos e vazamentos para agulhas e outros objetos afiados ou quebráveis.
3. Os lençóis contaminados com quimioterapia ou excreções de pacientes que receberam quimioterapia nas últimas 48 horas devem estar contidos em sacos de resíduos perigosos especialmente marcados.
4. Use luvas de nitrilo não estéreis para descartar as excreções corporais de pacientes e manusear lençóis sujos no intervalo de 48 horas após a administração da quimioterapia.
5. No atendimento domiciliar, use luvas ao manusear roupas de cama ou roupas contaminadas com quimioterapia ou excreção do paciente dentro de 48 horas após a administração da quimioterapia. Coloque lençóis em uma fronha separada e lavável. Lave separadamente em água quente e detergente comum.

Alerta farmacológico

É imperativo que o enfermeiro esteja alerta para complicações que os pacientes possam experimentar durante ou logo após a terapia citotóxica.

Extravasamento

1. Ocorre quando o agente quimioterápico vesicante escapa do vaso sanguíneo e entra em contato com o tecido circundante, resultando em:
   a. Formação de bolhas, começa entre 3 e 5 dias.
   b. Descamação da pele, inicia dentro de 2 semanas.
   c. Necrose tecidual, geralmente ocorre em 2 a 3 semanas.
   d. Danos nos tendões, nervos e articulações.
   e. Comprometimento funcional e sensorial da área.
   f. Desfiguração.
   g. Perda do membro.
2. Medidas a serem tomadas se houver suspeita de extravasamento:
   a. **Pare** a infusão do agente vesicante.
   b. Desconecte o equipo IV do dispositivo IV. **Não** remova o dispositivo IV (ou a agulha do pórtico).
   c. Tente aspirar o vesicante residual do acesso IV com uma seringa pequena.
   d. Remova a agulha do acesso IV ou do pórtico.
   e. Avalie o local do extravasamento.
   f. Verifique os sintomas relatados pelo paciente.
   g. Notifique o médico do paciente.
   h. Inicie as medidas de manejo apropriadas, de acordo com o tipo de agente (Tabela 8.4).

Tabela 8.4 Conduta no caso de extravasamento de agente quimioterápico.

Agente quimioterápico	Antídoto	Intervenção de enfermagem
Antraciclinas (doxorrubicina, epirrubicina, daunorrubicina)	Dexrazoxano	Aplique gelo, mas remova, pelo menos, 15 min antes do dexrazoxano. A dose de dexrazoxano é baseada na área da superfície corporal e deve ser administrada IV em uma área diferente da do local do extravasamento, braço oposto: Dia 1: 1.000 mg/m² Dia 2: 1.000 mg/m² Dia 3: 500 mg/m²
Agentes alquilantes (mostarda nitrogenada, cisplatina)	Tiossulfato de sódio	Prepare 1/6 de solução molar e injete 2 mℓ para cada miligrama de quimioterapia suspeita de ter extravasado. Injete a solução SC, usando uma agulha 25 G (troque a agulha a cada injeção). Aplique gelo por 6 a 12 h após a injeção de tiossulfato de sódio
Alcaloides da vinca (vincristina, vimblastina, vinorelbina)	Hialuronidase	Injete 1 mℓ de hialuronidase SC, dividido em 5 injeções ao redor do local da área extravasada. Aplique calor moderado por 15 a 20 min, pelo menos 4 vezes/dia, durante as primeiras 24 a 48 h, para dispersar o medicamento e minimizar a dor
Taxanos (paclitaxel, docetaxel)	Nenhum antídoto conhecido	Aplique gelo por 15 a 20 min, pelo menos 4 vezes/dia nas primeiras 24 h
Antibióticos	Nenhum	Aplique gelo por 15 a 20 min, pelo menos 4 vezes/dia nas primeiras 24 h

IV, via intravenosa, SC, via subcutânea.

Acompanhamento da quimioterapia

1. Documente a dosagem do medicamento, o local e qualquer ocorrência de extravasamento, incluindo a quantidade estimada.
2. Observe regularmente, após a administração, sinais de dor, eritema, endurecimento e necrose, e notifique o médico, conforme indicado.
3. Monitore outros efeitos adversos da infusão.
   a. O paciente pode descrever sensações de dor ou pressão no interior do vaso, que se originam perto do local da punção venosa ou se estendem de 7,5 a 12,5 cm ao longo da veia.
   b. Descoloração, linha vermelha ao longo do percurso da veia (chamada de "reação de *flare*", comum com doxorrubicina) ou escurecimento da veia (com 5-fluoruracila).
   c. Prurido, urticária, cãibras musculares ou pressão no braço causada pela irritação do tecido subcutâneo adjacente.

Efeitos adversos da quimioterapia

Todos os agentes quimioterápicos apresentam efeitos adversos. Esses efeitos são exacerbados quando o paciente é idoso, apresenta comorbidades ou tem comprometimento da função renal ou hepática.

Os efeitos adversos da quimioterapia são graduados em uma escala de 0 a 5, sendo 0 sem toxicidade e 5 resultando em morte. A pontuação dos efeitos adversos determinará se é necessário adiar a terapia, modificar a dose ou interromper a terapia.

Alopecia

1. A maioria dos agentes quimioterápicos causa algum grau de alopecia. Isso depende da dose, da meia-vida da substância e da duração da terapia.
2. Ocorre mais comumente no couro cabeludo, mas pode acometer qualquer parte do corpo.
3. Geralmente começa entre 1 e 3 semanas após a administração da quimioterapia. A retomada do crescimento dos pelos leva cerca de 3 a 5 meses.
4. É emocionalmente difícil para os pacientes. Incentive-os a verbalizarem seus sentimentos.
5. O uso de hipotermia e torniquetes no couro cabeludo é altamente controverso.

Anorexia

1. A quimioterapia altera a reprodução das papilas gustativas.
2. O paladar ausente ou alterado pode levar a uma diminuição da ingestão de alimentos.
3. Doença renal ou hepática concomitante pode aumentar a anorexia.

Diarreia

1. Definida como fezes soltas ou aquosas. Se não for tratada, pode levar a desidratação grave, desequilíbrio eletrolítico, hospitalizações e atrasos no tratamento.
2. A causa é multifatorial, mas até 90% dos pacientes que recebem quimioterapia podem apresentar diarreia.

Fadiga

A causa da fadiga é desconhecida, mas pode estar relacionada com anemia, perda de peso, alteração nos padrões de sono e estresse emocional.

Náuseas e vômito

1. Causados pela estimulação do nervo vago pela serotonina liberada pelas células do trato gastrintestinal superior.
2. A incidência depende do agente quimioterápico e da dosagem específicos.
3. Padrões de náuseas e vômito:
   a. Antecipação – resposta condicionada por associação entre terapia e vômito; pode ser prevenida com controle antiemético adequado.
   b. Aguda – ocorre de 0 a 24 horas após a administração da quimioterapia.
   c. Tardia – pode ocorrer de 1 a 6 dias após a administração da quimioterapia; frequentemente as náuseas são piores que o vômito.

Mucosite

1. Causada pela destruição da mucosa oral, resultando em uma resposta inflamatória.
2. Inicialmente se apresenta como uma sensação de queimação, sem alterações na mucosa, e progride para danos significativos, eritema e dor na mucosa oral.
3. A higiene oral consistente é importante para evitar a infecção.

Neutropenia

1. Definida como uma contagem absoluta de neutrófilos (ANC) de 1.500/mm³ ou menos.
2. Toxicidade primária limitante da dose de quimioterapia.
3. O risco de infecção é maior com uma ANC inferior a 500/mm³.
4. Causada pela supressão das células-tronco.
5. Geralmente ocorre de 7 a 14 dias após a administração da quimioterapia, mas depende do agente utilizado.
6. Pode ser prolongada.
7. Os pacientes devem ser orientados a evitar a infecção por meio da lavagem correta das mãos, higiene adequada e evitando contato com pessoas doentes. Eliminar carnes cruas, frutos do mar, ovos ou vegetais não lavados também é recomendado.
8. Os pacientes precisam ser monitorados e tratados prontamente para febre ou outros sinais de infecção.
9. Pode ser prevenida com o uso de fatores de crescimento (p. ex., fator estimulante de colônias de granulócitos [G-CSF], pegfilgrastim).

Anemia

1. Causada pela supressão das células-tronco ou por interferência nas vias de proliferação celular.
2. Pode requerer transfusão de hemácias ou injeção de eritropoetina ou darbepoetina.

Trombocitopenia

1. Causada pela supressão de megacariócitos.
2. A incidência depende do agente que está sendo utilizado.
3. Existe risco de sangramento quando a contagem de plaquetas está abaixo de 50.000/mm³.
4. O risco é alto quando a contagem é inferior a 20.000/mm³.
5. O risco é crítico quando a contagem está abaixo de 10.000/mm³.
6. O paciente deve ser ensinado a evitar o risco de lesões (p. ex., não utilizar lâminas de barbear), duchas vaginais, supositórios retais e uso do fio dental durante o período de trombocitopenia.
7. Pode exigir transfusão de plaquetas se a contagem estiver inferior a 20.000/mm³.

Reações de hipersensibilidade

1. Quase todos os agentes quimioterápicos disponíveis podem produzir reações de hipersensibilidade em, pelo menos, um paciente ocasional, e alguns causam reações em 5% ou mais dos pacientes que recebem o medicamento. Existem vários agentes (L-asparaginase, paclitaxel, docetaxel, teniposídeo e carboplatina) para os quais as reações de hipersensibilidade são frequentes o suficiente para ser uma forma importante de toxicidade limitante do tratamento.
2. O mecanismo é desconhecido para a maioria dos agentes quimioterápicos.
3. Sinais e sintomas incluem urticária, prurido, dor nas costas, falta de ar, hipotensão e anafilaxia.
4. Todas as reações inesperadas a medicamentos devem ser comunicadas ao fabricante.

Avaliação de enfermagem

Pele e membranas mucosas

1. Verifique se existem sinais de dor, inchaço com inflamação ou flebite, necrose ou ulceração.
2. Verifique a ocorrência de erupções cutâneas e quais são suas características (p. ex., se o prurido é geral ou localizado).
3. Avalie as áreas de eritema com sensibilidade ou prurido associados. Instrua o paciente a evitar irritação da pele, exposição ao sol ou sabonetes irritantes.
4. Avalie alterações na pigmentação da pele.
5. Anote relatos de fotossensibilidade e lacrimejamento dos olhos.
6. Avalie a condição de gengivas, dentes, mucosa bucal e língua.
   a. Observe se ocorreu alguma mudança no paladar.
   b. Verifique se há evidência de estomatite, áreas eritematosas, ulceração, infecção ou dor ao engolir.
   c. Determine se o paciente sente dor ou queimação na mucosa oral ou na deglutição.

Sistema digestório

1. Avalie a frequência, o tempo de início, a duração e a gravidade dos episódios de náuseas e vômito, antes e depois da quimioterapia.
   a. Geralmente ocorre entre 0 e 24 horas após a quimioterapia, mas pode ser de manifestação tardia. Vômitos antecipados podem ocorrer após o primeiro ciclo da terapia. Podem ser deflagrados por vários sinais, incluindo pensamentos, cheiros ou até mesmo a visão da equipe médica.
2. Observe as alterações na hidratação e no equilíbrio eletrolítico.
3. Cheque a ocorrência de diarreia ou constipação intestinal.
   a. Verifique quaisquer alterações nos padrões intestinais.
   b. Converse sobre a consistência das fezes.
   c. Considere a frequência e a duração da diarreia (o número evacuações diárias e por quantos dias).
   d. Avalie mudanças na dieta ou o uso de medicamentos, como opioides ou bloqueadores de 5-HT3, que tenham tido impacto no desenvolvimento de diarreia ou constipação intestinal.
4. Avalie anorexia.
   a. Converse sobre as alterações no paladar e mudanças nas preferências alimentares.
   b. Pergunte sobre a ingestão diária de alimentos e padrões alimentares normais.
5. Verifique se há icterícia, dor abdominal no quadrante superior direito, alterações nas fezes ou na urina e testes de função hepática elevados, que indiquem hepatotoxicidade.
6. Monitore o resultado dos testes de função hepática e bilirrubina total.

Sistema hematopoético

Alerta de enfermagem
Febre mais alta que 38,3°C em um paciente com contagem de neutrófilos inferior a 500/mm³ é uma emergência que requer a administração imediata de antibióticos.

1. Avaliação de neutropenia – ANC inferior a 500/mm³.
   a. Avalie quaisquer sinais de infecção (pulmonar, tegumentar, sistemas nervoso central, digestório e urinário).
   b. Ausculte o pulmão e fique atento para sons adventícios da respiração.
   c. Avalie se há tosse produtiva ou falta de ar.
   d. Verifique a frequência urinária, urgência, dor ou odor.
   e. Monitore a temperatura acima de 38,3°C e calafrios.
2. Avaliação de trombocitopenia – contagem de plaquetas inferior a 50.000/mm³ (risco moderado de sangramento); inferior a 20.000/mm³ (alto risco de sangramento).
   a. Verifique a pele e as mucosas orais e observe se há petéquias e contusões nas extremidades.
   b. Avalie sinais de sangramento (incluindo nariz, urina, fezes ou hemoptise).
   c. Verifique a presença de sangue nas fezes, urina ou vômito.
   d. Investigue sinais e sintomas de sangramento intracraniano se a contagem de plaquetas for inferior a 20.000/mm³; monitore alterações no nível de responsividade, sinais vitais e reação pupilar.
3. Avaliação de anemia.
   a. Avalie a cor da pele, o turgor e o preenchimento capilar.
   b. Verifique se o paciente apresentou dispneia ao esforço, fadiga, fraqueza, palpitações ou vertigem. Aconselhe períodos de descanso, conforme necessário.

Sistemas respiratório e cardiovascular

1. Avalie os sons pulmonares.
2. Verifique a ocorrência de fibrose pulmonar, evidenciada por tosse seca e não produtiva, com dispneia crescente. Pacientes em risco incluem aqueles com mais de 60 anos de idade, fumantes, aqueles que receberam radiação pulmonar, aqueles que recebem doses cumulativas de bleomicina ou aqueles com qualquer doença pulmonar preexistente.
3. Avalie os sinais e sintomas de insuficiência cardíaca ou irregularidades nos pulsos apicais ou radiais.
4. Verifique os exames cardíacos basais (p. ex., eletrocardiograma, fração de ejeção/MUGA – *multiple-gated acquisition scan*) antes de administrar quimioterapia cardiotóxica, como a doxorrubicina.

Sistema neuromuscular

1. Determine se o paciente está tendo dificuldades com atividades motoras finas, como fechar o zíper, amarrar os sapatos ou abotoar a camisa.
2. Determine se ocorre parestesia (formigamento, dormência) nos dedos das mãos ou dos pés.
3. Avalie os reflexos tendinosos profundos.
4. Verifique se o paciente apresenta fraqueza, ataxia ou dificuldades na marcha.
5. Determine o impacto nas atividades da vida diária e discuta mudanças.
6. Discuta sintomas de retenção urinária ou constipação intestinal.
7. Verifique se há zumbido nos ouvidos ou diminuição da acuidade auditiva.

Sistema geniturinário

1. Monitore o débito urinário.
2. Avalie frequência urinária, urgência ou hesitação.
3. Verifique alterações em odor, cor ou limpidez da amostra de urina.
4. Investigue hematúria, oligúria ou anúria.
5. Monitore o BUN e a creatinina.

Diagnósticos de enfermagem

- Risco de infecção relacionada com neutropenia
- Risco de sangramento associado à trombocitopenia
- Fadiga relacionada com anemia
- Desequilíbrio nutricional: menor que os requisitos corporais; referente aos efeitos adversos da terapia
- Comprometimento da mucosa oral associado à estomatite
- Proteção ineficiente e risco de reação de hipersensibilidade relacionada com quimioterapia
- Distúrbio na imagem corporal, referente à alopecia e à perda de peso.

Intervenções de enfermagem

Prevenção de infecção

1. Monitore os sinais vitais a cada 4 h; relate a ocorrência de febre maior que 38,3°C e calafrios.
2. Forneça orientação ao paciente.
   a. Instrua o paciente a relatar sinais e sintomas de infecção:
      i. Febre maior do que 38,3°C e/ou calafrios.
      ii. Lesões, inchaço ou vermelhidão na cavidade oral.
      iii. Vermelhidão, dor ou sensibilidade no reto.
      iv. Mudança nos hábitos intestinais.
      v. Áreas de vermelhidão, inchaço, endurecimento ou dor na superfície cutânea.
      vi. Dor ou ardor ao urinar ou forte odor na urina.
      vii. Tosse ou falta de ar.
   b. Reforce os bons hábitos de higiene pessoal (banhos rotineiros, cabelos limpos, e cuidados com as unhas e higiene bucal).
   c. Evite o contato com pessoas portadoras de doença transmissível.
   d. Incentive a respiração profunda e a tosse, para diminuir a estase pulmonar.
3. Evite realizar procedimentos invasivos – aferição retal de temperatura, enemas ou inserção de cateteres urinários de demora.
4. Monitore a contagem e o diferencial de leucócitos.
5. Esteja ciente de que o nadir hematológico (representa o nível mais baixo da curva de contagem de células sanguíneas) geralmente ocorre dentro de 7 a 14 dias após a administração do medicamento. A extensão da mielossupressão depende de um agente específico. A instituição de terapia adicional normalmente depende de uma contagem de leucócitos e ANC adequadas.
6. Calcule a ANC para determinar o número de neutrófilos capazes de combater uma infecção:

$$\text{Contagem total de leucócitos} \times (\%\ \text{PMN} + \%\ \text{bastões}) = \text{contagem absoluta de neutrófilos}$$

$$\text{Exemplo: } 700 \times (10\% + 5\%) = 105.$$

   Interpretação: 105 dos 700 leucócitos são neutrófilos capazes de combater uma infecção (indica neutropenia grave).
7. Administre antibióticos profiláticos, conforme a prescrição (se a contagem de leucócitos for inferior a 500).
8. Administre os fatores de crescimento, conforme a prescrição: filgrastim subcutâneo (SC) 5 mcg/kg, começando 24 horas após a quimioterapia, por 5 a 10 dias, para profilaxia de neutropenia; ou dose única de pegfilgrastim SC 6 mg, 24 horas após a quimioterapia. Também deve ser administrado nas sessões subsequentes de quimioterapia, para acelerar a maturação dos neutrófilos.

Prevenção de sangramento

1. Evite procedimentos invasivos quando a contagem de plaquetas for inferior a 50.000/mm³, incluindo injeções IM, supositórios, enemas e inserção de cateteres urinários de demora.
2. Aplique pressão nos locais de injeção por 5 min.
3. Monitore a contagem de plaquetas; administre plaquetas, conforme prescrição.
4. Monitore e teste toda urina, fezes e vômito para a presença de sangue.
5. Forneça orientação ao paciente.
   a. Instrua o paciente a evitar lâminas de barbear, cortadores de unhas e supositórios vaginais ou retais.
   b. Evitar relações sexuais quando a contagem de plaquetas for inferior a 50.000/mm³.
   c. Incentive o paciente a assoar suavemente o nariz.
   d. Evite tratamento odontológico ou outros procedimentos invasivos durante a trombocitopenia.
   e. Evite o uso de medicamentos anti-inflamatórios não esteroides (AINEs), ácido acetilsalicílico e produtos contendo ácido acetilsalicílico.

Redução da fadiga

1. Monitore os exames de sangue (hemoglobina e hematócrito).
2. Administre hemoderivados conforme a prescrição.
3. Administre fatores de crescimento, como eritropoetina ou darbepoetina, conforme a prescrição.
4. Forneça orientação e aconselhamento ao paciente.
   a. Informações sobre fadiga.
   b. Assegure o paciente de que a fadiga relacionada ao tratamento não significa que o câncer esteja pior.
   c. Explique por que podem ocorrer fadiga e falta de ar.
   d. Faça sugestões sobre maneiras de lidar com a fadiga.
      i. Incentive a prática de exercício aeróbico e força muscular. Equilíbrio entre atividade e descanso.
      ii. Peça para ele planejar períodos de descanso frequentes entre as atividades diárias, tirando cochilos que não interrompam o sono noturno.
      iii. Aconselhe que estabeleça prioridades e delegue tarefas para outras pessoas.
   e. Manejo de estresse.

f. Explique que as transfusões de sangue, se prescritas, são parte da terapia, e não necessariamente a indicação de um revés no tratamento.
g. Peça para observar a coloração da pele.
h. Monitore o estado nutricional.

Alerta de transição de cuidado
Pacientes oncológicos são muito complexos. O diagnóstico de admissão mais comum inclui efeitos colaterais relacionados com quimioterapia, causas infecciosas, anemia e desidratação. A prevenção é uma responsabilidade fundamental do enfermeiro em qualquer ambiente. Antes da alta, é fundamental um esforço coordenado entre as equipes de serviço social, gerenciamento de casos, médicos e enfermeiros para evitar readmissões. Isso deve incluir a orientação do paciente sobre adesão aos medicamentos e atenção às consultas de acompanhamento.

Promoção da nutrição

Baseado em evidências
National Comprehensive Cancer Network. (2017). Clinical practice guidelines in oncology: version 2.2017 Antiemesis. Disponível em: *www. nccn.org.*

1. A prevenção de náuseas e vômito é o objetivo. Administre antieméticos prescritos de forma rotineira antes da quimioterapia (não conforme a necessidade).
2. Esteja ciente de que combinações de antieméticos são mais efetivas que agentes únicos.
3. Para tratamento com quimioterápicos altamente emetogênicos, com mais de 90% de frequência de êmese:
   a. Antagonista da serotonina (5-HT3).
      i. Ondansetrona, 16 a 24 mg VO, ou 8 a 12 mg (máximo de 32 mg) IV, no dia 1; depois 8 mg VO, 3 vezes/dia, durante 2 a 3 dias ou
      ii. Granisetrona, 2 mg VO ou 1 mg VO 2 vezes/dia ou 0,01 mg/kg IV (máximo de 1 mg) no dia 1; depois diariamente por 2 a 3 dias ou
      iii. Dolasetrona, 100 mg VO, depois diariamente durante 2 a 3 dias ou
      iv. Palonosetrona, 0,25 mg IV, no dia 1, e
   b. Corticosteroide – dexametasona, 12 mg VO ou IV, no dia 1; depois 8 mg VO ou IV, entre os dias 2 e 4.
   c. Antagonista da neurocinina 1.
      i. Aprepitanto, 125 mg VO, no dia 1; depois 80 mg/dia VO, nos dias 2 e 3, ou
      ii. Fosaprepitanto, 150 mg IV, apenas no dia 1, ou
      iii. Rolapitanto, 180 mg VO, dose única.
   d. Inclua um antiemético, como metoclopramida, proclorperazina, dexametasona ou lorazepam, para ser usado conforme a necessidade.
4. Para tratamento com quimioterápicos moderadamente emetogênicos:
   a. Pré-medicação com aprepitanto, 125 mg VO (para pacientes considerados de alto risco); dexametasona, 12 mg VO ou IV e um antagonista de 5-HT3, como palonosetrona, 0,25 mg IV, ou ondansetrona, 16 a 24 mg VO ou 8 a 12 mg; ou ± lorazepam, 0,5 a 2 mg VO, IV ou sublingual a cada 4 a 6 h, conforme a necessidade.
   b. Nos dias 2 a 4: aprepitanto, 80 mg VO, nos dias 2 e 3 (se usado no dia 1); dexametasona, 8 mg IV ou VO, diariamente, mais um agonista de 5-HT3, como ondansetrona VO, 2 vezes/dia; granisetrona, 1 a 2 mg VO ou 1 mg VO, 2 vezes/dia; ou dolasetrona, 100 mg VO.
   c. Inclua um antiemético, como proclorperazina ou lorazepam, para ser usado conforme a necessidade.
5. Para tratamento com quimioterápicos levemente emetogênicos:
   a. Dexametasona, 12 mg VO ou IV, diariamente, ou
   b. Proclorperazina, 10 mg VO ou IV, a cada 4 a 6 h, ou 15 mg, cápsula de liberação modificada, VO, a cada 8 a 12 h, ou
   c. Metoclopramida, 20 a 40 mg VO, a cada 4 a 6 h, ou 1 a 2 mg/kg IV, a cada 3 a 4 h; ± difenidramina, 25 a 50 mg VO ou IV, a cada 4 a 6 h; ou ± lorazepam, 0,5 a 2 mg VO ou IV, a cada 4 a 6 h.
6. As reações extrapiramidais ocorrem com frequência em pacientes com menos de 30 anos e com mais de 65 anos. Trate as reações distônicas com difenidramina; trate a ansiedade com lorazepam.
7. Considere medidas alternativas para o alívio das náuseas antecipatórias, como terapia de relaxamento, imagética, acupuntura e distrações.
8. Incentive o hábito de pequenas refeições frequentes, apelando para as preferências do paciente, mas incluindo alimentos ricos em calorias e proteínas. Forneça um suplemento proteico, conforme a necessidade.
9. Desencoraje fumo e bebidas alcoólicas, pois podem irritar as mucosas.
10. Incentive a ingestão de líquidos para prevenir constipação intestinal.
11. Monitore a ingesta e o débito de líquidos, incluindo vômito.
12. Consulte um nutricionista sobre as preferências alimentares do paciente, intolerâncias e intervenções dietéticas individuais.
13. Reconheça que o paciente pode apresentar alterações na percepção do paladar, como gosto mais amargo e perda da capacidade de detectar sabores doces.

Minimização da estomatite

1. Relate sinais de infecção – áreas eritematosas, manchas brancas, úlceras.
2. Incentive a higiene bucal.
   a. Utilize escovas de cerdas de náilon macia, escove 2 a 3 vezes/dia, enxágue com frequência.
   b. Passe o fio dental 1 vez/dia.
3. Incentive o uso de agentes orais para promover limpeza, desbridamento e conforto. Os enxaguantes bucais com mais de 25% de álcool devem ser evitados.
4. Avalie a necessidade de terapia antifúngica, antibacteriana ou antiviral (cada infecção tem uma aparência diferente).
5. Administre terapia oral tópica, como combinações com lidocaína viscosa, para controle sintomático e manutenção da ingestão de calorias.

Prevenção e cuidados de reações de hipersensibilidade

1. Esteja atento a sinais de reações alérgicas, como prurido, urticária e dificuldade para respirar, assim como dores nas costas. A situação pode agravar-se subitamente para hipotensão e anafilaxia.
2. Interrompa a medicação ou a infusão imediatamente, notifique o médico e monitore cuidadosamente o paciente. O tratamento é de suporte e depende do tipo de reação e da gravidade.
   a. Não administre novamente o agente se houver reação grave que resulte em hipotensão significativa.
   b. Pré-medique o paciente com anti-histamínico ou corticosteroide, conforme indicado, se houver história de reação moderada.

Reforço do enfrentamento de alterações da imagem corporal

1. Tranquilize o paciente, garanta que o cabelo voltará a crescer; no entanto, pode crescer com textura ou cor diferentes.
2. Sugira o uso de turbante, peruca ou lenço na cabeça, de preferência comprado antes que ocorra a perda de cabelo. Muitas companhias de seguros pagam por uma peruca com receita médica.[4]
3. Incentive o paciente a permanecer no programa terapêutico.
4. Seja honesto com o paciente.

---
[4]N.R.T.: Válido para os EUA.

Educação do paciente e manutenção da saúde

1. Certifique-se de que o paciente mantenha bons hábitos de higiene, conheça os sintomas da infecção para relatar e evite multidões e pessoas com infecção enquanto estiver neutropênico.
2. Aconselhe o paciente a evitar o uso de lâmina de barbear, esportes de contato, manipulação de objetos cortantes, uso de escova de cerdas duras; evitar também que as fezes fiquem duras, para prevenir sangramento durante a evacuação quando o paciente estiver com trombocitopenia.
3. Aconselhe as pacientes do sexo feminino a relatar sintomas vaginais devido à presença de infecção oportunista de origem fúngica ou viral.
4. Incentive o paciente a participar do planejamento da quimioterapia e a estabelecer metas realistas para atividades profissionais e de lazer.
5. Assegure ao paciente que alterações na menstruação, libido e função sexual geralmente são temporárias durante a terapia.

Reavaliação: resultados esperados

- Afebril, sem sinais de infecção
- Sem contusões ou sangramentos observados; teste heme negativo para fezes e urina
- Nega falta de ar ou fadiga grave
- Tolera refeições pequenas e frequentes após uso de antiemético
- Não existe lesão oral ou dor ao engolir
- Sem urticária, falta de ar ou alteração nos sinais vitais
- Usa turbante e expressa sentimentos sobre a imagem corporal.

Radioterapia

A *radioterapia* é o uso de raios X ou outras partículas de radiação de alta energia para tratar doenças malignas. A radiação com energia suficiente para romper estruturas atômicas por ejeção de elétrons é chamada de *radiação ionizante*. O objetivo da radiação é fornecer uma dose precisamente medida de irradiação a um volume tumoral definido, com dano mínimo ao tecido saudável adjacente. Isso resulta em erradicação do tumor, melhora na qualidade de vida e prolongamento da sobrevida, além de permitir uma paliação ou prevenção efetiva dos sintomas do câncer, com mínima morbidade. Nos últimos 20 anos, foram obtidos muitos avanços nas técnicas por imagem e no tratamento, permitindo melhor direcionamento e aumento da preservação de tecidos normais.

Considerações gerais

1. São necessárias doses diferentes de irradiação para o controle do tumor, dependendo do tipo de tumor e do número de células presentes. Doses variáveis de radiação podem ser administradas sobre porções específicas do tumor (periferia ou porção central) ou sobre o leito tumoral, nos casos em que toda a massa tumoral macroscópica tenha sido removida cirurgicamente.
2. Os portais de tratamento devem cobrir adequadamente todos os volumes mais uma margem.

Objetivos da terapia

1. Curativo – quando existe probabilidade de sobrevida a longo prazo após terapia adequada. Alguns efeitos adversos da terapia, embora indesejáveis, podem ser aceitáveis.
2. Paliativo – quando não há esperança de sobrevivência por longos períodos, a radiação pode ser usada para aliviar os sintomas, principalmente a dor. Doses mais baixas de irradiação (75 a 80% da dose curativa) podem controlar o tumor e aliviar os sintomas, sem toxicidade excessiva.

Princípios da terapia

1. Radiossensibilidade é a sensibilidade de células, tecidos ou tumores à radiação. Células de divisão rápida são mais sensíveis.
2. Radiorresistência é a falta de resposta do tumor à radiação, pelas características próprias do tumor (crescimento lento, menos responsivo), proliferação de células tumorais e circulação. A radiação é mais efetiva durante o estágio mitótico do ciclo celular.
3. Tumores radiorresistentes: muitos tumores são resistentes à radiação, como tumor de células escamosas, de ovário, sarcoma de partes moles e gliomas. Muitos outros tumores podem se tornar resistentes após um período. Tecidos radiorresistentes normais incluem osso maduro, cartilagem, fígado, tireoide, músculo, encéfalo e medula espinal.
4. Papel do oxigênio: o oxigênio potencializa a radiação. Sem oxigênio, os danos químicos ao DNA podem ser reparados. A administração de múltiplas doses diárias permite a reoxigenação e melhora a radiossensibilidade. A dose deve permitir o reparo de tecidos normais.
5. Dose de tolerância dos tecidos é a quantidade de radiação que uma célula saudável pode receber e ainda funcionar. Isso é o que limita a dose de radiação que se pode receber.
6. O tamanho do tumor é um fator importante em resposta à radioterapia. Tumores menores são mais responsivos do que os tumores maiores.

Tipos de radioterapia

Basicamente, existem dois tipos de radiação ionizante: a teleterapia e a braquiterapia, além de várias maneiras pelas quais podem ser aplicadas.

1. Teleterapia é mais comumente realizada, por meio de um acelerador linear. E existem várias técnicas usadas para administrar a teleterapia.
   a. Radioterapia intraoperatória – administrada durante a cirurgia, para tumores que não são completamente operáveis ou que apresentam alto risco de recorrência. Exemplos incluem malignidades ginecológicas e cânceres colorretais.
   b. Radiação estereotáxica (radiocirurgia) – usada para tumores cerebrais, em que o feixe de radiação é entregue precisamente sobre o próprio tumor, poupando o tecido cerebral saudável circundante. Pode ser administrada por meio da tecnologia Gamma Knife®. A cabeça do paciente é colocada em uma armação, que é presa ao crânio com parafusos. A tecnologia digital permite a administração precisa e acurada da radiação.
   c. Radioterapia de intensidade modulada (IMRT) – usa feixes de radiação de intensidade variável para fornecer simultaneamente diferentes doses de radiação a pequenas áreas de tecido. É comumente empregada em tumores cerebrais, de cabeça, pescoço e pulmões.
   d. Radioterapia guiada por imagem – usa a repetição de exames por imagem (obtidos por TC, RM ou PET) durante o tratamento, para identificar alterações no tamanho e na localização do tumor, que resultam do tratamento, e possibilitar o ajuste da posição do paciente ou da dose de radiação planejada, de acordo com a necessidade. A repetição da imagem pode aumentar a precisão da radioterapia e permitir reduções no volume planejado de tecido a ser tratado, diminuindo a dose total de radiação sobre o tecido normal.
   e. Tomoterapia – tipo de IMRT guiada por imagem. Uma máquina de tomoterapia é um híbrido de aparelho de TC e máquina de radioterapia por feixe externo. As máquinas de tomoterapia podem capturar imagens por TC do tumor imediatamente antes de cada tratamento, para permitir o direcionamento preciso e a preservação do tecido normal.
2. A braquiterapia pode ser feita por implantação de sementes, fios ou cateteres que fornecem radiação diretamente ou adjacente ao leito tumoral. Essa técnica fornece menos radiação ao tecido normal adjacente, mas requer acesso direto ao tumor. Pode ser temporário ou permanente. O tipo permanente continua no

local, com deterioração gradual. O procedimento de implante é realizado sob anestesia local ou geral e é tipicamente usado em casos de cânceres de mama e próstata.

a. A terapia intracavitária utiliza material radioativo, que é introduzido em uma cavidade, como a vagina, por exemplo, no caso do câncer de colo do útero.
b. Outras formas de braquiterapia são irradiação sistêmica (parenteral ou IV), I^{131} oral para câncer de tireoide ou radiação intraperitoneal.

Modificadores químicos e térmicos da radiação

1. Radiossensibilização é o uso de medicamentos para aumentar a sensibilidade das células tumorais.
2. Os radioprotetores aumentam a razão terapêutica, promovendo o reparo de tecidos normais.
3. A hipertermia é combinada com radiação. Usa uma variedade de fontes (ultrassom, micro-ondas) e produz um efeito maior do que a radiação sozinha. Pode ser aplicada local ou regionalmente, imediatamente após a radiação.

Unidades de medida de exposição ou absorção de radiação

1. Centigray (cGy) é uma unidade de dose de radiação absorvida pelo corpo igual a um centésimo de um gray; anteriormente chamado de *rad* (p. ex., 1 cGy é igual a 1 rad). Gray (Gy) é a unidade de dose de radiação absorvida igual a 100 rad.
2. Radioterapia hiperfracionada é a divisão da dose total de radiação em doses diárias menores. A administração de frações possibilita o tratamento de células tumorais, proporcionando às células saudáveis tempo para se regenerarem.

Natureza e indicações de uso

A radioterapia pode ser usada isoladamente ou combinada a cirurgia ou quimioterapia, dependendo do estágio da doença e do objetivo da terapia.

1. Radioterapia adjuvante – usada em combinação com outras modalidades de tratamento, como quimioterapia ou cirurgia, quando existir alto risco de recorrência local ou um grande tumor primário.
2. Radioterapia curativa – usada em tumores anatomicamente limitados (retina, nervo óptico, certos tumores cerebrais, pele, cavidade oral). O curso geralmente é mais longo e a dose mais alta.
3. Paliativa – para tratamento dos sintomas.
   a. Fornece excelente controle da dor em casos de metástase óssea.
   b. Usada para aliviar a obstrução.
   c. Alivia a disfunção neurológica para metástase cerebral.
   d. É administrada em tratamentos rápidos e intensivos.

Planejamento do tratamento

1. Avalie a extensão do tumor (estadiamento), incluindo exames diagnósticos anteriores ao tratamento.
2. Defina o objetivo da terapia (curativa ou paliativa).
3. Selecione as modalidades de tratamento apropriadas (irradiação isolada ou combinada a cirurgia, quimioterapia ou ambas).
4. O planejamento do tratamento é conhecido como *simulação*. Esse é o processo de direcionar e definir os feixes de radiação para alcançar os objetivos da terapia prescrita.
   a. A simulação é usada para identificar com precisão o volume-alvo e as estruturas sensíveis. A simulação por TC permite o planejamento preciso do tratamento tridimensional do volume-alvo e da anatomia das estruturas críticas normais.
   b. Auxiliares de tratamento (p. ex., blocos de proteção, moldes, máscaras, dispositivos de imobilização, compensadores) são extremamente importantes no planejamento do tratamento e na distribuição ideal da dose. Dispositivos de reposicionamento e imobilização são essenciais para a precisão do tratamento.
   c. Blocos de chumbo são projetados para moldar o feixe e proteger os tecidos normais.
   d. São feitas marcações sobre a pele para definir o alvo e o portal. Essas marcações, muitas vezes, são posteriormente substituídas por tatuagens permanentes.
5. O agendamento habitual é de segunda a sexta-feira.
6. O tratamento, propriamente dito, dura minutos. A maior parte do tempo é gasta no posicionamento.
7. Determine a dose ideal de irradiação e o volume a ser tratado, de acordo com localização anatômica, tipo histológico, estágio, potencial envolvimento nodal regional (e outras características do tumor) e estruturas normais na região.

Complicações

As complicações dependem de local da radioterapia, tipo de radioterapia (braquiterapia ou teleterapia), dose total de radiação, doses diárias fracionadas e saúde geral do paciente. Os efeitos adversos são previsíveis, dependendo dos órgãos e tecidos normais envolvidos no campo.

Efeitos adversos agudos

1. Fadiga e mal-estar.
2. Pele: pode desenvolver uma reação próximo a 2 semanas no curso do tratamento.
   a. Eritema – pode variar de leve a grave.
   b. Descamação seca – troca da pele.
   c. Descamação úmida – troca da camada superficial, para revelar a pele úmida e edemaciada por baixo. Áreas com dobras, como as da axila, sob os seios, virilha e dobra glútea, correm risco maior, por causa do calor e da umidade presentes.
   d. Foliculite – infecção dos folículos pilosos, que pode resultar na formação de pústulas.
3. Efeitos gastrintestinais: náuseas e vômito, diarreia e esofagite.
4. Efeitos orais: alterações no paladar, mucosite e xerostomia (secura da boca por falta de secreções normais).
5. Efeitos pulmonares: dispneia, tosse produtiva e pneumonite por radiação (geralmente ocorre de 1 a 3 meses após a irradiação do pulmão).
6. Efeitos sobre os rins e a bexiga: cistite e uretrite.
7. Efeitos cardiovasculares: dano à vasculatura de órgãos e trombose (o coração é relativamente radiorresistente).
8. Reações recorrentes: reações cutâneas e mucosas agudas, quando a quimioterapia já foi feita ou está combinada (doxorrubicina, dactinomicina).
9. Supressão da medula óssea: mais comum com radiação da pelve ou de ossos grandes.

Efeitos adversos crônicos

Após 6 meses com variabilidade no momento de expressão:

1. Efeitos sobre a pele – fibrose, telangiectasia, escurecimento permanente e atrofia.
2. Efeitos gastrintestinais – fibrose, aderências, obstrução, ulceração e estenoses.
3. Efeitos orais – xerostomia permanente, alterações permanentes do paladar e cárie dentária.
4. Efeitos pulmonares – fibrose.
5. Efeitos sobre os rins e a bexiga – nefrite por radiação e fibrose.
6. Segundo câncer primário – pacientes que receberam radiação combinada a quimioterapia à base de agentes alquilantes têm risco raro de desenvolver leucemia aguda.

Avaliação de enfermagem

1. Avalie a pele e as mucosas quanto aos efeitos adversos da radiação.
2. Verifique as funções gastrintestinais, respiratórias e renais quanto a sinais de efeitos adversos.
3. Averigue a compreensão do paciente sobre o tratamento e seu estado emocional.

Diagnósticos de enfermagem

- Risco de comprometimento da integridade cutânea relacionado com os efeitos de radiação
- Proteção inefetiva associada à braquiterapia.

Intervenções de enfermagem

Manutenção do cuidado ideal da pele

1. Informe ao paciente que pode ser esperado algum tipo de reação cutânea, mas que varia de paciente para paciente. Exemplos incluem eritema seco, descamação seca, descamação úmida, perda de pelos e escurecimento.
2. Solicite ao paciente que não aplique loções, pomadas ou cosméticos sobre o local da radiação, a menos que haja prescrição.
3. Desencoraje o paciente a esfregar, friccionar ou coçar vigorosamente a pele, pois isso pode destruir as células. Aplique pomadas conforme prescrição de profissionais de saúde.
4. Peça ao paciente que evite usar roupas justas sobre o campo de tratamento; é preciso prevenir a irritação, dispensando o uso de tecidos ásperos, como lã e veludo cotelê.
5. Comunique ao paciente para tomar precauções contra a exposição do campo de radiação à luz solar e a extremos de temperatura.
6. Informe que ele não deve aplicar adesivos sobre a pele.
7. Solicite que o paciente evite barbear a pele no campo de tratamento.
8. Reforce que o paciente deve usar apenas água morna e sabão neutro ao tomar banho.

Proteção contra radiação

1. Para evitar exposição à radiação enquanto o paciente estiver recebendo o tratamento, considere o seguinte:
   a. Tempo – a exposição à radiação é diretamente proporcional ao tempo gasto e dentro de uma distância específica da fonte.
   b. Distância – a quantidade de radiação que atinge uma determinada área diminui à medida que a resistência aumenta.
   c. Escudo – a colocação de uma lâmina de material absorvente entre a fonte de radiação e o profissional reduz a quantidade de exposição à radiação.
2. Dispositivos individuais de monitoramento devem ser usados por pessoal exposto a radiação ou material radioativo.
3. Tome as medidas apropriadas quanto às fontes de radiação seladas implantadas em um paciente (radiação interna selada).
   a. Siga as diretrizes sobre precauções que se encontram nos prontuários de todos os pacientes que recebem radioterapia.
   b. Não fique a menos de 1 metro do paciente por mais tempo do que o necessário para prestar cuidados essenciais.
4. Saiba que o material de revestimento absorve toda a radiação alfa e a maior parte da radiação beta, mas pode existir um risco relativo à radiação gama.
5. Não demore mais que o necessário para prestar assistência ao paciente, mesmo que todas as precauções sejam seguidas.
6. Esteja atento a implantes que possam ter sido afrouxados (aqueles inseridos em cavidades com acesso ao exterior); por exemplo, verifique a cuba para vômito após a higiene oral em paciente com implante na cavidade bucal.
7. Notifique o radioterapeuta sobre qualquer implante que tenha saído de sua posição.
8. Use uma pinça de cabo longo e mantenha a distância de um braço ao pegar qualquer agulha, semente radioativa ou tubo radioativo desalojado. Nunca toque uma fonte radioativa com as mãos.
9. Não descarte curativos ou roupas de cama, a menos que tenha certeza de que não há fonte radioativa presente.
10. Após a alta do paciente, é uma boa conduta do radiologista verificar a sala com um medidor de radiação, para ter certeza de que todos os materiais radioativos foram removidos.
11. Mantenha as precauções contra radiação quando um paciente tiver um implante permanente, até que o radiologista as declare desnecessárias.

Reavaliação: resultados esperados

- Pele sem rupturas ou sinais de infecção
- Manutenção das precauções contra a radiação.

Terapia biológica

Terapia biológica é um tipo de tratamento direcionado a pacientes com câncer. Surgiu como uma importante modalidade nos tratamentos de câncer; muitas pesquisas estão sendo desenvolvidas nessa área de forma intensa. O objetivo é produzir efeitos antitumorais pela ação dos mecanismos naturais de defesa do hospedeiro. É capaz de alterar o sistema imunológico com efeitos estimuladores ou supressores. O princípio subjacente é que a principal função do sistema imunológico é detectar e eliminar substâncias que são reconhecidas como "não *selfs*" ou "não próprias". Isso representa a mais nova promissora abordagem de tratamento do câncer, desde o desenvolvimento da quimioterapia.

Tipos de imunoterapia

Citocinas

Citocinas são proteínas solúveis produzidas por células mononucleares do sistema imunológico (geralmente linfócitos e monócitos) que têm ações reguladoras sobre outras células do sistema imunológico.

As citocinas produzidas pelos linfócitos são denominadas *linfocinas*, e as citocinas produzidas pelos monócitos são denominadas *monocinas*.

1. Exemplos de citocinas incluem interleucinas, interferonas, fatores estimuladores de colônia (CSFs) e fator de necrose tumoral.
2. Muitos outros agentes biológicos estão sendo pesquisados atualmente.

Terapia com anticorpos

Os anticorpos monoclonais funcionam nas células cancerígenas da mesma forma que os anticorpos naturais, identificando e se ligando às células-alvo. Eles então alertam outras células do sistema imunológico para a presença de células cancerosas.

1. Atinge as células-alvo por meio da resposta anticorpo-antígeno.
2. Os anticorpos monoclonais podem ser utilizados isoladamente ou em combinação com a quimioterapia.
3. Exemplos de anticorpos monoclonais incluem:
   a. Rituximabe – um anticorpo monoclonal quimérico murino/humano específico para o marcador de superfície CD20 em células B. É aprovado para o tratamento de linfoma não Hodgkin folicular recidivante ou refratário de baixo grau.
   b. Ibritumomabe – combina o poder de direcionamento dos anticorpos monoclonais com a capacidade de danificação das células pela radiação localizada. É desenvolvido para reconhecer e se ligar a substâncias na superfície de certas células e fornecer radiação citotóxica diretamente nas células cancerígenas.
   c. Trastuzumabe – é um anticorpo monoclonal recombinante humanizado derivado de DNA que se liga seletivamente com alta afinidade em um ensaio baseado em células ao domínio extracelular da proteína do receptor 2 do fator de crescimento epidérmico humano (HER2). É aprovado para o tratamento de pacientes com câncer de mama metastático em estágio inicial e avançado, cujos tumores superexpressam a proteína HER2.
   d. Cetuximabe – liga-se ao EGRF extracelular, resultando na inibição do crescimento celular e na indução de apoptose.
   e. Bevacizumabe – liga-se e inibe a atividade do VEGF humano em seus receptores, bloqueando a proliferação e a formação de novos vasos sanguíneos, que suprem as células tumorais.

f. Panitumumabe – inibe a ligação do ligante ao receptor EGFR, resultando na inibição do crescimento celular.
g. Alentuzumabe – reconhece o antígeno CD52 expresso em linfócitos B malignos e normais. Ele passou a ser usado terapeuticamente em malignidades de células B.
4. Potenciais efeitos adversos dos anticorpos monoclonais incluem dispneia e leve sibilância, febre e calafrios, dor de cabeça, erupção cutânea, náuseas e vômito, taquicardia, sangramento e reações alérgicas.

Outros tipos de imunoterapia

1. Imunoterapia de vírus – usa vírus para infectar deliberadamente a célula cancerosa, o que, por sua vez, desencadeia uma resposta imune contra a célula cancerosa infectada.
2. Inibidores do *checkpoint* imunológico – esses medicamentos bloqueiam as células tumorais contra a inativação das células T. Isso permite que a célula T permaneça ativa e lute contra as células tumorais. Exemplos incluem nivolumabe e pembrolizumabe.

Avaliação de enfermagem

1. Revise o prontuário ou obtenha a história do paciente para determinar a localização do câncer, as terapias anteriores contra o câncer, os medicamentos atuais e outras condições clínicas.
2. Avalie o estado cardiovascular e respiratório atual.
3. Verifique a compreensão do paciente sobre a imunoterapia e a toxicidade associada.
4. Averigue os efeitos colaterais comuns à estimulação do sistema imunológico, incluindo febre, calafrios, dores no corpo, náuseas, vômito e fadiga, bem como reações adversas graves e potencialmente letais, incluindo dispneia, respiração sibilante, taquicardia, sangramento, hipotensão e anafilaxia.

Diagnósticos de enfermagem

- Hipertermia como efeito adverso da imunoterapia
- Perfusão tissular ineficiente relacionada com síndrome de extravasamento capilar (fluido no terceiro espaço) causada pela imunoterapia.

Intervenções de enfermagem

Controle da hipertermia

1. Discuta o objetivo geral da imunoterapia, os efeitos adversos esperados e o método de administração.
2. Instrua o paciente a relatar febre, calafrios, diarreia, náuseas e vômito, prurido ou ganho de peso.
3. Administre ou oriente a autoadministração de antipiréticos, como paracetamol, para febre.
4. Enfatize que os efeitos adversos são temporários e geralmente cessam 1 semana após o término do tratamento.

Manutenção da perfusão tissular

1. Monitore os sinais vitais, pelo menos, a cada 4 horas para hipotensão, taquicardia, taquipneia e febre.
   a. Instrua o paciente a permanecer no leito se a pressão arterial estiver baixa.
   b. Monitore a frequência cardíaca apical.
2. Avalie a frequência e a profundidade da respiração e ausculte os sons respiratórios para evidência de edema pulmonar.
3. Verifique se existem sinais de inquietação, apreensão, desconforto ou cianose, que possam indicar desconforto respiratório.
4. Administre oxigênio conforme prescrição.
5. Mantenha o cateter IV permeável e administre albumina sérica conforme prescrição.
6. Verifique as extremidades quanto a temperatura, coloração e preenchimento capilar.

Reavaliação: resultados esperados

- Alívio da febre após medicação
- Pressão arterial estável e pulmões limpos.

CONSIDERAÇÕES ESPECIAIS NA ASSISTÊNCIA DE PACIENTES ONCOLÓGICOS

Manejo da dor

A dor relacionada com o câncer pode ser causada pela infiltração direta do tumor em ossos, nervos, vísceras ou tecidos moles, bem como por medidas terapêuticas (cirurgia, radiação). A dor é o sintoma mais comum associado ao câncer e tem impacto negativo sobre o estado funcional e a qualidade de vida do paciente. A dor do câncer pode ser controlada com medicação em 80 a 95% dos pacientes, e há evidências crescentes de que a sobrevida está vinculada ao controle da dor. Veja o Apêndice D para mais informações sobre o manejo da dor.

Emergências oncológicas

Emergências oncológicas são um grupo de síndromes metabólicas ou anormalidades com risco à vida associadas ao câncer e/ou tratamento do câncer.

Choque séptico

Choque séptico é uma doença sistêmica associada à presença e à persistência de microrganismos patogênicos ou suas toxinas no sangue. É caracterizado por instabilidade hemodinâmica, coagulação anormal e metabolismo alterado.

Fatores de risco

1. Neutropenia, ANC inferior a 500.
2. Pacientes neutropênicos por mais de 7 dias são mais suscetíveis.
3. Pacientes com HIV e neutropenia concomitante.
4. Hospitalização prolongada.
5. Pacientes idosos.
6. Pacientes com comorbidades, como diabetes e doenças pulmonares.

Manifestações clínicas

1. Febre acima de 38,3°C.
2. Pele quente, ruborizada e seca.
3. Hipotensão.
4. Taquicardia.
5. Taquipneia.
6. Diminuição do nível de consciência.
7. Os pacientes não apresentam os sintomas usuais de infecção, devido à ausência de neutrófilos. Por exemplo, as infecções da pele podem se manifestar como erupção cutânea sutil ou eritema. As infecções do trato urinário podem ser assintomáticas e os pacientes com infecções pulmonares podem não apresentar infiltração pulmonar.

Avaliação diagnóstica

1. Sinais vitais.
2. Cultura – sangue, urina, fezes, escarro, cateteres IV centrais e periféricas e qualquer ferida aberta para determinar a fonte e o tipo de infecção.
3. Radiografia de tórax – para detectar pneumonia subjacente.
4. Tomografia computadorizada, conforme a necessidade.
5. Análise de gasometria arterial – a redução do pH reflete acidose.

6. BUN e creatinina – elevados, devido à diminuição do volume de sangue circulante.
7. Hemograma com diferencial – contagem elevada de leucócitos com desvio para a esquerda.

Manejo

1. Antibióticos devem ser de largo espectro e administrados imediatamente, até que o organismo seja identificado.
2. Líquidos IV e expansores de plasma são usados para restaurar o volume circulante.
3. CSF são administrados para aumentar a ANC.
4. Vasopressores são administrados para dar suporte à pressão arterial.
5. O oxigênio é administrado, conforme necessário, para evitar a hipoxia tecidual.
6. Os sinais vitais, o estado respiratório, a produção de urina e qualquer sinal de sangramento devem ser cuidadosamente monitorados.
7. Complicações, como insuficiência renal, insuficiência respiratória, insuficiência cardíaca, acidose metabólica e coagulação intravascular disseminada, devem ser tratadas de maneira agressiva.

Compressão medular

A compressão da medula espinal é o resultado da compressão do tumor sobre o saco tecal. Pode resultar em comprometimento neurológico ou perda permanente da função, se não for tratada imediatamente.

Incidência

1. Afeta 5% de todos os pacientes com câncer terminal nos últimos 2 anos de vida, com sobrevida média inferior a 6 meses após o diagnóstico.
2. Casos de câncer de pulmão, mama e próstata são responsáveis por 15 a 20% de todos os casos.
3. Mieloma múltiplo, linfoma não Hodgkin e carcinoma renal são responsáveis por 5 a 10% dos casos.

Manifestações clínicas

1. Coluna cervical.
   a. Vertigem.
   b. Dor radicular no pescoço e parte de trás da cabeça, que é agravada pela flexão do pescoço.
   c. Fraqueza nos membros superiores.
   d. Perda sensorial em área de fraqueza (parestesia, dormência).
   e. Reflexos tendinosos profundos anormais.
   f. Hipersecreção gástrica e íleo paralítico.
2. Coluna torácica.
   a. Dor local ou radicular (ou ambas).
   b. Fraqueza nos membros inferiores.
   c. Perda sensorial abaixo do nível da lesão.
   d. Banda de hiperestesia nos dermátomos[5] do local do tumor.
   e. Controle deficiente da bexiga ou do intestino.
3. Coluna lombar.
   a. Dor local ou radicular (ou ambas).
   b. Fraqueza e paralisia dos membros inferiores.
   c. Atrofia dos músculos dos membros inferiores.
   d. Perda sensorial abaixo do nível da lesão.
   e. Sintomas urinários (hesitação, retenção), constipação intestinal ou incontinência intestinal.
4. Fraqueza e instabilidade podem ser observadas antes das alterações na função motora. (A progressão geralmente é rápida, com comprometimento da deambulação. A investigação e o tratamento urgentes são cruciais para minimizar o risco de paraplegia. O grau de fraqueza e a capacidade de andar na apresentação são importantes preditores clínicos do desfecho.)
5. Alterações sensoriais – parestesia, dormência, formigamento. (A gravidade geralmente espelha a gravidade da fraqueza motora.)

Alerta de enfermagem
Qualquer sintoma neurológico anormal em um paciente com câncer deve ser considerado uma compressão medular, até que se prove o contrário.

Avaliação diagnóstica

1. Exame neurológico – o diagnóstico precoce é importante.
2. Radiografia do local da dor – pode ser anormal; pode ser usada para um perfil inicial de queixas de dor nas costas.
3. Cintigrafia óssea – mais sensível à metástase óssea do que a radiografia na detecção de corpos vertebrais anormais.
4. RM – mais útil na detecção de lesões na medula espinal. A coluna inteira pode ser visualizada. Imediatamente indicada se houver radiculopatia ou mielopatia ou se a aparência nas radiografias for anormal.

Manejo

1. O tratamento geralmente é paliativo porque está associado a metástase.
2. Os objetivos do tratamento são aliviar a dor, minimizar complicações e preservar ou restaurar a função neurológica.
3. Os corticosteroides são o tratamento inicial, até que um tratamento mais definitivo possa ser instituído. Reduz a inflamação e o inchaço no local, aumenta a função neurológica e alivia a dor.
   a. Uma dose de carga de dexametasona é geralmente administrada, seguida por doses decrescentes por um período de semanas.
   b. Os esteroides devem ser titulados e não descontinuados abruptamente.
   c. Monitore os níveis de glicose do paciente durante o tratamento com dexametasona, pois pode causar hiperglicemia.
4. A radioterapia para tumores na coluna vertebral é o tratamento mais comum. A radiação é efetiva em 70% dos pacientes, com melhora da dor e da função.
5. A cirurgia é considerada quando os tumores não são radiossensíveis ou localizados em uma área previamente irradiada. Também é indicado para instabilidade da coluna vertebral.

Complicações

1. Insuficiência respiratória, incluindo pneumonia e atelectasia.
2. Dificuldade de mobilidade, queda do pé, comprometimento cutâneo e hipotensão postural.
3. Perdas sensoriais, que criam preocupações de segurança.
4. Disfunção da bexiga ou intestino.

Educação do paciente

1. Facilite o encaminhamento para serviços de assistência domiciliar para avaliação, intervenção de enfermagem e reabilitação de déficits residuais.
2. Facilite o encaminhamento para serviços ambulatoriais apropriados, incluindo fisioterapia, terapia ocupacional e suporte psicossocial.
3. Forneça instruções sobre questões de segurança relacionadas com déficits sensoriais residuais (p. ex., testar a temperatura da água do banho, uso cuidadoso de extremos de calor ou frio).

Hipercalcemia

Hipercalcemia é o nível sérico elevado de cálcio, acima de 11 mg/dℓ. Acontece quando a reabsorção óssea excede tanto a formação óssea quanto a capacidade dos rins de excretar o cálcio extracelular liberado pelos ossos.

[5]N.R.T.: Os dermátomos são as áreas da pele inervadas por fibras provenientes de uma única raiz nervosa.

Incidência
1. É o distúrbio com risco à vida mais comumente associado à malignidade; ocorre em 20 a 30% dos pacientes em algum momento no curso da enfermidade.
2. Ocorre mais comumente em pacientes com carcinoma de pulmão, mama e células renais; mieloma múltiplo; e linfomas adultos.
3. Pode ocorrer com ou sem metástase esquelética, porém mais de 80% dos pacientes têm doença óssea.
4. Associado a um prognóstico desfavorável.

Manifestações clínicas
1. Os sinais e sintomas podem variar, dependendo da gravidade, e podem ser inespecíficos e insidiosos.
   a. Os primeiros sintomas incluem anorexia, fraqueza, poliúria, polidipsia e fadiga.
   b. Os sintomas tardios incluem apatia, irritabilidade, fraqueza muscular profunda, náuseas, vômito, constipação intestinal, prurido, letargia e confusão mental.
2. Um aumento rápido e potencialmente fatal nos níveis de cálcio pode causar desidratação, insuficiência renal, coma e morte.

Avaliação diagnóstica
1. Nível de cálcio sérico superior a 11 mg/dℓ em adultos, porém um nível de cálcio ionizado maior que 1,29 mmol/ℓ é o teste mais confiável.
2. Os níveis de eletrólitos, BUN e creatinina são obtidos para determinar o estado de hidratação e a função renal.
3. O ECG pode mostrar encurtamento do intervalo QT e prolongamento do intervalo PR.

Manejo
1. O manejo inclui tratar a malignidade primária com quimioterapia, cirurgia ou radiação.
2. A hipercalcemia aguda e sintomática deve ser tratada como uma emergência.
3. Hidratação e diurese – soro fisiológico IV (NaCl a 0,9%) é o tratamento inicial para pacientes com hipercalcemia aguda e sintomas clínicos, para diluir o cálcio e promover sua excreção renal. A diurese pode ser induzida com furosemida. (Os diuréticos tiazídicos agravam a hipercalcemia e devem ser evitados.)
4. A farmacoterapia inclui:
   a. Bifosfonatos – terapia medicamentosa primária, administrada por via intravenosa; pamidronato ou ácido zoledrônico, inibe a reabsorção de osteoclastos nos ossos.
   b. Calcitonina – usada em combinação com glicocorticoides; inibe a reabsorção óssea. Tem manifestação rápida, mas uma curta duração de ação. Usado mais comumente em pacientes com mieloma múltiplo. Não deve ser usado por mais de 72 h.
   c. Denosumabe – um anticorpo monoclonal que deve ser usado no contexto de hipercalcemia, pelo menos, 7 dias após os bisfosfonatos.

Intervenções de enfermagem
1. Previna e detecte hipercalcemia precocemente.
   a. Reconheça os pacientes em risco e monitore sinais e sintomas, como náuseas e vômitos, constipação intestinal, letargia e anorexia.
   b. Enfatize a importância da mobilidade para minimizar a desmineralização óssea e a constipação intestinal.
   c. Instrua o paciente sobre a importância da hidratação adequada.
2. Administre soro fisiológico conforme prescrição.
3. Administre medicamentos conforme prescrição.
4. Mantenha registros precisos da ingesta e do débito hídrico; observe a ocorrência de oligúria ou anúria.
5. Verifique os sinais vitais a cada 4 h, especialmente pulso apical e pressão arterial.
6. Monitore os valores eletrolíticos e a função renal.
7. Avalie o estado mental.
8. Verifique o estado cardiorrespiratório quanto a sinais de sobrecarga de líquidos.

Síndrome da veia cava superior

Síndrome da veia cava superior (SVCS) é a obstrução e trombose da veia cava superior, causada por compressão direta de um tumor ou linfonodo aumentado, resultando no comprometimento da drenagem venosa de cabeça, pescoço, braços e tórax.

Incidência
1. De 80 a 95% dos pacientes com SVCS são pacientes com câncer.
2. Oitenta por cento dos casos surgem de casos avançados de câncer de pulmão, especificamente câncer de pulmão de pequenas células e 15% de linfoma.
3. Outras neoplasias malignas associadas à SVCS são o tumor de timo e o câncer de mama.

Manifestações clínicas
1. Os sinais e sintomas podem variar, dependendo do grau de obstrução e da rapidez com que ela ocorre.
2. O início rápido de uma SVCS é dramático, potencialmente fatal e requer intervenção imediata.
3. Edema facial é encontrado em 80% dos casos e é o achado inicial mais comum.
4. Os sintomas iniciais incluem dispneia progressiva, tosse, sensação de plenitude da cabeça, dificuldade para abotoar o colarinho da camisa (sinal de Stoke), disfagia, rouquidão e dor torácica.
5. Cianose e edema na cabeça e nos membros superiores podem ser aparentes. A circulação colateral, com dilatação das veias da parede torácica, pode ser visível.
6. Os sintomas tardios incluem desconforto respiratório, dor de cabeça, distúrbios da visão, tontura e síncope, letargia, irritabilidade e alterações do estado mental.
7. Derrame pleural na radiografia torácica também pode ser observado.

Avaliação diagnóstica
1. TC é a técnica de imagem mais comum para diagnosticar a síndrome da VCS.

Manejo
1. A radioterapia e os corticosteroides são o padrão-ouro no tratamento da SVCS, para reduzir o tamanho do tumor e aliviar a pressão. A maioria dos pacientes experimenta alívio dos sintomas nos primeiros 4 dias de terapia.
2. A quimioterapia pode ser usada em conjunto com a radioterapia. Agentes quimioterápicos específicos dependem do tipo de tumor.
3. Procedimentos cirúrgicos raramente são realizados, devido ao alto risco associado de morbidade e mortalidade.
4. Colocação de um *stent* percutâneo no interior da veia cava superior para manter a permeabilidade o vaso. Anticoagulantes também podem ser usados em conjunto.
5. Terapia trombolítica e anticoagulantes podem ser usados se houver suspeita de trombo ou para impedir a formação; deve ser realizada nos primeiros 7 dias para ser efetiva.
6. O oxigênio é administrado para alívio da dispneia e manutenção da oxigenação tecidual.
7. Analgésicos e tranquilizantes são usados para desconforto e ansiedade.

Intervenções de enfermagem
1. Administre oxigênio, conforme prescrição, para aliviar a hipoxia.
2. Coloque o paciente na posição de Fowler – facilita a drenagem por gravidade e reduz o edema facial.

3. Limite a atividade do paciente e proporcione um ambiente silencioso.
4. Garanta ao paciente que a cor cianótica e o edema facial diminuirão com o tratamento.

Componentes psicossociais dos cuidados

Avaliação de enfermagem

1. Avalie o estilo de vida anterior à doença. Como o paciente costuma resolver outros problemas?
2. Verifique os sinais de ansiedade e a coexistência de depressão: agitação e inquietação, transtornos do sono, atividade autonômica excessiva, ganho ou perda de peso, alterações de humor.
3. Que atividades da vida diária o paciente pode realizar?
4. Que mudanças no estilo de vida resultaram do câncer e de seu tratamento?
5. Determine o nível de percepção do paciente sobre a doença e o tratamento.
6. Avalie as condições de suporte social disponíveis. Quem é a pessoa mais importante para o paciente?
7. Pergunte ao paciente se alguma modalidade de medicina complementar ou alternativa está sendo utilizada para o tratamento do câncer. Esteja ciente de que muitos pacientes procuram ervas e outros remédios, apesar da falta de evidências científicas de qualquer benefício. Incentive o paciente e sua família a discutir o uso de modalidades alternativas com o profissional de saúde, para garantir a segurança.
8. Tente ganhar força emocional para questionar sobre áreas potencialmente problemáticas. Pergunte se o paciente e a família têm um plano de cuidado apropriado para a fase final de vida.

Diagnósticos de enfermagem

- Ansiedade relacionada com o complexo processo da doença, opções de tratamento e prognóstico
- Enfrentamento ineficiente associado ao processo de mudanças de vida com relação à doença
- Medo da morte e de morrer.

Intervenções de enfermagem

Redução da ansiedade

1. Estabeleça e mantenha uma abordagem sem pressa, para dar ao paciente tempo para organizar seus medos, pensamentos e sentimentos.
2. Permita que o paciente compartilhe sentimentos sobre ter câncer.
3. Reflita e amplie percepções e julgamentos; tente reduzir a ansiedade por meio de reflexão e reorientação.
4. Reconheça sentimento de perda de controle.
5. Discuta métodos de redução do estresse (imagética, relaxamento).
6. Discuta os aspectos positivos do tratamento.
7. Incentive a expressão de emoções positivas – ênfase em viver no aqui e agora, maior apreciação da vida.
8. Reforce comportamentos de enfrentamento eficientes.
9. Incentive o paciente a se juntar a um grupo de apoio.
10. Permaneça disponível quando os problemas surgirem. Forneça ao paciente números de telefone de pessoas para as quais ele possa ligar quando necessário.
11. Inicie os encaminhamentos para serviços adicionais de reabilitação e psicossociais, conforme apropriado.

Promoção de uma abordagem efetiva

1. Incentive os pacientes e familiares a se inscreverem em programa de orientação sobre o câncer.
2. Estimule o paciente a aprender tudo sobre o plano de tratamento, porque isso promove um senso de controle.
3. Forneça cuidados físicos especializados e instrua o paciente sobre os cuidados.
4. Auxilie o paciente no fortalecimento do sistema de apoio (família, amigos, visitantes, equipe de saúde e voluntários, grupos de apoio) – isso fortalece a autoestima por meio da experiência de se sentir aceito e valorizado.
5. Ajude o paciente a reajustar expectativas e metas continuamente.
6. Apoie o paciente nos mecanismos de enfrentamento escolhidos.

Avaliação do medo da morte

1. Informe ao paciente e à sua família sobre o prognóstico e as opções de tratamento em fase final da vida, conforme descrito pelo médico do paciente. Seja direto, fale das estatísticas, mas enfatize os aspectos positivos da situação.
2. Avalie e respeite as crenças do paciente.
3. Ajude o paciente e a família a concordarem com as metas.
4. Facilite o apoio emocional ao paciente.
5. Forneça suporte ao luto dos sobreviventes.

Reavaliação: resultados esperados

- Conversa sobre os sentimentos e pratica a redução do estresse
- Paciente e família frequentam o programa de orientação sobre o câncer
- Faz perguntas sobre o prognóstico e define metas para o atendimento.

Sobrevivência

Com o diagnóstico precoce e melhor tratamento, cada vez mais pacientes estão sobrevivendo ao câncer. Estimativas recentes mostram que, a partir de 2016, o número de sobreviventes de câncer ultrapassou 16 milhões. Esse aumento contínuo esperado em sobreviventes de câncer coloca pressão sobre o sistema de prestação de cuidados de saúde. Os prestadores de cuidados primários e os oncologistas não conseguem acompanhar o número cada vez maior de pacientes que completam o tratamento.

A supervisão de um profissional de saúde é importante na transição do cuidado do paciente em tratamento ativo do câncer para o grupo dos sobreviventes. Infelizmente, muitas necessidades dos sobreviventes de câncer não estão sendo atendidas. Em 1986, foi criado o National Coalition for Cancer Survivorship, grupo para tratar dessas questões. Quase duas décadas depois, centros de câncer credenciados agora são obrigados a ter programas de sobrevivência. Os enfermeiros têm possibilidade única de ajudar e cuidar de pacientes que sobreviveram ao câncer, além de melhorar a qualidade do atendimento e os resultados dos pacientes.

Princípios do cuidado de pacientes sobreviventes

1. Assistência ao paciente sobrevivente do câncer é o processo de aprendizado de viver com o câncer e depois dele.
2. Os objetivos dos programas para pacientes sobreviventes ao câncer, conforme recomendado pela ASCO, incluem o seguinte:
   a. Prevenção de recidiva e de novo câncer.
   b. Vigilância para disseminação ou recorrência do câncer.
   c. Avaliação dos efeitos clínicos e psicológicos tardios da terapia.
   d. Adesão e intervenções para consequências do câncer e seu tratamento.
   e. Coordenação entre especialistas e outros profissionais de saúde.
3. Existem diferentes modelos de programas para pacientes sobreviventes ao câncer. A maioria inclui uma visita de transição no fim do tratamento. Durante essa visita, os sintomas atuais são abordados e os pacientes recebem um plano de cuidados e orientações para incluir prevenção de cânceres recorrentes e novos, vigilância e efeitos tardios, promoção da saúde e um plano de acompanhamento.

4. Essas visitas são frequentemente realizadas por médicos e/ou enfermeiros. Enfermeiros, no entanto, têm um papel fundamental nesses programas. Como os pacientes geralmente recebem assistência de cada uma das áreas envolvidas no tratamento (oncologia médica, cirúrgica e de radioterapia), os enfermeiros têm as habilidades para integrar, coordenar os cuidados e atuar como defensores dos pacientes. Enfermeiros possuem as habilidades e os conhecimentos necessários para orientar e gerenciar os efeitos colaterais relacionados com o tratamento.

Manejo e intervenções de enfermagem

1. Perceba que os próprios pacientes têm dificuldade para se adaptar à vida após o tratamento do câncer. Eles são frequentemente desafiados com efeitos colaterais a longo prazo, tanto físicos quanto psicológicos.
2. Oriente sobre os sintomas de recorrência, identificação de efeitos colaterais tardios e adoção de mudanças saudáveis no estilo de vida.
3. Certifique-se de que o paciente tenha um provedor de cuidados de saúde especializados que atenda especificamente às necessidades após sobreviver ao câncer e coordene os encaminhamentos para especialistas, conforme a necessidade.

Cuidado paliativo

Cuidado paliativo ao paciente com câncer é a integração de terapias que abordam os múltiplos problemas que causam sofrimento aos pacientes e suas famílias. É a assistência ao ser humano como um todo ao longo da trajetória da doença, não apenas no fim da vida, para promover a qualidade de vida e aliviar o sofrimento. O cuidado paliativo compreende o manejo da dor, bem como de outros problemas físicos, psicológicos e espirituais, e pode ser integrado ao tratamento antineoplásico e à terapia de prolongamento da vida. O modelo de cuidados paliativos fornece cuidados intensivos no fim da vida, serviços de luto e apoio da família após a morte de um ente querido. Embora os cuidados paliativos sejam apropriados para muitos pacientes com câncer, não se limitam ao câncer; muitos transtornos neurológicos, distúrbios cardíacos, pulmonares e outros tipos de distúrbios exigem cuidados paliativos em suas formas mais graves ou avançadas.

Existem programas hospitalares e comunitários, bem como instituições para pacientes internados e serviços de assistência domiciliar (incluindo cuidados paliativos). O cuidado de pacientes com doenças em estágio avançado, como o câncer, e o fato de ter que lidar com a morte é parte integrante da enfermagem oncológica. Cuidados paliativos foram adicionados ao currículo de muitas escolas de medicina e de enfermagem nos últimos anos.

Princípios de cuidados paliativos

1. Cuidados paliativos pedem uma abordagem de equipe interdisciplinar, incluindo especialistas em medicina, enfermagem, serviço social, nutrição e líderes religiosos. Essa abordagem em equipe é necessária para fazer as avaliações e instituir as intervenções apropriadas.
2. Os componentes essenciais dos cuidados paliativos são o alívio do sofrimento causado pelos sintomas, melhoria da qualidade de vida, comunicação aberta e regular com os pacientes, para fornecer cuidados adequados e apoio psicossocial para pacientes e familiares.
3. O objetivo é proporcionar conforto e manter a melhor qualidade de vida possível, pelo maior tempo possível.
4. O enfoque tradicional dos cuidados paliativos não está na morte, mas em uma assistência humanizada e especializada ao indivíduo. Baseia-se em uma compreensão abrangente do sofrimento do paciente e objetiva proporcionar o alívio efetivo da dor e o controle dos sintomas para pacientes gravemente enfermos, melhorando a qualidade de vida.

Cuidado no fim da vida

- *Hospice*[6] e cuidados paliativos prestam assistência durante a doença progressiva, mas a elegibilidade para *hospice* só começa quando o paciente tem uma expectativa de vida de 6 meses ou menos. Em contraste, os cuidados paliativos começam quando o paciente é diagnosticado com uma doença que limita a expectativa de vida. Reconhece que os objetivos do atendimento podem mudar, mas o foco é sempre na qualidade de vida
- Infelizmente, *hospice* é equiparado ao cuidado de moribundos, fazendo com que seja subutilizado. Desse modo, muitos pacientes vivem apenas por alguns dias depois de entrar em contato com o *hospice*
- Foi demonstrado que o encaminhamento precoce para os cuidados paliativos e para o *hospice* não apenas melhora os sintomas e a qualidade de vida do paciente, mas também melhora a sobrevida
- Os cuidados no *hospice* e os cuidados paliativos oferecem cuidados no fim da vida, que podem ser alcançados com:
  a. Melhoria do bem-estar físico, por meio do controle efetivo dos sintomas: dor, náuseas, vômito, constipação intestinal, insônia.
  b. Melhoria do bem-estar psicológico, por meio do manejo de ansiedade, depressão, medo, negação e falta de esperança. Servem para promover o oposto: felicidade, prazer e lazer.
  c. Melhoria do bem-estar social, abordando o ônus financeiro, a sobrecarga do cuidador, os papéis e relacionamentos, o afeto, a função sexual e as preocupações com a aparência.
  d. Melhoria do bem-estar espiritual, por meio da minimização do sofrimento e, em vez disso, concentrar-se nas crenças religiosas, na esperança e no sentido da vida.

Manejo e intervenções de enfermagem

1. Proporcione alívio da dor, controle dos sintomas (dispneia, náuseas, constipação intestinal, ansiedade, agitação) e prevenção de complicações.
2. Incentive o paciente e a família a superarem sua situação atual.
   a. Incentive o paciente e a família a realizarem atividades agradáveis.
   b. Ajude o paciente e a família a se concentrarem nas alegrias presentes e passadas.
   c. Compartilhe histórias positivas e inspiradoras de esperança.
3. Facilite a participação em atividades religiosas ou espirituais.
4. Incentive as famílias a minimizarem o isolamento social.
5. Proporcione momentos de privacidade para os relacionamentos.
6. Discuta as questões de assistência na fase final da vida no início do plano de tratamento do paciente.

---

[6]N.R.T.: Em 1982, o Comitê de Câncer da Organização Mundial da Saúde (OMS) criou um grupo de trabalho para definir políticas para o alívio da dor e os cuidados do tipo *hospice* para pacientes com câncer, e que fossem recomendados em todos os países. Devido à dificuldade de tradução adequada do termo *hospice* em alguns idiomas, a OMS adotou a expressão *cuidados paliativos*, que também possui origem no latim *palliare* e significa "proteger, amparar". Apesar de o *hospice* ter os mesmos princípios de conforto e apoio, os cuidados paliativos são oferecidos desde o início do processo da doença. O tratamento de um paciente com câncer não é interrompido por ele estar recebendo cuidados paliativos. Um *hospice* é um espaço de acolhimento aos pacientes que se encontram fora das possibilidades de tratamentos curativos, ou seja, ele se concentra em cuidar, e não em curar. Quando um paciente tem um diagnóstico terminal (geralmente definido como tendo uma expectativa de 6 meses ou menos de vida) e está se aproximando do fim da vida, ele pode passar a receber apenas os cuidados paliativos – *http://www.oncoguia.org.br/conteudo/perguntas-e-respostas-sobre-cuidados-paliativos/4789/112/*.

7. Incentive os pacientes a expressarem suas preferências sobre o fim da vida, na forma de um documento legal.
   a. As diretrizes antecipadas, como ordens médicas para tratamento de manutenção da vida ou procuração de assistência à saúde e procuração durável, permitem a recusa de tratamento adicional ou autorizam um membro da família ou amigo a tomar decisões para o paciente (ver p. 159).
   b. Após a discussão com o paciente e a família, o prestador de cuidados primários, em um ambiente de internação, pode escrever ordens com base nas diretivas, como "não reanimar".
8. Faça encaminhamentos para atendimento temporário, aconselhamento, atendimento religioso e serviços funerários, conforme a necessidade.
9. Ajude os pacientes e seus familiares nas decisões de manutenção ou interrupção de terapias de suporte à vida e transferência para instituições de internação ou sua alta, explicando os tratamentos e esclarecendo como se encaixam aos objetivos terapêuticos.
10. Promova a prática ética, organizando visitas (*rounds*) interdisciplinares para pacientes com questões de doença terminal, estabelecendo uma parceria na assistência aos membros da família, colaborando com outros enfermeiros que passaram por situações semelhantes e consultando o comitê de ética de sua instituição.

Alerta de enfermagem
É importante que os profissionais de saúde tenham discussões abertas e francas com os pacientes sobre suas preferências com relação aos cuidados no fim de vida. Essa discussão não deve ser iniciada durante um evento com risco à vida, quando os pacientes e as famílias estão estressados e se sentem pressionados a tomar uma decisão.

BIBLIOGRAFIA

American Cancer Society. (2017). American Cancer Society guidelines on nutrition and physical activity for cancer prevention: Reducing the risk of cancer with healthy food choices and physical activity. Available: *https://www.cancer.org/healthy/eat-healthy-get-active/acs-guidelines-nutrition-physical-activity-cancer-prevention/guidelines.html*

American Cancer Society. (2016). Global facts & figures. Available: *www.cancer.org/Research/CancerFactsFigures/GlobalCancerFactsFigures/index*

American Cancer Society. (2018). Cancer facts & figures. Available: *https://www.cancer.org/content/dam/cancer-org/research/cancer-facts-and-statistics/annual-cancer-facts-and-figures/2018/cancer-facts-and-figures-2018.pdf*

American Joint Committee on Cancer. (2017). *Cancer staging manual* (8th ed.). Philadelphia, PA: Springer International Publishing.

Cancer.Net. Available: *https://www.cancer.gov/about-cancer/treatment/clinical-trials*

Centers for Disease Control and Prevention (2018). Vaccine schedules. Available: *https://www.cdc.gov/vaccines/schedules/hcp/index.html*

Chan, A. T. (2016). Metformin for cancer prevention: A reason for optimism. *The Lancet Oncology, 17*(4), 407–409.

Denmark-Wahnefried, W., Rogers, L., Alfano, C., et al. (2015). Practical clinical interventions for diet, physical activity, and weight control in cancer survivors. *CA—Cancer Journal for Clinicians, 65*, 167–189.

Devita, V. T., Lawrence, T. S., & Rosenberg, S. A. (2014). *Cancer: Principles and practice of oncology* (10th ed.). Philadelphia, PA: Wolters Kluwer.

Gonzoles-Rodrigues, E. (2016). Immune checkpoint inhibitors: Review and management of endocrine adverse events. *The Oncologist, 21*, 1–13.

Hui, D., & Bruera, E. (2014). A personalized approach to assessing and managing pain in patients with cancer. *Journal of Clinical Oncology, 32*(16), 1640–1646.

Lawrence, H. K., Doyle, M. S., McCullough, M., et al. (2012). American Cancer Society guidelines on nutrition and physical activity for cancer prevention: Reducing the risk of cancer with healthy food choices and physical activity. *CA—Cancer Journal for Clinicians, 62*, 30–67.

National Comprehensive Cancer Network. (2016). Clinical practice guidelines in oncology: Version 2.2016 Antiemesis. Available: *www.nccn.org*

National Comprehensive Cancer Network. (2018). Clinical practice guidelines in oncology. Available: *www.nccn.org*

Neuss, M. N., Polovich, M., & McNiff, K. (2013) Updated American Society of Clinical Oncology/Oncology Nursing Society Chemotherapy Administration Safety standards including standard for the safe administration and management of oral chemotherapy. *Oncology Nursing Forum, 40*(3), 225–233.

Oncology Nursing Society. (2012). *Manual for radiation oncology nursing practice and education* (4th ed.). Pittsburgh, PA: Author.

Oncology Nursing Society. (2014). *Chemotherapy and biotherapy: Guidelines and recommendations for practice* (4th ed.). Pittsburgh, PA: Author.

Patrignani, P., & Patrrona, C. (2016). Aspirin and Cancer. *Journal of the American College of Cardiology*, 68(9), 967–976.

Pi, J., Kang, Y., Smith, M., et al. (2016). A review in the treatment of oncologic emergencies. *Journal of Oncology Pharmacy Practice, 22*(4), 625–638.

Powell, L. L., & Seibert, S. M. (2017). Cancer survivorship, models and care plans: A status update. *Nursing Clinics of North America, 52*, 193–209.

Salins, N., Ramanjulu, R., Patra, L., et al. (2016). Integration of early specialist palliative care and patient related outcomes: A critical review of evidence. *Indian Journal of Palliative Care, 22*(3), 252–257.

Smith, R., Andrews, K. et al. (2017). Cancer screening in the United States, 2017: A review of current American Cancer Society guidelines and current issues in cancer screening. *CA_Cancer journal for Clinicians*, 67, 100–121.

Stricker, C. T., & O'Brien, M. (2014). Implementing the commission on cancer standards for survivorship care plans. *Clinical Journal of Oncology Nursing, 18*(1), 15–22.

Visavanathan, K., Hurley, P., Bantug, E., et al. (2013). Use of pharmacologic interventions for breast cancer risk reduction: American society of clinical oncology clinical practice guideline. *Journal of Clinical Oncology, 31*(23), 2942–2962.

Yarbro, C. H., Wujciki, D., & Gobel, B. H. (2018). *Cancer nursing: Principles and practice* (8th ed.). Boston, MA: Jones & Bartlett.

CAPÍTULO

9

Assistência ao Idoso e ao Paciente com Deficiência

CONSIDERAÇÕES GERAIS E AVALIAÇÃO

A realização de uma avaliação geriátrica ampla é essencial para entender as necessidades holísticas de saúde dos idosos. Deve ser realizada por uma equipe interdisciplinar, que normalmente inclui enfermeiro geriatra, médico geriatra e assistente social. Outros membros da equipe podem incluir farmacêutico, fisioterapeuta, terapeuta ocupacional e nutricionista. O Hartford Institute for Geriatric Nursing fornece muitas ferramentas para a avaliação de idosos em seu *site* (*www.consultgerirn.org/resources*).

Alterações normais decorrentes do envelhecimento

Há uma série de mudanças normais relacionadas com o processo de envelhecimento que ocorrem nos principais sistemas orgânicos. Essas mudanças podem se apresentar em momentos diferentes para pessoas diferentes. É importante ser capaz de diferenciar entre alterações normais e anormais em pacientes idosos e orientar pacientes e familiares sobre essas diferenças.

Mudanças na visão

Características

1. Diminuição da acuidade visual.
2. Redução dos campos visuais, resultando em diminuição da visão periférica.
3. Diminuição da adaptação ao escuro.
4. Elevação do limiar mínimo de percepção da luz.
5. Presbiopia (hipermetropia) devido à redução da acomodação visual, causada pela perda de elasticidade do cristalino.
6. Diminuição da discriminação de cores em decorrência da opacificação (amarelamento) do cristalino; cores com comprimentos de onda curtos, como azuis e verdes, são mais difíceis de enxergar.
7. Maior sensibilidade ao brilho.
8. Diminuição da percepção de profundidade.
9. Diminuição da produção de lágrimas.
10. Esteja ciente de que pacientes com visão reduzida podem experimentar sentimentos de depressão ou ansiedade.

Resultados da avaliação

1. Arco senil – depósitos de lipídios ao redor do olho, vistos como um círculo branco ao redor da íris; não causa deficiência visual.
2. Cataratas – turvação do normalmente claro cristalino. (Isso resulta no espessamento do cristalino e diminuição da permeabilidade; observado no exame com um oftalmoscópio; imprecisão da visão, sensação de olhar através de um papel encerado. A catarata causa borrões, sensibilidade à luz e/ou visão dupla.)
3. Degeneração macular – decorrente de danos à mácula, que resultam em perda da visão central. (Os objetos parecem borrados ou distorcidos ou não são vistos.)
4. Glaucoma – aumento da pressão intraocular evidenciado pelo teste do tonômetro. (Resulta em falta de foco, "halos" coloridos ao redor das luzes, dor ou hiperemia ocular, perda da visão periférica.)
5. Tamanho menor da pupila.
6. Queixas sobre a diminuição da capacidade de ler, desconforto com a luz, alterações na percepção de profundidade, quedas, colisões, dificuldade em lidar com objetos pequenos, dificuldade nas atividades da vida diária (AVDs) e visão em túnel.
7. Olhos secos e vermelhos.
8. Flutuadores vítreos, que são *flashes* de luz no campo visual.

Considerações de enfermagem e orientação ao paciente

1. Certifique-se de que os objetos estejam no campo visual do paciente e não mova objetos ao redor.
2. Use letras grandes para rotular medicamentos e para qualquer informação por escrito.
3. Permita que a pessoa tenha mais tempo para se concentrar e se ajustar ao ambiente.

4. Evite brilho – usar óculos escuros pode ajudar.
5. Use luz noturna para ajudar com problemas de adaptação ao escuro.
6. Use vermelho e amarelo para estimular a visão.
7. Marque as bordas das escadas e degraus para ajudar a lidar com dificuldades de percepção de profundidade.
8. Use telescópios microspirais ou lupas e iluminação de alta intensidade.
9. Incentive o exame oftalmológico anual e/ou encaminhe para exame se as alterações na visão piorarem (p. ex., luzes piscando nos campos visuais ou "véu sobre os olhos").
10. Estimule o uso de colírios isotônicos, conforme a necessidade, para diminuir a secura dos olhos.
11. Incentive o uso de dispositivos que auxiliem a visão, como lente de aumento, lente de filtragem de luz, lentes telescópicas ou dispositivos eletrônicos.
12. Se o paciente relatar depressão ou ansiedade, encaminhe-o para avaliação adicional dos sintomas.
13. Forneça contatos de associações de apoio ou de orientação para pessoas com deficiências visuais.

Mudanças na audição

Características

1. Aproximadamente 30 a 50% das pessoas com mais de 65 anos têm perda auditiva significativa.
2. Dois tipos principais de distúrbios auditivos são comuns na população idosa.
   a. Perda neurossensorial – perda bilateral progressiva e irreversível da percepção de tons agudos, frequentemente associada ao envelhecimento. Essa condição resulta em dificuldade para discriminar sons. As ondas sonoras atingem a orelha interna, mas não são adequadamente transmitidas ao cérebro.
   b. Surdez de condução – resulta do bloqueio ou comprometimento do movimento mecânico na orelha externa ou média (também é uma condição patológica). As ondas sonoras não são conduzidas à orelha interna, resultando em sons abafados.
3. A perda auditiva em idosos geralmente é uma complicação combinada. A maior parte da perda se deve a alterações nos nervos auditivos ou deterioração das estruturas do ouvido. Também pode haver danos em outros nervos, além do auditivo. A presbiacusia e a surdez central podem resultar em perda auditiva permanente; já a surdez de condução é reversível.
4. Progressão da perda de audição para tons agudos ou de alta frequência para uma perda geral de tons graves e agudos.
5. Consoantes (sons mais agudos) não são bem ouvidas.
6. A perda auditiva aumenta com a idade e é maior nos homens.
7. Aumento do limiar sonoro (ou seja, são necessários sons mais altos para estimular o idoso).
8. Diminuição na discriminação da fala, especialmente com ruído de fundo.
9. A impactação de cerume, causa mais comum de perda auditiva condutiva, é reversível.

Resultados da avaliação

1. Volume mais alto da fala do próprio paciente.
2. O paciente vira a cabeça em direção a quem está falando.
3. Solicita a quem fala que repita o que disse.
4. Respostas inadequadas, mas de outro modo cognitivamente intactas.
5. A pessoa pode se retrair, demonstrar um curto período de atenção e ficar frustrada, com raiva e deprimida.
6. Falta de resposta a um barulho alto.

Considerações de enfermagem e orientação ao paciente

1. Esteja ciente de que a perda auditiva pode afetar a segurança e a qualidade de vida dos pacientes idosos de várias maneiras. Por exemplo, o paciente idoso pode não ouvir instruções, sinais de alerta, telefones ou tráfego próximo. A perda auditiva pode contribuir para o isolamento social e baixa autoestima.
2. Sugira a realização de audiometria com um fonoaudiólogo para avaliação adicional e consideração de um dispositivo assistivo.
3. Olhe diretamente para que o paciente possa ler os lábios.
4. Use gestos e objetos para ajudar na comunicação verbal.
5. Toque na pessoa para chamar sua atenção antes de falar.
6. Fale no ouvido do paciente de maior acuidade.
7. *Não grite.* Gritar aumenta o tom da voz e pacientes idosos são incapazes de ouvir tons agudos. Tente falar em um tom de voz mais profundo ou mais baixo.
8. Fale devagar e com clareza.
9. Sugira o uso de amplificadores em telefones e alarmes.
10. Permita um tempo maior para que a pessoa responda às suas perguntas.
11. Avalie os canais auditivos regularmente e auxilie na remoção do cerume. A remoção de cerume pode ser facilitada por meio de:
    a. Uso de agentes ceruminolíticos, como o peróxido de carbamida, 10 gotas no ouvido afetado, 2 vezes/dia durante 5 dias, seguido de lavagem da orelha e do ouvido com água morna em uma seringa para irrigação de 50 mℓ ou um dispositivo eletrônico de irrigação.
    b. Uso cuidadoso de cotonete para remover mecanicamente o cerume.
12. Forneça contatos de associações de apoio ou de orientação para pessoas com deficiências auditivas.

Mudanças no olfato

Características

1. As alterações no olfato resultam de distúrbios do seio nasal, que impedem que os odores alcancem os receptores olfatórios; também decorrem de diminuição das fibras nervosas, lesão crônica causada por infecções ou sangramento.
2. A discriminação de odores frutados parece persistir por mais tempo.
3. Geralmente, a perda de olfato é maior nos homens do que nas mulheres.

Resultados da avaliação

1. Incapacidade de perceber odores desagradáveis, como o de fogo, suor ou perfume excessivo.
2. Diminuição do apetite.

Considerações de enfermagem e orientação ao paciente

1. Mudanças relacionadas com o envelhecimento podem afetar a segurança e a qualidade de vida. Por exemplo, um indivíduo idoso pode não reconhecer o cheiro de fumaça ou gás.
2. A incapacidade de sentir o cheiro da comida pode causar uma diminuição no consumo de alimentos nutritivos.
   a. Na hora das refeições, nomeie os itens alimentícios e dê tempo à pessoa para pensar no cheiro ou sabor da comida.
   b. Sugira o uso de temperos e aromas mais fortes para estimular o olfato.

Mudanças no paladar

Características

1. A quantidade de papilas gustativas diminui com a idade, especialmente nos homens. Pessoas com mais de 60 anos já perderam metade de suas papilas gustativas. Aos 80 anos, apenas um sexto das papilas gustativas permanece intacto.
2. A perda de papilas gustativas ocorre da parte anterior para a posterior (o paladar de doces e salgados perde-se primeiramente, enquanto sabores amargos e azedos permanecem por mais tempo).

Resultados da avaliação

1. Queixas de que comida não tem sabor.
2. Uso excessivo de açúcar e sal.
3. Incapacidade de identificar alimentos.
4. Diminuição do apetite e perda de peso.
5. Diminuição do prazer de comer.

Considerações de enfermagem e orientação ao paciente

1. Mudanças associadas ao envelhecimento podem afetar a segurança. Por exemplo, o idoso pode não ser capaz de identificar comida estragada.
2. Sirva refeições de forma atraente e separe os diferentes tipos de alimentos.
3. Varie a textura dos alimentos.
4. Incentive a higiene bucal.
5. Tempere a comida.

Mudanças na percepção cinestésica

Características

1. Com a idade, receptores localizados nas articulações e músculos que orientam a localização espacial perdem sua capacidade de funcionar. Como consequência, ocorre mudança no equilíbrio.
2. Para os idosos, é comum andar com passos mais curtos, erguer menos as pernas, necessitar de maior amplitude de base e ter tendência a se inclinar para a frente.
3. Com a idade, diminui a capacidade de impedir a ocorrência de queda.

Resultados da avaliação

1. Alterações na postura, capacidade de movimentação e marcha.
2. Queixa de tontura.

Considerações de enfermagem e orientação ao paciente

1. Posicione itens ao alcance do paciente.
2. Dê mais tempo para que a pessoa se movimente com calma.
3. Tome precauções para evitar quedas.
4. Sugira fisioterapia com treinos para o equilíbrio após períodos de imobilidade prolongada.

Alterações cardiovasculares

Características

1. Com a idade, as valvas do coração tornam-se espessas e rígidas como resultado de esclerose e fibrose, em associação com qualquer doença cardíaca já existente.
2. Os vasos sanguíneos também se tornam espessos e rígidos, resultando na elevação da pressão sanguínea, o que ocorre com metade da população dos EUA com mais de 65 anos.
3. A frequência cardíaca máxima e a capacidade aeróbica diminuem com a idade.
4. Tem resposta mais lenta ao estresse. Uma vez que a frequência cardíaca se eleva, demora mais para retornar ao valor basal.
5. Há declínio no consumo máximo de oxigênio.
6. Cerca de 50% dos idosos apresentam eletrocardiograma anormal em repouso.
7. Alterações sutis nas paredes das artérias resultam em vascularização menos flexível.
8. Ocorre diminuição da sensibilidade dos barorreceptores.

Resultados da avaliação

1. Nível de elevação da pressão arterial (PA) acima dos 60 anos que requer tratamento é aquele maior ou igual a 150/90 mmHg ou maior ou igual a 140/90 mmHg para adultos com diabetes e doença renal.
2. Taquicardia prolongada pode ocorrer após estresse.

Baseado em evidências
James, P. A., Oparil, S., Carter, B.L. *et al.* (2014). Evidence-based guideline for the management of high blood pressure in adults. Report from the panel members appointed to the Eighth Joint National Committee (JNC 8). *JAMA, 311*(5), 507-20.

Considerações de enfermagem e orientação ao paciente

1. Incentive a aferição regular da PA, bem como modificações no estilo de vida e adesão à medicação, se indicada, para hipertensão.
2. Verifique as alterações da PA relacionadas com postura, para detectar hipotensão ortostática e prevenir quedas. Instrua os pacientes a se levantarem lentamente.
3. Encoraje um período mais longo de descanso após o exercício, para retornar à função cardíaca basal.
4. Incentive a atividade física moderada: caminhar, andar de bicicleta ou nadar por 30 min, 5 vezes/semana (150 minutos por semana), além de exercícios de fortalecimento muscular 2 vezes/semana.

Alterações pulmonares

Características

1. Com a idade, ocorre um enfraquecimento dos músculos respiratórios intercostais e a complacência elástica da parede torácica diminui.
2. Não há mudança na capacidade pulmonar total; no entanto, o volume residual e a capacidade residual funcional aumentam.
3. A pressão parcial de oxigênio diminui com a idade devido à desproporcionalidade entre ventilação e perfusão. No entanto, os pacientes idosos não são hipóxicos sem uma doença coexistente.
4. Há redução no transporte de muco ou da funcionalidade do sistema ciliar. Portanto, ocorre diminuição da limpeza de muco e corpos estranhos, incluindo bactérias.

Resultados da avaliação

1. Tosse prolongada, incapacidade de produzir secreções.
2. Infecções respiratórias mais frequentes.

Considerações de enfermagem e orientação ao paciente

1. Pacientes idosos submetidos a tratamento cirúrgico devem realizar exercícios de inspiração profunda.
2. Ensine medidas para prevenir infecções pulmonares: evitar multidões durante a época de gripes e resfriados, lavar as mãos frequentemente e relatar sinais precoces de infecção.
3. Peça que evite fumar e a exposição ao fumo passivo.
4. Incentive a vacinação anual contra a gripe e a vacina contra pneumonia aos 65 anos ou conforme a necessidade.

Alterações imunológicas

Características

1. O funcionamento dos linfócitos T, como a imunidade mediada por células, diminui com a idade em decorrência da involução e atrofia do timo.
2. Ocorre diminuição da atividade dos linfócitos T auxiliares e há aumento da atividade supressora de células T.
3. Acontece o declínio do funcionamento das células B, como resultado das alterações nas células T.

Resultados da avaliação

1. Infecções mais frequentes.
2. Aumento da incidência de muitos tipos de câncer.

Considerações de enfermagem e orientação ao paciente

1. Instrua o paciente idoso sobre o risco maior de desenvolvimento de infecção, câncer e doenças autoimunes; portanto, o acompanhamento e a avaliação de rotina são essenciais.
2. Incentive práticas de estilo de vida saudável para manter a saúde ideal.

Alterações neurológicas

Características

1. Com a idade, ocorre uma perda gradual no número de neurônios, sem mudança importante nos níveis de neurotransmissores.
2. Certa atrofia do tecido cerebral é normal e não está relacionada com o comprometimento cognitivo.
3. Ocorre diminuição do tônus muscular, da velocidade motora e da velocidade de condução nervosa.
4. Há redução da velocidade da marcha de 1,6% ao ano após os 63 anos; diminuem o comprimento da passada e o movimento do braço.

Resultados da avaliação

1. Redução no sentido do posicionamento e da vibração.
2. Diminuição dos reflexos, possível ausência de movimento nos tornozelos.
3. Queixa de quedas e equilíbrio prejudicado.
4. Marcha com base mais ampla e redução do balanço dos braços.

Considerações de enfermagem e orientação ao paciente

1. Em decorrência das alterações na marcha, na força e das alterações sensoriais, é essencial ensinar técnicas de prevenção de quedas.
2. Ensine técnicas de segurança ambiental, incluindo uso de superfícies antiderrapantes, corrimãos firmemente presos, quantidade suficiente de luz, iluminação sem brilho, evitar pegar objetos baixos, uso de cadeiras com altura adequada e com braços, aplicação de tiras antiderrapantes ou instalação de tapetes na banheira ou no chuveiro, barras de suporte no vaso sanitário e na banheira/chuveiro, assentos sanitários elevados.
3. Indique a realização de inspeção domiciliar para avaliação de ambiente seguro. Um *checklist* de segurança ambiental pode ser obtido no *site* do National Safety Council (*www.nsc.org*).

Alerta de transição de cuidado
O uso de registros eletrônicos de assistência à saúde pode ajudar a reduzir readmissões hospitalares e melhorar os resultados do cuidado de pacientes idosos. Quando os enfermeiros trabalham em departamentos de tecnologia da informação (TI) para projetar a entrada de dados, como ferramentas de avaliação baseadas em evidências e de suporte de decisão, várias medidas sensíveis de qualidade em enfermagem apresentaram melhora. Um sistema especializado de suporte de decisão desenvolvido por enfermeiros foi incluído na avaliação de admissão de enfermagem, identificando idosos que precisavam da continuidade de cuidados após a alta, o que reduziu as taxas de readmissão hospitalar.

Baseado em evidências
Bowles, K. H., Hanlon, A., Holland, D., Potashnik, S.L., & Topaz, M. (2014). Impact of discharge planning decision support on time to readmission among older adult medical patients. *Professional Case Management, 19*(1), 29-38.

Alterações musculoesqueléticas

Características

1. Diminuição da massa muscular e da resistência, embora o descondicionamento físico possa ser um fator associado.
2. Redução da densidade óssea, menor nos homens que nas mulheres.
3. Diminuição da espessura e resiliência das cartilagens, com consequente aumento de rigidez nas articulações.
4. O nível de reabsorção óssea excede o de formação, resultando em declínio na densidade óssea.
5. Aumento de lesões nas cartilagens com a idade.

Resultados da avaliação

1. Atrofia muscular.
2. Maior incidência de fraturas.
3. Queixa de rigidez articular na ausência de artrite.
4. Diminuição da densidade óssea (menos de 2,5 desvios-padrão abaixo do normal).

Considerações de enfermagem e orientação ao paciente

1. A intervenção precoce para encorajar o exercício regular (incluindo exercícios com peso e treinamento com resistência) em pacientes idosos é importante para evitar a exacerbação dessas alterações normais.
2. Incentive o aumento da ingestão de cálcio e vitamina D e a diminuição do uso de álcool e nicotina.

Considerações sobre atendimento domiciliar e na comunidade

1. Incentive os idosos a participarem de 30 minutos de atividade física moderada, incluindo caminhada, ciclismo ou natação, pelo menos 5 vezes/semana, além de exercícios de fortalecimento muscular pelo menos 2 vezes/semana.
2. Para pacientes idosos que se exercitarem a menos de 80% da frequência cardíaca máxima (220 – a idade), o teste de estresse antes de iniciar um programa de exercícios não é necessário.
3. Para ajudar na adesão ao programa de exercícios, os idosos devem ser encorajados a se exercitarem em determinado período, para aliviar a dor antes de se exercitarem e para fazerem uma atividade que gostem. Forneça reforço positivo para aqueles que se exercitam e reforce continuamente os benefícios do exercício (aumento da resistência óssea, condicionamento cardiovascular, diminuição dos riscos de quedas, sensação geral de bem-estar).

Alterações endócrinas

Características

1. Redução da secreção de hormônios tróficos pela hipófise.
2. Liberação abrupta do hormônio do crescimento durante situações de estresse.
3. Vasopressina elevada (hormônio antidiurético); resposta exagerada à regulação osmótica.
4. Níveis elevados do hormônio foliculoestimulante e hormônio luteinizante, devido à redução na resposta do órgão-alvo.
5. Diminuição da secreção de insulina após as refeições; isso pode ocorrer em função do peso ou de fatores genéticos.

Resultados da avaliação

Geralmente assintomático.

Considerações de enfermagem e orientação ao paciente

1. Encoraje a avaliação de rotina para avaliação de elevação dos níveis sanguíneos de glicose – em jejum e pós-prandial.
2. Forneça orientação sobre uma dieta bem equilibrada.

Mudanças no sistema reprodutivo

Características

1. Nas mulheres, a menopausa leva à diminuição do tamanho dos ovários e da produção de hormônios. Isso resulta em involução uterina, atrofia vaginal e perda de massa mamária.
2. Com a idade, há risco aumentado de cistocele, retocele e prolapso uterino em mulheres.
3. Nos homens, a produção e a secreção de testosterona diminuem com a idade. No entanto, os níveis séricos podem estar na faixa mais baixa de normalidade até os 80 anos de idade.

Resultados da avaliação

1. Secura vaginal, dor na relação sexual.
2. Vaginite atrófica.
3. Incontinência urinária.

Considerações de enfermagem e orientação ao paciente

1. Sugira o uso de lubrificação adicional durante a relação sexual.
2. Alerte homens idosos sexualmente ativos que a espermatogênese pode manter-se até uma idade avançada.
3. Aborde os riscos e benefícios de uma terapia de reposição hormonal a curto prazo para alívio sintomático relacionado com a menopausa.
4. Encaminhe o paciente para avaliação adicional de incontinência urinária.

Mudanças renais e na composição corporal

Características

1. Aumento da gordura corporal e diminuição da massa muscular magra, mesmo quando o peso permanece estável.
2. Diminuição da função renal, medida pela taxa de filtração glomerular ou pela depuração da creatinina.
3. Apesar da redução nos níveis totais de creatinina, devido à diminuição da massa muscular no idoso, a creatinina sérica frequentemente permanece dentro da faixa de normalidade. Isso se deve à diminuição da eliminação da creatinina pelos rins.
4. Ocorre aproximadamente 10% de declínio no *clearance* de creatinina a cada década, após os 40 anos; no entanto, a creatinina sérica permanece relativamente inalterada.

Resultados da avaliação

1. Geralmente assintomático.
2. Aumento da incidência de anemia.

Considerações de enfermagem e orientação ao paciente

1. Esteja ciente de que, embora a creatinina sérica possa estar dentro da faixa normal, o *clearance* de creatinina pode estar reduzido. Para obter um valor preciso do *clearance* de creatinina em um idoso, a seguinte fórmula pode ser usada:

   (140 − idade) (peso [kg])/(72) (creatinina sérica [mg/dℓ]).

2. Medicamentos que são eliminados pelos rins podem ser administrados em doses reduzidas. As reações adversas e a toxicidade devem ser cuidadosamente monitoradas.
3. Considere as vantagens e desvantagens do manejo de medicamentos para anemia associada à doença renal.

Mudanças na pele

Características

1. O afinamento das três camadas da pele – epiderme, derme e tecido subcutâneo – leva à maior fragilidade e à diminuição da capacidade funcional de barreira a fatores externos.
2. Menos melanócitos e diminuição do bronzeamento.
3. Termorregulação de calor menos eficiente devido à redução no número de glândulas sudoríparas.
4. Pele mais seca, devido à redução no número de glândulas sebáceas, resultando na diminuição da produção de óleo.
5. Outras alterações da pele envelhecida incluem redução do estímulo sensorial, diminuição da elasticidade e comprometimento da resposta imune celular.

Resultados da avaliação

1. Pele seca e irritada.

Considerações de enfermagem e orientação ao paciente

1. O uso excessivo de sabonete pode ressecar a pele e deve ser evitado.
2. A avaliação cuidadosa da pele e a lubrificação são necessárias para evitar fissuras e lesões.
3. A regulação do calor deve ser controlada com o uso de roupas adequadas e evitando temperaturas extremas.
4. Evite a aplicação direta de calor ou frio extremos sobre a pele, pois podem ocorrer danos sem que o paciente perceba.
5. Incentive o uso de protetor solar durante as atividades ao ar livre.

Considerações sobre atendimento domiciliar e na comunidade

Xerose cutânea (pele seca) é um problema comum em pacientes idosos. O tratamento deve incluir:

1. Beber 2.000 mℓ de líquido por dia.
2. Imersão total do corpo em água morna (32,2°C a 40,6°C) por 10 min.
3. Uso de sabonete sem perfume e sem hexaclorofeno.
4. Aplicação de cremes, particularmente aqueles com alfa-hidroxiácidos, depois do banho e na hora de dormir.

Mudanças hematopoéticas

Características

1. Número inalterado de células-tronco de todas as três linhagens celulares; no entanto, a celularidade da medula óssea é reduzida em 33% durante a vida adulta.
2. Diminuição da atividade medular, especialmente em resposta ao estresse, como perda de sangue ou infecção.

Resultados da avaliação

Assintomático.

Considerações de enfermagem e orientação ao paciente

1. Anemia e granulocitopenia não são consequências normais do envelhecimento e devem ser investigadas.
2. Ensine os pacientes que não há necessidade de tomar ferro oral, a menos que haja diminuição real documentada nos níveis de ferro.
3. Incentive a reposição oral de vitamina B_{12} e folato para manejo de anemias associadas.

Apresentação alterada da doença

Características

1. Em parte por causa das mudanças fisiológicas que ocorrem com o envelhecimento, as manifestações de uma patologia no paciente idoso são menos dramáticas que as em pacientes mais jovens.
2. A maioria dos pacientes idosos tem, pelo menos, uma condição crônica. Essas condições coexistentes podem complicar a avaliação de novos sintomas.
3. Alguns fatores de risco aumentam a probabilidade de que haja uma apresentação alterada da doença: mais de 85 anos, múltiplas comorbidades, receber mais de cinco medicamentos e comprometimento cognitivo ou funcional.

Baseado em evidências

Smith, C. M., Cotter, V. (2016). Age-related changes in health. In M. Boltz, E. Capezuti, T. Fulmer, & D. Zwicker (Eds.), *Evidence-based geriatric nursing protocols for best practice* (5th ed., pp. 23-41). New York, NY: Springer Publishing Company.

Resultados da avaliação

1. Os indicadores clássicos de doença geralmente estão ausentes ou os distúrbios se apresentam de forma atípica (Tabela 9.1).
2. As pessoas idosas são menos propensas a relatar novos sintomas, pois tendem a atribuí-los ao envelhecimento ou às condições existentes. Muitos pacientes idosos minimizam os sintomas por medo de hospitalização ou custos com a assistência à saúde.

Considerações de enfermagem e orientação ao paciente

1. Suspeitar fortemente de doença subjacente se o idoso apresentar alteração aguda na cognição, no comportamento ou na função.

Tabela 9.1 Apresentação atípica de distúrbios no idoso.

Distúrbio	Apresentação atípica
Apendicite	• A dor pode ser difusa, não localizada no quadrante inferior direito
Distúrbio biliar	• Confusão mental, declínio da função e outros sintomas inespecíficos • Anormalidade nos exames de função hepática podem ser o único sinal
Embolia pulmonar	• Pode apresentar alteração no estado mental • Pode não apresentar febre, leucocitose ou taquicardia
Hipertireoidismo	• Apatia, palpitações, perda de peso, fraqueza
Hipotireoidismo	• Perda de peso
Infarto do miocárdio	• Dor torácica pode estar ausente • Pode apresentar síncope, dispneia, vômito ou confusão mental
Infecção do trato urinário	• Confusão mental
Infecção intestinal aguda	• Dor abdominal pode estar ausente • Pode apresentar estado de confusão aguda, leucocitose e acidose
Insuficiência cardíaca	• Inicialmente, pode haver mudança no estado mental e fadiga
Lúpus eritematoso sistêmico	• Pneumonite, nódulos subcutâneos e lesões discoides são mais comuns • Erupção malar, fenômeno de Raynaud e nefrite são menos comuns
Pneumonia	• Pode apresentar confusão mental • Febre e tosse podem estar ausentes
Septicemia	• Pode apresentar-se afebril
Úlcera perfurada	• A rigidez pode estar ausente até período tardio

Avaliação funcional

Avaliação funcional refere-se à medida da capacidade de um paciente de concluir tarefas funcionais e cumprir funções sociais, abrangendo especificamente a capacidade de concluir tarefas que vão desde o autocuidado simples a atividades mais complexas. Fornece ao enfermeiro dados objetivos para ajudar a determinar as necessidades do idoso e planejar intervenções. Nos EUA, tem sido prioridade do sistema de saúde a redução de readmissões hospitalares. Muitos programas podem ser bem-sucedidos. Uma característica comum na maioria dos programas é a necessidade de incluir a avaliação funcional.

Finalidade

1. A avaliação funcional é essencial no cuidado do idoso porque:
   a. Oferece abordagem sistemática para avaliar idosos quanto a déficits que geralmente não são detectados.
   b. Ajuda o enfermeiro a identificar problemas e utilizar recursos apropriados.
   c. Fornece uma maneira de avaliar progressos e declínios no decorrer do tempo.
   d. Auxilia o enfermeiro a avaliar a capacidade do paciente de viver sozinho com segurança.
2. O estado funcional inclui avaliação das alterações sensoriais, capacidade de completar as AVDs e AVDs instrumentais, dificuldades de marcha, equilíbrio e eliminação.

Instrumentos para medir a capacidade funcional

1. O estado funcional pode ser avaliado por vários métodos: autorrelato, observação direta ou relato familiar. A observação direta deve ser o método de escolha, quando possível.
2. O instrumento escolhido deve se basear na meta ou no objetivo específico da avaliação. Por exemplo, se o foco for dirigido na avaliação de autocuidado básico e mobilidade, o índice de Barthel deve ser usado. Ver p. 161 para referência (Mahoney e Barthel).
3. O Índice de Katz para AVD e AVDs instrumentais é outra escala de avaliação para medir a capacidade funcional. Use essa escala para determinar o nível de independência do idoso e repita periodicamente para comparar o nível de funcionamento ao longo do tempo. Ver p. 161 para referência (Katz *et al.*).
4. Medidas de desempenho, como a escala de equilíbrio e marcha de Tinetti ou o teste de sentar-levantar da cadeira, podem ser usadas para avaliar a funcionalidade de níveis mais complexos. Consulte um fisioterapeuta.

Avaliação psicossocial

Estado mental alterado

1. A avaliação do estado mental para detectar alterações na cognição envolve exame de memória, percepção, comunicação, orientação, cálculo, compreensão, resolução de problemas, processos de pensamento, linguagem, função executiva, habilidades visuoespaciais, abstração, atenção, afasia e apraxia.
2. A avaliação pode ser facilitada pelo uso de ferramentas de triagem cognitiva. Uma ferramenta comumente utilizada é o MiniExame do Estado Mental (MEEM), um instrumento de triagem cognitiva de 30 pontos que avalia a orientação em relação a tempo e espaço, registro e recordação, cálculo, habilidades de linguagem e habilidades visuoespaciais.
3. A pontuação total possível é 30. Uma pontuação dentre 24 e 30 sugere função cognitiva intacta; 20 a 23, há comprometimento cognitivo leve; 16 a 19, há comprometimento cognitivo moderado; e 15 ou menos, há comprometimento cognitivo grave. O MEEM pode ajudar a acompanhar a cognição do paciente ao longo do tempo e avaliar as alterações agudas e/ou crônicas.
4. Embora o sucesso na aplicação de escalas como essa tenha sido associado a presença de habilidades de linguagem, nível de educação e condição socioeconômica, essa escala continua a ser usada como uma ferramenta de triagem apropriada para função cognitiva anormal.
5. Outro instrumento de triagem cognitiva é o teste Mini-Cog, que é composto pela recordação de três itens, e o teste de desenho do relógio (TDR). O Mini-Cog pode ser aplicado em menos de 3 min, não parece ser afetado pelo nível de instrução do paciente

ou pelas habilidades de linguagem, e tem sido usado com sucesso para a detecção de demência em diversos contextos clínicos. O Mini-Cog pode ser aplicado da seguinte maneira:

a. Diga ao paciente que ouça atentamente, memorize e repita três palavras não relacionadas.
b. Diga ao paciente para desenhar a face de um relógio, incluindo números e ponteiros, para marcar uma hora específica. O TDR é considerado normal se todos os números estiverem presentes na sequência e posição corretas e os ponteiros mostrarem o horário solicitado.
c. Peça ao paciente para repetir as três palavras anteriormente mencionadas.
d. A falta de sucesso na recordação de todos os três itens sugere demência. O sucesso na recordação dos três itens sugere uma cognição intacta. Um TDR anormal com um a dois erros na recordação sugere demência. Um TDR normal com um erro na reavaliação não sugere demência.

6. A avaliação de alteração no estado mental ou no comportamento pode extrair critérios que levem ao diagnóstico de demência. É essencial diferenciar a demência do *delirium* (que é tratável e reversível).
7. O *delirium* é uma alteração no estado mental que apresenta início abrupto e é comumente causado por uma condição clínica subjacente, como infecção, desequilíbrio eletrolítico, intolerância ou toxicidade a medicamentos, descompensação cardíaca ou hipoxia.
   a. Tem início abrupto e o comportamento varia de hora em hora. Pode estar sobreposto à demência, dificultando a identificação.
   b. Níveis de consciência confusos, alterados ou flutuantes (letárgico a hipervigilante), baixa capacidade de atenção e alteração do ciclo sono-vigília. Alucinações (experiências sensoriais sem estímulo) são comuns.
   c. Reversível com tratamento da causa subjacente; no entanto, indivíduos com episódio de *delirium* não reconhecido e prolongado podem não retornar à sua linha basal cognitiva anterior.
   d. Subidentificado e associado a morbidade e mortalidade entre idosos.
8. A *demência* tem um início gradual. O comportamento é geralmente consistente e a desorientação ocorre mais tarde. A consciência não está diminuída, a capacidade de atenção geralmente não é reduzida e pode ocorrer a reversão dos ciclos dia-noite de sono-vigília, em vez de variação de hora a hora. Delírios (presença de falsas crenças fixas) são mais comuns que alucinações.

Atividades sociais e suporte

1. O suporte social para idosos é geralmente instrumental, informativo ou emocional. O ambiente social é importante no que diz respeito à recuperação de condições clínicas agudas e ao manejo de doenças crônicas.
2. Extraia as informações fazendo perguntas como:
   a. Com que frequência você socializa com outras pessoas?
   b. Com quem você socializa?
   c. De que tipo de atividades você gosta?
   d. Você gosta de socializar-se?
   e. A quem você pode pedir ajuda?
   f. Você conhece alguma igreja ou grupos comunitários aos quais possa pedir ajuda?

Estado emocional e afetivo

Características

1. A depressão pode se manifestar pela primeira vez na terceira idade e tem sido relacionada com as muitas mudanças que ocorrem com o envelhecimento:
   a. A independência dos filhos.
   b. O ajuste a novas rotinas associadas à aposentadoria.
   c. A perda de papéis sociais, renda, cônjuge, amigos, família, casa, animais de estimação, capacidade funcional, saúde e capacidade de participar de atividades de lazer, como a leitura.
   d. Mensagens de discriminação contra o idoso (ageísmo) de uma sociedade que encoraja e apoia a valorização da juventude.
2. A depressão também pode estar associada a condições subjacentes, como doença de Alzheimer, doença de Parkinson e acidente vascular cerebral, e ao uso de medicamentos, como anti-hipertensivos (betabloqueadores), antiartríticos e ansiolíticos.
3. A depressão é geralmente difícil de identificar em pacientes idosos, porque a apresentação é diferente daquela em pessoas mais jovens. Obtenha as seguintes informações para avaliar sinais de depressão:
   a. Queixas de insônia, perda de peso, anorexia e constipação intestinal (sintomas vegetativos).
   b. Ocorrência de anedonia (falta de alegria em atividades geralmente prazerosas).
   c. Diminuição de concentração, memória e tomada de decisão (síndrome da pseudodemência).
   d. Outras queixas somáticas, como diminuição do apetite, dores musculoesqueléticas, dor torácica e fadiga.
   e. História de doença crônica ou outros problemas de saúde.
   f. Medicamentos em uso.
4. Avalie a depressão usando a escala de depressão geriátrica como ferramenta de triagem para idosos sem comprometimento cognitivo ou com comprometimento leve. A escala Cornell de depressão em demência pode ser usada como ferramenta de triagem para idosos com demência.
5. O suicídio é, às vezes, associado à depressão, sendo as taxas de suicídio nos EUA especialmente altas em homens brancos mais velhos. Avalie o risco de suicídio.
6. A dor é subavaliada e pode não ser tratada de maneira adequada em pacientes idosos, contribuindo para a ocorrência de sintomas depressivos. Avalie a dor com perguntas e por meio de observação, e adote medidas apropriadas para instituir medidas de conforto ao paciente.

Considerações de enfermagem e cuidados com o paciente

1. O tratamento da depressão deve ser realizado em pacientes idosos e inclui terapia medicamentosa, psicoterapia e, em alguns casos, terapia eletroconvulsiva.
2. Complemente as medidas terapêuticas, proporcionando oportunidades que aumentem a autoestima do paciente.
   a. Incentive a participação em atividades significativas.
   b. Promova a autoimagem positiva do paciente.
   c. Ajude o paciente a desenvolver um senso de domínio.
   d. Incentive a reminiscência de eventos passados significativos.
3. Ajude o paciente a identificar e usar suportes sociais.
4. Para complicações comportamentais (agitação, comportamento combativo ou irritabilidade), considere opções como aromaterapia, musicoterapia, terapia com animais de estimação, técnicas de relaxamento, massagem ou atividade física.

Motivação em pacientes idosos

Características

1. A motivação é uma variável importante na capacidade de o idoso se recuperar de qualquer evento incapacitante e de manter um nível mais alto de bem-estar.
2. Entender os fatores motivacionais individuais para participar de atividades de promoção da saúde, como exercícios, é uma abordagem que pode melhorar a adesão. É possível avaliar a motivação de um paciente para cumprir um determinado plano de tratamento e adotar intervenções para ajudar a melhorar sua motivação.
3. Fatores que influenciam a motivação no idoso incluem:
   a. Necessidades, como fome.
   b. Experiências passadas, especificamente com profissionais de saúde.
   c. Atitudes negativas com relação ao envelhecimento.

d. Expectativas de desempenho ou crença na própria capacidade de realizar uma atividade específica.
e. Expectativas de resultados ou crença de que, se uma atividade específica for realizada, haverá um resultado esperado.
f. O custo de realizar uma atividade específica em termos de tempo, dinheiro, dor, fadiga ou medo.
g. Fatores internos, como alterações sensoriais, estado cognitivo, resiliência e reações adversas de medicamentos.
h. Fatores externos, como normas sociais (particularmente se essas normas forem conflitantes com o tratamento) e a influência do suporte social.

4. Dificuldades de motivação devido a diferenças associadas ao envelhecimento incluem:
   a. Mudança da motivação pela realização para a motivação conservadora.
   b. Estabelecimento de recompensas significativas para pessoas idosas, devido a perdas.
   c. Maior significado colocado na importância de uma tarefa; mais significativo para a pessoa com mais idade.
   d. Evidências de que os idosos não se saem bem nas tarefas se lhes for pedido para fazê-las rapidamente, dentro de um tempo determinado ou em uma situação estressante.
   e. Maior importância dada ao custo de participar de uma atividade; o medo de fracassar pode ser expresso como aumento da ansiedade ou diminuição da disposição para assumir riscos.
5. O Ciclo Motivacional (Figura 9.1) pode ser usado para avaliar a motivação no idoso.
   a. A motivação é influenciada por crenças sobre benefícios físicos e emocionais, experiências de domínio, cuidado individualizado, suporte social, meio ambiente, objetivos, sensações físicas e novas atividades.
   b. A motivação pode ser aumentada ao se fortalecerem as crenças sobre os benefícios potenciais, proporcionando oportunidades que acarretem domínio de situações, identificando abordagens e metas de cuidado individualizadas, usando suportes sociais, acessando ambientes de apoio, diminuindo sensações desagradáveis e experimentando novas atividades.

Considerações de enfermagem e cuidados com o paciente

1. As estratégias para melhorar a motivação incluem:
   a. Estabeleça quais estratégias de motivação estão sendo discutidas. Envolva o paciente, a família e os profissionais de saúde na definição de metas de cuidado centradas no paciente.

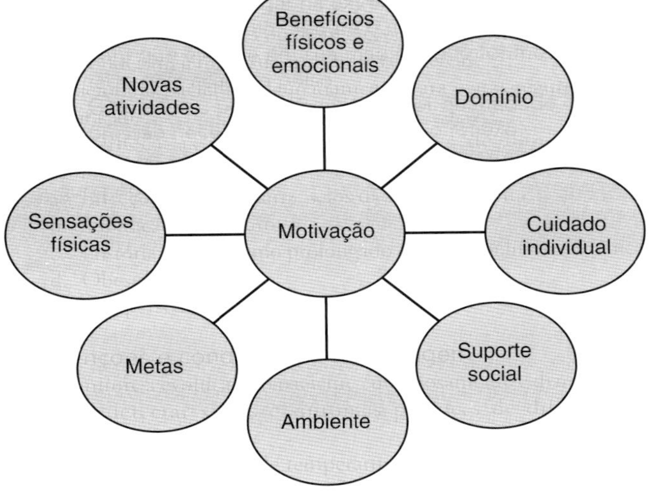

Figura 9.1 Ciclo Motivacional.

   b. Explore com o paciente qualquer expressão de medo ou outras sensações desagradáveis associadas à atividade, como dor ou fadiga, e implemente intervenções para diminuir essas sensações desagradáveis.
   c. Avalie os componentes do Ciclo Motivacional para considerar os muitos fatores que influenciam a motivação e implementar intervenções, conforme apropriado.
   d. Incentive o paciente a expressar verbalmente os fatores emocionais relacionados com a atividade.
   e. Examine todo o cenário para que o comportamento desejado possa ocorrer. O ambiente é muito estressante, muito escuro ou muito barulhento?
   f. Tente usar modelos de conduta. Idosos que sejam modelos de conduta podem mudar atitudes anti-idade e estimular os pacientes a realizar o comportamento desejado.
   g. Defina metas pequenas para serem alcançadas, diariamente ou a cada plantão. Essa estratégia resulta em recompensas frequentes.
   h. Não tenha medo de ser você mesmo. Pesquisas indicam que ser gentil, demonstrar carinho, humor, encorajamento verbal e apoio podem ajudar a motivar o idoso.
2. Oriente o idoso sobre os benefícios da atividade, sejam eles físicos ou psicológicos.

Baseado em evidências
Smaerup, M., Gronvall, E., Larsen, S. B. *et al.* (2017). Exercise gaming: a motivational approach for older adults with vestibular dysfunction. *Disability and Rehabilitation: Assistive Technology, 12*(2), 137-144.

MANUTENÇÃO DA SAÚDE

Baseado em evidências
United States Preventive Services Task Force. (2017). The guide to clinical preventive services: Recommendations of the U.S. Preventive Services Task Force. Disponível em: *https://www.uspreventiveservicestaskforce.org/Page/Name/recommendations*.

Prevenção primária

O objetivo da promoção da saúde e prevenção de doenças é adicionar mais anos com qualidade de vida. Existem três níveis de promoção da saúde e prevenção de doenças.

A prevenção primária é a prevenção da doença antes que ela ocorra. A prevenção primária pode ser dividida em aconselhamento, imunizações e quimioprofilaxia.

Aconselhamento

1. Incentive a cessação do tabagismo.
   a. Aproximadamente 8% das pessoas nos EUA com 65 anos ou mais são fumantes.
   b. O uso de tabaco tem sido associado a doenças cardíacas; doença vascular periférica; doença cerebrovascular; doença de obstrução pulmonar crônica; câncer de pulmão, bexiga e esôfago; e vários outros problemas de saúde que diminuem a qualidade de vida ou causam morte prematura.
   c. Embora muitos danos tenham sido causados aos pulmões e aos vasos sanguíneos pelos anos tabagismo, os idosos ainda podem se beneficiar da cessação do fumo e aumentar a qualidade de vida.
   d. Uma força-tarefa americana (United States Preventive Services Task Force – USPSTF) recomenda a estrutura de aconselhamento comportamental "5-A" como uma estratégia útil para envolver os pacientes nas discussões sobre cessação do

tabagismo: (1) Avalie o uso do tabaco; (2) Aconselhe a abandonar por meio de mensagens claras e personalizadas; (3) Avalie a vontade de desistir; (4) Ajude a parar; e (5) Acompanhe e dê suporte.

2. Incentive a atividade física.
   a. Estima-se que 75% dos americanos idosos sejam inativos.
   b. Recomenda-se que pacientes idosos participem de atividade física regular por 30 min, 5 dias por semana, especialmente atividades aeróbicas que promovam a função cardiovascular, como caminhar, andar de bicicleta ou nadar.
   c. Consulte um fisioterapeuta, terapeuta ocupacional ou de reabilitação. Uma prescrição individualizada de exercícios deve ser solicitada e esclarecida junto à equipe de saúde.
3. Identifique consumo abusivo de álcool em pacientes idosos.
   a. As consequências do alcoolismo incluem doença hepática, hemorragia gastrintestinal e acidentes com veículos automotores.
   b. Pergunte ao paciente idoso sobre uso abusivo de drogas ou álcool. Embora o uso atual de drogas ilícitas seja menos comum, o uso abusivo de medicamentos prescritos ou de álcool estar ocorrendo, para alívio de dor.
   c. Reconheça os sinais e sintomas do consumo abusivo de álcool em pacientes idosos (Boxe 9.1).
   d. Encaminhe para aconselhamento.
4. Avalie e aconselhe sobre a saúde bucal.
   a. Os problemas dentários em pacientes idosos incluem falta de dentes, dentaduras inadequadas, doença periodontal e cárie dentária.
   b. Problemas dentários geralmente levam a maus hábitos alimentares, apatia e fadiga.
   c. O atendimento odontológico regular deve ser incentivado para melhorar a nutrição e a qualidade de vida.

Imunizações

Baseado em evidências
Centers for Disease Control and Prevention. (2016). *Advisory Committee for Immunization Practices (ACIP) recommendations*. Atlanta, GA: CDC. Disponível em: *www.cdc.gov/vaccines/pubs/ACIP-list.htm# pcv*.

1. Pneumonia pneumocócica é uma causa significativa de mortalidade e morbidade em idosos.
   a. Existem duas vacinas que previnem a doença pneumocócica: vacina conjugada pneumocócica (PCV13) e vacina pneumocócica polissacarídica (PPSV23). O CDC dos EUA recomenda que duas vacinas pneumocócicas sejam administradas a todas as pessoas com 65 anos ou mais. Uma dose da PCV13 deve ser administrada primeiro, seguida por uma dose da PPSV23 pelo menos 1 ano depois. Indivíduos que foram previamente vacinados com PPSV23 devem receber uma dose da PCV13 pelo menos 1 ano após a dose mais recente da PPSV23.
   b. Esse esquema de vacinação também é recomendado para indivíduos com idade entre 19 e 64 anos que fumem, tenham asplênia funcional ou estrutural, ou apresentem comprometimento imunológico.
2. O vírus *influenza* pode causar complicações significativas em pacientes idosos. A vacinação anual contra *influenza* é recomendada para todas as pessoas com mais de 6 meses de vida e sem contraindicações (p. ex., alergia ao ovo).[1]
   a. A vacina intranasal de *influenza* viva atenuada não foi aprovada para indivíduos com 50 anos de idade ou mais.
   b. Vários agentes antivirais são efetivos contra a gripe. Esses agentes podem ser eficazes na melhoria dos sintomas, se administrados dentro de 48 horas após a manifestação da doença.
3. A imunização contra o tétano e a difteria é um componente importante de manutenção da saúde, mas frequentemente esquecido, especialmente em idosos.
   a. A taxa de mortalidade por tétano excede 50% nos maiores de 65 anos.
   b. Doses combinadas de tétano e difteria de reforço devem ser administradas a cada 10 anos, não sendo estabelecida uma idade para descontinuação.
   c. Devido ao aumento nos casos de coqueluche, uma dose única de vacina acelular contra coqueluche também é recomendada para adultos com 65 anos ou mais quando se antecipa o contato próximo com lactentes com menos de 12 meses de idade e que ainda não foram vacinados. A vacina tríplice acelular (DPaT) pode ser administrada independentemente do intervalo do último reforço de tétano.
   d. Para aqueles sem história de imunização ou estado vacinal desconhecido, deve ser iniciada uma série primária, consistindo em duas doses de vacina contra o tétano e a difteria com pelo menos 4 semanas de intervalo, seguidas por uma terceira dose 6 a 12 meses depois.
4. Uma dose única da vacina contra o herpes-zóster é recomendada a pacientes idosos, para prevenir a recorrência dermatológica da varicela e a possível sequela dolorosa conhecida como *neuralgia pós-herpética.*
   a. A idade é o fator mais importante no desenvolvimento do herpes-zóster, com um grande aumento começando entre 50 e 60 anos, sendo que cerca de 50% das pessoas sofrem com o herpes-zóster aos 85 anos.

Quimioprofilaxia

1. Os riscos e os benefícios da terapia com anticoagulante oral devem ser considerados para idosos com risco de doença cardiovascular, particularmente acidente vascular cerebral. A força-tarefa americana USPSTF recomenda enfaticamente que os médicos discutam com o paciente que apresenta risco de doença coronariana o uso da terapia com ácido acetilsalicílico.
   a. É contraindicado se o paciente estiver em risco de sangramento gastrintestinal.
   b. Deve ser discutido com pacientes idosos com relação à prevenção de trombose venosa profunda, fibrilação atrial não valvar, cardiomiopatia, valvopatia cardíaca, próteses valvares cardíacas mecânicas e infarto agudo do miocárdio.
2. Cálcio, vitamina D e outros agentes, como moduladores seletivos de receptor de estrogênio ou bifosfonatos, podem ser considerados para aqueles com risco de osteoporose.

Boxe 9.1 Sinais de consumo abusivo de álcool em pacientes idosos.

- Dificuldades de marcha e equilíbrio
- Alteração aguda na cognição
- Quedas ou acidentes frequentes
- Mudança nos padrões de consumo de bebidas
- Dificuldades nutricionais
- Insuficiência de higiene e autocuidado
- Falta de exercício físico.

[1]N.R.T.: Válido para os EUA. Consulte o *site* do Ministério da Saúde para conferir o esquema vacinal brasileiro.

Prevenção secundária

A prevenção secundária é a detecção de doença em um estágio inicial para a obtenção de melhores resultados no tratamento de doenças como câncer, doença cardiovascular, osteoporose e tuberculose.

Recomendações de rastreamento

Baseado em evidências
United States Preventive Services Task Force. (2016). The guide to clinical preventive services: Recommendations of the U.S. Preventive Services Task Force. Disponível em: *www.uspreventiveservicestaskforce.org/index.html.*

A idade por si só não é um critério que determina quando interromper o rastreamento. Em vez disso, o paciente e o profissional de saúde devem discutir valores, expectativas, estado funcional e qualidade de vida. Um guia de suporte à tomada de decisão compartilhada para o rastreamento do câncer está disponível, em inglês, no *site www.uspreventiveservicestaskforce.org/3rduspstf/shared/sharedba.htm.*

A USPSTF fez as seguintes recomendações para a realização de exames de câncer em pacientes idosos:

1. A idade precisa na qual descontinuar a mamografia de rastreamento é incerta. Nenhum ensaio clínico foi realizado em mulheres com mais de 74 anos. Além disso, embora as mulheres mais idosas enfrentem maior probabilidade de desenvolver câncer de mama, elas também têm maior chance de vir a falecer por outras causas.
2. Com relação ao câncer do colo do útero, é apropriado que as mulheres mais idosas interrompam o rastreamento de câncer do colo do útero após os 65 anos se tiverem realizado exames periódicos recentes com resultados normais e não apresentarem alto risco de câncer de colo.
3. A idade para descontinuar o rastreamento do câncer colorretal não foi determinada; no entanto, a USPSTF não recomenda a investigação de câncer colorretal de rotina em adultos com idades entre 75 e 85 anos, a menos que existam condições que deem suporte ao exame para esses indivíduos.
4. A USPSTF afirma que não há evidências suficientes para recomendar a favor ou contra o rastreamento de câncer de próstata. Homens adultos e idosos com outras condições médicas significativas que tenham uma expectativa de vida de menos de 10 anos provavelmente não se beneficiarão do teste de antígeno específico da próstata e do exame retal digital.

Prevenção terciária

A prevenção terciária aborda o tratamento da doença estabelecida para evitar complicações e óbito. As principais áreas de foco para pacientes idosos são a prevenção de complicações resultantes da imobilidade e a reabilitação.

Prevenção de complicações da imobilidade

Posicionamento

1. O objetivo de realizar mudanças frequentes de posicionamento é evitar contraturas, estimular a circulação e prevenir lesões por pressão, prevenir tromboflebite e embolia pulmonar, promover a expansão pulmonar e prevenir pneumonia, além de diminuir o edema dos membros inferiores. Mudar da posição deitada para sentada, várias vezes ao dia, pode ajudar a prevenir alterações no sistema cardiovascular, que é conhecido como *descondicionamento.*
2. Recomenda-se mudar a posição do corpo pelo menos a cada 2 horas e, preferencialmente, com maior frequência em pacientes sem movimento espontâneo.

Baseado em evidências
Lozano-Montoya, I., Velez-Diaz-Pallares, M., Abraha, I. *et al.* (2016). Nonpharmacologic interventions to prevent pressure ulcers in older patients: An overview of systematic reviews (Software ENgine for the Assessment and optimization of drug and non-drug Therapy in Older peRsons [SENATOR] definition of Optimal evidence-based Non-drug Therapies in Older People [ONTOP] Series). *Journal of the American Medical Directors Association, 17*(4), 370.e1-370.e10.

Alinhamento corporal adequado

1. Posição dorsal ou supina.
   a. A cabeça deve estar alinhada com a coluna (alinhamento esternomentual), tanto lateral quanto anteroposteriormente.
   b. O tronco deve ser posicionado de modo que a flexão do quadril seja minimizada para evitar contratura.
   c. Os braços devem ser flexionados no cotovelo, e as mãos apoiadas na lateral do abdome.
   d. As pernas devem estar estendidas em posição neutra, com os dedos para cima.
   e. Os calcanhares devem ser mantidos elevados entre o colchão e os pés da cama para evitar compressão.
   f. Devem ser colocados coxins sob os trocânteres maiores nas áreas da articulação do quadril.
2. Posicionamento lateral.
   a. A cabeça deve estar alinhada com a coluna.
   b. O corpo deve estar alinhado e não em posição desalinhada.
   c. A região sacral no quadril deve estar levemente voltada para frente e apoiada por um travesseiro, em posição de ligeira abdução.
   d. Um travesseiro deve dar suporte ao braço, que deve estar flexionado nas articulações do cotovelo e do ombro.
3. Decúbito prono.
   a. A cabeça deve ser lateralizada e estar alinhada com o restante do corpo.
   b. Os braços devem ser abduzidos e rotacionados externamente na articulação do ombro; os cotovelos devem estar flexionados.
   c. Um suporte pequeno e plano deve ser colocado sob a pélvis, estendendo-se da altura do umbigo até o terço superior da coxa.
   d. Os membros inferiores devem permanecem em posição neutra.
   e. Os dedos dos pés devem ser mantidos suspensos na borda do colchão.

Exercício terapêutico

1. Existem relatos de que ocorre uma perda diária de 1 a 1,5% da força inicial em idosos imobilizados.
2. Os objetivos do exercício terapêutico são desenvolver e recuperar músculos deficientes, restaurar o movimento normal tanto quanto possível, para prevenir deformidade, estimular as funções de vários órgãos e sistemas orgânicos, para desenvolver força e resistência e promover relaxamento.
3. Realize o exercício passivo de amplitude de movimento (ADM).
   a. É realizado sem a assistência do paciente.
   b. O objetivo é manter o máximo possível de ADM articular e manter a circulação.
   c. Mova suavemente a articulação em toda sua ADM (Boxe 9.2). Não force além do ponto de dor.
4. Realize a ADM ativo-assistida.
   a. É realizada pelo paciente com o incentivo e/ou a assistência do enfermeiro.
   b. O objetivo é estimular a função muscular normal.
   c. Apoie a parte distal e encoraje o paciente a mover a articulação ativamente em toda sua ADM.
   d. Forneça apenas a quantidade de assistência necessária para realizar a ação.

Boxe 9.2 Amplitude de movimento.

Ombro

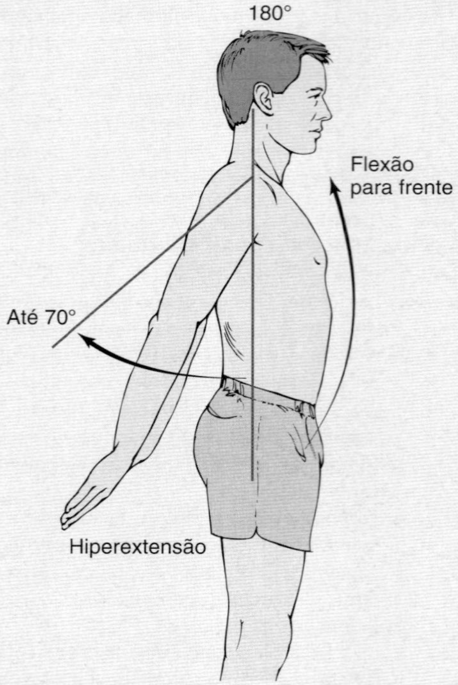

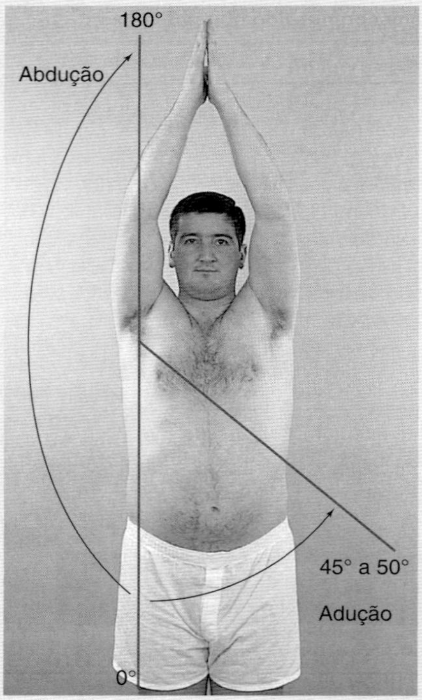

Cotovelo

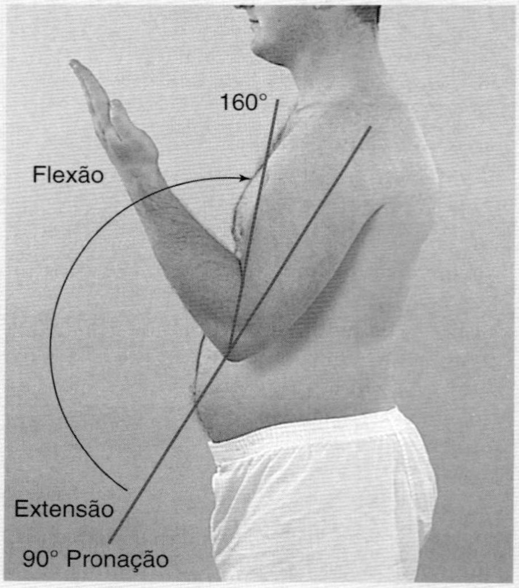

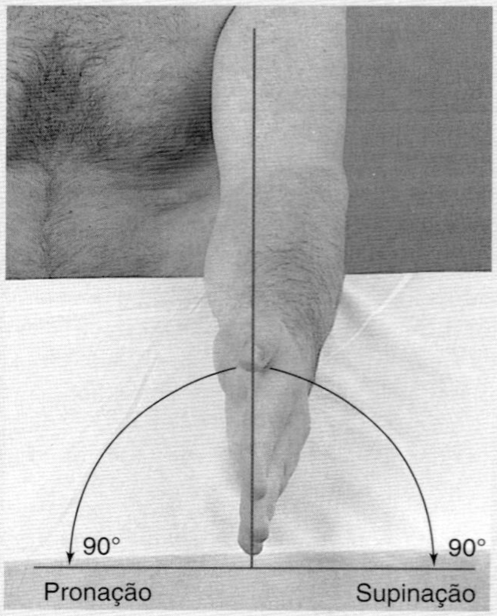

Punho

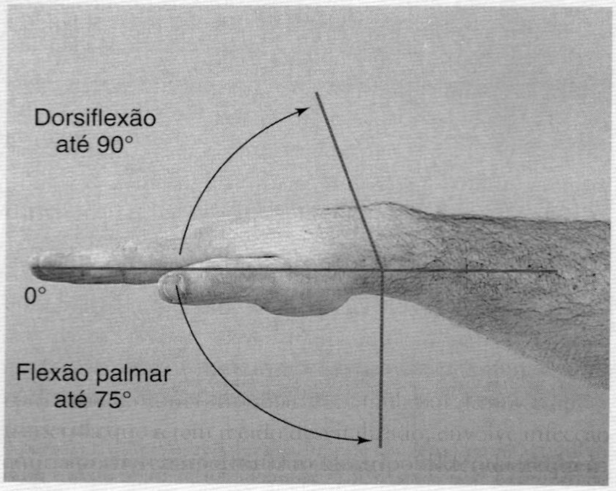

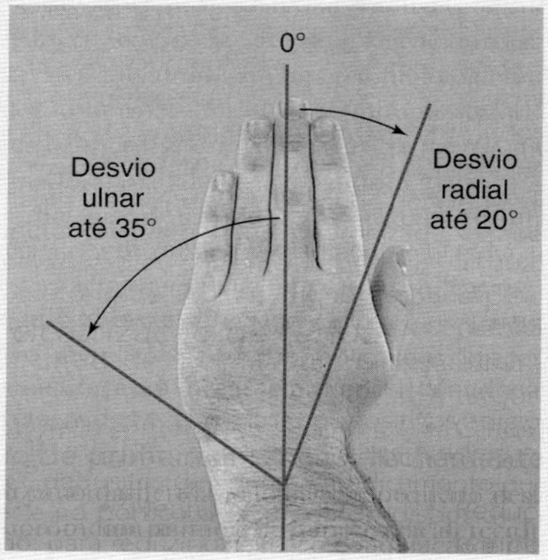

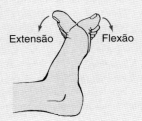

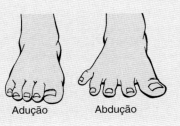

Boxe 9.2 Amplitude de movimento. *(Continuação)*

Polegar

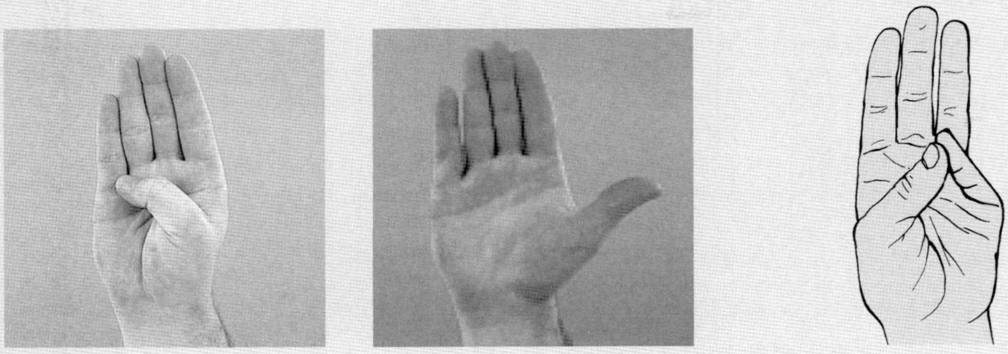

Dedos

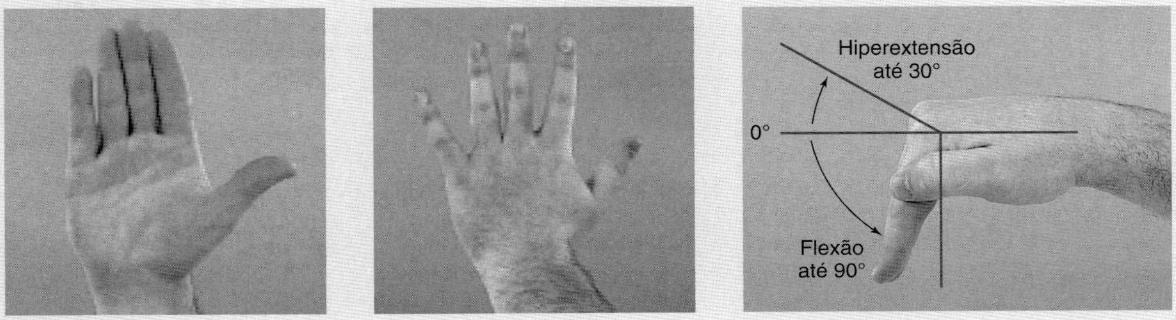

Tornozelo

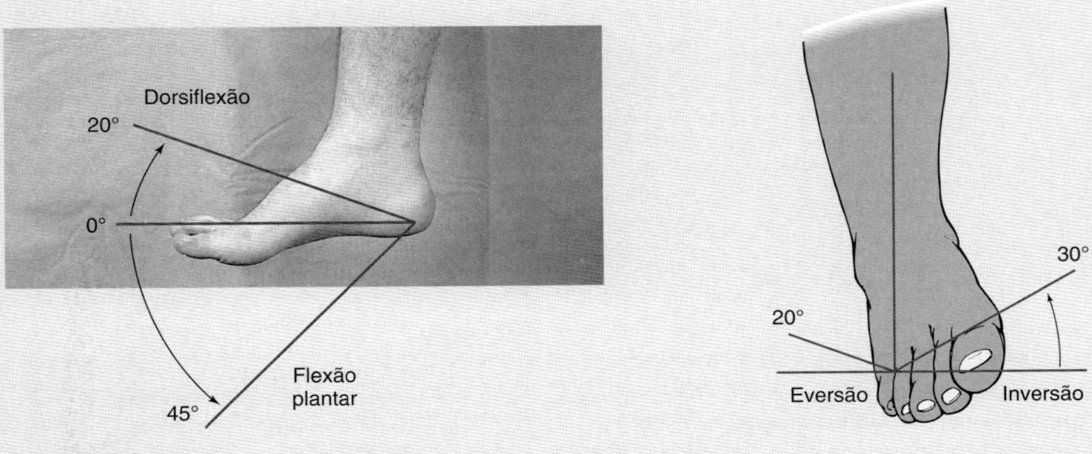

Dedos dos pés

(continua)

Boxe 9.2 Amplitude de movimento. *(Continuação)*

Quadril

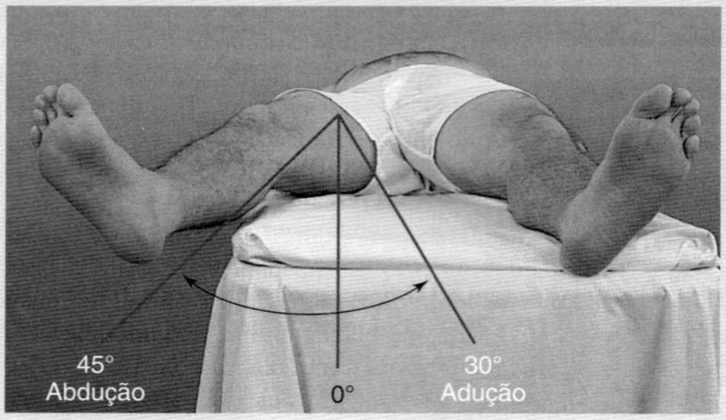

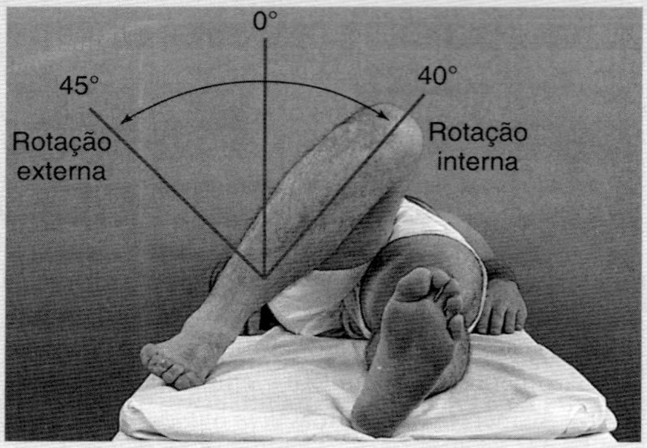

Joelho

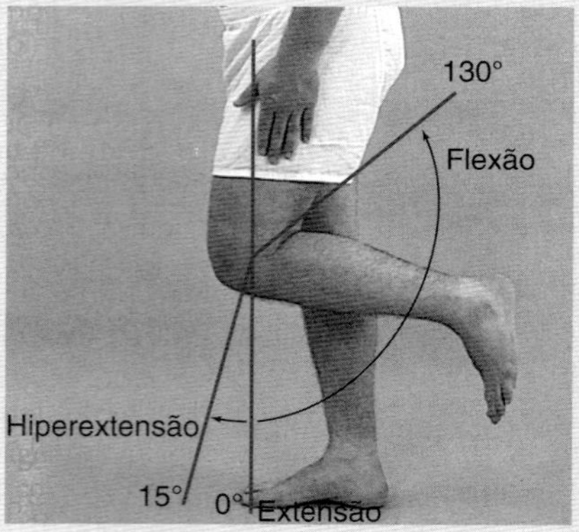

Coluna cervical

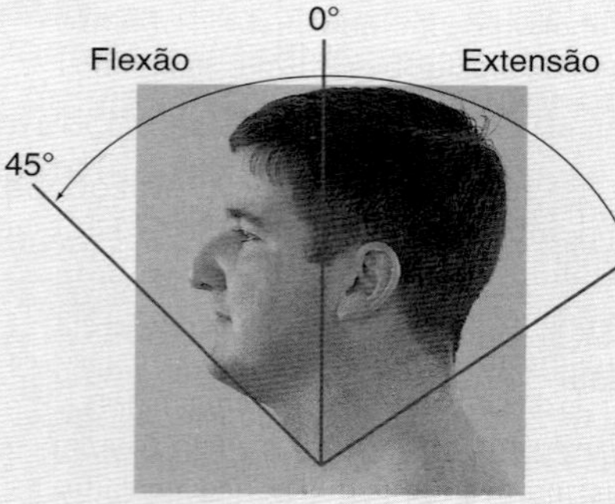

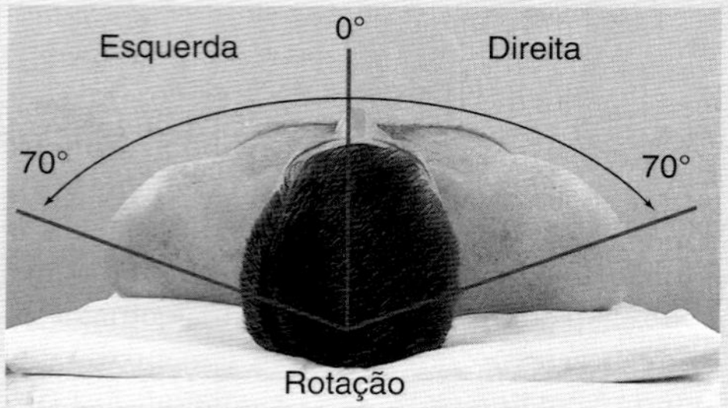

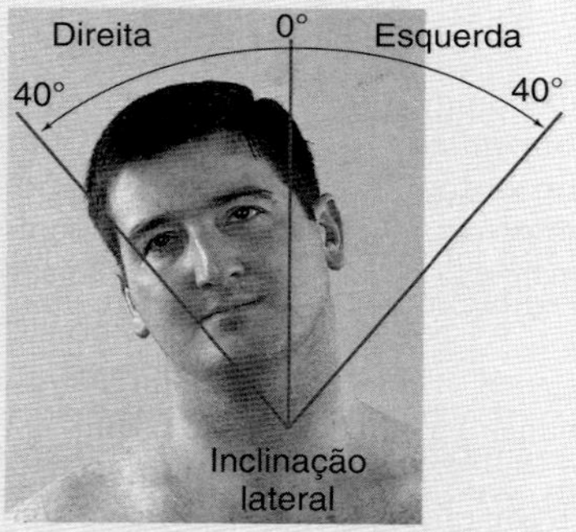

Weber, J., & Kelley, J. (2006). Health Assessment in Nursing (3rd ed.). Philadelphia, PA: Lippincott Williams & Wilkins. Fotografias de Barbara Proud.

5. Incentive a ADM ativa.
   a. É realizada pelo paciente sem assistência.
   b. O objetivo é aumentar a força muscular.
   c. Quando possível, o exercício ativo deve ser feito contra a gravidade.
   d. Incentive o paciente a mover a articulação em toda a sua ADM e sem assistência.
   e. Certifique-se de que o paciente não substitua o movimento de uma articulação-alvo por outra.
   f. Outras formas ativas de exercício incluem mudar o decúbito de um lado para o outro, de supina para prona e subir e descer da cama.
6. Ajude com exercícios de resistência.
   a. São realizados pelo paciente, trabalhando contra resistência produzida por meios manuais ou mecânicos.
   b. O objetivo é aumentar a força muscular.
   c. Incentive o paciente a mover a articulação em toda a sua ADM enquanto você ou outra pessoa oferece uma ligeira resistência no início, aumentando progressivamente.
   d. Podem ser usados pesos, que devem ser instalados no ponto distal da articulação envolvida.
   e. Os movimentos devem ser realizados suavemente.
7. Ensine exercícios isométricos ou de acomodação muscular.
   a. Instrua-o a movimentar alternadamente, contraindo e relaxando um músculo enquanto mantém a região em uma posição fixa. É realizado pelo paciente.
   b. O objetivo é manter a força quando uma articulação é imobilizada.
   c. Ensine o paciente a contrair ou apertar o músculo o máximo possível sem mover a articulação.
   d. O paciente deve manter a posição por vários segundos e depois relaxar.

Reabilitação geriátrica e intervenções restaurativas

Características

1. O objetivo principal é restabelecer a condição do paciente idoso para o nível funcional máximo.
2. Realize atendimento multidisciplinar, envolvendo informações de profissional de atenção primária; equipe de enfermagem; fisioterapeuta, terapeuta ocupacional, fonoaudiólogo e recreacionista; assistente social; psicólogo e nutricionista.
3. Reabilitação e intervenções de enfermagem restaurativas envolvem o desenvolvimento de uma filosofia de reabilitação de cuidados.
   a. Os pacientes são incentivados e têm tempo suficiente para realizar o máximo possível de seus cuidados pessoais.
   b. As metas são definidas *com* o paciente e não *para* o paciente.
   c. A prevenção de um comprometimento maior é imperativa.
   d. Foco no cuidado com pele e lesões, na recuperação ou manutenção das funções intestinal e vesical, no uso de medicamentos de modo autônomo, no bom estado nutricional, no suporte psicossocial, no equilíbrio apropriado entre atividade e repouso e na orientação ao paciente e à família.

Baseado em evidências

Resnick, B., Galik, E., Wells, C. *et al.* (2015). Optimizing physical activity among older adults post trauma: Overcoming system and patient challenges. *International Journal of Orthopedic and Trauma Nursing, 19*(4), 194-206.

Considerações de enfermagem e cuidados com o paciente

1. A função cognitiva prejudicada pode impactar na qualidade da reabilitação.
   a. Avalie a ocorrência de problemas físicos que possam exacerbar a disfunção cognitiva (p. ex., infecção, reações adversas de medicamentos, problemas metabólicos ou circulatórios, fadiga).
   b. Institua medidas inovadoras para estimular deambulação, exercícios ativos de ADM e de aumento da função; ofereça sugestões verbais frequentes e lembretes com letras grandes; concentre-se em habilidades e atividades básicas de autocuidado que sejam consistentes com as experiências de vida anteriores do indivíduo.
   c. Implemente medidas de segurança adequadas, como grades laterais na cama, iluminação adequada, pessoal adequado, e evite restrição química e física.
2. A deficiência tem enorme impacto sobre a imagem corporal do paciente e requer superação. Esteja alerta quanto aos estágios de reação psicológica que o paciente pode demonstrar.
   a. Período de confusão, desorganização e negação.
   b. Período de depressão ou ansiedade e tristeza.
   c. Período de adaptação e ajuste.
3. Intervenções em enfermagem de reabilitação incluem:
   a. Proporcione uma atmosfera de aceitação.
   b. Identifique e incentive padrões positivos de enfrentamento.
   c. Incentive a socialização e a participação em atividades de grupo.
   d. Dê *feedback* e reforço positivo sobre o progresso.
   e. Envolva a família tanto quanto possível.
4. Use as intervenções sugeridas para motivar o idoso a se envolver em atividades funcionais e exercícios.

Considerações sobre atendimento domiciliar e na comunidade

1. Contar com a família ou pessoas significantes cuidando do idoso em casa pode ter grande impacto no processo de reabilitação.
   a. Ajude a família a enfrentar a realidade da deficiência do paciente e estabeleça metas apropriadas e realizáveis.
   b. Envolva a família na tomada de decisões e no cuidado do paciente, para que desenvolvam e pratiquem as habilidades necessárias para que os objetivos de reabilitação possam ser alcançados.
   c. Ajude a ampliar as habilidades da família, ensinando-a a solução de complicações, as necessidades de tratamento do paciente, as formas de comunicação com os profissionais de saúde e o uso de recursos da comunidade.
   d. Avalie o nível de fadiga do cuidador (Boxe 9.3).
2. Para o idoso que vive de maneira independente:
   a. Incentive a adesão a um programa regular de exercícios, que inclua exercícios aeróbicos, alongamentos e treinamento de força muscular para manter a função ideal.
   b. O Centers for Disease Control and Prevention (CDC) dos EUA recomenda que todos os adultos realizem pelo menos 150 minutos de atividade física moderada (caminhada, ciclismo, natação etc.) por semana e treinamento de força muscular (jardinagem, ioga, levantamento de peso, exercícios de resistência) pelo menos 2 dias por semana.

Boxe 9.3 Índice de sobrecarga do cuidador.

Instruções a serem dadas ao cuidador: vou ler uma lista de coisas que outras pessoas acham difíceis no cuidado com os pacientes quando voltam para casa depois de uma hospitalização. Você diria que um desses itens se aplica a você? (Dê os exemplos.)

Marque um ponto para "sim" e zero para "não"

1. Há perturbação do sono (p. ex., porque ______ entra e sai da cama ou perambula à noite).
2. É inconveniente (p. ex., porque ajudar despende muito tempo ou é uma longa jornada de ajuda).
3. É uma sobrecarga física (p. ex., porque senta e levanta da cadeira).
4. É confinante (p. ex., porque restringe o tempo livre ou não pode receber visitas).
5. Houve ajustes familiares (p. ex., porque interrompeu a rotina ou não houve privacidade).
6. Houve mudanças nos planos pessoais (p. ex., teve que recusar um emprego ou não poderia sair de férias).
7. Houve outras demandas ao meu tempo (p. ex., de outros membros da família).
8. Houve ajustes emocionais (p. ex., em decorrência de discussões graves).
9. Certos comportamentos são desconcertantes (p. ex., incontinência; ______ tem dificuldade de lembrar as coisas; ______ acusa os outros de pegarem suas coisas).
10. É desconcertante descobrir que ______ mudou tanto (p. ex., ______ é uma pessoa diferente de antes).
11. Houve ajustes de trabalho (p. ex., por ter que tirar folga).
12. É um peso financeiro.
13. Tem sido completamente avassalador (p. ex., por causa de preocupações em relação a ______ ou preocupações sobre como continuar a lidar com a situação).

Pontuação: uma pontuação total de 7 ou mais sugere um nível maior de estresse.

Robinson, B. C. (1983). Validation of a caregiver strain index. *Journal of Gerontology*, 38(3), 344-348. ©1983 The Gerontological Society of America.

c. Os pacientes idosos podem atender às recomendações de atividade física cumprindo o seguinte exemplo de cronograma:
   i. Exercício aeróbico: caminhada rápida 5 dias por semana, por pelo menos 30 min.
   ii. Flexibilidade: alongamento todos os dias.
   iii. Treinamento de força: atividades de fortalecimento muscular de 2 a 3 dias por semana, que envolvam os principais grupos musculares.
d. Para mais informações sobre o exercício para idosos que vivem de forma independente, consulte *www.cdc.gov/physicalactivity/everyone/guidelines/olderadults.html*.

PROBLEMAS DE SAÚDE ESPECÍFICOS DO PACIENTE IDOSO

Resposta alterada à medicação

Adultos com mais de 65 anos consomem 30 a 40% de todos os medicamentos prescritos e de venda livre. Mudanças relacionadas com o envelhecimento predispõem os idosos a problemas relativos a reações adversas aos medicamentos.

Fisiopatologia e etiologia

1. A absorção de medicamentos é afetada por mudanças associadas ao envelhecimento, como:
   a. Diminuição do ácido gástrico.
   b. Motilidade gastrintestinal diminuída.
   c. Diminuição do fluxo sanguíneo gástrico.
   d. Alterações nas vilosidades do tubo digestório.
   e. Diminuição do fluxo sanguíneo e da temperatura corporal retal.
2. A distribuição do medicamento pode ser afetada por:
   a. Diminuição do tamanho do corpo.
   b. Diminuição do teor de água no organismo.
   c. Aumento da gordura corporal total.
   d. Substâncias hidrossolúveis apresentam maior concentração em pacientes idosos (p. ex., gentamicina).
   e. Substâncias lipossolúveis têm distribuição mais ampla e efeito menos intenso, porém prolongado (p. ex., fenobarbital).
3. Metabolismo de substâncias no idoso:
   a. É alterado por diminuição no tamanho do fígado, fluxo sanguíneo, atividade enzimática e síntese de proteínas.
   b. Requer mais tempo do que em adultos jovens. Portanto, ocorre aumento no tempo de atividade da substância de medicamentos metabolizadas pelo fígado (p. ex., propranolol, teofilina).
4. A excreção de substâncias é alterada em idosos devido às seguintes alterações renais:
   a. Diminuição da função tubular e fluxo sanguíneo renal.
   b. Tal situação causa diminuição na filtração glomerular e aumento nos níveis sanguíneos de substâncias excretadas pelos rins (p. ex., cimetidina).

Alerta farmacológico
As substâncias que podem apresentar reações adversas graves em pacientes idosos incluem os anticolinérgicos (anti-histamínicos, antidepressivos tricíclicos, medicamentos para tratamento da incontinência urinária), anti-inflamatórios não esteroidais (AINEs), qualquer substância com meia-vida longa e medicamentos com ação sobre o sistema nervoso central (SNC).

Avaliação de enfermagem

1. A toxicidade dos medicamentos em pacientes idosos é diferente daquela em pessoas mais jovens.
2. Uma quantidade menor de sintomas pode ser identificada e podem se desenvolver mais lentamente; no entanto, as reações podem ser mais pronunciadas e evoluir mais, uma vez presentes.
3. As reações adversas comportamentais e cognitivas são mais comuns em pacientes idosos porque a barreira hematencefálica se torna menos eficaz; a primeira reação a uma substância é a confusão mental.
4. Muitas reações adversas potenciais aos medicamentos não são identificadas porque são atribuídas à idade. Fadiga, demência, anorexia ou indigestão como reações adversas a medicamentos podem não ser relatadas.
5. As reações alérgicas aos medicamentos aumentam com a idade devido a maior probabilidade de exposição precoce.

Considerações de enfermagem e cuidados com o paciente

1. Esteja ciente de que o paciente idoso tem maior risco de eventos adversos com medicamentos.
   a. Esse risco aumenta de 6% quando são administrados dois medicamentos para 50% quando cinco substâncias diferentes são administradas e para 100% quando oito ou mais medicamentos são utilizados.
2. Avalie a capacidade do paciente de seguir o regime terapêutico pela avaliação de:
   a. Cognição.
   b. Capacidade de ler os rótulos dos medicamentos.
   c. Coordenação de mãos e músculos.
   d. Dificuldade de engolir.
   e. Padrões de estilo de vida, especificamente, tabagismo e consumo álcool.
   f. Crenças culturais com relação à medicação.
   g. Capacidade de pagar pela medicação.
   h. Envolvimento do cuidador na administração de medicamentos; avalie o cuidador, se indicado.
3. Identifique adversidades no uso de medicamentos, como:
   a. Falta de conhecimento sobre medicamentos.
   b. Medicamentos múltiplos e técnicas de administração difíceis.
   c. O cuidador não entende como o medicamento deve ser usado.
4. Intervenções apropriadas para o uso seguro de medicamentos incluem:
   a. Obtenha um histórico completo de uso de medicamentos.
   b. Reforce as orientações verbais com instruções escritas, usando letras grandes e linguagem simples. Se necessário, use códigos de cores em vez de nomes de medicamentos.
   c. Escreva para que o medicamento é usado e quais podem ser as reações adversas.
   d. Certifique-se de que paciente ou cuidador consigam abrir o recipiente com o medicamento.
   e. Organize horários de medicação para coincidir com a atividade regular, como comer (se apropriado para o medicamento). Simplifique o regime medicamentoso tanto quanto possível.
   f. Se necessário, organize um sistema de verificação, usando um gráfico para garantir a aderência ou utilizando uma caixa semanal de comprimidos.
   g. Se possível, avalie pessoalmente todos os medicamentos em casa, ou peça ao paciente para trazer todos os medicamentos para a avaliação.
   h. Incentive o paciente a verificar as datas de vencimento e a descartar todos os medicamentos antigos ou desnecessários.
   i. Incentive o paciente a armazenar medicamentos nos recipientes originais em um local seco e escuro.
   j. Encoraje o paciente a evitar medicação sem prescrição médica (de venda livre) sem consultar um profissional de saúde antes de usá-la.
   k. Incentive o paciente a relatar reações adversas ao medicamento.

l. Trabalhe com o médico e o paciente para manter um regime terapêutico que siga os princípios de uso de medicamentos geriátricos; inicie doses baixas e aumente devagar; use apenas os medicamentos necessários; titule a dose de acordo com a resposta do paciente; simplifique o regime; e reavalie com frequência o esquema de medicação.

Considerações sobre atendimento domiciliar e na comunidade

1. Peça ao paciente ou à família para trazer todos os medicamentos para as consultas clínicas ou sempre que o paciente for a uma instituição, para obter um histórico preciso da medicação.
2. Pergunte ao paciente quais vitaminas, minerais, suplementos fitoterápicos e outros produtos de venda livre estão sendo usados. Muitos pacientes não consideram esses medicamentos e não fornecerão as informações prontamente, a menos que especificamente solicitado.
3. Alerte os pacientes e familiares de que muitos produtos "naturais" de venda livre ainda podem causar reações adversas e toxicidade, bem como interações com outras substâncias.
4. Avise os pacientes e familiares que muitas terapias complementares e alternativas não têm eficácia comprovada, apesar das propagandas publicitárias. Essas terapias devem ser usadas como adjuvantes da terapia convencional e o paciente deve notificar aos profissionais de saúde sobre suplementos e terapias em uso.

Estado nutricional alterado

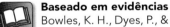

Baseado em evidências
Bowles, K. H., Dyes, P., & Demiris, G. (2015). The use of health information technology to improve care and outcomes for older adults. *Research in Gerontological Nursing, 8*(1), 5-10.

Existem evidências científicas crescentes de que uma dieta balanceada e outros comportamentos de promoção da saúde contribuem para a longevidade. No entanto, alterações normais relacionadas com idade, mudanças comportamentais e condições patológicas podem levar à desnutrição em idosos.

Fisiopatologia e etiologia

1. Alterações na cavidade bucal, incluindo perda de dentes, diminuição da produção de saliva e dificuldade de mastigação, podem causar redução da ingestão alimentar.
2. Diminuição na secreção gástrica de pepsina dificulta a digestão de proteínas e a absorção de ferro, vitamina B_{12}, cálcio e ácido fólico; não ocorrem alterações significativas no intestino delgado ou grosso.
3. Alterações sensoriais envolvendo olfato e paladar causam anorexia.
4. Fatores psicossociais, incluindo mudanças na situação de vida, viuvez, depressão, solidão, diminuição da escolha de alimentos por idosos institucionalizados, necessidade de aderir a dietas especiais, *status* socioeconômico e capacidade de obter e preparar alimentos causam impacto sobre o consumo.
5. O consumo de álcool interfere na absorção de vitaminas do complexo B. Além disso, o álcool é rico em calorias e tem baixo valor nutricional.
6. Medicamentos podem alterar a nutrição, diminuindo diretamente a absorção e a utilização de nutrientes. Indiretamente, os medicamentos podem resultar em anorexia, xerostomia, disgeusia e saciedade precoce.
7. A disfagia, que comumente ocorre após acidente vascular cerebral, intubação ou cirurgia de cabeça e pescoço, ou relacionada com doença de Parkinson e demência, pode causar diminuição da ingestão de alimentos.
8. Com a idade, ocorre diminuição nas necessidades de energia, devido à redução da massa muscular (a necessidade calórica total diminui em 30%).

Avaliação de enfermagem

1. Esteja atento para pacientes que se queixam de dificuldade para engolir e para controlar a saliva. Preste atenção em tosses após a deglutição, hipersudorese após a refeição e restos alimentares na cavidade oral.
2. Avalie a ausência ou diminuição do reflexo de engasgo.
3. Averigue perda de peso de 10% ao longo de 6 meses (marasmo) ou perda de peso juntamente a níveis baixos de albumina sérica (kwashiorkor), que são sinais de desnutrição proteico-energética.
4. Determine se o nível de colesterol está abaixo de 130 mg/dℓ, o que também pode indicar desnutrição.

Considerações de enfermagem e cuidados com o paciente

1. Eduque pacientes idosos e familiares sobre as necessidades nutricionais básicas e sobre a superação de barreiras que interfiram com uma nutrição ideal.
   a. As necessidades dietéticas diárias para idosos saudáveis são as mesmas que para os adultos mais jovens, com três exceções: diminuição da ingesta calórica, da ingesta de proteínas (1 g/kg) e das necessidades de ferro para mulheres na pós-menopausa.
2. Incentive a higiene bucal.
3. Estimule os pacientes a evitar o consumo de álcool, se possível; encaminhe para aconselhamento, se necessário, e compense as consequências nutricionais do consumo abusivo do álcool com suplementos líquidos, vitaminas do complexo B.
4. Revise todos os medicamentos prescritos e de venda livre com o paciente e verifique a influência destes sobre o estado nutricional.
5. Se a aquisição, o preparo e o aproveitamento da comida forem um problema, identifique os recursos da comunidade para oferecer assistência na obtenção de alimentos e refeições comunitárias.
6. Em grandes instituições, os fatores ambientais podem influenciar o aproveitamento de alimentos. Encoraje a socialização ao comer e tente minimizar os efeitos negativos de pessoas e/ou ambientes desagradáveis. Tente melhorar a estética.
7. Para compensar as mudanças no paladar e no olfato associadas ao envelhecimento, incentive o uso de aditivos alimentares com baixo teor de sódio.
8. Estimule o paciente a ficar em posição corporal adequada (p. ex., sentar-se ereto durante as refeições) e permanecer desperto por 30 minutos após a refeição, para ajudar na digestão.
9. Se possível, encoraje a ingestão de cinco a seis pequenas refeições por dia, em vez de três grandes.
10. Se apropriado, incentive a família a trazer os alimentos favoritos do paciente.
11. Posicione o alimento no prato de modo que, se houver comprometimento visual, o paciente consiga ver melhor a comida servida.
12. Identifique pacientes com disfagia e obtenha encaminhamento para um fonoaudiólogo.
    a. Trabalhe com o fonoaudiólogo e outros profissionais de saúde para determinar que consistência alimentar seja segura para o paciente engolir. Se o paciente não for capaz de engolir, devem ser oferecidos líquidos finos, mingau, pudins ou purê de maçã para garantir a hidratação adequada.
    b. Use boas técnicas compensatórias, se indicado. Isso inclui sentar-se ereto, dobrar e virar a cabeça, colocando a comida em um lado não afetado da língua, engolir duas vezes para limpar

o trato faríngeo, direcionar o mento para o tórax, posicionar a língua para cima e para trás e prender a respiração ao engolir.

c. Escreva as instruções de deglutição para o paciente e a família e oriente-os sobre a importância de manter essas precauções.

Considerações sobre atendimento domiciliar e na comunidade

1. Incentive o idoso a ter, em casa, uma dieta balanceada para manter um ótimo estado nutricional.
2. Sugira preparações vitamínicas com o menor número de minerais e vitaminas necessário para evitar interações e superdosagens.
3. Aconselhe a tomar carbonato de cálcio, ferro e zinco com pelo menos 2 horas de intervalo e tomar vitaminas diariamente no mesmo horário.
4. Aconselhe a tomar ferro com o estômago vazio e a ingerir vitaminas lipossolúveis (A, D, E e K) com alimentos.
5. Oriente sobre diferentes tipos de preparações de cálcio:
   a. O carbonato de cálcio é mais difícil de absorver em estômago vazio; precisa de um ambiente ácido para aumentar a absorção. A porcentagem de cálcio absorvida diminui à medida que a carga de cálcio aumenta; portanto, a absorção de carbonato de cálcio é maior em doses de 500 mg ou menos, com alimentos.
   b. Como o citrato de cálcio é altamente solúvel em ácido, é melhor absorvido com o estômago vazio. A forma de citrato não precisa de ácido gástrico para absorção.
   c. O lactato de cálcio pode ser absorvido em diferentes valores de pH e não precisa ser tomado com alimentos para ser absorvido.

Incontinência urinária

Baseado em evidências
Dowling-Castronovo, A., & Broadway, C. (2016). *Urinary incontinence*. In M. Bolts, E. Capezuti, T. Fulmer, & D. Zwicker (Eds.), *Evidence-based geriatric nursing protocols for best practice* (5th ed., pp. 343-349). New York, NY: Springer Publishing Company.

Aproximadamente 13 milhões de indivíduos nos EUA sofrem de incontinência urinária. Aproximadamente 35% dos idosos admitidos em hospitais irão desenvolver incontinência urinária. A prevalência aumenta significativamente para os pacientes que vivem em lares de idosos; estima-se que até 90% dos residentes em lares de idosos sejam incontinentes.

Fisiopatologia e etiologia

1. Existem cinco tipos básicos de incontinência urinária:
   a. De esforço – perda involuntária de urina com aumento da pressão intra-abdominal. Geralmente causada por fraqueza e atonia da musculatura do assoalho pélvico ou enfraquecimento da musculatura na saída da bexiga.
   b. De urgência – envolve o vazamento de urina devido à incapacidade de retardar a micção após a sensação de atingir a capacidade vesical máxima. Isso está associado com hiperatividade do detrusor, distúrbios do SNC ou condições locais geniturinárias.
   c. De sobrefluxo – devido ao vazamento de urina resultante de forças mecânicas na bexiga superdistendida. Isso resulta de obstrução mecânica ou hipomobilidade do músculo detrusor.
   d. Mista – sintomas de incontinência de esforço e de urgência secundários a detrusor hiperativo e incompetência do assoalho pélvico ou uretral.
   e. Funcional – envolve o vazamento de urina associado à incapacidade de chegar ao banheiro, devido a certas condições cognitivas e/ou físicas.

Avaliação de enfermagem

Em virtude da prevalência e do aumento da incidência de incontinência em idosos, é imperativo que os enfermeiros incluam em suas avaliações questões relativas à função urinária.

1. Identifique as causas reversíveis de incontinência usando o acrônimo DRIP:
   D – *Delirium*, especialmente o *delirium* de início recente.
   R – Retenção, mobilidade restrita.
   I – Infecção (especialmente cistite de início súbito), inflamação (como vaginite atrófica ou uretrite), impactação (fecal).
   P – Poliúria (diabetes mal controlado ou tratamento com diuréticos), produtos farmacêuticos (incluindo psicotrópicos, anticolinérgicos, alfa-agonistas, beta-agonistas, bloqueadores dos canais de cálcio, opioides, alfa-antagonistas e álcool).
2. Avalie o funcionamento do trato urinário inferior.
   a. As manobras de esforço são avaliadas pedindo ao paciente, com a bexiga cheia, para tossir três vezes em pé. Observe se há vazamento de urina.
   b. Verifique se há urina residual inserindo uma sonda uretral de 12 ou 14 F alguns minutos após o paciente urinar e meça o volume drenado ou utilize um ultrassom portátil para medir o resíduo de urina.
   c. Avalie o enchimento da bexiga mantendo a sonda uretral posicionada e use uma seringa de 50 mℓ para encher a bexiga com água estéril. Mantenha a seringa posicionada a cerca de 15 cm acima da sínfise púbica. Continue a encher a bexiga em incrementos de 25 mℓ, até que o paciente sinta o desejo de urinar. Observe as contrações involuntárias da bexiga. Essas contrações são detectadas pelo movimento ascendente contínuo da coluna de fluido na ausência de esforço abdominal.

Considerações de enfermagem e cuidados com o paciente

1. Para incontinência de esforço ou urgência, ensine exercícios de Kegel (para fortalecer a musculatura do assoalho pélvico).
   a. Ensine o paciente a primeiro praticar a interrupção do jato de urina para identificar a contração adequada do músculo pubococcígeo; a contração resulta na interrupção, e o relaxamento permite o fluxo.
   b. Uma vez verificada a contração adequada, aconselhe o paciente a praticar a contração do músculo por 3 segundos e depois o relaxamento por 3 segundos, em séries de 15, 3 vezes/dia.
   c. O exercício pode ser praticado em qualquer lugar, a qualquer hora, porque envolve a contração de um músculo interno; incentive o paciente a tentar sentado, em pé e deitado. O abdome deve estar relaxado e nenhum movimento deve ser visível ao se fazerem os exercícios de Kegel.
2. Auxilie com a realização de *biofeedback*, que envolve o uso de técnicas de ensino sobre exercícios de compressão na bexiga, no reto ou na vagina para treinar os pacientes a contraírem os músculos do assoalho pélvico e relaxarem o abdome.
3. Institua um programa de treinamento comportamental usando registros da produção vesical, *biofeedback* e exercícios do assoalho pélvico para pacientes com incontinência de esforço ou urgência.
4. Estabeleça outras intervenções, como:
   a. Reeducação vesical – alongamento ou encurtamento progressivo dos intervalos de micção para restaurar o padrão normal; isso é útil após um período de imobilidade ou cateterismo.
   b. Micções programadas – uso de um horário fixo de ida ao banheiro, para evitar episódios de escape de urina em pacientes com incontinência de urgência ou funcional.
   c. Treinamento de hábitos – envolve o uso de um cronograma variável de ida ao banheiro com base no padrão de micção do paciente; também incorpora reforço positivo.

d. Micção induzida – inclui induções regulares da micção a cada 1 a 2 horas com reforço positivo.
e. Uso adequado de acessórios para incontinência, como absorventes ou fraldas.
f. Uso criterioso de medicamentos, como oxibutinina e tolterodina, entre outros, para ajudar a controlar a incontinência de urgência. Contraindicado nos casos de retenção urinária ou gástrica, miastenia *gravis* e glaucoma não controlado. Monitore cuidadosamente os efeitos anticolinérgicos – boca seca, intolerância ao calor, retenção de urina, constipação intestinal, sonolência, olhos secos, visão turva.

Retenção urinária

Baseado em evidências
Park, J. & Palmer, M. H. (2015). Factors associated with incomplete bladder emptying in older women with overactive bladder symptoms. *Journal of the American Geriatrics Society, 63*(7), 1426-1431.

A retenção urinária é um problema comum no idoso, comumente relacionado a uma condição neurológica ou outra condição subjacente.

Fisiopatologia e etiologia

1. Frequentemente encontrado no cenário de tratamento agudo, pós-cateterismo, após acidente vascular cerebral, em diabéticos por causa da bexiga neuropática atônica, por causa da impactação fecal, e em homens com hipertrofia prostática.
2. O paciente com retenção de urina pode perder pequenas quantidades ou pode ser continuamente incontinente, devido ao extravasamento de urina.
3. Pacientes com retenção de urina geralmente terão incontinência durante a noite.
4. A retenção de urina também pode ser causada ou agravada por substâncias com propriedades anticolinérgicas, como levodopa ou antidepressivos tricíclicos, especialmente amitriptilina. Outros medicamentos comumente prescritos, como alfa-agonistas, beta-agonistas e bloqueadores dos canais de cálcio, podem causar retenção urinária.

Alerta gerontológico
A retenção de urina pode causar infecção das vias urinárias, o que é capaz de causar complicações em pacientes idosos.

Avaliação de enfermagem

1. Faça histórico e exame físico completos para descartar causas de retenção de urina.
2. Compreenda e identifique os fatores de risco para retenção urinária.
3. Monitore a ocorrência de distensão vesical e realize cateterismo pós-miccional; não há consenso dos limites superiores ou inferiores de resíduo pós-miccional. Entretanto, resíduos superiores a 100 mℓ de urina são frequentemente usados como sinal de retenção de urina.

Considerações de enfermagem e cuidados com o paciente

1. Remova a impactação fecal para ajudar o paciente a recuperar a função vesical.
2. Se houver suspeita de doença prostática, é necessário encaminhamento adequado.
3. Encoraje o homem a urinar de pé e a mulher, sentada, para facilitar o fluxo urinário; forneça privacidade.
4. Ensine a "micção dupla". O paciente termina de urinar e depois se reposiciona para a nova micção. Ensine também o método de Credé: peça ao paciente que massageie a área do abdome diretamente sobre a bexiga, para "ordenhar" a bexiga e expelir qualquer resíduo de urina.
5. Avalie o regime terapêutico e discuta com os profissionais de saúde a necessidade, ou a substituição, do medicamento.
6. Se não houver suspeita de doença subjacente, tente a cateterização intermitente, a cada 8 h, em combinação com tentativas regulares de micção pelo paciente. Se não houver resposta em 2 semanas (ou seja, sem diminuição do resíduo pós-miccional), pode ser necessário o encaminhamento para um urologista, para o tratamento da retenção de urina.

Incontinência fecal

Incontinência fecal é a incapacidade de controlar voluntariamente a passagem de gases ou fezes. Ocorre em cerca de 15% das mulheres e 6 a 10% dos homens que vivem em comunidades e em cerca de 45% dos idosos que vivem em lares de idosos.

Baseado em evidências
Any, U.U., Vaughan, C. P., Burgio, K. L *et al.* (2016). Shared risk factors for constipation, fecal incontinence, and combined symptoms in older U.S. adults. *Journal of the American Geriatrics Society, 64*(11), e183-e188.

Fisiopatologia e etiologia

1. A continência fecal depende de sensibilidade retal e anal normal, capacidade do reservatório retal e mecanismos esfincterianos internos e externos.
2. Em idosos institucionalizados, a impactação fecal é uma das principais causas de incontinência fecal decorrente do extravasamento de fezes em torno de massa fecal.
3. Em idosos não institucionalizados, a incontinência fecal é comumente associada à disfunção de um dos mecanismos da continência anorretal, como comprometimento da força contrátil dos esfíncteres e menor capacidade de distensão de volume retal. AVCs e lesões medulares causam perda de sensibilidade na área retal.
4. Às vezes, o comprometimento funcional ou cognitivo e a depressão podem inibir a motivação e a capacidade de permanecer continente.
5. Comumente, nenhuma causa pode ser determinada para a perda fecal, e acredita-se que a incontinência possa ser o resultado de uma lesão degenerativa do nervo pudendo.

Avaliação de enfermagem

1. Avalie função global, cognição e estado emocional.
2. Verifique a função inicial do intestino, por meio de histórico de saúde ou observação.
3. Analise a gravidade e a frequência dos sintomas, incluindo a quantidade de incontinência fecal.
4. Realize um exame retal para verificar se há impactação ou diminuição do tônus do esfíncter retal.
5. Se a incontinência fecal for de natureza diarreica, pode ser indicado exame de fezes para investigação de leucócitos, cultura e sensibilidade, ovos e/ou parasitos e *Clostridium difficile.*

Considerações de enfermagem e cuidados com o paciente

1. Aumente a quantidade de fibra na dieta, na tentativa de adicionar volume às fezes para estimular a defecação regular, se não houver infecção e nenhuma impactação presente.
2. Tente antidiarreicos, como a loperamida, se indicado, para controlar a diarreia.
3. Tente estabelecer um padrão regular de evacuação intestinal assim que uma impactação for detectada e removida. Isso inclui idas regulares ao banheiro, definidas preferencialmente após o café da manhã, e aumento da ingestão de líquidos e fibras. Use laxantes apenas como último recurso.
4. Em pacientes acamados, o aumento de fibras na dieta é contraindicado. Esses pacientes podem necessitar de um supositório de bisacodil ou um enema para ajudar na evacuação 2 a 3 vezes/semana.
5. Trate aqueles com incontinência fecal neurogênica, como pacientes com lesão medular e pós-AVC, para induzir a evacuação fecal em horários regulares.
6. Administre supositório de glicerina ou bisacodil 2 a 3 vezes/semana, antes do café da manhã (para aproveitar o reflexo gastrocólico normal que começa após a primeira refeição do dia) para ajudar a induzir uma evacuação retal completa e diminuir a incontinência fecal.

Considerações sobre atendimento domiciliar e na comunidade

1. Explique ao paciente e à família que não é necessário ter eliminações intestinais todos os dias.
2. Aconselhe a evitar o uso de laxantes, que podem induzir a diarreia.
3. Incentive o consumo diário de alimentos fibrosos que estimulem o intestino, de preferência no café da manhã, como ameixas cozidas, frutas cítricas e farelo de cereais. Assegure-se de que haja ajuda disponível para o paciente ir ao banheiro quando houver desejo de evacuar.
4. Recomende um remédio caseiro para manter os movimentos intestinais regulares: misturar 3 colheres de sopa de purê de maçã, 2 colheres de sopa de farelo de trigo e 1 colher de sopa de suco de ameixa, manter sob refrigeração e oferecer pelo menos 1 colher de sopa a cada manhã.

Lesões por pressão

Baseado em evidências

Ayello, E. A., & Sibbald, R. G. (2016). Nursing standard of practice protocol: Pressure ulcer prevention & skin tear prevention. In M. Boltz, E. Capezuti, T. Fulmer, & D. Zwicker (eds.), *Evidence-based geriatric nursing protocols for best practice* (5th ed.). New York, NY: Springer Publishing Company.

Haesler, E. (ed.), National Pressure Ulcer Advisory Panel, European Pressure Ulcer Advisory Panel and Pan Pacific Pressure Injury Alliance. (2014). *Prevention and Treatment of Pressure Ulcers: Quick Reference Guide.* Osborne Park, Western Australia: Cambridge Media.

Lesões por pressão (lesões de decúbito) são ulcerações localizadas na pele ou estruturas mais profundas. Geralmente resultam de períodos prolongados de repouso no leito de hospitais ou instituições de saúde de longa permanência; no entanto, podem se desenvolver em questão de horas em indivíduos comprometidos (Figura 9.2).

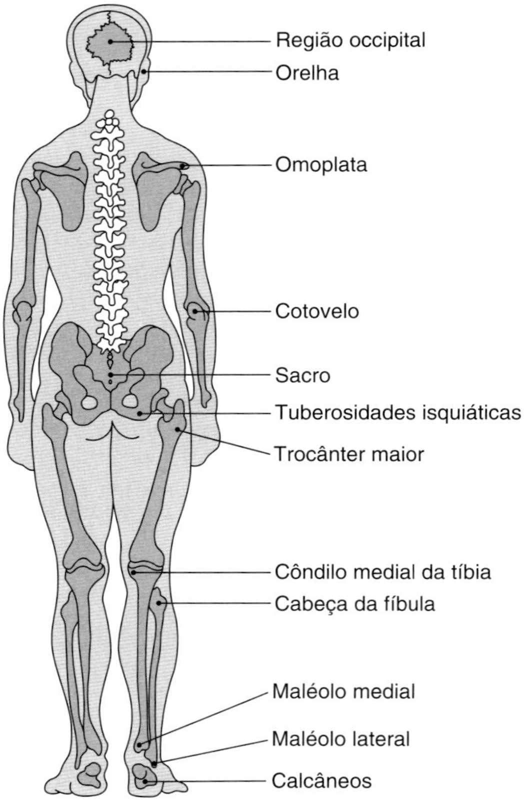

Figura 9.2 Áreas suscetíveis a lesões por pressão. (Smeltzer, S., & Bare, B. [2000]. *Brunner e Suddarth's textbook of medical-surgical nursing* [9th ed.]. Philadelphia, PA: Lippincott Williams & Wilkins.)

Fisiopatologia e etiologia

Fatores de desenvolvimento de lesões por pressão

1. Pressão de 70 mmHg aplicada por mais de 2 horas pode causar a quebra do tecido; pode não ocorrer a cicatrização sem o alívio da pressão.
2. O atrito contribui para o desenvolvimento da lesão por pressão, causando abrasão do estrato córneo.
3. A força de cisalhamento, produzida pelo deslizamento de superfícies adjacentes, é particularmente importante na posição sentada parcial. Essa força rompe os capilares da região do sacro.
4. Umidade na pele resulta em maceração do epitélio.

Fatores de risco para lesões por pressão

1. Incontinência intestinal ou vesical.
2. Desnutrição ou perda de peso significativa.
3. Edema, anemia, hipoxia ou hipotensão.
4. Comprometimento neurológico ou imobilidade.
5. Estado mental alterado, incluindo *delirium* ou demência.

Avaliação de enfermagem

1. Avalie os fatores de risco para o desenvolvimento de lesões por pressão e, quando possível, intervenha para evitá-los.
2. Analise a pele do idoso com mais frequência, para verificar o desenvolvimento de lesões por pressão. A escala de Braden para prever o risco de lesão por pressão é um dos instrumentos mais comumente usados para prevenir o desenvolvimento de lesões por pressão (*www.bradenscale.com*). A escala de Braden avalia o risco de lesão por pressão em seis áreas: percepção sensorial, umidade da pele, atividade, mobilidade, nutrição e fricção/cisalhamento.

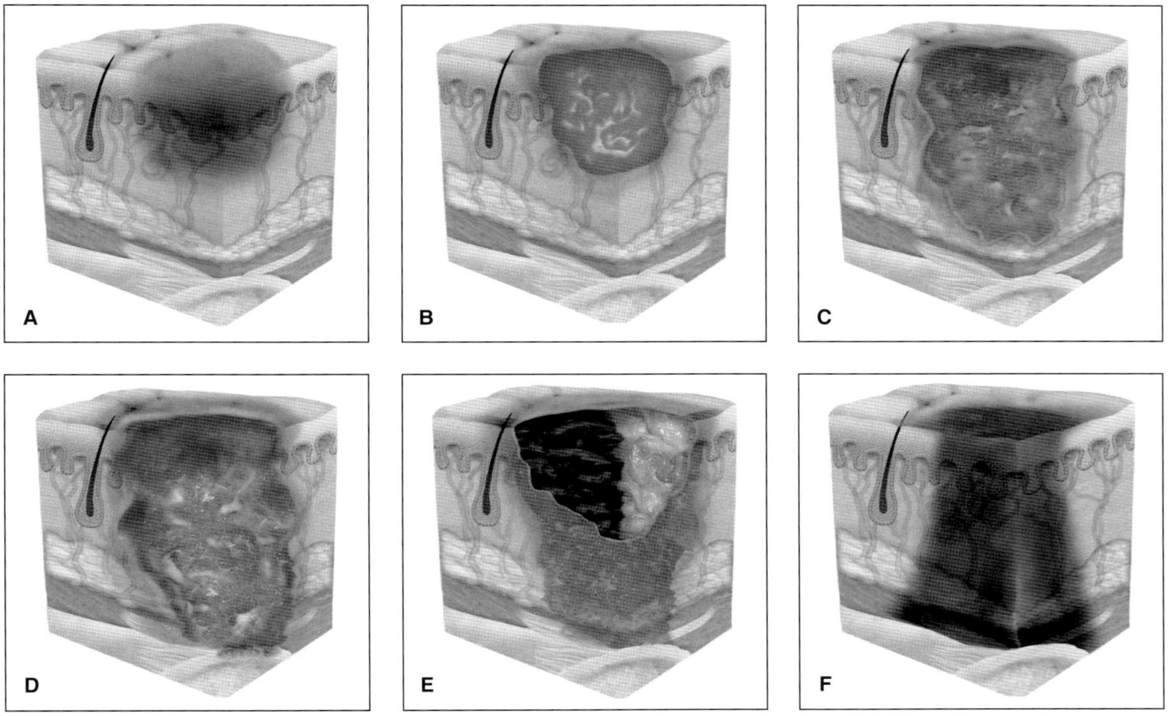

Figura 9.3 Estágios de lesões por pressão, segundo NOUAP/EPUAP. **A.** Estágio I – eritema não branqueável. **B.** Estágio II – perda parcial da espessura da pele com derme exposta. **C.** Estágio III – perda total da espessura da pele. **D.** Estágio IV – perda total na espessura da pele e do tecido. **E.** Lesão por pressão inclassificável – perda da espessura total da pele e perda de tecido com escurecimento. **F.** Lesão tecidual profunda – descoloração vermelha, marrom ou púrpura, persistente, não branqueável. (2016 NPUAP Pressure Injury Staging Illustrations, disponível em: *http://www.npuap.org/resources/educational-and-clinical-resources/pressureinjury-staging-illustrations/*. Usada com permissão do National Pressure Ulcer Advisory Panel March 2018. © NPUAP.)

3. Classifique o estágio da lesão para que o tratamento apropriado possa ser iniciado. O National Pressure Ulcer Advisory Panel defende o seguinte sistema de estadiamento (Figura 9.3).
   a. Estágio I – pele intacta com eritema não branqueável de uma área localizada geralmente sobre uma proeminência óssea.
   b. Estágio II – perda de espessura parcial da derme, apresentando-se como uma úlcera rasa aberta, com o leito da ferida hiperemiado, sem descamação; também pode apresentar-se como uma vesícula intacta ou rompida.
   c. Estágio III – perda de espessura total de tecido, com tecido gorduroso subcutâneo exposto, mas sem exposição de ossos, tendões ou músculos; pode incluir escavação e tunelamento. Pode ocorrer descamação, mas não obscurece a profundidade da perda de tecido.
   d. Estágio IV – perda total de espessura de tecido, com exposição de osso, tendão ou músculo; descamação ou tecido necrótico podem ocorrer em algumas partes do leito da ferida; muitas vezes, inclui escavação e tunelamento.
   e. Inclassificável – perda total de espessura de tecido, na qual a base da lesão está coberta por descamação e/ou tecido necrótico no leito da ferida.
   f. Suspeita de lesão tecidual profunda – uma área localizada de pele intacta ou vesícula de sangue, de cor marrom ou púrpura, causada por dano do tecido conjuntivo subjacente por cisalhamento ou pressão.

Considerações de enfermagem e cuidados com o paciente

Prevenção do desenvolvimento de lesão por pressão

1. Realize cuidados de movimentação e posicionamento meticulosos para pacientes imóveis.
   a. Inspecione a pele várias vezes ao dia.
   b. Lave a pele com sabão neutro, enxágue e seque com uma toalha macia.
   c. Lubrifique a pele com uma loção suave para mantê-la macia e maleável.
   d. Evite colchão mal ventilado, coberto com plástico ou material impermeável.
   e. Empregue programas de prevenção de incontinência fecal e vesical.
   f. Incentive deambulação e exercícios.
   g. Promova uma dieta nutritiva com proteínas, vitaminas e ferro.
2. Converse com pacientes idosos e familiares sobre a importância de boa nutrição, hidratação, atividade, posicionamento e prevenção de pressão, cisalhamento, fricção e umidade.

Alívio da pressão

1. Evite a elevação da cabeceira da cama acima de 30°.
2. Mude o decúbito a cada 2 h.
3. Use dispositivos especiais para amortecer áreas específicas (principalmente áreas ósseas), como almofadas de água, lã de carneiro ou espuma de colchão, protetores de pés e de cotovelos. Erga os calcanhares da cama em pacientes acamados. Não use dispositivos com furo central.
4. Use um colchão de pressão alternada ou colchão de ar para pacientes de alto risco, para prevenir ou tratar lesões por pressão.
5. Proporcione atividade e locomoção tanto quanto possível.
6. Aconselhe mudanças de decúbito frequentes e erga frequentemente a região das nádegas quando o paciente estiver sentado.

Limpeza e desbridamento da ferida

1. Use soro fisiológico para limpar e hidratar feridas.
2. Aplique curativos úmidos a secos ou pomadas enzimáticas para desbridamento, conforme protocolo, ou auxilie no desbridamento cirúrgico.

Tratamento de infecção local

1. Evite coletar culturas da lesão, pois feridas abertas são sempre colonizadas por bactérias, a menos que haja evidência de infecção sistêmica ou infecção local progressiva, como celulite.
2. Aplique antibióticos tópicos em lesões por pressão infectadas, conforme prescrição.

Cobertura da ferida

1. Cubra a ferida com um curativo protetor, pois isso minimiza a interrupção da migração de fibroblastos e células epiteliais e resulta em um ambiente úmido e rico em nutrientes para que ocorra a cicatrização.
   a. Os curativos de filme fino de poliuretano podem ser usados para feridas superficiais de baixa exsudação. Eles são permeáveis ao ar e à água, mas não absorvem o exsudato.
   b. Os hidrocoloides podem fornecer preenchimento às feridas, mas levar à maceração; eles não são permeáveis ao oxigênio.
   c. Curativos de membrana ou espuma de poliuretano absorvem o exsudato e são permeáveis ao oxigênio.
   d. Curativos de hidrogel têm multicamadas e incluem propriedades de hidrocoloides e poliuretano (ver Tabela 9.2 para comparação de curativos oclusivos selecionados).

Osteoporose

Osteoporose é uma condição na qual a matriz óssea é perdida, enfraquecendo os ossos e tornando-os mais suscetíveis a fraturas. A densidade mineral óssea é de 2,5 desvios-padrão abaixo do pico de densidade óssea para adultos jovens (escore T –2,5). Uma redução da densidade óssea de 1,5 a 2,5 abaixo do valor do adulto jovem é denominada *osteopenia* (escore T -1,5 a -2,5). É o distúrbio metabólico ósseo mais associado ao envelhecimento.

Fisiopatologia e etiologia

1. A taxa de reabsorção óssea fica maior que a taxa de formação óssea, causando perda de massa óssea.
2. Os sais de cálcio e fosfato são perdidos, criando ossos porosos e quebradiços.
3. Ocorre mais comumente em mulheres pós-menopáusicas, mas também pode ocorrer em homens.
4. Outros fatores incluem:
   a. Idade.
   b. Inatividade.
   c. Doença crônica.

Tabela 9.2 Comparação de curativos oclusivos selecionados.

Tipo de curativo	Exemplos[2]	Uso apropriado	Vantagens	Desvantagens
Absorção	Debrisan® Espuma hidrofílica	• Lesões em estágios II a V com secreção	• Absorve a secreção e limpa a ferida	• Necessidade de trocar o curativo 1 a 2 vezes/dia
Hidrocoloide	DuoDerm®	• Estágios I e II	• Fornece preenchimento • Fácil de aplicar • Impermeável à água • Sem escoriação da pele	• Baixa capacidade de absorção • Troca de oxigênio deficiente • Deixa resíduos • Possíveis áreas de pressão
Poliuretano	Opsite®, Tegaderm®	• Feridas sem drenagem	• Transparente • Autoadesivo • Permeável ao oxigênio	• Sem capacidade de absorção • Pode causar escoriações • Difícil de aplicar
Membrana de poliuretano	Mitraflex®	• Laceração da pele • Queimaduras de fita • Vesículas • Lesões em estágio II • Feridas com baixo a moderado exsudato	• Boa capacidade de absorção • Boa troca de oxigênio • Impermeável à água • Pode desbridar	• Pode causar escoriações
Espuma de poliuretano	Epi-Lock®	• Laceração da pele • Queimaduras de fita • Vesículas • Lesões em estágio II • Feridas com baixo a moderado exsudato	• Boa capacidade de absorção • Boa troca de oxigênio • Impermeável à água • Pode desbridar • Sem escoriações na pele	• Não aderente
Hidrogel	Vigilon®, Biofilm®	• Estágios I a III	• Sem escoriações na pele • Transparente • Certa capacidade de absorção de exsudatos • Fácil de aplicar	• Difícil de aplicar • Não aderente
Enzimas de desbridamento	Elase®, Travase®	• Estágios III a IV	• Atua contra tecidos desvitalizados • Não apropriado para necroses duras e secas	• Pode danificar tecidos saudáveis

[2]N.R.T.: Alguns dos exemplos aqui incluídos referem-se a produtos utilizados exclusivamente no mercado norte-americano; procure por produtos com propriedades similares às citadas e comercializados no Brasil.

d. Medicamentos, como corticosteroides, reposição excessiva da tireoide, ciclosporina.
e. Deficiência de cálcio e vitamina D.
f. História familiar.
g. Fumo e consumo de álcool.
h. Dieta – cafeína tem sido associada como um fator de risco.
i. Raça – brancos e asiáticos têm maior incidência de risco.
j. Tipo de corpo – pequena estrutura ou baixa estatura, baixa gordura corporal.

Manifestações clínicas

1. Assintomática até os estágios posteriores.
2. Fratura após traumatismo menor pode ser a primeira indicação. As fraturas mais frequentes associadas à osteoporose incluem fraturas do rádio distal, corpos vertebrais, úmero proximal, pelve e fêmur proximal (quadril).
3. Pode apresentar queixas genéricas, relacionadas com o processo de envelhecimento (rigidez, dor, fraqueza).
4. Deficiência de estrogênio pode ser notada.

Avaliação diagnóstica

1. As radiografias mostram alterações apenas após 30 a 60% de perda óssea.
2. O exame de densitometria por dupla emissão de raios X (DEXA) mostra diminuição da densidade mineral óssea (escore T –2,5 ou pior).
3. Os níveis de cálcio sérico e urinário são normais.
4. A proteína Gla da matriz óssea sérica (um marcador de renovação óssea) está elevada.
5. A biopsia mostra ossos finos, porosos, mas fora isso, normais.

Manejo

O manejo é basicamente preventivo.

1. Identifique pacientes com risco de fraturas.
2. Reduza os fatores de risco modificáveis por meio de melhora na dieta, cessação do tabagismo, diminuição do consumo de álcool e outras escolhas de estilo de vida saudável.
3. A ingestão adequada de cálcio (1,2 g/dia) pode ter ação preventiva.
4. Ingestão adequada de vitamina D.
   a. A vitamina D desempenha um papel importante na absorção de cálcio e na saúde dos ossos. Com a idade, ocorre a diminuição da capacidade de absorção de vitamina D pela pele; portanto, é recomendada uma suplementação.
   b. As fontes alimentares são produtos lácteos, gemas de ovos, peixe e fígado; no entanto, a ingestão dietética de vitamina D é limitada.
   c. A vitamina D pode ser produzida na pele por meio da exposição à luz solar; porém, isso pode ser limitado pela cobertura de nuvens, latitude, estação e métodos de prevenção do câncer de pele que limitam a exposição.
   d. A dose diária recomendada para adultos com mais de 70 anos é de 800 unidades internacionais.
5. Exercício de sustentação de peso (p. ex., caminhada) ao longo da vida.
6. A terapia de reposição hormonal não é mais recomendada para prevenção ou tratamento da osteoporose, pois os riscos superam os benefícios.
7. O raloxifeno, um agonista do receptor de estrógeno, é uma alternativa ao estrogênio. Não é tão eficaz, mas mostra algum benefício na preservação da densidade óssea. Não existe aumento no risco de câncer de mama.
8. A calcitonina administrada por *spray* nasal pode ajudar a prevenir fraturas da coluna vertebral. O efeito adverso é uma sensação de queimação no nariz e corrimento nasal.
9. Os bisfosfonatos, como risedronato, alendronato e ibandronato, se ligam aos osteoclastos e inibem sua ação; permanecem ativos nas superfícies de reabsorção óssea por 3 semanas e não impedem a formação óssea normal.
   a. Associados a melhoria da densidade óssea e diminuição da taxa de fratura de quadril e coluna vertebral.
   b. Devem ser ingeridos com líquidos, mas não com alimentos, e o paciente deve permanecer de pé por 30 minutos após tomar a pílula, para prevenir esofagite.
   c. Injetáveis de ação prolongada, como o ácido zoledrônico e a teriparatida, são protetores para mulheres com alto risco de fraturas e ajudam a aumentar a massa óssea em homens que estejam em terapia a longo prazo com glicocorticoides.
10. A utilidade do hormônio da paratireoide teriparatida é limitada porque requer injeções subcutâneas diárias.
11. A prevenção de quedas em idosos ajuda a reduzir a possibilidade de fraturas.

Baseado em evidências
Cosman, F., de Beur, S. J., LeBoff, M. S *et al.* (2014). Prevention and treatment of osteoporosis. *Osteoporosis International, 25*, 2359.

Complicações

1. Fraturas.
2. Cifose progressiva, perda de altura (Figura 9.4).
3. Dor nas costas crônica por fratura por compressão.

Avaliação de enfermagem

1. Obtenha o histórico dos fatores de risco para osteoporose, fraturas e outras doenças musculoesqueléticas.
2. Avalie o risco de quedas e fraturas – problemas sensoriais ou motores, calçados impróprios, falta de conhecimento das precauções de segurança e assim por diante. Ver Tabela 9.3, para fatores de avaliação e intervenções.

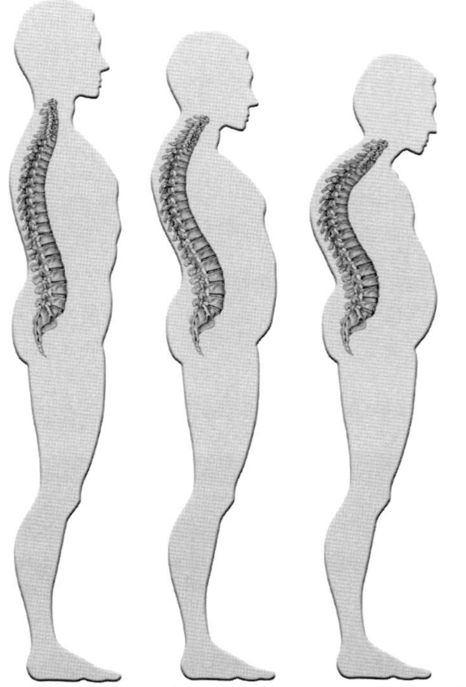

Figura 9.4 Cifose progressiva na osteoporose. (Anatomical Chart Company.)

Tabela 9.3 Fatores de avaliação e intervenções para reduzir o risco de quedas.

Fatores de risco conhecidos	Intervenções específicas para reduzir o risco individual
Histórico de quedas	• Identifique o paciente como tendo risco de queda: pode usar um adesivo em um quadro ou na porta; informe a família e outros prestadores de cuidados sobre o risco aumentado
Medo de cair	• Incentive o paciente a verbalizar seus sentimentos • Fortaleça a autossuficiência relacionada com transferências e deambulação, fornecendo incentivo verbal sobre a capacidade de realizar com segurança
Incontinência fecal e vesical	• Estabeleça um cronograma regular (a cada 2 horas ou conforme o caso, com base na necessidade do paciente) • Monitore a função intestinal e incentive a ingestão de fluidos e fibras (8 copos diários de 250 mℓ e 24 g de fibra) • Utilize laxantes conforme apropriado
Comprometimento cognitivo	• Avalie o paciente quanto a causas reversíveis de comprometimento cognitivo ou *delirium* e elimine as causas, conforme indicado. Monitore o paciente com comprometimento cognitivo pelo menos de hora em hora, com realocação do paciente, de modo que a equipe de enfermagem possa observá-lo e monitorá-lo regularmente • Incentive a família a contratar ajuda ou permanecer com o paciente continuamente • Utilize dispositivos de monitoramento, se disponíveis (alarmes na cama, cadeira ou em locais de saída), em vez de medidas de contenção
Humor	• Encoraje a verbalização dos sentimentos • Avalie a capacidade do paciente de se concentrar e aprender novas informações • Incentive a participação nas atividades diárias • Utilize intervenções alternativas, como massagem, aromaterapia, terapia animal, com plantas e música ou exercício
Tontura	• Monitore a pressão sanguínea com o paciente deitado, sentado e de pé e avalie continuamente os fatores que contribuem para a tontura • Incentive a ingestão adequada de líquidos (8 copos de 250 mℓ/dia) • Configure o ambiente para evitar movimentos que possam resultar em tontura ou vertigem • Diminua ou evite o uso de álcool
Comprometimento funcional, imobilidade, dificuldades de marcha	• Incentive a participação em atividades de cuidados pessoais no mais alto nível (ou seja, se possível, incentive a locomoção até o banheiro, em vez do uso de um coletor de urina) • Encaminhe para fisioterapia ou terapia ocupacional, conforme apropriado • Facilite a adesão ao programa de exercícios, quando indicado • Mantenha o uso seguro e apropriado de dispositivo assistivo
Medicação	• Revise os medicamentos com os profissionais de saúde primários e determine a necessidade de cada medicamento • Certifique-se de que os medicamentos estejam sendo usados nas dosagens mais baixas possíveis para obter o resultado desejado
Condições clínicas	• Trabalhe com médico e outros profissionais de saúde para melhorar o manejo da condição clínica primária, como doença de Parkinson, insuficiência cardíaca ou anemia
Ambiente	• Remova a mobília se o paciente não conseguir se sentar com os pés alcançando o chão • Elimine a desordem • Certifique-se de que os móveis e dispositivos de assistência utilizados estejam em boas condições • Certifique-se de que a iluminação seja adequada • Assegure-se da colocação de barras de segurança no banheiro

Diagnóstico de enfermagem

Dor crônica, relacionada com fraturas por compressão vertebral nos estágios tardios da osteoporose.

Intervenções de enfermagem

Redução da dor

1. Administre analgésicos opiáceos, conforme prescrição, quando houver exacerbações agudas da dor.
2. Incentive a reposição com analgésicos não opiáceos o mais rápido possível, para evitar sonolência e possível dependência.
3. Ajude a colocar o colete protetor e garanta um ajuste adequado. Estimule o uso, tanto quanto possível, especialmente enquanto caminha.
4. Incentive o comparecimento às consultas de fisioterapia e a prática de exercícios em casa, para aumentar a força muscular ao redor dos ossos e aliviar a dor.

Alerta gerontológico
Fique alerta para o consumo de álcool combinado com depressores do SNC em pacientes idosos. Com a idade avançada, ocorre redução na massa corporal magra, aumento na gordura corporal, diminuição no teor de água e redução da enzima álcool desidrogenase gástrica. Isso resulta em aumento do nível de álcool no sangue em indivíduos mais idosos, em comparação com indivíduos mais jovens, por unidade de álcool consumida, especialmente em mulheres. O consumo de álcool, particularmente quando combinado com opioides ou sedativos hipnóticos, é comumente associado a quedas nesses indivíduos.

Educação do paciente e manutenção da saúde

1. Incentive os exercícios para todas as faixas etárias. Ensine a importância da caminhada diária ao longo da vida para favorecer uma forte remodelação óssea.

2. Forneça orientações dietéticas, em relação à ingestão diária adequada de cálcio (1.200 mg). O cálcio pode ser obtido pelo leite e por produtos lácteos, vegetais e suplementos. Qualquer um com uma história de formação de cálculos no trato urinário deve consultar o médico antes de aumentar a ingestão de cálcio.
3. Estimule o uso de reposição combinada de cálcio e vitamina D. Evite altas dosagens de vitamina D no entanto, porque isso pode ser prejudicial.
4. Incentive mulheres jovens em risco a maximizar a massa óssea por meio de nutrição e exercícios.
5. Sugira que mulheres na perimenopausa conversem com seu médico sobre a necessidade de suplementos de cálcio e terapia estrogênica.
6. Alerte para informações relevantes, que podem ser encontradas no *site* da National Osteoporosis Foundation (*www.nof.org*).

Considerações sobre atendimento domiciliar e na comunidade

Baseado em evidências
U.S. Preventive Services Task Force. (2015). Final Update Summary: Osteoporosis: Screening. Disponível em: *www.uspreventiveservicestaskforce.org/Page/Document/UpdateSummaryFinal/osteoporosis-screening?ds=1&s=osteoporosis.*

1. Estimule o acompanhamento de acordo com diretrizes, para todas as mulheres acima de 65 anos e com mais de 60 anos em maior risco, confirmado por DEXA do colo do fêmur, com novos exames em intervalos de aproximadamente 2 anos.
2. Identifique as mulheres com alto risco de fraturas osteoporóticas na comunidade – mulheres asiáticas, brancas, frágeis ou mais velhas, com baixa ingestão de laticínios e pouca exposição ao sol – e forneça orientações e medidas e segurança para evitar quedas e fraturas.
3. Certifique-se de que a dieta contenha cálcio máximo. Ensine à família e aos cuidadores como ler os rótulos. Estimule o consumo de produtos lácteos e a adicionar leite em pó aos alimentos. Use leite desnatado se a ingestão de colesterol e gordura for um problema.
4. Assegure de que os suplementos e outros medicamentos estejam sendo tomados corretamente.
   a. A orientação ao paciente é fundamental na dosagem de bisfosfonatos, para prevenir esofagite. O paciente deve tomar a medicação ao acordar, com 250 mℓ de água, pelo menos 30 minutos antes de ingerir a primeira refeição do dia, e deve permanecer na posição vertical por 30 minutos após a ingestão. A dosagem semanal ou mensal aumenta a adesão ao tratamento.
   b. A dose em *spray* nasal de calcitonina é a de um jato na narina 1 vez/dia; alterne as narinas a cada dia.
5. Ensine estratégias para prevenir quedas. Avalie a casa quanto a riscos (p. ex., tapetes, pisos escorregadios, cabos de extensão, iluminação inadequada).
6. Providencie consultas de fisioterapia e terapia ocupacional, conforme necessário, para incentivar o uso de auxiliares de locomoção quando o equilíbrio for ruim e para melhorar a força muscular.

Reavaliação: resultados esperados

- Dor tolerável com analgésicos não opiáceos; sem novas fraturas
- Recebeu o exame e compreende as medidas de prevenção.

Doença de Alzheimer

A forma mais comum de demência é caracterizada pelo comprometimento progressivo de memória, função cognitiva, linguagem, julgamento, percepção e habilidades motoras aprendidas. Em última análise, os pacientes não podem realizar atividades de autocuidado e se tornam dependentes de cuidadores.

Fisiopatologia e etiologia

1. As alterações fisiopatológicas macroscópicas no cérebro incluem atrofia cortical mais proeminente nos lobos frontal e temporal, ventrículos aumentados e atrofia do hipocampo.
2. Microscopicamente, ocorrem alterações nas proteínas das células nervosas do córtex cerebral, que levam ao acúmulo de emaranhados neurofibrilares compostos pela proteína tau e pelas placas neuríticas compostas por proteína amiloide (depósitos de proteínas e estruturas celulares alteradas nas junções interneuronais) e degeneração granulovascular. Ocorre perda de células nervosas colinérgicas, que são importantes para memória, função e cognição.
3. Bioquimicamente, os sistemas de neurotransmissores são prejudicados.
4. A causa é desconhecida, mas idade avançada, sexo feminino, história familiar da doença e traumatismo craniano com perda de consciência são fatores de risco. De fato, pesquisas identificaram quatro genes específicos envolvidos na predisposição ao Alzheimer. Genes nos cromossomos 1, 14 e 21 foram implicados na causa da doença de Alzheimer de início precoce, enquanto o alelo nº 4 do gene da apolipoproteína no cromossomo 19 parece estar associado ao desenvolvimento da doença de Alzheimer após os 65 anos de idade.
5. Vírus, toxinas ambientais, doenças cerebrovasculares e nível educacional também podem estar associados.

Manifestações clínicas

1. O início da doença é sutil e insidioso. Inicialmente, pode ser notado um declínio gradual da função cognitiva de um nível anteriormente mais alto. O comprometimento da memória a curto prazo e os problemas com o funcionamento executivo (planejamento e organização) são comumente as primeiras características nos estágios iniciais da doença. Os pacientes ficam esquecidos e têm dificuldade para aprender e reter novas informações. Além do comprometimento da memória, pelo menos um dos seguintes déficits funcionais está presente:
   a. Distúrbio de linguagem (afasia, pode ser receptiva, expressiva ou ambas).
   b. Processamento visual e dificuldade de reconhecimento (agnosia).
   c. Incapacidade de realizar atividades motoras qualificadas, como vestir-se e andar (apraxia).
   d. Comprometimento do raciocínio abstrato e da concentração.
2. Os pacientes podem ter dificuldade em planejar refeições, gerenciar finanças, usar o telefone ou dirigir sem se perder. Outros sinais clássicos incluem mudanças de personalidade, como irritabilidade e desconfiança, negligência da aparência pessoal e desorientação com relação a tempo e espaço.
3. As seguintes manifestações clínicas são típicas do estágio intermediário da doença de Alzheimer:
   a. Ações repetitivas (perseveração).
   b. Inquietação noturna.
   c. Apraxia (comprometimento da capacidade de realizar atividade intencional).
   d. Afasia (comprometimento da capacidade de falar).
   e. Agrafia (incapacidade de escrever).
4. Com a progressão da doença, surgem sinais de disfunção do lobo frontal, incluindo perda de inibições sociais e perda de espontaneidade. Delírios, alucinações, agressividade e comportamento errante geralmente ocorrem nos estágios intermediários e finais.
5. Pacientes em estágio avançado da doença de Alzheimer necessitam de cuidados totais. Os sintomas podem incluir:
   a. Incontinência urinária e fecal.
   b. Emagrecimento.
   c. Resistência aos cuidados.
   d. Incapacidade de andar.
   e. Diminuição da capacidade de resposta à estimulação verbal e física.
   f. Dificuldade de engolir (disfagia).

Avaliação diagnóstica

1. História de saúde detalhada do paciente, corroborada por uma fonte informada, para determinar alterações cognitivas e comportamentais, duração e sintomas que podem ser indicativos de outras condições clínicas ou psiquiátricas.
2. Realização de tomografia computadorizada (TC) sem contraste para descartar outras condições neurológicas, como acidente vascular cerebral ou tumor. Ressonância magnética e tomografia por emissão de fóton único podem ser usadas.
3. Avaliação neuropsicológica, incluindo alguma forma de avaliação do estado mental, para identificar áreas específicas de comprometimento da função mental, em contraste com áreas de funcionamento intacto.
4. Exames laboratoriais incluem hemograma completo, taxa de sedimentação, painel químico, hormônio estimulante da tireoide, teste para sífilis, exame de urina, B_{12} sérica, nível de folato e teste do vírus da imunodeficiência humana para descartar doenças infecciosas ou metabólicas.
5. Testes comerciais para proteína tau do líquido cefalorraquidiano e beta-amiloide estão disponíveis, mas seu uso é limitado. O teste genético está disponível, mas seu uso é controverso. Foram identificados três genes da doença e um gene indicando suscetibilidade.

Manejo

1. Os principais objetivos do tratamento da doença de Alzheimer são otimizar as habilidades funcionais e aprimorar a qualidade de vida, melhorando o humor, a cognição e o comportamento. Não existe tratamento curativo. O tratamento inclui abordagens farmacológicas e não farmacológicas.
2. Os inibidores da colinesterase foram o primeiro tratamento para o comprometimento cognitivo da doença de Alzheimer. Essas substâncias melhoram a neurotransmissão colinérgica para ajudar a retardar o declínio na cognição e na função ao longo do tempo. Também existem evidências de que os inibidores da colinesterase podem ser úteis para diminuir o comportamento agitado comum na demência.
   a. A donepezila é amplamente utilizada em casos leves a moderados, porque pode ser administrada 1 vez/dia e é bem tolerada; começa-se com 5 mg ao se deitar e aumenta-se para 10 mg após 4 a 6 semanas. Em pacientes com doença de Alzheimer moderada a grave, a dose de donepezila pode ser aumentada para 23 mg/dia; no entanto, há risco aumentado de efeitos colaterais gastrintestinais com essa dose mais alta. A donepezila também demonstrou ser benéfica para indivíduos com demência grave.
   b. A galantamina é administrada com alimentos, na dose de 4 a 12 mg 2 vezes/dia. Deve ser reiniciada com uma dose de 4 mg 2 vezes/dia, caso o tratamento seja interrompido por vários dias. A dose deve ser reduzida em casos de insuficiência renal ou hepática. A galantamina ER é uma fórmula de liberação prolongada que pode ser administrada 1 vez/dia, com doses variando entre 8 e 24 mg/dia.
   c. A rivastigmina deve ser administrada em dose de 1,5 mg 2 vezes/dia com as refeições e aumentada para 6 a 12 mg/dia. A rivastigmina também está disponível em solução oral e em forma de adesivo. O uso do adesivo de rivastigmina está associado a menos efeitos colaterais gastrintestinais que o uso oral.

Alerta farmacológico
Os inibidores da colinesterase foram inicialmente destinados a melhorar a memória e a cognição. Essas substâncias, no entanto, parecem ter um impacto importante sobre as mudanças comportamentais que ocorrem em pacientes com comprometimento cognitivo. Especificamente, pesquisas demonstraram que o uso de inibidores da colinesterase melhora a apatia, a desinibição, o andar errante e as alucinações, comumente observados na demência. Esteja alerta para interações medicamentosas com os AINEs, como relaxantes musculares tipo succinilcolina, agentes colinérgicos e anticolinérgicos, substâncias que causem bradicardia e outros medicamentos metabolizados pelas vias hepáticas CYP2D6 ou CYP3A4.

3. A memantina, um antagonista do receptor de N-metil-D-aspartato, é aprovada para doença de Alzheimer moderada a grave. A dose de liberação imediata é de 10 mg, e a dose de liberação prolongada começa com 7 mg 1 vez/dia e é gradualmente aumentada para uma dose máxima de memantina XR de 28 mg 1 vez/dia. O medicamento pode ser usado com um inibidor da colinesterase, porque funciona regulando o neurotransmissor glutamato.
4. Estudos indicam que outras substâncias, como o estrogênio e os AINEs, não se mostraram úteis no tratamento e na prevenção da doença de Alzheimer.
5. Deve ser considerada uma terapia antidepressiva para pacientes com sintomas depressivos.
6. Os tratamentos não farmacológicos usados para otimizar a cognição e o comportamento incluem a manipulação do ambiente para reduzir estimulação, terapia com animais de estimação, aromaterapia, massagem, musicoterapia e exercícios.
7. Se as abordagens não farmacológicas tiverem sido aplicadas consistentemente e falhado em reduzir adequadamente a frequência e a gravidade dos sintomas comportamentais que tenham o potencial de causar danos ao paciente ou a outros, então pode ser apropriada a introdução de medicamentos, como antipsicóticos, benzodiazepínicos, anticonvulsivantes, antidepressivos e sedativos, mas ainda precisam ser monitorados com cuidado e rotineiramente ao longo do tempo.
   a. O risco e os potenciais benefícios de qualquer medicação devem ser discutidos com o paciente (quando apropriado) e/ou a família.
   b. Deve ser usada a quantidade mínima de medicamento e pelo menor tempo possível.

Alerta farmacológico
Esteja ciente de que nenhuma medicação é especificamente aprovada pela FDA[3] para tratar os sintomas neuropsiquiátricos e comportamentais de indivíduos com demência. Os antipsicóticos têm sido associados a maior risco de morte entre os idosos com demência. Isso levou a FDA a emitir um alerta máximo para uso de antipsicóticos em casos de demência.

Complicações

1. Maior incidência de declínio funcional.
2. Lesão por falta de discernimento, alucinações e confusão.
3. Desnutrição por falta de atenção às refeições e à sensação de fome ou falta de habilidade para preparar refeições ou alimentar-se.

Avaliação de enfermagem

1. Realize avaliação cognitiva quanto a orientação, discernimento, pensamento abstrato, concentração, memória e habilidade verbal.
2. Avalie as mudanças no comportamento e na capacidade de realizar AVDs.
3. Analise nutrição e hidratação; verifique o peso, o turgor da pele e os hábitos alimentares.
4. Avalie a capacidade motora, força, tônus e flexibilidade muscular.

[3]N.R.T.: Food and Drug Administration (FDA) – órgão regulamentador dos EUA, com função similar à da Agência Nacional de Vigilância Sanitária (Anvisa) no Brasil. Certifique-se de checar fármacos e terapias aprovados no Brasil, que podem ser diferentes dos especificados por órgãos de regulamentação de outros países.

Diagnósticos de enfermagem

- Processos de pensamento prejudicados, associados ao processo fisiológico da doença
- Risco de lesão, devido à perda de habilidades cognitivas
- Insônia, secundária ao processo patológico
- Tensão do papel de cuidador, relacionada com as necessidades físicas e manifestações comportamentais do processo patológico.

Intervenções de enfermagem

Melhora da resposta cognitiva

1. Simplifique o ambiente: reduza o ruído e a interação social a um nível tolerável para o paciente.
2. Mantenha uma rotina estruturada e previsível, diminua o número de opções disponíveis para o paciente, use imagens para identificar atividades e use atividades de grupo estruturadas.
3. Incentive a participação ativa nos cuidados, conforme tolerado, e forneça *feedback* positivo para as tarefas realizadas.
4. Proporcione oportunidades de atividade física, alternando com períodos de descanso.
5. Evite confrontos e argumentações. Siga a orientação do paciente e individualize o cuidado o máximo possível.
6. Mantenha consistência nas interações e introduza novas pessoas lentamente ao convívio do paciente.

Prevenção de lesões

1. Evite medidas de contenção, mas observe o paciente conforme a necessidade.
2. Forneça iluminação adequada para evitar interpretações erradas do ambiente.
3. Remova móveis e equipamentos desnecessários.
4. Forneça uma pulseira de identificação de alerta de saúde.
5. Certifique-se de que o paciente tenha sapatos ou chinelos antiderrapantes, fáceis de colocar.
6. Incentive o uso de dispositivos assistivos de segurança, como corrimãos e banco no chuveiro.
7. Garanta que a atividade física seja tolerada e que os exercícios de ADM sejam realizados para manter a mobilidade.

Garantia do descanso adequado

1. Tente limitar o uso de medicamentos que atuem sobre o SNC, como ansiolíticos e antipsicóticos; entretanto, se usados, monitore a resposta clínica e potenciais reações adversas, incluindo aumento da confusão mental, excesso de sedação, parkinsonismo, sintomas extrapiramidais e eventos cardiovasculares.
2. Forneça períodos de exercício físico para gastar energia.
3. Apoie hábitos normais de sono e rituais para dormir.
   a. Mantenha a hora de dormir regular.
   b. Faça com que o paciente coloque o pijama na hora de dormir.
   c. Permita a atividade de dormir desejada, como um lanche, uma bebida quente sem cafeína, ouvir música ou orar.
4. Mantenha um ambiente calmo e relaxante para evitar confusão mental e agitação.

Suporte ao cuidador

1. Incentive o cuidador a discutir sobre seus sentimentos.
2. Estimule o cuidador a manter a saúde e o bem-estar emocional.
3. Enfatize a necessidade de tempo de relaxamento ou cuidados de repouso.
4. Ajude o cuidador a encontrar recursos, como grupos comunitários ou igreja, programas de serviço social ou grupos de apoio.
5. Avalie o estresse do cuidador e encaminhe para aconselhamento.
6. Apoie a decisão de colocar o paciente em uma instituição de cuidados a longo prazo.

Considerações sobre atendimento domiciliar e na comunidade

1. Incentive exames médicos regulares com atenção à manutenção da saúde a cada 3 a 6 meses, para fornecer supervisão contínua ao paciente e avaliar o ânimo dos cuidadores. Inclua a vacinação contra *influenza* e assegure-se de que o paciente tenha sido vacinado contra pneumonia pneumocócica.
2. Discuta as diretrizes antecipadas para os pacientes e as opções de transferência para instituições de cuidados a longo prazo, antecipando as necessidades futuras para ajudar os membros da família a ajustar e planejar preparativos.
3. Incentive o paciente a se envolver em atividades sociais e intelectuais pelo maior tempo possível, tais como eventos familiares, atividades físicas e recreativas e a acompanhar o jornal e outras formas de mídia.
4. Ajude os cuidadores a modificar o ambiente doméstico em busca de segurança e aconselhe as famílias sobre riscos para a segurança, como andar a esmo e dirigir um carro. Estimule o uso de fechaduras nas portas, alertas de correio eletrônico e registro no programa "*Safe Return*" da *Alzheimer's Association* ou do departamento de polícia local.[4]
5. Relembre os membros da família sobre possíveis perigos ao redor da casa, à medida que o paciente se torna menos responsável pelo próprio comportamento. Encoraje os profissionais de saúde a reduzir a temperatura do aquecedor de água quente, remover os botões do fogão e de outros aparelhos elétricos, remover fósforos e isqueiros e guardar com segurança ferramentas e outros itens potencialmente perigosos.

Educação do paciente e manutenção da saúde

1. Encoraje atividades que proporcionem exercício físico e movimentos repetitivos, mas que exijam pouca atenção, como dançar, pintar, lavar roupa ou varrer.
2. Ensine o paciente e a família a eliminar os estimulantes, como a cafeína, e manter uma nutrição saudável.
3. Discuta com a família a necessidade de organizar as finanças e providenciar diretrizes antecipadas e acordos de tutela, antes que sejam necessários, para permitir que o paciente participe do processo.
4. Os produtos de venda livre, como o *Ginkgo biloba*, ganharam popularidade; no entanto, seus benefícios clínicos não demonstraram ser melhores do que os do placebo em ensaios clínicos randomizados bem delineados. Embora altas doses de vitamina E (2.000 unidades internacionais) demonstrem retardar a transferência para um lar de idosos em poucos meses, não existem evidências de melhora cognitiva, e doses superiores a 400 unidades internacionais foram associadas a eventos hemorrágicos e cardiovasculares. As famílias devem ser incentivadas a discutir seu uso com o profissional de saúde e não abandonar o tratamento convencional.
5. Para informações adicionais, encaminhe as famílias para:
   Alzheimer's Association: *www.alz.org*.
   Alzheimer's Disease Education and Referral Center: *www.nia.nih.gov/Alzheimers*.[5]

Reavaliação: resultados esperados

- Participa de AVDs sem agitação ou resistência
- Permanece livre de lesões
- Dorme de 6 a 8 horas por noite, com um período de descanso de 1 h, 2 vezes/dia
- O cuidador relata o uso de sistemas de suporte e recursos comunitários.

---

[4]N.R.T.: Recomendação específica para os EUA.
[5]N.R.T.: Orientação específica para os EUA. No Brasil, procure por associações locais ou nacionais, como a Associação Brasileira de Alzheimer.

CONSIDERAÇÕES LEGAIS E ÉTICAS

Uso de contenção

Desde que a lei *Nursing Home Reform Act* entrou em vigor, em outubro de 1990, nos EUA, as instituições americanas de longa permanência foram obrigadas a seguir diretrizes que enfatizavam cuidados individualizados e menos restritivos para os residentes.

O objetivo deve ser minimizar o uso de medidas de contenção. Isso representa um desafio, mas existem muitas estratégias de enfermagem que podem ser implementadas para ajudar a reduzir o uso de contenção. E, embora a maioria dos enfermeiros apresente a justificativa de que a contenção é para a segurança do paciente, existem poucas evidências de que os objetivos de segurança do paciente ou a diminuição de lesões sejam realmente alcançados.

Existem muitas abordagens alternativas de cuidados, bem como para minimizar os riscos associados a quedas, conforme descrito em *https://consultgeri. org/geriatric-topics/physical-restraints* e *https://consultgeri.org/trythis/dementia/issue-d1* e *https://consultgeri.org/patient-symptoms/pulling-out-tubes.*[6]

Diretrizes

1. A seguir estão os requisitos federais americanos para o uso de contenções, com base na lei *Omnibus Budget Reconciliation Act*, de 1987.
2. Estas diretrizes devem ser cumpridas em qualquer instituição de saúde de longa permanência que participe dos programas Medicare ou Medicaid. No entanto, essas diretrizes são úteis para profissionais de saúde que trabalham com idosos em todos os contextos.
   a. O residente tem o direito de estar livre de quaisquer restrições físicas impostas ou substâncias psicoativas administradas para fins de disciplina ou conveniência e não necessárias para tratar os sintomas clínicos.
   b. Restrições físicas são qualquer método manual de dispositivo físico ou mecânico, material ou equipamento anexado ou adjacente ao corpo do residente que a pessoa não consiga remover facilmente, que restrinja a liberdade de movimentos ou o acesso ao próprio corpo (inclui contenções para pernas e braços, luvas, veste ou colete, barras de segurança para cadeira de rodas e cadeiras geriátricas).
   c. Deve haver uma busca por medidas menos restritivas, a menos que a contenção física seja necessária para fornecer tratamento de proteção à vida.
   d. O residente ou representante legal deve consentir com o uso de restrições.
   e. Residentes que são imobilizados devem ser liberados, exercitados, higienizados e verificados quanto à hiperemia da pele a cada 2 h.
   f. A necessidade de restrições deve ser reavaliada periodicamente.
   g. A instituição de saúde deverá desenvolver políticas e procedimentos para o uso apropriado de restrições e substâncias psicoativas.
   h. Os profissionais de saúde terão que escrever a prescrição apropriada para uso de restrições, e os médicos, quanto ao uso de medicamentos psicoativos.
3. A razão mais frequentemente relatada pelos enfermeiros para o uso de restrições é evitar que os pacientes se machuquem ou machuquem os outros. Especificamente, são usadas para prevenir quedas e evitar a remoção de sondas ou cateteres IV.
4. Vários estudos revelaram que as restrições realmente aumentam a incidência de quedas, podem resultar em estrangulamento, podem aumentar a confusão mental, podem causar lesões por pressão e infecções nosocomiais, podem diminuir a capacidade funcional e resultar em isolamento social.
5. Com relação à integridade pessoal e social do paciente, as restrições resultam em respostas emocionais de raiva, medo, resistência, humilhação, desmoralização, desconforto, resignação e negação.

Intervenções alternativas às restrições

1. Avalie os pacientes que são considerados para o uso de contenção. A avaliação deve incluir função física e estado cognitivo (ver p. 137), histórico de eliminações, histórico de quedas, comprometimento da visão, pressão arterial (especificamente avaliação de hipotensão ortostática) e uso de medicamentos.
2. Tente corrigir quaisquer problemas identificados na avaliação, como deficiência visual ou marcha insegura.
3. Use a avaliação para determinar pacientes com alto risco de queda (p. ex., aqueles com confusão mental, hipotensão ortostática, múltiplos regimes terapêuticos e marcha alterada).
4. Use as intervenções como alternativas às restrições, conforme descrito no Boxe 9.4.

Boxe 9.4 Técnicas para prevenção de quedas como alternativa ao uso de contenção.

Para todos os pacientes

- Familiarize o paciente com o ambiente (ou seja, identifique a luz de chamada ou a campainha, marque com etiqueta o banheiro, a cozinha, o armário)
- Peça ao paciente para demonstrar maneiras de obter ajuda, se necessário
- Coloque a cama na posição baixa, com os freios travados, se possível, ou com o colchão no chão
- Certifique-se de que o calçado esteja ajustado, seja antiderrapante e que seja usado corretamente
- Determine o uso apropriado das grades laterais com base no estado cognitivo e funcional
- Utilize uma luz noturna
- Mantenha o piso limpo e seco
- Mantenha o espaço organizado e certifique-se de que a mobília esteja em condições ideais
- Averigue se o paciente sabe onde estão os pertences pessoais e pode acessá-los com segurança
- Garanta barras de segurança adequadas no banheiro (vaso sanitário, chuveiro e banheira), no quarto e no corredor
- Estabeleça um plano de cuidados para manter a função intestinal e vesical
- Avalie os efeitos de medicamentos que aumentam o risco de queda do paciente
- Incentive a participação em atividades funcionais e físicas no nível mais elevado possível ao paciente e encaminhe para a fisioterapia, conforme apropriado
- Monitore regularmente o paciente e incentive atividades seguras.

Para pacientes com alto risco de queda quando andam independentemente

- Use cadeiras especialmente projetadas que dificultem a transferência independente
- Utilize um alarme de cadeira e de leito quando o paciente não puder ser supervisionado visualmente
- Institua fisioterapia e aumento das atividades físicas para ajudar a fortalecer os músculos e melhorar a função
- Para o paciente que interfere no tratamento, avalie a necessidade de tratamentos invasivos. Quando esse tipo de tratamento for essencial, use luvas em vez de restrições
- Para o paciente que vagueia, forneça um programa de exercícios ou estabeleça um ambiente delimitado no qual a pessoa possa deambular livremente
- Para pacientes agressivos e agitados, esteja ciente de que as restrições podem piorar o comportamento. Forneça um ambiente de baixo estímulo, cuidadores consistentes e medicamentos apropriados para ajudar a controlar a agitação. A musicoterapia também mostrou diminuir o comportamento agressivo.

[6]N.R.T.: Siga diretrizes da instituição quanto ao uso de restrições. Siga as resoluções do Conselho Federal de Enfermagem COFEN (Resolução COFEN nº 427/2012, disponível em: *http://www.cofen.gov.br/resoluo-cofen-n-4272012_9146.html*) e recomendações específicas dos Conselhos de Enfermagem da sua região.

Diretivas antecipadas[7]

A lei americana *Patient Self-Determination Act*, de 1990, que exige que os pacientes sejam questionados sobre a existência de diretivas antecipadas no momento da inscrição em um serviço de saúde, aumentou a conscientização sobre os direitos dos idosos de determinar seus próprios cuidados. Com base no princípio ético da autonomia (o privilégio de se autorregular), as diretivas antecipadas fornecem uma expressão clara e detalhada dos desejos de uma pessoa por cuidados. Proporcionar a um idoso a oportunidade de discutir seus planos de fim de vida é útil. Um processo de quatro etapas inclui iniciar uma discussão, facilitar a discussão, completar o documento e atualizar.

Nos EUA, a procuração pública agora é chamada de *health care proxy*. Envolve a designação de outra pessoa para tomar decisões de cuidados de saúde para uma pessoa incapacitada. Muitos estados americanos têm documentos oficiais que podem ser baixados de seus *sites* com informações detalhadas sobre diretivas antecipadas.

Baseado em evidências
Farber-Post, M., Boltz, M. (2016). Advance care planning. In M., Boltz, E. Capezuti, T. Fulmer, & D. Zwicker (eds.), *Evidence-based geriatric nursing protocols for best practice* (5th ed., pp. 691-701). New York, NY: Springer Publishing Co.

Tipos de diretivas antecipadas

Testamento vital

1. O testamento vital é o primeiro e mais difundido tipo de diretiva antecipada.
2. Foi proposto como um mecanismo para recusar intervenções médicas "heroicas" ou indesejadas para o paciente moribundo.
3. Permite que uma pessoa declare por escrito que certos tratamentos de manutenção da vida devem ser retirados ou recusados quando essa pessoa estiver morrendo e incapaz de comunicar diretamente seus desejos.
4. O testamento vital só permite a recusa de tratamento adicional. Eles não são precisos em termos de diretrizes e se concentram apenas no paciente que claramente é doente terminal.

Procuração de cuidados de saúde

1. Este documento nomeia um procurador para agir em nome de outra pessoa, fornece orientação para o procurador e tem validade mesmo quando o autor estiver incapacitado.
2. Deve ser sempre um documento por escrito.
3. O documento declara as preferências e talvez até os valores de seu criador. Descreve o tipo de decisão que a pessoa gostaria que fosse tomada em seu nome.
4. Como nenhum documento de assistência médica por procuração pode cobrir todas as situações, o documento deve nomear uma pessoa que tem a tarefa de garantir que os desejos do paciente sejam honrados. O procurador tem a responsabilidade de interpretar o documento e extrapolar seu conteúdo para situações não especificamente cobertas.

Prescrições médicas para tratamento de manutenção da vida

1. Muitos estados americanos estão começando a implementar um formulário padrão para o prestador de serviços de saúde que indica as escolhas dos pacientes para uma variedade de tratamentos de suporte à vida e é usado em todas as unidades de saúde.
2. O chamado MOLST (*Medical Orders for Life-Sustaining Treatment*, também conhecido como POLST, *Physician's Orders for Life Sustaining Treatment*)[8] é importante para o paciente com condições graves de saúde que:
   a. Deseja evitar ou receber tratamento de suporte de vida.
   b. Reside em instalações de saúde de longa permanência.
   c. Pode vir a óbito dentro de 1 ano.
3. O preenchimento do formulário MOLST começa com uma conversa ou uma série de conversas entre o paciente, o procurador do paciente, o médico e os profissionais de saúde.
4. O médico deve ajudar a delinear as metas de cuidados do paciente, rever possíveis opções de tratamento em todo o formulário MOLST e facilitar a tomada de decisões de saúde informadas.
5. O formulário preenchido também pode ser usado como uma prescrição médica em todos os ambientes de cuidados de saúde, desde o pessoal de emergência que responde a um chamado domiciliar até a equipe de uma unidade de cuidados intensivos.

Considerações de enfermagem e cuidados com o paciente

1. De acordo com a lei americana *Patient Self-Determination Act*, todos os pacientes que entram em uma instituição certificada pelo Medicare ou Medicaid, lar de idosos ou agência de saúde domiciliar devem:
   a. Receber informações sobre as leis do estado e as políticas da instituição com relação à diretiva antecipada.
   b. Ser questionados sobre a existência de diretivas antecipadas.
   c. Ter suas diretivas antecipadas colocadas em seu prontuário médico.
2. A orientação de pacientes e familiares é essencial para ajudá-los a entender a diferença entre testamento vital, MOLST ou procuração de assistência médica e determinar qual documento atende melhor às suas necessidades.
3. Pacientes e famílias precisam ser orientados sobre o que significa ser submetido a vários procedimentos de manutenção da vida, para que possam tomar uma decisão a respeito de seu tratamento futuro.
4. Os pacientes precisam ser informados de que podem ter mais de uma diretiva antecipada. Isso significa que, se um paciente tiver um testamento, mas não for um doente terminal, deve-se encorajar o paciente a obter uma procuração de cuidados de saúde para garantir que os desejos sejam atendidos em qualquer situação.

Considerações sobre atendimento domiciliar e na comunidade

1. Informações sobre como preencher diretrizes antecipadas podem ser obtidas contatando a National Palliative Care and Hospice Organization, disponível em: *www.caringinfo.org*.
2. Instrua os pacientes idosos a permitir que registrem seus desejos sobre vários tipos de tratamentos médicos, e deixe-os nomear um procurador para se e quando forem incapazes de tomar essas decisões por conta própria.

Defesa de pessoas com deficiências

Há uma estimativa de 54 milhões de americanos, nem todos adultos de idade avançada, com deficiências. A deficiência pode afetar qualquer faixa etária, origem étnica ou racial e grupo socioeconômico. Os enfermeiros devem não apenas fornecer cuidados físicos especializados para reduzir as complicações e aumentar o potencial de reabilitação das pessoas com deficiência, mas também devem agir como defensores para ajudar esses

[7]N.R.T.: Cada país possui legislação específica para a implementação de diretivas antecipadas. No Brasil, há legislação específica a ser seguida. O enfermeiro deve respeitar as diretivas antecipadas da pessoa e seguir as normas do código de ética da profissão, conforme Resolução COFEN nº 564 de 2017, disponível em: *http://www.cofen.gov.br/resolucao-cofen-no-5642017_59145.html*.

[8]N.R.T.: Legislação aplicada apenas aos EUA. No Brasil, ainda não há uma lei sobre o assunto. Siga as premissas dos códigos de ética profissionais.

indivíduos a transcender suas deficiências e para ser tão independentes e funcionais quanto possível. O documento *United States Surgeon General's Call to Action to Improve the Health and Wellness of Persons with Disability* solicita que todos os prestadores de cuidados de saúde façam o seguinte:

- Forneçam a cada paciente as informações necessárias para levar uma vida longa e saudável
- Ouçam e respondam às preocupações com a saúde do paciente
- Comuniquem-se de forma clara e direta
- Tenham o tempo necessário para atender às necessidades de cuidados de saúde do paciente.

Definição de deficiência

1. Uma deficiência pode ser vista como qualquer restrição ou falta de capacidade de realizar atividades de maneira considerada normal para a maioria das pessoas.
2. A lei *Americans with Disabilities Act* (1990) define a deficiência como comprometimento físico ou mental que limite substancialmente uma ou mais atividades importantes da vida.[9] Uma pessoa também pode ser considerada deficiente se houver um registro de determinado tipo de comprometimento e for considerada portadora dessa deficiência.
3. *Incapacitado* é um termo desatualizado; não deve haver razão para um indivíduo com deficiência ser considerado incapacitado. Uma incapacidade é uma desvantagem resultante de uma deficiência que limite ou impeça o desempenho de um papel.

Leis sobre a deficiência

1. Nos EUA, no século XX, muitas leis foram promulgadas para fornecer financiamento para assistência médica, educação e reabilitação profissional.
   a. As leis iniciais eram limitadas e focadas em grupos, como soldados feridos, trabalhadores feridos e veteranos.
   b. A Lei de Seguridade Social de 1935[10] ampliou a reabilitação profissional para cobrir civis e concedeu à reabilitação uma base legislativa permanente.
   c. Os programas Medicare e Medicaid foram criados, em 1965, como uma emenda à Lei de Seguridade Social para fornecer seguro de saúde e benefícios para os indivíduos com base em idade, presença de deficiência e baixa renda. Cuidados médicos e de enfermagem são cobertos.
2. A lei *Rehabilitation Act*, de 1973, foi a primeira lei federal nos EUA a proteger de discriminação as pessoas com deficiência.
   a. Essa lei se concentrava no acesso a prédios públicos e transporte, discriminação no local de trabalho e situações de vida independente.
   b. No entanto, essa lei se aplicava apenas a instalações e programas apoiados pelo governo federal e não afetava o setor privado.
3. A lei *Americans with Disabilities Act*, de 1990, alterou[11] a legislação anterior e tornou ilegal a discriminação contra pessoas com deficiência tanto no setor privado quanto no setor público. As áreas de foco são:
   a. Empregadores com 15 ou mais empregados devem proporcionar aos indivíduos qualificados com deficiência uma oportunidade igual de se beneficiarem do emprego, incluindo contratação, treinamento, promoção e outros privilégios. Os empregadores são obrigados a fornecer acomodações razoáveis para as limitações físicas ou mentais conhecidas de indivíduos qualificados, desde que as acomodações não causem dificuldades indevidas ao empregador.
   b. Todas as instituições governamentais estaduais e municipais são obrigadas a oferecer oportunidades iguais para que os indivíduos com deficiência participem de todos os programas, serviços e atividades, independentemente do nível de financiamento federal.
   c. Lugares públicos, onde é exigida a remoção de barreiras que podem ser de propriedade de entidades privadas, como restaurantes, lojas, hotéis e escolas particulares. Além disso, cursos e exames relacionados a programas educacionais devem ser oferecidos de maneira acessível a todos, apesar de obstáculos como limitações de audição, visão ou fala.
   d. Os serviços de retransmissão de telecomunicações são necessários em todas as áreas, para permitir que aqueles com limitações auditivas e de fala se comuniquem com outras pessoas por meio de terceiros.

Dificuldades enfrentadas pelas pessoas com deficiências

1. A adaptação psicossocial a uma deficiência é um processo contínuo que avança por etapas: choque, negação, depressão, ambivalência e adaptação. A pessoa pode estagnar em um ou mais estágios e não alcançar a adaptação.
2. A tensão gerada sobre o cuidador e a família devido a perda de renda, desesperança e exaustão física e mental ao assumir funções e responsabilidades da pessoa com deficiência podem impedir o sucesso da reabilitação.
3. Apesar das leis, as pessoas com deficiência ainda são discriminadas quando se candidatam a empregos e programas educacionais. Para contornar as leis, os empregadores e os sistemas educacionais podem listar vários requisitos físicos de um trabalho ou programa, de modo a desencorajar as pessoas com deficiência a se candidatar, mesmo que essas exigências físicas não tenham nada a ver efetivamente com o trabalho.
4. Além das barreiras físicas nos locais de trabalho e nas instituições de ensino, as pessoas com deficiência devem superar enormes barreiras de atitude comportamental. Uma vez que a deficiência seja conhecida, estereótipos e preconceitos podem ofuscar o potencial de uma pessoa.

Intervenções de enfermagem para a defesa de pacientes[12]

1. Familiarize-se com as regulamentações e cobertura, como Medicare e Medicaid nos EUA, e auxilie os pacientes com os formulários médicos.
   a. Medicare está disponível para pessoas com deficiência após 2 anos consecutivos de incapacidade para o trabalho. O programa Medicare é oferecido pelo governo federal e não depende do nível de renda.
   b. O Medicare cobre as visitas de profissionais de saúde, hospitalizações e medicamentos, mas não cobre alguns equipamentos médicos duráveis.
   c. A elegibilidade para o Medicaid é baseada no nível de renda e na quantidade de pessoas por domicílio e é controlada pelos governos estadual e municipal. Isso pode abranger pessoas de baixa renda com deficiências.
2. Ajude as pessoas nos EUA a compreenderem a elegibilidade para a renda por invalidez da Previdência Social se sua condição médica

---

[9] N.R.T.: No Brasil, há legislação específica a ser seguida, como a Lei nº 13.146 de 2015 – Estatuto da Pessoa com Deficiência, e a Convenção sobre os Direitos da Pessoa com Deficiência.

[10] N.R.T.: Como já citado, no Brasil, há a Lei nº 13.146 de 2015.

[11] No Brasil, há legislação específica a ser seguida, como a Lei nº 13.146/2015 – Estatuto da Pessoa com Deficiência, e a Convenção sobre os Direitos da Pessoa com Deficiência. Verifique a correspondência com algumas das normatizações aqui apresentadas em: *http://www.planalto.gov.br/ccivil_03/_ato2015-2018/2015/lei/l13146.htm.*

[12] N.R.T.: Informações relevantes para os EUA. Note que há diferenças entre os sistemas de saúde e previdência social de diferentes países.

durar por 1 ano ou mais e o se paciente não for capaz de trabalhar. O indivíduo deve ter trabalhado nos últimos 5 anos e ter os créditos de emprego adequados.

3. Tome conhecimento dos serviços sociais em sua área geográfica, tanto por meio de programas governamentais quanto de auxílio, como transporte público que conduza a pessoa cadeirante para consultas médicas.
4. Ajude os pacientes a obter medicamentos prescritos por meio de programas gratuitos e com desconto que possam estar disponíveis nas empresas farmacêuticas para aqueles que não tenham cobertura de prescrição limitada. Entre em contato diretamente com empresas farmacêuticas (ou pelo endereço *www.ppaRx.com* – Partnership for Pharmaceutical Assistance)[13] para requerimentos de elegibilidade.
5. Se sua instalação não estiver totalmente acessível para pessoas com deficiências, defenda mudanças estruturais que permitam o acesso.
6. Ao prestar cuidados a uma pessoa com deficiência, pergunte sempre se pode ajudar e permita que o indivíduo direcione sua assistência. A maioria das pessoas com deficiência sabe o que funciona para elas e o que causa menos desconforto.
7. Esteja ciente de que um indivíduo com uma deficiência adquirida passa por uma fase de ajuste que pode ser comparada ao luto. Permita o tempo individual e respeite sua posição nesse processo. A negação pode durar 1 ano ou mais e eles devem ser apoiados, e não apressados, para seguir em frente com o processo.
8. Esteja ciente de seus próprios preconceitos e atitudes em relação aos indivíduos com deficiência. Abstenha-se de estereótipos. Esteja ciente também de que nem todas as deficiências são visíveis (p. ex., doença mental ou deficiência por um ferimento na cabeça). Trate todas as pessoas com respeito e compreensão.
9. Incentive o treinamento de sensibilidade em seu local de trabalho para que todos os funcionários garantam cuidados compassivos e interações educadas com todos os indivíduos com deficiência.
10. Utilize os seguintes recursos para obter informações e apoio adicionais:
    - Americans with Disabilities Act: *www.ada.gov*
    - Centers for Disease Control and Prevention; Disability and Health: *www.cdc.gov/ncbddd/disabilityandhealth/index.html*
    - Youreable (produtos, serviços e informações para pessoas com deficiências): *www.youreable.com*
    - National Organization on Disability: *www.nod.org*
    - National Council on Disability: *www.ncd.gov*
    - Association of Rehabilitation Nurses: *www.rehabnurse.org*
    - ExceptionalNurse.com (recursos para enfermeiros com deficiências): *www.exceptionalnurse.com.*

BIBLIOGRAFIA

Abraha, I., Rimland, J. M., Trotta, F., et al. (2016). Non-pharmacological interventions to prevent or treat delirium in older patients: Clinical practice recommendations the SENATOR-ONTOP series. *Journal of Nutrition, Health & Aging, 20*(9), 927–936.

Aguado, T. M., Barratt, J., Beard, J. R., Blomberg, B. B., Chen, W. H., Hickling, J., ... Ortiz, J. R. (2017). Report on WHO meeting on immunization in older adults. *Vaccine, 36*(7), 921–931.

Anderson, J. G., Lopez, R. P., Rose, K. M., & Specht, J. K. (2017). Nonpharmacological strategies for patients with early-stage dementia or mild cognitive impairment: A 10-year update. *Research in Gerontological Nursing, 10*(1), 5–11.

Andy, U. U., Vaughan, C. P., Burgio, K. L., et al. (2016). Shared risk factors for constipation, fecal incontinence, and combined symptoms in older U.S. adults. *Journal of the American Geriatrics Society, 64*(11), e183–e188.

Blustein, J., Weinstein, B. E., & Chodosh, J. (2018). Tackling hearing loss to improve the care of older adults. *British Medical Journal, 360*, k21.

Buys, D. R., Campbell, A. D., Godfryd, A., et al. (2017). Meals enhancing nutrition after discharge: Findings from a pilot randomized controlled trial. *Journal of the Academy of Nutrition and Dietetics, 117*(4), 599–608.

By the American Geriatrics Society 2015 Beers Criteria Update Expert Panel. (2015). American Geriatrics Society 2015 updated Beers Criteria for potentially inappropriate medication use in older adults. *Journal of the American Geriatrics Society, 63*(11), 2227–2246.

Carey, R. M., & Whelton, P. K. (2018). Prevention, detection, evaluation, and management of high blood pressure in adults: Synopsis of the 2017 American College of Cardiology/American Heart Association Hypertension Guideline. *Annals of Internal Medicine, 168*(5):351–358.

Cornelius, R., Herrn K. A., Gordon, D. B., Kretzer, K., & Butcher, H. K. (2017). Evidence-based practice guideline: Acute pain management in older adults. *Journal of Gerontological Nursing, 43*(2):18–27.

Del Signore, A. (2016). Self-management of LUTS: Behavioral changes following continence workshops for older women. *Annals of Long Term Care, 24*(8), 9.

Earner, G., Taheri, A., Chenn, S., Daviduck, Q., Chambers, T., Shi, X., & Khadarro, R. G. (2018). Comprehensive geriatric assessment for older people admitted to a surgical service. *Cochrane Database Systematic Review, 1*:CD012485.

Farber-Post, L., & Boltz, M. (2016). Advanced care planning. In M. Boltz, E. Capezuti, T. Fulmer, & D. Zwicker (Eds.), *Evidence-based geriatric nursing protocols for best practice* (5th ed., pp. 691–692–701). New York: Springer Publishing Company.

Hanlon, J. T., Perera, S., Newman, A. B., et al. (2017). Potential drug-drug and drug-disease interactions in well-functioning community-dwelling older adults. *Journal of Clinical Pharmacy and Therapeutics, 42*(2), 228–233. *https://doi.org/10.1111/jcpt.12502*

Katz, S., Ford, A. B., & Moskowitz, R. W., et al. (1963). Studies of illness in the aged: The Index of ADL: A standardized measure of biologic and psychosocial function. *Journal of the American Medical Association, 185*, 914–919.

Kim, L. D., Koncilja, K., & Nielsen, C. (2018). Medication management in older adults. *Cleveland Clinic Journal of Medicine, 85*(2), 129–135.

Lach, H. W. (2016). Changing the practice of physical restraint use in acute care. *Journal of Gerontological Nursing, 42*(2), 17–26.

Lanctôt, K. L., Amatniek, J., Ancoli-Israel, S., et al. (2017). Neuropsychiatric signs and symptoms of Alzheimer's disease: New treatment paradigms. *Alzheimer's and Dementia: The Journal of the Alzheimer's Association, 3*(3):440–449.

Lozano-Montoya, I., Vélez-Díaz-Pallarés, M., Abraha, I., et al. (2016). Nonpharmacologic interventions to prevent pressure ulcers in older patients: An overview of systematic reviews (The Software ENgine for the Assessment and optimization of drug and non-drug Therapy in Older peRsons [SENATOR] Definition of Optimal Evidence-Based Non-drug Therapies in Older People [ONTOP] Series). *Journal of the American Medical Directors Association, 17*(4), 370.e1–370.e10.

Mahoney, F., & Barthel, D. (1965). Functional evaluation: The Barthel index. *Maryland State Medical Journal, 14*, 62–72.

Nylén, P., Favero, F., Glimne, S., et al. (2014). Vision, light and aging: A literature overview on older-age workers. *Work, 47*(3), 399–412.

O'Connor, M., Hanlon, A., Mauer, E., et al. (2017). Identifying distinct risk profiles to predict adverse events among community-dwelling older adults. *Geriatric Nursing, 38*(6), 510–519.

O'Connor, M., Murtaugh, C. M., Shah, S., et al. (2016). Patient characteristics predicting readmission among individuals hospitalized for heart failure. *Medical Care Research & Review, 73*(1), 3–40.

Park, J., & Palmer, M. H. (2015). Factors associated with incomplete bladder emptying in older women with overactive bladder symptoms. *Journal of the American Geriatrics Society, 63*(7), 1426–1431.

Pilotto, A., Cella, A., Pilotto, A., et al. (2017). Three decades of comprehensive geriatric assessment: Evidence coming from different healthcare settings and specific clinical conditions. *Journal of the American Medical Directors Association, 18*(2), 192.e1–192.e11.

Rausch, A., Caljouw, M. A. A., & van der Ploeg, E. S. (2017). Keeping the person with dementia and the informal caregiver together: A systematic review of psychosocial interventions. *International Psychogeriatrics, 29*(4), 583–593.

Resnick, B., Galik, E., Wells, C. L., et al. (2015). Optimizing physical activity among older adults post trauma: Overcoming system and patient challenges. *International Journal of Orthopaedic and Trauma Nursing, 19*(4), 194–206.

Smaerup, M., Grönvall, E., Larsen, S. B., et al. (2017). Exercise gaming—A motivational approach for older adults with vestibular dysfunction. *Disability and Rehabilitation Assistive Technology, 12*(2), 137–144.

Smeltzer, S. C., Mariani, B., de Mange, E. P., et al. (2016). Perceptions of persons with disability of their experience as standardized patients. *Nursing Research, 65*(2), E89–E90.

Talley, K. M. C., Wyman, J. F., Olson-Kellogg, B., et al. (2016). Reliability and validity of two measures of toileting skills in frail older women without dementia. *Journal of Gerontological Nursing, 42*(9), 16–20.

The Hartford Institute for Geriatric Nursing. (n.d.) Unable to control urine. ConsultGeri. Available: *https://consultgeri.org/patient-symptoms/unable-control-urine.* Retrieved on February 19, 2017.

Vaughan, C. P., Markland, A. D., Smith, P. P., Burgio, K. L., & Kuchel, G. A; American Geriatrics Society/National Institute on Aging Urinary Incontinence Conference Planning Committee and Faculty. (2018). Report and research agenda of the American Geriatrics Society and National Institute on Aging bedside-to-bench conference on urinary incontinence in older adults: A translational research agenda for a complex geriatric syndrome. *Journal of the American Geriatrics Society, 66*, 773–782

[13]N.R.T.: Informação de uso específico nos EUA.

UNIDADE 2 Saúde Respiratória

CAPÍTULO

10

Função e Terapia Respiratória

CONSIDERAÇÕES GERAIS E AVALIAÇÃO

Função respiratória

A principal função do sistema respiratório (pulmões e circulação pulmonar) é fornecer oxigênio (O_2) e remover o dióxido de carbono (CO_2) das células (troca gasosa). A adequada oxigenação e ventilação é determinada pela pressão parcial de oxigênio arterial (PaO_2) e pela pressão parcial do dióxido de carbono arterial ($PaCO_2$). O sistema respiratório também funciona como um reservatório de sangue para o ventrículo esquerdo quando é necessário aumentar o débito cardíaco, como um protetor da circulação sistêmica por meio da filtragem de partículas ou detritos e como provedor de funções metabólicas, como na produção de surfactante e funções endócrinas.

Terminologia

1. Alvéolo – bolsa de ar onde ocorrem as trocas gasosas.
2. Ápice – parte superior dos lobos superiores dos pulmões.
3. Base – parte inferior dos lobos inferiores dos pulmões, localizada logo acima do diafragma.
4. Broncoconstrição – constrição da musculatura lisa que envolve os bronquíolos.
5. Brônquios – vias respiratórias calibrosas; o pulmão se divide em brônquio direito e esquerdo.
6. Carina – crista localizada na base da traqueia, a qual separa os ramos principais dos brônquios em direito e esquerdo.
7. Cílios – projeções semelhantes a filamentos presentes no epitélio traqueobrônquico, que, ao movimentarem-se, auxiliam na remoção de secreções e de detritos.
8. Complacência – capacidade de os pulmões se distenderem e mudarem de volume em relação a uma alteração de pressão (p. ex., enfisema – pulmões muito complacentes; fibrose – pulmões não complacentes ou rígidos).
9. Espaço morto – área de ventilação que não participa de troca gasosa; também conhecida como área de ventilação desperdiçada quando há ventilação adequada, mas sem perfusão, como nos casos de obstrução pulmonar ou de oclusão do leito vascular pulmonar. O espaço morto normal é de 150 mℓ.
10. Diafragma – músculo principal usado na respiração; localizado logo abaixo das bases pulmonares; separa as cavidades torácica e abdominal.
11. Difusão (de gases) – movimento dos gases de uma área de maior concentração para outra de menor concentração.
12. Dispneia – sensação subjetiva de falta de ar associada a desconforto, geralmente causada por uma discrepância entre o comando motor e a resposta mecânica do sistema respiratório, como ocorre quando há:
    a. Anormalidades dos músculos respiratórios (hiperinsuflação e limitação do fluxo aéreo por doença pulmonar obstrutiva crônica [DPOC]). Impedância ventilatória anormal (estreitamento das vias respiratórias e da impedância respiratória por DPOC ou asma).
    b. Padrões respiratórios anormais (exercício físico extremo, congestão ou edema pulmonar, embolias pulmonares recorrentes).
    c. Anormalidades na gasometria de sangue arterial (hipoxemia, hipercarbia).
13. Hemoptise – expectoração de sangue ou expectoração de secreção com raias de sangue proveniente da laringe, traqueia, brônquios ou pulmões.

14. Hipoxemia – PaO_2 abaixo do normal, que pode ou não causar sintomas. (A PaO_2 normal é de 80 a 100 mmHg em ar ambiente).
15. Hipoxia – oxigenação insuficiente em nível celular consequente de um desequilíbrio na distribuição e no consumo de oxigênio. (Geralmente, causa sintomas que refletem na diminuição do oxigênio que chega ao cérebro e ao coração.)
16. Mediastino – compartimento situado entre os pulmões que contém tecido linfático e vascular separando o pulmão esquerdo do direito.
17. Ortopneia – falta de ar quando em decúbito dorsal.
18. Dispneia paroxística noturna – falta de ar súbita relacionada com situações em que o paciente dorme em decúbito dorsal.
19. Perfusão – fluxo sanguíneo que transporta oxigênio e CO_2 e passa pelos alvéolos.
20. Pleura – membrana serosa que envolve o pulmão; constituída de pleura visceral, a qual recobre todas as superfícies pulmonares, e pleura parietal, a qual reveste a parede torácica e as estruturas do mediastino, entre as duas camadas de pleura citadas existe um espaço virtual.
21. Circulação pulmonar – rede de vasos que fornece sangue oxigenado e remove o sangue carregado de CO_2 dos pulmões.
22. Hipertensão pulmonar – aumento da pressão sanguínea da artéria pulmonar, da veia pulmonar ou dos capilares pulmonares.
23. Respiração – inspiração e expiração; no nível celular, é o processo que envolve a captação de oxigênio e a remoção de CO_2 e outros produtos de oxidação.
24. *Shunt* – perfusão adequada sem ventilação, correndo passagem de sangue não oxigenado para a circulação sistêmica, como ocorre quando há edema pulmonar, atelectasia, pneumonia e DPOC.
25. Surfactante – complexo lipídico-proteico secretado pelas células alveolares que reduz a tensão superficial dos fluidos pulmonares e ajuda a promover a elasticidade do tecido pulmonar. Desempenha um importante papel como barreira contra a entrada de patógenos.
26. Ventilação – processo pelo qual o oxigênio e o CO_2 são transportados para dentro e para fora dos pulmões.
27. Desequilíbrio ou desproporção da ventilação-perfusão (V/Q) – desequilíbrio entre ventilação e perfusão; é uma das causas da hipoxemia. O desequilíbrio V/Q pode ser causado por:
    a. Perfusão sanguínea de uma área do pulmão onde a ventilação é reduzida ou ausente.
    b. Ventilação de partes do pulmão não perfundidas.

Dados subjetivos

Análise dos sintomas descritos pelo próprio paciente sobre um evento, por meio de caracterização e anamnese realizada para antecipar necessidades e planejar o atendimento. Incentive o paciente a fornecer uma descrição completa do início, da progressão, das características do problema e de quaisquer fatores que o agravem ou aliviem.

Dispneia

Baseado em evidências
Chen, Y., Coxson, H., & Reid, W. D. (2016). Reliability and validity of the brief fatigue inventory and dyspnea inventory in people with chronic obstructive pulmonary disease. *Journal of Pain and Symptom Management, 52*(2), 298-304.

1. Características – a dispneia é aguda ou crônica? Ocorreu de repente ou gradualmente? É necessário mais do que um travesseiro para dormir? A dispneia é progressiva, recorrente ou paroxística? Ao caminhar, qual distância percorrida até sentir falta de ar? Como se compara no nível basal de dispneia? Peça ao paciente para classificar a dispneia em uma escala de 1 a 10, sendo 1 sem dispneia e 10 sendo a pior imaginável. O que alivia e o que agrava a dispneia?
2. Fatores associados – existe tosse associada à dispneia e essa tosse é produtiva? Que atividades desencadeiam a falta de ar? Parece piorar quando o paciente está agitado? É influenciada pela hora do dia, estações do ano e/ou certos ambientes? Ocorre em repouso ou em esforço físico? Está associada a febre, calafrios, suores noturnos, edema nos tornozelos ou nas pernas? Alguma mudança no peso?
3. História de saúde – existe história de saúde do paciente ou história familiar de doença pulmonar crônica, doença cardíaca ou neuromuscular, câncer, problemas de coagulação do sangue ou imunocomprometimento? Há história de tabagismo?
4. Significância – a dispneia súbita pode indicar embolia pulmonar, pneumotórax, infarto do miocárdio (IM), insuficiência cardíaca aguda ou insuficiência respiratória aguda. No paciente pós-cirúrgico ou pós-parto, a dispneia pode indicar embolia ou edema pulmonar. A ortopneia pode ser indicativa de doença cardíaca ou DPOC. Se a dispneia estiver associada a sibilação, considere asma, DPOC, insuficiência cardíaca ou obstrução das vias respiratórias superiores. Quando a dispneia está associada à fadiga, pode haver hipertensão pulmonar. Distúrbios metabólicos, transtornos psiquiátricos e distúrbios neuromusculares também podem contribuir para a dispneia.

Dor torácica

1. Características – a dor é aguda, fraca, em pontadas ou dolorida? É intermitente ou persistente? A dor é localizada ou irradiada? Se irradia, para onde? Quão intensa é a dor? Existem fatores que aliviam ou agravam a dor, como posição ou atividade?
2. Fatores associados – qual efeito a inspiração e a expiração têm sobre a dor? Que outros sintomas acompanham a dor torácica? Há diaforese, dispneia ou náuseas?
3. História – existe história de tabagismo ou exposição ambiental? Esta dor já ocorreu anteriormente? Qual foi a causa? Existe um diagnóstico pulmonar ou cardíaco preexistente? Sofreu algum traumatismo recente?
4. Significância – a dor torácica relacionada com causas pulmonares geralmente é sentida do mesmo lado em que a patologia surge, mas pode ser referida. A dor persistente e difusa pode indicar carcinoma do pulmão, enquanto uma dor aguda ou em pontadas geralmente é proveniente da pleura. A dispneia com dor torácica pleurítica indica embolia pulmonar clinicamente significativa.

Tosse

Baseado em evidências
Irwin, R., French, C., Lewis, Z. S. *et al.* (2014). Overview of the management of cough: Chest guideline and expert panel report. *Chest, 146*(4), 885-889.

1. Características – a tosse é seca, cortante, metálica, espasmódica, sibilante, ofegante ou semelhante a pigarro para eliminar secreção? É forte ou fraca? Ocorre com que frequência? É pior à noite ou a qualquer hora do dia? A intensidade muda nos dias de folga do trabalho? Existe variação sazonal? É agravada pela ingestão de alimentos ou por esforço? O paciente sente alívio com algum medicamento? Há quanto tempo está acontecendo?
2. Fatores associados – a tosse é produtiva? Se sim, qual a consistência, quantidade, cor e odor da secreção pulmonar? Há hemoptise? Como a secreção pulmonar se compara às secreções normais do paciente? Está associada a dispneia, dor ou náuseas?
3. História de saúde – existe história de tabagismo? Fumava no passado ou fuma até hoje? Houve alguma exposição ambiental ou ocupacional à poeira, fumaça ou gases que possam levar à tosse? Existem diagnósticos pulmonares, asma, rinite, alergia ou

exposição a alergênios, como pólen, ácaros, pelos de animais, pássaros, bolor ou fungos, resíduos de insetos e substâncias irritantes (fumaça, odores, perfumes, produtos de limpeza, gases de escapamento, poluição, ar frio)? Houve exposição prolongada à umidade, sanitizantes químicos, cobalto ou outros metais pesados, berílio, asbesto, pó de carvão, madeira ou grãos? O paciente tem história de refluxo gástrico, coriza ou faz uso de inibidor da enzima conversora de angiotensina que possui como efeito colateral tosse? Houve uma mudança na voz? O paciente viajou recentemente para fora do país? O paciente pode identificar algum fator desencadeante específico? O paciente está imunocomprometido?

4. Significância – uma tosse seca e irritante pode indicar infecção viral do trato respiratório. A tosse noturna deve alertar para possível insuficiência ventricular esquerda, asma ou secreção retronasal que piora à noite. Uma tosse matinal com escarro pode indicar bronquite. Tosse mais branda nos dias de folga do trabalho pode estar relacionada com exposições ocupacionais ou ambientais. Um paciente com tosse grave ou alternante deve ser avaliado para carcinoma broncogênico. Considere pneumonia bacteriana se a secreção pulmonar estiver ferruginosa e tumor de pulmão se estiver rosada. Secreção pulmonar abundante e rosada pode ser indicativa de edema pulmonar. Uma tosse associada à ingestão de alimentos pode indicar problemas de aspiração. A tosse seca pode estar associada à fibrose pulmonar. A história de viagens recentes pode estar relacionada com infecção por uma fonte que não é comumente identificada no local de moradia do paciente.

Hemoptise

1. Características – o sangue é proveniente dos pulmões? Pode provir do sistema digestório (hematêmese) ou das vias respiratórias superiores (epistaxe). É vermelho-brilhante ou espumoso? Qual é o volume? A manifestação está associada a determinadas circunstâncias ou atividades? O início foi repentino e intermitente ou contínuo?
2. Fatores associados – ocorre sensação inicial de formigamento na garganta? Havia gosto salgado, sensação de queimação ou borbulhamento no peito? Houve dispneia, dor torácica ou dificuldade aos esforços?
3. História de saúde – houve algum traumatismo torácico recente ou tratamento respiratório (percussão torácica)? O paciente teve infecção respiratória de vias respiratórias superiores, sinusite ou epistaxe recente? O paciente usou cocaína ou outras drogas ilícitas?
4. Significância – a hemoptise pode estar associada à infecção pulmonar, edema pulmonar, DPOC, carcinoma pulmonar, anormalidades cardíacas ou de vasos sanguíneos, anormalidades da artéria ou veia pulmonar ou êmbolos pulmonares e infarto. Pequenas quantidades de expectoração sanguinolenta podem ser provenientes do trato respiratório superior, enquanto a regurgitação do sangue provém de sangramento gastrintestinal.

Dados objetivos

Processo no qual os dados relacionados com a condição do paciente são obtidos por meio de exame físico, incluindo observação, palpação, percussão, ausculta; análise laboratorial; estudos radiológicos e outros.

Baseado em evidências
Heuer, A., & Scanlan, C. (2017). *Wilkins clinical assessment in respiratory care* (8th ed.). St. Louis, Mo: Mosby.

Observações principais

1. Qual é a frequência, a profundidade e o padrão respiratórios? Os músculos acessórios estão sendo utilizados? O paciente está respirando pela boca ou franzindo os lábios durante a expiração? A secreção pulmonar está sendo expectorada e qual é sua aparência e odor?
2. Existe um aumento do diâmetro torácico anterior ou posterior, sugerindo retenção de ar?
3. Há ortopneia ou imobilização do tórax evidente?
4. Há baqueteamento dos dedos, associado a bronquiectasia, abscesso pulmonar, empiema, fibrose cística, neoplasias pulmonares e vários outros distúrbios?
5. Existe cianose central indicando possível hipoxemia ou doença cardíaca? As mucosas e os leitos ungueais estão rosadas?
6. Existem sinais de desvio traqueal, como observado no pneumotórax?
7. As veias jugulares estão distendidas? Existe edema periférico ou outros sinais de disfunção cardíaca?
8. A palpação do tórax causa dor? A expansão torácica é simétrica? Há alguma alteração no frêmito tátil ou na egofonia?
9. A percussão dos campos pulmonares tem ressonância bilateral? A excursão diafragmática é bilateralmente igual?
10. A ausculta pulmonar evidencia sons presentes e bilateralmente iguais? Os campos pulmonares estão limpos ou existem roncos, sibilos, estertores, estridor ou atrito pleural? A ausculta revela egofonia, broncofonia ou pectoriloquia áfona?

Exames laboratoriais

Análise da gasometria arterial

Descrição

1. Gasometria arterial é um teste laboratorial que mede tensão parcial de oxigênio (PaO_2), tensão parcial de dióxido de carbono ($PaCO_2$), acidez (pH), saturação de oxiemoglobina ($SatO_2$) e nível de bicarbonato (HCO_3). Este exame fornece um meio de avaliar a adequação da ventilação.
2. Permite a avaliação do estado acidobásico (pH) do organismo, indicando se há acidose ou alcalose, se a acidose ou alcalose são de origem respiratória ou metabólica e se está compensada ou não está compensada.
3. É utilizada para avaliação diagnóstica e evolução da resposta a intervenções clínicas (oxigenoterapia, ventilação mecânica, ventilação não invasiva etc.).

Considerações de enfermagem e cuidados com o paciente

1. O sangue pode ser obtido de qualquer artéria, mas geralmente é coletado da artéria radial, braquial ou femoral. Pode ser coletado diretamente por punção percutânea com agulha ou acessado por meio de cateter arterial de longa permanência. Verifique protocolos institucionais quanto a qualificação requerida para realizar coleta de amostras para gasometria de sangue arterial e escolha do local de punção arterial.
2. Se for utilizada a artéria radial, o teste de Allen deve ser realizado antes da punção para determinar se há circulação colateral.
3. A punção arterial não deve ser realizada em áreas com lesão cutânea, sobre ou distalmente a um *shunt* cirúrgico ou em áreas com doença vascular periférica ou infecção.
4. As contraindicações absolutas incluem anormalidades no teste de Allen modificado, doença vascular periférica grave da artéria de escolha para o procedimento, síndrome de Raynaud ativa e infecção local no local arterial.
5. Coagulopatia ou uso de terapia com anticoagulante de média a alta dose pode ser uma contraindicação relativa para a punção arterial.
6. Os resultados podem ser afetados por mudanças recentes na oxigenoterapia, aspiração das vias respiratórias ou posicionamento do paciente.

7. Interprete os valores da gasometria de sangue arterial observando as tendências do paciente, bem como os seguintes valores normais:
   a. PaO_2 – pressão parcial de oxigênio arterial (80 a 100 mmHg).
   b. $PaCO_2$ – pressão parcial do dióxido de carbono arterial (35 a 45 mmHg).
   c. $SatO_2$ – saturação arterial de oxigênio (maior que 95%).
   d. pH – concentração de íons de hidrogênio ou grau de equilíbrio acidobásico (7,35 a 7,45).
   e. (HCO_3^-) – bicarbonato eminentemente um tampão metabólico (22 a 26 mEq/ℓ).

Exame de escarro

Descrição

1. A amostra de escarro pode ser obtida para avaliação da aparência macroscópica, exame microscópico, coloração de Gram, cultura e sensibilidade, bacilo acidorresistente e citologia.
   a. O exame direto do esfregaço mostra a presença de leucócitos e bactérias intracelulares (patogênicas) e extracelulares (principalmente não patogênicas).
   b. A coloração de Gram mostra se as bactérias são gram-positivas ou gram-negativas e pode ser usada para orientar a terapia até que os resultados de cultura e sensibilidade estejam disponíveis.
   c. A cultura de escarro é usada para confirmar a presença de patógenos específicos; a sensibilidade determina a eficácia do medicamento e serve como guia para a terapia medicamentosa (escolha do antibiótico).
   d. O esfregaço acidorresistente detecta patógenos, como *Mycobacterium tuberculosis*.
   e. A citologia identifica células anormais e possivelmente malignas.

Considerações de enfermagem e cuidados com o paciente

1. Pacientes que recebem antibióticos, esteroides e agentes imunossupressores por tempo prolongado devem fazer exames periódicos de escarro, pois esses agentes podem causar infecções pulmonares oportunistas.
2. É importante que a secreção pulmonar seja coletada corretamente e que a amostra seja enviada para um laboratório imediatamente. A permanência da amostra ao ar ambiente resultará no crescimento excessivo de microrganismos, dificultando a identificação do patógeno; isso também altera a morfologia celular. É necessária uma série de três amostras matinais para o exame de bacilos álcool-acidorresistentes. As amostras citológicas devem ser coletadas em recipiente com solução fixadora.
3. O escarro pode ser obtido por vários métodos:
   a. Respiração profunda e tosse.
      i. O primeiro escarro matinal obtido antes da ingestão de alimentos e bebida produz a melhor amostra de secreções pulmonares profundas de todos os campos pulmonares.
      ii. Peça ao paciente que limpe o nariz e a garganta e enxágue a boca com água pura para diminuir a contaminação pela flora respiratória oral e superior.
      iii. Posicione o paciente na posição vertical ou em posição de Fowler, a menos que seja contraindicado. Instrua o paciente a respirar profundamente várias vezes, expirar e tossir em séries curtas.
      iv. Peça ao paciente para realizar tosse profunda e expectorar a secreção em um recipiente estéril.
      v. Se o paciente for incapaz de produzir a amostra, pode ser útil o aumento da ingestão de líquidos orais (a menos que haja restrição de líquidos).
   b. Indução por meio do uso de nebulização ultrassônica com solução salina ou hipertônica.
      i. O paciente inala o gás nebulizado lenta e profundamente por 10 a 20 minutos.
      ii. A nebulização aumenta o teor de umidade do ar inspirado para o trato respiratório inferior; partículas vão se condensar na árvore traqueobrônquica e auxiliar na expectoração.
   c. Aspiração – sucção de secreções por meios mecânicos; deve ser usada com cautela, pois pode causar sangramento, arritmias cardíacas e aumento da pressão intracraniana.
      i. Traqueal, através de tubo endotraqueal (TET) ou traqueostomia.
      ii. Nasotraqueal (NT), através do nariz e na parte posterior da garganta ou traqueia.
   d. Broncoscopia com lavado broncoalveolar, no qual 60 a 100 mℓ de solução são instilados e aspirados de vários segmentos pulmonares. É necessário sedação e/ou anestesia.
   e. Aspiração gástrica (raramente necessária desde o advento do nebulizador ultrassônico).
      i. A sonda nasogástrica (SNG) deve ser inserida no estômago, aproximadamente 50 mℓ de água estéril são instilados e as secreções pulmonares que foram deglutidas são extraídas.
      ii. Útil apenas para cultura de bacilos da tuberculose, não para exame direto.
      iii. Deve ser feito assim que o paciente acordar de manhã.
   f. A aspiração transtraqueal envolve a inserção de uma agulha e, em seguida, a instalação de um cateter por punção percutânea da membrana cricotireóidea. A aspiração transtraqueal contorna a orofaringe e evita a contaminação da amostra pela flora bucal.
4. Geralmente, uma amostra de escarro de 15 mℓ é adequada para testes laboratoriais.

Análise de líquido pleural

Descrição

1. O líquido pleural é continuamente produzido e reabsorvido, com uma fina camada normalmente no espaço pleural. O acúmulo anormal de líquido pleural (efusão) ocorre em doenças de pleura, coração ou vasos linfáticos. O líquido pleural deve ser estudado, com outros testes, para determinar a causa subjacente.
2. O líquido é obtido por aspiração (toracocentese) ou por toracotomia com dreno torácico (ver Figura 10.1).
3. O líquido é examinado quanto a presença de células cancerígenas, composição celular, conteúdo químico e microrganismos.
4. A cavidade pleural contém 10 a 20 mℓ de líquido amarelo-claro (seroso), que lubrifica as superfícies da pleura, a fina membrana que reveste a cavidade torácica e circunda os pulmões. Uma efusão pleural é uma coleção anormal desse líquido.
5. O teste é realizado para determinar a causa de um derrame pleural e aliviar a dispneia associada.

Considerações de enfermagem e cuidados com o paciente

1. Se o procedimento for realizado à beira do leito, prepare o paciente, auxiliando a permanecer em posição ereta, expondo a parte lateral e posterior do tórax do lado afetado, ou posicione-o em decúbito lateral, com a cabeceira elevada de 30 a 45° e o membro superior posicionado na direção cefálica. Mantenha o paciente com apoio durante o procedimento.
2. Observe e registre a quantidade total de líquido drenado, o tipo, a cor e a viscosidade da secreção
3. Colete a amostra de secreção e assegure o transporte para o laboratório.
4. Pode ser requerida uma radiografia de tórax antes ou depois da retirada do líquido.
5. O paciente não deve tossir, respirar profundamente ou se mover enquanto o líquido estiver sendo retirado.
6. Instrua o paciente a informar ao médico imediatamente se ocorrer dor aguda torácica ou dispneia.

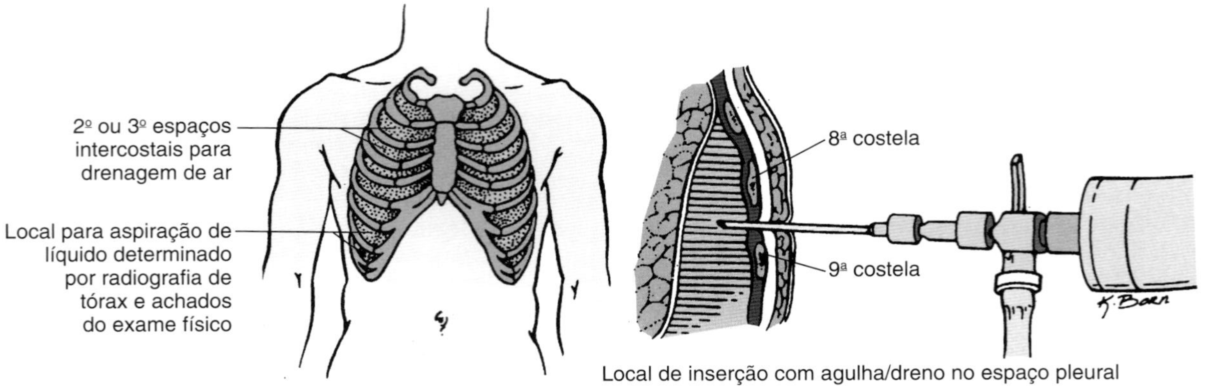

Figura 10.1 Toracocentese para remoção de efusão pleural e análise do líquido pleural.

Radiologia e exames de imagem

Radiografia de tórax

Descrição

1. O tecido pulmonar normal é radiolúcido e aparece no filme em preto. Assim, outras imagens com densidades diferentes produzidas por tumores, corpos estranhos e infiltrados podem ser detectadas como imagens mais claras ou brancas.
2. Comumente, são obtidas duas visões: posteroanterior e perfil.
3. Esse exame mostra a posição das estruturas normais, deslocamentos e imagens anormais. Pode revelar patologia nos pulmões na ausência de sintomas.

Considerações de enfermagem e cuidados com o paciente

1. O paciente deve ser mantido de pé, se sua condição permitir. Auxilie o técnico de radiologia à beira do leito durante o preparo do paciente para a radiografia torácica realizada por equipamento portátil.
2. Peça ao paciente que respire profundamente, mantenha a respiração e permaneça imóvel enquanto a radiografia é realizada.
3. Certifique-se de que todos os acessórios, eletrodos do eletrocardiograma (ECG) ou fios do monitor e objetos metálicos (incluindo adesivos transdérmicos contendo metal) que estejam no campo de raios X sejam removidos, para não alterar a imagem.
4. Considere a contraindicação de radiografias para pacientes grávidas.

Tomografia computadorizada

Descrição

1. Radiografias transversais dos pulmões são obtidas de diferentes ângulos e processadas por um computador, a fim de criar imagens tridimensionais. Essa imagem tridimensional fornece informações diagnósticas mais completas do que a radiografia bidimensional.
2. Pode ser usada para definir se há nódulos e anormalidades pulmonares ou para demonstrar anormalidades mediastinais e adenopatia hilar.

Considerações de enfermagem e cuidados com o paciente

1. Descreva o exame para o paciente e a família, incluindo que a mesa irá deslizar para dentro do *scanner* em forma de tubo e o paciente deverá permanecer imóvel durante o exame. O exame geralmente leva cerca de 30 minutos, mas pode levar mais tempo.
2. Esteja alerta quanto a alergias ao iodo ou a outros meios de contraste radiográficos que possam ser usados durante o teste.
3. Para exames realizados com contraste, é necessário obter o termo de consentimento informado e a instalação de cateter IV. O paciente não deve ingerir nada via oral (jejum) por 4 horas antes do exame. O nitrogênio ureico e creatinina no sangue devem ser avaliados 24 a 48 horas antes do teste ou de acordo com o protocolo da instituição.
4. Estimular a hidratação do paciente para facilitar a excreção do contraste, caso utilizado.
5. Verifique o limite de peso para o equipamento antes do exame com pacientes obesos.
6. Considere a contraindicação de estudos radiológicos para a paciente gestante, especialmente tomografia computadorizada (TC) com contraste.

Ressonância magnética

Descrição

1. Procedimento não invasivo que usa um poderoso campo magnético, ondas de rádio e um computador para produzir imagens detalhadas dos órgãos, tecidos moles, ossos e outras estruturas internas.
2. Possibilita imagem que diferencia vários tecidos moles e é realizado para:
   a. Avaliar o crescimento de tecidos anormais, incluindo câncer de pulmão ou outros tecidos avaliados inadequadamente por outras modalidades de imagem.
   b. Determinar o estágio do câncer, incluindo o tamanho do tumor, a extensão e o grau de disseminação.
   c. Visualizar nódulos linfáticos e vasos sanguíneos.
   d. Avaliar distúrbios das vértebras, costelas e esterno.
3. Os contrastes radiográficos tradicionais não são usados, mas pode ser necessária a infusão ou a ingestão de gadolínio, dependendo da história de saúde do paciente e da estrutura anatômica a ser visualizada.
4. É útil sincronizar a imagem de ressonância magnética com o ECG em investigações torácicas.
5. Os riscos da ressonância magnética durante a gravidez são desconhecidos, embora a radiação ionizante (raios X) não seja usada durante esse exame.

Considerações de enfermagem e cuidados com o paciente

1. Explique o procedimento para o paciente e avalie a capacidade de permanecer imóvel em um espaço fechado; pode ser necessário sedação se o paciente for claustrofóbico. O exame leva aproximadamente 1 hora.
2. Avalie o paciente quanto a contraindicações à ressonância magnética: dispositivos implantados, como desfibriladores implantados que podem apresentar mau funcionamento; implantes cocleares; ou clipes cirúrgicos metálicos usados em aneurismas cerebrais.

3. Dispositivos que podem interferir com o exame ou representar risco potencial incluem válvulas cardíacas artificiais, cateteres implantados para infusão de medicamentos, outros cateteres de infusão, dispositivos intrauterinos, marca-passos e neuroestimuladores, implantes metálicos, como próteses ou articulações e pinos metálicos, parafusos, placas ou grampos cirúrgicos.
4. Certifique-se de que sejam removidos todos os acessórios, eletrodos de ECG ou fios do monitor, aparelhos auditivos, pinos, grampos de cabelo, prótese dentária removível e objetos metálicos (incluindo adesivos transdérmicos contendo metal).
5. Doença renal e anemia falciforme podem contraindicar a ressonância magnética com material de contraste.
6. Verifique com o técnico sobre o uso de equipamentos, como aparelho de ventilação mecânica ou bomba de infusão, na sala de ressonância magnética.
7. Tampões para os ouvidos podem ser usados para abafar ruídos e zumbidos altos durante a aquisição de imagens.
8. Avalie o paciente em busca de claustrofobia e ensine técnicas de relaxamento que possam ser empregadas durante o exame ou solicite o uso da ressonância magnética aberta. Esteja pronto para administrar a sedação, se necessário.
9. Verifique a capacidade do equipamento antes do exame de pacientes obesos.
10. Recomenda-se que as lactantes não amamentem durante 36 a 48 horas após a ressonância magnética com contraste.

Tomografia por emissão de pósitrons (PET Scan*)*

Descrição

1. São obtidas imagens fisiológicas, com base na detecção de radiação a partir da emissão de pósitrons. Os pósitrons são pequenas partículas emitidas por um isótopo radioativo – administrado por via intravenosa (IV) ao paciente. A radioatividade se localiza na(s) área(s) escaneada(s) e é detectada pela tomografia por emissão de pósitrons (PET *Scan*). Diferentes cores ou graus de brilho em uma imagem de PET *Scan* representam diferentes níveis de funcionamento de tecido ou órgão.
2. O radioisótopo é administrado 30 a 90 minutos antes do exame, por via IV ou inalação.
3. Consegue distinguir nódulos pulmonares benignos e malignos.

Considerações de enfermagem e cuidados com o paciente

1. Descreva o exame para o paciente e a família, incluindo que a mesa irá deslizar para o *scanner* em forma de tubo e que o paciente deverá permanecer imóvel durante o exame. Geralmente leva de 30 a 45 minutos.
2. O isótopo tem uma meia-vida curta e não é considerado de risco radiológico.
3. Incentive a ingestão de líquidos para facilitar a excreção do isótopo.
4. Considere a contraindicação de estudos radiológicos para gestantes ou lactantes.
5. Os resultados do exame podem ser imprecisos para pacientes diabéticos ou para aqueles que tenham se alimentado poucas horas antes do exame, se os níveis de glicose ou insulina no sangue não estiverem normais.

Angiografia pulmonar

Descrição

1. Método de imagem usado para estudar os vasos pulmonares e a circulação pulmonar.
2. Para visualização, um contraste radiopaco é injetado por um cateter inserido na artéria pulmonar principal rapidamente no sistema vascular dos pulmões. Imagens são obtidas em rápida sucessão após a injeção.
3. É considerado o padrão-ouro para o diagnóstico de embolia pulmonar, mas a TC helicoidal também pode ser usada e apresenta eficácia.

Considerações de enfermagem e cuidados com o paciente

1. Determine se o paciente é alérgico ao meio de contraste radiográfico, descreva o procedimento e obtenha o consentimento informado.
2. O paciente deve manter jejum por 4 a 8 horas antes do procedimento.
3. Instrua o paciente que a injeção de contraste pode causar rubor, tosse e sensação de calor.
4. Durante o procedimento são monitorados frequência cardíaca, pressão arterial (PA) e respiração.
5. Após o procedimento, certifique-se de manter compressão sobre o local de acesso e monitore o pulso, a PA e a circulação distal ao local da infusão de contraste.
6. O paciente deve ser aconselhado a manter a extremidade reta por até 12 horas após o procedimento.
7. A necessidade do exame deve ser cuidadosamente avaliada em pacientes com distúrbios hemorrágicos e mulheres grávidas.

Cintigrafia pulmonar de ventilação-perfusão

Descrição

1. Consiste em exames pareados usando radioisótopos inalatórios e intravenosos para medir a respiração (ventilação) e o fluxo sanguíneo (perfusão) em todas as áreas dos pulmões. Os dois exames podem ser realizados separadamente ou juntos.
2. O exame de perfusão é feito após a infusão de um isótopo radioativo. Mede-se a perfusão sanguínea por meio dos pulmões e avalia-se a função pulmonar em diferentes regiões.
3. O exame da ventilação é feito após a inalação de gás radioativo (p. ex., xenônio com O_2), que se difunde pelos pulmões. Demonstra o modo como o ar atinge todas as áreas do pulmão.
4. Geralmente é realizado para detectar embolia pulmonar. Também é útil na avaliação de doença pulmonar avançada (DPOC), detectando circulação anormal (*shunts*) nos vasos sanguíneos pulmonares, avaliando a função pulmonar e identificando presença de fibrose.
5. Também é chamado de *scan V/Q*, porque as iniciais são usadas em equações matemáticas que calculam o fluxo de ar e sangue.

Considerações de enfermagem e cuidados com o paciente

1. Antes do exame, certifique-se de que o paciente não é alérgico ao contraste radiográfico.
2. Explique o procedimento ao paciente e incentive a cooperação com a inalação e os breves episódios em que deverá segurar a respiração.
3. Contraindicado em pacientes com hipertensão pulmonar primária.
4. Podem ocorrer resultados falso-positivos em pacientes com vasculite, estenose mitral e hipertensão pulmonar e quando tumores obstruem uma artéria pulmonar com comprometimento das vias respiratórias, tecido adiposo e presença de parasitas.
5. Resultados falso-negativos estão associados a vasos parcialmente ocluídos.

Outros exames diagnósticos

Broncoscopia

Baseado em evidências
Paradis, T., Dixon, J., & Tieu, B. (2016). The role of bronchoscopy in the diagnosis of airway disease. *Journal of Thoracic Disease, 8*(12), 3826-3837.

Descrição

1. Inspeção e observação diretas do trato respiratório superior e inferior por meio de fibra óptica (flexível) ou broncoscópio rígido, como meio de diagnosticar e controlar doenças inflamatórias, infecciosas e malignas das vias respiratórias e pulmões, incluindo lesão das vias respiratórias e obstrução por corpo estranho, tumor ou massa.
2. A broncofibroscopia flexível permite maior conforto do paciente e melhor visualização das vias respiratórias menores, incluindo passagem por via nasal. Geralmente é realizado com anestesia local, com ou sem sedação moderada. A fluoroscopia pode ser necessária para facilitar a coleta de amostras. É usada para procedimentos terapêuticos e diagnósticos, como:
   a. Lavado broncoalveolar.
   b. Biopsias endobrônquicas ou transbrônquicas.
   c. Lavado ou escovado especial para citologia.
   d. Aspiração por agulha transbrônquica.
   e. Ultrassonografia endobrônquica.
   f. Broncoscopia de autofluorescência.
   g. Dilatação com balão.
   h. Ablação por *laser* endobrônquico.
   i. Eletrocautério.
   j. Terapia fotodinâmica.
   k. Braquiterapia
   l. Alguns tipos de colocação de *stent*.
3. A broncoscopia rígida, muitas vezes requer anestesia geral com sedação apropriada e uso de musculorrelaxantes, e pode ser combinada com broncoscopia flexível para melhor acesso às vias respiratórias distais. As indicações diagnósticas e terapêuticas incluem:
   a. Sangramento ou hemorragia nas vias respiratórias.
   b. Extração de corpo estranho.
   c. Coleta de amostras de biopsia mais profunda do que pode ser obtida por fibra óptica.
   d. Dilatação de estenoses traqueais ou brônquicas.
   e. Alívio da obstrução das vias respiratórias.
   f. Inserção de *stents*.
   g. Terapia traqueobrônquica com *laser* ou outra ablação mecânica de tumores.

Considerações de enfermagem e cuidados com o paciente

1. Verifique se um termo de consentimento informado foi assinado e se os riscos e benefícios foram explicados ao paciente.
2. Certifique-se de que existe acesso IV e ele esteja desobstruído.
3. As contraindicações absolutas incluem coagulopatia não tratada, hipoxemia grave refratária, estado hemodinâmico instável, traumatismo facial e instabilidade da coluna cervical. Pacientes com maior risco são aqueles com infarto do miocárdio nas últimas 6 semanas, lesões cefálicas suscetíveis ao aumento da pressão intracraniana (PIC) e gravidez conhecida ou suspeita (devido à possível exposição à radiação).
4. Revise e siga os protocolos e procedimentos da instituição quanto a anestesia e sedação.
5. Administre o medicamento prescrito para reduzir as secreções, bloquear o reflexo vasovagal e o reflexo de engasgo e aliviar a ansiedade. Forneça incentivo e apoio ao paciente.
6. Antes do procedimento, restrinja a ingestão de líquidos e alimentos, conforme prescrição, para reduzir o risco de aspiração quando os reflexos estiverem bloqueados. O paciente deve manter jejum por 4 horas antes da broncoscopia flexível com sedação mínima; se for empregada sedação mais profunda, o tempo de jejum pode ser maior.
7. Remova próteses dentárias, lentes de contato e outras próteses.
8. Após o procedimento:
   a. Monitore a frequência cardíaca, a PA e o nível de consciência.
   b. Monitore o esforço e a frequência respiratória.
   c. Monitore a oximetria.
   d. Impeça a ingestão de gelo e líquidos até que o paciente demonstre reflexo de deglutição.
   e. Monitore as percepções do paciente sobre dor, desconforto e dispneia.
9. Informe imediatamente caso ocorra cianose, hipoventilação, hipotensão, taquicardia ou disritmia, hemoptise, dispneia e diminuição dos sons respiratórios.
10. Forneça aos pacientes ambulatoriais as instruções específicas sobre sinais e sintomas de complicações e o que fazer se surgirem.

Alerta de enfermagem
Após a broncoscopia, fique atento a complicações, como pneumotórax, arritmias, laringospasmo e broncospasmo.

Biopsia pulmonar

Descrição

1. Os procedimentos usados para obter material histológico do pulmão para auxiliar no diagnóstico incluem:
   a. Biopsia transbrônquica – pinça de biopsia inserida por meio de broncoscópio para a obtenção de amostra de tecido pulmonar.
   b. Biopsia transtorácica com agulha de aspiração – amostra obtida por aspiração com agulha sob orientação fluoroscópica.
   c. Biopsia pulmonar aberta – amostra obtida por meio de pequena toracotomia anterior; usada para estabelecer o diagnóstico quando outros métodos de biopsia não foram efetivos ou não são possíveis.

Considerações de enfermagem e cuidados com o paciente

1. Obtenha o termo de consentimento, se necessário.
2. Observe possíveis complicações, incluindo pneumotórax, hemorragia (hemoptise) e contaminação bacteriana do espaço pleural.
3. Deve ser realizada uma radiografia do tórax 1 hora após a biopsia transbrônquica para excluir pneumotórax.
4. Consulte "Broncoscopia" (página 167) ou "Cirurgias torácicas" (página 185) quanto a cuidados pós-procedimento.

Testes de função pulmonar

Baseado em evidências
Cheung, H., & Cheung, L. (2015). Coaching patients during pulmonary function testing. A practical guide. *Canadian Journal of Respiratory Therapy, 51*(3), 65-68.

Descrição

1. Testes de função pulmonar (TFPs) são usados para detectar e medir anormalidades na função respiratória e quantificar a gravidade de diversas patologias pulmonares. Esses testes incluem medidas de volumes pulmonares, função ventilatória, capacidade de difusão, trocas gasosas, complacência pulmonar, resistência das vias respiratórias e distribuição de gases no pulmão.
2. Estudos ventilatórios (espirometria) são o grupo mais comum de testes.
   a. Requer espirômetro eletrônico, espirômetro de água ou espirômetro de cunha que calcula o volume em função do tempo (capacidade vital cronometrada).
   b. Solicita-se ao paciente que inspire o mais profundamente possível e, em seguida, expire no espirômetro de forma tão completa e lenta ou tão forte quanto possível, dependendo do tipo de teste.
   c. Os resultados são comparados aos valores normais para idade, altura e sexo do paciente (ver Tabela 10.1).

Tabela 10.1 Testes de função pulmonar.

Termo	Símbolo	Descrição	Observações
Capacidade vital	CV	Volume máximo de ar exalado após uma inspiração máxima	• CV < 10 a 15 mℓ/kg sugere necessidade de ventilação pulmonar mecânica • CV > 10 a 15 mℓ/kg sugere capacidade de retirada da ventilação pulmonar mecânica
Capacidade vital forçada	CVF	Volume total de ar que um paciente pode exalar pela duração total do teste durante o esforço máximo	• Reduz na doença pulmonar obstrutiva crônica (DPOC), devido a aprisionamento de ar e doença restritiva • Reflete o fluxo de ar em grandes vias respiratórias
Volume expiratório forçado em 1 s	VEF_1	Volume de ar exalado no primeiro segundo da realização de CVF	• Reduz na DPOC, devido a aprisionamento de ar • Reflete o fluxo de ar em grandes vias respiratórias
Relação VEF_1/CVF	VEF_1/CVF	VEF_1 é expresso como uma porcentagem do CVF Porcentagem de CVF expirada em 1 s	• Diminui nas doenças obstrutivas • Normal na doença restritiva
Fluxo expiratório forçado médio	$FEF_{25\ a\ 75\%}$	Fluxo médio durante a metade média de CVF	• Reflete o fluxo de ar nas vias respiratórias menores • Fumantes podem mostrar alterações neste teste antes de desenvolverem outros sintomas
Taxa de fluxo expiratório máximo	TFEM	Fluxo mais rápido durante uma expiração forçada após uma inspiração máxima	• Usada para medir a resposta a broncodilatadores, obstrução ao fluxo aéreo em pacientes com asma
Volume voluntário máximo	VVM	Volume de ar expirado em um período especificado (12 s) durante esforço repetitivo máximo	• Fator importante na tolerância ao exercício • Diminui com doenças neuromusculares

d. Redução na capacidade vital, capacidade inspiratória e capacidade pulmonar total pode indicar uma forma restritiva de doença pulmonar (patologia causada por aumento da rigidez pulmonar).
e. Aumento na capacidade de reserva funcional, capacidade pulmonar total e redução nas taxas de fluxo geralmente indicam fluxo obstrutivo resultante de obstrução brônquica ou da perda da capacidade elástica do pulmão.

3. Os volumes pulmonares são determinados pedindo ao paciente para inalar uma concentração conhecida de gás inerte, como hélio ou oxigênio a 100%, e medir a concentração de gás inerte ou nitrogênio no ar exalado (método de diluição) ou por pletismografia.
   a. Produz volume torácico (capacidade pulmonar total, mais bolhas ou vesículas não ventiladas).
   b. Aumento do volume residual é encontrado em casos desaprisionamento aéreo resultante de doença pulmonar obstrutiva.
   c. A redução em vários parâmetros geralmente indica uma forma restritiva de doença pulmonar ou anormalidade da parede torácica.
4. A capacidade de difusão mede a superfície pulmonar efetiva para a transferência gasosa no pulmão, por meio da inalação de gás contendo baixa concentração conhecida de monóxido de carbono e medindo a concentração desse gás no ar exalado. A diferença entre as concentrações inaladas e exaladas está diretamente relacionada com a absorção de monóxido de carbono através da membrana alveolocapilar. A capacidade de difusão é reduzida na doença pulmonar intersticial, enfisema, pneumonectomia, embolia pulmonar e anemia.

Considerações de enfermagem e cuidados com o paciente

1. Instrua o paciente sobre a técnica correta para completar os TFPs; oriente-o por meio do teste, se necessário. A interpretação apropriada requer adequada cooperação e esforço do paciente e uso de equipamento preciso. Instrua o paciente a não usar broncodilatador oral ou inalado (p. ex., albuterol), cafeína ou tabaco pelo menos 4 a 6 horas antes do teste (mais para broncodilatadores de longa duração).
2. Utilizado com cautela em pacientes com hemoptise de origem desconhecida; pneumotórax; estado cardiovascular instável; infarto agudo do miocárdio (IAM) recente ou embolia pulmonar; aneurisma torácico, abdominal ou cerebral; ou cirurgia ocular, torácica ou abdominal recente.
3. O uso de um clipe nasal para todas as manobras espirométricas é altamente recomendado.
4. Embora o volume expiratório forçado no primeiro segundo de uma capacidade vital forçada seja o padrão-ouro para o diagnóstico de obstrução das vias respiratórias, não existe um valor único de corte que separa o normal do anormal. Essa determinação é baseada mais na tendência de resultados individuais.

Oximetria de pulso

Descrição

1. Método não invasivo que permite estimar a saturação arterial de oxiemoglobina utilizando certos comprimentos de onda de luz para determinar a saturação. Os oxímetros funcionam emitindo um feixe de luz através de um leito vascular, como no dedo ou no lóbulo da orelha, para determinar a quantidade de luz absorvida pelo sangue oxigenado (vermelho) e desoxigenado (azul).
2. Calcula a quantidade de sangue arterial saturado com oxigênio ($SatO_2$) e representa esse valor na forma de porcentagem.
3. A oximetria fornece indícios apenas quanto à oxigenação sanguínea, e não quanto à ventilação.
4. Indicações incluem:
   a. Monitorar a adequação da saturação de oxigênio; quantificar a resposta à terapia.

   b. Monitorar pacientes instáveis que podem experimentar mudanças súbitas no nível de oxigênio no sangue.
   c. Avaliar a necessidade de oxigenoterapia domiciliar.
   d. Determinar as necessidades suplementares de oxigênio em repouso, com exercícios e durante o sono.
   e. Permite seguir a tendência e diminuir o número de amostras coletadas de gasometria arterial.
5. A curva de dissociação da oxiemoglobina permite a correlação entre $SatO_2$ e PaO_2 (ver Figura 10.2).
   a. O aumento da temperatura corporal, acidose e aumento de fosfatos (2,3-DPG) causam deslocamento na curva para a direita, aumentando assim a capacidade da hemoglobina para liberar oxigênio para os tecidos.
   b. A diminuição da temperatura, diminuição de 2,3-DPG e alcalose causam um deslocamento para a esquerda, fazendo com que a hemoglobina se ligue ao oxigênio, reduzindo a quantidade de oxigênio liberada nos tecidos.
6. O aumento da bilirrubina, aumento da carboxiemoglobina, baixa perfusão ou $SatO_2$ menor que 80% podem alterar a absorção de luz e interferir nos resultados.

Alerta de enfermagem
Há um erro potencial nas leituras de $SatO_2$ de ±2%, que pode aumentar para mais de 2% se a pressão de oxigênio no paciente cair abaixo de 80%. Os oxímetros dependem de diferenças na absorção de luz para determinar a $SatO_2$. Em saturações mais baixas, a hemoglobina oxigenada tem cor mais azulada e é distinguida com menor facilidade da hemoglobina desoxigenada. A análise da gasometria arterial deve ser usada nessa situação.

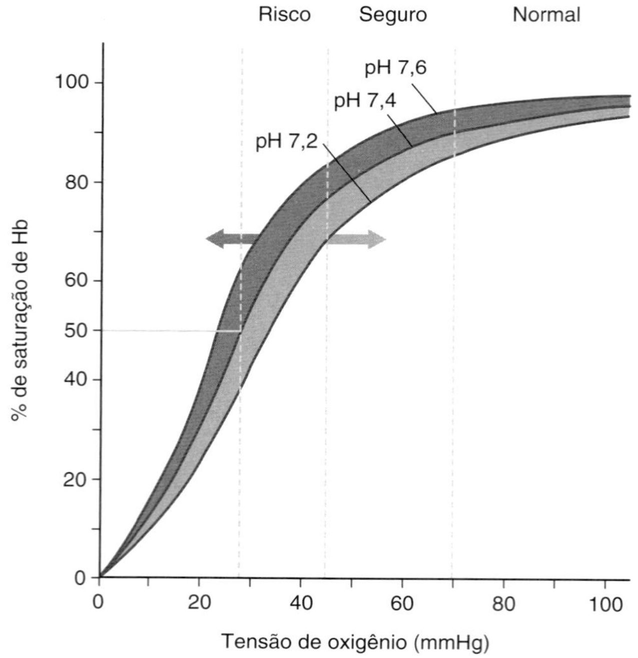

Figura 10.2 A curva de dissociação da oxiemoglobina mostra a relação entre a pressão parcial de oxigênio e a saturação de oxigênio. Com pressões superiores a 60 mmHg, a curva é essencialmente plana, com o teor de oxigênio no sangue inalterado com o aumento da pressão parcial de oxigênio. À medida que as pressões parciais de oxigênio diminuem na inclinação da curva, o oxigênio é liberado no tecido periférico conforme a afinidade da hemoglobina diminui. A curva se desloca para a direita por um aumento na temperatura, 2,3-DPG ou $PaCO_2$, ou uma diminuição no pH; e para a esquerda com condições opostas.

Considerações de enfermagem e cuidados com o paciente

1. Avalie a hemoglobina do paciente. A $SatO_2$ pode não se relacionar bem com a PaO_2 se os níveis de hemoglobina não estiverem dentro dos limites normais.
2. Remova o esmalte do paciente, pois pode afetar a capacidade do sensor de determinar corretamente a saturação de oxigênio, especialmente com esmalte nas cores azuis ou escuras.
3. Correlacione a oximetria aos valores da gasometria arterial e avalie em caso de leitura única ou para avaliação continuada da tendência de oxigenação (não monitora a $PaCO_2$).
4. A frequência cardíaca do monitor deve relacionar-se com a frequência cardíaca do paciente.
5. Para melhorar a qualidade do sinal, mantenha o local de instalação do sensor imóvel (o movimento pode alterar os resultados) e cubra o sensor de dedo para proteger da luz ambiente.
6. Avalie regularmente o local do monitoramento da oximetria quanto à perfusão, uma vez que pode ocorrer lesão por pressão devido à aplicação prolongada do sensor (*probe*). Faça rodízio de sensor a cada 2 horas.
7. As limitações dos monitores incluem artefato de movimento, hemoglobinas anormais (carboxiemoglobina e metemoglobina), corante IV, exposição do sensor à luz ambiente, baixos níveis de perfusão, pigmentação da pele, esmalte ou base de unhas e deformidades nas unhas, como baqueteamento intenso.
8. Documente o nível de oxigênio inspirado ou oxigênio suplementar e o tipo de dispositivo de oxigenoterapia.
9. A precisão pode ser afetada pela diminuição da perfusão periférica, luz ambiente, corantes IV, esmalte de unha, pele profundamente pigmentada, extremidades frias, hipotermia, pacientes em crise falciforme, icterícia, anemia grave e uso de antibióticos, como sulfas.
10. Em pacientes com DPOC, os níveis de saturação de oxigênio podem permanecer inalterados, embora os níveis de CO_2 possam estar aumentando à medida que o paciente se torna acidótico. A oximetria de pulso não detectará essa deterioração.
11. Contraindicado para monitorar pacientes que tenham níveis elevados de carboxiemoglobina arterial, como vítimas de incêndio.

Capnometria/capnografia

Descrição

1. Utilizada para determinar e monitorar de forma não invasiva o dióxido de carbono expirado ($ETCO_2$) – a quantidade de CO_2 que é expirada a cada respiração – por meio de indicador colorimétrico.
2. $ETCO_2$ é exibido como um capnograma (uma forma de onda, que pode ser baseada no tempo ou no volume, e uma leitura numérica).
3. Normalmente, em níveis de 2 a 5 mmHg inferiores a $PaCO_2$ em adultos, com a diferença sendo maior em caso de doença pulmonar, ou aumento do espaço morto, e pode ser usada como estimativa indireta do desequilíbrio V/Q pulmonar.
4. Indicado para: monitorar a gravidade da doença pulmonar e a resposta à terapia; avaliar a eficácia do suporte ventilatório mecânico; monitorar a adequação do fluxo sanguíneo pulmonar, sistêmico e coronariano; e avaliar a taxa metabólica e/ou ventilação alveolar.
5. Constitui padrão de cuidados de anestesia e está sendo cada vez mais utilizado no cenário de cuidados intensivos, bem como no atendimento de emergência por meio de modelos portáteis.

Considerações de enfermagem e cuidados com o paciente

1. Faça a leitura da gasometria de sangue arterial inicialmente para relacionar $ETCO_2$ com $PaCO_2$ e estabelecer o gradiente entre $PaCO_2$ e $ETCO_2$.
2. A precisão da medida pode ser afetada por alterações no padrão respiratório ou volume corrente (VC), frequência respiratória, freon de inaladores dosimetrados, contaminação do sistema por secreções ou condensado, baixo débito cardíaco, uso de antiácidos ou bebidas carbonatadas e vazamentos em torno dos balonetes (*cuffs*) do tubo traqueal ou de tubos sem balonete.

3. Não avalia o pH ou a oxigenação.
4. É efetivo para confirmar o posicionamento do TET e monitorar CO_2 em pacientes que tendem a reter CO_2 (p. ex., DPOC).
5. Não é um método confiável para determinar a instalação inadvertida de tubos gástricos no pulmão.
6. Limpe e desinfete sensores e monitore conforme as instruções do fabricante.

Condensado de exalado pulmonar

Baseado em evidências
Konstaninidi, E., Lappa, A., Tzortzi, A., & Panagiotis, B. (2015). Exhaled breath condensate: Technical and diagnostic aspects. *The Scientific World Journal, 2015*, 435160.

Descrição

1. Emergindo como fonte de determinação de biomarcadores de doenças pulmonares, principalmente do trato respiratório inferior. O condensado de exalado pulmonar (CEP) é uma matriz de partículas e gotas exaladas nas quais os biomarcadores podem ser identificados, como:
   a. Compostos voláteis (ácido acético, ácido fórmico, amônia) e compostos não voláteis.
   b. Compostos de muito baixo e de baixo peso molecular.
   c. Polipeptídios.
   d. Proteínas.
   e. Ácidos nucleicos.
   f. Mediadores lipídicos.
   g. Moléculas inorgânicas.
   h. Moléculas orgânicas.
   i. Moléculas relevantes para reação redox.
   j. Moléculas relevantes do pH.
   k. Citocinas e quimiocinas.
2. Atualmente, não existe um padrão-ouro – invasivo ou não invasivo – para determinar as concentrações absolutas com as quais o CEP pode ser facilmente comparado.
3. O pH do CEP depende do estado de doença, variando de 3,5 a 9,0, o que pode afetar a reatividade e a estabilidade de outros biomarcadores testados.

Considerações de enfermagem e cuidados com o paciente

1. Coletar amostra de condensado. Os métodos de coleta variam, dependendo dos biomarcadores específicos a serem analisados. Dez minutos de respiração corrente produzem 1 a 2 mm de amostra; amostras menores podem ser adequadas para análise de apenas um ou dois biomarcadores.
2. Esteja ciente de que o condensado das vias respiratórias inferiores pode estar contaminado por partículas da mucosa oral e retrofaríngea.
3. Sistemas de aspiração de saliva podem ser usados em pacientes que salivam, para reduzir a contaminação salivar.

PROCEDIMENTOS E MODALIDADES TERAPÊUTICAS GERAIS

Manejo de vias respiratórias artificiais

Baseado em evidências
Burns, S. (2014). *AACN essentials of critical care nursing* (3rd ed.). New York, NY: McGraw Hill.

O manejo das vias respiratórias pode estar indicado para pacientes com perda de consciência, traumatismo facial ou oral, aspiração, tumor, infecção, secreções respiratórias abundantes, desconforto respiratório e necessidade de ventilação pulmonar mecânica (ver Figura 10.3).

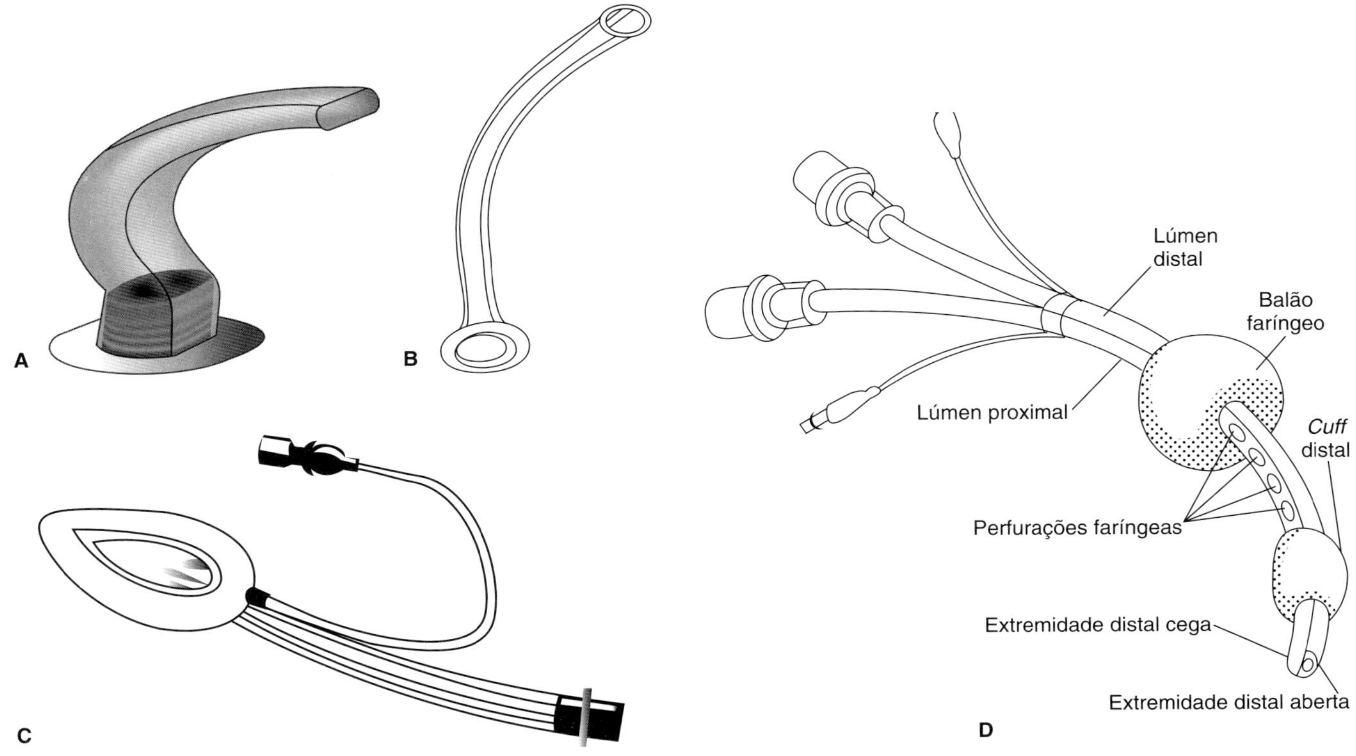

Figura 10.3 Tipos de vias respiratórias. **A.** Cânula orofaríngea (cânula de Guedel). **B.** Cânula nasofaríngea. **C.** Máscara laríngea. **D.** Tubo combinado.

Tipos de vias respiratórias

1. Cânula orofaríngea (cânula de Guedel) – dispositivo plástico curvo inserido pela boca e posicionado na parte posterior da faringe para afastar a língua do palato e abrir a via respiratória.
   a. Geralmente para uso a curto prazo em paciente inconsciente ou pode ser utilizada em associação a TET oral.
   b. Não deve ser usada em caso de traumatismo oral recente, cirurgia ou se houver dentes soltos.
   c. Não protege contra aspiração.
   d. Não recomendada para uso em pacientes alertas, porque o dispositivo pode ativar o reflexo de tosse e induzir o vômito.
2. Cânula nasofaríngea – uma pequena borracha ou tubo de plástico inserido, pelo nariz, na faringe posterior.
   a. Facilita a aspiração nasofaríngea frequente.
   b. Útil no paciente semiconsciente como adjuvante para manter a permeabilidade das vias respiratórias.
   c. Tome muito cuidado com pacientes em terapia com anticoagulantes ou distúrbios hemorrágicos.
   d. Selecione um tamanho ligeiramente menor que o diâmetro da narina e um pouco mais longo que a distância entre a ponta do nariz e o lóbulo da orelha.
   e. Verifique a mucosa nasal quanto à presença de irritação ou ulceração e limpe as vias respiratórias com peróxido de hidrogênio[1] e água.
3. Máscara laríngea – composta por um tubo com projeção semelhante a uma máscara na extremidade distal; inserido pela boca na faringe; sela a laringe e deixa a abertura distal da cânula logo acima da glote.
   a. Posicionamento mais fácil do que o TET, porque não é necessária a visualização das cordas vocais.
   b. Fornece ventilação e oxigenação comparável à obtida com um TET.
   c. Não pode impedir a aspiração porque não separa o tubo gastrintestinal do tubo respiratório.
   d. Pode causar laringospasmo e broncospasmo.
   e. Maior probabilidade de instalação inadequada.
4. Combitube® – tubo de duplo lúmen com um lúmen faríngeo e lúmen traqueoesofágico; o lúmen faríngeo é fechado na extremidade distal e apresenta perfurações no nível faríngeo; o lúmen traqueoesofágico tem extremidade superior e inferior abertas; um grande balão orofaríngeo serve para selar a boca e o nariz; o balonete distal sela o esôfago ou a traqueia.
   a. Raramente utilizado no ambiente hospitalar, devido à ocorrência de complicações.
5. Tubo endotraqueal (TET) – tubo flexível inserido na traqueia, além das cordas vocais, por meio da boca ou do nariz e, que atua como uma via respiratória artificial. Método de escolha em casos de traumatismo, emergências médicas, cuidado a curto prazo de paciente crítico.
   a. Mantém as vias respiratórias desobstruídas.
   b. Permite a aspiração traqueal profunda e a remoção de secreções.
   c. Permite ventilação pulmonar mecânica.
   d. O balão inflado veda a traqueia para que não ocorra a aspiração de conteúdo do trato gastrintestinal.
   e. Geralmente fácil de inserir em caso de emergência, mas manter a instalação é mais difícil, por isso não deve ser utilizado a longo prazo.
6. Cânula de traqueostomia – via respiratória artificial firme e curva, inserida diretamente na traqueia, no nível do segundo ou terceiro anel traqueal, por meio de uma incisão cirúrgica.
   a. Permite ventilação pulmonar mecânica e facilita a remoção de secreções.
   b. Pode ser utilizado a longo prazo.
   c. Retira as defesas das vias respiratórias superiores, aumentando a suscetibilidade à infecção.
   d. Permite que o paciente coma e degluta.

Alerta de enfermagem
Posicione o paciente em decúbito lateral e aspire a cavidade oral com frequência, para prevenir a aspiração de secreções orais ou de vômito quando houver uma via respiratória artificial oral.

Alerta de enfermagem
As cânulas nasofaríngeas podem obstruir a drenagem sinusal e produzir sinusite aguda. Fique atento a febre e dor facial.

Inserção do tubo endotraqueal

1. A inserção orotraqueal é tecnicamente mais fácil porque é feita sob visualização direta com uso de um laringoscópio. As desvantagens são aumento das secreções orais, diminuição do conforto do paciente, dificuldade de estabilização da cânula e incapacidade de o paciente usar o movimento dos lábios como meio de comunicação.
2. A inserção nasotraqueal (NT) pode ser mais confortável para o paciente e é mais fácil de estabilizar. As desvantagens incluem a necessidade de inserção às cegas; possível desenvolvimento de necrose por pressão da via respiratória nasal, sinusite e otite média.
3. Os tipos de cânulas variam de acordo com comprimento e diâmetro interno, tipo de balonete e número de lumens.
   a. Os tamanhos usuais para adultos são 6,0, 7,0, 8,0 e 9,0 mm.
   b. A maioria dos balonetes são de alto volume, baixa pressão, com válvulas de inflação autovedantes, ou o balonete pode ser de espuma de borracha.
   c. A maioria das cânulas tem um único lúmen; no entanto, cânulas de duplo lúmen podem ser usadas para realizar ventilação de forma independente de cada pulmão (ver Figura 10.4).
4. Pode ser contraindicada quando a glote é obscurecida por vômito, sangramento, corpo estranho, traumatismo ou lesão da coluna cervical ou deformidade.

Inserção de cânula de traqueostomia

1. Os tipos de cânulas variam de acordo com a presença da cânula interna no tubo e a presença e o tipo de balonete (ver Figura 10.5).
   a. Cânulas com alto volume e balonetes de baixa pressão com válvulas de enchimento autovedantes; com ou sem cânula interna.
   b. Cânula fenestrada.
   c. Balonetes revestidos de espuma.
   d. Cânula de traqueostomia com válvula falatória
   e. Botão traqueal ou válvula Passy-Muir®.
   f. Cânula de prata (raramente empregada).
2. Varia de acordo com comprimento e diâmetro interno em milímetros. Os tamanhos habituais para um adulto são 5,0, 6,0, 7,0 e 8,0 mm.
3. A traqueostomia geralmente é planejada, seja como um complemento à terapia de disfunção respiratória ou para o manejo das vias respiratórias a longo prazo, quando a intubação endotraqueal (ET) é usada por mais de 14 dias.
4. Pode ser feita à beira do leito em uma emergência, quando falharam outras manobras para a criação de uma via respiratória.

[1]N.R.T.: Verifique no protocolo institucional qual a solução adequada para uso nessas situações; recomenda-se o uso de solução salina fisiológica (NaCl 0,9%).

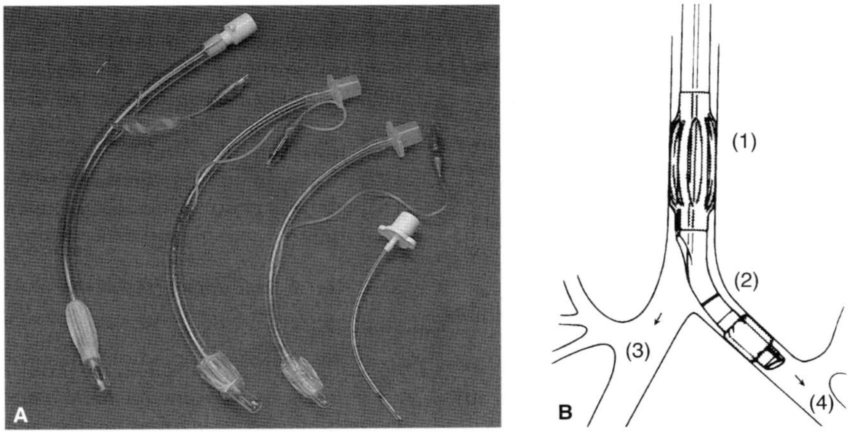

Figura 10.4 **A.** Tubos endotraqueais: TET de lúmen único e de duplo lúmen. **B.** Quando o tubo de duplo lúmen é usado, dois balonetes são inflados. Um balonete (1) é posicionado na traqueia e o segundo balonete (2), no brônquio principal esquerdo. Após a insuflação, o ar flui através de uma abertura abaixo do balonete traqueal (3) para o pulmão direito e através de uma abertura abaixo do balonete brônquico (4) para o pulmão esquerdo. Isso permite a ventilação diferencial dos dois pulmões, a lavagem de um pulmão ou a insuflação seletiva de ambos os pulmões durante cirurgia torácica. (Reproduzida com autorização de John Wiley and Sons, Inc., de *Anesthesia for thoracic procedures*, Marshall, B, E., Longnecker, D. E., & Fairley, H. B. [Eds.], Blackwell Scientific, 1988.)

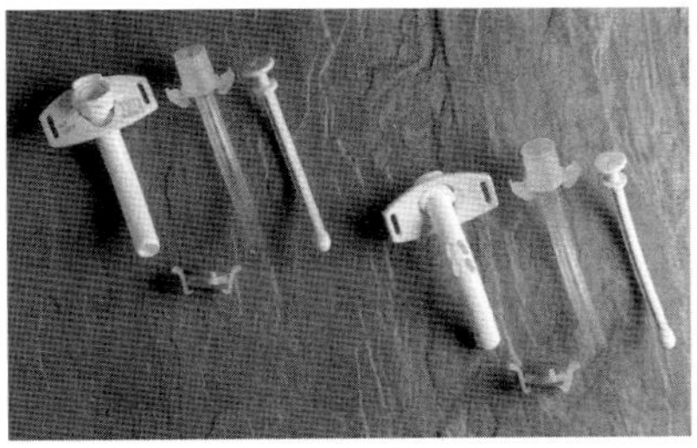

Sem balonete: não fenestrado (*à esquerda*) e fenestrado (*à direita*). Também é mostrado o plugue de traqueostomia, para permitir a respiração por meio das vias respiratórias superiores.

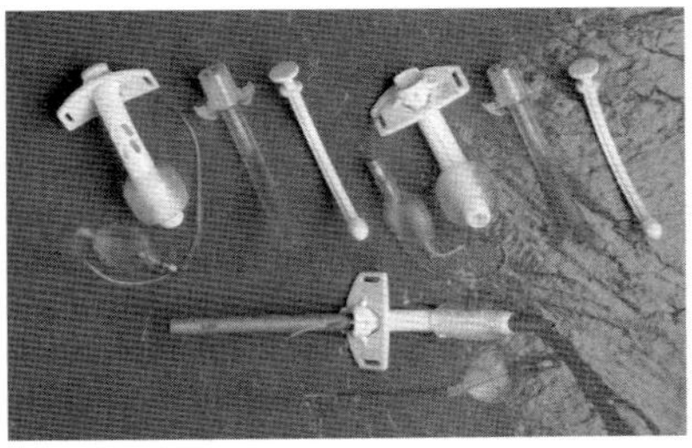

Com balonete: fenestrado (*à esquerda*) e não fenestrado (*à direita*) com cânula interna e obturador para inserção. Introdutor de traqueostomia percutânea (*na parte inferior*).

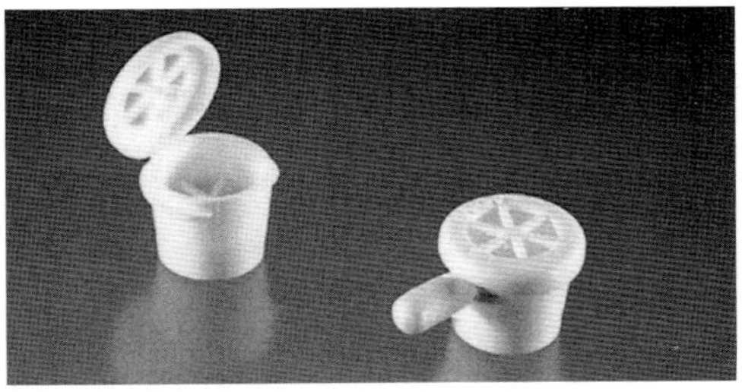

Válvula de fala.

Figura 10.5 Tipos de tubos de traqueostomia (© 2018 Medtronic. Todos os direitos reservados. Reproduzida com permissão da Medtronic.)

Indicações para inserção de tubo endotraqueal ou de traqueostomia

1. Insuficiência respiratória aguda, depressão do sistema nervoso central (SNC), doença neuromuscular, doença pulmonar, lesão da parede torácica.
2. Obstrução das vias respiratórias superiores (tumor, inflamação, corpo estranho, espasmo laríngeo).
3. Antecipação de obstrução das vias respiratórias superiores por edema ou edema em tecidos moles devido a traumatismo cranioencefálico e cervical; alguns procedimentos pós-operatórios de cabeça e pescoço envolvendo vias respiratórias, ou queimaduras faciais ou das vias respiratórias, rebaixamento do nível de consciência.
4. Necessidade de proteção das vias respiratórias (vômito, sangramento ou alteração do estado mental).
5. Profilaxia para aspiração.
6. Fratura de vértebras cervicais com lesão da medula espinal; requerendo assistência ventilatória.

Complicações da inserção de tubo endotraqueal ou traqueostomia

1. Lesão laríngea ou traqueal.
   a. Dor de garganta, voz rouca.
   b. Edema de glote.
   c. Traumatismo (danos a dentes ou mucosas, perfuração ou laceração da faringe, laringe ou traqueia).
   d. Aspiração.
   e. Laringospasmo, broncospasmo.
   f. Ulceração ou necrose da mucosa traqueal.
   g. Ulceração, granuloma ou pólipos de cordas vocais.
   h. Paralisia das cordas vocais.
   i. Estenose traqueal pós-extubação.
   j. Dilatação traqueal.
   k. Formação de fístula traqueoesofágica.
   l. Formação de fístula traqueoarterial.
   m. Erosão de artéria inominada.
2. Infecção pulmonar e sepse.
3. Dependência de via respiratória artificial.

Cuidados de enfermagem para pacientes com vias respiratórias artificiais

Medidas gerais de cuidado

1. A lavagem das mãos e a aplicação de álcool gel devem ser realizadas antes e depois de todos os procedimentos.
2. Assegure ventilação e oxigenação adequadas por meio do uso de oxigênio suplementar ou ventilação pulmonar mecânica, conforme indicado.

3. Avalie os sons respiratórios a cada 2 horas. Observe a evidência de desobstrução ineficaz de secreções (roncos, crepitações), o que sugere a necessidade de aspiração.
4. Providencie umidade adequada quando a via natural de umidificação da orofaringe não puder ser realizada.
5. Providencie a aspiração adequada das secreções orais para evitar a aspiração pulmonar e diminuir a colonização microbiana oral.
6. Use técnica limpa ao inserir uma via respiratória oral ou nasofaríngea, retire-a e limpe-a com peróxido de hidrogênio[2] e enxágue com água pelo menos a cada 8 horas.
7. Realize higiene oral a cada 2 a 4 horas com escova de dentes macia ou cotonetes e *kits* de cuidados orais. Higiene oral frequente ajuda na prevenção de pneumonia associada à ventilação pulmonar mecânica. Os lábios do paciente devem ser mantidos hidratados para evitar que fiquem doloridos e com lesões.
8. Assegure-se de que a técnica asséptica seja mantida ao inserir um TET ou cânula de traqueostomia. A via respiratória artificial contorna as vias respiratórias superiores e as vias respiratórias inferiores são estéreis abaixo do nível das cordas vocais.
9. Eleve o paciente a uma posição semi-Fowler ou sentada, quando possível; essas posições resultam em melhora da complacência pulmonar. O decúbito do paciente, no entanto, deve ser alterado pelo menos a cada 2 horas, para garantir a ventilação de todos os segmentos pulmonares e evitar a estagnação de secreções e atelectasias. As mudanças de decúbito também são necessárias para evitar lesões da pele.
10. Se for utilizada uma cânula oral ou nasofaríngea, lateralize a cabeça do paciente para reduzir o risco de aspiração (porque não há balonete para vedar a via respiratória inferior).

Considerações nutricionais

1. A consciência geralmente é prejudicada em pacientes com cânula orofaríngea, portanto a alimentação oral é contraindicada.
2. Para melhorar o conforto, durante as refeições, remova uma cânula nasofaríngea no paciente consciente.
3. Como um TET mantém a epiglote aberta, apenas o balonete insuflado impede a aspiração de conteúdo orofaríngeo para os pulmões. O paciente não deve receber alimentação por via oral. Administre alimentação por sonda enteral ou alimentação parenteral, conforme prescrição.
4. Administre alimentação oral a um paciente consciente com traqueostomia, geralmente com o balonete insuflado. O balonete insuflado impede a aspiração de conteúdo alimentar para os pulmões, mas faz com que a parede traqueal se dilate em direção ao lúmen esofágico e dificulte a deglutição. Pacientes que não estão em ventilação mecânica e se apresentem despertos, alertas e capazes de proteger as vias respiratórias são candidatos a se alimentar com o balonete desinflado. Solicite avaliação de um fonoaudiólogo para avaliar a capacidade de o paciente se alimentar.
5. Os pacientes devem receber líquidos com espessantes, em vez de líquidos muito fluídos; isso ajudará na deglutição efetiva dos alimentos.

Alerta de enfermagem
Considere as necessidades nutricionais do paciente no início do processo de intubação, para que o estado nutricional não piore ainda mais. É difícil retirar o paciente da ventilação artificial quando o estado nutricional encontra-se comprometido.

Manutenção do balonete do TET

1. Os balonetes (*cuffs*) do TET devem ser inflados continuamente e esvaziados somente durante a intubação, a extubação e o reposicionamento da cânula.
2. O balonete da cânula de traqueostomia também deve ser insuflado continuamente em pacientes sob ventilação pulmonar mecânica ou pressão positiva contínua nas vias respiratórias (CPAP).
3. Pacientes traqueostomizados que estão respirando espontaneamente podem manter o balonete insuflado continuamente (no paciente com redução do nível de consciência, sem capacidade de proteger completamente as vias respiratórias), desinflado continuamente ou inflado apenas durante a alimentação se o paciente apresentar risco para aspiração.
4. Monitore a pressão do balonete a cada 4 horas.

Cuidados com o local em torno da cânula

1. Fixe o TET para que não seja obstruída pelo peso do aparelho de ventilação pulmonar mecânica, pelos circuitos de oxigênio ou pelo movimento do paciente.
   a. Use tiras de fita adesiva ou fitas de Velcro® enroladas ao redor da cânula e prenda-as no rosto ou na região cefálica posterior
   b. Substitua quando estiver sujo ou inseguro ou quando for necessário reposicionar a cânula.
   c. Posicione os circuitos de forma que a tração não seja aplicada sobre o TET.
2. Realize os cuidados com o local da traqueostomia pelo menos a cada 8 horas, utilizando soro fisiológico a 0,9% (SF 0,9%), e troque a fixação da traqueostomia quando estiver suja, e de acordo com o protocolo da unidade.
   a. Certifique-se de que o aparelho de ventilação pulmonar mecânica ou o circuito de oxigênio tenham suporte para que não seja aplicada tração sobre cânula de traqueostomia.
3. Tenha sempre disponível no leito do paciente um TET substituto do mesmo tamanho, bolsa de reanimação, fonte de oxigênio e máscara para ventilação, em caso de remoção acidental da cânula. Antecipe seu curso de ação para esse tipo de evento.
   a. Tubo endotraqueal – saiba como fazer a localização e a montagem dos materiais de reintubação, incluindo o TET de substituição. Saiba como contatar alguém imediatamente para reintubação.
   b. Traqueostomia – tenha uma cânula de traqueostomia extra, obturador e hemostatos à beira do leito. Tome conhecimento da técnica de reinserção, se o protocolo da unidade permitir, ou saiba como contatar alguém imediatamente para reinserir a cânula.

Alerta de enfermagem
No caso de remoção acidental de tubo endotraqueal ou de traqueostomia, use um dispositivo de reanimação com bolsa/máscara para ventilar o paciente por via oral e, ao mesmo tempo, cubra o estoma de traqueostomia. No entanto, se o paciente apresentar obstrução completa das vias respiratórias superiores, um estoma alargado ou uma laringectomia, deve ser realizada ventilação por meio do introito da própria estomia.

Considerações psicológicas

1. Ajude o paciente a lidar com os aspectos psicológicos relacionados com a instalação de uma via respiratória artificial.
2. Reconheça que o paciente geralmente se sente apreensivo, particularmente com medo de asfixia, incapacidade de se comunicar verbalmente, incapacidade de remover secreções, desconforto à aspiração, dificuldade de respirar ou de lidar com falhas mecânicas.
3. Explique cuidadosamente como funciona o equipamento.
4. Informe ao paciente e à família que falar não será possível enquanto a cânula estiver no lugar, a menos que esteja usando uma cânula de traqueostomia com um balonete desinflado, um tubo fenestrado, uma válvula Passy-Muir® ou uma cânula de traqueostomia com válvula falatória.
   a. A Passy-Muir® é uma válvula de fala que se encaixa no final da cânula de traqueostomia. O ar inalado é exalado pelas cordas vocais e sai pela boca, permitindo a fala.

---
[2]N.R.T.: Verifique no protocolo institucional qual a solução adequada para uso nessas situações; recomenda-se uso de água filtrada ou destilada.

5. Desenvolva o melhor método de comunicação com o paciente (p. ex., linguagem gestual, leitura labial – alfabeto, imagem, quadros de anotações).
   a. Pacientes com tubos de traqueostomia ou tubos nasais endotraqueais podem usar de maneira efetiva dispositivos de laringe eletrônica, operados por comando oral.
   b. Estabeleça um meio para que o paciente possa chamar a atenção do enfermeiro quando alguém não estiver imediatamente disponível à beira do leito, como uma campainha de chamada, campainha de toque suave, campainha manual ou outro tipo de sinalizador.
6. Antecipe algumas das perguntas do paciente: "É permanente?"; "Dói para respirar?"; "Alguém vai ficar comigo?"
7. Se apropriado, avise ao paciente que, à medida que as condições melhoram, pode ser usado um botão de traqueostomia, a fim de promover o fechamento local. Um botão de traqueostomia é uma cânula rígida e fechada, no estoma da traqueostomia após a remoção da cânula de traqueostomia com ou sem balonete. Quando na posição adequada, o botão não se estende para o lúmen traqueal. A borda externa do botão está na superfície da pele e a borda interna está na parede anterior da traqueia.

Alerta de enfermagem
Com o uso de vias respiratórias artificiais, lembre-se de que o paciente pode usar uma campainha de chamada, mas que não será capaz de se comunicar verbalmente (a menos que seja utilizado um dispositivo para permitir a fala).

Considerações sobre atendimento domiciliar e na comunidade

1. Ensine o procedimento ao paciente e/ou cuidador. O paciente precisará usar um espelho para visualizar a traqueostomia e realizar o procedimento.
2. Aspiração do paciente no domicílio: sempre que possível, o paciente e/ou cuidador deve receber treinamentos para realizar o procedimento. O paciente deve usar tosse voluntária e outras técnicas de remoção de secreções.
3. A pré-oxigenação e hiperinsuflação antes da aspiração podem não ser rotineiramente indicadas para todos os pacientes atendidos em domicílio. A pré-oxigenação e a hiperinsuflação são baseadas na necessidade do paciente e no seu estado clínico.
4. Não deve ser instilado SF, a menos que clinicamente indicado (p. ex., para estimular a tosse).
5. Deve ser empregada uma técnica limpa e luvas de procedimento. Ao final da aspiração, a sonda e a ponta da extensão devem ser lavadas com a sucção de água recentemente fervida e resfriada, filtrada ou destilada para retirar a secreção, seguido de aspiração de ar por meio do equipamento para retirar os líquidos da extensão. A superfície externa pode ser limpa com álcool. A sonda e as extremidades das extensões devem ser secas ao ar e armazenadas em local limpo e seco. Geralmente, as sondas de aspiração devem ser descartadas após 24 horas. As extensões do equipamento de aspiração podem ser lavadas e reutilizadas.
6. Cuidados com o estoma de traqueostomia: limpe com peróxido de hidrogênio[3] a meia potência (diluído com água estéril) e limpe com água estéril ou solução salina estéril.

Mobilização das secreções

O objetivo das técnicas de desobstrução é melhorar a retirada das secreções, diminuindo assim a obstrução das vias respiratórias. Propicia a melhora da ventilação e das trocas gasosas. Pacientes com distúrbios respiratórios, distúrbios neuromusculares ou distúrbios do SNC, como perda de consciência, que podem prejudicar a função respiratória, geralmente requerem ajuda na mobilização e remoção de secreções. O aumento da quantidade e viscosidade e/ou a incapacidade de limpar as secreções por meio do mecanismo normal da tosse podem levar ao acúmulo de secreções nas vias respiratórias inferiores. O acúmulo de secreções conduz à infecção e prejudica as trocas gasosas. As secreções devem ser removidas por meio da tosse ou, quando necessário, por aspiração. No entanto, a aspiração de rotina deve ser evitada. Ausculta e inspeção visual do paciente devem ser empregadas para determinar a necessidade de aspiração. As secreções podem ser mobilizadas por meio de medidas de fisioterapia torácica, como drenagem postural, tosse dirigida, pressão expiratória positiva (PEP), oscilação de alta frequência (dispositivos orais, como Flutter® ou Acapella®, ou equipamentos torácicos, como o Vest®) dispositivos de remoção de muco, drenagem autógena, vibração intrapulmonar, percussão e vibração e outras medidas de liberação de secreções.

Aspiração nasotraqueal

1. Destinada a remover secreções acumuladas ou outros materiais que não podem ser removidos pela tosse espontânea do paciente ou por procedimentos menos invasivos. A aspiração da árvore traqueobrônquica em um paciente sem via respiratória artificial pode ser realizada pela inserção de uma sonda de aspiração estéril lubrificada com gel solúvel em água[4] pelas narinas até o canal nasal, através da orofaringe, passando pela glote e traqueia.
2. A aspiração NT é um procedimento de alto risco ao ser feito às cegas, com resultados incertos. As complicações incluem traumatismo mecânico, hipoxia, arritmias, bradicardia, aumento da PA, vômitos, aumento da PIC e mau posicionamento da sonda.
3. As contraindicações incluem:
   a. Distúrbios hemorrágicos, como coagulação intravascular disseminada, trombocitopenia, leucemia.
   b. Edema laríngeo, espasmo laríngeo.
   c. Varizes do esôfago.
   d. Cirurgia traqueal.
   e. Cirurgia gástrica com anastomose alta.
   f. Infarto agudo do miocárdio.
   g. Vias nasais ocluídas ou sangramento nasal.
   h. Epiglotite
   i. Lesão na região cefálica, da face ou cervical.
4. Pode causar traumatismo nas vias nasais.
   a. Não tente forçar a sonda se encontrar resistência.
   b. Relate se ocorrer sangramento significativo.
5. Insira uma via respiratória nasal se for necessário repetir a aspiração, para proteger as vias nasais de traumatismos.
6. Esteja alerta para sinais de edema laríngeo resultante de irritação e traumatismo.
   a. Interrompa a aspiração caso se torne um procedimento difícil, ou se o paciente desenvolver novo sons ou evidenciar obstrução das vias respiratórias superiores.
   b. A duração da aspiração deve ser limitada a menos de 15 segundos.

Alerta de enfermagem
As aspirações não devem ser realizadas rotineiramente. São indicadas apenas quando outros métodos falharam para remover secreções das vias respiratórias.

---

[3]N.R.T.: Verifique no protocolo institucional qual a solução adequada para uso nessas situações, sendo recomendado o uso de solução salina fisiológica (NaCl 0,9%).

[4]N.R.T.: Avalie a recomendação da instituição para a realização dessa técnica. Comumente, recomenda-se a lubrificação da sonda apenas com solução salina fisiológica (NaCl 0,9%).

Aspiração de tubo endotraqueal ou de traqueostomia

1. A tosse ineficaz pode resultar em acúmulo de secreções na via respiratória artificial ou na árvore traqueobrônquica, causando um estreitamento das vias respiratórias, insuficiência respiratória e estase das secreções.
2. Avalie a necessidade de aspiração pelo menos a cada 2 horas, por meio da ausculta do tórax.
3. A ventilação com bolsa de reanimação manual pode facilitar a ausculta e estimular a tosse, diminuindo a necessidade de aspiração.
4. Mantenha técnica asséptica durante a aspiração.
5. Administre oxigênio 100% suplementar, se indicado, por meio do aparelho de ventilação mecânica ou da bolsa de reanimação manual antes, depois e entre os passes de aspiração para evitar hipoxemia.
6. A aspiração por sistema fechado pode ser feita com a sonda de aspiração que se encontra no interior de uma extensão contida na extensão acoplada ao aparelho de ventilação pulmonar mecânica. A desconexão do aparelho não é necessária, promovendo com que a pressão positiva expiratória final (PEEP) seja mantida, a esterilidade seja preservada, o risco de exposição aos fluidos corporais seja eliminado, reduzindo o tempo do procedimento. No entanto, estudos não demonstraram que o uso de sistema fechado de aspiração seja mais efetivo na remoção de secreções se comparada à aspiração aberta.

Considerações sobre atendimento domiciliar e na comunidade

1. Incentive o paciente a usar tosse forçada ou outra técnica de limpeza das vias respiratórias antes da aspiração. Ausculte os pulmões para avaliar a necessidade de aspiração.
2. Ensine os cuidadores a fazerem a aspiração no domicílio usando técnica limpa, em vez de estéril. Lave bem as mãos antes de realizar a aspiração.
3. Coloque luvas de procedimento novas para a aspiração e reutilize cateter sonda após enxaguá-la em água morna.
4. Esteja ciente de que a desobstrução adequada e efetiva das vias respiratórias ajuda na prevenção de complicações pulmonares, diminuindo assim a necessidade de hospitalização.
5. Os riscos e complicações são os mesmos para o paciente em cuidados domiciliares e para o paciente hospitalizado.

Fisioterapia de tórax

Baseado em evidências

Pathmanathan, N., Beaumont, N., & Gratrix, A. (2015). Respiratory physiotherapy in the critical care unit. *British Journal of Anesthesia, 15*(1), 20-25.

Strickland, S. L., Rubin, B. K., Drescher, G. S. *et al.* (2013). AARC clinical practice guideline: Effectiveness of non pharmacologic airway clearance therapies in hospitalized patients. *Respiratory Care, 58*(12), 2187-2193.

Exercícios respiratórios

1. São técnicas utilizadas para compensar déficits respiratórios e conservar energia, aumentando a eficiência da respiração. Peça ao paciente que respire pelo nariz e solte o ar pela boca na proporção de 1:2.
2. Os propósitos gerais para fazer exercícios de respiração são:
   a. Para relaxar a musculatura, aliviar a ansiedade e melhorar o controle da respiração.
   b. Eliminar padrões ineficazes se descoordenados de atividade muscular respiratória.
   c. Para diminuir a frequência respiratória.
   d. Para reduzir o trabalho respiratório.
   e. Para melhorar a eficiência e força dos músculos respiratórios.
   f. Para melhorar a ventilação e a saturação de oxigênio durante o exercício.
3. A respiração abdominal diafragmática é empregada principalmente para fortalecer o diafragma, que é o principal músculo da respiração. Também ajuda a diminuir o uso dos músculos acessórios e permite um melhor controle do padrão respiratório, especialmente durante situações estressantes e aumento das demandas físicas.
4. A respiração com lábios franzidos é usada principalmente para diminuir a frequência respiratória e ajudar na retirada de CO_2 retido nos pulmões. Essa técnica é sempre útil para os pacientes, mas especialmente quando apresentam dispneia extrema aos esforços.
5. Exercícios respiratórios são mais úteis para os pacientes quando praticados e empregados regularmente.

Alerta de enfermagem

Para pacientes com DPOC grave, as evidências não dão suporte ao emprego de respiração diafragmática, porque esse tipo de respiração pode resultar em hiperinsuflação, devido ao aumento da dispneia e da fadiga.

Tapotagem e vibração

1. A drenagem postural usa a gravidade e, possivelmente, a manipulação externa do tórax pode melhorar a mobilização das secreções brônquicas, a compatibilidade entre ventilação e perfusão e normalizar a capacidade residual funcional.
2. Indicado para pacientes com dificuldades na eliminação de secreções, evidência de secreções retidas e condições pulmonares que causam aumento da produção de secreções, como bronquiectasia, fibrose cística, bronquite crônica e enfisema.
3. Contraindicado nos casos de abscesso pulmonar não drenado, tumores pulmonares, pneumotórax, doenças da parede torácica, hemorragia pulmonar, condições dolorosas do tórax, tuberculose, osteoporose grave, aumento da PIC, hipertensão não controlada e hemoptise macroscópica.
4. Tapotagem é o movimento feito quando se realizam pequenas incursões na parede torácica de maneira rítmica, com as mãos em formato de concha ou com uso de um dispositivo mecânico diretamente sobre os segmentos pulmonares a serem drenados. Os punhos devem ser flexionados e estendidos alternadamente, de modo que o tórax seja submetido a tapotagem de maneira indolor. Pode ser usada a tapotagem por dispositivo mecânico para prevenir lesões por movimento repetitivo. As pesquisas são controversas quanto ao benefício dessa técnica.
5. Vibração é a técnica de aplicar compressão manual com oscilações ou tremores na parede torácica durante a fase de expiração da respiração. As pesquisas são controversas quanto ao benefício dessa técnica.

Drenagem postural

1. Posições assistidas por gravidade, respiração profunda, tapotagem sobre o tórax, tremores ou vibração para auxiliar na remoção das secreções brônquicas dos segmentos pulmonares afetados nas vias respiratórias centrais (ver Figura 10.6).
2. O paciente é colocado de modo que as áreas afetadas estejam em uma posição quase vertical e a gravidade é usada para auxiliar na drenagem de segmentos pulmonares específicos.
3. As posições assumidas são determinadas de acordo com localização, gravidade e duração da obstrução por secreção.
4. Os exercícios geralmente são realizados de 2 a 4 vezes/dia, antes das refeições e na hora de dormir. Cada posição deve ser mantida por 3 a 15 minutos.
5. O procedimento deve ser interrompido se o paciente apresentar taquicardia, palpitação, dispneia ou dor torácica. Esses sintomas podem indicar hipoxemia. Interrompa se ocorrer hemoptise.

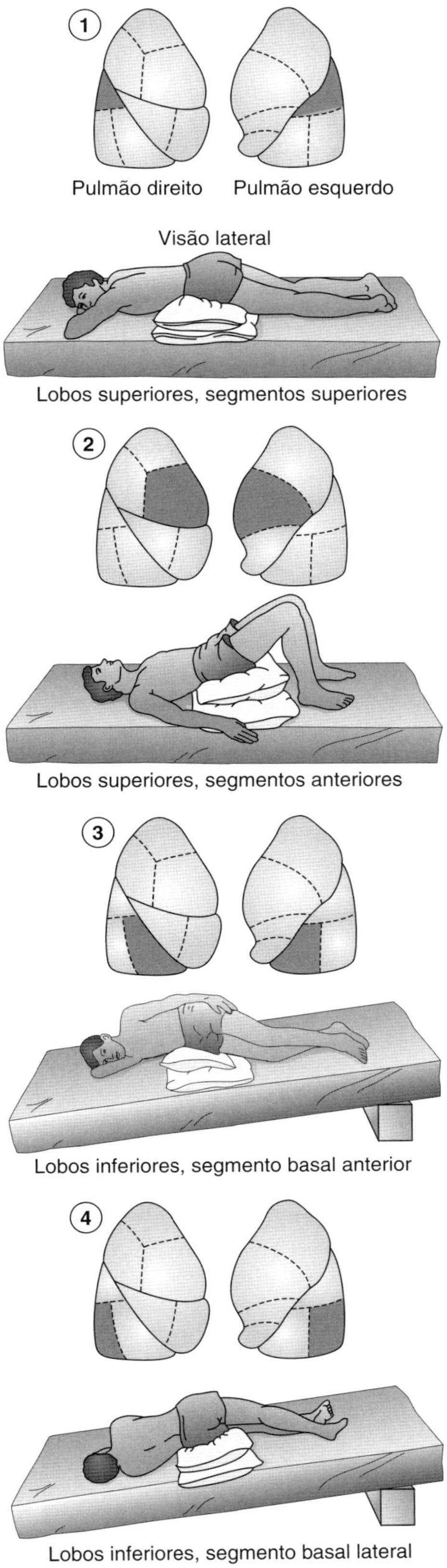

Figura 10.6 Posições de drenagem postural. Segmentos anatômicos do pulmão com quatro posições de drenagem postural. Os números relacionam a posição ao segmento anatômico pulmonar correspondente. (Smeltzer, S., & Bare, B. [2000]. *Brunner and Suddarth's textbook of medical-surgical nursing* [9th ed.]. Philadelphia, PA: Lippincott Williams & Wilkins.)

6. As contraindicações incluem aumento da PIC, lesão instável cefálica ou cervical, hemorragia ativa com instabilidade hemodinâmica ou hemoptise macroscópica, cirurgia ou lesão recente da coluna vertebral, empiema, fístula broncopleural, fratura de costela, tórax instável e hipertensão descontrolada.
7. Broncodilatadores, agentes mucolíticos, água ou soro fisiológico podem ser nebulizados e inalados, ou pode ser prescrito um broncodilatador inalatório antes da drenagem postural e da percussão torácica, para reduzir o broncospasmo, diminuir a espessura das secreções e combater o edema das paredes brônquicas, aumentando a remoção de secreções.
8. Realize os procedimentos de eliminação de secreções antes de o paciente se alimentar ou, no mínimo, 1 hora depois.
9. Certifique-se de que o paciente está confortável antes do início do procedimento e o mais confortável possível enquanto assume cada posição.
10. Ausculte o tórax para determinar as áreas que necessitam de drenagem.
11. Incentive o paciente a respirar profundamente e tossir depois de passar o tempo mantido em cada posição (normalmente de 3 a 15 minutos).
12. Incentive a respiração diafragmática durante toda a drenagem postural; isso ajuda a ampliar as vias respiratórias para que as secreções possam ser drenadas.

Alerta de enfermagem
A drenagem postural e a percussão torácica podem resultar em hipoxia e só devem ser usadas se houver suspeita de acúmulo de secreções.

Técnica expiratória forçada

1. Usada para melhorar os efeitos da tosse espontânea e compensar limitações físicas. Usada para auxiliar a expelir secreções, prevenir atelectasias, em profilaxia de complicações pulmonares pós-cirúrgicas, higiene brônquica de rotina em casos de fibrose cística, bronquiectasias, bronquite crônica e para a obtenção de amostra de escarro para análise laboratorial.
2. O procedimento inclui a técnica de expiração forçada com dois a três sopros ou expirações forçadas, de volume pulmonar médio a baixo, com a glote aberta, seguida por um período de respiração diafragmática relaxada e controlada. Explique ao paciente que a exalação forçada envolve a mesma manobra de assoprar para aquecer as mãos no frio. A expiração forçada pode ser aumentada pela adução rápida dos braços para autocompressão do tórax.
3. As contraindicações incluem PIC aumentada ou aneurisma intracraniano conhecido, assim como lesão da região cefálica, cervical, ou da coluna vertebral aguda ou instável.

Tosse manualmente assistida

É a aplicação de pressão mecânica externa sobre a região epigástrica, coordenada com a realização de tosse forçada. Esse procedimento pode melhorar a eficiência da tosse em indivíduos com fraqueza neuromuscular ou defeitos estruturais da parede abdominal.

Pressão expiratória positiva

1. Uma pressão de retorno positiva é criada nas vias respiratórias quando o paciente respira e expira 5 a 20 vezes por meio de um resistor de fluxo ou dispositivo de orifício fixo.
2. Durante a exalação prolongada contra uma pressão positiva, as vias respiratórias periféricas são estabilizadas, enquanto o ar é empurrado pelas vias colaterais (poros de Kohn e canais de Lambert) para unidades pulmonares distais, ultrapassando áreas com secreções retidas.
3. O fluxo expiratório de ar move as secreções para as vias respiratórias maiores, para serem removidas pela tosse.

4. A pressão gerada pode ser monitorada e ajustada com um manômetro (geralmente varia de 10 a 20 cmH_2O).
5. É sugerida uma expiração ativa com fração inspiratória-expiratória (I:E) de 1:3 ou 1:4.
6. O ciclo deve ser repetido até que as secreções sejam expelidas, geralmente dentro de 20 minutos ou menos, caso o paciente cansar demonstre cansaço.

Drenagem autogênica

1. Respiração controlada usada em três volumes pulmonares, começando com volume pulmonar baixo para descolar a secreção, passando para o volume pulmonar médio para coletar a secreção e depois para o volume pulmonar alto para expelir as secreções.
2. Esse método pode ser difícil para alguns pacientes aprenderem e realizarem de maneira independente.
3. Pode ser realizado na posição sentada.

Dispositivo *flutter* para liberação de muco

1. Fornece PEP e oscilações de alta frequência para abertura das vias respiratórias. Fornece aproximadamente 10 cmH_2O de pressão positiva nas vias respiratórias.
2. A válvula de flutuação é um dispositivo em forma de tubo com um cone interno e um recipiente que sustenta livremente uma esfera de aço. O recipiente contendo a esfera de aço é recoberto por uma tampa perfurada.
3. As indicações incluem atelectasia, bronquite, bronquiectasia, fibrose cística e outras condições que produzem retenção de secreções.
4. A limpeza do muco se baseia em:
   a. Vibração das vias respiratórias, que desprende as secreções das paredes.
   b. Aumento intermitente da pressão endobrônquica, que mantém as vias respiratórias abertas.
   c. Aceleração do fluxo de ar expiratório para facilitar o movimento ascendente do muco.
5. As contraindicações incluem pneumotórax e insuficiência cardíaca direita.
6. Instruções:
   a. O paciente deve se sentar ereto, com o queixo ligeiramente inclinado para cima, para permitir maior abertura das vias respiratórias.
   b. Instrua o paciente a inalar lentamente até três quartos da respiração normal.
   c. Coloque o *flutter* na boca com os lábios firmemente selados em volta da haste ou bocal.
   d. Posicione o *flutter* na horizontal ou inclinado até 30° para se obter maior força.
   e. Instrua o paciente a segurar a respiração por 2 a 3 segundos.
   f. Expire por meio do *flutter*, a uma velocidade moderadamente rápida, mantendo os músculos zigomáticos firmes. O estímulo da tosse deve ser suprimido.
   g. Repita por mais 5 a 10 ventilações.
7. Peça ao paciente que realize a mesma técnica com uma a duas expirações forçadas, para gerar eliminação de muco e tossir quando necessário.
8. Geralmente é realizado durante 10 a 20 respirações com o dispositivo, seguido de episódios direcionados de tosse, repetindo as séries de quatro a seis vezes ou por 10 a 20 minutos até 4 vezes/dia.
9. Limpe o dispositivo a cada 2 dias, desmontando e usando sabão líquido e água corrente. Desinfete regularmente, embebendo as partes desmontadas limpas em uma solução contendo uma parte de álcool para três partes de água corrente, por 1 minuto; enxágue, limpe, remonte e guarde.[5]

Acapella®: sistema de pressão expiratória positiva vibratória

1. Melhora o deslocamento das secreções para as vias respiratórias maiores, previne o colapso das vias respiratórias e facilita o enchimento de alvéolos colapsados.
2. A vibração das vias respiratórias fornece efeito percussivo, descola as secreções das paredes, causa pulsação da secreção em direção a vias respiratórias maiores e reduz a viscoelasticidade do muco.
3. Selecione o dispositivo codificado por cores: verde para fluxo expiratório $\geq$ 15 ℓ/min, azul para menor do que 15 ℓ/min.
4. Coloque a máscara firme e confortavelmente sobre a boca e o nariz do paciente (ou sele os lábios ao redor do bocal, caso a máscara não seja utilizada). O paciente pode se sentar, ficar de pé ou recostar-se.
5. Instrua o paciente a realizar respiração diafragmática, inalar o volume pulmonar quase total e expirar ativamente, mas sem forçar o dispositivo completamente. Defina a resistência para atingir a relação I:E de 1:3 ou 1:4. Use um manômetro de linha para selecionar a pressão expiratória de 10 a 20 cmH_2O.
6. Use a cada 1 a 6 horas, de acordo com a resposta do paciente.
7. Avaliação: melhora dos sons respiratórios, relato do paciente de melhora da dispneia, da radiografia de tórax e da oxigenação.
8. O equipamento Acapella Choice® pode ser desmontado para limpeza em cicladora, lava-louças ou autoclave.

Câmara de retenção com válvula AeroPEP®

1. Combina a terapia com aerossol de um inalador dosimetrado à terapia de PEP com resistor e orifícios fixos.
2. Coloque um bocal descartável sobre o bocal do AeroPEP® e anexe o manômetro. Instrua o paciente a selar os lábios firmemente em torno do bocal.
3. Embora fazendo respiração diafragmática, inspire completamente.
4. Exale ativamente e totalmente para alcançar PEP de 10 a 20 cmH_2O. Ajuste o AeroPEP® entre 0 e 6 na pressão desejada no manômetro.
5. Repita por até 20 minutos 4 vezes/dia ou conforme clinicamente indicado.

Ventilação percussiva intrapulmonar ou Percussionaire®

1. A terapia é ministrada por um equipamento pneumático que administra minijatos de ar nos pulmões a uma taxa de 100 a 300 por minuto. O processo inclui a oferta de nebulização de aerossol por meio de um bocal. O tratamento dura cerca de 20 minutos.
2. O paciente deve estarem decúbito sentado ou dorsal.
3. Instale o recipiente para nebulização com 20 mℓ de solução salina ou água e o broncodilatador prescrito.
4. O médico deve prescrever o ciclo percussivo, sendo programado o equipamento e mantido o botão de acionamento pressionado por 5 a 10 segundos para o ciclo inspiratório de percussão e liberando para expiração ou para pausa durante a terapia.
5. Sele os lábios com força em volta do bocal para minimizar a vibração no interior da cavidade oral.
6. Observe o tórax, identificando o movimento decorrente da pressão percussiva.
7. Use 2 vezes/dia durante aproximadamente 20 minutos ou com maior frequência, conforme a necessidade.

Insuflação/exsuflação mecânica

1. Auxilia na remoção de secreções, aplicando pressão positiva nas vias respiratórias e, em seguida, mudando rapidamente para pressão negativa por meio do uso de uma máscara facial, um bocal, tubo endotraqueal ou de traqueostomia para aumentar a eficácia da tosse.
2. Usado em pacientes com comprometimento do reflexo da tosse e que são incapazes de eliminar as secreções.

---

[5]N.R.T.: Esteja atento às normas de cuidados na manipulação, limpeza e desinfecção de sua instituição. Lembre-se de sempre consultar os protocolos da instituição.

Estimulação elétrica de músculos expiratórios

Estimulação elétrica de músculos abdominais para aumentar a eficácia da tosse. Uma vantagem é que não é necessária a presença de um cuidador.

Sistema Vest® de liberação das vias respiratórias

1. Melhora a eliminação de secreções por meio de oscilações de alta frequência da parede torácica. Os pulsos de compressão de alta frequência são aplicados à parede torácica por meio de um sistema de geração de pulso de ar e um colete inflável.
2. Sistema de distribuição de pulsos de ar de grande volume com frequência variável ligado a um colete inflável. Os pulsos de pressão que enchem o colete e fazem vibrar a parede torácica são controlados por um pedal. A frequência de pulso varia de 5 a 25 Hz e a pressão no colete varia de 28 a 39 mmHg.
3. As pulsações são iniciadas e interrompidas por controle realizado em um pedal ou de modo manual.
4. A duração do tratamento geralmente é de 10 a 30 minutos. A terapia deve incluir uma pausa pelo menos a cada 10 minutos para promoção de tosse. Utilizar 2 vezes/dia, ou com maior frequência, conforme necessário.

Considerações sobre atendimento domiciliar e na comunidade

1. A extensão do nebulizador e o bocal podem ser reutilizados repetidamente no domicílio. Recomenda-se enxaguar com água morna após cada uso, retirar o excesso de água e deixar secar ao ar livre.
2. Duas vezes/semana a limpeza deve incluir lavagem com sabão líquido e água quente, seguido por 30 minutos de imersão em uma parte de vinagre branco e duas partes de água da torneira, e depois enxaguar com água da torneira, secar ao ar livre e guardar em local limpo e seco.[6]

Administração de oxigenoterapia

Baseado em evidências
Singh, L. T., Sharara, R., Leap, J., & Singh, A. (2016). Management of respiratory failure. *Critical Care Nursing Quarterly, 39*(2), 94-109.

O *oxigênio* é um gás transparente, inodoro, incolor e insípido, ligeiramente mais pesado que o ar. É utilizado para tratar ou prevenir os sintomas e as manifestações da hipoxia. O oxigênio pode ser dispensado de um cilindro, por sistema canalizado, reservatório de oxigênio líquido ou concentrador de oxigênio. Pode ser administrado por cateter nasal, cateter transtraqueal, cânula nasal com dispositivos de reservatório ou vários tipos de máscaras faciais, incluindo máscara de CPAP. Também pode ser aplicado diretamente à cânula traqueal ou de traqueostomia por meio de um aparelho de ventilação pulmonar mecânica, tubo T ou bolsa de reanimação manual. O método selecionado depende da concentração requerida de oxigênio, da variabilidade desejada na concentração de oxigênio (nenhuma, mínima, moderada) e da necessidade de suporte ventilatório (aparelho de ventilação pulmonar mecânica, respiração espontânea).

Métodos de administração de oxigênio

1. Cateter nasal – pequenos tubos de inserção nasal que possibilitam a administração de oxigênio em fluxo baixo ou alto.
   a. Requer que o paciente realize respiração nasal.
   b. Não é possível fornecer concentrações de oxigênio muito superiores a 40%.
2. Máscara facial simples – máscara que fornece fluxo moderado de oxigênio no nariz e boca. Fornece concentrações de oxigênio de 40 a 60%.
3. Máscara de Venturi – máscara com dispositivo que mistura ar e oxigênio para fornecer uma concentração constante de oxigênio.
   a. O fluxo total de gás deve atender ou exceder o fluxo inspiratório máximo do paciente. Quando a capacidade de outras máscaras não atende à vazão inspiratória do paciente, o ar ambiente (expelido pelos orifícios laterais da máscara) se mistura com os gases fornecidos pela máscara facial, diminuindo a fração inspirada de oxigênio.
   b. A máscara de Venturi promove a mistura de um fluxo fixo de oxigênio com um fluxo alto de ar comprimido, mas variável, para produzir uma concentração constante de oxigênio. O oxigênio entra por meio de um jato (abertura restrita) em alta velocidade. O ar ambiente também entra e se mistura com o oxigênio nesse local. Quanto maior a velocidade (menor a abertura), mais ar do ambiente é aspirado para dentro da máscara.
   c. A concentração da máscara varia de aproximadamente 30 a 50% de oxigênio.
   d. Praticamente elimina a reinalação de CO_2. O excesso de gás sai pelas aberturas da máscara, levando consigo o CO_2 expirado.
4. Máscara *rebreather* parcial – dispositivo que possui uma bolsa inflável que armazena 100% de oxigênio.
   a. Na inspiração, o paciente inspira o ar da máscara e da bolsa; na expiração, a bolsa encontra-se recarregada com oxigênio e os gases expirados saem pelas perfurações, em ambos os lados da máscara, e parte deles entra na bolsa (ver Figura 10.7A).
   b. Podem ser fornecidas altas concentrações de oxigênio (50 a 75%).
   c. Geralmente empregada para promover menor consumo de oxigênio durante transporte de pacientes.
5. Máscara de não reinalação (ver Figura 10.7B) – tem uma bolsa inflável para armazenar 100% de oxigênio e uma válvula unidirecional entre a bolsa e a máscara, para evitar que o ar exalado entre na bolsa.
   a. Apresenta válvulas unidirecionais, cobrindo uma ou ambas as vias de expiração, para evitar a entrada de ar ambiente na inspiração.
   b. Tem uma válvula com aba ou mola, para permitir a entrada de ar ambiente caso a fonte de oxigênio falhe ou as necessidades do paciente excedam o fluxo de oxigênio disponível.
   c. Idealmente, todo o volume inspiratório do paciente será fornecido pela máscara ou pelo reservatório, possibilitando a oferta de quase 100% de oxigênio.
6. Cateter transtraqueal – consiste em um pequeno cateter (8 French) inserido na traqueia, entre a segunda e a terceira cartilagem traqueal.
   a. Não interfere nas atividades do paciente, como falar, beber ou se alimentar e pode ser mantido sob a roupa.
   b. A oferta de oxigênio é mais eficiente porque todo o gás penetra nos pulmões.
   c. Requer procedimento cirúrgico com instalação de um alargador (*stent*) temporário até que o trato esteja cicatrizado.
7. Máscara de pressão positiva contínua das vias respiratórias (CPAP) – usada para fornecer pressão positiva expiratória e inspiratória das vias respiratórias de maneira similar à PEEP e não requer intubação ET.
   a. Tem borda inflável e faixa de estabilização na região cefálica projetada para selar firmemente a máscara contra o rosto (ver Figura 10.8).
   b. Uma válvula de PEEP é incorporada à porta de exalação, para manter a pressão positiva na expiração.
   c. São necessárias altas taxas de fluxo inspiratório para manter a pressão positiva na inspiração.

[6]N.R.T.: Esteja atento às normas de cuidados na manipulação, limpeza e desinfecção de sua instituição. Lembre-se de sempre consultar os protocolos da instituição.

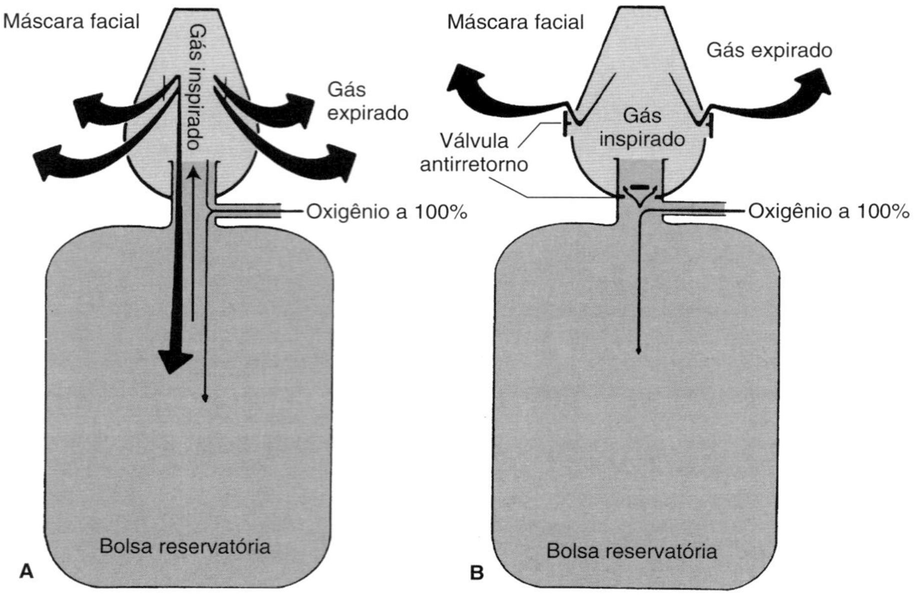

Figura 10.7 A. Diagrama de fluxo de ar com máscara de reinalação parcial. **B.** Diagrama de fluxo de ar com máscara de não reinalação. As *setas* indicam a direção do fluxo.

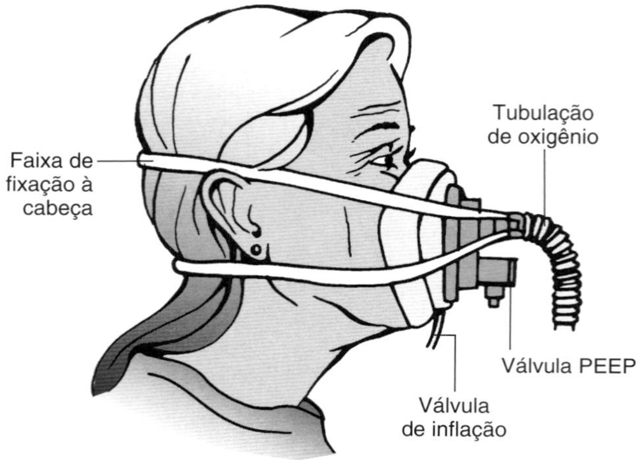

Figura 10.8 Máscara CPAP com selo hermético.

8. Máscara de pressão positiva em dois níveis nas vias respiratórias (BiPAP) – frequentemente empregada com a finalidade de evitar intubação traqueal e ventilação pulmonar mecânica, tem como base a combinação de pressão positiva nas vias respiratória durante a inspiração e a expiração.
   a. A pressão a ser administrada é pré-ajustada durante a inspiração e a pressão a ser mantida durante a expiração também é pré-ajustada.
   b. É utilizada uma máscara que promove selamento hermético, semelhante a CPAP.
9. Adaptador para tubo T (Briggs) – usado para administrar oxigênio ao paciente com cânula traqueal ou de traqueostomia que está respirando espontaneamente.
   a. Alta concentração de aerossol e oxigênio fornecidos por tubos de diâmetro largo.
   b. Os gases expirados saem pela tubulação aberta do reservatório.
10. Bolsa de reanimação manual – oferta de altas concentrações de oxigênio ao paciente com esforço inspiratório insuficiente.
   a. Com a máscara, usa as vias respiratórias superiores, fornecendo oxigênio pela boca e pelo nariz do paciente.
   b. Sem máscara, o adaptador se encaixa com cânula traqueal ou de traqueostomia.
   c. Geralmente usada durante atendimento de parada cardiorrespiratória, hiperinsuflação durante a aspiração ou transporte de pacientes dependentes de ventilação pulmonar mecânica.

Avaliação e intervenções de enfermagem

1. Avalie a necessidade de oxigênio, observando os sintomas de hipoxia:
   a. Taquipneia.
   b. $SatO_2$ inferior a 88%.
   c. Taquicardia ou arritmias (contrações ventriculares prematuras).
   d. Alteração no nível de consciência (os sintomas indicativos de progressiva diminuição da oxigenação cerebral são irritabilidade, confusão, letargia e coma, se não forem tratados).
   e. A cianose ocorre como um sinal tardio ($PaO_2 \leq 45$ mmHg).
   f. Dispneia intensa indica desconforto respiratório grave.
   g. Estresse miocárdico – aumento da frequência cardíaca e do volume sistólico (débito cardíaco) é o principal mecanismo de compensação para hipoxia ou hipoxemia; as pupilas se dilatam com a hipoxia.
2. Observe os valores de gasometria arterial e avalie os níveis de oxigenação atual do paciente, a ventilação e o perfil acidobásico.
3. Administre o oxigênio na concentração e com o dispositivo apropriados.
   a. Baixa concentração (24 a 28%) – pode ser apropriada para pacientes propensos a reter CO_2 (DPOC, superdosagem de drogas), que são dependentes de hipoxemia (hipoxia) para manter a respiração. Se a hipoxemia for repentinamente revertida, o *drive* hipóxico pode ser comprometido e ocorrer depressão respiratória e, possivelmente, falência respiratória. Monitore os níveis de $PaCO_2$.
   b. Alta concentração ($\geq$ 30%) – apropriada em pacientes não predispostos à retenção de CO_2.
   c. Assegure o uso adequado e ajuste do equipamento de suplementação de oxigênio – cânula ou máscara, com taxa de fluxo de oxigênio de acordo com as instruções do fabricante.
4. Monitore a resposta por oximetria e/ou amostra de sangue arterial.
5. Aumente ou diminua a fração inspirada de oxigênio, conforme apropriado.

Alerta de enfermagem
O sucesso de qualquer dispositivo de pressão positiva em vias respiratórias depende da adesão do paciente ao tratamento, que pode ser melhorada por meio de orientações de uso, ajuste adequado da máscara e cuidados frequentes de acompanhamento.

Alerta de enfermagem
Todos os hospitais credenciados pela *Joint Commission* proíbem o fumo; no entanto, outras instituições nas quais se utiliza oxigênio podem permitir. Certifique-se de que não seja permitido fumar quando o oxigênio estiver sendo utilizado.[7]

Considerações sobre atendimento domiciliar e na comunidade

1. Indicações para uso de oxigênio suplementar com base nas diretrizes de reembolso do Medicare:[8]
   a. Hipoxemia documentada: em adultos: $PaO_2 = 55$ torr ou $SatO_2 \leq 88\%$ ao respirar ar ambiente, ou PaO_2 56 a 59 torr ou $SatO_2 \leq 89\%$ em associação a *cor pulmonale*, insuficiência cardíaca ou policitemia com hematócrito maior que 56%.
   b. Alguns pacientes podem não se qualificar para a oxigenoterapia em repouso, mas se qualificam para uso de oxigênio durante a deambulação, exercícios ou sono. A oxigenoterapia é indicada durante essas atividades específicas quando se demonstra que a $SatO_2$ cai para $\leq 88\%$.
   c. Determine a prescrição de oxigênio para repouso, exercício e sono e instrua o paciente e o cuidador a seguir essas taxas de fluxo.
2. Precauções no domicílio:
   a. Em casos de DPOC com retenção de CO_2 (geralmente decorrente da hipoxemia crônica), a administração de oxigênio em níveis mais altos pode levar ao aumento do nível de $PaCO_2$ e diminuição do *drive* respiratório.
   b. O risco de incêndio é maior em caso de concentrações de oxigênio acima do normal. Instrua o paciente e o cuidador sobre as precauções para uso de oxigênio em domicílio:
      i. Coloque avisos de proibido fumar. Instrua sobre como evitar aproximação de cigarros em um raio de 1,80 m da fonte de oxigênio.
      ii. Evite potenciais faíscas elétricas ao redor do oxigênio (faça a barba com lâmina de barbear, em vez de barbeador elétrico; mantenha longe de fontes de calor).
      iii. Mantenha o oxigênio a, pelo menos, 1,80 m de qualquer fonte de chamas.
   c. A falta de energia pode levar a fornecimento insuficiente de oxigênio quando o equipamento de oxigenoterapia não tem tanque de reserva.
   d. Tanques de oxigênio devem ficar protegidos em um suporte apropriado para evitar quedas.
   e. O uso inadequado do oxigênio líquido (LOx) pode resultar em queimaduras.
3. O oxigênio ofertado por meio de cânula de traqueostomia ou tubo T deve ser umedecido.
4. Concentradores de oxigênio extraem oxigênio do ar ambiente e devem fornecer o mesmo em concentrações de 85% ou mais em até 4 ℓ/min.
5. O oxigênio líquido é armazenado em grandes reservatórios com unidades portáteis menores, que podem ser transportadas pelo paciente ou cuidador. O oxigênio líquido evapora do cânister quando não está em uso.
6. Ar comprimido pode ser armazenado em cilindros grandes (cilindros G ou H) ou cilindros menores (cilindros D ou E) com suportes providos de rodas para facilitar a movimentação.
7. Todo equipamento de fornecimento de oxigênio deve ser verificado pelo menos 1 vez/dia pelo paciente ou cuidador, incluindo o funcionamento, vazão prescrita, conteúdo remanescente de gás líquido ou comprimido e suprimento de reserva.

[7]N.R.T.: No Brasil, há legislação que proíbe o ato de fumar em locais fechados. A Lei nº 12.546 proíbe fumar cigarros e outros produtos congêneres em locais de uso coletivo, públicos ou privados, mesmo que seja uma área aberta em parte. Deste modo, preconiza-se no Brasil que os estabelecimentos de saúde, incluindo as instituições de cuidado à saúde de longa permanência, como as casas de repouso, sejam ambientes livres de fumo (*http://www.planalto.gov.br/ccivil_03/_ato2011-2014/2011/lei/l122546.htm*).
[8]N.R.T.: Válido para os EUA.

Ventilação pulmonar mecânica

Baseado em evidências
Singh, L. T., Sharara, R., Leap, J., & Singh, A. (2016). Management of respiratory failure. *Critical Care Nursing Quarterly, 39*(2), 94-109.
Burns, S. (2014). *AACN critical care nursing* (3rd ed.). New York, NY: McGraw-Hill.

Aparelhos de ventilação pulmonar mecânica funcionam como substitutos da ação de ventilação realizada pela caixa torácica e do diafragma. O aparelho de ventilação pulmonar mecânica pode manter a ventilação de modo automático por períodos prolongados. É indicado quando o paciente não consegue manter níveis adequados de oxigênio ou CO_2 com a respiração espontânea, mesmo após a assistência de outros dispositivos de suprimento de oxigênio.

Indicações clínicas

Falência mecânica da ventilação

1. Doença neuromuscular.
2. Doença do SNC.
3. Depressão do SNC (intoxicação por fármacos, depressores respiratórios, parada cardíaca).
4. Ineficiência da caixa torácica na geração de gradientes de pressão necessários para a ventilação (lesão torácica, malformação torácica).
5. Quando é necessário suporte ventilatório no pós-operatório.

Distúrbios das trocas gasosas pulmonares

1. Insuficiência respiratória aguda.
2. Insuficiência respiratória crônica.
3. Insuficiência cardíaca à esquerda.
4. Doenças pulmonares que resultam em anormalidades de difusão.
5. Doenças pulmonares que resultam em alteração na relação V/Q.
6. Lesão pulmonar aguda.

Princípios relacionados

1. As variáveis que controlam a ventilação e a oxigenação incluem:
   a. Frequência no aparelho de ventilação pulmonar mecânica – ajustada no dispositivo de frequência.
   b. V_T – volume de gás necessário para cada respiração (mℓ/kg).
   c. Fração inspirada de oxigênio (FiO_2) – definida no aparelho de ventilação pulmonar mecânica e medida com um analisador de oxigênio.
   d. Espaço morto do aparelho de ventilação pulmonar mecânica – circuitos (tubos) tanto para a inalação como exalação; o circuito é considerado.
   e. PEEP – definida no próprio aparelho de ventilação pulmonar mecânica ou com o uso de dispositivos PEEP externos; medido na via respiratória proximal.
2. A eliminação de CO_2 é controlada por V_T, frequência e espaço morto.

3. A tensão de oxigênio é controlada pela concentração de oxigênio e PEEP (também pela frequência e VT).
4. Na maioria dos casos, a duração da inspiração não deve exceder a expiração.
5. O gás inspirado deve ser aquecido e umedecido para evitar o espessamento das secreções e a diminuição da temperatura corporal. A água estéril ou destilada deve ser aquecida e umidificada por meio de um umidificador aquecido.

Tipos de aparelho de ventilação pulmonar mecânica

Ventilação pulmonar mecânica por pressão negativa

1. Aplica pressão negativa ao redor da parede torácica. Promove que a pressão no interior das vias respiratórias se torne negativa, levando o ar para os pulmões pelo nariz e pela boca do paciente.
2. Nenhuma via respiratória artificial é necessária; o paciente deve ser capaz de controlar e proteger as próprias vias respiratórias.
3. Indicado para determinados pacientes, com problemas neuromusculares respiratórios ou como adjuvante da retirada gradual (desmame) da ventilação com pressão positiva.
4. Exemplos são o respirador de pulmão de ferro e de couraça (unidade de revestimento).

Ventilação pulmonar mecânica por pressão positiva

Durante a inspiração por ventilação pulmonar mecânica, o ar é administrado ativamente aos pulmões do paciente sob pressão positiva. A expiração é passiva. Requer o uso de um TET com balonete (*cuff*).

1. Ciclado à pressão.
   a. Fornece uma pressão de gás selecionada durante a fase inspiratória.
   b. O volume administrado depende da complacência e da resistência pulmonar.
   c. É recomendado o uso de alarmes de volume porque qualquer obstrução entre o equipamento e os pulmões, que permita o acúmulo de pressão no circuito do aparelho de ventilação pulmonar mecânica fará com que o equipamento funcione, mas o paciente não receberá volume.
   d. O volume corrente expirado é a variável que deve ser monitorada de perto.
2. Limitado a volume.
   a. Um volume programado de ar é administrado a cada respiração, independentemente da resistência e da complacência. O volume inicial usual é de 6 a 8 mℓ/kg.
   b. Fornece um volume de ar predeterminado, independentemente da alteração da complacência pulmonar (embora a pressão das vias respiratórias aumente à medida que a complacência diminui). A pressão nas vias respiratórias varia de paciente para paciente e de respiração para respiração.
   c. São utilizadas válvulas de limite de pressão, que impedem o acúmulo excessivo de pressão dentro do sistema paciente-ventilador. Sem essa válvula, a pressão poderia aumentar indefinidamente e resultar em barotraumatismo pulmonar. Geralmente é equipado com um sistema que alarme, que é acionado quando o limite de pressão selecionado é excedido. Configurações de limite de pressão interrompem a inspiração quando forem alcançadas.

Modos de ventilação pulmonar mecânica

Ventilação controlada

1. O paciente recebe número e volume predeterminados de respirações/minuto.
2. Fornece um modo fixo de ventilação, mas não circula ou permite manter um nível de gás disponível no circuito para responder a esforços inspiratórios do próprio paciente. Normalmente tal condição aumenta o trabalho ventilatório de pacientes que tentam respirar espontaneamente.
3. Geralmente usado para pacientes incapazes de iniciar ventilação espontânea.

Assistida/controlada

1. O ciclo inspiratório do aparelho de ventilação pulmonar mecânica é ativado pelo esforço inspiratório voluntário do paciente e fornece um volume total predefinido.
2. O aparelho de ventilação pulmonar mecânica também cicla a uma frequência predeterminada pelo operador. Se o paciente não iniciar uma ventilação espontânea ou está for superficial de modo que o aparelho não funcione como um auxiliar, a ventilação mandatória fornecerá frequência respiratória mínima.
3. Indicado para pacientes que estão respirando espontaneamente, mas com potencial de perder o comando para iniciar a ventilação ou o controle muscular da ventilação. Nessa modalidade, o trabalho respiratório do paciente é bastante reduzido.

Ventilação mandatória intermitente sincronizada (SIMV)

1. Permite que o paciente respire espontaneamente, em seu próprio ritmo e volume, por meio do circuito do ventilador.
2. Periodicamente, em um horário pré-selecionado, uma respiração mandatória é realizada. O aparelho de ventilação pulmonar mecânica fornece a respiração mandatória em sincronia com o esforço inspiratório do paciente.
3. Se nenhum esforço inspiratório for realizado, o aparelho de ventilação pulmonar mecânica realizará uma ventilação mandatória no horário programado.
4. O gás fornecido na respiração espontânea flui continuamente por meio do circuito do equipamento.
5. Garante que um número predeterminado de ventilações em um VT selecionado seja realizado a cada minuto.
6. Indicado para pacientes que estão respirando espontaneamente, mas com VT e/ou frequência insuficiente para suas necessidades. Permite que o paciente faça algum trabalho ventilatório.

Pressão de suporte

1. Aumenta a inspiração em paciente que respira espontaneamente.
2. Mantém uma pressão positiva definida durante a inspiração espontânea.
3. O paciente ventila espontaneamente, estabelecendo a própria frequência, VT e tempo de inspiração.
4. A pressão de suporte pode ser usada independentemente como modalidade ventilatória ou usada em conjunto com CPAP ou ventilação mandatória intermitente sincronizada.

Técnicas de ventilação mecânica com pressão positiva

Pressão expiratória final positiva (PEEP)

1. Manobra pela qual a pressão durante a ventilação pulmonar mecânica é mantida acima da pressão atmosférica no final da expiração, resultando em aumento da capacidade residual funcional. A pressão das vias respiratórias é, portanto, positiva durante todo o ciclo ventilatório.
2. O objetivo da PEEP é aumentar a capacidade residual funcional (ou o volume de ar que permanece nos pulmões ao final da expiração). Isso ajuda porque:
   a. Aumenta a área de superfície para as trocas gasosas.
   b. Previne o colapso dos alvéolos e o desenvolvimento de atelectasias.
   c. Diminui o *shunt* intrapulmonar.
   d. Melhora a complacência pulmonar.
   e. Melhora a oxigenação.
   f. Restabelece unidades alveolares que estão total ou parcialmente colapsadas.

3. Benefícios:
   a. Como uma área de superfície maior para difusão está disponível e o desvio é reduzido, frequentemente é possível empregar uma FiO_2 menor do que seria necessário para obter níveis de oxigênio arterial adequados. Isso reduz o risco de toxicidade por oxigênio em condições como a síndrome do desconforto respiratório agudo (SDRA).
   b. A pressão positiva no interior das vias respiratórias pode ser útil na redução da transudação de líquido dos capilares pulmonares em situações em que a pressão capilar é aumentada (*i. e.*, insuficiência cardíaca esquerda).
   c. Aumento da complacência pulmonar, resultando em diminuição do trabalho ventilatório.
4. Riscos:
   a. Como a pressão intratorácica é aumentada pela PEEP, o retorno venoso é diminuído. Isso pode resultar em:
      i. Redução do débito cardíaco e diminuição da oferta de oxigênio para os tecidos (especialmente observado em pacientes hipovolêmicos).
      ii. Diminuição da perfusão renal.
      iii. Aumento da pressão intracraniana.
      iv. Congestão hepática.
   b. A redução do retorno venoso pode estimular a produção de hormônio antidiurético, resultando em diminuição do débito urinário.
5. Precauções:
   a. Monitore frequentemente sinais e sintomas de dificuldade respiratória – dispneia taquicardia e dor torácica.
   b. Monitore frequentemente sinais e sintomas de pneumotórax (aumento da PAP, ampliação do tamanho do hemitórax, movimentação assimétrica da parede torácica, percussão hiper-ressonante, sons respiratórios distantes ou ausentes).
   c. Monitore os sinais de diminuição do retorno venoso (redução da PA, do débito cardíaco e do débito urinário, edema periférico).
   d. A descontinuação abrupta da PEEP não é recomendada. O paciente não deve ficar sem PEEP por mais de 15 segundos. A bolsa de reanimação manual usada para ventilação durante o procedimento de aspiração ou transporte do paciente deve ser equipada com um dispositivo de PEEP. A aspiração por sistema fechado em linha também pode ser empregada para que a PEEP possa ser mantida.
   e. A pressão dos vasos sanguíneos intrapulmonares pode aumentar com a compressão dos vasos pelo aumento da pressão no interior das vias respiratórias. Portanto, pressão venosa central (PVC), PAP e pressão capilar pulmonar podem estar aumentadas. O profissional de saúde deve ter isso em mente ao avaliar o significado clínico dessas pressões.

Pressão positiva contínua nas vias respiratórias (CPAP)

1. Auxilia o paciente com respiração espontânea a melhorar a oxigenação, elevando a pressão expiratória final nos pulmões durante todo o ciclo ventilatório.
2. Pode ser administrado por circuitos de ventilação quando a frequência do aparelho estiver em "0" ou pode ser fornecida por um circuito CPAP separado, que não requeira o aparelho de ventilação pulmonar mecânica.
3. Indicado para pacientes que são capazes de manter um VT adequado, mas que tem patologia que impede a manutenção de níveis adequados de oxigenação tecidual ou para casos de apneia do sono.
4. O CPAP tem os mesmos benefícios, riscos e precauções observados com a PEEP. A pressão média das vias respiratórias pode ser menor devido à falta de ciclos de ventilação mecânica. Isso resulta em menor risco de barotraumatismo e impedância de retorno venoso.

Novos modos de ventilação

Ventilação com relação inversa

1. A razão I:E é maior que 1, de modo que a inspiração é mais prolongada do que a expiração.
2. Potencialmente usada em pacientes com insuficiência respiratória hipoxêmica aguda grave. Acredita-se que melhora a oxigenação.
3. É muito desconfortável para pacientes; o mesmo precisa estar profundamente sedado.
4. Ventilação com relação inversa controlada a pressão – usada em casos de SDRA e lesão pulmonar aguda.
5. A ventilação pulmonar mecânica de volume controlado e regulada a pressão é uma modalidade a volume, empregada em casos de insuficiência respiratória aguda, que combina as vantagens da desaceleração do fluxo inspiratório do modo controlado a pressão com a facilidade de uso do modo de volume controlado.

Ventilação com liberação de pressão nas vias respiratórias

1. Ciclos de ventilação entre dois níveis diferentes de CPAP.
2. A pressão basal das vias respiratórias é o nível superior de CPAP e a pressão é liberada intermitentemente.
3. Usa um tempo expiratório curto.
4. Empregada em casos graves de SDRA ou lesão pulmonar aguda.

Ventilação com pressão positiva não invasiva

1. Utiliza máscara nasal ou facial ou almofadas nasais. Fornece ar por meio de um aparelho de ventilação pulmonar mecânica em modo volume ou pressão controlada.
2. Utilizada principalmente, no passado, para pacientes com insuficiência respiratória crônica associada à doença neuromuscular. Atualmente está sendo empregada com sucesso em insuficiência respiratória aguda. Alguns pacientes conseguem evitar a intubação traqueal. Outras indicações incluem desconforto respiratório agudo ou crônico, edema agudo de pulmão, pneumonia, exacerbação da DPOC, desmame da ventilação e descompensação respiratória pós-extubação.
3. Pode ser usado no ambiente domiciliar. O equipamento é portátil e relativamente fácil de usar.
4. Elimina a necessidade de intubação; preserva a deglutição normal, a fala e o mecanismo da tosse.
5. Pode incluir o modo BiPAP, que é essencialmente um CPAP com suporte de pressão. O sistema tem possibilidade de programação da frequência, bem como da pressão inspiratória e expiratória.

Ventilação de alta frequência

1. Emprega V_T muito pequenos (ventilação de espaço morto) e alta frequência (frequências superiores a 100/minuto).
2. As trocas gasosas ocorrem por meio de vários mecanismos, diferentes dos envolvidos na ventilação convencional (por convecção).
3. Os tipos incluem:
   a. Ventilação oscilatória de alta frequência.
   b. Ventilação a jato de alta frequência.
4. Em teoria, o barotraumatismo é menor em decorrência do VT pequeno e por melhorar a oxigenação por meio do fluxo constante de gases.
5. Apresenta bons resultados nos casos de SDRA na criança, porém é muito menos bem-sucedido com complicações pulmonares em pacientes adultos.

Avaliação e intervenções de enfermagem

1. Monitore as complicações:
   a. Aspiração das vias respiratórias, desobstrução ineficaz de vias respiratórias, pneumonia associada à ventilação pulmonar mecânica, dano traqueal e edema de laringe.

b. Troca de gases prejudicada.
c. Padrão respiratório ineficaz
d. Mau posicionamento do TET, falha do balonete, intubação do tronco principal.
e. Sinusite.
f. Infecção pulmonar.
g. Barotraumatismo (pneumotórax, pneumotórax hipertensivo, enfisema subcutâneo, pneumomediastino).
h. Diminuição do débito cardíaco.
i. Atelectasia.
j. Alteração na função gastrintestinal (úlceras de estresse, distensão gástrica, íleo paralítico).
k. Alteração na função renal.
l. Alteração no *status* cognitivo-perceptivo.

2. Aspire o paciente, se indicado.
   a. Quando podem ser observadas secreções ou quando são identificados, com ou sem o uso de um estetoscópio, sons resultantes da presença de secreções.
   b. Após fisioterapia torácica.
   c. Após tratamento com broncodilatadores.
   d. Aumento da pressão de pico nas vias respiratórias em pacientes em ventilação pulmonar mecânica, que não é resultado de mau posicionamento de vias respiratórias artificiais ou dos circuitos do aparelho de ventilação pulmonar mecânica; do paciente mordendo a cânula, do paciente tossindo ou lutando contra a ventilação; ou ainda de pneumotórax.
3. Realize cuidados de rotina para o paciente em ventilação pulmonar mecânica, incluindo higiene oral e reposicionamento, para evitar pneumonia associada à ventilação pulmonar mecânica. Forneça umidade para ajudar a mobilizar as secreções.
4. Auxilie no processo de retirada gradual da ventilação mecânica (desmame), quando indicado (o paciente assume gradualmente a responsabilidade de regular e realizar as próprias ventilações).
   a. O paciente deve ter valores da gasometria arterial apropriados, não apresentar evidência de patologia pulmonar aguda, e deve estar hemodinamicamente estável.
   b. Obtenha as séries de gasometria arterial e/ou leituras de oximetria, conforme indicado.
   c. Monitore cuidadosamente quanto a alterações de pulso e pressão arterial, ansiedade e aumento da frequência respiratória.
   d. O paciente deve estar acordado, cooperativo e exibir um excelente *drive* respiratório.
5. Uma vez que o desmame seja considerado bem-sucedido, faça a extubação[9] e forneça meios alternativos de oferta de oxigênio.
6. A extubação pode ser considerada quando os parâmetros de função pulmonar de VT, volume controlado e pressão inspiratória negativa estiverem adequados, indicando forte função dos músculos da respiração.

Considerações sobre atendimento domiciliar e na comunidade

Os pacientes podem necessitar de ventilação pulmonar mecânica em casa para substituir ou auxiliar a respiração normal. O suporte ventilatório domiciliar é usado para conservar o paciente clinicamente estável e manter a vida.

1. Os candidatos à ventilação pulmonar mecânica domiciliar são aqueles pacientes que não conseguem evoluir para a retirada da ventilação pulmonar mecânica e/ou têm uma progressão da doença que requer suporte ventilatório.

   Candidatos para suporte de ventilação pulmonar mecânica domiciliar:
   a. Apresentam via respiratória artificial segura (cânula de traqueostomia).
   b. Têm exigência de $FiO_2 \leq 40\%$.
   c. Estão clinicamente estáveis.
   d. Conseguem manter ventilação adequada nas configurações padrão do aparelho de ventilação pulmonar mecânica.
2. Os pacientes podem optar por não receber ventilação domiciliar. Exemplos de candidatos inadequados para ventilação pulmonar mecânica domiciliar incluem pacientes que:
   a. Têm $FiO_2 \geq 40\%$.
   b. Requerem PEEP maior que 10 cmH_2O.
   c. Requerem monitoramento invasivo contínuo.
   d. Não têm traqueostomia instalada.
   e. Falta de cuidadores capacitados, dispostos, adequados.
   f. Falta recursos financeiros adequados aos cuidados domiciliares.
   g. Falta de instalações físicas adequadas:
      i. Problemas com calor, eletricidade, saneamento.
      ii. Risco de incêndio, de saúde ou de segurança.
3. Para pacientes sob ventilação pulmonar mecânica domiciliar, deve ser estabelecido um contrato e relacionamento com uma empresa de equipamentos médicos domiciliares e uma agência de cuidados domiciliares de enfermagem para fornecer:
   a. Cuidados com o paciente dependente de ventilação pulmonar mecânica.
   b. Fornecimento e manutenção de equipamentos.
   c. Provisão oportuna de suprimentos descartáveis.
   d. Monitoramento contínuo do paciente e do equipamento.
   e. Treinamento do paciente, dos cuidadores e da equipe clínica sobre manejo adequado do paciente ventilado e uso do equipamento e solução de problemas.
4. Equipamento necessário:
   a. Aparelho de ventilação pulmonar mecânica apropriado com alarmes (desconexão e alta pressão).
   b. Fonte de energia.
   c. Sistema de umidificação.
   d. Bolsa de reanimação manual com adaptador para traqueostomia.
   e. Equipamentos de aspiração.
   f. Cânulas de traqueostomia para substituição.
   g. Oxigênio suplementar, como clinicamente indicado.
   h. Método de comunicação para o paciente.
   i. Bateria carregada para operar o aparelho de ventilação pulmonar mecânica em casos de falta de energia elétrica.
5. O treinamento do cuidador leigo e a demonstração de retorno devem incluir o seguinte:
   a. Configuração, uso, solução de problemas, manutenção e limpeza adequados e controle de infecção de equipamentos e suprimentos.
   b. Avaliação adequada do paciente e manejo de anormalidades, incluindo reanimação cardiopulmonar, resposta a emergências, falta de energia e falha do equipamento.
6. As possíveis complicações incluem:
   a. Deterioração do paciente, extubação e necessidade de serviços de emergência.
   b. Falha e mau funcionamento do equipamento.
   c. Complicações psicossociais, incluindo depressão, ansiedade e/ou perda de recursos (cuidador, financeiros, mudanças prejudiciais na estrutura familiar ou na capacidade de enfrentamento).
7. É essencial a comunicação com serviços locais de emergência (bombeiros, polícia, resgate) e empresas de serviços públicos (telefonia, elétrica) dos quais o paciente precisaria de assistência imediata e adicional em caso de emergência (p. ex., falha de energia, incêndio).

[9]N.R.T.: A extubação traqueal deve ser realizada de acordo com protocolos institucionais, quanto aos parâmetros e modo interdisciplinar de tomada de decisão, pelo menos, entre médico e enfermeiro.

Cirurgias torácicas

Cirurgias torácicas (ver Tabela 10.2) são procedimentos realizados para auxiliar no diagnóstico e tratamento de certas condições pulmonares e na realização de cirurgias que comprometam a integridade da cavidade torácica. Os procedimentos incluem toracotomia, videotoracoscopia, decorticação pulmonar, cirurgia de redução do volume pulmonar, lobectomia (ver Figura 10.9), pneumonectomia, ressecção segmentar e ressecção em cunha. Esses procedimentos podem ou não exigir drenagem torácica imediatamente após a cirurgia.

Alerta de enfermagem
Deve ser dada atenção meticulosa aos cuidados pré e pós-operatórios de pacientes submetidos à cirurgia torácica. Essas cirurgias são amplas no escopo e representam grande estresse para o sistema cardiorrespiratório.

Manejo pré-operatório

O objetivo é maximizar a função respiratória para melhorar o resultado no pós-operatório e reduzir o risco de complicações.

1. Incentive o paciente a parar de fumar para restaurar a ação ciliar dos brônquios e reduzir a quantidade de secreção e a probabilidade de ocorrência de atelectasia no pós-operatório, diminuindo as secreções e aumentando a saturação de oxigênio.
2. Ensine uma técnica eficaz de tosse.
   a. Sente-se ereto com os joelhos flexionados e o corpo levemente inclinado para a frente (ou deite-se em decúbito lateral com os quadris e os joelhos flexionados, se não conseguir sentar-se).
   b. Segure a incisão com as mãos ou uma toalha dobrada.
   c. Faça três respirações curtas, seguidas por uma inspiração profunda, inalando lenta e uniformemente pelo nariz.
   d. Contraia os músculos abdominais e tussa duas vezes com força, com a boca aberta e a língua para fora.

Tabela 10.2 Tipos de cirurgia torácica.

Tipo	Descrição	Indicações
Toracotomia exploradora	*Visão interna do pulmão* • Geralmente parascapular posterolateral, mas pode ser uma incisão anterior • Drenos torácicos após o procedimento	Pode ser usada para confirmar carcinoma ou para traumatismo torácico (para detectar fonte de sangramento)
Lobectomia	*Remoção de um lobo* • Incisão por toracotomia no local da remoção do lobo • Drenos torácicos após o procedimento	Usada quando a patologia é limitada a uma área do pulmão: carcinoma broncogênico, bolhas enfisematosas gigantes ou enfisema bolhoso, tumores benignos, tumores malignos metastáticos, bronquiectasias e infecções fúngicas
Pneumonectomia	*Remoção de um pulmão inteiro* • Incisão de toracotomia posterolateral ou anterolateral • Às vezes, há ressecção de costela • Normalmente, não há drenos torácicos ou de qualquer outro tipo, porque o acúmulo de fluido no espaço vazio é desejável	Realizada principalmente para carcinoma, mas pode ser empregada na correção de abscessos pulmonares, bronquiectasias ou tuberculose extensa. *Obs.: o pulmão direito é mais vascularizado que o esquerdo, podendo causar mais problemas fisiológicos se for removido*
Segmentectomia (ressecção segmentar)	• *Remoção de um ou mais segmentos pulmonares.* Os segmentos funcionam como unidades individuais	Empregada quando a patologia é localizada (como na bronquiectasia) e quando o paciente tem comprometimento cardiopulmonar preexistente
Ressecção em cunha	*Remoção de pequenas lesões localizadas que ocupam apenas parte de um segmento* • Incisão feita sem considerar segmentos • Drenos torácicos após o procedimento	Realizada para biopsia pulmonar exploratória e de pequenos nódulos periféricos. Considerada quando testes menos invasivos falharam em estabelecer um diagnóstico. Pode ser empregada como procedimento terapêutico
Toracoscopia	*Visualização direta da pleura por endoscópio via incisão intercostal* • Feita sob sedação ou anestesia local; permite visualização e biopsia • Cirurgia toracoscópica videoassistida sob anestesia geral; múltiplos locais de punção e tela de vídeo permitem a visualização e manipulação da pleura, do mediastino e do parênquima pulmonar	A cirurgia toracoscópica videoassistida pode ser considerada nos casos de biopsia pulmonar, lobectomia, ressecção de nódulos, reparo de fístulas
Decorticação	*Remoção de membrana fibrosa espessa da pleura visceral* • Uso de sistema de drenagem torácica no pós-operatório	Empiema não responsivo ao manejo conservador
Toracotomia sem envolvimento dos pulmões	• Incisão na cavidade torácica para procedimentos cirúrgicos em outras estruturas	Usada para correção de hérnia de hiato, cirurgia de coração aberto, cirurgia esofágica, ressecção traqueal, correção de aneurisma da aorta
Cirurgia de redução do volume pulmonar	• Envolve a redução do volume pulmonar por múltiplas excisões em cunha ou toracoscópica videoassistida	Realizada em enfisema bolhoso avançado, enfisema por deficiência de α_1-antitripsina

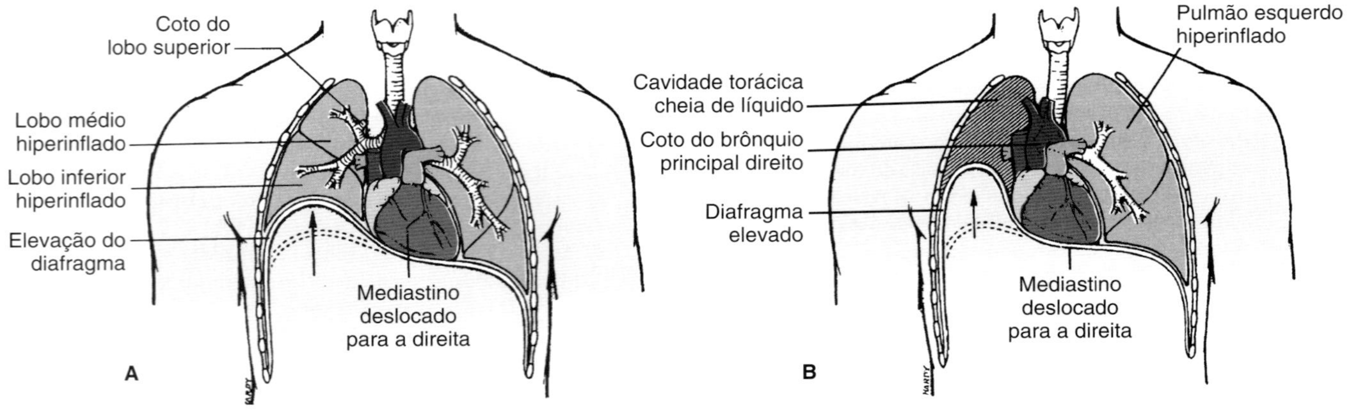

Figura 10.9 Procedimentos cirúrgicos: lobectomia (**A**) e pneumonectomia (**B**).

   e. A técnica alternativa – soprar e tossir – é menos dolorosa. Faça uma respiração diafragmática profunda e expire vigorosamente contra a mão; expire com um sopro rápido e pronunciado.
3. Umedeça o ar para liberar as secreções.
4. Administre broncodilatadores para reduzir o broncospasmo.
5. Administre antimicrobianos para tratamento de infecção.
6. Incentive a respiração profunda com o uso de espirômetro de incentivo para prevenir atelectasias no pós-operatório.
7. Ensine a respiração diafragmática.
8. Realize fisioterapia respiratória e drenagem postural para reduzir o acúmulo de secreções pulmonares.
9. Avalie o estado cardiopulmonar quanto a risco e prevenção de complicações.
10. Incentive a atividade física para melhorar a tolerância ao exercício.
11. Os estudos diagnósticos podem incluir testes de função pulmonar (TFP), radiografia de tórax, eletrocardiograma (ECG), gasometria arterial, eletrólitos séricos, hemograma completo e testes de coagulação.
12. Administre a medicação e limite o consumo de sódio e líquidos para melhorar a insuficiência cardíaca, se indicado.
13. Corrija anemia, desidratação e hipoproteinemia com infusões IV, alimentação por sonda e transfusões de sangue, conforme prescrito.
14. Administre anticoagulante profilático, conforme prescrito, para reduzir a incidência perioperatória de trombose venosa profunda e embolia pulmonar.
15. Forneça orientação e aconselhamento.
    a. Oriente o paciente quanto a eventos que ocorrerão no período pós-operatório – tosse e respiração profunda, aspiração, dreno torácico e sistema de drenagem, oxigenoterapia, terapia com ventilação pulmonar mecânica, controle da dor, exercícios para as pernas e exercícios de amplitude de movimento para o ombro afetado.
16. Certifique-se de que o paciente compreende o procedimento cirúrgico e está emocionalmente preparado; verifique se foi obtido o consentimento informado.

Manejo pós-operatório

1. Use a ventilação pulmonar mecânica e/ou oxigênio suplementar até que a função respiratória e o estado cardiovascular se estabilizem. Auxilie no desmame e na extubação.
2. Ausculte o tórax, monitore os sinais vitais, monitore o ECG e avalie constantemente a frequência e profundidade respiratória. Geralmente são utilizados cateteres de pressão arterial média (PAM), PVC e cateter de artéria pulmonar.
3. Monitore frequentemente os valores de gasometria arterial e/ou $SatO_2$.
4. Avalie e manipule o sistema de drenagem torácica para drenar fluido, sangue, coágulos e ar da pleura após a cirurgia. A drenagem torácica geralmente não é utilizada após pneumonectomia, pois é desejável que o espaço pleural seja preenchido com a secreção, o que acaba por obliterar o espaço.

Complicações

1. Hipoxia – avalie inquietação, taquicardia, taquipneia e PA elevada.
2. Sangramento pós-operatório – avalie inquietação, ansiedade, palidez, taquicardia e hipotensão.
3. Pneumonia; atelectasia – monitore febre, dor torácica, dispneia, alterações dos sons pulmonares na ausculta.
4. Fístula broncopleural por ruptura de uma sutura ou grampo; vazamento de coto brônquico.
    a. Observe o aparecimento súbito de dificuldade respiratória ou tosse produtiva de fluido serossanguinolento.
    b. Posicione o paciente com o lado operado para baixo.
    c. Prepare-se para a inserção imediata do dreno torácico e/ou intervenção cirúrgica.
5. Arritmias cardíacas (ocorrendo geralmente do 3º ao 4º dia pós-operatório); IAM ou insuficiência cardíaca.

Diagnósticos de enfermagem

- Padrão respiratório ineficaz relacionado com a cirurgia torácica
- Risco de déficit de volume de líquido associado à drenagem torácica e perda de sangue
- Dor aguda relacionada com o fechamento da ferida e a presença de drenos de tórax
- Mobilidade física prejudicada do ombro e braço afetados associada ao fechamento da ferida e à presença de drenos de drenagem no tórax.

Intervenções de enfermagem

Manutenção do padrão respiratório adequado

1. Monitore frequência, ritmo, profundidade e esforço ventilatório.
2. Ausculte o tórax para verificar a adequação do movimento do ar e detectar broncospasmo, consolidação.
3. Monitore a oximetria de pulso e obtenha a análise da gasometria arterial e as medidas da função pulmonar, conforme prescrição.
4. Monitore cuidadosamente alterações no nível consciência e o esforço inspiratório para iniciar o desmame da ventilação pulmonar mecânica assim que possível.

5. Faça aspiração, conforme necessário, usando técnica asséptica meticulosa.
6. Eleve a cabeceira da cama 30 a 40° quando o paciente estiver orientado e com PA estabilizada para melhorar o movimento do diafragma e aliviar a dispneia.
7. Encoraje os exercícios de tosse e respiração profunda e o uso de um espirômetro de incentivo para prevenir broncospasmos, retenção de secreções, atelectasias e pneumonia.
8. Proporcione o adequado alívio da dor para promover respiração profunda, movimentação no leito e tosse.

Alerta de enfermagem
As secreções traqueobrônquicas estão presentes em quantidades excessivas pós-toracotomia devido ao traumatismo da árvore traqueobrônquica durante a cirurgia, à diminuição da ventilação pulmonar mecânica e à redução do reflexo da tosse.

Alerta de enfermagem
Avalie mudanças na coloração e consistência da secreção pulmonar aspirada. Secreção pulmonar fluida e incolor não é incomum; opacificação ou coloração da secreção pode significar desidratação ou infecção.

Estabilização do estado hemodinâmico

1. Avalie PA, pulso e respiração a cada 15 minutos ou mais frequentemente, conforme indicado; aumente os intervalos de acordo com o estado clínico do paciente.
2. Monitore a frequência e o ritmo cardíacos por meio de ausculta e monitoramento de ECG contínuo, pois são frequentemente observadas arritmias após cirurgia torácica.
3. Monitore a PVC para reconhecimento imediato de hipovolemia e avaliação da eficácia da reposição de fluidos.
4. Monitore o débito cardíaco e as pressões sistólica e diastólica da artéria pulmonar e as curvas de pressão. Preste atenção em alterações sutis, especialmente no paciente com doença cardiovascular subjacente.
5. Avalie a secreção do dreno torácico quanto à quantidade e ao caráter do fluido.
   a. A drenagem torácica deve diminuir progressivamente após as primeiras 12 horas.
   b. Se o sangramento persistir, esteja alerta quanto à possibilidade de reposição de sangue e possível novo procedimento cirúrgico para alcançar a hemostasia.
   c. Drenagem do dreno torácico acima de 1.000 a 1.200 mℓ por período de 24 horas deve ser relatada ao médico para acompanhamento.
   d. Drenagem de tórax maior que 200 mℓ na primeira hora, desenvolvimento de enfisema subcutâneo ou qualquer sinal e sintoma de desconforto respiratório deve ser imediatamente relatado ao médico.
6. Mantenha registro de ganhos e perdas, incluindo as secreções do dreno torácico.
7. Monitore cuidadosamente infusões de sangue e fluidos parenterais, porque o paciente está em risco de sobrecarga de líquidos se parte do sistema vascular pulmonar estiver reduzido.

Controle adequado da dor

1. Faça uma avaliação abrangente da existência de dor, incluindo manifestação, localização, duração, características, fatores precipitantes e resposta às intervenções.
2. Proporcione alívio adequado da dor – a dor limita as excursões do tórax, diminuindo a ventilação. A gravidade da dor depende do tipo de incisão, da reação e da capacidade de paciente lidar com ela. Geralmente, uma incisão posterolateral é a mais dolorosa.
3. Administre opioides (geralmente por infusão IV contínua ou por cateter peridural por meio de bomba de infusão para analgesia controlada pelo paciente) para alívio da dor, conforme prescrição, para permitir que o paciente respire mais profundamente e tussa de maneira efetiva. Para evitar a depressão respiratória e do SNC, não administre grande quantidade de opioides; o paciente deve estar alerta o suficiente para ser capaz de tossir.
4. Auxilie com o bloqueio do nervo intercostal ou crioanalgesia (congelamento do nervo intercostal), para o controle da dor, conforme prescrição.
5. Posicione o paciente para conseguir conforto e ventilação ideais (cabeceira da cama elevada de 15 a 30°); isso também ajuda o ar residual a subir até a parte superior do espaço pleural, onde pode ser removido pelo dreno torácico.
   a. Pacientes com reserva respiratória limitada podem não conseguir manter decúbito sobre o lado não operado, pois isso pode limitar a ventilação do lado operado.
   b. Mude o paciente de decúbito horizontal para semiereto, para evitar a retenção de secreções na porção dependente dos pulmões.
6. Incentive a contenção da incisão com travesseiro, toalha dobrada ou com as mãos, enquanto o paciente muda de decúbito ou tosse.
7. Ensine técnicas de relaxamento (não farmacológicas), como relaxamento muscular progressivo e imagética, para ajudar a reduzir a dor.

Alerta de enfermagem
Avalie cuidadosamente se há sinais de hipoxia quando observar uma nova manifestação de ansiedade, inquietação e agitação, antes de administrar sedativos prescritos, se necessário.

Aumento da mobilidade do ombro afetado

1. Inicie imediatamente os exercícios de amplitude de movimento (ADM) no braço e no ombro do lado afetado, para evitar a anquilose do ombro (ombro "congelado").
2. Realize os exercícios no momento de alívio máximo da dor.
3. Incentive o paciente a realizar ativamente exercícios de 3 a 4 vezes/dia, tomando cuidado para não tracionar o dreno torácico ou os dispositivos conectados aos acessos venosos.

Educação do paciente e manutenção da saúde

1. Avise ao paciente que ele sentirá dor intercostal por várias semanas, que pode ser aliviada por calor local e analgesia oral. Muitos pacientes experimentam dor intercostal até 1 ano após a cirurgia.
2. Avise que é comum experimentar fraqueza e fadiga durante as 3 primeiras semanas após uma toracotomia, mas a tolerância ao exercício melhora com o condicionamento.
3. Sugira a alternância entre caminhadas e outras atividades com períodos de descanso curtos e frequentes. Incentive a caminhada em um ritmo moderado e aumente gradualmente o tempo e a distância.
4. Incentive a realização de exercícios contínuos de respiração profunda por várias semanas após a cirurgia, para atingir a expansão completa do tecido pulmonar residual.
5. Oriente sobre a manutenção de um bom alinhamento corporal, para garantir a expansão completa do pulmão.
6. Avise que os músculos peitorais podem estar mais fracos que o normal por 3 a 6 meses após a cirurgia. O paciente deve evitar levantar mais de 4,5 kg até que tenha ocorrido a cicatrização completa.

7. Qualquer atividade que cause fadiga excessiva, aumente a dispneia ou provoque dores torácicas deve ser imediatamente interrompida.
8. Como houve remoção total ou parcial de um pulmão, avise ao paciente para evitar irritantes respiratórios (cigarro, fumaça e altos níveis de poluição atmosférica).
   a. Evite irritantes que possam causar espasmos de tosse.
   b. Sente-se em áreas para não fumantes em locais públicos.
9. Incentive o paciente a vacinar-se anualmente contra influenza e obter imunização contra pneumonia pneumocócica.[10]
10. Incentive o paciente a manter retornos de acompanhamento.
11. Instrua o paciente a prevenir infecções respiratórias com a lavagem frequente das mãos e evitando o contato com portadores de infecções respiratórias.

Reavaliação: resultados esperados

- Incursões respiratórias na faixa de normalidade, profundidade adequada; pulmões limpos; valores de gasometria arterial e $SatO_2$ dentro dos limites normais
- PA, PVC e pulso dentro dos limites normais para o indivíduo
- O paciente consegue tossir e virar-se de forma independente; relata alívio da dor
- Executa ativamente os exercícios de ADM no braço e ombro afetados; relata melhora na tolerância ao exercício.

Drenagem torácica

Drenagem torácica é a inserção de um dreno no espaço pleural para a retirada de ar ou fluidos e/ou para auxiliar na recuperação da pressão negativa. Sempre que o tórax é aberto, ocorre perda de pressão negativa no espaço pleural, o que pode resultar em colapso pulmonar. A presença de coleção de ar, fluidos ou outras substâncias na cavidade torácica pode comprometer a função cardiopulmonar e causar colapso pulmonar.

É necessário manter o espaço pleural sem líquidos e ar no pós-operatório e manter a pressão negativa dentro desse espaço virtual. Portanto, durante ou imediatamente após a cirurgia torácica, os drenos torácicos devem ser estrategicamente posicionados no espaço pleural, suturados à pele e conectados a um aparato de drenagem para remover o ar e o líquido residual do espaço pleural ou mediastinal. Essa intervenção promove a reexpansão do tecido pulmonar remanescente.

A drenagem torácica também pode ser empregada para tratar pneumotórax espontâneo ou hemotórax/pneumotórax causado por traumatismo (ver Tabela 10.3). Os locais para colocação do dreno torácico são:

1. Para pneumotórax (ar) – segundo ou terceiro espaço intercostal ao longo da linha axilar média ou clavicular anterior.
2. Para hemotórax (líquido) – sexto ou sétimo espaço intercostal lateral na linha axilar média.

Tabela 10.3 Indicações para uso de dreno torácico.

Indicação	Substância acumulada
Pneumotórax	Ar
Hemotórax	Sangue
Efusão pleural	Fluidos
Quilotórax	Fluidos linfáticos
Empiema	Pus

[10]N.R.T.: Avalie as recomendações locais quanto a políticas que determinam idade e frequência da imunização para a adequada orientação ao paciente.

Princípios da drenagem torácica

1. Muitos tipos de sistemas comerciais de drenagem torácica estão em uso, a maioria empregando o princípio do selo d'água. O dreno torácico e o tubo coletor são conectados a um sistema de drenagem torácica usando um princípio de válvula unidirecional. A água funciona como selo e permite a drenagem de ar e fluidos do tórax. No entanto, o ar não pode reentrar na cavidade torácica.
2. A drenagem torácica pode ser classificada em três tipos de sistemas mecânicos (ver Figura 10.10). Existem vários tipos de sistemas de drenagem torácica disponíveis, incluindo os de aspiração a vácuo.

Sistema de frasco único em selo d'água

1. A extremidade do tubo coletor é coberta por uma camada de água, que permite a drenagem do ar e do líquido do espaço pleural, mas não possibilita que o ar retorne ao tórax. Funcionalmente, a drenagem depende da gravidade, da mecânica da respiração e, se desejado, da aspiração pela conexão à sistema de vácuo controlado.
2. O tubo que vem do paciente se estende aproximadamente 2,5 cm abaixo do nível da água no recipiente. Há uma abertura para o escape de qualquer ar que possa estar vazando do pulmão. O nível de água oscila enquanto o paciente respira; sobe quando o paciente inspira e desce quando o paciente expira.
3. No final do tubo de drenagem, pode ou não ser visível um borbulhamento. A presença de borbulhas pode significar tanto vazamento persistente de ar do pulmão (pneumotórax) ou de outros tecidos ou um vazamento no sistema.

Sistema de dois frascos em selo d'água

1. O sistema de dois frascos consiste na mesma câmara em selo d'água, além de um frasco para coleta de fluidos.
2. A drenagem é semelhante à do sistema de frasco único, exceto que quando o líquido pleural é drenado, o sistema de vedação por selo d'água não é afetado pelo volume de secreção.
3. A drenagem efetiva depende da gravidade ou da quantidade de aspiração adicionada ao sistema. Quando o vácuo (aspiração) é adicionado ao sistema a partir de uma fonte, como a aspiração da parede, a conexão é feita na haste de respiro do frasco com vedação por selo d'água.
4. A quantidade de aspiração aplicada ao sistema é regulada pelo medidor instalado na parede, que se conecta ao sistema de vácuo da instituição.

Sistema de três frascos em selo d'água

1. O sistema de três frascos é similar em todos os aspectos ao sistema de dois frascos, exceto pela adição de um terceiro recipiente para controlar a quantidade de aspiração a ser aplicada. Pesquisas recentes mostraram que a aspiração pode realmente prolongar um escape de ar porque aspira o ar pela abertura que, de outra forma, teria resolução espontânea.
2. A quantidade de aspiração é determinada pela profundidade na qual a ponta do tubo do frasco de ventilação é submersa na água e pelo nível de água na câmara de aspiração ou pela configuração do mostrador – dependendo do sistema utilizado.
3. No sistema de três frascos (como nos outros dois sistemas), a drenagem depende da gravidade ou da quantidade de aspiração aplicada. O motor de aspiração mecânica ou a aspiração de parede cria e mantém uma pressão negativa em todo o sistema fechado de drenagem.
4. O frasco é conectado em um manômetro no qual se regula a quantidade de pressão negativa transmitida de volta ao paciente a partir do dispositivo de aspiração/vácuo. Isso é obtido por meio do de sistema de água ou sistema a seco que regula pressão negativa da aspiração/vácuo aplicada.
5. Nos sistemas comercialmente disponíveis, os três frascos estão contidos em uma unidade e identificados como "câmaras" (ver Figura 10.10 C). Os princípios para os produtos disponíveis comercialmente permanecem os mesmos do sistema de frascos.

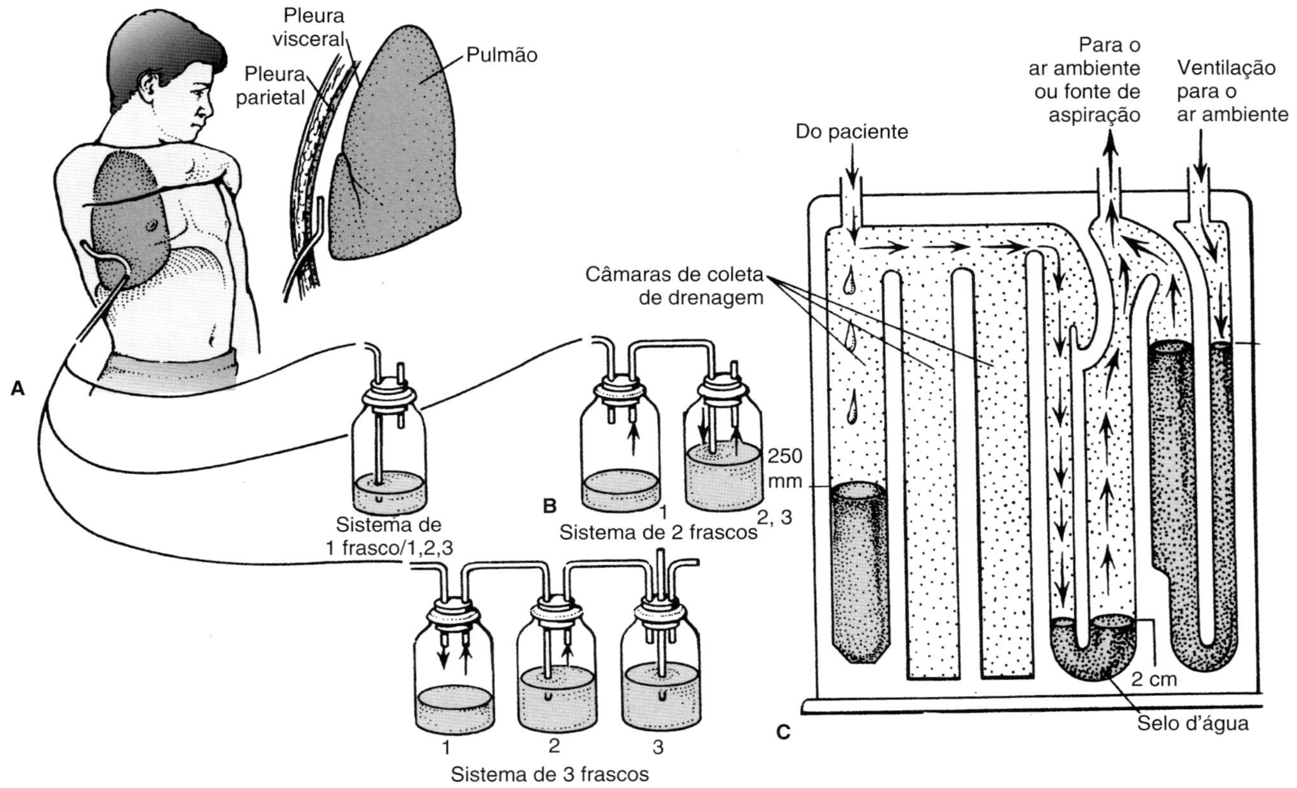

Figura 10.10 Sistemas de drenagem torácica. **A.** Posicionamento estratégico de um dreno de tórax no espaço pleural. **B.** Três tipos de sistemas de drenagem mecânica. **C.** Sistema operacional Pleur-evac®: (1) câmara de coleta, (2) câmara de vedação de água e (3) câmara de controle de aspiração. O Pleur-evac® é uma unidade única com três frascos identificados como câmaras.

6. A primeira câmara atua como câmara de coleta e recebe fluido e ar da cavidade torácica por meio do tubo coletor conectado ao dreno torácico.
7. A segunda câmara atua como câmara de selo d'água, com 2 cm de água, funcionando como uma válvula unidirecional, permitindo a drenagem, mas impedindo o refluxo de ar ou fluido para o paciente.
8. A terceira câmara aplica aspiração controlada. A quantidade de aspiração é regulada pelo volume de água (geralmente 20 cm) na câmara, e não pela quantidade de aspiração ou borbulhamento do sistema com água. Em um sistema de controle de aspiração a seco, não é utilizada água, não ocorre borbulhamento e deve ser usado um dispositivo ou regulador restritivo para configurar a pressão negativa desejada (até 40 cm de aspiração).

Alerta de enfermagem
Quando o motor do aspirador ou o vácuo da parede for desligado, o sistema de drenagem deverá estar aberto para o ar atmosférico, de modo que o ar intrapleural possa escapar do sistema. Isso pode ser feito retirando a tubulação da entrada da aspiração de modo a fornecer ventilação.

Considerações de enfermagem e cuidados com o paciente

1. Ajude com a inserção do dreno torácico.
2. Avalie a dor do paciente no local de inserção e administre o medicamento adequadamente. Se o paciente estiver com dor, tanto a excursão do tórax quanto a capacidade de inflação do pulmão serão prejudicadas. Medique para a dor, conforme necessário. Avalie a efetividade e se há depressão respiratória.
3. Mantenha os drenos torácicos para fornecer drenagem e melhorar a reinflação pulmonar. Assegure-se de que a tubulação não enrole, não dobre nem restrinja os movimentos do paciente.
4. Mantenha a integridade do local de inserção, observando a drenagem, hiperemia, comprometimento da cicatrização e enfisema subcutâneo.
5. Certifique-se de que haja oscilação nos níveis de fluido do recipiente de drenagem ("flutuação"). A oscilação irá parar se uma dobra se desenvolver, se a tubulação estiver obstruída por coágulos sanguíneos ou fibrina e quando o pulmão for reexpandido.

Alerta de enfermagem
O clampeamento dos drenos torácicos não é recomendado, devido ao aumento do risco de pneumotórax hipertensivo resultante do rápido acúmulo de ar no espaço pleural. Prenda apenas momentaneamente para trocar o sistema de drenagem.[11] Verifique se existem vazamentos para avaliar a tolerância do paciente para a remoção do dreno torácico (talvez até 24 horas).

Alerta de enfermagem
A ordenha ou abertura do sistema de drenagem torácica para manter a permeabilidade não é recomendada. Foi verificado que essa prática causa aumento significativo nas pressões intrapleurais e danos ao tecido pleural. Os novos drenos

[11]N.R.T.: Em casos de pneumotórax, avalie com o cirurgião a necessidade e a frequência de troca de selo d'água. Realize o procedimento em dupla, de modo que ocorra de maneira muito rápida.

torácicos contêm revestimento não trombogênico, diminuindo, assim, o potencial de coagulação. Se for necessário ajudar a drenagem a se deslocar pela tubulação, aplique um movimento suave, de apertar e soltar com os dedos, em pequenos segmentos do sistema de drenagem torácica.

BIBLIOGRAFIA

Ambrosino, N., Makhabah, D. (2014). Physiotherapy in the ICU. *Respiratory Therapy*. Available: *http://www.rtmagazine.com/2014/07/physiotherapy-icu/*

American Association for Respiratory Care. (2007). Clinical practice guidelines. Bronchoscopy assisting—2007 revision and update. *Respiratory Care, 52*(1), 74–80.

American Association for Respiratory Care. (2007). Clinical practice guidelines. Removal of endotracheal tube. *Respiratory Care, 52*(1), 81–93.

American Association for Respiratory Care. (2007). Clinical practice guidelines. Removal of the endotracheal tube—2007 revision and update. *Respiratory Care, 52*(1), 81–93.

American Association for Respiratory Care. (2010). Clinical practice guidelines. Endotracheal suctioning of mechanically ventilated patients with artificial airways. *Respiratory Care, 55*(6), 758–764.

American Heart Association. (2015). *Highlights of the 2015 American Heart Association guidelines update for cardiopulmonary resuscitation and emergency cardiovascular care*. Dallas, TX: Author.

American Society of Anesthesiologists. (2013). Practice guidelines for management of the difficult airway: An updated report by the American society of anesthesiologists task force on management of the difficult airway. *Anesthesiology, 118*(2), 251–270.

Bailey, P. (2016). Continuous oxygen delivery systems for infants, children, and adults. *UpToDate*. Available: *https://www.uptodate.com/contents/continous-oxygen-delivery-systems-for-infants-adults-children*

Bailey, P. (2017). Continuous oxygen delivery systems for infants, children and adults. *UpToDate*. Available: *http://www.uptodate.com/contents/continuous-oxygen-delivery-systems-for-infants-children-and-adults*

Burns, S. (2014). *AACN essentials of critical care nursing* (3rd ed.). New York: McGraw-Hill.

Chen, Y., Coxson, H., & Reid, W. D. (2016). Reliability and validity of the brief fatigue inventory and dyspnea inventory in people with chronic obstructive pulmonary disease. *Journal of Pain and Symptom Management, 52*(2), 298–304.

Cheung, H., & Cheung, L. (2015). Coaching patients during pulmonary function testing. A practical guide. *Canadian Journal of Respiratory Therapy, 51*(3), 65–68.

Conaway, M., Bleck, T., Burns, S., et al. (2012). The Relationship of 26 clinical factors to weaning outcome. *American Journal of Critical Care, 21*, 52–59.

Courey, A., & Hyzy, R. (2017). Overview of mechanical ventilation. *UpToDate*. Available: *www.uptodate.com*

Dawson, D. (2014). Essential principles: Tracheostomy care in the adult patient. *British Association of Critical Care Nurses, 19*(2), 63–72.

Hanlon, P. (2017). Patient monitoring: Capnography and capnometry applications. *The Journal for Respiratory Care Practitioners, 30*(7), 18–19.

Hess, D. (2016). Delivery of inhaled medications in adults. *UpToDate*. Available: *https://www.uptodate.com/con tents/delivery-of-inhaled-medications-in-adults*

Hess, D., & Kacmerek, R. (2014). *Essentials of mechanical ventilation* (3rd ed.). New York, NY: McGraw-Hill.

Heuer, A., & Scanlan, C. (2017). *Wilkins clinical assessment in respiratory care* (8th ed.). St. Louis, MO: Mosby.

Irwin, R. S., French, C. T., Lewis, S. Z., et al. (2014). Overview of the management of cough: CHEST guideline and expert panel report. *Chest, 146*(4), 885–889.

Johnson, A., & Crumlet, H. (2017). *Critical care nursing certification: Preparation, review and practice exam* (7th ed.). New York: McGraw-Hill.

Kodali, B. (2014). *Capnography.com*. Available: *www.capnography.com*

Konstaninidi, E., Lappa, A., Tzortzi, A., & Panagiotis, B. (2015). Exhaled breath condensate: Technical and diagnostic aspects. *The Scientific World Journal, 2015*, 435160. Available: *https://www.hindawi.com/journals/tswj/2015/435160/abs/*

MacIntyre, N. R., Galvin, W. F., Mishoe, S. C., Hess, D. R., et al. (2016). *Respiratory care: Principles and practice* (3rd ed.). Sudbury, MA: Jones & Bartlett.

Mejia, A., Montero, J., Vasquez-Caicido, M., et al. (2016). Radiological evaluation and endovascular treatment of hemoptysis. *Current Problems in Diagnostic Radiology, 45*(3), 215–224.

Morris, L., Whitmer, A., & McIntosh, E. (2013). Tracheostomy care and complications in the intensive care unit. *Critical Care Nurse, 33*(5), 18–30.

National Heart Lung and Blood Institute. (2015). Pulmonary Hypertension. Available: *https://www.nhlbi.nhi.gov/healthtopics/pulmonary-hypertension*

Orlewicz, M. (2016). Double lumen endotracheal tube placement. *Medscape Drugs and Diseases*. Available: *http://emedicine.medscape.com/article/1999993-overview*

Paradis, T., Dixon, J., & Tieu, B. (2016). The role of bronchoscopy in the diagnosis of airway disease. *Journal of Thoracic Disease, 8*(12), 3826–3837.

Pathmanathan, N., Beaumont, N., & Gratrix, A. (2015). Respiratory physiotherapy in the critical care unit. *British Journal of Anesthesia, 15*(1), 20–25.

Reamy, B., Willams, P., & Odom, M. R. (2017). Pleuritic chest pain: Sorting through the differential diagnosis. *American Family Physician, 96*(5), 306–312.

Singh, L. T., Sharara, R., Leap, J., & Singh, A. (2016). Management of respiratory failure. *Critical Care Nursing Quarterly, 39*(2), 94–109.

Sokol, G., Vilozni, D., Hakimi, R., et al. (2015). The short-term effect of breathing tasks via an incentive spirometer on lung function compared with autogenic drainage in subjects with cystic fibrosis. *Respiratory Care, 60*(12), 1819–1825.

Strickland, S. L., Rubin, B. K., Drescher, G. S., et al. (2013). AARC clinical practice guideline: Effectiveness of nonpharmacologic airway clearance therapies in hospitalized patients. *Respiratory Care, 58*(12), 2187–2193.

Theodore, A. (2015). Arterial blood gases. *UpToDate*. Available: *www.uptodate.com/contents/arterialbloodgases*

Wang, C. H., Tsai, J.C., Chen, S. F., et al. (2017). Normal saline instillation before suctioning: A meta analysis of randomized control trials. *Australian Critical Care, 30*(5), 260–265.

Weinberger, S., & Silverstri, R. (2016). Treatment of subacute and chronic cough in adults. *UpToDate*. Available: *www.uptodate.com/contents/treatment-of-subacute-and-chronic-cough-in-adults*

Wiegand, D. J. (2016). *AACN procedure manual for critical care* (7th ed.). Philadelphia, PA: Elsevier Saunders.

CAPÍTULO

11

Distúrbios Respiratórios

DISTÚRBIOS AGUDOS

Insuficiência respiratória

A insuficiência respiratória consiste em alteração da função de um ou dos dois sistemas que permitem a troca gasosa durante a respiração: oxigenação (insuficiência respiratória hipóxica) e/ou a eliminação de dióxido de carbono (insuficiência respiratória hipercápnica).

A insuficiência respiratória hipoxêmica (tipo I) caracteriza-se por apresentar níveis de pressão de oxigênio arterial (PaO_2) abaixo de 60 mmHg (hipoxemia), com níveis normais (40 mmHg) ou inferiores de pressão de dióxido de carbono arterial ($PaCO_2$). Trata-se da forma mais comum de insuficiência respiratória, habitualmente associada a doenças agudas do pulmão, que geralmente levam a formação de uma coleção de fluidos ou o colapso das unidades alveolares. Exemplos incluem edema pulmonar cardiogênico ou não cardiogênico, pneumonia e hemorragia pulmonar.

A insuficiência respiratória hipercápnica (tipo II) caracteriza-se por nível de $PaCO_2$ superior a 50 mmHg. A hipoxemia pode ocorrer em respiração em ar ambiente. O pH depende dos níveis de bicarbonato presentes no sangue, que, por sua vez, depende da duração e do grau de hipercapnia.

A insuficiência respiratória pode ser classificada como aguda, crônica ou combinada. A insuficiência respiratória aguda se caracteriza por distúrbio que traz risco à vida, evidenciado em valores alterados de gasometria arterial e alteração no equilíbrio acidobásico, enquanto as anormalidades crônicas podem ser menos graves e mais insidiosas.

Classificação

Insuficiência respiratória aguda

1. Caracterizada por hipoxemia (PaO_2 menor que 60 mmHg) ou hipercapnia ($PaCO_2$ maior que 50 mmHg) e acidose (pH menor que 7,35).
2. Ocorre rapidamente, geralmente em questão de poucos minutos a várias horas ou dias.

Insuficiência respiratória crônica

1. Caracterizada por hipoxemia e/ou hipercapnia com pH normal (7,35 a 7,45).
2. Ocorre em um período de dias, meses ou anos, possibilitando a ativação de mecanismos compensatórios, incluindo a retenção de bicarbonato (normal, aproximadamente de 22 a 26 mEq/ℓ) pelo sistema renal, com normalização do pH (ou apenas uma ligeira redução, aproximadamente 7,30 a 7,34).

Insuficiência respiratória aguda e crônica combinadas

1. Caracterizada pelo aumento abrupto no grau de hipoxemia e/ou hipercapnia em pacientes com insuficiência respiratória crônica preexistente.
2. Pode ocorrer durante ou após infecção respiratória aguda de vias superiores, pneumonia, exacerbação ou sem causa conhecida.
3. A extensão da deterioração é melhor avaliada comparando-se os níveis atuais de gasometria arterial do paciente com níveis anteriores (valores basais do paciente).

Fisiopatologia e etiologia

Insuficiência respiratória hipoxêmica

Caracterizada pela diminuição na PaO_2, com $PaCO_2$ normal ou diminuída.

1. O problema primário consiste na incapacidade de oxigenação adequada do sangue, resultando em hipoxemia, devido a anormalidade em uma ou mais partes do sistema respiratório, do sistema nervoso central (SNC), dos músculos respiratórios ou da parede torácica.
2. A hipoxemia ocorre em virtude de danos à membrana alveolocapilar, que provocam o extravasamento de líquido no espaço intersticial ou nos alvéolos, diminuindo ou impedindo a movimentação do oxigênio dos alvéolos para o sangue dos capilares pulmonares.
   a. O dano pode ser generalizado (p. ex., síndrome do desconforto respiratório agudo – SDRA) ou relativamente localizado (p. ex., pneumonia lobar), resultando na diminuição da

ventilação ou ausência de ventilação nas áreas afetadas do pulmão.
   b. As consequências consistem em grave desequilíbrio na relação ventilação e perfusão, e *shunt* (perfusão sem ventilação).
3. A hipocapnia pode resultar de hipoxemia e diminuição da complacência ou rigidez pulmonar devido a fluidos no interior pulmão.
   a. A alteração de complacência estimula, de modo reflexo, o aumento da ventilação.
   b. A ventilação também aumenta como resposta à hipoxemia.
4. Por fim, se o tratamento não for bem-sucedido, a $PaCO_2$ aumentará e o paciente apresentará elevação da $PaCO_2$ e redução da PaO_2.
5. A etiologia inclui:
   a. Edema pulmonar cardiogênico ou não cardiogênico, pneumonia e hemorragia pulmonar.
   b. SDRA: as quatro principais causas da SDRA são aspiração, pneumonia, sepse e traumatismo. No entanto, existem inúmeras outras causas de lesão pulmonar, incluindo pancreatite, inalação de fumaça e quase afogamento.
   c. Insuficiência respiratória hipercápnica: superdosagem de fármacos, doença neuromuscular, anormalidades da parede torácica, asma e doença pulmonar obstrutiva crônica (DPOC).

Insuficiência ventilatória com ausência de doença pulmonar

Caracterizada por redução na PaO_2 proporcional ao aumento da $PaCO_2$ e diminuição do pH.

1. O problema primário consiste na estimulação insuficiente do centro respiratório ou no movimento insuficiente da parede torácica, resultando em hipoventilação alveolar.
2. A hipercapnia ocorre visto que o comprometimento da função neuromuscular ou a expansão da parede torácica limita a quantidade de dióxido de carbono eliminado pelos pulmões.
   a. O principal problema não está nos pulmões. A ventilação-minuto do paciente (volume corrente [VC] × frequência respiratória) é insuficiente para permitir as trocas gasosas alveolares normais.
3. O dióxido de carbono (CO_2) não excretado pelos pulmões combina-se com água (H_2O) para formar ácido carbônico (H_2CO_3). Isso predispõe a acidose e queda do pH.
4. A hipoxemia ocorre como consequência de ventilação inadequada e hipercapnia. Quando a $PaCO_2$ aumenta, a PaO_2 cai, a menos que seja empregado oxigênio suplementar.
5. A etiologia inclui:
   a. Atividade insuficiente do centro respiratório (intoxicação medicamentosa, como superdosagem de opioides, supersedação, anestesia geral; distúrbios vasculares, como insuficiência vascular cerebral, tumor cerebral; traumatismo, como o cranioencefálico, aumento da pressão intracraniana).
   b. Função da parede torácica insuficiente (doença neuromuscular, como síndrome de Guillain-Barré, miastenia *gravis*, esclerose lateral amiotrófica, poliomielite, traumatismo da parede torácica resultando em múltiplas fraturas, traumatismo da medula espinal, cifoescoliose).

Insuficiência ventilatória associada a doença pulmonar

Caracterizada por diminuição na PaO_2, aumento na $PaCO_2$ e diminuição do pH.

1. O problema primário consiste em exacerbação aguda ou progressão crônica da doença pulmonar previamente existente, resultando em retenção de CO_2.
2. A hipercapnia ocorre devido a danos no parênquima pulmonar, causados principalmente por obstrução crônica das vias respiratórias (bronquite crônica, enfisema ou asma grave). Isso limita a quantidade de CO_2 removida pelos pulmões, pois apresentam-se hiperinflados e mal perfundidos.
3. O CO_2 não excretado pelos pulmões combina-se com água (H_2O) para formar H_2CO_3. Isso predispõe à acidose, levando à queda do pH.
4. Ocorre hipoxemia em consequência de hipoventilação e hipercapnia. Além disso, danos ao parênquima pulmonar e/ou obstrução das vias respiratórias limitam a quantidade de oxigênio que penetra no sangue dos capilares pulmonares.
5. A etiologia inclui:
   a. DPOC, bronquite crônica, enfisema.
   b. Asma grave.
   c. Fibrose cística.

Manifestações clínicas

1. Hipoxemia – inquietação, agitação, dispneia, desorientação, confusão, *delirium*, perda de consciência.
2. Hipercapnia – cefaleia, sonolência, tontura, confusão mental.
3. Inicialmente ocorre taquipneia; e quando o organismo não é mais capaz de compensar, ocorre bradipneia.
4. Uso de musculatura acessória.
5. Respirações assíncronas.

Alerta de enfermagem
Investigue os níveis de gasometria arterial sempre que a anamnese e/ou os sinais e sintomas sugerirem que o paciente apresenta risco de desenvolver insuficiência respiratória. Os valores iniciais e subsequentes devem ser registrados, de modo que possam ser feitas comparações ao longo do tempo. A necessidade de análise de gasometria arterial pode ser reduzida pelo monitoramento contínuo da oximetria, da saturação de oxigênio ($SatO_2$). Associe os valores da oximetria aos da gasometria arterial e, em seguida, use o oxímetro para monitoramento. Esteja ciente de que a oximetria não mede a $PaCO_2$ e o pH, os quais são importantes determinantes da acidose respiratória.

Avaliação diagnóstica

1. Análise da gasometria arterial – mostra alterações na PaO_2, $PaCO_2$, pH e possivelmente HCO_3 de paciente com níveis normais ou PaO_2 menor que 60 mmHg, $PaCO_2$ maior que 50 mmHg e pH menor que 7,35.
2. Oximetria de pulso – queda de $SatO_2$ (menos de 90%).
3. Monitoramento do CO_2 expirado (*end-tidal*) – elevado (maior que 40 mmHg ou maior que 5 mmHg acima da $PaCO_2$).
4. Hemograma completo, eletrólitos séricos, radiografia de tórax, exame de urina, eletrocardiograma (ECG) e culturas de sangue e escarro – para auxiliar na determinação da causa subjacente e das condições do paciente.

Manejo

A hipoxemia é o principal distúrbio agudo que afeta o funcionamento orgânico. Uma vez corrigida com ventilação e hemodinâmica estáveis, a identificação e correção das causas subjacentes é essencial e deve ser utilizada para orientar o tratamento.

1. Use oxigenoterapia para correção da hipoxemia.
2. Mobilize regularmente o paciente, quando estiver clinicamente estável, para melhorar a ventilação e a oxigenação. Quando apropriado, incentive a deambulação precoce do paciente.
3. Administração de broncodilatadores e possivelmente corticosteroides para reduzir o broncospasmo e a inflamação.
4. Diuréticos para congestão vascular pulmonar ou edema pulmonar.
5. Suporte ventilatório, utilizando ventilação mecânica ou ventilação não invasiva com pressão positiva com uma máscara facial.

Alerta de enfermagem
A menos que seja ventilado mecanicamente, o uso de alto fluxo de oxigênio em pacientes com DPOC com retenção de CO_2 é contraindicado, pois pode causar depressão de estímulo do centro respiratório. Para pacientes com DPOC, o estímulo da respiração pode ser a hipoxemia.

Complicações

1. Toxicidade do oxigênio, caso seja necessária uma fração inspirada de oxigênio (FiO_2) alta e prolongada ($\geq$ 0,80 para $\geq$ 3 dias).
2. Barotraumatismo resultante da intervenção de ventilação pulmonar mecânica – dano aos alvéolos, causando ar extra-alveolar, resultado principalmente do emprego de volumes correntes não fisiológicos (maior que 8 mℓ/kg de peso corporal estimado).

Avaliação de enfermagem

Ver Diretrizes para padrões de cuidado 11.1.

1. Observe alterações sugestivas de aumento do trabalho respiratório que incluam uma combinação dos seguintes fatores: taquipneia, uso pronunciado dos músculos esternocleidomastóideos, esforço traqueal, dilatação das narinas, retração esternal (ou retração do músculo intercostal), recrutamento dos músculos abdominais durante a exalação e diaforese (sudorese intensa). O paciente também pode se queixar de dispneia ("não consigo respirar", "minha respiração está difícil" etc.).
2. Avalie os sons da respiração.
   a. A diminuição ou ausência de sons pode sugerir incapacidade de ventilar os pulmões o suficiente para impedir a ocorrência de atelectasias. A diminuição dos sons respiratórios pode ser comum em casos moderados a graves de DPOC.
   b. Crepitações podem indicar desobstrução ineficaz de vias respiratórias e líquido nos pulmões.
   c. Sibilação indica estreitamento das vias respiratórias e broncospasmo.
   d. Roncos e crepitações sugerem eliminação ineficaz de secreções.
3. Avalie o nível de consciência e a capacidade de tolerar o aumento do trabalho respiratório.
   a. Confusão mental e letargia.
   b. Respiração rápida e superficial, respiração paradoxal abdominal (movimento da parede abdominal para dentro durante a inspiração) e retrações na musculatura acessória sugerem incapacidade de manter a ventilação-minuto adequada.
4. Avalie os sinais de hipoxemia e hipercapnia.
5. Analise a gasometria arterial e compare com os valores anteriores.
   a. Se o paciente não for capaz de manter ventilação-minuto suficiente para evitar a retenção de CO_2, o pH diminuirá.
   b. Pode ser necessária ventilação pulmonar mecânica ou ventilação não invasiva se o pH cair para 7,30 ou menos.
6. Determine a capacidade vital (CV) e a frequência respiratória e compare com os valores que indicam a necessidade de ventilação pulmonar mecânica:
   a. CV inferior a 15 mℓ/kg.
   b. Frequência respiratória maior que 30 respirações por minuto.
   c. Força inspiratória negativa inferior a -30 cm de H_2O.
   d. Hipoxemia refratária.
7. Determine o estado hemodinâmico por meio da avaliação da pressão arterial (PA), frequência cardíaca, curva de pressão pulmonar, débito cardíaco e SvO_2, e compare com valores anteriores. Se o paciente estiver em ventilação pulmonar mecânica com pressão expiratória final positiva (PEEP), o retorno venoso pode estar limitado, resultando em diminuição do débito cardíaco.

Diagnósticos de enfermagem

- Troca de gases prejudicada relacionada com atividade inadequada do centro respiratório, do movimento da parede torácica, obstrução das vias respiratórias e/ou líquido nos pulmões
- Desobstrução ineficaz de vias respiratórias associada a aumento, consistência e/ou retenção de secreções.

Intervenções de enfermagem

Melhora da troca gasosa

1. Administre oxigênio para manter PaO_2 de 60 mmHg ou SaO_2 maior que 90%, utilizando dispositivos que forneçam maiores concentrações de oxigênio (máscara de aerossol, máscara de reinalação parcial, máscara de não reinalação, ventilação com pressão positiva não invasiva ou ventilação pulmonar mecânica).
2. Administre diuréticos, antibióticos e/ou medicamentos cardíacos conforme prescrição, para tratamento do transtorno subjacente.
3. Monitore o balanço hídrico medindo ganhos e perdas, o peso diário e a medida direta da pressão de capilar pulmonar para detectar hipovolemia ou hipervolemia.
4. Providencie medidas para prevenir hipoventilação e atelectasia e promova a expansão do tórax, assim como a liberação das secreções, como uso de espirômetro de incentivo, nebulização, cabeceira elevada em 30°, mudança de decúbito frequente, e deambulação quando clinicamente estável.
5. Monitore a adequação da ventilação alveolar pela medida frequente de $SatO_2$, níveis de gasometria arterial, frequência respiratória e capacidade vital forçada (CVF).
6. Compare os valores monitorados com os critérios que indicam a necessidade de ventilação pulmonar mecânica (ver anteriormente na seção "Avaliação de enfermagem"). Comunique e prepare-se para auxiliar o médico na instalação de ventilação não invasiva ou intubação e no início da ventilação pulmonar mecânica, se indicado.

DIRETRIZES PARA PADRÕES DE CUIDADO 11.1

Comprometimento respiratório

Ao cuidar de pacientes com risco de comprometimento respiratório, considere as seguintes avaliações e intervenções:

- Monitore cuidadosamente e documente as avaliações completamente. Analise com atenção qualquer alteração nas avaliações clínicas
- Realize uma avaliação sistemática minuciosa, incluindo o estado mental, os sinais vitais, o estado respiratório e o estado cardiovascular
- Avalie os sinais de hipoxia quando forem observados ansiedade, inquietação, confusão ou agressão de início recente. Não administre sedativos, a menos que tenha sido descartada hipoxia por meio da avaliação respiratória
- Notifique o médico responsável sobre os resultados significativos de hipoxia: $SatO_2 < 92\%$, cianose, palidez circum-oral, respiração rápida e superficial, sons respiratórios anormais, alteração do comportamento ou do nível de consciência. Solicite avaliação e intervenção médica, quando indicado
- Tome cuidado ao administrar sedativos e opioides a pacientes com risco de comprometimento respiratório.

Essa informação deve servir apenas como orientação geral. A situação de cada paciente apresenta um conjunto único de fatores clínicos e requer julgamento clínico do enfermeiro para orientar os cuidados, que podem incluir medidas e abordagens adicionais ou alternativas.

Manutenção da liberação das vias respiratórias

1. Quando indicado, administre medicamentos para aumentar a ventilação alveolar – broncodilatadores para reduzir o broncospasmo e corticosteroides para reduzir a inflamação das vias respiratórias.
2. Ensine ao paciente a respiração frenolabial, lenta e com os lábios contraídos, para reduzir a dispneia e melhorar a saturação de oxigênio. Técnicas de eliminação de secreção podem ser consideradas para casos de secreções retidas.
3. Promova tosse efetiva com posicionamento, respiração profunda e broncodilatadores, se prescritos. Se o esforço de tosse for fraco e/ou ineficiente para expelir a secreção, realize aspiração no paciente, conforme necessidade para ajudar na remoção de secreções.
4. Se o paciente ficar cada vez mais letárgico, não puder tossir ou expectorar secreções e não puder cooperar com a terapia, ou se o pH cair abaixo de 7,30, apesar do uso da terapia descrita, notifique ao médico e prepare-se para ajudar na intubação e na instalação da ventilação pulmonar mecânica.

Educação do paciente e manutenção da saúde

1. Instrua o paciente com doença pulmonar preexistente a buscar intervenção precoce em caso de infecção, a fim de prevenir insuficiência respiratória aguda, pneumonia e exacerbações do quadro.
2. Oriente o paciente quanto ao regime terapêutico.
   a. Demonstre e avalie entendimento da técnica adequada para o uso do inalador.
   b. Mecanismo de ação, dosagem e horário da medicação.
   c. Monitoramento de efeitos adversos de corticosteroides orais a serem comunicados ao médico: ganho de peso consequente da retenção de líquidos e/ou aumento do apetite, hiperglicemia, alterações de humor, insônia, hematomas, fragilidade cutânea e alterações de visão em decorrência de catarata ou glaucoma.

Considerações sobre atendimento domiciliar e na comunidade[1]

1. Incentive os pacientes de risco, especialmente idosos e aqueles com doença pulmonar preexistente, a receberem vacinação contra pneumonia pneumocócica e a vacina anual contra *influenza.*
2. Todos os adultos com 65 anos ou mais devem receber a vacina conjugada pneumocócica 13-valente (PCV13), além da vacina pneumocócica polissacarídica 23-valente (PPSV23). A PCV13 é recomendada a todos os adultos com 65 anos ou mais que não tenham sido previamente vacinados, seguida da administração de PPSV23 12 meses depois.
3. Incentive a imunização anual contra a gripe a partir dos 6 meses de idade.
4. A vacina viva atenuada intranasal é uma alternativa para pessoas de 5 a 49 anos com ausência de condições crônicas, vírus da imunodeficiência humana (HIV) ou asma.

Baseado em evidências

Center for Disease Control and Prevention. (2016). Prevention and control of seasonal influenza with vaccines: Recommendations of the Advisory Committee on Immunization Practices – United States, 2016-17 Influenza Season. *MMWR, 65*(5), 1-54.

Kobayashi, M., Bennett, N. M., Gierke, R., Almendares, O., Moore, M. R., Whitney, C. G., & Pilishvili, T. (2015). Intervals between PCV13 and PPSV23 vaccines: Recommendations of the Advisory Committee on Immunization Practices (ACIP). *MMWR, 64*(34), 944-7.

Reavaliação: resultados esperados

- Valores de gasometria arterial dentro dos limites normais para o paciente
- Diminuição das secreções; pulmões limpos.

Síndrome do desconforto respiratório agudo

A *síndrome do desconforto respiratório agudo* (*SDRA*) ou *lesão pulmonar aguda*, resulta de uma agressão aguda no nível dos alvéolos, causando hipoxemia grave e diminuição da complacência pulmonar. As principais características da SDRA incluem um fator de risco para a síndrome (p. ex., sepse, traumatismo, pancreatite), hipoxemia grave com necessidade de FiO_2 elevada, complacência pulmonar diminuída, infiltrados pulmonares bilaterais e ausência de edema pulmonar cardiogênico. A mortalidade é de 55%, sendo reduzida mediante intervenção precoce.

Fisiopatologia e etiologia

1. Lesão pulmonar e/ou não pulmonar da membrana alveolocapilar, causando extravasamento de líquido rico em proteínas nos espaços intersticial e alveolar, com consequente edema.
   a. A inflamação do interstício e do espaço alveolar promove atelectasia e lesão pulmonar.
   b. Isso está associado a hipoxemia grave e redução da complacência pulmonar.
   c. O estado fibroproliferativo é frequentemente acompanhado por trombose capilar, fibrose pulmonar e neovascularização.
2. Lesão alveolar difusa com desequilíbrio da relação ventilação-perfusão (V/Q) causada por *shunt* venoso (Figura 11.1).
3. Os mecanismos envolvidos não estão bem esclarecidos. A lesão pulmonar aguda inclui tanto o endotélio capilar pulmonar quanto o epitélio alveolar. As etiologias são numerosas e podem ser pulmonares ou não pulmonares. Os fatores predisponentes incluem (embora não se limitem a):
   a. Infecções, incluindo sepse, pneumonia (geralmente bacteriana ou por aspiração).
   b. Choque (qualquer causa), traumatismo, contusão pulmonar, quase afogamento, lesão pulmonar direta ou indireta, queimaduras, pancreatite.
   c. Agentes inalados – fumaça, alta concentração de oxigênio, substâncias corrosivas.
   d. Cirurgia de grande porte, incluindo revascularização do miocárdio, embolia gordurosa, transplante de pulmão ou de medula óssea, transfusão de hemoderivados, edema pulmonar por reperfusão.

Manifestações clínicas

1. Início agudo de dispneia grave, taquipneia, taquicardia, uso de musculatura acessória, cianose.
2. Necessidades crescentes de oxigenoterapia. Hipoxemia refratária à oxigenoterapia suplementar.
3. Crepitações dispersas e roncos à ausculta.
4. Diminuição da complacência pulmonar, manifestada pelo aumento da pressão necessária para ventilar o paciente no aparelho de ventilação pulmonar mecânica.

[1]N.R.T.: Descrevem-se políticas de vacinação aplicadas aos EUA. Mantenha-se atualizado sobre as políticas de imunização e calendário anual de vacinação da sua região. Para consulta ao calendário nacional vigente, acesse: *www.saude.gov.br*. Para busca de informações constantemente atualizadas pelo Ministério da Saúde, consulte: *http://www.saude.gov.br/saude-de-a-z/vacinacao/calendario-vacinacao.*

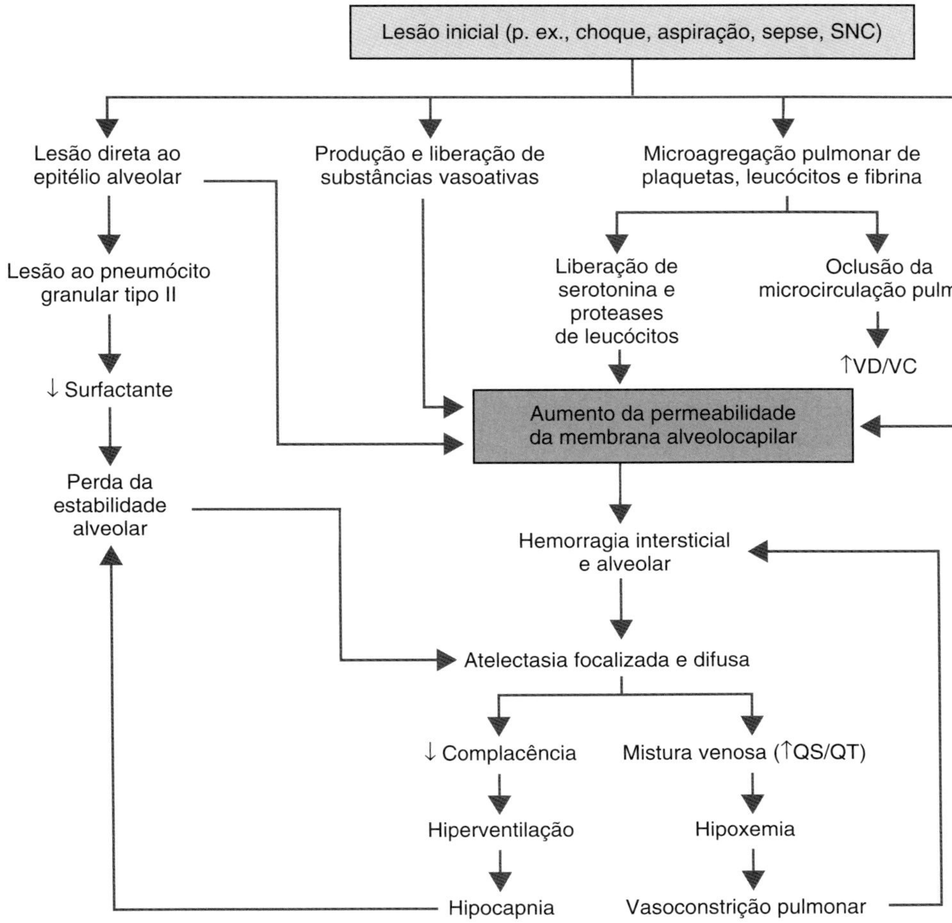

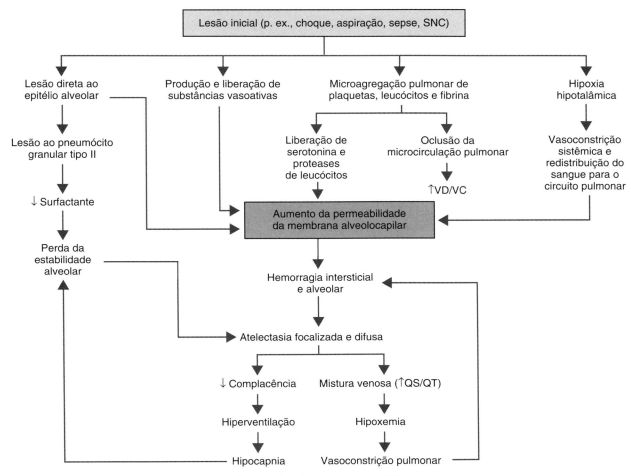

Figura 11.1 Patogênese da SDRA.

Avaliação diagnóstica

1. O diagnóstico é baseado em critérios clínicos, hemodinâmicos e sobre o nível de oxigenação. Os principais sinais de SDRA incluem início agudo, hipoxemia grave, apesar do aumento da oxigenoterapia e radiografia de tórax revelando infiltrados bilaterais.
2. As leituras do cateter de artéria pulmonar mostram pressão de oclusão da artéria pulmonar maior que 18 mmHg, ausência de hipertensão atrial esquerda e ausência de sinais clínicos de insuficiência cardíaca.

Manejo

1. O tratamento atual da SDRA é principalmente de suporte. Deve ser determinada a causa subjacente da SDRA para que se possa iniciar o tratamento apropriado.
2. A ventilação pulmonar mecânica é quase sempre necessária para diminuir o trabalho respiratório e melhorar a oxigenação.
   a. Baixo VC por ventilação pulmonar mecânica (6 mℓ/kg de peso corporal previsto) reduz a mortalidade em comparação à ventilação de alto volume.
   b. Deve ser instituída a ventilação protetora (*i. e.*, pressão inspiratória máxima menor que 35 cm).
   c. A PEEP deve ser usada para melhorar a PaO_2 (mantém os alvéolos abertos, melhorando as trocas gasosas). Portanto, pode ser usada uma concentração menor de oxigênio (FiO_2) para manter uma oxigenação satisfatória.
3. Deve se manter controle da hidratação. O paciente pode estar hipovolêmico devido ao movimento de líquidos para o interstício pulmonar. O monitoramento com cateter de artéria pulmonar e uso de medicação inotrópica podem ser úteis.
4. Os medicamentos têm por objetivo tratar a causa subjacente. Os corticosteroides são usados com pouca frequência porque há controvérsias acerca de seus benefícios.
5. Deve-se iniciar precocemente nutrição adequada, e esta deve ser mantida.

Alerta de enfermagem
O tratamento para SDRA visa maximizar a estabilidade clínica e controlar os sintomas; todavia, é preciso tratar a causa subjacente, visto que, se não tratada, a SDRA não terá resolução. Medidas de suporte ajudam o paciente enquanto a causa subjacente está sendo tratada.

Complicações

1. Infecções, como pneumonia, sepse.
2. Complicações respiratórias, como embolias pulmonares, barotraumatismo, toxicidade por oxigênio, enfisema subcutâneo ou fibrose pulmonar.
3. Complicações gastrintestinais, como úlcera de estresse, íleo paralítico, pancreatite.
4. Complicações cardíacas, como diminuição do débito cardíaco e disritmias.
5. Insuficiência renal, coagulação intravascular disseminada.
6. Falência de múltiplos órgãos e sepse, que podem resultar em morte.
7. Comprometimento cognitivo.

Intervenções de enfermagem

A assistência deve ser semelhante aos cuidados com o paciente com insuficiência respiratória (p. 191) e edema pulmonar (p. 306). Consulte também a seção "Ventilação pulmonar mecânica", p. 181.

Bronquite aguda

A bronquite aguda é uma inflamação das vias respiratórias resultante de infecção (viral, bacteriana) ou inalação de substância irritante (fumaça, ácido gástrico). A inflamação causa estreitamento e congestão das vias respiratórias, com aumento de secreções.

Fisiopatologia e etiologia

1. Etiologia é primariamente viral, como rinovírus, vírus sincicial respiratório (VSR) e *influenza.*
2. A etiologia bacteriana é mais comum em pessoas com doença pulmonar subjacente.
3. A exposição a irritantes pode ser aguda ou crônica.
4. As vias respiratórias ficam inflamadas, estreitas e congestionadas com aumento da produção de muco.

Manifestações clínicas

1. Tosse seca, que pode se tornar produtiva com expectoração de coloração com variação entre clara e purulenta.
2. Rinorreia, dor de garganta e congestão nasal podem preceder e acompanhar os sintomas do trato respiratório inferior.
3. Dor torácica pleurítica ocasional e febre.
4. Roncos e crepitações difusas e sibilo ocasional, percebido na ausculta.

Avaliação diagnóstica

1. Radiografia de tórax – ausência de infiltrados ou consolidação.
2. A coloração e a cultura de Gram da secreção pulmonar têm valor limitado.
3. Espirometria para determinar CVF, volume expiratório forçado no primeiro segundo (VEF_1) e a relação VEF_1/CVF, que pode indicar limitação do fluxo aéreo subjacente, como encontrado em DPOC (bronquite crônica e/ou enfisema).

Manejo

1. Antibioticoterapia é normalmente evitada devido à etiologia predominantemente viral da infecção. Em caso de forte suspeita ou de infecção bacteriana, ou em caso de pacientes com DPOC subjacente, os antibióticos são geralmente prescritos com base nos padrões de resistência locais, na história de saúde do paciente e no exame físico.
2. Hidratação e umidificação.
3. Intervenções para eliminação de secreções em excesso ou retenção de muco (podem incluir tosse controlada, pressão expiratória positiva [PEP], fisioterapia respiratória) e mobilização.
4. Broncodilatadores para broncospasmo, eliminação de secreções e tratamento da obstrução ao fluxo aéreo, se houver.
5. Tratamento sintomático para tosse e febre.
6. Manejo de irritantes por meio de terapia para refluxo ácido, cessação do tabagismo e uso de filtro de ar.

Avaliação de enfermagem

1. Obtenha a história de infecção respiratória, evolução e duração dos sintomas.
2. Avalie a intensidade da tosse e as características da produção de expectoração.
3. Ausculte o tórax em busca de roncos e crepitações difusas, diferentemente das crepitações localizadas habitualmente percebidas na pneumonia.
4. Obtenha histórico médico, incluindo DPOC, doença do refluxo gastresofágico, história de tabagismo e exposição a substâncias irritantes.

Diagnóstico de enfermagem

- Desobstrução ineficaz das vias respiratórias relacionada com produção de expectoração.

Intervenções de enfermagem

Estabelecimento de desobstrução eficaz das vias respiratórias

1. Os cuidados de suporte com tratamento sintomático geralmente constituem a primeira linha de intervenção em pacientes saudáveis. Para aqueles com infecções bacterianas e/ou DPOC subjacente, administre ou ensine a autoadministração de antibióticos, conforme prescrição.
2. Incentive a mobilização de secreções por meio da mobilização do paciente e, possivelmente, hidratação, técnica de tosse efetiva e, se necessário, o uso de dispositivos de eliminação de secreções como PEP e, possivelmente, fisioterapia respiratória. Ensine ao paciente que bebidas contendo cafeína ou álcool não promovem a hidratação.
3. Se houver prescrição, administre ou ensine a autoadministração de broncodilatadores inalatórios, para reduzir o broncospasmo e aumentar a eliminação de secreções.
4. Fique atento a pacientes que fazem uso de medicamentos de venda livre, como supressores de tosse, anti-histamínicos e descongestionantes que podem causar o ressecamento e a retenção de secreções. Os preparados para a tosse contendo o mucolítico guaifenesina podem ser apropriadas.

Educação do paciente e manutenção da saúde

1. Instrua o paciente acerca do regime terapêutico, incluindo o término do ciclo de antibióticos, se prescritos, e os efeitos de alimentos ou álcool na absorção dos medicamentos em uso. Se o paciente não estiver sendo tratado com antibióticos, assegure que pode ocorrer a recuperação completa sem tratamento antibiótico na maioria dos casos, mas aconselhe-o a entrar em contato com o médico caso os sintomas não melhorem.
2. Incentive o paciente a procurar atendimento médico por falta de ar, fadiga grave e piora de sua condição.
3. Avise ao paciente que a tosse seca pode persistir após bronquite devido à irritação das vias respiratórias. Utilizar umidificador à beira do leito e prevenção de ambientes secos podem ajudar. Os umidificadores devem ser limpos com frequência para evitar o crescimento de mofo.
4. Incentive o paciente a discutir terapias complementares e alternativas com o médico. Quando questionadas, algumas pessoas dizem que usam o alho como antimicrobiano. Outras ervas que muitos acreditam ser úteis para asma e bronquite são equinácea, eucalipto e tomilho; no entanto, não há estudos definitivos que mostrem algum benefício. Como muitos produtos fitoterápicos e suplementos não são padronizados e podem ser misturados a outros ingredientes, a segurança e a eficácia não podem ser garantidas.

Reavaliação: resultados esperados

- Tosse efetiva, expectorando secreções claras.

Pneumonia

A *pneumonia* é um processo inflamatório que acomete as vias respiratórias terminais e os alvéolos pulmonares, e é causada por agentes infecciosos (Tabela 11.1). Pode ser classificada de acordo com o agente etiológico.

Fisiopatologia e etiologia

1. Pneumonia adquirida na comunidade (PAC) é uma doença infecciosa frequentemente causada por bactérias *Streptococcus pneumoniae, Haemophilus influenzae* e *Moraxella catarrhalis*, bem como o rinovírus e o vírus da gripe.
2. O desenvolvimento de PAC pode ser o resultado de falha nas defesas do hospedeiro, exposição a um microrganismo virulento ou exposição maciça. Um organismo consegue acesso aos pulmões por aspiração do conteúdo orofaríngeo, inalação de secreções respiratórias de indivíduos infectados, corrente sanguínea ou propagação direta para os pulmões em consequência de cirurgia ou traumatismo.
3. Os fatores de risco incluem alteração do estado mental, tabagismo, consumo de álcool, hipoxemia, inalações tóxicas, edema pulmonar, uremia, desnutrição, obstrução brônquica, idade avançada, imunossupressão, doença cardíaca, doença pulmonar subjacente (fibrose cística, bronquiectasia, DPOC, disfunção ciliar, câncer de pulmão), infecção respiratória viral e história de pneumonia.
   a. Pacientes imunocomprometidos incluem aqueles que recebem corticosteroides, imunossupressores, quimioterapia ou radioterapia; aqueles com câncer, infecção pelo HIV, síndrome da imunodeficiência adquirida (AIDS) e alcoolismo; aqueles que são usuários de drogas ilícitas intravenosas (IV); e aqueles submetidos a transplante de órgãos.
   b. Esses indivíduos têm risco maior de desenvolver infecção maciça. Os agentes infecciosos incluem bacilos gram-negativos aeróbios e anaeróbios, *Staphylococcus*, *Nocardia*, fungos, *Candida*, vírus como o citomegalovírus, *Pneumocystis jiroveci*, reativação da tuberculose (TB) e outros.
4. Quando ocorre pneumonia bacteriana em um indivíduo saudável, obtém-se habitualmente história pregressa de doença viral.
5. Outros fatores predisponentes incluem condições que interferem na drenagem natural de secreções do pulmão, como tumor, anestesia geral, imobilidade pós-operatória; depressão do SNC devido a medicamentos, distúrbios neurológicos, consumo excessivo de álcool; e intubação.
6. A pneumonia pode ser dividida em três grupos:
   a. Adquirida na comunidade, causada por diversos microrganismos.
      i. Os microrganismos "típicos" incluem *Streptococcus pneumoniae* (organismo mais comum), *Haemophilus influenzae, Staphylococcus aureus, Moraxella catarrhalis*, anaeróbios e bactérias gram-negativas aeróbias, rinovírus e vírus da *influenza*.
      ii. A pneumonia atípica pode ser causada pelas espécies de *Legionella, Mycobacterium pneumoniae* e *Chlamydophila pneumoniae*.
   b. A pneumonia associada aos cuidados à saúde, também denominada como *hospitalar* ou *nosocomial*, se deve principalmente a bacilos gram-negativos e estafilococos. As infecções nosocomiais incluem pacientes que foram recentemente hospitalizados um período de 90 dias da infecção, moram em uma clínica de repouso ou de longa permanência, ou receberam terapia antimicrobiana parenteral, quimioterapia ou tratamento de feridas em até 30 dias da pneumonia.
   c. Pneumonia no indivíduo imunocomprometido.
7. Indivíduos com mais de 65 anos têm alta taxa de mortalidade, mesmo com suporte de terapia antimicrobiana apropriada.

Alerta de enfermagem
A pneumonia recorrente geralmente indica doença subjacente, como câncer de pulmão, mieloma múltiplo, bronquiectasia ou DPOC.

Manifestações clínicas

Para os tipos mais comuns de pneumonia bacteriana:
1. A PAC bacteriana típica apresenta sintomas como febre, dispneia, fadiga e tosse produtiva e, muitas vezes, com dor torácica pleurítica.
2. A dor torácica pleurítica pode ser agravada pela respiração/tosse.
3. Uso de músculos acessórios, em casos de dispneia e taquipneia, e fadiga.
4. Pode ocorrer taquicardia.

Avaliação diagnóstica

1. A radiografia de tórax revela infiltrado discernível e presença/extensão da doença pulmonar, consolidação tipicamente.
2. A coloração e a cultura pelo método de Gram juntamente ao teste de sensibilidade de cultura de escarro são exames confiáveis para diagnósticos se as amostras forem coletadas de forma correta, sem contaminação por saliva (se houver contaminação por saliva haverá excesso de células epiteliais escamosas) e se for identificado um organismo predominante.
   a. Muitos pacientes, especialmente idosos, não são capazes de produzir uma amostra adequada de escarro.
   b. Devem ser obtidas amostras de secreção endobrônquicas de pacientes intubados.
   c. A PAC é frequentemente diagnosticada presuntivamente, sem cultura, mas deve ser investigada à procura de patógenos específicos que podem modificar significativamente as decisões quanto ao tratamento padrão, com base na cultura da secreção pulmonar (a coloração pelo método de Gram geralmente mostra poucos ou nenhum organismo predominante na PAC atípica).
3. As indicações para cultura de secreção pulmonar incluem:
   a. Todos os pacientes que necessitam de intubação e ventilação pulmonar mecânica.
   b. Pacientes não intubados e com fatores de risco para *Pseudomonas aeruginosa* ou outra infecção multirresistente por agentes patogênicos gram-negativos, incluindo DPOC grave, uso crônico de corticosteroides orais e pessoas que consomem álcool de forma abusiva.
   c. Pacientes não intubados, mas com fatores de risco para *Staphylococcus aureus*, incluindo doença renal em estágio terminal, recebendo hemodiálise, história de uso de drogas ilícitas injetáveis, infiltrados pulmonares cavitários e pneumonia aguda pós-*influenza*.
4. Antes de iniciar o tratamento, devem ser obtidas amostras de sangue, a fim de detectar bacteriemia em pacientes internados em unidade de terapia intensiva (UTI), lesão cavitária na radiografia de tórax, leucopenia, consumo abusivo ativo de álcool, doença hepática crônica grave, asplenia, teste de antígeno urinário pneumocócico positivo ou derrame pleural.
5. Os testes imunológicos podem ser solicitados para detectar antígenos no soro, no escarro e na urina.
6. Podem ser utilizados escores de gravidade da doença, como os critérios CURB-65 (confusão, uremia, frequência respiratória, pressão arterial [PA] baixa, 65 anos ou mais), ou o índice de gravidade da pneumonia, para identificar pacientes com PAC candidatos a tratamento ambulatorial.

Tabela 11.1 Pneumonias comumente identificadas.

Tipo	Organismo responsável	Manifestações
Bacteriana Pneumonia estreptocócica (pneumonia pneumocócica) (60% dos casos de pneumonia adquirida na comunidade)	• *Streptococcus pneumoniae*	• Pode-se obter história de infecção respiratória pregressa • Início repentino, com tremores e calafrios • Rápida elevação da febre; taquipneia • Tosse, com expectoração de cor ferruginosa ou esverdeada (purulenta) • Dor pleurítica agravada pela tosse • Macicez torácica à percussão; crepitações, sons de respiração brônquica **Alerta gerontológico** Confusão mental e/ou aumento da frequência respiratória podem constituir as únicas manifestações no paciente idoso.
Pneumonia estafilocócica	• *Staphylococcus aureus*	• Com frequência, história de infecção viral, particularmente *influenza* • Desenvolvimento insidioso de tosse, com expectoração de muco amarelo, com raias de sangue • O início pode ser repentino se o paciente for ambulatorial • Febre, dor torácica pleurítica, dispneia progressiva • Pulso variável; pode estar lento proporcionalmente à temperatura
Pneumonia por bacilos entéricos gram-negativos	• Espécies de *Klebsiella*, *Pseudomonas*, *Escherichia coli*, *Serratia*, espécies de *Proteus*	• Início súbito com febre, calafrios, dispneia • Dor torácica pleurítica e produção de expectoração purulenta
Espécies de *Legionella*	• *Legionella pneumophila*	• Febre alta, calafrios, dor torácica, taquipneia • Desconforto respiratório
Pneumonia por *Haemophilus influenzae* Pneumonia por *Moraxella catarrhalis*	• *H. influenzae* • *M. catarrhalis*	• Manifestação súbita de tosse, febre, calafrios, taquipneia
Atípica e não bacteriana Pneumonia por micoplasma ou clamídia (*Legionella pneumoniae* também pode ser incluída nesta categoria)	• *Mycoplasma pneumoniae*, *Chlamydia trachomatis* ou *L. pneumophila*	• Início gradual; cefaleia grave; tosse irritante pouco produtiva, expectoração de muco • Anorexia; mal-estar • Febre; congestão nasal; dor de garganta

Apresentação clínica	Tratamento*	Complicações
• Geralmente acomete um ou mais lobos • A radiografia de tórax revela consolidação das áreas afetadas • Pneumonia comum adquirida na comunidade, bem como observada em residentes de asilos, alcoólatras, fumantes, portadores de doença pulmonar obstrutiva crônica (DPOC), usuários de drogas ilícitas intravenosas, infecção prévia pelo vírus da imunodeficiência humana (HIV), obstrução endobrônquica	• Não resistente à penicilina: MIC < 2 mg/mℓ • Penicilina G, amoxicilina • Resistente à penicilina: MIC > 2 mg/mℓ • Agentes escolhidos com base na sensibilidade, incluindo cefotaxima, ceftriaxona, fluoroquinolona	• Choque • Derrame pleural • Superinfecção • Pericardite • Otite média
• Comumente observada em ambientes institucionais; durante a epidemia de gripe *influenza*; no uso abusivo de drogas ilícitas IV; e DPOC, em fumantes, bronquiectasias • Essas infecções geralmente levam a necrose e destruição do tecido pulmonar • O tratamento deve ser vigoroso e prolongado devido à tendência da doença de destruir os pulmões • O organismo pode desenvolver resistência rápida aos medicamentos • Convalescença prolongada	• Sensível à meticilina: penicilinas antiestafilocócicas, cefazolina, clindamicina • Resistente à meticilina: vancomicina ou sulfametoxazol com trimetropima (SMX-TMP) para *S. aureus* resistente à meticilina	• Derrame pleural/pneumotórax • Abscesso pulmonar • Empiema • Meningite
• A infecção geralmente ocorre a partir da aspiração da microbiota faríngea para os bronquíolos • Observada em indivíduos com doença grave; está entre as causas mais comuns de pneumonia hospitalar	• Enterobacteriaceae: cefalosporina de terceira geração, carbapeném (medicamento de escolha se produtora de betalactamase de espectro estendido), betalactâmico/inibidor de betalactamase, fluoroquinolona • *Pseudomonas aeruginosa*: betalactâmico antipseudômonas mais ciprofloxacino ou levofloxacino ou aminoglicosídeo, aminoglicosídeo mais ciprofloxacino ou levofloxacino	• Necrose precoce do tecido pulmonar com formação rápida de abscesso • Alta mortalidade
• Pico de incidência em pessoas com mais de 50 anos que sejam fumantes de cigarro e tenham doenças subjacentes que aumentem a suscetibilidade à infecção, ou que estiveram em um cruzeiro por navio nas últimas 2 semanas	• Fluoroquinolona, azitromicina, doxiciclina	• Falência respiratória
• Comum em fumantes e ex-fumantes • Pode afetar adultos jovens saudáveis • Raios X podem mostrar consolidação • Muitas vezes, identificada no início da infecção pelo HIV e pode ser a primeira indicação de tumor endobrônquico	• Organismos não produtores de betalactamase: amoxicilina, fluoroquinolonas, doxiciclina, azitromicina, claritromicina • Organismos produtores de betalactamase: cefalosporinas de segunda ou terceira geração, amoxicilina clavulanato, fluoroquinolonas, doxiciclina, azitromicina, claritromicina	• Alta mortalidade em pacientes com doença de base (câncer, DPOC) • Derrame pleural é comum
• Ocorre mais comumente em crianças e adultos jovens, bem como em idosos em ambiente comunitário ou hospitalar • Aumento dos anticorpos séricos de fixação do complemento ao organismo • Mais comum em DPOC e em fumantes	• Para micoplasma ou *Chlamydophila pneumoniae*: macrolídios, fluoroquinolonas • Para *Legionella*: fluoroquinolonas, azitromicina, doxiciclina	• Tosse persistente, meningoencefalite, polineurite, artrite monoarticular, pericardite, miocardite • A pneumonia por clamídia tem sido implicada em lesões ateromatosas cardíacas em alguns pacientes

(*continua*)

Tabela 11.1 Pneumonias comumente identificadas. (*Continuação*)

Tipo	Organismo responsável	Manifestações
Pneumonia viral	• Vírus *influenza* • Vírus *parainfluenza* • Vírus sincicial respiratório • Rinovírus • Adenovírus • Varicela, sarampo, rubéola, herpes simples, citomegalovírus e vírus Epstein-Barr	• Tosse • Os sintomas constitucionais podem ser pronunciados (cefaleia grave, anorexia, febre e mialgia)
Pneumonia por *Pneumocystis jiroveci*	• *P. jiroveci*	• Início insidioso • Aumento da dispneia e tosse não produtiva • Taquipneia; progride rapidamente para retração intercostal, batimento das asas nasais e cianose • Redução da tensão superficial de oxigênio arterial • A radiografia de tórax revelará pneumonia intersticial bilateral difusa
Pneumonia fúngica	• *Aspergillus fumigatus*	• Febre, tosse produtiva, dor torácica, hemoptise • A radiografia de tórax revela grande variedade de anormalidades, desde infiltrados até consolidação, cavitação e empiema

*Pacientes com pneumonia adquirida na comunidade devem ser tratados por, no mínimo, 5 dias, estar afebris em 48 a 72 h e clinicamente estáveis antes de suspender os antibióticos.

Manejo

1. Terapia antimicrobiana – depende de recomendações empíricas e/ou identificação laboratorial do microrganismo etiológico e sua sensibilidade a agentes antimicrobianos específicos.
2. Oxigenoterapia, se o paciente apresentar troca gasosa prejudicada.
3. Pacientes com hipoxemia ou desconforto respiratório que são refratários ao oxigênio devem receber teste terapêutico cauteloso de ventilação não invasiva, a menos que seja necessária intubação imediata devido à hipoxemia grave ou insuficiência respiratória aguda.
4. Ventilação com baixo VC (6 mℓ/kg de peso corporal ideal) para pneumonia bilateral difusa ou SDRA.
5. Mobilização precoce quando o paciente apresenta-se clinicamente estável reduz o tempo de permanência hospitalar.
6. Verifique a vacinação contra *influenza* e pneumococo. Caso o paciente não esteja vacinado ou com seu estado vacinal incerto, realize a imunização antes da alta hospitalar.
7. Aconselhe e auxilie na cessação do tabagismo em caso de pacientes fumantes.
8. Medidas de proteção respiratória, incluindo a higiene recorrente das mãos e utilização de máscaras em pacientes com tosse, devem ser empregadas em ambientes ambulatoriais e no pronto-socorro, para reduzir a disseminação de infecções respiratórias.

Complicações

1. Derrame pleural.
2. Hipotensão sustentada e choque, especialmente em doença bacteriana por microrganismos gram-negativos, particularmente em pacientes idosos.
3. Empiema.
4. Superinfecção: pericardite, bacteriemia e meningite.
5. *Delirium* – considerado uma emergência médica.
6. Atelectasia – decorrente de rolhas de muco.
7. Resolução retardada.

Avaliação de enfermagem

1. Obtenha cuidadosamente a história de saúde do paciente, a fim de auxiliar na definição do diagnóstico etiológico. Epidemiologia local e histórico de viagens do paciente, histórico de exposições e epidemias locais ou nacionais podem ajudar na identificação de pneumonia.
   a. História de doença respiratória recente, histórico médico completo e história social, incluindo fatores de risco para pneumonia.
   b. Expectoração purulenta, aumento da expectoração, febre, calafrios, dor pleurítica, dispneia e taquipneia.
   c. Qualquer padrão de doença na família.
   d. Medicamentos (incluindo uso recente de antibióticos) e alergias.
2. Observe se o paciente apresenta dispneia, fadiga excessiva, alterações no estado mental, ansiedade ou dificuldade respiratória.
3. Ausculte à procura de crepitações que ocorram na região afetada e de sons respiratórios brônquicos quando houver consolidação (preenchimento de espaços aéreos com exsudato).

Diagnósticos de enfermagem

- Troca gasosa prejudicada relacionada com diminuição da ventilação, secundária à inflamação e infecção acometendo espaços aéreos distais
- Desobstrução ineficaz de vias respiratórias associada ao excesso de secreções traqueobrônquicas
- Dor aguda relacionada com processo inflamatório, infecção e dispneia
- Risco de lesão secundária decorrente de complicações.

Intervenções de enfermagem

Melhora das trocas gasosas

1. Observe o paciente à procura de dispneia, hipoxia, cianose e confusão mental, indicando piora do quadro.

Apresentação clínica	Tratamento*	Complicações
• Na maioria dos pacientes, a gripe começa como uma coriza aguda e mialgias; outros têm bronquite e pleurisia, enquanto outros ainda desenvolvem sintomas gastrintestinais • Risco de desenvolver *influenza* relacionado com aglomeração e contato próximo com grupos	• Tratar os sintomas • Vacinação profilática recomendada para pessoas de alto risco (acima de 65 anos; doença cardíaca ou pulmonar crônica, diabetes e outros distúrbios metabólicos) • Para o vírus da gripe: oseltamivir, zanamivir	• Pessoas com outras doença de base têm risco aumentado de complicações, pneumonia por *influenza* primária e pneumonia bacteriana secundária • Superinfecção bacteriana • Pericardite • Endocardite
• Geralmente observada em hospedeiro cuja resistência esteja comprometida; infecção oportunista mais comum na AIDS, nos EUA • O organismo invade os pulmões de pacientes imunossuprimidos (devido a AIDS, câncer, leucemia) ou após terapia imunossupressora para câncer, transplante de órgãos ou doença do colágeno • Frequentemente associada à infecção concomitante por vírus (citomegalovírus), bactérias e fungos	• SMX-TMP dapsona com trimetoprima, clindamicina com primaquina • Metanossulfonato de pentamidina	• Pacientes gravemente enfermos • Prognóstico reservado porque geralmente é a complicação de um distúrbio subjacente grave
• Indivíduo neutropênico mais suscetível • Pode desenvolver *Aspergillus* como uma superinfecção • Frequentemente observada na doença tardia do HIV	• Anfotericina B; itraconazol	• Alta taxa de mortalidade • Invade os vasos sanguíneos e destrói o tecido pulmonar por invasão direta e infarto vascular

2. Acompanhe os valores de gasometria arterial/$SatO_2$ para determinar a necessidade de complementação com oxigênio e a resposta à oxigenoterapia.
3. Administre oxigênio em uma concentração que mantenha PaO_2/$SatO_2$ em um nível aceitável. A hipoxemia pode ser decorrente de um desequilíbrio na relação V/Q, com *shunt* nos segmentos pulmonares afetados.
4. Tenha cautela na administração de altas concentrações de oxigênio em pacientes com DPOC, particularmente com evidência de retenção de CO_2; o uso de altas concentrações de oxigênio pode agravar a ventilação alveolar em alguns pacientes, ao deprimirem o único estímulo ventilatório restante. Se forem administradas altas concentrações de oxigênio, monitore o estado de alerta do paciente e os níveis de PaO_2 e $PaCO_2$ à procura de sinais de retenção de CO_2.
5. Coloque o paciente em posição ereta se possível, a fim de obter maior expansão pulmonar e melhorar a aeração. Em situações clinicamente estáveis, deve-se mudar o paciente frequentemente de decúbito e aumentar o nível de atividade (sentar-se na cadeira, deambular conforme tolerado).

Melhora da liberação das vias respiratórias

1. Quando solicitado, obtenha uma amostra de escarro recém-expectorado para coloração de Gram e cultura, antes do início do tratamento com antibióticos. Amostras coletadas pela manhã são preferíveis. Instrua o paciente da seguinte maneira:
   a. Solicite que realize a higiene bucal e enxágue a boca com água, para minimizar a contaminação pela microbiota normal.
   b. Peça que respire profundamente diversas vezes.
   c. Solicite que tussa profundamente e deposite o material expectorado em recipiente estéril.
2. Ausculte o tórax, a fim de detectar crepitações e roncos. Incentive o paciente a respirar fundo e tossir para reduzir as secreções retidas que interferem nas trocas gasosas. Aspire, quando necessário.
3. Incentive o paciente a aumentar a ingestão de líquidos, a menos que contraindicado, para repor as perdas causadas por febre, diaforese, desidratação e taquipneia.
4. Umidifique o oxigênio a 4 ℓ/min para reduzir o ressecamento das mucosas.
5. Utilize o dispositivo PEP, tosse forçada e, possivelmente, percussão torácica e drenagem postural, quando apropriado, para soltar e mobilizar as secreções.
6. Em pacientes clinicamente estáveis, mobilize o paciente a melhorar a ventilação e a eliminação de secreções, reduzindo o risco de atelectasia e agravamento da pneumonia.

Alívio da dor pleurítica

1. Coloque o paciente em uma posição confortável (semi-Fowler) para descansar e respirar. Incentive a mudança frequente de posição para evitar o acúmulo de secreções nos pulmões e a ocorrência de atelectasias.
2. Demonstre como imobilizar o tórax ao tossir.
3. Evite suprimir tosse produtiva.
4. Administre o analgésico prescrito para alívio da dor (não sedativo).
5. Use medidas de conforto para melhorar o controle dos sintomas.
6. Incentive o repouso no leito com mudança de decúbito durante o período febril.
7. Observe se ocorre distensão abdominal ou íleo paralítico, que podem ser o resultado de deglutição de ar durante intervalos de dispneia grave. Introduza uma sonda nasogástrica (NG) ou retal, conforme prescrito.

Alerta gerontológico
Os sedativos, opioides e supressores de tosse devem ser usados com cautela em pacientes idosos, em virtude de sua tendência a suprimir os reflexos de tosse e engasgo, assim como o impulso respiratório. Além disso, proporcione e incentive a higiene bucal frequente para a prevenção de pneumonia.

Monitoramento de complicações

1. Esteja ciente de que podem se desenvolver complicações fatais durante o período inicial do tratamento antimicrobiano.
2. Monitore, em intervalos regulares, temperatura, pulso, respiração, PA, oximetria, estado mental e evidências de dispneia para avaliar a resposta do paciente à terapia.
3. Ausculte os pulmões e o coração. Sopros cardíacos ou fricção de atrito podem indicar endocardite bacteriana aguda, pericardite ou miocardite.
4. Efetue vigilância de enfermagem especial para pacientes com:
   a. Alcoolismo, DPOC e imunossupressão – esses indivíduos, assim como os pacientes idosos, podem apresentar pouca ou nenhuma febre.
   b. Bronquite crônica – pode ser difícil detectar alterações, visto que o paciente pode apresentar grave comprometimento da função pulmonar e produção regular de muco.
   c. Epilepsia – a pneumonia pode ser resultante de aspiração após uma convulsão.
   d. *Delirium* – pode ser causado por hipoxia, meningite e abstinência de álcool.
5. Observe esses pacientes quanto a comportamento incomuns, alterações no estado mental, torpor e insuficiência cardíaca.
6. Avalie persistência da febre ou o seu retorno, sugerindo provavelmente resistência bacteriana aos antibióticos.

Alerta de enfermagem
As causas e o tratamento do *delirium* devem ser identificados para controlar os sintomas e prevenir a exaustão e a insuficiência cardíaca. Prepare o paciente para punção lombar, se indicado, para excluir a possibilidade de meningite, que pode ser letal. Deve-se considerar sedação moderada com cautela.

Educação do paciente e manutenção da saúde

1. Explique ao paciente a necessidade de completar todo o ciclo de antibióticos.
2. Informe ao paciente que a fadiga e a fraqueza podem persistir após a pneumonia.
3. Uma vez clinicamente estável, incentive o aumento gradual das atividades para melhorar a ventilação e reduzir os riscos de imobilidade.
4. Demonstre e ensine os exercícios de respiração para limpar os pulmões e promover a expansão e a função completas.
5. Explique que geralmente se realiza uma radiografia de tórax em 4 e 6 semanas após a recuperação, para avaliar os pulmões quanto à limpeza e detectar qualquer tumor ou causa subjacente.
6. Aconselhe o abandono do tabagismo. A fumaça do cigarro destrói a ação ciliar traqueobrônquica, o que constitui a primeira linha de defesa dos pulmões, também irrita a mucosa dos brônquios e inibe a função das células de defesa nos alvéolos (macrófagos).
7. Aconselhe o paciente a manter a resistência natural com boa nutrição, descanso adequado e atividade física, quando tolerada. Um episódio de pneumonia pode tornar o paciente suscetível a infecções respiratórias recorrentes.
8. Instrua o paciente a evitar fadiga, extremos súbitos de temperatura e consumo excessivo de álcool, pois diminuem a resistência à pneumonia.
9. Verifique e incentive a imunização com as vacinas pneumocócicas e contra influenza (ver p. 194). A vacina contra influenza está associada à redução das hospitalizações por pneumonia, gripe e morte de idosos que vivem em comunidade.
10. Aconselhe o paciente a evitar o contato com pessoas com infecções do trato respiratório superior por vários meses após a resolução da pneumonia.
11. A higiene respiratória e das mãos inclui a lavagem frequente das mãos, especialmente após contato com outras pessoas.

Reavaliação: resultados esperados

- Redução da cianose e dispneia; melhora nos níveis de gasometria arterial e $SatO_2$
- Tosse efetiva; ausência de crepitações
- Aparência mais confortável; ausência de dor
- Febre controlada; nenhum sinal de infecção resistente.

Pneumonia por aspiração

A *aspiração* é a inalação de secreções orofaríngeas e/ou conteúdo gástrico para as vias respiratórias inferiores. Pode levar a pneumonia aguda.

Fisiopatologia e etiologia

1. Perda dos reflexos protetores das vias respiratórias (deglutição, tosse) causada por alteração do estado de consciência, superdosagem de álcool ou drogas ilícitas, convulsões, acidente vascular cerebral (AVC), traumatismo craniano, anestesia geral, massa ou lesão intercraniana, durante procedimentos de reanimação, pacientes gravemente enfermos ou debilitados e anormalidades nos reflexos de tosse e deglutição.
2. Outras condições e fatores de risco associados à aspiração incluem o seguinte:
   a. Estenoses esofágicas e divertículos, neoplasias de cabeça e pescoço, fístula traqueoesofágica e refluxo gastresofágico.
   b. Esclerose múltipla, demência, doença de Parkinson, miastenia *gravis* e paralisia pseudobulbar.
   c. Intubação, traqueostomia, endoscopia e broncoscopia.
   d. Pacientes de obstetrícia – em decorrência de anestesia geral, posição de litotomia, retardo do esvaziamento gástrico em decorrência do aumento uterino e das contrações do trabalho de parto.
   e. Condições gastrintestinais – hérnia de hiato, obstrução intestinal, distensão abdominal, sonda nasogástrica ou alimentação por sonda gástrica ou pós-pilórica.
   f. Vômito prolongado e posição recumbente.
3. Os efeitos da aspiração dependem do volume e da natureza do material aspirado.
   a. O ácido gástrico provoca pneumonia química.
   b. Bactérias da orofaringe causam pneumonia por aspiração.
   c. Óleo (mineral ou vegetal) causa pneumonia lipoide exógena.
   d. Um corpo estranho pode causar emergência respiratória aguda e predispor o paciente à pneumonia bacteriana.
   e. Muitos casos de pneumonia resultam da aspiração de patógenos da cavidade oral ou nasofaringe causados por *Streptococcus pneumoniae*, *Haemophilus influenza*, *Staphylococcus aureus* e bactérias gram-negativas. Essas bactérias são relativamente virulentas, de modo que é necessário apenas um leve contato para resultar em pneumonia. O episódio de aspiração pode ser sutil.

Alerta gerontológico
A disfagia orofaríngea é encontrada na maioria das vezes em pacientes idosos (idade média de 84 anos).

Manifestações clínicas

1. Taquicardia e febre.
2. Dispneia, tosse e taquipneia.
3. Hipoxemia e cianose.
4. Sons respiratórios diminuídos, estertores, fricção de atrito pleural e embotamento por superconsolidação à percussão.
5. Expectoração purulenta.

Avaliação diagnóstica

1. A radiografia de tórax pode ser normal inicialmente; com o passar do tempo, revela consolidação e outras anormalidades.

Manejo

1. Desobstrução de vias respiratórias.
   a. Se o corpo estranho estiver visível, poderá ser removido manualmente.
   b. Aspiração traqueal/tubo endotraqueal (TET) – para remover o material aspirado.
   c. Otimize a liberação de secreções e controle a hipoxia, administrando oxigênio suplementar.
2. Terapia antimicrobiana ou terapia específica, dependendo do material aspirado.
3. Pode ser realizada laringoscopia/broncoscopia para aspiração de material sólido.
4. Oxigenoterapia e ventilação assistida se não puder ser mantida uma oxigenação adequada.
5. Reposição de volume de líquidos e correção de acidose para reparação de hipotensão e choque.

Complicações

1. Abscesso pulmonar e empiema.
2. Pneumonia necrosante.
3. SDRA.

Avaliação de enfermagem

1. Avalie a obstrução das vias respiratórias e a hipoxemia.
2. Observe o desenvolvimento de febre, expectoração fétida e congestão.
3. Avalie nível de consciência, reflexo de tosse, capacidade de deglutição e outros fatores de risco para aspiração.

Diagnósticos de enfermagem

- Troca de gases prejudicada relacionada com diminuição da ventilação, em decorrência da inflamação e infecção envolvendo vias respiratórias distais
- Desobstrução ineficaz das vias respiratórias associada ao excesso de secreções traqueobrônquicas
- Dor aguda relacionada com processo inflamatório e dispneia
- Risco de lesão secundária a complicações (ver p. 198 a 202 para intervenções de enfermagem).

Intervenções adicionais de enfermagem

1. Monitore cuidadosamente os pacientes com risco de aspiração.
2. Eleve a cabeceira do leito de pacientes debilitados, que recebem alimentação por sonda e aqueles com risco de aspiração.
3. Para pacientes com sondas de alimentação, certifique-se de que a sonda esteja posicionada corretamente e patente.
   a. Forneça a alimentação pela sonda lentamente, com a cabeceira do leito elevada. Verifique o volume residual.
   b. Confira a posição da sonda no estômago antes de iniciar a alimentação.
   c. Verifique o manguito de traqueostomia ou TET antes da alimentação.
4. Mantenha o paciente em jejum antes da anestesia (pelo menos 8 horas.)[2]
5. Alimente lentamente os pacientes com comprometimento da deglutição e certifique-se de que nenhum alimento fique retido na boca após a alimentação.

[2]N.R.T.: Avalie o protocolo da instituição quanto ao tempo de jejum requerido, segundo tipo de paciente e de intervenção cirúrgica a ser realizada.

Alerta de enfermagem
As taxas de morbidade e mortalidade de pneumonia por aspiração permanecem altas mesmo com o devido tratamento. A prevenção é a chave para evitar o problema.

Embolia pulmonar

A embolia pulmonar (EP) refere-se à obstrução de uma ou mais artérias pulmonares por um trombo (ou trombos), geralmente originado nas veias profundas dos membros inferiores, do lado direito do coração ou, raramente, dos membros superiores, que se desprende e é transportado até a rede vascular pulmonar.

A EP aguda é uma forma comum de tromboembolismo venoso (TEV), levando a desequilíbrio na relação V/Q, aumento da resistência vascular pulmonar, da pressão da artéria pulmonar, da sobrecarga cardíaca direita e insuficiência cardíaca, diminuição do débito cardíaco e choque. O infarto pulmonar refere-se à necrose do tecido pulmonar em virtude da redução do suprimento sanguíneo.

Fisiopatologia e etiologia

1. Obstrução, parcial ou total, das artérias pulmonares, causando diminuição ou ausência de fluxo sanguíneo; portanto, há ventilação, mas não perfusão (desequilíbrio V/Q).
2. Consequências hemodinâmicas:
   a. Aumento da resistência vascular pulmonar.
   b. Elevação da pressão arterial pulmonar (PAP).
   c. Aumento da carga de trabalho do ventrículo direito para manter o fluxo sanguíneo pulmonar.
   d. Insuficiência cardíaca direita.
   e. Diminuição do débito cardíaco.
   f. Diminuição da PA.
   g. Choque.
   h. Risco de hipoxemia.
3. Os êmbolos pulmonares podem variar em tamanho e gravidade das consequências.
4. Os fatores predisponentes incluem:
   a. Estase e imobilização prolongada.
   b. Flebite concomitante.
   c. Insuficiência cardíaca e AVC.
   d. Lesão na parede vascular.
   e. Distúrbios da coagulação e estado hipercoagulado.
   f. Neoplasia.
   g. Idade avançada, terapia com estrogênio e contraceptivos orais.
   h. Fratura de ossos longos.
   i. Obesidade.

Alerta de enfermagem
Deve-se estar atento a pacientes de alto risco para embolia pulmonar – imobilização, traumatismo pélvico (especialmente cirúrgico) e dos membros inferiores (especialmente fratura de quadril), obesidade, história de doença tromboembólica, varizes, gravidez, insuficiência cardíaca, infarto agudo do miocárdio, doença maligna, pacientes em pós-operatórios e pacientes idosos.

Manifestações clínicas

1. Início rápido de dispneia em repouso, dor torácica pleurítica, tosse, síncope, *delirium*, apreensão, taquipneia, diaforese e hemoptise. A manifestação pode ser prolongada e apresentar-se de modo leve se a obstrução for parcial.
2. Dor torácica com apreensão e sensação de morte iminente ocorrem quando a maior parte da artéria pulmonar está obstruída.

3. Taquicardia, estertores, febre, hipotensão, cianose, galope cardíaco e componente pulmonar alto na segunda bulha (B_2).
4. Dor na panturrilha ou na coxa, edema, eritema, hipersensibilidade ou cordão venoso palpável (sinais sugestivos de trombose venosa profunda).

Alerta de enfermagem
Suspeite fortemente de embolia pulmonar se houver deterioração sutil ou significativa na condição do paciente e achados cardiovasculares e pulmonares inexplicáveis.

Avaliação diagnóstica

1. Imagem torácica – varredura de V/Q (possivelmente usando tomografia computadorizada com emissão de fóton único) ou tomografia computadorizada (TC) com contraste helicoidal.
2. Angiografia pulmonar – se os exames não invasivos forem inconclusivos ou se o paciente não for candidato a testes não invasivos. Exames de contraste devem ser evitados em mulheres grávidas ou pessoas com insuficiência renal avançada.
3. Teste do D-dímero – para embolia pulmonar de probabilidade baixa a intermediária.
4. Valores de gasometria arterial – geralmente ocorre a diminuição da PaO_2, devido a anormalidades na perfusão pulmonar.
5. Radiografia de tórax – infiltrado normal ou possivelmente em forma de cunha.

Manejo

Manejo de emergência

Em caso de embolia pulmonar maciça, o objetivo é estabilizar o estado cardiorrespiratório.

Alerta de enfermagem
A embolia pulmonar maciça é uma emergência médica; a condição do paciente tende a se deteriorar rapidamente. Ocorre diminuição profunda do débito cardíaco, acompanhada de elevação da pressão ventricular direita.

1. Administre oxigênio para aliviar a hipoxemia, o desconforto respiratório, a cianose e dilatar a vasculatura pulmonar.
2. Instale um cateter IV para infusão de medicamentos e fluidos.
3. Os vasopressores, os agentes inotrópicos, como dopamina, e agentes antiarrítmicos podem ser indicados para suporte circulatório, se o paciente estiver instável.
4. O eletrocardiograma (ECG) é monitorado continuamente à procura de achados sugestivos de insuficiência cardíaca direita, que pode ter início rápido. As alterações podem incluir taquicardia sinusal, ondas Q, inversão tardia da onda T, onda S na derivação I, bloqueio do ramo direito, desvio do eixo direito, fibrilação atrial e alterações da onda T.
5. Podem ser administradas pequenas doses de morfina IV para aliviar a ansiedade, o desconforto torácico (que melhora com a ventilação) e facilitar a adaptação do paciente à ventilação pulmonar mecânica, se necessário.
6. Angiografia pulmonar, imagens do tórax, medidas hemodinâmicas, análise da gasometria arterial e outros exames devem ser realizados.

Manejo subsequente | Anticoagulação e trombólise

1. A terapia anticoagulante inclui heparina de baixo peso molecular subcutânea (HBPM), heparina IV ou heparina não fracionada (HNF) subcutânea com monitoramento, HNF subcutânea não monitorada baseada no peso ou na administração de fondaparinux subcutâneo.
2. Os anticoagulantes impedem a formação de trombos e prolongam o tempo de coagulação do sangue; mas não dissolvem os coágulos.
   a. A HNF deve ser administrada como dose de ataque IV, geralmente seguida de administração contínua por bomba de infusão ou gotejamento ou administrada de forma intermitente em intervalos de 4 a 6 horas.
   b. A dosagem deve ser ajustada para manter o tempo de tromboplastina parcial (PTT) em 1½ a 2 vezes do valor identificado antes do tratamento (se o valor era normal).
   c. Pode ser administrado sulfato de protamina para neutralizar a heparina em caso de hemorragia grave.
3. A anticoagulação oral com varfarina é normalmente empregada como terapia anticoagulante de acompanhamento após o estabelecimento da terapia com heparina. Ela interrompe o mecanismo de coagulação por interferir na síntese da protrombina e dos fatores VII, IX e X, que são dependentes de vitamina K.
   a. A dose deve ser controlada por meio de exames seriados, o valor desejado é de 2,0 a 3,0, expresso como razão normalizada internacional (INR), pela maioria dos laboratórios.
   b. O plasma fresco congelado (FFP) deve ser administrado para uma reversão emergencial da INR maior que 9 (2 unidades de FFP para pacientes com risco baixo a moderado de sangramento, 4 unidades para aqueles com alto risco).
   c. A vitamina K pode ser administrada por via oral quando a INR for maior que 5, em adição a doses de contenção de coumadina ou por infusão IV lenta para sangramento significativo.
4. Agentes trombolíticos (fibrinolíticos), como a estreptoquinase, podem ser utilizados em pacientes com embolia pulmonar maciça.
   a. Efetivo na lise de trombos recém-formados.
   b. Melhora do estado circulatório e hemodinâmico.
   c. Administrado por via IV em uma dose de ataque, seguida de infusão contínua.
5. Os novos agentes trombolíticos específicos (ativador do plasminogênio tecidual, complexo ativador da estreptoquinase, uroquinase de cadeia simples) são os de escolha.
   a. Esses agentes ativam o plasminogênio somente dentro do próprio trombo, e não de forma sistêmica.
   b. Minimizam a ocorrência de fibrinólise generalizada e subsequente sangramento.
6. Hemorragia intracraniana prévia, doença cerebrovascular intracraniana estrutural, conhecida como malformação arteriovenosa, neoplasia intracraniana conhecida, AVC isquêmico em 3 meses, suspeita de dissecção aórtica, sangramento, cirurgia recente da medula espinal ou do cérebro e traumatismo fechado de cabeça ou de face recente são contraindicações absolutas aos fibrinolíticos. Deve ser dada atenção quando administrados a pacientes com mais de 75 anos, fazendo uso de agentes anticoagulantes, gravidez, punções vasculares compressíveis, reanimação cardiopulmonar prolongada ou traumática, sangramento interno recente, história de hipertensão grave, PA sistólica atual maior que 180 ou PA diastólica maior que 110, demência, AVC isquêmico remoto e cirurgia de grande porte no intervalo de 3 semanas.
7. São indicadas meias de compressão graduadas, com compressão de 30 a 40 mmHg, na altura dos joelhos e de tamanho adequado para ajudar a dilatar as veias profundas e diminuir o edema e as úlceras venosas, que podem se desenvolver devido à síndrome pós-trombótica, e para reduzir o risco de recorrência de trombose venosa profunda (TVP) e EP.

Alerta gerontológico
Considere a idade do paciente e o nível da INR na dosagem da terapia de anticoagulação. Pacientes idosos geralmente precisam de um regime de dosagem reduzido.

Intervenção cirúrgica

1. Quando a anticoagulação e a trombólise são contraindicadas ou o paciente apresenta embolização recorrente ou desenvolve complicações graves da terapia medicamentosa.
2. Colocação de filtro intraluminal de inserção transvenosa na veia cava inferior, para impedir a migração de êmbolos (Figura 11.2). É inserido por meio da veia femoral ou da jugular através de um cateter.
3. Embolectomia (remoção de obstrução embólica pulmonar), por embolectomia cirúrgica aberta ou embolectomia por cateter com fragmentação.

Baseado em evidências
Poterucha, T. J., Bergmark, B., Aranki, S. *et al.* (2015). Surgical pulmonary embolectomy. *Circulation, 132*, 1146-1151.

Complicações

1. Sangramento em consequência do tratamento.
2. Insuficiência respiratória.
3. Hipertensão pulmonar tromboembólica crônica (HPTEC) e *cor pulmonale.*

Avaliação de enfermagem

1. Obtenha histórico de enfermagem com ênfase no início e na gravidade da dispneia e na natureza da dor torácica, bem como levantamento de histórico medicamentoso prévio para contraindicações à terapia trombolítica.
2. Examine os membros inferiores do paciente com cuidado. Avalie edema da perna, escurecimento da pele, calor, dor à pressão sobre o músculo gastrocnêmio e dor na dorsiflexão do pé (sinal de Homans positivo), que indica a tromboflebite como causa.
3. Monitore a frequência respiratória – pode estar acelerada desproporcionalmente quanto ao grau de febre e taquicardia.
   a. Observe a relação entre inspiração e expiração.
   b. Percuta à procura de ressonância ou macicez.
   c. Ausculte à procura de atrito, crepitações, roncos e sibilos.
4. Ausculte o coração; procure o desdobramento da segunda bulha cardíaca.
5. Avalie os resultados da INR para pacientes em uso de anticoagulantes e comunique prontamente os resultados que estiverem fora do intervalo terapêutico. Preveja mudança de dose.

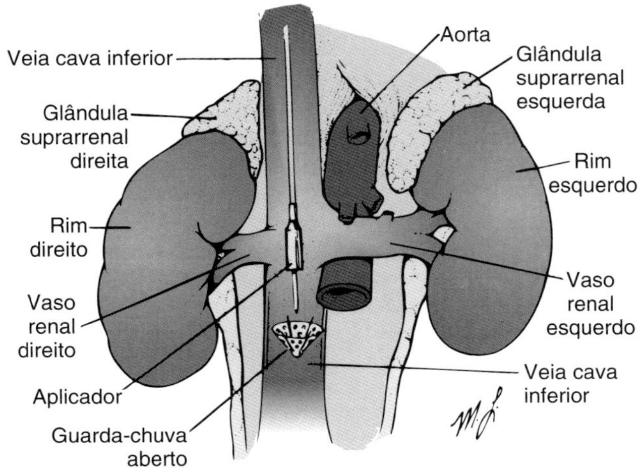

Figura 11.2 Inserção de filtro em forma de guarda-chuva na veia cava inferior, para prevenir embolia pulmonar. O filtro (comprimido dentro de um cateter introdutor) é inserido por uma incisão na veia jugular interna direita. O introdutor é retirado quando o filtro se fixa à parede da veia cava inferior após a ejeção do aplicador.

Diagnósticos de enfermagem

- Padrão respiratório ineficaz relacionado com aumento agudo do espaço morto aéreo alveolar e possíveis alterações na mecânica pulmonar em decorrência da embolia
- Perfusão tissular prejudicada (pulmonar) associada à diminuição da circulação sanguínea
- Dor aguda (pleurítica) relacionada com congestão, possível derrame pleural e possível infarto pulmonar
- Ansiedade associada a dispneia, dor e gravidade da condição
- Risco de lesão relacionado com alteração das condições hemodinâmicas e terapia anticoagulante.

Intervenções de enfermagem

Correção do padrão respiratório

1. Verifique hipoxia, dispneia, cefaleia, inquietação, apreensão, palidez, cianose e alterações comportamentais.
2. Monitore sinais vitais, ECG, oximetria e níveis de gasometria arterial quanto à adequação da oxigenação.
3. Monitore a resposta do paciente a fluidos IV/vasopressores.
4. Monitore a oxigenoterapia – usada para aliviar a hipoxemia.
5. Prepare o paciente para ventilação assistida quando a hipoxemia não responder ao oxigênio suplementar. Hipoxemia é o resultado do desequilíbrio entre ventilação e perfusão.

Melhora da perfusão tissular

1. Monitore cuidadosamente para identificação de choque – redução da PA, taquicardia e pele fria e pegajosa.
2. Monitore os medicamentos prescritos administrados para preservar a pressão de enchimento do ventrículo direito e aumentar a PA.
3. Mantenha o paciente em repouso no leito durante a fase aguda, para reduzir as demandas de oxigênio e o risco de sangramento.
4. Monitore o débito urinário a cada hora, visto que pode haver redução da perfusão renal e diminuição da filtração glomerular.
5. Forneça meias de compressão antiembólicas com 30 a 40 mmHg de compressão.

Alívio da dor

1. Observe o paciente em busca de sinais de desconforto e dor.
2. Verifique se a dor piora com a respiração profunda e a tosse; ausculte para identificação de fricção de atrito.
3. Administre morfina, conforme prescrição, e monitore o alívio da dor e os sinais de depressão respiratória.
4. Eleve ligeiramente a cabeceira do leito (a menos que seja contraindicado em decorrência do risco de choque) com suporte para manter o tórax imobilizado para promoção de respiração profunda e tosse.
5. Examine cuidadosamente o paciente à procura de sinais de hipoxia quando forem observadas ansiedade, inquietação e agitação, antes de administrar sedativos conforme necessário. Considere chamar o médico quando esses sinais estiverem presentes, especialmente se acompanhados de cianose nos leitos ungueais, palidez ou cianose circumoral e aumento da frequência respiratória.

Redução da ansiedade

1. Corrija a dispneia e alivie o desconforto físico.
2. Explique os procedimentos diagnósticos e as ações esperadas do paciente; corrija conceitos errôneos.
3. Ouça as preocupações do paciente. A escuta ativa alivia a ansiedade e reduz o sofrimento emocional.
4. Fale com calma e devagar.
5. Faça todo o possível para melhorar a sensação de controle do paciente.

Intervenções para complicações

1. Esteja alerta para sangramento – relacionado com terapia anticoagulante ou trombolítica. Pode ocorrer sangramento importante no trato gastrintestinal, no cérebro, nos pulmões, no nariz e no trato geniturinário.

2. Efetue uma prova de guaiaco das fezes para detectar sangue oculto.
3. Monitore a contagem de plaquetas para detectar trombocitopenia induzida por heparina.
4. Minimize o risco de sangramento, realizando análise de gasometria arterial nos membros superiores. Aplique compressão digital no local da punção por 30 minutos. Aplique um curativo compressivo nos locais previamente puncionados. Verifique os locais para possível exsudação.
5. Mantenha o paciente em repouso absoluto durante a terapia trombolítica. Evite manipulação desnecessária.
6. Interrompa a infusão em caso de hemorragia não controlada.
7. Informe imediatamente o médico no caso de alteração nos níveis de consciência, na sensibilidade ou na capacidade de resposta a comandos, mover os membros ou responder a perguntas com uma articulação clara. O surgimento de hemorragia intracraniana pode requerer a descontinuação imediata da anticoagulação, para evitar uma catástrofe neurológica maciça.
8. Esteja alerta para choque por baixo débito cardíaco, secundário à resistência ao fluxo de saída do coração direito ou à disfunção miocárdica devido à isquemia.
   a. Avalie as alterações na coloração da pele, particularmente nos leitos ungueais, lábios, lóbulos das orelhas e mucosas.
   b. Monitore PA, pulso e $SatO_2$.
   c. Controle o débito urinário.
   d. Monitore a infusão IV de vasopressor ou outros agentes prescritos.

Alerta de transição de cuidado
Os cuidados de enfermagem envolvem o manejo da terapia anticoagulante e a identificação precoce de complicações para evitar a readmissão. Pacientes com dispneia inexplicada, intolerância ao exercício ou evidência clínica de insuficiência cardíaca direita devem ser avaliados quanto à HPTEC, com ecocardiograma 6 semanas após EP aguda, para detecção de hipertensão pulmonar persistente. Os fatores de risco para HPTEC incluem múltiplos episódios de EP, complicações significativas na perfusão, idade mais jovem, sexo feminino e propensão genética.

Educação do paciente e manutenção da saúde

1. Avise o paciente sobre a possível necessidade de continuar a terapia anticoagulante por 6 semanas ou até por um período indefinido, bem como sobre considerações de segurança e interações medicamentosas e alimentares com anticoagulantes.
2. Explique sobre interações de alimentos e medicamentos se o paciente faz uso de varfarina.
3. Oriente acerca dos sinais de sangramento, especialmente em gengivas e nariz, hematomas e sangue na urina e nas fezes.
4. Pacientes em terapia anticoagulante devem ser orientados a usar escova de dentes macia, evitar o uso de lâmina de barbear (substituir por barbeador elétrico) e evitar produtos contendo ácido acetilsalicílico. Aconselhe a notificar o médico sobre sangramento ou aumento de equimoses.
5. Alerte sobre a ingestão de medicamentos não prescritos, a menos que sejam aprovados pelo médico, visto que muitos medicamentos podem interagir com anticoagulantes.
6. Instrua o paciente a informar o dentista sobre o uso de anticoagulante.
7. Alerte para evitar períodos longos de inatividade e de sentar-se com as pernas cruzadas, a fim de prevenir recidivas
8. Alerte sobre o perigo de esportes/atividades que possam causar traumatismo ou lesões nas pernas e predispor à formação de um trombo.
9. Incentive o uso de uma pulseira MedicAlert,[3] identificando o paciente como usuário de anticoagulante.
10. Instrua o paciente a perder peso, se possível. A obesidade é um fator de risco.
11. Discuta os métodos contraceptivos com a paciente, quando indicado. Mulheres com história de EP são desaconselhadas a utilizar contraceptivos hormonais.

Reavaliação: resultados esperados

- Verbaliza redução da falta de ar
- Sinais vitais estáveis; débito urinário adequado
- Relata ausência de dor
- Aparenta maior relaxamento; dorme longos períodos
- Apresenta progresso, sem grandes hemorragias ou outras complicações.

Tuberculose

A *tuberculose* (TB) é uma doença infecciosa causada por bactérias (*Mycobacterium tuberculosis*). Geralmente é transmitida de pessoa a pessoa por meio de aerossolização de gotículas (perdigotos). Geralmente infecta o pulmão, mas pode ocorrer em praticamente qualquer local do corpo.

Fisiopatologia e etiologia

Transmissão

1. O termo *Mycobacterium* é descritivo de uma bactéria que se assemelha a um fungo. Os organismos se multiplicam em velocidades variáveis e são caracterizados como organismos aeróbios acidorresistentes, que podem ser eliminados por calor, luz solar e luz ultravioleta.
2. A TB é uma doença transmitida pelo ar, por meio de gotículas, geralmente provenientes do trato respiratório de uma pessoa infectada, que as exala ao tossir, falar, espirrar ou cantar.
3. Quando um indivíduo suscetível inala o ar contendo as gotículas, o microrganismo patogênico é transportado e chega ao pulmão e aos alvéolos pulmonares.
   a. Cerca de 2½ a 12 semanas após a infecção inicial, o teste de TB (derivado proteico purificado [PPD] ou teste de sangue quantiFERON®) apresenta resultado positivo. No entanto, a maioria das pessoas infectadas não desenvolve doenças clínicas, visto que o sistema imunológico consegue controlar a infecção.
   b. Alguns bacilos permanecem viáveis no corpo por anos, como no caso de infecção latente por tuberculose (ILTB). Pessoas com ILTB não apresentam sintomas e não são contagiosas.
4. Pessoas com risco aumentado de TB incluem aquelas com contato próximo a pessoas com TB ativa; pessoas que visitaram África, Ásia, Europa Oriental, América Latina e Rússia; residentes em ambientes de alto risco (presídios, instituições de cuidados a longo prazo e abrigos para sem-teto); trabalhadores de saúde expostos a pacientes de alto risco; e lactentes e crianças ou adolescentes expostos a adultos de alto risco.
5. A preocupação no controle da TB nos EUA[4] tem relação com a prevalência de infecção identificada entre pessoas nascidas no exterior residentes nos EUA, atrasos na detecção e notificação de

[3] N.R.T.: Forma de identificação de pacientes usuários de medicamentos por tempo prolongado, cuja interrupção ou associação a outros fármacos ou substâncias possa trazer riscos à manutenção da saúde e da vida. Também empregada para identificação de alergias. O uso dessa e de outras formas de alerta para promover a reconciliação medicamentosa é de relevância para a segurança do paciente.
[4] N.R.T.: Não apenas os EUA, mas também o Brasil, tem incrementado políticas públicas para o controle da doença, que apresentou incremento nos últimos anos. Consulte o "Manual de recomendações para o Controle de Tuberculose no Brasil", disponível no Ministério da Saúde (*www.saude.gov.br*), em constante atualização.

TB pulmonar e deficiências na identificação e triagem de contatos próximos e pessoas com ILTB que estão em risco de progressão para TB ativa. A população em risco de progressão inclui:
   a. Aqueles que são HIV positivos.
   b. Aqueles que adquiriram infecção por TB nos últimos 2 anos.
   c. Crianças menores de 4 anos.
   d. Indivíduos imunocomprometidos que apresentam silicose; diabetes melito; insuficiência renal crônica; leucemia, linfoma e carcinoma de cabeça, pescoço ou pulmão; com peso 10% ou mais abaixo do ideal; uso prolongado de corticosteroides; uso de antagonistas do fator alfa de necrose tumoral (TNF-α); transplante de órgão; *bypass* intestinal ou gastrectomia; e história de TB não tratada ou inadequadamente tratada.

Patologia

1. Os bacilos da tuberculose infectam o pulmão, formando um tubérculo (lesão).
2. O tubérculo:
   a. Pode curar, com formação de cicatrizes.
   b. Pode progredir para um granuloma, em seguida cicatrizar ou sofrer reativação.
   c. Por fim, pode evoluir para necrose, liquefação, descamação e cavitação.
3. A lesão inicial pode disseminar os bacilos da tuberculose aos tecidos adjacentes por continuidade, por meio da corrente sanguínea, do sistema linfático ou dos brônquios.
4. A TB extrapulmonar ocorre com maior frequência em crianças e indivíduos imunocomprometidos e pode envolver linfonodos, ossos, articulações, espaço pleural, pericárdio, SNC, sistema digestório, tecido geniturinário e peritônio.

Manifestações clínicas

O paciente pode ser assintomático ou apresentar sintomas insidiosos que podem não ser percebidos.

1. Sintomas constitucionais.
   a. Fadiga, anorexia, perda de peso, febre baixa e sudorese noturna.
   b. Alguns pacientes apresentam doença febril aguda, calafrios e sintomas semelhantes aos da gripe.
2. Sinais e sintomas pulmonares.
   a. Tosse (de início insidioso) cuja frequência progride com produção de escarro mucoide ou mucopurulento e hemoptise.
   b. Dor torácica e dispneia (sugerem envolvimento extenso).
3. TB extrapulmonar: dor, inflamação e disfunção em qualquer um dos tecidos infectados.

Avaliação diagnóstica

1. Esfregaço de amostra de escarro – o teste para suspeita de infecção por TB inclui baciloscopia de escarro avaliada por microscopia para bacilos álcool-acidorresistentes (BAAR), de acordo com as diretrizes do Center for Disease Control and Prevention (CDC). Três amostras de escarro devem coletadas em intervalos de 8 a 24 horas, sendo uma delas coletada de manhã cedo.
   a. Os resultados da amostra de escarro são necessários para orientar as decisões em relação à descontinuação do isolamento de pacientes com suspeita de TB nos serviços de saúde.
   b. Para pacientes com diagnóstico de TB, as decisões referentes à descontinuação das precauções devem ser baseadas no exame de escarro (ou seja, três esfregaços negativos consecutivos) e outros critérios clínicos.
   c. Em pacientes incapazes de produzir amostra de escarro, deve ser tentada a indução com solução salina hipertônica.
2. Cultura de escarro – uma cultura positiva para o *M. tuberculosis* confirma o diagnóstico de infecção ativa por TB e pode detectar cepas resistentes a medicamentos.
3. Radiografia de tórax para determinar a doença e sua extensão.
4. Teste cutâneo com tuberculina (PPD ou teste de Mantoux) – inoculação de derivado proteico purificado do bacilo da tuberculose (tuberculina) na camada intradérmica da face interna do antebraço. É usado para detectar a infecção por *M. tuberculosis*, passada ou presente, ativa ou inativa (latente).
   a. A reação cutânea é observada 48 a 72 horas após a injeção de 0,1 mℓ de PPD por via intradérmica. Inspecione e palpe a enduração do tecido e meça o diâmetro transversal máximo.
   b. Uma enduração de 5 mm ou mais é considerada positiva em pessoas infectadas pelo HIV que tiveram contato recente com uma pessoa com TB, pessoas com alterações radiológicas de tórax compatíveis com TB anterior, receptores de órgãos e pessoas imunossuprimidas por outros motivos.
   c. Uma enduração de 10 mm ou mais é considerada positiva em imigrantes (imigração a menos de 5 anos) de países de alta prevalência, usuários de drogas ilícitas injetáveis, pessoas expostas a ambientes considerados de alto risco, indivíduos que trabalham em laboratório de micobacteriologia, outras condições clínicas consideradas de alto risco, crianças com menos de 4 anos de idade, lactentes, crianças e adolescentes expostos a adultos de categorias de alto risco.
   d. Uma enduração de 15 mm ou mais é considerada positiva em qualquer pessoa, incluindo as sem fatores de risco conhecidos para TB. No entanto, os programas de testes cutâneos direcionados devem ser realizados apenas entre grupos de alto risco.
5. O exame de sangue quantiFERON® TB Gold para *Mycobacterium tuberculosis* pode servir como alternativa ao PPD, mas não faz distinção entre TB ativa e latente.
   a. Não afetado pela exposição anterior à vacina BCG.
   b. Os testes negativos devem ser interpretados com cautela em indivíduos imunocomprometidos, naqueles com alto risco para TB e em crianças.

Baseado em evidências
Centers for Disease Controland Prevention. (2016). Tuberculin skin testing. Disponível em: *www.cdc.gov/tb/publications/factsheets/testing/skintesting.htm.*

Alerta de enfermagem
A cavitação na radiografia de tórax, baciloscopia positiva e tosse contínua aumentam o risco de transmissão da infecção.

Manejo

Ver Tabela 11.2.

1. Em pacientes com tuberculose ativa, administra-se uma combinação de fármacos aos quais os microrganismos são suscetíveis para destruir bacilos viáveis o mais rápido possível e proteger o paciente contra o surgimento de cepas resistentes ao medicamento.
2. O esquema atualmente recomendado para casos de TB pulmonar não tratada e sem complicações consiste em uma fase inicial de 2 meses de uso de medicamentos bactericidas, incluindo isoniazida (INH), rifampicina, pirazinamida (PZA) e etambutol (EMB). Esse regime deve ser seguido até que os resultados dos estudos de sensibilidade a fármacos estejam disponíveis, a menos que haja pouca possibilidade de resistência aos medicamentos.
   a. Se os resultados de suscetibilidade aos medicamentos forem conhecidos e o microrganismo for totalmente suscetível, o EMB não precisará ser incluído.
   b. Para crianças cuja acuidade visual não pode ser monitorada, normalmente não é recomendado o uso de EMB, exceto em casos de alta probabilidade de resistência à INH ou se a criança apresentar infiltração no lobo superior e/ou formação de cavidades.

Tabela 11.2 Medicamentos recomendados para o tratamento inicial de tuberculose em adultos.

Fármaco	Posologia	Dose diária	Dose dupla semanal	Dose tripla semanal	Principais efeitos adversos
Isoniazida	• Comprimidos de 50, 100 ou 300 mg • Xarope: 50 mg/5 mℓ • Frascos: 1 g	5 mg/kg VO ou via intramuscular (IM) (máximo de 300 mg)	15 mg/kg (máximo de 900 mg) (também pode ser administrado 1 vez/semana)	15 mg/kg (máximo de 900 mg)	Parestesia, náuseas, vômito, transaminases hepáticas elevadas, neuropatia periférica, hepatite, hipersensibilidade, hepatotoxicidade, convulsões, irritabilidade, falta de concentração, síndrome do tipo lúpus
Rifampicina	• Cápsulas: 150 ou 300 mg • Xarope: formulado a partir de cápsulas, 10 mg/mℓ	10 mg/kg VO (máximo de 600 mg)	10 mg/kg (máximo de 600 mg)	10 mg/kg (máximo de 600 mg)	Coloração vermelho-alaranjadada de secreções corporais, náuseas, vômito, anorexia, hepatite, transaminases hepáticas elevadas, reação febril, púrpura (raro), prurido e exantema, cautela quanto às interações medicamentosas
Pirazinamida	• Comprimidos: 500 mg	20 a 25 mg/kg VO	40 a 50 mg/kg	30 a 40 mg/kg (máximo de 3 g)	Anorexia, exantema, urticária, náuseas, vômito, hepatotoxicidade, hiperuricemia, artralgias, artrite gotosa aguda
Etambutol	• Comprimidos: 100 e 400 mg	15 a 20 mg/kg	240 a 250 mg/kg	25 a 35 mg/kg	Neurite óptica (diminuição da discriminação entre a cor verde e a vermelha, diminuição da acuidade visual), neurite periférica, dor nas articulações, anorexia, náuseas, vômito, exantema cutâneo

c. Devido ao aumento da frequência da resistência global à estreptomicina, esse fármaco não é considerado um substituto do EMB, a menos que o microrganismo seja sensível a estreptomicina.
d. A PZA pode ser suspensa em pacientes com doença hepática grave, gota e possivelmente em pacientes grávidas.
e. Efeitos adversos, incluindo lesão hepática, foram observados com rifampicina e pirazinamida em associação 1 vez/dia ou 2 vezes/semana; portanto, essa combinação não é recomendada para o tratamento da infecção latente por TB.

3. Continuar durante 4 meses com isoniazida e rifampicina. Em geral, 6 meses de terapia são suficientes para eliminar as três populações de bacilos: as que se dividem rapidamente, as que se dividem lentamente e as que apenas se dividem intermitentemente.
4. Podem-se obter esfregaços de escarro a cada 2 semanas, até que sejam negativos. As culturas de escarro não se tornam negativas por 3 a 5 meses.
5. A rifabutina é utilizada como substituta da rifampicina, se o microrganismo for sensível à rifabutina, bem como para pacientes que tomam medicamentos que possam interagir com a rifampicina.
6. Medicamentos de segunda escolha – como ciclosserina, etionamida, estreptomicina, amicacina, canamicina, capreomicina, ácido para-aminossalicílico e algumas fluoroquinolonas – são usados em pacientes com resistência, para retratamento e naqueles com intolerância a outros agentes. Os pacientes em uso desses medicamentos devem ser monitorados por médicos experientes na sua administração.
7. A tuberculose extremamente resistente (XDR TB) é um tipo relativamente raro de tuberculose multirresistente, que é resistente a quase todos os medicamentos orais empregados no tratamento, incluindo isoniazida, rifampicina, fluoroquinolonas e pelo menos um dos três medicamentos injetáveis, amicacina, canamicina ou capreomicina. XDR TB é uma preocupação especial para pessoas com infecção pelo HIV e/ou imunocomprometidas, devido ao aumento do risco de infecção e de mortalidade.
8. Em indivíduos com suspeita de ILTB, o tratamento deve começar após a eliminação da TB ativa (Tabela 11.3). O esquema de tratamento usual para ITBL é isoniazida 300 mg por via oral (VO), diariamente, por 9 meses. Para prevenir a neurotoxicidade, também é recomendada a piridoxina 25 a 50 mg/dia.

Alerta farmacológico
Reações adversas aos medicamentos anti-TB podem ser significativas. Monitore os testes de função hepática e instrua os pacientes a procurar atendimento médico imediato caso ocorram sinais ou sintomas de hepatite (náuseas, vômito, anorexia, icterícia, urina escura, fezes de coloração cinza-claro ou cor de argila e/ou dor abdominal).

Baseado em evidências
Centers for Disease Control and Prevention. (2016). Treatment Options for Latent Tuberculosis Infection (LTBI). Disponível em: *www.cdc.gov/tb/publications/factsheets/treatment/LTBItreatmentoptions.htm.*

Complicações

1. Derrame pleural.
2. Pneumonia por tuberculose.
3. Envolvimento de outros órgãos por TB.
4. Reações graves à terapia medicamentosa.

Avaliação de enfermagem

1. Obtenha o histórico de exposição à TB.
2. Avalie os sintomas da doença ativa – tosse produtiva, sudorese noturna, elevação vespertina da temperatura, perda de peso não intencional e dor torácica pleurítica.
3. Ausculte os pulmões à procura de crepitações.

Tabela 11.3 Terapia farmacológica para infecção latente por tuberculose (ILTB).

Fármaco	Duração (meses)	Intervalo	Dose mínima
Isoniazida	9	Diariamente	270
		Duas vezes/semana	76
Isoniazida	6	Diariamente	180
		Duas vezes/semana	52
Rifampicina	4	Diariamente	120
Rifampicina/pirazinamida	Geralmente não devem ser administradas para o tratamento de ILTB	–	–

Adaptada de Centers for Disease Control and Prevention. (2016). Treatment options for latent tuberculosis infection (LTBI). Disponível em: *www.cdc.gov/tb/publications/factsheets/treatment/LTBItreatmentoptions.htm*.

4. Durante a terapia medicamentosa, avalie para disfunção hepática.
   a. Questione o paciente sobre perda de apetite, fadiga, dor nas articulações, febre, sensibilidade na região do fígado, fezes cor de argila, urina escura e alterações na visão.
   b. Monitore para febre, hipersensibilidade abdominal no quadrante superior direito, náuseas, vômitos, erupção cutânea e parestesia persistente de mãos e pés.
   c. Monitore periodicamente os resultados dos exames da função hepática.

Diagnósticos de enfermagem

- Padrão respiratório ineficaz relacionado com infecção pulmonar e potencial para cavitações crônicas com diminuição da capacidade pulmonar
- Risco para infecção de profissionais e outros pacientes, associada à natureza da patologia e aos sintomas do paciente
- Nutrição desequilibrada – menor que as necessidades orgânicas, relacionada com falta de apetite, fadiga e tosse produtiva
- Falta de adesão, relacionada com falta de motivação, particularmente no tratamento de ILTB e a longo prazo, associada a risco à saúde do paciente, contatos próximos e saúde pública.

Intervenções de enfermagem

Melhora do padrão respiratório

1. Administre os medicamentos conforme prescrição e ensine a autoadministração de medicamentos.
2. Incentive o paciente a manter repouso e evitar o esforço se estiver gravemente enfermo.
3. Monitore sons respiratórios, frequência respiratória, produção de expectoração, dispneia e coloração da urina e das fezes.
4. Forneça oxigênio suplementar conforme prescrição.

Prevenção da transmissão de infecção

1. Esteja ciente de que a tuberculose é transmitida por gotículas respiratórias ou perdigotos.
2. Preste assistência ao paciente hospitalizado em uma sala com pressão negativa, para evitar que gotículas respiratórias escapem quando a porta for aberta.
3. Reforce a regra de que todos os funcionários e visitantes que entrarem em contato com o paciente devem utilizar máscaras de partículas N-95 bem ajustadas.
4. Use máscaras de partículas de alta eficiência, como máscaras de filtro de ar de alta eficiência (HEPA) ou respiradores com pressão positiva, para procedimentos de alto risco, incluindo aspiração, broncoscopia ou tratamento com pentamidina.
5. Utilize precauções padrão para proteção adicional – avental e luvas para contato direto com paciente, roupas de cama ou artigos no quarto e higiene meticulosa das mãos.
6. Oriente o paciente a controlar a disseminação da infecção através das secreções.
   a. Cobrir a boca e o nariz com um lenço de papel dobrado ao tossir ou espirrar. Não espirrar diretamente nas mãos.
   b. Lavar as mãos após tossir ou espirrar.
   c. Descartar prontamente os lenços de papel em saco plástico fechado.
   d. Limitar o contato com outras pessoas enquanto estiver infectado.

Melhora do estado nutricional

1. Explique a importância de uma dieta nutritiva para promover a cura e melhorar as defesas contra a infecção.
2. Forneça refeições pequenas e frequentes e suplementos líquidos durante o período sintomático.
3. Monitore o peso do paciente.
4. Administre suplementos vitamínicos, conforme prescrição, particularmente piridoxina (vitamina B_6), para prevenir a neuropatia periférica em pacientes que fazem uso de INH.

Melhora da adesão ao tratamento

1. Oriente o paciente sobre a etiologia, transmissão e efeitos da TB. Enfatize a importância de continuar a tomar os remédios pelo tempo prescrito, visto que os bacilos se multiplicam lentamente e, portanto, só podem ser erradicados após um longo período.
2. Ensine sobre os efeitos adversos da terapia medicamentosa (ver p. 208). Peça ao paciente que explique com suas próprias palavras sobre a toxicidade comum dos medicamentos usados, e enfatize a necessidade de notificação imediata caso os mesmos ocorram.
3. Participe da observe sobre a administração de medicamentos, na contagem semanal de comprimidos ou outros programas destinados a aumentar a adesão ao tratamento da TB.

Alerta de enfermagem
A adesão do paciente ao tratamento continua sendo um grande problema na erradicação da tuberculose. O tratamento diretamente observado (o paciente toma a medicação em local observado) pode ser útil e é especialmente importante para pacientes com TB resistente, pacientes infectados pelo HIV, com história de não adesão ao tratamento, e aqueles em regimes de tratamento intermitente (2 ou 3 vezes/semana). Faça a coordenação com um gerente de casos, serviço de saúde local e empresa de saúde domiciliar para garantir o acompanhamento necessário.

Considerações sobre atendimento domiciliar e na comunidade

1. Melhore a ventilação no domicílio, abrindo as janelas do quarto da pessoa afetada e mantendo a porta do quarto fechada o máximo possível.
2. Instrua o paciente a cobrir a boca com um lenço de papel limpo ao tossir ou espirrar e a descartá-los prontamente em sacos plásticos.
3. Recomende a realização de teste para TB das pessoas que residem com o paciente.
4. Investigue condições de vida, disponibilidade de transporte, situação financeira, consumo abusivo de álcool e drogas e motivação, que podem afetar a adesão ao tratamento e o acompanhamento. Providencie o encaminhamento a um assistente social para intervenções nessas áreas.

5. Notifique novos casos de tuberculose ao departamento de saúde pública local ou estadual para a triagem de contatos próximos e o monitoramento.

Educação do paciente e manutenção da saúde

1. Ensine sobre as possíveis complicações: hemorragia, pleurite e sintomas de recidiva (tosse persistente, febre ou hemoptise).
2. Instrua o paciente a evitar a exposição ocupacional a quantidades excessivas de silicone (trabalho de fundição, pedreira, jateamento de areia), pois aumenta o risco de reativação.
3. Incentive o paciente a comparecer em intervalos regulares para exame bacteriológico (baciloscopia) do escarro, para monitorar a resposta terapêutica e a adesão ao tratamento.
4. Instrua o paciente nas práticas básicas de higiene e investigue as condições de vida. Aglomerações e ambientes mal ventilados contribuem para o desenvolvimento e a disseminação da TB.
5. Incentive a triagem regular de sintomas. Recomenda-se radiografia de tórax de acompanhamento se um indivíduo com ILTB optar por não aderir ao tratamento. Uma única radiografia de tórax posteroanterior por ano durante 2 anos é suficiente. Qualquer indivíduo com histórico de teste positivo que desenvolva sintomas sugestivos de TB (febre, sudorese noturna, perda de peso, tosse produtiva ou hemoptise) deve ser examinado com radiografia de tórax, como parte da avaliação clínica para a possibilidade de TB recorrente.
6. Instrua o paciente acerca da profilaxia com INH para pessoas com ILTB, bem como para crianças ou pacientes infectados pelo HIV que estejam próximos a contatos domiciliares de pacientes com TB ativa, pois esses indivíduos correm alto risco de serem infectados.
7. Oriente pessoas assintomáticas sobre o teste de PPD e tratamento da TB latente para resultados positivos, com base no grupo de risco.

Reavaliação: resultados esperados

- Afebril; alívio da dispneia
- Adesão às precauções padrão; descarte adequado de secreções respiratórias
- Mantém o peso corporal
- Toma os medicamentos de acordo com a prescrição.

Pleurisia

A *pleurisia* ou *pleurite* é uma inflamação das pleuras parietal e visceral do pulmão.

Fisiopatologia e etiologia

1. A inflamação pode ocorrer no curso de distúrbios pulmonares infecciosos, vasculares ou neoplásicos:
   a. Pneumonia (bacteriana, viral), TB, abscesso e algumas infecções do trato respiratório superior.
   b. Embolia pulmonar ou infarto.
   c. Câncer de pulmão.
2. A inflamação da pleura estimula as terminações nervosas, causando dor.
3. Pode se desenvolver uma coleção de fluidos no espaço pleural, ocasionando derrame pleural.

Manifestações clínicas

1. Dor torácica – torna-se grave, aguda e cortante quando o paciente inspira (dor pleurítica).
   a. Pode se tornar mínima ou ausente quando cessa a respiração.
   b. Pode ser localizada ou irradiar para o ombro ou abdome.
2. Hipersensibilidade intercostal à palpação.
3. Fricção de atrito pleural – sons ásperos e coriáceos são audíveis nas duas fases da respiração; audível na parte inferior da axila ou sobre a base posterior do pulmão; podem ser auscultados por apenas 1 dia ou mais.
4. Evidência de infecção – febre, mal-estar e aumento da contagem de leucócitos.

Avaliação diagnóstica

1. A radiografia de tórax pode revelar espessamento pleural.
2. O exame do escarro pode indicar um microrganismo infeccioso.
3. Exame do líquido pleural obtido por toracocentese para esfregaço e cultura.
4. Pode ser necessária uma biopsia pleural para descartar outras condições.

Manejo

1. Tratamento da doença primária subjacente (pneumonia, infarto). A inflamação geralmente se resolve espontaneamente com a resolução da doença primária.
2. Alívio da dor, utilizando métodos farmacológicos e não farmacológicos.
3. Pode ser necessário o bloqueio do nervo intercostal quando a dor provoca hipoventilação.

Complicações

1. Derrame pleural grave.
2. Atelectasia devido à respiração superficial feita para evitar a dor.

Avaliação de enfermagem

1. Avalie o nível de dor do paciente.
2. Observe os sinais e sintomas de derrame pleural (dispneia, diminuição dos sons respiratórios e macicez à percussão no lado afetado).
3. Ausculte os pulmões à procura de atrito pleural.

Diagnóstico de enfermagem

- Padrão respiratório ineficaz relacionado com dor torácica cortante.

Intervenções de enfermagem

Auxílio na respiração dolorosa

1. Auxilie o paciente a encontrar uma posição confortável que promova a ventilação. O decúbito sobre o lado afetado reduz o estiramento da pleura e, portanto, diminui a dor.
2. Instrua o paciente a imobilizar o tórax enquanto respira fundo ou tosse.
3. Administre ou ensine a autoadministração analgésicos conforme prescrição.
4. Empregue intervenções não farmacológicas para alívio da dor, como aplicação de calor, relaxamento muscular e imagética.
5. Auxilie no bloqueio do nervo intercostal, se indicado.
6. Avalie o paciente quanto a sinais de hipoxia (com $SatO_2$ ou gasometria arterial) quando observar ansiedade, inquietação e agitação, antes de administrar sedativos conforme necessário. Considere a avaliação por um médico quando esses sinais estão presentes, especialmente se acompanhados por cianose de leito ungueal, palidez circumoral e aumento da frequência respiratória.

Educação do paciente e manutenção da saúde

1. Instrua o paciente a procurar intervenção precoce para doenças pulmonares, de modo que a pleurisia possa ser evitada.

2. Tranquilize e incentive o paciente a ter paciência, visto que a dor irá diminuir.
3. Aconselhe o paciente a relatar falta de ar, o que pode indicar derrame pleural.

Reavaliação: resultados esperados

- Respirações profundas sem dor.

Derrame pleural

Derrame pleural refere-se ao acúmulo de líquido no espaço pleural. Este é quase sempre secundário a outras patologias.

Fisiopatologia e etiologia

1. Pode ser transudativo ou exsudativo.
2. Os derrames transudativos ocorrem principalmente em condições não inflamatórias, como insuficiência cardíaca congestiva. Trata-se do acúmulo de baixo teor de proteína e baixa contagem de células.
3. Derrames exsudativos ocorrem em uma área de inflamação causada por pneumonia, tuberculose ou neoplasia. É o acúmulo de líquido com alto teor de proteína.
4. Ocorre como complicação de:
   a. Câncer disseminado (particularmente pulmão e mama) e linfoma.
   b. Infecções pleuropulmonares (pneumonia).
   c. Insuficiência cardíaca, cirrose e nefrose.
   d. Outras condições – sarcoidose, lúpus e diálise peritoneal.
   e. Medicamentos como procainamida, hidralazina, quinidina, nitrofurantoína, dantroleno, metisergida, procarbazina e metotrexato.

Manifestações clínicas

1. Dispneia, dor torácica pleurítica e tosse.
2. Macicez ou submacicez à percussão (sobre áreas de líquido), com diminuição ou ausência de sons respiratórios.

Avaliação diagnóstica

1. Radiografia de tórax ou ultrassonografia detectam a presença de líquido.
2. Toracocentese – estudos bioquímicos, bacteriológicos e citológicos do líquido pleural indicam a causa.

Manejo

Geral

1. Os derrames transudativos normalmente são manejados por meio do tratamento da causa subjacente (insuficiência cardíaca congestiva, sobrecarga de líquidos) com diuréticos e outros medicamentos. No entanto, pode ser necessária uma toracocentese para derrame refratário.
2. A toracocentese é feita para remover o líquido que está impedindo a expansão pulmonar e para aliviar a dispneia.
   a. A radiografia de tórax, a ultrassonografia ou a fluoroscopia podem auxiliar na localização.
   b. Pode ser necessário repetir a toracocentese, até que a causa subjacente seja resolvida, à medida que os líquidos tornam a se acumular.

Para derrames malignos

1. Pode ser necessária toracoscopia videoassistida, drenagem torácica, radioterapia e/ou quimioterapia.
2. Em condições malignas, pode ser necessária uma pleurodese. A toracocentese pode proporcionar apenas benefícios transitórios, pois o derrame pode voltar a se acumular em um intervalo de poucos dias.
3. Pleurodese – produção de aderências entre a pleura parietal e visceral realizada por toracostomia com dreno, drenagem do espaço pleural e instilação intrapleural de um agente esclerosante (tetraciclina, doxiciclina ou minociclina).
   a. O medicamento é introduzido por meio de um dreno no espaço pleural; o dreno é então pinçado.
   b. O paciente deve ser colocado em várias posições por 3 a 5 minutos cada, para permitir que o medicamento se espalhe por todas as superfícies pleurais.
   c. O dreno é aberto, quando indicado, e a drenagem torácica realizada por 24 horas ou mais.
   d. Irritação, inflamação e fibrose da pleura resultantes causam a adesão das superfícies visceral e parietal quando são unidas pela pressão negativa causada pela aspiração torácica.

Complicações

1. Um grande derrame pode levar à insuficiência respiratória.

Avaliação de enfermagem

1. Obtenha a história prévia da condição pulmonar.
2. Avalie o paciente investigando dispneia, taquipneia e sinais de sobrecarga de líquidos.
3. Faça a ausculta e a percussão dos pulmões para a identificação de anormalidades.

Diagnóstico de enfermagem

- Padrão respiratório ineficaz, relacionado com coleção de líquido no espaço pleural.

Intervenções de enfermagem

Manutenção do padrão respiratório normal

1. Institua tratamentos para a resolução da causa subjacente, conforme prescrição.
2. Ajude com a toracocentese, se indicado (pode ser feito à beira do leito ou na sala de radiologia intervencionista).
3. Mantenha a drenagem torácica, conforme necessário (ver Capítulo 10).
4. Forneça cuidados após a pleurodese.
   a. Avalie possível existência de dor intensa causada pelo agente esclerosante, que pode provocar hipoventilação.
   b. Administre o analgésico prescrito.
   c. Relate dor não controlada, que possa levar à necessidade de instilação intrapleural de lidocaína.
   d. Em caso de dispneia e hipoxemia, administre oxigênio.
   e. Observe o padrão respiratório do paciente, saturação de oxigênio e outros sinais vitais à procura de evidências de melhora ou deterioração.

Educação do paciente e manutenção da saúde

1. Instrua o paciente a procurar intervenção precoce no caso de falta de ar incomum, juntamente a sinais de agravamento da doença cardíaca ou pulmonar.

Reavaliação | Resultados esperados

- Relata ausência de falta de ar.

Abscesso pulmonar

Um *abscesso pulmonar* é uma lesão localizada, purulenta e necrótica, caracterizada pela formação de cavidades.

Fisiopatologia e etiologia

1. Ocorre mais comumente pela aspiração de vômito ou material infectado do trato respiratório superior.
2. As causas secundárias incluem:
   a. Aspiração de corpo estranho no pulmão.
   b. Embolia pulmonar.
   c. Traumatismo.
   d. TB e pneumonia necrosante.
   e. A obstrução brônquica (geralmente um tumor) causa infecção distal ao local de crescimento.
3. O pulmão direito é frequentemente mais acometido que o esquerdo, devido à posição dependente do brônquio direito, ao ângulo menos agudo que o brônquio principal direito forma dentro da traqueia e a seu maior tamanho.
4. Nos estágios iniciais, a cavidade no pulmão pode se comunicar com o brônquio.
5. Eventualmente, a cavidade fica circundada ou encapsulada por uma parede de tecido fibroso, exceto em um ou dois pontos, onde o processo necrótico se estende até alcançar o lúmen de algum brônquio ou o espaço pleural e estabelece uma comunicação com o trato respiratório, a cavidade pleural (fístula broncopleural) ou ambos.
6. Os organismos tipicamente encontrados são *Klebsiella pneumoniae* e *Staphylococcus aureus.*

Manifestações clínicas

1. Tosse, febre e mal-estar devido a pneumonite segmentar e atelectasia.
2. Cefaleia, anemia, perda de peso, dispneia e fraqueza.
3. Dor torácica pleurítica em consequência da extensão da pneumonite supurativa até a superfície pleural.
4. Produção de expectoração mucopurulenta, geralmente fétida. É comum observar estrias de sangue. Pode tornar-se profuso após rupturas do abscesso na árvore brônquica.
5. O tórax pode estar maciço à percussão, com diminuição ou ausência dos sons respiratórios e fricção intermitente de atrito pleural.

Avaliação diagnóstica

1. Radiografia de tórax para ajudar a diagnosticar e localizar a lesão.
2. TC de tórax para localizar e identificar se a lesão é única ou existem múltiplas áreas de envolvimento.
3. Visualização broncoscópica direta para excluir possibilidade de tumor ou corpo estranho. Podem ser realizados lavados brônquicos e biopsia com escovado para o estudo citopatológico.
4. Cultura e testes de sensibilidade do escarro para determinar os microrganismos causadores e a sensibilidade a agentes antimicrobianos.

Manejo

1. Administração do agente antimicrobiano apropriado, geralmente IV, até que a condição clínica melhore, em seguida administração VO.
2. Drenagem percutânea por radiologia intervencionista.
3. O emprego de broncoscopia para drenar o abscesso é controverso.
4. Intervenção cirúrgica somente se o paciente não responder ao tratamento clínico, sofrer uma hemorragia ou se houver suspeita de tumor.
5. O tratamento nutricional é geralmente uma dieta altamente calórica e rica em proteínas.

Complicações

1. Hemoptise em decorrência da erosão de um vaso.
2. Empiema e fístula broncopleural.
3. Compressão do pulmão.
4. Hemoptise.
5. Maior expansão do abscesso.
6. Necrose pulmonar.

Avaliação de enfermagem

1. Examine a cavidade oral, visto que o mau estado dos dentes e das gengivas aumenta o número de organismos anaeróbios na boca, podendo constituir uma fonte de infecção. Promova a higiene oral frequente.
2. Realize o exame do tórax em busca de anormalidades.
3. Monitore a temperatura para avaliar a eficácia da terapia.

Diagnósticos de enfermagem

- Padrão respiratório ineficaz, relacionado com doença pulmonar supurativa
- Dor aguda ou crônica associada à infecção
- Nutrição desequilibrada – menor que os requisitos orgânicos, relacionada com estado catabólico resultante da infecção crônica.

Intervenções de enfermagem

Minimização da disfunção respiratória

1. Monitore a resposta do paciente à terapia antimicrobiana por meio de sinais vitais, nível de energia e apetite.
2. Avalie cuidadosamente o paciente quanto a sinais de hipoxia, incluindo $SatO_2$, quando forem observados sinais de ansiedade, inquietação e agitação antes de administrar sedativos conforme necessário. Considere avaliação do médico quando esses sinais estiverem presentes, especialmente se acompanhados por leito ungueal cianótico, palidez circumoral e aumento da frequência respiratória.
3. Realize a drenagem postural conforme orientação (as posições a serem assumidas dependem da localização do abscesso) e estimule os exercícios de tosse e respiração.
   a. Meça e registre o volume de escarro para acompanhar o curso clínico do paciente (pode ser de uso limitado, porque o paciente pode engolir a expectoração).
   b. Dê fluidos adequados para melhorar a liquefação das secreções.

Promoção do conforto

1. Utilize medidas de enfermagem para combater o desconforto generalizado – higiene bucal, posições de conforto e massagem relaxante.
2. Incentive o descanso e a limitação das atividades físicas durante os períodos febris.
3. Monitore o funcionamento do dreno torácico.
4. Administre analgésicos conforme indicado. Tenha cuidado com opioides que possam causar depressão respiratória.

Melhora do estado nutricional

1. Forneça uma dieta rica em proteínas e hipercalórica.
2. Ofereça suplementos líquidos para suporte nutricional adicional quando a anorexia limitar a ingestão do paciente. Monitore o peso semanalmente.
3. Obtenha consulta nutricional e considere os efeitos colaterais dos medicamentos que causam anorexia.

Educação do paciente e manutenção da saúde

1. Alerte o paciente que geralmente é necessário um ciclo de terapia antimicrobiana prolongado (4 a 8 semanas). Infecções mistas são comuns e podem requerer múltiplos antibióticos.

2. Incentive o paciente a ter cuidados periodontais, especialmente em caso de lesões gengivais.
3. Enfatize a importância de exames de raios X de acompanhamento para monitorar o fechamento da cavidade do abscesso.
4. Avise a família sobre a possibilidade de aspiração se o paciente apresentar fraqueza, confusão mental, alcoolismo, convulsões e dificuldades de deglutição. Treine o paciente nas precauções de aspiração.
5. Incentive o paciente a assumir a responsabilidade pela obtenção e manutenção de um estado de saúde otimizado, por meio de um programa planejado de nutrição, repouso e exercícios.

Reavaliação: resultados esperados

- Respiração realizada sem esforço; temperatura na faixa de normalidade; expectoração menos purulenta
- Aparência mais confortável; o paciente relata sentir menos dor
- Alimenta-se melhor; apresenta peso corporal estável.

Câncer do pulmão (carcinoma broncogênico)

O *carcinoma broncogênico* é a causa mais comum de mortes por câncer em todo o mundo. É classificado de acordo com o tipo de célula:

- O câncer de pulmão de células não pequenas (CPCNP) (80%) inclui o carcinoma epidermoide (células escamosas), adenocarcinoma e carcinoma broncoalveolar. Requer um estadiamento cuidadoso para determinar o prognóstico e o tratamento. A cirurgia pode ser uma opção para estágios I e II e oferece melhor chance de sobrevida, mas é apropriada apenas para aproximadamente 20 a 25% dos pacientes
- O câncer de pulmão de pequenas células (cerca de 20%) é quase sempre metastático e comumente tratado com quimioterapia combinada. A taxa de sobrevida global em 5 anos é baixa, devido à apresentação inicial, com doença localmente avançada ou metastática. Aproximadamente 65 a 80% dos pacientes apresentam doença potencialmente não ressecável.

Fisiopatologia e etiologia

Fatores predisponentes

1. Fumar cigarro, cachimbo ou charuto e exposição ao fumo passivo – quantidade, frequência e duração do tabagismo têm relação positiva com câncer de pulmão.
2. Exposição ocupacional a radônio, amianto, poluição do ar, hidrocarbonetos aromáticos policíclicos (da combustão incompleta de combustíveis à base de carbono, como madeira, carvão, diesel, gordura, tabaco, incenso ou alcatrão), arsênico, cromo, níquel, ferro, substâncias radioativas, óleo isopropílico e névoa de petróleo sozinha ou em combinação com fumo de tabaco.
3. História do câncer de pulmão.
4. Idade maior que 65 anos.

Alerta de enfermagem
Suspeite de câncer de pulmão em pacientes que pertençam a um grupo suscetível de alto risco e que apresentem infecções respiratórias de repetição e não resolvidas. O National Cancer Institute dos EUA descobriu que a realização de TC helicoidal de baixa dose oferece um benefício decisivo na triagem e no manejo do câncer de pulmão.

Estadiamento e classificação

1. O estadiamento refere-se a extensão anatômica do tumor, comprometimento linfonodal, atelectasia, comprometimento dos brônquios e disseminação metastática, incluindo derrames pleurais malignos. A classificação se refere a critérios que descrevem o tipo patológico de câncer de pulmão.
2. O estadiamento feito pelo sistema de estadiamento tumoral, linfonodo e metástase para CPCNP é um sistema internacionalmente aceito, empregado para determinar o estágio e a extensão da doença e sendo usado para orientar o manejo (particularmente cirúrgico) e determinar o prognóstico.
   a. Exames de imagens incluem TC e PET de tórax.
   b. Exame patológico inclui biopsia (mediastinoscopia, tecido).
3. A International Association for the Study of Lung Cancer (IASLC) desenvolveu um sistema de classificação usando critérios e terminologias padronizados para o diagnóstico patológico do câncer de pulmão para pequenas biopsias e citologia. O CPNPC pode ainda ser classificado em um tipo mais específico, como adenocarcinoma ou carcinoma de células escamosas, com base nesse sistema. Esse sistema de classificação é importante porque 70% dos pacientes com câncer de pulmão apresentam estágios avançados que não são potencialmente ressecáveis.

Baseado em evidências
Nicholson, A. G., Chansky, K., Crowley, J. *et al.* (2016). The International Association for the Study of Lung Cancer Lung Cancer Staging Project: Proposals for the revision of the clinical and pathologic staging of small cell lung cancer in the forthcoming eighth edition of the TNM Classification for Lung Cancer. *Journal of Thoracic Oncology, 11*(3), 300-311.

Manifestações clínicas

Os sintomas estão relacionados com tamanho e localização do tumor, extensão da disseminação e acometimento de outras estruturas.

1. A tosse, alterada ou de um novo tipo, resulta da irritação brônquica.
2. Dispneia e sibilos (sugere obstrução brônquica parcial).
3. Dor torácica (mal localizada e indistinta).
4. Produção excessiva de escarro e infecções das vias respiratórias superiores de repetição.
5. Hemoptise.
6. Mal-estar, febre, perda de peso, fadiga e anorexia.
7. Síndrome paraneoplásica – distúrbios metabólicos ou neurológicos relacionados com secreção de substâncias decorrentes da neoplasia.
8. Sintomas de metástase – dor óssea; desconforto abdominal, náuseas e vômito por envolvimento hepático; pancitopenia em consequência do envolvimento da medula óssea; cefaleia em decorrência cefaleia de metástase do SNC.
9. Locais habituais de metástase – linfonodos, ossos, fígado e SNC.

Avaliação diagnóstica

1. Achados anormais observados na radiografia de tórax são tipicamente acompanhados de TC torácica. Se houver sugestão de um possível câncer, geralmente é realizada uma biopsia por agulhamento ou broncoscopia para estabelecer o diagnóstico, seguida por tomografia por emissão de pósitrons (PET), para estadiamento e consideração das opções cirúrgicas.
2. TC de tórax e abdome e PET de corpo inteiro são indicados na maioria dos candidatos à ressecção cirúrgica.
3. Exame citológico de escarro/fluidos torácicos para investigação células malignas em casos de derrame pleural.
4. Broncoscopia de fibra óptica para a observação da localização e extensão do tumor; para biopsia ou cirurgia.
5. PET *scan* – sensível na detecção de pequenos nódulos e lesões metastáticas.
6. Biopsia de linfonodo; mediastinoscopia para estabelecer a disseminação linfática, a fim de planejar o tratamento.

7. Testes de função pulmonar (TFPs) – para determinar se o paciente terá reserva pulmonar adequada para suportar o procedimento cirúrgico.
8. Exames laboratoriais, incluindo hemograma completo, painel metabólico, nível de cálcio e testes de função hepática.

Manejo

O tratamento depende do tipo de célula, do estágio da doença e do estado fisiológico do paciente. Inclui uma abordagem multidisciplinar que pode ser usada separadamente ou em combinação, incluindo ressecção cirúrgica, radioterapia, quimioterapia e bioterapia.

Complicações

1. Estado hipercoagulável.
2. Complicações do tratamento, incluindo pancitopenia, exantema e alopecia.
3. Síndrome da veia cava superior – complicação oncológica causada pela obstrução dos principais vasos sanguíneos que fazem a drenagem de cabeça, pescoço e parte superior do tronco.
4. Derrame pleural e cicatrização pulmonar.
5. Complicações infecciosas, especialmente infecções respiratórias das vias superiores.
6. Metástase cerebral.
7. Em caso de câncer de pulmão avançado – hemoptise maciça, obstrução das vias respiratórias centrais, derrame pleural maligno, trombose venosa, compressão da medula espinal, hipercalcemia e secreção inapropriada do hormônio antidiurético (SIADH).

Avaliação de enfermagem

1. Determine o início e a duração da tosse, a produção de secreção (purulenta ou sangrenta) e o grau de dispneia. Ausculte a respiração. Observe a simetria do tórax durante a ventilação.
2. Efetue as medidas antropométricas: pese o paciente, revise os exames laboratoriais e avalie a ingestão de alimentos durante 24 horas.
3. Pergunte ao paciente sobre dor, incluindo localização, intensidade e fatores que influenciam a sensação dolorosa.
4. Monitore sinais vitais, incluindo oximetria.

Diagnósticos de enfermagem

- Padrão respiratório ineficaz relacionado com processos respiratórios obstrutivos e restritivos associados ao câncer de pulmão
- Desequilíbrio nutricional – ingestão menor que as necessidades corporais, associada ao estado hipermetabólico, aversão ao paladar e anorexia secundária à radioterapia/quimioterapia
- Dor aguda ou crônica, relacionada com efeitos tumorais, invasão de estruturas adjacentes e toxicidades associadas à radioterapia/ quimioterapia
- Ansiedade e/ou depressão, relacionada com efeitos colaterais associados ao tratamento, resultados incertos e medo de recidiva.

Intervenções de enfermagem

Ver também no Capítulo 8 as intervenções relacionadas com o tratamento do câncer.

Melhora dos padrões respiratórios

1. Ensine exercícios de reeducação respiratória, a fim de aumentar a excursão diafragmática com resultante redução no trabalho respiratório.
2. Administre o tratamento prescrito para tosse produtiva (expectorante, agente antimicrobiano) e mobilize o paciente, quando tolerado, para controlar potencialmente o espessamento ou a retenção das secreções e a dispneia subsequente.
3. Aumente a capacidade do paciente de tossir de modo efetivo.
   a. Imobilize o tórax com as mãos.
   b. Instrua o paciente a inspirar completamente e tossir de duas a três vezes em uma expiração.
   c. Providencie um umidificador ou vaporizador para fornecer umidade, a fim de auxiliar na liberação das secreções.
4. Assista ao paciente submetido à remoção do líquido pleural (por toracocentese ou toracostomia tubular) e instilação de agente esclerosante para obliterar o espaço pleural e prevenir a recidiva de acúmulo de fluidos.
5. Administre oxigênio por meio de cânula nasal, conforme prescrição.
6. Incentive a conservação de energia por meio de redução do ritmo e das atividades, desempenhando as tarefas sentado.
7. Permita que o paciente durma em uma cadeira reclinável ou com a cabeceira da cama elevada se apresentar dispneia grave.
8. Reconheça a ansiedade associada à dispneia; ensine técnicas de relaxamento.

Melhora do estado nutricional

1. Ressalte que a nutrição é parte importante do tratamento do câncer de pulmão.
   a. Incentive a ingestão de pequenas quantidades de alimentos ricos em proteínas, altamente calóricos frequentemente, no lugar de três refeições diárias.
   b. Assegure a ingestão adequada de proteínas – leite, ovos, frango, peixe, queijo e suplementos nutricionais orais, se o paciente não tolerar carnes ou outras fontes de proteína.
2. Administre ou incentive o uso de suplementos vitamínicos prescritos para evitar estados de deficiência, glossite e queilose.
3. Modifique a consistência da dieta para pastosa ou líquida se o paciente apresentar esofagite em decorrência da radioterapia.
4. Forneça nutrição enteral ou parenteral para pacientes desnutridos que não podem ou não querem comer.
5. Obtenha o parecer de um nutricionista.

Controle da dor

1. Obtenha a história completa da dor; avalie se há ou não sistema de apoio.
2. Administre o medicamento prescrito, geralmente começando com anti-inflamatórios não esteroidais (AINEs) e progredindo para analgésicos adjuvantes e opioides de curta e longa duração.
   a. Administre o medicamento regularmente para controlar a dor.
   b. Titule progressivamente até obter o controle da dor.
3. Considere métodos alternativos, como treinamento cognitivo e comportamental, *biofeedback* e relaxamento, a fim de aumentar a sensação de controle do paciente. Modalidades mente-corpo (meditação, hipnose, técnicas de relaxamento, terapia cognitivo-comportamental, *biofeedback* e imagética guiada) e massagem terapêutica podem ser úteis para transtornos do humor e dores crônicas. A acupuntura pode melhorar o controle da dor.
4. Avalie problemas de insônia, depressão, ansiedade e assim por diante, que possam estar contribuindo para a dor do paciente.
5. Inicie o programa de treinamento intestinal, porque a constipação intestinal é um efeito adverso de alguns agentes analgésicos/opioides.
6. Facilite o encaminhamento para um especialista se a dor se tornar refratária (não responsiva) aos métodos usuais de controle.
7. A radioterapia pode ser usada para tratar a dor causada pela metástase óssea.

Redução da ansiedade

1. Perceba que o choque, a descrença, a negação, a raiva e a depressão são reações normais ao diagnóstico de câncer de pulmão.
2. Tente fazer com que o paciente expresse suas preocupações, que compartilhe essas preocupações com os profissionais de saúde. Encaminhe o paciente e a família a grupos de apoio ao câncer.

3. Incentive o paciente a comunicar seus sentimentos a pessoas importantes em sua vida.
4. Prepare o paciente física, emocional e intelectualmente para o programa terapêutico prescrito.
5. Espere que alguns sentimentos de ansiedade e depressão se repitam durante o curso da doença.
6. Incentive o paciente a continuar ativo e manter sua rotina de vida, preservando as atividades habituais (trabalho, lazer, vida sexual) tanto quanto possível.
7. Administre antidepressivos que possam ser usados para tratar a depressão; no entanto, o efeito terapêutico demora de 3 a 4 semanas.

Educação do paciente e manutenção da saúde

1. Oriente o paciente a usar AINEs ou outros medicamentos prescritos, conforme necessário, para a dor sem se preocupar excessivamente com a possibilidade de dependência.
2. Ajude o paciente a reconhecer que nem toda dor é causada pelo câncer de pulmão; alguns pacientes não sentem dor.
3. A radioterapia pode ser usada para controle da dor se o tumor se espalhar para os ossos, controle da hemoptise, obstrução brônquica ou metástase cerebral.
4. Aconselhe o paciente a relatar a persistência ou o aparecimento de uma dor nova; esta pode estar relacionada com alguma outra causa, como artrite.
5. Sugira uma conversa com um assistente social sobre assistência financeira ou outros serviços que possam ser necessários.
6. Para mais informações, consulte o site *www.nccn.org*, da American Cancer Society, 1.800ACS-2345, *www.cancer.org*; National Comprehensive Cancer Network.[5]
7. Possibilite o encaminhamento para o grupo de apoio ao câncer ou a um profissional de saúde mental.
8. Apoie o paciente e a família nas decisões sobre cuidados a longo prazo, possivelmente reabilitação pulmonar.

Reavaliação: resultados esperados

- Realiza o autocuidado sem dispneia
- Ingere pequenas refeições de 4 a 5 vezes/dia; peso estável
- Relata redução da dor, do nível 6 para o nível 2 ou um nível que o paciente relate como tolerável para completar as atividades da vida diária (AVD) quando em uso da medicação
- Verbaliza emoções e preocupações associadas ao diagnóstico de câncer; pratica técnicas de relaxamento.

DISTÚRBIOS CRÔNICOS

Bronquiectasia

Bronquiectasia refere-se a uma inflamação crônica com dilatação dos brônquios causada por defeitos imunológicos, fibrose cística, aspiração e infecções pulmonares.

Fisiopatologia e etiologia

1. Pode constituir uma complicação de infecções respiratórias, incluindo pneumonia, infecção por micobactéria e outros organismos que causam danos à parede brônquica e acúmulo de escarro espesso, causando obstrução.
2. Provoca tosse crônica e produção excessiva de muco, muitas vezes purulento.
3. Pode envolver um único lobo ou segmento ou um ou ambos os pulmões de forma mais difusa.
4. À medida que a condição progride, pode haver atelectasias e fibrose, que levam à insuficiência respiratória.
5. As causas comuns incluem infecções pulmonares; obstrução dos brônquios; aspiração de corpos estranhos, vômito, substâncias químicas ou material do trato respiratório superior; síndrome de discinesia ciliar; deficiência de alfa-1-antitripsina; e imunodeficiência.

Manifestações clínicas

1. Tosse persistente com produção de quantidades maiores de escarro, que pode apresentar-se purulento.
2. Hemoptise intermitente; dispneia.
3. Febre recorrente e infecções pulmonares.
4. Crepitações e roncos nos lobos envolvidos.
5. Baqueteamento dos dedos.

Avaliação diagnóstica

O diagnóstico precoce é essencial para prevenir complicações.

1. A TC de alta resolução é necessária para estabelecer o diagnóstico de bronquiectasia.
2. Radiografia de tórax pode revelar áreas de atelectasia com grande dilatação dos brônquios.
3. O exame do escarro pode detectar patógenos ofensivos.
4. TFPs para avaliar obstrução e comprometimento do fluxo aéreo.

Manejo

O objetivo é prevenir a progressão da doença, melhorando os sintomas, limitando as exacerbações, diminuindo as complicações e reduzindo a morbimortalidade.

1. Infecção controlada por:
   a. Abandono do tabagismo.
   b. Tratamento antimicrobiano imediato das exacerbações da infecção.
   c. Imunização contra potenciais patógenos pulmonares (vacina contra *influenza* e pneumococo).
2. As técnicas de eliminação de secreção podem ser úteis, como drenagem postural, dispositivos que fornecem PEP e/ou oscilações para as paredes pulmonares, incluindo válvula PEP, válvula de *flutter*, dispositivo Acapella®, terapia vestibular e, possivelmente, percussão e vibração ou outros métodos.
3. Broncodilatadores para broncodilatação e melhoria da limpeza de secreções.
4. Mobilização e exercício, como em um programa de reabilitação pulmonar.
5. Manejo precoce das exacerbações agudas, incluindo antibióticos, corticosteroides e oxigênio para hipoxemia. A exacerbação grave é normalmente tratada com hospitalização, antibióticos intravenosos, broncodilatadores e limpeza de secreções.
6. Ressecção cirúrgica (ressecção segmentar) quando o tratamento conservador não obtém sucesso.

Complicações

1. Produção excessiva de muco ou supuração.
2. Hemoptise, hemorragia pulmonar importante.
3. DPOC, enfisema, insuficiência respiratória crônica, hipertensão pulmonar, *cor pulmonale*.

Avaliação de enfermagem

1. Obtenha histórico sobre quantidade e características do escarro produzido, incluindo hemoptise.
2. Ausculte os pulmões em busca de roncos e estertores difusos.

[5]N.R.T.: No Brasil, a Sociedade Brasileira de Pneumologia e Tisiologia disponibiliza materiais e informações para o paciente: *www.sbpt.org.br*.

Diagnóstico de enfermagem

- Desobstrução ineficaz das vias respiratórias, relacionada com secreções persistentes e em grande volume.

Intervenções de enfermagem

Manutenção das vias respiratórias livres

1. Incentive o uso de técnicas de eliminação de secreção para remover as secreções acumuladas nos brônquios (ver Capítulo 10).
   a. Auxilie o posicionamento adequado para a drenagem postural dos segmentos pulmonares envolvidos, para drenar as áreas bronquiectásicas por gravidade, reduzindo o grau de infecção e os sintomas. Esse procedimento está contraindicado em casos de elevação da pressão intracraniana, hipertensão não controlada, cirurgia recente de face ou cabeça.
   b. Terapia de colete vibratório e dispositivos PEP (como válvula PEP, válvula de *flutter*, dispositivo Acapella®) para depuração de secreção acumulada.
   c. A percussão e a vibração torácicas podem ser usadas para auxiliar na mobilização de secreções (use após administração de broncodilatadores e antes das refeições). Contraindicado em caso de osteoporose, fraturas vertebrais ou costais conhecidas.
   d. Incentive a tosse efetiva para auxiliar na eliminação das secreções.
2. Incentive o aumento da mobilização e a ingestão de líquidos, para reduzir a viscosidade do escarro e facilitar a expectoração.
3. Considere o uso de nebulizador para fornecer umidificação e manter as secreções menos espessas.

Educação do paciente e manutenção da saúde

1. Instrua o paciente a evitar fumar, inalar gases nocivos, poeira, fumaça e outros irritantes pulmonares.
2. Ensine o paciente a monitorar o escarro, comunicando se ocorrer mudança indesejada na quantidade ou nas características.
3. Instrua o paciente e a família sobre a importância da drenagem pulmonar.
   a. Ensine exercícios de drenagem, uso de dispositivo(s) de liberação de secreções e técnicas de fisioterapia respiratória.
   b. Incentive a drenagem postural matinal para eliminar o acúmulo noturno de secreções.
   c. Incentive o paciente a praticar atividades físicas ao longo do dia, para ajudar a mobilizar o muco.
4. Incentive a higiene bucal e os cuidados dentários regulares.
5. Enfatize a importância das imunizações contra *influenza* e pneumococo e a pronta avaliação do tratamento de infecções respiratórias.

Reavaliação: resultados esperados

- Diminuição do escarro e das infecções pulmonares; pulmões limpos após fisioterapia respiratória.

Doença pulmonar obstrutiva crônica

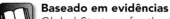

Baseado em evidências
Global Strategy for the Diagnosis, Management and Prevention of COPD. (2018). Global Initiative for Chronic Obstructive Lung Disease (GOLD). 2018. Disponível em: *http://goldcopd.org*.

A *doença pulmonar obstrutiva crônica* (DPOC) é uma patologia comum, passível de prevenção e tratamento, caracterizada por sintomas respiratórios persistentes e limitação do fluxo aéreo devido a anormalidades nas vias respiratórias e/ou nos alvéolos, geralmente causadas por exposição significativa a partículas ou gases nocivos, que causam resposta inflamatória anormal. A limitação do fluxo de ar não é totalmente reversível. A bronquite, o enfisema ou a destruição das superfícies de trocas gasosas dos pulmões ocorrem na DPOC. A asma não é considerada parte da DPOC devido à reversibilidade observada na espirometria (ver Capítulo 28).

Fisiopatologia e etiologia

1. Os irritantes presentes na fumaça do cigarro e outros poluentes depositados no trato respiratório inferior causam inflamação e uma resposta celular que leva à destruição da parede alveolar, causando hiperinsuflação dos bronquíolos terminais (enfisema) e aumento do tamanho e número de glândulas mucosas nas paredes dos bronquíolos, o que eleva a produção de muco (bronquite crônica). Ver Figura 11.3.
   a. Na bronquite crônica, o diâmetro do lúmen do bronquíolo é reduzido, os cílios são danificados e o muco obstrui os bronquíolos.
   b. No enfisema, a hiperinsuflação faz com que o ar aprisionado permaneça nos bronquíolos e alvéolos terminais, reduzindo a oxigenação.
2. Fatores de risco para DPOC incluem:
   a. Tabagismo (fator de risco primário).
   b. Poluição do ar ambiental.
   c. Poluição do ar no interior da residência por aquecimento e cozimento com biomassa (fontes de energia a partir de material orgânico).
   d. Fatores do hospedeiro, incluindo predisposição genética, desenvolvimento anormal do pulmão e envelhecimento acelerado.
3. A deficiência de alfa-1-antitripsina constitui uma causa geneticamente determinada de enfisema e doença hepática. A alfa-1-antitripsina é o inibidor de protease mais comum no sangue e bloqueia a elastaseneutrofílica, uma protease degradadora da elastina e da membrana basal que é liberada pelos neutrófilos. Quando as estruturas alveolares ficam sem proteção contra a exposição à elastase, a destruição progressiva dos tecidos de elastina resulta no desenvolvimento de enfisema.

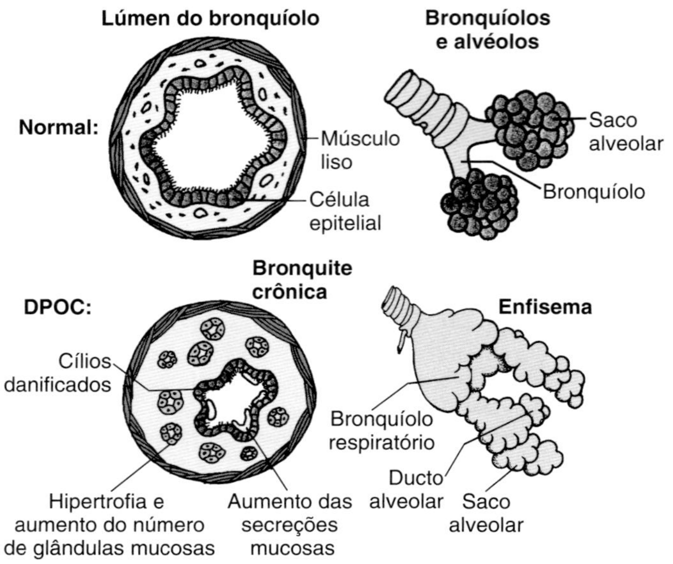

Figura 11.3 Alterações das vias respiratórias na doença pulmonar obstrutiva crônica em comparação a vias respiratórias normais.

Manifestações clínicas

Bronquite crônica e enfisema

De início geralmente insidioso e gradual e com progressão contínua.

1. Dispneia (particularmente para subir escadas ou rampas) e diminuição da tolerância ao exercício. Ocorre disfunção na musculatura esquelética.
2. Tosse, que pode ser produtiva. A bronquite crônica é caracterizada por tosse e aumento da produção de secreção por, pelo menos, 3 meses durante 2 anos consecutivos.
3. Aumento do diâmetro anteroposterior do tórax (tórax em barril) em decorrência do aprisionamento aéreo, causando hiperinsuflação e aplainamento diafragmático no enfisema.
4. Podem estar presentes sibilos, redução dos sons respiratórios e sensação de constrição no tórax.

Exacerbação da DPOC

Episódica e frequentemente recorrente, contribuindo para o agravamento da doença devido ao aumento da resposta inflamatória das vias respiratórias.

1. Alterações agudas na dispneia basal do paciente, na tosse e na quantidade e coloração do escarro, o que requer mudança no tratamento (geralmente esteroides orais e/ou antibióticos).
2. Os fatores desencadeantes podem incluir infecção viral e/ou bacteriana, poluentes ambientais ou irritantes. Um terço das exacerbações não tem causa identificável.
3. As exacerbações estão associadas ao aumento da hiperinsuflação e da retenção de ar, com diminuição do fluxo expiratório, contribuindo para o aumento da dispneia, bem como para o agravamento no desequilíbrio na ventilação-perfusão, resultando em hipoxemia.
4. Como as exacerbações ampliam o risco de mortalidade e morbidade e diminuem a qualidade de vida, é importante a prevenção, a detecção precoce e o manejo.

Avaliação diagnóstica

1. Espirometria ou TFPs são necessários para diagnóstico preciso da DPOC. Obstrução ao fluxo aéreo baseada em espirometria ou função pulmonar, incluindo um VEF_1/CVF pós-broncodilatador inferior a 70% do previsto para idade, altura e sexo. O percentual de VEF_1 predito deve ser usado para determinar a gravidade da DPOC.
   a. Estágio I (leve) – $VEF_1/CVF < 0,7$; $VEF_1 \geq 80\%$ do previsto.
   b. Estágio II (moderado) – $VEF_1/CVF < 0,7$; VEF_1 50 a 80% do previsto
   c. Estágio III (grave) – $VEF_1/CVF < 0,7$; VEF_1 30 a 50% do previsto.
   d. Estágio IV (muito grave) – $VEF_1/CVF < 0,7$; $VEF_1 < 30\%$ do previsto ou $VEF_1 < 50\%$ do previsto mais insuficiência respiratória crônica.
2. As diretrizes para avaliação da COPD (GOLD) também enfatizam o histórico de exacerbações, o teste de avaliação da DPOC (CAT) e as pontuações modificadas da escala de dispneia do Medical Research Council (mMRC) para caracterizar ainda melhor a DPOC.
3. A gasometria arterial ou a oximetria pode ser usada para detectar hipoxemia (SaO_2 ou $SatO_2$ menor que 92%). A gasometria também pode detectar insuficiência respiratória (PaO_2 menor que 60 mmHg com ou sem PCO_2 maior que 50 mmHg no ar ambiente).
4. Radiografia de tórax – para diagnóstico de pneumonia e pneumotórax.
5. O exame de alfa-1-antitripsina é útil para a identificação de deficiências determinadas geneticamente no enfisema (útil quando a DPOC ocorre em pacientes jovens ou não fumantes).

Manejo

Os principais objetivos do manejo da DPOC consistem em medidas que visam aliviar os sintomas, prevenir a progressão da doença, reduzir a mortalidade, incrementar a tolerância ao exercício, melhorar o estado de saúde/qualidade de vida e prevenir e tratar complicações e exacerbações. O objetivo do tratamento agudo é melhorar a obstrução ao fluxo aéreo. Os esquemas de tratamento são baseados na gravidade do caso.

1. O abandono do tabagismo é essencial para reduzir a progressão da doença e melhorar a sobrevida.
2. Os broncodilatadores inalatórios (Tabela 11.4) reduzem a dispneia e o broncospasmo e melhoram a depuração de secreções; são administrados por inaladores dosimetrados (IDM), inaladores de pó seco ou dispositivos nebulizadores. Um ou mais agentes de ação prolongada são normalmente usados para controle diário, com agentes de ação curta para o "resgate", empregados conforme a necessidade, antes de um esforço ou quando os sintomas pioram.
   a. Anticolinérgicos, como o tiotrópio (um agente de ação prolongada) e o ipratrópio (um agente de ação curta).
   b. Agonistas beta-adrenérgicos de curta duração, como albuterol e levalbuterol.
   c. Agonistas beta-adrenérgicos de longa duração, como salmeterol, formoterol e arformoterol.
3. As metilxantinas, como a teofilina, são broncodilatadores orais, porém não são consideradas tratamento de primeira escolha, devido à eficácia aquém da ideal, efeitos colaterais e interações medicamentosas.
4. Recomenda-se o uso de corticosteroides inalatórios para pacientes com DPOC sintomática com VEF_1 menor que 50% do valor previsto e com exacerbações repetidas e na síndrome da sobreposição asma-DPOC (ACOS, na sigla em inglês).
5. Os corticosteroides orais são empregados em quadros exacerbados de apresentação agudas para efeito anti-inflamatório e também podem ser administrados por cateter IV em casos graves. O tratamento prolongado com corticosteroides sistêmicos não é recomendado, em virtude de efeitos adversos significativos (ver p. 714).
6. Para secreções retidas, podem ser realizados a mobilização do paciente, o uso de broncodilatadores e, em alguns casos, o uso de fisioterapia respiratória, incluindo drenagem postural para a liberação de secreções e reeducação respiratória, para melhorar a ventilação e controlar a dispneia.
7. Oxigenoterapia suplementar para pacientes com hipoxemia. Tenha cuidado ao aumentar as taxas de fluxo de oxigênio em pacientes com retenção de CO_2.
8. Reabilitação pulmonar para melhorar função, força, controle de sintomas, técnicas de autocuidado da doença, independência, humor e qualidade de vida e reduzir a utilização de serviços de saúde.
9. Agentes antimicrobianos devem ser empregados em casos de pneumonia, agravamento, suspeita ou confirmação de bronquite em decorrência de infecções bacterianas.
10. A cirurgia para redução do volume pulmonar é uma opção em potencial para o tratamento do enfisema do lobo superior em pacientes com capacidade reduzida para a atividade física.
11. Vacinação contra *influenza* (anual) e pneumocócica.
12. Pode-se considerar transplante de pulmão para pessoas com DPOC avançada.
13. Estratégias de autocuidado, como prevenção e controle de agravamento. As estratégias de autocuidado da doença incluem o uso de planos de ação, a higiene frequente das mãos, a atividade física e o acompanhamento médico regular.
14. Tratamento da deficiência de alfa-1-antitripsina:
    a. Infusões IV regulares (normalmente semanais) de alfa-1-antitripsina humana como terapêutica de substituição para corrigir o desequilíbrio antiprotease nos pulmões.
    b. Abandono do tabagismo.
    c. Pode-se considerar transplante de pulmão.

Tabela 11.4 Fármacos pulmonares comumente utilizados.

Medicamentos/administração	Efeito farmacológico	Indicações
Broncodilatadores Albuterol (inalador dosimetrado [IDM], solução nebulizada, oral)	• Simpatomimético de ação rápida (agonista beta-2-adrenérgico) com atividade beta-2 altamente seletiva	• IDM, líquido nebulizado: alívio rápido do broncospasmo, exacerbação aguda – ação em 3 a 5 min • Oral (raramente usado): terapia de manutenção do broncospasmo, ação em 30 min
Levalbuterol (HFA [aerossol] e solução nebulizada)	• Simpatomimético de ação rápida com atividade beta-2 de ação seletiva	• Tratamento e prevenção de broncospasmo
Xinafoato de salmeterol (inalador de pó seco [IPS])	• Estimula seletivamente os receptores beta-2-adrenérgicos, relaxamento da musculatura lisa das vias respiratórias; ação prolongada	• Terapia de manutenção para asma, DPOC, broncospasmo induzido por exercício; ação prolongada (12 h)
Formoterol (IPS)	• Estimula seletivamente os receptores beta-2-adrenérgicos, relaxamento da musculatura lisa das vias respiratórias; ação prolongada	• Tratamento e prevenção de broncospasmo; ação prologada
Indacaterol (IPS)	• Estimula seletivamente os receptores beta-2-adrenérgicos, relaxando o músculo liso das vias respiratórias; de longa duração	• Tratamento e prevenção de broncospasmo; de longa duração
Arformoterol (solução nebulizada)	• Estimula seletivamente os receptores beta-2-adrenérgicos, relaxando o músculo liso das vias respiratórias	• Terapia de manutenção para DPOC; ação prolongada
Brometo de ipratrópio (IDM, líquido nebulizado)	Anticolinérgico	• Terapia de manutenção para DPOC, asma, broncospasmo • Age dentro de 15 min
Tiotrópio (IPS)	Anticolinérgico de ação prolongada	• Terapia de manutenção para DPOC
Brometo de aclidínio (inalador de pó seco)	Anticolinérgico de ação prolongada	• Terapia de manutenção para DPOC
Aminofilina (infusão IV)	• Composto de metilxantina – relaxa a musculatura lisa ao aumentar o nível de monofosfato de adenosina cíclico	• Exacerbação aguda de asma ou bronquite
Preparações de teofilina (oral)	• Composto de metilxantina – relaxa a musculatura aumentando o monofosfato de adenosina cíclico	• Broncodilatador leve, terapia de manutenção para broncospasmo, asma, manutenção de DPOC
Combinação de albuterol + ipratrópio (solução nebulizada em IDM)	• Simpatomimético com atividade seletiva beta-2 e anticolinérgica	• Ação rápida e terapia de manutenção para broncospasmo; exacerbação da DPOC
Brometo de tiotrópio e olodaterol	• Atividade seletiva beta-2 e anticolinérgica de ação prolongada	• Controle de ação prolongada da DPOC

Reações adversas	Considerações de enfermagem
• Irritação da garganta, sintomas de infecções de vias respiratórias superiores, tosse, tonturas, nervosismo, taquicardia, cefaleia, náuseas, tremores, hipopotassemia, taquifilaxia • A nebulização contínua pode causar hipopotassemia	• Observe a inalação pelo paciente para ter certeza de que a técnica correta seja usada • Alerte o paciente para não exceder a dose prescrita. Os efeitos adversos podem estar associados ao uso excessivo. Não reduz a inflamação • IDMs com HFA devem ser preparados para quatro[6] aplicações antes do uso inicial e após longos períodos sem uso
• Taquicardia, hipertensão, nervosismo	• Administrado a cada 4 a 6 h
• Cefaleia, irritação da garganta, congestão nasal, rinite, palpitações, taquicardia, tremor, hipertensão, broncospasmo • Possível aumento do risco de mortes relacionadas com asma	• Observe a inalação pelo paciente para se certificar de que a técnica esteja sendo utilizada de maneira correta • Explique ao paciente que não produz alívio imediato do broncospasmo e dispneia • Dose máxima duas aplicações a cada 12 h
• Sintomas de infecção de vias respiratórias superiores, dispepsia, dor torácica, dor nas costas, febre, diarreia, náuseas, vômito, boca seca, tontura, insônia, nervosismo, tremor, palpitações, broncospasmo; possível risco aumentado de mortes relacionadas com asma	• Oriente o paciente para o uso adequado do aerossolizador • Explique ao paciente que não produz alívio imediato de broncospasmo e dispneia • Administre 2 vezes/dia ou 15 min antes do exercício
• Tosse, irritação na garganta, cefaleia, tremor, palpitações	• Uma dose diária
• Dor, dor torácica, dor nas costas, diarreia, sinusite, cãibras nos membros inferiores, dispneia, exantemas, sintomas semelhantes aos da gripe, broncospasmo • Possivelmente risco aumentado de mortes relacionadas com asma	• Não indicado para broncospasmo agudo
• Bronquite, dispneia, sintomas de infecção de vias respiratórias superiores, tosse, exacerbação da DPOC, náuseas, boca seca, sintomas semelhantes aos da gripe. Raro: pode causar embaçamento da visão se pulverizado nos olhos (derivado de atropina) • Rouquidão na voz • Retenção urinária	• Instrua o paciente a usar o espaçador com IDM ou fechar os lábios ao redor do bocal do inalador; fechar os olhos durante a inalação
• Boca seca, faringite, constipação intestinal, aumento da frequência cardíaca, visão turva, retenção urinária, sintomas de infecção de vias respiratórias superiores, dor torácica, infecção do trato urinário, dispepsia, rinite, dor abdominal, angioedema	• Não indicado para broncospasmo agudo • Desconforto ocular e alterações visuais exigem avaliação oftalmológica imediata
• Retenção urinária • Aumento da pressão intraocular • Cefaleia, sintomas de infecção de vias respiratórias superiores, tosse	• Dispneia aguda, evitar em casos graves de alergia às proteínas do leite • Exantema, urticária, edema facial, prurido
• SNC: irritabilidade, inquietação, insônia • CV: palpitações, taquicardia, hipotensão • GI: náuseas, vômito, diarreia	• Administração muito rápida pode causar hipotensão, extrassístole e tremores musculares. Administre na dose prescrita com uma bomba de infusão • Requer monitoramento dos níveis sanguíneos, frequentemente associado a interações medicamentosas
• SNC: irritabilidade, inquietação, insônia, convulsões em níveis tóxicos • CV: palpitações, taquicardia, hipotensão • GI: náuseas, vômito, diarreia	• Instrua o paciente a tomar o medicamento em intervalos iguais de tempo ao longo do dia • Para diminuir a irritação do GI, ingerir com leite ou bolachas • Monitore periodicamente o nível sanguíneo de teofilina, conforme indicado, para assegurar o nível terapêutico e prevenir a toxicidade • Esteja alerta para interações medicamentosas
• Ver albuterol e ipratrópio	• Ver albuterol e ipratrópio • Uma aplicação de Combivent® equivale a uma aplicação de albuterol e uma de ipratrópio
• Ver tiotrópio e formoterol	• Ver tiotrópio e formoterol

(continua)

Tabela 11.4 Fármacos pulmonares comumente utilizados. (*Continuação*)

Medicamentos/administração	Efeito farmacológico	Indicações
Umeclidínio	• Atividade anticolinérgica de ação prolongada	• Controle de ação prolongada da DPOC
Umeclidínio e vilanterol	• Atividade seletiva beta-2 e anticolinérgica de ação prolongada	• Controle de ação prolongada da DPOC
Fosfato de fluticasona e trifenatato de vilanterol	• Ver fluticasona e vilanterol	• Ver fluticasona e vilanterol
Corticosteroides Prednisona, prednisolona (infusão IV, preparação oral)	• Atividade anti-inflamatória potente	• Exacerbação aguda de asma ou bronquite (apresentação IV) • Exacerbação aguda (preparação oral) de asma ou DPOC
Beclometasona (IDM)	• Corticosteroide sintético com atividade anti-inflamatória potente; efetivo apenas por inalação • Não é efetivo em crises agudas; deve ser usado por 2 a 4 semanas para mostrar a eficácia	• Asma • DPOC grave com exacerbações frequentes
Mometasona (IPS)	• Esteroide anti-inflamatório; efetivo apenas por inalação • Não é efetivo em crises agudas; deve ser usado por até 2 a 4 semanas para mostrar eficácia	• Manutenção do tratamento da asma • DPOC (DPOC grave com exacerbações frequentes)
Ciclesonida (IDM)	• Esteroide anti-inflamatório; efetivo apenas por inalação • Não é efetivo em crises agudas; deve ser usado por até 2 a 4 semanas para mostrar a eficácia	• Manutenção do tratamento da asma
Fluticasona (IDM, IPS)	• Esteroide anti-inflamatório; efetivo apenas por inalação • Não é efetivo em crises agudas; deve ser usado por até 2 a 4 semanas para mostrar a eficácia	• Asma • DPOC (DPOC grave com exacerbações frequentes)
Budesonida (IPS, líquido nebulizado)	• Esteroide anti-inflamatório; efetivo apenas por inalação • Não é efetivo em crises agudas; deve ser usado por até 2 a 4 semanas para mostrar a eficácia	• Asma • DPOC (DPOC grave com exacerbações frequentes)
Fluticasona e salmeterol (IDM, IPS)	• Combinação de corticosteroide inalado e broncodilatador beta-agonista de ação prolongada	• Manutenção do tratamento da asma • Manutenção da DPOC • Terapia de manutenção para broncospasmo controlado
Budesonida e formoterol (IDM)	• Combinação de corticosteroide inalado e beta-agonista de ação prolongada	• Manutenção do tratamento da asma • Manutenção do tratamento da DPOC
Mometasona e formoterol (IDM)	• Combinação de corticosteroide inalado e beta-agonista de ação prolongada	• Manutenção do tratamento da asma • Manutenção do tratamento da DPOC

Reações adversas	Considerações de enfermagem
• Irritação nasal e da garganta, sintomas de infecção de vias respiratórias superiores, tosse, dores musculares, retenção urinária	• Broncospasmo • Fechamento do glaucoma de ângulo estreito
• Aumento da frequência cardíaca, PA, alterações do ECG, hiperglicemia • Irritação nasal e da garganta, sintomas de infecção de vias respiratórias superiores, tosse, dores musculares, retenção urinária	• Ver salmeterol e umeclidínio
• Ver fluticasona e vilanterol	• Ver fluticasona e vilanterol
• SNC: depressão, euforia, alterações de humor, insônia • GI: irritação gástrica, úlcera péptica • Metabólica: hipernatremia, hipopotassemia, hiperglicemia, retenção de líquidos e ganho de peso • Longa duração, alta dose: insuficiência suprarrenal, osteoporose, fraqueza muscular, catarata, glaucoma, pele frágil e facilmente lesionada, imunossupressão	• Uso a longo prazo: não pare abruptamente devido à supressão suprarrenal • Administre a forma oral com alimentos • Geralmente é titulado da maior dose até a menor dose possível que alcança o efeito desejado. Alternativamente, um regime de curta duração pode ser recomendado. O uso a longo prazo deve ser evitado, se possível • Aconselhe o paciente sobre um possível aumento do apetite e risco de ganho de peso; aconselhe a comer refeições pequenas e frequentes, ricas em proteínas, frutas e legumes, e pobre em carboidratos simples
• Candidíase oral, disfonia, tosse, faringite, broncospasmo, cefaleia, sinusite, sintomas de infecção de vias respiratórias superiores, rinite, dor, dor nas costas, broncospasmo • Em doses elevadas, podem surgir equimoses na pele	• Broncospasmo, glaucoma, catarata, osteoporose • Não usado com estado asmático ou episódios agudos de asma • Utilize um dispositivo espaçador com IDM • Gargareje, enxágue e cuspa após o uso para evitar candidíase oral
• Candidíase oral, disfonia • O risco de efeitos adversos sistêmicos associados ao uso de esteroides orais é baixo • Em doses elevadas, podem surgir equimoses na pele • Cefaleia, rinite, sintomas de infecção em vias respiratórias superiores, sinusite, broncospasmo	• Gargareje com água, lave e cuspa após o uso, para evitar o crescimento de levedura oral
• Candidíase oral, disfonia • O risco de efeitos adversos sistêmicos associados ao uso de esteroides orais é baixo • Em doses elevadas, podem surgir equimoses na pele • Cefaleia, rinite, sintomas de infecção em vias respiratórias superiores, sinusite, broncospasmo	• Gargareje com água, lave e cuspa após o uso para evitar o crescimento de levedura oral; evite contato com os olhos
• Candidíase oral, disfonia • O risco de efeitos adversos sistêmicos associados ao uso de esteroides orais é baixo • Em doses elevadas, podem surgir equimoses na pele • Cefaleia, sintomas de infecção em vias respiratórias superiores, sinusite, broncospasmo	• Atuação mais longa • Use um dispositivo espaçador com IDM; use gargarejo com água, enxágue e cuspa após o uso, para evitar a candidíase oral
• Candidíase oral, disfonia • O risco de efeitos adversos sistêmicos associados ao uso de esteroides orais é baixo • Em doses elevadas, podem surgir equimoses na pele • Nasofaringite, rinite, náuseas, broncospasmo	• Atuação mais longa • Gargareje com água, lave e cuspa após o uso, para evitar o crescimento de levedura oral
• Ver fluticasona e salmeterol	• Ver fluticasona e salmeterol
• Ver budesonida e formoterol	• Ver budesonida e formoterol
• Ver mometasona e formoterol	• Ver mometasona e formoterol

(continua)

Tabela 11.4 Fármacos pulmonares comumente utilizados. *(Continuação)*

Medicamentos/administração	Efeito farmacológico	Indicações
Estabilizadores de mastócitos		
Cromoglicato (solução para inalação, pó usado com inalador especial)	• Inibe a ativação de uma variedade de células inflamatórias associadas à asma, previne o broncospasmo • Não é efetivo em crises agudas; deve ser usado por 2 a 4 semanas para mostrar a eficácia	• Terapia de manutenção para asma
Antagonistas do receptor de leucotrieno		
Zafirlucaste	• Bloqueia receptores de leucotrienos	• Profilaxia e tratamento crônico de asma leve a moderada para indivíduos com mais de 4 anos de idade
Zileutona	• Bloqueia receptores de leucotrienos	• Profilaxia e tratamento crônico de asma leve a moderada para indivíduos com mais de 12 anos de idade
Montelucaste	• Bloqueia receptores de leucotrienos	• Profilaxia e tratamento crônico de asma leve a moderada para pessoas com mais de 5 anos de idade • Broncospasmo induzido por exercício
Antifibróticos		
Nintedanibe	• Tratamento da fibrose pulmonar idiopática, liga-se a múltiplas tirosinoquinases, inibindo a sinalização intracelular dos fibroblastos	• Reduzir a progressão da fibrose pulmonar idiopática
Pirfenidona	• Tratamento da fibrose pulmonar idiopática, mecanismo desconhecido	• Reduzir a progressão da fibrose pulmonar idiopática
Outros		
Roflumilaste	• Inibe a fosfodiesterase tipo 4, levando ao aumento do cAMP intracelular	• Bronquite crônica e exacerbações frequente
Omalizumabe	• Inibe a ligação de IgE aos mastócitos e basófilos, diminuindo a liberação do mediador	• Profilaxia da asma, aeroalergênico associado

[6]N.R.T.: A aplicação de medicamentos na apresentação inalatória dosimetrada, dispensada em dispositivos conhecidos como inalador pressurizado dosimetrado, pode ser ensinada ao paciente usando o termo "*puff*", que traduz o som da saída do medicamento sob pressão que será administrado.

Alerta farmacológico
Os broncodilatadores inalatórios de ação prolongada são o padrão-ouro do tratamento da DPOC, devido a sua eficácia e segurança.

Alerta farmacológico
O tratamento com prednisona em altas doses ou a longo prazo está associado a efeitos colaterais significativos, incluindo hipertensão, edema, fraqueza muscular, aumento do risco de catarata e glaucoma, ganho de peso, hiperglicemia, depressão, insônia, úlcera gástrica e esofágica, osteoporose, fragilidade da pele e contusões. Assegure que seja implementado um plano para diminuir a dose de esteroides após episódio de exacerbação, seja feita a prescrição, as instruções sejam comunicadas ao paciente e à família e possa ser agendado o acompanhamento com o médico.

Complicações

1. Insuficiência respiratória.
2. Pneumonia, infecção respiratória maciça.
3. Insuficiência cardíaca direita, hipertensão pulmonar, arritmias.
4. Depressão, transtorno de ansiedade.
5. Disfunção musculoesquelética.

Avaliação de enfermagem

1. Obtenha o histórico de tabagismo, com número de cigarros fumados ao ano, histórico de exposição, história familiar positiva de doença respiratória, início e fatores desencadeantes de dispneia.
2. Determine o nível de dispneia e avalie como ela se compara à linha basal do paciente.
3. Observe quantidade, coloração e consistência da secreção pulmonar.
4. Inspecione o uso dos músculos acessórios durante a respiração e dos músculos abdominais durante a expiração. Observe aumento do diâmetro anteroposterior do tórax.
5. Ausculte à procura de sons respiratórios diminuídos/ausentes, estertores, diminuição dos sons cardíacos.
6. Determine a saturação de oxigênio, pulso e frequência respiratória em repouso e com atividade.

Diagnósticos de enfermagem

- Padrão respiratório ineficaz, relacionado com limitação crônica do fluxo aéreo
- Desobstrução ineficaz das vias respiratórias, associada a broncoconstrição, aumento da produção de muco, tosse inefetiva, possível infecção pulmonar, imobilidade e fraqueza
- Risco para infecção relacionado com comprometimento da função pulmonar, retenção de secreções e comprometimento dos mecanismos de defesa

Reações adversas	Considerações de enfermagem
• Tosse, broncospasmo	• Não deve ser usado com estado asmático ou episódios agudos de asma. Pode ser administrado em combinação com broncodilatador se a administração causar broncospasmo
• Interações medicamentosas potenciais, particularmente com varfarina, cisaprida • Cefaleia, infecção, náuseas, diarreia	• Não reverte broncospasmo agudo
• Interações medicamentosas potenciais • Cefaleia, sinusite, náuseas	• Não reverte broncospasmo agudo
• Interações medicamentosas potenciais, particularmente com fenobarbital, amiodarona • Cefaleia, sintomas como os da gripe, dor abdominal	• Não reverte broncospasmo agudo
• Diarreia, náuseas, dor abdominal, vômito, diminuição do apetite, cefaleia, perda de peso	• Tromboembolismo arterial, infarto agudo do miocárdio, hemorragia digestiva alta, perfuração do trato gastrintestinal, sangramento • Monitore teste de função hepática (TFH) na linha de base, mensalmente durante 6 meses e depois a cada 3 meses a partir de então
• Náuseas, erupção cutânea, dor abdominal, sintomas urinários, diarreia, fadiga • Fotossensibilidade: o paciente deve usar óculos de sol quando estiver ao ar livre	• Angioedema • Agranulocitose • Monitore TFH na linha de base, mensalmente durante 6 meses e depois a cada 3 meses a partir de então
• Diarreia, perda de peso, náuseas, cefaleia, ideação suicida	
• Reação no local de injeção, infecção viral, sintomas de infecção em vias respiratórias superiores, sinusite, anafilaxia	

- Troca gasosa prejudicada associada à obstrução pulmonar crônica do fluxo de ar e desequilíbrio de V/Q, devido à destruição da membrana alveolocapilar
- Nutrição desequilibrada – ingestão menor que as demandas orgânicas, relacionada com aumento do trabalho de respiração, hiperinsuflação, efeito de fármacos sobre o índice de massa corporal (IMC, menor que 21 ou maior que 30) e disfunção muscular esquelética
- Intolerância à atividade associada à limitação do fluxo aéreo, hiperinsuflação dinâmica, resultando em dispneia e fadiga, disfunção muscular esquelética
- Alteração no padrão de sono, relacionado com hipoxemia e hipercapnia, dispneia, tosse e sibilância
- Enfrentamento ineficaz associado a estresse de conviver com uma doença crônica, perda de independência, depressão, transtorno de ansiedade, pânico decorrente da dispneia.

Alerta de enfermagem
Se a doença estiver moderadamente avançada, precisam ser abordadas as questões de diretiva antecipada e ordem de reanimação. Embora o tratamento efetivo, a prevenção e o manejo de agravos e comorbidades muitas vezes estabilizem a doença, a DPOC é progressiva. É melhor discutir esses aspectos com o paciente antes da ocorrência de uma situação de crise.

Intervenções de enfermagem

Melhora da liberação das vias respiratórias

1. Elimine os irritantes pulmonares, particularmente o tabagismo.
   a. A cessação do tabagismo é uma das principais prioridades, melhorando a sobrevida, retardando a progressão da DPOC e reduzindo a irritação pulmonar, a produção de secreções e a tosse.
   b. Mantenha o quarto do paciente o mais livre possível de irritantes pulmonares.
2. Administre broncodilatadores para melhorar a dispneia, reduzir a hiperinsuflação em repouso e com atividade, controlar o broncospasmo e a dispneia e auxiliar no aumento da expectoração.
   a. Treine, avalie aquisição de habilidade e monitore a técnica de uso do inalador pelo paciente.
   b. Avalie os efeitos adversos – tremores, taquicardia, arritmias cardíacas, estimulação do SNC, hipertensão.
   c. Ausculte o tórax após a administração de broncodilatadores em aerossol, para avaliar a melhora da ventilação e a redução dos ruídos adventícios.
   d. Observe se ocorre redução da dispneia.
   e. Monitore o nível sérico de teofilina, conforme prescrição, para assegurar o nível terapêutico e prevenir toxicidade.
3. Incentive a tosse controlada (ver Capítulo 10, *Função e Terapia Respiratória*).

4. Mobilize o paciente quando estável. Ensine a técnica de respiração com lábios franzidos, tosse controlada e possivelmente posições de drenagem postural para auxiliar na limpeza das secreções, especialmente se forem persistentes, excessivas e/ou mucopurulentas (ver Capítulo 10, *Função e Terapia Respiratória*).
5. Mantenha as secreções fluidas.
   a. Incentive o consumo de líquidos, dentro do nível da reserva cardíaca.
   b. Quando indicado, nebulize água estéril ou soro fisiológico em aerossol contínuo para umidificar a árvore brônquica e liquefazer as secreções.

Melhora do padrão respiratório

1. Oriente e supervisione os exercícios de reeducação respiratória para melhorar a dispneia e diminuir o trabalho ventilatório (ver Capítulo 10, *Função e Terapia Respiratória*). Ensine a técnica de respiração com lábios franzidos (frenolabial) em intervalos e durante períodos de dispneia, especialmente em situações de atividade física e/ou pânico, para reduzir a hiperinsuflação, controlando a frequência e a profundidade da respiração, melhorando a coordenação muscular respiratória. A respiração frenolabial deve ser praticada a cada 10 respirações, 4 vezes/dia, antes das refeições e antes de dormir. A relação inspiração-expiração deve ser de $1{:}\geq 2$. As evidências sobre a eficácia da respiração diafragmática são menos concretas, especialmente na DPOC, pois o diafragma encontra-se fletido.
2. Explique e demonstre os exercícios de relaxamento para reduzir o estresse, a tensão e a ansiedade.
3. Incentive o paciente a assumir uma posição confortável para diminuir a dispneia. As posições podem incluir inclinar o tronco para frente com os braços apoiados em um objeto fixo, dormir com dois ou três travesseiros ou sentar-se de forma ereta.

Controle da infecção

1. Reconheça as manifestações iniciais da infecção respiratória – aumento da dispneia; alteração na coloração da pele, quantidade e características das secreções, incluindo purulência; tosse; sibilos, possivelmente irritabilidade e febre baixa. Comunique prontamente os achados ao médico para possíveis tratamentos.
2. Se houver prescrição, obtenha uma amostra de escarro para coloração pelo método de Gram, cultura e teste de sensibilidade.
3. Administre os agentes antimicrobianos prescritos para controlar as infecções bacterianas presentes na árvore brônquica e desobstruir as vias respiratórias. Administre broncodilatadores para melhorar a ventilação.

Melhora das trocas gasosas

1. Monitore hipoxemia, com uma meta típica de SaO_2 ou $SatO_2$ de 92 a 93%. Observe e comunique a ocorrência de sonolência excessiva, inquietação, ansiedade, dores de cabeça, irritabilidade ou confusão mental, cianose central e dispneia em repouso, que são comumente causadas pela insuficiência respiratória aguda e podem indicar falência respiratória.
2. Revise os valores da gasometria arterial e documente, para futura avaliação e comparação pela equipe clínica.
3. Administre oxigênio suplementar, conforme prescrição, para corrigir a hipoxemia de modo controlado. Monitore e minimize a retenção de CO_2. Pacientes que apresentam retenção de CO_2 podem precisar de fluxo de oxigênio mais baixo.
4. Esteja preparado para realizar ventilação não invasiva ou intubação e ventilação pulmonar mecânica se ocorrer insuficiência respiratória aguda e retenção significativa de CO_2.

Alerta de enfermagem
Os níveis de CO_2 no sangue fornecem um estímulo para a respiração. No entanto, em alguns pacientes com DPOC, o CO_2 cronicamente elevado pode prejudicar esse mecanismo, e baixos níveis de oxigênio podem atuar como estímulo para a respiração. A administração de alta concentração de oxigênio suplementar a pacientes com retenção de CO_2 pode suprimir o *drive* hipóxico, resultando em agravamento de hipoventilação, depressão e descompensação respiratória e desenvolvimento de acidose respiratória que se agrava.

Melhora da nutrição

1. Obtenha o histórico nutricional, peso e altura do paciente e calcule o IMC. Os pacientes estão em risco de caquexia (a sobrevivência diminui com IMC inferior a 21) e obesidade, devido à deficiência na ingestão de nutrientes, ao trabalho respiratório e à falta de atividade física
2. Incentive refeições em pequenas porções e frequentes se o paciente estiver com dispneia e/ou com baixo peso. Até mesmo um pequeno aumento no conteúdo abdominal pode pressionar o diafragma e impedir a respiração, ocasionando diminuição no interesse por se alimentar. Incentive o consumo de lanches nutritivos, com alto teor calórico e ricos em proteínas, como nozes, abacate e laticínios, se tolerados.
3. Ofereça suplementos nutricionais líquidos, se necessário, para melhorar o aporte de nutrientes e proporcionar uma dieta calórica apropriada.
4. Incentive o consumo de alimentos ricos em potássio (incluindo bananas, frutas secas, tâmaras, figos, suco de laranja, suco de uva, leite, pêssegos, batatas, tomates) e monitore baixo nível de potássio, que pode ser observado em pacientes com DPOC, em uso de corticosteroides e diuréticos.
5. Restrinja a ingestão de sódio, conforme indicado, se a retenção de líquidos for um problema ou houver comorbidade de insuficiência cardíaca congestiva (ICC), hipertensão ou doença cardíaca.
6. Evite alimentos que produzam gases, distensão e/ou desconforto abdominal.
7. Realize boa higiene oral antes das refeições, para aguçar as sensações de sabor.
8. Evite que o paciente se apresse e incentive a respiração frenolabial entre as garfadas. Se o paciente estiver com falta de ar, é indicado repouso após as refeições.
9. Administre oxigênio suplementar enquanto o paciente estiver se alimentando para aliviar a dispneia, conforme prescrição.
10. Monitore o peso corporal e avalie o IMC.

Aumento da tolerância a atividades

1. Ressalte a importância dos programas de exercícios e condicionamento físico (podem reverter a disfunção dos músculos esqueléticos, melhorar a dispneia, a utilização muscular de oxigênio e a independência). O exercício físico e a fisioterapia podem fazer parte da reabilitação pulmonar.
   a. Discuta a necessidade de realizar caminhadas, pedalar em bicicleta estacionária, praticar natação e exercícios que possam ser feitos com o paciente sentado.
   b. Incentive o uso do sistema de oxigênio portátil para deambulação de pacientes com hipoxemia.
2. Incentive o paciente a realizar um programa regular de exercícios, 3 a 7 dias por semana, para aumentar a resistência física. Consulte o médico antes de iniciar o programa.
3. Ensine ao paciente técnicas de conservação de energia e ritmo regular de atividades.

Melhora do padrão de sono

1. Utilize oxigenoterapia noturna, quando apropriado.
2. Evite o uso de sedativos e hipnóticos em altas doses, pois podem causar depressão respiratória.
3. Administre anticolinérgicos por inalação de ação longa ou curta, conforme indicação (foi constatado que esses medicamentos melhoram os sintomas respiratórios noturnos na DPOC).
4. Sugira ao paciente que durma com a cabeceira da cama elevada, considerando a preferência dele, para a melhoria da mecânica pulmonar.

Melhora do padrão de enfrentamento

1. Identifique os sinais de depressão e transtornos de ansiedade, utilizando questionários validados para triagem de transtornos de humor, que são comuns e, muitas vezes, não diagnosticados e não tratados na DPOC. Fatores contribuintes incluem dispneia persistente, fadiga, perda de independência, de identidade pessoal, isolamento social e menor qualidade de vida, que podem deixar o paciente irritado, apreensivo, ansioso e deprimido, com sentimentos de desamparo e desesperança.
2. Avalie o paciente em busca de pensamentos suicidas ou de autoagressão. Comunique prontamente quaisquer descobertas ao médico, ao assistente social e solicite uma intervenção imediata, se necessário.
3. Demonstre uma abordagem sincera, solidária e aberta com o paciente.
   a. Seja um bom ouvinte e mostre que você se importa.
   b. Seja sensível a medos, ansiedade e depressão do paciente. Forneça apoio emocional.
   c. Permita que o paciente tenha controle do maior número possível de aspectos dos cuidados.
4. Administre antidepressivos e ansiolíticos, conforme prescrito, mas evite a superdosagem.
5. Apoie e incentive o paciente a expressar suas preocupações sobre doenças, sintomas e impacto sobre a vida.
6. Esteja ciente do fato de que a dispneia, a fadiga e a autoimagem alterada podem levar ao desconforto com a sexualidade e a intimidade em pacientes com DPOC. Incentive a discussão de preocupações e medos, converse sobre adaptações e esclareça conceitos errôneos. Incentive o paciente a usar broncodilatador e depuração de secreções antes da atividade sexual, planejar relações sexuais na hora do dia em que se sente mais disposto, a usar oxigênio suplementar, se necessário, e considerar formas alternativas de afeto.
7. Dê suporte ao paciente, ao cônjuge e aos familiares. Consulte grupos de apoio locais ou nacionais.

Considerações sobre atendimento domiciliar e na comunidade

1. Ajude o paciente a relaxar e regular suas atividades. Marque uma consulta com terapeuta ocupacional, para ajudar a empregar técnicas de simplificação no trabalho, como sentar-se para executar algumas tarefas, controlar as atividades e usar acessórios que ajudem a se vestir (barras de apoio, dispositivo para facilitar calçar meias, sapatos), banco para chuveiro e chuveiro de mão.
2. Incentive a inscrição em um programa de reabilitação pulmonar, quando disponível (destaca-se, nos EUA, o Better Breathers Club e outros grupos de apoio vinculados à American Association for Cardiovascular and Pulmonary Rehabilitation em *www.aacvpr.org*.) As técnicas de reeducação pulmonar incluem treinamento de exercícios supervisionados, técnicas de reeducação respiratória, uso adequado de medicamentos e inaladores, técnicas de eliminação das secreções, prevenção e controle de infecções respiratórias, controle do pânico, controle da dispneia nas AVDs e ao subir escadas, controle da exposição a irritantes pulmonares, exercício monitorado e supervisionado, uso adequado de sistemas de oxigênio e suporte em grupos de apoio.
3. Sugira aconselhamento vocacional para ajudar o paciente a manter um emprego remunerado, dentro de seus limites físicos e pelo maior tempo possível.
4. Instrua o paciente a evitar fadiga excessiva, pois é um fator importante na produção de desconforto respiratório. Aconselhe a ajustar as atividades aos padrões individuais de fadiga.
5. Aconselhe e indique estratégias e mecanismos para lidar com o estresse emocional e transtornos de humor. O estresse pode desencadear piora da dispneia e do pânico. Ensine estratégias de enfrentamento, como respiração frenolabial, técnicas de relaxamento, meditação e imagética guiada.
6. Enfatize que o agravamento de sua condição pulmonar pode ser retardado por meio do abandono do tabagismo e da prevenção de exacerbações. O acompanhamento médico contínuo e a longo prazo é um aspecto fundamental para o controle da doença.
7. Para pacientes que usam oxigênio ou apresentam hipoxia, estabeleça uma relação entre o fornecedor de oxigênio e o paciente, para promover a aderência segura à prescrição de oxigênio e o uso de um sistema de oxigênio apropriado, mantendo assim suas atividades e controlando a hipoxemia.
8. Use os recursos da comunidade, serviço de cuidado domiciliar e serviços de um cuidador domiciliar, se o nível de energia estiver baixo.

Educação do paciente e manutenção da saúde

Orientação geral

1. Explique ao paciente, de maneira objetiva, sobre sua doença, o que esperar, como tratar e como conviver com ela. Reforce as informações por meio de explicações frequentes, material de leitura, demonstrações e sessões de perguntas e respostas.
2. Revise com o paciente os objetivos do tratamento e os cuidados de enfermagem.
3. Trabalhe com o paciente e estabeleçam metas juntos (p. ex., subir escadas, retornar ao trabalho).
4. Incentive o paciente a participar das técnicas de autocuidado, como identificação e comunicação imediata de infecção respiratória ou deterioração respiratória e atividade física. Motive o paciente a ter uma comunicação aberta com o médico, de parceria, e a fazer um acompanhamento regular.

Não exposição a irritantes respiratórios

1. Aconselhe o paciente a abandonar o tabagismo e evitar a exposição ao fumo passivo. Ofereça estratégias para promover o abandono prolongado, incluindo o uso de medicamentos, grupos de apoio e aconselhamento.
2. Aconselhe o paciente a evitar a exposição a irritantes pulmonares e substâncias particuladas em ambientes internos e externos, incluindo poeira, fumaça e outros irritantes respiratórios.
3. Aconselhe o paciente a manter toda a casa bem ventilada.
4. Avise o paciente para evitar temperaturas extremas, quentes ou frias, quando a exposição causar broncospasmo e dispneia, utilizar um lenço no nariz e na boca e ingerir bebidas quentes no frio.
5. O paciente deve permanecer dentro de casa e se exercitar com ar-condicionado ligado, quando o nível de poluição do ar estiver alto.
6. Oriente-o a tomar banho com água morna (não quente), para evitar a exposição excessiva ao vapor.
7. Se o paciente for sensível ao ar seco, instrua-o a umidificar o ar interno no inverno, mantendo a umidade de 30 a 50%, para promover uma ótima função mucociliar. Também é importante higienizar e secar o umidificador com frequência, para evitar o crescimento de fungos e bactérias.
8. Se o paciente for sensível a poeira, pólen e outras partículas, considere o uso de um purificador de ar HEPA, para remover essas partículas do ar. Aconselhe a substituição regular do filtro.

Melhora do fluxo de ar

1. Ensine a técnica correta de inalação de medicamentos, de modo a maximizar a deposição dos aerossóis na árvore brônquica. Ver p. 818, para a educação do paciente sobre uso de inalador.
   a. Incentive-o a utilizar um dispositivo espaçador se não puder usar o inalador dosimetrado de maneira efetiva.
   b. Se for utilizar um inalador de pó seco, instrua o uso adequado, de acordo com as instruções do fabricante. Não há a necessidade de dispositivos espaçadores.

2. Os IDMs com propelentes HFA exigem preparação (vaporize quatro vezes o medicamento antes do primeiro uso ou após vários dias sem uso). Lave adequadamente o suporte do cartucho de plástico diariamente e seque ao ar ambiente, para evitar obstrução.
3. Os inaladores possuem medidores de quantidade (*counters*) embutidos. Aconselhe o paciente a reabastecer o inalador antes de ficar sem a medicação.

Alerta farmacológico
Para prevenir o desenvolvimento de candidíase oral decorrente do uso de corticosteroides inalatórios, instrua o paciente a usar espaçadores e a realizar higiene oral após o uso.

Reavaliação: resultados esperados

- Expectora facilmente as secreções pela tosse. Há diminuição de sibilos e estertores
- Relata redução da dispneia. Utiliza efetivamente a respiração frenolabial
- Ausência de febre ou de alteração no escarro
- Melhora dos níveis de gasometria arterial e/ou $SatO_2$
- Tolera refeições pequenas e frequentes. O peso encontra-se estável
- Relata caminhar longas distâncias sem se cansar
- Dorme em intervalos de 4 a 6 horas. Utiliza oxigênio de baixo fluxo à noite, conforme prescrito
- Demonstra maior capacidade de enfrentamento. Expressa seus sentimentos e procura um grupo de apoio.

Cor pulmonale

A *doença cardíaca pulmonar* (*cor pulmonale*) deve-se tipicamente ao resultado de esforço excessivo das câmaras do lado direito do coração, ocasionado por um aumento significante de pressão da circulação pulmonar. Essa alteração na estrutura ou função do ventrículo direito é resultado de patologias que acometem a estrutura ou a função pulmonar ou da vasculatura pulmonar, como na hipertensão pulmonar (exceto quando essa alteração resulta de doença do lado esquerdo do coração ou de cardiopatia congênita). É uma doença cardíaca causada por doença pulmonar.

Fisiopatologia e etiologia

1. A doença pulmonar crônica ou a alteração da vasculatura pulmonar causa aumento da pressão na circulação pulmonar, produzindo tensão no ventrículo direito, levando à insuficiência cardíaca direita.
2. O *cor pulmonare* é frequentemente uma condição crônica (associada à hipertrofia ventricular direita), mas pode desenvolver-se agudamente por EP e, menos comumente, por SDRA associada à dilatação do ventrículo direito.
3. Pode desenvolver-se devido a vasoconstrição pulmonar por hipoxia ou acidose alveolar e comprometimento anatômico do leito vascular pulmonar.
4. As causas incluem:
   a. Doença vascular pulmonar (aguda ou crônica).
   b. Hipertensão pulmonar idiopática.
   c. Doença pulmonar subjacente, como DPOC, fibrose cística, doença pulmonar intersticial.
   d. Policitemia vera, doença falciforme, macroglobulinemia.
   e. Cifoescoliose significativa.
   f. Apneia obstrutiva do sono.

Manifestações clínicas

1. Fadiga, taquipneia, dispneia de esforço e tosse.
2. Dor torácica anterior e hemoptise.
3. Distensão das veias jugulares, edema periférico (frequentemente associado a hipercapnia) e possível cianose.
4. Em estágios avançados, desconforto na porção superior direita do abdome, icterícia e síncope aos esforços.
5. Desdobramento da segunda bulha cardíaca à ausculta do tórax.

Avaliação diagnóstica

1. A radiografia de tórax revela aumento das câmaras do lado direito do coração e das artérias pulmonares.
2. As alterações no ECG são compatíveis com hipertrofia ventricular direita e/ou sobrecarga cardíaca do lado direito do coração.
3. O ecocardiograma revela hiperplasia do lado direito do coração.
4. O cateterismo do lado direito do coração é realizado a fim de confirmar o diagnóstico e avaliar hipertensão pulmonar e patologia subjacente.
5. Níveis de gasometria arterial – diminuição da PaO_2 e do pH e aumento da $PaCO_2$.
6. O TFP realizado para confirmar doença pulmonar subjacente, como obstrução.
7. Cintigrafia V/Q ou TC de tórax, quando a história de saúde e o exame físico sugerirem tromboembolismo pulmonar como causa ou quando outros exames complementares não indicarem outras etiologias. Se houver suspeita de doença pulmonar intersticial, a TC de tórax auxilia no diagnóstico.
8. Dosagem de hematócrito para policitemia, alfa-1-antitripsina sérica se houver suspeita de deficiência, nível de anticorpo antinuclear para doença vascular do colágeno, como esclerodermia, estudos de coagulação para avaliar estados de hipercoagulabilidade.

Manejo

O objetivo é o tratamento da doença pulmonar subjacente e da cardiopatia.

1. Em casos de hipoxemia, é indicada a utilização de oxigênio suplementar para melhorar a oferta de oxigênio aos tecidos periféricos, diminuindo o trabalho cardíaco e a vasoconstrição simpática. Fluxo por minuto individualizado durante atividades, repouso e sono.
2. Pode-se lançar mão de terapia direcionada, utilizando análogos da prostaciclina e antagonistas do receptor da endotelina, empregados na hipertensão pulmonar primária (HPP).
   a. O epoprostenol, a treprostinila e a iloprosta são análogos da prostaciclina (PGI2) e têm propriedades vasodilatadoras potentes. O epoprostenol e a treprostinila são administrados por IV e o iloprost deve ser inalado.
   b. O bosentana é um antagonista misto da endotelina-A e do receptor da endotelina-B, indicado para a hipertensão arterial pulmonar, incluindo a HPP. Em ensaios clínicos, o bosentana melhorou a capacidade de exercício, diminuiu a taxa de deterioração clínica e melhorou a condição hemodinâmica.
   c. Os inibidores da PDE5 sildenafila e tadalafila promovem o relaxamento seletivo da musculatura lisa da vasculatura pulmonar. Seu uso na hipertensão pulmonar secundária, como em pacientes com DPOC, não está bem comprovado.
3. O uso do glicosídeo cardíaco digoxina é um tanto controverso. Pode melhorar a função do ventrículo direito, porém deve ser utilizado com cautela e ser evitado durante hipoxia aguda.
4. Os anticoagulantes orais em caso de evento tromboembólico subjacente ou hipertensão arterial pulmonar (HAP) primária.
5. Diuréticos são utilizados se o volume de enchimento do ventrículo direito estiver acentuadamente elevado, bem como para controlar o edema periférico.
   a. Devem ser utilizados com cautela devido aos efeitos adversos hemodinâmicos com a depleção excessiva de volume.
   b. Podem resultar em declínio no débito cardíaco, assim como em alcalose metabólica hipopotassêmica.

6. Os vasodilatadores, incluindo os bloqueadores dos canais de cálcio, particularmente o nifedipino oral de liberação prolongada e o diltiazem, podem reduzir as pressões pulmonares, embora esses agentes pareçam mais efetivos na hipertensão pulmonar primária do que na secundária.
7. Broncodilatadores para melhorar a função pulmonar.
8. Ventilação pulmonar mecânica, se o paciente apresentar insuficiência respiratória.
9. Restrição de sódio para diminuir o edema.

Complicações

1. Insuficiência respiratória
2. Arritmias.

Avaliação de enfermagem

1. Determine se o paciente apresenta história pregressa e longa de doença pulmonar.
2. Avalie o grau de dispneia, fadiga e hipoxemia.
3. Inspecione a distensão da veia jugular e o edema periférico.

Diagnósticos de enfermagem

- Troca de gases prejudicada, relacionada com excesso de líquido nos pulmões e aumento da resistência vascular pulmonar
- Excesso de volume de líquidos, associado à insuficiência cardíaca direita.

Intervenções de enfermagem

Melhora das trocas gasosas

1. Monitore os valores de gasometria arterial e/ou saturação de oxigênio, como um guia para avaliar a adequação da ventilação.
2. Utilize oxigênio contínuo em baixo fluxo, conforme prescrito, para reduzir a pressão arterial pulmonar.
3. Evite o uso de depressores do SNC (opioides, hipnóticos). Esses medicamentos têm ação depressiva sobre os centros respiratórios e mascaram os sintomas da hipercapnia.
4. Monitore os sinais de infecção respiratória, visto que infecções causam retenção de CO_2 e hipoxemia.

Alcance do equilíbrio de fluidos

1. Observe a ocorrência de alterações nos níveis de eletrólitos, especialmente potássio, que podem desencadear distúrbios do ritmo cardíaco.
2. Realize monitoramento por ECG quando necessário e monitore cuidadosamente arritmias.
3. Limite a atividade física até que seja observada melhora.
4. Restrinja a ingestão de sódio com base na evidência de retenção de líquidos.

Educação do paciente e manutenção da saúde

1. Enfatize a importância de abandonar o tabagismo; o fumo é uma das principais causas de cardiopatia pulmonar.
   a. Pergunte ao paciente sobre seu hábito de fumar.
   b. Informe o paciente sobre os riscos de fumar e os benefícios a serem obtidos quando o tabagismo é interrompido.
   c. Discuta o uso de técnicas de modificação do comportamento e de suporte para abandonar o fumo.
2. Ensine o paciente a reconhecer e tratar infecções imediatamente.
3. Aconselhe o paciente a evitar ambientes com baixa qualidade do ar, manter boa ventilação do ambiente, permanecer com as janelas fechadas e utilizar o ar-condicionado, se necessário.
4. Explique ao paciente e à família que a inquietação, a depressão e o sono deficiente, bem como o comportamento irritável e de raiva podem ser característicos. O paciente deve apresentar melhora com o aumento do oxigênio e a diminuição dos níveis de CO_2.
5. Explique sobre o uso de oxigênio suplementar, o que reduzirá ainda mais a carga de trabalho no lado direito do coração.

Reavaliação: resultados esperados

- Apresenta redução da dispneia, melhores níveis de gasometria arterial e de saturação de oxigênio
- Edema reduzido; ausência de arritmias.

DOENÇA PULMONAR INTERSTICIAL (FIBROSE PULMONAR)

Doença pulmonar intersticial (DPI) é um termo genérico que se refere a uma variedade de distúrbios pulmonares crônicos, como a *fibrose pulmonar idiopática, sarcoidose, asbestose, silicose, esclerodermia, pneumonite de hipersensibilidade* e *pneumoconiose do trabalhador de carvão*. Estima-se que haja 130 tipos de doenças pulmonares intersticiais; e apenas cerca de um terço tem suas causas conhecidas. As causas incluem resposta imune anormal ou cicatrização anormal em resposta a uma variedade de causas, incluindo doenças do tecido conjuntivo, exposição ocupacional e ambiental, contato com drogas ilícitas e venenos, radiação e infecções. A DPI mais comum é a fibrose pulmonar idiopática.

Visão geral

Etiologia desconhecida, como a da fibrose pulmonar idiopática.

1. Doenças do tecido conjuntivo, incluindo esclerodermia, artrite reumatoide, síndrome de Sjögren, lúpus eritematoso sistêmico (LES), polimiosite, dermatomiosite e doença mista do tecido conjuntivo. A sarcoidose é considerada um distúrbio multissistêmico, embora possa se assemelhar a um distúrbio do tecido conjuntivo.
2. A pneumonite por hipersensibilidade (aguda ou crônica) pode ser o resultado da inalação repetida de certas proteínas fúngicas, bacterianas de origem animal ou antígenos reativos pela exposição ocupacional ou ambiental. Os indivíduos suscetíveis desenvolvem reações imunes que resultam em inflamação pulmonar e possível formação de tecido cicatricial.
3. A exposição ocupacional pode incluir asbestose (aumento do risco de câncer de pulmão), silicose e pneumoconiose do trabalhador de carvão (PMC).
4. A exposição ambiental pode incluir:
   a. Doença relacionada com metais pesados (cobalto, tungstênio, carbeto).
   b. Gases, fumaça, vapores e aerossóis.
   c. Exposição a substâncias e veneno.
   d. Medicamentos antineoplásicos (nitrofurantoína, metotrexato, bussulfano, bleomicina).
   e. Anti-inflamatórios (ácido acetilsalicílico, ouro, penicilamina).
   f. Medicamentos cardíacos (amiodarona).
   g. Uso IV de heroína, metadona, propoxifeno e talco usados nos casos de uso abusivo de drogas ilícitas IV.
   h. Exposição à radiação.
   i. Infecções.
5. As alterações crônicas incluem dano ao tecido pulmonar, inflamação dos alvéolos com cicatrização, fibrose e enrijecimento do tecido intersticial.
6. A lesão limita o transporte de oxigênio através das membranas alveolocapilares cicatrizadas para a corrente sanguínea.

Manifestações clínicas

Seguem informações adicionais sobre fibrose pulmonar idiopática, doença pulmonar intersticial devido a sarcoidose e outras doenças do tecido conjuntivo, e doenças pulmonares ocupacionais. Um processo de enfermagem generalizado consta adiante.

1. O sintoma de maior prevalência é a dispneia, particularmente durante o exercício físico, e é acompanhada de tosse seca e fadiga.
2. São auscultadas estertores bibasilares.
3. As doenças do tecido conjuntivo podem estar associadas a dor e edema nas articulações, erupção cutânea, olhos secos e boca seca.
4. Os sintomas podem variar em gravidade, e o curso da doença pode ser imprevisível.

Fibrose pulmonar idiopática

Baseado em evidências
Raghu, G., Rochwerg, B., Zhang, Y. *et al.* (2015). An official ATS/ERS/JRS/ALAT clinical practice guideline: Treatment of idiopathic pulmonary fibrosis. An update of the 2011 clinical practice guideline. *American Journal of Respiratory Critical Care Medicine, 192*(2), e3-e19.

Fisiopatologia e etiologia

1. A *fibrose pulmonar idiopática* é uma pneumonia intersticial fibrosante progressiva, crônica, de causa desconhecida, acometendo principalmente adultos idosos e limita-se aos pulmões. Caracteriza-se pelo agravamento progressivo da dispneia e do comprometimento da função pulmonar e está associada a prognóstico ruim.
2. A função pulmonar pode piorar gradualmente ou rapidamente, piorar devido à exacerbação aguda da fibrose pulmonar idiopática ou permanecer estável com base nos testes de função pulmonar (geralmente medida da CVF e/ou capacidade de difusão de oxigênio ou de difusão do monóxido de carbono) ou achados na tomografia de tórax.
3. A incidência é de aproximadamente 7 a 16 casos por 100.000 indivíduos, embora se acredite que esse número seja muito superior ao notificado.
4. Geralmente é diagnosticada entre os 50 e 70 anos, com aumento da incidência associada ao envelhecimento.

Manifestações clínicas

1. A dispneia e hipoxia são comuns aos esforços, mas podem também ocorrer em repouso.
2. Tosse seca crônica.
3. Os sons respiratórios incluem geralmente estertores inspiratórios nas duas bases do pulmão.
4. Pode haver baqueteamento dos dedos.
5. Os pacientes podem apresentar hipertensão pulmonar e refluxo gastresofágico.
6. Histórico de tabagismo é comum.

Avaliação diagnóstica

1. Recomenda-se um diagnóstico multidisciplinar que inclua pneumologia, radiologia e patologia. É importante a exclusão de outras causas de doença pulmonar intersticial.
2. TC de tórax de alta resolução revela pneumonia intersticial habitual, faveolamento basilar, bronquiectasias de tração com distribuição reticular subpleural predominante e ausência de outras características que seriam inconsistentes com fibrose pulmonar idiopática.
3. Os TFPs revelam diminuição da CVF com diminuição da capacidade de difusão.
4. A gasometria pode mostrar baixo nível de oxigênio arterial.
5. O teste ergométrico revela hipoxemia.
6. A radiografia de tórax pode demonstrar infiltrados irregulares não uniformes, padrão de vidro moído, padrão nodular reticular e pequeno volume pulmonar.
7. Pode-se efetuar cateterismo cardíaco à direita se houver suspeita de hipertensão pulmonar ou se forem observadas pressões elevadas de PA no ecocardiograma.

Manejo

1. Descobriu-se que dois medicamentos (pirfenidona e nintedanibe) reduzem a perda de função pulmonar.
2. Outros agentes como prednisona, azatioprina, N-acetilcisteína e varfarina não proporcionam benefício clínico quando usados especificamente para o tratamento da fibrose pulmonar idiopática. Eles podem ser usados para outros transtornos não relacionados com fibrose pulmonar idiopática ou para atenuação de outras comorbidades.
3. Vários ensaios clínicos promissores estão em fase de desenvolvimento. Os pacientes podem se informar sobre o registro de ensaios clínicos do National Institutes of Health em *www.clinicaltrials.gov.*[7] O banco de dados inclui informações sobre o objetivo do estudo, quem pode participar, locais e contatos.
4. As medidas de suporte incluem oxigênio suplementar para compensação da hipoxemia e hipertensão pulmonar.
5. As opções para controle da tosse incluem manejo de comorbidades (doença do refluxo gastresofágico, rinite, asma), pastilhas para tosse e possivelmente prednisona (controverso).
6. O tratamento da dispneia inclui a reabilitação pulmonar, que também colabora para a melhora da resistência.
7. O transplante pulmonar pode oferecer melhoria de sintomas, função e sobrevida para alguns pacientes.

Sarcoidose e outras doenças do tecido conjuntivo

Para uma abordagem mais abrangente dos distúrbios do tecido conjuntivo, consulte o Capítulo 30.

Considerações gerais

1. A *sarcoidose* é um distúrbio multissistêmico inflamatório de causa desconhecida que acomete o tecido conjuntivo e os pulmões.
   a. É uma doença granulomatosa caracterizada pela ocorrência de aglomerados de células epiteliais inflamatórias (nódulos) em muitos órgãos, principalmente nos pulmões.
   b. Os nódulos nos pulmões podem levar a estreitamento das vias respiratórias, inflamação e fibrose do tecido pulmonar.
   c. Acomete outros tecidos, incluindo pele, olhos, nariz, músculos, coração, fígado, baço, intestino, rins, testículos, nervos, gânglios linfáticos e cérebro.
2. A artrite reumatoide é um distúrbio inflamatório do tecido conjuntivo que causa doença pulmonar intersticial devido à inflamação pleural em cerca de 20% dos casos, em sua maioria mulheres entre 50 e 60 anos de idade.
3. O lúpus eritematoso é uma doença autoimune multissistêmica que causa inflamação pleural e pneumonite.
4. A esclerodermia é um distúrbio do tecido conjuntivo que causa endurecimento da pele e alterações fibróticas, resultando em fibrose intersticial.
5. A espondilite anquilosante é uma artropatia soronegativa que causa dor nas costas e possíveis manifestações pulmonares.

[7]N.R.T.: Para o desenvolvimento de ensaios clínicos, recomenda-se o registro do estudo em bases como o Clinical Trials dos EUA. Agora o Brasil também tem uma base para registro de ensaios clínicos, denominada Registro Brasileiro de Ensaios Clínicos (ReBEC), que pode ser acessada em: *http://www.ensaiosclinicos.gov.br/.*

Doenças pulmonares ocupacionais

Fisiopatologia e etiologia

1. *Asbestose* – partículas de asbesto são inaladas e entram em contato com os alvéolos, que, com o tempo, ficam obliterados pelo tecido fibroso que envolve as partículas de amianto.
   a. O espessamento fibroso da pleura e a formação de placas pleurais produzem doença pulmonar restritiva, diminuição do volume pulmonar, redução da transferência de gases e hipoxemia, com subsequente desenvolvimento de *cor pulmonale*.
   b. Identificada em trabalhadores envolvidos na fabricação, no corte e na demolição de materiais contendo amianto. Existem mais de 4.000 fontes conhecidas de fibra de amianto (mineração e fabricação de amianto, construção, coberturas, trabalhos de demolição, lonas de freio, pisos, tintas, plásticos, estaleiros, isolamento).
2. *Silicose* – quando partículas de sílica (que têm propriedades fibrogênicas) são inaladas, produzem-se lesões nodulares ao longo dos pulmões. Esses nódulos sofrem fibrose, aumentam e se fundem.
   a. Massas densas se formam na porção superior dos pulmões, resultando em doença pulmonar restritiva e obstrutiva.
   b. A exposição ao pó de sílica é encontrada em quase todas as formas de mineração, devido ao fato de que a crosta terrestre é composta de sílica e silicatos (ouro, carvão, estanho, mineração de cobre); também corte de pedras, pedreiras, fabricação de abrasivos, cerâmica e trabalho de fundição.
3. *Pneumoconiose do trabalhador de carvão* (PMC ou "pulmão negro") – representa uma variedade de doenças respiratórias encontradas em mineradores de carvão, que leva à ocorrência de acúmulo de pó de carvão nos pulmões, causando uma reação tecidual em sua presença.
   a. Poeiras provenientes de carvão, caulim, mica, sílica são inaladas e depositados nos alvéolos e nos bronquíolos respiratórios.
   b. Há aumento da produção de macrófagos que fagocitam as partículas e as transportam para bronquíolos terminais.
   c. Quando os mecanismos normais de depuração não conseguem mais suportar a carga excessiva de poeira, os bronquíolos e os alvéolos respiratórios tornam-se obstruídos com pó de carvão, macrófagos em processo de morte e fibroblastos, que levam à formação da mácula de carvão, que é a lesão primária da PMC.
   d. À medida que as máculas aumentam, ocorre dilatação do bronquíolo enfraquecido, com subsequente desenvolvimento de enfisema focal ou centrilobular.
4. A pneumonite por hipersensibilidade é considerada uma doença de exposição a vários agentes, incluindo fungos e aves (penas e produtos derivados, como penugem). O diagnóstico pode ser difícil e requer um adequado levantamento da história sobre exposição a potenciais antígenos ocupacionais, ambientais e histórico detalhado do ambiente domiciliar e de trabalho.
   a. Efeitos da inalação de poeira orgânica (feno mofado, compostos de cogumelo, malte, casca de bolor mofado, excrementos de pombos ou papagaios, penas, fumaça de pipoca de micro-ondas, exposição a banheiras de água quente ou a grãos contaminados), partículas nocivas, gases ou fumos. O desenvolvimento da doença depende da composição da substância inalada, de suas propriedades antigênicas (precipitando uma resposta imunológica) ou dos irritantes, da dose inalada, da duração do tempo de inalação e da resposta do hospedeiro.
   b. A exposição a poeiras inorgânicas estimula os fibroblastos intersticiais pulmonares, resultando em fibrose intersticial pulmonar.
   c. Sintomas agudos de febre, tosse e calafrios podem ocorrer 4 a 12 horas após a exposição e recorrer com exposição repetida. A doença crônica se desenvolve anos depois.
   d. Os vapores nocivos podem causar lesões agudas na parede alveolar, com aumento da permeabilidade capilar e edema pulmonar.

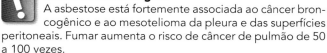

Alerta de enfermagem
A asbestose está fortemente associada ao câncer broncogênico e ao mesotelioma da pleura e das superfícies peritoneais. Fumar aumenta o risco de câncer de pulmão de 50 a 100 vezes.

Manifestações clínicas

Doenças pulmonares ocupacionais podem se desenvolver lentamente (acima de 20 a 30 anos) e podem ser assintomáticas nos estágios iniciais.

1. Tosse crônica; produtiva nos casos de silicose e PMC.
2. Dispneia ao esforço; progressiva e irreversível em asbestose e PMC.
3. Suscetibilidade a infecções das vias respiratórias inferiores.
4. Estertores bibasilares nos casos de asbestose.
5. Expectoração de quantidades variáveis de fluido negro nos casos de PMC.

Avaliação diagnóstica

1. Radiografia de tórax – nódulos nos lobos superiores com silicose e PMC; fibrose parenquimatosa difusa, especialmente dos lobos inferiores, na asbestose.
2. TC de tórax de alta resolução para avaliar e caracterizar a fibrose.
3. Os TFPs revelam principalmente um padrão restritivo.
4. Broncoscopia com lavado para identificar a exposição específica.
5. Pode ser necessária biopsia do tecido pulmonar para descartar outros distúrbios.

Manejo

1. A reabilitação pulmonar pode ser considerada para pacientes com sintomas crônicos e incapacitantes.
2. Para pneumonite por hipersensibilidade, os medicamentos anti-inflamatórios podem ser recomendados se houver agravamento do distúrbio, incluindo prednisona e possivelmente azatioprina, micofenolato ou ciclofosfamida.
3. Para a maioria das outras doenças pulmonares ocupacionais, não há tratamento específico. A exposição deve ser eliminada e o paciente tratado sintomaticamente.
4. A silicose está associada a alto risco de TB. Os pacientes devem receber avaliação e tratamento adequado para TB.
5. Medidas de cessação do tabagismo em indivíduos que foram expostos ao amianto, para diminuir o risco de câncer de pulmão.
6. Mantenha o trabalhador exposto ao amianto sob vigilância para câncer. Note alterações no padrão de tosse, hemoptise, perda de peso e melena.
7. Os broncodilatadores podem ter algum benefício se houver qualquer grau de obstrução das vias respiratórias.

Complicações

1. Insuficiência respiratória
2. Câncer de pulmão em asbestose.
3. Hipoxemia.

Cuidados de enfermagem do paciente com doença pulmonar intersticial

Avaliação de enfermagem

1. Obtenha história de exposição ocupacional e ambiental. Determine a duração e o grau de exposição.
2. Obtenha história clínica completa e história familiar para distúrbios do tecido conjuntivo.
3. Obtenha histórico de medicação e alergias.

4. Obtenha história de tabagismo, infecções respiratórias e outras doenças pulmonares crônicas.
5. Avalie os sintomas e a capacidade funcional e faça ausculta dos pulmões em busca de estertores.

Diagnósticos de enfermagem

- Padrão respiratório ineficaz, relacionado com tecido pulmonar fibrótico, que provoca restrição
- Troca de gases prejudicada, associada a tecido pulmonar fibrótico e secreções.

Intervenções de enfermagem

Melhora do padrão respiratório

1. Administre oxigenoterapia, se necessário.
2. Se houver prescrição, administre ou ensine a autoadministração de broncodilatadores.
3. Incentive a cessação do tabagismo.

Promoção das trocas gasosas

1. Incentive a mobilização de secreções por meio de hidratação, exercícios de respiração e tosse.
2. Aconselhe o paciente a manter um ritmo regular de atividades, a fim de evitar a dispneia ou fadiga excessiva.

Educação do paciente e manutenção da saúde

1. Forneça informações sobre a importância do abandono do tabagismo, bem como sobre métodos e recursos para parar de fumar.
2. Instrua o paciente sobre métodos de manutenção da saúde, por meio de nutrição adequada, exercícios regulares e imunizações em dia, para que possam ser evitados problemas clínicos adicionais.
3. Incentive a participação na reabilitação pulmonar.
4. Avise ao paciente que pode ser obtida uma compensação financeira para o comprometimento relacionado com doença pulmonar ocupacional, por meio da Lei de Compensação do Trabalhador.[8]
5. Forneça informações a trabalhadores saudáveis sobre a prevenção de doenças pulmonares ocupacionais.
   a. Mantenha fechados frascos com substâncias tóxicas, para reduzir sua concentração no ar.
   b. Empregue controles de engenharia para reduzir a exposição.
   c. Monitore amostras de ar.
   d. Use padrões estabelecidos pelo NIOSH e USDPH[9] para eliminar a exposição ao asbesto e outras toxinas pulmonares. Utilize máscaras, respiradores e capuzes adequados, dependendo da toxina.

Reavaliação: resultados esperados

- Relata redução da dispneia
- Relata melhoraria na qualidade de vida.

Alerta de transição de cuidado
Pacientes e familiares precisam entender claramente o diagnóstico, as opções de tratamento e as expectativas em relação ao curso da doença. Pacientes com hipoxemia exigem vínculo com empresas de equipamentos médicos duráveis, para fornecer concentradores fixos de oxigênio e oxigênio portátil leve, que promovam possibilidade de deambulação e independência. Assim que as necessidades de suplementação de oxigênio forem determinadas, o paciente deve ser orientado a monitorar $SatO_2$ e os objetivos da terapia. Pacientes e familiares precisam entrar em contato com organizações comunitárias de apoio.

DISTÚRBIOS TRAUMÁTICOS

Pneumotórax

Um *pneumotórax* refere-se à presença de ar no espaço pleural, que ocorre espontaneamente ou por consequência de traumatismo (Figura 11.4). Em pacientes com traumatismo de tórax, o pneumotórax resulta geralmente de uma laceração no parênquima pulmonar, da árvore traqueobrônquica ou do esôfago. O estado clínico do paciente depende da proporção do escape de ar e do tamanho da ferida. O pneumotórax é classificado como:

- Pneumotórax espontâneo – aparecimento súbito de ar no espaço pleural com deflação do pulmão afetado na ausência de traumatismo
- Pneumotórax hipertensivo – acúmulo de ar sob pressão no espaço pleural, com consequente interferência no preenchimento tanto pulmonar como cardíaco
- Pneumotórax aberto (ferida aspirativa do tórax) – implica uma abertura da parede torácica grande o suficiente para permitir que o ar passe livremente para dentro e para fora da cavidade torácica a cada ventilação.

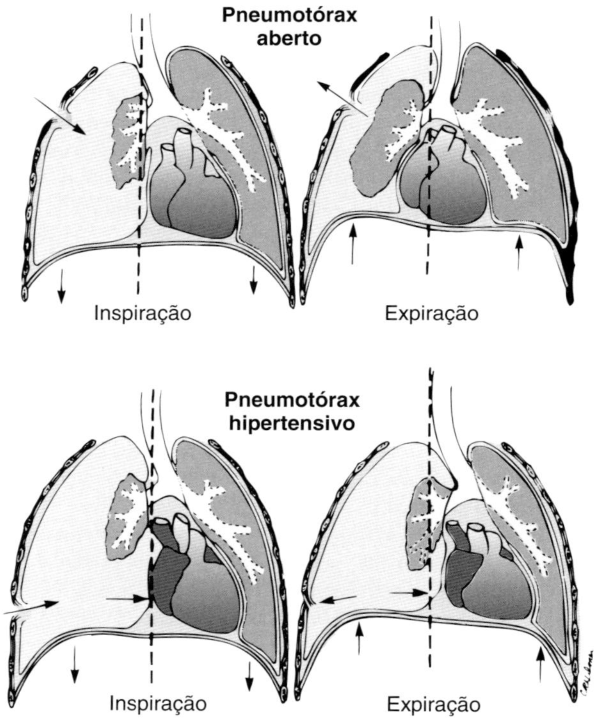

Figura 11.4 Pneumotórax aberto e pneumotórax hipertensivo. No pneumotórax aberto, o ar penetra no tórax durante a inspiração e sai durante a expiração. Pode ocorrer uma leve insuflação do pulmão afetado em decorrência da diminuição na pressão quando o ar sai do tórax. No pneumotórax hipertensivo, o ar entra, mas não sai do tórax. À medida que a pressão no tórax aumenta, o coração e os grandes vasos são comprimidos e as estruturas mediastinais são deslocadas para o lado oposto do tórax. A traqueia é deslocada de sua posição normal na linha média para o lado oposto do tórax, e então o pulmão não afetado é comprimido.

[8]N.R.T.: Válido para os EUA. No Brasil, consulte a Política Nacional de Saúde do Trabalhador vigente no país, bem como normatizações das Secretarias de Saúde regionais.

[9]N.R.T.: Esses órgãos normatizam e fiscalizam a saúde do trabalhador nos EUA. No Brasil, consulte a Política Nacional de Saúde do Trabalhador vigente no país, bem como normatizações das Secretarias de Saúde regionais.

Fisiopatologia e etiologia

1. Em caso de um grande orifício na parede torácica, o paciente apresenta um "sequestro" na ventilação do pulmão contralateral.
2. Uma parte do VC irá entrar e sair pelo orifício na parede torácica, no lugar da traqueia, como normalmente ocorre.
3. O pneumotórax espontâneo geralmente ocorre devido à ruptura de uma bolha subpleural.
   a. Pode advir como evento secundário a doenças respiratórias crônicas ou idiopáticas.
   b. Pode ocorrer em pessoas saudáveis, particularmente em homens magros e brancos e com história familiar de pneumotórax.

Manifestações clínicas

1. Dispneia moderada a muito grave e desconforto torácico grave, que se irradia para as costas.
2. Hiper-ressonância e diminuição dos sons respiratórios no lado afetado.
3. Mobilidade reduzida na metade afetada do tórax.
4. Desvio traqueal do lado afetado no pneumotórax hipertensivo.
5. O quadro clínico de pneumotórax aberto ou hipertensivo é de falta de ar, agitação, hipotensão e cianose.

Avaliação diagnóstica

- A radiografia de tórax confirma a presença de ar no espaço pleural.

Manejo

Pneumotórax espontâneo

1. Observe e espere a resolução espontânea de menos de 50% de pneumotórax em indivíduos saudáveis.
2. Aspiração por agulha ou dreno torácico se houver mais de 50% de pneumotórax.
3. A pleurodese pode ser feita para prevenir a recidiva. A pleurodese química embasa-se no uso de várias soluções inseridas por meio do dreno torácico para causar irritação com consequente adesão da pleura parietal e visceral. A pleurodese cirúrgica embasa-se na lesão mecânica para obter adesão, com possível remoção da pleura parietal.
4. Toracotomia para remover bolhas apicais em alguns casos.

Pneumotórax hipertensivo

1. Descompressão imediata, para evitar o colapso cardiovascular, por meio de inserção de dreno torácico para permitir a saída do ar.
2. Drenagem torácica com aspiração e selo d'água, para permitir a expansão completa e a cicatrização do pulmão.

Pneumotórax aberto

1. Feche a ferida do tórax imediatamente para restaurar a ventilação e a respiração adequadas.
   a. O paciente deve ser instruído a inspirar e expirar suavemente com o fechamento da glote (manobra de Valsalva) à medida que é aplicado um curativo compressivo (gaze com vaselina fixada com fita elástica e adesiva).
   b. Essa manobra ajuda a expandir o pulmão colapsado.
2. O dreno torácico é inserido e a drenagem com selo d'água é ligada para possibilitar a saída do líquido/ar e produzir a reexpansão do pulmão.
3. Intervenção cirúrgica pode ser necessária para reparar o traumatismo.

Complicações

1. Insuficiência respiratória aguda.
2. Colapso cardiovascular com pneumotórax hipertensivo.

Avaliação de enfermagem

1. Obtenha o histórico sobre doença respiratória crônica, traumatismo e início dos sintomas.
2. Inspecione o tórax em busca de mobilidade reduzida e desvio traqueal.
3. Ausculte o tórax à procura de diminuição dos sons respiratórios e percuta investigando hiper-ressonância.

Diagnósticos de enfermagem

- Padrão respiratório ineficaz relacionado com presença de ar no espaço pleural
- Troca de gases prejudicada associada a atelectasia e colapso pulmonar.

Intervenções de enfermagem

Alcance de padrão respiratório efetivo

1. Forneça atendimento de emergência conforme indicado.
   a. Aplique gaze vaselinada sobre a ferida torácica (ver "Manejo").
   b. Ajude com a toracocentese ou toracostomia de emergência.
   c. Esteja preparado para realizar reanimação cardiopulmonar ou administrar medicamentos se ocorrer um colapso cardiovascular.
2. Mantenha vias respiratórias desobstruídas; aspiração, quando necessário.
3. Coloque o paciente em decúbito elevado semissentado, se a condição permitir maior expansão torácica.
4. Mantenha a patência dos drenos torácicos.
5. Ajude o paciente a imobilizar o tórax ao girar ou tossir e administre analgésicos, conforme necessário.

Resolução do comprometimento das trocas gasosas

1. Incentive o paciente a utilizar o espirômetro de incentivo.
2. Monitore a oximetria e os níveis de gasometria arterial para determinar a oxigenação.
3. Forneça oxigênio conforme necessário.

Educação do paciente e manutenção da saúde

1. Instrua o paciente a continuar usando o espirômetro de incentivo em casa.
2. Para pacientes com pneumotórax espontâneo, há risco maior de recidiva; portanto, encoraje esses pacientes a comunicarem imediatamente a ocorrência súbita de dispneia.

Reavaliação: resultados esperados

- Sons respiratórios bilaterais e iguais; diminuição da dispneia
- Melhoria dos níveis de gasometria arterial.

Lesões torácicas

Lesões torácicas são potencialmente fatais, devido a distúrbios imediatos da fisiologia cardiorrespiratória, hemorragia, desenvolvimento posterior de infecção e danos aos pulmões e à caixa torácica. As lesões torácicas traumáticas incluem *fratura* ou *contusão da costela, hemotórax, tórax instável* (ou *tórax flutuante*), *contusão pulmonar* e *tamponamento* ou *contusão cardíaca*. Pacientes com traumatismo torácico podem apresentar lesões em diversos sistemas orgânicos. O paciente deve ser examinado quanto a lesões intra-abdominais, que devem ser tratadas de forma agressiva.

Fisiopatologia e manifestações clínicas

Fratura de costela

1. Trata-se da lesão torácica mais comum que pode ser grave se houver fratura de diversas costelas, especialmente fraturas instáveis ou em caso de outras morbidades.
2. Pode interferir na ventilação e lacerar o pulmão subjacente.

3. Provoca dor no local da fratura. A respiração se torna dolorosa e superficial, hipersensibilidade localizada e estertores no local da fratura.

Hemotórax

1. Presença de sangue no espaço pleural como resultado de traumatismo torácico penetrante ou contuso.
2. Acompanha alta porcentagem de lesões no peito.
3. Pode resultar em perda de sangue não detectada e aumento do risco de empiema.
4. O paciente pode estar assintomático, dispneico, hipoxêmico, hipotenso, apreensivo ou em choque.
5. Sons respiratórios diminuídos ou ausentes do lado afetado, desvio traqueal para o lado não afetado.

Tórax instável

1. Perda de estabilidade da parede torácica como resultado de múltiplas fraturas de costelas ou fraturas combinadas de costela e esterno.
   a. Na vigência desse agravo, uma parte do tórax perde sua conexão óssea com o resto da caixa torácica.
   b. Durante a respiração, a parte destacada do tórax será tracionada na inspiração e movida para fora na expiração (movimento paradoxal).
2. A mecânica normal da respiração é prejudicada a ponto de comprometer seriamente a ventilação, causando dispneia, hipoxemia, cianose e risco de insuficiência respiratória aguda.
3. Geralmente associada a outras lesões torácicas graves: contusão pulmonar, laceração pulmonar e dano alveolar difuso. Também associada a danos traqueais, SDRA e pneumonia.

Contusão pulmonar

1. Lesão do parênquima pulmonar que resulta em extravasamento de sangue e líquido de edema para os espaços alveolar e intersticial do pulmão. Pode ocorrer com fratura de costela ou traumatismo torácico.
2. Pode não estar totalmente desenvolvido por 24 a 72 horas.
3. Sinais e sintomas incluem:
   a. Taquipneia, taquicardia e hipoxemia.
   b. Estertores à ausculta.
   c. Dor torácica pleurítica.
   d. As secreções podem ser abundantes.
   e. Tosse – constante, solta, rouca.

Tamponamento cardíaco

1. Compressão do coração como resultado do acúmulo de líquido no espaço pericárdico.
2. Causada por lesões penetrantes, metástase, ruptura cardíaca, cirurgia cardíaca, pericardite e outros agravos.
3. Sinais e sintomas incluem:
   a. Taquicardia.
   b. Bulhas cardíacas abafadas.
   c. Queda da PA.
   d. Distensão das veias jugulares, pressão venosa central (PVC) elevada.
   e. Pulso paradoxal (flutuação audível da PA com a respiração).
   f. Dispneia, cianose, choque.

Alerta de enfermagem

O tamponamento de desenvolvimento rápido interfere no preenchimento ventricular e provoca comprometimento da circulação. Desse modo, ocorre redução do débito e do retorno venoso cardíaco. Pode resultar em colapso cardíaco. No paciente com hipovolemia causada por lesões associadas, a PVC pode não aumentar, mascarando os sinais de tamponamento cardíaco.

Manejo e intervenções de enfermagem

O objetivo é restaurar a função normal cardiorrespiratória o mais rápido possível. Para isso, deve-se efetuar a reanimação do paciente, se necessário, enquanto se avalia simultaneamente o paciente, restaurando a integridade da parede torácica, quando possível, e reexpandindo o pulmão. A ordem de prioridade é determinada pelo estado clínico do paciente.

Fratura de costela

1. Administre analgésicos (geralmente não opiáceos) para ajudar na tosse efetiva e na respiração profunda.
2. Incentive a respiração profunda com inspiração lenta e completa. Forneça suporte local à área da ferida, imobilizando-a com travesseiro ou com as mãos.
3. Auxilie no bloqueio dos nervos intercostais para aliviar a dor, de modo que a tosse e a respiração profunda possam ser realizadas. O bloqueio do nervo intercostal é realizado por meio de injeção de um anestésico local na área, ao redor dos nervos intercostais, para aliviar a dor temporariamente após fratura de costela, lesão da parede torácica ou toracotomia.
4. Em casos de múltiplas fraturas de costelas, pode ser usada anestesia peridural.

Hemotórax

1. Auxilie na introdução do dreno torácico e instale o sistema de drenagem para a remoção completa e contínua de sangue e ar.
   a. Ausculte os pulmões e monitore o alívio da dispneia.
   b. Monitore a quantidade sangue retirada na drenagem
2. Ajude na toracocentese, para aspirar o sangue do espaço pleural, se for feita antes da inserção do dreno torácico.
3. Substitua o volume perdido por fluidos IV ou hemoderivados, conforme prescrito.
4. Pacientes que sofreram traumatismo e apresentam contusão pulmonar e tórax instável devem receber líquidos IV apropriados, a fim de manter a perfusão tecidual. Depois de realizar a adequada reanimação, deve ser evitada meticulosamente a administração desnecessária de fluidos. Um cateter de artéria pulmonar pode ser útil para evitar a sobrecarga de líquidos.
5. Utilize analgesia adequada e fisioterapia respiratória, com o intuito de minimizar a probabilidade de insuficiência respiratória e assegurar suporte ventilatório.
6. Os pacientes podem necessitar de ventilação com pressão positiva não invasiva ou ventilação pulmonar mecânica com PEEP.
7. Esteroides não devem ser usados no tratamento da contusão pulmonar.
8. Os diuréticos podem ser utilizados no contexto de sobrecarga de líquidos, como evidenciado pela elevação da pressão de capilar pulmonar em pacientes hemodinamicamente estáveis ou na vigência de insuficiência cardíaca concomitante.

Tórax instável

1. Analgesia para o controle da dor. Pode-se empregar analgesia epidural torácica em alguns pacientes para aliviar a dor e melhorar a ventilação.
2. Estabilize o estado cardiopulmonar. Se houver comprometimento ou insuficiência respiratória, prepare-se para a intubação imediata e instalação da ventilação pulmonar mecânica – que irá tratar a contusão pulmonar subjacente e serve para estabilizar a caixa torácica para a consolidação das fraturas, melhorar a ventilação alveolar, restaurar a estabilidade da caixa torácica e o volume intratorácico, diminuindo o trabalho respiratório.
3. Prepare-se para a estabilização cirúrgica da parede torácica em alguns pacientes. A fixação cirúrgica pode ser considerada nos casos de tórax instável unilateral grave ou em pacientes que precisam de ventilação pulmonar mecânica quando há necessidade de toracotomia.

Contusão pulmonar

Para contusão pulmonar moderada:

1. Empregar ventilação pulmonar mecânica para manter os pulmões insuflados.
2. Administre diuréticos para edema pulmonar.
3. Use o monitoramento de PAP.
4. Monitore para o desenvolvimento de pneumonia, SDRA.

Tamponamento cardíaco

Para lesões penetrantes:

1. Auxilie na pericardiocentese (ver p. 257), a fim de proporcionar alívio de emergência e melhorar a função hemodinâmica até que a cirurgia possa ser realizada.
2. Prepare-se para a toracotomia de emergência para controlar o sangramento e reparar lesões cardíacas.

Responsabilidades adicionais

1. Proteja e dê suporte às vias respiratórias, conforme indicado. Pode ser necessária a intubação com TET ou traqueostomia.
2. Auxilie com a pressão positiva contínua não invasiva das vias respiratórias (CPAP) ou ventilação pulmonar mecânica, com o objetivo de auxiliar na limpeza da árvore traqueobrônquica, ajudar o paciente a respirar com menos esforço e reduzir o movimento paradoxal.
3. Assegure um ou mais acessos IV para a reposição hídrica e obtenha amostras de sangue para a investigação de exames basais, como nível de hemoglobina e hematócrito.
4. Monitore as leituras em série da PVC, para evitar hipovolemia e sobrecarga circulatória.
5. Monitore os resultados de gasometria/$SatO_2$ para determinar as demandas de oxigênio suplementar e ventilação pulmonar mecânica.
6. Obtenha o débito urinário horário para avaliar a perfusão tecidual.
7. Continue a monitorar a drenagem torácica, para fornecer informações sobre a taxa de perda de sangue, se houve interrupção do sangramento e se a intervenção cirúrgica será necessária.
8. Institua o monitoramento por ECG para a detecção precoce e o tratamento de arritmias cardíacas (as arritmias constituem uma causa frequente de morte nos casos de traumatismo torácico).
9. Mantenha vigilância contínua para complicações:
   a. Aspiração.
   b. Atelectasia.
   c. Pneumonia.
   d. Enfisema mediastinal ou subcutâneo.
   e. SDRA.
   f. Parada respiratória.

Educação do paciente e manutenção da saúde

1. Instrua o paciente quanto a técnicas de imobilização.
2. Certifique-se de que o paciente esteja ciente da importância do uso do cinto de segurança para reduzir lesões graves no tórax causadas por acidentes automobilísticos.
3. Ensine o paciente a comunicar sinais de complicações – aumento da dispneia, febre e tosse.

BIBLIOGRAFIA

Broaddus, V. C., Mason, R. J., Ernst, J. D., et al. (2016). *Murray & Nadel's textbook of respiratory medicine* (6th ed.). Toronto: Elsevier Canada.

Center for Disease Control and Prevention. (2016). Prevention and Control of Seasonal Influenza with Vaccines: Recommendations of the Advisory Committee on Immunization Practices—United States, 2016–17 Influenza Season. *MMWR, 65*(5), 1–54. Available: *www.cdc.gov/flu/professionals/acip/index.htm*

Centers for Disease Control and Prevention. (2016). Treatment options for latent tuberculosis infection (LTBI). Available: *www.cdc.gov/tb/publications/factsheets/treatment/LTBItreatmentoptions.htm*

Centers for Disease Control and Prevention. (2016). Tuberculin skin testing. Available: *www.cdc.gov/tb/publications/factsheets/testing/skintesting.htm*

Du, W., Liu, J., Zhou, J., et al. (2018). Obstructive sleep apnea COPD the overlap syndrome and mortality results from the 2005 2008 National Health and Nutrition Examination Survey. *International Journal of COPD,* 13, 665–674. DOI *https://doi.org/10.2147/COPD.S148735*

Ezer, N., Kale, M., Sigel, K., et al. (2018). Outcomes after video-assisted thoracoscopic lobectomy versus open lobectomy for early-stage lung cancer in older adults. *Annals of the American Thoracic Society, 15*(1), 76–82.

Garcia, D. A., & Crowther, M. A. (2012). Reversal of warfarin: Case-based practice recommendations. *Circulation, 125,* 2944–2947.

Global Strategy for the Diagnosis, Management and Prevention of COPD. (2018). Global Initiative for Chronic Obstructive Lung Disease (GOLD) 2018. Available: *http://goldcopd.org*

Herchline, T., & Bronzem M. (2016). Tuberculosis workup. Medscape Drugs and Diseases. Available: *www.medscape.com/viewarticle/872992*

Jacobs, S., Lindell, K. O., Collins, E. G., et al. (2018). Patient perceptions of the adequacy of supplemental oxygen therapy: results of the American Thoracic Society Nursing Assembly Oxygen Working Group Survey. *Annals of the American Thoracic Society, 15*(1): 24–32.

Kaynar, A., & Pinsky, M. (2016). Respiratory Failure, Medscape Drugs and Diseases. Available: *http://emedicine.medsscape.com/article/167981*

Kobayashi, M., Bennett, N. M., Gierke, R., et al. (2015). Intervals between PCV13 and PPSV23 vaccines: Recommendations of the Advisory Committee on Immunization Practices (ACIP). *MMWR, 64*(34), 944–947.

Nicholson, A. G., Chansky, K., Crowley, J., et al. (2016). The International Association for the Study of Lung Cancer Lung Cancer Staging Project: Proposals for the Revision of the Clinical and Pathologic Staging of Small Cell Lung Cancer in the Forthcoming Eighth Edition of the TNM Classification for Lung Cancer. *Journal of Thoracic Oncology, 11*(3), 300–311.

Poterucha, T. J., Bergmark, B., Aranki, S., et al. (2015). Surgical pulmonary embolectomy. *Circulation, 132,* 1146–1151.

Raghu, G., Rochwerg, B., Zhang, Y., et al. (2015). An official ATS/ERS/JRS/ALAT clinical practice guideline: Treatment of idiopathic pulmonary fibrosis. An update of the 2011 clinical practice guideline. *American Journal of Respiratory Critical Care Medicine, 192*(2), e3–e19.

Rubins, J., & Soo Hoo, G. (2016). Pleural effusion treatment & management. Medscape Drugs and Diseases. Available: *http://emedicine.medscape.com/article/299959-treatment*

Storre, J. H., Callegari, J., Magnet, F. S., et al. (2018). Home noninvasive ventilatory support for patients with chronic obstructive pulmonary disease patient selection and perspectives. *International Journal of COPD,* 13, 753–760. DOI *https://doi.org/10.2147/COPD.S154718*

Swaminathan, A., & Byrd, P. (2016). Aspiration pneumonia. Medscape Drugs and Diseases. Available: *http://emedicine.medscape.com/article/296198*

Yusen, R., Criner, G., Stemberg, A., et al. (2018). The long-term oxygen treatment trial for chronic obstructive pulmonary disease: Rationale, design, and lessons learned. *Annals of the American Thoracic Society, 15*(1), 89–101.

UNIDADE 3 Saúde Cardiovascular

CAPÍTULO

12

Função Cardiovascular e Modalidades Terapêuticas

CONSIDERAÇÕES GERAIS E AVALIAÇÃO

Manifestações comuns de doenças cardíacas

Em pacientes com doença cardíaca, a manifestação mais comum é dor torácica, sendo a segunda queixa principal identificada em serviços de emergência. A doença cardíaca também pode se caracterizar por dispneia, palpitação, fraqueza, fadiga, tontura, diaforese, edema ou queixas gastrintestinais.

Alerta de enfermagem
Pacientes idosos, diabéticos e do sexo feminino podem não apresentar sintomas típicos da síndrome coronariana aguda (SCA). Considere o diagnóstico de SCA nesses pacientes quando apresentarem outras queixas, como dorsalgia, náuseas, fadiga, dispneia, tontura, suor frio, dor na mandíbula e dor no braço direito (sem dor no tórax).

Dor torácica

Caracterização

1. Como o paciente descreve a dor torácica? É leve ou grave, transitória ou constante? Que tipo de atividade ou outros fatores pioram ou melhoram a condição? Pode ser caracterizada como sensação de aperto, desconforto, plenitude, pressão, esmagamento ou queimação? Irradia para mandíbula, pescoço, dorso ou braço (particularmente à esquerda)?
2. Avalie a dor torácica sistematicamente. Ver Boxe 12.1. A maioria das escalas de avaliação de dor (analógicas visuais ou escalas numéricas) é rápida e fácil de usar, mas é empregada para medir a ocorrência e a intensidade da dor. Essas escalas não medem os outros elementos essenciais para descrever a dor torácica. Em sua avaliação, verifique: caráter e qualidade da dor; localização e radiação; fatores que precipitam, agravam ou aliviam a dor; duração e quaisquer sintomas associados.
3. Realize avaliação global, de modo sistematizado, do paciente (ver Capítulo 5) para avaliar a dor torácica.

Significado

1. A isquemia causada pelo aumento na demanda de fluxo sanguíneo coronariano e de fornecimento de oxigênio, que excede o suprimento de sangue disponível, pode resultar de doença arterial coronariana (DAC) ou acarretar menor oferta, sem aumento da demanda decorrente de espasmo ou presença de trombo na artéria coronária.
2. Dor aos esforços e que alcança alívio com o repouso é sugestiva de angina de peito ou dor psicogênica. A dor psicogênica difere da angina por estar geralmente associada a outros sintomas, como cefaleia, dorsalgias, dor gástrica e hiperventilação. A angina geralmente ocorre durante: exercício, emoção e alimentação.

Boxe 12.1 Dicas de avaliação da dor torácica.

Considere toda dor torácica e os sintomas associados como sinais de isquemia miocárdica (angina de peito ou infarto agudo do miocárdio – IAM) até que seja descartada essa possibilidade.

A gravidade da dor torácica não está relacionada com a causa da dor. Indigestão e sintomas vagos em uma paciente do sexo feminino, por exemplo, podem indicar isquemia miocárdica ou infarto. Pacientes diabéticos e idosos podem apresentar sintomas não cardíacos que, com outros exames, percebe-se que estão associados à isquemia.

A percepção da dor do paciente também deve ser considerada, incluindo fatores como sexo, resposta à dor, crenças culturais e nível de estresse.

A localização da dor percebida pode ser enganosa. Uma dor referida pode ocorrer com muitas doenças – isto é, a dor é percebida pelo paciente como estando em uma área, mas sua fonte está localizada em outra.

O paciente pode apresentar um determinado problema, mas tem diversas condições coexistentes. Pacientes idosos, por exemplo, podem ter vários problemas de saúde, além do motivo da consulta. Da mesma maneira, pacientes que demoram a procurar atendimento médico às vezes apresentam problemas multissistêmicos.

O paciente pode não apresentar sintomas.

3. Dor torácica que piora com inspiração profunda ou tosse sugere dor pleural, pericárdica ou na parede torácica.
4. Dor na parede torácica e dor durante a inspiração são sugestivas de costocondrite.
5. Dor torácica aliviada pela inclinação do corpo para a frente e agravada quando o paciente se deita sugere pericardite.
6. O início repentino de dor torácica acompanhada de dispneia é sugestivo de êmbolos pulmonares ou pneumotórax.
7. Aneurisma dissecante de aorta é mais provável em paciente hipertenso que se queixa de dor "dilacerante" de início súbito.
8. Se o paciente relatar dor torácica ao comer, pode ser sugestivo de angina, espasmo esofágico ou doença biliar (colecistite), pancreática (pancreatite) ou gástrica (doença do refluxo gastresofágico ou úlceras).
9. Um ataque de pânico pode parecer um ataque cardíaco, mas é mais comum em indivíduos mais jovens e em mulheres, do que em homens.

Dispneia (dificuldade respiratória)

Caracterização

1. O que precipita ou alivia a dispneia?
2. Com quantos travesseiros o paciente dorme à noite?
3. A que distância o paciente consegue caminhar ou quantos lances de escadas pode subir antes de se tornar dispneico?
4. Determine o tipo de dispneia.
   a. Esforço – dispneia com esforço moderado, aliviada pelo descanso.
   b. Paroxística noturna – dispneia súbita à noite; o paciente desperta com sensação de sufocamento; sentar-se alivia a dispneia.
   c. Ortopneia – dispneia ao deitar-se. O paciente deve manter a cabeça elevada com mais de um travesseiro para minimizar a dispneia.

Significado

1. A dispneia de esforço ocorre como resultado da elevação da pressão arterial pulmonar (PAP) em virtude de disfunção ventricular esquerda.
2. A dispneia paroxística (noturna), também conhecida como asma cardíaca, é precipitada por estímulos que agravam a congestão pulmonar previamente existente, resultando em dispneia que geralmente ocorre à noite e desperta o paciente.
3. A ortopneia (dispneia em decúbito dorsal) é causada por alterações nas forças gravitacionais, resultando em elevação da pressão venosa pulmonar e da PAP. Estas, por sua vez, aumentam o volume de fechamento pulmonar e reduzem a capacidade vital. Ortopneia indica insuficiência cardíaca avançada.

Alerta de enfermagem
Pacientes com dispneia de origem cardíaca tendem a respirar de maneira curta e superficial e pacientes com dispneia pulmonar provavelmente respirarão mais lenta e profundamente.

Palpitações

Caracterização

1. O paciente sente o coração batendo, palpitando, batendo rápido demais ou galopando?
2. O paciente apresenta tontura, dor ou dispneia com palpitações?
3. O que acarreta essa sensação?
4. Quanto tempo dura?
5. O que o paciente faz para aliviar essas sensações?

Significado

1. Sensações de palpitação ou galope ocorrem no tórax em virtude de mudanças na frequência ou no ritmo cardíaco do paciente ou de aumento na força de contração cardíaca.
2. Palpitações podem ocorrer como resultado de arritmia cardíaca, bem como muitas outras condições cardíacas e não cardíacas.
3. Palpitações podem ser manifestação de transtornos de ansiedade e pânico.
4. As palpitações podem ser intermitentes, contínuas e regulares ou irregulares.
5. Palpitações são mais significativas se ocorrerem simultaneamente com tonturas e dificuldades respiratórias.
6. Palpitações que têm um início gradual e terminam em um batimento cardíaco acelerado podem indicar taquicardia sinusal.
7. As palpitações podem ser decorrentes de causas não cardíacas, como tireotoxicose, hipoglicemia, feocromocitoma e febre.
8. Certas substâncias, como tabaco, café, chá, canabinoide sintético não regulado e álcool, bem como certos medicamentos, incluindo epinefrina, efedrina, aminofilina e atropina, também podem precipitar arritmias e palpitações.

Fraqueza e fadiga

Caracterização

1. Que atividades o paciente pode realizar sem se cansar?
2. Quais atividades causam cansaço, fraqueza ou fadiga?
3. A fadiga é aliviada pelo repouso?
4. A fraqueza nos membros inferiores é acompanhada de dor ou edema?

Significado

1. A fadiga pode ser produzida pelo baixo débito cardíaco (DC), devido à insuficiência cardíaca direita ou esquerda. O coração não consegue fornecer sangue suficiente para atender às necessidades metabólicas aumentadas das células.
2. À medida que a doença cardíaca avança, a fadiga é precipitada por menos esforço.
3. A fraqueza ou o cansaço das pernas podem ser causados por doença arterial ou venosa periférica.
4. A fraqueza e o cansaço podem estar relacionados com desequilíbrios eletrolíticos, como hipopotassemia, hiperpotassemia, hipercalcemia, hipernatremia, hiponatremia, hipofosfatemia e hipermagnesemia.
5. Outros distúrbios, como síndrome da fadiga crônica, esclerose múltipla, fibromialgia, gripe e doença de Lyme também podem causar fraqueza e fadiga.

Tontura e síncope

Caracterização

1. A tontura é caracterizada como sensação de desmaio, desequilíbrio ou vertigem?
   a. Quanto tempo dura a tontura e o que a alivia?
2. Quantos episódios de síncope ou quase síncope foram experimentados?
3. Quarto quente, fome, mudança brusca de posição, defecação ou pressão no pescoço precipitam o episódio?

Significado

1. Pacientes que experimentam crises de ansiedade e síndrome de hiperventilação frequentemente experimentam desmaios e tonturas.
2. Pacientes que sofrem episódios repetidos de inconsciência podem estar sofrendo convulsões em vez de síncope.
3. A síncope pode resultar de hipoglicemia, anemia ou hemorragia.
4. A síncope vasovagal (vasodepressora ou neurocardiogênica) pode ser precipitada por ambiente quente ou congestionado, álcool, fadiga extrema, dor intensa, fome, permanência muito tempo de pé e situações emocionais ou estressantes. A síncope vasovagal é causada por desaceleração temporária do coração e redução da perfusão cerebral.
5. A hipotensão ortostática ou postural, outra causa de tontura, ocorre quando o paciente se levanta repentinamente.
6. A síncope cardíaca resulta da redução súbita do DC devido a bradiarritmias e/ou taquiarritmias.
7. Doença cerebrovascular, como estenose carotídea, pode causar tontura e síncope, em virtude da redução do fluxo sanguíneo cerebral.

Histórico de enfermagem

História da doença atual

1. A história de saúde do paciente é o aspecto mais importante na avaliação do desconforto torácico. Qualidade, localização, duração e fatores de modificação (agravantes e de alívio) são essenciais para um diagnóstico correto.
2. Há quanto tempo o paciente está doente? Qual tem sido o curso da doença, incluindo o gerenciamento atual? Obtenha caracterização e revisão dos sistemas (ver Capítulo 5).

História patológica pregressa

História médica e cirúrgica

1. Avalie antecedentes de doenças infantis e na idade adulta, hospitalizações, acidentes e ferimentos.
   a. O paciente tem hipertensão, diabetes melito, hiperlipidemia, doença pulmonar obstrutiva crônica (DPOC) ou outras doenças crônicas (distúrbios hemorrágicos ou síndrome da imunodeficiência adquirida)? Essas condições podem aumentar o risco de doença cardíaca ou agravar a doença.
   b. Investigue doenças e hospitalizações passadas do paciente: traumatismo no tórax (possível contusão miocárdica), dor de garganta e extrações dentárias (possível endocardite), febre reumática (disfunção valvar, endocardite) e tromboembolismo (infarto do miocárdio, embolia pulmonar).

Investigação de alergias

1. Pergunte se o paciente é alérgico a algum medicamento, alimento, agente ambiental ou animal e qual reação ocorreu.
   a. Alergia à penicilina ou a outros medicamentos comumente usados em situação de emergência, como lidocaína ou morfina, pode influenciar a escolha da terapia medicamentosa, se necessário.
   b. Alergia a frutos do mar indica alergia ao iodo; muitos corantes de contraste usados em procedimentos radiológicos contêm iodo.
   c. O paciente tem alergia ao ácido acetilsalicílico ou a medicamentos anti-inflamatórios não esteroides, como naproxeno e ibuprofeno? (Quando ocorre indisposição gástrica ou indigestão causada por ácido acetilsalicílico, não se caracteriza como reação alérgica – caracteriza-se como sensibilidade; o paciente ademais pode receber ácido acetilsalicílico com revestimento entérico).

Medicamentos

1. Avalie os medicamentos prescritos ao paciente, se houver. Muitos fármacos de ação cardíaca devem ser reduzidos para evitar efeito rebote, enquanto outras substâncias afetam a frequência cardíaca (FC) e podem causar hipotensão ortostática. Preparações de estrogênio podem levar a tromboembolismo.
2. Avalie o uso de medicamentos de venda livre pelo paciente, pois alguns podem causar aumento da FC e da pressão sanguínea.
3. Avalie o uso pelo paciente de fitoterápicos, suplementos vitamínicos e minerais e outras terapias alternativas ou complementares. Preparações à base de plantas podem interagir com outras substâncias e com a anestesia e interferir na coagulação normal do sangue.

História familiar

1. Observe a idade e o estado de saúde dos membros da família do paciente (pais, avós, irmãos e outros parentes consanguíneos).
2. História familiar de DAC, IAM, morte súbita, hipertensão, hiperlipidemia, hipercolesterolemia ou diabetes pode colocar o paciente em maior risco para doença cardíaca.

Histórias pessoal e social

1. Avalie os hábitos de saúde do paciente, como consumo de álcool ou uso de drogas ilícitas (cocaína pode causar IAM), uso de tabaco, nutrição, obesidade, padrão de ganho de peso recorrente após dieta, ocupação, estresse, padrões de sono e atividade física (sedentarismo) (consulte o Capítulo 5 para obter informações adicionais).
2. Muitas escolhas de estilo de vida aumentam o risco de doença cardiovascular aguda e crônica.

Exame físico

Aparência geral

1. O paciente está acordado e alerta ou letárgico, estuporoso ou em coma?
2. O paciente parece apresentar agravo agudo, por exemplo, aperta o peito (sinal de Levine)? Concentre a avaliação física no que é essencial ao examinar um paciente com doença aguda.
3. Observe a constituição geral do paciente (p. ex., magra, emaciada ou obesa) e a coloração da pele (p. ex., rosa, pálida, avermelhada, ruborizada ou cianótica).
4. Avalie o paciente atentando para evidência de dispneia e distensão das veias jugulares.

Sinais vitais

1. Verifique temperatura e anote a via.
2. Avalie a frequência e o ritmo cardíaco.
   a. Avalie a frequência e o ritmo de pulso palpando a artéria radial.
   b. Monitore o tempo de 1 minuto completo; observe a regularidade.
   c. Compare FC apical e radial (gradiente de pulso).
   d. O ritmo deve ser anotado como regular (rítmico), regularmente irregular (regularmente arrítmico) ou irregularmente irregular (irregularmente arrítmico).

3. Monitore a pressão arterial (PA).
   a. A PA pode ser medida indiretamente, usando um esfigmomanômetro e um estetoscópio e dispositivos eletrônicos ou diretamente por meio de um cateter arterial (cateter de pressão arterial média). Certifique-se de usar o tamanho certo de manguito. Um manguito pequeno resultará em PA superestimada.
   b. Evite medir a pressão arterial em um membro superior com derivação arteriovenosa ou fístula ou no mesmo lado de realização de mastectomia ou com qualquer tipo de linfedema.
   c. Se possível, verifique a pressão nos dois membros superiores e observe as diferenças (considera-se normal variação entre 5 e 10 mmHg). Diferenças superiores a 10 mmHg podem indicar síndrome do roubo da subclávia ou aneurisma dissecante da aorta.
   d. Determine a pressão de pulso (pressão sistólica menos a pressão diastólica), que reflete o volume sistólico (VS), a velocidade de ejeção e a resistência vascular sistêmica e é um indicador, não invasivo, de DC (30 a 40 mmHg, normal; menor que 30 mmHg, diminuição do DC).
   e. Observe se ocorre pulso alternante – batimentos altos se alternam com baixos a cada batimento auscultado (indicativo de insuficiência cardíaca esquerda).
   f. Observe se ocorre pulso paradoxal – queda anormal da pressão arterial superior a 10 mmHg durante as inspirações (sinal cardinal de tamponamento cardíaco).
4. Avalie hipotensão ortostática.
   a. A hipotensão ortostática ocorre quando a pressão arterial de um paciente cai 15 a 20 mmHg ou mais (com ou sem aumento da FC de pelo menos 20 bpm) quando se levanta para sentar ou ficar de pé.
   b. Fatores compensatórios autonômicos para postura ereta são inadequados, devido a depleção de volume; repouso no leito; fármacos, como bloqueadores beta ou alfa-adrenérgicos; ou doença neurológica; ocorre hipotensão imediata quando assume uma posição ereta.
   c. Observe as alterações na FC e pressão arterial em pelo menos duas das três posições: deitado, sentado e de pé; espere pelo menos 3 minutos entre as mudanças de decúbito antes de verificar frequência e pressão.

Alerta farmacológico
Observe que os pacientes que tomam bloqueadores beta-adrenérgicos podem não apresentar aumento compensatório da FC ao alternarem decúbito para a posição ereta.

Alerta de enfermagem
Os sinais vitais dependem de idade, sexo, peso, tolerância ao exercício e condições médicas; portanto, considere sempre a linha de base do paciente para comparação futura.

Cabeça, pescoço e pele

1. O exame da cabeça deve incluir a avaliação das características faciais, das expressões faciais, da coloração da pele e dos olhos, sendo que qualquer uma delas pode revelar doença cardíaca de base.
   a. Pregas no lóbulo da orelha em um paciente com menos de 45 anos de idade podem indicar tendência genética para DAC.
   b. Coloração da face – procure por rubor malar, lábios cianóticos ou pele levemente ictérica (doença cardíaca reumática).
   c. O sinal de Musset (a cabeça balança a cada batimento cardíaco) pode indicar insuficiência aórtica grave.
   d. Edema facial pode ser observado em casos de pericardite constritiva e doença valvas tricúspide associada.
2. Examine o pescoço quanto a pulso venoso jugular. A distensão da veia jugular é característica de insuficiência cardíaca e de outros distúrbios cardiovasculares, como pericardite constritiva, estenose tricúspide e obstrução da veia cava superior.
3. Examine a pele quanto a temperatura, diaforese, cianose, palidez e icterícia.
   a. Pele seca e quente indica DC adequado; pele fria e úmida indica vasoconstrição compensatória decorrente de baixo nível de DC.
   b. A cianose pode ser central (observada em língua, mucosa bucal e lábios) decorrente de bronquiectasia, DPOC, insuficiência cardíaca, câncer de pulmão, pneumotórax, policitemia vera, edema pulmonar, êmbolos pulmonares, choque e apneia do sono ou periférica (observada nos aspectos distais das extremidades, ponta do nariz e lóbulos da orelha) decorrente de doença oclusiva arteriosclerótica crônica, doença de Buerger, trombose venosa profunda (TVP), insuficiência cardíaca, oclusões periféricas agudas, doença de Raynaud e exposição ao frio.
   c. A icterícia pode ser um sinal de insuficiência cardíaca direita ou hemólise crônica causada por prótese de valva cardíaca.
   d. Xantelasmas são placas amarelas (depósitos de gordura) evidentes na pele, comumente observadas ao longo da lateral da narina de uma ou ambas as pálpebras, palmas das mãos e tendões. Os xantelasmas estão associados a hiperlipidemia e DAC e podem ocorrer normalmente na ausência de hiperlipidemia.
   e. Palidez indica diminuição da oxiemoglobina periférica ou da oxiemoglobina total. O início pode ser súbito ou gradual e a extensão pode ser generalizada (mais aparente em face, conjuntiva, mucosa oral e leito ungueal) ou local (observada apenas no membro afetado).

Tórax

Ver p. 53.

Extremidades

1. Inspecione os leitos ungueal quanto a coloração, hemorragias, baqueteamento e enchimento capilar.
   a. Coloração – pálpebras pálidas podem ser indicativas de anemia, enquanto cianose pode indicar diminuição da oxigenação.
   b. Hemorragias filiformes são linhas marrons finas no leito ungueal e estão associadas à endocardite. Lesões de Janeway (lesões sem sensibilidade, pequenas, eritematosas ou maculares, hemorrágicas ou nodulares na palma da mão e solas dos pés) são indicativas de endocardite infecciosa.
   c. Baqueteamento (edema da base da unha e perda do ângulo normal) está relacionado com doença pulmonar ou cardiovascular crônica.
   d. O enchimento capilar indica estimativa de baixo fluxo de sangue periférico.
2. Inspecione e palpe quanto a edema – se houver edema, descreva o grau em termos de profundidade que ocorre com uma leve pressão: 1+ ou leve, 0 a 0,6 cm; 2+ ou moderado, 1,3 cm; e 3+ a 4+ ou grave, de 2 a 2,5 cm.
3. Inspecione mãos e pés para sensibilidade. Linfonodos sensíveis (nódulos de Osler) podem estar associados à endocardite infecciosa.
4. Pulsos arteriais palpáveis (ver p. 58).

Exames laboratoriais

A função e a doença cardiovascular devem ser avaliadas por exames de sangue que monitoram indiretamente a função cardíaca e os danos estruturais.

Enzimas e isoenzimas

A utilização diagnóstica de marcadores cardíacos evoluiu dramaticamente nos últimos 50 anos. Quando o tecido miocárdico está danificado (p. ex., devido a IM), a lesão celular resulta na liberação de enzimas e proteínas intracelulares (enzimas cardíacas, isoenzimas e marcadores bioquímicos) na corrente sanguínea, que, por sua vez, causa elevação dos níveis de enzimas no sangue periférico (ver Tabela 12.1).

1. O complexo troponina está localizado no filamento fino do aparato contrátil dos músculos esquelético e estriado e consiste em três subunidades: troponina C (TnC), troponina T (TnT) e troponina I (TnI). Em caso de dano miocárdico, o complexo troponina das miofibrinas se rompe e as subunidades são liberadas lentamente na corrente sanguínea.
   a. A TnC não é sensível ou específica para lesão miocárdica.
   b. A TnT tem sensibilidade de aproximadamente 50% em 4 horas após o início da dor torácica, mas a sensibilidade aumenta para aproximadamente 75% após 6 horas de início e aproximadamente 100% em 12 horas. Entretanto, sua especificidade para lesão miocárdica é menor.
   c. TnI é a subunidade mais sensível e específica para lesão do miocárdio. Tem pouca sensibilidade dentro de 4 horas após o início da dor torácica, mas aumenta para 96% depois de 6 horas.
   d. Os níveis de troponinas são o teste preferido para o diagnóstico de IAM.
2. Os testes de alta sensibilidade de troponina (hs-cTnT e hs-cTnI) detectam troponinas em níveis muito mais baixos, aumentando a sensibilidade e reduzindo o tempo de diagnóstico. Também detectam troponinas circulantes em DAC estável, na ausência de necrose miocárdica. Potencialmente pode ser usado para monitorar a resposta terapêutica em pacientes com DAC.
3. A creatinoquinase (CK) tem sensibilidade de 98% para IAM 72 horas após o infarto. A CK é um catalisador para a produção de energia e é encontrada no cérebro, miocárdio e músculo esquelético. A CK é sensível, mas não específica para lesão miocárdica.
4. As isoenzimas da CK são mais específicas que a CK. Três isoenzimas CK foram identificadas: CK-MM, CK-MB e CK-BB, sendo apenas a CK-MB relacionada com o coração. A especificidade da CK-MB é superior a 85% e, em alguns casos, chega a 100%, mas podem ocorrer resultados falso-positivos. Dois tipos de ensaios de CK-MB (massa de CK-MB e atividade de CK-MB) são atualmente utilizados.
   a. Os ensaios de massa de CK-MB são mais sensíveis que os ensaios de atividade de CK-MB.
   b. A massa de CK-MB aumenta aproximadamente 3 horas após o início da dor torácica, enquanto a atividade de CK-MB requer mais 1 hora para mostrar elevação.
   c. O índice CK-MB é a razão entre CK-MB e CK total e é considerado anormal quando excede em 3 a 5%.
   d. A CK-MB não é mais recomendada para a maioria dos pacientes que estão sendo avaliados quanto a SCA.
5. Eventualmente, a eletroforese decompõe ainda mais a CK-MB em suas isoformas ou subformas ($CK\text{-}MB_1$ e $CK\text{-}MB_2$). Normalmente, a razão entre $CK\text{-}MB_2$ e $CK\text{-}MB_1$ é de 1:1. Na lesão miocárdica, a relação $CK\text{-}MB_2/MB_1$ aumenta para mais de 1,5 em 1 hora a 1 hora e meia. As isoformas de CK-MB têm sensibilidade de 56% para os pacientes que se encontram dentro das primeiras 4 horas após o início dos sintomas.
6. A mioglobina é uma pequena proteína que se liga ao oxigênio. É encontrada nos músculos cardíaco e esquelético e rapidamente liberada na corrente sanguínea. A mioglobina é sensível muito precocemente após a lesão, mas tem pouca sensibilidade ao longo do tempo e pode gerar muitos resultados falso-positivos. Quando os níveis de mioglobina são avaliados com os resultados de CK-MB, a sensibilidade aumenta (até 96%), mas a especificidade pode cair para até 81%.
   a. A mioglobina está diretamente relacionada com massa muscular e é afetada pela idade (os níveis aumentam com a idade), cor da pele (os negros têm níveis mais altos), gênero (as mulheres têm níveis mais altos) e atividade física.
   b. As mioglobinas podem estar elevadas em caso de reinfarto, distúrbios do músculo esquelético ou neuromusculares, traumatismo, queimaduras graves, choque elétrico, *delirium* de abstinência alcoólica, distúrbios metabólicos, lúpus eritematoso sistêmico, exercício extenuante, insuficiência renal, injeções intramusculares (IM), cirurgia com *bypass* cardíaco, convulsões e insuficiência cardíaca.

Tabela 12.1 Marcadores cardíacos – valores normais, elevação, pico, vantagens e desvantagens.

Enzima	Elevação (h)	Pico (h)	Normalização	Vantagens	Desvantagens
CK	3 a 12	10 a 36	3 a 4 dias	• Aumenta precocemente	• Não possui especificidade cardíaca • Aumenta somente após dano grave
CK-MB	3 a 8	9 a 30	2 a 3 dias	• Pode detectar reinfarto • Baixo custo	• Não possui especificidade cardíaca • Resultados falso-positivos • Aumenta somente após dano grave
Isoformas CK	2 a 6	6 a 12	1 dia	• Alta sensibilidade nos primeiros estágios de IAM	• Eleva-se lentamente • Não possui especificidade cardíaca • Resultados falso-positivos
TnT	3 a 12	12 a 96	5 a 14 dias	• Especificidade e sensibilidade cardíaca nos estágios tardios de IAM	• Baixa sensibilidade nos estágios precoces de IAM • Incapacidade de diagnosticar infarto do miocárdio subsequente
TnI	3 a 12	12 a 24	5 a 10 dias	• Especificidade e sensibilidade cardíaca nos estágios tardios de IAM	• Baixa sensibilidade nos estágios precoces de IAM • Incapacidade de diagnosticar infarto do miocárdio subsequente
Mioglobina	1 a 4	6 a 12	1 dia	• Extremamente sensível • Aparece no sangue antes de CK-MB	• Baixa especificidade cardíaca • Não é benéfica nos estágios finais de IAM • Resultados falso-positivos

Outros marcadores bioquímicos

1. A homocisteína é um subproduto tóxico do metabolismo do aminoácido metionina em cisteína. A homocisteína exerce um efeito citotóxico direto sobre o endotélio dos vasos sanguíneos, bloqueando a produção de óxido nitroso, resultando na diminuição da flexibilidade dos vasos e no desenvolvimento da placa aterosclerótica. O aumento dos níveis de homocisteína resulta em aterosclerose, DAC, IAM, acidente vascular cerebral, tromboembolismo e doença vascular periférica.
   a. A hiper-homocisteinemia (aumento dos níveis de homocisteína) está relacionada com sexo (masculino), idade avançada, tabagismo, hipertensão, colesterol elevado, diminuição de folato, diminuição dos níveis de vitamina B_6 e B_{12} e falta de exercício.
   b. A homocisteína também pode estar elevada em caso de outras doenças, uso de drogas ilícitas e ingestão de cafeína.
2. O peptídio natriurético tipo B (BNP) é sintetizado no miocárdio ventricular e liberado como resposta ao aumento do estresse da parede ventricular. O BNP é utilizado para diagnóstico e prognóstico de suspeita de insuficiência cardíaca. Os níveis plasmáticos de BNP aumentam em caso de disfunção sistólica e diastólica do ventrículo esquerdo, particularmente quando há insuficiência cardíaca descompensada.
   a. Nível aumentado de BNP identifica os pacientes com maior risco de morte súbita de origem cardíaca e aqueles que necessitam de transplante cardíaco. Também está associado a readmissões por insuficiência cardíaca.
   b. O BNP é considerado um marcador útil de análise da função miocárdica e empregado para orientar a terapia.
3. A proteína C reativa (PCR) é um marcador inflamatório que se caracteriza como importante fator de risco para aterosclerose e doença cardíaca isquêmica. A PCR é produzida pelo fígado em resposta à citocinese sistêmica. A PCR elevada está relacionada com IAM, acidente vascular cerebral (AVC) e progressão da doença vascular periférica. No entanto, também pode se apresentar elevada com qualquer processo inflamatório. Além de revelar eventos associados à DAC, a PCR também pode ser usada para identificar pacientes com risco de desenvolver DAC.
4. A lipoproteína (a) é uma molécula semelhante à lipoproteína de baixa densidade-colesterol (LDL-C). Aumenta os depósitos de colesterol na parede arterial, aumenta a oxidação do LDL-C e inibe a fibrinólise, resultando na formação de placa aterosclerótica e trombose. O tratamento de lipoproteína (a) elevada é sugerido apenas para pacientes com história de doença vascular prematura sem outros fatores de risco.
5. O fator I, ou fibrinogênio, está diretamente ligado ao aumento do risco cardiovascular. Está envolvido na cascata da coagulação (convertendo fibrinogênio em fibrina pela trombina), estimula a migração e a proliferação de células da musculatura lisa e promove a agregação plaquetária, o que aumenta a viscosidade do sangue.
6. D-dímero pode ser feito para avaliar a dissecção aórtica em caso de dor torácica. É um produto de degradação da fibrina reticulada e reflete a ativação da via extrínseca da cascata de coagulação pelo fator tecidual exposto no meio aórtico pela ruptura da íntima. Também é usado para avaliar trombo ou embolia (ver p. 327).

Alerta de enfermagem
Quando medidos no primeiro contato ou durante a internação hospitalar, os peptídios natriuréticos são fortes preditores de mortalidade tanto a curto como a longo prazo em pacientes com IAM com elevação de segmento ST (IAMCST), também denominado *STEMI*, e IAM sem supradesnivelamento de segmento ST (IAMSSST) também denominado *NSTEMI*.

Considerações de enfermagem e cuidados com o paciente

1. Um único conjunto de biomarcadores cardíacos negativos não é suficiente para excluir possível IAM. Certifique-se de que as enzimas são analisadas em padrão seriado, geralmente na admissão e a cada 3 a 6 horas até que três amostras sejam obtidas; a atividade enzimática é então correlacionada à extensão do dano ao músculo cardíaco.
2. Mantenha as precauções padrão para coleta de amostras de sangue e descarte adequadamente todo o equipamento.
3. Avise ao paciente que os resultados dos exames de sangue serão interpretados com base no tempo e dentro do contexto de fatores de risco e de outros exames diagnósticos.

Alerta de enfermagem
Picos mais elevados de atividade enzimática e o tempo que uma enzima permanece em seu nível máximo estão correlacionados a sérios danos ao músculo cardíaco e, portanto, a um pior prognóstico.

Radiologia e imagem

Radiografia de tórax

A radiografia de tórax pode ser usada para avaliar o tamanho, o contorno e a posição do coração e também pode revelar calcificação cardíaca e pericárdica, bem como alterações fisiológicas na circulação pulmonar. Para uma descrição mais detalhada e considerações de enfermagem, consulte a p. 166.

Imagem miocárdica

Descrição

Com o uso de radionuclídeos e câmeras de cintilação, os angiogramas de radionuclídeos podem ser usados para avaliar o desempenho do ventrículo esquerdo.

1. O tálio 201 é um radionuclídeo (um átomo instável que produz pequena quantidade de energia) que se comporta como o potássio no organismo e é distribuído por todo o miocárdio proporcionalmente com o fluxo sanguíneo.
   a. O resultado negativo da geração de imagens com "*cold spot*" com o tálio 201 exclui infarto.
   b. Um resultado positivo, por outro lado, é inconclusivo porque não se pode diferenciar entre infarto antigo e novo ou áreas de isquemia ou infarto.
2. O sestamibi marcado com tecnécio-99m é um marcador de perfusão miocárdica usado para avaliar a integridade da membrana celular e mitocondrial e revelar a perfusão miocárdica.
   a. O sestamibi não é absorvido por tecido infartado, agudo ou crônico, e a quantidade de captação do radionuclídeo por outro tecido relaciona-se com o tamanho do infarto, a quantidade de CK liberada no sangue e a fração de ejeção do ventrículo esquerdo pós-infarto (FEVE).
   b. "*Hot spot*" ou imagem positiva com tecnécio-99m é usada quando o diagnóstico de IAM não está claro.
3. O ventriculograma de radionuclídeo com tecnécio-99m é utilizado para avaliar a estrutura da valva e a função ventricular.
   a. O meio de contraste é injetado por um cateter, opacificando a cavidade ventricular para permitir a medida da fração de ejeção do ventrículo direito e do esquerdo.
   b. Também distingue o movimento de parede ventricular regional do movimento global e permite a análise subjetiva da anatomia cardíaca para detectar *shunts* intracardíacos, bem como anormalidades valvares ou congênitas.
   c. As complicações incluem arritmias, injeção intramiocárdica ou pericárdica de meio de contraste e, possivelmente, desenvolvimento de êmbolos por infusão de ar ou trombos por meio do cateter.

4. A tomografia computadorizada de dupla emissão de fóton único, com imagens simultâneas usando dois isótopos, melhora a precisão de avaliação da área infartada. A sobreposição de dois isótopos pode refletir miocárdio recuperado adjacente ao tecido necrótico.

Considerações de enfermagem e cuidados com o paciente

1. Avise ao paciente que um radionuclídeo será injetado por um acesso venoso central, cateter de Swan-Ganz, cateter IV ou, ainda, por uma veia antecubital.
2. Tranquilize o paciente, certificando-o de que o radionuclídeo não causará lesão por radiação nem afetará a função cardíaca.
3. Explique ao paciente que pode sentir ondas de calor, náuseas ou vômitos. Uma dose de teste será administrada antes da dose de contraste necessária, para avaliar a tolerância do paciente ao radionuclídeo.
4. Os resultados do estudo serão discutidos pelo médico depois de ser interpretado pelo radiologista.

Teste de esforço/teste ergométrico em esteira

Descrição

1. No teste de esforço em esteira, o paciente anda em uma esteira ou pedala bicicleta estacionária até alcançar uma FC-alvo, tipicamente 70 a 80% da FC máxima prevista. O teste de esforço em esteira tem 70% de sensibilidade e especificidade na população geral.
2. As indicações para o teste de esforço foram adaptadas da American Heart Association (AHA) e do American College of Cardiology (ver Boxe 12.2).
3. Razões para interromper um teste de esforço incluem:
   a. Elevações do segmento ST de 2 mm ou mais.
   b. Queda de 20 mmHg na pressão arterial sistólica.
   c. Queda na FC ou o desenvolvimento de bloqueio cardíaco.
   d. Angina progressivamente crescente.
   e. Depressão do segmento ST de 2 mm ou maior.
   f. Três ou mais contrações ventriculares prematuras (CVPs).
   g. Arritmias supraventriculares.
   h. Hipertensão grave.
   i. Depressão do segmento ST na linha de base que progride durante o teste.
   j. Claudicação.
   k. Fadiga, dispneia ou sensação de tontura.
   l. Mau funcionamento do equipamento.
   m. Taquicardia ventricular sustentada.
4. As complicações do teste de esforço incluem taquiarritmias supraventriculares, bradicardias, insuficiência cardíaca, hipotensão, ectopia ventricular (decorrente de taquicardia ventricular), fibrilação ventricular, AVC, IAM e morte.
5. Contraindicações para realizar um teste de esforço incluem:
   a. IAM nos últimos 2 dias.
   b. Síndrome coronariana instável.
   c. Síndrome de Wolff-Parkinson-White.
   d. Arritmias não controladas.
   e. Bloqueios atrioventriculares (AVs) de alto grau.
   f. Miocardite aguda.
   g. Pericardite aguda.
   h. Estenose aórtica grave.
   i. Hipertensão não controlada.
   j. Dissecção aguda da aorta.
   k. Embolia pulmonar aguda ou infarto pulmonar.

Considerações de enfermagem e cuidados com o paciente

1. Explique ao paciente como o procedimento será realizado e avalie se há contraindicações.
2. Aconselhe o paciente a abster-se de comer, fumar e consumir cafeína durante 2 horas antes do teste.
3. Informe ao paciente que o monitoramento ocorrerá durante todo o teste, em busca de sinais de complicações.
4. Aconselhe o paciente a informar como está se sentindo durante o teste.
5. Monitore o paciente durante os testes quanto a coloração de pele e mucosas, respiração, alterações no eletrocardiograma (ECG) e na PA.

Boxe 12.2 Indicações para o teste de esforço/ergométrico.

Indicações de classe I
(Indicações claras para testes de esforço)
- Doença arterial coronariana (DAC) suspeita ou comprovada
- Pacientes do sexo masculino que apresentam dor torácica atípica
- Avaliação da capacidade funcional e do prognóstico em pacientes com DAC
- Pacientes com palpitações relacionadas com exercício, tontura ou síncope
- Verificação de arritmias recorrentes induzidas por exercício.

Indicações de classe II
(O teste de esforço pode ser indicado)
- Avaliação de sintomas típicos ou atípicos em mulheres
- Verificação de angina variante
- Avaliação de pacientes que recebem fármacos com digoxina ou que tenham bloqueio do ramo direito.

Indicações de classe III
(O teste de esforço provavelmente não é necessário)
- Pacientes assintomáticos jovens ou de meia-idade que não apresentam fatores de risco para DAC
- Pacientes assintomáticos jovens ou de meia-idade que apresentam dor torácica não cardíaca
- Avaliação de pacientes para DAC que tenham bloqueio completo de ramo esquerdo
- Avaliação de pacientes para DAC que tenham síndrome de pré-excitação.

Ecocardiografia (cardiografia por ultrassonografia)

Descrição

1. A *ecocardiografia* é usada para visualizar e avaliar função cardíaca, estrutura e anormalidades hemodinâmicas. É a ferramenta de imagem cardíaca não invasiva mais comumente utilizada.
2. Registra vibrações sonoras de alta frequência, que são enviadas ao coração pela parede torácica. As estruturas cardíacas retornam os ecos derivados das ondas do ultrassom. A movimentação dos ecos é rastreada em um osciloscópio e gravada em filme, CD ou DVD.
3. A utilidade clínica inclui demonstração de deformidades valvares e outras deformidades estruturais, detecção de derrame pericárdico, avaliação de função de prótese valvar e diagnóstico de tumores cardíacos de espessamento assimétrico do septo interventricular, cardiomegalia (aumento do coração), presença de coágulos, vegetações nas valvas e anormalidades no movimento das paredes cardíacas.
4. Os tipos incluem o modo bidimensional (2D), modo M e modo Doppler. Os métodos são complementares e comumente são empregados em conjunto.
   a. Ecocardiografia 2D – fornece uma visão mais ampla do coração e de suas estruturas, pois envolve um feixe de ultrassom planar.
   b. Modo M – utiliza um único feixe de ultrassom e fornece uma visão segmentar estreita.
   c. Modo Doppler – avalia as pressões e o fluxo sanguíneo nas valvas; também avalia defeitos dos septos atrial e ventricular.

Considerações de enfermagem e cuidados com o paciente

1. Avise ao paciente que a ecocardiografia tradicional não é invasiva e que nenhuma preparação é necessária.
2. Posicione o paciente sobre o lado esquerdo, se tolerado, para aproximar o coração da parede torácica. Ajude o paciente a limpar o tórax do gel transdutor após o exame.

Ecocardiografia transesofágica

Descrição

1. Na *ecocardiografia transesofágica* (ETE), um transmissor de ultrassom, localizado na ponta de um cateter, é progredido pelo esôfago até o estômago, onde a flexão da ponta permite a visualização do coração por meio da parede do estômago e do diafragma, possibilitando uma visão mais clara e uma avaliação diagnóstica mais precisa. É particularmente útil na avaliação da doença valvar.
2. À medida que o cateter é retirado lentamente, planos visuais das estruturas cardíacas são obtidos em diversos níveis, em vários planos 2D.
3. A ecocardiografia transesofágica pode ser usada para o monitoramento contínuo de pacientes cardíacos e não cardíacos durante procedimentos cirúrgicos.
4. Fibrilação atrial é a indicação mais comum para realizar uma ecocardiografia transesofágica, para avaliar tromboembolismo.

Considerações de enfermagem e cuidados com o paciente

1. Explique o procedimento ao paciente e forneça informações por escrito, se possível.
2. Esse é um procedimento invasivo; o paciente necessitará de sedação leve e deverá ser mantido em jejum oral por um tempo especificado – geralmente de 4 a 6 horas – antes do procedimento.
3. Todo o procedimento leva menos de 30 minutos.
4. Os resultados do estudo serão discutidos com o paciente pelo médico, depois de serem interpretados pelo radiologista.

Ecocardiografia de esforço

Descrição

1. O *ecocardiograma com esforço ergométrico* (em esteira rolante) demonstrou melhor sensibilidade e especificidade do que apenas o teste de esforço em esteira.
2. A ecocardiografia com esforço é usada para avaliar as mudanças no movimento da parede quando o paciente está em repouso e sob estresse.
3. A ecocardiografia com esforço pode ser associada a testes de estresse farmacológico. A imagem de perfusão miocárdica com dobutamina, adenosina e dipiridamol é uma alternativa para pacientes que não podem se exercitar devido a doença articular degenerativa, falta de condicionamento físico, transtornos neurológicos, DPOC ou doença vascular periférica.

Considerações de enfermagem e cuidados com o paciente

1. Explique o procedimento ao paciente e forneça informações por escrito, se possível.
2. Suspenda o consumo de produtos que contenham cafeína 24 horas antes do teste de estresse com adenosina e dipiridamol.
3. Discuta com o cardiologista quais medicamentos devem ser suspensos antes do teste.
4. Mantenha jejum oral antes do teste por 2 horas ou de acordo com a norma da instituição.
5. Coloque um acesso intravenoso (IV) no paciente.
6. Os resultados do estudo serão discutidos com o paciente pelo médico do paciente depois de totalmente interpretados.

Alerta farmacológico

Os produtos contendo teofilina devem ser suspensos 48 a 72 horas antes de um teste de estresse com adenosina ou dipiridamol. Os pacientes que recebem dipiridamol oral não devem receber adenosina IV, devido ao potencial para precipitar bloqueio cardíaco grave. Se possível, os bloqueadores beta-adrenérgicos devem ser suspensos por 48 a 72 horas antes do teste de estresse com dobutamina.

Ressonância magnética cardíaca

A *ressonância magnética* (*RM*) é usada para avaliar o músculo cardíaco comprometido. Atualmente, estão sendo utilizadas três técnicas. A RM em repouso pode avaliar a espessura da parede diastólica final e a função contrátil. A RM com dobutamina é usada para avaliar a reserva contrátil. A RM com contraste permite a visualização das regiões *in vivo* da obstrução microvascular. A extensão da obstrução microvascular determina a magnitude da cicatriz miocárdica. Uma vez determinada, a extensão da obstrução microvascular é um forte preditor de remodelação miocárdica e do desfecho após a revascularização. Pode eventualmente substituir o cateterismo cardíaco. A segurança do exame foi demonstrada em pacientes com marca-passos permanentes e cardioversores-desfibriladores implantáveis. Para uma descrição mais detalhada e considerações de enfermagem, consulte a p. 166.

Flebografia (venografia)

Descrição

Visualização por raios X da árvore vascular após a injeção de meio de contraste para detectar oclusão venosa.

Considerações de enfermagem e cuidados com o paciente

1. Informe ao paciente que poderá experimentar sensação intensa de queimação no vaso onde a solução é injetada. Essa sensação durará apenas alguns segundos.
2. Observe evidências de reação alérgica ao meio de contraste; isso pode ocorrer assim que o meio de contraste é injetado ou depois do teste.
   a. Suor, dispneia, náuseas e vômito.
   b. FC acelerada e dormência nas extremidades.
   c. Urticária.
3. Aconselhe o paciente a notificar o médico sobre sinais de reação alérgica.
4. Observe o local da infusão quanto a hiperemia, edema, sangramento e trombose.

Tomografia por emissão de pósitrons

Descrição

1. Considerada a modalidade mais sensível para a detecção de miocárdio viável hibernando e para a predição de recuperação ventricular esquerda após revascularização coronariana.
2. Deve ser injetado o F-FDG, um análogo da glicose que é transportado para as células por meio do transportador de glicose de membrana. A substância não sofre mais metabolismo (ao contrário da glicose) e fica essencialmente aprisionada na célula.
3. O F-FDG aprisionado se acumula e se torna um índice de utilização de glicose celular, que demonstra o metabolismo celular em andamento. A captação reduzida de FDG (redução ou ausência de metabolismo da glicose) significa fibrose ou cicatriz miocárdica. Ver também p. 167.
4. Usado para determinar o fluxo sanguíneo para o músculo cardíaco e a viabilidade de áreas com função reduzida devido a IAM prévio.
5. Permite a diferenciação do músculo cardíaco não funcionante do músculo cardíaco que se beneficiaria com um procedimento.

Considerações de enfermagem e cuidados com o paciente

1. Informe ao paciente que não deve se alimentar por 4 horas antes do exame.
2. Verifique a glicemia antes do teste no caso de pacientes diabéticos; se estiver maior que 200, talvez seja necessário reprogramar o teste.
3. Incentive o paciente a beber água após o exame, para auxiliar na excreção do meio de contraste.

Outros exames diagnósticos

Eletrocardiograma

Princípios básicos

1. Apesar de sua sensibilidade e especificidade limitadas, o ECG de 12 derivações ainda é o padrão para a avaliação da isquemia miocárdica.
2. A atividade elétrica é gerada pelas células do coração à medida que ocorre a troca de íons pelas membranas celulares.
3. Eletrodos que são capazes de conduzir a atividade elétrica do coração para o equipamento de ECG são colocados em posições estratégicas nas extremidades e no precórdio torácico (ver Figura 12.1).
4. A energia elétrica detectada é então convertida em um traçado pelo equipamento de ECG. É esse traçado (gráfico) que chamamos de ECG.
5. Cada eletrodo de ECG consiste em um polo positivo e um polo negativo; cada eletrodo também tem um eixo que representa a direção na qual a corrente flui.

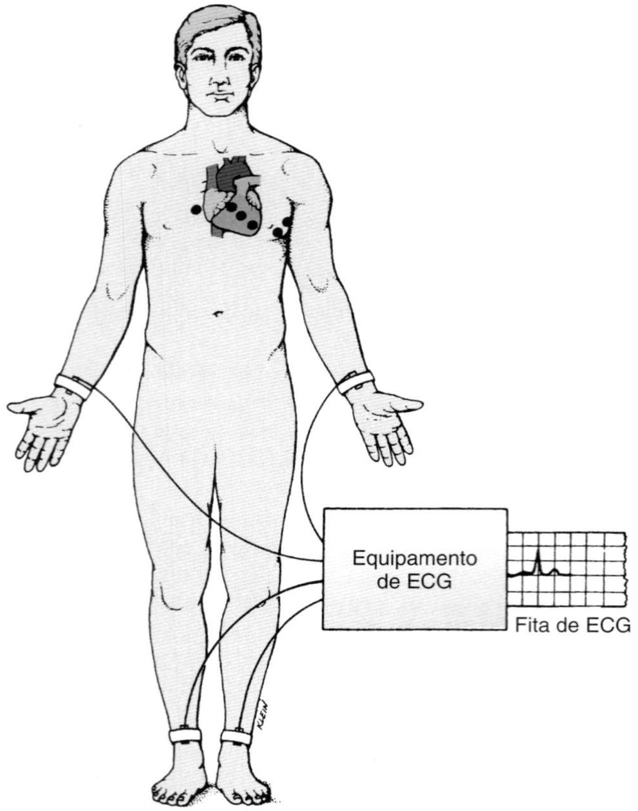

Figura 12.1 Transmissão do impulso do coração até o traçado registrado em papel por um equipamento de ECG. Os eletrodos, que conduzem a atividade elétrica do coração para o equipamento de ECG, são instalados em posições estratégicas nas extremidades e na região precordial no tórax.

6. Cada eletrodo tem uma captação diferente do coração; portanto, o traçado será diferente a cada visualização obtida.
7. A direção na qual a corrente elétrica flui determina como a forma de onda aparecerá.
8. Existem três conjuntos de eletrodos:
   a. Membro padrão ou derivações bipolares (I, II, III) utilizam três eletrodos; essas derivações formam um triângulo conhecido como triângulo de Einthoven.
   b. Ligações unipolares aumentadas (AVR, AVL, AVF).
   c. Condutores unipolares precordiais (V_1, V_2, V_3, V_4, V_5, V_6).
9. Uma contração do coração é representada no traçado do ECG pela onda P traçada, complexo QRS e ondas T.
   a. A onda P é a primeira deflexão positiva e representa a despolarização atrial ou a contração atrial.
   b. O intervalo PR representa o tempo que leva para o impulso elétrico se deslocar do nó sinoatrial até o nó AV e descer pelo feixe de His para os ramos direito e esquerdo do feixe.
   c. A onda Q é a primeira deflexão negativa após a onda P; a onda R é a primeira deflexão positiva após a onda P.
   d. A onda S é a deflexão negativa após a onda R.
   e. A forma de onda QRS é geralmente considerada uma unidade e representa a despolarização ventricular. A repolarização atrial (relaxamento) ocorre durante o complexo QRS, mas não pode ser observada.
   f. A onda T segue a onda S e se une ao complexo QRS pelo segmento ST. O segmento ST representa a repolarização ventricular ou relaxamento. O ponto que representa o fim do complexo QRS e o início do segmento ST é conhecido como *ponto J*.
   g. A onda T representa o retorno de íons para o lado apropriado da membrana celular. Isso demonstra o relaxamento das fibras musculares e é chamado de *repolarização* dos ventrículos.
   h. O intervalo QT é o tempo entre a onda Q e a onda T; representa a despolarização ventricular (contração) e a repolarização (relaxamento).

Indicações

1. O ECG é uma ferramenta útil no diagnóstico de condições que possam causar alterações na atividade elétrica do coração. Exemplos dessas condições incluem:
   a. IAM e outros tipos de DAC, como angina.
   b. Arritmias cardíacas.
   c. Aumento do coração.
   d. Distúrbios eletrolíticos (cálcio, potássio, magnésio e fósforo).
   e. Doenças inflamatórias do coração.
   f. Efeitos de fármacos sobre o coração, como antiarrítmicos e antidepressivos tricíclicos.
2. Apesar de suas muitas vantagens, no entanto, o ECG também tem várias limitações:
   a. Cinquenta por cento de todos os pacientes com IAM não apresentam alterações no ECG.
   b. Um paciente pode ter ECG normal, apresentar ausência de dor e ainda ter risco significativo de isquemia miocárdica.
   c. Vários processos patológicos podem mimetizar um IAM, incluindo bloqueios de ramo esquerdo, ritmos ventriculares alterados e hipertrofia ventricular esquerda.

Eletrodos de ECG e interpretação de traçados normais

Ver Figura 12.2.

1. A amplitude normal da onda P é de 3 mm ou menos; a duração normal da onda P é de 0,04 a 0,11 segundo. Considera-se que as ondas P que excedem essas medidas desviam do normal.
2. O intervalo PR é medido a partir do movimento ascendente da onda P até a junção QR e normalmente ocorre entre 0,12 e 0,20 segundo. Existe um atraso intrínseco no tempo de transmissão para o nó AV, para permitir o preenchimento ventricular adequado e manter o VS normal.

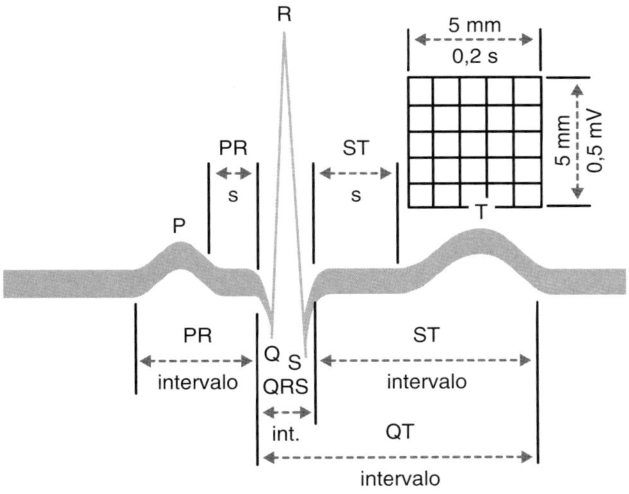

Figura 12.2 Análise do traçado de ECG.

3. O complexo QRS contém ondas e segmentos distintos, que devem ser avaliados separadamente. O complexo QRS normal deve estar entre 0,06 e 0,10 segundo.
   a. A onda Q, ou primeiro traço descendente após a onda P, tem geralmente menos de 3 mm de profundidade. Uma onda Q de deflexão significativa não está normalmente presente no coração saudável. Uma onda Q patológica geralmente indica IAM completo.
   b. A onda R é a primeira deflexão positiva após a onda P, normalmente com 5 a 10 mm de altura. Aumentos e diminuições na amplitude tornam-se significativos em certos estados patológicos. A hipertrofia ventricular produz ondas R muito altas porque o músculo hipertrofiado requer uma corrente elétrica mais forte para despolarizar.
4. O segmento ST começa no fim da onda S, a primeira deflexão negativa após a onda R, e termina no movimento ascendente da onda T.
5. A onda T representa a repolarização das fibras miocárdicas e indica o estado de repouso do trabalho miocárdico; a onda T deve estar sempre presente.
   a. Normalmente, a onda T não deve exceder uma amplitude de 5 mm em todas as derivações, exceto nas derivações precordiais (V_1 a V_6), nas quais pode chegar a 10 mm.
6. As ondas P, Q, R, S e T aparecem de forma diferente, dependendo da derivação que você esteja visualizando.

Considerações de enfermagem e cuidados com o paciente

1. Realize o ECG ou inicie o monitoramento contínuo por ECG, conforme indicado.
   a. Forneça privacidade e peça ao paciente para se despir, expondo o tórax, os punhos e os tornozelos. Ajude o paciente conforme apropriado. Remova grandes acessórios ou metais da parte superior do corpo, para evitar interferências.
   b. Coloque os eletrodos no tórax e nas extremidades, conforme indicado, usando eletrodos autoadesivos ou gel solúvel em água ou outro material condutivo.
   c. Instrua o paciente a permanecer parado, evitando movimento, tosse ou fala, enquanto o ECG está gravando, para evitar artefatos.
   d. Certifique-se de que o equipamento de ECG esteja conectado e aterrado, e opere de acordo com as instruções do fabricante.
   e. Se estiver sendo feito monitoramento cardíaco contínuo, avise o paciente sobre os parâmetros de mobilidade, pois a movimentação pode desencadear alarmes e falsas leituras.
2. Interprete o traçado quanto ao ritmo (ver Figura 12.3). Desenvolva uma abordagem sistemática para auxiliar na interpretação precisa.
   a. Determine o ritmo – regular, irregular, regularmente arrítmico ou irregularmente arrítmico)? Use compassos de calibre, conte blocos entre os complexos QRS ou meça a distância entre as ondas R para determinar a regularidade.
   b. Determine a frequência – ela é rápida, lenta ou normal?
      i. A determinação grosseira da frequência pode ser realizada contando o número de complexos QRS dentro de um intervalo de 6 segundos (use a margem superior da fita do ECG) e multiplicando os complexos pelo fator 10. *Observação*: esse método é preciso apenas para ritmos que ocorrem em intervalos normais e não devem ser usados para determinar a frequência em ritmos irregulares. Ritmos irregulares são sempre contados por 1 minuto inteiro para maior precisão.
      ii. Outro meio de obter a frequência é dividir o número de grandes blocos de 5 quadrados entre cada 2 complexos QRS por 300. Cinco blocos grandes de 5 quadrados representam 1 minuto na fita de ECG. Por exemplo, na Figura 12.3, o

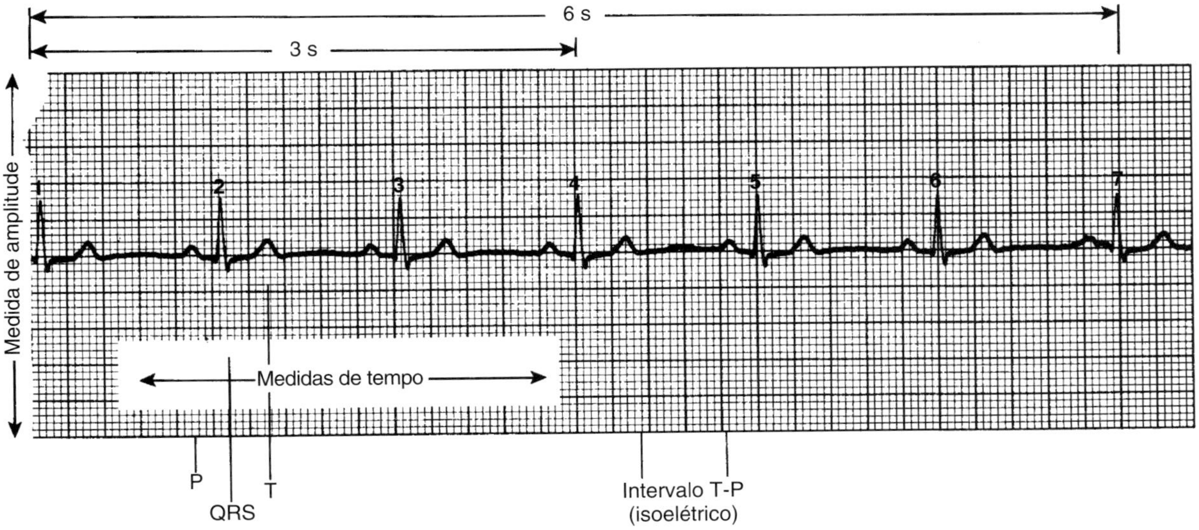

Figura 12.3 O eletrodo II mostra ritmo sinusal normal no traçado de ECG.

número de grandes blocos quadrados entre os complexos nº 5 e nº 6 é igual a 5, e 300 dividido por 5 é igual a 60 ou uma frequência de 60.

c. Avalie a onda P – as ondas P estão presentes? Existe uma onda P para cada complexo QRS? Se não houver uma onda P para cada QRS, as ondas P têm configuração normal?
d. Meça e avalie o intervalo PR.
e. Avalie o complexo QRS – meça o complexo QRS e examine sua configuração.
f. Avalie o segmento ST – um segmento ST elevado indica um padrão de lesão e geralmente ocorre como uma alteração inicial nos casos de IAM. A depressão ST ocorre em estados isquêmicos. Alterações de cálcio e potássio também afetam o segmento ST.
g. Avalie a onda T – as ondas T estão presentes? Todas as ondas T têm formato normal? Uma onda P poderia estar escondida na onda T, indicando um ritmo juncional ou um bloqueio cardíaco de terceiro grau? A deflexão é positiva ou negativa (ondas T invertidas indicam isquemia) ou com pico (indicativo de hiperpotassemia)?
h. Avalie o intervalo QT – deve ser menor que metade do intervalo R-R. Intervalo QT prolongado pode indicar toxicidade por digoxina, terapia a longo prazo com quinidina ou procainamida ou hipomagnesemia.

Ver Capítulo 13 quanto às arritmias cardíacas mais comuns.

Angiografia

Descrição

1. Procedimento de imagem invasivo que permite a visualização dos vasos sanguíneos para verificar a permeabilidade do fluxo sanguíneo em relação ao bloqueio feito por meio da inserção de um cateter em uma artéria ou veia, seguida pela injeção de contraste.
2. Os vários tipos incluem angiografia coronária, aórtica, renal, periférica, cerebral e pulmonar, linfangiograma, ventriculografia e angiofluoresceinografia.
3. Fornece informações que podem direcionar a avaliação e o manejo de doenças cardiovasculares e cerebrovasculares, bloqueio periférico (arterial e venoso), aneurismas, malformações arteriais e venosas, trombose (embolia pulmonar ou trombose venosa profunda) e fístulas, orienta o mapeamento antes dos procedimentos intervencionistas e diagnostica hemorragia interna.

Considerações de enfermagem e cuidados com o paciente

Antes do procedimento

1. Pergunte ao paciente sobre alergias conhecidas, particularmente ao iodo (frutos do mar). Em caso afirmativo, notifique ao médico, que pode querer preparar o paciente com corticosteroides orais e difenidramina antes do exame.
2. Certifique-se de que haja um termo de consentimento assinado e que as perguntas do paciente ou da família tenham sido respondidas.
3. Certifique-se de que as normas de jejum tenham sido seguidas, variando de jejum oral a dieta líquida ou leve. Siga o protocolo da instituição; recomenda-se que sigam as diretrizes da American Society of Anesthesiologists (jejum mínimo de 6 horas depois de uma refeição leve, 2 horas de líquidos claros)[1] para minimizar o risco de aspiração pulmonar, caso ocorra êmese.
4. Certifique-se de que os exames laboratoriais tenham sido solicitados e os resultados revistos, incluindo nitrogênio ureico e creatinina séricas, para avaliar a função renal quanto à capacidade de depuração do contraste; hemoglobina/hematócrito, contagem de plaquetas e perfil de coagulação, para conhecer a coagulação e anticoagulação de base; contagem de leucócitos, para descartar infecção que possa ser exacerbada por procedimento invasivo; eletrólitos; teste de gravidez (em mulheres em idade fértil); e tipagem sanguínea, no caso de ser necessária uma transfusão de sangue.
5. Certifique-se de que o ECG de controle esteja disponível.
6. Garanta a patência do cateter intravenoso para administração de medicamentos.
7. Certifique-se de que o paciente tenha miccionado.
8. Administre a pré-medicação, se solicitado.

Depois do procedimento

1. Registre os sinais vitais de acordo com as normas da instituição e a estabilidade do paciente.
2. Verifique se há sangramento ou hematoma no local de inserção do cateter.
3. Verifique a extremidade distal quanto a coloração normal e pulsos.
4. O paciente pode se queixar de desconforto na região inguinal ou em outro local, dependendo da via pela qual o meio de contraste foi administrado. Verifique se há indicação de repouso no leito/tempo para progressão da atividade e instruções especiais para a administração de fluidos. Incentive a ingestão hídrica/hidratação para promover a eliminação do contraste.
5. Forneça instruções de alta ao paciente, incluindo cuidados de acompanhamento, medicamentos e restrições para dirigir e realizar atividades.

Estudos diagnósticos eletrofisiológicos

Descrição

Os *estudos eletrofisiológicos* (EEFs) consistem em procedimento invasivo complexo no qual cateteres flexíveis (com 2 a 10 eletrodos) são colocados de modo percutâneo na veia femoral direita ou esquerda, na veia subclávia, na veia jugular interna ou nas veias cefálicas medianas. O EEF avalia os limiares de estimulação e mede os intervalos de condução na parte superior do átrio direito, no ápice do ventrículo direito, na via de saída do ventrículo direito, nos seios coronarianos, no feixe de His e, ocasionalmente, no ventrículo esquerdo. O teste é seguido por protocolos de estimulação programados para avaliar o sistema de condução do coração.

Indicações para EEF

1. Indicações definitivas para EEF incluem:
   a. Taquicardia ventricular sustentada.
   b. Parada cardíaca na ausência de IAM, toxicidade por fármacos antiarrítmicos ou desequilíbrio eletrolítico.
   c. Síncope de origem incerta (para a qual causas não cardíacas tenham sido descartadas).
   d. Taquicardia com QRS alargado de etiologia incerta.
   e. Avaliação de eficácia de um dispositivo para a detecção e cessação elétrica de taquicardias (marca-passos ou desfibriladores implantados).
   f. Síndrome de Wolff-Parkinson-White sintomática.
   g. Taquicardia supraventricular regular sintomática frequente, não responsiva a medicamentos.
2. Possíveis indicações para EEF incluem:
   a. Síndrome de Wolff-Parkinson-White assintomática.
   b. Após IAM.
   c. Taquicardia ventricular não sustentada.
   d. Cardiomiopatia.
   e. Ectopia ventricular frequente.
   f. Taquicardia supraventricular.

[1]N.R.T.: Recomendações de períodos de jejum oral têm sofrido constantes alterações na atualidade. Certifique-se das normatizações mais recentes para a realização de cuidado baseado em evidência.

3. Contraindicações para EEF incluem:
   a. Bradicardia sinusal assintomática.
   b. Bloqueios de ramo assintomáticos.
   c. Palpitação.
   d. Fibrilação ou *flutter* atrial.
   e. Bloqueios AV de terceiro grau.
   f. Bloqueios AV de segundo grau tipo II de Mobitz.

Considerações de enfermagem e cuidados com o paciente

1. Os anticoagulantes (varfarina) devem ser suspensos pelo menos 3 dias antes do EEF.
2. Discuta com o médico quais medicamentos cardíacos devem ser descontinuados e quando devem ser suspensos.
3. Instrua o paciente a ficar em jejum por pelo menos 6 horas antes do exame.
4. Assegure-se de que os exames laboratoriais tenham sido enviados; podem incluir ureia e creatinina, para avaliar a função renal quanto à capacidade de excreção do corante do contraste; hemoglobina/hematócrito, contagem de plaquetas e perfil de coagulação para garantir a linha de base da coagulação e anticoagulação; contagem de leucócitos, para descartar infecção que pode ser exacerbada pelo procedimento invasivo; eletrólitos; tipagem sanguínea, caso seja necessária transfusão de sangue e teste de gravidez em mulheres em idade fértil.
5. Coloque os eletrodos para realização de ECG de 12 derivações, que será gravado durante o procedimento.
6. Discuta com o paciente quaisquer sentimentos sobre o procedimento e sua condição física. Os pacientes frequentemente experimentam ansiedade, medo de perda de controle, negação, depressão e incerteza.
7. Explique o procedimento, sua finalidade e o preparo necessário.
8. Informe ao paciente que fármacos analgésicos e sedativos para sedação consciente serão administrados durante o procedimento.
9. Os cuidados após o procedimento incluem:
   a. Manter a extremidade na qual se realizou a cateterização venosa em posição reta e em imóvel, se necessário.
   b. Avaliar a região inguinal do paciente quanto a sangramento ou formação de hematoma.
   c. Monitorar os sinais vitais conforme solicitado.
   d. Fornecer apoio emocional ao paciente e à família.

Cateterismo cardíaco

Descrição

1. O *cateterismo cardíaco* é um procedimento diagnóstico no qual um cateter é introduzido no coração e nos vasos sanguíneos para fornecer dados fisiológicos para orientar o tratamento; medir a hemodinâmica cardiovascular; adquirir imagens radiográficas de artérias coronárias, câmaras cardíacas e aorta; coletar sangue de várias câmaras para análise e avaliar o fluxo sanguíneo pulmonar e *shunts*.
2. A abordagem por via radial está se tornando o local de acesso de escolha, especialmente quando há doença vascular periférica ou obesidade mórbida. A veia femoral é outro local frequentemente utilizado. O cateter é progredido em direção à aorta e para dentro da vasculatura coronariana, para visualizar a anatomia coronariana (direita ou esquerda) e realizar medidas hemodinâmicas. Em casos raros de doença aórtica, uma abordagem transeptal pode ser usada.
3. Cateterismo cardíaco direito – o lado direito do coração é acessado para avaliar *shunts* pulmonares, anomalias cardíacas e doença valvar. Um cateter radiopaco é inserido na veia femoral para a veia cava inferior, ou da veia basílica para a veia cava superior, até o átrio direito, ventrículo direito e vasos pulmonares sob visualização direta com um fluoroscópio.
   a. As pressões do átrio direito e do ventrículo direito são verificadas; são obtidas amostras de sangue para medida de hematócrito e saturação de oxigênio.
   b. Depois de acessar o átrio direito, o cateter é então progredido pela valva tricúspide e exames de sangue semelhantes são realizados dentro do ventrículo direito.
   c. Finalmente, o cateter é progredido através da valva pulmonar, e, na medida do possível, além desse ponto, são obtidas amostras de sangue de capilares, a pressão de capilar é registrada e o DC pode ser determinado.
   d. As complicações incluem arritmias cardíacas, espasmo venoso, tromboflebite, infecção no local da inserção, perfuração cardíaca e tamponamento cardíaco.
4. Cateterismo cardíaco do lado esquerdo – indicado principalmente para diagnosticar doença arterial coronariana; geralmente realizado por abordagem retrógrada, avançando o cateter até a aorta na anatomia coronariana.
   a. Abordagem retrógrada – o cateter pode ser introduzido de modo percutâneo, por punção da artéria femoral ou por abordagem direta nas artérias radial ou braquial e avançar, sob controle fluoroscópico, na aorta ascendente e no ventrículo esquerdo.
   b. Abordagem transeptal – o cateter é inserido na veia femoral direita (de modo percutâneo ou por punção da veia safena), progredindo para cima no átrio direito. Uma agulha longa é introduzida pelo cateter e utilizada para perfurar o septo que separa os átrios direito e esquerdo; a seguir, a agulha é retirada e o cateter avança, sob controle fluoroscópico, até o ventrículo esquerdo.
   c. A ponta do cateter é locada no seio coronário e o meio de contraste é injetado diretamente em uma ou ambas as artérias coronárias para avaliar a patência.
   d. Fornece dados hemodinâmicos – permite medidas de fluxo e pressão do lado esquerdo do coração.
   e. Geralmente é realizado para avaliar a patência das artérias coronárias e a função do músculo do ventrículo esquerdo e das valvas mitral e aórtica; também pode ser realizado para a avaliação de pacientes antes de um procedimento cirúrgico.
   f. Ventriculografia – estudo do ventrículo esquerdo; o cateter é progredido pelo ventrículo esquerdo e o contraste é injetado com uma velocidade de infusão rápida e uniforme, por meio de uma bomba injetora, para medir a fração de ejeção ou a função do ventrículo esquerdo.
   g. Complicações do cateterismo cardíaco esquerdo e implicações para avaliação de enfermagem incluem arritmias (fibrilação ventricular), síncope, vasospasmo, tamponamento pericárdico, IAM, edema pulmonar, reação alérgica ao contraste, perfuração de grandes vasos do coração, embolização sistêmica (AVC, IAM), perda de pulso distal à arteriotomia e possível isquemia da parte inferior do braço e da mão.
5. Angiografia é geralmente combinada com cateterismo cardíaco para visualização da artéria coronária.
6. Contraindicações para cateterismo cardíaco incluem irritabilidade ventricular não controlada, desequilíbrio eletrolítico, toxicidade medicamentosa (*digitalis*), insuficiência cardíaca não controlada, insuficiência renal, AVC recente (nos últimos 3 meses), sangramento gastrintestinal ativo, infecção ativa, hipertensão não controlada, recusa do paciente e gravidez. Algumas dessas condições podem ser revertidas ou melhoradas antes do cateterismo.

Considerações de enfermagem e cuidados com o paciente

Antes do procedimento

1. Questione o paciente quanto a alergias conhecidas, particularmente a iodo (frutos do mar) e informe o médico para que a pré-medicação com corticosteroide e anti-histamínico possa ser considerada.
2. Certifique-se de que haja um formulário de consentimento assinado e que as perguntas do paciente e da família tenham sido respondidas.
3. Assegure que as diretrizes de jejum tenham sido seguidas, variando de jejum oral a dieta líquida ou leve. Siga a política da instituição; deve estar de acordo com as diretrizes da American Society of Anesthesiologists (jejum mínimo de 6 horas depois de refeição leve, 2 horas de líquidos claros).[2]
4. Certifique-se de que os exames laboratoriais tenham sido solicitados e os resultados analisados (ver p. 244). Assegure que o ECG de linha de base esteja disponível.
5. Garanta permeabilidade de cateter IV para a administração de medicamentos.
6. Verifique os pulsos distais.
7. Explique ao paciente que ele permanecerá deitado em uma mesa de exame por um período prolongado e pode experimentar certas sensações:
   a. Sensações de batidas ocasionais no peito – em decorrência de extrassístoles, particularmente quando o cateter é manipulado nas câmaras ventriculares.
   b. Forte desejo de tossir, que pode ocorrer durante a injeção do meio de contraste no lado direito do coração, durante a angiografia.
   c. Sensação transitória de ondas de calor ou náuseas à medida que o meio de contraste é injetado.
8. Avalie o estado emocional do paciente antes do cateterismo, desfaça mitos e forneça informações factuais.
9. O paciente deve urinar antes do procedimento.
10. Permita que a pré-medicação (se houver) faça efeito antes do procedimento.

Depois do procedimento

1. Registre os sinais vitais de acordo com o protocolo da instituição e a condição do paciente.
2. Verifique se há sangramento ou formação de hematoma no local de inserção.
3. Confira a extremidade distal quanto a pulsos normais e mantidos e avalie as queixas de dor, dormência ou sensação de formigamento para determinar sinais de insuficiência arterial.
4. Avalie as queixas de dor torácica e responda imediatamente.
5. Siga as instruções de restrição/progressão de atividade, que são baseadas no perfil de coagulação e se foi empregado o método de fechamento vascular.
6. Averigue as queixas de dor nas costas, nas coxas ou na região inguinal (pode indicar sangramento retroperitoneal).
7. Realize um ECG e os exames laboratoriais pós-procedimento, de acordo com o protocolo da instituição.
8. Esteja alerta para sinais e sintomas de reação vagal (náuseas, diaforese, hipotensão, bradicardia); trate como indicado, com atropina e fluidos.
9. Avalie o estado neurológico se o paciente recebe inibidores plaquetários IIB/IIIA ou trombolíticos, de acordo com o protocolo da instituição.
10. Forneça as instruções de alta, incluindo cuidados de acompanhamento, medicamentos, restrições para dirigir e de atividade, e a necessidade de relatar qualquer problema ou condições listadas anteriormente.

[2]N.R.T: Recomendações de períodos de jejum oral têm sofrido constantes alterações na atualidade. Certifique-se das normatizações mais recentes para a realização de cuidado baseado em evidência.

PROCEDIMENTOS E MODALIDADES TERAPÊUTICAS GERAIS

Monitoramento hemodinâmico

Monitoramento hemodinâmico é a avaliação do estado circulatório do paciente. Inclui verificação da FC, medidas precisas da pressão intra-arterial, DC, pressão venosa central (PVC), PAP, pressão de capilar pulmonar (PCP), dados de oxigenação venosa mista e volume sanguíneo. Ela descreve a pressão intravascular e o fluxo sanguíneo no momento de contração do músculo cardíaco e bombeamento de sangue para todo o corpo.

Os objetivos principais são detecção precoce, identificação e tratamento de condições que geram risco à vida, como IAM, insuficiência cardíaca, tamponamento cardíaco e todos os tipos de choque (séptico, cardiogênico, neurogênico, anafilático). Também é útil na determinação de terapia fluídica e terapia vasoativa durante a fase aguda do tratamento do paciente, especialmente aqueles com disfunções de múltiplos órgãos. Também é indicado para avaliação pré, peri e pós-operatória, bem como para investigação.

Monitoramento da pressão venosa central

1. Refere-se à medida da pressão atrial direita ou da pressão de grandes vasos no interior do tórax (faixa normal: 5 a 10 cmH_2O ou 2 a 8 mmHg).
   a. A função cardíaca do lado direito é verificada por meio da avaliação da PVC.
   b. A função cardíaca do lado esquerdo é refletida com menor precisão pela avaliação da PVC, mas pode ser útil na avaliação das insuficiências cardíacas direita e esquerda crônicas e na diferenciação de infarto do ventrículo direito e esquerdo.
2. Requer a inserção de um cateter por meio de uma grande veia central (subclávia, jugular interna ou externa, basílica média ou femoral). A ponta do cateter é então posicionada no átrio direito, na porção superior da veia cava superior ou na veia cava inferior (apenas na abordagem femoral). Ver Figura 12.4.
   a. Para obter acesso venoso quando o acesso por veias periféricas for inadequado.

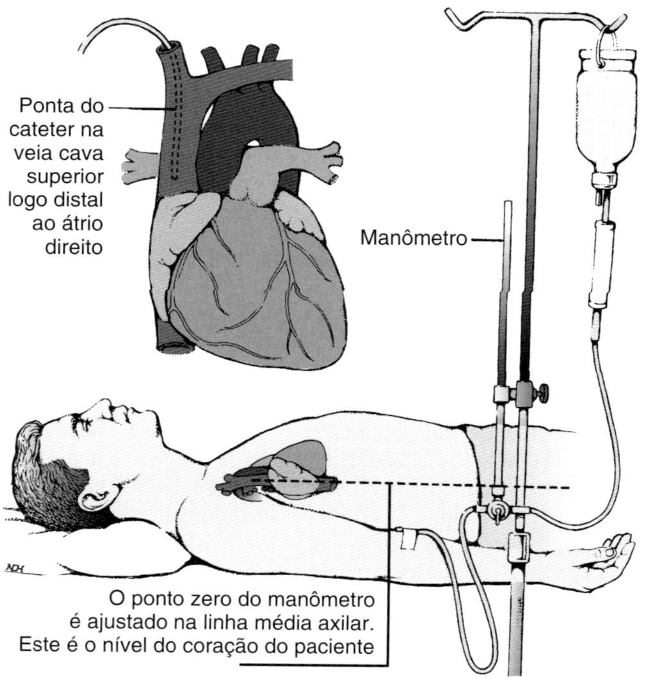

Figura 12.4 Monitoramento da PVC.

b. Para obter amostras de sangue venoso central.
c. Para administrar hemoderivados, nutrição parenteral e algumas terapias medicamentosas contraindicadas para infusão por veias periféricas.
d. Para inserção de marca-passo temporário.

Débito cardíaco

Débito cardíaco (DC) é a quantidade (volume) de sangue ejetado pelo ventrículo esquerdo na aorta em 1 minuto. O DC normal é de 4 a 8 ℓ/min.

Considerações fundamentais

1. O DC é determinado pelo VS e pela FC. Assim, DC = VS × FC. O DC deve ser mantido para que se obtenha adequada oxigenação do organismo.
   a. FC = número de contrações cardíacas por minuto. A integridade do sistema de condução e a inervação do sistema nervoso cardíaco influenciam o funcionamento dessa determinante.
   b. VS = quantidade de sangue ejetado do ventrículo por batimento (VS normal é de 50 a 100 mℓ/batimento). A quantidade de sangue que retorna ao coração (pré-carga), o tônus venoso, a resistência imposta ao ventrículo antes da ejeção (pós-carga) e a integridade do músculo cardíaco (contratilidade) influenciam o funcionamento dessa determinante.
2. O organismo altera o DC por meio de aumento ou diminuição em um ou ambos os parâmetros. Se a FC cair, o DC pode ser mantido pelo aumento no VS. Da mesma forma, uma diminuição no VS produz aumento compensatório na FC para manter o DC normal.
3. O DC diminuirá se um dos determinantes não puder compensar inversamente o outro.
4. As medidas de DC devem ser compatíveis com o tamanho do paciente, calculando o índice cardíaco (IC). O IC é igual a DC dividido pela área de superfície corporal (ASC). A ASC é determinada por meio de gráficos padrão, baseados em altura e peso individuais. O IC normal é de 2,5 a 4 $\ell/\text{min}/\text{m}^2$.

Avaliação do débito cardíaco

Sinais de baixo DC incluem:

1. Mudanças no estado mental.
2. Aumento na FC.
3. Dispneia.
4. Cianose ou escurecimento da mucosa bucal, leito ungueal e lóbulo da orelha.
5. Queda da pressão arterial.
6. Baixo débito urinário.
7. Pele fria e úmida.
8. Diminuição ou falta de apetite.

Métodos

1. O débito cardíaco pode ser mensurado por várias técnicas. No cenário clínico, geralmente é mensurado pela técnica de termodiluição associada ao uso de um cateter de artéria pulmonar direcionado por fluxo com ponta distal em balão (comumente conhecido como cateter de Swan-Ganz, em homenagem aos inventores).
2. O cateter de Swan-Ganz é posicionado na porção final do ramo da artéria pulmonar; possui um termistor (sensor externo) situado a 4 cm da ponta do cateter, que mede a temperatura do sangue que passa por ele.

Monitoramento da pressão arterial pulmonar

Objetivos

1. Monitorar pressões no átrio direito (PVC), ventrículo direito, artéria pulmonar e ramos distais da artéria pulmonar (conhecida como *pressão de oclusão da artéria pulmonar* ou *pressão de capilar pulmonar*). Esta última reflete o nível de pressão no átrio esquerdo (ou pressão de enchimento do ventrículo esquerdo); assim, as pressões no lado esquerdo do coração são inferidas a partir da medida da pressão obtida no lado direito da circulação. Fornece estimativa do enchimento diastólico do lado esquerdo do coração.
2. Verificar o DC por meio da termodiluição.
3. Para obter amostra de sangue para verificar a saturação de oxigênio venoso central.
4. Monitorar continuamente a saturação venosa mista de oxigênio (SvO_2); disponível em cateteres específicos.
5. Providenciar estimulação auricular/ventricular temporária (marca-passo temporário) e ECG intra-atrial (disponível apenas em cateteres específicos).
6. Avaliar a resposta hemodinâmica à terapia fluídica, medicamentos e outros tratamentos.

Considerações fundamentais

1. A pressão do átrio esquerdo está intimamente relacionada com pressão diastólica final do ventrículo esquerdo (PDFVE – pressão de enchimento do ventrículo esquerdo) e é, portanto, um indicador da função ventricular esquerda. Como não há valvas no sistema arterial pulmonar, quando o cateter de Swan-Ganz está posicionado, ele reflete um fluxo ininterrupto de sangue para o átrio esquerdo.
2. A pressão arterial diastólica da artéria pulmonar (PADP) reflete a PDFVE em pacientes com pulmões e valva mitral normais. A PADP pode ser monitorada continuamente como uma estimativa da PDFVE (limita a insuflação excessiva do balão para obter a pressão de oclusão de artéria pulmonar e o risco subsequente de ruptura do balão ou dano à artéria pulmonar).
3. A SpO_2 é afetada por quatro fatores: DC, hemoglobina, saturação arterial de oxigênio (SaO_2) e consumo de oxigênio tecidual.
4. Alterações na SaO_2 alertam o profissional quanto a alterações nesses fatores. A detecção precoce de uma alteração facilita as intervenções para corrigir as complicações, antes que ocorra uma deterioração significativa na condição do paciente.
5. Se a quantidade de oxigênio fornecida aos tecidos for inadequada para atender às demandas, mais oxigênio será extraído do sangue venoso e a SaO_2 diminuirá. Se a oferta de oxigênio exceder a demanda, a SaO_2 aumentará.
6. Os cateteres da artéria pulmonar (AP) estão associados a riscos e desvantagens significativos, incluindo aumento de custo e mortalidade. A instalação de um cateter de AP é um procedimento invasivo e não traz impactos diretos no prognóstico do paciente.

Métodos

1. O cateter de Swan-Ganz é um cateter de 4 a 5 lumens, direcionado por fluxo (1,5 mℓ), com ponta de balão, que é inserido percutaneamente à beira do leito e permite o monitoramento contínuo de PAP, bem como a medida periódica de pressão de oclusão de artéria pulmonar e outros parâmetros.
2. O cateter tem 110 cm de comprimento, marcado em incrementos de 10 cm, e está disponível em vários diâmetros. Ver Figura 12.5.
3. A maioria dos cateteres em uso incorpora termodiluição para a determinação do DC.
4. Caso o monitoramento da medida da SvO_2 seja indicado, deve ser usado um cateter de AP que incorpore fibra óptica.
5. Se a capacidade de estimulação cardíaca temporária for indicada, pode ser usado um cateter com lúmen para um fio de marca-passo.
6. O cateter pode ser inserido sob fluoroscopia ou à beira do leito, usando a forma da onda hemodinâmica como guia para verificar o posicionamento correto.

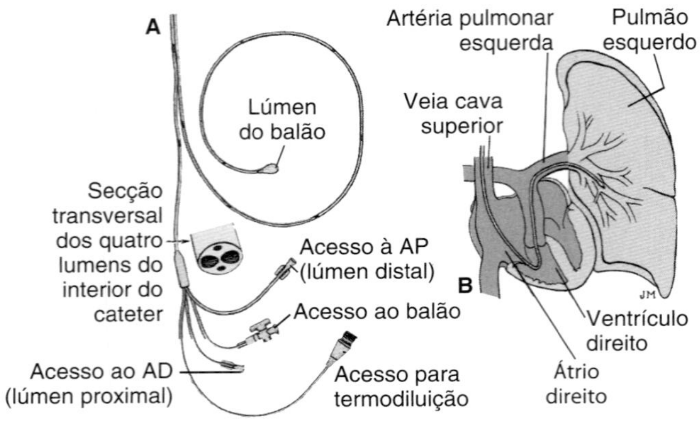

Figura 12.5 Cateter de Swan-Ganz, demonstrando múltiplos lumens (**A**) e localização dentro do coração (**B**). AD: átrio direito; AP: artéria pulmonar.

Novas tecnologias para monitoramento hemodinâmico

As complicações associadas à inserção de cateteres invasivos na artéria pulmonar levaram ao desenvolvimento de novos métodos não invasivos ou minimamente invasivos de monitoramento hemodinâmico.

1. Método Fick indireto – modificação do princípio Fick original, desenvolvido pela primeira vez em 1870.
2. Bioimpedância elétrica torácica (TEB) – medida não invasiva da resistência elétrica do tórax a uma corrente de alta frequência e muito baixa magnitude. À medida que a quantidade de líquido torácico aumenta, o TEB diminui; mudanças no DC correspondem a mudanças no fluxo sanguíneo aórtico.
3. Dispositivo de contorno de pulso – mede o DC, avaliando os contornos das formas de onda da pressão arterial em relação ao VS do paciente.
4. Monitoramento contínuo da SvO_2 – mede o oxigênio venoso misto por meio de um cateter de AP modificado para avaliar a hemoglobina carreadora de oxigênio (oxiemoglobina) e a hemoglobina não oxigenada (desoxiemoglobina).
5. Monitoramento contínuo de DC – utiliza um cateter AP modificado.
6. Medida da fração de ejeção do ventrículo direito – avalia a quantidade de sangue ejetada do ventrículo durante a sístole; é um indicativo da força ou contratilidade do coração, conforme determinado por um tipo especial de cateter arterial.
7. Monitoramento de DC com Doppler esofágico – utiliza ondas sonoras para medir o fluxo sanguíneo aórtico e, assim, determinar o VS.
8. Monitoramento de CO_2 exalado – técnica completamente não invasiva baseada na equação de Fick que mede o DC.
9. Medida do DC pela diluição do lítio é outro método de termodiluição que avalia o DC por meio da injeção de cloreto de lítio em um cateter venoso central ou periférico e a medida da concentração de cloreto de lítio ao longo do tempo, com a utilização de eletrodos sensíveis ao lítio.
10. A RM cardíaca mede o DC, observando o fluxo sanguíneo gerado pela imagem da corrente magnética. Calcula o VS, que é multiplicado pela FC.
11. A determinação da bioimpedância do DC mede as mudanças na resistência do organismo a uma baixa corrente elétrica. O volume sanguíneo no tórax muda durante cada ejeção, que pode ser detectada usando oito *eletrodos* posicionados no pescoço e no tórax. Com base nessas mudanças de impedância, um computador pode calcular o DC.
12. Indicador de diluição por ultrassom (usado principalmente em pediatria) funciona com cateteres *in situ* e usa um parâmetro para permitir medidas de rotina do DC e dos volumes sanguíneos.

Estimulação cardíaca

Baseado em evidências
Wiegand, D. L. (ed.). (2017). *AACN procedure manual for critical care* (7th ed.). St. Louis, MO: Saunders.

O *marca-passo cardíaco* é um dispositivo eletrônico que fornece estimulação elétrica direta para estimular o miocárdio a despolarizar, iniciando uma contração mecânica. O marca-passo inicia e mantém a FC quando o marca-passo natural do coração não consegue fazê-lo. Marca-passos podem ser usados para corrigir bradicardias, taquicardias, síndrome do nó sinusal, bloqueios cardíacos de segundo e terceiro graus e para profilaxia. A estimulação pode ser realizada por meio de um sistema implantável permanente, um sistema temporário com um gerador de pulsos externo e eletrodos com rosca percutânea, ou um sistema externo transcutâneo com eletrodos colocados sobre o tórax. Um desenvolvimento recente é o marca-passo sem eletrodo.

Indicações clínicas

1. Bradiarritmias sintomáticas.
2. Bradicardia sinusal sintomática que resulta em necessidade de terapia medicamentosa.
3. Bloqueio cardíaco sintomático.
   a. Bloqueio cardíaco de segundo grau II – Mobitz.
   b. Bloqueio cardíaco completo.
   c. Bloqueios de ramo bifascicular e trifascicular.
4. Síndrome do seio carotídeo hipersensível e síncope neurocardiogênica.
5. Profilaxia.
   a. Após IAM – arritmias e defeitos de condução.
   b. Antes ou depois de cirurgia cardíaca.
   c. Durante a terapia de ressincronização cardíaca em pacientes com insuficiência cardíaca sistólica grave.
   d. Durante os procedimentos diagnósticos e terapêuticos, como cateterismo cardíaco, EEF, angioplastia coronariana transluminal percutânea (ACTP), teste de esforço, antes da estimulação permanente e durante a substituição da valva aórtica por transcateter (SVAT).
6. Taquiarritmias (taquicardia supraventricular, taquicardia ventricular); para anular distúrbios de ritmo rápido.

Tipos de marca-passo

Marca-passos permanentes

Existem dois tipos de marca-passo permanentes: o marca-passo padrão, que controla o ritmo de um lado do coração, causando contração não coordenada com os ventrículos esquerdo e direito, ou o marca-passo biventricular, que coordena a contração dos ventrículos esquerdo e direito.

Marca-passo padrão

1. Usado para tratar condições cardíacas crônicas; instalados cirurgicamente com a utilização de anestésico local, os eletrodos são posicionados de maneira transvenosa na câmara apropriada do coração e, então, ancorados no endocárdio.
2. O gerador de pulsos é colocado em uma bolsa feita cirurgicamente no tecido subcutâneo, sob a clavícula ou no abdome. As opções para tipos de fontes incluem dispositivos de câmara única ou dupla, dispositivos biventriculares, configuração de estimulação/detecção unipolar ou bipolar e vários tipos de sensores para resposta de frequência.
3. Uma vez colocado, pode ser programado externamente, conforme necessário.
4. Os cardioversores-desfibriladores implantáveis também podem ter a funcionalidade padrão de estimulação.

Marca-passos biventriculares

1. Os marca-passos biventriculares também são chamados de terapia de ressincronização cardíaca.
2. A estimulação biventricular é utilizada para tratar insuficiência cardíaca moderada a grave como resultado da falta de sincronia ventricular esquerda.
3. Os defeitos de condução intraventricular resultam em uma contração descoordenada dos ventrículos esquerdo e direito, que causa um alargamento do complexo QRS e está associada à piora da insuficiência cardíaca e ao aumento da mortalidade.
4. Os marca-passos biventriculares utilizam três derivações (uma no átrio direito, uma no ventrículo direito e uma no ventrículo esquerdo por meio do seio coronário) para coordenar a contração ventricular e melhorar o DC.
5. Os marca-passos biventriculares podem incorporar cardioversores-desfibriladores implantáveis ou serem usados sozinhos.

Marca-passos sem eletrodo

1. Possuem câmara única e são autocontidos e implantados diretamente por meio da veia femoral no ventrículo direito.
2. Fixados no miocárdio por um parafuso em hélice ou pontas de nitinol.
3. Desenvolvidos para eliminar complicações relacionadas com bolsa ou eletrodo.
4. Dez anos estimados de duração da bateria; recuperável, se necessário.

Marca-passos temporários

1. Marca-passos temporários são geralmente colocados durante uma emergência, como quando um paciente demonstra sinais de diminuição do DC.
2. Indicados para pacientes com bloqueios AV de alto grau, bradicardia ou baixo DC. Eles funcionam como uma ponte, até que o paciente se torne estável o suficiente para a colocação de um marca-passo permanente.
3. Podem ser colocados por via transvenosa, epicardial, transcutânea e transtorácica.
   a. Os marca-passos transvenosos são inseridos por via transvenosa (em uma veia, geralmente subclávia, jugular interna, antecubital ou femoral) no ventrículo direito (ou átrio direito e ventrículo direito para estimulação da dupla câmara) e então ligados a um gerador de pulsos externo. Esse procedimento pode ser feito à beira do leito ou sob fluoroscopia.
   b. Os fios do marca-passo epicárdico são ligados ao endocárdio, exteriorizados por meio de uma incisão cirúrgica no tórax. Esses fios são então conectados a um gerador de pulsos externo. Esse é procedimento comumente observado após uma cirurgia cardíaca.
   c. Com estimulação transcutânea, os eletrodos multifuncionais não invasivos são colocados anteroposteriormente (na parede anterior do tórax, sob o mamilo esquerdo, ligeiramente na linha média axilar e na parede posterior do tórax do paciente, exatamente atrás do eletrodo anterior) ou lateralmente (na parede anterior do tórax, sob o mamilo esquerdo, na linha média axilar e na parede torácica superior direita do paciente, logo abaixo da clavícula). Os eletrodos multifuncionais são conectados a uma fonte de energia externa (desfibrilador com capacidade de estimulação). Os impulsos elétricos fluem pelos eletrodos multifuncionais e pela pele e, depois, do tecido subcutâneo até o coração, estimulando os batimentos. *Observação*: a estimulação transcutânea não deve ser utilizada continuamente por mais de 2 horas. A instalação de método de marca-passo transvenoso deve então ser iniciada.
   d. O marca-passo transtorácico é um tipo de marca-passo temporário que é colocado apenas em uma emergência, por meio de uma agulha longa, por abordagem subxifoide. O fio-guia é então colocado diretamente no ventrículo direito.
4. Monitore evidências de migração do eletrodo e perfuração do coração.
   a. Observe se há espasmos musculares e/ou tosse (pode indicar estimulação da parede torácica ou do diafragma).
   b. Avalie as queixas do paciente quanto a dor torácica (pode indicar perfuração do saco pericárdico).
   c. Ausculte para atrito pericárdico.
   d. Observe os sinais e sintomas de tamponamento cardíaco: sons cardíacos distantes, veias jugulares distendidas, pulso paradoxal e hipotensão.
5. Forneça um ambiente eletricamente seguro para o paciente. Uma corrente elétrica dispersa pode entrar no coração por meio do sistema de eletrodos de marca-passo temporário e induzir arritmias.
   a. Proteja as partes expostas do eletrodo terminal, em sistemas de marca-passos temporários, de acordo com as recomendações do fabricante.
   b. Use luvas de borracha ao tocar em fios de marca-passos temporários. A eletricidade estática de suas mãos pode entrar no corpo do paciente pelo sistema de eletrodos.
   c. Certifique-se de que todo o equipamento esteja aterrado com plugues de três pinos inseridos em uma tomada adequada ao usar um sistema de marca-passo externo.
   d. Fios de marca-passos epicárdicos devem ter a agulha terminal protegida por um tubo de plástico; coloque o tubo na luva de borracha para protegê-lo de fluidos ou corrente elétrica quando desconectado do gerador.

Alerta de enfermagem
Transporte o paciente para outras partes da instituição com monitoramento por ECG portátil e acompanhado de um enfermeiro. Pacientes com marca-passos temporários nunca devem ser colocados em áreas não monitoradas.

6. Use sedação, se a PA estiver estável, ao instalar marca-passo no paciente por via transcutânea. O miliampere (mA) usado para superar a impedância e atingir o coração por meio da pele é alto e pode ser bastante doloroso para o paciente.
7. Monitore quanto ao risco de infecção, verificando a temperatura a cada 4 horas; relate elevações e avalie o local do acesso IV central (onde se encontra inserido o fio de marca-passo temporário) para sinais e sintomas de infecção, como hiperemia e secreção.
8. Evite o mau funcionamento acidental do marca-passo.
   a. Use cobertura plástica transparente sobre as fontes temporárias externas em todos os momentos (elimina a manipulação potencial das configurações programadas).
   b. Prenda o gerador do marca-passo temporário no peito ou na cintura do paciente; nunca pendure em um suporte para soro.
   c. A transferência da cama para a maca só deve ser realizada com um número adequado de pessoal, para que o paciente possa permanecer passivo. Alerte a equipe para evitar elevação das axilas.
   d. Avalie os eletrodos de marca-passo transcutâneo a cada 2 horas, para verificar o contato correto com a parede torácica. Troque os eletrodos a cada 24 horas ou se os eletrodos não tiverem contato total com a pele.

Design de marca-passo

Gerador de pulso

Contém os circuitos e as baterias que geram o sinal elétrico.

1. O gerador de pulsos em um marca-passo permanente é encapsulado em uma caixa de metal que fica implantada sob a pele. A caixa protege o gerador de interferências eletromagnéticas e traumatismo.
2. No marca-passo sem eletrodo, o gerador de pulsos é autônomo no dispositivo implantado no ventrículo direito.

3. Um gerador de marca-passo temporário é um sistema externo que tanto utiliza um desfibrilador com capacidade de estimulação ou permanece em uma pequena caixa com mostradores para programação. É um sistema externo.
   a. Os sistemas de marca-passo transcutâneo utilizam uma fonte de energia externa, como um desfibrilador com capacidade de estimulação. Os mostradores para programar a unidade estão no dispositivo.
   b. A interferência eletromecânica tem maior probabilidade de ocorrer com sistemas temporários.
   c. Os sistemas de marca-passo temporário usam baterias, que precisam de substituição com base no uso do dispositivo. O sistema transcutâneo tem circuito de bateria recarregável, mas deve ser conectado a uma tomada elétrica na maior parte do tempo, para garantir a vida útil adequada da bateria para o transporte.
4. Os sistemas de marca-passos permanentes usam fontes de energia mais confiáveis, como baterias de lítio. As baterias de lítio têm uma expectativa de vida útil de 8 a 12 anos.

Eletrodo de marca-passo

Transmite o sinal elétrico do gerador de pulsos para o coração. Podem ser colocados no coração um, dois ou três eletrodos.

1. Marca-passo de "câmara única".
   a. Os marca-passos de "câmara única" têm um eletrodo na câmara atrial ou ventricular.
   b. As capacidades de detecção e estimulação do marca-passo estão confinadas à câmara onde o eletrodo está colocado.
2. Marca-passo de "duas câmaras".
   a. Um marca-passo de "duas câmaras" tem duas derivações.
   b. Um dos eletrodos está no átrio direito e o outro é colocado no ventrículo direito.
   c. A estimulação e a sensibilidade podem ocorrer nas duas câmaras cardíacas, imitando a função cardíaca normal (estimulação fisiológica).
3. Marca-passo biventricular.
   a. Um dos eletrodos é colocado no átrio direito, um no ventrículo direito e um no ventrículo esquerdo, por meio do seio coronariano.
   b. Na estimulação única do ventrículo direito (tradicional), há ligeiro atraso da contração do ventrículo esquerdo quando o impulso elétrico começa no ventrículo direito e se move para o ventrículo esquerdo, dando a aparência característica de bloqueio do ramo esquerdo. Estimulando ao mesmo tempo os ventrículos direito e esquerdo, o marca-passo pode ressincronizar o coração quando as paredes opostas não se contraem em sincronia.
4. Os eletrodos de marca-passo podem ser inseridos por uma veia no átrio direito e/ou ventrículo direito (abordagem endocárdica/transvenosa) ou introduzidos por penetração direta da parede torácica e fixados ao ventrículo esquerdo ou átrio direito (ver Figura 12.6).
5. Os dispositivos de fixação localizados no fim do eletrodo do marca-passo permitem a fixação segura ao coração, reduzindo a possibilidade de deslocamento.
6. Os eletrodos temporários se projetam da incisão e são conectados ao gerador de pulsos externo. Eletrodos permanentes são conectados ao gerador de pulso implantado sob a pele.

Função do marca-passo

Estimulação cardíaca refere-se à capacidade do marca-passo para estimular o átrio, o ventrículo ou as duas câmaras cardíacas em sequência e iniciar a despolarização elétrica e a contração cardíaca. A estimulação cardíaca é evidenciada no ECG pela presença de um "pico" ou "artefato de estimulação".

Funções de marca-passo

1. Marca-passo atrial – estimulação direta do átrio direito, produzindo um "pico" no ECG que antecede uma onda P.
2. Marca-passo ventricular – estimulação direta do ventrículo direito ou esquerdo, produzindo um "pico" no ECG que precede o complexo QRS, causando complexo QRS alargado (aparência de bloqueio de ramo).
3. Marca-passo AV – estimulação direta do átrio e do ventrículo direitos em sequência; imita a condução cardíaca normal, permitindo que os átrios se contraiam antes dos ventrículos. (O estímulo sinusal recebido pelos ventrículos resulta em aumento do DC.)

Funções de sensibilidade

Os marca-passos cardíacos têm a capacidade de detectar a atividade cardíaca intrínseca quando ela ocorre (sensibilidade).

1. Por demanda – capacidade de detectar a atividade cardíaca intrínseca e gerar um estímulo apenas se a FC estiver abaixo do limite da frequência predefinida.
2. Fixo – sem capacidade de detectar a atividade cardíaca intrínseca; o marca-passo não consegue ser sincrônico à atividade natural do coração e fornece consistentemente a estimulação a uma frequência predefinida.
3. Provocado – capacidade de fornecer estimulação em resposta à detecção de um evento cardíaco.
   a. Identifica a atividade atrial (ondas P) e fornece um pico de estimulação para o ventrículo após um atraso programado (geralmente de 0,16 segundo, semelhante ao intervalo PR).

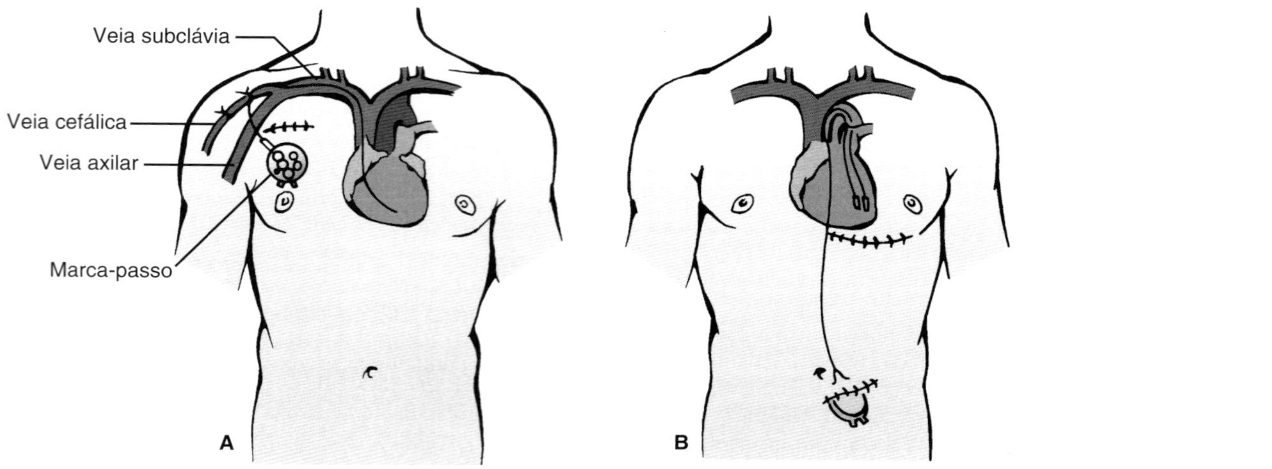

Figura 12.6 Inserção de marca-passo permanente com eletrodo unipolar (inserido por veia da circulação central no ventrículo direito) (**A**) e eletrodo bipolar (inserido pela parede torácica e suturado à superfície externa do ventrículo esquerdo) (**B**).

b. Mantém a sincronia AV e aumenta a FC com base nos aumentos de demanda corporal que ocorrem com o exercício ou durante situações de esforço.
c. Sensores "fisiológicos" estão sendo desenvolvidos como alternativas para disparar resposta ventricular, pois muitos pacientes apresentam disfunção atrial.
d. Os marca-passos orientados por sensor responsivos à frequência não detectam atividade atrial; ocorre um batimento ventricular acionado quando o marca-passo percebe um aumento na atividade muscular, temperatura e utilização de oxigênio ou alterações no pH sanguíneo.

Funções de captura

1. A capacidade do marca-passo de gerar uma resposta do coração (contração) após a estimulação elétrica é chamada de *captura*. A captura é determinada pela força do estímulo elétrico, medida em miliamperes (mA), pela quantidade de tempo que o estímulo é aplicado ao coração (largura de pulso) e pelo contato da ponta distal do eletrodo com o tecido miocárdico saudável.
   a. A captura "elétrica" é indicada por um pico de marca-passo seguido por uma onda P ou complexo QRS correspondente.
   b. A captura "mecânica" dos ventrículos é determinada por um pulso palpável correspondente ao evento elétrico.

Códigos de marca-passo

A Intersociety Commission for Heart Disease (ICHD) estabeleceu um código de cinco letras para descrever o funcionamento normal dos marca-passos sofisticados da atualidade. Cada letra indica uma característica particular do marca-passo (ver Tabela 12.2).

Processo de enfermagem para implantação de marca-passo permanente

Avaliação de enfermagem e cuidados antes do procedimento

1. Avalie o nível de conhecimento do paciente sobre o procedimento.
2. Instrua o paciente para que permaneça em jejum antes do procedimento.
3. Coloque um acesso IV no paciente.
4. Explique ao paciente que a inserção do marca-passo será realizada em uma sala de procedimentos especiais ou sala cirúrgica com monitoramento por fluoroscopia e ECG contínuo.
5. Descreva o anestésico local que será usado para minimizar o desconforto; sedação.
6. Explique ao paciente que o posicionamento habitual de um marca-passo permanente localiza-se na parte superior do tórax esquerdo.
7. Se o paciente apresentou infecção recentemente, certifique-se de que tenha sido realizada hemocultura e que o resultado seja negativo, de acordo com o protocolo do hospital, antes de qualquer procedimento de implante, para que o dispositivo ou os eletrodos não sejam contaminados.
8. Avise ao paciente que a incisão será fechada com Steri-Strips™ (também podem ser usados sutura ou grampos).

Diagnósticos de enfermagem

- Débito cardíaco diminuído relacionado com potencial mau funcionamento do marca-passo e arritmias
- Risco de lesão associada a pneumotórax, hemotórax, sangramento, microchoque e mau funcionamento acidental
- Risco de infecção relacionada ao implante cirúrgico de gerador de marca-passo e/ou eletrodos
- Ansiedade relacionada com inserção do marca-passo, medo da morte, falta de conhecimento e mudança de papel
- Mobilidade física prejudicada associada a restrições impostas aos movimentos do braço
- Dor aguda relacionada com incisão cirúrgica e marca-passo externo transcutâneo
- Distúrbio da imagem corporal associado ao implante de marca-passo.

Intervenções de enfermagem

Manutenção do débito cardíaco adequado

1. Registre as seguintes informações após a inserção do marca-passo:
   a. Fabricante, modelo e tipo de eletrodo do marca-passo.
   b. Modo de operação (baseado no código ICHD).

Tabela 12.2 Código de cinco letras para marca-passos.

Letra ou posição	Característica	Chave para o código
I	Câmara estimulada (Onde está ocorrendo a estimulação?)	V = ventrículo A = átrio D = dual (atrioventricular) O = nenhuma
II	Câmara sentida (Que câmara está sendo detectada?)	V = ventrículo A = átrio D = dual (atrioventricular) O = nenhuma
III	Modo de resposta (Resposta aos eventos percebidos)	T = dispara o estímulo I = inibe o acionamento em resposta a um evento intrínseco detectado D = dual (desencadeia e inibe ao mesmo tempo) O = nenhuma; marca-passo assincrônico
IV	Programação (Funções de programação)	P = programação única M = múltipla programação C = função de comunicação (telemetria) O = ausência de taxa de modulação ou programabilidade
V	Função antitaquiarritmia	P = estimulação *overdrive* S = intervenção de choque para cardioversão ou desfibrilação D = dual (capacidades de estimulação e de choque) O = ausência de capacidade de estimulação e choque

   c. Configurações programadas: limite inferior, limite superior, atraso AV e limiar de estimulação.
   d. Ritmo de base do paciente.
   e. Resposta do paciente ao procedimento.
2. Ligue os eletrodos de ECG para monitoramento contínuo da FC e ritmo.
   a. Defina os limites de alarme com 5 batimentos abaixo do limite inferior de frequência e 5 a 10 batimentos acima do limite superior (garante a detecção imediata do mau funcionamento ou defeito do marca-passo).
   b. Mantenha os alarmes sempre ligados.
3. Analise as fitas de ritmo de acordo com o protocolo de instituição e conforme necessário.
   a. Identifique se existe ou não artefato de estimulação.
   b. Diferencie as ondas P estimuladas e os complexos QRS estimulados de batimentos espontâneos.
   c. Meça o atraso AV (se o marca-passo tiver funções de dupla câmara).
   d. Determine a taxa de estimulação.
   e. Analise o ritmo estimulado para presença e consistência de captura (cada pico de estimulação é seguido por despolarização atrial e/ou ventricular).
   f. Analise o ritmo quanto à consistência de sensibilidade adequada. (Após um batimento espontâneo, o marca-passo não deve disparar, a menos que o intervalo entre o batimento espontâneo e o batimento estimulado seja igual à frequência mais baixa de estimulação e/ou o batimento estimulado acompanhe o atraso AV programado.)
4. Monitore os sinais vitais de acordo com o protocolo da instituição e conforme necessário.
5. Monitore o débito urinário e o nível de consciência – garante adequado DC obtido com o ritmo estimulado.
6. Observe arritmias (pode ocorrer atividade ectópica ventricular devido à irritação da parede ventricular pelo fio do eletrodo).
   a. Monitore para ritmos competitivos, como salva de fibrilação atrial ou *flutter* atrial, taquicardia juncional acelerada, taquicardia ventricular ou idioventricular.
   b. Relate arritmias.
   c. Administre terapia antiarrítmica, conforme indicado.
7. Obtenha o ECG de 12 derivações, conforme prescrição.

Redução de lesões

1. Observe se foi realizada uma radiografia de tórax após a inserção do marca-passo, para garantir a posição correta do eletrodo, e se não há líquido nos pulmões.
2. Monitore sinais e sintomas de hemotórax – punções inadvertidas da veia ou artéria subclávia, que podem causar hemorragia fatal. Observe se há diaforese, hipotensão, dispneia, desvio torácico e inquietação. Pode ser necessária uma intervenção cirúrgica imediata.
3. Monitore sinais e sintomas de pneumotórax – punção inadvertida do pulmão. Observe manifestação aguda de dispneia, cianose, dor torácica, ausência de sons respiratórios no pulmão envolvido, ansiedade aguda e hipotensão. Prepare-se para a inserção de um dreno torácico.
4. Avalie continuamente evidência de sangramento/hematoma.
   a. Verifique o local da incisão com frequência quanto a sangramento/hematoma.
   b. Aplique pressão manual com cuidado, sem pressionar a caixa da fonte do marca-passo.
   c. Palpe os pulsos distais no local de inserção. (O edema dos tecidos por hemorragia pode impedir o fluxo arterial.)
5. Esteja ciente dos riscos decorrentes da instalação que possam interferir na função ou causar falha no marca-passo e danos permanentes.
   a. Evite o uso de aparelhos de barbear elétricos.
   b. Evite a colocação direta das pás do desfibrilador sobre o gerador do marca-passo; a colocação anterior das pás deve estar de 10 a 12,5 cm de distância do marca-passo. Sempre avalie o funcionamento do marca-passo após a desfibrilação.
   c. Dispositivos de eletrocautério e unidades de estimulador elétrico nervoso transcutâneo (TENS) representam um risco.
   d. Estudos recentes mostram que pacientes podem passar com segurança por um exame de RM com marca-passo permanente. Verifique com o cardiologista.
   e. Deve-se empregar cautela se o paciente vai passar por radioterapia. O marca-passo deve ser reposicionado se a unidade estiver diretamente sob o campo de radiação.
6. Monitore desequilíbrios eletrolíticos, hipoxia e isquemia miocárdica. (A quantidade de energia que o marca-passo precisa para estimular a despolarização pode precisar de ajustes com qualquer uma dessas condições.)

Prevenção de infecção

1. Verifique a temperatura a cada 4 horas; relate elevações. (Suspeite do marca-passo permanente como fonte de infecção se ocorrer elevação de temperatura.)
2. Observe o local da incisão quanto a sinais e sintomas de infecção local: hiperemia, secreção purulenta, calor e dor.
3. Esteja alerta para manifestações de bacteriemia. (Pacientes com derivações endocárdicas apresentam risco de desenvolver endocardite; ver p. 290.)
4. Limpe o local da incisão, conforme indicado, usando técnica estéril.
5. Instrua o paciente a manter o local da incisão seco, o que significa não tomar banho por 24 horas.
6. Avalie as queixas do paciente de aumento da sensibilidade e desconforto no local da incisão.
7. Administre antibioticoterapia, conforme prescrito, após a inserção definitiva do marca-passo.

Controle da ansiedade

1. Forneça explicações cuidadosas sobre procedimentos e tratamentos antecipadamente e responda às perguntas do paciente com explicações concisas.
2. Incentive o paciente e a família a usar os mecanismos de enfrentamento para superar as ansiedades – falar, chorar e andar.
3. Incentive o paciente a aceitar a responsabilidade pelos cuidados.
   a. Revise o plano de cuidados com o paciente e a família.
   b. Encoraje o paciente a tomar decisões sobre um cronograma diário de atividades de autocuidado.
   c. Envolva o paciente na definição de objetivos. Estabeleça, juntamente ao paciente, as prioridades dos cuidados e os prazos para cumprir as metas até a alta hospitalar.
4. Avalie os medos injustificados expressos pelo paciente e pela família (comumente, defeito do marca-passo) e forneça explicações para aliviar a angústia. Explique ao paciente a expectativa de tempo de duração das baterias e as medidas tomadas para verificar se existem falhas (ver "Educação do paciente").

Diminuição dos efeitos da imobilidade

1. Incentive o paciente a respirar profundamente com frequência a cada hora (promove a função pulmonar); no entanto, tome cuidado com tosse vigorosa, porque isso pode desalojar o eletrodo.
2. Instrua o paciente sobre exercícios de dorsiflexão dos tornozelos e manipulação dos músculos da panturrilha. Isso promove o retorno venoso e previne a estase venosa. Os exercícios devem ser feitos a cada hora.
3. Restrinja o movimento da extremidade afetada (não é necessária a restrição para marca-passos sem eletrodo).
   a. Coloque uma tipoia no braço mais próximo ao implante de marca-passo permanente, conforme indicado. O uso da tipoia pode variar de 6 a 24 horas, de acordo com a prescrição.

b. Instrua o paciente a retomar gradualmente a amplitude de movimento (ADM) da extremidade, conforme indicado (geralmente 24 horas para implantes de marca-passo permanente), evitar movimentos por cima da cabeça por aproximadamente 5 dias e limitar o peso de itens carregados a 1,4 kg.
c. Avalie os movimentos do braço do paciente para garantir a progressão normal da ADM. Ajude o paciente com ADM passiva da extremidade, conforme necessário (previne o desenvolvimento da rigidez do ombro causada pela imobilidade prolongada das articulações). Consulte a fisioterapia, conforme indicado, se ocorrerem rigidez e dor.

4. Ajude o paciente com as atividades da vida diária (AVDs) conforme apropriado.

Alívio da dor

1. Prepare o paciente para o desconforto que poderá sentir após o implante do marca-passo.
   a. Explique ao paciente que ele sentirá dor sobre a incisão após o procedimento. A dor desaparece após a primeira semana, mas pode persistir por até 4 semanas.
2. Administre analgésicos conforme indicado. Tente fazer coincidir o pico de efeito do analgésico com os exercícios de ADM e realização de AVDs.
3. Realize massagem nas costas do paciente para promover relaxamento.
4. Forneça ao paciente atividades de entretenimento.
5. Avalie a efetividade das modalidades para alívio da dor.
6. Explique ao paciente sobre o potencial de desconforto durante a estimulação transcutânea; entretanto, assegure ao paciente que será empregada a energia mais baixa possível e serão administrados analgésicos/ansiolíticos.

Manutenção de imagem corporal positiva

1. Incentive o paciente e a família a expressarem suas preocupações em relação à autoimagem e ao implante de marca-passo.
2. Tranquilize o paciente e seu parceiro dizendo que a atividade sexual e os modos de se vestir não serão alterados pelo implante do marca-passo.
3. Ofereça informações sobre grupos de apoio.
4. Incentive o cônjuge a discutir preocupações sobre a autoimagem com o paciente.

Educação do paciente e manutenção da saúde

Anatomia e fisiologia do coração

Use diagramas para identificar a estrutura do coração, o sistema de condução, a área onde o marca-passo está inserido e por que é necessário.

Funcionamento do marca-passo

1. Entregue ao paciente as instruções do fabricante (para o marca-passo específico) e ajude-o a se familiarizar com o aparelho.
2. Se disponível, forneça um marca-passo para o paciente segurar e identificar características exclusivas daquele modelo ou mostre a foto do dispositivo.
3. Explique ao paciente a finalidade e a função dos componentes do marca-passo: gerador e sistema de eletrodos.

Atividade

1. Assegure ao paciente que as atividades normais poderão ser retomadas em breve.
2. Explique ao paciente que leva cerca de 2 meses para desenvolver a ADM completa do braço (ocorre fibrose ao redor e o eletrodo se estabiliza no coração).
3. Instruções específicas incluem:
   a. Instrua o paciente a não levantar itens com mais de 1,4 kg ou realizar manobras difíceis com os braços.
   b. Diga ao paciente para evitar atividades que envolvam contato brusco ao redor da área de inserção do marca-passo.
   c. Oriente o paciente a não usar um rifle descansando o cabo sobre o implante de marca-passo.
   d. A atividade sexual pode ser retomada quando desejado.
   e. Instrua o paciente a não esfregar ou massagear o local do marca-passo.
4. Instrua o paciente a avaliar as atividades de acordo com a sensação de dor moderada no braço ou no local do implante e a sensação de estiramento do local do implante e ao redor dele.

Defeito no marca-passo

1. Ensine o paciente a verificar sua própria frequência de pulso diariamente por 1 minuto e a manter um gráfico para mostrar na consulta ao médico. Essa avaliação de pulso deve ser feita em repouso. (Os pacientes devem verificar o pulso diariamente para garantir que tudo esteja bem e promover a sensação de controle.)
2. Ensine o paciente que é importante que ele:
   a. Relate imediatamente uma desaceleração no pulso para níveis abaixo da frequência definida ou acima de 100.
   b. Informe ao médico imediatamente sinais e sintomas de tontura, desmaio, palpitação, soluços prolongados e dor torácica. Estes sinais indicam defeito do marca-passo.
   c. Verifique o pulso enquanto esses sintomas estiverem sendo experimentados.
3. Incentive o paciente a usar uma pulseira de identificação e levar consigo o cartão de identificação do marca-passo que lista o tipo, a frequência, o nome do médico e o hospital onde o marca-passo foi implantado. Encoraje o cônjuge a também manter um cartão com informações sobre o marca-passo.

Interferência eletromagnética

1. Avise ao paciente que melhorias na configuração do marca-passo reduziram os problemas de interferência eletromecânica (EMI).
2. Alerte o paciente de que a EMI pode afetar o funcionamento do marca-passo.
   a. Inibição ou disparo inadequado de estímulos do marca-passo, causando tontura, síncope ou morte.
   b. Supersensibilidade atrial pode causar aceleração inapropriada do marca-passo e provocar palpitações, hipotensão ou angina.
   c. A estimulação rápida também pode resultar em fibrilação ventricular.
   d. Reversão para um modo de estimulação sincronizado. Uma resposta comum à reversão transitória é a estimulação sem sincronismo, que pode causar irregularidade nos batimentos cardíacos e/ou diminuição do DC, o que pode estimular taquiarritmias ventriculares.
   e. A reprogramação ou dano permanente ao circuito do marca-passo ou à interface eletrodo-tecido ocorre com menos frequência.
   f. Ensine o paciente a se afastar pelo menos 1,5 m a 2 m da fonte e a verificar o pulso se ocorrerem tontura ou palpitações. O pulso deve retornar ao normal após se afastar da fonte de interferência.
3. Explique que radiação de alta energia, amplificadores de potência linear, antenas, solda de arco industrial, equipamento de eletrocautério, TENS, motores não blindados (carros, barcos), equipamentos de RM encontrados em instalações de saúde e ferros-velhos podem afetar o funcionamento do marca-passo.
4. Diga ao paciente que detectores de metal podem afetar o funcionamento do marca-passo e que o alarme pode ser acionado em portas com detectores. Portanto, o paciente deve mostrar o cartão de identificação do marca-passo e solicitar inspeção manual.
5. Os dispositivos antifurto podem interferir no funcionamento do marca-passo se o paciente permanecer próximo a eles por muito tempo. Simplesmente passar pelo dispositivo não deve interferir no funcionamento do marca-passo.

6. Diga ao paciente que os eletrodomésticos não afetam o funcionamento do marca-passo. Os fornos de micro-ondas não são mais uma ameaça ao funcionamento do marca-passo (no entanto, ainda pode haver sinais de alerta em fornos mais antigos). Os telefones celulares são seguros desde que sejam mantidos a 15 cm do local do marca-passo. Incentive o paciente a usar o ouvido no lado oposto ao local do marca-passo.

Cuidados com o local do implante

1. Aconselhe o paciente a usar roupas folgadas ao redor da área de implantação do marca-passo até que esteja cicatrizado.
2. Preste atenção aos sinais e sintomas de infecção em redor da fonte e dos eletrodos – febre, calor, dor e descamação da pele no local do implante.
3. Aconselhe o paciente a manter a incisão limpa e seca. Incentive a realização de banhos de banheira em substituição ao banho de chuveiro durante os primeiros 10 dias após o implante do marca-passo.
   a. Alerte ao paciente para que não esfregue o local da incisão ou não limpe com a água do banho de banheira.
   b. Ensine o paciente a limpar o local da incisão com antisséptico, conforme protocolo.
4. Explique ao paciente que o processo de cicatrização completa ocorrerá em aproximadamente 3 meses.
   a. Instrua o paciente a manter uma dieta bem equilibrada para promover a cicatrização.
5. Informe o paciente que não há aumento no risco de endocardite com procedimentos de limpeza ou cuidados dentários, portanto, a profilaxia antibiótica não é necessária.

Alerta gerontológico
Pacientes idosos podem apresentar cicatrização mais lenta em decorrência de deficiência nutricional. Avalie cuidadosamente a ingesta nutricional e ofereça uma dieta balanceada, incluindo vitamina C, para garantir uma cicatrização adequada.

Acompanhamento

1. Certifique-se de que o paciente mantenha uma cópia do traçado de ECG (de acordo com a norma da instituição) para futuras comparações. Incentive o paciente a realizar exames regulares para monitorar a função e a integridade do marca-passo.
2. Informe ao paciente que pode estar disponível a avaliação transtelefônica de marca-passos cardíacos implantados quanto a relato de defeitos de bateria e eletrodos.
3. Revise os medicamentos com o paciente antes da alta hospitalar.
4. Informe ao paciente que o gerador poderá que ser removido cirurgicamente para substituir a bateria, tratando-se de procedimento relativamente simples, realizado sob anestesia local.

Evolução | Resultados esperados

- Sinais vitais estáveis; picos de estimulação no traçado de ECG
- Ausculta pulmonar normal em todos os pontos; respiração sem esforço
- Incisão sem secreções
- Faz perguntas e participa dos cuidados
- O braço afetado e o local de inserção do marca-passo evidenciam redução do edema
- Relata alívio da dor
- Verbaliza a aceitação do marca-passo.

Desfibrilação e cardioversão

Desfibrilação é o uso de energia elétrica, administrada por um breve período, para despolarizar temporariamente o coração, de modo que, quando ocorrer a repolarização, haverá maior probabilidade de retorno da atividade elétrica normal. É usada para tratar fibrilação ventricular e taquicardia ventricular sem pulso, com o objetivo de converter para ritmo sinusal normal.

Cardioversão sincronizada é o uso de energia elétrica sincronizada com o complexo QRS de modo a não atingir a onda T durante o ciclo cardíaco, o que poderia causar fibrilação ventricular. É empregada para tratar fibrilação atrial, *flutter* atrial, taquicardia supraventricular e taquicardia ventricular com pulso.

Conceitos

1. Tipos de desfibriladores:
   a. Os desfibriladores de corrente contínua contêm um transformador, um conversor de corrente elétrica contínua para corrente alternada, um capacitor para armazenar a corrente contínua, um interruptor de carga e um interruptor de descarga para os eletrodos que completa o circuito.
   b. Os desfibriladores portáteis possuem bateria como fonte de energia e devem ser conectados à rede elétrica sempre que não estiverem em uso.
   c. O desfibrilador externo automático (DEA) pode ser usado dentro de hospitais ou na comunidade para fornecer descarga elétrica ao coração antes que a equipe de emergência chegue com um desfibrilador manual. Os DEAs são precisos para serem usados por indivíduos menos treinados porque o dispositivo tem um sistema de detecção que analisa o ritmo do indivíduo, detecta a fibrilação ventricular ou taquicardia e instrui o operador a aplicar a descarga.
2. Etapas da desfibrilação:
   a. Implemente imediatamente a RCP até que o desfibrilador esteja disponível.
   b. Exponha o tórax do paciente e posicione as pás ou os eletrodos do desfibrilador de acordo com as instruções do fabricante. Ver Figura 12.7.
   c. Regule o desfibrilador na configuração recomendada, geralmente 200 joules, e carregue as pás.
   d. Quando o desfibrilador estiver carregado, dê o aviso de "afastem-se" e assegure-se de que ninguém esteja tocando o paciente. Aplique a descarga após:
      i. Pás – em caso de uso de pás, pressione os botões de descarga (choque) das pás enquanto se aplica cerca de 12 kg de pressão no tórax do paciente.
      ii. Eletrodos adesivos – nos equipamentos com eletrodos autoadesivos acione os botões de descarga (choque) no equipamento de desfibrilação.
   e. Continue a reanimação cardiopulmonar (RCP) por 2 minutos e repita o processo de desfibrilação, a menos que tenha ocorrido o retorno espontâneo da circulação.
   f. Assim que houver o retorno da circulação, continue com os cuidados de suporte do paciente.

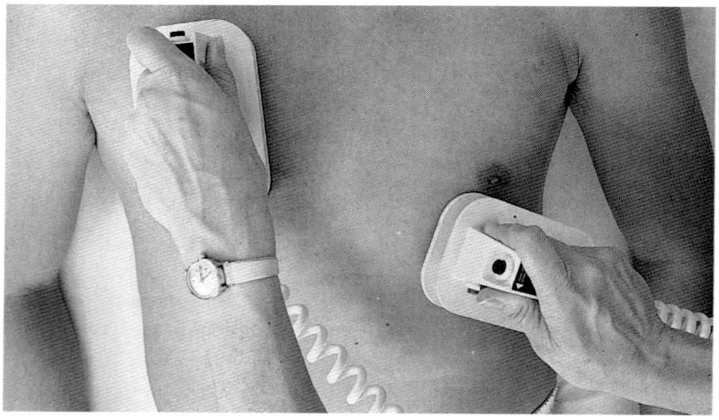

Figura 12.7 Instalação das pás para fibrilação ventricular.

3. Etapas da cardioversão:
   a. Assegure-se de que os resultados de exames laboratoriais estejam disponíveis, o nível sérico de potássio esteja normal, não tenha sido administrada digoxina e que fonte de oxigênio esteja disponível. O procedimento é geralmente eletivo; portanto, pode ser indicado jejum ao paciente.
   b. Providencie materiais de emergência na sala, como oxigênio e dispositivos de aspiração.
   c. Aplique as pás ou os eletrodos multifuncionais de acordo com as instruções do fabricante; para cardioversão, dê preferência aos eletrodos.
   d. Regule o desfibrilador para sincronizar a configuração e carregue no nível solicitado. Certifique-se de que a opção sincronizada esteja visível.
   e. Quando o equipamento estiver carregado, dê o aviso de "afastem-se" e assegure-se de que ninguém esteja tocando o paciente. Aplique a descarga fazendo o seguinte:
      i. Pás – pressione os botões de descarga (choque) enquanto as pás aplicam 12 kg de pressão no tórax do paciente.
      ii. Eletrodos adesivos – pressione os botões de descarga (choque) no equipamento de desfibrilação.
   f. Esteja ciente de que quando o botão de choque é pressionado, pode haver um atraso durante a sincronização com a onda R até que a descarga seja administrada.

Alerta de enfermagem
A cardioversão sincronizada é geralmente contraindicada quando o paciente está recebendo uma quantidade significativa de digoxina, pois podem ocorrer arritmias letais após a descarga elétrica.

Cardioversor-desfibrilador implantável

O *cardioversor-desfibrilador implantável* (CDI) é um dispositivo que fornece descargas elétricas diretamente ao músculo cardíaco (desfibrilação) para interromper arritmias letais: fibrilação ventricular e taquicardia ventricular. O CDI é instalado cirurgicamente por uma das quatro abordagens: toracotomia lateral, esternotomia mediana (em conjunto com cirurgia cardíaca), subxifoide ou subintercostal. Todos os CDIs têm função de marca-passo, caso indicado (Figura 12.8).

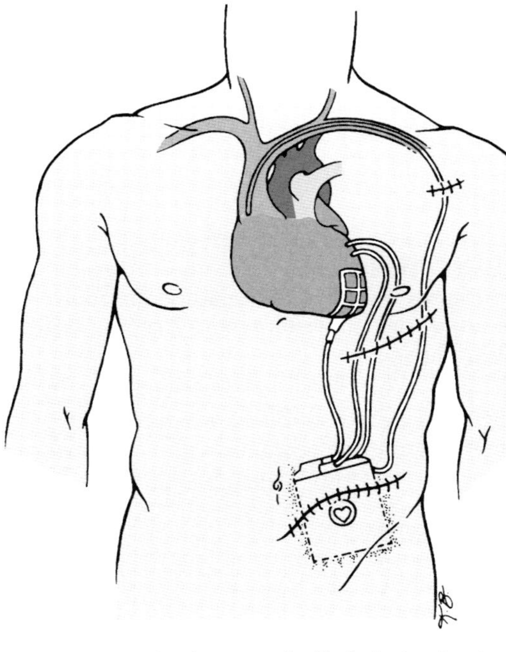

Figura 12.8 Cardioversor-desfibrilador implantável.

Conceitos

1. Morte súbita cardíaca como resultado de taquicardia ventricular ou fibrilação continua sendo a principal causa de morte nos EUA.
2. Os CDIs interrompem a fibrilação ventricular e a taquicardia automaticamente, evitando a morte súbita.
3. Atualmente, os CDIs podem fornecer descargas de alta energia ou baixa energia, podem ser programados para demanda e ritmo de resposta, podem ser programados para estimulação antitaquicárdica, fornecer estimulação elétrica não invasiva para a realização de EEF, ser programados para terapia diferenciada e têm a capacidade de gravar e armazenar ECGs de episódios de taquicardia.

Indicações

1. Parada cardíaca por fibrilação ventricular ou taquicardia que não seja relacionada com causas transitórias ou reversíveis.
2. Taquicardia ventricular sustentada espontânea com doença cardíaca estrutural.
3. Síncope de origem indeterminada com taquicardia ventricular clinicamente relevante, hemodinamicamente significativa ou fibrilação ventricular induzida por EEF, quando a terapia medicamentosa não é eficaz ou tolerada.
4. Taquicardia ventricular não sustentada em pacientes com DAC, infarto do miocárdio prévio, disfunção ventricular esquerda e fibrilação ventricular induzível ou taquicardia ventricular sustentada no EEF que não possa ser suprimida por antiarrítmicos de classe I.
5. Taquicardia ventricular sustentada espontânea em pacientes sem doença estrutural não passível de outro tratamento.
6. Cardiomiopatia dilatada não isquêmica com FEVE menor ou igual a 35% e que esteja em classe funcional II ou III da New York Heart Association (NYHA).

Configuração

O CDI é um pouco maior que um marca-passo e consiste em duas partes:
1. Gerador de pulso – contém o circuito e a bateria para detectar arritmias e gerar a descarga elétrica. O gerador é geralmente instalado na região peitoral esquerda e comumente chamado de *caixa ativa*.
   a. A duração da bateria depende da quantidade de descargas e estímulos do marca-passo e geralmente é de 5 a 6 anos.
   b. O choque elétrico de corrente contínua é de 25 a 35 joules. Dependendo do dispositivo, pode ser programado até 41 joules.
2. Sistema de eletrodo – consiste em dois componentes.
   a. Componente de ritmo-sensibilidade – monitora o ritmo cardíaco e pode fornecer saída de marca-passo.
   b. Bobinas de choque – fornecem os choques elétricos necessários para a desfibrilação.
3. A maioria dos CDIs (mas não todos) pode ser desativada de forma não invasiva por um ímã em forma de anel. Ao desligar, ocorre a desativação do funcionamento do CDI por demanda e da cardioversão-desfibrilação elétrica, mas não desligará a função de marca-passo. No entanto, o ímã pode incitar um ritmo assíncrono.

Funcionamento

Os choques elétricos são administrados em uma sequência programada:
1. O dispositivo detecta uma arritmia letal, carrega e reconfirma que a arritmia grave ainda está presente e, em seguida, "desfibrila" o coração. A arritmia letal deve atender a dois critérios programados (frequência e período de tempo gasto da linha isoelétrica) para acionar o dispositivo e emitir a descarga elétrica inicial.

A quantidade necessária em joules para a conversão de cada paciente é determinada durante a inserção e o teste do dispositivo; geralmente varia de 15 a 25 joules.
2. Caso a arritmia letal não seja interrompida por meio da descarga inicial, ocorre acionamento do dispositivo para continuar a sequência (detectar, carregar e desfibrilar) até que um total de quatro ou cinco choques tenham sido realizados (o número de descargas depende do modelo do dispositivo implantado).
   a. Os choques subsequentes são ligeiramente maiores, entre 30 e 32 joules.
   b. A sequência total dura aproximadamente 2 minutos.
3. A interrupção da arritmia letal após a sequência de choques sinaliza ao dispositivo para voltar ao modo operacional de "detecção" e não reiniciar a sequência de choques. O dispositivo reiniciará a sequência somente se for detectado um ritmo diferente da arritmia letal, que se sustente por pelo menos 35 segundos. Se esse critério for cumprido e for detectada outra arritmia letal, o dispositivo irá realizar novamente outra sequência de choques.
4. A correção da arritmia letal a qualquer momento durante a sequência de choques sinaliza ao dispositivo para interromper a programação, retornar a um modo de detecção e reiniciar a sequência de choques se for detectada outra arritmia letal.

Complicações

1. Muitas complicações que costumavam ocorrer anteriormente aos CDIs foram diminuídas pelo uso da técnica transvenosa para implantação, que é semelhante à da inserção de marca-passo permanente.
2. As complicações associadas à implantação do CDI incluem:
   a. Aumento de arritmias.
   b. Embolia aérea.
   c. Sangramento.
   d. Perfuração do miocárdio.
   e. Pneumotórax.
   f. Punção da veia subclávia.
   g. Trombos.
   h. Oclusão venosa.
3. Complicações que podem ocorrer após a colocação de um CDI:
   a. Danos nervosos crônicos.
   b. Estimulação diafragmática.
   c. Erosão do gerador de pulsos.
   d. Formação de hematoma de bolsa.
   e. Acúmulo de fluidos/seroma.
   f. Infecção relacionada com bolsa/sistema.
   g. Formação de queloide.
   h. Desalojamento de eletrodo.
   i. Fratura de eletrodo e quebra de isolamento.
   j. Trombose venosa.

Diagnósticos de enfermagem

- Ansiedade relacionada com procedimento invasivo e medo da morte
- Risco de infecção associado a procedimento invasivo e dispositivo implantado
- Débito cardíaco diminuído relacionado com procedimento cirúrgico, hipotensão, tamponamento cardíaco e/ou arritmias
- Padrão respiratório ineficaz associado a procedimento cirúrgico e desconforto.

Intervenções de enfermagem

Redução da ansiedade

1. Explique ao paciente e à família o motivo do implante, o procedimento cirúrgico e os cuidados antes e depois da realização do procedimento:
   a. Realizado na sala de cirurgia ou em um laboratório de eletrofisiologia.
   b. Localização da incisão.
   c. Pode necessitar de intubação endotraqueal (IT) se não for possível a sedação do paciente.
   d. Acesso IV; monitoramento contínuo por ECG.
   e. Mobilização precoce após o procedimento.
   f. Tosse e exercícios de respiração profunda.
   g. Manejo da dor na incisão.
   h. O dispositivo é acionado após a implantação.
2. Forneça apoio emocional ao paciente e à família.
   a. Avalie o nível de conhecimento do paciente e da família, os sistemas de apoio e os mecanismos usuais de enfrentamento.
   b. O aconselhamento psiquiátrico pode ser benéfico porque o paciente está enfrentando problemas que envolvem risco à vida.
   c. Incentive o paciente e a família a verbalizar os medos e/ou expectativas relacionadas com hospitalização, ajustes no estilo de vida, autoimagem, imagem corporal e mau funcionamento do dispositivo (defeito de acionamento ou falha no disparo).
   d. Enfatize que as atividades diárias não aumentam o risco de defeito do dispositivo.
   e. Explique a sensação que pode ser experimentada se o dispositivo disparar e o paciente estiver consciente. (Muitos pacientes ficarão inconscientes antes de o dispositivo disparar e, portanto, não perceberão as sensações.) As sensações experimentadas em pacientes conscientes variam, mas são comumente descritas como um forte golpe no peito.
3. Permita que o paciente participe o máximo possível dos cuidados.
   a. Incentive o paciente a se vestir com roupas comuns durante a hospitalização. (Roupas soltas são recomendadas para evitar atrito e irritação no local do implante.)
   b. Permita que o paciente examine o local da incisão.
   c. Forneça livretos ao paciente com informações sobre o dispositivo.

Prevenção de infecção

1. Verifique a temperatura a cada 4 horas; relate elevações. (A febrícula pós-operatória precoce pode ser decorrente de atelectasia; o sistema desfibrilador como fonte de infecção geralmente ocorre entre 5 e 10 dias após o implante.)
2. Avalie o local da incisão a cada 4 horas quanto a sinais de infecção.
3. Solicite cultura da secreção presente na incisão.
4. Avalie a incisão quanto a deiscência de tecido.
5. Monitore a contagem de leucócitos e a evolução diferencial.
6. Limpe a incisão e troque o curativo conforme indicado, usando técnica asséptica.
7. Administre antibióticos, conforme prescrição, antes e depois do procedimento.

Alerta gerontológico
Pacientes idosos podem não demonstrar elevações anormais de temperatura com infecções e experimentar uma cicatrização tardia.

Manutenção do débito cardíaco adequado

1. Monitore frequentemente os sinais vitais até estabilizarem.
2. Avalie o local da incisão em busca de evidências de sangramento ou hematoma.
3. Avalie o débito urinário.
4. Esteja atento ao risco de arritmias no pós-operatório. (Manipulação do coração e edema podem induzir a arritmia 24 a 48 horas após o implante.)
5. Monitore alterações na pressão arterial, uma vez que uma queda súbita pode indicar tamponamento cardíaco.

6. Avalie cuidadosamente todas as queixas de dor torácica (a dor não cardíaca pode ser causada por fratura ou deslocamento do eletrodo; o paciente pode sentir dor na região ao longo do fio).
7. Realize ausculta cardíaca a cada 4 horas, para verificar fricção de atrito ou bulhas cardíacas abafadas.

Alerta de enfermagem
A reanimação cardiopulmonar (RCP) deve ser iniciada imediatamente em qualquer paciente com um desfibrilador implantável que fique inconsciente e não tenha pulso. Uma leve sensação de "zumbido" será sentida se o dispositivo implantado emitir um choque, mas não é prejudicial. Podem ser usadas luvas para minimizar a sensação.

Promoção de padrão respiratório efetivo

1. Peça ao paciente para respirar profundamente várias vezes a cada hora para expandir os campos pulmonares.
2. Encoraje os exercícios de tosse e respiração profunda com frequência. Medique com analgésicos antes dos exercícios e forneça um travesseiro para a imobilização.
3. Monitore o uso do espirômetro de incentivo.
4. Eleve a cabeceira do leito para promover ventilação adequada.
5. Ausculte os campos pulmonares a cada 4 horas.
6. Ajude com mudanças de decúbito a cada 2 horas durante o tempo repouso no leito.
7. Incentive a deambulação precoce.
8. Administre analgésicos, conforme prescrição.

Educação do paciente e manutenção da saúde

Introdução ao desfibrilador implantável

1. Revise a anatomia cardíaca com ênfase no sistema de condução, usando um diagrama do coração.
2. Dê explicações precisas, usando a terminologia médica correta (permite que o paciente interaja com a equipe de saúde de forma mais eficiente), em relação à razão para a implantação do dispositivo, componentes do sistema e funcionamento do dispositivo.
   a. Use o manual de instruções do fabricante e uma apresentação em vídeo sobre o dispositivo.
   b. Incentive os membros da família a participar do processo de orientação.

Convívio com o desfibrilador implantável

1. Instrua o paciente e a família sobre as ações a serem tomadas se o dispositivo for acionado.
   a. Explique os sinais e sintomas que podem ocorrer na vigência de arritmia letal: palpitações, tontura, dispneia e dor torácica.
   b. Se ocorrerem sinais e sintomas, deite-se e tente ligar para o serviço de emergência, se estiver sozinho.
   c. Se o paciente ficar inconsciente, os membros da família devem verificar se há pulso. A RCP deve ser iniciada imediatamente se não houver pulso e o serviço de emergência deve ser notificado.
   d. Enfatize que os choques emitidos pelo dispositivo não são prejudiciais e que a RCP nunca deve ser atrasada para esperar que o dispositivo conclua a sequência de choques.
   e. Se o paciente permanecer consciente ou estiver inconsciente, mas com pulso, os membros da família devem monitorá-lo durante o episódio, avaliando continuamente o pulso durante a sequência de choques. Após o episódio, siga as instruções do médico.
   f. Notifique o médico imediatamente.
2. Converse sobre os medos do paciente e da família relacionados com defeitos do dispositivo, sensação associada ao choque e à lesão de outras pessoas se ocorrer um choque.
   a. As sensações experimentadas variam, mas são mais comumente descritas como um golpe intenso no peito.
   b. Nenhuma lesão ocorrerá aos que estiverem em contato com o paciente durante um choque. Um leve choque pode ser sentido pelo parceiro se o dispositivo disparar durante a relação sexual.
   c. A duração da bateria depende da frequência de uso. O dispositivo é avaliado em 4 a 6 semanas após a implantação e depois a cada 3 meses. Dispositivos mais novos podem permitir checagens domiciliares.
3. Analise as fontes de EMI que devem ser evitadas (ver p. 253).
4. Avise ao paciente que não existe um risco maior de endocardite; portanto, não é necessária a profilaxia antibiótica antes de intervenção odontológica.
5. Analise com outros profissionais de saúde a retomada das atividades, como levantar-se, dirigir, praticar esportes e atividade sexual.

Outras instruções

1. Reavalie os cuidados com o local da incisão.
2. Devem ser utilizadas roupas folgadas até que ocorra a cicatrização.
3. Forneça o cartão MedicAlert;[3] incentive o paciente a tê-lo sempre consigo e a obter a pulseira MedicAlert correspondente.
4. Explique como manter o diário dos episódios e registrar as datas de consultas de acompanhamento de 4 a 6 meses.
5. Forneça informações aos membros da família sobre cursos de treinamento em RCP.
6. Incentive a participação em grupos de apoio.
7. Instrua-o a sempre carregar uma lista de medicamentos atualizada e o nome e número de médicos e contatos de emergência.

Reavaliação: resultados esperados

- Verbaliza a compreensão sobre o dispositivo e o procedimento cirúrgico
- Afebril; incisão sem secreções
- Sinais vitais estáveis; sem arritmias
- Respirações sem esforço; pulmões limpos.

Pericardiocentese

A *pericardiocentese* é um procedimento invasivo, que envolve a punção do saco pericárdico para a aspiração de líquido. O pericárdio contém normalmente 10 a 50 mℓ de líquido estéril. O excesso de líquido no interior do saco pericárdico pode causar compressão das câmaras cardíacas, resultando na diminuição aguda do DC (tamponamento cardíaco). O acúmulo de fluidos, denominado derrame pericárdico, pode ocorrer rapidamente (agudo) ou lentamente (subagudo). A quantidade de líquido em excesso que o pericárdio é capaz de acomodar é um aspecto individual, de acordo com a capacidade de estiramento do pericárdio. Uma vez que a distensão tenha sido maximizada, a pressão intrapericárdica aumenta, causando possível comprometimento circulatório.

Agudo – um rápido aumento na quantidade de líquido no espaço pericárdico (de apenas 200 mℓ) provoca elevação acentuada da pressão intrapericárdica. É necessária uma intervenção de emergência para evitar comprometimento circulatório grave.

Subagudo – acúmulo lento de líquido no saco pericárdico durante semanas ou meses, fazendo com que o pericárdio se estire e acomode até 2 ℓ de líquido sem aumento grave da pressão intrapericárdica.

[3]N.R.T.: Forma de identificação de pacientes usuários de medicamentos por tempo prolongado, cuja interrupção ou associação a outros fármacos ou substâncias possa trazer riscos à manutenção da saúde e da vida. Também empregada para a identificação de tecnologias. O uso desta e de outras formas de alerta é para promover a segurança do paciente.

As duas situações requerem intervenção para a remoção do fluido pericárdico. A pericardiocentese é frequentemente realizada na unidade de cateterismo cardíaco, sob fluoroscopia ou assistida por imagem ecocardiográfica. No caso de tamponamento cardíaco gravemente descompensado, a pericardiocentese pode ser realizada com segurança à beira do leito, por meio de ecocardiograma.

Objetivos

1. Para a remoção de líquido do saco pericárdico causado por:
   a. Infecção.
   b. Neoplasia maligna ou linfoma.
   c. Traumatismo (feridas contundentes ou penetrantes, cirurgia ou procedimento cardíaco).
   d. Drogas e toxinas.
   e. Radiação.
   f. Infarto do miocárdio.
   g. Doença vascular do colágeno.
   h. Dissecção aórtica que se estende ao pericárdio.
   i. Distúrbios metabólicos, especialmente uremia, diálise e hipotireoidismo.
   j. Procedimentos diagnósticos ou intervencionistas cardíacos.
   k. Condição idiopática.
2. Para a obtenção de líquido para diagnóstico.
3. Para a instilação de determinados medicamentos terapêuticos.

Locais para pericardiocentese

1. Subxifoide – a agulha é inserida no ângulo entre o rebordo costal esquerdo e o processo xifoide.
2. Próximo ao ápice cardíaco, a 2 cm da borda esquerda interna da área de macicez cardíaca.
3. À esquerda do quinto ou sexto espaço intercostal na margem esternal.
4. Lado direito do quarto espaço intercostal, dentro da borda da área de macicez cardíaca.

Considerações de enfermagem

1. Administre a sedação, conforme prescrição, para reduzir a ansiedade.
2. Se realizado à beira do leito, certifique-se de que o paciente esteja sendo monitorado e que o equipamento de reanimação de emergência, o desfibrilador e o marca-passo estejam imediatamente disponíveis.
3. Durante e após o procedimento, monitore complicações, incluindo arritmias e drenagem sanguinolenta (hemopericárdio).
4. Após o procedimento, relate ocorrência de atrito pericárdico e bulhas cardíacas abafadas, indicando um novo acúmulo de líquido e causando tamponamento cardíaco.

Intervenção coronária percutânea

Baseado em evidências
Mitchell, J., & Brown, D. (2016). Update on percutaneous coronary intervention in stable coronary artery disease. *JAMA Internal Medicine, 176*(12), 1855-1856.

Intervenção coronária percutânea é um termo amplo usado para descrever todas as intervenções coronárias invasivas. Inicialmente, a intervenção coronária percutânea limitava-se à angioplastia com uso de balão; entretanto, agora inclui implante de *stents* intracoronários e um grande espectro de procedimentos percutâneos utilizados para tratar a doença coronariana. A intervenção coronária percutânea também substituiu a cirurgia de revascularização miocárdica (CRM) como tratamento preferencial para DAC. As intervenções coronárias percutâneas mais comumente realizadas incluem ACTP com implante de *stent* intracoronário, ACTP assistida por *laser* e aterectomia coronariana direta (ACD). Para a realização de intervenções coronárias percutâneas, recomenda-se o acesso vascular radial, em substituição ao acesso por via femoral, devido a menor taxa de complicações vasculares, eficácia e segurança comparáveis, em relação ao desfecho primário de morte.

Tipos de procedimentos

Angioplastia coronariana transluminal percutânea

A *angioplastia coronariana transluminal percutânea* (ACTP) é realizada por meio de acesso à artéria femoral, braquial ou radial, sendo a artéria femoral direita o local de acesso mais comum. O local é anestesiado e um introdutor (bainha arterial) é instalado no vaso. Sob fluoroscopia, um cateter é avançado pela bainha arterial e direcionado para a lesão coronariana. Para visualizar a anatomia coronária, projeções radiográficas específicas são realizadas por fluoroscopia, por meio de injeção de corante de contraste. Uma vez identificada uma lesão ou estreitamento coronário, um cateter-balão na ponta distal é avançado pelo fio-guia até a lesão. O balão é então insuflado para deslocar a placa coronária contra a parede do vaso (ver Figura 12.9). A insuflação e a deflação do balão podem ser repetidas até que o fluxo ideal seja alcançado.

Stent intracoronário

Os *stents intracoronários* são pequenos tubos de metal trançado montados em um cateter de angioplastia com balão. Uma vez realizada a angioplastia inicial, o cateter de angioplastia é removido e substituído por um cateter de *stent*. Quando o balão é insuflado, o *stent* é implantado e pressionado contra a íntima da artéria, no lugar onde havia a oclusão. O balão é esvaziado e o cateter é removido; no entanto, o *stent* permanece. O *stent* intracoronário atua como um suporte, ajudando a manter a artéria aberta, melhorando o fluxo sanguíneo e aliviando os sintomas causados pelo bloqueio. Os *stents* podem ser não revestidos, chamados de *stents* metálicos, ou revestidos, chamados *stents* farmacológicos (SFs). Os SFs são opções de escolha em relação aos *stents* metálicos, por limitarem o crescimento excessivo do tecido normal após a implantação.

Angioplastia com balão assistida por *laser*

Um feixe de *laser* é dirigido por um cateter de fibra óptica flexível de inserção percutânea e pode extirpar lesões ateromatosas nos vasos coronários. A angioplastia com balão do vaso pode então ser realizada. Essa técnica pode minimizar os danos ao revestimento da íntima, abrir os vasos doentes de modo mais efetivo, prevenir a reestenose precoce e de longo prazo e expandir o uso da angioplastia para lesões calcificadas e incomuns e oclusões totais. A complicação mais importante da angioplastia com balão assistida por *laser* envolve dissecção coronariana da lesão tratada.

Aterectomia coronária direta

A *aterectomia coronária direta* (ACD) promove maior controle da lesão vascular controlada e diminui o grau de estiramento mural arterial que pode ocorrer com angioplastia com balão e ACTP. Para remover a placa, a ACD atua transformando a placa em detritos microscópicos, abrindo o vaso doente de modo mais efetivo, especialmente em pacientes que apresentam lesões coronárias que não sejam passíveis de angioplastia padrão. As complicações associadas à ACD incluem espasmo vascular no local de remoção da placa ou distal ao local tratado; possível necrose miocárdica, evidenciada por elevações da CK-MB; perfuração do vaso (pouco frequente, mas devastadora); e complicações e sangramento na região inguinal (mais comum com procedimentos de aterectomia, devido ao tamanho dos cateteres envolvidos).

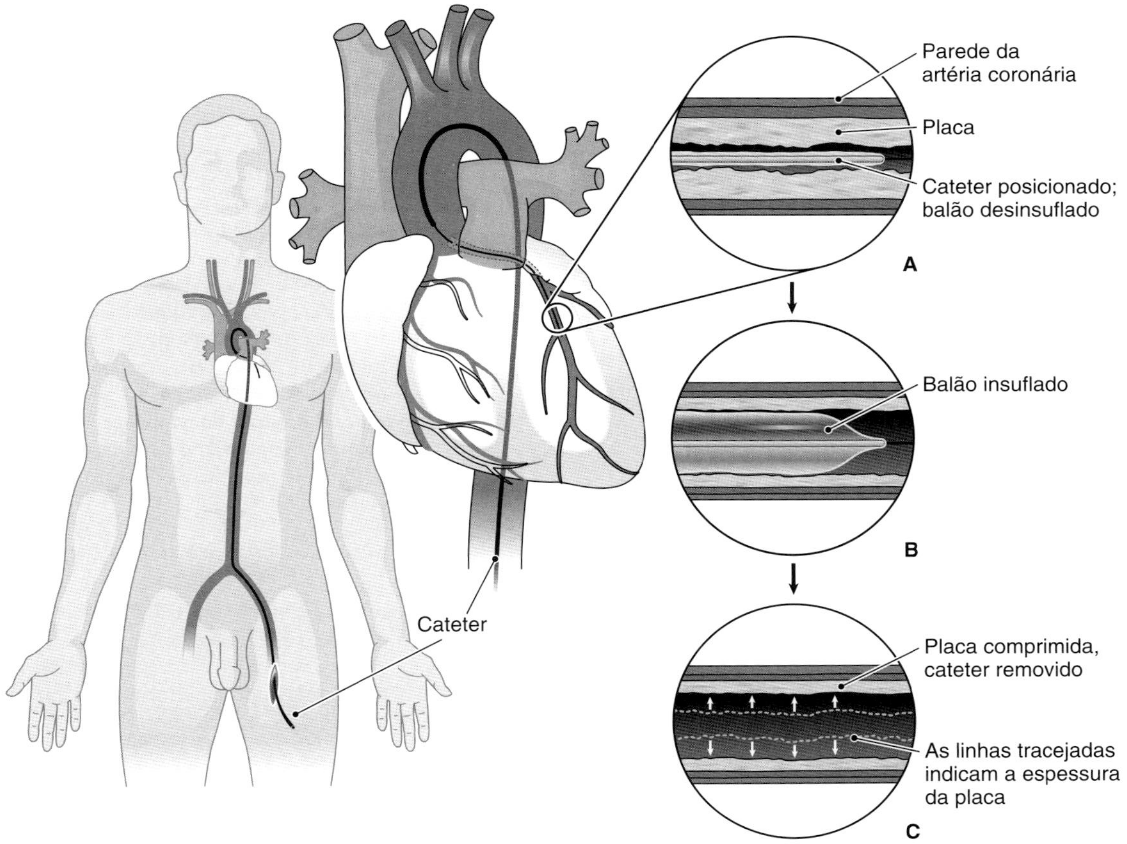

Figura 12.9 Angioplastia coronariana transluminal percutânea. **A.** O cateter com balão na ponta distal avança até a artéria coronária afetada. **B.** O balão é então rapidamente insuflado e desinsuflado com pressão controlada. **C.** O balão rompe a íntima e causa alterações no ateroma, resultando em aumento do diâmetro do lúmen do vaso e melhorando do fluxo sanguíneo. (Adaptada de Purcell, J.A., and Giffin, P.A. (1981). Percutaneous transluminal coronary angioplasty. *American Journal of Nursing* 9:1620-1626.)

Indicações

As indicações para intervenções coronárias percutâneas incluem as seguintes (somente após uma análise abrangente de risco-benefício ter sido reavaliada): isquemia recorrente apesar da terapia anti-isquêmica, níveis elevados de troponina, nova depressão do segmento ST, sintomas de insuficiência cardíaca ou insuficiência mitral nova ou agravada, depressão da função sistólica ventricular esquerda, instabilidade hemodinâmica, taquicardia ventricular sustentada, intervenção coronária percutânea nos últimos 6 meses, revascularização coronária prévia e achados de alto risco em testes não invasivos, incluindo doença não protegida da artéria coronária esquerda principal.

Contraindicações

1. A intervenção coronária percutânea não é indicada para pacientes que não apresentam evidências de achados de alto risco associados à DAC de vaso único ou multiarterial.
2. A morbidade ou mortalidade relacionada com o procedimento pode estar vinculada às seguintes contraindicações relativas, muitas das quais podem ser evitadas ou revertidas antes da intervenção coronária percutânea:
   a. Alergia (grave) ao contraste radiográfico.
   b. Perfil de coagulação.
   c. Insuficiência cardíaca descompensada (p. ex., edema pulmonar agudo).
   d. Toxicidade a digoxina.
   e. Estado febril.
   f. Insuficiência renal grave.
   g. Hipertensão não corrigida.
   h. Hipopotassemia não corrigida.
   i. Irritabilidade ventricular não controlada.

Complicações

1. As principais complicações ou desfechos adversos incluem morte, IAM pós-procedimento ou necessidade de cirurgia de emergência com *bypass* cardíaco.
2. Outras complicações incluem:
   a. Anafilaxia.
   b. Arritmias.
   c. Dissecção arterial/dissecção da artéria coronária.
   d. Sangramento.
   e. Perfuração cardíaca.
   f. Oclusão coronariana total.
   g. Hematoma no local de acesso.
   h. Insuficiência renal.
   i. Reestenose – ocorre em 30 a 50% das ACTPs e de 10 a 30% dos procedimentos de implante de *stent* intracoronariano.
   j. AVC.
   k. Tamponamento.

Alerta de enfermagem
Embora a ocorrência de complicações nas intervenções coronárias percutâneas tenha diminuído, a cirurgia de revascularização miocárdica imediata deve estar disponível com uma equipe de cirurgia cardíaca em estado de prontidão.

Alerta farmacológico
A omissão de doses de anticoagulantes após procedimentos de implante de *stent* intracoronário está claramente associada à reestenose. A capacidade de adesão estrita do paciente ao protocolo de anticoagulação tem impacto sobre o sucesso do procedimento.

Diagnósticos de enfermagem

- Ansiedade associada ao procedimento invasivo iminente
- DC diminuído relacionado com arritmias, reestenose ou espasmo dos vasos
- Risco de lesão (sangramento) associado ao cateter femoral e efeito do anticoagulante e/ou terapia trombolítica
- Dor aguda relacionada com procedimento invasivo ou isquemia miocárdica.

Intervenções de enfermagem

Redução da ansiedade

1. Reforce as razões do procedimento.
   a. Descreva a localização dos vasos coronários usando um diagrama do coração.
   b. Descreva/desenhe a localização da lesão do paciente usando o diagrama do coração.
2. Explique os eventos que ocorrerão antes, durante e depois do procedimento. O preparo minimiza a ansiedade e aumenta a adesão ao regime de cuidados.
   a. É realizado na unidade de cateterismo cardíaco; semelhante ao procedimento de cateterismo cardíaco (ver p. 245).
   b. É realizado com sedação leve. O paciente permanece acordado durante todo o procedimento para relatar qualquer dor torácica (indica isquemia miocárdica).
   c. Assegure ao paciente que a dor torácica será tratada durante o procedimento.
3. Prepare o paciente para complicações do procedimento. Antes do procedimento, oriente o paciente e à família sobre como é realizado, complicações potenciais e riscos associados à cirurgia cardíaca (ver p. 263).
4. Explique a necessidade de verificar acesso IV, monitoramento por ECG, avaliações frequentes de sinais vitais e da região inguinal, bem como manutenção de jejum antes do procedimento.

Manutenção do débito cardíaco adequado

1. Verifique os sinais vitais de acordo com o protocolo da instituição, normalmente a cada 15 minutos durante 1 hora, depois a cada 30 minutos durante 2 horas e, subsequentemente, a cada 1 a 2 horas.
2. Avalie continuamente os sinais e sintomas de reestenose.
   a. Enfatize a importância de relatar qualquer desconforto no peito ou na mandíbula, dor nas costas ou no braço e/ou náuseas e desconforto abdominal.
   b. Realize ECG para todas as queixas suspeitas de possível isquemia miocárdica.
   c. Administre oxigênio e terapia vasodilatadora para a dor, conforme indicado.
   d. Obtenha CK e isoenzimas conforme indicado.
   e. Mantenha o paciente em jejum se ocorrer dor torácica prolongada (pode ser necessário retornar à unidade de cateterismo).
3. Administre medicamentos para manter a permeabilidade dos vasos.
   a. Agentes antiplaquetários ou antitrombínicos podem ser administrados durante e após o procedimento para prevenir a reoclusão (p. ex., cangrelor, tirofibana, bivalirudina, eptifibatida, abciximabe). Clopidogrel, prasugrel ou ticagrelor podem ser administrados antes da intervenção coronária percutânea após o STEMI.
   b. Heparina de baixa dose ou heparina de baixo peso molecular (enoxaparina) também pode ser usada.
   c. Muitos pacientes são mantidos com outros medicamentos, como clopidogrel, ticagrelor ou prasugrel. Ácido acetilsalicílico e estatinas também são empregados. Reforce a necessidade de adesão à terapia medicamentosa.
4. Avalie o equilíbrio hidreletrolítico.
   a. Realize balanço de ganhos e perdas.
   b. Incentive o consumo de líquidos ou mantenha os fluidos IV antes e depois do procedimento para garantir uma hidratação adequada e prevenir nefropatia induzida pelo meio de contraste.
   c. Observe arritmias possivelmente relacionadas com desequilíbrio de potássio. A diurese excessivamente aumentada é indicativa de depleção de potássio.
   d. Administre suplemento de potássio, conforme prescrito.
5. Esteja atento ao risco de reação vasovagal durante a remoção do cateter na região inguinal, se um dispositivo de fechamento não for empregado.
   a. Observe a ocorrência de bradicardia, hipotensão, diaforese ou náuseas.
   b. Administre atropina IV, conforme indicado.
   c. Coloque o paciente em posição de Trendelenburg para promover o retorno venoso ao coração e melhorar a hipotensão.
   d. Administre fluido rápido em *bolus* para a correção de baixo DC, conforme indicado.

Prevenção de sangramento

1. Consulte o protocolo da instituição quanto ao regime de progressão da atividade, geralmente elevação gradativa da cabeça com deambulação entre 4 a 6 horas após a remoção do introdutor. Mantenha o repouso no leito com a extremidade afetada imobilizada e a cabeceira elevada não mais que 30° (caso o cateter permaneça), para evitar o deslocamento do cateter e sangramento.
2. Demarque os pulsos periféricos antes do procedimento com tinta indelével.
3. Verifique o pulso periférico da extremidade afetada e do local de inserção a cada medida de sinais vitais.
4. Observe a coloração, a temperatura e a sensibilidade da extremidade afetada a cada verificação dos sinais vitais.
5. Relate se as extremidades estiverem frias ou pálidas e se os pulsos diminuírem significativamente ou estiverem ausentes.
6. Verifique se há hematoma e marque com tinta indelével, para observar a mudança de tamanho. Relate se o hematoma continua a aumentar.
7. Observe petéquias, hematúria e queixas de dor no flanco (a permeabilidade dos vasos é mantida pela não reversão da heparinização feita durante o procedimento; a chance de sangramento aumenta).
8. Aplique pressão direta sobre o local de inserção se for observado sangramento e relate imediatamente.
9. Verifique frequentemente se há sangue na roupa de cama embaixo do corpo do paciente.
10 Peça ao paciente para relatar sensação de calor na região inguinal.

Alívio da dor

1. Administre analgésicos e medicamentos ansiolíticos, conforme indicado.
2. Assegure um ambiente de repouso.
   a. Realize massagem na região dorsal para relaxamento muscular.
   b. Minimize o ruído e as interrupções.
   c. Ofereça medicação para dormir, conforme indicado.
3. Progrida a dieta do paciente conforme tolerado (líquidos claros/dieta líquida completa até a remoção dos cateteres). Ajude o paciente durante as refeições.

Educação do paciente e manutenção da saúde

Instrua o paciente da seguinte maneira:

1. Modificação dos fatores de risco cardíaco como meio de controle da progressão da DAC.
2. Nome dos medicamentos, ação, dosagem e efeitos adversos.
   a. Medicamentos comuns para prevenir a formação de coágulos.
   b. Medicamentos para aumentar o fluxo sanguíneo para o coração.
   c. Medicamentos para diminuir a FC e reduzir a dor torácica.
   d. Medicamentos para aumentar o fluxo sanguíneo e prevenir o espasmo das artérias coronárias.
3. Datas e importância de todos os testes de acompanhamento.
4. Sintomas para os quais o paciente deve procurar atendimento médico, como efeitos adversos dos medicamentos e dor torácica – especialmente dor torácica não aliviada pela nitroglicerina.
5. Pode ocorrer reestenose (com ou sem *stent*); o paciente tipicamente apresenta os mesmos sintomas anteriores; no entanto, se uma lesão diferente estiver envolvida, podem ser sintomas diferentes.

Evolução / Resultados esperados

- Verbaliza a compreensão do procedimento
- Sinais vitais estáveis; débito urinário adequado
- Sem sangramento ou hematoma no local de inserção
- Verbaliza o alívio da dor.

Contrapulsação com bomba por balão intra-aórtico

Contrapulsação é um método para assistir ao paciente com insuficiência cardíaca e circulatória por meio de suporte mecânico, quando o miocárdio é incapaz de manter adequado DC. O mecanismo da terapia de contrapulsação funciona de maneira oposta ao da ação normal de bombeamento do coração: dispositivos de contrapulsação bombeiam enquanto o músculo cardíaco relaxa (diástole) e relaxam quando o músculo cardíaco se contrai (sístole).

Indicações

1. Suporte após uma cardiotomia; diminuição do débito cardíaco após circulação extracorpórea (CEC).
2. Angina instável grave, refratária à terapia farmacológica.
3. Choque cardiogênico ou insuficiência cardíaca esquerda após infarto do miocárdio, miocardite, cardiomiopatia, contusão miocárdica e insuficiência cardíaca refratária.
4. Defeitos septais ventriculares ou insuficiência mitral pós-infarto resultando em choque.
5. Suporte de emergência após ACTP ou intervenções coronárias percutâneas de alto risco.
6. Deterioração hemodinâmica em pacientes que aguardam transplante cardíaco.
7. Arritmias ventriculares refratárias.
8. Pacientes com estenose arterial coronariana principal esquerda grave, cuja cirurgia esteja pendente.
9. Terapêutica adjuvante após fibrinólise em pacientes com reestenose de alto risco.

Função

1. Um cateter com balão é introduzido na artéria femoral por via percutânea ou cirúrgica, instalado na aorta torácica na porção proximal descendente e posicionado distalmente entre 1 e 2 cm da origem da artéria subclávia esquerda (Figura 12.10).
2. Em pacientes com doença arterial periférica grave, a abordagem via artéria axilar deve ser considerada, especialmente se for necessário suporte prolongado (Figura 12.10). Essa conduta permite a mobilização precoce e reduz o risco de infecção.
3. O cateter com balão é conectado a um console externo, permitindo a insuflação e o esvaziamento do balão com um gás, por exemplo, o gás hélio (He). O hélio tem baixa viscosidade, permitindo rápido deslocamento pelos longos tubos de conexão e baixo potencial de embolia gasosa em casos de ruptura do balão.
4. O console externo integra a sequência de insuflação e deflação aos eventos mecânicos do ciclo cardíaco (sístole-diástole) por "acionamento" do fornecimento de gás em sincronia com o ECG do paciente, a forma de onda da pressão arterial do paciente, o ritmo do marcapasso atrial/ventricular ou a frequência intrínseca do paciente.
   a. O método mais utilizado para o acionamento ou a sinalização da bomba de balão intra-aórtico (BBIA) é a onda R do sinal de ECG do paciente.
   b. O balão é ajustado automaticamente para inflar no meio da onda T ou na incisura dicrótica da forma de onda arterial. Ocorre imediatamente após o fechamento da valva aórtica.
5. Reduz a carga de trabalho do coração na vigência de comprometimentos, aumentando o fluxo sanguíneo coronário (aumento

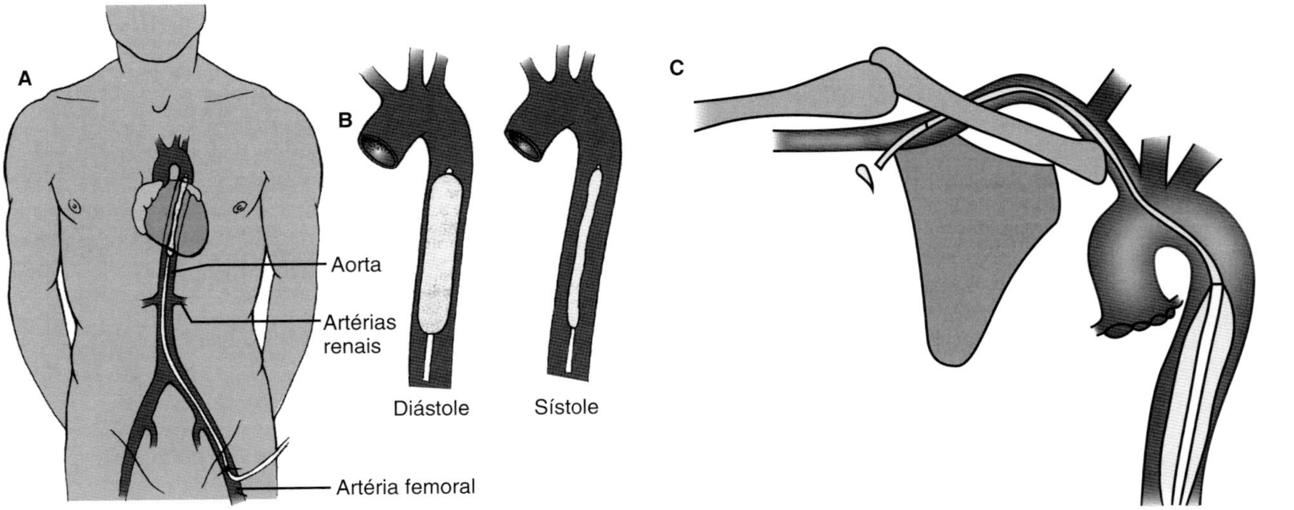

Figura 12.10 Contrapulsação. **A.** Introdução do cateter com balão intra-aórtico pela artéria femoral. **B.** O balão intra-aórtico aumenta a diástole, resultando em aumento da perfusão das artérias coronárias e do miocárdio e em diminuição da carga de trabalho do ventrículo esquerdo. **C.** Abordagem axilar.

diastólico) e diminuindo a resistência do sistema arterial no coração no momento de bombeamento do sangue (redução da pós-carga).
6. Resulta em aumento do DC e redução na demanda de oxigênio pelo miocárdio.
7. O balão é inflado no início da diástole; resulta em acréscimo na pressão diastólica da aorta (aumento diastólico), que aumenta o fluxo sanguíneo nas artérias coronárias.
8. O balão é esvaziado imediatamente antes do início da sístole (logo antes da abertura da valva aórtica), facilitando o esvaziamento do sangue do ventrículo esquerdo e diminuindo a pressão no interior da aorta. Essa ação resulta em menor trabalho do ventrículo esquerdo.

Contraindicações

1. Insuficiência aórtica – o balão intra-aórtico (BIA) aumenta a insuficiência aórtica.
2. Aneurisma ou dissecção da aorta – o cateter com BIA pode perfurar uma parede do vaso que esteja enfraquecida, levando à formação de trombo, e a insuflação e a deflação podem causar a ruptura de um trombo e a formação de um êmbolo.
3. Doença vascular periférica – a inserção na artéria femoral ou ilíaca pode ser impossível em um paciente com doença vascular grave.
4. Doença terminal – o desfecho não será alterado, a menos que o paciente atenda aos critérios para transplante cardíaco.
5. Enxerto protético na aorta torácica – pode desfazer o enxerto.
6. Coagulopatia – aumenta o risco de sangramento.
7. Sepse não controlada.

Complicações

1. As seguintes lesões vasculares podem ocorrer com BIA:
   a. Desalojamento da placa.
   b. Dissecação da aorta.
   c. Laceração da aorta.
   d. Isquemia do membro distal ao local de inserção.
   e. Perfuração arterial.
2. Podem ocorrer danos em nervos periféricos com o BIA se foi realizada uma incisão para inserir o cateter.
3. Comprometimento da circulação cerebral devido à migração do balão, ocluindo a artéria subclávia, ou por embolia e comprometimento da circulação renal decorrente de mau posicionamento ou embolia. (O comprometimento da circulação ocorre com mais frequência em pacientes com doença oclusiva vascular periférica, em mulheres com vasos pequenos e em pacientes com diabetes dependentes de insulina.)
4. Infecção no local de inserção e septicemia ocorrem em 0,2% dos pacientes com BIA.
5. Trombocitopenia.
6. Hemorragia por anticoagulação.
7. Dissecção aórtica.

Diagnósticos de enfermagem

- Ansiedade associada a procedimento invasivo, doença crítica e ambiente hospitalar
- DC diminuído relacionado com isquemia miocárdica e/ou intervenção mecânica
- Perfusão tecidual comprometida associada à presença de um corpo estranho na aorta
- Integridade da pele prejudicada relacionada com mobilidade reduzida.

Intervenções de enfermagem

Alívio da ansiedade

1. Explique a terapia com o BIA ao paciente e sua família, de acordo com seu nível de compreensão.
   a. Revise o objetivo da terapia e como o dispositivo funciona.
   b. Enfatize a necessidade das restrições de mobilidade: decúbito dorsal, com a cabeceira do leito elevada de 15 a 30° e sem movimentação ou flexão do membro de instalação do BIA.
   c. Explique a necessidade de monitoramento frequente de sinais vitais, ritmo, condições do local de inserção e pulsos da extremidade de instalação do cateter.
   d. Explique como são os sons associados ao funcionamento do console externo: inflação e deflação do balão e alarmes.
2. Incentive os membros da família a participarem dos cuidados com o paciente.
   a. Permita que a família visite o paciente com frequência.
   b. Peça ajuda aos familiares para reforçar a importância das restrições de mobilidade e a notificar ao enfermeiro sobre as necessidades de conforto do paciente.
   c. Incentive os membros da família a fazer perguntas.
3. Permita que o paciente verbalize seus medos em relação à terapia e à doença.
4. Certifique-se de que seja obtido o termo de consentimento informado.
5. Administre medicamentos ansiolíticos, conforme prescrito e indicado.
6. Mantenha a família informada sobre mudanças na condição do paciente.
7. Incentive a esperança realista com base na condição do paciente e discuta a evolução do paciente com a família.
8. Determine os mecanismos de enfrentamento anteriores da família em situações de estresse.

Manutenção do débito cardíaco adequado

1. Auxilie durante a inserção do cateter com BIA.
   a. Ofereça medidas de segurança e conforto ao paciente (caso esteja apenas levemente sedado).
   b. Assegure um ambiente com assepsia rigorosa durante a inserção.
   c. Estabeleça o monitoramento de ECG, escolhendo o eletrodo com a maior onda R (o console externo detecta a onda R do ECG para acionar o fornecimento de gás) e sem artefato (a integração do ciclo cardíaco do paciente com a sequência do balão de insuflação depende de um traçado contínuo e claro do ECG).
   d. Registre a data, o horário e a tolerância do paciente ao procedimento.
   e. Verifique a radiografia de tórax para confirmar o local de instalação do cateter com BIA.
2. Inicie a contrapulsação do BIA imediatamente após a inserção, conforme prescrito. Estude o manual do fabricante do equipamento do BIA utilizado. O *software* atualizado do fabricante permite que o BIA seja acionado apertando-se um botão e ajustando automaticamente a inflação e/ou a temporização do balão. A deflação pode ser ajustada manualmente. O novo *software* escolhe automaticamente o modo de acionamento e que melhor se adapta às condições do paciente.
   a. Ajuste a duração da deflação do balão conforme o formato da onda de pressão arterial, pois a inflação é cronometrada automaticamente; a inflação é cronometrada para começar na incisura dicrótica do formato da onda arterial, e a deflação ocorre antes da próxima sístole. Os BIAs atuais podem escolher o melhor modo operacional de acionamento para o paciente (principalmente o acionador de ECG e se estiver no modo "automático") independentemente de um usuário.
   b. Compare a forma de onda da pressão arterial do paciente, com e sem o aumento do balão, para avaliar a eficácia da terapia. Observe a diferença na pressão diastólica final e na pressão diastólica final assistida por balão (a pressão diastólica final com suporte de balão deve ser menor, indicando redução na pós-carga).

c. Monitore os parâmetros hemodinâmicos com o cateter de Swan-Ganz (ver p. 248). Registre pressão arterial média (PAM), PVC, PAP, PCP e DC para avaliar a eficácia global da terapia. Faça os cálculos hemodinâmicos para avaliar a resistência vascular sistêmica e o trabalho sistólico do ventrículo esquerdo. Use a PAM e a BBIA para titular medicamentos vasoativos.
d. Avalie o tempo de enchimento capilar, da artéria pediosa e da radial esquerda a cada 15 minutos durante a primeira hora e depois a cada hora. O cateter com balão ou com um trombo pode obstruir o fluxo para as extremidades distais. Se o cateter migrar muito para cima, poderá obstruir o fluxo da artéria subclávia esquerda.

3. Monitore os sinais vitais a cada 15 a 30 minutos por 4 a 6 horas e depois a cada hora, se o paciente estiver estável.
4. Monitore o local de inserção do cateter com BIA, bem como os sinais vitais, e verifique os pulsos distais para detectar precocemente sinais de isquemia do membro.
5. Monitore o estado neurológico pelo menos a cada 2 a 4 horas.
6. Monitore o débito urinário da sonda vesical de demora a cada hora.
7. Mantenha um registro preciso de ganhos e perdas e realize o controle de peso do paciente diariamente (de preferência à mesma hora todos os dias).
8. Relate imediatamente queixa de dor torácica.
9. Trate as arritmias de acordo com a prescrição.
10 Verifique se há perda sanguínea ao redor do local de inserção do cateter com BIA a cada hora durante 8 horas e depois a cada 4 horas (é empregada terapia de anticoagulação para prevenir a formação de trombos); aplique pressão direta e relate sangramento.

Manutenção da perfusão tecidual adequada

1. Avalie a extremidade de inserção do cateter BIA para prevenção de isquemia.
   a. Realize a demarcação dos pulsos com tinta indelével para facilitar as avaliações.
   b. Verifique os pulsos periféricos (dorsal do pé, tibial posterior, poplíteo e radial esquerdo) quanto a ritmo, caráter e qualidade de pulso a cada 15 minutos por 1 hora, depois a cada 30 minutos por 1 hora e depois a cada hora.
   c. Use um dispositivo com Doppler para a avaliação de pulsos difíceis de palpar e ausculte para a identificação de sopros e sons.
   d. Observe temperatura, coloração e sensibilidade da pele, além de movimento da extremidade afetada (pele escurecida, fria, heterogênea, dolorosa, extremidade dormente, com formigamento são sinais indicativos de isquemia).
2. Observe as possíveis indicações de tromboembolismo.
   a. Observe ocorrência de diminuição de débito urinário após o início da terapia – pode indicar embolia de artéria renal.
   b. Realize avaliação neurológica a cada hora para verificar possibilidade de embolia cerebral.
   c. Ausculte os sons intestinais para detectar evidências de isquemia.
3. Reconheça os primeiros sinais e sintomas da síndrome compartimental. O aumento da pressão no tecido reduz o fluxo sanguíneo.
   a. Observe queixas de dor, pressão e dormência na extremidade afetada induzidas por estiramento passivo.
   b. Realize a palpação da extremidade afetada para verificar edema e tensão.
   c. Monitore os valores de CK. Se estiver muito elevada, pode ser indício de síndrome compartimental.
4. Idealmente, mantenha a cabeceira do leito elevada 30° e não na horizontal, para evitar aspiração, mas evite a ocorrência de migração ascendente do cateter.

Manutenção da integridade da pele

1. Avalie a pele frequentemente quanto a sinais de hiperemia ou lesão.
2. Coloque o paciente em colchão ou cama especializada projetada para evitar lesões por pressão (de preferência antes da inserção do balão).
3. Coloque coxins nas proeminências ósseas.
4. Implemente exercícios de ADM passivos, exceto na extremidade de instalação do cateter com BIA.
5. Realize mudança de decúbito a cada 2 horas. Pacientes debilitados geralmente são propensos a desenvolver lesões por pressão.

Evolução | Resultados esperados

1. Conhece as restrições de atividades e as justificativas.
2. A pressão sanguínea e as leituras de DC melhoraram.
3. Pulsos periféricos fortes; extremidades quentes e unhas rosadas.
4. Pele sem hiperemia ou lesão.

Cirurgia cardíaca

A *cirurgia cardíaca com tórax aberto* é mais comumente realizada para a correção de DAC, disfunção valvar e anomalias cardíacas congênitas. O procedimento pode exigir CEC temporária (quando o sangue é desviado do coração e dos pulmões e mecanicamente oxigenado e circulado) para fornecer um campo cirúrgico sem sangue, o que resulta na melhor visibilidade das estruturas cardíacas durante a cirurgia.

Procedimentos mais recentes e menos invasivos incluem *cirurgia de revascularização miocárdica direta minimamente invasiva* e *cirurgia de revascularização miocárdica e cirurgia valvar robóticas*. Estima-se que 405.000 cirurgias de revascularização do miocárdio ocorram anualmente nos EUA. Transplante de coração não será discutido neste capítulo. Para obter informações sobre dispositivos de assistência ventricular percutânea, consulte o Boxe 12.3.

Tipos de procedimentos

Cirurgia de revascularização do miocárdio com uso de enxerto

Baseado em evidências

Fudulu, D., Benedetto, U., Pecchinenda, G. G., *et al.* (2016). Current outcomes of off-pump versus on-pump coronary artery bypass grafting: evidence from randomized controlled trials. *Journal of Thoracic Disease, 8*(S10), S758-S771.

Parasca, C. A., Head, S. J., Milojevic, M. *et al.* (2016). Incidence, characteristics, predictors, and outcomes of repeat revascularization after percutaneous coronary intervention and coronary artery bypass grafting. *JACC Cardiovascular Intervention, 9*(24), 2493-2507.

Benedetto, U., Gaudino, M., NG, C. *et al.* (2016). Coronary surgery is superior to drug eluting stents in multivessel disease. Systematic review and meta-analysis of contemporary randomized controlled trials. *International Journal of Cardiology, 210*, 19-24.

1. A CRM envolve a anastomose de um enxerto (veia ou artéria) com segmento distal de um vaso coronariano, contornando a porção do vaso que se encontra bloqueada e restaurando adequado suprimento sanguíneo ao músculo cardíaco. A extremidade proximal, em alguns casos, é anastomosada à aorta (quando a artéria mamária interna é utilizada como enxerto, a extremidade proximal permanece ligada, mantendo seu padrão circulatório normal). A escolha do enxerto, muitas vezes, é multifatorial. O enxerto arterial evidenciou índice de patência prolongado. Por essa razão, frequentemente a artéria mamária interna é escolhida, se o tempo permitir a dissecção da sua parede torácica e o

Boxe 12.3 Terapia com dispositivo de assistência ventricular percutâneo.

O uso do dispositivo de assistência ventricular esquerda (DAVE) percutâneo constitui importante avanço no tratamento de pacientes com choque cardiogênico grave e pode servir em determinados pacientes como medida transitória para a recuperação ou o transplante cardíaco. O benefício terapêutico imediato do uso de DAVE percutâneo em pacientes com choque cardiogênico é a restauração da função hemodinâmica normal e da perfusão de órgãos vitais. Embora o balão intra-aórtico (BIA) diminua a pré-carga e a pós-carga, o DAVE percutâneo aumenta o débito cardíaco (DC) e pode até mesmo substituir completamente a função ventricular esquerda. Em casos graves de choque cardiogênico, o BIA e o DAVE percutâneo podem ser usados concomitantemente. Ao paciente de alto risco para intervenção coronária percutânea, pode oferecer estabilidade hemodinâmica a curto prazo, e o dispositivo pode ser implantado rapidamente, por via percutânea, em situações profiláticas ou de emergência.

Existem três principais indicações para o suporte com DAVE percutâneo:

- Insuficiência cardíaca esquerda grave reversível (fornecendo suporte circulatório temporário até que a recuperação tenha ocorrido ou a revascularização tenha sido realizada)
- Grande área com risco isquêmico (suporte circulatório temporário durante procedimentos de revascularização percutânea ou cirúrgica de alto risco)
- Intervenção temporária (suporte circulatório temporário como medida paliativa até que um dispositivo de assistência cirúrgica permanente ou transplante cardíaco seja realizado).

O DAVE percutâneo funciona criando um *bypass* ou derivação do ventrículo esquerdo de duas maneiras. Uma das possíveis abordagens é a introdução via átrio esquerdo transeptalmente, instalando um cateter que aspira sangue oxigenado para uma bomba centrífuga e, em seguida, manda de volta para a artéria femoral, criando, assim, um *bypass* entre o átrio esquerdo e a artéria femoral. A segunda técnica é a instalação, por via retrógrada, no ventrículo esquerdo de um cateter com dispositivo não pulsátil, que drena o sangue oxigenado para uma bomba microaxial instalada na aorta ascendente, criando, assim, um *bypass* no ventrículo esquerdo aórtico. Existem vantagens nos dois sistemas, e a escolha deve atender a necessidades específicas para o paciente.

Historicamente, os dispositivos de assistência ventricular direita (DAVD) implantados cirurgicamente têm sido utilizados principalmente para suporte de pacientes de cirurgia cardíaca. Existem vários casos relatados de sucesso no uso de DAVDs percutâneos no suporte a pacientes com infarto do ventrículo direito complicado por choque. No entanto, é necessária uma investigação mais aprofundada dessa nova terapia para determinar os resultados para os pacientes e os benefícios potenciais para aqueles que necessitam de suporte ventricular direito.

comprimento for adequado para contornar o vaso bloqueado. A veia safena continua sendo a mais comumente utilizada, pois é de fácil acesso e não requer preparo extra para prevenção de espasmo (como é o caso de um enxerto radial). Vários estudos sugerem patência ruim ao se empregarem veias como enxerto e aumento da taxa de revascularização para pacientes submetidos a CRM sem CEC em comparação aos que são submetidos ao procedimento com CEC.

a. Vários enxertos podem ser colocados para possibilitar contornar múltiplas lesões.
b. O procedimento tradicional é feito por esternotomia, enquanto os procedimentos mais recentes são menos invasivos.

2. Promove-se a parada cardíaca (em alguns casos) e a circulação do paciente é transferida para um equipamento que promove o *bypass* cardiopulmonar (CRM com CEC). Em outras situações, a cirurgia de revascularização miocárdica é realizada enquanto o coração está batendo, usando um estabilizador para diminuir os movimentos (CRM sem CEC). Em comparação à CRM, a intervenção coronária percutânea com uso de *stents* farmacológicos demonstrou aumentar o risco relativo de morte, risco de infarto do miocárdio e taxas de revascularização após 3,4 anos do tratamento inicial. É realizada principalmente para aliviar sintomas de angina e melhorar a sobrevida e a qualidade de vida.
3. Indicações para revascularização do miocárdio incluem:
   a. Estenose da artéria coronária principal esquerda de 70% ou mais.
   b. Doença dos vasos proximais com 50 a 70% de estenose em três artérias coronárias principais.
   c. Doença multiarterial e diminuição da função ventricular esquerda.
   d. Angina instável.
   e. Angina crônica estável que limita o estilo de vida e não responde a outras terapias médicas ou a ACTP, sendo contraindicado o implante de um *stent*.
4. As contraindicações relativas para revascularização do miocárdio incluem:
   a. Artérias coronárias distais à estenose muito finas.
   b. Estenose aórtica grave.
   c. Insuficiência ventricular esquerda grave com patologia vascular pulmonar, renal, carotídea e periférica coexistente.

Cirurgia valvar

1. Próteses artificiais ou biológicas de valvas cardíacas são colocadas no coração como terapia definitiva para a correção de defeitos valvares. As válvulas mecânicas são confeccionadas com material sintético e requerem implementação de terapia anticoagulante por toda a vida. As válvulas biológicas geralmente são derivadas de tecido suíno ou bovino. A escolha por uso de válvula mecânica ou biológica é uma decisão compartilhada entre o paciente e o médico.
2. O reparo ou a substituição da valva pode ser realizada em conjunto com a cirurgia de revascularização miocárdica.
3. Geralmente é realizada como procedimento de coração aberto através de incisão de esternotomia ou minitoracotomia. Em um grupo selecionado de pacientes, pode ser indicada a substituição valvar transcutânea.
4. Os cuidados pós-operatórios de um paciente com reparo de valva mitral ou aórtica são semelhantes aos de um paciente que foi submetido à CRM. Pacientes com válvula mecânica necessitam de terapia de anticoagulação vitalícia, independentemente da posição da valva substituída. Geralmente, as próteses em valva mitral precisam de metas maiores da razão normalizada internacional (INR = 3 ou maior) do que as próteses de valva aórtica (INR = 2,5 ou menor em casos de risco aumentado de sangramento), situação parcialmente influenciada pelo gradiente de pressão. No pós-operatório imediato, a infusão de heparina pode ser utilizada como estratégia inicial de anticoagulação, até que a varfarina possa ser instituída para o alcance da meta terapêutica da INR. É importante orientar o paciente para que não interrompa a terapia de anticoagulação e sempre procure por orientação médica antes de fazê-lo.

Cirurgia cardíaca congênita

1. Malformações cardíacas podem ser reparadas ou ocorre reconstrução cirúrgica.
2. A CEC temporária nem sempre é necessária.

Cirurgia de revascularização miocárdica minimamente invasiva

1. Realizada por meio de pequena toracotomia anterior esquerda, pequena incisão paraesternal ou pequena incisão de acesso para a intervenção com tecnologia videoassistida.
2. A máquina de CEC cardiopulmonar não é necessária porque o coração continua batendo.

3. Procedimento é indicado em caso de acometimento da porção proximal da artéria descendente anterior esquerda ou da coronária direita.
4. Com esse procedimento, observa-se menor uso de transfusão de sangue, menor queixa de dor e desconforto, menores taxas de infecção e menor tempo anestésico; portanto, o tempo de internação na unidade de terapia intensiva (UTI) é significativamente reduzido.

Cirurgia de revascularização miocárdica sem circulação extracorpórea

1. A cirurgia de revascularização do miocárdio é feita com esternotomia mediana, sem o uso de máquina de CEC. É o método de escolha em pacientes de alto risco (p. ex., pacientes com déficit de função ventricular ou com aterosclerose aórtica grave).
2. Após o acesso, os procedimentos são realizados por meio de toracotomia anterior, com pequena incisão e algumas incisões laterais de 1 cm, que permitem acesso direto e boa visualização do coração por meio de um toracoscópio.
   a. Pode ser realizado *bypass* de múltiplos vasos, assim como cirurgia valvar mitral e reparo de defeito de septo atrial.
   b. Em caso de emergência, se o coração parar, a CEC pode ser utilizada durante a cirurgia.
   c. Reduz o tempo de internação pós-operatória para 1 a 3 dias.
   d. Contraindicada em pacientes com oclusão nas artérias posteriores e laterais, aterosclerose grave e aneurismas aórticos.
3. A revascularização transmiocárdica a *laser* proporciona alívio para pacientes com angina refratária que não é passível de correção por revascularização convencional. As indicações para revascularização transmiocárdica a *laser* incluem doença coronariana grave, miocárdio viável com isquemia reversível, FEVE superior a 20% e vasos-alvo pequenos demais para revascularização por cateter.

Manejo pré-operatório

1. Analise o paciente para confirmar a condição dos sistemas vascular, pulmonar, renal, hepático, hematológico e metabólico.
   a. Histórico cardiológico; estudos circulatórios.
   b. Saúde pulmonar – pacientes com DPOC podem necessitar de suporte ventilatório pós-operatório prolongado. Tomografia computadorizada de tórax, gasometria arterial de base ou testes de função pulmonar devem ser solicitados e usados como preditores confiáveis de resultados pulmonares a longo prazo. (Capacidade vital maior que 2,5 ℓ e volume expiratório forçado em 1 segundo maior do que 1,5 ℓ são ideais para desfechos favoráveis).
   c. Depressão – pode produzir um estado depressivo grave no pós-operatório, que pode afetar morbidade e mortalidade pós-operatórias.
   d. Consumo de álcool; história atual de tabagismo.
2. Estudos laboratoriais pré-operatórios.
   a. Hemograma completo, eletrólitos séricos, perfil lipídico e hemoglobina A1C (hemoglobina glicada), se diabético.
   b. Certifique-se da realização da tipagem sanguínea e prova cruzada e da solicitação do número correto de bolsas de concentrado de hemácias e outros hemoderivados disponíveis no banco de sangue.
   c. Checagem de anticorpos, urocultura e outras culturas.
   d. Provas de coagulação pré-operatórias (contagem de plaquetas, tempo de protrombina, tempo de tromboplastina parcial ativada) – a CEC afeta certos fatores de coagulação.
   e. Testes de função renal e hepática.
3. Avaliação da terapia medicamentosa. Esses pacientes geralmente recebem vários medicamentos.
   a. Digoxina – pode estar recebendo grandes doses para melhorar a contratilidade miocárdica. Deve ser interrompida vários dias antes da cirurgia para evitar arritmias por digitálicos decorrentes da CEC.
   b. Diuréticos – avaliar depleção de potássio e de volume; oferecer suplemento de potássio para repor as reservas orgânicas.
   c. Bloqueadores beta-adrenérgicos, como metoprolol e propranolol, geralmente são mantidos.
   d. Psicotrópicos, como benzodiazepínicos (diazepam, alprazolam) – a abstinência no pós-operatório pode causar agitação.
   e. Álcool – a abstinência repentina pode produzir *delirium*.
   f. Anticoagulantes ou antiagregantes plaquetários, como varfarina e clopidogrel, devem ser suspensos vários dias antes da cirurgia, para permitir que o mecanismo de coagulação volte ao normal.
   g. Corticosteroides – se ingeridos dentro de 1 ano antes da cirurgia, podem levar à crise suprarrenal. É essencial que esses pacientes sejam adequadamente acompanhados para evitar hipotensão ou morte.
   h. Antibióticos profiláticos – podem ser administrados no pré-operatório.
   i. Devem ser identificadas sensibilidades ou alergias a medicamentos.
   j. Se os pacientes estiverem recebendo suplementos fitoterápicos, estes devem ser suspensos com a maior antecedência possível, para evitar interações com determinados agentes anestésicos.
4. Se o paciente estiver utilizando algum agente anti-hiperglicêmico (insulina, metformina), discuta com o médico a necessidade de reduzir as doses basais de insulina ou suspender a metformina antes da cirurgia. Assegure-se de que os níveis basais de insulina não sejam completamente suprimidos, pois tal condição pode resultar em cetoacidose diabética ou estado de hiperglicemia hiperosmolar.
5. Melhoria da patologia pulmonar de base e da função respiratória para reduzir o risco de complicações.
   a. Incentive o paciente a parar de fumar.
   b. Trate infecção e congestão vascular pulmonar.
6. Prepare o período pós-operatório.
   a. Leve o paciente e a família para uma visita à UTI. Essa conduta diminui a ansiedade sobre o ambiente de cuidados intensivos.
      i. Apresente o paciente à equipe de saúde que cuidará dele.
      ii. Forneça à família o horário de visitas e o contato telefônico.
   b. Ensine procedimentos fisioterapêuticos para otimizar a função pulmonar.
      i. Peça ao paciente para praticar exercícios com o espirômetro de incentivo.
      ii. Mostre e pratique técnicas de respiração diafragmática.
      iii. Peça ao paciente para praticar tosse efetiva e exercícios com as pernas.
   c. Prepare o paciente para a presença de monitores, drenos torácicos, cateteres IV, transfusão de sangue, tubo endotraqueal (TET), sonda nasogástrica (SNG), fios de marca-passo, cateter arterial e sonda vesical de demora.
      i. Explique ao paciente que os drenos torácicos serão inseridos abaixo da incisão da cavidade torácica para drenagem e manutenção da pressão negativa.
      ii. Explique ao paciente que o TET o impedirá de falar, mas que a comunicação será possível por meio da escrita, até que este seja removido (geralmente dentro de 6 horas, quando o paciente estiver bem acordado e capaz de manter as vias respiratórias).
      iii. Explique ao paciente que a dieta consistirá em líquidos até 24 horas após a cirurgia.
      iv. Explique que o equipamento de monitoramento e os cateteres IV restringirão o movimento e a equipe de enfermagem posicionará o paciente confortavelmente a cada 2 horas e conforme necessário.
   d. Discuta com o paciente a importância de monitorar frequentemente os sinais vitais e a probabilidade de interrupções frequentes do seu repouso.

e. Discuta o manejo da dor; garanta ao paciente que os analgésicos serão administrados conforme necessário para controlar a dor. Discuta o uso de bomba de infusão para analgesia controlada pelo paciente (PCA).
f. Diga ao paciente que ambas as mãos podem ser restritas por algumas horas após a cirurgia, para eliminar a possibilidade de retirada inadvertida de drenos e de cateteres IV.
g. Discuta com o paciente a importância da fisioterapia e terapia ocupacional para aumentar a mobilidade e diminuir o tempo de permanência hospitalar. O paciente deve ser assistido para ir do leito à cadeira até a manhã do primeiro dia de pós-operatório.

7. Avaliação do estado emocional para reduzir a ansiedade.
   a. Pacientes submetidos a cirurgia cardíaca são mais ansiosos e temerosos do que outros pacientes cirúrgicos. (A ansiedade moderada ajuda o paciente a lidar com o estresse da cirurgia. Um nível baixo de ansiedade pode indicar que o paciente está em negação. Níveis altos de ansiedade podem prejudicar a capacidade do paciente de compreender e ouvir.)
   b. Ofereça apoio e ajude o paciente e a família a mobilizarem mecanismos de enfrentamento positivos.
   c. Responda às perguntas e converse sobre medos e equívocos.
8. Preparo cirúrgico.
   a. Realize tricotomia das superfícies anterior e lateral do tronco e pescoço. Efetue tricotomia de todo o corpo até os tornozelos (em casos e CRM).
   b. Realize banho de banheira ou chuveiro, de acordo com o protocolo da instituição. Ajude o paciente com antissépticos que devem ser utilizados no tórax antes da cirurgia.[4]
   c. Administre sedativo e/ou antibióticos antes de encaminhar o paciente ao centro cirúrgico, conforme prescrição.
   d. Certifique-se de retirar próteses dentárias removíveis, acessórios e esmalte de unha.

Alerta gerontológico
Pacientes idosos com problemas respiratórios de base (*i. e.*, tabagismo, DPOC, asma) e pacientes debilitados correm maior risco de desenvolver complicações respiratórias no período pós-operatório.

Complicações

As complicações após cirurgia cardíaca podem ser divididas em complicações precoces (cardiovasculares, pulmonares, renais, gastrintestinais e neuropsicológicas) e complicações tardias.

Complicações precoces

Baseado em evidências
Sheth, K. N., & Nourollahzadeh, E. (2017). Neurologic complications of cardiac and vascular surgery. *Handbook of Clinical Neurology, 141*, 573-592.
HA, A. C. T., Mazer, C. D., Verma, S. *et al.* (2016). Management of postoperative atrial fibrillation after cardiac surgery. *Current Opinion in Cardiology, 31*(2), 183-190.

1. Pode ocorrer disfunção cardiovascular ou síndrome de baixo débito como resultado da diminuição da pré-carga (por sangramento ou perda de volume), aumento de pós-carga, arritmias, tamponamento cardíaco ou depressão miocárdica com ou sem necrose miocárdica.
2. Pode ocorrer sangramento pós-operatório secundário à coagulopatia, hipertensão não controlada ou hemostasia inadequada.
3. O tamponamento cardíaco resulta do sangramento ou acúmulo de líquidos no interior do saco pericárdico, que comprime o coração e impede o preenchimento adequado dos ventrículos. Deve-se suspeitar de tamponamento cardíaco quando houver evidências de baixo DC, hipotensão, taquicardia, aumento da PVC, curva de pressão de pulso estreita ou queda acentuada no débito do dreno torácico.
4. A depressão miocárdica (comprometimento da contratilidade miocárdica), que pode ser reversível, ocorre secundariamente à necrose miocárdica em 15% de todas as cirurgias de revascularização do miocárdio.
5. A ocorrência de IAM peroperatório continua a ser um problema sério que pode acontecer no pós-operatório de 5% dos pacientes com angina estável e em até 10% dos pacientes com angina instável, como resultado do procedimento cirúrgico.
6. Arritmias cardíacas ocorrem comumente após uma cirurgia cardíaca. Isquemia, hipoxia, desequilíbrio eletrolítico, alterações no sistema nervoso autônomo, hipertensão e aumento dos níveis de catecolaminas, entre outros, podem contribuir para o desenvolvimento de arritmias.
   a. Arritmias atriais podem ocorrer após a cirurgia de revascularização miocárdica ou após cirurgia valvar; pode acontecer a qualquer momento durante as primeiras 2 a 3 semanas de pós-operatório, mas o pico de incidência é de 3 a 5 dias. Estudos sugerem que uso de betabloqueadores no período peroperatório é terapia efetiva na prevenção de arritmias.
   b. As contrações ventriculares prematuras podem ocorrer em 8,9 a 24% dos casos, mais frequentemente após a troca da valva aórtica e a revascularização do miocárdio.
7. A hipotensão pode ser decorrente de contratilidade cardíaca inadequada e redução no volume sanguíneo ou por ventilação pulmonar mecânica (quando o paciente "briga" com o aparelho de ventilação pulmonar mecânica ou quando é empregada pressão expiratória final positiva), o que pode produzir redução do DC.
8. Complicações pulmonares ocorrem como resultado da intubação e do *bypass* pulmonar e coronariano.
   a. Monitoramento contínuo da oximetria de pulso, coleta de gasometria arterial e radiografia de tórax devem ser realizados com frequência para monitorar a função pulmonar de pacientes após cirurgia cardíaca.
   b. Pode ocorrer edema pulmonar não cardiogênico imediatamente após a cirurgia ou nos primeiros dias após a cirurgia, como resultado do aumento da permeabilidade capilar pulmonar.
   c. Pode acontecer pneumotórax a qualquer momento no pós-operatório, especialmente quando os drenos torácicos são removidos.
   d. Pode haver dano no nervo frênico, resultando em paralisia diafragmática.
   e. Embolia pulmonar, embora incomum, pode resultar de fibrilação atrial, insuficiência cardíaca, obesidade, hipercoagulabilidade e imobilização.
   f. Pacientes idosos apresentam maior risco para o desenvolvimento de pneumonia, atelectasia e derrames pulmonares.
   g. Esteja atento e relate se houver grande quantidade de secreção ou quaisquer alterações na secreção do paciente.
9. Pode ocorrer insuficiência renal como resultado de queda de perfusão (pode ser decorrente de uso de CEC), hemólise, baixo DC antes e após cirurgia com coração aberto, hipotensão e pelo uso de agentes vasopressores para elevar a pressão arterial.
10 As complicações pós-operatórias podem incluir distensão abdominal, íleo paralítico, hemorragia gastroduodenal, colecistite, disfunção hepática, "síndrome do choque hepático", pancreatite, isquemia mesentérica, diarreia ou constipação intestinal.
11. Complicações neuropsicológicas no pós-operatório incluem AVC isquêmico, disfunção neuropsicológica, *delirium* pós-cardiotomia e déficits neurológicos periféricos.

[4]N.R.T.: Verifique junto à comissão de controle de infecção de sua instituição tipo, local e tempo de realização do banho com antissépticos no pré-operatório.

Alerta gerontológico
Pacientes idosos no pós-operatório são mais sensíveis a hipovolemia, sangramento excessivo e tamponamento cardíaco, que afetam a pré-carga e resultam em diminuição do DC.

Alerta gerontológico
Ocorre fibrilação atrial em 35% dos pacientes idosos no pós-operatório e podem necessitar de tratamento com antiarrítmicos, cardioversão e anticoagulantes.

Alerta gerontológico
As complicações neurológicas aumentam desproporcionalmente em relação ao risco cardíaco em pacientes idosos.

Complicações tardias

1. As complicações tardias da cirurgia cardíaca geralmente ocorrem após o quarto dia e incluem síndrome pós-pericardiotomia, tamponamento cardíaco e infecção de ferida operatória.
2. A síndrome pós-pericardiotomia caracteriza-se por um grupo de sintomas que ocorrem em 10 a 40% dos pacientes, vários dias após a cirurgia cardíaca.
   a. A etiologia da síndrome pós-pericardiotomia não é bem conhecida, mas pode resultar da presença de anticorpos anticardíacos, etiologia viral (como o citomegalovírus) ou outras causas.
   b. A síndrome pós-pericardiotomia ocorre como resultado do traumatismo tecidual, que desencadeia uma resposta autoimune e inflamatória na cavidade pericárdica, resultando em dor pleural/pericárdica grave.
   c. Manifestações – febre, mal-estar, artralgias, dispneia, derrame pericárdico, derrame e fricção pleural e dor pleural/pericárdica.
   d. O regime de tratamento pode incluir uso de corticosteroides, ácido acetilsalicílico ou colchicina. Pode ser necessário pericardiocentese ou toracocentese para drenagem de derrames persistentes.
3. O tamponamento cardíaco pode acontecer em 1 a 2% dos pacientes e está comumente associado à administração de anticoagulantes ou à terapia antiplaquetária, ocorrendo geralmente 72 horas após a cirurgia.
4. Infecções de feridas operatórias, incluindo infecção da ferida esternal e mediastinite, ocorrem em 0,4 a 5% de todos os pacientes que fazem cirurgia cardíaca. A taxa de mortalidade associada a infecção da ferida esternal e mediastinite pode variar entre 8 e 45%.
   a. As infecções das feridas operatórias geralmente aparecem de 4 a 14 dias após a cirurgia, sendo os sintomas febre, leucocitose, inflamação e secreção purulenta.
   b. *Staphylococcus epidermidis* e *Staphylococcus aureus* são os microrganismos causadores da infecção mais comum, mas pode também ser causada por diversos patógenos como gram-positivos, gram-negativos ou até mesmo fungos.
5. IAM (pós-operatório) pode ocorrer a uma taxa de 1,34%, devido ao tempo de CEC superior a 100 minutos e à angina instável.
6. A pericardite constritiva apresenta incidência de 0,2 a 2,0%. Os fatores de risco revelam função ventricular esquerda normal, administração de varfarina e drenagem inadequada de derrame pericárdico no pós-operatório imediato como causas significativas.
7. Complicações respiratórias – dor na parede torácica e ventilação pulmonar mecânica prolongada – mais de 14 dias de suporte ventilatório (taxa de morbidade de 9,9%).
8. Disfunção renal – até 40% desenvolveram oligúria transitória, com 2% evoluindo para insuficiência renal com necessidade de diálise. A disfunção renal no pós-operatório é resultado de hipovolemia, anemia, hipotensão, síndrome de baixo débito, sepse e tamponamento pericárdico no pós-operatório.

Outras complicações

1. Síndrome pós-perfusão – síndrome difusa caracterizada pela síndrome da resposta inflamatória sistêmica.
2. Complicações febris – provavelmente a reação do organismo ao traumatismo tecidual ou acúmulo de sangue e soro nos espaços pleural e pericárdico.
3. Em pacientes idosos, a diminuição da função renal pode aumentar o risco de desenvolver toxicidades, reações adversas, oligúria e insuficiência renal.
4. Falha no desmame da ventilação pulmonar mecânica devido a doença pulmonar de base ou complicações pulmonares pós-operatórias.

Manejo pós-operatório

1. Oxigenação adequada deve ser assegurada; insuficiência respiratória é comum após cirurgia com coração aberto.
   a. Os pacientes necessitam de intubação durante a cirurgia cardíaca, e a maioria deles continua a necessitar de ventilação pulmonar mecânica após ser transportada para a UTI.
   b. Radiografia de tórax obtida imediatamente após a cirurgia e diariamente para avaliar o estado de expansão pulmonar, detectar atelectasia ou pneumotórax, demonstrar o tamanho e o contorno do coração e confirmar a locação de cateter central, TET e drenos torácicos.
2. Monitoramento hemodinâmico durante o pós-operatório imediato para a avaliação cardiovascular e respiratória e do equilíbrio hidreletrolítico, para prevenir ou reconhecer complicações.
3. A secreção dos drenos torácicos mediastinais e pleurais deve ser monitorada.
4. O equilíbrio hidreletrolítico deve ser cuidadosamente monitorado e o paciente deve ser pesado diariamente.
5. A hipopotassemia pode ser causada por ingesta inadequada, diuréticos, vômitos, drenagem excessiva pela SNG e estresse da cirurgia.
   a. A hiperpotassemia pode ser causada pelo aumento da ingesta, pela hemólise (em decorrência da CEC, hemorragia ou transfusão), acidose, insuficiência renal, necrose tecidual e insuficiência cortical suprarrenal.
   b. A hiponatremia pode ser resultante da redução do sódio corporal total ou aumento da ingestão de água, causando diluição do sódio no organismo.
   c. A hipocalcemia pode ser resultado de alcalose (que acarreta redução na quantidade de cálcio no líquido extracelular pois os íons hidrogênio se dissociam da albumina sérica e mais cálcio se liga à albumina, reduzindo o nível de cálcio ionizado no sangue) e múltiplas transfusões de sangue.
   d. A hipercalcemia pode causar arritmias, mimetizando as decorrentes de toxicidade a digoxina.
6. Medicamentos utilizados no pós-operatório incluem:
   a. Ácido acetilsalicílico diariamente como profilaxia para IAM.
   b. Analgésicos.
   c. Anti-hipertensivos ou antiarrítmicos, se necessário.
   d. Betabloqueadores.
   e. Inibidores da ECA para pacientes com fração de ejeção menor que 30%.
   f. Antibióticos, se indicado.
7. Avaliação de complicações.
8. Marca-passo cardíaco, se indicado, por meio de fios de estimulação temporária que se exteriorizam pela incisão.

Diagnósticos de enfermagem

- Ansiedade relacionada com medo do desconhecido, medo da morte e medo da dor
- Troca gasosa prejudicada associada a alterações da membrana capilar alveolar, imobilidade e fluxo sanguíneo alterado
- DC diminuído relacionado com fatores mecânicos: diminuição da pré-carga e contratilidade prejudicada
- Risco de déficit de volume de líquidos associado aos efeitos fisiológicos da CEC
- Dor aguda relacionada com esternotomia e incisões nos membros inferiores
- Privação de sono associada ao ambiente de terapia intensiva
- Risco de lesão relacionado com complicações pós-operatórias.

Intervenções de enfermagem

Redução da ansiedade

1. Descreva o ambiente assim que o paciente despertar do procedimento cirúrgico. Diga ao paciente que a cirurgia acabou e declare localização, hora do dia e seu nome.
2. Permita que os membros da família visitem o paciente assim que a condição clínica se estabilizar. Incentive os membros da família a conversarem e tocarem no paciente. (Os membros da família podem se sentir ansiosos frente ao ambiente de terapia intensiva.)
3. Assim que o paciente estiver mais alerta, explique o propósito de todo o equipamento utilizado no ambiente. Oriente continuamente o paciente quanto a hora e o lugar. Certifique-se de que o paciente esteja usando óculos e aparelhos auditivos, se necessário.
4. Administre ansiolíticos, conforme indicado.
5. Remova os cateteres e drenos assim que for clinicamente apropriado.

Promoção de troca gasosa adequada

1. Verifique frequentemente o funcionamento do aparelho de ventilação mecânica, o esforço respiratório do paciente e os níveis de gasometria arterial.
2. Verifique o posicionamento do TET (observe a localização e a medida).
3. Ausculte o tórax e analise sons respiratórios. Roncos indicam congestão pulmonar; sons respiratórios diminuídos ou ausentes indicam pneumotórax; estertores podem indicar edema pulmonar.
4. Administre sedação adequadamente, para ajudar o paciente a tolerar o TET e lidar com as sensações causadas pela ventilação pulmonar mecânica. Implemente o conjunto de cuidados com pacientes em ventilação pulmonar mecânica (também denominado como *bundle*[5] de higiene oral com clorexidina e cabeceira a 30°) para evitar pneumonia associada à ventilação pulmonar mecânica.
5. Use fisioterapia respiratória para pacientes com secreção pulmonar, para evitar a retenção de secreções e atelectasias.
6. Promova a tosse, a respiração profunda e mudanças de decúbito para manter as vias respiratórias patentes, prevenir atelectasias e facilitar a expansão pulmonar. Mantenha o paciente em decúbito de pelo menos 30°, a menos que seja contraindicado.
7. Aspire as secreções traqueobrônquicas com cuidado. A aspiração prolongada leva a hipoxia e possível parada cardíaca.
8. Administre diuréticos, conforme prescrição.
9. Institua o protocolo de desmame da ventilação pulmonar mecânica quando o paciente estiver acordado, puder iniciar suas próprias respirações e auxiliar na extubação (ver p. 183), quando indicado.

[5]N.R.T.: Verifique junto à comissão de controle de infecção de sua instituição os componentes de conjuntos de cuidados implementados para a redução de pneumonia associada à ventilação pulmonar mecânica.

Manutenção do débito cardíaco adequado

1. Monitore o estado cardiovascular para determinar a manutenção do DC. Deve ser observado o monitoramento contínuo da pressão arterial por meio de cateter de pressão arterial média, FC, PVC, pressão do átrio esquerdo ou PAP e PCP no monitor multiparamétrico, relacionado com a condição do paciente e registrado.
2. Monitore e registre o débito urinário a cada hora (volume urinário normal de 0,5 a 1 mℓ/kg/h).
3. Observe a mucosa oral, os leitos ungueais, os lábios, os lóbulos das orelhas e as extremidades quanto a coloração escura da pele (cianose), sinal tardio de baixo DC.
4. Palpe a pele; pele fria e úmida ou pulsos fracos revelam baixo DC. Observe a temperatura e a coloração das extremidades.
5. Monitore o estado neurológico.
   a. Observe os sintomas de hipoxia – inquietação, cefaleia, confusão, dispneia, hipotensão e cianose. Verifique os valores de gasometria arterial e a temperatura central.
   b. Observe o estado neurológico do paciente de hora em hora quanto ao nível de responsividade, resposta a comandos verbais e estímulos dolorosos, tamanho e reação das pupilas à luz e movimento das extremidades, força de preensão palmar.
   c. Monitore e trate as convulsões pós-operatórias.

Manutenção do volume adequado de líquidos

1. Administre fluidos IV conforme prescrição, mas se ocorrerem sinais de sobrecarga de líquidos, limite a administração.
2. Mantenha registros de ganhos e perdas, como um método para determinar balanço hídrico positivo ou negativo, e necessidades hídricas do paciente.
   a. Fluidos IV (incluindo soluções de infusão por meio de cateteres arteriais e venosos) devem ser contabilizados como ganho.
   b. Quantifique a secreção torácica pós-operatória – não deve exceder 200 mℓ/h durante as primeiras 4 a 6 horas.
3. Esteja alerta para alterações nos níveis de eletrólitos séricos.
   a. A hipopotassemia pode causar arritmias, toxicidade por digoxina, alcalose metabólica, enfraquecimento do miocárdio e parada cardíaca.
      i. Observe alterações específicas do ECG.
      ii. Reponha eletrólitos, conforme necessário.
   b. A hiperpotassemia pode causar confusão mental, inquietação, náuseas, fraqueza e parestesia nas extremidades. O tratamento pode incluir a administração de uma solução de pareamento iônico e poliestirenossulfonato de sódio que se liga ao potássio ou a realização de hemodiálise. O tratamento temporário inclui bicarbonato de sódio, insulina (com glicose), albuterol e cálcio.
   c. A hiponatremia pode causar fraqueza, fadiga, confusão mental, convulsões e coma.
   d. A hipocalcemia pode causar dormência e formigamento nas pontas dos dedos das mãos e dos pés, nas orelhas e no nariz, espasmo carpopedal, câibras musculares e tetania. Administre a terapia de reposição, conforme necessário.
   e. A hipercalcemia pode causar toxicidade por digoxina.
      i. O tratamento pode incluir fluidos, diuréticos, calcitonina ou hemodiálise.
      ii. Esta condição pode levar a assistolia e morte.
4. Monitore o hematócrito e a hemoglobina (a frequência depende da condição hemodinâmica e de evidências de hemorragia) e relate qualquer alteração significativa nos resultados.
   a. Certifique-se de que o paciente tenha realizado tipagem sanguínea. Transfunda hemoderivados, conforme prescrição.
   b. Verifique os testes de coagulação, incluindo o tempo de protrombina, a INR e o tempo de tromboplastina parcial, se o paciente tiver coagulopatia, apresentar sangramento ou estiver sendo submetido a terapia de anticoagulação devido ao uso de dispositivo mecânico.

Alívio da dor

1. Examine os locais de incisão cirúrgica.
2. Registre natureza, tipo, localização, duração da dor e fatores contribuintes.
3. Diferencie entre dor incisional e dor de angina. Obtenha o ECG e confirme se existe alguma alteração.
4. Relate agitação e apreensão não corrigidas por analgésicos – pode ser decorrente de hipoxia ou por baixo débito.
5. Administre os medicamentos conforme prescritos ou monitore a infusão contínua para reduzir a magnitude da dor e ajudar o paciente a realizar os exercícios de respiração profunda e tosse de modo mais efetivo.
6. Ajude o paciente a se posicionar com conforto.
7. Incentive a mobilização precoce.

Promoção do sono e da recuperação

1. Preste atenção aos sintomas de *delirium* pós-cardiotomia (pode aparecer após breve período de lucidez).
   a. Os sinais e sintomas incluem *delirium* (comprometimento de orientação, memória, função intelectual, julgamento), distorções transitórias de percepção, alucinações visuais e auditivas, desorientação e delírios paranoides.
   b. Os sintomas podem estar relacionados com privação do sono, aumento da estimulação sensorial, desorientação quanto ao ciclo dia e noite, incapacidade prolongada de falar devido à intubação com TET, idade e estado cardíaco pré-operatório.
2. Mantenha o paciente orientado em relação a tempo e espaço. Notifique o paciente sobre os procedimentos e expectativas de cooperação.
3. Incentive a família a visitar em horários regulares – isso ajuda o paciente a recuperar o senso de realidade.
4. Planeje cuidados para permitir períodos de descanso, padrão de dia e noite e sono ininterrupto.
5. Incentive a mobilidade precoce.
   a. Mantenha o ambiente o mais livre possível de estímulos auditivos e sensoriais excessivos.
   b. Evite lesão corporal.
   c. Garanta que o paciente faça fisioterapia e forneça analgésicos antes do tratamento.
6. Assegure ao paciente e à família que os transtornos psiquiátricos após cirurgia cardíaca geralmente são transitórios.
7. Promova a alta do paciente da UTI o mais rápido possível. Permita que o paciente fale sobre um episódio psicótico – isso ajuda no enfrentamento e na assimilação da experiência.

Prevenção de complicações

1. Monitore continuamente o ECG quanto a arritmias.
   a. Avalie a possível causa de arritmias – oxigenação inadequada, desequilíbrio eletrolítico, IAM, irritação mecânica (p. ex., fios de marca-passo, cateteres invasivos, drenos torácicos) e qualquer medicação vasopressora ou inotrópica.
   b. Trate as arritmias imediatamente, pois podem levar à diminuição do DC. Marca-passo atrial ou AV é usado para tratar bradicardia sinusal ou ritmo juncional com FC menor que 70 bpm.
2. Avalie os sinais de tamponamento cardíaco – hipotensão arterial; aumento da PVC; elevação da pressão atrial esquerda; abafamento das bulhas cardíacas; pulso fraco e irregular; distensão da veia jugular e queda do débito urinário.
   a. Verifique se diminuiu a quantidade de drenagem no frasco coletor dos drenos torácicos; pode indicar que o líquido está se acumulando em outra cavidade. Reposicione conforme necessário para facilitar a drenagem de líquidos.
   b. Prepare-se para a necessidade de pericardiocentese.
   c. Auxilie no ecocardiograma para avaliar se há tamponamento.
3. Verifique os níveis de enzimas cardíacas diariamente. Elevações podem indicar infarto. (Os sintomas podem estar mascarados pelo desconforto pós-operatório usual.)
   a. Observe a diminuição do DC em caso de volume circulatório e pressão de enchimento normais.
   b. Obtenha ECGs e isoenzimas seriadas para determinar a extensão da lesão miocárdica.
   c. Avalie a dor, para diferenciar uma dor miocárdica da dor na incisão.
4. Monitore hipertensão ou hipotensão.
   a. Hipertensão sistólica discreta ocorre em 48 a 55% dos pacientes submetidos a CRM nas primeiras 6 horas de pós-operatório.
   b. A hipotensão pode ser causada por sangramento, hipovolemia, diminuição da resistência vascular sistêmica (p. ex., síndrome da resposta inflamatória sistêmica), choque cardiogênico, tamponamento, medicamentos ou arritmias.
   c. A meta de pressão arterial após cirurgia cardíaca depende das condições do paciente (p. ex., doença carotídea, doença renal, sangramento).
5. Implemente medidas para evitar a embolização, como uso de meias antiembólicas, não exercendo pressão sobre o espaço poplíteo (cruzando a perna, elevando a compressão no joelho) e iniciando exercícios passivos e ativos.
   a. Avalie os sinais de TVP e embolia pulmonar.
   b. Mantenha a integridade de todos os cateteres inseridos.
6. Avalie se há sangramento.
   a. Observe se a drenagem de sangue é constante e contínua.
   b. Verifique hipotensão arterial, PVC baixa, aumento da frequência de pulso e queda da pressão atrial esquerda e da pressão de capilar pulmonar
   c. Prepare-se para administrar hemoderivados, soluções IV ou sulfato de protamina, antifibrinolíticos, DDAVP ou vitamina K.
   d. Prepare-se para um possível retorno à cirurgia se o sangramento persistir (acima de 300 mℓ/h) por 2 horas.
   e. Monitore os níveis de hemoglobina; se a hemoglobina do paciente estiver abaixo de 8 g/dℓ, podem ser necessárias transfusões de hemácias ou plaquetas.
   f. Durante as primeiras 4 a 12 horas, o sangue recuperado dos tubos mediastinais pode ser autotransfundido para o paciente.
7. Esteja alerta quanto a febre e sinais de infecção. Verifique os níveis de glicose sérica conforme solicitado.
   a. Administre antibióticos profiláticos, se prescritos, nas primeiras 48 horas.
   b. Promova redução de graus mais elevados de temperatura por meio do uso de colchão para hipotermia.
   c. Avalie atelectasia, derrame pleural ou pneumonia se a febre persistir. (A causa mais comum de febre pós-operatória precoce – em 24 horas – é atelectasia.)
   d. Avalie se há infecção do trato urinário e da ferida operatória.
   e. Solicite a realização de hemocultura para descartar causa infecciosa se a febre persistir.
8. Meça o volume urinário; menor do que 0,5 a 1 mℓ/kg/h pode indicar diminuição da função renal.
   a. Monitore os níveis de ureia e creatinina sérica, bem como os níveis de eletrólitos urinários e séricos.
   b. Administre diuréticos de ação rápida e/ou agentes inotrópicos (dopamina, dobutamina) para aumentar o fluxo sanguíneo renal e o DC.
   c. Prepare o paciente para diálise peritoneal ou hemodiálise, se indicado. (Insuficiência renal pode produzir arritmias cardíacas graves.)

Considerações sobre atendimento domiciliar e na comunidade

Preparar o paciente com doença cardiovascular ou após cirurgia cardíaca para o retorno ao lar e promover melhora do estado de saúde do paciente para a alta são funções importantes da enfermagem. As principais áreas em que se concentrar incluem avaliação, orientação e evolução das respostas.

1. Faça uma avaliação completa da condição clínica do paciente, do estado funcional e dos sistemas de segurança e suporte domésticos. Com base na avaliação, determine a necessidade do paciente de serviços de apoio.
2. Coordene os serviços, indicando o tipo de profissional a realizar o cuidado domiciliar.
3. Oriente pacientes quanto aos serviços de suprimento de dietas especiais em sua região, conforme apropriado. Esses serviços fornecem dietas especiais na maioria dos casos (p. ex., baixo teor de sódio ou baixo colesterol).
4. Analise encaminhamento para serviços de reabilitação cardíaca em ambulatório, conforme apropriado.
5. Estabeleça se haverá necessidade de serviços de fisioterapia e terapia ocupacional em regime ambulatorial ou domiciliar, conforme apropriado para a realização gradual de exercícios e técnicas de conservação de energia.
6. Se o terapeuta recomendar a reabilitação de pacientes internados, entre em contato com o assistente social ou outro profissional encarregado de planejar a alta do paciente, para encontrar uma instituição de reabilitação adequada para o paciente e sua família.
7. Oriente pacientes, familiares e cuidadores sobre possíveis complicações e regimes terapêuticos.

Alerta de transição de cuidado

O manejo da medicação é uma questão fundamental quando um paciente de cirurgia cardíaca deixa o hospital. Certifique-se de que o paciente tenha alta com uma lista precisa de medicamentos e instruções claras sobre o que mudou em comparação à medicação anterior. Assegure-se de que as prescrições sejam entregues ao paciente ou encaminhadas à farmácia escolhida, que haja cobertura pelo convênio para a compra dos medicamentos e que o custo de todos os medicamentos tenham sido determinados.

Educação do paciente e manutenção da saúde

Observação: as diretrizes específicas variam um pouco entre as instituições e os planos de saúde. Verifique as normas da instituição.

1. Instrução sobre atividades.
   a. Aumente as atividades gradualmente dentro dos limites do paciente. (Evite atividades extenuantes até depois do teste de esforço.)
   b. Reserve pequenos períodos de descanso.
   c. Evite levantar mais de 9 kg.
   d. Participe de atividades que não causem dor ou desconforto.
   e. Aumente o tempo de caminhada e a distância a cada dia.
   f. Use as escadas (1 a 2 vezes/dia) na primeira semana; aumente conforme tolerado.
   g. Evite grandes aglomerados nos primeiros dias.
   h. Evite dirigir até a primeira consulta de acompanhamento pós-operatório.
      i. A retomada das relações sexuais se desenvolve em paralelo com a capacidade de participar de outras atividades.
      i. Geralmente é seguro retomar a atividade sexual 2 semanas após a cirurgia.
      ii. Evite atividade sexual se estiver cansado ou depois de uma refeição pesada.
      iii. Consulte o médico se sentir desconforto no tórax, dificuldade para respirar ou palpitações e se durarem mais de 15 minutos após a relação sexual.
   j. Retorne ao trabalho após a primeira consulta de acompanhamento pós-operatório, conforme orientação do médico.
2. Espere sentir certo desconforto no tórax.
3. Aconselhamento sobre a dieta.
   a. Alguns pacientes são mantidos em restrição de sal (p. ex., nenhum sal adicionado à mesa); o colesterol pode ser limitado. Peça a um nutricionista que converse com o paciente e a família sobre a dieta.
   b. Pese diariamente e relate ganho de peso superior a 2,3 kg por semana.
   c. Se o paciente estiver recebendo varfarina, aconselhe a não mudar hábitos alimentares usuais, mas a manter um padrão de consumo semelhante a cada dia para evitar alterações na INR.
4. Recomenda-se o controle rigoroso da glicose sérica (mantendo os níveis de açúcar no sangue entre 80 e 110 mg/dℓ) para evitar a infecção da ferida esternal.
5. Oriente o paciente e familiares sobre cuidados com a ferida operatória e como evitar infecções.
6. Oriente-o sobre medicações.
   a. Etiquete todos os medicamentos; descreva as indicações e os efeitos adversos.
   b. Pacientes com válvulas mecânicas podem continuar com o regime de varfarina indefinidamente. Explique as precauções quanto ao sangramento e à necessidade de exames laboratoriais periódicos.
7. Aconselhe pacientes com válvulas protéticas:
   a. A gravidez geralmente é desencorajada, devido à terapia de anticoagulação.
   b. Há necessidade de cobertura antibiótica antes de procedimentos odontológicos e cirúrgicos.
   c. Os pacientes que recebem anticoagulantes devem prestar atenção a sangramento e evitar o uso de ácido acetilsalicílico (e muitas outras substâncias) – isso interfere na ação da varfarina.
8. Aconselhe o paciente a portar um cartão de identificação informando a condição cardíaca e os medicamentos de que faz uso.
9. Incentive o cumprimento do programa de reabilitação e o exercício após o teste de esforço.
10 Informe ao paciente com quem deve entrar em contato (e como) em caso de emergência.
11. Veja também a seção sobre orientação ao paciente após IAM, p. 277, e a orientação ao paciente sobre endocardite infecciosa, p. 290.
12. Entre em contato com grupos de apoio à comunidade, como o AHA[6] (*www.americanheart.org*).
13. Seja zeloso em fornecer aos pacientes idosos orientações e instruções de alta que eles possam seguir apesar de deficiências sensoriais, imobilidade e barreiras de transporte.

Alerta gerontológico

Os pacientes idosos são extremamente vulneráveis a complicações, devido à diminuição da capacidade funcional e ao processo normal de envelhecimento.

Evolução / Resultados esperados

- Verbaliza a compreensão do procedimento cirúrgico; redução do medo
- Extubado 24 horas após a cirurgia; respiração espontânea sem esforço, de 14 a 18 por minuto
- Pressão arterial e FC estáveis; débito urinário adequado
- Eletrólitos séricos dentro da faixa de normalidade
- Verbaliza redução da dor
- Dorme em intervalos de 2 a 3 horas durante a noite; orientado quanto a tempo e espaço; sem alucinações
- Nenhum sangramento observado; afebril; ECG mostra ritmo sinusal normal.

[6]N.R.T.: A AHA – American Heart Association – é um órgão norte-americano direcionado ao estudo e à implementação de evidências e diretrizes na área de atenção cardiológica, incluindo a reanimação cardiopulmonar. No Brasil, recomenda-se consultar a Sociedade Brasileira de Cardiologia no site: *http://publicacoes.cardiol.br/2014/diretrizes.asp*.

BIBLIOGRAFIA

Benedetto, U., Gaudino, M., Ng, C., et al. (2016). Coronary surgery is superior to drug eluting stents in multivessel disease. Systematic review and meta-analysis of contemporary randomized controlled trials. *International Journal of Cardiology, 210*, 19–24.

Bessman, E. S. (2014). Chapter 15: Emergency cardiac pacing. In J. R. Roberts, et al. (Eds.), *Roberts & Hedges' clinical procedures in emergency medicine* (6th ed., pp. 277–297). Philadelphia, PA: Saunders.

Dwivedi, A., Huffman, C., & Shah, B. (2015). An analysis of the 2015 ACC/AHA/SCAI focused update on primary PCI for patients with STEMI. American College of Cardiology. Available: *http://www.acc.org/latest-in-cardiology/articles/2015/11/11/16/44/an-analysis-of-the-2015-acc-aha-scai-focused-update-on-primary-pci-for-patients-with-stemi*

Fudulu, D., Benedetto, U., Pecchinenda, G. G., et al. (2016). Current outcomes of off-pump versus on-pump coronary artery bypass grafting: evidence from randomized controlled trials. *Journal of Thoracic Disease, 8*(S10), S758–S771.

Ha, A. C. T., Mazer, C. D., Verma, S., et al. (2016). Management of postoperative atrial fibrillation after cardiac surgery. *Current Opinion in Cardiology, 31*(2), 183–190.

Hollander, J., Than, M., & Mueller, C. (2016). State-of-the-art evaluation of emergency department patients presenting with potential acute coronary syndromes. *Circulation, 134*, 547–556.

Levine, G. N., Bates, E. R., Bittl, J. A., et al. (2016). 2016 ACC/AHA guideline focused update on duration of dual antiplatelet therapy in patients with coronary artery disease: a report of the American College of Cardiology/American Heart Association Task Force on Clinical Practice Guidelines. *Circulation, 134*(10), e123–e155.

Levine, G., O'Gara, P., Bates, E., et al. (2016). 2015 ACC/AHA/SCAI focused update on primary percutaneous coronary intervention for patients with ST-elevation myocardial infarction: an update of the 2011 ACCF/AHA/SCAI guideline for percutaneous coronary intervention and the 2013 ACCF/AHA guideline for the management of ST-elevation myocardial infarction: a report of the American College of Cardiology/American Heart Association Task Force on Clinical Practice Guidelines and the Society for Cardiovascular Angiography and Interventions. *Journal of the American College of Cardiology, 67*, 1235–1250.

Mitchell, J., & Brown, D. (2016). Update on percutaneous coronary intervention in stable coronary artery disease. *JAMA Internal Medicine, 176*(12), 1855–1856.

O'Connor, R., Al Ali, A., Brady, W., et al. (2015). Part 9: Acute Coronary Syndromes: 2015 American Heart Association guidelines update for cardiopulmonary resuscitation and emergency cardiovascular care. *Circulation, 132*, s483–s500.

Parasca, C. A., Head, S. J., Milojevic, M., et al. (2016). Incidence, characteristics, predictors, and outcomes of repeat revascularization after percutaneous coronary intervention and coronary artery bypass grafting. *JACC Cardiovascular Interventions, 9*(24), 2493–2507.

Ramanathan, K., Farkouh, M., Cosmi, J., et al. (2011). Rapid complete reversal of systemic hypoperfusion after intra-aortic balloon pump counterpulsation and survival in cardiogenic shock complicating an acute myocardial infarction. *American Heart Journal, 162*(2), 268–275.

Roffi, M., Patrono, C., Collet, J., et al. (2015). 2015 ESC Guidelines for the management of acute coronary syndromes in patients presenting without persistent ST-segment elevation: Task force for the management of acute coronary syndromes in patients presenting without persistent ST-segment elevation of the European Society of Cardiology. *European Heart Journal, 37*(3), 267–315.

Samii, S. M. (2015). Indications for pacemakers, implantable cardioverter-defibrillator and cardiac resynchronization devices. *Medical Clinics of North America, 99*(4), 795–804.

Sheth, K. N., & Nourollahzadeh, E. (2017). Neurologic complications of cardiac and vascular surgery. *Handbook of Clinical Neurology, 141*, 573–592.

Siontis, G. C. M., Juni, P., Pigrim, T., et al. (2014). Predictors of permanent pacemaker implantation in patients with severe aortic stenosis undergoing TAVR. *Journal of the American College of Cardiology, 64*(2), 129–140.

Smith, J., Negrelli, J., Manek, M., et al. (2015). Diagnosis and management of acute coronary syndrome: An evidence-based update. *Journal of the American Board of Family Medicine, 28*(2), 283–293.

Unverzagt, S., Buerke, M., de Waha, A., et al. (2015). Intra-aortic balloon pump counterpulsation (IABP) for myocardial infarction complicated by cardiogenic shock. *Cochrane Database Systematic Review,* (3), 1–72.

Wiegand, D. L. (Ed.). (2017). *AACN procedure manual for critical care* (7th ed.). St. Louis, MO: Saunders.

CAPÍTULO

13

Distúrbios Cardíacos

DISTÚRBIOS CARDÍACOS

Doença arterial coronariana

Baseado em evidências
Smith, J., Negrelli, J., Manek, M. *et al.* (2015). Diagnosis and management of acute coronary syndrome: An evidence-based update. *Journal of the American Board of Family Medicine, 28*(2), 283-293.

Fihn, S. D., Blankenship, J. C., Alexander, K. P., *et al.* (2014). 2014 ACC/AHA/AATS/PCNA/SCAI/STS focused update of the guideline for the diagnosis and management of patients with stable ischemic heart disease: A report of the American College of Cardiology/American Heart Association Task Force on Practice Cardiovascular Guidelines, and the American Association for Thoracic Surgery, Preventive Cardiovascular Nurses Association, Society for Cardiovascular Angiography and Interventions, and Society of Thoracic Surgeons. *Circulation, 130*, 1749-1767.

A *doença arterial coronariana* (DAC) é a principal causa de morte no mundo. A DAC é caracterizada pelo acúmulo de placas nas camadas que compõem as artérias coronárias. As placas aumentam progressivamente, tornam-se espessas e calcificam-se, causando um estreitamento crítico (mais de 70% de oclusão) do lúmen da artéria coronária, resultando na diminuição do fluxo sanguíneo coronariano e no suprimento inadequado de oxigênio ao músculo cardíaco.

A *síndrome coronariana aguda* (SCA) é um termo genérico utilizado para descrever muitas das complicações associadas à DAC. Algumas dessas complicações incluem angina instável, infarto agudo do miocárdio sem supradesnivelamento do segmento ST (IAMSSST) e infarto do miocárdio com supradesnivelamento do segmento ST (IAMCSST).

Fisiopatologia e etiologia

1. A causa mais amplamente aceita de DAC é a aterosclerose (Figura 13.1), que consiste no acúmulo gradual da placa dentro de uma artéria, formando um ateroma. A placa é formada de macrófagos repletos de lipídios (células espumosas), fibrina, resíduos de processos celulares e proteínas plasmáticas, recobertas por uma camada externa fibrosa (células musculares lisas e tecido conjuntivo denso).
   a. Quando o endotélio sofre algum tipo de lesão decorrente de exposição a lipoproteínas de baixa densidade, subprodutos da fumaça do cigarro, hipertensão, hiperglicemia, infecção e aumento de homocisteína, hiperfibrinogenemia e lipoproteína (a), ocorre uma resposta inflamatória, tornando o endotélio aderente e, como consequência, atrai moléculas adesivas.
   b. Com o passar do tempo, a placa sofre espessamento, estende-se e se calcifica, ocasionando o estreitamento do lúmen.
   c. Hemorragias e ulceração da placa podem causar obstrução coronariana significativa.
2. Angina de peito é causada pelo fluxo inadequado de sangue para o miocárdio e constitui a manifestação mais comum da DAC.
   a. A angina geralmente é precipitada por esforço físico ou estresse emocional, o que aumenta a demanda cardíaca para suprir a demanda de aporte sanguíneo e oxigenação para os tecidos.
   b. A capacidade da artéria coronária de fornecer sangue ao miocárdio apresenta comprometimento, devido à obstrução por lesão coronariana significativa (mais de 70% de estreitamento do vaso).
   c. A angina também pode estar associada a outras condições cardíacas, como espasmo arterial, estenose aórtica, cardiomiopatia ou hipertensão não controlada.
   d. As causas não cardíacas incluem anemia, febre, tireotoxicose e crises de ansiedade/pânico.
3. A SCA é causada por diminuição do oxigênio disponível para o miocárdio devido a:
   a. Placa aterosclerótica instável ou rompida.
   b. Vasospasmo coronariano.
   c. Obstrução aterosclerótica sem coágulo ou vasospasmo.

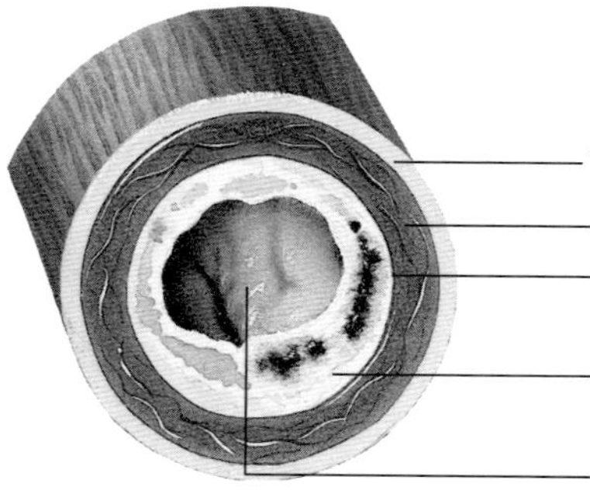

Figura 13.1 Patogênese da aterosclerose.

d. Inflamação ou infecção.
e. Angina instável por causa não cardíaca.
f. Formação de trombo com subsequente oclusão da artéria coronária (a causa mais comum) (ver Infarto agudo do miocárdio, p. 277).

4. Os fatores de risco para o desenvolvimento de DAC incluem:
   a. Não modificáveis – idade (o risco aumenta com a idade), sexo masculino (as mulheres, de modo geral, sofrem de doença cardíaca 10 anos depois dos homens, em virtude da diminuição dos níveis de estrogênio cardioprotetor no período pós-menopausa), raça (populações não brancas têm risco aumentado) e histórico familiar.
   b. Modificáveis – níveis elevados de lipídios, hipertensão, obesidade, tabagismo, síndrome metabólica (obesidade, hipertensão e diabetes melito), estilo de vida sedentário e estresse.
   c. Estudos recentes demonstraram que existem novos fatores de risco associados ao desenvolvimento de DAC. Esses incluem níveis aumentados de homocisteína, fibrina e lipoproteína (a) e infecção ou inflamação (medida pela proteína C reativa [PCR]).
   d. A American Heart Association (AHA) também lista a hipertrofia ventricular esquerda (HVE) como um fator de risco.
5. Uma avaliação de risco da doença cardiovascular aterosclerótica (DCVA) é promovida a cada 4 a 6 anos para a previsão de curto e longo prazo do desenvolvimento de doença cardiovascular com base em idade, sexo, raça, painel lipídico, pressão arterial (PA) sistólica, uso de medicação, tabagismo e diabetes. Marcadores de risco adicionais são a PA diastólica, doença renal crônica, índice de massa corporal (IMC) e história familiar.

Baseado em evidências
Goff, D., Lloyd-Jones, D., D'Agostino, R. Sr. *et al.* (2014). Assessing cardiovascular risk: Systematic evidence review from the Risk Assessment Work Group. *Journal of the American College of Cardiology, 63*(25), 2935-2959.

Manifestações clínicas

Consulte as Diretrizes para padrões de cuidados 13.1.

Angina de peito crônica estável

Dor ou desconforto no tórax provocado por esforço ou estresse emocional e que é aliviado por repouso e administração de nitroglicerina.

1. Natureza – dor torácica subesternal, pressão, peso ou desconforto. Outras sensações incluem dor compressiva indistinta, ardência, asfixia, sufocamento e/ou cãibra.
   a. A dor pode ser leve ou intensa e tipicamente apresenta-se com aumento progressivo de desconforto e desaparecimento gradativo.
   b. Pode causar dormência ou fraqueza em braços, punhos ou mãos.
   c. Os sintomas associados incluem sudorese, náuseas, indigestão, dispneia, taquicardia e elevação da PA.
   d. As mulheres podem apresentar sintomas atípicos de dor torácica, como dor nos ossos da face, dispneia ou indigestão. Pacientes com diabetes ou história de transplante cardíaco podem não sentir dor torácica.
2. Localização – atrás do terço médio ou superior do esterno; em geral, o paciente cerra o punho sobre o local da dor (sinal de Levine positivo, indicando dor visceral profunda difusa) e não aponta o mesmo com o dedo.
3. Irradiação – geralmente irradia para pescoço, mandíbula, ombros, braços, mãos e região intraescapular posterior. A dor ocorre mais frequentemente no lado esquerdo do que no direito.
4. Duração – habitualmente dura de 2 a 15 minutos após a interrupção da atividade; a nitroglicerina alivia a dor em 1 minuto.
5. Outros fatores precipitantes – exposição a extremos de temperatura, ingestão de refeição pesada e relações sexuais aumentam a carga de trabalho do coração, aumentando, assim, a demanda de oxigênio.

Angina de peito instável (pré-infarto)

Ocorrência de dor torácica em repouso; não há aumento da demanda de oxigênio ao coração; todavia, observa-se uma falta aguda de fluxo sanguíneo ao coração, devido ao espasmo da artéria coronária, a uma placa aumentada ou ainda a hemorragia/ulceração de uma lesão complicada. O estreitamento crítico do lúmen do vaso ocorre de modo abrupto em ambos os casos.

1. Alteração em frequência, duração e intensidade dos sintomas de angina estável indica progressão para angina instável.
2. A dor causada pela angina instável dura mais de 10 minutos, não é aliviada pelo repouso nem pela nitroglicerina sublingual e simula os sinais e sintomas de infarto agudo do miocárdio (IAM).

Alerta de enfermagem
A angina instável pode causar morte súbita ou resultar em IAM. O reconhecimento e o tratamento precoces são essenciais para evitar as complicações.

Isquemia silenciosa

Ausência de dor torácica com evidência documentada de desequilíbrio entre o suprimento e a demanda de oxigênio do miocárdio (depressão do segmento ST de 1 mm ou mais), conforme determinado pelo eletrocardiograma (ECG), teste ergométrico ou monitoramento ambulatorial do ECG (Holter).

1. A isquemia silenciosa ocorre mais comumente nas primeiras horas após o despertar (evento circadiano), devido ao aumento na atividade do sistema nervoso simpático, causando elevação da frequência cardíaca, da PA, do tônus dos vasos coronários e da viscosidade do sangue.

DIRETRIZES PARA PADRÕES DE CUIDADOS 13.1

Dor torácica

- Avalie minuciosamente qualquer queixa de dor torácica
- Esteja alerta quanto aos pacientes que apresentam maior risco de infarto agudo do miocárdio (IAM) – fumantes, portadores de hipertensão, diabetes ou hiperlipidemia –, mas não descarte o risco de IAM naqueles sem fatores de risco
- Esteja atento quanto a sinais indiretos frequentes de doença arterial coronariana e IAM em mulheres, diabéticos e pacientes idosos (náuseas, indigestão, fadiga)
- Notifique o médico e obtenha eletrocardiograma para qualquer queixa de dor torácica
- Para a dor torácica não aliviada por repouso ou administração de nitroglicerina, ajude e aconselhe o paciente a obter atendimento de emergência imediatamente. Chame a equipe de atendimento a emergências se a dor for indicativa de IAM.

Essas informações devem servir apenas como orientação geral. Cada paciente apresenta um conjunto único de fatores clínicos e requer julgamento clínico de enfermagem para orientar os cuidados, que podem incluir medidas e abordagens adicionais ou alternativas.

Avaliação diagnóstica

1. Dor torácica e história clínica características.
2. Teste de nitroglicerina – alívio da dor com a nitroglicerina.
3. Exames de sangue.
   a. Marcadores cardíacos, creatinoquinase (CK), e sua isoenzima CK-MB, e troponina-I para determinar se há insulto cardíaco agudo e qual a sua gravidade.
   b. HbA_{1C} e painel lipídico em jejum para excluir os fatores de risco modificáveis para DAC.
   c. Coagulograma, PCR, homocisteína e lipoproteína (a) (níveis elevados estão associados a risco duas vezes maior de desenvolver DAC).
   d. Hemoglobina para descartar a possibilidade de anemia, que pode reduzir o suprimento de oxigênio ao miocárdio.
4. ECG de 12 derivações – pode revelar HVE, alterações de segmento ST e T (elevação de 2 mm ou mais do segmento ST em derivações contíguas para o sexo masculino e 1,5 mm ou mais no diagnóstico feminino para IAM), arritmias e ondas Q.
5. Teste de esforço com ECG – os aumentos progressivos na velocidade e inclinação enquanto o paciente caminha em uma esteira elevam a carga de trabalho do coração. Ocorrem alterações das ondas ST e T quando a isquemia miocárdica é induzida.
6. Exame de imagem com radionuclídeo – injeta-se um radioisótopo, o tálio-201, durante o exercício e são obtidas imagens por uma câmera. A baixa captação do isótopo pelo músculo cardíaco indica regiões de isquemia induzida pelo exercício. As imagens obtidas durante o repouso revelam uma reversão da isquemia nas regiões afetadas.
7. Ventriculografia com radionuclídeos (cintigrafia sanguínea sincronizada) – são obtidas imagens de hemácias marcadas com um radioisótopo com uma câmera durante o exercício e em repouso. Anormalidades do movimento da parede do coração podem ser detectadas e pode-se estimar a fração de ejeção.
8. Cateterismo cardíaco – a angiografia coronária realizada durante o procedimento determina a presença, a localização e a extensão das lesões coronárias.
9. Tomografia por emissão de pósitrons (PET) – obtenção de imagens de perfusão cardíaca com alta resolução para detectar diferenças de perfusão muito pequenas causadas por artérias com estenose. Não está disponível em todas as instituições de saúde.
10. A angiotomografia computadorizada coronariana (ATC) – examina as artérias coronárias que fornecem sangue ao coração e determina se sofreram estreitamento por placas. Podem ser criadas imagens tridimensionais. Recomendado para pacientes com dor torácica de risco baixo a intermediário.

Manejo

Terapia farmacológica

São utilizados medicamentos antianginosos (nitratos, bloqueadores beta-adrenérgicos, bloqueadores dos canais de cálcio e inibidores da enzima conversora de angiotensina [ECA]) para manter o equilíbrio entre oferta e demanda de oxigênio. O relaxamento dos vasos coronários promove o fluxo sanguíneo para o coração, aumentando assim o suprimento de oxigênio. A redução da carga de trabalho do coração diminui a demanda e o consumo de oxigênio. O objetivo da terapia medicamentosa é manter um equilíbrio entre oferta e demanda de oxigênio.

1. Nitratos – causam vasodilatação generalizada em todo o corpo. Os nitratos podem ser administrados por via oral (VO), sublingual, transdérmica, intravenosa (IV) ou intracoronária e fornecer efeitos de curta ou longa duração.
   a. Os nitratos de ação curta (sublingual) proporcionam alívio imediato de crises anginosas agudas ou são usados como profilaxia, quando administrados antes de atividade física.
   b. Os nitratos de ação prolongada previnem os episódios de angina e/ou reduzem a gravidade e a frequência das crises.
2. Bloqueadores beta-adrenérgicos – inibem a estimulação simpática dos receptores localizados no sistema de condução do coração e no músculo cardíaco.
   a. Alguns bloqueadores beta-adrenérgicos inibem a estimulação simpática dos receptores nos pulmões, bem como no coração (bloqueadores beta-adrenérgicos "não seletivos"). Ocorre vasoconstrição das grandes vias respiratórias no pulmão. É geralmente contraindicado para pacientes com doença pulmonar obstrutiva crônica (DPOC) ou asma.
   b. Os bloqueadores beta-adrenérgicos "cardiosseletivos" (nas doses recomendadas) afetam apenas o coração e podem ser utilizados com segurança em pacientes com doença pulmonar.
3. Bloqueadores dos canais de cálcio – inibem a movimentação dos íons cálcio no músculo cardíaco e nos vasos coronários. Promovem vasodilatação e impedem/controlam o espasmo da artéria coronária.
4. Inibidores da ECA – exercem efeitos terapêuticos por meio da remodelação do endotélio vascular e demonstraram reduzir o risco de agravamento da angina.
5. Agentes hipolipemiantes – reduzem os níveis de colesterol total e triglicerídeos, além de ser constatado que também auxiliam na estabilização da placa.
6. Agentes antiplaquetários – diminuem a agregação plaquetária para inibir a formação de trombos.
7. Ácido fólico e vitaminas do complexo B – para o tratamento de níveis aumentados de homocisteína.

Intervenções coronárias percutâneas

1. Angioplastia transluminal percutânea.
   a. Um cateter com balão na extremidade é inserido em um vaso coronário estreitado por uma placa.
   b. O balão é inflado e esvaziado para dilatar a parede do vaso e empurrar a placa contra a parede do vaso (ver p. 258).
   c. O sangue flui livremente por meio do vaso desobstruído até o coração.
2. Aterectomia IC.
   a. Um cateter com lâmina na extremidade é guiado por um vaso coronário até o local da placa.
   b. Dependendo do tipo de lâmina, a placa é cortada, raspada ou pulverizada e depois removida.
   c. Requer um introdutor de cateter maior; portanto, seu uso é limitado a vasos de maior calibre.
3. *Stent* IC.
   a. Coloca-se um dispositivo tubular de malha, em forma de diamante, no vaso coronário.
   b. Evita-se a reestenose ao proporcionar um suporte do tipo "esquelético".
   c. Os *stents* farmacológicos contêm anti-inflamatório, o que diminui a resposta inflamatória dentro da artéria.

Outras estratégias de intervenção

1. Cirurgia de revascularização miocárdica (CRM).
   a. Um enxerto é cirurgicamente fixado à aorta e a outra extremidade do enxerto é fixada a uma porção distal de um vaso coronário.
   b. Transpõem-se as lesões obstrutivas no vaso e proporciona-se um retorno adequado do fluxo sanguíneo para o músculo cardíaco suprido pela artéria (ver p. 263).
   c. Recomendado para pacientes com diabetes melito, DAC multiarterial e risco cirúrgico aceitável, em vez de intervenção coronária percutânea (ICP).
2. Revascularização transmiocárdica – por meio de um feixe de *laser*, são formados pequenos canais no miocárdio para estimular um novo fluxo sanguíneo.

Prevenção secundária

Baseado em evidências
Eckel, R., Jakicic, J., Ard, J. *et al.* (2014). 2013 AHA/ACC guideline on lifestyle management to reduce cardiovascular risk: A report of the American College of Cardiology American/Heart Association Task Force on Practice Guidelines. *Circulation, 129*(25 Suppl2), S76-S99.

1. Abandono do tabagismo.
2. Controle da elevação da PA (abaixo de 130/85 mmHg naqueles com insuficiência renal ou insuficiência cardíaca; abaixo de 130/80 mmHg naqueles com diabetes; abaixo de 140/90 mmHg em todos os outros).
3. Dieta com baixo teor de gordura saturada (menos de 7% de calorias), colesterol (menos de 200 mg/dia), gordura *trans*, sódio (menos de 2 g/dia), álcool (2 ou menos doses/dia em homens, 1 ou menos em mulheres).
4. Ácido acetilsalicílico em baixa dosagem diariamente para pacientes de alto risco.
5. Exercício físico (pelo menos 30 a 60 minutos de exercício de intensidade moderada na maioria dos dias).
6. Controle de peso (IMC ideal entre 18,5 e 24,9 kg/m^2); circunferência abdominal inferior a 101 cm para homens e 89 cm para mulheres.
7. Controle de diabetes melito (glicemia de jejum menor que 110 mg/dℓ e HbA_{1C} menor que 7%).
8. Controle de lipídios sanguíneos com meta para lipoproteína de baixa densidade (LDL) menor que 100 mg/dℓ (menos de 70 mg/dℓ em pacientes de alto risco).

Complicações

1. Morte súbita devido a arritmias letais.
2. Insuficiência cardíaca.
3. IAM.

Avaliação de enfermagem

1. Peça ao paciente para descrever as crises de angina.
   a. Quando as crises tendem a ocorrer? Depois de uma refeição? Após o início de certas atividades? Depois de atividades físicas em geral? Após visitas de familiares/outros?
   b. Onde está localizada a dor? Irradia?
   c. O início da dor foi súbito? Gradual?
   d. Quanto tempo durou? Segundos? Minutos? Horas?
   e. O tipo de dor era estável e constante?
   f. O desconforto é acompanhado por outros sintomas? Suor? Tontura? Náuseas? Palpitações? Dispneia?
   g. Existe alguma coisa que piore a dor (como movimento, respiração profunda, alimentação)?
   h. Como a dor é aliviada? Quanto tempo leva para sentir o alívio?
2. Obtenha um ECG de 12 derivações como linha de base.
3. Avalie o conhecimento da doença pelo paciente e pela família.
4. Identifique o nível de ansiedade do paciente e da família e o uso de mecanismos de enfrentamento apropriados.
5. Reúna informações acerca dos fatores de risco cardíaco do paciente. Avalie idade, nível de colesterol total, níveis de LDL e lipoproteína de alta densidade (HDL), PA sistólica e tabagismo para determinar o risco do paciente em 10 anos para desenvolver doença coronariana, de acordo com o método de pontuação de risco de Framingham.
6. Avalie o histórico médico do paciente para condições como diabetes, insuficiência cardíaca, IAM prévio ou doença pulmonar obstrutiva que possa influenciar a escolha da terapia medicamentosa.
7. Identifique os fatores que possam contribuir para a não adesão do paciente à terapia medicamentosa prescrita.
8. Revise os exames renais, hepáticos e hemograma completo (CBC).
9. Converse com o paciente sobre os níveis atuais de atividade. (A efetividade do tratamento com fármacos antianginosos deve ser avaliada pela capacidade de o paciente alcançar níveis mais altos de atividade.)
10. Converse com o paciente sobre suas crenças e possíveis modificações nos fatores de risco e na disposição para a mudança.

Diagnósticos de enfermagem

- Dor aguda associada ao desequilíbrio entre oferta e demanda de oxigênio
- Débito cardíaco (DC) diminuído relacionado com redução da pré-carga, pós-carga, contratilidade e frequência cardíaca em consequência dos efeitos hemodinâmicos da terapia medicamentosa
- Ansiedade associada à dor torácica, com prognóstico incerto e ambiente ameaçador.

Intervenções de enfermagem

Alívio da dor

1. Determine a intensidade da angina do paciente.
   a. Peça ao paciente para comparar a dor com outra dor experimentada no passado e, em uma escala de 0 (sem dor) a 10 (pior dor), classificar a dor atual.
   b. Observe outros sinais e sintomas associados, incluindo sudorese, dispneia, postura corporal protetora, cor facial escurecida e/ou alterações no nível de consciência (LOC).
2. Coloque o paciente em posição confortável; a posição de Fowler promove a ventilação.
3. Administre oxigênio, quando apropriado.
4. Verifique PA, frequência cardíaca apical e frequência respiratória.
5. Realize ECG de 12 derivações.
6. Administre medicamentos antianginosos, conforme prescrição.
7. Comunique os achados ao médico.
8. Monitore o alívio da dor e observe a duração do episódio anginoso.
9. Verifique os sinais vitais a cada 5 a 10 minutos, até o desaparecimento da dor da angina.
10. Monitore a progressão da angina estável para a angina instável: aumento da frequência e intensidade da dor, dor que ocorre em repouso ou com baixos níveis de esforço, dor com duração superior a 5 minutos.
11. Determine o nível de atividade que precipitou o episódio de angina.
12. Identifique as atividades específicas que o paciente pode realizar que estejam abaixo do nível em que ocorre a dor anginosa.
13. Reforce a importância de notificar à equipe de enfermagem quando sentir angina.

Manutenção do débito cardíaco

1. Monitore cuidadosamente a resposta do paciente à terapia medicamentosa.
   a. Verifique PA e frequência cardíaca com o paciente sentado e deitado no começo de uma terapia a longo prazo (fornece dados iniciais para avaliar a hipotensão ortostática que pode ocorrer com a terapia medicamentosa).
   b. Avalie novamente os sinais vitais, conforme indicado pelo início da ação do fármaco e no momento de efeito máximo.
   c. Observe alterações na PA de mais de 10 mmHg e alterações na frequência cardíaca de mais de 10 bpm.
   d. Observe as queixas de cefaleia (especialmente com o uso de nitratos) e tontura (mais comum com os inibidores da ECA).
      i. Administre ou ensine a autoadministração de analgésicos, conforme indicado, para cefaleia.
      ii. Incentive o decúbito dorsal para aliviar a tontura (geralmente associada à diminuição da PA; a pré-carga é maior em decúbito dorsal, proporcionando, assim, aumento temporário da PA).

e. Institua o monitoramento contínuo por ECG ou realize o ECG de 12 derivações, se indicado. Interprete o traçado do ritmo a cada 4 horas e, conforme a necessidade para pacientes com monitoramento contínuo (os bloqueadores beta-adrenérgicos e os bloqueadores dos canais de cálcio podem causar bradicardia significativa e graus variados de bloqueio cardíaco).
f. Avalie o desenvolvimento de insuficiência cardíaca (bloqueadores beta-adrenérgicos e alguns bloqueadores de canais de cálcio têm propriedades inotrópicas negativas).
  i. Verifique diariamente o peso, a ingestão e a eliminação.
  ii. Ausculte os campos pulmonares à procura de estertores e avalie a dispneia e a diminuição da saturação de oxigênio.
  iii. Monitore se ocorre edema.
  iv. Monitore a pressão venosa central (PVC), se aplicável.
  v. Avalie a distensão das veias jugulares.
  vi. Avalie o aumento do fígado e verifique os exames de função hepática.
g. Monitore os exames laboratoriais, conforme indicado (marcadores cardíacos).

2. Monitore à procura de hipoperfusão.
   a. Diminuição da PA.
   b. Pulsos fracos.
   c. Tontura.
   d. Dispneia.
   e. Extremidades frias.
   f. Palidez.
   g. Diaforese.
3. Certifique-se de remover o adesivo ou a pasta de nitrato anterior antes de aplicar um novo (previne a hipotensão) e reaplique em diferentes partes do corpo. Para diminuir a tolerância ao nitrato, a nitroglicerina transdérmica pode ser usada apenas durante o dia e retirada à noite, quando o esforço físico é reduzido.
4. Esteja atento a reações adversas relacionadas com interrupção abrupta do bloqueador beta-adrenérgico e da terapia com bloqueadores dos canais de cálcio. Esses fármacos devem ser titulados para evitar o "fenômeno de rebote": taquicardia, aumento da dor torácica, hipertensão.
5. Discuta o uso da cromoterapia terapêutica com o médico (sincronização da terapia antianginolítica com os eventos circadianos).
6. Relate os efeitos adversos do medicamento para o médico.

Redução da ansiedade

1. Exclua etiologias fisiológicas que aumentem a ansiedade ou a causa antes da administração de sedativos, conforme necessário. As causas fisiológicas devem ser identificadas e tratadas em tempo hábil para evitar resultados adversos ou fatais irreversíveis. Os sedativos podem mascarar os sintomas, retardando a identificação, o diagnóstico e o tratamento em tempo hábil.
2. Avalie o paciente quanto a sinais de hipoperfusão, ausculte os sons cardíacos e pulmonares, realize ECG e administre oxigênio, conforme prescrição. Notifique o médico imediatamente.
3. Documente todos os resultados de avaliação, notificação e resposta do médico, bem como as intervenções e as respostas do cliente.
4. Explique ao paciente e à família os motivos da hospitalização, dos exames diagnósticos e das terapias administradas.
5. Incentive o paciente a verbalizar os medos e as preocupações sobre a doença por meio de diálogos frequentes – transmita ao paciente sua disposição para ouvi-lo.
6. Responda às perguntas do paciente com explicações concisas.
7. Administre medicamentos para aliviar a ansiedade do paciente, conforme indicado. Sedativos e tranquilizantes podem ser usados para prevenir crises precipitadas por agravamento da condição, excitação ou tensão.
8. Explique ao paciente a importância da redução da ansiedade para auxiliar no controle da angina. (Ansiedade e medo aumentam o estresse cardíaco, ampliando a demanda por oxigênio.) Ensine técnicas de relaxamento.
9. Discuta as medidas a serem implementadas quando ocorrer um episódio de angina. (O preparo do paciente diminui a ansiedade e permite que descreva a angina com maior precisão.)
   a. Revise as perguntas que serão feitas durante os episódios de angina.
   b. Revise as intervenções que serão empregadas para aliviar as crises de angina.

Educação do paciente e manutenção da saúde

Orientação do paciente e da família sobre DAC

1. Avalie a disposição para aprender (sem dor, demonstra interesse, está confortável), o estilo de aprendizagem, a cognição e o nível de escolaridade.
2. Relembre as câmaras cardíacas e o sistema de artérias coronárias, usando um diagrama do coração.
3. Mostre ao paciente um diagrama de uma artéria entupida; explique como ocorre o bloqueio; indique no diagrama a localização das lesões do paciente.
4. Explique o que é a angina (um sinal de alerta do coração de que não há sangue e oxigênio suficientes, devido a obstrução ou espasmo da artéria).
5. Revise os fatores de risco específicos que afetam o desenvolvimento e a progressão de DAC. Enfatize os fatores de risco que podem ser modificados e controlados para reduzir o risco.
6. Discuta sinais e sintomas de angina, fatores precipitantes e tratamento para as crises. Enfatize a importância de tratar imediatamente os primeiros sintomas de angina.
7. Ensine o paciente a diferença entre sinais e sintomas associados à angina estável e à angina pré-infarto.
8. Forneça folhetos informativos ao paciente e seus familiares para revisar e incentivar perguntas para uma sessão posterior de orientação.

Identificação do nível adequado de atividade para evitar angina

Aconselhe que o paciente:

1. Participe de um programa de atividades diárias que não produzam desconforto torácico, dispneia e fadiga excessiva. Distribua as atividades ao longo do dia; evite fazer tudo de uma vez. Inicie um esquema de exercícios regulares, conforme indicado pelo médico.
2. Evite atividades que comprovadamente provocam a dor anginosa – esforço súbito, caminhar contra o vento, temperaturas extremas, altitude elevada e situações emocionalmente estressantes, que aceleram os batimentos cardíacos, elevam a PA e aumentam a carga de trabalho cardíaco.
3. Evite a prática de atividade física por 2 horas após as refeições. Descanse depois de cada refeição, se possível.
4. Não execute atividades que exijam grande esforço (p. ex., transporte de objetos pesados).
5. Evite o clima frio, se possível. Vista-se com roupas quentes e caminhe mais devagar. Cubra o nariz e a boca com um lenço quando estiver no ar frio.
6. Perca peso, se necessário, para reduzir a carga cardíaca.
7. Seja instruído de que a atividade sexual não é proibida e deve ser discutida com o profissional de saúde.

Orientação do paciente sobre uso apropriado e efeitos adversos de medicamentos

1. Atente o cliente sobre a importância de levar sempre a nitroglicerina consigo.
   a. A nitroglicerina é volátil e é inativada por calor, umidade, ar, luz e tempo.
   b. Mantenha a nitroglicerina no recipiente de vidro escuro original, bem fechado para evitar a absorção de luz.
   c. A nitroglicerina deve causar uma leve sensação de queimação ou ardência sob a língua quando ela é potente.

2. Instrua o cliente a colocar a nitroglicerina sob a língua ao primeiro sinal de desconforto no peito.
   a. Interromper todo esforço ou atividade, sentar-se e tomar o comprimido de nitroglicerina – o alívio deve ser obtido em poucos minutos.
   b. Repetir a dosagem em 5 minutos, até um total de três comprimidos, se o alívio não for obtido.
   c. Manter registro do número de comprimidos administrados para avaliar a mudança no padrão anginal.
   d. Tomar nitroglicerina profilaticamente para evitar a dor desencadeada por certas atividades conhecidas.
3. Demonstre para o paciente como administrar corretamente a pomada de nitroglicerina.
   a. Coloque a pomada sobre a tira demarcada.
   b. Remova a pomada anterior da pele, limpando suavemente com um lenço. Tenha cuidado para evitar tocar a pasta com as pontas dos dedos, pois isso aumentará a dose de absorção.
   c. Alterne o local de administração para evitar irritação da pele.
   d. Aplique a pomada na pele. Use um filme plástico para proteger a roupa se não for fornecido com a faixa.
   e. Peça uma demonstração de retorno do paciente.
4. Instrua o paciente sobre a administração de adesivos transdérmicos de nitroglicerina.
   a. Remova o adesivo anterior; dobre ao meio para que a medicação não toque as pontas dos dedos e não fique acessível no lixo. Limpe a área com um lenço de papel para remover qualquer medicação residual.
   b. Aplique o adesivo em uma área do corpo limpa, seca e sem gordura.
   c. Alterne os locais de administração.
   d. Instrua o paciente a não remover o adesivo para nadar ou tomar banho.
   e. Se o adesivo se soltar e parte dele se tornar não aderente, ele deve ser dobrado ao meio e descartado. Um novo adesivo deve ser aplicado.
5. Oriente o paciente sobre possíveis efeitos adversos de outros medicamentos. Instrua o paciente a não parar de tomar qualquer um deles sem discutir com o médico.
   a. Constipação intestinal – verapamil.
   b. Edema no tornozelo – nifedipino.
   c. Insuficiência cardíaca (dispneia, ganho de peso, edema) – bloqueadores beta-adrenérgicos ou bloqueadores dos canais de cálcio.
   d. Tontura – vasodilatadores, anti-hipertensivos.
   e. Impotência – diminuição da libido e funcionamento sexual – bloqueadores beta-adrenérgicos.
6. Assegure-se de que o paciente possua medicação suficiente até a próxima consulta ou que tenha condições de ir a uma farmácia. Alerte sobre a retirada abrupta de bloqueadores beta-adrenérgicos ou bloqueadores dos canais de cálcio para evitar o efeito rebote.

Baseado em evidências
Instrua o paciente a chamar o serviço de emergência caso a dor torácica persista ou tenha piorado após a administração do primeiro comprimido de nitroglicerina sublingual (5 minutos). Além disso, instrua o paciente a continuar a tomar os outros comprimidos sublinguais de nitroglicerina a cada 5 minutos, até a chegada do serviço de emergência (instrua o paciente a não ir dirigindo para o hospital).

Aconselhamento do paciente sobre fatores de risco e mudanças no estilo de vida

1. Informe o paciente sobre métodos de redução do estresse, como técnicas de *biofeedback* e relaxamento.
2. Oriente sobre a dieta com baixo teor de gordura e baixo teor de colesterol. Explique as orientações da AHA, que recomendam a ingestão de peixe pelo menos 2 vezes/semana, especialmente peixes ricos em óleo ômega-3.
   a. Foi constatado que os óleos ômega-3 melhoram a saúde arterial e diminuem a PA, os triglicerídeos e o crescimento da placa aterosclerótica.
   b. Óleos ômega-3 podem ser encontrados em peixes gordurosos, como cavala, salmão, sardinha, arenque e atum albacora.
   c. Sugira livros de receitas disponíveis que possam ajudar no planejamento e preparo de alimentos.
   d. Encaminhe o paciente a um nutricionista para estabelecer um cardápio.
3. Informe o paciente sobre programas de reabilitação cardíaca que oferecem aulas estruturadas sobre exercícios, cessação do tabagismo e controle de peso.
4. Instrua o paciente a evitar a ingestão excessiva de cafeína (café, refrigerantes), pois pode aumentar a frequência cardíaca e produzir angina.
5. Diga ao paciente para não usar "pílulas para emagrecer", descongestionantes nasais ou qualquer medicamento vendido sem prescrição médica (medicamentos de venda livre) que possam aumentar a frequência cardíaca ou estimular a elevação da PA.
6. Incentive o paciente a evitar o consumo de álcool ou a beber com moderação (o álcool pode aumentar os efeitos adversos hipotensivos dos fármacos).
7. Incentive o paciente a agendar consultas de acompanhamento para controle de diabetes, hipertensão e hiperlipidemia.
8. Aconselhe o paciente a conversar com o médico sobre terapias suplementares (vitaminas B_6, B_{12}, C, E, ácido fólico e L-arginina).
9. Para informações adicionais, oriente o paciente para a AHA (*www.americanheart.org*).[1]
10. Se necessário, encaminhe o paciente ao médico para discutir o uso de inibidores da fosfodiesterase (PDE5) para a disfunção erétil.

Alerta farmacológico
O paciente não deve ingerir PDE5, como a sildenafila, concomitantemente a nitratos ou bloqueadores alfa-adrenérgicos, devido à possibilidade de ocorrer hipotensão grave e evento cardíaco.

Reavaliação: resultados esperados

- Relata alívio da dor
- PA e frequência cardíaca estáveis
- Verbaliza redução da ansiedade, apresenta capacidade de enfrentamento.

Infarto agudo do miocárdio

Baseado em evidências
Gara, P. T., Kushner, F.G., Ascheim, D. D. *et al.* (2013). ACCF/AHA guideline for the management of ST elevation myocardial infarction. *Circulation, 127*, 529-555.

O IAM é uma das manifestações da SCA e refere-se a um processo dinâmico no qual uma ou mais regiões do coração sofrem diminuição ou interrupção prolongada do suprimento de oxigênio devido à insuficiência do fluxo sanguíneo coronariano; posteriormente, ocorre

[1]N.R.T: A American Heart Association (AHA) é a associação de referência para pesquisa sobre evidências na área. Oriente também a consultar diretrizes nacionais junto à Sociedade Brasileira de Cardiologia em: *http://cientifico.cardiol.br/*

necrose ou "morte" do tecido miocárdico afetado. O início do processo de IAM pode ser súbito ou gradual, e a progressão do evento até a morte celular leva aproximadamente de 3 a 6 horas.

Fisiopatologia e etiologia

1. Trombose coronariana aguda (parcial ou total) – associada a 90% dos infartos do miocárdio.
   a. Aterosclerose grave (mais de 70% de estreitamento da artéria) precipita a formação de trombos.
   b. A formação de trombos inicia com a ruptura da placa e adesão de plaquetas à área danificada.
   c. Ativado pela exposição de plaquetas expostas, há expressão de receptores de glicoproteína IIb/IIIa que se ligam ao fibrinogênio.
   d. Ocorre ainda mais agregação e adesão plaquetária, aumentando o trombo e impedindo o suprimento de sangue.
2. Outros fatores etiológicos incluem: espasmo da artéria coronária, embolia arterial coronariana, doenças infecciosas que causam inflamação arterial, hipoxia, anemia e esforço intenso ou estresse cardíaco em caso de DAC significativa (*i. e.*, procedimentos cirúrgicos, trabalho braçal).
3. Ocorrem diferentes graus de dano ao músculo cardíaco (Figura 13.2):
   a. Zona de necrose – morte do músculo cardíaco causada por extensa e completa privação de oxigênio; danos irreversíveis.
   b. Zona de lesão – região do músculo cardíaco ao redor da área de necrose; inflamado e lesionado, mas ainda viável se puder ser restaurada a oxigenação adequada.
   c. Zona de isquemia – região do músculo cardíaco ao redor da área da lesão, isquêmica e viável; não representa perigo, a menos que ocorra uma progressão do infarto.
4. Classificação do IAM:
   a. IAMCSST – são observados supradesnivelamentos do segmento ST no ECG. Pode ou não ocorrer área de necrose por toda a parede do músculo cardíaco.
   b. IAMSSST – não são observados supradesnivelamentos do segmento ST no ECG. Podem ser notadas depressões de ST, marcadores cardíacos positivos, inversões de onda T e equivalentes clínicos (dor torácica). A área de necrose pode ou não ocorrer por todo o miocárdio.
5. A(s) região(ões) do músculo cardíaco que é(são) acometida(s) depende(m) de quais artérias coronárias estão obstruídas (Figura 13.3).
   a. O ventrículo esquerdo é um local comum e de risco no IAM, porque é a principal câmara de bombeamento do coração.

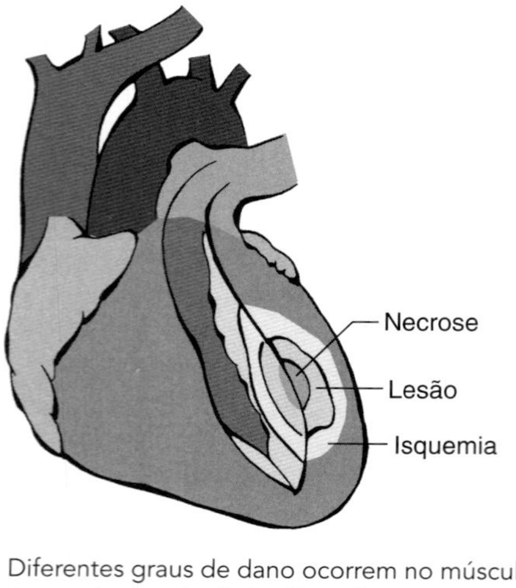

Figura 13.2 Diferentes graus de dano ocorrem no músculo cardíaco após um infarto agudo do miocárdio. Este diagrama mostra as zonas de necrose, lesão e isquemia.

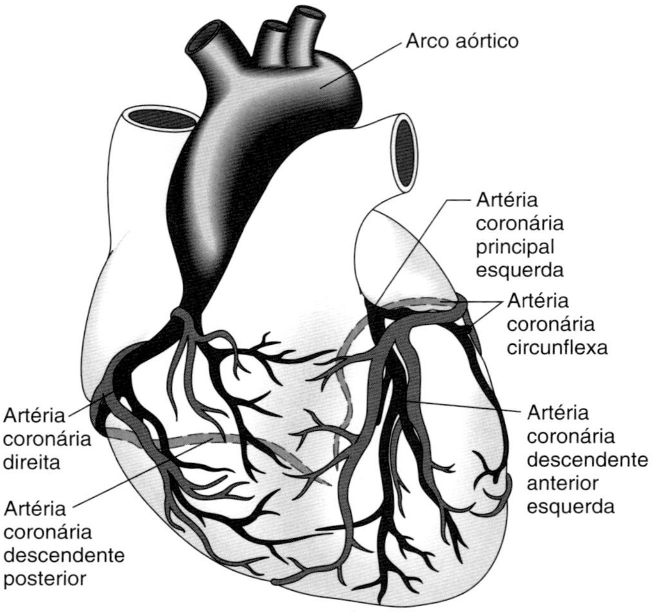

Figura 13.3 Diagrama das artérias coronárias que emergem da aorta e circundam o coração. Algumas das veias coronárias também são ilustradas. (Smeltzer, S., and Bare, B. [2000]. *Brunner and Suddarth's textbook of medical-surgical nursing* [9th ed.]. Philadelphia: Lippincott Williams & Wilkins.)

A artéria descendente anterior esquerda fornece oxigênio para essa parte do coração.
   b. Os infartos do ventrículo direito comumente ocorrem com danos na parede inferior e/ou posterior do ventrículo esquerdo. A oclusão nas artérias coronárias direitas ou circunflexas pode levar a esse tipo de infarto.
6. A gravidade e a localização do IAM determinam o prognóstico.

Alerta de enfermagem
A reperfusão e a revascularização precoces (no intervalo de 24 horas) são recomendadas para casos de IAMSSST. Embora a revascularização possa ser postergada em pacientes de baixo risco, estudos mostram que pode aumentar o tempo de permanência e o custo de internação. A reperfusão pode ocorrer via abordagem femoral ou radial. A abordagem radial está associada a menores taxas de complicações e mortalidade.

Manifestações clínicas

1. Dor torácica.
   a. Dor subesternal grave, difusa e estável; pode ser descrita como uma sensação de esmagamento, aperto ou embotamento.
   b. Não aliviada por repouso ou terapia vasodilatadora sublingual como a nitroglicerina, mas requer opioides (morfina).
   c. Pode irradiar para braços (geralmente o esquerdo), ombros, pescoço, costas e/ou mandíbula.
   d. Continua por mais de 15 minutos.
   e. Pode produzir ansiedade e medo, resultando no aumento de frequência cardíaca, PA e frequência respiratória.
   f. Alguns pacientes, mulheres ou diabéticos podem não apresentar queixas de dor (IAM silencioso).
2. Sudorese; pele fria e pegajosa; palidez facial.
3. Hipertensão ou hipotensão.
4. Bradicardia ou taquicardia.
5. Batimentos ventriculares e/ou atriais prematuros.
6. Palpitações, ansiedade grave, dispneia.

7. Desorientação, confusão mental, inquietação.
8. Desmaio, fraqueza acentuada.
9. Náuseas, vômitos, soluços.
10. Sintomas atípicos: desconforto epigástrico ou abdominal, sensação de dor ou formigamento, dispneia, fadiga extrema.

Alerta de enfermagem
Muitos pacientes não apresentam sintomas; são "IAMs silenciosos". No entanto, ainda existem danos resultantes ao coração. Mulheres e diabéticos geralmente apresentam queixas atípicas e/ou vagas (p. ex., indigestão, fadiga). Esses pacientes apresentam maior risco de morte durante a hospitalização. Isso é influenciado pelo atraso na procura de atendimento médico e é menos provável que recebam terapias que se mostraram efetivas no tratamento de IAM (fibrinolíticos ou ICP primária, ácido acetilsalicílico, betabloqueadores ou heparina).

Alerta gerontológico
Pacientes idosos têm maior probabilidade de apresentar IAM silencioso ou sinais e sintomas atípicos, como hipotensão, baixa temperatura corporal, dispneia, queixas brandas de desconforto, perspiração moderada, sintomas semelhantes a um acidente vascular cerebral (AVC), tontura ou alteração no sensório.

Avaliação diagnóstica

Alterações no eletrocardiograma

1. Geralmente ocorrem dentro de 2 a 12 horas, mas pode levar de 72 a 96 horas.
2. Tecidos necróticos, lesionados e isquêmicos alteram a despolarização e a repolarização ventricular.
   a. A depressão do segmento ST e a inversão da onda T indicam um padrão de isquemia.
   b Elevação ST indica um padrão de lesão.
   c. Ondas Q (Figura 13.4) indicam necrose tecidual e são permanentes. Uma onda Q patológica é aquela com mais de 3 mm de profundidade ou maior que um terço da altura da onda R.

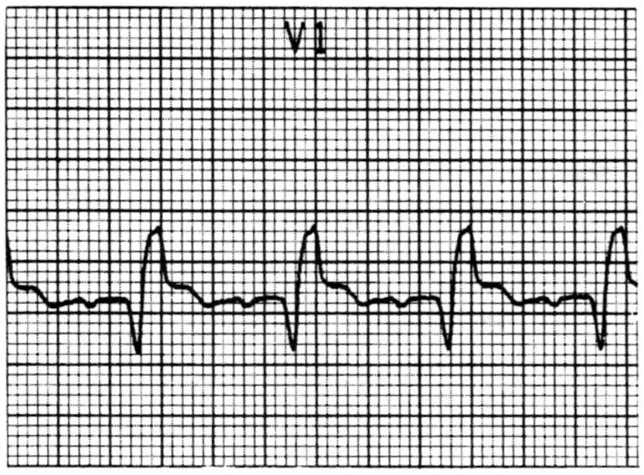

Figura 13.4 Onda Q anormal.

3. A localização do infarto (anterior, anterosseptal, inferior, posterior, lateral) é determinada pelas derivações nas quais são observadas as alterações do segmento ST (elevação *versus* depressão). É importante ressaltar que as alterações devem estar em duas derivações contíguas ou relacionadas para serem diagnósticas.

Alerta de enfermagem
Um ECG normal não descarta a possibilidade de infarto, porque as alterações podem ser sutis e obscurecidas por condições subjacentes (bloqueios de ramo, distúrbios eletrolíticos).

Marcadores cardíacos

1. As enzimas cardíacas (marcadores bioquímicos) não são diagnósticas de IAM com uma única elevação; devem ser pedidos exames seriados (ver p. 238).
   a. A elevação do marcador é então correlacionada à extensão do dano no músculo cardíaco.
   b. Elevação característica ao longo de várias horas confirma um IAM (Figura 13.5).

Outros achados

1. PCR e lipoproteína(s) elevadas devido à inflamação nas artérias coronárias.

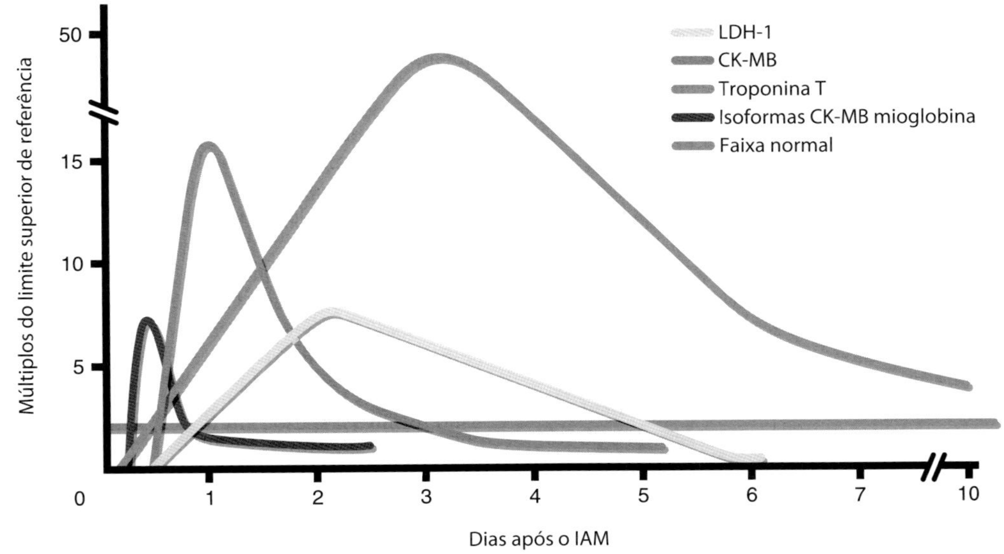

Figura 13.5 Liberação de marcadores cardíacos após infarto agudo do miocárdio (IAM). Após um IAM, os níveis de mioglobina e CK-MB aumentam, mas a elevação dura apenas alguns dias. Os níveis de troponina T podem ser mantidos por 4 a 10 dias após o IAM, permitindo um diagnóstico mais preciso. Todos os resultados são normalizados em relação ao limite de referência superior. (Wu, A. H. B. [1995]. Cardiac troponins T and I in coronary artery diseases. *Endocrinology and Metabolism In-Service Training and Continuing Education. 13*, 81. © American Association for Clinical Chemistry, Inc.)

2. Resultados anormais nos testes de coagulação (tempo de protrombina [TP], tempo de tromboplastina parcial [TTP]).
3. Elevação da contagem de leucócitos e da taxa de sedimentação em virtude do processo inflamatório envolvido no dano celular do músculo cardíaco.
4. O exame de imagem com radionuclídeo possibilita a identificação de áreas de perfusão diminuída.
5. A PET *scan* determina se há lesão reversível do músculo cardíaco e tecido irreversível ou necrótico; também pode ser determinado até que ponto o músculo cardíaco lesionado respondeu ao tratamento.
6. A disfunção do músculo cardíaco pode ser observada no ECG ou na ressonância magnética (RM) cardíaca.

Manejo

As metas da terapia para angina instável/IAMSSST consistem no alívio imediato da isquemia e prevenção de desfechos graves, como morte, IAM ou reinfarto. Para isso, é necessária a administração de terapia anti-isquêmica (repouso, suplementação de oxigênio, nitroglicerina, betabloqueadores, inibidores da ECA), terapia antitrombótica (ácido acetilsalicílico, clopidogrel, ticlopidina), estratificação contínua de risco e emprego de procedimento invasivo (cateterismo cardíaco) para restaurar precocemente o fluxo sanguíneo coronariano. Evidências crescentes sugerem que o uso de oxigênio suplementar na ausência de hipoxia pode levar ao aumento do tamanho do infarto. Deve-se ter cautela ao administrar oxigênio a pacientes com IAMCSST.

Baseado em evidências
Nehme, Z., Stub, D., Bernard, S. *et al.* (2016). Effect of supplemental oxygen exposure on myocardial injury in ST elevation myocardial infarction. *Heart*, 2016, 444-451.

Terapia farmacológica

A terapia farmacológica para infarto é padrão (Tabela 13.1). Use o acrônimo MONA para estabelecer as intervenções farmacológicas imediatas.

1. M (morfina) – administração IV em vez de intramuscular (IM) é usada para tratar dor torácica. A liberação endógena de catecolaminas durante processos dolorosos impõe aumento na carga de trabalho do coração, causando aumento na demanda de oxigênio. Os efeitos analgésicos da morfina diminuem a dor, aliviam a ansiedade e melhoram o DC, reduzindo a pré-carga e a pós-carga.
2. O (oxigênio) – administrado via cânula nasal ou máscara facial. Aumenta a oxigenação do músculo cardíaco isquêmico.
3. N (nitratos) – administrados por via sublingual, por *spray* ou por administração IV. A terapia com vasodilatador reduz a pré-carga, diminuindo o retorno do sangue ao coração e a demanda de oxigênio.
4. A (ácido acetilsalicílico) – uma dosagem imediata VO (mastigada) é recomendada para interromper a agregação plaquetária.

Outros medicamentos

1. Os agentes fibrinolíticos, como o ativador do plasma tecidual, a estreptoquinase e a reteplase, são administrados IV para restabelecer o fluxo sanguíneo nos vasos coronários, dissolvendo o trombo.
   a. É contraindicado no tratamento da angina instável ou IAMSSST ou IAM da parede posterior. Estudos não demonstraram benefícios clínicos na ausência de IAM com elevação do segmento ST ou bloqueio de ramo.
   b. Nenhum efeito é percebido sobre a estenose subjacente que precipitou a formação do trombo.
2. Utilizar antiarrítmicos, como a amiodarona, para diminuir a irritabilidade ventricular que ocorre após o IAM.
   a. Um *bolus* de amiodarona é administrado IV durante 10 minutos; Em seguida, administra-se uma infusão em doses variadas ao longo de 24 horas (1 mg/min durante 6 horas e depois 0,5 mg/min durante 18 horas).
   b. Correção de desequilíbrios eletrolíticos, como hiperpotassemia, que também causa irritabilidade ventricular.

Intervenções coronárias percutâneas

Baseado em evidências
Tricoci, P., Lokhnygina, Y., Berdan, L. G. *et al.* (2016). ACC/AHA/SCAI focused update on primary percutaneous coronary intervention for patients with ST elevation myocardial infarction: An update of the 2011 ACCF/AHA/SCAI guideline for percutaneous coronary intervention and the 2013 ACCF/AHA guideline for the management of ST-elevation myocardial infarction: A report of the American College of Cardiology/American Heart Association Task Force on Clinical Practice Guidelines and the Society for Cardiovascular Angiography and Interventions. *Journal of the American College of Cardiology, 67*(10).

1. A abertura mecânica do vaso coronário pode ser realizada durante um IAM em evolução.
2. As ICPs, incluindo angioplastia coronariana transluminal percutânea, colocação de *stent* coronariano e aterectomia, podem ser realizadas em substituição ou como adjuvante à terapia fibrinolítica (ver p. 258).
3. A terapia fibrinolítica deve ser considerada para pacientes IAMCSST, se a ICP não puder ser realizada dentro de 90 minutos. As diretrizes sugerem que pacientes que se encontrem em instituições de saúde sem capacidade para realizar ICP devem ser transferidos dentro de 120 minutos após o quadro, para a realização imediata do procedimento. No entanto, caso sejam previstos atrasos (*i. e.*, atraso na transferência em mais de 120 minutos), a terapia fibrinolítica deve ser considerada dentro de 30 minutos após a apresentação do paciente.

Alerta gerontológico
Pacientes idosos são extremamente suscetíveis à depressão respiratória em resposta a opioides. Titule a dose cuidadosamente e monitore o estado respiratório.

Revascularização cirúrgica

1. A cirurgia cardíaca (*i. e.*, revascularização miocárdica) após IAMCSST está associada a alta mortalidade nos primeiros 3 a 7 dias; assim, o benefício da revascularização deve ser pesado contra o risco de cirurgia cardíaca. No entanto, abordagens cirúrgicas mais recentes, como CRM sem CEC, atenuaram esse risco para alguns pacientes.
2. Os benefícios dessa terapia incluem o tratamento definitivo da estenose e menor formação de cicatriz no coração.

Complicações

1. Arritmias.
2. Morte cardíaca súbita devido a arritmias ventriculares.
3. Expansão do infarto (aumento e dilatação da zona necrótica).
4. Extensão do infarto (necrose adicional do músculo cardíaco que ocorre após 24 horas de infarto agudo).
5. Insuficiência cardíaca (com 20 a 35% de dano no ventrículo esquerdo).
6. Choque cardiogênico.
7. Reinfarto.
8. Miocardiopatia isquêmica.
9. Ruptura cardíaca.

Tabela 13.1 Esquema de medicamentos da SCA.

Fármaco e modo de ação	Considerações clínicas
Ácido acetilsalicílico Agente antiplaquetário que bloqueia a síntese de prostaglandinas e a formação de tromboxano A_2	• Administre assim que houver suspeita de síndrome coronariana aguda (SCA) • Administre ao paciente 160 a 325 mg; se já não estiver tomando ácido acetilsalicílico, o paciente deve mastigar essa dose • Se o paciente for alérgico ao ácido acetilsalicílico, administre clopidogrel ou ticlopidina
Clopidogrel, ticagrelor Antiplaquetários que inibem a agregação plaquetária Nota: é possível ocorrer a reestenose após intervenção coronária percutânea (ICP) em pacientes com o gene CYP2C19, que causa níveis significativamente mais baixos do metabólito ativo do clopidogrel	• Alternativas para pacientes que não podem usar ácido acetilsalicílico • Pesquisas recentes indicam que o uso concomitante de clopidogrel e ácido acetilsalicílico reduz o risco de infarto agudo do miocárdio (IAM), acidente vascular cerebral (AVC) e morte
Heparina não fracionada, heparina de baixo peso molecular (dalteparina, enoxaparina) Potencializam a atividade da antitrombina III, inativam a trombina, impedem a conversão do fibrinogênio em fibrina	**Heparina não fracionada** • A dose é ajustada ao peso e administrada para atingir o tempo de tromboplastina parcial (TTP) terapêutico e o tempo de coagulação ativado • Reversível com sulfato de protamina **Heparina de baixo peso molecular** • O TTP não é monitorado • Administrada por injeção subcutânea • Efeitos não são reversíveis
Inibidores da glicoproteína (GP) IIb/IIIa (abciximabe, tirofibana, eptifibatida) Bloqueia os locais de GP nas plaquetas, impedindo a agregação plaquetária	• Indicados para SCA de risco intermediário ou alto ou com ICP • Cada medicamento tem indicações específicas e intervalos de dosagem. Consulte a bula para detalhes
Fibrinolíticos (alteplase, tenecteplase, estreptoquinase, reteplase) Rompem a rede de fibrina em coágulos	• Indicados apenas na SCA com elevação do segmento ST • Certos agentes requerem dose ajustada ao peso. Consulte a indicação do fabricante para mais detalhes
Bloqueadores beta-adrenérgicos (metoprolol, atenolol) Reduzem o débito cardíaco, a frequência cardíaca, o remodelamento ventricular e a disfunção endotelial	• Inicie um bloqueador beta-adrenérgico em todos os pacientes com SCA, de acordo com o tolerado • Conforme prescrito, ajuste a dose para alcançar as metas terapêuticas: frequência cardíaca de 60 bpm; pressão arterial (PA) > 90 mmHg sistólica
Inibidores da enzima conversora de angiotensina (captopril, enalapril) Diminuem a disfunção endotelial e previnem a conversão de angiotensina I em angiotensina II	• Indicados para pacientes com insuficiência cardíaca, aqueles com frequência cardíaca acima de 100 bpm e aqueles com infarto anterior do miocárdio, hipertensão ou diabetes • Inicie com medicamento com meia-vida curta, como o captopril, dentro de 24 h, para tratar o IAM; na alta hospitalar, troque por um medicamento de ação mais longa, como lisinopril ou enalapril
Nitroglicerina Dilata os vasos periféricos, relaxa a musculatura lisa vascular e diminui a pré-carga	• Pode ser administrado por via sublingual, VO ou IV em um ambiente de cuidados intensivos • Não permita que a PA sistólica fique abaixo de 90 mmHg • Troque para um adesivo tópico ou uma forma oral para o uso a longo prazo
Morfina Atua como analgésico e sedativo	• Indicado apenas no cenário de cuidados críticos; não é indicado para uso prolongado • Administre até que o paciente esteja sem dor torácica ou alivie a congestão pulmonar • Monitore a PA, o nível de consciência e a frequência respiratória

Granger, B., & Miller, C. (2001). Acute coronary syndromes: Putting the new guidelines to work. *Nursing* 2001, 31(11), 42.

10. Ruptura do músculo papilar.
11. Trombo mural ventricular.
12. AVC isquêmico.
13. Tromboembolismo (trombose venosa profunda e embolia pulmonar).
14. Aneurisma ventricular.
15. Tamponamento cardíaco.
16. Pericardite (2 a 3 dias após o IAM).
17. Dissecção de artérias coronárias durante a angioplastia.
18. Transtornos psiquiátricos – depressão, alterações de personalidade.

Avaliação de enfermagem

1. Reúna informações sobre a dor torácica do paciente:
   a. Natureza e intensidade – descreva a dor nas próprias palavras do paciente e compare-a com a dor previamente experimentada.
   b. Início e duração – o momento exato em que ocorreu a dor, bem como o momento de alívio ou a diminuição da dor (se aplicável).
   c. Localização e irradiação – indicar a área onde a dor está localizada e outras áreas onde a dor parece irradiar.

d. Fatores precipitantes e agravantes – peça ao paciente para descrever a atividade realizada imediatamente antes do início da dor e se alguma manobra e/ou medicação aliviou a dor.
2. Pergunte ao paciente sobre outros sintomas associados à dor. Observe o paciente quanto a sudorese, palidez facial, dispneia, comportamentos de proteção, postura corporal rígida, fraqueza extrema e confusão mental.
3. Avalie o estado cognitivo, comportamental e emocional.
4. Pergunte ao paciente sobre o estado de saúde anterior, com ênfase em medicamentos de que faz uso, alergias (analgésicos opiáceos, iodo, frutos do mar), traumatismo ou cirurgia recente, ingestão de anti-inflamatórios não esteroidais (AINEs), úlceras pépticas, desmaios, consumo de substâncias psicoativas (inclusive álcool etílico).
5. Analise as informações para identificar contraindicações a terapia fibrinolítica e ICP.
6. Reúna as informações sobre a presença ou não de fatores de risco cardíaco.
7. Identifique o sistema de apoio social do paciente e possíveis cuidadores.
8. Identifique a reação de familiares à situação de crise.

Diagnósticos de enfermagem

- Ansiedade relacionada com dor torácica, medo da morte, ambiente ameaçador
- Intolerância à atividade associada à oxigenação insuficiente para realizar as atividades da vida diária, efeitos descondicionantes decorrentes do repouso no leito
- Risco de sangramento relacionado com dissolução de coágulos de proteção
- Risco de perfusão tissular cardíaca diminuído associado a reestenose coronária e extensão do infarto
- Enfrentamento ineficaz relacionado com ameaças à autoestima, interrupção do padrão de sono-descanso, ausência de um sistema de apoio significativo, perda de controle e mudança no estilo de vida.

Intervenções de enfermagem

Alívio da ansiedade

1. Descarte etiologias fisiológicas para aumento ou manifestação de ansiedade antes de administrar sedativos. As causas fisiológicas devem ser identificadas e tratadas em tempo hábil para evitar resultados adversos ou fatais irreversíveis. Os sedativos podem mascarar os sintomas, retardando a identificação, o diagnóstico e o tratamento em tempo hábil.
   a. Os sinais autonômicos de ansiedade são aumento de frequência cardíaca, PA, frequência respiratória e tremores, mas que também podem ser sinais de complicações fisiológicas.
   b. Ansiedade com dispneia, taquipneia e taquicardia pode indicar embolia pulmonar. Secreção pulmonar rosada e espumosa e ortopneia indicam edema pulmonar.
   c. O aparecimento de sopros cardíacos ou fricção indica disfunção valvar, possível ruptura do septo intraventricular e pericardite.
2. Sempre que houver aumento da ansiedade, avalie o paciente em busca de sinais de hipoperfusão, realize ausculta cardíaca e pulmonar, analise o ritmo cardíaco no traçado de ECG e administre oxigênio, conforme prescrição. Notifique o médico imediatamente.
3. Avalie e documente o estado emocional com frequência. Documente todos os resultados de avaliação, notificação e resposta do médico, bem como as intervenções e respostas.
4. Explique ao paciente e à família os motivos da hospitalização, dos exames diagnósticos e das terapias administradas.
5. Explique aos pacientes e familiares sobre equipamentos, procedimentos e necessidade de avaliações frequentes.
6. Converse antecipadamente com o paciente e a família sobre as intervenções médicas e de enfermagem.
   a. Explique o horário de visita e a necessidade de limitar o número de visitantes, de acordo com a norma da instalação.
   b. Ofereça à família os horários preferíveis para entrar em contato com a unidade por telefone, para verificar o estado do paciente.
7. Administre agentes ansiolíticos, conforme prescrição.
   a. Explique ao paciente o motivo da sedação: a ansiedade excessiva pode demandar maior esforço cardíaco e exigir mais oxigênio.
   b. Assegure ao paciente que o objetivo da sedação é promover o conforto e, portanto, deve ser solicitado se ocorrerem sentimentos de ansiedade, excitação ou nervosismo.
   c. Observe os efeitos adversos da sedação, como letargia, confusão mental e/ou aumento da agitação.
8. Mantenha a consistência dos cuidados com um ou dois enfermeiros que prestam regularmente assistência ao paciente, especialmente se houver ansiedade grave.
9. Realize intervenções, como massagem, imagética e relaxamento muscular progressivo para promover o relaxamento, reduzir a tensão muscular e a carga de trabalho do coração.

Aumento da tolerância a atividades

1. Promova a tolerância à atividade com o aumento gradual da mobilização – previne a falta de condicionamento que ocorre com o repouso no leito.
   a. Minimize o ruído ambiental.
   b. Proporcione uma temperatura ambiente confortável.
   c. Evite interrupções e procedimentos desnecessários.
   d. Estruture os horários de cuidados de rotina para incluir períodos de descanso após cada atividade.
   e. Converse com o paciente e a família sobre o objetivo da limitação de atividades e visitas – para promover a cicatrização do coração, diminuindo a frequência cardíaca e a PA, mantendo a carga de trabalho cardíaco no nível mais baixo e reduzindo o consumo de oxigênio.
   f. Promova atividades recreativas e repousantes para o paciente (leitura, música, desenho, palavras cruzadas, artesanato).
   g. Incentive mudanças frequentes de decúbito enquanto o paciente estiver no leito.
2. Ajude o paciente com as atividades prescritas.
   a. Auxilie o paciente a se levantar lentamente para minimizar a hipotensão ortostática decorrente de medicamentos.
   b. Incentive o exercício de amplitude de movimento (ADM) passivo e ativo, conforme indicado, durante o repouso no leito.
   c. Meça o comprimento e a largura do quarto, para que os pacientes possam aumentar gradualmente os seus níveis de atividade com orientações específicas (percorra uma distância de 50 m da unidade).
   d. Eleve os pés do paciente quando estiver sentado para promover o retorno venoso.
   e. Implemente passo a passo um programa para a progressão das atividades, conforme prescrição. Normalmente, o paciente pode progredir para o passo seguinte se estiver livre de dores torácicas e alterações no ECG durante a atividade.

Prevenção de sangramento

1. Verifique sinais vitais a cada 15 minutos durante a infusão do agente fibrinolítico e depois a cada hora.
2. Investigue a ocorrência de hematomas ou ruptura da pele, especialmente em áreas de potencial pressão, como sacro, costas, cotovelos, tornozelos.
3. Fique atento às queixas verbais de dorsalgia, indicativas de possível sangramento retroperitoneal.

4. Observe todos os locais de infusão a cada 15 minutos durante a infusão de terapia fibrinolítica e, de hora em hora, quanto a sangramento.
5. Aplique pressão manual sobre o local de inserção de cateteres intravenosos ou arteriais, caso ocorra sangramento. Use curativos compressivos para a cobertura de todos os locais de acesso.
6. Observe se há sangue nas fezes, vômitos, urina e secreção pulmonar.
7. Minimize as punções venosas e arteriais; use manutenção intermitente com heparina entre coleta de amostras de sangue e administração de medicamentos.
8. Evite as injeções IM.
9. Instrua o paciente enquanto escova os dentes ou se barbeia, para que não use força e cause sangramento.
10. Evite qualquer traumatismo, minimizando o manuseio frequente do paciente.
11. Monitore os valores laboratoriais: TP, INR, TTP, hematócrito (HCT) e hemoglobina.
12. Verifique a tipagem sanguínea e a prova cruzada.
13. Administre antiácidos ou protetor de mucosa gástrica, conforme indicado, para prevenir úlceras de estresse.
14. Implemente intervenções de emergência, conforme indicado, em caso de hemorragia: fluidos, expansores de volume, hemoderivados.
15. Avalie alterações no estado mental e cefaleia.
16. Evite a aspiração da cavidade oral vigorosa.
17. Evite o uso do dispositivo automático de PA acima dos locais de punção ou de hematoma. Seja cuidadoso ao medir a pressão. Verifique a PA no braço que não está sendo usado para infusão da terapia fibrinolítica.

Manutenção da perfusão do tecido cardíaco

1. Investigue a persistência e/ou recidiva de sinais e sintomas de isquemia, incluindo dor torácica, sudorese, hipotensão – pode indicar extensão do IAM e/ou reoclusão do vaso coronário.
2. Comunique imediatamente.
3. Administre oxigênio, conforme indicado.
4. Registre um ECG de 12 derivações.
5. Prepare o paciente para possíveis procedimentos de emergência: cateterismo cardíaco, cirurgia de *bypass*, ICP, terapia fibrinolítica, balão intra-aórtico.

Fortalecimento da capacidade de enfrentamento

1. Ouça atentamente o paciente e sua família e avalie o que entendem de fatores estressores e ameaças.
2. Ajude o paciente a estabelecer uma atitude positiva em relação à doença e na progressão adaptativa do processo de negação.
3. Forneça um ambiente para promover um sono reparador, mantendo os padrões habituais do paciente.
4. Esteja alerta para sinais e sintomas de privação do sono – irritabilidade, desorientação, alucinações, diminuição da tolerância à dor, agressividade.
5. Minimize a possível resposta emocional adversa à transferência da unidade de terapia intensiva (UTI) para uma unidade de cuidados intermediários:
   a. Apresente o enfermeiro que vai admitir o paciente na unidade de cuidados intermediários antes da alta.
   b. Planeje com o enfermeiro de cuidados intermediários para responder às perguntas que o paciente possa ter e informá-lo sobre o que esperar em relação ao ambiente físico da unidade, às rotinas de enfermagem e aos horários de visita.

Educação do paciente e manutenção da saúde

As metas consistem em: restaurar os níveis fisiológico, psicológico, social e de atividades do paciente; ajudar a restaurar a confiança e autoestima; desenvolver habilidades de automonitoramento do paciente; auxiliar no controle de condições cardíacas; e modificar os fatores de risco.

1. Informe o paciente e a família sobre o que aconteceu com o coração do paciente.
   a. Explique a anatomia e fisiologia básicas do coração.
   b. Identifique a diferença entre angina e infarto.
   c. Descreva como ocorre a cicatrização cardíaca e que a cura não estará completa por 6 a 8 semanas após o infarto.
   d. Negocie com o paciente o que pode ser feito para ajudar no processo de recuperação e reduzir as chances de futuros IAM.
2. Ensine ao paciente sobre como avaliar a resposta do organismo à atividade.
   a. Explique o conceito de que diferentes atividades exigem consumo variável de oxigênio.
   b. Enfatize a importância do descanso e do relaxamento em alternância com períodos de atividade.
   c. Oriente o paciente a aferir o pulso antes e depois da atividade, bem como sobre as recomendações quanto às elevações aceitáveis na frequência cardíaca que devem ocorrer.
   d. Revise os sinais e sintomas indicativos de uma resposta insatisfatória ao aumento dos níveis de atividade: dor torácica, fadiga extrema, dispneia.
3. Elabore um programa individualizado de progressão de atividade para o paciente, conforme orientação.
   a. Determine os níveis de atividade apropriados para o paciente, conforme prescrição, e pelo teste de estresse de baixa intensidade antes da alta.
   b. Incentive o paciente a listar as atividades que aprecia e que gostaria de retomar.
   c. Estabeleça o gasto energético de cada atividade (aquelas que exigem mais do coração) e classifique-as da menor para a de maior gasto.
   d. Oriente o paciente a mudar de uma atividade para outra depois que o coração for capaz de gerenciar a carga de trabalho anterior, conforme determinado pelos sinais e sintomas e pela frequência de pulso.
4. Forneça recomendações quanto a atividades específicas ao paciente e explique que serão reavaliadas após a cicatrização cardíaca:
   a. Caminhar diariamente, aumentando gradualmente a distância e o tempo, conforme prescrição.
   b. Evitar atividades que produzam tensão nos músculos, como levantar pesos, levantar objetos pesados, exercícios isométricos, empurrar e/ou puxar cargas pesadas, pois tudo isso pode causar estimulação vagal.
   c. Evitar trabalhar com os braços acima da cabeça.
   d. Retornar gradualmente ao trabalho.
   e. Evitar extremos de temperatura.
   f. Não se apressar; evitar tensão.
   g. Dormir pelo menos 7 horas por noite e a ter períodos de descanso de 20 a 30 minutos, duas vezes/dia.
   h. Limitar as visitas a três/quatro por dia durante 15 a 30 minutos e reduzir as conversas telefônicas.
5. Informe ao paciente que as relações sexuais poderão ser retomadas de acordo com autorização médica, após a avaliação da tolerância ao exercício.
   a. Se o paciente conseguir caminhar rapidamente ou subir dois lances de escada, ele geralmente poderá retomar a atividade sexual; o retorno se assemelha à retomada de outras atividades usuais.
   b. A atividade sexual deve ser evitada depois de refeição pesada, depois de ingerir álcool ou quando estiver cansado.
   c. Oriente sobre a possibilidade de impotência como efeito adverso da terapia medicamentosa e das contraindicações da fosfodiesterase.
6. Aconselhe o paciente a ingerir três a quatro pequenas refeições por dia, em vez de grandes refeições pesadas. Descansar por 1 hora após as refeições.
7. Aconselhe a limitar a ingestão de cafeína e álcool.

8. A liberação para dirigir deve ser realizada pelo médico na consulta de acompanhamento.
9. Oriente o paciente sobre o regime de medicação e os efeitos adversos.
10. Instrua o paciente a ligar para o serviço de emergência quando a pressão no tórax ou a dor não cessar em 5 minutos após uso de nitroglicerina ou permanência em repouso.
11. Oriente o paciente a notificar o médico quando os seguintes sintomas aparecerem:
    a. Dispneia
    b. Fadiga incomum.
    c. Edema dos pés e tornozelos.
    d. Desmaios, tonturas.
    e. Batimentos cardíacos muito lentos ou rápidos.
12. Ajude o paciente a reduzir o risco de outro IAM por modificação dos fatores de risco.
    a. Explique ao paciente os principais fatores de risco que podem aumentar as chances de ter outro IAM.
    b. Ensine ao paciente sobre estratégias para modificar os fatores de risco.
13. Para informações e suporte adicionais, encaminhe o paciente para a AHA (*www.americanheart.org*) e para o ACC (*www.acc.org*).[2]

Evolução / Resultados esperados

- Ausência de sinais de ansiedade ou agitação
- Atividades progredindo lentamente e bem toleradas
- Ausência de sinais de sangramento
- Ausência de dor torácica recorrente
- Dorme bem; emocionalmente estável.

Hiperlipidemia

A hiperlipidemia refere-se a um grupo de anormalidades metabólicas que resultam em combinações de níveis séricos elevados de colesterol. O colesterol total (CT) e os triglicerídeos (TGs) são dois dos principais lipídios presentes no organismo. O fígado é o principal órgão de regulação do metabolismo do colesterol. Os lipídios são transportados através da corrente sanguínea pelas lipoproteínas. Estas, por sua vez, são constituídas por fosfolipídio e proteínas específicas, denominadas *apoproteínas* ou *apolipoproteínas*. Existem cinco classes principais de lipoproteínas:

- Quilomícrons
- Lipoproteínas de muito baixa densidade (VLDLs)
- Lipoproteínas de densidade intermediária (IDLs)
- Lipoproteínas de baixa densidade (LDLs)
- Lipoproteínas de alta densidade (HDLs).

Fisiopatologia e etiologia

Hiperlipidemias primárias

1. Anormalidades metabólicas genéticas que resultam na produção excessiva ou deficiente de lipoproteínas ou enzimas específicas. Tendem a ser distúrbios genéticos familiares, codominantes autossômicos, caracterizados por níveis séricos elevados de LDL-C resultantes de defeitos na captação hepática.
2. As hiperlipidemias primárias incluem hipercolesterolemia, apolipoproteinemia defeituosa, hipertrigliceridemia, hiperlipidemia combinada, disbetalipoproteinemia, hipercolesterolemia poligênica, deficiência de lipoproteína lipase, deficiência de apoproteína C-II, deficiência de colesterol leticina acetiltransferase.

Hiperlipidemias secundárias

1. São muito comuns e multifatoriais.
2. Os fatores etiológicos incluem doenças crônicas, como diabetes, hipotireoidismo, síndrome nefrótica e doença hepática.
3. Outros fatores etiológicos são obesidade, aporte dietético, gravidez, alcoolismo.
4. Os medicamentos envolvidos incluem bloqueadores beta-adrenérgicos, bloqueadores alfa-adrenérgicos, diuréticos, esteroides anabolizantes e glicocorticoides e preparações de estrogênio.

Consequências

1. Formação de placas ateroscleróticas em vasos sanguíneos.
2. Provoca estreitamento, possível isquemia e pode levar à formação de tromboembolismo.
3. Resulta em doença cardiovascular, cerebrovascular e vascular periférica.
4. A hiperlipidemia genética familiar aumenta o risco de início precoce de doença cardiovascular.

Manifestações clínicas

1. Geralmente assintomático até que ocorra lesão significativa ao órgão-alvo.
2. Podem ocorrer sinais metabólicos, como arco corneano, xantoma, xantelasma e pancreatite.
3. Dor torácica, IAM.
4. Sopro carotídeo, ataque isquêmico transitório (AIT), AVC.
5. Claudicação intermitente, oclusão arterial dos membros inferiores, perda de pulsos.

Avaliação diagnóstica e manejo

O diagnóstico e o manejo da hiperlipidemia começam com a avaliação da lipoproteína sérica e revisão da história de saúde para determinar em qual dos quatro grupos de benefícios das estatinas o indivíduo se enquadra e depois focalizar na adaptação da terapia com estatinas nos pacientes com maior probabilidade de benefício em termos de redução primária e secundária do risco. Devem ser incentivados hábitos de vida saudáveis para todos os indivíduos (Tabela 13.2 e Boxe 13.1).

Tabela 13.2 Classificação dos lipídios séricos.

Colesterol total (CT) em mg/dℓ (mmol/ℓ)	Categoria
< 200 (< 5,2)	Normal
200 a 239 (5,2 a 6,1)	Limítrofe
⩾ 240 (⩾ 6,2)	Alto
Colesterol LDL em mg/dℓ (mmol/ℓ)	
< 100 (< 2,6)	Normal
100 a 129 (2,6 a 3,3)	Próximo do ideal
130 a 159 (3,4 a 4,0)	Limítrofe
160 a 189 (4,1 a 4,8)	Alto
⩾ 190 (⩾ 4,9)	Muito alto
Colesterol HDL em mg/dℓ (mmol/ℓ)	
< 40 (< 1,0)	Baixo
⩾ 60 (⩾ 1,6)	Alto
Triglicerídeos (TGs) em mg/dℓ (mmol/ℓ)	
< 150 (< 1,7)	Normal
150 a 199 (1,7 a 2,2)	Limítrofe
200 a 499 (2,3 a 5,6)	Alto
⩾ 500 (⩾ 5,6)	Muito alto

Management of Dyslipidemia Working Group. (2006). VA/DoD clinical practice guideline for the management of dyslipidemia. Washington, DC: Department of Veterans Affairs, Department of Defense, p. 140.

[2]N.R.T: A American Heart Association (AHA) é a associação de referência nos EUA. Oriente também acesso à informação e consulta a diretrizes junto a Sociedade Brasileira de Cardiologia em: *http://cientifico.cardiol.br/*.

Boxe 13.1 Tratamento de hiperlipidemia orientada por metas de LDL.

Meta de LDL < 70 mg/dℓ – considerada meta opcional para pacientes de alto risco com doença coronariana ou com risco equivalente (doença arterial periférica, doença da artéria carótida, diabetes, aneurisma da aorta). Recomendação de tratamento: mudanças terapêuticas no estilo de vida; terapia medicamentosa opcional se LDL < 100 mg/dℓ.

Meta de LDL < 100 mg/dℓ – meta para pacientes de alto risco que tenham doença coronariana ou risco equivalente e risco de 10 anos > 20%. Recomendações de tratamento: mudanças terapêuticas do estilo de vida e terapia medicamentosa se LDL ≥ 100 mg/dℓ; terapia medicamentosa opcional se LDL < 100 mg/dℓ.

Meta de LDL < 130 mg/dℓ – meta para pacientes de risco moderadamente alto com dois ou mais fatores de risco e risco de 10 anos de 10 a 20%. Recomendações de tratamento: mudanças terapêuticas do estilo de vida iniciadas se LDL ≥ 130 mg/dℓ; terapia medicamentosa se LDL ≥ 130 mg/dℓ; terapia medicamentosa opcional se o LDL for de 100 a 129 mg/dℓ.

Meta de LDL < 130 mg/dℓ – meta para pacientes de risco moderado com dois ou mais fatores de risco e risco de 10 anos < 10%. Recomendação de tratamento: mudanças terapêuticas no estilo de vida iniciadas se LDL ≥ 130 mg/dℓ; terapia medicamentosa iniciada se LDL ≥ 160 mg/dℓ.

Meta de LDL < 160 mg/dℓ – meta para pacientes de baixo risco com fatores de risco de 0 a 1. Recomendações de tratamento: mudanças terapêuticas no estilo de vida iniciadas se LDL ≥ 160 mg/dℓ; terapia medicamentosa iniciada se LDL ≥ 190 mg/dℓ; terapia medicamentosa opcional se o LDL for de 160 a 189 mg/dℓ.

Baseado em evidências

Stone, N. J., Robinson, J. G., Lichtenstein, A. H. *et al.* (2014). 2013 ACC/AHA guideline on the treatment of blood cholesterol to reduce atherosclerotic cardiovascular risk in adults: A report of the American College of Cardiology/American Heart Association Task Force on Practice Guidelines. *Journal of American College of Cardiology, 63*(25), 2889-2934.

1. A terapia com estatina de intensidade apropriada deve ser iniciada ou continuada:
   a. DCVA clínica (história de IAM, angina instável ou estável, procedimentos de artéria coronária, evidência ou IAM clinicamente significativo ou outra revascularização, AVC, AIT e doença arterial periférica presumivelmente de origem aterosclerótica).
      i. Idade ≤ 75 anos e sem preocupações de segurança: estatina de alta intensidade.
      ii. Idade > 75 anos ou preocupações de segurança: estatina de intensidade moderada.
   b. Prevenção primária – LDL-C primário ≥ 190 mg/dℓ.
      i. Descartar causas secundárias de hiperlipidemia.
      ii. Idade ≥ 21 anos: estatina de alta intensidade.
      iii. Alcançar pelo menos redução de 50% no LDL-C.
      iv. Uma terapia sem estatina pode ser considerada para reduzir ainda mais o LDL-C.
   c. Prevenção primária – diabetes, 40 a 75 anos de idade e LDL-C de 70 a 189 mg/dℓ.
      i. Estatina de intensidade moderada.
      ii. Considere uso de estatina de alta intensidade quando ≥ 7,5% de risco de DCVA em 10 anos, usando as Equações de Coorte Agrupadas (definidas como infarto não fatal, morte por doença coronariana ou AVC não fatal e fatal).
   d. Prevenção primária – sem diabetes, 40 a 75 anos de idade e LDL-C de 70 a 189 mg/dℓ.
      i. Estime o risco de DCVA em 10 anos, usando a calculadora de risco com base nas Equações de Coorte Agrupadas naqueles que *não* recebem estatina; estime o risco a cada 4 a 6 anos.
      ii. Determine se deve iniciar a estatina, envolva-se em uma discussão profissional-paciente sobre a possível redução do risco de DCVA, efeitos adversos, interação medicamentosa e preferências do paciente.
      iii. Enfatize novamente a importância de hábitos de vida saudáveis para o coração e aborde outros fatores de risco.
      iv. ≥ 7,5% de risco de 10 anos de DCVA: considere estatina de intensidade moderada ou alta.
      v. De 5 a menos de 7,5% de risco de 10 anos de DCVA: considere estatina de intensidade moderada.
      vi. Outros fatores podem ser considerados: LDL-C ≥ 160 mg/dℓ, história familiar de DCVA prematura, PCR-hs ≥ 2,0 mg/ℓ, pontuação CAC ≥ 300 unidades pelo escore de Agatston, ITB < 0,9 ou risco à vida por DCVA.
   e. Prevenção primária quando o LDL-C é < 190 mg/dℓ e idade < 40 anos ou > 75 anos ou < 5% de risco DCVA em 10 anos.
      i. A terapia com estatinas pode ser considerada em indivíduos selecionados.
   f. A terapia com estatinas não é rotineiramente recomendada para indivíduos com insuficiência cardíaca classes II a IV da New York Heart Association (NYHA) ou que estejam em hemodiálise de manutenção.
2. Monitore regularmente a adesão ao estilo de vida e à terapia medicamentosa com avaliações de lipídios e de segurança, e verifique adesão, resposta à terapia e efeitos adversos com 4 a 12 semanas após o início da estatina ou mudança na terapia.
   a. Solicite um perfil lipídico em jejum.
   b. Não monitore rotineiramente aminotransferase (ALT) ou CK, a menos que seja sintomático.
   c. Rastreie e trate o diabetes tipo 2 de acordo com as diretrizes de prática atual. Hábitos de vida saudáveis para o coração devem ser encorajados para prevenir a progressão para o diabetes.
   d. Antecipe a resposta terapêutica: aproximadamente ≥ 50% de redução no LDL-C em relação à linha de base para a estatina de alta intensidade e de 30% para menos de 50% para a estatina de intensidade moderada.
      i. Evidência insuficiente nos ensaios clínicos randomizados (ECRs) para alvos de tratamento de LDL-C ou não HDL-C.
      ii. Para aqueles com LDL-C com linha de base desconhecida, e LDL-C, 100 mg/dℓ foi observado em ECRs de terapia com alta intensidade de estatina.
   e. Resposta terapêutica inferior à antecipada:
      i. Reforce relevância de adesão ao estilo de vida e à terapia medicamentosa.
      ii. Avalie as causas secundárias de hiperlipidemia, se indicado.
      iii. Aumente a intensidade da estatina ou, se já é tratado com a dose máxima tolerada, considere a adição de terapia não estatina em indivíduos selecionados de alto risco.
   f. Monitore regularmente a adesão ao estilo de vida e à terapia medicamentosa a cada 3 a 12 meses, assim que a adesão tenha sido estabelecida. Mantenha a avaliação da adesão para redução do risco e segurança de DCVA.
3. Em indivíduos intolerantes à intensidade recomendada da terapia com estatina, use a intensidade máxima tolerada. Se houver sintomas musculares ou outros, determine se estão associados à estatina.

Classificações de medicamentos

Ver Tabela 13.3.

1. Os inibidores da HMG-CoA redutase (estatinas) constituem a maneira mais efetiva de reduzir níveis elevados de LDL e CT, como resultado do menor colesterol intra-hepático e da captação dos receptores de LDL da superfície celular hepática.

Tabela 13.3 Fármacos que afetam o metabolismo das lipoproteínas.

Classe do medicamento	Agentes e dose diária	Efeitos sobre lipídios/ lipoproteínas		Efeitos adversos	Contraindicações
Inibidores da HMG-CoA redutase (estatinas)	• Lovastatina (20 a 80 mg) • Pravastatina (20 a 40 mg) • Sinvastatina (20 a 80 mg) • Fluvastatina (20 a 80 mg) • Atorvastatina (10 a 80 mg) • Rosuvastatina (5 a 40 mg) • Pitavastatina (1 a 4 mg)	LDL HDL TG	↓ 18 a 55% ↑ 5 a 15% ↓ 7 a 30%	• Miopatia • Aumento das enzimas hepáticas	*Absoluta*: • Doença hepática ativa ou crônica *Relativa*: • Uso concomitante de certos medicamentos*
Sequestrantes de ácidos biliares	• Colestiramina (4 a 16 g) • Colestipol (5 a 20 g) • Colesevelam (2,6 a 3,8 g)	LDL HDL TG	↓ 15 a 30% ↑ 3 a 5% Nenhuma alteração ou aumento	• Desconforto gastrintestinal • Constipação intestinal	*Absoluta*: • Obstrução intestinal • Obstrução biliar
Ácido nicotínico	• Ácido nicotínico de liberação imediata (cristalino) (1,5 a 3 g) • Ácido nicotínico de liberação prolongada (1 a 2 g); ácido nicotínico de liberação sustentada (1 a 2 g)	LDL HDL TG	↓ 5 a 25% ↑ 15 a 35% ↓ 20 a 50%	• Rubor (pode ser reduzido administrando-se com ácido acetilsalicílico e comida) • Hiperglicemia • Hiperuricemia, gota • Desconforto gastrintestinal superior • Hepatotoxicidade • Nova manifestação de fibrilação atrial • Perda de peso	*Absoluta*: • Disfunção hepática • Úlcera péptica ativa *Relativa*: • Diabetes • Hiperfosfatemia • Gota • Angina instável, infarto do miocárdio
Ácidos fíbricos	• Genfibrozila (600 mg 2 vezes/dia) • Fenofibrato (200 mg) • Clofibrato (1.000 mg 2 vezes/dia)	LDL (pode estar aumentado em pacientes com TG elevado) HDL TG	↓ 5 a 20% ↑ 10 a 20% ↓ 20 a 50%	• Dispepsia • Cálculos biliares • Miopatia • Pancreatite • Rabdomiólise em conjunto com o uso de estatinas • Sintomas musculares	*Absoluta*: • Doença renal grave • Doença hepática grave
Inibidores da absorção de colesterol	• Ezetimiba (10 mg)	LDL Apoproteína B	↓ (adicional de 25% sobre uma estatina quando usado em combinação; também uma redução de TG) ↓	• Dorsalgia • Artralgia • Diarreia • Dor abdominal • Sinusite	• Contraindicados na doença hepática ativa se combinados a uma estatina
Inibidores de PCSK9	• Alirocumabe (75 a 150 mg SC a cada 2 semanas) • Evolocumabe (140 mg SC a cada 2 semanas ou 420 mg SC mensalmente no abdome, coxa ou parte superior do braço)	LDL-C	↓ 29,9% a 67%	• Nasofaringite • Reação no local da injeção • Sintomas semelhantes aos da gripe • Hematomas	

*Ciclosporina, antibióticos macrolídios, vários agentes antifúngicos e inibidores do citocromo P-450 (fibratos e niacina) devem ser usados com cautela apropriada. (Adaptada das diretrizes do ATP III. Programa Nacional de Educação sobre Colesterol [internet]. Disponível em: *https://www.nhlbi.nih.gov/files/docs/guidelines/atglance.pdf*.)

Esses medicamentos também elevam os níveis de HDL, reduzem os níveis de PCR e podem diminuir os TGs. Podem ser usados isoladamente ou em combinação com outros fármacos redutores de lipídios.

a. Exigem monitoramento periódico da função hepática.
b. Não devem ser ingeridos com grande volume de suco de toranja; podem aumentar o risco de miopatia.
c. Não devem ser ingeridos por gestantes, lactantes ou mulheres que planejam engravidar.
d. Efeitos colaterais musculoesqueléticos incluem mialgia, rabdomiólise, elevação da CK.

2. Inibidores da absorção de colesterol – trata-se da classe mais recente de agentes hipolipêmicos; inibem a absorção intestinal de fitoesteróis e colesterol e reduzem o LDL. Não requerem teste de função hepática se administrados em monoterapia.
3. Os sequestradores de ácidos biliares ligam-se ao colesterol no intestino, diminuindo a absorção. Estão contraindicados em pacientes com história de obstrução biliar e fenilcetonúria (somente agentes contendo aspartame).
4. O ácido nicotínico (vitamina B_3) – atua inibindo a secreção de VLDL, diminuindo, assim, a produção de LDL. O principal efeito adverso é o rubor grave; no entanto, o uso prévio de 81 a 325 mg

de ácido acetilsalicílico pode ajudar. As novas formulações de liberação prolongada têm efeitos adversos menores. A niacina deve ser evitada em pacientes com doença péptica grave.
5. Derivados do ácido fíbrico – inibem a síntese de VLDL, diminuem TG, aumentam o HDL. São contraindicados em caso de doenças hepáticas, biliares ou renais.
6. Os inibidores da PCSK9 são anticorpos monoclonais. Eles atacam e inativam uma proteína específica do fígado, chamada proproteína convertase subtilisina/kexina tipo 9, ou PCSK9. Essa proteína se liga ao receptor de LDL e atua como uma enzima que quebra o receptor de modo que não consiga mais remover o LDL da corrente sanguínea. Ao inibir essa proteína, é observada uma redução dramática do LDL na corrente sanguínea.

Outras considerações sobre o tratamento

1. As mudanças terapêuticas no estilo de vida (MTEVs) devem ser consideradas imediatamente para todos os pacientes com hiperlipidemia e constituem terapia coadjuvante importante para os que recebem medicamentos.
2. As crianças e adolescentes devem ser considerados para triagem e tratamento de hiperlipidemia se tiverem história familiar positiva e obesidade. Outras indicações para triagem (nessas populações) incluem excesso de peso e características de síndrome metabólica (hipertensão, diabetes tipo 2, adiposidade central).
3. A terapia medicamentosa é recomendada para meninos com idade igual ou superior a 10 anos e após o início da menstruação em meninas, após um estudo dietético de 6 a 12 meses. Os inibidores da HMG-CoA redutase são a classe de fármacos de escolha.
4. Alguns produtos dietéticos podem servir como terapia coadjuvante, como ácidos graxos ômega-3, proteína de soja, estanóis vegetais e fibras.

Complicações

1. Incapacidade por IAM, AVC e isquemia dos membros inferiores.

Intervenções de enfermagem e educação do paciente

1. Ensine noções básicas de dieta e solicite consulta nutricional.
2. Ensine o paciente a praticar exercícios.
3. Incentive o paciente a participar de programas de cessação do tabagismo.
4. Informe aos pacientes que, para cada aumento de 1% no HDL, há uma redução de 2 a 3% no risco de DAC.
5. Explique o objetivo dos níveis de colesterol recomendados. Incentive os pacientes a manter um registro dos resultados lipídicos.
6. Explique a importância de exames laboratoriais de acompanhamento – repita a análise de lipoproteínas e o teste de função hepática a cada 3 meses para aqueles tomando inibidores da HMG-CoA redutase.
7. Oriente o paciente que utiliza sequestradores de ácidos biliares a não tomar outros medicamentos por 1 hora antes ou 2 horas depois, porque isso impede a absorção de muitos medicamentos.
8. Para mais informações sobre hiperlipidemia e TLC, encaminhe o paciente para a AHA (*www.heart.org*) ou consulte o índice de doenças e condições do National Heart, Lung, and Blood Institute (*www. nhlbi.nih.gov/health/dci*).[3]

Choque cardiogênico

O *choque cardiogênico* refere-se à falência do coração em bombear o sangue adequadamente para atender às necessidades de oxigenação do corpo. Ocorre quando o músculo cardíaco perde seu poder de contração. Ocorre mais comumente como resultado de IAM, e insuficiência da bomba ventricular esquerda é o principal agravo. É a causa mais comum de morte no paciente pós-IAM (cerca de 5 a 10% dos pacientes com IAM desenvolvem choque cardiogênico), resultando em mortalidade de 50 a 60%.

Fisiopatologia e etiologia

1. Hipotensão persistente com pressão sistólica acentuada inferior a 80 a 90 mmHg ou PA média de 30 mmHg menor que a basal, devido à insuficiência ventricular esquerda.
2. O comprometimento da contratilidade causa redução acentuada no DC e na fração de ejeção.
3. A diminuição do DC resulta na falta de sangue e oxigênio para o coração, bem como outros órgãos vitais (cérebro e rins).
4. A falta de sangue e oxigênio no músculo cardíaco resulta em danos contínuos ao músculo, declínio adicional no poder contrátil e incapacidade contínua do coração em fornecer sangue e oxigênio a órgãos vitais.
5. A causa mais comum é o IAM que provoca lesões extensas (40% ou mais) ao miocárdio do ventrículo esquerdo.
6. Complicações mecânicas, como ruptura do septo ventricular, ruptura da parede livre do ventrículo e ruptura do músculo papilar, são fortemente suspeitas em pacientes com choque, particularmente um primeiro IAM.
7. Além do IAM com ou sem complicações, as causas mais comuns de choque cardiogênico incluem:
   a. Dissecção aórtica – complicada por insuficiência aórtica grave aguda ou IAM.
   b. Descompensação aguda da insuficiência cardíaca.
   c. Miocardite aguda.
   d. Cardiomiopatia de Takotsubo induzida por estresse.
   e. Cardiotomia.
   f. Tamponamento cardíaco.
   g. Cardiomiopatia periparto.
   h. Cardiomiopatia hipertrófica com obstrução grave do fluxo.
   i. Embolia pulmonar maciça.

Manifestações clínicas

1. Confusão mental, inquietação, letargia mental (decorrente da má perfusão do cérebro ou encefalopatia metabólica).
2. PA sistólica baixa (90 mmHg ou 30 mmHg inferior aos níveis anteriores) ou PAM < 65 mmHg.
3. Oliguria – débito urinário menor que 30 mℓ/h por pelo menos 2 horas (devido à diminuição da perfusão renal).
4. Pele fria e pegajosa (o sangue é desviado da circulação periférica para perfundir os órgãos vitais); sudorese pronunciada com membros mosqueados.
5. Pulsos periféricos fracos e irregulares, fadiga, hipotensão (decorrente do DC inadequado).
6. Dispneia, taquipneia, cianose (o aumento da pressão ventricular esquerda resulta em elevação da pressão do átrio esquerdo e da pressão pulmonar, causando congestão pulmonar).
7. Arritmias (devido à falta de oxigênio no músculo cardíaco) e taquicardia sinusal (como mecanismo compensatório da redução do DC).
8. Dor torácica (por falta de oxigênio e sangue no músculo cardíaco).
9. Diminuição dos ruídos intestinais, náuseas ou dor abdominal (devido ao íleo paralítico, em consequência da diminuição da perfusão no sistema digestório).
10. Acidose metabólica em virtude do aumento da produção de lactato e da redução da depuração (causada pelo metabolismo anaeróbico e disfunção hepática).
11. A hipoperfusão causa liberação de catecolaminas, as quais aumentam a contratilidade e o fluxo sanguíneo periférico, mas também podem aumentar a demanda miocárdica de oxigênio e ter efeitos pró-arritmia.

[3]N.R.T.: Oriente consulta às diretrizes da Sociedade Brasileira de Cardiologia, em: *http://cientifico.cardiol.br/*.

Avaliação diagnóstica

1. Parâmetros hemodinâmicos alterados – pressão de oclusão da artéria pulmonar igual ou superior a 15 mmHg, índice cardíaco (IC) menor que 2,0, resistência vascular sistêmica (RVS) elevada, pressão diastólica final do ventrículo direito (PDFVD) maior que 20 mmHg e diminuição da saturação venosa mista de oxigênio.
2. Radiografia de tórax – congestão vascular pulmonar.
3. Valores laboratoriais anormais – níveis elevados de ureia nitrogenada no sangue e creatinina, enzimas hepáticas elevadas, TTP e TP aumentados, lactato sérico elevado, peptídio natriurético cerebral (BNP) elevado. O BNP pode ser útil como indicador de insuficiência cardíaca e indicador prognóstico independente de sobrevida. Enzimas cardíacas anormalmente elevadas.
4. ECG – revela um padrão de lesão aguda compatível com IAM.
5. Ecocardiograma com Doppler – revela movimento da parede ventricular ou a causa passível de correção cirúrgica, como disfunção valvar e tamponamento.
6. Cateterização da artéria pulmonar em paciente gravemente hipotenso.

Manejo

Estudos recentes sugerem que o tratamento do choque cardiogênico resultante de IAM deve se concentrar na revascularização e no uso de agentes trombolíticos. A redução da taxa de mortalidade relacionada com revascularização precoce em pacientes com IAMCSST é apoiada por pesquisas. O aumento do DC com dispositivos (balão intra-aórtico constitui o método de escolha) é de importância fundamental até que a revascularização seja estabelecida. A ventilação pulmonar mecânica é de suporte e pode-se empregar dispositivo de assistência ventricular esquerda e oxigenação por membrana extracorpórea.

O tratamento padrão com bloqueadores beta-adrenérgicos, inibidores da ECA, analgésicos e nitratos após o IAM tem pouco efeito em caso de choque cardiogênico e pode exacerbar a hipotensão sistólica.

Terapia farmacológica

A terapia farmacológica pode ser suspensa ou seu uso diminuído quando o paciente entra em choque cardiogênico. A terapia padrão para a falência cardíaca inclui:

1. Medicamentos inotrópicos positivos (epinefrina, dopamina, dobutamina, anrinona, milrinona) estimulam a contratilidade cardíaca. Dobutamina, anrinona e milrinona podem diminuir a PA devido ao efeito vasodilatador.
2. Terapia vasodilatadora.
   a. Diminui a carga de trabalho do coração, reduzindo o retorno venoso e a resistência à contração cardíaca (redução da pré-carga e pós-carga).
   b. O DC melhora, ocorre diminuição das pressões do ventrículo esquerdo e da congestão pulmonar e ocorre redução no consumo de oxigênio pelo miocárdio.
3. A terapia vasopressora pode ser necessária para manter a pressão de perfusão adequada (PAM de 70 mmHg ou maior). Esses medicamentos incluem norepinefrina, epinefrina, vasopressina e fenilefrina. Devem ser usados na menor dose possível. Doses mais altas de vasopressores estão associadas a pior sobrevida.
4. A terapia diurética deve ser usada para reduzir o volume plasmático e o edema periférico. A diminuição do volume extracelular e do volume plasmático pela diurese pode inicialmente reduzir o DC e, consequentemente, a PA, com aumento compensatório da resistência vascular periférica. Terapia de reposição renal contínua tem sido considerada para pacientes em choque cardiogênico, se incapazes de manter diurese devido à baixa perfusão renal.

Alerta farmacológico
Utilize fármacos vasoativos com extrema cautela em caso de choque cardiogênico. Eles exigem vigilância e observação constantes para manter pressão de perfusão adequada, enquanto se obtém redução da pós-carga.

Terapia de reperfusão

A revascularização em pacientes com choque cardiogênico pode aumentar a taxa de sobrevida do paciente (ver p. 258-263).

1. Intervenções coronárias percutâneas (ICP) – a restauração do fluxo sanguíneo pode levar à melhora da função ventricular esquerda, recuperando, assim, o miocárdio isquêmico. Um tempo de revascularização por angioplastia de menos de 90 minutos total após o início dos sintomas resulta em melhores taxas de sobrevida dos pacientes com choque cardiogênico. A terapia antitrombótica, com antiagregantes plaquetários e anticoagulação, atua como adjuvantes durante a ICP. Mostrou reduzir a mortalidade de pacientes com choque cardiogênico após IAM.
2. Trombolíticos – o uso de fibrinolíticos leva à melhora da função sistólica do ventrículo esquerdo e à sobrevida em pacientes com IAM associado à elevação do segmento ST ou bloqueio de ramo esquerdo. A limitação ao uso por contraindicação geralmente se deve a preocupações com alergias e sangramento, como AVC hemorrágico recente.

Terapia de contrapulsação

Ver p. 261.

1. Melhora o fluxo sanguíneo para o músculo cardíaco e reduz a necessidade de oxigênio do miocárdio.
2. Resulta em melhora do DC (aumento de 1,5 ℓ/min) e em preservação do tecido cardíaco viável.
3. Deve ser instituída o mais rápido possível para aumentar a sobrevida devido aos seus benefícios gerais.

Suporte total circulatório e mecânico

1. Um dispositivo de assistência ventricular esquerda (DAVE) ou dispositivo de assistência ventricular direita pode ser usado como ponte para a recuperação de alguns pacientes.
2. Suporte de vida extracorpóreo (ECMO) – promove circulação sanguínea por meio de um oxigenador de membrana, que reduz parte da carga de trabalho cardíaco esquerdo e direito e dos pulmões.

Cirurgia cardíaca de emergência

1. Cirurgia de revascularização (ver p. 263).
2. Transplante de coração.

Complicações

1. Comprometimento neurológico/AVC.
2. Síndrome do desconforto respiratório agudo (SDRA).
3. Insuficiência renal.
4. Parada cardiorrespiratória.
5. Arritmias.
6. Aneurisma ventricular.
7. Síndrome de disfunção de múltiplos órgãos.
8. Isquemia intestinal.
9. Isquemia do membro.
10. Morte.

Avaliação de enfermagem

A avaliação clínica começa com atenção às vias respiratórias/respiração/circulação e sinais vitais.

1. Identifique os pacientes com risco de desenvolvimento de choque cardiogênico.

2. Avalie sinais e sintomas precoces indicativos de choque:
   a. Agitação, confusão ou alteração do estado mental.
   b. Aumento da frequência cardíaca e diminuição da PA.
   c. Diminuição da pressão de pulso (indica comprometimento do DC).
   d. Pulso alternante (indica insuficiência cardíaca esquerda).
   e. Diminuição da produção de urina, fraqueza, fadiga.
3. Observe se há cianose central e periférica.
4. Atente para desenvolvimento de edema e extremidades frias.
5. Identifique sinais e sintomas indicativos de extensão do IAM – recorrência de dor torácica, sudorese.
6. Verifique a reação do paciente e dos familiares à situação de crise.

Alerta de enfermagem
O choque cardiogênico está associado à taxa de mortalidade extremamente alta (acima de 50 a 60% no hospital). Avaliações inteligentes e ações imediatas são essenciais para evitar a morte.

Diagnósticos de enfermagem

- Diminuição do DC relacionado com o comprometimento da contratilidade, devido a danos extensos ao músculo cardíaco
- Troca gasosa prejudicada associada à congestão pulmonar em virtude da elevação da pressão do ventrículo esquerdo
- Perfusão tissular ineficaz (renal, cerebral, cardiopulmonar, gastrintestinal e periférica) relacionada com a diminuição do fluxo sanguíneo
- Ansiedade associada ao ambiente de terapia intensiva e à ameaça de morte.

Intervenções de enfermagem

1. Administre oxigênio por máscara facial ou via respiratória artificial para garantir a oxigenação adequada dos tecidos e ajustar o fluxo de oxigênio, com base nos resultados da gasometria sanguínea.
2. Administre diurético com cautela, se prescrito, para aumentar o fluxo sanguíneo renal e a produção de urina.
3. Monitore e registre PA, pulso, frequência respiratória e pulso periférico a cada 1 a 5 minutos, até que o paciente estabilize. Registre as medidas de pressão hemodinâmica de acordo com o protocolo do hospital.
4. Monitore valores da gasometria, hemograma completo e níveis de eletrólitos.
5. Para aliviar o estresse emocional, permita períodos de descanso frequentes.
6. Permita que membros da família visitem e confortem o paciente o máximo possível.
7. Durante a terapia, avalie a coloração e a temperatura da pele e observe quaisquer alterações. Pele fria e pegajosa pode ser sinal de vasoconstrição periférica contínua, indicando choque progressivo.

Melhora do débito cardíaco

1. Monitore continuamente o ECG, a fim de detectar arritmias, que aumentam o consumo de oxigênio pelo miocárdio.
2. Monitore continuamente os parâmetros hemodinâmicos com cateter de artéria pulmonar (ver p. 247), para avaliar a efetividade da terapia implementada.
   a. Obtenha leituras de pressão arterial pulmonar (PAP), pressão de oclusão da artéria pulmonar e de DC, conforme indicado.
   b. Calcule o IC (DC em relação à superfície corporal) e a RVS (estimativa de pós-carga).
   c. Titule cuidadosamente a terapia com fármacos vasoativos de acordo com os parâmetros hemodinâmicos.
3. Esteja alerta para respostas adversas à terapia medicamentosa.
   a. A dopamina pode causar aumento na frequência cardíaca, o que pode resultar em isquemia.
   b. Vasodilatadores, como nitroglicerina e nitroprussiato, podem piorar a hipotensão.
   c. A dobutamina pode resultar em arritmias.
   d. Diuréticos podem causar hiponatremia, hipopotassemia e hipovolemia.
4. Administre terapia com fármacos vasoativos por meio de cateter IV central (se houver infiltração, no cateter IV periférico pode ocorrer necrose tecidual, e a distribuição por via periférica do medicamento pode ser reduzida em consequência da vasoconstrição).
5. Monitore continuamente a PA e a PAM com cateter intra-arterial durante a titulação ativa da terapia vasoativa.
6. Mantenha PAM maior que 65 mmHg (o fluxo sanguíneo pelos vasos coronarianos é inadequado com PAM menor que 65 mmHg).
7. Meça e registre o débito urinário a cada hora, por meio de sonda vesical de demora, assim como o aporte de líquidos.
8. Pese o paciente diariamente.
9. Avalie os eletrólitos séricos quanto a hiponatremia, hipomagnesemia e hipopotassemia.
10. Esteja alerta para a incidência de dor torácica (indica isquemia miocárdica e pode estender ainda mais os danos ao coração).
    a. Comunique imediatamente.
    b. Obtenha ECG de 12 derivações; verifique as enzimas cardíacas – CK, CK-MB, mioglobina e troponina.
    c. Antecipe o uso da terapia de contrapulsação.
11. Antecipe a falência da bomba; avalie a necessidade de intervenção cirúrgica (*i. e.*, dispositivo de assistência ventricular, oxigenação por membrana extracorpórea).

Melhora da oxigenação

1. Monitore a frequência e o ritmo das respirações a cada hora.
2. Ausculte os campos pulmonares para sons anormais (estertores grossos indicam congestão pulmonar grave) a cada hora; notifique o médico.
3. Avalie os níveis de gasometria arterial em relação à saturação de oxigênio.
4. Administre oxigenoterapia para aumentar a tensão parcial de oxigênio e corrigir a hipoxia.
5. Eleve a cabeceira do leito 20 a 30°, conforme tolerado (pode piorar a hipotensão), para facilitar a expansão pulmonar.
6. Reposicione o paciente com frequência para promover a ventilação e manter a integridade da pele.
7. Observe secreção pulmonar espumosa rosa e tosse (pode indicar edema pulmonar); comunique imediatamente.

Manutenção da perfusão tecidual

1. Faça uma avaliação neurológica a cada hora, usando a escala de coma de Glasgow.
2. Comunique as alterações imediatamente.
3. Obtenha os níveis sanguíneos de ureia e creatinina e monitore o débito urinário para avaliar a função renal.
4. Ausculte os ruídos intestinais a cada 2 horas.
5. Avalie o caráter, a frequência, o ritmo e a qualidade dos pulsos arteriais a cada 2 horas.
6. Monitore a temperatura a cada 2 a 4 horas.
7. Use protetores para os pés e cotovelos para evitar a ruptura da pele.
8. Verifique os níveis séricos de lactato, a fim de avaliar a perfusão tecidual e a acidose.

Alívio da ansiedade

1. Assim como no caso anterior, sempre avalie os sinais de aumento no nível de ansiedade e/ou nova manifestação, para verificar a possibilidade de haver causa fisiológica, antes de tratar com ansiolíticos.

2. Converse sobre os equipamentos e a justificativa para a terapia com o paciente e a família. Saber o que esperar ajuda a aliviar o medo e a ansiedade.
3. Incentive o paciente a verbalizar os medos sobre o diagnóstico e o prognóstico.
4. Explique as sensações que o paciente experimentará antes de procedimentos e medidas de cuidados de rotina.
5. Tranquilize e apoie o paciente.
6. Consulte um assistente social ou suporte religioso para apoiar o paciente.
7. Forneça períodos de descanso e de sono ininterrupto.
8. Ajude o paciente a manter o máximo de controle possível sobre o ambiente e os cuidados.
   a. Estabeleça com o paciente um cronograma para as intervenções e cuidados de rotina e períodos de descanso.
   b. Certifique-se de que estejam à vista do paciente um calendário e um relógio.

Educação do paciente e manutenção da saúde

1. Avalie a disposição do paciente para aprender.
2. Oriente os pacientes que fazem uso de digoxina sobre a importância de tomar a medicação conforme a prescrição, verificar o pulso antes da dose diária e efetuar exames periodicamente.
3. Ensine sobre os sinais de insuficiência cardíaca iminente – aumento do edema, dispneia, oliguria, diminuição da PA, aumento da frequência cardíaca – e diga ao paciente para notificar o médico imediatamente.
4. Consulte medidas específicas do IAM (ver p. 277), cardiomiopatia (ver p. 298) e doença valvar (ver p. 304).
5. Explique sobre a importância das consultas de acompanhamento com o médico da atenção primária e com o cardiologista.
6. Peça ao nutricionista que oriente o paciente e a família sobre uma dieta com baixo teor de sódio e de gordura e reitere a importância de aderir a essa dieta.
7. Explique ao paciente sobre a necessidade de trabalhar com fisioterapia e terapia ocupacional – especialmente se apresentar baixa fração de ejeção – para conservação de energia.

Reavaliação: resultados esperados

- DC maior que 4 ℓ/min; IC maior que 2,2; pressão expiratória final positiva (PEEP) menor que 18 mmHg
- Respiração sem esforço e regular; sons respiratórios normais em todos os campos de ausculta pulmonar
- Sensório normal; débito urinário adequado; pele quente e seca
- Verbaliza diminuição da ansiedade e do medo.

Endocardite infecciosa

A *endocardite infecciosa* (EI), ou endocardite bacteriana, é uma infecção da parede interna do coração causada pela invasão direta de bactérias ou outros organismos que podem provocar abscesso do miocárdio ou insuficiência cardíaca e outras complicações.

Fisiopatologia e etiologia

1. Quando o revestimento interno do coração (endocárdio) torna-se inflamado, ocorre a formação de um coágulo de fibrina (vegetação).
2. O coágulo de fibrina pode ser colonizado por patógenos durante episódios transitórios de bacteriemia resultantes de procedimentos invasivos (cateterização venosa e arterial, procedimento odontológico causando sangramento gengival, cirurgia do sistema digestório, biopsia hepática, sigmoidoscopia), sonda vesical de demora, infecções do trato urinário, feridas e infecções cutâneas.
3. As plaquetas e a fibrina circundam os microrganismos invasores, formando uma cobertura protetora e resultando em um aumento da vegetação infectante.
   a. A vegetação de tamanho maior (lesão básica da endocardite) pode deformar, espessar, enrijecer e cicatrizar as margens livres das cúspides valvares, bem como o anel fibroso que sustenta a valva.
   b. As vegetações também podem migrar para vários órgãos e tecidos (baço, rim, artéria coronária, cérebro e pulmões) e obstruir o fluxo sanguíneo.
   c. A "cobertura protetora" ao redor da vegetação dificulta a infiltração e destruição por leucócitos e agentes antimicrobianos da lesão infectante.
4. Alguns dos agentes bacterianos incluem:
   a. *Streptococcus viridans* – ocorrência de bacteriemia após procedimento odontológico ou infecção do trato respiratório superior.
   b. *Staphylococcus aureus* – é a causa mais comum de endocardite; a bacteriemia ocorre após cirurgia cardíaca ou administração IV de drogas ilícitas.
   c. *Staphylococcus epidermidis* – a bacteriemia decorre de valvas cardíacas protéticas e procedimentos de acesso IV.
   d. Enterococos (estreptococos do grupo D resistentes à penicilina) – a bacteriemia geralmente ocorre em pacientes idosos (acima de 60 anos) com infecção do trato geniturinário.
   e. Bactérias gram-negativas, como *Pseudomonas aeruginosa*, *Actinobacter* e bactérias do grupo HACEK. O grupo HACEK consiste em espécies de *Haemophilus*, espécies de *Aggregatibacter*, *Cardiobacterium hominis*, *Eikenella corrodens* e espécies de *Kingella*.
   f. Parasitos intracelulares facultativos, como *Bartonella* e outros patógenos oportunistas, como *Salmonella* e *Brucella*, podem causar EI.
5. Fungos (*Candida albicans*, *Aspergillus*) e riquétsias são agentes adicionais.
6. A EI pode se desenvolver em uma valva cardíaca já lesionada por febre reumática, anomalias congênitas, valvas anormalmente vascularizadas, valvas cardíacas normais e valvas cardíacas mecânicas e biológicas.
7. A infecção pode ser aguda ou subaguda, dependendo dos microrganismos envolvidos. Um eritema agudo se manifesta rapidamente com risco de insuficiência cardíaca intratável e ocorre mais comumente em valvas cardíacas normais.
8. A endocardite subaguda se manifesta como um curso crônico prolongado com menor risco de complicações e ocorre mais comumente em valvas lesionadas ou defeituosas.
9. A endocardite pode acontecer após cirurgia cardíaca, especialmente quando são usadas próteses valvares. Corpos estranhos, como marca-passos, adesivos, enxertos e derivações de diálise, predispõem à infecção.
10. Incidência elevada entre usuários de substâncias psicoativas, nos quais a doença afeta principalmente valvas normais, na maioria das vezes a tricúspide.
11. Pacientes hospitalizados com sondas vesicais de demora, em terapia IV ou antibioticoterapia prolongada, queimados e em uso de fármacos imunossupressores ou esteroides podem desenvolver endocardite fúngica.
12. É possível ocorrer recidiva devido à infecção metastática, geralmente nos primeiros 2 meses após o término da antibioticoterapia.
13. Distúrbios geniturinários, infecções e procedimentos invasivos, que incluem gravidez, parto e aborto, também podem predispor à infecção.

Alerta de enfermagem
A incidência de bacteriemias hospitalares está comumente associada a cateteres intravasculares e a tratamento de feridas, podendo resultar em EI.

Manifestações clínicas

A gravidade das manifestações depende do microrganismo invasor.

Manifestações gerais

1. Febre, calafrios, sudorese (a febre pode estar ausente em pacientes idosos ou com uremia).
2. Anorexia, perda de peso, fraqueza.
3. Tosse e dorsalgia e nas articulações (especialmente em pacientes com mais de 60 anos).
4. Esplenomegalia.

Manifestações na pele e unhas

1. Lesões de Janeway – máculas rosadas indolores nas palmas das mãos ou nas solas dos pés podem mudar para um tom castanho-claro no intervalo de dias ou desaparecer em 1 a 2 semanas; geralmente é um sinal precoce de infecção endocárdica.
2. Petéquias – conjuntiva e mucosas.
3. Hemorragias filiformes no leito ungueal.
4. Nódulos de Osler – nódulos vermelhos e doloridos nas extremidades digitais das mãos e dos pés; geralmente é um sinal tardio da infecção, identificado em casos de infecção subaguda.
5. Baqueteamento dos dedos das mãos e dos pés – ocorre principalmente em pacientes que têm curso prolongado de EI não tratada.

Manifestações cardíacas

1. Alteração ou novo sopro patológico – ausência de sopro, com outros sinais e sintomas, pode indicar infecção cardíaca do lado direito.
2. Taquicardia – relacionada com diminuição do DC.
3. Sintomas consistentes de insuficiência cardíaca, atrito pericárdico.
4. Novo bloqueio cardíaco ou arritmia.

Manifestações do sistema nervoso central

1. Cefaleia localizada, torcicolo.
2. Isquemia cerebral transitória ou outros sintomas neurológicos.
3. Alteração do estado mental, afasia.
4. Hemiplegia.
5. Perda sensorial cortical.
6. Manchas de Roth no exame de fundo de olho (hemorragia da retina).

Manifestações pulmonares

1. Pneumonite, pleurite, edema pulmonar, infiltrados, efusões (causando fricção) – ocorrem com envolvimento cardíaco direito.

Fenômenos embólicos

1. Pulmão – hemoptise, dor torácica, dispneia.
2. Rim – hematúria, cor anormal da urina.
3. Baço – dor no quadrante superior esquerdo do abdome, irradiando para o ombro esquerdo.
4. Coração – IAM, insuficiência aórtica, insuficiência cardíaca.
5. Cérebro – cegueira repentina, paralisia, abscesso cerebral, meningite, AVC.
6. Vasos sanguíneos – aneurismas micóticos.
7. Abdome – melena, dor aguda.

Avaliação diagnóstica

As manifestações clínicas variadas e semelhanças com outras patologias dificultam o diagnóstico precoce da EI. O diagnóstico preciso é essencial para orientar a terapia. Um diagnóstico clínico definitivo pode ser feito com base no achado de dois critérios principais, cinco critérios menores ou um critério principal e três menores.

Critérios principais (com base nos critérios de Duke modificados)

1. Hemocultura – pelo menos duas hemoculturas seriais positivas (90% dos pacientes com EI apresentam hemoculturas positivas).
2. Envolvimento endocárdico (diagnosticado com ecocardiograma transesofágico) – identificação de vegetações e avaliação da localização e tamanho das lesões.
3. Insuficiência valvar/regurgitação recente.
4. Desenvolvimento de abscesso ou nova deiscência parcial de prótese valvar ou novo prolapso valvar.

Critérios menores

1. Condição cardíaca predisponente ou uso de medicamentos IV.
2. Febre superior a 38°C.
3. Fatores vasculares – complicação pulmonar, êmbolos arteriais, lesões de Janeway, aneurisma micótico, hemorragia intracraniana.
4. Fatores imunológicos – nódulos de Osler, manchas de Roth, fator reumatoide, glomerulonefrite.
5. Microbiologia – culturas positivas, mas que não se enquadram nos critérios principais.

Manejo

1. Terapia antimicrobiana IV, baseada na sensibilidade do agente etiológico. Recomendam-se 6 semanas de terapia para a maioria dos pacientes, exceto para casos de EI direita não complicada, quando se recomendam 2 semanas de terapia.
2. A antibioticoterapia combinada é altamente efetiva e pode ser administrada por 2 semanas, dependendo do grupo de patógenos identificados. Os níveis séricos de ação dos antibióticos selecionados devem ser monitorados por meio de titulação seriada; se o soro não tiver atividade bactericida adequada, é necessária uma dosagem mais alta ou um antibiótico diferente.
3. Nutrição suplementar.
4. Intervenção cirúrgica para complicações específicas, mas a cirurgia deve ser adiada por pelo menos 1 mês em pacientes que sofreram AVC hemorrágico. A cirurgia não deve ser postergada nos pacientes após evento embólico silencioso ou acidente isquêmico transitório, insuficiência cardíaca associada, abscesso ou pacientes com alto risco embólico.
   a. Lesão valvar destrutiva aguda – excisão de valvas infectadas ou remoção de prótese valvar.
   b. Comprometimento hemodinâmico, insuficiência cardíaca grave.
   c. Embolia recorrente.
   d. Infecção resistente.
   e. Drenagem de abscesso ou empiema.
   f. Reparo de aneurisma periférico ou aneurisma micótico cerebral.

Complicações

1. Insuficiência cardíaca grave por insuficiência valvar.
2. Infecção não controlada/refratária.
3. Episódios embólicos (isquemia cerebral ou necrose de extremidades e de órgãos).
4. Distúrbios de condução.
5. Disfunção orgânica resultante de processo imunológico (rins, olhos, pele).
6. Destruição tecidual pelo microrganismo, dano valvar, aneurismas micóticos, hemorragia e formação de abscesso.

Avaliação de enfermagem

1. Identifique os fatores que possam predispor a endocardite, como cardiopatia reumática, cardiopatias congênitas, estenose subaórtica hipertrófica idiopática, uso abusivo de substâncias psicoativas injetáveis, valvas cardíacas protéticas, estenose aórtica ou mitral, história prévia de endocardite, cirurgia geniturinária recente, bem como pessoa em situação de rua ou com condições de vida de pobreza extrema.

2. Determine o início dos sinais e sintomas de endocardite (o tratamento precoce da infecção melhora o prognóstico).
3. Identifique possíveis incidentes que possam ter precipitado bacteriemia transitória capaz de causar endocardite.
4. Colete hemoculturas, hemograma completo, taxa de hemossedimentação, PCR, estudos renais e hepáticos e ECG de 12 derivações para uma linha de base.
5. Avalie o paciente quanto a alergias, com ênfase especial nas reações adversas à antibioticoterapia.
6. Observe se o paciente está atualmente em antibioticoterapia (pode afetar os resultados da hemocultura).
7. Identifique o nível de ansiedade do paciente e da família e o uso de mecanismos adequados de enfrentamento.

Diagnósticos de enfermagem

- DC diminuído relacionado com fatores estruturais (valvas incompetentes)
- Perfusão tissular ineficaz (renal, cerebral, cardiopulmonar, gastrintestinal e periférica) associada à interrupção do fluxo sanguíneo
- Hipertermia relacionada com doença, desidratação potencial e antibioticoterapia agressiva
- Nutrição desequilibrada – menor do que as necessidades corporais, relacionada com anorexia
- Ansiedade associada à doença aguda e à hospitalização.

Intervenções de enfermagem

Manutenção do débito cardíaco adequado

1. Ausculte o coração para detectar a ocorrência de sopro recente ou alteração no sopro existente e se há galope.
2. Monitore PA e frequência cardíaca.
   a. Observe se há pulso alternante (indicativo de insuficiência cardíaca esquerda).
   b. Avalie a pressão de pulso (30 a 40 mmHg indica DC adequado).
3. Verifique a distensão das veias jugulares.
4. Registre ganhos e perdas.
5. Anote o peso diariamente.
6. Ausculte os campos pulmonares em busca de evidência de estertores.
7. Monitore testes de função hepática (elevados com ingurgitamento hepático relacionado com insuficiência cardíaca direita).
8. Avalie a coloração e a temperatura da pele.

Manutenção da perfusão tecidual

1. Observe o paciente quanto a alterações mentais, hemoptise, hematúria, afasia, perda de força muscular e queixas de dor.
2. Monitore os sinais vitais.
3. Monitore o débito urinário.
4. Observe se há hemorragias filiformes nos leitos ungueais, nódulos de Osler e lesões de Janeway.
5. Notifique o médico sobre as alterações observadas no estado do paciente.
6. Avalie a coloração e a temperatura da pele.
7. Realize mudança de decúbito com frequência, para evitar lesões de pele, e as complicações pulmonares associadas ao repouso no leito.

Manutenção da normotermia

1. Implemente os princípios básicos de assepsia, técnicas rigorosas de lavagem das mãos e continuidade dos cuidados ao paciente pelo enfermeiro de referência.
2. Empregue meticulosos cuidados com cateteres IV durante a antibioticoterapia prolongada.
   a. Anote a data da inserção do cateter no plano de cuidados de enfermagem.
   b. Se for utilizado cateter periférico, alterne o local a cada 72 horas[4] ou se estiver doloroso, hiperemiado, infiltrado ou apresentar secreção purulenta.
   c. Troque a gaze ou a película transparente a cada 24 horas para evitar infecções.
   d. Se for empregada infusão contínua, siga a norma da instalação quanto aos cuidados com o local, trocas de curativos e procedimentos de "lavagem" com soro entre as infusões.
3. Para antibioticoterapia por via IM, planeje esquema para rotação dos locais de punção.
4. Observe que doses omitidas de antibiótico podem ter consequências deletérias irreversíveis; portanto, é essencial o aprazamento, para evitar que o paciente deixe o local antes do término do tratamento.
5. Observe se há reação alérgica à antibioticoterapia (desconforto respiratório grave, erupção cutânea, prurido, febre), suspenda o antibiótico e notifique o médico imediatamente, para que um substituto possa ser prescrito.
6. Obtenha o audiograma antes que um antibiótico potencialmente tóxico seja iniciado e observe os efeitos adversos, como ototoxicidade e insuficiência renal.
7. Avalie a efetividade do tratamento coletando urocultura após 48 horas de terapia medicamentosa e hemoculturas após 24 a 48 horas de terapia.
8. Monitore a temperatura a cada 4 horas.
   a. Documente os resultados em um gráfico.
   b. Observe aumentos na frequência cardíaca e/ou na respiratória com temperaturas elevadas.
   c. Forneça cobertores e ambiente confortável com temperatura controlada se o paciente apresentar calafrios; troque a roupa de cama conforme necessário.
   d. Administre medicamentos antipiréticos ou analgésicos, conforme prescrição.
9. Observe a melhora do bem-estar geral do paciente dentro de 5 a 7 dias após o início da terapia.
10. Promova hidratação adequada, pois a sudorese e o aumento da taxa metabólica podem causar desidratação.
11. Incentive o consumo de líquidos por via oral.
12. Administre fluidos IV conforme prescrição.
13. Observe o turgor cutâneo e as membranas mucosas.

Alerta farmacológico
A infusão rápida de vancomicina (menos de 1 hora) pode causar *rash* cutâneo na região superior do tórax e cervical (erupção cutânea intensa na metade superior do corpo), devido à liberação de histamina. A diminuição da velocidade de infusão resulta em desaparecimento da erupção.

Melhora do estado nutricional

1. Avalie a ingestão calórica diária do paciente e monitore o peso.
2. Discuta as preferências alimentares com o paciente.
3. Consulte um nutricionista sobre as necessidades nutricionais do paciente e as preferências alimentares.
4. Incentive ingestão de pequenas refeições e lanches durante todo o dia.
5. Oriente a família sobre as necessidades calóricas do paciente.
6. Incentive a família a ajudar o paciente nas refeições e a fornecer seus alimentos favoritos.

Redução da ansiedade

1. Descarte as etiologias fisiológicas quando houver aumento dos níveis de ansiedade ou nova manifestação antes de administrar

[4] N.R.T: Avalie o protocolo da instituição quanto à troca do cateter IV periférico em tempo programado ou apenas segundo indicação clínica. Também se certifique quanto à frequência de troca de curativos com gaze ou película transparente.

sedativos. As causas fisiológicas devem ser identificadas e tratadas em tempo hábil, para evitar resultados adversos ou fatais irreversíveis. Sedativos podem mascarar os sintomas, atrasando a identificação, o diagnóstico e o tratamento oportunos.

2. Avalie o paciente quanto a sinais de hipoperfusão, ausculte os sons cardíacos e pulmonares, obtenha um traçado de ECG e administre oxigênio, conforme prescrição. Notifique o médico imediatamente.
3. Documente resultados da avaliação, notificação e resposta do médico e intervenções e resposta do paciente.
4. Explique ao paciente e à família os motivos da hospitalização, dos exames diagnósticos e das terapias administradas.
5. Incentive o paciente a verbalizar os medos sobre a doença e a hospitalização.
6. Antes de iniciar, explique os procedimentos ao paciente.
7. Incentive atividades de entretenimento, como televisão, leitura e interação com outros pacientes.

Educação do paciente e manutenção da saúde

Pacientes com risco de endocardite infecciosa

1. Discuta a anatomia do coração e as alterações que ocorrem durante a endocardite, usando diagramas.
2. Forneça material impresso sobre os primeiros sinais e sintomas da doença; revise-os com o paciente.
3. Discuta com o paciente a forma de aquisição da infecção.
4. Diga que é recomendada a profilaxia antibiótica antes de procedimentos odontológicos que manipulam a gengiva e alguns procedimentos respiratórios (Tabela 13.4), para pacientes com as seguintes condições:
   a. Doença cardíaca congênita (particularmente anomalias cianóticas não reparadas) reparada com material protético (por 6 meses após o reparo) ou reparada, mas com alteração residual.
   b. Valva cardíaca protética.
   c. História pregressa de EI.
   d. Receptor de transplante cardíaco com doença valvar cardíaca.
5. Identifique as etapas individuais necessárias para prevenir a infecção.
   a. Prática de uma boa higiene oral, escovação regular dos dentes e uso do fio dental. Consulte o dentista regularmente.
   b. Notifique o médico sobre qualquer história de doença cardíaca congênita ou doença valvar.
   c. Explique a importância de sempre carregar consigo a identificação de emergência com informação sobre a história médica.
   d. Verifique a temperatura se houver suspeita de infecção e notifique o médico sobre a elevação.
   e. Oriente os pacientes em risco a procurar e tratar sinais e sintomas que indicam bacteriemia – lesões, dor de garganta, furúnculos e assim por diante.
6. Incentive os indivíduos em risco a se vacinar contra pneumococos e *influenza*.

Possíveis recidivas em indivíduos que tiveram endocardite

1. Discuta a importância de manter consultas de acompanhamento após a alta (a infecção pode ocorrer em até 1 a 2 meses).
2. Reforce os exames que deverão ser realizados após a alta – hemoculturas, exame físico, ecocardiografia.
3. Oriente o paciente a inspecionar as solas dos pés para verificar lesões de Janeway (indicativo de possível recaída).
4. Contate o assistente social ou o gerente de caso para auxiliar o paciente no planejamento financeiro e nos arranjos da alta domiciliar, se aplicável.

Reavaliação: resultados esperados

- PA estável; nenhuma mudança no sopro; nenhum galope notado
- Nenhuma alteração no nível de consciência, na força ou na função neurológica
- Temperatura normal; hemoculturas negativas; sem deficiência auditiva
- Tolera bem o aumento na ingestão calórica diária
- Verbaliza redução da ansiedade.

Endocardite reumática (doença cardíaca reumática)

A endocardite reumática é uma doença inflamatória aguda e recorrente que provoca danos ao coração como sequela da infecção por estreptococos beta-hemolíticos do grupo A, acometendo particularmente as valvas e ocasionando extravasamento (insuficiência) e/ou obstrução (estreitamento ou estenose) valvares. Ocorrem alterações compensatórias em virtude do tamanho das câmaras cardíacas e espessura das paredes das câmaras. Acomete majoritariamente indivíduos de países em desenvolvimento, onde é responsável por parte da morbidade e mortalidade cardiovascular em adultos jovens, levando a cerca de 250.000 mortes por ano em todo o mundo.

Veja a discussão sobre febre reumática em crianças no Capítulo 45.

Tabela 13.4 Prevenção de endocardite: regimes terapêuticos para procedimentos odontológicos.

		Regime: dose única 30 a 60 min antes do procedimento	
Situação	**Agente**	**Adulto**	**Infantil**
Oral	Amoxicillina	2 g	50 mg/kg
Sem indicação de administração por via oral	Ampicilina ou	2 g IM ou IV	50 mg/kg IM ou IV
	Cefazolina ou ceftriaxona	1 g IM ou IV	50 mg/kg IM ou IV
Alérgico a penicilina ou ampicilina – oral	Cefalexina*,† ou	2 g	50 mg/kg
	Clindamicina ou	600 mg	20 mg/kg
	Azitromicina ou claritromicina	500 mg	15 mg/kg IM ou IV
Alérgico a penicilina ou ampicilina e sem indicação de administração VO	Cefazolina ou ceftriaxona† ou	1 g IM ou IV	50 mg/kg IM ou IV
	Clindamicina	600 mg IM ou IV	20 mg/kg IM ou IV

*Ou outras cefalosporinas orais de primeira ou segunda geração em doses equivalentes em adultos ou em crianças. †As cefalosporinas não devem ser usadas em indivíduos com história de anafilaxia, angioedema ou urticária com penicilina ou ampicilina. IM: via intramuscular; IV: via intravenosa; VO: via oral.

Fisiopatologia e etiologia

1. A febre reumática é uma sequela da infecção por estreptococos beta-hemolíticos do grupo A que ocorre em cerca de 3% das infecções não tratadas. É uma doença evitável por meio da detecção e do tratamento adequado da faringite estreptocócica.
2. Pode afetar o tecido conjuntivo do coração, os vasos sanguíneos, as articulações e os tecidos subcutâneos.
3. As lesões no tecido conjuntivo são conhecidas como corpúsculos de Aschoff, que consistem em áreas localizadas de necrose tecidual circundadas por células imunes.
4. São afetadas valvas cardíacas, principalmente a valva mitral, resultando em extravasamento e estreitamento da valva.
5. Ocorrem alterações compensatórias nos tamanhos das câmaras e na espessura de suas paredes.
6. O comprometimento cardíaco (pancardite) também inclui pericardite, miocardite, epicardite e endocardite.

Manifestações clínicas

1. Os sintomas de faringite estreptocócica podem preceder os sintomas reumáticos.
   a. Início súbito de dor de garganta; garganta hiperemiada, exsudato.
   b. Linfonodos infartados que apresentam hipersensibilidade no ângulo da mandíbula.
   c. Cefaleia e febre de 38,3°C a 40°C.
   d. Dor abdominal (crianças).
   e. Alguns casos de infecção estreptocócica na garganta são relativamente assintomáticos.
2. O paciente pode apresentar dor, edema e calor ao toque nas articulações (poliartrite), que inicialmente acomete membros inferiores (joelhos e tornozelos) e podendo evoluir para as grandes articulações dos membros superiores (cotovelos, punhos).
3. Coreia de Sydenham (movimentos musculares irregulares, espasmódicos, involuntários e imprevisíveis).
4. Eritema marginado (exantema macular transitório, semelhante a uma trama no tronco e nos membros, porém nunca na face, em cerca de 5 a 13% dos pacientes).
5. Nódulos subcutâneos (nódulos endurecidos e indolores sobre as superfícies extensoras dos membros; ocorrem raramente).
6. Febre.
7. Prolongamento do intervalo PR, observado no ECG.
8. Sopros cardíacos; atritos pleurais e pericárdicos.
9. História pregressa de febre reumática ou cardiopatia reumática.

Avaliação diagnóstica

1. Cultura de garganta – organismos estreptocócicos.
2. Velocidade de hemossedimentação, contagem de leucócitos e contagem diferencial e PCR aumentam durante a fase aguda da infecção.
3. Titulação elevada de anticorpos antiestreptolisina-O (ASO)/estreptococos.
4. ECG – intervalo PR prolongado ou bloqueio cardíaco.
5. Ecocardiografia e estudo Doppler.
6. Cateterismo cardíaco para avaliar lesão valvar e função ventricular esquerda em pacientes com disfunção cardíaca grave.

Manejo

1. Terapia antimicrobiana – penicilina, eritromicina ou cefalosporina. O tratamento precoce é fundamental para a sobrevivência.
2. Repouso – para manter a função cardíaca ideal.
3. Salicilatos ou AINEs – para controle de febre e dor; devem ser usados com cautela, especialmente em pacientes idosos, devido ao risco de insuficiência renal e sangramento gastrintestinal.
4. Esteroides – durante a fase inflamatória aguda.
5. Prevenção de episódios recorrentes por meio de tratamentos a longo prazo com penicilina por 5 anos após a crise inicial na maioria dos adultos ou até os 21 anos de idade, se o paciente não apresenta cardite, ou 10 anos com cardite; profilaxia periódica durante toda a vida.
6. Betabloqueadores, inibidores da ECA, digoxina, outros medicamentos para redução da pós-carga, diuréticos, oxigênio suplementar, repouso, sódio e fluidos – para controlar a insuficiência cardíaca.
7. Embora a coreia seja autolimitada, o fenobarbital e o diazepam podem aliviar os sintomas.
8. A valvoplastia mitral percutânea por balão (PMBV) é recomendada para pacientes com estenose mitral reumática.

Complicações

1. Doença cardíaca valvar.
2. Cardiomiopatia.
3. Insuficiência cardíaca.
4. Arritmias atriais.
5. Embolia pulmonar e sistêmica.

Avaliação de enfermagem

1. Pergunte ao paciente sobre sintomas de febre, dor de garganta ou dor nas articulações.
2. Pergunte ao paciente sobre dor torácica, dispneia, fadiga.
3. Observe se há lesões na pele ou erupções cutâneas no tronco e nos membros.
4. Realize palpação à procura de nódulos móveis e não dolorosos próximos a tendões ou articulações.
5. Ausculte o coração quanto a sopros e/ou atritos.

Diagnósticos de enfermagem

- Hipertermia relacionada com processo patológico
- DC diminuído associado à redução da contratilidade cardíaca
- Intolerância à atividade relacionada com dor nas articulações e fadiga fácil.

Intervenções de enfermagem

Controle da febre

1. Administre a terapia com penicilina, conforme prescrição, para erradicar o estreptococo hemolítico. Pode ser prescrito um fármaco alternativo se o paciente for alérgico à penicilina ou, quando possível, efetue o teste de sensibilidade e dessensibilização.
   a. Coordene o aprazamento para evitar omissão ou atraso nas doses de antibiótico por ausência do paciente na unidade, para evitar efeitos deletérios.
2. Administre salicilatos ou AINEs, conforme prescrição, para suprimir a atividade reumática ao controlar as manifestações tóxicas, para reduzir a febre e aliviar a dor nas articulações.
3. Avalie a efetividade da terapia medicamentosa.
   a. Verifique e registre a temperatura a cada 3 horas.
   b. Avalie o nível de conforto do paciente a cada 3 horas.

Manutenção do débito cardíaco adequado

1. Avalie os sinais e sintomas da cardite reumática aguda.
   a. Fique atento às queixas do paciente quanto a dor torácica, palpitações e/ou "aperto" precordial.
   b. Verifique taquicardia (geralmente persistente quando o paciente dorme) ou bradicardia.
   c. Esteja atento ao desenvolvimento de bloqueio cardíaco de segundo grau ou doença de Wenckebach (a cardite reumática aguda causa prolongamento do intervalo PR).

2. Ausculte as bulhas cardíacas a cada 4 horas.
   a. Documente sopro ou atrito pericárdico.
   b. Documente bulhas cardíacas extras (galope B_3 ou B_4).
3. Monitore para verificar o desenvolvimento de endocardite reumática crônica, que pode incluir doença valvar e insuficiência cardíaca.

Manutenção da atividade

1. Mantenha o repouso no leito pelo tempo de duração da febre ou se houver sinais de cardite ativa.
2. Forneça um programa de exercícios de ADM.
3. Proporcione atividades de entretenimento que evitem esforço.
4. Discuta a necessidade de serviços tutoriais com os pais para ajudar a criança a acompanhar os trabalhos escolares, se for o caso.

Educação do paciente e manutenção da saúde

1. Aconselhe o paciente a manter uma boa nutrição.
2. Aconselhe o paciente sobre práticas higiênicas.
   a. Converse sobre a forma adequada de lavar as mãos, o descarte de lenços de papel, a lavagem de lenços de pano (o que diminui o risco de exposição a microrganismos).
   b. Explique sobre a importância de usar a própria escova de dentes, sabonete e toalhas quando estiver vivendo em grupo.
3. Aconselhe o paciente sobre a importância de ter períodos de descanso adequados.
4. Ensine o paciente a procurar tratamento imediatamente caso sinta dor de garganta ou febre.
5. Dê suporte aos pacientes em terapia antibiótica a longo prazo, a fim de evitar recidivas (5 anos para a maioria dos adultos).
6. Instrua o paciente com doença valvar a usar antibioticoterapia profilática 1 hora antes de certos procedimentos e cirurgias (ver p. 292).
7. Discuta a capacidade do paciente de pagar pelo tratamento médico. Se apropriado, entre em contato com os serviços sociais do paciente. (Dificuldades financeiras podem inibir o paciente a procurar o tratamento precoce.)

Reavaliação: resultados esperados

- Afebril
- Nega dor torácica; ritmo sinusal normal
- Mantém o repouso enquanto está febril.

Miocardite

A *miocardite* é um processo inflamatório que envolve o miocárdio, danificando, assim, o músculo cardíaco. Embora a causa exata da miocardite ainda seja desconhecida, acredita-se que acometa indivíduos saudáveis. Acredita-se ser a causa da morte súbita entre adultos jovens e causar cardiomiopatia dilatada aguda ou crônica.

Fisiopatologia e etiologia

1. Inflamação focalizada ou difusa do miocárdio; pode ser aguda ou crônica.
2. Pode acompanhar processo infeccioso – viral ou idiopático (particularmente coxsackievírus do grupo B e pode desenvolver-se após *influenza* A ou B, herpes-vírus simples, parvovírus, citomegalovírus, adenovírus, enterovírus, Epstein-Barr, rubéola e vírus da imunodeficiência humana [HIV]), bacteriano, parasitário, por protozoário, rickéttsia, espiroquetas e fungos (*Candida*, *Aspergillus* e *Histoplasma*).
3. O vírus da hepatite C tem sido associado à miocardite pela identificação de anticorpos contra o HCV.
4. Pode estar associado a quimioterapia (especialmente com doxorrubicina), terapia imunossupressora ou inoculação de vírus em vacina para proteção contra infecção por varíola.
5. Distúrbios sistêmicos, como sarcoidose e doença celíaca, condições autoimunes, como lúpus sistêmico e outras doenças do colágeno, podem causar miocardite.
6. Pode estar associado a exposições a determinados produtos químicos (arsênico e hidrocarbonetos); reações alérgicas ou tóxicas a penicilina ou sulfonamidas; picadas de insetos/cobras; uso de cocaína.
7. Exposição à radiação – a maioria dos casos é resultado de radioterapia para linfoma de Hodgkin ou câncer de mama ou de pulmão. Menor frequência de associação à exposição a reatores nucleares ou após a detonação de um dispositivo nuclear.

Manifestações clínicas

1. Os sintomas dependem de tipo de infecção, grau de lesão no miocárdio, capacidade de recuperação do miocárdio e resistência do hospedeiro. Pode ser aguda ou crônica e pode ocorrer em qualquer idade. Os sintomas podem ser leves e passar despercebidos.
   a. Fadiga e dispneia.
   b. Palpitações.
   c. Desconforto precordial ocasional/dor torácica vaga.
2. Dilatação do coração.
3. Bulhas cardíacas anormais: sopro, B_3 ou B_4, fricções de atrito.
4. Sinais de insuficiência cardíaca (p. ex., pulso alternante, dispneia, estertores, edema dos membros inferiores, baixo débito urinário).
5. Febre com taquicardia ou outros sinais de infecção viral, como cefaleia, dor nas articulações e dor de garganta.
6. Dor ou edema nas articulações; edema nas pernas.

Avaliação diagnóstica

1. Alterações transitórias do ECG – segmento ST achatado, inversão da onda T, defeitos de condução, extrassístoles, batimentos ectópicos supraventriculares e ventriculares, bradiarritmias ou taquiarritmias.
2. Elevação da contagem de leucócitos, PCR e taxa de hemossedimentação.
3. A medida de biomarcadores cardíacos séricos, como CPK e troponina, pode estar elevada.
4. Radiografia de tórax – pode revelar dilatação do coração e congestão pulmonar.
5. Titulação de anticorpos elevados (título ASO como na febre reumática).
6. Bactérias ou vírus isolados em culturas de fezes e da garganta.
7. Biopsia endomiocárdica para diagnóstico definitivo. Esse é o padrão-ouro para estabelecer o diagnóstico definitivo.
8. Ecocardiograma – define tamanho, estrutura e função do coração.
9. RM cardiovascular – pode ser útil para determinar alterações estruturais; pode fornecer caracterização precisa do tecido.
10. Imagem nuclear com uso de gálio (detecta a extensão da inflamação miocárdica) ou índio (anticorpos antimiosina – mostra a extensão da necrose miocitária).

Manejo

Os objetivos do tratamento devem ser direcionados para o manejo de complicações. O tratamento de suporte constitui a primeira fase da intervenção.

1. A elevação das pressões de enchimento ventriculares deve ser tratada com diuréticos e vasodilatadores intravenosos (quando possível), como o nitroprussiato.
2. Terapia antiarrítmica (geralmente amiodarona).
3. Repouso rigoroso para promover a cicatrização do miocárdio lesionado.
4. Terapia antimicrobiana, se forem isolados agentes bacterianos.
5. Terapia de anticoagulação.
6. Inibidor da ECA ou bloqueador beta-adrenérgico (deve ser usado com cautela; pode causar hipotensão) – para fortalecer a

capacidade de bombeamento do coração e reduzir a carga de trabalho, melhorando a disfunção sistólica do ventrículo esquerdo.

7. Em casos graves, pode ser necessária terapia agressiva: inotrópicos, como dobutamina e dopamina; terapia de contrapulsação com balão intra-aórtico (BIA).
8. Raramente, é necessário o uso de um dispositivo de assistência ventricular ou de oxigenação por membrana extracorpórea para dar suporte a pacientes com choque cardiogênico refratário, bem como a consideração de transplante cardíaco urgente.
9. Uso de imunoglobulina IV tem efeitos antivirais; interferona-α e interferona-β; regime imunossupressor com esteroides e ciclosporina ou azatioprina melhora a função sistólica.

Complicações

1. Insuficiência cardíaca, pericardite.
2. Cardiomiopatia.
3. Arritmias.
4. Morte súbita cardíaca.

Avaliação de enfermagem

1. Avalie fadiga, palpitações, febre, dispneia e dor torácica.
2. Ausculte as bulhas cardíacas.
3. Verifique os membros quanto a edema, descoloração e temperatura da pele.
4. Avalie a história de saúde quanto a fatores predisponentes.
5. Esteja alerta quanto a variação da PA, aumento da frequência cardíaca com ectopias e taquipneia.

Diagnósticos de enfermagem

- Hipertermia relacionada com o processo inflamatório/infeccioso
- DC diminuído associado à redução da contratilidade cardíaca e arritmias
- Intolerância à atividade relacionada com comprometimento do desempenho cardíaco e à doença febril
- Dor aguda associada ao processo patológico.

Intervenções de enfermagem

Redução da febre

1. Administre antipiréticos conforme prescrição.
2. Verifique a temperatura a cada 4 horas.
3. Administre antibióticos conforme prescrição.

Manutenção do débito cardíaco

1. Avalie evidências clínicas de regressão da doença – monitore o pulso, ausculte as bulhas cardíacas anormais (sopro ou mudança no sopro existente), verifique a temperatura, ausculte todos os campos pulmonares, monitore a frequência respiratória.
2. Registre diariamente ganhos e perdas.
3. Registre o peso diariamente.
4. Verifique edema periférico.
5. Eleve a cabeceira do leito, se necessário, para melhorar a respiração. Encoraje o uso da espirometria de incentivo.
6. Trate os sintomas de insuficiência cardíaca conforme prescrição (ver p. 302).
7. Avalie o pulso e a frequência cardíaca apical do paciente quanto a sinais de taquicardia e ritmo de galope – indicações de que a insuficiência cardíaca é recorrente.
8. Verifique a evidência de arritmias – pacientes com miocardite estão propensos a desenvolver arritmias.
   a. Institua monitoramento cardíaco contínuo se houver evidência de arritmia.
   b. Disponibilize equipamento de reanimação, desfibrilação e estimulação cardíaca em caso de arritmia que traga risco à vida.

Alerta farmacológico
A digoxina não deve ser considerada para pacientes com miocardite. Doses elevadas de digoxina podem aumentar a produção de citocinas pró-inflamatórias e podem piorar a lesão miocárdica. Se a digoxina foi administrada, avalie se há sinais e sintomas tóxicos, como anorexia, náuseas, fadiga, fraqueza, halos esverdeados ao redor de imagens visuais ou prolongamento do intervalo PR.

Redução da fadiga

1. Assegure o repouso no leito para reduzir a frequência cardíaca, o volume sistólico, a PA e a contratilidade do coração; também ajuda a diminuir os danos residuais e as complicações da miocardite, além de promover a cicatrização.
   a. Pode ser necessário repouso prolongado até que se verifique redução no tamanho e melhora da função cardíaca.
2. Providencie atividades de entretenimento para o paciente.
3. Permita que o paciente use a cadeira higiênica no lugar da comadre (reduz a carga de trabalho cardiovascular).
4. Converse com o paciente sobre as atividades que podem ser continuadas após a alta hospitalar.
   a. Converse sobre a necessidade de modificar algumas atividades no futuro imediato.
   b. Explore os sentimentos e preocupações do paciente sobre o cumprimento de papéis sociais.

Redução da dor torácica

1. Avalie dor torácica; realize medicação para dor, se não for contraindicado.
2. Proporcione um ambiente tranquilo e medidas de conforto, como mudanças de decúbito, massagem nas costas, apoio emocional.
3. Administre oxigênio suplementar conforme indicado.

Educação do paciente e manutenção da saúde

Oriente o paciente da seguinte maneira:

1. Geralmente identifica-se persistência de dilatação cardíaca residual. A atividade física deve ser aumentada lentamente. Comece com o descanso na cadeira por períodos crescentes. Prossiga com caminhada no quarto e depois ao ar livre.
2. Relate qualquer sintoma que envolva aumento dos batimentos cardíacos.
3. Evite esportes competitivos, cigarro, drogas ilícitas e álcool. Medicamentos tóxicos do miocárdio, como a doxorrubicina, não podem ser usados.
4. A gravidez não é aconselhável para mulheres com cardiomiopatias associadas a miocardite.
5. Previna doenças infecciosas com imunizações apropriadas (vacinas pneumocócicas e *influenza*).
6. Encaminhe o paciente para a reabilitação da fase II cardíaca – um ambiente seguro e monitorado para aumentar a capacidade de trabalho do paciente.

Reavaliação: resultados esperados

- Afebril
- PA e frequência cardíaca estáveis; nenhuma arritmia identificada
- Mantém o repouso no leito
- Dor relatada em 2 em uma escala de 0 a 10.

Pericardite

A *pericardite* é uma inflamação do pericárdio, o saco membranáceo que envolve o coração. Trata-se, habitualmente, de manifestação de doença mais generalizada. Em indivíduos saudáveis, a cavidade pericárdica contém cerca de 15 a 50 mℓ líquido seroso. As doenças do pericárdio clinicamente se apresentam das quatro maneiras citadas a seguir.

- *Pericardite aguda e recorrente.*
- *Efusão pericárdica* é um acúmulo anormal de líquido na cavidade pericárdica.
- *Tamponamento cardíaco* é relacionado com um tipo agudo de efusão pericárdica na qual o coração é comprimido, seja por sangue ou por uma lesão penetrante, impedindo o funcionamento normal.
- *Pericardite constritiva* é uma condição na qual um espessamento inflamatório crônico do pericárdio comprime o coração, impossibilitando o preenchimento normal durante a diástole.

Fisiopatologia e etiologia

1. Pericardite idiopática aguda é a forma mais comum e típica; tem etiologia desconhecida.
2. Infecção.
   a. Viral – coxsackievírus; herpes-vírus; adenovírus; parvovírus B19, HIV.
   b. Bacteriana – *Staphylococcus*, meningococo, *Streptococcus*, pneumococo, gonococo, *Mycobacterium tuberculosis*.
   c. Fungos (raro) – espécies de *Histoplasma*, *Aspergillus*, *Blastomices* e *Candida*.
   d. Parasito (raro) – *Echinococcus* e *Toxoplasma*.
3. Doenças do tecido conjuntivo (lúpus eritematoso, periarterite nodosa) e doenças gastrintestinais (colite ulcerativa, doença de Crohn e doença de Whipple).
4. Infarto; precoce, 24 a 72 horas; ou tardio, 1 semana a 2 anos após o infarto do miocárdio (síndrome de Dressler).
5. Doença oncológica; radiação no tórax (tumores pericárdicos primários ou metastáticos).
6. Traumatismo torácico, cirurgia cardíaca, inserção de marca-passo, intervenções percutâneas coronarianas e ablação por radiofrequência.
7. Induzida por fármacos – procainamida, fenitoína, hidralazina, metildopa e isoniazida.
8. Asbestose (pode induzir lesões pericárdicas e pulmonares).
9. Distúrbios metabólicos, como uremia e hipotireoidismo, podem causar efusão pericárdica, não necessariamente pericardite.

Manifestações clínicas

1. Dor na região anterior do tórax, agravada pelo movimento da parede torácica – pode variar de leve a aguda e intensa; localizada na área precordial (pode ser sentida abaixo da clavícula, do pescoço, da região escapular); pode ser aliviada quando o paciente inclina-se para a frente.
2. Fricção de atrito pericárdico – som áspero e/ou rangente que ocorre em caso de inflamação pericárdica.
3. Edema, ascite e dispneia – por efusão pericárdica e tamponamento cardíaco.
4. Febre, sudorese, calafrios – devido à inflamação do pericárdio.
5. Arritmias.

Avaliação diagnóstica

1. Ecocardiograma – método mais sensível para detectar efusão pericárdica.
2. Radiografia de tórax – pode revelar a silhueta cardíaca dilatada com campos pulmonares limpos.
3. ECG – para avaliar IAM (estágio agudo da pericardite; a elevação do segmento ST é encontrada em várias ou todas as derivações).
4. Contagem de leucócitos e contagem diferencial indicando infecção.
5. Testes sorológicos para anticorpos antinucleares elevados nos casos de lúpus eritematoso.
6. Teste do derivado proteico purificado positivo em tuberculose.
7. Títulos de ASO – elevados se houver febre reumática.
8. Ureia nitrogenada – para avaliar a uremia.
9. Elevação da taxa de sedimentação de eritrócitos e dos níveis séricos da PCR.
10. Elevação dos biomarcadores cardíacos – troponina e fração MB da CK.
11. Pericardiocentese – para exame do líquido pericárdico para diagnóstico etiológico e alívio do tamponamento cardíaco.
12. RM ou TC cardíaca.

Manejo

Tem por objetivo determinar a etiologia do problema; administrar a terapia farmacológica para etiologia especificada, quando conhecida; e estar atento às possíveis complicações do tamponamento cardíaco.

1. Pericardite bacteriana – penicilina ou outros antimicrobianos.
2. Febre reumática – penicilina G e outros antimicrobianos (ver p. 294).
3. Tuberculose – quimioterapia antituberculose (ver p. 206).
4. Pericardite fúngica – anfotericina B e fluconazol.
5. Lúpus eritematoso sistêmico – corticosteroides.
6. Pericardite renal – controle bioquímico da diálise na doença renal terminal.
7. Pericardite neoplásica – instilação intrapericárdica de quimioterapia; radioterapia.
8. Síndrome pós-IAM – repouso no leito, ácido acetilsalicílico e prednisona.
9. Síndrome pós-pericardiotomia (após cirurgia com coração aberto) – tratar sintomaticamente.
10. Pericardiocentese de emergência em caso de desenvolvimento de tamponamento cardíaco.
11. Pericardiectomia parcial (janela pericárdica) ou pericardiectomia total para pericardite constritiva recorrente.
12. Os AINEs são recomendados para alívio dos sintomas de pericardite aguda; o regime com colchicina e esteroide é usado como adjuvante da terapia com AINEs.

Complicações

1. Tamponamento cardíaco.
2. Insuficiência cardíaca.
3. Hemopericárdio (particularmente em pacientes em uso de anticoagulantes após IAM).

Avaliação de enfermagem

1. Avalie dor torácica.
   a. Pergunte ao paciente se a dor é agravada ao respirar, ao se virar no leito, rotacionar o tórax, tossir, bocejar ou engolir.
   b. Verifique o alívio ao sentar-se e/ou inclinar-se para a frente.
   c. Esteja atento aos diagnósticos clínicos do paciente ao avaliar a dor. Pacientes pós-IAM podem sentir dor incômoda e esmagadora irradiando para pescoço, braço e ombros, imitando uma extensão do infarto. Relate a mudança no caráter ou no agravamento da dor torácica.
2. Ausculte as bulhas cardíacas.
   a. Ausculte à procura de atrito pericárdico, pedindo ao paciente que suspenda a respiração brevemente.
   b. Ausculte o coração com o paciente em diferentes posições.
   c. Avalie para pulso paradoxal.
3. Verifique a história de saúde quanto a fatores predisponentes.

Diagnósticos de enfermagem

- Dor aguda relacionada com inflamação pericárdica
- DC diminuído associado ao comprometimento da expansão ventricular.

Intervenções de enfermagem

Redução do desconforto

1. Administre o esquema terapêutico prescrito para dor e alívio sintomático.
2. Alivie a ansiedade do paciente e da família, explicando a diferença entre a dor da pericardite e a dor do infarto recorrente. (Os pacientes podem temer a extensão da lesão no tecido miocárdico.)
3. Explique ao paciente e à família que a pericardite não indica maior lesão cardíaca.
4. Incentive o paciente a permanecer em repouso quando sentir dor torácica, febre e fricção de atrito.
5. Ajude o paciente a se posicionar com conforto.

Manutenção do débito cardíaco

Alerta de enfermagem
O saco pericárdico normalmente contém menos de 30 mℓ de líquido; o líquido pericárdico pode se acumular lentamente sem sintomas perceptíveis. No entanto, uma efusão em rápido desenvolvimento pode produzir graves alterações hemodinâmicas.

1. Avalie frequência cardíaca, ritmo, PA e frequência respiratória pelo menos de hora em hora na fase aguda; continuamente se o paciente estiver hemodinamicamente instável.
2. Verifique os sinais de tamponamento cardíaco – aumento da frequência cardíaca, diminuição da PA, pulso paradoxal, veias jugulares distendidas, agitação, abafamento de bulhas cardíacas.
3. Prepare-se para a realização de pericardiocentese ou cirurgia de emergência. Mantenha a bandeja de pericardiocentese à beira do leito (ver p. 257).
4. Avalie os sinais de insuficiência cardíaca (ver p. 301).
5. Monitore cuidadosamente o desenvolvimento de arritmias.

Educação do paciente e manutenção da saúde

1. Aconselhe a restrição de atividade até que os biomarcadores se normalizem.
2. Ensine ao paciente sinais e sintomas de pericardite e a necessidade de terapia medicamentosa a longo prazo para ajudar a aliviar os sintomas.
3. Revise todos os medicamentos com o paciente – indicações, efeitos adversos, dosagem e precauções especiais.

Reavaliação: resultados esperados

- Verbaliza o alívio da dor
- Pulso e frequência cardíaca estáveis, sem arritmias, sem fricção.

Miocardiopatia

Miocardiopatia refere-se a uma patologia ou disfunção elétrica do músculo cardíaco. As causas de miocardiopatias são classificadas como primárias ou secundárias. As miocardiopatias primárias têm etiologias genéticas, mistas ou adquiridas, enquanto as miocardiopatias secundárias ocorrem por causas infiltrativas, tóxicas ou inflamatórias. Os quatro principais tipos são miocardiopatias dilatada, hipertrófica, restritiva (menos comum) e arritmogênica ventricular direita.

Fisiopatologia e etiologia

Miocardiopatia dilatada

A miocardiopatia dilatada é a forma mais comum de miocardiopatia. Pode ser dividida em cardiomiopatia isquêmica e não isquêmica.

1. Miocardiopatia isquêmica.
   a. É causada por suprimento inadequado de oxigênio, devido à obstrução nas artérias coronárias.
   b. A falta de oxigênio interrompe as funções mecânicas e elétricas das células, diminui a contratilidade e causa arritmia.
   c. A cicatriz formada por infarto do miocárdio leva à disfunção sistólica.
2. Miocardiopatia não isquêmica.
   a. A causa é idiopática (desconhecida).
   b. 10 a 50% dos casos são identificados por mutação genética.
3. Os ventrículos direito e esquerdo dilatam (aumentam) significativamente, causando diminuição na capacidade do coração de bombear o sangue de maneira efetiva para o corpo.
4. O sangue que permanece nos ventrículos após a contração causa aumentos nas pressões ventriculares, atriais e pulmonares.
5. As pressões elevadas continuam a diminuir a capacidade do coração de bombear o sangue, e os sintomas da insuficiência cardíaca ocorrem depois que todos os mecanismos compensatórios se esgotam.
6. Consumo abusivo de álcool, quimioterapia, agentes químicos, miocardite, gravidez (terceiro trimestre, pós-parto), doença valvar, distúrbios endócrinos, como doenças da tireoide, e infecções, como o HIV, podem causar miocardiopatias dilatada.

Miocardiopatia hipertrófica

1. A miocardiopatia hipertrófica ocorre principalmente devido ao espessamento anormal do septo ventricular do coração.
2. O espessamento do músculo cardíaco comumente ocorre assimetricamente (o septo é proporcionalmente mais espesso do que as outras paredes ventriculares), mas também pode ocorrer simetricamente (o septo e a parede livre do ventrículo se tornam igualmente espessos).
3. A ultraestrutura do coração também é rompida por pontos de fibrose miocárdica, desorganização das fibras miocárdicas e anormalidades da microvasculatura coronariana.
4. O espessamento do músculo cardíaco e o rompimento da ultraestrutura alteram a forma, o tamanho e a distensibilidade da cavidade ventricular e alteram a espessura e o funcionamento normal da valva mitral. Como resultado, a capacidade do coração de relaxar e contrair normalmente é prejudicada.
   a. A rigidez muscular prejudica o enchimento do ventrículo com o sangue durante o relaxamento.
   b. Contrações forçadas ejetam o sangue do coração muito rapidamente, causando gradientes de pressão anormais. Também pode ocorrer o estreitamento mecânico da passagem pela qual o sangue sai do coração, obstruindo o fluxo sanguíneo para o corpo.
5. Algumas formas de miocardiopatia hipertrófica têm relação familiar, sugestiva de mutações genéticas.

Miocardiopatia restritiva

1. O músculo cardíaco torna-se infiltrado por várias substâncias, resultando em fibrose grave.
2. O músculo cardíaco torna-se rígido e não distensível, prejudicando a capacidade de o ventrículo se encher adequadamente de sangue.
3. Amiloidose e hemocromatose (deposição excessiva de ferro) podem causar miocardiopatia restritiva.

Miocardiopatia arritmogênica do ventrículo direito

1. Doença genética autossômica; afeta 1 em 2.000 a 5.000 indivíduos; mais comum entre os homens.
   a. Caracterizada pela substituição dos miócitos do ventrículo direito por tecido fibroadiposo, disfunção ventricular direita e arritmias ventriculares.

Manifestações clínicas

1. Dispneia de esforço.
2. Dor torácica.
3. Sinais de insuficiência cardíaca (ver p. 301).
4. Edema pulmonar (ver p. 308).
5. Arritmias (frequentes batimentos ectópicos atriais/ventriculares; taquicardia sinusal, atrial e ventricular).
6. Derrame pericárdico (na cardiomiopatia restritiva).
7. Sopro cardíaco.
8. Síncope.
9. A morte súbita cardíaca pode ser o primeiro sinal com cardiomiopatia ventricular direita arritmogênica.

Avaliação diagnóstica

1. Radiografia de tórax (cardiomegalia).
2. ECG – pode revelar arritmia, hipertrofia do VE.
3. Ecocardiograma para detectar anormalidades dos movimentos da parede do coração.
4. Holter de 24 horas para detectar arritmias.
5. Imagem com radionuclídeos para avaliar a função ventricular.
6. Cateterismo cardíaco para ajudar a determinar a causa (isquêmica ou não isquêmica).
7. Cateter de artéria pulmonar para monitoramento hemodinâmico.

Manejo

O objetivo da terapia é maximizar a função ventricular e prevenir complicações.

Miocardiopatias dilatada

1. Manejo efetivo da insuficiência cardíaca por terapia convencional (ver p. 301).
2. Anticoagulantes orais podem ser instituídos para prevenir a formação de trombo e embolia pulmonar.
3. O transplante cardíaco pode ser considerado em pacientes elegíveis.
4. Dispositivo de suporte circulatório mecânico (ou seja, DAVE ou BiDAV) também pode ser considerado.

Alerta farmacológico
Pacientes com miocardiopatia dilatada e outras formas de insuficiência cardíaca (IC) são suscetíveis à toxicidade por digoxina, especialmente com o uso concomitante de amiodarona, furosemida ou verapamil e em pacientes com insuficiência renal. Monitore cuidadosamente o paciente em busca de evidências de náuseas, vômito, visão amarela e arritmias.

Miocardiopatia hipertrófica

1. Diretrizes para o manejo da miocardiopatia e insuficiência cardíaca comumente concentram-se na medida da fração de ejeção (FE). Pacientes com FE acima de 50 são considerados portadores de insuficiência cardíaca com fração de ejeção preservada (ICFEp).

   Aqueles com FE menor ou igual a 40 são considerados portadores de insuficiência cardíaca com fração de ejeção reduzida (ICFEr). Bloqueadores beta-adrenérgicos – reduzem a força da contração do músculo cardíaco, os gradientes de pressão obstrutiva e as necessidades de oxigênio. Três betabloqueadores demonstraram ser efetivos na redução da mortalidade em pacientes com ICFEp crônica; estes incluem metoprolol de liberação prolongada, bisoprolol e carvedilol.
2. Terapia antiarrítmica – a digoxina é mais comumente usada para retardar a resposta ventricular e aumentar a contratilidade miocárdica em pacientes com IC, embora os betabloqueadores tenham se mostrado mais eficazes que a digoxina durante o exercício. A combinação de betabloqueadores e digoxina é mais efetiva que qualquer uma das substâncias sozinhas. Se contraindicada, a amiodarona pode ser uma alternativa.
3. Miotomia e miectomia – ressecção cirúrgica de uma porção do septo para reduzir a espessura do músculo e aliviar os sintomas.
4. Implantação de dispositivo – os marca-passos e desfibriladores internos automáticos podem ser implantados para prevenir a morte súbita.

Alerta farmacológico
Verapamil e diltiazem devem ser evitados no tratamento da insuficiência cardíaca, porque deprimem a função miocárdica com aumento da insuficiência cardíaca.

Alerta farmacológico
A dor torácica apresentada pelos pacientes com miocardiopatia hipertrófica é controlada pelo repouso e elevação dos membros inferiores (melhora o retorno venoso ao coração). A terapia vasodilatadora (nitroglicerina) pode piorar a dor torácica, diminuindo o retorno venoso ao coração e aumentando ainda mais a obstrução do fluxo sanguíneo. Agentes que aumentam a contratilidade do músculo cardíaco (dopamina, dobutamina) também devem ser evitados ou usados com extrema cautela.

Miocardiopatia restritiva

1. A terapia é paliativa, a menos que um processo subjacente específico seja estabelecido.
2. A insuficiência cardíaca pode ser controlada com restrição hídrica e terapia diurética.
3. A digoxina é benéfica para o controle da fibrilação atrial.
4. Anticoagulantes orais são instituídos para prevenir êmbolos.

Miocardiopatia arritmogênica do ventrículo direito

Agentes antiarrítmicos, como carvedilol, sotalol, amiodarona.

1. Cardioversor desfibrilador implantável.
2. Ablação miocárdica ou transplante.

Complicações

1. Trombo mural (devido à estase sanguínea nos ventrículos com cardiomiopatia dilatada).
2. Insuficiência cardíaca grave.
3. Morte súbita cardíaca.
4. Embolia pulmonar.

Avaliação de enfermagem

1. Avalie a queixa principal do paciente, que pode incluir febre, síncope, dores genéricas, fadiga, palpitações, dispneia.
2. Avalie os fatores etiológicos, como consumo abusivo de álcool, gravidez, infecção recente ou história de distúrbios endócrinos.
3. Avalie a história familiar correlacionada.
4. Ausculte os sons respiratórios à procura de estertores (edema pulmonar) ou sons diminuídos (derrame pleural).
5. Avalie o tamanho do coração por meio da palpação do tórax para o ponto de impulso máximo (PMI) e ausculte investigando sons anormais.
6. Avalie o ritmo cardíaco e o ECG quanto a evidências de dilatação atrial ou ventricular ou infarto.

Diagnósticos de enfermagem

- DC diminuído relacionado com redução da função ventricular e/ou arritmias
- Ansiedade associada ao medo da morte e à hospitalização
- Fadiga relacionada com o processo patológico.

Intervenções de enfermagem

Melhora do débito cardíaco

1. Monitore frequência cardíaca, ritmo, temperatura e frequência respiratória pelo menos a cada 4 horas.
2. Avalie a PVC, a pressão de oclusão da artéria pulmonar e a PCP por meio de cateter de artéria pulmonar para avaliar o progresso e o efeito da terapia medicamentosa.
3. Calcule DC, IC e RVS.
4. Observe as alterações no DC, como diminuição da PA, alteração no estado mental, diminuição da produção urinária.
5. Administre o suporte farmacológico, conforme indicado, e observe as alterações no estado clínico e hemodinâmico.
6. Administre medicamentos para controlar ou erradicar as arritmias, conforme indicado.
7. Administre anticoagulantes conforme prescrito, especialmente para pacientes com fibrilação atrial.
   a. Monitore os estudos de coagulação.
   b. Observe evidência de sangramento.

Alívio da ansiedade

1. Sempre avalie a ansiedade crescente e/ou de início súbito para investigação de causa fisiológica e informe ao médico antes da administração de ansiolíticos.
2. Explique todos os procedimentos e tratamentos.
3. Informe ao paciente e aos visitantes sobre o horário de visita, normas da instituição e com quem entrar em contato para obter informações.
4. Oriente o paciente sobre a unidade, o objetivo dos equipamentos e o plano de cuidados.
5. Encoraje a realização de perguntas e a expressão de medos e preocupações.

Redução da fadiga

1. Certifique-se de que o paciente e os visitantes compreendam a importância do descanso.
2. Ajude o paciente a identificar os estressores e reduzir seu efeito (importante para pacientes com cardiomiopatia hipertrófica, porque o estresse piora a obstrução do fluxo de saída).
3. Forneça períodos ininterruptos e ajude na deambulação, conforme solicitado.
4. Proporcione atividades de entretenimento e técnicas de relaxamento para aliviar a tensão.

Educação do paciente e manutenção da saúde

1. Oriente a respeito da medicação, como a digoxina.
   a. Recomende administração diária somente depois de medir o pulso; notifique o médico se o pulso estiver abaixo de 60 bpm (ou outra frequência especificada pelo médico).
   b. Relate sinais de toxicidade por digoxina – anorexia, náuseas, vômito, visão amarela.
   c. Acompanhamento periódico dos níveis sanguíneos.
2. Aconselhe uma dieta com baixo teor de sódio (menos de 1.500 g por dia). Ensine a ler os rótulos dos alimentos.
3. Aconselhe a informar sinais de insuficiência cardíaca – ganho de peso, edema, dispneia, aumento da fadiga.
4. Certifique-se de que os familiares conheçam a técnica de reanimação cardiopulmonar (RCP) porque é possível uma parada cardíaca súbita.

Reavaliação: resultados esperados

- PA e parâmetros hemodinâmicos estáveis; débito urinário adequado; estado mental inicial
- Faz perguntas e coopera com os cuidados
- Repousa em intervalos regulares.

Insuficiência cardíaca

Baseado em evidências
Yancy, C.W., Jessup, M., Bozkurt, B. *et al.* (2016). 2016 ACC/AHA/HFSA focused update on new pharmacological therapy for heart failure: An update of the 2013 ACCF/AHA guideline for the management of heart failure: A report of the American College of Cardiology/American Heart Association Task Force on Clinical Practice Guidelines and the Society for Cardiovascular Angiography and Interventions. *American Journal of Cardiology, 68*(13).

A *insuficiência cardíaca* é uma síndrome clínica que resulta de um processo progressivo de remodelação, no qual forças mecânicas e bioquímicas alteram o tamanho, a forma e a função da capacidade do ventrículo de se encher ou bombear sangue oxigenado suficiente para atender às demandas metabólicas do corpo.

Fisiopatologia e etiologia

1. Mecanismos cardíacos compensatórios (aumento da frequência cardíaca, vasoconstrição, aumento do coração) ocorrem inicialmente para ajudar o coração quando apresenta dificuldade de bombeamento.
   a. Esses mecanismos são capazes de "compensar" a incapacidade de o coração bombear de modo eficaz e manter um fluxo sanguíneo suficiente para os órgãos e tecidos em repouso.
   b. Estressores fisiológicos que aumentam a carga de trabalho do coração (exercício, infecção) podem causar falha nesses mecanismos e precipitar a "síndrome clínica" associada a uma insuficiência cardíaca (pressões ventriculares/atriais elevadas, retenção de sódio e água, diminuição do DC, congestão circulatória e pulmonar).
   c. Os mecanismos compensatórios podem acelerar o aparecimento de distúrbios, porque aumentam a pós-carga e o trabalho cardíaco.
2. Causado por distúrbios do músculo cardíaco, resulta em diminuição das propriedades contráteis do coração, como DAC, hipertensão, miocardiopatia dilatada e doença cardíaca valvar.
3. Os fatores de risco incluem:
   a. Hipertensão.
   b. Hiperlipidemia.
   c. Diabetes.
   d. DAC.
   e. História familiar.
   f. Tabagismo.
   g. Consumo de álcool.
   h. Uso de fármacos cardiotóxicos.
   i. Arritmias ventriculares.
   j. Arritmias atriais.

Insuficiência sistólica e diastólica

A IC é classificada como ICFEp ou ICFEr. Pode existir disfunção sistólica e/ou diastólica nos dois tipos de insuficiência cardíaca (Figura 13.6).

1. Insuficiência sistólica – a contratilidade deficiente do miocárdio resulta em diminuição do DC e elevação da RVS.
2. Insuficiência diastólica – miocárdio rígido, que prejudica a capacidade de enchimento do ventrículo esquerdo. Tal situação provoca aumento da pressão no átrio esquerdo e na vasculatura pulmonar, causando sinais pulmonares de insuficiência cardíaca.

Insuficiência cardíaca aguda e crônica

1. Insuficiência aguda – início súbito de sintomas como edema pulmonar agudo e diminuição do DC; requer intervenção e atenção médica.

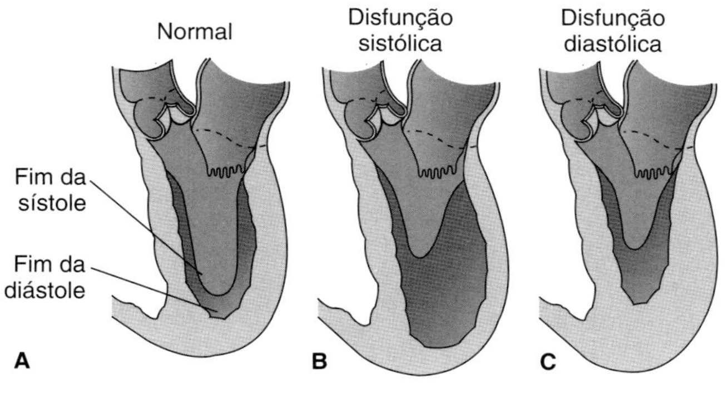

Figura 13.6 Insuficiência cardíaca por disfunção sistólica e diastólica. A fração de ejeção representa a diferença entre a função diastólica final e o volume sistólico final. **A.** Função sistólica e diastólica normal com fração de ejeção normal. **B.** Disfunção sistólica com fração de ejeção diminuída devido ao comprometimento da função sistólica. **C.** Disfunção diastólica com fração de ejeção diminuída devido à redução do enchimento diastólico. (Porth, C. M. [2005]. *Pathophysiology: Concepts of altered health states* [7th ed.]. Philadelphia: Lippincott Williams & Wilkins.)

2. Insuficiência crônica – processo a longo prazo acompanhado de mecanismo compensatório; pode evoluir para fase aguda em um quadro de arritmias, isquemia ou doença súbita.
3. Agudização da IC crônica – pacientes com histórico estabelecido de IC que apresenta exacerbação.

Mecanismos neuro-hormonais compensatórios na insuficiência cardíaca

1. Sistema nervoso simpático.
   a. Aumento de catecolaminas para compensar o baixo DC.
   b. Desvio de sangue de órgãos não vitais para órgãos vitais.
   c. Aumento da demanda de oxigênio, diminuição da perfusão da artéria coronária e do enchimento diastólico.
2. Sistema renina-angiotensina-aldosterona
   a. Aumento da retenção de líquidos em resposta à diminuição do DC.
   b. Aumento da vasoconstrição (ação da angiotensina II).
   c. Elevação de RVS.
   d. Aumento da carga de trabalho do coração.
   e. Diminuição ainda maior de DC ao longo do tempo.
3. Hipertrofia ventricular.
   a. Mecanismo compensatório para superar o aumento da pós-carga.
4. Remodelação ventricular.
   a. Mudança no formato arredondado do coração como resultado da compensação.

Manifestações clínicas

Inicialmente, pode haver insuficiência cardíaca isolada do lado esquerdo, mas, eventualmente, o ventrículo direito falha devido à carga de trabalho adicional. É comum a insuficiência cardíaca combinada à esquerda e à direita. A insuficiência cardíaca pode ser classificada de acordo com a atividade física (Classificação Funcional da New York Heart Association) ou com a progressão da doença (Diretrizes ACC/AHA); ver p. 302.

Sinais de insuficiência cardíaca do lado esquerdo (insuficiência anterógrada)

Alterando a função de enchimento e bombeamento do ventrículo esquerdo, ocorre principalmente congestão pulmonar pelo sangue que retorna para as veias e capilares pulmonares.

1. Dispneia, dispneia de esforço, taquipneia, dispneia paroxística noturna (decorrente da reabsorção do edema dependente que se desenvolveu durante o dia), ortopneia, cianose, edema pulmonar e hemoptise.
2. Tosse – pode ser seca, improdutiva; geralmente ocorre à noite.
3. Fadiga – pelo baixo DC, nictúria, insônia, dispneia, efeito catabólico da insuficiência crônica.
4. Insônia, inquietação.
5. Taquicardia – galope ventricular (B_3 e B_4).

Sinais de insuficiência cardíaca do lado direito (insuficiência retrógrada)

Alterando a função de bombeamento do ventrículo direito, ocorrem sinais e sintomas de pressões elevadas e congestão em veias sistêmicas e capilares.

1. Edema nos tornozelos; ganho de peso inexplicável (edema depressível está presente somente após a retenção de pelo menos 4,5 kg de fluido).
2. Congestão hepática – pode produzir dor abdominal superior.
3. Veias jugulares distendidas, aumento da PVC, hipertensão pulmonar (aumento da PCP).
4. Presença anormal de fluidos nas cavidades do corpo (espaço pleural, cavidade abdominal), esplenomegalia
5. Anorexia e náuseas – pelo ingurgitamento hepático e visceral.
6. Nictúria – a diurese ocorre à noite com o decúbito dorsal e melhora o DC.
7. Fraqueza.

Achados cardiovasculares nos dois tipos

1. Cardiomegalia (dilatação do coração) – detectada por exame físico e radiografia de tórax.
2. Galope ventricular – evidente na ausculta.
3. Frequência cardíaca aumentada.
4. Desenvolvimento de *pulsus alternans* (alternância na força de pulso).

Avaliação diagnóstica

1. Ecocardiografia – bidimensional com estudos de fluxo com Doppler – pode mostrar hipertrofia ventricular, dilatação de câmaras e movimento anormal da parede.
2. ECG (repouso e exercício) – pode mostrar hipertrofia e isquemia ventricular.
3. Radiografia de tórax pode mostrar cardiomegalia, derrame pleural e congestão vascular.
4. Cateterismo cardíaco – (cateterismo do coração esquerdo para descartar DAC).
   a. Cateterismo cardíaco do lado direito – para medir a pressão pulmonar e a função ventricular esquerda.
5. Os estudos de gasometria arterial podem mostrar hipoxemia devido à congestão vascular pulmonar.
6. Exames de sangue: hemograma, eletrólitos, Ca, Mg, função renal, hemoglobina glicada, perfil lipídico, função da tireoide e testes de função hepática para avaliação ampla de condições do paciente que podem afetar a insuficiência cardíaca.
7. Peptídio natriurético do tipo B humano (BNP, triagem BNP, N-terminal do pró-hormônio cerebral NP ou proBNP).
   a. À medida que aumentam o volume e a pressão nas câmaras cardíacas, as células cardíacas produzem e liberam mais BNP. Esse teste auxilia na diferenciação de insuficiência cardíaca de outras doenças pulmonares (*i. e.*, DPOC) e estabelece exacerbação aguda da IC.
   b. Um nível acima de 100/mℓ é diagnóstico para insuficiência cardíaca. Além disso, quanto maior o BNP, mais grave é a insuficiência cardíaca. O BNP tem relação inversa com o IMC; então, a gravidade ou o grau de retenção de volume não podem ser determinados pelos valores de BNP em pacientes obesos.
   c. O BNP é usado no pronto-socorro para diagnóstico rápido e início do tratamento.
8. Ventriculograma de radionuclídeos.
9. Tomografia de varredura com tálio para descartar causas subjacentes.

Manejo

Considerações gerais com base no estágio ACC/AHA

Ver Tabela 13.5.

1. Estágio A – o foco deve ser a eliminação de fatores de risco, implementação de mudanças terapêuticas no estilo de vida, como a cessação do tabagismo, aumento da atividade física e diminuição do consumo de álcool. Essa fase também se concentra no controle de doenças crônicas, como hipertensão, colesterol alto e diabetes. Bloqueadores beta-adrenérgicos, inibidores da ECA e diuréticos são úteis no tratamento nesta fase.
2. Estágio B – tratamento semelhante ao estágio A, com ênfase no uso de inibidores da ECA e bloqueadores beta-adrenérgicos.
3. Estágio C – o mesmo que A e B, mas com vigilância e acompanhamento mais cuidadoso.
   a. A digoxina normalmente é adicionada ao plano de tratamento nessa fase.
   b. Uso de diurético, hidralazina, nitrato, antagonista da aldosterona, conforme prescrito.
   c. As classes de medicamentos a serem evitadas devido ao agravamento dos sintomas da insuficiência cardíaca incluem agentes antiarrítmicos, bloqueadores dos canais de cálcio e AINEs.
   d. Pacientes pós-infarto do miocárdio (40 dias pós-IAM) com FE de 35 ou menos, que apresentam sintomas de classe II ou III da New York State Heart Association (NYHA) e tratamento médico com base em diretrizes estabelecidas são elegíveis para implante de cardioversor-desfibrilador.
4. Estágio D – pode necessitar de suporte circulatório mecânico, terapia inotrópica contínua, transplante cardíaco ou cuidados paliativos.
   a. Tratamento destinado a diminuir o excesso de líquido corporal.
   b. Não pode tolerar outras classes de fármacos usadas em etapas anteriores.
5. Ao contrário da classe funcional da NYHA, uma vez que o paciente progrida para o estágio C, por exemplo, ele não pode retornar ao estágio B.

Classes de medicamentos

1. Diuréticos (redução da pré-carga).
   a. Eliminam o excesso de água corporal e diminuem as pressões ventriculares.
   b. Uma dieta com baixo teor de sódio e restrição de fluidos complementa essa terapia.
   c. Alguns diuréticos podem ter ligeiras propriedades vasodilatadoras.
2. Agentes inotrópicos positivos – aumentam a capacidade de o coração contrair-se de modo mais efetivo, melhorando a força contrátil do músculo.
   a. A digoxina pode ser iniciada a qualquer momento, para reduzir os sintomas da IC, prevenir hospitalizações, controlar o ritmo e melhorar a tolerância ao exercício.
   b. A dopamina melhora o fluxo sanguíneo e a produção de urina.
   c. Dobutamina.
   d. Milrinona e anrinona são potentes vasodilatadores e aumentam a contratilidade.

Tabela 13.5 Diretrizes e recomendações sobre insuficiência cardíaca.

Classificação da New York Heart Association	Diretrizes de American College of Cardiology/American Heart Association	Recomendações
–	**Estágio A.** Indivíduos com alto risco de desenvolver insuficiência cardíaca, mas sem doença cardíaca estrutural ou sintomas de insuficiência cardíaca	• Trate hipertensão, distúrbios lipídicos, diabetes • Incentive o paciente a parar de fumar e a se exercitar regularmente • Desencoraje o consumo de álcool e uso de drogas ilícitas • Inibidor da enzima conversora de angiotensina (ECA), se indicado
Classe I. Pacientes com doença cardíaca sem limitações de atividade física. A atividade física normal não causa fadiga, palpitações, dispneia ou dor anginosa	**Estágio B.** Pessoas com doença cardíaca estrutural, mas sem sintomas de insuficiência cardíaca	• Todas as terapias do estágio A • Inibidor de ECA, a menos que seja contraindicado • Bloqueador beta-adrenérgico, a menos que contraindicado
Classe II. Pacientes com doença cardíaca que apresentam ligeiras limitações nas atividades físicas, sentem-se confortáveis em repouso. A atividade física comum resulta em fadiga, palpitações, dispneia ou dor anginosa **Classe III.** Pacientes com doença cardíaca que têm limitação acentuada das atividades físicas, sentem-se confortáveis em repouso. Menor atividade física do que a comumente realizada causa fadiga, palpitações, dispneia ou dor anginosa	**Estágio C.** Indivíduos com doença cardíaca estrutural com sintomas atuais ou anteriores de insuficiência cardíaca	• Todas as terapias dos estágios A e B • Dieta com restrição de sódio • Diuréticos • Digoxina • Evitar ou retirar agentes antiarrítmicos, a maioria dos bloqueadores de canais de cálcio e anti-inflamatórios não esteroides • Considerar os antagonistas da aldosterona, bloqueadores dos receptores da angiotensina, hidralazina e nitratos
Classe IV. Pacientes com doença cardíaca que não podem realizar qualquer atividade física sem desconforto. Os sintomas de insuficiência cardíaca ou síndrome anginosa podem estar presentes mesmo em repouso. Qualquer atividade física aumenta o desconforto	**Estágio D.** Indivíduos com insuficiência cardíaca refratária que necessitam de intervenções especializadas	• Todas as terapias dos estágios A, B e C • Dispositivo de assistência mecânica, como marca-passo biventricular ou dispositivo de assistência ventricular esquerda • Terapia inotrópica contínua • Cuidados paliativos

Caboral, M., & Mitchell, J. (2003). New guidelines for heart failure: Focus on prevention. *Nurse Practitioner, 28*(1), 13-16, 22-23.

3. Terapia vasodilatadora – diminui a carga de trabalho do coração, dilatando os vasos periféricos. Ao relaxar os vasos de capacitância (veias e vênulas), os vasodilatadores reduzem as pressões de enchimento e o volume ventricular (pré-carga). Ao relaxar os vasos de resistência (arteríolas), os vasodilatadores podem reduzir impedância à ejeção ventricular esquerda e melhorar o volume sistólico.
   a. Nitratos (redutores de pré-carga), como nitroglicerina, isossorbida, pomada de nitroglicerina – dilatam predominantemente as veias sistêmicas.
   b. Hidralazina – afeta predominantemente arteríolas; reduz o tônus arteriolar.
   c. Prazosina – efeitos balanceados na circulação arterial e venosa.
   d. Nitroprussiato de sódio – redutor de pós-carga; afeta predominantemente arteríolas.
   e. Morfina – analgésico de escolha porque melhora a dilatação periférica, diminui o retorno venoso e a ansiedade, reduzindo, assim, a carga de trabalho cardíaco.
4. Inibidores da ECA (diminuem a dilatação e a remodelação do ventrículo esquerdo) – inibem formação de angiotensina II. Ao fazê-lo, produzem vasodilatação. Evitam também a remodelação ventricular com uso crônico.
   a. Estudos demonstraram que os inibidores da ECA podem aliviar os sintomas da IC e melhorar o estado clínico, bem como a sensação geral de bem-estar entre os pacientes.
   b. Os seguintes inibidores da ECA mostraram reduzir a morbidade e a mortalidade: captopril, enalapril, lisinopril, perindopril, ramipril e trandolapril.
5. Bloqueadores beta-adrenérgicos – inotrópicos negativos que diminuem a carga de trabalho miocárdico e protegem de arritmias fatais, bloqueando os efeitos da norepinefrina do sistema nervoso simpático.
   a. Metoprolol ou metoprolol de liberação prolongada são comumente utilizados.
   b. O carvedilol é um bloqueador beta e alfa-adrenérgico não seletivo. Os pacientes podem, na verdade, apresentar aumento no mal-estar geral por um período de 2 a 3 semanas, enquanto se ajustam ao medicamento. Para reduzir o risco de hipotensão ortostática, instrua o paciente a ingerir o fármaco com alimentos.
6. Bloqueadores de receptores da angiotensina II – efeitos similares aos inibidores da ECA, embora o mecanismo de ação seja diferente. Usado em pacientes que não toleram inibidores da ECA, devido a tosse ou angioedema.
7. Antagonistas da aldosterona – diminuem a retenção de sódio, a ativação do sistema nervoso simpático e o remodelamento cardíaco.
   a. A espironolactona é a mais comumente usada.
   b. Pode causar hiperpotassemia, especialmente em pacientes com insuficiência renal, nos que recebem altas doses de inibidores da ECA ou que usam suplementos de potássio.
8. Nesiritida (diminui a pressão na artéria pulmonar) – usado em pacientes com insuficiência cardíaca descompensada. Provoca relaxamento de células musculares lisas, aumento da diurese e redução da pós-carga e dispneia.
9. Amiodarona – para tratar arritmias.

Alerta farmacológico
Avalie o risco de hiperpotassemia ao administrar antagonistas da aldosterona, como o uso de inibidores da ECA, prescrição ou suplementos de potássio de venda livre e AINEs. Monitore cuidadosamente os níveis séricos de creatinina e potássio.

Terapia dietética

1. Restrição de sódio.
2. Restrição hídrica.

Suporte circulatório mecânico

Pode ser usado no estágio D de insuficiência cardíaca e nos casos de exacerbação aguda de insuficiência cardíaca.

1. Bomba BIA; ver p. 256, ajuda a diminuir a pós-carga.
2. Terapia de ressincronização cardíaca ou marca-passo biventricular – ajuda a restaurar contrações ventriculares síncronas, melhora o enchimento do ventrículo esquerdo e o DC.
3. Coração artificial total ou dispositivo de assistência esquerdo, direito ou biventricular.
4. Ventriculectomia parcial esquerda (ventriculoplastia redutora ou cirurgia de Batista) – uma seção triangular do músculo cardíaco enfraquecido é removida para reduzir a tensão da parede ventricular. Esse procedimento não é comumente empregado.
5. Plastia endoventricular com adesivo circular ou procedimento de Dor – remoção da porção enferma do septo ou do ventrículo esquerdo com um adesivo de tecido sintético ou autólogo, proporcionando, assim, formato e tamanho mais normais ao coração, o que melhora a hemodinâmica.
6. Dispositivo de suporte cardíaco Acorn – revestimento personalizado em malha de poliéster que é colocado cirurgicamente sobre a superfície epicárdica, fornecendo suporte diastólico. Com o tempo, diminui ou interrompe a remodelação.
7. Intubação – para edema pulmonar ou desconforto respiratório.
8. Desfibrilador cardíaco implantável – para pacientes com parada cardíaca prévia, arritmias ventriculares sustentadas e naqueles com infarto do miocárdio com fração de ejeção menor que 30%.
9. Transplante cardíaco.

Complicações

1. Insuficiência cardíaca intratável ou refratária – torna-se progressivamente refratária à terapia (não permite o tratamento).
2. Arritmias cardíacas.
3. Insuficiência miocárdica e parada cardíaca.
4. Toxicidade da digoxina – por redução da função renal e depleção de potássio.
5. Infarto pulmonar, pneumonia e êmbolos.

Avaliação de enfermagem

1. Obter história, início e duração dos sintomas, limitação de atividade, resposta ao repouso e história de resposta à terapia medicamentosa. Determine o estado neurológico durante a anamnese.
2. Avalie ausculta cardíaca quanto a frequência, PMI e PA. Avalie o sistema vascular periférico, particularmente quanto a edema (Figura 13.7). Verifique esforço respiratório, ausculta de tórax para sons respiratórios, presença de sibilos e crepitações e percussão para possível derrame pleural.
3. Verifique se há distensão da veia jugular e realize avaliação de medidas hemodinâmicas, conforme indicado, e observe alterações desde o início.
4. Avalie o abdome quanto à ascite e determine o peso e a alteração em relação ao peso basal.
5. Observe os resultados dos níveis de eletrólitos séricos e outros testes laboratoriais.
6. Identifique transtornos do sono e sinais de depressão, que frequentemente ocorrem em pacientes com insuficiência cardíaca.

Diagnósticos de enfermagem

- DC diminuído relacionado com contratilidade prejudicada e aumento da pré-carga e pós-carga
- Troca gasosa prejudicada associada ao edema alveolar, devido a pressões ventriculares elevadas
- Excesso de volume de líquidos relacionado com retenção de sódio e água

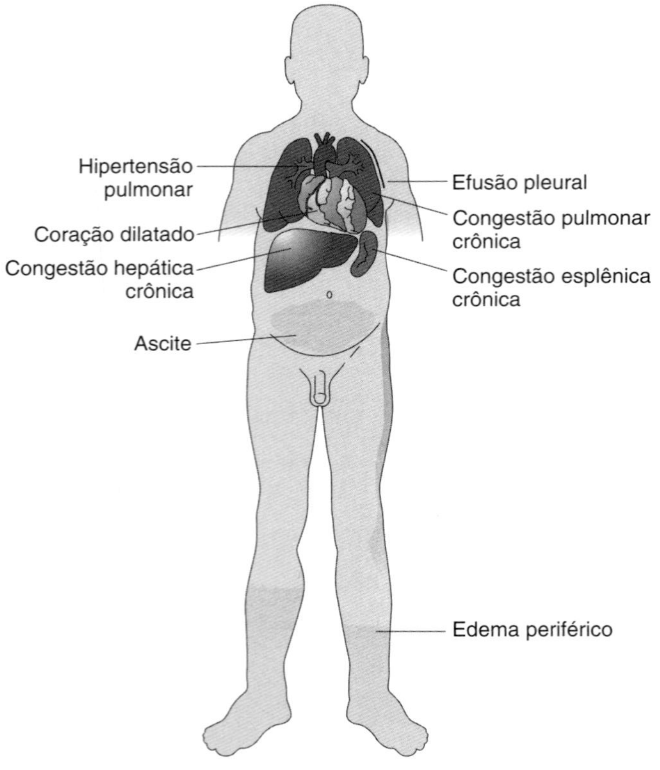

Figura 13.7 Consequências da insuficiência cardíaca.

- Intolerância à atividade associada ao desequilíbrio entre oferta e demanda de oxigênio
- Conhecimento deficiente relacionado com falta de exposição prévia à informação.

Intervenções de enfermagem

Manutenção do débito cardíaco adequado

1. Mantenha o paciente em repouso físico e emocional para reduzir o trabalho do coração.
   a. Proporcione descanso em posição semirreclinada ou sentada em ambiente com ar-condicionado – reduz o trabalho do coração, aumenta a reserva cardíaca, reduz a PA, diminui o trabalho dos músculos respiratórios e a utilização de oxigênio e melhora a eficiência da contração cardíaca; o decúbito promove diurese, ao melhorar a perfusão renal.
   b. Forneça uma cadeira higiênica – para reduzir o trabalho de ir ao banheiro.
   c. Providencie descanso psicológico – o estresse emocional produz vasoconstrição, eleva a PA e aumenta a frequência cardíaca.
      i. Promova o conforto físico.
      ii. Evite situações que tendam a promover ansiedade e agitação.
      iii. Ofereça explicações e respostas cuidadosas às perguntas do paciente.
2. Avalie com frequência a progressão da insuficiência cardíaca do lado esquerdo. Faça medidas frequentes da PA.
   a. Observe queda na PA média.
   b. Verifique o estreitamento da pressão de pulso.
   c. Avalie a alternância entre pulsos fortes e fracos (*pulsus alternans*).
3. Ausculte o coração com frequência e monitore o ritmo cardíaco.
   a. Observe galope B_3 ou B_4 (o galope B_3 é um indicador significativo de insuficiência cardíaca).
   b. Monitore para batimentos ventriculares prematuros.
   c. Avalie a dor torácica.
   d. Meça PVC ou pressão venosa jugular (PVJ).
4. Observe os sinais e sintomas de redução da perfusão tecidual periférica: pele fria, palidez facial, enchimento capilar lento dos leitos ungueais.
5. Administre a terapia medicamentosa, conforme prescrito.
   a. Monitore os efeitos adversos e a resposta à terapia medicamentosa.
6. Monitore a resposta clínica do paciente com relação ao alívio dos sintomas (diminuição da dispneia e ortopneia e dos estertores, alívio do edema periférico).

Alerta de enfermagem
Esteja alerta para a hipotensão inesperada súbita, que pode causar isquemia miocárdica e diminuir a perfusão para órgãos vitais.

Melhora da oxigenação

1. Eleve a cabeceira do leito de 20 a 25 cm – reduz o retorno venoso ao coração e aos pulmões; alivia a congestão pulmonar.
   a. Apoie os braços com travesseiros – elimina a tração do peso do paciente nos músculos do ombro.
   b. Sente o paciente com ortopneia na beirada do leito com os pés amparados na escada ou em uma cadeira, com a cabeça e os braços apoiados sobre a mesa de leito e a região lombossacra escorada em almofadas.
2. Realize ausculta pulmonar pelo menos a cada 4 horas, atentando para estertores e sibilos em campos pulmonares dependentes (o líquido se acumula em áreas conforme a gravidade).
   a. Marque com tinta indelével na região dorsal do paciente o local onde os sons adventícios são auscultados.
   b. Use marcações para avaliação comparativa ao longo do tempo e entre os diferentes profissionais de saúde.
3. Observe o aumento da frequência respiratória (pode ser indicativo de queda do pH arterial).
4. Observe respiração de Cheyne-Stokes (pode ocorrer em pacientes idosos, devido à diminuição da perfusão cerebral que estimula uma resposta neurogênica).
5. Realize mudança de decúbito a cada 2 horas (ou incentive o paciente a mudar de posição com frequência) para ajudar a prevenir atelectasias e pneumonia.
6. Encoraje exercícios de respiração profunda a cada 1 a 2 horas – para evitar atelectasias. O uso da espirometria de incentivo pode ser benéfico.
7. Ofereça refeições pequenas e frequentes – para evitar o enchimento gástrico e a distensão abdominal excessiva, com subsequente elevação do diafragma, que causa diminuição da capacidade pulmonar.
8. Administre oxigênio, conforme indicado.

Restauração do equilíbrio de líquidos

1. Administre o diurético conforme a prescrição.
2. Administre diurético no início da manhã – a diurese noturna perturba o sono.
3. Mantenha o registro de ingestão e débito – o paciente pode perder grande volume de líquidos após uma única dose de diurético. Observe a ingestão de líquidos. Monitore o débito urinário; deve ser 0,5 a 1 mℓ/kg/h.
4. Pese o paciente diariamente – para determinar se o edema está sendo controlado; a perda de peso não deve exceder 0,5 a 1 kg/dia.
5. Avalie os sinais de hipovolemia causada pela terapia diurética – sede; diminuição do débito urinário; hipotensão ortostática; pulso fraco e irregular; aumento da osmolalidade sérica; e aumento da densidade urinária.

6. Esteja atento a sinais de hipopotassemia, que podem causar enfraquecimento das contrações cardíacas e precipitar toxicidade por digoxina, evidenciada como arritmia, anorexia, náuseas, vômito, distensão abdominal, íleo paralítico, parestesia, fraqueza e cãibras musculares, confusão mental. Verifique os eletrólitos com frequência.
7. Administre suplementos de potássio, conforme prescrição.
8. Esteja alerta quanto aos distúrbios que possam ser agravados pela terapia diurética, incluindo hiperuricemia, gota, depleção de volume, hiponatremia, depleção de magnésio, hiperglicemia e diabetes melito. Não há evidências que sustentem que pacientes alérgicos a sulfas também sejam alérgicos aos diuréticos tiazídicos.
9. Observe os sinais de distensão vesical em pacientes idosos do sexo masculino com hiperplasia prostática.
10. Administre fluidos IV cuidadosamente por meio de um cateter intravenoso periférico de uso intermitente, para evitar sobrecarga de líquidos.
11. Monitore edema depressível nos membros inferiores e na área sacral. Use colchão de espuma e outros materiais macios para prevenir lesões por pressão (o fluxo sanguíneo deficiente e o edema aumentam a suscetibilidade).
12. Observe as complicações do repouso no leito – lesões por pressão (especialmente em pacientes edematosos), flebotrombose, embolia pulmonar.
13. Esteja atento às queixas de dor abdominal no quadrante superior direito, falta de apetite, náuseas e distensão abdominal (podem indicar ingurgitamento hepático e visceral).
14. Monitore a dieta do paciente. A dieta deve ser limitada em sódio – para prevenir, controlar ou eliminar o edema; também pode ser limitada em calorias.
15. Alerte o paciente a evitar a adição de sal à comida e alimentos com alto teor de sódio.

Melhora da tolerância à atividade

1. Aumente as atividades do paciente gradualmente. Altere ou modifique as atividades para manter o paciente dentro dos limites de sua reserva cardíaca.
   a. Ajude o paciente com atividades de autocuidado no início do dia (a fadiga aumenta conforme o dia avança).
   b. Fique atento às queixas de dor torácica ou dor esquelética durante ou após as atividades.
2. Observe o pulso, os sintomas e a resposta comportamental ao aumento da atividade.
   a. Monitore a frequência cardíaca do paciente durante as atividades de autocuidado.
   b. Permita que a frequência cardíaca diminua para o nível anterior, antes de iniciar uma nova atividade.
      i. Observe período de tempo entre a cessação da atividade e a diminuição da frequência cardíaca (o volume sistólico reduzido causa aumento imediato da frequência cardíaca).
      ii. Documente o período de tempo e reveja o plano de cuidados ao paciente conforme o caso (aumento progressivo nesse período de tempo pode ser indicativo de aumento da insuficiência cardíaca esquerda).
3. Alivie a ansiedade noturna e providencie descanso e sono – pacientes com insuficiência cardíaca tendem a tornar-se inquietos à noite, devido à hipoxia cerebral sobreposta à retenção de nitrogênio. Administre sedação adequada para aliviar a insônia e a inquietação.

Melhora do conhecimento

1. Explique o processo patológico; observe que o termo "insuficiência" pode ser aterrorizante.
   a. Explique a função de bombeamento do coração: mover o sangue pelo corpo para fornecer nutrientes e ajudar na remoção de resíduos.
   b. Explique a diferença entre insuficiência cardíaca e ataque cardíaco.
2. Oriente sobre os sinais e sintomas de recorrência.
   a. Preste atenção ao ganho de peso e relate ganho ou perda de mais de 1 a 1,4 kg em poucos dias.
   b. O paciente deve se pesar diariamente no mesmo horário para detectar qualquer tendência à retenção de líquidos: edema dos tornozelos, pés, abdome; tosse persistente; cansaço; perda de apetite; micção frequente à noite.
3. Revise o regime de medicação.
   a. Os medicamentos recomendados para pacientes com fração de ejeção menor que 40% incluem redutores da pré-carga, como os diuréticos, e redutores de pós-carga, como os inibidores da ECA.
   b. Medicamentos para controlar a frequência cardíaca incluem digoxina ou bloqueadores beta-adrenérgicos.
   c. Anticoagulação, se indicado.

Alerta de transição de cuidado

Para reduzir a readmissão por insuficiência cardíaca, assegure-se que o paciente e o cuidador entendam: como cada medicamento funciona para otimizar a função cardíaca; que serão capazes de obter todas as prescrições; a quem notificar em caso de aumento diário de peso; que a restrição de sal e fluidos foi compreendida; que tenham sido agendadas as datas dos exames e da consulta de acompanhamento.

Educação do paciente e manutenção da saúde

1. Alerte o paciente sobre os sintomas que precisam ser comunicados ao médico.
   a. Ganho de peso repentino.
   b. Aumento da dispneia, incapacidade de deitar-se, estridores, aumento da tosse.
   c. Ampliação do edema de pés, pernas, abdome.
2. Ajude o paciente a entender o uso dos medicamentos.
   a. Forneça orientações por escrito.
   b. Certifique-se de que o paciente tenha um organizador de comprimidos ou um sistema de verificação para ter certeza de que os medicamentos foram tomados.
   c. Informe o paciente sobre os efeitos adversos do medicamento.
   d. Se o paciente estiver recebendo solução oral de potássio, oriente que pode ser diluída com suco e ingerida com a refeição.
   e. Oriente ao paciente para pesar-se diariamente no mesmo horário e registrar o peso se estiver em terapia diurética.
   f. Pergunte se o paciente está recebendo coenzima Q10 ou outros suplementos; deve discutir com o prestador de cuidados de saúde.
3. Revise as instruções do programa de atividades:
   a. Aumente gradualmente a caminhada e outras atividades, desde que não provoquem fadiga e dispneia.
   b. Em geral, continue em qualquer nível de atividade que possa ser mantido sem o aparecimento de sintomas.
   c. Evite excessos de comida e bebida.
   d. Realize um programa de redução de peso até alcançar o peso ideal.
   e. Evite extremos de calor e frio, que aumentam o trabalho cardíaco; o ar-condicionado pode ser essencial em um ambiente quente e úmido.
   f. Mantenha uma consulta *regular* com o profissional de saúde ou o hospital.
4. Restrinja o sódio conforme indicado.
   a. Oriente sobre a dieta com restrição de sódio (menos de 1.500 mg/dia) e a dieta DASH; ver p. 346.
   b. Forneça ao paciente um plano de dieta por escrito, com listas de alimentos permitidos e restritos.

c. Aconselhe o paciente a examinar todos os rótulos para determinar o teor de sódio e a levar em consideração o tamanho da porção.
d. Ensine o paciente a enxaguar bem a boca depois de usar enxaguantes bucais – alguns deles contêm grandes quantidades de sódio. Suavizantes à base de água devem ser verificados quanto ao teor de sal.
e. Ensine ao paciente que o sódio está frequentemente escondido nos alimentos, como pão, e em medicamentos, como antiácidos, fármacos para tosse, analgésicos, estrogênios e outras substâncias.
f. Incentive o uso de temperos, especiarias, ervas e suco de limão.
g. Evite substitutos de sal nos casos de doença renal.

5. Ensine o paciente a comprar alimentos congelados, em vez de alimentos enlatados.
6. Certifique-se de que o paciente agende consultas de acompanhamento.
7. Aconselhe o paciente a parar de fumar; forneça informações, se indicado.

Reavaliação: resultados esperados

- PA e frequência cardíaca normais
- Frequência respiratória, 16 a 20 respirações/min; níveis de gasometria arterial dentro dos limites normais; nenhum sinal de estertores ou sibilos nos campos pulmonares
- Diminuição de peso de 1 kg a cada 2 dias; sem edema nos membros inferiores e na área sacral
- Frequência cardíaca dentro dos limites normais; descansa entre as atividades
- Indica sintomas recorrentes que devem ser observados e conhece os medicamentos e suas dosagens.

Edema pulmonar agudo

Edema pulmonar agudo refere-se ao excesso de líquido no pulmão, seja nos espaços intersticiais ou nos alvéolos.

Fisiopatologia e etiologia

1. A presença de líquido nos alvéolos impede as trocas gasosas, especialmente a entrada de oxigênio nos capilares pulmonares (Figura 13.8).
2. Pode ser causado por:
   a. Doença cardíaca – insuficiência cardíaca aguda do lado esquerdo, infarto do miocárdio, estenose aórtica, doença grave da valva mitral, hipertensão, insuficiência cardíaca.
   b. Sobrecarga circulatória – transfusões e infusões.
   c. Hipersensibilidade a fármacos, alergia, envenenamento.
   d. Lesões pulmonares – inalação de fumaça, pulmão de choque, embolia ou infarto pulmonar.
   e. Lesões do sistema nervoso central – AVC, traumatismo craniano.
   f. Infecção e febre – pneumonia infecciosa (viral, bacteriana, parasitária).
   g. Após cardioversão, anestesia, circulação extracorpórea.
   h. Reações adversas a medicamentos – muitas substâncias, incluindo heroína, cocaína, ácido acetilsalicílico, nicardipino, um tocolítico empregado em gestantes e agentes quimioterápicos.
   i. Doença renal.
   j. Altitude elevada.
   k. Quase afogamento.

Manifestações clínicas

1. Tosse e inquietação durante o sono (sintomas premonitórios).
2. Dispneia e ortopneia extremas – o paciente geralmente usa os músculos acessórios da respiração com retração dos espaços intercostais e das áreas supraclaviculares.
3. Tosse com quantidade variável de expectoração espumosa de cor branca ou rosa.
4. Ansiedade extrema e pânico.
5. Respiração ruidosa – respiração ofegante e som borbulhante.
6. Cianose com profusa transpiração fria e úmida.
7. Veias jugulares distendidas.
8. Taquicardia.
9. Dor precordial (se edema pulmonar secundário a IAM).
10. Diminuição da produção de urina.

Avaliação diagnóstica

1. Radiografia de tórax – mostra edema intersticial.
2. Ecocardiograma – avalia as valvas e a fração de ejeção.
3. Medição da pressão de oclusão da artéria pulmonar pelo cateter de Swan-Ganz (diferencia a etiologia do edema pulmonar – cardiogênico ou alteração da membrana alveolocapilar).
4. Hemoculturas nos casos suspeitos de infecção – podem ser positivas.
5. Marcadores cardíacos nos casos suspeitos de IAM – podem estar elevados.
6. Ureia nitrogenada, creatinina, eletrólitos séricos e hemograma.
7. ProBNP elevado na insuficiência cardíaca.
8. Gasometria arterial – pode mostrar insuficiência respiratória iminente.
9. Amostra de fluido de toracocentese para diagnóstico e tratamento.
10. Ultrassonografia pulmonar – valiosa na detecção precoce; linhas B indicam edema intersticial.

Manejo

1. O objetivo imediato do tratamento é melhorar a oxigenação e reduzir a congestão pulmonar.
2. A identificação e a correção de fatores desencadeantes e condições subjacentes são então necessárias para prevenir a recorrência.
3. Aumente a tensão de oxigênio (oxigenoterapia), reduza o volume de líquidos (diuréticos, vasodilatadores), melhore a capacidade cardíaca de bombeamento efetivo (glicosídeos, beta-agonistas) e diminua as intervenções terapêuticas para alívio da ansiedade.
4. Oxigenoterapia – altas concentrações de oxigênio são empregadas para corrigir a hipoxemia. Intubação e/ou suporte ventilatório podem ser necessários para melhorar a hipoxemia e prevenir a hipercarbia. A ventilação pulmonar não invasiva (VPNI) é a primeira linha de intervenção.
5. Morfina – reduz a ansiedade, promove a agregação venosa de sangue periférico e reduz a resistência contra a qual o coração deve bombear.
6. Terapia vasodilatadora (nitroglicerina e nitroprussiato) – reduz a quantidade de sangue que retorna ao coração e a resistência contra a qual o coração deve bombear.
7. Redução do volume intravascular (diurese ou diálise imediata) – diminui o volume sanguíneo e a congestão pulmonar.
8. A terapia de aumento da contratilidade (digoxina, dobutamina, nesiritida, milrinona) melhora a capacidade do músculo cardíaco de bombear mais efetivamente, permitindo o esvaziamento completo do sangue do ventrículo e a subsequente diminuição do fluxo de líquido para os pulmões.
9. Aminofilina pode prevenir broncospasmo associado à congestão pulmonar. Use com cuidado, pois também pode aumentar a frequência cardíaca e induzir taquiarritmias.
10. Bomba de balão intra-aórtico – para diminuir a pós-carga e melhorar o fluxo sanguíneo coronariano.

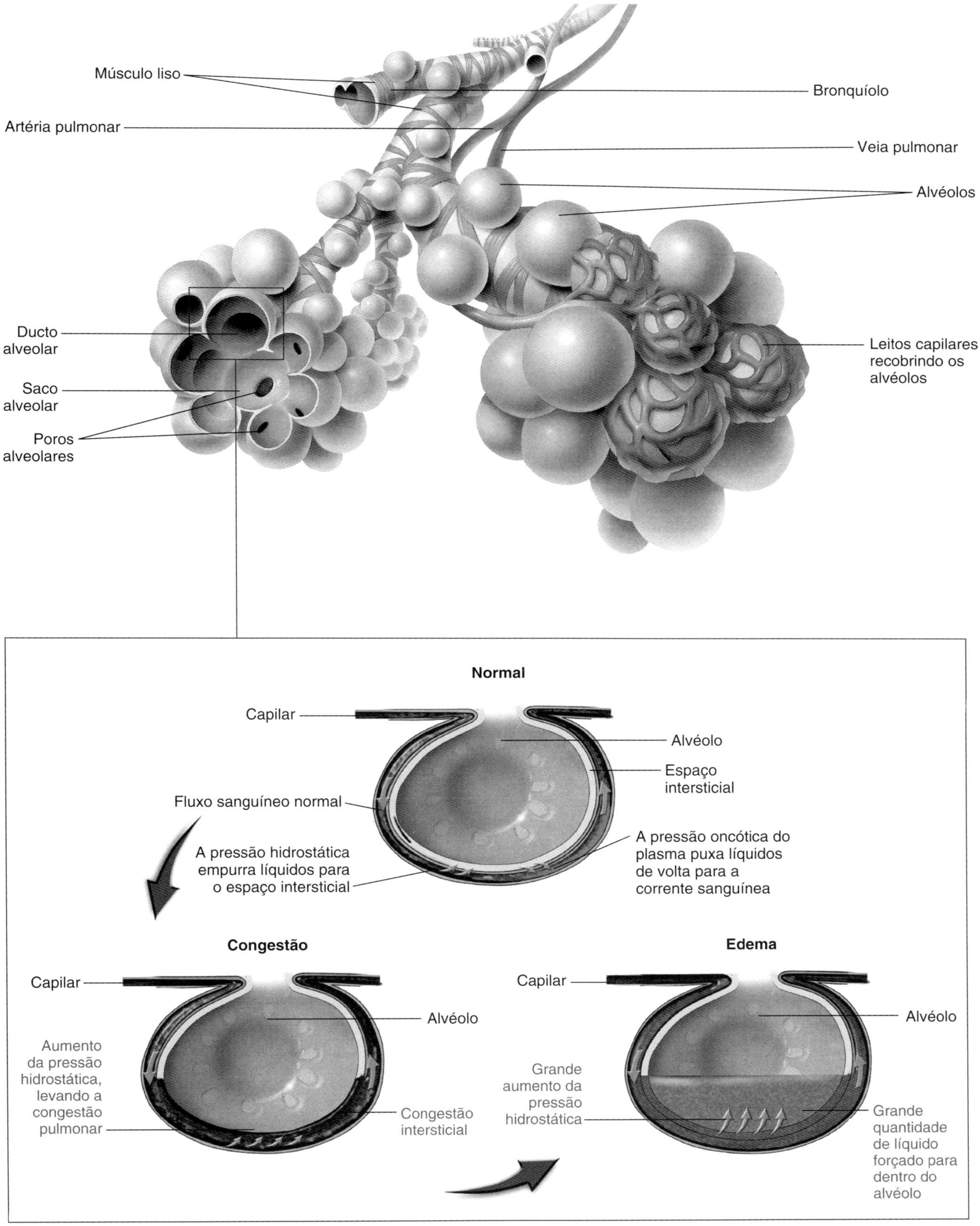

Figura 13.8 Alvéolos normais e mecanismos de desenvolvimento do edema pulmonar.

Alerta farmacológico
Tome muito cuidado ao administrar nitroglicerina em pacientes com estenose aórtica que sejam dependentes de pré-carga.

Complicações

1. Arritmias.
2. Insuficiência respiratória.
3. Insuficiência ventricular direita – edema dos membros inferiores, ascite, derrame pleural, hepatomegalia.

Avaliação de enfermagem

1. Esteja alerta para o desenvolvimento de uma nova manifestação de tosse não produtiva.
2. Avalie os sinais e sintomas de hipoxia – inquietação, confusão mental, cefaleia.
3. Ausculte os campos pulmonares com frequência.
   a. Observe sibilos inspiratórios e expiratórios, roncos, estertores finos e úmidos que aparecem inicialmente nas bases pulmonares e se estendem para o ápice.
4. Ausculte para sons cardíacos atípicos.
   a. Observe se há terceira bulha cardíaca (pode ser difícil ouvir devido aos sons respiratórios).
5. Identifique os fatores precipitantes que colocam o paciente em risco para o desenvolvimento de edema pulmonar.

Alerta de enfermagem
O edema pulmonar agudo é uma emergência médica real; é uma condição com risco à vida. Aja prontamente para avaliar o paciente e notificar o médico sobre os achados.

Diagnósticos de enfermagem

- Troca gasosa prejudicada relacionada com o excesso de líquido nos pulmões
- Ansiedade associada à sensação de sufocação e medo.

Intervenções de enfermagem

Melhora da oxigenação

1. Administre oxigênio em alta concentração para aliviar a hipoxia e a dispneia e manter a saturação de oxigênio acima de 94% ou na linha de base do paciente.
2. Posicione o paciente para reduzir o retorno venoso ao coração – posição ereta, cabeça e ombros para cima, e pés e pernas pendentes para baixo, para favorecer o acúmulo de sangue por forças gravitacionais em porções dependentes do corpo e diminuir o retorno venoso.
3. Administre morfina em pequenas doses tituladas intermitentes (IV) conforme prescrito.
   a. A morfina geralmente não é administrada se o edema pulmonar for causado por AVC ou se ocorrer com doença pulmonar crônica ou choque cardiogênico.
   b. Fique atento ao risco de depressão respiratória profunda.
   c. Monitore a PA porque a morfina pode intensificar a hipotensão.
   d. Providencie antagonista da morfina – naloxona.
4. Administre diuréticos IV ou monitore durante a diálise.
   a. Insira uma sonda vesical de demora – um grande volume de urina se acumulará rapidamente.
   b. Observe para queda de PA, aumento da frequência cardíaca e diminuição do débito urinário – indicações de que a circulação total não tolera a diurese e que pode se desenvolver hipovolemia.
   c. Verifique os níveis de eletrólitos porque a perda de potássio pode ser significativa.
   d. Fique atento aos sinais de obstrução urinária em homens com hiperplasia prostática.
5. Administre vasodilatadores se o paciente não responder à terapia.
   a. Monitore PA, PAP e DC.
6. Ajude com a inserção do BIA, se necessário, e monitore o paciente de acordo com o protocolo da instituição.
7. Administre aminofilina, se prescrita.
   a. Monitore os níveis sanguíneos dos fármacos.
   b. Avalie os efeitos adversos – arritmias ventriculares, hipotensão, cefaleia.
8. Administre glicosídeos cardíacos conforme prescrição.
9. Auxilie com a cardioversão, se indicado (um edema pulmonar pode precipitar taquicardias).
10. Administre medicamentos apropriados para hipertensão grave e sustentada.
11. Avalie continuamente a resposta do paciente à terapia. Reavalie os campos pulmonares, refaça a avaliação cardíaca e monitore o débito urinário e os valores dos exames laboratoriais.

Redução da ansiedade

1. Fique com o paciente e demonstre atitude confiante – a presença de outra pessoa é terapêutica, porque a ansiedade aguda tende a intensificar a gravidade da condição do paciente. (A vasoconstrição arterial diminui à medida que a ansiedade é aliviada.)
2. Explique ao paciente, de maneira calma, todas as terapias administradas e o motivo da sua utilização. Explique ao paciente sobre a importância de usar máscara de oxigênio. Assegure que a máscara não aumentará a sensação de sufocamento.
3. Informe ao paciente e à família sobre o progresso na resolução do edema pulmonar.
4. Dê tempo para que o paciente e sua família expressem preocupações e medos.

Educação do paciente e manutenção da saúde

Durante a convalescença, instrua o paciente da seguinte maneira, para evitar a recorrência de edema pulmonar:

1. Relembre o paciente dos sintomas precoces antes da manifestação do edema pulmonar agudo; eles devem ser comunicados imediatamente.
2. Se a tosse se desenvolver (tosse úmida), sente-se com as pernas penduradas ao lado do leito.
3. Ver Educação do paciente, "Insuficiência cardíaca", p. 205.

Reavaliação: resultados esperados

- Respirações sem esforço na frequência de 12 a 20 respirações/min, pulmões limpos à ausculta, oximetria de pulso maior que 94%
- Parece calmo e descansa confortavelmente.

Valvopatia cardíaca adquirida

Baseado em evidências
Nishimura, R, Otto, C., Bonow, R. *et al.* (2014). 2014 AHA/ACC guideline for the management of patients with valvular heart disease: executive summary: A report of the American College of Cardiology/American Heart Association Task Force on Practice Guidelines. *Circulation, 129*, 2440-2492.

A função das valvas cardíacas é manter o fluxo anterógrado do sangue dos átrios para os ventrículos e dos ventrículos para os grandes vasos.

Danos valvares podem interferir em sua função por estenose (obstrução) ou pelo comprometimento no fechamento, que gera fluxo retrógrado de sangue (insuficiência valvar, regurgitação ou incompetência).

Fisiopatologia e etiologia

Estenose mitral

1. Estenose mitral é o espessamento e contratura progressivos das cúspides valvares com estreitamento do orifício e obstrução progressiva do fluxo sanguíneo. Febre reumática é a causa mais comum de estenose mitral em adultos. O depósito de cálcio ao redor das valvas é raro com estenose mitral. Nas crianças, a causa pode ser congênita.
2. A valvulite reumática aguda "adere" às cúspides da valva mitral (comissuras), encurtando as cordas tendíneas, de modo que as comissuras são tracionadas para baixo, estreitando muito o orifício mitral.
3. O átrio esquerdo tem dificuldade de esvaziar sangue para o ventrículo esquerdo por meio do orifício estreito; portanto, ele se dilata e hipertrofia. A circulação pulmonar fica congestionada.
4. Como resultado da PAP anormalmente alta que precisa ser mantida, o ventrículo direito é submetido a sobrecarga de pressão e pode eventualmente ocorrer falência.

Insuficiência mitral

1. Insuficiência mitral (regurgitação ou incompetência) é o fechamento incompleto da valva mitral durante a sístole, permitindo que o sangue reflua para o átrio esquerdo.
2. As pressões do átrio esquerdo aumentam, refletidas por elevações na PAP e PCP.
3. Pode se desenvolver HVE devido ao esvaziamento ineficiente.
4. Pode ser o resultado de degeneração mixomatosa (tecido conjuntivo), que causa o esticamento dos folhetos e das cordas tendíneas; também podem ocorrer cardiopatia reumática crônica, cardiopatia isquêmica, DAC e EI devido a medicamentos e traumatismo penetrante e não penetrante.

Estenose aórtica

1. A estenose aórtica é um estreitamento do orifício entre o ventrículo esquerdo e a aorta.
2. A obstrução ao fluxo aórtico coloca uma carga de pressão sobre o ventrículo esquerdo que resulta em hipertrofia e falência.
3. A pressão do átrio esquerdo aumenta.
4. A pressão vascular pulmonar aumenta, o que pode levar à insuficiência cardíaca direita.
5. Pode ser causada por anomalias congênitas (valva aórtica bicúspide), calcificação ou febre reumática aguda.

Insuficiência aórtica

1. Resulta de anormalidades da valva aórtica ou da raiz da aorta.
2. As comissuras da valva não conseguem vedar completamente o orifício aórtico durante a diástole e, assim, permitem o refluxo do sangue da aorta para o ventrículo esquerdo.
3. O ventrículo esquerdo aumenta a força de contração para manter DC adequado, que geralmente resulta em hipertrofia.
4. As pressões diastólicas aórticas baixas resultam na diminuição da perfusão da artéria coronária.
5. Pode ser causada por endocardite reumática ou infecciosa, malformação congênita, dilatação da raiz da aorta, síndrome de Marfan, síndrome de Ehlers-Danlos, síndrome de Reiter, hipertensão, lúpus eritematoso sistêmico ou doenças que causam dilatação ou ruptura da aorta ascendente (doença sifilítica, espondilite reumatoide, aneurisma dissecante).

Estenose tricúspide

1. Estenose tricúspide é a restrição ou estreitamento do orifício da valva tricúspide devido a fusão e fibrose nas comissuras.
2. Geralmente acompanha a febre reumática e comumente está associada a doenças da valva mitral. Pode ser de origem congênita.

Insuficiência tricúspide

1. Insuficiência tricúspide (regurgitação) gera fluxo retrógrado do sangue do ventrículo direito para o átrio direito durante a sístole ventricular.
2. As causas mais comuns incluem a dilatação do ventrículo direito, febre reumática e anomalias congênitas.

Manifestações clínicas

1. Fadiga, fraqueza.
2. Dispneia, tosse, ortopneia, dispneia noturna.
3. Sopro característico (ver "Avaliação de enfermagem").
4. Arritmias, palpitações.
5. Hemoptise (por hipertensão pulmonar) e rouquidão (por compressão do nervo laríngeo recorrente esquerdo por dilatação do átrio esquerdo) na estenose mitral.
6. Baixa PA, tontura, síncope, angina e sintomas de insuficiência cardíaca na estenose aórtica.
7. Pulsações arteriais visíveis e palpáveis sobre o precórdio e visível no pescoço, pressão de pulso ampliada e pulso de martelo d'água (Corrigan) (o pulso atinge o dedo do examinador que faz a palpação com um golpe rápido e forte, e, em seguida, cai repentinamente) na insuficiência aórtica.
8. Sintomas da insuficiência cardíaca direita – edema, ascite, hepatomegalia – na estenose e na insuficiência tricúspide.

Avaliação diagnóstica

1. O ECG pode mostrar arritmias.
2. A ecocardiografia (incluindo 3D) pode indicar anormalidades da estrutura e função da valva e tamanho e espessura da câmara.
3. A radiografia de tórax pode mostrar cardiomegalia e congestão vascular pulmonar.
4. O cateterismo cardíaco e a angiocardiografia confirmam o diagnóstico e determinam a gravidade.
5. A RM cardíaca fornece mais informações e confirma o diagnóstico.
6. Teste de esforço para pacientes com doença valvar grave para determinar o prognóstico.

Manejo

Terapia clínica

1. Antibióticos profiláticos para endocardite antes de procedimentos invasivos – indicados na maioria dos casos; ver p. 293.
2. Tratamento da insuficiência cardíaca – diuréticos, restrição de sódio, vasodilatadores, glicosídeos cardíacos, conforme indicado.

Intervenção cirúrgica

Ver p. 263 para cuidados com o paciente submetido a cirurgia cardíaca.

1. Para estenose mitral:
   a. Valvotomia mitral fechada – introdução de um dilatador por meio da valva mitral para separar as comissuras.
   b. Valvotomia mitral aberta – incisão direta das comissuras.
   c. Substituição da valva mitral.
   d. Valvoplastia por balão – um cateter com ponta de balão é inserido por via percutânea, anexado à valva afetada e posicionado no orifício estreito. O balão é insuflado e esvaziado, causando rompimento das comissuras calcificadas e aumentando o orifício da valva.
2. Para insuficiência mitral – troca da valva mitral ou anuloplastia (remodelação do anel valvar).
3. Para estenose ou insuficiência aórtica:
   a. Substituição da valva aórtica por próteses ou valvas de tecido.
   b. Valvoplastia com balão (estenose aórtica).
4. Para estenose ou insuficiência tricúspide – a valvoplastia ou substituição pode ser feita no momento da intervenção cirúrgica para doença mitral ou aórtica reumática associada.

5. Implante ou substituição da valva aórtica transcateter (SVAT) – procedimento menos invasivo em que uma valva bioprostética é utilizada. Principalmente para pacientes com EA sintomática grave, com 75 anos ou mais com risco cirúrgico, mas nos quais seja esperada uma sobrevida.
6. Implante percutâneo de valva pulmonar (IPVP) – para pacientes com malformação na valva pulmonar e na via de saída do ventrículo direito.

Complicações

1. Insuficiência cardíaca do lado esquerdo.
2. Possível insuficiência cardíaca do lado direito.
3. Arritmias.
4. Edema pulmonar.

Avaliação de enfermagem

Estenose mitral

1. Ausculte com o diafragma do estetoscópio a primeira bulha cardíaca acentuada, geralmente acompanhada de um "estalo de abertura" (devido ao súbito tensionamento dos folhetos da valva) no ápice.
2. Coloque o paciente em decúbito lateral esquerdo. Com a campânula do estetoscópio no ápice, ausculte se há sopro diastólico de baixa frequência (sopro ribombante). Observe a duração do sopro (a longa duração indica estenose significativa).

Insuficiência mitral

1. Ausculte para a diminuição da primeira bulha cardíaca.
2. Ausculte sopro sistólico (achado proeminente), começando imediatamente após a primeira bulha cardíaca no ápice, e observe a irradiação do som para a axila e a área intraescapular esquerda.
3. A insuficiência leve pode produzir sopro pansistólico (existe pouca conexão entre a gravidade da insuficiência mitral e a intensidade do sopro auscultado).

Estenose aórtica

1. Ausculte para uma proeminente quarta bulha cardíaca e possível divisão paradoxal da segunda bulha (sugestivo de disfunção ventricular esquerda associada). A primeira bulha cardíaca é normal.
2. Ausculte sopro mesossistólico na base do coração (borda esternal superior direita) e no ápice cardíaco. Observe abafamento do som na base do coração e um tom mais alto no ápice.
3. Pode haver vibração palpável.

Insuficiência aórtica

1. Ausculte para atenuação da primeira bulha cardíaca.
2. Coloque o paciente em posição sentada, inclinado para a frente.
3. Coloque o diafragma do estetoscópio ao longo da borda esternal esquerda no terceiro e quarto espaço intercostal e depois ao longo da borda esternal direita. Ausculte sopro diastólico de alta frequência decrescente. Para aumentar a audibilidade do sopro, peça ao paciente para segurar a respiração no fim da expiração profunda. Ausculte novamente sopros cardíacos.

Estenose tricúspide

1. Ausculte sopro médio-diastólico ruidoso na borda esternal esquerda (aumenta com a inspiração).

Insuficiência tricúspide

1. Ausculte terceira bulha cardíaca (pode ser acentuada pela inspiração).
2. Ausculte sopro pansistólico na região paraesternal no quarto espaço intercostal. O sopro geralmente é agudo.

Diagnósticos de enfermagem

- DC diminuído relacionado com alterações na pré-carga, pós-carga ou contratilidade
- Intolerância à atividade associada à redução do suprimento de oxigênio
- Enfrentamento ineficaz relacionado com doença aguda ou crônica.

Intervenções de enfermagem

Manutenção do débito cardíaco adequado

1. Avalie frequentemente quanto à alteração no sopro existente ou novo sopro.
2. Verifique os sinais de insuficiência cardíaca esquerda ou direita; ver p. 301.
3. Avalie se há edema pulmonar.
4. Monitore e trate arritmias, conforme prescrição.
5. Prepare o paciente para intervenção cirúrgica (ver p. 309).

Melhora da tolerância

1. Mantenha o repouso no leito enquanto os sintomas de insuficiência cardíaca estiverem presentes.
2. Permita que o paciente descanse entre as intervenções.
3. Inicie as atividades gradualmente (p. ex., sentar-se na cadeira por breves períodos).
4. Ajude ou realize as necessidades de higiene para que o paciente preserve suas forças para a deambulação.

Fortalecimento da capacidade de enfrentamento

1. Instrua o paciente sobre sua disfunção valvar específica, possível etiologia e terapias implementadas para aliviar os sintomas.
   a. Inclua os membros da família nas conversas com o paciente.
   b. Enfatize a importância de adaptar o estilo de vida para lidar com a doença.
2. Discuta com o paciente a intervenção cirúrgica como modalidade de tratamento, se aplicável.
3. Avalie o emprego de mecanismos de enfrentamento apropriados.
4. Encaminhe o paciente para os serviços de aconselhamento apropriados, se indicado (religioso, serviço social, reabilitação cardíaca, uso abusivo de substâncias).

Educação do paciente e manutenção da saúde

1. Reveja com o paciente e a família a restrição de atividades e a programação.
2. Ensine o paciente a relatar sinais de insuficiência cardíaca iminente ou agravada – dispneia, tosse, aumento da fadiga e edema do tornozelo.
3. Analise as restrições hídricas e de sódio.
4. Revise os medicamentos – indicação, ação, horários e efeitos adversos.
5. Consulte "Educação do paciente", "Insuficiência cardíaca", p. 300; "Endocardite infecciosa", p. 290; e "Endocardite reumática", p. 293.

Reavaliação: resultados esperados

- PA e frequência cardíaca dentro dos limites normais
- Tolera ficar sentado na cadeira durante 15 minutos a cada 2 horas
- Discute maneiras de lidar com mudanças no estilo de vida e atividades.

Arritmias cardíacas

Arritmias cardíacas são distúrbios na frequência e/ou no ritmo regular do coração devido a alterações na condução elétrica ou automaticidade. As arritmias podem surgir do nó sinoatrial (SA) (bradicardia ou taquicardia sinusal) ou em qualquer lugar no interior dos átrios ou ventrículos (conhecido como ectopia ou batimentos ectópicos). Algumas podem ser benignas e assintomáticas, enquanto outras são fatais.

As arritmias podem ser detectadas por alteração no pulso, anormalidade na ausculta da frequência cardíaca ou anormalidade no ECG. O monitoramento cardíaco contínuo é indicado para arritmias potencialmente fatais.

Taquicardia sinusal

Ver Figura 13.9.

Etiologia

1. As fibras nervosas simpáticas, que agem para acelerar a excitação do nó SA, são estimuladas por causas subjacentes, como ansiedade, exercício, febre, choque, substâncias psicoativas, estados metabólicos alterados (como o hipertireoidismo) ou distúrbios eletrolíticos.
2. A onda de impulso é transmitida por meio das vias normais de condução; a taxa de estimulação sinusal é simplesmente maior que a normal (a taxa excede 100 bpm).

Análise

Frequência: 100 a 150 bpm.
Ritmo: os intervalos R–R são regulares.
Onda P: presente para cada complexo QRS, configuração normal e cada onda P é idêntica ou pode estar oculta pela onda T anterior.
Intervalo PR: cai entre 0,12 e 0,20 ou 0,16 segundo. A onda P pode estar escondida na onda T precedente, em frequências aceleradas.
Complexo QRS: normal na aparência; acompanha cada onda P.
Intervalo QRS: inferior a 0,11 segundo.
Onda T: acompanha cada complexo QRS e é conduzida positivamente.
Intervalo QT: inferior a 0,48 segundo. Isso geralmente é corrigido de acordo com a frequência cardíaca e o sexo do paciente.

Manejo

1. O tratamento é direcionado para a eliminação da causa e não para a arritmia propriamente dita. Às vezes, esse é um mecanismo compensatório para um DC diminuído; assim, a correção não é necessária.
2. A urgência depende do efeito da frequência cardíaca acelerada sobre o tempo de enchimento da artéria coronária, para evitar isquemia cardíaca.
3. A administração de oxigênio e soro fisiológico deve ser considerada como tratamento inicial.

Bradicardia sinusal

Ver Figura 13.10.

Etiologia

1. As fibras parassimpáticas (tônus vagal) são estimuladas e provocam a desaceleração do nó sinusal.
2. Causas subjacentes:
   a. Fármacos.
   b. Estados metabólicos alterados, como hipotireoidismo.
   c. Processo de envelhecimento, que causa aumento do tecido fibrótico e da cicatrização do nó SA.
   d. Certas doenças cardíacas, como o IAM (especialmente IAM da parede inferior).
3. A onda de impulso é transmitida por meio das vias normais de condução; a taxa de estimulação sinusal é simplesmente menor que a normal (menos de 60 bpm).

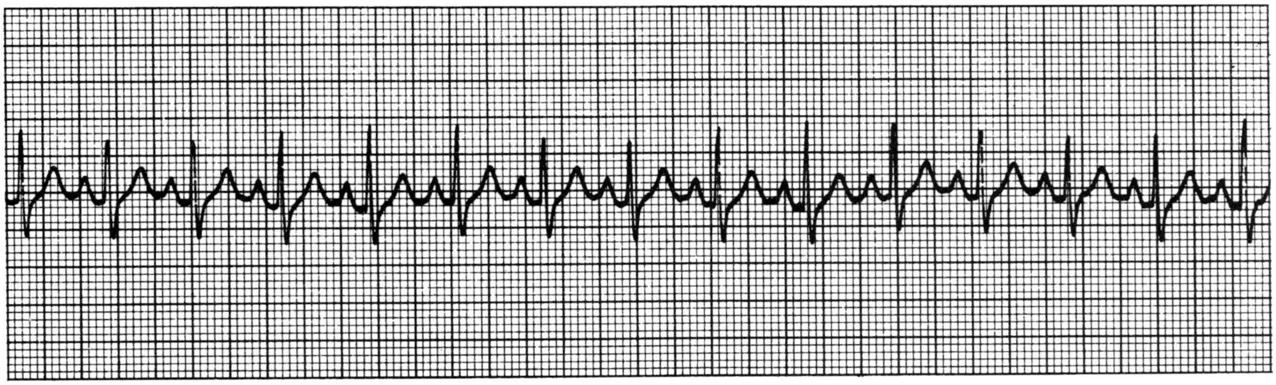

Figura 13.9 Taquicardia sinusal.

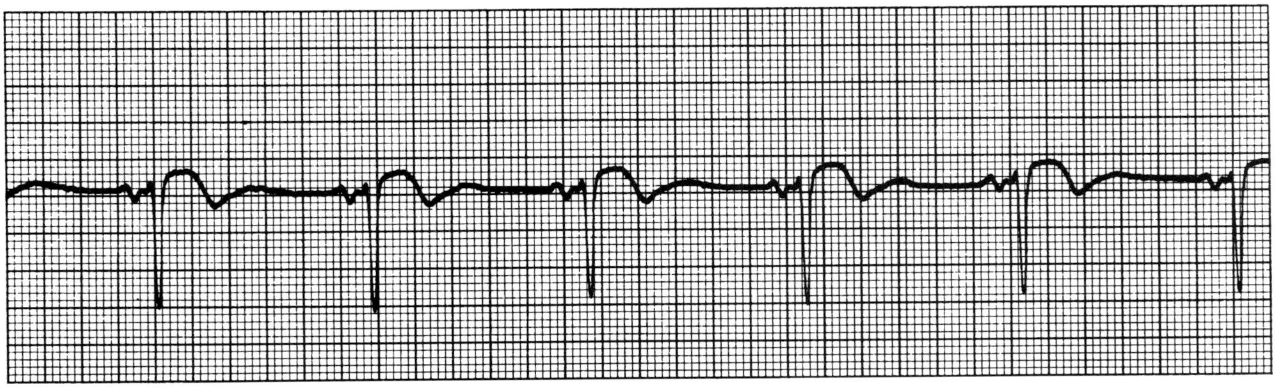

Figura 13.10 Bradicardia sinusal.

Análise

Frequência: menos de 60 bpm.
Ritmo: o intervalo R–R é regular.
Onda P: presente para cada complexo QRS, configuração normal e cada onda P é idêntica.
Intervalo PR: cai entre 0,12 e 0,18 segundo.
Complexo QRS: normal na aparência; segue cada onda P.
Intervalo QRS: 0,04 a 0,11 segundo.
Onda T: segue cada QRS e é conduzida positivamente.

Manejo

1. A urgência do tratamento depende do efeito da frequência cardíaca desacelerada sobre a manutenção do DC.
2. A atropina 0,5 mg IV interrompe a estimulação vagal para o nó SA e, portanto, acelera a frequência cardíaca. A dopamina e a epinefrina são alternativas se a atropina for inefetiva.
3. Se a bradicardia persistir, pode ser necessário o implante de um marca-passo.
4. A bradicardia sinusal é comum em indivíduos atléticos e não requer tratamento.

Contração atrial prematura

Ver Figura 13.11.

Etiologia

1. Pode ocorrer no coração saudável, no qual são idiopáticas e benignas.
2. No coração doente, as contrações atriais prematuras podem representar isquemia e irritabilidade resultante nos átrios. Podem aumentar em frequência e ser precursoras de arritmias mais graves.
3. Pode ser causada por anormalidades eletrolíticas, hipoxia, infarto do miocárdio, insuficiência cardíaca e distúrbios acidobásicos.
4. A onda de impulso da contração atrial prematura se origina nos átrios e fora do nó sinusal. Como o impulso se origina dentro dos átrios, a onda P estará presente, mas será diferente na aparência em comparação às contrações originadas dentro do nó sinusal. O impulso atravessa o restante do sistema de condução em um padrão normal; assim, o complexo QRS tem configuração idêntica à dos batimentos sinusais normais.

Análise

Frequência: pode estar acelerada ou desacelerada.
Ritmo: será irregular; provocado pela ocorrência precoce de contrações atriais prematuras.
Onda P: estará presente para cada complexo QRS normal; a onda P da contração prematura terá forma distorcida.
Intervalo PR: pode ser normal, mas também pode ser encurtado, dependendo de onde o impulso se originou nos átrios. (Quanto mais próximo ao local de origem do impulso auricular do nó atrioventricular [AV], menor será o intervalo PR.)
Complexo QRS: dentro dos limites normais, porque toda a condução abaixo dos átrios é normal.
Onda T: normalmente conduzida.

Manejo

1. Geralmente não requer tratamento se os valores laboratoriais forem normais.
2. As contrações atriais prematuras devem ser monitoradas para aumento de frequência.

Taquicardia atrial paroxística

Ver Figura 13.12.

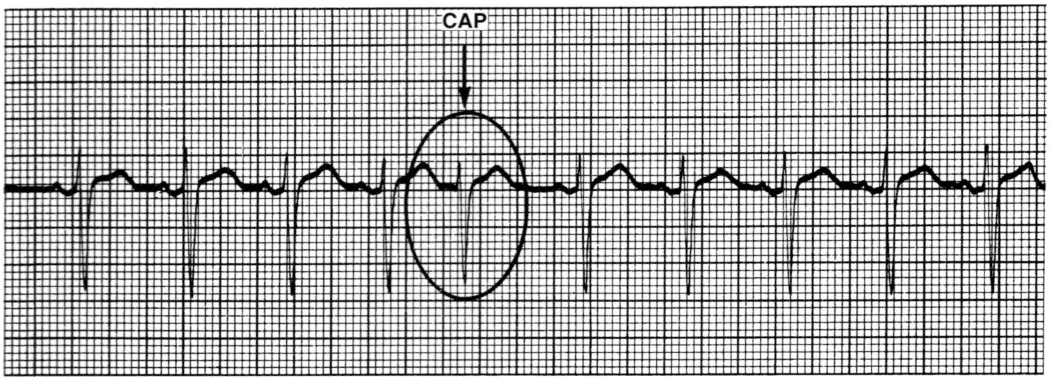

Figura 13.11 Ritmo sinusal normal com contração atrial prematura (CAP).

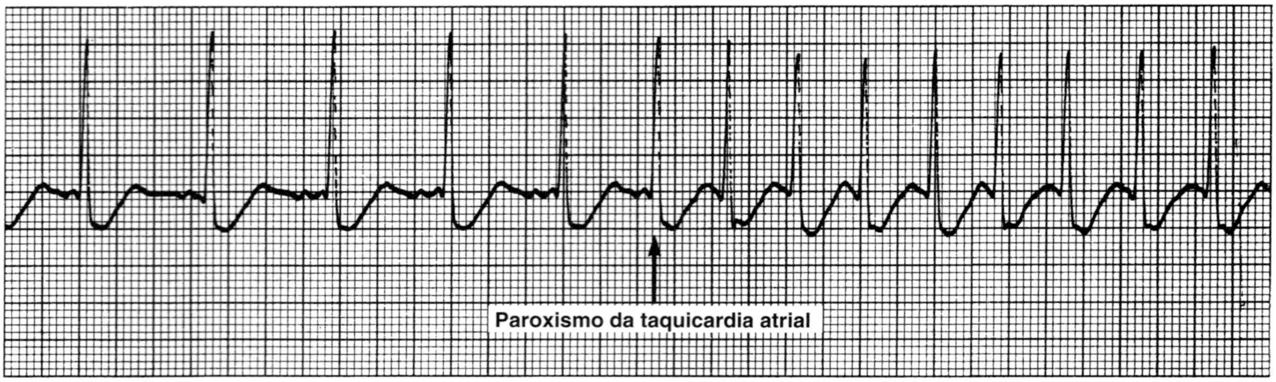

Figura 13.12 Taquicardia atrial paroxística.

Etiologia

1. As causas incluem:
   a. Síndromes de vias aceleradas (p. ex., síndrome de Wolff-Parkinson-White).
   b. Síndrome do prolapso da valva mitral.
   c. DAC isquêmico.
   d. Uso excessivo de álcool, cigarros, cafeína.
   e. Fármacos – a digoxina consiste em causa frequente.
2. Um foco atrial ectópico capta o ritmo do coração e é estimulado a uma frequência muito rápida; o impulso é conduzido normalmente pelo sistema de condução, de modo que o complexo QRS geralmente aparece dentro dos limites normais.
3. A frequência é normalmente tão rápida que as ondas P não são evidentes, mas podem estar "ocultas" na onda T precedente.

Análise

Frequência: entre 150 e 250 bpm.
Ritmo: regular.
Onda P: presente antes de cada complexo QRS; no entanto, quanto mais rápida a frequência, mais difícil se torna visualizar as ondas P. (As ondas P podem ser frequentemente medidas com compassos de calibre, observando a configuração variável das ondas T precedentes.)
Intervalo PR: geralmente não mensurável.
Complexo QRS: aparecerá com configuração normal e dentro de 0,06 a 0,10 segundo.
Onda T: terá aparência distorcida como resultado das ondas P ocultas.

Manejo

1. O tratamento é direcionado primeiramente para reduzir a frequência e, secundariamente, para reverter a arritmia para um ritmo sinusal normal.
2. A redução da frequência pode ser conseguida fazendo o paciente realizar a manobra de Valsalva. Isso estimula o nervo vago a desacelerar o coração.
   a. Uma manobra de Valsalva pode ser feita com o paciente simulando um engasgo ou "abaixando-se", como se estivesse tentando evacuar.
   b. O prestador de cuidados de saúde pode optar por realizar massagem carotídea.
3. A adenosina é o fármaco de escolha para taquicardia atrial paroxística associada a hipotensão, dor torácica ou dispneia.
   a. A dose inicial é de 6 mg de injeção IV rápida, seguida por uma lavagem rápida com soro fisiológico. Se não houver resposta em 1 a 2 minutos, podem ser administrados um segundo e terceiro *bolus* de 12 mg, cada um seguido por um enxague rápido com soro.
   b. Tem meia-vida muito curta e, portanto, é eliminada rapidamente.
4. Bloqueadores beta-adrenérgicos IV, como o esmolol, podem ser usados.
5. Os bloqueadores dos canais de cálcio (p. ex., verapamil) são efetivos na reversão dessa arritmia. No entanto, cuidado com a hipotensão, especialmente no paciente com depleção volumétrica.
6. Se a terapia medicamentosa for inefetiva, pode ser usada a cardioversão eletiva.

Flutter *atrial*

Ver Figura 13.13.

Etiologia

1. Ocorre com alongamento ou aumento atrial (como na doença valvar AV), IAM e insuficiência cardíaca.
2. Um foco atrial ectópico captura o ritmo no *flutter* atrial e com regularidade dispara a uma taxa extremamente acelerada (200 a 400 bpm).
3. A condução do impulso pelo sistema de condução é normal, assim o complexo QRS não é afetado.
4. Uma característica importante dessa arritmia é que o nó AV configura um bloqueio terapêutico, que impede a transmissão de alguns impulsos.
   a. Tal situação pode produzir bloqueio variável ou bloqueio fixo (*i. e.*, algumas vezes o nó AV transmitirá cada segunda onda de oscilação, produzindo um bloqueio de 2:1, ou o ritmo pode ser de 3:1 ou 4:1).
   b. Se o nó AV conduzisse a uma frequência de 1:1, o resultado seria uma frequência ventricular de aproximadamente 300 bpm. O estado do paciente se deterioraria rapidamente.

Análise

Frequência: frequência atrial entre 250 e 400 bpm; a frequência ventricular dependerá do grau de bloqueio.
Ritmo: regular ou irregular, dependendo do tipo de bloqueio (p. ex., 2:1, 3:1 ou uma combinação).
Onda P: não presente; em vez disso, é substituída por um padrão de dente de serra, produzido pelo rápido disparo do foco auricular. Essas ondas também são chamadas de *ondas "F"*.
Intervalo PR: não mensurável.
Complexo QRS: configuração normal e tempo de condução normal.
Onda T: presente, mas pode ser obscurecida por ondas de *flutter*.

Manejo

1. A urgência do tratamento depende da frequência de resposta ventricular e dos sintomas resultantes. Uma frequência muito rápida ou muito lenta reduz o DC.
2. Um bloqueador dos canais de cálcio, como o diltiazem, pode ser usado para desacelerar a condução nodal AV. Utilize com precaução no paciente com insuficiência cardíaca, hipotensão ou terapia concomitante com bloqueadores beta-adrenérgicos.
3. Digoxina pode ser usada.

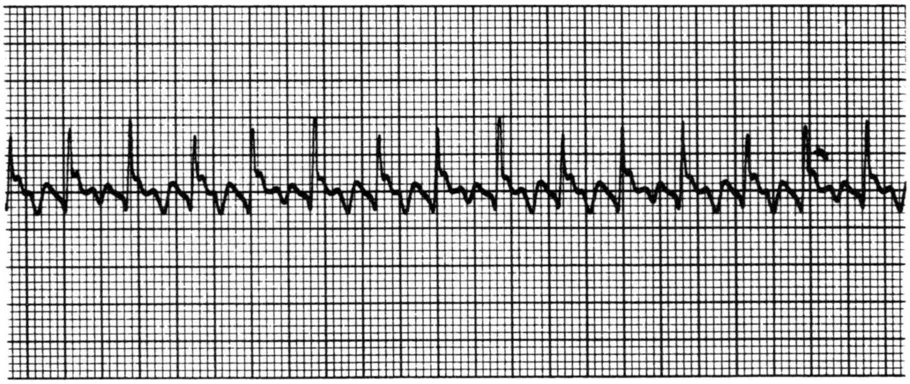

Figura 13.13 *Flutter* atrial.

4. Um bloqueador beta-adrenérgico IV, como o esmolol, também pode ser usado.
5. Se a terapia medicamentosa não for bem-sucedida, o *flutter* atrial geralmente responde a uma cardioversão. Pequenas descargas elétricas bifásicas (50 a 100 joules) geralmente são bem-sucedidas.
6. Estudos eletrofisiológicos e a subsequente terapia de ablação são altamente efetivas porque o foco ectópico geralmente pode ser facilmente identificado.

Fibrilação atrial

Ver Figura 13.14.

Etiologia

1. Alterações fibróticas associadas a processo de envelhecimento, IAM, doenças valvares e preparações de digoxina podem causar fibrilação atrial.
2. Deslocamentos de líquidos no organismo (ou seja, após hemodiálise ou cirurgia).
3. Múltiplos impulsos de focos auriculares atriais a velocidades rápidas e desorganizadas.
4. Os átrios não são despolarizados de modo efetivo; assim, não há ondas P bem formadas.
5. Em vez disso, a linha de base entre os complexos QRS é preenchida com uma linha sinuosa, descrita como fina ou grossa.
6. Se a frequência auricular for rápida o suficiente, a linha ficará quase achatada. Considera-se que os átrios estão disparando a frequência entre 300 e 500 vezes por minuto.
7. A condução de um complexo QRS é tão aleatória que o ritmo é extremamente irregular.
8. A fibrilação atrial pode ser descrita como controlada se a resposta ventricular for de 100 bpm ou menos; a arritmia é descontrolada se a frequência estiver acima de 100 bpm.

Análise

Frequência: a fibrilação atrial é geralmente imensurável porque as ondas fibrilatórias substituem as ondas P; a frequência ventricular pode variar de bradicardia a taquicardia.
Ritmo: classicamente descrito como uma "irregularidade irregular".
Onda P: substituída por ondas fibrilatórias, às vezes chamadas de *ondas "f pequenas"*.
Intervalo PR: não mensurável.
Complexo QRS: um complexo normalmente conduzido.
Onda T: normalmente conduzida.

Manejo

1. Fibrilação atrial controlada de longa duração não requer tratamento, desde que o paciente não esteja experimentando efeitos adversos. A maioria dos cardiologistas concorda que a reversão da fibrilação atrial de longa duração é perigosa, devido ao potencial desprendimento de um trombo dos átrios no momento da reversão.
2. Fibrilação atrial não controlada (respostas ventriculares de 100 bpm ou maiores) é tratada com bloqueadores beta-adrenérgicos ou bloqueadores dos canais de cálcio para controlar a frequência de repouso e de atividade. Se a fibrilação atrial for de início recente, o cardiologista pode optar por reverter o ritmo para um ritmo sinusal.
3. A digoxina é um medicamento de segunda escolha para o controle da frequência, pois controla apenas a frequência de repouso.
4. A cardioversão (elétrica ou farmacológica) para fibrilação atrial de manifestação recente pode ser necessária e deve começar com baixas quantidades de corrente elétrica bifásica (100 a 200 joules).
5. A terapia anticoagulante crônica pode ser necessária para prevenir microembolias.

Contração ventricular prematura

Ver Figura 13.15.

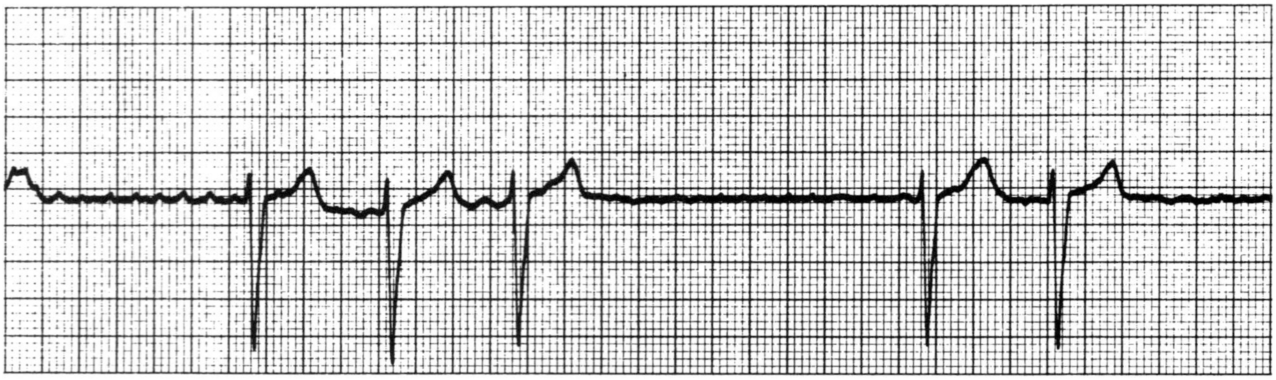

Figura 13.14 Fibrilação atrial com resposta ventricular lenta (controlada).

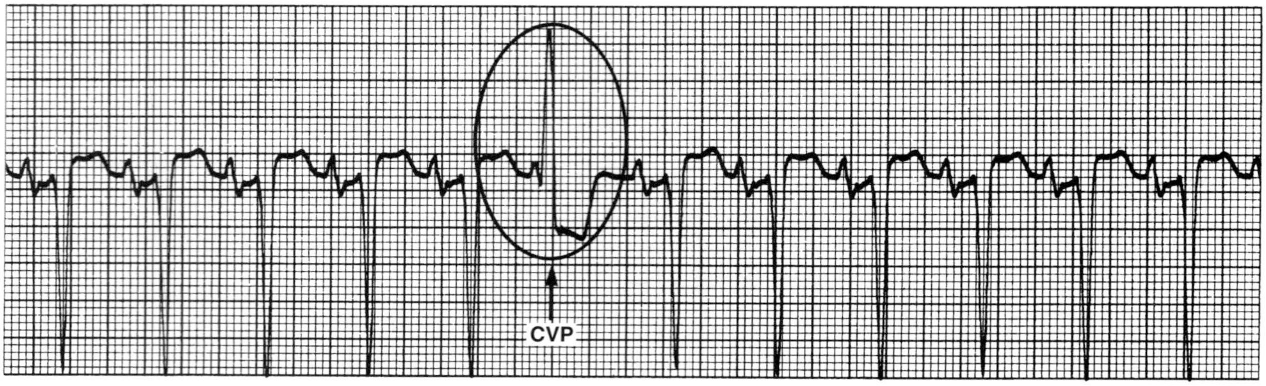

Figura 13.15 Ritmo sinusal normal com contração ventricular prematura (CVP).

Etiologia

1. Pode ser causada por IAM, outras formas de doença cardíaca, doenças pulmonares, distúrbios eletrolíticos, instabilidade metabólica e uso abusivo de substâncias psicoativas.
2. A onda de impulso origina-se de um foco ectópico (focos) dentro dos ventrículos, a uma taxa mais rápida do que a próxima contração normal.
3. Como a via de condução normal é contornada, a configuração da contração ventricular prematura (CVP) é mais ampla que a normal e tem aparência distorcida. As CVPs podem ocorrer em sequência regular, com ritmo normal – uma a cada dois batimentos (bigeminismo), a cada três batimentos (trigeminismo) e assim por diante (Figura 13.16).

Análise

Frequência: pode ser lenta ou rápida.
Ritmo: será irregular por causa do disparo prematuro do foco ectópico ventricular.
Onda P: estará ausente porque o impulso se origina no ventrículo, contornando os átrios e o nó AV.
Intervalo PR: não mensurável.
Complexo QRS: será ampliado em mais de 0,12 segundo, de aparência bizarra quando comparado ao complexo QRS normal. (O QRS de uma CVP é comumente referido como tendo a aparência de um "polegar edemaciado".)
Onda T: a onda T na CVP é geralmente defletida em frente ao QRS.

Manejo

1. CVPs são geralmente os precursores de arritmias ventriculares mais graves. As seguintes condições envolvendo CVPs requerem tratamento rápido e intensivo, especialmente se o paciente for sintomático ou estiver instável:
   a. CVPs ocorrendo a uma frequência superior a seis por minuto.
   b. Ocorre em duas ou mais consecutivamente.
   c. As CVPs caem no pico ou declive da onda T (período de vulnerabilidade).
   d. São de configurações variadas, indicando multiplicidade de focos.
2. Historicamente, o tratamento padrão para CVP tem utilizado a lidocaína. Hoje, no entanto, a amiodarona IV é o método preferido, devido ao risco de toxicidade da lidocaína.
   a. Pode ser administrada em *bolus* de 150 mg IV, durante 10 minutos.
   b. A infusão IV consiste em uma dose de ataque de 1 mg/min, durante 6 horas, seguida de uma dose de manutenção de 0,5 mg/min, durante 18 horas.
   c. Após a dose de ataque IV, o paciente pode necessitar de dosagem oral.
3. As toxicidades da lidocaína incluem confusão mental e fala arrastada. Deve ser usada com precaução em pacientes idosos e naqueles com doença hepática.
4. As toxicidades da amiodarona incluem alterações fibróticas pulmonares, hipotireoidismo e disfunção hepática.
5. Se os batimentos ventriculares prematuros ocorrerem em conjunto com uma bradiarritmia, a atropina pode ser escolhida para acelerar a frequência cardíaca e eliminar os batimentos ectópicos.
6. A atropina deve ser usada com precaução nos casos de IAM. O miocárdio lesado pode não ser capaz de tolerar a frequência acelerada.
7. Infusões de eletrólitos também podem ser necessárias para o tratamento de CVPs. Sulfato de magnésio pode ser usado, especialmente em pacientes com IAM. Pode ser administrado na dose de 1 g IV, durante 1 hora, ou de acordo com o protocolo da instituição. As infusões de potássio podem ser administradas a 10 mmol/h e devem ser diluídas de acordo com a via de administração por via intravenosa.

Alerta farmacológico
Esteja alerta para o desenvolvimento de confusão mental, complicações na fala e redução da capacidade mental, porque a toxicidade da lidocaína afeta o sistema nervoso central. Caso esses sintomas apareçam, diminuir a velocidade de infusão da lidocaína pode reduzi-los.

Taquicardia ventricular

Ver Figura 13.17.

Etiologia

1. Ocorre com:
   a. Infarto agudo, cardiomiopatia.
   b. Síndromes de ritmo acelerado que se deterioram (p. ex., síndrome de Wolff-Parkinson-White).
   c. Acidose metabólica, especialmente acidose láctica.
   d. Distúrbio eletrolítico.
   e. Toxicidade de certos medicamentos, como digoxina ou isoproterenol.
2. Arritmia com risco de morte que se origina de um foco irritável dentro do ventrículo a uma frequência rápida. Como os ventrículos são capazes de uma frequência inerente de 40 bpm ou menos, um ritmo ventricular a uma frequência de 100 bpm pode ser considerado taquicardia.

Análise

Frequência: geralmente entre 100 e 220 bpm.
Ritmo: geralmente regular, mas pode ser irregular.
Onda P: não presente.
Intervalo PR: não mensurável.
Complexo QRS: configuração larga e bizarra, ampliada em mais de 0,12 segundo.
Onda T: geralmente defletida em oposição ao complexo QRS.

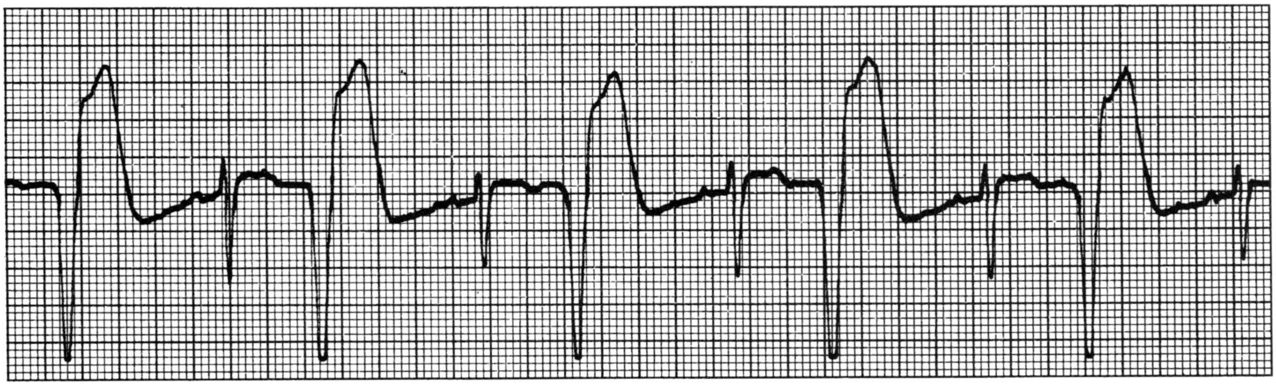

Figura 13.16 Bigeminismo ventricular.

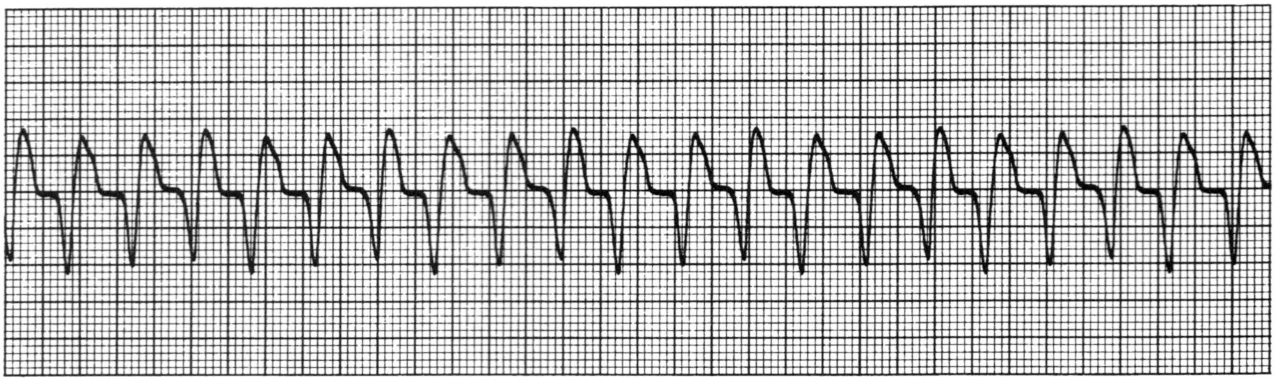

Figura 13.17 Taquicardia ventricular.

Manejo

1. A taquicardia ventricular (TV) com menos de 30 segundos é denominada *TV não sustentada*. TV de mais de 30 segundos é uma TV sustentada e requer tratamento imediato.
2. Se o paciente tiver pulso e estiver hemodinamicamente estável, o tratamento inicial deve ser feito com medicamentos. A amiodarona IV em *bolus* pode ser administrada para interromper a arritmia. Outros medicamentos que podem ser usados (se a amiodarona falhar) incluem lidocaína e procainamida. Se o paciente se tornar hemodinamicamente instável, prepare-se para a cardioversão sincronizada com 200 joules de corrente elétrica bifásica.
3. Se o paciente não tiver pulso, recomenda-se a desfibrilação com 200 joules de corrente elétrica bifásica.
4. O objetivo da cardioversão-desfibrilação é abolir toda a atividade elétrica anormal e permitir que o ritmo cardíaco intrínseco tenha a oportunidade de se reiniciar.
5. Em alguns casos, a TV pode ser refratária à terapia medicamentosa. Tratamentos não farmacológicos, como ressecção endocárdica, aneurismectomia, marca-passos antitaquicardia, crioablação, desfibriladores internos automáticos e ablação por cateter, são modalidades alternativas de tratamento.
6. Uma forma atípica de TV, denominada *TV polimorfa* ou "*torsade de pointes*" (torção das pontas), pode resultar como consequência de terapia medicamentosa (p. ex., terapia com quinidina) ou desequilíbrio eletrolítico, como hipomagnesemia. É importante diagnosticar a TV polimórfica, já que o tratamento difere dos casos de TV monomórfica.
   a. A *torsade de pointes* se caracteriza por um intervalo QT alongado para mais de 0,60 segundo, intervalos R–R variáveis e complexos QRS polimórficos.
   b. O tratamento de escolha é a administração de sulfato de magnésio 1 g IV durante 5 a 60 minutos.
   c. Se o paciente perder a consciência e o pulso, faça a desfibrilação com 120 a 200 joules de corrente elétrica bifásica.
   d. A estimulação ventricular para superar a frequência ventricular e, assim, capturar o ritmo, também é um tratamento aceitável.
   e. A procainamida deve ser evitada porque o seu efeito é prolongar o intervalo QT.

Alerta de enfermagem
A TV é potencialmente fatal, e sua apresentação exige intervenção imediata da enfermagem.

Fibrilação ventricular

Ver Figura 13.18.

Etiologia

1. Ocorre nos casos de IAM, acidose, distúrbios eletrolíticos e outros ritmos ventriculares em deterioração.
2. Os ventrículos disparam de forma caótica, em frequência que excede 300 bpm, resultando em condução de impulso inefetiva. O DC cessa e o paciente perde o pulso, a PA e a consciência.
3. Deve ser revertido imediatamente ou o paciente morrerá.

Análise

Frequência: não mensurável devido à ausência de complexos QRS bem formados.
Ritmo: caótico
Onda P: não presente.
Complexo QRS: bizarro, caótico, sem contorno definido.
Onda T: não aparente.

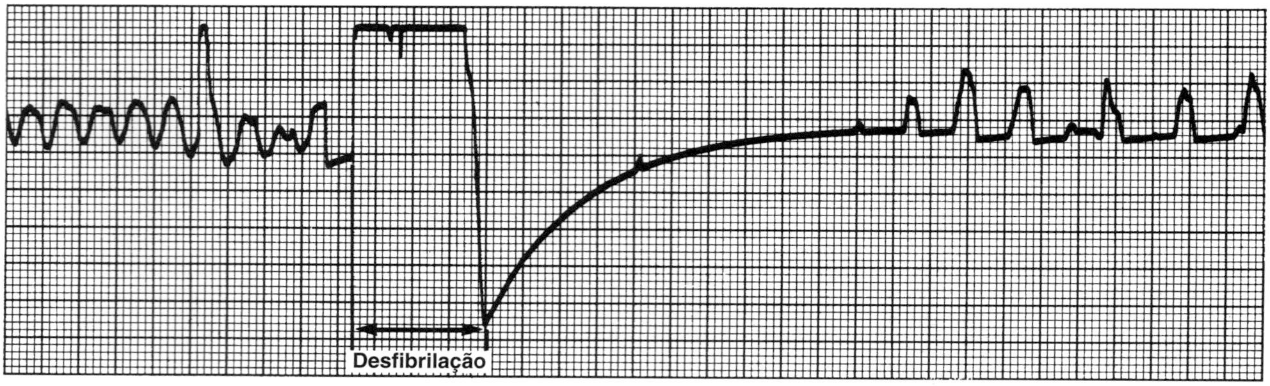

Figura 13.18 Fibrilação ventricular com desfibrilação.

Manejo

1. O único tratamento para fibrilação ventricular é a desfibrilação imediata. Desfibrile a 120 a 200 joules, com um desfibrilador bifásico. As atuais diretrizes de suporte cardíaco avançado não recomendam mais de três choques em sequência antes de iniciar a RCP e a administração de medicamentos. Epinefrina e vasopressina são fármacos de primeira escolha após a desfibrilação, pois podem tornar a fibrilação mais vulnerável à desfibrilação.
2. A desfibrilação malsucedida pode resultar de acidose láctica (tratável com bicarbonato de sódio).
3. Verifique a realização adequada de RCP de alta qualidade: 100 compressões/min a uma profundidade de 5 a 6 cm.

Bloqueio atrioventricular

Etiologia

1. Pode ser causado por isquemia ou infarto de parede inferior, toxicidade por digoxina, hipotireoidismo ou síndrome de Stokes-Adams.
2. O tecido prejudicado no nível do nó AV impede a passagem oportuna da onda de impulso pelo sistema de condução.
3. No bloqueio AV de primeiro grau, o impulso é transmitido normalmente, mas é atrasado no nível do nó AV. O intervalo PR excede 0,20 segundo.
4. No bloqueio AV de segundo grau, dois ou mais impulsos atriais ocorrem antes de os ventrículos serem estimulados.
   a. O bloqueio AV de segundo grau do tipo 1 (Mobitz 1 Wenckebach) ocorre acima do nó AV. Há aumento no atraso do impulso elétrico (aumento do intervalo PR) a cada contração, até que uma onda P não conduza e não seja seguida por um complexo QRS (a batida é eliminada). Mobitz tipo 1 geralmente é uma arritmia temporária e benigna e raramente requer intervenção (estimulação) a menos que a frequência ventricular esteja lenta e o paciente instável.
   b. O bloqueio AV de segundo grau do tipo 2 (Mobitz 2) ocorre abaixo do nó AV no feixe de His ou no sistema feixe-ramo. Os átrios e ventrículos estão descarregando impulsos, mas a atividade não tem relação uma com a outra. Ocorre uma falha súbita na condução do impulso atrial para os ventrículos, sem atraso no intervalo PR.
5. No bloqueio AV de terceiro grau, ou bloqueio cardíaco completo, o impulso elétrico é completamente bloqueado do nó SA para o nó AV. Um marca-passo independente nos ventrículos assume ritmo muito mais lento que os átrios e dispara independentemente um do outro.

Análise

1. Bloqueio AV de primeiro grau (Figura 13.19).
   Frequência: geralmente normal, mas pode ser lenta.
   Ritmo: regular
   Onda P: presente para cada complexo QRS, idêntico na configuração.
   Intervalo PR: prolongado para mais que 0,20 segundo.
   Complexo QRS: normal na aparência e entre 0,06 e 0,10 segundo.
   Onda T: normalmente conduzida.
2. Bloqueio AV de segundo grau (Figura 13.20).
   Frequência: geralmente normal.
   Ritmo: pode ser regular ou irregular.
   Onda P: presente, mas algumas podem não ser seguidas por complexo QRS. Pode existir relação de dois, três ou quatro ondas P para cada complexo QRS.
   Intervalo PR: variável em Mobitz 1 (Wenckebach), geralmente aumenta até que um não seja conduzido; constante em Mobitz 2, mas nem todas as ondas P são conduzidas.
   Onda T: normalmente conduzida.
3. Bloqueio AV de terceiro grau (bloqueio cardíaco completo) (Figura 13.21).
   Frequência: a frequência atrial é medida independentemente da frequência ventricular; a frequência ventricular é geralmente muito lenta.
   Ritmo: cada ritmo independente será regular, mas eles não terão relação um com o outro.
   Onda P: presente, mas sem relação consistente com o QRS.
   Intervalo PR: não realmente mensurável.
   Complexo QRS: depende do mecanismo de escape (ou seja, o nó AV terá QRS normal, o ventricular será largo e a frequência será mais lenta).
   Onda T: normalmente conduzida.

Manejo

Como nos casos de outras arritmias, o tratamento dos bloqueios cardíacos depende do efeito que a frequência está tendo sobre o DC.

1. O bloqueio AV de primeiro grau geralmente não requer tratamento.
2. Bloqueio AV de segundo grau, tipo 1 e tipo 2, pode exigir tratamento se a frequência ventricular cair demais, para manter um DC efetivo; Mobitz tipo 2 é mais grave que Mobitz tipo 1.
3. O bloqueio AV de terceiro grau geralmente requer intervenção. No entanto, alguns pacientes podem tolerar o bloqueio de terceiro grau por um certo período.
4. A estimulação com marca-passo transcutâneo deve ser empregada em uma situação de emergência, enquanto a estimulação transvenosa está sendo configurada.
5. A atropina pode ser administrada enquanto se aguarda o marca-passo, mas deve-se ter em mente que o efeito da atropina é bloquear o tônus vagal, e o vago atua no nodo sinusal. Como o nó AV é o responsável no bloqueio cardíaco, a atropina pode não ser útil.

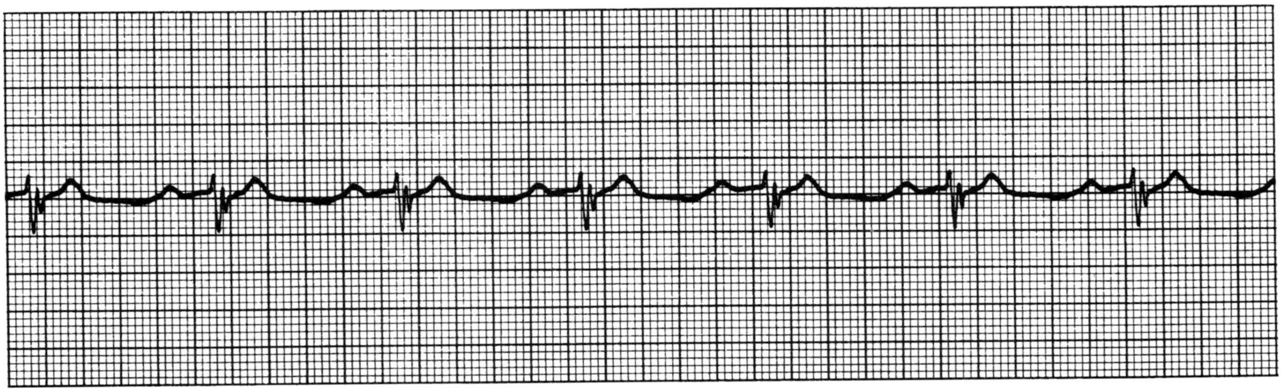

Figura 13.19 Bloqueio AV de primeiro grau.

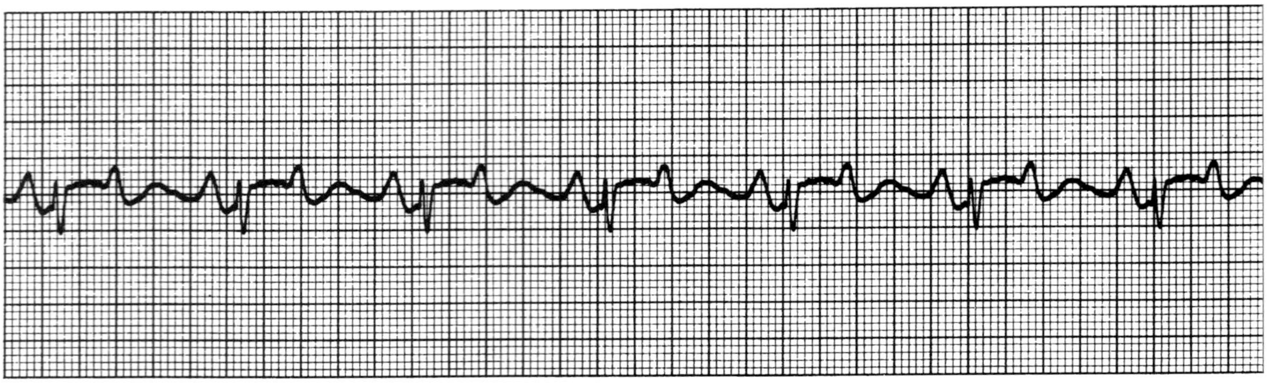

Figura 13.20 Bloqueio AV de segundo grau (Mobitz 1).

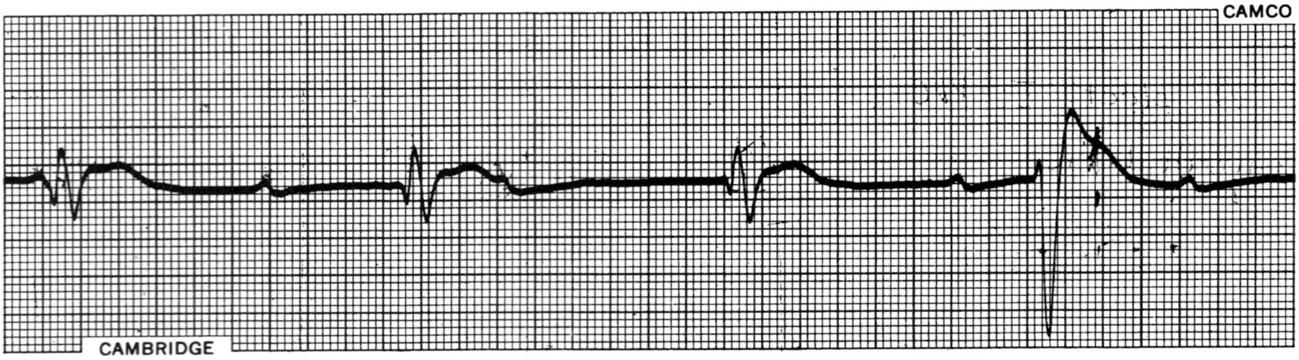

Figura 13.21 Bloqueio AV de terceiro grau.

BIBLIOGRAFIA

Albert, N. M. (2016). A systematic review of transitional-care strategies to reduce rehospitalization in patients with heart failure. *Heart & Lung: The Journal of Acute and Critical Care, 45*(2), 100–113.

Alkashkari, W., Alsubei, A., and Hijazi, Z. M. (2018). Transcatheter pulmonary valve replacement: current state of art. *Current Cardiology Reports*, 20, 27. Available: *https://doi-org.ezp.welch.jhmi.edu/10.1007/s11886-018-0966-y*

Ambrosioni, J., Hernandez-Meneses, M., Téllez, A., et al. (2017). The changing epidemiology of infective endocarditis in the twenty-first century. *Current Infectious Disease Report, 19*(5), 21.

Baddour, L. M., Wilson, W. R., Bayer, A. S., Fowler, V. G., & Tleyjeh, I. M. (2015). Infective endocarditis in adults: Diagnosis, antimicrobial therapy, and management of complications: A scientific statement for healthcare professionals from the American Heart Association. *Circulation, 132*(1524–4539), 1–53.

Berndt, N. C., Bolman, C., de Vries, H., et al. (2013). Smoking cessation treatment practices: Recommendations for improved adoption on cardiology wards. *Journal of Cardiovascular Nursing, 28*(1), 35–47.

Catapano A.L., Graham I., De Backer G., et al. (2016). 2016 ESC/EAS Guidelines for the Management of Dyslipidaemias. *European Heart Journal*, 37, 2999.

Chou, R., Dana, T., Blazina, I., et al. (2016). Statins for prevention of cardiovascular Ddsease in adults: Evidence report and systematic Rrview for the US Preventive Services Task Force. *JAMA*, 316, 2008.

Coffey, S., Cairns, B., & Iung, B. (2016). The modern epidemiology of heart valve. *Heart, 102*, 75–85.

Eckel, R., Jakicic, J., Ard, J., et al. (2014). 2013 AHA/ACC guideline on lifestyle management to reduce cardiovascular risk: A report of the American College of Cardiology American/Heart Association Task Force on Practice Guidelines. *Circulation, 129*(25 Suppl 2), S76–S99.

Erdmann, J., Kessler, T., Munoz Venegas, L., & Schunkert, H. (2018). A decade of genome-wide association studies for coronary artery disease: The challenges ahead. Cardiovascular Research, cvy084, Available: *https://doi-org.ezp.welch.jhmi.edu/10.1093/cvr/cvy084*

Fihn, S. D., Blankenship, J. C., Alexander, K. P., et al. (2014). 2014 ACC/AHA/AATS/PCNA/SCAI/STS focused update of the guideline for the diagnosis and management of patients with stable ischemic heart disease: A report of the American College of Cardiology/American Heart Association Task Force on Practice Cardiovascular Guidelines, and the American Association for Thoracic Surgery, Preventive Cardiovascular Nurses Association, Society for Cardiovascular Angiography and Interventions, and Society of Thoracic Surgeons. *Circulation, 130*, 1749–1767.

Fox, C. S. (2013). Weighty matters: Balancing weight gain with cardiovascular risk among patients with type 1 diabetes mellitus on intensive insulin therapy. *Circulation, 127*, 157–159.

Gara, P. T., Kushner, F. G., Ascheim, D. D., et al. (2013). 2013 ACCF/AHA guideline for the management of ST-elevation myocardial infarction. *Circulation, 127*, 529–555.

Gersh, B. J., Maron, B. J., Bonow, R. O., et al. (2011). ACCF/AHA guideline: 2011 ACCF/AHA guideline for the diagnosis and treatment of hypertrophic cardiomyopathy: A report of the American College of Cardiology Foundation/American Heart Association Task Force on Practice Guidelines. *Circulation, 124*, e783–e831.

Goff, D., Lloyd-Jones, D., D'Agostino, R. Sr., et al. (2014). Assessing cardiovascular risk: Systematic evidence review from the risk assessment work group. *Journal of the American College of Cardiology, 63*(25), 2935–2959.

Haas, N., Giacomo Carere, R., Kretschmar, O., et al. (2018). Early outcomes of percutaneous pulmonary valve implantation using the Edwards SAPIEN XT transcatheter heart valve system. *International Journal of Cardiology*, 250, 86–91.

Hadjiiphilippou, S., & Ray, K. (2018). Lipids and Lipoproteins in Risk Prediction. *Cardiology Clinics*, 36(2), 213–220.

Hoerr, V., Franz, M., Pletz, M. W., et al. (2018). S. aureus endocarditis: Clinical aspects and experimental approaches. International Journal of Medical Microbiology (in press). Available: *https://doi.org/10.1016/j.ijmm.2018.02.004*

Ito, M. K., & Santos, R. D. (2017). PCSK9 inhibition with monoclonal antibodies: Modern management of hypercholesterolemia. *The Journal of Clinical Pharmacology, 57*(1), 7–32.

Levine, G., Bates, E., Bittl, J., et al. (2016). 2016 ACC/AHA guideline focused update on duration of dual antiplatelet therapy in patients with coronary artery disease: A report of the American College of Cardiology/American Heart Association Task Force on Clinical Practice Guidelines: An update of the 2011 ACCF/AHA/SCAI guideline for percutaneous coronary intervention, 2011 ACCF/AHA guideline for coronary artery bypass graft surgery, 2012 ACC/AHA/ACP/AATS/PCNA/SCAI/STS guideline for the diagnosis and management of patients with stable ischemic heart disease, 2013 ACCF/AHA guideline for the management of ST-elevation myocardial infarction, 2014 ACC/AHA guideline for the management of patients with non–ST-elevation acute coronary syndromes, and 2014 ACC/AHA guideline on perioperative cardiovascular evaluation and management of patients undergoing noncardiac surgery. *Circulation, 134*, e123–e155.

McGivery, K., Atkinson, P., Lewis, D., et al. (2018). Emergency department ultrasound for the detection of B-lines in the early diagnosis of acute decompensated heart failure: A systematic review and meta-analysis. Clinical Journal of Emergency Medicine, 1–10. Available: doi:10.1017/cem.2018.27. [Epub ahead of print]

Melis, M., Cupelli, A., Sottosanti, L., et al. (2015). Off-label use of nicardipine as tocolytic and acute pulmonary oedema: A post-marketing analysis of adverse drug reaction reports in EudraVigilance. *Pharmacoepidemiology and Drug Safety, 24,* 1220–1224.

Nadeau-Routhier, C., Marsit, O. & Beaudoin, J. (2017). Current Management of Patients with Severe Aortic Regurgitation. *Current Treatment Options in Cardiovascular Medicine,* 19, 9. Available: *https://doi-org.ezp.welch.jhmi.edu/10.1007/s11936-017-0508-8*

Nehme, Z., Stub, D., Bernard, S., et al. (2016). Effect of supplemental oxygen exposure on myocardial injury in ST-elevation myocardial infarction. *Heart, 2016,* 444–451.

Nishimura, R., Otto, C., Bonow, R., et al. (2017). 2017 AHA/ACC focused update of the 2014 AHA/ACC guideline for the management of patients with valvular heart disease: A report of the American college of Cardiology/American heart association task force on clinical practice guidelines. *Journal of American Medical Association, 70*(2), 252–289.

Nunes, P. M., Guimaraes, M., Pinto, M. P., et al. (2018). Outcomes of infective endocarditis in the current era: Early predictors of a poor prognosis. *International Journal of Infectious Diseases,* 68, 102–107.

O'Gara, P. T., Kushner, F. G., Ascheim, D. D., et al. (2013). 2013 ACCF/AHA guideline for the management of ST-elevation myocardial infarction: A report of the American College of Cardiology Foundation/American Heart Association Task Force on Practice Guidelines. *Journal of the American College of Cardiology, 61*(4), 78–140.

Pac-Kozuchowska, E., Krawiec, P., and Grywalska, E. (2018). Selected risk factors for atherosclerosis in children and their parents with positive family history of premature cardiovascular diseases: a prospective study. *BMC Pediatrics,* 18(1), 1. Available: *https://doi-org.ezp.welch.jhmi.edu/10.1186/s12887-018-1102-2*

Palazzuoli, A., Ruocco, G., Beltrami, M., et al. (2018). Combined use of lung ultrasound, B-type natriuretic peptide, and echocardiography for outcome prediction in patients with acute HFrEF and HFpEF. *Clinical Research in Cardiology. Available: https://doi.org/10.1007/s00392-018-1221-7.* [Epub ahead of print]

Picano, E., & Scali, M. C. (2017). The lung water cascade in heart failure. *Echocardiography,* 34, 1503–1507.

Reed, G. W., Rossi, J. E., Cannon, C. P. (2016). Myocardial infarction. *The Lancet, 389*(10065), 197–210.

Silverman, M. G., Ference, B. A., Im, K., et al. (2016). Association between lowering LDL-C and cardiovascular risk reduction among different therapeutic interventions: A systematic review and meta-analysis. *JAMA,* 316, 1289.

Smith, J., Negrelli, J., Manek, M., et al. (2015). Diagnosis and management of acute coronary syndrome: An evidence-based update. *Journal of the American Board of Family Medicine, 28*(2), 283–293.

Staniute, M., Brozaitiene, J., Bunevicius, R. (2013). Effects of social support and stressful life events on health-related quality of life in coronary artery disease. *Journal of Cardiovascular Nursing, 28*(1), 83–89.

Stone, N. J., Robinson, J. G., Lichtenstein, A. H., et al. (2014). 2013 ACC/AHA guideline on the treatment of blood cholesterol to reduce atherosclerotic cardiovascular risk in adults: A report of the American College of Cardiology/American Heart Association Task Force on Practice Guidelines. *Journal of American College of Cardiology, 63*(25), 2889–2934.

Suzuki, T., Mawatari, M., Iizuka, T., et al. (2017). An Ineffective Differential Diagnosis of Infective Endocarditis and Rheumatic Heart Disease after Streptococcal Skin and Soft Tissue Infection. *Intern Med,* 56(17), 2361–2365.

Thornhill, M. H., Dayer, M., Lockhart, P. B., et al. (2016). Guidelines on prophylaxis to prevent infective endocarditis. *British Dental Journal, 220*(2), 51–56.

Tricoci, P., Lokhnygina, Y., Berdan, L. G., et al. (2016). ACC/AHA/SCAI focused update on primary percutaneous coronary intervention for patients with ST-elevation myocardial infarction : An update of the 2011 ACCF/AHA/SCAI guideline for percutaneous coronary intervention and the 2013 ACCF/AHA guideline for the management of ST-elevation myocardial infarction: A report of the American College of Cardiology/American Heart Association Task Force on Clinical Practice Guidelines and the Society for Cardiovascular Angiography and Interventions. *Journal of the American College of Cardiology, 67*(10).

Vallejo-Vaz, A.J., Robertson, M., Catapano, A.L., et al. (2017). Low-density lipoprotein cholesterol lowering for the primary prevention of cardiovascular disease among men with primary elevations of low-density lipoprotein cholesterol levels of 190 mg/dL or above: Analyses from the WOSCOPS (West of Scotland Coronary Prevention Study) 5-year randomized trial and 20-year observational follow-up. *Circulation,* 136, 1878.

Wakefield, B. J., Boren, S. A., Groves, P. S., et al. (2013). Heart failure care management programs: A review of study interventions and meta-analysis of outcomes. *Journal of Cardiovascular Nursing, 28*(1), 8–19.

Wessler, J., Stant, J., Duru, S., et al. (2015). Updates to the ACCF/AHA and ESC STEMI and NSTEMI Guidelines: Putting guidelines into clinical practice. *The American Journal of Cardiology, 115*(5s), 24a–28a.

Wang, Y., Shen, Z., Lu, X., et al. (2018). Sensitivity and specificity of ultrasound for the diagnosis of acute pulmonary edema: a systematic review and meta-analysis. *Medical Ultrasonography,* 20(1), 32–36.

Yancy, C. W., Jessup, M., Bozkurt, B., et al. (2016). 2016 ACC/AHA/HFSA focused update on new pharmacological therapy for heart failure: An update of the 2013 ACCF/AHA guideline for the management of heart failure: A report of the American College of Cardiology/American Heart Association Task Force on Clinical Practice Guidelines and the Society for Cardiovascular Angiography and Interventions. *American Journal of Cardiology, 68*(13).

Yanagawa, B., Butany, J., & Verma, S. (2016). Update on rheumatic heart disease. *Current Opinion in Cardiology, 31*(2), 162–168.

Yu, H., Lim, S., Kim, M., et al. (2018). Urine Cotinine level with smoking history predicts a risk of coronary artery calcification. *Environmental Toxicology and Pharmacology,* 59, 146–151.

CAPÍTULO

14

Distúrbios Vasculares

PROCEDIMENTOS E MODALIDADES TERAPÊUTICAS GERAIS

Terapia anticoagulante

Baseado em evidências
Guyatt, G., Akl, E., Crowther, M. *et al.* (2012). Executive summary: Antithrombotic therapy and prevention of thrombosis, 9th ed: American College of Chest Physicians Evidence-Based Clinical Practice Guidelines. *Chest, 141*(2 Suppl), 7S-47S.

Terapia anticoagulante é a administração de medicamentos que visa alcançar os seguintes objetivos:

- Interromper o mecanismo de coagulação natural do sangue quando houver um risco de coagulação patológica
- Prevenir a formação de trombo em pacientes imobilizados e/ou no pós-operatório
- Interferir na progressão de um trombo após sua formação
- Os agentes anticoagulantes são utilizados no tratamento agudo de distúrbios tromboembólicos, atuando na prevenção a longo prazo de tromboembolismo recorrente ou na prevenção a curto prazo no pós-operatório de algumas condições ortopédicas.

Os tipos de anticoagulantes incluem derivados cumarínicos, como a varfarina administrada por via oral (VO); a heparina não fracionada (HNF) administrada por via subcutânea (SC) ou por via intravenosa (IV); os cumarínicos, varfarina ou heparina de baixo peso molecular (HBPM) administrada SC, particularmente dalteparina e enoxaparina; os inibidores do fator Xa, particularmente o fondaparinux, administrados SC, e rivaroxabana, apixabana, edoxabana, administrados VO; os inibidores diretos da trombina, como a dabigatrana administrada VO, e argatrobana, bivalirudina ou hirudina administradas IV.

Alerta de enfermagem
Os anticoagulantes podem estar contraindicados; em caso contrário, devem ser utilizados com extrema cautela em condições que possam levar a sangramento, em pacientes cujo acompanhamento não seja regular e em pacientes com insuficiência hepática e renal.

Indicações de anticoagulantes

1. A HBPM (dalteparina, enoxaparina) pode ser administrada profilaticamente no período pré e pós-operatório, em populações específicas de pacientes submetidos a procedimentos de alto risco, como neoplasia maligna ativa com cirurgia abdominal, após alguns procedimentos cirúrgicos ortopédicos, como artroplastia total do quadril, artroplastia do joelho, procedimentos artroscópicos e para procedimentos cirúrgicos de longa duração ou que requeiram longos períodos de imobilidade em pacientes de alto risco. São também utilizados para o tratamento agudo da trombose venosa profunda (TVP) (frequentemente enquanto a varfarina está sendo iniciada). A dalteparina é indicada para a prevenção de angina instável ou infarto sem onda Q. Os benefícios em relação à heparina incluem:
   a. Biodisponibilidade uniforme.
   b. Meia-vida mais longa.
   c. Menor inibição plaquetária (em comparação à HNF).
   d. Maior mobilidade para o paciente (pode ser administrada em casa).
   e. Não provoca eventos trombóticos paradoxais.
2. O fondaparinux, um inibidor do fator Xa, pode ser administrado profilaticamente antes e depois de alguns procedimentos ortopédicos ou cirurgia abdominal em pacientes de alto risco, bem como para o tratamento agudo da TVP (com varfarina). A edoxabana, a rivaroxabana e a apixabana são indicadas para o tratamento de TVP aguda e embolia pulmonar (EP), para a prevenção de TVP após cirurgia de quadril e joelho e auxilia na redução do risco de AVC em pacientes com fibrilação atrial não valvar.
3. A varfarina é utilizada após TVP e EP, bem como para profilaxia a longo prazo, como prevenção de complicações tromboembólicas de fibrilação atrial, substituição de valva cardíaca ou infarto agudo do miocárdio (IAM) recorrente e em cirurgias de *bypass* arterial de membros inferiores.

4. Inibidores diretos da trombina constituem a mais nova classe de anticoagulantes.
   a. A dabigatrana é indicada para a prevenção de complicações tromboembólicas e acidente vascular cerebral (AVC) em pacientes com fibrilação atrial não valvar.
   b. Argatrobana, bivalirudina e hirudina são administrados por via IV, em decorrência do fato de serem utilizados a curto prazo. São indicados para pacientes com história de trombocitopenia induzida por heparina (HIT).
5. As considerações no período peroperatório incluem a suspensão de anticoagulantes orais.
   a. A HNF IV pode ser prescrita no pré-operatório em virtude de sua meia-vida curta; assim, os efeitos anticoagulantes são revertidos dentro de 30 minutos a 1 hora após a sua interrupção.
   b. A HBPM pode ser administrada no pré-operatório várias horas antes da cirurgia ou de 4 a 8 horas após a cirurgia.
   c. Recomenda-se que a dose inicial de fondaparinux seja administrada 6 a 8 horas após a cirurgia.
   d. Rivaroxabana e apixabana podem ser administrados tão logo ocorra hemostasia pós-operatória.

Alerta farmacológico
Os anticoagulantes orais devem ser suspensos no período pré-operatório, de acordo com as recomendações do fabricante, a fim de reduzir o risco de hemorragia no intraoperatório.

Considerações de enfermagem e cuidados com o paciente

Administração de heparina não fracionada

1. Obtenha os valores basais dos testes de coagulação e exames hematológicos antes de iniciar a terapia anticoagulante, a fim de assegurar que o paciente não apresente distúrbio de sangramento ou de coagulação subjacentes.
2. Pese o paciente antes de iniciar a terapia, visto que a HNF, assim como algumas formas de HBPM, é calculada com base no peso.
3. Administre SC, na região inferior do abdome.
4. Para administração IV, inicie infusão contínua.
   a. Utilize bomba de infusão.
   b. Avalie com frequência, para se certificar de que a bomba de infusão esteja funcionando adequadamente, não haja dobras ou vazamentos nas extensões IV e o local da inserção do cateter IV não tenha sinais ou sintomas de infiltração.
5. Verifique novamente a concentração e a dose de heparina, especialmente quando administrada em doses elevadas.
6. Esteja ciente de que a heparina pode ser mantida por 4 a 5 dias após o início do anticoagulante oral, devido ao início tardio de sua eficácia terapêutica quando associada a alguns anticoagulantes orais.

Alerta de enfermagem
O sangramento ativo e potencialmente fatal é uma contraindicação à terapia antitrombótica. A decisão quanto ao tratamento em cada paciente deve ser ponderada em relação ao risco individual de sangramento.

Administração de outros anticoagulantes

1. Administre a HBPM SC; a dose varia de acordo com o fármaco e a finalidade pretendida.
   a. Geralmente é iniciado de 1 a 24 horas antes da cirurgia ou 1 ou 2 vezes/dia após a cirurgia, com sua administração limitada a 7 a 14 dias.
   b. Se a varfarina for iniciada, continue a HBPM até que a varfarina exerça seu efeito terapêutico.
2. Administre fondaparinux 1 vez/dia; a dose depende do objetivo da administração profilática ou de tratamento para trombose.
   a. Deve ser mantido por pelo menos 5 dias ou até obter efeito terapêutico da varfarina. Pode ser administrado por mais tempo após procedimentos ortopédicos.
   b. Apresentado em forma de seringas pré-preenchidas. (Nota: não expelir a bolha de ar da seringa. Não deve ser administrado por via intramuscular [IM]).
3. Administre rivaroxabana VO no mesmo horário todos os dias, como, por exemplo, no jantar.
   a. Verifique o nível basal de creatinina, uma vez que a dose pode ser diminuída em pacientes com insuficiência renal.
   b. Geralmente administrada por 35 dias após a cirurgia de prótese de quadril; 12 dias após cirurgia de prótese de joelho.
   c. Administre 2 vezes/dia nos primeiros 21 dias, em seguida, 1 vez/dia no tratamento de EP aguda ou TVP.
4. Administre a varfarina VO no mesmo horário todos os dias, geralmente à tarde ou na hora do jantar.
   a. A faixa terapêutica deve ser monitorada pela razão normalizada internacional (INR), com amostra habitualmente coletada pelo menos 16 horas após a última dose.
   b. Monitore o paciente com frequência até apresentar-se estável, sem qualquer mudança na medicação, e em seguida a cada 12 semanas, quando a INR for estável.
5. Administre dabigatrana VO 2 vezes/dia. Instrua o paciente a deglutir as cápsulas inteiras; não abrir, esmagar ou mastigá-las.
6. Administre apixabana VO 2 vezes/dia.
   a. Diminua a dose em pacientes com pelo menos dois dos seguintes critérios: 80 anos ou mais, peso inferior a 60 kg, ou Cr maior que 1,5.
   b. Para a profilaxia da TVP na prótese de quadril, 2,5 mg VO 2 vezes/dia, durante 35 dias.
   c. Para profilaxia da TVP na prótese do joelho, 2,5 mg VO 2 vezes/dia, durante 12 dias.
   d. Para tratamento de TVP/EP, iniciar 10 mg VO 2 vezes/dia, durante 7 dias, e depois reduzir para 5 mg.

Alerta farmacológico
Esteja ciente de que a dabigatrana tem prazo de validade de 60 dias.

Monitoramento do perfil de coagulação

1. O tempo de tromboplastina parcial (TTP) é o teste de coagulação utilizado para monitorar os efeitos anticoagulantes da HNF.
   a. O TTP do paciente deve ser de 2 a 2,5 vezes o valor de controle.
   b. Obtenha os níveis de TTP diariamente ou conforme prescrição. A dose de heparina será ajustada a fim de alcançar o nível desejado de anticoagulação.
2. Tempo de protrombina (TP) e INR são os testes de coagulação usados para monitorar os efeitos anticoagulantes da varfarina.
   a. A INR do paciente deve ser de 2 a 3,5 vezes o valor de controle. *Nota*: os níveis desejados de INR são determinados por protocolo a ser seguido para condições e fatores de risco ou então pelo médico.
   b. Obtenha valores de TP/INR diariamente ou conforme solicitado. A dose de varfarina deve ser ajustada para alcançar os níveis ideais de coagulação.
3. Realize outros exames laboratoriais a fim de monitorar, quando solicitado, ou se houver suspeita de sangramento:
   a. Contagem de plaquetas – pode ocorrer trombocitopenia induzida por heparina (TIH), particularmente com uso de HNF; queda de 50% da contagem de plaquetas, causando sangramento local ou reação sistêmica com administração IV.
   b. Avaliação dos níveis de hemoglobina e hematócrito – cheque níveis basais e de forma periódica.
   c. Fibrinogênio – se houver sangramento anormal durante o tratamento com HNF.

4. Esteja alerta para as possíveis interações medicamentosas (incluindo medicamentos de venda livre e suplementos fitoterápicos) e interação de alimentos e medicamentos passíveis de alterar os efeitos da varfarina. Isso ocorre devido a alterações na depuração do medicamento ou na velocidade de absorção intestinal. O paciente deve ser orientado a ingerir uma dieta consistente e a notificar o médico sobre qualquer novo medicamento que venha a tomar, para que os valores de INR possam ser monitorados. Consulte um farmacêutico, um livro de referência de medicamentos ou uma listagem *online* para obter informações sobre a interação de alimentos e medicamentos específicos.
5. Não há a necessidade de monitoramento do TTP ou outros testes de coagulação para HBPM, inibidores do fator Xa ou inibidores diretos da trombina. No entanto, o TTP pode ser monitorado para terapia com HBPM em pacientes com doença renal e pacientes com peso inferior a 50 kg ou superior a 80 kg.

Alerta farmacológico
As interações medicamentosas e alimentares podem alterar o efeito de alguns anticoagulantes. Qualquer mudança no consumo de alimentos deve exigir monitoramento mais frequente e, possivelmente, alteração na dose.

Prevenção do sangramento

1. Siga as precauções para evitar sangramentos.
   a. Manipule o paciente cuidadosamente ao mudá-lo de posição e de decúbito.
   b. Mantenha compressão sobre os locais de inserção de cateteres IV e de punção venosa por pelo menos 5 minutos. Aplique gelo se o paciente for propenso a sangramento.
   c. Ajude na deambulação e mantenha passagens/corredores livres para evitar quedas.
2. Observe atentamente os eventuais sinais de hemorragia e comunique imediatamente a sua ocorrência para que a dose do anticoagulante possa ser revista e alterada, se necessário:
   a. Hematúria – presença de sangue vivo na urina ou micro-hematúria, conforme detectado na tira reagente.
   b. Melena – examine se as fezes estão escuras; utilize métodos de detecção de sangue oculto.
   c. Hemoptise – avalie se há sangue vivo no vômito; utilize métodos de detecção de sangue oculto.
   d. Sangramento gengival – observe se a saliva apresenta tons rosados ou se ocorre sangramento durante a higiene bucal.
   e. Epistaxe – sangramentos frequentes e/ou persistentes nasais.
   f. Hematomas – inspecione cuidadosamente a pele.
3. Tenha os antídotos à disposição para reverter a ação dos anticoagulantes empregados (Tabela 14.1).
   a. Heparina – sulfato de protamina, por injeção IV.
   b. Varfarina – fitonadiona (vitamina K_1); VO ou IV e a dose depende do valor de INR e do grau/risco de sangramento do paciente.
   c. Dabigatrana – idarucizumabe por meio de injeção intravenosa.

Alerta farmacológico
Quando se utiliza anestesia peridural ou punção espinal, os anticoagulantes aumentam o risco de hematoma peridural ou espinal, podendo resultar em paralisia. Monitore rigorosamente esses pacientes, avaliando se há disfunção sensorial e motora.

Alerta farmacológico
A ingestão de vitamina K pode acarretar resistência à varfarina e, consequentemente, maior risco de tromboembolia.

Alerta de enfermagem
O risco de hemorragia ocorre em todos os pacientes que estejam em uso de anticoagulantes. O risco de sangramento depende do paciente e do tratamento. Atualizações recentes nas recomendações do fabricante no uso de varfarina incluíram variantes genéticas que podem produzir resistência nos níveis terapêuticos do medicamento. A idade avançada e a hipertensão aumentam o risco de hemorragia intracerebral.

Educação do paciente e manutenção da saúde

1. Instrua o paciente sobre o uso de anticoagulantes:
   a. Siga as instruções cuidadosamente e utilize os medicamentos exatamente como prescritos; se uma dose for perdida, não dobre a dose, e notifique o médico.
   b. Notifique todos os profissionais de saúde, incluindo o dentista, de que você está fazendo uso de anticoagulantes.
   c. Evite alimentos que possam alterar os efeitos dos anticoagulantes e, se ingeri-los, consuma a mesma quantidade todos os dias: verduras, vegetais folhosos, peixe, fígado, chá-verde e tomates.
   d. Tome os medicamentos no mesmo horário todos os dias e não os interrompa, a menos que receba orientação médica, mesmo que os sintomas de trombos/êmbolos não estejam mais presentes.
   e. Usar pulseira de identificação de saúde ou um cartão indicando que está tomando anticoagulantes; inclua nome, endereço e número de telefone do médico.
2. Aconselhe o paciente a notificar o médico sobre os seguintes fatos:
   a. Todos os medicamentos prescritos e de venda livre (incluindo vitaminas e suplementos fitoterápicos) que esteja tomando atualmente.
   b. Acidentes, infecções, diarreia excessiva e outras doenças significativas que possam afetar a coagulação do sangue.
   c. Procedimentos invasivos programados por outros profissionais de saúde, incluindo exames odontológicos ou de rotina e cateterismos cardíacos. Se o atendimento cirúrgico por outro profissional de saúde ou dentista for necessário, informe ao profissional de saúde que você está tomando anticoagulantes.
3. Aconselhe o paciente a evitar:
   a. Tomar qualquer outro medicamento sem consultar o médico, particularmente:
      i. Vitaminas, especialmente se contiverem vitamina K.
      ii. Suplementos fitoterápicos.
      iii. Ácido acetilsalicílico ou medicamentos anti-inflamatórios não esteroides (AINEs).
      iv. Óleo mineral.
      v. Medicamentos para gripe, resfriados e antibióticos.
      vi. Contraceptivos orais e hormônios.
      vii. Medicamentos antirrefluxo.
      viii. Antifúngicos orais.
   b. Consumo excessivo de álcool, pois pode afetar a capacidade de coagulação; verifique os limites aceitáveis para o consumo social de álcool.
   c. Participação em atividades nas quais haja alto risco de lesão.
   d. Alimentos que possam causar diarreia ou dor de estômago; mudanças repentinas na dieta.
   e. Barbear-se com lâmina afiada.
4. Instrua o paciente a estar atento em caso do aparecimento de alguns desses sinais de alerta:
   a. Sangramento excessivo que não cesse rapidamente (como após o barbear, um pequeno corte, escovação dos dentes com lesão na gengiva, sangramento nasal).
   b. Sangramento no período menstrual excessivo.
   c. Descoloração da pele ou hematomas que apareçam repentinamente – particularmente nos dedos das mãos e pés ou manchas roxas profundas em qualquer parte do corpo ("síndrome do dedo azul").

Tabela 14.1 Guia de anticoagulantes.[1]

Fármaco	Contraindicações	Monitoramento	Antídoto	Outras considerações
Heparina não fracionada (HNF)	• Alergia • Hemorragia aguda • Terapia trombolítica administrada nas últimas 24 h em vítima de AVC • Trombocitopenia induzida por heparina (TIH) se desenvolve com maior frequência 1 a 2 semanas após o início da terapia	• Obtenha hemograma completo da linha de base, contagem de plaquetas, tempo de protrombina/razão normalizada internacional (INR) e creatinina antes de iniciar a terapia; testes de função hepática e albumina em casos com suspeita de doença hepática • Tempo de tromboplastina parcial ou dosagem de heparina diariamente • Monitore a contagem de plaquetas a cada 2 dias (para TIH)	• Sulfato de protamina IV durante 10 min • O risco de anafilaxia é de 1%	• Geralmente seguro durante a gravidez, a menos que a paciente tenha uma valva cardíaca mecânica • Segura para pacientes durante a amamentação • Monitore para TIH: reação no local da infusão, reação sistêmica após infusão em *bolus*, redução de 50% nas plaquetas
Heparinas de baixo peso molecular (HBPM)	• Alergia • Hemorragia aguda • Terapia trombolítica administrada nas últimas 24 h em vítima de AVC • TIH • Insuficiência renal	• Exames basais iguais aos realizados para a HNF • Monitore a contagem de plaquetas a cada 2 a 3 dias se também estiver recebendo HNF	• Nenhum agente para reversão completa • O sulfato de protamina fornece reversão de 60 a 75%	• Geralmente segura durante a gravidez, a menos que a paciente tenha uma valva cardíaca mecânica • Geralmente segura em paciente amamentando • Monitore para TIH
Inibidores do fator Xa	• Alergia • Hemorragia aguda • Terapia trombolítica administrada nas últimas 24 h em vítima de AVC • Insuficiência renal	• Mesma linha de base da HNF • Sem monitoramento de rotina de tempo de tromboplastina parcial (TTP) ou INR • Fondaparinux: monitore o ensaio de heparina regularmente em pacientes com insuficiência renal, peso corporal < 50 kg ou obesos	• Nenhum antídoto para apixabana, edoxabana • O idarucizumabe é o agente de reversão da dabigatrana; dose de 5 g (frascos de 2 a 50 mℓ com 2,5 g) administrados por via IV • Fondaparinux: possível reversão parcial com fator recombinante VIIa • Rivaroxabana: carvão ativado para reduzir a absorção em caso de superdosagem	• Segurança desconhecida na gestante ou lactante • Use com cautela em caso de endocardite bacteriana, hipertensão não controlada e outras condições • Risco aumentado de hemorragia na insuficiência renal ou hepática • Risco de hematoma espinal ou epidural com procedimentos na coluna vertebral
Varfarina sódica	• Alergia • Hemorragia • Gravidez	• Mesma linha de base que da HNF • Monitore INR diariamente por poucos dias até estabilizar e depois mensalmente (o melhor horário é pelo menos 16 h após a última dose) • Se começar a tomar uma medicação que possa afetar a varfarina, verifique INR em 3 a 4 dias	• Vitamina K VO ou IV em 60 min • Pode conduzir a resistência à varfarina e tromboembolismo • A transfusão de plasma fresco congelado pode ser administrada	• Apenas uma pequena quantidade secretada no leite materno • Suspenda 4 dias antes de cirurgia • Aumento do risco de tromboembolismo se INR < 1,7; aumento do risco de hemorragia se INR > 4,0 • A síndrome do dedo roxo pode ocorrer de 3 a 10 semanas após o início da terapia • Inúmeras interações medicamentosas e alimentares
Inibidores diretos da trombina	• Alergia • Sangramento ativo	• Avalie a função renal basal e anualmente se a depuração de creatinina for < 50 mℓ/min ou idade > 75 anos	• Nenhum antídoto conhecido • Cerca de 60% do medicamento pode ser eliminado com diálise ao longo de 3 a 4 h • A transfusão de plasma fresco congelado ou concentrado de hemácias pode ser administrada	• Segurança desconhecida na gravidez ou amamentação • O risco de hemorragia aumenta conforme a idade • Consulte a referência da medicação para interações medicamentosas

[1]N.R.T.: Certifique-se de verificar, complementarmente, o protocolo institucional para seguimento de padrão de prática na terapia medicamentosa da sua instituição.

d. Fezes escuras ou com sangue; se houver dúvida quanto à coloração das fezes, efetue teste de sangue oculto.
e. Sangue na urina.
f. Sensação de fadiga, tontura ou fraqueza incomum.
5. Ressalte a importância do acompanhamento rigoroso e da necessidade de fazer exames laboratoriais periódicos para verificar os perfis de coagulação do sangue. Evidencie também a necessidade de notificar o médico se não conseguir comparecer às consultas agendadas e entrar em contato se houver dúvida quanto à dosagem.

Terapia trombolítica

A terapia trombolítica consiste na administração de agentes trombolíticos para dissolver qualquer trombo formado e inibir a função hemostática do organismo. Os agentes trombolíticos estão disponíveis apenas para uso parenteral, sendo os mais comumente utilizados a estreptoquinase, o ativador de plasminogênio tecidual e a uroquinase.

A terapia trombolítica é contraindicada em condições passíveis de levar a sangramento e só deve ser administrada em ambiente controlado, como em laboratório de cateterismo cardíaco, cirurgia endovascular ou em uma unidade de terapia intensiva (UTI). A terapia trombolítica para veias profundas ou trombose arterial periférica, no entanto, pode ser administrada em unidades de apoio ou em enfermarias médico-cirúrgicas, com a devida formação de pessoal.

Indicações clínicas

1. IAM por trombose coronária.
2. Embolia pulmonar.
3. Oclusão aguda de artérias periféricas/enxertos protéticos.
4. TVP iliofemoral.

Considerações de enfermagem e cuidados com o paciente

1. Monitore os perfis de coagulação a cada 2 a 4 horas; os resultados são essenciais antes do início do tratamento para revelar quaisquer tendências a hemorragias e para servir de base para a avaliação da eficácia do fármaco. A HNF geralmente é administrada por via parenteral ao mesmo tempo.
2. Observe se há sinais de sangramento e comunique imediatamente.
   a. Obtenha a tipagem sanguínea e a prova cruzada, para o caso de sangramento grave.
   b. Tenha à disposição ácido aminocaproico para tratar o sangramento.
3. Investigue reação alérgica. Um pequeno número de pacientes (menos de 5%) pode apresentar reação alérgica.
   a. Observe o paciente quanto à manifestação de exantema, febre e calafrios.
   b. Comunique imediatamente qualquer reação alérgica suspeita.
   c. Administre corticosteroides, conforme orientação, para tratar a reação alérgica.
4. Monitore o eletrocardiograma (ECG) à procura de arritmias após a reperfusão, caso a terapia trombolítica esteja sendo empregada para o trombo coronário.
5. Avalie frequentemente coloração, temperatura e sensibilidade do membro se a terapia estiver sendo usada para oclusão arterial periférica.
6. Manipule o paciente o mínimo possível.
7. Minimize a flebotomia.
8. Observe a ocorrência de alterações no nível de consciência do paciente ou sinais de sangramento intracraniano.

Cuidados com o paciente submetido à cirurgia vascular

A cirurgia vascular pode envolver procedimentos em artérias, veias ou sistema linfático. Pode ser realizada de urgência, como na *embolectomia* por embolia arterial aguda ou de modo eletivo para *ligadura venosa* e *fleboextração para veias varicosas* após insucesso do tratamento conservador. Outros procedimentos vasculares incluem *trombectomia* e *inserção de filtro de veia cava* para complicações venosas e *cirurgia de revascularização miocárdica* (aortoilíaca, aortofemoral, femorofemoral, femoropoplítea e femodistal), *endarterectomia, enxerto endovascular* e *angioplastia transluminal percutânea* (*ATP*) para complicações arteriais com ou sem colocação de *stent* intraluminal.

Manejo pré-operatório

1. Outros distúrbios, como doenças cardíacas, hipertensão, diabetes melito e doença pulmonar crônica, devem ser avaliados minuciosamente, e o manejo deve ser adequado, com o intuito de diminuir os riscos cirúrgicos.
2. Alterações crônicas na pele e nos tecidos devem ser avaliadas no pré-operatório, e o comprometimento é minimizado por proteção das partes afetadas, tratamento com antibióticos e posicionamento adequado a fim de melhorar a circulação (com elevação de membros nas complicações venosas e linfáticas, e no nível ou ligeiramente pendente em complicações arteriais).
3. O estado nutricional deve ser avaliado e incrementado no pré-operatório para auxiliar na cicatrização de feridas no pós-operatório.
4. Os fatores de risco para doença vascular, como tabagismo, obesidade e sedentarismo, devem ser avaliados, e o paciente deve ser orientado quanto às maneiras de prevenir a recorrência ou progressão do distúrbio vascular.
5. O paciente deve ser preparado emocional e fisicamente para a cirurgia, com orientações de como se posicionar no leito; exercícios e atividades a serem realizados no pós-operatório; verificação frequente da circulação e da ferida operatória; e formas de prevenção de complicações, como sangramento, infecção e comprometimento neurovascular.

Manejo pós-operatório

1. O repouso no leito deve ser mantido por 24 horas em alguns casos, para reduzir o edema e o risco de sangramento.
2. Quando a cirurgia envolver revascularização, os pulsos periféricos devem ser avaliados distalmente ao local da cirurgia, para garantir a perfusão tecidual adequada. (Use o Doppler portátil, se necessário.)
3. Se a cirurgia envolver o uso de enxerto, o local do enxerto deve ser protegido e avaliado quanto à patência.
4. O membro deve ser posicionado com o espaço poplíteo apoiado, para evitar traumatismos e promover a circulação.
5. A terapia com anticoagulantes pode ser mantida, porém aumenta a chance de sangramento após a cirurgia.
6. Hidratação, nutrição e oxigenação devem ser promovidas, a fim de assegurar a cicatrização da ferida.
7. As incisões cirúrgicas devem ser examinadas em busca de hiperemia, secreções, aproximação e devem ser cobertas com curativos secos e possivelmente dispositivos a vácuo para o tratamento de feridas incisionais.
8. Os procedimentos endovasculares e de ATP são menos invasivos, mas o local da incisão do cateter deve ser cuidadosamente monitorado, à procura de sangramento, e a circulação periférica deve ser avaliada.
9. Exercícios respiratórios usando um espirômetro de incentivo devem ser realizados a cada 2 horas enquanto o paciente estiver acordado, para evitar complicações pulmonares no pós-operatório se o paciente estiver imobilizado.

Diagnósticos de enfermagem

- Perfusão tissular periférica ineficaz relacionada com distúrbio vascular subjacente, edema pós-operatório
- Risco de infecção associado à incisão cirúrgica e à circulação prejudicada
- Dor aguda relacionada com incisão cirúrgica e edema
- Mobilidade física prejudicada associada a dor e restrições impostas.

Intervenções de enfermagem

Promoção da perfusão tissular

1. Mantenha as bandagens de compressão ou os curativos, conforme protocolo.
2. Monitore se há sangramento pelo curativo – reforce-o e comunique o cirurgião, conforme indicado.
3. Monitore a formação de hematomas sob a pele – aumento da dor e do edema. Realize compressão e notifique o cirurgião.
4. Verifique frequentemente os sinais vitais para taquicardia e hipotensão, que podem ser sinais de hemorragia.
5. Realize avaliação neurovascular frequente no membro envolvido. Verifique coloração, temperatura, enchimento capilar, sensibilidade, movimento e pulsos; compare a outro membro.
6. Posicione o paciente conforme orientado – geralmente é indicado elevar os membros inferiores e mantê-los apoiados.

Prevenção de infecção

1. Mantenha a infusão IV contínua ou manutenção intermitente com uso de solução com heparina entre a administração de antibióticos, conforme prescrição, e avalie diariamente o surgimento de sinais de infiltração e infecção.
2. Examine o local da incisão quanto a temperatura, secreção e eritema, os quais indicam infecção.
3. Troque o curativo da incisão, conforme protocolo ou quando necessário, eliminando secreção ou sujidade.
4. Monitore a temperatura e avalie se ocorre elevação da mesma.
5. Monitore o perfil hematológico, investigando aumento da contagem de leucócitos.

Alívio da dor

1. Avalie o nível de dor e administre analgésicos conforme prescrição.
2. Se for prescrita a analgesia controlada pelo paciente, instrua-o sobre seu uso e certifique-se de que a bomba de infusão esteja funcionando adequadamente.
3. Posicione o paciente de maneira confortável, utilizando travesseiros para apoio.
4. Observe o surgimento de efeitos adversos aos opioides, como hipotensão arterial, depressão respiratória, náuseas, vômito e constipação intestinal.
5. Administre medicação analgésica antes de atividades físicas.
6. Oriente o paciente sobre métodos alternativos de enfrentamento, como a visualização.

Minimização da imobilidade

1. Incentive o paciente a realizar exercícios isométricos e de amplitude de movimento (ADM) durante o repouso no leito.
   a. Exercite o membro afetado, empurrando o pé contra apoio do leito, fechando a mão ou simplesmente contraindo os músculos sem realizar movimento, de acordo com as instruções do cirurgião.
   b. Execute exercícios de ADM completos nos membros não afetados.
2. Incentive a deambulação assim que for liberada.
   a. Evite manter os membros inferiores pendurados na cama ou cadeira, devido à possível ocorrência de compressão contra o encosto do leito ou da cadeira.
   b. Evite longos períodos de permanência nas posições sentada ou de pé.
   c. Incentive períodos curtos de caminhada a cada 2 horas.

Educação do paciente e manutenção da saúde

1. Instrua o paciente e os familiares sobre como cuidar corretamente da incisão e da ferida operatória no domicílio. Certifique-se de que o paciente possua recursos próprios disponíveis.
2. Instrua o paciente sobre o uso de meias elásticas ou sobre a aplicação de bandagem adesiva, conforme prescrição. Peça ao paciente que demonstre o que compreendeu.
3. Oriente o paciente e seus familiares a avaliar e comunicar sinais de infecção, problemas no enxerto ou agravamento do problema circulatório.
4. Encaminhe o paciente para a reabilitação vascular (se disponível), fisioterapia e terapia ocupacional, conforme indicado.
5. Encaminhe o paciente para adicionais grupos de apoio, visando à modificação de fatores de risco, como programas supervisionados de perda de peso, aconselhamento nutricional e abandono do tabagismo.
6. Instrua o paciente a evitar roupas que restrinjam os movimentos (incluindo meias e sapatos), especialmente em áreas de revascularização.
7. Instrua o paciente a inspecionar os pés diariamente (usando um espelho, se necessário), incluindo a face plantar e entre os dedos, e a verificar os sapatos quanto à presença de objetos estranhos, como pedras pequenas, antes de calçá-los.
8. Instrua o paciente a usar meias grossas e sapatos bem ajustados com bico mais largo, a fim de evitar o desenvolvimento de ruptura/ulceração nos pontos de pressão. Recomende ao paciente que evite o uso de sandálias.
9. Recomende ao paciente a não andar descalço.
10. Revise os medicamentos prescritos, especialmente os anticoagulantes.
11. Certifique-se de que o paciente saiba quando e onde fazer sua consulta de acompanhamento.

Reavaliação: resultados esperados

- O membro afetado apresenta coloração, enchimento capilar e pulsos satisfatórios; apresenta-se quente e sensível ao toque; com movimento adequado
- O local da incisão está bem aproximado e sem sinais e sintomas de infecção
- Relata o controle adequado da dor no esquema atual
- Caminha por 10 minutos a cada 2 horas sem dificuldade ou mostra sinais de independência progressiva com a ajuda de fisioterapia ou terapia ocupacional.

CONDIÇÕES VENOSAS

Trombose venosa

Baseado em evidências
Dupras, D., Bluhm, J., Felty, C. *et al.* (2013). Institute for Clinical Systems Improvement. *Venous thromboembolism diagnosis and treatment.* Disponível em: *www.icsi.org/guidelinesmore/catalog_guidelines_and_more/catalog_guidelines/catalogcardiovascularguidelines/vtetreatment/.*

Ver Tabela 14.2.

Existem vários tipos de trombose venosa, mostrados a seguir.

A flebite é uma inflamação na parede de uma veia. O termo é empregado clinicamente para indicar uma condição superficial e localizada que pode ser tratada com aplicação de calor.

A tromboflebite superficial é uma condição em que há formação de coágulo em uma veia secundária à flebite ou decorrente de obstrução parcial da veia. É mais comumente observada na veia safena

Tabela 14.2 Comparação entre obstrução arterial e venosa.

Fator	Obstrução arterial	Obstrução venosa
Início	Pode ser súbito	Gradual
Coloração	Pálida posteriormente apresenta-se mosqueada, cianótica	Avermelhada, levemente cianótica
Temperatura da pele	Fria	Morna
Circunferência da perna	Pode apresentar-se reduzida	Aumentada
Pelo das pernas e unhas	Diminuição de pelos e unhas espessas e quebradiças	Sem alteração
Edema	Nenhum ou leve	Tipicamente na panturrilha ou nos pés
Sensibilidade	Alterações sensoriais	Sensibilidade normal
Pulsos arteriais	Déficit de pulso	Normal
Efeito da elevação dos membros inferiores	Piora a condição	Melhora ligeiramente

magna e parva dos membros inferiores, mas também pode ocorrer nos membros superiores, mais comumente em locais de instalação de cateteres IV.

A flebotrombose refere-se à formação de um trombo ou trombos em uma veia; em geral, a coagulação está relacionada com (1) estase, (2) anormalidade nas paredes da veia e (3) anormalidade no mecanismo de coagulação. Podem ser afetadas veias superficiais ou profundas; no entanto, o envolvimento mais comum é das veias profundas dos membros inferiores.

A TVP é a trombose de veias profundas, e não de veias superficiais. Duas complicações possíveis decorrentes dessa trombose são a EP e a síndrome pós-flebítica.

Nota: embora a flebotrombose e a TVP não sejam necessariamente patologias idênticas, para fins clínicos, esses dois termos são empregados de maneira intercambiável quando se discute o mesmo processo.

Fisiopatologia e etiologia

Considerações gerais

1. Acredita-se que três fatores antecedentes desempenhem um papel significativo no desenvolvimento de tromboses venosas: (1) estase do sangue, (2) lesão da parede do vaso e (3) alteração da coagulação sanguínea (tríade de Virchow). A trombose não ocorre apenas com a estase.
2. Normalmente, dois dos três fatores ocorrem antes que a trombose se desenvolva.

Situações associadas à trombose

1. Estase venosa – após cirurgias, parto ou repouso no leito por qualquer doença prolongada.
2. Ficar sentado por períodos prolongados ou como complicação de veias varicosas.
3. Lesão (contusão) de uma veia; pode resultar de traumatismo direto ou traumatismo interno, como cateteres IV, infusão de medicamentos e/ou infiltração de medicamentos.
4. Extensão de uma infecção dos tecidos adjacentes ao vaso.
5. Pressão contínua de um tumor, aneurisma ou ganho de peso excessivo durante a gravidez.
6. Atividade incomum em uma pessoa que apresenta hábitos de vida sedentários (particularmente levantar pesos ou carregar objetos pesados) aumenta o risco de trombose nos membros superiores.
7. Hipercoagulabilidade associada a doença maligna e discrasias sanguíneas.

Fatores de alto risco

1. Neoplasia maligna.
2. Insuficiência venosa prévia.
3. Condições que exigem repouso prolongado no leito – IAM, insuficiência cardíaca, sepse, tração musculoesquelética, câncer em estágio terminal e vírus da imunodeficiência humana/síndrome da imunodeficiência adquirida.
4. Traumatismo nos membros inferiores – fraturas, gesso, substituições de articulações.
5. Cirurgia geral – em pacientes com mais de 40 anos de idade.
6. Obesidade, tabagismo.
7. Coagulopatia hereditária (p. ex., deficiência de antitrombina III, deficiência de proteínas C e S, trombofilia do fator V de Leiden e outras).

Manifestações clínicas

As características clínicas variam de acordo com o local e a extensão da veia afetada.

1. A TVP pode ocorrer de forma assintomática ou produzir dor intensa, febre, calafrios, mal-estar, edema e cianose no braço ou na perna afetados. O principal sintoma é o edema unilateral do membro, cuja manifestação é súbita.
2. A tromboflebite superficial produz sinais visíveis e palpáveis, como calor, dor, edema, eritema, sensibilidade e endurecimento ao longo da veia acometida.
3. O envolvimento venoso extenso pode causar linfadenite ou comprometimento arterial se o edema for suficientemente extenso.

Avaliação diagnóstica

1. Ultrassonografia duplex/duplex colorido venoso – esse exame não invasivo é comumente realizado, possibilitando a visualização do trombo, incluindo trombos flutuantes ou instáveis que possam causar êmbolos. Tem como objetivo detectar trombos dos membros superiores e inferiores.
2. Pletismografia de impedância – medida não invasiva de alterações no volume sanguíneo na região da panturrilha, correspondendo a alterações no volume de sangue causadas por oclusão venosa temporária, provocada pela instalação de manguito de pressão em região mais alta. Os eletrodos medem a impedância elétrica à medida que o manguito é esvaziado. Diminuição lenta na impedância indica redução do fluxo sanguíneo associado ao trombo.
3. Venografia – infusão IV de um agente de contraste radiológico. A rede vascular é visualizada e a obstrução pode ser identificada.
4. Ultrassonografia intravascular (IVUS) – intervenção baseada na inserção de um cateter para a detecção de tromboembolismo venoso, obtendo-se imagem ultrassonográfica de 360° da veia.

5. Perfis de coagulação – TTP, TP/INR, fibrina circulante, complexos monoméricos, fibrinopeptídio A, fibrina sérica, D-dímero, proteínas C e S, níveis de antitrombina III, fator V de Leiden e mutação do gene da protrombina. Detectam coagulação intravascular ou coagulopatias.

Manejo

Os cuidados a serem instituídos têm por objetivo evitar a propagação do trombo, prevenir a formação recorrente de trombos, prevenir EP e limitar a lesão valvular venosa.

Anticoagulação

Usada para casos documentados de TVP, com o intuito de prevenir a embolização.

1. A HNF pode ser administrada inicialmente IV, seguida de 3 a 6 meses de terapia anticoagulante oral.
2. Anticoagulantes orais, rivaroxabana e apixabana, também podem ser administrados na fase aguda; não é necessária a administração de medicação IV. A dabigatrana requer anticoagulação parental por 5 a 10 dias antes da dosagem oral.
3. A HBPM é administrada com segurança em casos de TVP isolada e/ou EP; quando o paciente é bem orientado e realiza a técnica adequadamente, pode ser utilizada com segurança no domicílio. É sucedida por 3 a 6 meses de anticoagulação oral.
4. Dabigatrana, rivaroxabana e apixabana podem ser administradas como forma de profilaxia cirúrgica em cirurgias eletivas de quadril ou joelho.
5. A HNF e a HBPM também podem ser administradas SC, como profilaxia para a prevenção da TVP, especialmente em pacientes no pós-operatório e em pacientes imobilizados.
6. O fondaparinux pode ser utilizado para tratamento e deve ser administrado por via intraperitoneal. É indicado para pacientes com sensibilidade a heparina ou HIT.

Terapia trombolítica

1. Pode ser utilizada em situações que ameacem a vida ou de perda de um membro.
2. É mais efetiva para dissolver coágulos existentes nas primeiras 24 horas após o evento tromboembólico e pode ser administrada por até 14 dias.
3. A administração de agentes trombolíticos assistida por ultrassonografia atua mais rapidamente e com menor risco de sangramento do que a infusão regular.

Terapias não farmacológicas

Usadas para tromboflebite superficial e como adjuvante na anticoagulação para TVP.

1. A deambulação deve ser encorajada, a menos que haja trombo móvel em uma veia profunda proximal.
2. Elevação do membro afetado – pelo menos 10 a 20° acima do nível do coração, para aumentar o retorno venoso e diminuir o edema (Figura 14.1).
   a. O espaço poplíteo deve ser sustentado, porém sem constrição.

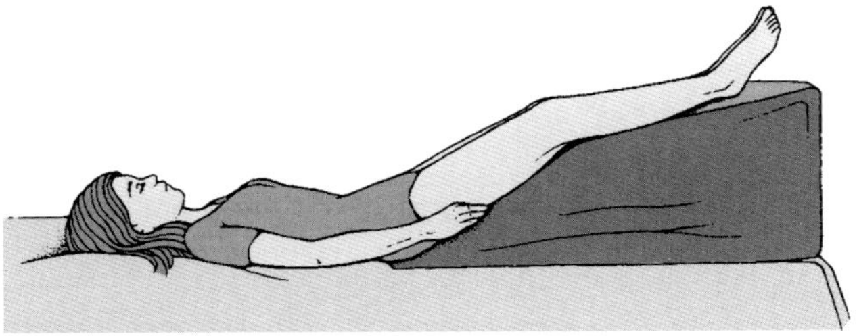

Figura 14.1 Elevação dos membros inferiores acima do nível do coração, utilizando coxim de espuma.

   b. Se o membro superior for afetado, pode ser usada uma tipoia ou atadura fixada a um suporte.
3. Compressão – promove o retorno venoso e reduz o edema.
   a. Meias, botas ou mangas controladas elétrica ou pneumaticamente.
   b. Meias ou mangas de compressão após a fase aguda, para prevenir a síndrome pós-flebítica ou a TVP durante períodos de imobilidade para pacientes de alto risco. O nível de compressão deve ser prescrito de acordo com a condição e a gravidade.
      i. 8 a 15 mmHg (leve) – controle de dor e sensação de cansaço na região das pernas; fadiga leve; prevenção.
      ii. 15 a 20 mmHg (terapêutico) – pequenas veias (veias aracneiformes), pouco edema, dor, gravidez.
      iii. 20 a 30 mmHg (grau médico) – fadiga, varizes de baixo grau, após escleroterapia.
      iv. 30 a 40 mmHg (grau médico) – fadiga, pós-operatório/após escleroterapia, trombose, complicações de varizes, síndrome pós-flebítica, tratamento de edema, úlceras venosas, varizes na gravidez, dermatite de estase e linfedema.
      v. 40 a 50 mmHg (grau médico) – edema grave para as causas anteriormente listadas, insuficiência venosa crônica grave.
4. Calor seco.
   a. Bolsas de água quente, almofada térmica.
   b. Ultrassom (vibração acústica em frequência superior à percepção do ouvido humano).
5. Calor úmido.
   a. Hidroterapia.
   b. Banheira de hidromassagem.
   c. Compressas quentes.

Cirurgia

1. Colocação de filtro na veia cava inferior para prevenir EP fatal em um paciente que não possa ser submetido à terapia anticoagulante prolongada ou que tenha êmbolos recorrentes, em caso de anticoagulação adequada.
2. A trombectomia pode ser necessária em caso de comprometimento grave da drenagem venosa do membro.
3. Trombólise intravascular com inserção de cateter no membro afetado para infusão de terapia lítica.
4. Ver p. 324 para saber mais sobre cuidados cirúrgicos.

Complicações

1. Embolia pulmonar.
2. Síndrome pós-flebítica.

Avaliação de enfermagem

1. Obtenha um histórico de fatores de risco para tromboflebite.
2. Observe a simetria ou assimetria dos membros inferiores. Meça e registre as circunferências dos membros inferiores diariamente. Edema agudo e unilateral pode ser o primeiro sinal de TVP.
3. Observe se existe evidência de distensão ou edema venoso, edema, pele distendida e endurecimento ao toque.
4. Examine à procura de sinais de obstrução devido à oclusão por trombo – edema, principalmente em tecido conjuntivo frouxo ou espaço poplíteo, tornozelo ou área suprapúbica.
5. Monitore à procura de sinais de EP, incluindo falta de ar, dor na região do tórax e taquicardia.
6. Teste manual das extremidades de variações de temperatura – use o dorso da mesma mão; primeiro compare a região dos tornozelos, depois passe para a panturrilha e prossiga até o joelho.
7. Avalie dor na panturrilha, que pode ser agravada quando o pé está em dorsiflexão e o joelho flexionado. Infelizmente, esse sinal é inespecífico e tem baixa sensibilidade para detectar tromboflebite.

8. Avalie todos os locais de inserção de cateter IV quanto a sinais e sintomas de infecção e infiltração. Faça rodízio de locais de inserção de cateteres IV periféricos a cada 72 horas ou quando necessário.[2]

Diagnósticos de enfermagem

- Dor aguda relacionada com diminuição do fluxo sanguíneo venoso
- Risco de sangramento associado à terapia anticoagulante
- Mobilidade física prejudicada relacionada com dor e tratamento imposto.

Intervenções de enfermagem

1. Eleve os membros inferiores conforme indicado para promover a drenagem venosa e reduzir o edema.
2. Aplique compressas quentes ou almofadas térmicas conforme indicado para promover a circulação e reduzir a dor.
   a. Certifique-se de que a temperatura da água não esteja muito alta.
   b. Cubra a bolsa de água quente ou a almofada de aquecimento com uma toalha antes de aplicar sobre a pele.
3. Administre paracetamol, codeína ou outro analgésico, de acordo com o prescrito e conforme necessário. Evite o uso de ácido acetilsalicílico (ou medicamentos que contenham ácido acetilsalicílico) e AINEs durante a terapia anticoagulante, para evitar novos riscos de sangramento.

Alerta de enfermagem
Evite massagear ou esfregar a panturrilha, devido ao risco de desprendimento do coágulo, que pode circular como um êmbolo.

Prevenção do sangramento

Ver p. 322 para saber mais sobre intervenções de enfermagem em pacientes submetidos à terapia anticoagulante.

Prevenção de outros riscos da imobilidade

1. Evite a estase venosa mediante posicionamento adequado do paciente no leito.
   a. Apoie os membros inferiores em seu comprimento total quando estiverem elevados.
   b. Evite lesões por pressão, que podem ocorrer sobre proeminências ósseas, como sacro, quadris, joelhos e calcanhares. Preste atenção à proeminência óssea de uma perna, que pode estar pressionando os tecidos moles da outra perna (em decúbito lateral, coloque um travesseiro macio entre as pernas).
   c. Evite a hiperflexão do joelho, como na posição de canivete (cabeça erguida, joelhos para cima, pelve e pernas para baixo); isso provoca estase na pelve e nas extremidades.
2. Inicie os exercícios ativos, a menos que sejam contraindicados e, nesse caso, realize exercícios passivos.
   a. Se o paciente estiver em repouso no leito:
      i. Simule a realização de caminhada se o paciente estiver em decúbito dorsal – 5 minutos a cada 2 horas.
      ii. Simule realização de pedalar bicicleta se o paciente estiver em decúbito lateral – 5 minutos a cada 2 horas.
   b. Quando contraindicado, recorra a exercícios passivos – 5 minutos a cada 2 horas.
3. Incentive a reposição hídrica adequada, mudanças frequentes de decúbito e exercícios efetivos de tosse e respiração profunda.
4. Esteja alerta para sinais de EP – dor torácica, dispneia, ansiedade e apreensão – e notifique imediatamente.
5. Após a fase aguda (48 horas), aplique as meias de compressão, conforme protocolo. Verifique coloração, temperatura e enchimento capilar por meio da compressão dos dedos dos pés, se utilizar meia-calça aberta, e remova pelo menos 1 vez/dia, para verificar quaisquer alterações na pele, pontos de pressão e sensibilidade na panturrilha. Instrua o paciente sobre o uso contínuo de meias de compressão em casa, conforme indicado.
6. Incentive caminhadas, quando liberado.
   a. Se liberado, faça com que o paciente se sente na beira do leito. Providencie um apoio para os pés (escada ou cadeira) – não é desejável ficar com os pés pendurados, pois a pressão exercida contra os vasos poplíteos pode obstruir o fluxo sanguíneo.
   b. Se o paciente tiver permissão para deixar o leito, incentive caminhada de 10 minutos a cada hora.
   c. Desencoraje o cruzamento das pernas e longos períodos de repouso, visto que a compressão dos vasos pode restringir o fluxo sanguíneo.

Baseado em evidências
National Collaborating Center for Acute Care. (2015). Venous thromboembolism: Reducingtherisk. NICE Clinical Guideline 92. Update 2015. Disponível em: *www.nice.org.uk/guidance/CG092.*

Considerações sobre atendimento domiciliar e na comunidade

Pratique medidas preventivas para pacientes acamados e propensos a desenvolver trombose:

1. Solicite ao paciente deitar-se na posição de Trendelenburg ligeiramente invertida, visto que é melhor que as veias permaneçam cheias de sangue do que vazias.
2. Coloque um apoio almofadado aos pés da cama.
   a. Oriente ao paciente pressionar os pés contra o apoio, como se estivesse se erguendo na ponta dos dedos.
   b. Peça ao paciente para relaxar o pé.
   c. Solicite que o paciente faça isso de 5 a 10 vezes por hora.
3. Certifique-se de que o paciente use meias de compressão sempre que as pernas estiverem dependentes ou conforme prescrição médica. Se tiver dificuldade para vestir a meia, o paciente pode utilizar um saco plástico sobre a parte anterior do pé enquanto desliza o pé para dentro da meia e depois puxa o saco plástico para fora pela abertura anterior da meia. Também existem dispositivos para ajudar a vestir as meias.

Educação do paciente e manutenção da saúde

1. Ensine o paciente sobre os sinais de tromboflebite recorrente e EP, e o oriente a comunicar esses fatos imediatamente.
2. Forneça instruções completas sobre a terapia anticoagulante (ver p. 320).
3. Ensine o paciente a promover a circulação e evitar a estase com o uso de meias de compressão em casa.
4. Alerte o paciente a evitar o esforço ou qualquer manobra que aumente a pressão venosa na perna. Elimine a necessidade de fazer força para evacuar, aumentando a quantidade de fibras e líquidos na dieta.
5. Alerte o paciente sobre os perigos do tabagismo e da obesidade: a nicotina provoca a constrição das veias, diminuindo o fluxo sanguíneo venoso. O peso extra aumenta a pressão sobre as veias da perna. Faça os encaminhamentos apropriados para nutricionista, grupos de apoio para cessação do tabagismo etc., quando necessário.
6. Aconselhe o paciente a evitar períodos prolongados de permanência nas posições sentada ou de pé. Se necessário, faça exercícios para estimular o retorno venoso.

[2]N.R.T.: Os protocolos de troca programada de locais de inserção de cateteres IV periféricos em horários preestabelecidos não têm se mostrado superiores à troca segundo indicação clínica. Avalie qual é o protocolo preconizado para a troca de cateteres IV periféricos junto à Comissão de Controle de Infecção de sua instituição.

Alerta de enfermagem
A prescrição de meias de compressão não tem nenhuma função no controle da fase aguda da TVP nas primeiras 48 horas, porém seu uso é valioso após o início da deambulação. Sua utilização irá minimizar ou retardar o desenvolvimento da síndrome pós-flebítica.

Reavaliação: resultados esperados

- Paciente relata redução da dor
- Não se observa sangramento
- A função respiratória normal é mantida.

Insuficiência venosa crônica

A *insuficiência venosa crônica* pode representar um efeito residual da flebite, ou trombose, também chamada de *síndrome pós-flebítica.* Ocorre também por fatores hereditários. Resulta da oclusão crônica das veias, destruição das válvulas, fraqueza ou ausência congênita de válvulas, ou fraqueza na bomba muscular da panturrilha no membro inferior.

Fisiopatologia e etiologia

1. No caso de trombose venosa, os vasos de menor calibre dilatam, visto que o canal principal de retorno do sangue da perna para o coração está bloqueado por um trombo.
2. As válvulas das veias conectoras (perfurantes) doentes, que mantêm o fluxo sanguíneo do sistema superficial para o sistema profundo, não conseguem mais impedir o refluxo. O resultado é estase venosa crônica, edema, bem como veias varicosas superficiais.
3. A parte inferior da perna apresenta uma cor mais escura, devido à estase venosa, levando a formação de edema e alterações na pigmentação, devido ao acúmulo de hemossiderina na pele, resultando em uma descoloração acastanhada. O edema não controlado pode acarretar dermatite e ulceração.
4. As veias profundas mais comumente envolvidas são as veias ilíaca e femoral. A veia safena é a veia superficial mais comumente afetada.

Manifestações clínicas

1. Edema crônico; agrava-se quando os membros inferiores estão em posição dependente.
2. Endurecimento não reversível, descoloração, dor e ulceração; a área mais acometida é a que circunda o maléolo medial.

Avaliação diagnóstica e manejo

1. Doppler, pletismografia – triagem não invasiva que evidencia obstrução e incompetência valvular.
2. O melhor tratamento é a prevenção da flebite e, caso já tenha se instalado, o uso constante de compressão.
3. Após o desenvolvimento dessa síndrome, só é possível o tratamento paliativo e sintomático, porque o dano é irreparável.

Complicações

1. Úlceras de estase.
2. Celulite.
3. Trombose recorrente.

Intervenções de enfermagem e orientação ao paciente

Instrua o paciente da seguinte maneira:

1. Use meias de compressão prescritas para evitar o edema.
2. Evite permanecer sentado ou de pé por longos períodos ou sentado com as pernas cruzadas.
3. Eleve os membros inferiores em uma cadeira por 5 minutos a cada 2 horas.
4. Eleve os membros inferiores acima do nível da cabeça, deitando-se, 2 ou 3 vezes/dia.
5. Eleve os pés 15 a 20 cm à noite, para permitir a drenagem venosa por gravidade.
6. Aplique loções e óleos suaves para evitar a descamação e o ressecamento da pele.
7. Evite ataduras constritoras.
8. Evite qualquer lesão, contusões, arranhões ou outros traumatismos na pele da perna e do pé.
9. Esteja alerta para sinais de ulceração, secreção, calor, eritema e dor, indicando infecção.
10. Deambule várias vezes ao dia, conforme tolerado, para melhorar o fluxo sanguíneo pela contração da bomba muscular da panturrilha.

Úlceras de estase

A *úlcera por estase* refere-se a uma escavação da superfície da pele produzida por descamação do tecido inflamatório necrótico, geralmente causada por insuficiência venosa no membro inferior.

Fisiopatologia e etiologia

1. A úlcera de estase resulta do suprimento inadequado de oxigênio e outros nutrientes para os tecidos, em virtude de edema e redução da circulação.
2. Ocorre infecção bacteriana secundária devido à redução da microcirculação, que limita a resposta do organismo à infecção.
3. A síndrome pós-flebítica e a estase com edema não controlado são responsáveis pela maioria das úlceras nas pernas.

Manifestações clínicas

A gravidade dos sintomas depende da extensão e duração da insuficiência venosa.

1. Ferida aberta e inflamada (Figura 14.2) (base vermelho-vivo) e com bordas irregulares. As úlceras são encontradas com mais frequência na região do tornozelo.
2. Pode haver secreção ou a área pode estar coberta por crosta escura.
3. O paciente pode reclamar de edema, peso, dor e fadiga.
4. Edema e pigmentação ao redor da úlcera.
5. Formação de crostas na pele ao redor da úlcera.

Alerta gerontológico
A maioria das úlceras venosas ocorre em pessoas com mais de 65 anos de idade.

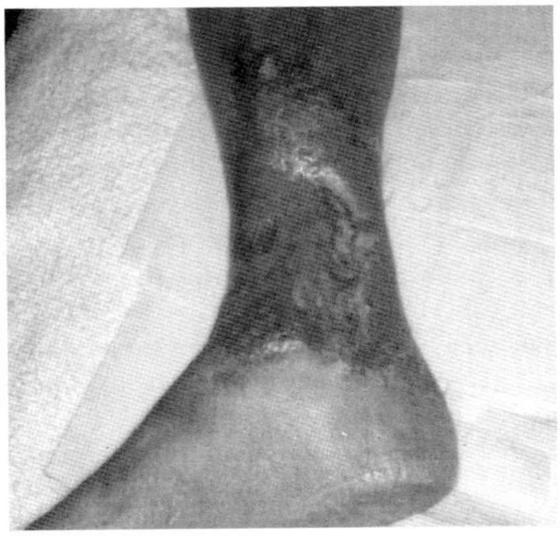

Figura 14.2 Úlcera venosa.

Avaliação diagnóstica

1. Os exames não invasivos, como pletismografia e Doppler venoso, podem mostrar o impedimento do fluxo sanguíneo e incompetência das válvulas.
2. As culturas realizadas a partir das feridas irão identificar microrganismos, se houver infecção.

Manejo

Remoção do tecido desvitalizado

1. O material necrótico deve ser lavado com soluções de limpeza para dissolver o esfacelo (escara). Esses agentes são derivados químicos ou naturais de enzimas com ação proteolítica ou fibrinolítica.
2. Excisão cirúrgica do esfacelo – se o tecido necrótico estiver solto, esse procedimento pode ser feito sem anestesia; se o tecido estiver aderido, será necessário anestesiar. Alguns desbridamentos podem ser feitos à beira do leito ou na clínica com anestésico tópico.

Estimulação da formação do tecido de granulação

1. Curativo de escolha:
   a. Não aderente, de modo que a remoção seja indolor e não danifique o tecido recém-formado.
   b. Altamente absorvente.
   c. Seguro, não tóxico.
   d. Estéril, acessível e de baixo custo.
2. Aplicação de compressão sobre curativos, geralmente por meio de bandagens ou meias elásticas. Em algumas circunstâncias, o uso de dispositivos pneumáticos infláveis pode ser apropriado.
3. A bota de Unna ou outra bandagem de compressão em camadas é um tratamento de escolha efetivo, exemplo de curativo combinado com bandagem de compressão.
4. O uso de pomadas com fator de crescimento humano sobre a úlcera pode ser apropriado para estimular o crescimento de tecido.
5. Repouso no leito com elevação dos membros inferiores.
6. Terapia diurética para a redução do edema pode melhorar a circulação capilar.
7. Aplicação de enxertos de pele.
   a. Os enxertos de pele são usados para úlceras que não cicatrizam.
   b. Eles não são recomendados como tratamento de primeira escolha.
   c. Enxertos equivalentes à pele podem ser utilizados particularmente se os enxertos de pele falharem.

Prevenção de recidivas

1. Ligadura de vasos safenofemorais ou safenopoplíteos com fleboextração.
2. Ablação por *laser* ou por radiofrequência da veia safenofemoral ou da veia safena magna e da junção safenofemoral.
3. Ligadura das veias comunicantes da perna (geralmente endoscópica).
4. Derivação ou reconstrução de veias profundas.
5. Escleroterapia por injeção e compressão.
6. Ver p. 324 para saber mais sobre cuidados cirúrgicos.

Complicações

1. Infecção.
2. Sepse.

Avaliação de enfermagem

1. Observe a aparência e a temperatura da pele.
2. Verifique a localização e a aparência da úlcera.
3. Determine a presença e a qualidade de todos os pulsos periféricos. Use o Doppler, se necessário.
4. Avalie se há secreção e sinais de infecção.

Diagnósticos de enfermagem

- Integridade tissular prejudicada relacionada com úlcera de estase
- Dor aguda associada à úlcera de estase.

Intervenções de enfermagem

Restauração da integridade dos tecidos

1. Eleve o membro afetado para diminuir o edema.
2. Coloque materiais macios entre os dedos dos pés, para evitar a pressão.
3. Coloque um suporte sobre o leito, para proteger a perna da pressão exercida pela roupa de cama.
4. Considere o uso de colchão de ar para fornecer alívio de pressão.
5. Administre os antibióticos prescritos.
6. Aplique curativos úmidos, pomadas químicas e antibióticos tópicos, conforme protocolo. As feridas não devem secar completamente. Um pouco de umidade ajuda no processo de cicatrização.
7. Aplique a bota de Unna ou outro sistema de compressão no membro inferior, conforme protocolo.
8. Assegure dieta nutricional adequada para melhorar a cicatrização de feridas.

Redução da dor

1. Administre analgésicos prescritos, como os AINEs, para reduzir a dor e a inflamação.
2. Medique 30 a 45 minutos antes de uma troca de curativo.
3. Incentive períodos curtos de deambulação após a administração da medicação para dor.

Considerações sobre atendimento domiciliar e na comunidade

1. Certifique-se de que todos os suprimentos para atendimento domiciliar sejam obtidos. Utilize serviços sociais e outros recursos para ajudar no suporte financeiro, conforme necessário.
2. Avalie a capacidade de o paciente realizar as trocas de curativo em casa. Oriente também familiares e cuidadores para ajudar o paciente.
3. Faça visitas domiciliares várias vezes por semana, para avaliar a cicatrização da úlcera, avaliar se há infecção e ajudar a família na realização de trocas de curativos e outras medidas.

Educação do paciente e manutenção da saúde

1. Ressalte a importância de seguir explicitamente as recomendações do médico.
2. Explique os riscos de tentar outras medicações sem orientação profissional.
3. Esclareça que o tratamento pode ser longo, mas que a paciência é um aspecto importante na cura.
4. Encoraje a manutenção de tecido saudável quando a úlcera cicatrizar, continuando com os cuidados praticados anteriormente, devido à ocorrência frequente de ruptura do tecido cicatrizado.
5. Incentive a participação na fisioterapia e adesão a um programa de exercícios regulares.
6. Oriente o controle do peso e a ingestão adequada de alimentos para garantir quantidades apropriadas de proteínas, vitaminas (A, C, E), zinco e uma dieta reduzida de sódio.
7. Demonstre ao paciente o método correto para a troca de curativos.
8. Instrua o paciente na prevenção de lesões, incluindo manter corredores e passarelas livres de obstáculos e usar uma luz noturna para evitar lesões ao se levantar à noite.
9. Incentive o uso de meias de compressão quando prescritas.

Reavaliação: resultados esperados

- A pele apresenta coloração e temperatura normais, não demonstra sensibilidade ou edema e demonstra formação de novo epitélio
- Verbaliza apenas um desconforto mínimo durante a troca de curativos.

Veias varicosas

As *veias varicosas (varizes) primárias* consistem na dilatação unilateral ou bilateral e no alongamento das veias safenas; as veias mais profundas são normais. Conforme a doença progride, em virtude da pressão hidrostática e do enfraquecimento das veias, as paredes das veias tornam-se distendidas, com dilatação assimétrica, e algumas das válvulas tornam-se incompetentes. O processo é irreversível. *Veias varicosas secundárias* resultam de obstrução das veias profundas.

As *telangiectasias* (veias de aranha) são capilares, arteríolas e vênulas superficiais dilatadas. Podem ser cosmeticamente pouco atraentes, mas não representam uma ameaça à circulação.

Fisiopatologia e etiologia

1. A dilatação da veia impede que as cúspides da válvula se encontrem; isso resulta no aumento da pressão de reserva, que é passada para o segmento inferior seguinte da veia. A combinação de dilatação venosa e incompetência valvular produzem as varizes (Figura 14.3).
2. Podem ocorrer varizes em outras partes do corpo (veias esofágicas e hemorroidas) quando o fluxo ou a pressão é anormalmente alto.
3. Fatores predisponentes:
   a. Fraqueza hereditária da parede da veia ou das válvulas.
   b. Distensão prolongada das veias provocada por gravidez, obesidade ou permanência prolongada em pé.
   c. Idade avançada – perda de elasticidade do tecido.

Manifestações clínicas

1. Desfiguração devido a veias dilatadas, descoloridas e tortuosas nos membros inferiores.
2. Fadiga nas pernas a pequenos esforços, câibras, sensação de peso, aumento da dor durante a menstruação e câibras musculares noturnas.

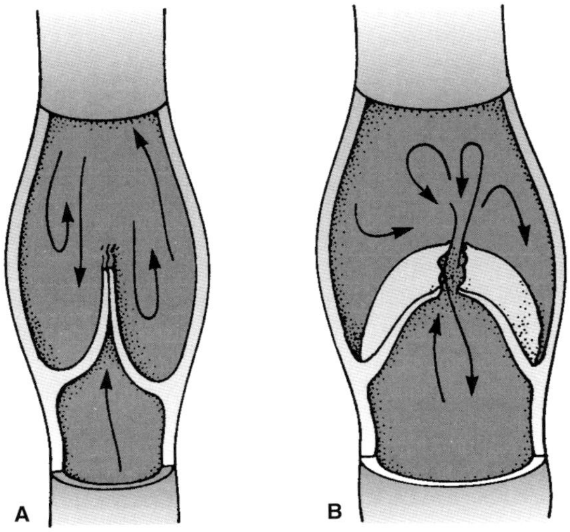

Figura 14.3 A incompetência da válvula se desenvolve quando a dilatação de um vaso impede a aproximação efetiva das cúspides valvares. **A.** Válvula venosa fechada. **B.** Válvula venosa incompetente.

Avaliação diagnóstica

1. Fotopletismografia – técnica não invasiva para observar a hemodinâmica do fluxo venoso, avaliando as mudanças no conteúdo de sangue da pele. É usado para detectar a incompetência em válvulas localizadas no interior da veia.
2. Ultrassonografia Doppler e imagem duplex – podem detectar com precisão e rapidez se há ou não refluxo venoso em vasos profundos ou superficiais.
3. Fluxo venoso e pletismografia de refluxo – capaz de detectar oclusão venosa profunda.
4. Venografia ascendente e descendente – técnica invasiva que também pode demonstrar oclusão venosa e padrões de fluxo colateral. Esse exame é caro e pode não ser necessário se forem feitos histórico cuidadoso, exame físico e testes de laboratório.

Manejo

1. Terapias conservadoras, como encorajar a perda de peso, se apropriado, e evitar atividades que causem estase venosa por obstrução do fluxo venoso.
2. A cirurgia pode ser considerada para ulceração, sangramento e efeitos cosméticos em pacientes selecionados, quando a permeabilidade das veias profundas for assegurada.
3. Procedimentos cirúrgicos – um único método ou combinação de métodos deve ser adaptada para atender às necessidades do indivíduo:
   a. Injeção esclerosante – pode ser combinada com ligadura ou limitada ao tratamento de varizes isoladas. O vaso afetado pode sofrer esclerose por injeção de sulfato de tetradecilo sódico ou outro agente esclerosante semelhante. A bandagem de compressão deve ser então aplicada sem interrupção por 2 a 6 semanas; superfícies endoteliais inflamadas aderem por contato direto.
   b. Ligadura venosa – seja por múltiplas incisões ou flebectomia ambulatória (as veias são removidas usando pequenas incisões e ganchos).
   c. Ligadura e decapagem dos sistemas da safena magna e pequena.
   d. Tratamento a *laser* ou radioterapia – um pequeno cateter é inserido na região inguinal e as veias são removidas.
   e. *Laserterapia* – elimina pequenas veias sob a pele.

Complicações

1. Hemorragia devido ao enfraquecimento e à pressão exercida na parede da veia.
2. Infecção e ruptura da pele, produzindo úlceras (raras em varizes primárias).
3. Escurecimento da pele nas veias injetadas.

Avaliação de enfermagem

1. Inspecione se há vasos dilatados e tortuosos.
2. Veias perfurantes incompetentes podem ser sentidas como círculos salientes em intervalos abaixo da pele. Novas varizes são palpadas ao longo da superfície do músculo ou osso. Varizes crônicas criam bolsões profundos e podem parecer "infiltradas" à palpação profunda.
3. Avalie se há ulceração, insuficiência venosa crônica ou sinais de infecção.

Diagnósticos de enfermagem

- Integridade tissular prejudicada, relacionada com mudanças crônicas e inflamação pós-operatória
- Dor aguda associada a incisões cirúrgicas, inflamação.

Intervenções de enfermagem

Promoção da integridade tissular no pós-operatório

1. Mantenha ataduras de compressão dos dedos dos pés à região da virilha. Monitore o estado neurovascular dos pés (cor, calor, enchimento capilar, sensação e pulsos) para evitar o comprometimento causado pelo edema.
2. Eleve as pernas cerca de 30°, fornecendo apoio para todo o membro inferior. Certifique-se de que a angulação do leito para a elevação do joelho esteja posicionada para a inclinação reta. Incentive a deambulação precoce.
3. Monitore sinais de sangramento, especialmente durante as primeiras 24 horas.
   a. Aparecimento de sangue através das faixas.
   b. Aumento da dor, formação de hematomas.
   c. Hipotensão e taquicardia.
4. Se ocorrer sangramento incisional, eleve a perna acima do nível do coração, aplique pressão sobre o local e notifique o cirurgião.
5. Esteja alerta para queixas de dor sobre proeminências ósseas do pé e tornozelo; se a atadura elástica estiver muito apertada, afrouxe.
6. Mantenha a infusão IV de fluidos e antibióticos, conforme prescrição.
7. Após a remoção das bandagens de compressão (cerca de 7 dias de pós-operatório), observe ou ensine o paciente a observar sinais de celulite ou infecção incisional.
8. Incentive o uso de meias de compressão com prescrição por várias semanas a meses após a cirurgia.

Alívio da dor

1. Administre analgésicos, conforme prescrição.
2. Incentive a deambulação precoce e frequente com os membros inferiores elevados quando não estiver andando.
3. Quando deambular, aconselhe o paciente a evitar ficar de pé, sentado, cruzar ou pendurar as pernas por longos períodos, para evitar obstrução.

Educação do paciente e manutenção da saúde

Instruções pós-operatórias

Instrua que o paciente:

1. Use bandagens de compressão ou meias de compressão como prescrito – geralmente por 3 a 4 semanas após a cirurgia.
2. Eleve os membros inferiores cerca de 30° e forneça suporte adequado para toda a perna.
3. Utilize analgésicos para dor, conforme prescrição.
4. Comunique sinais, como perda sensorial, dor na panturrilha ou febre ao profissional de saúde.
5. Evite deixar os membros inferiores pendurados.
6. Caminhe com frequência.
7. Esteja ciente de que a presença irregular de dormência pode ser esperada, mas deve desaparecer em menos de 1 ano.
8. Siga as instruções de manejo conservador (ver adiante) para evitar a recidiva.

Manejo conservador

Instrua que o paciente:

1. Evite atividades que causem estase venosa e obstruam o fluxo venoso:
   a. Evite utilizar ligas e cinto apertados e compressão em torno da área poplítea.
   b. Sente-se ou fique de pé por períodos prolongados.
   c. Evite cruzar as pernas nos joelhos por períodos prolongados enquanto está sentado (reduz a circulação em 15%).
2. Controle o ganho excessivo de peso.
3. Utilize suporte elástico firme, conforme prescrito, do dedo do pé ao joelho, quando em posição ortostática.
   a. Vista as meias de compressão no leito antes de se levantar.
   b. A compressão na altura das coxas pode ser prescrita, apresentando desafio de adesão.
4. Eleve o pé do leito de 15 a 20 cm ou use um coxim para dormir à noite.
5. Evite a ocorrência de lesões nas pernas.

Reavaliação: resultados esperados

- A pele apresenta coloração e temperatura normal, sem dor, sem edema e intacta
- O paciente move ativamente o membro; verbaliza redução da dor.

DISTÚRBIOS ARTERIAIS

Arteriosclerose e aterosclerose

A *arteriosclerose* é uma doença arterial que se manifesta pela perda de elasticidade e endurecimento da parede do vaso. Mais comumente conhecida como "endurecimento das artérias", constitui parte normal do processo de envelhecimento e geralmente ocorre uniformemente em todo o sistema arterial.

A *aterosclerose* é o tipo mais comum de arteriosclerose, manifestada pela formação de ateromas (degeneração lipoide irregular da íntima). Lesões ou placas se formam por toda a parede arterial, reduzindo o tamanho do vaso e limitando o fluxo de sangue. Com o tempo, as lesões ateroscleróticas podem obstruir completamente o lúmen pelo acúmulo do material da placa e contribuir para a formação de trombos.

Fisiopatologia e etiologia

1. Acredita-se que a etiologia advenha de reação à lesão:
   a. A lesão da célula endotelial causa aumento da agregação plaquetária e de monócitos no local da lesão.
   b. As células musculares lisas migram e proliferam.
   c. Forma-se matriz de fibras colágenas e elásticas.
2. Existem dois tipos de lesões ateroscleróticas: estrias gordurosas e placas fibrosas (Figura 14.4).
3. Os fatores de risco incluem hereditariedade, envelhecimento, sexo masculino, tabagismo, hipertensão, dislipidemia, diabetes melito, doença renal, obesidade, sedentarismo e estresse.

Alerta de enfermagem
O tabagismo é o principal fator de risco para a aterosclerose.

Manifestações clínicas

1. Pode afetar todo o sistema vascular ou um segmento da árvore vascular.
2. Os sintomas e sinais são baseados na área acometida:
   a. Cérebro (arteriosclerose cerebral) – ataques isquêmicos transitórios (AITs); AVC; distúrbios da visão, como a amaurose fugaz (um tipo de AIT), que é descrita pelos pacientes como uma sombra sobre uma parte do olho (ver Capítulo 15).
   b. Coração (doença arterial coronariana [DAC]) – angina, IAM e insuficiência cardíaca (ver Capítulo 13).
   c. Sistema digestório (doença oclusiva da aorta, aneurisma da aorta e isquemia mesentérica) – dor abdominal, perda de peso não intencional e dor lombar.
   d. Rins (estenose da artéria renal) – insuficiência renal e hipertensão mal controlada.
   e. Membros (doença arterial periférica [DAP]) – claudicação intermitente (dor em um músculo associada ao exercício,

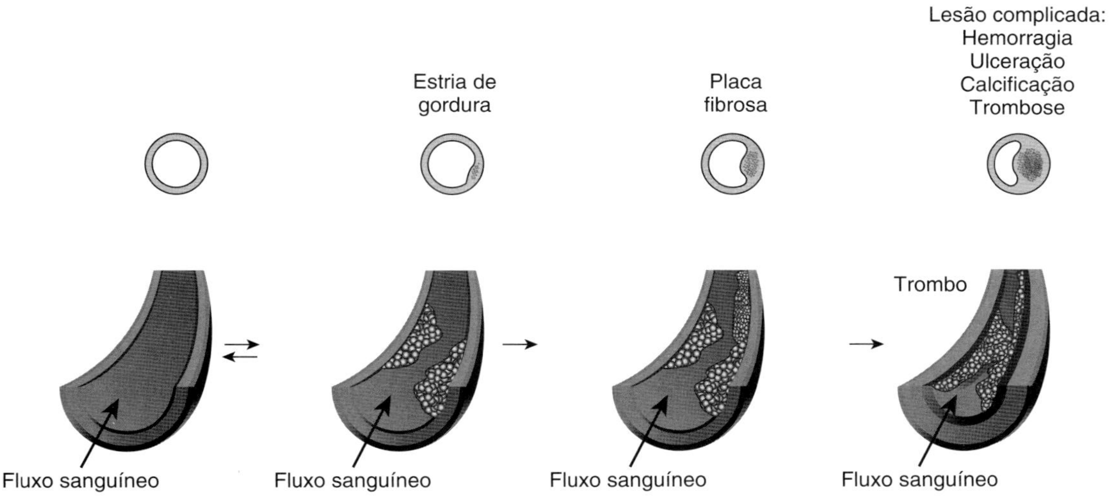

Figura 14.4 A aterosclerose é um processo progressivo que se desenvolve ao longo de décadas. A lesão mais precoce é uma estria de gordura, que pode regredir ou progredir para uma placa fibrosa. Placas fibrosas irreversíveis podem eventualmente evoluir para ateroma, que pode ser complicado por hemorragia, ulceração, calcificação e trombo. Doença de órgão-alvo inclui infarto do miocárdio, AVC e oclusão arterial periférica.

causada pela falta de oxigenação no músculo), dor em repouso, perda de tecido (com ou sem infecção ou necrose) e eventos embólicos.

i. A DAP muitas vezes não é diagnosticada porque a dor pode ser atribuída à artrite ou aceita como alteração normal resultante do envelhecimento.

ii. Afeta aproximadamente 8 a 12 milhões de americanos e aproximadamente 800.000 canadenses.

3. Pulsos diminuídos ou ausentes; sopros de grandes vasos.

Alerta gerontológico
A doença cardiovascular aterosclerótica acomete 80% da população com mais de 65 anos e é a condição mais comum do sistema arterial em idosos.

Avaliação diagnóstica

Específica para o sistema orgânico acometido:

1. A arteriografia da área envolvida pode revelar estenose e aumento da circulação colateral.
2. Tomografia computadorizada (TC).
3. Ressonância magnética (RM)/angiografia por ressonância magnética (angio-RM).
4. Exames não invasivos do sistema vascular: duplex, Doppler sequenciais, resistência ao volume de pulso e índice tornozelo-braquial (ITB).
   a. Para o ITB, a pressão sistólica das artérias tibiais posteriores e dorsal do pé deve ser determinada pelo Doppler, para cada lado, como medidas da pressão do tornozelo.
   b. A maior pressão sistólica do tornozelo para cada lado deve ser dividida pela pressão sistólica braquial do mesmo lado. Normalmente, as pressões sistólicas são iguais. Em caso de doença aterosclerótica, a pressão abaixo de uma área ocluída deve ser menor que a pressão do braço.
   c. O ITB normal deve ser de 1,00 a 1,40.
   d. Resultado abaixo de 0,90 indica obstrução das artérias dos membros inferiores.
   e. Resultado acima de 1,40 indica vasos não compressíveis devido à calcificação; portanto, o ITB não pode ser interpretado.
5. ECG, Holter, teste ergométrico, imagem miocárdica e cateterismo cardíaco podem ser feitos para avaliar a DAC.

Manejo

Manejo clínico

1. Modificação dos fatores de risco – estresse, perda de peso, exercícios, mudanças na dieta e monitoramento do diabetes tipo 2.
2. Terapia medicamentosa – anticoagulantes, terapia antiplaquetária (Tabela 14.3), agentes hipolipemiantes e anti-hipertensivos.
3. Tratamento específico para disfunção de órgão terminal – ver insuficiência vascular cerebral (p. 369), DAC (p. 272), doença arterial oclusiva periférica (p. 334).
4. Reabilitação/exercício vascular (se disponível).

Manejo cirúrgico

1. Procedimentos endovasculares:
   a. Angioplastia transluminal percutânea com ou sem colocação de *stent* intraluminal – para aliviar a estenose arterial quando as lesões forem acessíveis, como nas artérias femorais e ilíacas superficiais, por meio do uso de cateteres-balão infláveis especiais e *stents* metálicos.
   b. Enxerto endovascular – colocação de prótese por meio de uma abordagem transluminal. O material de enxerto recobre um *stent* metálico, que pode ou não ser impregnado com medicação para diminuir a insuficiência. O *stent* é inserido pela artéria femoral ou artéria radial e implantado. Esse procedimento é comumente empregado para aneurisma da aorta abdominal, artérias renais e artérias mesentérica e ilíaca.
   c. Aterectomia rotacional – dispositivo cortante rotatório de alta velocidade que remove lesões por abrasão da placa. Os benefícios dessa terapia são danos mínimos ao endotélio normal e baixa incidência de complicações.
   d. Angioplastia a *laser* – ondas de luz amplificadas são transmitidas por cateteres de fibra óptica. O raio *laser* aquece a ponta de um cateter percutâneo e vaporiza a placa aterosclerótica.
2. Revascularização cirúrgica dos vasos afetados, incluindo:
   a. Embolectomia – remoção de coágulo sanguíneo da artéria.
   b. Trombectomia – remoção de trombo da artéria.
   c. Endarterectomia – remoção da placa aterosclerótica da artéria.
   d. *Bypass* – uso de um enxerto, enxerto de veia ou material protético, para direcionar o fluxo sanguíneo em torno da área bloqueada.

Tabela 14.3 Terapia antiplaquetária.

A terapia antiplaquetária é utilizada para prevenir a agregação plaquetária e a formação de trombos. É usada no tratamento de doença vascular cerebral, doença arterial coronariana e claudicação intermitente. Esta tabela lista alguns medicamentos antiplaquetários comuns, suas indicações e possíveis contraindicações/precauções.

Medicação	Uso	Contraindicações/precauções
Ácido acetilsalicílico (AAS)	Prevenção de infarto do miocárdio, ataque isquêmico transitório, AVC	• Alergia ao AAS • Úlceras gástricas ativas
Ticlopidina	Prevenção de AVC	• Sensibilidade ao fármaco • Neutropenia, trombocitopenia, história de TPT, distúrbios de sangramento ativo* • Insuficiência hepática e renal • Veja interações medicamentosas
Ticagrelor	Diminuição da agregação plaquetária Prevenção de IAM/trombose do *stent* da artéria coronária	• Sensibilidade ao fármaco • Hemorragia gastrintestinal, intracraniana • Insuficiência hepática
Pentoxifilina	Tratamento de claudicação intermitente	• Sensibilidade ao fármaco • Recente hemorragia cerebral ou retiniana • Intolerância à cafeína ou à teofilina
Clopidogrel	Redução de eventos ateroscleróticos	• Sensibilidade ao fármaco • Sangramento patológico ativo (p. ex., úlcera péptica, hemorragia intracraniana) • Doença hepática ou renal grave • Veja interações medicamentosas
Cilostazol	Tratamento da claudicação intermitente – tem efeitos antiplaquetários, vasodilatadores e antitrombóticos	• Sensibilidade ao fármaco • Insuficiência cardíaca • Insuficiência hepática • Veja interações medicamentosas
Dipiridamol, 200 mg; Ácido acetilsalicílico, 25 mg	Prevenção de AVC	• Alergia ao AAS • Úlcera ativa • Insuficiência renal e hepática • Distúrbios hemorrágicos • Veja interações medicamentosas

*Monitorar hemograma completo e contagem de plaquetas a cada 2 semanas.TPT: trombocitopenia trombótica.

Complicações

As complicações a longo prazo da aterosclerose estão relacionadas com o sistema orgânico especificamente afetado:

1. Cérebro – incapacidade a longo e curto prazos associadas a AVC.
2. Coração – angina estável ou instável, infarto do miocárdio e insuficiência cardíaca.
3. Aorta – isquemia intestinal, aneurismas, impotência, insuficiência renal e nefrectomia.
4. Membros inferiores – claudicação intermitente, úlceras que não cicatrizam, infecções ou necrose e amputação.

Intervenções de enfermagem e orientação ao paciente

Ver "Cuidados com o paciente submetido a cirurgia vascular", p. 324. A atenção deve ser direcionada à redução dos fatores de risco por cessação do tabagismo (p. 25), redução do estresse (p. 26), diminuição de peso (p. 25), controle adequado do diabetes (Capítulo 25) e/ou hipertensão (p. 341), dieta para reduzir a ingestão de colesterol (p. 277) e uso de medicamentos hipolipemiantes. Incentive um estilo de vida ativo para promover a saúde cardiovascular e capacitar os pacientes para controlar os seus cuidados.

Doença arterial oclusiva periférica (aorta e artérias distais)

A *doença oclusiva arterial periférica* (DAOP) (também conhecida como *doença arterial periférica* ou *DAP*) é uma forma de arteriosclerose na qual as artérias periféricas tornam-se bloqueadas. A doença arterial oclusiva crônica ocorre com muito mais frequência do que a aguda (que é o bloqueio repentino e completo de um vaso por um trombo ou êmbolo). Os pacientes com risco aumentado de DAP incluem indivíduos com 65 anos ou mais e aqueles com outros fatores de risco para aterosclerose, como diabetes, história de tabagismo, hiperlipidemia, hipertensão, história familiar de DAP ou outras formas de doença aterosclerótica, como aterosclerose renal ou mesentérica, ou aneurismas aórticos abdominais, DAC ou aterosclerose carotídea.

Baseado em evidências

Gerhard-Herman, M., Gornik, H., Barrett, C. *et al.* (2017). AHA/ACC guidelineonthe management of patients with lower extremity peripheral artery disease. A report of the American College of Cardiology/American Heart AssociationTask Force on Clinical Practice Guidelines. *Journal of the American College of Cardiology, 69*(11), e71-e126.

Fisiopatologia e etiologia

Arteriosclerose obliterante

1. Mais comumente causada por aterosclerose com fatores contribuintes, conforme discutido na seção anterior.
2. Pode envolver os seguintes vasos isolados ou combinados:
   a. Sistema aortoilíaco.
   b. Artérias femorais – femoral superficial, femoral profunda.
   c. Artéria poplítea.
   d. Vasos trifurcantes – artéria tibial anterior, tibial posterior e artéria peroneal.
   e. Artéria dorsal do pé.
   f. Arco podal.
3. As lesões tendem a se formar em áreas de bifurcação dos vasos.
4. O padrão da doença difere entre pacientes diabéticos e não diabéticos:
   a. Não diabéticos – a doença geralmente envolve a macrocirculação (vasos maiores – p. ex., artérias aorta, ilíacas, femorais) e é mais comum em segmentos isolados.
   b. Diabéticos – a doença geralmente envolve a microcirculação (vasos menores – p. ex., vasos poplíteos, tibiais, peroneais e pequenos do pé/dedos) e ocorre em segmentos mais difusos.

Tromboangiite obliterante: doença de Buerger

Trata-se de um processo inflamatório da parede arterial, seguido de trombose, que também acomete veias e nervos adjacentes. Está associada ao tabagismo intenso.

Manifestações clínicas

Os sintomas aparecem gradualmente e são específicos para a área acometida.

Aortoilíaca

1. Isquemia mesentérica, dor após alimentar-se, que aumenta à medida que a doença progride.
2. Perda de peso não intencional.
3. Insuficiência renal.
4. Hipertensão mal controlada.
5. Impotência.
6. Claudicação intermitente (incluindo claudicação glútea).

Artérias femorais, poplíteas e distais

1. Claudicação intermitente (panturrilha, coxa e pé).
2. Dor em repouso – associada à isquemia arterial grave. Dor intensa nos pés agravada pela elevação do membro inferior. A dor é aliviada colocando o pé em posição pendente.
3. Rubor dependente – coloração arroxeada e escura do membro quando em posição pendente; quando elevado, torna-se para pálido.
4. Dormência ou formigamento dos pés ou dedos dos pés.
5. Alterações tróficas associadas à desnutrição tecidual:
   a. Queda de cabelos.
   b. Unhas dos dedos dos pés espessas.
   c. Pele fina e brilhante.
   d. Temperatura baixa da extremidade.
6. Perda de tecido ou úlceras que não cicatrizam, e podem desenvolver necrose seca ou úmida (Figura 14.5). As úlceras arteriais são geralmente dolorosas, pálidas e têm bordas bem demarcadas (perfuradas).

Avaliação diagnóstica

Não invasiva

1. Exame físico vascular.
2. ITB – ver p. 333; pode ser feito antes e depois do exercício.

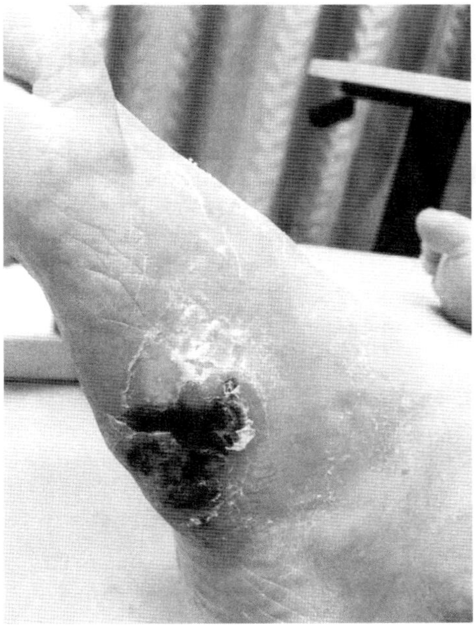

Figura 14.5 Úlcera arterial.

   a. O ITB deve ser medido em pacientes com suspeita de DAP quando o ITB em repouso for maior que 1,40.
   b. Alteração presente e significativa em pacientes diabéticos, pois o aumento associado da calcificação nas artérias distais pode elevar artificialmente o resultado do ITB.
3. Ultrassonografia com Doppler – diminuição da velocidade do fluxo por um vaso estenosado ou ausência de fluxo com oclusão total.
4. Pletismografia segmentar – diminuição da pressão distal à região de oclusão.

Invasiva

1. Angiografia – para confirmar a oclusão.
2. Angio-RM – para confirmar a oclusão.
3. TC helicoidal – para obter uma visão tridimensional da artéria e da oclusão.

Manejo

1. Metas:
   a. Restabelecer o fluxo sanguíneo para áreas com isquemia crítica.
   b. Preservar o membro.
   c. Aliviar a dor associada à claudicação intermitente ou dor em repouso.
   d. Proporcionar fluxo sanguíneo suficiente para a cicatrização de feridas.
2. Manejo agressivo dos fatores de risco para prevenir a progressão, incluindo caminhada, redução de peso, abandono do tabagismo e controle de outras condições, como hipertensão, dislipidemia e diabetes melito.
3. Tratamento farmacológico com agentes antiplaquetários ou anticoagulantes para melhorar o fluxo sanguíneo, aumentando a flexibilidade dos eritrócitos e diminuindo a viscosidade do sangue.
4. Quando as medidas conservadoras claramente não forem suficientes, pode ser necessária a cirurgia de revascularização (endarterectomia, cirurgia de revascularização miocárdica ou uma combinação).
5. Procedimentos endovasculares, como ATP com colocação de *stent*, podem ser utilizados isoladamente ou com cirurgia de revascularização para dilatação de segmentos localizados não calcificados de artérias estreitas, com ou sem colocação de *stent* intraluminal.

6. A oxigenoterapia hiperbárica pode ser usada para feridas que não cicatrizam e para gangrena gasosa (também denominada *mionecrose clostrídica*). Esse tratamento limita-se a centros que tenham câmara de oxigênio hiperbárica (mais comumente empregada para tratamento de acidentes de mergulho).
   a. O aumento da pressão atmosférica no interior da câmara, combinado à administração de oxigênio a 100%, possibilita a liberação de maior concentração de oxigênio para todas as partes do corpo.
   b. Os programas de tratamento típicos duram 2 horas, 5 ou 6 vezes/semana, durante 4 semanas ou mais.
   c. Os efeitos adversos incluem pressão ou estalido nos ouvidos, tontura discreta no fim das sessões de tratamento e possível alteração temporária da visão.
7. Amputação do membro afetado em casos de infecção grave e necrose, tentativas frustradas de revascularização ou quando a revascularização não for considerada uma opção viável.
8. Ver p. 324 para tratamentos cirúrgicos.

Complicações

1. Ulceração com cicatrização lenta.
2. Necrose, sepse.
3. A oclusão grave pode exigir a amputação parcial ou total do membro.

Avaliação de enfermagem

1. Ausculte o abdome à procura de ruídos hidroaéreos.
2. Observe os membros inferiores quanto a coloração, sensibilidade e temperatura. Compare bilateralmente para verificar se existem diferenças.
3. Palpe os pulsos (Figura 14.6) e documente. Se os pulsos não forem palpáveis, tente localizar o pulso com um Doppler portátil. Cerca de 10% das pessoas têm a artéria dorsal do pé ausente desde o nascimento.
4. Inspecione as unhas quanto a espessamento e opacidade; inspecione a pele em busca de aparência brilhante, atrófica, ausência de pelos e ressecada que refletem alterações crônicas.
5. Avalie a dor:
   a. Dor abdominal grave depois de se alimentar.
   b. Dor nas pernas com exercício.
   c. Dor nos pés em repouso.
6. Avalie para verificar se há úlceras nos dedos e pés.

Diagnósticos de enfermagem

- Perfusão tissular periférica ineficaz relacionada com diminuição do fluxo sanguíneo arterial
- Risco de disfunção neurovascular periférica dos membros inferiores
- Risco de infecção associado à diminuição do fluxo arterial.

Intervenções de enfermagem

Promoção da perfusão tecidual

1. Execute avaliações neurovasculares frequentes do membro acometido.
2. Inspecione os membros inferiores e os pés em busca de novas áreas de ulceração ou extensão da ulceração existente.
3. Forneça e incentive uma dieta balanceada, a fim de melhorar a cicatrização de feridas.
4. Incentive caminhadas ou a realização de exercícios de ADM para aumentar o fluxo sanguíneo, o que aumentará a circulação colateral.
5. Administre ou ensine a autoadministração de medicamentos analgésicos para alcançar um nível de conforto que permita a deambulação.

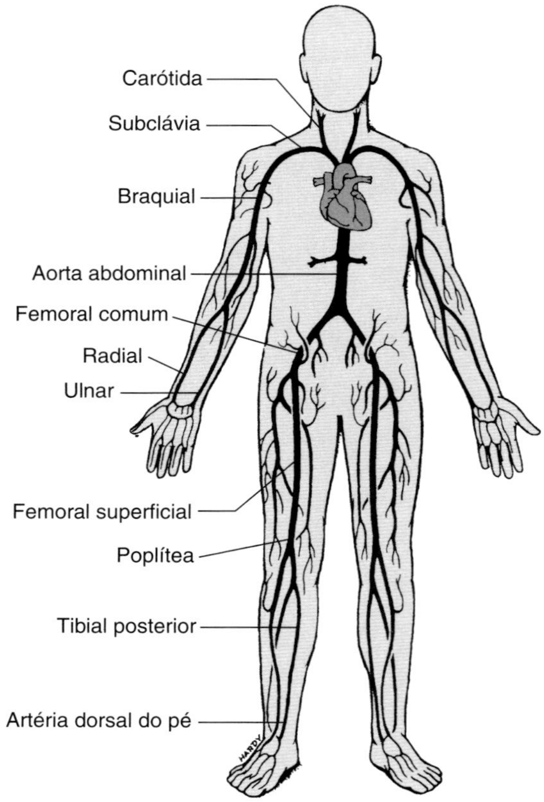

Figura 14.6 Pontos importantes na avaliação da insuficiência arterial periférica. Pulsos femorais reduzidos ou ausentes indicam doença aortoilíaca. Pulsos poplíteos ausentes indicam oclusão femoral superficial. Déficits de pulso em um membro associado a pulsos normais no membro contralateral podem sugerir embolia arterial aguda. Pulsos podais ausentes indicam comprometimento da artéria tibioperoneal.

Proteção dos membros inferiores

1. Recomende ao paciente usar calçados de proteção, como pantufas com sola de borracha ou sapatos com ponta fechada, quando estiver fora do leito.
2. Instrua o paciente e a família a manter corredores e passarelas livres de objetos para evitar ferimentos.
3. O paciente deve evitar meias e calçados apertados.
4. Instrua o paciente a evitar sentar-se com as pernas cruzadas.
5. Evite usar fita adesiva e sabonete abrasivo sobre a pele afetada.
6. Instrua o paciente a verificar a temperatura da água do banho com o antebraço antes de entrar na banheira.
7. Realize e ensine cuidados com os pés, incluindo lavagem e secagem cuidadosa e inspeção diária.

Prevenção da infecção

1. Aplique loção hidratante na pele intacta dos membros inferiores, para evitar ressecamento e rachaduras.
2. Incentive o paciente a usar meias limpas diariamente: meias de lã para o inverno e algodão para o verão.
3. Oriente que o paciente:
   a. Corte as unhas em linha reta após deixar os pés de molho em água morna.
   b. Coloque um rolo de algodão sob o canto da unha do hálux, se houver tendência para unha encravada.
   c. Consulte um podólogo para cortar calosidades; não use almofadas protetoras ou medicamentos fortes.
4. Entenda os sinais que devem ser notificados:
   a. Hiperemia, edema, irritação, vesículas e mau odor.

b. Prurido, ardor e erupções cutâneas.
c. Contusões, cortes e aparência incomum da pele.
d. Novas áreas de ulceração.
5. Consulte o médico antes de usar qualquer medicamento de venda livre, loções ou cremes tópicos na ferida.
6. Administre antibióticos no pós-operatório para prevenir a infecção ao redor do enxerto de material protético.

Educação do paciente e manutenção da saúde

1. Ensine ao paciente sobre a importância de caminhar para melhorar a circulação. Elabore um plano para aumentar gradativamente a distância percorrida.
2. Instrua o paciente a não se sentar ou ficar na mesma posição por longos períodos.
3. Ensine o paciente a, quando estiver sentado, manter os joelhos abaixo do nível dos quadris, para evitar a flexão do quadril.
4. Alerte ao paciente para evitar roupas apertadas (p. ex., meias elásticas ou roupas feitas de Lycra®/elastano), especialmente na área de colocação de enxerto.
5. Instrua o paciente a não cruzar as pernas quando estiver sentado ou deitado.
6. Ensine o paciente sobre os métodos para promover a vasodilatação, como manter o membro aquecido e interromper o uso de outras substâncias vasoconstritoras, como a cafeína.
7. Oriente o paciente sobre a importância do cuidado diário com os pés.
8. Incentive o paciente a parar de fumar.
9. Incentive o acompanhamento do controle das condições crônicas e do cuidado contínuo dos fatores de risco.

Reavaliação: resultados esperados

- Ausência de formação de novas úlcera
- Paciente relata a importância de usar calçados de proteção e lavar e inspecionar os pés diariamente
- Não há sinais de infecção dos membros inferiores.

Aneurisma

O *aneurisma* consiste em uma distensão de uma artéria provocada pelo enfraquecimento/destruição da parede arterial. Os aneurismas são revestidos por resíduos intraluminais, como placas e trombos. Em virtude da alta pressão no sistema arterial, os aneurismas podem aumentar, produzindo complicações pela compressão das estruturas circundantes. Se não forem devidamente tratados, podem se romper, acarretando hemorragia fatal. Ocorre dissecção quando as camadas da artéria se separam. O sangue flui entre as camadas, causando maior ruptura da parede arterial. Além disso, o trombo intraluminal pode ocluir totalmente a artéria, levando à isquemia aguda em todas as artérias distais à área de trombose, ou pode embolizar coágulos e/ou placas nas artérias distais ao aneurisma.

A *aorta* é o local mais comum para ocorrência de aneurismas; no entanto, eles podem se formar em qualquer vaso. Os aneurismas de vasos periféricos podem envolver as artérias renal, subclávia, poplítea (joelho) ou qualquer artéria principal. Os aneurismas produzem massa pulsátil e podem causar dor ou pressão nas estruturas vizinhas.

Fisiopatologia e etiologia

1. Aneurismas podem se formar em consequência de:
   a. Aterosclerose.
   b. Hereditariedade.
   c. Infecção.
   d. Traumatismo.
   e. Distúrbios imunológicas.
2. Falsos aneurismas (pseudoaneurismas) estão associados a traumatismo na parede arterial, como em casos de traumatismo fechado ou traumatismo relacionado com punções arteriais para angiografia e/ou cateterismo cardíaco.
3. A aorta ascendente e o arco aórtico são os locais de maior estresse hemodinâmico e também os locais mais comuns de dissecção arterial.
4. Fatores contribuintes incluem:
   a. Hipertensão.
   b. Arteriosclerose.
   c. Infecção local, piogênica ou fúngica (aneurisma micótico).
   d. Fragilidade congênita dos vasos.
   e. Sífilis.
   f. Traumatismo.
5. Do ponto de vista morfológico, os aneurismas podem ser classificados da seguinte maneira:
   a. Sacular – distensão de um vaso que se projeta para um lado.
   b. Fusiforme – distensão de toda a artéria (a circunferência inteira está envolvida).
   c. Dissecante – hematoma hemorrágico ou intramural, separando as camadas mediais da parede da aorta.
6. Os aneurismas da aorta abdominal são descritos como infrarrenais, quando o "colo" do aneurisma está localizado abaixo do nível das artérias renais; justarrenal, quando o aneurisma envolve as artérias renais; ou suprarrenais, quando o aneurisma está localizado acima do nível artérias renais ou envolve as artérias renais.

Manifestações clínicas

Aneurisma da aorta toracoabdominal

Ocorre desde o arco aórtico até o nível do diafragma. No início, não apresenta sintomatologia; posteriormente, os sintomas podem surgir em consequência de insuficiência cardíaca ou massa tumoral pulsante no tórax.

1. Diferenças entre pulso e pressão arterial nos membros superiores se o aneurisma interferir na circulação da artéria subclávia esquerda.
2. Dor e sintomas de pressão.
3. Dor constante devido à pressão.
4. Dor intermitente e nevrálgica em virtude do impacto sobre os nervos.
5. Dispneia, causando pressão contra a traqueia.
6. Tosse, frequentemente paroxística e com som estridente.
7. Rouquidão, voz fraca ou afonia completa, resultante da pressão contra o nervo laríngeo recorrente.
8. Disfagia devido ao impacto sobre o esôfago.
9. Edema da parede torácica – pouco frequente.
10. Veias superficiais dilatadas no tórax.
11. Cianose por compressão venosa dos vasos torácicos.
12. Dilatação ipsolateral das pupilas devido à pressão contra a cadeia simpática cervical.
13. Pulsação anormal aparente na parede torácica, em virtude de erosão do aneurisma por meio da caixa torácica – na sífilis.

Aneurisma abdominal

1. Muitos desses pacientes são assintomáticos.
2. Dor abdominal é o sintoma mais comum, persistente ou intermitente – geralmente localizada no abdome médio ou inferior à esquerda da linha média.
3. Dor lombar causada por pressão exercida na coluna vertebral pelo crescimento do aneurisma
4. Sensação de massa abdominal pulsátil, que pode ser palpada por frêmito e auscultada como um sopro.
5. Hipertensão.
6. Variabilidade distal da PA; a pressão no braço é maior que na coxa.
7. Em caso de ruptura, manifesta-se com hipotensão e/ou choque hipovolêmico.

Alerta gerontológico
A maioria dos aneurismas abdominais ocorre entre os 60 e 90 anos de idade. A ruptura do aneurisma é provável se houver hipertensão coexistente ou se o aneurisma for maior que 5,5 a 6 cm.

Avaliação diagnóstica

1. A radiografia abdominal ou de tórax pode revelar calcificação que delineia o aneurisma.
2. A TC e ultrassonografia são utilizadas para detectar e monitorar o tamanho do aneurisma.
3. RM/angio-RM.
4. A TC helicoidal fornece uma visão tridimensional do aneurisma e de qualquer aterosclerose associada.
5. A arteriografia permite a visualização do aneurisma e do vaso.

Manejo

1. Os aneurismas pequenos (4 cm ou menos) podem ser acompanhados com TC ou ultrassonografia a cada 6 meses e com controle agressivo da PA.
2. O prognóstico é ruim para pacientes não tratados à medida que ocorre aumento do aneurisma. Isso é particularmente verdadeiro quando o aneurisma aumenta 5 mm em 3 meses ou em pacientes com doença pulmonar obstrutiva crônica (DPOC).
3. Cirurgia:
   a. Ressecção do aneurisma por incisão abdominal e colocação de prótese para restaurar a continuidade vascular.
   b. O enxerto endovascular envolve o reparo do aneurisma por uma endoprótese, que deve ser implantada pela artéria femoral. A endoprótese é conectada acima e abaixo do aneurisma e fornece um novo canal para circulação sanguínea.
   c. Os aneurismas torácicos são os mais difíceis de tratar, o enxerto endovascular é possível, e alguns exigem o uso de *bypass* circulatório atriofemoral no intraoperatório.

Complicações

1. Hemorragia fatal.
2. Isquemia miocárdica.
3. AVC.
4. Paraplegia por causa da interrupção de fluxo para artéria espinal anterior.
5. Isquemia abdominal.
6. Íleo paralítico.
7. Oclusão do enxerto.
8. Infecções do enxerto.
9. Insuficiência renal aguda.
10. Impotência.
11. Isquemia dos membros inferiores.
12. "Síndrome dos dedos roxos" – resultado da embolização distal de placas e coágulos sanguíneos.

Avaliação de enfermagem

1. No paciente com aneurisma da aorta torácica e abdominal, esteja atento ao início súbito de dor aguda e lancinante localizada na região anterior do tórax, na região epigástrica, nos ombros ou costas, indicando dissecção aguda ou ruptura.
2. Em pacientes com aneurisma da aorta abdominal, avalie a dor abdominal (particularmente no quadrante inferior esquerdo) e a dor lombar intensa causada pela rápida expansão. Fique alerta quanto à ocorrência de síncope, taquicardia e hipotensão, que pode ser seguida por hemorragia fatal em consequência de ruptura.

Diagnósticos de enfermagem

- Risco de perfusão tissular gastrintestinal ineficaz, renal, cardíaco, cerebral (órgãos vitais) relacionado com aneurisma, sua ruptura ou dissecção do aneurisma
- Risco de infecção associada à cirurgia
- Dor aguda relacionada com pressão do aneurisma sobre os nervos e no pós-operatório.

Intervenções de enfermagem

Manutenção da perfusão de órgãos vitais

No pré-operatório:
1. Avalie a dor torácica e abdominal.
2. Prepare o paciente para exames de diagnóstico ou cirurgia, conforme indicado.
3. Monitore para sinais e sintomas de choque hipovolêmico.
4. Realize avaliação neurológica e estado mental regularmente.

No pós-operatório:
1. Monitore os sinais vitais com frequência.
2. Avalie os sinais e sintomas de sangramento:
   a. Hipotensão.
   b. Taquicardia.
   c. Taquipneia.
   d. Diaforese.
3. Monitore os exames laboratoriais, conforme prescrição.
4. Monitore o débito urinário a cada hora.
5. Avalie o abdome à procura de ruídos intestinais e distensão. Observe se há diarreia, que ocorre antes do que se espera da função intestinal.
6. Efetue avaliações neurovasculares nas extremidades distais.
7. Examine os pés em busca de sinais e sintomas de embolização:
   a. Pés frios.
   b. Dedos dos pés cianóticos ou áreas azuladas irregulares na superfície plantar dos pés.
   c. Dor nos pés.
8. Mantenha a infusão IV para administrar medicamentos de controle da PA e manter a hidratação no pós-operatório.
9. Posicione o paciente para evitar a flexão do quadril, mantendo os joelhos abaixo do nível dos quadris quando estiver sentado na cadeira.
10. Se o reparo do aneurisma toracoabdominal tiver sido realizado, monitore os sinais e sintomas de isquemia medular:
    a. Dor.
    b. Dormência.
    c. Parestesia.
    d. Fraqueza.

Prevenção da infecção

1. Monitore a temperatura.
2. Avalie mudanças na contagem de leucócitos.
3. Monitore a incisão em busca de sinais de infecção.
4. Administre antibióticos, se houver prescrição, para evitar a colonização bacteriana do enxerto.

Alívio da dor

1. Administre analgésicos, conforme prescrição, ou monitore a analgesia controlada pelo paciente.
2. Mantenha a cabeceira do leito elevada não mais que 45° nos primeiros 3 dias de pós-operatório, para evitar pressão sobre o local da incisão.
3. Raramente – realize a descompressão nasogástrica em casos de íleo paralítico após a cirurgia, até o retorno dos sons intestinais.
4. Avalie o abdome à procura de sons e distensão intestinal.

Educação do paciente e manutenção da saúde

1. Ensine o paciente sobre os medicamentos para controlar a PA e a importância de tomá-los corretamente.

2. Explique o processo patológico, sinais e sintomas de aneurisma em expansão ou de sua ruptura iminente, que devem ser notificados,
3. Para pacientes no pós-operatório, explique os sinais de alerta de complicações do pós-operatório (febre, inflamação do local da cirurgia, sangramento e edema).
4. Incentive uma nutrição equilibrada e adequada para a cicatrização da ferida.
5. Incentive o paciente a manter um programa de exercícios no pós-operatório.
6. Explique ao paciente que, devido ao uso de um enxerto protético para reparar o aneurisma, será necessária a administração de antibióticos profiláticos para a realização de procedimentos invasivos, incluindo exames odontológicos de rotina e limpeza dentária durante 6 a 12 meses após o reparo do aneurisma.
7. Alerte todos os pacientes de que uma triagem única para o aneurisma da aorta abdominal por ultrassonografia tem sido recomendada para homens entre 65 e 75 anos que já foram tabagistas. Se o paciente tiver um aneurisma aórtico, seus familiares, homens e mulheres, com idade acima de 55 anos, devem ser submetidos a exames de ultrassonografia para descartar a possibilidade de aneurisma da aorta abdominal.

Baseado em evidências
U.S. PreventiveTaskforce. (2014). *Guide to clinical preventive services: Screening for abdominal aortic aneurysm.* Disponível em: *www.ahrq. gov/professionals/clinicians-providers/guidelinesrecommendations/guide/section2.html.*

Reavaliação: resultados esperados

- Nenhuma alteração no estado mental, nos sons intestinais, sinais vitais ou débito urinário
- Ausência de febre e de sinais de infecção
- Paciente relata o controle da dor com a medicação.

Oclusão arterial aguda

Oclusão arterial aguda consiste na interrupção súbita do fluxo sanguíneo, que pode causar obstrução completa ou parcial da artéria. Não há tempo para o desenvolvimento de circulação colateral. Ocorre desenvolvimento de isquemia crítica do membro e pode resultar em perda do membro afetado e/ou morte do paciente.

Fisiopatologia e etiologia

1. A embolização é a causa mais comum de oclusão arterial aguda.
2. O êmbolo pode consistir em trombo, resíduos ateromatosos ou tumor.
3. É mais comum que êmbolos se originem no coração como resultado de fibrilação atrial, IAM ou insuficiência cardíaca (cerca de 85%), todavia, podem ocorrer após procedimentos invasivos, como cateterismo cardíaco, angiografia e cirurgia.
4. A arteriosclerose pode causar rugosidades ou ulceração das placas ateromatosas, podendo levar à formação de êmbolos.
5. Pode estar também associado a imobilidade, anemia e desidratação.
6. Os êmbolos tendem a se alojar em bifurcações e estreitamentos ateroscleróticos.
7. Outras causas de oclusão aguda incluem:
   a. Traumatismo.
   b. Trombo.
   c. Obstrução do fluxo venoso, que inclui a síndrome compartimental.

Manifestações clínicas

1. O paciente pode apresentar dor aguda e perda da função sensorial e motora devido ao bloqueio da artéria por êmbolos e reflexo vasomotor associado.
   a. Paralisia da parte acometida.
   b. Anestesia da parte acometida.
   c. Palidez e frieza.
   d. Edema.
   e. Rigidez do membro.
   f. Ausência de pulsação.

Avaliação diagnóstica

1. Avaliação neurovascular da área afetada.
2. Ultrassonografia Doppler, pressão segmentar do membro e registro do volume do pulso – podem indicar diminuição do fluxo.
3. Arteriografia – confirma o diagnóstico.
4. Angio-RM ou TC helicoidal – para confirmar o diagnóstico e fornecer uma visão tridimensional da área.
5. A angiografia com subtração digital, a angio-RM e RM podem ser realizadas para verificar embolização cerebral.

Manejo

1. Terapia medicamentosa – anticoagulantes (ver p. 320) e trombolíticos (ver p. 324).
2. Cirurgia:
   a. A embolectomia (Figura 14.7) deve ser realizada dentro de 6 a 10 horas para prevenir a necrose muscular e perda do membro.
   b. Fasciotomia – são realizadas incisões sobre os compartimentos das pernas para ajudar na expansão do tecido edematoso e no alívio da pressão sobre o sistema arterial.
   c. Amputação do membro afetado, se a revascularização for inadequada devido a complicações metabólicas.
3. Tratamento do choque.
4. Repouso no leito.

Alerta de enfermagem
A embolização arterial de uma grande artéria, como a ilíaca, é potencialmente fatal e requer intervenção cirúrgica de emergência.

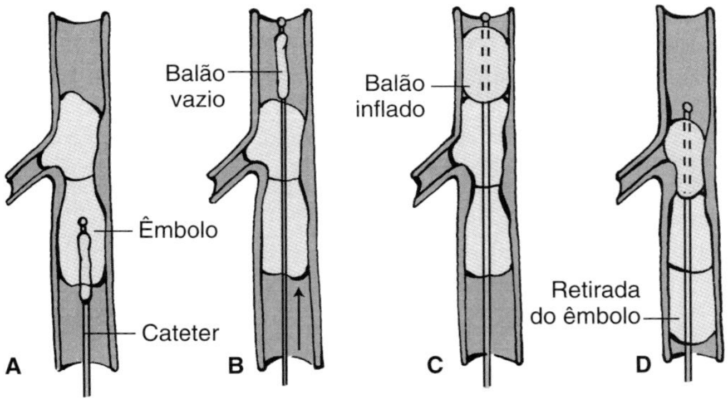

Figura 14.7 A extração de um êmbolo de um vaso pode ser efetuada com o uso de um cateter de embolectomia de Fogarty. O cateter, com um balão macio e vazio próximo à extremidade, é introduzido pela artéria por meio de uma arteriotomia. **A** e **B.** É progredido em direção ao êmbolo e seu trombo. **C.** Em seguida, é inflado. **D.** Uma tração constante para baixo remove o êmbolo juntamente ao cateter.

Complicações

1. Isquemia irreversível e perda do membro.
2. Complicações metabólicas:
   a. Acidose.
   b. Hiperpotassemia.
   c. Insuficiência renal.
3. Choque.

Avaliação de enfermagem

1. Avalie dor aguda e intensa.
2. Avalie a perda gradual ou aguda da função sensorial e motora.
3. Verifique o agravamento da dor pelo movimento e a pressão exercida sobre o membro.
4. Palpe à procura de perda de pulsos distais.
5. Inspecione o membro em busca de palidez, manchas ou dormência.
6. Examine à procura de colapso das veias superficiais devido à diminuição do fluxo sanguíneo para o membro.
7. Verifique se há linhas nítidas de demarcação de cor e temperatura. Isso pode ser observado distalmente ao local da oclusão, como consequência da isquemia.
8. Avalie o edema.

Diagnósticos de enfermagem

- Conforto prejudicado relacionado com o comprometimento do suprimento sanguíneo
- Perfusão tissular periférica ineficaz associada à ausência de fluxo sanguíneo devido ao coágulo
- Risco de infecção relacionado com o procedimento cirúrgico.

Intervenções de enfermagem

Proteção dos membros

1. Proteja o membro, mantendo-o no plano horizontal ou abaixo do nível do corpo.
2. Proteja as pernas de superfícies duras, superfícies apertadas ou pesadas, e roupa de cama sobreposta apertada ou pesada.
3. Manuseie o membro suavemente e evite pressão ou fricção durante o reposicionamento.
4. Administre analgésicos, conforme prescrição.

Promoção da perfusão tissular

1. Administre HNF no acesso IV para reduzir a tendência a formação ou expansão de êmbolos (útil em artérias de menor calibre).
2. Monitore o cateter IV para infusão da terapia trombolítica para a dissolução do coágulo, conforme prescrição.
3. Verifique o paciente à procura de sinais de sangramento (gengivas, urina e fezes).
4. Monitore os exames de coagulação, hematológicos e eletrólitos.
5. Prepare o paciente para a cirurgia (ver p. 324).
6. No pós-operatório, promova o movimento do membro para estimular a circulação e prevenir a estase.

Prevenção da infecção

1. No pós-operatório, inspecione a ferida operatória à procura de sangramento, edema, eritema e secreção.
2. Mantenha a infusão IV ou o acesso venoso para administrar antibióticos IV, quando indicado.
3. Monitore o paciente e observe o surgimento de taquicardia, febre, dor, eritema, calor, edema e drenagem de secreção no local da incisão.

Educação do paciente e manutenção da saúde

1. Ensine ao paciente técnicas de prevenção, como atividade aeróbica diária, observação da pele em busca de quaisquer rupturas e formas de prevenir o surgimento de lesões.
2. Oriente o paciente quanto ao tratamento clínico e a importância de tomar os medicamentos prescritos, como anticoagulantes orais, para evitar a nova embolização.
3. Incentive o paciente a relatar sintomas de oclusão arterial: paralisia, dormência, formigamento, palidez e frieza do membro.

Reavaliação: resultados esperados

- O paciente relata ausência de dor; não observa lesão
- O membro apresenta coloração, sensibilidade, movimento e temperatura normais
- Não há sinais de infecção.

Distúrbio vasospástico: fenômeno de Raynaud

O *fenômeno de Raynaud* é um distúrbio vasospástico provocado por sensibilidade incomum ao frio, estresse emocional ou distúrbios autoimunes. É denominado doença de Raynaud primária quando é de causa idiopática, não acompanhado de outras manifestações sistêmicas. É chamado síndrome de Raynaud secundária quando está associado a distúrbios autoimunes.

Fisiopatologia e etiologia

1. O distúrbio vasospástico é uma forma de vasoconstrição arteriolar intermitente que resulta em temperatura fria, dor e palidez nas pontas dos dedos dos pés ou ponta do nariz e circulação de rebote com a presença de hiperemia e dor.
2. A causa é desconhecida, embora possa ser secundária a distúrbios do tecido conjuntivo e outros distúrbios imunológicos, como esclerodermia, lúpus sistêmico, polimiosite e síndrome de Sjögren.
3. Os episódios podem ser desencadeados por fatores emocionais ou sensibilidade incomum ao frio.
4. É mais comum em mulheres entre as idades de 16 e 40 anos e é observado mais comumente em climas frios e durante os meses de inverno.

Manifestações clínicas

1. Vasoconstrição arteriolar intermitente, resultando em temperatura fria, dor e palidez.
2. O envolvimento dos dedos parece ser assimétrico; os polegares são acometidos com menor frequência.
3. Alterações características da coloração: branco-azul-vermelho.
   a. Branco – palidez, coloração de aparência cadavérica se o espasmo for grave.
   b. Azul – cianótico, fluxo sanguíneo relativamente estagnado.
   c. Vermelho – hiperemia reativa ao reaquecimento.
4. Ocasionalmente, ocorre ulceração nas pontas dos dedos (mais comum em distúrbios autoimunes).

Avaliação diagnóstica

1. Os sintomas clínicos devem durar pelo menos 2 anos até se confirmar o diagnóstico.
2. Pode-se efetuar exames para excluir processos patológicos secundários, como doença arterial oclusiva crônica ou do tecido conjuntivo.
3. Pode-se realizar exames não invasivos de fluxo sanguíneo para avaliar pressões nos dedos e formas de onda arteriais.

Manejo

1. Evite fatores desencadeantes e agravantes.
2. Proteja os dedos das mãos e pés com luvas térmicas de dois dedos (não qualquer luva) e botas quentes em clima frio.

3. Os bloqueadores dos canais de cálcio de ação prolongada são frequentemente usados para prevenir ou reduzir o vasospasmo.
4. A nitroglicerina ou simpaticolíticos, como reserpina, guanetidina ou prazosina, podem ser úteis para alguns pacientes. Os efeitos adversos, como cefaleia, tontura e hipotensão ortostática, podem gerar contraindicação.
5. Agentes antiplaquetários, como ácido acetilsalicílico ou dipiridamol, podem ser administrados para prevenir a oclusão total.
6. Simpatectomia – remoção dos gânglios simpáticos ou secção de seus ramos; pode proporcionar alguma melhora (extremamente raro).

Complicações

1. A doença crônica pode causar atrofia da pele e dos músculos.
2. Ulceração e necrose (rara).

Avaliação de enfermagem

1. Faça um histórico completo e uma revisão dos sistemas à procura de indícios do distúrbio subjacente.
2. Avalie a palidez dos dedos quando expostos ao frio. A cor torna-se cianótica e depois vermelha com a temperatura normal.
3. Observe se o calor produz alívio dos sintomas.

Diagnósticos de enfermagem

- Risco de disfunção neurovascular periférica relacionada com o processo vasospástico
- Dor aguda associada ao estágio de hiperemia.

Intervenções de enfermagem

Minimização da alteração sensorial

1. Ensine o paciente a evitar a exposição ao frio; por exemplo, usando luvas ao manusear objetos frios (jarro de água, itens refrigerados). Na exposição ao frio, sempre usar luvas. Ensine técnicas de reaquecimento ao paciente – água quente, colocar os dedos na área axilar ou da virilha.
2. Incentive o paciente a parar de fumar.
3. Ajude o paciente a entender a necessidade de evitar situações estressantes.
4. Ofereça opções aos pacientes para o manejo do estresse.
5. Administre e oriente o paciente sobre a terapia medicamentosa.
6. Instrua o paciente sobre a necessidade de tomar os medicamentos todos os dias para prevenir ou minimizar os sintomas.
7. Monitore para precaução de hipotensão ortostática se o paciente estiver recebendo simpatolíticos.
8. Informe ao paciente que o episódio pode ser interrompido colocando as mãos (ou pés) em água morna.

Alívio da dor

1. Explique ao paciente que a dor pode ser sentida quando o espasmo é aliviado – fase hiperêmica.
2. Administre ou ensine a autoadministração de analgésicos.
3. Reafirme ao paciente que a dor é temporária e que a presença de dor persistente, ulceração ou sinais de infecção devem ser comunicados.

Educação do paciente e manutenção da saúde

1. Evite tudo o que provoca vasoconstrição dos vasos das mãos.
2. Previna lesões nas mãos, que podem agravar a vasoconstrição e levar à ulceração.
3. Evite a exposição ao frio, visto que pode desencadear uma reação. Evite ambientes úmidos e exposição ao vento.
4. Use roupas quentes – botas, luvas e casacos com capuz – ao sair no tempo frio e roupas impermeáveis se chover ou nevar.
5. Evite colocar as mãos na água fria, no *freezer* ou na geladeira, a menos que sejam usadas luvas de proteção.
6. Tenha precauções extras para evitar ferimentos nos dedos e nas mãos, causados por picadas de agulha e cortes de faca.

Reavaliação: resultados esperados

- Segue o regime de medicação, evitando fatores desencadeantes
- Relata redução na duração da fase dolorosa durante os episódios.

DISTÚRBIOS HIPERTENSIVOS

Hipertensão arterial

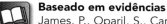

Baseado em evidências
James, P., Oparil, S., Carter, B. *et al.* (2014). Evidence based guidelines for the management of high blood pressure in adults (JNC 8). *JAMA, 311*(5), 507-520.

A American Heart Association define *pressão arterial* (PA) como a força exercida pelo sangue contra a parede arterial e está relacionada com a viscosidade do sangue (espessura) e a resistência dos vasos sanguíneos. A pressão arterial sistólica (PAS) é a pressão arterial mais alta quando o coração se contrai e se esvazia. A pressão arterial diastólica (PAD) é a pressão arterial mais baixa quando o coração relaxa para se encher de sangue. A *hipertensão* (PA alta) é uma patologia da regulação vascular na qual os mecanismos que controlam a pressão arterial dentro da normalidade sofrem alterações. Os mecanismos predominantes no controle da PA são o sistema nervoso central (SNC), o sistema renina-angiotensina-aldosterona e o volume de líquido extracelular. Não se conhece a causa da falha nesses mecanismos.

Fisiopatologia e etiologia

A PAD elevada exerce tensão na parede arterial, que, com o passar do tempo, provoca espessamento e calcificação da túnica média arterial (uma condição denominada *esclerose*) e, por fim, estreitamento do lúmen do vaso sanguíneo. A PA elevada é observada quando ocorre aumento do débito cardíaco e da resistência periférica.

Hipertensão primária ou essencial

(Aproximadamente 95% dos pacientes com hipertensão.)

1. Quando a PAD é de 90 mmHg e/ou a PAS é de 140 mmHg ou superior e não houver outras causas de hipertensão, a condição é denominada hipertensão primária. Mais especificamente, um indivíduo deve ser considerado hipertenso quando a média de duas ou mais leituras de PA, adequadamente obtidas, com o paciente sentado e mensuradas em repouso em cada uma de duas ou mais consultas médicas, excede os limites superiores ao normal (Boxe 14.1).
2. A causa da hipertensão essencial é desconhecida, no entanto, existem várias linhas de pesquisa:
   a. Hiperatividade dos nervos vasoconstritores simpáticos.
   b. Substância vasoativa liberada por células endoteliais arteriais, que atua sobre a musculatura lisa, sensibilizando-a e levando à vasoconstrição.
   c. Aumento do débito cardíaco, seguido por constrição das arteríolas.

Boxe 14.1 Classificação da hipertensão para adultos.

- < 120 sistólica e < 80 diastólica – normal
- 120 a 139 sistólica ou 80 a 89 diastólica – pré-hipertensão
- 140 a 159 sistólica ou 90 a 99 diastólica – fase 1 de hipertensão
- ≥ 160 sistólica ou ≥ 100 diastólica – fase 2 de hipertensão.

d. Consumo excessivo de sódio, retenção de sódio, resistência à insulina e hiperinsulinemia desempenham papéis que ainda não estão estabelecidos. Existe um corpo crescente de evidências que associam o consumo excessivo de sódio à patogênese da hipertensão.
e. Tendência familiar (genética).

3. A elevação da PAS na ausência de PAD elevada é denominada hipertensão sistólica isolada e deve ser tratada da mesma maneira.

Hipertensão secundária

1. Ocorre aproximadamente em 5% dos pacientes com hipertensão secundária a outras patologias.
2. Patologia renal:
   a. Doença renal crônica, anomalias congênitas, pielonefrite, estenose da artéria renal, glomerulonefrite aguda e crônica e uropatia obstrutiva (hidronefrose).
   b. A redução do fluxo sanguíneo para os rins causa a liberação de renina. A renina reage com uma proteína sérica para formar a angiotensina I, que é convertida em angiotensina II por meio da ação da enzima conversora de angiotensina nos pulmões, acarretando vasoconstrição e aumento da retenção de sal e água.
3. Coarctação da aorta (estenose da aorta) – o fluxo de sangue para os membros superiores é maior que o fluxo para os rins. Os rins liberam renina quando percebem a hipotensão.
4. Distúrbios endócrinos:
   a. Feocromocitoma – tumor da glândula suprarrenal que causa liberação de epinefrina e norepinefrina e aumento na PA (extremamente raro).
   b. Os tumores do córtex suprarrenal geram aumento na secreção de aldosterona (hiperaldosteronismo) e PA elevada (raro).
   c. A síndrome de Cushing desencadeia aumento dos esteroides adrenocorticais (causando retenção de sódio e líquidos) e hipertensão.
   d. O hipertireoidismo causa aumento do débito cardíaco.
5. A apneia obstrutiva do sono causa hipertensão noturna, o que leva à hipertensão prolongada durante o dia.
6. Medicamentos adquiridos com prescrição médica, como estrogênios e esteroides (causam retenção de líquidos), simpatomiméticos (causam vasoconstrição e taquicardia), antidepressivos (previnem a quebra da epinefrina), inibidores de apetite (causam taquicardia e vasoconstrição) e AINEs (causam retenção de fluidos e podem levar insuficiência renal).
7. Medicamentos de venda livre e substâncias como a cocaína (causam vasoconstrição e taquicardia); AINEs; agentes fitoterápicos, como a erva-de-são-joão, o ginseng, a éfedra (etiologia pouco clara da hipertensão); anti-histamínicos (causam vasoconstrição e taquicardia); e nicotina (causa vasoconstrição).
8. Substratos alimentares, como cloreto de sódio, etanol, alcaçuz e glicose, que podem causar aumento da retenção de líquidos.

Consequências da hipertensão

1. A hipertensão pode causar lesão na camada íntima nas artérias, o que pode acarretar arteriosclerose, quando ocorre proliferação de células musculares lisas, infiltração lipídica e acúmulo de cálcio no endotélio vascular.
2. A hipertensão prolongada danifica pequenos vasos sanguíneos em cérebro, olhos, coração e rins.
3. O principal objetivo em pacientes com PA elevada deve ser evitar danos ao órgão-alvo em coração (hipertrofia ventricular esquerda, angina, infarto do miocárdio, insuficiência cardíaca), cérebro (AVC, ataque isquêmico transitório, demência), rins (doença renal crônica), olhos (retinopatia, cegueira) ou vasculatura (aneurisma, DAP).
4. A atualização de 2016 da *Heart Disease and Stroke Statistics* indica que, em comparação a indivíduos com PA normal (120/80 mmHg), os pacientes com pré-hipertensão apresentam risco 1,5 a 2 vezes maior para eventos cardiovasculares entre as idades de 60 e 80 anos.

Prevalência e fatores de risco

Baseado em evidências
Mozaffarian, D., Benjamin, E., Go, A. *et al.* (2015). Heart disease and stroke statistics-2015 update: A report from the American Heart Association. *Circulation, 131*(4), e29-e322.

1. A hipertensão arterial afeta aproximadamente 1 bilhão de pessoas em todo o mundo e é o fator de risco modificável mais comum para a arteriosclerose.
2. Há uma estimativa de 80 milhões de americanos com hipertensão arterial (cerca de 32,6% da população adulta); e este número deve aumentar devido ao envelhecimento da população. Apenas uma fração dessas pessoas está ciente de sua hipertensão e recebe tratamento, e um número ainda menor consegue o controle adequado da PA.
3. As National Health and Nutrition Examination Surveys (NHANES), destinadas a monitorar a saúde e o estado nutricional da população civil americana, mostraram que, entre os adultos norte-americanos com pressão alta, a porcentagem de indivíduos com hipertensão que estavam cientes de sua condição aumentou de 69,6% em 1999-2000 para 80,6% em 2007-2008. O número de indivíduos que tomam medicamentos anti-hipertensivos e conseguiram o controle da PA também aumentou durante esse período.
4. Fatores de risco incluem idade entre 30 e 70 anos, raça afro-americana, sobrepeso ou obesidade, apneia do sono, história familiar, tabagismo, sedentarismo, diabetes melito, síndrome metabólica, baixa escolaridade/condição socioeconômica, estressores psicológicos e fatores dietéticos (aumento do consumo de gorduras, sódio e álcool, com menor consumo de alimentos ricos em potássio).

Alerta de enfermagem
Há uma incidência maior de hipertensão na população afro-americana, juntamente a maior taxa de mortalidade e risco de complicações, como AVC, hipertrofia ventricular esquerda, insuficiência cardíaca e doença renal.

Manifestações clínicas

1. Geralmente assintomático; conhecido como assassino silencioso.
2. Pode causar cefaleia, tontura, visão turva, dor no peito e falta de ar quando a pressão está muito elevada.
3. Leituras de PA elevada medidas com o paciente sentado, em pelo menos duas ocasiões.

Avaliação diagnóstica

1. ECG – para determinar os efeitos da hipertensão sobre o coração (hipertrofia ventricular esquerda, isquemia) ou doença cardíaca subjacente.
2. Radiografia de tórax – pode mostrar cardiomegalia ou dilatação da aorta devido a mediastino ampliado.
3. Proteinúria, níveis séricos elevados de ureia no sangue e níveis elevados de creatinina – indicam doença renal como causa ou efeito da hipertensão; microalbumina miccional ou urina para a relação albumina-creatinina são indicadores precoces.
4. Nível sérico de potássio – diminuído no hiperaldosteronismo primário; elevados na síndrome de Cushing; ambos são causas de hipertensão secundária.
5. Urina (24 horas) para catecolaminas – aumento de feocromocitoma.
6. Ultrassonografia renal para detectar doenças vasculares renais.
7. Imagem duplex da artéria renal para identificar estenose da artéria renal.

8. Medidas ambulatoriais da PA.
9. Testes para causas de hipertensão secundária são feitos se a hipertensão for resistente ao tratamento ou se houver sinais e sintomas específicos de hipertensão secundária.

Manejo

Metas de pressão arterial

1. As metas de PA se baseiam em pesquisas e diretrizes e/ou consensos publicados. Os médicos devem estar cientes das metas de PA de seus pacientes.
2. Diretrizes do 8º Relatório da Joint National Commission (JNC-8) dos EUA:
   a. As metas de PA para todos os pacientes são inferiores a 150/90 mmHg.
   b. As metas de PA para pacientes com diabetes e doença renal crônica são inferiores a 140/90 mmHg.
3. Diretrizes da American Heart Association:
   a. Indivíduos com doença isquêmica do coração, equivalentes a DAC e alto risco de DAC, têm meta de PA de menos de 130/80 mmHg.
   b. Se o paciente tiver disfunção do VE, a PA-alvo deve ser menor que 120/80 mmHg.
4. Diretrizes da American Diabetes Association indicam que indivíduos com diabetes devem ter meta de PA menor que 140/90 mmHg.

Modificações no estilo de vida

Modificações no estilo de vida reduzem a PA, impedem ou retardam a incidência de hipertensão, incrementam a terapia com anti-hipertensivos e diminuem o risco cardiovascular (ver Boxe 14.2).

Se, apesar das mudanças no estilo de vida, a PA permanecer igual ou maior que 140/90 mmHg (ou não estiver no nível ideal em caso de outros fatores de risco cardiovascular) em 3 a 6 meses, a terapia medicamentosa deve ser iniciada. Se a PA estiver extremamente alta ou houver fatores de risco cardiovascular, a terapia com um único medicamento pode ser iniciada.

Terapia medicamentosa

Ver Tabela 14.4.

1. As considerações na seleção de terapia incluem:
   a. Raça – os afro-americanos respondem bem aos bloqueadores dos canais de cálcio e aos diuréticos tiazídicos, se não forem observadas condições imperativas. Um bloqueador do sistema renina-angiotensina (RAS) é a primeira escolha para afro-americanos com doença renal, diabetes ou insuficiência cardíaca. Os caucasianos respondem bem aos inibidores da enzima conversora da angiotensina (ECA).
   b. Idade – alguns efeitos adversos, como fadiga e tontura, podem não ser bem tolerados por pacientes idosos. Tipicamente os diuréticos são o primeiro medicamento prescrito.
   c. Doenças e terapias concomitantes – alguns agentes também tratam enxaquecas, hiperplasia prostática benigna, insuficiência cardíaca; apresentam efeitos benéficos em condições como insuficiência renal; ou apresentam efeitos adversos em condições como diabetes ou asma.
   d. Impacto na qualidade de vida – tolerância a efeitos adversos.
   e. Considerações de custo – agentes mais recentes e de marca geralmente são mais caros.
   f. Dosagem – doses múltiplas podem reduzir a adesão ao tratamento.
2. Medicamentos disponíveis:
   a. Diuréticos – reduzem a PA, promovendo a excreção urinária de água e sódio para diminuir o volume sanguíneo.
   b. Bloqueadores beta-adrenérgicos – reduzem a PA, desacelerando o coração e reduzindo o débito cardíaco, bloqueando os receptores beta-adrenérgicos que produzem epinefrina.
   c. Bloqueadores dos receptores alfa – reduzem a PA, dilatando os vasos sanguíneos periféricos e diminuindo a resistência vascular periférica. Pesquisas indicam que esses medicamentos fornecem pouca proteção contra a insuficiência cardíaca, mas são eficazes na melhora da hipertrofia benigna da próstata.

Tabela 14.4 Dosagem para medicamentos anti-hipertensivos baseada em evidências.

Medicamentos anti-hipertensivos	Dose diária inicial/número de doses por dia	Dose-alvo nos ECRs revisados (mg)
Inibidores da ECA		
Captopril	50 (2)	150 a 200
Enalapril	5 (1 a 2)	20
Lisinopril	10 (1)	40
Bloqueadores dos receptores de angiotensina		
Eprosartana	400 (1 a 2)	600 a 800
Candesartana	4 (1)	12 a 32
Losartana	50 (1 a 2)	100
Valsartana	40 a 80 (1)	160 a 320
Irbesartana	75 (1)	300
Betabloqueadores		
Atenolol	25 a 50 (1)	100
Metoprolol	50 (1 a 2)	100 a 200
Bloqueadores dos canais de cálcio		
Anlodipino	2,5 (1)	10
Diltiazem de liberação prolongada	120 a 180 (1)	360
Nitrendipino	10 (1 a 2)	20
Diuréticos do tipo tiazídico		
Bendroflumetiazida	5 (1)	10
Clortalidona	12,5 (1)	12,5 a 25
Hidroclorotiazida	12,5 a 25 (1 a 2)	25 a 100
Indapamida	1,25 (1)	1,25 a 2,5

Essas dosagens podem diferir das listadas em *Physicians' Desk Reference*. Favor verificar os materiais de referência de medicação para a dosagem mais atual. Muitos agentes anti-hipertensivos são medicamentos combinados. ECR: ensaio clínico randomizado.

Boxe 14.2 **Terapia de estilo de vida para controle da pressão arterial.**

- Controle de peso – pode reduzir a pressão arterial (PA) de 5 a 20 mmHg a cada 10 kg perdidos; o objetivo é manter o índice de massa corporal (IMC) normal de 18,5 a 24,9 kg/m²
- Plano alimentar DASH – pode reduzir a pressão arterial sistólica (PAS) de 8 a 14 mmHg; a dieta deve ser rica em frutas, vegetais e laticínios com baixo teor de gordura; ingestão reduzida de gorduras saturada e total
- Redução da ingestão de sódio – pode reduzir a PAS em 2 a 8 mmHg; o consumo de sal deve ser limitado a não mais de 2.400 mg de sódio por dia
- Atividade física – pode reduzir a PAS de 4 a 9 mmHg; pelo menos 30 min de atividade física aeróbica regular (como caminhar rápido) na maioria dos dias da semana
- Consumo moderado de álcool – pode reduzir a PAS em 2 a 4 mmHg; o consumo de álcool deve ser limitado a não mais do que dois drinques por dia para a maioria dos homens e não mais do que um drinque por dia para mulheres e pessoas de baixo peso. Um drinque equivale a 350 mℓ de cerveja, 130 mℓ de vinho ou 30 mℓ de destilados a 40%.

d. Agonistas alfa centrais – reduzem a PA pela diminuição do fluxo simpático do SNC, reduzindo, assim, a resistência periférica.
e. Agentes adrenérgicos periféricos – inibem a liberação adrenérgica periférica de catecolaminas vasoconstritoras, como a norepinefrina.
f. Bloqueadores alfa e beta-adrenérgicos combinados – atuam por meio dos receptores alfa e beta.
g. Inibidores da ECA – reduzem a PA ao bloquear a enzima conversora da angiotensina I em angiotensina II, que é um potente vasoconstritor, e diminuindo a atividade do sistema nervoso simpático. Esses medicamentos também elevam o nível de bradicinina, um potente vasodilatador, e abaixam os níveis de aldosterona.
h. Bloqueadores dos receptores da angiotensina – têm ação semelhante aos inibidores da ECA.
i. Antagonistas do cálcio (bloqueadores dos canais de cálcio ou BCC) – interrompem o movimento do cálcio para dentro das células; relaxam a musculatura lisa, causando vasodilatação; e inibem também a reabsorção de sódio nos túbulos renais. Os BCCs não di-hidropiridina (verapamil e diltiazem) têm efeito inotrópico negativo e podem agravar a insuficiência cardíaca.
j. Vasodilatadores diretos – relaxantes da musculatura lisa que dilatam principalmente artérias e arteríolas.
k. Inibidores da aldosterona – antagonizam os receptores de aldosterona e inibem a reabsorção de sódio no ducto coletor do néfron dos rins.
i. Inibidores diretos da renina – inibem a renina no sistema renina-angiotensina (SRA).

3. Se a hipertensão não for controlada após a administração do medicamento de escolha, dentro de 1 a 3 meses, três opções podem ser consideradas:
   a. Se o paciente tomou a medicação de modo correto e não desenvolveu efeitos adversos, pode-se aumentar a dose.
   b. Se o paciente apresentou efeitos adversos, o medicamento ser substituído por outra classe de medicamentos.
   c. Um segundo fármaco de outra classe também pode ser adicionado à terapia medicamentosa implementada. Se a adição do segundo agente reduzir a pressão, o primeiro agente pode ser retirado lentamente ou, se necessário, a terapia combinada pode ser continuada.
   d. Alguns pacientes necessitam de dois medicamentos no momento do diagnóstico. Isso deve ser considerado para pacientes cuja pressão é de 20 mmHg acima da meta sistólica ou 10 mmHg acima da meta diastólica.
4. O melhor tratamento da hipertensão consiste em utilizar o menor número de medicamentos e em suas menores doses, e, ao mesmo tempo, encorajar o paciente a realizar mudanças no seu estilo de vida. Uma vez controlada a PA durante pelo menos 1 ano, pode-se tentar uma redução lenta e progressiva da terapia medicamentosa. Entretanto, a maioria dos pacientes precisa retomar a medicação em 1 ano.
5. Se a PA desejada ainda não for alcançada com a adição de um segundo fármaco, um terceiro fármaco, um diurético ou ambos (se já não foram prescritos) poderiam ser adicionados. Geralmente, 75% dos indivíduos com hipertensão necessitam de dois ou mais agentes anti-hipertensivos para controlar sua PA.
6. A hipertensão resistente é definida quando um indivíduo necessita de três ou mais agentes anti-hipertensivos para controlar a PA.

Alerta farmacológico
Os inibidores da ECA consistem em uma opção medicamentosa para diabéticos, visto que retardam a evolução para a doença renal terminal. Entretanto, podem agravar a função renal em caso de estenose da artéria renal.

Complicações

Ver Figura 14.8.

1. Angina de peito ou infarto do miocárdio devido à diminuição da perfusão coronariana.
2. Hipertrofia ventricular esquerda e insuficiência cardíaca devido à pressão aórtica consistentemente elevada.
3. Insuficiência renal em virtude da diminuição da perfusão no glomérulo.
4. AITs, AVC ou hemorragia cerebral por causa de isquemia cerebral e arteriosclerose.
5. Retinopatia.
6. Hipertensão acelerada (ver p. 346).

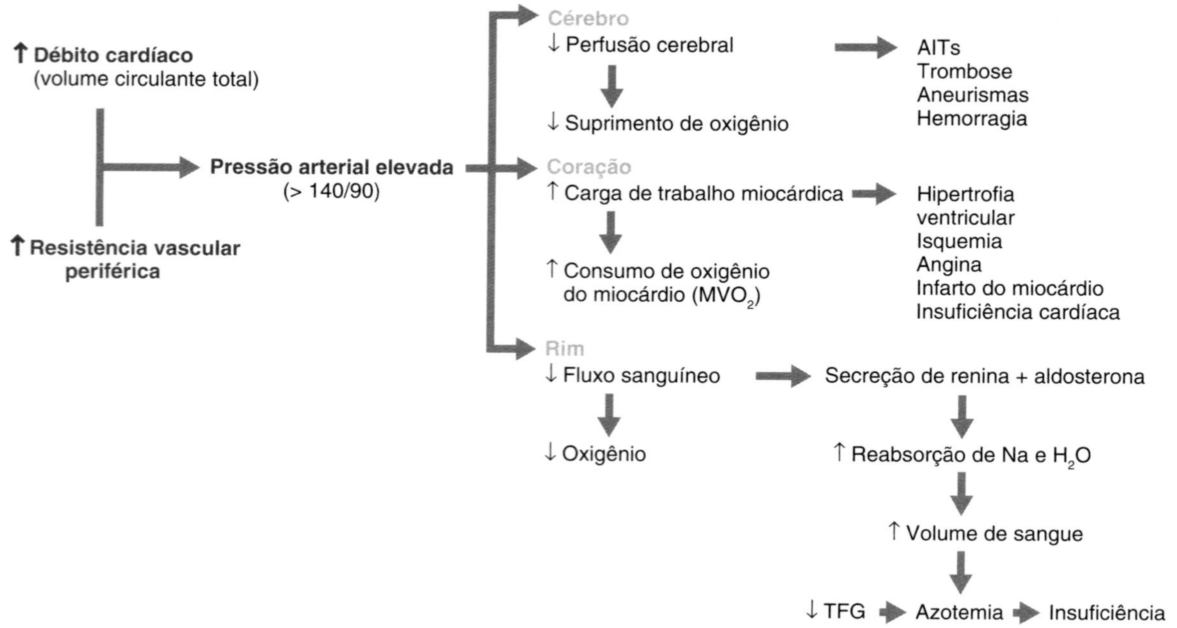

Figura 14.8 Determinantes e efeitos clínicos da hipertensão arterial. TFG: taxa de filtração glomerular; AIT: ataque isquêmico transitório.

Avaliação de enfermagem

Histórico de enfermagem

Consulte o paciente sobre os seguintes aspectos:

1. História familiar de PA elevada.
2. Episódios prévios de PA elevada.
3. Hábitos alimentares e alta ingestão de sal.
4. Doença de órgãos-alvo ou outros processos patológicos que possam colocar o paciente em um grupo de alto risco – diabetes, DAC, doença renal.
5. Tabagismo.
6. Episódios de cefaleia, fraqueza, cãibras musculares, formigamento, palpitações, sudorese e distúrbios da visão.
7. Medicação que possa elevar a PA (consulte "Hipertensão secundária"):
   a. Contraceptivos hormonais, corticosteroides.
   b. AINEs.
   c. Descongestionantes nasais, supressores de apetite e antidepressivos tricíclicos.
8. Outros processos patológicos, como gota, enxaqueca, asma, insuficiência cardíaca e hiperplasia prostática benigna, que podem ser melhorados ou agravados por determinados medicamentos anti-hipertensivos.

Exame físico

1. Ausculte a frequência cardíaca e as bulhas cardíacas à procura de B_4, indicando enrijecimento das paredes do ventrículo esquerdo, que pode ocorrer na hipertensão.
2. Se estiver apto a realizar o procedimento, faça um exame fundoscópico dos olhos para verificar se há alterações vasculares. Examine à procura de edema, espasmo e hemorragia dos vasos oculares. Encaminhe o paciente ao oftalmologista para um diagnóstico definitivo.
3. Palpe a parede torácica à procura de desvios do ponto de impulso máximo para a esquerda, o que ocorre quando o coração está dilatado. Palpe pulsos periféricos para possível DAP.
4. Ausculte à procura de sopro sobre a aorta, as artérias renais e as artérias periféricas, para determinar aterosclerose.
5. Determine o estado mental questionando o paciente sobre sua memória, avalie sua capacidade de concentração e sua capacidade de realizar cálculos matemáticos simples.

Determinação da pressão arterial

1. Meça a PA em ambos os braços para determinar se existem diferenças entre ambos. Se a PAS for superior a 15 mmHg em um braço em comparação ao outro, isso pode indicar estenose subclávia no braço com a menor PAS. Se esse diferencial de PA for encontrado, a pressão deve ser monitorada no braço com maior valor de PAS.
2. Evite obter leituras da PA imediatamente após situações estressantes ou desgastantes. Aguarde 30 minutos após o paciente ter fumado.
3. Peça ao paciente que se sente em posição confortável e permaneça em silêncio. Certifique-se de que os pés estejam no chão ou de outra forma suportados. O paciente deve estar sentado e relaxado por pelo menos 5 minutos, e a medição deve ser feita sempre na mesma hora em que é verificada para observar as tendências da PA.
4. Peça ao paciente que dobre suas mangas e apoie o braço; evite a constrição do braço pela manga de camisa enrolada.
5. Use um manguito de PA do tamanho correto.
   a. A bolsa inflável do manguito deve envolver pelo menos 80% do braço do paciente.
   b. Muitos adultos precisam de um manguito grande.
   c. Duas ou mais leituras com intervalo de 2 minutos devem ser efetuadas.
6. Esteja ciente de que pode ser obtida pressão alta não verdadeira se a mesma for obtida com um manguito muito estreito; leituras falsamente baixas podem ser obtidas com um manguito muito largo.
7. Ausculte e registre com precisão as PAS e PAD.
   a. Sistólica – é a pressão gerada no manguito indicada pelo nível da coluna de mercúrio no momento em que o primeiro som pulsátil claro e rítmico é ouvido (fase 1).
   b. Diastólica – é a pressão gerada no manguito assim que o som desaparece (início do silêncio).

Alerta de enfermagem
Uma leitura isolada de PA elevada não indica necessariamente hipertensão. No entanto, o paciente deve ser considerado em risco de PA elevada até que uma avaliação mais aprofundada – por meio de anamnese, repetição de leituras de PA e exames complementares – confirmem ou excluam o diagnóstico.

Alerta gerontológico
Pacientes idosos são mais propensos a ter hipertensão e hipertensão sistólica isolada, devido a alterações decorrentes da idade relacionadas com diminuição da complacência arterial e estenose arterial. Outra alteração associada ao envelhecimento, a desregulação autonômica, pode causar hipotensão ortostática – um fator de risco para síncope e quedas.

Diagnósticos de enfermagem

- Falta de adesão ao regime de medicação e de mudanças no estilo de vida
- Disposição para melhorar o autocuidado com a saúde, efetua medidas relacionadas com o controle da hipertensão e a prevenção de doenças de órgãos-alvo.

Intervenções de enfermagem e educação do paciente

Cooperação e adesão

1. Solicite a cooperação do paciente para direcionar mudanças em seu estilo de vida, de acordo com as indicações terapêuticas; reconheça a dificuldade e forneça apoio e incentivo.
2. Desenvolva um plano de instruções para a autoadministração de medicamentos.
   a. Planeje o cronograma do paciente para que a medicação seja administrada em horários adequados e convenientes (1 vez/dia, se possível); crie uma lista de checagem diária em que o paciente possa registrar a medicação que foi tomada ou forneça um organizador de comprimidos.
   b. Certifique-se de que o paciente conheça os nomes genéricos e de marca de todos os medicamentos e descarte medicamentos e dosagens antigas, para que não se misturem com os medicamentos atuais.
   c. Pesquise o custo dos medicamentos e a capacidade de o paciente arcar mensalmente com as despesas. Incentive o paciente a discutir equivalentes genéricos, compra de remédios *online*, programas públicos de assistência, ou junto ao plano de saúde. Oriente o paciente quanto à Partnership for Prescription Assistance (Parceria de Assistência na Prescrição) (*www.pparx.org.*)[3]

---

[3]N.R.T.: Aplicado aos EUA. Este *site* oferece informações e suporte no uso de fármacos, por meio de acesso a programas mantidos pela indústria farmacêutica, oferecidos para pacientes e profissionais de saúde.

3. Enfatize o fato de que pode não haver correlação entre pressão alta e sintomas; o paciente não tem como saber, pela maneira como está se sentindo, se a PA está normal ou elevada. Como a hipertensão é crônica, o acompanhamento regular é importante para prevenir complicações e reduzir intervenções mais sérias de assistência médica no futuro.
4. Avalie e tente eliminar os efeitos colaterais do regime terapêutico.
   a. Explique que os medicamentos anti-hipertensivos afetam as pessoas de maneira diferente, e os efeitos colaterais, como anorexia, fadiga, náuseas ou tontura, ocorrem com frequência durante os primeiros dias ou as semanas de terapia, até que o organismo desenvolva tolerância a eles.
   b. Alerte o paciente sobre a possibilidade de ocorrência de hipotensão ortostática no início de determinadas terapias medicamentosas, mas que pode ser minimizada sendo cauteloso em ambientes quentes e úmidos; levantando-se devagar; ou descansando, sentado ou deitado, quando se sentir fraco.
   c. Se ocorrer constipação intestinal, incentive uma dieta rica em fibras.
   d. Se ocorrer edema no tornozelo, eleve as pernas periodicamente.
   e. Se desenvolver tosse seca, pode ser necessário alterar a dosagem ou a substância.
   f. Aconselhe o paciente a notificar o médico se os efeitos colaterais forem significativos; a dosagem pode ser diminuída ou um medicamento substituto pode ser prescrito. No entanto, o paciente não deve interromper a medicação sem notificar o médico.
5. Instrua o paciente a estar ciente dos efeitos adversos mais sérios (desmaios, palpitações, dispneia) e para comunicá-los imediatamente, para que possam ser feitos ajustes na farmacoterapia individual.

Alerta gerontológico
Polifarmácia, alterações cognitivas e déficits sensoriais em idosos podem dificultar o ajuste da dose e o controle da PA. Trabalhe com o paciente, a família e o enfermeiro de cuidado domiciliar para criar um método simples para a administração apropriada dos medicamentos. Pacientes idosos também são mais sensíveis aos níveis terapêuticos dos medicamentos e podem apresentar efeitos adversos mesmo com as doses médias. Monitore cuidadosamente a segurança e a eficácia da terapia. Eles podem ser mais sensíveis à hipotensão postural e devem ser alertados para mudar de posição com muito cuidado.

Incentivo ao autocuidado

1. Explique o significado de PA elevada, fatores de risco e suas influências sobre os sistemas cardiovascular, cerebral e renal.
2. Saliente que pode nunca haver cura total, apenas o controle da hipertensão essencial. Enfatize as consequências da hipertensão não controlada.
3. Instrua o paciente sobre o método adequado de medida da pressão em casa e no trabalho, se o médico assim o desejar. Informe o paciente sobre o intervalo desejado e as leituras que devem ser comunicadas ao médico.
4. Determine planos alimentares recomendados e forneça orientação dietética, conforme apropriado.
   a. Imprima uma cópia do plano de alimentação DASH (Dietary Approaches to Stop Hypertension)[4] e revise com o paciente. Ajude o paciente a sugerir preferências alimentares que incluam grãos integrais, frutas, vegetais, laticínios com baixo teor de gordura e nozes, nas quantidades descritas no plano.
   b. Ensine o paciente e seus familiares a ler os rótulos dos alimentos para monitorar a ingestão de sódio.
   c. Consulte o nutricionista para educação e planejamento alimentar completo, conforme necessário.
5. Oriente o paciente sobre os fatores que possam afetar a PA, como desidratação, diarreia e outras doenças, para que a pressão seja monitorada cuidadosamente e o tratamento, ajustado.
6. Incentive o paciente a manter as consultas de acompanhamento, conforme indicado pelo médico, fazer os exames de sangue para monitorar a creatinina sérica e eletrólitos e agendar todo ano uma consulta com o oftalmologista.

Reavaliação: resultados esperados

- O paciente utiliza os medicamentos regularmente; mantém as consultas de acompanhamento
- Monitora a pressão corretamente em casa; é capaz de identificar o teor de sódio nos rótulos dos alimentos.

Hipertensão maligna

A *hipertensão maligna*, também chamada de *hipertensão acelerada*, ocorre quando a PA sofre uma elevação extremamente rápida, ameaçando um ou mais dos órgãos-alvo: cérebro, rins ou coração. A hipertensão maligna é definida como PA $\geq$ 180/120 mmHg ou PAD isolada maior que 130 mmHg e deve ser considerada uma emergência médica.

Fisiopatologia e etiologia

1. Quando ocorre hipertensão rápida, a autorregulação arterial normal eventualmente falha.
2. O aumento da pressão nas arteríolas e capilares leva a danos na parede vascular, o que causa danos ao endotélio e permite que o material fibrinoso penetre a parede vascular, estreitando ou obliterando o lúmen do vaso.
3. Por exemplo, dentro do cérebro, a vasodilatação avassaladora resultante de falha na autorregulação acarreta o desenvolvimento de edema cerebral e sintomas de encefalopatia hipertensiva.
4. A etiologia inclui distúrbios vasculares do colágeno, insuficiência renal, estenose da artéria renal e toxemia da gravidez.

Manifestações clínicas

1. Efeitos no cérebro:
   a. Encefalopatia.
   b. AVC.
   c. Cefaleia progressiva, estupor e convulsões.
2. Efeitos nos rins:
   a. Diminuição do fluxo sanguíneo e vasoconstrição.
   b. Ureia elevada.
   c. Aumento da atividade plasmática da renina.
   d. Redução da densidade urinária.
   e. Proteinúria.
   f. Insuficiência renal.
3. Efeitos cardíacos:
   a. Insuficiência cardíaca à esquerda.
   b. Infarto agudo.
   c. Insuficiência cardíaca à direita.

Manejo

O objetivo é diminuir a PA para reduzir a probabilidade de danos permanentes aos órgãos-alvo.

1. Se a PA diastólica ultrapassar 115 a 130 mmHg, a condição clínica deve ser avaliada com muito cuidado.
2. Hospitalização e tratamento imediatos se estiverem presentes:
   a. Convulsões.
   b. Sinais neurológicos anormais.
   c. Cefaleia occipital grave.
   d. Edema pulmonar.

[4] Disponível em: *www.nhlbi.nih.gov/health/health-topics/topics/dash.*

3. O paciente deve ser monitorado hemodinamicamente na UTI.
4. Os agentes anti-hipertensivos são administrados por via parenteral. Os agentes incluem:
   a. Nitroprussiato – dilatador arteriolar e venoso de ação rápida, administrado por infusão contínua IV. Dose inicial: 0,25 a 0,5 mcg/kg/min; dose máxima: 8 a 10 mcg/kg/min. Evite em caso de emergências neurológicas. Preferido no peroperatório para controle da hipertensão arterial.
   b. Nitroglicerina – dilatador arteriolar de ação rápida e, em menor grau, arteriolar, administrado por infusão contínua IV. Dose inicial: 5 mcg/min; dose máxima: 200 mcg/min. Preferida no peroperatório.
   c. Labetalol – bloqueador alfa e beta-adrenérgico, administrado em *bolus* ou infusão IV. *Bolus*: 20 mg inicialmente, seguidos de 20 a 80 mg a cada 10 minutos, até uma dose total de 300 mg. Infusão: 0,5 a 2 mg/min. Preferido no AVC isquêmico agudo.
   d. Esmolol – antagoniza os receptores adrenérgicos beta-1; administrado em *bolus* 1.000 mcg/kg IV, em seguida 150 mcg/kg/min IV se necessário (s.n.), máximo de 300 mcg/kg/min, pode continuar com 50 mcg/kg/min IV a cada 4 minutos s.n., titular para retirada.
   e. Nicardipino – bloqueador de canais de cálcio, administrado por infusão IV. Dose inicial: 5 mg/h; dose máxima: 15 mg/h. Preferido no AVC isquêmico agudo.
   f. Clevidipino – bloqueador dos canais de cálcio. Dose inicial: 1 a 2 mg/h; Dose máxima de 32 mg/h: 16 mg/h.
   g. Fenoldopam – agonista periférico do receptor da dopamina-1, administrado por infusão IV. Dose inicial: 0,01 mcg/kg/min; a dose deve ser titulada em intervalos de 15 minutos, dependendo da resposta da PA à dose normal: 0,01 a 1,6 mcg/kg/min.
   h. Hidralazina – dilatador arteriolar, administrado em *bolus* IV. Dose inicial: 10 mg administrados a cada 20 a 30 minutos; dose máxima: 20 mg. Evite em emergências neurológicas.
   i. Propranolol – bloqueador beta-adrenérgico, administrado em infusão IV e posteriormente VO. Dose: 1 a 10 mg de ataque, seguida de 3 mg/h.
   j. Fentolamina – bloqueador alfa-adrenérgico, administrado em *bolus* IV. Dose: 5 a 10 mg a cada 5 a 15 minutos.
   k. Enalaprilato – inibidor da ECA, administrado em *bolus* IV. Dose: 1,25 a 5 mg a cada 6 horas.
5. Diuréticos podem ser administrados para manter a eliminação de sódio quando a PA cai.
6. Os agentes vasopressores devem estar disponíveis se a PA responder muito vigorosamente aos agentes anti-hipertensivos.

Intervenções de enfermagem

1. Registre a PA frequentemente ou monitore-a por meio de cateter intra-arterial ou manguito controlado eletronicamente. Alguns medicamentos exigem a medida de PA a cada 5 minutos ou mais frequentemente, enquanto se titula a terapia medicamentosa.
2. Monitore os efeitos adversos aos medicamentos – cefaleia, taquicardia e hipotensão ortostática.
3. Meça o débito urinário com precisão.
4. Observe para hipopotassemia, especialmente se o paciente for colocado em terapia diurética. Monitore para arritmias ventriculares.
5. Observe as complicações do SNC.
   a. Verifique sinais de confusão, irritabilidade, letargia e desorientação.
   b. Ouça as queixas de cefaleia, dificuldades de visão.
   c. Verifique se há evidência de náuseas ou vômito.
   d. Fique atento aos sinais convulsão. Providencie um ambiente seguro – grades laterais acolchoadas. Mantenha a cama em posição mais baixa.
6. Reduza a atividade e promova ambiente silencioso.
7. Monitore o ECG continuamente.
8. Mantenha vigilância constante até que a PA tenha diminuído e permaneça estável e então inicie um programa de orientação sobre hipertensão.

Alerta de enfermagem
A PA deve ser reduzida gradualmente e é preciso prevenir grandes variações de pressão, pois a PA baixa pode não manter adequada perfusão de órgãos vitais.

DISTÚRBIOS LINFÁTICOS

O sistema linfático é uma rede de vasos e nódulos que estão inter-relacionados com o sistema circulatório. Remove o líquido tecidual dos espaços intercelulares e protege o organismo de invasão bacteriana. Os linfonodos estão localizados ao longo do trajeto dos vasos linfáticos e filtram a linfa antes de retornar à corrente sanguínea.

Linfedema e linfangite

Linfedema é um edema dos tecidos (particularmente na posição dependente) produzido por obstrução ao fluxo linfático em um membro. Tal comprometimento resulta em acúmulo excessivo de líquido no espaço intersticial, composto de proteínas de alto peso molecular.

Linfangite é uma inflamação aguda de ductos linfáticos, que comumente advém de um foco de infecção em um membro.

Fisiopatologia e etiologia

Linfedema

1. Classificado como primários (malformações congênitas) ou secundários (obstrução adquirida).
2. O edema nos membros decorre de aumento da quantidade de líquido linfático, resultante de obstrução dos vasos linfáticos.
3. A obstrução pode ocorrer tanto nos linfonodos quanto nos vasos linfáticos. Eventualmente, o tecido subcutâneo torna-se fibrótico, prejudicando o fluxo vascular e a passagem de oxigênio para os tecidos.
4. Pode ser causado ou agravado por radioterapia, traumatismo, câncer, obesidade mórbida ou cirurgia envolvendo o tecido linfático (particularmente a mastectomia radical). Pode estar associado a varizes e flebite crônica.

Linfangite

1. Mais comumente causada por infecção em um membro. O acúmulo de líquido linfático rico em proteínas propicia meio de cultura para bactérias e fungos.
2. Um cordão avermelhado característico que sobe em um braço ou em uma perna a partir de uma ferida infectada delineia o curso de drenagem dos vasos linfáticos.
3. Linfangite recorrente tipicamente está associada ao linfedema.

Manifestações clínicas

1. Linfedema: o edema pode ser maciço e geralmente é firme.
2. Linfangite:
   a. Exibe o cordão vermelho característico que se estende pelo braço ou perna de uma infecção não localizada, que pode levar à septicemia.
   b. Produz sintomas sistêmicos – febre alta e calafrios.
   c. Produz sintomas locais – dor local, sensibilidade e edema ao longo do trajeto linfático envolvido.
   d. Produz sintomas locais nos linfonodos – aumento, hiperemia e sensibilidade (linfadenite aguda).
   e. Produz um abscesso – necrótico e purulento (linfadenite supurativa)

Avaliação diagnóstica

1. Ultrassom duplex – exame fácil e não invasivo
2. Linfocintilografia – alternativa confiável à linfangiografia, utilizando material coloidal radioativo; detecta obstrução ou inflamação.
3. TC ou RM.
4. Linfangiografia – delineia o sistema linfático.
5. Verifique os pés quanto a *tinea pedis* (pé de atleta), que é uma causa comum de invasão bacteriana da pele e dos vasos linfáticos.

Manejo

Linfedema

1. Automonitoramento – monitoramento do linfedema, incluindo medida seriada da circunferência do membro.
2. Elevação do membro inferior para reduzir o edema.
3. Dieta e exercícios para a manutenção do peso corporal ideal. Exercícios aeróbicos e de musculação.
4. Terapia para linfedema.
   a. Dispositivos de compressão para ajudar a drenar o fluido para fora dos tecidos. Pode ser realizado por meio de meias de compressão ou compressão pneumática, que fornece bombeamento intermitente para drenar o fluido do membro. Esses acessórios podem ser usados nos membros superiores ou inferiores.
   b. Drenagem linfática manual, massagem para ajudar a mover líquidos e promover a liberação miofascial para quebrar o tecido fibrótico.
   c. Terapia de drenagem completa; ver Tabela 14.5.
5. Os diuréticos geralmente não são eficazes e podem piorar o edema e promover a depleção de volume.
6. Terapias experimentais: terapia com *laser* de baixa intensidade e terapia gênica.
7. Cirurgia:
   a. Procedimentos de *bypass* linfático.
   b. Excisão de tecido subcutâneo e fáscia afetados, com enxerto de pele.
   c. Transferência de vasos linfáticos superficiais para o sistema linfático profundo, por implantação de retalho cutâneo.
   d. Lipoaspiração do linfedema dos membros inferiores – uso limitado; mais comum para os membros superiores.

Linfangite

1. Administre antibioticoterapia empírica.
2. Trate o membro afetado com repouso, elevação e aplicação de curativos quentes e úmidos.
3. Se ocorrer formação de necrose e abscesso, é indicada realização de incisão e drenagem.
4. Trate *tinea pedis*, se presente.

Complicações

1. Formação de abscesso (raro com linfangite).
2. Linfedema firme e não depressível, não responsivo ao tratamento (linfedema congênito, chamado de *linfedema precoce*).
3. Filariose, secundária à infestação parasitária (*Filaria*) – fibrose crônica do tecido subcutâneo e edema crônico do membro (rara nos EUA).
4. Septicemia.
5. As complicações da cirurgia incluem necrose do retalho, hematoma, abscesso sob o retalho e celulite.

Avaliação de enfermagem

1. Avalie o membro quanto a edema e inflamação.
   a. Palpe o edema para avaliar sua característica (flexível e compressível ou firme e não compressível).
   b. Observe qualquer área de formação de abscesso (linfadenite supurativa).
2. Fique atento a sinais de febre e calafrios.

Diagnósticos de enfermagem

- Risco de integridade cutânea prejudicada, relacionado com edema e/ou inflamação
- Dor aguda associada a incisão e/ou cirurgia.

Intervenções de enfermagem

Manutenção da integridade cutânea

1. Aplique bandagens elásticas ou meias de compressão, conforme prescrição (após crise aguda com linfangite).
2. Aconselhe o paciente a descansar frequentemente com a parte afetada elevada – cada articulação em um nível mais alto que a precedente.
3. Certifique-se de que o paciente lave e seque completamente a pele se o edema tiver causado a formação de pregas cutâneas.
4. Administre diuréticos, conforme prescrição, para controlar o excesso de líquidos.
5. Administre antibióticos ou antifúngicos, conforme prescrição.
6. Recomende exercícios isométricos com o membro elevado.
7. Sugira a restrição moderada de sódio na dieta.
8. Observe sinais de infecção no pós-operatório.

Alívio da dor no pós-operatório

1. Incentive o posicionamento confortável e a imobilização da área afetada.
2. Administre ou ensine o paciente a autoadministração de analgésicos, conforme prescrição; monitore efeitos adversos.
3. Use um suporte sobre o leito para aliviar a pressão da roupa de cama.

Educação do paciente e manutenção da saúde

1. Oriente o paciente sobre a utilização adequada de roupas de compressão.
2. Encoraje a adesão ao tratamento, que muitas vezes envolve o ajuste frequente de bandagens de compressão, exercícios e massagem por vários meses.
3. Aconselhe o paciente a evitar traumatismos no membro.

Tabela 14.5 Terapia de drenagem completa.

Fase/prazo	Componentes
Fase 1: tratamento 2 a 4 semanas	Cuidado meticuloso da pele e das unhas para prevenir infecção Exercício terapêutico Drenagem linfática manual e compressão com curativos multicamadas
Fase 2: manutenção contínua (para conservar e otimizar os benefícios da fase 1)	Vestes com compressão durante as horas ativas de vigília Bandagem de autocompressão à noite Cuidados com a pele e continuação dos exercícios, conforme necessário Autodrenagem linfática manual

4. Oriente o paciente a usar cremes sem perfume, que podem irritar a pele.
5. Aconselhe o paciente a realizar boa higiene corporal, para evitar a sobreposição de infecções.
6. Ensine ao paciente sinais e sintomas de infecção que devem ser comunicados aos profissionais de saúde.
7. Instrua o paciente a inspecionar diariamente os pés e as pernas quanto a evidências de ruptura da pele, particularmente entre os dedos, e a procurar por *tinea pedis*.

Reavaliação: resultados esperados

- A pele apresenta coloração e temperatura normais, não apresenta sensibilidade nem edema e está intacta
- Verbaliza não sentir dor no membro com movimento ativo.

BIBLIOGRAFIA

American Diabetes Association. (2017). Standards of medical care in diabetes 2017. *Diabetes Care, 40*(Suppl 1), S1–S129.

Benjamin, E. J., Blaha, M. J., Chiuve, S. E., et al. (2017). Heart disease and stroke statistics-2017 update: A report from the American Heart Association. *Circulation, 135*, e146–e603. Available: *www.circ.ahajournals.org/content/early/2017/01/25/CIR.0000000000000485 www.nice.org.uk/guidance/CG092*

Branas, A., & Cohn, J. (2016). Treatment of lymphedema: Complete decongestive therapy. *OncoLink*. Philadelphia, PA: Trustees of the University of Pennsylvania. Available: *www.oncolink.org/support/side-effects/lymphedema/lymphedema-what-you-need-to-know/treatment-for-lymphedema-complete-decongestive-therapy-cdt*

Dupras, D., Bluhm, J., Felty, C., et al. (2013). Institute for Clinical Systems Improvement. *Venous thromboembolism diagnosis and treatment*. Available: *www.icsi.org/guidelines__more/catalog_guidelines_and_more/catalog_guidelines/catalog_cardiovascular_guidelines/vte_treatment/*

Elliott, W., & Varon, J. (2016). Drugs used for the treatment of hypertensive emergencies. *UpToDate*. Available: *www.uptodate.com/contents/drug-treatment-of-hypertensive-emergencies*

Gerhard-Herman, M., Gornik, H., Barrett, C., et al. (2017). AHA/ACC guideline on the management of patients with lower extremity peripheral artery disease. A report of the American College of Cardiology/American Heart Association Task Force on Clinical Practice Guidelines. *Journal of the American College of Cardiology, 69*(11), e71–e126.

Go, A., Bauman, M., King, S., et al. (2014). An effective approach to high blood pressure control. *Journal of the American College of Cardiology, 63*(12), 1230–1238.

Guyatt, G., Akl, E., Crowther, M., et al. (2012). Executive summary: Antithrombotic therapy and prevention of thrombosis, 9th ed: American College of Chest Physicians Evidence-Based Clinical Practice Guidelines. *Chest, 141*(2 Suppl), 7S–47S.

Hering, D., Lambert, E. A., Marusic, P., et al. (2013). Substantial reduction in single sympathetic nerve firing after renal denervation in patients with resistant hypertension. *Hypertension, 61*, 457–464.

Hinkle, J., & Cheever, K. (2016). *Brunner and Suddarth's textbook of medical-surgical nursing* (13th ed.). Philadelphia, PA: Lippincott Williams & Wilkins.

Holbrook, A., Schulman, S., Witt, D. M., et al. (2012). Evidence-Based management of anticoagulant therapy: Antithrombotic therapy and prevention of thrombosis, 9th ed: American College of Chest Physicians Evidence-Based Clinical Practice Guidelines. *Chest, 141*(2 Suppl), e152S–e184S.

James, P. A., Oparil, S., Carter, B., et al. (2014). Evidence based guidelines for the management of high blood pressure in adults (JNC 8). *JAMA, 311*(5), 507–520.

Johnson, M. P. (2013). Transitions to care in patients receiving oral anticoagulants: General principles, procedures and impact of new oral anticoagulants. *Journal of Cardiovascular Nursing, 28*(1), 54–65.

Kearon, C., Ake, E., Ornelas, J., et al. (2016). Antithrombotic therapy for VTE disease. *Chest, 149*(2), 315–352.

Marston, W. (2015). Efficacy of endovenous ablation of the Saphenous veins for prevention and healing of venous ulcers. *Journal of Vascular Surgery Venous and Lymphatic Disorders, 3*(1), 113–116.

Mozaffarian, D., Benjamin, E., Go, A., et al. (2015). Heart disease and stroke statistics-2015 update: A report from the American Heart Association. *Circulation, 131*, e29–e322.

O'Donnell, T., Rasmussen, J., & Sevick-Muraca, E. (2016). New diagnostic modalities in the evaluation of lymphedema. *Journal of Vascular Surgery Venous and Lymphatic Disorders, 5*(2), 261–273.

Prins, M. H., Lensing, A. W. A., Bauersachs, R., et al. on behalf of the EINSTEIN investigators. (2013). Oral rivaroxaban versus standard therapy for the treatment of symptomatic venous thromboembolism. *Thrombosis Journal, 11*(1), 21.

Ridner, S., Fu, M., Wanshai, A., et al. (2012). Self-management of lymphedema: A systematic review of the literature form 2004–2011. *Nursing Research, 61*(4), 291–299.

Solomon, J., & Hume, A. (2016). Direct oral anticoagulants: A patient-centered review. *Journal of Nurse Practitioners, 12*(8), 523–529.

The EINSTEIN-PE Investigators. (2012). Oral rivaroxaban for the treatment of symptomatic pulmonary embolism. *New England Journal of Medicine, 366*(14), 1287–1297.

U.S. Preventive Services Task Force. (2014). *Guide to preventive services: Screening for abdominal aortic aneurysm*. Available: *www.uspreventiveservicestaskforce.org/*

Vedantham, S., Sista, A., Klein, S., et al. (2014). Quality improvement guidelines for the treatment of lower extremity deep vein thrombosis with use of endovascular thrombus removal. *Journal of Interventional Radiology, 25*(9), 1317–1325.

UNIDADE 4 Saúde Neurológica e Sensorial

CAPÍTULO

15

Transtornos Neurológicos

CONSIDERAÇÕES GERAIS E AVALIAÇÃO

Uma avaliação básica é necessária para detectar alterações na função neurológica e inclui história da saúde do paciente, exame físico geral e exame neurológico completo. Um objetivo importante da avaliação desse sistema é identificar a quantidade mínima de estimulação necessária para se obter resposta máxima. Manifestações comuns de disfunção neurológica incluem déficits motores, sensoriais, autonômicos e cognitivos. Explorando esses sintomas, obtendo uma história pertinente e realizando exame neurológico completo, o leitor obterá uma compreensão do distúrbio subjacente e se tornará hábil no planejamento de cuidados de pacientes com transtornos neurológicos (ver Diretrizes para padrões de cuidados 15.1). Ver Capítulo 5, para saber mais sobre técnicas de exame neurológico. É importante usar documentação com terminologia apropriada e a comparação entre os lados direito e esquerdo para identificar resultados assimétricos. Ver Boxe 15.1 para saber mais sobre as definições dos achados.

Técnicas de radiologia e imagem

As técnicas de imagem estrutural e funcional evoluíram para facilitar o rápido diagnóstico e o tratamento de transtornos neurológicos. O mapeamento cerebral descreve o processo de tradução do cérebro em um grupo funcionalmente útil de mapas ou padrões dinâmicos. O diagnóstico e a avaliação de transtornos neurológicos são cada vez mais orientados por técnicas funcionais de mapeamento cerebral que detectam alterações nos padrões cerebrais associadas à neuropatologia. Imagens estruturais ou anatômicas revelam informações sobre a estrutura do sistema nervoso, incluindo o cérebro e a medula espinal. A imagiologia funcional ou fisiológica concentra-se no funcionamento do cérebro e nos processos bioquímicos e metabólicos nas células cerebrais.

DIRETRIZES PARA PADRÕES DE CUIDADOS 15.1

Transtornos neurológicos

Ao cuidar de pacientes com transtornos neurológicos, considere as seguintes avaliações e intervenções:

- Use avaliações e técnicas de exame apropriadas à idade
- Esteja ciente do estado do paciente ao assumir o cuidado, para que a comparação possa ser feita com avaliações subsequentes
- Realize uma avaliação sistemática completa, incluindo o estado mental, os sinais vitais e o estado cardiovascular
- Documente a condição do paciente para fornecer um registro para a continuidade do atendimento
- Forneça serviços de tradução para pacientes que tenham dificuldade em entender ou falar português, pois isso pode afetar a interpretação do exame neurológico
- Avalie os sinais de piora da condição neurológica por meio de um exame sistemático. Siga os protocolos institucionais e as ordens do clínico em relação à frequência das avaliações. Se o paciente apresentar sinais de deterioração neurológica, podem ser necessárias avaliações e/ou intervenções mais frequentes
- Seja cauteloso na administração de sedativos, opiáceos ou outros medicamentos que afetem o funcionamento neurológico, pois podem mascarar sinais de deterioração neurológica
- Notifique o médico responsável pelo paciente sobre o agravo de sintomas neurológicos ou novos, como alteração no comportamento ou no nível de consciência; alteração no funcionamento dos nervos cranianos; déficits motores, sensoriais ou neurovasculares; ou modificação no padrão de respiração ou sinais vitais. Implemente as intervenções apropriadas para alterações agudas no estado neurológico
- Institua precauções de segurança para pacientes com déficits neurológicos, porque são especialmente propensos a quedas. Siga os protocolos institucionais para pacientes com transtorno convulsivo
- Avalie o nível de funcionamento do paciente em suas atividades diárias. Para aqueles com déficits no nervo craniano ou motor, avalie a dificuldade de engolir antes de comer. Para pacientes com dificuldade para engolir, implemente protocolos institucionais apropriados para prevenir a aspiração. Isso pode incluir entrar em contato com o médico responsável para obter a avaliação de um fonoaudiólogo ou mudar a dieta
- Use uma abordagem multidisciplinar de atendimento quando indicado, incluindo especialistas médicos e cirúrgicos, farmacêuticos, nutricionista, fisioterapeutas, terapeutas ocupacionais, fonoaudiólogos e especialistas em reabilitação
- Esteja ciente de que as famílias ou os cuidadores de pacientes com comprometimento cognitivo ou que não falem sejam capazes de fornecer assistência na interpretação de pistas comportamentais
- Avalie o apoio familiar e a capacidade de enfrentamento ao longo da trajetória da doença. Questões sociais (como sistemas financeiros, de apoio à comunidade etc.) podem exigir a experiência de um assistente social ou de outro pessoal de apoio a recursos clínicos.

Boxe 15.1 Definição de achados neurológicos.

Acalculia – incapacidade de fazer cálculos matemáticos.
Afasia fluente (Wernicke, sensorial) – a compreensão é ruim, mas a fala é fluente e sem sentido.
Afasia não fluente (Broca, motora) – compreensão intacta, mas com expressão precária por meio da fala.
Agnosia – incapacidade de reconhecer um estímulo sensorial.
Amaurose fugaz – cegueira súbita, temporária ou passageira, não causada por doença ocular.
Anisocoria – desigualdade no tamanho das pupilas.
Apraxia – incapacidade de realizar movimentos coordenados.
Confabulação – fala fluente e sem sentido.
Dislexia – afasia visual.
Disartria – dificuldade para falar.
Dispraxia – perda parcial da capacidade de realizar movimentos coordenados.
Hemianopsia homônima – déficits correspondentes no campo visual em metade do campo visual, bilateralmente.
Micrografia – alteração na escrita manual, com letras ficando cada vez menores e agrupadas.
Nistagmo – oscilação involuntária do globo ocular, vertical, horizontal ou rotatória.
Paratonia – resistência progressiva e irregular a movimentos passivos.
Rigidez descerebrada (postura extensora) – disfunção do trato vestibulospinal e do sistema de ativação reticular (SAR) do tronco encefálico superior; mandíbula cerrada, extensão de pescoço e cotovelos, antebraços pronados, pulsos flexionados, joelhos estendidos e pés com flexão plantar.
Rigidez descorticada (postura flexora) – disfunção do trato corticospinal acima do tronco encefálico; braços aduzidos, cotovelos e punhos flexionados, extensão e rotação interna das pernas e pés com flexão plantar.

Tomografia computadorizada

Descrição

1. A tomografia computadorizada (TC) é um exame de imagem estrutural que utiliza a radiografia computadorizada para fornecer uma imagem do cérebro em corte transversal. Um computador calcula as diferenças na absorção dos feixes de raios X pelos tecidos. A TC produz uma visão tridimensional das estruturas no cérebro e distingue entre tecidos moles e água. Um contraste intravenoso (IV) pode ser usado para examinar a integridade da barreira hematencefálica. Novos tomógrafos multidetectores possibilitam a obtenção de imagens de modo mais rápido.
2. TC do cérebro sem contraste é usada principalmente para detectar hemorragia cerebral, enquanto a com contraste é usada para detectar tumores e distúrbios inflamatórios.
3. TC espinal pode ser usada para avaliar a dor lombar devido a lesões ósseas ou alterações degenerativas. A mielografia por TC é tipicamente reservada para aqueles que já fizeram cirurgia na coluna ou aqueles que apresentam um diagnóstico questionável.
4. Pode ser usada quando a ressonância magnética (RM) é contraindicada (implantes metálicos ou eletrônicos) ou não é tolerada pelo paciente (claustrofobia).
5. *Vantagens da TC* – disponibilidade generalizada, tempo de imagem curto, excelentes imagens do osso e sensibilidade de 100% para a detecção de hemorragia cerebral.
6. *Desvantagens da TC* – não fornece informações sobre o funcionamento dos tecidos; expõe o paciente à radiação ionizante em doses mais altas do que as radiografias tradicionais; impõe restrição de peso de 136 kg; se o contraste for utilizado, existe risco de nefropatia induzida por contraste.

Considerações de enfermagem e cuidados com o paciente

1. Instrua o paciente a remover itens de metal, como brincos, óculos e grampos de cabelo.

2. Pergunte se o paciente tem alergia a iodo ou história de alergia anterior a corante IV para determinar se precisa ser pré-medicado.
3. Avalie a função renal se for usado contraste.
4. Diga ao paciente que espere uma sensação de calor se o contraste for injetado por cateter IV.
5. Informe ao paciente que o procedimento geralmente leva menos de 5 minutos.
6. Solicite que o paciente permaneça tão imóvel quanto possível durante o exame.
7. Diga ao paciente para retomar as atividades habituais após o procedimento.
8. Incentive o aumento da ingestão de líquidos pelo resto do dia, para ajudar na eliminação do contraste.

Ressonância magnética

Descrição

1. A ressonância magnética (RM) convencional é um procedimento não invasivo de aquisição de imagem estrutural que utiliza um poderoso campo magnético e ondas de radiofrequência para criar uma imagem. Quando o tecido é colocado em um campo magnético forte, os átomos de hidrogênio se alinham dentro do campo. Na RM, ondas pulsantes de radiofrequência são aplicadas ao campo magnético, para alterar a magnetização tecidual, criando uma imagem nítida do tecido.
2. A RM é o procedimento de imagem de escolha para a maioria das doenças neurológicas (p. ex., detecção de doenças desmielinizantes, hemorragia não aguda e tumores cerebrais; avaliação de lesão medular [LM], hérnia de disco aguda e infarto cerebral) e substituiu a mielografia em grande parte, que é um procedimento mais invasivo. Ver Tabela 15.1 para comparação com TC.
3. Protocolos específicos foram desenvolvidos para traumatismo, acidente vascular cerebral (AVC) e epilepsia.
4. A RM pode ser solicitada com ou sem contraste. O contraste (gadolínio) altera as propriedades magnéticas do tecido para fazer a diferenciação. O contraste pode ser administrado por via IV, via oral (VO) ou por meio da inserção no reto.
5. A RM fechada utiliza um equipamento de escaneamento que se parece com uma câmara semelhante a um túnel. A RM aberta utiliza equipamentos mais sofisticados que não envolvem a câmara fechada. Durante a RM aberta, o paciente pode observar confortavelmente o ambiente enquanto a digitalização está em andamento. Isso é ideal para pacientes que sejam claustrofóbicos ou ansiosos, crianças, idosos e os muito obesos.
6. Orientação de imagem:
   a. Axial – corte dividindo a cabeça em metades superior e inferior.
   b. Coronal – corte dividindo a cabeça em metades anterior e posterior.
   c. Sagital – corte dividindo a cabeça em metades esquerda e direita.
7. Sequências de imagem:
   a. T1 – excelente discriminação de tecido que fornece imagens anatômicas.
   b. T2 – sensível a aumento de água e visualização de edema para diferenciação de tecido normal e alterações patológicas.
   c. RM com gadolínio – melhora a especificidade para tecido normal/anormal. Com a ruptura da barreira hematencefálica, ocorre vazamento do meio de contraste. O padrão de captação de contraste no tecido cerebral ajuda a diferenciar condições como infecções do sistema nervoso central (SNC), neoplasias, doenças meníngeas e processos inflamatórios não infecciosos.
   d. Recuperação de inversão atenuada por fluidos – avalia se há edema na substância branca; também usado para identificar doença subaracnóidea.
   e. Imagem ponderada por difusão (DWI) – ajuda a avaliar a extensão de um AVC e doença desmielinizante e diferencia tumores de abscessos; mostra aumento do realce com edema citotóxico.
   f. Coeficiente de difusão aparente (ADC) – mostra diminuição da atenuação associada ao AVC agudo.
   g. Incompatibilidade DWI/ADC – o aumento do realce no DWI em conjunto com a diminuição do realce no ADC indica AVC agudo.
   h. Imagem ponderada por perfusão (PWI) – avalia o fluxo sanguíneo cerebral, o tempo de trânsito e o volume sanguíneo. Útil na avaliação da extensão do AVC isquêmico e na determinação da existência de tecido recuperável ou área de penumbra.
   i. Incompatibilidade DWI/PWI – o aumento do realce no DWI com déficit de fluxo no PWI indica AVC agudo.
   j. RM com tomografia por emissão de fóton único (SPETC) – fornece avaliação de neuroquímicos (colina, lactato, N-acetilaspartato, glutamina/glutamato) para a diferenciação de tumores cerebrais, abscesso, doença desmielinizante e necrose pós-radiação.
   k. Swan – útil na avaliação de hemorragias microscópicas e de pequenos vasos sanguíneos.
   l. Sequência gradiente-eco (GRE) – útil na avaliação de pequenas lesões.
8. *Vantagens da RM* – não há radiação ionizante, sensibilidade ao fluxo sanguíneo, imagens em vários planos e visualização superior dos tecidos moles. Uma vantagem importante é a capacidade de distinguir água, ferro, gordura e sangue. Sensível à detecção de alterações na substância branca e valiosa na detecção de alterações associadas à doença de Alzheimer e esclerose múltipla.
9. *Desvantagens da RM* – contraindicada para pacientes com marcapassos, com clipes de aneurisma que não sejam de titânio ou outros objetos implantados que poderiam ser deslocados pelo campo magnético. Amálgama dentária, ouro e aço inoxidável são geralmente considerados seguros, mas podem distorcer a imagem. Se for utilizado o contraste, existe o risco de nefropatia induzida por contraste. O *scanner* da RM tem a aparência de uma câmara

Tabela 15.1 Comparação entre TC e RM.

Considerações	TC	RM
Exposição à radiação	• Mínima	• Nenhuma
Planos de imagem	• Axial, coronal e sagital	• Axial, coronal e sagital
Custo	• Centenas de reais	• Milhares de reais, mas depende do protocolo empregado
Vantagens	• Avaliação rápida para hemorragia intracraniana e hemorragia subaracnóidea	• Detecção de acidente vascular cerebral, esclerose múltipla, epilepsia, tumores
Desvantagens	• Visualização ruim de estruturas anatômicas; exposição à radiação	• Pode resultar em claustrofobia • Pode precisar de radiografias prévias se houver suspeita de fragmentos metálicos – se identificados, o exame não poderá ser concluído

semelhante a um túnel, e sua abertura estreita impede seu uso por pessoas extremamente obesas. Devido às suas dimensões estreitas, a RM pode induzir reações claustrofóbicas e de ansiedade; portanto, pode ser necessário o uso de medicação ansiolítica antes do procedimento ou pode ser usada uma RM aberta.

Considerações de enfermagem e cuidados com o paciente

1. Incentive o paciente a usar o banheiro antes do procedimento, que pode levar de 20 a 60 minutos, embora o tempo de exame dependa do protocolo prescrito e do número de imagens realizadas.
2. Instrua o paciente a remover itens de metal, incluindo óculos, joias, grampos de cabelo, aparelhos auditivos, dentaduras e roupas com zíperes, fivelas ou botões de metal.
3. Avalie a função renal adequada se for usado contraste (ver Boxe 15.2).
4. Incentive o paciente a permanecer o mais imóvel possível durante o procedimento.
5. Descreva a câmara estreita em forma de túnel do *scanner* da RM fechada e informe ao paciente que às vezes causa sentimentos de ansiedade ou claustrofobia. Avalie a necessidade de sedação.
6. Informe ao paciente que o *scanner* emitirá um ruído abafado durante todo o procedimento.
7. Diga ao paciente para retomar as atividades habituais após o procedimento.

Ressonância magnética funcional

Descrição

1. A ressonância magnética funcional (RMf) é um estudo de imagem que auxilia na identificação de regiões do cérebro ativadas por estímulos e tarefas específicas. A imagem é realizada durante a apresentação de um estímulo ou execução de uma tarefa específica e durante os períodos de descanso. Uma comparação estatística é realizada com imagens obtidas durante os períodos de estímulo/tarefa comparados com aqueles realizados durante os períodos de descanso, avaliando a conversão de oxi-hemoglobina em desoxi-hemoglobina e a utilização de glicose, que ocorre durante a atividade cerebral normal. Envolve a administração IV de contraste, que reduz a intensidade do sinal RM, em relação ao fluxo sanguíneo, à medida que o contraste passa pelo cérebro.
2. *Vantagens da RMf* – não usa radiação ionizante e pode ser aplicada repetidamente no mesmo paciente, sem risco. Oferece potencial na detecção precoce de pacientes com demência prodrômica. Também é útil na avaliação pré-operatória de pacientes com lesões (tumores, focos de convulsão) adjacentes a áreas eloquentes do cérebro (centro da fala, córtex pré-motor e motor, e centros de memória).
3. *Desvantagens da RMf* – as mesmas que para RM.

Boxe 15.2 Nefropatia induzida por contraste.

Quando for utilizado contraste intravenoso (IV) em qualquer estudo radiológico, a função renal deve ser adequada para a depuração da substância. Verifique os fatores de risco para nefropatia induzida por contraste:

- Insuficiência renal (nível de creatinina maior que 1,5 ou taxa de filtração glomerular menor que 60 mℓ/min)
- Nefropatia diabética e outras condições que causam redução da perfusão renal
- Dose de contraste total alta (menos de 5 mℓ/kg ou mais de 100 mℓ).

Se houver fatores de risco, recomenda-se a hidratação com soro fisiológico a partir de 1 h antes do procedimento e por 6 h após o procedimento.

A metformina deve ser suspensa 24 h antes de qualquer procedimento e por 48 h após o procedimento, se for utilizado contraste IV.

Considerações de enfermagem e cuidados com o paciente

1. Instrua o paciente quanto à RM. É fundamental a total cooperação do paciente em relação ao movimento da cabeça e para o desempenho da tarefa. Comprometimento cognitivo global, afasia, desatenção, distúrbios sensoriais substanciais e depressão grave geralmente são critérios de exclusão. O desempenho de tarefas motoras durante a aquisição de imagens deve ser monitorado.
2. Medicamentos que possam interferir no desempenho das tarefas durante o procedimento devem ser evitados, se possível, incluindo benzodiazepínicos, sedativos e opioides.

Tomografia por emissão de pósitrons

Descrição

1. A tomografia por emissão de pósitrons (PET) é uma técnica de imagem computadorizada que permite o estudo da função cerebral, avaliando o metabolismo, o fluxo sanguíneo e os processos químicos no cérebro. A PET mede as emissões de partículas de radioisótopos injetados – chamados de *pósitrons* – e os converte em uma imagem do cérebro.
2. PET *scan* não é frequentemente utilizada, nem está amplamente disponível, devido ao seu alto custo, e a PET requer equipamentos sofisticados para produzir seus radioisótopos ou emissores de pósitrons.
3. Uma solução semelhante à glicose e marcadores levemente radioativos são combinados para injeção ou inalação. Após a injeção na corrente sanguínea arterial ou a inalação desse composto radioativo, pares de raios gama são emitidos no tecido adjacente durante o decaimento radioativo. A PET *scan* mede os raios gama para determinar a rapidez com que os tecidos absorvem os isótopos radioativos. Um computador processa os dados em uma imagem que mostra onde o material radioativo está localizado, correspondendo ao metabolismo celular.
4. *Vantagens da PET* – fornece informações sobre padrões de metabolismo de glicose e oxigênio. Áreas de diminuição do metabolismo indicam disfunção. A PET é útil na detecção precoce da doença de Alzheimer e outras demências, doença de Parkinson, esclerose lateral amiotrófica (ELA), doença de Huntington, esclerose múltipla e distúrbios psiquiátricos, como depressão ou esquizofrenia. A PET também pode ajudar a localizar/identificar atividade cerebral anormal, como focos de convulsão, e avaliar a função cerebral após o AVC.
5. *Desvantagens da PET* – radiação ionizante, alto custo inicial.

Considerações de enfermagem e cuidados com o paciente

1. Informe ao paciente que esse procedimento requer injeção ou inalação de uma substância radioativa que emite partículas de carga positiva. Explique que a imagem é criada quando as partículas negativas encontradas no corpo se combinam com as partículas positivas da substância de imagem.
2. Explique que, após a injeção do radioisótopo, o paciente deverá descansar em uma maca por aproximadamente 45 minutos, para permitir que a substância circule.
3. Assegure ao paciente que a exposição à radiação é mínima.
4. Incentive o paciente a ir ao banheiro antes do exame, pois a varredura e os procedimentos associados podem levar várias horas.
5. Aconselhe o paciente a aumentar o consumo de líquidos após o procedimento, para eliminar o radioisótopo, e a retomar as refeições.
6. Diga ao paciente que pode levar alguns dias para obter os resultados da PET, porque o exame exige processamento antes de estar disponível para interpretação.

Tomografia computadorizada por emissão de fóton único

Descrição

1. A SPETC, na sigla em inglês, é uma técnica de imagem funcional não invasiva amplamente disponível que avalia o suprimento vascular cerebral. Um marcador radioativo é administrado por inalação ou injeção na corrente sanguínea; o marcador então decai para emitir apenas um único fóton. O aparelho usa uma câmera rotativa para rastrear os fótons únicos emitidos por decaimento radioativo e coleta informações de múltiplos planos. A avaliação dos traçadores radioativos cria imagens que mostram o fluxo sanguíneo cerebral em várias regiões do cérebro.
2. Os compostos marcadores radioativos utilizados são preparados comercialmente e não requerem o equipamento especializado utilizado na digitalização de PET.
3. A SPETC é tipicamente usada para avaliar o fluxo sanguíneo cerebral em pacientes com AVC isquêmico, hemorragia subaracnóidea (HSA), enxaqueca, demência (incluindo doença de Alzheimer), epilepsia e outras doenças degenerativas.
4. *Vantagens da SPETC* – pode realizar imagens hemodinâmicas, químicas e funcionais; amplamente disponível.
5. *Desvantagens da SPETC* – radiação ionizante, fornece apenas medidas relativas.

Considerações de enfermagem e cuidados com o paciente

1. Informe ao paciente que esse é um procedimento não invasivo que deve causar desconforto mínimo.
2. Diga ao paciente que os resultados da varredura normalmente são disponibilizados para interpretação por um especialista imediatamente após o procedimento.

Estudos com Doppler transcraniano

Descrição

1. A ultrassonografia com Doppler transcraniano (DTC) envolve testes não invasivos para medir alterações de fluxo na forma de velocidades das artérias cerebrais. Ajuda a avaliar o vasospasmo pós-HSA, oclusão ou anormalidades de fluxo, como no AVC.
2. Janelas ósseas (temporal, transorbital ou forame magno) são acessadas usando uma sonda de fibra óptica após a aplicação do gel de ultrassom. A sonda de fibra óptica é direcionada a uma artéria específica e as velocidades são então registradas.
3. São utilizados critérios específicos para identificação de cada vaso cerebral antes da avaliação (janela óssea específica, profundidade, direção do fluxo e forma de onda).
4. *Vantagens dos estudos de DTC* – baixo custo; pode ser realizado à beira do leito e repetido conforme necessário (útil no monitoramento de tendências).
5. *Desvantagens dos estudos de DTC* – os resultados dependem do operador; incapacidade de obter sinal; dados limitados sobre sensibilidade e especificidade.

Considerações de enfermagem e cuidados com o paciente

1. Explique que o estudo será feito com o paciente em uma posição reclinada.
2. Informe ao paciente que o exame normalmente leva menos de 1 hora, dependendo do número de artérias a serem estudadas.

Tomografia computadorizada por perfusão

Descrição

1. TC por perfusão envolve a injeção rápida (5 a 10 mℓ/s) de 40 mℓ de contraste de iodo durante a varredura contínua. A análise por computador do "*wash-in*" e "*wash-out*" do contraste gera um mapa de fluxo sanguíneo de aquisição de corte único.
2. O teste requer um cateter de calibre 20 ou maior para a injeção do contraste. O contraste é eliminado pelos rins; portanto, a função renal deve ser avaliada antes do estudo, para reduzir o risco de nefropatia induzida por contraste (ver p. 353).
3. A TC é programada para analisar uma área de interesse específica. São produzidas três imagens geradas por computador, com 1 cm de espessura, que refletem o fluxo sanguíneo cerebral relativo, o volume relativo de sangue e o tempo médio de trânsito.
4. *Vantagens da TC por perfusão* – 90% de sensibilidade e 100% de especificidade para isquemia cerebral; pode ser realizada em conjunto com a angiografia por TC. Pode ser usada na avaliação de vasospasmo cerebral na HSA aneurismática, embora a sensibilidade e a especificidade sejam desconhecidas.
5. *Desvantagens da TC por perfusão* – avaliação anatômica limitada; exposição à radiação; se for usado contraste, existe o risco de nefropatia induzida por contraste; requer cateter de grosso calibre.

Considerações de enfermagem e cuidados com o paciente

1. Instrua o paciente sobre as razões para a colocação de um cateter de grosso calibre.
2. Avalie o paciente quanto a alergia ao contraste e pré-medicação, se indicado.
3. Informe ao paciente que a exposição à radiação é mínima.

Angiografia cerebral

Descrição

1. Após a anestesia local, um corante radiopaco é injetado por meio de um cateter colocado na artéria femoral (ou artéria braquial, se a femoral for inacessível) e passado por um dos principais vasos sanguíneos cervicais para avaliar a circulação cerebral. Serão realizadas radiografias em série após o contraste destacar os sistemas arterial e venoso cerebral. A estrutura e patência das artérias cerebrais são examinadas. O contraste é eliminado pelos rins. O teste é frequentemente realizado em nível ambulatorial, a menos que o paciente já esteja hospitalizado.
2. Disponibiliza imagens tridimensionais para uma avaliação mais completa das anormalidades vasculares.
3. *Vantagens da angiografia cerebral* – útil na detecção de estenose ou oclusão, aneurismas e deslocamento de vasos devido a processos patológicos (p. ex., tumor, abscesso, hematoma).
4. *Desvantagens da angiografia cerebral* – envolve exposição considerável à radiação. Contraindicada em pacientes com AVC em evolução. Complicações potenciais: déficit neurológico temporário ou permanente, incluindo AVC, anafilaxia, sangramento ou hematoma no local IV, e circulação prejudicada no membro distal ao local da injeção, geralmente a artéria femoral. Existe risco de nefropatia induzida por contraste.

Considerações de enfermagem e cuidados com o paciente

1. O paciente não deve se alimentar antes do teste, embora possam ser tomados líquidos claros.
2. Avalie a função renal adequada; deve ter creatinina sérica normal recente.
3. Pergunte ao paciente sobre alergias e exclua especificamente alergia ao iodo, o que requer preparação prévia. Comumente, pacientes com alergia ao iodo também apresentam alergia a meios de contraste radiopacos que podem causar reações graves.
4. As opções para a prevenção de alergias pré-teste incluem o seguinte:
   a. Procedimento eletivo: administrar prednisona 50 mg VO 13, 7 e 1 hora antes do contraste e difenidramina 50 mg VO 1 hora antes do contraste.

b. Procedimento de urgência – administre metilprednisolona IV e difenidramina 50 mg VO, IM ou IV 1 hora antes do contraste.
5. Marque os pulsos periféricos podais.
6. Explique que um anestésico local será usado para inserir o cateter na artéria femoral (a artéria braquial também pode ser usada) até o vaso cerebral a ser examinado.
7. Diga ao paciente que ele deverá sentir algum desconforto quando o cateter for inserido na artéria. Além disso, deve ser esperada uma sensação de calor e gosto metálico quando o corante for injetado.
8. Alerte o paciente de que deverá permanecer imóvel durante o procedimento e que será pedido que segure a respiração de modo intermitente durante a realização do exame.
9. Após a angiografia:
   a. Mantenha o paciente em repouso no leito e sem flexionar os membros inferiores, conforme prescrito, e monitore os sinais vitais. Instrua o paciente a manter o repouso no leito por até 6 horas. Se for utilizado um dispositivo de oclusão vascular, o tempo pode ser reduzido para 2 a 3 horas.
   b. Avalie o paciente com frequência quanto a sintomas neurológicos, como alterações motoras ou sensoriais, redução do nível de consciência (LOC; do inglês, *level of counsciousness*), distúrbios da fala, arritmias ou flutuações da pressão arterial (PA).
   c. Monitore o local da punção para sangramento, hematoma e pulsos, conforme prescrito. Aplique pressão se houver sangramento ou hematoma e informe ao médico.
   d. Avalie a função renal e monitore reações adversas ao meio de contraste (p. ex., inquietação, dificuldade respiratória, taquicardia, rubor facial, náuseas e vômito).
   e. Avalie a coloração da pele, a temperatura e os pulsos periféricos do membro distal ao local da injeção – a alteração pode indicar circulação prejudicada devido à oclusão. Se for observado, informe ao médico.

Angiotomografia computadorizada

Descrição

1. A angiotomografia computadorizada (angio-TC) é uma técnica de imagem tridimensional minimamente invasiva que utiliza a TC helicoidal multissecccional em conjunto com a injeção rápida de contraste (50 mℓ) em uma grande veia antecubital. Múltiplos cortes finos são reconstruídos para fornecer imagens 3D da vascularização cerebral.
2. O tempo adequado de injeção de contraste com a inicialização da TC é essencial para otimizar o realce intravascular.
3. *Vantagens da angio-TC* – a velocidade do exame permite que pacientes instáveis sejam avaliados; está aumentando em disponibilidade.
4. *Desvantagens da angio-TC* – exposição à radiação; necessidade de cateter de grosso calibre (18 a 20 gauge); potencial para anafilaxia; contraindicada para pacientes com insuficiência renal aguda/crônica.

Considerações de enfermagem e cuidados com o paciente

1. Restrinja a alimentação por 4 a 6 horas antes do procedimento.
2. Avalie alergia ao contraste e faça uma pré-medicação, se indicado.
3. Verifique a função renal, pois o contraste é eliminado pelos rins. Níveis elevados de creatinina podem impedir o indivíduo de realizar o estudo.

Angiorressonância magnética/venografia cerebral

1. Angiorressonância magnética/venografia cerebral (angio-RM/veno-RM) é uma técnica 3D de contraste de fase. O teste se concentra em alto sinal ou fluxo sanguíneo enquanto suprime o tecido não ativo de fundo.
2. São obtidas duas aquisições opostas ao fluxo e o computador subtrai o sinal de fundo para construir a vasculatura cerebral.
3. *Vantagens da angio-RM/veno-RM* – nenhuma exposição à radiação.
4. *Desvantagens da angio-RM/veno-RM* – menor sensibilidade que a angio-TC (a sensibilidade aumenta para aneurismas maiores que 5 mm).

Considerações de enfermagem e cuidados com o paciente

1. Iguais aos da RM, p. 353.

Tomografia computadorizada de volume dinâmico

Descrição

1. Essa técnica pode incluir órgãos inteiros, como o coração ou o cérebro, em uma única rotação, e permite que sejam observados processos dinâmicos, como volume sanguíneo e tempo para alcançar o pico.
2. O exame leva menos tempo e requer uma dose menor de contraste iodado e menos radiação do que a TC convencional, tornando-o um teste diagnóstico ideal em situações de emergência (ataque cardíaco ou AVC) ou para aqueles que não conseguem tolerar grandes doses de contraste iodado (doença renal).

Considerações de enfermagem e cuidados com o paciente

1. São as mesmas considerações gerais para a TC convencional.
2. Informe ao paciente que ele ficará deitado na mesa enquanto o tubo gira em torno da área a ser examinada.
3. Se for usado contraste, provavelmente será introduzido um cateter IV no paciente, para a injeção de corante. Uma sensação de calor ou gosto metálico na boca pode ser experimentada após a injeção do corante.

Outros exames diagnósticos

Outros exames diagnósticos incluem a punção lombar, que fornece informações sobre o SNC por meio do contato direto com o líquido cefalorraquidiano (LCR); uma variedade de testes que medem impulsos elétricos em partes do sistema nervoso; e avaliação neuropsicológica.

Punção lombar

Descrição

1. Uma agulha é inserida no espaço subaracnóideo lombar, geralmente entre as terceira e quarta vértebras lombares, e o LCR é retirado para fins diagnósticos e terapêuticos.
2. Os propósitos incluem o seguinte:
   a. Obter LCR para exame (análise microbiológica, sorológica, citológica ou química).
   b. Medir a pressão cerebroespinal e auxiliar na detecção de obstrução da circulação do líquido cefalorraquidiano.
   c. Determinar a presença ou ausência de sangue no líquido espinal.
   d. Auxiliar no diagnóstico de meningite viral ou bacteriana, hemorragia subaracnóidea ou intracraniana, tumores e abscessos cerebrais.
   e. Administrar antibióticos e quimioterapia para o câncer por via intratecal em certos casos.
   f. Determinar os níveis de proteína tau e beta-amiloide no LCR – um novo teste que pode ser usado para auxiliar no diagnóstico da doença de Alzheimer. Níveis elevados de proteína tau e diminuição dos níveis de beta-amiloide estão associados à doença de Alzheimer.

Considerações de enfermagem e cuidados com o paciente

1. Ajude o paciente a posicionar-se de lado com um pequeno travesseiro sob a cabeça e um travesseiro entre as pernas, com as costas arqueadas e os joelhos contra o abdome. Alternativamente, pode ser usada uma posição sentada, inclinada para frente, particularmente para pessoas obesas.
2. Ajude no envio dos tubos de amostra de LCR para exame.
3. Após o procedimento, dê suporte ao paciente, que precisará permanecer deitado por 2 horas, garantindo hidratação e monitorando para cefaleia espinal e vazamento de LCR.

Eletroencefalograma

Descrição

1. O eletroencefalograma (EEG) mede a atividade elétrica das células cerebrais. Eletrodos são anexados a vários locais no couro cabeludo para fornecer um registro da atividade elétrica que é gerada no córtex cerebral. Os impulsos elétricos são transmitidos a um eletroencefalógrafo, que amplia e registra esses impulsos como ondas cerebrais em uma tira de papel. Novos dispositivos permitem o monitoramento contínuo de EEG de áreas selecionadas do cérebro; assim, são coletados dados limitados. É útil no ambiente da unidade de terapia intensiva (UTI) para monitoramento contínuo e avaliação de atividade convulsiva.
2. Fornece avaliação fisiológica da atividade cerebral para o diagnóstico de epilepsia, alterações na atividade cerebral em casos de coma e síndrome cerebral orgânica e transtornos do sono. Particularmente útil na investigação de pacientes com crises convulsivas.
3. Geralmente realizado em uma sala projetada para eliminar interferência elétrica; no entanto, no caso de um paciente comatoso, o exame pode ser realizado à beira do leito, com o uso de uma unidade portátil.
4. Inquietação e fadiga podem alterar os padrões das ondas cerebrais.
5. Para um registro da linha de base, o paciente é instruído a permanecer imóvel e relaxar com os olhos fechados. Após o registro basal em fase de repouso, o paciente pode ser testado em várias situações de estresse (p. ex., prescrito a hiperventilar por 3 minutos, observar uma luz estroboscópica intermitente) para induzir padrões elétricos anormais.
6. Em pacientes com epilepsia, o monitoramento contínuo é realizado com vídeo. Isso é útil para interpretação e correlação de atividade convulsiva fisiológica e convulsões clínicas.
   a. São colocadas placas ou tiras no intraoperatório para uma avaliação mais precisa dos focos de convulsão.
   b. O mapeamento da atividade convulsiva deve ser realizado para determinar a localização precisa dos focos de convulsão.
   c. Uma vez localizados os focos, o local é avaliado para possível ressecção cirúrgica.

Considerações de enfermagem e cuidados com o paciente

1. Para EEG de rotina, tranquilizantes, anticonvulsivantes, sedativos e estimulantes devem ser suspensos por 24 a 48 horas antes do estudo.
2. Lave e seque profundamente o cabelo do paciente para remover *sprays*, cremes ou óleos para o cabelo.
3. Explique que os eletrodos serão anexados ao crânio do paciente com uma pasta especial.
4. Assegure ao paciente que os eletrodos não causarão choque e encoraje o paciente a relaxar durante o procedimento, pois a ansiedade pode afetar os padrões das ondas cerebrais.
5. As refeições devem ser tomadas como de costume, para evitar alterações repentinas nos níveis de glicose no sangue.

Estudos de potenciais evocados

Descrição

1. Esses testes medem as respostas elétricas do cérebro a estímulos visuais, somatossensoriais ou auditivos.
   a. Potenciais evocados visuais – produzidos pedindo-se ao paciente que olhe para padrões de tabuleiro de xadrez invertendo rapidamente. O exame ajuda na avaliação da esclerose múltipla e lesão traumática. Eletrodos de EEG são colocados sobre o occipício e registram o tempo de transmissão da retina até o occipício.
   b. Potenciais evocados somatossensoriais – gerados pela estimulação de um nervo sensitivo periférico e úteis no diagnóstico de doença e lesão do nervo periférico. O exame mede o tempo de transmissão da medula espinal até o córtex sensitivo.
   c. Potenciais evocados auditivos – produzidos pela aplicação de sons, como cliques, para ajudar a localizar lesões auditivas e avaliar a integridade do tronco encefálico. O exame mede o tempo de transmissão do tronco encefálico até o córtex.
2. Pode ser realizado no intraoperatório ou durante procedimentos intervencionistas em que o paciente esteja sob anestesia geral. Alterações agudas podem indicar potencial para déficits.

Considerações de enfermagem e cuidados com o paciente

1. Explique que os eletrodos serão conectados ao couro cabeludo do paciente para medir a atividade elétrica do sistema nervoso. A colocação dos eletrodos dependerá do tipo de potenciais evocados que estão sendo medidos.
2. Peça ao paciente para remover todos os acessórios.
3. Assegure ao paciente que o procedimento não é doloroso e não causa nenhum choque elétrico.
4. Informe ao paciente que o exame geralmente leva de 45 a 60 minutos.

Eletromiografia com agulha

Descrição

1. Em combinação com estudos de condução nervosa, a eletromiografia com agulha (EMG) é o padrão-ouro para avaliar as características neurofisiológicas das doenças neuromusculares. Por ser invasivo e doloroso, seu uso é limitado a situações em que a atividade de vários músculos precisa ser monitorada simultaneamente. É a gravação dos impulsos elétricos de um músculo em repouso e durante a contração. Uma agulha é conectada a um eletrodo e inserida em um músculo. Uma leve carga elétrica é fornecida para estimular o músculo em repouso e durante a contração voluntária. A resposta do músculo é medida em uma tela de osciloscópio.
2. Útil para distinguir lesões do neurônio motor inferior (LNM) de distúrbios musculares (p. ex., distrofia muscular em ELA).
3. O tempo de condução do nervo, outro teste de diagnóstico, frequentemente é medido simultaneamente.

Considerações de enfermagem e cuidados com o paciente

1. Explique que esse teste mede a atividade elétrica dos músculos.
2. Aconselhe o paciente a evitar produtos com cafeína e tabaco por 3 horas antes do teste, pois essas substâncias podem afetar os resultados.
3. Informe ao paciente que o procedimento normalmente leva pelo menos 1 hora.
4. Diga ao paciente que uma agulha será inserida através da pele em músculos selecionados e que ele deve esperar algum grau de desconforto quando a agulha é inserida.
5. Informe ao paciente que, após o teste, pode ser necessário um analgésico suave ou compressas quentes para aliviar a dor muscular.
6. Informe ao paciente para observar os locais de inserção da agulha quanto a sangramento, hematoma, vermelhidão ou outros sinais de infecção e notificar ao médico se for observado qualquer um desses sinais.

Estudos de condução nervosa / Eletroneurografia

Descrição

1. Um nervo periférico é estimulado eletricamente através da pele e dos tecidos subjacentes. Um eletrodo de registro detecta a resposta do nervo estimulado. O tempo entre a estimulação do nervo e a resposta é medido por um osciloscópio e é calculada a velocidade de condução ao longo do nervo.
2. Usado para determinar a disfunção dos neurônios motores inferiores (NMI), diferenciando doença ou lesão em nervos periféricos, raízes nervosas da coluna vertebral, ou no corno anterior da medula espinal, medindo a velocidade de condução nervosa.

Considerações de enfermagem e cuidados com o paciente

1. Explique que os eletrodos de estimulação de superfície com pasta especial são aplicados e fixados no local do nervo (perna, braço ou face).
2. Avise ao paciente que uma corrente elétrica passa pelo eletrodo e pode ser sentida uma leve sensação de desconforto enquanto a corrente é aplicada.

Testes neuropsicológicos

Descrição

1. Uma série de testes avaliam os efeitos de distúrbios neurológicos no funcionamento cognitivo e no comportamento.
2. Um neuropsicólogo seleciona testes apropriados para determinar a extensão e o tipo de déficits funcionais.
3. Testes de papel e lápis, quebra-cabeças e jogos de palavras e memórias são comumente usados. O teste pode avaliar o seguinte:
   a. Inteligência, atenção, memória, julgamento.
   b. Função motora, fala e sensorial.
   c. Afeto, enfrentamento e adaptação.
   d. Qualidade de linguagem, abstração, distração.
   e. Capacidade de sequenciar comportamentos aprendidos.
   f. Usado no diagnóstico de disfunção orgânica cerebral e demência.
   g. Valioso na determinação das necessidades de treinamento com reabilitação profissional.
4. Utilizado em algumas instalações para determinar a competência de um paciente no que diz respeito à instituição de procuração duradoura ou a necessidade de tutela.

Considerações de enfermagem e cuidados com o paciente

1. Assegure ao paciente que esses testes não se destinam a avaliar a doença mental.
2. Explique que o teste avalia a capacidade de lembrar, calcular e executar raciocínio abstrato.
3. O paciente deve estar bem descansado porque o teste é mentalmente cansativo e demorado. Um exame completo é um processo de 4 a 6 horas, dependendo da capacidade de concentração do paciente.
4. Antecipe fadiga e frustração após o exame.

Polissonografia

Descrição

1. A polissonografia é um estudo não invasivo, que dura toda a noite e mede o caráter do sono, monitorando simultaneamente o EEG, a função cardíaca e respiratória e os movimentos durante o sono. É usado para confirmar padrões de sono fragmentados em casos de narcolepsia e epilepsia relacionada com o sono.
2. O teste é demorado e exige muito trabalho. Os procedimentos tipicamente incluem múltiplas medidas fisiológicas, como EEG, EMG, eletrocardiograma (ECG), frequência cardíaca, esforço respiratório, fluxo de ar e saturação de oxigênio.

Considerações de enfermagem e cuidados com o paciente

1. Explique que os eletrodos colocados no couro cabeludo, peito, extremidades e face serão desconfortáveis, mas não passam corrente elétrica.
2. Assegure ao paciente que um técnico estará na sala ao lado.
3. Aconselhe o paciente a usar roupa de dormir confortável.

Teste de latências múltiplas do sono

Descrição

1. O teste de latências múltiplas do sono (TLMS) é um estudo do sono realizado durante o dia. É a avaliação mais objetiva da sonolência diurna e é comumente usado para confirmar o diagnóstico de narcolepsia.
2. O teste consiste em quatro períodos de "cochilos" de 20 a 35 minutos, durante os quais o paciente se deita em um quarto escuro e pode pegar no sono. Os vários períodos curtos de sono durante o TLMS aumentam a observação dos períodos de movimento rápido dos olhos (REM).

Considerações de enfermagem e cuidados com o paciente

1. Explique o tempo e a duração dos cochilos.
2. Assegure ao paciente liberdade para se movimentar entre os cochilos.
3. Diga ao paciente para usar roupas confortáveis e trazer livros ou outros materiais para usar entre os cochilos.

PROCEDIMENTOS E MODALIDADES TERAPÊUTICAS GERAIS

Manejo de enfermagem do paciente com alteração no estado de consciência

Inconsciência é uma condição na qual ocorre depressão da função cerebral que pode variar do estupor ao coma. O coma resulta de deficiência tanto na excitação quanto no estado de alerta da consciência. O despertar da consciência é mediado pelo sistema de ativação reticular (SAR) no tronco encefálico, enquanto o componente de consciência é mediado pela atividade cortical dentro dos hemisférios cerebrais.

Tanto a estimulação quanto a consciência são avaliadas quando se usa a escala de coma de Glasgow (GCS) como medida de LOC (Tabela 15.2).

Tabela 15.2 Escala de coma de Glasgow.

Parâmetro	Achado	Pontuação
Abertura ocular	Espontânea	4
	Ao estímulo verbal	3
	Ao estímulo doloroso	2
	Nenhuma	1
Resposta verbal	Orientado	5
	Confuso	4
	Fala inapropriada	3
	Sons incompreensíveis	2
	Nenhuma	1
Resposta motora	Obedece a comandos	6
	Localiza dor	5
	Afasta-se da dor	4
	Flexão anormal	3
	Extensão anormal	2
	Nenhuma	1

Interpretação: melhor pontuação = 15; pior pontuação = 3; pontuação de 7 ou menos geralmente indica coma; alterações em relação aos valores basais são muito importantes.

Quando se utiliza a GCS, o *coma* pode ser definido como ausência de abertura ocular com estimulação, ausência de fala compreensível e falha em obedecer a comandos. A GCS é projetada para fornecer uma avaliação rápida do LOC e não fornece um meio para monitorar ou localizar disfunção neurológica. Ferramentas de avaliação neurológica produzidas pela instituição podem ser usadas em combinação com a GCS para avaliar e monitorar a função neurológica.

Uma alteração no estado de consciência pode ser causada por muitos fatores, incluindo hipoxemia, traumatismo, neoplasias, distúrbios vasculares, degenerativos e infecciosos, bem como uma variedade de distúrbios metabólicos e lesões neurológicas estruturais. A avaliação diagnóstica e o manejo dependem da causa subjacente, da dinâmica intracraniana geral, da idade, das comorbidades e do estado geral de saúde.

Avaliação de enfermagem

1. Avalie a abertura ocular (nível de responsividade).
   a. Abertura dos olhos = despertar.
   b. Rastreamento = estado de atenção.
2. Avalie a função neurológica, usando a GCS. Essa escala verifica a abertura dos olhos, respostas verbais e respostas motoras. Se os olhos do paciente não se abrirem espontaneamente ou em resposta a um comando de voz, avalie as respostas usando estímulos dolorosos, aplicando pressão sobre o leito ungueal, pinçando o trapézio/axila ou esterno. Use a menor quantidade de dor para a melhor resposta.
3. Avalie a função cognitiva.
   a. Orientação.
      i. Pessoa, lugar e hora.
      ii. Onde você está, por que você está aqui?
      iii. Informações gerais – eventos atuais nacionais e locais.
   b. Fala – afasia e outros problemas (Tabela 15.3).
      i. Afasia expressiva (motora/Broca) – incapacidade de se expressar.
      ii. Afasia receptiva (sensorial/Wernicke) – incapacidade de compreender a linguagem falada.
      iii. Afasia global – incapacidade de falar ou entender a linguagem falada.
      iv. Outras síndromes de afasia – amnésia, condução.
   c. Outras alterações incluem o seguinte:
      i. Confabulação – fala fluente e sem sentido.
      ii. Perseverança – continuação do processo mental com incapacidade de mudar a linha de pensamento, sem direção ou repetição.
4. Avalie a função motora – voluntária *versus* reflexa:
   a. Movimento voluntário.
      i. Movimento complexo normal – força e simetria nos membros superiores, desvio do proximal do pronador e força de preensão distal; nos membros inferiores, a perna eleva-se proximalmente e a flexão dorsal/plantar, distalmente.
      ii. Localização – capacidade de determinar a localização de estímulos; o paciente localiza a área de estímulos dolorosos.
      iii. Retirada – abdução do membro superior; afastando-se dos estímulos.
   b. Movimento reflexo.
      i. Postura flexora anormal (decorticada) – disfunção dos tratos corticospinais acima do tronco encefálico. Flexão anormal do membro superior com adução do membro inferior, rotação interna do membro superior, punho e extensão, rotação interna e flexão plantar do membro inferior.
      ii. Postura de extensão anormal (descerebrada) – disfunção do trato vestibulospinal e do SAR do tronco encefálico superior. Extensão anormal, hiperpronação e adução do membro superior e flexão do punho; extensão anormal e rotação interna do membro inferior com flexão plantar dos pés e dedos dos pés.
      iii. Postura mista – tônus variado extensor e flexor no membro superior.
      iv. Flacidez – compressão medular com perda completa do tônus motor.
5. Teste os reflexos dos nervos cranianos (NCs) para avaliar a disfunção do tronco encefálico.
   a. Avalie o tamanho da pupila, a simetria e a reação à luz.
   b. Verifique os movimentos oculares (NCs III, IV, VI) e movimentos oculares reflexos induzidos pela rotação da cabeça (resposta oculocefálica). Essa avaliação não deve ser feita em pacientes com suspeita de lesão da coluna cervical, pacientes com colar cervical ou com lesão na coluna cervical.
   c. A resposta oculovestibular (calórica) (NCs III, IV, VI, VIII) é testada pela equipe médica quando o paciente está em coma, como parte do exame de morte encefálica.
   d. Avalie os NCs V e VII em conjunto para verificar dor facial, piscar de olhos, fechamento dos olhos e careta.
   e. Analise NCs IX, X, XII para verificar reflexo de engasgo, deglutição, protrusão da língua e capacidade de o paciente lidar com as próprias secreções.
6. Avalie a frequência e o padrão respiratório (normal, Kussmaul, Cheyne-Stokes, apneia).
7. Analise os reflexos tendinosos profundos; verifique o tônus para espasticidade, rigidez e paratonia (resistência anormal, aumentando ao longo de flexão e extensão e indicando disfunção do lobo frontal).
8. Examine a cabeça em busca de sinais de traumatismo; boca, nariz e orelhas em busca de evidências de edema, sangue e líquido cefalorraquidiano (pode indicar fratura da base do crânio).
9. Monitore qualquer alteração no estado neurológico ao longo do tempo e comunique as alterações feitas ao profissional de saúde, conforme indicado.

Tabela 15.3 Diferenciação da afasia.

Afasia	Fluência	Velocidade	Compreensão	Gramática	Repetição
Fluente (afasia de Wernicke/receptora)	Intacta, embora a fala seja sem sentido	Normal	Ausente ou ruim	Intacta	Intacta
Não fluente (afasia de Broca/expressiva)	Ruim	Lenta, com pausas	Intacta	Ausente	Ruim
Global	Ruim	Lenta	Ausente	Ausente	Ruim
Condução	Intacta, embora haja transposição funcional de sons com paráfrases fonéticas	Normal	Intacta	Intacta	Ruim
Afasia anômica ou amnésica	Dificuldade em nomear e encontrar palavras	Pausas	Intacta	Intacta	Intacta

Ponto-chave de decisão
Um indicador crítico de função neurológica é o LOC. Uma alteração na GCS de dois ou mais pontos pode ser significativa. Se o paciente demonstrar deterioração, conforme evidenciado por uma alteração no exame neurológico, notifique o médico sem demora e reavalie o estado neurológico com mais frequência do que o exigido, com base no julgamento de enfermagem.

Diagnósticos de enfermagem

- Capacidade adaptativa intracraniana diminuida
- Desobstrução ineficaz de vias respiratórias relacionada com obstrução das vias respiratórias superiores pela língua e tecidos moles, incapacidade de limpar as secreções respiratórias
- Risco de volume de fluidos desequilibrado associado à incapacidade de ingerir líquidos, e desidratação, devido à terapia osmótica (quando utilizada para reduzir a pressão intracraniana [PIC])
- Mucosa oral prejudicada relacionada com a respiração pela boca, a ausência de reflexo faríngeo e a incapacidade de ingerir líquidos
- Risco de integridade da pele prejudicada relacionado com imobilidade ou inquietação
- Integridade tissular da córnea prejudicada associada à diminuição/ausência do reflexo corneano
- Hipertermia relacionada com o processo infeccioso; lesão ao centro hipotalâmico
- Eliminação urinária prejudicada associada ao estado inconsciente
- Incontinência intestinal relacionada com o estado inconsciente.

Intervenções de enfermagem

Redução de lesões cerebrais secundárias

1. Monitore alteração no estado neurológico, diminuição do LOC, início dos déficits de NCs.
2. Identifique tendências na função neurológica e comunique os achados à equipe médica.
3. Monitore a resposta à terapia farmacológica, incluindo os níveis farmacológicos, conforme indicado.
4. Monitore os dados laboratoriais, culturas de LCR e coloração de Gram, se aplicável, e comunique os achados ao corpo clínico.
5. Avalie os drenos e curativos neurológicos quanto a patência e características da drenagem.
6. Institua medidas para minimizar o risco de aumento da PIC, edema cerebral, convulsões ou comprometimento neurovascular.
7. Ajuste os cuidados para reduzir o risco de elevação da PIC: posicionamento do corpo em posição neutra (cabeça alinhada com os ombros) sem flexionar a cabeça, reduzir a flexão do quadril, distribuir o cuidado de enfermagem durante um período de 24 horas, para que a PIC retorne à linha de base.
8. Monitore a temperatura; mantenha a normotermia. Instale o procedimento de resfriamento conforme prescrito.

Manutenção das vias respiratórias efetivas

1. Posicione o paciente para evitar que a língua obstrua as vias respiratórias, estimule a drenagem das secreções respiratórias e promova a troca adequada de oxigênio e gás carbônico.
2. Mantenha as vias respiratórias livres de secreções com sucção. Na ausência de reflexos de tosse e deglutição, acumulam-se secreções rapidamente na faringe posterior e na traqueia superior e podem levar a complicações respiratórias (p. ex., aspiração).
   a. Insira uma via respiratória oral se a língua estiver paralisada ou obstruindo as vias respiratórias. Uma via respiratória obstruída aumenta a PIC. Essa é considerada uma medida a curto prazo.
   b. Prepare-se para a inserção do tubo endotraqueal com *cuff* para proteger as vias respiratórias de aspiração e permitir a remoção eficiente das secreções traqueobrônquicas.
   c. Ver p. 176 para técnica de aspiração traqueal.
   d. Realize a oxigenoterapia prescrita para fornecer sangue oxigenado ao SNC.
   e. Antes da aspiração, faça o pré-tratamento com sedativos, opioides ou lidocaína endotraqueal, se indicado.

Alcance e manutenção do equilíbrio de fluidos e eletrólitos

1. Monitore os líquidos IV prescritos com cuidado, mantendo a euvolemia e minimizando grandes volumes de "água livre", o que pode agravar o edema cerebral.
2. Mantenha a hidratação e melhore o estado nutricional com o uso de fluidos entéricos ou parenterais.
3. Registre o débito urinário.
4. Avalie pulsos (radial, carótida, apical e podal) e meça a PA; esses parâmetros são uma medida da adequação/inadequação circulatória.
5. Mantenha a circulação; dê suporte à PA e trate as arritmias cardíacas com risco à vida.

Manutenção da saúde das mucosas orais

1. Remova a dentadura. Inspecione a boca do paciente quanto a secura, inflamação e crostas.
2. Providencie a higiene bucal, escovando os dentes e limpando a boca com uma solução apropriada a cada 2 a 4 horas, para evitar a parotidite (inflamação da glândula parótida).
3. Aplique um emoliente labial para manter a hidratação e evitar o ressecamento.

Integridade da pele

1. Mantenha a pele limpa, seca, bem lubrificada e livre de pressão, pois os pacientes comatosos são suscetíveis à formação de lesões por pressão.
2. Gire o paciente de um lado para o outro, com regularidade, para aliviar as áreas de pressão e ajudar a limpar os pulmões, mobilizando as secreções. O giro também fornece estimulação cinestésica (sensação de movimento), proprioceptiva (consciência da posição) e vestibular (equilíbrio).
3. Reposicione o paciente cuidadosamente após girar, para evitar isquemia e cisalhamento sobre áreas de pressão.
4. Posicione os membros na postura funcional e monitore a pele sob talas/órteses, para evitar a ruptura cutânea e neuropatias de pressão.
5. Realize exercícios de amplitude de movimento (ADM) pelo menos 4 vezes/dia. As deformidades por contratura desenvolvem-se precocemente em pacientes inconscientes.

Manutenção da integridade da córnea

1. Proteja os olhos de uma irritação da córnea, pois a córnea funciona como um escudo. Se os olhos permanecerem abertos por longos períodos, é provável que ocorram ressecamento, irritação e ulceração da córnea.
2. Certifique-se de que os olhos do paciente não estejam sendo friccionados contra a roupa de cama se o piscar e se os reflexos cornianos estiverem ausentes.
3. Inspecione a condição dos olhos com uma lanterna.
4. Certifique-se de que as lentes de contato tenham sido removidas.
5. Irrigue os olhos com soro fisiológico estéril ou solução prescrita para remover secreções e detritos.
6. Instile a pomada oftálmica prescrita em cada olho, para evitar a vitrificação e a ulceração da córnea.
7. Aplique tapa-olhos, quando indicado, assegurando que os olhos permaneçam fechados sob o adesivo.

Redução da febre

1. Procure possíveis locais de infecções (respiratórias, no SNC, no trato urinário, em ferida) quando houver febre em um paciente inconsciente.

2. Monitore a temperatura com frequência ou continuamente.
3. Controle elevações persistentes de temperatura. A febre aumenta as demandas metabólicas do cérebro, diminui a circulação e a oxigenação e resulta em deterioração cerebral.
   a. Monitore continuamente a temperatura central e trate a hipertermia imediatamente. A hipertermia aumenta a taxa metabólica do cérebro e aumenta o risco de lesão secundária. A temperatura do corpo é de 4 a 5 graus mais baixa que a temperatura do cérebro.
   b. Mantenha fria a temperatura ambiente. Antecipe o potencial de super-resfriamento e faça os ajustes apropriados (p. ex., ambiente da sala de cirurgia).
   c. Minimize o excesso de cobertas na cama.
   d. Administre antipiréticos prescritos.
   e. Use uma esponja com água fria e um ventilador elétrico soprando sobre o paciente para aumentar o resfriamento da superfície para os casos de hipertermia resistente aos antipiréticos.
   f. Use um dispositivo de resfriamento externo para manter a normotermia, mas evite o super-resfriamento rápido. Dispositivos de resfriamento intravascular também podem ser usados.

Promoção da eliminação urinária

1. Um cateter uretral interno ou externo pode ser utilizado para o manejo a curto prazo.
2. Use cateterismo intermitente da bexiga para distensão o mais rápido possível para minimizar o risco de infecção. Palpe sobre a bexiga do paciente em intervalos regulares ou use uma varredura da bexiga para detectar retenção de urina e bexiga superdistendida.
3. Monitore febre e urina turva.
4. Inicie um programa de treinamento da bexiga assim que a consciência for recuperada.

Promoção da função intestinal

1. Ausculte para sons intestinais; palpe o abdome inferior à procura de distensão.
2. Observe se há constipação intestinal devido a imobilidade e falta de fibra alimentar. Amaciante de fezes ou laxante, programados ou conforme necessário, podem ser prescritos para promover a eliminação intestinal. O objetivo é o movimento intestinal a cada 2 dias.
3. Monitore a diarreia resultante de infecção, antibióticos, alimentação entérica, fluidos hiperosmolares e impactação fecal.
   a. Realize um exame retal se houver suspeita de impactação fecal.
   b. Use bolsa coletora de fezes e proporcione cuidados meticulosos com a pele se o paciente tiver incontinência fecal.

Orientação e suporte à família

1. Desenvolva um relacionamento de apoio e confiança com a família ou pessoas significativas.
2. Forneça informações e atualizações frequentes sobre a condição e o progresso do paciente.
3. Envolva-os nos cuidados de rotina e ensine os procedimentos que eles possam realizar em casa.
4. Demonstre e ensine métodos de estimulação sensorial a serem usados com frequência.
   a. Use toque físico e voz tranquilizadora.
   b. Fale com o paciente de maneira significativa, mesmo quando ele não parece responder. Suponha que o paciente seja capaz de ouvir, mesmo que não responda.
   c. Oriente o paciente periodicamente em relação a pessoa, hora e local.
5. Demonstre e ensine métodos frequentemente empregados para gerenciar inquietação/agitação.
   a. Elimine distrações.
   b. Reduza os estímulos ambientais (desligue a televisão e o rádio, feche a porta).
   c. Use comunicação pessoa a pessoa.
   d. Fale devagar e simplifique as informações sem subestimar a pessoa que escuta.
6. Ensine a família a reconhecer e relatar um estado incomum de inquietação, que pode indicar hipoxia cerebral, desequilíbrio metabólico ou dor.
7. Solicite a ajuda do assistente social, do serviço de cuidado domiciliar ou de outros recursos para ajudar a família com questões como preocupações financeiras, tutela, necessidade de acompanhamento adicional (reabilitação, instituição de cuidados prolongados), necessidade de equipamentos médicos em casa e/ou cuidados de repouso.

Reavaliação: resultados esperados

- O estado neurológico permanece em nível basal ou apresenta melhora
- Mantém as vias respiratórias desobstruídas; expectora secreções
- Ausência de sinais de desidratação
- Membranas mucosas íntegras e rosadas
- Ausência de deterioração da pele ou eritema
- Ausência de traumatismo na córnea
- Temperatura central dentro dos limites normais
- Ausência de infecção do trato urinário (ITU); manutenção do esvaziamento normal da bexiga
- Evacuação regular em resposta ao regime intestinal.

Manejo de enfermagem do paciente com aumento da pressão intracraniana

A *pressão intracraniana* (PIC) é a pressão exercida pelo conteúdo existente dentro da calota craniana – tecido cerebral (substância cinzenta e branca), LCR e volume sanguíneo. Uma leitura de pressão igual ou superior a 20 mmHg é definida como aumento da PIC.

Baseado em evidências
American Association of Neuroscience Nurses. (2016). *AANN core curriculum for neuroscience nursing* (6th ed.). Glenview, IL: Author.

Fisiopatologia e etiologia

1. A PIC é integrada pelos seguintes componentes e razão de volume: tecido cerebral, 80%; LCR, 10%; volume de sangue, 10%.
2. A doutrina de Monro-Kellie afirma que a calota intracraniana é uma estrutura fechada com volume intracraniano fixo. O conteúdo intracraniano deve ser mantido em equilíbrio e a razão entre volume e pressão deve permanecer constante. Qualquer aumento no volume de um componente deve ser acompanhado pela diminuição recíproca em um dos outros componentes. Quando essa relação volume-pressão se torna desequilibrada, a PIC aumenta.
3. O cérebro tenta compensar aumentos na PIC por:
   a. Deslocamento/desvio de LCR do compartimento intracraniano para o espaço subaracnóideo lombar (SAS). Normalmente, cerca de 500 mℓ de LCR são produzidos e absorvidos em 24 horas. Cerca de 125 a 150 mℓ circulam por todo o sistema ventricular e espaço subaracnóideo na seguinte razão: 25 mℓ nos ventrículos, 90 mℓ no SAS lombar e 35 mℓ nas cisternas e SAS circundante.
   b. Aumento da absorção de LCR.
   c. Diminuição do volume sanguíneo cerebral pelo deslocamento do sangue venoso cerebral para os seios venosos. Medidas compensatórias são finitas. O aumento da PIC acabará ocorrendo se o volume da massa intracraniana exceder o volume compensado.

4. A complacência intracraniana é o "aperto" do cérebro. Complacência é a relação entre o volume intracraniano e a PIC. É uma relação não linear; à medida que a PIC aumenta, a complacência diminui. Por meio dos mecanismos compensatórios funcionais, um aumento no volume causa elevação pequena e transitória da PIC. À medida que a complacência diminui, pequenos aumentos no volume resultam em elevações moderadas na pressão. Quando os mecanismos compensatórios se esgotam, aumentos muito discretos no volume produzirão grandes elevações na pressão. A resposta do paciente às alterações da PIC dependerá de onde o paciente está na curva volume-pressão.
5. Fatores que influenciam a capacidade do corpo de alcançar esse estado de equilíbrio dinâmico incluem o seguinte:
   a. PA sistêmica.
   b. Ventilação e oxigenação.
   c. Taxa metabólica e consumo de oxigênio (febre, tremores, atividade física).
   d. Vasospasmo cerebral regional.
   e. Saturação de oxigênio e hematócrito.
6. Incapacidade de manter um equilíbrio dinâmico resulta em aumento da PIC. Traumatismo cranioencefálico (TCE), edema cerebral, hemorragia intracerebral, AVC isquêmico, abscesso e infecção, lesões, cirurgia intracraniana e radioterapia podem constituir etiologias potenciais de aumento da PIC.
7. O aumento da PIC constitui uma emergência e requer tratamento imediato. A PIC pode ser monitorada por meio de cateter intraventricular, parafuso ou pino subaracnóideo ou dispositivo de registro de pressão peridural.
8. Alterações ou comprometimento no fluxo sanguíneo cerebral podem ser medidos de maneira não invasiva por um estudo de DTC. Velocidades aumentadas indicam vasospasmo; velocidades diminuídas apontam baixo fluxo sanguíneo; e velocidades ausentes demonstram ausência de fluxo ou morte cerebral.

Avaliação de enfermagem

Alteração no nível de consciência

Causada pelo aumento da PIC. Avalie o seguinte:

1. Alteração no LOC: sonolência, letargia.
2. Alterações comportamentais precoces: inquietação, irritabilidade, confusão e apatia.
3. Pontuação em queda na escala GCS (ver p. 357).
   a. Mudança na orientação: desorientação para hora, lugar ou pessoa.
   b. Dificuldade ou incapacidade de obedecer a comandos.
   c. Dificuldade ou inabilidade de verbalizar ou de responder a estímulos auditivos.
   d. Alteração em resposta a estímulos dolorosos (p. ex., intencional para respostas inadequadas ou ausentes).
   e. Postura (flexão anormal ou extensão).

Alteração nos sinais vitais

Causada por pressão no tronco encefálico. Avalie o seguinte:

1. Elevação da PA ou aumento da pressão de pulso (a diferença entre a PA sistólica e diastólica). Isso pode ser acompanhado de hipotensão e sinais vitais lábeis, indicando comprometimento adicional do tronco encefálico.
2. Alterações de pulso com bradicardia mudando para taquicardia à medida que a PIC aumenta.
3. Irregularidades respiratórias: taquipneia (sinal precoce de aumento da PIC); desaceleração da frequência com períodos prolongados de apneia; Cheyne-Stokes (padrão rítmico de aumento e diminuição da profundidade das respirações com períodos de apneia) ou respiração de Kussmaul (paroxismos de dificuldade respiratória); hiperventilação neurogênica central (respiração profunda e prolongada); respiração apnêustica (esforço inspiratório sustentado); e respiração atáxica (descoordenada e espasmódica).
4. Hipertermia seguida por hipotermia.

Ponto-chave de decisão
Fique atento à tríade de Cushing – bradicardia, hipertensão (com pressão de pulso alargada) e respiração irregular; esta é uma sintomatologia clássica relacionada com o aumento da PIC não compensada e é considerada uma emergência médica neurológica. Alerte o médico e prepare a intervenção terapêutica.

Alerta de enfermagem
Irregularidades respiratórias podem não ser aparentes se o paciente estiver em ventilação mecânica.

Alterações pupilares

1. Causada pelo aumento da pressão nos nervos óptico e oculomotor. O exame de fundoscopia pode revelar alterações.
2. Inspecione as pupilas com uma lanterna para avaliar o tamanho, a configuração e a reação à luz.
3. Compare os dois olhos quanto a semelhanças ou diferenças, particularmente alterações pupilares relacionadas com localização e progressão da herniação do tronco encefálico.
   a. Comprometimento do mesencéfalo – fixas e dilatadas.
   b. Comprometimento da ponte – pupilas puntiformes.
   c. Herniação uncal.
      i. Dilatação unilateral da pupila ipsolateral à lesão.
      ii. Anisocoria (desigual) com reação lenta à luz na pupila dilatada.
      iii. Se o tratamento atrasar ou não for bem-sucedido, a pupila contralateral fica dilatada e não reage à luz.
      iv. Quando ocorre a herniação do tronco encefálico, ambas as pupilas assumem a posição central e não reagem à luz.
   d. Herniação transtentorial central.
      i. As pupilas são pequenas bilateralmente (1 a 3 mm).
      ii. A reação à luz é rápida, mas com pequena amplitude de constrição.
      iii. Se o tratamento for atrasado ou malsucedido, as pupilas pequenas dilatam moderadamente (3 a 5 mm) e se fixam irregularmente na posição intermediária.
      iv. Quando ocorre a herniação do tronco encefálico, ambas as pupilas dilatam muito e não reagem à luz.
4. O pupilômetro pode ser usado para medir o tamanho e a reatividade pupilar, detectando alterações sutis, com o uso de luz infravermelha.

Movimentos extraoculares

1. Avalie o olhar para determinar se é conjugado (emparelhado, trabalhando em conjunto) ou desconjugado (o olho desvia ou o movimento é assimétrico).
2. Avalie o movimento dos olhos.
   a. Incapacidade de abdução ou adução: desvio de um ou dos dois olhos.
   b. Alteração na visão (p. ex., visão turva, diplopia, corte de campo).
   c. Movimentação espontânea, movimentos oculares aleatórios.
   d. Nistagmo no olhar horizontal/vertical.
3. Reflexo oculocefálico (olhos de boneca): virada rápida da cabeça para a esquerda, para a direita, para cima ou para baixo, com observação dos movimentos oculares em resposta ao estímulo. Teste as vias do tronco encefálico entre NCs III, IV, VI e VIII. Isso não deve ser realizado em pacientes com suspeita de lesão da coluna cervical, pacientes com colar cervical ou pacientes com lesões conhecidas da coluna cervical, a menos que façam parte do exame de morte encefálica.
4. Reflexo oculovestibular (prova calórica gelada): são instilados de 30 a 60 mℓ de água gelada no ouvido, com a cabeceira do leito elevada a 30°. Esse exame testa as vias do tronco encefálico entre

os NCs III, IV, VI e VIII. A resposta é preservada por mais tempo que a manobra dos olhos de boneca. Realizado pelo médico como parte do exame de morte cerebral.

Outras alterações

Esteja alerta para o seguinte:

1. Cefaleia que aumenta de intensidade e é agravada por movimento e esforço.
2. Vômitos recorrentes com pouca ou nenhuma náusea, especialmente no início da manhã; pode ser em jato.
3. Papiledema por compressão do nervo óptico.
4. Alterações sutis, como inquietação, cefaleia, respiração forçada, movimentos aleatórios e turbidez mental.
5. Disfunções motoras e sensoriais (fraqueza dos músculos proximais, desvio do pronador).
6. Hemiparesia contralateral evoluindo para hemiplegia completa.
7. Comprometimento da fala (afasia expressiva, receptiva ou global) quando o hemisfério dominante está envolvido.
8. Atividade convulsiva: focal ou generalizada.
9. Diminuição da função do tronco encefálico (déficits de NC, como perda do reflexo da córnea, reflexo de engasgo e capacidade de deglutição).
10. Reflexos patológicos: Babinski, segurar, mastigar, sugar.

Diagnóstico de enfermagem

- Capacidade adaptativa intracraniana diminuída.

Intervenções de enfermagem

Diminuição da PIC

Alerta de enfermagem
O aumento da PCI é uma emergência médica que ameaça a vida e requer reconhecimento imediato e pronta intervenção terapêutica.

1. Estabeleça e mantenha as vias respiratórias, a respiração e a circulação.
2. Promova PCO_2 normal. A hiperventilação não é recomendada para tratamento profilático da PIC aumentada, pois a circulação cerebral é reduzida em 50% nas primeiras 24 horas após a lesão. A hiperventilação causa vasoconstrição cerebral e reduz o fluxo sanguíneo cerebral para diminuir a PIC. Isso pode potencializar lesões secundárias no cérebro. A hiperventilação deve ser usada somente após todas as outras opções de tratamento terem sido esgotadas ou em uma crise aguda.
3. Evite hipoxia. Diminuição da PO_2 (menor que 60 mmHg) causa vasodilatação cerebral, aumentando a PIC.
4. Mantenha a pressão de perfusão cerebral (PPC) maior que 50 mmHg. A PPC é determinada subtraindo-se a PIC da pressão arterial média (PAM): PPC = PAM − PIC.
5. Administre manitol (0,25 a 1 g/kg), um diurético osmótico, se prescrito. Os diuréticos osmóticos atuam estabelecendo um gradiente osmótico através da barreira hematencefálica que esgota o volume de líquido intracelular e extracelular no cérebro e por todo o corpo. O manitol será ineficaz se a barreira hematencefálica não estiver intacta.
6. Administre solução salina hipertônica (2 ou 3%), se prescrito. Ela cria um gradiente osmótico que extrai fluido excessivo do cérebro com uma barreira hematencefálica intacta, reduz a PIC, melhora o fluxo sanguíneo cerebral ao reduzir a viscosidade e melhora a capacidade de transporte de oxigênio. A solução salina (23,4%) é utilizada como *bolus* para tratar aumentos agudos da PIC em conjunto com ou no lugar do manitol; requer acesso central para administração e deve ser administrada em 5 minutos.
7. Insira um cateter urinário de demora para o tratamento da diurese.
8. Administre corticosteroides, como dexametasona, conforme prescrito, para reduzir o edema vasogênico associado aos tumores cerebrais. Os corticosteroides não são recomendados para o tratamento de edema cerebral citotóxico (intracelular) relacionado com traumatismo ou AVC.
9. Mantenha o equilíbrio hídrico e de eletrólitos. Preste atenção para sódio sérico aumentado ou diminuído devido às seguintes condições que podem ocorrer com o aumento da PIC:
   a. Diabetes insípido (DI) resulta da ausência do hormônio antidiurético (ADH). Isso se reflete no aumento da diurese com elevação da osmolaridade e do sódio sérico.
   b. A síndrome do hormônio antidiurético inadequado (SIADH) resulta da secreção de ADH, na ausência de alterações na osmolalidade sérica. Trata-se de um estado hipervolêmico que se reflete pela diminuição do débito urinário com redução dos níveis séricos de sódio e aumento da "água livre".
   c. A "síndrome cerebral perdedora de sal" está associada à liberação anormal de aldosterona, acarretando aumento da eliminação de sódio e diminuição do volume intersticial (estado hipovolêmico) (Tabela 15.4).
10. Monitore os efeitos de agentes anestésicos, como o propofol, e sedativos, como o midazolam ou o cloridrato de dexmedetomidina, que podem ser administrados para prevenir alterações súbitas da PIC devido a tosse, esforço ou "luta" com o ventilador. Medicamentos de curta duração são preferidos para permitir a avaliação neurológica intermitente.
11. Barbitúricos em altas doses, como pentobarbital, podem ser usados em pacientes com PIC aumentada refratária. (*Nota*: o uso profilático não é recomendado. É utilizado quando todos os outros tratamentos tiverem falhado.) Dosagem: 10 mg/kg durante 30 minutos; depois, 5 mg/kg a cada hora, durante 3 horas, seguidos de uma dose de manutenção de 1 mg/kg/h. (Meta de nível sérico de barbiturato de 3 a 4 mg/dℓ.)
    a. Doses altas de barbitúricos induzem um estado comatoso e suprimem o metabolismo cerebral, o que, por sua vez, reduz o fluxo sanguíneo cerebral e a PIC. Apenas a resposta pupilar é avaliada.

Tabela 15.4 Diferenciação da etiologia da hiponatremia.

	"Síndrome cerebral perdedora de sal"	SIADH
Volume		
Plasma	Redução da PVC < 6	Aumentado
Débito urinário	Aumento acentuado	Normal ou reduzido
Sódio		
Sérico	Redução	< 135 mEq/ℓ
Urina	Aumento acentuado	> 20 mEq/ℓ
Osmolalidade		
Sérica	Aumentada ou sem alteração	Diminuída (< 280 mmol/ℓ)
Urinária	Aumentada ou sem alteração	Aumentada (> 100 mmol/kg)
K^+ sérico	Elevado	Reduzido ou sem alteração
Hematócrito	Elevado	Reduzido ou sem alteração
Tratamento	Fludrocortisona	Restrição hídrica VO: reposição de sal IV: solução salina a 3%

SIADH: síndrome do hormônio antidiurético inadequado; PVC: pressão venosa central; K^+: potássio; VO: via oral; IV: via intravenosa.

b. Fique atento ao alto nível de suporte de enfermagem necessário. Todas as respostas aos estímulos ambientais e nocivos (aspirar, virar) são abolidas, assim como todos os reflexos de proteção.
c. Tosse ou reflexo de engasgo estarão ausentes e o paciente não conseguirá proteger as vias respiratórias, aumentando a suscetibilidade à pneumonia.
d. Monitore os níveis de PIC, PA e barbitúrico sérico, conforme indicado. Realize monitoramento contínuo por EEG para documentar surtossupressão (supressão da atividade cortical) e garantir a dosagem adequada de barbitúricos, se administrados.
e. Monitore a temperatura, porque o coma barbitúrico causa hipotermia.
f. Motilidade gastrintestinal diminuída e alto risco de íleo paralítico.

12. Mantenha a normotermia e trate a febre de modo agressivo. A febre aumenta o fluxo sanguíneo cerebral e o volume sanguíneo cerebral; aumentos agudos de PIC ocorrem com picos de febre. A temperatura cerebral é 4 a 5° mais alta que a temperatura do corpo; portanto, pequenos aumentos na temperatura corporal central podem criar aumentos drásticos na temperatura central do cérebro. A infecção é uma complicação comum da PIC e, em caso de febre, deve ser feita uma investigação infecciosa.
13. Evite posições ou atividades que possam aumentar a PIC. Mantenha a cabeça alinhada com os ombros; a flexão ou rotação do pescoço aumenta a PIC, impedindo o retorno venoso. Mantenha a cabeceira da cama elevada 30°, para reduzir a pressão venosa jugular e diminuir a PIC.
    a. Minimize a aspiração, mantenha o procedimento por menos de 15 segundos e, se prescrito, instale a lidocaína via tubo endotraqueal (ET) antes da aspiração. Tosse e aspiração estão associadas ao aumento da pressão intratorácica, que está associada a picos de PIC. Injete 5 a 10 mℓ de lidocaína no tubo ET antes de aspirar para amortecer a resposta da tosse.
    b. Minimize outros estímulos, como alarmes, televisão, rádio e conversas à beira do leito, que possam aumentar precipitadamente a PIC (estímulos que criam elevação na PIC dependem do paciente).
14. Mantenha os níveis de açúcar no sangue normais. Trate com insulina em forma de esquema ou administração contínua, conforme prescrito.
15. Inicie as modalidades de tratamento, conforme prescrito, para aumento da PIC (acima de 20 mmHg ou se houver alteração significativa na pressão).
16. Faça o pré-tratamento antes de atividades que sabidamente aumentam a PIC e evite fazer leituras de pressão imediatamente após o procedimento. Deixe o paciente descansar por aproximadamente 5 minutos.
17. Registre as leituras de PIC a cada hora e relacione-as com eventos clínicos ou tratamentos significativos (aspirar, virar).

Evolução | Resultados esperados

- PIC e sinais vitais estáveis; alerta e responsivo.

Monitoramento intracraniano

Baseado em evidências
Kawoos, U., McCarron, R. M., Auker, C. R., & Chavko, M. (2015). Advances in intracranial pressure monitoring and its significance in managing traumatic brain injury. *International Journal of Molecular Sciences, 16*(12), 28979–28997. Disponível em: *http://doi.org/10.3390/ijms161226146*.

O *monitoramento intracraniano*, incluindo o monitoramento da PIC, é uma tecnologia que ajuda o enfermeiro a avaliar, planejar, intervir e reavaliar as respostas dos pacientes ao atendimento. O monitoramento de PIC é amplamente utilizado (Figura 15.1).

1. Drenagem ventricular externa (DVE) – o cateter é inserido no ventrículo lateral (preferencialmente à direita) por meio da abertura de um orifício; é conectado ao transdutor cheio de fluido, que converte a pressão mecânica em impulsos elétricos e formas de onda; permite a drenagem ventricular. DVE é o método mais preciso para medir a PIC.
2. Parafuso oco subaracnóideo (pino) é inserido no SAS sob o crânio e a dura-máter por meio da perfuração de um orifício; também é conectado ao sistema transdutor de pressão.
3. Sensor epidural é inserido abaixo do crânio, mas não através da dura-máter, por isso não mede diretamente a pressão. Um cabo de fibra óptica é conectado diretamente ao monitor.
4. Dispositivo parenquimatoso é inserido diretamente no tecido cerebral.

Formas de onda da PIC

Formas de onda de pulso PIC são geradas a partir de uma onda de pressão transmitida pelo sistema cardiovascular para os tecidos no interior da cavidade intracraniana (Figura 15.2).

1. A forma de onda de pulso normal consiste em três componentes identificáveis: P-1, P-2 e P-3.
    a. P-1, onda percussiva, reflete pulsações do plexo coróideo, onde o LCR é produzido, à medida que são transmitidas pelo sistema cardiovascular na sístole. Entre os três componentes, é a forma de onda mais alta em condições normais.
    b. P-2, onda de maré (*tidal wave*), tem uma forma mais variável e reflete o volume relativo do cérebro. A P-2 pode se tornar elevada em resposta a uma lesão em massa ou quando a complacência cerebral está diminuída.
    c. P-3, onda dicrótica, segue o entalhe dicrótico no declive da forma de onda de pulso de PIC individual e geralmente é o segmento de onda mais baixo.
2. Os padrões de onda A ou platô são patológicos, refletindo rápido aumento na PIC de até 50 a 100 mmHg, e podem ser seguidos por um período variável durante o qual a PIC permanece elevada e depois

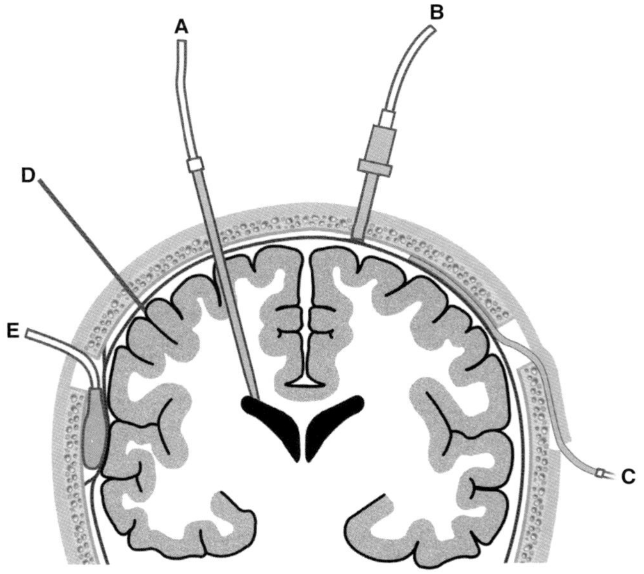

Figura 15.1 Sistema de monitoramento da pressão intracraniana. *A*. Intraventricular. *B*. Subaracnóideo. *C*. Subdural. *D*. Parenquimatoso. *E*. Epidural. (Adaptada de Diepenbrock, N.H. [2015]. *Quick reference to critical care* [5th ed.]. Philadelphia: Lippincott Williams & Wilkins.)

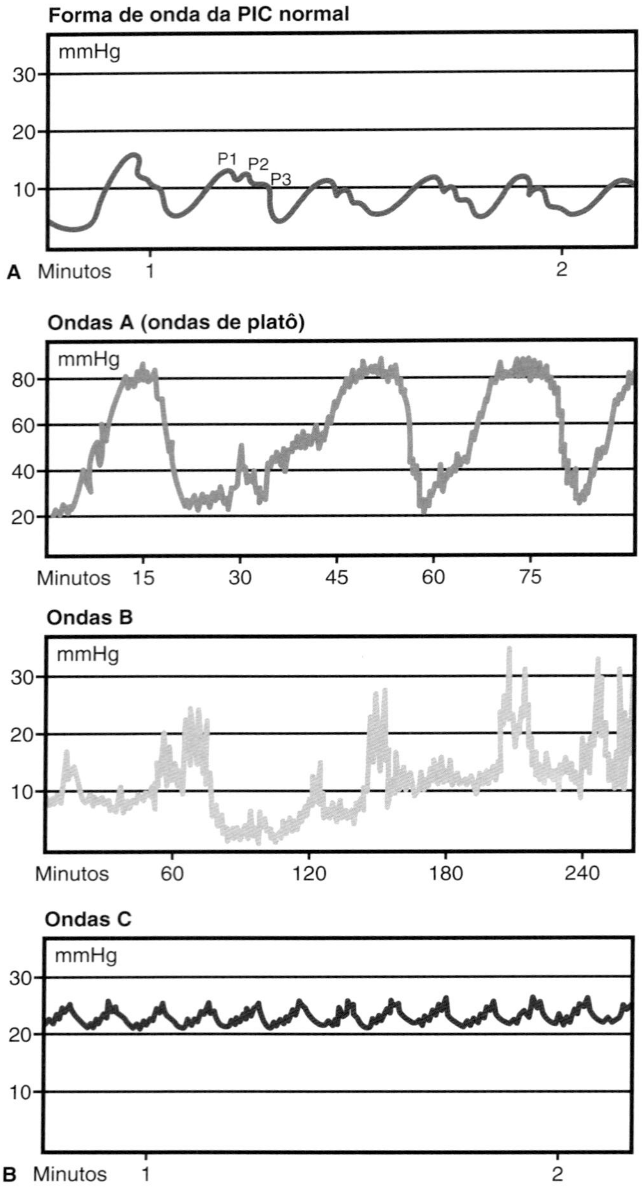

Figura 15.2 Ondas de pressão intracraniana. **A.** Forma de onda normal da PIC. **B.** As *ondas A* (ondas de platô) são patológicas. As *ondas B* e *C* têm pouco significado clínico.

cai para a linha de base. Padrões truncados que não excedam uma elevação de 50 mmHg são indicadores precoces de deterioração neurológica. As ondas são clinicamente significativas, pois a elevação da PIC está relacionada com o comprometimento da autorregulação, secundária ao aumento do volume sanguíneo cerebral e à diminuição do fluxo sanguíneo cerebral.

3. Os padrões de onda B e C estão relacionados com respiração e são de pouca significância clínica. Os padrões de onda B são de duração mais curta e amplitude menor que os padrões de onda A e podem preceder padrões de onda A. Os padrões de onda C são pequenas oscilações rítmicas que flutuam com alterações na respiração e na PA.

Outros sistemas de monitoramento

1. Sistema Licox de Monitoramento do Oxigênio Cerebral – colocado no tecido cerebral através de um orifício, monitora a pressão parcial de oxigênio do tecido cerebral ($PbrO_2$), temperatura cerebral e PIC indireta. O monitoramento contínuo da temperatura cerebral e dos níveis de oxigenação fornece informações diretas sobre as alterações agudas no tecido intracraniano que podem potencializar a lesão cerebral secundária.
2. Microdiálise – um cateter é colocado no tecido cerebral por um orifício, para monitoramento de oxigênio cerebral, glicose, lactato, lactato-piruvato, glutamato e glicerol. O cateter é conectado a uma seringa de 2,5 mℓ e a uma bomba de microinfusão. A bomba é perfundida com solução de Ringer. Amostras devem ser periodicamente obtidas para análise.
3. Oximetria venosa jugular – um cateter de oximetria de fibra óptica é colocado no bulbo jugular da veia jugular interna para medir a saturação venosa de oxigênio jugular ($SjvO_2$). A $SjvO_2$ é útil na avaliação da saturação arterial, taxa metabólica de oxigênio cerebral e fluxo sanguíneo cerebral. O intervalo normal é entre 54 e 75%. Um nível baixo de $SjvO_2$ é sugestivo de aumento da extração de oxigênio cerebral, relacionado com hipoxia arterial sistêmica, diminuição do fluxo sanguíneo cerebral por hipotensão ou vasospasmo, ou elevação da PIC com baixa PPC. Acredita-se que a dessaturação esteja associada a eventos isquêmicos e diretamente relacionada com o aumento da morbidade.

Intervenções de enfermagem

1. Observe o padrão das formas de onda e qualquer elevação frequente da pressão acima de 20 mmHg.
2. Evite a superestimulação do paciente.
   a. Observe os estímulos que causam aumento de pressão, como tomar banho, aspirar, reposicionar ou receber visitas. Ajuste os cuidados, quando indicado.
   b. Pré-medicação, conforme indicado.
   c. Forneça períodos de descanso entre os períodos de cuidado.
   d. Limite as visitas conforme indicado pelo estado do paciente.
   e. Limite a conversa desnecessária na cabeceira do paciente.
   f. Elimine estímulos ambientais externos. Feche as portas, desligue o equipamento de sucção quando não estiver em uso, limite a televisão ou o rádio conforme indicado pelo estado do paciente.
3. Observe o desenvolvimento ou aumento das ondas P-2 e a frequência das ondas A (platô). Comunique e inicie medidas para diminuição da PIC.

Alerta de enfermagem
Uma elevação frequente na PIC maior que 20 mmHg e PPC menor que 50 mmHg se relaciona com a piora dos resultados após uma lesão cerebral traumática. Medidas para reduzir o aumento da PIC devem ser realizadas imediatamente e o médico deve ser notificado quando a PIC permanecer elevada por mais de 5 minutos.

Manejo de enfermagem do paciente submetido à cirurgia intracraniana

Craniotomia é a abertura cirúrgica do crânio para obter acesso às estruturas intracranianas, para realizar uma biopsia, remover um tumor, aliviar o aumento da PIC, retirar um coágulo sanguíneo, avaliar e tratar a causa da hemorragia intracraniana ou remover um tecido epileptogênico. A abordagem cirúrgica é baseada na localização da lesão e pode ser supratentorial (acima do tentório ou cobertura da dura-máter que separa o cérebro e o cerebelo) ou infratentorial (abaixo do tentório, incluindo o tronco encefálico). A craniotomia pode ser realizada por meio de orifícios (produzidos com uma broca ou ferramentas manuais) ou fazendo um retalho ósseo. *Craniectomia* é excisão e remoção de uma porção do crânio. A *cranioplastia* é o reparo de um defeito craniano por meio de uma placa plástica ou metálica. A *cirurgia transesfenoidal* é uma abordagem que permite o acesso à glândula hipófise por meio da cavidade nasal e do seio esfenoidal (ver Capítulo 24).

Manejo pré-operatório

1. Achados diagnósticos, procedimentos cirúrgicos e expectativas devem ser revisados com o paciente.
2. Lave com xampu antimicrobiano antes da cirurgia, conforme prescrição. A preparação do crânio é realizada na sala de cirurgia.
3. Dependendo do diagnóstico primário, os corticosteroides podem ser prescritos no pré-operatório para reduzir o edema cerebral vasogênico.
4. Dependendo do tipo e da localização da lesão, os anticonvulsivantes podem ser prescritos para reduzir o risco de convulsões.
5. Prepare o paciente para o uso de antibióticos intraoperatórios, com o intuito de reduzir o risco de infecção.
6. Passe uma sonda vesical para avaliar o volume urinário durante o período operatório.
7. Se um edema cerebral se desenvolver, o diurético osmótico (manitol) intraoperatório ou pós-operatório ou corticosteroides podem ser prescritos para o seu tratamento.
8. A avaliação neurológica deve ser realizada para avaliar e registrar os níveis basais neurológicos do paciente e os sinais vitais para comparação no pós-operatório.
9. A família e o paciente devem ser informados sobre os cuidados pós-operatórios imediatos e onde o médico entrará em contato com a família após a cirurgia.
10. Quando necessário, forneça cuidados de suporte, para os déficits neurológicos.

Manejo pós-operatório

1. O estado respiratório é avaliado pelo monitoramento da frequência, profundidade e padrão respiratório. Deve ser mantida uma via respiratória patente.
2. Os sinais vitais e o estado neurológico devem ser monitorados usando o protocolo de avaliação neurológica próprio da instituição. Os achados devem ser documentados. Um cateter arterial pode ser usado para o monitoramento da PA.
3. Agentes farmacológicos podem ser prescritos para controlar o aumento da PIC.
4. Dor incisional e cefaleia podem ser controladas com analgésicos, como opioides ou paracetamol, conforme prescrito. Monitore a resposta aos medicamentos.
5. Posicione a cabeceira do leito em 15 a 30°, ou de acordo com o estado clínico do paciente, para promover a drenagem venosa. A determinação da posição apropriada da cabeceira do leito depende do paciente e deve ser ajustada com base nas alterações observadas na resposta clínica e na PIC.
6. Vire o paciente de um lado para o outro a cada 2 horas. As restrições de posicionamento serão instituídas pelo profissional de saúde (pacientes com craniectomia não devem ser virados para o lado do defeito craniano).
7. Uma TC do cérebro deve ser realizada se houver deterioração do estado do paciente.
8. Devem ser fornecidos fluidos orais quando o paciente está alerta e o reflexo de deglutição voltou. Monitore ingestão e débito. Um fonoaudiógo pode ser solicitado para realizar um teste de deglutição à beira do leito ou exame radiográfico da deglutição.
9. Os sinais de infecção devem ser monitorados, verificando-se local da craniotomia, drenagem ventricular, rigidez da nuca ou LCR (coleta de líquido no local da cirurgia).
10. O edema periorbital pode ser controlado por medidas como elevação da cabeceira do leito e compressas frias. A remoção do curativo cirúrgico e o aumento da atividade auxiliarão na resolução do edema periorbital.

Complicações potenciais

1. Hemorragia/hematoma intracraniano.
2. Edema cerebral.
3. Infecções (p. ex., meningite pós-operatória, infecção pulmonar ou da ferida).
4. Convulsões.
5. Disfunção de NC.
6. Diminuição da PPC, causando isquemia cerebral.

Diagnósticos de enfermagem

- Risco de perfusão tissular cerebral ineficaz relacionada com o aumento da PIC
- Risco de aspiração, associado à diminuição do reflexo de deglutição e ao posicionamento pós-operatório
- Risco de infecção relacionado com procedimento invasivo
- Dor aguda associada à ferida cirúrgica
- Constipação intestinal relacionada com uso de opioides e imobilidade.

Intervenções de enfermagem

Manutenção da pressão intracraniana dentro da faixa normal

1. Monitore cuidadosamente LOC, sinais vitais, resposta pupilar e PIC, se indicado. Notifique ao médico se a PIC for superior a 20 mmHg ou a PPC for inferior a 50 mmHg.
2. Ensine o paciente a evitar atividades que possam elevar a PIC, como flexão excessiva ou rotação da cabeça e manobra de Valsalva (tosse, esforço ao defecar).
3. Administre medicamentos, conforme prescrito, para reduzir a PIC.
4. Verifique a forma de onda da PIC antes das intervenções de enfermagem que criam estímulos táticos nocivos, como sucção, avaliação física prolongada, giro e exercícios de ADM e adie as intervenções com base na resposta do paciente.

Prevenção da aspiração

1. Ofereça líquidos somente quando o paciente estiver alerta e os reflexos de deglutição tiverem retornado.
2. Tenha o aspirador disponível ao lado do leito. Aspire apenas se indicado. Pré-tratamento com sedação ou lidocaína endotraqueal é feito para evitar a elevação da PIC.
3. Eleve a cabeceira da cama ao máximo prescrito ou de acordo com o estado clínico e conforto do paciente.

Prevenção de infecções nosocomiais

1. Use técnica estéril para trocas de curativos, cuidados com o cateter e manejo de drenos ventriculares.
2. Esteja atento a pacientes com maior risco de infecção submetidos a cirurgias demoradas, com drenos ventriculares deixados por mais de 72 horas e submetidos a cirurgias no terceiro ventrículo.
3. Avalie o local da cirurgia quanto a eritema, hipersensibilidade e drenagem.
4. Observe se há vazamento de LCR, o que aumenta o risco de meningite.
   a. Preste atenção ao extravasamento súbito de líquido da ferida; um vazamento grande geralmente requer reparo cirúrgico.
   b. Recomende ao paciente não tossir, espirrar ou assoar o nariz, pois essas ações podem agravar o vazamento de LCR.
   c. Avalie elevação da temperatura e rigidez da nuca.
   d. Observe a patência do sistema de cateteres ventriculares.
   e. Remoção precoce da sonda de Foley.
5. Institua medidas para prevenir infecções respiratórias ou infecção urinária no pós-operatório.

Alívio da dor

1. Medique o paciente conforme prescrição e de acordo com os resultados da avaliação.
2. Eleve a cabeceira do leito de acordo com o protocolo para aliviar a cefaleia.

3. Forneça medidas de entretenimento para o manejo da dor.
4. Escureça o quarto se o paciente estiver fotofóbico.

Alívio da constipação intestinal

1. Encoraje a ingestão de líquidos quando o paciente for capaz.
2. Comece a deambulação o mais rapidamente possível.
3. Mude para agentes não opioides para controle da dor o mais rápido possível.
4. Evite manobras semelhantes a Valsalva.
5. Use emolientes de fezes e laxantes, conforme prescrição.

Orientação e suporte à família

1. Mantenha o paciente e sua família informados sobre o progresso e planeje transferi-lo para unidade intermediária, unidade geral de enfermagem, cuidado subagudo ou instalação de reabilitação.
2. Incentive a visita frequente e a interação da família para a estimulação do paciente, conforme o cuidado permitir.
3. Inicie o planejamento da alta com antecedência e obtenha encaminhamento para a assistência domiciliar de enfermagem, serviço social, fisioterapia ou terapia ocupacional, conforme necessário.

Evolução | Resultados esperados

- PIC normal e PPC mantida entre 50 e 70 mmHg
- Reflexo de engasgo presente; sons respiratórios limpos
- Afebril, sem sinais de infecção
- Verbaliza diminuição da dor
- Fezes macias.

DISTÚRBIOS DOS NERVOS CRANIANOS

Paralisia idiopática de Bell

A *paralisia idiopática de Bell* é uma paralisia facial periférica aguda da porção infratemporal do NC VII (nervo facial) que ocorre mais frequentemente apenas de um lado do rosto. A incidência anual de paralisia de Bell é de aproximadamente 25 a 30 casos por 100.000 pessoas. Normalmente, é um processo autolimitado que melhora em 3 a 6 meses.

Fisiopatologia e etiologia

1. A causa é desconhecida. Possíveis etiologias incluem a ganglionite sensitiva do SNC, com paralisia muscular secundária, causada por inflamação, isquemia vascular e desmielinização autoimune.
2. A maioria dos pacientes apresenta pródromo viral (p. ex., infecção do trato respiratório superior, herpes-vírus simples) 1 a 3 semanas antes do início dos sintomas.
3. Pode afetar qualquer pessoa em qualquer idade; no entanto, afeta desproporcionalmente mulheres grávidas e aqueles com diabetes, hipertensão ou gripe.
4. Geralmente é autolimitado. Com ou sem tratamento, a maioria dos pacientes melhora significativamente dentro de 2 semanas e cerca de 80% recuperam-se completamente dentro de 3 meses. Em casos raros, os sintomas podem nunca desaparecer completamente ou podem recorrer. Os fatores de risco que se acredita estarem associados a um desfecho desfavorável incluem (1) mais de 60 anos, (2) paralisia completa e (3) diminuição do paladar ou do fluxo salivar do lado da paralisia.

Manifestações clínicas

1. Início agudo de paralisia facial superior e inferior unilateral (em um período de 48 horas e alcança seu pico em 72 horas). Paralisia do lado ipsolateral da face do vértice do couro cabeludo ao queixo; músculos faciais fracos em toda a testa, bochecha e queixo; pode afetar a fala e o paladar, distorcer a face, diminuir o lacrimejar e causar dor auricular posterior.
2. Comprometimento de todos os ramos do nervo facial: fraqueza facial, diminuição do paladar nos dos dois terços anteriores da língua, diminuição do reflexo de piscar, redução das secreções lacrimais, incapacidade de fechar os olhos, sensações dolorosas nos olhos, fotofobia, salivação.
3. Os pacientes podem apresentar dor no pescoço, mastoide, no ouvido ou hiperacusia no lado afetado.

Avaliação diagnóstica

1. História para determinar patologia prévia, início da paralisia e sintomas associados.
2. Exclusão de lesões que simulem a paralisia de Bell, como tumor, infecção (doença de Lyme, meningite), traumatismo, AVC ou outras condições (sarcoidose, esclerose múltipla, síndrome de Guillain-Barré) por meio de exame neurológico completo e TC ou RM cerebral com contraste.
3. Testes eletrofisiológicos, especificamente potenciais de ação, EMGs e velocidades de condução nervosa, para avaliar a função nervosa.
4. Histórico de testes serológicos da doença de Lyme por picada de carrapato ou fraqueza bilateral. Aproximadamente de 5 a 10% dos pacientes com doença de Lyme não tratada podem desenvolver paralisia de Bell.

Alerta de enfermagem
Um exame neurológico rápido deve ser realizado para diferenciar a paralisia de Bell de outras condições que possam estar causando a paralisia facial. O paciente com paralisia de Bell deve apresentar nível normal de LOC, força motora (exceto na área do nervo facial), sensibilidade e reflexos. Dependendo do interesse clínico, pode ser indicada TC do crânio ou RM do cérebro para verificar alterações neurológicas anormais, além daquelas encontradas no nervo facial.

Manejo

1. A terapia com corticosteroides deve ser iniciada dentro de 72 horas após a manifestação para diminuir a inflamação (p. ex., 50 a 60 mg de prednisona durante os primeiros 5 dias, seguida de uma dose titulada). O aciclovir combinado com prednisona pode melhorar a função facial. Quando em uso de corticosteroides para o tratamento de paralisia de Bell, deve-se ser cauteloso no atendimento de pacientes com tuberculose, doença de úlcera péptica, diabetes melito, disfunção renal ou hepática, ou hipertensão maligna. Para pacientes com contraindicação à terapia com esteroides, pode ser administrado o aciclovir como monoterapia.
2. Cuidados com os olhos para manter a lubrificação e umidade, se o paciente não conseguir fechá-los. Pode ser preciso cobri-los durante o sono.
3. Fisioterapia e estimulação elétrica para manter o tônus muscular.
4. *Biofeedback* como terapia adjunta.
5. O tratamento cirúrgico da paralisia de Bell pode incluir anastomose do nervo facial a outro nervo craniano (NC VII a XI ou NC VII a XII, fechamento cirúrgico da pálpebra para proteger a córnea (tarsorrafia), descompressão do nervo facial, colocação de pesos de ouro nas pálpebras e *lifting* facial. A paralisia de Bell geralmente é autolimitada e, portanto, na maioria das vezes, não requer tratamento cirúrgico.

Complicações

1. Ulceração da córnea.
2. Comprometimento da visão.

3. Sincinese (contração anormal e involuntária do músculo facial durante movimentos musculares faciais normais).
4. Ajuste psicossocial à paralisia prolongada.

Alerta de enfermagem
Ceratite (inflamação da córnea), ulceração e perda de visão são grandes ameaças para o paciente com paralisia de Bell. Proteja a córnea se o olho não fechar.

Avaliação de enfermagem

1. Teste os componentes motores do nervo facial (VII), avaliando o sorriso do paciente e a capacidade de assobiar, franzir os lábios, enrugar a testa e fechar os olhos. Observe para assimetria facial.
2. Verifique a capacidade de o paciente lidar com secreções, alimentos e líquidos; observe se está babando.
3. Avalie a capacidade de o paciente piscar e falar claramente.
4. Analise o efeito da mudança de aparência sobre a imagem corporal.

Diagnósticos de enfermagem

- Risco de ressecamento dos olhos relacionado com a perda de proteção de fechamento dos olhos
- Distúrbio na imagem corporal associado à paralisia do nervo facial.

Intervenções de enfermagem

Prevenção de ressecamento ocular e manutenção da integridade da córnea

1. Instile e ensine o paciente a administrar lágrimas artificiais e pomada oftálmica, conforme prescrição.
2. Cubra os olhos com uma gaze, para mantê-los fechados durante a noite, conforme indicado.
3. Inspecione os olhos quanto a hiperemia ou secreções.
4. Aconselhe o paciente a comunicar dor ocular imediatamente.

Melhora da imagem corporal

1. Incentive o paciente a expressar sentimentos relacionados com a mudança da imagem corporal.
2. Incentive o paciente a usar o espelho, como meio de obter *feedback* sobre a aparência real e não a percebida.
3. Realize e ensine o paciente a realizar massagem facial para aliviar a sensação de rigidez e melhorar a recuperação.

Orientação ao paciente e manutenção da saúde

1. Instrua o paciente a usar óculos escuros para diminuir a evaporação normal do olho pelo sol e pelo vento, para evitar irritações e aumentar a umidade do ambiente ocular.
2. Ensine o paciente a usar colírios e pomadas oftálmicas e métodos adequados de fechamento da pálpebra e cobertura dos olhos.
3. Faça a demonstração dos exercícios faciais (p. ex., levante as sobrancelhas, aperte os olhos, franza o lábio) e enfatize sua importância para evitar a atrofia muscular.
4. Para mais informações, encaminhe o paciente para a Bell's Palsy Research Foundation (*www.bellspalsyresearch.com*).[1]

Reavaliação: resultados esperados

- Córnea sem hiperemia, dor ou secreção
- Verbaliza o ajuste à mudança da imagem corporal.

[1]N.R.T.: No Brasil, a Fundação Otorrinolaringologia (*https://forl.org.br/*) tem a finalidade de prestação de serviços permanentes e de colaborar com as instituições dedicadas ao ensino, pesquisa, assistência médica curativa e preventiva, na área de otorrinolaringologia, incluindo pacientes com paralisia de Bell.

Neuralgia do trigêmeo: *tic douloureux* (tique doloroso)

A *neuralgia do trigêmeo* (*tic douloureux*) é uma condição neurológica intensamente dolorosa que afeta um ou mais ramos do quinto NC (trigêmeo). Os pacientes apresentam paroxismos súbitos de dor facial "lancinante" ou semelhante a um choque elétrico, localizada em um ou mais ramos do nervo (Figura 15.3). A dor é muitas vezes precipitada por pontos de gatilho que "disparam" quando o paciente fala, faz a barba, come, toca o rosto, escova os dentes ou fica exposto ao vento frio. Aproximadamente 40.000 pacientes nos EUA sofrem dessa condição em qualquer momento específico. A incidência é de 4 a 5 casos por 100.000. Os pacientes que apresentam a doença entre os 20 e os 40 anos têm maior probabilidade de sofrer lesão desmielinizante na ponte, secundária à esclerose múltipla (EM).

Fisiopatologia e etiologia

1. Causa desconhecida, mas suspeita de origem degenerativa ou viral.
2. Qualquer um dos três ramos do nervo trigêmeo pode ser afetado:
   a. V_1: ramo oftálmico; a dor envolve o olho e a testa.
   b. V_2: ramo maxilar; a dor envolve a bochecha, os dentes superiores, as gengivas superiores e o nariz.
   c. V_3: ramo mandibular; a dor envolve a mandíbula, a lateral da língua, os dentes inferiores e a gengiva inferior e se estende até a orelha.
3. A compressão pela artéria adjacente retira mielina do nervo quando pulsa. A perda de mielina atua como um fio desencapado que "dispara" anormalmente em resposta a estímulos.

Alerta gerontológico
A neuralgia do trigêmeo é comumente observada em idosos. A dor geralmente parece estar localizada em um ou mais dentes. Os pacientes podem procurar atendimento odontológico, que resulta em uma ou mais extrações dentárias sem alívio da dor.

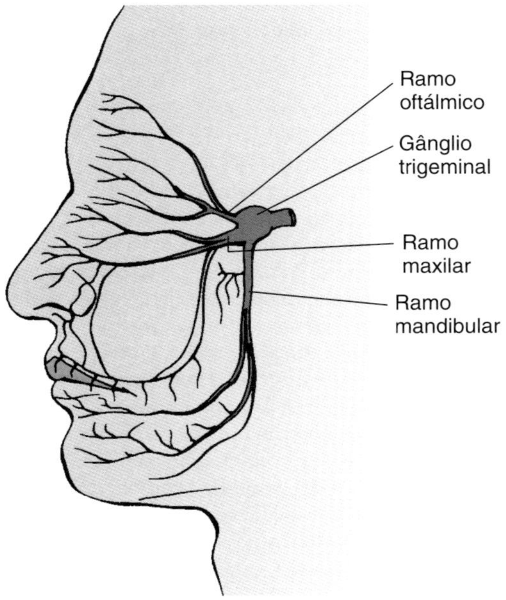

Figura 15.3 As principais divisões do nervo trigêmeo são a oftálmica, a maxilar e a mandibular. Fibras de raiz sensorial surgem no gânglio trigeminal.

Manifestações clínicas

1. Episódios súbitos e graves de dor facial intensa localizada em um ou mais ramos do nervo, com duração de menos de 30 a 60 segundos e terminando abruptamente.
2. A dor pode ocorrer espontaneamente ou ser precipitada pela ativação de pontos de gatilho, como tocar o rosto, falar, mastigar, bocejar e escovar os dentes, causando pressão sobre a extremidade terminal do ramo afetado.
3. A dor é sempre unilateral e não cruza a linha média. A dor bilateral às vezes é observada em pacientes com EM e deve resultar em um alto índice de suspeita para essa condição. EM e hipertensão são os dois fatores de risco encontrados em estudos epidemiológicos.
4. Alguns pacientes apresentam dormência, principalmente em torno da boca.

Avaliação diagnóstica

1. História de sintomas e padrões característicos; o exame neurológico é normal. Em contraste com a dor da enxaqueca, as pessoas com neuralgia do trigêmeo raramente sofrem crises durante o sono, o que é um aspecto fundamental do histórico.
2. Nova classificação e sistema de gradação diagnóstica para fazer o diagnóstico de distúrbio do trigêmeo clássico; secundário, devido a um distúrbio neurológico identificável ou transtorno idiopático.

Baseado em evidências
Cruccu, G., Finnerup, N. B., Sindou, M. *et al.* (2016). Trigeminal neuralgia: new classification and diagnostic grading for practice and research. *Neurology, 87*, 220-228.

3. A resposta rápida ao tratamento farmacológico é importante para descartar dor facial atípica, neuralgia vasomotora ou pós-herpética e dor de dente.
4. TC do crânio ou RM cerebral para lesões estruturais, como tumor, malformação arteriovenosa (MAV), EM ou outras disfunções.

Manejo

Farmacológico

1. Levetiracetam é a medicação de primeira linha e a mais eficaz usada para tratar essa condição. Outros fármacos, como carbamazepina, oxcarbazepina, fenitoína, baclofeno e gabapentina podem substituir.
2. Embora a dor geralmente responda à intervenção farmacológica, ela gradualmente se torna refratária ou os pacientes sofrem efeitos adversos indesejáveis.

Cirúrgico

Procedimento cirúrgico selecionado é aquele que fornecerá a maior chance de alívio da dor a longo prazo, com o menor número de complicações.

1. O álcool, o bloqueio com fenol ou a injeção de glicerol para dor podem durar vários meses após o procedimento.
2. A gangliolise trigeminal percutânea por radiofrequência direciona a estimulação de baixa voltagem do nervo pelo eletrodo inserido por meio do forame oval. A função sensorial é destruída, com o objetivo de preservar a função motora. Pode causar diminuição da sensação da córnea se V_1 for afetado; parestesias, fraqueza ou dormência dolorosa indesejável da mandíbula (anestesia dolorosa). A dor pode voltar à medida que o nervo se regenera, necessitando repetir o procedimento.
3. A rizotomia (transecção da raiz nervosa no gânglio trigeminal) causa perda completa da sensibilidade. Outras complicações incluem ardência, formigamento, desconforto em torno dos olhos, lesões herpéticas no rosto, ceratite e ulceração da córnea. A dor pode voltar à medida que o nervo se regenera.
4. Microcompressão percutânea com balão para destruição seletiva de fibras nervosas que fazem a mediação do toque leve e desencadeiam a dor. Alivia a dor no nervo oftálmico, preservando a sensibilidade da córnea.
5. Descompressão microvascular do nervo trigêmeo. É a forma mais eficaz de terapia, com 75 a 80% dos pacientes sem dor e sem necessidade de medicação a longo prazo após o procedimento. É o tratamento de escolha para pacientes mais jovens, com baixo risco de anestesia, que não desejam dormência facial e estão dispostos a aceitar a craniotomia.
6. A cirurgia com Gamma Knife® (um instrumento de radiocirurgia estereotáxica não invasiva que não envolve bisturi nem incisão) é menos invasiva que os procedimentos percutâneos. É tão eficaz quanto os procedimentos percutâneos; no entanto, o alívio pode não vir por semanas a meses e é um pouco mais caro.

Complicações

1. Anorexia e perda de peso.
2. Desidratação.
3. Ansiedade, medo.
4. Depressão, isolamento social e ideações suicidas em casos extremos.

Avaliação de enfermagem

1. Faça o histórico da dor, incluindo duração, gravidade e fatores agravantes.
2. Avalie o estado nutricional e a hidratação.
3. Analise ansiedade e depressão, incluindo problemas com o sono, interação social e habilidade/capacidade de enfrentamento.

Diagnósticos de enfermagem

- Dor crônica relacionada com as alterações fisiológicas do distúrbio
- Desequilíbrio nutricional – ingestão menor do que as necessidades corporais, devido ao medo de comer
- Impotência associada à falta de controle sobre os episódios dolorosos.

Intervenções de enfermagem

Alívio da dor

1. Para minimizar os episódios dolorosos, revise os fatores desencadeantes potenciais do paciente e desenvolva métodos individualizados de enfrentamento dos fatores identificados.
2. Incentive o paciente a tomar a medicação regularmente, incluindo medicação de "resgate" para períodos de crise.
3. Ajude o paciente a manter um método de comunicação sem causar dor ao falar.

Manutenção de nutrição adequada

1. Para maximizar a ingestão nutricional, instrua o paciente a deixar os alimentos e líquidos em temperatura ambiente e mastigar do lado não afetado.
2. Peça ao paciente que consulte o nutricionista para ser orientado a respeito da textura e composição adequadas da refeição.
3. Incentive refeições pequenas e frequentes para evitar fadiga e dor.
4. Aconselhe sobre o uso de suplementos nutricionais, se indicado.

Aumento do controle

1. Apoie o paciente durante os testes de tratamento.
2. Ensine exercícios de relaxamento, como respiração relaxante, relaxamento muscular progressivo e imagens guiadas, para aliviar a tensão (ver p. 26).
3. Incentive a participação em grupos de apoio (p. ex., Trigeminal Neuralgia Association) e facilite o relacionamento terapêutico com o prestador de cuidados de saúde.

Orientação ao paciente e manutenção da saúde

1. Oriente o paciente cirúrgico quanto ao autocuidado após procedimentos de denervação.
   a. Instrua o paciente a inspecionar o olho quanto a hiperemia e corpos estranhos 3 a 4 vezes/dia se a sensibilidade da córnea estiver comprometida.
   b. Oriente o paciente a aplicar colírio lubrificante a cada 4 horas se a sensibilidade da córnea estiver comprometida.
   c. Solicite ao paciente que evite beber líquidos muito quentes ou muito frios.
   d. Instrua o paciente a mastigar do lado não afetado, para evitar morder a língua, os lábios e o interior da boca.
   e. Diga ao paciente que usa próteses dentárias que o músculo da mandíbula se regenerará com o tempo. Evite que as próteses sejam reformadas, mas faça exames dentários regulares, porque a dor não será sentida.
   f. Instrua o paciente a relatar qualquer alteração na sensibilidade.
2. Encaminhe o paciente para a Facial Pain Association, para orientação e rede de apoio (*www.fpa-support.org*), ou para o National Institute of Neurological Disorders and Stroke (*www.ninds.nih.gov*).[2]

Reavaliação: resultados esperados

- Verbaliza redução da dor
- Mantém o peso
- Verbaliza diminuição da ansiedade e depressão.

DOENÇA CEREBROVASCULAR

Insuficiência vascular cerebral

Baseado em evidências
Kernan, W. N., Ovbiagele, B., Black, H.R. *et al.* (2014) Guidelines for the prevention of stroke in patients with stroke and transient ischemic attack: a guideline for healthcare professionals from the American Heart Association/American Stroke Association. *Stroke, 45*(7), 2160-2236.

A *insuficiência vascular cerebral* é uma interrupção do fluxo sanguíneo ou ocorrência de um fluxo sanguíneo inadequado para uma área específica do cérebro, resultando em disfunção neurológica transitória ou permanente. O *ataque isquêmico transitório* (AIT) dura menos de 24 horas. O AVC isquêmico é semelhante ao infarto do miocárdio, em que a patogênese é a perda de suprimento sanguíneo para os tecidos, o que pode resultar em danos irreversíveis se o fluxo sanguíneo não for restaurado rapidamente.

Fisiopatologia e etiologia

1. A insuficiência vascular cerebral pode ser causada por placa aterosclerótica ou trombose, resultando em aumento da PCO_2, diminuição da PO_2, diminuição da viscosidade do sangue, hipertermia/hipotermia e aumento da PIC.
2. Artérias carótidas, artérias vertebrais, vasos intracranianos maiores ou microcirculação podem ser afetados.
3. As causas cardíacas de êmbolos incluem fibrilação atrial, prolapso da valva mitral, endocardite infecciosa e valva cardíaca protética.
4. O evento pode ser classificado como AIT – episódio transitório de disfunção cerebral, com manifestações clínicas associadas à duração geralmente de minutos a 1 hora, possivelmente até 24 horas.
5. Os sintomas que persistem por mais de 24 horas são classificados como AVC (também conhecido como *ataque cerebral*).

[2]N.R.T.: No Brasil, encaminhe o paciente para Sociedade Brasileira de Estudo da Dor (*www.sbed.org.br.*) ou para a Fundação Otorrinolaringologia (*https://forl.org.br/*).

Fatores de risco para acidente vascular cerebral

Condições clínicas

1. Diabetes melito (44% de redução do risco em diabéticos hipertensos com PA controlada).
2. Hipertensão (redução de risco de 30 a 40% com o tratamento): a meta de PA é menor que 140/90; se houver insuficiência renal ou insuficiência cardíaca menor que 130/85; se diabético, menor que 130/80.
3. Hiperlipidemia (20 a 30% de redução do risco em pacientes com doença arterial coronariana conhecida).
4. Doença arterial coronariana e distúrbios cardíacos, como cardiopatia congênita, condições valvares, endocardite, fibrilação atrial (68% de redução de risco com anticoagulação oral; 21% com ácido acetilsalicílico).
5. História de AIT ou AVC.
6. Rara: lesão endotelial (inflamação ou infecção, induzida por fármacos, displasia fibromuscular, dissecção da artéria carótida ou vertebral).

Comportamento

1. Tabagismo (cessação do tabagismo resulta em redução de risco de 50% em 1 ano; retorno ao nível basal em 5 anos).
2. Consumo abusivo de álcool.
3. Inatividade física.
4. Uso de cocaína (AVC hemorrágico).

Fatores não modificáveis

1. Envelhecimento – o risco dobra para cada década acima dos 50 anos.
2. Sexo – os homens correm maior risco que as mulheres.
3. Hereditariedade – aumento do risco com história familiar de AVC.
4. Origem étnica – negros e hispânicos têm maior risco que brancos.

Outros fatores

Há relatos na literatura de aumento do risco devido a parto, terapia de reposição hormonal ou uso de contraceptivos e enxaqueca. Manipulação de quiropraxia tem sido associada a AVC isquêmico relacionado com dissecção.

Alerta farmacológico
O aumento do risco de AVC foi observado em mulheres que fumam e tomam contraceptivos orais e que têm história de enxaqueca.

Manifestações clínicas de ataque isquêmico transitório

1. História de déficit neurológico intermitente, de início súbito, com déficit máximo em 5 minutos e com duração inferior a 24 horas.
2. Comprometimento do sistema carotídeo: amaurose fugaz, hemianopsia homônima, fraqueza unilateral, dormência unilateral ou parestesias, afasia, disartria.
3. Comprometimento do sistema vertebrobasilar: vertigem, hemianopsia homônima, diplopia, fraqueza bilateral ou alternada, disartria, disfagia, ataxia, dormência perioral.
4. Sopro carotídeo.
5. História de cefaleia de vários dias de duração antes da isquemia.

Avaliação diagnóstica

1. Angiografia cerebral, angiografia por subtração digital, angio-TC, angio-RM, ultrassonografia com Doppler – todos fornecem informações sobre artérias carótidas, artérias vertebrais e circulação intracraniana.

2. Monitoramento da anticoagulação: tempo de protrombina parcial (TTP) ou teste de heparina anti-Xa para determinar a dose de heparina ou razão normalizada internacional (INR) para monitorar a terapia com varfarina.
3. Protocolo RM para AVC: consiste em uma RM padrão em conjunto com a varredura por DWI e ADC ou PWI (ver p. 352).
4. ECG transesofágico para excluir embolia cardíaca.

Manejo

1. Inibidores da agregação plaquetária, como ácido acetilsalicílico ou clopidogrel, para reduzir o risco de AVC.
2. Intervenção cirúrgica ou endovascular para aumentar o fluxo sanguíneo para o cérebro – endarterectomia de carótida, anastomose extracraniana/intracraniana, implante de *stent* transarterial ou angioplastia.
3. Redução de outros fatores de risco para prevenir AVC, como controle de hipertensão, diabetes e hiperlipidemia e cessação do tabagismo.
4. Tratamento de arritmias.
5. Tratamento da hipertensão sistólica isolada.
6. Agentes anticoagulantes para pacientes que continuam com sintomas apesar da terapia antiplaquetária (isso permanece controverso) e aqueles com fonte importante de êmbolos cardíacos.

Complicações

1. AVC isquêmico completo (30% dos AITs evoluirão para AVC dentro de 5 anos do AIT inicial).
2. Conversão hemorrágica de AVC isquêmico.
3. Edema cerebral.

Avaliação de enfermagem

1. Obtenha histórico de possível AIT; controle hipertensivo e diabético; hiperlipidemia; doença cardiovascular ou arritmias, como fibrilação atrial; fumar.
2. Realize o exame físico, incluindo os sistemas neurológico, cardíaco e circulatório. Não se esqueça de ouvir o sopro carotídeo.
3. Avalie o histórico de cefaleia do paciente e, se positivo, a duração.

Diagnósticos de enfermagem

- Risco de perfusão tissular cerebral ineficaz, relacionada com arteriosclerose subjacente
- Risco de lesão associada ao procedimento cirúrgico
- Disposição para controle aumentado do regime terapêutico relativo às alterações terapêuticas no estilo de vida.

Intervenções de enfermagem

Melhora da perfusão cerebral

1. Ensine os sinais e sintomas do AIT ao paciente e informe ao médico imediatamente. Use o acrônimo FAST para saber o que procurar: F (*face*), fraqueza no rosto; A (*arm*), fraqueza no braço; S (*speech*), dificuldades de fala; T (*time*), tempo – procure imediatamente assistência médica.
2. Administre ou ensine a autoadministração de anticoagulantes, antiagregantes plaquetários, anti-hipertensivos e outros medicamentos. Oriente também sobre o monitoramento de efeitos adversos e efeito terapêutico.
3. Prepare o paciente para intervenção cirúrgica ou endovascular, conforme indicado (ver p. 364).

Cuidado e prevenção de complicações após procedimento cirúrgico

Ver também "Manejo de enfermagem do paciente submetido à cirurgia intracraniana", p. 364, e "Angiografia cerebral", p. 354.

1. Após o procedimento cirúrgico, monitore cuidadosamente os sinais vitais e administre a medicação conforme prescrição, para evitar hipotensão (que pode causar isquemia cerebral) ou hipertensão (que pode precipitar uma hemorragia cerebral).
2. Realize exames neurológicos frequentes, incluindo tamanho, igualdade e reação da pupila; força de preensão manual e força de flexão plantar; sensibilidade; estado mental e fala. Notifique o médico sobre quaisquer déficits imediatamente.
3. Observe a área cirúrgica cuidadosamente quanto a edema. É esperado um edema moderado, mas se houver suspeita de formação de hematoma, prepare o paciente para cirurgia imediata.
4. Medique para dor e evite agitação ou alterações súbitas de posição, pois podem afetar a PA.
5. Eleve a cabeceira do leito quando os sinais vitais estiverem estáveis.
6. Após endarterectomia carotídea:
   a. Monitore rouquidão, reflexo de engasgo prejudicado ou dificuldade para engolir e fraqueza facial, pois indicam lesão de NC.
   b. Mantenha a cabeça em posição neutra para aliviar o estresse no local da cirurgia; monitore a drenagem.
   c. Mantenha o tubo de traqueostomia à beira do leito e avalie o estridor. A formação de hematomas pode causar obstrução das vias respiratórias.
7. Após anastomose extracraniana/intracraniana, evite a pressão sobre a anastomose da artéria temporal superior (extracraniana) e da artéria cerebral média (intracraniana), para evitar ruptura ou isquemia do local. Se o paciente usar óculos, remova a haste lateral no lado operado, para evitar esse possível ponto de pressão.
8. Após *stent* transcraniano, administre os medicamentos conforme prescrição.
   a. Heparina – *bolus* administrado durante o procedimento, então é possível que após o procedimento seja mantido o gotejamento IV contínuo para manter o TTP dentro da faixa adequada. Monitore TTP a cada 6 horas.
   b. Clopidogrel antes do procedimento, conforme prescrição. Pode ser administrado como dose de ataque de 150 mg na noite anterior ao procedimento, dose de ataque de 300 mg antes do procedimento, 75 mg/dia 48 horas antes do procedimento ou 75 mg/dia 1 semana antes do procedimento. A dosagem é estabelecida de acordo com a preferência do cirurgião.
   c. Dosagem diária de 75 mg de clopidogrel por 30 a 90 dias (duração específica varia), conforme orientação.
   d. Ácido acetilsalicílico 81 mg/dia, conforme indicado.
9. Monitore o local da punção para sangramento, hematoma e pulso, conforme prescrição. Aplique pressão se houver sangramento ou hematoma e informe ao médico.

Alerta de enfermagem
No caso de um déficit neurológico agudo, a administração de heparina deve ser interrompida até que um sangramento intracerebral agudo tenha sido descartado.

Alerta farmacológico
Dose de ataque de clopidogrel, *bolus* de heparina durante o procedimento, administração de heparina após o procedimento e dosagem diária de clopidogrel pós-procedimento minimizam o risco de complicações tromboembólicas após o implante de *stent* carotídeo transarterial, aumentando o risco de complicações hemorrágicas. Deve ser assegurado o acompanhamento rigoroso do estado neurológico e do TTP. Informe o médico sobre qualquer alteração no estado neurológico, níveis de TTP fora da faixa prescrita e sinais de sangramento.

Incentivo a alterações no estilo de vida para reduzir o risco

1. Ajude o paciente a começar a formular um plano para a cessação do tabagismo.
2. Ensine o paciente e seus familiares as noções básicas de nutrição, como entender os rótulos e como seguir uma dieta com baixo teor de gordura (particularmente baixo teor de gorduras saturadas).
3. Obtenha encaminhamento para um nutricionista, para ajudar com o controle de peso e dieta com baixo teor de gordura e baixo teor de sódio, conforme indicado.
4. Incentive a atividade diária por 30 minutos, se possível. Obtenha encaminhamento de fisioterapia para treinamento e monitoramento da resistência física, conforme indicado.
5. Monitore o INR se for prescrita varfarina e oriente o paciente sobre o risco de sangramento.

Educação do paciente e manutenção da saúde

1. Incentive o paciente que toma anticoagulantes orais a longo prazo a aderir ao monitoramento de acompanhamento da INR e a relatar quaisquer sinais de sangramento.
2. Estimule os pacientes que recebem agentes antiplaquetários a relatarem quaisquer sinais de sangramento.
3. Incentive o uso de barbeadores e escovas de dentes elétricos para evitar sangramento.
4. Reforce com o paciente e a família a importância de acessar o sistema médico, ligando para o serviço de emergência, quando os sintomas ocorrerem pela primeira vez.
5. Encaminhe o paciente à American Stroke Association (*www.strokeassociation.org*) ou ao National Institute of Neurologic Disorders (*www.ninds.nih.gov*) para obter mais informações e apoio.[3]

Reavaliação: resultados esperados

- Alerta e sem déficits neurológicos
- Respirações sem esforço, sinais vitais estáveis, sem edema do pescoço; relata alívio da dor
- Expressa disponibilidade para deixar de fumar e aderir a uma dieta com baixo teor de gordura.

Acidente vascular cerebral

O *acidente vascular cerebral* (AVC), também conhecido como *acidente cerebrovascular*, *acidente vascular encefálico* e, popularmente, como *derrame* ou *ataque cerebral*, refere-se ao início e à persistência de uma disfunção neurológica resultante da interrupção do fornecimento de sangue ao cérebro e indica infarto, em vez de isquemia. Os AVCs são classificados como isquêmicos (mais de 70% dos AVCs) ou hemorrágicos (associados a maior morbidade e mortalidade). Cerca de 14% dos AVCs nos EUA são de origem cardíaca. Cerca de 60% dos AVCs hemorrágicos são resultado de hipertensão. AVC é a principal causa de incapacidade a longo prazo e a terceira principal causa de morte nos EUA, com uma incidência anual de 700.000.

Fisiopatologia e etiologia

Acidente vascular cerebral isquêmico

1. Oclusão parcial ou completa do fluxo sanguíneo cerebral para uma área do cérebro, devido ao seguinte:
   a. Trombo (mais comum) – devido à placa arteriosclerótica em uma artéria cerebral, geralmente na bifurcação de artérias maiores. Ocorre durante vários dias.
   b. Embolia – um coágulo de origem cardíaca em movimento (frequentemente devido à fibrilação atrial) ou de uma artéria carótida que se desloca rapidamente para o cérebro e se aloja em uma pequena artéria. Ocorre subitamente com déficits máximos imediatos.
2. A área do cérebro afetada está relacionada com o território vascular ocluído. Uma diminuição sutil do fluxo sanguíneo pode permitir que as células cerebrais mantenham uma função mínima, mas à medida que o fluxo sanguíneo é reduzido, ocorrem áreas focais de isquemia, seguidas de infarto no território vascular. Ver a circulação cerebral ilustrada na Figura 15.4.
3. Uma área de lesão inclui edema, ruptura do tecido e danos nos pequenos vasos arteriais. Os danos nos pequenos vasos arteriais representam risco de hemorragia. Quanto maior a área do infarto, maior o risco de conversão hemorrágica.
4. Os AVCs isquêmicos não são dependentes de atividade, podendo ocorrer em repouso.

Alerta de enfermagem
A detecção precoce de sinais de alerta permite diagnóstico e intervenção precoces, com o objetivo de diminuir a mortalidade e a morbidade por AVC.

Acidente vascular cerebral hemorrágico

1. Extravasamento de sangue de um vaso sanguíneo e hemorragia no tecido cerebral, causando edema, compressão do tecido cerebral e espasmo dos vasos sanguíneos adjacentes.
2. Pode ocorrer fora da dura-máter (extradural), abaixo da dura-máter (subdural), no SAS ou no interior da substância cerebral (intracerebral).
3. Os mecanismos causais incluem o seguinte:
   a. Aumento da pressão devido à hipertensão.
   b. Traumatismo craniano, causando dissecção ou ruptura do vaso.
   c. Deterioração da parede do vaso por hipertensão crônica, diabetes melito ou uso de cocaína.
   d. Enfraquecimento congênito da parede dos vasos sanguíneos com aneurisma ou MAV.
4. A hemorragia intracraniana torna-se uma lesão que ocupa espaço dentro do crânio e compromete a função cerebral.
   a. O efeito de massa provoca pressão sobre o tecido cerebral.

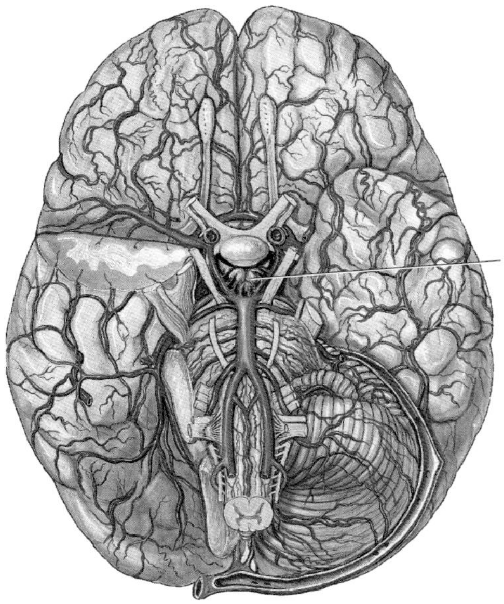

Figura 15.4 O círculo de Willis como observado na base de um cérebro removido do crânio. (Anatomical Chart Company.)

[3]N.R.T.: No Brasil, temos a Rede Brasil AVC, organização não governamental que tem a finalidade de melhorar a assistência global ao paciente com AVC em todo o país: *http://www.redebrasilavc.org.br/*

b. A hemorragia irrita o tecido cerebral local, levando a um edema focal circundante.
c. HSA ou hemorragia em um ventrículo podem bloquear o fluxo normal do LCR, levando à hidrocefalia.
5. A hemorragia geralmente ocorre de repente, enquanto a pessoa está ativa.

Manifestações clínicas

1. As manifestações clínicas variam dependendo do vaso afetado e dos territórios cerebrais perfundidos pelo vaso. Os sintomas geralmente são multifocais. Cefaleia pode ser um sinal de hemorragia cerebral iminente ou infarto; no entanto, nem sempre está presente.
2. Manifestações clínicas comuns relacionadas com o território vascular (Tabela 15.5).
   a. Dormência (parestesia), fraqueza (paresia) ou perda da capacidade motora (plegia) em um lado do corpo.
   b. Dificuldade em engolir (disfagia).
   c. Afasia (não fluente, fluente, global).
   d. Dificuldades visuais de desatenção ou negligência (falta de reconhecimento de um lado do campo sensorial), perda de metade de um campo visual (hemianopsia), visão dupla, fotofobia.
   e. Habilidades cognitivas e afeto psicológico alterados.
   f. Déficits de autocuidado.

Avaliação diagnóstica

1. TC – para determinar a causa e a localização do AVC e do tipo de AVC, isquêmico ou hemorrágico.
2. Angio-TC ou angio-RM – avaliação não invasiva das estruturas cerebrovasculares no AVC isquêmico.
3. Ultrassonografia de carótida – para detectar estenose carotídea no AVC isquêmico.
4. Angiografia cerebral – avaliação invasiva da vasculatura cerebral para determinar a extensão da lesão/insuficiência cerebrovascular e avaliar as anormalidades estruturais.
5. PET, RMI com DWI – para localizar dano isquêmico no AVC isquêmico.
6. Perfusão por TC/perfusão por RM – fornece avaliação do fluxo sanguíneo cerebral, do volume sanguíneo cerebral e do tempo médio transitório para determinar a extensão das alterações isquêmicas.
7. DTC – método não invasivo usado para avaliar a perfusão cerebral. Útil na avaliação à beira do leito e para fornecer um meio de monitoramento contínuo do fluxo sanguíneo cerebral para documentar alterações e tendências.

Manejo

Tratamento agudo: acidente vascular cerebral isquêmico

1. Suporte de funções vitais – mantenha vias respiratórias, respiração, oxigenação, circulação.
   a. Mantenha a oximetria de pulso maior que 92%. Utilize oxigenoterapia, conforme necessário.
   b. Arritmias são comuns. A telemetria pode ser indicada para o monitoramento. A fibrilação atrial é a arritmia mais comum na população com AVC.
2. Para avaliação neurológica aguda, utilize o National Institute of Health Stroke Scale (*www.strokecenter.org/wp-content/uploads/2011/08/NIH_stroke_scale.pdf*) e gerencie aumento da PIC.[4]

[4]A National Institute of Health Stroke Scale (NIHSS) é uma das escalas mais utilizadas para avaliar o comprometimento do AVC. Pode ser acessada em português em: *http://www.szpilman.com/CTI/protocolos/Escala_AVC_NIHealth.pdf*

Tabela 15.5 Déficits de AVC relacionados com o território vascular.

Artéria cerebral	Área cerebral envolvida	Sinais e sintomas*
Cerebral anterior	Infarto do aspecto medial de um lobo frontal se a lesão estiver distal à artéria comunicante; infarto frontal bilateral se o fluxo na outra artéria cerebral anterior for inadequado	Paralisia do pé ou perna contralateral; marcha prejudicada; paresia do braço contralateral; perda sensorial contralateral de dedos, pé e perna; dificuldade para tomar decisões ou realizar atos voluntariamente; falta de espontaneidade, facilmente distraído; lentidão de pensamento; incontinência urinária; transtornos cognitivos e afetivos
Cerebral média	Infarto maciço da maior parte do hemisfério lateral e estruturas mais profundas dos lobos frontal, parietal e temporal; cápsula interna; núcleos de base	Hemiplegia contralateral (face e braço); comprometimento sensorial contralateral; afasia; hemiplegia homônima; consciência alterada (de confusão mental até coma); incapacidade de virar os olhos para o lado paralisado; negação do lado ou membro paralisado (hemiatenção); possível acalculia, alexia (afasia visual), agnosia dos dedos e confusão esquerda-direita; paresia e instabilidade vasomotora
Cerebral posterior	Lobo occipital; porção anterior e medial do lobo temporal	Hemianopia homônima e outros defeitos visuais, como daltonismo, perda da visão central e alucinações visuais; déficits de memória; perseveração (desempenho repetido da mesma resposta verbal ou motora)
	Envolvimento do tálamo	Perda de todas as modalidades sensoriais; dor espontânea; tremor intencional; hemiparesia leve; afasia
	Envolvimento do pedúnculo cerebral	Paralisia do nervo oculomotor com hemiplegia contralateral
Basilar e vertebral	Cerebelo e tronco encefálico	Distúrbios visuais, como diplopia, distaxia, vertigem, disfagia, disfonia

*Dependente do hemisfério envolvido e adequação da circulação colateral.

3. Administre fluidos IV (soro fisiológico) para manutenção, até tolerar dieta oral. Os coloides podem ser utilizados para reperfusão e hemodiluição.
4. Mantenha a PA dentro dos parâmetros prescritos. Limite as flutuações da PA.
   a. Tratamento de hipertensão sistêmica com labetalol, nicardipino ou agentes anti-hipertensivos alternativos IV para manter a pressão arterial sistólica (PAS) menor que 200 mmHg. O objetivo é promover a perfusão cerebral adequada para evitar isquemia adicional. Evite baixar a PA mais que 25% nas primeiras 24 horas. Pode ocorrer conversão/transformação hemorrágica e está associada ao grau de necrose do tecido e à lesão vascular. Hiperglicemia e flutuações da PA ou elevação rápida da PA aumentam o risco de conversão hemorrágica.
   b. Manejo da hipotensão – PAS maior que 100. Agentes vasopressores para manter a PAS dentro do intervalo prescrito. Episódios de hipotensão sustentada estão associados a resultados ruins.
   c. Pré-tratamento com ativador de plasminogênio tecidual (tPA) – incapaz de receber tPA se PAS maior que 185 mmHg ou pressão arterial diastólica (PAD) maior que 110 mmHg.
   d. Pós-tPA – manter PAS menor que 180 mmHg ou PAD menor que 105 mmHg nas primeiras 24 horas depois do tratamento.
5. Terapia trombolítica (ver Boxe 15.3).
   a. tPA recombinante administrado IV é o único tratamento clínico aprovado pela Food and Drug Administration (FDA) para AVC isquêmico agudo. Dosagem: 0,9 mg/kg IV dentro de 3 horas do início dos sintomas.
   b. tPA transarterial dentro de 6 horas do início dos sintomas. Têm sido demonstrados benefícios no AVC isquêmico agudo relacionado com oclusão da artéria cerebral média. As vantagens incluem o seguinte:
      i. Maior concentração entregue para coagular.
      ii. Pode ser realizado em conjunto com a ruptura mecânica do coágulo.

Boxe 15.3 Critérios de inclusão e exclusão para terapia com tPA.

Inclusão
- Início dos sintomas
  - Dentro de 4,5 h, tPA IV
  - Dentro de 6 h, tPA IA
- AVC isquêmico com déficits mensuráveis usando a escala de AVC do NIH (ver p. 372)
- Ausência de hemorragia na TC do cérebro
- Tempo de início dos sintomas claramente definido.

Exclusão
- TC craniana demonstra sinais precoces de infarto ou hemorragia
- Hipertensão não controlada e não responsiva ao agente, IV ou VO (PAS maior que 185 ou PAD maior que 110 mmHg)
- Nível de glicose maior que 400 mg/dℓ
- Coagulopatia
  - Heparina nas últimas 48 h
  - Paciente em uso de varfarina
  - TTP ou tempo de protrombina elevados
  - Contagem de plaquetas inferior a 100.000
- História de hemorragia intracraniana anterior, traumatismo craniano ou acidente vascular cerebral nos últimos 3 meses
- Hemorragia do trato gastrintestinal ou geniturinário nas últimas 3 semanas
- História de grande cirurgia nas últimas 2 semanas.

tPA: ativador de plasminogênio tecidual; IV: via intravenosa; IA: via intra-arterial; AVC: acidente vascular cerebral; NIH: National Institutes of Health; TC: tomografia computadorizada; VO: via oral; PAS: pressão arterial sistólica; PAD: pressão arterial diastólica; TTP: tempo de protrombina parcial.

      iii. Fornece imagens precisas de patologia e avaliação da circulação colateral.
      iv. Define a extensão e a recanalização da lesão.
   c. As desvantagens incluem o seguinte:
      i. Risco de hemorragia relacionado com manipulação do cateter.
      ii. Desalojamento do coágulo.
      iii. Atraso na terapia trombolítica devido a atrasos no acesso.
      iv. Acessibilidade limitada à disponibilidade das instalações.
   d. Opções adicionais de tratamento (transarterial ou endovascular):
      i. Abciximabe – agente antiplaquetário entregue por via intra-arterial (IA).
      ii. Verapamil – potente vasodilatador injetado no vaso intracraniano para tratar espasmos agudos.
      iii. Recuperação ou manipulação do coágulo.
      iv. A angioplastia e o implante de *stent* têm sido utilizados na dissecção aguda, embora os dados sejam limitados.
6. Mantenha os níveis normais de glicose, pois a hipoglicemia e a hiperglicemia estão associadas a um resultado ruim. Deve ser administrada insulina em esquema preestabelecido ou de forma contínua, conforme prescrito, para manter a glicemia normal.
7. Mantenha a normotermia, porque a hipertermia está associada a um resultado neurológico ruim.
8. Profilaxia de trombose venosa profunda (TVP) – devem ser utilizadas meias compressivas e heparina em baixa dose ou heparina de baixo peso molecular (HBPM). Os dados não sugerem aumento no risco de hemorragia nessa população.
9. Concentre-se na reabilitação precoce.

Tratamento agudo: acidente vascular cerebral hemorrágico

1. Suporte de funções vitais – mantenha as vias respiratórias, respiração, oxigenação, circulação.
   a. Mantenha a oximetria de pulso maior que 92%. Utilize oxigenoterapia, conforme necessário.
   b. Arritmias são comuns. A telemetria pode ser indicada para monitoramento.
   c. Reposição hídrica IV (soro fisiológico) para manutenção até tolerar dieta oral.
2. Avaliação neurológica – deve ser usada uma ferramenta de avaliação neurológica com base no protocolo da instalação. Notifique o médico se houver deterioração clínica. A deterioração pode estar relacionada com uma nova hemorragia ou desenvolvimento de edema cerebral.
3. Reversão de coagulopatias:
   a. Obtenha o histórico de medicação do paciente. Os medicamentos a serem considerados incluem varfarina, ácido acetilsalicílico, clopidogrel, ticlopidina e dipiridamol/ácido acetilsalicílico.
   b. Obtenha a INR e o analisador de função plaquetária (PFA-100), conforme prescrição. A INR elevada está associada ao uso de varfarina. PFA de epinefrina maior que 164 denota disfunção plaquetária relacionada com o uso de ácido acetilsalicílico e PFA de adenosina difosfato maior que 116 denota disfunção plaquetária não por ação de ácido acetilsalicílico e tem sido usado para determinar a efetividade de clopidogrel ou ticlopidina ou a doença de von Willebrand.
   c. Conforme prescrição, trate com plaquetas, crioprecipitado ou vitamina K para reverter a coagulopatia. O concentrado de complexo de protrombina pode ser usado para reversão rápida.
4. Manejo da PA dentro dos parâmetros prescritos – manter PAS menor que 160 para reduzir os estressores da parede do vaso. O objetivo é evitar o ressangramento, promovendo a perfusão cerebral adequada. Labetalol, hidralazina, nicardipino ou agentes anti-hipertensivos IV alternativos podem ser utilizados.
5. Consulta neurocirúrgica para possível evacuação de hemorragia intracerebral pode ser explorada.

6. Tratamento de convulsões clínicas com fenitoína ou levetiracetam. As convulsões ocorrem comumente nas primeiras 24 horas de hemorragia intracerebral.
7. Mantenha o nível normal de glicose porque a hipoglicemia/hiperglicemia está associada a resultado ruim. Deve ser usada insulina em forma de esquema ou administração contínua, conforme prescrito, para manter a glicemia normal.
8. Mantenha a normotermia porque a hipertermia está associada a desfecho neurológico ruim. Os dados atuais não dão suporte ao uso de hipotermia terapêutica ou induzida em pacientes com AVC isquêmico; no entanto, estão em andamento algumas pesquisas para determinar possíveis aplicações.
9. Profilaxia da TVP – devem ser utilizadas meias compressivas e heparina de baixa dosagem ou HBPM. Os dados não sugerem aumento no risco de hemorragia nessa população.
10. Concentre-se na reabilitação precoce.

Tratamento subsequente

1. O ácido acetilsalicílico é o único agente antiplaquetário que foi avaliado no AVC isquêmico agudo. O ácido acetilsalicílico é recomendado dentro de 24 horas depois do AVC. (Em pacientes com tPA, o ácido acetilsalicílico não deve ser administrado até 24 horas após o tratamento.) Os antiagregantes plaquetários alternativos incluem ticlopidina, dipiridamol/ácido acetilsalicílico 200/25 e clopidogrel.
2. Agentes antiespasmódicos podem ser usados para paralisia espástica.
3. Início precoce de um programa de reabilitação, incluindo fisioterapia, terapia ocupacional e fonoaudiologia, e aconselhamento, conforme necessário.
4. Depressão é comum, por isso, o início precoce de antidepressivos pode ser benéfico, como os inibidores seletivos da recaptação da serotonina.

Complicações

1. Pneumonia por aspiração.
2. Disfagia em 25 a 50% dos pacientes após AVC.
3. Espasticidade, contraturas.
4. TVP, embolia pulmonar.
5. Herniação do tronco encefálico.
6. Depressão pós-AVC.

Avaliação de enfermagem

1. Mantenha fluxograma neurológico (National Institutes of Health [NIH] Stroke Scale para AVC isquêmico e instrumento com protocolo de avaliação neurológica próprio da instituição para AVC hemorrágico).
2. Avalie movimentos voluntários ou involuntários, tônus dos músculos, se há reflexos tendinosos profundos (o retorno dos reflexos sinaliza o fim do período flácido e o retorno do tônus muscular).
3. Analise também estado mental, funcionamento dos NCs, sensação/propriocepção.
4. Monitore o funcionamento/controle do intestino e da bexiga.
5. Monitore a eficácia da terapia de anticoagulação.
6. Avalie com frequência o nível da função e da resposta psicossocial à condição.
7. Verifique ruptura cutânea, contraturas e outras complicações da imobilidade.

Alerta farmacológico

Os anticoagulantes orais devem ser ajustados para manter uma INR de 2 a 3, para prevenir o AVC associado à fibrilação atrial. Monitore possíveis complicações de hemorragia intracraniana e subdural. Comunique valores elevados de INR para reduzir o risco de sangramento ou diminuir os níveis para ajustar a terapia para que seja mais efetiva.

Diagnósticos de enfermagem

- Risco de lesão relacionado com os déficits neurológicos
- Mobilidade física prejudicada associada aos déficits motores
- Síndrome de interpretação ambiental prejudicada relacionada com lesão cerebral
- Comunicação verbal prejudicada associada à lesão cerebral
- Déficits de autocuidado em banhar-se, vestir-se e devido à hemiparesia/paralisia
- Nutrição desequilibrada: ingestão menor que necessidades corporais, relacionada com comprometimento na alimentação, mastigação, deglutição
- Eliminação urinária prejudicada associada aos déficits motores/sensoriais
- Enfrentamento familiar prejudicado relacionado com doença catastrófica, sequelas cognitivas e comportamentais do AVC e sobrecarga dos cuidadores.

Alerta de enfermagem

O uso de mapas clínicos maximiza os resultados dos pacientes com AVC ao longo da continuação dos cuidados. Modelos de manejos de cuidados promovem a atuação interdisciplinar, oportunidade de encaminhamentos, orientação ao paciente, satisfação do paciente e o uso eficiente dos recursos de assistência médica. O papel específico do enfermeiro na recuperação do AVC integra os aspectos terapêuticos de coordenação, manutenção e treinamento.

Intervenções de enfermagem

Prevenção de quedas e outras lesões

1. Mantenha o repouso no leito durante a fase aguda (24 a 48 horas após o início do AVC), com a cabeceira do leito ligeiramente elevada e os trilhos laterais no lugar.
2. Administre oxigênio, conforme prescrição, durante a fase aguda para maximizar a oxigenação cerebral.
3. Avalie com frequência o estado respiratório, os sinais vitais, a frequência e o ritmo cardíacos e a produção de urina, para manter e dar suporte às funções vitais.
4. Quando o paciente se torna mais alerta após a fase aguda, mantenha vigilância e interações frequentes, com o objetivo de orientar, avaliar e atender suas necessidades.
5. Tente aliviar a confusão mental e a agitação com tranquilidade e presença física.
6. Avalie o paciente quanto ao risco de queda.

Prevenção de complicações da imobilidade

Intervenções para melhorar a recuperação funcional exigem a participação ativa do paciente e treinamento repetitivo. Acredita-se que a demanda funcional e o treinamento intensivo desencadeiem a reorganização do SNC – responsável pela recuperação funcional tardia após o AVC.

1. Mantenha a posição funcional de todos os membros.
   a. Aplique um coxim no trocânter desde a crista ilíaca até o meio da coxa, para evitar a rotação externa do quadril.
   b. Coloque um travesseiro na axila do lado afetado quando houver limitação da rotação externa, para manter o braço afastado do peito e evitar a adução do ombro afetado.
   c. Posicione o membro superior afetado levemente flexionado sobre travesseiros, com cada articulação posicionada acima da anterior, para evitar edema e fibrose resultante; alterne a extensão de cotovelo.

d. Posicione a mão em leve supinação com os dedos levemente flexionados.
e. Evite a pressão excessiva sobre o calcanhar depois que a espasticidade se desenvolver.
f. Não permita que a roupa de cama tracione o pé afetado em flexão plantar; pode manter o paciente com um tênis no leito.
g. Coloque o paciente em decúbito dorsal por 15 a 30 minutos diariamente e evite que se mantenha sentado por longos períodos, para evitar contraturas pela flexão do joelho e do quadril.
h. Incentive o posicionamento neutro dos membros afetados para promover o relaxamento e limitar o aumento anormal do tônus muscular, para melhorar a recuperação funcional (posicionamento inibidor de reflexos).
i. "Uso forçado" é um tratamento experimental projetado para superar o desuso do membro superior com hemiparesia na recuperação do uso funcional em pacientes selecionados com hemiparesia crônica.
j. "Terapia de movimento induzido por contenção" restringe o membro superior contralateral para forçar o uso do braço afetado.

2. Aplique talas e cintas, conforme indicado, para apoiar os membros flácidos ou espásticos, para diminuir a estimulação do alongamento e reduzir a espasticidade.
   a. Tala do tipo volar para dar suporte à posição funcional do punho.
   b. Tipoia para impedir a subluxação do ombro do braço flácido.
   c. Tênis de cano alto para dar suporte ao tornozelo e pé.
3. Exercite passivamente os membros afetados por meio de ADM 4 a 5 vezes/dia, para manter a mobilidade articular e melhorar a circulação. Incentive o exercício de ADM ativo como tolerado (ver p. 142).
4. Ensine o paciente a usar o membro não afetado para mover o afetado.
5. Auxilie na deambulação, conforme necessário, com ajuda de fisioterapia, conforme indicado.
   a. Verifique se há hipotensão ortostática quando estiver com as pernas penduradas na beira do leito ou de pé.
   b. Gradualmente, mova o paciente de uma posição reclinada para outra, com a cabeça elevada, e pendure as pernas ao lado da cama antes que o paciente possa deixar o leito ou deambular. Avalie o equilíbrio sentado na cama.
   c. Avalie o paciente para esforço excessivo.
   d. Faça com que o paciente use sapatos ou tênis.
   e. Avalie o equilíbrio quando está de pé e faça com que o paciente pratique essa postura.
   f. Ajude o paciente a começar a deambular assim que alcançar o equilíbrio. Mantenha a segurança colocando um cinto de segurança no paciente.
   g. Forneça períodos de descanso, pois o paciente se cansará facilmente.

Melhora da orientação e o estado de alerta

1. Esteja ciente das alterações cognitivas do paciente e ajuste a interação e o ambiente de acordo.
2. Incentive a participação do programa de retreinamento cognitivo – orientação da realidade, imagens visuais, procedimentos de indicação – tal como descrito pelo enfermeiro ou terapeuta de reabilitação.
3. Em pacientes com maior consciência, use fotos de membros da família, relógio, calendário. Coloque a programação de atividades diárias onde o paciente possa vê-la.
4. Concentre-se nos pontos fortes do paciente e forneça *feedback* positivo.
5. Esteja ciente de que a depressão é comum e a terapia deve incluir psicoterapia e início precoce de antidepressivos.

Facilitação da comunicação

1. Fale devagar, usando dicas visuais e gestos; seja consistente e repita conforme necessário.
2. Fale diretamente com o paciente enquanto estiver de frente para ele.
3. Dê bastante tempo para resposta e reforce as tentativas, bem como as respostas corretas.
4. Minimize as distrações.
5. Use métodos alternativos de comunicação que não sejam verbais, como palavras escritas, gestos ou imagens.

Promoção da independência

1. Ensine o paciente a usar o lado não afetado para as atividades da vida diária (AVDs), mas não negligencie o lado afetado.
2. Ajuste o ambiente (p. ex., luz de chamada, bandeja) para o lado da percepção, se houver negligência espacial ou cortes no campo visual. Aproxime-se do paciente pelo lado não envolvido.
3. Ensine o paciente a examinar o ambiente se houver déficits visuais.
4. Incentive a família a fornecer roupas de um tamanho maior do que as do paciente, com fechamento frontal, Velcro® e tecidos de malha. Ensine o paciente a se vestir sentado, para manter o equilíbrio.
5. Certifique-se de que os itens de higiene pessoal, comadre e cômoda estejam próximos e que o paciente obtenha assistência com as transferências e outras atividades, conforme necessário.
6. Esteja ciente de que as AVDs requerem ajustes posturais antecipatórios (coordenação automática de múltiplos grupos musculares em antecipação a um movimento específico) e reativos (ajuste de postura para estímulos).
7. Esteja ciente de que os pacientes geralmente têm objetivos claros em relação às habilidades funcionais, a partir dos quais todo o sucesso e progresso futuro serão medidos. Ajude-o a definir metas realistas de curto e longo prazo.

Promoção da ingestão oral adequada

1. Realize uma triagem de deglutição à beira do leito. Siga o protocolo institucional. Se houver tosse ou dificuldades, entre em contato com a terapia fonoaudiológica para consulta oficial.
2. Inicie o encaminhamento para um fonoaudiólogo em caso de indivíduos com LOC comprometida, fala dispráxica ou dificuldade de fala, com o intuito de avaliar a função de deglutição à beira do leito, ou radiograficamente, para demonstrar mecanismos de deglutição seguros e funcionais antes do início da dieta oral.
3. Ajude o paciente a reaprender a sequência da deglutição usando técnicas compensatórias (ver p. 373).
   a. Coloque gelo sobre a língua e estimule a sucção.
   b. Amplie para picolés e alimentos macios.
   c. Certifique-se de que seja fornecida uma dieta pastosa ou em textura de purê, com base na capacidade de mastigação.
4. Incentive refeições pequenas e frequentes e forneça bastante tempo para mastigação e deglutição. Consultas dietéticas podem ser úteis para a seleção de preferências alimentares.
5. Lembre o paciente de mastigar do lado não afetado.
6. Incentive o paciente a beber pequenos goles por um canudo com dobra na altura do peito, para fortalecer o esforço de deglutição enquanto o queixo está retraído.
7. Inspecione a boca para coleção de alimentos antes da oferta de cada novo bocado alimentar.
8. Inspecione a mucosa oral quanto a lesões por mordeduras na língua ou na bochecha.
9. Encoraje a higiene bucal frequente.
10. Ensine a família a ajudar o paciente durante as refeições, para facilitar a mastigação e a deglutição.
    a. Reduza as distrações ambientais para melhorar a concentração do paciente.
    b. Forneça cuidados orais antes de comer, para melhorar a estética, e depois para remover os restos de comida.

c. Posicione o paciente de modo que ele esteja sentado com 90° de flexão nos quadris e 45° de flexão no pescoço. Use travesseiros para conseguir a posição correta.
d. Mantenha a posição por 30 a 45 minutos após as refeições, para evitar regurgitação e aspiração.

Alcance do controle da bexiga

1. Insira cateter vesical de demora durante o estágio agudo para um manejo fluido preciso. Remova-o assim que o estado do paciente estabilizar.
2. Estabeleça um cronograma regular de micção – a cada 2 ou 3 horas, relacionado com a ingestão de líquidos – quando o tônus da bexiga retornar. Se o paciente não conseguir esvaziar a bexiga, o cateterismo intermitente pode ser usado para evitar o alongamento excessivo da bexiga. O dispositivo de varredura da bexiga é útil no monitoramento da capacidade vesical e na identificação de indivíduos em risco.
3. Auxilie o paciente a ficar de pé ou a se sentar para urinar (especialmente homens).
4. Consulte a p. 148 para obter os detalhes do programa de reprogramação da bexiga.

Fortalecimento da capacidade de enfrentamento familiar

1. Consulte um assistente social para obter assistência para o paciente e a família, para obter uma cópia da procuração permanente, discutir a tutela e decisões de cuidados a longo prazo, conforme necessário.
2. Incentive a família a manter interesses externos.
3. Ensine técnicas de manejo do estresse, como exercícios de relaxamento, uso de redes de apoio comunitárias e religiosas.
4. Encoraje a participação em grupo de apoio familiar, para cuidadores ou outros recursos disponíveis na área.
5. Envolva o máximo possível de familiares e amigos nos cuidados com o paciente.
6. Forneça informações sobre o curso da doença e o resultado esperado.
7. Diga à família que os sobreviventes de AVC podem apresentar depressão nos primeiros 3 meses de recuperação.

Considerações sobre atendimento domiciliar e na comunidade

1. Complicações hemiplégicas decorrentes de AVC geralmente incluem ombro "congelado"; adução e rotação interna do braço com flexão do cotovelo, punho e dedos; rotação externa do quadril com flexão do joelho e flexão plantar do tornozelo.
2. Realize exercícios de ADM e instrua o paciente e sua família sobre eles, bem como sobre o posicionamento adequado.
3. Enfatize que as deformidades musculares e ligamentares resultantes do AVC podem ser evitadas com alongamentos diários e exercícios de fortalecimento.
4. Depressão após AVC é uma grande complicação, pois pode aumentar a morbidade. Monitore os sinais de depressão, como dificuldade para dormir, choro frequente, anorexia, sentimento de culpa ou tristeza. Notifique o médico para uma possível prescrição de terapia medicamentosa.
5. Continue a apoiar a família que está cuidando de uma pessoa hemiplégica ou afásica em casa ou em cuidados a longo prazo por um longo período de tempo. Seis meses após o AVC, cerca de 9 a 21% dos sobreviventes encontram-se gravemente incapacitados, totalmente dependentes e vivem em instituições.

Educação do paciente e manutenção da saúde

1. Ensine o paciente e a família a adaptar o ambiente doméstico para maior segurança e facilidade de uso.
2. Instrua o paciente sobre a necessidade de períodos de descanso ao longo do dia.
3. Assegure à família que é comum os pacientes sentirem labilidade emocional e depressão depois de um AVC, mas que existe tratamento.
4. Incentive a consistência em um ambiente sem distrações.
5. Ajude a família a obter dispositivos de autoajuda para o paciente.
6. Instrua a família no manejo da afasia (ver Boxe 15.4).
7. Oriente aqueles em risco de AVC sobre modificações no estilo de vida e terapia medicamentosa.
8. Encaminhe o paciente e sua família para mais informações e apoio nas agências como a National Stroke Association (*www.stroke.org*).

Reavaliação: resultados esperados

- Nenhuma queda, sinais vitais estáveis
- Mantém o alinhamento do corpo, sem contraturas
- Orientado em relação a pessoa, tempo e local
- Comunica-se adequadamente

Boxe 15.4 Manejo da afasia.

A *afasia* é um distúrbio de comunicação adquirido resultante de danos cerebrais causados por acidente vascular cerebral, traumatismo craniano, tumores cerebrais ou cistos cerebrais. Pode envolver o comprometimento da capacidade de falar, de compreender a fala dos outros e de ler, escrever, calcular e entender gestos. A maioria dos indivíduos afásicos tem dificuldade de expressão e compreensão em graus variados. A fadiga tem efeito adverso sobre a fala.

Para melhorar sua comunicação com o paciente afásico, mantenha um ambiente simples e relaxado, minimize as distrações e use múltiplos canais sensoriais.

Síndromes afásicas

- Afasia fluente (afasia de Wernicke ou receptiva): o paciente mantém a fluência verbal, mas pode ter dificuldade em compreender a fala. A fala é sem esforço e falta conteúdo claro, informação e direção (sem sentido)
- Afasia não fluente (afasia de Broca ou expressiva): graus variados de dificuldade para iniciar a fala, dificuldade na formação de palavras devido a problemas de articulação e dificuldade para encontrar os termos adequados. A fala é lenta e difícil. A compreensão auditiva é preservada
- Afasia anômica ou amnésica: a principal característica é a dificuldade em nomear e encontrar palavras. No entanto, a gramática, a compreensão e a repetição permanecem intactas
- Afasia de condução: a maior dificuldade é com o sequenciamento de fonemas, resultando em erros de paráfrase literal. A compreensão auditiva permanece intacta, no entanto, o paciente tem dificuldade de repetir a linguagem falada
- Afasia global: interrupção grave da comunicação (fala verbal, escrita, leitura e compreensão auditiva).

Intervenções de enfermagem

- Fale com velocidade e volume normais: o paciente não tem dificuldade de audição
- Reserve bastante tempo para as respostas
- Não faça perguntas que exijam respostas complexas
- Expressões chulas podem ser espontâneas
- Forneça papel e caneta se o paciente preferir e for capaz de escrever
- Evite forçar a fala
- Observe o paciente em busca de pistas e gestos se ele se expressar por gírias; faça declarações neutras
- Permita bastante tempo para a resposta
- Peça uma resposta curta
- Encoraje o paciente a falar devagar
- Espere frustração e raiva por incapacidade de comunicação
- Mantenha o ambiente simples
- Use gestos, além de linguagem
- Permita que o paciente manipule objetos para *input* sensorial adicional.

- Escova os dentes, veste a camisa e as calças de forma independente
- Come pelo menos dois terços da refeição
- Urina na cadeira higiênica em intervalos de 2 horas
- A família procura ajuda e assistência de outras pessoas.

Ruptura de aneurisma intracraniano

Baseado em evidências

Connolly, E.S., Rabinstein, A.A., Carhuapoma, R. *et al.* (2012). Guidelines for the management of aneurysmal subarachnoid hemorrhage: a guideline for healthcare professionals from the American Heart Association/American Stroke Association. *Stroke, 43*, 1711-1737.

Grasso, G., Alafaci, C. & Macdonald, R.L. (2017). Management of aneurysmal subarachnoid hemorrhage: state of the art and future perspectives. *Surgical Neurology International. 8*, 11.

O *aneurisma intracraniano* é uma dilatação anormal localizada da parede de uma artéria cerebral devido à ausência congênita da camada muscular do vaso. O fluxo sanguíneo constante contra a área enfraquecida resulta em crescimento do aneurisma e afinamento da parede do vaso. Os aneurismas normalmente ocorrem na bifurcação de uma artéria ou nos ramos principais do círculo de Willis. Podem ser de origem congênita, traumática, arteriosclerótica ou infecciosa. A maioria é sacular e assintomática até a ruptura; outros tipos são fusiformes e em baga (Figura 15.5). Quando um aneurisma se rompe, ocorre sangramento súbito no SAS entre a aracnoide e a pia-máter, causando HSA, que produz sintomas relacionados com irritação meníngea. A hemorragia pode se estender para o sistema ventricular, causando obstrução do fluxo do LCR (hidrocefalia) ou para o tecido cerebral (sangramento intracerebral), causando comprometimento neurológico adicional. Dependendo da extensão da HSA, pode ocorrer vasospasmo cerebral (espessamento transitório do interior do lúmen de um vaso), produzindo diminuição do fluxo sanguíneo cerebral, isquemia e infarto potencial ou isquemia cerebral tardia (ICT). Acredita-se que o espessamento transitório do vaso seja em resposta ao sangue circulante e/ou seus produtos de degradação no LCR. O vasospasmo ocorre comumente 3 a 14 dias após a HSA e alcança o auge no dia 5. A HSA aneurismática é responsável por 5% de todos os AVCs.

Classificação de aneurismas

A escala de Hunt-Hess é usada para determinar o prognóstico e o momento da intervenção cirúrgica ou endovascular.

0 – sem ruptura; descoberta assintomática.

I – assintomático ou cefaleia mínima, com ligeira rigidez da nuca.

II – cefaleia de moderada a grave, rigidez da nuca; nenhum déficit neurológico além do déficit de NC.

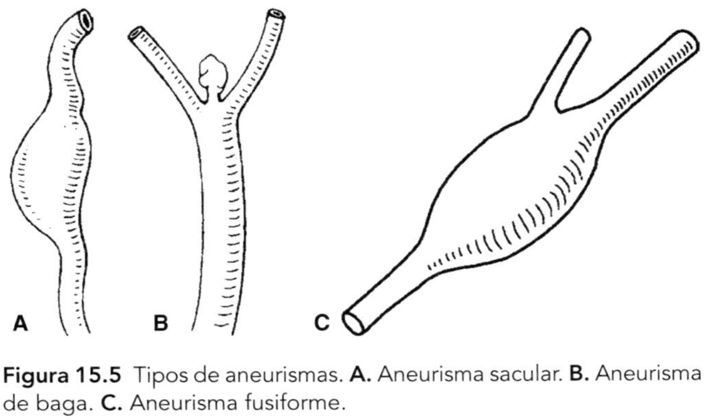

Figura 15.5 Tipos de aneurismas. **A.** Aneurisma sacular. **B.** Aneurisma de baga. **C.** Aneurisma fusiforme.

III – sonolência, confusão mental ou déficit focal leve (p. ex., hemiparesia) ou combinação desses achados.

IV – estupor, déficit de moderado a grave, possivelmente rigidez descerebrada precoce e distúrbios vegetativos.

V – coma profundo, rigidez descerebrada, aparência moribunda.

Fisiopatologia e etiologia

1. Acredita-se que a etiologia é multifatorial e inclui anormalidades estruturais na parede dos vasos cerebrais, alterações ateroscleróticas, hipertensão e meio ambiente. Acredita-se que a inflamação tenha papel no crescimento do aneurisma.
2. Condições associadas – doença policística, síndrome de Ehlers-Danlos, síndrome de Marfan, síndrome de Osler-Weber-Rendu, displasia fibromuscular, síndrome moyamoya, anemia falciforme, doença do colágeno tipo III, endocardite bacteriana (aneurismas micóticos), traumatismo (dissecção de aneurismas) e incidência familiar (menos de 2%).
3. Fatores de risco para ruptura.
   a. Modificáveis – hipertensão, tabagismo, abuso de álcool e cocaína
   b. Não modificáveis – sexo (feminino), aneurisma conhecido, tamanho maior que 7 mm, história de ruptura prévia de aneurisma e aneurismas saculares.
4. Pode tornar-se sintomático devido à pressão causada pelo aumento do aneurisma sobre os NCs ou tecido cerebral próximos.
5. A ruptura e a hemorragia no SAS podem causar aumento da PIC, hidrocefalia e isquemia.
6. Pode ocorrer vasospasmo dentro de 3 a 14 dias, pico de incidência 5 dias após a ruptura, causando isquemia (ICT) e infarto.
7. O ressurgimento pode ocorrer devido à lise do coágulo com maior risco de ressangramento nas primeiras 6 a 72 horas após o sangramento inicial (5 a 10%). O risco é maior nos grandes aneurismas dos graus III a IV da escala de Hunt-Hess e sangramento sentinela. O reparo imediato do aneurisma reduz o risco de ressangramento. A taxa de mortalidade é de 70% após ressangramento.
8. A ICT é uma variável independente para resultados ruins.

Incidência

1. Incidência de 12/100.000 de aneurismas, com 30.000 casos anuais de HSA nos EUA.
2. Idade – mulheres entre 55 e 85 anos e homens entre 25 e 45 anos e acima de 85 anos.
3. 10 a 15% têm múltiplos aneurismas.
4. Tendência familiar menor que 2%.

Manifestações clínicas

1. Início súbito de cefaleia intensa, muitas vezes acompanhada de náuseas e vômito, mas sem déficits neurológicos. O extravasamento de aneurisma ou uma MAV podem causar um sangramento de alerta.
2. Cefaleia súbita e intensa (comumente descrita como a "pior cefaleia da minha vida"), sinais meníngeos (rigidez da nuca, fotofobia, irritabilidade) e disfunção neurológica (relacionada com o território vascular) são comumente relacionados com HSA secundária à ruptura de aneurisma intracraniano, que pode ser catastrófica.
3. Déficit neurológico associado ao território vascular (ver p. 376); déficits progressivos dos NCs III, IV, VI devido ao efeito de massa.
4. Sangramento sentinela – 10 a 20% dos pacientes com HSA apresentam cefaleia aguda e súbita que aparece dias ou semanas antes da internação por causa de uma HSA. A etiologia do sangramento sentinela não é clara. Teorias incluem extravasamento de sangue do aneurisma ou expansão do aneurisma.

Avaliação diagnóstica

1. História e exame físico.
2. TC – para determinar se há sangue no SAS, excluir outras lesões e avaliar o efeito de massa. Grau Fischer modificado – estima o volume de sangue e a localização na TC. Auxilia na previsão do risco de vasospasmo. A escala de Fisher modificada foi adaptada da escala de Fisher e ajustada com base na análise clínica da ocorrência de vasospasmo.
   a. Grau 0 – sem HSA; sem hemorragia intraventricular (IVH), 0% de risco de vasospasmo.
   b. Grau 1 – HSA fina, focal ou difusa, sem IVH; 24% de risco de vasospasmo.
   c. Grau 2 – foco fino (menor que 1 mm) ou HSA difusa, presença de IVH; 33% de risco de vasospasmo.
   d. Grau 3 – foco espesso (maior que 1 mm) ou HSA difusa, sem IVH; 33% de risco de vasospasmo.
   e. Grau 4 – foco espesso (maior que 1 mm) ou HSA difusa; 40% de risco de vasospasmo.
3. Punção lombar (se não for observado efeito de massa na TC) – LCR sanguinolento, com mais de 25.000 eritrócitos (hemácias). O LCR não irá clarear com punções subsequentes, como ocorreria no caso de uma punção traumática.
4. Angio-TC ou angio-RM – avaliação não invasiva das estruturas vasculares cerebrais. Pode ser útil na investigação de suspeita de aneurisma (indivíduos com dores de cabeça persistentes ou déficits neurológicos inexplicáveis, como paralisias de NC). A angioTC é o exame indicado, embora a função renal deva ser avaliada após o uso do contraste.
5. Angiograma cerebral – exame padrão-ouro; fornece avaliação definitiva da etiologia, presença, localização e configuração do aneurisma. Útil na determinação de vasospasmo, extensão do vasospasmo e circulação colateral.
6. DTC – método não invasivo para avaliar a perfusão cerebral. Útil na avaliação à beira do leito e para fornecer um meio de monitoramento contínuo do fluxo sanguíneo cerebral, para documentação de alterações e tendências. Os resultados são dependentes do operador.

Manejo

Sem ruptura

1. A avaliação de estudos diagnósticos é fundamental para determinar a necessidade de intervenção, programação de recorte cirúrgico eletivo ou embolização endovascular, se indicado.
2. Normalize a PA se o paciente for hipertenso (meta: PAS de 120 a 140).
3. Parar de fumar.

Após a ruptura

1. Precauções com o aneurisma intracraniano para minimizar o risco de ressangramento e controle da PA – repouso no leito com a cabeça elevada, redução dos estímulos ambientais, evitar a manobra de Valsalva e a flexão do pescoço, dieta sem cafeína, cuidados físicos conforme indicados pela condição.
2. O reparo rápido do aneurisma deve ser realizado por clipagem cirúrgica ou embolização endovascular.
3. O tratamento da hipertensão sistêmica com labetalol, nicardipino, enalapril, hidralazina ou agente anti-hipertensivo IV alternativo pode ser considerado para manter a PAS menor que 160 mmHg (depende do médico), antes do tratamento definitivo. O debate continua sobre a meta precisa para PAS. O monitoramento rigoroso da PA deve ser mantido, para evitar queda abrupta na PA.
4. O objetivo hídrico é euvolemia. A hipervolemia profilática não é recomendada. Deve ser considerada administração de fluidos em *bolus* antes de iniciar a terapia com vasopressores. O monitoramento cuidadoso de ingestão e débito, incluindo controle de ingestão e débito total, e pesagens diárias devem ser obtidos para avaliar com precisão a condição hídrica do paciente. O uso rotineiro de acesso venoso central para monitoramento da PVC não é recomendado.
5. Agentes neuroprotetores.
   a. O nimodipino, um bloqueador dos canais de cálcio, demonstrou redução na incidência de déficits neurológicos tardios e é considerado neuroprotetor durante a incidência de HSA e vasospasmo. A medicação é administrada na admissão e continua por 21 dias consecutivos. Dosagem: 60 mg VO a cada 4 horas para PAS maior que 140 mmHg e 30 mg a cada 4 horas para PAS de 120 a 140 mmHg, ou de acordo com prescrições médicas.
      i. O nimodipino tem especificidade cerebral para bloquear o influxo de cálcio no espaço intracelular. É o único medicamento aprovado pela FDA para o tratamento do vasospasmo.
      ii. Para um efeito ótimo, o nimodipino deve ser iniciado dentro de 96 horas da HSA.
   b. Expansores de plasma e hipervolemia são considerados para aumentar a perfusão cerebral.
   c. Os dados sobre os benefícios neuroprotetores das estatinas, especificamente a sinvastatina, permanecem controversos, embora os pacientes em uso de estatinas devam manter a medicação. As estatinas podem ser consideradas para indivíduos que ainda não fazem uso de estatinas. Dosagem: 80 mg/dia iniciados dentro de 48 horas por 14 dias. Deve ser realizado lipidograma antes da instituição do medicamento e efetuar avaliação da função hepática no dia 7.
   d. Manutenção do nível de magnésio dentro dos limites normais. O déficit de magnésio deve ser evitado.
6. Hipertensão induzida pode ser usada em vasospasmo sintomático para prevenir ICT. Os coloides devem ser usados inicialmente com o uso de vasopressores, como medida secundária. Os agentes vasopressores comuns utilizados são fenilefrina e norepinefrina. A fludrocortisona pode ser usada como agente oral para manter a meta de PAS. Não existem dados sobre a meta específica de PAS a ser utilizada. O exame neurológico deve ser utilizado para determinar a meta específica de PAS ou PAM.
7. Manejo da hidrocefalia obstrutiva aguda relacionada com hepatite infecciosa por colocação de ventriculostomia ou DVE.
   a. Ajuste do dreno para promover a drenagem do LCR.
   b. A lise do coágulo intraventricular tratada com tPA pode ser usada para promover a drenagem do LCR. Estudos atuais indicam baixo risco de sangramento intracraniano com risco reduzido de vasospasmo.
   c. A colocação cirúrgica de derivação ventriculoperitoneal pode ser necessária.
8. Convulsões – fenitoína, fosfenitoína ou levetiracetam são os medicamentos preferidos. A duração da terapia medicamentosa é variável e os níveis são monitorados para uma dosagem precisa. O uso profilático de antiepilépticos não é recomendado, embora possa ser considerado. Se forem utilizados antiepilépticos profiláticos, recomenda-se um curso de 3 a 7 dias ou a descontinuação após o aneurisma.
9. Complicações cardiopulmonares são comuns. Eletrocardiografia basal deve ser obtida na admissão. As enzimas cardíacas e o ECG são recomendados se houver suspeita de disfunção cardiopulmonar.
10. Mantenha o nível normal de glicose, porque a hipoglicemia e a hiperglicemia estão associadas a resultado ruim. Deve-se administrar insulina em esquema preestabelecido ou de forma contínua, conforme prescrito, para manter o açúcar no sangue entre 80 e 180. Um nível de glicose menor que 80 e maior que 200 deve ser evitado.

11. Mantenha a normotermia. A hipertermia está associada a desfecho neurológico ruim. Os agentes antipiréticos são considerados de primeira linha para o tratamento da febre. Dispositivos de resfriamento de superfície externa ou dispositivos de resfriamento intravascular devem ser empregados quando os antipiréticos são ineficazes. Testes devem ser realizados para avaliar a possível etiologia infecciosa da febre.
12. Profilaxia da TVP – devem ser utilizadas meias de compressão e heparina de baixa dosagem ou HBPM, embora dependa da preferência do médico. Os dados não sugerem aumento no risco de hemorragia nessa população. Heparina de baixa dose ou HBPM deve ser realizada antes e após qualquer procedimento intracraniano, por 24 horas.

Intervenção cirúrgica

1. Obliteração cirúrgica do aneurisma por clipagem, ligadura ou técnica IA.
2. A avaliação do grau de Hunt-Hess e a estabilidade clínica auxiliam na determinação do tempo de intervenção, geralmente dentro de 24 a 72 horas.
3. O método de tratamento é determinado por avaliação do tamanho do aneurisma, localização, largura do pescoço, condição do paciente e condições clínicas associadas.
4. Métodos cirúrgicos:
   a. Craniotomia é realizada para acessar o aneurisma. Colocação de clipes de titânio no pescoço do aneurisma ou envoltório de aneurisma fusiforme. Clipes de titânio de tamanho múltiplo estão disponíveis para proteger o aneurisma.
   b. *Vantagens* – remoção de sangue hemorrágico/subaracnóideo intracerebral; baixa taxa de recorrência do aneurisma.
   c. *Desvantagem* – procedimento aberto.
5. Técnicas IA:
   a. Angiografia superseletiva com colocação de microcateter no aneurisma para avaliação.
   b. Obliteração do aneurisma.
      i. Vários tipos de espirais estão disponíveis. O tipo e comprimento da espiral utilizada dependem da configuração do aneurisma. As espirais preenchem o aneurisma e são separadas por aquecimento eletrônico. São colocadas várias espirais até que não haja fluxo sanguíneo para o aneurisma observado na angiografia.
      ii. Embolização com auxílio de *microstent* – o *microstent* é usado para formar uma ponte no pescoço do aneurisma e em aneurismas fusiformes, permitindo a colocação de espirais.
      iii. *Vantagens* – tratamento minimamente invasivo; menor duração da anestesia.
      iv. *Desvantagem* – potencial para recorrência se o aneurisma não estiver completamente ocluído.
   c. Tratamento intervencionista de vasospasmo.
      i. Angioplastia por balão – dilatação do vaso pela expansão de um balão transarterial para tratar o vasospasmo.
      ii. Injeção IA ou verapamil ou papaverina para vasodilatação local temporária.

Alerta farmacológico
A heparina pode ser usada durante e após o procedimento, conforme indicado, para minimizar o risco de eventos tromboembólicos. Os riscos incluem complicações tromboembólicas e ruptura de aneurisma com extensão de HSA.

Complicações

Alerta de enfermagem
A mortalidade varia de 20 a 50% (12 a 15% dos pacientes morrem antes de chegar ao hospital, 25% morrem dentro de 24 horas após HSA e 45 a 50% morrem dentro de 30 dias). Os que sobrevivem têm probabilidade de 50% de apresentar incapacidade funcional. Ressangramento e ICT secundária ao vasospasmo estão diretamente relacionados com a mortalidade e a morbidade.

1. Ressangramento de aneurisma – o risco é de 4% no dia 1, depois de 1,5% por dia nos dias 2 a 13, 20% em 14 dias e 50% em 6 meses. O risco maior ocorre dentro das primeiras 6 horas. Constatam-se 60% de mortalidade nos casos de ressangramento.
2. O déficit neurológico isquêmico tardio ocorre secundariamente à diminuição do fluxo sanguíneo cerebral. O vasospasmo cerebral e a ICT são a causa mais comum. Maior risco: 3 a 14 dias após a HSA. A teoria atual é que o vasospasmo cerebral é um espessamento reversível da parede medial e proliferação da musculatura lisa, causando estreitamento do lúmen do vaso. Setenta a 80% dos pacientes têm vasospasmo radiográfico, sendo 30% sintomáticos ou demonstram os efeitos da ICT.
3. Hidrocefalia obstrutiva – 20 a 30% dos pacientes desenvolvem hidrocefalia obstrutiva. A colocação de DVE permite a drenagem temporária do LCR; 18 a 26% exigirão a colocação de uma derivação ventriculoperitoneal.
4. Convulsões – 1 a 7% na apresentação. As convulsões testemunhadas são tratadas com medicação antiepiléptica (AEDs), embora a duração específica do tratamento permaneça controversa. O uso profilático de AEDs não é recomendado, embora possa ser considerado. Se os AEDs profiláticos forem usados, recomenda-se um ciclo de 3 a 7 dias ou a descontinuação após o aneurisma.
5. Hipernatremia relacionada com alterações na secreção de ADH ou desequilíbrio hídrico. O monitoramento cuidadoso do nível de sódio pode ser indicado.
6. Hiponatremia – diferencie entre SIADH e "síndrome cerebral perdedora de sal" para garantir o tratamento adequado (ver p. 362).
7. Complicações cardiopulmonares (associadas à liberação anormal de catecolaminas).
   a. Alterações cardiovasculares que variam de fibrilação atrial, bradicardia e anormalidades da onda T até disfunção ventricular esquerda com ou sem insuficiência miocárdica e lesão miocárdica em casos graves.
   b. Edema pulmonar neurogênico.

Avaliação de enfermagem

1. Realize e documente a avaliação neurológica com sinais vitais e, conforme a condição do paciente, justifique.
2. Monitore alterações ou diminuições de LOC, disfunção de NC, anormalidade pupilar e déficit motor, que significam aumento da PIC, vasospasmo cerebral, ICT ou expansão da lesão.
3. Avalie o aumento da cefaleia, pois pode sinalizar ressangramento.
4. Monitore déficits neurológicos focais, pois podem indicar vasospasmo.

Diagnósticos de enfermagem

- Risco de lesão, relacionado com ressangramento potencial, vasospasmo, hidrocefalia e convulsões
- Perfusão tissular ineficaz (cerebral) associada a processo patológico e vasospasmo
- Dor aguda secundária a hemorragia cerebral, irritação meníngea e procedimento cirúrgico
- Ansiedade do paciente e da família relacionada com tratamento, cirurgia intracraniana ou tratamento endovascular e incerteza sobre o resultado para o paciente.

Intervenções de enfermagem

Alteração do nível de atividade para evitar complicações

1. Antes do tratamento, reduza os estímulos ambientais, limite o estresse e diminua o risco de ressangramento e/ou aumento da PIC.
   a. Mantenha o repouso completo no leito com a cabeceira elevada a 30° para reduzir o edema cerebral.
   b. Mantenha um ambiente silencioso, com pouca iluminação, controle de ruído e limite de atividade para evitar fotofobia, agitação e dor.
   c. Incentive o paciente acordado a evitar atividades que aumentem a PA ou a PIC: esforço, espirros, flexão/rotação aguda do pescoço; ajude o paciente a mudar de posição.
   d. Evite a manobra de Valsalva, que pode aumentar a PIC, administrando emolientes nas fezes para evitar o esforço ao evacuar. Evite medidas de temperaturas retal, enemas e supositórios, e ensine o paciente acordado a exalar pela boca durante a defecação.
   e. Evite bebidas com cafeína e temperaturas extremas.
   f. Forneça cuidados físicos, como tomar banho e alimentar-se, conforme necessário.
2. Implemente intervenções de enfermagem para minimizar a PIC e o edema cerebral (p. ex., elevar a cabeceira do leito a 30°, manter o alinhamento adequado da cabeça e do pescoço para evitar a compressão da veia jugular, evitar procedimentos prolongados de aspiração, realizar procedimento com menos de 15 segundos e usar lidocaína antes da aspiração, se o paciente estiver intubado).
3. Medique o paciente, conforme prescrição, durante os períodos de extrema agitação.
4. Realize e documente a avaliação neurológica com sinais vitais e, conforme a condição do paciente, garanta o monitoramento de função de LOC, NC, pupilar e motora. Início insidioso de confusão mental, desorientação e diminuição do LOC ou déficit focal relacionado com território vascular associado ao sangramento aneurismático podem indicar vasospasmo (a ocorrência de pico é de 5 dias após o sangramento, até 14 dias depois). Fala enrolada ou início do desvio do pronador podem ser os primeiros sinais de deterioração.
5. Avalie os sinais de aumento da PIC, incluindo agitação, alteração do LOC, bradicardia e aumento da pressão de pulso e alterações no padrão respiratório (padrão de Cheyne-Stokes, apneia, ataxia).
6. Monitore os valores de gasometria arterial para hipoxia e hipercapnia, que agravam a PIC.
7. Monitore a ventriculostomia, se presente, quanto a permeabilidade, quantidade e características da drenagem, e corrija o nível de altura a cada 4 horas.
8. Reconheça a necessidade de manutenção dos parâmetros da PA com base no estado do aneurisma antes e depois do tratamento (*i. e.*, tratado, PAS 120 a 180 ou conforme orientado; não tratado, PAS 120 a 160). (A meta da PA após o tratamento permanece controversa. Pode variar de acordo com a preferência do médico ou se basear no exame clínico.)
9. Avalie a eficácia da terapia anti-hipertensiva ou vasopressora.
10. Realize avaliação física contínua, incluindo função respiratória, cardíaca, gastrintestinal e geniturinária para detectar possíveis complicações.

Alerta de enfermagem
Não existem dados baseados em evidências para dar suporte à coleta diária de amostras de LCR. Se o LCR estiver turvo ou purulento, notifique ao médico. Se prescrito, obtenha amostras de LCR do DVE usando técnica estéril e encaminhe para cultura e coloração de Gram, contagem de leucócitos e de hemácias, análise de glicose e proteínas.

Manutenção da segurança

1. Monitore frequentemente o estado neurológico com base na condição, incluindo LOC, reação pupilar, função motora e sensorial, função dos NCs, fala e se há cefaleia.
2. Administre cristaloides para manter a euvolemia.
3. Monitore a PA, bem como realize monitoramento hemodinâmico, estado neurológico e dados de ingestão e débito pelo menos a cada hora ou conforme indicado pelas condições do paciente enquanto estiver na UTI.
4. Mantenha os fatores de segurança com base nos déficits neurológicos. Evite lesões físicas relacionadas com déficits de visão, audição e consciência corporal.
5. Monitore a atividade convulsiva e administre medicação antiepiléptica (AEDs), conforme orientação.
6. Ver Manejo de enfermagem do paciente com alteração no estado de consciência, p. 357.

Redução da dor

1. Avalie o nível de dor e o alívio. Comunique qualquer aumento na intensidade da cefaleia.
2. Administre analgésicos, conforme prescrição. Se opioides estiverem sendo administrados com o sedativo, monitore depressão do SNC, diminuição da frequência respiratória e redução da PA. Os emolientes de fezes devem ser administrados se forem utilizados analgésicos.
3. Administre dexametasona, conforme prescrição, para o controle da cefaleia. Pode ser útil em casos que resultam de alterações inflamatórias secundárias à colocação de espirais.
4. Incentive técnicas de distração e relaxamento para promover efeito calmante.
5. Explique ao paciente, ou a outra pessoa significativa, a limitação no uso de opioides, secundária à necessidade de avaliação permanente do LOC do paciente.
6. Incentive a elevação da cabeceira do leito para minimizar o edema cerebral.
7. Forneça compressas frias para a cabeça.
8. Avalie o paciente em relação a experiências de dor não aliviada ou aumentada. Verifique quaisquer alterações nos sinais neurológicos, rigidez da nuca, fotofobia e/ou alterações na visão que possam sinalizar hemorragia, hidrocefalia ou irritação meníngea.

Redução da ansiedade

1. Providencie a avaliação contínua de questões psicossociais (sexualidade, ansiedade, medo, depressão, frustração, labilidade emocional).
2. Fique alerta para sinais verbais e não verbais do paciente e da família que possam representar dificuldades na capacidade de enfrentamento.
3. Informe o paciente sobre todas as modalidades de tratamento.
4. Incentive a discussão dos riscos e benefícios com o cirurgião/neurorradiologista intervencionista.
5. Mantenha uma conversação tranquilizadora e terapêutica para aliviar o medo e a ansiedade.
6. Forneça apoio ao paciente e à família para lidar com o estresse e a incerteza da hospitalização.
7. Consulte os serviços sociais de assistência ao paciente e à família para obter uma cópia das diretivas antecipadas, incluindo procuração duradoura, discutir a tutela e decisões de cuidados a longo prazo.
8. Prepare o paciente e a família para cirurgia ou tratamento endovascular.

Considerações sobre atendimento domiciliar e na comunidade

1. Avalie o nível de conhecimento e a capacidade de o paciente ou outra pessoa significativa reter informações.
2. Verifique as necessidades de cuidados domiciliares permanentes.

3. Analise a necessidade de colocação em centros de enfermagem especializada ou centros de reabilitação e obtenha encaminhamento para serviços sociais que possam ajudar no planejamento.
4. Forneça orientação à família e aos cuidadores e atue como um elo entre eles e a equipe de saúde.
5. Oriente o paciente e sua família a como lidar com déficits neurológicos permanentes e certifique-se de que eles obtenham os suprimentos e serviços necessários.

Educação do paciente e manutenção da saúde

1. Instrua o paciente e a família sobre o propósito e a frequência dos procedimentos radiológicos neurológicos.
2. Explique o que é um aneurisma, quais são os sinais e sintomas de ruptura e possíveis ameaças de ruptura.
3. Informe o paciente sobre as atividades a serem evitadas, para prevenir o aumento súbito de pressão, como levantar pesos e fazer esforço antes do tratamento definitivo.
4. Incentive o acompanhamento médico ao longo da vida e atenção imediata se houver cefaleia intensa.
5. Instrua o paciente e a família sobre a necessidade e o uso de sistemas invasivos de monitoramento e drenagem de secreções.
6. Enfatize a necessidade de manter a cabeceira do leito como foi ajustada.
7. Forneça material educacional sobre os procedimentos.
8. Estabeleça metas mútuas para a alta hospitalar e comunique os preparativos para os membros de outras disciplinas (enfermeiro, médico, fisioterapeuta, coordenador de alta).
9. Explique ao paciente ou a outra pessoa significativa como funcionam os medicamentos e os potenciais efeitos adversos. Explique o uso correto e a importância da terapia continuada com nimodipino.
10. Peça ao paciente para verbalizar as instruções de alta referentes ao tratamento de feridas, restrições de atividades, medicamentos e sinais e sintomas que devem ser comunicados.

Reavaliação: resultados esperados

- Sem sinais de ressangramento, aumento da PIC, vasospasmo; sinais vitais e neurológicos estáveis
- Segurança mantida; sem atividade convulsiva
- Verbaliza diminuição ou controle da dor a uma intensidade aceitável
- O paciente e a família podem descrever a razão da intervenção cirúrgica/endovascular, possíveis riscos; e discutem abertamente seus medos e incertezas.

Ruptura de malformação arteriovenosa intracraniana

Baseado em evidências
Ajiboye, N., Chalouhi, N., Starke, R. M. *et al.* (2014). Cerebral arteriovenous malformations: evaluation and management. *Scientific World Journal, 2014*, article ID 649036.

A *malformação arteriovenosa* (MAV) é um sistema de artérias e veias dilatadas com vasos displásicos. Os leitos capilares normais estão ausentes e o sangue arterial flui diretamente para as veias de drenagem (fístula). As MAVs são lesões congênitas que podem aumentar de tamanho durante a vida do paciente. Essas lesões são frequentemente assintomáticas até a ruptura. O risco vitalício de sangramento em MAV não rota é de 2 a 4% ao ano, durante toda a vida do paciente, dependendo do tamanho e da configuração estrutural da lesão.

Fisiopatologia e etiologia

1. As MAVs geralmente contêm um *nidus* (núcleo central) e veias ingurgitadas "vermelhas" (veias oxigenadas) e foram descritas como massa emaranhada de vasos descoloridos que têm a aparência de um cacho de uvas.
2. A conexão entre artéria e veia, ou fístula, cria aumento da pressão dentro do sistema venoso, resultando em dilatação, congestão e hipoperfusão vascular.
3. As MAVs são geralmente anormalidades de baixa pressão ao nascimento e podem progredir para uma anormalidade de alta pressão e alto fluxo na idade adulta.
4. As MAVs do parênquima podem estar localizadas na pia-máter, no tecido subcortical, na região paraventricular ou na combinação dessas regiões.
5. Aproximadamente 50% dos pacientes com MAVs apresentam hemorragia. Outros sinais de ruptura da MAV incluem convulsões e sinais de efeito de massa.
6. O sangramento intracerebral em MAV rompida tende a ser superficial; vasospasmo cerebral ocorre raramente. O sistema de graduação Spetzler-Martin é usado como indicador prognóstico, bem como ferramenta para definir os riscos associados ao tratamento de MAVs (Tabela 15.6).

Manifestações clínicas

1. Início súbito de cefaleia intensa, muitas vezes acompanhada de náuseas e vômito, mas sem déficits neurológicos, pode ser sinal precoce de MAV rompida.
2. A piora progressiva da cefaleia, bem como o início de novas crises, devido à hemorragia intracerebral superficial espontânea, são comumente relacionados com MAV rompida.
3. Pode apresentar perda de consciência e déficits graves se houver sangramento maciço. Os sinais ou déficits focais dependem da localização da hemorragia e da compressão das estruturas cerebrais adjacentes (distúrbios visuais, déficits de NC, hemiparesia etc.)

Avaliação diagnóstica

1. História de saúde e exame físico.
2. TC – para determinar se há sangramento, excluir outras lesões; densidade aumentada em caso de sangramento, também pode mostrar aumento da PIC ou efeito de massa.
3. Angio-RM e angio-TC – avaliação não invasiva das estruturas vasculares cerebrais. Útil no diagnóstico de MAV, mas não define alterações vasculares e padrões de fluxo.

Tabela 15.6 Sistema de graduação Spetzler-Martin.

	Pontuação
Tamanho do núcleo	
Pequeno	1
Médio	2
Grande	3
Eloquência do tecido cerebral	
Sim	0
Não	1
Componente vascular profundo	
Não	0
Sim	1

Escala de classificação de 1 a 5: 1 = menor risco; 5 = maior risco para tratamento.

4. Angiografia cerebral – exame padrão-ouro e único equipamento capaz de fornecer uma avaliação definitiva de presença, localização e estrutura vascular de MAV. Também avalia padrões de fluxo, gradientes de pressão e circulação colateral e identifica aneurismas intranidais e vasos de alimentação.

Manejo

Sem ruptura

1. Visa à avaliação diagnóstica da MAV para determinar a intervenção apropriada – cirúrgica, endovascular, radiocirurgia ou uma combinação dessas modalidades.
2. Ressecção cirúrgica – depende de localização, eloquência do tecido cerebral e tamanho.
3. Tratamento endovascular com polímero líquido de N-butil cianoacrilato, partículas de álcool polivinílico, espirais destacáveis e oclusão por balão.
   a. A embolização escalonada é geralmente realizada em MAVs maiores, para reduzir gradualmente os padrões de fluxo.
   b. A embolização inicial visa proteger a área em risco de ruptura, reduzindo o *nidus* ou controlando a área com maior risco de sangramento.
   c. Pode ser usado como modalidade de tratamento primário ou adjuvante a ressecção cirúrgica e radiocirurgia.
4. Radiocirurgia (Gamma Knife®/acelerador linear) – lesões menores ou iguais a 2,5 a 3 cm. A radiação cria uma lesão na parede do vaso, iniciando a formação de coágulo que eventualmente leva ao bloqueio do vaso (isso pode demorar de 1 a 3 anos). Durante esse tempo, a MAV continua com risco de ruptura.
5. DEAs para convulsões, conforme os sintomas de apresentação – fosfenitoína, fenitoína ou levetiracetam podem ser administrados inicialmente por IV para carga rápida. Os níveis devem ser monitorados para uma dosagem precisa.
6. Normalize a PA se o paciente for hipertenso.
7. Cessação do tabagismo.

Após a ruptura

1. Manutenção e monitoramento rigoroso da PAS dentro dos limites prescritos para prevenção do ressangramento por hipertensão e isquemia por diminuição da perfusão cerebral pelo uso de nicardipino, labetalol, enalapril, hidralazina ou agentes anti-hipertensivos alternativos IV.
2. Agentes vasopressores podem ser necessários para manter a PAS dentro do intervalo prescrito.
3. Antiepilépticos para convulsões como sintoma de apresentação – fenitoína, fosfenitoína e levetiracetam; duração baseada na preferência do médico, localização e extensão da hemorragia.
4. Intervenção cirúrgica.
   a. Retirada de hematoma com ou sem ressecção de MAV.
   b. Manejo endovascular – embolização parcial da MAV, especificamente da área de suspeita de ruptura.

Complicações

1. Sangue ou ressangramento.
2. Hidrocefalia; inicialmente obstrutiva, requer ventriculostomia; não obstrutiva a longo prazo pode requerer *shunt*.
3. Convulsões.
4. Déficit permanente ou deterioração e morte.

Avaliação de enfermagem

1. Realize e documente a avaliação neurológica com sinais vitais e conforme a condição do paciente justifique.
2. Monitore as alterações ou diminuições da função de LOC, NC, pupilar e motora, incluindo desvio (incapacidade de manter uma posição não suportada).
3. Avalie aumento da cefaleia ou déficits neurológicos focais, pois podem sinalizar ressangramento.
4. Verifique os sinais vitais e alterações pupilares frequentemente para analisar se há aumento da PIC.

Diagnósticos de enfermagem

- Risco de perfusão tissular cerebral ineficaz relacionado com potencial ressangramento, hidrocefalia e convulsões
- Dor aguda secundária a hemorragia cerebral, irritação meníngea, procedimento cirúrgico
- Ansiedade do paciente e da família relacionada com tratamento, cirurgia intracraniana ou tratamento endovascular e incerteza sobre o resultado.

Intervenções de enfermagem

Manutenção da perfusão cerebral e prevenção de complicações

1. Medique o paciente, conforme prescrição, durante os períodos de extrema agitação.
2. Institua precauções contra convulsões, providenciando grades laterais acolchoadas, equipamento de aspiração e via respiratória oral na beira do leito.
3. Realize e documente a avaliação neurológica com sinais vitais e, conforme a condição do paciente, garanta o monitoramento da função de LOC, NC, pupilar e motora.
   a. Avalie os sinais de aumento da PIC, incluindo bradicardia e elevação da pressão de pulso, alterações no padrão respiratório (padrão de Cheyne-Stokes, apneia, ataxia).
   b. Verifique se existem queixas neurológicas subjetivas específicas relacionadas com redução da perfusão (p. ex., diplopia, cefaleia, visão turva).
   c. Analise os sinais e sintomas de ressangramento: início insidioso de confusão mental, desorientação e diminuição de LOC ou déficit focal associado à área de sangramento.
   d. Documente os achados e comunique quaisquer alterações, como sonolência e alterações na fala ou início do desvio do pronador, que pode ser o primeiro sinal de deterioração.
4. Implemente intervenções de enfermagem para minimizar a PIC e o edema cerebral (p. ex., elevar a cabeceira do leito a 30°, manter o alinhamento adequado da cabeça e do pescoço para evitar a compressão da veia jugular, evitar procedimentos prolongados de aspiração, realizar o procedimento em menos de 15 segundos e colaborar com os médicos na aplicação de lidocaína, se o paciente estiver intubado).
5. Monitore os valores de gasometria arterial para hipoxia e hipercapnia, que agravam a PIC.
6. Monitore a ventriculostomia, se for o caso, para controlar desenvolvimento de hidrocefalia aguda, patência, quantidade e características da secreção e corrija o nível de altura a cada 4 horas.
   a. Se o LCR estiver turvo ou purulento ou houver outros sinais de infecção potencial, entre em contato com o médico.
   b. Obtenha amostras de LCR do dispositivo ventricular externo usando técnica estéril e encaminhe para cultura e coloração de Gram, contagem de leucócitos, glicose e proteína, conforme indicado.
   c. Monitore os resultados e informe valores anormais.
   d. Administre antibióticos profiláticos, conforme prescrição. O uso de antibióticos profiláticos é controverso e depende do médico.
7. Reconheça a necessidade de manutenção dos parâmetros da PA e avalie a eficácia da terapia anti-hipertensiva ou vasopressora.
8. Mantenha o estado do volume de fluidos, avalie os eletrólitos, analise a hemoglobina e o hematócrito e monitore ingestão e débito pelo menos a cada hora ou como indicado devido ao estado do paciente.

9. Mantenha os fatores de segurança para déficits neurológicos (p. ex., evitar sobrecarga sensorial, lesões físicas relacionadas com déficits visuais ou auditivos, de consciência corporal).
10. Ver também "Manejo de enfermagem do paciente com alteração no estado de consciência", p. 357.

Redução da dor

1. Avalie o nível de dor e o alívio. Comunique qualquer aumento na intensidade da cefaleia.
2. Administre analgésicos conforme prescrição. Se estiver sendo administrado um opioide com sedativo, monitore depressão do SNC, redução da frequência respiratória e diminuição da PA.
3. Incentive técnicas de distração e relaxamento para promover efeito calmante.
4. Explique ao paciente ou a outra pessoa significativa sobre a necessidade de limitar o uso de opioides devido à necessidade de avaliar permanentemente o LOC do paciente.
5. Incentive a elevação da cabeceira do leito para minimizar o edema cerebral.
6. Forneça compressas frias para a cabeça.
7. Avalie o paciente em relação a experiências de dor não aliviada ou aumentada. Verifique qualquer alteração nos sinais neurológicos que possam sinalizar hemorragia, hidrocefalia ou irritação meníngea.

Redução da ansiedade

1. Providencie a avaliação contínua de questões psicossociais (ansiedade, medo, depressão, frustração, labilidade emocional).
2. Fique alerta para sinais verbais e não verbais do paciente e da família que possam representar dificuldades na capacidade de enfrentamento.
3. Informe o paciente sobre todas as modalidades de tratamento.
4. Incentive a discussão dos riscos e benefícios com o cirurgião/neurorradiologista intervencionista.
5. Mantenha uma conversação tranquilizadora e terapêutica para aliviar o medo e a ansiedade.
6. Forneça apoio ao paciente e à família para lidar com o estresse e a incerteza da hospitalização.
7. Consulte os serviços sociais de assistência ao paciente e à família para discutir decisões sobre cuidados a longo prazo,
8. Prepare o paciente e a família para cirurgia ou tratamento endovascular.

Considerações sobre atendimento domiciliar e na comunidade

1. Avalie o nível de conhecimento e a capacidade do paciente, ou de outra pessoa significativa, para reter informações.
2. Analise as necessidades de cuidados domiciliares permanentes.
3. Verifique a necessidade de enfermagem domiciliar ou colocação em centros de reabilitação e obtenha encaminhamento para serviços sociais que possam ajudar no planejamento.
4. Forneça orientação à família e aos cuidadores e atue como um elo entre eles e a equipe de saúde.
5. Oriente o paciente e sua família a como lidar com déficits neurológicos permanentes e certifique-se de que eles obtenham os suprimentos e serviços necessários.

Orientação ao paciente e manutenção da saúde

1. Instrua o paciente e a família sobre o propósito e a frequência dos procedimentos radiológicos neurológicos.
2. Explique o que é MAV, quais são os sinais e sintomas de ruptura e possíveis ameaças de ruptura.
3. Informe o paciente sobre o risco de ressangramento, que é de 50% no prazo de 6 meses, se não for tratado, e permanece para o resto da vida se não for definitivamente tratado.
4. Incentive o acompanhamento médico ao longo da vida e atenção imediata se houver cefaleia intensa.
5. Explique a necessidade de angiografias de acompanhamento para verificar a completa erradicação da MAV ou definir o grau de erradicação e facilitar o planejamento do tratamento.
6. Forneça material educacional sobre os procedimentos.
7. Estabeleça metas mútuas para a alta hospitalar e comunique os preparativos para os membros de outras disciplinas (enfermeiro, médico, fisioterapeuta, coordenador de alta).
8. Explique ao paciente ou a outra pessoa significativa como funcionam os medicamentos e os potenciais efeitos adversos.
9. Peça ao paciente para verbalizar as instruções de alta referentes a tratamento de feridas, restrições de atividades, medicamentos e sinais e sintomas que devem ser comunicados.

Reavaliação: resultados esperados

- Não há sinais de ressangramento, aumento da PIC, diminuição da perfusão cerebral ou convulsões; sinais vitais estáveis; parâmetros neurológicos estáveis
- Verbaliza diminuição da dor ou seu controle a uma intensidade aceitável
- Redução na ansiedade o suficiente para permitir a conclusão dos procedimentos necessários e promover a recuperação.

DISTÚRBIOS INFECCIOSOS

Meningite

A *meningite* é uma inflamação da pia-máter e das membranas aracnoides que circundam o cérebro e a medula espinal. O espaço subaracnóideo entre essas duas meninges contém LCR que pode refletir os sinais e sintomas da meningite.

Fisiopatologia e etiologia

1. A meningite viral é a forma mais comum. Mais de 10.000 casos são notificados anualmente, mas a incidência real pode alcançar 75.000. Geralmente é autolimitada; o manejo é de suporte. Normalmente é causada por um enterovírus não pólio (90%). A incidência de meningite viral diminui com a idade. Como regra geral, quanto mais jovem o paciente, maior o risco de meningite viral. Esse organismo é transmitido pela via fecal-oral e por meio de contato com esgoto.
2. Nos EUA, a incidência de meningite bacteriana aguda é de aproximadamente três casos por 100.000 por ano. A mortalidade é de 10 a 30% e muitos que se recuperam ficam com sequelas a longo prazo (p. ex., déficit auditivo).
3. A meningite bacteriana pode causar danos ao SNC por causa do processo inflamatório, e não do patógeno. Os organismos causadores dessas infecções parecem variar dependendo da idade e do estado imunológico do paciente. A meningite bacteriana é geralmente mais grave do que a meningite viral. É tipicamente causada por *Streptococcus pneumoniae* (meningite pneumocócica), que é um diplococo gram-positivo, e *Neisseria meningitidis* (meningite meningocócica), que é um diplococo gram-negativo.
   a. A maioria das bactérias que causa meningite começa colonizando a nasofaringe e depois invade a circulação e o LCR, causando resposta inflamatória mediada por citocinas.
   b. A meningite bacteriana pode resultar em dano cerebral devido a substâncias químicas liberadas por bactérias que matam ou danificam neurônios, exsudatos purulentos que podem resultar em vasculite e vasospasmo, e aumento da PIC que causa edema cerebral.
4. A meningite fúngica, particularmente o *Cryptococcus neoformans*, afeta pacientes imunossuprimidos (p. ex., positivos para o vírus da imunodeficiência humana [HIV]) por meio do solo

contaminado com excrementos de pombos e galinhas. O antígeno criptocócico, ou cultura, é encontrado no LCR, mas os sinais meníngeos podem ser mínimos. Em pacientes HIV-positivos, podem ser observados meningite tuberculosa, tuberculomas e infecções micobacterianas atípicas do cérebro.

5. A meningite parasitária é geralmente causada por vermes ou ameba.
6. A meningite pós-craniotomia adquirida no hospital é causada predominantemente por bacilos gram-negativos, podendo resultar em mortalidade de 30%; múltiplas cirurgias de craniotomia colocam o paciente em risco ainda maior. Desenvolve-se aproximadamente em 7 a 8 dias no pós-operatório.
7. A meningite neoplásica afeta aproximadamente 3 a 8% dos pacientes com câncer sistêmico. O tempo médio de sobrevivência é de aproximadamente 5 a 8 meses. Na meningite neoplásica, as células malignas se infiltram nas leptomeninges como uma complicação de câncer de mama, câncer de pulmão, melanoma maligno, linfoma não Hodgkin e leucemia aguda.
8. A meningite é a principal complicação intracraniana da sinusite aguda e crônica (sinusite esfenoidal mais comum). *S. pneumonia* e *Staphylococcus aureus* são os organismos mais comuns.
9. *Listeria monocytogenes*, um bacilo gram-positivo, pode causar meningite por meio de alimentos contaminados, como cachorros-quentes, carnes frias e laticínios não pasteurizados.
10. A incidência de meningite por *Haemophilus influenzae* diminuiu devido à vacina conjugada com *haemophilus b.*

Manifestações clínicas

1. Os sintomas clássicos são febre, cefaleia e rigidez da nuca. Sintomas constitutivos de vômito, diarreia, tosse e mialgia aparecem em mais de 50% dos pacientes. História de elevação de temperatura ocorre em 76 a 100% dos pacientes que procuram atendimento médico. Um padrão comum é febre baixa no estágio prodrômico e maiores elevações de temperatura no início dos sinais neurológicos.
2. Estado mental alterado; confusão em pacientes idosos.
3. Erupção petequial ou erupção purpúrea devido a coagulopatia, especialmente com *N. meningitidis.*
4. Fotofobia.
5. Dor no pescoço ou protuberância da fontanela anterior em lactentes.
6. Pacientes pediátricos podem apresentar alterações comportamentais, arqueamento das costas e do pescoço, olhar vazio, recusa alimentar e convulsões. A meningite viral pode causar erupção cutânea maculopapular em crianças.
7. Sinais positivos de Brudzinski e Kernig (Figura 15.6).
8. Os neonatos podem apresentar dificuldades de alimentação, padrões respiratórios alterados ou apatia.
9. O início pode durar várias horas ou vários dias, dependendo do agente infeccioso, da idade do paciente, do estado imunológico, das comorbidades e de outras variáveis. Alguns vírus causam a manifestação rápida dos sintomas, enquanto outros podem envolver sintomas prodrômicos não específicos semelhantes aos da gripe, como mal-estar, mialgia e sintomas respiratórios superiores. Em muitos casos, os sintomas têm um padrão bifásico. Os sintomas inespecíficos semelhantes aos da gripe e febre baixa precedem os sintomas neurológicos em aproximadamente 48 horas. Com o início da rigidez da nuca e cefaleia, a febre geralmente retorna.

Ponto-chave de decisão
Se o paciente apresentar sintomas semelhantes à meningite e parecer muito doente, a avaliação e o tratamento da meningite bacteriana devem ser iniciados com urgência. Pacientes com meningite bacteriana tipicamente se apresentam mais doentes do que aqueles com etiologia viral, febre alta, cefaleia grave +/− fotofobia e alterações do estado mental. Deve-se coletar hemoculturas e cultura do LCR o mais rápido possível, pois o objetivo do tratamento é administrar antibióticos IV apropriados dentro de 30 minutos após a apresentação.

Avaliação diagnóstica

1. Hemograma completo com contagem diferencial é indicado para detectar leucócitos nos casos de meningite bacteriana e viral, com porcentagem maior de leucócitos polimorfonucleares (90%) na meningite bacteriana (menos de 50%) e na meningite viral (normalmente de 0 a 15%).
2. Hemoculturas devem ser obtidas para identificar o organismo causador.
3. Avaliação do LCR para pressão, leucócitos, proteína, glicose – o LCR normalmente tem cinco ou menos linfócitos ou células mononucleares/mm^3.
   a. Na meningite bacteriana aguda, o LCR pode indicar pressão elevada, leucócitos elevados (vários milhares), proteína elevada e glicose baixa. Uma cultura e esfregaço identificarão o organismo. O diferencial de leucócitos deve ser feito por um esfregaço de sedimento corado.
   b. Na encefalite viral, o LCR pode indicar pressão normal/moderadamente elevada, contagem baixa/elevada de leucócitos (menos de 1.000), nível normal ou ligeiramente elevado de proteína e glicose normal.

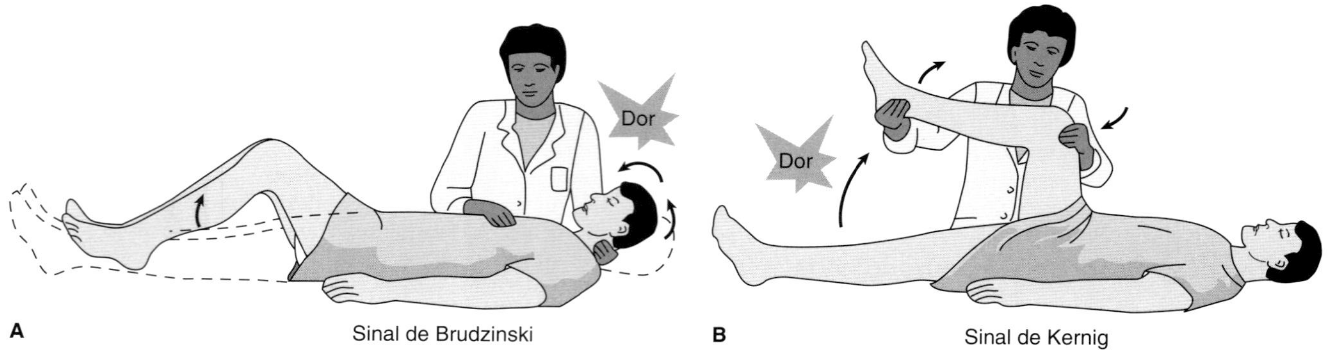

Figura 15.6 Sinais de irritação meníngea incluem rigidez da nuca e sinais positivos de Brudzinski e Kernig. **A.** Para provocar o sinal de Brudzinski, coloque o paciente em decúbito dorsal e flexione a cabeça para cima. A flexão resultante de quadris, joelhos e tornozelos com flexão do pescoço indica irritação meníngea. **B.** Para testar o sinal de Kernig, coloque novamente o paciente em decúbito dorsal. Mantendo a perna de baixo reta, flexione o outro quadril e o joelho para formar um ângulo de 90°. Lentamente, estenda a parte superior da perna. Isso provoca um alongamento nas meninges, resultando em dor e espasmo do músculo isquiotibial. Pode ser sentida resistência à maior extensão.

4. RM/TC com e sem contraste exclui outros distúrbios. Uma TC com contraste deve ser obtida para detectar abscessos.
5. A aglutinação do látex pode ser positiva para antígenos na meningite.
6. Baixas contagens de CD4+ indicam imunossupressão em pacientes HIV-positivos e outros pacientes com distúrbios imunossupressores.
7. Em pacientes com síndrome da imunodeficiência adquirida (AIDS), a RM é usada para detectar irritação meníngea, evidência de uma infecção sinusal ou abscesso cerebral.

Manejo

1. A avaliação e o manejo da meningite devem ser abordados por meio de um esforço multidisciplinar, com enfermeiros especialistas em doenças infecciosas, otorrinolaringologista, neurologista, clínico geral e equipe de laboratório e de exames diagnóstico. As precauções para disseminação de gotículas são justificadas para suspeita de meningite por *N. meningitidis* e *H. influenzae.*
2. A maioria dos pacientes recebe antibióticos IV o mais rápido possível, antes que os achados laboratoriais determinem o tipo de meningite (p. ex., viral, bacteriana). No entanto, as amostras devem ser coletadas antes de iniciar a terapia com antibióticos.
3. Para o manejo da inflamação, deve ser administrada dexametasona ou outro corticosteroide por acesso IV.
   a. Isso pode resultar em sangramento gastrintestinal e mascarar as respostas clínicas aos tratamentos (p. ex., resolução da febre).
   b. O esteroide escolhido deve ser usado antes ou juntamente à primeira dose de antibióticos (IV 0,6 mg/kg/dia em 4 doses divididas, durante os primeiros 4 dias) e deve ser restrito para pacientes com mais de 6 semanas de idade.
   c. A plasmaférese pode ser usada experimentalmente para remover citocinas em alguns casos.
4. A temozolomida, um agente alquilante de segunda geração, é eficaz contra muitos tipos de câncer que resultam em meningite neoplásica. Radiação de feixe externo pode ser usada em conjunto com quimioterapia (p. ex., tiotepa ou metotrexato intratecal).
5. Deve ser considerada a reabilitação com implante coclear, devido à surdez causada por meningite. Devem ser estabelecidas metas realistas, pois o paciente pode desenvolver apenas uma consciência ambiental sonora e ainda ter que lidar com dificuldades de aprendizagem.
6. Se houver suspeita de meningite após procedimentos neurocirúrgicos, considere a possibilidade de bacteriemia do acesso IV, extravasamento do LCR ou imunossupressão.
7. Agentes antifúngicos, como anfotericina B e triazóis, fluconazol e itraconazol, são indicados para meningite criptocócica. A recaída é comum se o paciente não receber terapia supressora crônica com fluconazol ou outro agente antifúngico.
8. Os fármacos antituberculosos empíricos devem ser iniciados se houver suspeita de infecção por *Mycobacterium tuberculosis.*

Alerta de enfermagem
Esteja ciente de que a resistência bacteriana aos antibióticos vem aumentando, tornando a meningite muito difícil de se tratar em alguns casos.

Complicações

1. Meningite bacteriana, particularmente em crianças, pode resultar em surdez, dificuldades de aprendizagem, espasticidade, paresia ou distúrbios de NC.
2. O aumento da PIC em pacientes com AIDS e meningite criptocócica pode resultar em graves perdas visuais.
3. As convulsões ocorrem em 20 a 30% dos pacientes.
4. O aumento da PIC pode resultar em edema cerebral, diminuição da perfusão e dano tecidual.
5. Edema cerebral grave pode resultar em herniação ou compressão do tronco encefálico.
6. A púrpura pode estar associada à coagulação intravascular disseminada.

Avaliação de enfermagem

1. Obtenha um histórico das infecções recentes, como infecção do trato respiratório superior e exposição a agentes causadores. É essencial uma anamnese meticulosa e deve incluir a avaliação da exposição a doentes, mosquitos, carrapatos e atividades ao ar livre em áreas com incidência endêmica da doença de Lyme, histórico de viagens com possível exposição à tuberculose, bem como histórico de uso de medicamentos, uso de drogas ilícitas IV e risco de doença sexualmente transmissível. Outra parte importante da história é o uso prévio de antibióticos, o que pode alterar o quadro clínico da meningite bacteriana.
2. Avalie o estado neurológico e os sinais vitais.
3. Verifique os sinais de irritação meníngea.
4. Analise perda auditiva neurossensorial (visão e audição), danos nos NCs (p. ex., paralisia do nervo facial) e redução da função cognitiva.

Diagnósticos de enfermagem

- Hipertermia relacionada com o processo infeccioso e o edema cerebral
- Risco de volume de líquidos desequilibrado associado a febre e diminuição da ingestão
- Perfusão tissular cerebral ineficaz relacionada com o processo infeccioso e o edema cerebral
- Dor aguda associada à irritação meníngea
- Mobilidade física prejudicada relacionada com o repouso prolongado no leito.

Intervenções de enfermagem

Redução da febre

1. Administre agentes antimicrobianos para manter níveis sanguíneos ideais.
2. Monitore a temperatura com frequência ou continuamente e administre antipiréticos, conforme prescrição.
3. Institua outras medidas de resfriamento, como manta de hipotermia, quando indicado.

Manutenção do equilíbrio de fluidos

1. Evite a sobrecarga de fluidos IV, que pode piorar o edema cerebral.
2. Monitore cuidadosamente ingestão e débito.
3. Monitore a PVC com frequência.

Melhora da perfusão cerebral

1. Avalie LOC, sinais vitais e parâmetros neurológicos com frequência. Observe os sinais e sintomas de aumento da PIC (p. ex., diminuição do LOC, pupilas dilatadas, aumento da pressão de pulso).
2. Mantenha um ambiente silencioso e calmo para evitar agitação, o que pode causar um aumento da PIC.
3. Prepare o paciente para uma punção lombar para a avaliação do LCR e repita a punção lombar, se indicado. Avalie os valores de PIC antes da punção lombar.
4. Notifique o médico sobre sinais de deterioração: aumento da temperatura, decréscimo de LOC, atividade convulsiva ou respiração alterada.

Redução da dor

1. Administre analgésicos, conforme prescrição. Monitore a resposta e as reações adversas. Evite opioides, pois podem mascarar a diminuição no LOC.
2. Escureça a sala se houver fotofobia.
3. Ajude a posicionar o paciente com conforto para a rigidez do pescoço e vire-o devagar e com cuidado, com a cabeça e o pescoço alinhados.
4. Eleve a cabeceira da cama para diminuir a PIC e reduzir a dor.

Promoção da mobilidade

1. Gire e reposicione com frequência o paciente para evitar rupturas cutâneas.
2. Evolua de exercícios passivos para exercícios ativos, com base no estado neurológico do paciente.
3. Sugira o encaminhamento precoce para fisioterapia e terapia ocupacional para promover o retorno ao nível ideal de funcionamento.

Alerta farmacológico
Observe e comunique qualquer dose perdida de antibióticos, diuréticos osmóticos e esteroides. Administre as doses necessárias o mais cedo possível para evitar consequências deletérias.

Considerações sobre atendimento domiciliar e na comunidade

1. Previna a meningite bacteriana, eliminando a colonização e a infecção pelo organismo agressor.
   a. Administre vacinas contra *H. influenzae* tipo B em pacientes pediátricos; *N. meningitidis* sorogrupos A, C, Y e W135 para pacientes de alto risco (especialmente estudantes universitários, pessoas sem baço e indivíduos com imunodeficiência); e *S. pneumoniae* para pacientes com doenças crônicas e idosos.
   b. Administre vacinas para aqueles que pretendem viajar para países com alta incidência de doença meningocócica e contatos domiciliares com alguém que tenha tido meningite.
   c. Pode ser necessária a quimioprofilaxia para doença meningocócica, mais comumente com rifampicina, para profissionais de saúde, contatos domiciliares na comunidade, creches e outras populações altamente suscetíveis.
2. Se for iniciada a profilaxia antifúngica de manutenção para pacientes com baixa contagem de CD4+, como observado em alguns pacientes com AIDS, o paciente deve compreender a importância da terapia farmacológica a longo prazo.

Orientação ao paciente e manutenção da saúde

1. Avise aos contatos próximos do paciente com meningite que o tratamento profilático pode ser indicado. Eles devem fazer a verificação com os profissionais da saúde ou com o departamento de saúde pública local.
2. Incentive o paciente a seguir o regime de medicação conforme indicado, para erradicar completamente o agente infeccioso.
3. Estimule o acompanhamento e a atenção imediata de infecções no futuro.
4. Encaminhe o paciente e a família para o Centers for Disease Control and Prevention. (*www.cdc.gov/meningitis/index.html*) para suporte e informações adicionais.[5]

[5]N.R.T.: No Brasil, nosso sistema de saúde é descentralizado; logo, existem serviços de vigilância em saúde para doenças infectocontagiosas nos âmbitos federal, estadual e municipal. Assim, deve-se encaminhar o paciente para um desses espaços próximo de onde ele reside.

Reavaliação: resultados esperados

- Afebril
- Produção adequada de urina; PVC na faixa normal
- LOC, alerta; sinais vitais normais
- Dor controlada
- Nível ótimo de funcionamento após a resolução.

Encefalite

A *encefalite* é uma inflamação do tecido cerebral, geralmente acompanhada de inflamação meníngea. A meningoencefalite é mais comumente causada por infecção viral. Como a meningite, a encefalite pode ser infecciosa ou não infecciosa e aguda, subaguda ou crônica.

Fisiopatologia e etiologia

1. Na encefalite primária, o cérebro, ou medula espinal, é o foco predominante da toxina ou patógeno. A encefalite secundária é uma forma menos grave de encefalite, causada por uma infecção que se espalha a partir de outra parte do organismo.
2. A encefalite viral aguda, responsável pela maioria dos casos, é causada por uma infecção direta da substância cinzenta que contém células neurais. Isso resulta em inflamação perivascular e destruição neuronal. É mais frequente em crianças e é mais comumente causada pelo herpes-vírus simples e, em menor grau, pelos arbovírus.
3. A encefalite do tronco encefálico acomete os núcleos da base ou o SNC.
4. A encefalite inflamatória pós-isquêmica ocorre por causa da inflamação cerebral após um AVC. Em pacientes com isquemia cerebral, a inflamação pode resultar em lesão cerebral secundária e ser causada uma oclusão microvascular por leucócitos ativados ou por um trombo microvascular. Esse edema pode resultar em aumento da PIC e comprometimento da perfusão cerebral.
5. O vírus do Nilo Ocidental (WNV) é um vírus artrópode (arbovírus). O mosquito é o principal vetor e as aves são os principais hospedeiros. A mortalidade pode chegar a 30%.
6. A encefalite por herpes simples pode resultar da reativação do vírus que esteve adormecido nos gânglios cranianos e outros gânglios ou por reinfecção. A disseminação direta para o cérebro, pelo nervo olfatório ou trigêmeo, é suspeita de infecção pelo herpes-vírus simples tipo 1, que é responsável por quase todos os casos de encefalite por herpes simples em crianças e adultos. A mortalidade chega a 75%. O herpes-vírus simples tipo 2 é mais comum em recém-nascidos de mães portadoras dessa infecção durante a gravidez.
7. O vírus herpes-zóster (varicela) é uma causa rara de encefalite.
8. A encefalomielite pós-infecciosa segue um processo de infecção viral ou bacteriana, mas os organismos não afetam diretamente o tecido neural da substância branca; entretanto, ocorrem inflamação perivascular e desmielinização no tecido cerebral.
   a. A incidência de encefalomielite pós-infecciosa diminuiu consideravelmente com a imunização contra sarampo, caxumba e rubéola e por causa da erradicação da varíola. É raro na infância.
   b. A causa mais comum é a infecção respiratória ou gastrintestinal 1 a 3 semanas antes do início agudo dos sintomas de encefalomielite.
   c. Pode ser causada por espécies específicas de mosquitos e carrapatos (artrópodes), que podem ser hospedeiros sazonais e geográficos (p. ex., encefalite da Califórnia, encefalite equina de St. Louis).
9. A encefalite por citomegalovírus deve ser considerada em pacientes com infecção avançada pelo HIV, evidência de citomegalovírus em outros locais e deterioração neurológica progressiva.
10. A encefalite por *Toxoplasma* também é comum em pacientes com AIDS.

Manifestações clínicas

1. Os sinais e sintomas podem se desenvolver horas ou semanas após a exposição.
2. Os sintomas clássicos incluem febre, cefaleia e estado mental alterado (p. ex., desorientação, déficits neurológicos, convulsões).
3. O aumento da PIC pode resultar em alteração da consciência, náuseas e vômito.
4. Fraqueza motora, como hemiparesia, pode ser detectada.
5. Observa-se o aumento dos reflexos tendinosos profundos e da resposta plantar extensora.
6. Comportamento bizarro e alterações de personalidade podem aparecer no início.
7. O envolvimento hipotalâmico-hipofisário pode resultar em hipotermia, diabetes insípido, SIADH (ver p. 362).
8. Os sintomas neurológicos podem incluir defeitos do campo visual, no quadrante superior, afasia, disfagia, ataxia e parestesias.
9. O paciente com encefalite do tronco encefálico pode apresentar nistagmo, diminuição dos movimentos extraoculares, perda auditiva, disfagia, disartria, anormalidades respiratórias e envolvimento motor.
10. A encefalite límbica pode causar alterações de humor e personalidade que progridem para perda de memória grave e delírio.
11. Nos casos de WNV, cerca de dois terços dos pacientes sintomáticos apresentam encefalite com sinais e sintomas de febre, vômito, cefaleia, rigidez de nuca, redução de LOC, disfunção de NC e erupção eritematosa. Convulsões são incomuns.

Avaliação diagnóstica

1. A punção lombar, com avaliação do LCR, deve ser realizada para detecção de leucocitose, aumento da pleocitose de células mononucleares, aumento das proteínas e glicose normal ou levemente diminuída.
2. A análise da reação em cadeia da polimerase do ácido desoxirribonucleico (DNA) do vírus e a detecção de anticorpos virais produzidos por via intratecal são essenciais no diagnóstico do vírus específico (p. ex., herpes-vírus simples, citomegalovírus). A imunoglobulina (Ig) M específica de arbovírus no LCR e uma alteração quádrupla no anticorpo IgG específico são diagnósticos para encefalite por arbovírus.
3. O EEG pode demonstrar complexos de ondas cerebrais lentas na encefalite.
4. A RM com gadolínio diferencia a encefalomielite pós-infecciosa da encefalite viral aguda.
   a. Lesões multifocais de substância branca com realce podem ser observadas na encefalomielite, que pode permanecer por meses após a recuperação clínica.
   b. A encefalite por herpes-vírus simples tipicamente causa inflamação e necrose do lobo medial-temporal e orbital-frontal; anormalidades de baixa densidade podem ocorrer nos lobos temporais. A RM é melhor escolha que TC.
   c. O citomegalovírus, observado em pacientes com doença avançada pelo HIV, pode mostrar realce em áreas periventriculares.
5. A biopsia do tecido cerebral indica organismos infecciosos.
6. O WNV pode apresentar pleocitose e ser observado por RM com realce das meninges e das áreas periventriculares. O ensaio de imunoabsorção enzimática (ELISA) para o WNV pode ser feito a partir de amostras de sangue ou LCR; uma cultura de células também pode ser diagnóstica.

Manejo

1. Diferenciar a encefalite viral aguda de doenças não infecciosas, como sarcoidose, vasculite, lúpus eritematoso sistêmico e outras patologias.
2. Em pacientes imunossuprimidos, como pacientes HIV-positivos, diferencie a encefalite viral aguda da encefalite por citomegalovírus, encefalite por toxoplasmose e infecções fúngicas.
   a. Pacientes com citomegalovírus podem ser tratados com ganciclovir e foscarnete, comumente usados no tratamento de retinite por citomegalovírus em pacientes HIV-positivos.
   b. A pirimetamina e a sulfadoxina são comumente usadas no tratamento da encefalite por *Toxoplasma*.
   c. Quando se desenvolve encefalomielite, é indicada uma terapia de suporte, porque não existe tratamento conhecido. Corticosteroides podem ser usados.
3. O aciclovir IV durante 10 a 21 dias é indicado para o herpes-vírus simples. As mães que têm herpes simples genital podem ser tratadas com aciclovir durante o terceiro trimestre, para evitar a disseminação do vírus para o bebê.
4. Anticonvulsivantes são usados para controlar convulsões.

Alerta farmacológico
O aciclovir, indicado para encefalite viral aguda causada por herpes-vírus simples tipo 1, inibe a replicação do DNA do vírus. O aciclovir deve ser infundido durante 1 hora, porque podem ocorrer cristalúria e insuficiência renal se a administração for muito rápida.

Complicações

1. Sequelas do herpes-vírus simples podem causar edema do lobo temporal, que pode resultar em compressão do tronco encefálico. Esse vírus também pode causar afasia, importantes déficits motores e sensoriais e psicose de Korsakoff (síndrome amnésica).
2. Pode ser observada uma recaída da encefalite após melhora inicial e conclusão da terapia antiviral.
3. A mortalidade e a morbidade dependem do agente infeccioso, do estado do hospedeiro e de outras considerações.

Avaliação de enfermagem

1. Obtenha o histórico de infecção recente, exposição animal, picada de carrapato ou picada de mosquito, viagens recentes e exposição a indivíduos doentes.
2. Realize uma avaliação física completa.
3. Antes do parto, as mulheres devem ser questionadas em relação à história de herpes-vírus simples congênito e examinadas em busca de evidências desse vírus. A opção por um parto cesariano deve ser discutida com o médico.
4. Lesões vesiculares ou erupções cutâneas em recém-nascidos devem ser imediatamente comunicadas, pois podem indicar infecção ativa por herpes-vírus simples tipo 2.

Alerta de enfermagem
Embora a maioria dos casos de encefalite viral necessite apenas de precauções universais para prevenir a infecção, os pacientes que apresentam lesões abertas na pele, como ocorre no herpes-vírus simples ou no herpes-zóster, devem ter implementados procedimentos de isolamento de contato.

Diagnósticos de enfermagem

- Risco de lesão relacionada com as convulsões e o edema cerebral
- Perfusão tissular cerebral ineficaz associada ao processo patológico
- Hipertermia relacionada com o processo infeccioso
- Síndrome de interpretação ambiental prejudicada associada ao processo patológico.

Intervenções de enfermagem

Prevenção de lesões

1. Mantenha um ambiente silencioso e ofereça um cuidado delicado, evitando hiperatividade e agitação, o que pode causar aumento da PIC.
2. Mantenha as precauções de convulsão com as grades laterais da cama acolchoadas, vias respiratórias e equipamentos de sucção à beira do leito.
3. Administre medicamentos, conforme prescrição. Monitore a resposta e as reações adversas.

Promoção da perfusão cerebral

1. Monitore o estado neurológico cuidadosamente. Observe se existem mudanças sutis, como alterações de comportamento ou de personalidade, fraqueza ou envolvimento de NC, e notifique ao médico.
2. Na encefalite por arbovírus, faça a restrição hídrica, conforme prescrição, para desidratar passivamente o cérebro.
3. Reoriente o paciente com frequência.
4. Forneça cuidados de suporte se o coma se desenvolver; pode durar várias semanas.
5. Incentive outras pessoas significativas para o paciente a interagir com ele e participar da reabilitação, mesmo enquanto estiver em coma.

Alívio da febre

1. Monitore a temperatura e os sinais vitais com frequência.
2. Administre antipiréticos e outras medidas de resfriamento, conforme indicado.
3. Monitore a entrada e saída de fluidos e forneça a reposição por meio do acesso IV, conforme necessário. Esteja atento a sinais de outras infecções coexistentes, como infecção do trato urinário ou pneumonia, e notifique ao médico, para que possam ser coletadas amostras para cultura e o tratamento ser iniciado.
4. Mantenha as precauções padrão para evitar a transmissão da infecção, e precauções de contato podem ser indicadas se houver lesões na pele.

Manejo de comportamento seguro no ambiente

1. Frequentemente oriente em relação a pessoa, local, hora e propósito do tratamento.
2. Forneça instruções simples e dicas frequentes para executar as atividades necessárias.
3. Mantenha a consistência nos cuidados e evite a superestimulação.
4. Mantenha vigilância constante e precauções de segurança.

Considerações sobre atendimento domiciliar e na comunidade

1. Promova a vacinação de pacientes e familiares contra sarampo, caxumba e rubéola.
2. Mulheres grávidas com história de herpes-vírus simples genital, ou seus parceiros, devem informar o médico sobre essa condição.
3. O contato com pacientes infectados por raiva requer profilaxia antirrábica.
4. Encaminhe o paciente e sua família para a Encephalitis Society (*www.encephalitis.info*), para obter suporte e informações adicionais.[6]

Educação do paciente e manutenção da saúde

1. Explique os efeitos do processo patológico e a justificativa para os cuidados.
2. Tranquilize os familiares com base no prognóstico do paciente.
3. Incentive consultas de acompanhamento para avaliação de déficits e do progresso na reabilitação.
4. Informe as pessoas sobre sinais e sintomas de encefalite em caso de suspeita de epidemia.
5. Para prevenir o WNV, aconselhe o uso de repelentes quando estiver ao ar livre e a remoção de água parada que possa funcionar como local de reprodução de mosquitos.

Reavaliação: resultados esperados

- Sem convulsões ou sinais de aumento da PIC
- Alerta e sem déficits neurológicos
- Afebril
- Participa com segurança das AVDs.

Abscessos do cérebro e da coluna vertebral

Um *abscesso cerebral* é uma coleção livre ou encapsulada de material infeccioso no parênquima cerebral, entre a dura-máter e os revestimentos aracnoides (abscesso subdural) ou entre a dura-máter e o crânio (abscesso epidural). Abscessos da coluna vertebral geralmente ocorrem na região peridural.

Fisiopatologia e etiologia

1. Abscessos subdurais intracranianos, geralmente devido a um organismo estreptococo, são causados por drenagem purulenta entre a dura e a aracnoide. Pode resultar de pus de meninges, orelha média ou mastoide, seios paranasais, septicemia ou fratura craniana. Ocorre mais frequentemente em crianças e adultos jovens.
2. Os abscessos epidurais intracranianos, tipicamente envolvendo uma infecção do crânio, ocorrem comumente por causa de mastoidite ou sinusite crônicas, traumatismo cranioencefálico ou craniotomia. Os abscessos podem estar relacionados com empiema subdural (coleta de drenagem purulenta originada de seios nasais, meninges, orelha média ou osteomielite do crânio), meningite ou abscesso intraparenquimatoso.
3. Os abscessos epidurais da coluna vertebral ocorrem no canal medular externo à dura-máter. A penetração epidural pode surgir pelo sangue e ocorrer a partir de tecido adjacente infectado (p. ex., lesão por pressão infectada), de outro local infectado (p. ex., pele) ou contaminação de cirurgia ou por instrumentos introduzidos na coluna vertebral (p. ex., punção lombar). *S. aureus* é um agente causador frequente e as vértebras mediotorácicas são as mais comumente afetadas.
4. Abscessos intramedulares são mais comuns na população pediátrica e estão associados a seios dérmicos lombossacrais. Aproximadamente 20 a 30% são abscessos "crípticos", sem nenhuma fonte aparente de disseminação infecciosa.
5. No período inicial de inoculação, os organismos invadem o parênquima cerebral, acarretando inflamação e edema local. A cerebrite resultante evolui para uma lesão necrótica e, em seguida, torna-se encapsulada.
6. Abscessos cerebrais fúngicos são comumente observados em pacientes HIV-positivos e outras populações imunossuprimidas. Microabscessos difusos podem ocorrer com infecções causadas por espécies de *Candida*.
7. O *M. tuberculosis* pode causar abscessos purulentos contendo bacilos álcool-acidorresistentes (BAAR) envolvidos por uma cápsula densa. Esses abscessos também são encontrados em pacientes HIV-positivos e pacientes com outras doenças imunossupressoras.

Manifestações clínicas

1. A cefaleia não é localizada, é difusa e com dor indistinta.
2. O aumento da PIC pode resultar em náuseas, vômito e diminuição do LOC.

---

[6]N.R.T.: No Brasil, nosso sistema de saúde é descentralizado; logo, existem serviços de vigilância em saúde para doenças infectocontagiosas nos âmbitos federal, estadual e municipal. Assim, deve-se encaminhar o paciente para um desses espaços próximo de onde ele reside.

3. A febre é encontrada em menos de 50% dos casos.
4. Achados neurológicos, como déficits hemissensoriais e de paresia, afasia e ataxia, podem estar presentes.
5. Convulsões ocorrem frequentemente.
6. Abscesso dentário, sinusite e otite média podem ocorrem.
7. Os sinais e sintomas de empiema subdural cerebral incluem cefaleia intensa, febre, rigidez da nuca e sinais de irritação meníngea (sinal de Kernig e Brudzinski; ver Figura 15.6).
8. Pacientes com abscesso epidural intracraniano comumente apresentam febre, letargia e cefaleia intensa.
9. Os abscessos epidurais da coluna vertebral podem ser evidenciados por dor lombar intensa, febre, cefaleia, fraqueza ou paralisia dos membros inferiores, rigidez da nuca, sinal de Kernig e sensibilidade local.

Avaliação diagnóstica

1. TC e RM com contraste identificam os locais do abscesso e acompanham a evolução e a resolução do processo supurativo.
   a. Na fase inflamatória da cerebrite, a imagem revela um sinal de alta intensidade centralmente (inflamação) e perifericamente (edema). Quando um abscesso se desenvolve, a cápsula se torna isointensa.
   b. É possível haver diminuição do realce do anel em pacientes imunossuprimidos, o que pode ocorrer devido à falta de resposta inflamatória.
   c. Os microabscessos podem não ser detectados por TC ou RM.
   d. RM com realce de gadolínio deve ser considerada para detectar abscessos epidurais da coluna vertebral.
2. Hemolcuturas devem ser obtidas para identificar o organismo. Verifica-se a presença de coloração gram-positiva, leucocitose e elevação da velocidade de hemossedimentação (VHS).
3. Devem ser obtidas culturas da fonte suspeita de infecção, usando aspiração por agulha estereotáxica ou cirurgia cerebral, para identificar o organismo e a sensibilidade a agentes antimicrobianos.
4. Um abscesso cerebral metastático pode ser diferenciado de um tumor metastático por TC ou RM. Os abscessos têm centros hipodensos com uma cápsula lisa envolvente, enquanto os tumores podem ter bordas irregulares e realce difuso.
5. EEG detecta distúrbios convulsivos.
6. Os achados no empiema subdural cerebral incluem aumento da contagem de leucócitos e aumento da pressão do LCR.
7. Nos abscessos epidurais intracranianos, a TC ou a RM são úteis, a RM geralmente é mais sensível. Os achados do LCR podem não ser definitivos. Para evitar a herniação transtentorial, não é indicada punção lombar até que grandes massas cranianas sejam descartadas.
8. Os achados diagnósticos em abscessos epidurais da coluna vertebral podem incluir aumento da contagem de leucócitos e da VHS. O líquido cefalorraquidiano pode apresentar turbidez.

Manejo

1. Com empiema subdural cerebral ou abscessos epidurais intracranianos, o manejo consiste em trepanação (perfuração do crânio para drenagem dematerial purulento), antibióticos sistêmicos e tratamento do edema cerebral.
2. A biopsia por agulha estereotáxica fechada, sob orientação de TC, pode ser usada para drenagem de secreções, substituindo a craniotomia.
3. Os abscessos epidurais da coluna vertebral podem ser tratados com laminectomia e drenagem cirúrgica, com antibióticos antes e depois do procedimento. O local do abscesso deve ser totalmente irrigado com solução antibiótica e precisam ser coletadas amostras para culturas aeróbias e anaeróbias.
4. Desbridamento cirúrgico radical, especialmente com infecções fúngicas, pode ser indicado com terapia antimicrobiana.
5. O início da terapia antimicrobiana empírica baseia-se na coloração de Gram e no local de origem suspeito. Como os abscessos cerebrais são frequentemente causados por múltiplos organismos, a terapia antimicrobiana é direcionada para os agentes etiológicos mais comuns: estreptococos, bactérias anaeróbias (p. ex., espécies de *Bacteroides*).
   a. *S. aureus* pode ser suspeitado se foram realizados procedimentos cirúrgicos.
   b. Deve-se suspeitar de bactérias gram-negativas (p. ex., espécies de *Clostridium*) se uma ferida craniana tiver sido contaminada com sujeira.
   c. Um esquema de 6 a 8 semanas de antibióticos parenterais é típico, seguido por um esquema de 2 a 3 meses de terapia antimicrobiana oral.
   d. A penicilina G, o metronidazol e as cefalosporinas de terceira geração são agentes terapêuticos comuns.
6. A terapia antifúngica, como a anfotericina B, é iniciada para candidíase e outras infecções fúngicas.
7. Farmacoterapia antituberculose, como rifampicina, isoniazida e pirazinamida, deve ser usada para tratar abscessos contendo BAAR.
8. A terapia adjuvante inclui corticosteroides e diuréticos osmóticos para reduzir o edema cerebral e anticonvulsivantes para controlar convulsões.

Alerta de enfermagem
Se um dreno subdural for usado para fornecer drenagem contínua do abscesso, o paciente deve ser colocado em decúbito dorsal para evitar desvios rápidos de fluido no dispositivo de drenagem.

Complicações

1. O abscesso cerebral pode se romper no espaço ventricular, causando aumento repentino na gravidade da cefaleia. Essa complicação é frequentemente fatal.
2. O papiledema pode ocorrer em menos de 25% dos casos, indicando hipertensão intracraniana.
3. A punção lombar pode ser contraindicada se houver um abscesso epidural na coluna vertebral, porque o pus pode passar para o espaço subaracnóideo.
4. Déficits neurológicos permanentes, como distúrbios convulsivos, defeitos visuais, hemiparesia e paralisia de NC, podem ocorrer.
5. Existe maior mortalidade se o paciente apresentar manifestação aguda dos sintomas com alterações graves do estado mental e progressão rápida do comprometimento neurológico.
6. O tratamento tardio de um abscesso epidural da coluna vertebral pode resultar em síndrome de transecção, na qual ocorre paraplegia flácida com perda sensitiva no nível do abscesso.
7. Na otite média crônica, complicações intracranianas e intratemporais frequentemente resultam de erosão óssea progressiva, que pode expor os nervos da dura-máter, labirinto e facial.

Avaliação de enfermagem

1. Obtenha histórico de infecção prévia, imunossupressão, cefaleia e sintomas relacionados.
2. Realize avaliação neurológica, incluindo análise da função de NC, estado motor e cognitivo.

Diagnósticos de enfermagem

- Dor aguda relacionada com massa cerebral
- Síndrome de interpretação ambiental prejudicada associada ao processo patológico
- Risco de lesão relacionado com os déficits neurológicos
- Ansiedade associada a cirurgia, prognóstico e ocorrência de recidiva.

Intervenções de enfermagem

Alívio da dor

1. Administre analgésicos, conforme prescrição.
2. Forneça medidas de conforto, como ambiente silencioso, posicionamento com a cabeça levemente elevada e assistência com necessidades de higiene.
3. Forneça técnicas de relaxamento passivo, como músicas suaves e massagem nas costas.

Promoção dos processos mentais

1. Monitore frequentemente sinais vitais, LOC, orientação e atividade convulsiva.
2. Comunique o médico sobre alterações agudas, pois podem sinalizar aumento da PIC.
3. Administre medicamentos, conforme prescrição, observando a resposta do paciente e reações adversas.
4. Prepare o paciente para repetição de exames diagnósticos para avaliar a resposta à terapia e à cirurgia.

Minimização dos déficits neurológicos

1. Mantenha um ambiente seguro com as grades laterais da cama elevadas, campainha de chamada ao alcance do paciente e o observe com frequência.
2. Avalie outras funções de NCs e comunique as alterações.
3. Consulte o terapeuta ocupacional, fonoaudiólogo ou outro especialista em reabilitação para prestar assistência.

Redução da ansiedade

1. Prepare o paciente e a família para a cirurgia, quando indicado. Incentive a discussão com o cirurgião para entender os riscos e benefícios do procedimento.
2. Explique a progressão pós-operatória e os cuidados de enfermagem (ver p. 364).

Considerações sobre atendimento domiciliar e na comunidade

1. O acompanhamento do paciente é essencial para sinusite, otite média, infecções respiratórias e outros processos infecciosos que possam resultar em abscesso cerebral.
2. Mantenha a reabilitação para recuperar ou compensar déficits neurológicos.
3. Mantenha o regime farmacológico no ambiente comunitário.
4. Observe a recorrência de abscessos cerebrais e da coluna vertebral.

Orientação ao paciente e manutenção da saúde

1. Mantenha o bem-estar com vacinas, imunizações e saúde em geral.
2. Enfatize a necessidade de profilaxia para a realização de procedimento odontológico, para evitar abscessos dentais.
3. Instrua sobre a necessidade de avaliação imediata de feridas na cabeça.

Reavaliação: resultados esperados

- Verbaliza redução da dor
- Orientado em relação a pessoa, local e horário; obedece a comandos simples
- Nenhuma lesão relacionada com déficits neurológicos
- Redução da ansiedade associada ao processo patológico e aos procedimentos.

TRANSTORNOS DEGENERATIVOS

Doença de Parkinson

A *doença de Parkinson* é uma patologia neurológica progressiva e crônica que afeta os centros cerebrais responsáveis pelo controle e pela regulação dos movimentos. É caracterizada por tremor, bradicinesia, rigidez e anormalidades posturais. O Parkinson pode complicar o diagnóstico, o curso clínico e a recuperação de outras doenças. Aproximadamente 1% da população total dos EUA com mais de 60 anos é atingida pela doença de Parkinson idiopática, que afeta menos comumente pessoas mais jovens. É a segunda doença neurodegenerativa mais comum.

Fisiopatologia e etiologia

1. Acredita-se que uma deficiência de dopamina, devido a alterações degenerativas na substância negra do cérebro, seja responsável pelos sintomas da doença de Parkinson.
2. A etiologia subjacente pode estar relacionada com vírus; suscetibilidade genética; toxicidade de pesticidas, herbicidas, metil-fenil-tetra-hidropiridina ou vapores de soldagem; ferimentos repetidos na cabeça; ou outra causa desconhecida.
3. O diagnóstico clínico da doença de Parkinson pode ser difícil porque os pacientes idosos podem apresentar outras causas de rigidez, bradicinesia e tremor.

Manifestações clínicas

1. Bradicinesia (lentidão do movimento), perda de movimento espontâneo e atraso no início dos movimentos.
2. Tremor em repouso ("*pill-rolling*") de 4 a 5 Hz. O tremor pode ser pior em um lado do corpo, afetando os membros e algumas vezes envolvendo cabeça, pescoço, face e mandíbula.
3. Rigidez na *performance* de todos os movimentos. A rigidez está sempre presente, mas aumenta durante o movimento. Pode levar a sensações dolorosas, especialmente nos braços e ombros.
4. Dificuldades de equilíbrio ao mover-se abruptamente ou de repente mudar a posição do corpo. Pode levar a quedas.
5. Distúrbios autonômicos – insônia, salivação, sudorese, hipotensão ortostática, tontura.
6. Depressão, demência.
7. Expressão semelhante a uma máscara, secundária à rigidez.
8. Dificuldades da marcha caracterizadas pela redução ou ausência do balanço dos braços; passos curtos e arrastados (festinação); dificuldade em realizar mudanças de direção; e congelamento repentino das passadas (incapacidade de dar o próximo passo).
9. A fluência verbal pode ser prejudicada.
10. As respostas ao toque são desaceleradas.
11. Micrografia (alteração na caligrafia, com a grafia ficando menor).
12. Dificuldades com fala, respiração, deglutição e função sexual.

Avaliação diagnóstica

1. Observação de sintomas clínicos; podem ser realizados estudos de imagem para descartar outros distúrbios.
2. O exame físico da flexão/extensão do cotovelo dos membros superiores revela rigidez na extensão.
3. A avaliação sensorimotora da preensão manual revela uma força elevada, fora do comum e mais duradoura que o normal para realizar o levantamento de objetos, particularmente com cargas mais leves.
4. A resposta favorável a uma dose única de levodopa ou apomorfina ajuda a confirmar o diagnóstico.

Manejo

Farmacológico

1. Anticolinérgicos, incluindo triexifenidil, benztropina e prociclidina, são recomendados para reduzir a transmissão das vias colinérgicas,

que se acredita serem hiperativas quando a dopamina é deficiente. Esses medicamentos são mais eficazes no controle do tremor, mas são conhecidos por causar confusão mental e alucinações.
2. A amantadina, originalmente um medicamento antigripal, bloqueia a recaptação da dopamina ou aumenta a liberação de dopamina pelos neurônios no cérebro, aumentando, assim, o suprimento de dopamina nas sinapses. Amplamente utilizado como monoterapia precoce, seu efeito pode ser ampliado incluindo dias sem uso da medicação.
3. Levodopa, um precursor da dopamina, combinado com a carbidopa, um inibidor da descarboxilase, pode ser usado para inibir a destruição da L-dopa na corrente sanguínea, tornando-a mais disponível para o cérebro. A adição de carbidopa impede que a levodopa seja metabolizada no intestino, no fígado e em outros tecidos, aumentando a disponibilidade para o cérebro. Portanto, é necessária uma dose menor de levodopa para tratar os sintomas, reduzindo bastante os efeitos adversos desagradáveis.
4. A bromocriptina, o pramipexol e o ropinirol são agonistas dopaminérgicos que ativam os receptores de dopamina no cérebro. Podem ser tomados sozinhos ou em combinação com a levodopa/carbidopa.
5. A utilização de inibidor de monoamina oxidase, como selegilina, aumenta o efeito da levodopa/carbidopa quando a levodopa se torna menos eficaz.
6. Tolcapona e entacapona são inibidores da catecol-*O*-metiltransferase para tratamento adjunto. Elas prolongam a duração do alívio dos sintomas, bloqueando a ação de uma enzima que quebra a levodopa antes de chegar ao cérebro. Deve ser tomado com levodopa.
7. Outros medicamentos que incluem levodopa:
   a. Fórmula combinada de carbidopa/levodopa com entacapona, que é útil em pacientes estáveis com os dois medicamentos.
   b. Suspensão enteral de carbidopa/levodopa infundida diretamente no intestino delgado, para aqueles com doença de Parkinson avançada que apresentam esvaziamento gástrico imprevisível (requer cateter de jejunostomia).
   c. Cápsula de liberação prolongada usada como medicação secundária naqueles pacientes que experimentam desgaste precoce da terapia com levodopa.
8. A apomorfina é um agonista dopaminérgico injetável e de ação prolongada, benéfico em pacientes que experimentaram desgaste precoce da terapia com levodopa.

Alerta farmacológico
História de melanoma e glaucoma de ângulo fechado são contraindicações para a terapia com levodopa. Os pacientes devem ter lesões cutâneas suspeitas removidas antes de iniciar a terapia, pois podem ativar um melanoma maligno.

Alerta gerontológico
Pacientes idosos podem ter tolerância reduzida aos medicamentos antiparkinsonianos e requerer doses menores. Observe e comunique a ocorrência de reações psiquiátricas, como ansiedade, confusão mental e alucinações; efeitos cardíacos, como tontura, hipotensão ortostática e irregularidades no pulso; e blefarospasmo (contração da pálpebra), um sinal precoce de toxicidade. Outros efeitos adversos podem incluir boca seca, náuseas, sonolência e insônia.

Cirurgia

1. Os novos tratamentos cirúrgicos para a doença de Parkinson e tremor essencial são promissores.
2. A palidotomia medial (o eletrodo destrói as células do globo pálido) frequentemente melhora os sintomas de longa duração, como discinesia, acinesia, rigidez e tremor, e para os pacientes que desenvolveram movimentos discinéticos em reação aos seus medicamentos.
3. A estimulação cerebral profunda do tálamo diminui o tremor e os movimentos incontroláveis que não respondem à medicação. Os eletrodos são implantados no tálamo ou globo pálido e conectados a um dispositivo tipo marca-passo, que é programado por um provedor treinado em programação DBS. Os pacientes têm a capacidade de ajustar os programas, se for considerado apropriado pelo provedor.
4. A cirurgia por Gamma Knife® fornece raios gama concentrados e destrói as células dentro do tálamo. É benéfica para pacientes com tremor essencial e que são incapazes de tolerar a cirurgia.
5. Os transplantes de tecido cerebral ainda estão em fase experimental, mas produziram resultados animadores usando células-tronco e células animais geneticamente modificadas que podem produzir dopamina.

Complicações

1. Demência.
2. Aspiração.
3. Lesão por quedas.

Avaliação de enfermagem

1. Obtenha a história dos sintomas e seu efeito no funcionamento do paciente. As dificuldades de mobilidade, alimentação, comunicação e autocuidado terão muitas implicações de enfermagem (Figura 15.7).
2. Avalie os NCs, função cerebelar (coordenação), função motora.
3. Observe a marcha e o desempenho de atividades.
4. Analise o discurso para clareza e ritmo.
5. Verifique se existem sinais de depressão.
6. Avalie a dinâmica familiar, os sistemas de apoio e o acesso aos serviços sociais.

Diagnósticos de enfermagem

- Mobilidade física prejudicada relacionada com bradicinesia, rigidez e tremor
- Nutrição desequilibrada – ingestão menor do que as necessidades corporais, devido a dificuldades motoras com a alimentação, mastigação e deglutição
- Comunicação verbal prejudicada associada à diminuição do volume da fala e do comprometimento dos músculos faciais
- Constipação intestinal relacionada com função motora diminuída, inatividade e medicamentos
- Enfrentamento ineficaz associado a limitações físicas e perda de independência.

Intervenções de enfermagem

Melhora da mobilidade e redução do risco de quedas

1. Incentive o paciente a participar de exercícios diários, como caminhar, andar de bicicleta ergométrica, nadar ou fazer jardinagem.
2. Aconselhe o paciente a fazer alongamentos e exercícios posturais, conforme orientação de um fisioterapeuta.
3. Incentive o paciente a tomar banhos quentes e receber massagens para ajudar a relaxar os músculos.
4. Instrua o paciente a fazer períodos de descanso frequentes para superar a fadiga e a frustração.
5. Ensine exercícios posturais e técnicas de caminhada para compensar a marcha arrastada e a tendência a inclinar-se para a frente.
   a. Instrua o paciente a usar marcha de base ampla.

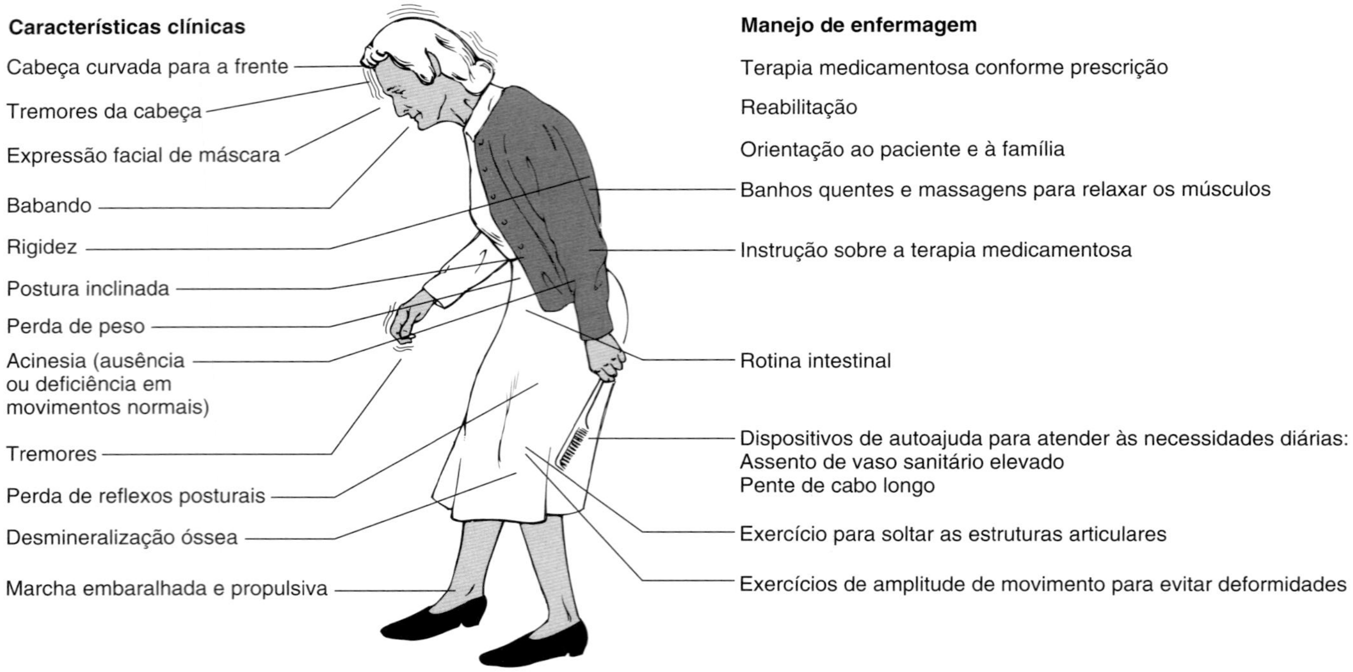

Figura 15.7 Aparência de mulher com doença de Parkinson. (Imagem de LifeART, 2004.)

b. Peça ao paciente que faça um esforço consciente para balançar os braços, levantar os pés enquanto caminha, usar a marcha do calcanhar para o pé e aumentar a largura da passada.
c. Diga ao paciente para praticar a caminhada escutando músicas de marcha ou o som do metrônomo para fornecer reforço sensorial.

6. Avalie o calçado de apoio adequado e o uso seguro dos auxiliares de mobilidade, como andador ou bengala.

Otimização do estado nutricional

1. Ensine o paciente a pensar sobre a sequência da deglutição – fechar os lábios com os dentes juntos, levantar a língua com a comida, em seguida, mover a língua para trás e engolir enquanto inclina a cabeça para a frente.
2. Instrua o paciente a mastigar deliberada e lentamente, usando os dois lados da boca.
3. Diga ao paciente para fazer um esforço consciente para controlar o acúmulo de saliva, mantendo a cabeça ereta e engolindo periodicamente.
4. Peça ao paciente para usar pratos e utensílios de cozinha seguros e estabilizados.
5. Sugira refeições menores e lanches adicionais.
6. Monitore o peso.
7. Faça sugestão de encaminhamentos para nutricionistas e fonoaudiólogos, para melhorar a ingestão oral e o estado nutricional.

Maximização da capacidade de comunicação

1. Incentive a adesão ao regime terapêutico.
2. Sugira encaminhamento ao fonoaudiólogo.
3. Ensine os exercícios faciais e os métodos de respiração para obter pronúncia, volume e entonação apropriados.
   a. Respire fundo antes de falar para aumentar o volume do som e o número de palavras faladas a cada respiração.
   b. Exagere a pronúncia e fale em frases curtas; leia em voz alta na frente de um espelho ou com um gravador para monitorar o progresso.
   c. Exercite os músculos faciais, sorrindo, franzindo a testa, fazendo caretas e franzindo as sobrancelhas.

Prevenção da constipação intestinal

1. Incentive alimentos com teor moderado de fibras – grãos integrais, frutas e vegetais.
2. Aumente o consumo de água.
3. Obtenha um assento sanitário elevado para incentivar a posição normal.
4. Incentive o paciente a seguir um regime intestinal regular, que pode incluir o uso de emoliente de fezes e outros medicamentos leves para a constipação intestinal.

Reforço da capacidade de enfrentamento

1. Ajude o paciente a estabelecer metas realistas e delinear maneiras de alcançá-las.
2. Forneça apoio emocional e estímulo.
3. Incentive o uso de todos os recursos, como terapeutas, provedor de atenção primária, assistente social e rede de apoio social.
4. Estimule a comunicação aberta, a discussão de sentimentos e a troca de informações sobre a doença de Parkinson.
5. Peça ao paciente que desempenhe um papel ativo no planejamento de atividades e na avaliação do plano de tratamento.
6. Observe as alterações na depressão para determinar se o paciente está respondendo aos antidepressivos.

Considerações sobre atendimento domiciliar e na comunidade

1. Recomende um programa de assistência médica domiciliar interdisciplinar. Requer avaliação qualificada das necessidades do paciente, serviços profissionais de enfermagem e terapêuticos, orientação ao paciente e à família e gerenciamento de casos para otimizar os resultados dos pacientes.
2. Incentive o uso de música suave para reduzir a dor e a depressão.
3. Avalie a segurança no ambiente para reduzir o risco de quedas.
4. Utilize serviços de fisioterapia para estimular a locomoção segura e reduzir o medo de quedas.
5. Encoraje o uso de serviços sociais, assistência de cuidados temporários e visitantes de saúde, conselheiros de saúde mental e grupos de apoio para prevenir a tensão do cuidador.

6. Uso da terapia ocupacional para ajudar a garantir mobilidade e segurança, como barras de apoio na banheira ou no chuveiro, assento do vaso sanitário elevado, corrimãos em ambos os lados da escada, corda presa ao pé da cama do paciente para ajudar a assumir a posição de sentado e cadeiras de madeira com encosto reto e braços.

Alerta de enfermagem
O controle do intestino e da bexiga é um fator extremamente importante na decisão de manter o paciente em casa. Devem ser ensinadas técnicas para reduzir os episódios de incontinência, como ter um tempo de toalete agendado com mais frequência e para lidar com os episódios de incontinência, como ter material de limpeza e troca de roupas íntimas no banheiro, para diminuir a sobrecarga do cuidador.

Educação ao paciente e manutenção da saúde

1. Instrua o paciente a evitar sedativos, a menos que especificamente prescritos, que tenham efeito aditivo com outros medicamentos.
2. Oriente o paciente quanto ao esquema de medicação, sinais de toxicidade e reações adversas, como hipotensão ortostática, boca seca, distonia, espasmos musculares, retenção de urina, intolerância à glicose, anemia e testes de função hepática elevados.
3. Incentive o acompanhamento e monitoramento de diabetes, glaucoma, hepatotoxicidade e anemia durante a terapia medicamentosa. Episódios crescentes de "congelamento" devem ser relatados.
4. Ensine o paciente sobre deambulação e como evitar o "congelamento" no local e possivelmente evitar quedas, executando um dos seguintes procedimentos:
   a. Levante a cabeça, levante os dedos dos pés e, em seguida, passe de um pé para o outro, flexionando os joelhos levemente.
   b. Levante os braços com um movimento súbito e curto.
   c. Dê um pequeno passo para trás e comece a avançar.
   d. Ande para o lado e, em seguida, comece a avançar.
5. Instrua a família a não puxar o paciente durante episódios de "congelamento", pois aumenta o problema e pode causar queda.
6. Encaminhe o paciente e a família para mais informações e apoio a agências como a National Parkinson's Foundation (*www.parkinson.org*) e o National Institute of Neurologic Disorders and Stroke (*www.ninds.nih.gov*).[7]

Reavaliação: resultados esperados

- Participa de sessões de fisioterapia; faz exercícios faciais durante 10 minutos, 2 vezes/dia
- Come três pequenas refeições e dois lanches; sem perda de peso
- Enunciação clara; falando de quatro a cinco palavras por respiração
- Elimina fezes macias diariamente
- Faz perguntas sobre o Parkinson; obtém ajuda da família e/ou de amigos.

Esclerose múltipla

A *esclerose múltipla* (EM) é uma doença neurológica crônica, frequentemente progressiva, de etiologia desconhecida e trajetória incerta. A EM é caracterizada pela ocorrência de pequenas manchas de desmielinização da substância branca de nervo óptico, cérebro e medula espinal. A EM distingue-se por períodos de exacerbações e remissões dos sintomas ao longo do curso da doença. A EM é a doença mais comum do SNC entre adultos jovens e a terceira maior causa de incapacidade nos EUA. Estima-se que 400.000 americanos tenham esse distúrbio do cérebro e da medula espinal, causando a interrupção de mensagens elétricas do cérebro para o sistema nervoso periférico.

Fisiopatologia e etiologia

1. Desmielinização refere-se à destruição da mielina, um material gorduroso e proteico que cobre certas fibras nervosas do cérebro e da medula espinal (Figura 15.8).
2. A desmielinização resulta em transmissão desordenada de impulsos nervosos.
3. Alterações inflamatórias levam à cicatrização das fibras nervosas afetadas.
4. A causa é desconhecida, mas pode estar relacionada com disfunção autoimune, suscetibilidade genética ou processo infeccioso.
5. Mais prevalente no hemisfério norte e entre a população branca.

Classificação

O National Multiple Sclerosis Advisory Committee reconhece quatro formas clínicas de EM:

1. Recidiva recorrente (RR) – crises agudas claramente definidas evoluem ao longo de dias a semanas. A recuperação parcial da função ocorre ao longo de semanas a meses. A frequência média de crises é de uma vez a cada 2 anos e a estabilidade neurológica é mantida entre elas, sem progressão da doença. (No momento da manifestação, 90% dos casos de EM são diagnosticados como RR.)

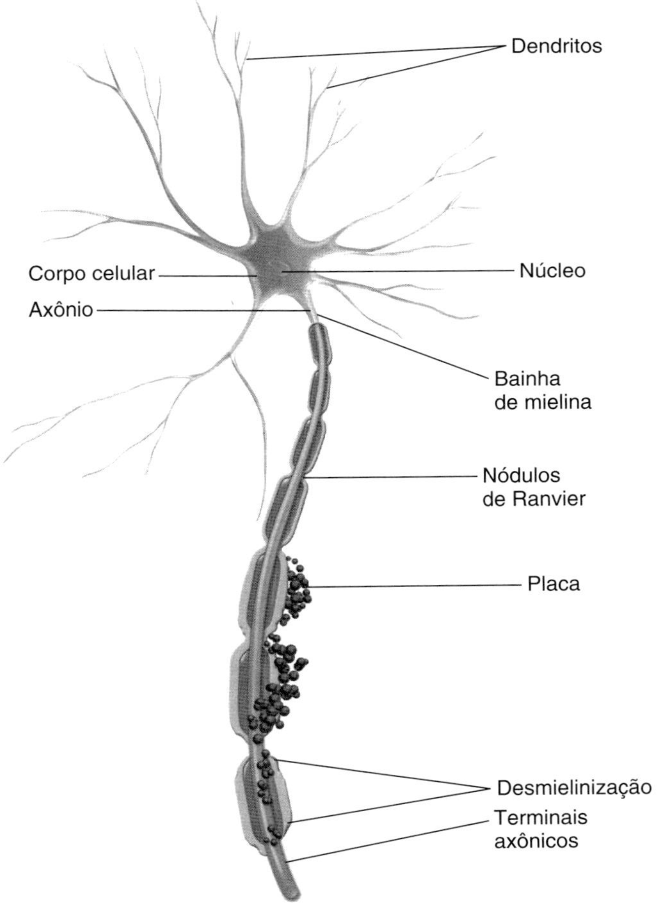

Figura 15.8 Destruição da mielina do axônio das células nervosas na esclerose múltipla. (Hickey, J. [2013] *Clinical Practice of Neurological & Neurosurgical Nursing* [7th ed.]. Philadelphia: Lippincott Williams & Wilkins.)

[7]N.R.T.: No Brasil, encaminhe o paciente e sua família para a Associação Brasil Parkinson: https://www.parkinson.org.br/.

2. Secundária progressiva (SP) – sempre começa como RR, mas o curso clínico muda com o aumento da taxa de recaída, com deterioração estável na função neurológica não associada à crise original. (Cinquenta por cento daqueles com RR irão progredir para SP em até 10 anos; 90% irão progredir dentro de 25 anos.)
3. Primária progressiva (PP) – caracterizada pela progressão constante da incapacidade desde o início, sem exacerbações ou remissões. Mais prevalente entre homens e idosos. Prognóstico desfavorável para incapacidade neurológica. (Dez por cento dos casos de EM são diagnosticados como PP.)
4. Recidiva progressiva (RP) – o mesmo que PP, exceto que os pacientes experimentam exacerbações agudas, juntamente a um curso progressivo constante (forma mais rara).

Manifestações clínicas

As lesões podem ocorrer em qualquer parte da substância branca do SNC. Os sintomas refletem a localização da área de desmielinização.

1. Fadiga e fraqueza.
2. Reflexos anormais – ausentes ou exagerados.
3. Distúrbios da visão – comprometimento e visão dupla, nistagmo.
4. Disfunção motora – fraqueza, tremor, falta de coordenação.
5. Distúrbios sensoriais – parestesias, sensação profunda prejudicada, comprometimento da sensação vibratória e da posição.
6. Fala prejudicada – arrastada, as palavras são divididas em sílabas, geralmente com uma pausa perceptível, e ditas com força variada (disartria).
7. Disfunção urinária – hesitação, frequência, urgência, retenção, incontinência; infecção do trato urinário superior. A disfunção urinária afeta cerca de 90% dos pacientes com EM e pode exacerbar a recidiva.
8. Síndromes neurocomportamentais – depressão, comprometimento cognitivo, labilidade emocional.
9. Os sintomas da EM são geralmente imprevisíveis, variando de pessoa para pessoa e, de vez em quando, variam em um mesmo indivíduo.

Avaliação diagnóstica

1. Muitas vezes é difícil estabelecer um diagnóstico definitivo, com muita incerteza quanto ao prognóstico quando o diagnóstico é feito.
2. Estudos cerebrais em série por RM provaram ser úteis para diagnosticar e monitorar pacientes com EM – mostram pequenas placas espalhadas pela substância branca do SNC.
3. A espectroscopia de RM está sendo estudada para monitorar a fisiopatologia específica das placas de EM em evolução.
4. O estudo de eletroforese do LCR mostra anticorpos anormais para IgG.
5. Potenciais evocados[8] visuais, auditivos e somatossensoriais – a diminuição da condução é a evidência de desmielinização.

Manejo

O tratamento da EM é dinâmico e está em rápida evolução, abrangendo duas áreas principais: tratamento direto da EM e tratamento dos efeitos ou sintomas resultantes. O tratamento visa aliviar os sintomas e ajudar na função do paciente. No entanto, uma relação terapêutica entre o paciente e o enfermeiro cria uma ligação crítica e forte, que é essencial ao longo da extensa trajetória da doença.

Medicamentos atuais modificadores da doença

1. Os corticosteroides ou o hormônio adrenocorticotrófico são usados para diminuir a inflamação e encurtar a duração da recaída ou exacerbação.
2. Os agentes imunossupressores podem estabilizar o curso.
3. Interferona beta-1a e interferona beta-1b estão sendo utilizadas para o tratamento de sintomas de progressão rápida em alguns pacientes.
4. O acetato de glatirâmer, o fingolimode e o natalizumabe são imunomoduladores usados na forma RR.
5. Mitoxantrona, um agente quimioterápico usado para o tratamento de SP (crônica), RP ou agravamento da EM RR que não responde a outros fármacos modificadores da doença.

Tratamento de exacerbações

1. Uma verdadeira exacerbação da EM é causada por uma área de inflamação no SNC.
2. O tratamento mais comumente utilizado para controlar as exacerbações é o uso de altas doses de corticosteroides IV. A metilprednisolona é um dos corticosteroides mais utilizados no tratamento de EM.
3. A plasmaférese (troca de plasma) é considerada apenas para os 10% que não respondem bem ao tratamento padrão com corticosteroides.

Manejo dos sintomas crônicos

1. Tratamento da espasticidade com agentes como baclofeno, dantroleno, diazepam; fisioterapia; bloqueios nervosos e intervenção cirúrgica.
2. Controle de fadiga com amantadina e mudanças no estilo de vida.
3. Tratamento da depressão com medicamentos antidepressivos e aconselhamento.
4. Controle da bexiga com anticolinérgicos, cateterismo intermitente para drenagem, antibióticos profiláticos.
5. Manejo intestinal com emolientes de fezes, laxante, supositórios.
6. Manejo multidisciplinar da reabilitação com fisioterapia, terapia ocupacional, fonoaudiologia, terapia cognitiva, reabilitação vocacional e medicina complementar e alternativa, conforme indicado, para restaurar ou manter funções essenciais à vida diária em indivíduos que perderam essas capacidades durante o processo patológico.
7. Controle de distonia com carbamazepina.
8. Manejo das síndromes dolorosas com carbamazepina, fenitoína, perfenazina/amitriptilina e modalidades não farmacológicas.

Complicações

1. Disfagia e disfunção respiratória.
2. Infecções: bexiga, respiratória, sepse.
3. Complicações da imobilidade.
4. Distúrbios de fala, voz e linguagem, como disartria.

Avaliação de enfermagem

1. Observe a força motora, a coordenação e a marcha.
2. Realize uma avaliação dos NCs.
3. Avalie a função de eliminação.
4. Explore a capacidade de enfrentamento, efeito sobre a atividade física e a função sexual, o ajuste emocional.
5. Avalie a capacidade de enfrentamento do paciente e da família, os sistemas de apoio e os recursos disponíveis.
6. Avalie ansiedade, depressão, transtornos do sono, comprometimento cognitivo e dor, pois comumente ocorrem em pacientes com EM.

[8]N.R.T.: Potenciais evocados são um conjunto de testes neurofisiológicos do sistema nervoso que permitem a avaliação funcional das vias nervosas do sistema nervoso central e periférico. Eles permitem medir a atividade elétrica do cérebro em resposta a estímulos visuais, sonoros ou táteis. Disponível em: *https://www.saudecuf.pt/unidades/porto-instituto/areas-clinicas/exames/neurofisiologia/potenciais-evocados.*

Diagnósticos de enfermagem

- Mobilidade física prejudicada relacionada com fraqueza muscular, espasticidade e incoordenação
- Fadiga associada ao processo patológico e ao estresse do enfrentamento
- Risco de lesão relacionado com os déficits motores e sensoriais
- Risco de aspiração associada a disfagia
- Eliminação urinária prejudicada relacionada com o processo patológico
- Processos familiares interrompidos associados à incapacidade de assumir com os papéis esperados
- Disfunção sexual relacionada com o processo patológico.

Intervenções de enfermagem

Promoção da função motora

1. Realize exercícios de alongamento e fortalecimento muscular diariamente ou ensine o paciente ou a família a realizá-los, usando uma rotina de alongamento e relaxamento para minimizar a espasticidade e evitar contrações.
2. Aplique compressas de gelo antes do alongamento, para reduzir a espasticidade.
3. Diga ao paciente para evitar a fadiga muscular, interrompendo a atividade pouco antes da fadiga e fazendo períodos de descanso frequentes.
4. Encoraje caminhadas e atividades e ensine o paciente como usar dispositivos como suspensórios, bengalas e andadores, quando necessário.
5. Informe o paciente para evitar mudanças súbitas de posição, que possam causar quedas devido à perda de sentido de posição e caminhar com marcha de base ampla.
6. Incentive a mudança frequente de posição enquanto o paciente estiver imobilizado, para evitar contraturas. Dormir em posição prona minimiza o espasmo dos flexores dos quadris e joelhos.

Redução da fadiga

1. Ajude o paciente e a família a entender que a fadiga é parte integrante da EM.
2. Planeje com antecedência e priorize as atividades. Faça breves períodos de descanso ao longo do dia.
3. Evite superaquecimento, esforço excessivo e infecção.
4. Incentive as técnicas de conservação de energia, como sentar-se para realizar atividades, limitar as subidas e descidas em escadas, puxar ou empurrar em vez de se levantar.
5. Ajude o paciente a desenvolver um estilo de vida saudável com dieta equilibrada, descanso, exercícios e relaxamento.

Prevenção de lesões

1. Sugira o uso de um tapa-olho ou lentes foscas (olhos alternados) para pacientes com visão dupla.
2. Incentive a consulta oftalmológica regular para maximizar a visão e esteja ciente do potencial de alterações auditivas e avalie conforme necessário.
3. Forneça um ambiente seguro para o paciente que tenha qualquer alteração sensorial.
   a. Oriente o paciente em relação ao ambiente e mantenha constante a disposição de móveis e artigos pessoais.
   b. Certifique-se de que o piso esteja livre de obstáculos, tapetes soltos ou áreas escorregadias.
   c. Ensine o emprego de todos os sentidos para manter a consciência do meio ambiente.

Manejo da disfagia

1. Inicie o encaminhamento ao fonoaudiólogo e nutricionista para avaliação e tratamento de dificuldades de deglutição.
2. Assegure-se de que o paciente esteja alerta e que as distrações sejam minimizadas na hora das refeições: providencie supervisão, conforme indicado.
3. Use práticas seguras de deglutição, incluindo posicionamento adequado, engolir duas vezes e dobrar o queixo.
4. Monitore o paciente em busca de sinais e sintomas de asfixia ou aspiração; use sucção conforme indicado.
5. Oriente e aconselhe pacientes e cuidadores sobre as opções de alimentação à medida que a doença progride.

Manutenção da eliminação de urina

1. Assegure a ingestão adequada de líquidos para ajudar a prevenir infecção e formação de cálculos renais.
2. Avalie a retenção de urina e cateterize a urina residual, conforme indicado.
3. Ensine o paciente a relatar sinais de infecção urinária imediatamente.
4. Configure o programa de treinamento da bexiga para reduzir a incontinência.
   a. Incentive o consumo de líquidos a cada 2 horas.
   b. Siga o cronograma regular de esvaziamento da bexiga, a cada 1 a 2 horas, aumentando o tempo conforme tolerado.
   c. Restrinja o volume de líquidos e alimentos salgados 1 a 2 horas antes de dormir.
5. Consulte as p. 148 e 149 para obter mais informações sobre retenção de urina e incontinência.

Normalização dos processos familiares

1. Incentive a verbalização dos sentimentos de cada membro da família.
2. Estimule o aconselhamento e o uso de recursos da igreja ou da comunidade.
3. Sugira que se dividam as tarefas domésticas e as responsabilidades de cuidar dos filhos, para evitar que uma pessoa seja sobrecarregada.
4. Explore a adaptação de alguns papéis para que o paciente ainda possa ser funcional na unidade familiar.
5. Expandir os esforços de tratamento para incluir toda a família.
6. Apoiar as mães com esclerose múltipla que, muitas vezes, enfrentam fadiga e exacerbações episódicas durante os anos de criação dos filhos.

Promoção da função sexual

1. Incentive a comunicação aberta entre os parceiros.
2. Discuta as opções de controle de natalidade, se apropriado.
3. Sugira atividade sexual quando o paciente estiver mais descansado.
4. Indique consulta com terapeuta sexual para ajudar a obter maior satisfação sexual.

Considerações sobre atendimento domiciliar e na comunidade

1. O enfermeiro gerente do caso atua como prestador de cuidados, facilitador, defensor, educador, conselheiro e inovador, com o objetivo de intervir em uma ampla variedade de ambientes para melhorar a função e a mobilidade do paciente.
2. Ensine o paciente que recebe interferona beta-1a e interferona beta-1b a esperar efeitos adversos de sintomas semelhantes aos de gripe, febre, astenia, arrepios, mialgias, sudação e reação no local da injeção. Também podem ocorrer elevação do teste da função hepática e neutropenia. Os efeitos adversos podem persistir por até 6 meses de tratamento antes de desaparecerem.
3. Instrua o paciente que recebe interferona beta-1a e interferona beta-1b na técnica de autoaplicação.
4. Ensine o paciente e sua família a usar seu próprio julgamento, conhecimento e criatividade para controlar os sintomas da EM.

5. Oriente o paciente e a família sobre como realizar a autoavaliação periódica do funcionamento diário, para que a equipe de atendimento domiciliar possa continuar a fazer modificações no plano de tratamento.

Alerta farmacológico
Assegure a rotação dos locais de injeção subcutânea de fármacos modificadores da doença, para prevenir reações cutâneas. Evite injeções em uma área da pele dolorida, avermelhada, infectada ou danificada. Os locais preferenciais de injeção incluem a parte interna da coxa, a superfície externa do braço, o estômago ou as nádegas. Se o paciente for magro, dê preferência aos locais nas coxas e nos braços. Use um diagrama ou registro de data e localização de cada injeção.

Educação do paciente e manutenção da saúde

1. Incentive o paciente a manter as atividades anteriores, embora em um nível reduzido de intensidade, e reforce o uso apropriado e seguro de equipamentos adaptativos e auxiliares.
2. Ensine o paciente a respeitar a fadiga e evitar o esforço físico excessivo e o estresse emocional. Lembre ao paciente que a tolerância à atividade pode variar de um dia para o outro.
3. Aconselhe o paciente a evitar a exposição ao calor e ao frio ou a agentes infecciosos.
4. Incentive uma dieta nutritiva rica em fibras para promover saúde e boa eliminação intestinal.
5. Aconselhe o paciente que alguns medicamentos podem acentuar a fraqueza, como alguns antibióticos, relaxantes musculares, antiarrítmicos e anti-hipertensivos, antipsicóticos, contraceptivos orais e anti-histamínicos. Verifique com o médico responsável ou o farmacêutico antes de tomar qualquer novo medicamento.
6. Tente incluir as crianças na orientação sobre EM e na relação entre fadiga e estado funcional.
7. Encaminhe o paciente e a família para mais informações e apoio a agências como a National Multiple Sclerosis Society (*www.nmss.org*).[9]

Reavaliação: resultados esperados

- Executa exercícios corretamente sem espasmos
- Repousa em intervalos regulares; tolera bem a atividade
- Movimenta-se no ambiente sem se machucar
- Não há episódios de aspiração
- Vai ao banheiro a cada 2 horas, sem episódios de incontinência
- Família compartilhando cuidados, discutindo sentimentos
- Relata satisfação com a atividade sexual.

Esclerose lateral amiotrófica

A *esclerose lateral amiotrófica* (ELA), também conhecida como *doença de Lou Gehrig*, é uma doença neuromuscular incapacitante e fatal que afeta cerca de 20.000 americanos, com 5.000 novos casos ocorrendo nos EUA a cada ano. A ELA resulta em fraqueza muscular progressiva e perda progressiva e paralisia dos músculos. É acompanhada por outros sinais de LNM, como atrofia ou fasciculações. Aproximadamente 80% dos casos manifestam-se entre os 40 e os 70 anos de idade. A duração de vida de um paciente com ELA é de 2 a 5 anos.

Fisiopatologia e etiologia

1. Degeneração dos neurônios motores superiores (nervos que vão do cérebro à medula espinal) e neurônios motores inferiores (nervos que vão da medula espinal até os músculos do corpo).
2. Resulta em perda progressiva da contração muscular voluntária e da capacidade funcional, envolvendo pernas, pés, braços e mãos e a musculatura que controla a deglutição e a respiração. Os pacientes desenvolvem hiper-reflexia variável, clônus, espasticidade, respostas extensoras plantares e fasciculações de membros ou da língua. Os músculos extraoculares e os músculos da bexiga e do esfíncter anal normalmente são poupados. A ELA raramente afeta as funções cognitivas.
3. A causa é desconhecida. Geralmente afeta homens na quinta ou sexta década de vida.
4. Quase 10% dos casos de ELA são familiares. A doença é transmitida de forma autossômica dominante. O gene SOD1 cobre/zinco sofre mutação em 10 a 20% desses casos familiares. Embora o mecanismo primário da lesão neural mediada por SOD1 seja atualmente desconhecido, acredita-se que apoptose, excitotoxicidade e estresse oxidativo desempenhem papéis importantes na patogênese. Os casos esporádicos de ELA compartilham características clínicas com os casos familiares. No entanto, nenhuma mutação SOD1 ou polimorfismos foi identificada nesses pacientes. Vias comuns de patogênese da doença podem desempenhar um papel, com diferentes anormalidades moleculares, que levam a fenótipos semelhantes.
5. Vários estudos mostraram um componente inflamatório nas regiões afetadas da medula espinal, com micróglia ativada, astrócitos reativos e deposição de IgG. Não se sabe se essa reação precede ou acompanha os eventos moleculares que promovem a morte celular neuronal.

Manifestações clínicas

1. Fraqueza progressiva e desgaste dos músculos dos braços, tronco e pernas.
2. Fasciculações e sinais de espasticidade.
3. Dificuldade progressiva da deglutição com baba (sialorreia) e regurgitação de líquidos pelo nariz, da fala (sons nasais e ininteligíveis) e, finalmente, da respiração.
4. Os déficits de NC (sintomas bulbares) estão presentes em 20% dos casos (a prevalência aumenta com a idade), juntamente a disartria, deterioração da voz e disfagia. (Pacientes com apresentação bulbar têm pior prognóstico; esses sintomas também têm um impacto profundo na qualidade de vida, devido a fatores de risco nutricionais, aspiração e complicações respiratórias.)

Avaliação diagnóstica

1. Eletromiografia para avaliar denervação e atrofia muscular.
2. Estudo da condução nervosa para avaliar as vias nervosas.
3. Testes de função pulmonar para avaliar a função respiratória.
4. Deglutição de bário para avaliar a capacidade de atingir as várias fases dos mecanismos de deglutição.
5. RM, TC para descartar outros distúrbios.
6. Testes laboratoriais: creatinoquinase, rastreamento de metais pesados, testes de função tireoidiana, avaliação do LCR para descartar outras causas de fraqueza muscular.

Manejo

1. Não existe cura para ELA, nem existe terapia comprovada que previna ou inverta o curso da doença.
2. O riluzol demonstrou prolongar a sobrevida de pacientes com ELA em 2 a 3 meses.

Baseado em evidências
Miller, R.G., Mitchell, J.D., Moore, D. H. (2012). Riluzole for amyotrophic lateral sclerosis (ALS)/motor neuron disease (MND). *Cochrane Database of Systematic Reviews*, (3), CD001447.

[9]N.R.T.: Encaminhe o paciente para Sociedade Brasileira de Esclerose Múltipla: http://abem.org.br/.

3. A maioria dos tratamentos é paliativa e sintomática.
4. Injeções de toxina botulínica B nas glândulas parótidas e submandibulares, terapia com amitriptilina ou radioterapia de baixa dose nas glândulas salivares podem ser usadas para tratar a baba.
5. Existem dados insuficientes para apoiar ou refutar qualquer intervenção específica para o tratamento de cãibras, espasticidade, depressão, ansiedade, insônia, dor, dispneia ou deficiências cognitivas/comportamentais na ELA.
6. Pode ser conduzida uma triagem neuropsicológica para avaliar deficiências cognitivas e comportamentais.
7. Gastrostomia de alimentação.
8. A traqueostomia e a ventilação mecânica acabam se tornando necessárias e devem ser discutidas antes que sejam necessárias para verificar os desejos do paciente em relação a essas medidas.

Alerta de enfermagem
Embora nenhuma pesquisa formal tenha sido conduzida abordando o melhor momento para discutir preferências de cuidados e cuidados no fim da vida, é importante obter essas informações para orientar a seleção das diferentes medidas terapêuticas, como intubação, alimentação por sonda, tratamento da infecção e manejo das alterações no LOC. Ter a família presente durante essas discussões pode ajudar a aliviar problemas de comunicação ou desentendimentos no plano de cuidados.

Complicações

1. Insuficiência respiratória.
2. Pneumonia por aspiração.
3. Parada cardiorrespiratória.
4. Síndrome do encarceramento – totalmente consciente, mas incapaz de responder.

Avaliação de enfermagem

1. Avalie a função respiratória: frequência, profundidade, volume corrente.
2. Realize avaliação dos NCs, particularmente o reflexo de engasgo e de deglutição.
3. Avalie a função e a força motora voluntária.

Diagnósticos de enfermagem

- Padrão respiratório ineficaz relacionado com fraqueza dos músculos respiratórios
- Mobilidade física prejudicada associada ao processo patológico
- Nutrição desequilibrada – ingestão menor do que as necessidades corporais relacionada com a incapacidade de deglutição
- Fadiga associada à denervação dos músculos
- Isolamento social relacionado com fadiga e diminuição das habilidades de comunicação
- Risco de infecção associado à incapacidade de limpeza das vias respiratórias.

Intervenções de enfermagem

Manutenção da respiração

1. Monitore a capacidade vital com frequência. Documente o padrão e comunique qualquer redução abaixo da linha de base do paciente.
2. Coloque o paciente em posição vertical, aspire as vias respiratórias superiores e realize fisioterapia respiratória para melhorar a função respiratória.
3. Encoraje o uso de espirômetro de incentivo para exercitar os músculos respiratórios.
4. Avalie se existem sinais de hipoxia, como taquipneia, hipopneia, agitação, falta de sono e fadiga excessiva.
5. Obtenha os valores de gasometria arterial, conforme prescrição.
6. Estabeleça os desejos do paciente em termos de medidas de suporte de vida. Obtenha uma cópia das diretivas antecipadas para colocar no prontuário, se aplicável.
7. Auxilie na intubação, traqueostomia e ventilação mecânica, quando indicado (ver Capítulo 10).
8. Forneça os cuidados de sucção e de rotina ao paciente com vias respiratórias artificiais e ventilação mecânica.

Otimização da mobilidade

1. Incentive o paciente a continuar as atividades habituais o máximo de tempo possível, mas modifique o esforço para evitar a fadiga.
2. Estimule os exercícios de fisioterapia para fortalecer os músculos não afetados e realize exercícios de ADM para evitar contraturas.
3. Incentive técnicas de conservação de energia.
4. Obtenha dispositivos de assistência, conforme necessário, para ajudar o paciente a manter sua independência, como aparelhos especiais de alimentação, controles remotos e uma cadeira de rodas motorizada.

Atendimento aos requisitos nutricionais

1. Forneça alimentação de alta caloria, refeições pequenas e frequentes.
2. Ofereça refeições que sejam de uma textura que o paciente consiga lidar; alimentos semissólidos geralmente são mais fáceis de engolir.
   a. Evite alimentos facilmente aspirados, em forma de purê e produtores de muco (p. ex., leite).
   b. Tente alimentos quentes ou frios que estimulem os receptores de temperatura na boca e possam ajudar na deglutição.
   c. Não use líquidos para empurrar a comida para baixo – pode causar asfixia e aspiração.
3. Permita que o paciente faça sua própria seleção de alimentos.
4. Forneça dispositivos de auxílio para a autoalimentação, quando possível.
5. Torne as refeições uma experiência agradável, em uma sala iluminada, com uma companhia tranquila, para que o paciente possa se concentrar em comer e evitar constrangimentos indevidos.
6. Examine a cavidade oral em busca de restos de comida antes e depois das refeições, e avalie a função de deglutição e o acúmulo de saliva.
7. Incentive os períodos de descanso antes das refeições, para aliviar a fadiga muscular.
8. Coloque o paciente em posição vertical para refeições, com o pescoço flexionado para proteger parcialmente as vias respiratórias.
9. Instrua o paciente a respirar antes de engolir, segurar a respiração para engolir, expirar ou tossir após a ingestão e engolir novamente.
10. Diga ao paciente para evitar falar enquanto come.
11. Prepare o paciente para gastrostomia ou outros métodos alternativos de alimentação quando apropriado e desejado pelo paciente.

Redução da fadiga

1. Incentive a realização de atividades em alternância com sonecas frequentes.
2. Estimule o paciente a realizar as atividades mais importantes no início do dia.
3. Consulte o terapeuta ocupacional sobre técnicas de conservação de energia no desempenho das AVDs.

Manutenção da interação social

1. Use auxiliares mecânicos de fala ou placa de comunicação.
2. Utilize um painel de controle ambiental.
3. Movimentos oculares/piscadas podem ser o último movimento voluntário; desenvolver um sistema de código para servir como método de comunicação.
4. Como a campainha de chamada padrão pode não ser ativada pelo paciente com ELA gravemente debilitado, forneça uma campainha de chamada adaptável (unidade de controle ambiental) e/ou algum tipo de monitoramento e vigilância constantes para atender às necessidades do paciente.

5. Permita que o paciente selecione quais são as atividades sociais significativas.
6. Consulte o conselheiro ou o psicólogo para lidar com barreiras de comunicação e inevitabilidade das perdas.

Prevenção de aspiração e infecção

1. Consulte um fonoaudiólogo para técnicas e dispositivos para ajudar na deglutição.
2. Desencoraje o repouso no leito, para evitar a estase pulmonar.
3. Realize fisioterapia respiratória, conforme tolerado.
4. Monitore a febre e a taquicardia e obtenha amostras de escarro, urina e outras culturas, conforme indicado.

Considerações sobre atendimento domiciliar e na comunidade

1. Ensine aos cuidadores como realizar a aspiração, os cuidados com a traqueostomia e com o ventilador em domicílio, conforme indicado. Técnica limpa será usada em vez de estéril.
2. Ensine aos cuidadores como realizar a alimentação e os cuidados com a sonda de gastrostomia.
3. Avalie o fornecimento adequado de cuidados e a capacidade dos cuidadores para realizar os procedimentos.
4. Incentive a limpeza no ambiente doméstico e evite o contato com qualquer pessoa com infecção respiratória. Aplique vacinas contra gripe e pneumonia, conforme indicado.

Educação do paciente e manutenção da saúde

1. Enfatize a importância de manter o exercício físico.
2. Analise com o paciente e a família a mecânica adequada dos alimentos, para evitar a fadiga e a aspiração.
3. Informe o paciente sobre o direito de tomar decisões no início do processo da doença com relação a uma diretiva antecipada e tratamento de suporte à vida.
4. Encoraje a família a procurar apoio e descanso.
5. Lembre à família que o paciente com ELA está totalmente alerta, mantém a função sensorial e a inteligência. Incentive-os a manter interação, socialização e estimulação e a buscar novas tecnologias, como dispositivos de comunicação acionados por computador ativados pela mente.
6. Encaminhe o paciente e a família para mais informações e apoio a agências como a Associação ALS (*www.alsa.org*).[10]

Reavaliação: resultados esperados

- Frequência e ritmo respiratórios normais, rasos, não elaborados quando em repouso
- Faz exercícios de ADM ativos por 15 minutos 2 vezes/dia; usa dispositivos auxiliares para se alimentar
- Tolera alimentações pequenas e frequentes sem aspiração
- Cochila 2 vezes/dia, durante 1 a 2 horas
- Comunica com eficácia suas necessidades à equipe e aos familiares
- Sem sinais de infecção respiratória ou urinária.

DISTÚRBIOS NEUROMUSCULARES

Síndrome de Guillain-Barré (polirradiculoneurite)

A *síndrome de Guillain-Barré* (SGB) é uma polineuropatia desmielinizante inflamatória ascendente aguda, de progressão rápida, dos nervos sensoriais e motores periféricos e das raízes nervosas. A SGB é mais frequentemente, mas nem sempre, caracterizada por fraqueza muscular e perda sensorial ou disestesia distal. A SGB é a neuropatia desmielinizante mais frequentemente adquirida. Afeta 1 em cada 100.000 pessoas e deve ser identificada rapidamente para iniciar o tratamento e diminuir as complicações potencialmente fatais. Normalmente, a SGB ocorre alguns dias ou semanas após sintomas de uma infecção viral respiratória ou digestória. Ocasionalmente, um procedimento cirúrgico ou vacinação podem desencadear a síndrome. O distúrbio pode se desenvolver ao longo de horas, dias ou semanas. A fraqueza máxima geralmente ocorre nas primeiras 2 semanas após o surgimento dos sintomas e, na terceira semana da doença, 90% dos pacientes estão mais fracos. Cerca de 30% das pessoas com SGB apresentam fraqueza residual após 3 anos e a taxa de recidiva é de aproximadamente 3%.

A mortalidade resulta de insuficiência respiratória, distúrbios autonômicos, sepse e complicações da imobilidade e ocorre a uma taxa de cerca de 5%, apesar dos cuidados médicos intensivos.

Fisiopatologia e etiologia

1. Acredita-se ser um distúrbio autoimune que causa paralisia neuromuscular aguda devido à destruição da bainha de mielina ao redor dos axônios dos nervos periféricos e subsequente desaceleração da transmissão.
2. Infecção viral, imunização ou outro evento pode desencadear a resposta autoimune.
3. Cerca de 30 a 40% dos casos são precedidos por infecção por *Campylobacter*, uma doença diarreica infecciosa aguda.
4. A reação imune mediada por células é direcionada aos nervos periféricos, causando desmielinização e, possivelmente, degeneração axonal.

Manifestações clínicas

1. Parestesias e, possivelmente, disestesias.
2. Início agudo de fraqueza muscular progressiva simétrica, na maioria das vezes, começando nas pernas e ascendendo para envolver o tronco, membros superiores e músculos faciais. Pode-se observar o desenvolvimento de paralisia.
3. Dificuldade para engolir, falar e mastigar devido ao envolvimento de NC.
4. Diminuição ou ausência de reflexos tendinosos profundos, posição e percepção vibratória.
5. Disfunção autonômica (aumento da frequência cardíaca e hipotensão postural).
6. Redução de capacidade vital, profundidade das respirações e sons respiratórios.
7. Ocasionalmente espasmo e fasciculações musculares.

Avaliação diagnóstica

1. História e exame neurológico. Fraqueza progressiva, sensação diminuída, redução dos reflexos tendinosos profundos.
2. Punção lombar para exame do líquido cefalorraquidiano – revela baixa contagem de células sanguíneas, alta proteína.
3. Estudos eletrofisiológicos – a velocidade de condução nervosa mostra a diminuição da velocidade de condução dos nervos periféricos.

Manejo

1. A plasmaférese produz redução temporária de anticorpos circulantes para reduzir a gravidade e a duração do episódio de SGB.
2. Terapia com altas doses de Ig e corticosteroides é usada para reduzir a gravidade do episódio.
3. Monitoramento de ECG e tratamento de arritmias cardíacas.
4. Analgésicos e relaxantes musculares, conforme necessário.
5. Intubação e ventilação mecânica se houver paralisia respiratória.

---

[10]N.R.T.: No Brasil, o paciente pode procurar a Sociedade Brasileira de Esclerose Lateral Amiotrófica, em https://www.abrela.org.br/.

Complicações

1. Insuficiência respiratória.
2. Arritmias cardíacas.
3. Complicações de imobilidade e paralisia.
4. Ansiedade e depressão.

Avaliação de enfermagem

1. Avalie o nível de dor por espasmos musculares e disestesias.
2. Analise a função cardiovascular, incluindo as PAs ortostáticas.
3. Verifique rigorosamente o estado respiratório para determinar a hipoventilação devido à fraqueza.
4. Realize uma avaliação dos NCs, especialmente o NC IX, para o reflexo de engasgo.
5. Avalie a força motora.

Diagnósticos de enfermagem

- Padrão respiratório ineficaz relacionado com fraqueza/paralisia dos músculos respiratórios
- Mobilidade física prejudicada associada à paralisia
- Nutrição desequilibrada – ingestão menor do que as necessidades corporais relacionada com a disfunção dos NCs
- Comunicação verbal prejudicada associada a intubação e disfunção de NC
- Dor crônica relacionada com a patologia da doença
- Ansiedade associada às dificuldades de comunicação e a deterioração da condição física.

Intervenções de enfermagem

Manutenção da respiração

1. Monitore o estado respiratório por meio de medições de capacidade vital, frequência e profundidade das respirações, sons respiratórios.
2. Monitore o nível de fraqueza à medida que ascende em direção aos músculos respiratórios.
3. Preste atenção à falta de ar enquanto fala, pois é um sinal de fadiga respiratória.
4. Mantenha o ambiente calmo e posicione o paciente com a cabeceira do leito elevada, para proporcionar a máxima excursão ao peito.
5. Tanto quanto possível, evite opiáceos e sedativos que possam causar depressão respiratória.
6. Monitore o paciente em busca de sinais de insuficiência respiratória iminente; frequência cardíaca acima de 120 ou abaixo de 70 bpm; frequência respiratória acima de 30 respirações/min; prepare-se para intubar.
7. Pode ser necessário manejo respiratório a longo prazo, com colocação de traqueostomia.

Impedimento de complicações de imobilidade

1. Posicione o paciente corretamente e faça exercícios de ADM.
2. Incentive os exercícios de fisioterapia e a terapia ocupacional para recuperar a força durante o período de reabilitação.
3. Avalie as complicações, como contraturas, lesões por pressão, edema dos membros inferiores e constipação intestinal.
4. Forneça dispositivos assistenciais, conforme necessário, como bengala ou cadeira de rodas, para o paciente levar para casa.
5. Recomende o encaminhamento para serviços de reabilitação ou fisioterapia para avaliação e tratamento.

Promoção de nutrição adequada

1. Avalie a capacidade de mastigação e deglutição, testando NC V, IX e X. Se a função for inadequada, forneça nutrição alternativa por meio de métodos entéricos ou parenterais.
2. Durante o período de reabilitação, incentive uma dieta equilibrada e nutritiva, com refeições pequenas e frequentes e com suplementos vitamínicos, se indicado.
3. Recomende o encaminhamento ao nutricionista para avaliação e terapia adequada à dieta.

Manutenção da comunicação

1. Desenvolva um sistema de comunicação com o paciente que não possa falar.
2. Faça contato frequente, forneça explicações e tranquilize o paciente, lembrando-o de que ele está plenamente consciente.
3. Forneça algum tipo de sistema de chamada. Como a campainha de chamada padrão não pode ser ativada pelo paciente gravemente enfraquecido, forneça uma campainha de chamada adaptável e/ou algum tipo de monitoramento e vigilância constantes para atender às necessidades do paciente.
4. Recomende o encaminhamento para fonoaudiologia para avaliação e tratamento.
5. Consulte um conselheiro, assistente social ou psicólogo para desenvolver/aperfeiçoar habilidades de enfrentamento e recuperar o senso de controle.

Alívio da dor

1. Administre analgésicos, conforme necessário. Monitore as reações adversas, como hipotensão, náuseas e vômito e depressão respiratória.
2. Forneça terapias adjuntas para o manejo da dor, como toque terapêutico, massagem, entretenimento e imaginação guiada.
3. Forneça explicações para aliviar a ansiedade, que aumenta a dor.
4. Vire o paciente com frequência, para aliviar as áreas de pressão dolorosa.

Redução da ansiedade

1. Procure conhecer o paciente e construa um relacionamento de confiança.
2. Discuta medos e preocupações enquanto a comunicação verbal é possível.
3. Assegure ao paciente que a recuperação é provável.
4. Use técnicas de relaxamento, como ouvir música suave.
5. Proporcione escolhas quanto ao cuidado e forneça ao paciente uma sensação de controle.
6. Procure o apoio de outras pessoas importantes para o paciente.

Considerações sobre atendimento domiciliar e na comunidade

1. Esteja ciente de que a SGB é uma causa significativa de novas incapacidades a longo prazo para pelo menos 1.000 pessoas por ano nos EUA, necessitando de reabilitação prolongada e reintegração na comunidade. O resultado pode variar de parestesias leves até a morte. A chance de recuperação é significativamente afetada por idade, gastrenterite antecedente, incapacidade, sinais eletrofisiológicos de degeneração axonal, latência para nadir e duração da doença ativa.
2. Dada a idade jovem, na qual a SGB às vezes ocorre, o paciente e a família devem ser tratados como uma unidade integral, avaliando a comunicação familiar, o conhecimento, o ajuste e o uso de sistemas de apoio.
3. Inclua nas estratégias de treinamento do cuidador a necessidade de exercício, posicionamento e atividade para prevenir complicações secundárias, como contraturas, TVP, hipercalcemia e lesões por pressão.

Educação do paciente e manutenção da saúde

1. Avise ao paciente e à família que a fase aguda dura de 1 a 4 semanas. Depois o paciente se estabiliza e a reabilitação pode começar; entretanto, a convalescença pode ser demorada, de 3 meses a 2 anos.

2. Instrua o paciente a fazer exercícios respiratórios ou usar um espirômetro de incentivo para restabelecer os padrões normais.
3. Ensine o paciente a usar bons sapatos para suporte e proteção enquanto estiver fora da cama, para evitar lesões devido a fraqueza e parestesia.
4. Instrua o paciente a verificar os pés rotineiramente quanto a lesões, pois o traumatismo pode passar despercebido por causa de alterações sensoriais.
5. Reforce a necessidade de manutenção do peso normal. O aumento de peso acentua o estresse sobre as habilidades motoras.
6. Incentive períodos de descanso programados para evitar excesso de fadiga.
7. Encaminhe o paciente e a família para mais informações e apoio a agências como a Guillain-Barré Syndrome Foundation International (*www.gbsfi.com*).

Reavaliação: resultados esperados

- Frequência e ritmo respiratórios normais, rasos, sem esforço
- Executa exercícios de ADM assistidos a cada 2 horas; sem lesões por pressão ou edema presente
- Reflexo de engasgo presente; come pequenas refeições sem aspiração
- Usa frases curtas e acena para se comunicar de modo eficaz
- Verbaliza diminuição da dor
- Verbaliza ansiedade reduzida.

Miastenia *gravis*

A *miastenia gravis* (MG) é um distúrbio autoimune crônico que afeta a transmissão neuromuscular de impulsos nos músculos voluntários do corpo. A MG é caracterizada por fraqueza flutuante que aumenta com esforço. A fraqueza aumenta durante o dia e melhora com o descanso. A apresentação e a progressão variam devido a um ataque mediado por anticorpos contra os receptores de acetilcolina na junção neuromuscular. A perda de receptores de acetilcolina leva a um defeito na transmissão neuromuscular. As principais características são fraqueza muscular e fadiga. Evidências sugerem que a frequência e o reconhecimento de casos de MG estão aumentando.

Fisiopatologia e etiologia

1. A MG é idiopática na maioria dos pacientes. A penicilamina é conhecida por induzir vários distúrbios autoimunes, incluindo a MG.
2. Depleção dos receptores de acetilcolina nas junções neuromusculares provocadas por um ataque autoimune (Figura 15.9). Em cerca de 90% dos pacientes, nenhuma causa específica pode ser identificada, mas a composição genética é um fator predisponente, sugerindo que fatores ambientais possam estar envolvidos no desenvolvimento desse distúrbio.
3. O número reduzido de receptores de acetilcolina resulta na diminuição da amplitude dos potenciais da placa terminal. A falha na transmissão dos impulsos nervosos ao músculo esquelético na junção mioneural acarreta diminuição da potência muscular, manifestada clinicamente como fadiga extrema e fraqueza. O padrão de envolvimento muscular varia entre os indivíduos.
4. Cerca de 80 a 90% dos pacientes com MG apresentam anticorpos séricos para acetilcolina.
5. Anormalidades na glândula tireoide ocorrem em 80% dos pacientes. O tumor do timo é a causa conhecida mais importante; 10% dos pacientes com MG têm um timoma.
6. *Crise colinérgica* pode resultar de supermedicação com fármacos anticolinérgicos, que liberam muita acetilcolina na junção neuromuscular.
7. *Crise frágil* ocorre quando os receptores, na junção neuromuscular, tornam-se insensíveis à medicação anticolinesterásica.
8. As mulheres são três vezes mais suscetíveis ao desenvolvimento de MG do que os homens.
9. Remissões espontâneas são raras. Remissões longas e completas são ainda menos comuns. A maioria das remissões (com tratamento) ocorre durante os primeiros 3 anos da doença.

Manifestações clínicas

1. Fraqueza muscular extrema e fadiga fácil.
2. Distúrbios da visão – diplopia e ptose por fraqueza ocular. A fraqueza muscular ou ptose extraocular ocorre inicialmente em 50% dos pacientes e acontece durante o curso da doença em 90%. Fraqueza muscular bulbar também é comum, juntamente a fraqueza da extensão e flexão da cabeça.
3. A fraqueza muscular facial causa expressão facial semelhante a uma máscara. Os pacientes podem apresentar aparência feroz (de rosnar) quando tentam sorrir.
4. Disartria e disfagia por fraqueza dos músculos laríngeos e faríngeos.
5. Fraqueza da parte proximal dos membros, com fraqueza específica nos pequenos músculos das mãos. Os pacientes evoluem de uma doença leve para uma doença mais grave ao longo de semanas a meses. A fraqueza tende a se espalhar dos músculos bulbares oculares para os músculos faciais, e depois para os músculos troncular e dos membros. A doença permanece ocular em apenas 16% dos pacientes. Cerca de 87% dos pacientes generalizam dentro de 13 meses após o início.
6. Fraqueza muscular respiratória pode ser fatal. A doença ou medicação intercorrente pode exacerbar a fraqueza, precipitando rapidamente uma crise miastênica e um rápido comprometimento respiratório.
7. A crise miastênica iminente pode ser desencadeada por infecção respiratória, aspiração, estresse físico/emocional e alterações nos medicamentos.

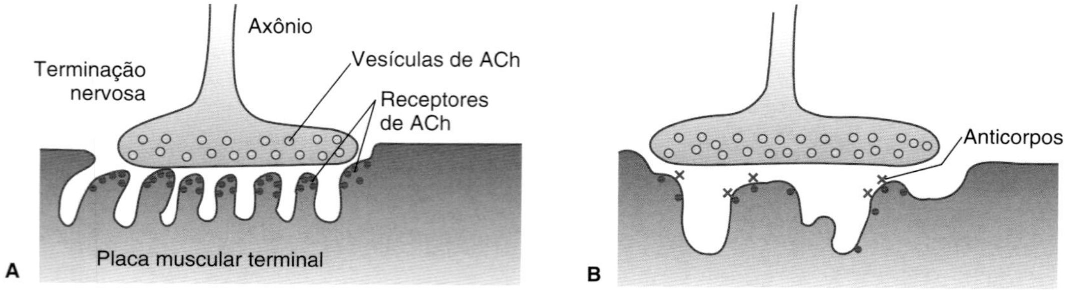

Figura 15.9 Miastenia *gravis*. **A.** Local do receptor normal de acetilcolina. **B.** Local do receptor de acetilcolina na miastenia *gravis*. (Smeltzer, S., & Bare, B. [2000]. *Brunner and Suddarth's textbook of medical-surgical nursing* [9th ed.]. Philadelphia, PA: Lippincott Williams & Wilkins.)

Os sintomas incluem:
a. Desconforto respiratório repentino.
b. Sinais de disfagia, disartria, ptose e diplopia.
c. Taquicardia, ansiedade.
d. Aumento rápido da fraqueza nos membros e no tronco.

Avaliação diagnóstica

1. Teste de soro para anticorpos do receptor de acetilcolina – positivo em até 90% dos pacientes.
2. Testes eletrofisiológicos, como EMG, mostram diminuição da resposta à estimulação repetitiva do nervo.
3. Teste com edrofônio – a injeção intravenosa dessa anticolinesterase de curta duração alivia os sintomas temporariamente. Após a injeção, melhora marcante, mas temporária, na força muscular, identificada pelo desempenho de movimentos repetitivos ou testes de EMG, sugere MG. Também diferencia a crise miastênica da crise colinérgica.
4. Testes de função tireoidiana devem ser feitos para avaliar doença da tireoide coexistente, além de TC para avaliar o aumento do timo. A TC de tórax é obrigatória para identificar o timoma em todos os casos de MG. Isso é especialmente verdadeiro em indivíduos idosos.

Manejo

1. Com o tratamento, a maioria dos pacientes pode levar uma vida razoavelmente normal.
2. Os anticolinesterásicos orais, como neostigmina e piridostigmina, são tratamentos de primeira linha para a MG moderada, aumentando a transmissão neuromuscular.
3. Substâncias imunossupressoras, como a prednisona, são a base do tratamento quando a fraqueza não é adequadamente controlada pela medicação anticolinérgica. A azatioprina pode ser adicionada como um agente poupador de esteroides. O tratamento imunossupressor é frequentemente permanente.
4. A plasmaférese remove anticorpos do sangue e é usada para pacientes em crise miastênica ou para tratamento a curto prazo de pacientes submetidos à timectomia. Ig IV também é uma opção e apresenta menos efeitos colaterais.
5. A timectomia é indicada para pacientes com tumor ou hiperplasia do timo (a timectomia geralmente não é benéfica em pacientes com manifestação tardia).
6. Intervenções para a crise miastênica:
   a. Internação imediata e pode requerer cuidados intensivos.
   b. Edrofônio para diferenciar crises e tratar a crise miastênica; agrava temporariamente a crise colinérgica; resultados imprevisíveis com crise frágil.
   c. Manejo das vias respiratórias – ventilação mecânica, aspiração vigorosa, oxigenoterapia, drenagem postural com percussão e vibração. Traqueostomia pode ser necessária, dependendo da duração da intubação. Manter a posição de semi-Fowler, especialmente em pacientes obesos.
   d. Plasmaférese, Ig IV e corticosteroides administrados por via parenteral em altas doses são usados para reduzir os sintomas.
   e. Neostigmina IV para crise miastênica.
   f. Descontinuação de medicamentos anticolinérgicos até melhora da função respiratória; atropina para reduzir secreções excessivas em crises colinérgicas.

Alerta farmacológico
A plasmaférese deve ser realizada antes da terapia imunológica, porque o procedimento remove as proteínas Ig IV que são eficazes na redução dos sintomas.

Complicações

1. Aspiração.
2. Complicações por diminuição da mobilidade física.
3. Insuficiência respiratória.

Avaliação de enfermagem

1. Espere que o paciente se queixe de extrema fraqueza muscular e fadiga.
2. Avalie a função dos NCs, a fatigabilidade motora com atividade repetitiva e a fala. Observe os músculos oculares (geralmente afetados primeiro) para ptose, paralisia ocular e diplopia.
3. Avalie o estado respiratório – falta de ar, fraqueza respiratória, volume corrente e medições da capacidade vital.
4. Analise as complicações secundárias ao tratamento medicamentoso – terapias imunomoduladoras a longo prazo podem predispor pacientes com MG a várias complicações.
   a. O uso prolongado de esteroides pode levar ou agravar muitas condições, como osteoporose, catarata, hiperglicemia, ganho de peso, necrose avascular do quadril, hipertensão e gastrite ou úlcera péptica. Para diminuir o risco de úlcera, os pacientes devem tomar um bloqueador H2 ou antiácido.
   b. Aumento do risco de infecção por terapia imunomoduladora, especialmente se o paciente estiver tomando mais de um agente. Essas infecções incluem tuberculose, infecções fúngicas sistêmicas e pneumonia por *Pneumocystis jiroveci*.
   c. O risco de malignidades linfoproliferativas pode aumentar com a imunossupressão crônica.
   d. Substâncias imunossupressoras podem ter efeitos teratogênicos. Além disso, o risco de deformidade congênita (artrogripose múltipla) está aumentado na prole de mulheres com MG grave.

Alerta farmacológico
Os recém-nascidos de mulheres com MG precisam ser monitorados quanto à insuficiência respiratória por 1 a 2 semanas após o nascimento. Discuta esses aspectos com mulheres em idade reprodutiva antes de iniciar a terapia com esses medicamentos.

Diagnósticos de enfermagem

- Fadiga relacionada com o processo patológico
- Risco de aspiração associado à fraqueza muscular da face e da língua
- Interação social prejudicada relacionada com diminuição da capacidade de fala e aumento de secreções.

Intervenções de enfermagem

Minimização da fadiga

1. Planeje os exercícios, as refeições e outras AVDs durante os picos de energia. Programe a administração de medicamentos para 30 minutos antes das refeições, com o intuito de facilitar a mastigação e a deglutição.
2. Ajude o paciente a desenvolver um cronograma realista de atividades.
3. Forneça um tapa-olho, alternando os olhos, para o paciente com diplopia, para permitir uma participação segura na atividade.
4. Permita períodos de descanso ao longo do dia.
5. Obtenha dispositivos de assistência para ajudar o paciente a realizar as AVDs.

Alerta farmacológico
Muitos medicamentos podem acentuar a fraqueza experimentada pelo paciente com MG, incluindo alguns antibióticos (como ciprofloxacino, aminoglicosídeos, cloroquina

e penicilina procaína), antiarrítmicos (como procainamida, bloqueadores beta-adrenérgicos e quinidina), anestésicos locais e gerais, relaxantes musculares e analgésicos, como anti-inflamatórios não esteroidais (AINEs). Avalie a função após a administração de qualquer novo medicamento e comunique a deterioração da condição.

Prevenção da aspiração

1. Avalie a força motora oral do paciente antes de cada refeição.
2. Ensine o paciente a colocar a cabeça em uma posição levemente flexionada para proteger as vias respiratórias durante a refeição.
3. Modifique a dieta, conforme necessário, para minimizar o risco de aspiração; por exemplo, dar preferência a alimentos sólidos e macios, em vez de líquidos. Ensine ao paciente que comer alimentos mornos (não alimentos quentes) pode facilitar a deglutição.
4. Tenha um aparelho de aspiração disponível para que o paciente possa operar.
5. Administre fluidos IV e alimentação por sonda nasogástrica para o paciente em crise ou com dificuldade de deglutição. Eleve a cabeceira do leito após a alimentação.
6. Faça a aspiração do paciente frequentemente se estiver com ventilador mecânico. Avalie os sons respiratórios e verifique os relatórios de radiografia do tórax porque a aspiração é uma complicação comum.

Manutenção das interações sociais

1. Incentive o paciente a usar um método de comunicação alternativo, como cartões de memória ou quadro, se a fala for afetada.
2. Instrua o paciente a falar devagar para evitar a tensão da voz. Consulte especialistas em terapia da fala, conforme necessário.
3. Mostre ao paciente como colocar o queixo nas mãos, para apoiar a mandíbula e ajudar na fala.
4. Ensine o paciente a inclinar a cabeça e levar um lenço para lidar com as secreções em público.
5. Incentive a participação da família nos cuidados.
6. Encaminhe o paciente para a Myasthenia Gravis Foundation of America (*www.myasthenia.org*), para conhecer outros pacientes com a doença que levam uma vida produtiva.

Considerações sobre atendimento domiciliar e na comunidade

1. Avalie o ambiente doméstico quanto a estressores físicos e emocionais, como temperatura desconfortável, correntes de ar ou ruídos altos.
2. Enfatize a necessidade de acompanhamento continuado e a conformidade com o regime de tratamento.
3. Identifique a necessidade de serviços adicionais de assistência domiciliar, como fisioterapia respiratória, fisioterapia e serviços nutricionais.
4. Avalie o paciente frequentemente quanto a flutuações na condição e informe aos cuidadores que isso é comum.
5. Ensine ao paciente e à família a usar o aparelho de sucção doméstica em caso de aspiração. Certifique-se de que todos em casa conheçam a manobra de Heimlich.

Educação ao paciente e manutenção da saúde

1. Instrua o paciente e a família sobre os sintomas da crise. A infecção intercorrente ou o tratamento com certos medicamentos podem piorar os sintomas da MG temporariamente. A exacerbação leve da fraqueza é possível com clima quente.
2. Reveja os horários de pico dos medicamentos e como agendar as atividades para obter melhores resultados. Para pacientes em terapia anticolinesterásica:
   a. Precisão na dosagem e nos horários; tomar anticolinesterásicos 30 a 45 minutos antes das refeições.
   b. Diga ao paciente para não pular a medicação.
   c. Instrua o paciente a evitar tomar medicamentos com frutas, café, suco de tomate ou outros medicamentos.
   d. Informe o paciente sobre efeitos adversos, como desconforto gastrintestinal.
3. Enfatize a importância da atividade física, com períodos de descanso programados antes que a fadiga se desenvolva.
4. Ensine os pacientes a prevenir as crises e o agravamento dos sintomas.
   a. Evite a exposição a resfriados e outras infecções.
   b. Evite calor e frio excessivos.
   c. Informe o dentista sobre a condição, porque o uso de procaína não é bem tolerado.
   d. Evite transtornos emocionais; planeje-se com antecedência para minimizar o estresse.
5. Incentive o paciente a usar uma pulseira MedicAlert.
6. Saliente a importância de uma nutrição adequada; instrua o paciente a mastigar bem os alimentos e comer devagar.
7. Aconselhe o paciente a evitar álcool, água tônica.
8. Encaminhe o paciente e a família, para mais informações, para a Myasthenia Gravis Foundation of America (*www.myasthenia.org*).

Reavaliação: resultados esperados

- Demonstra o autocuidado ideal no banho, na alimentação, na higiene e ao vestir-se sem fadiga
- Respira de modo eficaz; a tosse é efetiva; aspira as próprias secreções; os pulmões estão limpos
- Visita os amigos, participa de atividades sociais, usa métodos alternativos de comunicação.

TRAUMATISMO

Traumatismo craniano

Baseado em evidências

Carney, N., Totten, A.M., Oilly, C. *et al.* (2016). *Guidelines for the management of severe traumatic brain injury* (4th ed.). Campbell, CA: Brain injury Foundation. 1-24 4. Disponível em: *https://braintrauma.org/uploads/03/12/Guidelines_for_Management_of_Severe_TBI_4th_Edition.pdf.*

Kinoshita, K. (2016). Traumatic brain injury: pathophysiology for neurocritical care. *Journal of Intensive Care, 4*(29), 2-10.

Traumatismo cranioencefálico (TCE) é o rompimento da função cerebral normal devido a lesões associadas ao traumatismo. O TCE produz comprometimento da função neurológica, resultando em sintomas focais ou difusos. As quedas são a etiologia mais comum da lesão, seguidas de acidentes com veículos automotores. O TCE é a principal causa de mortes relacionadas com traumatismo e é responsável por 40% das lesões traumáticas. O objetivo do tratamento é prevenir lesões cerebrais secundárias, fornecendo cuidados de suporte (ver Capítulo 35 para saber mais sobre gerenciamento de emergência de TCE). Existem dados limitados, baseados em evidências, para direcionar o manejo clínico. A prática atual é baseada na experiência clínica, pois a única evidência da classe I é que esteroides não devem ser empregados.

Fisiopatologia e etiologia

Tipos de lesão cerebral traumática

1. Concussão – interrupção transitória da atividade cerebral; nenhuma lesão estrutural observada em estudos radiográficos.
2. Contusão cerebral – hematomas no cérebro com edema associado. A lesão do golpe é o local do traumatismo inicial; a lesão de contragolpe é o local da lesão de rebote. Os lobos temporal e frontal são locais comumente afetados.

3. Hematoma intracerebral – sangramento no tecido cerebral comumente associado a edema.
4. Hematoma epidural (HE) – sangue entre a lâmina interna do crânio e a dura-máter. Frequentemente associado a lesão ou laceração da artéria meníngea média, secundária a uma fratura do osso temporal. O HE é comumente associado a um intervalo lúcido, seguido de falta de resposta.
5. Hematoma subdural – sangue entre a dura-máter e a aracnoide causado por sangramento venoso; comumente associado a lesões cerebrais adicionais: contusão ou hematoma intracerebral.
6. Lesão axonal difusa (LAD) ou lesão por cisalhamento – lesões axonais na substância branca do cérebro. Frequentemente ocorre dentro do corpo caloso ou tronco encefálico e na junção dos polos frontal/temporal. Associado a coma prolongado e prognóstico desfavorável.

Mecanismo e efeitos da lesão

1. O mecanismo de lesão está relacionado com aceleração e desaceleração do cérebro (substância gelatinosa mole) dentro do crânio (superfície externa dura com superfície interna de borda nítidas). Pode ser causado por ferimentos contundentes ou penetrantes.
2. A agressão inicial é a lesão primária, enquanto a lesão associada à sequela é a secundária. Alterações celulares (liberação de radicais livres de oxigênio e neurotransmissores, perda de cálcio e aumento do ácido láctico) e instabilidade sistêmica (hipotensão, anemia, hipoxia, hipercapnia, hipovolemia) potencializam a lesão secundária.
3. Os déficits neurológicos resultam de lesão cerebral primária (contusão, hematoma, LAD ou cisalhamento de substância branca) ou lesão secundária (isquemia e efeito de massa da hemorragia e edema cerebral sobre o tecido cerebral adjacente).
4. A síndrome do segundo impacto (SSI) ocorre em concussões repetitivas, quando não existe tempo suficiente para o cérebro se recuperar da lesão anterior. O SSI é comum em lesões relacionadas com esportes e está associado a lesões cerebrais e edema cerebral, que podem ser graves.
5. Estudos mostraram que TCE leve com TC positiva é mais indicativo de lesão moderada, resultando em apresentação neurocomportamental mais pronunciada e tempo de recuperação neurológica estendida além dos 3 meses típicos.
6. A coagulopatia pode resultar do aumento da liberação intracraniana de tromboplastina, causando elevação dos níveis de TTP e fibrinogênio, o que acarreta disfunção da coagulação, variando desde leve sangramento até coagulação intravascular disseminada.
7. A hiperatividade simpática paroxística (HSP) ou a manifestação simpática podem resultar da liberação descontrolada de hormônios simpáticos espontaneamente ou em resposta a algum estressor. A HSP resulta em taquicardia, taquipneia, hipertermia, diaforese, agitação e distonia.
8. DI – redução da secreção de ADH com perda excessiva de líquidos e eletrólitos pelos rins, devido a edema ou compressão da região hipofisária/hipotalâmica. Pode causar desidratação grave.
9. SIADH – supersecreção de ADH com volume intravascular normal a aumentado (estado hipervolêmico) e hiponatremia dilucional (ver p. 362).
10. "Síndrome cerebral perdedora de sal" – aumento da secreção urinária de sódio acompanhada de depleção de volume (estado hipovolêmico) (ver p. 362).

Classificação

Ver p. 357 para saber mais sobre a escala GCS.
1. Leve (GCS 13 a 15, com perda de consciência de 15 minutos).
2. Moderado (GCS 9 a 12, com perda de consciência por até 6 horas).
3. Grave (GCS 3 a 8, com perda de consciência maior que 6 horas).

Lesões associadas | Traumatismo extracraniano

1. Traumatismos faciais e fraturas cranianas – ocorrem em 20% dos principais casos de TCE. O crânio temporal é o mais fino; os ossos frontais e occipitais são os mais espessos.
   a. Fratura linear – fratura através da espessura total do osso que corre em padrão linear.
   b. Fratura craniana basilar.
      i. Fossa anterior resulta em contusões ao redor dos olhos (olhos de guaxinim) e apresenta risco de rinorreia.
      ii. Fossa posterior acarreta contusões ao redor das orelhas (sinal de Battle) e risco de otorreia.
   c. Fratura deprimida – deslocamento da fratura além da tábua interna do crânio. Há risco de ruptura dural, vazamento de líquido cefalorraquidiano (LCR) e lesão intracraniana. Pode ser fechado ou aberto.
   d. Fraturas faciais – órbitas (LeForte I a II), mandíbula, zigoma, maxilar, fraturas nasais.
2. Lesões vasculares – dissecção da artéria vertebral ou carótida.
3. Fratura da coluna com ou sem lesão da medula espinal (LME).
4. Lesões dos tecidos moles.

Manifestações clínicas

1. Transtornos da consciência: de confusão mental até o coma.
2. Cefaleia, vertigem.
3. Agitação, inquietação.
4. Irregularidades respiratórias.
5. Déficits cognitivos (confusão mental, afasia, dificuldades de leitura, dificuldades de escrita, acalculia – incapacidade de realizar aritmética simples – e déficits de memória, como amnésia retrógrada e anterógrada e dificuldade para aprender novas informações).
6. Anormalidades pupilares.
7. Início súbito de déficit neurológico.
8. Coma e síndromes comatosas.
9. Otorreia pode indicar vazamento de LCR no ouvido (otorreia) devido a fratura craniana da fossa posterior; rinorreia pode indicar vazamento de LCR nas narinas (rinorreia), em virtude de fratura craniana da fossa anterior.
10. Olhos de guaxinim e sinal de Battle indicam fraturas na base do crânio.
11. Episódios de LOC alterado, taquicardia, taquipneia, hipertermia e agitação devido a tempestade simpática (agravamento da resposta ao estresse).
12. Sangramento anormal em virtude de coagulopatia.
13. Arritmias cardíacas em razão do aumento da liberação de catecolaminas na resposta ao estresse.

Avaliação diagnóstica

1. TC para identificar e localizar lesões, edema, sangramento.
2. Radiografia de crânio e coluna cervical para identificar fratura, deslocamento.
3. Testes neuropsicológicos durante a fase de reabilitação, com o intuito de determinar a extensão dos déficits cognitivos.
4. RM para identificar e diagnosticar LAD (raramente realizado porque não altera o tratamento).
5. Hemograma completo, perfil de coagulação, níveis de eletrólitos, osmolaridade sérica, valores de gasometria arterial e outros exames laboratoriais para monitorar complicações e orientar o tratamento.

Manejo

1. Vias respiratórias – avaliar e manter as vias respiratórias patentes.
   a. Intubação para GCS menor que 8 (comatoso) ou sinais clínicos de insuficiência respiratória.
   b. Colocação de sonda nasogástrica com intubação, para evitar aspiração.

2. Respiração – todos os pacientes intubados devem ter suporte ventilatório.
   a. Oxigênio, conforme necessário, para manter PO_2 maior que 100 mmHg.
   b. Mantenha $PaCO_2$ entre 35 e 45 mmHg.
   c. Evite o uso de hiperventilação.
   d. Considere traqueostomia precoce se a intubação for necessária por mais de 2 semanas.
3. Circulação – prevenção de hipotensão.
   a. Mantenha PAS acima de 90 mmHg. Isso pode ser mantido com o uso de líquidos ou vasopressores.
   b. Mantenha a normovolemia.
   c. Trate a anemia sintomática com concentrado de hemácias.
   d. Trate arritmias sintomáticas.
4. Manejo do aumento da PIC e do edema cerebral.
5. Manejo de HSP com medicações, como oxicodona (opiáceo), propranolol (bloqueador beta-adrenérgico), clonidina (antagonista alfa-adrenérgico), dantroleno (relaxante muscular) e bromocriptina ou amantadina (agonistas do receptor da dopamina). A resposta aos medicamentos pode variar.
6. Cuidados de suporte – serviços de reabilitação, cuidados com a pele.
7. O suporte nutricional deve ser iniciado dentro de 3 a 5 dias; 25 kcal/kg via sonda nasogástrica. Conversão para sonda de gastrostomia se a necessidade antecipada de alimentos alternativos for superior a 1 a 2 semanas.
8. Antibióticos, conforme prescrição, para prevenir a infecção em caso de fratura aberta do crânio ou lesões penetrantes.
9. Cirurgia para drenar hematomas intracranianos, desbridamento de lesões penetrantes, elevação de fraturas cranianas ou reparo de vazamentos de LCR.
10. Tratamento da hipernatremia (devido a DI, desidratação, diaforese) com reposição de fluidos, terapia com vasopressina.
11. Tratamento da hiponatremia
    a. "Síndrome cerebral perdedora de sal": monitore diariamente estado hídrico, administração de fluidos, substituição oral de sal e solução salina IV a 0,9% ou 3% (250 a 500 mℓ durante 3 a 5 horas).
    b. SIADH: monitore diariamente o estado hídrico, a restrição de líquidos, a reposição oral de sal, solução salina IV a 2% ou bolus a 3% ao longo de 3 a 5 horas.
12. A profilaxia para convulsões não é recomendada na prevenção de convulsões pós-traumáticas, já que tem demonstrado inibir a recuperação cognitiva; entretanto, antiepilépticos profiláticos são prescritos em alguns casos. A duração é de 7 dias.
    a. Se a atividade convulsiva for presenciada e houver lesão associada de lobo temporal ou lesões penetrantes, os antiepilépticos são recomendados.
    b. Administração IV com dose de ataque rápida e pode ser convertida em via entérica. Fenitoína, fosfenitoína sódica e levetiracetam são comumente usados. Os níveis de fenitoína devem ser monitorados para dosagem precisa. (*Nota*: não existem dados baseados em evidências para apoiar o uso de levetiracetam como profilaxia.)

Complicações

1. Infecções: sistêmica (respiratória, urinária), neurológica (meningite, ventriculite).
2. Aumento da PIC, hidrocefalia, hérnia cerebral.
3. Crises pós-traumáticas e transtorno convulsivo.
4. Déficits neurológicos permanentes: cognitivo, motor, sensorial, fala.
5. Alterações neurocomportamentais: impulsividade, agressividade desinibida, labilidade emocional.
6. HSP persistente.
7. Coagulação intravascular disseminada.
8. DI, SIADH, perda de sal cerebral.
9. Morte.

Avaliação de enfermagem

1. Monitore sinais de aumento da PIC – alteração do LOC, respostas pupilares anormais, vômito, aumento da pressão de pulso, bradicardia, hipertermia.
2. Monitore sinais de HSP – LOC alterado, diaforese, taquicardia, taquipneia, hipertensão, hipertermia, agitação e distonia. A HSP é geralmente observada em pacientes com TCE grave (GCS 3 a 8) ou com resposta mínima.
3. Monitore o estado cardíaco quanto a hipotensão e arritmias (bradicardia, ondas T elevadas, contrações ventriculares prematuras, contrações atriais prematuras e arritmias sinusais) – comuns e frequentemente assintomáticas. Taquicardia com hipotensão é indicativa de hipovolemia. O paciente deve ser avaliado quanto à fonte adicional de perda de sangue.
4. Esteja alerta para DI – produção excessiva de urina, urina diluída (gravidade específica menor que 1,005), hipernatremia.
5. Esteja alerta para a hiponatremia e avalie a etiologia (SIADH ou "síndrome cerebral perdedora de sal"); ver p. 362.
6. Monitore os achados laboratoriais e comunique valores anormais:
   a. Níveis anormais de TTP, TP e fibrinogênio indicam coagulopatia.
   b. Desequilíbrio eletrolítico – alterações nos níveis séricos de potássio (hipopotassemia) e sódio (hipernatremia/hiponatremia) são comuns.
   c. Anemia – está relacionada com traumatismo adicional ou pode ser dilucional.
   d. Contagem leucocitária elevada – indica infecção associada a traumatismo ou procedimentos invasivos.
   e. Hipoxia ou hipercarbia.
7. Realize a avaliação de NCs, motora, sensorial e reflexa.
8. Avalie comportamento que justifique potencial para ferir a si mesmo ou aos outros.

Alerta de enfermagem
Considere todos os pacientes com lesão cerebral não responsivos, como tendo uma potencial lesão na medula espinal. As precauções de colar cervical e coluna devem ser mantidas até que a fratura da coluna vertebral tenha sido descartada. Um número significativo de pacientes está sob a influência de álcool no momento do acidente, o que pode mascarar a natureza e a gravidade da lesão.

Diagnósticos de enfermagem

- Perfusão tissular cerebral ineficaz relacionada com o aumento da PIC
- Padrão respiratório ineficaz associado a elevação da PIC ou lesão do tronco encefálico
- Nutrição desequilibrada – ingestão menor do que as necessidades corporais relacionada com comprometimento da função neurológica e estresse da lesão
- Síndrome de interpretação ambiental prejudicada associada a fisiologia da lesão cerebral
- Risco para lesão relacionado com alterações dos processos de pensamento
- Enfrentamento familiar comprometido associado à imprevisibilidade do resultado.

Intervenções de enfermagem

Manutenção da perfusão cerebral adequada

1. Mantenha as vias respiratórias patentes.
2. Monitore a PIC, conforme prescrição (consulte a p. 363).
3. Monitore oxigenação cerebral, temperatura ou neuroquímicos, conforme prescrição. Forneça oxigenoterapia para manter PaO_2 acima de 100 e gás carbônico dentro da faixa normal.

4. Mantenha PAS acima de 90 para melhorar a perfusão cerebral e administre o tratamento de arritmias se o paciente for sintomático. Avalie a fonte de perda de sangue se o paciente estiver com taquicardia e hipotensão.
5. Monitore LOC, função de NC, motora e sensorial, de acordo com a escala GCS ou fluxograma neurológico. Identifique tendências emergentes na função neurológica. Comunique os achados à equipe médica.
6. Se o paciente tiver um TCE grave, monitore os sinais de HSP (resposta anormal ao estresse) e identifique fatores desencadeantes e modalidades de tratamento eficazes. Institua medidas de enfermagem que tiverem sido consideradas úteis, como manutenção da normotermia, pré-tratamento antes do desencadeamento conhecido, aplicação de compressa fria na testa e fornecimento de música relaxante.
7. Monitore a resposta à terapia farmacológica, incluindo os níveis de antiepilépticos, conforme orientação.
8. Monitore dados laboratoriais, culturas de LCR e colorações de Gram, se aplicável, e institua antibioticoterapia imediata, conforme orientação.
9. Monitore hipernatremia e administre reposição hídrica, conforme orientação. Se houver DI, a vasopressina pode ser utilizada.
10. Monitore hiponatremia. Determine se a hiponatremia tem relação com SIADH ou "síndrome cerebral perdedora de sal". Administre/restrinja a ingestão de líquidos e administre a substituição VO ou IV de sal, conforme orientação. Administre 250 a 500 mℓ de solução salina a 2 ou 3% durante 3 a 5 horas. É necessário um acesso venoso central para a solução salina a 3%, para evitar danos na parede da veia periférica.
11. Monitore o painel de coagulação e substitua os fatores de coagulação à temperatura ambiente, conforme orientação.
12. Avalie os curativos e os tubos de drenagem, após a cirurgia, quanto a permeabilidade, segurança e características da drenagem.
13. Institua medidas para minimizar aumento da PIC, alterações isquêmicas, edema cerebral, convulsões ou comprometimento neurovascular, como posicionamento cuidadoso, para evitar flexão da cabeça, redução da flexão do quadril (pode reduzir a drenagem venosa, causando congestão), e distribua os cuidados uniformemente em um período de 24 horas.

Alerta de enfermagem
A HSP coloca o paciente em alto risco de lesão cerebral secundária, anormalidades cardíacas, perda de peso, ruptura da pele e infecção. Fique atento aos gatilhos (sucção, giro, hipertermia, infecção, estímulos auditivos) e trate prontamente para controlar os sintomas.

Alerta de enfermagem
Estados graves de hipernatremia e hiponatremia podem causar comprometimento neurológico adicional (convulsões, náuseas, confusão mental, irritabilidade/agitação, coma). O monitoramento rigoroso dos valores laboratoriais é indicado para avaliar tendências e manter a faixa normal. Hipernatremia e hiponatremia não devem ser revertidas rapidamente, porque a mudança rápida pode resultar em edema cerebral de rebote e ser prejudicial ao paciente. O rápido aumento do nível sérico de sódio pode causar mielinólise pontina central e acarretar danos graves na bainha de mielina da substância branca na ponte.

Manutenção da respiração

1. Monitore frequência respiratória, profundidade e padrão das respirações. Comunique qualquer padrão anormal, como respirações de Cheyne-Stokes ou períodos de apneia.
2. Auxilie na intubação e assistência ventilatória, se necessário.
3. Obtenha valores frequentes de gasometria arterial para manter PaO_2 maior que 100 mmHg e $PaCO_2$ entre 35 e 45 mmHg.
4. A pressão expiratória final positiva (PEEP) (5 a 8 cm) é considerada fisiológica e não prejudicial; no entanto, a PEEP excessiva pode criar aumentos na pressão intratorácica, diminuir a drenagem venosa, reduzir a PAM e aumentar a PIC.
5. Vire o paciente a cada 2 horas e ajude com tosse e respiração profunda.
6. Faça a sucção do paciente, conforme necessário.

Atendimento das necessidades nutricionais

1. O suporte nutricional deve ser iniciado até o quinto dia e fornecer 140% dos requerimentos energéticos (100% no paciente paralisado), com 15% na forma de proteína. Suplementos devem fornecer 25 kcal/kg.
   a. Alimentações entéricas contínuas.
      i. Eleve a cabeceira do leito durante as refeições.
      ii. Verifique se há resíduos, para evitar a aspiração.
      iii. Monitore diarreia.
      iv. A alimentação jejunal transgástrica reduz o risco de pneumonia associada à ventilação mecânica.
   b. Considere a hiperalimentação IV – para pacientes incapazes de tolerar a alimentação nasogástrica.
   c. Alimentação oral – iniciada quando for demonstrado o mecanismo de deglutição adequado.
2. Administre agentes bloqueadores de H2 para prevenir ulceração e hemorragia gástrica por hipersecreção de ácido gástrico.
3. Consulte o nutricionista para fornecer calorias adequadas e suplemento de nitrogênio.
4. Monitore os níveis de glicose frequentemente, utilizando amostras por punção digital e glicosímetro. Pode ser necessária a administração de insulina (gotejamento IV/escala deslizante) para regular os níveis de glicose sérica dentro de uma faixa normal e evitar hipoglicemia e hiperglicemia, que piora os efeitos da lesão cerebral secundária.
5. Faça uma triagem à beira do leito para disfagia, com o intuito de avaliar a função da deglutição antes de iniciar o paciente em alimentos por VO. Consulte o terapeuta da fala para estudo de deglutição à beira do leito ou radiográfico se o paciente falhar na triagem de deglutição ou apresentar risco de disfagia. A avaliação da função de deglutição diminui o risco de aspiração. A fonoaudiologia é essencial para o retreinamento e o desenvolvimento de técnicas adaptativas.

Alerta de enfermagem
As necessidades calóricas de um paciente com lesão na cabeça aumentam em 100 a 200%. Consulte o nutricionista para instituir o suporte nutricional nos primeiros 5 dias após a lesão, para dar suporte ao processo de recuperação. A perda de peso geralmente ocorre de acordo com a perda muscular e pode ser de até 11,3 a 13,6 kg.

Promoção da função cognitiva

1. Avalie periodicamente o LOC do paciente e compare à linha de base.
2. Esteja ciente da alteração cognitiva do paciente e ajuste a interação e o ambiente de acordo.
3. Forneça estimulação significativa, usando todos os sentidos – visual, olfatório, gustativo, acústico e tátil.
4. Observe o paciente em busca de fadiga ou inquietação por superestimulação.
5. Envolva a família no programa de estimulação sensorial para maximizar sua eficácia.

6. Diminua os estímulos ambientais quando o paciente estiver agitado.
7. Reoriente em relação ao ambiente, usando repetição, sinais verbais e visuais e auxiliares de memória. Oriente rotineiramente o paciente após o despertar.
8. Use fotos de membros da família, relógio e calendário, conforme descrito pelo terapeuta ocupacional e da fala.
9. Incentive a família a fornecer itens domésticos para aumentar o senso de identidade e segurança.
10. Antecipe a necessidade de ajuda adicional para uso do banheiro, alimentação e realização das AVDs, devido ao comprometimento cognitivo.
11. Divida as AVDs em etapas simples, para que o paciente possa participar progressivamente.
12. Estruture o ambiente e as atividades de cuidado para minimizar a distração e fornecer consistência.
13. Identifique e mantenha os padrões usuais de comportamento – sono, uso de medicamentos, eliminação, ingestão de alimentos e rotina de autocuidado.
14. Encaminhe o paciente para um treinamento cognitivo, se apropriado.

Prevenção de lesões

1. Instrua a família sobre as fases comportamentais de recuperação de uma lesão cerebral, como agitação e combatividade.
2. Investigue fontes físicas de inquietação, como posição desconfortável, sinais de infecção urinária ou desenvolvimento de lesão por pressão.
3. Tranquilize o paciente e a família durante os períodos de agitação e comportamento irracional.
4. Acolchoe as grades laterais da cama e envolva as mãos do paciente em luvas, se ele estiver agitado. Mantenha vigilância constante e evite restrições, se possível.
5. Mantenha os estímulos ambientais ao mínimo, para evitar confusão mental e agitação. Camas com cortinados podem ser úteis na redução de lesões no paciente agitado.
6. Forneça iluminação adequada se o paciente estiver alucinando.
7. Evite sedativos para prevenir a confusão mental induzida por medicação e estados alterados de cognição.

Fortalecimento da capacidade familiar de enfrentamento

1. Encaminhe a família a serviços de apoio à comunidade, como cuidados temporários, grupos religiosos, serviços sociais municipais e estaduais e recursos na internet. Sugira a Brain Injury Association of America (*www.biausa.org*) para mais informações.[11]
2. Ajude os membros da família a estabelecer técnicas de controle do estresse que possam ser integradas ao seu estilo de vida, como expressão de sentimentos, uso de cuidados temporários, técnicas de relaxamento.
3. Consulte o assistente social ou psicólogo para ajudar a família a se ajustar aos déficits neurológicos permanentes do paciente.
4. Ajude a família a auxiliar o paciente a perceber o progresso atual e a não se concentrar nas limitações.

Considerações sobre atendimento domiciliar e na comunidade

1. Observe os sinais de síndrome pós-concussão (PCS), que incluem cefaleia, diminuição da concentração, irritabilidade, tontura, insônia, inquietação, memória reduzida, ansiedade, fadiga fácil e intolerância ao álcool.
2. Esteja ciente de que a persistência desses sintomas pode interferir nos relacionamentos e na empregabilidade do paciente.
3. Incentive o paciente e a família a comunicar esses sintomas e obter apoio e aconselhamento adicionais, conforme necessário. A PCS pode persistir por até 2 anos.
4. Atue como elo para coordenar todos os serviços de atendimento domiciliar que o paciente necessitará, mantendo-se em contato com o prestador de cuidados primários, o neurologista e o neurocirurgião.
5. Forneça a orientação necessária aos cuidadores sobre alimentação por sondas, posicionamento, exercícios de ADM e assim por diante.
6. Assegure-se de que treinadores e pais de programas comunitários de recreação e escolas estejam familiarizados e sigam as diretrizes para concussões relacionadas com prática esportiva (Tabela 15.7).

Orientação ao paciente e manutenção da saúde

1. Revise os sinais de aumento da PIC com a família.
2. Enfatize a labilidade do funcionamento cognitivo, linguístico e físico da pessoa com lesão cerebral e o longo período de recuperação.

[11]N.R.T.: No Brasil, sugere-se a Associação Brasileira do Trauma (ABT Brasil). Há algumas associações regionais, dependendo do estado.

Tabela 15.7 Diretrizes da American Academy of Neurology para concussão relacionada com prática esportiva.

Gravidade	Recomendações
Grau 1 Confusão transitória sem perda de consciência e resolução dos sintomas em 15 min	• Remoção do jogo, pode retornar se permanecer assintomático após 15 min • Se ocorrer uma segunda concussão de grau 1, remoção da atividade esportiva até que esteja assintomático por 1 semana
Grau 2 Confusão transitória sem perda de consciência e sintomas persistindo por mais de 15 min	• Remoção de evento esportivo e posterior investigação se os sintomas não se resolverem em 1 semana • Nenhuma atividade esportiva por 1 semana • Se ocorrer uma concussão de grau 2 após uma de grau 1, remoção de evento esportivo e nenhuma atividade esportiva por 2 semanas
Grau 3 Perda de consciência	• Remoção do evento esportivo • Retornar às atividades esportivas se permanecer assintomático por 1 semana (breve perda de consciência) • Retornar às atividades esportivas se assintomático por 2 semanas (perda prolongada de consciência) • Inconsciência com achados neurológicos, deve ser transportado para o pronto-socorro mais próximo, para uma avaliação completa • Afastamento da atividade esportiva por 1 ano e, se houver algum resultado estrutural na tomografia computadorizada ou na ressonância magnética, deve ser desencorajado a participar futuramente de esportes de contato

3. Ensine aos familiares as técnicas para acalmar o paciente agitado.
   a. Uso terapêutico do toque, massagem e música.
   b. Eliminação de distrações (televisão, rádio, alarmes, multidões).
   c. Forneça comunicação pessoa a pessoa.
   d. Distraia os pacientes.

Reavaliação: resultados esperados

- Sem sinais de aumento da PIC
- Respirações – 24 respirações/min, regulares
- Alimentação de tubo bem tolerada, sem residual
- Orientado em relação a pessoa, local e horário
- Menos agitado; grades laterais mantidas
- Familiares relatam uso de cuidados temporários.

Lesão da medula espinal

Baseado em evidências
Fehlings, MG, Tetreault, LA, Wilson, JR *et al.* (2017). A clinical practice guideline for the management of acute spinal cord injury: introduction, rationale, and scope. *Global Spine Journal, 7*(3S), 84 s-94S.

Lesão medular (LM) é uma lesão traumática da medula espinal que pode variar de uma concussão medular leve com dormência transitória até a tetraplegia imediata e completa. Os locais mais comuns são as áreas cervicais C5, C6 e C7, e a junção das vértebras torácicas e lombares, T12 e L1. A lesão na medula espinal pode resultar em perda de função abaixo do nível da lesão (Figura 15.10). Uma LM requer cuidados abrangentes e especializados. O Model Spinal Cord Injury System é uma rede de centros de tratamento de LM abrangentes e financiados pelo governo federal nos EUA. O Department of Veterans Affairs opera 23 centros. (Ver também o Capítulo 35 para saber mais sobre gerenciamento de emergência de LM.)[12]

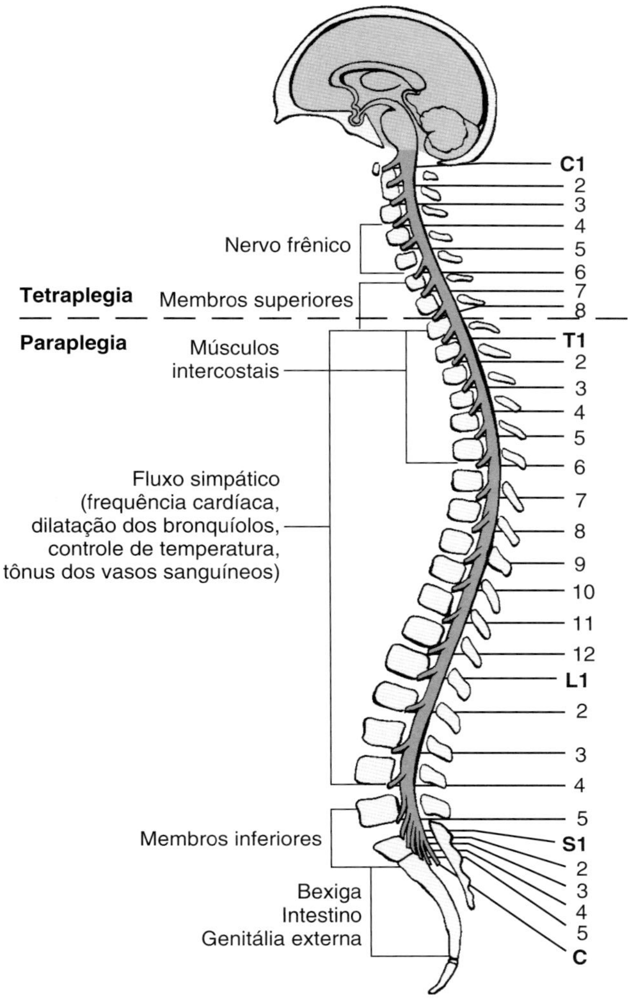

Figura 15.10 Níveis de inervação da medula espinal.

Fisiopatologia e etiologia

1. A incidência anual estimada de LM é de cerca de 11.000 novos casos por ano, e a prevalência é de aproximadamente 35 casos por milhão de pessoas nos EUA. A idade média é de 33 anos e aproximadamente 80% são do sexo masculino. As principais etiologias são acidentes veiculares (39%), quedas (29,5%), violência (14,4%) e lesões relacionadas com prática de esportes (8,4%). A maioria das lesões resulta em tetraplegia; 50% são completas. (LM completa é a ausência de função motora e sensitiva no segmento sacral mais baixo afetado; veja em seguida uma descrição de LM incompleta.) Cerca de 90% desses pacientes têm alta para ambientes não institucionais.
2. A expectativa de vida para um indivíduo com LM é menor (80 a 85%) do que a de uma pessoa sem LM. As principais causas de morte são pneumonia, embolia e septicemia.
3. Uma LM pode ser resultado de traumatismo, distúrbios vasculares, condições infecciosas, tumor e outros insultos.
4. A LM pode afetar os neurônios motores superiores (NMSs) ou inferiores (NMIs). Os NMSs se estendem da faixa motora no córtex cerebral por meio do trato corticospinal na medula espinal, onde fazem sinapse com interneurônios no corno anterior. Os NMIs originam-se no corno anterior, saem da medula espinal em cada segmento e se estendem até a junção neuromuscular. Cada NMI inerva de 10 a 2.000 fibras musculares.
   a. A espasticidade resulta de uma lesão acima de T12 ou de uma lesão NMS (arco reflexo intacto abaixo do nível de lesão).
   b. Flacidez/perda de reflexos resulta de lesão em L1 ou lesão NMI.

[12]N.R.T.: No Brasil, procure o Instituto Novo Ser (http://novoser.org.br/index.html) ou a já citada Associação Brasileira do Trauma.

Alerta gerontológico
Pacientes idosos têm maior risco de metabolismo alterado da glicose, perda de minerais ósseos que levam a fraturas, dor e fraqueza musculoesquelética e maior perda de função com lesão da medula espinal.

Manifestações clínicas

1. Pacientes com tetraplegia apresentam danos nos segmentos cervicais dos nervos (C1-C8) no canal vertebral. A função pode estar comprometida em membros superiores, tronco, órgãos pélvicos e membros inferiores.
2. Pacientes com paraplegia apresentam danos nos segmentos torácico, lombar ou sacral dos nervos da medula espinal. Os braços não são afetados, mas a função pode ser prejudicada no tronco, nos órgãos pélvicos e nos membros inferiores.
3. Devem ser empregadas as Normas Internacionais para Classificação Neurológica da Lesão Medular, promovidas pela American Spinal Injury Association (ASIA) (disponíveis em: *http://asia-spinalinjury.org/wp-ontent/uploads/2016/02/International_Stds_Diagram_Worksheet.pdf*).[13] A ASIA Impairment Scale é baseada

[13]N.R.T.: No Brasil, devem ser incorporadas as Diretrizes de Atenção à Pessoa com Lesão Medular, as quais utilizam a Classificação Neurológica da Lesão Medular (ASIA). Consulte http://bvsms.saude.gov.br/bvs/publicacoes/diretrizes_atencao_pessoa_lesao_medular_2ed.pdf

no tipo de lesão (completa ou incompleta) e na função motora/sensorial.

ASIA A – completa; ausência de função sensitiva e motora nos segmentos sacrais S4-S5.

ASIA B – incompleta; função sensorial intacta, mas ausência de função motora abaixo do nível neurológico da lesão (LOI; do inglês, *level of injury*) e inclui o nível S4-S5.

ASIA C – incompleta; função motora intacta distal ao LOI, e mais da metade dos principais músculos distais ao LOI têm grau muscular menor que 3.

ASIA D – incompleta; função motora intacta distal ao LOI neurológico e mais da metade dos principais músculos distais ao LOI têm grau muscular maior ou igual a 3.

ASIA E – normal; função motora e sensorial intactas.

4. A sensação sacral está intacta se houver sensação profunda e sensibilidade na junção mucocutânea anal. A função motora sacral está intacta se o paciente apresenta contração voluntária do esfíncter anal externo com estimulação digital.
5. A zona de preservação parcial (ZPP) indica áreas de inervação sensorial/motora parcial abaixo do LOI; a ZPP é aplicável apenas para lesões completas.
6. O LOI é o nível neural mais baixo com função sensorial e motora normal, nos dois lados do corpo. Ao descrever o LOI, o nível neurológico deve ser observado, a menos que seja especificado claramente que o LOI esquelético, que é o nível de maior dano vertebral, está sendo discutido.
7. Várias síndromes (lesões incompletas) podem caracterizar a apresentação clínica (Tabela 15.8).
8. A função sensorial (p. ex., sensibilidade à picada de agulha/toque leve) é testada em cada um dos 28 dermátomos nos dois lados do corpo.

   A seguinte classificação é sugerida: 0 = ausente; 1 = prejudicado; 2 = normal. O esfíncter anal externo também deve ser testado (sensorial incompleta, se houver sensibilidade).
9. A função motora deve ser testada em cada um dos 10 miótomos pareados nos dois lados do corpo. A seguinte classificação é sugerida: 0 = paralisia total; 1 = contração visível ou palpável; 2 = movimentos ativos e ADM completa sem gravidade; 3 = movimento ativo e ADM total contra a gravidade; 4 = movimento ativo e ADM completa com resistência moderada; 5 = função motora normal com movimento ativo e ADM completa contra resistência total. O tônus do esfíncter anal externo também deve ser testado (motora incompleta, se houver contração).
10. A maior parte da recuperação ocorre no intervalo de 6 meses após a lesão. Pacientes com lesões incompletas apresentam melhor recuperação do que pacientes com lesões completas.
11. Existe instabilidade quando estruturas ligamentares e vertebrais não conseguem proteger a medula espinal vulnerável e o movimento pode danificar ainda mais a medula espinal já lesionada. Existe estabilidade quando estruturas ligamentares e vertebrais podem proteger a medula espinal de lesões neurológicas adicionais.
12. As fraturas vertebrais podem ser simples, comprimidas ou em cunha, deslocadas (uma vértebra se sobrepõe à outra), subluxada (vértebra parcialmente deslocada sobre outra vértebra), cominutiva (vértebra despedaçada) ou com rachaduras (vértebras lascadas). As fraturas de Jefferson, que podem ocorrer com lesões na cabeça, envolvem o nível C1.

Avaliação diagnóstica

1. TC da coluna vertebral – para detectar lesão e luxação óssea.
2. RM da coluna vertebral – para detectar lesão de tecidos moles, hemorragia, edema, lesão óssea; a siringomielia (degeneração cística na medula espinal) pode se apresentar como compressão medular, siringe (cavidade) no local da fratura e cifose no local da fratura.
3. Monitoramento eletrofisiológico – para determinar a função das vias neurais.
4. Os estudos urodinâmicos podem incluir o fluxo urinário para detectar obstrução da saída da bexiga e/ou comprometimento da contratilidade vesical; cistometrograma para determinar sensibilidade, complacência e capacidade vesical; e EMG e outros estudos do esfíncter. O padrão-ouro na urodinâmica é medir a pressão da bexiga e da uretra sob monitoramento fluoroscópico.
5. Se houver suspeita de TVP ou êmbolos pulmonares, deve ser realizada uma ultrassonografia do membro inferior ou *scan* da ventilação/perfusão.
6. Ossificação heterotópica pode ser diagnosticada nos estágios inflamatórios usando ultrassonografia. A fosfatase alcalina e a VHS tipicamente estão elevadas.

Tabela 15.8 Síndromes clínicas incompletas da medula espinal.

Síndrome	Local afetado	Déficit	Preservação
Cordão central	Medula espinal cervical central	Maior déficit motor nos membros superiores do que nos inferiores, causado por dano medial ao trato corticospinal	Sensorial sacral; membros inferiores têm melhor função motora que os superiores por causa da preservação lateral do trato corticospinal
Brown-Sequard	Hemisecção da medula	Função motora ipsolateral e toque fino, vibração e propriocepção (trato posterior); função sensorial contralateral, dor e temperatura (trato espinotalâmico)	Função sensorial ipsolateral de dor e temperatura (trato espinotalâmico); função motora contralateral, toque fino, vibração e propriocepção (trato posterior)
Cordão anterior	Artéria espinal anterior principal da medula espinal anterior, que afeta os terços anteriores da medula espinal	Déficit motor variável; déficit sensorial variável de dor e temperatura (trato espinotalâmico)	Um terço posterior da medula espinal (artéria espinal posterior); função sensorial de propriocepção, toque leve, vibração (trato posterior)
Cone medular	Cone e raízes nervosas lombares na medula espinal	Déficit motor variável; intestino, bexiga e reflexos dos membros inferiores (flácidos)	As lesões ao cone proximal podem ser reflexas (p. ex., bulbocavernosa, micção)
	Raízes nervosas lombossacrais na medula espinal (distal ao cone medular)	Déficit motor variável; intestino, bexiga e reflexos dos membros inferiores (flácidos)	As lesões próximas ao nível de lesão podem ser reflexas (p. ex., bulbocavernosa, micção)

7. O estado nutricional deve ser avaliado por meio de anamnese nutricional, medidas antropométricas, pré-albumina (meia-vida de 12 a 36 horas) e transferrina (meia-vida de 6 a 10 dias).
8. A contagem total de linfócitos e o índice de creatinina também são usados para estabelecer o risco nutricional.

Manejo

Requer uma abordagem multidisciplinar devido ao envolvimento de múltiplos sistemas e aos aspectos psicossociais das lesões catastróficas.

Alerta de enfermagem
Pacientes que apresentam lesão medular têm melhores resultados quando tratados por uma equipe multiprofissional. Uma vez que o paciente esteja estabilizado, a opção de transferi-lo para uma instalação especializada deve ser fornecida ao paciente e/ou à família.

Imediatamente após o traumatismo (menos de 1 hora)

1. Imobilização com colar cervical rígido, sacos de areia e placa de coluna rígida para transportar o paciente do local do acidente para a unidade de cuidados intensivos. Monitore insuficiência respiratória, hipotensão e/ou bradicardia e trate adequadamente.

Fase aguda (1 a 24 horas)

1. Manutenção da estabilidade pulmonar e cardiovascular.
   a. Intubação e ventilação mecânica, se necessário.
   b. Vasopressores para manter a perfusão adequada e sustentar PAM maior que 85 mmHg.
   c. Estabilização clínica antes da estabilização e descompressão medular.
2. Imobilização da medula espinal – uso de pinças esqueléticas.
   a. As pinças de Crutchfield e Vinke requerem a perfuração de orifícios no crânio sob anestesia local; as pinças da Gardner-Wells e da Heifitz não necessitam.
   b. Pesos devem ser gradualmente adicionados à tração para reduzir a fratura vertebral; o peso deve ser mantido em um nível que assegure o alinhamento vertebral. Radiografias laterais da coluna devem ser feitas após a adição de peso para avaliar o alinhamento da coluna vertebral.
3. Cama cinética rígida pode ser usada para imobilizar pacientes com lesões torácicas e lombares.
4. Intervenções cirúrgicas devem ser consideradas quando o paciente apresenta instabilidade vertebral que possa resultar em danos neurológicos adicionais; uma lesão que é incompleta no início pode se tornar completa se houver instabilidade. Os objetivos são remover todos os tecidos ósseos e moles que comprimem a medula espinal, minimizando, assim, a possibilidade de deterioração do estado neurológico, e fazer a estabilização da vértebra ao redor da medula espinal, para que a reabilitação possa começar o quanto antes. Os objetivos do tratamento das fraturas vertebrais visam proteger os elementos neurais e prevenir deformidade e instabilidade.
   a. Planejamento cirúrgico – a prática atual é a intervenção cirúrgica precoce (menos de 24 horas), embora não haja evidência de classe I que defina claramente o momento em que o procedimento deve ser realizado. O Surgical Treatment of Acute Spinal Cord Injury Study (STATSCIS), um ensaio clínico prospectivo, não randomizado, revelou que a descompressão cirúrgica precoce (dentro de 24 horas) é segura, com 19,8% demonstrando melhora neurológica (superior a dois graus AIS [ASIA Impairment Scale] dois graus AIS) em comparação com 8,8% no grupo de descompressão tardia (2012).

Baseado em evidências
Fehlings M. G., Vaccaro, A., Wilson, J., Singh, A., Cadotte, D. W., Harrop, J. S., Rampersaud, R. (2012). Early *versus* delayed decompression for traumatic cervical spinal cord injury: results of the surgical timing in acute spinal cord injury study (STASCIS). *PLoS One, 7*(2), e32037. Disponível em: *http://dx.doi.org/10.1371/journal.pone.0032037.*

   b. A descompressão, tipicamente usando uma abordagem anterior nas instâncias cervicais, pode ser realizada removendo-se as estruturas ósseas e os tecidos moles (p. ex., laminectomia para fusão e descompressão). Recomenda-se o realinhamento dos tecidos moles e da coluna vertebral.
   c. Estabilização, tipicamente feita usando a abordagem posterior, envolve o uso de fios, enxertos ósseos, placas, parafusos e outros dispositivos de fixação para evitar o movimento no local ósseo danificado.
5. Metilprednisolona sódica não é recomendada (evidência de classe I) em caso de LM relacionada com altas taxas de complicações significativas.
   a. Maior taxa de hiperglicemia, hemorragia gastrintestinal, infecções nas feridas e maior mortalidade no TCE concomitante (evidência de classe I).
   b. Maior taxa de pneumonia, mielopatia induzida por esteroides (evidência de classe II).
6. Manejo da bexiga neurogênica – cateter de Foley.
7. Prevenção de lesão por pressão – colchão com redução de pressão ou estrutura giratória cinética.
8. A prevenção da TVP e suas sequelas é um aspecto importante no tratamento de pacientes que sofreram LM, devido ao alto risco de complicações tromboembólicas.
   a. Evidências de classe I, II e III dão suporte à utilização de dispositivo externo em conjunto com HBPM/heparina de dose ajustada dentro de 1 a 2 dias após a lesão.

Baseado em evidências
Hadley, M. N., Walters, B. C., Aarabi, B., Dhall, S. S., Gelb, DE, Harrigan, M. R. *et al.* (2013). Guidelines for the management of acute cervical spine and spinal cord injuries. *Neurosurgery, 72*(2), 1 a 94.

Fase subaguda (dentro de 1 semana)

1. Uma órtese rígida deve ser utilizada para a estabilização externa das fraturas cervicais. Os dispositivos incluem o suporte Halo, o colar cervical Minerva, o colar estendido Philadelphia e órteses fabricadas. O dispositivo deve ser selecionado com base no tipo de fratura e extensão da instabilidade. O tempo médio de uso de um suporte Halo é de 12 semanas, seguido por um colar Philadelphia por 4 semanas. A órtese Halo é usada para lesões cervicais (Figura 15.11).
   a. Os anéis de grafite são compatíveis com RM, leves e radiolucentes.
   b. Atualmente, alguns Halos apresentam abertura posterior, o que reduz a incidência de deslocamento da fratura cervical.
   c. O anel é preso a pinos de aço inoxidável (dois pinos anteriores, dois pinos posteriores) e anexado a um colete por quatro parafusos (também compatíveis com RM e radiolucentes).
   d. Chaves de torque conectam as hastes ao anel e ao colete; as pressões são normalmente de 8 polegadas/libra para pinos (2 a 5 polegadas/libra em crianças) e para os parafusos de travamento são de 28 polegadas/libra.
   e. Pinos e parafusos de travamento devem ser reapertados aproximadamente 24 a 48 horas após a colocação e periodicamente depois disso.
   f. Os locais dos pinos devem ser limpos diariamente com peróxido de hidrogênio de meia intensidade ou com água e sabão.

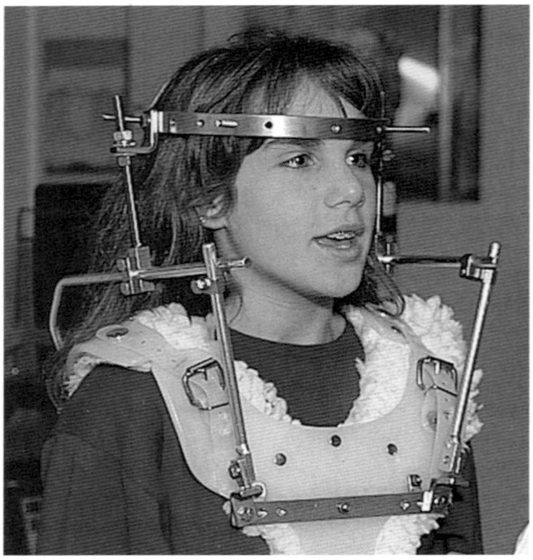

Figura 15.11 Suporte Halo. (Smeltzer, S., & Bare, B. [2000]. *Brunner and Suddarth's textbook of medical-surgical nursing* [9 ed.]. Philadelphia, PA: Lippincott Williams & Wilkins.)

2. Bloqueadores dos receptores H2 para prevenir irritação e hemorragia gástrica.
3. Mobilização precoce e exercício passivo assim que o paciente estiver cirurgicamente e medicamente estável.
4. Hiperalimentação, se incapaz de tolerar alimentos entéricos, para retardar o balanço negativo de nitrogênio.
5. As intervenções para ajudar a prevenir o tromboembolismo incluem meias de compressão, botas de compressão, amplitude de movimento, heparina com dose ajustada ou HBPM.
   a. Antes de aplicar compressão mecânica, devem ser realizados testes para excluir TVP nos membros inferiores se a tromboprofilaxia tiver sido adiada por mais de 72 horas após a lesão.
   b. Os filtros de veia cava não são recomendados, embora possam ser utilizados em pacientes que não tiverem obtido sucesso com a profilaxia anticoagulante ou que tenham contraindicação à anticoagulação. Eles não são um substituto para a tromboprofilaxia devido à morbidade associada à TVP (p. ex., síndrome pós-hepática) e à propagação de embolia da veia cava.

Fase crônica (depois de 1 semana)

1. Sistemas de instrumentação segmentar são usados em conjunto com um colete e destinados a pacientes com lesões toracolombares.
2. Para prevenir a tromboflebite na fase crônica, as botas de compressão devem ser mantidas por 2 semanas. Os anticoagulantes também devem ser continuados com base na categoria de risco.
   a. Mínimo de 8 semanas a partir do momento da lesão para aqueles com lesão motora incompleta ou completa, sem fatores de risco adicionais.
   b. Para aqueles com lesão motora completa com fatores de risco adicionais, os anticoagulantes devem ser continuados por 12 semanas.
3. O manejo das complicações pode incluir o tratamento de infecções com antibióticos; tratamento do comprometimento respiratório com estimulação do nervo frênico, ventilação mecânica e outros métodos; tratamento de lesão por pressão; manejo da ossificação heterotópica com quelantes de cálcio e anti-inflamatórios; drenagem de siringomielia; manejo da espasticidade com antiespasmódicos orais ou intratecais, procedimento cirúrgico ou estimulação da medula espinal; e manejo da dor neuropática central com antiepilépticos, sedativos menores, antidepressivos, bloqueio de nervo ou procedimento cirúrgico.
4. A espasticidade deve ser gerenciada da seguinte maneira:
   a. Mantendo um ambiente calmo e sem estresse.
   b. Permitindo muito tempo para atividades como posicionamento e transferência.
   c. Realizando exercícios de ADM articulares, com movimentos lentos e suaves.
   d. Evitando extremos de temperatura.
   e. Administrando relaxantes musculares, como baclofeno (via bomba ou oral), diazepam e dantroleno, conforme prescrição.
   f. Podendo utilizar injeções de toxina botulínica.
   g. Considerando a clonidina, que tem sido usada para controlar a espasticidade e facilitar a deambulação de pacientes com lesões incompletas.
5. A esfincterotomia externa pode ser usada para dissinergia detrusor-esfincteriana. Outras opções incluem *stents* uretrais e dilatação por balão.
6. O treinamento muscular inspiratório com resistência se mostra promissor na promoção da força muscular respiratória e na redução dos distúrbios respiratórios induzidos pelo sono em pacientes com tetraplegia. Dispositivos de treinamento de resistência são usados para realizar manobras respiratórias em horários programados durante o dia.
7. A reabilitação inclui apoio médico e psicossocial, fisioterapia, avaliação urológica, terapia ocupacional e várias outras intervenções para facilitar maior nível de funcionamento e participação da comunidade.

Complicações

1. Choque medular, com duração de algumas horas até algumas semanas, observado pela perda de todas as atividades reflexas, motoras, sensoriais e autonômicas abaixo do nível da lesão.
2. Parada respiratória, pneumonia, atelectasia que requer ventilação mecânica com lesão cervical.
3. A parada cardíaca pode resultar de traumatismo inicial, agravamento da lesão inicial por edema, lesões e outras patologias concomitantes.
4. Complicações tromboembólicas – em 15% dos pacientes.
5. Infecções – respiratórias, urinárias, lesões por pressão, sepse.
6. Disreflexia autonômica – resposta autonômica exagerada a estímulos abaixo do nível da lesão em pacientes com lesões no nível ou acima de T6 é uma emergência médica e pode resultar em elevação perigosa da PA.
7. Disfunção autonômica acarretando hipotensão ortostática, desregulação térmica e anormalidades vasomotoras.
8. Urológico – pressão de armazenamento da bexiga maior que 35 a 40 cm por causa da bexiga neurogênica pode resultar em deterioração renal; pacientes com LME que têm cateteres urinários internos apresentam risco maior para câncer de bexiga.
9. Íleo paralítico – comum no estágio subagudo e agudo.
10. Ossificação heterotópica – supercrescimento ósseo que ocorre abaixo do nível da lesão a qualquer momento após uma LM.
11. Siringomielia – formação cística na medula espinal pode ocorrer a qualquer momento após uma LM.
12. Depressão – ocorre em 25% dos homens e 47% das mulheres com LME.
13. Lesões por pressão podem ocorrer em até 35% dos pacientes com LME.
14. A espasticidade pode resultar em contraturas.
15. Amenorreia ocorre em 60% das mulheres com LME, geralmente temporária.
16. A dor neuropática ocorre em 34 a 94% dos pacientes com LME.
17. Podem surgir complicações pelo uso do Halo em pessoas com lesões cervicais.
   a. Afrouxamento de pino/anel – pode resultar de reabsorção óssea. Sinais e sintomas incluem aumento da dor, posição alterada do pino e secreção.

b. Infecção – pode resultar de infecções bacterianas. Sinais e sintomas incluem secreção e eritema.
c. Penetração de crânio/dura-máter – pode resultar da penetração da lâmina interna, geralmente devido a uma queda. Sinais e sintomas incluem cefaleia, distúrbios visuais e vazamento de LCR no local do pino.
d. Disfagia e dificuldades respiratórias – podem resultar do posicionamento do Halo ou do colete. Sinais e sintomas incluem dificuldade de engolir e respiratória.

Avaliação de enfermagem

1. Avalie o estado cardiopulmonar e os sinais vitais para ajudar a determinar o grau de disfunção autonômica, especialmente em pacientes com tetraplegia.
2. Determine LOC e função cognitiva, indicando TCE ou outra patologia.
3. Realize avaliações motoras e sensoriais frequentes de tronco e membros – a extensão dos déficits pode aumentar devido a edema e hemorragia. Posteriormente, o aumento dos déficits neurológicos e da dor pode indicar o desenvolvimento de siringomielia.
4. Observe os sinais e sintomas de choque medular, como paralisia flácida, retenção de urina, ausência de reflexos.
5. Avalie a função intestinal e vesical.
6. Analise qualidade, localização e gravidade da dor.
7. Realize avaliação psicossocial para verificar motivação, rede de apoio, problemas financeiros ou outros.
8. Avalie indicadores de impotência, incluindo expressão verbal da total falta de controle sobre a situação, depressão, não participação, dependência de outros, passividade.

Diagnósticos de enfermagem

- Padrão respiratório ineficaz relacionado com a paralisia dos músculos respiratórios ou do diafragma
- Mobilidade física prejudicada associada à disfunção motora
- Integridade da pele prejudicada relacionada com a imobilidade e o déficit sensorial
- Retenção urinária associada à bexiga neurogênica
- Constipação intestinal ou incontinência intestinal relacionada com o intestino neurogênico
- Risco de lesão associado a disreflexia autonômica e hipotensão ortostática
- Impotência relacionada com perda de função, reabilitação prolongada e depressão
- Disfunção sexual associada à disfunção erétil e às alterações da fertilidade
- Dor crônica relacionada com as alterações neurogênicas.

Intervenções de enfermagem

Alcance de padrão respiratório adequado

1. Para pacientes com lesões nos níveis mais altos, monitore continuamente as respirações e mantenha patentes as vias respiratórias. Esteja preparado para intubar se ocorrer fadiga ou parada respiratória.
2. Avalie frequentemente a tosse e a capacidade vital. Ensine tosse efetiva se o paciente for capaz (ver Boxe 15.5).
3. Forneça fluidos adequados e umidificação do ar inspirado para liberar as secreções.
4. Faça aspiração, conforme necessário. Observe a resposta vagal (bradicardia – deve ser temporária).
5. Quando apropriado, implemente um esquema de fisioterapia torácica para auxiliar na drenagem pulmonar e prevenir infecção.
6. Monitore os resultados dos valores de gasometria arterial, radiografia de tórax e culturas de escarro.

Boxe 15.5 Tosse assistida.

Muitos pacientes com tetraplegia apresentam comprometimento dos músculos diafragmáticos e intercostais. O resultado é uma tosse fraca ou ineficaz. Para aumentar a eficácia mecânica da tosse, realize ou ensine a técnica de tosse assistida.

1. Posicione o paciente em decúbito dorsal, na posição semi-Fowler baixa.
2. Coloque a palma das mãos sobre o ângulo costofrênico da caixa torácica do paciente.
3. Com a cabeça do paciente virada, peça a ele para hiperventilar e expirar uma ou duas vezes. Permita que suas mãos se movam com o paciente.
4. Durante a próxima respiração, peça ao paciente para respirar fundo e tossir enquanto expira.
5. Enquanto o paciente tosse, empurre as mãos para baixo e para dentro (inferior e medialmente), para adicionar força ao diafragma durante a expiração.
6. Permita uma ou duas respirações normais e repita o procedimento.

Alerta de enfermagem
O posicionamento incorreto da mão pode causar danos a órgãos internos, costelas e processo xifoide.

7. Prenda a chave do Halo no colete ou na tração do Halo para o caso de o colete precisar ser removido para suporte básico ou avançado de vida ou dificuldade respiratória.

Promoção da mobilidade

1. Coloque o paciente em um colchão firme até a estabilização da medula espinal. Após a estabilização, vire o paciente a cada 2 horas em uma superfície de redução de pressão, garantindo um bom alinhamento. Leitos especializados, como a cama giratória cinética, podem ser usados.
2. Faça a imobilização da coluna do paciente com LM instável.
3. Realize exercícios de ADM para evitar contraturas e manter o potencial de reabilitação.
4. Monitore a PA com alteração de posição do paciente com lesões acima da área torácica média, para evitar hipotensão ortostática.
5. Incentive a fisioterapia e a prática de exercícios conforme tolerado. A estimulação elétrica funcional pode facilitar a marcha independente.
6. Incentive a atividade de musculação para prevenir a osteoporose e o risco de cálculos renais.

Alerta de enfermagem
Nunca tente reposicionar o paciente segurando pelo Halo ou qualquer outro dispositivo de estabilização. Pode resultar em danos graves a cérebro, cabeça ou vértebras.

Proteção da integridade da pele

1. Preste atenção especial aos pontos de pressão ao reposicionar o paciente. Os requisitos de assento e mobilidade devem ser determinados.
2. Obtenha um colchão de alívio de pressão, uma cadeira de rodas e uma almofada apropriada.
3. Inspecione diariamente o desenvolvimento de lesão por pressão sobre proeminências ósseas, incluindo a parte de trás da cabeça, orelhas, tronco, calcanhares e cotovelos. Verifique a região sob dispositivos de estabilização para áreas de pressão, particularmente nas escápulas. Use uma ferramenta de avaliação de risco para determinar o risco de desenvolver lesão por pressão.
4. Mantenha a pele limpa, seca e bem lubrificada.

5. Vire o paciente no mínimo a cada 2 horas e instrua-o a transferir o peso do corpo alternadamente na cadeira de rodas a cada 15 minutos. Em intervalos, coloque o paciente em decúbito ventral, a menos que seja contraindicado.
6. Institua o tratamento para lesões por pressão imediatamente e alivie a pressão para promover a cicatrização.

Promoção da eliminação urinária

1. Considere o uso de cateterismo intermitente, tipicamente começando a cada 4 horas, como alternativa ao cateter de demora.
2. Se o paciente tiver uma lesão do neurônio motor superior (acima de L1) e nenhum cateter de demora, promova a micção reflexa dando tapinhas sobre a bexiga, puxando gentilmente os pelos pubianos do paciente ou acariciando a parte interna da coxa.
3. Se o paciente tiver uma lesão do neurônio motor inferior (L1 ou abaixo) e nenhum cateter permanente, promova a micção usando a manobra de Credé na bexiga, comprimindo suavemente a área suprapúbica para promover a micção.
4. Incentive a ingestão de 3.000 a 4.000 mℓ de líquido por dia (2.000 mℓ/dia se for usado cateterismo intermitente) para evitar infecção e cálculos urinários. Distribua a ingestão de líquidos por um período de 24 horas, para evitar a superdistensão da bexiga. Os sucos devem ser incentivados para ajudar a diminuir o pH urinário (inibindo a produção de cálculos) e a adesão bacteriana ao cateter.
5. Monitore a retenção de urina, percutindo a área suprapúbica para embotamento. Cateterize a urina residual após a micção ou usando dispositivos não invasivos como o *bladder scan*.[14]
6. Antibióticos profiláticos para a prevenção de infecções urinárias recorrentes não são indicados, devido ao aumento na quantidade de organismos resistentes.
7. O uso de biofilmes e outros materiais que inibam a adesão de patógenos aos cateteres está sendo explorado.

Promoção da eliminação intestinal

1. Avalie os ruídos intestinais e observe para distensão abdominal. O íleo paralítico é comum imediatamente após a lesão.
2. Incentive dieta altamente calórica, rica em proteínas e em fibras (15 g) quando a comida for tolerada.
3. Verifique se existem restos de fezes soltas no reto e realize exame retal para verificar se há impactação fecal; remova a matéria fecal, se necessário.
4. Institua um programa de cuidado intestinal o mais cedo possível.
   a. Agende cuidados intestinais na mesma hora do dia, para desenvolver um resultado previsível.
   b. Estimule o reflexo gastrocólico 30 minutos antes do tratamento intestinal com ingestão de alimentos ou líquidos.
   c. Realize cuidados intestinais com o paciente em uma cadeira higiênica ou deitado do lado esquerdo; o procedimento não deve demorar mais de 2 horas.
   d. Use massagem abdominal, respiração profunda, fluidos quentes e inclinação do corpo para a frente, para aumentar o sucesso.
5. Para pacientes com lesões do neurônio motor superior, realize cuidados intestinais reflexos.
   a. Insira um supositório de glicerina ou bisacodil ou minienema (4 mℓ).
   b. Como alternativa, use a estimulação digital, com o dedo enluvado e lubrificado – faça um movimento semicircular contra a parede posterior do reto. Repita a cada 5 a 10 minutos até que a evacuação esteja completa.
   c. Para pacientes com lesões no neurônio motor inferior, realize cuidados intestinais para arreflexia, realizando a eliminação manual das fezes.
6. Peça ao paciente para realizar a manobra de Valsalva (após a eliminação urinária, para evitar o refluxo vesicoureteral da urina).
7. Para constipação intestinal crônica sem alívio por abordagens mais conservadoras, considere um agente formador de volume ou laxante 8 horas antes do tratamento intestinal.

Prevenção da disfunção autonômica e hipotensão ortostática

1. Esteja atento aos sinais de disreflexia autonômica (ver Boxe 15.6), tente evitar fatores desencadeantes, avalie as causas e trate como indicado.
2. Esteja atento, previna e controle a hipotensão ortostática, especialmente em pacientes com LM cervical.
3. Use a mesa inclinada, conforme prescrição, para aumentar gradualmente a capacidade de o paciente tolerar a posição sentada após uma LM aguda.
4. Outras estratégias conservadoras consistem no uso de meias elásticas, cinta abdominal e dieta rica em sal.
5. Administre um simpatomimético, como efedrina ou pseudoefedrina, conforme prescrição, antes de o paciente ser transferido para a cadeira de rodas.

Alerta farmacológico
Deve-se ter cautela com pacientes com lesão medular que estejam tomando antidepressivos tricíclicos devido à disfunção autonômica. Os pacientes com LME são mais vulneráveis a efeitos adversos anticolinérgicos e hipotensão ortostática. Além disso, inúmeras reações potenciais a medicamentos estão associadas aos inibidores da monoamina oxidase e à LME.

Capacitação do paciente

1. Explique todos os procedimentos para o paciente. Responda às suas perguntas.
2. Certifique-se de que o paciente desempenhe um papel integral na tomada de decisões sobre o plano de cuidados. Permita que o paciente faça modificações no plano de tratamento, quando possível.
3. Programe os procedimentos e as sessões de planejamento quando o paciente estiver descansado e experimentando diminuição da ansiedade.
4. Elogie o paciente por ganhos adquiridos de função ou pela sua participação.
5. Discuta técnicas de manejo do estresse, como terapia de relaxamento, aconselhamento e resolução de problemas.
6. Consulte o programa de treinamento vocacional se o paciente expressar interesse.
7. Use o aconselhamento de colegas para obter apoio de outras pessoas com LM.
8. Esteja alerta para sinais de depressão (problemas com sono, perda de interesse, culpa, perda de energia, falta de concentração, alteração no apetite, tristeza) ou risco de suicídio e consulte o conselheiro de saúde mental. Administre medicamentos antidepressivos, conforme indicado.
9. Explore o uso de unidades de controle ambiental não manual, para controlar o ambiente (p. ex., ligar a televisão).

Redução da alteração na sexualidade e fertilidade

1. Incentive o paciente a discutir a expressão alternativa de sentimentos com o parceiro.
2. Aconselhe cuidados intestinais e eliminação urinária antes da relação sexual.

[14]N.R.T.: Dispositivo de ultrassom portátil não invasivo que fornece imagem 3D virtual da bexiga e volume de urina retido dentro dela. (To scan or not to scan? Detecting urinary retention. Davis, Charlotte BSN, RN, CCRN; Chrisman, Jolinda ADN, RN; Walden, Pamela BSN, RN, CHPN, OCN. Nursing Made Incredibly Easy!: July/August 2012 – Volume 10 – Issue 4 – p 53-54.)

Boxe 15.6 Disreflexia autonômica.

Esteja ciente e tente evitar causas comuns de disreflexia autonômica sempre que possível:
- Distensão da bexiga, infecção urinária, cálculos na bexiga ou nos rins
- Anormalidades ou procedimentos urinários
- Distensão intestinal, impactação intestinal
- Roupas, sapatos ou aparelhos apertados
- Estímulos nocivos, como dor, cheiros fortes, pressão.

Esteja alerta para os sinais e sintomas de disreflexia autonômica:
- Aumento súbito e significativo da pressão arterial sistólica (PAS) e diastólica (PAD) entre 20 e 40 mmHg acima da linha de base do paciente. (PAS normal para uma pessoa com tetraplegia é de 90 a 110 mmHg.) Para crianças e adolescentes, um aumento sistólico maior que 15 a 20 mmHg acima da linha de base é significativo
- Cefaleia latejante
- Bradicardia e/ou arritmias cardíacas
- Sudorese profusa, piloereção e rubor acima do nível de lesão (LOI)
- Visão turva e manchas no campo visual
- Congestão nasal
- Apreensão e ansiedade.

Tome as seguintes providências se ocorrer disreflexia autonômica:
- Verifique a pressão arterial (PA); se elevada, ligue imediatamente para o médico
- Sente imediatamente o paciente
- Afrouxe as roupas e outros aparelhos constritivos
- Monitore a PA a cada 2 a 5 min
- Verifique o sistema urinário – cateterize o paciente (use gel de lidocaína a 2% e espere 2 min); se o cateter estiver no lugar, verifique se existem torções na tubulação obstruindo a drenagem; se houver suspeita de bloqueio do cateter, irrigue suavemente com 10 a 15 mℓ de soro fisiológico (use 5 a 10 mℓ em crianças com menos de 2 anos); substitua o cateter se não estiver drenando adequadamente
- Se a PAS permanecer mais alta que 150 mmHg, verifique se existe impactação fecal (use gel de lidocaína a 2% e espere 2 min). Remova as fezes
- Se a PAS permanecer mais alta que 150 mmHg, administre nifedipino de liberação imediata 10 mg (mastigue e engula), pomada de nitroglicerina 2%, 2,5 cm acima do LOI ou outro agente anti-hipertensivo
- Se a disreflexia autonômica ainda não estiver solucionada, verifique as causas adicionais (p. ex., lesão por pressão, unha encravada).

Após o episódio de disreflexia autonômica, documente o seguinte:
- Monitore a PA por pelo menos 2 h para hipertensão recorrente ou hipotensão sintomática. Notifique o médico conforme indicado
- Oriente o paciente quanto a medidas de prevenção e tratamento de complicações
- Certifique-se de que todos os cuidadores entendam a disreflexia autonômica e que o paciente tenha um cartão de identificação especificando LOI e informações de emergência.

3. Avise às mulheres que 90% recuperam os ciclos menstruais regulares em 1 ano. Pode ocorrer gravidez e, em 40% dos casos, o parto ocorre antes das 37 semanas de gestação. Disreflexia autonômica pode ocorrer como uma complicação do parto.
4. Encaminhe o paciente a um urologista ou outro profissional de saúde para explorar as opções de sexualidade.
   a. Mulheres com LME experimentam pouca sensação durante a relação sexual, mas a fertilidade e a capacidade de gerar filhos geralmente não são afetadas.
   b. Homens com LME podem considerar a implantação de uma prótese peniana ou um dispositivo auxiliar para obter ereção. A sildenafila tem sido usado para controlar a disfunção erétil em homens com LM. A ejaculação é mais comum com lesões do neurônio motor inferior ou lesões incompletas; homens com lesões em T10 e acima podem ejacular com vibrostimulação.

Redução da dor

1. Avalie a dor usando uma escala de dor consistente. Comunique alterações em relação à linha de base, novo local ou tipo de dor.
2. Maneje a dor neurogênica com agentes farmacológicos, conforme orientação.
3. Ajude o paciente a avaliar os efeitos do tratamento não farmacológico, como a acupuntura.

Considerações sobre atendimento domiciliar e na comunidade

Promoção da função ideal

1. Determine metas funcionais de curto e longo prazo. Os resultados esperados devem estar relacionados com recuperação motora, nível de independência funcional, integração social e qualidade de vida.
2. Monitore o estado neurológico, incluindo os resultados funcionais, periodicamente ao longo da vida do paciente. Os resultados funcionais podem estar relacionados com:
   a. Sistema respiratório, intestino, bexiga e pele.
   b. Mobilidade no leito/cadeira de rodas, transferências, posicionamento.
   c. Ficar de pé e deambular.
   d. AVD independente, como comer, se arrumar, tomar banho e se vestir.
   e. Comunicação, incluindo fala, conhecimentos de informática, caligrafia, telefone.
   f. Transporte, incluindo direção, uso adaptado de veículos, transporte público.
   g. Domiciliar, incluindo planejamento e preparação de refeições e tarefas.
3. Avalie periodicamente a necessidade de um maior nível de assistência e equipamentos, à medida que o paciente com LM envelhece.
4. Ajude o paciente a providenciar as modificações necessárias em sua casa e a obter assistência financeira para modificações no meio ambiente.
5. Coordene o esforço continuado de reabilitação para garantir apoio social, tratamento farmacológico contínuo e monitoramento de complicações a longo prazo, como depressão; formação profissional; e adaptação a ambientes domésticos e de trabalho. Use a Medida de Independência Funcional ou outro instrumento para definir e alcançar metas em AVD, transferência, locomoção e outros aspectos funcionais.
6. Ensine cuidados intestinais e procedimentos de eliminação urinária ao paciente e a todos os cuidadores para garantir a continuidade.
7. Ensine como cuidar dos dispositivos de tração e imobilização.
8. Procure ajuda de terapeuta ocupacional, fisioterapeuta, terapeuta profissional, terapeuta de lazer e outros especialistas, conforme necessário.
9. Alerte aos cuidadores que a disreflexia autonômica é uma complicação que pode ocorrer até vários anos após uma LM envolvendo T6 e acima. Ensine ao paciente e aos cuidadores medidas preventivas e de tratamento de emergência.

Educação ao paciente e manutenção da saúde

1. Oriente o paciente e a família sobre a fisiologia da transmissão nervosa e como a LM afetou o funcionamento normal, incluindo mobilidade, sensação, função intestinal e vesical.

2. Enfatize que a reabilitação é um processo longo e envolve a adesão à terapia para melhorar a função.
3. Explique que a espasticidade pode se desenvolver de 2 semanas a 3 meses após a lesão e pode interferir nos cuidados de rotina e nas AVDs.
4. Ensine o paciente a proteger a pele contra o desenvolvimento de lesão por pressão por meio do reposicionamento frequente no leito, transferindo o peso do corpo alternadamente a cada 15 minutos, enquanto estiver na cadeira de rodas, evitando forças de cisalhamento e fricção.
5. Ensine a inspeção diária da pele para verificar o desenvolvimento de lesões por pressão, usando um espelho, se necessário.
6. Incentive o aconselhamento sexual, se indicado, para promover satisfação nos relacionamentos pessoais.
7. Ensine a importância dos cintos de segurança.

Reavaliação: resultados esperados

- Respirações adequadas, valores de gasometria arterial dentro dos limites normais
- Reposicionamento por hora, sem alterações ortostáticas
- Nenhuma evidência de lesão por pressão ou TVP
- Micção por reflexo (ou arreflexia), sem retenção
- Evacuação intestinal controlada
- Nenhum episódio de disreflexia autonômica
- Verbaliza sensação de controle sobre a condição
- Paciente e parceiro explorando sexualidade e opções sexuais
- Relata dor a um nível inferior ou igual a 2 ou 3 em uma escala de 1 a 10.

Fraturas por compressão vertebral

Fraturas vertebrais geralmente ocorrem com traumatismo, mas também podem estar associadas a osteoporose ou câncer.

Fisiopatologia e etiologia

1. O corpo vertebral é composto por osso esponjoso (mole) e externamente por osso cortical (duro). A fratura cria uma área de fraqueza no interior da coluna vertebral.
2. Essa fraqueza sofre ainda mais estresse e compressão com estressores biomecânicos normais (atividades que envolvem suporte de peso, como ficar de pé, sentar-se ou levantar-se). Com o tempo, a fratura perde altura, comprimindo o corpo vertebral.
3. A camada de periósteo do osso contém muitos receptores de dor e as atividades de suporte de peso que aplicam pressão sobre o osso fraturado estimulam as terminações nervosas, produzindo dor.
4. Os fatores de risco incluem:
   a. Osteoporose – mulheres com mais de 50 anos; homens com mais de 70 anos; uso prolongado de esteroides.
   b. Câncer metastático – mama, pulmão, rim, próstata, melanoma, mieloma múltiplo.
5. Outros fatores de risco incluem o seguinte:
   a. Fumar.
   b. Inatividade.
   c. Nutrição ruim.

Manifestações clínicas

Considerações gerais

1. Um corpo vertebral pode fraturar sem causar dor debilitante.
2. Os sintomas dependem de localização, extensão, progressão da fratura e efeito sobre as estruturas vizinhas.
3. A maioria das fraturas sintomáticas resulta em dor, embora o desenvolvimento de instabilidade possa causar alterações sensoriais, perda de reflexo e fraqueza muscular por comprometimento do canal.

Cervical

1. Dor e rigidez no pescoço, na parte superior dos ombros e na região da escápula.
2. Dor com rotação, flexão e extensão.
3. Parestesias e dormência nos membros superiores.
4. Fraqueza nos membros superiores.

Torácica/Lombar

1. Dor lombar no local da fratura.
2. Dor agravada com atividade e aliviada com repouso e flexão.
3. Cifose progressiva ou deformidade postural da coluna lombar. A cifose torácica progressiva diminui a capacidade pulmonar e pode comprometer a função pulmonar.
4. Verifique a sensibilidade à palpação no exame clínico.

Avaliação diagnóstica

1. Radiografias simples (planos anteroposterior e lateral) – avaliam a estrutura, a perda de altura e o alinhamento vertebral.
2. TC – avaliação da extensão da fratura e do comprometimento do canal.
3. RM – o diagnóstico diferencial inclui processo infeccioso ou lesão metastática. A RM tem maior sensibilidade para anormalidades dos tecidos moles.
4. Exame ósseo – avaliação das alterações microscópicas no osso. Identificação de lesões metastáticas adicionais, processo infeccioso, fraturas microscópicas.

Manejo

Tratamento conservador

1. Órtese/suporte; calor ou frio na área afetada.
2. Fisioterapia.
3. Medicação anti-inflamatória.
4. Analgésicos, opioides podem ser necessários durante a fase aguda.
5. Tratamento e prevenção da osteoporose.

Intervenção cirúrgica e invasiva

1. Intervenção cirúrgica – a instrumentação da medula espinal não é considerada uma opção em pacientes com osteoporose avançada secundária ao risco de não fusão e falha de *hardware* de dispositivos.
2. Vertebroplastia – injeção de metacrilato de metila (cimento ósseo) com bário (radiopaco) no corpo vertebral para estabilização.
3. Cifoplastia – restauração parcial da altura da vértebra pela colocação percutânea de um balão no corpo vertebral, insuflação do balão com solução radiopaca (cria uma cavidade) e esvaziamento e remoção do balão, seguidos da inserção de metil metacrilato com bário. Pode ser feito sob sedação moderada ou anestesia geral. Risco reduzido de vazamento da cola, secundário à criação da cavidade.

Complicações

1. Embolia pulmonar devido ao vazamento de cimento no sistema venoso após uma vertebroplastia ou cifoplastia.
2. Comprometimento da medula espinal ou da raiz nervosa devido a vazamento de cimento após uma vertebroplastia ou cifoplastia.
3. Espasmos musculares relacionados com falta de condicionamento pré-procedimento e alteração postural pós-procedimento.

Avaliação de enfermagem

1. Realize avaliações repetidas da função motora e sensorial.
2. Avalie a sensibilidade localizada.
3. Analise o nível de dor na escala de 1 a 10.

Diagnósticos de enfermagem

- Dor aguda relacionada com a área de compressão
- Risco de lesão associado a procedimento invasivo e recuperação.

Intervenções de enfermagem

Redução da dor

1. Administre ou ensine a autoadministração de analgésicos como prescrito. Informe o paciente sobre os potenciais efeitos adversos (sedação, constipação intestinal, desconforto gastrintestinal). Aconselhe o uso de emolientes fecais de venda livre.
2. Administre ou ensine a autoadministração de anti-inflamatórios, conforme prescrição. Aconselhe ingestão de alimentos ou antiácidos para evitar complicações gastrintestinais.
3. Ensine a autoadministração de relaxantes musculares, conforme prescrição. Informe o paciente sobre potenciais efeitos adversos da sedação.
4. Instrua a correta aplicação e o uso da órtese, se prescrito.
5. Aplique gelo ou calor úmido na área afetada das costas, para alívio da dor de acordo com a resposta do paciente.
6. Inspecione a pele várias vezes ao dia, especialmente a área sob dispositivos de estabilização, à procura de hiperemia e desenvolvimento de evidências de lesão por pressão. Lesões por pressão podem causar dor grave.
7. Oriente o paciente sobre vertebroplastia ou cifoplastia, conforme indicado.
   a. Uma a duas pequenas punções com uma agulha de grande calibre serão feitas no local do corpo vertebral a ser tratado. O nível será verificado por fluoroscopia antes da inserção do cimento ósseo.
   b. O atendimento de rotina após o procedimento inclui avaliação dos sinais vitais e da função neurológica, controle da dor e deambulação, conforme prescrição. Avalie o movimento e a sensibilidade nos membros. Comunique qualquer novo déficit. A TC da coluna pode ser solicitada se houver suspeita de invasão na medula espinal ou na raiz nervosa.
8. Incentive a adesão aos tratamentos fisioterapêuticos, conforme prescrição.

Prevenção de complicações respiratórias no pós-operatório

1. Monitore os sinais vitais, avalie o estado respiratório e comunique quaisquer dificuldades respiratórias. Radiografia de tórax ou TC do tórax (protocolo de embolia pulmonar [EP]) podem ser solicitadas se houver suspeita de EP.
2. Administre analgésicos e AINEs para controlar a dor da incisão e a inflamação muscular resultante do procedimento. É preciso diferenciar um aumento na frequência respiratória resultante de dor e ansiedade de um evento hipóxico.
3. Reforce a importância do repouso no leito por 2 a 3 horas; o paciente pode virar-se de um lado para o outro, conforme indicado. Deve aumentar gradualmente a atividade, conforme tolerado.
4. Coloque o paciente em posição confortável. Pode aplicar calor ou frio nos músculos afetados caso ocorra espasmo e administrar um relaxante muscular, conforme indicado.
5. Comunique qualquer aumento na dor, fraqueza ou dificuldades respiratórias. Ausculte os pulmões e comunique anormalidades.

Educação ao paciente e manutenção da saúde

1. Avise o paciente sobre a restrição de carregar pesos de 5 a 10 kg por 1 semana após vertebroplastia/cifoplastia, conforme prescrição, e para evitar atividades extenuantes. O nível de atividade pode ser aumentado gradualmente conforme indicado pelo estado do paciente.
2. Demonstre a mecânica corporal adequada a ser usada para dobrar o corpo, alcançar e levantar coisas nas diferentes atividades.
3. Alterne frio e calor em intervalos de 20 minutos, 5 a 6 vezes/dia, conforme necessário.
4. O paciente não deve tomar banhos de imersão durante 1 semana, para melhorar a cicatrização nos locais de punção.
5. Incentive o paciente a fazer diariamente exercícios de alongamento e fortalecimento para os músculos das costas e exercícios aeróbicos para resistência.
6. A fisioterapia pode ser indicada para recondicionamento, terapia com calor e massagem.
7. Instrua o paciente a comunicar quaisquer alterações na função neurológica ou recorrência da dor.

Reavaliação: resultados esperados

- Verbaliza redução da dor
- Sinais vitais estáveis, respirações sem esforço, deixa o leito sem dificuldade.

Lesão de nervos periféricos

Lesão de nervos periféricos (LNP) é uma lesão dos nervos no membro superior (p. ex., radial, ulnar, mediana) ou no membro inferior (p. ex., peroneal, ciática, femoral, tibial). A LNP pode incluir lesão aos principais nervos, raiz nervosa, plexo (p. ex., braquial ou lombar) e outros locais periféricos.

Fisiopatologia e etiologia

1. A incidência de LNP é de aproximadamente 2 a 3% em populações com múltiplas lesões. Os homens têm maior incidência que as mulheres.
2. Danos por LNP podem ocorrer por meios congênitos, traumáticos, químicos, patológicos, térmicos ou mecânicos. Traumatismo focal é a mais comum de todas as LNPs. As lesões podem ser diretas (p. ex., projéteis) ou indiretas (p. ex., gesso).
3. O local mais frequentemente de lesão é o membro superior, especificamente o braço. As LNPs da infância ocorrem predominantemente nos membros inferiores.
4. Uma lesão no nervo causa comprometimento da função axonal e, possivelmente, ruptura da mielinização. Aproximadamente 50% dos nervos motores e 75% dos nervos cutâneos são mielinizados. As células de Schwann contêm múltiplos axônios. Os axônios mielinizados aumentam a condução entre os nódulos, acelerando a transmissão, quando comparada aos axônios não mielinizados. As fibras são classificadas de acordo com o diâmetro, a velocidade de condução, a mielinização e o alvo.
5. A regeneração sensorial, ao contrário da regeneração motora, pode levar anos após uma LNP.
6. As lesões nervosas são classificadas de acordo com o sistema Sunderland, que estabelece graus de função nervosa, nos quais se baseia a recuperação e a necessidade de cirurgia.
   a. LNP de primeiro grau (neurapraxia) – existe comprometimento da condução, mas a anatomia está intacta. A recuperação completa é antecipada em 3 meses.
   b. LNP de segundo grau (axonotmese) – a degeneração walleriana ocorre distalmente ao local da LNP e os axônios se desintegram. Uma recuperação completa é antecipada.
   c. LNP de terceiro grau – ocorre cicatrização do tubo endoneural. Os axônios recuperam 2,5 cm por mês. Uma recuperação incompleta é antecipada.
   d. LNP de quarto grau (p. ex., lesão por esmagamento) – a regeneração axonal é bloqueada pelo tecido cicatricial. O reparo cirúrgico geralmente é necessário.
   e. LNP de quinto grau (p. ex., traumatismo penetrante) – o nervo periférico é cortado. É necessária uma intervenção cirúrgica.

7. A neuropatia de compressão depende da quantidade e extensão da força de compressão. Ocorrem edema, espessamento do tecido conjuntivo e desmielinização segmentar de fibras grandes.
8. A função útil pode ser alcançada quando até 75% dos axônios estão danificados.

Manifestações clínicas

1. Paralisia flácida.
2. Reflexos tendinosos profundos ausentes.
3. Músculos atônicos/hipotônicos.
4. Atrofia muscular progressiva.
5. Pico de fasciculações em 2 a 3 semanas após a lesão.
6. Alterações tróficas – a pele se torna quente e seca 3 semanas após a lesão e, em seguida, torna-se fria e cianótica, com perda de pelos, unhas quebradiças e ulceração.
7. Causalgia (síndrome de dor crônica) – a dor neuropática pode se apresentar como sensação de arrepio, eletricidade, formigamento ou ardência. (Geralmente, acompanha a distribuição nervosa sensorial cutânea da LNP.)
8. Específico para a área afetada:
   a. Lesão do nervo radial – fraqueza na extensão, possível queda do punho, incapacidade de agarrar objetos/cerrar os punhos, sensação prejudicada no antebraço posterior e no dorso da mão.
   b. Plexo braquial – dificuldade na abdução do ombro, fraqueza com supinação e flexão do antebraço (parte superior do tronco), extensão do antebraço (tronco médio) ou paralisia e atrofia dos pequenos músculos da mão (tronco baixo).
   c. Lesões dos nervos medianos e ulnares – perda de função sensorial (nervo mediano) e motora (ulnar) na mão (pronação, oposição do polegar, paralisia dos músculos flexores mais finos).
   d. Femoral – fraqueza do joelho e da extensão do quadril, atrofia do quadríceps, ausência de reflexo patelar, perda da sensação na face anterior da coxa.
   e. Peroneal comum – queda do pé, perda sensorial no dorso do pé, dificuldade na eversão.
   f. Ciático – queda do pé, dor em glúteos e coxas, perda de flexão do joelho, fraqueza/paralisia dos músculos abaixo do joelho.
9. A compressão crônica do nervo pode começar com sinais e sintomas intermitentes, que podem ocorrer apenas com manobras específicas, como pressão digital ou posicionamento. Por exemplo, danos ao plexo braquial, com aprisionamento na junção supra/infraclavicular, podem provocar sintomas após a elevação do braço por 1 minuto. Na síndrome do túnel do carpo (compressão do nervo mediano), a flexão do punho ou a pressão externa aplicada proximalmente ao túnel do carpo podem provocar sintomas.

Avaliação diagnóstica

1. O exame eletrodiagnóstico consiste em estudos de condução nervosa (sensorial, motora, mista) e exame com eletrodos de agulha.
   a. O exame eletrodiagnóstico testa apenas grandes axônios mielinizados; não avalia dor, temperatura ou parestesia.
   b. Pode confirmar a ocorrência de LNP e determinar o tipo de axônio, fisiopatologia, gravidade, localização e prognóstico da lesão.
2. A ultrassonografia muscular avalia a extensão do envolvimento muscular e as lesões nervosas agudas.
3. RM e estudos eletrofisiológicos, como eletroneurografia e EMG, detectam o local e o grau de lesão nervosa.
4. Exames por imagem da musculatura podem detectar atrofia e alteração mesenquimal dos músculos esqueléticos.
5. O sinal de Tinel (tocar os axônios do nervo em regeneração produz parestesia na distribuição normal do nervo) revela a taxa de regeneração axonal.

Manejo

1. A microcirurgia reaproxima as terminações nervosas periféricas cortadas. Quanto mais cedo o reparo for realizado, melhores as chances de recuperação. O reparo microcirúrgico pode ser feito com coaptação sem tensão, usando tecnologia como solda a *laser* de gás carbônico, colagem de fibrina e acoplamento de anel. Enxertos de nervos autógenos são o padrão-ouro.
2. O reparo primário do nervo (neurorrafia) pode ser feito dentro de 1 semana após a lesão (p. ex., feridas abertas – exceto tiros). O reparo secundário do nervo é realizado após 1 semana (p. ex., lesão por esmagamento com dano nos tecidos moles). Nos nervos parcialmente transeccionados, a cirurgia pode demorar de 2 a 3 meses para determinar se ocorrerá regeneração.
   a. Enxerto de nervos – são usados dois locais de neurorrafia. Enxertos nervosos finos e cutâneos com grandes fascículos e tecido conjuntivo mínimo são ideais. Os locais doadores mais comuns incluem o nervo sacral (aspecto lateral do pé), nervo cutâneo antebraquial lateral (antebraço lateral) e nervo cutâneo mediano antebraquial (braço e cotovelo medial). Pequenos segmentos de enxertos nervosos podem ser colocados para criar uma ponte e facilitar o crescimento de células axonais e de Schwann. Os "conduítes" nervosos, conectores de locais nervosos, podem ser compostos de osso, veia, artéria, silicone ou outro material.
   b. Neurorrafia terminolateral – a terminação nervosa distal lesionada é anexada à lateral de um nervo saudável.
   c. Transferência de nervo – idealmente, os fascículos do nervo doador estão muito próximos da placa motora muscular-alvo ou do nervo sensitivo alvo. Se o paciente tiver múltiplas lesões nervosas, como uma lesão completa do plexo braquial, a prioridade de transferência do nervo é atribuída para promover a flexão do cotovelo, a abdução do ombro e a rotação externa, respectivamente. As prioridades nos nervos sensoriais são atribuídas ao polegar ulnar e ao dedo indicador radial.
3. A expansão do tecido é usada para compensar o déficit tecidual.
4. O fator de crescimento semelhante à insulina e o fator de crescimento de fibroblastos acidificado aumentaram a regeneração quando administrados sistemicamente ou topicamente, e outros fatores estão sendo investigados.
5. Os corticosteroides podem ser usados para diminuir o edema.
6. A terapia ocupacional pode ser consultada para imobilizar ou engessar o paciente. Talas (p. ex., em mãos) ou gesso podem ser indicados para reduzir a tensão no local da LNP e facilitar a cicatrização. As talas diurnas são normalmente funcionais; as talas noturnas são para posicionamento. O material da tala depende da quantidade de resistência a ser exercida pela órtese, do tamanho da tala e dos movimentos compensatórios do paciente.
   a. Imobilização do nervo radial – talas volares ou dorsais são indicadas se a extensão do punho estiver comprometida.
   b. Imobilização do nervo mediano – uma tala de oposição ao polegar preserva a função de preensão palmar.
   c. Imobilização do nervo ulnar – essa tala funcional e para posicionamento evita a mão em garra, deformidade e contraturas dos dedos quatro e cinco.
7. A flexibilidade se deve principalmente ao alongamento do tecido conjuntivo em oposição à contração muscular. Exercícios passivos e ativos de ADM são essenciais para proporcionar alongamento e evitar contrações. A diatermia por ultrassonografia pode ser usada em músculos profundos, e o calor tópico pode ser usado para músculos superficiais, com o intuito de promover o alongamento. A resistência progressiva e o fortalecimento, incluindo atividades isométricas, são usados para restaurar a função. Estimulação elétrica funcional também pode ser usada.

8. A fibrose, causada por edema, pode ser minimizada pela elevação do membro afetado. O uso de dispositivos de compressão estática graduada (p. ex., mangas, luvas, meias) ou dispositivos de compressão sequencial, um envoltório distal a proximal, também podem minimizar o edema. Da mesma maneira, a massagem pode reduzir o edema.
9. Técnicas de dessensibilização (p. ex., exposição programada a texturas irritantes, vibração) podem ser usadas para gerenciar a hiperestesia. A reeducação sensorial pode ser protetora (compensatória). A restauração sensorial é progressiva, com temperatura e dor retornando primeiro, seguidas por toque leve transitório e vibração.
10. A dor neuropática pode ser tratada por analgésicos tradicionais, antidepressivos (p. ex., tricíclicos), anticonvulsivantes (p. ex., gabapentina), agentes tópicos e transdérmicos (p. ex., capsaicina), AINEs, agonistas alfa-adrenérgicos (p. ex., clonidina), bloqueadores dos canais de cálcio (p. ex., nicardipino) ou estimulação elétrica transcutânea.
11. O tratamento da síndrome do túnel do carpo pode incluir modificação da atividade, AINEs, injeções esteroides em série, vitamina B_6, diuréticos e uma tala de punho por 6 meses. A liberação cirúrgica endoscópica do ligamento também pode ser uma opção.
12. Lesões periféricas complexas, como lesão do plexo braquial, podem exigir tratamento multimodal, incluindo cirurgia, controle da dor e reabilitação funcional. Uma abordagem de equipe multiprofissional é mais eficaz na maximização dos resultados.

Complicações

1. Infecção, se a lesão for penetrante e o local ficar contaminado.
2. Síndrome do compartimento devido a edema ou posicionamento.
3. Atrofia muscular/paralisia flácida; síndrome de desuso.
4. Déficit sensorial.
5. Contraturas.
6. Dor crônica.
7. Danos aos nervos resultantes de reparo cirúrgico.

Avaliação de enfermagem

1. Realize frequentes verificações neurovasculares do membro afetado (pressão, vibração e sensação de discriminação de dois pontos; função motora, força; pulsos; temperatura; recarga capilar; grau de edema).
2. Avalie o grau de dor em uma escala de 0 a 10.
3. Teste os reflexos do membro afetado.
4. Observe os sinais de infecção, se houver uma ferida aberta.
5. Avalie as lesões concomitantes, como traumatismo craniano ou esquelético.

Diagnósticos de enfermagem

- Risco para disfunção neurovascular periférica
- Dor crônica relacionada com a lesão
- Risco de infecção secundário a ruptura dos tecidos, cirurgia.

Intervenções de enfermagem

Proteção da função neurovascular

1. Administre corticosteroides e diuréticos, conforme prescrição, para diminuir o edema e o desenvolvimento da síndrome compartimental.
2. Mantenha o membro elevado para promover a drenagem venosa.
3. Realize a verificação neurovascular para avaliar o *status* da lesão.
   a. Incorpore o sinal de Tinel na avaliação.
   b. Comunique quaisquer alterações nas condições.
4. No pós-operatório, auxilie a equipe de reabilitação na reeducação dos nervos e músculos para alcançar a função.
5. Observe parestesias, dor ou alteração na integridade da pele em áreas de imobilização e gesso.

Promoção do conforto

1. Administre e ensine a autoadministração de analgésicos, conforme prescrição.
2. Eleve o membro afetado.
3. Evite expor áreas denervadas a extremos de temperatura.
4. Aplique dispositivos como talas e tipoias, conforme prescrição.
5. Mantenha a mobilidade com exercícios de ADM. Execute-os com delicadeza, após a administração de analgésicos.

Prevenção de infecção

1. Avalie a ferida e o curativo frequentemente para eritema, calor, edema, odor e drenagem.
2. Monitore a temperatura com sinais vitais para hipertermia e taquicardia, indicando infecção.
3. Incentive exercícios de respiração profunda e deambulação para evitar complicações pulmonares.

Orientação ao paciente e manutenção da saúde

1. Ensine o paciente a cuidar de feridas e curativos, gessos ou talas.
2. Revise o cronograma de analgesia e a necessidade de elevação da área lesada.
3. Ensine exercícios para a área envolvida.
4. Sugira dispositivos de suporte para promover a independência.
5. Enfatize a importância do cumprimento da reabilitação a longo prazo, fisioterapia e avaliações de acompanhamento.
6. Dê apoio a um programa comunitário de prevenção de acidentes, incluindo o uso de cintos de segurança, regulamentos industriais e medidas de segurança esportiva e recreativa.

Reavaliação: resultados esperados

- Estado neurovascular estável; uso funcional do membro
- O paciente relata alívio adequado da dor
- Ferida/local cirúrgico livre de eritema, secreção, odor.

TUMORES DO SISTEMA NERVOSO CENTRAL

Tumores cerebrais

Baseado em evidências

Hayat, M. A. (2015). *Tumors of the central nervous system glioma, meningioma, neuroblastoma, and spinal tumors (Vol. 14).* New York: Springer.

Stupp, R., Brada, M., van den Bent, M. J., Tonn, J. C., & Pentheroudakis, G. (2014). High-grade glioma: ESMO clinical practice guidelines for diagnosis, treatment and follow-up. *Annuals of Oncology, 25*(suppl 3), ii93–iii101.

Neoplasias intracranianas são o resultado da proliferação anormal de células no interior do SNC. Um *tumor* é massa de células cancerígenas no cérebro. Acredita-se que haja uma área circundante de 2 a 3 cm de células cancerígenas com o potencial de se desenvolver em um tumor. Tumores requerem sangue para crescer e precisam recrutar um suprimento vascular para dar suporte às necessidades metabólicas do tumor. Os tumores intracranianos são tumores primários ou metastáticos e a malignidade depende do tipo de célula e da localização. Tumores primários incluem tumores do próprio cérebro, do crânio ou das meninges, da glândula hipófise e dos vasos sanguíneos. Os tumores metastáticos se espalham do local primário do câncer (mama, pulmão, próstata, rim) por meio do suprimento vascular e do sistema linfático. A definição do tipo primário de célula cancerígena determina a modalidade de tratamento e influencia o prognóstico geral.

A etiologia primária do tumor no SNC permanece desconhecida. Uma pesquisa com gliomas identificou que ocorre mutação genética em p53, no cromossomo 17, em 50% de todos os cânceres. A perda de heterozigosidade do braço cromossômico 10q também foi relatada em gliomas, embora a pesquisa continue para potencial de mutação genética e fatores de crescimento, bem como na tentativa de identificar um marcador tumoral. Nenhum risco ambiental conhecido foi identificado. Tumores primários do SNC raramente metastatizam para fora do SNC.

Fisiopatologia e etiologia

Os tumores podem se originar no SNC ou metastatizar de outras partes do corpo (50% de todos os tumores cerebrais) e podem ser benignos ou malignos. Todos os tumores produzem efeitos de lesão de ocupação do espaço (edema, aumento da PIC). A malignidade pode estar relacionada não apenas com tipo de célula e invasividade, mas também com localização e acessibilidade cirúrgica (*i. e.*, o tumor está localizado em uma área do cérebro que não tolera a compressão das estruturas cerebrais ou não é cirurgicamente acessível). Atualmente, a escala de classificação da Organização Mundial da Saúde é usada para classificar os gliomas, embora outras escalas de classificação estejam disponíveis. O sistema de classificação avalia a probabilidade de recidiva e malignidade do tumor de baixo (graus I a II) a alto (graus III a IV) grau. Os tumores surgem de qualquer tecido do SNC (Figura 15.12).

1. Gliomas – tumores das células neuroepiteliais/gliais (tecido de suporte do cérebro; representam 40 a 50% das neoplasias intracranianas):
   a. Astrocitoma – supercrescimento das células astrocitárias (tecido conjuntivo) do cérebro. Os tumores são classificados em uma escala de I a IV, que define o padrão de crescimento, invasividade, infiltração, diferenciação celular, marginação e necrose.
      i. Grau I (astrocitoma policístico) – tumor de baixo crescimento com células bem definidas e infiltração mínima.
      ii. Grau II (astrocitoma) – algumas células atípicas com maior taxa de recorrência e risco de avançar para grau III ou IV com recidiva.
      iii. Grau III (astrocitoma anaplásico) – é altamente invasivo e infiltrativo, com bordas pouco marginadas e um padrão de crescimento rápido e risco de avançar para grau IV com recidiva.
      iv. Grau IV (glioblastoma multiforme) – tumor maligno altamente invasivo, infiltrativo e pouco marginado, com necrose e padrão de crescimento muito rápido (representa 55% dos gliomas).
   b. Oligodendroglioma – supercrescimento de células oligodendrogliais, com calcificação. Começa como um tumor menos invasivo, mas demonstra malignidade à medida que progride. Os lobos frontal e temporal do cérebro são os locais mais comuns. Raro em crianças.
   c. Ependimoma (5 a 6% dos gliomas intracranianos) – supercrescimento das células ependimárias do cérebro. Crescimento lento; comumente ocorre no assoalho do quarto ventrículo; apresenta sinais e sintomas de aumento da PIC e hidrocefalia; 69% dos casos ocorrem em crianças.
   d. Gliomas mistos – dois ou mais tipos de células dentro de um tumor.
   e. Meduloblastoma – tumor maligno pediátrico mais comum. Comumente localizado no quarto ventrículo/verme do cerebelo; padrão de crescimento rápido, altamente invasivo; alto risco de metástase para o LCR.
   f. Hemangioblastoma – tumor benigno raro, comumente localizado na fossa posterior; a doença de von Hippel-Lindau é um hemangioma múltiplo dentro do SNC.
   g. Cisto coloide – um cisto raro que contém células neuroepiteliais; ocorre no terceiro ventrículo.
2. Meningioma – surge do revestimento meníngeo do cérebro. Pode envolver o crânio; é responsável por 20% dos tumores cerebrais

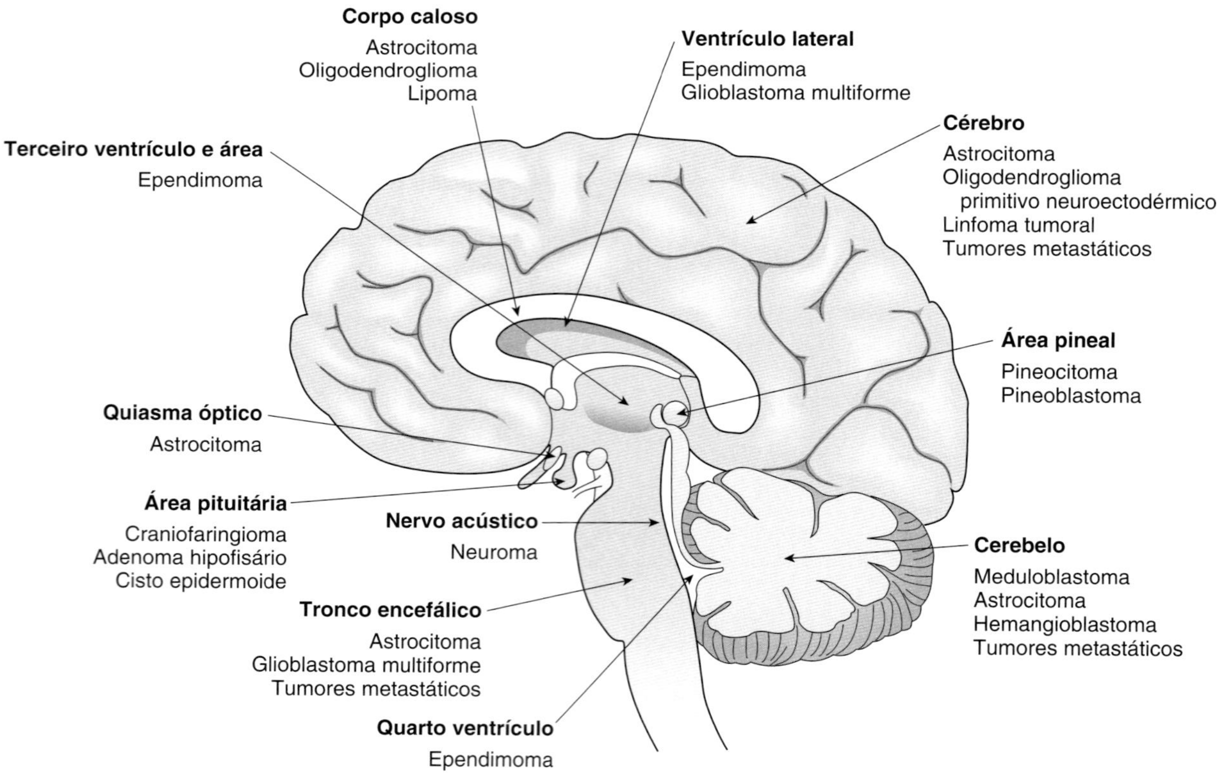

Figura 15.12 Localização comum de tumores encefálicos.

primários (90% são benignos; 10% são atípicos ou anaplásicos). Maior incidência em mulheres com idades entre 40 e 70 anos. Raro em crianças.

a. Meningiomas de grau I são lesões benignas, de crescimento lento e encapsuladas, sem infiltração do tecido cerebral, mas podem ter uma cauda dural.
b. Grau II (meningiomas atípicos), tumores de crescimento rápido com atividade miótica aumentada e maior risco de recidiva após ressecção; risco de evoluir para tumor anaplásico.
c. Grau III (meningioma anaplásico), apresenta características malignas e invasão do tecido cerebral.

3. Tumores do nervo periférico – geralmente tumores benignos que ocorrem secundariamente ao crescimento excessivo da bainha nervosa.
   a. Neuroma acústico/schwannoma, localizado no NC VIII.
   b. Neurofibromatose tipo 1 (von Recklinghausen).
   c. Neurofibromatose tipo 2.
4. Tumores da hipófise.
   a. Adenoma hipofisário, ocorre principalmente na parte anterior da hipófise e pode ser:
      i. Tumor secretor – prolactina (causa amenorreia/galactorreia em mulheres, impotência em homens e infertilidade em ambos os sexos) hormônio adrenocorticotrófico (causa síndrome de Cushing) ou hormônio de crescimento (causa acromegalia).
      ii. Tumor não secretor.
   b. Craniofaringioma (considerado um tumor de desenvolvimento) – uma lesão cística benigna com calcificação, ocorrendo na margem anterior da hipófise. Cinquenta por cento ocorrem em crianças.
5. Tumores de células germinativas e cistos semelhantes a tumores.
   a. Cistos dermoides – ocorrem na camada ectodérmica e contêm pelos e glândulas sebáceas.
   b. Cistos epidermoides contendo restos celulares e queratina.
   c. Tumor pineal – supercrescimento de células germinativas, células pineais ou tipos germinativos mistos (inclui teratomas) dentro da região pineal (mais comum em crianças e homens).
   d. Cordoma – neoplasia rara que contém remanescente embrionário e ocorre ao longo do eixo neuronal.
6. Tumores hematopoéticos – incluem linfoma maligno primário (tumor do cérebro raro, difusamente infiltrante, ocorre em adultos, alta taxa de recorrência) e linfoma secundário associado à AIDS.
7. Tumores secundários do SNC e lesões metastáticas – geralmente de câncer de pulmão (40 a 50%), câncer de mama (14 a 20%), melanoma (10%), renal (5%) e locais primários indeterminados (10 a 15%). Lesões únicas são comuns com câncer de pulmão e mama, pode ter múltiplas lesões, que são irressecáveis. Indica a disseminação sistêmica do câncer primário.

Manifestações clínicas

As manifestações dependem da localização e da natureza biológica do tumor. Se o tumor estiver em uma área não eloquente do cérebro ou estiver em crescimento lento, os sintomas específicos podem não se desenvolver até os estágios finais do processo. Em vez disso, é possível produzir sintomas generalizados relacionados com o aumento do tamanho do tumor e a área em expansão do edema cerebral em torno das margens. Isso é chamado de "efeito de massa" do tumor.

1. Sintomas generalizados (devido ao aumento da PIC) – cefaleia (especialmente de manhã), vômito, papiledema, mal-estar, alteração da cognição e da consciência.
2. Déficits neurológicos focais (associados à região do tumor):
   a. Área parietal – alterações sensoriais, distúrbios de fala e memória, negligência, déficits visuoespaciais, confusão de direita e esquerda, depressão.
   b. Lobo frontal – alterações de personalidade, comportamento e de memória; fraqueza motora contralateral; afasia expressiva.
   c. Área temporal – distúrbios da memória, alucinações auditivas, afasia receptiva, crises parciais complexas, déficits no campo visual.
   d. Área occipital – agnosia visual e déficits no campo visual.
   e. Área cerebelar – distúrbios de coordenação, marcha e equilíbrio, disartria.
   f. Causas cerebrais – disfagia, incontinência, instabilidade cardiovascular, depressão respiratória, coma, disfunção de NC.
   g. Hipotálamo – perda de controle de temperatura, DI, SIADH.
   h. Hipófise/sela túrcica – déficits no campo visual, amenorreia, galactorreia, impotência, sintomas cushingoides, hormônio de crescimento elevado, pan-hipopituitarismo.
3. Sintomas referidos (relacionados com o edema vasogênico – extracelular – em torno do tumor).
4. Convulsões.

Avaliação diagnóstica

1. TC – com e sem contraste para visualizar tumor, hemorragia, desvio da linha média, edema cerebral.
2. RM – para visualizar tumor; mais útil do que TC.
3. EEG – para detectar o *locus* da irritabilidade, se houver convulsões.
4. Angiografia – para detectar e avaliar o suprimento vascular do tumor.
5. Espectroscopia por RM – avalia os neuroquímicos localizados dentro de um segmento central da lesão; útil na diferenciação entre tumores e lesões infecciosas.
6. RM funcional – avalia a eloquência funcional do tecido cerebral afetado pelo tumor e o tecido em risco, para efeito de massa.
7. Radiografia do crânio – para determinar o envolvimento ósseo, identificar o deslocamento pineal, útil em crianças.
8. Cirurgia com o sistema Stealth guiado por computador ou biopsia estereotáxica – cirurgia interativa por computador ou cirurgia guiada por imagem foi desenvolvida para auxiliar o cirurgião com informações visuais para otimizar e auxiliar no planejamento cirúrgico, e é necessária para diagnóstico definitivo, tipo de célula.

Manejo

A eficácia do tratamento depende do tipo e da localização do tumor, do encapsulamento ou do estado infiltrativo. Tumores em áreas vitais, como no tronco encefálico, ou tumores não encapsulados e infiltrados podem não ser cirurgicamente acessíveis e o tratamento pode produzir déficits neurológicos graves (cegueira, paralisia, deficiência mental). O tratamento é geralmente multimodal.

Alerta de enfermagem
O tratamento de gliomas de alto grau é paliativo. Atualmente, não existe modalidade de tratamento que forneça uma cura definitiva. O tratamento visa aumentar a duração da sobrevida.

1. Cirurgia – remoção/*debulking* por meio de craniotomia, sistema Stealth guiado por computador, ressecção a *laser* ou aspiração ultrassônica.
   a. Craniotomia – o objetivo é a ressecção total do tumor para a remoção máxima de células tumorais. A biopsia pode ser realizada em tumores em locais eloquentes, enquanto a cirurgia pode não ser uma opção para alguns tumores secundários à localização. Ressecção total bruta está associada a maior sobrevida em comparação à ressecção subtotal no glioblastoma multiforme; 10% são inoperáveis com base na localização do tumor.
   b. Craniotomia com o paciente acordado – permite o mapeamento cerebral no intraoperatório.
   c. Cirurgia guiada por imagem – localização intraoperatória da lesão gerada por computador.

d. Ressecção a *laser* ou aspiração ultrassônica – pode aumentar a ressecção cirúrgica.
e. Tratamento endovascular – útil na embolização dos alimentadores arteriais dos meningiomas para reduzir o risco cirúrgico relacionado com perda de sangue.

2. Radioterapia – radiação externa do leito tumoral com borda de 2 a 3 cm.
   a. Terapia convencional diariamente por 6 semanas; mais curta no tronco encefálico.
   b. Radioterapia profilática no tronco encefálico para outros tumores cerebrais com alto risco de metástase.
   c. Braquiterapia – pode usar radioisótopos implantados por meio de cateteres intersticiais para permitir altas doses de medicamentos em tumores malignos de alto grau.
3. Radiocirurgia – a radiocirurgia estereotáxica por meio de bisturi acelerador linear, feixe de prótons ou Gamma Knife® fornece uma dose única e alta de radiação a uma área tumoral direcionada com precisão. Destrói apenas o tecido anormal, limitando os danos ao tecido cerebral circundante.
4. Quimioterapia (a barreira hematencefálica limita a eficácia dos agentes quimioterápicos).
   a. Tumores metastáticos – terapia medicamentosa única ou combinada; pode exigir transplante autólogo de medula óssea (aspirado antes da quimioterapia e posteriormente reinfundido para tratar a depressão da medula óssea).
   b. Glioma primário – pode ser usado como adjuvante da cirurgia e da radioterapia.
      i. A temozolomida, um agente oral, é considerada de primeira linha na quimioterapia para o glioblastoma multiforme.
      ii. A carmustina (BNCU) são discos de quimioterapia biodegradáveis colocados cirurgicamente no leito tumoral durante a remoção do tumor. Até 8 discos são colocados no espaço onde o tumor foi localizado e eles se decompõem lentamente ao longo do tempo.
      iii. O bevacizumabe foi aprovado pela FDA para o tratamento do glioblastoma multiforme recorrente. Estudos demonstram redução no edema cerebral, embora não haja alteração no tempo de sobrevida.
      iv. A imunoterapia (variante III do receptor do fator de crescimento epidérmico) continua a ser pesquisada, embora tenha mostrado resultados promissores em estudos de fase II.
5. Procedimento de *shunt* – para manejo da hidrocefalia, que pode ser obstrutiva ou não obstrutiva, dependendo de local, tipo de tumor, grau de necrose e edema e inflamação associados.
6. Terapia de suporte e medicamentos.
   a. Antiepilépticos para tratamento de atividade convulsiva. Podem ser utilizados como profilaxia.
   b. Dexametasona para reduzir o edema e o edema de radiação; também administrada durante a fase final, para melhorar a qualidade de vida.
   c. A presença de tumores cria um estado hipercoagulável. O uso profilático de anticoagulante pode ou não ser prescrito, embora possa ser necessário em caso de TVP ou EP.
7. Pesquisas atualmente em andamento sobre novas terapias:
   a. Atualmente, existem mais de 50 estudos em andamento avaliando a eficácia da imunoterapia.
   b. O uso de terapia combinada de bevacizumabe e lomustina está atualmente na fase III de avaliação.

Complicações

1. Aumento da PIC e hérnia cerebral; morte.
2. Déficits neurológicos pela expansão do tumor ou tratamento.

Avaliação de enfermagem

1. Avalie os sinais vitais e os sinais de aumento da PIC (ver p. 360).
2. Analise a função de NC, LOC, estado mental, afetividade e comportamento.
3. Monitore convulsões.
4. Verifique o nível de dor, usando escala analógica visual (0 a 10) ou escala facial, conforme indicado.
5. Avalie o nível de ansiedade.
6. Analise os padrões de enfrentamento do paciente e da família, sistemas de apoio e recursos.
7. Se tratado com quimioterapia, verifique a função da medula óssea, monitorando as contagens de neutrófilos e de plaquetas.

Diagnósticos de enfermagem

- Dor aguda relacionada com massa cerebral e intervenção cirúrgica
- Risco para lesão associado a alteração do LOC, possíveis convulsões, elevação da PIC e déficits sensoriais e motores
- Ansiedade relacionada com diagnóstico, cirurgia, radiação e/ou quimioterapia
- Nutrição desequilibrada – ingestão menor que as necessidades corporais, associada ao comprometimento da função neurológica e ao estresse da lesão
- Enfrentamento familiar prejudicado relacionado com mudanças nos papéis sociais e na estrutura.

Intervenções de enfermagem

Veja também mais informações sobre cuidados no tratamento com quimioterapia (p. 113), radioterapia (p. 123) e craniotomia (p. 364).

Alívio da dor

1. Forneça analgésicos durante 24 horas, em intervalos regulares, que não mascarem as alterações neurológicas.
2. Mantenha a cabeceira da cama entre 15 e 30°, para reduzir o congestionamento venoso cerebral.
3. Forneça sala escura ou óculos escuros se o paciente apresentar fotofobia.
4. Mantenha o ambiente silencioso para aumentar a tolerância à dor.
5. Forneça períodos de descanso programados para ajudar o paciente a se recuperar do estresse da dor.
6. Instrua o paciente a deitar-se com o lado operado para cima.
7. Altere a dieta, conforme tolerado, se o paciente sentir dor ao mastigar.
8. Colabore com o paciente de maneira alternativa para reduzir a dor, como o uso de musicoterapia.

Prevenção de lesões

1. Comunique imediatamente ao médico qualquer sinal de aumento da PIC ou piora da condição neurológica do paciente.
2. Ajuste os cuidados para reduzir o risco de aumento da PIC; posicionamento do corpo sem flexão da cabeça, diminuir a flexão do quadril, distribuir os cuidados ao longo do período de 24 horas para permitir que a PIC retorne à linha de base.
3. Monitore dados laboratoriais, culturas de LCR e colorações de Gram e comunique os resultados à equipe médica.
4. Monitore ingestão e o débito hídrico, estudos de osmolalidade e eletrólitos; evite a hiperidratação, que pode agravar o edema cerebral.
5. Monitore a resposta à terapia farmacológica, incluindo os níveis plasmáticos dos medicamentos.
6. Inicie precauções de convulsão; acolchoe as grades laterais da cama para evitar ferimentos se ocorrerem convulsões; tenha equipamento de aspiração disponível.
7. Mantenha a disponibilidade de medicamentos para o tratamento do estado de mal epiléptico (ver p. 428).

8. Inicie precauções contra quedas; grades laterais elevadas em todos os momentos, campainha de chamada próxima ao leito; ajude regularmente com os cuidados pessoais.
9. Gradualmente, inicie o paciente para a deambulação com a assistência, conforme for tolerado, solicite ajuda do fisioterapeuta e do terapeuta ocupacional precocemente, conforme indicado, para evitar quedas.
10. Se o paciente estiver disfágico ou inconsciente, inicie as precauções de aspiração: eleve a cabeceira do leito a 30° e posicione a cabeça do paciente para o lado, para evitar aspiração.
11. Se disfágico, coloque o paciente em posição ortostática e instrua na deglutição sequenciada, para manter a função de alimentação (ver p. 511).
12. Mantenha disponíveis à beira do leito oxigênio e aspirador, em caso de aspiração.
13. Para o paciente com déficits no campo visual, coloque materiais no campo visual.

Redução da ansiedade

1. Forneça um ambiente seguro em que o paciente possa verbalizar suas ansiedades.
2. Ajude o paciente a expressar sentimentos relacionados com medo e ansiedade.
3. Responda às perguntas e forneça informações por escrito.
4. Inclua o paciente e a família em todas as opções de tratamento e agendamento.
5. Introduza técnicas de manejo do estresse.
6. Forneça um cuidado consistente e ofereça continuamente apoio emocional.
7. Avalie os comportamentos usuais de enfrentamento do paciente e forneça suporte nessas áreas.
8. Consulte um assistente social para obter recursos da comunidade.

Alerta de enfermagem
Ansiedade e depressão antes e após a cirurgia estão associadas à menor sobrevida pós-cirúrgica em pacientes com glioblastoma multiforme. As avaliações de triagem podem ser realizadas com instrumentos padrão e níveis indicativos de alto risco de ansiedade ou depressão devem ser comunicados ao médico.

Otimização da nutrição

1. Medique para náuseas antes de mudanças de posição, radioterapia ou quimioterapia, e conforme necessário.
2. Mantenha hidratação adequada, de acordo com as diretrizes para edema cerebral.
3. Ofereça refeições pequenas e frequentes, conforme tolerado.
4. Consulte o nutricionista para avaliar as escolhas alimentares e fornecer as necessidades calóricas adequadas por meio de nutrição enteral ou parenteral se não puder receber nutrição oral.
5. Altere a consistência da dieta, conforme necessário, para aumentar a ingestão.

Fortalecimento da capacidade familiar de enfrentamento

1. Reconheça os estágios do luto.
2. Promova uma relação de confiança.
3. Forneça explicações claras e consistentes sobre procedimentos e tratamentos.
4. Incentive o envolvimento da família nos cuidados desde o início.
5. Estabeleça um meio de comunicação para a família com o paciente quando as respostas verbais não forem possíveis.
6. Consulte o assistente social e o provedor de saúde mental se a família precisar de assistência para se ajustar aos déficits neurológicos.
7. Ajude a família a usar técnicas de controle do estresse e recursos da comunidade, como cuidados temporários.
8. Incentive a discussão com o profissional de saúde sobre o prognóstico e o resultado funcional.
9. Discuta o desenvolvimento de diretivas antecipadas e procuração duradoura. Mantenha uma atitude positiva e defina esse raciocínio como uma maneira de permitir o grau de cuidado definido pelo paciente no advento da deterioração.

Educação do paciente e manutenção da saúde

1. Explique os efeitos adversos do tratamento.
2. Incentive o acompanhamento rigoroso após o diagnóstico e tratamento.
3. Explique a importância da manutenção dos corticosteroides e como gerenciar os efeitos adversos, como ganho de peso e hiperglicemia.
4. Incentive o uso de recursos da comunidade para apoio físico e psicológico, como transporte para consultas médicas, assistência financeira e cuidados temporários.
5. Encaminhe o paciente e a família para mais informações e apoio a agências como o National Institute of Neurologic Disorders and Stroke (*www.ninds.nih.gov*) e a National Brain Tumor Foundation (*www.braintumor.org*).[15]

Reavaliação: resultados esperados

- Relata nível de conforto satisfatório
- Nenhum novo déficit neurológico, convulsões, quedas ou outras complicações
- Expressa diminuição da ansiedade
- Ingestão nutricional que atende às demandas metabólicas
- Paciente e família verbalizam a compreensão do tratamento e dos recursos disponíveis.

Tumores da medula e do canal medular

Os tumores da medula e do canal medular podem ser extradurais (encontrados fora das membranas durais), incluindo cordoma e osteoblastoma; intradural-extramedular (dentro do SAS), incluindo meningiomas, neurofibromas e schwannomas; ou intramedular (dentro da medula espinal), incluindo astrocitomas, ependimomas e neurofibromatose, "tumores em halter". Os tumores vasculares podem afetar qualquer parte da medula ou do canal medular.

Fisiopatologia e etiologia

1. Astrocitomas, caracterizados por expansão assimétrica na medula espinal, são mais comuns em crianças do que em adultos. Os ependimomas, geralmente com cisto, são os tumores intramedulares mais comuns no adulto, mas são raros em crianças. Esses tumores são centrais na medula espinal.
2. Tumores vasculares podem afetar a medula espinal de várias maneiras. Os hemangioblastomas frequentemente causam edema e formação de siringe (cavidade cheia de líquido). Os cavernomas estão localizados na superfície dorsal da medula espinal.
3. Aproximadamente 85% de todos os pacientes com câncer desenvolvem metástase óssea, com a coluna vertebral como local primário. A compressão da medula espinal devido ao câncer geralmente se apresenta com paraplegia incompleta, envolvendo a coluna torácica.
4. A causa para o crescimento anormal das células é desconhecida.
5. Tumores extradurais disseminados para os corpos vertebrais.
6. Pode resultar em compressão da medula espinal e/ou do nervo.

[15]N.R.T.: No Brasil, encaminhe o paciente para o "Instituto Vencer o Câncer", fundação sem fins lucrativos que tem, dentre seus objetivos, informar, apoiar e acolher pacientes e familiares diante do diagnóstico e tratamento do câncer (*https://vencerocancer.org.br/o-instituto/*). Há, ainda, várias fundações de apoio ao câncer de modo geral, tanto adulto como pediátrico, algumas estaduais ou municipais. Destaca-se, por exemplo o Instituto Nacional de Câncer (*https://www.inca.gov.br*).

Manifestações clínicas

Depende da localização e do tipo de tumor e extensão da compressão da medula.

1. Dor nas costas localizada ou irradiada; pode estar ausente em mais de 50% dos pacientes.
2. Fraqueza do membro com reflexos anormais.
3. Alterações sensoriais.
4. Disfunção vesical, intestinal ou sexual.

Avaliação diagnóstica

1. A radiografia simples ou TC pode detectar uma fratura patológica, colapso ou destruição resultante de massa.
2. RM é sensível à detecção de tumores.

Manejo

1. Duas abordagens cirúrgicas podem ser usadas para controlar tumores da medula:
   a. A descompressão anterior é tipicamente indicada porque a maioria dos tumores da medula espinal é anterior.
   b. A abordagem posterolateral pode ser usada para a excisão de tumores torácicos. Endoscopia, ou outras técnicas cirúrgicas usando instrumentação, pode ser usada para visualizar a parte anterior da medula. Nos tumores torácicos acima de T5, a descompressão posterolateral dispensa a necessidade de uma toracotomia anterior ou esternotomia.
2. Potenciais evocados somatossensoriais e potenciais evocados motores podem ser usados no intraoperatório, para "mapear" o local ideal da medula espinal para incisão e identificar os tratos sensoriais e motores no interior da medula espinal. Esse mapeamento reduz os déficits neurológicos, que frequentemente estão associados a incisões tumorais.
3. Várias técnicas podem ser usadas para remover tumores da medula espinal, incluindo:
   a. Tumores intramedulares são totalmente ressecados. Os corticosteroides são administrados antes e após a cirurgia. A RM verifica as características do tumor no pré-operatório (p. ex., nível exato). Técnicas de microcirurgia a *laser*, ultrassonografia e radiografias podem ser usadas no período intraoperatório. Durante a cirurgia, todo esforço deve ser feito para manter a artéria espinal anterior intacta.
   b. Os tumores vasculares podem ser gerenciados de maneiras diferentes. Os hemangioblastomas geralmente são removidos de fora para dentro por coagulação externa e retração progressiva do tumor antes da remoção. Os cavernomas geralmente são removidos por coagulação externa e retração tumoral progressiva antes da remoção, mas de dentro para fora.
   c. Os tumores neoplásicos podem ser tratados com radiação ou excisados cirurgicamente, usando uma abordagem anterior, porque esses tumores geralmente causam compressão anterior da medula.
4. A radioterapia pode ser usada durante 2 a 4 semanas; os protocolos de dosagem variam. A radiação espinal antes da descompressão cirúrgica pode afetar negativamente a cicatrização de feridas. Em pacientes que tenham bom estado funcional, a radioterapia para um tumor maligno da medula espinal pode melhorar significativamente o tempo de sobrevida.
5. Os corticosteroides, como a dexametasona e a prednisona, em doses moderadas a altas, são indicados para uso antes da radioterapia, com o objetivo de melhorar a taxa de deambulação no paciente parético.
   a. Os corticosteroides não são tipicamente usados em pacientes não paréticos com deambulação.
   b. Devem ser titulados ao longo de 2 semanas antes da descontinuação.
6. A quimioterapia é considerada experimental.
7. Quando comparada a pacientes com LM traumática, a reabilitação de pacientes com tumores da medula espinal é mais curta, no entanto, os pacientes com câncer têm melhora funcional mais limitada do que os pacientes com LME.

Complicações

1. Infarto medular secundário à compressão.
2. Compressão nervosa ou espinal pela expansão do tumor.
3. Tetraplegia ou paraplegia devido à compressão da medula espinal.

Avaliação de enfermagem

1. Realize uma avaliação dos componentes motores e sensoriais do exame neurológico.
2. Avalie a dor, usando uma escala de 0 a 10, conforme indicado.
3. Analise o sistema nervoso autônomo em relação ao nível de lesão – respostas pupilares, sinais vitais, função intestinal e vesical.
4. Verifique a compressão da coluna vertebral ou do nervo – aumento progressivo da dor, paralisia ou paresia, perda sensorial, perda do tônus do esfíncter retal e disfunção sexual.

Diagnósticos de enfermagem

- Ansiedade relacionada com a cirurgia e o resultado
- Dor associada à compressão do nervo
- Risco de disfunção neurovascular periférica relacionada com a compressão do nervo
- Eliminação urinária prejudicada associada à compressão da medula espinal
- Riscos de infecção e de lesão relacionados com a cirurgia.

Intervenções de enfermagem

Alívio da ansiedade

1. Forneça um ambiente de aceitação para o paciente expressar suas ansiedades.
2. Forneça explicações sobre todos os procedimentos. Responda a perguntas ou encaminhe o paciente para alguém que possa responder.
3. Consulte grupos de apoio ao câncer, conforme necessário.
4. Forneça ao paciente e à família informações escritas sobre o processo patológico e as intervenções médicas.
5. Reduza a estimulação ambiental.
6. Promova períodos de repouso, para melhorar as habilidades de enfrentamento.
7. Envolva a família em técnicas de distração.
8. Forneça opções de atendimento quando possível.

Alívio da dor

1. Administre analgésicos, conforme indicado, e avalie o controle da dor.
2. Instrua o paciente no uso de analgesia controlada pelo paciente, se disponível.
3. Oriente o paciente em técnicas de relaxamento, como respiração profunda, distração e imagética.
4. Posicione o paciente de modo a não afetar o local da cirurgia.

Compensação de alterações sensoriais

1. Assegure ao paciente que o grau de comprometimento sensorial/motor pode diminuir durante o período de recuperação pós-operatória, à medida que reduz a quantidade de edema cirúrgico.
2. Instrua o paciente com perda sensorial a examinar visualmente o membro durante o uso, para evitar lesões relacionadas com a falta de percepção tátil.
3. Ensine o paciente com parestesias dolorosas a respeito do uso adequado de gelo, exercícios e repouso.
4. Avalie o paciente com alterações sensoriais e motoras e consulte a fisioterapia para assistência com AVD, deambulação.

Alcance de continência urinária

1. Avalie o padrão de eliminação urinária do paciente.
2. Instrua o paciente na ingestão terapêutica de volume de líquidos e a relação com a eliminação.
3. Ensine ao paciente um método apropriado de eliminação urinária e controle intestinal (ver p. 360).

Prevenção de complicações pós-operatórias

1. Forneça cuidados pós-operatórios de rotina, para evitar complicações.
2. Monitore o local cirúrgico, prevendo sangramento, drenagem de LCR, sinais de infecção.
3. Mantenha o curativo cirúrgico limpo e seco.
4. Limpe o local da cirurgia, conforme prescrição.
5. Acolchoe as grades laterais da cama e a cadeira se o paciente apresentar dormência ou parestesias, para evitar lesões.
6. Apoie o membro frágil/paralítico em uma posição funcional.

Educação ao paciente e manutenção da saúde

1. Incentive o paciente com deficiência motora a usar dispositivos adaptativos.
2. Demonstre o posicionamento e as técnicas de transferência adequadas.
3. Instrua o paciente com perdas sensoriais sobre os perigos de temperaturas extremas e a necessidade de proteção adequada para os pés em todos os momentos.
4. Se o paciente tiver suspeita ou confirmação de neurofibromatose, sugerir encaminhamento para aconselhamento genético. Além disso, incentive o acompanhamento por RM a cada 12 meses, para monitorar a progressão da doença.
5. Consulte os grupos de apoio ao câncer, conforme necessário.

Reavaliação: resultados esperados

- Faz perguntas e discute as opções de cuidados
- Relata alívio da dor
- Relata diminuição das parestesias; deambula no pós-operatório
- Urina em intervalos regulares, sem urina residual
- Tem incisão cicatrizando, pele intacta.

OUTROS DISTÚRBIOS

Distúrbios convulsivos

As *convulsões* (também conhecidas como *crises epilépticas* e, se recorrentes, *epilepsia*) são definidas como uma alteração súbita da atividade cerebral normal que causa alterações distintas no comportamento e na função corporal. Acredita-se que as convulsões resultem de distúrbios nas células do cérebro, que fazem com que emitam descargas elétricas anormais, recorrentes e descontroladas.

Fisiopatologia e etiologia

Fisiologia alterada

1. A fisiopatologia das convulsões é desconhecida. Sabe-se, no entanto, que o cérebro tem certas necessidades metabólicas de oxigênio e glicose. Os neurônios também apresentam certos gradientes de permeabilidade e gradientes de tensão que são afetados por alterações no ambiente químico e humoral.
2. Fatores que alteram a permeabilidade da população celular (isquemia, hemorragia) e a concentração de íons (Na^+, K^+) podem produzir neurônios hiperexcitáveis e demonstrar hipersincronia, produzindo descarga anormal.
3. Uma convulsão pode se manifestar como alteração de comportamento, função motora ou sensorial, relacionada com qualquer localização anatômica no cérebro.

Classificação

A International League Against Epilepsy desenvolveu uma classificação internacional de crises epilépticas que divide as convulsões em duas grandes classes: crises parciais e crises generalizadas. As convulsões de início parcial começam em uma área focalizada do córtex cerebral, enquanto as crises generalizadas têm início registrado simultaneamente nos dois hemisférios cerebrais.

1. *Crises parciais simples* podem apresentar sintomas motores, somatossensoriais, psíquicos ou autonômicos, *sem comprometimento* da consciência.
2. *Crises parciais complexas* apresentam *comprometimento* (mas não perda) de consciência com características parciais simples, automatismos ou apenas comprometimento da consciência.
3. *Crises generalizadas* apresentam perda de consciência com comportamentos convulsivos ou não convulsivos.
4. As crises parciais simples podem progredir para crises parciais complexas e as crises parciais complexas podem secundariamente se tornar generalizadas.

Etiologia

A etiologia pode ser desconhecida ou resultante de uma das seguintes situações:

1. Traumatismo craniano ou cerebral, resultando em tecido cicatricial ou atrofia cerebral.
2. Tumores.
3. Cirurgia craniana.
4. Distúrbios metabólicos (hipocalcemia, hipoglicemia/hiperglicemia, hiponatremia, anoxia).
5. Toxicidade de fármacos, como teofilina, lidocaína, penicilina.
6. Infecção do SNC.
7. Distúrbios circulatórios.
8. Estados de abstinência de drogas (álcool, barbitúricos).
9. Distúrbios neurodegenerativos congênitos.
10. Comportamentos não epileptogênicos, que podem emular convulsões, mas têm origem psicogênica, e não orgânica.

Manifestações clínicas

As manifestações estão associadas à área do cérebro envolvida na atividade convulsiva e podem variar de sensações anormais, atividade motora aberrante, alteração de consciência ou personalidade, até perda de consciência e movimentos convulsivos.

1. Comprometimento da consciência.
2. Distúrbios no tônus muscular ou movimento.
3. Transtornos de comportamento, humor, sensação ou percepção.
4. Distúrbio de funções autonômicas.

Avaliação diagnóstica

1. EEG com ou sem monitoramento de vídeo – localiza o foco epiléptico, a propagação, a intensidade e a duração; ajuda a classificar o tipo de crise.
2. RM, TC – para identificar a lesão, que pode ser a causa da convulsão.
3. SPETC ou PET *scan* – testes adicionais para identificar focos de convulsão.
4. Estudos neuropsicológicos – para avaliar distúrbios comportamentais.
5. Estudos sorológicos ou punção lombar – para avaliar a etiologia infecciosa, hormonal ou metabólica.

Manejo

1. Farmacoterapia – AEDs selecionadas de acordo com o tipo de crise (Tabela 15.9).
2. *Biofeedback* – útil no paciente com auras confiáveis.

Tabela 15.9 Medicações antiepilépticas.

Nome genérico	Formas de apresentação	Doses habituais	Meia-vida
Carbamazepina	• Suspensão: 100 mg/5 mℓ • Comprimido: 200 mg • Tabletes mastigáveis: 100 mg • Comprimidos de liberação prolongada: 100, 200, 400 mg • Cápsulas *sprinkle* de liberação prolongada: 200, 300 mg	• 10 a 40 mg/kg/dia, divididos em 2×, para liberação prolongada; 3× ou 4× ao dia para liberação imediata	Inicial de 20 a 50, então de 5 a 14 h; induz o próprio metabolismo durante as primeiras 2 semanas
Clonazepam	• Comprimidos: 0,5, 1, 2 mg	• 0,01 a 0,3 mg/kg/dia divididos em 3× ou na hora de dormir • 0,5 mg VO 3× – adultos no máximo 20 mg/dia	20 a 40 h
Diazepam (retal)	• Gel retal pediátrico: 2,5, 5, 10 mg • Gel retal adulto: 10, 15, 20 mg	• 2 a 5 anos – 0,5 mg/kg • 6 a 11 anos – 0,3 mg/kg • > 12 anos – 0,2 mg/kg	30 a 60 h
Etossuximida	• Cápsula: 250 mg • Solução: 250 mg/5 mℓ	• 15 a 40 mg/kg/dia divididos em 2×	30 a 60 h
Felbamato	• Comprimidos: 400, 600 mg • Suspensão: 600 mg/5 mℓ	• 15 a 45 mg/kg/dia (ou 1.200 a 3.600 mg) divididos em 3× ou 4×; máximo habitual de 60 mg/kg/dia	14 a 23 h
Fenitoína, fosfenitoína	• Injetável: 50 mg/mℓ (fosfenitoína equivale a 50 mg/mℓ de fenitoína) • Suspensão: 125 mg/5 mℓ, 30 mg/5 mℓ • Comprimidos mastigáveis: 50 mg • Cápsulas: 30, 100 mg	• 4 a 12 mg/kg/dia divididos em 2× ou 3× para crianças recebendo VO; 4× a 2× para adultos recebendo VO; divididos a cada 6 h para dosagem IV	5 a 34 h
Fenobarbital C-IV	• Cápsula: 16 mg • Elixir: 15 mg/5 mℓ, 20 mg/5 mℓ • Comprimido: 8, 15, 16, 30, 32, 60, 65, 100 mg • Injetável: 30, 60, 65, 130 mg/mℓ	• 2 a 6 mg/kg/dia divididos em 4×, até 2× (limite máximo de intervalo para lactentes/crianças pequenas)	40 a 140 h
Gabapentina	• Cápsula: 100, 300, 400 mg • Comprimidos: 600, 800 mg • Solução: 250 mg/5 mℓ	• Inicialmente 10 a 20 mg/kg/dia divididos em 3× ou 4×; titulado até 40 a 60 mg/kg/dia; máximo habitual de 90 mg/kg/dia	5 a 9 h
Lamotrigina	• Comprimidos: 25, 100, 150, 200 mg • Comprimidos mastigáveis: 2, 5, 25 mg	• 200 a 500 mg/dia divididos em 2× • 2 a 15 mg/kg/dia; inicie as dosagens lentamente	12 a 50 h até 70 h com VPA
Lacosamida	• Comprimidos: 50, 100, 150, 200 mg • Solução oral: 10 mg/mℓ • Solução injetável: 10 mg/mℓ	• 200 a 400 mg/dias divididos em 2 doses	12 a 16 h
Levetiracetam	• Comprimidos: 250, 500, 750 mg	• Inicialmente 10 mg/kg VO divididos em 2× ou 500 mg VO divididos em 2×; aumentar a cada 2 semanas, até 40 a 60 mg/kg/dia	Adultos: 7 h
Lorazepam	• Comprimidos: 0,5, 1, 2 mg • Solução: 2 mg/mℓ • Injetável: 2, 4 mg/mℓ	• 0,05 a 0,1 mg/kg/dose; 4 mg/dose máxima; pode repetir em 10 a 15 min	10 a 20 h

Faixa-alvo usual	Mecanismo de ação	Indicações	Efeitos adversos relacionados com a dosagem
4 a 12 mcg/mℓ	Modulação dos canais de sódio	• Simples-parcial[16] • Parcial complexa • Crises generalizadas tônicas/clônicas	Visão dupla ou turva, letargia (reduzida por titulação de dose lenta)
20 a 70 mcg/mℓ	Aumenta o GABA	• Mioclônica • Síndrome de Lennox-Gastaut • Atônica • Ausência	Sonolência (50%), ataxia (30%), perturbações comportamentais (25%), distúrbios do movimento, fala arrastada, hipersecreção
Não aplicável	Aumenta o GABA	• Convulsões repetitivas agudas	Sedação
40 a 100 mcg/mℓ	Reduz a corrente no canal de cálcio do tipo T	• Ausência	Desconforto gastrintestinal, sonolência, soluços, sedação
30 a 100 mcg/mℓ	Bloqueia a ligação de glicina aos receptores NMDA, modula o canal de sódio, aumenta GABA	• Síndrome de Lennox-Gastaut • Crises parciais complexas	Anorexia, perda de peso, vômito, insônia, cefaleia, sonolência; também foram observados casos raros de anemia aplásica (25 casos por 100.000) e insuficiência hepática (8 casos por 100.000)
10 a 20 mcg/mℓ total 1 a 2 mcg/mℓ livre (para pacientes com ligação de proteínas)	Modula os canais de sódio	• Crises tônicas/clônicas generalizadas • Crises parciais complexas • Convulsões simples-parciais	Nistagmo, ataxia, letargia, propilenoglicol em preparação IV pode causar depressão miocárdica, bradicardia, outras alterações no ECG, hipotensão, erupção cutânea
15 a 40 mcg/mℓ	Aumenta o GABA	• Crises tônicas/clônicas generalizadas • Convulsões simples-parciais • Crises parciais complexas	Sedação, embotamento mental, comprometimento cognitivo, hiperatividade, ataxia
4 a 20 mcg/mℓ	Desconhecido	• Convulsões parciais com ou sem crises tônicas/clônicas generalizadas secundárias	Sonolência, tonturas, ataxia, nistagmo, ganho de peso, náuseas, vômito, visão turva, tremor, fala arrastada, edema periférico, dispepsia, soluços
3 a 20 mcg/mℓ	Bloqueia os canais de sódio e a liberação de glutamato	• Convulsões simples-parciais • Crises parciais complexas • Crises tônicas/clônicas generalizadas • Síndrome de Lennox-Gastaut • Ausência	Fadiga, sonolência, ataxia, tonturas, cefaleias, náuseas, vômito, visão dupla ou turva, nistagmo
10 a 20 mcg/mℓ	Modula os canais de sódio	• Tratamento adjuvante para crises focais com ou sem generalização secundária em pacientes com 16 anos ou mais	Tontura, ataxia, fadiga, cefaleia. Tremor, sonolência, distúrbio de equilíbrio, comprometimento de memória, vertigem, astenia, distúrbio da marcha, depressão e bradicardia. Visão turva, diplopia, nistagmo. Náuseas, vômito e diarreia
5 a 50 mcg/mℓ	Inibe a propagação da crise por mecanismo desconhecido	• Convulsões de início parcial	Sonolência (14,8%), astenia (14,7%), dificuldades de coordenação (3,4%), tonturas, nervosismo, problemas comportamentais, diminuição das contagens sanguíneas
50 a 240 mcg/mℓ	Aumenta o GABA	• Estado de mal epiléptico	Sedação com risco de depressão respiratória, amnésia, comportamento anormal, reações de abstinência

(continua)

Tabela 15.9 Medicações antiepilépticas. (*Continuação*)

Nome genérico	Formas de apresentação	Doses habituais	Meia-vida
Oxcarbazepina	• Comprimidos: 150, 300, 600 mg	• Adulto inicialmente 300 mg VO divididos em 2×; aumente semanalmente até a dose de manutenção habitual de 1.200 a 2.400 mg/dia • Crianças inicialmente 10 mg/kg/dia; titular até uma dose de 30 a 60 mg/kg/dia	Fármaco original 1 a 2,5 h; metabólito, 8 a 15 h
Primidona	• Suspensão: 250 mg/5 mℓ • Comprimidos: 50, 250 mg	• 10 a 25 mg/kg/dia divididos em 2× ou 3×; máximo de 2 mg/dia	4 a 20 h (PEMA ½ 30 a 36 h)
Rufinamida	• Comprimidos revestidos: 200 e 400 mg • Suspensão oral: 40 mg/mℓ	• 1.800 a 3.200 mg 2 vezes/dia. Crianças: 45 mg/kg/dia	6 a 10 h
Tiagabina	• Comprimidos; 2, 4, 12, 16, 20 mg	• Adultos: 32 a 56 mg/dia divididos em 2× a 4× (começar com 4 mg VO 4×, ajustar semanalmente) • Crianças: 0,1 mg/kg/dia dividido em 3×, aumentar para 0,6 mg/kg/dia (1 mg/kg/dia com indutores enzimáticos)	2 a 9 h
Topiramato	• Comprimidos: 25, 100, 200 mg • Cápsulas *sprinkle*: 15, 25 mg	• Crianças: inicia-se com 0,5 a 1 mg/kg/dia dividido em 2×; a dose habitual é de 6 a 12 mg/kg/dia divididos em 2× ou 3× • Adultos: 200 a 800 mg/dia divididos em 2×; iniciar lentamente com 25 mg a cada hora, aumentar semanalmente	12 a 30 h
VPA/divalproato de sódio	• Solução: 250 mg/5 mℓ • Cápsula: 250 mg • Cápsulas *sprinkle*: 125 mg • Liberação prolongada: 500 mg • Comprimido: 125, 200, 500 mg	• 15 a 60 mg/kg/dia divididos em 2× ou 3×	7 a 20 h
Vigabatrina	• Comprimids sulcados: 500 mg	• Adultos: 2 a 4 mg/dia divididos em 2× • Crianças: 1 a 2 mg/dia ou 40 a 100 mg/kg/dia	5 a 7 h
Zonisamida	• Cápsula: 100 mg	• Adultos: 200 a 400 mg/dia VO 2× (máximo de 600 mg), inicialmente 100 mg VO 4× e ajustar a cada 2 semanas • Crianças: inicialmente 1 mg/kg/dia, ajustar a cada 2 semanas (máximo de 15 mg/kg/dia)	27 a 60 h

GABA: ácido gama-aminobutírico; NMDA: N-metil-D-aspartato; PEMA: feniletilmalonamida; VPA: ácido valproico.
[16]N.R.T.: A crise focal, previamente referida como **parcial**, significa que o foco epileptogênico é restrito a uma região cerebral (unifocal) ou mais (multifocal). Pode ser uma crise unifocal/multifocal desperceptiva (com perda da consciência – a antiga "**crise focal complexa**") ou perceptiva (com preservação da consciência – a antiga "**crise focal simples**").

Faixa-alvo usual	Mecanismo de ação	Indicações	Efeitos adversos relacionados com a dosagem
10 a 35 mcg/mℓ para o derivado mono-hidroxi	Modula canais de sódio	• Convulsões de início parcial	Cefaleia, sonolência, fadiga, náuseas, tonturas, hiponatremia (toxicidade hematológica não observada até a data); reações dermatológicas (erupção cutânea)
5 a 20 mcg/mℓ	Aumenta o GABA	• Crises tônicas/clônicas generalizadas • Convulsões simples-parciais • Crises parciais complexas	O mesmo que o fenobarbital
10 a 25 mcg/mℓ	Modula canais de sódio	• Tratamento adjuvante de convulsões focais com ou sem generalização secundária. Em crianças > 4 anos, utilizado como tratamento adjuvante de crises associadas à síndrome de Lennox-Gastaut	Sonolência, anomalias de coordenação. Tonturas, distúrbios da marcha e ataxia. Vômito, erupção cutânea, cefaleia, aumento do risco de pensamentos ou comportamento suicida. Contraindicado no paciente com síndrome familiar do QT curto
5 a 70 mcg/mℓ	Inibe a captação neuronal e glial de GABA	• Convulsões de início parcial	Sedação, tontura, comprometimento da memória, desatenção, labilidade emocional, cefaleia, dor abdominal, anorexia, tremor
2 a 25 mcg/mℓ	Modula os canais de sódio, aumenta a atividade do GABA e modula o receptor NMDA	• Convulsões de início parcial • Síndrome de Lennox-Gastaut • Crises tônicas/clônicas generalizadas • Epilepsia mioclônica juvenil	Complicações de fala e linguagem, dificuldade de concentração e atenção, confusão mental, fadiga, parestesias, perda de peso
50 a 150 mcg/mℓ	Desconhecido (pode modular o canal de sódio, aumentar o GABA)	• Crises tônicas/clônicas generalizadas • Ausência • Mioclônica • Convulsões de início parcial • Síndrome de Lennox-Gastaut	Desconforto gastrintestinal, letargia, alterações no ciclo menstrual, trombocitopenia
Desconhecido	Inibe a GABA transaminase (impedindo o metabolismo do GABA)	• Espasmos infantis devido à esclerose tuberosa	Sonolência, fadiga, ataxia, alterações comportamentais, ganho de peso, psicose (em pacientes com predisposição e após retirada abrupta), problemas hematológicos, no campo visual
15 a 40 mcg/mℓ	Modula os canais de sódio e de cálcio tipo T	• Convulsões de início parcial • Convulsões generalizadas • Ausência • Mioclônica • Lennox-Gastaut • Espasmos infantis	Sonolência, psicose (2%)

3. Cirurgia considerada em pacientes refratários a medicações antiepilépticas ou que requeiram o uso de mais de duas AEDs. Procedimentos cirúrgicos padronizados incluem ressecção temporal anteromesial, calosotomia de corpo, hemisferectomia.
4. Cirurgia de estimulação – nos casos refratários à medicação e não candidatos à cirurgia tradicional.
   a. Estimulação do nervo vago – envia impulsos elétricos regulares para o cérebro por meio do nervo vago, para reduzir as convulsões.
   b. Neuroestimulador intracraniano – novo procedimento que monitora a atividade elétrica do cérebro e está programado para fornecer impulsos a uma determinada frequência e amplitude de pulso, para reduzir as convulsões.

Complicações

1. Estado de mal epiléptico (ver Boxe 15.7).
2. Lesões devido a quedas, especialmente lesões na cabeça.
3. Morte súbita inexplicada em pacientes com epilepsia (SUDEP, do inglês *sudden unexplained death in epilepsy patients*).

Avaliação de enfermagem

1. Obtenha o histórico de convulsões, incluindo sinais e sintomas prodrômicos, comportamento convulsivo, estado pós-ictal, história de estado de mal epiléptico.
2. Documente o seguinte sobre a atividade convulsiva:
   a. Circunstâncias antes da crise, como estímulos visuais, auditivos, olfatórios ou táteis; transtornos emocionais ou psicológicos; sono; hiperventilação.
   b. Descrição do movimento, incluindo onde o movimento ou a rigidez começaram; tipo de movimento e partes envolvidas; progressão do movimento; se o início da convulsão foi testemunhado.
   c. Posição dos olhos e da cabeça; tamanho das pupilas.
   d. Automatismos, como estalar os lábios ou engolir repetidamente.
   e. Incontinência de urina ou fezes.
   f. Duração de cada fase da crise convulsiva.
   g. Inconsciência e sua duração.
   h. Comportamento após a crise, incluindo incapacidade de falar, qualquer fraqueza ou paralisia (paralisia de Todd), sono.
3. Investigue o efeito psicossocial das convulsões.
4. Obtenha histórico de uso abusivo de drogas ou álcool.
5. Avalie a adesão ao tratamento e as estratégias para tomar a medicação.

Alerta farmacológico
A não adesão ao regime terapêutico, bem como a toxicidade dos medicamentos antiepilépticos, pode aumentar a frequência das crises. Obtenha os níveis plasmáticos das substâncias antes de implementar mudanças na medicação.

Diagnósticos de enfermagem

- Perfusão tissular cerebral ineficaz relacionada com atividade convulsiva
- Risco de lesão associado à atividade convulsiva
- Enfrentamento ineficaz relacionado com consequências psicossociais e econômicas da epilepsia.

Intervenções de enfermagem

Manutenção da perfusão do tecido cerebral

1. Mantenha as vias respiratórias patentes, até que o paciente esteja totalmente acordado após uma convulsão.
2. Forneça oxigênio durante a crise se ocorrer alteração de coloração da pele.
3. Enfatize a importância de tomar os medicamentos regularmente.
4. Monitore os níveis séricos para a faixa terapêutica de medicamentos.
5. Monitore o paciente para efeitos adversos tóxicos dos medicamentos.
6. Monitore as funções das plaquetas e do fígado quanto à toxicidade devida a medicamentos.

Boxe 15.7 Manejo de emergência do estado de mal epiléptico.

O estado de mal epiléptico (atividade convulsiva aguda, prolongada e repetitiva) se apresenta com uma série de crises generalizadas sem retorno à consciência entre as crises. O termo foi ampliado para incluir convulsões clínicas e/ou elétricas contínuas, com duração de pelo menos 5 min, mesmo sem comprometimento da consciência. O estado de mal epiléptico é considerado uma grave emergência neurológica. Tem alta taxa de mortalidade e morbidade (dano cerebral permanente, déficits neurológicos graves). Fatores que precipitam o estado de mal epiléptico em pacientes com distúrbio convulsivo preexistente incluem abstinência de medicamentos, febre, estresse metabólico ou ambiental, abstinência de álcool ou drogas ilícitas e privação de sono.

Intervenções de enfermagem

- Estabeleça as vias respiratórias e mantenha a pressão arterial (PA)
- Obtenha estudos sanguíneos para níveis de nitrogênio ureico, eletrólitos e anticonvulsivantes para determinar as anormalidades metabólicas e servir como guia para a manutenção da homeostase bioquímica
- Administre oxigênio – ocorre certa depressão respiratória associada a cada convulsão, que pode produzir congestão venosa e hipoxia cerebral
- Estabeleça acesso IV e mantenha a veia pérvia para coleta de sangue, administração de medicamentos e infusão de fluidos
- Administre anticonvulsivante IV (lorazepam, fenitoína, diazepam) *lentamente*, para assegurar concentrações efetivas no tecido cerebral e no plasma
  - Administre anticonvulsivantes adicionais, conforme indicado – os efeitos do lorazepam são de curta duração
  - Monitore os níveis de anticonvulsivantes regularmente
- Monitore o paciente continuamente; depressão da respiração e da PA induzida por terapia medicamentosa pode ser retardada
- Use ventilação mecânica conforme necessário
- Se o tratamento inicial não for bem-sucedido, pode ser necessária anestesia geral
- Ajude na pesquisa de fatores precipitantes
  - Monitore sinais vitais e neurológicos de modo contínuo
  - Use o monitoramento eletroencefalográfico para determinar a natureza e a extinção (após a administração de diazepam) da atividade epiléptica
  - Determine (por meio de um membro da família) se existe história de epilepsia, uso de álcool/drogas ilícitas, traumatismo, infecção recente.

Prevenção de lesões

1. Forneça um ambiente seguro, recobrindo as grades laterais da cama e removendo a desorganização.
2. Coloque o leito em uma posição baixa.
3. Não contenha o paciente durante uma convulsão.
4. Não coloque nada na boca do paciente durante uma convulsão.
5. Coloque o paciente de lado durante uma crise, para evitar aspiração.
6. Proteja a cabeça do paciente durante uma convulsão. Se ocorrer convulsão durante a deambulação ou quando estiver na cadeira, proteja a cabeça ou forneça almofada/suporte para proteção contra traumatismo craniano.
7. Fique com o paciente que está deambulando ou em um estado de confusão mental durante a convulsão.
8. Forneça um capacete ao paciente que costuma cair durante a convulsão.
9. Trate o paciente em estado de mal epiléptico.

Reforço da capacidade de enfrentamento

1. Consulte um assistente social sobre os recursos da comunidade para reabilitação vocacional, conselheiros, grupos de apoio.
2. Ensine técnicas de redução de estresse que se encaixem no estilo de vida do paciente.
3. Inicie consultas apropriadas para o manejo de comportamentos relacionados com transtornos de personalidade, danos cerebrais secundários à epilepsia crônica.
4. Responda a perguntas relacionadas com o uso de monitoramento por vídeo-EEG computadorizado e cirurgia para tratamento de epilepsia.

Considerações sobre atendimento domiciliar e na comunidade

1. Aconselhe os pacientes com convulsões não controladas sobre a condução de veículos ou operação de equipamentos perigosos. Familiarize-se com as leis estaduais relativas à direção quando a pessoa está em tratamento com AEDs.
2. Avalie o ambiente doméstico quanto a riscos de segurança caso o paciente caia, como excesso de mobília, bordas afiadas nas mesas e vidro. Podem ser necessários piso macio e móveis e superfícies acolchoadas.
3. Forneça instruções sobre as precauções de segurança durante a execução de atividades individuais, para evitar lesões, afogamento ou asfixia.
4. Apoie o paciente na discussão sobre convulsões com o empregador, a escola e assim por diante.

Alerta de enfermagem
A morte súbita inexplicada em pacientes com epilepsia (SUDEP) pode ser reduzida diminuindo o número de convulsões e administrando medicamentos, conforme prescrição. Embora vários medicamentos possam ser necessários para reduzir a frequência das convulsões, eles devem ser considerados dentro do contexto de qualidade de vida e redução de riscos.

Orientação ao paciente e manutenção da saúde

1. Incentive o paciente a determinar a existência de fatores desencadeantes de convulsões (p. ex., refeições ignoradas, falta de sono, estresse emocional, ciclo menstrual).
2. Enfatize a importância de seguir o regime terapêutico.
3. Diga ao paciente para evitar álcool, porque interfere no metabolismo de medicamentos antiepilépticos.
4. Incentive o paciente e a família a discutir sentimentos e atitudes sobre a epilepsia.
5. Estimule o paciente a carregar ou usar um cartão ou bracelete da MedicAlert.[17]
6. Encoraje um estilo de vida moderado, que inclua exercícios, atividade mental e dieta nutricional.
7. Para o candidato cirúrgico, reforce as instruções associadas ao resultado da abordagem cirúrgica específica (lobectomia temporal, calosotomia, hemisferectomia e ressecção extratemporal).
8. Encaminhe o paciente e a família para mais informações e apoio a agências como a Epilepsy Foundation of America (*www.efa.org*).[18]

Reavaliação: resultados esperados

- Toma medicação conforme prescrição, nível plasmático de medicamentos dentro do intervalo normal
- Nenhum dano é observado
- Relata o uso de serviços de apoio e técnicas de manejo de estresse.

Narcolepsia

A *narcolepsia* é um distúrbio neurológico caracterizado por anormalidades do sono REM, algumas anormalidades do sono não REM e sonolência diurna excessiva.

Fisiopatologia e etiologia

1. Avanços recentes sugerem que esse distúrbio comum do sono pode ser um distúrbio neurodegenerativo ou autoimune que resulta na perda de neurônios hipotalâmicos que contêm um peptídio, a hipocretina (orexina). A hipocretina desempenha uma função central no momento do sono e da vigília e inibe o sono REM. A deficiência de hipocretina contribui para as anormalidades do sono e da vigília na narcolepsia.
2. Suscetibilidade genética – associada a antígenos leucocitários humanos de classe II.
3. Embora considerado um distúrbio de hipersonia, a pessoa não experimenta quantidades excessivas de sono em um período de 24 horas. Normalmente, os pacientes com narcolepsia têm uma quantidade normal de sono durante 24 horas. Eles têm sono REM anormal, que interfere na vigília.
4. Geralmente se manifesta na faixa etária entre 15 e 25 anos.

Manifestações clínicas

1. Quatro sintomas clássicos (nem todos os sintomas estão presentes em todos os pacientes):
   a. A sonolência diurna excessiva é geralmente o primeiro sintoma.
   b. Cataplexia (perda abrupta de tônus muscular após estimulação emocional, como riso, raiva).
   c. Paralisia do sono (impotente para mover os membros, falar, abrir os olhos ou respirar profundamente enquanto está plenamente consciente da condição).
   d. Alucinações hipnagógicas (sonolência antes do sono, geralmente visual ou auditiva).
2. Os sintomas aumentam com alta temperatura, atividades em ambientes fechados e ociosidade.
3. As manifestações clínicas podem diminuir, mas nunca desaparecem completamente.
4. O paciente pode se queixar da incapacidade de concentrar a visão ou o processo mental, em vez de sentir sonolência.
5. Transtorno noturno do sono – ocorre de 2,5 a 3 horas após o adormecimento.
   a. Depois de ficar acordado por 45 a 60 minutos, o paciente volta a dormir por mais 2,5 a 3 horas e depois desperta novamente.
   b. Acredita-se que esta seja a fonte da sonolência diurna.

[17]N.R.T.: Válido nos EUA.
[18]N.R.T.: No Brasil, encaminhe o paciente e a família para a Associação Brasileira de Epilepsia (*https://www.epilepsiabrasil.org.br/*).

Avaliação diagnóstica

1. Uma polissonografia noturna em um laboratório de transtornos do sono deve ser incluída na avaliação para verificar o sono noturno – indica a causa subjacente da queixa de sonolência. A polissonografia ajuda a avaliar a qualidade do sono e exclui outros transtornos, como a apneia do sono.
2. A polissonografia é acompanhada, no dia seguinte, por um teste de latência múltipla para avaliar a sonolência diurna – indica a gravidade do problema. Os pacientes recebem quatro ou cinco oportunidades para tirar uma soneca a cada 2 horas. Pacientes com narcolepsia tipicamente adormecem mais rapidamente que a norma de 10 a 15 minutos.

Manejo

1. É necessário tratamento a longo prazo. A definição mútua de objetivos é imperativa, porque nem todos se beneficiam com o tratamento. Mesmo com medicação, os pacientes podem nunca alcançar níveis normais de alerta.
2. A terapia não farmacológica inclui grupos de apoio, cochilos curtos (10 a 20 minutos, 3 vezes/dia), bebidas cafeinadas, exercícios físicos, técnicas de higiene do sono e evitar refeições pesadas.
3. Estimulantes prescritos podem incluir pemolina, metilfenidato, dextroanfetamina e metanfetamina.
4. Antidepressivos para cataplexia; protriptilina, desipramina, fluoxetina.

Complicações

1. Lesão associada ao adormecer.
2. Transtornos psicossociais, como distúrbios de relacionamentos, perda de emprego e depressão.

Avaliação de enfermagem

1. Obtenha o histórico de sono e o padrão de atividade.
2. Avalie o estado emocional e as interações sociais.
3. Verifique a resposta ao tratamento medicamentoso e ao estilo de vida.

Diagnósticos de enfermagem

- Transtorno do padrão de sono relacionado com o processo patológico
- Fadiga relacionada associada à interrupção do sono noturno
- Enfrentamento ineficaz relacionado com a interferência nas atividades.

Intervenções de enfermagem

Promoção do ciclo normal de sono e vigília

1. Revise o cronograma diário para determinar os períodos de sono e cataplexia. Aconselhe o paciente a despertar todo dia no mesmo horário.
2. Ajude o paciente a estabelecer terapias não farmacológicas (exercícios, dieta) que se adaptem ao seu estilo de vida.
3. Certifique-se de que o quarto esteja escuro, fresco e silencioso para facilitar o sono.
4. Administre ou ensine a autoadministração de medicamentos prescritos.
   a. Aconselhe sobre os efeitos adversos das anfetaminas, como nervosismo, irritabilidade, tremores e desconforto gastrintestinal.
   b. Avise o paciente para tomar apenas como prescrito e não aumentar a dose, por causa do risco de desenvolvimento de tolerância e dependência.

Redução da fadiga

1. Programe períodos de descanso de 10 a 20 minutos, 2 ou 3 vezes/dia. Ajude o paciente a incorporar cochilos ao estilo de vida.
2. Incentive o paciente a incorporar pequenas quantidades de bebidas cafeinadas em intervalos regulares e refeições menores e mais frequentes, em vez de refeições grandes e pesadas durante o dia, para manter a energia.
3. Planeje atividades de entretenimento e relaxamento durante períodos de fadiga.

Reforço da capacidade de enfrentamento

1. Incentive a participação ativa na seleção das modalidades de tratamento.
2. Ajude o paciente a identificar os fatores desencadeantes do agravamento dos sintomas.
3. Ensine uma estratégia de resolução de problemas para promover a sensação de controle sobre as atividades e os sintomas durante o dia.
4. Revise os mecanismos de enfrentamento do paciente e reforce os positivos.
5. Ajude o paciente a discutir informações sobre narcolepsia com amigos, familiares, escola e empregadores, para ajudar a reduzir a ansiedade e/ou o constrangimento sobre sua condição.
6. Incentive o uso de grupos de apoio e recursos da comunidade, como a American Sleep Association (*www.sleepassociation.org*).

Educação do paciente e manutenção da saúde

1. Revise o ciclo normal do sono e a fisiopatologia da narcolepsia.
2. Enfatize a importância de medidas não farmacológicas como adjuvantes do tratamento.
3. Informe o paciente sobre os direitos profissionais nos termos da *American with Disabilities Act.*[19]
4. Aconselhe a não consumir álcool, trabalhar com máquinas ou equipamentos perigosos, para evitar lesões em si ou em outras pessoas durante períodos de sonolência ou cataplexia.
5. Se o paciente dirigir, avise para ter cautela e evitar viagens longas.
6. Incentive o paciente a usar uma pulseira MedicAlert.
7. Incentive o acompanhamento com médico, especialista e conselheiro de saúde mental, conforme necessário.

Reavaliação: resultados esperados

- Cumpre com o regime terapêutico
- Relata conseguir trabalhar sem fadiga excessiva
- Identifica fatores desencadeantes.

Síndromes de cefaleia

As dores de cabeça são uma das queixas mais comuns em pessoas que procuram cuidados de saúde. Cefaleia é um sintoma de patologia subjacente. A International Headache Society instituiu um sistema de classificação que é o padrão para definir vários tipos de dores de cabeça. Ele divide as cefaleias em duas categorias: distúrbios de cefaleia primários, que incluem enxaqueca, cefaleia do tipo tensional e cefaleia em salvas, e distúrbios de cefaleia secundários. Identificar a etiologia requer um entendimento das características de cada tipo de cefaleia.

Baseado em evidências
Tepper, S. J., &Tepper, D.E. (2014). *The cleveland clinic manual of headache therapy.* New York: Springer.

[19]N.R.T.: No Brasil, em 2015, instituiu-se a Lei Brasileira de Inclusão da Pessoa com Deficiência (Estatuto da Pessoa com Deficiência), Lei nº 13.146, de 6 de julho de 2015, que pode ser consultada na página do governo brasileiro.

Fisiopatologia e etiologia

Cefaleias primárias

O diagnóstico é geralmente baseado na história clínica característica e na eliminação de outras patologias, como AVC, hemorragia intracraniana, MAV ou tumor cerebral.

1. Cefaleia com enxaqueca – consiste em um vasospasmo inicial seguido de dilatação das artérias intracranianas e extracranianas. Ocorre em cerca de 10% da população.
   a. Causada por hiperatividade do neurotransmissor serotonina; predisposição familiar.
   b. A crise pode consistir em qualquer uma das cinco fases: pródromo, aura, cefaleia, resolução e pós-dromo.
   c. Classificado com ou sem aura (geralmente visual); a aura é resultante da diminuição da atividade neuronal cortical.
2. Cefaleia por tensão – devido à irritação das terminações nervosas sensíveis na cabeça, mandíbula e pescoço causada por contração muscular prolongada em face, cabeça e pescoço. Intensidade leve ou moderada que não proíbe atividades.
   a. Fatores precipitantes incluem fadiga, estresse e problemas de postura.
   b. Caracterizada por uma sensação de aperto semelhante à causada por uma faixa ou um chapéu.
3. Cefaleia em salvas – a liberação de uma quantidade maior de histamina resulta em vasodilatação.
   a. Geralmente unilateral, recorrente.
   b. Ocorre com mais frequência nos homens.

Cefaleias secundárias

Ocorre devido a uma patologia neurológica ou sistêmica.

1. Lesão de massa (tumor, abscesso, MAV, hemorragia epidural ou subdural).
2. Infecção intracraniana (meningite bacteriana/viral/fúngica ou encefalite).
3. Inflamação (arterite de células gigantes, vasculite).
4. Doença cerebrovascular (HSA, hemorragia intracraniana, doença vascular oclusiva).
5. Aumento da PIC.
6. Cefaleia de baixa pressão (após uma punção lombar, induzida por traumatismo).
7. Infecção sinusal, infecção viral, como gripe, doença sistêmica.

Manifestações clínicas

1. Enxaqueca – alterações sensoriais, motoras ou de humor precedem a cefaleia. Início gradual de cefaleia intensa, unilateral e latejante. Pode se tornar bilateral.
   a. Enxaqueca com aura (enxaqueca clássica), uma aura característica pode incluir escotoma cintilante (área de visão reduzida cercada por uma área de visão menos anormal ou normal com aparência de zigue-zague), hemianopsia (perda de metade do campo de visão) e parestesias. A cefaleia acompanha a aura em menos de 1 hora. Geralmente dura menos de um dia.
   b. Enxaqueca sem aura (enxaqueca comum), náuseas, vômito e fotofobia podem acompanhar dores de cabeça moderadas a graves. Agravada por atividade física. Pode durar de 4 a 72 horas e prejudicar bastante as atividades pessoais.
   c. Qualquer um dos tipos de enxaqueca pode ser desencadeado em mulheres por causa de flutuações hormonais (menstruação, gravidez), excesso ou falta de sono, alteração nos hábitos alimentares e certos aditivos alimentares.
2. Tensão/contração muscular – dor constritiva e persistente, indistinta e semelhante a uma faixa, com pressão na parte posterior da cabeça e do pescoço, na testa, em áreas bitemporais. Pode haver pontos dolorosos na cabeça ou no pescoço.
   a. Não agravado por atividade física, mas pode piorar com ruído e luminosidade.
   b. Sem náuseas e vômito, mas pode estar associado à anorexia.
3. Cefaleia em salvas – dor súbita, aguda, ardente, excruciante e unilateral; sempre envolvendo a área facial, do pescoço à têmpora e geralmente ocorre no fim do dia ou durante a noite. É mais frequente em homens.
   a. Ocorre em blocos de 2 a 8 semanas, acompanhados por períodos sem cefaleia.
   b. Associada a lacrimejamento excessivo unilateral, vermelhidão do olho, obstrução da narina no lado afetado, edema facial, rubor e sudorese.
   c. As crises duram de vários minutos a vários dias. Podem ocorrer várias crises em um mesmo dia.

Avaliação diagnóstica

1. Radiografia de crânio/seios nasais para excluir lesões, sinusite.
2. TC/RM para excluir lesões, hemorragia, sinusite crônica.
3. Velocidade de hemossedimentação e outros estudos do sangue para ajudar a determinar um processo inflamatório com arterite temporal.

Alerta de enfermagem
Alertas para possíveis causas graves de cefaleia (hemorragia, acidente vascular cerebral, tumor, infecção) incluem alteração do nível de consciência; achados neurológicos, como fraqueza, inclinação facial, disartria ou afasia; náuseas e vômito; novo início ou alteração nas características da cefaleia; e o paciente relata que é "a pior dor de cabeça da minha vida". Esses pacientes devem ser avaliados com TC do cérebro.

Manejo

Tratamento farmacológico

Os medicamentos destinam-se a reduzir a frequência, a gravidade e a duração da cefaleia. A eficácia da medicação é individualizada. Algumas pessoas podem precisar de uma combinação de medicamentos.

1. Ácido acetilsalicílico, paracetamol e AINEs para dor leve a moderada por tensão, sinusite ou cefaleia vascular leve.
2. Alguns fármacos conseguem abortar cefaleias vasculares se ingeridos no início da manifestação, incluindo metisergida, um antagonista da serotonina; ergotamina, um vasoconstritor; ou 5HT-agonistas, como a sumatriptana.
3. Sumatriptana está disponível na forma de injeção subcutânea e inalação nasal, bem como em apresentação oral.
4. Outros agonistas orais da 5HT incluem zolmitriptana, naratriptana e rizatriptana.
5. A inalação de oxigênio a 100% pode abortar uma cefaleia em salvas.
6. Alguns medicamentos podem ser usados continuamente como tratamento profilático para enxaquecas recorrentes, incluindo bloqueadores beta-adrenérgicos, bloqueadores dos canais de cálcio e antidepressivos.
7. Anti-histamínicos e descongestionantes podem ser eficazes para dores de cabeça sinusais.
8. Corticosteroides podem ser usados para arterite temporal.
9. Ocasionalmente, analgésicos opioides, relaxantes musculares e ansiolíticos podem ser necessários para a dor grave.
10. Suplementos vitamínicos, incluindo magnésio e vitamina B_2, podem ser benéficos na prevenção dos episódios.

Alerta farmacológico
Vasoconstritores e 5HT-agonistas usados para abortar cefaleias vasculares são contraindicados em pacientes com hipertensão não controlada, doença arterial coronariana e doença vascular periférica.

Manejo não farmacológico

1. Técnicas de relaxamento, imagética guiada, respiração ritmada.
2. *Biofeedback*, terapia cognitiva.
3. Identificação dos gatilhos e controle de fatores como consumo de álcool (vinho tinto), refeições ignoradas, excesso ou falta de sono. Forneça orientação antecipada sobre a higiene adequada do sono
4. Prevenção da enxaqueca – evite o glutamato monossódico, mistura de especiarias, como "sal temperado", nitratos e nitritos comumente contidos em *bacon*, cachorros-quentes e embutidos.
5. Descanso em um quarto escuro e silencioso no início da cefaleia.
6. Se for usuário de cafeína, distribua o consumo uniformemente ao longo do dia.
7. Programa de exercícios de rotina.

Complicações

1. Normalmente nenhuma por cefaleias primárias.

Avaliação de enfermagem

1. Obtenha história dos sintomas relacionados, fatores desencadeantes, grau de dor e medicamentos usados.
2. Realize um exame neurológico completo para detectar quaisquer déficits focais ou sinais de aumento da PIC que indiquem tumor ou hemorragia.
3. Avalie os mecanismos de enfrentamento e o estado emocional do paciente.

Diagnósticos de enfermagem

- Dor aguda relacionada com a cefaleia
- Enfrentamento ineficaz associado à dor crônica e/ou incapacitante.

Intervenções de enfermagem

Controle da dor

1. Reduza os estímulos ambientais – luminosidade, ruído e movimento, para diminuir a intensidade da dor.
2. Sugira massagem leve para músculos tensos em pescoço, couro cabeludo ou costas, para dores de cabeça tensionais.
3. Aplique calor quente e úmido nas áreas de tensão muscular.
4. Incentive o paciente a se deitar e tentar dormir.
5. Ensine uma técnica de relaxamento muscular progressivo para tratar e prevenir dores de cabeça tensionais.
   a. Alternadamente, tensione e relaxe cada grupo muscular, contando até cinco, começando pela testa e descendo até os pés.
   b. Tente manter um estado de relaxamento de cada grupo muscular, até que todo o corpo se sinta relaxado.
   c. O relaxamento da cabeça e do pescoço também pode ser útil se o tempo for limitado.
6. Oriente o paciente quanto à causa da cefaleia e ao uso correto da medicação.
7. Incentive o descanso adequado uma vez que a cefaleia seja aliviada, para se recuperar da fadiga causada pela dor.

Promoção do enfrentamento positivo

1. Incentive o paciente a reconhecer os fatores desencadeantes e os sintomas precoces da cefaleia, para que possa ser prevenida ou prontamente tratada. Fome, falta de exercícios e horários irregulares de sono podem desencadear dores de cabeça.
2. Estimule nutrição adequada, descanso e relaxamento e evite o estresse e esforço excessivo, para melhor lidar com as dores de cabeça.
3. Implemente a resolução de problemas para ajudar o paciente a gerenciá-los quando surgirem em situações sociais ou de trabalho relacionadas com as dores de cabeça.
4. Analise os mecanismos de enfrentamento e fortaleça os positivos.
5. Promova o uso de um diário de cefaleia.

Educação do paciente e manutenção da saúde

1. Ensine a administração adequada de medicação.
   a. Autoadministração da injeção de sumatriptana SC com injetor automático.
   b. Técnica de inalação oral de ergotamina por meio de inalador de dose calibrada.
   c. *Spray* nasal da dosagem de sumatriptana.
2. Oriente sobre os efeitos adversos dos medicamentos.
   a. Irritação gastrintestinal, gastrite e possível formação de úlcera com AINEs – deve ser ingerido com alimentos.
   b. Dormência, frio, parestesias e dor nos membros com derivados do *ergot* – informe ao médico.
   c. Dor torácica, chiado no peito, rubor com sumatriptana – comunique ao médico.
   d. Hipotensão com bloqueadores beta-adrenérgicos e bloqueadores dos canais de cálcio – ocorrem lentamente, não exceder a dose prescrita, não interromper abruptamente o tratamento com bloqueadores beta-adrenérgicos.
3. Aconselhe a evitar o álcool, que pode piorar as dores de cabeça.
4. Ensine sobre alimentos que são ricos em tiramina, o que pode desencadear enxaquecas – queijo envelhecido, vinho tinto, algumas carnes processadas. Alguns aditivos alimentares, como nitratos, também podem desencadear enxaquecas, e muitas pessoas identificam seus próprios gatilhos individuais.
5. Ensine o paciente a executar técnicas de relaxamento para reduzir o estresse e promover o bem-estar interior.
6. Encaminhe o paciente, para mais informações, para a International Headache Society (*http://www.ihs-headache.org/*).[20]

Reavaliação: resultados esperados

- Relata menor incidência de cefaleias e sintomas menos graves
- Descreve o uso de mecanismos positivos de enfrentamento.

Hérnia de disco intervertebral

A *hérnia de disco intervertebral* (ruptura de disco) é uma protrusão do núcleo do disco sobre o anel (anel fibroso ao redor do disco) com subsequente compressão do nervo. A herniação pode ocorrer em qualquer porção da coluna vertebral (Figura 15.13). A pressão sobre as raízes nervosas espinais ou sobre a medula causa dor intensa, crônica ou recorrente nas costas e nas pernas.

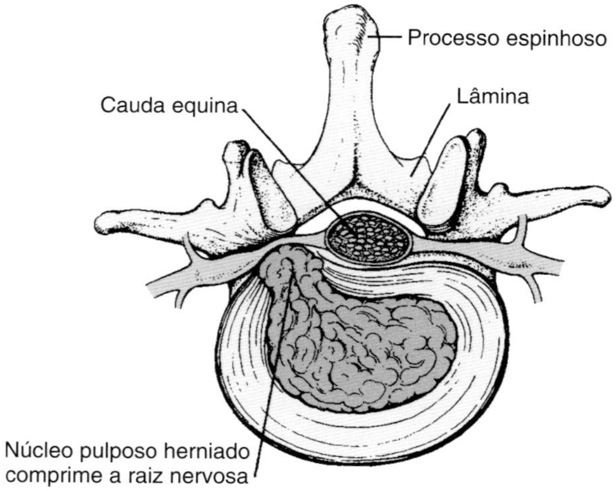

Figura 15.13 Ruptura de disco vertebral. (Smeltzer, S., & Bare, B. [2000]. *Brunner and Suddarth's textbook of medical-surgical nursing* [9 ed.]. Philadelphia, PA: Lippincott Williams & Wilkins.)

[20]N.R.T.: No Brasil, procurar a Associação Brasileira de Cefaleia em Salvas e Enxaqueca (ABRACES), em *https://abraces.me/2019/02.*

Fisiopatologia e etiologia

1. O disco intervertebral é uma placa cartilaginosa composta de material gelatinoso no centro, conhecido como *núcleo pulposo*, e é encapsulado no ânulo fibroso.
2. Cerca de 90% dos discos herniados envolvem a coluna lombar e lombossacra. O local mais comum é o espaço discal L4-L5. A causa de uma hérnia de disco lombar é geralmente uma lesão de flexão, mas muitos pacientes não se lembram de um evento traumático. A hérnia cervical é menos comum, mas quando isso ocorre, geralmente é em pessoas com 45 anos ou mais.
3. Fatores de risco para hérnia incluem:
   a. Degeneração (envelhecimento), traumatismo e predisposição congênita.
   b. Fatores biomecânicos, como torção e movimentos repetitivos em ambientes ocupacionais.
   c. Ocupações sedentárias.
   d. Obesidade.
   e. Tabagismo.
4. A hérnia comprime a raiz do nervo espinal, geralmente restrita a um lado, com degeneração posterior do disco, e pode eventualmente produzir pressão sobre a medula espinal.
5. Essa sequência pode levar de meses a anos, produzindo sintomas agudos e crônicos.

Manifestações clínicas

Considerações gerais

1. Um disco intervertebral pode herniar sem causar sintomas.
2. Os sintomas dependem de localização, tamanho, taxa de desenvolvimento e efeito sobre as estruturas circundantes.
3. A maioria das hérnias discais sintomáticas resulta em dor, alterações sensoriais, perda de reflexo e fraqueza muscular que desaparecem sem cirurgia.

Cervical

1. Dor e rigidez em pescoço, parte superior dos ombros e região da escápula.
2. Dor nos membros superiores e na cabeça.
3. Parestesias e dormência dos membros superiores.
4. Fraqueza dos membros superiores.

Lombar

1. Dor lombar com vários graus de disfunção sensorial e motora.
2. Dor irradiando da parte inferior das costas para as nádegas e para baixo da perna, referida como ciática.
3. Postura rígida ou não natural.
4. Alguma combinação de parestesias, fraqueza e comprometimento reflexo.
5. Teste positivo de elevação da perna estendida – a dor ocorre na perna, abaixo do joelho, quando a perna é levantada, com o paciente em decúbito dorsal.

Alerta de enfermagem
A síndrome da cauda equina é uma condição urgente causada pela compressão aguda da área da cauda equina da medula espinal, por extrusão maciça do disco. Os sintomas incluem perda sensitiva e motora progressiva dos membros inferiores, anestesia em sela (perda de sensibilidade ao redor do períneo), incontinência intestinal e/ou vesical ou disfunção sexual. Deve ser reconhecida precocemente e a compressão deve ser aliviada, para evitar a perda permanente dessas funções. Se um paciente relata esse tipo de sintoma, são indicadas avaliação e intervenção de emergência.

Avaliação diagnóstica

1. TC ou RM – demonstra herniação; RM apresenta maior sensibilidade.
2. Eletromiografia – localiza o envolvimento do nervo espinal específico.
3. Mielograma – raramente realizado, mas demonstra herniação e pressão sobre a medula espinal ou raízes nervosas.

Manejo

Medidas não farmacológicas

1. Repouso no leito em um colchão firme (2 dias geralmente são suficientes) resulta em melhora em 80% dos pacientes.
2. Massagem com calor ou frio sobre a área afetada.
3. O colar cervical ou, possivelmente, a tração cervical são amplamente utilizados, embora a eficácia não seja comprovada.
4. A fisioterapia pode ser prescrita para maximizar a função e auxiliar o paciente na recuperação.
5. A injeção peridural de esteroides pode ser administrada por radiologista intervencionista, particularmente em caso de radiculopatia, dor irradiando/disparando do membro, para aliviar os sintomas.
6. Medidas não farmacológicas e farmacológicas podem ser usadas concomitantemente por 4 a 6 semanas, como um tipo conservador de manejo, se não houver déficit neurológico progressivo.
   a. Mais de 90% dos episódios de lombalgia se resolvem completamente em 4 a 6 semanas e aqueles com hérnia de disco podem apresentar remissão espontânea da dor.
   b. A intervenção cirúrgica é reservada para pacientes com déficits neurológicos ou sintomas persistentes durante 6 semanas e é projetada para aliviar a dor radicular (ciática).

Farmacoterapia

1. Anti-inflamatórios, como ibuprofeno ou prednisona.
2. Relaxantes musculares, como diazepam ou ciclobenzaprina.
3. Analgésicos; opioides podem ser necessários por vários dias durante a fase aguda.

Intervenção cirúrgica

1. Pode ser feita se houver progressão do déficit neurológico ou fracasso do tratamento conservador.
2. Os procedimentos cirúrgicos incluem discectomia (descompressão da raiz nervosa), laminectomia, fusão espinal, microdiscectomia e discectomia percutânea.
3. Hemilaminectomia com excisão do disco envolvido é o procedimento cirúrgico mais indicado para a patologia de disco lombar.

Quimonucleólise

1. Tratamento invasivo menos comum para hérnia de disco lombar.
2. Injeção de quimopapaína na hérnia de disco que produz perda de água e proteoglicanos, reduzindo o tamanho do disco e, consequentemente, a pressão sobre a raiz nervosa.
3. Pode causar complicações graves, como mielite transversa, reações alérgicas e espasmos musculares persistentes.

Medidas alternativas e complementares

1. Acupuntura.
2. Terapia manipulativa.
3. Massagem terapêutica para alívio adjunto da dor.
4. Medicamentos homeopáticos.
5. Vários suplementos nutricionais.

Complicações

1. Disfunção neurológica permanente (fraqueza, dormência).
2. Dor crônica com transtornos psicossociais associados.
3. Síndrome da cauda equina.

Avaliação de enfermagem

1. Realize avaliações repetidas da função motora, sensação e reflexos para determinar a progressão da condição.
2. Avalie o nível no qual o teste de elevação da perna reta é positivo. Geralmente, a irradiação da dor abaixo do joelho com 45° de elevação é considerada positiva para o envolvimento da raiz nervosa; positivo em menor elevação pode indicar condição de piora.
3. Avalie o nível de dor em uma escala de 0 a 10.

Diagnósticos de enfermagem

- Dor aguda relacionada com a área de compressão
- Mobilidade física prejudicada associada a dor e fisiologia da doença
- Conhecimento deficiente relacionado com cirurgia iminente
- Risco de infecção e outras complicações associado ao procedimento cirúrgico.

Intervenções de enfermagem

Redução da dor

1. Administre ou ensine a autoadministração de medicamentos anti-inflamatórios, conforme prescrição, sendo ingeridos com alimentos ou antiácidos, para prevenir o desconforto gastrintestinal.
2. Administre ou ensine a autoadministração do relaxante muscular prescrito. Observe questões de segurança, porque pode ocorrer sonolência.
3. Administre ou ensine a autoadministração de analgésicos, conforme prescrição. Esteja preparado para sedação.
4. Incentive a atividade regular com limites para a dor.
5. Aplique calor seco ou úmido na área afetada das costas, conforme desejado.
6. Incentive técnicas de relaxamento, como imagética e relaxamento muscular progressivo.

Manutenção da mobilidade

1. Incentive os exercícios de ADM enquanto o paciente permanecer no leito.
2. Ensine a encaixar e usar corretamente o colar cervical (se apropriado ao nível de lesão).
3. Aplique um suporte de tração nas costas ou tracione a pele da região cervical, se prescrito.
4. Inspecione a pele várias vezes ao dia, especialmente sob dispositivos de estabilização, para verificar vermelhidão e evidência de desenvolvimento de lesões por pressão.
5. Forneça bons cuidados com a pele para áreas propensas à pressão.
6. Ajude o paciente com atividades à beira do leito e desestimule o levantamento de pesos ou esforço de qualquer tipo.
7. Incentive adesão ao tratamento fisioterapêutico e restrições de atividades, conforme prescrição.

Preparação do paciente para cirurgia

1. Oriente o paciente sobre o procedimento cirúrgico.
   a. O procedimento geralmente é curto.
   b. Uma pequena incisão é feita na parte frontal ou posterior do pescoço para hérnia cervical. A segunda incisão pode ser no quadril se for retirado um enxerto ósseo da crista ilíaca para fusão espinal.
   c. Os cuidados rotineiros no pós-operatório incluem avaliação frequente de sinais vitais e função neurológica, giro frequente e respiração profunda, controle da dor e deambulação no primeiro dia de pós-operatório.
2. Documente a avaliação neurológica inicial para comparar à condição após a cirurgia.
3. Explique suas ações ao paciente enquanto prepara a área cirúrgica, administre medicamentos pré-operatórios e realize qualquer outra prescrição pré-operatória.

Prevenção de complicações no pós-operatório

1. Monitore sinais vitais e curativos cirúrgicos frequentemente, porque a hemorragia é uma possível complicação.
2. Se o paciente tiver um sistema de drenagem da ferida, verifique dreno frequentemente quanto a patência e segurança do selo do vácuo.
3. Avalie o movimento e a sensação nos membros regularmente e comunique novo déficit.
4. Administre analgésicos e esteroides para controlar a dor da incisão e o edema em torno das raízes nervosas e medula espinal devido à cirurgia.
5. Mantenha o colar cervical, se prescrito.
6. Com frequência, faça a imobilização da coluna do paciente em bloco para rolá-lo, reposicioná-lo e estimular a tosse e a respiração profunda.
7. Posicione o paciente de modo confortável, com um pequeno travesseiro sob sua cabeça (mas evite a flexão extrema do pescoço) e um travesseiro sob os joelhos, para reduzir a pressão da parte inferior das costas.
8. Forneça líquidos assim que o reflexo de engasgo e os ruídos intestinais forem notados.
9. Avalie a rouquidão, o que sugere que a cirurgia cervical resultou em lesão do nervo laríngeo recorrente; essa lesão pode causar uma tosse ineficaz.
10. Preste atenção para disfagia devido ao edema do esôfago e forneça modificações dietéticas, conforme necessário.
11. Certifique-se de que o paciente urine após a cirurgia; informe a retenção urinária.
12. Encoraje a deambulação o quanto antes, fazendo com que o paciente se deite de lado, próximo à borda da cama, e empurre para cima com os braços, enquanto balança as pernas em direção ao chão, em um único movimento. Alterne a deambulação e o repouso no leito; desencoraje ficar sentado.
13. Comunique qualquer reaparecimento repentino de dor radicular (pode indicar compressão da raiz nervosa decorrente de escorregamento de enxerto ósseo ou colapso do espaço discal) ou ardor nas costas irradiando para as nádegas (pode indicar aracnoidite).

Considerações sobre atendimento domiciliar e na comunidade

1. Demonstre e incentive exercícios para o fortalecimento das costas, exercícios aeróbicos (caminhada, ciclismo, natação) e exercícios de resistência.
2. Certifique-se de que o paciente evita levantar pesos e dobrar/torcer a cintura e que usa a mecânica corporal adequada em todas as atividades.
3. Desencoraje repouso prolongado e inatividade.
4. Consulte o aconselhamento vocacional, se indicado.
5. Se houver prescrição para tração cervical de uso domiciliar, ensine o paciente a como colocar a faixa no queixo e o halter na cabeça. O peso deve ficar pendurado livremente nas costas de uma cadeira ou maçaneta perto da cabeceira do leito. Certifique-se de que o paciente mantenha o alinhamento adequado do pescoço e remova a tração antes de mover a cabeça.

Educação do paciente e manutenção da saúde

1. Oriente o paciente sobre mudanças no estilo de vida – cessação do tabagismo, aumento da atividade, perda de peso.
2. Forneça instruções sobre a anatomia das costas e os cuidados para reduzir os sintomas.
3. Ensine o paciente sobre a importância do uso do colar cervical e outras medidas conservadoras, para tentar reduzir a inflamação e cicatrizar a hérnia de disco.
4. Informe ao paciente que teve uma hérnia de disco cervical para evitar flexão, extensão ou rotação extremas do pescoço e a manter a cabeça em posição neutra durante o sono.

5. Incentive o paciente com uma hérnia de disco lombar a manter as AVDs dentro dos limites da dor, mas não é recomendável permanecer de pé ou sentado por períodos prolongados.
6. Estimule o paciente a fazer exercícios de alongamento e fortalecimento dos membros e do abdome depois que os sintomas agudos tiverem diminuído. As costas podem ser suavemente alongadas, deitando-se de costas e trazendo os joelhos até o peito.
7. Ensine o paciente sobre a mecânica corporal adequada e o uso dos músculos da perna e do abdome, em vez das costas. Os joelhos devem estar flexionados e a carga deve ser carregada perto do meio do corpo.
8. Incentive o acompanhamento com fisioterapia, conforme indicado, para recondicionamento e fortalecimento do trabalho.
9. Diga ao paciente para evitar o decúbito ventral, longos passeios de carro e sentar-se em cadeiras macias.
10. Instrua o paciente a comunicar quaisquer alterações na função neurológica ou recorrência da dor radicular.
11. Incentive uma boa nutrição, evite a obesidade e estabeleça descanso adequado para reduzir o risco de recorrência.

Reavaliação: resultados esperados

- Verbaliza redução da dor
- Mantém a mobilidade com estilo de vida ativo
- Expressa compreensão do preparo pré-operatório e do cuidado pós-operatório
- Incisão cicatrizando, sem sinais de infecção; paciente deambula com o mínimo de dor.

BIBLIOGRAFIA

Aiaz, M., Jefferies, S., Brazil, L., et al. (2014). Current and investigational drug strategies for glioblastoma. *Clinical Oncology, 26*, 419–430.

Ajiboye, N., Chalouhi, N., Starke, R. M., et al. (2014). Cerebral arteriovenous malformations: Evaluation and management. *Scientific World Journal, 2014*, 649036.

American Association of Neuroscience Nurses. (2014). *Care of the adult patient with a brain tumor*. Glenview, IL: Author.

American Association of Neuroscience Nurses. (2016). *AANN Core Curriculum for neuroscience nursing* (6th ed.). Glenview, IL: Author.

American Association of Nurses and American Association of Neuroscience Nurses. (2013). *Neuroscience nursing: Scope and standards of practice*. Glenview, IL: Author.

Bonner, S. & Smith, C. (2013). Initial management of acute spinal cord injury. *Continuing Education in Anaesthesia, Critical Care & Pain, 13*(6), 224–231.

Brettler, S., & Merchant, K. (2016). Movement disorders. In M. K. Bader, L. R. Littlejohns, & D. M. Olson (Eds.), *AANN core curriculum for neuroscience nursing* (pp. 527–534). Glenview, IL: AANN.

Britton, P. N., Eastwood, K., Brew, B. J., et al. (2015). Consensus guidelines for the investigation and management of encephalitis. *Medical Journal of Australia, 202*, 576–577.

Carney, N., Totten, A. M., O'Reilly, C., et al. (2016). *Guidelines for the management of severe traumatic brain injury* (4th ed.). Campbell, CA: Brain Injury Foundation, 1–244.

Chin, L. (2016). Spinal Cord Injuries Treatment & Management. *Medscape Drugs and Diseases*. Available: *http://emedicine.medscape.com/article/793582*

Connolly, E. S., Rabinstein, A. A., Carhuapoma, R., et al. (2012). Guidelines for the management of aneurysmal subarachnoid hemorrhage: a guideline for healthcare professionals from the American Heart Association/American Stroke Association. *Stroke, 43*, 1711–1737.

Cruccu, G., Finnerup, N. B., Sindou, M., et al. (2016). Trigeminal neuralgia: New classification and diagnostic grading for practice and research

deGroot, J. F. (2015). High grade gliomas. *Continuum*. 21(2), 332–344. *Neurology, 87*, 220–228. e, 31(4), 403–479.

Derdeyn, C. P., Zipfel, G. J., F., Albuquerque, F. C., et al. (2017). Management of brain arteriovenous malformations: A scientific statement for healthcare professionals from the American Heart Association/American Stroke Association. *Stroke, 48*, e00–e00.

De Oliveira Manoel, A. E., Goffi, A., Marotta, T. R., et al. (2016). The critical care management of poor-grade subarachnoid haemorrhage. *Critical Care, 20*, 21. Available: *https://ccforum.biomedcentral.com/articles/10.1186/s13054-016-1193-9*

D'Souza, S. (2015). Aneurysmal subarachnoid hemorrhage. *Journal of Neurosurgical Anesthesiology, 27*(3), 222–240.

Eviston, T. J., Croxson, G. R., Kennedy, P. G. E., et al. (2015). Bell's palsy: Aetiology, clinical features and multidisciplinary care. *Journal of Neurology Neurosurgery Psychiatry, 86*, 1356–1361.

Fehlings M. G., Vaccaro, A., Wilson, J., Singh, A., Cadotte, D. W., Harrop, J. S., ... Rampersaud, R. (2012). Early versus delayed decompression for traumatic cervical spinal cord injury: Results of the Surgical Timing in Acute Spinal Cord Injury Study (STASCIS). *PLOS ONE, 7*(2), e32037. Available: *http://dx.doi.org/10.1371/journal.pone.0032037*

Fehlings, M. G., Tetreault, L. A., Wilson, J. R., et al. (2017). A Clinical Practice Guideline for the Management of Acute Spinal Cord Injury: Introduction, Rationale, and Scope. *Global Spine Journal, 7*(3S), 84S–94S.

Fowler, S. B., Herrington, J. B., Koopman, W. J., & Ricci, M. M. (2014). Care of the patient with Myasthenia Gravis. *AANN Clinical Practice Guideline Series*. Chicago, IL: AANN.

Grasso, G., Alafaci, C., & Macdonald, R. L. (2017). Management of aneurysmal subarachnoid hemorrhage: State of the art and future perspectives. *Surgical Neurology International*. 8, 11.

Greenberg, M. (2016). *Handbook of neurosurgery* (8th ed.). New York: Thieme Medical Publishers.

Gupta., P, Noskho, M. G., & Miller, J. P. (2015). Intracranial pressure monitoring. *eMedicine*. Available: *http://emedicine.medscape.com/article/1829950*

Hadley, M. N., Walters, B. C., Aarabi, B., et al. (2013). Guidelines for the management of acute cervical spine and spinal cord injuries. *Neurosurgery, 72*(2), 1–94.

Harary, M., Dolmans, R. G. F., & Gormely, W. B. (2018). Intracranial pressure monitoring-Review and areas for development. *Sensors*, 18, 465.

Harrop, J. S. (2016). Spinal cord tumors—management of intradural intramedullary neoplasms. Treatment and management. *Medscape Drugs and Diseases*. Available: *http://emedicine.medscape.com/article/249306*

Hauser, S., & Josephson, S. (2017). *Harrison's neurology in clinical medicine* (4th ed.). New York: McGraw-Hill.

Hayat, M. A. (2015). *Tumors of the central nervous system glioma, meningioma, neuroblastoma, and spinal tumors* (Vol. 14). New York: Springer.

Hemphill, J. C., Greenberg, S. M. Anderson, C. S., et al. (2015). Guidelines for the management of spontaneous intracerebral hemorrhage. *Stroke, 46*(7), 2032–2060.

Hinkle, J. L., Morrison, K., & Siewert, L. (2016). Ischemic stroke. In M. K. Bader, L. Littlejohns, & D. M. Oldson (Eds.), *AANN core curriculum for neuroscience nursing* (6th ed., pp. 229–246). Glenview, IL: AANN.

Hutchinson, P. J., Kolias, A. G., Timofeev I. S., et al.; for the RESCUEicp Trial Collaborators. (2016) Trial of decompressive craniectomy for traumatic intracranial hypertension. *New England Journal of Medicine, 375*, 1119–1130.

Jeong, H. W., Seo, J. H., Kim, S. T., Jung, C. K., & Suh, S. (2014). Clinical practice guideline for the management of intracranial aneurysms. *Neurointervention, 9*(2), 63–71. Available: *http://doi.org/10.5469/neuroint.2014.9.2.63*

Kawoos, U., McCarron, R. M., Auker, C. R., & Chavko, M. (2015). Advances in intracranial pressure monitoring and its significance in managing traumatic brain injury. *International Journal of Molecular Sciences, 16*(12), 28979–28997.

Khoo, T. K., Yarnall, A. J., Duncan, G. W., et al. (2013). The spectrum of nonmotor symptoms in early Parkinson disease. *Neurology, 80*, 276–281.

Kinoshita, K. (2016). Traumatic brain injury: pathophysiology for neurocritical care. *Journal of Intensive Care, 4*(29), 2–10.

Koopman, W. J., & Ricci, M. M. (2016). Neuromuscular disorders. In M. K. Bader, L. R. Littlejohns, & D. M. Olson (Eds.). *AANN core curriculum for neuroscience nursing* (pp. 574–577). Glenview, IL: AANN.

Kriebel-Gasparro, A. (2016). Parkinson's disease: update on medication management. *Journal for Nurse Practitioners, 12*, e81–e89.

Layon, A. J., Gabriella, A., & Friedman, W. (2014). *Textbook of neurointensive care*. London: Springer-Verlag.

Liebeskind, D. S., Kirshner, H. S., & Lutsep, H. L. (2016). Cerebral aneurysms. medscape drugs and diseases. Available: *http://emedicine.medscape.com/article/1161518-overview*

Magennis, B., & Corry, M. (2013). Parkinson's disease: making the diagnosis and monitoring progression. *British Journal of Neuroscience Nursing, 9*, 167–171.

Maloni, H., & Remington, G. (2016). Degenerative disorders. In M. K. Bader, L. Littlejohns, & D. M. Oldson (Eds.). *AANN core curriculum for neuroscience nursing* (6th ed., pp. 511–525). Glenview, IL: AANN.

Maloni, H. (2018). Cognitive impairment in multiple sclerosis. *Jounral for Nurse Practitioners*, 14(3), 172–177.

Marupudi, N. I. & Mittal, S. (2015). Diagnosis and management of hyponatremia in patients with aneurysmal subarachnoid hemorrhage. *Journal of Clinical Medicine, 4*(4), 756–767.

Ovbiagele, B., Black, H. R., Bravata, D. M., et al. (2014). Guidelines for the prevention of stroke in patients with stroke and transient ischemic attack. *Stroke, 45*, 2160–2236.

Powers, W. J., Rabinstein, A. A., Ackerson, T., et al. (2018). 2018 Guidelines for the early management of patients with acute ischemic stroke: A guideline for healthcare professionals from the American Heart Association/American Stroke Association. *Stroke*, 49, e46–e99.

Roth, P., & Weller, M. (2015). Management of neoplastic meningitis. *Chinese Clinical Oncology*, *4*, 1–8.

Sahrakar, K. (2015). Lumbar disc disease. *Medscape Drugs and Diseases*. Available: *http://emedicine.medscape.com/article/249113-overview*

Sieb, J. P. (2013). Myasthenia gravis: an update for the clinician. *Clinical and Experimental Immunology*, *175*, 408–418.

Smith, M. (2016). Critical care management of severe head injury. *Intensive Care Medicine*, *15*(4), 164–167.

Solomon, R. A. & Connolly, E. S. (2017). Arteriovenous malformations of the brain. *New England Journal of Medicine*, 376, 1859–1866.

Stocchetti, N., & Zanier, E. R. (2016). Chronic impact of traumatic brain injury on outcome and quality of life: A narrative review. *Critical Care*, *20*(148), 1–10.

Stupp, R., Brada, M., van den Bent, M. J., et al. (2014). High-grade glioma: ESMO clinical practice guidelines for diagnosis, treatment and follow-up. *Annuals of Oncology*, *25*(suppl 3), ii93–iii101.

Stone, N. J., Robinson, J. G., Lichtenstein, A. H., et al. (2013). 2013 ACC/AHA guidelines on the treatment of blood cholesterol to reduce atherosclerotic cardiovascular risks in adults. *Stroke*, *129* (suppl 2), S1–S45.

Sudulagunta, S. R., Sodalagunta, M. B., Khorram, H., et al. (2015). Guillian-Barre syndrome: Clinical profile and management. *German Medical Science*, *13*, 1–15.

Tepper, S. J. & Tepper, D. E. (2014). *The cleveland clinic manual of headache therapy*. New York: Springer.

Thompson, B. G., Brown, R. D., Amin-Hanjani, S., et al. (2015). Guidelines for the management of patients with unruptured intracranial aneurysms: a guideline for healthcare professionals from the American Heart Association/American Stroke Association. *Stroke*, *46*, 2368–2400.

Vakharia, K., & Vakharia, K. (2016). Bell's palsy. *Facial Plastic Surgery Clinics of North America*, *24*, 1–10.

van Es, M. A., Hardiman, O., Chio, A., et al. (2017). Amyotrophic lateral sclerosis. *The Lancet*, 390, 2084–2098.

Wong, C. C., & McGirt, M. J. (2013). Vertebral compression fractures: A review of current management and multimodal therapy. *Journal of Multidisciplinary Healthcare*, *6*, 205–214.

Yousem, D. M., & Grossman, R. I. (2017). *Neuroradiology: The requisites* (4th ed.). Philadelphia, PA: Elsevier.

Zasler, N. D., Katz, D. I., & Zafontw, R. D. (2013). *Brain injury medicine; principles and practice*. New York: Demos Medical.

CAPÍTULO

16

Distúrbios da Visão

INTRODUÇÃO

Termos e abreviações

Definições de termos

1. *Acomodação* – ação conjunta realizada pelas estruturas oculares envolvidas na focalização da visão de objetos em diferentes distâncias, aumentando a convexidade do cristalino (produzida pela contração dos músculos ciliares).
2. *Ametropia* – visão anormal.
   a. *Miopia* – raios de luz vindos de um objeto a uma distância de 6 m ou mais são focalizados na frente da retina.
   b. *Hipermetropia* – raios de luz vindos de um objeto a uma distância de 6 m ou mais são focalizados atrás da retina.
3. *Astigmatismo* – curvatura irregular da córnea, fazendo com que o paciente não consiga focar ao mesmo tempo os raios luminosos horizontais e verticais na retina.
4. *Emetropia* – visão normal: raios de luz provenientes de um objeto a uma distância de 6 m ou mais são focalizados na retina pelo cristalino (Figura 16.1).
5. *Presbiopia* – a elasticidade do cristalino diminui com o aumento da idade; uma pessoa emetrópica com presbiopia consegue ler um papel com a distância de um braço e precisará da prescrição de lentes para corrigir o problema.
6. *Estrabismo* – desvio do olho de modo que os eixos visuais não estejam fisiologicamente coordenados.
7. *Visão* – passagem de raios de luz de um objeto através de córnea, humor aquoso, cristalino e humor vítreo até chegarem à retina e serem interpretados pelo córtex cerebral.
8. *Acuidade visual* – medida da capacidade pessoal de enxergar objetos de longe ou de perto (distância de leitura) e é medida em relação a um padrão de acuidade visual de uma pessoa normal.

Abreviações comuns

OD (*oculus dexter*) – olho direito.
OS (*oculus sinister*) ou OE – olho esquerdo.
OU (*oculus unitas*) ou AO – ambos os olhos.
PIO – pressão intraocular.
LIO – lente intraocular.
LEO – lente extraocular.
AV – acuidade visual.

Especialistas em cuidados com os olhos

1. **Oftalmologista** – médico especializado em diagnóstico, cirurgia e tratamento dos olhos; pode se especializar em uma parte do olho ou em uma doença específica, como um especialista em córnea ou especialista em glaucoma.
2. **Optometrista** – profissional da saúde com nível superior em optometria que pode examinar, diagnosticar e tratar problemas visuais e doenças oculares, mas não realiza cirurgias.
3. **Oculista** – técnico que adapta, ajusta e fornece óculos ou outros dispositivos de acordo com a prescrição de um oftalmologista ou optometrista.
4. **Ocularista** – técnico especializado no atendimento do paciente monocular e na confecção de prótese ocular.

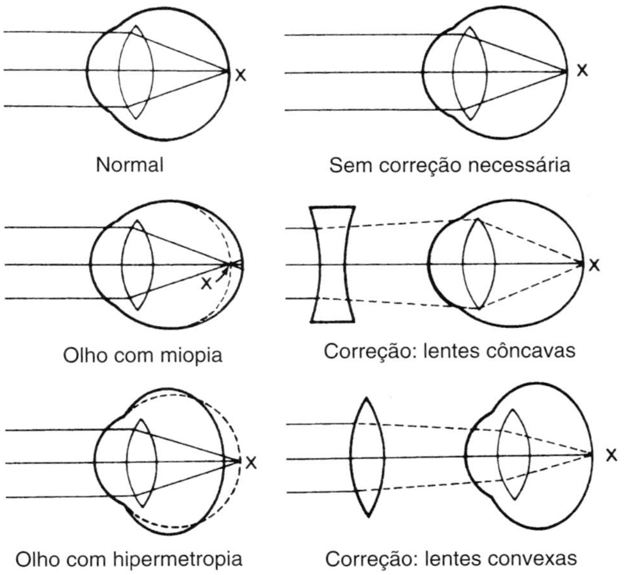

Figura 16.1 Visão normal e erros de refração.

Dados subjetivos

Baseado em evidências
American Society of Ophthalmologic Registered Nurses. (2014). *Essentials of ophthalmic nursing*. Book 1 (2nd ed.). San Francisco, CA: Author.

Dados subjetivos para a avaliação dos olhos incluem queixas de visão alterada, ou outros sintomas, associados ao estilo de vida e outros fatores, e histórico de saúde atual e passada.

Apresentação de sintomas

1. Investigue a queixa principal do paciente, fazendo as seguintes perguntas:
   a. Você sente dor, sensação de corpo estranho (alguma coisa no olho), fotofobia, secura, vermelhidão, prurido, lacrimação ou secreção?
   b. Tem visão embaçada ou dupla, perda de visão ou alteração em alguma parte do campo visual?
   c. Tem outros sintomas visuais, como brilho, halo, ou objetos flutuantes?
   d. Há alguma limitação funcional, como dificuldade para dirigir ou ler, devido a alterações visuais?
2. Revise os sistemas relacionados.
   a. Neurológico – existem cintilações, escotomas, ataques isquêmicos transitórios, cefaleia, disfunção sensorial ou motora?
   b. Ouvido, nariz e garganta – qualquer congestão nasal, rinite, dor sinusal, boca seca?
   c. Tegumentar – existem alterações na pele e nas mucosas?
   d. Endócrino – qualquer queixa de poliúria, polidipsia; sinais de hipertireoidismo (ver p. 721)?
   e. Musculoesquelético – existe dor ou edema nas articulações?

História

1. Revise o histórico ocular.
   a. Houve anteriormente lesões oculares, cirurgias e procedimentos oculares?
   b. O paciente está usando óculos ou lentes de contato?
   c. Havia problemas de visão ou fazia uso de tampão ocular durante a infância?
   d. Existem problemas visuais atuais, como glaucoma, catarata, degeneração macular ou retinopatia diabética?
2. Obtenha o histórico da medicação, incluindo produtos sem receita médica, fitoterápicos, tópicos e inalantes.
3. Determine se há alergias a medicamentos; observe o tipo de reação.
4. Verifique se há história de condições sistêmicas, como diabetes, doença cardiovascular, artrite, síndrome de Marfan, albinismo, anemia falciforme.
5. Obtenha a história familiar de distúrbios oculares, como glaucoma, catarata, degeneração macular, daltonismo, retinite pigmentosa, retinoblastoma, nistagmo, ceratocone, coroideremia, distrofias da córnea e outras doenças crônicas.
6. Realize uma avaliação funcional.
   a. Dependendo das condições do paciente, aplique o National Eye Institute Visual Function Questionnaire (Questionário da Função Visual do Instituto Nacional de Olhos) (VFQ-25), disponível em *www.rand.org/health/surveys_tools/vfq.html*, ou outros questionários válidos de funcionamento visual, como o VF-14.
   b. Isso ajuda a determinar a necessidade de cirurgia com base no grau com que o distúrbio ocular interfere na capacidade de o paciente realizar uma atividade da vida diária que dependa da acuidade visual, como dirigir e ler.

Alerta gerontológico
Pergunte a pacientes idosos se ainda dirigem. Mudanças no padrão de direção de veículos, como evitar dirigir à noite e menos na hora do *rush*, podem indicar disfunção visual, assim como comprometimento dos reflexos e da capacidade de concentração em situações complexas. Uma queixa comum é não conseguir ler os sinais de trânsito a tempo de responder a eles.

Exame ocular

Ver Figura 16.2 e também "Avaliação física do adulto", no Capítulo 5.

Alerta de enfermagem
Todo paciente que procura atendimento médico para uma queixa ocular deve testar a acuidade visual.

Exame externo

Inclui o exame dos olhos e órgãos acessórios sem o auxílio de aparelhos especiais.

Acuidade visual a distância: tabela de Snellen e outros métodos

1. Letras e objetos de tamanhos diferentes que podem ser vistos pelo olho normal, a uma distância de 6 m da tabela.
2. As letras são dispostas em linhas e organizadas de modo que o olho normal consiga enxergá-las a distâncias de 9, 12 e 15 m, e assim por diante.
3. Cada olho deve ser testado separadamente, com e sem correção (óculos ou lentes de contato), enquanto o olho não testado deve ser completamente ocluído.
4. Teste primeiro o olho direito (OD) e depois o olho esquerdo (OE).
5. Uma pessoa que pode identificar letras do tamanho 20 a uma distância de 20 pés (6 m) tem visão 20/20.
6. Se a visão for inferior a 20/200 (6/60), testes adicionais podem ser realizados:
   a. Contagem dos dedos (CF, *counting fingers*) – em metros.
   b. Movimento da mão (HM, *hand motion*) – capacidade de detectar os movimentos da mão a uma certa distância.
   c. Percepção e projeção de luz (LP; do inglês, *light perception and projection*).
   d. Apenas percepção de luz.
   e. Nenhuma percepção de luz.

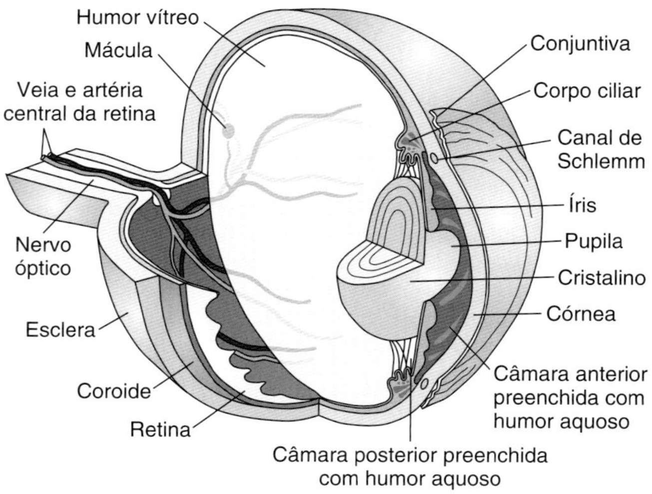

Figura 16.2 Corte transversal tridimensional do olho. (Smeltzer, S., and Bare, B. [2000]. *Brunner and Suddarth's textbook of medical surgical nursing* [9th ed.]. Philadelphia: Lippincott Williams & Wilkins.)

Acuidade visual de perto: tabela de Jaeger e outros métodos

1. Letras e objetos de tamanhos diferentes que podem ser vistos pelo olho normal, a uma distância de leitura de 35 cm da tabela.
2. As letras são dispostas em linhas e organizadas de modo que o olho normal consiga enxergá-las em diferentes níveis na tabela de Jaeger.
3. Cada olho deve ser testado separadamente, com e sem correção (óculos ou lentes de contato), enquanto o olho não testado deve ser completamente ocluído.
4. Teste primeiro o OD e depois o OE.
5. A visão é documentada na notação de Jaeger ou Snellen, em que J1+ é equivalente a 20/20, J2 equivalente a 20/30 e assim por diante.

Campos visuais

Avalia a função das vias ópticas e identifica déficits dos campos visuais e da capacidade funcional.

1. Equipamento – fonte de luz e objetos de teste. Pode ser realizado manualmente ou com campos visuais automatizados.
2. Campo periférico – útil para detectar a diminuição da visão periférica em um ou ambos os olhos.
   a. O paciente fica sentado na frente do examinador a uma distância de 45,5 a 61 cm.
   b. O OE é coberto, enquanto o paciente foca com o OD em um ponto a aproximadamente 30,5 cm.
   c. Um objeto de teste é trazido a partir da lateral em intervalos de 15° até completar 360°.
   d. O paciente sinaliza quando vê o objeto de teste e novamente quando o objeto desaparece na faixa de 360°.

Testes de visão de cores

Esses testes são feitos para determinar a capacidade de a pessoa perceber cores primárias e tonalidades. É particularmente significativo para as pessoas cuja ocupação requeira o discernimento de cores, como artistas, decoradores de interiores, trabalhadores do transporte, cirurgiões e enfermeiros. (Útil no diagnóstico de disfunção retiniana difusa e vários tipos de neuropatias ópticas.)

1. Equipamento.
   a. Placas policromáticas – pontos de cores primárias impressos em um fundo de pontos semelhantes, criando uma confusão de cores.
   b. Discos coloridos específicos – cada disco é combinado a outro de cor mais próxima.
2. Procedimento.
   a. Várias placas policromáticas são apresentadas ao paciente sob iluminação específica.
   b. Os padrões podem ser letras ou números que o olho normal consegue perceber instantaneamente, mas que causam confusão para uma pessoa com distúrbio de percepção.
3. Resultado.
   a. Daltonismo – a pessoa não consegue perceber as figuras.
   b. Cegueira vermelho-verde – 8% dos homens, 0,4% das mulheres.
   c. Cegueira azul-amarela – rara.

Refração

Refração é a medida clínica do erro de foco em um olho.

1. A refração e o exame interno podem ser realizados instilando uma medicação com propriedades cicloplégicas e midriáticas na conjuntiva do olho. Tropicamida ou ciclopentolato são dois desses medicamentos que causam relaxamento do músculo ciliar, dilatação da pupila (midríase) e redução da capacidade de acomodação (cicloplegia).
2. Em crianças maiores e nos adultos, é preferível realizar o teste de refração sem o uso de medicamentos.
3. A triagem visual por meio de um cartão com múltiplos orifícios pode ajudar a diferenciar entre causas refrativas por déficits visuais ou diminuição da visão secundária a uma patologia orgânica.
4. O estado de refração ocular pode ser avaliado de duas maneiras:
   a. Objetivamente – por retinoscopia ou por refração automática (instrumento especial que mede, calcula e imprime erros de refração de cada olho).
   b. Subjetivamente – testes com lentes, até alcançar a melhor imagem visual.

Exame interno

Exame oftalmoscópico

1. Oftalmoscopia direta – usa uma luz forte refletida no interior do olho por meio de um instrumento chamado de *oftalmoscópio*.
2. Oftalmoscopia indireta – permite ao examinador obter uma visão estereoscópica da retina. A fonte de luz provém de um foco fixado na cabeça do examinador, que observa a retina através de uma lente convexa colocada na frente do olho e um dispositivo de visualização incorporado ao aparelho fixado à cabeça. A imagem aparece invertida. Esse método de exame permite ao examinador usar a visão binocular com percepção de profundidade e um campo de visão mais amplo.
3. Significado clínico:
   a. Detecção de cataratas, opacidades vítreas e cicatrizes na córnea.
   b. Exame cuidadoso para verificar alterações patológicas nos vasos sanguíneos da retina, que podem ocorrer com pacientes diabéticos ou hipertensos.
   c. Exame da coroide para detectar tumores ou inflamação.
   d. Exame da retina para detectar descolamento, cicatrizes ou exsudatos e hemorragias da retina.

Exame com lâmpada de fenda

1. Equipamento especial que amplia a córnea, a esclera e a câmara anterior e fornece vistas oblíquas da trabécula para exame pelo oftalmologista.
2. Ajuda a detectar distúrbios da parte anterior do olho.
3. A sala é geralmente escurecida e as pupilas devem estar dilatadas.
4. O paciente se senta com o queixo e a testa apoiados nos suportes do equipamento.

Tonometria

1. Mede a PIO, que depende da quantidade de humor aquoso secretado pelo olho e da sua facilidade de saída.
2. A tonometria é indicada como uma das medidas para avaliar o glaucoma, avaliar o desenvolvimento de glaucoma, se houver suspeita, avaliar a terapia de glaucoma e diagnosticar *phthisis* (atrofia ocular) e o aumento da PIO induzido por medicamentos.
3. A pressão é considerada normal quando menor ou igual a 20 mmHg.
4. Técnicas de tonometria.
   a. Tonometria de aplanação de Goldmann (Figura 16.3).
      i. Esse é o método de medição mais eficaz para determinar a PIO; no entanto, requer um biomicroscópio e um intérprete treinado. Pode fazer parte do exame com lâmpada de fenda ou por meio de um dispositivo portátil.
      ii. Após a instilação da anestesia tópica, a córnea é achatada a uma profundidade conhecida (3,14 mm).
      iii. A pressão necessária para produzir esse aplanamento é igual à PIO, contrabalançando o tonômetro.
   b. Tonometria de Schiotz (raramente usada nos dias de hoje).
   c. Tonômetro eletrônico, que fornece uma leitura digital da PIO, como a Tono-Pen.
   d. Pneumatonômetro ou tonometria de aplanação por ar – não requer anestesia tópica e mede a tensão detectando a deformação da córnea em reação a um jato de ar pressurizado.
   e. Tonômetro portátil de Perkins.
   f. Tensão dos dedos – determinada pelo uso de pressão digital.

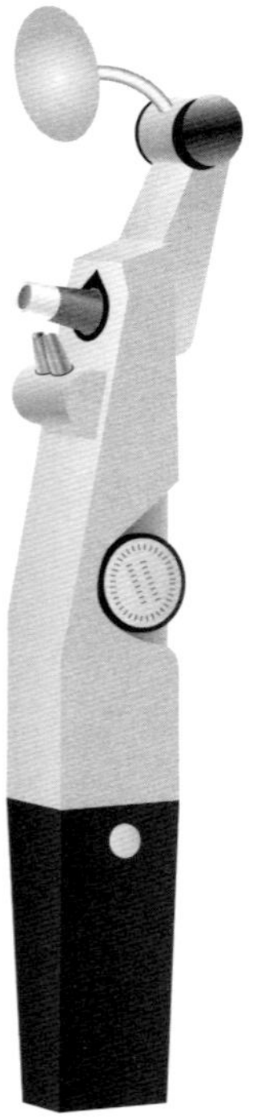

Figura 16.3 Exemplo de um tonômetro de aplanação.

Radiologia e imagem

Vários estudos de imagem, além do exame oftalmológico básico, podem ser feitos para avaliar melhor a doença ocular.

Angiofluoresceinografia

Descrição

1. Fornece informações sobre obstruções vasculares, microaneurismas, permeabilidade capilar anormal e defeitos na permeabilidade do pigmento da retina.
2. Introdução da administração por via intravenosa (IV) de fluoresceína de sódio durante vários minutos, geralmente por meio da veia braquial.
3. A oftalmoscopia indireta usando um filtro azul pode ser realizada, de modo a obter fotografias do fundo do olho.

Considerações de enfermagem e cuidados com o paciente

1. Explique ao paciente que serão administrados vários colírios para dilatar a pupila e facilitar melhor visualização da retina. O paciente será posicionado em uma cadeira especial, com a cabeça imobilizada.
2. O corante será injetado em uma veia do braço durante vários minutos. As fotografias serão obtidas durante a injeção e por até 1 hora após a injeção de contraste.
3. Os efeitos adversos incluem náuseas pelo contraste injetado, queimadura no olho por instilação, visão turva e fotofobia por 4 a 8 horas, por causa da dilatação da pupila, e possível coloração amarelada da pele e descoloração da urina por até 48 horas depois da injeção do contraste.

Alerta farmacológico
Reações graves, como rouquidão, obstrução respiratória, taquicardia e reação anafilática, levando à morte, podem resultar da administração intravenosa de fluoresceína sódica.

Ultrassonografia de olho e órbita

Descrição

1. As ondas sonoras são utilizadas no diagnóstico de lesões intraoculares e orbitais. Três tipos de ultrassonografia são usados na oftalmoscopia:
   a. A-*scan* – usa transdutores fixos para medir a distância entre alterações de densidade acústica. Essa técnica é usada para diferenciar tumores benignos e malignos e medir o comprimento do olho, com o intuito de determinar a potência de uma LIO.
   b. B-*scan* – o transdutor é passado linearmente sobre o olho; aumentos na densidade acústica são mostrados como uma intensificação na linha de varredura, que apresenta uma imagem do olho e da órbita.
   c. Tecnologia IOL Master – avalia o comprimento do olho, a curvatura da superfície e a potência da LIO; essa técnica aumentou a precisão da biometria em cinco vezes. Também é menos dependente do técnico para avaliar a precisão.
2. Padrões anormais são observados com queimaduras por substâncias alcalinas, descolamento de retina, ceratoprótese, oftalmopatia tireoidiana, corpos estranhos, malformações vasculares, tumores benignos e malignos e uma variedade de outras condições.

Considerações de enfermagem e cuidados com o paciente

1. Explique ao paciente que são aplicadas gotas anestésicas tópicas no olho antes do procedimento, para que ele não sinta o transdutor em contato com o olho.
2. O procedimento pode levar de 8 a 10 minutos, ou 30 minutos ou mais, se for detectada uma lesão, para poder localizá-la.
3. Oriente o paciente a não esfregar os olhos até passar o efeito do anestésico, para evitar traumatismo ocular.

Eletrorretinografia

Descrição

Usada para avaliar distúrbios hereditários e adquiridos da retina. Um eletrodo é colocado sobre o olho para avaliar a resposta elétrica à luz.

Considerações de enfermagem e cuidados com o paciente

1. Explique ao paciente que os olhos serão mantidos abertos e que ele será posicionado deitado ou sentado.
2. As gotas anestésicas tópicas são instiladas.
3. Um eletrodo com ponta de algodão embebida em solução salina é aplicado à córnea.
4. Várias intensidades de luz são produzidas e o potencial elétrico é medido.
5. Cuidado para que o paciente não esfregue os olhos por até 1 hora após o procedimento, para evitar traumatismo enquanto os olhos estiverem anestesiados.

PROCEDIMENTOS E MODALIDADES TERAPÊUTICAS GERAIS

Procedimentos oculares comuns

Instilação de medicamentos

1. Medicamentos oftálmicos podem ser usados para fins diagnósticos e terapêuticos, como:
   a. Dilatar ou contrair a pupila.
   b. Aliviar a dor, desconforto, prurido e inflamação.
   c. Agir como um antisséptico na limpeza do olho.
   d. Tratar infecções.

2. A solução ou pomada é administrada utilizando uma técnica limpa.
   a. Use um dedo para puxar para baixo a pele da pálpebra inferior.
   b. Pingue a solução ou esprema 0,3 cm de pomada no centro do saco conjuntival.
   c. Instrua o paciente a fechar o olho lentamente, mas não apertar com força ou esfregar as pálpebras.

Ver Figura 16.4 e Tabela 16.1.

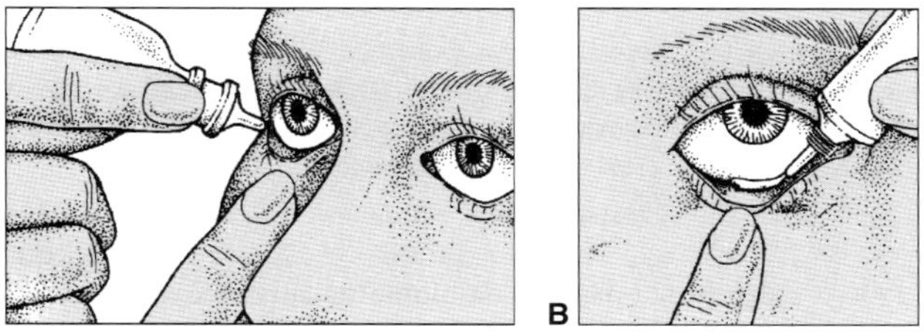

Figura 16.4 Instilação de medicação ocular: solução (gotas) (**A**) e pomada (**B**).

Irrigação ocular

1. A irrigação ocular é frequentemente necessária para:
   a. Irrigar substâncias químicas ou corpos estranhos dos olhos.
   b. Remover secreções do saco conjuntival.
   c. Tratar infecções ou aliviar o prurido.
   d. Umedecer a superfície dos olhos de um paciente inconsciente.
2. Use solução prescrita ou 1.000 mℓ de soro fisiológico com equipo IV.
3. Teste o pH com papel de tornassol antes de irrigar os olhos, se houver suspeita de lesão química e após irrigação até que o pH seja 7.
4. Puxe a pálpebra inferior e peça ao paciente para olhar para cima, e então direcione a solução irrigadora do canto interno do olho para o canto externo, ao longo do saco conjuntival inferior.

Aplicação de curativo ou tampão ocular

1. Um ou ambos os olhos podem precisar de proteção para:
   a. Manter um olho em repouso, promovendo, assim, a cura.
   b. Evitar que o paciente toque nos olhos.
   c. Absorver secreções.
   d. Proteger o olho.
   e. Controlar ou diminuir o edema.

Tabela 16.1 Agentes farmacológicos oftálmicos.*

Farmacologia	Ação	Produtos
Simpatomiméticos	Administrados topicamente para o tratamento do glaucoma. O efeito imediato é a diminuição da produção de humor aquoso. O efeito a longo prazo é um aumento no fluxo de humor aquoso. Podem ser usados em combinação com mióticos, bloqueadores beta-adrenérgicos, inibidores da anidrase carbônica ou agentes hiperosmóticos	• Epinefrina • Dipivefrina • Fenilefrina
Mióticos, ação direta	Agentes colinérgicos administrados topicamente que afetam os receptores muscarínicos do olho; os resultados incluem miose e contração do músculo ciliar. No glaucoma de ângulo estreito, a miose abre o ângulo para melhorar o fluxo aquoso. A contração do músculo ciliar aumenta o fluxo de humor aquoso pela ação indireta sobre a rede trabecular – o mecanismo exato é desconhecido. O uso primário de mióticos é no tratamento de glaucoma, mas podem ser utilizados também para combater os efeitos dos cicloplégicos/midriáticos	• Acetilcolina • Carbacol • Pilocarpina
Mióticos, inibidores da colinesterase	Agentes tópicos que inibem a enzima colinesterase, causando aumento na atividade da acetilcolina já presente no organismo. Causam miose intensa e contração do músculo ciliar. É observada diminuição da PIO, como resultado do aumento do fluxo de humor aquoso. São usados para tratamento de glaucoma de ângulo aberto, condições em que o fluxo de água é obstruído; após iridectomia; e em caso de esotropia acomodativa (desvio para dentro)	• Brometo de demecário • Isoflurofato • Fisostigmina
Bloqueadores beta-adrenérgicos	Atuam nos receptores beta do sistema nervoso adrenérgico. Existem dois tipos de locais beta: B_1 e B_2. O local B_1 é principalmente o miocárdio, resultando em diminuição da frequência cardíaca e do débito cardíaco. O local B_2 é principalmente musculatura lisa brônquica e vascular, acarretando broncoconstrição, diminuição da pressão arterial. Existem dois tipos de bloqueadores beta-adrenérgicos oftálmicos: o bloqueador cardiosseletivo (betaxolol) age apenas nos locais B_1 e pode, em raras ocasiões, causar efeitos cardíacos se absorvido sistemicamente. Já os outros bloqueadores não seletivos atuam nos locais B_1 e B_2 e causam efeitos cardíacos e pulmonares significativos se absorvidos sistemicamente. São usados para o tratamento de aumento da PIO, diminuindo a formação de humor aquoso e facilitando ligeiramente o fluxo de saída	• Betaxolol • Levobunolol • Timolol • Carteolol
Inibidores da anidrase carbônica	Agentes orais que atuam para inibir a ação da anidrase carbônica. A supressão dessa enzima resulta na diminuição da produção de humor aquoso. São usados em regime combinado para tratar glaucoma e aumento pós-operatório da PIO	• Acetazolamida • Metazolamida
Diuréticos osmóticos	Agentes osmóticos administrados por via intravenosa são usados para a redução da PIO em uma crise aguda de glaucoma ou antes de uma cirurgia ocular, em que haja indicação para a redução da PIO	• Manitol • Glicerina
Análogos de prostaglandina	Agentes mais recentes usados na redução da PIO, presumivelmente pelo aumento do fluxo uveoscleral ou por filtração do humor aquoso. São usados no tratamento de glaucoma de ângulo aberto resistente a outros agentes	• Latanoprosta • Travoprosta • Bimatoprosta • Unoprostona

(*continua*)

Tabela 16.1 Agentes farmacológicos oftálmicos.* *(Continuação)*

Farmacologia	Ação	Produtos
Midriáticos	Agentes tópicos que resultam em dilatação da pupila, vasoconstrição e aumento do fluxo de humor aquoso. São usados para dilatar a pupila para cirurgia e exame	• Fenilefrina
Midriáticos cicloplégicos	Agentes tópicos que bloqueiam a reação do músculo esfincteriano da íris e do músculo do corpo ciliar à estimulação colinérgica, acarretando dilatação da pupila (midríase) e paralisia da acomodação (cicloplegia). São usados em condições que exijam a dilatação da pupila e impeçam a acomodação	• Atropina • Homatropina • Escopolamina • Ciclopentolato • Tropicamida
Anti-infecciosos oftálmicos	Agentes tópicos usados no tratamento de infecções oftálmicas. Os produtos comerciais destinam-se ao tratamento de condições oculares superficiais, como conjuntivite e blefarite. Colírios extemporâneos (compostos) são usados para infecções tópicas mais graves (*i. e.*, úlcera de córnea, endoftalmite – infecção intraocular)	**Antibióticos** • Bacitracina • Cloranfenicol • Ciprofloxacino • Eritromicina • Gentamicina • Gatifloxacino • Levofloxacino • Moxifloxacino • Neomicina/polimixina/bacitracina • Norfloxacino • Sulfacetamida • Tobramicina **Antifúngicos** • Anfotericina B • Fluconazol • Natamicina **Antivirais** • Trifluridina • Vidarabina
Anestésicos locais	Bloqueiam a transmissão de impulsos nervosos. São usados topicamente para fornecer anestesia local para a realização de exames, como tonometria, e procedimentos de curta duração. As injeções são usadas em oftalmologia, para bloqueio retrobulbar	**Uso tópico** • Proparacaína • Injeção de tetracaína • Lidocaína
Anti-inflamatórios esteroides oftálmicos	Principalmente corticosteroides. São usados topicamente para aliviar a dor e a fotofobia, bem como suprimir outros processos inflamatórios da conjuntiva, córnea, pálpebra e segmento interior do globo	• Dexametasona • Fluorometolona • Loteprednol • Acetato de prednisolona
Anti-inflamatórios não esteroides (AINEs)	Atuam inibindo uma enzima envolvida na síntese de prostaglandinas, que são fundamentais na resposta do organismo à inflamação. Esses fármacos, administrados topicamente, são analgésicos e anti-inflamatórios	• Diclofenaco sódico • Flurbiprofeno • Cetorolaco • Suprofeno
Medicamentos antialérgicos	Existem diferentes tipos de fármacos, administrados topicamente, nesta categoria, incluindo anti-histamínicos, estabilizadores de mastócitos, anestésicos AINEs e adstringentes (alguns em combinação)	**Anti-histamínicos** • Emedastina • Levocabastina • Olopatadina • Feniramina **Estabilizadores de mastócitos** • Cromoglicato • Lodoxamida **Adstringente** • Sulfato de zinco
Vasoconstritores	Agentes tópicos que contraem os vasos sanguíneos locais, resultando em menor vermelhidão e irritação	• Nafazolina
Agonistas adrenérgicos alfasseletivos	Agentes tópicos que mimetizam os efeitos dos compostos adrenérgicos endógenos pela ligação seletiva aos receptores alfa-2, acarretando formação de humor aquoso, diâmetro da pupila e fluxo ocular. Comumente são utilizados para diminuir PIO elevada	• Cloridrato de apraclonidina • Tartarato de brimonidina
Agentes anti-VEGF	Crescimento lento de vasos sanguíneos anormais sob a retina, por causa do bloqueio dos efeitos de VEGF, retarda a perda de visão e possivelmente melhora a visão na degeneração macular relacionada com envelhecimento	• Bevacizumabe • Pegaptanibe • Ranibizumabe

*Antes da administração, todos os agentes farmacológicos devem ser revisados com base nas informações do fabricante ou da fonte de referência do medicamento quanto a contraindicações, reações adversas e precauções. PIO: pressão intraocular; VEGF: fator de crescimento endotelial vascular.

2. Instile a pomada, se houver prescrição, e certifique-se de que o olho esteja fechado antes de fixar o curativo de gaze ou tampão com tiras de fita adesiva colocadas na diagonal, a partir do meio da testa até a parte externa da bochecha.

Remoção de corpo estranho ou partícula ocular

1. Normalmente, remover um corpo estranho do olho é uma medida de primeiros socorros descomplicada.
   a. Enquanto o paciente olha para cima, coloque o dedo abaixo da pálpebra inferior e puxe para baixo, para expor o saco conjuntival.
   b. Inspecione as partículas usando uma lente de aumento e luz.
   c. Remova a partícula com o aplicador, com ponta de algodão umedecido em soro fisiológico, deslizando suavemente pelo saco conjuntival.
2. Se nenhuma partícula for encontrada, inspecione a pálpebra superior.
   a. Enquanto o paciente olha para baixo, coloque o aplicador de algodão horizontalmente na pálpebra superior e puxe gentilmente para fora e para cima sobre o aplicador (Figura 16.5).
   b. Remova a partícula, se encontrada, e retorne a pálpebra para a posição neutra.
3. Se a partícula parecer estar incorporada, é necessária uma intervenção médica, isto é, anestesia local, antibioticoterapia e experiência clínica no manuseio de outros instrumentos.
4. A córnea deve ser avaliada quanto à abrasão pelo corpo estranho com o uso de corante com fluoresceína, mesmo que não seja encontrado um corpo estranho.

Remoção de lentes de contato

1. Como as lentes de contato precisam de limpeza e troca regulares, se uma pessoa for ferida e estiver incapacitada por causa de um acidente, doença ou outra causa, as lentes devem ser removidas.
2. Determine o tipo de lente com o paciente ou a família.
   a. As lentes de contato gelatinosas são amplamente utilizadas. O diâmetro da lente cobre a córnea e uma parte da esclera do olho. Lentes gelatinosas de uso prolongado e diário estão disponíveis.
   b. As lentes rígidas ou permeáveis ao ar geralmente são menores que a córnea, embora algumas sejam produzidas para ultrapassar os limites da córnea até a esclera. Essas lentes precisam ser removidas imediatamente.
3. Não remova as lentes se a íris não estiver visível quando o paciente abrir as pálpebras; aguarde a chegada de um oftalmologista. Se o paciente precisar ser transportado, faça uma anotação informando que as lentes de contato não foram removidas. (Escreva uma mensagem e cole com fita adesiva no corpo do paciente ou envie pelo transportador.)
4. Para remover lentes gelatinosas, retraia a pálpebra inferior e tente deslizar a lente para fora da córnea, usando o dedo indicador, e em seguida, aperte a lente entre dois dedos e remova-a com cuidado.

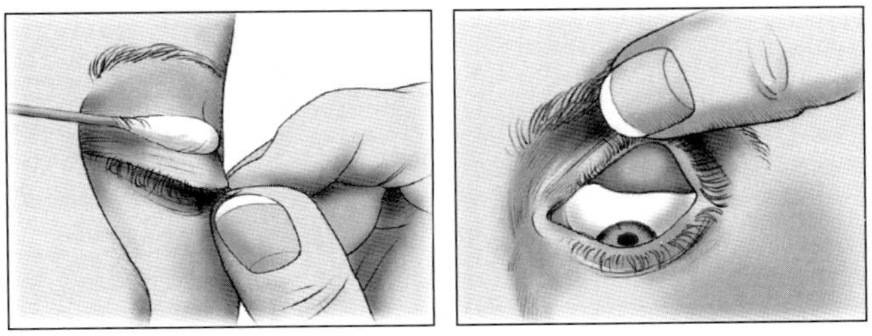

Figura 16.5 Remoção de partícula do olho.

Cirurgia ocular

Tipos comuns de cirurgia ocular são descritos a seguir, assim como uma visão geral do processo de enfermagem para qualquer paciente que precise ser submetido a uma cirurgia ocular. Consulte também as seguintes entradas para cuidados cirúrgicos específicos: condições das pálpebras, p. 446; catarata, p. 447; descolamento de retina, p. 453; e glaucoma agudo e glaucoma crônico, p. 450 e 451.

Transplante de córnea: ceratoplastia

Descrição

1. Transplante da córnea de um doador, geralmente obtida na necropsia, para reparar cicatriz, queimadura, deformidade ou distrofia da córnea.
2. Tipos de enxertos.
   a. Espessura total (6,5 a 8 mm) – mais comum.
   b. Lamelar de espessura parcial.
3. A córnea fresca é o tecido preferido; deve ser removida do doador dentro de 12 horas após a morte e utilizada em 24 horas.
4. Soluções especiais para armazenamento de córnea fresca estão disponíveis, o que pode prolongar o armazenamento por até 3 dias.
5. *Criopreservação* é o cuidado e manuseio de um enxerto de córnea por congelamento, para manter sua transparência.

Complicações

1. Hemorragia.
2. Deslocamento do enxerto.
3. Infecção.
4. Glaucoma pós-operatório.
5. Rejeição de enxerto – pode ocorrer de 10 a 14 dias após a cirurgia. Os sinais e sintomas incluem visão diminuída, irritação ocular, edema da córnea e esclerótica vermelha.

Cirurgia refrativa

Descrição

1. Uma variedade de procedimentos usados para corrigir miopia, hipermetropia e astigmatismo. Pode eliminar a necessidade de óculos ou lentes de contato, especialmente com o envelhecimento.
2. Pode não ser apropriado com doença da córnea, doença da retina, glaucoma, diabetes grave, doença vascular descontrolada, doença autoimune ou gravidez.
3. Não há garantia sobre o efeito desejado, mas a taxa de complicações é extremamente baixa.
4. Os procedimentos são rápidos, realizados no consultório médico ou na clínica, e a maioria das pessoas retoma suas atividades em 1 a 3 dias.
5. Procedimentos específicos são usados para corrigir miopia, hipermetropia ou astigmatismo.

Tipos de procedimentos

1. Ceratotomia radial.
   a. Cirurgia realizada para correção de miopia.
   b. A córnea é anestesiada topicamente e, com um microscópio, o cirurgião marca o eixo visual.
   c. A seguir, o cirurgião realiza de 8 a 16 incisões radiais na superfície da córnea para aplainá-la. Isso permite que as imagens se formem sobre a retina, em vez de na frente dela.
   d. O tempo para a correção ideal é de aproximadamente 3 meses. (O procedimento está sendo realizado atualmente com uma frequência muito menor, em decorrência do desenvolvimento da cirurgia a *laser* para corrigir erros de refração.)
2. Ceratectomia fotorrefrativa com *excimer*.
   a. Limitada a corrigir miopia e alguns casos de astigmatismo.

b. A superfície anterior do epitélio da córnea é removida (por *laser*, raspagem manual ou ambos).
c. O *laser* é então usado para alterar a curvatura da córnea, vaporizando o tecido (remodelando ou esculpindo a córnea).
d. Recuperação visual ideal em aproximadamente 6 meses.

3. *Ceratomileuse in situ* assistida por *laser* (LASIK); também conhecida como *ceratoplastia lamelar automatizada a* laser (*laser* ALK).
   a. O procedimento é realizado para tratar uma faixa mais ampla de distúrbios do que os outros procedimentos de correção da refração.
   b. O instrumento microcirúrgico (microcerátomo) é usado para criar um retalho da córnea.
   c. Um feixe de *laser* frio (usando um *excimer laser*) remodela a córnea e, em seguida o retalho é então fechado.
   d. O *excimer laser* pode remover o tecido da córnea com uma precisão de até 0,25 mícron.
   e. Para obter a correção desejada, remove-se apenas cerca de 50 mícrons de tecido.
   f. A recuperação da refração é de aproximadamente 3 meses.
4. Termoceratoplastia com *laser* de hólmio (*Holmium LTK*).
   a. O tecido é aquecido, mas não vaporizado.
   b. A córnea é marcada para identificar com precisão o local em que o *laser* deve incidir.
   c. O *laser* aquece apenas as partes selecionadas da córnea para encurtar as fibras de colágeno ao redor das bordas da córnea.

Vitrectomia

1. Esse procedimento é realizado para condições como hemorragia persistente associada a retinopatia diabética, corpo estranho intraocular e aderências vitreorretinianas.
2. A cirurgia consiste na remoção de todo ou parte do humor vítreo, uma substância transparente semelhante à gelatina localizada atrás do cristalino.
3. À medida que o humor vítreo é removido, é infundida uma solução salina para substituir. No fim do procedimento, gás, ar ou óleo de silicone podem ser introduzidos no olho para atuar como um tampão e manter a retina no lugar.
   a. Se for utilizado um gás, o paciente pode ficar restrito ao decúbito ventral (por pelo menos 50 minutos de cada hora) por 1 a 6 semanas até que o gás SF6 seja absorvido.
   b. Se ar ou óleo forem usados, a posição de semi-Fowler é permitida.
4. Devem ser tomadas precauções para evitar o aumento da PIO, que atrapalha a cicatrização.
   a. Evitar esforço para evacuar ou curvar-se.
   b. Tentar não tossir, espirrar ou fazer movimentos bruscos com a cabeça.
   c. Monitore dor de cabeça, que pode ser um sinal de aumento da PIO.

Enucleação

1. Remoção completa do globo ocular, geralmente realizada devido a traumatismo, infecção, tumor, como melanoma, ou prevenção de oftalmia simpática.
2. Na cirurgia, o olho é removido por uma incisão na conjuntiva e nos músculos extraoculares, cortando o nervo óptico e removendo o globo ocular.
3. Um implante é colocado e coberto pelos músculos, mantendo o contorno do olho. A conjuntiva é então fechada e um plástico é colocado para manter a integridade da pálpebra.
4. Uma prótese adaptada para o paciente pode ser colocada 4 a 6 semanas depois e um segundo procedimento pode ser realizado para melhorar a motilidade ocular.
5. As considerações sobre cuidados incluem a aceitação da imagem corporal, ajuste à visão mononuclear e o cuidado com a cavidade e prótese enucleadas, incluindo o seguinte:
   a. Inspeção do olho e da pálpebra.
   b. Instilação de medicação prescrita.
   c. Irrigação do local para remover o muco.
   d. Remoção da prótese.
   e. Uso de técnica asséptica na execução dos cuidados.
6. As complicações incluem hemorragia, infecção e extrusão do implante.

Avaliação de enfermagem

1. Colete dados subjetivos e objetivos sobre o estado geral de saúde do paciente.
2. Verifique que tipo de sintomas o paciente apresenta (dor nos olhos, perda visual, secreção, histórico de traumatismo) e como isso afeta suas atividades habituais.
3. Avalie a mobilidade do paciente e a capacidade de autocuidado.
4. Analise as deficiências visuais, bem como outras deficiências sensoriais, que possam afetar a segurança e a independência.
5. Reúna dados referentes aos sistemas usuais de suporte usados pelo paciente. A família está próxima? Os amigos visitam regularmente? O aumento da supervisão é necessário após a cirurgia devido à deficiência visual?
6. Revise os medicamentos do paciente e determine se foram tomados os anticoagulantes. Eles geralmente são suspensos pouco antes da cirurgia de retina, no entanto, geralmente são continuados para pacientes submetidos à cirurgia de catarata.

Diagnósticos de enfermagem

- Conhecimento deficiente sobre as expectativas pós-operatórias e cuidados continuados
- Risco de lesão relacionado com o aumento da PIO e a alteração da visão
- Síndrome de interpretação ambiental prejudicada associada a distúrbios visuais
- Medo da cegueira relacionado com procedimento invasivo nos olhos
- Déficits no autocuidado, para banhar-se, vestir-se, alimentar-se, relacionados com visão reduzida ou alterada.

Intervenções de enfermagem

Preparação para a cirurgia

1. Explique ao paciente os cuidados pré-operatórios, bem como as expectativas pós-operatórias. (Isso é específico para cada tipo de cirurgia e prestador de cuidados de saúde em particular.)
   a. A cirurgia ocular geralmente é realizada com anestesia local em que o paciente permanece acordado, porém sedado, e deve permanecer imóvel durante o procedimento.
   b. No pós-operatório, uma posição específica na cama deve ser mantida por algumas horas.
      i. Pode ser necessário que o paciente se deite sobre o lado não operado.
      ii. Após a vitrectomia, o paciente pode ser obrigado a ficar deitado por pelo menos 50 minutos a cada hora. Aconselhe o paciente a levantar-se para usar o banheiro e o chuveiro, mas mantendo o nariz voltado para o chão. Embora essa seja uma restrição difícil de seguir, é a única maneira de melhorar o resultado visual com esse procedimento.
      iii. Após algumas cirurgias, o decúbito dorsal pode ser necessário, usando apenas um pequeno travesseiro.
2. Instrua o paciente a lavar o cabelo na noite anterior à cirurgia; cabelos longos de pacientes do sexo feminino devem ser presos e

mantidos fora do rosto. Pode haver restrições ao uso de maquiagem, para impedir que restos de maquiagem entrem no local da cirurgia, aumentando o risco de infecção e inflamação.
3. Verifique a política da instituição em relação à preparação da pele para cirurgia. Os pacientes podem ser solicitados a tomar banho com sabonete antibacteriano na noite anterior ou na manhã da cirurgia.
4. Verifique se o termo de consentimento para a cirurgia está correto e assinado, além de identificando especificamente o olho a ser operado. Pergunte ao paciente qual olho (não sugira um deles). Essa verificação pode impedir dois terços dos incidentes com o olho incorreto.
5. Remova próteses, lentes de contato ou próteses oculares e objetos de metal antes de o paciente ir para a sala de cirurgia, com base na política da instituição e no tipo de anestesia. (Aliança de casamento geralmente pode ser mantida.)
6. Informe ao paciente sobre a necessidade de curativos oculares no pós-operatório.
   a. Protetor ocular deve ser usado após a ceratoplastia.
   b. Oclusor de pressão deve ser usado após vitrectomia. A drenagem de secreções é esperada durante 2 dias após a cirurgia.
   c. Curativo de pressão e gelo são usados após a enucleação.
7. Administre medicamentos pré-operatórios, incluindo colírios, conforme prescrição.
8. Posicione as grades laterais da cama (para cima) depois de administrar os medicamentos e coloque a campainha de chamada ao lado do paciente.
9. Esteja disponível para responder a perguntas que o paciente possa ter em relação à cirurgia ou ao período pós-operatório.

Alerta de enfermagem
Para pacientes que necessitam de repouso no leito (após ceratoplastia, lesão ocular, cirurgia de descolamento de retina), devem ser tomadas medidas para evitar complicações pulmonares e/ou circulatórias. Isso pode incluir exercícios de amplitude de movimento, meias antiembólicas e dispositivos de compressão pneumática.

Prevenção de lesões no pós-operatório
1. Posicione o paciente, conforme permitido, para cada cirurgia específica.
   a. Decúbito ventral se a vitrectomia foi feita com gás, para manter a retina no lugar.
   b. Semi-Fowler para vitrectomia com utilização de ar ou óleo.
2. Posicione as grades laterais da cama (para cima) para oferecer ao paciente uma sensação de segurança.
3. Coloque a campainha de chamada ao lado do paciente; peça ao paciente que chame o enfermeiro em vez de arriscar um aumento da PIO devido ao estresse e ao esforço para tentar ser autossuficiente.
4. Aconselhe o paciente a evitar curvar o corpo, fazer movimentos rápidos com a cabeça ou esforços que possam causar aumento na PIO. Administre medicamento, se indicado, para tosse ou espirro excessivo. (Pode não ser uma preocupação para a cirurgia de catarata atual, feita com uma pequena incisão.)
5. Monitore dor de cabeça, pois pode ser um sinal de aumento da PIO.
6. Instrua os cuidadores a informar ao paciente quando entram e saem do quarto.
7. Evitar atividades que possam causar tensão nas suturas ou no local da cirurgia, como pentear o cabelo.
8. Aplique compressas frias para controlar o edema e o desconforto associado após a vitrectomia.

Compensação da alteração visual
1. Oriente o paciente em qualquer novo ambiente – a disposição dos móveis e das pessoas.
2. Incentive o autocuidado dentro dos limites do paciente.
3. Supervisione as tentativas de o paciente se alimentar e realizar outras atividades de autocuidado.

Alerta gerontológico
Esteja ciente de que pessoas mais velhas podem ter alterações sensoriais/perceptivas adicionais, como perda auditiva e diminuição do senso de posicionamento, o que aumenta o risco de quedas e a sensação de isolamento.

Atenuação do medo
1. Esteja ciente de que a dependência da visão é reconhecida quando alguém enfrenta diminuição ou perda de visão.
2. Reconheça que a preocupação dos pacientes com o resultado cirúrgico pode se manifestar de maneira diferente, por exemplo, medo, depressão, tensão, ressentimento, raiva ou rejeição.
3. Incentive o paciente a expressar seus sentimentos.
4. Demonstre interesse, empatia e compreensão.
5. Assegure ao paciente que estão disponíveis programas de reabilitação e equipe.
6. Encaminhe o paciente para uma associação de deficientes visuais para treinamento e equipamento adaptativo.

Aumento das atividades de autocuidado
1. Ofereça terapia "diversional" e ocupacional para manter o paciente ocupado mentalmente, dentro dos limites da visão reduzida.
2. Incentive os períodos de descanso, conforme necessário.
3. Forneça dieta e líquidos para promover a eliminação adequada e diminuir o esforço.
4. Desencoraje o paciente a fumar, fazer a barba com lâminas de barbear ou usar objetos pontiagudos próximos aos olhos, por motivos de segurança.
5. Alerte o paciente para não esfregar os olhos ou limpá-los com lenços sujos.
6. Instrua o paciente a usar óculos escuros se os olhos apresentarem sensibilidade à luz.
7. Mantenha um ambiente seguro – as portas devem estar completamente abertas ou fechadas, o chão deve estar livre de objetos.

Educação ao paciente e manutenção da saúde

1. Aconselhe o paciente a consultar um oftalmologista antes de iniciar uma terapia "diversional" ou recreativa que possa ser cansativa para os olhos – como ler, trabalhar com computador e fazer trabalhos manuais.
2. Enfatize que as luzes não devem ser muito claras ou brilhantes.
3. Antes de o paciente deixar o hospital, forneça as instruções de alta sobre medicamentos, incluindo antibióticos tópicos, corticosteroides e analgésicos.
4. Instrua o paciente e a família sobre a instilação de medicamentos oculares, a limpeza adequada das pálpebras e cílios e a aplicação de um protetor ocular ou tampão.
5. Forneça instruções sobre como massagear a pálpebra no período pós-operatório após a cirurgia de pálpebra.
6. Assegure ao paciente que as contusões e o inchaço das pálpebras são temporários.
7. Certifique-se de que o paciente tenha informações de acompanhamento sobre óculos, prótese e consultas médicas. Avise ao paciente que a melhora da visão pode não ocorrer imediatamente após a ceratoplastia.
8. Aconselhe a observar sinais de rejeição do enxerto 10 a 14 dias após a ceratoplastia – diminuição da visão, irritação, edema da córnea e vermelhidão da esclera.
9. Oriente o paciente sobre a disponibilidade gratuita de audiolivros, discos, fitas e máquinas de áudio na maioria das bibliotecas públicas.

Alerta de transição de cuidado
Confirme o seguinte com o paciente e a família antes da alta:

- A data da consulta médica de retorno está confirmada?
- As receitas dos medicamentos do paciente estão com ele ou foram enviadas para a farmácia?
- O paciente e seu familiar sabem como usar os medicamentos prescritos?
- O paciente compreende as restrições impostas a ele e suas razões (posicionamento, esforço, retorno às atividades habituais)?
- O paciente compreende a limitação visual e o resultado esperado?
- O paciente e a família conhecem os sinais e sintomas a serem comunicados ao profissional de saúde entre as consultas (ou seja, dor, temperatura acima de 38,3°C, alta da ala cirúrgica)?

Reavaliação: resultados esperados

- Cumpre com a rotina pré-operatória; faz perguntas apropriadas
- Descreve as precauções que devem ser tomadas como medidas de segurança, usa bengala para evitar possíveis quedas
- Demonstra uma visão melhor e de acordo com as expectativas da cirurgia
- Parece relaxado e positivo em relação ao resultado da cirurgia
- Gerencia o autocuidado com assistência mínima.

DISTÚRBIOS OCULARES COMUNS

Condições de conjuntiva e pálpebras

As *pálpebras* são os mecanismos de defesa mais externos dos olhos, funcionando como uma barreira física, bem como para manter a umidade e dispersar as lágrimas. A *conjuntiva palpebral* reveste as pálpebras superior e inferior e a conjuntiva bulbar forma uma camada protetora sobre a esclera. A conjuntiva responde a infecções, distúrbios inflamatórios e irritantes ambientais. Vasos sanguíneos na conjuntiva se dilatam prontamente, causando eritema, e os receptores de dor respondem a alterações inflamatórias. Os distúrbios inflamatórios são descritos na Tabela 16.2. Os distúrbios estruturais que podem ser corrigidos por cirurgia incluem:

- Entrópio – inversão da borda palpebral para dentro
- Ectrópio – eversão da borda palpebral para fora
- Ptose (blefaroptose) – queda da pálpebra superior
- Lagoftalmo – fechamento parcial das pálpebras
- Pinguécula – supercrescimento de tecido na conjuntiva
- Pterígio – supercrescimento de tecido na córnea.

Fisiopatologia e etiologia

1. O entrópio e o ectrópio são classificados como congênitos, involucionais, paralíticos (paralisia do NC VII), cicatriciais ou mecânicos. São causados por doença ocular grave, traumatismo, cirurgia e queimadura química.

Tabela 16.2 Condições de pálpebras e conjuntiva.

Condição	Tratamento e considerações de enfermagem
Blefarite Reação inflamatória da borda palpebral causada por bactérias (geralmente *Staphylococcus aureus*) ou dermatite seborreica, resultando em descamação, vermelhidão, irritação e possivelmente tersol recorrente na pálpebra superior ou inferior, ou ambas	Cultura diagnóstica geralmente não é necessária. Casos leves devem ser tratados com a limpeza da borda palpebral pelo menos 1 vez/dia (pode ser utilizado xampu para bebês). Se for provável uma infecção por *S. aureus*, uma pomada antibiótica é prescrita 1 a 4 vezes/dia para a borda da pálpebra. Ensine o paciente a esfregar a margem da pálpebra com cotonete para remover a descamação e, com outro cotonete, aplicar a pomada conforme orientação
Hordéolo (terçol)/calázio O termo *terçol* refere-se a uma inflamação ou infecção das glândulas e folículos da borda da pálpebra. O hordéolo externo envolve os folículos pilosos dos cílios; o calázio é uma infecção granulomatosa (crônica) das glândulas meibomianas. São causadas geralmente por bactérias, *Staphylococcus* e seborreia. O paciente pode sentir dor, eritema, sensação de corpo estranho e pústula	O tratamento geralmente consiste em compressas quentes para ajudar a promover a drenagem, boa higienização das mãos e da pálpebra, e possível aplicação de pomada antibiótica. Em alguns casos, podem ser necessárias a incisão e a drenagem no consultório, com anestesia local. Ensine o paciente a limpar as bordas das pálpebras e a não espremer o terçol
Conjuntivite Inflamação ou infecção da conjuntiva bulbar (que cobre a esclera e a córnea) ou palpebral (cobertura interna das pálpebras). Pode ser de causa alérgica; bacteriana (*S. aureus, Streptococcus pneumoniae, Haemophilus influenzae* e outros); gonocócica; viral (adenovírus, herpes simples, coxsackievírus e outros); ou irritativa (medicação tópica, produtos químicos, vento, fumaça, lentes de contato, luz ultravioleta). O tracoma é causado pela *Chlamydia trachomatis* e é uma das principais causas de cegueira em todo o mundo, mas é raro na América do Norte. Os sintomas da conjuntivite variam de prurido leve e lacrimejamento até secreção grave, ardor, hiperemia e quemose (edema). O termo *olho vermelho* geralmente se refere à conjuntivite infecciosa	A coloração com fluoresceína pode ser feita para descartar ulceração ou ceratite (envolvimento da córnea). Cultura, se houver exsudato purulento; cultura especial para *Neisseria gonorrhoeae*. Compressas mornas (10 min 4 vezes/dia) usadas quando houver formação de crostas e secreção; as compressas frias são úteis para causas alérgicas e irritativas. Se for prescrito antibiótico tópico, ensine ao paciente a técnica de instilação. Enfatize a necessidade de uma boa higienização das mãos, para evitar que se espalhe. A conjuntivite alérgica deve ser tratada com anti-histamínicos tópicos ou orais, vasoconstritores e estabilizadores de mastócitos

2. A ptose é classificada de acordo com a causa subjacente e o tempo de início, descrito como adquirido ou congênito. Causas gerais incluem distúrbios neurológicos, musculares e autoimunes; tumores da cavidade ocular também podem causar ptose.
3. A pinguécula é uma lesão degenerativa e o pterígio é uma lesão fibrovascular; ambos normalmente resultam da exposição à luz ultravioleta.

Manifestações clínicas

1. Flacidez e/ou irritação da pálpebra.
2. Eritema, lacrimejamento, ardor nos olhos.
3. Ceratite puntata superficial (inflamação da córnea).
4. Nódulos amarelados na conjuntiva bulbar (pinguécula); dobras de tecido em formato de asa através do limbo da córnea (pinguécula).
5. Perda do campo de visão superior com ptose, ou redução da acuidade visual, pode ser observada com pinguéculas.
6. Os cílios se recolhem contra a superfície ocular após a liberação da pálpebra – teste de inversão digital positivo (entrópio).

Avaliação diagnóstica

1. Exame externo detectando a aparência e a função das pálpebras.
2. Inspeção da conjuntiva, esclera e córnea, seguida de exame com lâmpada de fenda.
3. Medidas da posição das pálpebras – distância reflexo-margem (MRD), fenda palpebral, função do elevador e distância entre o sulco da pálpebra superior e a margem da pálpebra.
4. Teste do nervo craniano (NC) para movimentos extraoculares (NC III, IV e VI) e campos visuais (NC II).
5. Teste farmacológico – teste de fenilefrina ou cocaína para descartar a síndrome de Horner e o teste de edrofônio para descartar miastenia *gravis* como causa de ptose.

Manejo

1. Agentes lubrificantes para tratar a inflamação da córnea.
2. Massagem na pálpebra, especialmente com ectrópio cicatricial para ajudar a cicatrizar estrias e melhorar a posição anatômica.
3. Inversão manual da margem palpebral para o entrópio.
4. Tratamento da triquíase, removendo os cílios com uma pinça fina.
5. Cubra a pálpebra superior em caso de ptose.
6. Manejo cirúrgico para ectrópio e entrópio.
   a. Reparo de ectrópio e entrópio – envolve uma técnica de aperto horizontal da pálpebra inferior.
   b. Cantoplastia lateral (alongamento da abertura do olho).
   c. Inserção de um retrator da pálpebra inferior.
7. Manejo cirúrgico da ptose.
   a. A abordagem depende da causa e do grau de ptose e considera o objetivo da cirurgia, que é equilibrar a posição da pálpebra no olhar primário.
   b. As complicações da cirurgia incluem hipercorreção e subcorreção das pálpebras, irritação corneana ou conjuntival, contorno anormal das pálpebras, lagoftalmo.
8. A excisão cirúrgica do pterígio pode ser necessária devido ao tamanho. Outras opções incluem a radiação beta com estrôncio ou a administração de mitomicina-C.
9. A cirurgia de pinguécula é indicada quando o crescimento do tecido passa pelo limbo e invade a camada de Bowman da córnea. Para manejo de enfermagem, ver p. 444.

Distúrbios de córnea e úvea

A *córnea* é formada pela camada mais externa de tecidos envolvidos na função visual. Deve permanecer clara e lisa para permitir que a luz alcance a retina. Os vasos sanguíneos estão localizados no *limbo* (periferia). As camadas epiteliais da córnea são reparadas rapidamente, mas se houver penetração, a infecção pode se espalhar de modo célere para dentro dos olhos e a visão pode ser perdida.

A *úvea* é formada pela íris, que controla o tamanho da pupila; corpo ciliar, que secreta humor aquoso e controla a acomodação; e camada coroide, que fornece vasculatura para o trato uveal anterior. Distúrbios da úvea podem causar alterações na pupila, complicações de acomodação, turvação da câmara anterior ou do humor vítreo e condições mais graves devido a aderências (Tabela 16.3).

Catarata

Turvação ou opacidade do cristalino que prejudica a acuidade visual.

Fisiopatologia e etiologia

1. Catarata senil – ocorre comumente com o envelhecimento.
2. Catarata congênita – presente desde o nascimento.
3. Catarata traumática – ocorre após um traumatismo.
4. Afacia – ausência do cristalino.
5. Fatores de risco adicionais para a formação de catarata incluem diabetes, exposição à luz ultravioleta, altas doses de radiação e substâncias como corticosteroides, fenotiazinas e alguns agentes quimioterápicos.

Manifestações clínicas

1. Visão turva ou distorcida.
2. Halo com luzes brilhantes.
3. Perda gradual e indolor da visão.
4. A pupila anteriormente escura pode parecer leitosa ou branca.

Avaliação diagnóstica

1. Exame com lâmpada de fenda – para fornecer ampliação e visualizar a opacidade do cristalino.
2. Tonometria – para determinar a PIO e descartar outras condições.
3. Oftalmoscopia direta e indireta para descartar patologia retiniana.
4. Perimetria – para determinar o escopo do campo visual (normal com catarata).

Manejo

Geral

1. É indicada a remoção cirúrgica do cristalino.
   a. Quando a catarata interfere nas atividades, o paciente é candidato à cirurgia de catarata.
   b. Como a catarata geralmente ocorre em ambos os olhos, a cirurgia é recomendada quando a visão no olho melhor causa dificuldades nas atividades diárias. A cirurgia é feita em um olho de cada vez.
2. A cirurgia de catarata geralmente é feita sob bloqueio regional ou anestesia tópica, com ou sem sedação IV e em nível ambulatorial.
3. Medicamentos orais podem ser administrados para reduzir a PIO.
4. O implante de LIO geralmente é feito no momento da extração da catarata, substituindo óculos grossos que podem fornecer refração insatisfatória.
5. Nos casos raros em que o implante de lente intraocular não é utilizado, o paciente deve usar óculos apropriados ou uma lente de contato para corrigir a refração após o processo de cicatrização.

Procedimentos cirúrgicos

1. Existem dois tipos de extrações:
   a. Extração intracapsular – o cristalino e a cápsula são removidos por meio de uma pequena incisão. (Essa técnica é raramente usada nos EUA.)

Tabela 16.3 Condições de córnea e úvea.

Distúrbio	Tratamento e considerações de enfermagem
Abrasão e ulceração da córnea (ceratite) Perda de camadas epiteliais da córnea devido a algum tipo de traumatismo – contato com unha, galho de árvore, faísca ou outro projétil ou contato excessivo com a lente de contato. Pode resultar em ulceração da córnea e infecção secundária (ceratite), que pode levar à cegueira. Os sintomas são dor, vermelhidão, sensação de corpo estranho, fotofobia, lacrimejamento e dificuldade para abrir os olhos	O tratamento é urgente. Coloração com fluoresceína e exame com lâmpada Woods ou lâmpada de fenda para identificar a abrasão ou ulceração. Pode ser instilada uma pomada antibiótica e o olho deve ser coberto por 24 h. No entanto, não foi constatado nenhum benefício com o uso de tampões para abrasões simples. Gotas cicloplégicas também podem ser usadas em grandes abrasões ou úlceras. Uma abrasão se cura em 24 a 48 h. Casos de ulceração devem ser acompanhados por um oftalmologista. Certifique-se de que o tampão ocular esteja seguro o suficiente para que o paciente não consiga abrir a pálpebra, mas não tão apertado que o paciente "veja estrelas". Ensine o paciente a usar o antibiótico tópico (ou antiviral nos casos de ceratite dendrítica por herpes simples) após a remoção do tampão, e as consultas de acompanhamento, conforme indicado. Faça uma revisão das práticas de segurança, como usar protetores oculares, não esfregar os olhos, usar lentes de contato adequadamente e lavar as mãos com frequência
Irite/uveíte A uveíte é uma inflamação das estruturas intraoculares. É classificada de acordo com as estruturas envolvidas: (1) uveíte anterior – íris (irite) ou íris e corpo ciliar (iridociclite); (2) uveíte intermediária – estruturas posteriores ao cristalino (*pars plantis* ou uveíte periférica); e (3) uveíte posterior – coroide (coroidite), retina (retinite) ou vítreo perto do nervo óptico e da mácula. A uveíte anterior é mais comum e geralmente unilateral. A uveíte posterior é normalmente bilateral. As causas de uveíte são infecções; distúrbios com mediação imunológica, como espondilite anquilosante, doença de Crohn, síndrome de Reiter e lúpus; e traumatismo, ou pode ser uma causa idiopática. O início é agudo, com dor ocular profunda, fotofobia, eritema conjuntival, pupila pequena que não reage rapidamente, rubor ciliar (eritema ao redor do limbo) e diminuição da acuidade visual	É necessária uma avaliação oftalmológica urgente. A inflamação deve ser tratada com um corticosteroide tópico e um agente cicloplégico. Ensine o paciente a administrar medicamentos e aderir ao esquema de dosagem, para evitar danos oculares permanentes. Sugira o uso de óculos de sol para diminuir a dor da fotofobia. Encoraje consultas de acompanhamento para medições da pressão, porque os corticosteroides podem aumentar a PIO

   b. Extração extracapsular – a cápsula do cristalino é cortada e o núcleo, o córtex e a cápsula anterior são extraídos.
      i. A cápsula posterior é deixada no lugar e é geralmente a base sobre a qual a LIO é implantada.
      ii. É o procedimento conservador de escolha, simples de executar, geralmente feito com anestesia local.
2. A facoemulsificação é geralmente usada para remover o cristalino.
   a. Uma agulha oca que vibra em velocidade ultrassônica é usada para emulsionar o cristalino.
   b. Em seguida, as partículas emulsificadas são irrigadas e aspiradas da câmara anterior.
3. A criocirurgia é raramente usada para a remoção do cristalino. Um instrumento semelhante a um lápis, com uma ponta de metal, é super-resfriado (−35°C) e depois toca o cristalino exposto, congelando-o, para que possa ser facilmente removido.

Implante de lentes intraoculares

1. O implante de uma lente sintética (LIO) objetiva recupera a visão a distância; o paciente pode usar óculos de grau para leitura e visão de perto. O implante de lente intraocular restaura a visão binocular.
2. Anteriormente, a maioria das LIOs era esférica, com a superfície frontal curvada. As LIOs não esféricas aumentam a sensibilidade ao contraste.
   a. Em 2003, a FDA aprovou o uso de LIO multifocal. A lente incorpora mais de uma potência óptica para permitir o foco em diferentes distâncias.
   b. Em 2004, a FDA aprovou o uso de uma LIO não esférica. A lente pode reduzir as aberrações esféricas pós-operatórias e, portanto, melhorar a capacidade de enxergar em condições variáveis de luminosidade, como chuva, neve, neblina, crepúsculo e escuridão noturna.
   c. Em 2005, a FDA aprovou a primeira LIO tórica, projetada para corrigir o astigmatismo.
   d. Cálculos sofisticados são necessários para determinar a prescrição das lentes.
   e. Numerosos tipos de LIO estão disponíveis. O *design* e os materiais variam à medida que ocorrem novos desenvolvimentos.
3. As vantagens da LIO incluem:
   a. Fornece uma alternativa para a pessoa que não pode usar lentes de contato.
   b. Não pode ser perdida, como óculos convencionais.
   c. Fornece correção de visão superior e melhor percepção de profundidade do que óculos.
4. Complicações (específicas para o implante):
   a. Dor decorrente da inflamação de várias estruturas oculares – geralmente controlada por anti-inflamatórios não esteroidais, mas antibióticos sistêmicos e imunossupressão podem ser necessários.
   b. Visão rosada (brilho) por impedir a constrição total da pupila; uma luminosidade excessiva entra na pupila, causando ofuscamento da mácula (opacidade instantânea da córnea).
   c. Degeneração da córnea.
   d. Mau posicionamento ou deslocamento da lente.

5. Os implantes podem não ser aconselháveis para pacientes com miopia grave, história de irite crônica, descolamento de retina, retinopatia diabética, glaucoma e complicações durante a cirurgia.

Lentes de contato

As lentes de contato de uso prolongado são uma opção para quem não recebe implantes de LIO. Elas restauram a visão binocular e resultam na ampliação de imagens na faixa de 7 a 10%.

O paciente precisará retirar a lente para limpeza periódica ou, se for idoso ou debilitado, precisará fazer um acompanhamento em intervalos, para que a limpeza possa ser feita no consultório do oftalmologista.

Complicações

1. Cegueira.

Avaliação de enfermagem

Pré-operatório

1. Avalie o nível de conhecimento sobre o procedimento.
2. Determine as limitações visuais e o efeito sobre as atividades da vida diária.
3. Verifique os níveis de ansiedade e medo sobre a perda de visão e a cirurgia.

Pós-operatório

1. Avalie a intensidade da dor.
   a. Início súbito – pode ser causado pela ruptura de vaso ou sutura e resultar em hemorragia.
   b. Dor intensa – acompanhada de náuseas e vômito; pode ser causada por aumento da PIO e exigir tratamento imediato.
2. Avalie a acuidade visual no olho não operado.
3. Verifique os sinais de infecção – febre, inflamação, dor e secreção.
4. Analise o nível funcional do paciente e a capacidade de ser independente.

Diagnósticos de enfermagem

- Conhecimento deficiente sobre a evolução pós-operatória
- Recuperação cirúrgica tardia relacionada com complicações.

Intervenções de enfermagem

Preparação do paciente para cirurgia

1. Oriente o paciente e explique os procedimentos e o plano de cuidados para diminuir a ansiedade.
2. Instrua o paciente a não tocar nos olhos, para reduzir as chances de contaminação.
3. Obtenha culturas da conjuntiva, se solicitado, usando técnica asséptica.
4. Administre colírios no pré-operatório – antibiótico, midriático-cicloplégico – e outros medicamentos – solução de manitol IV, sedativo, antiemético e opioide, conforme orientação. Explique o modo de ação da medicação para o paciente.

Prevenção de complicações no pós-operatório

1. Medique para a dor, conforme prescrição, para promover o conforto.
2. Administre medicamentos para prevenir náuseas e vômito, conforme necessário.
3. Notifique o prestador de cuidados de saúde no caso de dor súbita associada a inquietação e pulso aumentado, pois pode indicar aumento da PIO ou febre, que pode indicar infecção.
4. Alerte o paciente para evitar tossir ou espirrar, para evitar o aumento da PIO.
5. Aconselhe o paciente a não fazer movimentos rápidos ou flexão da cintura, para minimizar a PIO. O paciente pode estar mais confortável com a cabeça elevada a 30° e deitado sobre o lado não afetado.
6. Permita que o paciente deambule o mais rápido possível e retome as atividades independentes.
7. Ajude o paciente a lidar com o ambiente usando apenas um olho enquanto o protetor ocular estiver no lugar (1 a 2 dias).
8. Incentive o paciente a usar protetor ocular à noite, para proteger o olho operado de lesões durante o sono.

Educação do paciente e manutenção da saúde

Promoção da independência

1. Aconselhe o paciente a aumentar o nível de atividade, conforme tolerado, a menos que sejam indicadas restrições pelo cirurgião.
2. Precaução contra atividades que levem o paciente a se esforçar (p. ex., levantar objetos pesados, esforço durante a defecação e realização de atividades extenuantes) por até 6 semanas, conforme orientação.
3. Instrua o paciente e a família sobre a instilação apropriada de colírios ou pomadas.
4. Aconselhe o paciente a trazer todos os medicamentos nas visitas de acompanhamento, para permitir ajustes de dosagem pelo oftalmologista. Medicamentos descontinuados devem ser descartados, para evitar confusão.

Adaptação à mudança visual

1. Informe ao paciente que a adaptação às lentes corretivas temporárias durante as primeiras 6 semanas ocorrerá vários dias após a cirurgia.
   a. A prescrição para lentes permanentes será determinada de 6 a 12 semanas após a cirurgia.
   b. A prescrição para uma lente de contato permanente será determinada de 3 a 6 semanas após a cirurgia.
2. Incentive o paciente a usar óculos escuros depois que os curativos dos olhos forem removidos, para proporcionar conforto à fotofobia, devido à incapacidade de contrair a pupila causada pelas gotas midriático-cicloplégicas.

Adaptação aos óculos

1. Enfatize a importância da paciência nas semanas de adaptação – o paciente facilmente se sentirá frustrado.
2. Explique ao paciente que, se os óculos forem usados, eles farão com que a imagem percebida seja aproximadamente um terço maior que o normal. Os óculos não podem restaurar a visão binocular como um implante de lente intraocular ou lentes de contato, devido à discrepância no tamanho da imagem entre o olho tratado e o não tratado.
3. Se houver prescrição para o uso de óculos, este será mais pesado e mais grosso que as lentes de plástico para catarata, que são mais caras.
4. Instrua o paciente a olhar pelo centro dos óculos corretivos e virar a cabeça ao olhar para o lado, porque a visão periférica está marcadamente distorcida.
5. É necessário reaprender a percepção espacial – ao caminhar, usar escadas, procurar artigos sobre a mesa (como uma xícara de café) e despejar líquidos – por causa da perda da visão binocular e da distorção periférica.
6. Aconselhe os pacientes a usar os corrimãos enquanto caminham, sobem e descem escadas e a alcançar lentamente os objetos que querem apanhar.

Adaptação às lentes de contato

Ensine ao paciente que:

1. Com lentes de contato, a ampliação é de apenas 7 a 10%; a visão periférica não é distorcida, de modo que a visão binocular é alcançada e a distorção espacial geralmente não é um problema.
2. Os pacientes precisam aprender a remover lentes de uso diário e de uso prolongado ou retornar ao consultório do oftalmologista para substituição periódica de lentes de uso prolongado.

Adaptação à lente intraocular

1. Ensine ao paciente que, com uma lente intraocular, os problemas de ampliação são desprezíveis. Tanto o olho operado quanto o não operado podem trabalhar juntos após a cirurgia de catarata com implante de lente, e os óculos pré-operatórios geralmente podem ser usados no período de recuperação.
2. Avise ao paciente que os óculos podem não ser necessários para enxergar a distância, mas que podem ser importantes para leitura e escrita.
3. Alerte o paciente para evitar esforço de qualquer tipo e para dobrar os joelhos somente se necessário, para alcançar algo no chão.
4. Recomende banho de esponja. Evite que caia sabonete nos olhos.
5. Recomende evitar a inclinação da cabeça para a frente ao lavar os cabelos; diga que incline a cabeça ligeiramente para trás. A movimentação vigorosa da cabeça deve ser evitada.

Reavaliação: resultados esperados

- Visão maximizada e distorções ou limitações na visão descritas pelo paciente
- Atividades independentes demonstradas, nega desconforto.

Glaucoma agudo: ângulo fechado

É uma condição na qual ocorre obstrução no acesso à trabécula e ao canal de Schlemm. A PIO é normal quando o ângulo da câmara anterior está aberto e o glaucoma ocorre quando uma porção significativa desse ângulo é fechada. O glaucoma está associado a perda progressiva de campo visual e eventual cegueira, se não for tratada a progressão da doença. Esta é mais comumente uma condição dolorosa aguda (cerca de 10% dos casos de glaucoma) e não deve ser confundida com o glaucoma crônico de ângulo aberto (cerca de 90% dos casos).

Fisiopatologia e etiologia

1. O bloqueio mecânico do ângulo da câmara anterior resulta no acúmulo de humor aquoso (fluido).
2. A câmara anterior é anatomicamente rasa na maioria dos casos.
3. A câmara anterior rasa com ângulos anteriores estreitos é mais suscetível aos eventos fisiológicos que resultam em fechamento.
4. O fechamento do ângulo ocorre por causa da dilatação pupilar ou do deslocamento da íris para a frente.
5. O fechamento do ângulo pode ocorrer em formas subagudas, agudas ou crônicas.
6. Episódios de fechamento subagudo podem preceder uma crise aguda e causar visão turva transitória e dor, mas sem aumento da PIO.
7. O fechamento do ângulo agudo causa uma resposta dramática com elevação súbita da PIO e dano ocular permanente dentro de algumas horas, se a condição não for tratada.
8. Dentro de alguns dias, forma-se um tecido fibrótico entre a íris e a córnea, fechando o ângulo. A íris e o corpo ciliar começam a se atrofiar, a córnea degenera devido ao edema e o nervo óptico começa a sofrer atrofia.

Manifestações clínicas

1. Dor dentro e ao redor dos olhos devido ao aumento da pressão ocular; podem ser crises transitórias.
2. Arco-íris (halos) ao redor das luzes.
3. A visão fica embaçada e turva.
4. Pupila meio dilatada e fixa.
5. Náuseas e vômito podem ocorrer.
6. Córnea de aparência imprecisa devido a edema da córnea.
7. Embora o paciente possa ter inicialmente manifestação subclínica, a gravidade dos sintomas pode evoluir para sintomas agudos de PIO elevada – náuseas e vômito, início súbito de visão embaçada, dor intensa, lacrimejamento profuso e congestão ciliar.

Alerta de enfermagem
O glaucoma agudo de ângulo fechado é uma emergência médica e requer tratamento imediato. Se não tratado, pode resultar em cegueira em menos de 1 semana.

Avaliação diagnóstica

1. Tonometria – PIO elevada, geralmente maior que 50 mmHg.
2. O exame ocular pode revelar um disco óptico pálido.
3. Gonioscopia (usando um instrumento especial, chamado de gonioscópio) para estudar o ângulo da câmara anterior do olho.

Alerta de enfermagem
A dilatação das pupilas deve ser evitada quando a câmara anterior for rasa. Isso é determinado pela iluminação oblíqua do segmento anterior do olho. Uma lanterna ilumina a íris pelo lado temporal. Se a íris estiver abaulada (com uma câmara anterior rasa), uma sombra em crescente aparece no lado nasal da íris.

Manejo

Farmacológico

1. A farmacoterapia de emergência deve ser iniciada para diminuir a pressão ocular antes da cirurgia.
2. Os medicamentos dependem da condição do paciente, mas podem incluir:
   a. Substâncias parassimpaticomiméticas usadas como agentes mióticos – contração da pupila; a íris é afastada da córnea; o humor aquoso pode ser drenado pelos espaços linfáticos (malha) até o canal de Schlemm.
   b. Inibidor da anidrase carbônica – restringe a ação da enzima necessária para produzir humor aquoso.
   c. Bloqueadores beta-adrenérgicos – não seletivos – podem reduzir a produção ou facilitar a drenagem de humor aquoso.
   d. Agentes hiperosmóticos – para reduzir a PIO, promovendo diurese.

Cirúrgico

1. A cirurgia é indicada se:
   a. A PIO não for mantida dentro dos limites normais pelo tratamento clínico.
   b. Houver perda progressiva dos campos visuais com dano ao nervo óptico.
2. Os tipos de cirurgia incluem:
   a. Iridectomia periférica – excisão de uma pequena parte da íris, pela qual o humor aquoso pode ser desviado da pupila; tratamento de escolha. Normalmente, é um procedimento realizado a *laser*.
   b. Trabeculectomia – ressecção de uma espessura parcial da esclerótica, com remoção de pequena parte da malha trabecular e iridectomia. Necessário se as aderências anteriores periféricas (sinequias) se desenvolverem devido a crises repetidas de glaucoma.
   c. Iridotomia a *laser* – várias pequenas incisões com *laser* na íris para criar aberturas para o fluxo aquoso; pode ser repetido.
3. O outro olho deve ser operado eventualmente, como uma medida preventiva.

Complicações

PIO descontrolada que pode resultar em atrofia óptica e cegueira total.

Avaliação de enfermagem

1. Avalie o paciente em busca de dor intensa, náuseas e vômito e sinais de aumento da PIO.

2. Analise os sintomas visuais e o efeito sobre as atividades diárias.
3. Estabeleça um histórico das crises anteriores.
4. Avalie o nível de ansiedade e de compreensão do paciente sobre o glaucoma e o tratamento.

Diagnósticos de enfermagem

- Dor aguda relacionada com PIO elevada
- Medo associado à dor e à possibilidade de perda da visão.

Intervenções de enfermagem

Alívio da dor

1. Notifique o médico imediatamente sobre a condição do paciente.
2. Administre opioides e outros medicamentos, conforme orientação médica. Medicamentos que podem causar náuseas e vômito devem ser evitados. O paciente pode ser medicado com antiemético se ocorrerem náuseas.
3. Explique ao paciente que o objetivo do tratamento é reduzir a PIO o mais rápido possível.
4. Explique os procedimentos para o paciente.
5. Assegure ao paciente que, com a redução da PIO, a dor e outros sinais e sintomas devem diminuir.
6. Explique os efeitos adversos dos medicamentos:
   a. Manitol (IV) – visão turva transitória, rinite, sede, náuseas, sobrecarga circulatória transitória e cefaleia.
   b. Acetazolamida ou metazolamida (oral) – sonolência, anorexia, parestesia, dor de estômago, zumbido, desequilíbrio hidreletrolítico, raramente disfunção renal ou hepática.
   c. Pilocarpina (tópica) – ardor e eritema ocular, dor de cabeça, pupila contraída, visão deficiente sob luz fraca, descolamento da retina e raramente opacidade do cristalino.

Alívio do medo

1. Ofereça confiança e calma para reduzir a ansiedade e o medo.
2. Prepare o paciente para a cirurgia, se necessário.
3. Descreva o procedimento para o paciente; a cirurgia provavelmente será feita em nível ambulatorial.
   a. Um protetor ocular deve ser usado por várias horas e óculos de sol podem ajudar com a fotofobia.
   b. A visão ficará desfocada nos primeiros dias após o procedimento.
   c. Será necessário um acompanhamento inicial frequente, para a realização de tonometria para garantir o controle da PIO.

Educação do paciente e manutenção da saúde

1. Instrua o paciente no uso de medicamentos. Enfatize a importância do uso de medicamentos a longo prazo para controlar essa doença crônica. Os pacientes geralmente se esquecem de que colírios são medicamentos e o glaucoma é uma doença crônica.
2. Lembre o paciente de manter as consultas de acompanhamento.
3. Instrua o paciente a procurar atendimento médico imediato se os sinais e sintomas de aumento da PIO retornarem – dor ocular intensa, fotofobia e lacrimejamento excessivo.
4. Aconselhe o paciente a notificar todos os provedores de cuidados de saúde sobre condições e medicamentos e a evitar o uso de substâncias que possam aumentar a PIO, como corticosteroides e anticolinérgicos (como anti-histamínicos), a menos que o benefício supere o risco (Tabela 16.4).

Reavaliação: resultados esperados

- Redução da dor
- Descreve o esquema de tratamento e verbaliza diminuição do medo.

Glaucoma crônico: ângulo aberto

O *glaucoma* se caracteriza como um distúrbio de aumento da PIO, degeneração do nervo óptico e perda do campo visual. A incidência aumenta com a idade – 2% aos 40 anos, 7% aos 70 anos e 8% aos 80 anos.

Fisiopatologia e etiologia

1. Ocorrem alterações degenerativas na malha trabecular e no canal de Schlemm, causando obstrução microscópica.

Tabela 16.4 Medicamentos que elevam a pressão intraocular.

Medicamento	Via de administração	Efeito
Corticosteroides	Oral, inalação, intravenosa, intravítrea, soluções tópicas perioculares (cremes e gotas)	Elevação da PIO
Agentes viscoelásticos	Intraocular	Elevação da PIO
Alfaquimotripsina	Intraocular	Elevação transitória da PIO
Topiramato (anticonvulsivante)	Oral	Elevação da PIO
Anticolinérgicos tópicos	Tópico	Causa glaucoma de ângulo fechado
Sulfonamidas	Oral	Causa glaucoma de ângulo fechado
Antidepressivos tricíclicos	Oral	Causa glaucoma agudo de ângulo fechado
Inibidores da monoamina oxidase	Oral	Causa glaucoma agudo de ângulo fechado
Anti-histamínicos	Oral	Causa glaucoma agudo de ângulo fechado
Antiparkinsoniano	Oral	Causa glaucoma agudo de ângulo fechado
Antipsicóticos	Oral	Causa glaucoma agudo de ângulo fechado
Antiespasmódico	Oral	Causa glaucoma agudo de ângulo fechado
Agentes cicloplégicos	Tópico	Contraindicado em glaucoma de ângulo estreito
Agentes midriáticos	Tópico	Contraindicado em glaucoma de ângulo estreito
Agentes simpaticomiméticos	Tópico	Contraindicado em glaucoma de ângulo estreito

2. O líquido aquoso não pode ser drenado da câmara anterior, aumentando a PIO.
3. A PIO varia com a atividade e algumas pessoas toleram PIO elevada sem ocorrência de dano óptico (hipertensão ocular), enquanto outras exibem defeitos no campo visual e dano óptico com elevação mínima ou transitória da PIO.
4. O risco de dano ocular aumenta com idade, história familiar de glaucoma, diabetes e hipertensão.

Manifestações clínicas

1. Desconforto leve e bilateral (sensação de cansaço nos olhos, visão embaçada).
2. Desenvolvimento lento do comprometimento da visão periférica – visão central intacta.
3. Perda progressiva do campo visual.
4. Halos podem estar presentes ao redor das luzes, com aumento da pressão ocular.

Avaliação diagnóstica

1. Tonometria – a PIO geralmente está mais alta que 24 mmHg, mas pode estar dentro dos limites normais.
2. Exame ocular – para verificar se há cortes e atrofia do disco óptico.
3. Teste de campos visuais para verificação de déficits.

Alerta de enfermagem
Devido à relativa facilidade de desenvolver o glaucoma crônico de forma assintomática, encoraje pessoas de todas as idades a fazerem um exame oftalmológico que inclua a medição da pressão ocular (tonometria) periodicamente para facilitar a detecção e o tratamento precoces, a fim de evitar a perda da visão.

Manejo

1. Comumente tratados com uma combinação de fármacos mióticos tópicos (aumentam o fluxo de humor aquoso, ampliando a área ao redor da malha trabecular), inibidores da anidrase carbônica e bloqueadores beta-adrenérgicos (diminuição da produção aquosa).
2. Pode ocorrer remissão; no entanto, não há cura. O paciente deve continuar a consultar o médico em intervalos de 3 a 6 meses para controle da PIO.
3. Se o tratamento clínico não for bem-sucedido, pode ser necessária uma cirurgia, mas deve ser retardada pelo maior tempo possível.
4. Os tipos de cirurgia incluem:
   a. Trabeculoplastia a *laser*.
      i. Procedimento ambulatorial é o tratamento de escolha se o aumento da pressão ocular não responder apenas ao regime clínico.
      ii. Até 100 queimaduras superficiais são distribuídas uniformemente na junção da malha trabecular pigmentada e não pigmentada em 360°, no olho anestesiado, o que permite maior fluxo de humor aquoso.
      iii. A redução máxima da PIO é alcançada em 2 a 3 meses, mas a PIO pode aumentar novamente em 1 a 2 anos.
   b. Iridencleise – uma abertura é criada entre a câmara anterior e o espaço abaixo da conjuntiva; isso contorna a malha bloqueada e o humor aquoso é absorvido pelos tecidos conjuntivais.
   c. Ciclodiatermia ou ciclocrioterapia – a função do corpo ciliar de secretar humor aquoso é reduzida por sua destruição com uma corrente elétrica de alta frequência ou sonda super-resfriada aplicada à superfície do olho sobre o corpo ciliar.
   d. Trefina corneana (raramente realizada) – é feita uma abertura permanente na junção da córnea e esclera por meio da câmara anterior, para que o humor aquoso possa ser drenado.

Alerta farmacológico
O uso de colírio bloqueador beta-adrenérgico no tratamento do glaucoma pode causar uma reação adversa em pacientes que tomam bloqueadores beta-adrenérgicos orais para doença cardiovascular. Monitore os sinais vitais porque existe o risco de bradicardia.

Avaliação de enfermagem

1. Avalie frequência, duração e gravidade dos sintomas visuais.
2. Verifique a compreensão do paciente sobre o processo patológico e ansiedade em relação ao diagnóstico.
3. Analise a motivação do paciente para participar do tratamento a longo prazo.

Diagnóstico de enfermagem

- Conhecimento deficiente sobre o glaucoma e o procedimento cirúrgico.

Intervenções de enfermagem

Informações sobre o glaucoma

1. Revise a anatomia e a fisiologia normal do olho, bem como as alterações que ocorrem na drenagem do humor aquoso com o glaucoma.
2. Assegure-se de que o paciente compreenda que, embora assintomática, a PIO ainda pode estar elevada e podem estar ocorrendo danos oculares. Portanto, são essenciais o uso contínuo de medicação e as consultas de acompanhamento.
3. Explique ao paciente o mecanismo de ação, a dosagem e os efeitos adversos de todos os medicamentos. Certifique-se da administração adequada de colírios, solicitando ao paciente que mostre o procedimento depois que você explicou e demonstrou.
   a. Timolol e betaxolol – os efeitos adversos incluem cefaleia, irritação nos olhos, diminuição da sensibilidade da córnea, visão turva, bradicardia, palpitações, broncospasmo, hipotensão e insuficiência cardíaca.
   b. Pilocarpina – os efeitos adversos incluem irritação nos olhos, embaçamento e eritema; dor de cabeça; constrição pupilar; visão deficiente com luz fraca; possível hipertensão e taquicardia; e raramente descolamento de retina e opacidade do cristalino.
   c. Acetazolamida e metazolamida – os efeitos adversos incluem sonolência, anorexia, parestesia, dor de estômago, zumbido, desequilíbrio hidreletrolítico e raramente disfunção renal e hepática.
4. Converse sobre os defeitos visuais com o paciente e as formas de compensar. A perda da visão é permanente e o tratamento visa interromper o processo.
5. Informe ao paciente que a cirurgia é ambulatorial e a recuperação é rápida. Não são necessárias restrições prolongadas.
   a. Após a cirurgia, a elevação da cabeça em 30° promove a drenagem do humor aquoso após uma trabeculectomia.
   b. Medicações adicionais após a cirurgia incluem esteroides tópicos e cicloplégicos para diminuir a inflamação e dilatar a pupila.

Educação do paciente e manutenção da saúde

1. O paciente deve lembrar que o glaucoma não pode ser curado, mas pode ser controlado.
2. Lembre ao paciente que exames oculares periódicos são essenciais, pois podem ocorrer mudanças de pressão.

3. Alerte o paciente para evitar, se possível, circunstâncias que possam aumentar a PIO:
   a. Infecções respiratórias superiores.
   b. Transtornos emocionais – preocupação, medo, raiva.
   c. Esforço, como fazer faxina pesada, empurrar e levantar pesos.
4. Recomende o seguinte:
   a. Uso diário contínuo de medicamentos para os olhos, conforme prescrição.
   b. Uso moderado dos olhos.
   c. Exercitar-se com moderação para manter o bem-estar geral.
   d. Ingestão irrestrita de líquidos – álcool e café podem ser permitidos, a menos que se observe que causam aumento da PIO no paciente em questão.
   e. Manutenção de hábitos intestinais regulares, para diminuir o esforço.
   f. Uso de pulseira de identificação médica, informando que o paciente tem glaucoma.

Reavaliação: resultados esperados

- Verbaliza a compreensão do glaucoma como uma doença crônica; demonstra como aplicar de forma adequada medicamentos oftálmicos.

Descolamento de retina

O *descolamento de retina* é definido como o descolamento da área sensorial da retina (bastonetes e cones) do epitélio pigmentado. Inicialmente, pode ocorrer uma interrupção na continuidade da retina a partir de pequenos orifícios degenerativos, o que pode levar ao descolamento.

Fisiopatologia e etiologia

1. Pode ocorrer o descolamento espontâneo devido a alterações degenerativas na retina ou no vítreo.
2. Traumatismo, inflamação ou tumor causam o descolamento, formando massa que separa mecanicamente as camadas da retina.
3. A retinopatia diabética comumente leva a degeneração da retina e rupturas na integridade da retina.
4. A miopia e a perda do cristalino por uma catarata (afacia) também predispõem a rupturas e descolamento da retina porque a câmara posterior está aumentada, acarretando tração vítrea.
5. Após o descolamento, aquela parte da retina não consegue receber luz, porque o suprimento de sangue e oxigênio é cortado; assim, parte do campo visual é perdido.
6. O descolamento ocorre mais comumente em pacientes com mais de 40 anos.

Manifestações clínicas

1. O descolamento de retina pode ocorrer de maneira lenta ou rápida, mas sem dor.
2. O paciente se queixa de *flashes* de luz ou de visão embaçada por causa da estimulação da retina pela tração vítrea.
3. O paciente tem a sensação de partículas se movendo na linha de visão (mais do que o usual – "partículas flutuantes" que uma pessoa pode ver através do campo de visão ao olhar para um fundo claro).
4. Áreas demarcadas da visão podem ficar brancas.
5. Sensação de um véu descendo, subindo ou vindo das laterais na frente do olho pode ocorrer se o descolamento se desenvolver rapidamente.
   a. Este véu ou sombra é comumente mal interpretado como uma pálpebra caída ou bochecha elevada.
   b. A visão frontal pode permanecer boa nos estágios iniciais.
6. A menos que os orifícios sejam selados, a retina irá se desprender progressivamente; em última análise, haverá perda da visão central e periférica, levando à cegueira, conforme sua definição legal.

Avaliação diagnóstica

A oftalmoscopia indireta mostra retina acinzentada ou opaca. A retina é normalmente transparente. O exame com lâmpada de fenda e a gonioscopia com três espelhos amplificam a lesão.

Manejo

Geral

1. Sedação, repouso no leito e um tampão ocular podem ser recomendados para restringir os movimentos dos olhos.
2. Intervenção cirúrgica pode ser indicada.
3. O retorno da acuidade visual com uma retina recolocada depende de:
   a. Quantidade de retina desprendida antes da cirurgia.
   b. Se a mácula (área da visão central) foi separada.
   c. Período de tempo em que a retina permaneceu descolada.
   d. Quantidade de distorção externa causada pela faixa escleral.
   e. Possível dano macular como resultado de diatermia da criocoagulação.
4. A reinserção cirúrgica é bem-sucedida em aproximadamente 90 a 95% dos casos. Se a retina permanecer colada por 2 meses após a cirurgia, é provável que a condição seja corrigida e é improvável que ocorra novamente.

Procedimentos cirúrgicos

1. Fotocoagulação – um feixe de luz (*laser* ou arco de xenônio) é passado pela pupila, causando uma pequena queimadura e produzindo um exsudato entre o epitélio pigmentado e a retina.
2. Eletrodiatermia – uma agulha de eletrodo é passada pela esclera, para permitir que o fluido sub-retiniano seja drenado. Em seguida, forma-se um exsudato originado do epitélio pigmentado, que adere à retina.
3. Criocirurgia ou criopexia retiniana – uma sonda super-resfriada toca a esclera, causando uma lesão mínima; como resultado de cicatrização, o epitélio pigmentado adere à retina.
4. Faixa escleral – técnica pela qual a esclera é encurtada, para permitir a ocorrência de afivelamento, que força o epitélio pigmentado a se aproximar da retina (geralmente acompanhada de vitrectomia).

Complicações

1. Glaucoma.
2. Infecção.

Avaliação de enfermagem

Pré-operatório

1. Avalie a história de traumatismo ou outros fatores de risco.
2. Verifique o nível de ansiedade e o nível de conhecimento em relação aos procedimentos.
3. Determine as limitações visuais e obtenha uma descrição visual do paciente para determinar a assistência necessária.

Pós-operatório

1. Avalie a intensidade de dor.
2. Analise a acuidade visual do olho que não foi operado e não está ocluído.
3. Determine a capacidade do paciente de deambular e assumir atividades independentes, conforme tolerado.

Diagnósticos de enfermagem

- Ansiedade relacionada com o déficit visual e o resultado da cirurgia
- Recuperação cirúrgica lenta associada a complicações.

Intervenções de enfermagem

Redução da ansiedade antes da cirurgia

1. Instrua o paciente a permanecer quieto na posição prescrita. (A área separada da retina permanece em posição dependente.) Ajude com todas as atividades e tranquilize o paciente com frequência.
2. Coloque tampões sobre os dois olhos. Certifique-se de que o paciente esteja orientado em relação ao ambiente para que possa pedir ajuda.
3. Descreva os procedimentos pré-operatórios antes de realizá-los.
4. Lave o rosto do paciente com solução antibacteriana.
5. Administre medicamentos pré-operatórios, conforme prescrição.
6. Instrua o paciente a não tocar os olhos.

Prevenção de complicações pós-operatórias

1. Preste atenção ao paciente, para evitar que bata a cabeça.
2. Incentive o paciente a não tossir, espirrar ou realizar atividades que aumentem a PIO.
3. Ajude o paciente com as atividades, conforme necessário.
4. Incentive a ambulação e a independência do paciente.
5. Administre medicamentos para dor, náuseas e vômito, conforme prescrição.
6. Ofereça atividades diversificadas e tranquilas, como rádio, audiolivros.
7. Se a terapia de anticoagulação do paciente tiver sido suspensa, providencie medidas preventivas, como meias de compressão, exercícios para as pernas e monitore cuidadosamente os sinais e sintomas de trombose e embolia.

Educação do paciente e manutenção da saúde

1. Incentive o autocuidado na alta hospitalar, se puder ser feito sem pressa. (Evitar quedas, empurrões, colisões ou lesões acidentais.)
2. Instrua o paciente sobre o seguinte:
   a. Movimentos oculares rápidos devem ser evitados por várias semanas.
   b. A condução de veículos é restrita.
   c. Após 3 semanas, atividades leves podem ser realizadas.
   d. Após 6 semanas, são possíveis atividades mais pesadas e atletismo. Defina as atividades para o paciente.
   e. Evitar esticar e inclinar a cabeça abaixo da cintura.
   f. Fazer uma limpeza meticulosa ao instilar medicamentos nos olhos.
   g. Aplicar um pano limpo, quente e úmido nos olhos e nas pálpebras várias vezes ao dia, por 10 minutos, para proporcionar conforto relaxante.
   h. Sintomas que indicam recorrência do descolamento – pontos flutuantes, luz intermitente e sombras progressivas. Recomende que o paciente entre em contato com o prestador de serviços de saúde caso ocorram.
3. Aconselhe sobre as consultas de acompanhamento. A primeira visita de acompanhamento ao oftalmologista deve ocorrer em 2 semanas, com outras visitas programadas posteriormente.

Reavaliação: resultados esperados

- Verbaliza a compreensão do tratamento
- Segue as restrições de atividade prescritas.

Outros problemas da retina e do vítreo

A retina é uma estrutura de múltiplas camadas que recebe imagens e as transmite ao cérebro. É nutrida pelas artérias e veias da retina. Os problemas resultam de inflamação, traumatismo, alterações vasculares, defeitos congênitos e envelhecimento. As lesões centrais afetam a mácula, prejudicando a visão central, a visão de perto e a discriminação de cores. Lesões periféricas comprometem a visão periférica, causando pontos cegos, cegueira noturna e eventual, visão tuneilizada. Ver Tabela 16.5 para o tratamento de distúrbios individuais.

Alerta de enfermagem
A oclusão da artéria central da retina é uma emergência médica. A visão pode ser recuperada se tratada dentro de 24 horas após a manifestação dos sintomas.

Avaliação de enfermagem

1. Obtenha o histórico dos problemas oculares, estado geral de saúde e história familiar de doença ocular.
2. Obtenha um histórico funcional de como a condição ocular pode estar prejudicando o trabalho, a recreação e outras atividades.
3. Avalie a acuidade visual bilateral, a visão periférica e a discriminação de cores.
4. Auxilie na dilatação da pupila e oftalmoscopia, conforme orientação.

Diagnósticos de enfermagem

- Risco de lesão relacionado com perda visual súbita
- Disposição para melhoria do autocuidado associado à perda visual progressiva
- Risco de lesão relacionado com o déficit visual
- Ansiedade associada ao medo de uma perda visual ainda maior.

Intervenções de enfermagem

Garantia da segurança após uma perda súbita de visão

1. Oriente o paciente em relação ao ambiente e explique os procedimentos.
2. Ajude com atividades de autocuidado e oriente o paciente sobre como pedir ajuda.
3. Mantenha os artigos pessoais colocados próximo ao paciente e tome cuidado para não mover as coisas sem avisar.
4. Assegure que o caminho esteja livre de impedimentos para que o paciente possa se mover e deambular; remova obstáculos; forneça ajuda com a deambulação, conforme necessário.
5. Ajude o paciente a entender os pontos fracos de sua visão, como onde estão os pontos cegos e como compensar, girando a cabeça para perceber o ambiente, usando uma lupa, usando mais iluminação.
6. Mantenha as grades laterais elevadas e uma supervisão visual direta, se necessário.
7. Ajude o paciente nas escadas, certifique-se de que use um bom calçado e consiga encaminhamento para terapia ocupacional, se necessário.

Compensação da perda gradativa de visão

1. Discuta estratégias/modificações para realizar as atividades usuais.
2. Envolva as pessoas de apoio do paciente na assistência com as atividades.
3. Encaminhe pacientes com visão inferior a 20/70 para uma associação de deficientes visuais ou outro recurso onde encontrar orientação e dispositivos de assistência.
4. Aconselhe o paciente a memorizar o ambiente enquanto parte da visão estiver intacta e, depois disso, não reorganize os móveis nem altere o ambiente.

Alívio da ansiedade

1. Mantenha o paciente informado durante o processo de diagnóstico.
2. Oriente sobre recursos disponíveis, como uma associação para deficientes visuais.
3. Incentive a participação do paciente em grupos de apoio.

Tabela 16.5 Outras condições da retina e do vítreo.

Condição	Tratamento e considerações de enfermagem
Hemorragia vítrea O sangramento no vítreo pode ocorrer devido a traumatismo, anemia falciforme, hipertensão, retinopatia diabética, ruptura ou descolamento da retina, deslocamento da lente intraocular e anormalidades de coagulação. Causa diminuição ou perda de visão no olho afetado	A causa subjacente deve ser tratada e a cirurgia para reparar a retina pode incluir fotocoagulação, crioterapia, afivelamento escleral ou vitrectomia. (Consulte "Descolamento de retina", adiante.) Auxilie o paciente com déficit visual e restrições de atividade e posição antes da cirurgia. Mantenha o tampão ocular, a restrição de atividades e a administração de medicamentos após a cirurgia
Oclusão da artéria central da retina A oclusão súbita da artéria central da retina causa perda indolor da visão em um olho, com incapacidade de percepção da luz. Pode ter sido precedida por episódios de cegueira transitória (amaurose fugaz), com duração de 10 a 15 min. É causada por um êmbolo, geralmente na artéria carótida ipsolateral	O tratamento consiste em massagear o globo em uma tentativa de romper o êmbolo ou movê-lo distalmente, inalação de uma mistura de 95% de oxigênio e 5% de CO_2 para dilatar os vasos da retina, e infusão intravenosa de acetazolamida para baixar a PIO. Coloque o paciente em posição de Trendelenburg e monitore os sinais vitais, conforme orientação médica. Ofereça segurança e ajude com testes e tratamentos adicionais, conforme indicado
Oclusão da veia central da retina A oclusão da veia central da retina, ou de um ramo, causa diminuição súbita (durante várias horas) e indolor da acuidade visual. Geralmente ocorre em pessoas com hipertensão ou outros distúrbios vasculares	É necessária uma avaliação oftalmológica urgente. A fotocoagulação pode ser utilizada para prevenir a hemorragia local e promover a neovascularização. Os corticosteroides são usados para tratar o edema retiniano e o ácido acetilsalicílico ou anticoagulante pode ser administrado para prevenir outras doenças oclusivas. Incentive a triagem regular de glaucoma no acompanhamento, como uma complicação da formação de tecido cicatricial após a fotocoagulação
Degeneração macular Alterações relacionadas com idade na coroide privam a fóvea central do suprimento sanguíneo, causando uma forma seca (atrófica – manifestação pode levar vários anos) ou úmida (exsudativa – manifestação pode levar vários dias a semanas com neovascularização e hemorragia). As visões central e de perto são afetadas, mas alguma visão periférica permanece bilateralmente	Apoie o paciente e a família. Seja realista sobre o prognóstico – não há cura, mas o tratamento pode incluir *laser*, terapia anti-VEGF, dieta e vitaminas (formulação AREDS) para retardar a progressão da doença. A terapia anti-VEGF envolve a injeção intraocular de medicação a cada poucas semanas; pode ser doloroso e aumentar o risco de infecção. Encaminhe o paciente à seção local do Lions Clube ou a outras agências para a reabilitação da visão, a fim de ajudar com os dispositivos adaptativos para visão subnormal[1]
Retinite Inflamação da retina, geralmente causada por citomegalovírus, como complicação da doença do vírus da imunodeficiência humana. Os sintomas incluem visão turva, partículas flutuantes e/ou *flashes* no olho e perda de visão periférica e, eventualmente, cegueira. A determinação da progressão da doença é feita por oftalmoscopia direta e indireta e por angiofluoresceinografia intravenosa	Medicamentos antivirais podem ajudar a controlar os sintomas e retardar a progressão da retinite. Outras modalidades de tratamento incluem vitrectomia, injeção de óleo de silicone e reparo de descolamento de retina. As intervenções de enfermagem concentram-se na orientação ao paciente sobre os efeitos colaterais dos medicamentos, no cuidado das linhas venosas centrais para medicação intravenosa e no monitoramento da contagem sanguínea e dos sinais de danos renais. O paciente pode ser encaminhado para recursos comunitários de assistência
Retinopatia diabética Um distúrbio vascular da retina que leva à diminuição da visão como complicação do diabetes melito. Classificada como não proliferativa ou proliferativa, e normalmente ocorre em quatro estágios	Ver Tabela 25.4. A retinopatia diabética não tratada pode causar complicações, como descolamento de retina, hemorragia vítrea, edema macular clinicamente significativo, glaucoma e cegueira

AREDS: *Age-Related Eye Disease Study*; PIO: pressão intraocular; VEGF: fator de crescimento do endotélio vascular.

[1]N.E.: No Brasil o Ministério da Saúde ampliou o rol de procedimentos ofertados no Sistema Único de Saúde (SUS) para pessoas com diagnóstico de degeneração macular relacionada à idade (DMRI) com a oferta do medicamento antiangiogênico e de tomografia de coerência óptica. A incorporação dos procedimentos na tabela SUS passou a vigorar a partir de dezembro de 2018, com a publicação da portaria 4.225 no Diário Oficial da União (DOU).

Educação do paciente e manutenção da saúde

1. Incentive consultas de acompanhamento frequentes com o oftalmologista.
2. Aconselhe o paciente a usar lentes corretivas conforme as instruções, a manter a prescrição atualizada e a ter um par de óculos disponíveis.
3. Alerte o paciente para não forçar demais os olhos devido à exposição excessiva ao sol, à leitura ou ao trabalho no computador.
4. Descanse os olhos, conforme necessário.
5. Comunique a deterioração repentina da visão ou outras alterações: perda súbita da visão, aumento de escotomas, *flashes* de luz, dor aguda.

Reavaliação: resultados esperados

- Realiza atividades diárias sem se machucar
- Há aumento da independência nas atividades de autocuidado
- Relata a compreensão da doença e a aceitação do plano de tratamento.

Traumatismo ocular

Traumatismos ocular podem ser causados por lesões contundentes ou perfurantes ou por queimaduras químicas ou térmicas. As pálpebras, as camadas protetoras, os tecidos moles circundantes ou o próprio globo podem ser lesionados. A visão pode ser prejudicada por lesão direta ou cicatriz latente. Ver Tabela 16.6 para condições específicas.

Avaliação de enfermagem

1. Obtenha a história do mecanismo da lesão, assim como a extensão de outras lesões.
2. Avalie o nível de dor e os sintomas visuais.
3. Realize avaliação neurológica e verifique os sinais vitais.
4. Analise a acuidade visual.

Diagnósticos de enfermagem

- Dor aguda relacionada com o traumatismo tecidual
- Medo associado à perda da visão.

Intervenções de enfermagem

Alívio da dor

1. Medicamento para dor, conforme prescrição; no entanto, monitore depressão respiratória, hipotensão e diminuição do nível de consciência se for usado analgésico opioide. *Nota*: medicamentos que deprimem o sistema nervoso central podem ser contraindicados se houver suspeita de traumatismo craniano.
2. Forneça gelo e compressas frias para aliviar o edema e a dor.
3. Estabeleça medidas adicionais de conforto, como posicionamento, redução da luminosidade e ambiente silencioso.
4. Irrigue e cubra o olho, conforme prescrição.
5. Monitore os sinais vitais e o estado neurológico, conforme indicado.
6. Fique atento e comunique sinais de infecção, como febre, secreção, aumento da dor, calor local e eritema.

Tabela 16.6 Traumatismo ocular.

Condição	Manifestações clínicas	Gestão clínica
Contusão sem corte (fechado) Contusão de tecido mole periorbital	• Edema e descoloração do tecido • Sangramento em tecido e estruturas oculares • Dor • Diagnóstico: os testes devem determinar se houve lesão e traumatismos sistêmicos em partes do olho	• Tratamento para reduzir o edema • O controle da dor dependente das estruturas envolvidas *Nota*: se houver qualquer possibilidade de ruptura de um globo, deve-se colocar um curativo solto e um tampão, e a manipulação ocular deve ser desencorajada até que a avaliação oftalmológica seja concluída
Hifema Sangue na câmara anterior	• Dor • Sangue na câmara anterior • Aumento da pressão intraocular	• A recuperação geralmente é espontânea • Se grave, repouso no leito ou na cadeira, com acesso facilitado ao banheiro, tampão ocular, paracentese de câmara interna, esteroides tópicos e cicloplégicos
Fratura orbital Fratura e deslocamento das paredes da órbita, margens orbitais ou ambas	• Pode ser acompanhado por outros sinais de traumatismo craniano • Rinorreia • Contusão • Diplopia • Diagnóstico: radiografia, tomografia computadorizada	• Pode se curar sozinho se não houver deslocamento ou impacto em outras estruturas • Cirurgia (reparar o assoalho orbital com a placa liberando o tecido orbital retido)
Corpo estranho Na córnea (25% de todas as lesões oculares), conjuntiva. Partículas intraoculares penetram esclera, córnea, globo	• Dor forte • Lacrimação • Sensação de corpo estranho • Fotofobia • Vermelhidão • Edema *Nota*: um corpo estranho formado por madeira e restos vegetais pode causar uma infecção grave em questão de horas	• Emergência médica • Remoção do corpo estranho por meio de irrigação, aplicador com ponta de algodão ou ímã • O tratamento de corpo estranho intraocular depende de tamanho, propriedades magnéticas, reação tecidual, localização • Remoção cirúrgica

Tabela 16.6 Traumatismo ocular. *(Continuação)*

Condição	Manifestações clínicas	Gestão clínica
Laceração/perfuração Corte ou penetração dos tecidos moles ou do globo ocular	• Dor • Sangramento • Lacrimação • Fotofobia	• Emergência médica • Reparo cirúrgico – o método de reparo depende da gravidade da lesão • Antibióticos – tópicos e sistêmicos
Ruptura do globo ocular Lesão concussiva ao globo, com rasgos no revestimento ocular, geralmente na esclera	• Dor • Pressão intraocular alterada • Limitação do olhar no campo de ruptura • Hifema • Hemorragia (sinal de mau prognóstico) • Diagnóstico: tomografia computadorizada, ultrassonografia	• Emergência médica • Reparo cirúrgico • Vitrectomia • Faixa escleral • Antibióticos • Esteroides • Enucleação
Queimaduras Química – causada por agente alcalino ou ácido	• Dor • Ardor • Lacrimação • Fotofobia	• Emergência médica • Irrigação abundante até o pH ser 7 • Cicatrizes graves podem requerer ceratoplastia • Antibióticos
Térmica – geralmente queimadura nas pálpebras – pode ser de primeiro, segundo ou terceiro grau	• Dor • Queimadura na pele • Bolhas	• Primeiros socorros – aplique curativos estéreis • Controle da dor • Deixe as bolhas intactas • Suture as pálpebras juntas para proteger os olhos – se a perfuração for uma possibilidade • Enxerto de pele com queimaduras graves de segundo e terceiro grau
Radiação ultravioleta – exposição excessiva a luz do sol, lâmpada solar, cegueira da neve, soldagem	• Dor – tardia, várias horas após a exposição • Sensação de corpo estranho • Lacrimação • Fotofobia *Nota*: os sintomas ocorrem algum tempo após a exposição	• Alívio da dor • Condição autolimitada • Aplicar pomada antibiótica e cicloplégicos e cobrir com protetor ocular

Atenuação do medo

1. Forneça apoio psicológico e ajude com as atividades de autocuidado, conforme necessário.
2. Descreva os procedimentos e os tratamentos para o paciente e sua família.
3. Mantenha um ambiente seguro.
4. Prepare o paciente para a cirurgia, conforme indicado (ver p. 444).

Educação do paciente e manutenção da saúde

1. Ensine o paciente a administrar medicamentos, como antibióticos tópicos.
2. Instrua o paciente sobre o uso de tampões ou protetores oculares.
3. Aconselhe o paciente a relatar aumento da dor, diminuição da visão, eritema e febre.
4. Ensine medidas de segurança por causa da diminuição da acuidade visual.
5. Aconselhe o uso de lentes corretivas, conforme prescrição.
6. Enfatize a necessidade de cuidados médicos continuados.
7. Instrua a tentar evitar futuros traumatismos com o uso de óculos de proteção.

Reavaliação: resultados esperados

- Repousa confortavelmente, relata menos dor
- Coopera com os procedimentos.

Recursos

Para mais informações sobre doenças oculares e recursos, procure:[2]

- American Council of the Blind (*www.acb.org*).
- American Macular Degeneration Foundation (*www.macular.org*).
- Wilmer Eye Institute at Johns Hopkins (*www.wilmer.jhu.edu*).
- National Eye Institute, Eye Health Information (www.nei.nih.gov/health).
- Common Eye Problems & Conditions (www.eyecaresource.com).
- Royal National Institute of Blind People (www.rnib.org.uk).
- American Academy of Ophthalmology (www.geteyesmart.org, www.eyecareamerica.org).

BIBLIOGRAFIA

American Foundation for the Blind. (2017). Home modifications for people who are blind or have low vision. Vision Aware. Available: *www.visionaware.org/home_modifications*

American Society of Ophthalmologic Registered Nurses. (2011). *Ophthalmic procedures in the office and clinic* (3rd ed.). San Francisco, CA: Author.

Cakiner-Egilmez, T. (2015). Glaucoma Medications Update: How to Improve Compliance and Adherence. *Insight, 40*(3), 5–10.

Ching, D. W., Agarwal, A., Lee, C. S., et al. (2016). A Review of the Role of Intravitreal Corticosteroids as an Adjuvant to Antibiotics in Infectious

[2]N.R.T.: No Brasil, um recurso é o Instituto Benjamim Constant (*www.ibc.gov.br*).

Endophthalmitis. *Ocular Immunology and Inflammation, 2016*, 1–8. Available: *www.tandfonline.com/doi/full/10.1080/09273948.2016.1245758.*

Dansby-Kelly, A. (Ed.). (2016). *Ophthalmic procedures in the operating room and ambulatory surgery center* (4th ed.). San Francisco, CA: American Society of Ophthalmologic Registered Nurses.

Dean, E. C., Gomez, J. L., & Welch, R. M. (2014). *Essentials of ophthalmic nursing. Book 1.* San Francisco, CA: American Society of Ophthalmologic Registered Nurses.

Dobrzynski, J. M., & Kostis, J. B. (2015). Statins and cataract—A visual insight. *Current Atherosclerosis Reports, 17*(2), 477.

Kong, K. L., & Khan, J.. (2015) Ophthalmic patients on antithrombotic drugs: A review and guide to perioperative management. *British Journal of Ophthalmology, 99*(8), 1025–1030.

Lara-Smalling, A., & Cakiner-Egilmez, T. (2014). Diabetes and cataract surgery: Preoperative risk factors and positive nursing intervention. *Insight, 39*(2), 18–20.

Mangione, C. M., Lee, P. P., Gutierrez, P. R., et al. (2001). Development of the 25-item National Eye Institute Visual Function Questionnaire (VFQ-25). *Archives of Ophthalmology, 119*, 1050–1058.

Melillo, P., Orrico, A., Attanasio, M., et al. (2015). A pilot study for development of a novel tool for clinical decision making to identify fallers among ophthalmic patients. *BMC Medical Informatics and Decision Making, 15*(Suppl. 3), S6.

Onkar, A., Samdariya, S., Pareek, P., & Suwarna, S. (2017). Strontium Beta-Irradiation: Can it Prove Strong Enough in Curbing the Ophthalmic Hydra Called Pterygium. *Surgery Current Research, 7*(4), 298.

Pacheco, L. (Ed.). (2017). *Care and handling of ophthalmic microsurgical instruments* (4th ed.). San Francisco, CA: American Society of Ophthalmologic Registered Nurses.

Spaeth, G. L., Danish-Meyer, H., Goldberg, I., & Kampik, A. (2012). Ophthalmic Surgery: Principles and Practice. Philadelphia: Saunders.

U.S. Food and Drug Administration. (2014). LASIK. Available: *www.fda.gov/MedicalDevices/ProductsandMedicalProcedures/SurgeryandLifeSupport/LASIK/*

Welch, R. M., Waldo, M. N., Gomez, J. L., & Dean, E. C. (2015). *Essentials of ophthalmic nursing. Book 2.* San Francisco, CA: American Society of Ophthalmologic Registered Nurses.

Welch, R. M., Waldo, M. N., Gomez, J. L., & Dean, E. C. (2015). *Essentials of ophthalmic nursing. Book 3.* San Francisco, CA: American Society of Ophthalmologic Registered Nurses.

Welch, R. M., Waldo, M. N., Gomez, J. L., & Dean, E. C. (2015). *Essentials of ophthalmic nursing. Book 4.* San Francisco, CA: American Society of Ophthalmologic Registered Nurses.

Wells, J. A., Glassman, A. R., Ayala, A. R., et al. (2015). Aflibercept, bevacizumab, or ranibizumab for diabetic macular edema. *New England Journal of Medicine, 372*(13), 1193–1203.

Yanoff, M., Berry J., Crandall A., et al. (2017). Advances in Ophthalmology and Optometry. New York: Elsevier.

Zeng, W., Liu, Z., Dai, H., et al. (2017). Anti-fibrotic, anti-VEGF or radiotherapy treatments as adjuvants for pterygium excision: a systematic review and network meta-analysis. *BMC Ophthalmology*, 17, 211.

CAPÍTULO

17

Distúrbios de Ouvido, Nariz e Garganta

CONSIDERAÇÕES GERAIS E AVALIAÇÃO

História

Com base na história de saúde do paciente, incluindo sinais clínicos, sintomas relatados, padrões de saúde atuais e a história patológica pregressa, é possível detectar complicações em ouvido, nariz e garganta (ONG) e elaborar um plano de cuidados individualizados.

Sinais e sintomas essenciais

1. Epistaxe.
   a. Quando o sangramento começou? Ocorreu espontaneamente ou após um traumatismo nasal ou facial? Ou foi depois de assoar o nariz, manipulação digital ou cirurgia recente nasal ou dos seios paranasais? Em muitos casos, o sangramento anterior se origina do vestíbulo nasal, quando o paciente está em decúbito dorsal, e o sangue escorre para a garganta. O sangramento posterior geralmente causa gotejamento na orofaringe quando o paciente está em pé ou em posição supina. Deve ser realizada uma endoscopia nasal ou exame por rinoscopia para confirmar a origem do sangramento.
   b. O sangramento é unilateral ou bilateral? De qual narina ele se originou, e se bilateral, em que lado começou? Pergunte ao paciente sobre as medidas empregadas para controlar o sangramento até o momento.
   c. Verifique os medicamentos que o paciente utiliza: o paciente está tomando ácido acetilsalicílico (AAS), anti-inflamatórios não esteroidais (AINEs), antiagregantes plaquetários ou anticoagulantes? Quando a última dose foi tomada?
   d. O paciente relata história de oxigenoterapia recente? Ele refere história de distúrbios hemorrágicos crônicos? Obtenha os resultados dos exames hematológicos recentes: hemograma completo, tempo de protrombina (TP), razão normalizada internacional (INR) ou tempo de protrombina parcial (TTP).
2. Cefaleia.
   a. Que locais doem na região cefálica e da face? É dor ou sensação de pressão? Utilize uma escala de dor para a avaliação da intensidade da dor com ênfase em localização, duração e início dos sintomas.
   b. Avalie se há dor cervical, dentária ou mandibular associada; náuseas; vômito; mudanças visuais; e/ou sensibilidade a luz ou som. Verifique se há congestão nasal, secreção pós-nasal ou rinorreia clara ou purulenta. Analise a história de enxaqueca.
3. Dor na garganta. Avalie o início e a duração dos sintomas, o tratamento médico prévio e a resposta a este.
   a. A queixa é acompanhada por edema das glândulas, febre alta, congestão nasal e secreção retronasal? Avalie se houve perda de peso associada; cefaleia, dor cervical ou no ouvido; alterações de voz; massa cervical; trismo; ou dificuldade para respirar. O paciente é capaz de comer ou beber?
   b. A dor é aguda ou crônica? Houve alguma exposição a outras pessoas com infecção na garganta?
4. Congestão nasal.
   a. É aguda ou crônica? Acompanhada por febre e secreção purulenta? Avalie a gravidade e a duração dos sintomas, queixas associadas como rinorreia purulenta ou límpida, febre, dor facial ou hipersensibilidade dos seios paranasais, prurido ocular, espirros ou gotejamento retronasal. Se os sintomas forem

crônicos, observe se pioram com alterações na pressão barométrica, se variam com as estações do ano ou se são provocados por odores ou exposição a alergênios.

b. Verifique se o paciente utiliza ou utilizou *sprays* nasais contendo oximetazolina ou se o paciente tem anosmia/microsmia (perda do olfato ou diminuição da sensibilidade). Pergunte se o paciente tem história prévia de pólipos nasais, cirurgia nasal, cirurgia dos seios paranasais ou fratura do nariz.

5. Rouquidão.
   a. Avalie se o paciente realizou recentemente algum procedimento cirúrgico envolvendo a cabeça ou o pescoço, se sofreu intubação endotraqueal recente, tratamento com radiação na cabeça ou no pescoço, história de uso de tabaco ou consumo de álcool, se já foi cantor ou se já esteve em alguma ocupação profissional que exija o uso da voz, histórico de doença pulmonar com uso de esteroides inalatórios, antibioticoterapia crônica recente e sintomas de refluxo gastresofágico.
   b. A rouquidão é aguda (presente há menos de 2 semanas), recorrente ou crônica (mais de 2 semanas)? Avalie o início e a duração dos sintomas, o comprometimento subjetivo da comunicação ou a qualidade da voz.
   c. Analise se há sintomas recentes de infecção das vias respiratórias superiores (IVRS), disfagia, odinofagia (dor com deglutição), sensação de *globus* (como se tivesse algo preso na garganta), dor na garganta, perda de peso, dor no ouvido, massa cervical ou aumento dos gânglios linfáticos cervicais, hemoptise ou dispneia.
6. Dor de ouvido (otalgia).
   a. A dor é agravada pela manipulação do ouvido ou é uma dor profunda e pulsátil? Há otorreia? Avalie o início e a duração da dor, utilizando uma escala de dor. Verifique se há eritema ou edema associado do canal auditivo externo ou da aurícula externa, prurido, perda de audição ou otorreia. A dor é constante ou intermitente?
   b. O paciente refere história prévia de infecção das vias respiratórias superiores? A dor está associada a perda de audição, sensação de congestão, vertigem, cefaleia ou oscilações da audição? Foi realizado algum procedimento odontológico recente?
   c. Verifique se há histórico de bruxismo noturno (ranger ou apertar os dentes ao dormir), má oclusão ou dor agravada pelos movimentos da mandíbula, dor de dente ou edema dos músculos da mastigação.
   d. Avalie se há dor de ouvido ao deglutir ou sintomas associados de câncer de cabeça e pescoço.
7. Déficit auditivo.
   a. O déficit foi súbito ou de evolução gradual? Analise o início subjetivo da perda auditiva. O paciente apresentou manifestação súbita ou gradual da perda auditiva? Há zumbido associado, vertigem, plenitude auricular ou dor de ouvido?
   b. O déficit apresenta-se unilateral ou bilateralmente? Verifique se há história de exposição a ruídos; tiro ao alvo recreativo; traumatismo acústico ou ocupacional; história de otite média crônica. Determine se há história de perda auditiva familiar/hereditária.
8. Tontura.
   a. O paciente tem tontura ou vertigem (como se o quarto ou a pessoa estivesse girando)? Avalie a sensação subjetiva de tontura, de que o quarto está girando ou de desequilíbrio. Os sintomas são agudos ou crônicos? Estão associados a sintomas de flutuação auditiva, plenitude auricular ou zumbido (sintomas da doença de Ménière)?
   b. A tontura está associada a alterações do posicionamento da cabeça ou do corpo? Os sintomas ocorrem quando o paciente se vira na cama, olha para cima, se curva ou quando sai da posição sentada para a ereta? O paciente relata sensação de pré-síncope ou apresenta história de episódios de síncope quando se levanta de uma posição sentada para a ereta? Ocorrem alterações na pressão arterial associadas a deitar, sentar e ficar em pé?
   c. Analise a duração dos sintomas, além de náuseas, vômito, cefaleias ou sintomas neurológicos focais associados.

Alerta de enfermagem
Em caso de rouquidão por mais de 4 semanas – ou menos tempo, se houver suspeita de causa grave –, deve-se encaminhar o paciente para avaliação e laringoscopia.

Padrão de saúde atual

1. Avalie o estado nutricional do paciente, cuidados dentários, hábitos diários de higiene oral, cáries dentárias, uso de próteses parciais ou totais e sintomas de bruxismo.
2. Verifique se há história de alcoolismo, tabagismo, uso de cachimbo e tabaco sem fumo (mascar ou aspirar). Se apresenta história de infecção pelo vírus da imunodeficiência humana (HIV), infecção sexualmente transmissível, uso de substâncias psicoativas ou papilomavírus humano (HPV)?
3. Analise os hábitos de higiene pessoal dos ouvidos. São usados cotonetes ou outros objetos para limpar ou aliviar a coceira? O paciente usa aparelho auditivo ou tampões para os ouvidos?
4. O paciente refere exposição a ruídos altos? Existe história de exposição a ruídos por exercícios de tiro recreativo ou pela ocupação profissional do paciente? Pergunte sobre o uso de proteção quando exposto a ruídos prolongados e altos. Existe história familiar de perda auditiva?
5. O paciente frequentemente força a voz quando conversa, canta ou grita? O paciente é cantor profissional?
6. Que medicamentos o paciente está tomando? Fez uso de antibióticos? Por quanto tempo?

História patológica pregressa

1. Existe história de rinite alérgica, outros sintomas de alergia, imunoterapia, sinusite crônica ou recorrente, cirurgia nasal prévia, otite média crônica, faringite crônica, história de ronco ou apneia obstrutiva do sono?
2. Existe alguma doença imunossupressora, como diabetes melito, câncer, infecção pelo HIV, doença autoimune, radioterapia ou quimioterapia recente?
3. Existe histórico prévio de cirurgia da tireoide, artéria carótida ou outra cirurgia envolvendo o nervo laríngeo?
4. Há algum histórico de traumatismo craniano, facial ou nasal anterior ou recente?

Ver Capítulo 5, para saber mais sobre avaliação física de ouvidos, nariz, garganta e pescoço.

Exames diagnósticos

Audiometria

Descrição

1. A audiometria é o exame fundamental e preciso para determinar e avaliar a função auditiva. Os resultados são exibidos em um gráfico conhecido como *audiograma*. O exame é realizado por um fonoaudiólogo. Os seguintes pontos descrevem aspectos da audiometria:
   a. A audiometria de limiar tonal puro é o nível mais baixo em que o som é ouvido nas diferentes frequências sonoras. Esse limiar é comparado a dados normativos, para verificar a perda auditiva e usado para monitorar a sensibilidade auditiva ao longo do tempo.
   b. A audiometria da fala fornece informações quanto à capacidade de comunicação do paciente. O limiar de recepção da fala é definido pelo nível mais suave no qual o paciente pode repetir uma palavra. O reconhecimento da fala ou

discriminação da fala é a porcentagem de palavras que um paciente pode repetir com precisão no nível de audição confortável. Isso ajuda a determinar a capacidade de entender a fala de outra pessoa enquanto conversa.

c. O teste tonal puro é realizado pela apresentação de tons puros transmitidos pelo ar e por condução óssea. O teste de condução aérea é feito pela apresentação de tons puros em vários níveis de oitava, de 250 a 8.000 Hz, por meio de um transdutor, como um fone de inserção ou um fone de ouvido com espuma. O paciente é colocado em uma cabine à prova de som, o audiologista apresenta tons, e o paciente é orientado a indicar quando o som é ouvido. O teste por condução óssea é feito com o uso de um oscilador ósseo, que é colocado no mastoide do ouvido a ser testado, e os tons puros são apresentados em frequência de 500, 1.000, 2.000 e 4.000 Hz.

d. O exame de imitância inclui timpanometria e teste do reflexo acústico.
   i. O teste do reflexo acústico mede a resposta do músculo estapédio em resposta a sinais sonoros. Ele fornece informações sobre os nervos acústicos e faciais, bem como informações sobre uma perda auditiva condutiva ou neurossensorial.
   ii. A timpanometria mede as mudanças que ocorrem na membrana timpânica e no ouvido[1] médio quando alterações na pressão do ar são introduzidas no canal auditivo. Pode fornecer também informações sobre disfunção da tuba auditiva, líquido no ouvido médio, perfuração da membrana timpânica, perviedade dos tubos equalizadores de pressão e patologias de ouvido médio, como otosclerose.

Considerações de enfermagem e cuidados com o paciente

1. O paciente coloca fones de ouvido e sinaliza quando ouve um tom.
2. Para aumentar a precisão do teste, usa-se uma sala à prova de som.
3. Nenhum preparo ou participação especial do paciente é necessária para a timpanometria.

Cinerradiografia

Descrição

1. Esse exame cinético é realizado para estudar a dinâmica funcional da faringe e do esôfago.
2. Ele fornece um exame mais fisiológico do que a o esofagograma (deglutição de bário). Os detalhes da mucosa aparecem com mais clareza na cinerradiografia, enquanto a filmagem permite uma avaliação mais dinâmica com menos radiação.
3. Com a "deglutição de bário modificada" o fonoaudiólogo avalia a aspiração laringotraqueal, enquanto fornece alimentos de diferentes consistências e em diversas técnicas de deglutição. Um esofagograma avalia a mucosa faríngea e esofágica.

Considerações de enfermagem e cuidados com o paciente

1. O paciente é geralmente mantido em jejum na noite anterior ao exame.
2. O paciente receberá um avental de radioproteção para evitar que a radiação atinja outras partes do corpo.

Eletronistagmografia

Descrição

1. A *eletronistagmografia* é o registro dos movimentos oculares, especificamente nistagmo, durante vários testes oculomotores e vestibulares. A videonistagmografia é a gravação de movimentos oculares pela análise de imagens de vídeo em infravermelho, em três dimensões. O padrão de nistagmo, em conjunto com o exame neurotológico e a história clínica do paciente, pode fornecer informações sobre a etiologia subjacente aos sintomas do paciente.
2. Usada para estabelecer o diagnóstico de doença de Ménière, neuronite vestibular ou labirintite, vertigem posicional paroxística benigna (VPPB) ou vertigem associada a enxaqueca e ajudar a descartar uma patologia vestibular em paciente com sintomas de tontura.
3. O exame é realizado em uma sala com baixa luminosidade, com o paciente em uma mesa de exame, e dura de 60 a 90 minutos.
4. Os eletrodos são colocados na testa e lateral de cada olho em testes de eletronistagmografia (ENG). Óculos com recurso de vídeo são usados na videonistagmografia. Os movimentos oculares são registrados em resposta a várias mudanças de posição e estímulos visuais, com os olhos abertos e com os olhos fechados.
5. O teste calórico consiste na avaliação do nistagmo induzido por irrigação com água morna ou fria nos canais do ouvido externo. O teste calórico também pode ser obtido instilando ar frio e quente no canal auditivo. O teste calórico é usado para medir o grau de disfunção vestibular. O teste de pacientes com um sistema vestibular que funcione normalmente irá induzir a vertigem.
6. O fonoaudiólogo pode realizar o teste da artéria vertebral com pacientes idosos, indivíduos com história de traumatismo cervical ou aqueles nos quais se suspeite de patologia na artéria vertebral. Pacientes que percebem sintomas quando a cabeça está hiperestendida podem não conseguir ter partes dos testes posicionais concluídos.

Considerações de enfermagem e cuidados com o paciente

1. O preparo do paciente inclui evitar refeição pesada antes do procedimento e cafeína e álcool por 48 horas antes do procedimento.
2. Medicamentos que podem afetar o sistema vestibular, como sedativos, ansiolíticos, narcóticos e medicamentos prescritos para tontura, devem ser suspensos vários dias antes do procedimento.
3. O paciente receberá instruções da instituição de saúde ou do profissional de saúde que realizará o exame para uso de medicamentos específicos que precisarão ser mantidos e por quanto tempo até que o exame seja realizado. O paciente deve ser aconselhado sobre a importância de seguir essas instruções pré-procedimento, pois elas podem afetar a precisão do exame.

PROCEDIMENTOS E MODALIDADES TERAPÊUTICAS GERAIS

Cirurgia nasal

Tipos de cirurgia e indicações

Traumatismo facial e fraturas nasais

1. As fraturas dos ossos nasais são comuns após golpes no nariz durante atividades esportivas, brigas interpessoais, acidentes com veículos motorizados ou quedas. Podem ser diagnosticadas por meio de exame físico ou de imagens nasais/faciais, incluindo tomografia computadorizada (TC) de alta resolução (pode ser gerada uma reconstrução em 3D).
2. As fraturas nasais são tratadas com observação, redução fechada, redução fechada com septoplastia ou redução aberta com ou sem estabilização interna, dependendo da gravidade da lesão. O melhor momento para realizar a cirurgia é nas primeiras horas após a lesão ou depois de 7 a 10 dias, quando o edema agudo começa a se resolver. A redução fechada deve ser realizada antes da fibrose das linhas de fratura, geralmente dentro de 2 semanas após a lesão, mas até 3 semanas após o diagnóstico.
   a. A observação deve ser realizada por 7 a 10 dias após a lesão, especialmente quando o edema tiver diminuído, para evitar que alguma deformidade passe despercebida.
   b. A redução fechada é efetiva para fraturas nasais leves e sem fragmentação óssea, com ou sem ruptura do septo dorsal.

[1]N.E.: Adota-se, nesta obra, este termo, ainda que na Terminologia Anatômica preconize-se o uso da palavra "orelha".

3. O reparo e a estabilização de outras fraturas maxilofaciais geralmente requerem um procedimento cirúrgico para a fixação com fios ou placas.

Cirurgia do septo nasal

1. A septoplastia é um procedimento intranasal realizado sob anestesia geral, para remover porções, endireitar ou aparar o osso septal e/ou cartilagem. Talas silásticas são suturadas em ambos os lados para estabilizar o septo reposicionado. As talas são removidas vários dias após a cirurgia. Essa cirurgia é realizada para tratar obstrução nasal crônica e pode ser feita em conjunto com a cirurgia sinusal para promover uma via respiratória nasal sem obstruções.
2. A redução submucosa das conchas nasais ou a excisão da concha bolhosa média é um procedimento intranasal realizado sob anestesia local ou geral na sala de cirurgia para aparar, excisar ou reduzir cirurgicamente o tecido na cavidade nasal que contribui para a obstrução. Pode ser feito em conjunto com a septoplastia.

Rinoplastia

1. Consiste na alteração da aparência externa do nariz. Podem ser realizados enxertos de cartilagem ou osso, coletado de outras partes do corpo.
2. A septorrinoplastia pode ser realizada quando há deformidades nasais externas e internas.

Cirurgia sinusal

1. A cirurgia endoscópica funcional dos seios paranasais (FESS; do inglês, *functional endoscopic sinus surgery*) é uma cirurgia corretiva, realizada sob anestesia geral, na sala de cirurgia, com visualização direta por meio de endoscópio nasal rígido ou, mais recentemente, com auxílio de sistemas guiados por imagem. Os sistemas guiados por imagem utilizam TC para fornecer ao cirurgião marcos intraoperatórios e um mapeamento da região.
2. A mucosa afetada é removida e os óstios sinusais naturais são alargados para facilitar os padrões normais de drenagem do seio.
3. Além das condições nasais e sinusais, a cirurgia também pode ser usada para tratar neuropatia óptica traumática, vazamento de líquido cerebrospinal (líquido cefalorraquidiano – LCR), obstrução do ducto nasolacrimal, orbitopatia distireoidiana, lesões orbitais posteriores e atresia coanal.
4. Tampões podem ser colocados no intraoperatório, dependendo da preferência do cirurgião e da quantidade de sangramento. Em geral, os tampões são muito pequenos, preenchendo apenas a área adjacente aos óstios sinusais; portanto, não são visíveis, exceto por um cordão de recuperação que se estende para fora da asa nasal.
5. Sinoplastia por cateter com balão – é o procedimento que utiliza um pequeno cateter de balão para abrir as passagens sinusais bloqueadas. O procedimento é feito para alargar e reestruturar as passagens bloqueadas, sem a remoção cirúrgica do osso e do tecido (Figura 17.1).
6. Outras abordagens dos seios paranasais, como o procedimento Caldwell-Luc (incisão sob o lábio para entrar no seio maxilar e retirar a mucosa doente), podem ser realizadas, porém as técnicas mais recentes são mais utilizadas. Uma janela nasoantral (criando abertura entre o seio maxilar e o nariz anteroinferior) e etmoidectomias anteriores/posteriores podem ser realizadas, bem como abrir e drenar os seios frontal ou esfenoidal. O paciente com história de compressão nasal e tampão sinusal extenso no pós-operatório é raramente encontrado, e hoje em dia utiliza-se apenas em selecionados casos complicados, com sangramento extenso.

Manejo pré-operatório

1. A cabeceira do leito deve ser elevada, para facilitar a drenagem, diminuir o edema e manter o paciente mais confortável.
2. Compressas frias intermitentes e analgésicos devem ser utilizados, conforme protocolo.

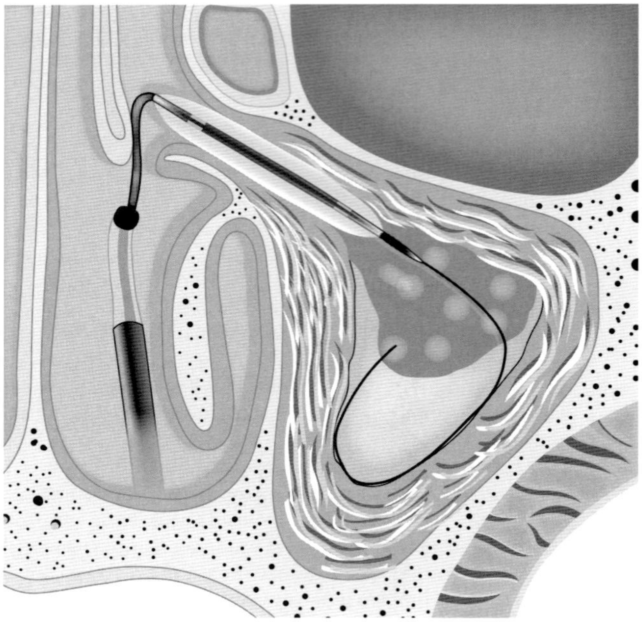

Figura 17.1 Cirurgia sinusal por cateter com balão. Um cateter é introduzido pelo nariz até o óstio dos seios paranasais, onde o balão é inflado para dilatar o orifício do seio e promover a drenagem.

3. Antibióticos podem ser usados no pré-operatório para reduzir a colonização bacteriana do nariz e seios nasais.
4. O paciente deve ser avisado de que uma sensação de pressão pode ser sentida na área nasal durante uma cirurgia realizada sob anestesia local.
5. O paciente deve ser orientado sobre o possível uso de tampão em algumas cirurgias, que pode ser retirado vários dias após o procedimento.
6. As orientações para interromper o uso de ácido acetilsalicílico, AINEs, antiagregantes plaquetários e anticoagulantes serão fornecidas pelo cirurgião e individualizadas em colaboração com o cardiologista ou o médico assistente do paciente.

Alerta de enfermagem
Na maioria dos casos, o paciente deve evitar o uso de ácido acetilsalicílico, anti-inflamatórios não esteroides, anticoagulantes, antiagregantes plaquetários e fitoterápicos, como *Ginkgo biloba*, alho, chá-verde e qualquer outro medicamento que possa afetar a função plaquetária antes da cirurgia. Se o paciente tiver tomado esses medicamentos dentro de 1 semana antes da cirurgia, certifique-se de que o cirurgião tenha sido notificado.

Complicações

1. Hematoma/hemorragia – hematoma septal ou sangramento pós-operatório. O hematoma septal precisará ser drenado pelo cirurgião imediatamente se isso ocorrer.
2. Infecção local – o tamponamento nasal contaminado é um excelente meio de cultura para patógenos. A maioria dos pacientes é tratada no período pós-operatório com antibióticos, mas essa decisão depende do protocolo da instituição e do cirurgião.
3. Aspiração.
4. Necrose por pressão (do tamponamento) pode ocorrer, mas atualmente tende-se a aplicar menos tamponamento.
5. Cegueira por hematoma orbitário ou envolvimento orbital não intencional na cirurgia endoscópica sinusal.

6. Rinorreia de líquido cerebrospinal (LCR) causada por lesão não intencional ou traumática da placa cribriforme. Isso é comumente chamado de *vazamento de LCR*.
7. Descompensação pulmonar.

Diagnósticos de enfermagem

- Padrão respiratório ineficaz (limpeza das vias respiratórias nasais) relacionado com o tamponamento e o edema nasal
- Risco de aspiração associado a sangramento ou incapacidade de assoar o nariz
- Conhecimento deficiente acerca de como realizar higiene nasal
- Comprometimento da mucosa oral relacionado com a respiração bucal
- Risco de infecção associado a alterações nas mucosas nasossinusais e nos padrões de drenagem.

Intervenções de enfermagem

Como facilitar a respiração e proporcionar conforto

1. Mantenha a cabeceira do leito elevada (três a quatro travesseiros) dia e noite para atenuar o edema. Isso também promove conforto.
2. Aplique compressas frias ou de gelo intermitentemente por 24 horas, para diminuir o edema, as equimoses e promover conforto. (Após a rinoplastia, tenha muito cuidado e realize esse procedimento apenas se discutido com o cirurgião.)
3. Informe ao paciente que o tamponamento será removido dentro de 1 semana após a colocação.
4. Recomende o uso de um umidificador de ar para reduzir a formação de crostas na mucosa nasal e evitar irritação por ressecamento do nariz e da garganta.
5. Recomende o uso de técnicas de relaxamento e exercícios de respiração profunda para atenuar a ansiedade associada ao bloqueio das passagens nasais.
6. Fique alerta ao agravamento das condições pulmonares, como asma, doença pulmonar obstrutiva crônica (DPOC) e apneia do sono, quando o nariz está congestionado ou tamponado.
7. Recomende o uso de analgésicos não narcóticos e cautela no uso de opioides, pois podem causar depressão respiratória. Medique com analgésicos, conforme a prescrição. Descongestionantes tópicos podem ser prescritos para aliviar a congestão nasal nos primeiros dias de pós-operatório. A dor após a cirurgia nasal é geralmente leve a moderada.

Prevenção de sangramento e aspiração

1. Monitore atentamente a ocorrência de sangramento; observe se o paciente apresenta aumento da deglutição, gotejamento de sangue para a garganta (use lanterna e abaixador de língua) ou expectoração de grandes quantidades de coágulos e sangue.
2. Troque a compressa de gaze 4 × 4 sob o nariz à medida que ficar encharcada de sangue; o sangramento deve diminuir gradativamente. Informe à família e ao paciente que primeiramente o sangue é vermelho-vivo e gradualmente diminui em um intervalo de dias.
3. Notifique o cirurgião se o sangramento aumentar. Espere um aumento brando e transitório no sangramento com vômitos, espirros, deambulação ou choro nas primeiras 48 h.
4. Explique ao paciente que náuseas leves são normais no pós-operatório e podem ser resultado da anestesia, dos analgésicos ou da ingestão de sangue. No entanto, esteja alerta para o fluxo contínuo de sangue retronasal.
5. Instrua o paciente a não assoar o nariz, mas a aspirar e cuspir as secreções em um lenço, para que não se acumulem na orofaringe.
6. Observe e documente regularmente a visualização dos cordões de remoção do tampão na parte externa do nariz, e se presentes, fixe-os com fita adesiva na face. As instruções pós-operatórias

DIRETRIZES PARA EDUCAÇÃO DO PACIENTE 17.1

Irrigação nasal com soro fisiológico

Esse procedimento ajuda a limpar as vias respiratórias nasais nas quais se acumularam placas de secreções que podem estar bloqueando os orifícios sinusais. Repita o procedimento 1 ou 2 vezes/dia para atenuar a sensação de congestão nasal e facilitar a drenagem dos seios paranasais.

1. Prepare a solução salina correta antes da irrigação. *Existem kits de irrigação sinusal preparados comercialmente disponíveis e contêm compressas e frasco para irrigação de seios paranasais.*
2. Misture ½ colher de sopa de sal de cozinha e ¼ colher de sopa de bicarbonato de sódio com 240 mℓ de água morna destilada ou esterilizada, até dissolver bem. Não use água da torneira.
3. Incline-se para a frente sobre a pia.
4. Encha uma seringa com bulbo (como as utilizadas para limpeza do ouvido ou nasal, com recipiente de 30 mℓ), ou uma almotolia com a solução salina, apertando-a na solução e deixando-a preencher por sucção. Se estiver usando o *kit* de lavagem sinusal, siga as instruções do fabricante.
5. Insira a ponta da seringa cheia em uma narina, voltada para o lado contrário ao do septo nasal.
6. Pressione o êmbolo da seringa suavemente e sinta a solução escorrer para trás no nariz e para fora da outra narina e, possivelmente, no fundo da garganta e para fora da boca.
7. Quando se sentir confortável com esse procedimento, poderá girar a cabeça para a frente, para trás e de um lado para o outro para irrigar os seios da face e o nariz.

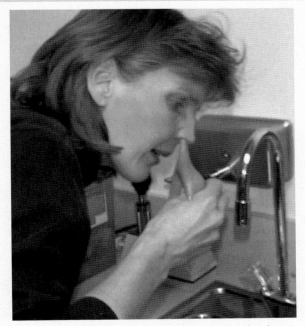

Irrigação do nariz com seringa com bulbo ou *kit* de irrigação sinusal.

devem ser dadas durante a alta hospitalar, com prévio agendamento de consultas para a remoção das talas ou desbridamento sinusal, se indicado. O cirurgião definirá as restrições de atividades e trabalho específicas para o paciente.

Garantia de higiene nasal apropriada

1. Incentive o paciente a usar um vaporizador para ajudar a aliviar a formação de placas de muco nasal em consequência do ressecamento.
2. Lembre ao paciente que espirrar, forçar e assoar o nariz aumentam a pressão venosa e podem resultar em sangramento/hematoma.
3. Aconselhe o paciente a manter a boca aberta enquanto espirra, se for incapaz de controlar os espirros.
4. Ensine ao paciente um método apropriado de higiene nasal, conforme protocolo ou prescrição do cirurgião. Após a cirurgia, o paciente precisará comparecer às consultas periódicas para desbridamento dos seios paranasais pelo cirurgião. Informe ao paciente que precisa ser feita a irrigação sinusal para controlar a formação de placas de secreção e facilitar a cicatrização.
5. Em geral, o paciente pode limpar suavemente a região das asas do nariz com soro fisiológico e/ou peróxido, para maior conforto, mas placas grandes devem ser removidas pelo cirurgião ou deixadas para que se soltem sozinhas.
6. Comunique o paciente a evitar irritantes ambientais, especialmente fumaça.

Proteção das mucosas orais

1. Supervisione a higiene oral frequentemente, pois o paciente é forçado a respirar pela boca.
2. Use um canudo flexível para o enxágue bucal.
3. Incentive o consumo de líquidos e o uso de protetor labial.

Prevenção de infecção

1. Observe a ocorrência de dor no pós-operatório, febre, mau odor, gosto ruim na boca ou secreção incomum.
2. Administre ou oriente sobre o uso antibióticos profiláticos, se prescritos pelo médico.
3. Aconselhe o paciente a comparecer à consulta de acompanhamento para remoção de tala, remoção do tamponamento e desbridamento sinusal.

Educação do paciente e manutenção da saúde

1. Solicite ao paciente que notifique imediatamente o cirurgião quanto a dor pós-operatória que não possa ser controlada, qualquer alteração visual no pós-operatório, febre, secreção nasal clara unilateral com inclinação da cabeça para a frente, sangramento nasal excessivo e descontrolado, dispneia, descoloração ou necrose dos tecidos nasais externos ou do palato enquanto o tampão está no lugar.
2. Após a cirurgia de Caldwell-Luc ou rinoplastia, explique ao paciente que a dormência na área operatória pode ocorrer por várias semanas ou meses.
3. Ensine ao paciente a evitar atividade extenuante, levantar pesos e traumatismo no nariz.
4. Após a remoção da tala, ensine ao paciente a evitar traumatismo no nariz e a dormir em decúbito dorsal. O cirurgião deve fornecer instruções pós-operatórias mais específicas.
5. A exposição excessiva ao sol também deve ser evitada após a rinoplastia por 1 ano, devido a uma tendência à hiperpigmentação.
6. Se houver uma tala nasal, instrua ao paciente a evitar que fique molhada; o paciente não deve tentar removê-la.
7. Informe ao paciente que o acompanhamento pós-operatório pode ser necessário durante várias semanas a meses, a fim de monitorar o excesso de formação de cicatriz ou deformidade estética.

Reavaliação: resultados esperados

- Respiração bucal sem dificuldade
- Ausência de sangramento excessivo; protege as vias respiratórias sem aspiração
- Tecidos nasais e palatinos não demonstram descoloração ou escurecimento
- Mucosas orais secas, porém rosadas e íntegras
- Afebril; sem sinais de infecção.

Cirurgia do ouvido

Os procedimentos cirúrgicos do ouvido podem envolver a membrana timpânica, a cavidade do ouvido médio, o processo mastoide ou o ouvido interno. Essa cirurgia pode ser realizada para tratar a perfuração do tímpano, para facilitar a drenagem e remover tecido doente em casos de infecção ou colesteatoma, para atenuar a vertigem ou tratar a perda auditiva.

Tipos de cirurgia

1. Miringotomia – criação de um orifício cirúrgico na membrana timpânica (com bisturi ou *laser*) para possível inserção de tubo de drenagem.
2. Timpanoplastia – reconstrução de componentes anormais ou deformados do ouvido médio (Tabela 17.1).
   a. Tipo I (miringoplastia) – o objetivo é fechar uma perfuração colocando um enxerto sobre o orifício, a fim de fechar o ouvido médio e melhorar a audição, diminuir o risco de infecção e colesteatoma. A perfuração pode ser fechada, usando um dos seguintes procedimentos:
      i. Fáscia do músculo temporal (esse é o material mais comumente utilizado).
      ii. Enxertos de veia de mão ou antebraço.
      iii. Epitélio do canal auditivo (trompa de Eustáquio ou tuba auditiva).
   b. Tipos II a V – um material substituto apropriado (prótese de polietileno, Teflon® ou de titânio, osso, cartilagem) é usado para manter a continuidade da condução na via sonora. O procedimento cirúrgico deve ser realizado em dois tempos.
      i. Primeiro estágio – erradicação de todos os tecidos doentes; a área deve ser desbridada para obter um ouvido médio seco e cicatrizado.
      ii. Segundo estágio – realizada de 4 a 6 meses após o primeiro estágio; reconstrução, utilizando enxertos.
3. Mastoidectomia – ressecção do processo mastoide do osso temporal.
   a. Mastoidectomia simples ou cortical é realizada por meio de uma abordagem retroauricular, mas o canal auditivo ósseo é mantido intacto.
   b. A mastoidectomia radical modificada ou a mastoidectomia da parede do canal auditivo é feita com uma meatoplastia para obter melhores resultados. É realizada ampla excisão do mastoide e do conteúdo do ouvido médio, acessado por meio de uma incisão retroauricular, com perfuração do canal ósseo. Um novo e maior canal auditivo é criado, fornecendo melhor acesso às áreas onde o colesteatoma geralmente ocorre (o ático e o antro).
4. Estapedectomia – ressecção da base do estribo e inserção de um enxerto ou de uma prótese.
5. Estapedotomia – ressecção da supraestrutura do estribo, permitindo a criação de um orifício a *laser* na base do estribo. A base da prótese será inserida no orifício e a outra extremidade será pregueada ao redor da bigorna.
6. Labirintectomia – destruição do labirinto (ouvido interno) através do ouvido médio e aspiração do endolabirinto.

Tabela 17.1 Tipos de timpanoplastia.

	Distúrbios do ouvido médio		Processo de reparo
Tipo	**Membrana timpânica**	**Ossículos**	
I	Perfurada	Normais	• Fechar a perfuração – miringoplastia
II	Perfurada	Erosão do martelo e/ou bigorna	• Fechar a perfuração; enxerto sobre a bigorna ou sobre o que restar do martelo
III	Membrana timpânica lesionada ou amplamente perfurada	Resto da cadeia ossicular destruída, mas o estribo está intacto e móvel	• Enxertos implantados para fazer o contato com o estribo normal • Timpanostapedopexia
IV	Membrana timpânica lesionada ou amplamente perfurada	Cadeia ossicular destruída. Cabeça, colo e pilar do estribo destruídos. Base do estribo móvel	• Expor a base do estribo móvel – enxerto implantado. A bolsa de ar entre o enxerto e a janela redonda confere proteção • Cirurgia do *cavum minor*
V	Membrana timpânica lesionada ou amplamente perfurada	Cadeia ossicular destruída. Cabeça, colo e pilar do estribo destruídos. Base do estribo fixa	• Criação de uma abertura no canal semicircular horizontal; o enxerto veda o ouvido médio para proteger o som da janela redonda • Timpanoplastia e fenestração do canal semicircular lateral

7. Descompressão e *shunt* endolinfático – redução da pressão no sistema endolinfático do labirinto e criação de uma derivação para saída do fluido para o espaço subaracnóideo ou no mastoide.
8. Implante coclear – implantação de dispositivo eletrônico que contorna a cóclea danificada e estimula o nervo auditivo.
9. Implante por osteointegração para a colocação de um implante auditivo para surdez unilateral ou perda auditiva condutiva (sistema Baha® ou sistema auditivo implantável da Oticon®).

Manejo pré-operatório

1. A função auditiva deve ser cuidadosamente avaliada.
2. Devem ser administrados antibióticos para tratar infecções.
3. O paciente deve estar emocionalmente preparado para os efeitos decorrentes da cirurgia.
4. Deve ser realizada uma avaliação cuidadosa dos sinais de infecção aguda, o que pode postergar a cirurgia.

Manejo pós-operatório

1. Os antibióticos podem ser continuados para prevenir infecção local e do sistema nervoso central (SNC).
2. O paciente deve ser aconselhado a limitar suas atividades nas primeiras 24 horas, a fim de diminuir os sintomas de náuseas e vertigem (se houver intervenção no ouvido médio) ou para evitar a ruptura da prótese.
3. Analgésicos, antieméticos e anti-histamínicos devem ser administrados, conforme necessário.
4. O paciente deve ser posicionado de forma que a drenagem de secreções seja facilitada, mas mantenha certo grau de imobilidade. Uma opção seria utilizar, por cerca de 2 semanas, dois travesseiros extras para elevar a cabeça, com o intuito de prevenir edema.
5. Em geral, o paciente retorna para consulta após 7 a 10 dias da cirurgia para remover qualquer *stent* metálico que tenha sido colocado. O tampão adicional pode ser removido até 6 semanas de pós-operatório se foi realizado procedimento para colocação de prótese ou enxerto. Muitas vezes, são administradas gotas auriculares para dissolver lentamente o tamponamento remanescente por um período de 6 a 8 semanas, para dar algum peso à membrana timpânica enxertada.
6. A audição será reavaliada após a diminuição do edema e a cicatrização dos tecidos. O prazo varia de acordo com o procedimento, mas pode ser de 3 a 4 meses após a cirurgia, de modo que permita a cicatrização.
7. Com a colocação de um implante osteointegrado, a adaptação do processador externo é geralmente postergada em 2 ou 3 meses, com o objetivo de permitir que o osso faça a osteointegração em torno do implante. Em pacientes pediátricos ou que passaram por radioterapia, o procedimento pode ser feito em dois tempos, com intervalo de 6 meses, a fim de permitir uma taxa mais lenta de crescimento ósseo.
8. A ativação do implante coclear e a colocação do processador de voz e do transmissor externo ocorrem aproximadamente 4 semanas após a cirurgia, para assegurar a cicatrização.

Complicações

1. Infecção – local, SNC (meningite, abscesso cerebral).
2. Perda auditiva.
3. Paralisia do nervo facial – rara.
4. Tontura – geralmente transitória.

Diagnósticos de enfermagem

- Dor aguda relacionada com incisão cirúrgica e edema
- Risco de infecção associado ao procedimento invasivo
- Risco de lesão relacionado com vertigem.

Intervenções de enfermagem

Atenuação da dor

1. Administre ou ensine a autoadministração de analgésico, conforme indicado, no pós-operatório.
2. Informe ao paciente para esperar que a dor desapareça nas primeiras horas, com procedimentos simples ou no primeiro dia com procedimentos maiores.
3. Posicione o paciente de modo a aumentar seu conforto seguindo as orientações do cirurgião.
   a. O lado operado do ouvido deve ficar voltado para cima, de modo que mantenha a posição e a imobilidade do enxerto.
   b. Decúbito lateral com o ouvido operado para baixo, para promover a drenagem do canal auditivo.
   c. Posição de acordo com a preferência do paciente.
4. Eleve a cabeceira do leito para reduzir o edema e a pressão.
5. Aconselhe o paciente a evitar movimentos bruscos. Use travesseiros de apoio.

Prevenção de infecção

1. Reforce os curativos externos, conforme necessário, até que sejam trocados pela primeira vez pelo cirurgião e, em seguida, troque quando saturados para evitar a proliferação bacteriana em curativos úmidos.
2. Aplique compressas de algodão ou gaze no canal auditivo, conforme indicado, sem causar aumento de pressão.
3. Não introduza sonda ou insira nada no canal auditivo.
4. Administre ou ensine a autoadministração de antibióticos, conforme prescrição. Não use gotas auriculares, a menos que tenham sido especificamente prescritas no pós-operatório.
5. Lave as mãos antes dos cuidados com os ouvidos operados e instrua o paciente a não tocar o curativo.
6. Tome cuidado para não molhar o curativo ou o ouvido.
7. Aconselhe o paciente a não assoar o nariz, o que pode fazer com que as secreções nasofaríngeas sejam forçadas a subir a tuba auditiva para dentro do ouvido médio.
8. Instrua o paciente a relatar qualquer aumento de dor, febre, inflamação ou secreção, indicando infecção local.
9. Esteja alerta para cefaleia, febre, rigidez do pescoço ou alteração no nível de consciência, o que pode indicar infecção do SNC.

Garantia da segurança

1. Esteja ciente de que tontura ou vertigem possam ocorrer nos primeiros dias após a cirurgia.
2. Mantenha as grades laterais elevadas enquanto o paciente estiver no leito.
3. Ajude o paciente com a primeira deambulação após a cirurgia e conforme necessário a partir de então.
4. Recomende o paciente a se mover devagar, porque movimentos súbitos podem exacerbar a vertigem.
5. Administre ou ensine a autoadministração de antieméticos e anti-histamínicos, conforme prescrito e conforme necessário; cuidado com a sedação.
6. Instrua o paciente a não assoar o nariz, tossir, inclinar-se para a frente ou realizar a manobra de Valsalva, para evitar a ruptura do enxerto ou da prótese, agravar a vertigem ou permitir passagem de bactérias na tuba auditiva. Se for necessário tossir ou assoar o nariz, o paciente deve fazê-lo com a boca aberta para aliviar a pressão.

Educação do paciente e manutenção da saúde

1. Informe ao paciente que pode haver perda auditiva temporária por algumas semanas após a cirurgia, devido a edema do tecido, dos tampões utilizados e outras causas. Os efeitos de uma cirurgia para restauração auditiva não serão notados por várias semanas e pode ser necessária uma reabilitação adicional para otimizar os resultados.
2. Demonstre ao paciente como proteger o ouvido, realizar trocas de curativos ou aplicar gaze ou algodão suaves no ouvido externo, conforme indicado. Troque a gaze ou algodão 2 vezes/dia ou antes, se saturado por secreção.
3. Incentive o comparecimento a consulta de acompanhamento para remoção do curativo, conforme orientação.
4. Ensine ao paciente a evitar mudanças súbitas de pressão no ouvido.
   a. Não assoar o nariz.
   b. Não viajar em aeronaves de pequeno porte. A data em que um paciente pode voar é individualizada e leva em consideração o tipo de cirurgia e a preferência do cirurgião.
   c. Não mergulhar.
5. Recomende ao paciente a cessar o tabagismo.
6. Oriente ao paciente a proteger os ouvidos, na primeira semana, sempre que estiver ao ar livre. Uma bola de algodão é suficiente.
7. Diga ao paciente para evitar molhar o ouvido até que esteja completamente cicatrizado.
8. Informe ao paciente para evitar multidões ou exposição a pessoas com resfriado, para evitar infecção do trato respiratório superior.
9. Instrua o paciente sobre sinais e sintomas de complicações que devem ser comunicadas ao médico.
   a. Recidiva do tinido ou zumbido.
   b. Vertigem.
   c. Oscilações da função auditiva.
   d. Febre, cefaleia, inflamação do ouvido, aumento da dor, rigidez da nuca.
   e. Paralisia ou dormência facial.
10. Informe ao paciente que a paralisia do nervo facial pode ser transitória e que ele deve aumentar a ingestão de líquidos através de um canudo durante esse período.

Reavaliação: resultados esperados

- Verbaliza o alívio da dor
- Não há sinais de infecção
- Deambula sem dificuldade.

PATOLOGIAS DA BOCA E DA MANDÍBULA

Candidíase

Baseado em evidências
Sawant, B. & Khan, T. (2017). Recent advances in delivery of antifungal agents for therapeutic management of candidiasis. *Biomedicine and Pharmacotherapy*, 96, 1478-1490.

A *candidíase* é uma infecção fúngica oportunista causada comumente por *Candida albicans*. Pode estar localizada na boca e na faringe, mas também é capaz de acometer o esôfago. A candidíase pode se tornar uma fonte de disseminação sistêmica, principalmente em pacientes de alto risco.

Fisiopatologia e etiologia

1. Comumente observada em indivíduos com imunossupressão resultante de estados patológicos ou regimes de tratamento, como diabetes, câncer ou infecção pelo vírus HIV e aqueles que recebem radioterapia e/ou quimioterapia.
2. Pode ser causada por alteração no ambiente oral por xerostomia, uso de corticosteroides inalatórios para tratar asma e DPOC, ou tratamento crônico de terapia antibiótica, infecções preexistentes, má higiene bucal ou estado nutricional, ou uso de próteses dentárias.

Manifestações clínicas

1. O exame da cavidade oral revela placas brancas difusas e indolores. A mucosa subjacente pode apresentar-se eritematosa.
2. Pode ser assintomático, mas pode resultar em desconforto oral leve, queimação ou alterações no paladar.
3. Pacientes com doença disseminada para além da cavidade oral podem apresentar dor torácica, odinofagia – dor ou dificuldade de deglutição – ou rouquidão.

Avaliação diagnóstica

1. O exame microscópico dos esfregaços retirados das placas revela hifas características.
2. Cultura fúngica oral positiva para *C. albicans*.
3. Ocasionalmente, pode ser necessária a biopsia das lesões para descartar leucoplasia (placas pré-malignas).

Manejo

1. Os fármacos antifúngicos tópicos, como suspensão de nistatina ou pastilhas de clotrimazol, são eficazes na maioria dos casos.
2. O tratamento sistêmico com fluconazol, cetoconazol (usados com cautela em pacientes imunossuprimidos) ou anfotericina B é indicado se os agentes tópicos falharem ou em casos de acometimento esofágico.
3. Enxaguantes orais tópicos ou preparações contendo combinações de hidrocortisona, difenidramina, antifúngicos ou antibióticos podem ser usados para acelerar a cicatrização e atenuar o desconforto.
4. A lidocaína em gel pode ser usada topicamente nas lesões para recobrir a mucosa oral antes das refeições, diminuindo a dor e aumentando a capacidade de ingestão oral.
5. As próteses orais também devem ser tratadas, para evitar colonização e reintrodução da infecção.

Complicações

1. Infecção por *Candida* em todo o tubo gastrintestinal.
2. Sepse por *Candida* em pacientes imunocomprometidos.

Avaliação de enfermagem

1. Examine cuidadosamente a cavidade oral diariamente, com o intuito de monitorar lesões, e também a resposta à terapia antifúngica prescrita.
2. Avalie a intensidade da dor, administre analgésicos, conforme prescrição, e monitore a resposta aos analgésicos.
3. Analise o estado nutricional e o efeito da dor na ingestão oral. Monitore ingestão oral, estado nutricional e hidratação, perda/ganho de peso e sinais de desidratação.
4. Ensine o paciente que faz uso de terapia inalatória com corticosteroide para asma/DPOC a enxaguar a boca após cada uso, para evitar a candidíase orofaríngea.

Diagnósticos de enfermagem

- Nutrição desequilibrada – menor que as exigências corporais, relacionada com o desconforto oral
- Conhecimento deficiente relacionado com terapia antifúngica.

Intervenções de enfermagem

Garantia de nutrição adequada

1. Administre os analgésicos, conforme prescrição, 30 a 60 minutos antes das refeições.
2. Forneça alimentos pastosos, líquidos suaves. Evite extremos de temperatura.
3. Providencie aspiração suave se a dor se tornar tão grave que o paciente não consiga lidar com as secreções e administre fluidos intravenosos (IV).

Garantia de terapia adequada

1. Administre agentes antifúngicos, conforme prescrição. Observe o paciente para o uso adequado da preparação tópica.
   a. Certifique-se de que a boca esteja limpa e livre de restos alimentares antes de administrar o medicamento.
   b. Para apresentações de bochechar e engolir, diga ao paciente para bochechar e manter a solução boca por pelo menos 10 minutos antes de deglutir.
   c. Com o uso de pastilhas, instrua o paciente a sugar até dissolverem por completo.
2. Observe os sinais e sintomas de reações adversas aos fármacos sistêmicos: náuseas, vômito, diarreia. Podem ocorrer toxicidades renais, da medula óssea, cardiovasculares, hepáticas ou neurológicas em pacientes que recebem terapia sistêmica para patologias crônicas.
3. Explique a importância de manter a terapia pela duração prescrita.

Educação do paciente e manutenção da saúde

1. Explique ao paciente de alto risco sobre o exame oral diário e sinais e sintomas a serem observados.
2. Instrua o paciente a evitar alimentos muito condimentados, extremos de temperatura, bebidas alcoólicas e fumo, pois irritam a mucosa bucal.
3. Incentive uma adequada higiene oral.
4. Pode ser preciso abster-se de usar dentaduras por causa do desconforto oral.
5. Incentive o paciente em terapia antifúngica sistêmica a longo prazo a fazer consultas de acompanhamento para monitorar os testes de função hepática, conforme orientação.

Reavaliação: resultados esperados

- Ingestão adequada de líquidos e alimentos, evidenciada pela estabilidade do peso corporal e inexistência de sinais de desidratação
- Bochecho da suspensão oral por 10 minutos antes de cuspir ou engolir.

Infecção por herpes simples (tipo 1)

Também conhecido como *herpes labial* ou *febre labial*, o herpes-vírus simples (HSV; geralmente do tipo 1) está comumente associado a lesões labiais e orais em 80% das vezes. O HSV1 causa surtos genitais em 20% dos casos.

Fisiopatologia e etiologia

1. Após uma infecção primária, o paciente produz anticorpos e o vírus permanece latente nos gânglios sensitivos.
2. O herpes labial recorrente pode ser precipitado pela exposição ao sol, febre, traumatismo oral, fadiga, transtornos emocionais, alterações hormonais e outros fatores.
3. A propagação do HSV1 é feita por gotículas respiratórias ou exposição à saliva infectada por meio de uma lesão na pele ou membranas mucosas.
4. O HSV tipo 2 (e raramente o HSV tipo 1) está associado a lesões genitais e é transmitido sexualmente.

Manifestações clínicas

1. Período prodrômico – formigamento, dor e ardência na área em que a lesão se desenvolverá.
2. Pequenas vesículas aparecem em base edematosa, eritematosa, frequentemente nas proximidades da junção mucocutânea entre os lábios e a mucosa oral. As lesões podem se espalhar para a genitália durante o sexo oral.
3. As lesões podem ser bastante graves em pacientes imunossuprimidos.
4. As vesículas se rompem, causando ulcerações dolorosas.
5. As lesões cicatrizam espontaneamente em 7 a 14 dias, porém podem reaparecer.

Diagnóstico e manejo

1. Nenhum exame de diagnóstico é necessário, porém testes sorológicos podem ser realizados. O diagnóstico de herpes simples é feito por cultura viral a partir de vesículas da pele, sorologia ou teste de anticorpos monoclonais.
2. O tratamento pode não ser necessário se os casos forem brandos e geralmente de curta duração.
3. Medidas de conforto, como analgésicos orais ou tópicos suaves.
4. Boa higiene para evitar a disseminação para outras áreas e outros indivíduos.
5. Agentes antivirais, incluindo aciclovir, fanciclovir e valaciclovir, estão disponíveis para diminuir o tempo de duração dos sintomas.

6. Creme de penciclovir a 1% – aprovado pela FDA; aplicado a cada 2 horas quando ocorre o primeiro sinal de reativação. Quando aplicado em 1 hora do surto, diminuirá a duração da disseminação viral.
7. Aciclovir 5% creme tópico pode ser usado nas lesões. Antivirais orais ou IV também podem ser usados se clinicamente indicado.

Intervenções de enfermagem e orientação ao paciente

1. Recomende ao paciente repouso e nutrição adequados e a evitar os fatores desencadeantes identificados.
2. Explique que o vírus é transmitido por meio de contato direto, como beijar e compartilhar alimentos e copos, então evite-os desde o período prodrômico até que esteja bem cicatrizado.
3. Recomende boa lavagem e higiene das mãos.
4. Úlceras aftosas – não são causadas pelo HSV1.

Distúrbios temporomandibulares

Distúrbios temporomandibulares são condições que afetam a articulação da mandíbula e que consistem em um ou mais dos seguintes:

1. Dor miofascial – dor nos músculos da mandíbula (temporal, masseter, pterigóideos medial e lateral), pescoço e ombro.
2. Desarranjo interno da articulação da mandíbula (deslocamento do disco articular ou lesão no côndilo).
3. Doença articular degenerativa (p. ex., artrite).

Fisiopatologia e etiologia

1. As causas incluem artrite reumatoide ou osteoartrite, esclerodermia, espondilite anquilosante, traumatismo, aperto de dentes ou bruxismo (ranger de dentes). Neoplasias e infecções agudas, como parotidite, infecções dentárias e abscessos em torno das amígdalas, causam dor de ouvido referida e devem ser diferenciadas dos distúrbios temporomandibulares.
2. Qualquer estresse mental e físico pode induzir ou exacerbar os sintomas.
3. Os fatores citados resultam em inflamação e espasmo muscular da articulação temporomandibular (ATM).

Manifestações clínicas

1. A dor em articulação, têmporas, mandíbula ou músculos mastigatórios pode piorar com o movimento da mandíbula. O espasmo muscular do pescoço, do trapézio e do músculo esternocleidomastóideo causam desconforto.
2. Estalidos ou crepitação com a abertura e fechamento da mandíbula ou deslocamento da articulação.
3. Limitação de movimento, luxação ou bloqueio da mandíbula.
4. Pode estar associado a cefaleia, dores de ouvido ou zumbido.
5. Alteração na mordida quando os dentes superiores e inferiores não ocluem de forma confortável.
6. Pode experimentar deterioração da higiene oral ou halitose pela limitação da abertura bucal (trismo), dificultando a higiene oral.
7. Pode experimentar dificuldade de mastigação devido à excursão limitada da mandíbula, resultando em alterações na dieta e perda de peso.
8. Os estalidos da mandíbula são comuns e não exige tratamento ou intervenção se estiver assintomático.

Avaliação diagnóstica

1. O diagnóstico geralmente pode ser firmado pela história e pelo exame físico, sem necessidade de muitos testes. Manobras provocativas realizadas durante o exame físico que produzem dor com a abertura e o fechamento da mandíbula geralmente são sugestivas de artralgia da ATM.
2. Radiografias dentárias e da ATM podem ou não ser úteis.
3. A análise oclusal avalia complicações nos dentes em posição de mordida.
4. Exames por TC e ressonância magnética (RM) geralmente apresentam resultado normal, a menos que existam alterações degenerativas subjacentes, fratura ou neoplasia da mandíbula ou da coluna cervical.
5. Artrografia (radiografia da articulação com o uso de corante).
6. Artroscopia (exame invasivo endoscópico da articulação).

Manejo

1. O manejo inicial consiste no descanso mandibular (dieta branda e que não exija mastigação por 2 semanas, além de evitar movimentos extremos da mandíbula, como bocejar e mascar chicletes).
2. Medicamentos anti-inflamatórios/analgésicos, como o ibuprofeno.
3. Aplicação de compressas quentes, calor úmido ou compressas de gelo.
4. Relaxantes musculares podem ser prescritos.
5. Protetor noturno ou placa terapêutica – para realinhar a má oclusão ou o disco articular e facilitar o relaxamento muscular.
6. Fisioterapia para alongamento suave e exercícios de relaxamento com ou sem terapia com ultrassom (calor profundo) – para aumentar a analgesia e o relaxamento muscular, promovendo o metabolismo tecidual local.
7. Verifique se a estimulação elétrica nervosa transcutânea reduz o espasmo muscular de cabeça, pescoço e costas e diminui a dor.
8. Em geral, as medidas reversíveis conservadoras mencionadas são empregadas pelo maior tempo possível antes de progredir para o tratamento invasivo/cirúrgico.
    a. Artroscopia – procedimento investigativo para visualizar a articulação, reposicionar o disco articular, remover aderências ou desbridar a articulação.
        i. Reservado para condições que não apresentam melhora com o manejo clínico.
        ii. As complicações incluem lesão do nervo craniano (NC VII) com paralisia facial e paresia, perfuração do canal auditivo externo e perfuração da fossa craniana média.
    b. Cirurgia – para remover o disco ou remodelar proeminências ósseas.
9. As complicações incluem problemas de oclusão, dano ao NC VII e infecção.

Intervenções de enfermagem e orientação ao paciente

1. Avalie características, frequência, localização e duração da dor. Verifique os fatores que desencadeiam e os que aliviam a dor. Determine a efetividade dos tratamentos anteriores.
2. Analise o efeito do distúrbio sobre o estilo de vida do paciente, especialmente sobre os hábitos alimentares. Se houver trismo grave, ajude o paciente a mudar seus métodos de higiene bucal e a forma de se alimentar.
3. Instrua o paciente sobre indicações, dosagens e efeitos adversos de analgésicos e medicamentos anti-inflamatórios.
4. Ensine o paciente sobre o uso adequado de terapias térmicas. Compressas frias podem ser preferidas por alguns pacientes para reduzir a dor e o espasmo.
5. Incentive o paciente a realizar exercícios ativos de abertura da boca, protrusão e movimento lateral da mandíbula por 5 minutos, 4 a 5 vezes/dia, conforme prescrição, para alongar os músculos e reduzir o espasmo.
6. Incentive o consumo de alimentos macios e suplementos líquidos durante períodos de dor aguda exacerbada pela ingestão de comida. Aconselhe sobre a redução de alimentos que exijam mastigação

excessiva, como vegetais crus, carne crua, nozes. Desencoraje o uso de goma de mascar.
7. Explore as modalidades de redução de tensão com o paciente, especialmente o relaxamento muscular progressivo, a fim de reduzir a tensão e o espasmo muscular.
8. Incentive o acompanhamento com dentista, cirurgião bucomaxilofacial, otorrinolaringologista ou outro médico, conforme indicado.
9. Incentive o uso adequado do protetor noturno ou placa miorelaxante, incluindo consultas periódicas para avaliar a adaptação.
10. Pode ser necessário o uso de pulseira de identificação e consulta anestésica pré-operatória para cirurgias eletivas se a abertura máxima da mandíbula for inferior a 30 mm, limitando o acesso para a intubação das vias respiratórias.

Fraturas maxilofaciais e mandibulares

Fraturas dos ossos maxilofaciais ou da mandíbula podem ocorrer como resultado de acidentes industriais, esportivos e veiculares, atos violentos e quedas.

Fisiopatologia e etiologia

1. Fraturas maxilofaciais geralmente ocorrem devido a um golpe nos ossos maxilares ou na face.
2. Fraturas mandibulares frequentemente ocorrem devido a um golpe no queixo.
3. Podem ou não ser deslocadas, geralmente fechada, e inclui lesão dos tecidos moles.
4. Também pode ocorrer como parte da reconstrução cirúrgica planejada de distúrbios mandibulares.
5. As lesões sofridas em brigas ou acidentes com veículos motorizados podem estar associadas a intoxicação alcoólica ou uso de drogas ilícitas.

Manifestações clínicas

1. Maloclusão, assimetria, mobilidade anormal, crepitação (ruído com movimento), dor ou hipersensibilidade.
2. Lesão tecidual – edema, equimose, sangramento e dor.

Avaliação diagnóstica

1. TC é o exame padrão-ouro para avaliar a extensão das lesões.
2. Radiografias panorâmicas também podem ser utilizadas se a TC não está disponível.

Manejo

1. Manutenção da função respiratória adequada – pode incluir suporte de oxigênio, intubação endotraqueal ou traqueostomia. Ver Capítulo 35.
2. Controle de sangramento – geralmente realizado por compressão direta.
3. Redução da fratura – geralmente redução por técnica fechada.
4. Imobilização – depende de localização, tipo e gravidade da fratura.
   a. Bandagem Barton com uma bandagem Kling ou meia (*stockinette*).
   b. Fixação interdental com elásticos ou fiação.
   c. Fixação intermaxilar com elásticos ou fiação.
   d. Fixação interóssea com redução aberta.
5. Manutenção de ingestão nutricional adequada com dieta líquida ou pastosa – para manter o local da fratura imobilizado.
6. Controle da dor – com o objetivo de promover conforto.
7. Controle de infecção com antibióticos, em caso de culturas positivas.

Complicações

1. Obstrução das vias respiratórias, aspiração.
2. Hemorragia, infecção.
3. Desfiguração.
4. Encarceramento do músculo extraocular/deslocamento do globo ocular com perturbação visual resultante.
5. Abstinência aguda de álcool ou de substâncias psicoativas.

Avaliação de enfermagem

1. Obtenha a descrição da lesão, examine o prontuário e os testes diagnósticos para verificar a extensão.
2. Avalie continuamente a função respiratória.
3. Analise a intensidade de dor.
4. Verifique a acuidade visual e o movimento extraocular.
5. Avalie quanto a tremores, *delirium* ou alucinações, ansiedade e atividade convulsiva relacionada com abstinência de álcool ou substâncias psicoativas.

Diagnósticos de enfermagem

- Risco de aspiração relacionado com imobilização da mandíbula
- Nutrição desequilibrada – menor que as necessidades corporais, associada a dor, lesão e imobilização
- Dor aguda relacionada com lesão e intervenção cirúrgica
- Distúrbio da imagem corporal associada à desfiguração pela lesão ou pelo tratamento cirúrgico
- Risco de infecção relacionado com a cirurgia.

Intervenções de enfermagem

Prevenção de aspiração

1. Mantenha as vias respiratórias efetivas.
   a. Eleve a cabeceira do leito a 30° a 45° ou posicione o paciente debruçado sobre um suporte de cabeceira, para reduzir o edema e melhorar a eliminação das secreções.
   b. Certifique-se de que o equipamento de sucção esteja prontamente acessível; ensine sucção oral e nasal ao paciente; posição em decúbito lateral ou vertical durante a aspiração.
   c. Administre antiemético, conforme prescrição, para náuseas e vômito, para evitar aspiração.
   d. Certifique-se de que tesouras ou cortadores de fio estejam disponíveis para a remoção imediata dos fios ou elásticos se houver obstrução das vias respiratórias. (Devem ser cortados todos os elásticos e fios na vertical.)
   e. Providencie um método fácil para que o paciente possa chamar o enfermeiro (campainha de chamada) a qualquer hora, em caso de emergência.
2. Monitore pressão arterial, pulso, respiração e temperatura para observar qualquer manifestação de infecção ou aspiração.

Manutenção do estado nutricional

1. Administre dieta líquida, conforme prescrição; posicione um canudo por qualquer abertura entre os dentes. Inicialmente os dentes podem apresentar sensibilidade ao calor e ao frio.
2. Posicione o paciente na vertical antes, durante e 45 a 60 minutos após todas as refeições.
3. Avalie o estado nutricional e de hidratação em curso, peso, débito urinário e gravidade específica, exames laboratoriais – nitrogênio ureico de 24 horas, nível de transferrina, eletrólitos e albumina.
4. Introduza progressivamente dieta pastosa, conforme tolerado.
5. Torne o ambiente o mais agradável possível para melhorar o apetite – remova todas as fontes de odores, diminua as interrupções, posicione-o confortavelmente.

Aumento do conforto

1. Administre solução analgésica ou em suspensão, conforme prescrição – evite opioides com o estômago vazio, o que pode causar náuseas e vômito.
2. Administre diazepam conforme prescrição, para reduzir a ansiedade e controlar o espasmo muscular reflexo.
3. Aplique cera de parafina nas extremidades dos fios de fixação, a fim de diminuir a irritação na gengiva e na mucosa bucal.
4. Aplique vaselina nos lábios para diminuir o ressecamento e evitar lesões.

Melhora da imagem corporal

1. Tranquilize claramente o paciente quanto ao seu progresso, para reduzir sua ansiedade e aliviar seus medos quanto aos resultados.
2. Evite promessas não realistas em relação a cicatrizes ou desfiguração.
3. Permita que o paciente decida o momento de se olhar pela primeira no espelho.
4. Assegure privacidade, conforme solicitado. O paciente pode estar sensível à própria aparência.
5. Forneça formas alternativas de comunicação, como quadro mágico, devido ao fato de que a fixação maxilomandibular limita a capacidade de articulação, tornando a fala difícil de entender.

Prevenção de infecção

1. Ofereça cuidado bucal a cada 2 horas, enquanto estiver acordado, durante os primeiros dias, depois de 4 a 6 vezes/dia.
2. Inicialmente, providencie cuidados com a boca com enxágues de soro fisiológico morno.
3. À medida que a dieta progride, remova restos acumulados – por meio de um jato pressurizado de água e incentive o paciente a escovar os dentes com uma escova macia de tamanho infantil.
4. Observe lesões faciais, edema, eritema, dor ou calor para detectar manifestação de infecção.
5. Troque os curativos faciais conforme necessário, para evitar que fiquem saturados com secreções, alimentos ou drenagem, que podem promover crescimento bacteriano.

Educação do paciente e manutenção da saúde

1. Incentive a nutrição adequada – informe ao paciente e à família que os alimentos podem ser misturados e diluídos com sucos ou caldos, até atingir uma consistência que pode ser tomada por um canudo.
2. Explore as opções do paciente para manter a higiene oral adequada. Incentive o paciente a praticar a opção escolhida.
3. Explique sobre o uso de medicamentos antieméticos para prevenir náuseas e vômito, enfatizando as complicações que isso poderia causar.
4. Certifique-se de que o paciente tenha cortadores de fio ou tesoura disponíveis a qualquer hora e que saiba como usá-los caso ocorra obstrução das vias respiratórias.
5. Recomende o comparecimento às consultas de acompanhamento com o cirurgião e explique os malefícios do consumo abusivo de álcool ou substâncias psicoativas na fase de cicatrização.

Reavaliação: resultados esperados

- Nenhuma evidência de aspiração
- Tolera ingestão de líquidos por meio do canudo; mantém o peso corporal adequado
- Expressa alívio da dor
- Consegue se olhar no espelho; percebe melhora na aparência
- Não apresenta sinais de infecção; higiene bucal mantida.

DISTÚRBIOS DE NARIZ, GARGANTA E SEIOS PARANASAIS

Rinopatias

As *rinopatias* são distúrbios do nariz que interrompem suas funções normais de olfato, aquecimento, filtração e umidificação do ar inspirado. Isso inclui *rinite alérgica*, *rinite não alérgica*, *rinite vasomotora* e outras condições.

Fisiopatologia e etiologia

1. Rinite alérgica – resposta mediada por imunoglobulina E (IgE), causando liberação de substâncias vasoativas dos mastócitos (ver p. 803).
2. Alergia/sensibilidade não mediada por IgE – a exposição a irritantes como fumaça de cigarro, perfumes, sabonetes, *sprays* de cabelo, poluição do ar e determinados alimentos pode causar sintomas de congestão nasal, secreção pós-nasal ou rinorreia, mas não são causados por alergia a inalantes.
3. Rinite não alérgica inclui rinite infecciosa, rinite medicamentosa, rinite gestacional ou rinite vasomotora.
   a. Infecciosa – viral (resfriado comum), bacteriana (rinite purulenta).
   b. Farmacogênica induzida por substâncias (rinite de rebote; rinite medicamentosa) – causada pelo uso excessivo de descongestionantes nasais tópicos. Esses produtos incluem a oximetazolina e a fenilefrina. Muitos medicamentos sistêmicos podem induzir congestão e entupimento nasal e incluem betabloqueadores específicos, anti-hipertensivos e antidepressivos.
   c. Rinite vasomotora – consiste em sintomas causados por instabilidade autonômica com ruptura do equilíbrio normal da inervação simpática e parassimpática. Isso produz congestão nasal, rinorreia e gotejamento pós-nasal. Os sintomas podem se manifestar com a exposição ao frio ou com alimentos picantes, quentes ou frios (rinite gustativa).
   d. Rinite gestacional – congestão nasal resultante do ingurgitamento da mucosa mediado pelo estrogênio, especialmente no último trimestre de gestação; também pode ocorrer com o uso de contraceptivos orais, terapia estrogênica na pós-menopausa e durante a última parte do ciclo menstrual. Ocorre edema da mucosa nasal e congestão da concha.
   e. Rinite não alérgica com eosinofilia – os pacientes apresentam sintomas de rinite, testes de alergia negativos, mas grande número de eosinófilos nas secreções nasais. O tratamento é semelhante ao da rinite vasomotora.

Manifestações da rinite alérgica

1. Hipersecreção – nariz úmido, escorrendo ou gotejamento pós-nasal.
2. Olhos – edema conjuntival, lacrimejamento e prurido ocular, aumento da vascularização, manchas arroxeadas ou escuras sob os olhos.
3. Cavidade nasal – congestão, pressão ou entupimento (Figura 17.2). Formação de crostas nasais e eritema crônico ao redor das narinas externas e os cornetos frequentemente apresentam inchaço e edema com tonalidade pálida ou azulada. Saudação alérgica frequentemente observada em crianças, causada pelo levantamento da ponta do nariz com a mão.
4. Cavidade oral – respiração oral crônica, hipertrofia do tecido linfático na orofaringe, vascularização proeminente ou aparência pavimentada (em pedra de calçamento) da faringe posterior.

Manejo

1. Tratamento da causa subjacente.
   a. Alergia – anti-histamínicos (ver Capítulo 28).

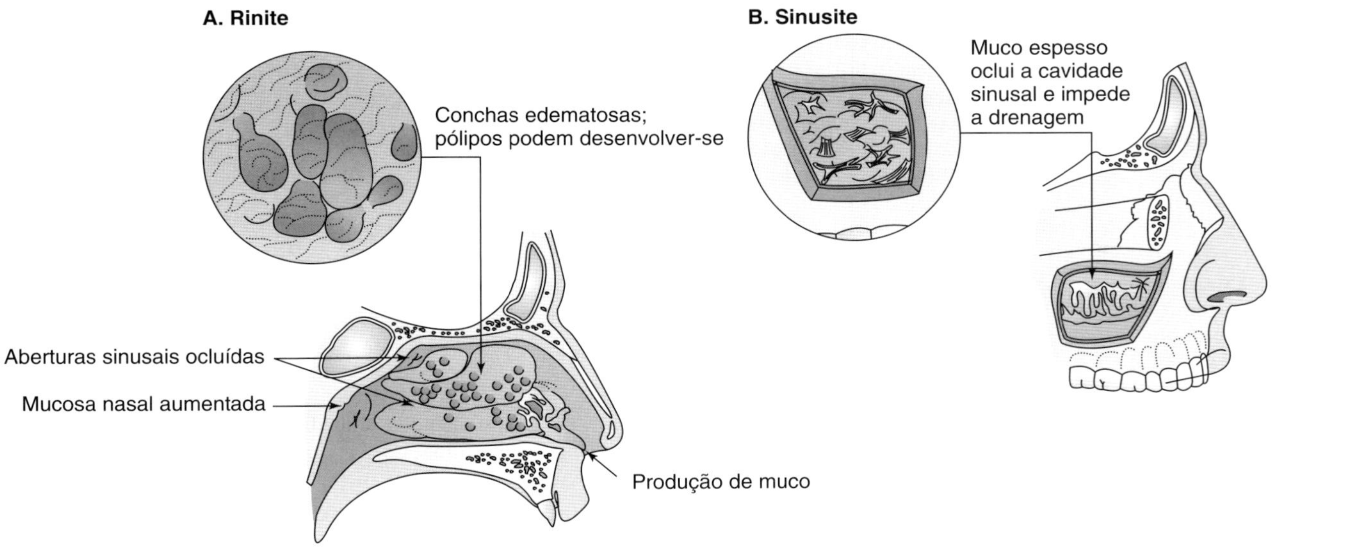

Figura 17.2 Rinite e sinusite. **A.** As membranas mucosas que revestem as vias nasais se tornam inflamadas, congestionadas e edematosas, bloqueando as aberturas sinusais e obstruindo a passagem de ar. **B.** As membranas mucosas da cavidade sinusal também são marcadas por inflamação e congestão, com secreções mucosas espessas preenchendo as cavidades sinusais e causando mais oclusão das aberturas. (De Smeltzer, S., & Bare, B. [2000]. *Brunner and Suddarth's textbook of medical-surgical nursing* [9th ed.]. Philadelphia, PA: Lippincott Williams & Wilkins.)

   b. Rinite não alérgica – as modalidades de tratamento podem incluir evitar os fatores predisponentes, se causada por substâncias químicas, alimentos ou outros irritantes.
2. Descongestionantes tópicos (para uso a curto prazo); descongestionantes sistêmicos – os descongestionantes tópicos ou sistêmicos podem ser usados apenas a curto prazo, não mais que 2 a 3 dias, em pacientes com várias formas de rinite não alérgica.
3. Corticosteroides intranasais – usados no tratamento de rinite alérgica e não alérgica devido aos seus efeitos anti-inflamatórios.
4. Rinite vasomotora – tratada com ipratrópio, que bloqueia os reflexos mediados pelo vago que causam congestão.

Alerta farmacológico
Pode ocorrer grave obstrução nasal de rebote com o uso excessivo de descongestionantes tópicos. Enfatize a importância de usar apenas por 2 a 3 dias, conforme indicado.

Intervenções de enfermagem e orientação ao paciente

1. Informe o paciente sobre medidas de prevenção para alergênios ou irritantes conhecidos ou suspeitos, como fumaça.
2. Não use *sprays* e gotas nasais em excesso.
3. Avise que descongestionantes sistêmicos tem como efeito adverso a estimulação do sistema nervoso simpático – insônia, nervosismo, palpitações.
4. Esteja ciente de que os corticosteroides intranasais não causam absorção sistêmica significativa em doses usuais, mas ocasionalmente podem causar infecções fúngicas nasais e, em casos raros, perfuração e epistaxe nasais.
5. Ensine os pacientes sobre a técnica de administração correta de *sprays* nasais, particularmente para direcionar a ponta do frasco para longe do septo, em direção ao canto externo do olho ou em direção ao ouvido.

Epistaxe

Epistaxe refere-se a hemorragia nasal. Comumente tem origem na porção anterior da cavidade nasal.

Fisiopatologia e etiologia

1. Causas locais:
   a. Ressecamento que resulta em formação de crostas – o sangramento ocorre com a remoção de crostas quando o paciente limpa o nariz, fricciona ou assoa.
   b. Traumatismo – golpes diretos.
2. Causas sistêmicas são menos comuns – hipertensão, arteriosclerose, doença renal, distúrbios hemorrágicos. A epistaxe episódica é mais comumente observada em pacientes que fazem uso de antiagregantes plaquetários, anticoagulantes e antitrombolíticos. A síndrome de Osler-Weber-Rendu ou telangiectasia hemorrágica hereditária, hemofilia, doença de von Willebrand e doença hepática são exemplos de distúrbios hemorrágicos que podem predispor os pacientes a episódios frequentes de epistaxe.
3. A maioria das hemorragias nasais é anterior; sangramentos posteriores são mais difíceis de controlar.

Avaliação diagnóstica

1. Inspeção com espéculo nasal para determinação do local de sangramento ou endoscopia nasal por otorrinolaringologista. É importante determinar qual lado sangrou primeiro.
2. Avaliação laboratorial para excluir discrasias sanguíneas e coagulopatia

Manejo

Depende da gravidade e da origem de sangramento na cavidade nasal.

1. O paciente é colocado em posição ereta, inclinado para a frente, para reduzir a pressão venosa, e deve ser instruído a respirar suavemente pela boca, com o intuito de evitar a ingestão de sangue. O paciente é solicitado a sentar-se em um ângulo de 90°, enquanto a asa nasal, a parte anterior e macia da narina, é comprimida e a pressão é aplicada por 10 a 15 minutos, ou conforme necessário para controlar o sangramento.
2. Em casos de sangramentos anteriores, o paciente é instruído a comprimir a parte macia da narina com o dedo indicador e o polegar por 5 a 10 minutos, para manter a pressão sobre o septo nasal.

3. Um chumaço de algodão embebido em um agente vasoconstritor pode ser inserido em cada narina e, a seguir, se realiza a compressão, se o sangramento não for controlado. Depois de 5 a 10 minutos, o algodão é removido e o local da hemorragia é identificado. Oximetazolina, em combinação com um agente anestésico tópico, como a lidocaína, pode ser pulverizado diretamente na cavidade nasal ou aplicado em compressas ou chumaços de algodão. Pode ser usada aspiração para retirar a secreção sanguinolenta da cavidade nasal e permitir a visualização da fonte de sangramento.
4. O vaso sanguíneo pode ser cauterizado com o uso de bastões de nitrato de prata ou por eletrocautério.
5. Se o sangramento continuar apesar do uso de compressão ou cauterização, pode ser colocado um tampão, anterior ou posterior, na cavidade nasal ou na nasofaringe. O tampão geralmente é mantido por 72 horas ou mais. O tamponamento com balão pode ser necessário para aplicar pressão sobre uma área maior.
6. A anastomose cirúrgica dos vasos pode ser necessária se o sangramento não puder ser controlado com as medidas descritas anteriormente.

Alerta de enfermagem
Monitore o paciente para manifestação de um episódio vasovagal durante a inserção e com a remoção do tampão nasal. Isso pode ser prevenido reclinando o paciente de costas quando os sintomas ocorrerem pela primeira vez.

Complicações

1. Rinite; sinusite maxilar e frontal.
2. Hipotensão ortostática causada pelo sangramento agudo.

Intervenções de enfermagem e orientação ao paciente

1. Monitore os sinais vitais e ajude no controle do sangramento. Avalie as alterações na pressão arterial e no pulso indicativas de hipovolemia.
2. Esteja ciente de que o tampão é desconfortável e doloroso e pode ser usado por 48 a 72 horas Antibióticos podem ser prescritos para evitar infecção secundária à colocação do tampão.
3. O paciente deve ser orientado quanto a precauções, para evitar hemorragia nasal e instruções pós-procedimento. As orientações específicas para a manutenção de medicamentos antiplaquetários e anticoagulantes serão estabelecidas em conjunto com a história clínica dos pacientes. O paciente deve ser aconselhado a evitar espirrar com a boca fechada, assoar o nariz, remover o tampão e evitar qualquer atividade extenuante.
4. Monitore o paciente com tampão posterior quanto a hipoxia (por aspiração de sangue, sedação e disfunção pulmonar preexistente). Os pacientes que necessitam de tampão posterior com balão são admitidos para observação e monitoramento. Esses pacientes estão sob risco de necrose do palato mole e obstrução das vias respiratórias. Se forem encontradas coagulopatias nos exames de sangue, elas devem ser corrigidas enquanto o paciente estiver hospitalizado. Monitore TP, INR e TTP, se indicado.
5. Ensine o paciente da seguinte maneira para a autogestão de episódios de sangramento menores:
   a. Sente-se e incline-se para a frente enquanto comprime a parte macia (metade inferior) do nariz entre o dedo indicador e o polegar.
   b. Se o sangramento persistir, umedeça um pequeno pedaço de algodão com gotas nasais vasoconstritoras (fenilefrina ou oximetazolina) e coloque dentro do nariz.
   c. Aplique pressão no local da hemorragia por 5 a 10 minutos.
6. Depois de um episódio de epistaxe, oriente o paciente a evitar assoar ou cutucar o nariz.
7. Aconselhe os pacientes propensos a hemorragias nasais a:
   a. Aplicar um lubrificante no septo nasal 2 vezes/dia, para reduzir o ressecamento. Um *spray* nasal com soro também pode ser aconselhado alguns dias após a realização da cauterização e, regularmente, se o paciente tiver episódios recorrentes.
   b. Recomenda-se um umidificador à beira do leito, especialmente se o ar ambiente estiver seco.
   c. Se o paciente usa oxigenoterapia crônica ou CPAP, um umidificador pode ser recomendado no sistema de fornecimento de oxigênio ou no equipamento de CPAP.

Sinusite

A *rinossinusite* é definida como uma inflamação sintomática dos seios nasais e da cavidade nasal. Pode ser causada por congestão resultante de infecção respiratória superior viral e/ou alergia. Um paciente com doença alérgica crônica pode ser propenso a episódios recorrentes de sinusite ou rinossinusite crônica. A obstrução dos óstios sinusais (resultante do edema da mucosa e/ou obstrução mecânica) leva à retenção de secreções e é o precursor comum da sinusite.

A rinossinusite é classificada de acordo com a duração como aguda (menos de 4 semanas), subaguda (4 a 12 semanas) ou crônica (mais de 12 semanas). A rinossinusite aguda pode ser classificada como bacteriana ou viral.

Manifestações clínicas

Sinusite aguda

1. Definida pelo relato de um período de até 4 semanas de secreção nasal purulenta e não clara com congestão nasal e/ou dor facial/pressão/congestão (Figura 17.3). Pode haver sintomas de congestão nasal e dor facial, e os sintomas estão presentes por 10 dias ou mais. Pode haver exacerbações crônicas dos sintomas dentro das 4 semanas.

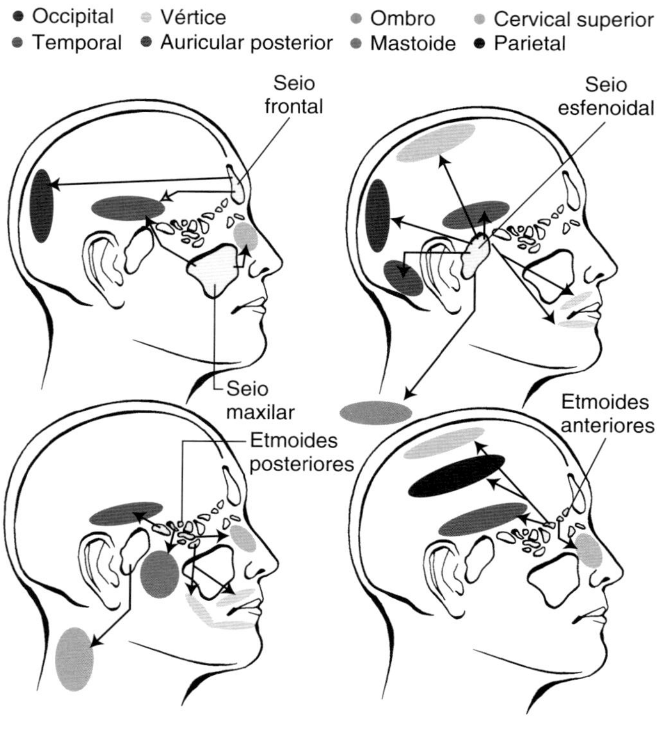

Figura 17.3 Dor referida dos seios paranasais. (De Galen, B. [1997]. Chronic recurrent sinusitis: recognition and treatment. *Lippincott's Primary Care Practice, 1*[2], 183-197.)

2. Congestão ou obstrução nasal é definida como sintomas subjetivos de dificuldade para respirar pelo nariz e/ou mucosa nasal vermelha e edematosa visualizada no exame físico.
3. Anosmia (perda do olfato) pode ser relatada.
4. Outros sintomas que podem estar presentes incluem febre, tosse, sensação de pressão no ouvido, dor dentária maxilar e fadiga.
5. A rinossinusite viral é diferenciada da bacteriana pela duração – sintomas por 10 dias ou menos, sem agravamento dos sintomas. A rinossinusite bacteriana se manifesta por 10 dias, com agravamento dos sintomas.

Rinossinusite crônica

1. Secreção nasal mucopurulenta, obstrução nasal, dor facial/pressão/congestão e/ou diminuição do olfato. Também pode apresentar mal-estar e dor ou pressão no ouvido e tosse. Os pacientes podem ter episódios recorrentes ou sintomas contínuos por 12 semanas ou mais.
2. Os sintomas podem ou não estar presentes, mas não são diagnósticos de rinossinusite crônica.

Avaliação diagnóstica

1. Podem ser obtidas por radiografias dos seios nasais, nos planos Caldwell, Waters e laterais, mas não é rotineiramente recomendado para casos agudos, isolados ou não complicados. As radiografias podem revelar o nível de fluido e ar, espessamento da mucosa ou opacificação de uma ou mais cavidades sinusais.
2. A TC do crânio é recomendada quando há suspeita de complicação ou em pacientes com doença sinusal crônica.
3. A endoscopia nasal, realizada por um otorrinolaringologista, tem por finalidade avaliar a cavidade e os seios nasais, bem como na coleta de culturas de material com o objetivo de direcionar a antibioticoterapia apropriada.
4. A TC com contraste ou RM com gadolínio podem ser realizadas, se houver suspeita de extensão intracraniana.

Manejo

1. *Spray*, gotas tópicas ou descongestionantes sistêmicos podem ser usados para tratar a congestão nasal associada à rinossinusite. A terapia tópica deve ser limitada a não mais do que 3 dias consecutivos de uso, pois o uso mais frequente pode causar congestão nasal de rebote (rinite medicamentosa).
2. Os corticosteroides nasais tópicos são frequentemente usados na sinusite crônica e podem ser administrados em casos agudos. Os corticosteroides nasais demonstraram diminuir a gravidade dos sintomas quando usados com terapia antibiótica apropriada.
3. Antibióticos – a amoxicilina é o fármaco inicial de escolha em adultos com rinossinusite aguda. Para pacientes alérgicos à penicilina, os antibióticos sulfametoxazol-trimetoprima ou macrolídeos também podem ser usados como terapia de primeira escolha. Os organismos mais comumente identificados em pacientes com rinossinusite bacteriana aguda são *Streptococcus pneumoniae*, *Haemophilus influenzae* e *Moraxella catarrhalis*. Outros organismos menos comuns incluem *Staphyloccocus aureus* e organismos anaeróbios.
4. O curso da doença geralmente é de 10 a 14 dias para sinusite aguda; azitromicina ou fluoroquinolonas podem ser prescritas por 3 a 5 dias.
5. O tratamento para sinusite crônica é mais prolongado (até vários meses).
6. Analgésicos – a dor pode ser significativa.
7. Compressas mornas; umidificação com vapor fresco para conforto e promoção de drenagem de secreções; irrigação nasal com soro fisiológico.
8. Intervenções cirúrgicas (para sinusite crônica quando o tratamento conservador é malsucedido).
   a. Cirurgia endoscópica dos seios nasais – remoção endoscópica de tecido doente do seio afetado. Usada para tratar a sinusite crônica dos seios maxilar, etmoidal e frontal.
   b. Antrostomia nasal (janela nasoantral) – colocação cirúrgica de um orifício abaixo da concha nasal inferior, para permitir a aeração do antro e facilitar a saída das secreções purulentas
   c. Para saber mais sobre cuidados de enfermagem, ver p. 463.

Complicações

1. Disseminação da infecção ao conteúdo orbital e às pálpebras.
2. A infecção óssea (osteomielite) pode disseminar-se por extensão direta ou pelos vasos sanguíneos. O osso frontal é comumente afetado.
3. Complicações do SNC incluem meningite, secreção purulenta subdural e epidural, abscesso cerebral e trombose do seio cavernoso (tromboflebite aguda originada de uma infecção em área responsável pela drenagem venosa até o seio cavernoso).

Alerta de enfermagem
Fique alerta para edema da pálpebra, edema da conjuntiva ocular, ptose palpebral, limitação do movimento extraocular, perda da visão; pode indicar celulite orbital, que requer tratamento imediato.

Intervenções de enfermagem e orientação ao paciente

1. Ensine ao paciente como diferenciar os sinais e sintomas da rinossinusite bacteriana aguda e compare com os sinais e sintomas de rinite. Oriente o paciente em relação aos sintomas que exigem atenção médica.
2. Avise o paciente sobre as reações adversas da antibioticoterapia, incluindo efeitos colaterais, interações medicamentosas e sintomas que exigem atenção médica.
3. Enfatize a importância de aderir à antibioticoterapia pelo tempo de duração e de fazer consultas de acompanhamento de recidivas.
4. Oriente o paciente com sinusite recorrente como irrigar as vias nasais com soro fisiológico, para remover o muco com crostas localizado próximo às aberturas do seio nasal e aumentar a drenagem (p. 463).

Faringite

Faringite é uma inflamação da faringe, incluindo palato, amígdalas e parede posterior da faringe, mais comumente causada por infecção aguda, geralmente transmitida por secreções respiratórias. A faringite estreptocócica e os rinovírus (resfriado comum) são causas frequentes. Anualmente, a faringite é diagnosticada em 11 milhões de pessoas nos prontos-socorros e em consultas ambulatoriais.

Fisiopatologia e etiologia

1. A faringite bacteriana aguda geralmente é causada por estreptococos beta-hemolíticos do grupo A.
2. Outras causas bacterianas incluem *H. influenzae*, *M. catarrhalis*, *Corynebacterium diphtheriae* (difteria), *Neisseria gonorrhoeae* (gonorreia) e outros grupos de estreptococos. A transmissão de *N. gonorrhoeae* ocorre pelo contato oral com secreções genitais; é uma infecção sexualmente transmissível.
3. A faringite viral é comum e as causas incluem rinovírus, adenovírus, vírus *parainfluenza*, coxsackievírus, coronavírus e outros.

4. Causas crônicas são a irritação por secreção retronasal resultante de rinite alérgica e sinusite crônica, irritação química e doenças sistêmicas.

Manifestações clínicas

1. Para infecções bacterianas agudas, início abrupto de dor de garganta e febre, geralmente acima de 38°C, e exposição a *Streptococcus* 2 semanas antes é sugestivo de faringite estreptocócica.
   a. A dor na garganta é agravada pela deglutição.
   b. A faringe aparece avermelhada com edema de úvula; amígdalas aumentadas e hiperemiadas; faringe e amígdalas podem estar recobertas com exsudato (Figura 17.4).
   c. As petéquias palatinas e uma erupção escarlatiniforme são altamente específicas, mas raramente observadas.
2. Graus variados de dor de garganta, congestão nasal, fadiga e febre com outras causas bacterianas e virais.
3. Tosse, conjuntivite e diarreia são comuns em causas virais.
4. Linfonodos cervicais edemaciados, palpáveis e sensíveis na maioria dos casos. É comum o edema dos linfonodos cervicais anteriores.

Avaliação diagnóstica

1. Cultura de secreções faríngeas ou teste rápido de detecção de antígenos estreptocócicos para descartar estreptococos. Os testes rápidos de estreptococos fornecem resultados em 5 minutos; a taxa de falso-negativo é maior do que com o método de cultura.
2. Teste de detecção de antígeno gonocócico para descartar faringite gonocócica, se houver suspeita de infecção gonocócica genital ou contato sexual positivo.
3. Os testes virais não se mostram práticos e as causas virais são autolimitadas.

Manejo

1. Para faringite estreptocócica, o tratamento com penicilina V 250 mg VO, 4 vezes/dia, durante 10 dias; ou penicilina G benzatina em dose única intramuscular (IM), de 2,4 milhões de unidades, parece encurtar a duração dos sintomas e prevenir a febre reumática.
2. Amoxicilina, amoxicilina-clavulanato, macrolídios, eritromicina (caso o paciente seja alérgico à penicilina) e cefalosporinas são utilizados para faringite bacteriana.

Complicações

1. Febre reumática aguda.
2. Abscesso peritonsilar/celulite.
3. Glomerulonefrite aguda.
4. Escarlatina.
5. Sinusite, otite média e mastoidite.

Alerta de enfermagem
A febre reumática aguda, uma complicação da faringite estreptocócica, pode ser evitada se o paciente for tratado adequadamente com penicilina e, possivelmente, com outro antibiótico. Infelizmente, não existem evidências de que a terapia antibiótica previna a glomerulonefrite aguda.

Intervenções de enfermagem e orientação ao paciente

1. Oriente o paciente a procurar atendimento médico sempre que tiver dor de garganta e febre, especialmente quando não tiver sinais e sintomas de gripe.

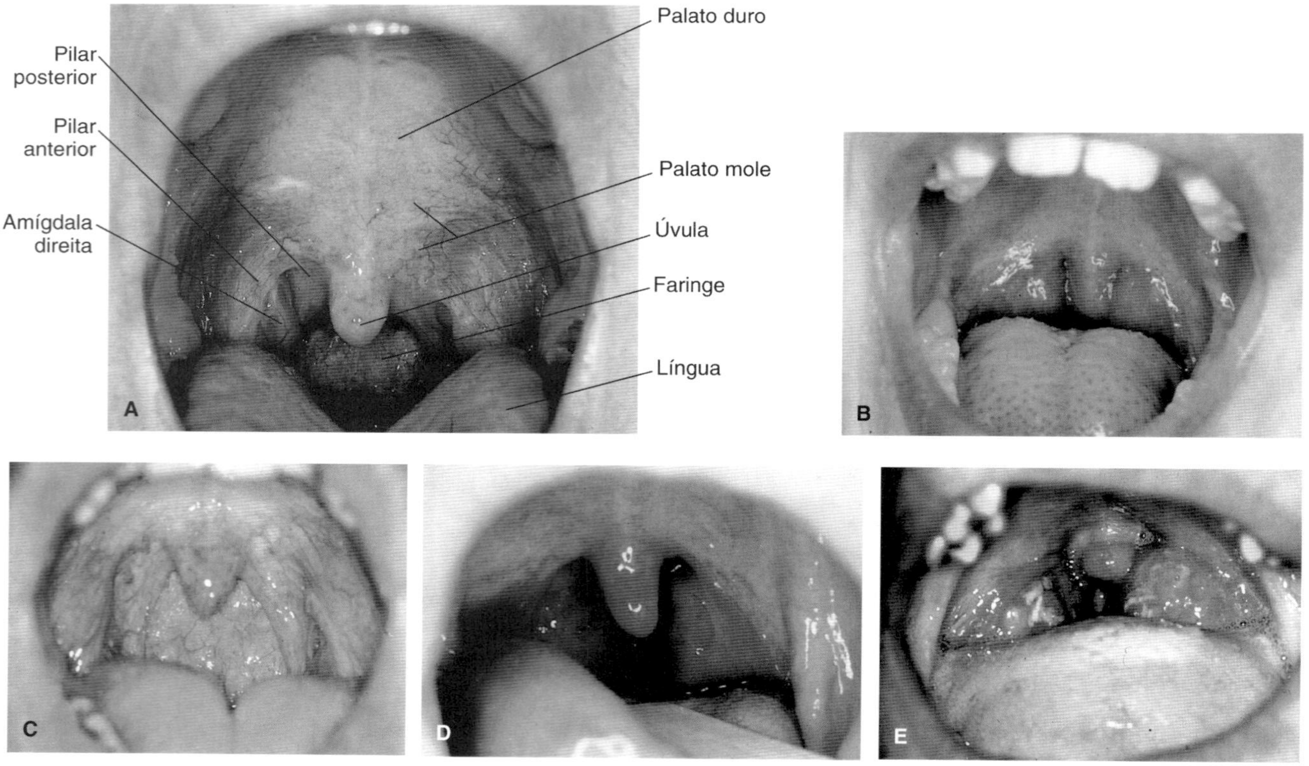

Figura 17.4 Avaliação de faringite. **A.** Garganta normal. **B.** Grandes amígdalas normais sem hiperemia. **C.** Hiperemia leve sem exsudação. **D.** Hiperemia intensa sem exsudação. **E.** Hiperemia com exsudação nas amígdalas (provavelmente indica infecção por estreptococos do grupo A). (**A.** Smeltzer, S., E Bare, B. [2000]. *Brunner and Suddarth's textbook of medical-surgical nursing* [9th ed.]. Philadelphia: Lippincott Williams & Wilkins; **B a E.** *The Wellcome Collection*, National Medical Slide Bank, London, UK.)

2. Recomende a adesão ao tratamento completo de antibioticoterapia, mesmo se o paciente se sentir melhor, para evitar complicações.
3. Aconselhe a realizar gargarejos com água morna e sal e a usar antipiréticos/analgésicos, conforme indicado, para promover conforto.
4. Incentive o repouso no leito com aumento do consumo de líquidos durante períodos de febre.

DISTÚRBIOS DO OUVIDO

Perda auditiva

A perda auditiva é uma deficiência de saúde de alta incidência. Existem várias causas, e a extensão da perda auditiva varia de leve a profunda, com total incapacidade de compreender a palavra falada. Os dois tipos principais de perda auditiva são a perda condutiva e a perda sensorial. Existem 37,5 milhões de americanos com perda auditiva.

Classificação da perda auditiva

1. Perda condutiva – qualquer condição que interfira na transmissão do som por meio do canal auditivo externo ou na transmissão de vibrações da membrana timpânica pelos ossículos do ouvido médio até o ouvido interno.
2. Perda auditiva neurossensorial (perceptiva) – perda auditiva devido a doença do ouvido interno ou vias nervosas; sensibilidade e discriminação de sons são prejudicadas. Aparelhos auditivos geralmente são úteis.
3. Perda auditiva combinada ou mista – combinação das condições descritas.
4. Perda auditiva neurossensorial súbita – perda auditiva de 30 dB em um ou ambos os ouvidos, em três frequências contíguas que ocorrem em até 3 dias ou menos. Pode ser causada por infecção viral aguda ou evento vascular.

Ver Tabela 17.2 quanto aos testes com diapasão que auxiliam na diferenciação entre perda auditiva condutiva e neurossensorial.

Presbiacusia

Perda auditiva progressiva, bilateralmente perceptível em idosos, geralmente envolvendo altas frequências, que ocorre com o processo de envelhecimento.

1. Um audiograma deve ser obtido por um fonoaudiólogo, para avaliar o grau de perda auditiva, a capacidade de discriminação de palavras e a identificação de qualquer perda auditiva sugestiva de etiologia retrococlear.
2. O paciente deve ser orientado por um otorrinolaringologista em colaboração com um fonoaudiólogo, que pode fazer recomendações para amplificar a audição.
3. Dispositivos adjuvantes devem ser considerados, como um amplificador de telefone, acessórios como fones de ouvido para rádio e televisão e instalação de sirene em substituição a uma campainha.
4. A compreensão e a ajuda dos membros da família são importantes.

Tabela 17.2 Testes com diapasão.

Condição do ouvido	Teste de Weber	Teste de Rinne
Normal, sem perda auditiva	Sem deslocamento lateral dos sons	Som percebido como mais longo por condução aérea
Perda condutiva	Deslocamento de sons para ouvido ruim	Som percebido como longo ou mais longo por condução óssea
Perda sensorial	Deslocamento de sons para ouvido melhor	Som percebido como mais longo por condução aérea

Otosclerose

A otosclerose é definida como um crescimento ósseo anormal do ouvido médio que impede que os ossículos, ou ossos do ouvido médio, funcionem adequadamente e impeçam o movimento do estribo. Causa perda auditiva progressiva em um ou nos dois ouvidos, vertigem e zumbido.

A causa é desconhecida, mas existe uma tendência familiar e as mulheres são mais afetadas que os homens.

Manifestações clínicas

1. Adultos jovens apresentam histórico de perda auditiva lenta e progressiva de tons suaves, sem sinais de infecção do ouvido médio. Em mulheres em idade fértil, muitas vezes progride durante a gravidez.
2. Os achados da audiometria confirmam perda auditiva condutiva ou mista.

Manejo

1. Não existe tratamento médico conhecido para essa forma de surdez, mas a amplificação com um aparelho auditivo pode ser útil.
2. Cirurgia – estapedotomia ou estapedectomia.
   a. Remoção de lesões otoscleróticas na platina do estribo ou remoção completa do estribo e a criação de um implante de tecido com prótese para manter a condução adequada.
   b. Para realizar uma cirurgia tão delicada, é utilizado um microscópio otológico binocular.

Implante coclear

Um *implante coclear* é um dispositivo que emite sinais auditivos para pessoas profundamente surdas (Figura 17.5). Um sistema de eletrodo único contorna o sistema coclear danificado e estimula as fibras nervosas auditivas remanescentes. Isso resulta na percepção do som.

Descrição

1. A finalidade é que o paciente possa detectar sons ambientais mais altos, mas não restaura a audição normal. Muitos pacientes com implante continuam a confiar na leitura labial para compreender os sons que recebem. Alguns pacientes são capazes de confiar inteiramente na audição com seu dispositivo de implante coclear e podem até mesmo ser capazes de usar o telefone.
2. O microfone e o processador de som são posicionados externamente; a matriz de eletrodos é implantada internamente e se insere na cóclea. O receptor-estimulador é inserido em uma bolsa óssea criada na mastoide atrás do ouvido.
3. Estímulos elétricos convertidos do processador de som são enviados para o eletrodo implantado. Esses sinais elétricos estimulam as fibras nervosas auditivas, que são interpretadas pelo cérebro.
4. A taxa de sucesso é altamente variável, o que tornou o implante coclear controverso. Em 2012, mais de 324.000 dispositivos foram implantados e registrados em todo o mundo.

Critérios para o paciente

Não há critérios padronizados para seleção de pacientes. Alguns dados considerados incluem o seguinte:

1. Perda auditiva neurossensorial entre grave e profunda nos dois ouvidos.
2. Pouco ou nenhum benefício com aparelhos auditivos.

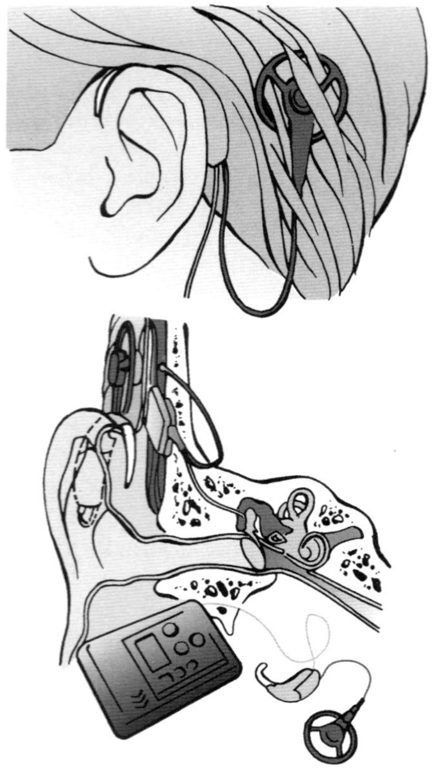

Figura 17.5 Sistema de implante coclear Nucleus 24. Os sons são captados pelo pequeno microfone direcional localizado no fone de ouvido. Um fio fino transporta o som do microfone para o processador de fala, que é um poderoso computador miniaturizado. O processador de fala filtra, analisa e digitaliza o som em sinais codificados que são enviados para a bobina de transmissão. A bobina de transmissão envia os sinais codificados como sinais de rádio FM para o implante coclear sob a pele. O implante coclear fornece uma quantidade adequada de energia elétrica para o conjunto de eletrodos, inseridos na cóclea. Os eletrodos dispostos ao longo da matriz estimulam as fibras nervosas auditivas remanescentes na cóclea. A informação sonora elétrica resultante é enviada pelo sistema auditivo para ser interpretada pelo cérebro. Todo esse processo leva microssegundos.

3. Nenhuma contraindicação médica.
4. Adulto fisicamente saudável ou criança a partir dos 8 meses de idade.
5. Nenhuma evidência de comprometimento cerebral que impeça o processamento das informações fornecidas. Alguns argumentam que a implantação em pessoas com deficiência mental ainda permitiria maior consciência dos sons ambientais, tornando-os mais seguros.
6. Expectativas razoáveis e otimismo; o paciente deve estar motivado.

Intervenções de enfermagem

1. Incentive o paciente em potencial a visitar alguém que esteja usando um implante para informar-se sobre os resultados positivos e negativos.
2. Explique o processo de reabilitação; geralmente começa 2 meses após a cirurgia. Estão incluídos:
   a. Ajuste de controles.
   b. Operação e manutenção da unidade de estimulação.
   c. Ouvir criticamente e aprender leitura labial.
   d. Aprender a discriminar os sons pelo implante coclear. A compreensão da fala por meio do implante coclear não é possível apenas com este dispositivo.
   e. Muitas pessoas treinadas no uso do implante podem fazer leitura labial com mais facilidade e são capazes de distinguir vozes e sons ambientais.
3. A vacinação pneumocócica é importante para todos os candidatos e receptores de implante coclear. Deve ser administrada pelo menos 2 semanas antes da cirurgia e atualizada quando a criança completar 2 anos de idade e estiver apta a receber a vacina de adulto.
4. Para cuidados após a cirurgia, ver p. 465.

Outros dispositivos implantáveis

1. Dispositivos com osteointegração transmitem os sons a partir de um dispositivo externo, usado acima do ouvido, pela pele e para o interior do crânio, até o ouvido interno. Esse dispositivo é indicado para pacientes com perda auditiva condutiva quando um aparelho auditivo é contraindicado, como nos casos de infecção crônica do ouvido, atresia aural ou microtia sem o canal auditivo normal necessário para transportar o som até o ouvido médio e pacientes com surdez unilateral.
2. Aparelhos auditivos semi-implantáveis estão sendo testados para perda auditiva condutiva e mista.

Como facilitar a comunicação com pacientes com deficiência auditiva

Quando a perda auditiva é permanente ou não é passível de intervenção clínica ou cirúrgica, é necessária uma reabilitação auditiva para que o paciente mantenha a comunicação e evite o isolamento. A reabilitação auditiva é um processo multifacetado que inclui treinamento auditivo (habilidades auditivas), leitura de fala (anteriormente chamada de leitura labial) e o uso de aparelhos auditivos. Os enfermeiros devem se esforçar para manter uma comunicação efetiva com os pacientes. Essas sugestões ajudam a melhorar a comunicação.

Quando a pessoa tem deficiência auditiva, mas é capaz de fazer leitura labial

1. Ao falar, olhe para a pessoa o mais diretamente possível.
2. Coloque-se em posição com boa luminosidade, para que a pessoa possa visualizar sua boca.
3. Não masque chiclete, fume ou tenha algo na boca ao falar.
4. Fale devagar e enuncie com clareza.
5. Forneça pistas contextuais que possam ajudar a pessoa a acompanhar sua fala. Por exemplo, aponte para uma bandeja se estiver falando sobre a comida que está sobre ela.
6. Para verificar se o paciente compreende, escreva sua mensagem para que ele possa ler (ou seja, se você duvidar que o paciente esteja compreendendo a fala).

Quando a pessoa tem deficiência auditiva e dificuldades de fala

1. Preste atenção quando a pessoa fala; gestos e expressões faciais podem ajudar a entender o que a pessoa está dizendo.
2. Converse com a pessoa sobre temas em que seja possível antecipar as respostas. Isso é particularmente útil no primeiro contato e pode ajudá-lo a se familiarizar com as peculiaridades da fala daquele paciente.
3. Antecipe o contexto do discurso para auxiliar na interpretação do que a pessoa está dizendo.
4. Se não for capaz de compreender a pessoa, recorra à escrita ou inclua na sua conversa alguém que compreenda; peça que a pessoa repita o que não for compreendido.

Organizações de auxílio à pessoa com deficiência auditiva

- Alexander Graham Bell Association for the Deaf (*www.agbell.org*)
- American Speech-Language-Hearing Association (*www.asha.org*)
- National Association of the Deaf (*www.nad.org*).

Considerações sobre atendimento domiciliar e na comunidade

1. A prevenção da perda auditiva deve ser discutida na comunidade – nas escolas, nos locais de trabalho e nas reuniões comunitárias.
2. Os tipos evitáveis de perda auditiva incluem:
   a. Perda auditiva induzida por ruídos ambientes – longos períodos de exposição a ruído excessivo de máquinas ou motores.
   b. Traumatismo acústico – exposição única a ruídos intensos, como uma explosão ou música amplificada
3. A prevenção consiste em evitar os dois tipos de ruído, geralmente sons acima de 85 ou 90 dB.
4. Oriente as pessoas a prestarem atenção ao meio ambiente e a evitarem locais barulhentos ou a desligarem as fontes de ruído ambiente sempre que possível.
5. Explique e ensine o uso adequado de dispositivos para proteção auricular, incluindo tampões e fones de ouvido, tanto no local de trabalho como em outros ambientes.
6. Avise às pessoas que a Occupational Safety and Health Administration (OSHA)[2] exige o uso de proteção auditiva quando a exposição a ruídos estiver acima dos limites legais; portanto, os trabalhadores têm direito a equipamentos de proteção.

Otite externa

A *otite externa* é uma inflamação/infecção do ouvido externo, pavilhão auricular e/ou canal auditivo.

Fisiopatologia e etiologia

1. Causas bacterianas – as causas mais comuns são *Pseudomonas aeruginosa*, *Proteus mirabilis* e *S. aureus*.
2. Pode ser causada por fonte fúngica – *Aspergillus niger*, *C. albicans*.
3. Comumente causada por condições dermatológicas crônicas, como seborreia, psoríase, eczema ou dermatite de contato. Em alguns pacientes também podem se desenvolver reações alérgicas a substâncias de uso tópico, como preparações com neomicina/polimixina.
4. Traumatismo ao canal auditivo, geralmente resultante da limpeza do canal.
5. Uma etiologia comum é ter água estagnada no canal auditivo após natação ou irrigação para a remoção de cerume.
6. A otite externa maligna necrosante é uma infecção grave em tecidos mais profundos adjacentes ao canal auditivo, incluindo celulite e osteomielite. Geralmente é causada por *Pseudomonas* e pode ser observada em pacientes diabéticos, idosos, debilitados ou imunossuprimidos.
7. A otorreia por *S. aureus* resistente à meticilina tem sido uma causa comum de secreção ótica crônica. O tratamento se baseia nos resultados dos exames de cultura e sensibilidade da secreção auricular.

Manifestações clínicas

1. Otalgia ou dor de ouvido, aumentada pela manipulação do pavilhão auricular ou do trágus; perda auditiva e plenitude auricular. O paciente também pode referir prurido.
2. Linfadenopatia periauricular.
3. Otorreia com secreção fétida esbranquiçada ou purulenta. A secreção pode ser espessa e purulenta ou fina e clara, dependendo do agente causador.
4. Ouvido edemaciado e hiperemiado com presença de secreção no exame otoscópico; o canal auditivo pode estar edemaciado e ocluído em consequência do edema.

[2]N.R.T.: No Brasil, oriente a identificar informações de saúde do trabalhador em normatizações das secretarias de saúde regionais e no Ministério da Saúde e na Secretaria do Trabalho.

Manejo

1. Instilação de gotas de álcool isopropílico (retira a umidade), solução de ácido acético (restaura a acidez) ou antibióticos tópicos (contém a infecção). Dependendo da causa, pode ser usada uma combinação desses tratamentos. Agentes antifúngicos, em forma de pomada, pó ou gota, também podem ser usados.
   a. Pode ser indicado o uso profilático de gotas de álcool ou solução de ácido acético para nadadores ou pessoas com propensão à otite externa.
   b. Antibióticos em gotas incluem produtos combinados contendo polimixina, neomicina e hidrocortisona, ciprofloxacino e ofloxacino. Apresentações com tobramicina podem ser usadas para infecções resistentes à meticilina (confirmadas por exames de cultura e sensibilidade).
   c. Geralmente é indicado um regime de 10 dias de tratamento.
   d. Antibióticos parenterais devem ser usados para tratar otite externa necrosante.
2. Se o canal estiver edemaciado e sensível, uma solução antibiótica contendo corticosteroide é escolhida para reduzir a inflamação e o edema. Se a inflamação aguda e oclusão do canal auditivo impedirem que as gotas auriculares saturem o canal, pode ser necessária a inserção de um chumaço de algodão por um enfermeiro com experiência em otorrinolaringologia para que o medicamento alcance as paredes de todo o canal auditivo.
3. A solução de Burow (solução de acetato de alumínio) ou uma loção tópica de corticosteroide podem ser usadas em casos de otite externa causada por dermatite.
4. Infecções fúngicas podem ser tratadas com um antifúngico tópico, como nistatina ou cetoconazol.
5. Na otite externa crônica, pode ser necessário remover os detritos do canal auditivo por aspiração, após o alívio da dor e do edema. Evite irrigação com água, porque a umidade pode promover o crescimento bacteriano e fúngico.
6. Compressas quentes e analgésicos podem ser necessários.

Intervenções de enfermagem e orientação ao paciente

1. Demonstre a aplicação adequada das soluções auriculares.
2. Ensine ao paciente que a otite externa pode ser prevenida ou minimizada, secando completamente o canal auditivo após entrar em contato com água ou com um ambiente úmido.
3. Ensine o paciente a usar soluções otológicas profiláticas depois de nadar, para ajudar a prevenir o "ouvido de nadador", conforme indicado pelo médico.
4. Aconselhe o uso de tampões de ouvido adequados para casos recorrentes.
5. Ensine a higiene adequada do ouvido: limpe a aurícula e o canal externo apenas com uma toalha; não insira nada menor que o dedo envolto em pano no canal auditivo. Evite inserir cotonetes ou objetos pontiagudos no canal auditivo porque:
   a. O cerume pode ser forçado contra a membrana timpânica, causando impactação.
   b. O revestimento do canal pode sofrer lesões, tornando-o mais suscetível a infecções.
   c. A membrana timpânica pode ser lesionada.

Impactação de cerume e corpos estranhos

A *impactação de cerume* é definida como o acúmulo de cerume ou "cera de ouvido", que causa sintomas de dor de ouvido, plenitude auricular ou perda auditiva e/ou impede a visualização da membrana timpânica.

Etiologia e manifestações clínicas

1. O cerume é uma mistura de secreções glandulares do canal auditivo com epitélio escamoso. O cerume se acumula ao longo do tempo, causando diminuição na acuidade auditiva e sensação de que o ouvido está entupido.
   a. Pode haver seborreia ou outra condição dermatológica subjacente, que causa descamação da pele, se mistura com o cerume e causa a obstrução.
   b. O cerume pode ser empurrado de volta para o canal externo e recobrir a membrana timpânica pela ação do cotonete.
2. Um inseto pode voar ou entrar acidentalmente no ouvido, provocando inicialmente um som baixo e retumbante; mais tarde, a sensação de que o ouvido está entupido e depois redução da acuidade auditiva. Corpos estranhos podem ser colocados no canal auditivo, especialmente por crianças, e incluem partículas de alimentos, pequenos objetos ou pontas de cotonetes.
3. O paciente frequentemente procura tratamento para sintomas relacionados com presença de corpo estranho ou cerume impactado.

Manejo

1. O cerume acumulado não precisa ser removido, a menos que cause sintomas, interfira no exame do tímpano ou comprometa a audição. Pode ser removido por curetagem ou irrigação com uma seringa ou dispositivo eletrônico de irrigação (Figura 17.6).
   a. Evite direcionar o fluxo de irrigação diretamente sobre a membrana timpânica, em vez disso, direcione o fluxo para a parede do canal.
   b. Use água morna, aproximadamente na temperatura do corpo.
2. Corpos estranhos podem ser removidos por instrumentação ou irrigação por um médico.

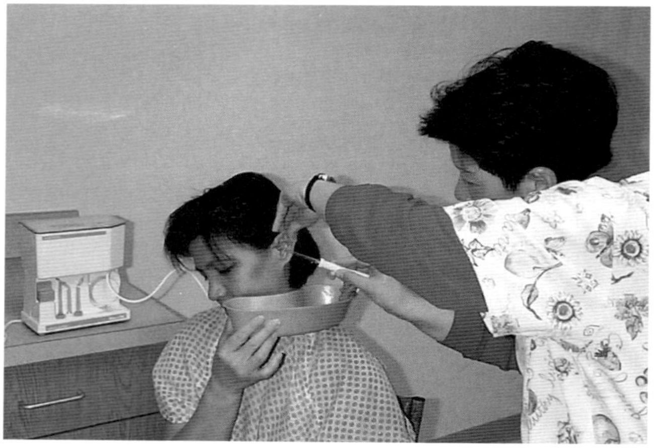

Figura 17.6 Utilização de um dispositivo eletrônico para irrigar a cavidade auditiva externa.

   a. Insetos – trate, instilando gotas de óleo para amolecer o inseto, que pode ser removido com espátula de ouvido ou irrigação.
   b. Corpos estranhos compostos por vegetais (p. ex., ervilhas) – a irrigação é contraindicada porque a matéria vegetal absorve água, o que a prenderia ainda mais no canal.
   c. Somente uma pessoa qualificada deve tentar remover o corpo estranho, para evitar a perfuração da membrana timpânica e o traumatismo do canal auditivo.
   d. A anestesia geral pode ser necessária para remover corpos estranhos de crianças pequenas, quando forem incapazes de cooperar.

Alerta de enfermagem
Não tente irrigar o ouvido ou instilar nada no canal externo se houver possibilidade de perfuração do tímpano. Deve ser feito exame otoscópico para descartar ruptura da membrana timpânica ou infecção aguda. Se a membrana timpânica não puder ser visualizada e houver suspeita de perfuração, ou se houver suspeita de infecção aguda, não faça a irrigação e consulte o especialista. Certas soluções auriculares com antibióticos são contraindicadas se a membrana timpânica não estiver intacta.

Intervenções de enfermagem e orientação ao paciente

1. Ensine a higiene adequada do ouvido, especialmente sem introduzir nada em seu interior.
2. Explique a função normal do cerume, de proteção.
3. Se o paciente tiver problema com o acúmulo de cerume e tiver sido aconselhado pelo profissional de saúde a usar periodicamente um ceruminolítico, certifique-se de que os detritos sejam removidos antes que mais medicamento seja instilado. Uma seringa de bulbo pode ser usada pelo paciente em casa, para ajudar a remover o cerume amolecido.
4. Aconselhe o paciente a relatar febre persistente, dor, secreção ou deficiência auditiva.

Otite média aguda

A *otite média aguda* é uma inflamação com infecção do ouvido médio causada pela entrada de organismos patogênicos, com rápida manifestação de sinais e sintomas. A otite média aguda ou otite média supurativa aguda é a infecção do ouvido médio causada pela contaminação por bactérias presentes no fluido do ouvido médio por meio da tuba auditiva.

Fisiopatologia e etiologia

1. Organismos patogênicos conseguem acessar o ouvido médio, normalmente estéril, geralmente por meio de uma tuba auditiva disfuncional.

DIRETRIZES PARA EDUCAÇÃO DO PACIENTE 17.2

Instilação de soluções otológicas

1. Segure o frasco de medicamento entre as mãos durante 1 a 2 min, para aquecer o líquido antes de administrar.
2. Deite-se de lado, com o ouvido afetado voltado para cima. Agite o frasco. Puxe o pavilhão auricular para cima e para trás e, em seguida, aperte o frasco e pingue quantas gotas forem necessárias, de acordo com a prescrição.
3. Bombeie o trágus, pressionando a aba de pele que protege o canal auditivo cinco a seis vezes, para garantir que as gotas atinjam o tímpano.
4. Permaneça deitado de lado por 1 a 2 min. Se necessário, repita a operação no ouvido oposto.

2. Os organismos incluem *S. pneumoniae, H. influenzae, M. catarrhalis* e *S. aureus.*
3. Na otite média serosa (secretora), não ocorre infecção purulenta, mas a oclusão da trompa auditiva causa pressão negativa e transudação de líquido dos vasos sanguíneos e desenvolvimento de efusão no ouvido médio.

Manifestações clínicas

1. A dor geralmente é o primeiro sintoma.
2. A febre pode alcançar 40°C a 40,6°C.
3. Existe secreção purulenta (otorreia) se a membrana timpânica estiver perfurada.
4. Irritabilidade pode ser observada nas pessoas jovens.
5. Cefaleia, perda auditiva, anorexia, náuseas e vômito podem ocorrer.
6. Pode ser visível uma secreção purulenta por trás da membrana timpânica ou ela pode se apresentar avermelhada e inchada ao exame otoscópico.
7. A história pode revelar infecção respiratória alta prévia, rinite alérgica, disfunção da tuba auditiva, história de refluxo, hipertrofia adenóidea, história de fissura palatina, tabagismo no domicílio, otite média infantil ou criança que frequenta creches. Pacientes submetidos à radioterapia de cabeça e pescoço, que sofreram barotraumatismo ou com tumor nasofaríngeo podem desenvolver efusões no ouvido médio.

Avaliação diagnóstica

1. A otoscopia pneumática revela que a membrana timpânica está cheia, abaulada e opaca com mobilidade reduzida (ou retraída com mobilidade reduzida).
2. A cultura da secreção que escorre pela ruptura da membrana timpânica pode indicar o organismo causador.

Manejo

1. Tratamento antibiótico – a amoxicilina é o tratamento de primeira linha; cefalosporinas, macrolídios ou sulfametoxazol-trimetoprima podem ser usados em pacientes com alergia à penicilina.
2. Amoxicilina/clavulanato e cefalosporinas devem ser utilizadas no caso de falha do tratamento resultante de aumento da taxa de bactérias produtoras de betalactamases, que inativam a penicilina e outros antibióticos.
3. O curso habitual de tratamento é de 10 dias.
4. O acompanhamento é indicado para determinar a eficácia da terapia.
5. Os descongestionantes e anti-histamínicos nasais ou tópicos têm pouca eficácia na promoção de drenagem da tuba auditiva.
6. Cirurgia – miringotomia com colocação de tubos equalizadores de pressão.
   a. Uma incisão é feita na superfície posterior inferior da membrana timpânica para aliviar a secreção persistente. Um tubo equalizador de pressão pode ser inserido para prevenir episódios recorrentes.
   b. Realizada em pacientes selecionados para prevenir episódios recorrentes ou em pacientes com secreção no ouvido médio que persiste por 3 meses ou mais.
   c. Pode ser necessária por ausência de resposta do paciente à terapia antimicrobiana; para dor intensa e persistente; e para reverter perda auditiva condutiva persistente.

Complicações

1. Perfuração da membrana timpânica.
2. Otite média crônica e mastoidite.
3. Perda auditiva condutiva.
4. Meningite e abscesso cerebral.

Avaliação de enfermagem

1. Obtenha história de infecção do trato respiratório superior, infecções auditivas anteriores, alergias e progressão dos sintomas.
2. Avalie febre e nível de dor.
3. Obtenha uma avaliação auditiva basal, se indicado.

Diagnóstico de enfermagem

- Dor aguda relacionada com inflamação e aumento da pressão no ouvido médio.

Intervenções de enfermagem

Alívio da dor

1. Administre ou ensine a autoadministração de anti-inflamatórios e outros analgésicos, conforme prescrição.
2. Administre ou ensine a autoadministração de antibióticos, conforme prescrição. Podem ser prescritos corticosteroides orais, bem como esteroides nasais.
3. Incentive o uso de compressas mornas locais ou almofadas térmicas para promover o conforto e ajudar a regredir o processo infeccioso.
4. Esteja alerta para sintomas como cefaleia, pulso lento, vômito e vertigem, que podem ser significativos para sequelas que envolvem o mastoide ou o cérebro.

Educação do paciente e manutenção da saúde

1. Incentive o acompanhamento médico após o tratamento, para garantir a regressão do processo.
2. Avise ao paciente que um alívio súbito da dor pode indicar ruptura da membrana timpânica. Não insira nada no ouvido e chame o médico.
3. Ensine o paciente a acompanhar a recorrência de sintomas como dor, febre e congestão do ouvido.

Reavaliação: resultados esperados

- Verbaliza o alívio da dor na consulta de acompanhamento.

Otite média crônica e mastoidite

A *otite média crônica* é uma inflamação crônica do ouvido médio com dano tecidual, geralmente causada por episódios repetidos de otite média aguda. Pode ser causada por um organismo resistente a antibióticos ou uma cepa particularmente virulenta do organismo. Pode estar associado à perfuração da membrana timpânica. A mastoidite é uma inflamação das câmaras aéreas do processo mastoide do osso temporal, adjacente ao ouvido.

Fisiopatologia e etiologia

1. O acúmulo de exsudato inflamatório purulento sob pressão na cavidade do ouvido médio pode resultar em necrose do tecido, com danos à membrana timpânica e possivelmente aos ossículos.
   a. Os organismos mais comuns são *S. pneumoniae, H. influenzae* e *Moraxella catarrhalis.*
   b. Outros organismos podem estar presentes, como espécies de *Pseudomonas, Proteus* e *Bacteroides.*
2. A ruptura persistente da membrana timpânica e danos aos ossículos levam à perda auditiva condutiva.
3. Pode ocorrer extensão da infecção para as células do processo mastoide (mastoidite).
4. Pode haver formação de colesteatoma (massa de epitélio escamoso e detritos descamados no ouvido médio), que pode causar erosão dos ossículos ou do ouvido interno.

Manifestações clínicas

1. O processo pode ser indolor ou com dor profunda, diminuição da audição, sensibilidade sobre o processo mastoide.
2. A otorreia pode ser inodora ou fétida.
3. Vertigem e dor podem estar presentes quando ocorrem complicações do SNC.
4. A história vai indicar vários episódios de otite média aguda e possível ruptura da membrana timpânica.
5. Febre com edema e eritema retroauriculares.

Avaliação diagnóstica

1. Perda auditiva condutiva confirmada por testes audiométricos.
2. A TC do osso temporal pode mostrar patologia do osso mastoide, por exemplo, colesteatoma ou opacificação de células mastoides.
3. Cultura do exsudado do ouvido médio (por meio da ruptura da membrana timpânica ou no momento da cirurgia).

Manejo

Nota: se a doença crônica avançada não for tratada, podem se desenvolver distúrbios do ouvido interno e complicações do SNC com risco de morte, devido à erosão das estruturas circundantes.

Terapia clínica

1. Soluções otológicas contendo antibióticos e esteroides podem controlar a infecção e a inflamação do ouvido médio, mas quando se desenvolve uma mastoidite é necessária antibioticoterapia parenteral.
2. Soluções otológicas contendo neomicina, garamicina, tobramicina e quinolonas, como o ciprofloxacino, são instiladas no ouvido médio quando ocorre ruptura da membrana timpânica. Soluções otológicas oleosas contendo antibióticos ou preparações antibióticas em pó podem ser usadas para casos de infecção e otorreia. A limpeza local utilizando microscópio e instrumentação é a base do tratamento e deve ser feita por um otorrinolaringologista.
3. Os antibióticos intravenosos devem cobrir organismos produtores de betalactamase – ampicilina-sulbactam, cefuroxima – com base nos resultados da cultura.

Intervenções cirúrgicas

1. Indicado quando houver colesteatoma.
2. Indicado em caso de dor, surdez profunda, tontura, paralisia facial súbita ou rigidez do pescoço (pode causar meningite ou abscesso cerebral).
3. Tipos de procedimentos:
   a. Mastoidectomia simples – ressecção de tecido ósseo doente e inserção de um dreno; indicado quando há infecção persistente e sinais de complicações intracranianas.
   b. Mastoidectomia radical – ressecção da parede posterior do canal auditivo, remanescentes da membrana timpânica e maléolo e bigorna.
   c. Mastoidectomia posteroanterior – combina a mastoidectomia simples com uma timpanoplastia (reconstrução das estruturas do ouvido médio).

Complicações

1. Mastoidite aguda e crônica.
2. Colesteatoma.
3. Infecção do SNC (meningite, abscesso intracraniano).
4. Pós-operatório – paralisia do nervo facial, sangramento, vertigem.

Avaliação de enfermagem

1. Investigue a história de infecção do ouvido e avalie a adesão ao tratamento. Identifique os fatores que possam futuramente impedir a adesão ao plano de tratamento – falta de recursos financeiros/cobertura dos gastos com fármacos prescritos, dificuldade de transporte, falta de conhecimento sobre a gravidade da infecção e assim por diante.
2. Avalie a secreção do ouvido e a patência da membrana timpânica.
3. Analise para perda auditiva.
4. Realize palpação para verificar sensibilidade sobre o processo mastoide.

Para o processo de enfermagem relacionado com pacientes submetidos a tratamento cirúrgico, ver "Cuidados relacionados com cirurgia", na p. 465.

Educação do paciente e manutenção da saúde

1. Oriente o paciente a manter o ouvido seco – usando protetores auriculares, pré-moldados ou aprovados pelo otorrinolaringologista, durante o banho, para lavar o cabelo, e natação – a fim de evitar que a água tenha acesso ao ouvido médio.
2. Recomende o paciente a comparecer às consultas de acompanhamento, para a limpeza frequente do ouvido.
3. Enfatize a importância de aderir ao tratamento com antibióticos e notificar o enfermeiro de atendimento domiciliar ou o médico se houver algum problema com acesso venoso ou se uma dose não for feita por qualquer motivo.
4. Avise sobre possíveis complicações e sobre a necessidade de comunicar a manifestação de cefaleia, alteração do estado mental ou da consciência ou acentuação da otalgia.
5. Ressalte a importância dos exames audiológicos de acompanhamento e da intervenção precoce para quaisquer sinais de infecção no ouvido no futuro.

Doença de Ménière

A *doença de Ménière* (ou *hidropisia endolinfática*) é uma doença crônica do ouvido interno caracterizada por episódios espontâneos de vertigem, perda auditiva oscilante, sensação de congestão e zumbido auricular.

Fisiopatologia e etiologia

1. A causa é desconhecida.
2. A distensão dos espaços endolinfáticos líquidos do labirinto destrói as células ciliadas da cóclea. A patologia da doença consiste em hidropisia endolinfática, que se acredita ser causada pelo acúmulo excessivo de líquido endolinfático e pela distensão das áreas endolinfáticas na cóclea e nos órgãos vestibulares.
3. Geralmente unilateral, posteriormente pode se tornar bilateral. O diagnóstico se baseia principalmente nos sintomas clínicos, mas é tradicionalmente obtido por meio de audiometria e ENG.
4. É mais comum na faixa etária de 30 e 60 anos.
5. A gravidade das crises pode diminuir com o passar dos anos, porém o déficit auditivo aumenta.

Manifestações clínicas

1. Ocorrem crises súbitas, em que o paciente sente que o ambiente está girando (vertigem), o que pode durar de 30 minutos a várias horas ou dias.
2. Sensação de congestão auricular, zumbido e redução da audição ou perda auditiva flutuante no lado afetado.
3. Cefaleia, náuseas, vômito e desequilíbrio podem ocorrer.
4. O paciente se sente mais confortável quando se deita.
5. Após várias crises, o zumbido e a audição comprometida podem ser contínuos.

Avaliação diagnóstica

1. O diagnóstico da doença de Ménière é estabelecido com base na ENG ou eletrocorticografia (ver p. 461), combinada com a história do paciente e o exame neurológico.

2. A audiometria pode revelar déficit auditivo neurossensorial de baixa frequência no ouvido afetado.
3. TC e RM para excluir neuroma acústico. Apenas a RM do canal auditivo interno com contraste de gadolínio pode diferenciar os sintomas da doença de Ménière dos sintomas de uma lesão intracraniana.

Manejo

Clínico

1. O médico pode solicitar ao paciente que mantenha um registro diário, observando se há sintomas auditivos (p. ex., zumbido, audição distorcida) quando ocorrem episódios de vertigem.
2. Administração de um supressor vestibular para controlar os sintomas.
   a. Meclizina até 25 mg 4 vezes/dia.
   b. Difenidramina 25 a 50 mg 3 ou 4 vezes/dia.
   c. Lorazepam pode ser útil como inibidor vestibular.
3. Injeções intratimpânicas de aminoglicosídeos e corticosteroides podem melhorar o controle da vertigem.
4. Estreptomicina (IM) ou gentamicina (injeção transtimpânica) podem ser administradas para destruir seletivamente o aparelho vestibular, nos casos de vertigem incontrolável.
5. Um antiemético, como a prometazina, pode ser necessário para reduzir náuseas, vômito e vertigem resistente.

Alerta farmacológico
Em geral, a meclizina não é recomendada para uso prolongado, pois impede a compensação do sistema nervoso central. A meclizina pode ser utilizada para alívio sintomático a curto prazo.

Cirúrgico

1. Conservador – derivação endolinfática subaracnoide ou mastoide para aliviar os sintomas sem destruir a função.
2. Cirurgia destrutiva.
   a. Labirintectomia – recomendada se o paciente apresentar perda auditiva progressiva e graves crises de vertigem, de modo que impeça a realização de tarefas normais; resulta em surdez total do ouvido afetado.
   b. Secção do nervo vestibular – abordagem neurocirúrgica suboccipital do ângulo cerebelopontino para neurectomia do nervo intracraniano vestibular.

Complicações

1. Perda auditiva irreversível.
2. Deficiência e isolamento social devido à vertigem e perda auditiva.
3. Lesão provocada por quedas.

Avaliação de enfermagem

1. Avalie a frequência e gravidade das crises.
2. Solicite testes auditivos de triagem.
3. Analise o efeito sobre as atividades diárias do paciente e o potencial para queda ou acidentes.

Diagnósticos de enfermagem

- Risco de lesão relacionada com crises agudas de vertigem
- Isolamento social associado ao medo de uma crise e à perda auditiva.

Intervenções de enfermagem

Para os cuidados relacionados com cirurgia de labirinto, ver p. 465.

Garantia da segurança

1. Ajude o paciente a reconhecer o início da aura, para que ele tenha tempo de se preparar para a crise.
2. Incentive o paciente a se deitar durante a crise, em local seguro, e a permanecer imóvel.
3. Coloque as grades laterais na cama, se estiver no hospital.
4. Informe ao paciente que fechar os olhos, pois ajuda a diminuir os sintomas.
5. Comunique ao paciente que a tontura pode durar um longo tempo. Mantenha as precauções de segurança até que a crise seja resolvida.

Redução da sensação de isolamento

1. Forneça incentivo e compreensão da condição. Demonstre ao paciente que você compreende a gravidade desse distúrbio, embora haja pouco que possa ser feito para aliviar o desconforto.
2. Ajude o paciente a identificar sinais específicos para controlar as crises.
   a. Oriente ao paciente para se movimenta lentamente, abalos súbitos ou movimentos bruscos podem desencadear uma crise.
   b. Evite ruídos e luzes brilhantes que possam deflagrar uma crise.
   c. Controle fatores ambientais e hábitos pessoais que possam causar estresse ou fadiga.
   d. Se houver tendência de reações alérgicas aos alimentos, elimine fatores desencadeantes da dieta.
3. Evite a sedação excessiva do paciente por meio de polifarmácia com sedativos, anticolinérgicos e opioides que possam aumentar o risco de quedas se ocorrer uma crise.
4. Ensine o paciente a estar alerta a outros indícios ambientais, sensoriais, visuais, olfatórios e táteis, se a audição for afetada.

Educação do paciente e manutenção da saúde

1. Oriente o paciente sobre a terapia medicamentosa, incluindo os efeitos adversos de supressores vestibulares – sonolência, boca seca.
2. Aconselhe a restrição de sódio como adjuvante à terapia com inibidores vestibulares.
3. Recomende ao paciente que mantenha um registro de crises, fatores desencadeantes e gravidade dos sintomas.
4. Incentive o comparecimento às consultas de acompanhamento, para avaliações auditivas, e forneça informações sobre cuidados cirúrgicos, se houver planejamento de intervenção.
5. Oriente sobre métodos de conservação da audição – evitar ruídos altos, usar protetores de ouvido se necessário, evitar fumar e usar substâncias ototóxicas, como ácido acetilsalicílico, quinina e alguns antibióticos.

Reavaliação: resultados esperados

- Deita-se com grades laterais elevadas e olhos fechados durante a crise; a crise se resolve sem lesões
- Identifica os fatores desencadeantes alimentares e segue o plano de tratamento.

Labirintite vestibular

A *labirintite* é uma inflamação do ouvido interno causada por infecção viral ou bacteriana. É caracterizada por perda auditiva, vertigem e, geralmente, náuseas e vômito.

Ver Boxe 17.1 para saber mais sobre outras causas de vertigem, incluindo vertigem posicional paroxística benigna (VPPB).

Fisiopatologia e etiologia

1. Em geral, a labirintite bacteriana está associada a otite média aguda ou colesteatoma. Microrganismos patogênicos podem penetrar no ouvido interno pela janela oval ou janela redonda.

Boxe 17.1 Vertigem.

A *vertigem* é um tipo de tontura caracterizada pela ilusão de movimento: uma sensação de que o ambiente está se movendo enquanto o corpo permanece imóvel ou que o corpo está se movendo enquanto o ambiente permanece imóvel. É causada por disfunção vestibular – no sistema vestibular periférico (ouvido interno) ou no sistema vestibular central (tronco encefálico e cerebelo)

- As causas comuns de vertigem de origem periférica incluem doença de Ménière, labirintite, neuroma acústico e vertigem posicional paroxística benigna (VPPB)
- As causas de vertigem central incluem esclerose múltipla, enxaqueca basilar, isquemia cerebral transitória ou acidente vascular cerebral da artéria basilar, tumor cerebral, traumatismo e hemorragia cerebral
- Outras causas de vertigem são síncope vasovagal, hipovolemia, neuropatia autonômica do diabetes, anemia grave, estenose aórtica, hipoglicemia, hipoxia, hipocarbia, múltiplos déficits sensoriais, efeitos adversos de substâncias e fator emocional.

VPPB é a causa mais comum de vertigem. Seu início é súbito, pode ser grave em intensidade e está sempre relacionado com mudança de posição da cabeça. Pode ser diagnosticada por meio de história de saúde e exame físico completos, incluindo algumas manobras provocativas, como a manobra Dix-Hallpike. Os exames de diagnóstico são necessários apenas para descartar disfunção vestibular central e tontura causada por outros distúrbios. Pacientes com VPPB podem estar muito preocupados com seus sintomas e correm risco de lesão por desequilíbrio.

Considerações de enfermagem

- Garanta a segurança do paciente, criando um ambiente organizado, livre de obstáculos, elevando as grades laterais do leito e usando corrimãos conforme necessário, além de incentivar o paciente a usar calçados adequados e a pedir ajuda caso necessário
- Oriente o paciente a evitar mudanças súbitas de posição, incluindo movimentos simples da cabeça, como olhar para cima ou se virar na cama
- Desencoraje o uso de álcool e sedativos, pois podem prejudicar ainda mais a segurança da deambulação
- A maioria dos episódios de VPPB duram de segundos a minutos e desaparecem completamente em um intervalo de 3 meses, entretanto, se for um episódio grave ou prolongado, deve ser sugerido o encaminhamento ao fisioterapeuta para reabilitação vestibular.

A meningite bacteriana pode causar labirintite por disseminação da infecção por meio do aqueduto coclear e canal auditivo interno.

2. Pode ocorrer labirintite viral como resultado de patologias virais do trato respiratório e pode incluir sarampo, caxumba, rubéola ou infecções herpéticas do nervo facial ou acústico. Também pode ser identificada na síndrome de Ramsey-Hunt.
3. Neuronite ou neurite vestibular é um distúrbio do nervo vestibular (NC XII) caracterizado por manifestação súbita e grave de vertigem, com audição normal. A etiologia mais comumente é uma patologia viral, mas pode ser atribuída a outras causas. O curso geralmente é autolimitado. O paciente pode apresentar instabilidade na marcha, mas é capaz de deambular. (Isso é diferente de uma condição cerebelar, na qual o paciente apresenta vertigem e nistagmo e geralmente é incapaz de andar.) O tratamento consiste em medidas de suporte com meclizina, benzodiazepínicos, antieméticos ou reabilitação vestibular.

Manifestações clínicas

1. Manifestação súbita de vertigem incapacitante, com vários graus de náuseas e vômito, perda auditiva e zumbido.
2. Persistente; não ocorre em crises episódicos, como na doença de Ménière.

Manejo

1. Os raros casos de labirintite bacteriana são tratados com antibióticos, de acordo com a suspeita de infecção predisponente.
   a. A labirintite bacteriana é tratada com antibióticos, antieméticos, supressores vestibulares e reabilitação vestibular.
   b. Exames de diagnóstico por imagens podem incluir TC do osso temporal, RM com gadolínio do canal auditivo interno e punção lombar, se houver suspeita de meningite bacteriana.
2. As causas virais e fisiológicas devem ser tratadas com suporte sintomático. Em pacientes com labirintite viral, o manejo pode incluir terapia antirretroviral, antieméticos, supressores vestibulares e, posteriormente, reabilitação vestibular.
3. Um medicamento antiemético e supressor vestibular, como a meclizina, o diazepam ou a prometazina, pode ser necessário, como na doença de Ménière.
4. A avaliação audiométrica deve ser obtida para todos os pacientes com vertigem, para diferenciar entre labirintite vestibular e neuronite vestibular. Deve ser obtida uma RM do cérebro e do canal auditivo interno quando existe perda auditiva assimétrica, para descartar neuroma acústico.

Complicações

1. Perda auditiva permanente.
2. Lesões provocadas por queda.

Avaliação de enfermagem

1. Avalie a frequência e a gravidade das crises e como o paciente lida com as mesmas.
2. Verifique se há febre relacionada com infecção bacteriana.
3. Analise os sintomas neurológicos adicionais – alterações visuais, alterações no estado mental, déficits sensoriais e motores – que possam indicar patologia do SNC.
4. Avalie a eficácia dos estimulantes vestibulares e antieméticos.
5. Se o paciente tiver sofrido queda, analise a ocorrência de lesão.

Diagnósticos de enfermagem

- Risco de lesão relacionado com distúrbio da marcha, secundário à vertigem
- Ansiedade associada ao início súbito dos sintomas
- Risco de volume de líquidos deficiente, relacionado com vômitos e ingestão prejudicada
- Déficit de autocuidado para banho e higiene associado à vertigem.

Intervenções de enfermagem

Prevenção de lesões

1. No início da crise, mantenha o paciente deitado e imóvel em ambiente escuro, com os olhos fechados ou fixos em objetos estacionários, até que a vertigem passe.
2. Certifique-se de que o paciente possa obter ajuda em todos os momentos, por meio do uso do sistema de chamadas, mantendo-o próximo do posto de enfermagem ou assegurando que possua um acompanhante.
3. Remova os obstáculos do ambiente.
4. Certifique-se de que dispositivos de suporte sensorial estejam disponíveis – óculos, aparelho auditivo, iluminação adequada.
5. Use as grades laterais enquanto o paciente estiver na cama.
6. Administre medicamentos, conforme orientação. Avalie e evite a sedação excessiva do paciente.

Redução da ansiedade

1. Explique a fisiopatogenia por trás da vertigem e os possíveis fatores desencadeantes.

2. Apoie o paciente e a família durante o processo de diagnóstico.
3. Ajude o paciente a ajustar as atividades diárias para minimizar o impacto.
4. Ensine técnicas de redução de estresse, como respiração profunda, conversar e fazer perguntas, além de outras atividades de entretenimento.

Garantia da hidratação

1. Mantenha uma dieta leve enquanto a vertigem estiver presente.
2. Administre antieméticos, conforme indicado.
3. Avalie balanço hídrico, conforme indicado.
4. Estimule a ingestão de líquidos e pequenas refeições enquanto o paciente estiver se sentindo melhor.

Incentivo ao autocuidado seguro

1. Estimule a realização de atividades enquanto a vertigem for mínima; o paciente deve descansar durante as crises.
2. Configure o ambiente para a segurança e a conveniência do paciente – coloque uma cadeira próximo à pia, ofereça o andador para segurar enquanto caminha, se necessário, e assim por diante.
3. Ajude o paciente com a higiene pessoal e outros cuidados, conforme necessário.

Educação do paciente e manutenção da saúde

1. Explique ao paciente com labirintite viral que as crises são autolimitadas, se tornarão menos graves com o tempo e não devem causar sequelas permanentes.
2. Ensine medidas de segurança durante as crises de vertigem.
3. Diga ao paciente que a vertigem é mais bem tolerada quando ele permanece deitado na cama em uma sala escura, com os olhos fechados ou olhando para um objeto estacionário.
4. Ensine o paciente a tomar os medicamentos e a evitar outros depressores do SNC, como o álcool.
5. Incentive as consultas de acompanhamento.

Reavaliação: resultados esperados

- Repousa no leito durante a crise, com as grades laterais elevadas
- Verbaliza seus sentimentos e questiona sobre o tratamento
- Ingere líquidos, dieta leve a cada 4 horas, após a administração da medicação
- Realiza higiene apropriada e se veste sozinho à beira do leito.

DISTÚRBIOS MALIGNOS

Câncer de cavidade oral, orofaringe, nasofaringe e seios paranasais

O câncer da cavidade oral pode ocorrer nos lábios, mucosa bucal, gengivas, trígono retromolar, palato duro, assoalho da boca, glândulas salivares e nos dois terços anteriores da língua. O câncer de orofaringe pode surgir na fossa tonsilar, parede faríngea e arco palatino (palato mole, úvula e borda anterior do nervo pilar tonsilar anterior). O câncer da nasofaringe pode aparecer na fossa de Rosenmuller (recesso faríngeo). O câncer dos seios paranasais pode surgir nos seios maxilares (80%) ou, menos comumente, nos seios etmoide, frontal e esfenoide.

Fisiopatologia e etiologia

Baseado em evidências
National Cancer Institute. (2017). Cancer Stat Fact: Oral Cavity and Pharynx Cancer. *Surveillance, epidemiology and end results program (SEER)*. Bethesda, MD: Author. Disponível em: *https://seer.cancer.gov/statfacts/html/oralcav.html*.

1. O câncer de boca e orofaringe é responsável por aproximadamente 3% de todos os cânceres diagnosticados anualmente nos EUA. Em 2016 cerca de 48.000 pessoas foram diagnosticadas com câncer de cavidade oral e faringe e cerca de 9.500 foram a óbito. A prevalência é maior em homens com idade entre 55 e 64 anos. Aproximadamente 90% são carcinomas de células escamosas.
   a. Fatores de alto risco incluem o uso excessivo de tabaco e álcool (particularmente em combinação), tabaco sem fumaça (cigarro eletrônico), maconha, exposição ao HPV (causa mais de 60% de todos os cânceres de orofaringe nos EUA), higiene oral deficiente e fatores genéticos.
   b. O índice de sobrevida global depende da localização primária do tumor e do estágio da doença no momento do diagnóstico. Em média, 64% das pessoas com essa doença têm sobrevida de mais de 5 anos.
2. O carcinoma nasofaríngeo é mais prevalente em pessoas de ascendência chinesa ou asiática, devido a uma dieta rica em alimentos consumidos com técnicas de preservação (p. ex., peixe salgado). Esses tipos de câncer apresentam alta predisposição genética.
   a. Forte associação com o vírus Epstein-Barr.
   b. A apresentação mais comum é uma massa cervical. Saliva ou expectoração manchadas de sangue são a segunda apresentação mais comum.
   c. Ocorre 75% das vezes em homens, geralmente na faixa etária entre 30 e 60 anos. A taxa de sobrevida global é de 50 a 90%, dependendo do estágio da doença no momento do diagnóstico.
3. Os tumores malignos dos seios paranasais são raros e apresentam resultados de sobrevida relativamente ruins. Geralmente tem origem em células escamosas.
   a. A maioria dos casos de câncer ocorre no seio maxilar (50 a 70%), na cavidade nasal (15 a 30%) e no seio etmoidal (10 a 20%).
   b. A patologia é classificada em categorias epiteliais e não epiteliais, com muitos subconjuntos sendo atribuíveis a toxinas ambientais ou ocupacionais.
   c. A taxa de sobrevida global é de 27 a 94%, sendo que quanto maior o estágio do câncer, pior o prognóstico.

Manifestações clínicas

1. Comumente assintomático nos estágios iniciais.
2. Câncer bucal – lesões não cicatrizantes, não dolorosas e lesões leucoplasmáticas e eritêmicas ulceradas.
3. Câncer do lábio – lesão que não cicatriza.
4. Câncer de língua – edema, ulceração, áreas de sensibilidade ou dor, sangramento, textura anormal ou movimento limitado da língua.
5. Câncer do assoalho da boca – hiperemia, levemente elevado, lesão da mucosa com bordas mal definidas, leucoplasia, endurecimento, ulceração ou proliferação verruciforme.
6. Câncer da tonsila – edema, massa cervical, proliferação verruciforme, odinofagia, otalgia.
7. Câncer da área do trígono retromolar – trismo, otalgia, disfagia e odinofagia.
8. Câncer da parede da faringe – disfagia, odinofagia, otalgia, massa cervical.
9. Câncer de nasofaringe – epistaxe, otite serosa unilateral, bloqueio nasal unilateral, perda do olfato (NC I), distúrbios de movimentos oculares (NC III, IV e V), e alterações do movimento da língua e disfagia (NC IX, X e XII).
10. Estágios mais avançados caracterizados por ulceração, sangramento, dor, endurecimento, comprometimentos dos NCs, disfagia, odinofagia, perda de peso e/ou linfadenopatia cervical (massa cervical).

Avaliação diagnóstica

1. Inspeção cuidadosa da cavidade oral, com exame indireto da faringe com espelho.
2. Nasofaringoscopia flexível ou rígida para examinar diretamente a nasofaringe e a faringe.
3. A biopsia excisional de tecido suspeito é o padrão-ouro.
4. Estudos radiológicos – TC, com ou sem contraste, conforme clinicamente indicado, RM e, possivelmente, FDG-PET/TC para doença em estágio III-IV.

Manejo

Baseado em evidências
National Comprehensive Cancer Network. (2017). *NCCN guidelines: Head and neck cancers.* Fort Washington, PA: Autor. Disponível em: *www.nccn.org.*

A escolha do tratamento depende de tamanho e local da lesão e extensão do envolvimento dos tecidos adjacentes.

1. O tratamento do câncer de cavidade oral consiste em:
   a. As lesões em estágio inicial podem ser tratadas com uma combinação de cirurgias, retirada de linfonodo cervical ou radioterapia.
   b. Para um caso de câncer mais avançado, recomenda-se cirurgia seguida por quimioterapia e radioterapia ou ensaios clínicos multimodais.
2. A ressecção cirúrgica do câncer de nasofaringe pode ser difícil devido à localização e à relação com muitas estruturas importantes.
   a. A radioterapia é o tratamento de escolha para câncer em estágio inicial nessas áreas.
   b. Para o câncer nasofaríngeo mais avançado, a recomendação é realizar ensaios clínicos multimodais, quimioterapia e radioterapia concomitantes ou quimioterapia de indução seguida de quimiorradiação.
   c. Se houver metástase, recomenda-se a realização de ensaios clínicos ou quimioterapia combinada baseada em cisplatina ou quimioterapia e radioterapia concomitantes.
3. O câncer de orofaringe (câncer da base da língua, tonsila, parede posterior da faringe e palato mole) deve ser testado para o *status* de papilomavírus humano (HPV), para determinar o prognóstico, no entanto, isso não afeta as recomendações de tratamento.
   a. Para o câncer de grau baixo, a escolha do tratamento é a radioterapia definitiva, ressecção transoral ou aberta do tumor primário com esvaziamento cervical, seguido de quimioterapia e radioterapia ou ensaios clínicos multimodais.
   b. Para cânceres de grau elevado, as opções de tratamento permanecem as mesmas que as anteriores, exceto pela adição de quimioterapia de indução com radioterapia ou quimioterapia sistêmica e radioterapia.
4. O tratamento do câncer de seios paranasais geralmente consiste em cirurgia minimamente invasiva ou aberta, seguido de radioterapia; a quimioterapia também pode ser utilizada.

Complicações

1. Metástases dos cânceres primários da laringe, hipofaringe, esôfago e pulmões.
2. Secundário ao tratamento:
   a. Cirurgia – obstrução transitória da secreção salivar, infecção, alterações da voz, formação de fístula, perda de deglutição, defeitos estéticos.
   b. Radiação (efeitos imediatos) – alterações do paladar, mucosite, xerostomia, disfagia, odinofagia, anorexia, dermatite, fadiga, dor.
   c. Radiação (efeitos tardios) – disfunção tireoidiana, cárie de radiação, osteorradionecrose, xerostomia, trismo, estenose nasofaríngea, vazamento de LCR e outras complicações neurológicas, fibrose tecidual, edema laríngeo, complicações vasculares.
   d. Quimioterapia – náuseas, vômito, desidratação, reação cutânea, mucosite, hiperuremia, anormalidades hepáticas, perda de peso, anorexia, mielossupressão, neuropatia periférica, hipomagnesemia, ototoxicidade, nefrotoxicidade, alopecia e efeitos cognitivos.

Avaliação de enfermagem

1. Obtenha o histórico completo, observando fatores de risco, como tabagismo e consumo de álcool, exposição ao vírus Epstein-Barr, dieta, comportamento sexual de alto risco e exposição a toxinas ambientais.
2. Questione o paciente quanto a alterações em deglutição, cheiro ou paladar, salivação, desconforto ao comer, dor de garganta, mau hálito, perda de peso, epistaxe, obstrução nasal unilateral, alterações na audição, massa cervical, alterações no movimento da língua e alterações da visão.
3. Observe a qualidade do padrão de voz e o odor do hálito.
4. Inspecione a cavidade oral à procura de: eritema, áreas avermelhadas e aveludadas; manchas brancas; crostas, sangramento; edema; registre tamanho, localização e descrição.
5. Utilize o espéculo nasal para inspecionar as narinas quanto a desobstrução.
6. Palpe os linfonodos cervicais quanto a tamanho, consistência ou hipersensibilidade.

Diagnósticos de enfermagem

- Dor aguda relacionada com infiltração maligna, lesões, dificuldade para engolir, cirurgia, radioterapia
- Nutrição desequilibrada – menor que as exigências corporais, associada à dor, dificuldade para mastigar ou engolir, histórico de consumo abusivo de álcool, disfagia, xerostomia
- Distúrbio da imagem corporal relacionada com alterações no contorno facial, defeito cosmético da cirurgia, déficits de NCs.

Intervenções de enfermagem

Ver também a p. 486 se tiver sido realizada a dissecção radical do pescoço.

Alcance de um nível aceitável de conforto

1. Administre analgésicos sistêmicos ou gargarejos de solução anestésica, conforme prescrição.
2. Se solicitado pelo médico, realize a higiene oral com escova macia e faça o uso do fio dental.
3. Se o paciente não puder tolerar a escovação e o uso do fio dental:
   a. Lave delicadamente a cavidade oral com uma sonda inserida entre a bochecha e as gengivas do paciente, com água morna ou instilação de solução salina.
4. Adote as medidas prescritas para controlar a salivação excessiva e odores bucais.
   a. Introduza um chumaço de gaze no canto da boca; coloque uma cuba bem posicionada para coletar a saliva; substitua frequentemente para absorver e direcionar o excesso de saliva.
   b. Se for necessário, realize a sucção das secreções com uma sonda de aspiração de látex macia, se o paciente não for alérgico ao látex, conforme necessário; instrua o paciente sobre métodos de aspiração.
5. Adote as medidas prescritas para reduzir a salivação, se necessário.
   a. Incentive a ingestão de líquidos, especialmente água, se não for contraindicado.
   b. Instrua o paciente a evitar alimentos secos, volumosos e irritantes.

c. Ofereça pastilhas de limão ou gomas de mascar para estimular a salivação.
d. Incentive o uso de umidificador.
e. Recomende alimentos com molhos e cremes, para torná-los úmidos e mais fáceis de deglutir.
6. Mantenha um ambiente limpo e livre de odores, removendo curativos, lenços e gazes sujos e desodorizando a sala.

Melhora do estado nutricional

1. Contorne complicações alimentares em uma ou uma combinação das seguintes medidas, conforme solicitado:
   a. Fluido IV para prevenir a desidratação.
   b. Alimentação por sonda nasogástrica (NG) ou instalação profilática de sonda de gastrostomia para alimentação.
   c. Por via oral – sirva refeições com alto teor de proteínas e vitaminas e baixo teor de acidez e sal.
2. Faça a higiene oral antes e depois das refeições.
3. Permita que o paciente faça as refeições com privacidade, se desejar.
4. Ofereça alimentos facilmente mastigáveis; amassar ou liquidificar, se necessário.
5. Adicione ervas ou adoçantes para realçar o sabor.
6. Forneça métodos para compensar a salivação reduzida, oferecendo o seguinte:
   a. Líquidos, especialmente água, e conceda garrafas com água ao longo do dia.
   b. Evite alimentos secos, volumosos e irritantes.
   c. Use pastilhas de limão ou goma de mascar para estimular a salivação.
   d. Utilize estimulantes colinérgicos ou substitutos da saliva, conforme prescrição.
   e. Use um umidificador.
   f. Adicione cremes e molhos à comida.
7. Encoraje o tratamento diário com flúor, conforme prescrição, durante a radioterapia.
8. Peça ao paciente para remover as próteses, se houver mucosite.
9. Se as dificuldades de deglutição persistirem, consulte o fonoaudiólogo.
10. Monitore o peso, o débito urinário e os exames laboratoriais, como urina de 24 horas para ureia nitrogenada, proteína C reativa, albumina, pré-albumina, nível de transferrina e eletrólitos.
11. Mantenha um ambiente limpo e livre de odores, removendo o material sujo e usando um desodorizante de ambiente.

Baseado em evidências

Buglione M., Cavagnini R., Di Rosario F. *et al.* (2016). Oral toxicity management in head and neck cancer patients treated with chemotherapy and radiation: Dental pathologies and osteoradionecrosis (Part 1). Literature review and consensus statement. *Critical Reviews in Oncology/Hematology, 97*, 131-142.

Buglione M., Cavagnini R., Di Rosario F. *et al.* (2016). Oral toxicity management in head and neck cancer patients treated with chemotherapy and radiation: Xerostomia and trismus (Part 2). Literature review and consensus statement. *Critical Reviews in Oncology/Hematology, 102*, 47-54.

Melhora da autoimagem corporal

1. Avalie a reação do paciente à condição.
   a. Verifique o grau de apreensão do paciente e ofereça apoio emocional.
   b. Corrija qualquer falha de informação.
   c. Determine o plano de cuidados terapêuticos para a reabilitação do paciente.
2. Reconheça que cirurgias de face e pescoço podem ser desfigurantes e que o paciente muitas vezes vai se sentir envergonhado, retraído e deprimido.
3. Ajude o paciente a cuidar da aparência pessoal.
4. Observe atentamente os indícios de necessidades do paciente, que podem ser comunicadas de outras maneiras, como mudança de padrão de comportamento, sendo agressivo ou retraído.
5. Permita que o paciente verbalize seus medos, raiva e desgosto com as mudanças corporais, de maneira não defensiva.
6. Transmita a aceitação da aparência de maneira honesta.
7. Incentive a família e os amigos a visitá-lo, para que o paciente esteja ciente de que os outros se importam com ele.
8. Forneça atividades de entretenimento.

Considerações sobre atendimento domiciliar e na comunidade

1. Ensine o procedimento de higiene oral e a troca do curativo para manter a limpeza e evitar odores.
2. Enfatize a necessidade de uma nutrição adequada – consistência adequada, tempero adequado e temperatura correta. Mostre à família como preparar os alimentos no liquidificador ou processador, conforme necessário. Ensine o procedimento de alimentação por sonda, se aplicável.
3. Se for necessária aspiração, instrua quanto ao método, uso e cuidados com o equipamento e obtenha os suprimentos para a família.
4. Forneça instruções detalhadas e demonstração ao paciente e cuidador sobre os cuidados com a incisão.
5. Avalie a existência de sinais de obstrução, hemorragia, infecção e depressão e ensine aos cuidadores o que fazer caso ocorram.
6. Se o paciente estiver fazendo radioterapia, incentive-o a realizar cuidados adequados com a pele, evitar a exposição a potenciais irritantes químicos, limitar a exposição direta ao sol e evitar a aplicação de loções, pomadas ou fragrâncias, na região da cabeça e do pescoço, que possam alterar a profundidade em que a dose máxima de radiação é fornecida.
7. Incentive o paciente fazendo radioterapia a usar sialogogos, como balas duras, para estimular o fluxo de saliva. A pilocarpina pode ser prescrita para prevenir a xerostomia em pacientes que completaram a radioterapia.

Educação do paciente e manutenção da saúde

1. Estimule a cessação de comportamentos de alto risco para todos – fumo, consumo de álcool, uso de cigarro eletrônico, fumo de cachimbo.
2. Enfatize a necessidade de exames de acompanhamento de rotina com especialistas, dentista (para a introdução da fluorterapia durante a radioterapia) e fonoaudiólogo, se indicado.

Reavaliação: resultados esperados

- Relata níveis de conforto adequados, não sente dor e lida adequadamente com as secreções
- Alcança o estado nutricional adequado; é capaz de ingerir a dieta prescrita
- Verbaliza a aceitação da imagem corporal; demonstra comportamentos que refletem a autoestima positiva (p. ex., barbear-se, vestir-se, aplicar maquiagem).

Dissecção cervical de neoplasias de cabeça e pescoço

Remoção sistemática de linfonodos, com seus tecidos fibroadiposos adjacentes, nos diversos compartimentos cervicais. O objetivo do esvaziamento ou da dissecção cervical é erradicar metástases envolvendo os linfonodos cervicais. As metástases são originárias de lesões primárias abrangendo cavidade oral, faringe e laringe. Os linfonodos cervicais são agrupados em seis níveis principais (I a VI) com divisão adicional em dois subníveis (A e B) dos níveis I, II e V.

Procedimentos cirúrgicos

1. A intervenção primária consiste em ressecção do tumor primário
2. Dissecção cervical radical – remoção de linfonodos nos níveis I a V e veia jugular interna (JI), músculo esternocleidomastoide (ECM) e nervo acessório espinal (NC XI).
3. Dissecção cervical radical modificada – remoção de linfonodos nos níveis I a V e preservação de uma ou mais estruturas como JI, ECM, NC XI.
4. Dissecação cervical seletiva – ressecção em bloco de um ou mais grupos de linfonodos (LN) com maior risco de abrigar metástase.
5. Em geral, a dissecção cervical é seguida de radioterapia pós-operatória. Em alguns casos em que a ressecção é impossível, a radioterapia é o único tratamento para malignidade de cabeça e pescoço.
6. A reconstrução cirúrgica pode ser realizada com um retalho rotacional, enxerto de pele ou retalho livre para promover a cicatrização e melhorar a estética.

Manejo pré-operatório

1. Intervenções para melhorar o estado nutricional no pré-operatório incluem suplementos nutricionais, hiperalimentação, abstinência alcoólica e aconselhamento dietético.
2. As condições gerais de saúde do paciente são avaliadas e condições subjacentes, como cirrose, diabetes melito, doença pulmonar e doença cardiovascular, podem ser identificadas e tratadas, se possível.
3. O paciente é avaliado quanto ao nível de compreensão do seu processo patológico, do regime terapêutico e dos cuidados pós-operatórios.
4. O paciente deve receber preparo emocional para grandes cirurgias, reabilitação prolongada e mudança na imagem corporal.

Manejo pós-operatório

1. Um dos principais objetivos do manejo pós-operatório é a proteção das vias respiratórias. Após a recuperação total do paciente da anestesia, o tubo endotraqueal deve ser removido (a menos que ocorra comprometimento respiratório).
2. O paciente deve ser cuidadosamente monitorado quanto a ocorrência de hemorragia. A drenagem da ferida é facilitada com um dreno de pressão negativa. O dreno deve ser removido quando a quantidade de secreção for inferior a 25 mℓ em um período de 24 horas.
3. Antibióticos profiláticos são administrados, a fim de prevenir a infecção devido à extensão da incisão, à ressecção de linfonodos e à proximidade das secreções orais.
4. O paciente pode receber suplementação nutricional oral, alimentação enteral ou hiperalimentação até que a ingestão oral seja adequada e o estado nutricional melhore.
5. Forneça controle adequado da dor com analgésicos, narcóticos, conforme necessário. Quando o paciente estiver em uso de narcóticos, administre emolientes de fezes e/ou laxantes, para evitar a constipação intestinal induzida por narcóticos.
6. A avaliação da amplitude de movimento do ombro deve ser realizada para determinar se o XI nervo craniano (acessório espinal) foi enfraquecido durante a cirurgia. A fisioterapia fornecerá exercícios de fortalecimento.

Complicações

1. Cirurgia – fístula de ar, sangramento, fístula de quilo, edema facial ou cerebral, cegueira, ruptura da artéria carótida e lesão de nervos, como o frênico, o vago, o plexo braquial, o acessório da coluna vertebral e os nervos cutâneos e o ramo mandibular do nervo facial, nervos hipoglosso ou lingual.
2. Radioterapia.
   a. Imediatas – mucosite de radiação, xerostomia, eritema, descamação, disfagia, infecção secundária, dor oral.
   b. Longo prazo – atrofia, fibrose, ressecamento da saliva, rouquidão, dificuldade para engolir, dor óssea, osteonecrose, fraturas patológicas, limitação de movimento, dificuldade de cicatrização de feridas.

Diagnósticos de enfermagem

- Padrão respiratório ineficaz relacionado com edema de laringe, secreções, e traqueostomia
- Risco de infecção associado à cirurgia, proximidade das secreções com a linha de sutura, radiação
- Nutrição desequilibrada – menor que as exigências corporais, relacionada com anorexia, incapacidade de deglutir, dor ao engolir
- Distúrbio da imagem corporal associada a cicatrização cirúrgica, alterações resultantes da radioterapia.

Intervenções de enfermagem

Manutenção de um padrão respiratório efetivo

1. Posicione o paciente na posição de Fowler.
2. Fique alerta a sinais de desconforto respiratório, como dispneia, cianose, edema, rouquidão ou disfagia.
3. Forneça oxigênio suplementar por meio de máscara facial, se necessário. Se houver traqueostomia, forneça ar ou oxigênio umidificado pela traqueostomia ou umidificação ambiental adequada.
4. Ausculte os pulmões para detectar redução dos sons respiratórios, estertores ou sibilos. Ausculte a traqueia no período pós-operatório imediato para avaliação do estridor indicativo de edema.
5. Incentive a respiração profunda e a tosse.
6. Auxilie o paciente a assumir uma posição sentada para mover as secreções.
7. Aspire as secreções orais de forma asséptica para aspiração por meio de uma traqueostomia se o paciente for incapaz de tossir.

Prevenção de infecção

1. Avalie os sinais vitais para indícios de infecção – aumento da frequência cardíaca, elevação da temperatura.
2. Inspecione a ferida em busca de hemorragia, secreção ou constrição traqueal; reforce os curativos, conforme necessário.
3. Inspecione a incisão em busca de sinais de infecção – aumento da dor e sensibilidade, hiperemia, calor, edema, secreção.
4. Se um dreno for usado, espere que cerca de 80 a 120 mℓ de secreções serossanguinolentas sejam retirados durante o primeiro dia de pós-operatório; a quantidade diminui a cada dia. Certifique-se de que o dreno seja retirado do local de inserção pelo menos 3 vezes/dia, para evitar a coagulação. Avalie a coloração e a quantidade de secreção.
   a. A secreção inicial será serossanguinolenta e eventualmente se tornará serosa. Se o fluido parecer leitoso, o cirurgião deve ser notificado imediatamente, pois isso pode ser indicativo de uma fístula de quilo.
   b. Um alto volume de secreção, com a drenagem de centenas de mililitros ou mais por dia também pode indicar fístula de quilo. Se a produção for inferior a 600 mℓ de quilo por dia, a fístula é inicialmente manejada de modo conservador, com drenagem em ferida fechada, curativos sob pressão e suporte nutricional sem gordura. A alimentação parenteral por meio de um cateter central também pode ser utilizada para reduzir ainda mais a produção de quilo.
5. Limpe com técnica asséptica a área da pele ao redor da saída do dreno, usando solução salina ou outra conforme prescrição.
6. Certifique-se de que o local da incisão permaneça limpo e seco; remova as secreções imediatamente.

Melhora do estado nutricional

1. No pós-operatório administre fluidos IV e hiperalimentação, alimentação por meio de sonda NG ou sonda de gastrostomia, ou alimentação oral assim que a deglutição for estabelecida.
2. Forneça cuidados de higiene oral antes e depois das refeições.
3. Avalie a salivação excessiva ou reduzida, que possa prejudicar a deglutição.
4. Assegure-se de que o equipamento de aspiração de emergência e de vias respiratórias esteja disponível à beira do leito durante as refeições, para o caso de asfixia ou aspiração. Consulte o fonoaudiólogo para avaliar a disfagia.
5. Posicione o paciente em posição ereta, apoiando os ombros e o pescoço com travesseiros, se necessário.
6. Pergunte se o paciente gostaria de privacidade durante as refeições.
7. Forneça um ambiente limpo e livre de interrupções e odores.
8. Auxilie a ingestão oral, fornecendo alimentos facilmente mastigáveis. As refeições podem ser amassadas ou liquidificadas, se necessário.

Fortalecimento da imagem corporal

1. Respeite o desejo de privacidade do paciente durante tratamentos, trocas de roupa e alimentação.
2. Prepare os visitantes para a mudança de aparência do paciente.
3. Se o paciente tiver dificuldade para falar, ajude com métodos alternativos de comunicação e permita tempo adequado para ele se comunicar.
4. Observe paralisia facial inferior; isso pode indicar lesão do nervo facial.
5. Verifique disfunção do ombro que possa ocorrer após a ressecção dos nervos acessórios da coluna vertebral.
   a. Solicite realização de exercícios de fortalecimento muscular pelo fisioterapeuta e reeducação muscular no pós-operatório.
   b. Trabalhe com o paciente para obter uma boa amplitude de movimento funcional.
6. Incentive o paciente a verbalizar preocupações e sentimentos.
   a. Consulte o médico para determinar a natureza e a extensão da explicação e do prognóstico que foi dado ao paciente.
   b. Incentive o paciente a buscar confirmação de sua filosofia pessoal e crenças religiosas, pois isso pode fornecer respostas.
   c. Acentue os aspectos positivos.
   d. Incentive o paciente a participar do plano de cuidados.
   e. Reconheça que é preciso fazer um grande esforço para modificar um comportamento e alterar um estilo de vida que inclui o consumo de álcool e cigarros. Forneça material educacional e suporte.

Considerações sobre atendimento domiciliar e na comunidade

1. Determine se o paciente necessita de atendimento domiciliar para cuidados com a drenagem e/ou fisioterapia.
2. Se for realizada uma traqueostomia permanente, instrua o paciente e os cuidadores sobre o seguinte:
   a. Necessidade de maior umidificação no ambiente doméstico.
   b. Evitar atividades que possam causar aspiração (p. ex., natação).
3. Encaminhamento para fonoaudiólogo para atender às contínuas necessidades de comunicação.

Educação do paciente e manutenção da saúde

Exercícios

1. Instrua o paciente e sua família a respeito de exercícios, para evitar a limitação dos movimentos e o desconforto no ombro (Figura 17.7).
2. Faça exercícios de manhã e à noite. Inicialmente, os exercícios devem ser feitos apenas 1 vez/dia; aumentando em 1 vez a cada dia, até que cada exercício seja feito dez vezes.
3. Após cada exercício, o paciente deve ser instruído a relaxar.

Consultas de acompanhamento

1. Enfatize a necessidade de frequentes visitas de acompanhamento e conclusão da radioterapia, se houver prescrição.
2. Recomende acompanhamento odontológico para garantir uma boa higiene oral e reabilitação dentária, se indicado.

Reavaliação: resultados esperados

- Mantém o padrão respiratório adequado; ausência de dispneia, dispneia; é capaz de lidar com secreções
- Não apresenta sinais e sintomas de infecção; sinais vitais estáveis; a incisão apresenta-se limpa, seca, sem hiperemia ou secreção
- Mantém hidratação adequada e nutrição e peso estáveis; pode tolerar dieta sem asfixia ou aspiração
- Discute suas preocupações sobre a condição; verbaliza aspectos positivos sobre si mesmo.

Câncer da laringe

Câncer da laringe consiste em uma proliferação maligna das cordas vocais. É responsável por 0,8% de todos os cânceres. O termo *laringe supraglótica* refere-se à região situada acima das pregas vocais, incluindo a epiglote. Laringe subglótica se refere à área abaixo das pregas vocais, até pouco antes do primeiro anel traqueal. Quando tratada precocemente, a probabilidade de cura é grande. O National Cancer Institute, pertencente ao National Institutes of Health, estimou que, em 2017, havia aproximadamente 13.360 novos casos diagnosticados nos EUA e com uma estimativa de 3.660 óbitos pela doença. A taxa de sobrevida em 5 anos é estimada em 61%.

Baseado em evidências
National Cancer Institute. (2017). Cancer Stat Facts: Larynx Cancer. *Surveillance, epidemiology and end results program*. Bethesda, MD: Author. Disponível em: *https://seer.cancer.gov/statfacts/html/laryn.html.*

Fisiopatologia e etiologia

1. Acomete predominantemente homens com mais de 60 anos.
2. A maioria dos pacientes tem história de tabagismo e consumo excessivo de álcool. Outros fatores de risco incluem refluxo laringofaríngeo; exposição industrial a escape de diesel, amianto, solventes orgânicos, ácido sulfúrico, gás mostarda, certos óleos minerais, pó de metal, asfalto, pó de madeira, pó de pedra, lã mineral e pó de cimento; suscetibilidade genética; e dieta.
3. Na América do Norte, cerca de dois terços dos carcinomas da laringe surgem na glote, quase um terço surge na região supraglótica, e cerca de 3% surgem na região subglótica da laringe.
4. Quando limitado às pregas vocais, a propagação é lenta, devido ao menor suprimento de sangue.
5. Quando o câncer envolve a supraglote, ele se espalha mais rapidamente para os gânglios linfáticos do pescoço do que o câncer de glote.

Manifestações clínicas

Depende da localização do tumor; as consequências sobre a aparência estão relacionadas com o padrão e a extensão do crescimento do tumor.

Câncer supraglótico

1. Sensação de prurido na garganta.
2. Ressecamento e distensão ("caroço") na garganta.
3. Deglutição dolorosa (odinofagia) associada à invasão da musculatura extralaríngea.
4. Tosse ao engolir.
5. Dor irradiando para o ouvido (sintoma tardio).

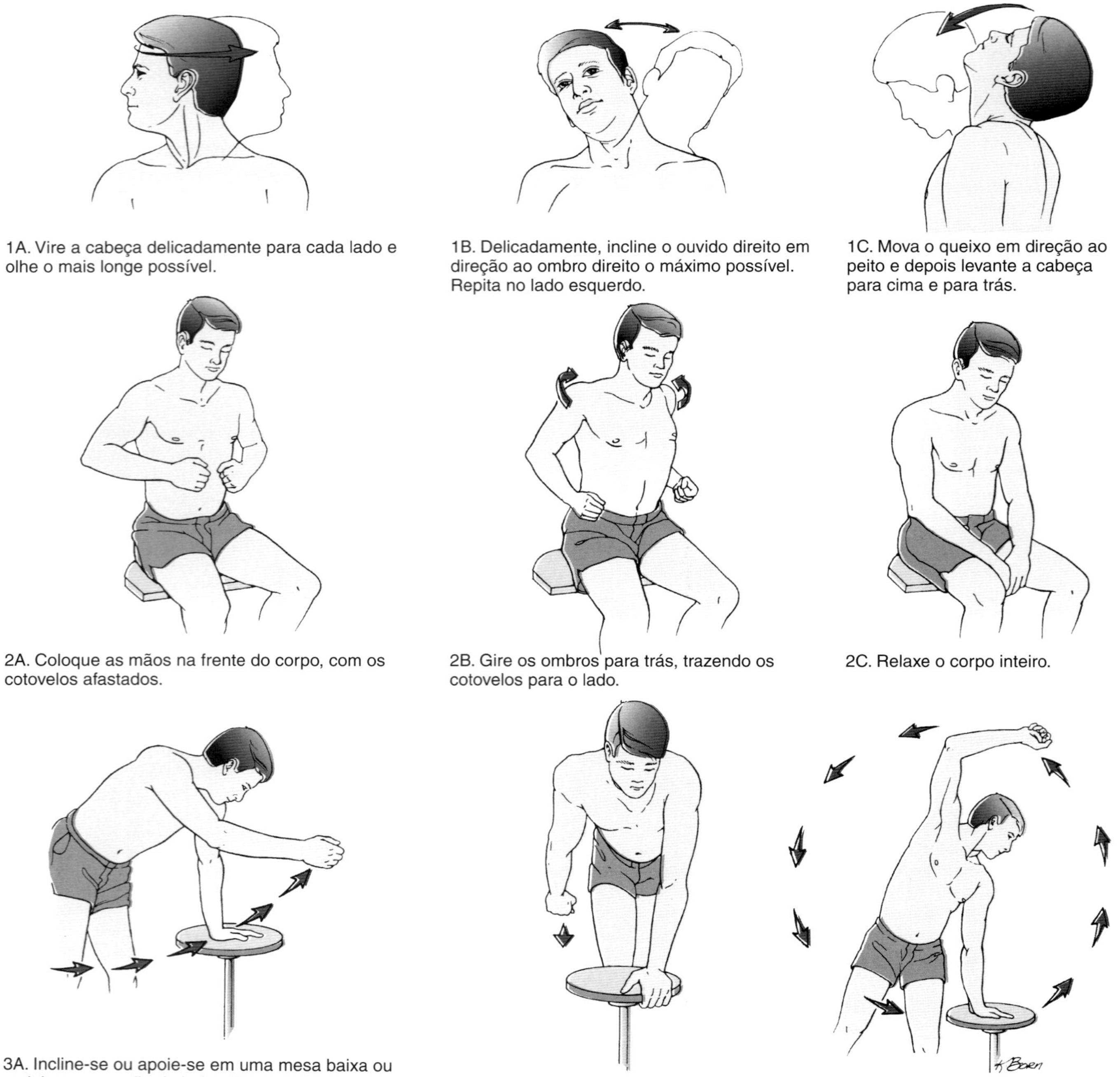

1A. Vire a cabeça delicadamente para cada lado e olhe o mais longe possível.

1B. Delicadamente, incline o ouvido direito em direção ao ombro direito o máximo possível. Repita no lado esquerdo.

1C. Mova o queixo em direção ao peito e depois levante a cabeça para cima e para trás.

2A. Coloque as mãos na frente do corpo, com os cotovelos afastados.

2B. Gire os ombros para trás, trazendo os cotovelos para o lado.

2C. Relaxe o corpo inteiro.

3A. Incline-se ou apoie-se em uma mesa baixa ou cadeira com a mão do lado não operado. Dobre o corpo levemente na cintura e balance o ombro e o braço da esquerda para a direita.

3B. Balance o ombro e o braço de frente para trás.

3C. Gire o ombro e braço em um círculo amplo, gradualmente trazendo o braço acima da cabeça.

Figura 17.7 Exercícios de reabilitação após cirurgia de cabeça e pescoço para recuperar a função máxima do ombro e o movimento do pescoço.

Câncer glótico: câncer das pregas vocais

1. É o tipo de câncer mais comum da laringe.
2. Rouquidão ou afonia (perda de voz).
3. Aspiração.
4. Dispneia.
5. Dor (em fases posteriores).

Câncer subglótico: incomum

1. Tosse.
2. Curtos períodos de dificuldade para respirar.
3. Hemoptise; odor fétido, que resulta da ulceração e desintegração do tumor.

Avaliação diagnóstica

1. O exame especular indireto da laringe pode sugerir lesão.
2. Laringoscopia direta e biopsia para identificar a lesão.
3. TC e outros exames radiológicos especiais para detecção de tumores.
4. O sistema de classificação TNM é usado para o estadiamento do tumor (ver p. 113). No câncer de laringe, o prognóstico pode ser previsto com base nas dimensões do tumor e no acometimento dos nódulos linfáticos. Se houver envolvimento dos linfonodos, o prognóstico geralmente é pior do que quando não há linfonodos envolvidos.

Manejo

Considerações gerais

O tratamento dessa condição depende do local e do estágio do câncer. Um tumor maligno precoce pode ser removido endoscopicamente.

1. O carcinoma espinocelular ou epidermoide glótico inicial (CEC, definido como estádio I ou II) pode ser tratado com radioterapia ou cirurgia, com ou sem esvaziamento cervical. O objetivo do tratamento cirúrgico do CEC precoce da glote é preservar a laringe, e é chamado de cirurgia laríngea de conservação ou laringectomia parcial.
2. CEC glótico avançado (estágio III ou IV) está associado a um mau prognóstico. Os carcinomas glóticos T3 apresentam baixo risco de metástase linfática. Os tumores T3 podem ser tratados com quimioterapia e radioterapia concomitante, cirurgia, quimioterapia de indução ou ensaios clínicos multimodais. O carcinoma glótico T4 é tratado com laringectomia total e geralmente com radioterapia pós-operatória, com ou sem quimioterapia.
3. De acordo com a National Comprehensive Cancer Network, o paciente deve ser examinado a cada 1 a 3 meses no primeiro ano após o tratamento, a cada 2 a 6 meses no 2º ano, a cada 4 a 8 meses no 3º, 4º e 5º anos, e a cada 12 meses a partir de então.

Baseado em evidências
National Comprehensive Cancer Network. (2017). *NCCN guidelines: Head and neck cancers.* Fort Washington, PA: Autor. Disponível em: *www.nccn.org/professionals/physician_gls/pdf/head-andneck.pdf.*

Tratamento cirúrgico

1. Excisão a *laser* para tumores em estágio inicial.
2. Laringectomia parcial – ressecção parcial de pequenas lesões nas pregas vocais verdadeiras, juntamente a uma margem substancial de tecido saudável.
3. Laringectomia supraglótica – remoção de todas as estruturas laríngeas acima do assoalho do ventrículo, mantendo as pregas vocais verdadeiras, as duas aritenoides, a base da língua e o osso hioide. É realizada para tumores supraglóticos T1, T2 ou T3 selecionados. Uma alternativa aceitável à laringectomia supraglótica é a microcirurgia a *laser* transoral para tumores T1-T2 e T3 selecionados.
4. Hemilaringectomia – remoção de uma corda vocal verdadeira, corda falsa, metade da cartilagem tireoide, cartilagem aritenoide.
5. Laringectomia total –ressecção total da laringe (epiglote, pregas falsas ou verdadeiras, cartilagem cricoide, osso hioide; geralmente dois ou três anéis traqueais são removidos quando há disseminação do tumor para fora da laringe – extensão além das pregas vocais). Um esvaziamento cervical radical também pode ser realizado devido à possibilidade de metástase para os linfonodos cervicais.
6. Laringectomia total com punção traqueoesofágica (PTE). Durante a cirurgia, é feita uma punção na parede posterior da traqueia, que também é a parede anterior do esôfago. Uma prótese vocal ou uma sonda de Nélaton (sonda de borracha vermelha) é inserida no orifício da punção. A sonda de Nélaton serve a dois propósitos: amadurecer o trajeto até que uma prótese vocal seja inserida e fornecer alimentação enteral até que o paciente possa deglutir. Se uma prótese vocal for inserida no momento da cirurgia, o paciente pode ser alimentado por sonda nasogástrica ou de gastrostomia.

Complicações

1. Pode se desenvolver uma fístula faringocutânea após qualquer procedimento cirúrgico que inclua penetração na faringe ou do esôfago.
   a. Monitore a drenagem de saliva por baixo dos retalhos de pele ou o vazamento de saliva pela linha de sutura ou pelos drenos cervicais.
   b. Manejo – sonda NG ou gastrostomia, cuidados meticulosos com a ferida local, com trocas frequentes de curativos, a fim de facilitar a drenagem.
2. Hemorragia (ruptura da artéria carótida) ou formação de hematoma.
   a. Uma complicação pós-operatória importante (p. ex., necrose da pele ou fístula salivar) geralmente precede a ruptura da artéria carótida.
   b. Manejo – exploração imediata da ferida em centro cirúrgico.
3. Obstrução do dreno.
4. Infecção.
5. Deiscência de feridas – pacientes submetidos à radioterapia antes da cirurgia e/ou que estejam desnutridos correm um risco maior de deiscência da ferida.
6. Complicações da radioterapia – edema da laringe, necrose de tecido mole e cartilaginoso, reação cutânea, condrite.
7. Complicações a longo prazo:
   a. Estenose estomacal.
   b. Estenose e estreitamento da comunicação faringoesofágica.
   c. Hipotireoidismo.

Avaliação de enfermagem

1. Pergunte sobre consumo de álcool, fumo e história de uso de substâncias psicoativas e doenças crônicas.
2. Obtenha histórico nutricional e registro sobre alimentos ingeridos nas últimas 24 horas. Revise os resultados dos exames laboratoriais. Pese o paciente.
3. Observe a capacidade de deglutição.
4. Analise as recomendações do fonoaudiólogo para melhorar a comunicação.
5. Avalie a independência, a autoconfiança e a disposição do paciente para experimentar coisas novas; constituem recursos necessários para uma progressão satisfatória.
6. Verifique se as expectativas do paciente são realistas.
7. Analise a capacidade de o paciente cuidar de si mesmo, particularmente em relação aos cuidados com o estoma.
8. Avalie o sistema de suporte social do paciente. Quem estará em casa com o paciente após a alta?

Diagnósticos de enfermagem

- Disposição para receber orientações detalhadas sobre uma laringectomia
- Padrão respiratório ineficaz relacionado com via respiratória artificial, acúmulo de secreções, incapacidade de tossir, em consequência do procedimento cirúrgico
- Nutrição desequilibrada – menor que as exigências corporais, associada ao comprometimento da deglutição, secundário à alteração cirúrgica da faringe e laringe; edema laríngeo e dor; mucosite induzida por radiação
- Comunicação verbal prejudicada relacionada com cirurgia ou ausência de laringe; presença de via respiratória artificial
- Conhecimento deficiente associado aos cuidados com o estoma e a conviver com os efeitos da laringectomia.

Intervenções de enfermagem

Preparo para laringectomia total

1. Colabore com o cirurgião no preparo do paciente; esclareça e reitere o que o cirurgião e o fonoaudiólogo explicaram.
   a. Informe ao paciente que a respiração ocorrerá por uma abertura (traqueostomia) no pescoço.
   b. Explique ao paciente que a fala sofrerá alterações após a cirurgia.
2. Espere reações de ansiedade e depressão, porque os efeitos psicossociais da perda de voz são substanciais.

3. Pratique um método alternativo de comunicação (papel e lápis, linguagem de sinais, imagens, cartões de palavras, laringe artificial) que possam ser empregados até o início da terapia fonoaudiológica.
4. Providencie para que o paciente receba a visita de alguém que tenha passado por uma laringectomia (pessoa que teve laringe removida) para apoio emocional.
5. Forneça um aspirador portátil operado por bateria, *kits* de sondas de aspiração e outros suprimentos de atendimento domiciliar e ensine ao paciente o procedimento de aspiração antes da alta hospitalar. Inicie o encaminhamento para a assistência domiciliar de enfermagem e outros serviços comunitários.
6. Forneça informações sobre outros serviços de apoio à comunidade, como International Association of Laryngectomees ou Supporting Patients with Oral Head and Neck Cancer.[3]
7. Reforce a informação sobre formas alternativas de comunicação.
   a. Laringe artificial, por instalação intraoral ou cervical – a laringe eletrônica fornece assistência de comunicação no período pós-operatório imediato ou, posteriormente, àqueles incapazes de aprender um método alternativo.
   b. PTE (punção traqueoesofágica) com prótese vocal – uma prótese vocal com válvula unidirecional é inserida pela PTE, para permitir que o paciente desvie o ar pulmonar para o esôfago, para a produção da voz (Figura 17.8).
   c. A fala esofágica é obtida por meio de treinamento do paciente a forçar o ar pelo esôfago e liberá-lo de maneira controlada.

Melhora do padrão respiratório

1. Monitore a ocorrência de sinais de dificuldade para respirar – retrações supraesternais e intercostais, taquipneia, dispneia, taquicardia e alterações no sensório.
2. Ausculte traqueia/tórax em busca de evidências de estridor ou sibilo e ausência de murmúrios respiratórios.
3. Certifique-se de que o paciente use um sinal específico para indicar a necessidade de aspiração; registre no plano de cuidados de enfermagem.
4. Aspire as secreções de acordo com a necessidade do paciente e a prescrição pós-operatória, para evitar o acúmulo de muco que possa levar a obstrução
   a. Aspire também as secreções nasais, porque o paciente é incapaz de assoar o nariz.
   b. Remova secreções ao redor da traqueostomia pelo menos 3 vezes/dia, para evitar que o muco se espalhe.
5. Realize fisioterapia respiratória, conforme necessário, para remover as secreções.
6. Auxilie o paciente na remoção de secreções.
   a. Ensine o paciente a se curvar para a frente, até que o estoma esteja abaixo do nível do pulmão e expire rapidamente. Isso ajuda na remoção de secreções dos pulmões.
   b. Oriente o paciente a limpar as secreções resultantes da traqueostomia com um lenço.
7. Supervisione o paciente na realização de exercícios respiratórios, pois a maioria dos pacientes que apresentam esse quadro eram fumantes antes da cirurgia.
8. Forneça umidificação constante para umedecer a traqueostomia e evitar secreções espessas; o ar introduzido na traqueia precisa estar mais aquecido e umedecido.
9. Mantenha a calma e transmita segurança.
   a. Tranquilize o paciente informando-o que alguém está sempre por perto para ajudar.
   b. Mantenha a campainha de chamada ao alcance do paciente.
10. Lembre o paciente de que ele está respirando pela traqueostomia e não consegue mais respirar pelo nariz ou pela boca.

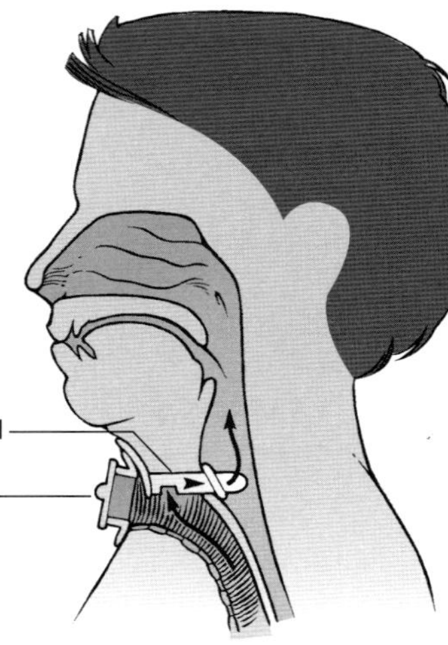

Figura 17.8 Fala por punção traqueoesofágica. Quando o paciente conecta a abertura do estoma, o ar é forçado dos pulmões através de uma prótese vocal com válvula unidirecional. O ar é direcionado para o esôfago e sai pela boca, criando a fala.

11. No caso de obstrução das vias respiratórias, limpe e realize a ventilação pela traqueostomia.

Garantia de nutrição adequada

1. Monitore os fluidos IV durante os primeiros dias de pós-operatório.
2. Administre líquidos e nutrientes pela sonda de gastrostomia ou sonda NG.
   a. A alimentação pela sonda pode ser iniciada após presença de ruídos peristálticos e mantida até que ocorra cicatrização da faringe (aproximadamente 7 a 14 dias) e o paciente esteja pronto para retomar a alimentação pela boca.
   b. Evite manipular a sonda NG quando ela estiver sobre ou perto da linha de sutura.
   c. Limpe as narinas e lubrifique com solução hidrossolúvel.
   d. Limpe a secreção acumulada ao redor da sonda.
   e. Atente-se quanto à higiene oral, com escovação regular e utilização de soluções bucais antissépticas, conforme prescrição.
3. Tranquilize o paciente quanto à deglutição, porém explique que pode ser diferente do que antes da cirurgia. Algumas estruturas e músculos removidos durante a cirurgia podem fazer com que o paciente "faça maior esforço" para deglutir.
   a. Os pacientes podem precisar de mais líquidos para ajudar na deglutição dos alimentos.
   b. Pode ser mais fácil consumir refeições menores e mais frequentes.
   c. Uma suspensão de bário modificada pode ser prescrita vários dias após a cirurgia, para garantir que a cicatrização tenha ocorrido e não haja vazamentos ou fístulas se abrindo na via respiratória.
   d. Após uma laringectomia total, existe uma separação entre a via respiratória (traqueia) e o esôfago; teoricamente, não há risco de aspiração. No entanto, se uma PTE estiver presente e ocupada por uma prótese vocal ou uma sonda de Nélaton, poderá ocorrer vazamento ao redor da área de PTE.
4. O fonoaudiólogo deverá educar o paciente e a família sobre presença, cuidados e manutenção da PTE e quaisquer possíveis complicações.

Fornecimento de comunicação alternativa

1. Aconselhe o paciente a se comunicar por escrito ou com a laringe artificial, até que o trabalho de voz possa começar com o fonoaudiólogo.

[3]N.E.: No Brasil, sugerir o Instituto Nacional de Câncer (INCA).

2. Desencoraje o sussurro forçado, que aumenta a tensão na faringe.
3. Incentive o paciente a juntar-se a um grupo de apoio de laringectomia, que oferece a oportunidade de praticar a nova fala e serve como ponte entre a terapia e o retorno à vida social.
4. Informe o paciente sobre os vários métodos de comunicação:
   a. Uma laringe eletrônica (dispositivo eletromecânico), que é posicionada contra o pescoço, a bochecha ou na boca para um som monótono e mecânico, pode ser usada imediatamente após a cirurgia. O fonoaudiólogo fornecerá instruções sobre o uso do dispositivo.
   b. A fala esofágica é o ato de desviar o ar, o que é conseguido empurrando a língua para trás e forçando uma golfada de ar através da cartilagem cricoide. A golfada de ar é então regurgitada pelo segmento faringoesofágico, que vibra para produzir o som.
   c. A fala traqueoesofágica, que é a opção de restauração da voz mais comum, envolve a colocação de uma prótese vocal com válvula unidirecional na PTE. O paciente respira e fecha o estoma com um dedo ou com o botão do estoma. Esse ar é forçado pela prótese vocal, para dentro da faringe, que vibra e produz som.

Fornecimento de informações sobre laringectomia

1. Informe ao paciente que é muito importante manter a traqueostomia livre de secreção. Isso é conseguido por meio da aspiração traqueal regular e da limpeza do muco do estoma várias vezes por dia.
2. Uma laringectomia ou cânula de traqueostomia pode ser usada se houver edema no pescoço e estreitamento do estoma. A cânula nem sempre é permanente. O tipo de cânula utilizada é determinado pelo médico ou pelo fonoaudiólogo.
3. Demonstre o procedimento para limpeza e troca de tubo.
   a. Ver p. 173 para saber mais sobre cuidados com cânula de traqueostomia. Um tubo de laringectomia deve ser limpo da mesma maneira que uma cânula interna.
   b. Coloque um curativo de gaze embaixo do tubo, para absorver as secreções, conforme prescrição. Troque quando ficar sujo, para evitar irritação da pele e odores.
   c. Incentive o paciente a trocar a laringectomia ou o fixador de traqueostomia quando estiver sujo.
4. Cuidados com a traqueostomia – ensine o paciente a:
   a. Lavar as mãos antes de tocar no estoma, para prevenir infecção.
   b. Utilizar compressa molhada com água morna; espremer a compressa e limpar suavemente o estoma. Não usar sabão, lenço de papel ou bolas de algodão, pois podem entrar nas vias respiratórias.
   c. Aplicar vaselina ao redor do exterior do estoma, para evitar irritação da pele.
   d. Comunicar se houver hiperemia excessiva, edema, secreções purulentas ou sangramento.
5. Cobertura da traqueostomia.
   a. A cobertura do traqueostomia é necessária para filtrar e aumentar a umidade do ar e também por motivos higiênicos.
   b. A cobertura do estoma pode ser feita de malha de algodão ou está comercialmente disponível na forma de filtros de espuma.
   c. Pacientes do sexo masculino – podem ser usadas blusas de gola alta. Quando usar uma camisa normal, o segundo botão de cima pode ser costurado sobre a casa de botão, como se estivesse preso. Isso deixa uma ampla abertura, por meio da qual um lenço pode ser inserido ao tossir.
   d. Pacientes do sexo feminino – uma variedade de lenços, acessórios, vestidos e suéteres de gola alta podem ser usados.
6. Cuidado intestinal – discuta a introdução de uma dieta rica em fibras e o uso de emoliente de fezes, porque o paciente com traqueostomia geralmente não é capaz de segurar a respiração para "forçar" o movimento intestinal.
7. Se o paciente roncava antes da cirurgia, não roncará mais após a laringectomia, porque o ar não passa mais pelo nariz e pela boca. Pela mesma razão, o paciente pode ter dificuldade para inalar e assoar o nariz. O fonoaudiólogo pode fornecer técnicas para inalar ligeiramente com o nariz.
8. A deglutição após laringectomia será retomada não antes de 5 dias após a cirurgia. Uma suspensão de bário pode ser solicitada para detectar fístula na linha de incisão interna. A deglutição pode ser um pouco mais lenta e/ou mais difícil. O fonoaudiólogo irá fornecer terapia de deglutição.

Considerações sobre atendimento domiciliar e na comunidade

1. Forneça dispositivos de umidificação de ar no domicílio; use um trocador de calor-umidade, um umidificador ou vaporizador de névoa fria, especialmente no quarto e quando o calor seco for usado.
2. Diga ao paciente para evitar ar frio; cobrir a traqueostomia com uma camada fina de espuma ou outra cobertura para aquecer e umidificar o ar.
3. Incentive o paciente a ingerir líquidos generosamente (2 a 3 ℓ), para ajudar a liquefazer as secreções.
4. Peça que o paciente mantenha sempre o estoma coberto para o controle higiênico das secreções e evitar que poeira e substâncias estranhas entrem na traqueia.
5. Coloque uma proteção sobre o estoma antes de tomar banho ou lavar o cabelo, e enquanto corta o cabelo ou faz a barba. Use um barbeador elétrico em vez da lâmina, porque o creme de barbear pode causar irritação.
6. A natação deve ser evitada, pois não há como impedir que a água entre no estoma.
7. Assegure-se de que os detectores de fumaça estejam funcionando no domicílio, porque o sentido do olfato está diminuído.

Educação do paciente e manutenção da saúde

1. Informe ao paciente que pode ocorrer alguma perda de olfato e paladar.
2. Aconselhe o paciente a consultar o médico antes de tomar qualquer medicação, devido ao fato de diversos fármacos (como anti-histamínicos e antigripais) tenderem a ressecar as mucosas do estoma.
3. Oriente ao paciente para procurar assistência imediata em caso de dor, dificuldade para respirar ou engolir, presença de pus ou expectoração com sangue.

Reavaliação: resultados esperados

- Verbaliza compreensão da traqueostomia e das opções de comunicação
- Respira silenciosamente; sem evidência de secreções ruidosas
- Deglute alimentos pastosos; mantém o peso
- Manifesta suas necessidades; iniciou a terapia da fala
- Manejo dos cuidados com a traqueostomia; tomou providências para umidificação domiciliar e suprimentos para o manejo da traqueostomia.

BIBLIOGRAFIA

Andrews, B. (2013). *Pharmacological management of otitis externa and the draining tympanostomy tube.* Available: *http://sohnnurse.com/wp-content/uploads/122-Andrews-Revised-Pharmacologic-Management-of-Otitis-Externa....pdf*

Armstrong, W. B., Vokes, D. E., & Sunil, P. V. (2015). Malignant tumors of the larynx. In P. W. Flint, B. H. Haughey, V. J. Lund, et al. (Eds.), *Cummings otolaryngology head and neck surgery* (6th ed., pp. 1601–1633). Philadelphia, PA: Elsevier.

Beckera, S. D., Becker, D. G., Becker, S. D. (2018). Review and update on postoperative opioid use after nasal and sinus surgery. *Current Opinion in Otolaryngology & Head & Neck Surgery*, 26(1), 41–45.

Branstetter, B. (2015). Diagnostic imaging of the pharynx and esophagus. In P. W. Flint, B. H. Haughey, V. J. Lund, et al. (Eds.), *Cummings otolaryngology head and neck surgery* (6th ed., pp. 1507–1536). Philadelphia, PA: Elsevier.

Buglione, M., Cavagnini, R., Di Rosario F., et al. (2016). Oral toxicity management in head and neck cancer patients treated with chemotherapy and radiation: Dental pathologies and osteoradionecrosis (Part 1) literature review and consensus statement. *Critical Reviews in Oncology/Hematology, 97*, 131–142.

Cannon, R. B., Houlton, J. J., Mendez, E., & Futran, N. D. (2017). Methods to reduce postoperative surgical site infections after head and neck oncology surgery. *Lancet Oncol, 18*(7), e405–e413.

Cheraghlou, S., Otremba, M., Kuo, Y. P., Agogo, G. O., Hersey D., & Judson, B. L. (2018). Prognostic Value of Lymph Node Yield and Density in Head and Neck Malignancies. *Otolaryngol Head Neck Surg*, 1, 194599818756830.

Chong, L, Head, K., Hopkins, C., et al. (2016). Saline irrigation for chronic rhinosinusitis. *Cochrane Database of Systemic Reviews*, (4), CD011995. Available: *www.cochrane.org/CD011995/ENT_saline-irrigation-chronic-rhinosinusitis*

Donaldson, J. D. (2017) *Acute Otitis Media Guidelines*. Medscape Drugs and Diseases. New York. Available: https://emedicine.medscape/com/article/859316-guidelines.

Dort, J. C., Farwell, G., Findlay, M., et al. (2017). Optimal perioperative care in major head and neck cancer surgery with free flap reconstruction: a consensus review and recommendations from the enhanced recovery after surgery society. *JAMA Otolaryngology—Head & Neck Surgery, 143*(3), 292–303.

Fakhry, C., & Gourin, C. G. (2015). Human papillomavirus and the epidemiology of head and neck cancer. In P. W. Flint, B. H. Haughey, V. J. Lund, et al. (Eds.), *Cummings otolaryngology head and neck surgery* (6th ed., pp. 1083–1087). Philadelphia, PA: Elsevier.

Hain, T. C. (2017). Vestibular neuritis and labyrinthitis. *Dizziness-and-Balance.com*. Available: *www.dizziness-and-balance.com/disorders/unilat/vneurit.html*

Ho, A. S., Zanation, A. M., & Ganly, I. (2015). Malignancies of the paranasal sinuses. In P. W. Flint, B. H. Haughey, V. J. Lund, et al. (Eds.), *Cummings otolaryngology head and neck surgery* (6th ed., pp. 1176–1201). Philadelphia, PA: Elsevier.

Katz, A. (2017). Human Papillomavirus-Related Oral Cancers: The Nurse's Role in Mitigating Stigma and Dispelling Myths. *Am J Nurs., 117*(1):34–39.

Kellman, R. M. (2015). Maxillofacial trauma. In P. W. Flint, B. H. Haughey, V. J. Lund, et al. (Eds.), *Cummings otolaryngology head and neck surgery* (6th ed., pp. 325–350). Philadelphia, PA: Elsevier.

Lewis, A., Kang, R., Levine, A., & Maghami, E. (2015). The new face of head and neck cancer: The HPV epidemic. *Oncology Journal, Head and Neck Cancer, 29*(9), 616–626. Available: *www.cancernetwork.com/oncology-journal/new-face-head-and-neck-cancer-hpv-epidemic*

Lewis, M. A. O. & Williams, D. W. (2017). Diagnosis and management of oral candidosis. *BDJ*, 223, 675–681.

McGregor, S. P., Huang, W. W. (2018). Dermatologic Manifestations of Herpes Simplex and Management. https://emedicine.medscape.com/article/1132351-treatment#d7.

National Cancer Institute. (2017). Cancer stat facts: larynx cancer. *Surveillance, epidemiology and end results program*. Bethesda, MD: Author. Available: *https://seer.cancer.gov/statfacts/html/laryn.html*

National Cancer Institute. (2017). Surveillance cancer stat: Oral cavity and pharynx cancer. *Surveillance, epidemiology and end results program (SEER)*. Bethesda, MD: Author. Available: *https://seer.cancer.gov/statfacts/html/oralcav.html*

National Comprehensive Cancer Network. (2017). *NCCN guidelines: Head and neck cancers*. Fort Washington, PA: Author. Available: *www.nccn.org/professionals/physician_gls/pdf/head-and-neck.pdf*

National Comprehensive Cancer Network. (2017). *NCCN Clinical Practice Guidelines in Oncology: Head and Neck Cancers*, Version 2.2017.

Pappas, P., Kauffman, C. A., & Andes, D., et al. (2016). Clinical management guidelines for the management of candidiasis: 2016 update by the Infectious Disease Society of America. *Clinical Infectious Diseases, 62*, 409–417.

Pichichero, M. E., Sexton, D., & Edwards, M. (2017). Treatment and prevention of streptococcal tonsillopharyngitis. *UpToDate*. New York: Wolters Kluwer. Available: *www.uptodate.com/contents/treatment-and-prevention-of-streptococcal-tonsillopharyngitis*

Popovtzer, A., & Eisbruch, A. (2015). Radiotherapy for head and neck cancer: Radiation physics, radiobiology and clinical principles. In P. W. Flint, B. H. Haughey, V. J. Lund, et al. (Eds.), *Cummings otolaryngology head and neck surgery* (6th ed., pp. 1088–1109). Philadelphia, PA: Elsevier.

Prichard, D., Norton, C., & Bharucha, A. E. (2016). Management of opioid-induced constipation. *British Journal of Nursing, 25*(10), S4–S11.

Ramakrishnan, V. R., Meyers, A. (2015). *Pharmacology for nonallergic rhinitis. Medscape drugs and diseases*. New York: WebMD. Available: emedicine.medscape.com/article/874171/overview

Rassekh, C. H., & Haughey, B. H. (2015). Total laryngectomy and laryngopharyngectomy. In P. W. Flint, B. H. Haughey, V. J. Lund, et al. (Eds.), *Cummings otolaryngology head and neck surgery* (6th ed., pp. 1699–1713). Philadelphia, PA: Elsevier.

Robbins, K. T., Samant, S., & Ronen, O. (2015). Neck dissection. In P. W. Flint, B. H. Haughey, V. J. Lund, et al. (Eds.), *Cummings otolaryngology head and neck surgery* (6th ed., pp. 1837–1861). Philadelphia, PA: Elsevier.

Rosenfield, R. M., Piccirillo, J. F., Chandrasekhar, S. S., et al. (2015). Clinical practice guideline (Update): Adult sinusitis. *Otolaryngology—Head and Neck Surgery, 152*(2 suppl), S1–S39.

Rosenfield, R. M., Shin, J. J., Schwartz, S. R., et al. (2016). Clinical practice guideline: Otitis media with effusion. *Otolaryngology—Head and Neck Surgery, 154* (1 suppl), S1–S41.

Rotter, B. E. (2015). Temporomandibular joint disorders. In P. W. Flint, B. H. Haughey, V. J. Lund, et al. (Eds.), *Cummings otolaryngology head and neck surgery* (6th ed., pp. 1345–1352). Philadelphia, PA: Elsevier.

Schwartz, S. R., Magit, A. E., Rosenfield, R. M., et al. (2017). Clinical Practice guideline (Update): Earwax (Cerumen impaction). *Otolaryngology—Head and Neck Surgery, 156*(1 suppl), S1–S29.

Schoo, D. P., Tan, G. X., Ehrenburg, M. R., et al. (2017). Intratympanic (IT) therapies for Menière's Disease: Some consensus among the confusion. *Curr Otorhinolaryngol Rep, 5*(2), 132–141.

Sheikh, J., Kaliner, M. A. (2017). Allergic rhinitis treatment and management. *Medscape Drugs and Diseases*. New York: WebMD. Available: emedicine.medscape.com/article/134825-overview

Sinha, P., & Harreus, U. (2015). Malignant neoplasms of the oropharynx. In P. W. Flint, et al., *Cummings otolaryngology head and neck surgery* (6th ed., pp.1432–1453). Philadelphia, PA: Elsevier.

Stachler, R. H., Francis, D. D., Schwartz, S. R., (2018). Clinical practice guideline (Update): Hoarseness. *Otolaryngology-Head and Neck Surgery*, 158, 8.

Tan, L., & Loh, T. (2015). Benign and malignant tumors of the nasopharynx. In P. W. Flint, B. H. Haughey, V. J. Lund, et al. (Eds.), *Cummings otolaryngology head and neck surgery* (6th ed., pp. 1420–1431). Philadelphia, PA: Elsevier.

Tardy, M. E., Thomas, J. R., & Sclafani, A. P. (2015). Rhinoplasty. In P. W. Flint, B. H. Haughey, V. J. Lund, et al. (Eds.), *Cummings otolaryngology head and neck surgery* (6th ed., pp. 506–542). Philadelphia, PA: Elsevier.

Tewfik, T. L.(2018) Medical Treatment for Guidelines for Adult Sinusitis. https://emedicine.medscape.com/article/861646-guidelines.

Tsai, V., Diamond, H. (2016). Temporomandibular Joint Syndrome. *Medscape drugs and diseases*. New York: WebMD. Available: *http://emedicine.medscape.com/article/809598-treatment*

Turner, M. D. (2015) Oral manifestations of systemic disease. In P. W. Flint, B. H. Haughey, V. J. Lund, et al. (Eds.), *Cummings otolaryngology head and neck surgery* (6th ed., pp. 214–226). Philadelphia, PA: Elsevier.

Waltman, A. A.(2018) Otitis Externa Treatment and Management. https://emedicine.medscape.com/article/994550-treatment.

UNIDADE 5

Saúde Gastrintestinal e Nutricional

CAPÍTULO

18

Distúrbios Gastrintestinais

CONSIDERAÇÕES GERAIS E AVALIAÇÃO

O sistema digestório é composto pelo tubo digestório e órgãos acessórios. O tubo digestório começa na boca e se estende por faringe, esôfago, estômago, intestino delgado, cólon e reto e termina no ânus. Os órgãos acessórios incluem língua, glândulas salivares, fígado, vesícula biliar e pâncreas.

As funções do sistema digestório incluem peristaltismo e ingestão de alimentos; digestão mecânica e química de alimentos; síntese de nutrientes, como a vitamina K; promoção de absorção de nutrientes para a corrente sanguínea; armazenamento e eliminação de resíduos não digeríveis por meio das fezes.

Dados subjetivos

Deve ser obtido histórico de saúde abrangente para elucidar dados subjetivos relacionados com as principais manifestações de problemas gastrintestinais. As manifestações mais comuns incluem problemas nutricionais, dor abdominal, má digestão, náuseas, vômito, diarreia, constipação intestinal, evacuação de fezes com sangue, mudança nos hábitos intestinais, perda de peso e disfagia. Ver Diretrizes para padrões de cuidados 18.1.

Problemas nutricionais

1. Características – qual é a sua ingestão alimentar habitual de 24 horas? Qual é o seu peso atual? Houve algum ganho ou perda de peso recente? Se houve mudança recente de peso, quantos quilos e durante quanto tempo? Como está seu apetite?
2. Fatores associados – explorar fatores que possam influenciar mudanças de peso – preferências alimentares; rotinas familiares/individuais associadas à alimentação; valores culturais e religiosos; fatores psicológicos, como depressão, ansiedade, estresse; fatores físicos, como nível de atividade, estado de saúde, problemas dentários, alergias; acesso/transporte ao comércio de alimentos; hábitos alimentares, restrições alimentares autoimpostas; imagem corporal; conhecimento nutricional; e finanças.
3. História – o paciente tem história de transtornos alimentares? Tem história familiar de úlcera, câncer no sistema digestório, doença inflamatória intestinal, obesidade?

Dor abdominal

1. Características – você pode descrever a dor (aguda, visceral, superficial ou profunda)? A dor é intermitente ou contínua? O início é repentino ou gradual? Você pode mostrar onde a dor está localizada? O que torna a dor melhor, e pior?

DIRETRIZES PARA PADRÕES DE CUIDADOS 18.1

Disfunção no sistema digestório

Ao cuidar de um paciente após cirurgia abdominal ou com qualquer tipo de distúrbio do sistema digestório:

- Certifique-se de que os ruídos hidroaéreos estejam presentes antes de permitir qualquer ingestão oral. Reavalie periodicamente ruídos intestinais, edema, náuseas, vômito e distensão ou sensibilidade abdominal
- Monitore ganhos e perdas alimentares e hídricos, conforme indicado
- Monitore periodicamente o peso e observe as tendências de perda ou ganho de peso
- Avalie as fezes quanto a frequência, consistência, cor e quantidade
- Relate ao médico imediatamente em caso de aumento da dor, febre, náuseas, vômito, edema, alteração nas fezes ou sinais de infecção da ferida
- Avalie hemograma completo, eletrólitos, albumina e proteína, conforme indicado. Essas informações devem servir apenas como orientação geral. A situação de cada paciente apresenta um conjunto único de fatores clínicos e requer julgamento clínico de enfermagem para orientar os cuidados, que podem incluir medidas e abordagens adicionais ou alternativas.

2. Fatores associados – existem outros sintomas associados à dor – febre, calafrios, sudorese noturna, náuseas, vômito, diarreia, constipação intestinal, anorexia, perda de peso, dispepsia, fezes negras ou melena?
3. História – o paciente tem história familiar de câncer no sistema digestório, doença ulcerosa, doença inflamatória intestinal? Tem história anterior de tumores, neoplasias, úlceras?

Má digestão: dispepsia

1. Características – você já teve algum dos seguintes sintomas: sensação de saciedade, azia, eructação excessiva, flatulência, náuseas, gosto amargo na boca, dor leve ou intensa? Como está seu apetite? Sente dor ou sensibilidade? Onde está localizada? A dor irradia para outras áreas? Quais são os fatores desencadeantes de dor? O que torna os sintomas melhores, piores? Os sintomas estão associados à ingestão de alimentos? Se associado à comida, qual a quantidade e o tipo?
2. Fatores associados – náuseas, vômito, disfagia, sangue no intestino ou diarreia? Existe história de consumo de álcool, uso de medicamentos anti-inflamatórios não esteroidais (AINEs), bifosfonato ou ácido acetilsalicílico?
3. História – alguma história familiar de câncer ou doença inflamatória intestinal? Tem história de obstrução intestinal? Realizou cirurgia abdominal anteriormente?

Náuseas e vômito

1. Características – náuseas ou vômito estão associados a certos estímulos, como alimentos específicos, odores, atividades ou certa hora do dia? Ocorre antes ou depois da ingestão de alimentos? Quantas vezes por dia o vômito ocorre? Quais fluidos/alimentos específicos podem ser tolerados quando ocorre vômito? Quais são a quantidade, a cor, o odor e a consistência do vômito? (Tabela 18.1.)
2. Fatores associados – há febre, cefaleia, tontura, fraqueza ou diarreia? Ausência de menstruação? Alguma perda de peso? Qualquer novo medicamento? Algum estresse psicológico, depressão ou transtornos emocionais?
3. História – existe história de distúrbios na vesícula biliar? Úlcera? Câncer no sistema digestório? Relações sexuais desprotegidas?

Diarreia

1. Características – há quanto tempo a diarreia ocorre? Determine frequência, consistência, cor, quantidade e odor das fezes. Há sangue, muco, secreção purulenta ou resíduos de alimentos nas fezes? Representa uma mudança nos hábitos intestinais? Tem diarreia noturna? O que torna a diarreia pior, e melhor? Existe perda de peso associada? (Ver Boxe 18.1.)

Tabela 18.1 Características do vômito.

Cor/gosto/consistência	Possível fonte
Amarelado ou esverdeado	• Pode conter bile • Medicamentos – sena
Vermelho-vivo (arterial)	• Hemorragia, úlcera péptica
Vermelho-escuro (venoso)	• Hemorragia, varizes esofágicas ou gástricas
"Borra de café"	• Sangue digerido de sangramento lento proveniente de úlcera gástrica ou duodenal
Alimentos não digeridos	• Tumor gástrico • Úlcera obstrutiva • Paresia gástrica
Gosto "amargo"	• Bile
Gosto "azedo" ou "ácido"	• Conteúdo gástrico
Componentes fecais	• Obstrução intestinal

Boxe 18.1 **Causas de diarreia e constipação intestinal.**

Causas de diarreia

- Agentes infecciosos (*Escherichia coli, Salmonela, Shigella, Campylobacter, Giardia, Ameba, Clostridium difficile, Yersinia, Cyclospora, Cryptosporidium, Rotavirus*)
- Fármacos (antibióticos, magnésio)
- Impactação fecal
- Doença intestinal (síndrome do intestino irritável [SII], colite ulcerativa, doença de Crohn)
- Síndromes de má absorção (intolerância à lactose, doença celíaca, má absorção de gordura)
- Síndrome do intestino curto
- Síndromes malignas (síndrome de Zollinger-Ellison, síndrome carcinoide).

Causas de constipação intestinal

- Consumo inadequado de líquidos
- Fatores psicológicos
- Desequilíbrio eletrolítico
- Anormalidades hormonais, como hipotireoidismo
- Obstrução intestinal mecânica, como íleo paralítico
- Fármacos (uso abusivo de laxantes, agentes anticolinérgicos, bloqueadores dos canais de cálcio, opiáceos)
- Perda de inervação (doença de Hirschsprung)
- Neuromuscular (paralisia, lesão da medula espinal ou lesão sacral, esclerose múltipla)
- Distúrbios anorretais (hemorroidas, impactação fecal, câncer, abscesso, fissuras)
- Estilo de vida sedentário.

2. Fatores associados – febre, náuseas, vômito, dor abdominal, distensão abdominal, flatulência, cãibra, urgência com esforço? O paciente está recebendo antibióticos? Fez alguma viagem recente para países estrangeiros? (México, América do Sul, África e Ásia são os locais com maior risco de diarreia para o viajante.) O paciente está sofrendo de estresse ou ansiedade emocional? Há algum medicamento recentemente prescrito?
3. História – existe história de doença celíaca, câncer de cólon, colite ulcerativa, doença de Crohn, síndrome de má absorção? O paciente foi operado recentemente (p. ex., cirurgia bariátrica)?

Alerta farmacológico
Obtenha o histórico de produtos de venda livre à base de fitoterápicos ou "naturais" que o paciente possa estar tomando. O gengibre é comumente utilizado como antiemético e, embora geralmente seguro, pode causar azia. A raiz de alcaçuz é usada para dores de estômago e para úlceras, mas pode causar retenção de sódio e líquidos e perda de potássio. O hidraste, ou raiz-amarela, é usado como antidiarreico, mas pode causar várias reações adversas, incluindo irritação da pele e das mucosas, interferência nos processos de coagulação e excitabilidade do sistema nervoso e cardíaco. Além disso, muitos fitoterápicos podem prejudicar a absorção de outros medicamentos. Lembre aos pacientes que os produtos fitoterápicos não são encontrados naturalmente no corpo ou em quantidades significativas na dieta diária, por isso devem ser tratados como medicamentos.

Constipação intestinal

1. Características – quais são a frequência, a consistência, a cor das fezes? Há mudança nos hábitos intestinais? Se houve mudança, foi gradual ou repentina? Qual é o tamanho das fezes? Houve alterações na dieta? Há sangue ou muco nas fezes? Faz uso de laxativo?
2. Fatores associados – há períodos de diarreia? Existe dor ou distensão abdominal? O paciente sofre com estresse? Há mudança no nível de atividade? O paciente tem um horário regular para a defecação? O paciente usa antiácidos contendo cálcio ou anticolinérgico? Houve febre, calafrios, suores noturnos ou perda de peso?
3. História – alguma história familiar de câncer colorretal? Existe história de depressão ou distúrbios metabólicos, como hipotireoidismo ou hipercalcemia?

Disfagia

1. Características – o início é agudo ou gradual? A dificuldade de deglutição é intermitente ou contínua? Está associada a alimentos sólidos, líquidos ou ambos? Houve alguma regurgitação nasal? Onde fica preso o alimento: pescoço (cricofaríngeo), esôfago ou processo xifoide esternal?
2. Fatores associados – existe alguma regurgitação, azia, dor torácica ou nas costas, perda de peso? Alguma rouquidão, alteração de voz ou dor de garganta? Houve febre, calafrios, suores noturnos ou perda de peso?
3. História – existe história familiar de câncer de esôfago? Existe história de acidente vascular cerebral, paralisia ou outras condições neurológicas? Existe história de consumo de álcool ou uso de tabaco?

Exame físico

Ao realizar um exame físico do abdome, inclua o seguinte: inspeção do abdome, ausculta dos quatro quadrantes abdominais, percussão para timpanismo ou macicez, palpação leve e profunda.

Alerta de enfermagem
A ausculta deve ser realizada antes da percussão e da palpação, pois podem estimular os ruídos intestinais. A palpação profunda em áreas notáveis de sensibilidade ou dor deve ser realizada por último.

Principais achados

1. Forma-se prega cutânea quando é enrolada entre o polegar e o dedo indicador. A prega cutânea pode indicar desidratação.
2. Lesões na boca, falta de dentes e gengivas edemaciadas ou sangrando podem contribuir para a perda de peso e deficiências nutricionais.
3. O peso corporal pode indicar obesidade ou outro distúrbio, como anorexia nervosa ou neoplasia.
4. Massa palpável pode indicar órgão aumentado, inflamação, neoplasia, hérnia.
5. Sensibilidade de rebote e rigidez podem indicar apendicite, colecistite, peritonite, pancreatite e úlcera duodenal.
6. Abdome ou flancos salientes ou protuberantes podem indicar ascite. Duas estratégias de avaliação física que podem ajudar a confirmar se há ascite são avaliar a mudança de macicez na percussão e verificar se há protuberância devido à presença de líquido.
7. Distensão e ausência de ruídos intestinais podem indicar obstrução intestinal.

Características das fezes

1. O aparecimento de sangue nas fezes pode ser característico de acordo com a sua origem.
   a. Hemorragia do tubo gastrintestinal (GI) superior – preto (melena).
   b. Hemorragia do tubo GI inferior – sangue vermelho-vivo.
   c. Sangramento retal ou anal – sangue escorrendo na superfície das fezes ou mancha no papel higiênico.
2. Outras características das fezes podem indicar um problema específico no sistema digestório.
   a. Volumosa, gordurosa, espumosa, fétida, acinzentada com brilho prateado – esteatorreia (fezes gordurosas).
   b. Cinza-claro com "cor de argila" (devido à ausência de pigmentos biliares, acólicos) – obstrução biliar.
   c. Muco ou pus visível – colite ulcerativa crônica, shigelose.
   d. Massas pequenas, secas e duras – constipação intestinal, obstrução.
   e. Fezes pequenas em formato de pelotas em tamanho de bolas de gude – SII.

Exames laboratoriais

Exames laboratoriais para distúrbios digestivos incluem uma variedade de estudos de fezes e exames de sangue.

Baseado em evidências
Rex, D., Boland, C., Dominitz, J. *et al.* (2017). Colorectal cancer screening: recommendations for physicians and patients from the U.S. Multi-Society Task Force on Colorectal Cancer. *The American Journal of Gastroenterology, 112*, 1016-1030.

Exame imunoquímico fecal para detecção de sangue oculto

Descrição

Um cartão de exame imunoquímico tem anticorpos que detectam se há hemoglobina humana nas fezes. Esse exame é usado para rastrear o câncer de cólon quando a colonoscopia não é uma opção. O teste imunoquímico fecal (FIT; do inglês, *fecal immunochemical test*) é preferível aos exames de fezes com guáiaco, devido a maior sensibilidade e facilidade de uso (p. ex., sem restrições dietéticas).

Considerações de enfermagem e cuidados com o paciente

1. Aconselhe a paciente a não coletar amostras durante a menstruação ou se houver sangramento hemorroidário. Normalmente, pelo menos duas amostras de fezes precisam ser coletadas, em ocasiões separadas.
2. Colete as amostras ou oriente o paciente sobre a coleta adequada.
   a. Verifique a data de validade do *kit* de coleta.
   b. Sente-se no vaso sanitário e prossiga com o movimento intestinal para que as fezes fiquem por cima do papel de coleta. Não coloque papel higiênico na amostra.
   c. Use a espátula e a escova da amostra de fezes para que a ponta da espátula seja preenchida com fezes (obtenha amostras de vários locais diferentes e do interior das fezes).
   d. Insira a espátula de volta no recipiente da amostra e feche a tampa, ou coloque as fezes no cartão, dependendo do tipo de *kit* de coleta que está sendo usado.
   e. Escreva a data no rótulo do recipiente de amostra.
3. Siga as instruções do fabricante para o processamento da amostra.

Exame de fezes com guáiaco para sangue oculto

Descrição

Lâminas ou lenços impregnados com guáiaco comercialmente disponíveis testam a presença de sangue nas fezes. Pode ser usado como alternativa para a triagem de câncer de cólon.

Considerações de enfermagem e cuidados com o paciente

1. Oriente o paciente sobre o procedimento de preparação para o exame. As práticas mais comuns estão listadas a seguir. Por 3 dias antes do exame e durante o período de coleta de fezes:
   a. A dieta deve ter um alto teor de fibras.
   b. Evite carne vermelha na dieta.
   c. Evite alimentos com alto teor de peroxidase, como nabo, couve-flor, brócolis, rabanete e melão.
   d. Evite preparações com ferro, iodetos, brometos, ácido acetilsalicílico, AINEs ou suplementos de vitamina C superiores a 250 mg/dia.
   e. Evite enemas ou laxantes antes da coleta de amostras de fezes.
2. Colete amostras ou oriente o paciente no procedimento de coleta.
   a. Um aplicador de madeira é usado para aplicar uma amostra de fezes à lâmina ou pode ser utilizado um lenço especial e colocado na embalagem.
   b. Evite a contaminação por urina ou papel higiênico.
3. Quando o peróxido de hidrogênio (mistura estabilizadora de álcool desnaturado) é adicionado às amostras, quaisquer células sanguíneas presentes liberam sua hemoglobina, e um anel azulado aparece no papel eletroforético. Faz a leitura com precisão em 30 s.
4. Devem ser coletadas três amostras de fezes, devido à possibilidade de sangramento intermitente e resultados falso-negativos.
   a. Um único teste positivo é uma indicação para a avaliação diagnóstica adicional para lesões no sistema digestório.
   b. Resultados falso-positivos ocorrem em cerca de 10% dos exames.
   c. O exame pode tornar-se falso-negativo em 10% das amostras testadas 4 ou mais dias após o aparecimento de manchas de sangue no papel.

Exame de DNA de fezes

Descrição

Esse exame detecta DNA associado ao câncer de cólon. As células se disseminam do tumor para o lúmen intestinal, à medida que as fezes passam. O procedimento é semelhante aos exames com guáiaco. A especificidade desse tipo de exame é inferior ao FIT e à colonoscopia; portanto, não é comumente utilizado.

Outros exames comuns de fezes

Descrição

Existem vários tipos de análises de fezes que são úteis na detecção de condições que afetam o tubo gastrintestinal, o fígado e o pâncreas. O exame básico das fezes é para verificar quantidade, consistência e cor. A coloração normal varia de marrom-claro a marrom-escuro, mas vários alimentos e medicamentos podem afetar a cor das fezes. Exames adicionais podem incluir exames para detectar a presença de ovos e parasitos; as culturas de fezes que podem identificar vírus e bactérias; leucócitos fecais; gordura fecal, que pode ajudar no diagnóstico de síndromes de má absorção; e fezes para *Helicobacter pylori*, que é realizada pelo menos 4 semanas após o tratamento, para confirmar a erradicação.

Considerações de enfermagem e cuidados com o paciente

1. Use uma espátula para colocar uma pequena quantidade de fezes frescas em um recipiente. O recipiente pode ser estéril ou pode ter um conservante, dependendo do exame que vai ser realizado. Lembre ao paciente de não misturar urina ou papel higiênico na amostra.
2. Colete uma amostra de material fecal se for de aparência incomum, se contiver vermes ou sangue, mancha de sangue, coloração incomum ou com excesso de muco; mostre ao médico.
3. Para obter resultados precisos da amostra, os frascos devem ser enviados para o laboratório o mais rápido possível. Certos estudos de fezes permitem a refrigeração da amostra, mas isso depende do exame.
4. Envie os espécimes imediatamente para serem examinados, para detectar parasitos no laboratório, para que os parasitos possam ser observados ao microscópio enquanto viáveis, frescos e quentes.
5. Lembre-se de que bário, bismuto, óleo mineral e antibióticos podem alterar os resultados.

Exame do hidrogênio expirado

Descrição

1. O exame do hidrogênio no ar expirado é usado para avaliar a má absorção de carboidratos e a má digestão, para detectar se há excesso de bactérias no intestino delgado e estimar o tempo de trânsito do intestino delgado.
2. Uma substância, como lactulose, lactose ou outro carboidrato, é ingerida e, após um certo período de tempo, os gases expirados são medidos.
3. O exame mede a quantidade de hidrogênio, metano e gás carbônico produzido no cólon, absorvido no sangue e depois exalado na respiração. Os níveis de hidrogênio e metano são indicadores de metabolismo bacteriano no intestino delgado.
4. Esse exame é diagnóstico para intolerância à lactose, outras síndromes de má absorção de carboidratos e supercrescimento bacteriano do intestino delgado (SIBO; do inglês, *small intestine bacterial overgrowth*).

Considerações de enfermagem e cuidados com o paciente

1. O paciente não deve ingerir nada por via oral (jejum) por 12 horas antes do procedimento.
2. O paciente não deve fumar depois da meia-noite antes do exame.
3. Antibióticos não devem ser usados por 4 semanas, e laxantes/enemas não devem ser usados por 1 semana antes do exame. Esses produtos podem alterar os resultados laboratoriais.
4. Devem ser fornecidas instruções adequadas sobre dieta antes da alta hospitalar, se o exame for positivo.

Exame de Helicobacter pylori

Descrição

1. Os exames diagnósticos para *H. pylori* incluem exames de anticorpos séricos, respiratório com ureia e de antígeno fecal. Alternativamente, se uma endoscopia estiver sendo realizada, biopsias da mucosa gástrica podem ser avaliadas para *H. pylori*, com exame

rápido de ureia; revisão histológica por um patologista ou cultura; ou exame de reação em cadeia de polimerase.
2. Um exame positivo de anticorpos séricos não pode diferenciar entre doença atual e prévia.
3. Os exames respiratório da ureia e do antígeno fecal são úteis na detecção do *H. pylori* ativo, antes do tratamento com antibióticos. Ambos os exames podem ser usados para confirmar a erradicação após a conclusão da antibioticoterapia.

Considerações de enfermagem e cuidados com o paciente

1. Pacientes sintomáticos e aqueles com história ativa ou pregressa de doença ulcerosa ou com linfoma MALT gástrico devem ser testados para *H. pylori*. A endoscopia pode ser necessária para pacientes com sintomas de perda de peso, anemia ou perda de sangue oculto e para pacientes com mais de 50 anos de idade.
2. Recomenda-se que os resultados negativos do exame de *H. pylori* em um paciente com complicações relacionadas com úlcera sejam confirmados por um segundo exame.
3. Descreva o procedimento para o exame respiratório da ureia ao paciente.
   a. Antibióticos, inibidores da bomba de prótons e preparações de bismuto devem ser suspensos por 2 semanas antes do exame.
   b. Alimentos e líquidos devem ser suspensos por pelo menos 1 hora antes do exame.
   c. Uma amostra de respiração de base será obtida fazendo o paciente respirar em um recipiente, então o paciente ingere uma substância à base de ureia marcada com carbono, e uma amostra de respiração final será tomada logo após a ingestão.
   d. O processo todo leva cerca de 40 minutos.
4. Para confirmar a erradicação do *H. pylori*, o exame não deve ser feito antes de 4 semanas após o tratamento.
5. Os resultados falso-positivos do exame respiratório de *H. pylori* podem ser causados pela produção de acloridria ou urease associada a outros distúrbios gastrintestinais.

Baseado em evidências
Chey, W. D., Leontiadis, G. I., Howden, C.W. *et al.* (2017). Treatment of H. pylori infection. *American Journal of Gastroenterology, 112*, 212-238.

Estudos de radiologia e imagem

Seriografia esôfago-estômago-duodeno

Descrição

1. A seriografia esôfago-estômago-duodeno (SEED) é um exame radiológico por fluoroscopia do esôfago, estômago e intestino delgado realizado após o paciente ingerir sulfato de bário.
2. À medida que o bário passa pelo tubo GI, a fluoroscopia mostra a mucosa e os órgãos gastrintestinais.
3. Os filmes em série registram resultados significativos.
4. Estudos com duplo contraste administram o bário primeiro, seguido por uma substância radiolucente, como o ar, para produzir uma fina camada de bário para revestir a mucosa. Essa técnica permite uma melhor visualização de qualquer tipo de lesão.

Considerações de enfermagem e cuidados com o paciente

1. Explique o procedimento ao paciente.
2. Instrua o paciente a manter uma dieta com baixo teor de fibras por 2 a 3 dias antes do exame e um jantar de líquidos claros na noite anterior ao procedimento.
3. Enfatize a necessidade de jejum após a meia-noite antes do exame.
4. Incentive o paciente a evitar fumar antes do exame.
5. Explique que o médico pode prescrever a suspensão de todos os opioides e anticolinérgicos por 24 horas antes do exame, pois interferem na motilidade do intestino delgado. Outros medicamentos podem ser ingeridos com goles de água, se prescrito.
6. Esclareça que, em vários momentos ao longo do procedimento, o paciente será instruído a tomar a suspensão de bário (480 a 600 mℓ).
7. Especifique que um agente catártico será prescrito após o procedimento, para facilitar a expulsão do bário.
8. Avise ao paciente que as fezes terão uma coloração mais clara nos próximos 2 a 3 dias após a ingestão de bário.
9. Explique ao paciente para notificar o médico se o bário não tiver sido eliminado depois de 2 ou 3 dias, porque a retenção do bário pode causar obstrução ou impactação fecal.
10. Observe que um agente de contraste iodado hidrossolúvel (p. ex., ácido diatrizoico) pode ser usado para paciente com suspeita de perfuração ou obstrução colônica. O bário é tóxico para o organismo se extravasar no peritônio com possível perfuração. Também pode gerar piora de uma obstrução; assim, não é usado se houver suspeita de obstrução.

Enema de bário

Descrição

1. É realizado um exame radiográfico fluoroscópico, visualizando todo o intestino grosso depois que o paciente recebe um enema de sulfato de bário.
2. O exame pode visualizar alterações estruturais, como tumores, pólipos, divertículos, fístulas, obstruções e colite ulcerativa.
3. Pode ser introduzido ar depois do bário, para fornecer um estudo com contraste duplo.

Considerações de enfermagem e cuidados com o paciente

1. Explique ao paciente:
   a. O que envolve o procedimento de raios X.
   b. Que a preparação adequada fornece uma visão mais precisa do tubo GI e as preparações podem variar.
   c. É importante reter o bário para que todas as superfícies do tubo GI sejam revestidas por uma solução opaca.
2. Instrua o paciente sobre a importância de ter o intestino grosso o mais limpo possível de material fecal:
   a. O paciente pode receber uma dieta baixa em fibras e com baixo teor de gordura, de 1 a 3 dias antes do exame.
   b. No dia anterior ao exame, a ingestão pode ser limitada a líquidos claros (sem bebidas com corante vermelho).
   c. No dia anterior ao exame, um laxante oral, supositório e/ou enema de limpeza podem ser prescritos.
3. O paciente deve ficar em jejum após a meia-noite do dia do procedimento.
4. Um enema ou catártico pode ser recomendado após o enema de bário para eliminar o bário e evitar a impactação fecal.
5. Informe ao paciente que o bário pode causar o clareamento das fezes durante vários dias após o procedimento.

Alerta de enfermagem
Se forem prescritos SEED e enema de bário, a SEED deve ser realizada por último, para que o bário que percorre o tubo digestório superior não interfira nos resultados da análise do trânsito inferior pelo enema de bário.

Ultrassonografia

Descrição

1. Trata-se de um exame não invasivo, que emite ondas sonoras de alta frequência sobre um órgão abdominal para obter uma imagem da estrutura.
2. A ultrassonografia (US) pode detectar pequenas massas abdominais, cistos cheios de líquido, cálculos biliares, ductos biliares dilatados, ascites e anormalidades vasculares.
3. A US com Doppler pode ser solicitada para avaliação vascular.

Considerações de enfermagem e cuidados com o paciente

1. Uma US deve ser feita antes dos estudos com bário ou pelo menos 24 horas após a administração de bário, pois pode haver interferência nas imagens.
2. A US abdominal geralmente requer que o paciente faça jejum por pelo menos 6 horas antes do procedimento.
3. Mude a posição do paciente, conforme indicado, para obter melhor visualização de determinados órgãos.

Tomografia computadorizada

Descrição

1. A tomografia computadorizada (TC) é uma técnica com raios X que fornece excelente definição anatômica e é usada para detectar tumores, cistos e abscessos.
2. A TC também pode revelar massas, dilatação de ductos biliares, inflamação do pâncreas e determinados tipos de cálculos biliares.
3. Identifica alterações na espessura da parede intestinal e anormalidades mesentéricas.
4. A US e a TC podem ser usadas para realizar uma aspiração guiada por agulha de líquidos ou células de lesões em qualquer parte do abdome. O fluido ou as células são então enviados para exames de laboratório (p. ex., citologia ou cultura).

Considerações de enfermagem e cuidados com o paciente

1. Instrua o paciente a manter jejum de 4 horas antes do procedimento. O paciente pode tomar medicações usuais com um gole de água, mas deve suspender a medicação para o diabetes.
2. Um teste de gravidez deve ser obtido em mulheres com potencial para engravidar. Se estiver grávida, não continue com o exame e notifique o médico.
3. Pergunte se existem alergias conhecidas ao iodo ou aos agentes de contraste. Pode ser realizada a administração intravenosa (IV) do meio de contraste para fornecer uma melhor visualização das partes do corpo. Se o paciente for alérgico, notifique o técnico e o médico imediatamente.
4. Oriente o paciente a relatar sintomas de prurido ou falta de ar se estiver recebendo meio de contraste e observe atentamente.

Procedimentos endoscópicos

Baseado em evidências
Society of Gastroenterology Nurses and Associates, Inc. (2014). *Standards of clinical nursing practice and role delineations*. Chicago, IL: Author. Disponível em: *www.sgna.org/Portals/0/Education/PDF/Standards-Guidelines/SGNA_StandardsofClinical NursingPractice_2014_Final.pdf.*

Endoscopia consiste no uso de um tubo flexível (endoscópio de fibra óptica) para visualizar o tubo GI e realizar certos procedimentos diagnósticos e terapêuticos. As imagens são reproduzidas por meio de uma tela de vídeo ou ocular telescópica. A ponta do endoscópio se move em quatro direções, permitindo a visualização em grande angular. O endoscópio pode ser inserido pelo reto ou pela boca, dependendo de que parte do tubo GI deve ser visualizada. A cápsula endoscópica utiliza um dispositivo com câmera ingerível em vez de um endoscópio.

Os endoscópios contêm canais polivalentes que permitem a insuflação de ar, a irrigação, a aspiração de fluidos e a passagem de instrumentos especiais. Esses instrumentos incluem pinça de biopsia, escovas de citologia, agulhas, cestos de arame, sondas a *laser* e aparatos para eletrocautério.

Outras funções endoscópicas, além da visualização, incluem biopsia ou citologia das lesões, remoção de corpos estranhos ou pólipos, controle do sangramento interno e abertura de estenoses.

Cápsula endoscópica

Descrição

1. Ferramenta diagnóstica auxiliar utilizada para detectar anormalidades do intestino delgado (angiodisplasias, áreas de sangramento ativo, pólipos, ulcerações, tumores ou causas de diarreia e má absorção nutricional).
2. O procedimento envolve engolir uma cápsula (câmera), que passa pelo sistema digestório enquanto fotografa o intestino.
3. As imagens são transmitidas para eletrodos abdominais da matriz de sensores, que são anexados a um dispositivo de gravação semelhante a um reprodutor de áudio portátil, que é preso com uma cinta ao abdome do paciente.
4. Após aproximadamente 8 horas, o dispositivo de gravação é removido e conectado a um computador, para fazer o *download* das imagens. A cápsula será excretada naturalmente por meio do tubo digestório.

Alerta de enfermagem
A cápsula endoscópica é contraindicada para pacientes com obstrução do intestino delgado, disfagia, fístulas, esvaziamento gástrico retardado grave, gastrectomia com gastrojejunostomia ou estenose GI. Existe o risco de aprisionamento da cápsula, atraso na passagem ou comprometimento do peristaltismo. Marca-passos ou desfibriladores implantados podem alterar a qualidade e a quantidade de informações obtidas pelo estudo.

Considerações de enfermagem e cuidados com o paciente

1. Dê orientações ao paciente sobre o preparo intestinal. Informe ao paciente que um bom preparo intestinal permite melhores imagens. O paciente deve ficar em jejum por cerca de 12 horas antes de engolir a câmera.
2. Medicamentos orais devem ser suspensos 2 horas antes do estudo. Antiespasmódicos, preparações de bismuto e medicamentos antidiarreicos devem ser suspensos 24 horas antes do exame. Preparações à base de ferro e sucralfato devem ser suspensas 5 dias antes do exame, para evitar a coloração da mucosa.
3. Oriente ao paciente a não fumar 24 horas antes do procedimento, para evitar manchas nas mucosas.
4. Ensine o paciente a evitar atividades extenuantes, levantar peso, dobrar ou inclinar-se, imergir em água enquanto estiver usando os fios e o registrador. Tais medidas visam evitar a separação dos cabos ou danos ao gravador.
5. Depois de ingerir a cápsula, o paciente é orientado a não comer ou beber por pelo menos 2 horas e, em seguida, pode prosseguir para líquidos claros. Após 4 horas, o paciente pode tomar um lanche leve e seus medicamentos de rotina. Quando o procedimento é concluído, o paciente pode retomar a dieta normal.
6. Durante o procedimento por cápsula endoscópica, instrua o paciente a verificar a luz piscante na parte superior do gravador a cada 15 minutos. Evite o uso de equipamento de rádio (rádio amador ou torres de transmissão), pois podem interferir no sinal da cápsula.
7. A cápsula é naturalmente excretada no intervalo de 1 a 3 dias. O paciente deve ser instruído a chamar o médico se apresentar os seguintes sintomas: edema ou dor abdominal, dor torácica, vômito ou febre. Esses sintomas podem indicar que a cápsula obstruiu o tubo GI.

Alerta de enfermagem
O paciente deve verificar a excreção da cápsula antes de se submeter à ressonância magnética.

Esofagogastroduodenoscopia

Descrição

1. Permite a visualização do esôfago, estômago e duodeno.
2. A esofagogastroduodenoscopia (EGD) pode ser usada para diagnosticar hemorragia digestiva alta aguda ou crônica, varizes esofágicas ou gástricas, pólipos, neoplasia, úlceras, gastrite, esofagite, estenose esofágica e refluxo gastresofágico.
3. Os instrumentos que passam pelo endoscópio podem ser usados para realizar estudos de biopsia ou citologia, remover pólipos ou corpos estranhos, controlar sangramentos ou abrir estenoses.

Considerações de enfermagem e cuidados com o paciente

1. Assegure-se de que o paciente faça jejum por 6 a 12 horas antes do procedimento, para prevenir aspiração e permitir a visualização completa do estômago.
2. Remova próteses e órteses orais para facilitar a passagem do endoscópio e evitar lesões.
3. Se for um atendimento ambulatorial, informe que alguém deve acompanhar o paciente para voltar para casa, porque ele será sedado.
4. Informe o médico sobre alergias e medicações de que o paciente FAÇA uso. Alguns medicamentos podem ter que ser interrompidos até que o teste seja concluído.
5. Obtenha radiografias prévias e envie com o paciente.
6. Descreva o que ocorrerá durante e após o procedimento:
   a. A garganta será anestesiada com *spray* ou gargarejo.
   b. Um sedativo IV será administrado.
   c. O paciente será posicionado sobre o lado esquerdo com uma toalha ou bacia na boca para recolher as secreções.
   d. Um bocal de plástico será usado para ajudar a relaxar a mandíbula e proteger o endoscópio. Enfatize que isso não interfere na respiração.
   e. O paciente pode ser solicitado a engolir uma vez enquanto o endoscópio está sendo avançado. Depois disso, ele não deve engolir, falar ou mover a língua. As secreções escorrem pelo canto da boca e pode haver necessidade de aspiração.
   f. É inserido ar durante o procedimento, para permitir melhor visualização do tubo GI. A maior parte do ar é removida ao FIM do procedimento. O paciente pode sentir um certo desconforto e o restante do ar é eliminado por eructação ou flatulência.
   g. Mantenha o paciente em jejum de acordo com o protocolo, até que ele esteja alerta e o reflexo faríngeo (reflexo de engasgo) tenha retornado.
   h. Pode retomar a dieta regular depois que o reflexo faríngeo retornar e que o paciente seja capaz de tolerar fluidos.
   i. Pode sentir dor de garganta por 24 a 36 horas depois do procedimento. Quando o reflexo faríngeo tiver retornado, podem ser prescritas pastilhas para a garganta ou gargarejos salinos quentes para aumentar o conforto.
7. Monitore os sinais vitais a cada 30 minutos por 3 a 4 horas e mantenha as grades laterais levantadas até que o paciente esteja totalmente alerta.
8. Monitore o paciente em busca de dor abdominal ou torácica, dor cervical, dispneia, febre, hematêmese, melena, disfagia, tontura ou abdome firme e distendido, pois podem indicar complicações.
9. Ensine o paciente sobre os sinais e sintomas listados e avise para comunicar imediatamente caso ocorram, mesmo após a alta.
10. Possíveis complicações incluem perfuração do esôfago ou estômago, aspiração pulmonar, hemorragia, depressão ou parada respiratória, infecção, arritmias ou parada cardíaca.

Alerta de enfermagem
A perfuração do tubo GI é uma complicação da endoscopia. Avalie se há dor abdominal ou torácica, dispneia, febre, taquicardia, tontura e abdome distendido. Comunique imediatamente.

Sigmoidoscopia e colonoscopia flexível

1. Sigmoidoscopia é a visualização do canal anal, reto, cólon sigmoide e cólon proximal por meio de um sigmoidoscópio de fibra óptica.
2. Colonoscopia é a visualização de todo o intestino grosso, sigmoide, reto e canal anal. É realizado como um exame de triagem para câncer de cólon porque pode ser usado para identificar e remover pólipos potencialmente pré-cancerosos e cancerígenos.
3. Sigmoidoscopia ou colonoscopia podem ser usadas para diagnosticar neoplasia, pólipos, inflamação ou estenoses.
4. A colonoscopia é usada para supervisão de pacientes com história de colite ulcerativa crônica, câncer de cólon prévio ou pólipos no cólon.
5. A endoscopia digestiva baixa pode ser usada para realizar biopsia, remover objetos estranhos ou obter amostras diagnósticas.
6. A colonoscopia requer preparo intestinal por alguns dias antes do procedimento e uso de sedação consciente durante o procedimento. O preparo intestinal geralmente inclui a ingestão de aproximadamente 4 ℓ de uma solução eletrolítica isosmolar durante um período de 3 a 4 horas no dia anterior ao procedimento, uma dieta líquida clara no dia anterior e um laxante oral na noite anterior (os protocolos variam). Também pode ser usado um preparo alternativo.
7. A colonografia por TC, também conhecida como colonoscopia virtual, está evoluindo como um método não invasivo de triagem.

Alerta farmacológico
Preparações de fosfato de sódio devem ser evitadas em pessoas com insuficiência cardíaca congestiva, insuficiência renal, e em indivíduos mais sensíveis a desequilíbrios eletrolíticos.

Ultrassonografia endoscópica

Descrição

1. Esse procedimento é uma combinação de endoscopia e US para visualizar o tubo GI e pode ser usado para avaliar a porção superior ou inferior do tubo.
2. Um transdutor ultrassônico é embutido na extremidade distal do endoscópio.
3. Esse procedimento permite uma resolução e imagem de alta qualidade das paredes do esôfago, estômago, duodeno, intestino delgado e cólon. Estruturas abdominais adjacentes também podem ser estudadas.
4. A ultrassonografia endoscópica (USE) também é indicada para avaliar e estadiar lesões do tubo GI.

Considerações de enfermagem e cuidados com o paciente

1. Verifique se o paciente realizou o preparo intestinal do dia anterior ao procedimento, geralmente um laxante oral (como o citrato de magnésio) e uma dieta líquida clara.
2. O paciente deve permanecer em jejum após a meia-noite.
3. Explique ao paciente que uma sensação de plenitude será percebida quando a água for introduzida no tubo GI. Isso elimina o espaço aéreo e fornece alta resolução para a imagem.
4. Se for realizada uma USE da porção superior, mantenha o jejum até que o reflexo faríngeo retorne. Uma USE da porção inferior pode ser realizada pelo emprego de uma abordagem retal.
5. Observe o paciente para alterações nos sinais vitais, sangramento, dor, vômito e distensão ou rigidez abdominal.
6. Certifique-se de que pacientes submetidos a procedimentos endoscópicos que necessitam de sedação tenham um acompanhante para levá-los para casa.

PROCEDIMENTOS E MODALIDADES TERAPÊUTICAS GERAIS

Alívio da constipação intestinal e impactação fecal

Um dos métodos empregados para evacuar o intestino inferior é um enema, a instilação de uma solução no reto e no cólon sigmoide. Se a impactação fecal é descoberta no exame, pode ser realizada uma desimpactação manual, para remover as fezes e promover a eliminação intestinal (Figura 18.1). No entanto, é melhor tentar prevenir a constipação intestinal usando fibras, laxantes ou amaciantes de fezes para que os enemas e a desimpactação manual não sejam necessários.

Objetivos da administração de enema

1. Preparo intestinal para exames diagnósticos ou cirurgia para esvaziar o intestino de seu conteúdo fecal.
2. Administração de medicamentos para o cólon (como enemas contendo esteroides para tratar a proctite ulcerativa ou enema com sulfonato de poliestireno de sódio para diminuir o nível sérico de potássio).
3. Para amolecer as fezes (enemas de retenção de óleo).
4. Para aliviar os gases (lavagem, leite e melaço, ou enemas de fosfato monossódico di-hidratado).
5. Promover a defecação e evacuar as fezes do cólon para pacientes com constipação intestinal ou impactação (não é a terapia de primeira escolha).

Considerações de enfermagem e cuidados com o paciente

1. Considere a remoção manual de impactação fecal nos seguintes pacientes em risco:
   a. Idosos com constipação intestinal crônica, hidratação insuficiente ou hipoativos.
   b. Pacientes com problemas ortopédicos que estiveram em tração ou em moldes corporais.
   c. Quando o bário não foi adequadamente removido após o exame radiológico.
   d. Pacientes com transtornos neurológicos ou psicóticos.
2. Pode ocorrer impactação fecal com uma colostomia descendente/sigmoide. Os dedos podem ser usados para quebrar as fezes por meio do estoma, seguido de limpeza com irrigação.
3. As contraindicações de uma remoção manual de impactação fecal incluem:
   a. Gravidez.
   b. Após cirurgia geniturinária, retal, perineal, abdominal ou ginecológica.
   c. Infarto do miocárdio, insuficiência coronariana, embolia pulmonar, insuficiência cardíaca, bloqueio cardíaco.
   d. Sangramento GI ou vaginal.
   e. Discrasias sanguíneas, distúrbios hemorrágicos.
   f. Hemorroidas, fissuras e pólipos retais.
4. Prepare-se para a administração de enema, ajudando o paciente a se posicionar em decúbito lateral esquerdo, com os joelhos dobrados. Lubrifique 7,5 a 10 cm da ponta do tubo de enema com lubrificante solúvel, mesmo que pré-lubrificado.
5. Insira de 8 cm a 10 cm da ponta do enema no reto e instile a solução lentamente, para evitar cólicas e espasmos retais. Quando completamente instilado, peça ao paciente para segurar a solução do enema o maior tempo possível, antes de retirar gentilmente a sonda.
6. Assegure-se de que o paciente possa ser transferido com segurança para o banheiro ou para a comadre quando sentir a sensação iminente de defecção.

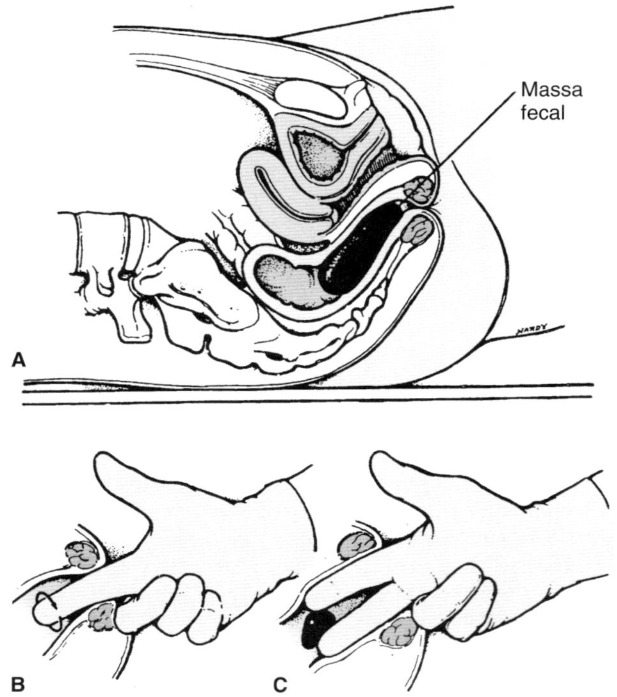

Figura18.1 Impactação fecal. **A.** Observe a área sombreada dentro do esfíncter retal que indica a impactação fecal. **B.** Estimulando suavemente a parede retal com o dedo indicador enluvado e usando um movimento circular, é possível liberar o material fecal. **C.** Pode ser necessário inserir delicadamente dois dedos na tentativa de esmagar a massa fecal. Deve ser feito um movimento semelhante ao de uma tesoura.

Alerta de enfermagem
Esteja ciente de que a remoção manual da impactação fecal pode causar síncope devido à estimulação do nervo vago.

Sondagem nasogástrica e nasointestinal

Baseado em evidências
Emergency Nurses Association. (2015). *Clinical practice guideline: Gastric tube placement verification.* Des Plaines, IL: Author. Disponível em: *https://www.ena.org/practice-resources/resource-library/clinical-practice-guidelines.*

Sondagem nasogástrica (NG) refere-se à inserção de uma sonda por meio da nasofaringe até o estômago. A sondagem NG tem múltiplos objetivos, incluindo descompressão do estômago, lavagem do estômago (irrigação por causa de sangramento ativo ou envenenamento), administração de medicamentos e alimentação a curto prazo. As sondas NG de uso prolongado são confeccionadas de um material plástico macio e flexível, com recomendações do fabricante, que podem incluir deixar a sonda no lugar por até 30 dias antes da troca.

A sondagem nasointestinal (NI)[1] deve ser realizada por um médico ou enfermeiro. Uma sonda de pequeno calibre é inserida no duodeno ou no jejuno, com a finalidade de alimentar e manter a nutrição. Pode

[1]N.R.T.: A sondagem intestinal é comumente denominada como *sondagem pós-pilórica.* Neste tópico, descreve-se a inserção de sondas gástricas e intestinais por via nasal (NG e NI); contudo, destaca-se que, em alguns pacientes, pode ser indicada a inserção oral de sonda gástrica ou pós-pilórica. Siga os protocolos de cuidados de sua instituição.

ser feita manualmente e, quando realizada por médico, pode incluir auxílio por endoscopia ou fluoroscopia. A utilização da fluoroscopia é considerada o padrão-ouro ou o método de inserção preferido. As sondas de alimentação intestinal são sondas macias, flexíveis, de pequeno diâmetro (8 ou 12 French), com um comprimento maior que as sondas de alimentação gástrica (medindo até 120 cm, em comparação a aproximadamente 76 cm para a sonda de alimentação gástrica). Algumas sondas têm peso na extremidade distal, de modo que serão posicionadas pelo peristaltismo. Todas as sondas devem ser rotineiramente pré-testadas quanto a patência e função antes da passagem.

Considerações de enfermagem e cuidados com o paciente

1. Antes de inserir a sonda, assegure-se de que a passagem nasal esteja desobstruída e, em seguida, faça uma medida aproximada da distância até o estômago, medindo da ponta do nariz do paciente até o lóbulo da orelha e descendo até o processo xifoide e, em seguida, marque esse ponto na sonda com fita (Figura 18.2). Lubrifique os primeiros 6 cm a 8 cm da sonda com lubrificante solúvel em água.
2. Com a cabeça do paciente em posição neutra, insira a sonda na narina e, lentamente, direcione-a para trás e para baixo. O paciente pode engasgar-se à medida que a sonda passa pela faringe. Permita que o paciente descanse, incline levemente a cabeça para a frente e tome um gole de água. Gire a sonda a 180° e continue avançando lentamente até a marca predeterminada.
3. Se o paciente estiver inconsciente, avance a sonda entre as respirações, para garantir que ela não entre na traqueia.
   a. Você precisará massagear o pescoço do paciente inconsciente para facilitar a passagem da sonda pelo esôfago.
   b. Preste atenção para o desenvolvimento de cianose ao passar a sonda em um paciente inconsciente. Cianose indica que a sonda entrou na traqueia.
4. Se o paciente tem uma condição nasal que impeça a inserção pelo nariz, a sonda deve ser passada pela boca.
   a. Remova as próteses, deslize a extremidade distal da sonda sobre a língua e proceda da mesma maneira que uma sondagem nasal.
   b. Certifique-se de enrolar a extremidade da sonda e direcioná-lo para baixo na faringe.
5. Esteja ciente de que dor ou vômito após a inserção da sonda indica obstrução ou posicionamento incorreto; pode precisar ser tracionada ou removida.
6. Se a sonda NG não estiver drenando, reposicione, avançando ou puxando levemente. Após reposicionar, verifique novamente a colocação e, em casos de dúvida, solicite avaliação médica.
7. Reconheça as complicações quando a sonda precisa ser mantida por períodos prolongados: lesão nasal, sinusite, esofagite, fístula esofagotraqueal, ulceração gástrica e infecções pulmonares e orais.

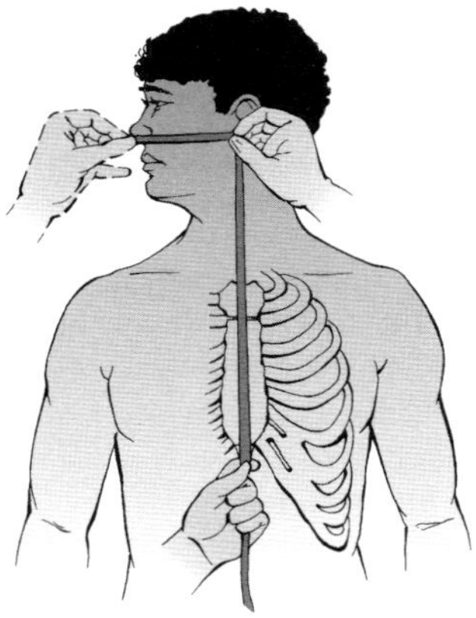

Figura 18.2 Mensuração do comprimento da sonda NG.

8. Avalie cor, consistência e odor do conteúdo gástrico. Conteúdo semelhante a "borra de café" pode indicar sangramento no sistema digestório. Comunique os resultados imediatamente ao médico.
9. A sonda deve ser irrigada antes e depois da administração de medicamentos pela sonda.
   a. O medicamento deve ser administrado na forma líquida oral, se possível.
   b. Pince a sonda por 30 a 45 minutos, para garantir a absorção do medicamento antes de reconectar à sucção, se estiver prescrita drenagem.
10. Verifique a função do sistema digestório auscultando regularmente os sons intestinais após o clampeamento da sonda por 30 minutos.
11. Para descontinuar o uso de uma NG, remova toda a fita e peça ao paciente para respirar fundo, segure e puxe a sonda com firmeza e lentamente (cobrindo-a com uma toalha quando progredir), e mais rapidamente quando chegar à faringe.

Cuidados com o paciente submetido a cirurgia gastrintestinal

Tipos de procedimentos

Cirurgias gástricas

1. Gastrectomia total – excisão completa do estômago com anastomose esofágico-jejunal.
2. Gastrectomia subtotal ou parcial – uma porção do estômago é excisada:
   a. Procedimento de Billroth I – remanescente gástrico anastomosado ao duodeno.
   b. Procedimento de Billroth II – remanescente gástrico anastomosado ao jejuno.
3. Gastrostomia (Janeway ou Spivak) – retalho retangular do estômago criado em estoma abdominal, usado para alimentação intermitente por sonda.

Cirurgias de hérnia

1. Herniorrafia – reparo cirúrgico de uma hérnia com sutura da parede abdominal.
2. Hernioplastia – correção reconstrutiva de hérnia, com malha costurada sobre o defeito para promover reforço.

Cirurgias intestinais

1. Apendicectomia – excisão do apêndice vermiforme.
2. Ressecção intestinal – excisão segmentar de intestinos delgado e/ou grosso, por diferentes abordagens:
   a. Anastomose das extremidades proximal e distal do intestino.
   b. Anastomose das extremidades proximal e distal do intestino com ostomia temporária de desvio com alça.
   c. Ambas as extremidades do intestino exteriorizadas para a parede abdominal com estomia proximal e fístula mucosa distal.
   d. Procedimento de Hartmann – intestino grosso proximal como ostomia; extremidade distal do intestino grosso superposta ao abdome como bolsa de Hartmann.
3. Ressecção anterior baixa – ressecção subtotal do reto com anastomose colorretal ou coloanal.
4. Ressecção abdominoperineal – abordagem combinada abdominal e perineal para a remoção do reto e ânus com colostomia permanente.
5. Colectomia subtotal – remoção parcial do intestino grosso ou do cólon.
6. Colectomia total – remoção completa do intestino grosso ou cólon com abordagens variadas:
   a. Anastomose ileorretal – remoção do cólon com o íleo anastomosado ao reto.
   b. Proctocolectomia – remoção do cólon incluindo o reto e o ânus, com ileostomia permanente.

c. Reservatório ileal – anastomose anal. (Remoção de cólon, proctectomia subtotal, possível mucosectomia retal distal, criação de reservatório pélvico a partir de duas, três ou quatro alças do íleo, com anastomose no canal anal. Geralmente, uma ileostomia temporária de alça é realizada como desvio fecal, para proteger o reservatório e a anastomose ileoanal. Após a remoção da ileostomia temporária – 2 a 3 meses de pós-operatório –, o reservatório armazena fezes e o paciente consegue evacuar com controle voluntário pelo ânus – ver p. 532.)
d. Procedimentos do tipo Kock ou reservatório continente intestinal Barnett (BCIR) – proctocolectomia, criação de um reservatório continente no intestino delgado, com estoma abdominal com válvula e botão usado para a remoção de fezes por meio de sondagem de rotina. (A continência é fornecida pela válvula em mamilo.)

7. Jejunostomia em Y de Roux – jejuno cortado, com extremidade distal exteriorizada como estoma permanente para alimentação intermitente com sonda; extremidade proximal é anastomosada ao tubo GI distalmente ao estoma, para restabelecer a via.

Cirurgia laparoscópica

1. Os procedimentos cirúrgicos GI são cada vez mais assistidos pelo uso de um laparoscópio, parcial ou totalmente. O laparoscópio geralmente é inserido por uma incisão umbilical de 1 cm com múltiplos trocartes usados para visualização e assistência. A dissecção é realizada com endocautério, tesoura ou *laser*.
2. As vantagens podem incluir redução da dor pós-operatória, períodos hospitalares e de recuperação mais curtos, menor risco de infecção e melhor resultado cosmético. O custo direto de um procedimento laparoscópico pode ser maior que um procedimento aberto; no entanto, o custo total e o período de recuperação podem ser menores devido à recuperação mais rápida do paciente.
3. As contraindicações podem incluir obesidade, aderências internas e obstrução com distensão intestinal.
4. As colecistectomias e apendicectomias são rotineiramente realizadas por laparoscopia; reparos de hérnia podem ser feitos usando o laparoscópio. Outras cirurgias gastrintestinais, incluindo ostomias e ressecções intestinais (podem incluir pacientes selecionados com câncer), estão sendo feitas cada vez mais por meio dessa abordagem cirúrgica.

Manejo pré-operatório

1. Todos os exames e procedimentos diagnósticos devem ser explicados ao paciente, para promover a cooperação e o relaxamento.
2. O paciente deve ser preparado para o tipo de procedimento cirúrgico, bem como para os cuidados pós-operatórios (cateter IV, bomba de analgesia controlada pelo paciente, sonda NG, drenos cirúrgicos, cuidados com incisão, possibilidade de ostomia).
3. Devem ser ensinadas medidas para prevenir complicações pós-operatórias, incluindo tosse, virar-se e respirar profundamente; usar o espirômetro de incentivo; e proteger a incisão.
4. Fluidos IV ou nutrição parenteral total (NPT) antes da cirurgia podem ser solicitados para melhorar o equilíbrio de líquidos e eletrólitos e o estado nutricional do paciente.
5. Devem ser monitorados ganhos e perdas.
6. Devem ser obtidos exames laboratoriais pré-operatórios.
7. A lavagem intestinal deve ser iniciada 1 a 2 dias antes da cirurgia, para melhor visualização. O preparo pode incluir modificações na dieta, como dieta líquida ou com baixo teor de fibras, laxantes orais, supositórios, enema ou solução de polietilenoglicol eletrólito (Colyte®, GoLYTELY®).
8. Antibióticos são prescritos para reduzir o crescimento bacteriano no cólon.
9. Um enfermeiro especialista em ostomia deve ser consultado, se o procedimento estiver programado para o paciente, para iniciar a compreensão e o manejo precoce dos cuidados pós-operatórios.
10. O paciente pode não receber nada por via oral após a meia-noite da noite anterior à cirurgia. Medicamentos podem ser suspensos, se prescrito pelo médico. Isso manterá o tubo GI limpo.

Manejo pós-operatório e cuidados de enfermagem

1. Uma avaliação física deve ser concluída pelo menos uma vez por turno, ou mais frequentemente, conforme indicado.
   a. Monitore sinais vitais para a identificação de sugestivos de infecção e choque – febre, hipotensão, taquicardia.
   b. Monitore ganhos e perdas, investigando sinais de desequilíbrio, desidratação e choque. Inclua todos os drenos na avaliação do débito.
   c. Avalie o abdome quanto a aumento de dor, distensão, rigidez e sensibilidade, pois podem indicar complicações pós-operatórias. Comunique qualquer achado anormal.
   d. Espere identificar ruídos hidroaéreos intestinais diminuídos ou ausentes no pós-operatório imediato.
   e. Analise o curativo e a incisão. Verifique se há secreção purulenta ou sanguinolenta, odor e sensibilidade incomum ou hiperemia no local da incisão, o que pode indicar sangramento ou infecção.
   f. Avalie a eliminação de flatos ou fezes.
   g. Monitore náuseas e vômito. Observe se há cheiro de fezes ou de matéria no vômito, pois pode indicar obstrução.
   h. Verifique o aspirado da sonda NG, o vômito e as fezes para sinais de sangramento. Registre e relate os resultados, se presentes.
2. Os achados laboratoriais devem ser monitorados e o paciente deve ser avaliado quanto a sinais e sintomas de desequilíbrio eletrolítico.
3. Drenos, cateteres IV e todos os drenos colocados na incisão devem ser monitorados e avaliados quanto a sinais de infecção ou infiltração.
4. Para manter a patência da sonda de NG, pode ser irrigada com 30 mℓ de soro fisiológico a cada 2 horas e conforme necessário. Se houver a saída de grandes quantidades pela sonda NG, pode ser necessária uma reposição por via IV.
5. A heparina subcutânea também pode ser prescrita para evitar embolia. Meias antiembolismo podem ser usadas.
6. Vire o paciente, faça-o tossir, respirar profundamente e realizar espirometria de incentivo a cada 2 horas. Sentar-se na beira do leito deve ser encorajado na noite da cirurgia, e deve ser feita uma tentativa de deambulação no primeiro dia de pós-operatório, a menos que seja prescrito de outra maneira.
7. A analgesia controlada pelo paciente para controle da dor ou outros analgésicos, conforme prescrito, deve ser administrada para promover o conforto.
8. O curativo de ferida deve ser trocado conforme necessário e de acordo com o protocolo institucional, mantendo técnica asséptica.
9. A dieta pode evoluir, conforme prescrito, depois de verificada a presença de ruídos intestinais, que indica que o tubo GI recuperou a motilidade. Após 1 a 2 dias de jejum no pós-operatório, a progressão normal da dieta é com lascas de gelo, goles de água, líquidos claros, líquidos comuns, dieta pastosa ou regular.
10. A educação dietética inclui a ingestão de fibras, evitando alimentos produtores de gases e mantendo o consumo adequado de líquidos.
11. Reforço das orientações e assistência com os cuidados da ostomia, se indicado.
12. A administração de medicamentos, conforme prescrito, pode incluir um amolecedor de fezes ou laxante quando a função intestinal tiver retornado.

Alerta de enfermagem
Devido ao tipo de cirurgia abdominal e localização da linha de sutura, o médico pode pedir para não irrigar ou manipular a sonda NG.

Complicações

1. Íleo paralítico ou obstrução.
2. Peritonite ou sepse.
3. Saída de secreções da anastomose, que pode resultar em peritonite.

Diagnósticos de enfermagem

- Dor aguda relacionada com incisão cirúrgica
- Nutrição desequilibrada – menos que as necessidades corporais associadas a modificações dietéticas após a cirurgia
- Integridade da pele prejudicada relacionada com a incisão cirúrgica
- Constipação intestinal associada à cirurgia
- Risco de infecção relacionada com a incisão cirúrgica
- Volume de líquidos deficiente associado ao procedimento cirúrgico.

Intervenções de enfermagem

Promoção do conforto

1. Avalie localização, intensidade e as características da dor e certifique-se de que estejam de acordo com o esperado para o estágio pós-operatório.
2. Administre analgésicos prescritos e forneça orientações se estiver usando uma bomba de infusão para analgesia controlada pelo paciente, para manter o conforto.
3. Avalie a eficácia dos analgésicos. Se houver prescrição, a prometazina pode potencializar a eficácia da medicação para a dor.
4. Incentive o paciente a mudar de decúbito com frequência e a proteger a incisão ao virar, tossir ou respirar profundamente, para minimizar o desconforto.

Melhora do estado nutricional

1. Monitore ganhos e perdas hídricas em cada turno, ou com mais frequência, se indicado, para manter o equilíbrio hídrico.
2. Progrida a dieta conforme tolerado.
3. Pese o paciente diariamente para garantir uma ingestão calórica adequada.
4. Forneça lanches ou suplementos ricos em proteínas e altamente calóricos e auxilie na seleção do cardápio, se necessário.
5. Ensine o paciente a evitar alimentos que produzam flatulência e estimule a deambulação.

Melhora da integridade cutânea

1. Avalie a ferida operatória em busca de sinais de eritema, edema e secreção purulenta, pois pode indicar infecção.
2. Troque o curativo cirúrgico segundo o protocolo da instituição e, conforme necessário, para proteger a pele da secreção e diminuir o risco de infecção.
3. Aplique curativos ao redor de drenos e tubos, para proteger a pele de secreções, se indicado.
4. Vire o paciente com frequência ou estimule mudanças de decúbito, para evitar que a pele sofra ruptura sobre proeminências ósseas.

Promoção da eliminação intestinal

1. Analise ruídos hidroaéreos para verificar o retorno da função intestinal.
2. Pergunte ao paciente se está apresentando flatulência pelo reto ou pela ostomia – também indicativo de retorno da função intestinal.
3. Avalie distensão abdominal, náuseas ou vômito, pois pode indicar obstrução.
4. Monitore as fezes quanto a frequência, quantidade e consistência.
5. Administre emoliente de fezes ou laxante, conforme prescrito, para promover o conforto durante a evacuação.
6. Incentive a dieta com conteúdo adequado de fibras e líquidos, para obter efeito laxante natural.
7. Encoraje e ajude com a deambulação para promover o peristaltismo.

Prevenção da infecção

1. Monitore a temperatura a cada plantão ou conforme solicitado e analise as medidas anteriores para reconhecer precocemente uma alteração.
2. Troque os curativos cirúrgicos na frequência determinada por protocolo institucional ou com mais frequência, conforme necessário. Mantenha a técnica asséptica para evitar contaminação.
3. Monitore a ferida em busca de sinais e sintomas de infecção, como hiperemia, edema, drenagem purulenta, odor e dor.
4. Obtenha cultura de secreção da ferida, conforme prescrito.
5. Monitore o paciente que se encontra com sonda de Foley, para identificar sinais e sintomas de infecção do trato urinário (ITU), como urina concentrada e turva; hematúria; febre. Se a sonda de Foley for suspensa, continue monitorando o que já foi descrito, associado a queixa de ardor e urgência urinária.
6. Ajude o paciente a lavar o períneo diariamente e, conforme necessário, se houver incontinência, para maior conforto e higiene.
7. Avalie os sons respiratórios e monitore presença de estertores.
8. Instrua o paciente a virar, tossir, respirar profundamente e usar o espirômetro de incentivo a cada 2 horas, para minimizar complicações.
9. Incentive a deambulação precoce para iniciar a função intestinal e reduzir o risco de embolia.
10. Administre antibióticos, conforme prescrito, para manter o nível plasmático constante.

Manutenção do volume hídrico

1. Monitore ganhos e perdas a cada 8 horas, ou com mais frequência, conforme protocolo institucional, para avaliar a condição clínica atual. Inclua no balanço quantidade de secreção drenada de feridas nas trocas de curativos e de drenos, caso estejam inseridos.
2. Analise o paciente em busca de sinais de desidratação – pele seca e avermelhada; prega cutânea; oligúria; taquicardia, hipotensão e taquipneia; aumento no hematócrito, nitrogênio ureico no sangue e eletrólitos; febre; perda de peso.
3. Monitore os resultados laboratoriais e relate os achados anormais.
4. Avalie o paciente quanto a sinais de desequilíbrio eletrolítico – náuseas ou vômito, arritmia cardíaca, tremor, convulsões, anorexia, mal-estar, fraqueza, pulso irregular; alterações de comportamento ou do estado mental.
5. Pese o paciente diariamente para garantir ingestão calórica adequada.
6. Administre alimentação enteral, fluidos parenterais e hemoderivados, conforme prescrito, para manter o volume durante o período de redução da ingestão oral.

Considerações sobre atendimento domiciliar e na comunidade

1. Reforce as instruções de alta e a importância do acompanhamento pós-operatório, incluindo as consultas de acompanhamento com o médico e a realização de exames laboratoriais e outros testes ou terapias programadas.
2. Um indivíduo que tenha sido submetido a uma gastrectomia total precisa de administração parenteral vitalícia de vitamina B_{12}, para prevenir anemia perniciosa. Isso também pode se aplicar a indivíduos com o íleo terminal removido e, às vezes, para aqueles que permanecem com ileostomia.
3. Troque o curativo e reforce o tratamento da ostomia, conforme prescrito. Relate quaisquer sinais de infecção – secreção incomum, eritema, calor, aumento da dor, edema.
4. Instrua o paciente a aumentar gradualmente as atividades da vida diária (AVDs). Evitar levantamento de peso (mais de 5 quilos), empurrar, puxar ou dirigir por 6 a 8 semanas no pós-operatório.
5. Encaminhamento para recursos adicionais da comunidade, se aplicável (grupos de apoio, programas de refeições, serviços sociais).

Educação do paciente e manutenção da saúde

1. Revise os sinais e sintomas de infecção de ferida, para que possa ser instituída intervenção precoce.
2. Explique os sinais e sintomas de outras complicações pós-operatórias a serem comunicadas – temperatura elevada, náuseas ou vômito, distensão abdominal, alterações na função intestinal e consistência ou coloração das fezes.
3. Instrua o paciente a informar prontamente se houver sangue nas fezes ou a expectoração de sangue.
4. Oriente o paciente sobre cuidados com a ferida e/ou ostomia, se aplicável, para promover a cicatrização e a autoconfiança.
5. Incentive o paciente a virar, tossir, respirar profundamente; usar espirômetro de incentivo; e deambular. Discuta a importância dessas funções durante o período de recuperação.
6. Revise as mudanças na dieta, como o aumento do conteúdo de fibras e da ingestão de líquidos, e sua importância na melhoria da função intestinal.
7. Revise a ação e os efeitos adversos dos medicamentos prescritos para incentivar a adesão e a compreensão do manejo.
8. Avalie a necessidade de acompanhamento domiciliar e inicie os encaminhamentos adequados, se indicado.

Reavaliação: resultados esperados

- Verbaliza aumento do conforto (usando uma escala de dor de 0 a 10, sendo 0 a ausência de dor e 10 a pontuação mais alta)
- Consome 50 a 75% de cada refeição; sem perda de peso
- Rebordos da ferida aproximados e linha de cicatrização presente
- Adequada eliminação de flatos e fezes
- Não há sinais e sintomas de infecção
- Sinais vitais estáveis; fluidos e eletrólitos em equilíbrio.

Cuidados com o paciente submetido à cirurgia de ostomia

Ver Diretrizes para padrões de cuidados 18.2.

Tipos de ostomia intestinal

Colostomia

Ver Figura 18.3.

1. É uma abertura criada cirurgicamente entre o cólon e a parede abdominal para permitir a eliminação de fezes. Pode ser um desvio temporário ou permanente.
2. Uma colostomia pode ser instalada em qualquer segmento do intestino grosso (cólon), o que influenciará o tipo de fezes produzidas. Quanto mais à direita a colostomia, mais amolecidas as fezes. As colostomias transversa e descendente/sigmoide são os tipos mais comuns.
3. Uma colostomia pode ser realizada como parte de uma ressecção abdominoperineal de câncer retal, desvio intestinal para câncer irressecável, medida temporária para proteger uma anastomose ou um tratamento cirúrgico de doenças inflamatórias intestinais, traumatismo, diverticulite perfurada, isquemia intestinal, câncer e condições congênitas.

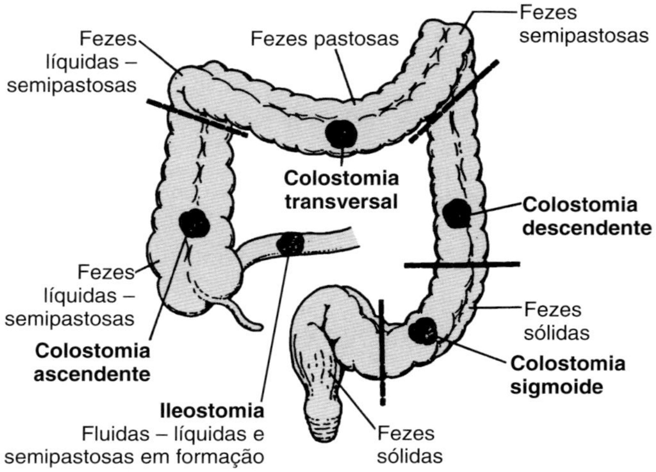

Figura 18.3 Representação diagramática da instalação de ostomias intestinais e natureza da eliminação nesses locais.

DIRETRIZES PARA PADRÕES DE CUIDADOS 18.2

Cuidados com o paciente com ostomia

- Prepare o paciente e a família no pré-operatório, explicando o procedimento cirúrgico, as características do estoma e os cuidados com a ostomia e com o sistema de bolsa
- Um enfermeiro especializado em ostomia deve marcar o local ideal para o estoma
- No pós-operatório, monitore a cor do estoma e a quantidade e coloração da drenagem pelo estoma a cada turno; documente e comunique quaisquer anormalidades
- Periodicamente, troque a bolsa e assessórios adequados à ostomia, para evitar vazamento e proteger a pele em torno do estoma. Aproveite este momento como uma oportunidade para passar orientações ao paciente
- Avalie a pele em torno do estoma a cada troca da bolsa, documente os achados e trate qualquer anormalidade (ruptura da pele em decorrência de vazamento, alergia ou infecção), conforme indicado
- Ensine técnicas de autocuidado ao paciente e/ou cuidador. Oriente sobre o esvaziamento rotineiro da bolsa, limpeza da pele e do estoma e troca do sistema e acessórios, até que a independência seja alcançada
- Ensine o paciente e a família sobre ajustes no estilo de vida relacionados com controle de gases e odores, aquisição de suprimentos de ostomia e orientações quanto a banho, roupas e viagens
- Incentive o paciente a verbalizar os sentimentos em relação a ostomia, alterações na imagem corporal e questões sexuais
- Informe o paciente sobre os recursos comunitários, revendedores de suprimentos para ostomias, enfermeiros especializados em ostomia, American Cancer Society e Crohn's & Colitis Foundation.[2]

Esta informação deve servir apenas como orientação geral. A situação de cada paciente apresenta um conjunto único de fatores clínicos e requer julgamento de enfermagem para orientar os cuidados, que pode incluir medidas e abordagens adicionais ou alternativas.

[2]N.R.T.: Estas associações se aplicam aos EUA. No Brasil, a Sociedade Brasileira de Estomaterapia (SOBEST) disponibiliza conteúdos específicos sobre a temática e cartilhas de orientações para pacientes em *http://www.sobest.org.br/*.

Ileostomia

1. É uma abertura criada cirurgicamente entre o íleo do intestino delgado e a parede abdominal, para permitir a eliminação do efluente do intestino delgado.
2. A ileostomia geralmente é formada no íleo terminal do intestino delgado e colocada no quadrante inferior direito do abdome. As fezes de uma ileostomia são drenadas frequentemente (em média, 4 a 5 vezes ao dia) e contêm enzimas proteolíticas, que podem ser prejudiciais à pele.
3. Os diagnósticos que podem exigir uma ileostomia temporária ou permanente incluem colite ulcerativa, doença de Crohn, polipose familiar, câncer, anomalias congênitas e traumatismo.

Características dos estomas

1. Um estoma é a parte do intestino (delgado ou grosso) que é exteriorizada na parede abdominal para se tornar o orifício de saída para a eliminação dos resíduos intestinais. O termo *estoma* é frequentemente usado de modo equivalente ao termo *ostomia*.
2. Características normais do estoma – rosado-avermelhado, úmido, sangra ligeiramente ao atrito, sem sensação de toque, função intestinal involuntária. O edema pós-operatório diminui gradualmente ao longo de vários meses.
3. Classificações do estoma:
   a. Estoma terminal – após a ressecção do intestino, a porção proximal é exteriorizada na parede abdominal, sendo realizada a eversão (que expõe o revestimento da mucosa) e é suturada à derme ou ao tecido subcutâneo. Há apenas uma abertura pela qual as fezes são drenadas. O intestino distal é removido cirurgicamente ou suturado e fechado dentro da cavidade abdominal.
   b. Estoma de dupla saída (ou estoma em "duas bocas") – após a divisão do intestino, as extremidades proximal e distal são exteriorizadas na parede abdominal, é feita uma eversão e são suturadas à derme ou ao tecido subcutâneo. Se as aberturas são feitas próximas uma à outra, exigindo que sejam mantidas juntas na mesma bolsa, são chamadas de *estoma de dupla saída*; se as aberturas forem separadas e mantidas em bolsas separadamente, podem ser denominadas *estoma final* (proximal), que drena as fezes, e fístula mucosa (distal), que drena muco. Esse tipo de estoma é geralmente temporário.
   c. Estoma de alça – uma alça intestinal é exteriorizada até a parede abdominal por meio de uma incisão e estabilizada temporariamente com haste, cateter ou ponte de pele ou fáscia. A parede anterior do intestino é aberta cirurgicamente ou por eletrocautério, para expor as aberturas proximal e distal. A parede posterior do intestino permanece intacta e separa a abertura proximal funcional e a abertura distal não funcional. Esse tipo de estoma é geralmente temporário.

Manejo pré-operatório e cuidados de enfermagem

1. Prepare o paciente para cirurgia abdominal geral (ver p. 501). Peça ao paciente que consulte um enfermeiro especialista em ostomia.
   a. Um enfermeiro especialista em ostomia tem o título de enfermeiro especialista em ostomia ou enfermeiro especialista em cuidados com feridas, ostomia e continência (nos EUA, CWOCN, do inglês *certified wound, ostomy, and continence nurse*, e anteriormente conhecido como *enfermeiro certificado de terapia ostomal*). Esses[3] enfermeiros desempenham um papel fundamental na reabilitação de pacientes com ostomias e condições relacionadas.
   b. A Wound Ostomy e a Continence Nurses Society têm uma publicação oficial chamada de *Journal of Wound, Ostomy, and Continence Nursing* (*www.wocn.org*).[4]
2. Administre líquidos de reposição, conforme prescrito, antes da cirurgia, devido ao possível aumento na produção durante a fase pós-operatória.
3. Forneça uma dieta com baixo teor de fibras antes do paciente iniciar o jejum.
4. Explique que o abdome pode ser marcado pelo enfermeiro especializado em ostomia ou pelo cirurgião, para garantir o posicionamento adequado do estoma. *Nota*: a posição do estoma no abdome geralmente é determinada pela localização anatômica do segmento intestinal (p. ex., uma colostomia sigmoide é idealmente localizada no quadrante inferior esquerdo do abdome).
5. Outras considerações ao selecionar um estoma são:
   a. Posicione no interior do músculo reto.
   b. Evite proeminências ósseas, como a crista ilíaca e o rebordo costal.
   c. Afaste do umbigo, de cicatrizes e de sulcos profundos, observados nas posições deitada, sentada e em pé.
   d. Posicione em uma superfície plana
   e. Evite a linha da cintura quando possível.
   f. Posicione dentro da área de visão do paciente, para otimizar o cuidado independente.
6. Apoie o paciente e a família sobre as inúmeras consequências psicossociais resultantes da cirurgia.

Manejo pós-operatório e cuidados de enfermagem

1. Realize os cuidados gerais para uma cirurgia abdominal (ver p. 501).
2. Avalie o estoma em cada turno quanto à cor e registre os achados:
   a. Cor normal – rosa-avermelhada.
   b. Escurecido – vermelho-escuro; tonalidade arroxeada (sinal de isquemia).
   c. Necrótico – marrom ou preto; pode estar seco (notifique o médico para determinar a extensão da necrose).
3. Aplique a bolsa e o sistema de proteção da pele o mais próximo possível do estoma, sem esfregar. É aceitável ter uma folga de 1,5 mm a 3 mm, para evitar a constrição do estoma, o que pode contribuir para a formação de edema (Figura 18.4).
4. Verifique se há distensão abdominal, pois reduz o fluxo sanguíneo para o estoma em decorrência da tensão mesentérica.
5. Avalie e esvazie a bolsa de ostomia e sistemas de drenagem frequentemente para promover a patência e manter a fixação.
6. Monitore os ganhos e as perdas com extrema precisão, pois a eliminação pode permanecer alta durante o período pós-operatório imediato.
7. Realize drenagem e irrigação pela sonda NG frequentemente, conforme prescrito, para aliviar a pressão e diminuir o conteúdo gástrico.
8. Ofereça suporte contínuo ao paciente e à família.

Complicações

1. Separação mucocutânea (entre a pele e o estoma).
2. Isquemia do estoma.
3. Estenose ou estreitamento do estoma (geralmente uma complicação a longo prazo).
4. Prolapso do estoma.

[3]N.R.T.: No Brasil, de maneira semelhante, a Sociedade Brasileira de Estomaterapia (SOBEST) certifica enfermeiros especialistas na área e indica como identificar profissionais especialistas em todo o território nacional em *http://www.sobest.org.br/*.

[4]N.R.T.: No Brasil, a revista da Sociedade Brasileira de Estomaterapia – SOBEST que publica artigos científicos sobre a temática denomina-se *Estima – Brazilian Journal of Enterostomal Therapy* e pode ser conhecida no *site https://www.revistaestima.com.br/index.php/estima*.

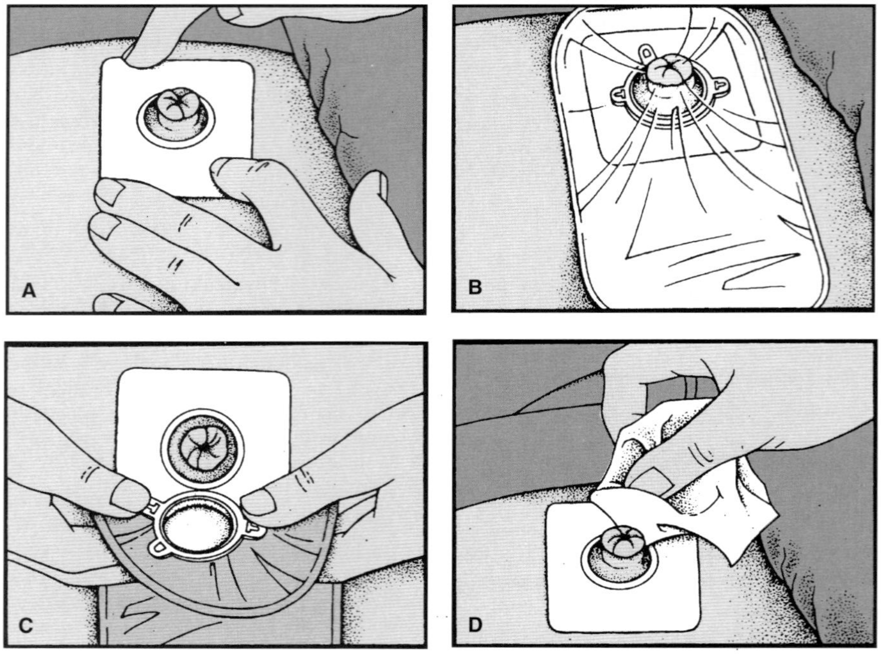

Figura 18.4 Troca do sistema de bolsa de ostomia em duas peças. Os sistemas de bolsas variam de acordo com o fabricante e são escolhidos conforme as necessidades do paciente. Os sistemas podem ser de uma ou de duas peças e são descartáveis ou reutilizáveis. Uma bolsa de peça única descartável é comumente aderida à pele por meio de adesivo, placa protetora de pele ou ambos. Um sistema descartável de duas peças consiste em uma placa de pele com ou sem a borda de fita e uma bolsa. Os sistemas reutilizáveis consistem em discos adesivos duplos, placa e adesivos para fornecer uma vedação e podem ser usados por semanas a meses. **A.** Uma placa adesiva (4 a 10 cm) é aplicada após a limpeza e secagem da pele em torno do estoma. **B.** Uma bolsa de drenagem transparente ou opaca é posicionada sobre o estoma no ângulo desejado. **C.** A bolsa pode ser retirada sem a remoção da placa. **D.** O estoma pode ser avaliado sem a remoção da placa.

5. Hérnia em torno do estoma.
6. Laceração do estoma.
7. Retração da ostomia.
8. Ruptura da pele em torno do estoma por exposição a eliminação intestinal, reação alérgica a produtos ou uma infecção, como candidíase.

Diagnósticos de enfermagem

- Conhecimento deficiente relacionado com procedimentos cirúrgicos e manejo da ostomia
- Imagem corporal comprometida associada a mudanças na estrutura, função e aparência
- Integridade da pele prejudicada relacionada com irritação cutânea em torno do estoma resultante da presença de secreção e da bolsa
- Nutrição desequilibrada – menos que os requisitos corporais, associada a modificações dietéticas após a cirurgia
- Disfunção sexual relacionada com alteração da estrutura corporal.

Intervenções de enfermagem

Orientação ao paciente

1. Revise o procedimento cirúrgico com o paciente e discuta as informações que o cirurgião e outros profissionais forneceram. Esclareça qualquer mal-entendido.
2. Evite sobrecarregar o paciente com informações.
3. Inclua a família nas discussões, quando apropriado.
4. Use materiais educacionais disponíveis, incluindo fotos e desenhos, se o paciente se mostrar receptivo.
5. Envolva o enfermeiro especialista em ostomia nas orientações e reforce a informação, incluindo modificações no estilo de vida.
6. Empregue uma abordagem em equipe; a necessidade de informação pode advir de diferentes disciplinas.
7. Avalie a resposta do paciente às orientações. Se o paciente não estiver interessado, forneça horários alternativos para uma revisão.
8. Introduza gradualmente as etapas para alcançar o controle independente da ostomia. O paciente pode progredir por meio das seguintes etapas:
   a. Observando o estoma e os procedimentos de esvaziamento e troca da bolsa.
   b. Aprendendo a como aplicar e remover o fechamento da pinça da bolsa.
   c. Fazendo o esvaziamento e a lavagem da bolsa.
   d. Recebendo ajuda com a mudança do sistema de bolsa até que seja independente.
9. Considere as questões psicossociais do paciente e seus efeitos sobre a aprendizagem.

Promoção de uma autoimagem positiva

1. Incentive o paciente a verbalizar seus sentimentos sobre o resultado cirúrgico. Reconheça que é normal ter sentimentos negativos em relação à cirurgia de ostomia; mostre empatia ao paciente.
2. Descreva os comportamentos para obter a sensação de controle, como retomar as AVDs.
3. Dê apoio durante a visualização inicial do estoma e incentive o paciente a tocar a área.
4. Incentive o cônjuge ou outro parceiro a olhar o estoma.
5. Marque a visita de um paciente ostomizado da United Ostomy Association[5] se o paciente desejar. Tal orientação deve ser feita preferencialmente no pré-operatório.
6. Ofereça aconselhamento, conforme necessário, e incentive o paciente a usar sistemas normais de apoio, como família, igreja e grupos comunitários.

[5]N.R.T.: No Brasil, procure a Associação Brasileira de Ostomizados (Abraso) em: *https://abraso.org.br/*.

Manutenção da integridade cutânea

1. Selecione o sistema de bolsa com base no tipo de ostomia e na condição do estoma e da pele (Figura 18.3).
2. Esvazie a bolsa quando tiver um terço ou metade cheia, para evitar o enchimento excessivo, que interfere com no fechamento da bolsa.
   a. Remova a pinça de fechamento da parte distal da bolsa.
   b. Abra a bolsa.
   c. Drene as fezes da bolsa.
   d. Limpe a parte distal da bolsa com papel higiênico ou lenço de limpeza (pode-se lavar a bolsa se necessário).
   e. Drene todo o conteúdo da bolsa e reaplique a pinça de fechamento.
3. Cuide de lesão de pele ao redor do estoma se necessário.
   a. Aplique o pó protetor de pele sobre a área afetada, para funcionar como uma barreira (p. ex., Stomahesive®).
   b. Sele o pó com água ou selante para a pele (p. ex., Skin-Prep®). Pode ser aplicado 1 a 3 vezes ao dia, dependendo da gravidade da lesão de pele.
   c. Deixe a pele secar antes de aplicar a placa e a bolsa.

Alerta de enfermagem
Quando a pele ao redor do estoma fica exposta a excesso de umidade, pode ocorrer candidíase. Apresenta-se como uma erupção eritematosa, que pode incluir pápulas, pústulas ou manchas brancas. Os pacientes podem se queixar de prurido. O procedimento de tratamento é o mesmo que para a lesão de pele, usando um pó antifúngico prescrito (nistatina) em substituição ao pó protetor da pele. O pó antifúngico deve ser usado em cada troca da bolsa e mantido por 2 semanas após a condição ter sido eliminada. A identificação positiva de *Candida albicans* pode ser feita por meio de cultura ou visualização microscópica. O tratamento geralmente é iniciado sem cultura ou raspagem, se os sinais e sintomas forem clássicos.

Maximização da ingestão nutricional

1. Revise os hábitos alimentares com o paciente para determinar padrões, preferências e substâncias irritantes intestinais.
2. Aconselhe o paciente a evitar alimentos que estimulem a evacuação, como nozes, sementes e certas frutas.
3. Recomende a consistência nos hábitos alimentares, bem como moderação.
4. Coordene as consultas com o nutricionista, conforme necessário.
5. Pese o paciente diariamente; monitore sinais vitais e eletrólitos para determinar o estado nutricional.

Alcance do bem-estar sexual

1. Incentive o paciente e o companheiro a expressar seus sentimentos sobre a ostomia.
2. Discuta maneiras de esconder a bolsa durante os momentos de intimidade, se desejado – capas para bolsa, roupa íntima especial para pacientes ostomizados. Também pode ser usada uma bolsa de menor capacidade (minibolsa).
3. Recomende posições diferentes para atividade sexual para diminuir o atrito do estoma e a irritação da pele.
4. Esclareça, quando apropriado, que a ostomia em uma mulher não impede uma gravidez bem-sucedida.
5. Recomende aconselhamento conforme necessário.

Educação do paciente e manutenção da saúde

Cuidados com a pele

1. Instrua o paciente a inspecionar a pele ao redor do estoma a cada troca ou esvaziamento da bolsa.
2. Faça uma revisão das técnicas para o tratamento de complicações na pele ao redor do estoma.
3. Recomende o uso de produtos alternativos, se o paciente desenvolver reação alérgica a um determinado produto.
4. Oriente o paciente a notificar o médico quando as complicações com a pele não puderem ser resolvidas pelos métodos usuais.

Irrigação da colostomia

1. Ensine o procedimento de irrigação a pacientes com colostomia descendente ou sigmoide. Reforce o propósito de limpeza do cólon e estimule o cólon a se movimentar em horários regulares para recuperar o controle da eliminação intestinal.
   a. A irrigação pode ocorrer todos os dias ou em dias alternados, dependendo do padrão intestinal.
   b. Geralmente, leva de 1 a 2 meses para que o controle fecal seja estabelecido.
   c. Pacientes com história pré-operatória de movimentos intestinais regulares têm maior possibilidade de obter sucesso.
2. Posicione o paciente em frente ao vaso sanitário, com a manga de drenagem da irrigação direcionada para o vaso, e lubrifique a outra ponta do enema antes de inserir com cuidado não mais que 8 cm no estoma.
3. Deixe a solução fluir lentamente, durante 5 a 10 minutos, e mais devagar se ocorrerem cólicas.
4. Remova a sonda e deixe o conteúdo intestinal escorrer por 10 a 15 minutos antes de fechar a manga de irrigação, que deve permanecer no local por mais 20 minutos antes de limpar o estoma e aplicar a bolsa de colostomia usual.

Controle de odores

1. Incentive a higienização da bolsa por meio de enxágue, mantendo-a livre de fezes, arejando as bolsas reutilizáveis, descartando bolsas impregnadas de odor.
2. Recomendamos o uso de desodorantes de bolsas, desodorantes de ambiente e desodorantes orais, como subgalato de bismuto ou salsa.
3. Evite realizar perfurações na bolsa.

Controle de flatos

1. Sugira evitar o uso de canudos, falar excessivamente enquanto come, mascar chiclete e fumar para reduzir a ingestão de ar.
2. Oriente sobre alimentos formadores de gases, como feijão e repolho, e elimine quando apropriado. Para o gás percorrer o trajeto entre a boca até a colostomia, demora cerca de 6 horas.
3. Recomende cobrir o estoma com o braço para abafar os sons dos gases, quando apropriado.

Atividades da vida diária

Oriente o paciente sobre o seguinte:

1. Retome os hábitos normais de banho (banheira ou ducha) com ou sem permanência da bolsa.
2. Proteja ao redor das bordas da placa da bolsa com fita adesiva à prova d'água, se necessário, para tomar banho ou nadar.
3. A necessidade de adaptação nas roupas geralmente é mínima. Cintas sem espartilhos e meias-calças são aceitáveis.
4. Leve um *kit* de suprimentos de ostomia para o trabalho ou viagem, para o caso de uma emergência.
5. Participe de esportes como desejado. O paciente deve tomar cuidados ao praticar esportes de contato. Durante atividades vigorosas, uma cinta pode fornecer segurança extra.
6. Para mais informações e apoio, consulte a United Ostomy Association, um grupo de autoajuda para pacientes ostomizados e outras pessoas interessadas, em: *www.uoa.org*. A publicação oficial da associação é o *Ostomy Quarterly*. Incentive os pacientes ostomizados a participarem de um comitê local. Normalmente, os comitês publicam um boletim informativo local, realizam reuniões mensais e oferecem visitas de profissionais treinados em ostomia, a pedido dos profissionais de saúde.[6]

---

[6]N.R.T.: No Brasil procure a Abraso – Associação Brasileira de Ostomizados, em *https://abraso.org.br/*.

7. Os fabricantes de suprimentos para ostomia oferecem leituras que tratam de uma grande variedade de tópicos relacionados com ostomia.
8. Incentive o paciente a manter contato com os profissionais de saúde.

Reavaliação: resultados esperados

- Verbaliza o conhecimento sobre a cirurgia de ostomia e os cuidados gerais
- Consegue olhar para a ostomia
- Sem lesão cutânea ao redor do estoma
- Planeja o cardápio com nutricionista; peso estável
- Discute preocupações de intimidade com o parceiro.

DISTÚRBIOS ESOFÁGICOS

As varizes esofágicas são abordadas no Capítulo 19.

Refluxo gastresofágico e esofagite

Os conteúdos gástricos retornam ao esôfago, e às vezes até a boca e os pulmões, na doença do refluxo gastresofágico (DRGE) devido à incompetência do esfíncter esofágico inferior (EEI). Pode ocorrer esofagite ou inflamação da mucosa esofágica.

Fisiopatologia e etiologia

1. Refluxo gastresofágico associado a um EEI incompetente – refluxo do conteúdo gástrico (fluxo retrógrado) por meio do EEI para o esôfago.
2. Pode ser o resultado de um comprometimento no esvaziamento gástrico resultante de gastroparesia ou obstrução parcial da saída do estômago.
3. A acidez do conteúdo gástrico e a quantidade de tempo em contato com a mucosa esofágica estão relacionadas com o grau de dano na mucosa.
4. Pode resultar em inflamação e ulceração do esôfago, causando esofagite.
5. Pode ser causada por distúrbios de motilidade (esclerodermia, espasmo esofágico).

Manifestações clínicas

Doença do refluxo gastresofágico

1. O sintoma mais comum é a azia (pirose), ocorrendo tipicamente 30 a 60 minutos após as refeições e em posições reclinadas. Pode haver queixas de refluxo espontâneo (regurgitação) de conteúdo gástrico amargo ou amargor na boca.
2. Outros sintomas típicos incluem globo faríngeo (sensação de algo na garganta), dor epigástrica leve, dispepsia e náuseas e/ou vômito.
3. A disfagia é um sintoma menos comum.
4. Os sintomas atípicos incluem dor torácica, rouquidão, dor de garganta recorrente, limpeza frequente da garganta, tosse crônica, perda do esmalte dos dentes, broncospasmo (asma/chiado no peito) e odinofagia (dor subesternal aguda ao engolir).
5. Os sintomas que podem sugerir outras etiologias precisam de avaliação adicional: dor torácica atípica (descartar possíveis causas cardíacas), disfagia, odinofagia, sangramento no sistema digestório, dispneia ou perda de peso (descartar câncer ou estenose esofágica).

Esofagite

1. A esofagite é uma inflamação aguda ou crônica do esôfago. A gravidade dos sintomas pode não estar associada ao grau de dano ao tecido esofágico.
2. Os sintomas variam de acordo com a etiologia da esofagite e incluem disfagia, odinofagia, ardor intenso e dor torácica.
3. Causas de esofagite, além da DRGE:
   a. Infecciosa – *Candida*, herpes, vírus da imunodeficiência humana, citomegalovírus.
   b. Quimioterapia (alcalina ou ácida) ou radioterapia.
   c. Induzida por medicação – pode incluir doxiciclina, ácido ascórbico, quinidina, cloreto de potássio, bisfosfonatos, tetraciclina.

Avaliação diagnóstica

1. A DRGE não complicada pode ser diagnosticada, na história de saúde do paciente, por meio dos sintomas típicos.
2. A endoscopia pode visualizar inflamação, lesões ou erosões. A biopsia pode confirmar o diagnóstico.
3. A manometria esofágica mede a pressão do EEI e determina se o peristaltismo esofágico é adequado. Esse estudo deve ser utilizado antes que os pacientes sejam submetidos a tratamento cirúrgico para o refluxo. Esse exame também é feito antes da inserção de uma sonda de pH para determinar a correta colocação do cateter.
4. Perfusão ácida (teste de Bernstein) – o início de manifestação de sintomas logo após a ingestão de ácido clorídrico diluído em solução salina é considerado positivo. Esse teste consegue diferenciar dor torácica cardíaca e não cardíaca.
5. O monitoramento ambulatorial do pH por 24 horas é realizado quando existe suspeita de DRGE, que não responde ao tratamento padrão, antes da cirurgia antirrefluxo, ou quando os sintomas do paciente não são típicos. Determina a quantidade de refluxo ácido gastresofágico e tem taxa de especificidade de 70 a 90%.
   a. A medida de pH por cápsula Bravo é um sistema sem cateter no qual uma cápsula contendo um sensor de radiotelemetria é inserida no esôfago. Esse sensor transmite sinais para um receptor de tamanho de *pager*, permitindo que o paciente não necessite utilizar um cateter durante as 24 horas de duração do exame de pH.
   b. O sistema de medida de pH de cápsula Bravo é contraindicado para pacientes com marca-passos, desfibriladores implantáveis ou neuroestimuladores. Também é contraindicado para pacientes com história de esofagite grave, varizes, obstruções, diáteses hemorrágicas ou estenoses.
6. Esofagografia com bário – uso de bário em estudos radiográficos para diagnosticar distúrbios mecânicos e de motilidade. Esse exame não é recomendado no diagnóstico da DRGE.

Alerta de enfermagem
O paciente não deve ser submetido a ressonância magnética no prazo de 30 dias após o monitoramento do pH com cápsula Bravo.

Manejo

Os objetivos do tratamento incluem eliminar o sintoma, curar o dano esofágico (se houver) e prevenir complicações e recidivas.

Modificações no estilo de vida

1. Cabeceira da cama levantada de 15 a 20 cm.
2. Não se deitar por 2 a 3 horas após a ingestão de alimentos – tempo no qual ocorre a maior quantidade de refluxo.
3. Dieta branda – evitar alho, cebola, hortelã, alimentos gordurosos, chocolate, café (incluindo descafeinado), sucos cítricos, refrigerantes de cola e produtos à base de tomate.
4. Evitar comer em excesso – provoca o relaxamento do EEI.
5. Não usar roupas justas.
6. Perder peso.
7. Parar de fumar.
8. Reduzir o consumo de álcool.

Tratamento farmacológico

1. Antiácidos – reduzem a acidez gástrica. Use conforme a necessidade. Proporciona alívio sintomático, mas não cura lesões esofágicas.
2. Antagonistas dos receptores da histamina-2 (H_2), como ranitidina, cimetidina, famotidina, nizatidina – diminuem as secreções gástricas e proporcionam alívio sintomático. Pode exigir terapia ao longo da vida.
3. Se os sintomas não respondem ao antagonista dos receptores de H_2, troque por um inibidor da bomba de prótons (IBP) 1 vez ao dia, como omeprazol, esomeprazol, pantoprazol, rabeprazol ou lansoprazol, para bloquear a secreção de ácido gástrico.
4. Os IBPs demonstraram ser mais eficazes que os antagonistas dos receptores de H_2 na obtenção de índices de cura mais rápidos para casos de esofagite erosiva.
5. Uma terapia de manutenção pode ser necessária dependendo da gravidade da doença e da recorrência dos sintomas após o término da terapia medicamentosa inicial.
6. Use a menor dose efetiva do bloqueador de receptor de H_2 ou do IBP.

Alerta farmacológico
Pacientes com insuficiência renal e pacientes idosos podem requerer uma dose menor de antagonistas do receptor de H_2.

Alerta farmacológico
O IBP deve ser ingerido 30 minutos antes das refeições, para o controle ideal da acidez gástrica. Pode ocorrer prejuízo na absorção de cálcio com o uso de IBP, levando a um risco de fratura. O citrato de cálcio é recomendado porque não depende de um ambiente ácido para ser absorvido.

Tratamento endoscópico e cirúrgico

1. Fundoplicatura de Nissen e cirurgia bariátrica (para o paciente obeso) são as terapias cirúrgicas mais comuns para o tratamento a longo prazo da DRGE. A cirurgia não é recomendada para aqueles que não respondem à terapia com IBP.
   a. A porção superior do estômago é posicionada em torno do esôfago distal e suturada, criando um EEI estreitado.
   b. Esse procedimento pode ser realizado por laparoscopia.
   c. É combinado com vagotomia-piloroplastia, se associado à úlcera gastroduodenal.
   d. A cirurgia antirrefluxo pode não eliminar a necessidade futura de tratamento farmacológico.
2. Muitas terapias endoscópicas para o tratamento da DRGE não têm se mostrado eficazes e não são mais empregadas. Nos EUA, existem apenas duas terapias endoscópicas sendo usadas:
   a. O procedimento Stretta, que é um sistema de fornecimento de energia por radiofrequência usado para fazer uma queimadura térmica na junção gastresofágica.
   b. A fundoplicatura transoral sem incisão (TIF; do inglês, *transoral incisionless fundoplication*) é feita usando um dispositivo EsophyX® em um endoscópio para estreitar a válvula gastresofágica, reduzindo o refluxo.

Complicações

1. Formação de estenose esofágica.
2. Ulceração do esôfago, com ou sem formação de fístula.
3. A aspiração pode ser complicada por pneumonia.
4. Desenvolvimento do esôfago de Barrett – presença de epitélio colunar acima da junção gastresofágica associada ao adenocarcinoma do esôfago.

Intervenções de enfermagem e orientação ao paciente

1. Oriente o paciente sobre os medicamentos prescritos, efeitos adversos e quando notificar o médico. Os IBPs podem interagir com carbamazepina, ciclosporina, diazepam, diclofenaco, digoxina, ferro, cetoconazol, lidocaína, metotrexato, metoprolol, nifedipino, fenitoína, propranolol, quinidina, teofilina e varfarina.
2. Ensine o paciente sobre medicamentos que possam exacerbar os sintomas. Anticolinérgicos podem prejudicar ainda mais o funcionamento do EEI, permitindo o refluxo; anti-histamínicos, antidepressivos, anti-hipertensivos, antiespasmódicos e alguns neurolépticos e antiparkinsonianos diminuem a produção de saliva, o que pode diminuir a eliminação de ácido do esôfago.
3. Aconselhe o paciente a se sentar ou ficar de pé ao tomar qualquer medicamento sólido (comprimidos, cápsulas) – enfatize a necessidade de engolir o comprimido com pelo menos 100 mℓ de líquido.
4. Ajude o paciente e a família a se habituarem com alimentos e atividades a serem evitados, como comida gordurosa, alho, cebola, álcool, café, chocolate e hortelã.
5. Alerte o paciente para evitar fazer esforço, inclinar-se, usar roupas justas e fumar.
6. Incentive o paciente a dormir com a cabeceira da cama elevada (não apenas a elevação do travesseiro).
7. Encoraje um programa de redução de peso, se o paciente estiver acima do peso, para diminuir a pressão intra-abdominal.

Hérnia de hiato

Hérnia de hiato é a protrusão de uma porção do estômago por meio do hiato do diafragma e para dentro da cavidade torácica.

Fisiopatologia e etiologia

1. Existem dois tipos de hérnias de hiato (Figura 18.5):
   a. Hérnia de deslizamento – o estômago e a junção gastresofágica se deslocam para o tórax (mais comum).
   b. Hérnia paraesofágica (hérnia de rolamento) – parte da curvatura maior do estômago desliza por um defeito no diafragma.
2. Causada por enfraquecimento muscular devido ao envelhecimento ou outras condições, como carcinoma ou traumatismo esofágico, ou após certos procedimentos cirúrgicos.

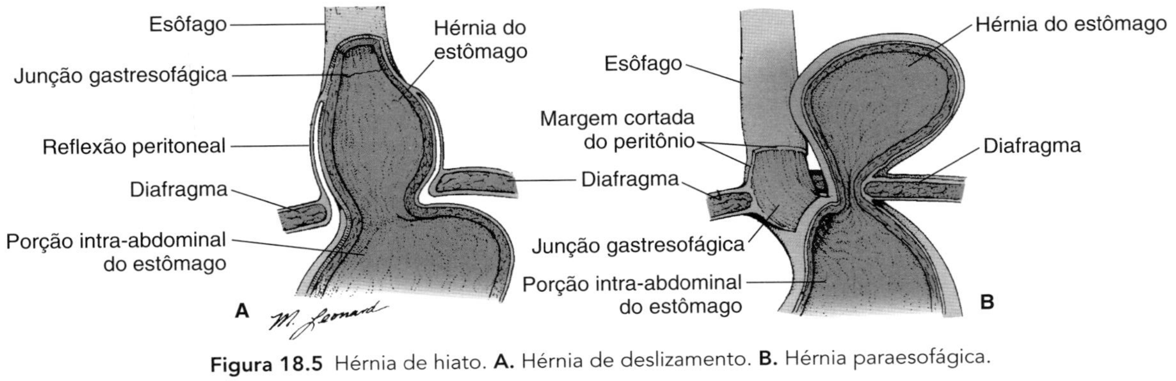

Figura 18.5 Hérnia de hiato. **A.** Hérnia de deslizamento. **B.** Hérnia paraesofágica.

Manifestações clínicas

1. Pode ser assintomático.
2. Azia (com ou sem regurgitação do conteúdo gástrico para a boca).
3. Disfagia, dor torácica.

Avaliação diagnóstica

1. Estudo do esôfago com bário pode delinear a hérnia.
2. O exame endoscópico visualiza o defeito.

Manejo

1. Elevação da cabeceira da cama (15 a 20 cm) para reduzir o refluxo noturno.
2. Terapia com antiácido para neutralizar o ácido gástrico.
3. Antagonista do receptor de H_2 (cimetidina, ranitidina) se o paciente tiver esofagite.
4. Correção cirúrgica da hérnia se os sintomas forem graves.

Complicações

1. Aspiração do conteúdo do refluxo.
2. Ulceração, hemorragia.
3. Gastrite.
4. Estreitamento.
5. Encarceramento da porção do estômago no tórax.

Intervenções de enfermagem e orientação ao paciente

1. Ensine o paciente sobre medidas para prevenir o refluxo do conteúdo gástrico para o esôfago:
   a. Ingira pequenas refeições.
   b. Evite a estimulação das secreções gástricas, evitando a cafeína e o álcool.
   c. Abstenha-se de fumar.
   d. Evite alimentos gordurosos – promove o refluxo e retarda o esvaziamento gástrico.
   e. Procure não se deitar por pelo menos 1 hora após as refeições.
   f. Perca peso, se for obeso.
   g. Evite dobrar o corpo e/ou usar roupas justas.
2. Aconselhe o paciente a se comunicar imediatamente com a unidade de saúde se houver manifestação de dor torácica aguda que possa indicar o encarceramento de uma grande hérnia paraesofágica.

Traumatismo e perfuração esofágica

Traumatismo ou perfurações esofágicas são lesões no esôfago causadas por insultos externos ou internos.

Fisiopatologia e etiologia

1. Externa – ferimentos com armas branca ou de fogo, lesões por esmagamento, traumatismo contuso.
2. Interno:
   a. Deglutir objetos estranhos (moedas, pinos, ossos, aparelhos dentários, veneno cáustico).
   b. Ruptura espontânea ou pós-emética – geralmente em caso de doença esofágica subjacente (refluxo, hérnia de hiato).
   c. Síndrome de Mallory-Weiss – ruptura não penetrante da mucosa na junção gastresofágica. Causada por um aumento na pressão transabdominal que resulta do movimento para levantar-se, vômito ou ânsia de vômito. O alcoolismo é uma condição predisponente.

Manifestações clínicas

1. Dor no local da lesão ou impactação, agravada pela deglutição – a dor torácica, pode ser grave.
2. Disfagia ou odinofagia.
3. Sensação persistente da presença de um corpo estranho.
4. Enfisema subcutâneo e crepitação de face, pescoço ou tórax superior – observado em perfurações cervicais, torácicas e esofágicas.
5. Elevação da temperatura no período de 24 horas após o traumatismo.
6. Saliva manchada de sangue ou salivação excessiva.
7. Hematêmese; história prévia de vômito ou náuseas – síndrome de Mallory-Weiss.
8. Dificuldade respiratória se houver pressão sobre a árvore traqueobrônquica devido a lesão ou edema.

Avaliação diagnóstica

1. História de traumatismo recente do esôfago.
2. Radiografia de tórax à procura de corpo estranho.
3. Esofagograma para delinear o traçado do traumatismo.
4. Endoscopia para visualizar diretamente o traumatismo.

Manejo

1. Manutenção do funcionamento respiratório adequado. Pode necessitar de suporte de oxigênio ou intubação endotraqueal – para assegurar a abertura das vias respiratórias em caso de edema cervical.
2. Reposição fluídica. Pode precisar de transfusão de sangue. O sangramento pode parar espontaneamente; se não, é indicada a terapia hemostática endoscópica ou cirurgia.
3. Restauração da continuidade do esôfago, removendo a causa.
4. No caso de lesão externa, podem ser indicados cuidados emergenciais com a ferida e correção cirúrgica.
5. Para corpos estranhos deglutidos:
   a. Suspensão de bário determina a localização do corpo estranho; que geralmente é removido por endoscopia.
   b. Alguns pacientes com história de compactação alimentar podem ser tratados com um agente espasmolítico, como o glucagon intravenoso.
6. Para ingestão química:
   a. Se for ingerida água sanitária ou outro solvente cáustico ou orgânico, não tente induzir o vômito.
   b. Trate com líquidos e analgésicos IV.
   c. Uma gastrostomia pode ser realizada, como meio temporário ou permanente de alimentar o paciente.
   d. Estenoses resultantes podem ser aliviadas pela dilatação do esôfago estreitado.
   e. Pode ser necessária uma cirurgia reconstrutiva para criar uma nova passagem de alimentos entre a faringe e o estômago.

Complicações

1. Obstrução das vias respiratórias.
2. Choque.
3. Perfuração com mediastinite ou efusão pleural.
4. Formação de estenose.
5. Abscesso ou formação de fístula.

Avaliação de enfermagem

1. Avalie o seguinte para determinar o estado do paciente:
   a. Sinais vitais.
   b. Estado respiratório.
   c. Sangramento.
   d. Capacidade de engolir – sufocamento, engasgo.
2. Monitore o paciente quanto a choque hipovolêmico.

Diagnósticos de enfermagem

- Volume de líquidos deficiente associado à perda de sangue pela lesão
- Nutrição desequilibrada – menos que os requisitos corporais, relacionada com lesão esofágica
- Padrão respiratório ineficaz associado à dor e ao traumatismo
- Dor aguda relacionada com lesão.

Intervenções de enfermagem

Manutenção do volume hídrico

1. Administre fluidos IV e realize transfusão de sangue para reposição de volume, se indicado.
2. Monitore ingestão ganho e o débito hídrico. A eliminação de urina deve ser maior que 30 mℓ/h.
3. Monitore resultados de exames laboratoriais (eletrólitos, hemoglobina e hematócrito) e relate os achados anormais.

Manutenção do estado nutricional

1. Monitore diariamente o peso do paciente e o turgor da pele.
2. Administre hiperalimentação parenteral, conforme prescrição, para evitar o refluxo gástrico para o esôfago, que pode ocorrer com a alimentação enteral.
3. Incentive a progressão da dieta por meio de sonda NG, esofagostomia ou alimentação oral quando a esofagoscopia ou o esofagograma revelarem a cura do esôfago.
4. Continue a monitorar ganhos e perdas.

Manutenção da função respiratória

1. Ausculte os pulmões e a traqueia quanto a estridor, estertores ou sibilos. Avalie a frequência respiratória, a profundidade das ventilações, o uso de músculos acessórios e a cor da pele.
2. Posicione o paciente em semi-Fowler, para facilitar a ventilação e reduzir o edema cervical.
3. Monitore frequentemente os sinais vitais quanto a indicativos de sinais e sintomas de choque e infecção.
4. Administre oxigênio conforme a prescrição médica.
5. Mantenha materiais de emergência para vias respiratórias ao lado do leito.

Alívio da dor

1. Administre analgésicos conforme prescrição – pode ser necessária analgesia IV para controlar a dor e permitir que o esôfago se recupere.
2. Forneça segurança e apoio.
3. Avalie e documente o alívio da dor.
4. Analise os sintomas que possam indicar derramamento de conteúdo digestivo no mediastino, pleura ou cavidade abdominal – início súbito de dor aguda.

Educação do paciente e manutenção da saúde

1. Ensine o paciente sobre as indicações e os efeitos adversos dos analgésicos.
2. Informe ao paciente os sinais e sintomas que devem ser comunicados no caso de complicações – aumento da gravidade ou da natureza da dor e dificuldade para respirar ou engolir.
3. Oriente o paciente com disfagia ao engolir (ver Boxe 18.2). Essa medida ajuda o paciente que tem dificuldade para engolir após lesão ou correção cirúrgica da orofaringe ou do esôfago superior (também é útil nos casos de déficit neurológico ou acidente vascular cerebral [AVC]).
4. Oriente o paciente sobre exames ou procedimentos cirúrgicos que possam ser realizados.

Boxe 18.2 Orientação ao paciente com disfagia ao engolir.

1. Peça ao paciente para se sentar virado para a frente e ereto, com a cabeça na linha média e o queixo apontado para o tórax.
2. Instrua o paciente a cheirar a comida antes de cada garfada; segurar a garfada por alguns segundos; manter os lábios firmemente unidos; concentrar-se para engolir; e então engolir.
3. Se o paciente apresentar aumento da salivação durante as refeições, instrua-o a coletar a saliva com a língua e engolir a saliva conscientemente entre as garfadas.
4. Se o paciente se queixar de boca seca durante as refeições, instrua-o a movimentar a língua de forma circular contra o interior das bochechas, para estimular a salivação.
5. Alerte o paciente em relação a conversar durante as refeições ou com a boca cheia de alimento.
6. Forneça as seguintes informações sobre alimentos e ingestão de líquidos:
   a. Experimente alimentos que tenham uma forma definida e sejam úmidos o suficiente para evitar que se desfaçam na boca, mas secos o suficiente para manter o volume – guisados, cremes, ovos mexidos.
   b. Use canecas e copos com bicos ou um canudo.
   c. Evite alimentos pegajosos – pasta de amendoim, chocolate, leite, sorvete.
   d. Umedeça os alimentos secos com margarina, molho ou caldos.
   e. Líquidos como sucos podem ser engrossados com *sorbet*.
   f. Com segurança, faça testes com alimentos e líquidos quentes e frios, que estimulem ao máximo os receptores que ativam o mecanismo de deglutição.

Reavaliação: resultados esperados

- Débito urinário maior que 30 mℓ/h; eletrólitos estáveis
- Sem mais perda de peso, tolerando bem a alimentação parenteral
- Pulmões limpos; respira sem esforço
- Relata diminuição da dor para um nível de 2 ou 3 na escala de 0 a 10.

Distúrbios de motilidade do esôfago

Os distúrbios de motilidade primários incluem acalasia, espasmo difuso do esôfago e outros de origem inespecífica. Os distúrbios de motilidade secundária podem ser causados por distúrbios neuromusculares, gastrintestinais, endócrinos ou do tecido conjuntivo.

Fisiopatologia e etiologia

Distúrbios de motilidade primários

1. Acalasia refere-se ao excesso de tônus muscular de repouso do EEI, relaxamento incompleto do EEI com a deglutição e falha do peristaltismo normal nos dois terços inferiores do esôfago. A patologia está relacionada com um defeito na inervação do plexo mioentérico, que inerva os músculos involuntários do esôfago.
2. Espasmo esofágico difuso é um distúrbio motor no qual estão presentes contrações terciárias de grande amplitude, não propulsivas e não peristálticas (uma forma de aperistaltismo). O funcionamento do EEI frequentemente é normal.

Distúrbios de motilidade secundários

1. Disfunção neuromuscular inclui miastenia *gravis*, doença de Parkinson, distrofia muscular, esclerose lateral amiotrófica e paralisia cerebral.
2. Distúrbios do tecido conjuntivo incluem esclerodermia.
3. Causas gastrintestinais incluem DRGE.
4. Outras causas secundárias incluem neuropatia autonômica do diabetes melito.

Manifestações clínicas

Acalasia

1. Início gradual de disfagia com sólidos e líquidos.
2. Desconforto subesternal ou sensação de plenitude.
3. Regurgitação de alimentos não digeridos durante a refeição ou depois de algumas horas.
4. Perda de peso.

Espasmo esofágico difuso

1. Disfagia intermitente para sólidos ou líquidos – não progride para disfagia contínua.
2. Agravamento dos sintomas (grande volume de alimentos e líquidos quentes ou frios).
3. Dor torácica anterior.

Distúrbios de motilidade secundários

Sintomas de esofagite por refluxo gastresofágico.

Avaliação diagnóstica

Acalasia

1. Radiografia de tórax, que pode mostrar um esôfago aumentado, cheio de líquido.
2. Esofagografia com bário mostra dilatação, diminuição ou ausência de peristaltismo, redução do esvaziamento e estreitamento em forma de "bico de pássaro" do esôfago distal.
3. Manometria esofágica para confirmar os diagnósticos suspeitos.
4. US endoscópica ou TC de tórax para suspeita de tumor.

Espasmo esofágico difuso

1. Esofagografia com bário mostra contrações simultâneas do esôfago, com aparência de "saca-rolhas" ou "contas de rosário".
2. Manometria esofágica mostra contrações intermitentes com episódios de peristaltismo normal.

Distúrbios de motilidade secundários

O diagnóstico pode incluir esofagografia com bário ou manometria.

Manejo

Acalasia

1. Terapia medicamentosa utilizando bloqueadores dos canais de cálcio, como o nifedipino, para reduzir a pressão sobre o EEI. Esse tipo de tratamento geralmente tem melhor resultado em pacientes que apresentam sintomas leves e esôfago sem dilatação, ou pacientes clinicamente instáveis para serem submetidos a tratamentos invasivos.
2. A dilatação esofágica utilizando um cateter com ponta de balão é o tratamento preferido para a maioria dos pacientes.
3. A terapia cirúrgica (miotomia de Heller do EEI) pode ser empregada em pacientes que não respondem à dilatação por balão. Essa cirurgia requer laparotomia ou toracotomia ou pode ser feita por meio de um toracoscópio.

Espasmo esofágico difuso

1. A terapia medicamentosa usando nitratos e bloqueadores dos canais de cálcio é o tratamento primário.
2. A dilatação pode proporcionar algum alívio dos sintomas.
3. A miotomia cirúrgica é raramente utilizada em pacientes com distúrbio debilitante capazes de resistir a um procedimento cirúrgico.

Outros distúrbios de motilidade

1. Tratamento do refluxo gastresofágico.
2. A dilatação pode ser necessária para os casos de estenose péptica.

Complicações

1. Desnutrição.
2. Pneumonia, abscesso pulmonar, bronquiectasia por regurgitação noturna que provoca aspiração.
3. Esofagite e divertículos esofágicos.
4. Perfuração durante o procedimento de dilatação.
5. Estenose péptica ou esôfago de Barrett por esofagite erosiva grave.

Avaliação de enfermagem

1. Avalie a dificuldade de deglutição, vômito, perda de peso, dor torácica associada à alimentação.
2. Informe-se sobre o que facilita a passagem de alimentos, como mudanças de posição, ingestão de líquidos.

Diagnósticos de enfermagem

- Nutrição desequilibrada – menos que os requisitos corporais, relacionada com disfagia
- Dor aguda associada a azia ou ao procedimento cirúrgico.

Intervenções de enfermagem

Melhora do estado nutricional

1. Oriente o paciente a comer sentado, com as costas na vertical; comer devagar e mastigar bem os alimentos.
2. Peça para evitar alimentos e bebidas que precipitem os sintomas.
3. Oriente o paciente para deitar-se com a cabeceira elevada, para evitar refluxo ou aspiração.
4. Forneça uma dieta leve e diga ao paciente para evitar o consumo de álcool, bem como de alimentos condimentados, muito quentes e muito frios, para minimizar os sintomas.
5. Elimine as fontes de tensão como um fator precipitante que produz estresse durante as refeições.
6. Administre agentes farmacológicos conforme prescrição.

Promoção do conforto

1. Avalie o paciente quanto a desconforto, dor torácica, regurgitação e tosse. Se um procedimento cirúrgico foi realizado, analise se sente dor na incisão.
2. Forneça os cuidados pós-operatórios apropriados. A abordagem incisional determina a natureza do cuidado pós-operatório (p. ex., uma incisão no tórax implica cuidados de enfermagem similares àqueles dispensados ao paciente com toracotomia – ver p. 185).
3. Administre analgésicos conforme prescrito.
4. Verifique a efetividade da medicação para a dor.

Educação do paciente e manutenção da saúde

1. Incentive mudanças no estilo de vida semelhantes às dos pacientes com refluxo (ver p. 508).
2. Ver Boxe 18.2 para saber mais sobre como ajudar o paciente com disfagia a engolir.
3. Forneça informações sobre todos os procedimentos diagnósticos e cirúrgicos.

Reavaliação: resultados esperados

- Demonstra posicionamento adequado para comer; descreve hábitos alimentares que minimizam os sintomas; comprometido com o regime terapêutico
- Relata diminuição da dor para 2 ou 3 na escala de 0 a 10.

Divertículo esofágico

Um divertículo esofágico é a exteriorização da mucosa na parede esofágica, geralmente na porção cervical posterior, secundária a um processo obstrutivo ou inflamatório.

Fisiopatologia e etiologia

1. *Divertículo de Zenker* – protrusão da mucosa faríngea na junção faringoesofágica, entre o constritor faríngeo interior e o músculo cricofaríngeo.
2. Os divertículos esofágicos médios ou distais podem se desenvolver acima das estenoses ou podem ser secundários a distúrbios de motilidade.

Manifestações clínicas

Divertículo de Zenker

1. Dificuldade para engolir, sensação de plenitude no pescoço, desconforto na garganta, sensação de que o alimento para antes de chegar ao estômago e regurgitação de alimentos não digeridos.
2. Eructação, gorgolejo ou tosse noturna provocados pelo enchimento do divertículo, com alimentos ou líquidos, que é regurgitado e pode irritar a traqueia.
3. Halitose e gosto ruim na boca causados por alimentos em decomposição no interior da bolsa (divertículo).
4. Perda de peso resultante da depleção nutricional.

Alerta gerontológico
Rouquidão, asma e pneumonia podem ser os únicos sinais da presença de divertículos esofágicos em idosos.

Divertículo esofágico médio ou distal

Geralmente assintomático.

Avaliação diagnóstica

1. Esofagograma com bário evidencia o divertículo.
2. Endoscopia é contraindicada e pode ser perigosa devido à possibilidade de ruptura.

Manejo

Divertículo de Zenker

1. Pequenos divertículos de Zenker podem não precisar de tratamento, mas a causa subjacente deve ser tratada com dilatação ou miotomia.
2. Para divertículos de Zenker maiores, pode ser realizada uma diverticulectomia cervical transversa ou diverticulopexia com suspensão e miotomia cricofaríngea.
   a. Tome cuidado para evitar lesões na artéria carótida comum e na veia jugular interna.
   b. A bolsa é dissecada e, em seguida, extirpada e nivelada com a parede esofágica.
3. Para divertículo esofágico médio ou distal, a condição primária subjacente deve ser tratada.

Complicações

1. Pneumonia por aspiração.
2. Desnutrição.
3. Abscesso pulmonar.

Avaliação de enfermagem

1. Obtenha a história de disfagia, tosse, desconforto na garganta, asfixia e regurgitação de alimentos.
2. Avalie se há halitose.
3. Determine que tipo de medidas podem auxiliar o paciente a ingerir alimentos e que tipo de alimentos e líquidos ele consegue tolerar.
4. Verifique a perda de peso e os hábitos alimentares.

Diagnósticos de enfermagem

- Nutrição desequilibrada – menos que os requisitos corporais, relacionada com disfagia
- Dor aguda associada aos sintomas e ao procedimento cirúrgico.

Intervenções de enfermagem

Melhora do estado nutricional

1. Forneça refeições pequenas e frequentes, para que sejam mais bem toleradas.
2. Levante a cabeceira do leito por 2 horas após as refeições.
3. Monitore ingestão e ganho e o débito hídrico.
4. Pese o paciente diariamente.

Manutenção do conforto e prevenção de complicações

1. No pré-operatório, ou se o tratamento não for cirúrgico, implemente intervenções de enfermagem semelhantes às da esofagite.
2. No pós-operatório, o tratamento da ferida é semelhante ao de outras incisões cirúrgicas de mesma posição anatômica (p. ex., toracotomia – ver p. 185).
3. Administre analgésicos apropriados e avalie a eficácia.
4. O paciente pode precisar de aspiração oral para controlar a salivação.
5. Mantenha a sonda NG, se estiver posicionada.
   a. Irrigue a sonda conforme prescrito.
   b. A sonda NG não deve ser manipulada, devido à localização da sonda e da sutura.

Educação do paciente e manutenção da saúde

1. Ensine o paciente sobre o tratamento da esofagite causada por refluxo gastresofágico (ver p. 508).
2. Oriente o paciente sobre a importância de uma higiene bucal adequada.

Reavaliação: resultados esperados

- Tolera a alimentação oral; mantém o peso corporal
- Relata diminuição da dor para 2 ou 3 na escala de 0 a 10.

Câncer de esôfago

As lesões malignas do esôfago ocorrem em dois tipos principais que são definidos histologicamente: células escamosas e adenocarcinoma.

Fisiopatologia e etiologia

1. Adenocarcinoma é o tipo mais comum de câncer de esôfago nos EUA, compreendendo 60% de todos os casos.
2. Os casos de carcinoma de células escamosas diminuíram significativamente nos EUA, devido a mudanças no estilo de vida, como a redução do tabagismo e do uso de álcool.
3. A maior taxa nos EUA ocorre em homens caucasianos que geralmente têm mais de 60 anos.
4. A causa é desconhecida, mas foi associada a:
   a. Esôfago de Barrett.
   b. Acalasia.
   c. DRGE.
   d. Consumo crônico de álcool e tabaco (carcinoma de células escamosas).
   e. Outros cânceres de cabeça e pescoço.

Manifestações clínicas

1. A disfagia é o sintoma usual de apresentação, embora seja um sinal tardio, quando já existe envolvimento regional ou sistêmico.

2. Uma dor torácica leve e atípica associada à alimentação precede a disfagia, mas raramente é significativa o suficiente para o paciente procurar atendimento médico.
3. Dor ao engolir (odinofagia).
4. Perda de peso progressiva.
5. Rouquidão (se houver envolvimento laríngeo).
6. Linfadenopatia (supraclavicular ou cervical) ou hepatomegalia com envolvimento metastático.
7. Sintomas posteriores – soluços, dificuldade respiratória, mau hálito e regurgitação de alimentos e saliva.

Avaliação diagnóstica

1. A radiografia de tórax pode mostrar adenopatia, alargamento do mediastino, metástase ou fístula traqueoesofágica.
2. Endoscopia com citologia e biopsia.
3. A supervisão endoscópica do esôfago de Barrett é benéfica para detecção precoce de alterações malignas.
4. Esofagograma com bário pode mostrar lesão polipoide, infiltrativa ou ulcerativa que requer biopsia.
5. A TC pode ser útil para delinear a extensão do tumor, bem como para identificar a invasão a tecidos adjacentes e metástases.

Manejo

1. O objetivo do tratamento pode ser cura ou paliação, dependendo do estadiamento do tumor e do estado geral do paciente em relação à condição nutricional, cardiovascular, pulmonar e funcional.
2. A grande variabilidade no tratamento reflete os resultados gerais ruins de qualquer abordagem.
3. Cirurgia.
   a. As lesões do esôfago médio e inferior são excisadas com abordagem por toracotomia com esofagogastrectomia ou interposição do cólon (uma seção do cólon é usada para substituir a porção excisada do esôfago).
   b. As lesões do esôfago cervical são ressecadas com esvaziamento cervical bilateral e esofagogastrectomia; laringectomia e tireoidectomia podem ser necessárias.
   c. Uma abordagem em duas etapas pode ser selecionada quando a ressecção com esofagostomia cervical e a gastrostomia são realizadas inicialmente; na sequência é realizada a cirurgia reconstrutiva.
4. Radioterapia, quimioterapia ou sua combinação; a terapia combinada parece ter melhores resultados.
5. Tratamento paliativo da disfagia com dilatação feita por endoscopia ou laserterapia.
6. O objetivo do tratamento paliativo é reduzir as complicações do tumor para melhorar a qualidade de vida do paciente. Qualquer uma ou a combinação das terapias já mencionadas pode ser usada como tratamento paliativo.

Complicações

1. Pré-operatório – desnutrição, pneumonia por aspiração, hemorragia, sepse e fístula traqueoesofágica.
2. Pós-operatório – pneumonia, síndrome do esvaziamento rápido (*dumping*), deficiências nutricionais, esofagite de refluxo e saída de secreções da anastomose.

Avaliação de enfermagem

1. Obtenha a história dos sintomas, como disfagia, dor, tosse e rouquidão.
2. Avalie a necessidade de mudanças na dieta e perda de peso.
3. Verifique o sistema de apoio e mecanismos de enfrentamento pessoal.

Diagnósticos de enfermagem

- Nutrição desequilibrada – menos do que as necessidades corporais, relacionada com o processo e o tratamento da doença
- Risco de infecção associado a doenças crônicas, procedimentos invasivos e tratamento
- Enfrentamento ineficaz relacionado com o tratamento do câncer.

Intervenções de enfermagem

Melhora do estado hídrico e nutricional

1. No pré-operatório, forneça ao paciente uma dieta rica em proteínas e altamente calórica, conforme tolerado. Suplementos nutricionais podem ser indicados. Pode ser prescrita a NPT se o paciente for incapaz de ingerir alimentos ou líquidos por via oral.
2. No pós-operatório, administre fluidos IV conforme prescrição. Inicialmente, o paciente pode requerer grandes volumes se for realizada uma extensa excisão dos linfonodos. Pode haver prescrição de NPT.
3. Analise os ruídos intestinais; administre fluidos por sonda NG e alimentação líquida por meio de jejunostomia, conforme prescrição.
4. Incentive o paciente a avançar a dieta líquida para alimentos pastosos.
5. Lembre o paciente de permanecer na posição vertical por aproximadamente 2 horas após as refeições, para evitar o refluxo.
6. Realize higiene oral para o conforto e a promoção de saúde bucal do paciente.

Monitoramento de complicações

1. Monitore a pressão arterial (PA), frequência cardíaca, respiração e temperatura para observar o início precoce de hemorragia, infecção, arritmias, aspiração ou saída de secreções da anastomose.
2. Observe a secreção drenada da incisão e/ou do dreno torácico para verificar se há sangramento ou purulência.
3. Monitore os níveis de gasometria de sangue arterial (GSA), faça o controle da dor, da aspiração e realize fisioterapia respiratória e administre oxigênio conforme prescrição.

Fortalecimento da capacidade de enfrentamento

1. Incentive o paciente a utilizar o sistema de suporte durante o tratamento e o processo de recuperação.
2. Forneça informações sobre a laringectomia, gastrostomia e outros procedimentos relacionados com a cirurgia, conforme indicado.
3. Forneça treinamento em técnicas de relaxamento e terapias de entretenimento, para o controle da ansiedade e da dor após a cirurgia.
4. Consulte a American Cancer Society (*www.acs.org*) para obter informações adicionais e fontes de suporte.[7]

Educação do paciente e manutenção da saúde

1. Incentive o paciente a evitar excessos, deglutir em pequenas porções, mastigar bem os alimentos e evitar pedaços de carne e vegetais e frutas crus.
2. Dependendo do tipo de cirurgia, pequenas refeições frequentes podem ser mais bem toleradas.
3. Estimule o repouso no pós-operatório e progrida as atividades conforme tolerado.
4. Ensine o paciente sobre sinais e sintomas de complicações que devem ser comunicadas, como náuseas, vômito, temperatura elevada, tosse e dificuldade para engolir.

Reavaliação: resultados esperados

- Bom turgor cutâneo; ingere refeições pequenas e frequentes; ganhando peso
- Sinais vitais estáveis; incisão sem drenagem
- Realiza o autocuidado com a ajuda de pessoas de apoio.

[7]N.E.: No Brasil, remeter ao Instituto Nacional de Câncer (INCA) (*https://www.inca.gov.br/*).

DISTÚRBIOS GASTRODUODENAIS

Sangramento no sistema digestório

Um sangramento no sistema digestório não é apenas um distúrbio gastroduodenal, mas pode ocorrer em qualquer parte do tubo alimentar. O sangramento é um sintoma de um distúrbio gastrintestinal superior ou inferior. Pode ser identificado por meio de êmese ou nas fezes, ou pode ser oculto.

Fisiopatologia e etiologia

1. Traumatismo em qualquer local ao longo do tubo gastrintestinal.
2. Erosões ou úlceras.
3. Ruptura de uma veia dilatada, como uma varicosidade (varizes esofágicas ou gástricas).
4. Inflamação, como esofagite (causada por ácido ou bile), gastrite, doença inflamatória intestinal (colite ulcerativa crônica, doença de Crohn) e infecção bacteriana.
5. Álcool e fármacos (compostos contendo ácido acetilsalicílico, AINEs, anticoagulantes, corticosteroides).
6. Doença diverticular.
7. Câncer.
8. Lesões ou distúrbios vasculares, como isquemia intestinal, fístula aortoentérica e malformações arteriovenosas.
9. Laceração de Mallory-Weiss.
10. Distúrbios anais, como hemorroidas ou fissuras.

Manifestações clínicas

Características do sangue

1. Vermelho-vivo – proveniente da porção alta do esôfago (hematêmese) ou do reto ou da parte distal do cólon (revestindo as fezes).
2. Vermelho-escuro – mais alto no cólon e no intestino delgado; se mistura com as fezes.
3. Tons escuros ("borra de café") – proveniente do esôfago, estômago e duodeno.
4. Fezes pretas (melena) – ocorre em pacientes que acumulam excesso de sangue no estômago.

Sinais e sintomas de sangramento

1. Sangramento maciço.
   a. Hematêmese aguda, com sangue vermelho-vivo ou grande quantidade de melena com coágulos nas fezes.
   b. Pulso rápido, queda na PA, hipovolemia e choque.
2. Sangramento subagudo.
   a. Melena intermitente ou êmese em tons escuros ("borra de café").
   b. Hipotensão.
   c. Fraqueza e tontura.
3. Sangramento crônico.
   a. Presença intermitente de sangue.
   b. Aumento da fraqueza, palidez ou dispneia.
   c. Sangue oculto.
   d. Anemia ferropriva.

Avaliação diagnóstica

1. Não é difícil diagnosticar um sangramento, mas pode ser complicado localizar a fonte.
2. História – alteração no padrão intestinal, dor ou sensibilidade, ingestão recente de alimentos e de que tipo (p. ex., beterraba), consumo de álcool e medicamentos (p. ex., ácido acetilsalicílico ou esteroides).
3. Hemograma completo (hemoglobina, hematócrito, plaquetas) e exames de coagulação (tempo de tromboplastina parcial, tempo de protrombina com razão normalizada internacional) podem apresentar anormalidades.
4. Uma sonda NG pode ser usada para determinar se o sangramento está ocorrendo no tubo gastrintestinal superior, no entanto, não há evidências significativas para apoiar essa prática e sua utilidade está caindo em desuso.
5. Endoscopia – identifica a fonte do sangramento, determina o risco de novo sangramento e proporciona terapia por via endoscópica, se necessário.
6. Colonoscopia – identifica a fonte do sangramento do tubo GI inferior e permite o tratamento, se necessário.
7. Exames por imagem podem detectar a causa do sangramento.
8. Exame de fezes para investigar sangue oculto.

Manejo

Com base na etiologia

1. Se a causa for o uso de ácido acetilsalicílico ou AINEs, interrompa a medicação e trate o sangramento.
2. Se a causa for uma úlcera, avalie os medicamentos, introduza modificações na dieta e no estilo de vida, e faça cultura para *Helicobacter pylori*.
3. Procedimento endoscópico terapêutico (cautério, injeção).
4. Pode ser indicado um procedimento cirúrgico para cânceres, doenças inflamatórias e distúrbios vasculares.

Intervenção de emergência

1. O paciente deve permanecer em jejum.
2. Cateteres IV e oxigenoterapia devem ser iniciados.
3. Se ocorrer sangramento com risco de vida, trate o choque; administre a reposição de sangue, vasopressina intra-arterial ou embolização.
4. Tratamento cirúrgico, se indicado.

Outras medidas

1. Eletrocoagulação usando sonda térmica.
2. Injeção de esclerosante ou epinefrina.
3. Bandagem ou clampeamento.
4. IBPs intravenosos às vezes são usados para reduzir o risco de ressangramento.
5. Antibióticos IV podem ser administrados para reduzir o risco de infecções secundárias, que podem ocorrer após um sangramento gastrintestinal e, assim, reduzir o risco de mortalidade.
6. Betabloqueadores podem ser administrados para reduzir o risco de novo sangramento em indivíduos com varizes esofágicas/gástricas.
7. A cirurgia é indicada quando medidas mais conservadoras falham.

Complicações

1. Hemorragia.
2. Choque.
3. Morte.
4. Infecção.

Avaliação de enfermagem

1. Obtenha um histórico sobre:
   a. Mudança nos padrões intestinais ou presença de hemorroidas.
   b. Mudança na coloração das fezes (preto, escuro, vermelho ou com manchas de sangue).
   c. Consumo de álcool.
   d. Medicamentos, como ácido acetilsalicílico, AINEs, antibióticos, anticoagulantes e corticosteroides.
   e. Hematêmese.
   f. Outras condições clínicas.
2. Avalie se há dor ou sensibilidade abdominal.

3. Monitore os sinais vitais e o resultado dos exames laboratoriais para alterações que indicam sangramento (hemoglobina, hematócrito, contagem de plaquetas, exames de coagulação).
4. Teste de sangue oculto, se indicado.
5. Analise o débito urinário, pois a perfusão renal pode ser afetada.

Diagnósticos de enfermagem

- Déficit de volume de líquidos relacionado com perda de sangue
- Nutrição desequilibrada – menos que os requisitos corporais, associada a náuseas, vômito e diarreia.

Intervenções de enfermagem

Alcance de volume hídrico normal

1. Mantenha a sonda NG e o jejum para promover descanso do tubo GI e avaliar o sangramento.
2. Monitore ganhos e perdas, conforme indicado, para avaliar o estado de hidratação.
3. Monitore os sinais vitais, conforme indicado.
4. Observe as alterações que indiquem choque, como taquicardia, hipotensão, aumento da frequência respiratória, diminuição da diurese e alteração do estado mental.
5. Administre fluidos IV e hemoderivados, conforme prescrito, para manutenção do volume.

Alcance de equilíbrio nutricional

1. Pese o paciente diariamente para monitorar a condição calórica.
2. Administre fluidos IV, NPT, se prescritos, para promover hidratação e nutrição durante o período de restrições orais.
3. Introduza líquidos quando o paciente não estiver mais em jejum. Avance a dieta conforme tolerado. A dieta deve ter alto valor calórico e de proteína. Pequenas refeições frequentes podem ser indicadas.
4. Ofereça lanches; suplementos ricos em proteínas.

Educação ao paciente e manutenção da saúde

1. Discuta a causa e o tratamento do sangramento gastrintestinal com o paciente.
2. Ensine o paciente a relatar sinais e sintomas de sangramento no sistema digestório – melena, êmese de coloração vermelho-vivo ou cor de "borra de café", sangramento retal, fraqueza, fadiga e falta de ar.
3. Ensine o paciente sobre como testar as fezes ou a êmese para sangue oculto, se aplicável.

Reavaliação: resultados esperados

- Ingestão e débito equivalentes; sinais vitais estáveis
- Tolera pequenas refeições; peso estável.

Doença da úlcera péptica

Úlcera péptica refere-se a ulcerações na mucosa do esôfago inferior, estômago ou duodeno (Figura 18.6).

Fisiopatologia e etiologia

1. A etiologia da úlcera péptica é multifatorial.
   a. Infecção por *H. pylori* – presente na maioria dos pacientes com úlcera péptica.
   b. Lesão induzida por AINEs – apresenta-se como uma gastropatia química.
   c. Anormalidades secretoras ácidas (especialmente em úlceras duodenais).
   d. Síndrome de Zollinger-Ellison (síndrome de hipersecreção) deve ser considerada em úlceras refratárias.

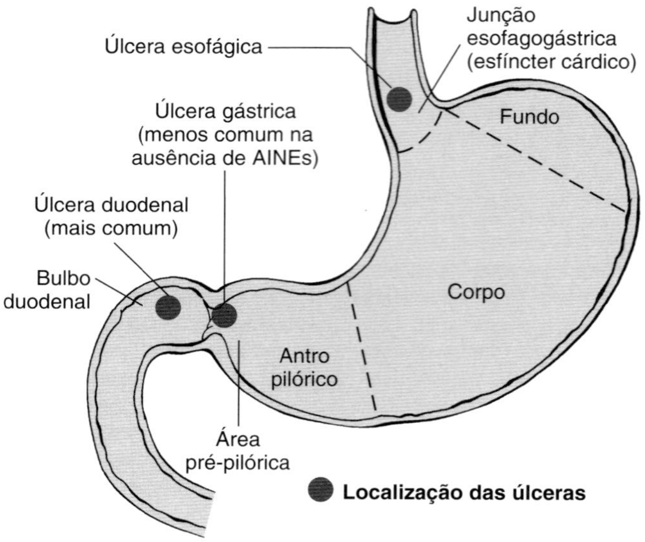

Figura 18.6 Localização de úlcera esofágica, gástrica e duodenal.

2. Os fatores de risco podem incluir medicamentos (AINEs, corticosteroides de uso prolongado e em altas doses), história de saúde familiar, síndrome de Zollinger-Ellison, tabagismo, estresse, tipo sanguíneo O e nível socioeconômico mais baixo.
3. Os estudos são inconclusivos na determinação de uma associação entre formação de úlcera e dieta ou ingestão de álcool e cafeína.

Manifestações clínicas

1. Sensação de queimação e dor epigástrica que ocorre 1 hora e meia a 3 horas após as refeições.
2. Dor epigástrica, dor abdominal ou queimação noturna; pode despertar o paciente, geralmente por volta da meia-noite até as 3 horas da manhã.
3. Sensibilidade epigástrica ao toque.
4. Saciedade precoce, anorexia, perda de peso, azia e eructação (pode indicar doença de refluxo).
5. Tontura, síncope, hematêmese ou melena (pode indicar hemorragia).
6. Anemia.

Alerta de enfermagem
Dor intensa e repentina na porção epigástrica média, irradiando para o ombro direito, pode indicar perfuração da úlcera.

Avaliação diagnóstica

1. Endoscopia digestiva alta com possível biopsia tecidual e citologia.
   a. O PyloriTek®, um exame de biopsia com ureia, tem especificidade superior a 97% e sensibilidade superior a 96% para detecção de *H. pylori*.
   b. Teste rápido (à beira do leito) com resultados dentro de 1 hora.

Baseado em evidências
Serim Research Corporation. (2012). PyloriTek for *H. pylori*. Disponível em: *www.serim.com/products_overview.aspx?fid=2*.

2. Exame radiográfico do tubo GI superior (estudo com bário).
3. Exames de fezes seriados para detectar sangue oculto.

4. Estudos da secreção gástrica (exame de secreção de ácido gástrico e nível sérico de gastrina em jejum) – elevados na síndrome de Zollinger-Ellison.
5. Sorologia para testar anticorpos para *H. pylori* ou exame de fezes para avaliar a presença de antígeno *H. pylori*.
6. Teste respiratório com ureia-C para detectar *H. pylori*.

Alerta farmacológico
Interromper o uso de IBPs antissecretórios pelo menos 2 semanas antes do teste respiratório com ureia-C. Pode causar resultado falso-negativo.

Manejo

Medidas gerais

1. Interrompa o uso de AINEs ou outros medicamentos causadores.
2. Elimine o tabagismo (prejudica a cicatrização).
3. Siga uma dieta equilibrada com refeições em intervalos regulares. Evite alimentos irritantes.

Terapia farmacológica

O tratamento de *H. pylori* exige uma abordagem multiterapêutica (ver Tabela 18.2), geralmente envolvendo terapia tripla com dois antibióticos e um inibidor da bomba de prótons por 10 a 14 dias para erradicar a bactéria.

Alerta farmacológico
A resistência a antibióticos é um problema que resultou em tratamentos prolongados e muita pesquisa para regimes farmacológicos alternativos.

Cirurgia

1. Intervenções cirúrgicas podem ser indicadas para hemorragia, obstrução, perfuração e redução da acidez (Figura 18.7). A cirurgia também pode ser indicada para doença ulcerosa de longa duração ou gravidade e também em caso de dificuldade de adesão ao regime clínico.
2. Gastroduodenostomia (Billroth I).
   a. Gastrectomia parcial com remoção do antro e piloro do estômago.
   b. O coto gástrico é anastomosado com o duodeno.
3. Gastrojejunostomia (Billroth II).
   a. Gastrectomia parcial com remoção de antro e piloro do estômago.
   b. O coto gástrico é anastomosado com o jejuno.
4. Antrectomia.
   a. A ressecção gástrica inclui uma pequena parte do duodeno, do piloro e do antro (metade inferior do estômago).
   b. O coto duodenal é fechado e o jejuno é anastomosado ao estômago.
5. Gastrectomia total.
   a. Também chamada de *esofagojejunostomia*.
   b. Remoção do estômago com fixação do esôfago ao jejuno ou ao duodeno.
6. Piloroplastia.
   a. Uma incisão longitudinal é realizada no piloro, e é fechada transversalmente para permitir que o músculo relaxe e estabeleça uma via de saída ampliada.
   b. Frequentemente, uma vagotomia é realizada simultaneamente.
7. Vagotomia.
   a. Divisão cirúrgica do nervo vago para eliminar os impulsos que estimulam a secreção de ácido clorídrico (HCl).

Tabela 18.2 Considerações sobre a terapia medicamentosa para *H. pylori*.

<table>
<tr><th>Terapia medicamentosa mais comum</th><th>Dosagem</th><th>Considerações de enfermagem</th></tr>
<tr><td>Omeprazol, 20 mg
Amoxicilina, 1 g
Claritromicina, 500 mg</td><td>2 vezes/dia, por 14 dias
2 vezes/dia, por 14 dias
2 vezes/dia, por 14 dias</td><td rowspan="3">• Antibióticos – o metronidazol e a claritromicina podem provocar gosto metálico desagradável, náuseas e vômito; medidas atenuantes incluem ingerir pequenas e frequentes refeições, chupar balas sem açúcar, tomar os medicamentos com alimento.
Evite consumo de álcool até 72 h após receber o metronidazol, pois pode causar reação grave. A claritromicina pode interagir com a lovastatina, salmeterol, fenitoína e outros medicamentos; não ingira suco de toranja durante o tratamento.
A tetraciclina pode aumentar a sensibilidade à luz do sol; leite e seus derivados diminuem a absorção.
Comunique incapacidade de tomar o antibiótico ou ocorrência de vômitos.
Comunique diarreia aquosa ou sanguinolenta, que pode indicar colite pseudomembranosa
• Inibidores da bomba de prótons – podem causar tontura, cefaleia e desconforto estomacal.
É sugerido tomar antes das refeições.
Não ingira juntamente a determinados fármacos, como antiepilépticos e varfarina
• Subsalicilato de bismuto – interage com muitas substâncias, como antiepilépticos, salicilatos, corticosteroides.
Pode escurecer as fezes.
Pode interferir no exame radiológico do tubo gastrintestinal.
O relato de zumbido nos ouvidos pode indicar toxicidade pelo salicilato</td></tr>
<tr><td>IBP (dose padrão)
Subsalicilato de bismuto, 300 g
Metronidazol, 250 mg
Tetraciclina, 500 mg</td><td>2 vezes/dia, por 10 a 14 dias
4 vezes/dia, por 10 a 14 dias
4 vezes/dia, por 10 a 14 dias
4 vezes/dia, por 10 a 14 dias</td></tr>
<tr><td colspan="2">Alerta farmacológico
Evite o tratamento se a paciente estiver grávida.</td></tr>
</table>

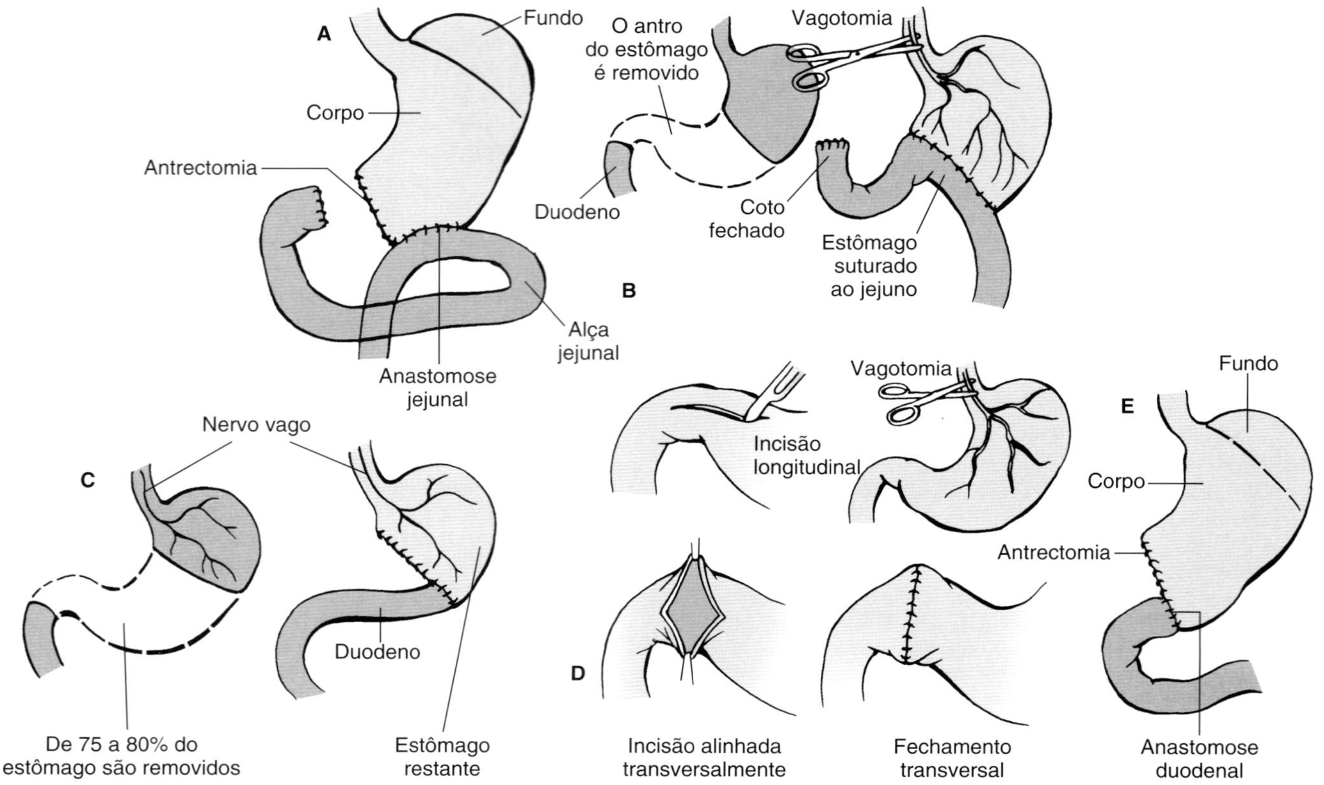

Figura 18.7 Procedimentos cirúrgicos para úlcera péptica. **A.** Gastrojejunostomia (Billroth II). O jejuno é anastomosado ao coto gástrico após uma gastrectomia parcial (remoção do antro e do piloro). **B.** Antrectomia e vagotomia. A parte ressecada inclui uma pequena porção do duodeno, do piloro e do antro (cerca de metade do estômago). O coto do duodeno é suturado e a lateral do jejuno é anastomosada à extremidade cortada do estômago. **C.** Gastrectomia subtotal. A parte ressecada inclui uma pequena porção do duodeno, do piloro e de 2/3 a 3/4 do estômago. O duodeno ou a lateral do jejuno é anastomosado à porção remanescente do estômago. **D.** Vagotomia e piloroplastia. É feita uma incisão longitudinal no piloro, que é fechada transversalmente para permitir que o músculo relaxe e estabeleça uma via de saída ampliada. Tal intervenção compensa o comprometimento do esvaziamento gástrico produzido pela vagotomia. **E.** Gastroduodenostomia (Billroth I). O duodeno é anastomosado ao coto gástrico após a remoção do antro e do piloro (gastrectomia parcial).

b. Existem três tipos – *vagotomia seletiva*, que corta apenas os ramos que interrompem a secreção ácida; *vagotomia troncular*, que corta os troncos anterior e posterior para diminuir a secreção ácida e a motilidade gástrica; e *vagotomia parietal*, que separa apenas a parte do nervo vago que inerva as células parietais secretoras de ácido.
c. Tradicionalmente realizada por laparotomia, o procedimento de vagotomia também pode ser feito por laparoscopia.

Complicações

1. Hemorragia gastrintestinal.
2. Perfuração da úlcera.
3. Obstrução da saída gástrica.

Avaliação de enfermagem

1. Determine a localização, o caráter e a irradiação da dor, fatores que agravam ou aliviam a dor, quanto tempo dura e quando ocorre.
2. Pergunte sobre padrões alimentares, regularidade, tipos de alimentos e circunstâncias alimentares.
3. Pergunte sobre o uso de medicamentos (especialmente ácido acetilsalicílico, esteroides ou anti-inflamatórios).
4. Informe-se sobre uma história de doenças, incluindo sangramentos gastrintestinais anteriores.
5. Obtenha a história psicossocial.
6. Realize uma avaliação física com documentação dos achados abdominais positivos.
7. Verifique os sinais vitais, e a pressão arterial e a frequência cardíaca com o paciente deitado, em pé e sentado, para determinar se ocorre hipotensão ortostática devido a sangramento.

Diagnósticos de enfermagem

- Volume de líquidos deficiente, relacionado com hemorragia
- Dor aguda associada ao desconforto epigástrico, secundário à hipersecreção de ácido, erosão ou perfuração da mucosa
- Diarreia relacionada com hemorragia gastrintestinal
- Nutrição desequilibrada – menos que os requisitos corporais, associada ao processo patológico
- Conhecimento deficiente relacionado com tratamento físico, dietético e farmacológico da doença.

Intervenções de enfermagem

Como evitar o déficit de volume de líquidos

1. Monitore ganhos e perdas continuamente para determinar o balanço hídrico.
2. Monitore as fezes verificar sangue e êmese.
3. Monitore os valores de hemoglobina, hematócrito e eletrólitos.
4. Administre os fluidos IV prescritos e faça a reposição de sangue, conforme prescrição.
5. Insira a sonda NG conforme prescrição e monitore a drenagem da sonda em busca de sinais de sangue visível e oculto.
6. Administre medicamentos por meio da sonda NG para neutralizar a acidez, conforme prescrição.

7. Prepare o paciente para uma lavagem com solução salina, conforme prescrição.
8. Observe o paciente para aumento do pulso e diminuição da PA (sinais de choque).
9. Prepare o paciente para procedimentos diagnósticos ou cirúrgicos, para determinar ou estancar a fonte de sangramento.

Alívio da dor

1. Administre a medicação prescrita.
2. Forneça refeições pequenas e frequentes para evitar a distensão gástrica, se o paciente não estiver em jejum.
3. Aconselhe o paciente sobre os efeitos irritantes de certos medicamentos e alimentos.

Redução da diarreia

1. Monitore os padrões de eliminação do paciente para determinar os efeitos dos medicamentos.
2. Monitore os sinais vitais e observe sinais de hipovolemia.
3. Administre medicação antidiarreica conforme prescrição.
4. Atente aos sinais e sintomas de comprometimento da integridade da pele ao redor do ânus (eritema, dor, prurido), para promover conforto e diminuir o risco de infecção.

Alcance de uma nutrição adequada

1. Eliminar alimentos que causem dor ou desconforto; caso contrário, a dieta geralmente é sem restrição.
2. Forneça refeições pequenas e frequentes que neutralizem as secreções gástricas e que possam ser mais bem toleradas.
3. Forneça dieta altamente calórica e rica em proteínas com suplementos nutricionais, conforme prescrição.
4. Administre nutrição parenteral, conforme prescrição, se o sangramento for prolongado e se o paciente estiver desnutrido.

Orientações sobre o regime terapêutico

1. Forneça explicação sobre todos os exames e procedimentos, para aumentar o conhecimento e a cooperação do paciente e minimizar a ansiedade.
2. Reveja as recomendações do médico em relação a dieta, atividades, medicação e tratamento. Permita que o paciente faça perguntas e esclareça qualquer mal-entendido.
3. Dê ao paciente uma tabela listando os medicamentos, as dosagens, os horários de administração e os efeitos desejados para promover a adesão ao tratamento.

Educação do paciente e manutenção da saúde

1. Oriente o paciente quanto a sinais e sintomas de sangramento e quando notificar ao médico.
2. Promover mudanças saudáveis no estilo de vida que incluam nutrição adequada, cessação do tabagismo, diminuição do consumo de álcool e estratégias de redução do estresse.
3. Explique o objetivo, a dosagem e os efeitos adversos de cada medicamento prescrito.

Reavaliação: resultados esperados

- Sinais vitais estáveis; volume de líquidos mantido
- Sem dor
- Não mais do que duas a três fezes amolecidas por dia
- Come pequenas refeições frequentes todos os dias; sem perda de peso
- Descreve as características da doença ulcerosa péptica, seu tratamento e complicações; comprometido com o regime terapêutico.

Câncer gástrico

Tumor maligno do estômago.

Fisiopatologia e etiologia

1. Os fatores de risco incluem:
   a. Gastrite atrófica crônica com metaplasia intestinal.
   b. Anemia perniciosa ou ressecções gástricas anteriores (mais de 15 anos).
   c. Pólipos adenomatosos gástricos (mais comuns em homens).
   d. A incidência aumenta com a idade.
   e. Tabagismo.
   f. História familiar de câncer gástrico.

Manifestações clínicas

1. Normalmente, o paciente apresenta os mesmos sintomas que os de uma úlcera gástrica; posteriormente, durante a avaliação, a lesão é considerada maligna.
2. Perda progressiva do apetite, alteração perceptível ou aparente dos sintomas gastrintestinais comuns – plenitude gástrica (saciedade precoce) e dispepsia, com duração superior a 4 semanas.
3. Sangue (geralmente oculto) nas fezes.
4. Vômito – pode indicar obstrução pilórica ou obstrução da válvula cárdia. Ocasionalmente, o vômito tem uma aparência de "borra de café", resultante da saída de sangue proveniente da ulceração causada pelo câncer.
5. As manifestações tardias incluem o seguinte:
   a. Dor, geralmente induzida pela alimentação e aliviada pelo vômito.
   b. Perda de peso, fraqueza, anemia, metástase (geralmente para o fígado), hemorragia e obstrução.
   c. Massa abdominal ou epigástrica.

Avaliação diagnóstica

1. História – perda de peso e fadiga ao longo de vários meses.
2. Radiografia e endoscopia do tubo GI superior – permitem a visualização e fornecem meios para a obtenção de amostras de tecido para análise histológica e citológica.
3. Exames por imagens, como cintigrafia óssea ou hepática, podem determinar a extensão da doença.

Manejo

1. O único tratamento bem-sucedido para o câncer gástrico é a remoção cirúrgica. Ressecção gástrica é a remoção cirúrgica de parte do estômago.
2. Se o tumor se espalhou para além da área que pode ser extirpada cirurgicamente, a cura não é possível.
   a. Cirurgias paliativas, como a gastrectomia subtotal com ou sem gastroenterostomia, podem ser realizadas para manter a continuidade do tubo GI.
   b. A cirurgia pode ser combinada com quimioterapia para tratamento paliativo e prolongar a vida.

Complicações

1. Se for realizada uma cirurgia, existe o risco de hemorragia ou infecção.
2. Síndrome de esvaziamento rápido após gastrectomia.
3. Metástase e morte.

Avaliação de enfermagem

1. Verifique se ocorrem anorexia, perda de peso e sintomas gastrintestinais (plenitude gástrica, dispepsia, vômito).
2. Avalie se há dor, observando as características/localização.
3. Verifique as fezes quanto a sangue oculto.
4. Monitore o hemograma completo para avaliar o risco de anemia.

Diagnósticos de enfermagem

- Dor relacionada com processo patológico ou cirurgia
- Risco de lesão, choque e outras complicações associadas à cirurgia e ao comprometimento da função do tecido gástrico
- Nutrição desequilibrada – menos que os requisitos corporais, relacionada com neoplasia e tratamento.

Intervenções de enfermagem

Promoção do conforto e da cicatrização de feridas

1. O paciente deve mudar de decúbito, tossir e respirar profundamente a cada 2 horas, para evitar complicações vasculares e pulmonares e promover o conforto.
2. Realize drenagem NG, se prescrita, para remoção de fluidos e gases do estômago e prevenção de uma distensão dolorosa.
3. Administre antibióticos parenterais, conforme prescrito, para prevenir infecção.
4. Administre analgésicos, conforme prescrição.

Prevenção de choque e outras complicações

1. Choque e hemorragia.
   a. Monitore alterações na PA, na frequência cardíaca e na respiração.
   b. Observe o paciente em busca de evidências de alterações no estado mental, palidez, pele úmida e tontura.
   c. Verifique os curativos e a sonda de aspiração com frequência, para obter evidências de sangramento.
   d. Administre infusões IV e reposição de sangue, conforme prescrição.
2. Complicações cardiopulmonares.
   a. Incentive o paciente a tossir e respirar profundamente para promover a ventilação e melhorar a circulação.
   b. Ajude o paciente a se virar e se mover, para auxiliar a mobilização das secreções.
   c. Promova a deambulação, conforme prescrição, para incrementar as trocas respiratórias.
3. Trombose e embolia.
   a. Inicie um plano de atividades de autocuidado para promover a circulação.
   b. Incentive a deambulação precoce para estimular a circulação.
   c. Evite a estase venosa com o uso de meias elásticas, se indicado.
   d. Verifique curativos ou faixas apertadas que possam restringir a circulação.
4. Síndrome de *dumping* – uma reação complexa que pode ocorrer devido ao esvaziamento excessivamente rápido do conteúdo gástrico. As manifestações incluem náuseas, fraqueza, transpiração, palpitação, síncope e possivelmente diarreia. Instrua o paciente da seguinte maneira:
   a. Coma pequenas refeições frequentes em substituição às três grandes refeições.
   b. Procure adotar uma dieta rica em proteínas e gordura e pobre em carboidratos e evite refeições ricas em açúcar, leite, chocolate e sal.
   c. Reduza a quantidade de líquidos durante as refeições, dando preferência à ingestão entre as refeições.
   d. Tome medicação anticolinérgica antes das refeições (se houver prescrição), para diminuir a atividade gastrintestinal.
   e. Relaxe enquanto se alimenta; coma devagar e regularmente.
   f. Repouse após as refeições.
5. A formação de fitobezoares (concreção gástrica composta de matéria vegetal) pode ser observada com gastrectomia parcial e vagotomia. Após a ressecção, o tecido gástrico remanescente não é capaz de quebrar e digerir alimentos fibrosos. Essa fibra não digerida se solidifica, formando massas que são revestidas por secreções mucosas do estômago.
   a. Evite alimentos fibrosos, como frutas cítricas (casca e semente), porque tendem a formar fitobezoares.
   b. Enfatize a importância da mastigação adequada.

Alcance de estado nutricional adequado

1. Administre nutrição parenteral, se houver prescrição.
2. Acompanhe o progresso da dieta prescrita.
   a. Administre fluidos por via oral quando houver ruídos hidroaéreos
   b. Aumente a ingestão de líquidos de acordo com a tolerância do paciente.
   c. Ofereça uma dieta com suplementos vitamínicos quando a condição do paciente permitir.
   d. Evite alimentos ricos em carboidratos, como laticínios, pois podem desencadear a síndrome de *dumping*.
   e. Ofereça a dieta de acordo com a prescrição – geralmente rica em proteínas e calorias, para promover a cicatrização de feridas.

Educação do paciente e manutenção da saúde

1. Enfatize a importância de saber lidar com situações estressantes. Forneça informações sobre grupos de suporte.
2. Revise os requisitos nutricionais com o paciente.
3. Enfatize a importância dos suplementos de vitamina B_{12} após a gastrectomia, para a prevenção de anemia perniciosa induzida cirurgicamente.
4. Incentive as consultas de acompanhamento com o médico.
5. Recomende a realização anual de exames de sangue e outros exames de *check-up*, para determinar evidências de anemia perniciosa ou outras condições.
6. Forneça instruções sobre medidas para prevenir a síndrome de Dumping.

Reavaliação: resultados esperados

- Relata a diminuição da dor para 2 ou 3 na escala de 0 a 10
- Sinais vitais estáveis; sem evidência de complicações
- Tolera refeições pequenas e frequentes.

Condições intestinais

Hérnia abdominal

Uma hérnia abdominal ocorre quando o conteúdo abdominal, geralmente o intestino delgado, escapa por meio de um ponto fraco na parede muscular do abdome. A fraqueza da parede abdominal pode ser de natureza congênita, adquirida (p. ex., envelhecimento ou traumatismo) ou resultado do aumento da pressão intra-abdominal (p. ex., devido a trabalho pesado, obesidade, gravidez, esforço, tosse, ascite ou proximidade a um tumor).

Fisiopatologia e etiologia

Classificação pela localização

1. Inguinal – é uma hérnia no canal inguinal, e é mais comum em homens (Figura 18.8). Esse tipo de hérnia também pode ser diferenciado com base no fator causal.
   a. Inguinal indireta – hérnia congênita que ocorre quando a entrada do canal inguinal não se fecha após o nascimento, causando fraqueza na parede abdominal. Por meio dessa área enfraquecida, a hérnia se estende pelo canal inguinal e, muitas vezes, acomete a bolsa escrotal nos homens ou grandes lábios nas mulheres.
   b. Inguinal direta – causada por degeneração dos músculos abdominais, permitindo que o intestino delgado passe pela parede inguinal posterior até a virilha.

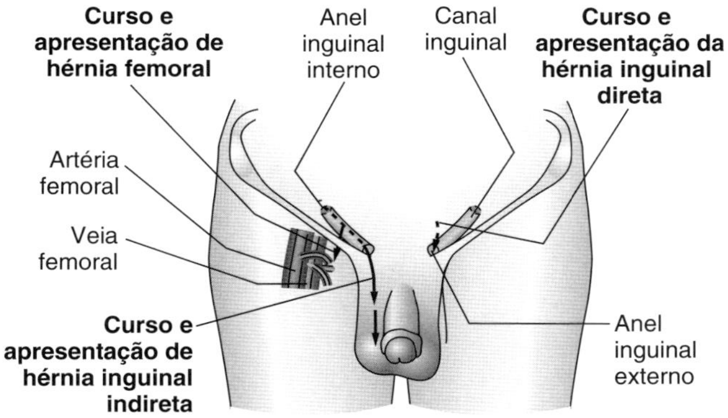

Figura 18.8 Hérnia inguinal direta e indireta. (Bickley, L. [2003]. *Bates' guide to physical examination and history taking* [8th ed.]. Philadelphia, PA: Lippincott Williams & Wilkins.)

2. Femoral – a hérnia segue o trato abaixo do ligamento inguinal por meio do canal femoral.
3. Umbilical – protrusão intestinal no umbigo devido à falha no fechamento do orifício umbilical. Ocorre mais frequentemente em mulheres obesas, crianças e pacientes com aumento da pressão intra-abdominal devido à cirrose e ascite.
4. Ventral ou incisional – protrusão intestinal devido à fraqueza da parede abdominal; pode ocorrer após a cicatrização de uma incisão que foi prejudicada em decorrência de infecção ou secreção.
5. Peristomal – hérnia por uma falha na anastomose da fáscia em torno de um estoma e no tecido subcutâneo.

Classificação pela gravidade

1. Redutível – a massa saliente pode ser colocada de volta na cavidade abdominal.
2. Irredutível – a massa saliente não pode ser recolocada no abdome.
3. Encarcerada – uma hérnia irredutível na qual o fluxo intestinal está completamente obstruído.
4. Estrangulada – uma hérnia irredutível na qual o fluxo intestinal e o fluxo sanguíneo estão completamente obstruídos; desenvolve-se quando a alça intestinal do saco herniário está torcida ou edemaciada e produz constrição no colo herniário.

Manifestações clínicas

1. O abaulamento da área herniada aparece quando o paciente se levanta ou se contrai e desaparece quando está em decúbito dorsal.
2. A hérnia tende a aumentar e diminuir de acordo com a pressão intra-abdominal.
3. A hérnia estrangulada se apresenta com dor, vômitos, edema do saco herniário, sinais abdominais inferiores de irritação peritoneal e febre.

Avaliação diagnóstica

1. Geralmente diagnosticado pelas manifestações clínicas.
2. Radiografias abdominais – revelam níveis anormalmente altos de gases no intestino.
3. Estudos laboratoriais (hemograma completo, eletrólitos) – podem mostrar hemoconcentração (aumento do hematócrito), desidratação (aumento ou diminuição de sódio) e contagem elevada de leucócitos, se for uma hérnia estrangulada.

Manejo

1. Mecânico (somente para hérnia redutível).
   a. A treliça é um tipo especial de cinta, com almofada e cinto, que é colocada sobre a hérnia, para impedir que o conteúdo abdominal entre no saco herniário. Uma armação fornece compressão externa sobre o defeito e deve ser removida à noite e recolocada de manhã, antes de se levantar. Essa abordagem não cirúrgica deve ser considerada apenas quando o paciente não é um bom candidato cirúrgico.
   b. A hérnia peristomal frequentemente é tratada com um cinto de suporte com Velcro®, que é colocado em torno do sistema de bolsa de ostomia (semelhante a uma treliça).
   c. Medidas conservadoras – evitar levantamento de peso, esforço para evacuar ou outras atividades que provoquem aumento da pressão intra-abdominal.
2. Cirúrgica – recomendada para corrigir a hérnia antes que ocorra o estrangulamento, o que transforma a hérnia em uma situação de emergência.
   a. A herniorrafia é a remoção do saco herniário; conteúdo é recolocado no abdome; as camadas de músculo e fáscia são suturadas. A herniorrafia laparoscópica é uma possibilidade e, muitas vezes, realizada como procedimento ambulatorial.
   b. A hernioplastia envolve o reforço da sutura (geralmente com uma tela) para o reparo extensivo da hérnia.
   c. A hérnia estrangulada requer a ressecção do intestino isquêmico, além de reparo.

Complicações

1. Obstrução intestinal.
2. Recorrência da hérnia.

Avaliação de enfermagem

1. Pergunte ao paciente se a hérnia está aumentando e se tornando desconfortável, redutível ou irredutível; determine a relação com atividades que envolvam esforço físico.
2. Avalie os ruídos intestinais e verifique o padrão intestinal.
3. Analise se o paciente apresenta sinais e sintomas de estrangulamento, como distensão, febre, náuseas e vômito.

Diagnósticos de enfermagem

- Dor crônica relacionada com hérnia protuberante (mecânica)
- Dor aguda associada ao procedimento cirúrgico
- Risco de infecção relacionado com o procedimento de emergência para hérnia estrangulada ou encarcerada.

Intervenções de enfermagem

Promoção de conforto

1. Ajuste a treliça ou cinta no corpo do paciente depois que a hérnia estiver reduzida, se prescrito.
2. A posição de Trendelenburg pode reduzir a pressão sobre a hérnia, quando apropriado.
3. Enfatize a importância de usar treliça sob a roupa e de colocá-la antes de sair da cama, quando a hérnia estiver reduzida.
4. Administre emolientes de fezes, conforme indicado.
5. Avalie sinais e sintomas de encarceramento ou estrangulamento herniário.
6. Insira uma sonda NG em casos de hérnia encarcerada, se houver prescrição, para aliviar a pressão intra-abdominal no saco herniado.

Alívio da dor no pós-operatório

1. Peça ao paciente que proteja o local da incisão com a mão ou um travesseiro quando tossir, para diminuir a dor e evitar o aumento da pressão intra-abdominal no local.
2. Administre analgésicos, conforme prescrição.
3. Oriente o paciente sobre a necessidade de repouso no leito, uso intermitente de compressas de gelo e elevação da bolsa escrotal como medidas para reduzir o edema após a correção de uma hérnia inguinal.

4. Incentive a deambulação assim que for permitido.
5. Avise ao paciente que é comum sentir dificuldade para urinar após a cirurgia; promova a eliminação da urina para evitar desconforto e, se necessário, passe uma sonda.

Prevenção de infecção

1. Verifique o curativo para avaliar secreção e incisão quanto a eritema e edema.
2. Monitore outros sinais e sintomas de infecção, como febre, calafrios, mal-estar e diaforese.
3. Administre antibióticos, se apropriado.

Educação do paciente e manutenção da saúde

1. Avise ao paciente que a dor e o edema da bolsa escrotal podem estar presentes por 24 a 48 horas depois do reparo de uma hérnia inguinal.
   a. Aplicar gelo de maneira intermitente.
   b. Elevar o escroto e usar um suporte escrotal.
   c. Tomar a medicação prescrita para aliviar o desconforto.
2. Ensine a monitorar os sinais de infecção, como dor, secreção na incisão e elevação da temperatura. Além disso, o paciente deve comunicar se continuar tendo dificuldade para urinar.
3. Informe que levantar pesos deve ser evitado por 4 a 6 semanas. Atletismo e extremos de esforço devem ser evitados por 8 a 12 semanas após a cirurgia e de acordo com as instruções do médico.

Reavaliação: resultados esperados

- Hérnia efetivamente reduzida com treliça ou cinta; paciente confortável
- Verbaliza redução da dor para 2 ou 3 na escala de 0 a 10
- Sem edema, afebril e sem secreção na incisão.

Obstrução intestinal

Obstrução intestinal é uma interrupção no fluxo normal do conteúdo intestinal em qualquer ponto do trato intestinal. O bloqueio pode ocorrer no intestino delgado ou no intestino grosso, ser completo ou parcial, ser mecânico ou paralítico e pode ou não comprometer o suprimento vascular. Esse tipo de obstrução ocorre com mais frequência nos jovens e nos idosos.

Fisiopatologia e etiologia

Tipos e causas

1. Obstrução mecânica – bloqueio físico da passagem do conteúdo intestinal, sem comprometimento do suprimento sanguíneo intestinal. A obstrução da porção alta (jejunal) ou da porção baixa (ileal) do intestino delgado ocorre quatro vezes mais frequentemente do que a obstrução do cólon (Figura 18.9). As causas incluem:
   a. Extrínseca – aderências cirúrgicas, hérnia, deiscência de ferida, massas, vólvulo (torção da alça intestinal). Até 70% das obstruções do intestino delgado são causadas por aderências.
   b. Intrínseca – hematoma, tumor, intussuscepção (invaginação da parede intestinal), estenose, condições congênitas (atresia, ânus imperfurado), traumatismo, doenças inflamatórias (Crohn, diverticulite, colite ulcerativa).
   c. Intraluminal – corpo estranho, impactação fecal ou de bário, pólipo, cálculos biliares, mecônio em lactentes.
   d. Em pacientes no pós-operatório, as aderências representam aproximadamente 90% dos casos de obstrução mecânica. Em pacientes não cirúrgicos, uma hérnia (mais frequentemente inguinal) é a causa mais comum de obstrução mecânica.
2. Íleo paralítico (adinâmico, neurogênico).
   a. O peristaltismo é ineficaz (atividade motora diminuída, provavelmente resultante de um distúrbio tóxico ou traumático do sistema nervoso autônomo).
   b. Não há obstrução física nem interrupção do suprimento sanguíneo.

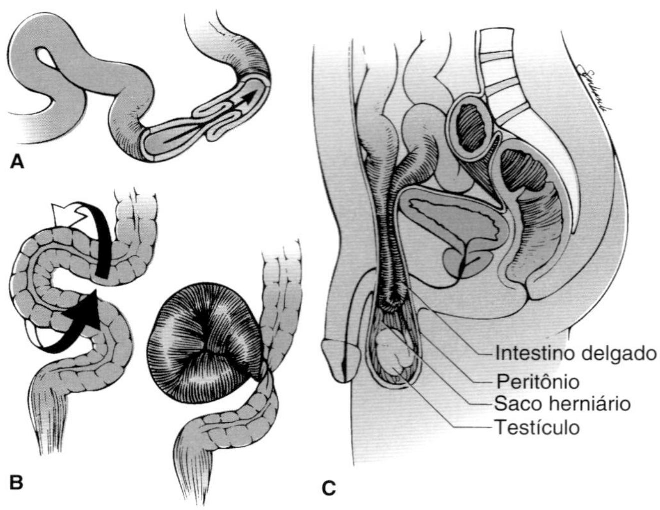

Figura 18.9 Três causas de obstrução intestinal. **A.** Intussuscepção. Observe o encurtamento do cólon pelo deslocamento de um segmento intestinal sobre o outro. **B.** Vólvulo do cólon sigmoide. A torção se dá em sentido anti-horário na maioria dos casos. **C.** Hérnia (inguinal). Observe que o saco herniário é uma continuação do peritônio e que o conteúdo herniário é o intestino, o omento ou outros conteúdos abdominais que passam pela abertura hernial até o saco herniário.

   c. Tem resolução espontânea depois de 2 ou 3 dias.
   d. As causas incluem:
      i. Traumatismo da medula espinal; fraturas vertebrais.
      ii. Pós-operatório de qualquer cirurgia abdominal.
      iii. Peritonite, pneumonia.
      iv. Deiscência de feridas (rompimento).
      v. Cirurgia do tubo GI.
3. Estrangulamento – a obstrução compromete o suprimento de sangue, levando à necrose da parede intestinal. Causado por obstrução mecânica prolongada.

Alterações fisiológicas

1. Aumento do peristaltismo, distensão devido a gases e fluidos e aumento do crescimento bacteriano proximal à obstrução. O intestino se esvazia distalmente.
2. O aumento das secreções intestinais está associado à diminuição da capacidade de absorção do intestino.
3. O acúmulo de gases, secreções e ingestão oral acima da obstrução causa o aumento da pressão intraluminal.
4. A pressão venosa na área afetada aumenta, resultando em estase circulatória e edema.
5. Pode ocorrer necrose intestinal resultante de anoxia e compressão dos ramos terminais da artéria mesentérica.
6. Bactérias e toxinas passam por meio das membranas intestinais para a cavidade abdominal, levando à peritonite.
7. A obstrução em "circuito fechado" é uma condição na qual o segmento intestinal está ocluído nas duas extremidades, impedindo a passagem para baixo ou a regurgitação do conteúdo intestinal.

Manifestações clínicas

Febre, irritação peritoneal, aumento da contagem de leucócitos, toxicidade e choque podem se desenvolver com todos os tipos de obstrução intestinal.

1. Mecânicas simples – intestino delgado alto: cólicas e alguma distensão no abdome médio a superior, vômito bilioso pela manhã, aumento dos ruídos intestinais (um tinido agudo ouvido em breves intervalos), sensibilidade mínima e difusa.

2. Mecânicas simples – intestino delgado baixo: cólicas significativas e distensão considerável no abdome médio, vômito leve ou ausente, tardiamente pode ter conteúdo fecal, aumento dos ruídos intestinais e sons “abafados”, hipersensibilidade difusa mínima.
3. Mecânica simples – cólon: cólicas (abdome médio a baixo), distensão tardia e vômito podem se desenvolver (feculentos); aumento dos sons intestinais; hipersensibilidade difusa mínima.
4. Mecânica crônica parcial – pode ocorrer com o intestino granulomatoso característico da doença de Crohn. Os sintomas são cólicas, dor abdominal, distensão leve e diarreia.
5. Inicialmente, os sintomas de estrangulamento são os mesmos de uma obstrução mecânica, mas evoluem rapidamente – a dor é grave, contínua e localizada. Manifesta-se com distensão moderada, vômitos persistentes, geralmente diminuição dos ruídos intestinais e dor localizada grave. As fezes ou vômito ficam com aparência sanguinolenta ou contêm sangue oculto.

Avaliação diagnóstica

1. Aspiração de material fecal pela sonda NG.
2. Radiografias abdominais e torácicas.
   a. Podem mostrar a localização da distensão do intestino grosso ou do intestino delgado e a presença de gases ou fluidos.
   b. Lesão tipo “bico de pássaro” no vólvulo do cólon.
   c. Visualização de corpo estranho.
3. Estudos de imagem com contraste – a lavagem do intestino delgado com contraste solúvel em água (p. ex., ácido diatrizoico) pode ser tanto diagnóstica como terapêutica.
4. Exames laboratoriais.
   a. Eletrólitos, ureia e creatinina podem estar anormais por causa da hipovolemia e dos vômitos.
   b. Contagens elevadas de leucócitos devido à inflamação; tem aumento acentuado nos casos de necrose, estrangulamento ou peritonite.
   c. O nível de lactato pode estar elevado se houver isquemia do intestino delgado.
5. Sigmoidoscopia flexível ou colonoscopia podem identificar a origem da obstrução, como um tumor ou uma estenose.

Manejo

Manejo conservador

1. Correção de desequilíbrios hidreletrolíticos com soro fisiológico ou solução de Ringer com potássio, conforme necessário.
2. Drenagem por sonda NG para descomprimir o intestino e diminuir o risco de perfuração.
3. Tratamento do choque e da peritonite.
4. Pode ser necessária NPT para corrigir a deficiência proteica resultante de obstrução crônica, íleo paralítico ou infecção.
5. Analgésicos e sedativos, evitando opiáceos devido à inibição da motilidade gastrintestinal.
6. Antibióticos para prevenir ou tratar infecções.
7. Deambulação para pacientes com íleo paralítico, para estimular o retorno do peristaltismo.

Manejo cirúrgico

Consiste em aliviar a obstrução. As opções incluem:

1. Procedimentos intestinais fechados – lise de aderências, redução de vólvulo, intussuscepção ou hérnia encarcerada.
2. Enterotomia para remoção de corpos estranhos ou bezoares.
3. Ressecção do intestino para lesões obstrutivas ou estrangulamento intestinal, com anastomose terminoterminal.
4. Derivação intestinal contornando a obstrução.
5. Pode ser indicada uma ostomia temporária (ver “Cuidados com o paciente submetido à cirurgia de ostomia”, p. 498).

Complicações

1. Desidratação, resultante da perda de água, sódio e cloreto.
2. Peritonite.
3. Choque, devido à perda de eletrólitos e à desidratação.
4. Morte em consequência do choque.

Avaliação de enfermagem

1. Avalie a natureza e a localização da dor e a presença ou ausência de distensão, flatulência, defecação, êmese e obstipação.
2. Verifique se há sons intestinais agudos, aceleração dos movimentos peristálticos ou ausência de ruídos intestinais.
3. Avalie os sinais vitais.

Alerta gerontológico
Fique atento à síndrome de obstrução intestinal de ar e líquidos em pacientes idosos, que normalmente permanecem muito tempo em posição recumbente. O fluido se acumula nas alças intestinais dependentes e o peristaltismo é muito fraco para empurrar o fluido para cima. Verifique com frequência o nível de responsividade do paciente; a redução da responsividade pode fornecer um indício de um crescente desequilíbrio eletrolítico ou de choque iminente.

Diagnósticos de enfermagem

- Dor aguda relacionada com obstrução, distensão e estrangulamento
- Risco de volume de líquidos deficiente associado ao comprometimento da ingestão de líquidos, vômito e diarreia resultantes da obstrução intestinal
- Padrão respiratório ineficaz relacionado com distensão abdominal, que interfere na capacidade normal de expansão pulmonar
- Risco de perfusão gastrintestinal ineficaz.

Intervenções de enfermagem

Alívio da dor

1. Administre os analgésicos prescritos.
2. Forneça cuidados de suporte durante a sondagem NG, para reduzir o desconforto.
3. Para aliviar os sintomas da síndrome de obstrução intestinal de ar e líquidos, o paciente deve alternar de decúbito dorsal para decúbito ventral a cada 10 minutos, até que seja eliminada uma quantidade de flatos suficiente para descomprimir o abdome. Uma sonda retal pode ser indicada.
4. Para reduzir o medo e a ansiedade associados à dor, reconheça as preocupações do paciente e implemente medidas de suporte emocional. Incentive a visita de pessoas importantes para o paciente.

Manutenção do equilíbrio hidreletrolítico

1. Faça a medição e documente ganhos e perdas.
2. Administre fluidos IV e nutrição parenteral conforme prescrição.
3. Monitore eletrólitos, urina, hemoglobina e hemograma, e comunique qualquer anormalidade encontrada. Colete amostras de fezes para o teste de sangue oculto, se prescrito pelo médico.
4. Monitore o débito urinário para avaliar a função renal e detectar a retenção de urina decorrente da compressão da bexiga pelo intestino distendido.
5. Monitore os sinais vitais; uma queda na PA pode indicar diminuição do volume circulatório devido à perda de sangue por hérnia estrangulada.
6. Registre a quantidade e a consistência das fezes.

Manutenção da ventilação pulmonar adequada

1. Mantenha o paciente na posição de Fowler para promover a ventilação e aliviar a distensão abdominal.
2. Mantenha a sonda NG conforme prescrição para descomprimir o intestino.
3. Monitore a gasometria arterial quanto aos níveis de oxigenação, se houver prescrição.

Garantia da perfusão gastrintestinal para prevenir complicações

1. Previna o infarto, avaliando cuidadosamente o estado do paciente; uma dor que aumenta de intensidade ou se torna localizada ou contínua pode ser o prenúncio de um estrangulamento.
2. Detecte sinais precoces de peritonite, como rigidez e sensibilidade, em um esforço para minimizar essa complicação.
3. Evite enemas, que podem distorcer uma radiografia ou agravar uma obstrução parcial.
4. Observe sinais de choque – palidez, taquicardia e hipotensão.
5. Verifique sinais de:
   a. Alcalose metabólica (respiração lenta e superficial; alterações sensoriais; tetania).
   b. Acidose metabólica (desorientação; respiração profunda e rápida; fraqueza e dispneia aos esforços).

Educação do paciente e manutenção da saúde

1. Explique as razões para a drenagem por sonda NG, jejum e fluidos IV inicialmente. Aconselhe o paciente a progredir lentamente na dieta, conforme tolerado, depois que receber a alta.
2. Aconselhe muito descanso e progressão lenta das atividades, conforme orientação do cirurgião ou outro médico.
3. Oriente sobre cuidados com a ferida, se indicado.
4. Incentive o paciente a comparecer às consultas de acompanhamento conforme indicado e a entrar em contato com o cirurgião ou outro médico caso ocorra aumento de dor abdominal, vômito ou febre antes da consulta de retorno.

Reavaliação: resultados esperados

- Consegue se manter em posição confortável; relata redução da dor para 3 ou 4 na escala de 0 a 10
- Débito urinário superior a 30 mℓ/h; sinais vitais estáveis
- Frequência respiratória em 24 respirações/min e não dificultadas, com a cabeceira da cama elevada a 45°
- Alerta, lúcido, sinais vitais estáveis, abdome firme, mas não rígido.

Apendicite

Apendicite é a inflamação do apêndice vermiforme causada por uma obstrução do lúmen intestinal resultante de infecção, estenose, massa fecal, corpo estranho ou tumor.

Fisiopatologia e etiologia

1. A obstrução é seguida por edema, infecção e isquemia.
2. À medida que a tensão intraluminal aumenta, pode ocorrer necrose e perfuração.
3. A apendicite pode afetar qualquer faixa etária, porém, é mais comum em adolescentes/adultos jovens, especialmente do sexo masculino.

Manifestações clínicas

1. Dor abdominal generalizada ou localizada nas áreas epigástrica ou periumbilical e no abdome superior direito. Em um intervalo que varia de 2 a 12 horas, a dor fica localizada no quadrante inferior direito e a intensidade aumenta.
2. Anorexia, mal-estar moderado, febre baixa, náuseas e vômito.
3. Geralmente, ocorre constipação intestinal e, ocasionalmente, diarreia.
4. Aumento da sensibilidade, proteção involuntária, rigidez abdominal generalizada.

Avaliação diagnóstica

1. Exame físico consistente com as manifestações clínicas.
2. A contagem de leucócitos revela leucocitose moderada (10.000 a 16.000/mm^3), com desvio para a esquerda (aumento de neutrófilos imaturos).
3. Exame de urina para descartar distúrbios urinários.
4. Radiografia abdominal pode visualizar sombra consistente com fecálito apendicular; uma perfuração irá revelar ar livre na cavidade.
5. US ou TC abdominal podem visualizar o apêndice e descartar outras condições, como diverticulite e doença de Crohn. A tomografia apendicular focalizada consegue avaliar rapidamente a apendicite.

Alerta gerontológico
Com pacientes idosos, é necessário estar alerta a sintomas genéricos, como dor mais leve, febre menos pronunciada e leucocitose com desvio para a esquerda como diferencial.

Manejo

1. Indicação cirúrgica (apendicectomia).
   a. Apendicectomia simples ou apendicectomia laparoscópica na ausência de ruptura ou peritonite.
   b. Um dreno incisional pode ser colocado se ocorrer abscesso ou ruptura.
2. No pré-operatório, mantenha o repouso no leito, o jejum, a hidratação IV e, possivelmente, a profilaxia antibiótica e a analgesia.

Complicações

1. Perfuração (em 95% dos casos).
2. Abscesso.
3. Peritonite.

Avaliação de enfermagem

1. Obtenha a história para localização e extensão da dor.
2. Ausculte para verificar ruídos intestinais; o peristaltismo pode estar ausente ou diminuído.
3. Na palpação do abdome, avalie a sensibilidade em qualquer ponto do quadrante inferior direito, mas geralmente localizada sobre o ponto de McBurney (logo abaixo do ponto médio da linha entre o umbigo e a crista ilíaca do lado direito). Avalie a sensibilidade de rebote no quadrante inferior direito, bem como o rebote referido ao palpar o quadrante inferior esquerdo.
4. Avalie o sinal do psoas positivo, pedindo ao paciente para tentar levantar a coxa direita contra a pressão da mão colocada sobre o joelho direito. A inflamação do músculo psoas na apendicite aguda aumentará a dor abdominal com essa manobra.
5. Analise o sinal do obturador positivo, pedindo ao paciente para flexionar o quadril e o joelho direito e girar a perna internamente. A dor hipogástrica com essa manobra indica inflamação do músculo obturador.

Diagnósticos de enfermagem

- Dor aguda relacionada com inflamação do apêndice
- Risco de infecção associado à perfuração.

Intervenções de enfermagem

Os cuidados de enfermagem pré-operatórios são listados; para cuidados pós-operatórios, ver "Cuidados com o paciente submetido à cirurgia de ostomia", na p. 504.

Alívio da dor

1. Monitore o nível de dor, incluindo localização, intensidade e padrão.
2. Ajude o paciente a encontrar posições confortáveis, como semi-Fowler e elevação dos joelhos.
3. Restrinja as atividades que possam agravar a dor, como tossir e caminhar.
4. Aplique bolsa de gelo no abdome para maior conforto.
5. Administre antieméticos e analgésicos, conforme prescrição, e avalie a resposta do paciente.
6. Evite a palpação indiscriminada do abdome para evitar o desconforto do paciente.

Alerta farmacológico
Não administre analgésicos/antipiréticos para mascarar a febre e também não administre catárticos, pois podem causar ruptura.

Prevenção de infecção

1. Monitore frequentemente os sinais e sintomas de agravamento da condição que possam indicar perfuração, abscesso ou peritonite, como aumento da gravidade da dor, sensibilidade, rigidez, distensão, íleo, febre, mal-estar e taquicardia.
2. Administre antibióticos, conforme prescrição.
3. Prepare o paciente prontamente para um procedimento cirúrgico.

Educação do paciente e manutenção da saúde

1. Ensine o paciente a evitar trabalhos pesados durante 4 a 6 semanas após a cirurgia.
2. Oriente o paciente a comunicar sintomas de anorexia, náuseas, vômito, febre, dor abdominal, hiperemia ou secreção na incisão.

Reavaliação: resultados esperados

- Verbaliza diminuição da dor para 2 ou 3 na escala de 0 a 10, com posicionamento adequado e analgésicos
- Afebril; sem rigidez ou distensão.

Doença diverticular

Baseado em evidências
Stollman, N., Smalley, W., Hirano, I. *et al.* (2015). American Gastroenterology Association Institute guidelines on the management of acute diverticulitis. *Gastroenterology, 149*, 2944-1949.

A doença diverticular é uma patologia de amplo espectro, abrangendo todos as condições que possam ser causadas por divertículos. Um divertículo é uma bolsa ou dilatação em forma de saco (sacular) da parede do cólon. *Diverticulose* é uma condição que exibe múltiplos divertículos, mas sem inflamação. *Diverticulite* é a inflamação e infecção de um ou mais divertículos. A doença diverticular geralmente é classificada em complicada ou não complicada.

Fisiopatologia e etiologia

Diverticulose

1. Representa a formação de divertículos, que são herniações das camadas mucosa e submucosa do cólon, que se desenvolvem em pontos frágeis onde os vasos sanguíneos penetram a parede do cólon (Figura 18.10).
2. As causas da doença diverticular não estão estabelecidas, mas os dados sugerem que o excesso de pressão intraluminal desempenha um papel fundamental. Um fator contribuinte pode ser uma dieta com baixo teor de fibras, que reduz o resíduo fecal, estreita o lúmen intestinal e leva ao aumento da pressão intra-abdominal durante a evacuação.
3. O risco de desenvolver diverticulose é de cerca de 40% aos 60 anos e mais de 60% em indivíduos com 80 anos ou mais.

Diverticulite

1. Resulta da inflamação de um ou mais divertículos, que muitas vezes perfuram sua fina parede, constituída por uma camada serosa e uma camada mucosa. A causa exata é desconhecida, mas postulada como sendo provocada por estase ou obstrução dos divertículos, que resulta em crescimento bacteriano, inflamação e isquemia.
2. Diverticulite complicada refere-se à doença diverticular que resulta em formação de abscesso, perfuração, fístula, estenose ou obstrução.
3. Divertículos sem inflamação ou minimamente inflamados podem erodir os ramos arteriais adjacentes, causando sangramento retal maciço e agudo.
4. Estima-se que 10 a 25% das pessoas com diverticulose desenvolvam diverticulite.

Manifestações clínicas

Diverticulose

1. Pode ser assintomática.
2. Cólica abdominal.
3. Irregularidade intestinal – constipação intestinal ou diarreia.
4. Distensão abdominal periódica.
5. O primeiro sintoma pode ser uma hemorragia maciça e repentina.

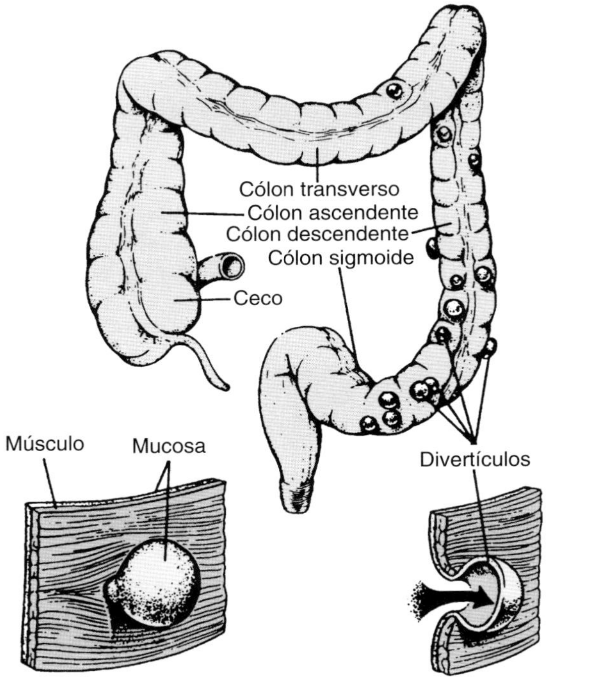

Figura 18.10 Os divertículos são mais comuns no cólon sigmoide; diminuem em número e tamanho, à medida que o cólon se aproxima do ceco. Os divertículos raramente são encontrados no reto.

Diverticulite

1. Dor no quadrante inferior esquerdo.
2. Febre baixa, calafrios, leucocitose.
3. Ocasionalmente, massa abdominal pode ser palpável.
4. Polaciúria e disúria estão associadas ao envolvimento da bexiga no processo inflamatório.
5. O rompimento dos divertículos produz abscessos ou peritonite com rigidez abdominal; sinais de choque e sepse (hipotensão, calafrios, febre alta). Próxima a um vaso sanguíneo, a ruptura pode causar hemorragia maciça.
   a. A infecção pode se disseminar pela veia porta até o fígado, causando abscessos hepáticos.
   b. Ocasionalmente, formam-se fístulas com a bexiga, o intestino delgado adjacente, a vagina e a região perianal.
   c. A diverticulite crônica pode causar aderências que estreitam o lúmen intestinal e causar obstrução parcial ou completa.

Avaliação diagnóstica

1. Exames laboratoriais – a contagem de leucócitos pode mostrar leucocitose com desvio para a esquerda; hemoglobina/hematócrito pode estar baixo em caso de sangramento crônico ou agudo.
2. TC é o exame de imagem preferido porque tem maior precisão na identificação correta da diverticulite e no estadiamento da gravidade. TC também pode ser usada para orientar a drenagem de um abscesso.
3. Sigmoidoscopia/colonoscopia – para descartar carcinoma e confirmar o diagnóstico. Esses estudos não devem ser feitos durante uma crise aguda. É recomendável um período de espera de 6 semanas após a resolução dos sintomas.
4. Enema de bário (depois de curada a infecção) – pode visualizar os sacos diverticulares, estreitamento da luz do cólon, obstrução parcial ou completa ou o desenvolvimento de fístulas.

Alerta de enfermagem
Em pacientes com diverticulite aguda, um enema de bário pode causar ruptura intestinal.

Manejo

Diverticulose

1. Dieta rica em fibras, possivelmente evitando sementes grandes ou nozes, que podem obstruir o saco diverticular.
2. Terapia com farelos, preparação à base de psílio ou emolientes de fezes, como o docusato de sódio, para evitar a constipação intestinal.
3. Incentive o consumo adequado de líquidos.
4. A diverticulose intestinal dolorosa geralmente responde a uma dieta líquida ou com baixo teor de fibras e a emolientes de fezes, para aliviar os sintomas, minimizar a irritação e reduzir a progressão para diverticulite.

Diverticulite não complicada

1. Manejo clínico.
   a. Se os sintomas forem leves, o tratamento pode ser ambulatorial. Geralmente, um antibiótico de amplo espectro é administrado por 7 a 14 dias.
   b. Se houver febre ou sintomas sistêmicos, o paciente deve ser tratado no hospital com antibiótico IV de amplo espectro.
2. Manejo cirúrgico.
   a. Pode ser considerada uma ressecção eletiva, mas depende da gravidade, do risco de crises subsequentes, da idade do paciente, das comorbidades e de complicações da doença.

Diverticulite complicada

O tratamento depende da complicação associada.

1. Abscesso – pode ser tratado com repouso intestinal e antibióticos sob observação atenta; entretanto, pode ser necessária uma drenagem percutânea, se o paciente se tornar séptico. A ressecção sigmoide também pode ser recomendada.
2. Perfuração – a ressecção cirúrgica com colostomia (procedimento de Hartmann) é o tratamento mais amplamente aceito. Pode ser feita uma ressecção cirúrgica com anastomose primária, se o paciente for um bom candidato. Pesquisas recentes mostram que a lavagem laparoscópica pode ser uma alternativa à ressecção, mas são necessários estudos adicionais.
3. Fístulas – geralmente requerem ressecção cirúrgica, dependendo do tipo e dos sintomas associados.
4. Estreitamento/obstrução – se for uma obstrução completa, é necessário um procedimento cirúrgico. Se for uma obstrução parcial, repouso intestinal, hidratação IV e antibióticos podem tratar com sucesso os sintomas, todavia, posteriormente pode ser necessária uma cirurgia.
5. Hemorragia – jejum, terapia IV, transfusão de sangue, conforme necessário, e colocação de sonda NG. Colonoscopia para identificar a fonte do sangramento.
   a. Se a colonoscopia não for bem-sucedida na identificação da fonte de sangramento, deve ser feita uma cintigrafia com hemácias marcadas com tecnécio-99.
   b. A angiografia mesentérica é um estudo alternativo que pode ser usado e tem potencial para ser terapêutico, porque a fonte de sangramento pode ser estancada se for identificada.
   c. A ressecção cirúrgica não é típica, porque esse tipo de hemorragia geralmente é autolimitado.

Complicações

1. Hemorragia de divertículos colônicos, geralmente no cólon direito.
2. Obstrução intestinal.
3. Formação da fístula (a fístula colovesical é a mais comum).
4. Septicemia.

Avaliação de enfermagem

1. Peça ao paciente para descrever a quantidade de fibras e líquidos ingeridos por dia e os padrões intestinais anteriores e atuais. Há qualquer tipo de constipação intestinal, diarreia ou alternância de ambas?
2. Pergunte se sente cólicas ou dor abdominal, se percebeu sangue nas fezes ou a passagem de fezes/gases pela vagina ou na urina.
3. Preste atenção aos sinais e sintomas de peritonite – aumento da dor abdominal, proteção involuntária, sensibilidade de rebote, distensão abdominal e náuseas/vômito.
4. Monitore os sinais vitais – a temperatura pode estar elevada; taquicardia e hipotensão podem indicar peritonite/sangramento maciço.

Diagnósticos de enfermagem

- Dor aguda relacionada com o desconforto intestinal, diarreia e/ou constipação intestinal
- Risco de volume de líquidos deficiente associado a diarreia, perda de líquidos e eletrólitos, náuseas e vômito
- Constipação intestinal ou diarreia relacionadas com o processo patológico
- Conhecimento deficiente sobre a relação entre dieta e doença diverticular.

Intervenções de enfermagem

Alívio da dor

1. Observe os sinais e a localização da dor, o tipo e a gravidade e intervenha quando apropriado.
   a. Administre analgésicos não opiáceos conforme a prescrição (opiáceos podem mascarar sinais de perfuração).
   b. Administre anticolinérgicos, conforme prescrição, para diminuir o espasmo do cólon.

2. Ausculte os ruídos intestinais para monitorar a motilidade do intestino.
3. Palpe o abdome para determinar se há rigidez ou sensibilidade devido à perfuração ou peritonite.

Manutenção do equilíbrio de líquidos

1. Mantenha o jejum e a drenagem por sonda NG até o retorno dos ruídos intestinais.
2. Forneça fluidos IV, conforme a prescrição, e prepare-se para realizar uma transfusão de sangue, se indicado.
3. Monitore ganhos e perdas, incluindo o drenado pela sonda NG.
4. Comunique se houver sangue oculto ou vivo nas fezes, taquicardia, queda de PA, febre ou aumento da dor.

Promoção da eliminação normal do intestino

1. Siga a dieta prescrita, que é rica em fibras e pobre em açúcar.
   a. Forneça uma lista desses alimentos para aumentar a familiaridade com o controle adequado da dieta.
   b. Enfatize que a ingestão adequada de alimentos influencia o funcionamento do trato intestinal.
2. Informe ao paciente que os farelos adicionam volume às fezes e podem ser tomados com leite ou polvilhados sobre cereais.
3. Monitore a ingestão de alimentos e o peso periodicamente, para determinar o estado calórico.
4. Aconselhe o paciente a estabelecer hábitos intestinais, para promover a evacuação regular e completa.
5. Observe e registre a coloração, a consistência e a frequência das fezes.
6. Incentive a ingestão de líquidos se o paciente estiver constipado, para promover a estimulação intestinal.

Aumento da compreensão sobre a doença

1. Explique o processo patológico para o paciente e sua relação com a dieta.
2. Aconselhe o paciente a fazer supervisão médica periódica e a agendar consultas de acompanhamento, além de comunicar complicações e sintomas indesejáveis.
3. Consulte um nutricionista, conforme a necessidade.

Educação do paciente e manutenção da saúde

1. Ensine sobre as escolhas para uma dieta com alto teor de fibras.
2. Enfatize a importância de estabelecer regularidade aos hábitos intestinais.
3. Aconselhe o paciente a comunicar dor no quadrante inferior esquerdo, sensibilidade abdominal generalizada e febre.

Reavaliação: resultados esperados

- Expressa alívio da dor e redução dos sintomas
- Sem alteração nos sinais vitais; fezes negativas para sangue oculto
- Relata função intestinal quase normal; sem diarreia ou constipação intestinal
- Descreve em termos genéricos a natureza da diverticulose e consegue listar o regime alimentar que ajuda ou prejudica a condição.

Peritonite

A peritonite se desenvolve quando bactérias ou outros microrganismos provocam inflamação generalizada ou localizada no peritônio, membrana que reveste a cavidade e os órgãos abdominais (Figura 18.11).

Fisiopatologia e etiologia

1. A peritonite primária, também conhecida como peritonite bacteriana espontânea (PBE), ocorre quando as bactérias atravessam a parede intestinal até o peritônio, causando infecção. A PBE pode ocorrer em pacientes com cirrose, síndrome nefrótica e doenças ovarianas (p. ex., câncer).
2. A peritonite secundária deve-se a perfuração ou ruptura de um órgão, traumatismo ou diálise peritoneal.

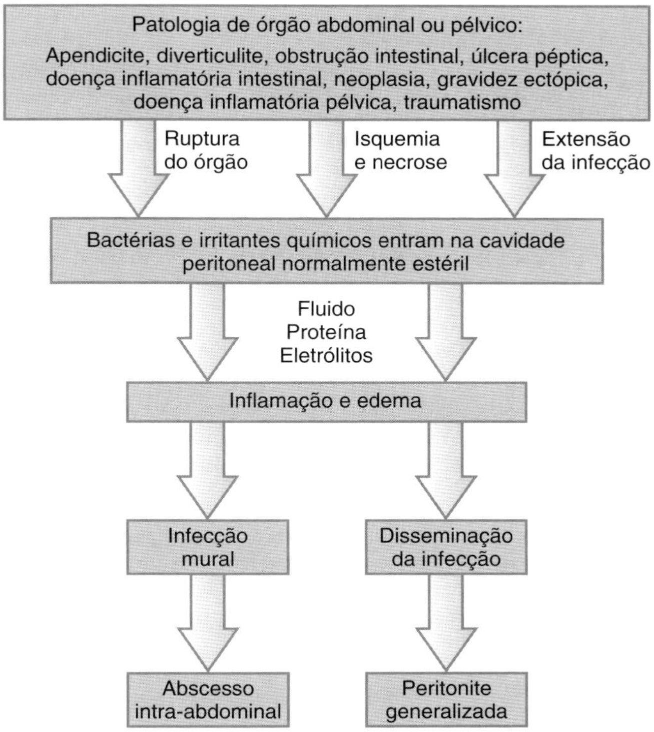

Figura 18.11 Fisiopatologia da peritonite.

Manifestações clínicas

1. Inicialmente, o tipo local de dor abdominal tende a se tornar constante, difuso e mais intenso.
2. O abdome se torna extremamente sensível e os músculos tornam-se rígidos; podem ocorrer sensibilidade de rebote e íleo paralítico; o paciente fica muito quieto, geralmente com as pernas levantadas.
3. Percussão – ressonância e timpanismo devido ao íleo paralítico. A perda de macicez do fígado pode indicar ar livre no abdome.
4. Ausculta – diminuição dos ruídos intestinais.
5. Náuseas e vômito ocorrem com frequência; o peristaltismo diminui; ocorre anorexia.
6. Elevação da temperatura e do pulso, bem como leucocitose.
7. Febre; sede; oligúria; língua seca e edemaciada; sinais de desidratação.
8. Fraqueza, palidez, diaforese e pele fria resultam da perda de líquidos, eletrólitos e proteínas do abdome.
9. Podem ocorrer hipotensão, taquicardia e hipopotassemia.
10. Nos casos de peritonite generalizada, podem ser perdidos grandes volumes de líquidos na cavidade abdominal (ascite). Respirações superficiais podem ser o resultado de distensão abdominal e deslocamento ascendente do diafragma.

Avaliação diagnóstica

1. Contagem de leucócitos para determinar leucocitose (ou leucopenia, se grave).
2. Os níveis de gasometria arterial podem apresentar hipoxemia ou acidose metabólica com compensação respiratória.
3. O exame de urina pode indicar complicações no trato urinário como fonte primária.

4. Aspiração peritoneal (paracentese) para demonstrar sangue, pus, bile, bactérias (coloração de Gram), amilase.
5. Radiografias abdominais podem mostrar ar livre na cavidade peritoneal, acúmulo de gases e fluidos nos intestinos delgado e grosso, dilatação intestinal generalizada, edema da parede intestinal.
6. TC ou US do abdome pode revelar massa intra-abdominal, abscesso, ascite.
7. Estudos com radionuclídeos (gálio, ácido hepatobiliar iminodiacético e cintigrafia do fígado/baço) podem identificar abscesso intra-abdominal.
8. A radiografia de tórax pode mostrar a elevação do diafragma.
9. Pode ser realizada uma laparotomia exploratória para identificar a causa subjacente.

Manejo

1. O tratamento de condições inflamatórias no pré e pós-operatório com antibioticoterapia pode prevenir peritonite. A terapia com antibióticos de largo espectro para a cobertura de organismos aeróbios e anaeróbios é o tratamento inicial, seguido de antibioticoterapia específica após os resultados de cultura e sensibilidade.
2. Repouso no leito, jejum e suporte respiratório, se necessário.
3. Fluidos e eletrólitos IV, possivelmente NPT.
4. Analgésicos para a dor; antieméticos para náuseas e vômito.
5. Aspiração por sonda NG para descomprimir o intestino.
6. Possivelmente uma sondagem retal para facilitar a passagem dos gases.
7. Procedimentos cirúrgicos para fechamento de perfurações, remoção da fonte de infecção (órgão inflamado, tecido necrótico), drenagem de abscessos e lavagem da cavidade peritoneal.
8. Pode ser feita uma paracentese abdominal, para remover o fluido acumulado.
9. Transfusões de sangue, se apropriado.
10. Alimentação oral após o retorno dos ruídos intestinais e da passagem de gases e/ou fezes.

Complicações

1. Formação de abscesso intra-abdominal (no espaço subfrênico pélvico).
2. Septicemia.
3. Hipovolemia.
4. Insuficiência renal ou hepática.
5. Insuficiência respiratória.

Avaliação de enfermagem

1. Avalie se há distensão e sensibilidade abdominal, proteção involuntária, rebote, hipoatividade ou ausência de ruídos intestinais para determinar a função intestinal.
2. Observe para sinais de choque – taquicardia e hipotensão.
3. Monitore os sinais vitais, níveis de gasometria arterial, hemograma completo, eletrólitos e pressão venosa central para acompanhar o estado hemodinâmico e avaliar as complicações.

Diagnósticos de enfermagem

- Dor aguda relacionada com inflamação peritoneal
- Volume de líquidos deficiente associado a êmese e deslocamento do fluido intersticial
- Nutrição desequilibrada – menos que os requisitos corporais, relacionada com sintomatologia gastrintestinal.

Intervenções de enfermagem

Alívio da dor

1. Coloque o paciente na posição semi-Fowler antes da cirurgia, para permitir uma respiração menos dolorosa.
2. Após a cirurgia, coloque o paciente na posição de Fowler para promover a drenagem por gravidade.
3. Administre analgésicos conforme prescrição.

Manutenção do volume de líquidos e eletrólitos

1. Mantenha o paciente em jejum para reduzir o peristaltismo.
2. Forneça fluidos IV para estabelecer o ganho adequado de líquidos e promover a produção adequada de urina, conforme prescrição.
3. Registre com precisão ganhos e perdas, incluindo débitos provenientes de êmese e drenagem NG.
4. Minimize náuseas, vômito e distensão com o uso de antieméticos e drenagem por NG.
5. Monitore para sinais de hipovolemia – ressecamento das mucosas, oligúria, hipotensão postural, taquicardia, diminuição do turgor cutâneo.

Alcance de nutrição adequada

1. Administre a NPT, conforme prescrição, para manter um equilíbrio positivo de nitrogênio até que o paciente possa retomar a dieta oral.
2. Reduza os fluidos parenterais e administre alimentos e líquidos por via oral, de acordo com a orientação médica, quando ocorrer o seguinte:
   a. Temperatura e pulso retornarem ao normal.
   b. O abdome estiver flácido.
   c. Sons peristálticos retornarem (determinados pela ausculta abdominal).
   d. A flatulência tiver desaparecido e o paciente apresentar movimentos intestinais.

Educação do paciente e manutenção da saúde

1. Ensine o paciente e sua família a cuidar de feridas abertas e a drenar as secreções, se apropriado.
2. Avalie a necessidade de cuidados domiciliares de enfermagem para auxiliar no tratamento de feridas e avaliar a cicatrização. Faça os encaminhamentos necessários.
3. Incentive as consultas de acompanhamento e a necessidade de comunicação em caso de aumento da dor, febre e anorexia.

Reavaliação: resultados esperados

- Analgesia mínima necessária; abdome flácido, ausência de sensibilidade e de distensão
- Equilíbrio entre ganhos e perdas; sem evidência de desidratação ou desequilíbrio eletrolítico
- Sons intestinais presentes; tolera uma dieta pastosa.

Síndrome do intestino irritável

A síndrome do intestino irritável (SII) é um distúrbio intestinal funcional caracterizado por dor abdominal e alteração da função intestinal. É o distúrbio funcional do sistema digestório mais comum e estima-se que afete 20% dos americanos.

Fisiopatologia e etiologia

A etiologia exata da SII é desconhecida. Os processos fisiopatológicos incluem anormalidade na motilidade, aumento da hipersensibilidade visceral e anormalidade no processamento pelo sistema nervoso central. A SII não é um distúrbio com risco à vida, e não é necessária uma intervenção cirúrgica. Não se transforma em doença inflamatória intestinal, não aumenta o risco de câncer colorretal e ocorre em 70% das mulheres, com maior prevalência entre as jovens e as mulheres de meia-idade.

Manifestações clínicas

1. As anormalidades funcionais variam e podem ser intermitentes, levando a uma condição crônica.
2. Os sintomas podem incluir:
   a. Dor no abdome inferior.
   b. Diarreia, constipação intestinal ou alternância das condições.
   c. Edema, distensão abdominal.
   d. Secreção mucosa.
   e. Urgência fecal, sensação de evacuação incompleta.
3. Os pacientes geralmente apresentam um padrão característico de dor que varia desde a dor no período pós-prandial, que se manifesta antes ou no momento da evacuação, ou durante períodos de estresse e ansiedade.
4. Sintomas que ocorrem após as refeições podem estar associados a ingestão de determinados alimentos.

Avaliação diagnóstica

Considerações gerais

O diagnóstico pode ser feito apenas com base em critérios sintomáticos.

1. História de saúde meticulosa.
2. Exame retal – normal ou sensível no quadrante inferior esquerdo do abdome, que pode refletir um espasmo no cólon sigmoide.
3. Se o paciente preencher os critérios diagnósticos Roma III para SII (listados a seguir) e não houver sinais que alertem para outros processos patológicos, o diagnóstico está confirmado.
4. Os sinais de alerta tradicionais, que podem indicar outras doenças orgânicas, incluem febre, calafrios, suores noturnos, sangramento, anemia, perda de peso e o surgimento em pacientes com mais de 50 anos de idade.

Critérios diagnósticos Roma III

1. Dor ou desconforto abdominal recorrente por pelo menos 3 dias, por mês, nos últimos 3 meses, associados a dois ou mais dos seguintes:
   a. Melhora com a evacuação.
   b. Início associado à alteração na frequência das fezes.
   c. Início associado à mudança na forma (aparência) das fezes.
2. Sintomas descritos anteriormente nos últimos 3 meses com início dos sintomas pelo menos 6 meses antes do diagnóstico.
3. Desconforto significa uma sensação desconfortável que não pode ser descrita como dor. Na investigação fisiopatológica e nos ensaios clínicos, significa uma frequência de dor/desconforto de pelo menos 2 dias por semana durante a triagem de avaliação para a elegibilidade do sujeito.

Baseado em evidências
Hayee, B. (2015). Managing irritable bowel syndrome in primary care: a clinical update. *Nursing In Practice, 83.*

Exames para descartar outros processos patológicos

1. Hemograma completo para diagnóstico de anemia.
2. Velocidade de hemossedimentação e proteína C reativa para detectar inflamação.
3. Exame de fezes para parasitos e ovos; teste de sangue oculto nas fezes.
4. Exame sorológico para doença celíaca.
5. Enema de bário – deve ser feito quando houver outros sinais de advertência.
6. Sigmoidoscopia/colonoscopia flexível – deve ser feita quando houver outros sinais de advertência.

Manejo

O tratamento deve focalizar o alívio dos sintomas. Tratar os sintomas predominantes do paciente determina a terapia de maior sucesso.

1. Dor – sintoma predominante:
   a. Medicação anticolinérgica – diciclomina ou hiosciamina tomadas antes das refeições; deve ser usada apenas por períodos limitados, como durante recaída.
   b. Combinação de agentes – fenobarbital, hiosciamina, atropina e escopolamina ou clordiazepóxido e brometo de clidínio são agentes de segunda escolha.
   c. Agentes não opioides – paracetamol, tramadol, gabapentina, carbamazepina e agentes anti-inflamatórios.
   d. Antidepressivos tricíclicos – desipramina, doxepina e amitriptilina.
2. Obstipação – sintoma predominante:
   a. Fibra – psílio, fibras naturais e policarbofila.
   b. Laxantes osmóticos – lactulose, sorbitol e lubiprostona.
3. Diarreia – sintoma predominante:
   a. Loperamida – reduz a espessura e melhora a consistência das fezes.
   b. Colestiramina – liga sais biliares.
4. Elimine as substâncias irritantes da dieta, como cafeína, alimentos gordurosos, frutose ou lactose, que possam causar sintomas como espasmos, cólicas, edema e/ou diarreia.
5. Uma rotina regular de exercícios pode melhorar o esvaziamento gástrico e aliviar a constipação intestinal e o estresse.

Alerta farmacológico
Opioides não devem ser usados para tratar a dor abdominal em pacientes com SII, devido à possibilidade de interação medicamentosa ou de desenvolvimento de uma dependência que possa levar à adição.

Complicações

1. Esse distúrbio está associado a:
   a. Estresse psicológico.
   b. Disfunção sexual.
   c. Interferência no trabalho e no sono.
   d. Diminuição da qualidade de vida.
2. Cirurgia desnecessária devido a erros de diagnóstico (como colecistectomia, apendicectomia ou colectomia parcial).

Avaliação de enfermagem

1. Analise o paciente em busca de fatores que possam afetar os sintomas, como dieta, emoções, relacionamentos profissionais e pessoais, medos, preocupações, estressores financeiros e problemas em casa ou no trabalho.
2. Registre os sintomas específicos que o paciente manifesta, para determinar a melhor opção de tratamento.
3. Investigue as características da dor – frequência, duração, localização, tempo e intensidade.

Diagnósticos de enfermagem

- Dor crônica relacionada com o distúrbio funcional
- Constipação intestinal ou diarreia associada à mudança na motilidade intestinal
- Enfrentamento ineficaz relacionado com ansiedade, estresse e depressão.

Intervenções de enfermagem

Redução da dor e do desconforto

1. Avalie a dor abdominal usando uma escala de dor.
2. Revise os medicamentos analgésicos quanto ao uso adequado e à possibilidade de efeitos adversos – sonolência e boca seca com anticolinérgicos, agentes combinados e antidepressivos tricíclicos; edema, dor abdominal, flatulência, diarreia ou constipação intestinal com outros medicamentos.

Redução da diarreia ou da constipação intestinal

1. Monitore quantidade, consistência e frequência das fezes.
2. Incentive a atividade física e a ingestão adequada de líquidos e fibras, para promover a motilidade intestinal e reduzir a constipação intestinal.
3. Incentive a ingestão adequada de líquidos, para evitar déficit de volume e desequilíbrio eletrolítico e reduzir a diarreia.

Fornecimento de cuidados de suporte

1. Valide as queixas do paciente e expresse interesse pelo diagnóstico.
2. Acompanhe e reavalie as queixas e os objetivos do tratamento.
3. Encaminhe o paciente para um especialista em manejo da dor, aconselhamento psicológico ou terapia comportamental, se indicado.

Educação do paciente e manutenção da saúde

1. Oriente o paciente sobre o diagnóstico e o curso natural da SII.
2. Ensine o paciente sobre todos os medicamentos prescritos, incluindo objetivo, dosagem e efeitos adversos.
3. Incentive o paciente a participar de atividades de redução do estresse, como exercícios, técnicas de relaxamento e musicoterapia.
4. Incentive a participação em sessões de aconselhamento para lidar com ansiedade e depressão.
5. Indique ao paciente os meios para aprender habilidades de enfrentamento e controle do estresse.

Reavaliação: resultados esperados

- Relata controle da dor para a realização das AVDs
- Relata que os sintomas intestinais são controláveis com o plano de tratamento
- Verbaliza estratégias para lidar com os componentes psicológicos do transtorno.

Colite ulcerativa

Baseado em evidências
Bressler, B., Marshall, J., Bernstein, C. *et al.* (2015). Clinical practice guidelines for the medical management of nonhospitalized ulcerative colitis: The Toronto consensus. *Gastroenterology, 148*, 1035-1058.

Colite ulcerativa é uma doença inflamatória crônica, idiopática e difusa da mucosa e, menos frequentemente, da submucosa do cólon e do reto. Se apenas o reto estiver envolvido, pode ser chamada de proctite ulcerativa.

Fisiopatologia e etiologia

1. A causa exata da colite ulcerativa é desconhecida. As possibilidades teóricas incluem:
   a. Predisposição genética.
   b. Fatores ambientais (patógenos virais ou bacterianos, dieta).
   c. Desequilíbrio ou distúrbio imunológico.
   d. Defeito na barreira intestinal que provoca a hipersensibilidade da mucosa e aumento da permeabilidade.
   e. Defeito no reparo de uma lesão da mucosa, que pode evoluir para uma condição crônica.
2. Desenvolvem-se múltiplos abscessos de cripta na mucosa intestinal, que pode se tornar necrótica e conduzir a ulceração e perfuração.
3. Pode se manifestar como uma doença sistêmica, com alterações inflamatórias do tecido conjuntivo (Figura 18.12). Mais comum na idade adulta jovem e na meia-idade, com pico de incidência entre 20 e 40 anos.
4. Incidência maior em brancos de ascendência judaica.

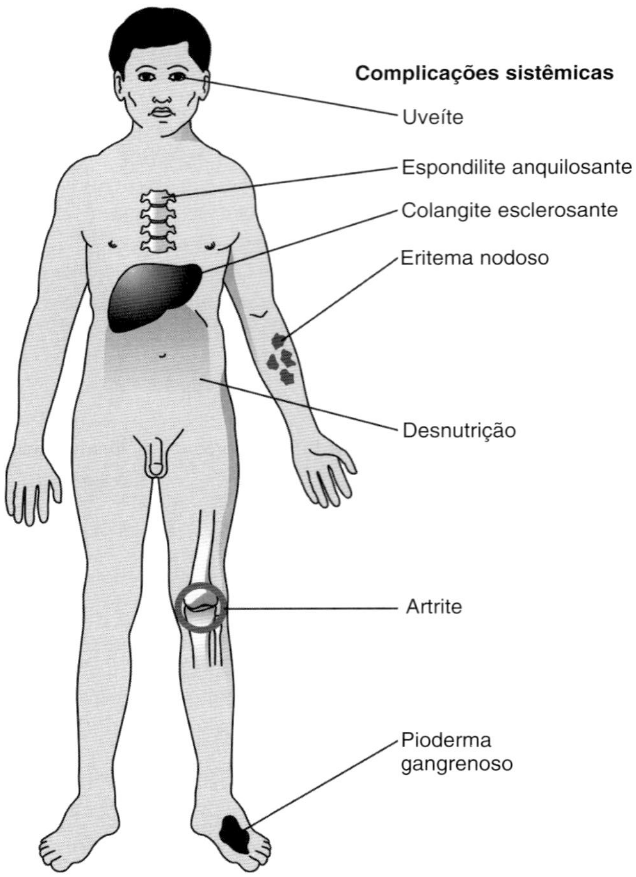

Figura 18.12 Complicações gastrintestinais e sistêmicas da colite ulcerativa. (Rubin, R., & Strayer, D.S. [2011]. *Rubin's Pathology: Clinicopathologic Foundations of Medicine* [6th ed.]. Philadelphia: Lippincott Williams & Wilkins.).

Manifestações clínicas

1. Diarreia sanguinolenta é um sintoma importante.
2. Tenesmo (esforço doloroso), sensação de urgência e frequência.
3. Aumento dos ruídos intestinais; o abdome pode parecer plano, mas à medida que a condição progride, o abdome se distende.
4. Muitas vezes, há perda de peso, febre, desidratação, hipopotassemia, anorexia, náuseas e vômito, anemia por deficiência de ferro e caquexia (desnutrição geral e perda de peso com doença crônica).
5. Cólica abdominal.
6. A doença geralmente começa no reto e sigmoide e se espalha proximal e ocasionalmente, envolvendo todo o cólon. A área anal pode ficar irritada e hiperemiada. O quadrante inferior esquerdo do abdome pode apresentar sensibilidade à palpação.
7. Há uma tendência de remissões e exacerbações.
8. Aumenta o risco de desenvolver câncer colorretal.
9. Pode exibir manifestações extracolônicas nos olhos (irite, uveíte), articulações (poliartrite) e complicações cutâneas (eritema nodoso, pioderma gangrenoso).

Avaliação diagnóstica

O diagnóstico é baseado em uma combinação de achados laboratoriais, radiológicos, endoscópicos e histológicos.

Exames laboratoriais

1. Exame de fezes para descartar patógenos entéricos; análise fecal positiva para sangue durante uma doença ativa.

2. Hemograma completo – hemoglobina e hematócrito podem estar baixos devido a sangramento. A contagem de leucócitos pode estar alta.
3. Elevação da velocidade de hemossedimentação (VHS).
4. Pode haver diminuição dos níveis séricos de potássio, magnésio e albumina.

Outros exames diagnósticos

1. Enema de bário, para avaliar a extensão da doença e detectar pseudopólipos, carcinoma e estenose. Pode mostrar ausência de marcas haustrais; estreitamento, aparência de tubo de chumbo; ulcerações superficiais.
2. Os achados de uma proctossigmoidoscopia/colonoscopia flexível revelam eritema e edema da mucosa, úlceras e inflamação que se iniciam distalmente no reto e se espalham proximalmente em distâncias variáveis. Podem estar presentes pseudopólipos e tecido friável.
3. Os achados histológicos de biopsia do cólon incluem alterações na altura da cripta, perda de criptas e infiltrados de neutrófilos nas criptas.
4. TC pode identificar complicações, como o megacólon tóxico.
5. Biopsia retal – consegue fazer a diferenciação de outras doenças inflamatórias ou de câncer.

Manejo

Medidas gerais

1. Repouso no leito, reposição de fluidos IV, dieta de líquidos claros.
2. Para pacientes com desidratação grave e diarreia excessiva, pode ser recomendada NPT, para descansar o trato intestinal e restaurar o equilíbrio de nitrogênio.
3. Tratamento da anemia – suplementos de ferro para sangramento crônico e reposição de sangue para sangramento maciço.

Terapia farmacológica

1. Aminossalicilatos (5-ASA) – terapia de primeira escolha para tratamento agudo e de manutenção. Formulações orais e retais estão disponíveis comercialmente. Os efeitos adversos associados à dosagem incluem vômito, anorexia, cefaleia, febre, erupção cutânea, dispepsia e diminuição da contagem de espermatozoides (com sulfassalazina).
2. Corticosteroides – agentes inicialmente usados no tratamento de casos moderados a graves de colite ulcerativa. Usado para induzir a remissão dos sintomas e pode ser empregado concomitantemente com preparações de ácido 5-aminossalicílico. Não deve ser empregado como terapia de manutenção devido a possíveis efeitos colaterais. Enema disponível para proctite e colite do lado esquerdo.
3. Medicamentos imunossupressores – análogos de purinas, azatioprina e 6-mercaptopurina podem ser indicados quando a condição se mostra refratária ou o paciente é dependente de corticosteroides.
4. Terapia anti-TNF – quando outros agentes não são efetivos, esses medicamentos (p. ex., infliximabe, adalimumabe) podem ser usados para induzir e manter a remissão dos sintomas. Os efeitos colaterais podem incluir infecções oportunistas, cefaleia, erupção cutânea e artralgias.

Medidas cirúrgicas

1. A cirurgia é recomendada quando o paciente não responde à terapia medicamentosa, se o estado clínico estiver piorando, se os efeitos adversos forem incontroláveis, se houver hemorragia grave, perfuração, megacólon tóxico, displasia ou câncer.
2. Abordagens não curativas (possibilidade de procedimentos curativos e reconstrutivos em data posterior):
   a. Colostomia de alça temporária para descompressão se houver megacólon tóxico presente, sem perfuração.
   b. Colectomia subtotal, ileostomia e bolsa de Hartmann.
   c. Colectomia com anastomose ileorretal.
3. Procedimentos reconstrutivos – curativos:
   a. Proctocolectomia total com ileostomia final permanente.
   b. Proctocolectomia total com ileostomia continente (Kock ou BCIR).
   c. Colectomia total com reservatório ileal – anastomose anal (ou reservatório ileal – retal distal) – é o procedimento de escolha. Várias formas de reservatório podem ser criadas cirurgicamente, entretanto, a bolsa em forma de J (reservatório) é a mais fácil de construir (Figura 18.13).
   d. O objetivo final da cirurgia é remover todo o cólon e o reto para curar o paciente da colite ulcerativa.

Complicações

1. Perfuração, hemorragia.
2. Megacólon tóxico (com risco à vida) – febre, taquicardia, distensão abdominal, peritonite, leucocitose, cólon dilatado na radiografia abdominal.
3. Formação de abscesso, estenose, fístula anal.
4. Desnutrição, anemia, desequilíbrio eletrolítico.
5. Lesões cutâneas (eritema nodoso, pioderma gangrenoso).
6. Artrite, espondilite anquilosante.
7. Neoplasia do cólon.
8. Doença hepática (colangite esclerosante).
9. Lesões oculares (uveíte, conjuntivite).
10. Atraso no crescimento em crianças pré-púberes.
11. Possibilidade de infertilidade em mulheres.

Avaliação de enfermagem

1. Reveja o histórico de enfermagem em busca de padrões de fadiga e excesso de trabalho, tensão ou problemas familiares que possam exacerbar os sintomas.
2. Avalie os hábitos alimentares e o uso de qualquer suplemento dietético ou fitoterápico empregado como terapia alternativa que possa afetar os sintomas desencadeantes (a ingestão de leite pode

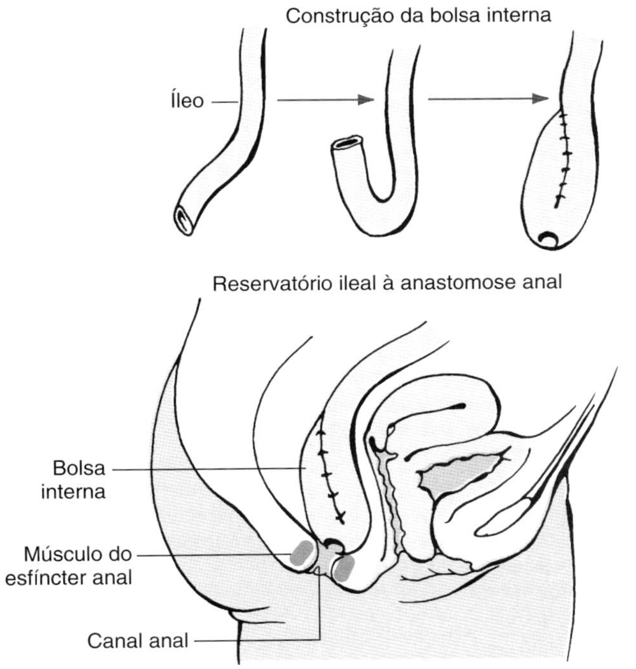

Figura 18.13 Reservatório ileal – anastomose anal. Esse reservatório é construído a partir de duas alças do intestino delgado, formando uma configuração de "J" (bolsa J).

ser um problema). Muitos pacientes tomam vitaminas, fitoterápicos e remédios homeopáticos sem perceber o efeito sobre a função intestinal.
3. Determine a frequência e a consistência das fezes e qualquer sangramento retal presente.
4. Ouça os ruídos intestinais hiperativos; verifique o peso do paciente.

Diagnósticos de enfermagem

- Dor crônica relacionada com o processo patológico
- Nutrição desequilibrada – menos que as exigências corporais, associada à diarreia, náuseas e vômito
- Volume de líquidos deficiente relacionado com diarreia e perda de líquidos e eletrólitos
- Risco de infecção relacionado com o processo patológico e os procedimentos cirúrgicos
- Enfrentamento ineficaz associado a fadiga, sentimento de desamparo e falta de apoio.

Intervenções de enfermagem

Promoção do conforto

1. Siga o tratamento prescrito para reduzir ou eliminar alimentos e líquidos e instituir alimentação parenteral ou dietas com baixo teor de fibras, para promover descanso do trato intestinal.
2. Administre sedativos e tranquilizantes, conforme prescrição, não apenas para proporcionar repouso, mas também para diminuir o peristaltismo.
3. Esteja alerta para ruptura da pele ao redor do ânus, que causa muito desconforto.
   a. Limpe a pele suavemente após cada evacuação.
   b. Aplique um emoliente protetor, como vaselina, selante cutâneo ou pomada, para criar uma barreira física contra a umidade.
4. Alivie os espasmos retais dolorosos (produzidos por fezes diarreicas frequentes) com supositórios anódinos, conforme prescrição.
5. Comunique qualquer evidência de distensão abdominal repentina – pode indicar megacólon tóxico.
6. Reduza a atividade física do paciente ao mínimo ou forneça períodos de descanso frequentes.
7. Instale uma cadeira higiênica ao lado da cama, porque a urgência dos movimentos intestinais pode ser um problema.

Alcance dos requisitos nutricionais

1. Mantenha o paciente gravemente enfermo em nutrição parenteral para a reposição de vitaminas, fluidos e eletrólitos (potássio), conforme prescrição.
2. Ao retomar fluidos e alimentos por via oral, selecione aqueles que não sejam irritantes para a mucosa (mecanicamente, termicamente e quimicamente). Se isso falhar, pode ser prescrita uma dieta elementar para fornecer baixo teor de fibras e descansar o trato intestinal inferior.
3. Evite produtos lácteos se o paciente for intolerante à lactose.
4. Forneça uma dieta equilibrada, com baixo teor de fibras e alto teor de proteína, para corrigir a desnutrição.
5. Determine o tipo de alimento que o paciente pode tolerar e, em acordo, modifique o plano nutricional.
6. Incremente com terapia vitamínica suplementar, incluindo vitaminas C, complexo B e K, conforme prescrição.
7. Evite fluidos frios, porque podem aumentar a motilidade intestinal.
8. Administre os medicamentos prescritos para alívio sintomático da diarreia.

Manutenção do equilíbrio de líquidos

1. Mantenha registros precisos de ganhos e perdas.
2. Pese o paciente diariamente; súbito aumento ou diminuição pode estar relacionado com um desequilíbrio hídrico.
3. Monitore os eletrólitos séricos e comunique qualquer anormalidade.
4. Observe se há diminuição do turgor cutâneo, ressecamento da pele, oligúria, diminuição da temperatura, fraqueza e aumento de hemoglobina, hematócrito, ureia nitrogenada e gravidade específica, porque são sinais de perda de líquidos, que pode conduzir à desidratação.

Redução de infecções e complicações

1. Administre medicação antibacteriana, conforme prescrição.
2. Administre corticosteroides, conforme prescrição.
3. Forneça cuidados meticulosos à pele depois de diarreia grave.
4. Para proctite grave, deve ser feita a instilação retal de esteroides, conforme prescrição, para produzir uma remissão dos sintomas.
5. Administre a terapia prescrita para corrigir a anemia existente.
6. Observe os sinais de perfuração e hemorragia no cólon – rigidez e distensão abdominal, hipotensão e taquicardia.

Fornecimento de cuidados de suporte

1. Reconheça as necessidades psicológicas do paciente.
   a. Medo, ansiedade e desânimo.
   b. A hipersensibilidade pode ser evidente.
2. Reconheça as queixas do paciente.
3. Incentive o paciente a conversar; ouça e ofereça apoio psicológico.
4. Responda às perguntas sobre a ostomia permanente ou temporária, se apropriado.
5. Inicie a orientação ao paciente sobre a vida com doença crônica.
6. Inclua o paciente como membro da equipe de saúde, para promover continuidade ao tratamento, melhorar a comunicação e gerar avaliações periódicas.
7. Ofereça orientação e suporte emocional aos familiares.
8. Encaminhe para o aconselhamento psicológico, conforme necessário.

Considerações sobre atendimento domiciliar e na comunidade

Inflamação da bolsa ileal

1. Pacientes submetidos a qualquer procedimento restaurador da continência fecal (Kock, BCIR ou anastomose reservatório ileoanal) devem estar atentos a uma complicação pós-operatória tardia comum, denominada *bolsite*.
2. Os sintomas incluem aumento da produção de fezes, cólicas e mal-estar.
3. Acredita-se que esteja relacionado com estase no interior da bolsa/reservatório e geralmente responde ao metronidazol.
4. Verifique esses sintomas e informe ao médico.

Bloqueio alimentar

1. Os pacientes com ileostomia temporária ou permanente devem ficar atentos aos sinais e sintomas de um bloqueio alimentar.
   a. É um bloqueio mecânico de alimentos não digeridos no nível da fáscia.
   b. É mais provável que ocorra nas primeiras 6 semanas de pós-operatório, quando o intestino está edemaciado, porém pacientes com ileostomia devem estar cientes de que isso pode ocorrer a qualquer momento se não forem tomadas precauções.
2. Os sintomas podem incluir fezes líquidas e em jato com forte odor, diminuição ou ausência de produção de fezes, desconforto abdominal, cólicas ou distensão e edema do estoma. Náuseas e vômito são sintomas tardios e requerem atenção imediata.
3. O tratamento inclui:
   a. Evitar alimentos sólidos e beber líquidos claros quando os sintomas ocorrerem. Pacientes com ileostomia nunca devem tomar laxantes.
   b. Aplicar uma placa sob a bolsa com uma abertura maior, para permitir o edema do estoma.

c. Massagear suavemente o abdome ao redor do estoma e/ou puxar os joelhos até o peito e balançar o corpo para frente e para trás.
d. Um banho quente pode ajudar o paciente a relaxar.
e. Se o bloqueio durar mais de 2 a 3 horas ou se ocorrerem náuseas ou vômito, o paciente deve procurar atendimento médico imediato. Geralmente, é feita uma lavagem da ileostomia para aliviar o bloqueio. Pode ser realizada pelo médico ou pelo enfermeiro, segundo prescrição médica.

4. O mais indicado é instruir o paciente sobre como evitar um bloqueio, limitando a ingestão de certos alimentos nos primeiros meses após a cirurgia – vegetais e sementes, carnes gordas, casca de feijão, pipoca e outros alimentos que sejam de difícil digestão.
5. Ensine o paciente a evitar alimentos desencadeadores de complicações, mastigar bem, beber líquidos durante as refeições, comer alimentos difíceis em pequenas quantidades e reintroduzir os alimentos possivelmente problemáticos lentamente na dieta.
6. Alguns pacientes podem precisar evitar permanentemente os alimentos possivelmente problemáticos.

Educação do paciente e manutenção da saúde

1. Oriente o paciente sobre os aspectos crônicos da colite ulcerativa e cada um dos componentes prescritos como tratamento.
2. Incentive o autocuidado no monitoramento dos sintomas, na marcação de uma consulta anual e na manutenção da saúde (p. ex., imunizações).
3. Alerte o paciente para possíveis complicações pós-operatórias nos cuidados com a pele, dificuldades estéticas e revisões cirúrgicas.
4. Informe aos pacientes que as indicações precoces de recidiva, como sangramento ou aumento da diarreia, devem ser comunicadas imediatamente, para que o tratamento possa ser iniciado.
5. Se o paciente tiver uma ileostomia, forneça informações sobre sede local da United Ostomy Association (*www.uoa.org*).[8]
6. Incentive o paciente a compartilhar experiências com outras pessoas submetidas a procedimentos semelhantes.
7. Para mais informações e suporte, consulte a Crohn and Colitis Foundation of America em: *www.ccfa.org*.[9]

Reavaliação: resultados esperados

- Relata diminuição da dor; encontra alívio com analgesia mínima
- Demonstra melhora na ingestão de alimentos e líquidos; evita a ingestão de grandes volumes
- Controla a diarreia; mantém o equilíbrio de líquidos e eletrólitos
- Afebril, sem lesão de pele, sinais vitais estáveis, sem rigidez abdominal
- Mostra melhora na perspectiva psicológica; participa de sessões de aconselhamento, se desejado; usa sistemas de suporte.

Doença de Crohn

A doença de Crohn é uma patologia inflamatória idiopática crônica que pode afetar qualquer parte do trato gastrintestinal. É predominantemente uma doença transmural da parede do intestino. Outros nomes para essa doença incluem *enterite regional*, *colite granulomatosa*, *colite transmural*, *ileíte* e *ileocolite*.

Fisiopatologia e etiologia

1. A etiologia exata da doença é desconhecida. Acredita-se que seja multifatorial com as seguintes possibilidades teóricas:
   a. Predisposição genética.
   b. Agentes ambientais, como infecções (sobrecarga viral ou bacteriana) ou fatores dietéticos, podem desencadear a doença.
   c. Desequilíbrio ou distúrbios imunológicos.
   d. Defeito na barreira intestinal que aumenta a permeabilidade do intestino.
   e. Defeito no reparo de uma lesão da mucosa, levando à condição crônica.
   f. O tabagismo é um fator de risco no desenvolvimento de doenças e aumenta as exacerbações. Em contraste, o tabagismo parece ter um efeito protetor nos casos de colite ulcerativa.
2. O tecido intestinal se apresenta espessado e edematoso; as úlceras aumentam, aprofundam e formam lesões lineares transversais e longitudinais que se cruzam, lembrando a aparência de paralelepípedo. A penetração profunda dessas úlceras pode formar fissuras, abscessos e fístulas. A cicatrização e a fibrose dessas lesões podem resultar em estenose (Figura 18.14).
3. O reto normalmente é livre da doença e as "lesões alternadas" são áreas descontínuas do intestino enfermo.
4. A inflamação transmural é um achado característico dessa doença, assim como granulomas.
5. O envolvimento do tubo GI superior (boca, esôfago, estômago e duodeno) é raro e, se houver, geralmente a doença também está presente em outros locais.
6. Pode ocorrer em qualquer idade, mas o pico de incidência é na terceira década de vida, com um pico menor na quinta década.
7. Mais comum em brancos e descendentes de judeus.
8. A apresentação clínica pode ser dividida em três padrões:
   a. Inflamatório.
   b. Fibroestenótico (estreitamento).
   c. Perfuração (formação de fístula).
9. As recorrências tendem a ter o mesmo padrão para cada paciente e podem orientar a melhor abordagem de tratamento.

Manifestações clínicas

Esses sintomas são característicos por períodos de exacerbação e períodos de remissão – podem ser abruptos ou insidiosos.

1. Cólica intermitente.
2. Diarreia crônica – a consistência usual das fezes é amolecida ou semilíquida. Podem ocorrer fezes com sangue ou esteatorreia (devido à má absorção).
3. Febre pode indicar complicações infecciosas, como abscesso.
4. Urgência fecal e tenesmo.
5. Outros sintomas incluem anorexia, perda de peso, mal-estar, náuseas, artralgias e hematoquezia.
6. O exame retal pode revelar abscesso, fístula, fissura ou marcas na pele perirretal (que representam lesões perianais curadas).
7. O *padrão inflamatório* pode se apresentar com má absorção, perda de peso e menos dor abdominal; o *padrão fibrostenótico* pode exibir obstrução parcial do intestino delgado, dor abdominal difusa, náuseas, vômito e edema; o *padrão perfurante* pode se apresentar com diarreia profusa e súbita devido a fístula enteroentérica, febre e sensibilidade localizada por motivo de abscesso ou outros sintomas fistulizantes, como pneumatúria e infecções urinárias recorrentes.

Avaliação diagnóstica

1. O diagnóstico é baseado em uma combinação de achados laboratoriais, radiológicos, endoscópicos e histológicos.
2. O hemograma completo pode mostrar leve leucocitose, trombocitose, anemia.
3. VHS elevada, hipoalbuminemia.
4. O exame de fezes pode revelar leucócitos, mas não patógenos entéricos; fezes guáiaco-positivas. Calprotectina fecal para avaliar a quantidade de inflamação (atividade patológica).

---
[8]N.R.T.: No Brasil procure a Associação Brasileira de Ostomizados (Abraso), em: *https://abraso.org.br/*.
[9]N.R.T.: No Brasil, consulte a Associação Brasileira de Colite Ulcerativa e Doença de Crohn, no *site https://abcd.org.br/*.

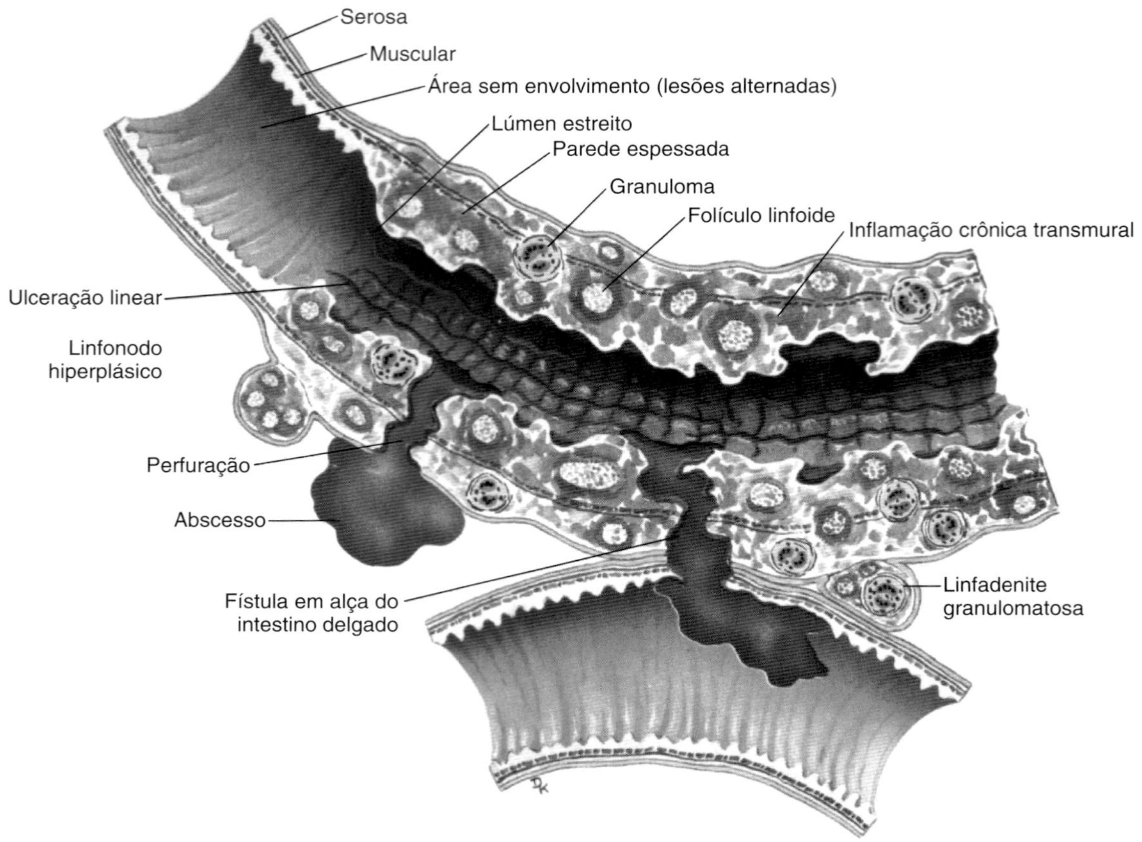

Figura 18.14 Alterações intestinais transmurais na doença de Crohn. (Rubin, R., & Strayer, D. [2011]. *Rubin's Pathology: Clinicopathologic Foundations of Medicine* [6th ed.]. Philadelphia: Lippincott Williams & Wilkins.)

5. Os estudos com bário do tubo GI superior e do intestino delgado podem mostrar o clássico "sinal do cordão" no íleo terminal, que sugere a constrição de um segmento intestinal.
6. Um enema de bário pode permitir a visualização de lesões no intestino grosso e no íleo terminal.
7. TC do abdome e da pelve é útil no diagnóstico, porém é mais utilizada para avaliar complicações, como abscessos ou fístulas.
8. A colonoscopia é o procedimento de escolha. Achados típicos incluem lesões alternadas, descamação, ulcerações e preservação do reto.
9. A biopsia pode revelar granulomas, infiltração de linfócitos e monócitos.

Manejo

Manejo clínico

1. Os objetivos do tratamento clínico incluem manejo dos sintomas, redução de complicações, indução de remissões, melhora da nutrição e prevenção de intervenções cirúrgicas, quando possível. O manejo também se baseia na localização e gravidade da doença e nas complicações extraintestinais.
2. Perda de peso, desequilíbrio hidreletrolítico e deficiências de ferro, vitaminas, minerais e proteínas ocorrem em 80% dos pacientes.
3. Durante episódios agudos, geralmente é necessário o repouso intestinal.
4. As substituições nutricionais podem incluir uma dieta elementar (Vivonex®) administrada por via oral ou por meio de sonda NG.
5. Pode haver prescrição de NPT.
6. Para casos mais leves, o paciente deve assumir uma dieta com baixo teor de fibras e evitar alimentos não tolerados. Suplementos podem ser prescritos para fornecer nutrientes e calorias adicionais.

Manejo farmacológico

1. Não há cura conhecida para essa doença. Ela deve ser tratada principalmente com medicamentos. A gravidade da doença e a área do tubo GI influenciam a terapia medicamentosa (Tabela 18.3).
2. Ácido 5-aminossalicílico (5-ASA) – pode ser usado em casos leves da doença, mas existem poucas evidências para dar suporte ao uso.
3. Corticosteroides – para reduzir a inflamação; administrados por via oral, cateter IV ou supositório, enema ou espuma de retenção, dependendo da gravidade da doença. A dosagem de esteroides deve ser diminuída sempre que possível.
4. Imunomoduladores (6-mercaptopurina, azatioprina, metotrexato, ciclosporina e tacrolimo) – usados em pacientes que são dependentes ou refratários a esteroides. Auxilia na melhora ou cicatrização da fístula.
5. Antidiarreicos (loperamida, colestiramina ou codeína – mas tente evitar) – diminuem a frequência das fezes em casos leves ou moderados; use com cautela.
6. Substâncias diversas – antiespasmódicos (diciclomina), agentes que aumentam o volume fecal (como psílio) ou antidepressivos tricíclicos (amitriptilina) para o tratamento da dor abdominal.
7. Infliximabe e adalimumabe – anticorpos monoclonais que bloqueiam a atividade do agente inflamatório e do fator de necrose tumoral. São indicados para doença moderada a grave que não responda ao tratamento tradicional e para pacientes com fístulas de drenagem.

Manejo cirúrgico

Indicado apenas para as complicações da doença de Crohn. Aproximadamente 70% dos pacientes com essa condição eventualmente necessitarão de um ou mais procedimentos cirúrgicos para alívio de

Tabela 18.3 Medicamentos usados no tratamento da doença inflamatória intestinal (DII).

Categoria	Via de Administração	Fármaco	Efeitos adversos	Considerações
Fármacos 5-ASA	Oral	Sulfassalazina	Cefaleia, diarreia, dor abdominal, cólicas abdominais, mal-estar, queda de cabelo, erupção cutânea, coloração alaranjada da urina, supressão da medula óssea, fotossensibilidade e diminuição da motilidade dos espermatozoides em homens	• Monitore o hemograma completo quanto a sinais de supressão da medula óssea • Recomende o uso diário de protetor solar • A diminuição da motilidade dos espermatozoides é reversível após a interrupção do fármaco • A coloração da urina não constitui risco
	Oral	Olsalazina	Cefaleia, diarreia, dor abdominal, cólicas abdominais, mal-estar, erupção cutânea, dor nas articulações e nefrotoxicidade. Casos raros de hepatite foram relatados à FDA	• Use com cuidado em pacientes com insuficiência renal
	Oral	Mesalamina e balsalazida	Cefaleia, diarreia, dor abdominal, cólicas abdominais, mal-estar, erupção cutânea, artralgias e nefrotoxicidade	• Use mesalamina com precaução em pacientes com insuficiência renal. As pesquisas ainda não determinaram a segurança da balsalazida em pacientes com insuficiência renal • Comprimidos de mesalazina podem ser excretados inteiros nas fezes. Peça ao paciente para comunicar a passagem frequente de comprimidos inteiros
	Retal	Mesalamina	Dor abdominal, cólicas, sangramento retal, febre e nefrotoxicidade	• Efetivos para patologia distal (inflamação no reto e cólon sigmoide) • A maioria dos efeitos adversos é leve e transitória • Disponíveis em forma de enema e supositório para tratamento tópico da doença distal. O enema permite a cobertura do reto até o cólon sigmoide; supositórios suprimem a inflamação retal
Corticosteroides	Oral	Prednisona, metilprednisolona e budesonida	Aparência cushingoide, hipertensão, acne, retenção de água, ganho de peso, queda dos cabelos, aumento do apetite, hipopotassemia, irritação gástrica, formação de úlcera, supressão suprarrenal, diminuição da resistência à infecção. As complicações associadas ao uso prolongado incluem osteoporose, desenvolvimento de catarata, atraso no crescimento, ulceração péptica, hiperglicemia, hipertensão, necrose asséptica e glaucoma	• Podem ser administrados IV quando o trato gastrintestinal não for capaz de absorver os medicamentos adequadamente • A budesonida é aprovada para o tratamento da doença de Crohn ligeira a moderadamente ativa no íleo terminal. Devido ao metabolismo de primeira passagem da budesonida, os efeitos adversos sistêmicos são menos comuns do que aqueles que ocorrem com esteroides convencionais • Não são indicados para terapia de manutenção no tratamento de DII secundária a efeitos adversos a longo prazo
	IV	Hidrocortisona e metilprednisolona		
	Retal	Hidrocortisona/pramoxina e hidrocortisona		
Agentes imunomoduladores	Oral	6-mercaptopurina e azatioprina	Supressão da medula óssea, aumento da vulnerabilidade à infecção, erupção cutânea, febre, mal-estar, artralgias, disfunção hepática, náuseas, vômito, diarreia, pancreatite, queda de cabelos e desenvolvimento de neoplasias	• Monitore para supressão da medula óssea • Categoria de risco D para gravidez • Um teste avalia a capacidade de o paciente metabolizar a substância, determina os níveis terapêuticos e monitora a hepatotoxicidade

(*continua*)

Tabela 18.3 Medicamentos usados no tratamento da doença inflamatória intestinal (DII). *(Continuação)*

Categoria	Via de Administração	Fármaco	Efeitos adversos	Considerações
Agentes biológicos	IV	Infliximabe	Reações relacionadas com infusão: prurido, exantema, dor torácica, hipotensão, hipertensão, dispneia, cefaleia, náuseas, vômito, fadiga e febre	• As reações à infusão costumam se resolver diminuindo-se a velocidade de infusão
	SC	Adalimumabe	Outros potenciais efeitos adversos (raros): desenvolvimento de autoanticorpos (síndrome semelhante ao lúpus) e aumento da suscetibilidade à infecção	• Realize o teste cutâneo da tuberculose (TB) antes da primeira dose, devido à capacidade de a substância permitir que uma TB latente se torne ativa; um teste cutâneo positivo (induração > 5 mm) indica a necessidade de tratamento para TB latente, antes do início da terapia com infliximabe • Não administre a pacientes com infecção ativa

Adaptada com permissão de Rayhorn, N., & Rayhorn, D. (2002). Inflammatory bowel disease: Symptoms in the bowel and beyond. *The Nurse Practitioner, 27*(11), 24-25.

obstruções, fechamento de fístulas, drenagem de abscessos, reparação de perfurações, controle de hemorragia ou dilatação de estenoses. Dependendo do paciente, as opções cirúrgicas incluem:

1. Ressecção intestinal segmentar com anastomose.
2. Colectomia subtotal com anastomose ileorretal.
3. Colectomia total com ileostomia para doença grave no cólon e no reto (ver p. 504 para saber mais sobre cuidados com o paciente ostomizado).
4. Bolsa de Kock e anastomose reservatório ileoanal estão contraindicadas em pacientes com doença de Crohn. Esses procedimentos requerem o uso do intestino delgado, onde a doença de Crohn também pode se desenvolver.

Complicações

1. Abscesso (ocorre em 20%) e fístulas (ocorre em 40%).
2. Estenose – podem resultar de inflamação, edema, abscesso e aderências, mas geralmente de fibrostenose.
3. Hemorragia, perfuração intestinal, obstrução intestinal.
4. Deficiências nutricionais – ingestão calórica deficiente devido a restrições alimentares, má absorção de sais e gorduras biliares, deficiência de vitamina B_{12} com doença ileal, síndrome do intestino encurtado após extensas ressecções cirúrgicas.
5. Desidratação e distúrbios eletrolíticos.
6. Peritonite e sepse.

Avaliação de enfermagem

1. Verifique a frequência e a consistência das fezes para avaliar as perdas de volume e a efetividade da terapia.
2. Peça ao paciente para descrever localização, gravidade e início de cólica ou dor abdominal.
3. Pergunte ao paciente sobre perda de peso e anorexia; pese diariamente para monitorar alterações.
4. Peça que o paciente descreva que tipo de alimento provoca exacerbações dietéticas.
5. Determine se o paciente fuma, incluindo a duração e a quantidade de cigarros diariamente.
6. Pergunte sobre a história familiar de doenças gastrintestinais.

Diagnósticos de enfermagem

- Nutrição desequilibrada – menos que as exigências corporais, relacionada com dor, náuseas
- Volume de líquidos deficiente associado à diarreia
- Dor crônica relacionada com doença inflamatória do intestino delgado
- Enfrentamento ineficaz associado a sentimentos de rejeição e constrangimento.

Intervenções de enfermagem

Alcance do equilíbrio nutricional adequado

1. Incentive uma dieta com baixo teor de fibras e gorduras e rica em calorias, proteínas e carboidratos, com suplementos vitamínicos e minerais.
2. Monitore o peso diariamente.
3. Forneça refeições pequenas e frequentes para evitar distensão abdominal.
4. Peça que o paciente participe do planejamento das refeições para incentivar a adesão e o conhecimento.
5. Prepare o paciente para dieta elementar ou NPT, se ele estiver debilitado.

Manutenção do equilíbrio de líquidos e eletrólitos

1. Monitore ganhos e perdas.
2. Forneça líquidos, conforme prescrição, para manter a hidratação (1.000 mℓ/24 horas é a ingestão mínima para atender às necessidades corporais).
3. Monitore a frequência e a consistência das fezes.
4. Monitore os eletrólitos (especialmente o potássio) e o equilíbrio acidobásico, porque a diarreia pode levar à acidose metabólica.
5. Observe para arritmias cardíacas e fraqueza muscular, resultantes da perda de eletrólitos.

Controle da dor

1. Administre medicamentos para controlar o processo inflamatório, conforme prescrição.
2. Observe e registre as alterações – frequência, localização, características, eventos precipitantes e duração.
3. Monitore quanto a distensão, aumento da temperatura, hipotensão e sangramento retal – todos são sinais de obstrução devido à inflamação.
4. Limpe a área retal e aplique pomadas, conforme necessário, para diminuir o desconforto causado pela ruptura da pele.
5. Prepare o paciente para a cirurgia, se as respostas ao tratamento clínico e farmacológico forem insatisfatórias.

6. O tipo de procedimento é determinado especificamente para cada paciente.
7. A recorrência da doença é possível, mesmo após a cirurgia.

Fornecimento de apoio psicossocial

1. Ofereça compreensão, interesse e incentivo – o paciente muitas vezes fica constrangido com a presença de fezes frequentes e fétidas e desenvolve medo de comer.
2. Facilite o aconselhamento psicológico de suporte, se apropriado.
3. Incentive as pessoas da rede de apoio do paciente a se envolverem no manejo da doença e a procurarem grupos de apoio adicionais, conforme necessário.
4. Incentive um comportamento de promoção da saúde.

Educação do paciente e manutenção da saúde

1. Forneça orientação abrangente sobre a anatomia e a fisiologia do sistema digestório, o processo de uma doença crônica, a terapia medicamentosa, possíveis complicações e possibilidade de cirurgia.
2. Ensine o paciente sobre todos os medicamentos prescritos, incluindo objetivo, dosagem e efeitos adversos, bem como discuta o uso de qualquer medicamento de venda livre com o médico.
3. Incentive consultas regulares de acompanhamento e a comunicação de sinais de complicações – aumento da distensão abdominal, cólicas, diarreia, mal-estar, anorexia, febre e fezes na uretra ou na vagina.
4. Explique a importância de hidratação e nutrição adequadas (com base na tolerância individual) e do monitoramento do peso.
5. Incentive o paciente a participar de atividades de redução do estresse, como prática de exercícios, técnicas de relaxamento, musicoterapia.
6. Para mais informações e apoio, consulte a Crohn's & Colitis Foundation em *www.ccfa.org*.[10]

Reavaliação: resultados esperados

- Melhor ingestão nutricional; peso estável
- Consumo adequado de líquidos; sem evidência de desidratação; níveis de eletrólitos dentro dos limites normais
- Demonstra alívio da dor e sintomas controláveis
- Verbaliza atitude mais positiva em relação ao modo de conviver com a doença.

Câncer colorretal

Câncer colorretal refere-se à neoplasia do cólon e do reto. Esse tipo de câncer é a terceira principal causa de morte nos EUA. Tumores colorretais são quase todos adenocarcinomas. Linfomas, carcinoides, melanomas e sarcomas são responsáveis por apenas 5% das lesões colorretais.

Fisiopatologia e etiologia

1. Os fatores de risco incluem:
   a. Idade – o risco aumenta acentuadamente após os 45 anos em afro-americanos, 50 em outras etnias.
   b. História anterior de câncer colorretal com ressecção ou pólipos adenomatosos.
   c. História familiar de câncer colorretal ou pólipos adenomatosos, especialmente se for parente de primeiro grau diagnosticado antes dos 60 anos ou dois parentes de primeiro grau diagnosticados em qualquer idade.
   d. A polipose adenomatosa familiar (PAF; também uma variante denominada *síndrome de Gardner*) é uma doença hereditária, caracterizada por conter múltiplos pólipos adenomatosos no cólon, no qual o câncer inevitavelmente se desenvolverá em todos os indivíduos afetados.
   e. Câncer colorretal hereditário sem polipose (HNPCC; em inglês, *hereditary nonpolyposis colorectal cancer*) – condição hereditária com risco marcadamente maior para desenvolvimento de câncer colorretal e também outros tipos, como câncer endometrial, ovariano, renal, pancreático, gástrico e do intestino delgado. Existem poucos ou nenhum pólipo adenomatoso e o intestino pode sofrer evolução rápida de tecido normal para pólipos e depois câncer.
   f. Colite ulcerativa crônica – risco crescente após 10 anos de história.
   g. A incidência é maior nos países industrializados e menor nos países subdesenvolvidos. O motivo não está claro, mas pode estar relacionado com a dieta. A dieta ocidental, que é rica em grãos refinados, carnes vermelhas e processadas, produtos lácteos com alto teor de gordura, sobremesas e alimentos fritos, demonstrou aumentar o risco de câncer colorretal.
   h. Imunodeficiência.
2. Lesões colorretais ocorrem mais frequentemente nas áreas do reto e cólon sigmoide, mas parece haver uma tendência de aumento da frequência de lesões no lado direito.
3. A maioria dos adenocarcinomas tem aparência ulcerativa. Uma lesão do lado esquerdo costuma ser anular e semelhante a uma cicatriz; uma lesão do lado direito tende a ser massa semelhante à couve-flor, que se projeta para o lúmen intestinal.
4. A lesão começa nas camadas mucosas da parede do cólon e, eventualmente, penetra a parede e invade as estruturas e órgãos circundantes (bexiga, próstata, ureteres, vagina). O câncer pode se espalhar por invasão direta, disseminação linfática e pela corrente sanguínea. O fígado e os pulmões são os locais mais comuns de metástase.

Baseado em evidências
Kahi, C.J., Boland, C.R., Bominitz, J. A. *et al.* (2016). Colonoscopy surveillance after colorectal cancer resection: Recommendations of the US multi-society task force on colorectal cancer. *American Journal of Gastroenterology, 111*(3), 337-346.

Manifestações clínicas

O câncer colorretal é frequentemente assintomático. Se presente, a sintomatologia varia de acordo com a localização da lesão e a extensão do envolvimento.

1. Lesões do lado direito – mudança nos hábitos intestinais, geralmente diarreia, desconforto abdominal vago, fezes escuras, anemia, fraqueza, perda de peso, massa palpável no quadrante inferior direito.
2. Lesões do lado esquerdo – alteração nos hábitos intestinais, muitas vezes aumentando a constipação intestinal com surtos de diarreia devido à obstrução parcial, manchas de sangue vermelho-vivo nas fezes, cólicas, perda de peso, anemia, massa palpável.
3. Lesões retais – alteração dos hábitos intestinais com possível necessidade urgente de defecar, alternando constipação intestinal e diarreia e estreitamento do calibre das fezes; sangue vermelho-vivo nas fezes; sensação de evacuação incompleta; plenitude retal progredindo para dor constante.

Avaliação diagnóstica

1. Exame imunoquímico fecal – substitui os exames mais antigos à base de guáiaco.
2. Sigmoidoscopia flexível – pode ser usada se a colonoscopia for recusada.

[10]N.R.T.: No Brasil, consulte a Associação Brasileira de Colite Ulcerativa e Doença de Crohn, no *site https://abcd.org.br/*.

3. Colonoscopia com biopsia – procedimento diagnóstico de escolha após história clínica altamente suspeita ou anormalidade no enema de bário. A colonografia por TC, também conhecida como *colonoscopia virtual*, pode ser usada para triagem.
4. Ressonância magnética (RM) pélvica e US endorretal – fornecem informações sobre a penetração do câncer e sobre os gânglios linfáticos pararretais.
5. Antígeno carcinoembrionário (CEA; do inglês, *carcinoembryonic antigen*) – 70% dos pacientes apresentam níveis elevados de CEA. O nível de CEA monitora possíveis recorrências ou metástases.
6. TC de abdome, fígado, pulmões e cérebro – pode revelar doença metastática.

Manejo

Ressecção cirúrgica

Tratamento de escolha para pacientes com lesões ressecáveis. A dissecção linfonodal regional determina o estadiamento e orienta as decisões relacionadas com terapia adjuvante. As opções cirúrgicas incluem:

1. Laparotomia com ampla ressecção de um segmento intestinal, incluindo linfonodos regionais e vasos sanguíneos (hemicolectomia direita, colectomia transversa, hemicolectomia esquerda ou ressecção sigmoide).
2. Excisão transanal – pacientes selecionados com tumores localizados a menos de 3 cm ou tumores bem diferenciados a menos de 7,5 cm da margem anal e localizados na parede retal podem evitar a laparotomia.
3. Ressecção anterior baixa para lesões retais superiores – pode incluir colostomia de alça temporária para proteger a anastomose, com um segundo procedimento para a retirada da colostomia.
4. Bolsa colônica em J – pode ser oferecida como uma nova técnica cirúrgica para o câncer retal (ver p. 531).
5. Pacientes selecionados podem receber cirurgia laparoscópica, embora essa técnica permaneça controversa.
6. Ressecção abdominoperineal com colostomia final permanente para lesões retais baixas, quando não for possível obter margens adequadas ou quando houver envolvimento de esfíncteres anais. Com o uso de dispositivos de grampeadores mais avançados utilizados nas áreas mais profundas da pelve, a ressecção abdominoperineal é responsável por menos de 5% das ressecções colorretais.
7. Colostomia de alça temporária para descomprimir o intestino e desviar o fluxo fecal, seguida por ressecção intestinal posterior, anastomose e remoção de colostomia.
8. Pode ser realizada uma cirurgia mais extensa, envolvendo a remoção de outros órgãos, se o câncer se disseminar, como, por exemplo, para o rebordo do fígado, bexiga, útero e/ou intestino delgado.
9. Câncer colorretal não ressecável – desvio com colostomia ou ileostomia como tratamento paliativo para a obstrução causada pelo tumor, fulguração a *laser* ou colocação de um *stent* expansível.
10. Proctocolectomia total ou procedimento de anastomose reservatório ileoanal para pacientes com PAF e colite ulcerativa crônica antes do desenvolvimento do câncer colorretal.

Outros tratamentos

1. A radioterapia pode ser usada no pré-operatório para melhorar a ressecabilidade do tumor e no pós-operatório como terapia adjuvante para tratar a doença residual.
2. A quimioterapia pode ser usada como terapia adjuvante para melhorar o tempo de sobrevida.
   a. Usada para doença residual, recorrência, tumores irressecáveis e doença metastática.
   b. As combinações de medicamentos podem incluir 5-fluoruracila mais levamisol ou 5-fluoruracila mais leucovorina.
   c. Um novo medicamento, o irinotecano, está sendo usado em protocolos para o câncer colorretal avançado.
3. Reposição com sangue total ou concentrado de hemácias no caso de anemia grave.

Complicações

1. Obstrução.
2. Hemorragia.
3. Anemia.
4. Metástase.

Avaliação de enfermagem

1. Converse com o paciente sobre seus hábitos alimentares e histórico familiar e clínico para identificar os fatores de risco.
2. Questione o paciente em relação a sintomatologia do câncer colorretal, mudanças nos hábitos intestinais, sangramento retal, fezes escuras, desconforto abdominal, perda de peso, fraqueza e anemia.
3. Palpe o abdome para investigar sensibilidade (geralmente não dolorosa), presença de massa.
4. Exame de fezes para sangue oculto.

Diagnósticos de enfermagem

- Nutrição desequilibrada – menos que as exigências corporais, relacionada com os efeitos da neoplasia e a perda de peso
- Constipação intestinal e/ou diarreia associada a alteração do lúmen intestinal
- Dor crônica relacionada com neoplasia, inflamação e possível obstrução intestinal
- Fadiga associada a anemia, radioterapia, quimioterapia e doença metastática
- Medo relacionado com diagnóstico, prognóstico, potencial para complicações.

Intervenções de enfermagem

Alcance de nutrição adequada

1. Atenda às necessidades nutricionais do paciente, servindo uma dieta de alto teor calórico e baixo teor de fibras por vários dias antes da cirurgia, se a condição permitir.
2. Observe e registre a perda de líquidos, como as que podem ocorrer em consequência de vômito e diarreia.
3. Mantenha a hidratação por meio de terapia IV e registre o débito urinário. As necessidades metabólicas dos tecidos estão aumentadas, e é necessária uma quantidade maior de líquidos para eliminar os resíduos.
4. Sirva refeições menores ao longo do dia para manter a ingestão adequada de calorias e proteínas, se o paciente não estiver em jejum.
5. Incentive o paciente a participar do planejamento das refeições, para promover a adesão.
6. Ajuste a dieta antes e depois dos tratamentos, como quimioterapia ou radioterapia. Sirva líquidos claros, dieta leve ou mantenha jejum, conforme prescrição.
7. Instrua o paciente a tomar o antiemético prescrito, conforme necessário, especialmente se estiver recebendo quimioterapia.

Alívio de constipação intestinal ou diarreia

1. Monitore quantidade, consistência, frequência e coloração das fezes.
2. Para casos de constipação intestinal, use laxantes ou enemas, conforme necessário, e incentive a atividade física e a ingestão adequada de líquidos e fibras para promover a motilidade intestinal.
3. Para casos de diarreia, estimule a ingestão adequada de líquidos para evitar déficit de volume de fluidos e desequilíbrio eletrolítico.
4. Para diarreia relacionada com radioterapia ou quimioterapia, administre medicamentos antidiarreicos e converse sobre a ingestão de alimentos que possam retardar o tempo de trânsito intestinal, como banana, arroz, pasta de amendoim e macarrão.

Alerta de enfermagem
Medicamentos antidiarreicos e alimentos para controlar a diarreia são contraindicados para pacientes com lesão obstrutiva. Use essas medidas somente no pós-operatório, após a ressecção da lesão, para o controle da diarreia relacionada com terapia contra o câncer.

Alívio da dor

1. Avalie o tipo e a gravidade da dor e administre analgésicos, conforme necessário.
2. Analise a eficácia do regime de analgesia.
3. Tente abordagens diferentes, como técnicas de relaxamento, reposicionamento, imagética, riso, música, leitura e toque, para controle ou alívio da dor.

Manutenção do nível de energia

1. Institua um plano individualizado depois de avaliar o nível de atividade e a tolerância do paciente, observando se ocorre dispneia ou taquicardia.
2. Permita períodos de descanso frequentes para recuperar a energia do paciente.
3. Administre derivados sanguíneos ou eritropoetina humana recombinante, conforme prescrito, se a fadiga estiver associada à anemia grave.

Redução do medo

1. Encoraje o paciente e a família a expressarem seus sentimentos e medos juntos e separadamente.
2. Reconheça que é normal ter sentimentos negativos em relação a câncer, cirurgia, colostomia e opções de tratamento.
3. Forneça informações e responda a perguntas sobre o processo patológico, modalidades de tratamento e complicações. Ofereça materiais educativos, como folhetos e vídeos.
4. Encaminhe para aconselhamento, se o paciente desejar.
5. Exames genéticos podem confirmar um diagnóstico hereditário, como PAF ou HNPCC.

Educação do paciente e manutenção da saúde

1. Forneça informações detalhadas ou recursos sobre as modalidades de tratamento em radioterapia e quimioterapia.
2. Ensine e demonstre ao paciente e/ou familiar as habilidades necessárias para o manejo da colostomia, que podem incluir a irrigação. O enfermeiro especialista em ostomia pode fornecer orientação formal nessa área.
3. Inicie o encaminhamento para enfermagem domiciliar, para ajudar no tratamento de feridas, manejar os efeitos adversos do tratamento e continuar orientando sobre os cuidados com a colostomia.
4. Torne-se um defensor da prevenção do câncer de cólon, educando o público sobre a necessidade de triagem. Começando aos 45 anos para os afro-americanos e aos 50 anos para as demais etnias, homens e mulheres devem seguir uma das seguintes diretrizes da American Cancer Society para a detecção precoce do câncer de cólon:
   a. Sigmoidoscopia flexível a cada 5 anos.
   b. Colonoscopia a cada 10 anos.
   c. Enema de bário com contraste duplo a cada 5 anos.
   d. Colonografia tomográfica computadorizada (CTC) a cada 5 anos.
   e. Alternativamente, podem ser feitos anualmente exames de fezes, mas se o resultado for positivo, deve ser feita uma colonoscopia. Os testes incluem exame de sangue oculto nas fezes com guáiaco, que apresenta alta sensibilidade para câncer, FIT, com alta sensibilidade para câncer e DNA fecal, com alta sensibilidade para câncer (intervalo incerto, dependendo de novas pesquisas).
5. Para informações adicionais e apoio, consulte a American Cancer Society, em *www.cancer.org*.[11]

Baseado em evidências
Smith, R., Manassram-Baptiste, D., Brooks, D. *et al.* (2015). Cancer screening in the United States, 2015: A review of current American Cancer Society guidelines and issues in cancer screening. *CA-Cancer Journal for Clinicians, 65*, 30-54.

Reavaliação: resultados esperados

- Exibe ganho de peso e melhora no estado nutricional, devido à ingestão dietética adequada
- Tem movimentos intestinais suaves regulares
- Dor mínima, controlada com analgésicos ou outras técnicas
- Capaz de realizar as AVDs com quantidade adequada de energia; sem dispneia aos esforços
- Dorme bem; capaz de discutir sentimentos e medos relacionados com cirurgia, prognóstico e opções de tratamento.

CONDIÇÕES ANORRETAIS

Hemorroidas

Hemorroidas são massas vasculares localizadas no reto inferior ou no ânus. As hemorroidas externas aparecem fora do esfíncter externo, enquanto as hemorroidas internas surgem acima do esfíncter interno (Figura 18.15). Quando o sangue em seu interior coagula em decorrência da obstrução, são chamadas de *hemorroidas trombosadas*.

Fisiopatologia e etiologia

1. A patogênese exata permanece controversa. As possibilidades teóricas incluem:
   a. Dilatação anormal de veias do plexo venoso hemorroidário interno.
   b. Distensão anormal das anastomoses arteriovenosas.
   c. Deslocamento para baixo ou prolapso dos coxins anais.
   d. Destruição do sistema de ancoragem fornecido pelo tecido conjuntivo.
2. Os fatores predisponentes incluem:
   a. Gravidez, ficar muito tempo sentado ou de pé.
   b. Esforço para defecar, constipação intestinal/diarreia crônica.
   c. Infecção anal, cirurgia retal ou episiotomia.
   d. Fator hereditário.
   e. Exercícios.
   f. Tosse, espirros, vômitos.
   g. Perda de tônus muscular devido ao envelhecimento.
   h. Sexo anal.
3. O aumento da pressão intra-abdominal causa ingurgitamento do tecido vascular que reveste o canal anal.
4. Ocorre um afrouxamento dos vasos que circundam o tecido conjuntivo, com protrusão ou prolapso no canal anal.

Manifestações clínicas

1. Sangramento durante ou após a evacuação, sangue vermelho-vivo nas fezes devido à lesão da mucosa que recobre a hemorroida (mais comum).

[11]N.R.T.: No Brasil, podem ser consultados os consensos da Sociedade Brasileira de Oncologia Clínica (SBOC), em: *https://sboc.org.br/*. Também consulte as informações para profissionais de saúde do Instituto Nacional de Câncer (INCA), disponibilizadas em: *https://www.inca.gov.br/tipos-de-cancer/cancer-de-intestino/profissional-de-saude*.

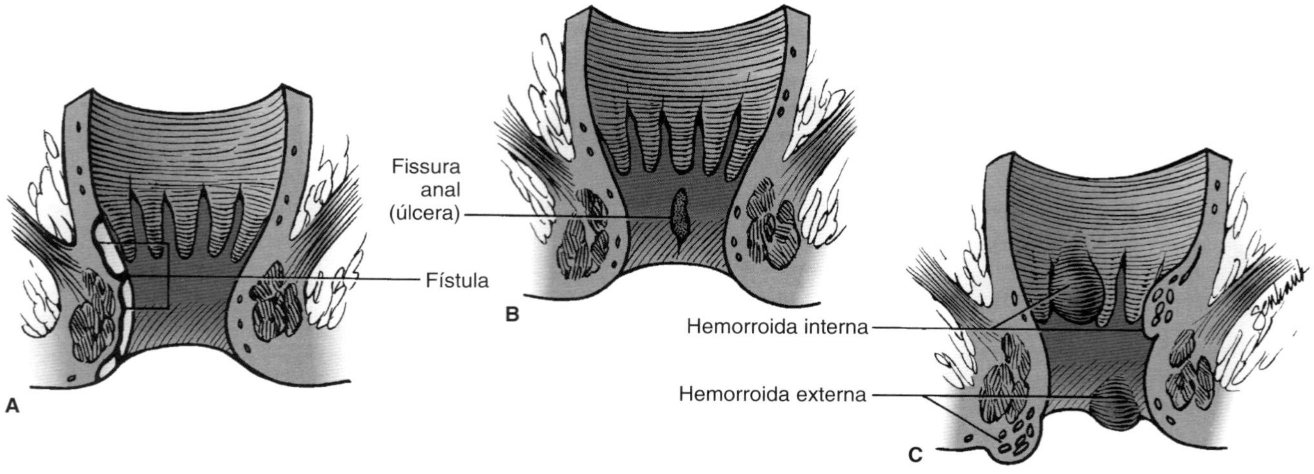

Figura 18.15 Vários tipos de lesões anais. **A.** Fístula. **B.** Fissura. **C.** Hemorroidas externas e internas. (Smeltzer, S., & Bare, B. [2003]. *Brunner and Suddarth's textbook of medical-surgical nursing* [10th ed.] Philadelphia: Lippincott Williams & Wilkins.)

2. Massa visível (se externa) e palpável.
3. Obstipação e prurido anal.
4. Sensação de evacuação fecal incompleta.
5. Infecção ou ulceração, eliminação de muco.
6. Dor observada em hemorroidas externas.
7. Dor súbita no reto resultante de trombose de hemorroidas externas.

Avaliação diagnóstica

1. História e visualização por exame externo por meio de anuscopia ou proctossigmoidoscopia.
2. Enema de bário ou colonoscopia para descartar lesões colônicas mais graves, causando sangramento retal.

Manejo

Hemorroidas assintomáticas não requerem tratamento.

Manejo clínico

1. Os hábitos intestinais devem ser regulados com emolientes de fezes não irritantes e dieta rica em fibras, para manter as fezes amolecidas.
2. Banhos de assento quentes e frequentes para aliviar a dor e diminuir o edema.
3. Analgésicos, conforme necessário.
4. Cremes, loções, compressas e supositórios tópicos contendo ingredientes ativos como hamamélis, zinco monoidratado,

Tabela 18.4 Distúrbios anorretais.

Condição	Etiologia	Manifestações clínicas
Fissura Laceração linear do epitélio anal; normalmente localizada na linha média posterior	• Fezes constipadas podem lesionar o revestimento anal • Tensão sobre o períneo durante o parto • Tuberculose, sífilis e doença de Crohn são causas menos comuns	• Dores agudas durante e após a evacuação; o desconforto pode continuar por várias horas • Fezes com mancha de sangue vermelho-vivo; espasmo do canal anal; ardor
Abscesso Área com pus localizado, resultante da inflamação do tecido anorretal	• A infecção se desenvolve a partir da abrasão por objetos estranhos, como a ponta de um enema ou uma espinha de peixe • Fase aguda da fístula anal, suspeita de doença de Crohn • Tuberculose ou actinomicose	• Protuberância ou edema doloroso e hiperemiado próximo ao ânus; a dor aumenta quando sentado; dor entre moderada e grave • Secreção purulenta
Fístula Comunicação anormal de forma tubular entre a pele ao redor do ânus e o canal anal	• Frequentemente precedida por um abscesso anal • Pode estar associada a doença inflamatória intestinal, câncer ou presença de corpo estranho • Hidradenite supurativa	• Secreção purulenta escorrendo da abertura • Dor e prurido

cloridrato de pramoxina, estearato de glicerol, fenilefrina e hidrocortisona, para reduzir o edema e proporcionar conforto.

5. Controle do prurido, aprimorando as medidas de higiene anal e o controle da umidade.
6. Evite o uso prolongado de anestésicos tópicos em hemorroidas ou fissuras, pois muitas vezes produzem lesões cutâneas perianais hipersensíveis (alérgicas) com prurido intenso.
7. Redução manual de hemorroidas externas, se houver prolapso.
8. Injeção de soluções esclerosantes (5% de fenol) para produzir tecido cicatricial e diminuir o prolapso.
9. Criodestruição (criocirurgia) – congelamento de hemorroidas.
   a. Ocorrem drenagem profusa e edema.
   b. A secreção fétida pode durar de 7 a 10 dias após a criocirurgia.
10. Outros procedimentos incluem coagulação infravermelha (radiação infravermelha) e diatermia bipolar (calor).

Manejo cirúrgico

1. A cirurgia pode ser indicada nas seguintes condições:
   a. Sangramento prolongado.
   b. Dor incapacitante.
   c. Prurido intolerável.
   d. Prolapso.
2. A ligadura com anel de borracha é o tratamento de escolha.
   a. Durante a anuscopia, o ápice da hemorroida é puxado por um cilindro.
   b. Um dispositivo de gatilho expele dois elásticos, que circundam a base da hemorroida.
   c. Após um período de tempo, a hemorroida se desfaz.
3. A dilatação do canal anal e do reto inferior sob anestesia geral é outro tratamento possível.
   a. Esse procedimento não é recomendado para pacientes cujas principais queixas são prolapso ou incontinência.
   b. Também não é recomendado para pacientes idosos com esfíncteres fracos.
4. Incisão e remoção de coágulos de hemorroidas agudamente trombosadas.
5. Hemorroidectomia – excisão de hemorroidas internas/externas.

Complicações

1. Hemorragia, anemia.
2. Incontinência.
3. Prolapso e estrangulamento.

Intervenções de enfermagem e orientação ao paciente

1. Após trombose ou cirurgia, auxilie com o reposicionamento frequente, utilizando apoio de travesseiros para maior conforto.
2. Forneça analgésicos, banhos de assento quentes ou compressas mornas para reduzir a dor e a inflamação.
3. Aplique compressas na região anal, cremes ou supositórios, conforme prescrito, para aliviar o desconforto.
4. Observe a área anal no pós-operatório para verificar secreção e sangramento; comunique se houver em grande quantidade.
5. Administre emoliente de fezes/laxante para ajudar nos movimentos intestinais logo após a cirurgia e reduzir o risco de estenose.
6. Incentive atividades físicas regulares, dieta rica em fibras e ingestão adequada de líquidos (8 a 10 copos/dia) para evitar esforço e constipação intestinal.
7. Desencoraje o uso regular de laxantes – fezes macias e firmes dilatam o canal anal, diminuindo a formação de estenose.
8. Determine os hábitos intestinais normais do paciente e identifique os fatores predisponentes para fornecer orientações sobre as mudanças necessárias para evitar a recorrência dos sintomas.

Outras condições anorretais

Ver Tabela 18.4.

Manejo	Considerações de enfermagem
• Promoção de movimentos intestinais regulares e suaves por meio de emolientes de fezes, supositórios, dieta rica em fibras, agentes que aumentam o volume fecal • Cremes tópicos • Fissurectomia; esfincterotomia	• Ajude com os banhos de assento e a aplicação local de pomada anestésica • Instrua a comer alimentos ricos em fibras e a beber líquidos para prevenir a constipação intestinal
• Incisão e drenagem do exsudado purulento • Colocação de cateter de drenagem por 7 a 10 dias; possivelmente curativo para tamponamento • Banhos de assento quentes; lavagem pulsada	• Avaliação de feridas • Medicamentos para a dor, conforme necessário • Alerta para as evacuações, no pós-operatório
• Fistulotomia • Fistulectomia • Descanso intestinal para permitir a cicatrização da fístula; possível desvio fecal temporário	• Avaliação de feridas • Medicamentos para a dor, conforme necessário • Alerta para as evacuações, no pós-operatório

(continua)

Tabela 18.4 Distúrbios anorretais. *(Continuação)*

Condição	Etiologia	Manifestações clínicas
Condilomas anais; verrugas genitais	• Papilomas infecciosos semelhantes a uma couve-flor; provavelmente papilomavírus por transmissão sexual • Diferenciar de verrugas sifilíticas, hemorroidas e câncer anal ou de pele	• Prospera em superfícies úmidas e maceradas, como na secreção purulenta • Recorrência frequente • Raramente invadem a uretra, a bexiga ou o reto
Proctite Inflamação aguda ou crônica da mucosa retal	• Organismos infectantes comuns: *Neisseria gonorrhoeae*, *Chlamydia*, herpes-vírus simples, *Treponema pallidum* (sífilis) • Radioterapia	• Dor anorretal; secreção purulenta, mucoide ou sanguinolenta; prurido; tenesmo • Diarreia e/ou constipação intestinal
Estenose Estreitamento do lúmen anorretal, impedindo a dilatação do esfíncter	• Geralmente resulta de cicatrização após cirurgia anorretal (hemorroidectomia) ou inflamação • Anomalias congênitas	• Constipação intestinal, fezes em fita, pode não eliminar completamente as fezes • Dor durante a evacuação; prurido
Prolapso retal Protrusão da mucosa através do ânus	• As estruturas de suporte estão enfraquecidas (esfíncteres e músculos), levando à intussuscepção retal • As condições podem incluir distúrbios neurológicos, doenças crônicas, envelhecimento	• Associado a constipação intestinal e esforço; plenitude retal • Diarreia sanguinolenta; úlcera retal secundária à intussuscepção

BIBLIOGRAFIA

ASGE Standards of Practice Committee; Muthusamy, V., Lightdale, J., et al. (2015). The role of endoscopy in the management of GERD. *Gastrointestinal Endoscopy, 81*(6), 1305–1310.

Bharucha, A. E., Pemberton, J. H., & Locke, G. R. (2013). American Gastroenterological Association technical review on constipation. *Gastroenterology, 144*, 218–238.

Cabebe, E., Espat, N., & Cloutier, M. (2016). *Esophageal cancer guidelines*. Available: *www.emedicine.medscape.com/article/2500007-overview*

Caraballo, H. L. (2013). Guidelines for the evaluation and management of upper gastrointestinal bleeding. *Evidence Based Medicine, 5*(6). Available: *www.ebmedicine.net/index.php*

Chey, W., Leontiadis, G., Howden, C. W., et al. (2017). Treatment of H. pylori infection. *American Journal of Gastroenterology, 112*, 212–238.

Di Saverio, S., Coccolini, F., Galati, M., et al. (2013). Bologna guidelines for diagnosis and management of adhesive small bowel obstruction (ASBO): 2013 update of the evidence-based guidelines from the world society of emergency surgery ASBO working group. *World Journal of Emergency Surgery, 8*, 42.

Emergency Nurses Association. (2015). *Clinical practice guideline: Gastric tube placement verification*. Des Plaines, IL: Author. Available: *www.ena.org/practice-research/research/CPG/documents/gastrictubeCPG.pdf*

Fujishiro, M., Iguchi, M., Kakushima, N., et al. (2016). Guidelines for endoscopic management of non-variceal upper gastrointestinal bleeding. *Digestive Endoscopy, 28*, 363–378.

Kahi, C. J., Boland, C. R., Bominitz, J. A., et al. (2016). Colonoscopy surveillance after colorectal cancer resection: Recommendations of the US multi-society task force on colorectal cancer. *American Journal of Gastroenterology, 111*(3), 337–346.

Kamm, M. (2017). Rapid changes in epidemiology of inflammatory bowel disease. *Lancet*, 390 (10114): 2741–2742.

Katz, P., Gerson, L., & Vela, M. (2013). Guidelines for the diagnosis and management of gastroesophageal reflux disease. *American Journal of Gastroenterology, 108*, 308–328.

Manejo	Considerações de enfermagem
• Aplicação de resina de podofilina (pode ser doloroso) • Eletrofulguração • Injeções de interferona-α/sinérgico com resina de podofilina • Fluoruracila	• Incentive a higiene anal e o uso frequente de talco • Agende consultas de acompanhamento para avaliar a área periodicamente e verificar recidivas
• Tratamento específico para organismos isolados – antibióticos, antivirais • Agentes que aumentam o volume das fezes, antiespasmódicos	• Revisão da medicação • Ajude com o exame e o tratamento
• Tratamento da causa inflamatória • Dilatação por métodos digitais, instrumentação ou balão • Se a estenose for grave, pode necessitar de cirurgia plástica para reconstituição do canal anal	• Prevenção de estenose após cirurgia anal facilitada pela higiene anal, banhos de assento quentes e dilatação • Os cuidados pós-operatórios incluem emolientes de fezes, banhos de assento quentes e cuidados com feridas
• O tratamento depende da causa subjacente • A injeção de um agente esclerosante pode fixar o reto no local • A cirurgia pode incluir reparo esfincteriano ou ressecção do tecido prolapsado	• Instruções dietéticas e de ingestão hídrica para evitar a constipação intestinal • Ensine exercícios de fortalecimento do períneo

Kirkland-Kyhn, H., Martin, S., Zaratkiewicz, S., et al. (2018). Ostomy Care at Home: Educating family caregivers on stoma management and potential complications. *American Journal of Nursing*, 118(4), 63–68.

Kohn, G., Price, R., Demeester, S., et al; Society of American Gastrointestinal and Endoscopic Surgeons. (2013). Guidelines for the management of hiatal hernia. *Surgical Endoscopy*, 27(12), 4409–4428.

Leiberman, D., Rex, D., Winawer, S., et al. (2012). American College of Gastroenterology guidelines for colonoscopy surveillance after screening and polypectomy: A consensus update by the US multi-society task force on colorectal cancer. *Gastroenterology*, *143*, 844–857.

National Cancer Institute. (2016). *Colorectal cancer screening (PDQ)- Health professional version*. Available: *www.cancer.gov/types/colorectal/hp/colorectal-screening-pdq*

Osman, D., Djibré, M., Da Silva, D., & Goulenok, C. (2012). Management by the intensivist of gastrointestinal bleeding in adults and children. *Annals of Intensive Care*, *2*, 46.

Queen, T., & Adler, D. (2014). Esophageal cancer: Current diagnosis and management. *Journal of Clinical Outcomes Management*, *21*(8). Available: *www.jcomjournal.com/esophageal-cancer-current-diagnosis-and-management/*

Rex, D., Boland, C., Dominitz, J., et al. (2017). Colorectal cancer screening: Recommendations for physicians and patients from the U.S. Multi- Society Task Force on Colorectal Cancer. *The American Journal of Gastroenterology*, 112, 1016–1030.

Sanchez-Velazquez, P., Grande, L., and Pera, M. (2016). Outpatient treatment of uncomplicated diverticulitis: a systematic review. *European Journal of Gastroenterology and Hepatology*, 28(6);622–627.

Smyth, E., Verheij, M., Allum, W., et al. (2016). Gastric cancer: ESMO clinical practice guidelines. *Annals of Oncology*, *27*(5), v38–v49.

Society of Gastroenterology Nurses and Assoc., Inc. (2014). *Standards of clinical nursing practice and role delineations*. Chicago, IL: Author. Available: *www.sgna.org/Portals/0/Education/PDF/Standards-Guidelines/SGNA_StandardsofClinicalNursingPractice_2014_Final.pdf*

Wound, Ostomy and Continence Nurses Society. (2014). *Stoma complications: Best practice for Clinicians*. Mt. Laurel, NJ: Author.

CAPÍTULO

19

Distúrbios Hepáticos, Biliares e Pancreáticos

VISÃO GERAL E AVALIAÇÃO

Avaliação de disfunção em órgãos acessórios

O fígado e seus ductos biliares, a vesícula biliar e o pâncreas são chamados de glândulas acessórias do sistema digestório. Sua função é auxiliar a digestão por meio da liberação de bile e enzimas para o intestino delgado. O fígado desempenha funções adicionais na desintoxicação de substâncias químicas, bem como na síntese e no armazenamento de importantes nutrientes. O pâncreas também funciona como uma glândula endócrina, como discutido no Capítulo 24.

Efeitos do envelhecimento no fígado e na vesícula biliar

Os exames de função hepática geralmente permanecem dentro da faixa normal, mas ocorrem outras alterações fisiológicas nos sistemas hepático e biliar durante o processo de envelhecimento.

1. Declínio do volume e do tamanho do fígado.
2. Diminuição do fluxo sanguíneo.
3. Redução do metabolismo de fármacos.
4. Queda na capacidade de eliminação de fármacos.
5. Reparo mais lento de células hepáticas danificadas após uma lesão.
6. Decréscimo na produção e no fluxo de bile, com declínio na contração da vesícula biliar após as refeições.
7. Apresentação clínica atípica de distúrbios da vesícula biliar e dos ductos biliares.
8. Aumento da secreção de colesterol na bile, levando ao acúmulo da formação de cálculos biliares.
9. Depuração mais lenta do antígeno de superfície da hepatite B, se infectado.
10. Rápida progressão da infecção por hepatite C, com menor taxa de resposta à terapia.

Alerta gerontológico
Tenha cuidado ao administrar medicamentos potencialmente hepatotóxicos, como o paracetamol, em pacientes idosos.

História

1. O paciente nasceu entre os anos 1945 e 1965?
2. Recebeu transfusões de sangue (antes de 1992)? Existem distúrbios sanguíneos conhecidos? Sangramento gastrintestinal?
3. Houve contato com alguém que esteja infectado com hepatite? Qualquer atividade sexual desprotegida ou ingesta de alimentos potencialmente contaminados?
4. Houve exposição a agentes tóxicos químicos ou farmacológicos, como tetracloreto de carbono, clorofórmio, fósforo, arsênio, etanol, halotano, isoniazida ou paracetamol? Houve ingesta recente de cogumelos da amanita? Está recebendo determinados medicamentos, como derivados de fenotiazina, sulfonamidas, antidiabéticos, propiltiouracila, inibidores da monoamina oxidase, metildopa, azatioprina, corticosteroides, diuréticos tiazídicos, estrogênios e ácido valproico? Faz uso de medicação antiviral para a Síndrome da Imunodeficiência Adquirida, como a didanosina ou agentes antineoplásicos, já que muitos desses medicamentos podem causar sintomas gastrintestinais hepáticos, biliares e pancreáticos?
5. Existe história de punção com agulha não estéril, como no uso de drogas por via subcutânea, intramuscular ou intravenosa (IV)? Tem tatuagens?
6. O histórico médico inclui cálculos biliares, hepatite, pancreatite, doença de Wilson, síndrome de Budd-Chiari, cirrose biliar, cirurgia ou transplante de fígado?
7. Existe histórico familiar de cálculos biliares, pancreatite, câncer da vesícula biliar ou do pâncreas ou cânceres relacionados, como de mama ou de ovário?

8. Existe história de transplante de órgãos (antes de 1992)?
9. Como foi o consumo de álcool ao longo da vida do paciente e o tipo específico (cerveja, vinho, licor)?

Manifestações comuns

1. Existem sinais de icterícia – esclera e pele de cor amareladas, prurido, urina escura com cor de chá, fezes brancas ou cor de argila (acólicas)?
2. O paciente sente dispepsia, anorexia, náuseas, vômito, dor no quadrante superior direito ou epigástrica ou dor que irradia para as costas ou a escápula? Qual é a relação entre a dor e a alimentação ou a posição em que se alimenta?
3. O paciente apresenta fadiga, mal-estar, perda do vigor e da força, hematomas ou perda de peso?
4. Sente febre, calafrios, dor de cabeça, mialgias, artralgias, fotofobia?
5. Presença de esteatorreia – fezes amolecidas, gordurosas, espumosas, de cor alaranjada, com mau cheiro e que flutuam na água?

Resultados do exame físico

1. Pele – esclera ou pele amareladas? Erupções ou arranhões no corpo causados por prurido? Algum sinal de hematomas ou petéquias, eritema palmar ou sangramento evidente?
2. Neurológico – qual é o nível de consciência? Apresenta asterixe (tremor induzido quando os braços estão estendidos e os pulsos em dorsiflexão)?
3. Abdome – presença de sensibilidade ou aumento do fígado no quadrante superior direito? Ascite? Massas palpáveis no abdome? Presença de ondulação por líquido?
4. Vascular periférico – presença de edema, anasarca ou telangiectasia?

Exames laboratoriais

Ver Tabela 19.1.

Tabela 19.1 Exames diagnósticos do fígado.

Exame e objetivo	Normal	Considerações de enfermagem
Formação e secreção da bile		
Bilirrubina sérica Mede a bilirrubina no sangue; determina a capacidade do fígado de absorver, conjugar e excretar bilirrubina. A bilirrubina é um produto da degradação da hemoglobina.		
Direta (conjugada) – solúvel em água	0 a 0,3 mg/dℓ	• Anormal nas doenças biliares e hepáticas, causando clinicamente a icterícia.
Indireta (não conjugada) – insolúvel em água	0 a 1 mg/dℓ	• Anormal em casos de hemólise e em distúrbios funcionais de captação ou conjugação.
Bilirrubina sérica total	0,1 a 1,2 mg/dℓ	• Usado como exame de triagem para disfunção hepática ou biliar.
Bilirrubina na urina Normalmente não é encontrada na urina, mas se a bilirrubina sérica direta estiver elevada, parte dela é excretada pela urina.	Nenhum (0)	• Urina cor de chá. Quando a amostra é agitada, pode-se observar formação de espuma verde-amarelada • Se o paciente estiver recebendo fenazopiridina, faça uma anotação na etiqueta do laboratório, pois pode haver um resultado falso-positivo de bilirrubina.
Urobilinogênio Formado no intestino delgado por ação de bactérias sobre a bilirrubina. Relacionado à quantidade de bilirrubina excretada na bile.	Urobilinogênio na urina, < 1 mg na amostra de 2 h ou 0,5 a 4 mg/dℓ na amostra de 24 h Urobilinogênio fecal, 50 a 300 mg/24 h.	• Amostras aleatórias de urina são coletadas 2 h após o almoço ou se coleta urina de 24 h • Coloque a amostra em um recipiente escuro e envie para o laboratório imediatamente ou conserve em geladeira para evitar a decomposição • Se o paciente estiver recebendo medicação antimicrobiana, faça uma anotação na etiqueta do laboratório, pois a produção de urobilinogênio pode ser falsamente reduzida.
Exames com proteínas		
Medida de albumina e globulina Tem maior significado do que a medida de proteína total.		• À medida que uma aumenta, a outra diminui.
Albumina – produzida pelas células hepáticas.	3,5 a 5,5 g/dℓ	• Albumina ↓ (diminuição) na cirrose, hepatite crônica.
Globulina – produzida em gânglios linfáticos, baço, medula óssea e células de Kupffer no fígado.	2,5 a 5,9 g/dℓ	• Globulina ↑ (aumento) na cirrose, icterícia obstrutiva crônica, hepatite viral.

(*continua*)

Tabela 19.1 Exames diagnósticos do fígado. (*Continuação*)

Exame e objetivo	Normal	Considerações de enfermagem
Estudos de coagulação		
Tempo de protrombina (TP) A protrombina e outros fatores de coagulação são produzidos no fígado; o tempo é influenciado pelo suprimento de vitamina K.	9,6 a 12,5 s	• O TP pode ser prolongado na doença hepática, caso em que não retornará ao normal com vitamina K. Também pode ser prolongado em caso de má absorção de gorduras e vitaminas lipossolúveis, retornando ao normal com vitamina K.
Calculado com base no TP Índice normalizado internacional (INR).	0,8 a 1,2	• Usado para monitorar a terapia com varfarina.
Metabolismo dos lipídios		
Colesterol Mede o metabolismo lipídico pela determinação dos níveis séricos de colesterol.	140 a 200 mg/dℓ	• O nível sérico de colesterol diminui na doença hepática parenquimatosa • O nível sérico de lipídios aumenta na obstrução biliar.
Desintoxicação hepática		
Fosfatase alcalina sérica Como a bile descarta essa enzima, qualquer comprometimento da função excretora das células hepáticas causará uma elevação. Na colestase ou na obstrução, o aumento da síntese enzimática provoca níveis muito altos no sangue.	30 a 120 UI/ℓ	• Elevada mais de três vezes o valor normal na icterícia obstrutiva extra-hepática, na colestase intra-hepática, na metástase hepática ou em granulomas. Também está elevada em doenças osteoblásticas, doença de Paget e hiperparatireoidismo.
Produção de enzimas Essas enzimas são encontradas em alta concentração no fígado e em alguns outros tecidos. A lesão hepática resulta na liberação de enzimas no sangue.		
Aspartato aminotransferase (AST)	0 a 37 UI/ℓ	• A elevação dessas enzimas indica danos às células hepáticas.
Alanina aminotransferase (ALT)	0 a 40 UI/ℓ	• Alguns medicamentos, como opioides, também podem causar aumento de AST e ALT.
Lactato desidrogenase (LDH)	105 a 333 UI/ℓ	• O LDH é encontrado em fígado, coração, rins, músculos e células sanguíneas.
Gama glutamil transpeptidase (GGT)	0 a 51 UI/ℓ	• A GGT também é encontrada em rins, pâncreas e ductos biliares, sendo mais sensível aos danos hepáticos induzidos pelo álcool.
Amônia (NH_3), sérica	0 a 32 mmol/ℓ	• Os níveis de amônia se elevam quando o fígado não consegue converter amônia em ureia.

CA 19.9

Descrição

É um antígeno tumoral encontrado no plasma, usado como marcador para avaliar a eficácia do tratamento no câncer de pâncreas, de resultados cirúrgicos e de sobrevida.

Considerações de enfermagem e cuidados com o paciente

1. Diga ao paciente que será realizado um exame de sangue e cujos resultados estarão prontos em 1 a 2 dias.
2. Não é um exame de triagem para o câncer de pâncreas, e sim um complemento a outros exames para fornecer suporte ao diagnóstico de câncer de pâncreas e medir melhor a recorrência deste após o tratamento.
3. O nível de antígeno pode estar elevado em condições benignas, incluindo obstrução do trato biliar, doença da tireoide, doença inflamatória intestinal e pancreatite aguda ou crônica.

Alfafetoproteína

Descrição

Antígeno oncofetal encontrado no plasma que aparece quando um tumor retorna a um estado mais primitivo. Os níveis de alfafetoproteína (AFP) estão elevados em 70 a 95% dos carcinomas hepatocelulares (câncer primário de fígado).

Considerações de enfermagem e cuidados com o paciente

1. Informe ao paciente que será realizado um exame de sangue cujos resultados estarão prontos em 1 a 3 dias.
2. Não é um exame de triagem para câncer de fígado primário, e sim um complemento a outros exames para fornecer suporte a um diagnóstico de câncer de fígado primário e detectar/prever metástase hepática.
3. A AFP também pode estar elevada em certos tumores de gônadas (testículos e ovários), retroperitônio e mediastino.

Estudos de radiologia e imagem

Ultrassonografia

Descrição

1. Exame não invasivo que envia ondas sonoras de alta frequência sobre uma área do abdome para gerar uma imagem da estrutura.
2. O ultrassom de abdome pode detectar cálculos biliares, dilatação dos ductos biliares, cistos preenchidos de líquido, ascite e pequenas massas abdominais.
3. Este exame é o procedimento de diagnóstico de escolha. Rápido e preciso, não expõe o paciente à radiação. Pode ser usado com segurança em pacientes com disfunção hepática e icterícia.
4. Existem relatos de que é capaz de detectar cálculos biliares com 95% de precisão.
5. O ultrassom com Doppler pode avaliar a patência da veia porta, da artéria hepática, da veia hepática e da direção do fluxo sanguíneo. Pode ser usado para diagnosticar pacientes com síndrome de Budd-Chiari ou trombose de vasos após cirurgia ou transplante de fígado.

Considerações de enfermagem e cuidados com o paciente

1. O paciente não deve comer ou beber nada por 4 a 8 horas antes do exame, e é recomendável uma refeição sem gordura na noite anterior, para minimizar a presença de ar no estômago e no intestino, que obscurece as imagens de vesícula biliar, fígado, pâncreas e baço. Medicamentos podem ser ingeridos com pequenos goles de água.
2. Explique ao paciente que um gel é aplicado na pele sobre a região selecionada e que um transdutor semelhante a um bastão é deslizado sobre a área de interesse.
3. São obtidas imagens por ultrassom.

Cintilografia hepatobiliar

Descrição

1. É um exame não invasivo de medicina nuclear (também chamado de pesquisa de ácido iminodiacético hepatobiliar [HIDA]) que usa materiais radioativos para avaliar a função da vesícula biliar e ajudar no diagnóstico de distúrbios hepatobiliares, como obstrução do ducto biliar comum, colecistite aguda e crônica, extravasamento de bile, refluxo biliar e disfunção hepatocelular após transplante de fígado.
2. Um agente radioativo é administrado por um cateter intravenoso (IV). É absorvido pelos hepatócitos e excretado rapidamente pelo trato biliar.
3. O trato biliar é escaneado, e são obtidas imagens da vesícula biliar e do trato biliar.

Considerações de enfermagem e cuidados com o paciente

1. O paciente deve ficar em jejum por pelo menos 4 horas antes do procedimento, para otimizar o esvaziamento da vesícula biliar.
2. Se possível, opiáceos não devem ser administrados durante pelo menos 8 horas antes do procedimento em virtude dos efeitos sobre a motilidade da musculatura lisa da árvore biliar e da vesícula.
3. Informe ao paciente que o exame demora cerca de 2 a 4 horas e que podem ser necessárias imagens adicionais até 24 horas depois.

Colangiopancreatografia retrógrada endoscópica

Descrição

1. A colangiopancreatografia retrógrada endoscópica (CPRE) envolve a visualização dos ductos biliares, pancreáticos e hepáticos comuns por meio da inserção no esôfago de endoscópio flexível de fibra óptica, atravessando o estômago e progredindo para o duodeno.
2. O ducto biliar comum e o ducto pancreático são canulados, e o meio de contraste é injetado neles, permitindo a visualização e a avaliação radiográfica.
3. É realizado para detectar obstruções biliares extra-hepáticas, como cálculos, tumores do ducto biliar, estenoses ou lesões no ducto biliar; obstrução biliar intra-hepática causada por cálculos ou tumor; e doença pancreática, como pancreatite crônica, pseudocisto, anomalias ou tumor do ducto pancreático.
4. Pode ser combinado com um procedimento terapêutico biliar ou pancreático, como esfincterotomia endoscópica, colocação de *stents* biliares ou pancreáticos, biopsia de tecido, remoção de fluido para citologia ou recuperação de cálculos biliares retidos do ducto biliar comum.

Considerações de enfermagem e cuidados com o paciente

Antes do procedimento

1. Verifique a presença de alergia a iodo, frutos do mar ou meios de contraste para determinar a necessidade de pré-medicação com anti-histamínicos ou esteroides (ou de acordo com o protocolo da instituição), a fim de evitar uma reação.
2. O paciente deve estar em jejum de pelo menos 6 horas antes do procedimento. Suspender os medicamentos de acordo com a prescrição médica.
3. Qualquer paciente recebendo heparina deve interromper a infusão 4 a 6 horas antes do procedimento. Se estiver recebendo varfarina, ácido acetilsalicílico, clopidogrel ou outro medicamento inibidor de plaquetas, deve ser mensurado o índice normalizado internacional (INR)/tempo parcial de protrombina (TTP).
4. Certifique-se de que as próteses sejam removidas; instrua o paciente a gargarejar e engolir o anestésico tópico para diminuir o reflexo de engasgo, conforme prescrito.
5. Verifique, antes de a sedação ser administrada, se o paciente tem um formulário de consentimento assinado.
6. Estabeleça os sinais vitais de base.
7. Estabeleça um acesso IV.
8. Administre profilaxia antibiótica, conforme prescrição.
9. Se for um procedimento ambulatorial, o paciente deve estar acompanhado por um adulto responsável, já que não pode dirigir ou operar máquinas por 24 horas graças aos efeitos da sedação leve.

Depois do procedimento

1. Monitore e registre os sinais vitais.
2. Observe e relate a ocorrência de distensão abdominal e sinais de perfuração, sangramento gastrintestinal ou possível pancreatite, incluindo calafrios, febre, dor, vômitos, hipotensão e taquicardia. Notifique o médico imediatamente.
3. Mantenha o jejum até que o paciente esteja alerta e o reflexo de engasgo retorne. Verifique se o reflexo já retornou aplicando uma pressão suave com um depressor colocado na parte de trás da língua.

Ultrassonografia endoscópica

Descrição

1. Na ultrassonografia endoscópica (USE), uma sonda de ultrassom de alta frequência é colocada na ponta de um endoscópio para avaliar o pâncreas através do lúmen gastrintestinal. Tal intervenção ajuda a fornecer imagens do pâncreas e dos órgãos adjacentes.
2. É útil no estadiamento de tumores pancreáticos e no estabelecimento do tamanho do tumor, sua extensão para estruturas adjacentes, envolvimento nodal local e regional e quaisquer vasos sanguíneos que possam estar envolvidos.
3. Também podem ser obtidas amostras de tecido por aspiração com uso de agulha fina e guiada por USE, para confirmar o diagnóstico de neoplasia pancreática.

Considerações de enfermagem e cuidados com o paciente

1. Diga ao paciente que podem ser obtidas amostras de tecido para análise.
2. Antes de administrar sedação, verifique se o paciente tem um formulário de consentimento assinado tanto para o procedimento quanto para a aspiração de tecido.
3. Os cuidados antes e depois do procedimento são os mesmos da CPRE.

Colangiopancreatografia por ressonância magnética

Descrição

1. Técnica radiológica não invasiva e sem irradiação que produz imagens dos ductos pancreáticos e da árvore biliar de aparência semelhante às obtidas na CPRE, com a vantagem de fornecer imagens do parênquima adjacente.
2. A colangiopancreatografia por ressonância magnética (CPRM) pode detectar o nível e a presença de obstrução biliar, mas não possibilita uma intervenção terapêutica.
3. A CPRM não requer a administração de contraste e fornece imagens ideais para pacientes com alergia a agentes à base de iodo ou portadores de patologia renal. Pode ser administrado um agente de contraste não iodado para melhorar a imagem da anatomia biliar ou a secretina, pois estimula a secreção exócrina do pâncreas e melhora a visualização do ducto pancreático, aumentando seu calibre.

Considerações de enfermagem e cuidados com o paciente

Antes do procedimento

1. Confirme que o paciente não tem marca-passo ou desfibrilador interno, pois o campo magnético pode provocar o mau funcionamento do dispositivo.
2. Certifique-se de que o paciente não tenha nenhum tipo de metal no corpo, como clipes de aneurisma intracraniano, fragmentos de metal intraocular, dispositivos auriculares cocleares, substituições de articulações metálicas, projéteis ou estilhaços retidos, bem como suturas de aço, pois isso pode causar artefato e formar uma imagem distorcida por causa da atração magnética pelo metal.
3. Remova todos os acessórios de metal do paciente, como relógios, joias, *piercings*, celulares, hastes de soro e dispositivos de infusão.
4. Ateste que o paciente não tenha medo de espaços fechados (claustrofobia) ou sofra de ansiedade, pois ele pode não ser capaz de se submeter ao procedimento ou precisar de sedação.
5. O paciente deve se manter em jejum de pelo menos 4 horas antes do procedimento.
6. Informe ao paciente que o exame leva de 10 a 30 minutos.

Depois do procedimento

1. O paciente pode retomar as atividades habituais.
2. O médico notificará o paciente sobre os resultados, quando disponíveis, geralmente em 1 a 3 dias.

Tomografia por emissão de pósitrons (PET)

Descrição

1. A tomografia por emissão de pósitrons (PET) é uma técnica de imagem que usa partículas radioativas carregadas positivamente para detectar mudanças sutis no metabolismo e nas atividades químicas orgânicas.
2. Fluordesoxiglicose 18F (18F-FDG) é injetada por via intravenosa como um radiomarcador, tem uma meia-vida curta de 110 minutos e é eliminada rapidamente pelo organismo.
3. O radiofármaco usado com mais frequência para o PET *scan* tem um componente glicosado. Como os tumores malignos usam glicose e crescem a uma taxa mais rápida do que o tecido normal, os exames por PET são capazes de localizar áreas de alta captação do marcador, que representa o crescimento do tumor.
4. O PET *scan* fornece uma imagem em preto e branco, ou codificada por cores, do funcionamento de uma área em particular do organismo, em vez de sua estrutura. A alteração funcional precede a mudança estrutural em tecidos e órgãos, portanto os exames por PET podem detectar anormalidades mais cedo do que a tomografia computadorizada (TC) ou a ressonância magnética (RM).
5. A aplicação do PET *scan* em doenças hepáticas, biliares e pancreáticas inclui a detecção de câncer – sobretudo quando outros achados de imagem convencionais são negativos – e a resposta ao tratamento. Esse exame também pode ser empregado para avaliar a fisiologia do coração e do cérebro no início ou após um agravo, a fim de determinar a função restante.

Considerações de enfermagem e cuidados com o paciente

Antes do procedimento

1. O paciente deve iniciar uma dieta limitada em carboidratos 24 horas antes do procedimento. O exame fornece imagens que evidenciam onde determinadas moléculas se localizam no organismo, incluindo a glicose. O resultado é muito influenciado pelo nível de açúcar no sangue, portanto, a dieta do dia anterior afeta a qualidade das imagens.
2. O paciente deve manter jejum, com exceção de água pura, por pelo menos 6 horas antes do procedimento.
3. Pacientes com diabetes ou com intolerância à glicose podem necessitar de ajustes na dieta, além de um agente hipoglicêmico oral ou uma dose de insulina no dia do exame, pois os níveis de glicose no sangue não devem ser superiores a 200 mg/dℓ. Os ajustes devem ser feitos individualmente.
4. Os pacientes não devem fazer nenhum tipo de exercício nas 48 horas anteriores ao exame. Isso inclui atividades que exigem esforço mínimo, como esportes e jardinagem.
5. Aconselhe o paciente a remover acessórios e outros itens que contenham metal.
6. Informe ao paciente que o tempo de varredura varia de 15 minutos a 2 horas, dependendo das áreas a serem digitalizadas, mas que o tempo total no laboratório de imagem é maior (2 a 3 horas).
7. Diga ao paciente que é essencial chegar no horário marcado para o exame, pois o marcador FDG é radioativo apenas por um curto período. Alguns laboratórios adquirem o marcador de acordo com a demanda, agendando a entrega do radiofármaco para coincidir com o horário de chegada do paciente.
8. Avise ao paciente que um cateter IV será instalado para injetar o radiofármaco. Para permitir que o radiomarcador se disperse por todo o corpo, o exame deve ser realizado 30 a 60 minutos após a injeção.
9. Certifique-se de que o preparo intestinal tenha sido realizado, se prescrito. Pode ser inserida uma sonda vesical na tomografia pélvica.
10. Notifique o paciente de que o radiofármaco é rapidamente eliminado do organismo e que o exame não tem efeitos adversos.

Depois do procedimento

1. O paciente pode retomar as atividades habituais.
2. O paciente deve ser incentivado a aumentar a ingesta de líquidos para auxiliar na excreção do radiofármaco.

Colangiografia percutânea trans-hepática

Descrição

1. A colangiografia trans-hepática percutânea (CTP) é um exame fluoroscópico dos ductos biliares intra-hepáticos e extra-hepáticos realizado após a injeção de um meio de contraste na árvore biliar por meio de agulha.
2. Ajuda na diferenciação entre icterícia obstrutiva, causada por doença hepática, e naquela causada por obstrução biliar, como tumor, lesão do ducto biliar comum, presença de cálculo nos ductos biliares ou colangite esclerosante.

3. Um dreno pode ser colocado durante o procedimento para drenar a árvore biliar, chamada de drenagem biliar percutânea trans-hepática (DBPT). O procedimento alivia a icterícia, diminui o prurido, melhora o estado nutricional, permite fácil acesso à árvore biliar para procedimentos adicionais e pode ser usado como um marco anatômico e *stent* de uma anastomose cirúrgica, a fim de permitir a cicatrização.

Considerações de enfermagem e cuidados com o paciente

Antes do procedimento

1. Verifique a presença de alergia a iodo, frutos do mar ou meios de contraste para determinar a necessidade de pré-medicação com anti-histamínicos ou esteroides (ou de acordo com o protocolo da instituição), a fim de evitar uma reação.
2. O paciente deve manter jejum de pelo menos 4 horas antes do procedimento.
3. Certifique-se de que o paciente respondeu a todas as perguntas e assinou o formulário de consentimento antes de receber os sedativos.
4. Informe ao paciente que o procedimento leva de 30 a 60 minutos.
5. Estabeleça os valores basais de hemoglobina, hematócrito e contagem de plaquetas.
6. Ateste que o tempo de protrombina (TP) e o INR estão dentro dos limites normais.
7. Determine os sinais vitais de base.
8. Escolha um cateter IV.
9. Administre antibiótico profilático conforme prescrito.

Depois do procedimento

1. Monitore e registre os sinais vitais e avalie o local da punção quanto a sangramento, hematoma ou saída de bile.
2. Verifique e relate sinais de peritonite por extravasamento de bile no abdome (febre, calafrios, dor abdominal difusa, sensibilidade, distensão) ou de colangite (infecção na árvore biliar) pela liberação de bactérias da bile no trato gastrintestinal e, depois, na corrente sanguínea.
3. Mantenha a profilaxia antibiótica de acordo com o protocolo da instituição.
4. Se o paciente tiver DBPT, monitore o local de saída do dreno quanto à presença de sangramento ou drenagem de bile e verifique a drenagem no saco coletor quanto a coloração, quantidade e consistência. Inicialmente, a secreção pode mostrar sangue e bile, mas deve desaparecer em algumas horas. O fígado produz de 700 a 1.000 mℓ de bile em 24 horas, e uma drenagem adequada deve ser feita quando a bile estiver sendo drenada para um saco coletor (chamada de drenagem externa).
   a. Relate sangue e coágulos sanguíneos que aparecerem no saco coletor.
   b. Grandes quantidades de secreção biliar podem requerer uma reposição de fluidos.
   c. Mantenha a patência e a segurança do cateter biliar; realize cuidados de rotina e troca de curativos no local de inserção.
   d. Realize a lavagem de rotina da sonda biliar de acordo com as instruções.
   e. Feche a extremidade da sonda biliar para permitir a drenagem interna da bile, se indicado. Ensine o paciente a realizar os cuidados, a lavagem da sonda biliar, e a identificar os sinais de complicações, se indicado.
5. Os sinais de complicações incluem febre, calafrios, icterícia persistente, incapacidade de lavar a sonda, sangramento pela sonda, hiperemia ou secreção no local de inserção da sonda, vazamento ao redor do local de inserção e deslocamento da sonda.
6. Notifique imediatamente o médico se o paciente se queixar de edema e sensibilidade abdominal intensa, pois ele pode estar sangrando no interior do abdome.

Alerta de enfermagem
Não aspire de uma sonda DBPT porque isso atrai bactérias do intestino para o fígado e pode causar colangite. Com cuidado, injete uma solução na sonda DBPT para evitar o aumento da pressão no interior da árvore biliar.

Outros exames diagnósticos

Elastografia transiente

Descrição

1. Medida não invasiva com resultado superior ao do ultrassom tradicional na avaliação do fígado. A sonda mede a velocidade à medida que a onda sonora passa pelo fígado.
2. Pode substituir a biopsia para avaliar presença de fibrose e cirrose.
3. Usada para avaliação inicial da cicatrização do fígado e para acompanhar a progressão da doença.

Considerações de enfermagem e cuidados com o paciente

1. As limitações técnicas do exame impedem seu uso em pacientes com ascite, indivíduos com obesidade mórbida e/ou pacientes com grande quantidade de gordura na parede torácica.
2. Certifique-se de que o paciente mantenha um jejum de pelo menos 2 horas antes do procedimento.
3. Informe ao paciente que o exame leva cerca de 10 minutos e não causa desconforto.
4. Após o procedimento, o paciente pode retomar às atividades e à dieta normal.

Biopsia hepática

Baseado em evidências
Dohan, A., Guerrache, Y., Boudiaf, M., Gavini, J. P., Kaci, R., & Soyer, P. (2014). Transjugular liver biopsy: indications, technique and results. *Diagnostic and Interventional Imaging, 95*(1), 11-15.

Descrição

A biopsia hepática é o padrão de ouro para o diagnóstico de cirrose ou câncer. A coleta de amostras do tecido hepático pela aspiração por agulha estabelece um diagnóstico de doença hepática por meio de uma análise histológica. A amostra pode ser retirada diretamente do fígado (percutânea) ou pela veia jugular interna (transjugular). As duas formas de biopsia incluem os riscos de um procedimento invasivo, dor, ameaça de sangramento, e requerem monitoramento e observação rigorosos. A biopsia hepática transjugular utiliza fluoroscopia e é uma opção mais segura para pacientes com doença hepática difusa e alteração grave na coagulação ou ascite maciça.

Considerações de enfermagem e cuidados com o paciente

Antes do procedimento

1. Estabeleça o nível basal de hemoglobina, hematócrito e contagem de plaquetas.
2. Qualquer paciente que esteja recebendo heparina deve interromper a infusão 4 a 6 horas antes do procedimento. Se o paciente estiver recebendo varfarina, ácido acetilsalicílico, clopidogrel ou outro medicamento inibidor de plaquetas, deve ser feito o exame de índice normalizado internacional (INR)/tempo parcial de protrombina (TTP).
3. Verifique o termo de consentimento informado.
4. Estabeleça os sinais vitais de base.
5. Informe ao paciente que sua cooperação, segurando a respiração por cerca de 10 segundos durante o procedimento, é importante para obter a amostra sem ocorrer lesão ao diafragma.

6. Pode ser inserido um cateter IV para administrar a sedação, conforme necessário.

Depois do procedimento

1. Posicione o paciente em decúbito lateral direito, com um travesseiro apoiando a porção inferior da caixa torácica por várias horas após a biopsia transcutânea, para evitar sangramento.
2. É comum sentir um desconforto no pescoço após a biopsia hepática transjugular. Utilize métodos de posicionamento e outros não farmacológicos para promover o conforto.
3. Verifique os sinais vitais e observe o local da biopsia com frequência quanto à presença de sangramento ou secreção.
4. Comunique a ocorrência de taquicardia, diminuição da pressão arterial (PA), aumento da dor e da apreensão, que podem indicar hemorragia.

Aspiração por agulha fina

Descrição

1. Remoção de líquido de um cisto ou remoção de células de uma massa para estabelecer um diagnóstico por meio de exame histológico.
2. Uma agulha fina é inserida na área suspeita e uma pequena amostra é retirada.
3. A agulha é guiada por fluoroscopia, TC ou ultrassonografia e, geralmente, é capaz de alcançar a maioria dos órgãos internos, com risco mínimo para o paciente.

Considerações de enfermagem e cuidados com o paciente

Antes do procedimento

1. Estabeleça os valores basais de hemoglobina, hematócrito e contagem de plaquetas.
2. Verifique o termo de consentimento informado.
3. Estabeleça os sinais vitais de base.
4. Diga ao paciente que pode ser administrado um sedativo leve e que também pode ser realizado um botão anestésico na área onde a agulha será inserida.
5. Incentive o paciente a cooperar, posicionando o corpo de modo a obter a amostra necessária.
6. Pode ser inserido um cateter IV para sedação, conforme necessário. Se for realizado como um procedimento ambulatorial, o paciente deve ser acompanhado por um adulto responsável, pois ele não pode dirigir ou operar máquinas por 24 horas após o procedimento, em virtude dos efeitos da sedação.

Depois do procedimento

1. Monitore os sinais vitais de acordo com o protocolo da instalação.
2. Avalie o paciente quanto a sinais de complicações, incluindo dor, hipotensão, taquicardia e distensão abdominal ou hematoma no local da biopsia.
3. Informe ao paciente que podem se formar hematomas ou que ele pode sentir um desconforto no local da biopsia.
4. Ensine o paciente a retomar a terapia com anticoagulantes de acordo com as orientações do médico.

DISTÚRBIOS HEPÁTICOS

Os distúrbios hepáticos podem afetar a função hepática normal, que inclui o seguinte:

- Armazenamento de vitaminas A, B, D; ferro; cobre
- Síntese de proteínas plasmáticas, incluindo albumina e globulinas
- Síntese dos fatores de coagulação vitamina K e protrombina
- Armazenamento de glicogênio e síntese de glicose a partir de outros nutrientes (gliconeogênese)
- Quebra de ácidos graxos para produção de energia
- Produção de bile
- Desintoxicação e excreção de produtos residuais.

Hepatite

Baseado em evidências
Eastern Association for the Study of the liver (2017). Clinical Practice Guidelines on the management of Hepatitis B virus infection. *Journal of Hepatology, 67*, 270-298.

A hepatite é definida como uma inflamação do fígado. Infecção viral é a causa mais comum, associada a um amplo espectro de manifestações clínicas, desde infecções sem manifestação de sintomas até a necrose hepática, passando pela hepatite ictérica. Foram identificados cinco tipos de hepatite viral.

Fisiopatologia e etiologia

Hepatite tipo A

1. A hepatite A (HAV) é causada por um vírus de ácido ribonucleico (RNA) da família dos enterovírus.
2. O modo de transmissão é primariamente fecal-oral, de modo geral pela ingesta de alimentos ou líquidos contaminados com o vírus.
   a. Prevalência em países subdesenvolvidos ou em casos de superpopulação e falta de saneamento.
   b. Um manipulador de alimentos infectado pode disseminar a doença, e as pessoas podem contraí-la consumindo água ou marisco de águas contaminadas.
   c. Muitas vezes, espalham-se por contato pessoa a pessoa, e raramente por transfusão de sangue. Existem vacinas disponíveis.
3. O período de incubação é de 15 a 28 dias, sendo a predominância maior 28 dias.
4. A ocorrência é mundial, em geral entre crianças e adultos jovens.
5. A mortalidade é de 0 a 1%, com a recuperação como regra.

Hepatite tipo B

1. A hepatite B (HBV) é causada por vírus em dupla hélice contendo ácido desoxirribonucleico. Esse organismo é composto de:
   a. HBcAg – antígeno de núcleo da hepatite B (material antigênico em um núcleo interno).
   b. HBsAg – antígeno de superfície da hepatite B (material antigênico em um revestimento externo).
   c. HBeAg – antígeno de envelope da hepatite B (uma proteína independente que circula no sangue).
2. Cada antígeno estimula um anticorpo específico:
   a. Anti-HBc – anticorpos contra o antígeno do núcleo da hepatite B (persiste durante a fase aguda da doença e pode indicar a continuação do HBV no fígado).
   b. Anti-HBs – anticorpos contra o antígeno de superfície da hepatite B (detectados durante a convalescença tardia, geralmente indicam recuperação e desenvolvimento de imunidade).
   c. Anti-HBe – anticorpos contra o antígeno de envelope da hepatite B (geralmente significa infecção reduzida).
3. Significância:
   a. HBsAg – geralmente detectado transitoriamente no sangue de 80 a 90% das pessoas infectadas, pode ser detectado no sangue por meses ou anos, indicando que o paciente tem hepatite B aguda, crônica, ou que é portador.
   b. HBeAg – se ausente, o paciente é portador assintomático. Se presente, indica o período altamente contagioso da hepatite ativa, aguda. Se persistir, indica progressão para estado crônico.
4. O modo de transmissão se dá sobretudo pelo sangue (via percutânea e mucosa).
   a. Via oral, pela saliva ou pela amamentação.

b. Atividade sexual, pelo contato com sangue, sêmen, saliva ou secreções vaginais. A hepatite B é reconhecida como uma infecção sexualmente transmissível.
c. Homens homossexuais e pessoas com HIV são considerados de alto risco.
5. O período de incubação é de 45 a 160 dias (média de 120 dias).
6. A ocorrência envolve todas as faixas etárias, mas afeta em especial jovens adultos em todo o mundo. Existem vacinas disponíveis.
7. De 15 a 20% das pessoas cronicamente infectadas desenvolvem doença hepática crônica, incluindo cirrose, insuficiência hepática ou câncer de fígado. Provoca 1.800 mortes por ano nos EUA e é a principal causa de cirrose e carcinoma hepatocelular em todo o mundo.

Hepatite tipo C

1. A hepatite C (HCV) é um vírus RNA da família dos enterovírus.
2. O modo de transmissão é pelo sangue e por fluidos corporais. Antes também podia ser transmitido por derivados sanguíneos, mas, desde 1992, bancos de sangue realizam os testes de identificação. Hoje em dia, a taxa de transmissão por transfusões de sangue é inferior a 1%.
   a. Transmissão atual por compartilhamento de agulhas para uso de drogas injetáveis ou por acidente com agulha no ambiente de cuidados de saúde.
   b. Transição vertical da mãe para o feto.
   c. Causas menos comuns incluem hemodiálise; compartilhamento de itens de cuidados pessoais que possam ter entrado em contato com o sangue de outra pessoa, como lâminas de barbear ou escovas de dentes; ou relações sexuais com uma pessoa infectada.
3. O período de incubação varia de 14 a 180 dias (média de 45 dias).
4. Ocorre em todas as faixas etárias.
   a. Pode ocorrer esporadicamente ou em proporções epidêmicas.
   b. Um número maior de casos foi diagnosticado na geração Baby Boomer, nascidos entre os anos 1945 e 1965; 75 a 85% das pessoas recém-infectadas desenvolvem hepatite crônica.
   c. Atualmente não há vacina disponível.
   d. Até 20% dos infectados pelo HCV desenvolvem cirrose ou câncer de fígado.

Hepatite tipo D (Hepatite delta)

Baseado em evidências
Kushner, T., Serper, M., & Kaplan, D. E. (2015). Delta hepatitis within the Veterans Affairs medical system in the United States: Prevalence, risk factors, and outcomes. *Journal of Hepatology, 63*(3), 586-592.

1. O vírus da hepatite D (HDV) é um agente de RNA defeituoso que parece se replicar apenas com o vírus da hepatite B. Para tanto, requer que o HBsAg seja replicado.
   a. Ocorre juntamente com o HBV ou pode superinfectar um portador crônico de HBV.
   b. Não pode durar mais do que uma infecção por hepatite B.
   c. Pode ser aguda ou crônica.
2. O modo de transmissão e a incubação são os mesmos que para o HBV.
3. Raramente observado nos EUA graças às altas taxas de imunização contra a hepatite B desde a infância. Nesse país, ocorre sobretudo entre usuários de drogas IV, veteranos que serviram em áreas altamente infectadas ou pacientes que necessitam de múltiplas transfusões.
4. A maior incidência ocorre no Mediterrâneo, no Oriente Médio e na América do Sul. A prevalência é baixa na América do Norte, no Norte da Europa, na África do Sul e na Ásia Oriental.
5. Mortalidade – é responsável por 50% dos casos de hepatite fulminante, que tem alta taxa de mortalidade.

Hepatite tipo E

1. Vírus de RNA de fita única, sem envelope.
2. O modo de transmissão é fecal-oral.
3. A incubação é de 15 a 60 dias (média de 40 dias).
4. Ocorre principalmente na Índia, na África, na Ásia e na América Central, mas pode ser encontrada em pessoas que viajaram recentemente para essas áreas e é mais comum em adultos jovens. Casos mais graves ocorrem em mulheres grávidas (terceiro trimestre) e naqueles com doença hepática crônica preexistente.
5. A maioria das pessoas se recupera completamente. Nos casos graves, as taxas de mortalidade podem chegar a 30%.

Hepatite autoimune

1. Além da hepatite viral, também foi identificada a hepatite autoimune (HAI), que é uma forma crônica e progressiva que apresenta variação quanto ao grau de dano hepático.
2. Embora não se conheça a causa da HAI, acredita-se que seja mediada por autoantígenos.
3. O tratamento geralmente consiste em agentes anti-inflamatórios ou imunossupressores, que podem ser necessários durante toda a vida do paciente.
4. A HAI pode levar à insuficiência hepática crônica ou fulminante e a transplante.

Manifestações clínicas

Hepatite tipo A

1. Pode não haver sintomas.
2. Sintomas prodrômicos: fadiga, anorexia, mal-estar, cefaleia, febre baixa, náuseas e vômitos.
3. Altamente contagioso durante esse período, geralmente 2 semanas antes do início da icterícia.
4. Fase ictérica: icterícia, urina cor de chá, fezes cor de argila e sensibilidade no quadrante superior direito.
5. Os sintomas podem ser leves em crianças, ao passo que adultos são mais propensos a ter sintomas graves e um curso prolongado da doença.

Hepatite tipo B

1. Estima-se que 30% da população mundial apresente evidências sorológicas de infecção atual ou prévia por HBV. O início dos sintomas quase sempre é mais insidioso e prolongado em comparação com o HAV, mas pode ser assintomático.
2. Sintomas prodrômicos: fadiga, anorexia, febre transitória, desconforto abdominal, náuseas e vômito, dor de cabeça. Podem durar de 1 semana a 2 meses.
3. As manifestações extra-hepáticas podem incluir mialgias, fotofobia, artrite, angioedema, urticária, erupções maculopapulares, erupções cutâneas e vasculite.
4. Fase ictérica: icterícia.
5. Em casos raros, pode evoluir para insuficiência hepática abrupta e grave, também denominada hepatite fulminante.
6. Pode se tornar uma hepatite crônica ativa ou crônica persistente (assintomática).

Hepatite tipo C

1. Sintomas semelhantes aos associados ao HBV, mas quase sempre menos graves.
2. Os sintomas costumam ocorrer 6 a 7 semanas após a exposição, mas podem ser atribuídos a outra infecção viral e não ser diagnosticados como hepatite.
3. O genótipo 1 do HCV é a infecção mais comum, responsável por aproximadamente 70 a 75% de todas as infecções por hepatite C.
4. Cerca de 60 a 85% das pessoas infectadas pelo HCV desenvolvem uma infecção crônica. (As complicações do HCV crônico incluem cirrose, doença hepática descompensada e carcinoma hepatocelular).

5. Em pacientes com HCV que não recebem tratamento, o risco estimado de desenvolver carcinoma hepatocelular após 20 anos é de 1 a 3%.
6. Recomenda-se que indivíduos de alto risco sejam examinados para o VHC, porque muitos podem permanecer assintomáticos por aproximadamente 20 anos.

Hepatite tipo D

1. Semelhante ao HBV, porém mais grave.
2. Com superinfecção de portadores crônicos de HBV, causa piora súbita da condição e rápida progressão da cirrose.

Avaliação diagnóstica

1. Níveis elevados de transferase sérica (aspartato transaminase [AST], alanina transaminase [ALT]) para todas as formas de hepatite.
2. Radioimunoensaios que revelam anticorpos da imunoglobulina (Ig) M para o vírus da hepatite na fase aguda do HAV.
3. Radioimunoensaios para incluir HBsAg, anti-HBc e anti-HBsAg detectados em vários estágios do HBV (Figura 19.1).
4. Anticorpo contra hepatite C – pode não ser detectado por 6 semanas após a exposição; exame de anticorpos usado para fins de triagem para exposição anterior à infecção atual. Resultados positivos devem ser confirmados por exames de ácido nucleico para o RNA do HCV, que indica infecção ativa.
5. Anticorpos antidelta do HBsAg para o HDV ou detecção de IgM na doença aguda e IgG na doença crônica.
6. Hepatite E IgM.
7. Biopsia hepática para detectar doença crônica ativa, progressão e resposta à terapia.

Manejo

Todos os tipos de hepatite

1. Repouso, de acordo com o nível de fadiga do paciente.
2. Medidas terapêuticas para controlar os sintomas dispépticos e o mal-estar.
3. Hospitalização para náuseas e vômitos prolongados ou complicações que ameacem a vida. Pode ser necessária alimentação enteral.

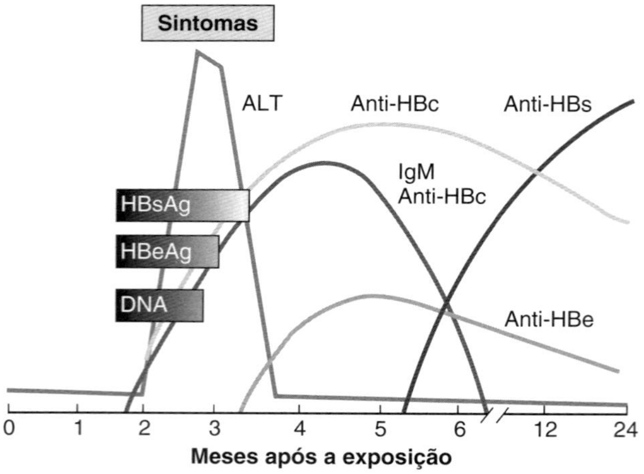

Figura 19.1 Curso de tempo para características clínicas, laboratoriais e virológicas da infecção aguda por hepatite B. ALT, alanina aminotransferase; anti-HBc, anticorpo contra o antígeno nuclear da hepatite B; anti-HBe, anticorpo para o antígeno Be da hepatite; anti-HBs, anticorpo para o antígeno de superfície da hepatite B; HBeAg, antígeno Be de hepatite; HBsAg, antígeno de superfície da hepatite B. (Betts, R.F., Chapman, S.W., penn, R.L. [2003]. Reese and Betts' a practical approach to infectious diseases [5th ed.]. Philadelphia: Lippincott Williams &Wilkins.)

4. Refeições pequenas e frequentes, com alimentos altamente calóricos e baixo teor de gordura.
5. Deve ser administrada vitamina K se o INR/TP for prolongado.
6. Fluidos IV e reposição eletrolítica, conforme indicado.
7. Administração de antiemético para náuseas.
8. Após o fim da icterícia, aumento gradual das atividades físicas. Isso pode exigir muitos meses.

Pacientes com HBV

1. A terapia de primeira escolha é feita com análogos de nucleosídios (NA) com alto perfil para resistência a medicamentos, como o entecavir ou o tenofovir. Análogos de nucleosídios com baixo perfil à resistência, incluindo lamivudina, adefovir ou telbivudina, podem levar a uma resistência aos medicamentos e, por isso, não são recomendados.
2. Todos os pacientes devem ser vacinados contra hepatite A.

Baseado em evidências
Terrault, N. A., Lok, A. S. F., McMahon, B. J., & Chang, K. M. (2018). Update on prevention, diagnosis, and treatment of chronic hepatitis B: AASLD 2018 hepatitis B guidance. *Hepatology, 67*(4), 1560-1599.

Pacientes com HCV

Baseado em evidências
AASLD/IDSA HCV Guidance panel. (2015). Hepatitis C Guidance: AASLD-IDSA recommendations for testing, managing, and treating adults infected with Hepatitis C virus. *Hepatology, 62*(3), 932-954.

1. A infecção pelo HCV tem resolução espontânea em 20 a 50% dos pacientes. Em pelo menos dois terços dos pacientes, isso ocorre em um intervalo de 6 meses após o período estimado de infecção (média de 16,5 semanas).
2. O tratamento antiviral é recomendado para todos os pacientes com infecção crônica pelo HCV, exceto àqueles com expectativa de vida limitada por causas não hepáticas.
3. O tratamento de primeira escolha não inclui mais a interferona peguilado e a ribavirina, já que os efeitos colaterais semelhantes aos da gripe e o curso de tratamento de 48 semanas eram intoleráveis para a maioria dos pacientes.
4. O tratamento do vírus é orientado pelo genótipo e pela presença ou ausência de cirrose. Um curso de 12 semanas de múltiplos agentes antivirais de ação direta inclui o elbasvir/grazoprevir, o ledipasvir/sofosbuvir ou o simeprevir/sofosbuvir. Noventa por cento de todos os pacientes que completaram o tratamento alcançaram resposta virológica sustentada (RVS).
5. É imperativo um monitoramento rigoroso, incluindo hemograma completo, exames de função hepática e carga viral do HCV durante o período de tratamento.
6. Os pacientes devem ser vacinados contra hepatite A e B se não tiverem imunidade. Pacientes que completam o tratamento ainda podem ser reinfectados, tornando importante a educação sobre formas de prevenção.

Complicações

1. Desidratação, hipopotassemia.
2. "Portador" de hepatite crônica ou hepatite crônica ativa.
3. Hepatite colestática.
4. Hepatite fulminante (pode ser necessário um transplante de fígado).
5. As infecções crônicas por HBV e HCV têm um risco maior de desenvolvimento de carcinoma hepatocelular.

Avaliação de enfermagem

1. Verifique a presença de sintomas sistêmicos e relacionados ao fígado.
2. Obtenha um histórico sobre fatores de risco, como uso de drogas injetáveis, atividade sexual, viagens para regiões endêmicas e ingesta de possíveis alimentos ou água contaminados, a fim de avaliar o modo de transmissão do vírus.
3. Analise o tamanho e a textura do fígado para detectar um aumento ou características da cirrose.
4. Verifique os sinais vitais, incluindo a temperatura.

Diagnósticos de enfermagem

Todos os tipos de hepatite

- Nutrição desequilibrada: menor que as necessidades corporais, relacionada aos efeitos da disfunção hepática
- Volume de líquidos deficiente, relacionado a náuseas e vômitos
- Intolerância à atividade relacionada à anorexia e disfunção hepática
- Conhecimento deficiente relacionado à transmissão.

Pacientes com HBV

- Risco de sangramento relacionado à coagulopatia causado por comprometimento da função hepática
- Confusão aguda relacionada à encefalopatia resultante do comprometimento da função hepática.

Intervenções de enfermagem

Manutenção de nutrição adequada

1. Incentive refeições pequenas e frequentes com dieta hipocalórica e pouca gordura. Evite grandes quantidades de proteína durante a fase aguda da doença, pois o organismo é incapaz de metabolizar os subprodutos da proteína.
2. Estimule a ingesta de refeições com o corpo na posição vertical para diminuir a pressão sobre o fígado.
3. Incite o paciente a apreciar refeições agradáveis em um ambiente com o mínimo de estímulos nocivos (odores, ruídos, interrupções).
4. Administre ou ensine a autoadministração de antieméticos, conforme prescrição.

Alerta farmacológico
Evite o uso de fenotiazinas como antiemético em pacientes com disfunção hepática. Substâncias como a proclorperazina, que tem efeito colestático, podem provocar ou piorar a icterícia. Prefira a metoclopramida.

Manutenção de ingesta adequada de líquidos

1. Forneça frequentemente líquidos por via oral, conforme tolerado.
2. Administre fluidos por via IV para pacientes com incapacidade de manter hidratação por via oral, conforme prescrição.
3. Monitore o débito urinário.

Manutenção do descanso e nível de atividade adequados

1. Promova períodos de descanso durante a fase sintomática, de acordo com o nível de fadiga do paciente.
2. Propicie o conforto administrando ou ensinando a autoadministração de analgésicos, conforme prescrição.
3. Proporcione suporte emocional e atividades de entretenimento quando o período de convalescença e recuperação forem prolongados.
4. Incentive a retomada gradual das atividades e somente exercícios leves durante o período de convalescença.

Garantia da prevenção da transmissão de doenças

1. Eduque o paciente sobre doenças e transmissão de doenças.
2. Enfatize a natureza autolimitada da maioria das formas de hepatite e a necessidade de acompanhamento por meio de exames de função hepática.
3. Saliente a importância do saneamento público e domiciliar adequado e da preparação e dispensação apropriada dos alimentos.
4. Incentive um tipo de proteção específica para contatos próximos.
   a. Imunoglobulina ou vacina deve ser administrada o mais rápido possível (dentro de 2 semanas) aos contatos domiciliares dos pacientes com HAV.
   b. Imunoglobulina da hepatite B logo que possível para quem entrou em contato com sangue ou fluido corporal de pacientes com HBV, seguido pela série de vacinas contra o HBV.
5. Explique as precauções sobre transmissão e prevenção ao paciente e à família.
   a. Lavagem efetiva das mãos e higiene depois de usar o banheiro.
   b. Evitar atividade sexual (especialmente para HBV) até que esteja livre de HBsAg.
   c. Evitar o compartilhamento de agulhas, instrumentos para o uso de drogas, talheres e escovas de dentes para impedir o contato com sangue ou fluidos corporais contaminados (especialmente para HBV e HCV).
6. Comunique todos os casos de hepatite a órgãos da saúde pública.

Prevenção e controle de sangramento

1. Monitore e ensine o paciente a monitorar e relatar sinais de sangramento.
2. Acompanhe TP/INR e administre vitamina K, conforme prescrito.
3. Evite traumatismos que possam causar contusões, limite os procedimentos invasivos, se possível, e mantenha compressão sobre os locais de inserção de agulhas.

Monitoramento dos processos mentais

1. Monitore sinais de encefalopatia – letargia e sonolência com leve confusão mental e alterações de personalidade, como atividade sexual agressiva ou excessiva e perda de inibições usuais. Períodos de letargia podem se alternar com períodos de excitabilidade, euforia ou comportamento indisciplinado.
2. Acompanhe o agravamento da condição, do estupor ao coma; verifique a presença de asterixe.
3. Mantenha um ambiente calmo, tranquilo, e reoriente o paciente, conforme necessário.

Educação do paciente e manutenção da saúde

1. Identifique pessoas com alto risco para cada tipo de hepatite e oriente prevenção e triagem.
2. Eduque os adolescentes sobre o risco de *piercings* e tatuagens na transmissão do HCV.
3. Incentive a vacinação contra o HBV, em uma série de três imunizações (nascimento, 1 mês e 6 meses) para pacientes de alto risco, como profissionais de saúde ou pessoas institucionalizadas, bem como a vacinação de todas as crianças ao nascer ou na adolescência.
4. Instrua todos os pacientes que receberam transfusão de sangue a abster-se de doar sangue por 12 meses. Qualquer pessoa com resultado positivo para hepatite B ou C é inelegível como doador.
5. Enfatize a necessidade de seguir as precauções para evitar o contato com sangue e secreções, até que o paciente seja considerado livre de HBsAg.
6. Explique aos portadores do HBV que o sangue e as secreções deles permanecerão contagiosos.
7. Para informações adicionais, consulte o departamento de saúde pública local, a Cruz Vermelha Americana ou o Centers for Disease Control and Prevention (*www.cdc.gov*).[1]

[1]N.R.T.: No Brasil, oriente a busca de informações em documentos oficiais da instituição ou de órgãos de saúde como Ministério da Saúde por meio do link: *http://saude.gov.br/saude-de-a-z/hepatite*.

Reavaliação: resultados esperados

- Tolera pequenas refeições com carboidratos
- Sem vômitos, tolera líquidos
- Mantém o autocuidado e a ambulação leve
- Membros da família buscam imunização ativa
- Sem sinais de sangramento
- Letárgico, mas orientado, sem tremores.

Cirrose hepática

Baseado em evidências
National Institute for Health and Care Excellence. (2016). NICE guideline: Cirrhosis in over 16s: Assessment and management. Disponível em: *http://nice.org.uk/guidance/ng50.*

A cirrose é uma doença crônica caracterizada por destruição difusa e regeneração fibrótica das células hepáticas (Figura 19.2). Como o tecido necrótico é substituído por tecido fibrótico, ocorrem alterações na estrutura e na vascularização hepática, prejudicando o fluxo sanguíneo e linfático, o que resulta em insuficiência hepática e hipertensão portal.

Fisiopatologia e etiologia

1. Cirrose de Laënnec (macronodular), também conhecida como cirrose alcoólica.
   a. Fibrose – sobretudo ao redor das veias centrais e de áreas do sistema porta-hepático.
   b. Quase sempre proveniente da toxicidade crônica do álcool e da desnutrição.
2. Cirrose pós-necrótica (micronodular).
   a. Grandes bandas de tecido cicatricial.
   b. Resultante de hepatite viral aguda prévia ou necrose hepática maciça induzida por drogas.
3. Cirrose biliar.
   a. Cicatriz ao redor de ductos biliares e lobos hepáticos.
   b. Resultante de lesão biliar crônica e obstrução do sistema biliar intra-hepático ou extra-hepático.
   c. A obstrução parcial ou total dos ductos biliares pode levar à colangite infecciosa e cirrose, que é muito mais rara com a cirrose de Laënnec ou pós-necrótica.

Manifestações clínicas

1. O início é insidioso; pode levar anos para se desenvolver.
2. Os primeiros sintomas incluem fadiga, anorexia, edema de tornozelo à noite, epistaxe, sangramento nas gengivas e perda de peso.
3. Sinais e sintomas posteriores por insuficiência crônica do fígado e obstrução da circulação portal.
   a. Dispepsia, constipação intestinal ou diarreia crônicas.
   b. Varizes esofágicas, veias cutâneas dilatadas ao redor do umbigo (cabeça de medusa), hemorroidas internas, ascite, esplenomegalia e pancitopenia.
   c. Redução nos níveis plasmáticos de albumina, levando ao edema e contribuindo para a ascite.
   d. Anemia e má nutrição levam a fadiga, fraqueza, perda de peso e depressão.
   e. Deterioração da função mental, que começa com letargia, passa para delírio e evolui para coma e eventual morte.
   f. O desequilíbrio estrógeno-andrógeno causa angioma de aranha e eritema palmar; irregularidades menstruais em mulheres; atrofia testicular e prostática, ginecomastia, perda de libido e impotência nos homens.
4. Tendência a sangramentos, como hemorragia nasal, facilidade para formação de hematomas, hematêmese, sangue oculto nas fezes ou hemorragia profusa do estômago e varizes esofágicas.

Avaliação diagnóstica

1. TC é útil para determinar o tamanho do fígado e suas irregularidades, bem como para detectar a presença de massa.
2. Elastografia transitória para diagnosticar cirrose.
3. A biopsia hepática detecta o grau de destruição e fibrose do tecido hepático naqueles que não são candidatos à elastografia transitória.

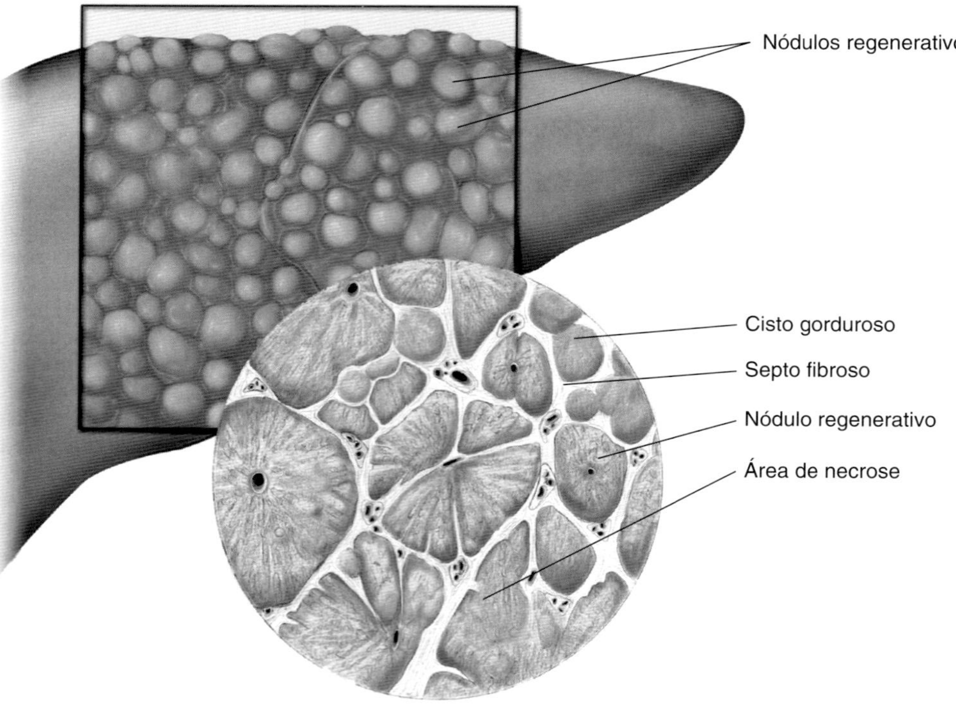

Figura 19.2 Alterações fibróticas da cirrose sobre o tecido hepático. (Anatomical Chart Company.)

4. Endoscopia gastrintestinal para determinação de varizes esofágicas.
5. Paracentese para exame do líquido ascítico com contagens de células, proteínas e bactérias.
6. CTP diferencia a icterícia obstrutiva extra-hepática da intra-hepática.
7. Laparoscopia permite a visualização direta do fígado.
8. Os resultados do exame da função hepática podem estar elevados, mas níveis normais de enzimas não excluem cirrose.

Manejo

1. Minimize o avanço da deterioração da função hepática por meio da retirada de substâncias tóxicas, álcool e medicamentos.
2. Corrija as deficiências nutricionais com vitaminas, suplementos nutricionais, dieta rica em calorias e moderado a alto teor de proteína.
3. Introduza o tratamento de ascites e desequilíbrios hidreletrolíticos.
   a. Restrinja a ingesta de sódio e água, dependendo da quantidade de retenção de líquidos.
   b. Terapia diurética, muitas vezes com espironolactona, um diurético poupador de potássio que inibe a ação da aldosterona nos rins. A furosemida ou a toresemida, diuréticos de alça, também pode ser usada em conjunto com a espironolactona para ajudar a equilibrar a depleção de potássio.
   c. Paracentese abdominal para remover líquidos e aliviar os sintomas. Pode ser instalado um dreno tuneilizado com balão, com uma válvula unidirecional e um sistema fechado de drenagem para o manejo crônico dos sintomas.
   d. Administração de albumina para manter a pressão osmótica.
4. Pode ser realizada uma anastomose portossistêmica intra-hepática transjugular (TIPS, na sigla em inglês), que é um procedimento radiológico intervencionista em pacientes cuja ascite é resistente a outras formas de tratamento. TIPS é uma conexão criada por via percutânea dentro do fígado entre as circulações portal e sistêmica.
   a. Realizada em pacientes com complicações relacionadas à hipertensão portal.
   b. As complicações incluem infecções bacterianas, obstrução da derivação, encefalopatia e aumento das coagulopatias.
5. Medidas de alívio sintomático, como analgésicos, antipruriginosos e antieméticos.
6. Tratamento de outros problemas associados à insuficiência hepática. Administrar lactulose, rifaximina ou neomicina para encefalopatia hepática.
7. Pode ser necessário um transplante de fígado.

Complicações

1. Hiponatremia e retenção de água.
2. Sangramento de varizes esofágicas.
3. Coagulopatias.
4. Peritonite bacteriana espontânea (PBE).
5. Encefalopatia hepática, que pode ser precipitada pelo uso de sedativos, sepse ou desequilíbrio eletrolítico.

Avaliação de enfermagem

1. Obtenha um histórico de fatores precipitantes, como uso de álcool, hepatite ou doença biliar. Estabeleça o padrão atual da ingesta de álcool.
2. Avalie o estado mental por meio de entrevista e interação com o paciente.
3. Realize o exame abdominal, avaliando a ascite (Figura 19.3).
4. Observe se há sangramento.
5. Avalie o peso diariamente, na primeira parte da manhã, e meça a circunferência abdominal.

Diagnósticos de enfermagem

- Intolerância à atividade relacionada a fadiga, debilidade e desconforto geral
- Nutrição desequilibrada, menor que as necessidades corporais, relacionada a anorexia e distúrbios gastrintestinais
- Integridade da pele prejudicada relacionada a edema, icterícia e estado imunológico debilitado
- Risco de sangramento relacionado a alterações nos mecanismos de coagulação
- Confusão aguda relacionada à deterioração da função hepática e ao aumento do nível sérico de amônia.

Intervenções de enfermagem

Promoção de tolerância a atividades

1. Incentive períodos alternados de descanso e deambulação.
2. Mantenha o paciente por alguns períodos em repouso no leito, com as pernas elevadas, para mobilizar o edema e a ascite.
3. Encoraje e ajude com intervalos gradualmente crescentes de atividade física.

Melhora do estado nutricional

1. Incentive o paciente a ingerir refeições pequenas, frequentes, de alto teor calórico e moderado teor de proteínas.

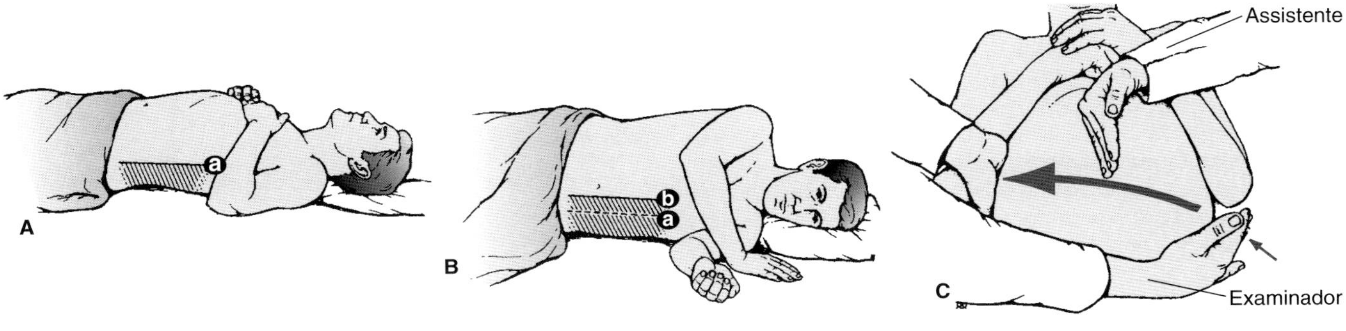

Figura 19.3 Avaliação de ascite. **A.** Percussão para verificar o deslocamento do abaulamento; cada flanco deve ser percutido com o paciente em decúbito dorsal. Se houver acúmulo de líquidos, é observado um abaulamento em cada flanco. Os limites mediais do abaulamento devem ser marcados como indicado em A. O paciente deve, então, ser colocado em decúbito lateral. **B.** Observe o que acontece com a área de abaulamento se houver presença de líquidos; a área de abaulamento começa em b. **C.** Para detectar uma onda de líquido, o examinador coloca a mão na lateral de cada flanco. Uma segunda pessoa coloca a mão, com a palma para baixo, ao longo da linha média do abdome e aplica uma leve pressão. O examinador, então, pressiona com força um dos flancos com uma das mãos, enquanto a outra permanece no lugar para detectar qualquer sinal de um impulso líquido. A mão do assistente deve amortecer os impulsos das ondas que atravessam a parede abdominal, a menos que haja líquido.

2. Sugira ao paciente que faça refeições pequenas e saborosas, em um ambiente esteticamente agradável.
3. Incentive a higiene bucal antes das refeições.
4. Administre ou ensine a autoadministração de medicamentos para náuseas, vômitos, diarreia ou constipação intestinal.

Proteção da integridade da pele

1. Observe e registre o grau de icterícia da pele e da esclera, assim como arranhões pelo corpo.
2. Incentive o paciente a manter cuidados frequentes com a pele, a tomar banho sem sabão e a se massagear com loções emolientes.
3. Aconselhe o paciente a manter as unhas curtas.
4. Administre medicamentos antipruriginosos, conforme prescrição.

Prevenção de sangramento

1. Observe as fezes e a êmese quanto a coloração, consistência e quantidade; teste de sangue oculto.
2. Esteja alerta a sintomas de ansiedade, plenitude epigástrica, fraqueza e inquietação, que podem indicar sangramento gastrintestinal.
3. Atente em sangramento externo, como equimoses, extravasamento em pontos de inserção de agulhas, epistaxe, petéquias e sangramento nas gengivas.
4. Mantenha o paciente em repouso e limite a atividade se sinais de sangramento forem exibidos.
5. Administre vitamina K, conforme prescrição.
6. Preste assistência constante durante episódios de sangramento.
7. Institua e ensine medidas para prevenir traumatismos:
   a. Manter um ambiente seguro.
   b. Assoar o nariz com delicadeza.
   c. Usar escova de dentes com cerdas macias.
8. Use agulhas de pequeno calibre para injeções e mantenha pressão sobre o local até que o sangramento pare.
9. O manejo do sangramento de varizes esofágicas pode incluir uma ligadura varicosa endoscópica (bandagem) ou escleroterapia por injeção.

Promoção de melhora dos processos mentais

1. Limite os sedativos e promova os ciclos de sono/vigília para prevenir o *delirium*.
2. Proteja o paciente da sepse por meio de lavagem das mãos e de reconhecimento imediato e tratamento da infecção.
3. Monitore o débito urinário e os níveis séricos de eletrólitos para evitar desidratação e hipopotassemia (pode ocorrer com o uso de diuréticos), pois isso pode precipitar coma hepático.
4. Mantenha o ambiente aquecido.
5. Acolchoe os trilhos laterais da cama, mantenha o leito na posição mais baixa e faça uma supervisão cuidadosa de enfermagem para garantir a segurança do paciente.
6. Avalie frequentemente o nível de consciência e reoriente o paciente, conforme necessário.
7. Administre lactulose ou neomicina por um enema de retenção ou por uma sonda nasogástrica (NG), conforme solicitação, para níveis elevados de amônia e redução do LOC.

Alerta farmacológico
Opioides, sedativos e barbitúricos devem ser usados com cautela no paciente agitado com cirrose para evitar a precipitação do coma hepático.

Alerta de transição de cuidado
Pacientes com cirrose devem ser monitorados cuidadosamente para evitar a readmissão. A educação do paciente deve incluir pesagem diária, boa nutrição e a não utilização de medicamentos tóxicos para o fígado, suplementos de fitoterápicos e álcool. O apoio da enfermagem de saúde da família é fundamental.

Educação do paciente e manutenção da saúde

1. Aconselhe o paciente a evitar substâncias (medicamentos de venda livre, fitoterápicos, drogas ilícitas, toxinas) que possam afetar a função hepática.
2. Enfatize a necessidade de abdicar completamente do álcool.
3. Recomende ao paciente que busque assistência em um programa para usuários de tais substâncias.
4. Envolva no tratamento a pessoa mais próxima ao paciente, porque a recuperação costuma não ser fácil e as recaídas são comuns.
5. Forneça por escrito as instruções da dieta.
6. Incentive a pesagem diária para automonitoramento da retenção ou da depleção de líquidos.
7. Discuta os efeitos adversos da terapia diurética.
8. Ratifique a importância do descanso, de um estilo de vida equilibrado e de uma dieta adequada e balanceada.
9. Frise a importância do acompanhamento contínuo por meio de exames laboratoriais e avaliação de um profissional de saúde.

Reavaliação: resultados esperados

- Caminha três vezes ao dia
- Consegue tolerar refeições pequenas e frequentes
- Pele sem lesões ou arranhões
- Sem sangramento ou hematomas; o resultado do exame de fezes é negativo para sangue oculto
- Sonolento, mas desperta facilmente; orientado em relação ao ambiente.

Sangramento de varizes esofágicas

Varizes esofágicas são veias tortuosas e dilatadas, em geral encontradas na submucosa da porção inferior do esôfago. No entanto, podem se desenvolver em regiões mais altas do esôfago ou se estender para o estômago.

Fisiopatologia e etiologia

1. Quase sempre a causa é hipertensão portal, que pode ser resultado de uma obstrução da circulação venosa portal e de cirrose hepática.
   a. Graças ao aumento da obstrução da veia porta, o sangue venoso do trato intestinal e do baço procura uma saída pela circulação colateral, criando novas rotas de retorno ao átrio direito e provocando, assim, um aumento da tensão nos vasos na camada submucosa da porção inferior do esôfago e da porção superior do estômago.
   b. Essa vasculatura colateral é composta por vasos tortuosos, frágeis e que sangram com facilidade.
2. Outras causas de varizes podem ser anormalidades na circulação da veia esplênica ou da veia cava superior e venotrombose hepática.
3. A mortalidade é alta por causa da deterioração adicional da função hepática até o coma hepático e as complicações, como pneumonia por aspiração, sepse e insuficiência renal.

Manifestações clínicas

1. Hematêmese – vômito de sangue vermelho vivo.
2. Melena – passagem de fezes negras, que indicam que o sangue está no trato gastrintestinal há pelo menos 14 horas.
3. Sangramento retal vermelho vivo resultante da hipermotilidade do intestino ou de varizes retais.
4. A perda de sangue pode ser súbita e maciça, causando choque.

Avaliação diagnóstica

1. Endoscopia digestiva alta para pacientes com suspeita de supradesnivelamento do tubo gastrintestinal superior.
2. Os valores de hemoglobina e hematócrito podem estar mais baixos e os exames de função hepática podem apresentar anormalidade.

Manejo

Baseado em evidências
Tulachan S. S., Bhagatwala J., & Sridhar S. (2018). Endoscopic Management of Esophageal Varices and Variceal Hemorrhage. In: Sridhar S., & Wu G. (eds.). *Diagnostic and Therapeutic Procedures in Gastroenterology*: Clinical Gastroenterology. Totowa, N. J.: Humana Press, p. 165-178.

1. Restauração do volume de sangue circulante com transfusões e infusão de fluidos por via IV.
2. Uso de vasoconstritores intravenosos, como octreotide ou vasopressina, para controlar o sangramento. Esses medicamentos podem ser usados para reduzir a pressão portal, diminuindo o fluxo sanguíneo esplâncnico, aumentando a coagulação e melhorando a hemostasia. A vasopressina tem um efeito vasoconstritor significativo sobre outros órgãos, como o coração e o intestino.
3. Lavagem gástrica para remover sangue do trato gastrintestinal e melhorar a visualização para exame endoscópico.
4. A ligação endoscópica do esôfago (bandagem das varizes) pode ser urgente ou não e, de modo geral, é o tratamento de primeira escolha para controlar o sangramento agudo. O procedimento pode precisar ser repetido até que todas as varizes sejam obliteradas. O objetivo é alcançar a rápida hemostasia e prevenir o ressangramento precoce.
5. Tamponamento com balão esofágico, no qual são inflados balões no esôfago distal e no estômago proximal, para colapsar as varizes e induzir a hemostasia. Esse procedimento deve ser reservado a pacientes que, indubitavelmente, apresentam sangramento nas varizes esofágicas e nos quais as formas conservadoras de tratamento falharam.
   a. As complicações incluem necrose, perfuração, aspiração, asfixia e estenose do esôfago.
   b. Se a hemostasia não for alcançada dentro de 2 horas, outro tratamento deve ser imediatamente considerado. O tamponamento não deve ser usado por mais de 24 horas.
   c. Os pacientes precisam ser monitorados continuamente em ambiente de terapia intensiva.
6. Escleroterapia endoscópica – durante a endoscopia, um agente esclerosante é injetado diretamente no vaso para promover trombose e esclerose em locais de sangramento.
   a. O objetivo é controlar o sangramento e reduzir a frequência de hemorragias varicosas subsequentes, mas pode ser necessário repetir o tratamento.
   b. As complicações incluem ulceração, estenose e perfuração do esôfago.
7. Desvio portossistêmico (portocaval ou portorrenal) feito por meio de TIPS ou procedimento cirúrgico para tratar a hipertensão portal e o sangramento.
8. Avaliação para transplante hepático se nem o TIPS nem o *shunt* cirúrgico controlarem a hipertensão portal.
9. Terapia com bloqueadores beta-adrenérgicos para reduzir a frequência cardíaca em repouso.
10. Terapia com doses elevadas de inibidores da bomba de prótons (IBP) para o tratamento em longo prazo da gastropatia erosiva.
11. Antibióticos, uma vez que pacientes com hemorragia varicosa apresentam alto risco de PBE.

Alerta de enfermagem
Devem ser tomadas precauções durante a terapia de tamponamento com balão, de modo a garantir que o paciente não puxe ou, inadvertidamente, desloque o tubo. Mantenha uma tesoura presa à cabeceira do leito. Em caso de dificuldade respiratória aguda, use a tesoura para cortar (a fim de esvaziar os dois balões) e remover os tubos.

Complicações

1. Exsanguinação ou hemorragia recorrente.
2. Encefalopatia portossistêmica.
3. Peritonite bacteriana espontânea.

Avaliação de enfermagem

1. Monitore os sinais vitais e o estado respiratório.
2. Verifique o nível de consciência e os sinais iminentes de insuficiência hepática.

Diagnósticos de enfermagem

- Perfusão tissular ineficaz relacionada ao sangramento gastrintestinal
- Risco de aspiração relacionado ao sangramento gastrintestinal e à intubação
- Ansiedade relacionada ao medo de procedimentos desconhecidos e das consequências do sangramento gastrintestinal.

Intervenções de enfermagem

Manutenção da perfusão tissular adequada

1. Verifique PA, frequência cardíaca, condição da pele e débito urinário para identificar sinais de hipovolemia e choque.
2. Monitore com frequência o paciente que está recebendo infusão de vasopressina quanto a complicações: hipertensão, bradicardia, cólicas abdominais, dor torácica ou intoxicação por água.
3. Observe o paciente quanto a esforço excessivo, engasgo ou vômito, pois condições elevam a pressão no sistema portal e aumentam o risco de hemorragia adicional.
4. Verifique todas as secreções gastrintestinais e fezes quanto à presença de sangue oculto e vivo.
5. Administre a infusão de hemoderivados, conforme prescrição.
6. Administre vitamina K e plasma fresco congelado (FFP), conforme prescrição.

Prevenção da aspiração

1. Avalie a respiração e monitore a saturação de oxigênio no sangue.
2. Observe e comunique sinais de obstrução das vias respiratórias ou de ruptura do esôfago pelo balão, como alterações na coloração da pele, na frequência respiratória, nos sons respiratórios, no nível de consciência ou sinais vitais, além de dor torácica.
3. Verifique a localização e a inflação do balão esofágico; mantenha a tração nos tubos, se aplicável.
4. Tenha uma tesoura à disposição. Corte o tubo e remova o balão esofágico imediatamente se o paciente desenvolver desconforto respiratório agudo.
5. Mantenha a cabeceira da cama elevada para evitar regurgitação gástrica e aspiração de tal conteúdo.
6. Ao usar a sonda com balão esofágico Sengstaken-Blakemore, certifique-se de remover as secreções acima do balão: posicione a sonda NG no esôfago para fins de aspiração e realize aspiração orofaríngea intermitente.
7. Inspecione as narinas quanto à irritação da pele; limpe-as e lubrifique-as frequentemente para evitar sangramento.

Redução do medo e da ansiedade

1. Explique todos os procedimentos ao paciente.
2. Preste assistência demonstrando interesse e sem julgamentos.
3. Permaneça com o paciente ou mantenha uma observação atenta e coloque a campainha de chamada ao alcance dele.
4. Trabalhe com rapidez e confiança, não apressada e ansiosamente.
5. Forneça meios alternativos de comunicação se os tubos ou outros equipamentos interferirem na capacidade do paciente de falar.
6. Use o toque e outros estímulos táteis para dar segurança ao paciente.
7. Utilize restrições de proteção para evitar o deslocamento dos tubos em um paciente confuso e agitado.

Educação do paciente e manutenção da saúde

1. Discuta sinais e sintomas de sangramento recorrente e a necessidade de procurar tratamento médico de emergência, caso ocorram.
2. Ensine o paciente a evitar comportamentos que aumentem a pressão do sistema portal, como esforço, engasgos e manobra de Valsalva.
3. Explique ao paciente que o consumo de álcool pode causar mais complicações.
4. Incentive o paciente a se abster do consumo de álcool; converse sobre entidades de apoio, como os Alcoólicos Anônimos.

Reavaliação: resultados esperados

- PA estável e débito urinário adequado
- Vias respiratórias mantidas sem aspiração
- Coopera e compreende o tratamento.

Câncer de fígado

Baseado em evidências
Yu, S. J. (2016). A concise review of updated guidelines regarding the management of hepatocellular carcinoma around the world: 2010-2016. *Clinical and Molecular Hepatology, 22*(1), 7-17.

O *câncer de fígado*, ou *carcinoma hepatocelular* (CHC), é um câncer primário do fígado relativamente incomum nos EUA. É a quinta malignidade mais comum e a segunda causa de morte associada ao câncer em todo o mundo, com mais de 600 mil óbitos registrados a cada ano.

O *colangiocarcinoma* é um tumor maligno primário dos ductos biliares que pode ser intra ou extra-hepático. Esse tipo de câncer é incomum nos EUA e mais observado na Ásia.

Pode ocorrer metástase hepática a partir de um local primário, o que se dá em cerca de metade de todos os casos tardios de câncer. A terapia neoadjuvante é administrada para reduzir o tumor hepático metastático e torná-lo mais suscetível à ressecção.

Fisiopatologia e etiologia

1. A incidência de câncer primário do fígado está aumentando nos EUA.
2. A cirrose alcoólica, o HBV, o HCV, a cirrose biliar e a lesão hepática crônica têm sido implicados em sua etiologia.
3. Causas associadas mais raras são síndrome metabólica, hemocromatose, deficiência de alfa-1 antitripsina, aflatoxinas, toxinas químicas (como cloreto de vinilo e Thorotrast), carcinógenos em medicamentos fitoterápicos, nitrosaminas e ingesta de hormônios, como nos contraceptivos orais.
4. Surge em tecido normal como um tumor discreto ou em cirrose terminal, com um padrão multinodular.
5. A metástase hepática atinge o fígado por meio do sistema portal, dos canais linfáticos, ou por extensão direta de um tumor abdominal.

Manifestações clínicas

1. Depende do estado do órgão. Sem cirrose e com boa função hepática, o carcinoma do fígado pode atingir grandes proporções antes de se tornar sintomático. Mas, em um paciente cirrótico, a falta de reserva hepática geralmente leva a um curso mais rápido.
2. O sintoma mais comum é a dor abdominal no quadrante superior direito, geralmente mal localizada e profunda, que pode irradiar para o ombro direito.
3. Massa no quadrante superior direito, perda de peso, distensão abdominal com ascite, fadiga, anorexia, mal-estar e febre inexplicável.
4. A icterícia está presente apenas em uma minoria de pacientes no momento do diagnóstico de câncer primário do fígado. No colangiocarcinoma, o sintoma manifesto é quase sempre icterícia obstrutiva indolor.
5. Nos casos com obstrução da veia porta, ocorrem ascite e varizes esofágicas.

Avaliação diagnóstica

1. Níveis aumentados de bilirrubina sérica, fosfatase alcalina e enzimas hepáticas.
2. A AFP é o principal marcador tumoral do carcinoma hepatocelular e se mostra elevada em 70 a 95% dos pacientes com a doença.
3. Ultrassonografia e TC, junto com RM, são os exames não invasivos mais úteis para detectar o câncer hepático e avaliar se o tumor pode ser cirurgicamente ressecado.
4. PET *scan* para procurar doença recorrente ou metastática.
5. Biopsia ou biopsia por agulhamento percutâneo assistido por ultrassonografia ou tomografia computadorizada.
6. Pode ser realizada uma laparoscopia com biopsia hepática.

Manejo

Baseado em evidências
National Comprehensive Cancer Network. (2016). Clinical practice guidelines in oncology: Hepatobiliary cancers. Disponível em: *www.nccn.org/professionals/physician_gls/f_guidelines.asp.*

Tratamento não cirúrgico

O grau de sucesso com o manejo não cirúrgico é variável. Essas terapias podem prolongar a sobrevida e melhorar a qualidade de vida do paciente, reduzindo a dor, mas o efeito geral é paliativo.

1. Indicado em pacientes que não são candidatos à cirurgia graças à reserva hepática inadequada ou à localização do tumor. Terapias regionais são usadas para reduzir o tamanho do tumor e possibilitar a excisão cirúrgica.
2. A ablação por radiofrequência utiliza calor produzido por um eletrodo para matar os tumores. Tal intervenção pode ser realizada por abordagem percutânea ou laparoscópica e é usada para tumores relativamente pequenos.
3. Oclusão e embolização da artéria hepática, com o uso de agentes quimioterápicos ou radiofrequência, para tratar tumores hepáticos não ressecáveis.
4. A radioterapia pode ajudar a reduzir a dor e o desconforto de grandes tumores irressecáveis.
5. O tratamento sistêmico com um inibidor de multiquinase, o sorafenibe, é capaz de melhorar a sobrevida global média em cerca de 3 meses.
6. Ensaios clínicos com quimioterapia administrada sistemicamente ou de modo intra-arterial, no local do tumor, continuam a mostrar baixa eficácia no câncer de fígado.
7. A injeção percutânea de álcool direto no tumor é um procedimento ablativo seguro para o tratamento de pequenos tumores hepáticos, mas a eficácia é limitada.
8. A DBPT é usada para drenar ductos biliares obstruídos em pacientes com tumores inoperáveis ou com risco cirúrgico inadequado.
9. A colocação percutânea ou endoscópica de *stents* internos também pode paliar um paciente com ductos biliares obstruídos com diagnóstico terminal.

Tratamento cirúrgico

Baseado em evidências
Zheng, J., Kuk, D., Gönen, M. et al. (2017). Actual 10-year survivors after resection of hepatocellular carcinoma. *Ann Surg Oncol*, *24*(5), 1358-1366.

1. A cirurgia é o melhor tratamento para pacientes que atendem aos seguintes critérios: tamanho do tumor menor que 5 cm, ausência de envolvimento macrovascular e confinamento ao fígado, sem doença extra-hepática.
   a. A taxa de sobrevida em 5 anos é de 50%; recorrência e metástase são frequentes.
   b. A cirurgia é uma opção somente depois de consideradas a extensão do tumor e da reserva hepática.
2. A ressecção cirúrgica pode ocorrer ao longo de divisões anatômicas do fígado ou ressecções não anatômicas.
3. A embolização percutânea da veia porta pode ser realizada antes da cirurgia de grandes tumores hepáticos. Cortar o suprimento de sangue para a parte doente do fígado permite o aumento da porção sem doença. É necessário que o fígado tenha um tamanho adequado para sustentar o paciente e prevenir complicações pós-operatórias.
4. O transplante de fígado é um tratamento aceito para o câncer de fígado, sobretudo se a reserva hepática for baixa e o paciente atender aos critérios cirúrgicos.
   a. O modelo para doença hepática terminal (MELD, *Model for End-stage Liver Disease*) é um sistema de pontuação da gravidade da patologia hepática crônica que usa os valores laboratoriais de bilirrubina sérica, creatinina sérica e INR para prever a sobrevida do paciente em 3 meses.
   b. Nos EUA, o MELD é usado pela rede de transplante de órgãos local para a priorização de pacientes que aguardam transplante de fígado.[2]
   c. Os pacientes podem ser tratados com terapias não cirúrgicas, incluindo embolização ou radiação, enquanto esperam pelo transplante.

Complicações

1. Desnutrição, obstrução biliar com icterícia.
2. Sepse, abscessos hepáticos.
3. Perda de sangue aguda.
4. Insuficiência hepática fulminante, metástase.

Avaliação de enfermagem

1. Obtenha a história de hepatite, doença hepática alcoólica e cirrose, exposição a toxinas ou outras causas potenciais.
2. Verifique sinais e sintomas de desnutrição, incluindo perda de peso recente, perda de força, anorexia e anemia.
3. Verifique a presença de dor abdominal, qualquer dor no ombro direito e aumento do fígado.
4. Avalie febre, icterícia, ascite ou sangramento.
5. Observe qualquer alteração no estado mental como um sinal de encefalopatia hepática.

Diagnósticos de enfermagem

- Dor aguda e crônica relacionada ao crescimento do tumor
- Nutrição desequilibrada, menor que as necessidades corporais, relacionada à anorexia
- Volume de líquidos excessivo relacionado a ascite e edema
- Alteração do estado mental relacionada ao desequilíbrio metabólico.

Intervenções de enfermagem

Os cuidados com o paciente após a cirurgia do fígado são semelhantes aos de uma cirurgia abdominal geral (consulte a p. 501).

Controle da dor

1. Administre agentes farmacológicos, conforme prescrito, para controlar a dor, considerando o metabolismo por fígado com função reduzida.
   a. Titule cuidadosamente os medicamentos, usando a dose efetiva mais baixa.
   b. Monitore sinais de toxicidade, em particular depressão respiratória e diminuição do nível de consciência.
2. Forneça métodos não farmacológicos para o alívio da dor, como massagem, calor/frio e imagética.
3. Coloque o paciente em uma posição confortável, geralmente em semi-Fowler.
4. Avalie a resposta do paciente às medidas de controle da dor.

Melhoria do estado nutricional

1. Incentive o paciente a ingerir pequenas refeições e a tomar suplementos líquidos, conforme tolerado.
2. Avalie e comunique alterações nos fatores que afetam as necessidades nutricionais, como aumento da temperatura corporal, dor, sinais de infecção e nível de estresse. Incentive o consumo de calorias adicionais, conforme tolerado.
3. Monitore o peso diariamente.

Alívio do excesso de volume de líquidos

1. Monitore os sinais vitais e registre com precisão a ingesta e o débito hídrico.
2. Restrinja a ingesta de sódio e de líquidos, conforme prescrição.
3. Administre diuréticos e reposição de potássio e fosfato, conforme prescrição.
4. Forneça suplementos de albumina e proteína, conforme prescrição, para desviar os fluidos do espaço intersticial para o intravascular.
5. Meça e registre diariamente a circunferência abdominal ao nível do umbigo.
6. Pese diariamente o paciente, observando elevações, que indicam aumento da retenção de líquidos, como edema abdominal e dos membros inferiores.
7. Acompanhe o resultado dos exames laboratoriais, conforme protocolos, e comunique valores anormais.

Melhora do estado mental

1. Avalie o nível de consciência do paciente e as mudanças no comportamento.
2. Limite o ruído e os estímulos ambientais.
3. Reoriente com frequência quanto a pessoa, local e horário.
4. Fale devagar e claramente, dando tempo para que o paciente responda.
5. Forneça precauções para evitar quedas e promover a segurança.

Educação do paciente e manutenção da saúde

1. Ensine o paciente e a família sobre o preparo para a cirurgia, esclareça o procedimento cirúrgico proposto e revise as instruções pós-operatórias.
2. Explique ao paciente e à família o tratamento não cirúrgico, se apropriado.
3. Explore as opções para o manejo da dor.
4. Informe o paciente sobre sinais e sintomas de complicações.
5. Oriente o paciente sobre a necessidade de vigilância contínua para recorrência.
6. Esclareça ao paciente e à família os cuidados com tubos ou drenos.

[2]N.R.T.: No Brasil, o escore MELD também é empregado. Informações podem ser obtidas no *site* do Ministério da Saúde, como na Portaria nº 26000, de 2009, (http://bvsms.saude.gov.br/bvs/saudelegis/gm/2009/prt2600_21_10_2009.html), bem como em materiais didáticos da Aliança Brasileira pela Doação de Órgãos e Tecidos (ADOTE), em http://www.adote.org.br/calculadora-meld-peld.

Reavaliação: resultados esperados

- Verbaliza redução da dor
- Tolera pequenas refeições; sem perda de peso
- Circunferência abdominal diminuída; débito urinário superior à ingesta
- Mantida a segurança do paciente.

Insuficiência hepática fulminante

A *insuficiência hepática fulminante* é uma necrose aguda das células hepáticas, sem doença hepática preexistente, que resulta na incapacidade do fígado de desempenhar suas diversas funções.

Fisiopatologia e etiologia

1. A hepatotoxicidade relacionada ao uso de medicamentos é responsável por mais de 50% dos casos de insuficiência hepática aguda, incluindo toxicidade por paracetamol (42%) e reações idiossincrásicas (12%) a venenos, produtos químicos e medicamentos como tetraciclina, isoniazida, anestésicos halogenados, inibidores da monoamina oxidase, valproato, amiodarona, metildopa e cogumelos amanita.
2. O HBV é a causa mais comum em todo o mundo.
3. Pode ocorrer como resultado de isquemia e hipoxia por oclusão vascular hepática, choque hipovolêmico, insuficiência circulatória aguda, choque séptico ou insolação.
4. Causas variadas incluem obstrução da veia hepática, síndrome de Budd-Chiari, esteatose hepática aguda da gestação, hepatite autoimune, hepatectomia parcial, complicação de um transplante de fígado.
5. A progressão da lesão e da necrose hepatocelular é rápida, com desenvolvimento de encefalopatia hepática em um intervalo de 8 semanas a partir do início da doença. Em contraste, a insuficiência hepática subfulminante indica pacientes com doença hepática por até 26 semanas antes do desenvolvimento da encefalopatia hepática.
6. A taxa de sobrevida melhorou para aproximadamente 60%.

Manifestações clínicas

1. Sensibilidade no quadrante superior direito.
2. Mal-estar, anorexia, náuseas, vômito, fadiga.
3. Icterícia.
4. Urina cor de chá que espuma quando agitada.
5. Prurido causado por sais biliares depositados sobre a pele.
6. Esteatorreia e diarreia resultantes da diminuição da absorção de gordura.
7. Edema periférico ou ascite quando o líquido se move do espaço intravascular para o intersticial, secundário a hipoproteinemia ou hipertensão portal.
8. Facilidade para formação de hematomas, petéquias, melena ou hematêmese causada por deficiência de coagulação.
9. Hipotensão, taquicardia por redução da resistência vascular sistêmica.
10. Nível de consciência alterado, variando de irritabilidade e confusão mental até estupor, sonolência e coma.
11. Mudança nos reflexos tendinosos profundos – inicialmente hiperativos, tornam-se flácidos, com presença de asterixe.
12. *Fetor hepaticus* – hálito cetônico.
13. Encefalopatia sistêmica portal, também conhecida como coma hepático ou encefalopatia hepática, pode ocorrer em conjunto com edema cerebral.
14. O edema cerebral pode levar a sinais de aumento da pressão intracraniana (PIC) (p. ex., papiledema, hipertensão e bradicardia). Isso geralmente é a causa da morte, resultado de herniação do tronco cerebral e/ou parada respiratória.

Avaliação diagnóstica

1. TP/INR prolongado; marcadores sensíveis de insuficiência hepática.
2. Diminuição da contagem de plaquetas.
3. AST e ALT elevados resultantes da necrose hepatocelular.
4. Níveis elevados de amônia e bilirrubina.
5. Hipoglicemia resultante da diminuição da produção de glicogênio e da gliconeogênese.
6. Hiponatremia ou hipernatremia, hipopotassemia, hipocalcemia e hipomagnesemia.

Manejo

Baseado em evidências
Stine, J. G., Lewis, J. H. (2015). Current and future directions in the treatment and prevention of drug-induced liver injury: a systematic review. *Expert Review of Gastroenterology and Hepatology*, 25, 1-20.

1. Superdosagem de paracetamol deve ser tratada com N-acetilcisteína (NAC).
2. Proteção das vias respiratórias, à medida que se agrava a encefalopatia, seguida de coma. Pode haver intubação e ventilação pulmonar mecânica.
3. Administração oral ou retal de lactulose, para minimizar a formação intestinal de amônia e outros subprodutos nitrogenados.
4. Administração retal de neomicina para suprimir bactérias entéricas responsáveis pela degradação da ureia, reduzindo a formação de amônia.
5. O manejo do edema cerebral pode incluir elevação da cabeceira do leito a 30°, monitoramento da PIC e administração de um diurético osmótico, como manitol, ou barbitúricos.
6. Monitoramento hemodinâmico cuidadoso e administração de vasopressores, conforme prescrição.
7. Dextrana ou albumina de baixo peso molecular seguida por um diurético poupador de potássio (espironolactona), para aumentar o deslocamento de líquido do espaço intersticial para o intravascular.
8. Enzimas pancreáticas, se houver diarreia e esteatorreia, para permitir maior tolerância às gorduras presentes na dieta.
9. Colestiramina, para promover a excreção fecal de sais biliares e reduzir o prurido.
10. Antiácidos, IBPs e antagonistas da histamina-2 (H2), para reduzir o risco de sangramento por úlceras de estresse.
11. Restrição de sódio e manutenção de ingesta calórica adequada, com solução hipertônica de glicose intravenosa, alimentação por sonda enteral ou nutrição parenteral total.
12. Suplementos vitamínicos (A, complexo B, C e K) e folato.
13. Infusão de plasma fresco congelado para manter TP/INR; crioprecipitado, conforme necessário para manejo da coagulopatia.
14. Intervenções clínicas adicionais, dependendo da condição do paciente, podem incluir hemodiálise, hemofiltração, hemoperfusão ou plasmaférese.
15. O transplante hepático se tornou o tratamento de escolha.
16. Pesquisa atual em curso sobre o uso de diálise como suporte hepático.

Complicações

1. Insuficiência respiratória aguda.
2. Infecções e sepse.
3. Disfunção cardíaca, hipotensão.
4. Insuficiência hepatorrenal.
5. Hemorragia.

Avaliação de enfermagem

1. Obtenha o histórico de exposição a medicamentos, produtos químicos ou toxinas; exposição à hepatite infecciosa; e curso da doença.
2. Avalie estado respiratório, nível de consciência e sinais vitais.
3. Verifique se há ascite, edema, icterícia, sangramento, asterixe e presença ou ausência de reflexos.
4. Avalie os resultados dos exames de gasometria arterial, eletrólitos, INR, nível de hemoglobina e hematócrito.

Diagnósticos de enfermagem

- Volume de líquidos deficiente relacionado a hipoproteinemia, edema periférico e ascite
- Padrão respiratório ineficaz relacionado à anemia e diminuição da expansão pulmonar resultante da ascite
- Nutrição desequilibrada, menor que as necessidades corporais, relacionada aos efeitos adversos gastrintestinais e à diminuição de absorção, armazenamento e metabolismo de nutrientes
- Risco de comprometimento da integridade da pele relacionado a desnutrição, deposição de sais biliares, edema periférico e redução no nível de atividade
- Possibilidade de infecção relacionada à alteração da resposta imunológica
- Ameaça de lesão relacionada à encefalopatia.

Intervenções de enfermagem

Manutenção do volume adequado de líquidos

1. Monitore os sinais vitais com frequência.
2. Pese o paciente diariamente e mantenha um registro preciso da ingesta e do débito hídrico; registre a frequência e as características das fezes.
3. Meça e registre diariamente a circunferência abdominal ao nível do umbigo.
4. Avalie e registre o edema periférico.
5. Restrinja a ingesta de sódio e fluidos; substitua os eletrólitos, conforme indicado.
6. Administre dextrana de baixo peso molecular ou albumina e diuréticos, conforme prescrição.
7. Inspecione sinais e sintomas de hemorragia ou sangramento.

Melhora da função respiratória

1. Monitore a frequência respiratória, a profundidade, o uso de músculos acessórios, o batimento das asas nasais e os sons respiratórios.
2. Controle os valores basais de glicemia, hemoglobina, hematócrito, e comunique qualquer anormalidade.
3. Eleve a cabeceira do leito para abaixar o diafragma e diminuir o esforço respiratório.
4. Mobilize o paciente com frequência para evitar a estase das secreções.
5. Administre oxigenoterapia, conforme orientação.

Melhora do estado nutricional

1. Consulte um especialista em nutrição para ajudar a avaliar o estado nutricional e as necessidades dietéticas do paciente.
2. Incentive o paciente a se sentar na posição vertical para diminuir a sensibilidade abdominal e a sensação de saciedade.
3. Ofereça refeições pequenas e frequentes ou suplementos alimentares.
4. Forneça cuidados de higiene oral se o paciente tiver sangramento nas gengivas ou hálito cetônico.
5. Restrinja a ingesta de sódio.
6. Ministre alimentação enteral e parenteral, conforme necessário.

Manutenção da integridade da pele

1. Inspecione a pele quanto a alterações na integridade.
2. Realize cuidados adequados à pele.
3. Proporcione banho com sabão neutro e aplicação de loções hidratantes.
4. Mantenha as unhas do paciente curtas, para evitar arranhões por prurido. Podem ser colocadas luvas em pacientes com confusão mental.
5. Administre os medicamentos para prurido, conforme prescrição.
6. Avalie se existem sinais de sangramento em áreas de ruptura na pele.
7. Faça mudanças de decúbito com frequência para evitar lesões por pressão.
8. Evite traumas e a fricção da pele.

Prevenção de infecções

1. Esteja alerta para sinais de infecção, como febre, urina turva e sons anormais da respiração.
2. Faça a lavagem adequada das mãos e use uma técnica asséptica ao cuidar de lesão na pele ou nas mucosas.
3. Restrinja a visita de qualquer pessoa que possa ter uma infecção.
4. Incentive o paciente a não arranhar a pele.

Prevenção de lesões

1. Mantenha uma observação atenta, as grades laterais da cama elevadas e a campainha de chamada ao alcance do paciente.
2. Ajude com a deambulação, conforme necessário, e retire os obstáculos, para evitar quedas.
3. Conserve o quarto bem iluminado e, com frequência, reoriente o paciente.
4. Observe mudanças sutis no comportamento ou alterações no padrão de sono para detectar aumento da encefalopatia.

Educação do paciente e manutenção da saúde

1. Ensine o paciente e sua família a notificar o médico sobre aumento de desconforto abdominal, sangramento, crescimento de edema ou ascite, alucinações ou lapsos de consciência.
2. Oriente o paciente a evitar atividades que aumentem o risco de sangramento, como arranhões, quedas, assoar o nariz com força, escovação dentária agressiva e uso de lâmina de barbear de borda reta.
3. Aconselhe o paciente a limitar as atividades quando se sentir fatigado e incentive períodos de descanso frequentes.
4. Mantenha um acompanhamento rigoroso dos exames laboratoriais e das avaliações feitas pelo médico.

Reavaliação: resultados esperados

- PA estável e débito urinário adequado
- Respirações não elaboradas
- Tolera refeições pequenas e frequentes
- Pele intacta, sem abrasões
- Sem febre ou sinais de infecção
- Sem quedas.

DISTÚRBIOS BILIARES

A vesícula biliar e os ductos biliares constituem o sistema biliar. A vesícula biliar armazena e concentra a bile produzida pelo fígado. O hormônio colecistocinina, secretado pelo intestino delgado, estimula a contração da vesícula biliar e o relaxamento do esfíncter de Oddi para a liberação de bile no intestino delgado.

A bile auxilia na emulsificação (degradação) da gordura; na absorção de ácidos graxos, de colesterol e de outros lipídios do intestino delgado; e na excreção da bilirrubina conjugada do fígado.

Os termos mais comuns relacionados à vesícula biliar e aos ductos biliares são os seguintes:

- Colecisto – vesícula biliar
- Colecistite – inflamação da vesícula biliar
- Colelitíase – presença ou formação de cálculos biliares na vesícula biliar
- Colecistectomia – remoção da vesícula biliar
- Colecistostomia – drenagem da vesícula biliar por um dreno
- Colédoco – ducto biliar comum
- Coledocotomia – incisão no ducto biliar comum
- Coledocolitíase – presença de cálculos no ducto biliar comum
- Coledocolitotomia – incisão do ducto biliar comum para a extração de um cálculo biliar impactado
- Coledocoduodenostomia – formação cirúrgica de uma comunicação entre o ducto biliar comum e o duodeno
- Coledocojejunostomia – formação cirúrgica de uma comunicação entre o ducto biliar comum e o jejuno.

Colelitíase, Colecistite, Coledocolitíase

Essas condições se referem a cálculos ou inflamação no sistema biliar (Figura 19.4). A colecistite pode ser aguda ou crônica.

Fisiopatologia e etiologia

Colelitíase

1. Os cálculos de colesterol se formam quando este supersatura a bile na vesícula biliar e sofre precipitação. A bile saturada de colesterol predispõe a formação de cálculos biliares e atua como agente irritante, produzindo alterações inflamatórias na vesícula biliar.
   a. Cálculos de colesterol compõem 80% dos cálculos biliares nos EUA.
   b. As mulheres têm quatro vezes mais chance de desenvolver cálculos de colesterol do que os homens.
   c. Geralmente são mulheres com mais de 40 anos e obesas.
   d. A formação de cálculos aumenta nos usuários de contraceptivos, estrogênios e medicamentos para baixar o colesterol, que são conhecidos por aumentar a saturação do colesterol biliar.
   e. Os cálculos biliares estão associados a dietas hipercalóricas, diabetes melito tipo 2, dislipidemia, hiperinsulinismo, obesidade e síndrome metabólica.
   f. Má absorção de ácido biliar, predisposição genética e rápida perda de peso também são fatores de risco para cálculos biliares de colesterol.
2. Os cálculos se tornam pigmentados quando a bilirrubina livre se combina com o cálcio.
   a. Encontrado em pacientes com cirrose, hemólise e infecções na árvore biliar.
   b. Esses cálculos não podem ser dissolvidos pelo organismo.
3. Estima-se que de 10 a 15% dos adultos nos EUA tenham cálculos biliares, com um milhão de novos casos anuais.
   a. A incidência da formação de cálculos cresce com o envelhecimento em razão do aumento da secreção hepática de colesterol e da diminuição da síntese de ácidos biliares.
   b. O risco é maior para pacientes com má absorção de sais biliares provocada por patologia gastrintestinal, depois de um *bypass* gástrico, pacientes com fístula biliar, com íleo biliar, com carcinoma da vesícula biliar ou aqueles que foram submetidos à ressecção ou desvio ileal.

Colecistite

1. A colecistite aguda, uma inflamação aguda da vesícula biliar, é causada com mais frequência por obstrução de cálculos biliares.
   a. Pode ocorrer infecção bacteriana secundária e progredir para empiema (efusão purulenta da vesícula biliar).
2. Colecistite acalculosa é uma inflamação aguda da vesícula biliar, sem obstrução por cálculos.
   a. Ocorre após grandes procedimentos cirúrgicos, traumatismo grave ou queimaduras importantes.
3. A colecistite se transforma em crônica quando a vesícula biliar se torna espessa, rígida, fibrótica e com mau funcionamento. Resulta de crises repetidas de colecistite, cálculos ou irritação crônica.

Coledocolitíase

1. Cálculos biliares pequenos podem passar da vesícula para o ducto biliar comum e viajar até o duodeno. De modo geral, eles permanecem no ducto biliar comum e podem causar obstrução, resultando em icterícia e prurido.
2. Os cálculos do ducto biliar estão frequentemente associados à bile infectada e podem levar à colangite (inflamação/infecção do sistema biliar).
3. Os pacientes apresentam dor biliar no abdome superior, icterícia, calafrios e febre, hepatomegalia leve, sensibilidade abdominal e, às vezes, sensibilidade de rebote.

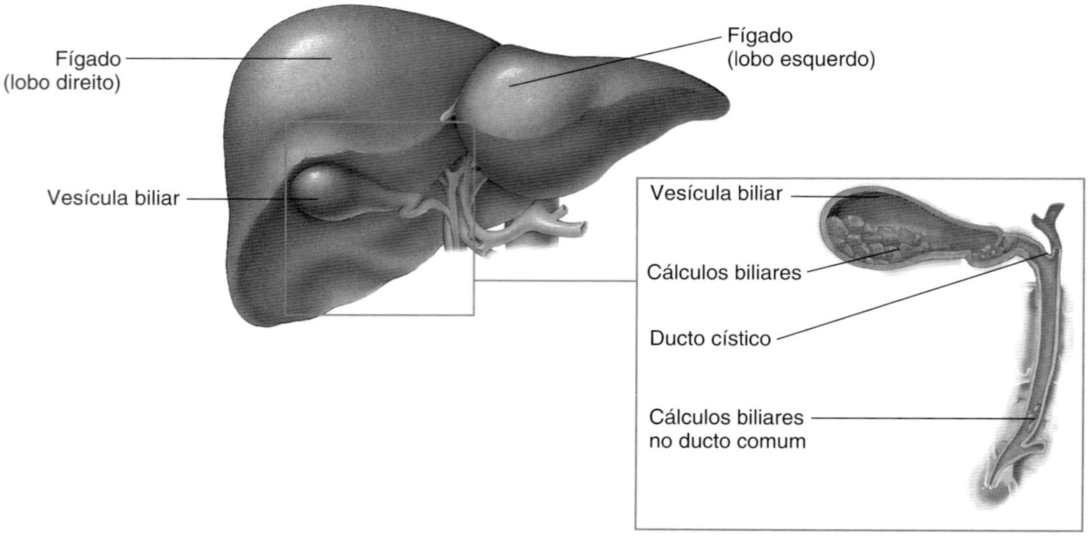

Figura 19.4 Colelitíase e coledocolitíase. (Anatomical Chart Company.)

Manifestações clínicas

1. Os cálculos biliares que permanecem na vesícula geralmente são assintomáticos.
2. Os cálculos biliares podem causar cólicas.
   a. Dor grave e constante ou sensação de pressão no epigástrio ou no quadrante superior direito, que podem irradiar para a área escapular direita ou para o ombro direito.
   b. Tem início repentino e persiste por 1 a 3 horas, até que o cálculo retorne à vesícula biliar ou passe pelo ducto cístico.
3. A colecistite aguda causa cólica biliar que persiste por mais de 4 horas e aumenta com o movimento, incluindo o das respirações.
   a. Também causa náuseas e vômitos, febre baixa e icterícia (com cálculos ou inflamação no ducto biliar comum).
   b. Presença de proteção involuntária do quadrante superior direito e do sinal de Murphy (incapacidade de inspirar profundamente quando os dedos do examinador pressionam abaixo da margem hepática).
4. A colecistite crônica causa pirose, flatulência e indigestão. Podem ocorrer crises repetidas, com sintomas semelhantes aos da colecistite aguda.

Avaliação diagnóstica

1. Ultrassonografia, TC e HIDA podem mostrar cálculos ou inflamação.
2. A CPRM é um exame não invasivo que pode identificar cálculos em qualquer parte do trato biliar.
3. CPRE ou CPT para visualizar a localização dos cálculos e a extensão da obstrução.
4. Elevação dos níveis de bilirrubina conjugada e fosfatase alcalina causada por obstrução.
5. Níveis elevados de amilase e lipase, com pancreatite por cálculo biliar.
6. Contagem de glóbulos brancos e hemoculturas, se houver sepse.

Manejo

1. O tratamento de suporte pode incluir líquidos por via IV, aspiração por sonda NG, manejo da dor com anti-inflamatórios não esteroides (AINEs) ou antiespasmódicos e antibióticos orais.
2. Um dreno de colecistostomia pode ser colocado na vesícula biliar por via percutânea para descomprimir o órgão, preparando-o para uma futura cirurgia. Pode ser colocado por radiologia intervencionista.
3. Terapia oral com ácido quenodesoxicólico, ácido ursodesoxicólico ou uma combinação dos dois, para diminuir o tamanho dos cálculos de colesterol ou dissolver os pequenos.
   a. Indicado para pacientes com alto risco de cirurgia em decorrência de comorbidades.
   b. Os principais efeitos adversos incluem diarreia, anormalidades nos exames de função hepática e aumento do colesterol sérico.
   c. Seis a doze meses de terapia podem eventualmente resultar na dissolução de pequenos cálculos biliares, mas com uma taxa de recorrência superior a 50%.
4. Manejo cirúrgico.
   a. Colecistectomia, aberta ou laparoscópica.
   b. Colangiografia intraoperatória e coledocoscopia para exploração do ducto biliar comum.
   c. Colocação de um tubo T no ducto biliar comum para descomprimir e permitir o acesso à árvore biliar no pós-operatório.
5. Após a colecistectomia, pode ser usada a litotripsia intracorpórea para fragmentar os cálculos retidos no ducto biliar comum por *laser* pulsado ou a litotripsia hidráulica, aplicada diretamente nos cálculos por um endoscópio. Os fragmentos de cálculo são retirados por irrigação ou aspiração. Os cálculos retidos também podem ser removidos pela recuperação por meio de um cesto por abordagem biliar trans-hepática endoscópica ou percutânea.

Complicações

1. Colangite.
2. Gangrena, empiema ou perfuração da vesícula biliar.
3. Fístula biliar pelo duodeno ou pelo jejuno.
4. Íleo biliar.
5. Adenocarcinoma da vesícula biliar.

Avaliação de enfermagem

1. Obtenha a história de saúde e dados demográficos que possam indicar fatores de risco para doença biliar.
2. Avalie a dor do paciente quanto a localização, descrição, intensidade e fatores de alívio e exacerbação.
3. Verifique os sinais de desidratação, como membranas mucosas ressecadas, turgor cutâneo diminuídos e baixo débito urinário, com aumento da densidade urinária.
4. Verifique a esclera e a pele para icterícia.
5. Monitore a temperatura e a contagem de leucócitos quanto a indicações de infecção.

Diagnósticos de enfermagem

- Dor aguda relacionada a cólicas biliares ou obstrução de cálculo
- Volume de líquidos deficiente relacionado a náuseas e vômitos, além de diminuição da ingesta.

Intervenções de enfermagem

Consulte também os cuidados com o paciente submetido à colecistectomia.

Alívio da dor

1. Avalie a localização, a gravidade e as características da dor.
2. Administre medicamentos ou monitore a analgesia controlada pelo paciente para o manejo da dor.
3. Auxilie o paciente a se posicionar confortavelmente.

Restauração do volume adequado de líquidos

1. Administre fluidos e eletrólitos por via IV, conforme prescrição.
2. Aplique antieméticos, conforme prescrição, para diminuir náuseas e vômito.
3. Mantenha a descompressão com sonda NG, se necessário.
4. Inicie a ingesta de alimentos e líquidos, conforme tolerado, após sintomas agudos ou no pós-operatório.
5. Observe e registre a quantidade de drenagem do tubo biliar, se aplicável.

Educação do paciente e manutenção da saúde

1. Ensine ao paciente os cuidados com tubos ou cateteres que eventualmente serão mantidos após a alta hospitalar.
   a. Observe se há sangramento ou secreção ao redor do ponto de inserção.
   b. Substitua o curativo de acordo com o protocolo da instalação.
   c. Comunique alterações ou redução da drenagem.
2. Revise as instruções de alta relacionadas a atividades, dieta, medicamentos e acompanhamento clínico.
3. Enfatize os sintomas de complicações a serem relatados, como aumento ou persistência da dor, febre, distensão abdominal, náuseas, anorexia, icterícia, drenagem incomum.
4. Incentive as consultas de acompanhamento, conforme indicado.

Reavaliação: resultados esperados

- Verbaliza redução no nível de dor
- Tolera líquidos e alimentos sólidos por via oral; débito urinário adequado.

Cuidados com o paciente submetido à colecistectomia

Baseado em evidências
Benner, P., & Kautz, D. (2015). Postoperative care of patients undergoing sameday laparoscopic cholecystectomy. *AORN Journal*, *102*(1), 15-32.

Colecistectomia é a remoção cirúrgica da vesícula biliar para o tratamento de colecistite aguda e crônica. A colecistectomia laparoscópica é a cirurgia abdominal mais realizada em países industrializados, com quase 900 mil procedimentos anuais.

Procedimento

1. Laparotomia aberta – remoção da vesícula biliar após uma incisão abdominal.
2. Laparoscopia – remoção da vesícula biliar por uma pequena abertura logo acima do umbigo, com o uso de um laparoscópio para visualização (Figura 19.5).
   a. Três outras pequenas perfurações são feitas no abdome para colocar outros instrumentos especiais, usados para auxiliar na manipulação e na remoção da vesícula biliar.
   b. Os órgãos abdominais podem ser observados pelo laparoscópio e por um monitor ligado à câmera acoplada ao laparoscópio.
3. Se o paciente estiver agendado para uma colecistectomia laparoscópica, deve ser obtido o termo de consentimento para uma colecistectomia aberta tradicional, caso a vesícula biliar não seja acessível pela técnica laparoscópica.
4. Após a colecistectomia, os ductos biliares eventualmente se dilatam para acomodar o volume de bile que é mantido pela vesícula e auxiliar na digestão das gorduras.

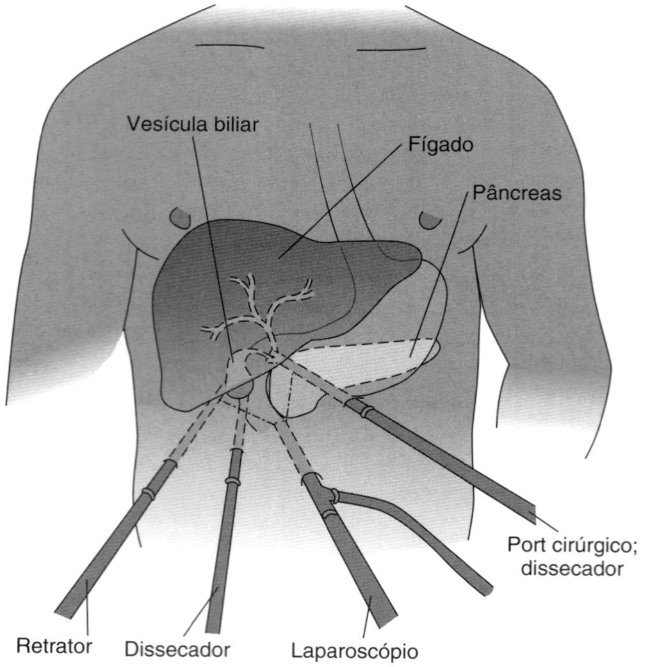

Figura 19.5 Colecistectomia laparoscópica. O cirurgião faz quatro pequenas incisões (±1 cm cada) no abdome e insere na abertura um laparoscópio com câmera em miniatura. A câmera exibe a vesícula biliar e os tecidos adjacentes em uma tela, permitindo visualizar o órgão para remoção.

Manejo pré-operatório

1. Antes da cirurgia, devem ser administrados fluidos por via IV para melhorar o estado de hidratação, se o paciente apresentar êmese.
2. Antibióticos são prescritos para a colecistite aguda.
3. Informe o paciente sobre o procedimento e o que esperar no pós-operatório.
4. O paciente deve permanecer em jejum a partir da meia-noite da noite anterior e promover esvaziamento intestinal antes da cirurgia.

Manejo pós-operatório

1. No pós-operatório, o paciente deve ser avaliado quanto a:
   a. Sinais vitais, nível de consciência.
   b. Nível de dor.
   c. Aparência da ferida ou dos locais de punção: patência de drenos tubulares ou do tubo T (se também for realizada a exploração do ducto biliar), segurança e drenagem.
   d. Ganhos e perdas.
   e. Náuseas e vômito no pós-operatório
2. A deambulação precoce é encorajada para prevenir o tromboembolismo, facilitar a micção e estimular o peristaltismo.
3. Monitore complicações, incluindo infecção incisional, hemorragia e lesão do ducto biliar (dor persistente, febre, distensão abdominal, náuseas, anorexia ou icterícia).

Complicações potenciais

1. Infecção, hemorragia ou lesão das vias biliares.
2. Pneumonia ou atelectasia.
3. Trombose venosa profunda ou embolia pulmonar.
4. Comprometimento da cicatrização da ferida.

Diagnósticos de enfermagem

- Dor aguda relacionada ao procedimento cirúrgico
- Risco de infecção relacionado ao procedimento cirúrgico
- Integridade da pele prejudicada relacionada ao procedimento cirúrgico
- Nutrição desequilibrada, menor que as necessidades corporais, relacionada ao procedimento cirúrgico, dor na ferida ou drenagem do tubo.

Intervenções de enfermagem

Alívio da dor

1. Avalie a localização, o nível e as características da dor.
2. Administre os analgésicos prescritos ou monitore a analgesia controlada pelo paciente (PCA, na sigla em inglês).
3. Incentive a proteção da incisão ao se locomover.
4. Encoraje a deambulação assim que liberada, para diminuir a distensão abdominal e promover a motilidade intestinal.
5. Diga ao paciente que as atividades usuais podem ser retomadas normalmente em um período de 5 a 7 dias após a colecistectomia laparoscópica ou dentro de 4 a 6 semanas após a colecistectomia aberta.
   a. A atividade sexual pode ser retomada quando a dor tiver diminuído.
   b. Obtenha com o cirurgião as orientações específicas sobre tratamento de feridas, atividades como levantar pesos, atividades extenuantes, banhos de chuveiros e banheiras de hidromassagem e operação de máquinas e veículos.

Prevenção de infecções

1. Verifique os curativos quanto a aumento da drenagem ou purulência.
2. Avalie o dreno da ferida ou o ponto de inserção do tubo T quanto à drenagem e observe a quantidade, a cor e o odor.

3. Observe a drenagem de bile do tubo T para o saco coletor:
   a. Comunique se houver redução.
   b. Mantenha a patência e a segurança do tubo T.
4. Informe se houver dor no quadrante superior direito, distensão abdominal, febre, calafrios ou icterícia, pois pode indicar uma lesão no ducto biliar.
5. Administre os antibióticos, conforme prescrição.
6. Encoraje o paciente a usar o espirômetro de incentivo, tossir, respirar profundamente e caminhar, a fim de diminuir o risco de infecção pulmonar.

Manutenção da integridade da pele

1. Avalie a cicatrização das feridas.
2. Realize o tratamento de feridas conforme protocolo.
3. Ateste a hidratação do paciente.
4. Verifique e comunique qualquer sinal de hiperemia, edema, dor ou secreção nas feridas.

Fornecimento de nutrição adequada

1. Verifique se há náuseas e vômito e administre antieméticos, conforme prescrição.
2. Incentive a ingesta de líquidos e avance para a dieta normal, conforme tolerado.
3. Administre fluidos de reposição para a drenagem de bile do tubo T, se prescrito.
4. Feche o tubo T com a pinça, quando prescrito, e avalie a tolerância aos alimentos e a cor das fezes.

Educação do paciente e manutenção da saúde

1. Diga ao paciente e à família que deve ser esperada uma recuperação pós-operatória rápida.
2. Aconselhe o paciente e a família a notificar imediatamente o cirurgião sobre qualquer mudança sutil no curso do pós-operatório ou sintomas persistentes. Deve haver suspeita de lesão do ducto biliar após uma colecistectomia laparoscópica em pacientes que não apresentam a recuperação esperada durante o período pós-operatório imediato.
3. Aconselhe o paciente a progredir na dieta, conforme tolerado. As gorduras podem ser ingeridas de acordo com a tolerância, porque os ductos biliares se dilatam para acomodar o armazenamento da bile, conforme necessário.

Reavaliação: resultados esperados

- Verbaliza diminuição da dor
- Sem febre ou sinais de infecção
- Cicatrização de feridas sem secreção
- Tolera líquidos e pequenas refeições sólidas.

DISTÚRBIOS PANCREÁTICOS

O pâncreas secreta enzimas, incluindo amilase e lipase, pelo ducto pancreático quando estimulado por colecistocinina e secretina para auxiliar na digestão de carboidratos e gordura no intestino delgado. O pâncreas também secreta hormônios, como a insulina e o glucagon, que ajudam a regular e manter a glicose sérica normal.

Pancreatite aguda

A *pancreatite aguda* é uma inflamação do pâncreas que varia de edema leve a extensa hemorragia e é resultante de vários insultos ao órgão. É definido por um discreto episódio de dor abdominal e uma elevação das enzimas pancreáticas séricas. A estrutura e a função do pâncreas costumam retornar ao normal após uma crise aguda. A pancreatite crônica ocorre quando há dano celular persistente ao pâncreas (ver Tabela 19.2 para comparação).

Fisiopatologia e etiologia

1. O consumo excessivo de álcool é a causa mais comum nos EUA.
2. Também é muito causada por doença do trato biliar, como colelitíase e colecistite aguda e crônica.
3. Causas menos comuns são infecção bacteriana ou viral, trauma abdominal contuso, úlcera péptica, doença vascular isquêmica, hipertrigliceridemia (maior que 1 mil g/dℓ), hipercalcemia; uso de corticosteroides, diuréticos tiazídicos e contraceptivos orais; cirurgia no pâncreas ou próximo dele ou após instrumentação do ducto pancreático por CPRE; tumores do pâncreas ou da ampola; e, em casos raros, pancreatite hereditária.
4. A mortalidade é alta (10%) por causa de choque, anoxia, hipotensão ou disfunção de múltiplos órgãos.
5. As crises podem ter resolução com recuperação completa, porém pode haver recidiva sem danos permanentes ou evoluir para pancreatite crônica.
6. A autodigestão de todo ou de parte do pâncreas está envolvida, mas o mecanismo exato não está totalmente compreendido.

Manifestações clínicas

(Depende da gravidade do dano pancreático.)

1. Dor abdominal, quase sempre constante, média-epigástrica ou periumbilical, irradiando para as costas ou o flanco. O paciente assume uma posição fetal ou se inclina para a frente enquanto está sentado (conhecido como "pronação") para aliviar a pressão do pâncreas inflamado sobre os nervos do plexo celíaco. A dor pode ser leve ou incapacitante.
2. Náuseas e vômito.
3. Febre.
4. Proteção abdominal involuntária, sensibilidade epigástrica à palpação profunda e sons intestinais reduzidos ou ausentes.
5. Membranas mucosas ressecadas, hipotensão, pele fria e pegajosa, cianose e taquicardia, que pode refletir desidratação de leve a moderada, por vômito ou síndrome de extravasamento capilar (perda do terceiro espaço).
6. Choque pode ser a manifestação de apresentação em episódios graves, com desconforto respiratório e insuficiência renal aguda.
7. Descoloração purpúrea dos flancos (sinal de Turner) ou da área periumbilical (sinal de Cullen) ocorre em casos de extensa necrose hemorrágica do pâncreas.

Avaliação diagnóstica

1. Pelo menos 2 entre 3 critérios devem estar presentes para diagnosticar a pancreatite aguda: dor abdominal, lipase sérica elevada (ou amilase) pelo menos 3 vezes maior que o limite superior normal e achados característicos de pancreatite aguda em TC ou RM.
2. Glicose sérica, bilirrubina, fosfatase alcalina, lactato desidrogenase, AST, ALT, potássio e colesterol podem estar elevados.
3. Os níveis de albumina sérica, cálcio, sódio, magnésio e, possivelmente, potássio podem estar baixos graças a desidratação, vômitos e ligação do cálcio em áreas de necrose gordurosa.
4. O nível elevado de proteína C reativa (PCR) nas primeiras 72 horas é sugestivo de pancreatite aguda grave e é preditivo de uma pior evolução clínica.
5. Radiografia abdominal para detectar o íleo ou uma alça isolada do intestino delgado recobrindo o pâncreas. Calcificações pancreáticas ou cálculos biliares podem sugerir uma etiologia alcoólica ou biliar.
6. Ultrassonografia abdominal para determinar se o paciente tem cálculos ou obstrução no ducto biliar comum.
7. Radiografia de tórax para detecção de complicações pulmonares. Efusões pleurais são comuns, sobretudo à esquerda, mas podem ser bilaterais.

Tabela 19.2 Comparação entre os achados nas pancreatites aguda e crônica.

	Pancreatite aguda	Pancreatite crônica
Definição	• Inflamação que leva ao edema do pâncreas • Autodigestão – as enzimas normalmente secretadas pelo pâncreas são ativadas dentro do órgão e começam a digerir o tecido pancreático.	• Associada a cicatrizes e destruição generalizada do tecido pancreático • Afeta mais homens do que mulheres.
Etiologia	• Cálculos biliares que passam pelo ducto comum • Abuso de álcool • Infecção viral, condições hereditárias, lesão traumática, certos medicamentos (especialmente estrogênios, corticosteroides, diuréticos tiazídicos e azatioprina), procedimentos cirúrgicos no ducto biliar pancreático ou comum ou CPRE • Tumor pancreático subjacente • Hipercalcemia • Hipertrigliceridemia • Idiopático.	• Abuso de álcool (70% dos pacientes) • Pancreatite hereditária • Destruição dos ductos (por trauma, cálculos, tumores) • Pancreatite tropical • Doenças sistêmicas (fibrose cística, lúpus eritematoso sistêmico, hiperparatireoidismo) • Condições congênitas como pâncreas *divisum* • Hipercalcemia • Hipertrigliceridemia • Idiopático.
Sintomas	• Crise repentina de dor abdominal alta, constante e intensa que pode irradiar para as costas • Dor repentina e constante • Dor que pode ser agravada ao caminhar ou deitar-se e aliviada ao sentar-se ou inclinar-se para a frente (pronação) • Outros sintomas possíveis: náuseas, vômito, diarreia, edema, febre, diaforese e icterícia.	• Dor abdominal média ou alta, constante e profunda; também pode sentir dor nas costas • Dor que piora com a ingesta de alimentos ou com o consumo de álcool; diminui quando sentado ou inclinado para a frente (pronação) • À medida que a doença progride, desenvolvem-se crises de dor, que duram mais e ocorrem com mais frequência • Pode apresentar náuseas, vômito • Perda de peso.
Curso	• Doença leve em 85% dos pacientes, com recuperação rápida em poucos dias.	• Destruição do tecido pancreático que progride lentamente a partir de um dano inflamatório crônico.
Diagnóstico	• História de saúde • História social • Amilase e lipase séricas • Triglicerídios séricos • Ultrassom, TC, RM.	• História de saúde • História social • Exames de função hepática • Exame de elastase fecal • Radiografia abdominal que pode revelar depósitos de cálcio no pâncreas • Estudos por imagem, como ultrassom, TC, CPRE, USE, RM/CPRM • CEA e Ca 19 a 9 para avaliar o câncer de pâncreas.
Tratamento	• Depende da gravidade, pois a pancreatite aguda pode ser leve, moderada ou grave • Fluidos IV • Medicação para dor • Avanço da dieta com base na dor e nas náuseas • Cirurgia para complicações como necrose, infecção, sangramento.	• Controle da dor • Suporte nutricional e modificação da dieta com refeições menores, frequentes e com pouca gordura • Enzimas pancreáticas • Controle do diabetes • Procedimentos de drenagem do ducto pancreático ou excisão de dano total ou parcial do pâncreas • Abstinência de álcool.
Complicações	• A pancreatite aguda grave pode levar a: ○ Insuficiência sistêmica de múltiplos órgãos, como pulmão, fígado, rim e coração ○ Necrose pancreática infectada ○ Abscesso pancreático ○ Pseudocistos pancreáticos ○ Fístula pancreática ○ Ascite pancreática ○ Danos aos órgãos vizinhos, como intestino delgado, cólon e duodeno (em virtude da inflamação).	• Desnutrição causada pela baixa absorção de nutrientes, em especial gorduras • Evacuação frequente, com fezes moles, oleosas e fétidas (esteatorreia) • Diabetes dependente de insulina • Aumento do risco de câncer de pâncreas • Pseudocisto • Sangramento do estômago • Aumento do risco de tromboembolismo venoso • Possíveis crises de pancreatite aguda.
Prognóstico	• De modo geral, pode se recuperar completamente e sem recorrência se a causa for removida.	• Pode manter a qualidade de vida com cuidados de suporte e adesão ao regime clínico.

Manejo

Baseado em evidências
Crockett, S. D, Wani, S., Gardner, T. B. et al. (2018). American Gastroenterological Association Institute guideline on initial management of acute pancreatitis. *Gastroenterology, 154*(4), 1096-1101.

Dependendo da gravidade do episódio, deve-se concentrar no alívio dos sintomas e no suporte ao paciente para evitar complicações.

1. Deve ser fornecida uma hidratação agressiva, definida como 250 a 500 mℓ/h de solução cristaloide isotônica, a todos os pacientes, a menos que contraindicado, nas primeiras 24 a 48 horas.
2. Oxigenação adequada, frequentemente reduzida por dor, ansiedade, acidose, pressão abdominal ou efusões pleurais.
3. Analgesia para aliviar a dor e a ansiedade, que aumentam as secreções pancreáticas.
4. Sonda NG e aspiração para aliviar estase gástrica, distensão e íleo, se necessário. Manutenção do pH gástrico alcalino com IBPs ou antagonistas dos receptores H2 e antiácidos, de modo a suprimir a movimentação de ácidos das secreções pancreáticas e prevenir as úlceras por estresse.
5. Comece a nutrição oral ou enteral dentro de 24 horas. Essa intervenção pode ajudar a proteger a barreira mucosa intestinal e limitar o movimento bacteriano, reduzindo o risco de complicações da pancreatite aguda.
6. Farmacoterapia de suporte.
   a. Reposição de eletrólitos, conforme necessário.
   b. Bicarbonato de sódio para o tratamento da acidose metabólica.
   c. Insulina para tratar a hiperglicemia.
   d. Antibioticoterapia para infecção ou sepse documentadas.
7. A colecistectomia é indicada durante a internação hospitalar para casos de pancreatite aguda por cálculos biliares.
8. Intervenção cirúrgica, se ocorrerem complicações.
   a. Incisão e drenagem de abscessos e pseudocistos infectados.
   b. Desbridamento ou pancreatectomia para remover o tecido pancreático necrótico.

Complicações

1. Ascite, abscesso ou pseudocisto.
2. Coleções necróticas agudas ou necrose pancreática murada.
3. Infiltrados pulmonares, derrame pleural, síndrome do desconforto respiratório agudo.
4. Hemorragia com choque hipovolêmico.
5. Insuficiência renal aguda.
6. Sepse e síndrome de disfunção de múltiplos órgãos.

Avaliação de enfermagem

1. Obtenha a história de patologia da vesícula biliar, uso de álcool, hipertrigliceridemia ou fatores precipitantes.
2. Avalie os sintomas gastrintestinais, incluindo náuseas e vômitos, diarreia e evacuação gordurosa.
3. Investigue as características da dor abdominal.
4. Considere o estado nutricional e hídrico.
5. Meça a frequência, o padrão e os sons respiratórios.

Alerta gerontológico
A incidência de complicações sistêmicas graves da pancreatite aumenta com a idade. Aprecie qualquer alteração no estado mental de um paciente idoso com pancreatite como indicador de complicação subjacente. A pancreatite aguda em uma pessoa idosa sem outros fatores precipitantes pode indicar tumor subjacente, obstruindo o ducto pancreático.

Diagnósticos de enfermagem

- Dor aguda relacionada ao processo patológico
- Volume de líquidos deficiente relacionado a vômitos, ingesta autorrestrita, febre e desvio de fluidos
- Padrão respiratório ineficaz relacionado a dor grave e complicações pulmonares
- Nutrição desequilibrada, menor que as necessidades corporais, relacionada a medo de comer, má absorção e intolerância à glicose.

Intervenções de enfermagem

Controle da dor

1. Administre analgésicos opiáceos, conforme prescrição, para controlar a dor.
2. Ajude o paciente a encontrar uma posição confortável.
3. Mantenha a patência da sonda NG para remover as secreções gástricas e aliviar a distensão abdominal, se indicado.
4. Forneça cuidados e higiene oral frequentes.
5. Aplique antiácidos, IBPs ou antagonistas dos receptores H2, conforme prescrição.
6. Comunique em caso de aumento da gravidade da dor, que pode indicar hemorragia do pâncreas, ruptura de um pseudocisto ou dosagem inadequada do analgésico.

Restauração do equilíbrio adequado de líquidos

1. Monitore e registre os sinais vitais, a coloração da pele e a temperatura do paciente.
2. Acompanhe ganhos, perdas, e pese o paciente diariamente.
3. Avalie os resultados laboratoriais dos níveis de hemoglobina, hematócrito, albumina, cálcio, potássio, sódio, magnésio, e administre a reposição, conforme prescrição.
4. Observe e meça o perímetro abdominal se houver suspeita de ascite pancreática.
5. Relate tendências de queda da PA, redução do débito urinário ou aumento do pulso, pois pode indicar hipovolemia e choque ou insuficiência renal.

Melhora da função respiratória

1. Avalie constantemente frequência, ritmo e sons respiratórios, bem como esforço e saturação de oxigênio.
2. Coloque o paciente na posição vertical ou semi-Fowler para melhorar a excursão diafragmática.
3. Administre suplementação de oxigênio, conforme prescrição, para manter níveis adequados de oxigênio.
4. Comunique imediatamente a presença de sinais de dificuldade respiratória.
5. Instrua o paciente a tossir e respirar profundamente para melhorar a função respiratória.

Nutrição

1. Avalie estado nutricional, história de perda de peso e hábitos alimentares, incluindo a ingesta de álcool.
2. Administre antiácidos ou antagonistas dos receptores H2 para evitar a neutralização dos suplementos enzimáticos, conforme indicado.
3. Monitore ganhos, perdas, e pese o paciente diariamente.
4. Verifique se há desconforto gastrintestinal durante as refeições e as características das fezes.
5. Atente nos níveis séricos de glicose e oriente sobre dietas balanceadas com baixo teor de carboidratos e sobre a insulinoterapia, conforme prescrito.
6. Identifique os alimentos que agravam os sintomas e apresente dietas com baixo teor de gordura.

Alerta de transição de cuidado
Pacientes com pancreatite aguda muitas vezes estão gravemente enfermos, vindos de uma longa hospitalização e exigindo reabilitação prolongada. Verifique a necessidade

de encaminhamento para serviços de suporte, como atendimento subagudo, atendimento domiciliar e reabilitação ambulatorial. Identifique os fatores de risco para a readmissão hospitalar, como falta de apoio do cuidador, de seguro de saúde, de transporte; nível educacional e recursos financeiros; dependência de álcool ou drogas. Procure o assistente social e as agências comunitárias para o acompanhamento e a resolução de problemas contínuos depois que o paciente deixar o hospital.

Educação do paciente e manutenção da saúde

1. Ensine o paciente a retomar aos poucos uma dieta com baixo teor de gordura.
2. Oriente o paciente a aumentar gradualmente o nível de atividade, proporcionando períodos de descanso diários.
3. Repasse as informações sobre o processo patológico e os fatores precipitantes. Enfatize que crises subsequentes de pancreatite aguda podem destruir o pâncreas, causar complicações adicionais e levar à pancreatite crônica.
4. Se a pancreatite for resultado do uso de álcool, o paciente precisa ser lembrado da importância da abstinência. Converse sobre os Alcoólicos Anônimos ou outras entidades que acolhem pessoas com problemas de abuso de substâncias nocivas.

Reavaliação: resultados esperados

- Verbaliza redução no nível de dor
- PA estável e débito urinário adequado
- Respirações não elaboradas e sons respiratórios normais.

Pancreatite crônica

Pancreatite crônica é definida como a persistência do dano celular pancreático após inflamação aguda e diminuição da função endócrina e exócrina do pâncreas. A prevalência de pancreatite crônica é de 50 por 100 mil pessoas.

Fisiopatologia e etiologia

1. A pancreatite crônica muitas vezes se desenvolve em pacientes na faixa etária entre 30 e 40 anos, sendo mais comum em homens.
2. O abuso de álcool é a causa mais frequente. Já as menos comuns incluem hiperparatireoidismo, pancreatite hereditária, desnutrição e traumatismo no pâncreas.
3. Com a inflamação crônica, a destruição das células secretoras do pâncreas causa má digestão, má absorção de proteínas e gorduras e, possivelmente, diabetes melito, se as células das ilhotas do órgão forem afetadas.
4. À medida que as células são substituídas por tecido fibroso, pode ocorrer obstrução de ductos pancreático e biliares comuns, além do duodeno.

Manifestações clínicas

1. A dor, de modo geral, se localiza no epigástrio ou no quadrante superior esquerdo, frequentemente irradiando para as costas, semelhante ao observado na pancreatite aguda, porém mais constante e em intervalos imprevisíveis. Conforme a enfermidade progride, as crises recorrentes de dor serão mais graves, mais assíduas e com maior duração.
2. Perda de peso, náuseas, vômito e anorexia.
3. Má absorção e esteatorreia ocorrem tardiamente no curso da doença.
4. Intolerância à glicose.

Avaliação diagnóstica

1. Os níveis séricos de amilase e lipase podem estar normais ou mais baixos em razão da diminuição da função exócrina pancreática.
2. A análise da gordura fecal determina a necessidade de reposição de enzima pancreática.
3. Os níveis de bilirrubina e fosfatase alcalina podem estar elevados, se ocorrer obstrução biliar.
4. Os resultados dos exames de estimulação de secretina e colecistocinina são anormais.
5. Radiografia abdominal simples para determinar a calcificação difusa do pâncreas.
6. TC identifica alterações estruturais no pâncreas, como calcificações, massas, irregularidades nos ductos, dilatação e pseudocistos.
7. A CPRE define a anatomia e localiza complicações, como pseudocistos pancreáticos e rupturas dos ductos.

Manejo

1. Abstinência de álcool e cessação do tabaco.
2. Manejo da dor, incluindo terapia comportamental de suporte.
3. Pequenas refeições e hidratação com correção de deficiências nutricionais.
4. Reposição de enzimas pancreáticas.
5. Tratamento do diabetes melito.
6. Colocação endoscópica de *stent* pancreático, de modo a permitir o fluxo de suco pancreático pelo ducto distorcido e irregular/estreito.
7. Intervenções cirúrgicas para reduzir a dor, restaurar a drenagem das secreções pancreáticas, corrigir anormalidades estruturais e gerenciar complicações.
   a. Pancreatojejunostomia – anastomose de lado a lado do ducto pancreático ao jejuno, a fim de drenar as secreções pancreáticas no jejuno.
   b. Abordagem do esfíncter da ampola de Vater para realização de esfincteroplastia, na qual o esfíncter é mantido aberto para permitir o livre fluxo de suco pancreático.
   c. Drenagem de pseudocisto pancreático para estruturas próximas ou por um dreno externo.
   d. Ressecção de parte do pâncreas (procedimento de Whipple, pancreatectomia distal) ou remoção total do órgão (pancreatectomia total).
   e. Autotransplante de células das ilhotas.

Complicações

1. Formação de pseudocistos pancreáticos.
2. Ascite pancreática e efusões pleurais.
3. Hemorragia gastrintestinal.
4. Obstrução do trato biliar.
5. Fístula pancreática.
6. Trombose da veia esplênica.
7. Câncer de pâncreas.
8. Diabetes melito.

Avaliação de enfermagem

1. Avalie o nível da dor abdominal.
2. Investigue o estado nutricional.
3. Verifique se há esteatorreia e má absorção.
4. Examine sinais e sintomas de diabetes melito.
5. Avalie o nível atual de ingesta de álcool, a motivação do paciente para se abster de beber e verifique a disponibilidade de recursos como os Alcoólicos Anônimos.

Diagnósticos de enfermagem

Para cuidados cirúrgicos, consulte "Cuidados com o paciente submetido à cirurgia gastrintestinal" (Cap. 18).

- Dor aguda e crônica relacionada ao insulto crônico e implacável ao pâncreas
- Nutrição desequilibrada, menor que as necessidades corporais, relacionada a medo de comer, má absorção e intolerância à glicose
- Ansiedade relacionada à intervenção cirúrgica ou à imprevisibilidade da recorrência da dor.

Intervenções de enfermagem

Controle da dor

1. Avalie e documente características, localização, frequência e duração da dor.
2. Determine os fatores precipitantes e atenuantes.
3. Verifique o efeito da dor sobre o estilo de vida e os hábitos alimentares do paciente.
4. Administre ou ensine a autoadministração de analgésicos, conforme prescrição, para controlar a dor.
5. Use métodos não farmacológicos para promover o relaxamento, como distrações, imagética e relaxamento muscular progressivo.
6. Examine a resposta às medidas de controle da dor e encaminhe para um especialista, se indicado.

Melhora do estado nutricional

1. Verifique estado nutricional, história de perda de peso e hábitos alimentares, incluindo a ingesta de álcool.
2. Administre a reposição da enzima pancreática com as refeições, conforme prescrição.
3. Disponibilize antiácidos, IBPs ou antagonistas dos receptores H2 para evitar a neutralização dos suplementos enzimáticos, conforme indicado.
4. Monitore a ingesta, o débito, e pese o paciente diariamente.
5. Avalie o desconforto gastrintestinal durante as refeições e as características das fezes.
6. Controle os níveis séricos de glicose e oriente sobre dietas balanceadas com baixo teor de carboidratos e sobre a insulinoterapia, conforme indicado.
7. Identifique os alimentos que agravam os sintomas e ensine sobre dietas com baixo teor de gordura.

Alerta farmacológico
Alerte o paciente sobre a possibilidade da perigosa reação hipoglicêmica, que pode resultar da ingesta de álcool e da perda de refeições concomitante ao uso de insulina.

Alívio da ansiedade sobre a intervenção cirúrgica

1. Descreva a intervenção cirúrgica planejada e os resultados esperados.
   a. Diminuição da dor.
   b. Capacidade de se alimentar melhor e aprimorar a condição geral.
2. Prepare o paciente para efeitos adversos e complicações da cirurgia.
   a. A pancreatectomia total causará diabetes melito permanente, dependência de insulina, má absorção grave e necessidade de reposição vitalícia de enzimas pancreáticas. São necessárias consultas e acompanhamento rigoroso por endocrinologista e nutricionista.
   b. Desnutrição e debilidade aumentam o risco do paciente para problemas de cicatrização e complicações cirúrgicas.
3. Ajude o paciente a se preparar para a cirurgia, incentivando a abstinência de álcool e a ingesta de suplementos nutricionais e vitamínicos.
4. Incentive o paciente a recorrer à ajuda da rede de apoio e a fortalecer os mecanismos de enfrentamento apropriados.
5. Após a cirurgia, providencie cuidados meticulosos para prevenir infecção, promover a cicatrização de feridas e evitar complicações cirúrgicas rotineiras.

Educação do paciente e manutenção da saúde

1. Ensine o paciente sobre o uso correto de analgésicos.
2. Oriente sobre a administração apropriada de reposição de enzimas pancreáticas.
   a. Tomar apenas antes ou durante as refeições.
   b. Pode ter revestimento entérico. Não esmagar ou mastigar os comprimidos. Na apresentação em pó, pode ser polvilhado na comida se a ingesta for difícil.
   c. Ingerir com antiácido, IBPs ou antagonistas do receptor H2, conforme prescrito, para evitar que a enzima pancreática seja destruída pela acidez das secreções gástricas.
3. Aconselhe o paciente a monitorar o número de evacuações e as características das fezes; informar se houver aumento na evacuação ou intolerância alimentar.
4. Educação sobre o diabetes, com acompanhamento para monitorar a progressão da condição, se aplicável.
5. Enfatize que o tratamento será ineficaz se o consumo de álcool continuar.

Reavaliação: resultados esperados

- Verbaliza redução no nível de dor
- Peso estabilizado ou ganho de peso observado
- Relata a compreensão dos efeitos do procedimento cirúrgico.

Câncer de pâncreas

O câncer do pâncreas é uma malignidade altamente letal que pode surgir na cabeça (cerca de 70% dos casos) ou no corpo e na cauda do pâncreas. O adenocarcinoma das células que revestem os ductos do pâncreas é o tipo mais comum (85%). O câncer de pâncreas é a quarta principal causa de mortes por câncer nos EUA, pois 90% dos tumores são irressecáveis no momento do diagnóstico.

Fisiopatologia e etiologia

1. A incidência está aumentando, com 50 mil casos diagnosticados a cada ano nos EUA.
2. Ocorre mais em homens do que em mulheres e mais em negros do que em brancos.
3. Geralmente, dá-se na faixa etária entre 60 e 80 anos, mas pode ser encontrado em pacientes mais jovens.
4. Tabagismo, exposição prolongada a produtos químicos industriais, dieta hiperlipídica, diabetes melito e pancreatite crônica são considerados fatores de risco. Uma pequena porcentagem dos casos de câncer de pâncreas é herdada.
5. Obesidade e inatividade física são agora considerados fatores de risco para câncer de pâncreas.
6. Pode ocorrer obstrução do fluxo biliar com tumores na cabeça do pâncreas em razão da compressão do ducto biliar comum distal.
7. A obstrução do ducto pancreático produz dor e disfunção exócrina.

Manifestações clínicas

1. Os sintomas costumam ser vagos e inespecíficos, o que impede a detecção precoce.
2. Fraqueza, perda de peso, anorexia, náuseas, vômito e dor abdominal podem ocorrer.

3. A dor geralmente ocorre na parte superior do abdome, em pontada ou profunda, e pode irradiar para o flanco e as costas.
   a. De maneira geral, a dor é pior à noite, e os pacientes tendem a se deitar com os joelhos dobrados ou se inclinar para a frente quando sentados (pronação) para aliviá-la.
   b. A dor pode se tornar mais localizada, grave e incessante à medida que a doença progride.
4. Saciedade precoce e uma sensação de edema após a ingesta podem ocorrer.
5. Hepatomegalia.
6. A obstrução biliar produz icterícia, urina escura cor de chá, fezes cor de argila e prurido.
7. Depressão e letargia podem estar presentes.

Avaliação diagnóstica

1. Exames de função hepática elevados; exames de coagulação podem ser prolongados.
2. Antígeno carcinoembrionário (CEA) e CA 19.9 podem estar elevados.
3. A ultrassonografia transabdominal detecta tumores maiores que 1 cm.
4. A CPRE define a anatomia e permite a colocação de um *stent* biliar para desobstrução do fluxo de bile por um tumor na cabeça do pâncreas antes da cirurgia ou como paliação em pacientes não considerados candidatos cirúrgicos.
5. CPRM define a anatomia sem o uso de meio de contraste.
6. TC abdominal para avaliar a ressecabilidade do tumor.
7. PET *scan* para diferenciar o câncer de um cisto e para avaliar a recorrência ou a presença de metástase.
8. Biopsia por punção percutânea por agulha fina ou USE para citologia e para confirmar a malignidade.

Manejo

O objetivo do tratamento pode ser a cura ou a paliação, dependendo do estadiamento do tumor. Apesar dos avanços no tratamento, a taxa de sobrevida em 5 anos é de 5% nos casos não cirúrgicos e de 20 a 30% nos que podem ser submetidos ao procedimento.

Cirurgia

A ressecção cirúrgica é o único tratamento com potencial curativo. Infelizmente, graças à apresentação tardia da doença, apenas 15 a 20% dos pacientes são candidatos a uma pancreatectomia.

1. O procedimento de Whipple (pancreaticoduodenectomia) é a remoção da cabeça do pâncreas e da porção distal do ducto biliar comum, incluindo a vesícula biliar, o duodeno e o estômago distal, com anastomose do pâncreas, do estômago e do ducto biliar comum até o jejuno (Figura 19.6). Se a vesícula biliar estiver presente, também será removida. Foram desenvolvidas modificações no procedimento convencional de pancreaticoduodenectomia, na tentativa de melhorar os resultados ou minimizar a morbidade associada à cirurgia.
   a. Estômago e piloro podem ser preservados – duodenopancreatectomia com preservação do piloro. Esse procedimento pode diminuir a incidência de *dumping* pós-operatório, ulceração marginal e gastrite de refluxo biliar.
   b. Pancreaticoduodenectomia subtotal com preservação do estômago – preserva o estômago o máximo possível, minimizando os problemas relacionados ao retardo do esvaziamento gástrico.
2. A pancreatectomia total, incluindo uma esplenectomia, pode ser realizada para tumor difuso em todo o pâncreas.
3. Pancreatectomia distal é a remoção do pâncreas distal e do baço, para tumores localizados no corpo e na cauda do pâncreas.
4. *Bypass* paliativo para tumores não ressecáveis: coledocojejunostomia ou colecistojejunostomia para icterícia obstrutiva ou gastrojejunostomia para obstrução da saída gástrica.

Outras medidas

1. A quimioterapia isolada ou em combinação com a radioterapia pode ser administrada antes da cirurgia, a fim de diminuir os tumores que envolvem os principais vasos sanguíneos.
2. A quimioterapia e a radioterapia podem ser administradas para tumores ressecáveis após a cirurgia, de modo a combater achados microscópicos ou não identificados durante o ato cirúrgico.
3. Quimioterapia e radioterapia podem ser administradas para tumores considerados irressecáveis no momento e após cirurgia paliativa de *bypass* intestinal.
4. A quimioterapia pode ser administrada isoladamente para o tratamento de doença irressecável ou metastática.
5. A radioterapia pode ser usada sozinha.
   a. Irradiação de feixe externo para controle local, para reduzir a dor e atenuar a obstrução.
   b. A radioterapia intraoperatória, administrada após a ressecção do pâncreas, também tem sido empregada em alguns centros.
6. Colocação endoscópica ou percutânea de *stent*, para aliviar a obstrução biliar ou duodenal.
7. A esplancnicectomia química, que é a injeção de álcool no plexo celíaco, diminui a ação nervosa na área do pâncreas para proporcionar alívio temporário da dor.
   a. Pode ser realizada no intraoperatório pelo cirurgião ou por via percutânea sob orientação de TC como procedimento ambulatorial.
8. As imunoterapias sob investigação que mostram resultados promissores incluem o uso de imunomoduladores, vacinas terapêuticas, anticorpos monoclonais, vírus oncolíticos, imunoterapias adjuvantes e citocinas.

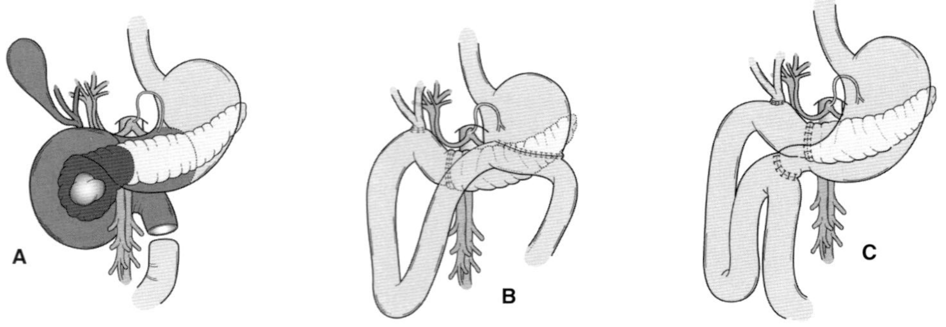

Figura 19.6 Pancreatoduodenectomia. **A.** A pancreatoduodenectomia padrão (procedimento de Whipple) envolve uma ampla área de ressecção ao redor do tumor, incluindo a vesícula biliar, o estômago distal, a região pilórica, o duodeno e a cabeça do pâncreas, conforme indicado. **B.** Anastomoses do ducto biliar comum, fundo do estômago e corpo e cauda do pâncreas para o jejuno. **C.** A variante que preserva o piloro envolve a conservação do estômago, incluindo a válvula pilórica anastomosada ao jejuno.

Baseado em evidências
National Cancer Institute Physician Data Query (PDQ), American Cancer Society Facts & Figures 2016, National Comprehensive Cancer Network (NCCN) Guidelines for Patients, *ClinicalTrials.gov*, CRI grantee progress reports.

Alerta de transição de cuidado
Com a alta taxa de mortalidade associada ao câncer de pâncreas, sugere-se o envolvimento de especialistas em cuidados paliativos desde o início do tratamento. Cuidados paliativos incluem o manejo da dor e dos sintomas, bem como as metas da discussão sobre os cuidados terminais e a institucionalização do paciente, quando apropriado. Foi demonstrado que o envolvimento precoce melhora o manejo dos sintomas, evita internações hospitalares desnecessárias e fornece apoio ao paciente e à família.

Complicações

1. Obstrução biliar, gástrica e duodenal.
2. Metástase e insuficiência hepática/ascite secundária à metástase.
3. Hipertensão portal e dor causadas pelo encapsulamento dos principais vasos sanguíneos e do plexo do nervo celíaco na área do pâncreas.
4. Tromboembolismo venoso: a incidência é de 4 a 7 vezes maior no câncer de pâncreas, como em outros adenocarcinomas comuns.
5. Desnutrição, perda de peso, anorexia e caquexia.

Avaliação de enfermagem

1. Obtenha o histórico de fatores de risco, dor e sintomas de disfunção pancreática.
2. Verifique o estado nutricional, incluindo histórico alimentar, anorexia, perda de peso, náuseas e vômitos, esteatorreia e turgor cutâneo.
3. Avalie os resultados de exames laboratoriais para alterações nos níveis de glicose, enzimas pancreáticas, função hepática, bem como nos testes de coagulação.
4. Julgue o estado psicossocial do paciente para determinar a presença de depressão, as estratégias usuais de enfrentamento, os sistemas de apoio e a experiência anterior com doenças graves.
5. Analise o uso de terapias fitoterápicas ou de medicamentos de venda não controlada.

Alerta farmacológico
A eficácia dos medicamentos fitoterápicos para tratar ou curar o câncer de pâncreas não foi comprovada. Pouco se sabe sobre a interação de fitoterápicos com medicamentos ou tratamentos convencionais. Os fitoterápicos podem interagir com medicamentos quimioterápicos e comprometer o tratamento. Se um paciente faz uso de tratamentos alternativos ou de fitoterápicos, isso deve ser do conhecimento de todos os profissionais de saúde envolvidos com o caso.

Diagnósticos de enfermagem

- Dor aguda relacionada ao tumor pancreático ou à incisão cirúrgica
- Nutrição desequilibrada, menos do que as necessidades corporais, relacionada ao processo patológico e à intervenção cirúrgica
- Volume de líquido deficiente relacionado a hipoproteinemia e alterações cirúrgicas
- Integridade tissular prejudicada relacionada a desnutrição, incisões cirúrgicas e alteração na drenagem pancreática ou biliar.

Intervenções de enfermagem

Para cuidados cirúrgicos, consulte "Cuidados com o paciente submetido a cirurgia gastrintestinal" (p. 501).

Controle da dor

1. Administre opioides, conforme prescrição, ou monitore a PCA.
2. Ensine técnicas de relaxamento, como respiração relaxante, relaxamento muscular progressivo e imagética, como terapia adjunta para o alívio da dor.
3. Ajude o paciente na mudança de decúbito e a se posicionar com conforto.
4. Forneça medicamentos adjuvantes, como antidepressivos e ansiolíticos, conforme prescrição.
5. Avalie a resposta do paciente à dor e às medidas de controle dos sintomas.
6. Considere cuidados paliativos ou serviços de cuidados paliativos para o manejo de sintomas se o paciente não estiver mais se beneficiando do tratamento.

Melhora do estado nutricional

1. Administre nutrição parenteral, conforme prescrição, no pré e no pós-operatório, se indicado.
2. Monitore os níveis séricos de glicose para hiperglicemia ou hipoglicemia.
3. Progrida lentamente com a dieta assim que a ingesta oral for tolerada e atente em náuseas, vômitos e distensão gástrica.
4. Aplique dieta rica em proteínas e carboidratos, com suplementos vitamínicos e enzimas pancreáticas, conforme prescrição.
5. Incentive o uso de especiarias para estimular as papilas gustativas e forneça alimentos frios para diminuir o odor. Use utensílios de plástico se o paciente se queixar de sabor metálico na boca, por causa do tratamento, e ofereça refeições pequenas e frequentes.
6. Forneça estimulantes de apetite, o acetato de megestrol, conforme prescrito.
7. Monitore os níveis séricos de albumina.
8. Pese o paciente uma vez por semana.
9. Verifique se existe má absorção de gorduras e proteínas: as fezes flutuam na água, têm aparência gordurosa, cor alaranjada e odor fétido.

Alcance do volume adequado de líquidos

1. Monitore os sinais vitais e registre com precisão ganhos e perdas.
2. Acompanhe o débito do dreno da ferida.
3. Avalie os resultados laboratoriais para presença de hipoalbuminemia, hiponatremia, hipocloremia e alcalose metabólica; substitua os eletrólitos, conforme prescrição.
4. Administre a reposição de fluidos, conforme indicado.
5. Relate alterações nos sinais vitais ou aumento da dor, pois isso pode indicar hemorragia, extravasamento pela anastomose ou progressão tumoral.

Manutenção da integridade dos tecidos

1. Observe a presença de icterícia, ruptura, irritação ou escoriação na pele.
2. Administre medicação antipruriginosa, forneça cuidados para a pele com sabão neutro e enxágue completo, aplique loções hidratantes e apare as unhas do paciente, para evitar arranhões.
3. Inspecione a pele ao redor dos drenos quanto à irritação e proteja-a do extravasamento de líquidos de drenos ou tubos.
4. Inspecione os curativos cirúrgicos e a incisão quanto a sangramento, drenagem ou sinais de infecção.
5. Evite o tensionamento das anastomoses, monitorando a distensão abdominal e mantendo a patência de tubos e drenos inseridos cirurgicamente.
6. Mantenha uma técnica asséptica no manuseio de curativos e na drenagem de todas as secreções.

Considerações sobre atendimento domiciliar e na comunidade

1. Eduque o paciente e a família sobre o curso da doença e forneça suporte durante o processo.
2. Forneça dispositivos de assistência e cuidados diretos para ajudar na conservação de energia. Pacientes que morrem de câncer no pâncreas podem apresentar uma perda de peso progressiva, que começa com anorexia e evolui para caquexia grave, fadiga e perda de massa muscular, o que é refratário a qualquer intervenção.
3. Verifique se há obstrução intestinal, que também pode esgotar a energia e diminuir o estado nutricional. Notifique o médico se houver redução da atividade intestinal, aumento da dor ou distensão abdominal.
4. Enfatize para o paciente e a família que a dor sempre pode ser tratada e que eles não precisam sentir dor. O plano para o manejo deve ser agressivo e proporcionar uma ótima qualidade de vida.
5. Incentive a família a receber a equipe de cuidados paliativos ou serviços de cuidados paliativos.

Educação do paciente e manutenção da saúde

1. Ensine ao paciente e à família as medidas de autocuidado para insuficiência pancreática.
   a. Monitoramento da glicose, administração de insulina, sinais e sintomas de hipoglicemia e hiperglicemia.
   b. Reposição de enzimas pancreáticas; dieta rica em proteínas e em carboidratos.
2. Ensine os cuidados com a ferida e os drenos, conforme necessário.
3. Explore várias opções para o manejo da dor.
4. Coordene o encaminhamento a atendimento domiciliar para cuidados com a ferida ou os drenos, a nova forma de manejo do diabetes, novos medicamentos, mudança na dieta ou encaminhamento para cuidados paliativos ou serviços de cuidados paliativos.

Reavaliação: resultados esperados

- Verbaliza redução da dor
- Mantém o peso estável
- Sinais vitais estáveis e débito urinário adequado
- Incisão intacta sem secreção ou sangramento.

BIBLIOGRAFIA

Abraham, S., Rivero, H. G., Erlikh, I. V., et al. (2014). Surgical and nonsurgical management of gallstones. *American Family Physician, 89*(10), 795–802.

Adler, D. G., Lieb, J. G., Cohen, J., et al. (2015). Quality indicators for ERCP. *American Journal of Gastroenterology, 110*, 91–101.

American Cancer Society. (2017). *Cancer facts and figures 2017*. Atlanta, GA: Author.

ASGE Training Committee, Jorgensen, J., Kubiliun, N., et al. (2016). Endoscopic retrograde cholangiopancreatography (ERCP): Core curriculum. *Gastrointestinal Endoscopy, 83*, 279.

Balaban, E. P., Mangu, P. B., Khorana, A. A., et al. (2016). Locally advanced, unresectable pancreatic cancer: American Society of Clinical Oncology clinical practice guideline. *Journal of Clinical Oncology, 34*(22), 2654–2668.

Benner, P., & Kautz, D. (2015). Postoperative care of patients undergoing same-day laparoscopic cholecystectomy. *AORN Journal, 102*(1), 15–32.

Boyum, J. H., Atwell, T. D., Schmit, G. D., et al. (2016). Incidence and risk factors for adverse events related to image-guided liver biopsy. *Mayo Clinic Proceedings, 91*(3), 329–335.

Buch, P. (2016). What you need to know about chronic pancreatitis. *Gastroenterology Nursing, 39*(2), 145.

Chalasani, N. P., Hayashi, P. H., Bonkovsky, H. L., et al. (2014). ACG clinical guideline: The diagnosis and management of idiosyncratic drug-induced liver injury. *American Journal of Gastroenterology, 109*, 950–966.

Chinnakotla, S., Radosevich, D. M., Dunn, T. B., et al. (2014). Long-term outcomes of total pancreatectomy and islet auto transplantation for hereditary/genetic pancreatitis. *Journal of the American College of Surgeons, 218*(4), 530–543.

Costi, R., Gnocchi, A., Di Mario, F., & Sarli, L. (2014). Diagnosis and management of choledocholithiasis in the golden age of imaging, endoscopy and laparoscopy. *World Journal of Gastroenterology, 20*(37), 13382–13401.

Crockett, S. D., Wani, S., Gardner, T. B., et al. (2018). American Gastroenterological Association Institute guideline on initial management of acute pancreatitis. *Gastroenterology, 154*(4), 1096–1101.

Dick, J. F., Gardner, T. B., & Merrens, E. J. (2016). Acute pancreatitis: New developments and strategies for the hospitalist. *Journal of Hospital Medicine, 11*(10), 724–729.

Dohan, A., Guerrache, Y., Boudiaf, M., et al. (2014). Transjugular liver biopsy: Indications, technique and results. *Diagnostic and Interventional Imaging, 95*(1), 11–15.

Dugum, M., & McCullough, A. (2015). Diagnosis and management of alcoholic liver disease. *Journal of Clinical and Translational Hepatology, 3*(2), 109–116.

Eastern Association for the Study of the liver (2017). Clinical Practice Guidelines on the management of Hepatitis B virus infection. *Journal of Hepatology, 67*, 270–298.

Fan, J., Huang, T., Jane, S., & Chen, M. (2015). Prevention of liver cancer through the early detection of risk-related behavior among Hepatitis B or C carriers. *Cancer Nursing, 38*(3), 169–176.

Fontana, R. J., Ellerbe, C., Durkalski, V. E., et al.; for the US Acute Liver Failure Study Group. (2015). Two-year outcomes in initial survivors with acute liver failure: results from a prospective, multicentre study. *Liver International, 35*(2), 370–380.

Fragomeli, V., & Weltman, M. (2015). Addressing viral hepatitis in the opiate substitution setting: An integrated nursing model of care. *Journal of Hepatology and Gastroenterology, 30*(S2), 6–11.

Gargya, V., Smolarek, S., & Walsh, T. N. (2015). Concerns about acute cholecystitis: Early versus delayed cholecystectomy: A multicenter randomized trial. *Annals of Surgery, 262*(2), e63–e64.

Geng, X., Huang, R., Lin, J., et al. (2016). Transient elastography in clinical detection of liver cirrhosis: A systematic review and meta-analysis. *Saudi Journal of Gastroenterology, 22*(4), 294–303.

Greenberg, J. A., Hsu, J., Bawazeer, M., et al. (2016). Clinical practice guideline: management of acute pancreatitis. *Canadian Journal of Surgery, 59*(2), 128–140.

Gurusamy, K. (2016). Early laparoscopic cholecystectomy appears better than delayed laparoscopic cholecystectomy for patients with acute cholecystitis. *BMJ Evidence-Based Medicine, 21*, 28. Available: *http://ebm.bmj.com/content/21/1/28*

Hoyer, D. P., Munteanu, M., Canbay, A., et al. (2014). Liver transplantation for acute liver failure: Are there thresholds not to be crossed? *Transplant International, 27*(6), 625–633.

Jaffee, E. (Ed.). (2016). *Immunotherapy for pancreatic cancer*. New York: Cancer Research Institute. Available: *www.cancerresearch.org/we-are-cri/home/cancer-types/pancreatic-cancer*

Johnston, P. C., Lin, Y. K., Walsh, R. M., et al. (2014). Factors associated with islet yield and insulin independence after total pancreatectomy and islet cell autotransplantation in patients with chronic pancreatitis utilizing off-site islet isolation: Cleveland Clinic experience. *Journal of Clinical Endocrinology and Metabolism, 100*(5), 1765–1770.

Johnstone, C. C. (2016). An overview of the management of patients with chronic pancreatitis. *Nursing Standard, 31*(13), 54–63.

Kachaamy, T., Harrison, E., Pannala, R., et al. (2015). Measures of patient radiation exposure during endoscopic retrograde cholangiography: Beyond fluoroscopy time. *World Journal of Gastroenterology, 21*(6), 1900–1906.

Kesseli, S. J., Sith, K. A., & Gardner, T. B. (2015). Total pancreatectomy with islet autologous transplantation: The cure for chronic pancreatitis? *Clinical and Translational Gastroenterology, 6*(1), e73.

Khorana, A. A., Mangu, P. B., Berlin, J., et al. (2016). Potentially curable pancreatic cancer: American Society of Clinical Oncology clinical practice guideline. *Journal of Clinical Oncology, 34*(21), 2541–2556.

Kwo, P. Y., Cohen, S. M., & Lim, J. K. (2017). ACG clinical guideline: Evaluation of abnormal liver chemistries. *American Journal of Gastroenterology*, 112, 18–35.

Lo Re, V., Haynes, K., Forde, K. A., et al. (2015). Risk of acute liver failure in patients with drug-induced liver injury: Evaluation of Hy's law and a new prognostic model. *Clinical Gastroenterology and Hepatology, 13*(13), 2360–2368.

National Cancer Institute. (2016). Physician Data Query (PDQ) Cancer Information Summary. Available: *www.cancer.gov*

National Comprehensive Cancer Network Foundation. (2014). *NCCN Guidelines for patients: Pancreatic cancer*. Available: *www.nccn.org*

National Institute for Health and Care Excellence (NICE). (2016). *Cirrhosis in over 16s: Assessment and management*. NICE 2016 Jul: NG50 PDF.

Oettle, H., Riess, H., Stieler, J. M., et al. (2014). Second-line oxaliplatin, folinic acid, and fluorouracil versus folinic acid and fluorouracil alone for gemcitabine-refractory pancreatic cancer: Outcomes from the CONKO-003 trial. *Journal of Clinical Oncology, 32*, 2423–2429.

Peck-Radosavljevic, M. (2014). Drug therapy for advanced-stage liver cancer. *Liver Cancer, 3*, 125–131.

Rahib, L., Smith, B. D., Aizenberg, R., et al. (2014). Projecting cancer incidence and deaths to 2030: The unexpected burden of thyroid, liver, and pancreas cancers in the United States. *Cancer Research, 74*, 2913–2921.

Raigani, S., Ammori, J., Kim, J., & Hardacre, J. M. (2014). Trends in the treatment of resectable pancreatic adenocarcinoma. *Journal of Gastrointestinal Surgery, 18*, 113–123.

Randial Pérez, L. J., Fernando Parra, J., & Aldana Dimas, G. (2014). The safety of early laparoscopic cholecystectomy (<48 hours) for patients with mild gall-

stone pancreatitis: A systematic review of the literature and meta-analysis. *Cirugía Española, 92,* 107–113.
Roulin, D., Saadi, A., Di Mare, L., et al. (2016). Early versus delayed cholecystectomy for acute cholecystitis, are the 72 hours still the rule?: A randomized trial. *Annals of Surgery, 264*(5), 717–722.
Satter, N., Forrest, E., & Preiss, D. (2014). Non-alcoholic fatty liver disease. *BMJ, 349,* g4596.
Sherman, D. W., & McMilllan, S. C. (2015). The physical health of patients with advanced pancreatic cancer and the psychological health of their family caregivers when newly enrolled in hospice. *Journal of Hospice and Palliative Nursing, 17*(3), 235–241.
Shimada, H., Noie, T., Ohashi, M., et al. (2014). Clinical significance of serum tumor markers for gastric cancer: A systematic review of literature by the Task Force of the Japanese Gastric Cancer Association. *Gastric Cancer, 17*(26), 26–33.
Sohal, D. P., Mangu, P. B., Khorana, A. A., et al. (2016). Metastatic pancreatic cancer: American Society of Clinical Oncology clinical practice guideline. *Journal of Clinical Oncology, 34*(23), 2784–2796.
Stine, J. G., & Lewis, J. H. (2015). Current and future directions in the treatment and prevention of drug-induced liver injury: A systematic review. *Expert Review of Gastroenterology and Hepatology, 25,* 1–20.
Sun, V., Chung, V., Singh, G., Leong, L., Fakih, M., Fong, Y., & Ferrell, B. (2016). Pilot study of an interdisciplinary supportive care planning intervention in pancreatic cancer. *Supportive Care in Cancer, 24*(8), 3417–3424.
Sun, H., Ma, H., Hong, G, et al. (2014). Survival improvement in patients with pancreatic cancer by decade: A period analysis of the SEER database, 1981–2010. *Scientific Reports, 4,* 6747.
Tang, C., Von Ah, D., & Fulton, J. (2018). The symptom experience of patients with advanced pancreatic cancer: An integrative review. *Cancer Nursing, 41*(1), 33–44. Available: *http://journals.lww.com/cancernursingonline/toc/9000/00000*
Terrault N. A., Ghany M., Kang C., et al. for the Hepatitis B Research Network (HBRN). (2015). Seroprevalence and clinical features of hepatitis D virus (HDV) infection in a North American cohort. *Hepatology, 62,* 989A–990A.
Terrault, N. A., Lok, A. S. F., McMahon, B. J., & Chang, K. M. (2018). Update on prevention, diagnosis, and treatment of chronic hepatitis B: AASLD 2018 hepatitis B guidance. *Hepatology, 67*(4), 1560–1599.
Trepo, C., Chan, H. L. Y., & Lok, A. (2014). Hepatitis B virus infection. *The Lancet, 384*(9959), 2053–2063.
Tsai, H., Hsiehb, M., Tsaic, Y., et al. (2014). Liver function tests may be useful tools for advanced cancer patient care: A preliminary single-center result. *The Kaohsiung Journal of Medical Sciences, 30*(3), 146–152.
Tsochatzis, E. A., Bosch, J., & Burroughs, A. K. (2014). Liver cirrhosis. *Lancet, 383*(9930), 1749–1761.
Tulachan S. S., Bhagatwala J., & Sridhar S. (2018). Endoscopic Management of Esophageal Varices and Variceal Hemorrhage. In: Sridhar S., Wu G. (Eds.), *Diagnostic and Therapeutic Procedures in Gastroenterology* (pp. 165–178). Clinical Gastroenterology. Totowa, N.J.: Humana Press.
Woreta, T. A., & Alqahtani, S. A. (2014). Evaluation of abnormal liver tests. *Medical Clinics of North America, 98*(1), 1–16.
Younossi, M., Bacon, B., Dieterich, D., et al. (2016). Disparate access to treatment regimens in chronic hepatitis C patients: Data from the TRIO network. *Journal of Viral Hepatitis, 23*(6), 447–454.
Yu, S. J. (2016). A concise review of updated guidelines regarding the management of hepatocellular carcinoma around the world: 2010–2016. *Clinical and Molecular Hepatology, 22*(1), 7–17.
Yu, Z., Wu, S., & Wan, G. (2016). Study on the nursing effect on complications of severe acute pancreatitis. *International Journal of Clinical and Experimental Medicine, 9*(2), 5228–5232.
Zheng, J., Kuk, D., Gönen, M. et al. (2017). Actual 10-Year survivors after resection of hepatocellular carcinoma. *Ann Surg Oncol, 24*(5), 1358–1366.

CAPÍTULO

20 Problemas Nutricionais

CONSIDERAÇÕES GERAIS E AVALIAÇÃO

Considerações gerais sobre nutrição

Conhecer os nutrientes e os princípios básicos da nutrição é importante para o profissional de saúde saber educar o paciente a fim de prevenir doenças e promover a saúde. Os princípios da nutrição também fornecem meios para compreender o histórico de doenças que podem ter relação com o estado nutricional do indivíduo. Os grupos de alimentos básicos e sua disposição no prato ajudam a orientar uma nutrição básica e saudável.

Princípios fundamentais

1. Os nutrientes, incluindo carboidratos, gorduras, proteínas, vitaminas e sais minerais, têm funções orgânicas específicas. Eles atuam juntos para fornecer energia, regular processos metabólicos e sintetizar tecidos.
2. A nutrição pode influenciar cada um dos sistemas orgânicos de maneira positiva ou negativa. Exemplos de efeitos negativos incluem a associação entre colesterol e doenças cardíacas ou ingesta de sal e pressão alta. Os efeitos positivos são inúmeros, como associação entre ingesta de fibras e melhora da função gastrintestinal ou o importante papel do ácido fólico na prevenção de defeitos do tubo neural.
3. As necessidades nutricionais variam em resposta a alterações metabólicas, idade, sexo, períodos de crescimento, estresse (traumatismo, enfermidade, gravidez, lactação) e condição física.
4. Podem ser necessários suplementos nutricionais, dependendo do estado patológico, da ingesta alimentar e de outros fatores.
5. O tipo de alimento ingerido e o padrão alimentar se desenvolvem ao longo da vida e são determinados por influências psicossociais, culturais, religiosas e econômicas.
6. O enfermeiro deve trabalhar em conjunto com o nutricionista para promover a nutrição ideal de cada paciente.

MyPlate e as diretrizes alimentares para americanos

1. Essas diretrizes alimentares foram desenvolvidas pela primeira vez em 1958 e se baseavam em quatro grupos alimentares básicos: grãos, frutas e vegetais, carnes e leite. Em 2010, o Ministério da Saúde e dos Serviços Humanos e o Ministério da Agricultura dos EUA reestruturaram as Diretrizes Dietéticas para americanos e estabeleceram cinco grupos de alimentos básicos, que atualmente consistem em grãos, frutas, vegetais, proteínas e laticínios. Embora as diretrizes tenham sido reformuladas, ainda é verdade que uma dieta bem equilibrada deve conter alimentos de cada um desses grupos e ser composta por produtos com baixo teor de gordura, colesterol e sódio, bem como ricos em fibras (*www.dietaryguidelines.gov*).[1] Consulte o Capítulo 3 para informações mais específicas sobre as diretrizes.
2. Em resposta ao crescente conhecimento científico sobre a ligação entre dieta e doença, esses órgãos dos EUA desenvolveram o MyPlate Plan (Figura 20.1). Esse plano reflete a escolha de alimentos para um estilo de vida saudável e inclui informações básicas sobre como construir um prato saudável – reduzindo os alimentos ricos em gorduras saturadas e a adição de açúcar e sal –, ingerir a quantidade correta de calorias e ser fisicamente ativo. Além disso, as *Diretrizes Dietéticas* de 2015-2020 adicionaram cinco normatizações abrangentes para incentivar padrões alimentares saudáveis, de modo que os indivíduos possam desfrutar de alimentos que atendam às suas preferências pessoais, culturais, tradicionais, e se encaixem dentro do seu orçamento:
   a. Siga um padrão de alimentação saudável ao longo da vida.
   b. Concentre-se na variedade, na densidade de nutrientes e na quantidade.
   c. Limite as calorias provenientes da adição de açúcares, gorduras saturadas, e reduza a ingesta de sódio.
   d. Faça escolhas mais saudáveis de alimentos e bebidas.
   e. Apoie padrões alimentares saudáveis para todos.

Avaliação nutricional

A avaliação nutricional é um processo contínuo desenvolvido para identificar o estado nutricional e sua importância para o bem-estar pessoal. Embora existam muitos métodos e ferramentas para avaliar o

[1]N.R.T.: No Brasil, as Diretrizes Alimentares para a População Brasileira podem ser identificadas na publicação: Brasil. Ministério da Saúde. Secretaria de Atenção à Saúde. Departamento de Atenção Básica. *Guia alimentar para a população brasileira* / Ministério da Saúde, Secretaria de Atenção à Saúde, Departamento de Atenção Básica. 2. ed., 1. reimpr. Brasília: Ministério da Saúde, 2014. 156p. Essa publicação está disponível na Biblioteca Virtual de Saúde em *https://bvsms.saude.gov.br/bvs/publicacoes/guia_alimentar_populacao_brasileira_2ed.pdf*.

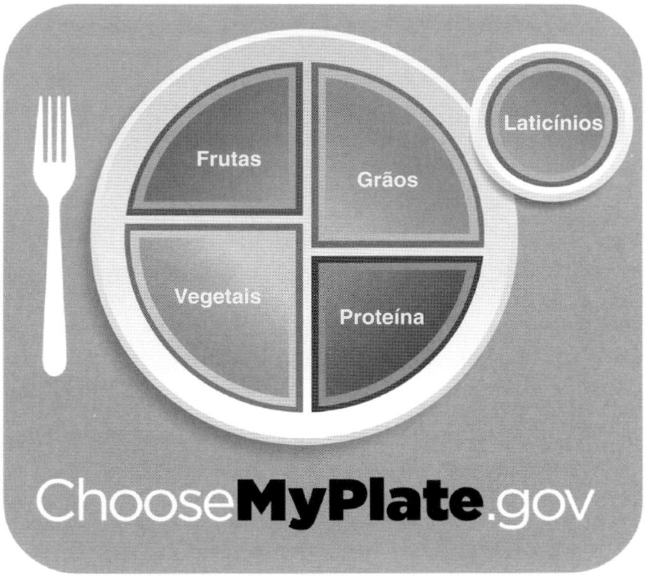

Figura 20.1 MyPlate ilustra uma alimentação saudável (U.S. Department of Agriculture).

estado nutricional, não há um método universal ou um "padrão-ouro". A perda de peso talvez seja o parâmetro mais validado para o estado nutricional. No entanto, vários fatores devem ser avaliados e considerados para determinar o risco ou o grau de desnutrição. Um deles é determinar a ingesta nutricional.

Existem muitos métodos para avaliar o estado nutricional, incluindo o tipo e a quantidade de alimento consumido. As técnicas para registrar a ingesta nutricional podem incluir um registro de 24 horas dos alimentos ingeridos, um diário alimentar mantido pelo paciente por vários dias ou um questionário de frequência alimentar que reflita os padrões de ingesta. Além dessas ferramentas específicas, as informações a seguir podem ser úteis na determinação do padrão e do estado nutricional de um paciente.

Principais pontos do histórico

1. Informações gerais – nome, idade, sexo, composição familiar, estado socioeconômico e ocupação.
2. Estado geral de saúde e quaisquer condições crônicas, incluindo diabetes e restrições alimentares associadas, bem como hospitalizações.
3. Fatores culturais e religiosos que possam influenciar os padrões alimentares.
4. História familiar de doenças, incluindo diabetes e obesidade.
5. Medicação atual, fitoterápicos e medicamentos de venda não controlada.
6. Hábitos alimentares.
   a. Consumo diário típico, incluindo frequência, horário e local da refeição.
   b. Padrão de consumo de lanches.
   c. Intolerância ou aversão alimentar.
   d. Suplementos nutricionais, incluindo vitaminas, sais minerais, bebidas e alimentos fortificantes.
   e. Consumo de álcool.
   f. Uso de dietas específicas ou restrições alimentares.
7. Aquisição e preparo de alimentos.
   a. Quem compra, prepara, e onde a comida é adquirida.
   b. Instalações para armazenamento e preparo de alimentos.
   c. Fatores que possam influenciar o tipo de alimento adquirido.
8. Problemas relacionados à nutrição.
   a. Bem-estar geral e nível de energia.
   b. Alterações no apetite.
   c. Mudança de peso nos últimos 6 meses.
   d. Dificuldade para mastigar ou engolir, uso de dentaduras.
   e. Mudanças no paladar ou no olfato.
   f. Eructação, flatulência, náuseas, vômitos, diarreia, constipação intestinal, dor ou edema abdominal relacionados a ingestão de alimento.
   g. Hábitos intestinais.

Exame físico e antropometria

1. Realize um exame físico sistemático, observando a grande variedade de achados físicos associados ao estado nutricional.
   a. Apatia e torpor.
   b. Déficits cognitivos e sensoriais.
   c. Tônus muscular enfraquecido ou perda de massa muscular.
   d. Cabelos opacos e quebradiços – os cabelos podem ser finos, esparsos, e facilmente arrancados.
   e. Pele áspera, ressecada e escamosa, ou com dermatite.
   f. Equimose.
   g. Branqueamento prematuro dos cabelos.
   h. Queilose (fissuras nos ângulos da boca).
   i. Estomatite (inflamação da cavidade oral).
   j. Facilidade para inflamação e sangramento das gengivas.
   k. Glossite (inflamação da língua).
   l. Cárie dentária e má dentição.
   m. Unhas em forma de colher, quebradiças e estriadas.
   n. Deformidades esqueléticas, como arqueamento das pernas.
2. Execute a antropometria, conforme indicado. (Antropometria, palavra cuja origem é a mesma de *antropologia*, é a ciência que estuda o tamanho, o peso e as proporções do corpo humano a fim de determinar a massa gorda e a massa magra corporais, bem como o estado nutricional.) Os tipos de mensuração antropométrica incluem peso e altura, espessura das dobras cutâneas e medidas de circunferência.
3. A altura e o peso devem ser determinados na admissão do paciente e, posteriormente, empregados como medidas basais para comparações do estado nutricional.
   a. A altura deve ser medida, de preferência, com um estadiômetro.
   b. O peso deve ser medido por uma balança confiável, sempre no mesmo horário, com o paciente em pé, e devem-se remover previamente sapatos e roupas íntimas.
   c. Uma perda de peso não intencional de mais de 10% da massa corporal durante 6 meses é clinicamente significativa e pode estar associada a anormalidades fisiológicas e aumento da morbimortalidade.
4. Índice de massa corporal (IMC) é o peso em quilogramas dividido pela altura em metros quadrados (Tabela 20.1).
   a. IMC menor que 18,5 é classificado como baixo peso.
   b. IMC de 18,5 a 24,9 é classificado como peso normal.
   c. IMC de 25 a 29,9 é classificado como excesso de peso.
   d. IMC de 30 a 39,9 é classificado como obeso.
   e. IMC acima de 40 é classificado como extremamente obeso.
5. O metabolismo, de modo geral, é mais acelerado em pessoas mais jovens, por isso bebês e crianças têm necessidades energéticas mais altas do que adultos. As necessidades de um indivíduo se baseiam em diversos fatores, como idade, sexo, nível de atividade e condição patológica. Medidas exatas das necessidades calóricas para bebês podem ser obtidas por meio de gráficos, que estimam a área de superfície corporal de acordo com altura, peso e taxa metabólica basal padrão para determinado peso (consulte o Apêndice B).

Tabela 20.1 Índice de massa corporal (IMC).*

Peso	Altura					
	1,52	1,61	1,70	1,79	1,82	1,92
68	29	27	24	22	20	19
72	31	28	26	24	22	20
77	33	30	28	25	23	21
81	35	32	29	27	25	21
86	37	34	31	28	26	24
90	39	36	32	30	27	25
95	41	37	34	31	29	26
99	43	39	36	33	30	28
104	45	41	37	34	31	29
108	47	43	39	36	33	30
113	49	44	40	37	34	31

*Índice de massa corporal = peso (kg)/altura (m²).

6. A espessura das dobras cutâneas fornece uma estimativa da gordura corporal com base na quantidade de gordura presente no tecido subcutâneo. São usados adipômetros calibrados para medir a espessura da pele em áreas específicas do corpo (Figura 20.2).
   a. Segure a pele e a gordura subcutânea, afastando-as da musculatura subjacente, e coloque as pontas do adipômetro sobre as dobras de pele.
   b. Faça a leitura dentro de 2 a 3 segundos, sem usar pressão excessiva.
   c. Repita a leitura mais duas vezes, fazendo uma média de três, para aumentar a precisão.

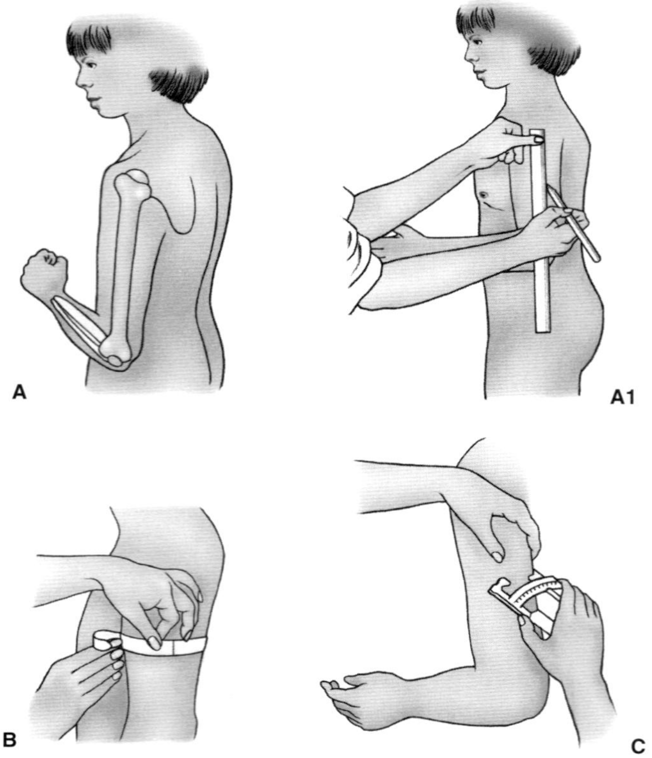

Figura 20.2 Medidas antropométricas. **A** e **A1.** Marcação do ponto médio do braço. **B.** Obtenção da circunferência do braço. **C.** Medida da espessura da dobra cutânea do tríceps.

7. As áreas com dobras cutâneas incluem:
   a. Medidas verticais:
      i. Tríceps: na linha média posterior do braço, no ponto médio entre os processos acrômio e olécrano.
      ii. Abdome: dois centímetros à direita do umbigo.
      iii. Coxas: na linha média anterior da coxa, na metade da distância entre a borda proximal da patela e o ligamento inguinal.
   b. Medidas diagonais:
      i. Subescapular: logo abaixo da borda inferior da escápula esquerda.
      ii. Tórax: metade da distância entre a linha axilar anterior e o mamilo (nos homens), ou um terço da distância entre a linha axilar anterior e o mamilo (nas mulheres).
      iii. Suprailíaca: alinhada com o ângulo natural da crista ilíaca tomada a partir da linha axilar anterior, imediatamente superior à crista ilíaca.
8. As medidas de circunferência fornecem informações sobre a quantidade de músculo esquelético e de tecido adiposo. Sobre o perímetro do braço (PB), uma estimativa indireta da massa muscular corporal:
   a. Coloque a fita métrica em torno do ponto médio do braço não dominante e a prenda firmemente.
   b. Para calcular, multiplique a dobra cutânea do tríceps por 3,14 e subtraia o produto do valor total do PB.
   c. Os padrões para adultos são 16,5 mm para mulheres e 12,5 mm para homens.
9. A análise avançada da composição corporal se caracteriza por conjunto de técnicas que fornecem várias medidas, incluindo gordura corporal total, porcentagem de massa muscular, peso ósseo e escore do tecido adiposo visceral (TAV), entre outras. Os métodos podem incluir o seguinte:
   a. Absorciometria bifotônica de raios X (DEXA, na sigla em inglês).
   b. Pesagem subaquática (hidrostática).
   c. Pletismografia por deslocamento de ar (PDA).
   d. Análise de impedância bioelétrica (BIA, na sigla em inglês).

Exames laboratoriais

1. Albumina, pré-albumina sérica.
   a. A albumina, uma proteína produzida pelo fígado, é responsável por manter o volume sanguíneo e o equilíbrio eletrolítico do plasma. A meia-vida da albumina é de aproximadamente 21 dias. Uma diminuição no estado nutricional pode resultar em queda da síntese de albumina. No entanto, na desnutrição crônica, os níveis séricos dessa proteína costumam estar normais ou altos.
   b. A pré-albumina também é produzida pelo fígado. O exame, porém, embora mais sensível, é mais caro e mede o estado nutricional mais recente. Sua meia-vida é de 2 a 3 dias.
2. A hemoglobina é produzida pelo fígado, e quantidades reduzidas estão relacionadas à anemia por deficiência de ferro ou a outro defeito na síntese de hemoglobina ou diluição do sangue, como durante a gravidez.
3. A transferrina sérica, outra proteína de transporte produzida pelo fígado, é responsável por ligar o ferro ao plasma e transportá-lo para a medula óssea. Níveis reduzidos são encontrados em estados catabólicos e em algumas doenças crônicas.
4. Um aumento na medida de creatinina na urina de 24 horas indica elevação da lise tecidual.
5. O exame de nitrogênio na ureia da urina de 24 horas ou total pode ser usado para determinar o balanço nitrogenado.

Alerta de enfermagem
Os níveis séricos de albumina, pré-albumina e transferrina medem as proteínas viscerais que têm correlação inversa com o estresse metabólico, como nos casos de nutrição inadequada, mas não conseguem medir diretamente o estado nutricional.

PROCEDIMENTOS GERAIS E MODALIDADES DE TRATAMENTO

A incapacidade total ou parcial de receber nutrientes por via oral pode exigir meios alternativos para melhorar e manter o estado nutricional do paciente, como alimentação enteral e nutrição parenteral. A decisão sobre o método a ser utilizado depende de diversos fatores, incluindo o julgamento clínico e o estado nutricional do paciente.

Alimentação enteral

A administração de nutrientes diretamente no estômago, no duodeno ou no jejuno por meio de uma sonda é mais fisiológica, benéfica e econômica do que a alimentação parenteral. A alimentação enteral resulta em menor risco de infecção do que a parenteral, além de manter o funcionamento do trato gastrintestinal, impedindo a atrofia da mucosa e a disfunção biliar e hepática. Essa alimentação é apropriada para pacientes com um tubo gastrintestinal minimamente funcional, mas que não conseguem uma nutrição adequada por via oral.

A terapia nutricional enteral vai sendo utilizada com mais frequência à medida que novas formulações de dietas entéricas são comercialmente disponibilizadas e as sondas de dieta enteral em longo prazo se tornam mais seguras e fáceis de inserir.

Indicações clínicas

1. Aumento das necessidades metabólicas e incapacidade de ingerir uma dieta oral adequada, o que pode ocorrer em virtude de traumatismos, queimaduras, câncer e sepse.
2. Coma ou ventilação pulmonar mecânica.
3. Cirurgia de cabeça/pescoço.
4. Má absorção.
5. Obstrução do esôfago ou da orofaringe.
6. Anorexia nervosa grave.
7. Disfagia.

Locais de inserção de sondas

Suporte nutricional em curto prazo (< 30 dias)

1. Alimentação gástrica – as sondas são inseridas pelo nariz (nasogástrica – NG) ou pela boca (orogástrica – OG) até o estômago e fixadas para serem mantidas locadas.
   a. Antes da utilização, a localização da sonda deve ser verificada por raios X. A aspiração do conteúdo para medição do pH ou ausculta de ar injetado pela sonda demonstrou apresentar valor de acerto limitado. Novas técnicas disponíveis incluem detectores colorimétricos de dióxido de carbono e capnografia eletrônica, que medem o dióxido de carbono na expiração para determinar se a sonda penetrou a traqueia.
   b. Se houver alguma dúvida sobre a localização da sonda no trato respiratório, ela deve ser removida.
2. Alimentação nasoentérica (nasoduodenal ou nasojejunal) – a sonda é passada pelo nariz até o duodeno ou o jejuno e fixada para ser mantida nesse lugar. De modo geral, é necessária radiografia para verificar a colocação correta.

Suporte nutricional em longo prazo (> 30 dias)

1. Gastrostomia – inserção de uma sonda por procedimento cirúrgico, radiológico ou endoscópico percutâneo no estômago.
2. Botão de gastrostomia – pequeno dispositivo inserido no estoma da gastrostomia para permitir a alimentação por períodos prolongados, com um efeito mínimo sobre a imagem corporal.
3. Jejunostomia – inserção de uma sonda diretamente no jejuno, por meio de cirurgia ou por procedimento endoscópico percutâneo. A alimentação por jejunostomia costuma se dar por infusão contínua, com bomba de infusão.

Tipos de sondas

1. Sonda NG de poliuretano e com grande calibre – tamanhos 12 a 18F, usada para curtíssimo prazo (p. ex., Salem Sump).
2. Sonda NG de pequeno calibre – confeccionada em poliuretano, silicone ou cloreto de polivinil com peso de tungstênio na ponta ou sem peso, calibre 8 a 12F e comprimento de 76 cm a 91,5 cm.
3. Sonda nasoentérica – confeccionada em silicone, poliuretano ou cloreto de polivinil com peso de tungstênio na ponta ou sem peso, calibre 8 a 12F e comprimento de 101,5 a 152,5 cm de comprimento.
4. Sonda de gastrostomia – sonda confeccionada em silicone, poliuretano, cloreto de polivinil ou látex. Pode ser usado um balão na extremidade distal, para estabilizar a sonda, variando de 5 a 30 mℓ de capacidade e de calibre 14 a 28F. Os adultos costumam usar sondas com calibre de 20F, e as crianças começam com 14F.
5. Botão de gastrostomia – feito de silicone, com calibre variando de 18 a 28F e 2,5 cm de comprimento, é útil para quem deseja alteração mínima na imagem corporal.
6. Sonda de jejunostomia – calibre variando de 5 a 14F com ou sem balão (um balão pode obstruir o lúmen do jejuno). Uma sonda de borracha vermelha lisa pode ser ocasionalmente utilizada como sonda de jejunostomia em curto prazo, e algumas sondas de gastrostomia podem ser usadas para jejunostomia.

Sistemas de administração de soluções alimentares

1. A infusão intermitente ou contínua por gravidade da solução de alimentação é realizada pendurando-se o recipiente em um suporte de soro e ajustando-se a taxa de gotejamento pelo regulador.
2. A alimentação contínua por bomba de dieta enteral permite um fluxo uniforme, em particular de soluções viscosas.
3. A alimentação em *bolus* abrange a colocação da dieta enteral em uma seringa grande (60 mℓ) conectada a uma sonda de alimentação e a infusão por gravidade.

Alerta de enfermagem
A alimentação em *bolus* pode precipitar a síndrome de *dumping*, sobretudo se administrada no intestino delgado. A síndrome de *dumping* ocorre quando substâncias hiperosmolares entram no intestino rapidamente, causando um influxo de água no tubo gastrintestinal, que pode resultar em náuseas, vômitos, inchaço, cólicas e diarreia. A síndrome de *dumping* também pode causar tontura, agitação e náuseas.

Considerações sobre atendimento domiciliar e na comunidade

Ensine ao paciente e à família:

1. A técnica para administrar alimentação por sonda (intermitente, contínua, em *bolus*).
2. Sinais e sintomas de possíveis complicações.
3. Necessidade de avaliar a localização e os resíduos presentes na sonda antes de cada alimentação (apenas para dietas gástricas).
4. Princípios de assepsia clínica, incluindo lavagem cuidadosa das mãos, refrigeração das fórmulas, limpeza dos materiais com água e sabão e secagem completa entre as dietas.
5. Quando o local de inserção da sonda de gastrostomia ou jejunostomia estiver bem cicatrizado, a pele ao redor poderá ser limpa com água e sabão.
6. Pode ser aplicado um curativo de gaze, conforme necessário.
7. Vazamento ao redor da sonda ou sinais de irritação da pele periestoma devem ser comunicados.

Complicações

Consulte a Tabela 20.2.

Tabela 20.2 Complicações da alimentação enteral e tratamento.

Complicações	Causas	Intervenções
Deslocamento da sonda	Migração da sonda para o esôfago	• Observe se há eructação ao injetar ar para testar a colocação da sonda no estômago • Aspire o conteúdo gástrico. Se não for produtiva, suspeite de locação esofágica.
	Introdução de sonda no trato respiratório	• Observe se há engasgos, dispneia, incapacidade de falar e tosse durante a tentativa de inserção da sonda • Obtenha uma radiografia do tórax* • Retire a sonda e tente a reinserção com a cabeça do paciente flexionada para a frente.*
Obstrução da sonda	Torção da sonda	• Obtenha uma radiografia de tórax para confirmar, retirar e reinserir a sonda.*
	Entupimento da sonda	• Enxague a sonda a cada 4 h com 30 mℓ de água e após a administração de alimentação intermitente ou de medicamentos • Administre medicamentos em forma líquida, se possível. Triture os comprimidos até virar um pó fino (se prescrito e se for possível triturar) • Tente desentupir primeiramente com água. Se não der certo, administre uma mistura de enzima pancreática/bicarbonato.[2]
Aspiração	Paciente deitado na horizontal	• Eleve a cabeceira do leito de 30 a 45° durante a alimentação contínua ou por 30 a 60 min após a alimentação em *bolus*.
	Ausência ou diminuição do reflexo de engasgo	• Eleve a cabeceira do leito A de 30 a 45° durante a alimentação contínua ou por 30 a 60 min após a alimentação em *bolus*.
	Refluxo	• Eleve a cabeceira do leito de 30 a 45° durante a alimentação contínua ou por 30 a 60 min após a alimentação em *bolus* • Administre o inibidor da bomba de prótons, conforme prescrição.
	Posicionamento incorreto da sonda	• Confirme o posicionamento adequado da sonda por meio de radiografia • Mantenha a fixação da sonda com fita adesiva.
Vômitos	Migração da sonda para o esôfago	• Consulte as intervenções para corrigir deslocamento da sonda.
	Redução da absorção	• Ausculte para verificar se houve diminuição dos sons intestinais e observe se há distensão abdominal • Avalie a possibilidade de diminuir a quantidade de dieta pela sonda* • Pondere a administração contínua* • Considere a colocação de uma sonda nasointestinal de pequeno calibre e ponta revestida.*
	Taxa rápida de infusão	• Administre não mais do que 200 a 300 mℓ durante 10 a 20 min • Considere a administração contínua.*
	Infusão excessiva de ar	• Se a alimentação for em *bolus*, retire a sonda ao preencher a seringa com a fórmula • Se estiver fornecendo alimentação contínua, assegure-se de que a bolsa não tenha se esvaziado completamente antes de fechar o equipo.
	Posição do paciente	• Eleve a cabeceira do leito de 30 a 45° durante a alimentação contínua ou por 30 a 60 min após a alimentação. Se fornecer alimentação contínua, mantenha sempre a cabeceira da cama elevada.
	Náuseas	• Antieméticos.
	Obstrução	• Avalie a distensão e a diminuição dos sons intestinais; obtenha uma radiografia.
	Constipação intestinal	• Avalie impactação e analise a frequência dos movimentos intestinais.

[2]N.R.T.: Somente realize procedimentos que estejam de acordo com diretrizes e protocolos da instituição. Para casos em que se requeira trituração de comprimidos ou derivação farmacêutica, a manipulação deverá ser realizada na farmácia hospitalar. Para desobstrução de sondas, utilize técnicas e agentes aprovados nos protocolos da sua instituição.

Tabela 20.2 Complicações da alimentação enteral e tratamento. (*Continuação*)

Complicações	Causas	Intervenções
Diarreia	Terapia medicamentosa	• Avalie o regime terapêutico para identificar as possíveis causas de diarreia induzida por medicamentos como antibióticos, elixires com alta osmolaridade, elixires com sorbitol e antiácidos contendo magnésio.
	Alta osmolaridade da dieta	• Inicie a administração da fórmula em velocidade lenta* • Considere a alimentação contínua, em vez da intermitente.*
	Intolerância à lactose	• Administre dieta sem lactose. (Poucas fórmulas comerciais contêm lactose.)
	Contaminação bacteriana da fórmula	• Troque os equipos de dieta diariamente ou por protocolo da instituição • Mantenha uma rigorosa assepsia, incluindo a lavagem cuidadosa das mãos antes da administração da dieta • Não deixe a fórmula no suporte de soro por mais de 8 h (a menos que seja uma fórmula comercial que pode ser mantida por 24 a 48 h).
	Velocidade de infusão rápida Impactação fecal *Clostridium difficile*	• Administre lentamente; considere a infusão contínua, em vez de intermitente* • Retire manualmente a impactação • Administre antibióticos.
Obstipação	Falta de fibras	• Assegure-se de que o paciente não esteja constipado e administre uma dieta com fibras.*
	Diminuição da ingesta de líquidos	• Aumente a ingesta de água.*
	Terapia medicamentosa	• Verifique o regime terapêutico para uma possível causa, como antiácidos contendo alumínio ou falta de um emoliente de fezes.
Hiperglicemia	Diabetes, metabolismo prejudicado	• Monitore a glicose sérica, verifique a presença de desidratação causada por diurese hiperosmótica e observe sintomas de hiperglicemia, como poliúria e polidipsia • Administre insulina* • Observe se há hipercapnia (frequência respiratória aumentada, P_{CO_2} elevada).
Hipernatremia	Desidratação	• Verifique sinais e sintomas de desidratação (ganhos e perdas de peso diário, turgor da pele, ureia nitrogenada sérica, PVC, taquicardia, hipotensão) • Reidrate com aumento da administração de água pela sonda de alimentação ou, se o paciente estiver gravemente hipernatrêmico, por via intravenosa • Reidrate com SG5% ou soluções salinas hipotônicas.*
Hiponatremia	Hiperidratação, perda excessiva de sódio (diaforese, aspiração nasogástrica)	• Observe se há sinais e sintomas de hipervolemia (dispneia, estertores, ganhos e perdas, peso diário, edema periférico, PVC elevada) • Atente em sinais e sintomas de hiponatremia (letargia, cefaleia, alteração do estado mental, náuseas, vômitos, cólicas abdominais) • Reponha o sódio, administre diuréticos ou, dependendo da causa da hipernatremia, restrinja os líquidos.*
Hiperpotassemia	Acidose metabólica ou insuficiência renal	• Observe sinais e sintomas de hiperpotassemia (arritmias, náuseas, diarreia, fraqueza muscular) • Trate a causa subjacente • Administre resina de troca, glicose e insulina* • Escolha uma dieta com menos potássio.
Hipopotassemia	Diarreia, síndrome de realimentação	• Consulte as intervenções para diarreia • Se grave, reponha o potássio.*

*Obtenha as prescrições médicas. PVC, pressão venosa central; H_2, histamina.

Nutrição parenteral

Nutrição parenteral é a introdução de nutrientes, incluindo aminoácidos, lipídios, glicose, vitaminas, sais minerais e água por um dispositivo de acesso venoso (DAV), diretamente no sistema intravascular, para fornecer os nutrientes necessários ao funcionamento metabólico do organismo.

Indicações clínicas

1. O paciente não é capaz de tolerar a nutrição enteral com as condições a seguir:
   a. Íleo paralítico.
   b. Obstrução intestinal.
   c. Pancreatite aguda.
   d. Má absorção grave.
   e. Vômito persistente e via jejunal.
   f. Fístula enterocutânea.
   g. Doença inflamatória intestinal.
   h. Síndrome do intestino curto.
2. Estados hipermetabólicos para os quais a terapia enteral não é possível nem adequada, como no caso de queimaduras, traumatismo ou sepse.
3. Nesse tipo de situação, são adicionados outros componentes à terapia enteral ou desenvolvidas soluções individualizadas, que atendam às necessidades nutricionais do paciente.

Métodos de nutrição parenteral

Mistura total de nutrientes

1. Administrada por um cateter central, localizado na veia cava superior, a mistura total de nutrientes (TNA, na sigla em inglês) é uma fórmula parenteral que combina carboidratos na forma de uma solução concentrada de glicose (20 a 70%), proteínas na forma de aminoácidos (3 a 15%), lipídios em forma de emulsão (10 a 30%), incluindo triglicerídios, fosfolipídios do ovo, glicerol e água, além de vitaminas e sais minerais.
2. A TNA central é indicada para pacientes que necessitam de alimentação parenteral por 7 dias ou mais.

Nutrição parenteral periférica

1. Administrada por uma veia periférica, essa fórmula parenteral combina uma solução de glicose menos concentrada com aminoácidos, vitaminas, sais minerais e lipídios.
2. Ao contrário da TNA administrada de modo central, a nutrição parenteral periférica fornece uma quantidade menor de calorias, e, por vezes, uma porcentagem maior de calorias é fornecida por lipídios e em substituição aos carboidratos.
3. Indicada para pacientes que necessitam de nutrição parenteral por menos de 7 dias e nos quais ainda não foi estabelecido uma via enteral.

Nutrição parenteral total

1. A nutrição parenteral total (NPT) combina glicose, aminoácidos, vitaminas, sais minerais, e é administrada por um cateter IV central.
2. Se for necessária a adição de lipídios, devem ser administrados de modo intermitente ou misturados com a solução NPT no cateter IV central.

Emulsão gordurosa (lipídios)

1. Emulsão composta por 10, 20 ou 30% de triglicerídios, fosfolipídios do ovo, glicerol e água. Também contém vitamina K.
2. Pode ser administrada por via central ou periférica.

Complicações

Consulte a Tabela 20.3.

Sistemas de administração de nutrição parenteral

1. Cateter IV central (CICs):
   a. Inserção de CICs de longa permanência, como os cateteres de Hickman, Broviac ou Groshong.
   b. Podem ser utilizados cateteres centrais de inserção periférica, conhecidos como PICC (da sigla em inglês).
   c. Os CICs centrais com múltiplos lumens podem permitir a administração concomitante de TNA e outras soluções, incluindo medicamentos ou sangue, cada uma por um lúmen separado.
2. Cateter IV periférico (CIP):
   a. Inserção de um CIP em uma veia no braço. Em crianças, também podem ser instalados em membros inferiores.
   b. Cateteres da linha média, CIP de maior comprimento e com capacidade para permanecer no local por mais de 3 dias.
3. A velocidade de infusão da nutrição parenteral deve ser controlada por um dispositivo com controle de volume.
4. Os filtros devem ser usados sempre que possível.
   a. Um filtro de 0,22 micra pode ser usado para NPT (sem adição de emulsão gordurosa).
   b. Um filtro de 1,2 micra pode ser usado para TNA ou emulsão gordurosa.

Intervenções de enfermagem e educação do paciente

1. Use técnica estéril rigorosa para conectar as conexões IV (com filtro) à bolsa de nutrição parenteral, remova o ar, verifique se todas as pinças estão fechadas e feche a via do CIC antes de conectar a extensão IV. Se o CIC estiver sendo usado, antes de abrir a via, peça ao paciente que se abaixe e prenda a respiração para realizar a manobra de Valsalva, que impede que o ar seja aspirado para dentro das extensões.
2. Regule a velocidade e monitore a administração a cada hora para verificar a tolerância do paciente e evitar o desenvolvimento de complicações.
3. Troque o curativo do CIC de acordo com o protocolo da instituição, mantendo técnica estéril.
   a. O paciente deve estar em decúbito dorsal com a cabeça afastada do curativo.
   b. Realize a limpeza da pele primeiro com álcool e depois com iodopovidona,[3] começando no local da inserção e movendo para fora em um padrão circular.
   c. Aplique um curativo transparente sobre o local de inserção quando a pele estiver completamente seca.
   d. Enrole e prenda com fita adesiva as extensões do CIC que estiverem fora do curativo.

DISTÚRBIOS NUTRICIONAIS

Os distúrbios nutricionais podem ter um impacto negativo sobre a saúde e o bem-estar de uma pessoa. Além disso, alguns distúrbios nutricionais podem levar ao desenvolvimento de outras doenças ou problemas de saúde. Se não forem identificados e tratados em tempo hábil, esses distúrbios podem ter um efeito devastador.

Obesidade

A obesidade é uma epidemia local, nacional e global que afeta todas as faixas etárias, raça, classe socioeconômica e ambos os sexos. A *obesidade* é a superabundância de gordura corporal, que normalmente é

[3]N.R.T.: As soluções empregadas para a realização de curativos de CIC variam de acordo com os protocolos de cada instituição/local.

Tabela 20.3 Complicações da nutrição parenteral total e tratamento.

Complicações	Causas	Intervenções
Sepse	• Alto teor de glicose no fluido • Contaminação do cateter de acesso venoso.	• Monitore a temperatura, a contagem de glóbulos brancos e os locais de inserção quanto a sinais e sintomas de infecção • Mantenha rigorosa assepsia ao trocar o curativo e as conexões • Considere a remoção do cateter de acesso venoso com a recolocação em local alternativo* • Com hemoculturas positivas, pondere a instituição de antibioticoterapia.*
Desequilíbrio eletrolítico	• Iatrogênico • Efeito de patologia subjacente (fístula, diarreia, vômito) • Amostra de sangue contaminada pela nutrição parenteral.	• Monitore os níveis de eletrólitos pelo menos uma vez ao dia, inicialmente • Acompanhe sinais e sintomas de desequilíbrio eletrolítico • Trate a causa subjacente* • Altere a concentração de eletrólitos na nutrição parenteral total (NPT), conforme necessário, para estabilizar os níveis sanguíneos.*
Hiperglicemia	• Secreção insuficiente de insulina • Alto conteúdo de glicose no líquido • Amostra de sangue contaminada pela nutrição parenteral.	• Monitore a glicose no sangue com frequência • Administre insulina exógena por adição à NPT SC ou por um cateter IV separado* • Reduza o conteúdo de glicose do fluido, se necessário.*
Hipoglicemia	• Descontinuação abrupta da nutrição parenteral administrada por um cateter central.	• Reduza a velocidade de infusão da nutrição parenteral em 50% × 2 h, depois interrompa • Se for necessário interromper abruptamente a NPT/nutrição parenteral periférica, administre uma solução separada de glicose, se estiver sendo administrada insulina.
Hipervolemia	• Iatrogênica • Patologia subjacente (insuficiência cardíaca, insuficiência renal).	• Monitore ganhos e perdas, peso diário, pressão venosa central (PVC), sons respiratórios e edema periférico • Considere administrar uma solução mais concentrada.*
Diurese hiperosmolar	• Alta osmolaridade da nutrição parenteral.	• Monitore ganhos e perdas, peso diário, PVC • Considere diminuir a concentração ou aumentar a quantidade de fluido administrado.*
Disfunção hepática	• Nutrição intravenosa.	• Monitore testes de função hepática, níveis de triglicerídios e presença de icterícia • Considere uma alteração nos macronutrientes.*
Hipercapnia	• Oferta excessiva de calorias.	• Considere reduzir o total de calorias.*
Intolerância lipídica	• Recém-nascido de baixo peso ou prematuro • História de doença hepática • História de triglicerídios elevados.	• Monitore sangramento (exame de sangue oculto nas fezes, testes de coagulação, nível de plaquetas) • Acompanhe os níveis de oxigênio para problemas de oxigenação • Observe síndrome de sobrecarga de gordura, verificando níveis de triglicerídios e testes de função hepática, hepatoesplenomegalia, diminuição do tempo de coagulação, cianose e dispneia • Controle reações alérgicas, como náuseas, vômito, cefaleia, dor torácica, dor nas costas e febre • No início, administre lentamente as soluções contendo lipídios, observando a presença de sintomas.
Agregação de partículas lipídicas	• Mistura instável da solução de glicose com emulsão lipídica.	• Observe se a solução não está homogênea ou se está ficando cremosa e interrompa o uso se verificar essas características.

*Obtenha as prescrições médicas.

medida pelo IMC do indivíduo (peso, em quilogramas, dividido pela altura, em metros, ao quadrado). Um indivíduo com IMC maior que 30 é considerado obeso. A obesidade se tornou um problema de saúde global que afeta países ricos e pobres. As estimativas globais atuais preveem que quase 500 milhões de adultos são obesos, com um aumento projetado para 1 bilhão até 2030. De acordo com os CDCs (Centers for Disease Control) dos EUA, a prevalência de obesidade entre adultos era de 36,5% durante o período de 2011 a 2014, com uma incidência geral mais alta observada entre as mulheres (38,3%) em comparação com os homens (34,3%). Durante o mesmo período, a taxa de prevalência era de 17% entre jovens de 2 a 19 anos.

Baseado em evidências

Ogden, C. L., Carroll, M. D., Fryar, C. D., & Flegal, K. M. (2015). Prevalence of obesity among adults and youths, United States 2011-2014. *NHCS Data Brief*, (219), 1-8.

Fisiopatologia e etiologia

Evidências crescentes revelam que a obesidade é uma doença multifatorial e pode ser resultado de várias condições diferentes, que podem incluir o seguinte:

1. Hereditariedade e fatores genéticos.
   a. Gêmeos idênticos, criados separadamente, apresentam maior propensão a ter quantidades semelhantes de gordura corporal do que os gêmeos fraternos criados separadamente.
   b. Defeitos genéticos em certos distúrbios, como a síndrome de Bardet-Biedl e a síndrome de Prader-Willi, podem causar obesidade.
2. Fatores ambientais.
   a. Algumas evidências mostram que crianças criadas por pais com obesidade têm tendência maior à obesidade.
   b. Maior disponibilidade de alimentos com alto teor de gordura e calorias.
   c. Redução da atividade física.
   d. Conveniências modernas (como escadas rolantes, elevadores etc.).
3. Fatores psicológicos.
   a. Depressão.
   b. Ansiedade.
   c. Raiva.
   d. Estresse pós-traumático.
   e. Tédio.
4. Fatores fisiológicos.
   a. Anormalidades endócrinas (causas raras de obesidade) – síndrome de Cushing, síndrome dos ovários policísticos, hipotireoidismo, hipogonadismo ou lesões hipotalâmicas.
   b. Envelhecimento – o avanço da idade pode estar associado à obesidade, em geral graças a alterações no nível de atividade e na taxa metabólica ou, nas mulheres, em razão de alterações hormonais. A primeira infância e o início da puberdade também podem estar associados à obesidade.
5. Fatores farmacológicos.
   a. Corticosteroides.
   b. Antidepressivos.
   c. Hormônios e outros medicamentos.

Manifestações clínicas

1. IMC maior que 30, dependendo da composição corporal.
2. O aumento do peso está correlacionado com o da incidência de comorbidades.
   a. Doença cardiovascular.
   b. Diabetes melito tipo 2.
   c. Hipertensão.
   d. Apneia obstrutiva do sono.
   e. Osteoartrite.
   f. Doença do refluxo gastresofágico.
   g. Doença da vesícula biliar.
   h. Câncer de mama, endométrio, próstata e cólon.
   i. Acidente vascular cerebral.
   j. Dislipidemia.
   k. Incontinência urinária de esforço.
   l. Infertilidade.
   m. Depressão (pode ser uma causa da obesidade e também ser causada pela obesidade).
3. Síndrome metabólica (síndrome de resistência à insulina) – um grupo de características que, quando ocorrem ao mesmo tempo, aumentam o risco de doença arterial coronariana, AVC e diabetes tipo 2.
   a. Obesidade.
   b. Hipertensão.
   c. Resistência à insulina.
   d. Triglicerídios elevados.

Avaliação diagnóstica

1. Avaliação nutricional – um método sistemático a fim de obter, verificar e interpretar os dados necessários para identificar problemas relacionados à nutrição, suas causas e importância.
2. Avaliação antropométrica e física – para avaliar o aumento da gordura corporal e os efeitos da obesidade sobre o organismo.
3. Estudos hormonais selecionados (tireoide, adrenal) – para avaliar possíveis causas subjacentes.

Manejo

Medidas conservadoras

1. Terapia dietética – existem controvérsias, mas uma dieta bem equilibrada, contendo os principais grupos de alimentos, ainda é recomendada como primeira etapa terapêutica.
   a. É necessário um déficit de 1.000 calorias por dia para perder 1 kg de peso corporal por semana.
   b. A terapia dietética deve ser individualizada para o paciente. No entanto, o objetivo geral é criar um déficit calórico por meio da redução da ingesta calórica ou do aumento do gasto calórico.
   c. O equilíbrio entre os grupos alimentares é essencial para manter o equilíbrio de vitaminas e nutrientes. Pode ser necessária a suplementação de nutrientes (cálcio, vitamina D, ferro, B_{12}, zinco e folato).
   d. O preparo dos alimentos deve incluir temperos com ervas, cebola, alho e pimenta, e os alimentos devem ser assados, grelhados, cozidos no vapor ou refogados, com o mínimo de óleo.
   e. Os alimentos devem ser dispostos de forma atraente em pratos menores, usando pedaços inteiros, em vez de processados, e ingeridos lentamente, colaborando para o processo geral de emagrecimento.
   f. A eliminação de grupos alimentares inteiros da dieta, como carboidratos (em muitas dietas populares baseadas em proteínas e gorduras), resultará no desejo desses alimentos eliminados, na interrupção dos processos metabólicos normais e no ganho rápido de peso quando o alimento é adicionado à dieta.
2. Exercícios – a atividade física regular é um componente importante na perda e na manutenção do peso, assim como ingesta calórica reduzida. As recomendações mais recentes do American College of Sports Medicine (2011) são incorporar uma atividade física aeróbica moderada para incluir um mínimo de 150 minutos por semana, com uma meta de 300 minutos por semana, incluindo treinamento muscular de 2 a 3 vezes/semana. A atividade física também pode adicionar outros benefícios à saúde se praticada regularmente, como melhoria do estado cardiovascular e do bem-estar emocional.

Baseado em evidências
Garber, C. E., Blissmer, B., Deschenes, M. et al. (2011). Quantity and quality of exercise for developing and maintaining cardiorespiratory, musculoskeletal, and neuromotor fitness in apparently healthy adults: Guidance for prescribing exercise. *Medicine and Science in Sports and Exercise*, *43*(7), 1334-1359.

3. A modificação do comportamento é a pedra angular de qualquer dieta bem-sucedida.
   a. Identifique e elimine situações ou sugestões que levem a comer demais ou alimentos com alto teor calórico com o uso de um diário alimentar.
   b. Forneça reforço positivo para hábitos alimentares adequados.
   c. Se ocorrer um lapso nos hábitos alimentares, concentre-se no retorno rápido e positivo aos hábitos alimentares adequados.
   d. Técnicas de redução de estresse, como imagética ou relaxamento muscular progressivo, e apoio de pessoas próximas podem ser úteis.

Farmacoterapia

1. Os medicamentos para tratar a anorexia incluem anfetaminas, simpatomiméticos e agentes liberadores de norepinefrina ou inibidores de recaptação, que, inicialmente, reduzem o apetite e estimulam a perda de peso.
   a. No entanto, pode-se desenvolver tolerância, e o peso pode ser recuperado quando os medicamentos forem descontinuados.
   b. Numerosos estudos longitudinais falharam em mostrar sucesso em longo prazo com esses agentes.
2. Os produtos à base de fentermina estão disponíveis com prescrição médica e agem sobretudo sobre certas substâncias químicas no cérebro para diminuir o apetite. Os produtos à base de fentermina também têm um componente estimulante e não devem ser usados em caso de hipertensão não controlada, doença cardíaca avançada, histórico de abuso de drogas ou com inibidores da monoamina oxidase (MAO).
3. A fentermina-topiramato de liberação prolongada é um medicamento aprovado pela FDA, disponível com prescrição médica. Esse fármaco combina os efeitos da fentermina com os de perda de peso do topiramato, que é usado para tratar convulsões.
4. O cloridrato de naltrexona e o cloridrato de bupropiona são uma combinação de dois medicamentos – naltrexona, usada para tratar a dependência de narcóticos e álcool, e bupropiona, um antidepressivo – para ajudar a diminuir o apetite e controlar a alimentação.
5. A liraglutida foi aprovada pela FDA em 2014 e é um medicamento injetável usado no tratamento da diabetes. Ele diminui a produção de glucagon, que, por sua vez, reduz o esvaziamento do estômago. Também atua sobre o cérebro, diminuindo a quantidade de comida consumida.
6. Lorcaserin é um agonista do receptor da serotonina 2C que atua em substâncias químicas no cérebro para diminuir o apetite. Está disponível em formas de apresentação de curta e longa duração.
7. Orlistate, um inibidor da lipase pancreática, bloqueia a quebra de gordura no sistema gastrintestinal, de modo que cerca de 30% da gordura da dieta é eliminada.
   a. Os efeitos adversos incluem fezes oleosas ou gordurosas, flatulência e desconforto gastrintestinal.
   b. A segurança do uso do medicamento em longo prazo não foi determinada, mas a adição de um suplemento vitamínico lipossolúvel (vitaminas A, D, E e K e betacaroteno) ingerido 1 hora antes ou 2 horas após o orlistate teoricamente impede a deficiência vitamínica.
   c. Não deve ser usado em casos de colestase ou má absorção.
   d. Orlistate está disponível sem prescrição médica em dosagem menor do que a originalmente prescrita.
   e. Esses medicamentos são apenas auxiliares de um tratamento que envolve dieta e exercícios.
8. Vários outros medicamentos usados para tratar depressão, convulsões e/ou diabetes são prescritos *off label* para ajudar a promover a perda de peso. Os fármacos abaixo não são aprovados pela FDA para o tratamento da obesidade:
   a. Bupropiona – antidepressivo.
   b. Topiramato –anticonvulsivante.
   c. Zonisamida –anticonvulsivante.
   d. Metformina – medicamento oral usado para tratar o diabetes.
9. A sibutramina não está mais disponível nos EUA graças a estudos que identificaram aumento no risco de desenvolvimento de eventos cardiovasculares, como infarto ou AVC.

Cirurgia metabólica e bariátrica

Inúmeros procedimentos cirúrgicos têm sido utilizados para ajudar a tratar a obesidade e os distúrbios metabólicos. Embora a derivação gástrica tenha sido considerada há anos o padrão-ouro, novos tratamentos cirúrgicos têm surgido, contribuindo para a maior disponibilidade de opções terapêuticas (Figura 20.3). Esse tipo de terapêutica, em geral, fica reservado a pacientes com obesidade grave (IMC > 35 com comorbidades ou IMC > 40) que não conseguem perder e manter a perda de peso por meio das terapias já descritas. A cirurgia bariátrica provou ser um meio seguro e eficaz para perda de peso, quando realizada por um cirurgião experiente, em um centro multidisciplinar. Além das alterações anatômicas e mecânicas criadas pelos vários procedimentos, existem evidências crescentes de transformações metabólicas ou hormonais que levam à perda de peso. Essa mudanças metabólicas/hormonais associadas a essas cirurgias incluem a diminuição do hormônio grelina, que reduz a fome, e o aumento do PYY e GLP-1, que cria uma sensação de saciedade.

1. Derivação gástrica em Y-de-Roux – é um procedimento que restringe e reduz a absorção de alimentos, no qual é criada uma pequena bolsa com capacidade de 30 a 60 mℓ (tamanho normal do estômago = 900 a 1500 mℓ), que é grampeada e separada completamente da bolsa distal estomacal maior. A essa pequena bolsa proximal é anexada uma porção do jejuno ou do membro de Roux, contornando a bolsa distal do estômago e permitindo que a nova bolsa esvazie o conteúdo alimentar no intestino. O membro biliopancreático é então anastomosado ao membro de Roux, criando uma configuração em Y e um método de eliminação de sucos digestivos do estômago distal e do duodeno.
2. Banda gástrica ajustável – uma banda (ou um cinto) de silicone é colocada na junção gastresofágica, criando um pequeno segmento superior do estômago. Uma porta ou um reservatório de acesso, que é conectado à banda por um tubo, é colocado no meio do abdome, logo abaixo da pele, permitindo ajustes na banda para criar uma passagem mais estreita no estômago remanescente maior. Isso retarda o processo de esvaziamento do segmento superior para o inferior do estômago, causando saciedade com uma quantidade menor de comida. As alterações hormonais com essa cirurgia, a princípio, elevam a produção de grelina, aumentando a fome.
3. Gastrectomia vertical – um procedimento restritivo no qual uma "manga" é criada pelo grampeamento do estômago, na forma de um tubo longo, que liga o esôfago ao duodeno. O estômago remanescente é removido, enquanto o piloro permanece intacto e permite o esvaziamento normal do conteúdo estomacal.
4. Derivação biliopancreática por *duodenal switch* (DBP/DS) – é um procedimento que basicamente reduz a absorção com algumas qualidades restritivas. A DBP/DS é um procedimento cirúrgico complexo no qual uma gastrectomia parcial é realizada junto com a divisão e o redirecionamento do intestino delgado (ou seja, do duodeno, daí o nome *duodenal switch*). Essa intervenção promove a inibição de calorias e alguns nutrientes, mas permite a absorção normal de outros nutrientes essenciais, como proteínas, cálcio, ferro e vitamina B_{12}. Em contraste com o *bypass* gástrico, o DBP/DS mantém a válvula pilórica, o que evita a ocorrência de complicações como síndrome de *dumping*, úlceras marginais e/ou estenoses estomacais.
5. Outros – vários procedimentos vêm sendo pesquisados para casos de obesidade grave e podem se tornar opções viáveis à perda de peso no futuro, mas ainda não foram oficialmente reconhecidos.

Dispositivos médicos

1. vBloc Neuromodulation é um dispositivo médico implantado por cirurgia na parte inferior do estômago. O dispositivo bloqueia o nervo vago e, portanto, cria uma sensação de plenitude e diminuição da fome. O vBloc, hoje, é aprovado pela FDA para pacientes com IMC de 40 a 45 ou de 35 a 39,9 com comorbidades.
2. Os balões intragástricos estão disponíveis na apresentação de balões simples ou duplos que são inseridos no estômago, por meio de endoscopia, e mantidos por um período não superior a 6 meses. O balão imita uma gastrectomia vertical, preenchendo uma porção do estômago para reforçar o controle adequado da porção e uma sensação de plenitude. Balões simples (Orbera®) e duplos (ReShape™ Dual Balloon) são aprovados pela FDA, mas de modo geral não são cobertos pelo seguro de saúde. História prévia de cirurgia metabólica e bariátrica pode ser uma contraindicação para esses produtos.
3. O AspireAssist é um dispositivo endoluminal aprovado pela FDA, no qual uma sonda PEG modificada é colocada no estômago, por meio de endoscopia, e depois conectada a um pequeno

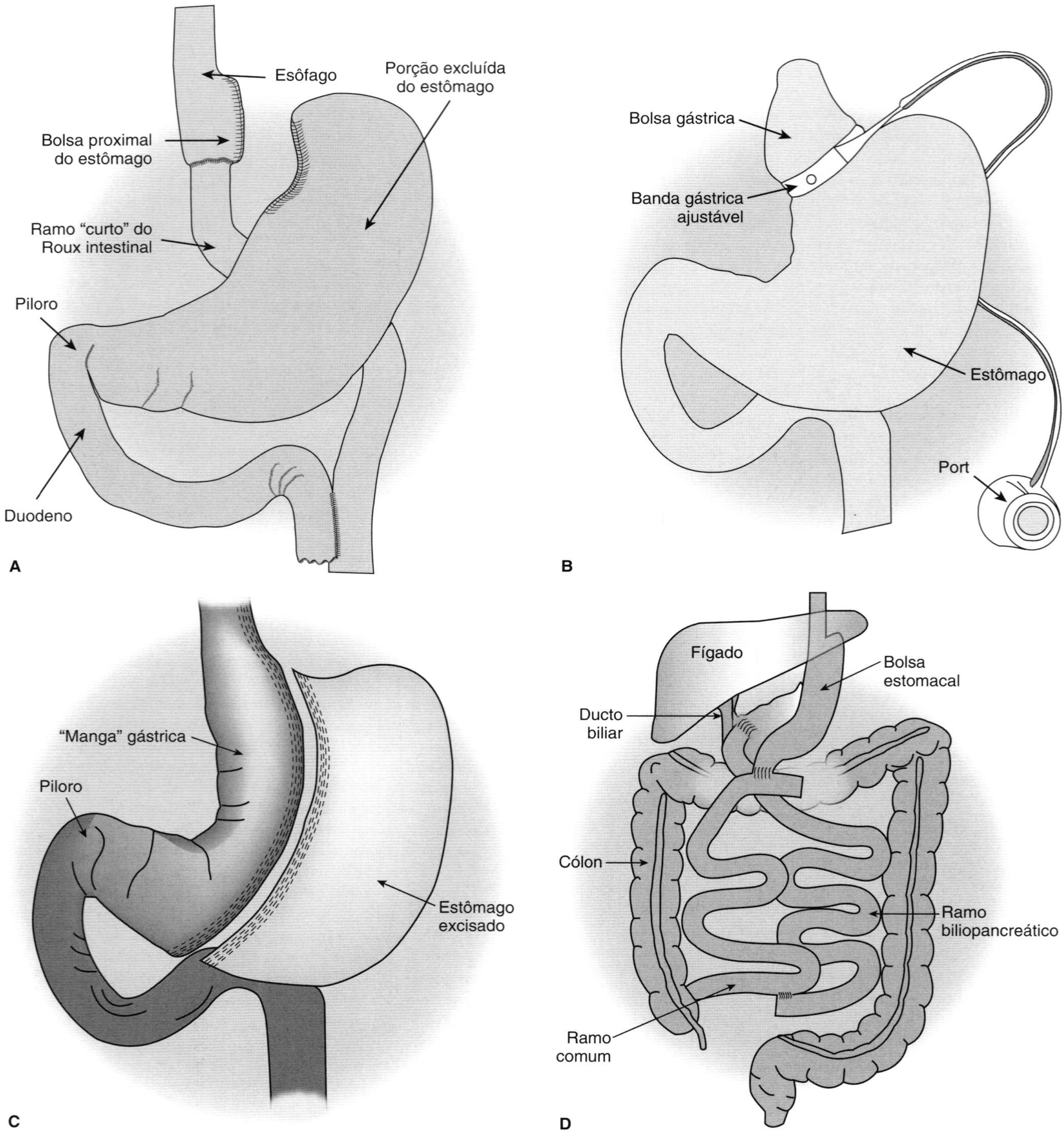

Figura 20.3 Procedimentos bariátricos. **A.** Banda gástrica ajustável. **B.** Derivação gástrica com anastomose em Y-de-Roux. **C.** Gastrectomia vertical. **D.** Desvio biliopancreático com *duodenal switch*.

dispositivo portátil, o qual é ativado cerca de 20 a 30 minutos após a refeição por um botão discreto, permitindo o esvaziamento de até 30% da refeição no vaso sanitário. O AspireAssist® é para pacientes com IMC de 35 a 55.

Complicações

1. A obesidade é um fator de risco para muitas comorbidades, incluindo diabetes, doença da vesícula biliar, osteoartrite das articulações de suporte, hipertensão, doença arterial coronariana (DAC), apneia obstrutiva do sono, síndrome metabólica e várias outras condições.
2. Deficiências de vitaminas e sais minerais oriundas de intervenção cirúrgica, dieta muito restritiva ou descumprimento do regime recomendado.
   a. Uma dieta de redução de peso moderada e bem equilibrada geralmente não causará deficiências, embora um suplemento vitamínico/mineral múltiplo possa ser usado.

b. Uma dieta de baixa caloria (menos de 800 a 1.000 calorias por dia) exigirá monitoramento cuidadoso e suplementos vitamínicos/sais minerais.

c. As complicações da cirurgia bariátrica podem incluir úlceras marginais, vazamentos na anastomose, fístulas, infecção, embolia pulmonar, náuseas e vômitos crônicos, deficiência de vitamina D e B_{12}, além de carência de tiamina, cobre e ferro. É necessária a suplementação diária de vitaminas e sais minerais.

Avaliação de enfermagem

1. Obtenha uma avaliação nutricional completa, que pode se dar em colaboração com um nutricionista.
2. Avalie componentes comportamentais e emocionais da alimentação, mecanismos de enfrentamento e sucessos e fracassos com a dieta no passado.

Diagnósticos de enfermagem

- Nutrição desequilibrada: mais do que as necessidades corporais, relacionada à dieta hipercalórica, rica em gorduras e exercício limitado
- Volume de líquidos deficiente relacionado à cirurgia para perda de peso
- Disposição para autoconceito melhorado, relacionado à aparência e ao peso.

Intervenções de enfermagem

Modificação da ingesta nutricional

1. Ajude o paciente a avaliar os hábitos alimentares atuais e a identificar os inadequados.
2. Ajude o paciente a desenvolver um plano de dieta adequado, com base em preferências, nível de atividade e estilo de vida.
3. Sugira estratégias de modificação do comportamento, como exercícios (caminhada) durante a pausa para o almoço, evitando o acesso a lanches rápidos e permitindo que o paciente faça apenas as refeições formais.
4. Forneça apoio emocional ao paciente durante os esforços de redução de peso por meio de reforço positivo e resolução criativa de problemas.
5. Forneça ao paciente mecanismos de enfrentamento alternativos, incluindo técnicas de redução do estresse, como relaxamento progressivo e imagética.
6. Avalie a capacidade do paciente de tolerar a atividade física por meio da verificação dos sinais vitais antes, durante e após o exercício, perguntando sobre sintomas de dispneia e dor torácica.
7. Desencoraje a adesão a dietas da moda.

Prevenção de complicações no pós-operatório

1. Forneça cuidados pós-operatórios iniciais, como na cirurgia gastrintestinal (ver p. 500).
2. Administre fluidos por via intravenosa, conforme indicado. Registre o balanço hídrico.
3. Inicie os fluidos orais de acordo com o protocolo do cirurgião (variável de uma instituição para outra, de um cirurgião para outro). A progressão geral para a maioria dos pacientes é começar com pequenos goles e, aos poucos, avançar para goles maiores de líquidos claros.
4. Avance a dieta conforme o protocolo do cirurgião. A confirmação dos estágios da dieta bariátrica com o programa da instituição e/ou cirurgião é crucial, pois varia de uma instituição para outra, de cirurgião para cirurgião.
5. Observe e comunique aumento da dor abdominal, distensão ou alteração na saída do dreno abdominal (se utilizado), o que pode indicar vazamento ou sangramento nas anastomoses, nos pontos grampeados, ou obstrução.
6. Monitore os sinais vitais, os sons respiratórios e as feridas operatórias em busca de sinais de infecção, pneumonia ou outras complicações potenciais.
7. Preste atenção e comunique sinais de desidratação (sede, oligúria, ressecamento das mucosas) e hipopotassemia (fraqueza muscular, anorexia, náuseas, diminuição dos ruídos intestinais e arritmias).
8. Avise o paciente que comer em excesso pode causar vômito ou distensão dolorosa do esôfago. A síndrome de *dumping* pode ocorrer no pós-operatório de pacientes submetidos à derivação gástrica, em especial com alimentos ricos em gorduras ou açúcares.
9. Saliente a importância de manter bons hábitos alimentares e de modificar o comportamento para perder peso, porque a cirurgia metabólica e bariátrica é apenas um complemento ao tratamento.
10. Incentive o acompanhamento em longo prazo para o monitoramento da perda de peso e do estado nutricional. Complicações adicionais em longo prazo podem incluir úlceras marginais, hérnias, estenoses e/ou desnutrição.

Alerta de transição de cuidado
Após a cirurgia bariátrica, informe o paciente sobre a importância da adesão rigorosa ao protocolo de dieta e de evitar o avanço prematuro para a outra fase sem discutir com o cirurgião, o nutricionista ou outro membro da equipe. Incentive-o a atingir as metas para fluidos (entre 1,5 e 2 ℓ/dia) e proteínas (individualizado). Peça-lhe que notifique o cirurgião em caso de febre (acima de 38,3°C), taquicardia (frequência cardíaca maior que 100), dor abdominal intensa, náuseas ou vômito, dificuldade para respirar ou capacidade de manter o fôlego, bem como se houver hiperemia, secreção ou edema das incisões. A prevenção e a atenção imediata aos sinais de complicações podem impedir a readmissão e os resultados adversos.

Fortalecimento do autoconceito

1. Eduque e converse com o paciente, sem julgar.
2. Procure conhecer o paciente e aponte os aspectos positivos da saúde e do bem-estar dele.
3. Incentive o paciente a diminuir o peso valorizando os aspectos positivos para a saúde, e não apenas por motivos estéticos.
4. Encaminhe a um profissional de saúde comportamental e a grupos de apoio, conforme necessário.
5. Seja um bom modelo – mostre uma atitude consciente em relação a alimentação equilibrada, exercícios e outras práticas saudáveis.
6. Seja sensível a comportamentos e atitudes discriminatórias em relação às pessoas com obesidade.

Diretrizes para educação do paciente

1. Converse sobre o papel de gorduras, carboidratos e proteínas, sua inclusão em alimentos comuns e a quantidade de calorias por grama.
2. Descreva os cinco grupos básicos de alimentos e sua colocação no plano MyPlate.
3. Explique o propósito de uma dieta balanceada e a necessidade da ingesta de vitaminas e sais minerais por fontes alimentares. A suplementação é necessária após a cirurgia bariátrica.
4. Revise os riscos da obesidade para a saúde.
5. Avise o paciente sobre a possível ocorrência de um período de platô, sem perda de peso por algum tempo, mas aconselhe-o a não desanimar.
6. Diga ao paciente para manter um diário alimentar para ser mostrado ao nutricionista e a se pesar não mais do que 1 vez/semana.
7. Se o paciente estiver interessado em dietas líquidas ou suplementos de ervas para perder peso, encoraje a discussão com o profissional de saúde. Algumas preparações podem conter efedra, um poderoso estimulante que pode causar aumento da pressão arterial, efeitos adversos significativos e muitas interações medicamentosas.

8. Encaminhe para organizações como Obesity Action Coalition (*www.obesityaction.org*) e National Institutes of Diabetes and Digestive and Kidney Disease: Weight-control Information Network (*http://win.niddk.nih.gov/publications/gastric.htm*) para mais informações sobre as opções de perda de peso.[4]

Reavaliação: resultados esperados

- Perda de 10 a 15% de excesso de peso corporal durante o primeiro mês
- Sem distensão abdominal, náuseas, vômito ou infecção da ferida
- Verbaliza se sentir bem consigo mesmo, como resultado das alterações na dieta e nos hábitos relacionados a atividades físicas.

Distúrbios alimentares

Distúrbios alimentares podem variar de inanição, como observado na anorexia nervosa, até comportamentos excessivos, como no transtorno de compulsão alimentar periódica, ou podem incluir uma combinação de ambos, como observado na bulimia nervosa. Os transtornos alimentares podem afetar ambos os sexos, porém costumam ter maior prevalência entre as mulheres. A prevalência ao longo da vida é estimada em 0,3% para anorexia, 0,9% para bulimia e 1,6% para transtorno de compulsão alimentar periódica. Os distúrbios alimentares podem se desenvolver durante a infância ou mais tarde, porém é mais comum na adolescência e no princípio da vida adulta, podendo ser crônicos ou intermitentes durante muitos anos. Muitas causas podem ser atribuídas ao transtorno alimentar, como etiologias genéticas, biológicas, hormonais, ambientais, comportamentais, psicológicas e sociais. Ver Tabela 20.4 para uma comparação entre os três transtornos alimentares mais comuns.

Embora esta seção se concentre na anorexia nervosa, na bulimia nervosa e no transtorno da compulsão alimentar periódica, existem outros comportamentos alimentares desordenados ou mal-adaptados, como o transtorno de pica, ortorexia e Síndrome de Prader-Willi. O transtorno de pica é uma desordem que faz com que o indivíduo coma coisas sem valor nutricional, como sujeira, papel ou gelo. A ortorexia é a obsessão doentia por consumir alimentos saudáveis. A Síndrome de Prader-Willi é um transtorno genético que produz sintomas hormonais, como uma fome constante, que resulta em obesidade. Outra categoria de transtornos alimentares em ascensão é o OSFED (*other specified feeding or eating disorder*), que inclui subtipos como anorexia nervosa atípica, transtorno da purgação e síndrome do comer noturno.

Avaliação diagnóstica

1. Bioquímica de eletrólitos séricos, ureia nitrogenada sérica, creatinina e bicarbonato – pode ser anormal, indicando desequilíbrios hidreletrolíticos.
2. Os exames hormonais podem incluir testes da função tireoidiana, hormônio luteinizante (LH), hormônio folículo estimulante (FSH), estrogênio e testosterona.
3. Exames dos níveis séricos de glicemia e lipídios para determinar a resposta do organismo à ingesta dietética.
4. Eletrocardiograma para determinar arritmias causadas por desequilíbrio eletrolítico.

Manejo

Embora a fisiopatologia, a etiologia e os sintomas possam diferir um pouco entre os vários transtornos alimentares, a avaliação, o diagnóstico, o tratamento e as terapias são muito semelhantes. Antes de todo o processo, no entanto, é fundamental uma abordagem clínica multidisciplinar que deve incluir nutricionistas, psicólogos, enfermeiros de prática avançada, médicos e outros profissionais de saúde especializados no tratamento de pacientes com transtornos alimentares.

1. Modificação dietética e aconselhamento nutricional para obter um ganho de peso gradual e/ou hábitos alimentares normais.
   a. Dieta balanceada com inclusão incremental de alimentos previamente percebidos pelo paciente como restritos.
   b. Aumento gradual da atividade física.
2. Alimentação enteral ou parenteral, conforme necessário, se a dieta prescrita não puder ser mantida pelo paciente e se as condições do estado físico exigirem. A alimentação enteral é preferível e a mais utilizada.
3. Aconselhamento individual focado na necessidade do paciente de controlar o peso, na alteração da imagem corporal e nos diagnósticos associados, incluindo depressão e ideação suicida.
4. Aconselhamento e apoio psicológico, como terapia comportamental.
   a. Ajude o paciente a desenvolver uma visão do comportamento e uma imagem corporal mais realista.
   b. Ajude o paciente a desenvolver estratégias de enfrentamento e mecanismos efetivos de solução de problemas.
5. Antidepressivos, ansiolíticos e outros agentes farmacológicos para problemas psiquiátricos associados podem ser uma alternativa.
   a. Inibidor seletivo da recaptação da serotonina (ISRS), como a fluoxetina, para tratar a bulimia nervosa.
   b. Estimulante como a lisdexanfetamina, para tratar o transtorno da compulsão alimentar periódica.
6. O tratamento com internação hospitalar, de preferência em unidade especializada de transtorno alimentar, é recomendado se o peso for inferior a 75% do peso ideal e se houver hipotensão ortostática acentuada, bradicardia inferior a 40, taquicardia sustentada superior a 100, incapacidade de manter a temperatura corporal central em 37°C e ideação suicida ou nenhuma resposta à terapia ambulatorial.

Complicações

1. Desequilíbrio hidroeletrolítico.
   a. Hipopotassemia, hiponatremia, hipocloremia.
   b. Hiperpotassemia.
   c. Alcalose metabólica.
   d. Desidratação.
2. Distúrbios cardíacos.
   a. Arritmias, bradicardia, taquicardia.
   b. Hipotensão.
   c. Parada cardíaca.
3. Desequilíbrio nutricional.
   a. Obesidade.
   b. Caquexia.
4. Convulsões resultantes da hiponatremia.
5. Maior risco de infecção relacionado a uma diminuição na contagem de glóbulos brancos.
6. Disfunção endócrina.
   a. Amenorreia, diminuição de estrogênio nas mulheres.
   b. Diminuição da testosterona nos homens, diminuição da libido.
   c. Diminuição do hormônio tireoidiano.
7. Ruptura do esôfago ou gástrica.
8. Erosão dentária.
9. Comorbidades psiquiátricas.
   a. Depressão.
   b. Transtornos de ansiedade.
   c. Alto risco de suicídio.

Avaliação de enfermagem

1. Realize uma avaliação nutricional completa. Obtenha um histórico alimentar detalhado e uma revisão completa dos sistemas

[4]N.R.T.: No Brasil, a Associação Brasileira para o Estudo da Obesidade e Síndrome Metabólica (ABESO) tem materiais e estratégias de apoio que podem ajudar o paciente. Disponível em: *http://www.abeso.org.br/*.

Tabela 20.4 Comparação entre os distúrbios alimentares.

Desordem/descrição	Fisiopatologia/etiologia	Manifestações clínicas
Anorexia nervosa: caracterizada por uma perda de peso autoinduzida maior que 15% do peso normal, para idade e estatura, e associada à alta morbimortalidade. A anorexia é caracterizada por períodos de inanição e pode apresentar episódios de compulsão e purgação.	• O estado de semi-inanição com preservação de glicose e proteína, utilização de gordura, alterações endócrinas e distúrbios de hídrico e eletrolítico resulta em: ○ Perda de gordura armazenada ○ Diminuição da síntese de proteínas ○ Diminuição do hormônio tireoidiano ○ Disfunção hipotalâmica ou hipofisária – diminuição do hormônio folículo estimulante (FSH), do hormônio luteinizante (LH) e do estrogênio.	• Alimentação extremamente restrita • Magreza extrema (definhamento) • Busca incessante pela magreza e falta de vontade para manter um peso normal ou saudável • Medo intenso de ganhar peso • Imagem corporal distorcida, autoestima fortemente influenciada pela percepção do peso e da forma do corpo, ou negação da gravidade do baixo peso corporal • Amenorreia, bradicardia, hipotensão, intolerância ao frio.
Bulimia nervosa: caracterizada por episódios recorrentes de compulsão alimentar e sensação de perda de controle do comportamento alimentar durante esses episódios. Os episódios de compulsão levam à autoaversão e costumam ser acompanhados por métodos inapropriados para evitar o ganho de peso, incluindo autoindução de vômitos, uso excessivo de laxantes, diuréticos, jejum ou excesso de exercícios físicos.	• A doença costuma se manifestar no fim da adolescência ou no início dos 20 anos • Dez vezes mais comum em mulheres jovens do que em homens jovens • Pode estar associada a uma história pessoal ou familiar de obesidade, abuso de substâncias, depressão, ansiedade ou distúrbios do humor • Autoindução de vômitos • A inanição pode ser tão evidente quanto na anorexia nervosa • A compulsão alimentar pode ocorrer várias vezes por dia e estar presente por muitos meses.	• Os sinais físicos podem incluir calosidades ou alterações cutâneas na mão e nos dedos, perda de esmalte dentário, edema dos gânglios linfáticos e mau hálito ou cheiro de enxaguante bucal no hálito em razão da autoindução de vômito • Alterações endócrinas, como amenorreia, podem estar presentes.
Transtorno da compulsão alimentar periódica (TCAP): alimentação desordenada que resulta em episódios de perda do controle alimentar. TCAP não está associado a comportamentos compensatórios inadequados, mas, frequentemente, a algum tipo de psicopatologia.	• Presença de comorbidade psicopatológica: fobia específica, fobia social, depressão maior unipolar, transtorno de estresse pós-traumático, abuso ou dependência de álcool • Aumento do risco de desenvolvimento de dor crônica, diabetes melito e hipertensão • Maior probabilidade de se tornar obeso • Episódios de compulsão alimentar pelo menos 1 vez/semana durante 3 meses.	• Ingere quantidades extraordinariamente grandes de alimentos em determinado período de tempo • Come mesmo quando já está satisfeito ou sem fome • Come rápido durante os episódios de compulsão • Come até ficar desconfortavelmente cheio • Come sozinho ou em segredo, para evitar constrangimento • Sente-se angustiado, envergonhado ou culpado por comer assim • Faz dietas frequentes, possivelmente sem perda de peso.

orgânicos, incluindo os sistemas psicológico, ginecológico, endócrino, gastrintestinal, atividades da vida diária e histórico de atividades físicas.

2. Realize o exame físico, incluindo sinais vitais, altura e peso, frequência e ritmo cardíacos, ruídos intestinais e observação de hematêmese e cárie dentária, que pode indicar vômito autoinduzido.
3. Verifique o estado de hidroeletrolítico e as manifestações de problemas associados.
4. Avalie sinais e sintomas de depressão, ansiedade, transtorno de personalidade e comportamentos alimentares associados, bem como história de disfunção familiar.

Diagnósticos de enfermagem

- Nutrição desequilibrada: maior ou menor que os requisitos corporais, relacionada ao comportamento de compulsão/purgação e/ou ingesta autorrestrita
- Distúrbio de imagem corporal relacionada ao peso
- Enfrentamento ineficaz relacionado à falta de controle sobre os hábitos alimentares
- Risco de suicídio relacionado ao sofrimento psicológico.

Intervenções de enfermagem

Alcance do peso adequado

1. Ajude o paciente a escolher uma dieta bem equilibrada e a manter hábitos alimentares adequados.
2. Incentive o consumo de refeições pequenas e frequentes ou lanches e bebidas de alto valor calórico. Suplementos nutricionais líquidos podem ser mais bem tolerados.
3. Monitore diariamente ganhos e perdas, o peso (antes do café da manhã), a urina quanto ao nível de cetonas e os eletrólitos séricos para determinar a resposta física às intervenções nutricionais.
4. Forneça reforço positivo para comportamentos alimentares apropriados.
5. Forneça reforço positivo para melhor ingesta e ganho de peso ou estabilização do peso.
6. Avalie a função intestinal. Promova ingesta de fluidos e atividade física para prevenir a constipação intestinal, se o paciente não puder tolerar alimentos ricos em fibras.
7. Ensine ao paciente os riscos associados ao comportamento alimentar anormal e fale sobre os benefícios da manutenção de hábitos nutricionais saudáveis e da atividade física regular.

Promoção de uma imagem corporal saudável

1. Estabeleça uma relação de confiança e forneça segurança e proteção ao paciente.
2. Incentive o paciente a verbalizar seus sentimentos sobre imagem corporal, autoconceito, medos e frustrações.
3. Enfatize a importância de aconselhamento psicológico, controle do estresse, treinamento de assertividade e outras terapias de longa duração para fortalecer a imagem corporal e promover a autoaceitação.

Fortalecimento da capacidade de enfrentamento

1. Incentive o paciente a estabelecer metas realistas em relação ao peso e à aparência. Envolva-o no plano de tratamento, oferecendo opções para aumentar a sensação de controle.
2. Ajude o paciente a identificar e implementar estratégias alternativas de enfrentamento em momentos de estresse, incluindo expressão e exploração de sentimentos, resolução de problemas, uso adequado de exercícios e técnicas de relaxamento.
3. Estabeleça limites para que o paciente seja capaz de controlar a si mesmo. Esteja alerta a mentiras e manipulação que o paciente possa tentar para preservar o controle da situação.
4. Inclua a família em sessões de aconselhamento e ensino, conforme apropriado.

Prevenção do suicídio

1. Avalie o nível de risco obtendo a história de tentativas anteriores de suicídio, pensamentos suicidas recentes e o estado de ideação atual, os planos e os métodos possíveis.
2. Mantenha o nível de observância exigido pela situação.
3. Certifique-se de que o acesso a objetos pontiagudos seja proibido.
4. Assegure-se de que uma equipe de intervenção em crise esteja de plantão, se necessário.

Educação do paciente e manutenção da saúde

1. Ensine os princípios de nutrição e dieta e hábitos alimentares saudáveis. Converse sobre os alimentos com naturalidade, para evitar reforçar a preocupação do paciente em relação à comida.
2. Explique o efeito da fome no funcionamento fisiológico e psicológico.
3. Envolva a família do paciente e outras pessoas importantes no plano de tratamento, conforme apropriado.
4. Descreva os riscos do uso de laxantes e diuréticos para o controle do peso, como desequilíbrio eletrolítico, desidratação e atonia intestinal.
5. Enfatize a importância de manter consultas regulares de acompanhamento e aconselhamento.
6. Encaminhe para agências como American Anorexia-Bulimia Association (*www.aaba.org*), Eating Disorder Information Center (*www.nedic.ca*), Eating Disorders Awareness and Prevention (*www.edap.org*), National Association of Anorexia Nervosa and Associated Disorders (*www.anad.org*) e National Eating Disorder Association (*www.nationaleatingdisorders.org*).[5]

Reavaliação: resultados esperados

- Ingesta dietética equilibrada, sem evidência de vômito. Ganho de 0,5 kg durante a primeira semana (anorexia nervosa)
- Verbaliza satisfação com a imagem corporal e com o peso
- Expressa uma abordagem apropriada para a solução de problemas
- Nega ideação e pensamentos suicidas.

Síndrome de má absorção

A *síndrome de má absorção* representa um grupo de sintomas e sinais físicos que ocorrem graças à má absorção de nutrientes no intestino delgado, em particular a absorção de gordura, com consequente diminuição na absorção das vitaminas lipossolúveis A, D, E e K. Também pode ocorrer má absorção de outros nutrientes, incluindo carboidratos, sais minerais e outras vitaminas e proteínas. *Doença celíaca* e *intolerância à lactose* são tipos comuns de síndromes de má absorção.

Fisiopatologia e etiologia

A má absorção tem múltiplas etiologias, incluindo patologias de vesícula biliar, fígado ou pâncreas, obstrução linfática, comprometimento vascular e ressecção intestinal. Duas causas comuns são:

1. Doença celíaca – má absorção de nutrientes resultante da atrofia de vilosidades e microvilosidades do intestino delgado causada pela intolerância ao glúten, substância encontrada em grãos comuns, como trigo, centeio, aveia e cevada (ver Capítulo 48).
2. Intolerância à lactose – quase sempre de origem genética, essa deficiência da enzima digestiva impede a digestão da lactose encontrada no leite, causando osmose de água para o lúmen intestinal.

Manifestações clínicas

1. Esteatorreia.
2. Distensão e dor abdominal.
3. Flatulência.
4. Anorexia, perda de peso, edema.
5. Deficiência de vitaminas – lipossolúveis (A, D, E, K).
6. Deficiência de proteínas e balanço de nitrogênio negativo.
7. Anemia, fraqueza e fadiga causadas pela má absorção de ferro, ácido fólico e vitamina B_{12}.

Avaliação diagnóstica

1. Análise de gordura fecal – coleta de fezes de 72 horas; a quantidade de gordura fecal pode estar aumentada.
2. M2A Imaging System – um dispositivo que fornece imagens por meio de um receptor e gravador que rastreiam o trânsito de uma cápsula ingerida pelo paciente. Usado para avaliar e diagnosticar síndromes de má absorção e outras patologias gastrintestinais.
3. Exame do tubo gastrintestinal inferior (enema de bário) – pode ser usado para avaliar o cólon.
4. A dosagem sérica dos níveis de vitamina, proteína total e albumina pode estar diminuída.
5. Prolongamento do tempo de protrombina, em razão de deficiência de vitamina K.

Manejo

1. Tratamento da causa subjacente, se possível eliminando agentes causadores, como grãos ou laticínios.
2. Promoção da ingesta nutricional adequada por meio de uma dieta cuidadosamente planejada, com substituição alternativa ao agente agressor e que garanta a reposição de nutrientes por terapia oral, enteral ou parenteral.
3. Medicamentos, como enzimas pancreáticas.

---

[5]N.R.T.: No Brasil, pode-se recomendar consulta e busca de grupos de apoio junto à Associação Brasileira de Familiares, Amigos e Portadores de Transtornos Afetivos (ABRATA), em: *https://www.abrata.org.br/*, e à Associação Brasileira de Transtornos Alimentares: Astral, com informações disponíveis em: *https://astralbr.org/*.

Complicações

1. Desidratação.
2. Desequilíbrio eletrolítico, com possibilidade de arritmias cardíacas.
3. Deficiência de proteína, com atrofia muscular e edema.
4. Deficiência de vitaminas, com tetania, hemorragia, anemia e osteoporose.
5. Ruptura cutânea.

Avaliação de enfermagem

1. Avalie o estado de fluidos e eletrólitos por meio de um monitoramento diário e cuidadoso de ingesta e débito, peso, eletrólitos séricos, sinais vitais e outros sinais e sintomas de desidratação e desequilíbrio eletrolítico.
2. Verifique a função gastrintestinal observando a frequência e as características das fezes, os sons intestinais e a presença de dor, a distensão e outros sintomas associados.
3. Avalie o estado nutricional.

Diagnósticos de enfermagem

- Nutrição desequilibrada, menor do que as necessidades corporais, relacionada à má absorção de nutrientes
- Volume de líquidos deficiente relacionado à perda de líquido pelas fezes
- Dor aguda relacionada a distensão abdominal e cólicas
- Risco de integridade da pele prejudicada relacionado à irritação da área anal pelas fezes.

Intervenções de enfermagem

Melhora do estado nutricional

1. Assegure-se de que a dieta esteja isenta de agentes causadores, como laticínios ou produtos do trigo.
2. Forneça uma dieta rica nos nutrientes deficitários, incluindo proteínas, carboidratos, gorduras, vitaminas e sais minerais.
3. Ensine o paciente a usar produtos alternativos aos agentes causadores, como farinha sem glúten, milho, soja e substitutos do leite sem lactose.
4. Monitore cuidadosamente o peso e as características das fezes.

Restauração do equilíbrio de líquidos

1. Monitore ganhos e perdas, além da densidade urinária.
   a. Inclua no cálculo de perdas a água perdida pelas fezes.
   b. Esteja ciente de que o edema é causado por níveis baixos de proteína sérica, e não por sobrecarga de líquidos.
2. Monitore os sinais vitais com frequência, com base na condição do paciente.
3. Esteja alerta para sinais de desidratação – hipotensão ortostática, taquicardia, diminuição do turgor cutâneo, ressecamento das mucosas, sede e oligúria.
4. Observe sinais e sintomas de possíveis distúrbios eletrolíticos – náuseas, vômitos, arritmias, tremores, convulsões, anorexia e fraqueza – e comunique em caso de resultados anormais de eletrólitos séricos.
5. Administre fluidos por via intravenosa ou nutrição parenteral ou enteral, conforme prescrição médica.

Alívio da dor

1. Avalie o tempo, a frequência e as características da dor e sua relação com a alimentação.
2. Incentive a posição Fowler e mudanças frequentes, para aumentar o conforto do paciente.
3. Administre analgésicos, antidiarreicos e antiflatulentos, conforme prescrição.

Manutenção da integridade da pele

1. Forneça cuidados meticulosos à região do períneo depois de cada evacuação, aplicando pomadas hidrofóbicas, se necessário, para evitar a ruptura da pele.
2. Dê atenção especial às condições gerais da pele, avaliando se há hiperemia, ruptura, diminuição do turgor, e mantenha a integridade por meio de limpeza, lubrificação, proteção de proeminências ósseas, mudanças de decúbito frequentes, além de hidratação e nutrição adequadas.

Educação do paciente e manutenção da saúde

1. Forneça aconselhamento nutricional ao paciente e à família, sobretudo se os sintomas forem secundários à intolerância alimentar. Enfatize que tipo de alimentos devem ser evitados e a importância de ler atentamente os rótulos dos alimentos industrializados. Recomende substituições adequadas para os alimentos e os suplementos nutricionais necessários.
2. Alerte sobre sinais e sintomas que indicam piora da condição – aumento da frequência de evacuação, diarreia ou esteatorreia, aumento da dor.
3. Sugira a participação em grupos de apoio como a Celiac Sprue Association (*www.csaceliacs.org*) e a Crohn's and Colitis Foundation of America (*www.ccfa.org*).[6]

Reavaliação: resultados esperados

- Mantém o peso e o nível de energia
- Sinais vitais estáveis; produção urinária adequada
- Verbaliza diminuição da dor após as refeições
- Não foram observadas rupturas cutâneas.

Deficiência de vitaminas e sais minerais

Vitaminas são compostos orgânicos encontrados nos alimentos necessários a crescimento, reprodução, saúde e resistência à infecção. Os sais minerais são compostos inorgânicos encontrados na natureza e servem a uma variedade de funções fisiológicas. Os requisitos específicos dependem de idade, nível de atividade física, taxa metabólica (aumento na febre) e processos específicos, como gravidez, lactação e condições patológicas.

Consulte a Tabela 20.5 para verificar as necessidades de vitaminas e sais minerais para adultos saudáveis com 19 anos ou mais. As necessidades diárias são diferentes para crianças e mulheres grávidas ou amamentando.

Foram desenvolvidas tabelas de referência dietética pelo Food and Nutrition Board, que faz parte do Institute of Medicine of the National Academies e incluem o seguinte:

Dieta alimentar recomendada – apresenta o nível médio de ingesta diária, suficiente para satisfazer às necessidades nutricionais de quase todos os indivíduos saudáveis (97 a 98%) em um grupo populacional.

Ingesta adequada – quantidade que se acredita satisfazer às necessidades de todos os indivíduos saudáveis de um grupo, mas a falta ou a incerteza de dados impede que seja especificada com segurança a porcentagem exata de indivíduos que se beneficiam desse consumo.

Exigência média estimada – média diária estimada do nível de ingesta de nutrientes para atender às exigências de metade dos indivíduos saudáveis de um grupo.

---

[6]N.R.T.: No Brasil, os pacientes podem procurar a Associação dos Celíacos do Brasil (ACELBRA), em: *http://www.acelbra.org.br/2004/*. A Associação Brasileira de Colite Ulcerativa e Doença de Crohn (ABCD) oferece grupos de apoio para pacientes e familiares. Disponível em: *https://abcd.org.br/institucional/sobrea-abcd/*.

Tabela 20.5 Necessidades e desequilíbrios vitamínicos e de sais minerais.

Vitamina, IDR e NME	Função	Manifestações clínicas de desequilíbrio
Vitamina A (Retinol) IDR: 700 a 900 mcg. NME: 500 a 625 mcg. Lipossolúvel.	• Manutenção dos tecidos graças à capacidade antioxidante • Ajuda a regular o sistema imunológico • Crescimento e desenvolvimento de tecidos moles e esqueléticos • Adaptação visual à luz e ao escuro • Suporte para a função reprodutiva.	*Deficiência*: cegueira noturna, xeroftalmia, queratinização, ressecamento/dano generalizado das/às mucosas, vômitos, diarreia, perda de peso, infecções urinárias e vaginais, cárie dentária, hiperqueratose folicular, fadiga. *Toxicidade*: perda de cabelo, dores nas articulações, pele seca, feridas na boca, anorexia, vômitos, dano hepático.
Vitamina B_1 (tiamina) IDR: 1,1 a 1,2 mg. NME: 0,9 a 1,0 mg. Hidrossolúvel.	• Metabolismo dos carboidratos • Necessária ao funcionamento neurológico, gástrico, cardíaco e musculoesquelético.	*Deficiência*: perda de apetite, constipação intestinal, dispneia, fadiga, irritabilidade, nervosismo, perda de memória, parestesias, dor muscular, beribéri, visão turva ou dupla, dificuldade para engolir, náuseas, vômitos. *Toxicidade*: grandes doses podem ser administradas geralmente sem dificuldade, embora existam relatos de desenvolvimento de anafilaxia.
Vitamina B_2 (riboflavina) IDR: 1,1 a 1,3 mg. NME: 0,9 a 1,1 mg. Hidrossolúvel.	• Metabolismo dos carboidratos • Promove o crescimento, a formação de glóbulos vermelhos, e mantém os olhos e a pele saudáveis.	*Deficiência*: dor de garganta, queilose, dermatite, ardor e prurido dos olhos, lacrimejamento e vascularização das córneas. Os sintomas tardios incluem neuropatia e atraso no crescimento. *Toxicidade*: nenhuma conhecida.
Vitamina B_6 (piridoxina) IDR: 1,3 a 1,7 mg. NME: 1,1 a 1,4 mg. Hidrossolúvel.	• Necessário ao metabolismo de proteínas • Mantém a função neurológica e a produção de hemácias.	*Deficiência*: anemia, fraqueza, glossite, queilose, irritabilidade, convulsões. *Toxicidade*: dano neuromuscular, neuropatia periférica.
Vitamina B_{12} (Cobalamina) IDR: 2,4 mcg NME: 2,0 mcg. Hidrossolúvel.	• Mantém a função neurológica e o desenvolvimento das hemácias por meio da síntese de hemoglobina.	*Deficiência*: anemia megaloblástica, comprometimento da memória, confusão mental, depressão, fadiga, nervosismo, diminuição da resposta reflexa, comprometimento do equilíbrio, dificuldades de fala, desmielinização das fibras da medula espinal, anorexia, vômitos, perda de peso, pele amarelada, dor abdominal, dispneia, diarreia, glossite, ardor nos lábios ou na boca, palpitações, taquicardia, feridas na língua, fraqueza. *Toxicidade*: nenhuma.
Biotina IDR: 30 mcg. NME: não estabelecido. Hidrossolúvel.	• Metabolismo de proteínas, gorduras e carboidratos.	*Deficiência*: pele seca, fadiga, descoloração acinzentada da pele, dor muscular, depressão, insônia, anorexia. *Toxicidade*: nenhuma.
Folato (ácido fólico) IDR: 400 mcg. NME: 320 mcg. Hidrossolúvel.	• Formação de hemácias • Síntese de DNA e RNA, suporte ao crescimento e à reprodução celulares • Prevenção de anomalias congênitas.	*Deficiência*: glossite, diarreia, anemia megaloblástica, problemas digestivos, fadiga, palpitações, síndrome das pernas inquietas. *Toxicidade*: inativação de anticonvulsivantes, mascaramento de deficiência de vitamina B_{12}.
Niacina IDR: 14 a 16 mg. NME: 11 a 12 mg. Hidrossolúvel.	• Metabolismo de carboidratos, gorduras e proteínas • Atua junto com a tiamina e a riboflavina para a produção de energia celular • Promove o funcionamento cutâneo, neurológico e gastrintestinal.	*Deficiência*: apatia, fadiga, perda de apetite, dores de cabeça, indigestão, fraqueza muscular, náuseas, insônia, dermatite, diarreia, confusão mental, desorientação, comprometimento da memória, glossite, estomatite, pelagra. *Toxicidade*: dano hepático, rubor.
Ácido pantotênico IDR: 5 mg. NME: não estabelecido. Hidrossolúvel.	• Vital para o metabolismo geral • Ajuda na formação de carboidratos, proteínas e gorduras • Ajuda na produção de cortisona e de ATP, na tolerância ao estresse, na utilização de vitamina e na síntese de hemoglobina.	*Deficiência*: diarreia, perda de cabelo, infecções respiratórias, nervosismo, cãibras musculares, envelhecimento prematuro, distúrbios intestinais, eczema, distúrbios renais. *Toxicidade*: nenhuma.

Avaliação diagnóstica	Manejo
Deficiência: • Histórico e achados físicos são úteis no diagnóstico da maioria dos desequilíbrios vitamínicos • Nível sérico < 35 mg/dℓ sugere deficiência de vitamina.	*Deficiência*: • Terapia de reposição de 30 mil unidades internacionais para tratar a cegueira noturna • Frutas e legumes verdes e amarelos e fígado são boas fontes alimentares de vitamina A • Em pacientes com má absorção de vitaminas lipossolúveis e com baixa ingesta de vitamina A, é necessária uma suplementação IV.
Deficiência: • Atividade da transcetolase eritrocitária < 15 a 20%.	*Deficiência*: • Tratamento da causa subjacente • Dieta rica em proteínas com suplementação de vitaminas do complexo B • Levedura de cerveja, carne, germe de trigo, grãos enriquecidos e feijão são alimentos ricos em tiamina • Terapia parenteral com 50 a 100 mg/dia, seguida de 5 a 10 mg/dia PO.
Deficiência: • Atividade da glutationa eritrocitária > 1,2 a 1,3 • Diminuição dos níveis de riboflavina urinária.	*Deficiência*: • Produtos lácteos, vegetais, grãos enriquecidos, ovos, nozes e fígado são boas fontes alimentares de vitamina B_2 • Suplementação oral: de 5 a 15 mg/dia.
Deficiência: • Níveis de fosfato piridoxal < 50 ng/mℓ.	*Deficiência*: • Suplementação oral: 10 a 20 mg • Bananas, levedura de cerveja, peixe, carne, grãos integrais e fígado são boas fontes alimentares de vitamina B_6 • Pessoas que tomam contraceptivos orais ou isoniazida podem precisar suplementar suas dietas com piridoxina • A gravidez também aumenta a necessidade diária.
Deficiência: • Níveis séricos < 100 pg/mℓ • Diminuição do hematócrito com elevação de VCM • O teste de Schilling também mede a absorção de radioatividade B_{12}.	*Deficiência*: • Vitamina B_{12}, 200 mcg/dia durante 1 semana e, depois, todos os meses. Se a deficiência for oriunda de anemia perniciosa, pelo resto da vida • Pode ser necessária a suplementação oral de vitamina B_{12} para vegetarianos estritos • Ovos, peixe, vísceras, carne magra e produtos lácteos são boas fontes alimentares de vitamina B_{12}.
–	*Deficiência*: • Gema de ovo, legumes, fermento, leite e grãos são boas fontes alimentares de biotina.
Deficiência: • Nível sérico < 3 ng/mℓ.	*Deficiência*: • Suplementação nutricional: 1 mg/dia VO • Evitar o consumo de álcool • Frutas cítricas, ovos, leite, vegetais de folhas verdes, produtos lácteos, carnes orgânicas, frutos do mar, cereais integrais e leveduras são boas fontes de folato.
Deficiência: • Níveis séricos < 30 mcg/100 mℓ • Metabólitos diminuídos ou ausentes na urina.	*Deficiência*: • Ovos, carnes magras, carnes, aves, frutos do mar, peixes, laticínios, nozes, grãos integrais e enriquecidos e levedura de cerveja são boas fontes de niacina • Suplementação nutricional: 10 a 150 mg • Também pode ser necessária niacina suplementar quando tomar contraceptivos orais.
–	*Deficiência*: • Essa vitamina está amplamente disponível nos alimentos, especialmente em carnes, legumes, vegetais e frutas.

(continua)

Tabela 20.5 Necessidades e desequilíbrios vitamínicos e de sais minerais. *(Continuação)*

Vitamina, IDR e NME	Função	Manifestações clínicas de desequilíbrio
Vitamina C IDR: 75 a 90 mg. NME: 60 a 75 mg. Hidrossolúvel.	• Sua ação antioxidante reduz a disfunção celular • Promove a cicatrização de feridas • Ajuda na formação de tecido conjuntivo, ossos, dentes e cartilagem • Promove a integridade capilar • Promove a absorção não heme de ferro.	*Deficiência*: sangramento das gengivas, cárie dentária, hemorragias nasais, baixa resistência à infecção, hematomas, anemia, retardo na cicatrização de feridas, anorexia, dores nas articulações, letargia, hemorragia perifolicular. *Toxicidade*: desconforto gastrintestinal.
Vitamina D IDR: 15 mcg. NME: 10 mcg. Lipossolúvel.	• Regula a absorção de cálcio e fosfato e o metabolismo e a formação óssea • Ajuda na depuração renal de fosfato, na função miocárdica, na manutenção do sistema nervoso e na coagulação sanguínea.	*Deficiência*: raquitismo, osteomalacia, fraqueza, espasmos oculares, ardor na boca, sudorese. *Toxicidade*: hipercalcemia, dor óssea, náuseas, vômitos, prurido, sede, agitação e fraqueza. A calcificação dos tecidos moles pode ser fatal.
Vitamina E (tocoferol) IDR: 15 mg. NME: 12 mg. Lipossolúvel.	• Sua ação antioxidante reduz a disfunção celular • Auxilia na formação de hemácias.	*Deficiência*: distúrbios neuromusculares, incluindo diminuição dos reflexos, da sensação de vibração e de posicionamento, ataxia, além de cegueira noturna, fadiga, fraqueza ou cãibras nas pernas e pele seca. *Toxicidade*: interferência com a vitamina K.
Vitamina K IDR: 90 a 120 mcg. NME: não estabelecido. Lipossolúvel.	• Promove a coagulação pela formação de protrombina e outros fatores de coagulação.	*Deficiência*: sangramentos anormais, hemorragia, epistaxe, hematêmese e sangramento em qualquer orifício ou local de punção. *Toxicidade*: não foi estabelecido o limite superior tolerável.
Sais minerais		
Cálcio IA: 1.000 a 1.200 mg. NME: 800 a 1.000 mg.	• Ajuda na formação de ossos e dentes, contração muscular, coagulação sanguínea, transmissão de impulsos nervosos, função cardíaca, permeabilidade da membrana celular e ativação enzimática.	*Deficiência*: cárie dentária, cãibras musculares, tetania, nervosismo e delírios, palpitações cardíacas, insuficiência cardíaca e parestesias. *Toxicidade*: constipação intestinal, perda de apetite, náuseas, vômitos, boca seca, cálculos renais.
Cloreto IA: 2.000 a 2.300 mg.	• Ajuda a manter o equilíbrio ácido-base • Auxilia no metabolismo.	*Deficiência*: extremamente rara, mas pode causar perda de apetite, fraqueza e letargia. *Toxicidade*: pode resultar em retenção de fluidos.
Cromo IA 20.35 mcg. NME: não estabelecido.	• Mantém os níveis séricos de glicose • Mantém o metabolismo das gorduras.	*Deficiência*: intolerância à glicose, vertigem, dor abdominal, choque, convulsões, anúria, dermatite. *Toxicidade*: desconhecida.
Cobre IDR: 900 mcg. NME: 700 mcg.	• Síntese de hemoglobina • Manutenção da hemostasia • Produção de energia.	*Deficiência*: anemia hipocrômica, doença óssea, fraqueza, lesões de pele, alteração do estado respiratório. *Toxicidade*: náuseas, vômitos, diarreia, dor abdominal, mal-estar.
Iodo IDR: 150 mcg. NME: 95 mcg.	• Síntese do hormônio tireoidiano.	*Deficiência*: hipotireoidismo ou bócio, nervosismo, irritabilidade, obesidade, mãos e pés frios, calafrios, cabelos quebradiços, fadiga, bradicardia, redução do débito cardíaco, língua espessa, rouquidão, falta de memória, perda auditiva, anorexia. *Toxicidade*: bócio.
Ferro IDR: 8 a 18 mg. NME: 5 a 8,1 mg.	• Síntese de hemoglobina • Oxidação celular • Transporte de oxigênio.	*Deficiência*: anemia ferropriva, fadiga, taquicardia, palpitações, dispneia, suscetibilidade a infecções, unhas quebradiças. *Toxicidade*: envenenamento por ferro, náuseas, vômitos, irritação gastrintestinal, constipação intestinal e diarreia.

Avaliação diagnóstica	Manejo
Deficiência: • Níveis séricos < 0,2 mg/100 dℓ.	*Deficiência*: • Suplementação nutricional: 100 a 1.000 mg/dia de vitamina C • Frutas cítricas, vegetais de folhas verdes, brócolis, tomates, pimentão, batatas e morangos são boas fontes de vitamina C • Evitar o tabagismo.
Deficiência: • Baixos níveis de vitamina D (soro 25 [OH] D) • Deformidades ósseas na radiografia • Densitometria óssea anormal.	*Deficiência*: • Suplementação nutricional: ergocalciferol, 25 mcg/dia VO • Gemas de ovos, fermento, leite enriquecido e óleos de fígado de peixe são boas fontes de vitamina D • Exposição à luz solar.
Deficiência: • Níveis séricos < 0,5 mg/dℓ.	*Deficiência*: • Suplementação nutricional: 100 a 400 unidades internacionais/dia PO • Pode ser necessária terapia parenteral para tratar sintomas neurológicos • Óleos vegetais, leite, ovos, carne, peixe e vegetais de folhas verdes são boas fontes de vitamina E.
Deficiência: • Tempo de protrombina mais prolongado que o TTP.	*Deficiência*: • Administração de vitamina K 15 mg SC • Vegetais de folhas verdes, fígado, gérmen de trigo, queijos, gema de ovo e óleo de soja são boas fontes de vitamina K.
Deficiência: • Densitometria óssea com raios X de dupla energia (DEXA) para verificar a densidade mineral óssea. *Toxicidade*: • Nível sérico > 10,5 mg/dℓ.	*Deficiência*: • Suplementação oral: 1 a 2 g/dia de cálcio elementar • Em casos graves de hipocalcemia, 10 mℓ de gliconato de cálcio a 10% IV, administrados a uma taxa não superior a 2 mℓ/min • Laticínios, vegetais de folhas verdes, legumes e tofu processado com cálcio são boas fontes de cálcio. *Toxicidade*: • Reforçar ingesta hídrica, diuréticos e limitar a ingesta alimentar; a administração de sais de fosfato e glicocorticoides também pode ser necessária.
Deficiência: • Níveis séricos < 98. *Toxicidade*: • Níveis séricos > 108.	• Nenhum tratamento específico.
Deficiência: • Níveis séricos < 0,3 mg/mℓ.	*Deficiência*: • Suplementação nutricional: 50 a 200 mg/dia • Levedura de cerveja, cereais integrais e grãos são boas fontes de cromo.
Deficiência: • Além da diminuição dos níveis séricos, as amostras de urina de 24 h mostram níveis de excreção urinária de cobre abaixo de 15 a 60 mcg/24 h.	*Deficiência*: • Suplementação nutricional: 0,1 mg/kg/dia VO • Suplementação IV: 1 a 2 mg/dia • Nozes, sementes, vísceras e frutos do mar são boas fontes de cobre.
Deficiência: • Níveis baixos de T_3 e T_4 • Varredura da tireoide.	*Deficiência*: • Suplementação nutricional: 50 a 100 mg/dia VO • Sal iodado e frutos do mar são boas fontes de iodo.
Deficiência: • Diminuição dos níveis de hemoglobina, hematócrito, ferro, ferritina, e aumento da capacidade total de ligação do ferro.	*Deficiência*: • Suplementação nutricional: sulfato ferroso, 325 mg VO 3 vezes/dia; imferon, 250 mg/dia durante via IM para cada grama de hemoglobina abaixo do normal • Suplementação IV: 1,5 a 2 g em 4 a 6 h • Gema de ovo, peixe, vísceras, gérmen de trigo, carne bovina, ervilhas, frango, peru, legumes e espinafre são boas fontes de ferro.

(*continua*)

Tabela 20.5 Necessidades e desequilíbrios vitamínicos e de sais minerais. (*Continuação*)

Vitamina, IDR e NME	Função	Manifestações clínicas de desequilíbrio
Sais minerais (*Continuação*)		
Magnésio IDR: 310 a 420 mg. NME: 265 a 350 mg.	• Regulação do hormônio da paratireoide • Equilíbrio ácido-base • Ativação enzimática • Regulação da musculatura lisa • Metabolismo de carboidratos e proteínas • Crescimento e reprodução celular.	*Deficiência*: tetania, tremores, confusão mental, depressão, taquicardia, arritmias, convulsões. *Toxicidade*: náuseas, vômitos, sonolência, fraqueza muscular, diminuição dos reflexos tendinosos profundos, hipotensão, depressão respiratória.
Fósforo IDR: 700 mg. NME: 580 mg.	• Atividade nervosa e muscular • Utilização de vitaminas • Função renal • Metabolismo de carboidratos, proteínas e gorduras • Crescimento e reparo celular • Contração miocárdica • Produção de energia • Formação de ossos e dentes • Equilíbrio ácido-base • Funcionamento das hemácias.	*Deficiência*: anorexia, fraqueza, tremores, parestesias, anemia, alteração do estado mental, hipoxia, osteomalacia. *Toxicidade*: tetania, calcificação dos tecidos moles, convulsões, dano renal.
Potássio IA: 4.700 mg.	• Contração muscular • Função cardíaca • Síntese proteica • Transmissão de impulsos nervosos • Metabolismo dos carboidratos • Equilíbrio ácido-base • É um importante cátion intracelular.	*Deficiência*: fraqueza muscular, fadiga, mal-estar, flacidez, confusão mental, irritabilidade, depressão, arritmias, hipotensão, náuseas, vômitos, anorexia, diminuição da motilidade gastrintestinal, cãibras musculares, parestesias, hiperglicemia, poliúria, alcalose metabólica. *Toxicidade*: fraqueza muscular, paralisia, parestesias, náuseas, vômitos, diarreia, acidose metabólica, prolongamento da condução cardíaca, arritmias ventriculares.
Sódio IA: 1.300 a 1.500 mg.	• Mantém o equilíbrio de fluidos • Permeabilidade da membrana celular e absorção de glicose • Potencial bioelétrico dos tecidos • Função cardíaca • Equilíbrio ácido-base • Regulação da função neuromuscular.	*Deficiência*: fraqueza muscular, irritabilidade, cefaleia, convulsões, náuseas, vômitos, mal-estar abdominal, cólicas, hipotensão, taquicardia. *Toxicidade*: hiperemia da pele, oligúria, agitação, sede, ressecamento das mucosas e convulsões.
Zinco IDR: 8 a 11 mg. NME: 6,8 a 9,4 mg.	• Metabolismo celular • Manutenção do paladar e do olfato • Cicatrização de feridas e queimaduras • Funcionamento das gônadas • Manutenção da concentração sérica de vitamina A • Equilíbrio ácido-base • Digestão de proteínas • Promoção do crescimento.	*Deficiência*: fadiga, perda de cabelo, má cicatrização de feridas, atraso no crescimento, deformidades ósseas, perda de paladar, anorexia, anemia ferropriva, hipogonadismo, hiperpigmentação. *Toxicidade*: diminuição dos reflexos tendinosos profundos, mal-estar, diminuição do nível de consciência, diarreia e leucopenia.

ADH, hormônio antidiurético; IA, ingesta adequada; ATP, adenosina trifosfato; IDR, ingesta dietética de referência; NME, necessidade média estimada; IM, intramuscular; IV, intravenoso; VCM, volume corpuscular médio; VO, via oral; TTP, tempo de tromboplastina parcial; IDR, ingesta diária recomendada.

Avaliação diagnóstica	Manejo
Deficiência: • Níveis séricos < 1,3 mEq/ℓ. *Toxicidade*: • Níveis séricos > 2,1 mEq/ℓ.	*Deficiência*: • Suplementação nutricional: 1 a 2 g IV durante 15 min • Nozes, carne, cereais integrais, verduras, frutos do mar e laticínios são boas fontes de magnésio *Toxicidade*: • Medidas de suporte.
Deficiência: • Níveis séricos < 2,5 mg/dℓ. *Toxicidade*: • Níveis séricos > 4,5 mg/dℓ.	*Deficiência*: • Suplementação nutricional: fosfato VO ou IV • Laticínios, ovos, peixe, grãos, carne, aves, queijos, feijão, cacau, chocolate, fígado, leite, ervilhas e nozes são boas fontes de fosfato. *Toxicidade*: • Administração de agentes ligantes de fosfato • Hemodiálise ou diálise peritoneal.
Deficiência: • Níveis séricos < 3,5 mEq/ℓ. *Toxicidade*: • Níveis séricos > 5 mEq/ℓ.	*Deficiência*: • Suplementação nutricional: VO ou IV, a reposição IV geralmente é administrada a uma taxa de 10 mEq/h, com monitoramento cardíaco cuidadoso e análises frequentes dos níveis séricos de potássio • Bananas, laranjas, carne bovina, ameixas, feijão, frutos do mar e uva-passa são boas fontes de potássio. *Toxicidade*: • Infusão de gliconato de cálcio 10% (10 mℓ) • Infusão de bicarbonato de sódio • Infusão de insulina e glicose • Resina de troca oral ou retal • Hemodiálise ou diálise peritoneal.
Deficiência: • Níveis séricos < 135 mEq/ℓ. *Toxicidade*: • Níveis séricos > 145 mEq/ℓ.	*Deficiência*: • Restrição da ingesta de água • Infusão de soro fisiológico, se o paciente estiver hipovolêmico • Infusão de solução salina a 3% e administração de diurético, se os níveis de sódio estiverem significativamente baixos • Demeclociclina pode ser usada para bloquear o ADH nos túbulos renais, para promover a excreção de água. *Toxicidade*: • Administre soluções sem sal, como SG 5%, seguido de solução salina a 0,45% • Dieta com baixo teor de sódio • Administre vasopressina, se a redução do ADH for a causa.
Deficiência: • Níveis séricos < 75 mcg/dℓ.	*Deficiência*: • Suplementação nutricional: sulfato de zinco, 200 mg VO, 3 vezes/dia • Fígado, marisco, feijão, lentilhas, aveia, farelo de trigo, gema de ovo, ervilha, frango e leite são boas fontes de zinco. *Toxicidade*: • Medidas de suporte.

BIBLIOGRAFIA

Blumenstein, I., Shastri, Y., & Stein, J. (2014). Gastroenteric tube feeding: Techniques, problems and Solutions. *World Journal of Gastroenterology, 20*(26), 8505–8524.

Campbell, S. M. (2015). *Best practices for managing tube feeding. A Nurse's Pocket Manual.* Abbott Nutrition. Available: *http://static.abbottnutrition.com/cms-prod/abbottnutrition.com/img/M4619.005%20Tube%20Feeding%20manual.pdf*

Espie, J., & Wisler, I. (2015). Focus on anorexia nervosa: modern psychological treatment and guidelines for the adolescent patient. *Dovepress, 6,* 9–16. Available: *www.dovepress.com/focus-on-anorexia-nervosa-modern-psychological-treatment-and-guideline-peer-reviewed-fulltext-article-AHMT*

Forman, S. (2016). Eating disorders: Overview of epidemiology, clinical features, and diagnosis. *UpToDate.* New York: Wolters Kluwer.

Garber, C. E., Blissmer, B., Deschenes, M., et al. (2011). Quantity and quality of exercise for developing and maintaining cardiorespiratory, musculoskeletal, and neuromotor fitness in apparently healthy adults: Guidance for Prescribing Exercise. *Medicine and Science in Sports and Exercise, 43*(7), 1334–1359.

Harrington, B. C., Jimerson, M., Haxton, C., & Jimerson, D. C. (2015). Initial evaluation, diagnosis, and treatment of anorexia nervosa and bulimia nervosa. *American Family Physician, 91*(1), 46–52.

Hudson, J. I., McElroy, S. L., Ferreira-Cornwell, M. C., et al. (2017). Efficacy of lisdexamfetamine in adults with moderate to severe binge-eating disorder. *JAMA Psychiatry, 74*(9), 903–910.

Keller, J., & Layer, P. (2014). The pathophysiology of malabsorption. *Visceral Medicine, 30,* 150–154. Available: *www.ncbi.nlm.nih.gov/pmc/articles/PMC4513829/*

Kim, Y., Jung, A. D., Dhar, V. K., et al. (2018). Laparoscopic sleeve gastrectomy improves renal transplant candidacy and posttransplant outcomes in morbidly obese patients. *Am J Transplant, 18*(2), 410–416.

Kowalski, K., Mulak, A., Jasinska, M., & Paradowski L. (2017). Diagnostic challenges in celiac disease. *Adv Clin Exp Med, 23*(4), 729–737.

McClave, S. A., DiBaise, J. K., Mullin, G. E., & Martindale, R. G. (2016). Nutrition therapy in the adult hospitalized patient. *American Journal of Gastroenterology, 111,* 315–334.

McLawhorn, A. S., Levack, A. E., Lee, Y. Y., et al. (2017). Bariatric surgery improves outcomes after lower extremity arthroplasty in the morbidly obese: A propensity score-matched analysis of a New York Stateide database. *Surgery for Obesity and Related Disorders, 13*(3), 457–462.

Mechanick, J. I., Youdim, A., Jones, D. B., et al. (2013). AACE/TOS/ASMBS guidelines: Clinical practice guidelines for the perioperative nutritional, metabolic, and nonsurgical support of the bariatric surgery patient-2013 update. *Endocrine Practice, 19*(2), e1–e36.

Mehler, P. S., & Brown, C. (2015). Anorexia nervosa—Medical complications. *Journal of Eating Disorders, 3*(11), 1–8. Available: *https://jeatdisord.biomedcentral.com/articles/10.1186/s40337-015-0040-8*

Mehler, P. S., & Rylander, M. (2015). Bulimia nervosa—Medical complications. *Journal of Eating Disorders, 3*(12), 1–5. Available: *https://jeatdisord.biomedcentral.com/articles/10.1186/s40337-015-0044-4*

National Institute of Diabetes, Gastrointestinal, and Kidney Disease. (2016). Prescription medicine to treat overweight and obesity. Available: *www.niddk.nih.gov/health-information/health-topics/weight-control/prescription-medications-treat-overweight-obesity/Pages/facts.aspx*

National Institutes of Health Office of Dietary Supplements. (2017). Nutrient recommendations: Dietary reference intakes (DRI). Available: *https://ods.od.nih.gov/Health_Information/Dietary_Reference_Intakes.aspx/*

Nearing, E. E., Santos, T. M., Topolski, M. S., et al. (2017). Benefits of bariatric surgery before elective joint arthroplasty: is there a role for weight loss optimization? *Surg Obes Relat Dis, 13*(3), 457–462.

Nordqvist, C. (2014). What is bulimia nervosa. *Medical News Today.* Available: *www.medicalnewstoday.com/articles/105102.php*

Nordqvist, C. (2015). Anorexia nervosa: Causes, symptoms and treatments. *Medical News Today.* Available: *www.medicalnewstoday.com/articles/267432.php*

Obera weight loss system. (2017). Apollo Endosurgery, Inc. Available: *www.orbera.com/*

Ogden, C. L., Carroll, M. D., Fryar, C. D., & Flegal, K. M. (2015). Prevalence of obesity among adults and youths, United States 2011–2014. *NHCS Data Brief.* (219), 1–8.

Parrott, J., Frank, L., Rabena, R., et al. (2017). American Society for Metabolic and Bariatric Surgery Integrated Health Nutritional Guidelines for the Surgical Weight Loss Patient 2016 Update: Micronutrients. *Surgery for Obesity And Related Disorders, 13*(5), 727–741.

ReShape: The nonsurgical weight loss procedure. (2017). ReShape Medical, Inc. Available: *https://reshapeready.com/reshape-cc/*

Romagnolo, D. F., & Selmin, O. I. (2017) Mediterranean diet and prevention of chronic diseases. *Nutr Today, 52*(5), 208–222.

Swanson, S., Crow, S., Le Grange, D., et al. (2011). Prevalence and correlates of eating disorders in adolescents. *Archives of General Psychiatry, 22,* E1–E10.

The Aspire Assist: A new approach to weight loss. (2016). Aspire Bariatrics. Available: *www.aspirebariatrics.com/about-the-aspireassist/*

The U.S. Food and Drug Administration expanded the approved uses of Vyvanse to treat binge-eating disorder in adults to help curb episodes of binge eating. (2015). *Evidence base.* Available: *https://ohsonline.com/articles/2015/02/03/fda-expands-uses-of-vyvanse-to-treat-binge.aspx?admgarea=ht.BehavioralSafety*

U.S. Department of Health and Human Services and U.S. Department of Agriculture. (2015). 2015–2020 Dietary guidelines for Americans (8th ed.). Available: *http://health.gov/dietaryguidelines/2015/guidelines/*

Vargas, E. J., Rizk, M., Bazerbachi, F., & Abu Dayyeh, B. K. (2018). Medical devices for obesity treatment: endoscopic bariatric therapies. *Med Clin North Am, 102*(1), 149–163.

Velazquez, A., & Apovian, C. M. (2018). Update on obesity pharmacotherapy. *Ann N Y Acad Sci, 1411*(1), 106–119.

Watts, C. D., Martin, J. R., Houdek, M. T., et al. (2016). Prior bariatric surgery may decrease the rate of reoperation and revision following total hip arthroplasty. *Bone Joint J, 98-B*(9), 1180–1184.

UNIDADE 6 Saúde Renal, Geniturinária e Reprodutiva

CAPÍTULO 21

Distúrbios Renais e Urinários

CONSIDERAÇÕES GERAIS E AVALIAÇÃO

Dados subjetivos

Os dados subjetivos incluem caracterização dos sintomas, histórico da doença atual, histórico médico e cirúrgico anterior, dados demográficos e fatores relacionados ao estilo de vida. Sinais e sintomas que envolvem o sistema urinário podem ser causados por distúrbios em rins, ureteres ou bexiga; estruturas circundantes; ou problemas em outros sistemas orgânicos. Ver Diretrizes para padrões de cuidado 21.1.

Alterações na micção

Alterações na quantidade ou na cor da urina

1. Hematúria – sangue na urina, que pode ser evidente (visível por mudança na coloração) ou microscópico.
   a. É considerado um sinal sério e requer avaliação.
   b. A cor da urina com sangue depende de vários fatores, como a quantidade de sangue e a fonte anatômica do sangramento.
   c. Hematúria microscópica é a presença de glóbulos vermelhos (hemácias) na urina e só pode ser observada com um microscópio. A urina tem aparência normal.
   d. A hematúria pode ser provocada por uma causa sistêmica, como discrasias sanguíneas, terapia anticoagulante ou exercícios extremos.
   e. Hematúria indolor pode indicar neoplasia no sistema urinário.
   f. A hematúria é comum em pacientes com cálculos nas vias urinárias, malignidade, infecção aguda, glomerulonefrite, traumatismo nos rins ou nas vias urinárias, trombose e embolia envolvendo a artéria ou a veia renal, além de doença renal policística.
2. Poliúria – grande volume de urina perdido em determinado momento.
   a. O volume é desproporcional ao padrão de micção usual e à ingestão de líquidos.
   b. É observada em casos de diabetes melito, diabetes insípido, doença renal crônica e uso de diuréticos.
3. Oligúria – pequeno volume de urina.
   a. Débito urinário entre 50 e 500 mℓ/24 horas.
   b. Pode resultar de insuficiência renal aguda, doença renal crônica (DRC) estágio V, choque, desidratação, desequilíbrio hídrico e eletrólitos ou obstrução.
4. Anúria – ausência de produção de urina.
   a. Débito urinário inferior a 50 mℓ/24 horas.
   b. Indica disfunção renal grave, que requer intervenção clínica ou cirúrgica imediata, ou estágio V de doença renal crônica.

DIRETRIZES PARA PADRÕES DE CUIDADO 21.1

Insuficiência renal

- Esteja ciente de que fatores sistêmicos, condição urológica e função renal afetam o débito urinário. Notifique o médico sobre a diminuição da produção de urina
- Pacientes em risco de insuficiência renal incluem aqueles com doença cardiovascular, diabetes e hipertensão; pós-operatórios; hipotensos; e aqueles com patologia da próstata e outras doenças do sistema urinário
- A avaliação completa do sistema urinário inclui:
  - Medição da ingestão e do débito a cada hora
  - Avaliação da cor, da turbidez e da densidade específica da urina
  - Palpação do abdome para sensibilidade suprapúbica
  - Percussão dos flancos para sensibilidade do ângulo costovertebral
  - Exame da próstata
  - Avaliação subjetiva de sintomas como urgência, frequência, noctúria, hesitação, drible, diminuição da força do fluxo, hematúria e incontinência
- Esteja atento a medicamentos ou agentes que podem prejudicar a função urinária e renal, como anti-inflamatórios não esteroides, anticolinérgicos, simpatomiméticos, antibióticos aminoglicosídeos, antifúngicos, inibidores de calcineurina, inibidores da enzima de conversão da angiotensina, bloqueadores dos receptores da angiotensina, agentes quimioterápicos e meios de contraste
- Comunique prontamente ao médico resultados anormais de urinálise, cultura de urina e testes de função renal.

Esta informação deve servir apenas como orientação geral. A situação de cada paciente apresenta um conjunto único de fatores clínicos e requer julgamento de enfermagem para orientar os cuidados, que podem incluir medidas e abordagens adicionais ou alternativas.

Sintomas relacionados à irritação do sistema urinário inferior

1. Disúria – micção dolorosa ou desconfortável.
   a. Sensação de queimação observada com grande variedade de condições inflamatórias e infecciosas do sistema urinário.
2. Frequência – a micção ocorre com mais frequência quando comparada ao padrão usual do paciente ou ao geralmente aceito, de uma vez a cada 3 a 6 horas.
   a. Determine se os hábitos que governam a ingestão de líquidos foram alterados – é essencial conhecer o padrão de micção normal para avaliar a frequência.
   b. O aumento da frequência pode resultar de uma variedade de condições, como infecção e doenças do sistema urinário, doença metabólica, hipertensão e medicamentos (diuréticos).
3. Urgência – desejo de urinar quase incontrolável.
   a. Dá-se por condições inflamatórias da bexiga, da próstata ou da uretra; por infecções bacterianas agudas ou crônicas; por disfunções neurológicas miccionais; por prostatite crônica ou obstrução da saída da bexiga em homens; por bexiga hiperativa; e por atrofia urogenital em mulheres na pós-menopausa.
4. Noctúria – micção noturna que interrompe o sono.
   a. As causas incluem condições urológicas que afetam o funcionamento da bexiga, como esvaziamento insuficiente, obstrução da saída ou bexiga hiperativa.
   b. As causas metabólicas incluem diminuição da capacidade de concentração renal ou insuficiência cardíaca, hiperglicemia e remobilização de edema dependente.
5. Estrangúria – micção lenta e dolorosa, que elimina apenas pequenas quantidades de urina. Uma sensação de tensão ao fim da micção é produzida pela contração muscular espasmódica da uretra e da bexiga.
   a. Podem-se notar algumas manchas de sangue.
   b. É observada em várias condições urológicas, incluindo cistite grave, cistite intersticial, cálculo urinário e câncer de bexiga.

Sintomas relacionados à obstrução do sistema urinário inferior

1. Fluxo fraco – menor força do fluxo quando comparado ao fluxo usual de urina.
2. Hesitância – atraso indevido e dificuldade para iniciar a micção.
   a. Pode indicar compressão da uretra, obstrução da saída e bexiga neurogênica.
3. Drible terminal – drible prolongado ou presença de urina no meato após a conclusão da micção. Pode ser causado por obstrução da saída da bexiga.
4. Esvaziamento incompleto – sensação de que a bexiga ainda está cheia, mesmo após a micção. Indica retenção urinária, bexiga hiperativa ou uma condição que impede o esvaziamento completo da bexiga, podendo levar à infecção.
5. Retenção urinária – incapacidade de urinar.

Perda involuntária de urina

1. Incontinência urinária – perda involuntária de urina, pode se dar graças a fatores patológicos, anatômicos ou fisiológicos que afetam o sistema urinário (ver p. 148).
2. Enurese noturna – micção involuntária durante o sono. Pode ser fisiológico durante a primeira infância e, posteriormente, funcional ou sintomático de doença obstrutiva, neurogênica (de modo geral, do sistema urinário inferior), ou de micção disfuncional.

Dor no sistema urinário

1. Dor nos rins – pode ser sentida como uma dor surda no ângulo costovertebral ou aguda e com cólicas na área do flanco, irradiando para virilha ou testículo. Resultante da distensão da cápsula renal, sua gravidade está relacionada à rapidez com que se desenvolve.
2. Dor ureteral – sentida nas costas e/ou no abdome, pode irradiar para virilha, uretra, pênis, bolsa escrotal ou testículo.
3. Dor na bexiga (no abdome inferior ou na área suprapúbica) – pode ser causada por infecção, distensão excessiva ou espasmos na bexiga.
4. Dor uretral – causada por irritação do colo da bexiga, por presença de corpo estranho no canal ou por uretrite resultante de infecção ou traumatismo, aumenta durante a micção.
5. Dor na área escrotal – ocorre em razão de inchaço inflamatório do epidídimo ou do testículo, de torção do testículo, de massa testicular ou de infecção escrotal. Também pode ter origem neurológica, renal ou gastrintestinal.
6. Dor testicular – resultante de lesão, caxumba, orquite, torção do cordão espermático, dos testículos ou do apêndice testicular.
7. Desconforto perineal ou retal – causado por prostatite aguda ou crônica, abscesso prostático ou traumatismo.
8. Dor na glande do pênis – quase sempre resultante de prostatite, a dor no eixo peniano resulta de problemas na uretra e também pode ser causada por cálculo ureteral.

Sintomas relacionados

1. Os sintomas gastrintestinais relacionados às condições urológicas incluem náuseas, vômito, diarreia, desconforto abdominal e íleo paralítico.
2. Ocorrem com condições urológicas porque os sistemas gastrintestinal e urinário têm inervação autonômica e sensorial comum e graças a reflexos renointestinais.
3. Febre e calafrios também podem ocorrer com processos infecciosos.

História de saúde

Procure os seguintes dados relacionados à função urinária e renal:

1. Quais são as ocupações presentes e passadas do paciente? Procure por riscos ocupacionais relacionados ao sistema urinário: contato com produtos químicos, plásticos, alcatrão, borracha, bem como motoristas de caminhão ou ônibus escolar, lavanderias, lavradores.
2. Qual é o histórico de tabagismo do paciente?
3. Qual é o histórico médico e cirúrgico anterior, principalmente em relação ao problema urinário?
4. Existe histórico familiar de doença renal?
5. Que doenças infantis o paciente teve?
6. Existe histórico de infecções urinárias? Ocorreu alguma vez antes dos 12 anos?
7. A enurese continuou além da idade em que a maioria das crianças adquire controle miccional?
8. Existe histórico de lesões genitais ou doenças sexualmente transmissíveis (DSTs)?
9. Para a paciente do sexo feminino, qual é o número de filhos? Foi parto vaginal ou cesariana? Houve uso de fórceps? Quando? Algum sinal de corrimento vaginal? Coceira vaginal/vulvar ou irritação? História familiar de prolapso de órgão pélvico (bexiga ou útero caído) ou incontinência urinária?
10. O paciente tem diabetes melito? Hipertensão? Alergias? Doença ou disfunção neurológica? Doença vascular?
11. O paciente já foi hospitalizado por causa de uma infecção urinária? Que tipo de exame diagnóstico foi realizado? Cistoscopia? Urodinâmica? Procedimentos radiológicos do rim? O paciente foi cateterizado por um tempo? Houve administração de antibióticos por via intravenosa (IV) ou oral?
12. O paciente já fez cirurgia para problemas da bexiga ou da próstata? Já teve lesões traumáticas envolvendo a pelve?
13. O paciente está tomando algum medicamento com prescrição, de venda livre, ou preparações à base de plantas que podem afetar a função renal ou urinária? Algum medicamento foi prescrito para problemas renais ou urinários?
14. O paciente está em risco de desenvolver uma infecção urinária?

Dados objetivos

Os dados objetivos devem se concentrar no exame físico do abdome e da genitália, assim como no exame retal em alguns casos. A avaliação completa dos sistemas orgânicos pode ser indicada em algumas condições, como insuficiência renal. Consulte o Capítulo 5.

Testes laboratoriais

Estudos laboratoriais comuns relacionados a distúrbios renais e urológicos incluem exames de sangue e excreção urinária para função renal, antígeno prostático específico e exame de urina.

Testes da função renal

Descrição

1. Os testes de função renal são usados para determinar a eficácia da função excretora, para avaliar a gravidade da doença renal e para acompanhar o progresso do paciente.
2. Não existe um teste único da função renal, mas ótimos resultados são obtidos ao combinar vários testes clínicos.

Considerações de enfermagem e cuidados com o paciente

O funcionamento dos rins pode permanecer dentro dos limites normais até que cerca de 50% da função renal seja perdida (Tabela 21.1).

Antígeno prostático específico

Descrição

1. O antígeno prostático específico (PSA, na sigla em inglês) é uma glicoproteína de aminoácido medida no soro por meio de um simples exame de sangue.
2. Um PSA elevado indica doença da próstata, mas não é exclusivo para câncer.
3. O nível aumenta continuamente com o crescimento do câncer de próstata.
4. O nível normal de PSA no soro é inferior a 4 ng/mℓ.
5. Pacientes submetidos a tratamento cirúrgico para câncer de próstata devem ter os níveis de PSA monitorados a cada 6 a 12 meses, a fim de verificar a recorrência. Deve haver suspeita de recorrência do câncer com valores de PSA superiores a 0,2 ng/mℓ em duas ocasiões diferentes (o teste é repetido para detecção de um possível erro de laboratório).

Considerações de enfermagem e cuidados com o paciente

1. Não é necessário o preparo do paciente.
2. Infecção urinária atual ou recente, prostatite, exame retal digital ou instrumentação uretral podem causar uma elevação artificial do PSA.
3. Os laboratórios clínicos podem diferir um pouco nos métodos utilizados para determinação do PSA, de modo que pacientes com PSA seriados devem ser encaminhados sempre ao mesmo laboratório.

Urinálise

Descrição

Envolve o exame da urina para determinar as características gerais, como aparência, pH, densidade específica e osmolaridade, bem como uma avaliação microscópica para avaliar a presença de células normais e anormais.

1. Aparência – a urina normal é clara. Uma urina espumosa pode ser observada com proteinúria. A urina turva pode ou não ser patológica.
   a. Causas não patológicas: a urina normal pode desenvolver turbidez durante a refrigeração, em repouso à temperatura ambiente ou por precipitação de fosfatos na urina alcalina (fosfatúria).
   b. Causas patológicas: purulência (piúria), sangue, células epiteliais, bactérias, gorduras, partículas coloidais, fosfato ou fluido linfático (quilúria).
2. Odor – a urina normal tem odor suave.
   a. Odores característicos produzidos pela ingestão de aspargos.
   b. Urina turva com odor de amônia: bactérias que separam a ureia, como *Proteus*, causando infecções urinárias.
   c. Odor ofensivo: na presença de purulência, pode ser oriundo de ação bacteriana.
   d. O cheiro de acetona pode ser detectado na cetoacidose diabética.
3. Cor – varia de acordo com a concentração de urina e é afetada por metabólitos, medicamentos e certos alimentos.
   a. A urina normal é amarela clara ou âmbar, graças ao pigmento urocromo.
   b. A urina diluída é amarela pálida ou clara.
   c. A urina concentrada é cor de chá e pode ser um sinal de ingestão insuficiente de líquidos.
   d. Azul, azul-esverdeado: medicamentos, sobretudo amitriptilina, propofol, indometacina e metenamina, além de infecção por pseudomonas.

Tabela 21.1 Testes de função renal.

Não existe um teste único, pois a função renal está sujeita a variações. O grau de alteração da função renal é mais importante do que o resultado de um único teste.

Teste	Objetivo/justificativa	Protocolo de teste
Teste de concentração renal: • Densidade específica • Osmolalidade da urina.	• Ambos os testes avaliam a capacidade renal de diluir ou concentrar a urina • Os valores se apresentam elevados nos estados pré-renais, incluindo a desidratação. A capacidade de concentração é perdida (resultando em valores baixos) na DRC e em alguns tipos de LRA, independentemente de alterações no estado volumétrico.	• Os líquidos podem ser suspensos por 12 a 24 h para avaliar a capacidade de concentração dos túbulos sob condições controladas. Medições da densidade específica da urina são realizadas em horários preestabelecidos, para determinar a concentração urinária.
Depuração de creatinina	• Fornece uma aproximação razoável da taxa de filtração glomerular • Mede a depuração de creatinina do sangue em mℓ/minuto • Indicação mais sensível de doença renal precoce.	• Colete toda a urina durante um período de 24 h • Retire uma amostra de sangue no mesmo período.
Creatinina sérica	• Teste da função renal que reflete o equilíbrio entre produção e filtração pelo glomérulo renal • Teste de função renal mais sensível.	• Obtenha uma amostra de plasma sanguíneo.
Nitrogênio ureico no sangue (BUN – *blood urea nitrogen*)	• Serve como índice da capacidade de excreção renal • O nitrogênio ureico no soro depende da produção de ureia pelo organismo e do fluxo de urina. (A ureia é o produto nitrogenado final do metabolismo proteico.) • Afetado por ingestão de proteínas, condições de hidratação e catabolismo.	• Obtenha uma amostra de plasma sanguíneo.
Proteína	• Amostras aleatórias podem ser afetadas pela ingestão de proteína na dieta. Proteinúria > 300 mg/24 h pode indicar doença renal.	• Colete toda a urina durante um período de 24 h.
Relação microalbumina/creatinina	• Teste sensível para o desenvolvimento subsequente de proteinúria – > 25 mg/g para mulheres e > 17 mg/g para homens é preditor precoce de nefropatia.	• Colete amostras aleatórias de urina.
Cilindros na urina	• Mucoproteínas e outras substâncias resultantes da inflamação renal. Ajuda a identificar o tipo de patologia renal (p. ex., cilindros hemáticos na glomerulonefrite, cilindros de gordura na síndrome nefrótica e cilindros leucocitários na pielonefrite).	• Colete amostras aleatórias de urina.

e. Vermelho ou marrom-avermelhado: causado por pigmentos sanguíneos, porfiria, lesões hemorrágicas no sistema urogenital, certos medicamentos (como fenazopiridina) e alimentos como a beterraba.
f. Cor marrom-amarelada, marrom-esverdeada ou cor de chá: pode revelar lesão obstrutiva no sistema do ducto biliar, icterícia obstrutiva ou hepatite.
g. Castanho-escuro ou preto: ocorre em razão de melanoma maligno, leucemia, metemoglobina ou medicamentos, em especial metildopa e levodopa.

4. pH da urina – reflete a capacidade renal de manter a concentração normal de íons hidrogênio no plasma e no líquido extracelular, indicando acidez ou alcalinidade.
   a. O pH deve ser medido na urina fresca, porque a decomposição da urina em amônia faz com que se torne alcalina.
   b. O pH normal fica entre 4,5 e 8,0.
   c. Acidez (pH menor que 4,5) ou alcalinidade (pH maior que 8,0) na urina tem relativamente pouco significado clínico, a menos que o paciente esteja sendo tratado para cálculo renal ou avaliado para acidose tubular renal.
5. Gravidade ou densidade específica – reflete a capacidade renal de concentrar ou diluir a urina e pode refletir o grau de hidratação ou desidratação.
   a. A gravidade específica normal varia de 1,005 a 1,030.
   b. A gravidade específica é baixa e corresponde à densidade específica do plasma em 1,010 (isostenúria) nos estágios finais da doença renal crônica.
   c. A depleção de volume fará com que a densidade aumente, e a sobrecarga de volume resulta em diminuição da densidade da urina.
6. Osmolalidade – indica a quantidade de partículas osmoticamente ativas na urina (número de partículas por unidade de volume de água). É semelhante à gravidade específica, mas é considerado um teste mais preciso, que exige apenas 1 a 2 mℓ de urina. A osmolalidade pode variar de 50 a 1200 mOsm/kg.

Considerações de enfermagem e cuidados com o paciente

1. A urina recém-eliminada fornece os melhores resultados para análises de rotina, e alguns testes podem exigir a primeira amostra matinal.
2. A urina deve ser refrigerada para garantir resultados precisos se a amostra não puder ser entregue ao laboratório imediatamente.
3. Obtenha uma amostra de cerca de 30 mℓ.
4. Os testes de cultura e sensibilidade costumam ser realizados com a mesma amostra obtida para a urinálise, portanto use a técnica de captura limpa ou cateterismo.
5. Pacientes com desvio urinário, em especial do canal ileal, necessitam de cateterismo para a coleta da amostra. A urinálise normalmente demonstra a presença de bactérias quando a amostra é coletada do desvio intestinal.

Estudos de radiologia e imagem

Esses testes incluem radiografia simples, radiografia com agentes de contraste, ultrassonografia, varreduras nucleares e imagens por tomografia computadorizada (TC) e ressonância magnética (RM). A idade do paciente e gravidez ajudam a determinar a escolha do exame.

Baseado em evidências
McCarthy, C., Baliyan, V., Kordbacheh, H. et al. (2016). Radiology of renal stone disease. *International Journal of Surgery, 36*, 638-646.

Radiografia de rins, ureteres e bexiga

Descrição

1. Consiste em filme simples do abdome.
2. Delineia o tamanho, a forma e a posição dos rins.
3. Revela desvios, como calcificações radiopacas (cálculos), tumores ou deslocamento renal.
4. Não é confiável como única modalidade de imagem para diagnosticar cálculos, pois eles não apresentam radiolucência.

Considerações de enfermagem e cuidados com o paciente

1. Não é necessário o preparo do paciente.
2. De modo geral, é feito antes de outros testes.
3. Será solicitado ao paciente que use um avental e remova qualquer metal do campo radiográfico.

Urografia

Descrição

1. Urografia anterógrada: injeção de pequena quantidade de contraste radiopaco diretamente na pelve renal, quase sempre por um tubo de nefrostomia.
2. Urografia retrógrada: injeção de material de contraste radiopaco por cateter ureteral previamente inserido nos ureteres por meio de manipulação cistoscópica.
3. A solução radiopaca é introduzida por injeção de seringa. Pode exigir sedação.
4. Realizada sobretudo para determinar a localização e a gravidade de uma obstrução urinária.
5. Substitui o pielograma intravenoso (PIV), antes empregado para visualização do sistema coletor.

Considerações de enfermagem e cuidados com o paciente

1. Contraindicado em pacientes com infecção urinária.
2. Pode exigir sedação.
3. As reações alérgicas são raras, pois apenas uma pequena quantidade de corante é absorvida pelo organismo.

Cistouretrografia

Descrição

1. Visualização radiográfica da uretra e da bexiga após instilação retrógrada de material de contraste por um cateter. O exame somente da bexiga é um *cistograma*; o apenas da uretra, um *uretrograma*.
2. Realizada para identificar lesões, refluxo vesicoureteral, tumores ou anormalidades estruturais da uretra ou da bexiga, bem como para avaliar problemas de esvaziamento ou incontinência (cistouretrografia miccional).

Considerações de enfermagem e cuidados com o paciente

1. Apresenta risco de infecção por causa da instrumentação.
2. Alergia ao material de contraste é uma contraindicação.
3. Radiografias adicionais podem ser realizadas após a remoção do cateter, enquanto o paciente urina (cistouretrografia miccional).
4. Tranquilize o paciente, de modo a aliviar o constrangimento.

Angiografia renal

Descrição

1. O cateter intravenoso é passado pelas artérias femoral e ilíaca e vai até a aorta ou a artéria renal.
2. O material de contraste é injetado para visualizar o suprimento arterial renal.
3. Avalia a dinâmica do fluxo sanguíneo, demonstra anormalidade na vasculatura e diferencia cistos renais de tumores.
4. Pode ser realizada antes de um transplante renal ou para embolização do rim antes de uma nefrectomia para excisão de tumor renal.

Considerações de enfermagem e cuidados com o paciente

1. Jejum após a meia-noite antes do exame. Líquidos claros são permitidos até 2 horas antes do procedimento. Hidratação adequada é essencial.
2. A medicação oral pode ser mantida (é necessária uma prescrição especial para pacientes diabéticos).
3. É necessário um acesso IV.
4. Não pode ser realizado no mesmo dia que estudos que requerem o uso de bário ou material de contraste.
5. O paciente deve ficar em repouso no leito por cerca de 4 horas após o exame, mantendo esticada a perna do lado usado para o acesso à virilha.
6. Observe com frequência se há hematoma ou sangramento no ponto de acesso. Mantenha uma *sandbag* ao lado da cama para ser usada se necessário.

Varredura renal

Descrição

1. Os radiofármacos (também chamados radiotraçadores ou isótopos) são injetados por via intravenosa.
   a. Tc-DTPA, Tc^{99m}-DMSA são usados para visualização anatômica, ou Tc^{99m}-MAG3, para visualização e avaliação da filtração glomerular.
   b. Outros radiofármacos também podem ser usados, dependendo da finalidade do *scan*.
2. Avalia a função renal e não é usado para avaliar a anatomia nem se há massa ou cálculos renais.
3. Os estudos são obtidos com uma câmera de cintilação colocada posteriormente ao rim com o paciente em decúbito dorsal, decúbito ventral ou sentado.

Considerações de enfermagem e cuidados com o paciente

1. O paciente deve estar bem hidratado. Forneça vários copos de água ou fluidos intravenosos, conforme prescrição, antes do exame.
2. Furosemida ou captopril podem ser administrados em conjunto com a varredura para determinar seus efeitos.

Ultrassonografia

Descrição

1. Usa ondas sonoras de alta frequência transmitidas ao corpo e refletidas em frequências variadas, com base na composição dos tecidos moles. Os órgãos do sistema urinário criam imagens ultrassônicas características, que são processadas eletronicamente e exibidas como uma imagem.
2. Anormalidades como massas, malformações, cálculos ou obstruções podem ser identificadas. É útil para diferenciar entre massas sólidas e cheias de fluido.
3. Técnica não invasiva e sem o uso de radiação.

Considerações de enfermagem e cuidados com o paciente

1. O exame ultrassonográfico da próstata é realizado com uma sonda retal. Pode ser prescrito o uso de laxante ou enema poucas horas após o exame.

2. O exame ultrassonográfico da bexiga requer que ela esteja cheia.
3. O paciente não deve ter realizado exames com bário por 2 dias antes da ultrassonografia do rim ou da bexiga.

Tomografia computadorizada e ressonância magnética

A urografia com TC substituiu o PIV e hoje é a modalidade radiográfica de escolha para visualização de rins, ureteres e bexiga. A tomografia sem contraste, conhecida como "pesquisa de cálculos", é o método preferido para avaliar casos de urolitíase. Uma ressonância magnética pode ser solicitada para avaliar tumores.

Consulte as descrições na p. 166.

Outros testes

Outros testes que podem ser realizados para avaliar distúrbios dos sistemas renal e urológico incluem cistoscopia, teste urodinâmico e biopsia por agulha do rim.

Cistoscopia

Descrição

1. *Cistoscopia* é um método de visualização direta da uretra e da bexiga feita por meio de um cistoscópio inserido na bexiga pela uretra, o qual tem um sistema de lentes ópticas independentes que fornece uma visão ampliada e iluminada da bexiga.
2. Os usos incluem:
   a. Inspecionar diretamente a parede da bexiga em busca de tumor, cálculo ou úlcera e inspecionar a uretra em busca de anormalidades ou avaliar o grau de obstrução prostática.
   b. Permitir a inserção de cateter ureteral para estudos radiográficos ou antes de cirurgia abdominal ou geniturinária.
   c. Visualizar a configuração e a posição dos orifícios dos ureteres.
   d. Remover cálculos da uretra, da bexiga e dos ureteres.
   e. Diagnosticar e tratar lesões da bexiga, da uretra e da próstata.
   f. Realizar cirurgias endoscópicas da próstata, incluindo ressecção transuretral da próstata (RTUP) (ver p. 611).

Considerações de enfermagem e cuidados com o paciente

1. A cistoscopia simples costuma ser realizada em um consultório médico. Cistoscopias mais complicadas, que envolvem ressecções ou inserção de cateter ureteral, devem ser realizadas na sala de cirurgia, onde podem ser usadas sedação IV, raquianestesia ou anestesia geral.
2. A genitália do paciente deve ser limpa com uma solução antisséptica imediatamente antes do exame. Um anestésico tópico local (gel de lidocaína) é instilado na uretra antes da inserção do cistoscópio.
3. Como o líquido flui continuamente pelo cistoscópio, o paciente pode sentir vontade de urinar durante o exame.
4. É contraindicado para pacientes com infecção urinária conhecida.
5. Intervenções de enfermagem após a cistoscopia:
   a. Monitore complicações como retenção urinária, hemorragia no sistema urinário, infecção na próstata ou na bexiga.
   b. Espera-se que o paciente sinta certa queimação ao urinar, urina com sangue e aumento da frequência urinária, resultantes do traumatismo da mucosa uretral.
   c. Administre ou ensine a autoadministração de antibióticos profiláticos, conforme prescrição, para prevenir uma infecção urinária.
   d. Aconselhe banhos de assento quentes ou o uso de analgésicos, como ibuprofeno ou paracetamol, para aliviar o desconforto após a cistoscopia. Aumente a hidratação.
   e. Forneça cuidados de rotina ao cateter se a retenção urinária persistir e for necessária a inserção de um cateter de demora.

Urodinâmica

Descrição

Urodinâmica é um termo que se refere a qualquer um dos seguintes testes que fornecem informações fisiológicas e funcionais sobre o sistema urinário inferior. Eles medem a capacidade da bexiga de armazenar e esvaziar a urina. A maioria dos equipamentos urodinâmicos usa tecnologia computadorizada, com resultados visíveis em tempo real pelo monitor.

1. Urofluxometria (taxa de fluxo) – registra o volume de urina que passa pela uretra por unidade de tempo (mℓ/s). O resultado é impresso em papel milimetrado e fornece informações sobre a taxa e o padrão do fluxo miccional. É usado para avaliar a obstrução da micção. O volume mínimo de urina necessário para um teste preciso é de 150 mℓ.
2. Cistometrografia – registro das pressões exercidas durante o enchimento e o esvaziamento da bexiga urinária para avaliar a função. São obtidos dados sobre a capacidade da bexiga de armazenar urina a baixa pressão e a capacidade de se contrair adequadamente para esvaziar a urina armazenada.
   a. Um pequeno cateter é inserido na bexiga pela uretra (ou área suprapúbica). O volume residual deve ser medido se o paciente tiver urinado recentemente e o cateter for deixado no lugar.
   b. Os cateteres são conectados a equipamentos urodinâmicos projetados para medir a pressão na extremidade distal.
   c. Água, soro fisiológico ou material de contraste são infundidos aos poucos na bexiga.
   d. Quando a bexiga está cheia, o paciente é solicitado a "esvaziá-la". A contração normal do detrusor da bexiga aparece no gráfico como um forte aumento na pressão vesical. Se o paciente não conseguir urinar, o teste pode ser considerado normal, pois é difícil urinar normalmente com os cateteres no lugar.
3. Eletromiografia (EMG) esfincteriana – mede a atividade dos músculos do assoalho pélvico durante o enchimento e o esvaziamento da bexiga. A atividade EMG pode ser medida com eletrodos de superfície, que são colocados ao redor do ânus, ou eletrodos finos com fio de metal ou agulha de punção.
4. Estudos de fluxo-pressão – envolvem todos os componentes acima, juntamente com a medição simultânea da pressão intra-abdominal por meio de um pequeno tubo com um balão cheio de líquido que é colocado no reto. Isso permite melhor interpretação das pressões reais da bexiga, sem a influência da pressão intra-abdominal.
5. Videourodinâmica – utiliza todos os componentes acima. O líquido usado para encher a bexiga é material de contraste, e todo o estudo é realizado sob fluoroscopia, fornecendo imagens radiográficas em combinação com o registro das pressões da bexiga e intra-abdominal. A videourodinâmica é reservada a pacientes com disfunção miccional complicada.

Considerações de enfermagem e cuidados com o paciente

1. Contraindicado para pacientes com infecção urinária.
2. Muitas vezes realizado por enfermeiros, é essencial fornecer informações e suporte durante o teste para garantir resultados clinicamente significativos.
3. Depois do exame, os pacientes podem sentir queimação ao urinar (por causa da instrumentação). Incentive a ingestão de fluidos.
4. Antibióticos em curto prazo costumam ser administrados para prevenir infecções.

Biopsia por agulha do rim

Descrição

Realizada por biopsia percutânea por agulha pelo tecido renal com orientação por ultrassom ou por biopsia aberta por uma pequena incisão no flanco, é útil para a obtenção de amostras para microscopia eletrônica e imunofluorescência, bem como para determinar o diagnóstico, o tratamento e o prognóstico da doença renal.

Considerações de enfermagem e cuidados com o paciente

1. Gestão de enfermagem antes da biopsia.
   a. Certifique-se da disponibilidade dos resultados de testes de coagulação, contagem de plaquetas e hematócrito, a fim de fornecer valores basais e identificar pacientes com risco de sangramento depois da biopsia.
   b. Estabeleça uma linha IV, conforme prescrição.
   c. Assegure-se de que o paciente mantenha um jejum de várias horas antes do procedimento, conforme prescrição.
   d. Descreva o procedimento ao paciente, incluindo a necessidade de prender a respiração durante a inserção da agulha de biopsia (para impedir o movimento do tórax).
   e. Instrua o paciente a urinar antes do procedimento.
2. Gestão de enfermagem depois da biopsia.
   a. Coloque o paciente em decúbito dorsal logo após a biopsia e em repouso no leito por 8 a 24 horas, a fim de minimizar o sangramento.
   b. Verifique os sinais vitais a cada 5 a 15 minutos durante a primeira hora e, em seguida, com frequência decrescente, caso o paciente continue estável, para avaliar se há hemorragia, que é uma complicação importante.
   c. Observe se há aumento ou queda da pressão arterial (PA), anorexia, vômito ou desenvolvimento de um desconforto dolorido no abdome.
   d. Atente para dor no flanco (que quase sempre representa sangramento muscular) ou cólica (coágulo no ureter).
   e. Avalie se há dor nas costas, dor no ombro ou disúria.
   f. Deve haver suspeita de sangramento persistente quando ocorrer a formação de um hematoma palpável pelo abdome.
   g. Se ocorrer sangramento perirrenal, evite palpar ou manipular o abdome depois que um primeiro exame detectar o hematoma.
   h. Colete amostras de urina em série para verificar a hematúria.
   i. Avalie qualquer queixa do paciente, sobretudo em relação à frequência e à urgência ao urinar.
   j. Mantenha a ingestão de líquidos em 3.000 mℓ/dia, se tolerado, a menos que o paciente tenha insuficiência renal.
   k. Exame do hematócrito e da hemoglobina podem ser solicitados para avaliar a presença de anemia antes da alta hospitalar.
3. Depois da biopsia, instrua o paciente sobre o seguinte:
   a. Evitar atividades cansativas, esportes extenuantes e trabalho pesado por pelo menos 2 semanas.
   b. Notificar o médico se ocorrer alguma das seguintes situações: dor no flanco, hematúria, tontura e desmaio, aceleração do pulso ou quaisquer outros sinais e sintomas de sangramento.
   c. Retornar para consulta de acompanhamento 1 a 2 meses após a biopsia, a fim de verificar o desenvolvimento de hipertensão e auscultar a área de biopsia quanto a sons anormais.

PROCEDIMENTOS GERAIS E MODALIDADES DE TRATAMENTO

Cateterismo

O cateterismo pode ser realizado para aliviar a retenção urinária aguda ou crônica, para drenar a urina no pré e no pós-operatório, para determinar a quantidade de urina residual após a micção ou para estabelecer a medida precisa da drenagem urinária em pacientes críticos.

Cateterismo feminino

1. Peça assistência, se necessário, para posicionar a paciente com os joelhos dobrados e as pernas abertas, com uma luz direcionada para a vulva. Mantenha uma técnica estéril rigorosa, usando a bandeja pré-embalada para cateteres ou um cateter reto estéril, luvas estéreis, lubrificantes e componentes de limpeza específicos para o uso em campo estéril, conforme indicado. A mão não dominante, de modo geral, é usada para separar os grandes lábios da vagina, enquanto a mão dominante permanece estéril (Figura 21.1).
2. Limpe o meato uretral com povidona-iodo ou outra solução de limpeza usando bolas de algodão manipuladas com pinça estéril.
3. Lubrifique bem o cateter e introduza de 5 a 7,5 cm no meato uretral, usando mão enluvada estéril, e observe o fluxo de urina.
4. Obtenha a amostra e prenda o cateter e a bolsa de drenagem conforme indicado. Observe a quantidade de urina drenada.

Cateterismo masculino

1. Segure o eixo do pênis com a mão não dominante e o eleve retraindo o prepúcio, se presente.
2. Limpe com movimentos descendentes a partir do meato uretral, usando uma bola de algodão estéril a cada passagem.
3. Com a mão estéril, aplique uma tração suave para inserir de 15 a 25 cm do cateter bem lubrificado. Observe o fluxo de urina e avance o cateter mais 2,5 cm.
4. Obtenha a amostra e prenda o cateter e a bolsa de drenagem conforme indicado. Observe a quantidade de urina drenada.

Cateterismo suprapúbico

1. Estabelece a drenagem vesical por meio da introdução de um cateter percutâneo pela parede abdominal até alcançar a bexiga.
2. Pode ser feito para casos agudos de retenção urinária em que o cateterismo uretral não é possível; para traumatismo, estenose ou fístula uretral a fim de desviar o fluxo de urina da uretra; ou para obter uma amostra de urina não contaminada para cultura.
3. Assim que a via cirúrgica estiver cicatrizada, o cateter pode ser trocado mensalmente pelo enfermeiro.

Diálise

O termo *diálise* se refere à difusão de moléculas de soluto por uma membrana semipermeável, passando do lado de maior para o de menor concentração. O objetivo da diálise é manter o equilíbrio hidreletrolítico, o equilíbrio ácido-base, e remover toxinas endógenas e exógenas. É uma opção a algumas funções renais excretórias, mas não substitui as funções endócrinas dos rins. Os métodos de diálise incluem:

1. Diálise peritoneal.
   a. Diálise peritoneal ambulatorial contínua (DPAC).

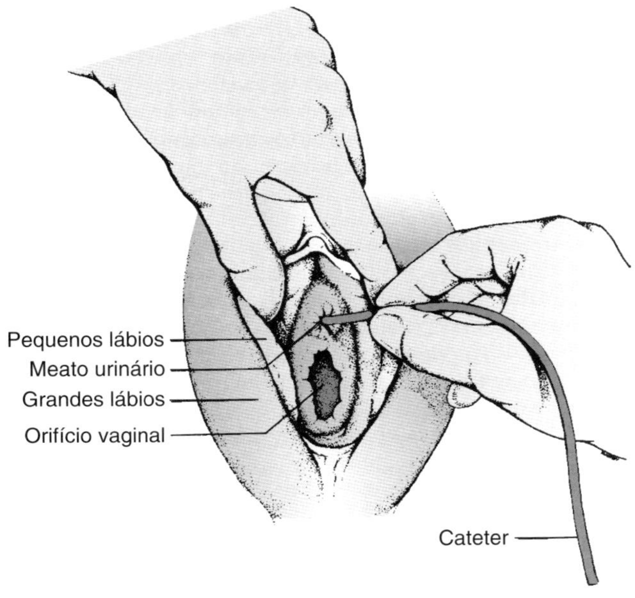

Figura 21.1 Cateterismo uretral em paciente do sexo feminino.

   b. Diálise peritoneal automatizada (DPA)/diálise peritoneal de ciclo contínuo – usa a máquina de DPA para fazer várias trocas durante o período noturno, com ou sem prolongamento do tempo de permanência durante o dia.
2. Hemodiálise (ver p. 605).
3. Terapia de substituição renal contínua (TSRC) – o procedimento inclui ultrafiltração lenta e contínua, hemofiltração venovenosa contínua, hemodiálise venovenosa contínua e hemodiafiltração venovenosa contínua. Fazem a circulação extracorpórea por meio de um filtro de pequeno volume e baixa resistência para proporcionar a remoção contínua de solutos e fluidos em um ambiente de terapia intensiva. Historicamente, a TSRC exigia acesso arterial, venoso (arteriovenoso), e era impulsionada pela pressão arterial média (PAM) do paciente. Hoje, essa abordagem quase não é praticada, já que o manejo padrão é equipamento assistido por bomba, que requer apenas um acesso venoso.
   a. A TSRC é indicada para pacientes hemodinamicamente instáveis que não conseguem tolerar as rápidas trocas de fluidos que ocorrem com a diálise intermitente e para pacientes com oligúria, que requerem a administração de grandes quantidades de fluidos intravenosos ou nutrição parenteral. A TSRC, de modo geral, é mais bem tolerada por pacientes críticos, pois é um processo mais lento e menos agressivo para a remoção de líquidos e solutos do que a hemodiálise.
   b. A TSRC é realizada por meio da inserção de um cateter de duplo lúmen e grande calibre na veia jugular interna, subclávia ou femoral. Uma bomba peristáltica é usada para impulsionar o sangue pelo sistema. Pode ser usada terapia anticoagulante, de modo a evitar a coagulação. Esse é o padrão atual de cuidados graças à consistência da taxa de fluxo sanguíneo.
   c. Os cuidados com o paciente submetido à TSRC devem ser dispensados em um ambiente de terapia intensiva, com atenção especial a verificação do equilíbrio hidreletrolítico, manejo agressivo da hipotensão, prevenção de hemorragia, monitoramento da perda de calor pela circulação extracorpórea, avaliação de infecção e prevenção de coagulação.

Diálise peritoneal ambulatorial contínua

Diálise peritoneal ambulatorial contínua (DPAC) é uma forma de diálise intracorpórea que usa o peritônio como membrana semipermeável (Figura 21.2).

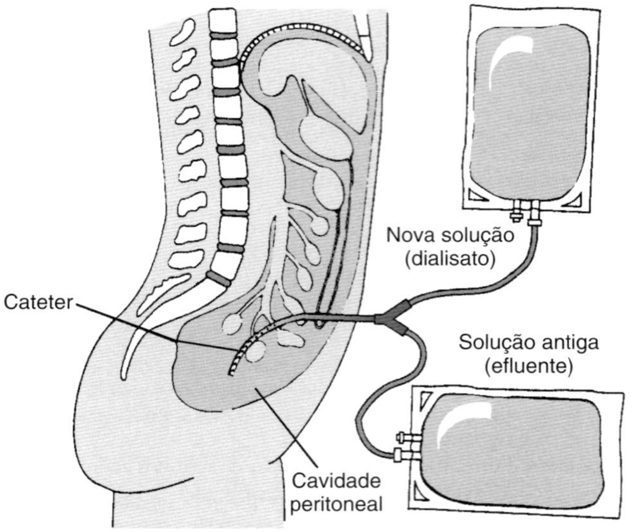

Figura 21.2 Diálise peritoneal ambulatorial contínua. O cateter peritoneal é implantado pela parede abdominal. O líquido é infundido na cavidade peritoneal e drenado por um tempo prescrito. (Porth, C. [1998]. *Pathophysiology: Concepts of altered health states* [5th ed.]. Philadelphia, PA: Lippincott-Raven Publishers.)

Procedimento

1. Um cateter permanente é implantado no peritônio, e seu manguito interno fica envolto por um crescimento fibroso, estabilizando-o e minimizando a possibilidade de vazamento.
2. Um tubo para unir o cateter ao equipo de administração é conectado por um mecanismo de travamento na extremidade distal do cateter peritoneal denominado equipo de transferência. Ele permanece com o paciente (conectado ao tubo do cateter) e deve ser trocado em intervalos regulares, de acordo com as recomendações do fabricante, e com técnica asséptica. Equipos de transferência específicos somente podem ser conectados à tubulação de administração do mesmo fabricante, mas existem dispositivos para tornar o equipo de transferência compatível com outros sistemas de diálise peritoneal.
3. Existem muitos tipos de equipos de administração, porém o mais comum é o sistema com duas bolsas, que tem uma bolsa pré-anexada de dialisato e drenagem, a qual demonstrou reduzir as taxas de peritonite.
4. Para realizar a DPAC, o paciente recebe a prescrição de um número definido de trocas (enchimento, drenagem e permanência) ao longo do dia.
5. Durante o enchimento, a bolsa de dialisato é elevada ao nível dos ombros e infundida por gravidade na cavidade peritoneal (cerca de 10 minutos para um volume de 2 ℓ).
6. Durante o tempo de espera, ocorre difusão e osmose da solução de diálise. O tempo de permanência típico é de 4 a 6 horas.
7. Ao fim do tempo de espera, o fluido do dialisato é drenado da cavidade peritoneal por gravidade. A drenagem de 2 ℓ e a ultrafiltração levam cerca de 10 a 20 minutos, se o cateter estiver funcionando de maneira ideal.
8. Após a drenagem do dialisado, uma nova bolsa com solução de diálise é infundida, com uma técnica asséptica, e o procedimento é repetido.
9. O paciente realiza de quatro a cinco trocas diárias, 7 dias por semana, com um tempo de permanência noturno que permite o sono ininterrupto. A maioria passa a nem perceber a presença de fluido na cavidade peritoneal.

Vantagens sobre a hemodiálise

1. Liberdade e independência física e psicológica.
2. Maior liberalidade na dieta e na ingestão de líquidos.
3. Relativamente simples e fácil de usar.
4. Controle bioquímico satisfatório da uremia.

Complicações

1. Peritonite infecciosa e infecções no ponto de saída e na tubulação.
2. Mau funcionamento não infeccioso do cateter, obstrução e vazamento de dialisato.
3. Formação de comunicação peritoneal-pleural e de hérnia.
4. Inchaço abdominal, distensão e náuseas.
5. Hiper e hipovolemia.
6. Sangramento no ponto de inserção do cateter.
7. Efluente sanguinolento, secundário a sangramento interno. Em pacientes do sexo feminino, isso pode ocorrer durante o período menstrual.
8. Pode ocorrer uma obstrução se houver deposição de omento sobre o cateter ou se ele ficar preso em uma alça intestinal.

Educação do paciente

1. O uso de DPAC como tratamento em longo prazo depende da prevenção de peritonite recorrente.
   a. Use técnica asséptica rigorosa ao realizar as trocas. Todas as pessoas presentes no momento da troca, incluindo o paciente,

devem usar máscara enquanto o equipo de transferência é desconectado e ligado ao novo conjunto.
 b. Realize as trocas em uma área limpa e fechada, sem animais de estimação e outras distrações.
 c. Lave as mãos antes de tocar na bolsa.
 d. Inspecione a bolsa e a tubulação quanto a defeitos e vazamentos.
2. Não adie as trocas de bolsa, pois isso pode resultar no controle inadequado da insuficiência renal.
3. Algum ganho de peso pode acompanhar a DPAC, já que a solução de diálise contém uma quantidade significativa de dextrose, que adiciona calorias à ingestão diária.
4. Comunique sinais e sintomas de peritonite, como turbidez do líquido peritoneal, dor ou sensibilidade abdominal, mal-estar ou febre.

Hemodiálise

Hemodiálise é um processo de depuração de resíduos acumulados no sangue. É utilizada em pacientes com insuficiência renal em estágio terminal ou em pacientes agudos que necessitam de diálise em curto prazo.

Procedimento

1. O acesso do paciente é preparado e canulado.
2. Pode ser administrada uma dose de heparina, para evitar a coagulação do circuito.
3. O sangue flui por um dialisador semipermeável em uma direção, e a solução de diálise envolve as membranas e flui na direção oposta.
4. A solução de diálise é composta por água altamente purificada, à qual foram adicionados sódio, potássio, cálcio, magnésio, cloreto e dextrose. Bicarbonato é adicionado para obter o equilíbrio adequado do pH.
5. Por meio do processo de difusão, solutos na forma de eletrólitos, resíduos metabólicos e componentes ácidos-base podem ser removidos ou adicionados ao sangue.
6. O excesso de água é removido do sangue (ultrafiltração).
7. O sangue, então, é devolvido ao paciente pelo acesso.

Requisitos para hemodiálise

1. Acesso à circulação do paciente.
2. Máquina de diálise e dialisador com membrana semipermeável.
3. Banho de dialisato apropriado.
4. Tempo – aproximadamente 4 horas, 3 vezes/semana.
5. Local – centro de diálise ou domicílio (se possível).

Métodos de acesso à circulação

1. Fístula arteriovenosa (FAV) – criação de uma comunicação vascular pela sutura direta de uma veia em uma artéria (Figura 21.3).
 a. De modo geral, é feita uma anastomose entre a artéria radial e a veia cefálica do braço não dominante. Também podem ser usados vasos da parte superior do braço. Vasos das pernas podem ser usados se não for possível a colocação no braço.
 b. Com o tempo, a extremidade venosa do sistema de fístula se dilata. Com o uso de duas agulhas de grosso calibre inseridas na porção dilatada, é possível obter sangue e passar pelo dialisador. A extremidade arterial é usada para o fluxo arterial, e a extremidade distal, para a reinfusão do sangue dialisado.
 c. A maturação da FAV requer pelo menos 6 a 8 semanas. Nesse período, deve ser usado um cateter venoso central.
2. Enxerto arteriovenoso (EAV) – conexão arteriovenosa que consiste em um enxerto tubular quase sempre feito de uma veia safena autóloga ou de politetrafluoretileno. Pronto para uso em 3 a 4 semanas.
3. Cateter venoso central (CVC) – a canulação direta de veias (subclávia, jugular interna ou femoral) pode ser usada como acesso temporário à diálise. Cateteres tunelizados podem ser colocados como acesso permanente à diálise em pacientes que recusam ou não são candidatos à realização de FAV/EAV. O acesso venoso central deve ser a última opção, em razão do aumento do risco de coagulação e infecção.

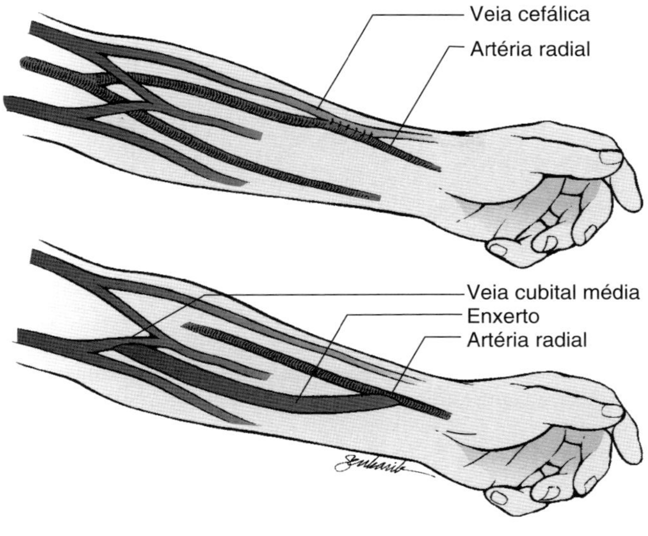

Figura 21.3 Uma fístula arteriovenosa interna (*em cima*) é criada por anastomose entre uma veia e uma artéria. Também pode ser estabelecido um enxerto (*embaixo*) entre a artéria e a veia. (Smeltzer, S., & Bare, B. [2000]. *Brunner and Suddarth's textbook of medical-surgical nursing* [9th ed.]. Philadelphia, PA: Lippincott Williams & Wilkins.)

Complicações do acesso vascular

1. Infecção.
2. Coagulação.
3. Estenose ou trombose venosa central.
4. Estenose ou trombose de FAV/EAV.
5. Isquemia distal ao acesso vascular (síndrome do roubo).
6. Aneurisma ou pseudoaneurisma.
7. Hemorragia.

Monitoramento durante a hemodiálise

1. Envolve o monitoramento constante do acesso à diálise, do estado hemodinâmico, do equilíbrio eletrolítico e do ácido-base, bem como a manutenção das condições estéreis e a vedação do sistema.
2. Realizado por enfermeiros e técnicos em diálise treinados e familiarizados com o protocolo e o equipamento sendo usado.

Tratamento crônico com hemodiálise

1. O manejo da dieta envolve a restrição ou o ajuste na ingestão de proteínas, sódio, potássio, fósforo ou líquidos. É importante a consultoria contínua de um nutricionista.
2. É necessário um ajuste cuidadoso dos medicamentos normalmente excretados pelos rins ou que são dialisáveis. Certos fármacos são contraindicados.
3. Supervisão de complicações:
 a. Doença cardiovascular arteriosclerótica, insuficiência cardíaca, distúrbio do metabolismo lipídico (hipertrigliceridemia), doença cardíaca coronariana e acidente vascular cerebral.
 b. Infecções, sistêmicas ou localizadas.
 c. Anemia.
 d. Complicações gastrintestinais, como úlceras gástricas, sangramento, constipação intestinal e diarreia.
 e. Problemas ósseos (osteodistrofia renal) por alterações no metabolismo mineral.
 f. Desequilíbrio eletrolítico.
 g. Hipertensão.
 h. Hipervolemia/edema pulmonar.
 i. Problemas psicossociais, como depressão, ansiedade, ideação suicida, alteração na imagem corporal e disfunção sexual.
4. Supervisão das hepatites B e C. Todos os pacientes devem ser encorajados a se vacinar contra a hepatite B.

5. As agências de apoio são a American Association of Kidney Patients (*www.aakp.org*), National Kidney Foundation (*www.kidney. org*), National Kidney and Urologic Diseases Information Clearing House (*www.niddk.nih.gov*).[1]

Cirurgia renal

A cirurgia renal pode incluir nefrectomia parcial ou total (remoção do rim), transplante para doença renal terminal (DRT), procedimentos para remover cálculos ou tumores e procedimentos para inserir tubos de drenagem (nefrostomia). As abordagens incisionais variam, mas podem envolver regiões do flanco, do tórax e do abdome. A nefrectomia é mais comum em tumores renais malignos, porém também pode ser indicada para traumatismo e problemas no funcionamento dos rins resultantes de distúrbios obstrutivos e outras patologias renais. A nefrectomia é o procedimento de escolha para remover um rim saudável para doação a um receptor de transplante. A ausência de um rim não resulta em insuficiência da função renal quando o rim restante é normal e saudável.

Muitas cirurgias que antes eram realizadas como procedimentos "abertos", hoje são feitas por laparoscopia de "buraco da fechadura". Um endoscópio é introduzido, e o abdome é inflado com dióxido de carbono. Os instrumentos são passados por outros locais ou pode ser usada uma manga, que permite a introdução da mão no local da operação. As vantagens são atenuação da dor no pós-operatório, redução da perda de sangue e, em alguns casos, diminuição do tempo de internação hospitalar.

Manejo pré-operatório

1. O paciente já foi preparado para a cirurgia e o termo de consentimento foi assinado. Podem ser prescritos antibióticos e um regime de limpeza intestinal.
2. Os fatores de risco para tromboembolismo devem ser identificados (tabagismo, uso de contraceptivos orais, varizes nos membros inferiores) e podem ser aplicadas meias de compressão. Exercícios para as pernas foram ensinados e o paciente está preparado para usar meias de compressão pneumática/sequencial que serão colocadas no pós-operatório.
3. A condição pulmonar deve ser avaliada (dispneia, tosse produtiva, outros sintomas cardíacos relacionados), assim como devem ser ensinados exercícios de respiração profunda, tosse efetiva e espirômetro de incentivo.
4. Se a embolização da artéria renal estiver sendo realizada no pré-operatório em pacientes com carcinoma de células renais, os seguintes sintomas da síndrome pós-infarto devem ser observados (pode durar até 3 dias):
   a. Dor no flanco.
   b. Febre.
   c. Leucocitose.
   d. Hipertensão.

Manejo pós-operatório

1. Os sinais vitais devem ser monitorados e a área incisional precisa ser avaliada quanto a evidências de sangramento ou hemorragia.
2. Devem-se observar possíveis complicações pulmonares, como atelectasia, pneumonia e pneumotórax. A depuração pulmonar por meio de respiração profunda, percussão e vibração deve ser mantida. A drenagem do tubo torácico pode ser usada em pacientes submetidos a um procedimento aberto (a proximidade da cavidade torácica com o campo cirúrgico pode resultar na necessidade de drenagem do tubo torácico no pós-operatório).
3. A patência dos tubos de drenagem urinária deve ser mantida (nefrostomia, cateter suprapúbico ou uretral). Podem ser usados *stents* ureterais.
4. As condições respiratórias e os membros inferiores devem ser avaliados quanto a complicações tromboembólicas.
5. Sons intestinais, distensão abdominal e dor devem ser monitorados, pois podem indicar íleo paralítico e necessidade de descompressão nasogástrica.
6. Para pacientes submetidos a transplante renal, são prescritos medicamentos imunossupressores.
   a. É usada uma combinação de medicamentos, incluindo um corticosteroide; inibidor de calcineurina, como tacrolimus ou ciclosporina; e micofenolato de mofetila.
   b. Os primeiros sinais de rejeição incluem temperatura superior a 38°C, diminuição da produção de urina, ganho de peso de 1,5 kg ou mais durante a noite, dor ou sensibilidade no local do enxerto, hipertensão e aumento da creatinina sérica.

Alerta de enfermagem
Observe frequente e atentamente a pressão arterial, o pulso e a respiração para reconhecer os sinais de hemorragia (e choque), que é o maior perigo após uma cirurgia renal. Fique alerta à presença de dor, secreção sanguinolenta nos locais de drenagem ou massa pulsátil no flanco. Prepare-se para uma rápida reposição de sangue, líquidos, e reoperação.

Diagnósticos de enfermagem

- Dor aguda relacionada à incisão cirúrgica
- Eliminação urinária prejudicada pela presença de tubos ou cateteres de drenagem
- Risco de infecção relacionado à incisão, possíveis complicações pulmonares e, talvez, imunossupressão
- Risco de desequilíbrio no volume de fluidos relacionado a necessidades de reposição de líquidos e do funcionamento do rim transplantado/remanescente.

Intervenções de enfermagem

Alívio da dor

1. Avalie a localização, o nível e as características da dor. Dor transitória semelhante à cólica renal pode ser causada pela passagem de coágulos sanguíneos pelo ureter. No entanto, qualquer dor persistente, crescente ou sem alívio deve ser comunicada, pois pode indicar obstrução da drenagem urinária ou hemorragia.
2. Administre analgésicos e avalie a eficácia da analgesia controlada pelo paciente (PCA).
3. Incentive o paciente a deambular e proteger a incisão ao se mover ou tossir.

Promoção da eliminação de urina

1. Mantenha a patência de tubos e cateteres de drenagem urinária enquanto estiverem no local. Evite torcer ou puxar a tubulação.
2. Lave as mãos e faça a assepsia ao prestar cuidados e manusear o sistema de drenagem urinária (isso é importante, em especial, para pacientes que tomam imunossupressores).
3. Verifique se o cateter de permanência está em posição dependente e drenando.
   a. Comunique a diminuição na produção de urina ou excesso de coágulos.
   b. Esteja alerta a sinais de infecção urinária, como urina turva, febre ou dor na bexiga ou no flanco.

[1]N.R.T.: No Brasil, dentre as sociedades e associações especializadas, destacam-se a Sociedade Brasileira de Nefrologia (*https://www.sbn.org.br/*), a Sociedade Brasileira de Enfermagem em Nefrologia (*https://soben.org.br/*) e a Sociedade Brasileira de Urologia (*http://sbu-sp.org.br/*).

4. Intervenha para incentivar a remoção do cateter quando o paciente se tornar ambulatorial.
5. Mantenha a ingestão adequada de líquidos, por via IV ou oral, quando permitido.

Prevenção de infecções

1. Monitore febre, contagem elevada de leucócitos e sons respiratórios anormais.
2. Administre antibióticos, conforme prescrição.
3. Ajude o paciente a usar o espirômetro de incentivo, a tossir e a respirar profundamente, bem como na deambulação, a fim de diminuir o risco de infecção pulmonar. Forneça cuidados meticulosos aos pontos de inserção do tubo torácico.
4. Troque os curativos imediatamente se houver secreção, que é um excelente meio de cultura para bactérias.
5. Obtenha amostras para testes bacteriológicos de urina, feridas, escarro, e interrompa cateteres, drenos e linhas IV, conforme indicado. Antes de remover cateteres ou drenos urinários, desinfete a pele ao redor do ponto de inserção e o remova. Usando uma técnica asséptica, corte a ponta do cateter ou do dreno e coloque em um recipiente estéril para cultura em laboratório.
6. Atente no acesso vascular à hemodiálise para garantir a patência e observe os sinais de infecção.
7. Para pacientes submetidos a transplante renal, forneça terapia antimicrobiana.
   a. Antifúngicos orais são usados para prevenir candidíase da mucosa, que quase sempre ocorre graças à imunossupressão.
   b. Medicamentos antivirais costumam ser usados para prevenir a infecção por citomegalovírus.
8. Proceda a cuidados regulares com a pele e ajude na higiene do paciente.

Manutenção do balanço hídrico

1. Monitore cuidadosamente a ingesta e o débito hídrico, sobretudo após um transplante de rim.
   a. A produção normal de urina deve ser de 30 a 100 mℓ/hora.
   b. Relate oligúria com menos de 30 mℓ/hora ou poliúria de 100 a 500 mℓ/hora.
2. Monitore os resultados de eletrólitos séricos e do eletrocardiograma (ECG) quanto a alterações associadas ao desequilíbrio eletrolítico.
   a. Inversão das ondas T e U com hipopotassemia e pico de ondas T com hiperpotassemia.
   b. Comunique imediatamente arritmias ou outros sintomas cardíacos.
3. Monitore pressão arterial e frequência cardíaca, pressão venosa central (PVC) e pressão da artéria pulmonar (se indicado) para antecipar o ajuste da reposição de líquidos.
4. Evite colocar no mesmo membro usado para diálise outras linhas intravenosas, linha de monitoramento intra-arterial ou restrições.
5. Embora raro, pode ser necessário fazer hemodiálise no pós-operatório se o rim transplantado não funcionar imediatamente.

Educação do paciente e manutenção da saúde

Após nefrectomia

1. Forneça informações sobre a continuação da recuperação cirúrgica, incluindo exercícios regulares, abstenção de atividades pesadas ou extenuantes e retomada da ingestão alimentar normal.
2. Promova o uso de uma pulseira MedicAlert e informe todos os profissionais de saúde sobre o estado do paciente transplantado.
3. Incentive o acompanhamento clínico cuidadoso e, se houver apenas um rim, a procura por atendimento médico em caso de sinais de infecção urinária, obstrução urinária ou doença do sistema urinário, a fim de evitar danos.

Após transplante renal

1. Explique e consolide os sintomas de rejeição, como febre, calafrios, sudorese, lassidão, hipertensão, ganho de peso, edema periférico e diminuição do débito urinário.
   a. Rejeição hiperaguda – ocorre alguns minutos ou horas após o transplante e raramente é tratável.
   b. Rejeição acelerada – ocorre 24 horas a 5 dias após o transplante e é tratada por plasmaférese e imunoglobulina G IV.
   c. Rejeição aguda mediada por células T (90% de todos os episódios de rejeição) – ocorre dias a semanas após o transplante e é tratada com esteroides IV ou imunossupressão adicional.
   d. Rejeição crônica – ocorre meses a anos após o transplante e resulta em declínio lento do funcionamento do aloenxerto.
2. Observe os sintomas de vazamento de urina, como perda repentina da função renal, dor no local do transplante e secreção abundante de um líquido amarelo pela ferida.
3. Explique a necessidade de proteção constante do enxerto de acesso vascular, que ainda pode estar dilatado, sensível à palpação e associado ao edema dos tecidos subjacentes.
4. Incentive a observância aos testes de laboratório (níveis de nitrogênio da ureia no sangue [BUN], creatinina, química sérica, hematologia, bacteriologia, níveis de ciclosporina ou tacrolimo para monitorar o estado imunológico do paciente e detectar sinais precoces de rejeição.
5. Instrua o paciente e a família sobre o uso dos imunossupressores prescritos e as complicações da terapia, como infecção ou controle incompleto da rejeição.
   a. Revise os medicamentos imunossupressores em detalhes, incluindo identificação por cores das pílulas, regime de doses, efeitos adversos e necessidade de aderir ao tratamento.
   b. Revise o uso de outros medicamentos, como bloqueadores de histamina-2 (H_2) ou inibidores da bomba de prótons (IBP), para evitar úlceras por estresse e profilaxia para *Candida* e infecções adquiridas na comunidade.
6. Revise detalhadamente o regime de autocuidado pós-operatório (hospitalar ou ambulatorial), incluindo ingestão adequada de líquidos, pesagem diária, medição de urina, exame de fezes para sangue oculto, prevenção de infecção e exercícios.
7. Instrua o paciente a comunicar imediatamente:
   a. Diminuição da produção urinária.
   b. Ganho de peso e edema.
   c. Mal-estar e febre.
   d. Inchaço e sensibilidade no local do enxerto (visível e palpável abaixo da pele).
   e. Alterações nas leituras de pressão arterial.
   f. Desconforto respiratório.
   g. Ansiedade, depressão, alteração nos padrões de sono e apetite.
8. Discuta com o profissional de saúde a viabilidade de participar de esportes de contato em virtude do risco de traumatismo ao rim transplantado.
9. Enfatize que o acompanhamento clínico após o transplante é uma necessidade permanente.
10. Para obter suporte e informações adicionais, consulte a American Association of Kidney Patients (*www.aakp.org*) e o United Network for Organ Sharing (*https://unos.org*).[2]

Reavaliação: resultados esperados

- Verbaliza alívio da dor
- Drenagem urinária limpa e sem coágulos
- Ausência de febre ou sinais de infecção
- Sinais vitais estáveis e débito urinário de 50 mℓ/hora.

---

[2]N.R.T.: No Brasil, dentre as sociedades e associações especializadas destacam-se a Sociedade Brasileira de Nefrologia (*https://www.sbn.org.br/*), a Sociedade Brasileira de Enfermagem em Nefrologia (*https://soben.org.br/*) e a Sociedade Brasileira de Transplante de Órgãos, a ABTO em: *https://site.abto.org.br/*.

Derivação urinária

Baseado em evidências
Wein, A. J., Kavoussi, L. R., Partin, A. W. et al. (eds.) (2017). *Campbell-Walsh urology* (11th ed., vols. 1-4). Philadelphia, PA: W. B. Saunders.

Derivação urinária se refere à criação de um desvio do fluxo urinário da bexiga para que seja eliminada por uma nova via. Vários procedimentos cirúrgicos podem ser executados para conseguir esse desvio (Figura 21.4).

Os métodos de derivação urinária incluem:

1. Conduto ileal (ou "alça de Bricker") – mais comum, transplanta os ureteres para uma seção isolada do íleo terminal, trazendo uma extremidade pela parede abdominal de modo a criar um estoma. A urina flui do rim para os ureteres e, depois, pelo canal ileal, saindo pelo estoma urinário. Os ureteres também podem ser transplantados para um segmento do cólon transverso (canal do cólon).
2. Nefrostomia – inserção de um cateter na pelve renal por meio de uma incisão no flanco ou de colocação percutânea do cateter no rim. Raramente são colocados por longos períodos. É um procedimento de curto prazo visando desviar a urina de uma obstrução ou lesão abaixo do nível da pelve renal.
3. Procedimentos de derivação urinária continente – criação de um reservatório urinário, a partir de um segmento intestinal, levado até a pele com o auxílio de um mecanismo valvar que permite o cateterismo, ou que é anastomosado diretamente na uretra proximal.
   a. Reservatório urinário continente (bolsa de Kock, bolsa indiana, bolsa de Mainz e outros) – transplanta os ureteres para uma bolsa criada a partir do intestino delgado ou dos intestinos grosso e delgado. Mecanismos para desencorajar o refluxo ureteral são usados para implantar os ureteres na bolsa, incluindo uma

Tipos de derivação cutânea

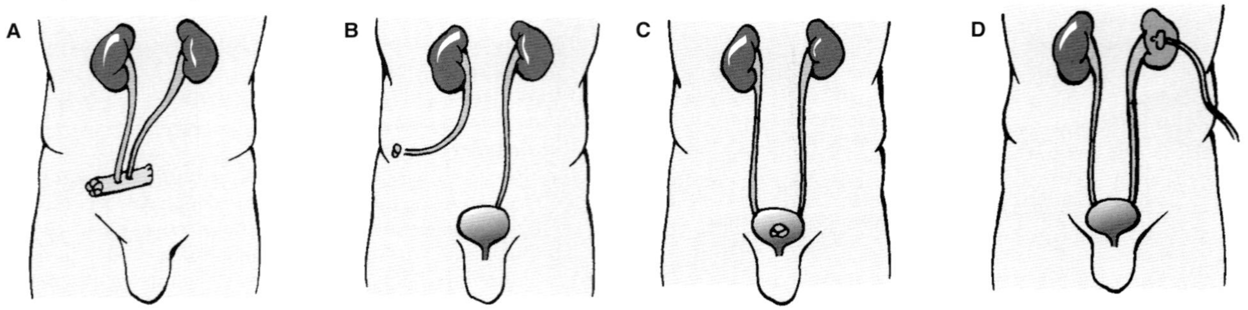

A – Conduto ileal convencional. O cirurgião transplanta os ureteres para uma seção isolada do íleo terminal (conduto ileal), levando uma extremidade até a parede abdominal. O ureter também pode ser transplantado para o cólon sigmoide transverso (conduto do cólon) ou o jejuno proximal (conduto jejunal).

B – Ureterostomia cutânea. O cirurgião passa o ureter destacado pela parede abdominal e o anexa a uma abertura na pele.

C – Vesicostomia. O cirurgião sutura a bexiga na parede abdominal e cria uma abertura (estoma) pelas paredes do abdome e da bexiga por onde a urina é drenada.

D – Nefrostomia. O cirurgião insere um cateter na pelve renal por meio de uma incisão no flanco ou pela colocação percutânea do cateter no rim.

Tipos de derivações urinárias continentes

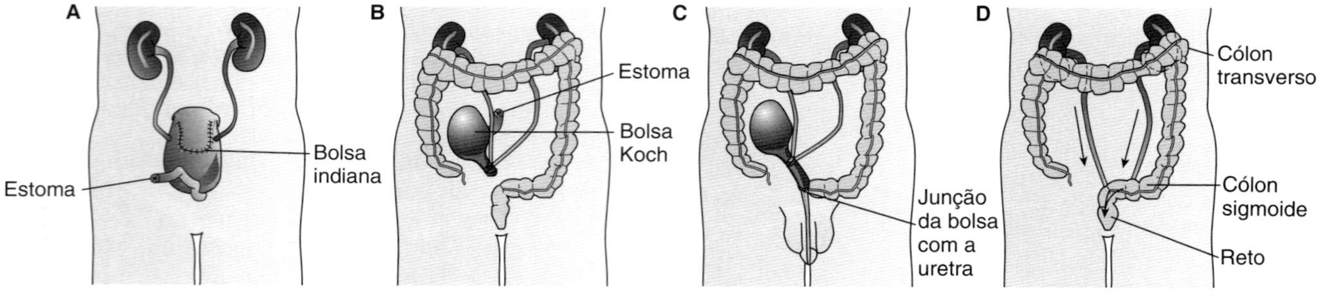

A – Bolsa indiana. O cirurgião introduz os ureteres em um segmento do íleo e do ceco. A urina é drenada periodicamente por um cateter inserido no estoma.

B – Derivação urinária ileal continente (bolsa de Koch). O cirurgião transplanta os ureteres para um segmento isolado do intestino delgado, do cólon ascendente ou do segmento ileocolônico, desenvolvendo um mecanismo ou uma válvula de continência eficaz. A urina é drenada por um cateter inserido no estoma.

C – Em pacientes do sexo masculino, a bolsa de Koch pode ser modificada ao anexar uma de suas extremidades à uretra, o que permite uma micção mais natural. A uretra feminina é muito curta para essa modificação.

D – Ureterossigmoidostomia. O cirurgião introduz os ureteres no sigmoide, permitindo que a urina flua pelo cólon e para fora, pelo reto.

Figura 21.4 Métodos de derivação urinária. (Smeltzer, S., & Bare, B. [2000]. *Brunner and Suddarth's textbook of medical-surgical nursing* [9th ed.]. Philadelphia, PA: Lippincott Williams & Wilkins.)

válvula mamilar com intussuscepção ou tunelamento dos ureteres pelas tênias do intestino. A válvula ileocecal ou uma válvula mamilar com intussuscepção criada cirurgicamente fornece o mecanismo de continência. O paciente não precisa usar um aparelho externo, mas o procedimento requer o autocateterismo intermitente da bolsa.

b. Substituição ortotópica da bexiga (bolsa hemi-Kock, neobexiga e outras) – uma bolsa criada a partir do intestino grosso, ou dos intestinos grosso e delgado, é anastomosada ao coto uretral. O esvaziamento se dá pela uretra. O paciente costuma apresentar incontinência noturna, e nem todos são candidatos a esse procedimento.

Manejo pré-operatório

1. Deve ser realizada uma avaliação funcional, incluindo grau de destreza manual e acuidade visual, juntamente com a função cognitiva – essencial para o tratamento do estoma ou para o autocateterismo no pós-operatório.
2. Os recursos psicossociais do paciente devem ser avaliados, como pessoal de apoio disponível, nível educacional, ocupação e recursos econômicos (incluindo cobertura de seguro para suprimentos de ostomia, se necessário), capacidade de enfrentamento e atitudes em relação à derivação urinária.
3. Deve ser realizado um preparo intestinal, a fim de evitar a contaminação fecal durante a cirurgia e uma potencial complicação por infecção.
   a. Somente líquidos claros e laxantes prescritos para a limpeza mecânica do intestino.
   b. Antibióticos, conforme prescrição (não absorvíveis; ativos contra organismos entéricos), para reduzir a contagem de bactérias no lúmen intestinal.
4. Deve ser assegurada uma hidratação adequada, incluindo infusões intravenosas, de modo a garantir o fluxo de urina durante a cirurgia e prevenir a hipovolemia.
5. O procedimento deve ser explicado antes da cirurgia pelo cirurgião e pelo enfermeiro especializado em ostomia.
   a. Para condutos ileais ou do cólon, o local do estoma é planejado no pré-operatório com o paciente em pé, sentado e deitado, a fim de afastar o estoma de proeminências ósseas, vincos de pele e cicatrizes, colocando-o onde o paciente possa vê-lo.
   b. O local do estoma também pode ser marcado, embora o procedimento de derivação urinária continente seja eletivo, caso os achados durante a cirurgia impeçam o procedimento continente e seja necessário um conduto padrão ileal ou do cólon.

Manejo pós-operatório

1. O paciente deve ser avaliado quanto a complicações pós-operatórias imediatas na ferida ou na infecção urinária, vazamento da anastomose urinária ou fecal, obstrução do intestino delgado, íleo paralítico, trombose venosa profunda, embolia pulmonar e necrose do estoma.
2. A ingestão e o débito urinário devem ser monitorados, incluindo a quantidade de urina, patência dos cateteres de drenagem e grau de hematúria.
3. Os drenos por gravidade ou sucção pélvica devem ser avaliados – um aumento repentino na drenagem sugere um vazamento na anastomose. Envie amostras da secreção para verificação dos níveis de creatinina, se solicitado pelo médico. (Creatinina mensurável na secreção indica urina na drenagem, confirmando o vazamento.)
4. Os *stents* ureterais são utilizados para proteger as anastomoses ureterointestinais e emergem do estoma ou por feridas separadas (os *stents* não são visíveis em pacientes com substituição ortotópica da bexiga). Eles serão removidos em 3 semanas.

Diagnósticos de enfermagem

- Eliminação urinária prejudicada relacionada à derivação urinária
- Dor aguda relacionada à cirurgia
- Perturbação da imagem corporal relacionada à derivação urinária
- Disfunção sexual relacionada à cirurgia reconstrutiva e à impotência (em homens).

Intervenções de enfermagem

Alcance da eliminação urinária

Para pacientes com canal ileal ou do cólon:

1. Durante o pós-operatório, mantenha uma bolsa transparente de urostomia sobre o estoma para facilitar a verificação.
2. Inspecione o estoma quanto à cor e ao tamanho; se é nivelado, mamilar ou retraído; e a condição da pele circundante. Documente as informações basais para comparação subsequente.
   a. O estoma deve ser vermelho, úmido, com muco, macio e levemente emborrachado ao toque (não tem terminação nervosa, portanto não existe sensação sobre ele).
   b. Estoma cianótico indica má circulação.
   c. O estoma necrótico é preto-azulado ou marrom-acastanhado.
3. Relate sangramento, necrose, descamação e separação das suturas.
4. Verifique a patência dos *stents* ureterais.
5. Mantenha a bolsa sempre no lugar e observe a drenagem normal da urina (mas não de fezes).
   a. Conecte as bolsas ao saco de drenagem quando o paciente estiver no leito e registre o volume de urina a cada hora.
   b. A bolsa inicial de urostomia permanece no local por um tempo, mas deve ser trocada a cada 3 ou 4 dias, quando as orientações ao paciente tiverem início.

Para pacientes com derivação urinária continente:

1. Mantenha a patência dos cateteres de drenagem colocados na bolsa urinária interna durante a cirurgia, irrigando com 30 mℓ de soro fisiológico a cada 2 a 4 horas para evitar obstrução pelo acúmulo de muco.
2. Avalie o estoma, que deve ser muito pequeno e nivelado.
3. Registre o débito urinário e as características da urina.
4. Monitore a débito urinário do dreno pélvico (em sucção suave ou em drenagem por gravidade) a cada 8 horas.
5. Informe ao paciente que, cerca de 3 semanas após a cirurgia, o cateter de drenagem será removido da bolsa depois de realizado um estudo radiográfico para confirmar a cicatrização de todas as anastomoses.

Controle da dor

1. Administre medicamentos analgésicos ou ensine o paciente a usar, bem como monitore a bomba de PCA (IV ou peridural).
2. Avalie a resposta ao controle da dor.
3. Coloque o paciente em posição confortável, alternando com a deambulação, conforme tolerado.

Resolução de problemas com a imagem corporal

1. Avalie a reação do paciente ao olhar para o novo estoma urinário, se aplicável, e ofereça segurança e apoio.
2. Esteja alerta a dificuldades de enfrentamento, que podem se manifestar na forma de irritabilidade ou falta de motivação para aprender.
   a. Forneça suporte extra, até que o paciente consiga lidar com a dificuldade.
   b. Reforce o conceito de que o estoma será gerenciável.
   c. Reconheça os sentimentos de medo e ansiedade como atitudes normais.
3. Incentive-o a participar aos poucos dos cuidados com o estoma ou o cateter.
4. Instigue a verbalização de sentimentos e preocupações relacionadas à derivação urinária.

5. Se possível, permita que o paciente converse com outra pessoa que tenha sido submetida à mesma cirurgia, pois isso cria expectativas realistas e suporte para um resultado positivo.
6. Ajude o paciente e a família no manejo da ostomia. Providencie demonstrações, prática supervisionada, instruções por escrito e demonstração de retorno, até que o paciente alcance independência no autocuidado.

Disfunção sexual

1. Esteja ciente de que muitos homens experimentam impotência sexual como resultado de uma cirurgia. Forneça informações ou referências sobre as opções, incluindo medicamentos, programas de ereção farmacológica e próteses penianas.
2. Permita que o paciente expresse os sentimentos relacionados à perda da função sexual e incentive a discussão com o(a) parceiro(a).
3. Diga às mulheres que elas quase sempre podem retomar a atividade sexual depois de curadas.

Educação do paciente e manutenção da saúde

Pacientes com canal ileal ou colônico

1. Obtenha o equipamento apropriado e permita que o paciente se familiarize com ele. A maioria dos sistemas de bolsas de urostomia é descartável. A escolha da bolsa é determinada pela localização do estoma, pela atividade do paciente, pela constituição corporal e pela situação econômica.
   a. Os sistemas com duas peças consistem em uma barreira cutânea (ou bolacha) que se ajusta ao estoma e adere à pele e uma bolsa que se encaixa nessa barreira.
   b. Nos sistemas com uma peça, as bolsas podem ser cortadas para o tamanho correto do estoma e incluir o adesivo. A bolsa é aplicada diretamente sobre a pele em torno do estoma.
2. Ajude o paciente a escolher o tamanho do estoma (para solicitar o equipamento correto). O estoma diminui consideravelmente à medida que o edema reduz, e o tamanho deve ser recalibrado várias vezes durante as primeiras 3 a 6 semanas depois da cirurgia.
   a. As orientações sobre como medir o estoma estão incluídas na maioria das bolsas de urostomia.
   b. O diâmetro interno da barreira cutânea não deve ser mais do que 1,5 mm maior que o do estoma.
3. Ensine o paciente a trocar a bolsa.
   a. Troque a bolsa de manhã cedo, antes da ingestão de líquidos, ou antes do jantar, pois o débito urinário é menor nesses horários.
   b. Prepare o novo sistema de bolsa de acordo com as instruções do fabricante.
   c. Lave a pele em torno do estoma com água e sabão neutro. Enxágue e seque. *A pele deve estar totalmente seca para que a bolsa consiga aderir.*
   d. Uma gaze ou um lenço de papel pode ser aplicado sobre o estoma para absorver a urina enquanto o conjunto estiver sendo trocado. Mantenha a pele livre de contato direto com a urina. Sugira o uso de absorventes internos para sugar a urina dos estomas e, se desejar, trocar a bolsa em casa. No entanto, não insira o tampão no estoma.
   e. Coloque a barreira cutânea centralizada diretamente sobre o estoma e junte as duas partes com cuidado. Aplique uma pressão suave ao redor do conjunto para uma aderência segura.
   f. Coloque uma cinta para manter a bolsa no lugar, se desejado. Isso é útil sobretudo em pacientes com abdome flácido.
4. Informe ao paciente que, de maneira geral, o uso de material adesivo adicional, como pastas ou cimentos, não é necessário quando a bolsa está bem ajustada.
5. Diga que a frequência das trocas depende do tipo de bolsa – o ideal é que as bolsas sejam trocadas a cada 3 a 4 dias.
6. Aconselhe o esvaziamento quando a bolsa tiver entre um terço e metade de sua capacidade, de modo a evitar que o peso da urina afrouxe o selo adesivo. Abra a válvula de drenagem (torneira) para esvaziá-la periodicamente.
7. Ensine a conectar a saída da bolsa a um recipiente de drenagem urinária, que pode ser colocado ao lado do leito por meio de um tubo de plástico (com pelo menos 1,5 m, permitindo que o paciente se movimente), e a prender o tubo na perna para evitar torções ou dobras.
   a. Posicione a garrafa de drenagem abaixo do nível do leito para aumentar o fluxo por gravidade.
   b. Limpe o equipamento de drenagem noturno com vinagre e água. Enxague bem.
8. Aconselhe o paciente a ingerir grandes quantidades de líquidos para manter o tubo livre de mucosidades e reduzir a possibilidade de infecção urinária.
9. Explique que o estoma pode sangrar se for esfregado ou sofrer um impacto acidental e relate a ocorrência de sangramento contínuo por horas.
10. Oriente o paciente a sempre levar consigo bolsas de reserva para troca eventual e um conjunto extra a cada consulta com o médico.
11. Estimule o uso de roupas íntimas de algodão (em vez de sintéticas) ou de lingerie feita especialmente para pacientes com ostomia. Essas peças impedem o contato entre a bolsa plástica e a pele. Cintas pesadas não são permitidas porque podem causar atrito sobre o estoma e impedir o fluxo livre de urina.
12. Instrua o paciente a comunicar problemas com a pele em torno do estoma, o vazamento da bolsa ou se houver febre, calafrios, dor, alteração na cor da urina (turva, sanguinolenta) e diminuição da produção de urina.
13. Para obter informações e suporte adicionais, consulte a United Ostomy Associations of America (*www.ostomy.org*).[3]

Pacientes com reservatório urinário ileal continente

1. Ensine a irrigar o cateter, o que deve ser feito em casa a cada 4 a 6 horas.
2. Oriente quanto à troca do curativo do estoma.
3. Instrua sobre o uso da bolsa que pode ser colocada na perna ou sobre o recipiente de drenagem urinária, com o cateter mantido no lugar.
4. Ensine a fazer o cateterismo da derivação urinária continente após verificar a cicatrização:
   a. São utilizados cateteres de borracha ou plástico vermelho, retos ou Coude.
   b. Aplique uma pequena quantidade de lubrificante hidrossolúvel na ponta do cateter.
   c. Use uma técnica limpa e lave as mãos antes de cada cateterismo.
   d. Mantenha um cronograma de cateterismo durante o período inicial de "treinamento", para permitir que a bolsa se adapte gradualmente à retenção de grandes quantidades de urina (a cada 2 horas durante o dia e a cada 3 horas à noite, aumentando em 1 hora por semana durante 5 semanas).
   e. Após o período de treinamento, cateterize de 4 a 5 vezes/dia. A bolsa não deve carregar mais que 400 a 500 mℓ.
   f. Irrigue a bolsa com soro fisiológico pelo cateter 1 vez/dia, a fim de limpar o muco acumulado.
5. Ensine o paciente a relatar problemas, como vazamento de urina pelo estoma entre os cateterismos.
6. Diga ao paciente para tomar banho normalmente e usar roupas do cotidiano. Apenas um pequeno curativo de gaze ou adesivo precisa ser colocado sobre o estoma.
7. Aconselhe o paciente a beber de 8 a 10 copos de água diariamente.

---

[3]N.R.T.: Consulte informações junto à sociedade de enfermeiros especialistas em estomaterapia, a Associação Brasileira de Estomaterapia – SOBEST – disponível em: *http://www.sobest.org.br/*.

Para substituição ortotópica da bexiga

1. Ensine o paciente a irrigar o cateter de Foley, que permanecerá no local por 3 semanas após a cirurgia, com 30 mℓ de soro fisiológico a cada 4 a 6 horas.
2. Instrua sobre o uso da bolsa que pode ser colocada na perna ou sobre o recipiente de drenagem urinária, com o cateter mantido no lugar.
3. Oriente sobre a troca do curativo.
4. Depois que a cicatrização da bolsa for confirmada e o cateter for removido, ensine o paciente a "urinar".
   a. A micção é realizada por esforço abdominal, e espera-se que haja muco.
   b. O cronograma de micção deve ser mantido nas primeiras 5 a 6 semanas (a cada 2 horas durante o dia e a cada 3 horas à noite, aumentando em 1 hora por semana).
   c. Deve-se prever incontinência urinária após a remoção do cateter, que quase sempre é mais pronunciada quando o paciente está dormindo e os músculos estão relaxados.
5. Ensine o paciente a realizar exercícios para o assoalho pélvico, que devem ser feitos fielmente pelo resto da vida. À medida que os músculos do esfíncter do assoalho pélvico se fortalecem, a incontinência diminui. A maioria dos pacientes continua a ter pequenos episódios de incontinência noturna.
   a. Contraia os músculos do assoalho pélvico (como se fosse interromper a saída de urina ou de flatos) por 5 segundos. Depois, relaxe por 5 a 10 segundos.
   b. Repita cerca de 15 a 20 vezes e faça três séries de exercícios por dia.
   c. Pode ser preciso acompanhamento com a fisioterapia para ajudar no processo.
6. Forneça informações sobre produtos absorventes que podem ser usados temporariamente e ensine sobre os cuidados preventivos com a pele.
7. Instrua o paciente a realizar autocateterismo limpo, que pode ser necessário se a uretra ficar obstruída com muco. A bolsa deve ser irrigada com soro fisiológico, caso o cateterismo seja necessário.
8. Assegure ao paciente que o tempo, a paciência e a adesão contínua ao tratamento e à programação de exercícios resultarão em continência.

Reavaliação: resultados esperados

- Drenagem da urina por meio de derivação urinária
- Verbaliza um bom controle da dor
- Discute sentimentos sobre as mudanças na imagem corporal e procura apoio na família
- Verbaliza expectativas razoáveis sobre a função sexual.

Cirurgia prostática

A cirurgia prostática pode ser feita para o tratamento de hiperplasia prostática benigna (HPB) ou câncer de próstata. A abordagem cirúrgica depende do tamanho da glândula, da gravidade da obstrução, da idade do paciente, de comorbidades e de doença prostática.

Procedimentos cirúrgicos

Baseado em evidências
Wein, A. J., Kavoussi, L. R., Partin, A. W. et al. (eds.) (2017). *Campbell-Walsh urology* (11th ed., vols. 1-4). Philadelphia, PA: W.B. Saunders.

1. A ressecção transuretral da próstata (RTUP), antes o procedimento mais comum, é realizada sem incisão por instrumentação endoscópica.
2. A fotovaporização da próstata (PVP) está começando a substituir a RTUP. O procedimento é feito com o auxílio de um cistoscópio, usando um *laser* para vaporizar o tecido prostático doente.
3. A termoterapia transuretral por micro-ondas (TUMT, na sigla em inglês) e a ablação por agulha transuretral (TUNA, na sigla em inglês) são procedimentos ambulatoriais que usam o calor para destruir o tecido prostático doente.
4. A terapia intersticial com *laser* Indigo® é outro procedimento realizado em ambulatório.
5. Prostatectomia aberta.
   a. Suprapúbica – incisão na área suprapúbica e pela parede da bexiga, muitas vezes realizada para casos de HPB.
   b. Perineal – incisão entre a bolsa escrotal e a área retal, pode ser feita em pacientes com baixo risco cirúrgico, mas causa maior incidência de incontinência urinária e impotência.
   c. Retropúbico radical – incisão no nível da sínfise púbica, pode preservar os nervos responsáveis pela função sexual e é realizada em casos de câncer de próstata.
6. A prostatectomia radical robótica usa uma abordagem laparoscópica para remoção da próstata cancerosa.

Gestão pré-operatória

1. Devem ser discutidas informações sobre o procedimento e os cuidados pós-operatórios esperados, incluindo drenagem do cateter, irrigação e monitoramento de hematúria.
2. Devem ser discutidas as complicações da cirurgia.
   a. Para prostatectomia radical e laparoscópica, incontinência ou drible de urina podem ocorrer por até 1 ano após a cirurgia. Exercícios do assoalho pélvico (Kegel) ajudam a recuperar o controle urinário.
   b. Para RTUP e PVP, ejaculação retrógrada – a liberação de líquido seminal na bexiga com eliminação pela urina, e não pela uretra, ocorre durante a relação sexual com 75% dos pacientes. A impotência quase sempre não é uma complicação, mas ocorre em 5 a 10% dos pacientes submetidos a RTUP e PVP, podendo chegar a 75% naqueles submetidos à prostatectomia radical.
3. A preparação intestinal é feita no hospital, ou o paciente deve ser instruído a fazer o preparo em casa e se manter em jejum após a meia-noite.
4. Devem ser alcançadas as condições cardíacas, respiratórias e circulatórias ideais, diminuindo o risco de complicações.
5. Antibióticos profiláticos são prescritos pelo médico.

Manejo pós-operatório

1. A drenagem urinária deve ser mantida e observada quanto a sinais de hemorragia.
2. O tratamento da ferida deve ser dispensado de maneira a prevenir infecções.
3. Deve-se controlar a dor e promover a deambulação precoce.
4. Mantenha a vigilância para detectar complicações.
   a. Infecção e deiscência de feridas.
   b. Obstrução ou infecção urinária.
   c. Hemorragia.
   d. Tromboflebite, trombose venosa profunda e embolia pulmonar.
   e. Incontinência urinária e disfunção sexual.

Diagnósticos de enfermagem

- Eliminação urinária prejudicada pelo procedimento cirúrgico e pelo cateter
- Risco de infecção causado pela incisão cirúrgica, pela imobilidade e pelo cateter urinário
- Dor aguda relacionada ao procedimento cirúrgico
- Ansiedade causada pela incontinência urinária, pela dificuldade de micção e pela disfunção erétil.

Intervenções de enfermagem

Facilitação da drenagem urinária

1. Mantenha a patência do cateter uretral colocado após a cirurgia.
   a. Para RTUP e prostatectomia aberta para tratamento de HPB, monitore o fluxo do sistema de irrigação e drenagem fechado de três vias (Figura 21.5), se usado. A irrigação contínua ajuda a prevenir a formação de coágulos, que podem obstruir o cateter, causar espasmos dolorosos na bexiga e levar à infecção.
   b. Se o cateter Foley estiver obstruído e houver prescrição médica, irrigue manualmente com 50 a 60 mℓ do fluido de irrigação, por meio de técnica asséptica.
   c. Evite a superdistensão da bexiga, que pode levar à hemorragia.
   d. Administre medicamentos anticolinérgicos para reduzir os espasmos vesicais, conforme prescrição.
2. Avalie o grau de hematúria e qualquer formação de coágulo. A drenagem deve ter aparência apenas rosada em um intervalo de 24 horas.
   a. Comunique a ocorrência de sangramento vermelho vivo com maior viscosidade (arterial), que pode exigir intervenção cirúrgica.
   b. Comunique a ocorrência de sangramento vermelho escuro (venoso), que pode exigir tração do cateter, para que o balão inflado aplique pressão sobre a fossa prostática.
   c. Esteja preparado para uma transfusão de sangue se o sangramento persistir.
3. Administre fluidos IV, conforme prescrição, e incentive os fluidos orais quando tolerados, garantindo a hidratação e a produção de urina.

Alerta farmacológico
Medicamentos anticolinérgicos são contraindicados em pacientes com glaucoma estreito de ângulo fechado.

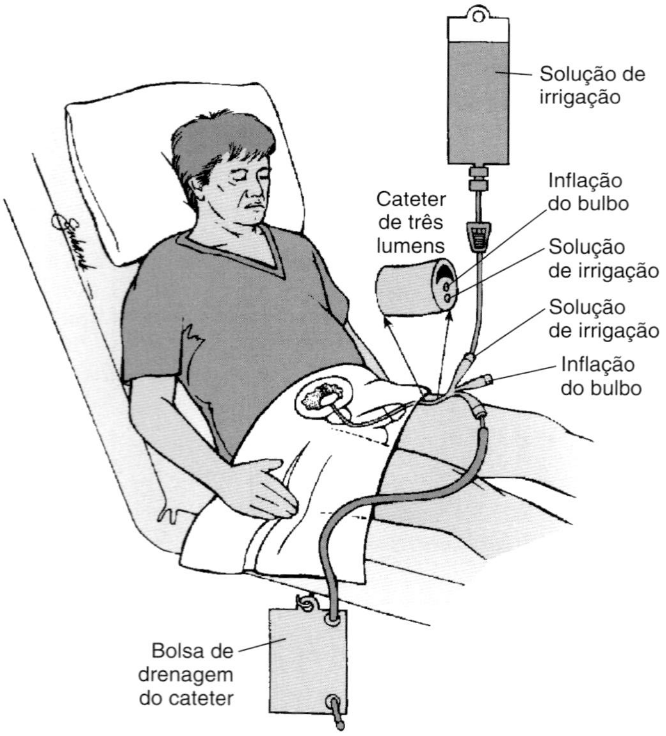

Figura 21.5 Sistema de três vias para irrigação da bexiga. (Smeltzer, S., & Bare, B. [2000]. *Brunner and Suddarth's textbook of medical-surgical nursing* [9th ed.]. Philadelphia, PA: Lippincott Williams & Wilkins.)

Prevenção de infecções

1. Após a prostatectomia aberta, monitore com frequência os sinais vitais, a ingestão e o débito urinário, observando o curativo incisional, se presente.
2. Incentive a deambulação para prevenir trombose venosa, embolia pulmonar e pneumonia.
3. Observe a urina quanto a turbidez ou odor, coletando-a para avaliação da infecção, conforme prescrição.
4. Administre antibióticos, conforme prescrição.
5. Comunique a ocorrência de dor testicular, inchaço e sensibilidade, que podem indicar epididimite por disseminação da infecção.
6. Ajude nos cuidados perineais, se houver incisão, para evitar a contaminação por fezes.

Alívio da dor

1. Administre analgésicos ou monitore a PCA, conforme indicado.
2. Coloque o paciente em posição confortável e peça que evite esforços que aumentam a congestão venosa pélvica e podem causar hemorragia.
3. Administre amaciadores de fezes para evitar o desconforto causado pela constipação intestinal.
4. Verifique se o cateter está preso à coxa do paciente e se a tubulação não está criando tração nele, o que causa dor e potencial hemorragia.

Alerta de enfermagem
Evite temperaturas retais, enemas ou tubos retais no pós-operatório, a fim de prevenir hemorragias ou problemas de cicatrização.

Redução da ansiedade

1. Forneça expectativas realistas sobre o desconforto pós-operatório e o progresso geral.
   a. Diga ao paciente para evitar relações sexuais, esforço ao defecar, trabalho pesado e longos períodos sentado durante 6 a 8 semanas após a cirurgia.
   b. Aconselhe as consultas de acompanhamento após o tratamento, pois pode ocorrer estenose uretral ou contratura do colo da bexiga.
2. Avise que deve haver incontinência urinária, mas que a frequência, a urgência e a disúria após a remoção do cateter costumam diminuir aos poucos.
3. Ratifique ao paciente que existem medidas de suporte.
4. Reforce os riscos de impotência, conforme indicado pelo cirurgião. Lembre que a função erétil pode não retornar por 12 meses.
5. Incentive o paciente a expressar o medo e a ansiedade relacionados à potencial perda da função sexual e a discutir suas preocupações com o(a) parceiro(a).
6. Informe que existem opções para restaurar a função sexual se a impotência persistir.

Educação do paciente e manutenção da saúde

1. Informe ao paciente que a PVP costuma ser realizada em nível ambulatorial e que ele pode ir para casa na noite da cirurgia.
2. Reforce as instruções fornecidas sobre os cuidados com o cateter, mantendo sua patência e irrigação.
   a. Em pacientes com prostatectomia aberta, radical e laparoscópica, o cateter será removido em 2 a 3 semanas. Um cistograma pode ser realizado para confirmar a cicatrização da anastomose antes da remoção.
   b. Informe que pode ocorrer incontinência de estresse após a remoção do cateter e que ela é mais acentuada quando a pressão abdominal aumenta, como ao tossir, ao sorrir e ao fazer força.
   c. Para pacientes que apresentam urgência urinária antes da cirurgia, lembre-os de que podem apresentar incontinência por várias semanas no pós-operatório.
   d. Discuta o uso de produtos absorventes para conter o vazamento de urina ao redor do cateter e após sua remoção.

3. Ensine medidas para recuperar o controle urinário e a realizar corretamente exercícios do assoalho pélvico. Peça que aperte os músculos do assoalho pélvico (como se fosse interromper o fluxo de urina ou a passagem de flatos) por 5 segundos e depois relaxe por 5 a 10 segundos. Isso deve ser feito de 15 a 20 vezes, 3 vezes/dia. Alerte contra o uso de músculos abdominais (esforço ou manobra de Valsalva), que aumentam a incontinência.
4. Reforce as opções de medicamentos para urgência urinária e medicação oral, como sildenafila, dispositivo erétil a vácuo, injeções e prótese peniana para restaurar a função sexual.
5. Incentive os pacientes com câncer de próstata a fazer um exame de PSA 3 meses após a cirurgia e, depois disso, uma vez por ano.

Reavaliação: resultados esperados

- Drenagem amarela e clara pelo cateter
- Incisão sem secreção, afebril
- Verbaliza o alívio da dor
- Verbaliza expectativas realistas sobre o funcionamento urinário e sexual.

DISTÚRBIOS RENAIS E UROLÓGICOS

Lesão renal aguda

Lesão renal aguda (LRA) é uma síndrome clínica na qual ocorre um declínio repentino da função renal. Isso resulta em distúrbios no equilíbrio de líquidos e eletrólitos, na homeostase ácido-base, na regulação da pressão arterial, na eritropoese e no metabolismo mineral. Muitas vezes está associada a aumento no BUN e na creatinina, oligúria, hiperpotassemia e retenção de sódio e líquidos.

Fisiopatologia e etiologia

Causas

Consulte a Figura 21.6.

1. Causas pré-renais – resultam de condições que diminuem o fluxo sanguíneo renal (hipovolemia, choque, hemorragia, queimaduras, débito cardíaco comprometido, terapia diurética e distúrbios da artéria renal).
2. Causas intrarrenais – resultam de lesão no tecido renal e quase sempre estão associadas a isquemia intrarrenal, toxinas, processos imunológicos, distúrbios sistêmicos, traumatismo e distúrbios vasculares.
3. Causas pós-renais – surgem da obstrução ou da interrupção do fluxo de urina em qualquer parte do sistema urinário.

Curso clínico

1. Início: começa quando o rim sofre uma lesão e dura de horas a dias.
2. Fase oligúrica-anúrica: volume de urina menor que 400 a 500 mℓ/24 horas.
   a. Acompanhada pelo aumento da concentração sérica de elementos geralmente excretados pelo rim, como ureia, creatinina, ácidos orgânicos e cátions intracelulares (potássio e magnésio).
   b. Em cerca de 50% dos pacientes com LRA, o débito urinário permanece superior a 500 mℓ/dia. Isso é chamado de LRA não oligúrica. Esses pacientes costumam apresentar menos complicações e melhor prognóstico para recuperação do que aqueles com oligúria.
3. Fase diurética
   a. Caracterizada pelo alto débito urinário causado pela incapacidade do rim de concentrar a urina.
   b. É essencial monitorar cuidadosamente o volume de líquidos e eletrólitos.

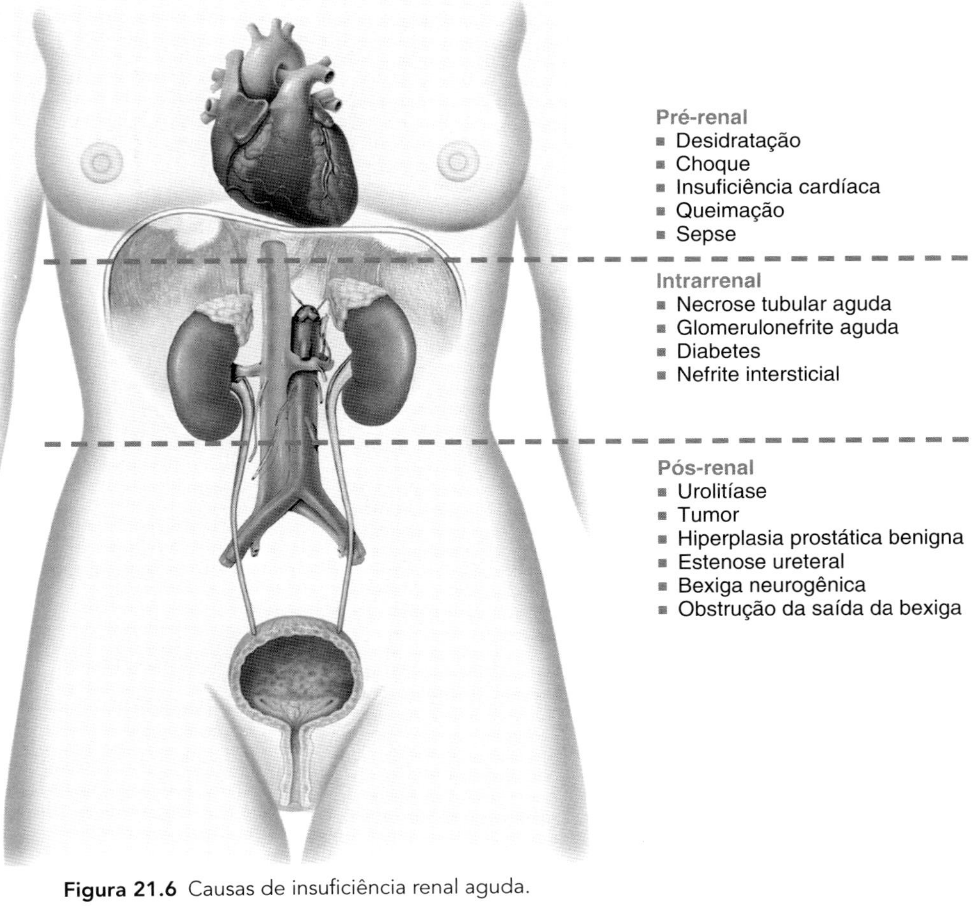

Figura 21.6 Causas de insuficiência renal aguda.

4. Fase de recuperação.
   a. De modo geral, dura de vários meses a 1 ano.
   b. Pode ocorrer recuperação completa da função renal ou haver alguns déficits residuais em virtude de cicatrizes no tecido renal.
   c. Evitar insultos secundários ao rim, como o uso de substâncias nefrotóxicas ou agentes de contraste, hipotensão e infecção, é importante para minimizar a possibilidade de danos renais permanentes.

Manifestações clínicas

1. Pré-renal – podem estar presentes sinais e sintomas consistentes com hipovolemia, como diminuição do turgor tecidual, ressecamento das mucosas, perda de peso, hipotensão, oligúria ou anúria, redução da distensão venosa jugular e taquicardia. No entanto, se a causa pré-renal estiver relacionada a vasodilatação, terceiro espaçamento de líquido ou doença cardiovascular, pode haver sinais/sintomas de aumento do líquido extracelular.
2. Intrarrenal – com apresentação baseada na causa, quase sempre apresenta edema.
3. Pós-renal – os achados podem incluir distensão vesical, massa abdominal e aumento da próstata. Cólica renal pode estar presente nos casos de nefrolitíase.

Avaliação diagnóstica

1. Exame de urina – revela proteinúria, hematúria, cilindros, aumento na contagem de leucócitos, nitratos (possível infecção), glicosúria e pH. Também pode fornecer pistas sobre o estado de hidratação (densidade específica).
2. Aumento dos níveis séricos de creatinina e ureia.
3. Exames da química urinária para ajudar na diferenciação entre as várias formas de insuficiência renal aguda.
4. Ultrassonografia renal – para estimativa do tamanho dos rins, avaliar massas e excluir uma uropatia obstrutiva tratável.
5. CT/RM para avaliar massas ou distúrbios vasculares e angiografia renal para avaliar estenose da artéria renal.
6. Biopsia renal em casos selecionados de proteinúria inexplicada.

Manejo

Medidas preventivas

1. Identifique pacientes com doença renal preexistente.
2. Inicie a hidratação adequada antes, durante e depois de qualquer procedimento que exija que o paciente permaneça em jejum.
3. Evite a exposição a nefrotoxinas. Esteja ciente de que muitos medicamentos ou seus metabólitos são excretados pelos rins.
4. Previna e trate o choque com reposição de sangue e líquidos. Evite períodos prolongados de hipotensão.
5. Monitore, de maneira rigorosa, o débito urinário e o estado de hidratação (PVC, edema, exame pulmonar) em pacientes críticos.
6. Garanta a hidratação adequada se forem indicados exames com agente de contraste e tente evitar a programação de estudos consecutivos. Os pacientes com maior risco de desenvolver nefropatia induzida por contraste (NIC) são aqueles com insuficiência renal basal, diabetes, idosos e com insuficiência cardíaca.
7. Evite infecções, monitorando cuidadosamente pacientes com cateteres e linhas IV permanentes.
8. Tome todas as precauções para garantir que a pessoa certa receba o sangue certo, a fim de evitar reações transfusionais graves, que podem precipitar complicações renais.

Alerta farmacológico
Anti-inflamatórios não esteroides (AINEs) podem reduzir a taxa de filtração glomerular de pessoas com risco de desenvolvimento de insuficiência renal.

Medidas de correção e suporte

1. Corrija as causas reversíveis de insuficiência renal aguda (p. ex., melhorando a perfusão renal, aumentando o débito cardíaco e proporcionando alívio cirúrgico da obstrução).
2. Esteja alerta e corrija excessos ou déficits de fluidos subjacentes.
3. Corrija e controle os desequilíbrios ácido/base e de eletrólitos, como hiperpotassemia, hipocalcemia, hiperfosfatemia e acidose metabólica.
4. Restaure e mantenha a PAM acima de 65.
5. Forneça suporte nutricional.
6. Ajuste a dosagem/frequência dos medicamentos excretados por via renal. O cronograma dos fármacos também deve ser ajustado para pacientes que recebam hemodiálise intermitente.
7. Inicie o procedimento de hemodiálise, diálise peritoneal ou TRC, se indicado.

Complicações

1. Infecção.
2. Acidose metabólica.
3. Anemia.
4. Arritmias causadas por desequilíbrios eletrolíticos, incluindo hiperpotassemia, hipocalcemia e acidose metabólica.
5. Anormalidades eletrolíticas e minerais (sódio, potássio, cálcio, fósforo, magnésio).
6. Complicações hipervolêmicas, como edema e hipertensão pulmonar.
7. Sangramento gastrintestinal resultante de úlceras de estresse e anormalidades plaquetárias.
8. Insuficiência de múltiplos órgãos.

Avaliação de enfermagem

1. Determine se existe histórico de doença cardíaca, hipovolemia, traumatismo, malignidade, sepse, hipertrofia prostática benigna, tumores abdominais, cálculos renais ou patologia intercorrente.
2. Determine se o paciente foi exposto a medicamentos potencialmente nefrotóxicos, como antibióticos, AINEs, agentes de contraste e solventes.
3. Realize um exame físico contínuo de turgor tecidual, palidez, alterações nas mucosas, pressão arterial, alterações da frequência cardíaca, edema pulmonar e edema periférico.
4. Monitore a ingesta e o débito urinário.

Diagnósticos de enfermagem

- Risco de desequilíbrio no volume de fluidos
- Risco de desequilíbrio eletrolítico relacionado à lesão renal
- Risco de infecção relacionado a alterações no sistema imunológico e nas defesas do hospedeiro
- Nutrição desequilibrada, menor que as necessidades corporais, relacionada a estado catabólico, anorexia e desnutrição associados à lesão renal aguda
- Risco de sangramento relacionado à irritação da mucosa gastrintestinal e alteração da função plaquetária
- Confusão mental aguda relacionada aos efeitos das toxinas urêmicas sobre o sistema nervoso central (SNC)
- Déficit de conhecimento em relação a patologia, tratamento, prognóstico e monitoramento.

Intervenções de enfermagem

Monitoramento e manutenção do balanço hídrico

Ver Tabela 21.2.

1. Monitore sinais e sintomas de hipervolemia.
   a. Crepitações na auscultação dos pulmões, veias do pescoço ingurgitadas (distensão venosa jugular), edema periorbital, ascite e edema das extremidades/sacro.
   b. Pressão arterial elevada.
   c. PVC elevada.

Tabela 21.2 Sinais e sintomas de desequilíbrio hidreletrolítico.

	Déficit	Excesso
Volume	Perda de peso aguda (> 5%), queda da temperatura corporal, ressecamento da pele e das mucosas, hipotensão postural, rugas longitudinais ou sulcos na língua, oligúria ou anúria.	Ganho de peso agudo (> 5%), edema, hipertensão, distensão das veias do pescoço, dispneia, estertores.
Sódio	Cólicas abdominais, fraqueza muscular, ansiedade, convulsões, hipotensão e taquicardia, oligúria ou anúria.	Agitação, irritabilidade muscular, mucosas ressecadas e pegajosas, hipertensão, taquicardia, edema, dispneia, sede, língua áspera e seca, aumento da viscosidade da saliva.
Potássio	Anorexia, distensão abdominal, íleo intestinal, fraqueza, sensibilidade e cãibras musculares, tontura, hipotensão, arritmias cardíacas.	Diarreia, cólica intestinal, irritabilidade, náuseas, fraqueza muscular, paralisia flácida, arritmia e parada cardíaca.
Cálcio	Irritabilidade, laringospasmo, sinais positivos de Chvostek e Trousseau, formigamento nas extremidades, tetania.	Letargia, confusão mental, anorexia, náuseas, vômito, dor e distensão abdominal, constipação intestinal, dor óssea.
Bicarbonato	Respiração rápida e profunda (Kussmaul), falta de ar com esforço, estupor, fraqueza (acidose metabólica).	Depressão respiratória, hipertonia muscular, tetania (alcalose metabólica).
Magnésio	Sinal positivo de Chvostek, desorientação, convulsões, hiperatividade dos reflexos tendinosos profundos, disritmias.	Hipotensão, bradicardia, letargia, reflexos tendinosos hipoativos, depressão respiratória.

2. Verifique evidências de hipovolemia.
   a. Ressecamento das mucosas e diminuição do turgor da pele.
   b. Hipotensão e alterações da pressão arterial ortostática.
3. Monitore a produção urinária e a densidade específica da urina, conforme prescrição; meça e documente a ingesta e o débito hídrico, incluindo urina, sucção gástrica, fezes e drenagem de feridas.
4. Monitore a concentração de eletrólitos no sangue e na urina.
5. Pese o paciente diariamente para determinar um índice de equilíbrio hídrico.
6. Ajuste a ingestão de líquidos para evitar sobrecarga e depleção de volume.
   a. A restrição hídrica geralmente é iniciada para pacientes com oligúria.
   b. Durante a fase oligúrica-anúrica, forneça apenas a quantidade de líquidos suficiente para substituir as perdas (de 400 a 500 mℓ/24 horas mais as perdas mensuradas de fluidos).
   c. A reposição de líquidos deve ser distribuída ao longo do dia.
   d. Restrinja a ingestão de sal e água se houver evidência de excesso extracelular.
7. Forneça instruções ao paciente sobre a restrição de líquidos e sódio, se indicado.

Manutenção do equilíbrio eletrolítico e ácido-base

1. Monitore e substitua os eletrólitos séricos conforme prescrição.
   a. Verifique sinais e sintomas de hiperpotassemia (Tabela 21.2).
   b. Notifique o médico sobre valores acima de 5,5 mg/ℓ.
   c. Observe as alterações no ECG – ondas T altas e com picos, depressão do segmento ST e ampliação do complexo QRS.
   d. Administre bicarbonato de sódio ou glicose e insulina para transferir o potássio para o interior das células, conforme prescrição.
   e. Aplique a resina de troca catiônica (poliestireno sulfonato de sódio) por via oral ou retal para fornecer uma correção mais prolongada do potássio, conforme prescrição.
   f. Instrua o paciente sobre a importância de aderir à dieta prescrita, evitando alimentos ricos em potássio.
   g. Prepare-se para uma diálise quando for necessário baixar rapidamente os níveis de potássio.
   h. Administre transfusões de sangue *durante* a diálise para evitar hiperpotassemia pelo sangue armazenado.
2. Monitore o equilíbrio ácido-base conforme as instruções.
   a. Gasometria arterial ou venosa.
   b. O CO_2 no painel de química se aproxima do nível de bicarbonato na gasometria arterial.
3. Prepare-se para terapia de ventilação se houver acidose grave.
4. Administre medicamentos alcalinizantes orais ou bicarbonato de sódio IV, conforme prescrição.
5. Esteja preparado para implementar uma diálise em casos de acidose não controlada.

Prevenção e monitoramento de infecções

1. Monitore os sinais de infecção.
2. Remova o cateter da bexiga o mais rápido possível e observe se há infecção urinária.
3. Realize uma higiene pulmonar intensiva, pois essa região tem alta incidência de edema e infecção.
4. Realize cuidados meticulosos com as feridas.
5. Se forem administrados antibióticos, deve-se tomar cuidado para ajustes de dosagem no caso de insuficiência renal.

Manutenção da nutrição adequada

1. Trabalhe em colaboração com o nutricionista para direcionar o suporte nutricional.
2. As fontes de proteína devem ter alto valor biológico – ricas em aminoácidos essenciais, como peixe, ovos e carne –, a fim de que o paciente não dependa do catabolismo tecidual para consegui-los.
3. Incentive pequenas refeições frequentes se o paciente apresentar sintomas de náuseas ou refluxo.
4. Pese o paciente diariamente.
5. Monitore BUN, creatinina, eletrólitos, albumina sérica, pré-albumina, proteína total e transferrina.
6. Lembre-se de que pode ser necessário restringir alimentos e líquidos que contenham grandes quantidades de sódio, potássio e fósforo.

Monitoramento e prevenção de sangramento gastrintestinal

1. Examine fezes e vômitos quanto à presença de sangue vivo e oculto.
2. Administre um antagonista do receptor H_2 ou IBPs, conforme indicado na profilaxia para úlceras por estresse gástrico. Se for

utilizado um antagonista do receptor H_2, deve-se tomar cuidado para ajustar a dose para o grau de insuficiência renal.
3. Prepare-se para realizar uma endoscopia quando ocorrer sangramento gastrintestinal.

Monitoramento da cognição e da orientação

1. Converse com o paciente usando termos simples de orientação e repetindo quando necessário.
2. Monitore e comunique alterações no estado mental, como sonolência, lassidão, letargia e fadiga progredindo para irritabilidade, desorientação, contração muscular e convulsões.
3. Use precauções contra crises convulsivas, como trilhos laterais acolchoados, equipamento de vias respiratórias e sucção na beira do leito, se indicado.
4. Prepare-se para a diálise, que pode ajudar a evitar a confusão mental relacionada à uremia.

Educação do paciente e manutenção da saúde

1. Explique que defeitos residuais na função renal podem persistir e que a lesão renal aguda aumenta o risco de desenvolvimento de DRC.
2. Eduque o paciente sobre a importância do acompanhamento médico para o monitoramento contínuo da função renal.
3. Aconselhe-o a evitar o uso de medicamentos, a menos que especificamente prescritos.
4. Oriente quanto aos meios para retardar a progressão da doença renal em pacientes com déficits residuais na função renal.
   a. Evite ou minimize a exposição a nefrotoxinas, como AINEs, agentes de contraste, certos antibióticos, determinados agentes quimioterápicos e alguns anticonvulsivantes.
   b. Mantenha o controle da pressão arterial (meta HgbA1 c de 7).
   c. Monitore e trate agressivamente as infecções urinárias.
   d. Evite a depleção de volume intravascular.
   e. Cessação do tabagismo.
   f. Dieta com baixo teor de sódio.
   g. Manter um IMC saudável (20 a 25 kg/m^2).

Reavaliação: resultados esperados

- Pressão arterial estável, sem edema ou falta de ar
- Valores normais de eletrólitos séricos e gasometria arterial
- Sem sinais de infecção
- Ingestão calórica adequada, peso estável e valores normais de proteínas totais e albumina
- Negativo para sangue oculto nas fezes e níveis estáveis de Hgb
- Alerta e orientado (três avaliações).

Doença renal crônica

Doença renal crônica (DRC) é uma deterioração progressiva da função renal que, se não tratada, resulta em morte resultante da uremia (excesso de ureia e outros resíduos nitrogenados no sangue) e de suas complicações. O tratamento para doença renal terminal (DRT) é a diálise ou o transplante renal. Segundo a National Kidney Foundation, cerca de 30 milhões de estadunidenses têm algum tipo de DRC. A maioria dos casos é assintomática até os estágios posteriores, e a maior parte das pessoas morre em decorrência de outras comorbidades (doença cardíaca, DM) antes de atingir a DRT.

Fisiopatologia e etiologia

Causas

1. Hipertensão.
2. Diabetes melito.
3. Glomerulopatias (por lúpus ou outros distúrbios).
4. Nefrite intersticial.
5. Doença renal hereditária, doença policística.
6. Uropatia obstrutiva.
7. Distúrbio congênito ou do desenvolvimento.

Curso clínico e consequências da diminuição da função renal

1. O grau de progressão varia de acordo com a causa subjacente e a gravidade da condição.
2. Estágios de 1 a 5, com base na taxa de filtração glomerular (TFG). O estágio 5 é o mais grave, representando doença renal em estágio terminal.
3. A retenção de sódio e água causa sobrecarga de volume, o que pode levar a edema, insuficiência cardíaca e hipertensão.
4. A acidose metabólica resulta da incapacidade renal de excretar íons hidrogênio, produzir amônia e conservar bicarbonato.
5. A diminuição da TFG causa aumento nos níveis séricos de fosfato, com diminuição recíproca no cálcio sérico, o que pode levar à desmineralização óssea.
6. A produção de eritropoetina pelo rim diminui, causando anemia.
7. A uremia afeta o SNC e, se não for tratada, pode causar mudanças na função cognitiva, alterações de personalidade, convulsões e coma.

Manifestações clínicas

1. Gastrintestinais – anorexia, gosto metálico na boca, náuseas, vômito, diarreia, constipação intestinal, ulceração e hemorragia.
2. Cardiovasculares – alterações hiperpotassêmicas no ECG, hipertensão, pericardite, efusão pericárdica e tamponamento pericárdico.
3. Respiratórias – edema pulmonar, efusão pleural e fricção pleural.
4. Neuromusculares – fadiga, distúrbios do sono, dor de cabeça, letargia, irritabilidade muscular, neuropatia periférica, convulsões e coma.
5. Metabólicas e endócrinas – alterações no metabolismo da insulina, diminuição dos níveis de vitamina D_3 (resultando em diminuição da absorção de cálcio), hiperparatireoidismo secundário (altos níveis de hormônios da paratireoide), hiperlipidemia e distúrbios dos hormônios sexuais, causando diminuição da libido, impotência e amenorreia.
6. Distúrbios eletrolíticos e ácido-base – acidose metabólica, hiperpotassemia, hipermagnesemia e hipocalcemia (ver Tabela 21.2).
7. Dermatológicas – palidez, hiperpigmentação, prurido, equimose e geada urêmica (depósitos de cristais de urato na pele resultante de DRT não tratada).
8. Anormalidades esqueléticas – desmineralização óssea por acidose metabólica e osteodistrofia renal.
9. Hematológicas – anemia e comprometimento da função plaquetária, causando maior tendência de sangramento e disfunção leucocitária, o que resulta em um estado de imunossupressão.
10. Funções psicossociais – mudanças de personalidade e comportamento, alteração nos processos cognitivos.

Avaliação diagnóstica

1. Hemograma para anemia.
2. Níveis séricos elevados de creatinina, BUN, fósforo e potássio.
3. Diminuição nos níveis de cálcio, bicarbonato e proteínas séricas, em especial a albumina.
4. Níveis de gasometria arterial – acidose metabólica: níveis baixos de pH no sangue, dióxido de carbono e bicarbonato.
5. Mostra de urina para relação proteína/creatinina. Os achados podem ser validados com a coleta de urina de 24 horas.

Manejo

O objetivo é conservar a função renal o maior tempo possível e evitar complicações.

1. Detecção e tratamento de causas subjacentes de insuficiência renal (p. ex., controle glicêmico e controle ideal da pressão arterial).
2. Controle da dieta – a restrição proteica pode ser benéfica antes do início da diálise para minimizar os sintomas urêmicos. Outras limitações alimentares incluem restrições de sódio, potássio, fósforo, e uma possível redução de fluidos (DRT).
3. Tratamento de condições associadas:
   a. Anemia – agentes estimuladores da eritropoese, como epoetina alfa e darbepoetina; administração de ferro por via oral ou IV.
   b. Acidose – substituição das reservas de bicarbonato pela administração oral de bicarbonato de sódio.
   c. Hiperpotassemia – restrição de potássio na dieta; administração de resina de troca catiônica.
   d. Retenção de fosfato e hipocalcemia – restrição alimentar de fosfatos; administração de agentes de ligação ao fosfato, como vitamina D_3, por via oral ou IV, ou análogos da vitamina D_3.
4. Evite a sobrecarga pela restrição de sódio e fluidos. Podem ser administrados diuréticos pré-DRT.
5. Diálise de manutenção ou transplante de rim quando os sintomas não puderem mais ser controlados com tratamento conservador.
6. Eduque o paciente sobre alterações no estilo de vida para ajudar a retardar a progressão da DRC (ver LRA, p. 613).

Complicações

1. Eventos cardiovasculares (infarto do miocárdio, insuficiência cardíaca, acidente vascular cerebral) – causa principal de morte em pacientes com DRC.
2. Sangramento gastrintestinal e do acesso vascular na DRT.
3. Infecção pulmonar, urinária e sistêmica relacionada ao acesso venoso.

Avaliação de enfermagem

1. Obtenha o histórico de distúrbios crônicos e verifique o estado de saúde subjacente.
2. Avalie o grau de comprometimento renal e o envolvimento de outros sistemas orgânicos, obtendo análises de sistemas e resultados laboratoriais.
3. Realize um exame físico completo, incluindo sinais vitais e sistemas cardiovascular, pulmonar, gastrintestinal, neurológico, dermatológico e musculoesquelético.
4. Avalie a resposta psicossocial ao processo patológico, incluindo disponibilidade de recursos e rede de apoio.

Diagnósticos de enfermagem

- Volume excessivo de fluidos relacionado ao processo patológico
- Nutrição desequilibrada, menor que as necessidades corporais, relacionada a anorexia, náuseas, vômito e dieta restrita
- Integridade da pele prejudicada relacionada a alterações nas glândulas sebáceas e à retenção de pigmentos na pele
- Constipação intestinal relacionada à restrição de fluidos e à ingestão de agentes de ligação ao fosfato
- Risco de lesão causado por instabilidade hemodinâmica, aumento da tendência ao sangramento, cãibras musculares e alteração da cognição
- Manejo ineficaz do regime terapêutico relacionado à dificuldade de fazer mudanças no estilo de vida associadas à dieta, aos medicamentos e ao cronograma de diálises ou consultas médicas.

Intervenções de enfermagem

Manutenção do equilíbrio hidreletrolítico

Ver intervenções relacionadas à lesão renal aguda, p. 614.

Manutenção de um estado nutricional adequado

Ver intervenções relacionadas à lesão renal aguda, p. 614.

Manutenção da integridade cutânea

1. Mantenha a pele limpa, para aliviar o prurido e o ressecamento.
   a. Use sabão para peles sensíveis.
   b. Banhos de aveia.
   c. Adição de óleos corporais à água do banho.
2. Aplique pomadas ou cremes para conforto e alívio do prurido.
3. Mantenha as unhas do paciente aparadas para evitar escoriações.
4. Mantenha os cabelos limpos e hidratados.
5. Administre anti-histamínicos para aliviar o prurido, se indicado, mas desencoraje a automedicação sem prescrição e sem conversar com o médico.

Prevenção de constipação intestinal

1. Incentive uma dieta rica em fibras, levando em consideração o teor de potássio de algumas frutas e legumes, como damascos, frutas secas e cascas de batata.
2. Medicamentos.
   a. Suplementos comerciais de fibras podem ser prescritos.
   b. Use amaciadores de fezes, conforme prescrição.
   c. Evite o uso de laxantes e catárticos que causem toxicidade eletrolítica, como compostos à base de magnésio ou fósforo.
3. Aumente o nível de atividades do paciente, conforme tolerado.

Prevenção de lesões

1. Inspecione a marcha, a amplitude de movimentos e a força muscular do paciente.
2. Administre analgésicos, conforme prescrição, e forneça massagem/calor/líquido IV para cãibras musculares graves.
3. Aumente o nível de atividades do paciente, conforme tolerado, e evite a imobilização, que aumenta a desmineralização óssea.
4. Verifique a pressão sanguínea ortostática. Comunique alterações da PA ortostática e taquicardia.
5. Monitore sinais e sintomas de sangramento.

Aumento da compreensão e da adesão ao regime terapêutico

1. Prepare o paciente para diálise ou transplante renal.
2. Dê esperança ao paciente, enquanto oferece expectativas realistas.
3. Avalie a compreensão do paciente sobre o regime de tratamento, bem como seus medos e suas preocupações.
4. Explore alternativas que possam reduzir ou eliminar os efeitos adversos do tratamento.
   a. Ajuste o cronograma para que o paciente possa descansar após a diálise.
   b. Ofereça refeições menores e mais frequentes, a fim de reduzir náuseas e facilitar o uso de medicamentos.
5. Incentive o fortalecimento do sistema de apoio social e dos mecanismos de enfrentamento para diminuir o impacto do estresse causado pela DRC.
6. Forneça encaminhamento para a assistência social e nutricionista.
7. Faça o paciente assumir o compromisso de implementar as mudanças comportamentais se não estiver aderindo ao regime terapêutico.
8. Discuta a opção de psicoterapia de suporte para depressão ou ansiedade.
9. Promova a tomada de decisão pelo próprio paciente.
10. Encaminhe pacientes e familiares a entidades de suporte.

Educação do paciente e manutenção da saúde

1. Para promover a adesão ao regime terapêutico, ensine o seguinte:
   a. Pesar-se todas as manhãs para monitorar a sobrecarga de fluidos.
   b. Requisitos da restrição de fluidos.

c. Métodos para aderir às restrições de fluidos: medir os fluidos alocados e guardar uma parte para cubos de gelo. Estratégias para matar a sede: chupar gelo; balas ou chicletes sem açúcar; uvas congeladas; enxaguar a boca com água; evitar grande ingestão de sódio.
2. Para mais informações e suporte, consulte a National Kidney Foundation (*www.kidney.org*).
3. Incentive indivíduos dos seguintes grupos de risco a obter uma triagem para DRC: idosos, estadunidenses nativos, afro-americanos, latinos, pessoas com diabetes, com hipertensão, com doença autoimune e com histórico familiar de patologia renal.

Mais informações sobre as Diretrizes de Prática Clínica da National Kidney Foundation para Doença Renal Crônica podem ser obtidas em: *www.kidney.org/professionals/kdoqi/index.cfm.*[4]

Reavaliação: resultados esperados

- PA estável, sem ganho excessivo de peso
- Tolera pequenas refeições e adere à restrição de proteínas
- Sem escoriações na pele, relata alívio do prurido
- Movimentos intestinais suaves e regulares
- Deambulação, sem quedas
- Faz perguntas e lê materiais educativos sobre a DRC e seu tratamento.

Glomerulonefrite aguda

Glomerulonefrite (GN) aguda se refere a um grupo de patologias renais em que ocorre uma reação inflamatória nos glomérulos por meio de um mecanismo imunológico.

Fisiopatologia e etiologia

1. Ocorre após uma infecção em outras partes do corpo ou pode se desenvolver secundária a distúrbios sistêmicos.
2. Uma reação antígeno-anticorpo produz complexos imunes que se alojam nos glomérulos, produzindo espessamento e danos à membrana basal glomerular. A vasculatura renal, o interstício e o epitélio tubular também podem ser afetados.
3. Os complexos imunes ativam uma variedade de mediadores secundários, como vias do complemento, neutrófilos, macrófagos, prostaglandinas e leucotrienos. Eles afetam o tônus e a permeabilidade vascular, resultando em lesão tecidual.
4. Eventuais cicatrizes e perda da superfície filtrante podem levar à insuficiência renal.

Manifestações clínicas

1. Casos leves da doença costumam ser descobertos por acidente em exames de urina de rotina.
2. Faringite ou impetigo por estreptococo do grupo A (se GN pós-infecciosa).
3. Urina cor de chá, oligúria.
4. Edema periorbital, edema das extremidades.
5. Fadiga e anorexia.
6. Hipertensão, dor de cabeça.

Avaliação diagnóstica

1. Exame de urina para hematúria (micro ou macroscópica), proteinúria, elementos celulares e cilindros.
2. Urina de 24 horas para eliminação de proteínas (aumentada) e de creatinina (pode estar reduzida) determina o grau da função renal.
3. Níveis elevados de ureia e creatinina sérica, baixo nível de albumina, aumento da titulação de antistreptolisina (aumentada na GN pós-infecciosa pela reação ao organismo estreptocócico) e, em alguns casos, diminuição do complemento sérico.
4. A biopsia por agulha do rim revela obstrução dos capilares glomerulares causada pela proliferação de células endoteliais.

Manejo

1. O tratamento é sintomático e inclui anti-hipertensivos, diuréticos, medicamentos para controle da hiperpotassemia, bloqueadores H_2 e agentes de ligação ao fosfato.
2. A antibioticoterapia deve ser iniciada para eliminar a infecção, se ainda estiver presente.
3. A ingestão de líquidos deve ser restrita.
4. A ingestão de potássio e sódio deve ser restrita se houver hiperpotassemia, edema ou sinais de insuficiência cardíaca.

Complicações

1. Hipertensão e insuficiência cardíaca.
2. Pode ocorrer endocardite na GN pós-infecciosa.
3. Desequilíbrios de fluidos e eletrólitos, como hiperpotassemia, hiperfosfatemia, hipocalcemia e hipervolemia.
4. Desnutrição.
5. Encefalopatia hipertensiva e convulsões.
6. DRT.

Avaliação de enfermagem

1. Obtenha o histórico médico e se concentre em infecções recentes ou sintomas de distúrbios imunológicos crônicos, como lúpus eritematoso sistêmico e esclerodermia.
2. Avalie a amostra de urina quanto a sangue, proteína, cor e quantidade.
3. Realize o exame físico, procurando especificamente sinais de edema, hipertensão e hipervolemia, como veias inchadas no pescoço, pressão venosa jugular elevada, sons pulmonares adventícios e ritmo galopante.
4. Avalie os valores laboratoriais e do ECG para desequilíbrio eletrolítico.

Diagnósticos de enfermagem

- Nutrição desequilibrada, menor que as necessidades corporais, relacionada a estado catabólico, anorexia e desnutrição associados à glomerulonefrite aguda
- Volume excessivo de fluidos relacionado à retenção de sódio e à diminuição da taxa de filtração glomerular.

Intervenções de enfermagem

Manutenção de um estado nutricional adequado

Ver intervenções relacionadas à lesão renal aguda, p. 614.

Melhora do balanço hídrico

1 Monitore cuidadosamente o balanço hídrico (aporte e eliminação) e reponha de acordo com as perdas do paciente (urina, fezes, outras drenagens). Leve em consideração também a perda insensível, se houver respiração rápida ou sudorese, registrando o peso corporal diariamente, conforme prescrição.
2. Monitore a pressão da artéria pulmonar e a PVC durante as hospitalizações agudas.
3. Monitore sinais e sintomas de insuficiência cardíaca, como distensão das veias do pescoço, taquicardia, ritmo galopante, fígado aumentado e sensível, crepitações nas bases pulmonares.
4. Atente para hipertensão e para encefalopatia hipertensiva ou qualquer evidência de atividade convulsiva.

[4]N.R.T.: Os consensos e as diretrizes brasileiras e internacionais sobre a temática podem ser consultados na Sociedade Brasileira de Nefrologia, disponíveis em: *https://www.sbn.org.br/profissional/utilidades/diretrizes-de-nefrologia/.*

Alerta de enfermagem
A encefalopatia hipertensiva é uma emergência médica, e o tratamento visa reduzir a PA sem prejudicar a função renal.

Educação do paciente e manutenção da saúde

1. Explique ao paciente que ele precisa comparecer a consultas de acompanhamento para verificação de pressão, proteínas da urina e concentração sérica de creatinina e eletrólitos, a fim de determinar se houve exacerbação da atividade patológica.
2. Incentive-o a tratar imediatamente qualquer infecção.
3. Peça-lhe que notifique o médico sobre sinais de acúmulo de líquido ou uremia, como náuseas, vômito, diminuição do apetite, dificuldade de concentração e prurido.

Reavaliação: resultados esperados

- Produção de urina adequada e sinais vitais estáveis
- Sem edema, falta de ar ou sons adventícios no coração ou nos pulmões.

Síndrome nefrótica

Síndrome nefrótica é um distúrbio clínico caracterizado por aumento acentuado de proteínas na urina (proteinúria), diminuição da albumina no sangue (hipoalbuminemia), edema e excesso de lipídios no sangue (hiperlipidemia). Isso ocorre como consequência do extravasamento excessivo de proteínas plasmáticas na urina em razão do aumento da permeabilidade da membrana capilar glomerular.

Fisiopatologia e etiologia

1. Observada em qualquer condição que danifique seriamente a membrana capilar glomerular.
   a. Glomerulonefrite crônica.
   b. Diabetes melito com glomerulosclerose intercapilar.
   c. Amiloidose renal.
   d. Lúpus eritematoso sistêmico.
   e. Pré-eclâmpsia.
   f. Infecções virais, como hepatite B, hepatite C ou imunodeficiência humana.
2. A hipoalbuminemia resulta na diminuição da pressão oncótica, causando edema generalizado à medida que o líquido deixa o espaço vascular (Figura 21.7).
3. A diminuição do volume circulante ativa o sistema renina-angiotensina, causando retenção de sódio e mais edema.
4. A redução da pressão oncótica do plasma estimula a síntese de proteínas (incluindo lipoproteínas), resultando em hipercolesterolemia. O comprometimento do metabolismo e a depuração de lipídios também podem desempenhar um papel na hiperlipidemia da síndrome nefrótica.

Manifestações clínicas

1. Início insidioso de edema depressível dependente, edema periorbital e ascite, ganho de peso.
2. Fadiga, dor de cabeça, mal-estar e irritabilidade.
3. Proteinúria acentuada, levando à depleção das proteínas orgânicas.
4. Hiperlipidemia (aumento de colesterol e triglicerídios), que pode levar à aterosclerose acelerada.

Avaliação diagnóstica

1. Exame de urina – proteinúria acentuada, hematúria microscópica, cilindros urinários e aparência "espumosa".
2. Urina de 24 horas para depuração de proteínas (aumentada) e creatinina (pode estar diminuída).
3. Eletroforese de proteínas e imunoeletroforese da urina para categorizar a proteinúria.

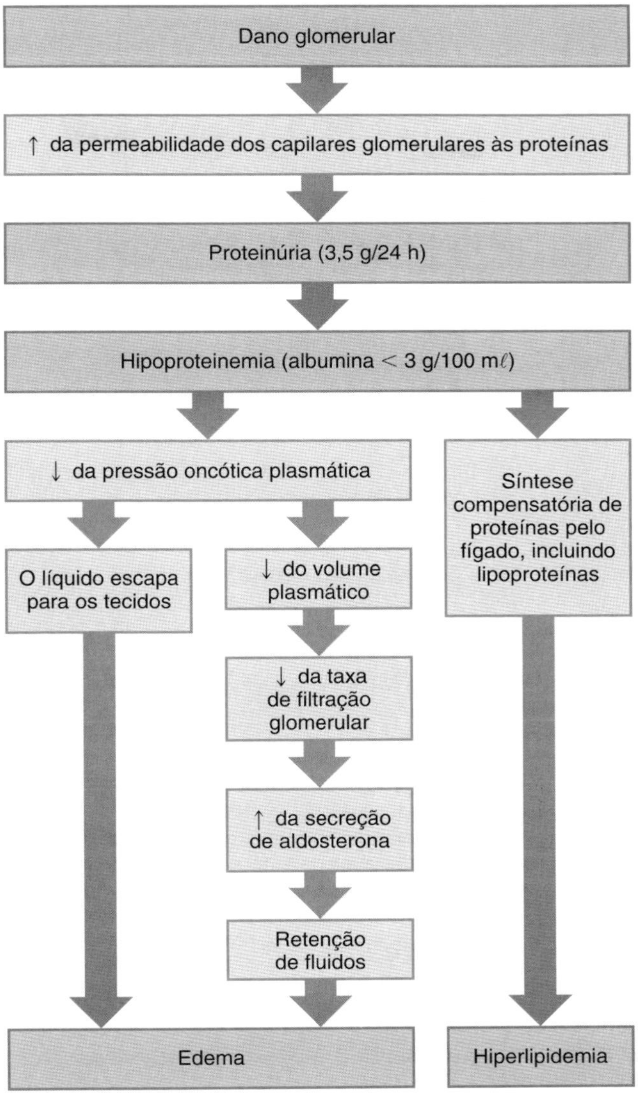

Figura 21.7 Fisiopatologia da síndrome nefrótica. (Rubin, E., & Farber, J.L. [1999]. *Pathology* [3rd ed.]. Philadelphia, PA: Lippincott Williams & Wilkins.)

4. Biopsia por agulha do rim – exame histológico do tecido renal para confirmar o diagnóstico.
5. Química sérica – redução nos níveis de proteína total e albumina, creatinina normal ou elevada, aumento dos triglicerídios e alteração do perfil lipídico.

Manejo

1. Tratamento da patologia glomerular causadora.
2. Diuréticos (usados com cautela) e inibidores da enzima de conversão da angiotensina (IECA) para controlar a proteinúria – IECA deve ser usado apenas em casos crônicos da doença.
3. Corticosteroides ou agentes imunossupressores para diminuir a proteinúria.
4. Manejo genérico do edema.
   a. Restrição de sódio e líquidos.
   b. Infusão de albumina pobre em sal.
   c. Suplementos dietéticos de proteína, se indicado.
5. Dieta pobre em gorduras saturadas.
6. Agentes hipolipemiantes.

Complicações

1. Hipovolemia.
2. Complicações tromboembólicas, como trombose venosa renal, trombose venosa e arterial nas extremidades, embolia pulmonar, trombose da artéria coronária e trombose da artéria cerebral, secundária à perda de hemostasia no controle das proteínas, como antitrombina III, proteína S e proteína C.
3. Alteração no metabolismo de fármacos causada pela diminuição das proteínas plasmáticas.
4. Progressão para DRC e, possivelmente, DRT.

Avaliação de enfermagem

1. Obtenha o histórico do início dos sintomas, incluindo alterações nas características da urina e manifestação de edema.
2. Realize um exame físico procurando evidências de edema e hipovolemia.
3. Verifique diariamente sinais vitais, peso, ingestão e débito hídrico e valores laboratoriais.

Diagnósticos de enfermagem

- Risco de deficiência no volume de fluidos intravasculares relacionado ao processo patológico
- Risco de infecção relacionado ao tratamento com agentes imunossupressores.

Intervenções de enfermagem

Aumento do volume circulante e diminuição do edema

1. Verifique diariamente o peso, a ingestão e o débito urinário, bem como a densidade específica da urina.
2. Monitore PVC (se indicado), sinais vitais, PA ortostática e frequência cardíaca para detectar hipovolemia.
3. Observe os níveis séricos de BUN e creatinina para avaliar a função renal.
4. Administre diuréticos ou agentes imunossupressores, conforme prescrição, e avalie a resposta do paciente.
5. Proceda à infusão IV de albumina, conforme prescrição.
6. Aplique restrição entre leve e moderada de sódio e líquidos se o edema for grave.

Prevenção de infecções

1. Monitore sinais e sintomas de infecção.
2. Monitore a temperatura rotineiramente.
3. Monitore o hemograma, com diferenciação celular, conforme prescrição.
4. Use técnica asséptica para todos os procedimentos invasivos e instrua o paciente sobre a importância da lavagem cuidadosa das mãos.

Educação do paciente e manutenção da saúde

1. Ensine ao paciente os sinais e os sintomas da síndrome nefrótica. Além disso, analise as causas, o objetivo da terapia prescrita e a importância do tratamento em longo prazo para prevenir a progressão para DRT.
2. Instrua o paciente sobre os efeitos adversos dos medicamentos prescritos e os métodos de prevenção de infecção se estiver tomando agentes imunossupressores.
3. Revise cuidadosamente as restrições alimentares e de fluidos do paciente e da família; consulte o nutricionista para obter ajuda no planejamento das refeições.
4. Converse sobre a importância de manter a atividade física, diminuir a ingestão de colesterol e gordura e alterar outros fatores de risco, como tabagismo, obesidade e estresse, a fim de reduzir o risco de complicações tromboembólicas graves.
5. Em pacientes com patologia grave, esteja preparado para diálise e possível transplante.

Reavaliação: resultados esperados

- Sinais vitais permanecem estáveis e o edema diminuiu
- Sem sinais de infecção.

DISTÚRBIOS URINÁRIOS

Infecções do sistema urinário inferior

Baseado em evidências
National Institute for Clinical Excellence. (2015). Urinary tract infections in adults. Disponível em: *www.nice.org.uk/guidance/qs90.*

A *infecção urinária* é causada pela presença de microrganismos patogênicos no sistema urinário, com ou sem sinais e sintomas. Infecções do sistema urinário inferior podem ser predominantes na bexiga (cistite) e na uretra (uretrite).

Bacteriúria se refere à presença de bactérias na urina (10^3 bactérias/mℓ de urina ou mais costuma indicar infecção).

Na *bacteriúria assintomática* são encontrados organismos na urina, mas o paciente não apresenta sintomas.

Infecções urinárias recorrentes podem indicar o seguinte:

Não resolvidas – as bactérias não respondem à terapia antimicrobiana
Recorrente – reinfecção após a erradicação dos patógenos.

Fisiopatologia e etiologia

1. Infecção ascendente após a entrada pelo meato urinário.
   a. As mulheres são mais suscetíveis ao desenvolvimento de cistite aguda graças ao menor comprimento da uretra, à proximidade anatômica de vagina, glândulas periuretrais e reto (contaminação fecal) e ao efeito mecânico do coito.
   b. Mulheres com infecção urinária recorrente costumam apresentar organismos gram-negativos no introito vaginal. Pode haver algum defeito na mucosa da uretra, da vagina ou da genitália externa dessas pacientes que permita a invasão da bexiga por organismos entéricos.
   c. Maus hábitos de micção podem resultar em esvaziamento incompleto da bexiga, aumentando o risco de infecção recorrente.
   d. A infecção aguda em mulheres, de maneira geral, surge de organismos da flora intestinal da própria paciente (*Escherichia coli*).
2. Embora *E. coli* seja a causa em 86% dos casos, outros patógenos, como *Klebsiella*, *Proteus* e *Staphylococcus saprophyticus*, também podem causar infecções urinárias.
3. Nos homens, as anormalidades obstrutivas (estenoses e hiperplasia prostática) são a causa mais frequente.
4. A infecção urinária é uma fonte considerável de infecção hospitalar e sepse em pacientes idosos.
5. Patologias do sistema urinário superior podem ocasionalmente causar infecção recorrente da bexiga.

Manifestações clínicas

1. Disúria, frequência, urgência miccional e noctúria.
2. Dor e desconforto suprapúbicos.
3. Hematúria microscópica ou macroscópica.

Alerta gerontológico
O único sinal de infecção urinária no paciente idoso pode ser a alteração do estado mental.

Avaliação diagnóstica

1. As tiras medidoras de urina reagem positivamente a sangue, leucócitos e nitratos, indicando infecção.
2. A microscopia de urina mostra glóbulos vermelhos e muitos leucócitos por campo, sem células epiteliais que indiquem contaminação urogenital.
3. A cultura de urina é usada para detectar a presença de bactérias e para testes de sensibilidade antimicrobiana, mas não é necessária em todos os casos.
4. Pacientes com cateteres residentes podem apresentar colonização bacteriana assintomática da urina, sem infecção urinária. Nesses casos, a infecção urinária é diagnosticada e tratada apenas quando os sintomas estão presentes.

Alerta de enfermagem
O exame de urina que apresenta muitas células epiteliais provavelmente está contaminado por secreções vaginais em mulheres, portanto é impreciso na indicação de infecção. A amostra para cultura da urina também pode sofrer contaminação. A obtenção de uma amostra intermediária de captura limpa é essencial para resultados precisos, e pode ser necessário o cateterismo em alguns pacientes.

Manejo

1. Terapia antibiótica de acordo com os resultados do antibiograma.
   a. Existe uma grande variedade de medicamentos antimicrobianos.
   b. As infecções urinárias costumam responder a substâncias excretadas pela urina em altas concentrações. Um medicamento potencialmente efetivo deve ser capaz de esterilizar rapidamente a urina e, assim, aliviar os sintomas do paciente.
2. Para infecção não complicada:
   a. A terapia de primeira linha para mulheres com cistite não complicada inclui um curso de 5 dias de nitrofurantoína ou um curso de 3 dias de cotrimoxazol ou uma fluoroquinolona, como o ciprofloxacino, embora as fluoroquinolonas sejam muitas vezes reservadas a casos graves de infecção. Uma dose única de fosfomicina também mostrou ser efetiva no tratamento de pacientes do sexo feminino.
   b. Terapia de 7 a 10 dias é recomendada para mulheres acima de 65 anos.
   c. Os homens são tratados com 7 a 10 dias de antibioticoterapia.
   d. Uma cultura de acompanhamento para comprovar a eficácia do tratamento pode ser indicada.
   e. Os efeitos adversos incluem náuseas, diarreia, erupção cutânea relacionada aos medicamentos e candidíase vaginal.
3. Gestantes geralmente são tratadas por 7 a 10 dias.
4. Mulheres com infecções recorrentes podem ser tratadas por mais tempo, submetidas a testes de diagnóstico para descartar uma anormalidade estrutural ou ser mantidas com uma dose profilática diária de antibiótico.
5. Para infecções complicadas, consulte o tratamento da pielonefrite (na p. 624).
6. Para desconforto grave ao urinar, a fenazopiridina pode ser prescrita para reduzir a irritação da bexiga 3 vezes/dia durante 2 dias.

Complicações

1. Pielonefrite.
2. Propagação hematogênica, resultando em sepse.

Avaliação de enfermagem

1. Determine se a paciente tem histórico de infecção urinária na infância ou durante a gravidez ou se sofre com infecções recorrentes.
2. Pergunte sobre hábitos de micção, práticas de higiene pessoal e métodos contraceptivos, pois o uso de diafragma ou espermicida está associado ao desenvolvimento de cistite.
3. Pergunte se a paciente apresenta algum sintoma associado a corrimento vaginal, prurido ou irritação. A disúria pode ser um sintoma proeminente de vaginite ou de infecção por patógenos sexualmente transmissíveis, em vez de infecção urinária.
4. Examine sensibilidade suprapúbica e abdominal, proteção involuntária, rebote ou massas que possam indicar um processo mais sério.

Diagnósticos de enfermagem

1. Dor aguda relacionada à inflamação da mucosa da bexiga.
2. Conhecimento deficiente em relação à prevenção de infecção urinária recorrente.

Intervenções de enfermagem

Alívio da dor

1. Administre ou ensine a autoadministração de antibióticos – a erradicação da infecção quase sempre é acompanhada por uma rápida resolução dos sintomas.
2. Estimule o paciente a tomar analgésicos e antiespasmódicos prescritos, se solicitado.
3. Instigue o descanso durante a fase aguda se os sintomas forem graves.
4. Incentive a abundância de líquidos para promover a produção de urina e a eliminação das bactérias do sistema urinário.

Aumento da compreensão e prática de medidas preventivas

1. Para mulheres com infecção urinária recorrente, forneça as seguintes instruções:
   a. Reduza a concentração de patógenos no introito vaginal com medidas simples de higiene.
   b. Lave os órgãos genitais no chuveiro ou em pé na banheira, pois as bactérias na água da banheira podem entrar na uretra.
   c. Faça a higiene do períneo e do meato uretral após cada evacuação, limpando de frente para trás, a fim de minimizar a contaminação fecal da área em torno da uretra.
2. Beba quantidades generosas de água para diminuir a concentração de bactérias na urina.
3. Evite irritantes da bexiga, como café, chá, álcool, bebidas com cola e aspartame.
4. Reduza a entrada de microrganismos na bexiga durante a relação sexual.
   a. Urine imediatamente após a relação sexual.
   b. Uma dose única de um agente antimicrobiano oral pode ser prescrita após a relação sexual.
5. Evite irritantes externos, como banhos de espuma, talco, produtos para higiene ou desodorantes vaginais perfumados.
6. Pacientes com bactérias persistentes podem necessitar de terapia antimicrobiana em longo prazo, para evitar a colonização da área periuretral e a recorrência da infecção urinária.
   a. Tome o antibiótico na hora de dormir, depois de esvaziar a bexiga, para garantir uma concentração adequada do medicamento durante a noite. Baixas taxas de fluxo de urina e esvaziamento pouco frequente da bexiga predispõem à multiplicação de bactérias.
   b. Use testes com tiras reagentes (*dipsticks*) em casa para monitorar infecção urinária.

Educação do paciente e manutenção da saúde

1. Informe às mulheres com cistite simples e sem complicações que não precisam de acompanhamento, desde que os sintomas sejam completamente resolvidos com a antibioticoterapia. Os homens

quase sempre precisam de culturas de acompanhamento e, possivelmente, testes adicionais, caso haja mais de um episódio de infecção.
2. Instrua o paciente a urinar com frequência (a cada 2 a 3 horas) e a esvaziar completamente a bexiga, porque isso aumenta a eliminação das bactérias, reduz a estase da urina e evita a reinfecção. A micção infrequente distende a parede da bexiga, levando à hipoxia da mucosa vesical, que fica mais suscetível à invasão bacteriana.
3. Oriente as pacientes que sofreram infecção urinária durante a gravidez a realizar exames de acompanhamento.
4. Pacientes do sexo feminino com cistite não complicada, porém frequente, podem recorrer à autoadministração de um curso de 2 ou 3 dias de antibióticos após a manifestação dos sintomas, se houver prescrição.
5. O suco ou as cápsulas de *cranberry* podem ajudar a prevenir a cistite, pois alteram a mucosa da bexiga de forma a impedir que as bactérias se depositem. Cápsulas de acidófilo e de *cranberry* estão disponíveis em lojas de produtos naturais.

Reavaliação: resultados esperados

- Verbaliza o alívio dos sintomas
- Verbaliza as medidas de autocuidado para evitar a recorrência.

Cistite intersticial/síndrome da bexiga dolorosa

Baseado em evidências
Hanno, P. M., Erickson, D., Moldwin, R., & Faraday, M. M. (2015). American Urological Association. Diagnosis and treatment of interstitial cystitis/bladder pain syndrome: AUA guideline amendment. *The Journal of Urology, 193*(5), 1545-1553.

Cistite intersticial, também chamada *síndrome da bexiga dolorosa*, é uma síndrome com sintomas crônicos semelhantes aos da cistite na ausência de infecção bacteriana. O diagnóstico é feito por exclusão.

Fisiopatologia e etiologia

1. A etiologia da cistite intersticial é desconhecida. No entanto, as possibilidades teóricas incluem um processo inflamatório ou autoimune que altera a configuração normal das células no epitélio da bexiga, embora também sejam consideradas possíveis origens infecciosas, neurológicas, psicológicas e vasculares.
   a. Uma teoria plausível é sobre a origem neurogênica, na qual uma resposta inflamatória periférica inicial ativa posteriormente os nervos sacrais para continuar a responder sem evidência de inflamação contínua.
   b. O envolvimento dos mastócitos na resposta inflamatória também parece uma etiologia plausível, com muitos pacientes com história concomitante de alergias.
2. A bexiga quase sempre é revestida por uma substância semelhante a um gel, composta por glicosaminoglicanos (heparina, ácido hialurônico e condroitina) que atuam como uma barreira impermeável aos solutos irritantes, como o potássio.
3. A ruptura do epitélio vesical leva à infiltração irritante, que produz os sintomas.
4. A parede da bexiga é cronicamente inflamada, sem evidência de infecção bacteriana.
5. Ocorre com muito mais frequência em mulheres do que em homens.

Manifestações clínicas

1. História de aumento lento e progressivo da frequência e da urgência urinárias. A urgência pode ser extrema, e a frequência (até 16 vezes/dia) e a noctúria aumentam com a duração dos sintomas.
2. Sintomas de dor e pressão suprapúbicas que ocorrem por pelo menos 3 a 6 meses.
   a. A dor pode ser contínua, aumentar antes da micção quando a bexiga está cheia ou ser difusa na região perineal, vaginal, suprapúbica ou lombar.
   b. A dor geralmente alivia depois da micção.
3. Os sintomas são exacerbados por relações sexuais e durante o período menstrual.
4. Os sintomas podem estar presentes por 5 a 7 anos antes do diagnóstico.

Avaliação diagnóstica

1. Base da bexiga macia durante o exame pélvico, avaliado por palpação da parede vaginal anterior.
2. Exame e cultura de urina para descartar infecção.
3. Cistoscopia sob anestesia com biopsias da bexiga e distensão vesical. Sangramento ou ulcerações na bexiga distendida são características de alguns casos de cistite intersticial.
4. Os testes urodinâmicos, de forma geral, revelam uma bexiga com pequena capacidade, sensação precoce de urgência e, em alguns casos, mau funcionamento do detrusor, com esvaziamento incompleto da bexiga.
5. Nos testes de sensibilidade ao potássio, os sintomas são produzidos quando o potássio é colocado na bexiga, mas ele é controverso, pois uma inflamação também produz um teste positivo.
6. O diagnóstico costuma ser feito ao descartar outras causas potenciais de sintomas, incluindo cistite por radiação ou química, malignidades ginecológicas ou urológicas, DST e urolitíase.

Manejo

1. O tratamento é individualizado e concentrado no controle dos sintomas.
2. A modificação da dieta, para identificar alimentos que atuam como gatilhos, pode ser realizada por restrições. Os possíveis gatilhos são frutas cítricas, tomates, bebidas com cafeína, bebidas carbonadas, chocolate e alimentos condimentados.
3. O treinamento da bexiga (intervalos crescentes entre as micções) quase sempre é necessário para aumentar a capacidade vesical, que foi diminuída pela micção frequente. O fortalecimento do assoalho pélvico com exercícios de Kegel pode ajudar nos problemas de urgência e frequência urinária.
4. A administração oral de polissulfato de pentosana alivia os sintomas em alguns pacientes, com efeito máximo observado após 3 a 6 meses, porém muitos continuam com essa terapia por anos. Se não houver melhora após 3 a 6 meses, o medicamento deve ser descontinuado.
5. Os anti-histamínicos podem ser benéficos para pacientes alérgicos. A hidroxizina tem sido benéfica para esses pacientes.
6. Os antidepressivos tricíclicos, como a amitriptilina, podem ser úteis por seus efeitos analgésicos, anticolinérgicos e anti-histamínicos. A gabapentina também é usada para dores crônicas.
7. A distensão vesical durante a cistoscopia sob anestesia geral alivia os sintomas em 30 a 50% dos pacientes, sobretudo naqueles com pequena capacidade vesical. No entanto, quase sempre ocorre uma recidiva 3 meses depois, e a eficácia do tratamento diminui com o uso repetido.
8. Pode ser utilizada uma terapia intravesical com várias substâncias, incluindo nitrato de prata e dimetilsulfóxido.
9. A estimulação elétrica nervosa transcutânea tem demonstrado certo alívio para a síndrome dolorosa associada à cistite intersticial.
10. Técnicas de manejo do estresse, como ioga e meditação.

Alerta farmacológico
O polissulfato de pentosana tem propriedades anticoagulantes, portanto não deve ser usado por pacientes que tomam outros medicamentos anticoagulantes ou em condições associadas ao aumento no risco de sangramento. Também pode ocorrer alopecia reversível, que desaparece quando o medicamento é interrompido.

Complicações

1. Problemas psicossociais relacionados à dor, à urgência e à frequência miccional.
2. Bacteriúria secundária.

Avaliação de enfermagem

1. Avalie os padrões de micção, incluindo frequência, noctúria e urgência (um diário de micção é útil). Determine se os sintomas aumentam com a ingestão de certos alimentos, com o ciclo menstrual ou com relação sexual.
2. Observe o nível de dor usando uma escala de 1 a 10, se ela aumenta durante ou após a micção e se ocorrem espasmos na bexiga. Alguns profissionais utilizam um questionário de sintomas, como o Índice O'Leary-Sant de Sintomas e Problemas da Cistite Intersticial ou o Questionário de Dor Pélvica, Urgência e Frequência.
3. Realize o exame abdominal e ajude no exame pélvico, se indicado, para descartar causas ginecológicas e identificar a localização da dor à palpação.
4. Analise o impacto nos relacionamentos e na qualidade de vida.

Diagnósticos de enfermagem

- Dor crônica relacionada ao processo patológico
- Eliminação de urina prejudicada relacionada à frequência, à urgência, à disúria e à noctúria
- Capacidade de enfrentamento ineficaz relacionada à interrupção no estilo de vida e nos sintomas crônicos e persistentes.

Intervenções de enfermagem

Controle da dor

1. Administre agentes farmacológicos, conforme prescrição, para aliviar a dor e outros sintomas. Alerte o paciente sobre efeitos adversos, como sonolência, relacionados ao uso de anti-histamínicos e antidepressivos tricíclicos.
2. Instrua o paciente a tomar medidas preventivas e de conforto, como a aplicação de uma almofada térmica e evitar irritantes da bexiga – como cafeína, álcool, chocolate e alimentos ácidos ou condimentados – e alergênicos conhecidos.
3. Se houver prescrição, ensine o paciente a realizar o autocateterismo e a autoadministração de medicamentos intravesicais.

Melhora da eliminação urinária

1. Incentive o paciente a criar um diário de micção e um registro alimentar para que seja possível fazer associações entre a ingestão de certos alimentos ou líquidos e o aumento dos sintomas.
2. Configure o programa de treinamento da bexiga de modo a aumentar a capacidade vesical e reduzir os sintomas.
   a. Peça ao paciente que comece com intervalos de micção de 10 a 15 minutos durante o dia.
   b. Instrua-o a aumentar aos poucos os intervalos em 15 minutos (a cada semana ou duas).
   c. O objetivo final, durante um período de cerca de 3 meses, deve ser a micção em intervalos de 3 horas e meia durante o dia.
   d. Ensine os exercícios de Kegel para ajudar a fortalecer a musculatura de suporte. Banhos quentes e massagem perineal podem ajudar no relaxamento antes dos exercícios.
   e. Encaminhe o paciente para o treinamento com *biofeedback*, se necessário, a fim de aprimorar os exercícios de Kegel.
3. Aconselhe o paciente a restringir a ingestão de líquidos apenas quando necessário, em razão do acesso limitado a instalações sanitárias, pois a ingestão normal de líquidos deve ser encorajada.
4. Avalie a resposta do paciente à terapia farmacológica.

Fortalecimento da capacidade de enfrentamento

1. Informe-se sobre a capacidade do paciente para trabalhar e desempenhar as funções de cônjuge, pai etc., com base na frequência urinária e no desconforto.
2. Explore com o paciente o uso de estratégias positivas de enfrentamento para si e sua família ao lidar com doenças crônicas.
3. Incentive o aconselhamento psicológico, conforme necessário.

Educação do paciente e manutenção da saúde

1. Explique ao paciente o mecanismo de ação e os efeitos adversos das terapias farmacológicas.
2. Ensine o autocateterismo usando uma técnica limpa, se necessário, para a autoadministração de medicamentos ou para o esvaziamento completo da bexiga.
3. Forneça informações sobre alimentos e líquidos conhecidos como irritantes vesicais.
4. Consulte informações adicionais e suporte em agências como a Interstitial Cystitis Association (*www.ichelp.org*).

Reavaliação: resultados esperados

- Verbaliza certo alívio da dor
- Verbaliza menos urgência, frequência e noctúria
- Identifica as estratégias de enfrentamento.

Pielonefrite bacteriana aguda

Pielonefrite bacteriana é uma infecção aguda e doença inflamatória do rim e da pelve renal que envolve um ou os dois rins.

Fisiopatologia e etiologia

1. Bactérias entéricas, como *E. coli*, são o patógeno mais comum. Outros patógenos Gram-negativos incluem espécies de *Proteus*, *Klebsiella* e *Pseudomonas*. Bactérias Gram-positivas são menos comuns, mas incluem *Enterococcus* e *Staphylococcus aureus*.
2. A infecção bacteriana, de modo geral, ascende do sistema urinário inferior. No entanto, a migração hematogênica é possível (em especial com *S. aureus*).
3. A pielonefrite pode resultar de uma obstrução urinária, como refluxo vesicoureteral – incompetência da válvula ureterovesical, que permite que a urina regurgite nos ureteres, quase sempre no momento da micção –, outras patologias renais, traumatismo ou gravidez.
4. Uma inflamação de baixo grau com infiltrações intersticiais de células inflamatórias pode levar à destruição tubular e à formação de abscesso.
5. A pielonefrite crônica pode resultar em rins cicatrizados, atróficos e não funcionais.

Manifestações clínicas

1. Febre, calafrios.
2. Dor no flanco, com ou sem radiação na virilha.
3. Náuseas, vômito, anorexia, dor abdominal e diarreia.
4. Sensibilidade no ângulo costovertebral (unilateral ou bilateral).
5. Urgência, frequência e disúria podem estar presentes.

Alerta gerontológico
Pacientes idosos podem não exibir a resposta febril usual à pielonefrite, mas apresentam sintomas gastrintestinais ou pulmonares inespecíficos.

Avaliação diagnóstica

1. Exame de urina (*dipstick* ou microscópico) para identificar leucócitos, bactérias, nitritos, hemácias e leucócitos na urina. Cilindros de células da série branca também podem ser observados.
2. Cultura de urina para identificar as bactérias causadoras.
3. O hemograma completo mostra uma contagem elevada de leucócitos, constituída de neutrófilos e bandas.
4. TC do abdome, com contraste, é o exame de escolha por imagem. Outros estudos incluem urografia intravenosa (IVU) ou ultrassonografia renal para avaliar obstrução do sistema urinário. Podem ser realizados outros exames radiológicos ou de urina, conforme necessário.
5. Hemoculturas podem ser coletadas, se indicado.

Manejo

1. Para infecções graves (paciente desidratado ou que não tolera a ingestão oral) ou fatores complicadores (suspeita de obstrução, gravidez, idade avançada e imunocomprometidos), recomenda-se antibioticoterapia hospitalar.
   a. De maneira geral, o tratamento imediato é iniciado com fluoroquinolona IV, aminoglicosídio ou cefalosporina de largo espectro para dar cobertura aos patógenos Gram-negativos prevalentes. Em seguida, pode ser ajustado de acordo com os resultados da cultura.
   b. Um antibiótico oral pode ser iniciado 24 horas após a febre ter desaparecido, e a terapia oral deve continuar por 2 semanas.
2. A antibioticoterapia oral é aceitável como tratamento ambulatorial.
   a. Uso de fluoroquinolona ou cotrimoxazol por 10 a 14 dias, que é a duração habitual do tratamento.
3. Culturas repetidas de urina devem ser realizadas após a conclusão do tratamento.
4. A terapia de suporte deve ser administrada para controle da febre, da dor e da hidratação.

Complicações

1. Bacteriemia com sepse.
2. Necrose papilar que leva à insuficiência renal.
3. Abscesso renal que requer tratamento por drenagem percutânea ou antibioticoterapia prolongada.
4. Abscesso perinéfrico.
5. Íleo paralítico.

Avaliação de enfermagem

1. Monitore os sintomas e avalie a capacidade de tolerar líquidos e alimentos por via oral.
2. Obtenha o histórico urológico que possa sugerir infecções recorrentes ou obstrução do sistema urinário.
3. Verifique os sinais vitais e monitore a iminência de sepse.
4. Avalie os sons intestinais quanto a possível íleo paralítico.

Diagnósticos de enfermagem

- Hipertermia causada por infecção
- Dor aguda relacionada a inchaço renal e edema.

Intervenções de enfermagem

Redução da temperatura corporal

1. Administre ou ensine a autoadministração de antibióticos, conforme prescrição, e monitore a eficácia e os efeitos adversos.
2. Avalie os sinais vitais com frequência e monitore a ingestão e o débito; administre medicamentos antieméticos para controlar náuseas e vômitos.
3. Aplique medicamentos antipiréticos, conforme prescrição e de acordo com a temperatura.
4. Comunique sobre febre que persiste além de 72 horas após o início da antibioticoterapia. Serão solicitados testes adicionais para fatores complicadores.
5. Use medidas para diminuir a temperatura corporal, se indicado, como manta de resfriamento, aplicação de gelo nas axilas e nas virilhas etc.
6. Corrija a desidratação substituindo os líquidos por via oral, se possível, ou via intravenosa.
7. Observe os valores de hemograma, hemocultura e exames de urina para resolver a infecção.

Alívio da dor

1. Administre ou ensine a autoadministração de analgésicos e monitore sua efetividade.
2. Use medidas de conforto, como o posicionamento do paciente, para alívio local da dor no flanco.
3. Avalie a resposta do paciente às medidas de controle da dor.

Educação do paciente e manutenção da saúde

1. Explique ao paciente as possíveis causas de pielonefrite e seus sinais e sintomas; revise sinais e sintomas de infecção urinária inferior.
2. Revise a antibioticoterapia e a importância de concluir o curso prescrito de tratamento e de fazer o acompanhamento por meio de exames de culturas de urina.
3. Explique as medidas preventivas, incluindo boa ingestão de líquidos, medidas de higiene pessoal e hábitos saudáveis de micção.

Reavaliação: resultados esperados

- Afebril dentro de 48 horas
- Verbaliza redução da dor.

Nefrolitíase e urolitíase

Nefrolitíase se refere à formação de cálculos nos rins, ao passo que *urolitíase* se refere a cálculos no sistema urinário. Os cálculos podem se formar em todo o sistema urinário, dos rins à bexiga, pela cristalização de substâncias excretadas na urina.

Baseado em evidências
Turk, C., Knoll, T., Petrik, A. et al. (2015). Guidelines on urolithiasis. European Association of Urology. Disponível em: *http://uroweb.org/wp-content/uploads/22-Urolithiasis_LR_full.pdf*

Fisiopatologia e etiologia

1. A maioria dos cálculos (75%) é composta sobretudo de cristais de oxalato de cálcio, enquanto o restante é composto de sais de fosfato de cálcio, ácido úrico, estruvita (magnésio, amônia e fosfato) ou de aminoácido cisteína.
2. Causas e fatores predisponentes:
   a. Hipercalcemia e hipercalciúria causadas por hiperparatireoidismo, acidose tubular renal, mieloma múltiplo e ingestão excessiva de vitamina D, leite e álcalis.

b. Desidratação crônica, baixa ingestão de líquidos e imobilidade.
c. Dieta rica em purinas e metabolismo anormal das purinas (hiperuricemia e gota).
d. Predisposição genética para urolitíase ou distúrbios genéticos (cistinúria).
e. Infecção crônica por bactérias que degradam a ureia (*Proteus vulgaris* e *mirabilis*).
f. Obstrução crônica com estase de urina e corpos estranhos no trato urinário.
g. Absorção excessiva de oxalato na doença inflamatória intestinal e ressecção intestinal ou ileostomia.
h. Habitar áreas montanhosas, desérticas ou tropicais.

3. Os cálculos podem ser encontrados em qualquer parte do sistema urinário e variam desde meros depósitos granulares (chamados de areia ou cascalho) até cálculos vesicais do tamanho de uma laranja.
4. Um a cada três pacientes com cálculos são homens. Em ambos os sexos, a faixa etária com pico de manifestação se encontra entre 40 e 60 anos.
5. A maioria dos cálculos migra para baixo, causando forte cólica quando obstrui o ureter, e é descoberta no ureter inferior. A passagem espontânea de cálculos pode ser prevista em 80 a 90% dos pacientes com cálculos menores que 5 mm.
6. Alguns cálculos podem se alojar na pelve renal, nos ureteres ou no colo da bexiga, causando obstrução, edema, infecção secundária e, em alguns casos, danos aos néfrons.
7. Indivíduos com tendência à formação de cálculos têm um risco 50% maior de recorrência nos 7 a 10 anos seguintes.

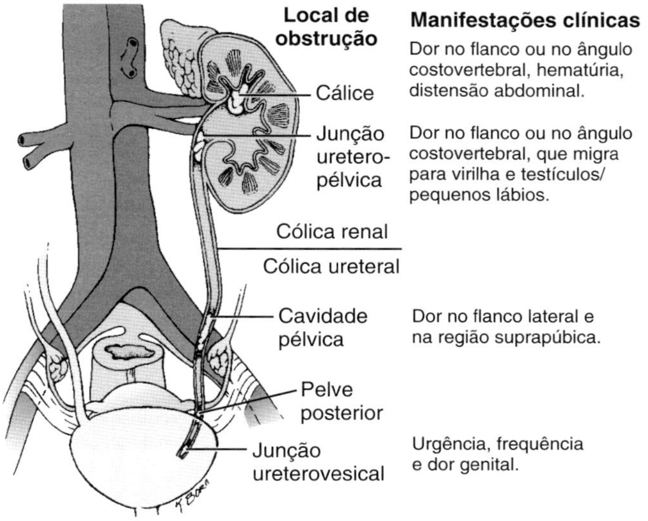

Figura 21.8 Áreas em que os cálculos podem obstruir o sistema urinário. As manifestações clínicas subsequentes dependem do local da obstrução. Cálculos que se desprendem podem obstruir o fluxo de urina, causar dor intensa e lesionar o rim. (Creason, C. [2010]. *Stedman's medical terminology: steps to success in medical language*. Philadelphia, PA: Lippincott Williams & Wilkins.)

Manifestações clínicas

1. O padrão de dor depende do local da obstrução (Figura 21.8).
   a. Os cálculos renais produzem aumento na pressão hidrostática e distensão da pelve renal e do ureter proximal, causando cólica renal. O alívio da dor é imediato após a passagem do cálculo.
   b. Os cálculos ureterais produzem sintomas resultantes de obstrução à medida que passam pelo ureter (cólica ureteral).
   c. Cálculos na bexiga podem ser assintomáticas ou produzir sintomas semelhantes aos da cistite.
2. Obstrução – cálculos que bloqueiam o fluxo de urina produzem sintomas de cólicas, calafrios e febre.
3. Os sintomas gastrintestinais incluem náuseas, vômito, diarreia e desconforto abdominal causados por reflexos renointestinais e pelo compartilhamento do suprimento nervoso (gânglio celíaco) entre os ureteres e o intestino.

Avaliação diagnóstica

1. Radiografias de rins, ureteres e bexiga podem mostrar o cálculo.
2. Urografia intravenosa para determinar o local e avaliar o grau de obstrução.
3. O ultrassom regular também pode ser sensível, com o uso de uma boa técnica, mas não mostra cálculos radiolucentes.
4. TC espiral para exame do cálculo – técnica especial de TC sem contraste para avaliar a presença de cálculos no ureter, é o exame de escolha e mostra todas os cálculos.
   a. Não requer preparação e não é invasivo.
   b. Leva apenas 10 minutos.
5. Análise do material do cálculo – os cristais podem ser identificados por microscopia de polarização, difração de raios X e espectroscopia com infravermelho.
6. Urinálise – hematúria e piúria; pH menor que 5,5 pode indicar cálculo de ácido úrico; mais que 7,5 pode indicar cálculo de estruvita; cultura de urina e antibiograma para detectar infecção.
7. Testes de função sérica renal; eletrólitos, cálcio, fósforo, ácido úrico e níveis de magnésio; também pode ser avaliado o hormônio da paratireoide no plasma.

Manejo

Princípios gerais

1. Se for um cálculo pequeno (menos de 5 mm) e capaz de ser tratado em ambulatório, 80 a 90% dos pacientes o eliminam espontaneamente com hidratação, controle da dor e segurança.
2. O paciente pode precisar ser hospitalizado em caso de dor intratável, vômito persistente, febre alta, obstrução com infecção, cálculo ureteral bilateral e rim solitário com obstrução.

Litotripsia extracorpórea por onda de choque (LEOC)

1. Procedimento não invasivo usado para cálculos radiopacos renais e ureterais menores que 2 cm e maiores que 4 mm.
2. Ondas de choque de alta energia são direcionadas para o cálculo e o fragmentam, formando pequenas partículas que saem com a urina. (Uma onda de choque é uma grande onda de energia condensada produzida por movimento de alta velocidade.)
3. O paciente é colocado em uma mesa especialmente projetada e imerso em água ou em uma maca ajustável posicionada sobre um colchão de água.
   a. No modelo com imersão, as ondas de choque viajam pela água que circunda o paciente.
   b. No modelo com colchão, uma camada de gel é colocada entre a maca e a água, e as ondas de choque se movem através do colchão e do gel.
4. A posição do cálculo nos rins é determinada por fluoroscopia, e as ondas de choque convergem diretamente para o cálculo, sem afetar os tecidos moles.
5. Elimina a necessidade de cirurgia na maioria dos pacientes e pode ser repetida para cálculos recorrentes, sem risco aparente à estrutura ou à função renal. Os efeitos adversos em longo prazo podem incluir aumento do risco de hipertensão ou diabetes.
6. As complicações incluem dor resultante do procedimento e da passagem de fragmentos, infecção urinária e hematoma perirrenal (sangramento em torno do rim).
7. As contraindicações para LEOC incluem gravidez e distúrbios hemorrágicos não corrigidos.

Nefrolitotomia percutânea

Indicado para cálculos no sistema coletor renal ou na parte superior do ureter e com mais de 2 cm de diâmetro (Figura 21.9).

1. Sob orientação fluoroscópica, uma agulha é avançada no sistema de coleta, de modo que o fio-guia alcance a pelve renal ou o ureter.
2. O trato é ampliado com dilatadores mecânicos ou com balão de alta pressão até que o nefroscópio possa ser inserido.
3. Os cálculos podem ser desfeitos por ondas de choque hidráulicas ou por raio *laser* passado pelo nefroscópio. Os fragmentos são removidos com pinça ou cesto.
4. Pode ser combinada com LEOC.
5. As complicações incluem hemorragia, infecção e extravasamento de urina.

Ureteroscopia

1. Usada em cálculos ureterais distais, pode ser útil para cálculos localizados na porção média dos ureteres.
2. Ureteroscópios flexíveis ou rígidos são usados em conjunto com cestos ou pinças.
3. Equipamentos eletro-hidráulicos, ultrassônicos ou a *laser* também podem ser usados para fragmentar os cálculos.
4. Um *stent* pode ser inserido e deixado no local após a cirurgia, mantendo a permeabilidade do ureter.

Procedimentos cirúrgicos abertos

Indicado para apenas 1 a 2% de todos os casos de cálculos, é raramente realizado, com maior probabilidade de ser feito por via percutânea ou laparoscópica, se indicado.

1. Pielolitotomia – remoção de cálculos da pelve renal.
2. Nefrolitotomia – incisão no rim para remoção do cálculo.
3. Nefrectomia – remoção do rim, é indicado quando o órgão é extensa e irreparavelmente danificado e não é mais funcional. Às vezes, é realizada uma nefrectomia parcial.
4. Ureterolitotomia – remoção de cálculo no ureter.
5. Cistolitotomia – remoção de cálculo na bexiga.

Complicações

1. Obstrução pelos fragmentos de cálculo restantes.
2. Infecção pela disseminação de partículas infectadas de cálculo ou bactérias oriundas da obstrução.
3. Função renal comprometida por obstrução prolongada antes do tratamento e pela remoção.
4. Hematoma perirrenal por sangramento no rim causado pelo traumatismo das ondas de choque ou dos tratamentos a *laser*.

Avaliação de enfermagem

1. Obtenha a história de saúde concentrando-se em histórico anterior de cálculos – tanto do paciente quanto familiar –, episódios de desidratação, imobilidade prolongada, infecção urinária, dieta, histórico de sangramentos e de medicamentos.
2. Verifique a localização da dor e a irradiação, avaliando seu nível em uma escala de 1 a 10. Observe se há sintomas associados, como náuseas, vômito, diarreia e distensão abdominal.
3. Monitore sinais e sintomas de infecção urinária, como calafrios, febre, disúria e frequência. Examine a urina em busca de hematúria.
4. Observe sinais e sintomas de obstrução, como micção frequente de pequenas quantidades, oligúria e anúria.

Diagnósticos de enfermagem

- Dor aguda relacionada à inflamação, à obstrução e à abrasão do sistema urinário pela migração de cálculos
- Eliminação de urina prejudicada em razão do bloqueio do fluxo urinário pelos cálculos
- Risco de infecção relacionado à obstrução do fluxo urinário e à instrumentação durante o tratamento.

Intervenções de enfermagem

Controle da dor

1. Administre o AINE ou o analgésico opioide prescrito, por via oral ou por analgesia controlada pelo paciente, até que a causa da dor possa ser removida.
   a. Monitore o paciente cuidadosamente para verificar se a dor aumenta, o que pode indicar analgesia inadequada.
   b. De maneira geral, são necessárias grandes doses de opioides para aliviar a dor, então monitore uma possível depressão respiratória e queda da pressão arterial.
2. Incentive o paciente a assumir uma posição que gere alívio.
3. Reavalie a sensação dolorosa com frequência, usando uma escala de dor.
4. Administre antieméticos – quase sempre por via oral ou IV, mas, às vezes, por via retal –, conforme indicado, para náuseas.

Manutenção do fluxo urinário

1. Administre fluidos por via oral ou intravenosa, se houver vômito, para reduzir a concentração de cristaloides urinários e garantir a produção adequada de urina.
2. Monitore o débito urinário total e os padrões de micção, comunicando casos de oligúria ou anúria.
3. Coe toda a urina por um filtro ou uma gaze para recolher o cálculo, já que cálculos de ácido úrico podem se desfazer. Esmague os coágulos e inspecione as laterais do recipiente para detectar cálculos ou fragmentos.
4. No tratamento ambulatorial, o paciente pode usar um filtro de café para coar a urina.
5. Ajude o paciente a caminhar, se possível, porque a deambulação pode ajudar a mover o cálculo pelo sistema urinário.

Alerta de enfermagem
Evite hidratação excessiva, que pode resultar em maior distensão na área do cálculo, causando aumento na dor e nos sintomas associados.

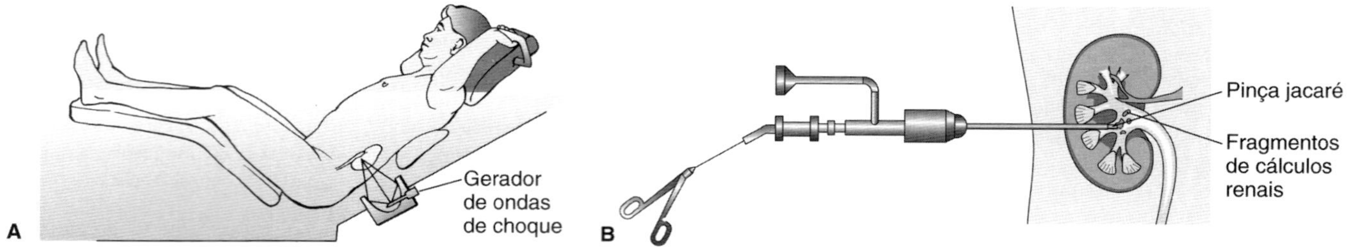

Figura 21.9 A. Litotripsia extracorpórea por onda de choque para dissolução dos cálculos renais. **B.** Um trato de nefrostomia percutânea permite o acesso ao sistema coletor para remoção dos cálculos, sob visualização direta com nefroscópio. (Smeltzer, S., & Bare, B. [2003]. *Brunner and Suddarth's textbook of medical-surgical nursing* [10th ed.]. Philadelphia, PA: Lippincott Williams & Wilkins.)

Controle de infecções

1. Administre os antibióticos por via parenteral ou oral, conforme prescrito durante o tratamento, e monitore os efeitos adversos.
2. Avalie a urina quanto a cor, turbidez e odor.
3. Verifique os sinais vitais e monitore febre e sintomas de sepse iminente, como taquicardia e hipotensão.

Educação do paciente e manutenção da saúde

Recuperação de intervenções cirúrgicas para retirada de cálculo renal

1. Incentive a ingestão de líquidos para acelerar a passagem dos fragmentos.
2. Oriente sobre o tipo de analgesia que ainda pode ser necessária para dores causadas por cólicas, que podem acompanhar a passagem dos fragmentos.
3. Avise que pode aparecer um pouco de sangue na urina por várias semanas.
4. Incentive a caminhada frequente para ajudar na passagem dos fragmentos.
5. Ensine o paciente a coar a urina com um filtro de café ou de cálculo e a armazenar o cálculo para análise.
6. Ensine o paciente a tomar bloqueadores alfa-adrenérgicos para ajudar a dilatar o ureter e facilitar a passagem do cálculo.

Prevenção da recorrência de formação de cálculos

1. Para pacientes com cálculos compostos por oxalato de cálcio:
   a. Instrua sobre a dieta – evitar excessos de cálcio e fósforo e manter uma dieta pobre em sódio, pois a restrição de sódio diminui a quantidade de cálcio absorvida pelo intestino. (*Nota*: O paciente não deve reduzir a ingestão de cálcio, e sim mantê-la regular.)
   b. Ensine o propósito da terapia medicamentosa – diuréticos tiazídicos para reduzir a excreção de cálcio na urina pelos rins.
2. Para pacientes com cálculos compostos por ácido úrico:
   a. Ensine métodos para alcalinizar a urina e aumentar a solubilidade do urato.
   b. Instrua sobre o teste de pH da urina.
   c. Ensine o propósito de tomar alopurinol para diminuir a concentração de ácido úrico.
   d. Forneça informações sobre a redução de purina na dieta, diminuindo a ingestão de carne vermelha, peixe e aves.
3. Para pacientes com cálculos infectados (estruvita):
   a. Ensine sobre sinais e sintomas de infecção urinária (em pacientes com doenças neurológicas ou da medula espinhal, explique sobre o uso de *dipsticks* para avaliar a urina quanto a nitritos e leucócitos) e incentive-o a comunicar imediatamente uma infecção, que deve ser tratada de maneira agressiva.
   b. Tente evitar períodos prolongados de decúbito dorsal, que retarda a drenagem renal e altera o metabolismo do cálcio.
4. Para pacientes com cálculos de cistina (ocorrem na cistinúria, um distúrbio hereditário do transporte de aminoácidos):
   a. Ensine o paciente a alcalinizar a urina, tomando comprimidos de bicarbonato de sódio para aumentar a solubilidade da cistina. Instrua-o sobre como testar o pH da urina com um indicador de pH.
   b. Instrua-o sobre a terapia medicamentosa com d-penicilamina para diminuir a concentração ou promover a dissolução da cistina por irrigação direta com derivados de tiol.
   c. Explique a importância de manter a terapia medicamentosa de maneira consistente.
5. Para todos os pacientes com cálculos:
   a. Explique a necessidade de um aumento consistente na ingestão de líquidos (débito urinário de 24 horas superior a 2 ℓ), o que reduz a concentração de substâncias envolvidas na formação de cálculos.
      i. Beba líquidos suficientes para atingir um volume urinário de 2.000 a 3.000 mℓ ou mais a cada 24 horas.
      ii. Beba quantidades maiores durante períodos de exercícios extenuantes e em clima quente e úmido por causa da transpiração.
   b. Incentive uma dieta pobre em açúcar e proteínas animais, pois carboidratos refinados parecem levar à hipercalciúria e à urolitíase, ao passo que proteínas animais aumentam a excreção urinária de cálcio, ácido úrico e oxalato.
   c. Aumente o consumo de fibras, que inibe a absorção de cálcio e oxalato.
   d. Armazene os cálculos que saem para análise posterior. (Apenas pacientes com mais de um episódio de urolitíase são aconselhados a fazer uma avaliação metabólica.)
   e. Pode interromper o esforço urinário após a passagem do cálculo.

Reavaliação: resultados esperados

- Verbaliza redução no nível de dor
- Débito urinário adequado, com urina de baixa densidade específica
- Afebril e urina limpa.

Carcinoma de células renais

O carcinoma de células renais é responsável por 85% dos tumores renais malignos primários, ocorrendo duas vezes com mais frequência em homens do que em mulheres. A maioria dos tumores de células renais é encontrada no parênquima renal e se desenvolve com poucos sintomas, se houver.

Fisiopatologia e etiologia

1. Etiologia desconhecida. A exposição ao tabaco, com uso de cigarros ou fumo mascado, dobra o risco. Obesidade e hipertensão são fatores de risco adicionais para o desenvolvimento de câncer de células renais. A exposição a amianto, solventes e cádmio também aumenta o risco.
2. Ocorre com mais frequência em pessoas entre 50 e 70 anos.
3. O câncer renal em estágio inicial quase sempre é diagnosticado durante um exame por TC ou sonografia para um problema de saúde não relacionado.
4. A incidência é 10 a 20% maior em homens afro-americanos.

Manifestações clínicas

1. Muitos tumores renais não produzem sintomas.
2. Perda de peso, febre e suores noturnos por efeitos sistêmicos do câncer renal.
3. Tríade clássica (sintomas tardios, ocorre em apenas 7 a 10% dos pacientes):
   a. Hematúria intermitente ou contínua, microscópica ou macroscópica.
   b. Dor no flanco – distensão da cápsula renal e invasão das estruturas circundantes.
   c. Massa palpável no flanco ou no abdome.
4. Hematúria, dispneia, tosse e dor óssea com a doença avançada.

Avaliação diagnóstica

1. Ultrassonografia – útil para fazer a diferenciação entre um cisto e um tumor renal.
2. Tomografia trifásica com e sem contraste intravenoso – técnica primária para detectar, diagnosticar, categorizar e estagiar uma massa renal.
3. Pielograma intravenoso (PIV) – usado como procedimento de triagem e raramente realizado, o PIV sozinho pode falhar na detecção de alguns tipos de tumores renais.
4. RM – determina se existe trombose da veia renal e avalia a extensão vascular.

Manejo

O objetivo é erradicar o tumor e prevenir metástases.

Nefrectomia radical

A remoção de rim e tumor associado, glândula adrenal, gordura perirrenal circundante, fáscia de Gerota e, possivelmente, linfonodos regionais oferece a oportunidade máxima para o controle da doença.

1. Realizada por uma incisão vertical na linha média, subcostal, toracoabdominal ou no flanco.
2. Ver na p. 606 os cuidados com o paciente após uma cirurgia renal.
3. É cada vez mais realizado por laparoscopia.
4. A nefrectomia parcial, poupadora de néfrons, é feita para tumores localizados.

Embolização da artéria renal

Oclusão pré-cirúrgica da artéria renal, seguida de nefrectomia, é limitada a pacientes com grande tumor vascular, quando pode ser difícil acessar a artéria renal no início do procedimento.

1. Um cateter é avançado até a artéria renal.
2. O material para embolização (Gelfoam, molas de aço) é injetado na artéria e transportado com o fluxo sanguíneo para obstruir os vasos tumorais.
3. Monitore síndrome pós-infarto (dura de 2 a 3 dias), como dor abdominal intensa, náuseas, vômito, diarreia e febre.
4. Complicações como obstrução arterial, sangramento e diminuição da função renal.

Quimioterapia e imunoterapia

Os carcinomas de células renais costumam ser refratários a agentes quimioterápicos, radioterapia e manipulação hormonal.

1. A interleucina-2, linfocina que estimula o crescimento de linfócitos T, pode oferecer algum benefício para pacientes com câncer renal metastático, embora a toxicidade seja grave.
2. O sunitinibe e o sorafenibe inibem o fator de crescimento endotelial vascular e os fatores de crescimento derivados de plaquetas.
   a. Os principais efeitos adversos incluem erupção cutânea, diarreia e erupção cutânea mão-pé.
   b. Possível aumento de 3 a 5 meses na sobrevida.

Crioablação

1. Congelamento do tumor com nitrogênio líquido ou gás argônio por meio de agulhas percutâneas colocadas nos tumores, com orientação por ultrassom.
2. Adequada para tumores de tamanho igual ou inferior a 3,5 cm.

Ablação térmica

1. Uso de calor passado através de agulhas percutâneas para causar necrose tecidual, matando as células tumorais.
2. Adequada para tumores de tamanho igual ou inferior a 3,5 cm.

Complicações

Metástase para pulmão, ossos, fígado, cérebro e outras áreas.

Avaliação de enfermagem

1. Verifique manifestações clínicas de doença sistêmica, como fadiga, anorexia, perda de peso, palidez, febre e dor óssea, bem como evidências de metástases.
2. Avalie o estado cardiopulmonar e nutricional antes da cirurgia.
3. Monitore os efeitos adversos e as complicações dos testes de diagnóstico e do tratamento.
4. Avalie o controle da dor e a capacidade de enfrentamento.

Diagnósticos de enfermagem

- Ansiedade relacionada ao diagnóstico de câncer e à possibilidade de doença metastática
- Dor aguda e hipertermia relacionadas à síndrome pós-infarto.

Ver também na p. 606 os diagnósticos e intervenções de enfermagem relacionados à cirurgia renal.

Intervenções de enfermagem

Redução da ansiedade

1. Explique cada teste de diagnóstico, seu objetivo e possíveis reações adversas. Assegure-se de que o consentimento informado tenha sido obtido, conforme indicado.
2. Avalie a compreensão do paciente sobre as opções de exames diagnósticos e de tratamento. Responda a perguntas e incentive uma discussão mais aprofundada com o médico, conforme necessário.
3. Incentive o paciente a discutir seus medos e sentimentos, envolvendo a família e outras pessoas importantes na aprendizagem.

Controle dos sintomas da síndrome pós-infarto

1. Administre analgésicos, conforme prescrição, para controlar a dor abdominal e no flanco.
2. Incentive o repouso e ajude no posicionamento do paciente por 2 a 3 dias até a síndrome desaparecer.
3. Verifique a temperatura a cada 4 horas e administre antipiréticos, conforme indicado.
4. Restrinja a ingestão oral e forneça fluidos intravenosos enquanto o paciente se sentir nauseado.
5. Administre antieméticos, conforme prescrição.

Educação do paciente e manutenção da saúde

1. Certifique-se de que o paciente entenda onde e quando deve fazer o acompanhamento (cirurgião, médico, oncologista e radiologista para exames e tratamento da metástase).
2. Explique a importância do acompanhamento da hipertensão e da função renal, mesmo que o paciente se sinta bem.
3. Aconselhe o paciente com um rim a usar uma pulseira MedicAlert e notifique todos os profissionais de saúde, pois medicamentos e procedimentos potencialmente nefrotóxicos devem ser evitados.

Reavaliação: resultados esperados

- Faz perguntas e verbaliza seus medos
- Afebril e relata redução da dor.

Lesões renais

Traumatismo no abdome, no flanco ou nas costas pode causar uma lesão renal. A suspeita deve ser alta em um paciente com múltiplas lesões.

Fisiopatologia e etiologia

1. Um *trauma contuso* – como quedas, acidentes esportivos e com veículos a motor – pode repentinamente tirar o rim da posição e fazê-lo entrar em contato com uma costela ou um processo transversal de uma vértebra lombar, resultando em lesão. Esse é o tipo mais comum de lesão renal, responsável por 80 a 85% de todos os casos.
2. O *trauma penetrante*, como ferimentos a bala e facadas, pode lesionar o rim se ele estiver no caminho da ferida.
3. O trauma renal é classificado de acordo com a gravidade da lesão (Figura 21.10):
   a. Grau I (mais comum): contusão renal ou hematomas com imagens radiográficas normais.
   b. Grau II: hematoma ou laceração perirrenal que se estende até o córtex renal.

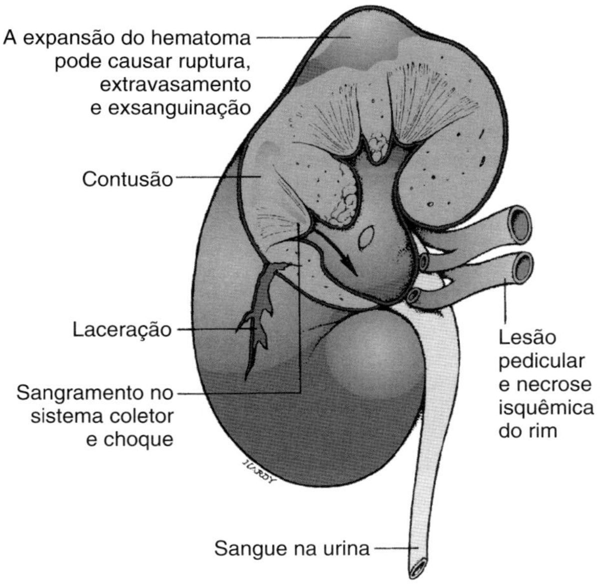

Figura 21.10 Tipos e efeitos fisiológicos de lesões renais: contusão, laceração, ruptura e lesão do pedículo. (Smeltzer, S., & Bare, B. [2000]. *Brunner and Suddarth's textbook of medical-surgical nursing* [9th ed.]. Philadelphia, PA: Lippincott Williams & Wilkins.)

c. Grau III: a laceração se estende a córtex renal e medula renal.
d. Grau IV: a laceração se estende ao sistema coletor, com extravasamento de urina, e requer tratamento cirúrgico.
e. Grau V: esmagamento renal ou avulsão da artéria renal ou veia renal/lesão arterial, requer tratamento cirúrgico.

4. Oitenta por cento dos pacientes com trauma renal sofrem lesões em outros sistemas orgânicos que também necessitam de tratamento.

Manifestações clínicas

1. A hematúria é comum, mas não é indicativa da gravidade da lesão.
2. Dor no flanco e hematoma perirrenal.
3. Náuseas, vômito e rigidez abdominal pelo íleo, que é observada quando há sangramento retroperitoneal.
4. Choque por ferimentos graves ou múltiplos.

Avaliação diagnóstica

1. História da lesão, de modo a determinar se foi causada por trauma contuso ou penetrante.
2. Urografia intravenosa com nefrotomogramas para definir a extensão da lesão no rim envolvido e o funcionamento do rim contralateral.
3. TC com contraste IV faz a diferenciação entre lesões complicadas e simples.
4. Arteriografia para avaliação da artéria renal, se necessário.

Manejo

1. Contusões e lacerações leves são tratadas de maneira conservadora, com repouso no leito, fluidos intravenosos e monitoramento seriado da urina para determinar o fim da hematúria.
2. Lacerações graves (graus IV e V) devem ser reparadas cirurgicamente.
3. As rupturas são reparadas cirurgicamente, quase sempre por nefrectomia parcial.
4. A lesão do pedículo renal é uma emergência hemorrágica e requer reparo cirúrgico imediato e possível nefrectomia.

Alerta de enfermagem
Se houver histórico consistente com lesão renal e o paciente apresentar choque, suspeite de lesão no pedículo renal. É uma emergência hemorrágica, que exige tratamento imediato para choque e preparação para cirurgia.

Complicações

1. Hemorragia, choque com colapso cardiovascular.
2. Formação de hematoma ou urinoma e de abscesso.
3. Hipertensão.
4. Pielonefrite.
5. Nefrolitíase.
6. Hidronefrose.
7. Fístula arteriovenosa.

Avaliação de enfermagem

1. Obtenha o histórico de um evento traumático e de doença renal.
2. Verifique a presença de abrasões, lacerações ou feridas de entrada e saída no abdome superior ou no tórax inferior.
3. Monitore a pressão arterial e o pulso para avaliar sangramento e choque iminente, pois uma hemorragia perirrenal pode causar rápida exsanguinação.
4. Avalie a presença e o grau de hematúria.

Alerta de enfermagem
Observe qualquer mudança repentina na condição do paciente, como queda na pressão arterial, aumento da dor e da sensibilidade no flanco ou no abdome ou massa palpável no flanco. Isso pode indicar hemorragia, que requer uma intervenção cirúrgica.

Diagnósticos de enfermagem

- Risco de perfusão renal ineficaz relacionado à lesão
- Eliminação de urina prejudicada relacionada à lesão
- Dor aguda relacionada à lesão.

Intervenções de enfermagem

Restauração e manutenção da perfusão renal

1. Verifique os sinais vitais com frequência, incluindo pressão arterial, frequência cardíaca e PVC, para monitorar hemorragia e choque iminente.
2. Avalie o abdome e as costas quanto a sensibilidade local e presença de massa palpável, edema e equimose, que indicam hemorragia ou extravasamento de urina.
3. Delineie a massa original com uma caneta de marcação, para futura comparação de tamanho.
4. Estabeleça um acesso IV para suporte da pressão arterial com fluidos ou vasopressores, reposição de sangue e perfusão dos rins.
5. Monitore as determinações seriadas do hematócrito para ter certeza de que o sangramento foi interrompido.

Preservação da eliminação de urina

1. Reserve, inspecione e compare cada amostra de urina para acompanhar o curso e o grau de hematúria.
   a. Rotule cada amostra com data e hora.
   b. Se a amostra não apresentar sangue vivo, teste com *dipstick* ou envie ao laboratório para um exame microscópico.
2. Monitore a ingestão e o débito urinário com cuidado.
3. Administre antibióticos, conforme indicado, para prevenir o surgimento de infecção causada por hematoma perirrenal, urinoma ou feridas muito contaminadas.

4. Monitore para íleo paralítico (ausência de sons intestinais) causado por sangramento retroperitoneal.
   a. Mantenha o paciente em jejum até o retorno da função intestinal.
   b. Administre fluidos IV para manter a produção de urina.

Controle da dor

1. Administre a medicação analgésica, conforme prescrição. Tenha cuidado com medicamentos que podem agravar a hipotensão ou mascarar as complicações de uma hemorragia.
2. Incentive o repouso no leito e o posicionamento confortável até que a hematúria desapareça, para facilitar a cicatrização de pequenas lesões.
3. Espere uma febre baixa com hematomas retroperitoneais à medida que ocorre a absorção do coágulo. Administre antipiréticos, conforme prescrição, para maior conforto.

Educação do paciente e manutenção da saúde

1. Instrua o paciente a não se envolver em atividades extenuantes por pelo menos 1 mês após um trauma contuso, para minimizar a incidência de sangramento tardio ou secundário.
2. Ensine sinais e sintomas de complicações tardias, como infecção e nefrolitíase.
3. Aconselhe-o a medir a PA com frequência e a monitorar a hipertensão de maneira consistente.
4. Revise as precauções de segurança para evitar futuras lesões.

Reavaliação: resultados esperados

- Sinais vitais estáveis
- Clareamento seriado da urina
- Relata redução da dor.

Lesões vesicais e uretrais

Lesões na bexiga e na uretra costumam ocorrer junto com fraturas pélvicas ou podem resultar de intervenções cirúrgicas.

Fisiopatologia e etiologia

1. As lesões vesicais são classificadas da seguinte forma:
   a. Contusão da bexiga.
   b. Ruptura intraperitoneal.
   c. Ruptura extraperitoneal.
   d. Ruptura intraperitoneal e extraperitoneal combinadas.
2. As lesões uretrais, que se dão quase exclusivamente em homens, são classificadas da seguinte forma:
   a. Ruptura parcial ou completa.
   b. Ruptura anterior ou posterior.
3. Lesões na bexiga e na uretra são muito associadas a fraturas pélvicas e traumas múltiplos.
4. Certos procedimentos cirúrgicos – procedimentos urológicos endoscópicos e cirurgia ginecológica, do cólon e do reto – também apresentam risco de trauma na bexiga e na uretra.
5. A ruptura intraperitoneal da bexiga ocorre quando ela está cheia de urina e o abdome inferior sofre um traumatismo contuso. A bexiga se rompe no ponto mais fraco: a cúpula. A urina e o sangue extravasam para a cavidade peritoneal.
6. A ruptura extraperitoneal ocorre quando a porção inferior da bexiga é perfurada por um fragmento ósseo durante uma fratura pélvica ou por um instrumento afiado ao longo de um procedimento cirúrgico. A urina e o sangue extravasam para a cavidade pélvica.
7. A ruptura da uretra ocorre durante uma fratura pélvica (posterior) ou quando a uretra ou o pênis são manipulados por acidente em uma cirurgia ou por uma lesão (anterior).

Manifestações clínicas

1. Incapacidade de urinar.
2. Hematúria bruta. Sangue no meato urinário pode indicar ruptura da uretra.
3. Choque e hemorragia – palidez, pulsação rápida e crescente.
4. Dor e sensibilidade suprapúbica.
5. Abdome rígido indica ruptura intraperitoneal.
6. Ausência de próstata no exame retal com ruptura posterior da uretra.
7. Inchaço ou descoloração do pênis, da bolsa escrotal e do períneo anterior nos casos de ruptura anterior da uretra.

Avaliação diagnóstica

1. Uretrograma retrógrado para detectar a ruptura da uretra.
2. Cistograma para detectar e localizar uma perfuração/ruptura da bexiga.
3. Filme plano do abdome pode mostrar a fratura pélvica associada.
4. TC abdominal com contraste é o melhor estudo para avaliar a extensão da lesão renal.
5. Urograma excretor para examinar os rins e os ureteres quanto a lesões.

Alerta de enfermagem
Se houver suspeita de rompimento uretral e/ou observação de sangue no meato, não faça o cateterismo, pois pode romper totalmente uma ruptura parcial. Um uretrograma deve ser obtido, a fim de determinar a permeabilidade da uretra.

Manejo

Lesão vesical

1. Tratamento instituído para choque e hemorragia.
2. Intervenção cirúrgica realizada para ruptura intraperitoneal da bexiga. O sangue e a urina extravasados são drenados primeiro, e a urina é desviada por meio de uma cistostomia suprapúbica ou de um cateter de demora.
3. Pequenas rupturas extraperitoneais cicatrizam espontaneamente com drenagem suprapúbica ou cateteres uretrais de demora.
4. Grandes rupturas extraperitoneais precisam ser reparadas por cirurgia.

Manejo de lesões uretrais – controverso

1. Reparo imediato – a uretra é manipulada até ser colocada em sua posição anatômica correta com reanastomose após evacuação do hematoma.
2. Reparo tardio – a drenagem por cistostomia suprapúbica por 6 a 12 semanas permite que a uretra se realinhe enquanto o hematoma e o edema desaparecem. Depois, é feita a reanastomose cirúrgica.
3. Uretroplastia em dois estágios – a reconstrução da uretra ocorre em duas cirurgias separadas, com a eliminação de urina feita por um desvio, até que o procedimento final seja realizado.

Complicações

1. Choque, hemorragia e peritonite.
2. Infecção urinária.
3. Estenose uretral.
4. Impotência.
5. Incontinência.

Avaliação de enfermagem

1. Obtenha os sinais vitais e verifique se existe evidência de choque.
2. Obtenha um histórico detalhado de lesões, se possível.

3. Inspecione o meato urinário para detectar evidências de sangramento. Se presente, não insira o cateter Foley até que o uretrograma retrógrado verifique a permeabilidade da uretra.
4. Realize um exame físico para detectar sintomas de ruptura da bexiga, embotamento à palpação e sensibilidade de rebote ou rigidez.

Diagnósticos de enfermagem

- Risco de deficiência no volume de fluidos relacionado ao traumatismo e à hemorragia resultante
- Eliminação de urina prejudicada relacionada à ruptura do sistema urinário inferior
- Dor aguda relacionada à lesão traumática
- Medo relacionado a lesões traumáticas e prognóstico incerto.

Intervenções de enfermagem

Estabilização do volume circulatório

1. Monitore os sinais vitais e a PVC com frequência, conforme indicado pela condição do paciente.
2. Estabeleça um acesso IV e faça a reposição de sangue e fluidos, conforme prescrição.

Facilitação da eliminação de urina

1. Inspecione o meato uretral em busca de sangue e, se presente, não cateterize, mas se prepare para avaliação diagnóstica e cistostomia suprapúbica.
2. Obtenha uma amostra de urina, se possível, e avalie o grau de hematúria e a presença de infecção.
3. Prepare o paciente para o reparo cirúrgico, auxiliando na avaliação pré-operatória e descrevendo o que esperar após o procedimento.
4. No pós-operatório, mantenha a patência e o fluxo dos cateteres urinários residentes.
5. Inspecione a incisão suprapúbica e os drenos de Penrose das áreas perivesicais quanto a sangramento, extravasamento de urina ou sinais de infecção.

Controle da dor

1. Administre analgésicos, conforme prescrição, quando os sinais vitais do paciente estiverem estáveis.
2. Avalie a resposta aos medicamentos para controle da dor.
3. Coloque-o em uma posição confortável – geralmente semi-Fowler –, se não for contraindicado pela presença de outras lesões, e evite puxar o tubo do cateter.

Alívio do medo

1. Forneça informações ao paciente consciente durante toda a fase de estabilização e avaliação e o prepare para a cirurgia, se for esperada.
2. Mantenha a família informada sobre a condição e o progresso.
3. Forneça informações sobre os resultados do tratamento em longo prazo.

Educação do paciente e manutenção da saúde

1. Ensine o paciente a cuidar do cateter residente que permanece no local durante a cicatrização ou após a cirurgia.
   a. Esvaziar o cateter com frequência.
   b. Limpar o cateter e a área de inserção com água e sabão.
   c. Inspecionar a urina quanto à presença de sangue, turbidez ou concentração.
   d. Beber bastante líquido para manter a urina fluindo.
2. Peça que o paciente relate sinais e sintomas de infecção urinária.
3. Diga ao paciente, após um reparo cirúrgico de ruptura vesical, que a capacidade da bexiga pode diminuir temporariamente, causando frequência miccional e noctúria, mas que isso desaparece com o tempo.
4. Explique que há a possibilidade de recorrência por estenose uretral em pacientes com lesão uretral; ensine a realizar o autocateterismo diário para dilatar a uretra, se houver prescrição.
5. Ofereça apoio emocional ao paciente, após lesão uretral grave, se houver a chance de desenvolvimento de impotência ou incontinência urinária.

Reavaliação: resultados esperados

- Sinais vitais estáveis
- Débito urinário adequado por meio de cateterismo
- Verbaliza o alívio da dor
- Verbaliza a redução do medo.

Câncer da bexiga

O câncer de bexiga é a segunda neoplasia urológica mais comum. Cerca de 90% de todos os cânceres de bexiga são carcinomas de células de transição, que surgem do revestimento epitelial do trato urinário. Tumores celulares de transição também podem ocorrer nos ureteres, na pelve renal e na uretra. Os 10% restantes dos cânceres de bexiga representam adenocarcinomas, carcinoma espinocelular ou sarcoma.

Fisiopatologia e etiologia

1. Muitos tumores da bexiga são diagnosticados quando as lesões ainda são superficiais. Tumores papilares podem ser facilmente ressecados.
2. Um quarto dos pacientes com câncer de bexiga apresenta doença invasiva muscular não papilar.
3. Os tumores da bexiga tendem a ser superficiais de baixo grau ou câncer invasivo de alto grau.
4. As metástases ocorrem em parede vesical e pelve renal, nódulo para-aórtico ou supraclavicular, fígado, pulmões e ossos.
5. Embora a etiologia específica seja desconhecida, parece que vários agentes estão ligados ao desenvolvimento de câncer da bexiga, incluindo:
   a. Tabagismo – o risco de desenvolver câncer de bexiga é até quatro vezes maior em fumantes.
   b. Exposição prolongada a aminas aromáticas ou seus metabólitos, quase sempre corantes fabricados pela indústria química e usados por outras indústrias.
   c. Exposição à ciclofosfamida, radioterapia na pelve, irritação crônica da bexiga – como no cateterismo de demora – e uso excessivo do analgésico fenacetina, que foi retirado do mercado.
6. O câncer de bexiga é o quarto mais comum em homens, ocorre quatro vezes mais nestes do que em mulheres, e o pico de incidência se manifesta da sexta à oitava década de vida.

Manifestações clínicas

1. Hematúria indolor, macroscópica ou microscópica é o sinal mais característico.
2. Disúria, frequência, urgência miccional – irritabilidade da bexiga.
3. Dor pélvica ou no flanco – obstrução ou metástases distantes.
4. Edema das pernas pela invasão dos linfonodos pélvicos.

Avaliação diagnóstica

1. Cistoscopia para visualização da quantidade, da localização e da aparência dos tumores para biopsia.
2. Lavado vesical para exame citológico.
3. Urina para citometria de fluxo – usa um microscópio de fluorescência controlado por computador para escanear e visualizar o núcleo de cada célula em uma lâmina, baseando-se no fato de que as células cancerígenas contêm quantidades anormalmente grandes de ácido desoxirribonucleico.

4. Urografia intravenosa pode revelar defeito de preenchimento, indicativo de tumor na bexiga, e determina a condição dos canais superiores.
5. Urografia por TC (tomografia computadorizada trifásica) em substituição à urografia ou ao pielograma como exame de escolha para avaliação de rins, ureteres e bexiga.
6. A fim de avaliar a doença metastática:
   a. TC ou RM para avaliar a extensão da doença e a resposta do tumor.
   b. Radiografia de tórax para avaliar metástases pulmonares.
   c. A linfadenectomia pélvica durante a cistectomia é mais precisa para o estadiamento.

Manejo

Cirúrgico

1. Ressecção transuretral e fulguração – ressecção endoscópica de tumores superficiais.
   a. Pode ser acompanhada de quimioterapia intravesical para prevenir a recorrência do tumor.
   b. As complicações incluem hemorragia, infecção, perfuração da bexiga e micção irritativa temporária.
   c. A irradiação a *laser* de tumores vesicais também é utilizada para destruir tumores, mas não permite a coleta de amostras para análise patológica.
2. Cistectomia parcial, quando as lesões estão localizadas apenas na cúpula da bexiga, afastadas dos orifícios dos ureteres.
3. Cistectomia radical (remoção da bexiga) para tumores invasivos ou pouco diferenciados.
   a. Requer o desvio do fluxo urinário (ver p. 608).
   b. Nos homens, inclui a remoção de bexiga, próstata e vesículas seminais, vasos deferentes proximais e parte da uretra proximal.
   c. Pacientes do sexo masculino podem desenvolver impotência.
   d. Nas mulheres, consiste em exenteração anterior com remoção de bexiga, uretra, útero, tubas uterinas, ovários e segmento da parede anterior da vagina.
   e. Pode ser combinada com quimioterapia e radioterapia.

Quimioterapia e imunoterapia intravesical

1. A instilação do agente imunoterapêutico do bacilo Calmette-Guérin (BCG) estimula a resposta imune para prevenir a recorrência de tumores de bexiga de células de transição. O BCG é uma micobactéria atenuada inicialmente desenvolvida como vacina contra tuberculose e demonstrou atividade antitumoral em cânceres selecionados.
2. A instilação de agentes antineoplásicos, como tiotepa, mitomicina-C e doxorrubicina, permite que uma alta concentração do medicamento entre em contato com o tumor e com o urotélio, com toxicidade sistêmica mínima.
3. O paciente deve ser instruído da seguinte forma:
   a. Minimizar a ingestão de líquidos e evitar tomar diuréticos por várias horas antes do período de instilação, a fim de aumentar a concentração do medicamento durante o período de tratamento.
   b. Mudar de posição, conforme solicitado na instilação, para que o medicamento tenha o maior contato possível com a superfície urotelial.
   c. Lavar as mãos e a área perineal depois que o medicamento for eliminado, prevenindo uma dermatite de contato.
   d. Não urinar por 2 horas após a instilação. Depois disso, aumentar a ingestão de líquidos e urinar com frequência.
   e. Ao usar o BCG, coloque duas xícaras de alvejante no vaso sanitário cada vez que o paciente urinar, durante seis horas, para neutralizar o agente quimioterápico e evitar a possível contaminação de outras pessoas.
   f. O curso do tratamento envolve instilações semanais por um período de 6 semanas, seguidas por instilações mensais.
4. As complicações da quimioterapia intravesical e da imunoterapia incluem infecção urinária, sintomas de micção irritante, reação alérgica, supressão da medula óssea ou reação sistêmica ao BCG. A reação sistêmica do BCG se manifesta quando uma febre superior a 37,8°C persiste por mais de 24 horas, o que deve ser tratado com agentes antituberculose.

Quimioterapia sistêmica

O câncer de bexiga metastático é uma doença que responde bem à quimioterapia. Gemcitabina e cisplatina têm menor toxicidade, maior tolerabilidade e sobrevida global semelhante à combinação MVDC (metotrexato, vimblastina, doxorrubicina e cisplatina), amplamente utilizada.

Radioterapia

A radioterapia por feixe externo é muito usada em combinação com a quimioterapia.

Complicações

Metástases regionais pela pelve, bem como metástases no pulmão, no fígado e nos ossos.

Avaliação de enfermagem

1. Verifique a presença de hematúria, sintomas de micção irritante, fatores de risco – sobretudo histórico de tabagismo –, perda de peso, fadiga e sinais de metástase.
2. Avalie a capacidade de enfrentamento, o conhecimento sobre a doença, e explore os sentimentos sobre a impotência.

Diagnósticos de enfermagem

- Eliminação de urina prejudicada relacionada à hematúria e à cirurgia transuretral
- Dor aguda relacionada a sintomas de micção irritativa e desconforto relacionado ao cateter
- Ansiedade relacionada ao diagnóstico de câncer.

Intervenções de enfermagem

Manutenção da eliminação de urina após cirurgia transuretral

1. Mantenha a patência do cateter de drenagem. A irrigação manual não é recomendada em virtude dos perigos da perfuração da bexiga. A irrigação contínua da bexiga pode ser usada, se necessário.
2. Assegure a hidratação adequada do paciente, por via oral ou intravenosa.
3. Monitore a ingestão de fluidos e o débito urinário, incluindo a solução de irrigação.
4. Monitore a produção de urina para verificar o desaparecimento da hematúria.

Controle da dor

1. Administre medicação analgésica para aliviar o desconforto pélvico.
2. Aplique medicamentos anticolinérgicos ou supositórios de beladona e ópio para aliviar os espasmos da bexiga.
3. Garanta a patência do cateter de drenagem. Não irrigue, a menos que especificamente prescrito.
4. Após o procedimento, remova o cateter de demora assim que possível.

Aliviando a ansiedade

1. Permita que o paciente verbalize medos e preocupações sobre as alterações na sexualidade.
2. Forneça informações realistas sobre os exames de diagnóstico, a cirurgia e os tratamentos.

Educação do paciente e manutenção da saúde

1. Informe ao paciente que sintomas de micção irritante e hematúria intermitente são possíveis por várias semanas após a ressecção transuretral de tumores vesicais.
2. Ensine ao paciente com câncer superficial da bexiga a importância da adesão cuidadosa ao cronograma de acompanhamento. Após o curso inicial de indução de 6 semanas, ele precisa de cistoscopia e de três instilações semanais de BCG aos 3 e 6 meses e, posteriormente, a cada 6 meses durante 3 anos. A cistoscopia anual é necessária, pois 70% dos tumores superficiais apresentam recidiva.
3. Revise o objetivo e os efeitos adversos da quimioterapia intravesical, quase sempre administrada se houver recorrência.

Reavaliação: resultados esperados

- Débito urinário adequado e urina clara
- Verbaliza o alívio da dor e dos espasmos vesicais
- Verbaliza redução da ansiedade.

CONDIÇÕES DO SISTEMA REPRODUTIVO MASCULINO

Uretrite

Baseado em evidências
Centers for Disease Control and Prevention. (2015). Sexually transmitted disease treatment guidelines 2015. *MMWR, 64*(3), 1-137.

Uretrite é uma inflamação da uretra, quase sempre uma infecção ascendente nos homens. Nas mulheres, muitas vezes está associada à cistite (ver p. 620) ou à vaginite (p. 666).

Fisiopatologia e etiologia

1. Uretrite não gonocócica, que não é causada por gonococo e pode ser transmitida sexualmente:
   a. *Chlamydia trachomatis* – o mais significativo dos patógenos. São três casos de clamídia diagnosticados para cada um de gonorreia. Quase sempre é assintomático.
   b. *Ureaplasma urealyticum* e *Mycoplasma genitalium* – responsáveis por até um terço dos casos.
   c. *Trichomonas vaginalis* e herpes-vírus simples são outros organismos sexualmente transmissíveis que causam uretrite em homens e mulheres.
   d. Período de incubação de 1 a 5 semanas, dependendo do organismo. Em alguns casos, a infecção pode ser subclínica por um período de tempo, sobretudo nos homens.
2. Uretrite gonocócica – causada por *Neisseria gonorrhoeae*, transmitida sexualmente. De modo geral, é mais virulenta e destrutiva.
   a. O período de incubação costuma ser de 3 a 10 dias.
   b. A uretrite em homens homossexuais é mais comumente gonocócica do que não gonocócica.
3. Uretrite gonocócica e não gonocócica podem estar presentes.
4. Não é transmitido sexualmente.
   a. Uretrite bacteriana – pode estar associada à infecção urinária.
   b. Por traumatismo – secundária à passagem de sondas uretrais, cistoscopia repetida, cateter de demora.

Manifestações clínicas

1. Pode ser assintomático.
2. Prurido e queimação ao redor da área da uretra.
3. Secreção uretral, que pode ser escassa ou profusa, fina, clara ou mucoide, espessa e purulenta (gonocócica).
4. Disúria e frequência urinária.
5. Desconforto no pênis.

Avaliação diagnóstica

1. Coloração de Gram – *N. gonorrhoeae* é detectada como diplococos Gram-positivos no exame microscópico da secreção uretral ou da urina.
2. Cultura da secreção uretral em meio seletivo.
3. Testes de amplificação do ácido desoxirribonucleico (DNA) em amostras urinárias ou outros testes de DNA/anticorpo de descarga uretral – hoje em dia, teste principal – para detectar *C. trachomatis* e *N. gonorrhoeae.*
4. Exame microscópico de montagem úmida da descarga uretral fresca – tricomonas podem ser visíveis e ativos.
5. Triagem da primeira urina – o teste positivo de esterase de leucócitos por *dipstick* ou superior a 10 leucócitos por campo de alta potência por microscopia indica uretrite.
6. Em casos raros, a uretroscopia pode ser necessária para isolar uma lesão, como verrugas causadas pelo vírus do papiloma humano (HPV).

Manejo

1. Uretrite gonocócica: antibiótico oral com uma dose de 400 mg de cefixima ou tratamento IM com uma dose com 125 mg de ceftriaxona.
2. Uretrite por clamídia: dose única de azitromicina 1 g ou doxiciclina 100 mg por via oral, 2 vezes/dia, durante 7 dias.
3. A menos que provado o contrário por testes negativos, o tratamento para a clamídia é administrado junto com o para a gonorreia.
4. Para uretrite recorrente, independentemente de terapia adequada para a uretrite não gonocócica ou da presença confirmada de *T. vaginalis*, o tratamento é uma dose oral de metronidazol 2 g.

Alerta farmacológico
Hoje em dia, evita-se o uso de fluoroquinolonas no tratamento de infecções gonocócicas em razão da resistência aos medicamentos.

Complicações

Depende da causa, mas pode incluir:

1. Prostatite, epididimite, estenose uretral, esterilidade por causa da obstrução do ducto epididimal.
2. Infecção retal, faringite, conjuntivite, lesões de pele, artrite com infecção gonocócica.
3. As complicações em longo prazo dessas infecções em mulheres incluem doença inflamatória pélvica e infertilidade.

Avaliação de enfermagem

1. Obtenha o histórico de contato sexual desprotegido e avalie a compreensão do risco pelo paciente.
2. Avalie sinais e sintomas que envolvem os sistemas urinário e reprodutivo.
3. Realize o exame genital e abdominal para avaliar a extensão da infecção.

Diagnósticos de enfermagem

- Risco de infecção relacionado à disseminação ascendente ou sistêmica de patógenos
- Ameaça de infecção relacionada à atividade sexual de alto risco.

Intervenções de enfermagem

Tratamento de infecções e prevenção de complicações

1. Colete com um cotonete uretral amostras de secreção, urina e sangue, conforme prescrição, para exame laboratorial.
2. Use as precauções-padrão ao manusear as amostras.
3. Administre antibióticos, conforme prescrição.
   a. De modo geral, é solicitado com base no diagnóstico presuntivo, antes de os resultados dos testes serem obtidos.
   b. Monitore e instrua o paciente sobre efeitos adversos ou reações alérgicas.

Prevenção da disseminação da infecção

1. Incentive a conformidade com o regime antimicrobiano pelo período prescrito.
2. Aconselhe a abstinência da atividade sexual até que o tratamento seja completado e a cura, estabelecida (quase sempre, de 7 a 10 dias).
3. Instrua o paciente a evitar atividade sexual com o último parceiro até que a pessoa também tenha sido testada e tratada para a infecção.
4. O uso de preservativo pode impedir a transmissão, mas depende da técnica.

Educação do paciente e manutenção da saúde

1. Aconselhe práticas sexuais mais seguras, como abstinência, monogamia mútua e uso de preservativo masculino ou feminino para impedir a disseminação de organismos sexualmente transmissíveis e gravidez indesejada.
2. Enfatize a necessidade de cuidados de acompanhamento se os sintomas persistirem ou retornarem.
3. Informe ao paciente que a notificação de gonorreia ao departamento de saúde pública é exigida por lei em todo o território dos EUA e do Canadá.
4. Diga ao paciente que ele será chamado para nomear todos os parceiros sexuais nos últimos 60 dias e que o processo será confidencial.
5. Forneça informações por escrito sobre todas as DST e assegure-se de que o paciente compreenda os perigos do comportamento sexual de alto risco.

Reavaliação: resultados esperados

- Sinais de infecção resolvidos
- Relata que os parceiros sexuais foram tratados.

Hiperplasia prostática benigna

A *hiperplasia prostática benigna* (HPB) é o aumento da próstata que contrai a uretra, causando sintomas urinários. Um em cada quatro homens que atingem 80 anos vai precisar de tratamento para a HPB.

Fisiopatologia e etiologia

1. O processo de envelhecimento e a presença de andrógenos circulantes são necessários para o desenvolvimento da HPB.
2. O tecido prostático forma nódulos à medida que ocorre o aumento.
3. A cápsula externa da próstata, normalmente fina e fibrosa, torna-se esponjosa e espessa à medida que o aumento progride.
4. A uretra prostática fica comprimida e estreita, exigindo que a musculatura da bexiga trabalhe mais para eliminar a urina.
5. Os efeitos da obstrução prolongada causam trabeculação (formação de cordões) na parede da bexiga, diminuindo sua elasticidade.

Manifestações clínicas

1. No aumento prostático precoce ou gradual, pode não haver sintomas porque a musculatura vesical pode compensar, a princípio, o aumento da resistência uretral.
2. Sintomas obstrutivos – hesitação, diminuição da quantidade e da força do fluxo urinário, drible terminal, sensação de esvaziamento incompleto da bexiga e retenção urinária.
3. Sintomas de micção irritante – urgência, frequência e noctúria.

Avaliação diagnóstica

1. Índice de sintomas da American Urologic Association maior que 7 (classificação por meio de perguntas sobre os sintomas obstrutivos e irritativos): 0 a 7, leve; 8 a 19, moderado; e 20 a 35, grave.
2. Exame retal – aumento suave, firme, simétrico ou assimétrico da próstata.
3. Urinálise para descartar hematúria e infecção.
4. Creatinina sérica e BUN para avaliar a função renal.
5. PSA sérico pode estar elevado em pacientes com HPB.
6. Estudos diagnósticos opcionais para avaliação adicional:
   a. Urodinâmica, que mede a taxa máxima de fluxo de urina, o tempo e o volume da micção e a condição da capacidade vesical de uma contração efetiva.
   b. Medição de urina residual pós-miccional, por ultrassom ou cateterismo.
   c. Cistouretroscopia para inspecionar a uretra, a bexiga, e avaliar o tamanho da próstata.
   d. Urofluxometria, que demonstra graficamente o padrão de micção e pode ajudar a estabelecer a gravidade da obstrução.

Manejo

1. Pacientes com sintomas leves, na ausência de comprometimento vesical ou renal significativos, devem ter acompanhamento anual. A HPB não piora necessariamente em todos os homens.
2. Manejo farmacológico.
   a. Bloqueadores alfa-adrenérgicos, como doxazosina, tamsulosina, terazosina e alfuzosina, relaxam a musculatura lisa do colo da bexiga e da próstata para facilitar a micção.
   b. Inibidores da 5-alfarredutase, como finasterida e dutasterida, exercem efeito antiandrogênico sobre as células prostáticas e podem reverter ou prevenir a hiperplasia. Esses medicamentos diminuem o tamanho da próstata e melhoram os sintomas urinários. O efeito do medicamento pode levar até 6 meses. Mulheres não devem manuseá-los, pois podem ser absorvidos pela pele e são da categoria de risco X para gravidez. Além disso, pacientes que tomam dutasterida não podem doar sangue.
3. Cirurgia (ver também p. 611) – as opções incluem RTUP (antes, o procedimento mais comum), incisão transuretral da próstata ou prostatectomia aberta para próstatas muito grandes, geralmente por abordagem suprapúbica.
4. PVP está começando a substituir RTUP. É realizada com o auxílio de um cistoscópio e de um *laser* para vaporizar o tecido prostático doente.
5. TUMT e TUNA são procedimentos ambulatoriais que usam o calor para destruir o tecido prostático doente.
6. A terapia intersticial com *laser* Indigo® é outro procedimento realizado ambulatorialmente.

Alerta farmacológico
Embora prescritos em razão de seu efeito sobre a musculatura lisa da próstata, os bloqueadores alfa-adrenérgicos, com exceção da tansulosina e da alfuzosina, também têm um efeito anti-hipertensivo. A dosagem costuma ser titulada com base em uma pequena dose inicial. É recomendado que a primeira dose, ou todas as doses diárias, seja tomada na hora de dormir.

Alerta farmacológico
A finasterida está presente no sêmen e pode ter efeitos deletérios sobre o feto.

Complicações

1. Retenção urinária aguda, contrações involuntárias da bexiga, divertículos da bexiga e cistolitíase.
2. Refluxo vesicoureteral, hidroureter e hidronefrose.
3. Hematúria bruta e infecção urinária.

Avaliação de enfermagem

1. Obtenha o histórico de sintomas da micção, incluindo início, frequência de micção diurna e noturna, presença de urgência, disúria, sensação de esvaziamento incompleto e diminuição da força do fluxo. Determine o impacto sobre a qualidade de vida do paciente.
2. Realize o exame retal (tamanho, forma e consistência) e abdominal para detectar a distensão da bexiga e o grau de aumento da próstata.
3. Realize medidas urodinâmicas simples – urofluxometria e medição do resíduo pós-miccional, se indicado.

Diagnóstico de enfermagem

- Eliminação de urina prejudicada relacionada à obstrução da uretra.

Ver também p. 611 para cuidados com o paciente submetido à cirurgia prostática.

Intervenções de enfermagem

Facilitação da eliminação de urina

1. Ofereça privacidade e tempo suficiente para o paciente urinar.
2. Auxilie na introdução do cateter com um fio-guia ou por meio de cistotomia suprapúbica, conforme indicado.
   a. Monitore a ingesta e o débito urinário.
   b. Mantenha a patência do cateter.
3. Administre os medicamentos, conforme prescrição, monitore e ensine o paciente sobre os efeitos adversos.
   a. Bloqueadores alfa-adrenérgicos – hipotensão, hipotensão ortostática, síncope (em especial após a primeira dose), possível impotência, possível ejaculação retrógrada, visão turva, hipertensão de rebote, se o medicamento for descontinuado abruptamente.
   b. Finasterida e dutasterida – disfunção hepática, possível impotência, interferência nos testes de PSA, presença no sêmen com potencial efeito adverso no feto da mulher grávida.
4. Avalie e ensine o paciente a comunicar hematúria e sinais de infecção.

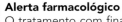

Alerta farmacológico
O tratamento com finasterida e dutasterida diminui o PSA pela metade, portanto isso deve ser levado em consideração ao obter o PSA para monitoramento do câncer de próstata.

Educação do paciente e manutenção da saúde

1. Explique os sintomas e as complicações da HPB ao paciente – retenção urinária, hidronefrose, cistite, aumento dos sintomas de micção irritante. Incentive a relatar esses problemas e a manter consultas de acompanhamento.
2. Aconselhe os pacientes com HPB a evitar certas substâncias que podem prejudicar a micção (Tabela 21.3), em particular os medicamentos de venda livre para resfriados que contenham simpatomiméticos como fenilpropanolamina.
3. Informe ao paciente que os sintomas da micção irritante não desaparecem imediatamente após o alívio da obstrução, mas diminuem com o tempo.

Tabela 21.3 Funcionamento da bexiga e ação dos medicamentos.

Função	Classe farmacológica	Exemplos
Músculo detrusor Aumento do tônus e das contrações.	Medicamentos colinérgicos (estimulam os receptores parassimpáticos que provocam a contração do músculo detrusor).	• Betanecol • Neostigmina
Tônus diminuído, possível retenção.	Medicamentos anticolinérgicos (bloqueiam os receptores parassimpáticos que provocam a contração do músculo detrusor).	• Metanelina • Propantelina • Oxibutinina • Darifenacina • Solifenacina • Tróspio
Relaxa o tônus da bexiga.	Bloqueadores dos canais de cálcio (podem interferir no influxo de cálcio para dar suporte ao tônus muscular do detrusor).	• Nifedipino • Verapamil • Diltiazem • Tartarato de tolterodina
Esfíncter interno Aumento do tônus, possível retenção.	Agonistas alfa1-adrenérgicos (ativam os receptores alfa que provocam a contração dos músculos do esfíncter interno).	• Fenilefrina • Efedrina • Fenilpropanolamina
Tônus diminuído.	Bloqueadores alfa-adrenérgicos.	• Alfuzosina • Prazosina • Doxazosina • Terazosina • Tamsulosina
Esfíncter externo Tônus diminuído, possível retenção.	Relaxantes musculares esqueléticos.	• Baclofeno • Dantrolene • Diazepam

4. Instrua o paciente a evitar relações sexuais, esforço para defecar, trabalho pesado e longos períodos sentados por 6 a 8 semanas após a cirurgia, até a cicatrização da fossa prostática.
5. Aconselhe as consultas de acompanhamento após o tratamento, porque pode ocorrer estenose uretral e possível recrescimento da próstata após o RTUP.
6. Procure conhecer produtos "naturais" ou fitoterápicos que sejam comercializados para a "saúde da próstata".
   a. Avise ao paciente que a *saw palmetto* (*Serenoa repens*) demonstrou eficácia na redução dos sintomas da HPB em vários ensaios clínicos.
   b. O ingrediente ativo em preparações comerciais é o extrato lipidosterólico de *Serenoa repens*, e a dosagem é de 160 mg 2 vezes/dia.
   c. Deve ser tomado no café da manhã e no jantar para minimizar os efeitos adversos gastrintestinais.
   d. Embora pareça seguro e não haja interações medicamentosas conhecidas, informe aos pacientes que eles devem discutir o uso da *saw palmetto* com os médicos.
7. Aconselhe o paciente a notificar todos os prestadores de cuidados de saúde sobre os medicamentos que está tomando. Se uma cirurgia de catarata estiver sendo planejada, o oftalmologista deve estar ciente do uso da tansulosina, que pode aumentar o risco de síndrome da íris flexível.

Reavaliação: resultados esperados

- Micção adequada sem urina residual.

Prostatite

Prostatite é uma inflamação da próstata classificada como prostatite bacteriana (aguda ou crônica) ou síndrome da dor pélvica crônica (sem invasão bacteriana).

Fisiopatologia e etiologia

Invasão bacteriana aguda e crônica da próstata

1. Pelo refluxo de urina infectada para os ductos ejaculatórios e prostáticos.
2. De origem hematogênica (corrente sanguínea), por disseminação linfogênica ou extensão direta do reto.
3. Secundária à uretrite, pela ascensão de bactérias da uretra.
4. Pode ser estimulada por instrumentação uretral ou pelo exame retal da próstata quando houver presença de bactérias.
5. Pode ser causada por bactérias entéricas Gram-negativas, como *Pseudomonas aeruginosa*, *E. coli* e *Klebsiella pneumonia*, e cocos Gram-positivos, como *Streptococcus* e *Staphylococcus*. Também pode ser causada por *C. trachomatis*.

Síndrome da dor pélvica crônica

Dor ou desconforto sem outros sinais de infecção e sem causa etiológica conhecida; difícil de diagnosticar e gerenciar.

Manifestações clínicas

1. Calafrios repentinos, febre (de moderada a alta) e dores no corpo nos casos de prostatite aguda.
2. Os sintomas são mais sutis nos casos de prostatite crônica e síndrome da dor pélvica crônica.
3. Irritabilidade da bexiga – frequência, disúria, noctúria, urgência e hematúria em graus variados.
4. Dor em períneo, reto, região lombar, abdome inferior e ponta do pênis.
5. Dor após a ejaculação, sintomas de obstrução da uretra.

Avaliação diagnóstica

1. Urinálise.
2. Cultura de urina e antibiograma.
   a. A massagem da próstata é desaconselhável, pois pode precipitar sepse ou bacteriemia.
   b. Na prostatite bacteriana aguda, verifica-se um número grande de leucócitos e cultura positiva. Na prostatite bacteriana crônica, há menor contagem de colônias bacterianas. Na síndrome da dor pélvica crônica, pode haver leucócitos, mas com cultura negativa.
3. O exame retal costuma revelar próstata excessivamente sensível, dolorosa e inchada (mole e esponjosa), quente ao toque (com prostatite bacteriana aguda).
4. A contagem sérica de leucócitos fica elevada na prostatite bacteriana aguda.
5. A verificação da bexiga quanto à presença de resíduo pós-miccional avalia o esvaziamento da bexiga.
6. A ultrassonografia transretal detecta abscesso da próstata.

Manejo

Prostatite bacteriana aguda

1. Terapia antimicrobiana geralmente por 2 a 4 semanas com base na sensibilidade ao medicamento. Em geral, é administrada fluoroquinolona ou sulfametoxazol-trimetoprima.
2. Terapia IV com ampicilina ou um aminoglicosídio no paciente hospitalizado. Os pacientes devem ser hospitalizados se houver suspeita de abscesso, urosepse ou imunocomprometimento.
3. A retenção urinária é gerenciada com cistostomia suprapúbica, e o cateterismo uretral costuma ser evitado.
4. Antipiréticos, analgésicos, hidratação, amaciadores de fezes e banhos de assento para alívio dos sintomas.

Prostatite bacteriana crônica

1. Em média, 4 a 6 semanas de antibioticoterapia oral com capacidade de difusão na próstata.
   a. Quinolonas como ciprofloxacino, levofloxacino, ofloxacino ou norfloxacino.
   b. Sulfonamida como sulfametoxazol-trimetoprima.
2. Os agentes antiespasmódicos orais podem aliviar a frequência e a urgência urinárias.
3. Bloqueadores alfa-adrenérgicos podem ajudar na micção.

Síndrome da dor pélvica crônica

1. Em geral, requer várias modalidades.
2. Bloqueadores alfa-adrenérgicos e relaxantes musculares podem aliviar os sintomas.
3. Deve ser realizada uma intervenção diagnóstica agressiva, a fim de descartar outras condições, como câncer de próstata ou cistite intersticial.
4. Medicamentos anti-inflamatórios como AINEs são úteis.
5. Antidepressivos tricíclicos podem ser úteis no controle da dor.
6. Pentosana pode ser útil para aliviar o desconforto.
7. Antibióticos à base de quinolina podem ser tomados por 4 a 6 semanas.
8. A massagem no assoalho pélvico e o *biofeedback* podem ajudar a aliviar espasmos musculares perineais.

Complicações

1. Bacteriúria, uretrite, epididimite, abscesso prostático, bacteriemia e septicemia.
2. Retenção urinária aguda.
3. Constipação intestinal.

Avaliação de enfermagem

1. Obtenha o histórico de infecção urinária inferior ou DST prévia e dos padrões de micção recentes.
2. Realize o exame dos órgãos genitais para verificar a presença de secreção uretral, bem como o exame retal – exceto na prostatite bacteriana aguda causada por sensibilidade e possibilidade de disseminação da infecção – para avaliar a sensibilidade da próstata.
3. Colete amostras de urina para cultura e secreções prostáticas. Para ajudar a distinguir entre uma infecção da uretra, da bexiga ou da próstata, peça ao paciente que colete os primeiros 10 mℓ de urina e rotule como urina-1. Essa será a amostra uretral. Em seguida, peça que colete uma amostra de urina no meio do fluxo e rotule como urina-2, que será a amostra da bexiga. Por fim, peça ao paciente que urine após uma massagem prostática e rotule como urina-3, que será a amostra da próstata.

Diagnósticos de enfermagem

- Hipertermia relacionada ao processo infeccioso
- Dor aguda relacionada à inflamação prostática
- Dor crônica relacionada à prostatite crônica e à síndrome da dor pélvica crônica.

Intervenções de enfermagem

Redução da febre

1. Inicie a antibioticoterapia assim que forem obtidas as amostras para cultura.
2. Administre medicação antipirética e use medidas de resfriamento, se necessário.
3. Mantenha o paciente bem hidratado, por administração intravenosa ou oral de fluidos, em razão da perda decorrente da febre. No entanto, evite a hiperidratação, que aumenta o volume de urina, reduzindo a concentração de antibióticos.

Alívio da dor

1. Administre medicamentos analgésicos ou anti-inflamatórios, conforme prescrição.
2. O paciente deve manter repouso na prostatite aguda para aliviar a dor perineal e suprapúbica.
3. Mantenha uma dieta rica em fibras e administre amaciadores de fezes, conforme necessário, para evitar a constipação intestinal, que aumenta a dor.

Controle da dor crônica

1. Administre ou ensine a autoadministração de analgésicos, agentes anti-inflamatórios, bloqueadores alfa-adrenérgicos ou relaxantes musculares, conforme prescrição.
2. Aconselhe banhos de assento quentes para aliviar a dor, promover o relaxamento muscular do assoalho pélvico e reduzir o potencial de retenção urinária.
3. Avalie a resposta do paciente a medidas de suporte e a capacidade de enfrentamento de uma dor crônica.

Educação do paciente e manutenção da saúde

1. Instrua o paciente a tomar os antibióticos de acordo com a prescrição, enfatizando a importância de concluir o longo curso da terapia para evitar a recorrência e o desenvolvimento de resistência pelos organismos.
2. Explique ao paciente os sintomas de recorrência e disseminação da infecção.
3. Oriente o paciente sobre medidas de conforto, como banhos de assento (10 a 20 minutos) várias vezes ao dia, uso contínuo de amaciadores de fezes e não permanecer sentado por longos períodos.
4. Aconselhe o paciente a evitar a excitação sexual e relações durante o período de inflamação aguda. A relação sexual pode ser benéfica no tratamento da prostatite crônica por estimular a secreção de líquido prostático e aliviar o congestionamento da próstata. Infecção prostática crônica não é sexualmente transmissível.
5. Incentive as consultas de acompanhamento recomendadas, porque é possível haver recorrência.

Reavaliação: resultados esperados

- Afebril
- Verbaliza o alívio da dor após analgésico
- Verbaliza a redução da dor crônica.

Câncer de próstata

O câncer de próstata é a principal causa de câncer e a segunda principal causa de morte por câncer entre estadunidenses, sendo o carcinoma mais comum em homens com mais de 65 anos.

Fisiopatologia e etiologia

1. A incidência de câncer de próstata é 30% maior em homens afro-americanos.
2. A maioria dos cânceres de próstata surge da zona periférica da glândula.
3. O câncer de próstata pode se disseminar por extensão local, pelos vasos linfáticos ou pela corrente sanguínea.
4. A etiologia do câncer de próstata é desconhecida, mas há um risco aumentado para pessoas com histórico familiar da doença.
5. A influência da ingestão de gordura na dieta, dos níveis séricos de testosterona e da exposição a agentes cancerígenos estão sob investigação.

Manifestações clínicas

1. A maioria dos cânceres de próstata em estágio inicial é assintomática.
2. Sintomas relacionados à obstrução do fluxo urinário:
   a. Hesitação e esforço para urinar, frequência urinária e noctúria.
   b. Diminuição da quantidade e da força do fluxo urinário.
3. Sintomas relacionados à metástase:
   a. Dor na região lombossacra irradiando para quadris e pernas (por metástases ósseas).
   b. Desconforto perineal e retal.
   c. Anemia, perda de peso, fraqueza, náuseas e oligúria (pela uremia).
   d. Hematúria (por invasão da uretra ou da bexiga, ou de ambas).
   e. Edema dos membros inferiores que ocorre quando as metástases do nódulo pélvico comprometem o retorno venoso.

Avaliação diagnóstica

1. Exame retal – a próstata pode ser palpada pela parede do reto e ser sentida como um nódulo duro (Figura 21.11).
2. A biopsia transretal por agulha guiada por ultrassom, pela parede retal anterior ou pelo períneo, para estudo histológico do tecido inclui o grau do tumor de acordo com a tabela de Gleason, se houver carcinoma.
3. Ultrassonografia transretal – sonda sonar colocada no reto.
4. PSA – uma protease produzida por tecidos benignos e malignos da próstata. Um PSA elevado pode ser causado por HPB, prostatite ou câncer de próstata.
   a. Suspeita-se de câncer de próstata se o PSA estiver acima de 4, mas o câncer também pode estar presente com níveis inferiores a 4,0.
   b. O nível de PSA livre pode ser usado para ajudar a estratificar o risco de um PSA elevado. Quanto mais baixo o nível de PSA livre, maior o risco de câncer de próstata.

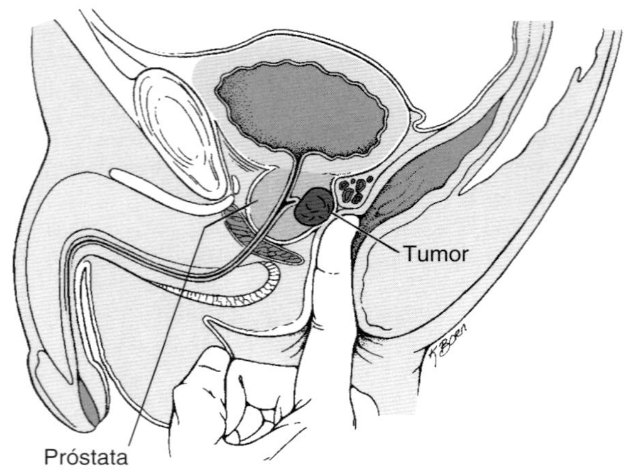

Figura 21.11 A próstata pode ser sentida pela parede do reto. Devem ser registrados o tamanho da glândula, a consistência geral e a presença de áreas firmes e nódulos.

c. Velocidade do PSA: aumento do PSA de 0,75 ng em 1 ano pode indicar câncer de próstata.
d. O PSA específico para a idade também pode ajudar a estratificar o risco de câncer de próstata.

5. As diretrizes das diferentes organizações de apoio ao câncer, urológicas e de prevenção, como a United States Preventive Services Task Force (USPSTF) e a American Urological Association (AUA), variam em relação ao rastreamento do câncer de próstata. A USPSTF afirma que não existem evidências suficientes para recomendar a triagem. A ACS não é a favor da triagem de rotina até que ocorra uma discussão informada com os pacientes que desejam ser triados. A National Comprehensive Cancer Network (NCCN) recomenda DRE/PSA basal aos 40 anos e triagem anual aos 50. A AUA recomenda DRE/PSA basal aos 40 anos. Todos recomendam discussões informadas com os pacientes.
6. Avaliação do estadiamento – radiografias, TC, RM, cintilografia óssea e análise de linfonodos pélvicos fornecem informações precisas sobre o estadiamento.
7. Um estudo por imagem mais recente chamado ProstaScint usa uma infusão intravenosa de anticorpo monoclonal para o antígeno prostático específico de membrana.
   a. Imagens imediatas e após 48 e 72 horas podem identificar metástases nos tecidos moles e nos ossos para estadiamento.
   b. O material radioativo é excretado por urina, fezes e fluidos corporais, mas os níveis de radiação são muito baixos e não representam risco.
   c. O paciente deve ser monitorado quanto a sinais de reações alérgicas após o exame.
8. Estão sendo realizadas pesquisas sobre inúmeras anormalidades genéticas e cromossômicas. A superexpressão do gene *AMACR* foi encontrada em 90% dos pacientes com câncer de próstata. Testes com esse gene podem resultar na identificação do câncer de próstata em estágio precoce.

Manejo

Medidas conservadoras

1. Uma vigilância cuidadosa pode ser indicada para homens com Gleason 6, câncer de próstata em estágio inferior ou expectativa de vida de 10 anos ou menos, pois o câncer de próstata tem crescimento lento e é esperado que muitos homens morram antes disso, por outras causas. Em geral, recomenda-se que esses pacientes sejam acompanhados de perto com determinações periódicas do PSA e com exames para evidenciar metástases.
2. Controle de sintomas para câncer de próstata avançado quando o tratamento não é efetivo:
   a. Analgésicos e opioides para aliviar a dor.
   b. Curso curto de radioterapia em áreas específicas de dor óssea.
   c. A administração por via intravenosa do agente emissor beta (cloreto de estrôncio 89) concentra a radioterapia diretamente sobre os locais de metástase.
   d. RTUP para remoção de tecidos, se houver obstrução do fluxo urinário.
   e. Colocação do cateter suprapúbico.
   f. O ácido zoledrônico é administrado por via intravenosa para dor de metástase óssea.

Intervenções cirúrgicas

1. Prostatectomia radical – remoção de toda a próstata, da cápsula prostática e de vesículas seminais; pode incluir linfadenectomia pélvica.
   a. O procedimento é usado para tratar câncer de próstata nos estágios T_1 e T_2.
   b. As complicações podem incluir incontinência urinária, impotência e possível lesão retal.
   c. Técnicas mais recentes poupadoras de nervos podem preservar a potência e a continência sexuais.
2. A criocirurgia da próstata congela o tecido, matando as células tumorais sem remover a glândula.

Radioterapia

1. Radiação externa de feixe ou radioterapia com intensidade modulada, focalizada sobre a próstata, para fornecer a dose máxima de radiação ao tumor e a dose mínima aos tecidos circundantes.
2. Braquiterapia – implantação intersticial de substâncias radioativas na próstata que fornecem doses de radiação diretamente ao tumor, poupando o tecido não envolvido.
3. Usado para tratar o câncer nos estágios T_1, T_2 e T_3, em especial se o paciente não for um bom candidato à cirurgia. Ambas as formas de radiação são usadas em alguns pacientes; feixe externo seguido de braquiterapia.
4. As complicações incluem cistite por radiação (frequência urinária, urgência, noctúria), lesão uretral (estenose), enterite por radiação (diarreia, anorexia, náuseas), proctite por radiação (diarreia, sangramento retal), impotência, reações cutâneas e fadiga.

Manipulação hormonal (paliativo)

1. O câncer de próstata é sensível a hormônios. O objetivo do tratamento hormonal é privar as células tumorais de andrógenos ou de seus subprodutos, aliviando os sintomas e retardando o progresso patológico.
2. A orquiectomia bilateral (remoção dos testículos) resulta na redução do principal andrógeno circulante: a testosterona. Uma pequena quantidade de andrógeno ainda é produzida pelas glândulas suprarrenais.
3. Métodos farmacológicos para obter a privação de androgênio também são usados para reduzir o volume do tumor antes da cirurgia ou da radioterapia.
   a. Os agonistas do hormônio liberador do hormônio luteinizante (LHRH), como leuprolide e acetato de goserelina, reduzem os níveis de testosterona de maneira tão efetiva quanto a orquiectomia.
   b. Substâncias antiandrogênicas (flutamida, bicalutamida e nilutamida) impedem a ação androgênica diretamente nos tecidos-alvo (testículos e suprarrenais), bloqueando a síntese de androgênios pela próstata e pelas glândulas suprarrenais.
   c. A terapia combinada com agonista do LHRH e um antiandrogênio bloqueia a ação de todos os androgênios circulantes.
4. As complicações da manipulação hormonal incluem ondas de calor, náuseas e vômito, ginecomastia, disfunção sexual e osteoporose.

Complicações

1. Metástase óssea – colapso vertebral e compressão da medula espinal, fraturas patológicas.
2. Complicações do tratamento.

Avaliação de enfermagem

1. Obtenha o histórico dos sintomas atuais e verifique o histórico familiar para câncer de próstata.
2. Palpe os linfonodos, sobretudo nas regiões supraclavicular e inguinal – que podem ser o primeiro sinal de disseminação metastática) –, e verifique a presença de dor no flanco e distensão vesical.
3. Avalie comorbidades, estado nutricional e capacidade de enfrentamento antes do tratamento.

Diagnósticos de enfermagem

- Ansiedade relacionada ao medo da progressão da doença e às opções de tratamento
- Disfunção sexual relacionada aos efeitos da terapia
- Dor crônica relacionada à metástase óssea.

Ver também na p. 611 os cuidados com o paciente submetido à prostatectomia.

Intervenções de enfermagem

Redução da ansiedade

1. Ajude o paciente a avaliar o impacto da doença e das opções de tratamento sobre sua qualidade de vida.
2. Explique repetidas vezes os testes de diagnóstico, as opções de tratamento, e ajude o paciente a adquirir certa sensação de controle sobre a doença e as decisões relacionadas.
3. Ajude o paciente e a família a estabelecerem metas alcançáveis.
4. Demonstre interesse e segurança ao realizar os cuidados físicos.

Alcance da função sexual ideal

1. Embora o paciente possa se sentir mal enquanto experimenta os efeitos da terapia, pode também se perguntar como ficará sua função sexual. Dê-lhe a oportunidade de comunicar suas preocupações e necessidades sexuais.
2. Informe que é esperada uma diminuição da libido após a terapia de manipulação hormonal e que alguns procedimentos cirúrgicos e a radioterapia podem resultar em impotência.
3. Espere que o comportamento do paciente reflita seu estado de depressão, ansiedade, raiva e retrocesso. Incentive a expressão de sentimentos e a comunicação com o parceiro.
4. Sugira opções de suporte, como aconselhamento sexual, aprendizado de outras formas de expressão sexual e considerações sobre implantes, agentes farmacológicos e outras opções para o tratamento da disfunção erétil.
5. Peça ao paciente que pergunte ao urologista sobre reabilitação peniana após uma prostatectomia radical aberta ou laparoscópica. A incorporação precoce de inibidores de PDE5, dispositivo erétil a vácuo ou injeções intracavernosas pode aumentar o retorno das ereções após a prostatectomia.

Alerta farmacológico
A ioimbina é uma preparação à base de plantas que pode ser comercializada sem receita médica como um afrodisíaco e para o tratamento de disfunção erétil masculina. Avise aos pacientes que se trata de uma erva considerada insegura pelo Departamento de Agricultura dos EUA graças a diferentes interações medicamentosas e alimentares e a efeitos adversos, como hipertensão, taquicardia e tremores.

Controle da dor

1. Administre e ensine a autoadministração de analgésicos opioides, conforme prescrição. Opioides orais de liberação sustentada, adesivos transdérmicos de liberação sustentada e bombas de infusão subcutânea ou peridural controlada pelo paciente estão entre as muitas opções.
2. Incentive o paciente a tomar ácido acetilsalicílico, paracetamol ou AINEs prescritos para reduzir a dor leve ou complementar o regime de controle da dor com opioides.
3. Certifique-se de que receba a dose necessária de medicação e ajude o paciente e sua família a entenderem que o vício não deve ser uma preocupação no câncer de próstata metastático ou refratário ao tratamento hormonal.
4. Ensine técnicas de relaxamento, como imagética, musicoterapia e relaxamento muscular progressivo.
5. Use medidas de segurança para evitar fraturas patológicas por quedas.
6. Incentive o acompanhamento e o tratamento paliativo, como radioterapia para lesões ósseas, a fim de aliviar a dor.

Considerações sobre atendimento domiciliar e na comunidade

Baseado em evidências
Smith, R. A., Manassram-Baptiste, D., Brooks, D. et al. (2015). Cancer screening in the United States, 2015: A review of current american Cancer Society guidelines and issues in cancer screening. *CA – Cancer Journal for Clinicians, 65*, 30-54.

Incentive a conscientização sobre o câncer de próstata na comunidade.

1. Os riscos incluem ser afro-americano, ter mais de 50 anos e ter um parente de primeiro grau com câncer de próstata. Dieta rica em gordura também tem sido associada ao desenvolvimento de câncer de próstata.
2. Homens assintomáticos com expectativa de vida de pelo menos 10 anos devem ter a oportunidade de tomar uma decisão informada sobre a triagem.
3. Se o paciente desejar fazer a triagem após uma discussão detalhada com o profissional de saúde, o exame retal e o teste de sangue com PSA devem começar aos 50 anos para homens com risco médio, aos 45 anos para afro-americanos e aqueles com parente de primeiro grau e história de câncer de próstata ou aos 40 anos se o homem tiver vários parentes diagnosticados com câncer de próstata antes dos 65.
4. Não existem evidências suficientes e elas são conflitantes em relação à possibilidade de salvar vidas por meio da triagem do câncer de próstata.
5. PSA menor que 2,5 ng/mℓ indica baixo risco de câncer de próstata, portanto a recomendação é repetir em 2 anos.
6. Se algum sintoma de obstrução urinária se desenvolver, o paciente deve procurar avaliação clínica.

Educação do paciente e manutenção da saúde

1. Ensine ao paciente a importância do acompanhamento clínico para verificação dos níveis de PSA – a cada 6 a 12 meses, dependendo da patologia e da recomendação do urologista – e avaliação da progressão da doença pela varredura óssea periódica ou TC. Deve haver suspeita de recorrência do câncer com PSA maior que 0,2 em duas ocasiões diferentes.
2. Ensine a administração por via intramuscular ou subcutânea de agentes hormonais, conforme indicado.
3. Se ocorrer metástase óssea, incentive o uso de medidas de segurança em casa para evitar fraturas patológicas, como a remoção de tapetes, uso de corrimão nas escadas e de luzes noturnas.
4. Avise ao paciente para comunicar sintomas de agravamento da obstrução uretral, como aumento da frequência, urgência, hesitação e retenção urinária.

5. Aconselhe o paciente a monitorar sinais de metástase, como fadiga, perda de peso, fraqueza, dor e disfunção intestinal e vesical.
6. Para obter informações e suporte adicional, consulte agências como a Us TOO International (*www.ustoo.com*); a Man to Man, um programa da American Cancer Society (*www.cancer.org*); e a American Urological Association Foundation (*www.urologyhealth.org*).[5]

Reavaliação: resultados esperados

- Discute as opções de tratamento e faz perguntas
- Verbaliza compreensão sobre a disfunção sexual e mostra interesse em procurar aconselhamento
- Relata alívio da dor após a administração de opioides.

Câncer de testículo

O câncer testicular é uma doença que ocorre em homens mais jovens, entre 15 e 35 anos. É relativamente incomum, afetando 9 em cada 100 mil homens por ano. É a forma mais tratável de câncer urológico.

Fisiopatologia e etiologia

1. A maioria dos cânceres testiculares é de origem germinativa. Os tumores germinais mais comuns em adultos são seminoma, carcinoma embrionário, teratoma e coriocarcinoma – os três últimos também são chamados de *não seminomas.*
2. A etiologia dos tumores testiculares é desconhecida, mas existe uma relação entre a criptorquidia, testículos não descidos para a bolsa escrotal, e a ocorrência de tumores.
3. Tumores testiculares criam metástases de forma gradual para os linfonodos retroperitoneais, com envolvimento subsequente de linfonodos mediastinais, pulmões e fígado.
4. Tumores de células germinativas testiculares são considerados potencialmente curáveis. Seminomas são muito sensíveis à radioterapia. Os não seminomas são sensíveis à quimioterapia à base de platina.

Manifestações clínicas

1. Inchaço indolor ou aumento dos testículos acompanhado de sensação de peso na bolsa escrotal.
2. Dor no testículo, se o paciente apresentar epididimite ou sangramento no tumor.
3. Sintomas de doença metastática: tosse ou dispneia, linfadenopatia, dor nas costas, sintomas gastrintestinais, edema nos membros inferiores ou dor nos ossos.

Avaliação diagnóstica

1. Marcadores séricos elevados para gonadotrofina coriônica humana, desidrogenato de ácido láctico e alfafetoproteína. O ensaio com marcadores tumorais também é usado para diagnóstico, detecção de recorrência precoce, estadiamento e monitoramento da resposta à terapia.
2. Ultrassonografia escrotal para determinar a localização da lesão e diferenciar entre lesão sólida e cística.
3. Radiografia de tórax para procurar metástase pulmonar ou mediastinal.
4. TC do tórax, do abdome e da pelve para avaliar os linfonodos retroperitoneais e acompanhar o progresso da terapia.

Manejo

A escolha do tratamento depende da histologia do tumor e do estágio da doença.

Cirurgia

1. Orquiectomia inguinal – remoção do testículo e sua túnica e do cordão espermático.
2. A dissecção retroperitoneal de linfonodos (RPLND, na sigla em inglês) pode ser realizada após a orquiectomia de tumores não seminomas, para estadiamento e fins terapêuticos.
3. Complicações da cirurgia:
   a. RPLND causa infertilidade em razão da disfunção ejaculatória.
   b. A linfadenectomia unilateral modificada poupadora de nervos pode ser realizada em pacientes selecionados, preservando a ejaculação.
   c. A orquiectomia unilateral elimina metade das células germinais, reduzindo a contagem de espermatozoides.
   d. A libido e a capacidade de atingir uma ereção são preservadas.

Radioterapia

1. Radioterapia para as vias de drenagem linfática, após orquiectomia em seminomas, com taxa de cura próxima a 99%.
2. O outro testículo é protegido, quase sempre preservando a fertilidade.

Quimioterapia

1. A terapia combinada com cisplatina é usada no tratamento de tumores primários não seminomas e metástases linfáticas regionais e no tratamento de doenças metastáticas distantes.
2. O desconforto da quimioterapia inclui náuseas e vômito significativos, alopecia, mialgia, cólicas gastrintestinais e mucosite.

Complicações

1. Infertilidade e perda do testículo.
2. Ejaculação retrógrada após linfadenectomia retroperitoneal.
3. Morte por doença metastática.

Avaliação de enfermagem

1. Examine a massa testicular e verifique quando foi percebida, se sofreu alteração ou aumentou desde a descoberta inicial.
2. Examine o aumento dos linfonodos supraclaviculares e inguinais.
3. Verifique se há sintomas de doença metastática.

Diagnósticos de enfermagem

- Ansiedade relacionada ao diagnóstico de câncer e ao tratamento iminente
- Imagem corporal perturbada relacionada à perda do testículo e da fertilidade
- Risco de lesão relacionado a complicações do tratamento.

Intervenções de enfermagem

Redução da ansiedade

1. Forneça informações realistas sobre a cirurgia ou o tratamento previsto, esclareça os mitos associados à doença testicular e enfatize as taxas de cura positivas.
2. Encaminhe o paciente para serviços educacionais e de apoio por meio da American Cancer Society e de grupos locais de apoio ao câncer.

Preservação da imagem corporal

1. Garanta ao paciente que a orquiectomia não diminuirá sua virilidade e que a RPLND altera a fertilidade e a ejaculação, mas não a libido, a ereção e a sensação.
2. Informe ao paciente que a prótese testicular pode preservar a aparência da bolsa escrotal.
3. Encaminhe o paciente a aconselhamento, conforme necessário, para problemas com relacionamentos, colegas ou vida profissional.
4. Discuta uma possível doação de esperma em razão de problemas de infertilidade.

Prevenção das complicações do tratamento

1. Forneça a assistência pós-operatória de rotina, incluindo deambulação precoce, cuidados respiratórios e administração de analgésicos.

---

[5]N.R.T.: No Brasil, o paciente pode procurar o Instituito Nacional do Câncer (INCA), em: *https://www.inca.gov.br/*.

2. Após RPLND, atente para íleo paralítico, que é comum após uma ressecção extensa.
   a. Ausculte os sons intestinais com frequência e observe se há distensão abdominal.
   b. Suspenda os líquidos por via oral até que os sons intestinais retornem.
   c. Comunique as queixas de náuseas e vômito.
   d. Inicie a descompressão nasogástrica, se indicado.
3. Para cuidados de enfermagem envolvendo radioterapia e quimioterapia, ver p. 113 a 125.

Educação do paciente e manutenção da saúde

1. Ensine todos os jovens a realizar o autoexame testicular mensal. Após a orquiectomia, o paciente deve examinar o testículo restante mensalmente.
2. Revise o cronograma de radioterapia ou quimioterapia, ensine o paciente e seus familiares sobre os possíveis efeitos adversos e converse sobre as expectativas para o período de tratamento.
3. Forneça informações sobre a ejaculação retrógrada após RPLND e alternativas para a fertilidade.

Reavaliação: resultados esperados

- Verbaliza a compreensão do tratamento e suas complicações
- Nenhuma distensão abdominal observada
- Discute suas preocupações com a função sexual com a equipe e com os parceiros.

Epididimite

Epididimite é uma infecção do epidídimo que, de modo geral, se dissemina a partir da uretra ou da bexiga para o epidídimo pelos ductos ejaculatório e deferente.

Fisiopatologia e etiologia

1. Ocorre como uma complicação de infecção urinária, estreitamento uretral, prostatite bacteriana, uretrite bacteriana gonocócica ou não gonocócica.
2. Em homens com menos de 35 anos, os organismos sexualmente transmissíveis são os principais agentes etiológicos, quase sempre *C. trachomatis* e *N. gonorrhoeae*.
3. Em homossexuais, a *E. coli* é uma causa comum.
4. Em idosos, as principais causas são obstrução da saída da bexiga e bactérias urinárias (*E. coli*, *P. aeruginosa*).

Manifestações clínicas

1. Dor unilateral e sensibilidade na bolsa escrotal.
2. Edema, vermelhidão e sensibilidade na bolsa escrotal.
3. Disúria e frequência miccional.
4. Febre, náuseas e vômito.
5. Piúria, bacteriúria e leucocitose.

Avaliação diagnóstica

1. Amostra de urina para cultura e antibiograma.
2. Exame (coloração de Gram, cultura, testes para gonorreia e *clamídia*) da secreção uretral e de secreções prostáticas expressas para estabelecer o organismo causador.
3. Ultrassom com Doppler para descartar uma torção testicular.

Manejo

1. Terapia antimicrobiana após a coleta das amostras.
   a. O tratamento de escolha para infecções sexualmente transmissíveis presumidas é a combinação de ceftriaxona 250 mg IM em dose única com doxiciclina 100 mg por via oral (VO), 2 vezes/dia, durante 10 dias.
   b. Para *E. coli* e outras infecções presumidas, recomenda-se a administração de uma quinolona, como a ciprofloxacino 500 mg, VO, 2 vezes/dia, por 10 dias, ou cotrimoxazol por 10 dias.
2. Analgésicos para o alívio da dor.
3. Repouso no leito com a bolsa escrotal elevada por uma toalha, para permitir a drenagem linfática.
4. Em alguns casos, é injetado um anestésico local no cordão espermático para aliviar a dor.

Complicações

1. Propagação da infecção para o testículo – orquiepididimite.
2. Infertilidade – o risco é maior quando a infecção é bilateral.

Avaliação de enfermagem

1. Obtenha o histórico de doenças sexualmente transmissíveis (ou sintomas), de infecção urinária ou prostatite, de instrumentação urológica ou de cirurgia recente.
2. Verifique a elevação da temperatura, o nível de dor, a sensibilidade e o edema da bolsa escrotal.
3. Avalie o risco do comportamento sexual – múltiplos parceiros, sexo sem preservativo, histórico de DSTs.

Diagnóstico de enfermagem

- Dor aguda relacionada à inflamação da bolsa escrotal.

Intervenções de enfermagem

Alívio da dor

1. Administre ou ensine a autoadministração de analgésicos, conforme prescrição – em geral, AINEs ou paracetamol. Avalie a resposta do paciente.
2. Incentive o repouso no leito durante a fase aguda.
3. Aplique um suporte escrotal para aliviar o edema e o desconforto, melhorar a drenagem linfática e aliviar a tensão sobre o cordão espermático.
   a. Use uma toalha enrolada sob o escroto.
   b. Sugira o uso de um suspensório escrotal revestido de algodão para a deambulação.

Diretrizes para educação do paciente

Instrua o paciente da seguinte maneira:

1. Evitar esforço – como levantar pesos, força para evacuar e atividade sexual – até que a infecção esteja sob controle.
2. Os parceiros sexuais dos últimos 60 dias de pacientes com uretrite por clamídia, gonorreia ou epididimite devem ser examinados e tratados.
3. Acompanhamento com o profissional de saúde, conforme indicado – pode levar de 2 a 4 semanas ou mais para a epididimite apresentar resolução completa.
4. Comunicar imediatamente sinais de infecção no sistema reprodutivo, de modo a obter tratamento e evitar a disseminação.
5. Obter cuidados de acompanhamento para assegurar a resolução completa da infecção, já que uma infecção não controlada pode prejudicar a fertilidade.
6. Uso de práticas sexuais mais seguras, como abstinência, monogamia mútua e uso de preservativos, a fim de evitar outras infecções associadas à atividade sexual.

Reavaliação: resultados esperados

- Verbaliza o alívio da dor.

DIRETRIZES PARA EDUCAÇÃO DO PACIENTE 21.1

Autoexame testicular

1. Exame para tumor testicular uma vez por mês, em 1 dia conveniente, como o primeiro dia do mês ou sua data de nascimento todos os meses, de preferência enquanto estiver tomando banho.
2. Use as duas mãos para sentir os testículos pelo tecido escrotal.
3. Localize o epidídimo, isto é, a estrutura irregular em forma de cordão na parte superior e posterior do testículo, que armazena e transporta espermatozoides. O cordão espermático se estende para cima a partir do epidídimo.
4. Sinta cada testículo entre o polegar e os dois primeiros dedos de cada mão. Os testículos são estruturas livres no interior da bolsa escrotal, com formato oval, e medem de 4 a 5 cm de comprimento, 3 cm de largura e cerca de 2 cm de espessura.
5. Observe o tamanho, a forma e a presença de sensibilidade anormal. Uma anormalidade pode ser sentida como uma área firme na parte frontal ou lateral do testículo.
6. Fique em frente a um espelho e procure por alterações no tamanho e/ou na forma da bolsa escrotal. É normal encontrar um testículo maior que o outro.
7. Comunique a presença de um pequeno nódulo do tamanho de uma ervilha ou qualquer outra anormalidade.

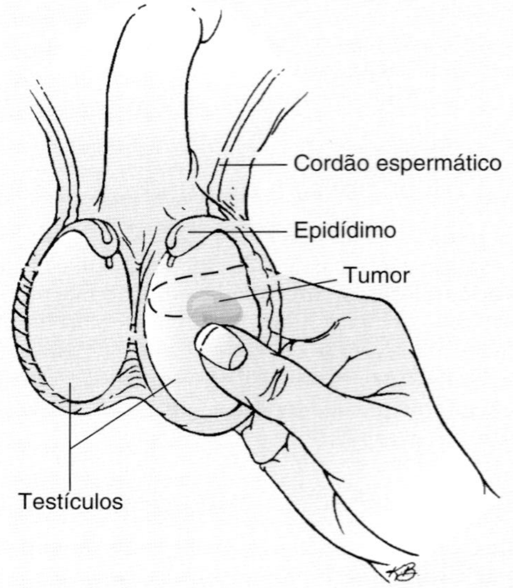

Usando as pontas dos dedos e o polegar, o epidídimo, os testículos e o cordão espermático estão localizados bilateralmente.

Lesões genitais causadas por doenças sexualmente transmissíveis

Baseado em evidências
Centers for Disease Control and Prevention. (2015). Sexually transmitted treatment guidelines, 2015. *MMWR*, *64*(3), 1-137.

Lesões genitais são ulcerações ou outras lesões cutâneas ou mucosas que indicam infecção por uma DST e podem disseminar ativamente o organismo infectante.

Fisiopatologia e etiologia

As causas incluem:

1. Sífilis – *Treponema pallidum.*
2. Cancro mole – *Haemophilus ducreyi.*
3. Linfogranuloma venéreo – subtipos específicos de *C. trachomatis.*
4. Herpes genital – herpes-vírus simples.
5. Condiloma acuminado (verrugas genitais) – subtipos específicos de HPV.

Manifestações clínicas

Consulte a Tabela 21.4 para manifestações clínicas, diagnóstico e tratamento de lesões genitais.

Considerações de enfermagem e educação do paciente

1. Explique como ocorre a propagação de doenças sexualmente transmissíveis e as medidas preventivas, como uso de preservativos masculinos ou femininos, abstinência e monogamia mútua.
2. Incentive a conformidade com o regime de tratamento e as consultas de acompanhamento para garantir a cura antes de retomar a atividade sexual.
3. Explique que pode ocorrer a disseminação do herpes-vírus mesmo quando assintomático, portanto o paciente deve discutir isso com o parceiro, considerar o uso de preservativos o tempo todo e reduzir o risco de transmissão abstendo-se ao primeiro sinal de um surto (sensação de formigamento) até 1 a 2 semanas após a resolução dos sintomas.

Carcinoma do pênis

O *carcinoma do pênis* ocorre sobretudo na glande. Os fatores de risco incluem incircuncisão, fimose, HPV, líquen escleroso, balanite xerótica obliterante, envelhecimento, tabagismo, falta de higiene pessoal e acúmulo de esmegma sob a pele de um pênis não circuncidado. Ocorre com mais frequência em homens com mais de 50 anos e representa 0,5% das patologias malignas masculinas nos EUA.

Fisiopatologia e etiologia

1. Vários tipos de lesões penianas são potencialmente pré-malignas.
   a. Condiloma acuminado.
   b. Condiloma acuminado gigante (tumor de Buschke-Löwenstein).
   c. Sarcoma de Kaposi.
   d. Leucoplasia.
2. A eritroplasia da glande (eritroplasia de Queyrat) é um carcinoma *in situ* do pênis e pode envolver a glande, o prepúcio ou a haste peniana, bem como se espalhar para o restante da genitália e da região perineal. Aparece como uma lesão vermelha e aveludada com ulcerações.
3. A doença de Bowen é um carcinoma espinocelular *in situ* semelhante a uma placa vermelha, muitas vezes envolvendo o eixo do pênis.
4. Lesões malignas que sofrem ulcerações metastatizam rapidamente para os linfonodos regionais femorais e ilíacos.
5. Ocorre metástase distante nos linfonodos inguinais e, em casos raros, nos pulmões, no fígado, nos ossos ou no cérebro.

Tabela 21.4 Características e manejo de lesões genitais causadas por doenças sexualmente transmissíveis.

Distúrbio e incubação	Manifestações clínicas	Diagnóstico e tratamento
Herpes genital 2 a 20 dias.	Vesículas aglomeradas sobre uma base eritematosa e edemaciada que se rompem, deixando uma lesão superficial e dolorosa que eventualmente forma uma crosta; linfadenopatia regional leve; recorrente e pode ser causado por estresse, infecção, gravidez e queimaduras solares.	• Os testes de diagnóstico incluem esfregaço de Tzanck, cultura viral, teste antigênico de tecido ou exsudato da lesão ou testes de anticorpos séricos • Não existe cura, mas o período sintomático é diminuído pelo aciclovir ou por outro anti-herpético iniciado a cada recorrência; ou as recorrências são bastante reduzidas ou evitadas pelo tratamento contínuo • Analgésicos e banhos de assento promovem conforto.
Sífilis 10 a 90 dias para casos primários; até 6 meses após a lesão (cancro) para lesões secundárias.	*Primária*: úlcera indolor, rasa, endurecida, limpa; linfadenopatia regional leve. *Secundária*: erupção maculopapular, que inclui as palmas das mãos e as plantas dos pés, manchas mucosas e lesões condilomatosas; febre, linfadenopatia generalizada.	• Teste VDRL ou RPR no sangue com confirmação por testes específicos de anticorpos treponêmicos • O tratamento preferido é com penicilina benzatina G 2,4 milhões de unidades IM em dose única; eritromicina ou ceftriaxona podem ser usadas nos casos de alergia à penicilina.
Cancro mole 3 a 14 dias	Doença bacteriana causada por *H. ducreyi*. Pústula que causa erosão, deixando uma lesão sensível, dolorosa, superficial ou profunda, bem circunscrita, com bordas irregulares e uma base friável, recoberta por exsudato purulento; aumento unilateral ou bilateral dos linfonodos inguinais em 50% dos pacientes.	• Identificação de *H. ducreyi* em meios de cultura especiais • Tratamento com azitromicina, ciprofloxacino, eritromicina ou ceftriaxona IM. Regimes de dose única estão disponíveis • Aplique banhos quentes nos bubões.
Linfogranuloma venéreo 3 a 30 dias	Uma pápula pequena, transitória e indolor ou uma lesão superficial precede o inchaço e o endurecimento unilateral dos linfonodos inguinais e femorais (bubão), com um sulco característico entre eles (sinal do sulco); pode supurar.	• Teste de microimunofluorescência, se possível. Diagnóstico clínico após descartar outras causas de lesões genitais e linfadenopatia • O tratamento de escolha é com doxiciclina, mas a eritromicina pode ser efetiva • A incisão e a excisão dos bubões deve ser evitada, mas a aspiração pode ser útil.
Condiloma acuminado 3 semanas a 3 meses, possivelmente anos antes de se tornar visível.	Crescimentos únicos ou múltiplos, macios, carnudos, planos ou vegetantes podem ocorrer no pênis, na área anal e na uretra; sem linfadenopatia.	• Diagnosticado por inspeção ou biopsia • Terapia tópica com podofilox a 0,5% para verrugas externas, solução de podofilina de 10 a 25% ou ácido tricloroacético de 80 a 90% de imiquimode. Pode exigir várias aplicações • Crioterapia, eletrodissecção, eletrocautério, *laser* de dióxido de carbono e excisão cirúrgica também podem ser realizados • A recorrência é comum.

IM, intramuscular; HPV, papilomavírus humano; RPR, reagina plasmática rápido; VDRL, laboratório de pesquisa em doenças venéreas.

Manifestações clínicas

1. Pode se apresentar como uma verruga ou uma úlcera indolor na glande ou no prepúcio, ou como lesão dolorosa, com sangramento e exsudação.
2. A presença de fimose – constrição do prepúcio com incapacidade de retração da glande – pode obscurecer uma lesão, impedindo a detecção até estágios avançados.
3. Linfadenopatia e infecção secundária a lesões ou doença metastática.
4. Secreção fétida e persistente no pênis é um sintoma tardio.

Avaliação diagnóstica

1. Biopsia da lesão peniana e dos linfonodos.
2. Ultrassonografia e RM dos linfonodos inguinais.
3. Radiografia de tórax, TC ou RM e cintilografia óssea para avaliar metástases nodais distantes.
4. A tomografia por emissão de pósitrons (PET) auxilia no estadiamento primário ou na avaliação de metástases linfonodais.
5. Biopsia do linfonodo sentinela para determinar se os linfonodos inguinais não aumentados contêm câncer.

Manejo

1. As lesões localizadas são removidas cirurgicamente por penectomia parcial, terapia com *laser*, crioterapia ou cirurgia micrográfica de Mohs. É necessária uma penectomia total com uretrostomia perineal para tumores com maior envolvimento.
2. Como a linfadenopatia inguinal pode ser causada por inflamação e não por malignidade, o paciente deve receber antibiótico por 4 a 6 semanas após a penectomia parcial ou total e depois ser reavaliado. Se a linfadenopatia persistir, é realizada uma linfadenectomia bilateral para controlar o câncer.
3. A radioterapia para pequenos tumores superficiais e linfonodos pode controlar a doença.

Complicações

1. Desfiguração resultante da ulceração ou do tratamento.

2. Complicações da linfadenectomia, como necrose e infecção do retalho cutâneo e edema crônico dos membros inferiores.

Avaliação de enfermagem

1. Obtenha histórico da lesão atual, histórico de DST e padrão de higiene.
2. Realize um exame genital para verificar as características da lesão, presença de fimose e aumento dos linfonodos inguinais.
3. Avalie o sistema de suporte e os mecanismos pessoais de enfrentamento.

Diagnósticos de enfermagem

- Medo relacionado ao diagnóstico de câncer
- Imagem corporal perturbada relacionada à penectomia parcial ou total.

Intervenções de enfermagem

Alívio do medo

1. Ofereça ao paciente a oportunidade de receber informações sobre as causas e o prognóstico da doença.
2. Interprete os resultados dos testes de diagnóstico e do estadiamento para o paciente.
3. Incentive expectativas realistas em relação aos resultados do tratamento.

Fortalecimento da capacidade de enfrentamento em relação às mudanças corporais

1. Mantenha uma abordagem sem preconceitos e permita que o paciente manifeste seus sentimentos sobre a perda de parte ou de todo o pênis.
2. Forneça os cuidados pós-operatórios de rotina com confiança, observando a presença de sangramento, monitorando a micção e antecipando a dor.
3. Ofereça oportunidade ao paciente para discutir métodos alternativos de expressão sexual com um profissional experiente.
   a. Cerca de 40% dos pacientes são capazes de participar de atividade sexual e manter uma ereção após uma penectomia parcial.
4. Monitore o paciente quanto a sintomas de depressão que necessita de intervenção.

Educação do paciente e manutenção da saúde

1. Instrua o paciente não circuncidado sobre como realizar a higiene adequada e sobre a importância da remoção diária de todo esmegma retido.
2. Explique o que esperar do funcionamento do pênis no paciente submetido à penectomia parcial.
3. Descreva como ocorrerá a micção no paciente submetido à uretroplastia perineal.
4. Forneça informações sobre o acompanhamento e o monitoramento de recorrências ou sobre radioterapia e quimioterapia, conforme indicado.

Reavaliação: resultados esperados

- Verbaliza compreensão e aceitação do plano para diagnóstico e tratamento
- Discute sentimentos e mostra interesse em procurar aconselhamento.

BIBLIOGRAFIA

Badalto, G., & Kaufmann, M. (2016). Adult UTI. American Urological Association. Available: *www.auanet.org/education/adult-uti.cfm*

Bellomo, R., Kellum, J. A., & Ronco, C. (2012). Acute kidney injury. *The Lancet, 380*, 756–766.

Brusch, J. L., & Bronze, M. S. (2017). Urinary tract infection (UTI) and cystitis (bladder infection) in females. *Medscape Drugs and Diseases*. Available: *https://emedicine.medscape.com/article/233101-overview.*

Brusch, J. L., & Bronze, M. S. (2017). Urinary tract infection (UTI) in males. *Medscape Drugs and Diseases*. Available: *https://emedicine.medscape.com/article/231574-overview.*

Centers for Disease Control and Prevention. (2015). Sexually transmitted diseases treatment guidelines, 2015. *MMWR, 64*(3), 1–137.

Chirag, D., & Schwartz, B. F. (2017). *Nephrolithiasis. Medscape Drugs and Diseases. http://emedicine.medscape.com/article/437096-overview.*

Counts, C. S. (Ed.). (2015). *Core curriculum for nephrology nursing* (6th ed.). Pitman, NJ: Anthony Janetti.

Cox, A., Golda, N., Nadeau, G., et al. (2016). CUA guideline: Diagnosis and treatment of interstitial cystitis/bladder pain syndrome. *Canadian Urological Association Journal, 10*(5–6), E136–E155.

Cupples, S., Lerret, S., McCalmont, V., & Ohler, L. (2016). *Core curriculum for transplant nurses* (2nd ed.). St. Louis, MO: Mosby.

Dave, C., & Schwartz, B. F. (2016). Nephrolithiasis. *Medscape drugs and diseases*. New York: WebMD. Available: *https://emedicine.medscape.com/article/437096-overview*

Escudier, B., Porta, C., Schmidinger, M., Rioux-Leclercq, N., et al. (2016). Renal cell carcinoma: ESMO Clinical Practice Guidelines for diagnosis, treatment and follow-up. *Annals of Oncology, 27*(suppl 5):v58–v68.

Fulop, T., & Batuman, V. (2016). Acute pyelonephritis. *Medscape drugs and diseases*. New York: WebMD. Available: *https://emedicine.medscape.com/article/245559-overview*

Fulop, T. & Batuman, V. (2017). Acute pyelonephritis. *Medscape Drugs and Diseases*. Available: *https://emedicine.medscape.com/article/245559-overview.*

Gilbert, S.J. & Weiner, D.E. (2018). *National Kidney Foundation Primer on Kidney Disease*, 7th edition. New York: Elsevier, 2018.

Girardeau, R. (2017). Acute kidney injury: An overview of renal failure and considerations for treatment. *Journal of Emergency Medical Services*, 42(12): 53–57.

Hanno, P. M., Erickson, D., Moldwin, R., Faraday, M. M.; American Urological Association. (2015). Diagnosis and treatment of interstitial cystitis/bladder pain syndrome: AUA guideline amendment. *Journal of Urology, 193*(5), 1545–1553.

Honicker, T., & Holt, K. (2016). Contrast-induced acute kidney injury: Comparison of preventative therapies. *Nephrology Nursing Journal, 43*(2), 109–117.

Jerauld, A., Wormuth, L., & Carlson, B. (2016). New approaches in managing interstitial cystitis/bladder pain syndrome. *US Pharmacist, 41*(9), 29–33.

Juliao, A., Plata, M., Kazzazi, A., et al. (2012). American urological association and European association of urology guidelines in the management of benign prostatic hypertrophy: Revisited. *Current Opinion in Urology, 22*, 34–39.

Kalantar-Zadeh, K. & Fouque, D. (2017). Nutritional management of chronic kidney disease. *New England Journal of Medicine, 377*, 1765–1776.

Lambert, P., Chaisson, K., Horton, S. et al. (2017). Reducing acute kidney injury due to contrast material: How nurses can improve patient safety. *Critical Care Nurse, 37*(11): 13–26.

Lameire, N. H., Bagga, A., Cruz, D., et al. (2013). Acute kidney injury: an increasing global concern. *The Lancet, 382*, 170–179.

Levey, A. S., & Coresh, J. (2012). Chronic kidney disease. *The Lancet, 379*, 165–180.

Levin, A., Tonelli, M., Bonventre, J., et al. (2017). Global kidney health 2017 and beyond: a roadmap for closing gaps in care, research, and policy. *Lancet, 390*, 1888–1917.

Maxson, R. (2017). Medications in kidney disease. *The Journal for Nurse Practitioners, 13* (10): 687–692.

National Kidney Foundation. (2012). KDIGO Clinical Practice Guideline for AKI. *Kidney International Supplements, 2*(1), 1–138.

National Kidney Foundation. (2012). KDOQI Clinical Practice Guidelines for Diabetes and CKD: 2012 update. *American Journal of Kidney Diseases, 60*(5), 850–886.

Norton, J., Newman, E., Romancito, G., et al. (2017). Improving outcomes for patients with chronic kidney disease Part 1. *American Journal of Nursing, 117*(2), 22–32.

Norton, J., Newman, E., Romancito, G., et al. (2017). Improving outcomes for patients with chronic kidney disease Part 2. *American Journal of Nursing, 117*(3), 26–35.

Ostermann, M., & Joannidis, M. (2016). Acute kidney injury 2016: diagnosis and diagnostic workup. *Critical Care, 20*, 299.

Rosner, M. H. (2018). Prevention of contrast-associated acute kidney injury. *New England Journal of Medicine, 378*, 671–672.

Rovner, E. S., & Kim, E. D. (2017). Interstitial cystitis. *Medscape Drugs and Diseases*. Available: *https://emedicine.medscape.com/article/2055505-overview.*

Sachdeva, K., & Abel, J. E. (2017). *Renal cell carcinoma. Medscape drugs and diseases*. New York: WebMD. Available: *https://emedicine.medscape.com/article/281340-overview*

Smith, R. A., Manassram-Baptiste, D., Brooks, D., et al. (2015). Cancer screening in the United States, 2015: A review of current American Cancer Society guidelines and issues in cancer screening. *CA: A Cancer Journal for Clinicians, 65*, 30–54.

Smith, C. A. (2016). Evidence-based treatment of chronic kidney disease. *The Nurse Practitioner, 41*(11), 42–48.

Stevens, P., & Levin, A. (2013). Evaluation and management of chronic kidney disease: Synopsis of the kidney disease improving global outcomes 2012 clinical practice guideline. *Annals of Internal Medicine, 158*, 825–830.

Turk, C., Knoll, T., Petrik, A., et al. (2015). Guidelines on urolithiasis. European Association of Urology. Available: *uroweb.org/wp-content/uploads/22-Urolithiasis_LR_full.pdf*

Vaziri, N. (2016). Disorders of lipid metabolism in nephrotic syndrome: Mechanism and consequences. *Kidney International, 90*(1), 41–52.

Velez, R., Richmond, E., & Dudley-Brown, S. (2017). Antibiogram, clinical practice guidelines, and treatment of urinary tract infection. *The Journal for Nurse Practitoners, 13*, 617–622.

Webster, A. C., Nagler, E.V., Morton, R. L., et al. (2017). Chronic kidney disease. *Lancet, 389*, 1238–1252.

Wein, A. J., Kavoussi, L. R., Partin, A. W., et al. (Eds.). (2017). *Campbell-Walsh urology* (11th ed., Vols. 1–4). Philadelphia, PA: W.B. Saunders.

Workeneh, B. T., & Batumen, V. (2017). Acute kidney injury. *Medscape drugs and diseases*. Available: *https://emedicine.medscape.com/article/243492-overview*

CAPÍTULO

22

Distúrbios Ginecológicos

CONSIDERAÇÕES GERAIS E AVALIAÇÃO

O ciclo menstrual

O *ciclo menstrual* é o padrão cíclico de secreção hormonal ovariana (estrogênio e progesterona) sob o controle de hormônios hipofisários (hormônio luteinizante [LH] e hormônio foliculoestimulante [FSH]) que resulta em espessamento do endométrio uterino, ovulação e menstruação. A duração do ciclo é variável entre as mulheres.

Fases do ciclo menstrual

O ciclo menstrual geralmente é dividido em duas fases: folicular (ou proliferativa) e lútea (ou secretora) (Figura 22.1). Outras subdivisões do ciclo são:

1. Fase menstrual ou hemorrágica (ou fase folicular precoce): inicia no 1º dia do ciclo e dura aproximadamente 5 dias; ocorre a descamação do endométrio devido aos baixos níveis de estrogênio e progesterona.
2. Fase pós-menstrual (ou fase folicular precoce): aproximadamente do 5º ao 8º dia – endométrio fino. Folículos ovarianos crescem.
3. Fase proliferativa (ou fase folicular média a tardia): aproximadamente do 8º ao 15º dia; o estrogênio começa a aumentar a espessura do endométrio. Um folículo ovariano selecionado continua a crescer. Ocorre um aumento na secreção de LH. A transição da fase proliferativa para a fase secretora ocorre com a ovulação, que é a expulsão de um folículo maduro (ou óvulo) do ovário.
4. Fase secretora (ou fase lútea, que, na maioria das mulheres, dura 14 dias após o aumento da concentração de LH): aproximadamente do 16º ao 23º dia; o endométrio se espessa devido ao aumento nos níveis de progesterona; após a ovulação, forma-se o corpo-lúteo, que depois regride, a menos que ocorra gravidez.
5. Fase pré-menstrual (ou fase lútea tardia): do 24º ao 28º dia; os níveis de estrogênio e progesterona começam a cair.

Características da menstruação

Ver Tabela 22.1.

Dados subjetivos

Explore o histórico ginecológico da paciente, os sintomas atuais e a história geral de saúde para obter dados importantes. Forneça um ambiente confortável e privado para a obtenção do histórico antes de a paciente se despir. Tranquilize-a sobre a confidencialidade e explique a necessidade de obtenção do histórico (ver Capítulo 5).

Revisão ginecológica de sistemas

1. Histórico menstrual: data de início do último período menstrual (UPM) ou idade na última menstruação. Deve ser documentado desta maneira: idade da menarca × duração do ciclo × número de dias de sangramento (p. ex., 13 × 28 × 4). Sintomas de dismenorreia? Sintomas da síndrome pré-menstrual? Manchas/sangramento intermenstrual, sangramento pós-coito ou sangramento pós-menopáusico?
2. Histórico obstétrico: gravidez (número de gestações) e partos (número de nascimentos a termo, nascimentos prematuros, abortos, filhos vivos) (p. ex., G2P1102). Dificuldade para engravidar ou necessidade de reprodução assistida? Para cada

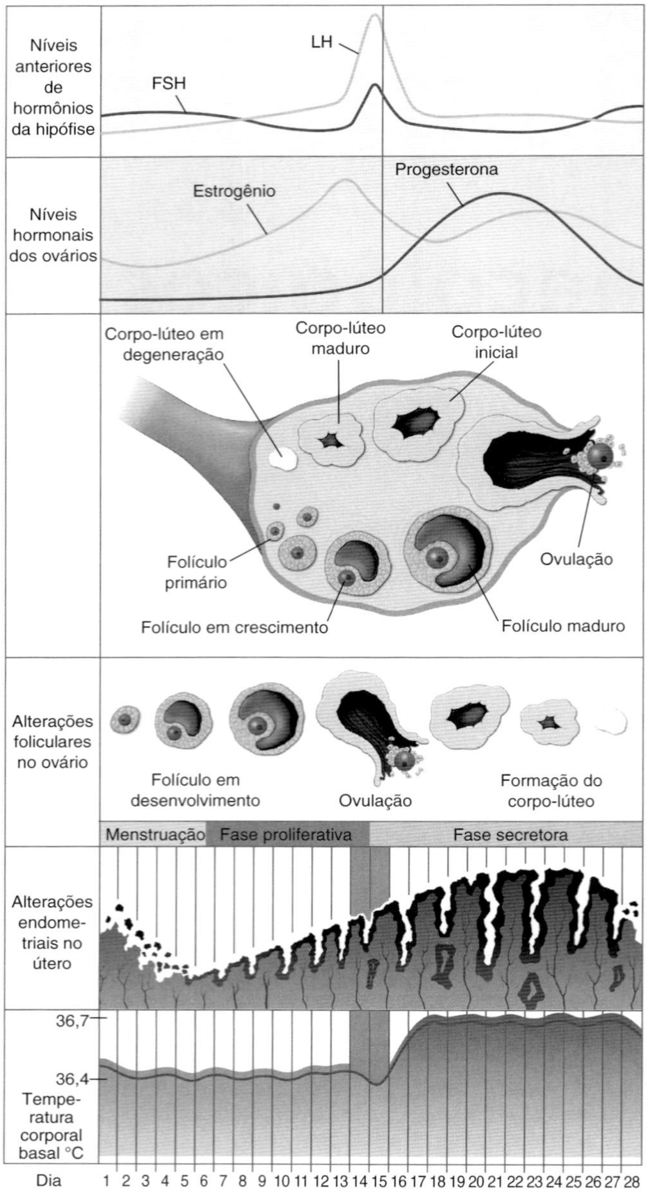

Figura 22.1 Ciclo menstrual. (Premkumar, K. [2011]. *Anatomy & physiology: the massage connection* [3rd ed.]. Baltimore, MD: Lippincott Williams & Wilkins.)

gravidez, liste a data; idade gestacional no parto; tipo de parto; complicações maternas (diabetes gestacional, hipertensão); e complicações fetais, de parto ou neonatais.

3. Histórico de citologia cervical/Papanicolaou: data e resultado do exame mais recente? Diagnóstico e acompanhamento de exames anormais de Papanicolaou? Histórico de vacinação contra o HPV (conforme a idade)?
4. Histórico sexual: idade da primeira atividade sexual? Preferência de parceiro (homens, mulheres ou ambos)? Tipo de atividade? Satisfação? Frequência? Número de parceiros no último ano e durante a vida?
5. Métodos de contracepção e prevenção de infecções sexualmente transmissíveis (IST): necessidade de exames de gravidez ou triagem de IST? Necessidade de outros métodos? Requer aconselhamento pré-concepcional? Uso de preservativo?
6. Triagem para violência doméstica e abuso ou agressão emocional, física ou sexual pregressa.

Tabela 22.1 Características da menstruação.

Característica	Variação	Média
Menarca (idade de início)	9 a 17 anos	12,5 anos
Duração do ciclo	21 a 35 dias	28 dias
Duração do fluxo	2 a 8 dias	3 a 5 dias
Quantidade de fluxo	10 a 80 mℓ	35 mℓ
Menopausa (idade de início)	45 a 55 anos	51 anos

Sangramento irregular

1. Características: data do UPM? Frequência, duração e quantidade de fluxo nos ciclos mais recentes? Padrão menstrual anterior e mudança? Qual é a coloração e a consistência do sangue? Que tamanho têm os coágulos? Mudança significativa na quantidade ou qualidade do fluxo menstrual? Sangramento ou manchas entre os períodos, sangramento pós-coito ou sangramento na pós-menopausa? Dor com sangramento? Idade da menarca? Idade da menopausa?
2. Fatores associados: histórico de gravidez e parto? A paciente é sexualmente ativa? Que método de contracepção utiliza? A paciente está tomando reposição hormonal ou contraceptivos hormonais? Algum outro medicamento? A paciente é obesa ou com baixo peso? A paciente tem acne e hirsutismo? Histórico de amenorreia? Distúrbios de coagulação?
3. Significado: pode indicar infecção vaginal ou do colo do útero; tumor maligno de vulva, vagina, colo do útero ou útero; tumor benigno do útero; cisto no ovário; pólipos; miomas; adenomiose; gravidez; endometriose; síndrome do ovário policístico; distúrbio da tireoide, hipotálamo ou hipófise; coagulopatia; hiperplasia endometrial; ou fase de perimenopausa.

Secreção vaginal

1. Características: cor, quantidade e duração da secreção? Algum odor, prurido, ardor, sintomas urinários ou dor? Febre? Dispareunia (relação sexual dolorosa – dor vulvar, vaginal ou interna na relação sexual)? Início relacionado à menstruação ou à relação sexual?
2. Fatores associados: UPM? Qual é o histórico sexual, como, por exemplo, qual é o número de parceiros ou o novo parceiro nos últimos 6 meses, tipo de atividade sexual e sintomas no parceiro? Qual método de barreira para contracepção está sendo usado? A paciente está na menopausa ou na pós-menopausa? Houve mudanças nos fatores ambientais? Há ressecamento vaginal? A paciente faz reposição de estrogênio? Uso recente de antibióticos? Uso de ducha íntima recente? Uso recente de produtos vendidos sem receita ou remédios naturais/fitoterápicos? Histórico de ISTs?
3. Significado: pode indicar secreção normal ou patológica, vaginose bacteriana, vaginite por candidíase, cervicite, gonorreia, clamídia, tricomoníase, doença inflamatória pélvica (DIP) ou neoplasia genital.

Dor pélvica

1. Características: frequência, duração, gravidade e localização da dor? A dor irradia? O início foi repentino ou gradual? O que agrava e o que a alivia? Relação com o ciclo menstrual, alimentação, exercício físico, função intestinal ou vesical? Alguma dispareunia? Parece sentir um peso na pelve? Intensidade e efeito sobre as atividades diárias?
2. Fatores associados: UPM? Febre, náuseas, vômito, tontura, sangramento anormal? Sintomas urinários? Dor nas costas? Perda ou ganho de peso significativo recente? Uso de preparações de estrogênio? Dificuldade para conceber? A paciente realizou um

teste de gravidez em casa? Uso de dispositivo intrauterino (DIU)? Alguma mudança nos hábitos intestinais ou diarreia? Histórico de abuso sexual? Uso de analgésicos e remédios caseiros?

3. Significado: pode indicar uma condição decorrente do relaxamento da musculatura pélvica, DIP, endometriose, cistite intersticial, infecção do sistema urinário, síndrome do intestino irritável, histórico de abuso sexual (transtorno de estresse pós-traumático), gravidez ectópica, aborto espontâneo, miomas uterinos ou câncer cervical ou uterino.

Exame físico

O exame físico de uma paciente com distúrbio ginecológico deve se concentrar no abdome e na genitália. Palpe o abdome para investigar presença de massa ou sensibilidade. Solicite permissão verbal antes de iniciar o exame pélvico. Considere ter um acompanhante durante o exame. Se a paciente se apresentou como vítima de agressão sexual, não peça para ela se despir nem para examiná-la, mas garanta a transferência imediata para um pronto-socorro local com enfermeiros especializados em casos de agressão sexual ou outros profissionais que possam fazer a coleta de evidências forenses e o encaminhamento para serviços de suporte. Ver Capítulo 35.

O enfermeiro em uma unidade de atendimento ginecológico ou obstétrico pode realizar um exame vaginal para obter amostras para estudos de diagnóstico e avaliação das condições da paciente.

Exames laboratoriais

CA 125

Descrição

Antígeno tumoral usado como marcador de câncer de ovário.

Considerações de enfermagem e cuidados com a paciente

1. Diga à paciente que será realizado um exame de sangue e que os resultados estarão prontos em 1 a 3 dias.
2. Não é um teste de triagem específico ou definitivo para câncer de ovário; pelo contrário, é mais bem utilizado para verificar a resposta ao tratamento.
3. O nível pode estar elevado na doença ginecológica benigna, na cirrose hepática e em mulheres saudáveis.
4. Não deve ser usado como ferramenta independente de triagem.

Citologia cervical

Descrição

Um exame de Papanicolaou do colo do útero é obtido durante o exame pélvico para rastrear displasia cervical ou câncer. Também pode ajudar a detectar o papilomavírus humano (HPV), câncer endometrial ou infecções. A classificação pelo sistema de Bethesda indica qualquer anormalidade celular.

Sistema de Bethesda 2001

1. Tipo de amostra – esfregaço convencional (Papanicolaou) *versus* meio líquido.
2. Adequação da amostra.
   a. Satisfatória para avaliação – o resultado é dado, mas a presença de outros fatores, como ausência de zona de transformação, também é listada.
   b. Insatisfatório para avaliação – o resultado pode não ser fornecido; registre a razão, como número inadequado de células ou obscurecimento da amostra por sangue ou inflamação.
3. Interpretação dos resultados – é apenas uma ferramenta de triagem não diagnóstica.
   a. Negativo para lesão intraepitelial ou neoplasia: sem anormalidades celulares.
      i. As presenças de microrganismos (*Trichomonas*, elementos fúngicos, mudança na flora) e de alterações celulares compatíveis com o HSV também podem ser registradas.
      ii. Podem ser descritos outros achados não neoplásicos (alterações reativas de reparo, células glandulares, atrofia).
   b. Anormalidades nas células epiteliais – são comuns células escamosas atípicas.
      i. Células escamosas atípicas de significado indeterminado – as opções de manejo se baseiam na população e podem incluir teste de HPV, repetição do Papanicolaou em intervalos de 1 ano e/ou colposcopia.
      ii. Células escamosas atípicas não se podendo excluir lesões intraepiteliais de alto grau – potencialmente mais graves; faça colposcopia imediata e amostragem endocervical para avaliação posterior.
      iii. Lesão intraepitelial escamosa de baixo grau – opções de manejo baseadas na população e podem incluir repetição do Papanicolaou em intervalos de 6 meses, teste de HPV e/ou colposcopia.
      iv. Lesão intraepitelial escamosa de alto grau – opções de manejo baseadas na população e podem incluir colposcopia com biopsia e curetagem endocervical.
      v. Carcinoma de células escamosas – colposcopia e biopsia.
   c. Anormalidades das células glandulares – atípicas, sem outras especificações (SOE) ou atípicas, favorecem neoplasias (requerem avaliação adicional); colposcopia e teste de HPV. Deve ser realizada uma biopsia endometrial se a paciente tiver mais de 35 anos de idade; em mulheres mais jovens com fatores de risco para neoplasia endometrial, tais como sangramento uterino inexplicado e anovulação; ou em pacientes obesas.
   d. Adenocarcinoma endocervical *in situ*; colposcopia, biopsia cervical, conização e possível encaminhamento ao oncologista. Pode ser realizada uma histerectomia em mulheres que não desejam preservar a fertilidade.
   e. Adenocarcinoma – endocervical, endometrial, extrauterino e SOE – biopsia e conização; considere o encaminhamento para um oncologista ginecológico.

Considerações de enfermagem e cuidados com a paciente

Baseado em evidências
American College of Obstetricians and Gynecologists. (2012). Cervical cytology screening. *Obstetrics and Gynecology*, *120*, 1222–1230. Saslow, D., Solomon, D., Lawson, H. W. et al. (2012). American Cancer Society, American Society for Colposcopy and Cervical Pathology, and American Society for Clinical Pathology screening guidelines for the prevention and early detection of cervical cancer. *CA–Cancer Journal for Clinicians*, *62*, 147–172.

1. O Papanicolaou não deve ser realizado durante a menstruação, a menos que seja usado o sistema de citologia em meio líquido.
2. Oriente a paciente a não usar ducha íntima, medicação, tampão ou creme na vagina e a evitar relações sexuais por 48 horas antes do exame.
3. Recomende exames regulares com base nas diretrizes estabelecidas pela American Cancer Society, U.S. Preventive Services Task Force e American College of Obstetricians and Gynecologists (ACOG). As mesmas diretrizes de triagem se aplicam a todas as mulheres, vacinadas ou não contra o HPV. Recomenda-se exames mais frequentes se a mulher for portadora do vírus da imunodeficiência humana (HIV), estiver imunossuprimida, foi exposta ao dietilestilbestrol (DES) no útero ou foi tratada para neoplasia intraepitelial cervical (NIC) 2, NIC 3 ou câncer cervical.
   a. Recomende iniciar os exames de Papanicolaou aos 21 anos.

b. Recomende exames a cada 3 anos, de 21 a 65 anos, às mulheres sem fatores de risco como a exposição ao DES.
c. Para aquelas com idades entre 30 e 65 anos que desejam estender o intervalo de rastreamento, faça a triagem combinada com teste e citologia para HPV a cada 5 anos.
d. Interrompa a triagem após os 65 anos, se houve triagem prévia negativa adequada e nenhuma história de NIC 2 ou superior nos últimos 20 anos.
e. Interrompa após histerectomia total, se não houver displasia ou câncer.

4. Verifique se a paciente recebeu os resultados. Se o exame apresentar alguma anormalidade, explique que isso nem sempre é conclusivo, mas exige exames adicionais de acordo com a faixa etária, como repetir o Papanicolaou, o HPV, a colposcopia, a biopsia ou a conização. Incentive a paciente a retornar para realizar os exames adicionais.
5. Pode ser indicado um exame anual para rastreamento do câncer de mama; detecção de outros cânceres genitais, infecções e problemas reprodutivos; e controle de contracepção.

Exames para gonorreia e clamídia

Baseado em evidências
Centers for Disease Control and Prevention. (2015). Sexually transmitted diseases treatment guidelines, *2015.* Atlanta, GA: Author. Disponível em: *https://www.cdc.gov/std/tg2015/default.htm.*

Descrição

1. Comumente conhecido como sonda de ácido desoxirribonucleico (DNA) ou teste de detecção de antígeno, uma única amostra pode detectar os dois patógenos causadores de IST. Detecta até infecções subclínicas; pode ser usado como exame de triagem.
2. Também pode ser feito pelo método de cultura, mas é mais demorado e requer amostras separadas e processamento especial para cada uma.
3. O rastreamento de clamídia e gonorreia também pode ser realizado em amostras de urina usando-se a tecnologia de DNA amplificado. Esse método é mais caro, porém economiza tempo na coleta de amostras (especialmente em mulheres) nos centros de triagem.

Considerações de enfermagem e cuidados com o paciente

1. Explique o procedimento ao paciente antes de coletar a amostra.
2. As amostras devem ser coletadas do colo do útero, sem ducha íntima 24 horas antes, ou da uretra masculina antes de urinar.
3. Obtenha a amostra com uma haste com ponta de algodão inserida realizando movimento circular no orifício cervical por 10 segundos ou no meato uretral em um paciente do sexo masculino. Existem *swabs* com ponta pequena para serem usados na uretra. Envie o *swab* para o laboratório no recipiente fornecido com preservante.
4. Para o exame de urina, peça ao paciente que colete os primeiros 10 a 20 mℓ de urina em um recipiente de amostra (essa é uma amostra uretral, ou seja, apresenta possibilidade maior de conter o patógeno, se presente, sem que tenha sido diluído por uma quantidade maior de urina da bexiga).
5. Também pode ser usado o ThinPrep para coleta da amostra.

Estudos de radiologia e imagem

Histerossalpingografia

Descrição

1. Este estudo radiográfico fluoroscópico do útero e das tubas uterinas é usado para determinar a perviedade tubária, detectar uma patologia na cavidade uterina, identificar aderências peritoneais e tratar uma inexplicada infertilidade.
2. Um espéculo bivalve é introduzido enquanto a paciente está na posição de litotomia e o meio de contraste é injetado na cavidade uterina; o agente alcança o peritônio após 10 ou 15 minutos se houver perviedade tubária.

Considerações de enfermagem e cuidados com a paciente

1. Determine a data do último período menstrual; o exame deve ser realizado alguns dias após o término da menstruação, mas antes da ovulação. Faça um teste de gravidez se a paciente estiver em idade fértil, conforme indicado.
2. Verifique se a paciente tem histórico de alergia a meios de contraste ou ao iodo.
3. Administre os antibióticos e analgésicos prescritos.
4. Após o procedimento, coloque um absorvente sobre o períneo para absorver o excesso de contraste ou de sangue e oriente a paciente a notificar o médico se a secreção sanguinolenta continuar depois de 3 dias ou se houver sinais de infecção.
5. Informe à paciente que pode ser necessária uma medicação para dor devido ao desconforto no ombro resultante da irritação que o corante provoca no nervo frênico.

Ultrassonografia pélvica

Baseado em evidências
American College of Radiology. (2014). ACR–ACOG–AIUM–SRU practice guideline for the performance of pelvic ultrasound. Disponível em: *www.acr.org/~/media/ACR/Documents/PGTS/guidelines/US_Pelvic.pdf.*

Descrição

É um exame não invasivo que utiliza ondas sonoras de alta frequência para formar imagens do interior da cavidade pélvica; usado para detectar patologias uterinas, tubárias, ovarianas e da cavidade pélvica, para medir o tamanho dos órgãos e para avaliar a gestação.

Considerações de enfermagem e cuidados com a paciente

1. Informe à paciente que pode ser necessário manter a bexiga cheia para facilitar a visualização do útero.
2. Oriente a paciente a ingerir de 500 mℓ a 1.000 mℓ de água (pode diferir entre protocolos institucionais) antes do procedimento e a não urinar depois disso. Se for realizado um ultrassom transvaginal, informe à paciente que será inserida uma sonda para se obter medições mais precisas dos órgãos internos. Peça à paciente para urinar antes da inserção da sonda. (A sonda não deve ser usada se for uma paciente virgem.)
3. Após o procedimento, ajude a paciente a limpar o gel de ultrassom do abdome e permita que urine novamente.
4. As anormalidades são representadas em densidades diferentes, o que torna possível distinguir entre massas sólidas e cistos, o que auxilia o diagnóstico; no entanto, explique que podem ser necessários exames adicionais.

Outros procedimentos de diagnóstico

Ver Diretrizes para padrões de cuidados 22.1.

Colposcopia

Descrição

Exame do colo do útero com luz intensa e ampliação de 10 a 40 vezes; feito para determinar a distribuição do epitélio escamoso anormal e para identificar áreas de onde podem ser coletadas amostras de tecido para biopsia; pode ser feito com cervicografia (fotografia do colo do útero).

DIRETRIZES PARA PADRÕES DE CUIDADOS 22.1

Cuidados com a paciente submetida à cirurgia ginecológica

Ao cuidar de uma paciente submetida à cirurgia ginecológica, as seguintes medidas são essenciais para evitar complicações e promover uma adaptação saudável:

- Discuta o procedimento com a paciente antes da cirurgia – ela sabe por que a cirurgia está sendo feita? Ela sabe que órgãos serão removidos ou alterados? Ela compreende as implicações relacionadas à gravidez, sexualidade e menopausa? Responda a estas perguntas e entre em contato com o cirurgião, se necessário
- Após o procedimento, avalie os sinais vitais com a frequência indicada para verificar evidências de choque, infecção, sobrecarga de líquidos e atelectasia
- Verifique a incisão para presença de secreções e sinais de infecção (hiperemia, exsudação, calor, aumento da dor)
- Verifique a área vaginal para investigação de sangramento excessivo ou secreção com odor fétido
- Monitore o balanço urinário
- Se a paciente tiver uma sonda vesical de demora, verifique se está drenando uma quantidade acima de 30 a 50 mℓ/hora de urina clara
- Após a remoção da sonda, assegure-se de que a paciente esteja eliminando quantidades adequadas de urina e monitore em busca de retenção urinária ou sinais de infecção
- Garanta um volume adequado com fluidos IV e oral, mas monitore para verificar edema e dispneia, que são sinais de sobrecarga
- Monitore o nível de dor e de alívio com os analgésicos, mas preste atenção à supersedação, hipotensão e diminuição dos sons intestinais como efeitos adversos dos opioides
- Forneça medidas de conforto, tais como variar o posicionamento e proteger a incisão durante a mudança de posição ou episódios de tosse, aplicando compressa de gelo no períneo
- Ausculte os sons intestinais para retorno, que sinaliza a progressão da dieta. Comunique imediatamente a ocorrência de náuseas, vômito e perda ou diminuição dos sons intestinais; pode ser necessária uma intervenção para a obstrução intestinal
- Institua medidas de prevenção de tromboembolismo, conforme prescrição, e monitore a sensibilidade da panturrilha
- Incentive a deambulação o mais cedo possível, mas promova a retomada gradual das atividades de acordo com as instruções do cirurgião
- Notifique o cirurgião sobre febre, dispneia, aumento da dor, sangramento ou drenagem excessiva de secreções, odor fétido, alteração dos sinais vitais, retenção urinária, diminuição da produção de urina, náuseas e vômito ou edema e sensibilidade na panturrilha.

Esta informação deve servir apenas como orientação geral. Cada situação apresenta um conjunto único de fatores clínicos e requer o julgamento da enfermagem para orientar a assistência, o que pode incluir medidas e abordagens adicionais ou alternativas.

Considerações de enfermagem e cuidados com a paciente

1. O procedimento deve ser preferencialmente realizado quando o colo do útero está menos vascularizado (geralmente 1 semana após o término do fluxo menstrual). Faça um teste de gravidez se a paciente estiver em idade fértil, conforme indicado.
2. Explique que um espéculo vaginal será inserido e que poderá ser realizada uma biopsia que irá causar apenas um leve desconforto.
3. Ajude a paciente a se colocar na posição ginecológica, cubra-a adequadamente e forneça apoio emocional durante todo o procedimento. Forneça técnicas de distração, como música e pôsteres (instalados no teto), conforme apropriado.
4. Após a lavagem do colo do útero e da vagina com solução de ácido acético e a inspeção por meio do colposcópio, podem ser feitas biopsias. O tecido da biopsia deve ser preservado em formalina a 10%, rotulado e enviado ao laboratório. Pode ser usado soro fisiológico para lavar a área; o sangramento pode ser interrompido com nitrato de prata ou subsulfato férrico (solução de Monsel).
5. Após o procedimento, ajude a paciente a se levantar lentamente e dê as seguintes instruções de alta:
   a. Evitar trabalho pesado por 24 horas.
   b. Pode haver algum sangramento e cólicas; no entanto, uma cólica mais forte do que o normal deve ser comunicada ao profissional de saúde.
   c. Obtenha do médico orientações relativas a duchas vaginais e relações sexuais.

Conização

Descrição

Excisão de um pedaço de tecido do colo do útero em forma de cone, incluindo a área onde os tecidos epiteliais escamoso e colunar se encontram (zona de transformação), para fins diagnósticos e terapêuticos. A maioria dos cânceres cervicais se localiza na zona de transformação. O procedimento pode ser realizado por meio de técnicas com bisturi, *laser* ou eletrocirurgia.

Considerações de enfermagem e cuidados com a paciente

1. Explique à paciente que este exame pode ser considerado um procedimento cirúrgico menor, requerendo o uso de anestesia local ou geral. Faça um teste de gravidez se a paciente estiver em idade fértil, conforme indicado.
2. Após a excisão, o sangramento é controlado por cauterização ou sutura e tamponamento.
3. A paciente deve ficar em observação por várias horas após o procedimento por causa da possibilidade de sangramento excessivo.
4. Oriente a paciente a evitar tampões, duchas e relações sexuais, bem como a não mergulhar o corpo na água (piscina, banheira de hidromassagem, banho de banheira) por 2 semanas, ou conforme indicado pelo médico, para permitir a cicatrização.

Histeroscopia

Descrição

Visualização endoscópica da cavidade uterina, empregada para avaliar o câncer endometrial, verificar a perviedade tubária, determinar a causa do sangramento uterino, remover pólipos ou miomas, e observar a localização e a aparência dos DIUs.

Considerações de enfermagem e cuidados com a paciente

1. Faça um teste de gravidez antes do procedimento se a paciente estiver em idade fértil, conforme indicado.
2. Administre o sedativo prescrito antes do procedimento e explique que, na sala de cirurgia, também será injetado um anestésico local no colo do útero.
3. A paciente deve ser auxiliada a se colocar na posição ginecológica, e o períneo e a vagina devem ser limpos imediatamente antes da montagem do campo estéril.
4. Explique que instrumentos chamados sondas são inseridos no canal cervical para dilatação antes da inserção do histeroscópio. Com o histeroscópio no lugar, é lentamente infundida uma quantidade de soro fisiológico ou CO_2 na cavidade endometrial para distendê-la e permitir a visualização.

5. Mantenha a paciente em observação por várias horas e forneça as instruções de alta.
   a. Analgésicos leves podem ser necessários para aliviar o pequeno desconforto.
   b. Notifique o médico sobre cólicas ou sangramentos graves, febre ou secreção incomum.

Biopsia endometrial

Descrição

1. O procedimento é realizado com ou sem anestesia local para obter células do revestimento uterino e auxiliar no diagnóstico de câncer endometrial, distúrbios menstruais e infertilidade.
2. Durante o exame com espéculo, é colocada uma sonda uterina, acompanhada de uma cureta ou dispositivo de aspiração de Pipelle, para a retirada da amostra (pode ser feito várias vezes).

Considerações de enfermagem e cuidados com a paciente

1. Faça um teste de gravidez se a paciente estiver em idade fértil, conforme indicado.
2. Administre o inibidor da prostaglandina para diminuir as cólicas uterinas no pós-operatório.
3. Ajude a paciente a permanecer em posição ginecológica e explique o procedimento.
4. Rotule a amostra, coloque em formalina e envie para o laboratório.
5. Informe à paciente que pode haver um sangramento leve e cólicas ocasionais por alguns dias.
6. Oriente a paciente a relatar febre, calafrios e aumento do sangramento; evitar tampões, duchas ou relações sexuais por 2 a 3 dias.

PROCEDIMENTOS GERAIS E MODALIDADES TERAPÊUTICAS

Controle da fertilidade

Os enfermeiros que trabalham com mulheres em setores de ginecologia ou em qualquer outro ambiente podem ser envolvidos no aconselhamento contraceptivo.

Princípios básicos

1. *Contracepção* é a prevenção temporária da fertilidade.
2. *Esterilização* é a prevenção permanente da fertilidade. Podem ser realizados procedimentos de esterilização feminina e masculina. Alguns procedimentos podem ser revertidos, mas com possíveis complicações e taxas de sucesso variáveis.
3. A eficácia da contracepção depende da motivação, resultado da educação, cultura, crenças religiosas e situação pessoal. É melhor incluir os dois parceiros em qualquer decisão sobre contracepção.
4. Os enfermeiros devem estar familiarizados com os métodos contraceptivos e educar os pacientes sem julgamento moral.
5. A taxa de eficácia da contracepção é determinada pela experiência de 100 mulheres por 1 ano e é expressa como número de gestação em 100 mulheres-ano.

Métodos contraceptivos

Ver Tabela 22.2.

Tabela 22.2 Métodos contraceptivos.

Métodos	Definição	Procedimento	Vantagens	Desvantagens
Métodos naturais				
Abstinência periódica	• Abster-se de relações sexuais durante o período fértil de cada ciclo.	• Determinar o período fértil por: • Método de calendário – a ovulação ocorre 14 dias antes do próximo período menstrual • Método do muco cervical – aumento do muco no momento da ovulação; claro e pegajoso • Temperatura corporal basal – cai imediatamente antes da ovulação e aumenta 24 a 72 h após a ovulação • Método sintotermal – combina muco e temperatura.	• Sem riscos para a saúde • Barato • Pode ser aceitável pelos religiosos • Maior conhecimento dos ciclos.	• Taxa de falha de 20% • Requer manutenção consistente de registros • Diminuição da espontaneidade.
Coito interrompido (método de retirada)	• Retirada do pênis da vagina quando a ejaculação é iminente.	• Retirada do pênis antes da ejaculação para que ela ocorra longe dos órgãos genitais femininos.	• Sem custo • Sem riscos para a saúde • Sempre disponível.	• Taxa de falha de 19%; o líquido pré-ejaculatório pode conter esperma • Interrupção do ato sexual.
Método de amenorreia da lactação	• A amamentação tem um efeito contraceptivo devido à inibição do hormônio luteinizante pela prolactina, que mantém o ciclo menstrual.	• Três requisitos: o bebê ter menos de 6 meses e ser amamentado sob demanda, 24 h por dia, sem fórmula ou suplementação alimentar, e a mulher não menstruar.	• Sem riscos para a saúde • Sem custo.	• É necessário usar outro método que não afete o leite materno, como espermicida ou barreira mecânica, se as três condições não forem atendidas.

Tabela 22.2 Métodos contraceptivos. (*Continuação*)

Métodos	Definição	Procedimento	Vantagens	Desvantagens
Métodos de barreira				
Alerta de enfermagem Avise os pacientes que usam preservativos, diafragmas e tampão cervical que a sensibilidade ao látex pode ser um problema – observe queixa de prurido, edema e reações generalizadas.				
Preservativo – masculino e feminino	• Confeccionados com látex, poliuretano ou colágeno processado, são colocados sobre o pênis ereto para impedir que o sêmen entre na vagina • O preservativo feminino é colocado na vagina.	• Coloque o preservativo sobre o pênis ereto • Deixe um espaço morto na ponta do preservativo (do qual o ar foi retirado) para permitir espaço para a ejaculação • Use espermicida no exterior para proteção adicional • Segure o anel ao redor do preservativo na retirada para evitar deixá-lo na vagina.	• A taxa de falhas é baixa com o uso adequado (2 a 3%) • Prevenção de IST • Barato • Sem riscos para a saúde • Pode prevenir a ejaculação precoce porque diminui a sensibilidade • Aumenta o envolvimento do homem na contracepção.	• Diminuição da sensibilidade • Interrupção do ato sexual • A alergia ao látex pode ser um problema • A taxa de falha com o uso típico é de 12% • Os preservativos femininos são mais caros e feitos de poliuretano.
Diafragma	• Cúpula de borracha em forma de domo com aro flexível.	• Verifique se há furos • Coloque o espermicida dentro da cúpula • Coloque o diafragma de modo a recobrir a abertura cervical, atrás da borda inferior do osso púbico • Deixe no local por 6 a 8 h após a relação sexual.	• A taxa de falha com o uso perfeito é de 6% e com o uso típico é de 12% • Pode reduzir o risco de desenvolvimento de câncer cervical • Pode ser colocado na vagina várias horas antes da relação sexual • Pode ser usado durante a amamentação.	• Choque tóxico ocasional ou reações alérgicas • Pode ocorrer desconforto pélvico • Possível aumento de infecções urinárias • Deve ser devidamente lavado com água e sabão, seco e armazenado para preservar a integridade da borracha.
Tampão cervical	• Tampa de borracha, em forma de copo, com uma cúpula alta e aro flexível.	• Coloque o espermicida e posicione o tampão sobre a abertura cervical antes da relação sexual.	• Taxa de falha de 14 a 29% • Pode ser deixado no local por até 48 h • Pode ser usado durante a amamentação.	• Deve ser devidamente limpo com água e sabão, seco e armazenado • Pode ser difícil de inserir e remover.
Espermicidas				
Nonoxinol 9 ou octoxinol 9	• Disponível em uma variedade de formas: espuma, geleia, creme, supositório, comprimido.	• Coloque próximo ao colo do útero antes da relação sexual; melhor se usado com um método de barreira.	• Disponível em várias formas • Vendido sem prescrição médica.	• Menos eficaz se não for usado com o método de barreira; geralmente, a taxa de falha é de 28% • Alguns pacientes são alérgicos • Aumenta o risco de infecção urinária • O uso frequente pode causar lesões genitais, aumentando o risco de transmissão do HIV.
Dispositivos intrauterinos				
	• Pequeno dispositivo de plástico com cobre exposto ou sistema de liberação de progesterona; age para inibir a implantação.	• O profissional de saúde insere o dispositivo, geralmente durante o período menstrual • Verifique regularmente o cordão do dispositivo intrauterino – pelo menos uma vez por mês – ou após cada relação sexual quando foi inserido pela primeira vez.	• Taxa de falha baixa, 1% ou menos • Conveniente; permite relações espontâneas • Deve ser substituído a cada 3 a 12 anos, dependendo do tipo.	• Risco de DIP no primeiro mês e consequente dano e infertilidade tubária • Pode causar escape menstrual, sangramento ou dor • Risco de aborto espontâneo • Risco de ruptura uterina (raro).

(*continua*)

Tabela 22.2 Métodos contraceptivos. (*Continuação*)

Métodos	Definição	Procedimento	Vantagens	Desvantagens
Hormônios				
Contraceptivos orais combinados	• Comprimidos contendo estrogênio, para inibir a ovulação, e progestina, para tornar o muco cervical impenetrável para o esperma; devem ser usadas as doses efetivas mais baixas.	• Tomar diariamente de forma cíclica ou contínua.	• Taxa de falha < 1% no primeiro ano com o uso correto • Diminuição da dor pélvica devido à endometriose, diminuição do risco de câncer de ovário e endometrial, diminuição do sangramento devido a miomas uterinos • Auxilia nos distúrbios menstruais • Melhora a acne.	• As reações adversas graves incluem tromboembolismo, acidente vascular cerebral, infarto do miocárdio e embolia cerebral, especialmente para fumantes e mulheres com sobrepeso • Risco questionável de câncer de mama e cervical • Pode haver náuseas, vômito, cefaleia, edema • Lembrar de tomar no mesmo horário diariamente.
Contraceptivo oral apenas com progestina (minipílula)	• Doses menores de progestina do que nos contraceptivos orais combinados.	• Tomar diariamente.	• Taxa de falha tão baixa quanto < 1% durante o primeiro ano com o uso correto • Evita efeitos adversos relacionados ao estrogênio e, possivelmente, reduz os riscos cardiovasculares • O muco cervical espessado pode reduzir o risco de infecção ascendente com o desenvolvimento de DIP • Seguro na amamentação.	• Pode causar menstruações irregulares, escape menstrual, amenorreia • Deve ser tomado no mesmo horário diariamente (com no máximo 3 h de atraso) ou a proteção é perdida.
Combinação com adesivo transdérmico anticoncepcional	• O estrogênio e a progesterona são absorvidos sistemicamente, tão eficaz quanto os hormônios orais.	• Instale semanalmente nas nádegas, parte interna dos braços ou abdome por 3 semanas e depois retire por 1 semana durante a menstruação.	• As mesmas que com hormônios orais, mas caso administrado semanalmente • Evita o metabolismo de primeira passagem pelo fígado.	• As mesmas que com hormônios orais • Pode se soltar ou causar reação cutânea leve • Aumento do risco de TVP em comparação ao método oral • Não deve ser usado por mulheres com mais de 85 kg.
Contraceptivo vaginal hormonal	• Anel vaginal contendo estrogênio e progesterona, tão eficaz quanto os contraceptivos orais.	• Inserir o anel na vagina; remover após 3 semanas por 1 semana durante a menstruação.	• As mesmas identificadas com contraceptivos orais, exceto que é administrado mensalmente • Evita o metabolismo de primeira passagem pelo fígado.	• As mesmas que com contraceptivos orais • Requer inserção e retirada pela vagina • Pode causar vaginite, leucorreia.
Contracepção pós-coito (pílula do dia seguinte)	• Pode ser uma combinação de estrogênio e progestina, altas doses de estrogênio ou de progestina.	• Mais eficaz se iniciado dentro de 24 a 72 h, mas pode ser usado até 5 dias após a relação sexual.	• Muito efetivo.	• Religiosos podem não aceitar esse método • Pode causar náuseas.

Tabela 22.2 Métodos contraceptivos. (*Continuação*)

Métodos	Definição	Procedimento	Vantagens	Desvantagens
Implante de progesterona	• Sistema de liberação de progesterona composto por uma haste Silastic.	• Implantado na gordura subcutânea do braço.	• Longo prazo (até 3 anos) • Conveniente • Apenas 0,4% de taxa de falha.	• Pode causar sangramento irregular, escape menstrual, amenorreia, acne, cefaleia • Pode ser difícil de remover • Grande custo inicial.
Injeção de progesterona	• Injeção IM de progesterona de ação prolongada.	• As injeções devem ser administradas a cada 11 a 13 semanas.	• Conveniente • Taxa de falha < 1% com o uso correto.	• Requer acompanhamento a cada 3 meses • Pode causar sangramento irregular, escape menstrual, amenorreia, ganho de peso • Os efeitos a longo prazo ainda são desconhecidos • Baixa taxa de adesão entre adolescentes devido aos efeitos adversos e à necessidade de consultas de acompanhamento • Precisa de suplementação de cálcio.
Antagonista da progesterona				
RU-486; mifepristona	• Substância que impede a implantação e induz à menstruação (aborto farmacológico).	• Administrado VO em até 10 dias depois da ausência do período menstrual; pode ser combinado com supositório de prostaglandina.	• Causa aborto em 95% das usuárias até 5 semanas após a concepção.	• É um método abortivo; não é um contraceptivo na maioria dos casos • Pode causar náuseas, sangramento, aborto incompleto.

IST, infecção sexualmente transmissível.

Procedimentos de esterilização

A esterilização tubária é frequentemente realizada como medida de controle de natalidade. Histerectomia e ooforectomia, realizadas por outros motivos, também resultam em esterilidade. A esterilização masculina por vasectomia é outra opção.

Considerações gerais

1. Abordagens.
   a. A abordagem abdominal é empregada com mais frequência: pode ser laparotomia pós-parto, minilaparotomia ou laparoscopia. A laparoscopia com eletrocoagulação é frequentemente realizada. É um procedimento seguro e eficaz.
   b. Abordagem uterina utilizando histeroscopia para visualizar os óstios tubários e inserir molas ou plugues.
2. As técnicas variam de acordo com a preferência do cirurgião.
   a. Eletrocoagulação: cauteriza a seção tubária, com ou sem excisão; baixa taxa de reversão.
   b. Pomeroy: a tuba é amarrada na porção média e a seção removida; pode ser revertida.
   c. Fimbriectomia: a extremidade fimbriada é removida e a terminação é amarrada; irreversível.
   d. Ressecção cornual: remoção da seção tubária mais próxima ao útero e sutura da abertura cornual.
   e. Bandas silásticas: clipes de plástico ou de metal para oclusão tubária; pode ser revertida, embora raro.
   f. Espirais ou plugues inseridos nos óstios tubários por histeroscopia.

Complicações

a. Falha no bloqueio tubário – gravidez ou gravidez tubária.
b. Hemorragia, infecção, perfuração uterina e danos no intestino, bexiga ou aorta.

Considerações de enfermagem e cuidados com a paciente

1. Avalie a motivação para a esterilização e o nível de conhecimento sobre o procedimento. É necessário assinar um termo de consentimento informado. O casal deve ser meticulosamente alertado sobre a irreversibilidade do procedimento.
   a. Diga à paciente que não existem efeitos sobre os hormônios e que a menstruação continuará.
   b. Diga à paciente que não deve haver nenhum efeito adverso sobre a resposta sexual.
2. Deve ser feito o controle da natalidade antes da esterilização, a menos que seja realizado durante o período menstrual, durante uma cesariana, imediatamente após o parto ou após um procedimento abortivo.

3. Prepare a paciente para esperar certa dor no abdome por vários dias; oriente-a a comunicar qualquer sangramento, aumento da dor ou febre.
4. Relações sexuais e atividades extenuantes devem ser evitadas por 2 semanas.

Dilatação e curetagem

Dilatação e curetagem é um procedimento cirúrgico ginecológico comum empregado para fins diagnósticos e terapêuticos. Consiste em alargar o canal cervical com um dilatador e raspar a cavidade uterina com uma cureta. É realizado para controlar o sangramento uterino; proteger o tecido endometrial e endocervical para exame citológico; e tratar os casos de aborto natural, incompleto ou induzido.

Considerações de enfermagem e cuidados com a paciente

1. Prepare a paciente para o procedimento – responda a perguntas; peça a ela para urinar; realize um enema, se houver prescrição; e administre um anti-inflamatório não esteroide (AINE) ou um sedativo, conforme indicado.
2. No pós-operatório imediato, monitore os sinais vitais em intervalos frequentes; existe possibilidade de hemorragia.
3. Monitore o absorvente e o leito quanto à quantidade de sangue; comunique em caso de sangramento excessivo.
4. Ofereça os analgésicos prescritos para dor lombar e pélvica; podem ocorrer cólicas por 2 a 3 dias devido à dilatação do colo do útero.
5. Oriente a paciente a reduzir as atividades pelo restante do dia para diminuir as cólicas e o sangramento.
6. Oriente a paciente a usar compressas perineais em casa e a relatar febre (acima de 38°C), sangramento intenso (saturação de um absorvente no intervalo de 1 hora em mais de uma ocasião), cólicas com duração superior a 48 horas, aumento da dor e secreção vaginal fétida ou prolongada.
7. Oriente a paciente a evitar atividades extenuantes até o sangramento parar.
8. Informe à paciente que o procedimento não afeta a atividade sexual, mas que ela deve evitar relações sexuais, duchas e tampões por pelo menos 2 semanas, ou de acordo com as instruções do médico.

Laparoscopia

Laparoscopia é a visualização endoscópica das cavidades pélvica e abdominal feita por intermédio de uma pequena incisão abaixo do umbigo. É usada para diagnosticar dor pélvica e infertilidade; diferenciar entre massa ovariana, tubária e uterina; avaliar anomalias genitais; tratar endometriose, gravidez ectópica e aderências; realizar esterilizações tubárias; além de ser uma ferramenta cirúrgica importante para tratar uma infinidade de condições ginecológicas, incluindo histerectomia assistida por laparoscopia.

Considerações de enfermagem e cuidados com a paciente

1. Faça um teste de gravidez se a paciente estiver em idade fértil, conforme indicado.
2. Prepare a paciente, garantindo que ela esteja em jejum, respondendo a perguntas sobre o procedimento e administrando um sedativo e realizando enema, se houver prescrição.
3. Informe à paciente que ela pode sentir desconforto nos ombros ou no abdome após a infusão de dióxido de carbono, administrado para separar o intestino dos órgãos pélvicos. A elevação dos pés acima dos ombros após o procedimento ajuda a aliviar o desconforto.
4. A paciente deve receber anestesia local, geral ou regional e será colocada na posição de Trendelenburg para deslocar o intestino e melhorar a visualização.
5. Após o procedimento, monitore o sangramento e os sinais vitais e administre analgésicos, conforme indicado.
6. Informe à paciente que a liberação de flatos e fezes pode ser difícil inicialmente devido à manipulação do intestino; deambulação e líquidos ajudam.
7. Avise a paciente para comunicar a presença de sangramento, cólicas ou febre; evitar atividades extenuantes por 2 a 3 dias; e a não ter relações sexuais por 1 semana. Restrições adicionais podem ser recomendadas para procedimentos complexos.

Histerectomia

Histerectomia é a remoção cirúrgica do útero. É a segunda operação mais comum nos EUA entre mulheres em idade reprodutiva.

Tipos de histerectomia

1. Abdominal.
   a. Histerectomia subtotal/supracervical – o corpo do útero é removido, mas o coto cervical permanece.
   b. Histerectomia total – o útero inteiro é removido, incluindo cérvice; as tubas e os ovários são preservados.
   c. Histerectomia total com salpingo-ooforectomia bilateral – tudo é removido, útero, tubas e ovários.
2. Vaginal – remoção do útero e do colo através da vagina.
3. Histerectomia vaginal assistida por laparoscopia – permite a remoção de aderências pélvicas que, de outra forma, impediriam a histerectomia vaginal.
4. Histerectomia supracervical laparoscópica – remoção laparoscópica do útero, preservando a cérvice.
5. Histerectomia total laparoscópica – remoção laparoscópica de todo o útero e da cérvice uterina.

Indicações

1. Miomas uterinos, endometriose e adenomiose e sangramento uterino disfuncional – mais comuns.
2. Prolapso uterino e dor pélvica crônica.
3. Câncer da vagina, colo do útero, útero, ovários ou tubas uterinas.
4. Complicações obstétricas – raras.

Manejo pré-operatório

1. Devem ser explicados os tipos de procedimento e o motivo da histerectomia, o que o procedimento envolve e o que esperar no pós-operatório.
2. A paciente deve permanecer em jejum a partir da meia-noite anterior à cirurgia e deve urinar antes do procedimento.
3. Pode ser administrado um enema antes da cirurgia para limpar o intestino e evitar contaminação e traumatismo durante o procedimento.
4. Devem ser realizados antes da cirurgia a irrigação vaginal e o preparo da pele, se houver prescrição.
5. Implementar o Protocolo Universal para prevenir que a cirurgia seja feita no local errado, pelo procedimento errado e na pessoa errada (ver Capítulo 7).
6. A medicação pré-operatória é administrada para ajudar a paciente a relaxar.

Manejo pós-operatório

1. No pós-operatório, devem ser feitas as seguintes avaliações:
   a. Aparência e presença de drenagem na ferida operatória.

b. Sinais vitais e nível de consciência.
c. Nível de dor e conforto para incluir náuseas e vômito.
d. Secreção vaginal (serosa, com sangue).
e. Balanço urinário.
f. Urgência miccional, distensão da bexiga e urina residual (se apropriado).
g. Turbidez, coloração e presença de sedimento na urina.
h. Sinal de Homans ou comprometimento circulatório.
i. Retorno dos sons intestinais, passagem de flatos e primeiro movimento intestinal.

2. Exercícios e deambulação devem ser incentivados para prevenir a formação de trombos, facilitar a micção e estimular o peristaltismo.

Complicações

1. Infecção incisional/pélvica.
2. Hemorragia.
3. Lesão do sistema urinário.
4. Obstrução intestinal.
5. Tromboflebite/tromboembolismo venoso.

Diagnósticos de enfermagem

- Dor aguda relacionada ao procedimento cirúrgico
- Eliminação urinária prejudicada e relacionada à diminuição da sensação e estimulação
- Risco de infecção relacionado ao procedimento cirúrgico
- Distúrbio de imagem corporal relacionado a alterações nos órgãos e nos hormônios femininos
- Disfunção sexual relacionada à alteração nos órgãos e funções reprodutivas.

Intervenções de enfermagem

Alívio da dor

1. Verifique a localização, a intensidade e as características da dor.
2. Administre os analgésicos prescritos. Verifique se a paciente sabe como usar a bomba de analgesia controlada pelo paciente e se está usando corretamente.
3. Incentive a paciente a proteger a incisão ao se movimentar.
4. Incentive a paciente a deambular o mais rápido possível para diminuir os flatos e a distensão abdominal.
5. Realize banhos de assento ou compressas de gelo, conforme prescrição, para aliviar o desconforto perineal.
6. Monitore o nível de sedação relacionado à administração de opioides – pode interferir na deambulação e na evacuação.

Promoção da eliminação de urina

1. Monitore o balanço urinário, a distensão vesical, e os sinais e sintomas de infecção da bexiga.
2. Mantenha a patência da sonda vesical de demora, se houver alguma.
3. Realize o cateterismo intermitente, se a paciente sentir desconforto ou se não tiver urinado em 8 horas.
4. Realize o cateterismo para verificar se há urina residual após a micção; o débito deve ser inferior a 100 mℓ. Continue a avaliação se houver um resíduo de mais de 100 mℓ ou infecção da bexiga.
5. Incentive a paciente a tentar esvaziar a bexiga o tempo todo, não apenas quando sente desejo de urinar, por causa da perda da sensação de plenitude da bexiga.
6. Incentive a ingesta de líquidos para diminuir o risco de infecção urinária.

Prevenção de infecções

1. Verifique a quantidade, a coloração e o odor da secreção vaginal, o local da incisão e a temperatura da paciente.
2. Administre antibióticos, conforme prescrição.
3. Ajude com o uso do espirômetro de incentivo, tosse e respiração profunda e deambulação, para diminuir o risco de infecção pulmonar. Monitore a frequência e os sons respiratórios em busca de comprometimento.

Fortalecimento da imagem corporal

1. Permita que a paciente discuta seus sentimentos sobre si mesma como mulher.
2. Incentive a paciente a discutir seus sentimentos com o cônjuge ou outra pessoa que lhe é importante.
3. Assegure à paciente que a menopausa não será prematura se não houve a remoção dos ovários.

Recuperação da função sexual

1. Discuta as mudanças na função sexual, como o encurtamento da vagina e a possibilidade de dispareunia por causa do ressecamento.
2. Ofereça sugestões para melhorar a função sexual.
   a. Usar lubrificantes hidrossolúveis.
   b. Mudar de posição – a posição dominante feminina oferece mais controle da profundidade da penetração.

Educação da paciente e manutenção da saúde

1. Informe à paciente que uma histerectomia total com salpingo-ooforectomia bilateral produz menopausa cirúrgica. A paciente pode sentir ondas de calor, ressecamento vaginal e alterações de humor, a menos que seja instituída uma terapia de reposição hormonal a curto prazo.
2. Aconselhe a paciente a não permanecer sentada por períodos prolongados, como para dirigir por longas distâncias, devido à possibilidade de acúmulo de sangue nos membros inferiores, o que aumenta o risco de tromboembolismo.
3. Sugira que a paciente espere 3 semanas após a cirurgia para retomar a dirigir porque pisar no pedal do freio pressiona o abdome inferior. E a evitar atividades perigosas ao tomar analgésicos opioides.
4. Diga à paciente que espere uma sensação de cansaço nos primeiros dias e que não planeje muitas atividades para a primeira semana. Ela pode retomar a maioria de suas atividades diárias habituais no intervalo de 4 a 6 semanas ou de acordo com as orientações do médico. Informe à paciente que o período de recuperação é diferente para cada pessoa e depende do histórico de saúde e de quaisquer complicações que possam ter ocorrido. Informe que pode levar de 2 a 3 meses ou até 1 ano "para se sentir como ela mesma novamente".
5. Diga à paciente para não se sentir desencorajada se, às vezes durante a convalescença, tiver depressão, sentir vontade de chorar e parecer estranhamente nervosa. Isso é comum, mas não vai durar. Diga à paciente para entrar em contato com o médico se os sentimentos persistirem.
6. Peça à paciente para se lembrar de perguntar ao cirurgião sobre exercícios extenuantes ou sobre levantamento de peso porque geralmente estas atividades ficam restritas por 4 a 6 semanas.
7. Reforce as orientações oferecidas pelo cirurgião sobre relações sexuais, uso de ducha íntima e tampões, que geralmente são contraindicadas por 6 a 8 semanas. As relações sexuais devem ser retomadas com cautela para evitar lesões e desconforto. Banhos de chuveiro são permitidos, mas os de banheira devem ser evitados até a cicatrização.
8. Oriente a paciente a relatar febre acima de 37,8 °C, sangramento vaginal intenso, drenagem de secreções, aumento de dor ou cólicas, secreção com odor desagradável e sangramento ou aumento da secreção no local da incisão.
9. Enfatize a importância das consultas de acompanhamento e dos exames físicos e ginecológicos de rotina.

Reavaliação: resultados esperados

- Verbaliza a diminuição da dor
- Urina a cada 4 a 6 horas em quantidade suficiente
- Sem febre ou sinais de infecção
- Faz declarações positivas sobre si mesma e as perspectivas de recuperação
- Verbaliza a compreensão de possíveis mudanças na função sexual e o que fazer sobre elas.

DISTÚRBIOS MENSTRUAIS

Dismenorreia

Dismenorreia refere-se à dor na menstruação; a mais comum das disfunções ginecológicas.

Fisiopatologia e etiologia

Dismenorreia primária

1. Sem lesão pélvica; geralmente intrínseca ao útero.
2. A pesquisa atual aponta o aumento da produção de prostaglandinas pelo endométrio como principal causa.
3. Também pode resultar de fatores hormonais, obstrutivos e psicológicos.

Dismenorreia secundária

1. Causada por lesão, como endometriose, infecção pélvica, anormalidade congênita, miomas uterinos ou cisto no ovário, ou pode ser causada pela passagem de um coágulo através do colo do útero.

Manifestações clínicas

1. A dor pode ser causada pelo aumento da contratilidade e da hipoxia uterinas.
2. Características da dor – recorrente, com cólicas agudas ou persistentes na região inferior do abdome, espasmódica ou constante.
3. Pode ocorrer náuseas, vômito, diarreia, cefaleia, calafrios, cansaço, nervosismo e dor lombar.
4. Geralmente é autolimitada e sem complicações.

Avaliação diagnóstica

Exames para descartar uma causa subjacente:

1. Exames para clamídia e gonorreia – podem mostrar infecção.
2. Ultrassom pélvico – pode detectar tumor, endometriose e cistos.
3. Teste de gravidez no soro ou na urina – para descartar gravidez ectópica.
4. Possivelmente, histeroscopia e laparoscopia – principalmente para detectar endometriose.

Manejo

As medidas a seguir são recomendadas para a dismenorreia primária; o tratamento da dismenorreia secundária visa a patologia subjacente.

1. Agentes anti-inflamatórios não esteroides, como o ibuprofeno ou o naproxeno sódico, por sua ação antiprostaglandina. Mais efetivo com uma dose de ataque 1 a 2 dias antes do início da menstruação e administração regular por 2 a 3 dias.
2. Calor local, como uma almofada térmica, para aumentar o fluxo sanguíneo e diminuir os espasmos, por intervalos de 20 minutos; maior eficácia se aliado a outras terapias.
3. Contraceptivos hormonais para diminuir a contratilidade e o fluxo menstrual. As evidências apoiam a redução dos sintomas de dismenorreia com o uso de contraceptivos orais mensais, contraceptivos orais de ciclo prolongado, dispositivos hormonais intravaginais e sistemas hormonais intrauterinos.
4. Exercício físico para aumentar a liberação de endorfina, que diminui a percepção da dor, e para suprimir a liberação de prostaglandina.

Avaliação de enfermagem

1. Obtenha os históricos menstrual e ginecológico que possam sugerir uma patologia subjacente.
2. Verifique o nível de dor usando uma escala de 1 a 10; avalie a resposta emocional da paciente à dor, seus mecanismos de enfrentamento e a capacidade de realizar atividades.
3. Verifique os sinais vitais, incluindo a temperatura, para descartar infecção.
4. Realize exames abdominal e pélvico (se indicados) para obter amostras.

Diagnósticos de enfermagem

- Dor aguda relacionada a contrações uterinas
- Risco de intolerância à atividade relacionado à gravidade da dor e dos sintomas associados
- Disposição para enfrentamento melhorado relacionada à condição crônica e recorrente.

Intervenções de enfermagem

Controle da dor

1. Administre agentes farmacológicos, conforme prescrição, para controlar a dor e o fluxo menstrual.
2. Aplique compressa térmica sobre a região lombar ou sobre o abdome, conforme indicado, por intervalos de 20 minutos.
3. Avalie a resposta da paciente às medidas de controle da dor.
4. Incentive a verbalização de sentimentos e tranquilize a paciente durante o processo de avaliação.
5. Incentive a atividade física e os exercícios, conforme tolerado.

Redução do risco de intolerância à atividade

Oriente a paciente que a tolerância aumentará com o aumento da atividade. Quanto mais ativa ela for, melhor se sentirá.

Aprimoramento dos mecanismos de enfrentamento

Oriente a paciente sobre as técnicas de redução do estresse, as técnicas de respiração e as mudanças no estilo de vida capazes de aliviar os sintomas, como exercícios, hábitos alimentares saudáveis, sono adequado e cessação do tabagismo.

Educação da paciente e manutenção da saúde

1. Explique à paciente as possíveis causas da dismenorreia.
2. Ensine à paciente métodos não farmacológicos para reduzir a dor.
   a. Aplicação de almofada térmica na parte inferior do abdome ou nas costas, ou banhos de banheira por intervalos de 20 minutos.
   b. Prática regular de exercícios físicos (30 minutos, 5 ou mais vezes/semana).
   c. Hábitos alimentares saudáveis; consulte *www.myplate.gov.*[1]
   d. Cessação do tabagismo.

[1]N.R.T.: No Brasil, as recomendações para pacientes podem ser consultadas na página Meu Prato Saudável em: *http://meupratosaudavel.com.br/*, com normatizações advindas de especialistas e pesquisadores de instituições e organizações da área; no *site* pode-se identificar ainda a publicação de revista eletrônica direcionada para atender a necessidades específicas de orientação alimentar: *http://meupratosaudavel.com.br/revista-eletronica/*. Para profissionais de saúde, recomenda-se consultar as Diretrizes Alimentares para a População Brasileira, na publicação do Ministério da Saúde, Guia alimentar para a população brasileira: *https://bvsms.saude.gov.br/bvs/publicacoes/guia_alimentar_populacao_brasileira_2ed.pdf.*

3. Ensine a paciente a usar de maneira eficiente a medicação prescrita, administrando-a no início do desconforto e repetindo a dose conforme necessário, especialmente no primeiro dia da menstruação.
4. Ensine à paciente os efeitos adversos dos medicamentos.
5. Incentive a paciente a reduzir o estresse por meio de sono adequado, boa nutrição, exercícios, cessação do tabagismo e enfrentamento dos estressores.
6. Converse com a paciente sobre as condutas durante a menstruação (questões sobre higiene, inconveniência, identidade feminina).

Reavaliação: resultados esperados

- Verbaliza redução no nível de dor
- Participação em atividades funcionais da vida cotidiana, sem intolerância
- Descreve métodos para reduzir a dor e aumentar a capacidade de enfrentamento.

Síndrome pré-menstrual e transtorno disfórico pré-menstrual

Baseado em evidências
Hofmeister, S., & Bodden, S. (2016). Premenstrual syndrome and premenstrual dysphoric disorder. *American Family Physician, 94*(3), 236–240.

A *síndrome da tensão pré-menstrual* (TPM) refere-se a um grupo de sintomas comportamentais, psicológicos e físicos que incluem cefaleia, irritabilidade, humor deprimido, sensibilidade mamária e edema abdominal que estão claramente relacionados ao início da menstruação.

O *transtorno disfórico pré-menstrual* (TDPM) é uma forma grave de TPM.

Fisiopatologia e etiologia

1. As possibilidades teóricas incluem desequilíbrios hormonais, como as interações entre os ovários e os esteroides; disfunção de neurotransmissores (como a serotonina), prostaglandinas ou endorfinas; fatores psicológicos, como atitudes e crenças relacionadas à menstruação; e fatores ambientais, como nutrição e poluição.
2. Mais comum em mulheres na terceira década de vida.
3. Pode ocorrer em 20 a 32% das mulheres que menstruam. Até 80% das mulheres experimentam um ou mais dos sintomas durante a fase lútea do seu ciclo menstrual.

Manifestações clínicas

1. Os sintomas podem começar de 7 a 14 dias antes do início do fluxo menstrual; podem diminuir 1 a 2 dias após o início da menstruação.
2. Físico – edema das extremidades, distensão abdominal, edema e sensibilidade nos seios, cefaleia, vertigem, taquicardia, acne, dor nas costas, constipação intestinal, sede e ganho de peso.
3. Psicológico e comportamental – humor instável, irritabilidade, fadiga, letargia, depressão, ansiedade, crises de choro, alterações no apetite e diminuição da concentração.
4. Diagnóstico baseado nas manifestações clínicas; normalmente, não são necessários exames laboratoriais, nem avaliação radiológica.
5. Geralmente é autolimitado, sem complicações.

Manejo

1. A terapia farmacológica de primeira escolha para a TPM grave ou o TDPM inclui o uso de inibidores seletivos da recaptação de serotonina (ISRS), tais como citalopram, escitalopram, fluoxetina; e de inibidores da recaptação de sertralina e serotonina-norepinefrina, como a venlafaxina.
2. A drospirenona (um diurético derivado da espironolactona) combinada com estrogênio em doses baixas nos contraceptivos orais ajuda no alívio dos sintomas. Teoricamente, ciclos mais longos de contraceptivos orais, com fases inativas mais curtas, melhorariam os sintomas pela supressão dos hormônios naturais.
3. A suplementação da dieta com 1.200 mg de cálcio elementar por dia mostra evidências de diminuição das mudanças de humor, irritabilidade, depressão e ansiedade.
4. Suplementos de vitamina B_6 de 50 a 100 mg/dia (não devem exceder 100 mg/dia).
5. Existem evidências limitadas que dão suporte à terapia cognitivo-comportamental para o alívio dos sintomas.
6. Mudanças saudáveis no estilo de vida, como restrição de sódio, cafeína, tabaco, álcool e doces refinados, e a inclusão de exercícios aeróbicos, embora frequentemente recomendadas, têm evidências insuficientes para apoiar sua eficácia no tratamento dos sintomas da TPM.
7. A ingesta diária de doses elevadas de vitamina D tem o suporte de algumas evidências.
8. Inibidores da prostaglandina, como o ibuprofeno, diminuem os sintomas relacionados à dismenorreia.
9. A espironolactona, um diurético com efeito androgênico, pode diminuir a retenção de líquidos e o ganho de peso.
10. Com muita cautela devido ao potencial de uso abusivo, podem ser prescritos agentes ansiolíticos para uso durante a fase lútea em pacientes com sintomas de ansiedade.
11. Os suplementos de ervas, por exemplo, à base de *Vitex agnus-castus*, se mostraram eficazes em um estudo controlado randomizado, porém são necessários mais estudos.

Alerta farmacológico
A paroxetina deve ser evitada por mulheres em idade fértil devido ao aumento do risco de anormalidades congênitas.

Avaliação de enfermagem

1. Peça à paciente para descrever os sintomas, o início e os meios de alívio.
2. Avalie a dieta, o nível de atividade física e os hábitos de repouso da paciente.
3. Avalie a resposta emocional da paciente aos sintomas e os métodos de enfrentamento.

Diagnósticos de enfermagem

- Conhecimento deficiente relacionado às medidas de autocuidado
- Ansiedade relacionada aos sintomas e à dificuldade para lidar com a condição.

Intervenções de enfermagem

Aprimoramento do conhecimento e da capacidade de enfrentamento

Use as técnicas de educação da paciente como uma ferramenta que possa ajudá-la a aumentar o controle sobre os sintomas.

Redução da ansiedade

1. Administre os medicamentos, conforme a prescrição; avise a paciente que os diuréticos causam aumento da micção e que os ansiolíticos podem causar sonolência ou comprometimento cognitivo.
2. Ofereça apoio emocional à paciente e seu parceiro ou outra pessoa que lhe é importante.

3. Ensine medidas de controle do estresse, como relaxamento, imagética e relaxamento muscular progressivo (ver Capítulo 3).
4. Sugira aconselhamento psicológico, conforme indicado.

Educação da paciente e manutenção da saúde

1. Incentive a paciente a manter um diário por vários meses consecutivos, incluindo datas, duração do ciclo, estressores, sintomas e sua gravidade, para determinar a efetividade do tratamento.
2. Oriente a paciente sobre o uso e os efeitos adversos dos medicamentos prescritos.
3. Informe a paciente sobre as possíveis causas da síndrome e os métodos que dispensam a prescrição médica para aliviar o desconforto, tais como a ingesta de cálcio e de vitamina B_6.
4. Consulte outros recursos e grupos de apoio, como a National Association for Premenstrual Syndrome (Reino Unido) (*http://pms.org.uk*) ou o womenshealth.gov, um projeto do Ministério da Saúde americano (*www.womenshealth.gov*).[2]

Reavaliação: resultados esperados

- Verbaliza maior conhecimento e sensação de controle sobre sua condição
- Redução dos sinais e sintomas de ansiedade.

Amenorreia

Amenorreia é a ausência de fluxo menstrual.

Fisiopatologia e etiologia

Amenorreia primária

1. Quando a menarca ainda não ocorreu aos 16 anos com desenvolvimento puberal ou aos 14 anos com ausência de características sexuais secundárias.
2. Pode ser causada por distúrbios cromossômicos, como a síndrome de Turner, agenesia do útero ou atraso constitucional do crescimento e da puberdade.
3. Septo vaginal transversal ou hímen imperfurado.

Amenorreia secundária

1. A menstruação cessa por 3 meses em mulheres com ciclos menstruais regulares previamente estabelecidos, ou por 9 meses em uma mulher com oligomenorreia previamente estabelecida (ciclos menstruais pouco frequentes ou mais longos).
2. Pode ser causada por gravidez, lactação, menopausa ou cistos do corpo-lúteo.
3. Exercício físico excessivo, nutrição inadequada com diminuição das reservas de gordura corporal e perda excessiva de peso podem causar amenorreia em atletas jovens (incluídas na tríade das atletas do sexo feminino: distúrbio alimentar, amenorreia e osteoporose).
4. Amenorreia e anovulação secundárias à síndrome dos ovários policísticos (SOP) geralmente ocorrem em mulheres obesas, mas podem ser observadas em mulheres com índice de massa corporal (IMC) normal.
5. Tumores ovarianos, adrenais ou hipofisários e distúrbios da tireoide são causas hormonais.
6. Alguns medicamentos, tais como antipsicóticos (fenotiazinas), antidepressivos, anti-hipertensivos, bloqueadores de histamina H2, opiáceos, quimioterapia e contraceptivos hormonais, também podem induzir amenorreia.
7. Pode ser o resultado de depressão grave, trauma psicológico grave, trauma físico ou radiação.

[2]N.R.T.: A Federação Brasileira das Associações de Ginecologia e Obstetrícia (Febrasgo, disponível em: *https://www.febrasgo.org.br*) fornece informações sobre a temática.

Avaliação diagnóstica

1. Teste de gravidez.
2. Nível de prolactina (elevado) com tumor hipofisário.
3. Hormônio estimulador da tireoide (TSH).
4. Teste da progesterona na amenorreia secundária, se os níveis de prolactina e TSH forem normais e o teste de gravidez for negativo.
   a. Resultado positivo – ocorre sangramento; anovulação crônica é o diagnóstico mais provável.
   b. Resultado negativo – não ocorre sangramento; pode indicar insuficiência ovariana; são necessários exames adicionais.
5. Níveis hormonais – LH e FSH – para determinar o tipo de hipogonadismo na amenorreia primária ou para detectar insuficiência ovariana na amenorreia secundária.
6. Cariotipagem genética para detectar anomalias cromossômicas na amenorreia primária.
7. Ultrassom para identificar a presença do útero e/ou obstrução da saída.

Manejo

O tratamento é baseado no fator causador.

1. Interrompa os medicamentos causadores se o benefício da descontinuação exceder o risco.
2. Aconselhamento nutricional, físico ou psicológico, conforme indicado.
   a. Recomende a diminuição dos exercícios para mulheres atletas para aumentar as reservas de gordura corporal e restaurar o IMC normal.
   b. Recomende a redução de peso, se a paciente estiver obesa.
3. Contraceptivos hormonais de baixa dose para regular o ciclo, após a determinação da causa subjacente.
4. Na síndrome do ovário policístico, os agentes sensibilizadores da insulina diminuem os níveis de androgênio, melhoram a taxa de ovulação e melhoram a tolerância à glicose. O citrato de clomifeno é o medicamento de primeira escolha para indução da ovulação. O tratamento a *laser* mais eflornitina é indicado para hirsutismo na SOP.
5. Tratamento de tumor ou outra causa subjacente. Cirurgia, como indicado.

Complicações

1. A amenorreia aumenta o risco de osteoporose e hiperplasia endometrial, que podem levar à atipia e câncer do endométrio.
2. A SOP envolve o risco de desenvolvimento de síndrome metabólica, diabetes tipo 2 e patologias cardiovasculares. O aumento na taxa de ovulação eleva o risco de gravidez.

Avaliação de enfermagem

1. Verifique sinais de distúrbios cromossômicos, como anomalia nos órgãos genitais, masculinização, baixa estatura e aparência facial característica.
2. Verifique sinais de tumor da hipófise, como cefaleia, distúrbios da visão, tontura e galactorreia.
3. Verifique o peso e a estrutura corporal, o IMC, mudanças de peso, e alterações nos hábitos alimentares e quantidade de atividade física, que podem indicar anorexia ou perda de gordura corporal por causa do excesso de exercícios.
4. Avalie os sinais de SOP: pressão arterial elevada, IMC elevado, circunferência abdominal, sinais de resistência à insulina e hirsutismo.
5. Avalie o estado emocional, áreas de estresse e capacidade de enfrentamento.

Diagnósticos de enfermagem

- Nutrição desequilibrada: menor do que as necessidades corporais, relacionada à ingesta nutricional inadequada e/ou exercício rigoroso

- Nutrição desequilibrada: maior do que as necessidades corporais, relacionada à obesidade ou à SOP
- Alteração da imagem corporal, relacionada à ausência de menstruação e à percepção do peso inadequado.

Intervenções de enfermagem

Satisfação das necessidades nutricionais

1. Explore o conhecimento da paciente sobre os grupos alimentares, o comportamento em relação às refeições e à rotina de exercícios; esclareça os equívocos, aponte comportamentos de risco e oriente medidas de melhoria.
2. Monitore o peso, o IMC e o retorno dos ciclos menstruais.
3. Encaminhe para um aconselhamento nutricional individual ou em grupo, conforme necessário.

Melhora da imagem corporal

1. Explore a imagem corporal da paciente e suas estratégias de enfrentamento. Forneça apoio emocional à paciente e à família.
2. Descreva os exames de diagnóstico e diga quem dará os resultados à paciente.
3. Aponte os mecanismos de enfrentamento ineficazes e ensine outros, mais positivos, como a assertividade. Oriente sobre as técnicas de relaxamento.

Educação da paciente e manutenção da saúde

1. Ensine à paciente a fisiologia do ciclo menstrual normal e as possíveis causas da amenorreia durante a fase diagnóstica.
2. Ensine o uso adequado e os efeitos adversos dos medicamentos prescritos.
3. Ensine a paciente a registrar os períodos menstruais em um calendário e a manter as consultas médicas e ginecológicas regulares.
4. Oriente a paciente com SOP sobre a necessidade de passar por triagem para diabetes tipo 2 e sobre os fatores de risco cardiovascular, tais como os níveis lipídicos em jejum e o IMC.

Reavaliação: resultados esperados

- Verbaliza ingesta alimentar adequada e regime de exercícios adequado
- Atinge IMC normal com restauração da menstruação
- Verbaliza a compreensão dos exames de diagnóstico e a melhora da imagem corporal.

Sangramento uterino anormal

Baseado em evidências
American College of Obstetrics and Gynecology. (2013). Management of abnormal uterine bleeding associated with ovulatory dysfunction. *Obstetrics and Gynecology, 122*, 176–185.

O *sangramento uterino anormal* (SUA) advém de período menstrual irregular ou sangramento excessivo. Pode ser agudo ou crônico; é anormal em regularidade, volume, frequência ou duração do sangramento e ocorre na ausência de gravidez.

Fisiopatologia e etiologia

As causas do SUA são subdivididas em padrões anovulatórios e ovulatórios.

SUA anovulatório

1. As causas comuns de SUA anovulatório incluem a síndrome do ovário policístico (SOP), diabetes melito não controlado, distúrbios da tireoide (hipo e hipertireoidismo), hiperprolactinemia ou o uso de medicamentos (como antipsicóticos e antiepilépticos).
2. Nas adolescentes, o SUA é frequentemente causado pelo eixo hipotálamo-hipófise-ovário imaturo.
3. A insuficiência ovariana em mulheres na perimenopausa frequentemente causa SUA. Ciclos menstruais irregulares recorrentes são considerados anormais se ocorrerem 8 anos antes da menopausa.
4. A anovulação pode estar relacionada à disfunção hipotalâmica ou hipofisária, comprometimento da formação ou ruptura folicular, ou disfunção do corpo-lúteo.
5. A retirada temporária de estrogênio na ovulação pode causar sangramento ovulatório no meio do ciclo.

SUA ovulatório

1. Sangramento ou duração excessivos podem estar relacionados a hipotireoidismo, doença hepática terminal ou distúrbios hemorrágicos (como a doença de von Willebrand).
2. Anormalidades estruturais, como miomas submucosos ou miomas do endométrio, podem causar SUA.
3. Aproximadamente metade das mulheres com SUA ovulatório não tem causa identificável.

Manifestações clínicas

Padrões anovulatórios de SUA/sangramento disfuncional

1. Amenorreia – sem sangramento por três ciclos ou mais.
2. Oligomenorreia – fluxo menstrual significativamente reduzido; intervalos pouco frequentes (maiores que 35 dias) ou intervalos irregulares.
3. Metrorragia – sangramento do útero entre períodos menstruais regulares; significativo porque geralmente é um sintoma da doença.
4. Menometrorragia – sangramento excessivo no período habitual da menstruação e em outros intervalos irregulares.

Padrões ovulatórios

1. Menorragia – sangramento excessivo durante os ciclos menstruais regulares; pode ser maior em duração ou quantidade.
2. Polimenorreia – menstruação frequente, que ocorre em intervalos inferiores a 21 dias.
3. Menometrorragia – sangramento excessivo no período habitual da menstruação e em outros intervalos irregulares.

Avaliação diagnóstica

Os exames para descartar causas patológicas do sangramento anormal incluem:

1. Teste de gravidez.
2. Hemograma completo para detectar anemia e contagem de plaquetas.
3. TSH para descartar distúrbios da tireoide; prolactina para descartar adenoma da hipófise.
4. Histórico e exame completos para procurar condições clínicas anovulatórias (como obesidade e hirsutismo – sinais de SOP) e descartar útero aumentado, traumatismo ou corpo estranho.
5. Outros exames que podem ser realizados durante o exame físico são um exame de Papanicolaou, para descartar displasia cervical ou neoplasia; investigação de clamídia e gonorreia, para descartar DIP.
6. Biopsia endometrial para determinar o efeito hormonal no útero e excluir neoplasia.
7. Ultrassonografia transvaginal para descartar patologia ovariana ou uterina, ou anormalidade estrutural. A sono-histerografia para infusão de solução salina é mais sensível e específica do que o ultrassom transvaginal.
8. Testes de coagulação para descartar discrasias sanguíneas em adolescentes com menorragia. O exame dos níveis de ferro não

são a primeira linha de tratamento, mas são recomendados se o hematócrito e a hemoglobina estiverem baixos.
9. Se a causa ainda não tiver sido determinada, é recomendada uma histeroscopia para detectar miomas uterinos, pólipos e outras lesões.

Manejo

O tratamento é baseado na causa subjacente.

1. Contraceptivos hormonais (pílulas anticoncepcionais ou DIU hormonal) para controlar o sangramento crônico ou induzir sangramento regular. A biopsia endometrial deve ser repetida após 3 a 6 meses de tratamento para monitorar a hiperplasia endometrial. Os contraceptivos orais combinados de estrogênio e progesterona, embora comumente prescritos como medicamentos de primeira escolha, carecem de evidências adequadas para o tratamento do SUA.
2. Nas mulheres que não podem tomar estrogênio por causa de um risco trombótico aumentado, a administração apenas de progesterona pode ser eficaz. A progesterona oral cíclica por 21 dias reduz significativamente a menorragia. Para as pacientes com menorragia, o sistema intrauterino de liberação de levonorgestrel apresenta resultado superior aos contraceptivos orais. As injeções de progestina de ação prolongada podem reduzir o sangramento, mas causam escape menstrual irregular.
3. Em situações de emergência, o estrogênio conjugado parenteral pode ser usado para interromper um sangramento agudo. Devido ao aumento no risco de tromboembolismo, o uso concomitante de heparina de baixo peso molecular pode ser considerado.
4. A anemia subjacente deve ser tratada com ferro, e talvez transfusões.
5. Os AINEs são úteis para diminuir o volume do fluxo menstrual na menorragia.
6. O ácido tranexâmico, um agente antifibrinolítico, demonstrou eficácia na diminuição da menorragia. Em um distúrbio hemorrágico subjacente (como a doença de von Willebrand), a desmopressina intranasal pode ser indicada.
7. Terapia androgênica com um hormônio liberador de gonadotrofina, como o acetato de leuprolide, para reduzir a perda de sangue menstrual nas mulheres na perimenopausa ou para reduzir o tamanho dos miomas uterinos antes de uma cirurgia.
8. Procedimentos cirúrgicos, tais como a polipectomia histeroscópica ou ressecção de miomas submucosos uterinos.
9. Ressecção endometrial histeroscópica (remoção de tecido doente ou anormal) ou ablação endometrial (aplicação de calor no endométrio para induzir a formação de cicatrizes) quando os métodos já descritos não são úteis.
   a. Cinco anos depois da ablação, um terço das pacientes necessita de outra cirurgia.
   b. O útero é preservado, mas resulta em infertilidade.
10. Histerectomia nos casos refratários.

Complicações

1. A anovulação recorrente no SUA anovulatório aumenta o risco de câncer endometrial devido ao impacto sem oposição do estrogênio sobre o endométrio. Mulheres com ovulação regular e SUA não têm risco aumentado para câncer endometrial porque o endométrio descama regularmente.
2. A anemia grave pode ser o resultado de menorragia ou menometrorragia.

Avaliação de enfermagem

1. Peça à paciente os históricos menstrual e ginecológico, da atividade sexual e a possibilidade de gravidez.
2. Avalie a frequência, duração e quantidade do fluxo menstrual.
3. Avalie outros sintomas de patologia subjacente, como condições hormonais sistêmicas, dor pélvica, febre e massas ou sensibilidade abdominal.
4. Verifique os sinais e sintomas de anemia – fadiga, dispneia, palidez e taquicardia.

Diagnósticos de enfermagem

- Fadiga relacionada à perda excessiva de sangue
- Medo de sangramento aparente na roupa relacionado ao sangramento excessivo ou imprevisível.

Intervenções de enfermagem

Aumento do nível de energia

1. Administre os medicamentos, conforme prescrição. Ensine à paciente as indicações e os efeitos colaterais.
2. Incentive a ingesta alimentar adequada com aumento no consumo de cereais e pães enriquecidos com ferro, carne (principalmente carne vermelha), e vegetais verdes e folhosos.
3. Administre fármacos orais de ferro com as refeições para evitar náuseas, e com alimentos ou bebidas ricas em vitamina C para aumentar a absorção. Trate a constipação intestinal, conforme necessário.
4. Monitore os níveis de hemoglobina e realize infusão de concentrado de hemácias, se houver prescrição.
5. Incentive a atividade física, conforme tolerado.

Alívio do medo

1. Revise o padrão do fluxo menstrual com a paciente e ajude-a a se planejar contra a ocorrência de novos episódios de sangramento excessivo.
2. Sugira o uso de tampões duplos (se possível) e absorventes duplos.
3. Oriente a paciente quanto à possibilidade de secreção de grande quantidade de sangue quando ela se levanta, ao permanecer deitada ou reclinada.
4. Prepare a paciente para transportar um suprimento adequado de produtos higiênicos e uma muda de roupa até que o sangramento esteja sob controle.

Educação da paciente e manutenção da saúde

1. Oriente a paciente sobre as causas do SUA e sobre o processo de diagnóstico para descartar causas patológicas de sangramento anormal.
2. Ensine a paciente a prevenir a anemia por meio de uma dieta rica em ferro e o consumo de vitamina C ou frutas cítricas para aumentar a absorção de ferro.
3. Oriente sobre a terapia hormona e os efeitos adversos relacionados, que efeitos adversos esperar e o que esperar do sangramento. Com o uso de contraceptivos hormonais, o sangramento deve parar na primeira semana, mas deve recomeçar na quarta semana, como aconteceria com um período menstrual regular com o uso de contraceptivos cíclicos.
4. Aconselhe a paciente a manter um calendário ou registro da menstruação.

Reavaliação: resultados esperados

- Verbaliza energia adequada para a realização de atividades
- Verbaliza mais confiança na capacidade de ocultar o sangramento.

Menopausa

Baseado em evidências
National Collaborating Centre for Women's and Children's Health. (2015). Menopause: Diagnosis and Management. (NG23). London (UK): National Institute for Health and Care Excellence (NICE). Disponível em: *www.nice.org.uk/guidance/ng23?un lid=97688129201610270835.*

A *menopausa* é descrita como a interrupção fisiológica da menstruação. Climatério ou perimenopausa é o período durante o qual ocorre o declínio da função ovariana e a mulher apresenta sintomas de deficiência de estrogênio e, possivelmente, ciclos irregulares. Há menopausa na ausência de menstruação por 12 meses.

Fisiopatologia e etiologia

1. A menopausa é causada pela cessação da função ovariana e diminuição da produção de estrogênio pelos ovários; a faixa etária média é de 45 a 55, com a idade média de 51.
2. Pode ocorrer anovulação durante a perimenopausa, interrompendo os ciclos menstruais.
3. A menopausa artificial ou cirúrgica pode ocorrer secundária a um procedimento cirúrgico ou radioterapia envolvendo os ovários. Alguns agentes quimioterápicos também causam menopausa química.
4. A histerectomia sem remoção do ovário pode resultar em menopausa precoce devido à interrupção do fornecimento de sangue aos ovários.

Manifestações clínicas

1. Genitália – as atrofias da vulva, da vagina e da uretra resultam em ressecamento, sangramento, prurido, ardor, disúria, afinamento dos pelos pubianos, perda de pequenos lábios e diminuição da secreção durante a relação sexual.
2. Função sexual – ressecamento vaginal, desconforto, dispareunia e diminuição da intensidade e duração da resposta sexual, mas ainda pode ter função ativa e satisfatória.
3. Vasomotor – 60 a 75% das mulheres experimentam "ondas de calor", que podem ser precedidas por um sentimento de ansiedade e acompanhadas de sudorese. Isso pode ocorrer à noite, causando "suores noturnos".
   a. Psicológico –a mulher pode apresentar insônia, irritabilidade, ansiedade, perda de memória, medo e depressão.
   b. Algumas mulheres experimentam palpitações.
   c. Os sintomas, a gravidade e o significado pessoal/cultural são variáveis.

Avaliação diagnóstica

1. Os níveis de LH e FSH aumentam e o estradiol diminui; no entanto, os níveis podem variar frequentemente durante o climatério, portanto o diagnóstico deve ser baseado nos sintomas.
2. FSH maior que 30 a 40 UI/ℓ indica menopausa; superior a 100 UI/ℓ indica insuficiência ovariana completa.
3. Não são necessários exames laboratoriais de FSH para diagnosticar a fase do climatério ou a própria menopausa.

Manejo

Terapia hormonal na menopausa/terapia de reposição de estrogênio

1. Indicada na menor dose possível pelo menor período de tempo (menos de 5 anos) para reduzir os sintomas vasomotores (com o benefício adicional de prevenir a osteoporose). As vias de administração sistêmica mais comuns são a oral e a transdérmica.
2. São necessárias preparações de progesterona para terapia combinada (oral, transdérmica; ou em combinação com produtos de estrogênio) em um padrão de dosagem cíclica, se o útero estiver intacto, para evitar hiperplasia endometrial e a possibilidade de câncer. A terapia contínua com progesterona não é mais recomendada devido à associação com resultados adversos nas mamas.
3. As preparações vaginais são mais eficazes para a vaginite atrófica. O uso concomitante de progesterona não é indicado com estrogênio vaginal devido à absorção sistêmica mínima de estrogênio.
4. Disponível na forma de produtos sintéticos, de origem animal e naturais (fonte vegetal).
5. A terapia hormonal na menopausa é contraindicada nas seguintes condições:
   a. Aumento do risco de doença tromboembólica, trombose venosa profunda idiopática prévia ou atual, ou embolia pulmonar.
   b. Câncer de mama prévio, atual ou suspeitado.
   c. Cânceres sensíveis ao estrogênio (uterino, ovariano), hiperplasia endometrial não tratada e sangramento genital não diagnosticado.
   d. Angina ativa ou recente, ou infarto do miocárdio.
   e. Hipertensão não tratada.
   f. Doença hepática ativa.
   g. Hipersensibilidade a substâncias ativas na terapia hormonal da menopausa.
   h. Porfíria cutânea tarda (contraindicação absoluta).
6. Faltam dados para dar suporte ao uso de progesterona ou progestina isoladamente no tratamento das ondas de calor.

Outras medidas

1. Lubrificantes vaginais para diminuir o ressecamento vaginal e a dispareunia.
2. Suplementos de cálcio e vitamina D para prevenir a perda óssea.
3. O tratamento não hormonal dos sintomas da menopausa que pode ser considerado inclui o uso de ISRSs para sintomas depressivos, clonidina (bloqueador alfa central) ou gabapentina para sintomas vasomotores. Essas terapias têm suporte em evidências.
4. Suplementos alimentares (considerados produtos naturais pelos consumidores) – os dados disponíveis sobre eficácia e segurança são limitados. A paciente deve discutir possíveis benefícios e riscos com um médico.
   a. Produtos da soja (isoflavonas) – alívio inconsistente das ondas de calor. Pode causar cefaleia e pele oleosa. Contraindicado como fitoestrogênio em mulheres com forte histórico pessoal ou familiar de câncer dependente de hormônio (mama, útero, ovário), eventos tromboembólicos ou eventos cardiovasculares.
   b. Cohosh preto (erva-de-são-cristóvão) – demonstrou resultar em alívio das ondas de calor, mas apresenta as mesmas contraindicações para a soja se usado como fitoestrogênio. Náuseas, hipotensão e aborto espontâneo são efeitos adversos. Não foram realizados estudos de segurança além de 6 meses; portanto, o uso recomendado não deve exceder os 6 meses.
   c. Vitamina E – 400 UI por dia demonstraram alívio mínimo das ondas de calor.

Alerta farmacológico
Os dados de ensaios clínicos sobre os seguintes suplementos de fitoterápicos comumente usados não demonstraram alívio significativo dos sintomas em relação ao placebo: prímula, ginseng, dong quai e trevo vermelho.

Complicações

1. A osteoporose tem sido claramente associada à depleção de estrogênio na menopausa.
2. A doença arterial coronariana (DAC) raramente se desenvolve em mulheres antes da menopausa e pode estar associada aos efeitos da depleção de estrogênio nos vasos sanguíneos.
3. A atrofia vaginal relacionada a um epitélio ressecado e com falta de estrogênio aumenta o risco de dispareunia, vulvovaginite recorrente e infecções urinárias. São necessárias mais pesquisas relacionadas à etiologia e ao tratamento do estresse pós-menopáusico e da incontinência urinária de urgência.
4. Questões psicossociais da menopausa: o risco de depressão aumenta.

Avaliação de enfermagem

1. Obtenha um histórico dos sintomas atuais da paciente e do ciclo menstrual.
2. Obtenha histórico em busca de outros fatores de risco para DAC, osteoporose, AVC, depressão, câncer de mama e câncer de útero.
3. Avalie os órgãos genitais quanto à atrofia, ressecamento e elasticidade.
4. Avalie a resposta emocional da paciente à menopausa.

Diagnósticos de enfermagem

- Risco para disfunção sexual relacionado a sintomas e ao impacto psicológico da menopausa
- Disposição para melhora do autocuidado.

Intervenções de enfermagem

Manutenção dos padrões de sexualidade

1. Explore com a paciente seus sentimentos sobre a menopausa, esclareça possíveis equívocos sobre a atividade sexual e incentive-a a discutir seus sentimentos com o parceiro.
2. Diga à paciente que a função sexual pode diminuir durante a menopausa, mas pode até aumentar devido à perda do medo de engravidar e à maior disponibilidade de tempo após o crescimento dos filhos.
3. Oriente a paciente a usar um lubrificante hidrossolúvel durante as relações sexuais para diminuir o ressecamento, ou discuta a terapia vaginal de reposição de estrogênio.

Aprimoramento do autocuidado

1. Forneça à paciente informações relacionadas à terapia de reposição hormonal, incluindo esquema de dosagem, rota, efeitos adversos e o que esperar de sangramento menstrual.
   a. As mulheres que ainda têm útero podem esperar um período no final de cada mês se tomarem hormônios ciclicamente. A terapia cíclica com progesterona é indicada para prevenir a hiperplasia endometrial.
   b. As formulações sistêmicas (oral, transdérmica) são indicadas para sintomas sistêmicos, como ondas de calor e alterações de humor.
   c. As formulações vaginais são indicadas para atrofia vaginal e podem ajudar a reduzir infecções urinárias recorrentes.
2. Ajude a paciente a pesar os riscos e os benefícios da terapia hormonal na menopausa, a fazer perguntas e a conversar com o médico sobre as opções de tratamento para os sintomas vasomotores. Encaminhe a paciente aos resultados dos ensaios clínicos da Women's Health Initiative (*www.nhlbi.nih.gov/whi*).

Educação da paciente e manutenção da saúde

1. Oriente a paciente sobre os alimentos com alto teor de cálcio e vitamina D – laticínios, vegetais verde-escuros, salmão e alimentos fortificados. Incentive-a a manter um programa de fortalecimento muscular várias vezes por semana para prevenir a osteoporose.
2. Aconselhe a paciente a reduzir os fatores de risco para DAC, incluindo a cessação do tabagismo.
3. Incentive a paciente a manter as consultas regulares de acompanhamento ginecológico, incluindo todos os exames apropriados à sua idade, tais como mamografia, exame pélvico, tomografia por absorciometria com raios X de dupla energia (DEXA) para osteoporose, painel lipídico e colonoscopia.
4. Informe à paciente que é possível ocorrer infecção e traumatismo vulvovaginal devido ao ressecamento dos tecidos. Diga para procurar avaliação imediata se ocorrer dor ou aumento de secreção.
5. Incentive a paciente a conversar com seus médicos sobre as preocupações com a terapia hormonal, como o desenvolvimento de câncer de mama. Além disso, encaminhe a paciente para a obtenção de mais informações sobre terapia hormonal na pós-menopausa em: *https://www.nhlbi.nih.gov/files/docs/pht_facts.pdf.*
6. Incentive a paciente a relatar os suplementos que toma aos profissionais de saúde para que possam utilizar essas preparações de maneira adequada e segura.

Alerta gerontológico
Nas mulheres na pós-menopausa, se ocorrer sangramento vaginal não associado à reposição hormonal, incentive as pacientes a procurar um médico imediatamente, pois pode haver suspeita de câncer.

Reavaliação: resultados esperados

- Verbaliza confiança na função e na identidade sexuais
- Verbaliza o enfrentamento satisfatório dos sintomas da menopausa e os comportamentos adequados de autocuidado saudável.

INFECÇÕES E INFLAMAÇÃO DA VULVA, VAGINA E CÉRVICE

Algumas patologias são transmitidas sexualmente, outras são causadas por inflamação ou infecções não transmitidas pelo ato sexual. Para sífilis, ver p. 642.

Baseado em evidências
Centers for Disease Control and Prevention. (2015). Sexually transmitted diseases treatment guidelines. Disponível em: *www.cdc.gov/std/treatment.*

Vulvite

Vulvite é a inflamação da vulva.

Fisiopatologia e etiologia

Fatores causais

1. Infecções – *Trichomonas, molluscum contagiosum*, bactérias, fungos, herpes-vírus simples (HSV) e vírus do papiloma humano (HPV; verrugas genitais). Ver também p. 669–672.
2. Irritantes.
   a. Urina, fezes e secreção vaginal.
   b. Roupa justa de tecido sintético.
   c. Produtos químicos, tais como sabão para lavar a roupa, *sprays* vaginais, desodorantes, perfumes, alguns sabonetes, cloro e espuma de banho.
3. Carcinoma.
4. Condições dermatológicas crônicas, tais como psoríase ou eczema.

Fatores predisponentes

1. Doenças, tais como diabetes melito e distúrbios dermatológicos.
2. Atrofia devido à menopausa.

Manifestações clínicas

1. Prurido – mais agudo à noite, agravado pelo calor, geralmente associado a infecções por cândida.
2. Tecido edemaciado e hiperemiado, possível ulceração.
3. Dor, ardor e dispareunia.
4. Exsudato – possivelmente profuso e purulento – envolvendo vaginite.
5. As lesões causadas por *molluscum contagiosum* são múltiplas, medem 1 mm a 1 cm, e são preenchidas por material caseoso branco.

6. As lesões por HSV são vesículas com uma base eritematosa e agrupadas em um padrão quase linear.
7. As lesões por HPV são crescimentos semelhantes a verrugas da cor da carne irregulares e elevadas.

Avaliação diagnóstica

1. Esfregaços e culturas vulvares – podem mostrar o organismo infeccioso.
2. Biopsia do tecido vulvar – pode ser necessária para descartar neoplasias e condições dermatológicas crônicas.

Manejo

1. Anti-infecciosos orais ou tópicos (antibióticos, antifúngicos, antivirais) para tratar o agente infeccioso.
2. Esteroides tópicos em dose extremamente baixa para tratar a inflamação em alguns casos.
3. Estrogênio vaginal para tratar a atrofia associada à menopausa.
4. Tratamento do distúrbio associado.
5. Os casos de infecção por *molluscum contagiosum* podem ser tratados com excisão por bisturi, nitrato de prata, eletrocautério ou curetagem, ou pode ser aguardada uma resolução espontânea.

Complicações

1. Cicatrizes e desconforto crônico.
2. Transmissão de IST para o parceiro.

Avaliação de enfermagem

1. Faça perguntas à paciente sobre seu histórico de saúde, sintomas e atividade sexual.
2. Determine o uso de produtos que contêm agentes químicos em roupas íntimas ou diretamente na vulva.
3. Examine os órgãos genitais e os linfonodos.

Diagnósticos de enfermagem

- Dor aguda relacionada à inflamação vulvar.

Intervenções de enfermagem

Alívio da dor

1. Administre os medicamentos prescritos e oriente a paciente sobre o uso, método de aplicação e efeitos adversos.
2. Oriente sobre a realização de banhos de assento por 15 a 20 minutos, 3 a 4 vezes/dia. Também pode-se usar compressas frias para acalmar a pele e limpar a vulva.
3. Oriente a paciente sobre a natureza da condição (p. ex., recorrente crônica ou curável) e sobre as expectativas de sintomas após o tratamento.

Educação da paciente e manutenção da saúde

1. Ensine à paciente os princípios de higiene.
   a. Limpeza de frente para trás após urinar.
   b. Algodão com água morna e sabão neutro para limpeza, enxágue, e seque a área. Também podem ser usados lenços umedecidos hipoalergênicos sem perfume.
2. Ensine a paciente a evitar irritantes químicos, tais como *sprays*, sabonetes perfumados e desodorantes, novos detergentes para a roupa, amaciantes para controle de estática e banho de espuma.
3. Ensine a paciente a evitar irritantes mecânicos, tais como roupas apertadas, roupa íntima de tecido sintético; substitua por *lingerie* folgada de algodão. Evitar umidade crônica; trocar a roupa de banho depois de nadar.
4. Ensine a paciente a usar o banho de assento e as compressas geladas em casa para evitar o prurido.
5. Informe à paciente que algumas infecções, tais como *Trichomonas*, *molluscum contagiosum* e HSV, são transmitidas sexualmente; então, o parceiro precisa procurar tratamento antes que a relação sexual seja retomada. Auxilie a paciente com técnicas de comunicação em saúde para informar o parceiro.
6. Eduque sobre a prevenção de IST e incentive a triagem (Boxe 22.1).

Reavaliação: resultados esperados

- Verbaliza aumento no nível de conforto e controle dos sintomas.

Cisto ou abscesso de Bartholin

O *cisto ou abscesso de Bartholin*, também chamado de *bartolinite*, é uma infecção da glândula vestibular maior que provoca a formação de cisto ou abscesso.

Fisiopatologia e etiologia

1. Essas glândulas estão localizadas em cada lado da vagina, na base dos pequenos lábios; são responsáveis pela lubrificação vaginal.
2. Se sofrerem obstrução devido a uma infecção, pode ocorrer abscesso ou formação de cisto (Figura 22.2).
3. O abscesso ou o cisto podem se romper espontaneamente ou aumentar de tamanho e se tornar doloroso.
4. A maioria é um abscesso estéril/celulite causado pela flora vaginal mista.
5. Também podem ser causados por transmissão sexual de infecção (gonorreia ou clamídia).

Manifestações clínicas

1. Cisto assintomático.
2. Dor, eritema, sensibilidade, edema.
3. Edema, celulite, possível formação de abscesso.

Avaliação diagnóstica

1. Cultura, se drenada ou excisada, para identificação dos organismos infecciosos.
2. Se a paciente tiver mais de 40 anos de idade ou infecção recorrente, deve ser descartada por biopsia a presença de um carcinoma.

Manejo

1. Podem ser tratados de forma conservadora com compressas quentes ou banhos de assento, se pequenos ou assintomáticos; uso de antibióticos, se houver celulite.
2. Pode precisar de incisão e drenagem, que proporcionam alívio imediato, mas pode se repetir. Os procedimentos geralmente são ambulatoriais, feitos sob anestesia local e duram cerca de 20 minutos.
   a. O conteúdo é aberto e drenado; uma amostra deve ser enviada para cultura. Posteriormente, o fechamento é feito por sutura.
      i. Como alternativa, pode ser inserido um cateter de Word, uma sonda de Foley ou um anel de Jacobi para manter a cavidade aberta (denominado fistulização).
      ii. Ocorre a cicatrização em torno do cateter e ele é removido 2 a 4 semanas depois para criar uma nova abertura para a glândula.
3. Marsupialização, para abscessos recorrentes.
   a. O cisto é incisado e suturado aberto nas bordas da incisão.
   b. A cicatrização ocorre a partir da área do abscesso

Boxe 22.1 Aconselhamento sobre a prevenção de infecções sexualmente transmissíveis

As infecções sexualmente transmissíveis podem ser prevenidas por meio de abordagens interativas de aconselhamento centradas no paciente que informam os riscos pessoais. As principais técnicas para facilitar o relacionamento incluem o uso de perguntas abertas e de linguagem compreensível. As estratégias mais eficazes são executadas de maneira imparcial e empática incorporando a cultura, o idioma, o sexo, a orientação sexual, a idade e o nível de desenvolvimento do paciente. Técnicas motivacionais de entrevistas e avaliação da disposição para mudar o comportamento também são úteis.

A primeira etapa no aconselhamento é levantar o histórico sexual incluindo:

- Tipo e número de parceiros
- Métodos para prevenção da gravidez
- Métodos para prevenção de ISTs
- História de ISTs
- Exposição a uso de drogas intravenosas ou a profissionais do sexo.

Um plano individualizado de prevenção pode incorporar um ou mais dos seguintes métodos específicos:

- Abstinência de sexo oral, vaginal e anal. Incentive a abstinência até iniciar um relacionamento fixo mutuamente monogâmico
- Monogamia: manter um relacionamento a longo prazo, mutuamente monogâmico, com uma pessoa não infectada. Antes de iniciar um relacionamento sexual mutuamente monogâmico, os indivíduos podem considerar o rastreamento de ISTs
- Reduzir o número de parceiros sexuais ao longo da vida
- Vacinação pré-exposição:
  - Vacina contra o HPV (9 a 26 anos)
  - Vacina contra a hepatite B (junto com a vacina contra a hepatite A para homens que fazem sexo com homens e usuários de drogas intravenosas)
- Uso adequado de preservativos masculinos (látex ou poliuretano; não preservativos "naturais" ou de "pele de cordeiro", que não protegem contra a transmissão viral):
  - Um novo preservativo a cada novo ato sexual
  - Manusear cuidadosamente o preservativo para não causar perfuração
  - Colocar o preservativo depois que o pênis estiver ereto
  - Garantir uma lubrificação adequada
  - Usar apenas lubrificantes hidrossolúveis; lubrificantes à base de óleo (vaselina, óleo de massagem, óleos de cozinha) enfraquecem o preservativo
  - Segurar o preservativo firmemente na base durante a retirada para evitar o derramamento do conteúdo
  - Preservativos com lubrificantes espermicidas não são recomendados para prevenir ISTs
- Uso adequado de preservativos femininos (bainha de poliuretano ou nitrila lubrificada com um anel em cada extremidade, ou seja, devem ser inseridos na vagina): usar como barreira protetora antes do contato íntimo
- Adolescentes e mulheres que usam métodos contraceptivos sem barreira (hormônios, DIU, cirurgia) devem ser aconselhadas sobre os métodos de barreira para prevenir as ISTs porque podem ter a percepção equivocada de que não correm risco de contrair uma doença sexualmente transmissível
- Os espermicidas não impedem a transmissão de IST/HIV; podem aumentar a contaminação pela ruptura do epitélio normal.

Baseado em evidências
Centers for Disease Control and Prevention. (2015). Sexually transmitted diseases (STDs). Atlanta, GA: Author. Disponível em: *www.cdc.gov/std/treatment*.

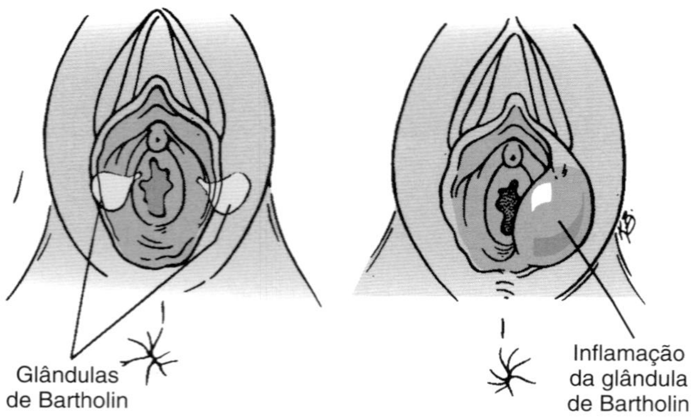

Figura 22.2 Localização e infecção da glândula vestibular.

4. Outros métodos aceitáveis de tratamento incluem a ablação da glândula com nitrato de prata, ablação ou excisão do cisto ou abscesso com *laser* de dióxido de carbono, e aspiração por agulha com ou sem escleroterapia com álcool.
5. Excisão completa sob anestesia geral se houver suspeita de carcinoma.
6. Todos os métodos de tratamento promovem a cura no prazo de 2 semanas ou menos. A recorrência pode ocorrer em até 20% das pacientes com todos os métodos de tratamento. Nenhum método demonstrou superioridade em relação à taxa de cura ou à taxa de recorrência.

Complicações

Cicatrizes resultantes de infecção recorrente e ruptura.

Avaliação de enfermagem

1. Obtenha o histórico de atividade sexual, incluindo novos parceiros e antecedente de infecções sexualmente transmissíveis. O risco de cisto ou abscesso da glândula de Bartholin é semelhante ao risco de contrair ISTs.
2. Inspecione os pequenos lábios para detectar a presença de calor, eritema e edema.
3. Verifique a presença de sinais de outras IST – erupção cutânea, úlceras genitais e secreção vaginal.

Diagnósticos de enfermagem

- Dor aguda relacionada à infecção e aumento da glândula.

Intervenções de enfermagem

Alívio da dor

1. Administre analgésicos e antibióticos, conforme prescrição; explique os efeitos adversos à paciente.
2. Oriente a paciente a realizar banhos de assento 3 a 4 vezes/dia, durante 15 a 20 minutos, para promover conforto e drenagem.
3. Incentive a paciente a limitar a atividade física o máximo possível porque a dor é exacerbada pelo movimento.
4. Prepare a paciente para a incisão e a drenagem, se indicadas. Organize os suprimentos; auxilie durante o procedimento, conforme necessário.
5. Para a marsupialização: aplique compressas de gelo intermitentemente por 24 horas para reduzir o edema e proporcionar conforto; depois disso, banhos de assento quentes, compressas quentes ou uma lâmpada irradiando sobre o períneo proporcionam conforto.

Educação da paciente e manutenção da saúde

1. Se a IST for a causa suspeitada da infecção, aconselhe a paciente a instruir seu parceiro a ser examinado e tratado profilaticamente.
2. Aconselhe a paciente a se abster de relações sexuais até que o cisto ou abscesso seja resolvido, que o parceiro tenha sido examinado e tratado e que ela tenha completado todo o ciclo do antibiótico prescrito (aproximadamente 2 semanas).
3. Revise os princípios de higiene perineal com a paciente.
4. Converse sobre as ISTs e os métodos de prevenção – abstinência, monogamia e uso adequado de preservativos femininos ou masculinos. Ver p. 664.
5. Incentive a paciente a realizar consultas médicas para acompanhar a recorrência de abscesso e para descartar lesões malignas. Geralmente é necessário o tratamento cirúrgico para os casos recorrentes.

Reavaliação: resultados esperados

- Verbaliza o alívio da dor.

Fístula vaginal

Uma *fístula vaginal* é a abertura anormal e tortuosa entre a vagina e outro órgão oco (Figura 22.3).

Fisiopatologia e etiologia

Causas

1. Lesões obstétricas, especialmente em trabalhos de parto prolongados e em países com cuidados obstétricos inadequados (raramente ocorrem em países desenvolvidos).
2. Cirurgia pélvica (rara) – histerectomia ou procedimentos reconstrutivos vaginais.
3. Carcinoma (raro) – patologia extensa ou complicação do tratamento, como radioterapia.

Tipos

1. A *fístula vesicovaginal* é uma abertura entre a bexiga e a vagina.
2. A *fístula retovaginal* é uma abertura entre o reto e a vagina.
3. A *fístula ureterovaginal* é uma abertura entre o ureter e a vagina.
4. A *fístula uretrovaginal* é uma abertura entre a uretra e a vagina.
5. A *fístula vaginoperineal* é uma abertura entre a vagina e o períneo.

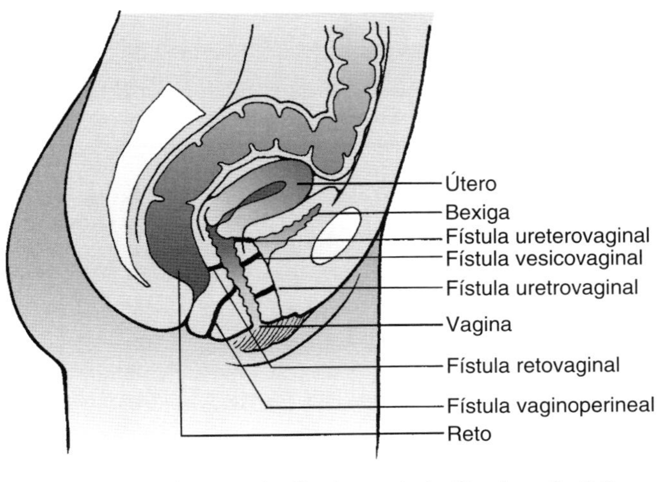

Figura 22.3 Localizações das fístulas vaginais. (Smeltzer, S., & Bare, B. [2007]. *Brunner and Suddarth's textbook of medical-surgical nursing* [9th ed.]. Philadelphia, PA: Lippincott Williams & Wilkins.)

Manifestações clínicas

1. Vesicovaginal – é o tipo mais comum de fístula.
   a. Saída constante de urina da vagina.
   b. Perda do desejo miccional porque a bexiga está se esvaziando continuamente.
   c. Pode causar escoriações e inflamação da vulva.
2. Retovaginal.
   a. Incontinência fecal e flatulência através da vagina; odor fétido.
   b. Pode se apresentar como câncer vulvar.
3. Fístula ureterovaginal – rara.
   a. Urina na vagina, mas a paciente ainda urina regularmente.
   b. Pode causar infecções urinárias graves.
4. Fístula uretrovaginal.
   a. Disúria.
   b. Urina na vagina durante a micção.
5. Fístula vaginoperineal – dor e inflamação no períneo.

Avaliação diagnóstica

1. Teste do azul de metileno – após a instilação desse corante na bexiga por sonda, coloque um tampão na vagina. Remova depois que a paciente deambular.
   a. O azul de metileno aparece na vagina no caso de uma fístula vesicovaginal.
   b. O azul de metileno não aparece na vagina no caso de uma fístula ureterovaginal.
2. Teste de índigo-carmim – depois que um teste de azul de metileno demonstrar resultados negativos; o índigo-carmim é injetado por via intravenosa. O aparecimento do corante na vagina indica uma fístula ureterovaginal.
3. Cistoscopia com pielografia retrógrada.
4. Pielografia intravenosa (PIV) – ajuda a detectar fístulas ureterais.

Manejo

1. As fístulas reconhecidas no momento do parto devem ser corrigidas imediatamente.
2. Tradicionalmente, as cirurgias eram adiadas por 8 a 12 semanas para permitir a recuperação da infecção ou da inflamação. No entanto, se tornaram comuns a excisão e o reparo precoces dentro de 1 a 2 semanas após o vazamento de urina.
3. O fechamento cirúrgico da abertura através da via vaginal é mais comum nos países em desenvolvimento. Nos países desenvolvidos, podem ser usadas rotas laparoscópicas, vaginais, abdominais ou assistidas por robôs.
4. Pode ser necessário um procedimento de desvio fecal ou urinário no caso de fístulas grandes.
5. Raramente uma fístula se fecha sem intervenção cirúrgica.
6. Abordagem clínica.
   a. Prótese para prevenir a incontinência e permitir a cicatrização do tecido; feita para pacientes que não são boas candidatas cirúrgicas.
   b. A prótese é inserida na vagina; é conectada a uma sonda de drenagem que conduz a urina até a bolsa, que é fixada nas pernas.

Complicações

1. Hidronefrose, pielonefrite e possível insuficiência renal com fístula ureterovaginal.
2. Risco de infecção vaginal e infecção de órgãos pélvicos com fístula retovaginal.

Avaliação de enfermagem

1. Obtenha a história obstétrica, ginecológica e cirúrgica.
2. Monitore a ingesta e o débito urinário e o padrão de micção.
3. Avalie a secreção nas compressas perineais.
4. Observe para sinais de infecção (febre, calafrios, dor no flanco).

Diagnósticos de enfermagem

- Risco de infecção relacionado à contaminação do sistema urinário pela flora vaginal ou contaminação da vagina por microrganismos do reto
- Eliminação urinária prejudicada relacionada à fístula.

Intervenções de enfermagem

Prevenção de infecções

1. Incentive banhos de assento frequentes.
2. Realize a irrigação vaginal, conforme prescrição, e ensine o procedimento à paciente.
3. Antes da cirurgia de reparo, administre os antibióticos prescritos para reduzir a flora patogênica no trato intestinal. Uma dose única injetável de gentamicina antes da cirurgia é tão eficaz quanto o uso prolongado de amoxicilina, cloranfenicol ou cotrimoxazol.
4. Após o reparo retovaginal:
   a. Mantenha a paciente em dieta de líquidos claros, conforme prescrição, para limitar a atividade intestinal por vários dias.
   b. Incentive o repouso.
   c. Administre irrigações perineais quentes para diminuir o tempo de cicatrização e aumentar o conforto.

Manutenção da drenagem urinária

1. Antes da cirurgia, sugira o uso de compressas perineais ou produtos para incontinência.
2. Após o reparo vesicovaginal:
   a. Mantenha a drenagem adequada da sonda vesical de demora (lavagem intermitente com soro fisiológico estéril) para evitar pressão sobre o tecido recém-suturado (geralmente por cerca de 7 dias após a cirurgia).
   b. Administre irrigações vaginais ou vesicais suavemente por causa da sensibilidade no local da cirurgia.
   c. Mantenha registros rigorosos do balanço urinário. Pode ser recomendado o uso de líquidos intravenosos ou a ingesta abundante de líquidos para manter um bom fluxo na bexiga.
   d. Pode ser recomendado o uso de antibióticos profiláticos para prevenir infecções.
3. Se o tratamento clínico for indicado, ensine a paciente como usar o dispositivo protético.
4. Incentive a paciente a expressar sentimentos sobre a mudança na via de eliminação urinária e a compartilhá-los com uma pessoa que lhe é importante.

Educação da paciente e manutenção da saúde

1. Ensine a paciente a relatar sinais de infecção precocemente.
2. Ensine a paciente a limpar o períneo delicadamente e a seguir as instruções do cirurgião sobre quando retomar as relações sexuais e as atividades extenuantes.
3. Aconselhe a paciente a manter as consultas regulares de acompanhamento.

Reavaliação: resultados esperados

- Sem sinais de infecção – afebril e sem queixas de dor no flanco ou dificuldade para urinar
- Fluxos claros de urina na sonda no pós-operatório; micção sem dificuldade após a remoção da sonda.

Vaginite

Vaginite é a inflamação da vagina causada por patógenos infecciosos.

Fisiopatologia e etiologia

1. Pode ser causada por organismos sexualmente transmissíveis ou por crescimento excessivo da flora vaginal.
2. As secreções vaginais normais pela presença do estrogênio e a acidez do ambiente inibem o crescimento de patógenos.
3. Condições como diabetes, gravidez, estresse, coito e menopausa alteram o ambiente vaginal normal.
4. Tipos de vaginite (Tabela 22.3).
   a. Simples (por contato).
   b. Vaginose bacteriana (geralmente causada por *Gardnerella*).
   c. *Trichomonas.*
   d. *Candida albicans.*
   e. Atrófica.

Manifestações clínicas

Os sinais e sintomas variam de acordo com a etiologia ou com o microrganismo causador.

1. Prurido, irritação, ardor vaginal.
2. Odor e secreção vaginal aumentado ou incomum.
3. Dispareunia, dor pélvica, disúria.
4. Assintomática.

Avaliação diagnóstica

1. Histórico de saúde e exame físico.
2. Esfregaço para exame microscópico.
   a. Lâmina salina: a secreção é misturada com uma solução salina; útil na detecção dos microrganismos *Gardnerella* e *Trichomonas.*

Tabela 22.3 Tipos de vaginite.

Descrição	Manifestações	Manejo
Vaginite simples (vaginite por contato) • Inflamação da vagina, com secreção; devido à irritação mecânica, química, alérgica ou outra irritação não infecciosa, falta de higiene e desequilíbrio na flora vaginal • A uretrite geralmente acompanha a vaginite devido à proximidade entre a uretra e a vagina • Fatores predisponentes: alergênios de contato, transpiração excessiva, roupas íntimas sintéticas, falta de higiene, corpos estranhos (tampões, preservativos, espermicidas, preservativos com espermicidas, diafragmas deixados por muito tempo).	• Aumento da secreção vaginal (ainda que mínimo) com prurido, hiperemia, ardor e edema • Urinar e defecar agravam os sintomas.	• Estimule o crescimento de lactobacilos (bacilos de Doderlein) por meio do consumo de iogurte com culturas ativas vivas • A evidência atual não dá suporte ao uso de ducha íntima • Promova a limpeza com cuidado meticuloso após urinar e defecar • Interrompa o uso do agente causador.

Tabela 22.3 Tipos de vaginite. (*Continuação*)

Descrição	Manifestações	Manejo
Vaginose bacteriana • Inflamação da vagina comumente chamada de vaginite inespecífica porque não é causada por *Trichomonas*, *Candida* ou gonorreia. Não é considerada uma IST • Altas concentrações de *Gardnerella vaginalis* geralmente são responsáveis pelos sintomas.	• Secreção vaginal com odor • Prurido e ardor podem sugerir microrganismos concomitantes presentes • É benigna, pois quando a secreção é removida, o tecido subjacente é saudável e rosado • O pH vaginal é > 4,5 • Pode ser assintomática • Presença de células "chave" no exame microscópico com lâmina • Teste de KOH positivo (odor de peixe).	• Tratamento recomendado apenas para mulheres sintomáticas • Metronidazol tomado por via oral por 7 dias, ou clindamicina ou metronidazol de uso tópico • A ingesta de álcool deve ser evitada durante o tratamento com metronidazol e por 24 h após a conclusão para evitar náuseas e vertigens. Estudos demonstraram que o metronidazol não é teratogênico • O tratamento dos parceiros não é recomendado • O creme de clindamicina enfraquece os preservativos de látex • Os dados não dão suporte ao uso de ducha íntima.
Vaginite por tricomoníase • IST. Condição produzida pelo protozoário *Trichomonas vaginalis* (de forma arredondada com flagelo), que se desenvolve em ambientes alcalinos. A recorrência pode se dar devido a baixos níveis de resistência antimicrobiana.	• Secreção com odor fétido e abundante; pode ser espumoso e de cor verde-amarelada • Pode apresentar prurido, dispareunia e escape menstrual • Hemorragias com pontos vermelhos (como um morango) no colo do útero • Pode também apresentar edema vulvar, disúria e hiperemia secundários à irritação causada pelo secreção • Organismos com mobilidade são visíveis por microscopia salina • Estão disponíveis teste rápido no local de atendimento e culturas.	• Destrua os protozoários infecciosos tomando metronidazol 2 g oral ou tinidazol 2 g • *Nota*: o tratamento durante a gravidez é aceitável após o primeiro trimestre para o tinidazol e durante a gravidez para o metronidazol • Evite a reinfecção tratando o parceiro simultaneamente, mesmo que o homem possa ser assintomático • Evite o consumo de álcool durante o tratamento • Faça nova triagem após 3 meses devido à possibilidade de resistência antimicrobiana de baixo nível.
Candidíase • Infecção fúngica causada por *Candida albicans*. Fatores associados incluem: ○ Terapia com esteroides ○ Obesidade ○ Gravidez ○ Terapia antibiótica ○ Diabetes melito ○ Contraceptivos orais ○ Duchas íntimas frequentes ○ Doenças crônicas debilitantes • Características ○ *C. albicans* faz parte da flora intestinal normal e, portanto, é um contaminante frequente da vagina ○ Como esse fungo prospera em ambientes ricos em carboidratos, é comum em pacientes com diabetes mal controlado ○ Esta infecção é observada em pacientes que fazem uso prolongado de antibióticos ou esteroides (reduzem a flora natural que protege a vagina).	• A secreção vaginal é espessa e irritante; placas brancas ou amareladas, partículas com aparência de placa amarela aderem às paredes da vagina • Prurido é a queixa mais comum • Também pode apresentar ardor, dor, edema vulvar, escoriações, fissuras, dispareunia, frequência urinária e disúria • O exame microscópico revela a presença de hifas, brotos e pseudo-hifas • O pH vaginal é normal (< 4,5).	• Erradique o fungo aplicando creme vaginal antifúngico (clotrimazol, miconazol ou cetoconazol), supositório ou comprimido por uma a 14 noites, conforme prescrição; ou, administre fluconazol oral em dose única • O fluconazol oral é contraindicado na gravidez; podem ser usados cremes tópicos • Os efeitos colaterais dos cremes vaginais tópicos incluem ardor e irritação. O fluconazol sistêmico está associado à intolerância gastrintestinal, cefaleia e, raramente, elevações transitórias nos exames da função hepática • Os antifúngicos azólicos apresentam interações clinicamente importantes com muitos medicamentos • Incorporar iogurte com cultura viva na dieta para melhorar a colonização de lactobacilos e restaurar o equilíbrio da flora vaginal • Trate o parceiro sintomático ou incircunciso com balanite aplicando creme antifúngico sob o prepúcio todas as noites por sete noites • Para casos graves ou recorrentes, use antifúngicos sistêmicos, como o fluconazol semanal para terapia de supressão.

(*continua*)

Tabela 22.3 Tipos de vaginite. *(Continuação)*

Descrição	Manifestações	Manejo
Vaginite atrófica • Uma ocorrência pós-menopausa comum devido à atrofia da mucosa vaginal secundária à diminuição dos níveis de estrogênio; mais suscetível à infecção.	• Prurido vaginal, ressecamento, ardor, dispareunia e irritação vulvar • Também pode apresentar sangramento vaginal • A mucosa vaginal parece seca e um pouco mais pálida. **Alerta de enfermagem** Na mulher na pós-menopausa, se ocorrer sangramento vaginal, incentive a paciente a procurar o médico imediatamente porque o sangramento é um sinal de alerta para o câncer.	• O tratamento vaginal com estrogênio é o mais eficaz • A condição se reverte com o tratamento, que deve ser mantido • Se também estiver presente uma infecção, ela deve ser tratada • Se o útero estiver intacto e a terapia sistêmica com estrogênio for usada para tratar sintomas adicionais da menopausa, deve-se adicionar progesterona para evitar a hiperplasia endometrial devido ao estrogênio sem oposição.

IST: infecção sexualmente transmissível.

   b. Hidróxido de potássio (KOH): útil na detecção de *C. albicans*. Teste de cheiro: se for liberado um odor de peixe quando o KOH é aplicado, suspeite que o microrganismo *Gardnerella* seja o causador da vaginose bacteriana.
3. pH vaginal (não diagnóstico, mas pode indicar infecção) – use papel de nitrazina.
   a. pH normal: 4 a 4,5.
   b. Vaginose bacteriana: superior a 4,5.
   c. *Trichomonas*: maior que 4,5.
4. Culturas de clamídia e gonorreia ou sonda de DNA – para descartar a cervicite por esses organismos.
5. Exame de Papanicolaou – não é considerado uma ferramenta de diagnóstico para vaginite: possui baixa sensibilidade e especificidade para detectar vaginose bacteriana e *Trichomonas*.

Manejo

1. Anti-infecciosos (preparações orais ou vaginais).
2. Reposição de estrogênio (preparação sistêmica ou vaginal) para a vaginite atrófica.
3. Avaliação e tratamento dos parceiros sexuais para infecções sexualmente transmissíveis, tais como *Trichomonas*.
4. Recuperação da flora vaginal com lactobacilos por meio da ingesta de iogurte com culturas ativas.

Avaliação de enfermagem

1. Obtenha o histórico de saúde, incluindo perguntas específicas para a condição.
   a. Natureza da secreção: se parece com placa amarelada, é espumosa, purulenta, grossa ou fina, abundante ou escassa? Início? Cor? Odor? Outros sintomas: disúria, prurido e dispareunia?
   b. Histórico menstrual.
   c. Histórico de doenças: diabetes melito e seu controle? Infecções vaginais anteriores? ISTs?
   d. Histórico obstétrico.
   e. Histórico sexual: idade de início da atividade sexual? Novo parceiro? Número de parceiros atuais e fixos? Frequência de atividade sexual? Sua natureza? Sintomas ou infecções urogenitais no parceiro? Uso de barreira física?
   f. Medicamentos e alergias. Uso de contraceptivo atual?
   g. Higiene vaginal: uso de duchas, desodorantes, *sprays* e pomadas; tipos de tampões, banho de espuma, sabonete e tipo de vestuário (roupas apertadas)?
2. Realize o exame físico, incluindo um exame vaginal, e obtenha amostras da secreção vaginal e/ou cervical, conforme indicado.

Diagnósticos de enfermagem

- Dor aguda ou crônica relacionada à irritação vaginal
- Integridade tissular prejudicada relacionada à infecção vaginal
- Comportamento de saúde propenso a risco relacionado à atividade sexual e transmissão de infecção.

Intervenções de enfermagem

Alívio da dor

1. Oriente a paciente a interromper o uso de agentes irritantes, tais como banhos de espuma e duchas íntimas.
2. Sugira que a paciente tome banhos frios ou banhos de assento e seque com toalha ou com secador de cabelo com ar frio.
3. Incentive a paciente a usar roupas íntimas de algodão e mais soltas.
4. Incentive a paciente a tomar analgésicos.
5. Forneça apoio emocional.

Restauração da integridade dos tecidos

1. Ensine a paciente a limpar e secar o períneo antes de aplicar a medicação.
2. Demonstre a aplicação do medicamento prescrito.
3. Enfatize a importância de tomar os medicamentos prescritos durante todo o período de terapia e conforme indicado; informe os efeitos adversos.
4. Saliente a importância das consultas de acompanhamento.

Redução dos riscos

1. Enfatize a importância da abstinência sexual e do descanso vaginal (nada na vagina) até que a terapia esteja completa e o parceiro tenha sido tratado, se indicado.
2. Informe à paciente que o uso do preservativo protege, mas pode causar irritação.
3. Oriente a paciente no uso de lubrificante hidrossolúvel se a vagina estiver ressecada e atrófica.
4. Informe à paciente que alguns medicamentos vaginais à base de óleo podem diminuir a eficácia dos preservativos na proteção contra ISTs e gravidez.

Educação da paciente e manutenção da saúde

1. Ensine as causas da vaginite e seus sintomas para que a paciente possa procurar tratamento imediatamente.

2. Converse sobre as ISTs e os métodos de prevenção – abstinência, monogamia e uso adequado de preservativos femininos ou masculinos. Ver p. 664.
3. Ensine medidas para prevenir a vaginite.
   a. Limpar da frente para trás após usar o banheiro.
   b. Manter a área limpa e seca.
   c. Usar roupas de algodão soltas para absorver a umidade e proporcionar boa circulação.
   d. Troque absorventes e tampões higiênicos com frequência para que não fiquem saturados.
   e. Evite banhos de espuma, desodorantes vaginais, *sprays* e ducha íntima.
   f. Se a paciente insistir em usar duchas (não recomendado), deve usar uma solução de vinagre (duas colheres de chá de vinagre branco para 1 ℓ de água) ao final de cada ciclo menstrual. Ensine a técnica adequada: infundir suavemente para banhar levemente os tecidos, evitando jatos fortes que possam empurrar as bactérias para o alto da pelve.
4. Para as infecções recorrentes por *Candida*, incentive um bom controle se a paciente tiver diabetes ou incentive a fazer o teste para diabetes. Ensine todas as pacientes a eliminar carboidratos concentrados da dieta para evitar a recorrência.

Reavaliação: resultados esperados

- Verbaliza o alívio da dor
- Mucosa vaginal rosada, e secreções com quantidade e cor normais
- Relata a prática de métodos de prevenção.

Infecção pelo papilomavírus humano

Baseado em evidências
Centers for Disease Control and Prevention. (2015). Sexually transmitted diseases treatment guidelines. Disponível em: *www.cdc.gov/std/treatment.*

A infecção pelo papilomavírus humano (HPV) pode ser assintomática, mas frequentemente causa *condiloma acuminado* ou verruga genital.

Fisiopatologia e etiologia

1. Sexualmente transmitida; altamente contagiosa.
2. Mais de 40 tipos de HPV podem infectar o trato genital, muitos são assintomáticos e podem coexistir vários tipos.
3. Noventa por cento das verrugas genitais visíveis são causadas pelo HPV tipos 6 e 11. Até 70% dos cânceres cervicais e das lesões pré-cancerosas são causadas pelos tipos 16 e 18. Os tipos 31, 33, 45, 52, 58 e outros têm sido fortemente associados à displasia cervical.
4. Período de incubação de até 8 meses.

Manifestações clínicas

1. Crescimentos simples ou múltiplos, macios e indolores na vulva, vagina, colo do útero, uretra ou região anal que podem ser irritantes e desconfortáveis (Figura 22.4).
2. A infecção pode ser subclínica e ainda contagiosa.
3. Sangramento vaginal ocasional, secreção, mau odor e dispareunia.

Avaliação diagnóstica

1. Papanicolaou – mostra alterações celulares características (coilocitose).
2. A limpeza com ácido acético no exame vaginal embranquece as lesões, tornando-as mais visíveis na mucosa genital. No entanto, este teste não é específico para o HPV e não é recomendado para triagem.

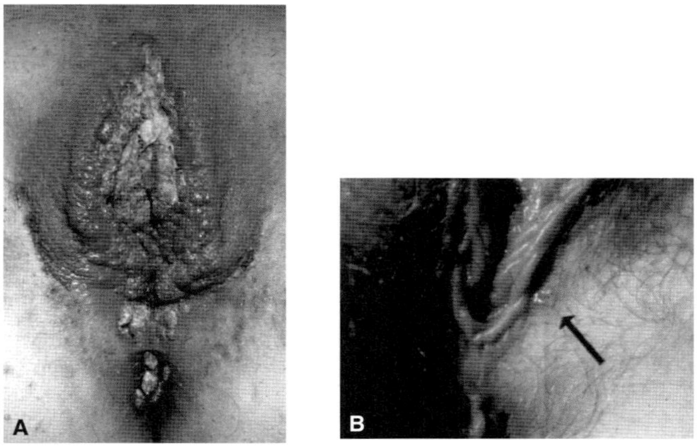

Figura 22.4 Lesões genitais. **A.** Condiloma acuminado. **B.** Herpes genital.

3. Exames de DNA viral para detectar casos subclínicos; no entanto, a significância dos resultados positivos e negativos não foi determinada. O teste do HPV pode ser feito junto com o Papanicolaou para triagem de câncer cervical em mulheres com mais de 30 anos, se o exame for anormal (conhecido como teste reflexo), para confirmar a presença do HPV como causador das alterações celulares no colo do útero. O teste do HPV não é recomendado para o diagnóstico de verrugas genitais.
4. A colposcopia também é usada para diagnosticar infecção subclínica pelo HPV.
5. Anoscopia ou uretroscopia podem ser necessárias para identificar lesões anais e uretrais.
6. As verrugas genitais geralmente são diagnosticadas no exame físico por meio de inspeção visual.

Manejo

O tratamento provavelmente pode reduzir a virulência do HPV, mas não é capaz de erradicá-lo. O método de tratamento é orientado pelas preferências do médico e da paciente.

1. As lesões externas podem ser tratadas pela paciente com aplicações de uma preparação tópica.
   a. Podofilox – aplicado com um cotonete ou com os dedos em verrugas visíveis 2 vezes/dia durante 3 dias, e depois sem tratamento por 4 dias; o ciclo terapêutico pode ser repetido por até quatro vezes.
   b. Imiquimod – aplicado com os dedos 3 vezes/semana por até 16 semanas; pode ser lavado de 6 a 10 horas após a aplicação.
   c. Pomada de sinecatecinas – aplicada com os dedos 3 vezes/dia durante até 16 semanas; não pode ser lavado depois de usar.
   d. A segurança desses produtos durante a gravidez é desconhecida e, portanto, o uso não é recomendado.
2. As lesões não cervicais podem ser tratadas pelo profissional de saúde com preparações tópicas, tais como resina de podofilina, ácido tricloroacético ou ácido bicloroacético.
   a. Requer várias sessões para repetição do tratamento.
   b. Pode exigir uma lavagem várias horas depois.
3. Crioterapia com nitrogênio líquido ou crioprobe, eletrocautério, tratamento a *laser* ou excisão local de grandes verrugas ou lesões cervicais.
4. Altamente recorrente, principalmente nos primeiros 3 meses – pode exigir novo tratamento.
5. A infecção genital subclínica pelo HPV desaparece espontaneamente e o tratamento não é recomendado.

6. Três vacinas para o HPV estão disponíveis nos EUA.
   a. Vacina bivalente contra os papilomavírus humanos tipos 16 e 18; recombinante.
   b. Vacina quadrivalente contra os papilomavírus humanos tipos 6, 11, 16 e 18; recombinante.
   c. Vacina 9-valente tipos 6, 11, 16, 18, 31, 33, 45, 52 e 58.
7. Cronograma de vacinas: o ACIP[3] recomenda que qualquer pessoa que comece a série antes dos 15 anos receba duas doses da vacina com pelo menos 6 meses de intervalo. Se as duas doses forem recebidas com menos de 5 meses de intervalo, é recomendada uma terceira dose.
   a. O CDC dos EUA recomenda todas as vacinas para mulheres de 11 ou 12 a 26 anos (licenciadas para as idades de 9 a 26).
   b. A vacina quadrivalente é recomendada para homens de 11 ou 12 a 26 anos (licenciada para as idades de 9 a 26).
   c. As vacinas são mais efetivas quando todas as doses são administradas antes do início da atividade sexual.

Complicações

1. Implicado na neoplasia intraepitelial cervical.
2. Pode causar papilomatose laríngea neonatal se o canal de nascimento estiver infectado.
3. Obstrução do canal anal e da vagina pelo aumento das lesões.
4. Pode causar cicatrizes e alterações pigmentares se o tratamento não for aplicado adequadamente.

Avaliação de enfermagem

1. Obtenha os históricos de ISTs, de resultados do teste de Papanicolaou e de parceiros sexuais.
2. Inspecione os órgãos genitais externos quanto a lesões; auxilie no exame vaginal.

Diagnósticos de enfermagem

- Distúrbio na imagem corporal relacionado a verrugas genitais.

Intervenções de enfermagem

Melhora da imagem corporal

1. Explique à paciente que o objetivo da terapia é remover as lesões visíveis; no entanto, o HPV não será curado ou eliminado. Verrugas genitais não são fatais.
2. Incentive a paciente a cumprir o cronograma de tratamento e a inspecionar as áreas para verificar a resolução ou o surgimento de novas lesões.
3. Avise a paciente sobre as altas taxas de recorrência; é aconselhável uma visita de acompanhamento a cada 3 meses; se as lesões se desenvolverem novamente, a paciente deve retornar para um novo tratamento.
4. Aconselhe a paciente sobre o uso adequado de preservativos masculinos ou femininos para reduzir o risco de transmissão, embora não totalmente porque o HPV pode infectar áreas não cobertas pelo preservativo. O uso de preservativos, a abstinência e a monogamia protegerão contra outras ISTs.
5. Incentive as pacientes a fazer acompanhamentos regulares com os exames de Papanicolaou porque o HPV foi associado à neoplasia cervical.
6. Avise a paciente sobre o risco para o recém-nascido durante o parto; a paciente deve receber cuidados pré-natais meticulosos se estiver grávida.

Educação da paciente e manutenção da saúde

1. Aconselhe a paciente a discutir o HPV com seu parceiro. Ele deve receber tratamento para as lesões visíveis. Recomenda-se a triagem de outras ISTs para a paciente e o parceiro.
2. Certifique-se de que a paciente perceba que, embora as lesões possam desaparecer, ela ainda pode transmitir o HPV a novos parceiros sexuais. Recomenda-se abstinência, monogamia e preservativos para impedir a transmissão de todas as ISTs. Ver p. 664.

Reavaliação: resultados esperados

- Sem lesões visíveis na consulta de acompanhamento.

Herpes genital

Baseado em evidências
Centers for Disease Control and Prevention. (2015). Sexually transmitted diseases treatment guidelines. Disponível em: *www.cdc.gov/std/treatment*.

Herpes genital é uma infecção viral que causa lesões no colo do útero, vagina e genitália externa.

Fisiopatologia e etiologia

1. Causada pelo HSV, geralmente do tipo 2, mas pode ser do tipo 1.
2. Sexualmente transmitido.
3. Estima-se que 50 milhões de pessoas estejam infectadas nos EUA.
4. Infecção recorrente; o vírus permanece dormente nos gânglios da raiz dorsal dos nervos espinais entre os surtos.

Manifestações clínicas

1. As lesões ocorrem 2 a 30 dias após a exposição inicial, algumas vezes com febre, mal-estar, linfadenopatia e cefaleia por infecção primária (ver Figura 22.4).
2. As lesões são precedidas por uma sensação de formigamento; evolui de vesículas de base eritematosa e edematosa até úlceras dolorosas, que apresentam resolução espontânea sem deixar cicatrizes.
3. As lesões internas podem causar uma secreção aquosa e dispareunia.
4. As lesões recorrentes podem ser estimuladas por febre, estresse, doença, trauma local, menstruação e queimaduras solares.
5. A infecção pode ser assintomática.

Avaliação diagnóstica

1. O exame de PCR para o DNA do HSV e a cultura viral são os exames preferidos. A falha na detecção do HSV por PCR ou cultura não exclui a infecção porque a disseminação viral é intermitente.
2. O exame de Papanicolaou e o exame de Tzanck não são sensíveis nem específicos para o HSV e, portanto, não são recomendados.
3. Exames sorológicos para glicoproteína G (gG) específicos do tipo – para detectar anticorpos HSV-1 ou HSV-2 nos seguintes casos: sintomas genitais recorrentes ou atípicos com cultura viral negativa, diagnóstico clínico de herpes genital sem confirmação laboratorial, parceiro com herpes nos órgãos genitais, pessoas que se apresentam para avaliação de IST e pessoas com HIV.
4. A triagem na população em geral para HSV-1 e HSV-2 não é recomendada.

---

[3]N.R.T.: ACIP é o Advisory Committee on Immunization Practices do CDC, EUA. No Brasil, a vacinação contra o papilomavírus humano (HPV) foi incluída no Calendário Nacional por combater o Papilomavírus Humano 6, 11, 16 e 18 (recombinante). Assim, duas doses devem ser administradas por via intramuscular, com intervalo de seis meses entre as doses, nas meninas de 9 a 14 anos de idade (14 anos, 11 meses e 29 dias) e nos meninos de 11 a 14 anos de idade (14 anos, 11 meses e 29 dias). O Calendário Nacional de Vacinação 2020 pode ser consultado em: *https://www.saude.go.gov.br/files/imunizacao/calendario/Calendario.Nacional.Vacinacao.2020.atualizado.pdf*.

Manejo

1. Os antivirais sistêmicos, tais como aciclovir, fanciclovir e valaciclovir, suprimem o vírus e diminuem a duração, a gravidade e a disseminação da infecção.
   a. A terapia oral pode ser episódica – iniciada assim que o primeiro episódio é diagnosticado e sempre que os primeiros sinais de recorrência são reconhecidos (dentro de 24 horas após o início dos sintomas prodrômicos ou manifestação da lesão).
   b. A terapia oral pode ser administrada continuamente para suprimir as recorrências e a disseminação viral, o que reduz a transmissão, principalmente nos primeiros 12 meses após o início da doença.
   c. A administração por via intravenosa (aciclovir) pode ser necessária para as infecções graves (infecções disseminadas, pneumonite, hepatite, meningoencefalite) ou para os pacientes imunocomprometidos.
   d. O tratamento tópico (aciclovir) é o menos eficaz e não é recomendado.
2. Medicação para a dor – varia do paracetamol aos AINEs até opioides orais.
3. Medidas de conforto local, tais como gel de lidocaína, banhos de assento, compressas e uso de um secador de cabelo com ar frio.
4. A imunização está sob investigação. Consulte: *www.clinicaltrials.gov*.

Complicações

1. Infecção disseminada, meningite, pneumonite e hepatite.
2. Infecção neonatal, se o recém-nascido passar por um canal infectado.

Avaliação de enfermagem

1. Questione a paciente sobre a frequência e o tipo de atividade sexual, como também sobre o desconforto observado.
2. Investigue ocorrência de prurido, ardor, sensibilidade, sintomas urinários e secreção incomum.
3. Avalie a perspectiva da paciente em relação ao herpes, transmissão, estigmas, equívocos e preocupações.
4. Inspecione a genitália em busca de lesões, eritema e edema. Use um espéculo para examinar a vagina e o colo do útero, conforme indicado.

Diagnósticos de enfermagem

- Dor aguda relacionada ao surto de HSV
- Integridade da pele prejudicada relacionada a lesões herpéticas
- Ansiedade relacionada ao estigma associado ao herpes
- Disfunção sexual relacionada à possível transmissão do herpes.

Intervenções de enfermagem

Alívio da dor

1. Demonstre e incentive o uso de banhos de assento quentes para aumentar o suprimento de sangue para as áreas acometidas e facilitar a cicatrização.
2. Oriente a paciente a manter a área limpa e seca. Secar com uma toalha limpa ou usar um secador de cabelos com ar frio. Usar *lingerie* de algodão e roupas soltas.
3. Incentive o repouso no leito, se o caso for grave.
4. Administre analgésicos, conforme prescrição.
5. Incentive a paciente a urinar no banho de assento quente se a micção for dolorosa.
6. Insira sonda vesical de demora se a micção for extremamente dolorosa ou se ocorrer retenção urinária.
7. Incentive a ingesta de líquidos.

Restauração da integridade da pele

1. Administre um agente antiviral e ensine à paciente o uso adequado e os efeitos adversos do medicamento.
2. Mantenha as lesões limpas e secas.
3. Ensine a paciente a não esfregar ou arranhar as lesões.

Alívio da ansiedade

1. Analise com a paciente seus sentimentos sobre o herpes e seus efeitos nos relacionamentos.
2. Enfatize que, quando a paciente estiver se sentindo melhor fisicamente, seus sentimentos sobre si mesma vão melhorar.
3. Incentive a paciente a discutir a terapia antiviral supressora para reduzir o risco de transmissão e diminuir a frequência e a duração dos surtos recorrentes.
4. Discuta os efeitos estressantes de futuros surtos. Ajude a paciente a identificar estressores em sua vida e ensine como lidar com eles. Revise os métodos de redução de estresse, tais como relaxamento, respiração e imagética.
5. Incentive a paciente a discutir seus sentimentos com a família e outras pessoas importantes em sua vida.

Restauração da função sexual satisfatória

1. Recomende à paciente evitar as relações sexuais a partir do primeiro sinal de surto ativo (muitas vezes uma sensação de formigamento) até a resolução das lesões (pelo menos 2 semanas após a infecção primária, aproximadamente 1 semana após surtos recorrentes).
2. Informe à paciente que a disseminação do vírus ocorre por meio de secreções genitais, sendo possível mesmo durante o período assintomático, para que o parceiro seja notificado.
3. Informe à paciente que ela e seu parceiro devem usar preservativos durante a relação sexual, mas que estes podem não ser totalmente protetores. Incentive a paciente a discutir a terapia antiviral supressora com seu médico.
4. Explore a possibilidade de um relacionamento sexual diferente do coito.
5. Informe à paciente que o vírus pode se espalhar pela via genital-oral.

Educação da paciente e manutenção da saúde

1. Informe à paciente que o episódio inicial geralmente é mais doloroso do que os surtos recorrentes e que os surtos variam de mensais a apenas algumas vezes por ano.
2. Ensine a paciente a reconhecer os fatores precipitantes e a modificar o estilo de vida para evitar possíveis gatilhos.
3. Lembre à paciente os efeitos sobre um recém-nascido e a importância de notificar o médico se ela engravidar.
4. Oriente a paciente sobre os métodos para diminuir o risco de transmissão sexual: abstinência, monogamia, uso de preservativo masculino ou feminino e terapia antiviral supressora. Ver p. 664. A paciente deve informar o parceiro sexual sobre o risco de transmissão antes de qualquer contato íntimo. A disseminação viral é maior durante os estágios da lesão prodrômica e ativa.
5. Diga à paciente que podem ocorrer lesões na boca com o HSV-2 por causa da transmissão pela relação oral, mas que a maioria dos casos de herpes labial é causada por infecção pelo HSV-1.
6. Encaminhe a paciente para grupos de apoio, como a American Social Health Association (*www.ashastd.org*).

Reavaliação: resultados esperados

- Verbaliza a diminuição da dor
- Pele intacta, sem sinais de infecção secundária e sem cicatrizes
- Verbaliza redução da ansiedade e mais confiança
- Relata satisfação na atividade sexual.

Infecção por clamídia

Baseado em evidências
Centers for Disease Control and Prevention. (2015). Sexually transmitted diseases treatment guidelines. Disponível em: *www.cdc.gov/std/treatment.*

A *infecção por clamídia* é a IST mais comum tanto em mulheres como nos homens, principalmente em adolescentes e adultos jovens. As mulheres são assintomáticas ou apresentam cervicite; os homens são geralmente assintomáticos, mas podem apresentar uretrite.

Fisiopatologia e etiologia

1. A infecção por clamídia nas mulheres é o resultado de relações sexuais, com o patógeno entrando na vagina, infectando o colo do útero e, possivelmente, se espalhando pelo endométrio e tubas uterinas.
2. Adolescentes e mulheres jovens de 15 a 24 anos correm maior risco de infecção, possivelmente devido à suscetibilidade do tecido cervical ao patógeno e a comportamentos sexuais de risco nessa faixa etária.
3. *C. trachomatis* é o patógeno sexualmente transmissível mais comum em homens e mulheres nos EUA, com uma incidência de mais de 456,1 casos em cada 100.000 pessoas.

Manifestações clínicas

1. Pode ser assintomática ou apresentar secreção vaginal – a secreção pode ser tanto límpida e mucoide como cremosa.
2. Pode apresentar disúria e leve desconforto pélvico.
3. Pode apresentar escape intermenstrual.
4. O colo do útero pode ficar recoberto por uma secreção mucopurulenta espessa e estar sensível, eritematoso, edemaciado e friável.

Avaliação diagnóstica

1. Teste de DNA (ou exames de hibridização do ácido nucleico, ou NAATs) com *swab* cervical, *swab* vaginal, *swab* da urina ou da uretra masculina – mais sensível e específico; pode ser feito simultaneamente para a gonorreia.
2. Cultura de clamídia a partir de exsudato e mucosa cervicais.
3. O CDC dos EUA recomenda a triagem anual para todas as mulheres sexualmente ativas com menos de 25 anos e para as mulheres mais velhas com comportamento de alto risco (múltiplos parceiros sexuais ou novo parceiro).

Manejo

1. Os regimes antibióticos incluem:
   a. Azitromicina, 1 g por via oral em dose única.
   b. Doxiciclina, 100 mg por via oral 2 vezes/dia durante 7 dias.
   c. As alternativas incluem eritromicina, levofloxacina ou ofloxacina.
2. Os parceiros sexuais atuais e/ou mais recentes (durante 60 dias ou mais antes do início) devem ser testados e tratados independentemente dos resultados do teste.

Alerta de enfermagem
Como a infecção por clamídia e a gonorreia frequentemente coexistem, especialmente em adolescentes e adultos jovens, é recomendado o tratamento de ambas as ISTs.

Complicações

1. DIP.
2. Gravidez ectópica ou infertilidade secundária a DIP não tratada ou recorrente.
3. Transmissão ao recém-nascido através do canal de nascimento infectado.

Avaliação de enfermagem

1. Obtenha um histórico da atividade sexual e dos sintomas ou infecções no parceiro.
2. Realize exames abdominal e pélvico para verificar a sensibilidade causada pela possível disseminação para os órgãos pélvicos.

Diagnósticos de enfermagem

- Risco de infecção relacionado à atividade sexual.

Intervenções de enfermagem

Prevenção da transmissão de infecções

1. Aconselhe a abstinência das relações sexuais até 7 dias após o término do tratamento.
2. Garanta que o parceiro seja tratado ao mesmo tempo; parceiros recentes devem receber tratamento independentemente da falta de sintomas e de um resultado negativo no teste de clamídia. A abstinência deve continuar até 7 dias após o término do tratamento.
3. Comunique o caso ao departamento de saúde pública local (a clamídia é uma doença infecciosa relatada na maior parte dos EUA).
4. Certifique-se de que a paciente inicie o tratamento e tenha acesso à prescrição e transporte para as consultas de acompanhamento. A dose única de azitromicina como terapia diretamente observada geralmente é uma boa opção para pacientes com acesso limitado aos recursos de saúde.
5. Recomenda-se testar novamente para clamídia 3 meses após o tratamento para detectar reinfecção, principalmente em adolescentes e mulheres jovens.

Educação da paciente e manutenção da saúde

1. Informe sobre todas as ISTs, o modo de transmissão, sintomas e complicações. Esclareça equívocos.
2. Explique o regime de tratamento e oriente a paciente sobre os efeitos adversos e a importância de informar o parceiro sobre a necessidade de tratamento.
3. Converse sobre as ISTs e os métodos de prevenção – abstinência, monogamia e uso adequado de preservativos femininos ou masculinos. Ver p. 664.
4. Saliente a importância do exame de acompanhamento e do novo teste. As taxas de recorrência são mais altas em pacientes mais jovens.
5. Incentive a triagem periódica para mulheres em risco.
6. Para obter mais informações sobre as ISTs, encaminhe as pacientes a agências como a American Social Health Association (*www.ashastd.org*).

Reavaliação: resultados esperados

- Retorna para consultas de acompanhamento; relata adesão à abstinência durante o tratamento de si e do parceiro; verbaliza o uso de medidas para impedir a transmissão de IST.

Gonorreia

Baseado em evidências
Centers for Disease Control and Prevention. (2015). Sexually transmitted diseases treatment guidelines. Disponível em: *www.cdc.gov/std/treatment.*

Gonorreia é uma IST comum que afeta homens e mulheres, causando cervicite nas mulheres e uretrite nos homens. Nas mulheres, pode subir facilmente para o útero e as tubas uterinas se não for tratada.

Fisiopatologia e etiologia

1. A gonorreia é causada por diplococos Gram-positivos *Neisseria gonorrhoeae*.
2. A infecção ocorre por meio da transmissão sexual, causando cervicite nas mulheres e possível conjuntivite, faringite e proctite.
3. A infecção não tratada pode levar à DIP, disseminação generalizada ou artrite gonocócica.
4. A gonorreia tem uma incidência de 110,7 casos por 100.000 habitantes anualmente nos EUA; adolescentes e adultos jovens são mais comumente afetados.

Manifestações clínicas

1. Frequentemente assintomática em mulheres.
2. Pode causar secreção vaginal mucopurulenta ou uma sensação de ardor doloroso ao urinar.
3. O exame com espéculo vaginal pode revelar secreção e inflamação cervicais.
4. Sensibilidade com movimento cervical e órgãos pélvicos sensíveis no exame bimanual, se a infecção começar a ascender.

Avaliação diagnóstica

1. Teste de DNA (ou exames de hibridização do ácido nucleico, ou NAATs) com *swab* cervical, *swab* vaginal, *swab* da urina ou da uretra masculina – mais sensível e específico; pode ser feito simultaneamente para clamídia.
2. Deve ser realizada uma cultura endocervical para fornecer resultados de suscetibilidade antimicrobiana.
3. As secreções faríngeas ou conjuntivais podem ser testadas se houver suspeita de faringite ou conjuntivite. Siga as especificações do laboratório para esses exames.
4. Aspiração articular e hemoculturas podem ser necessárias se houver suspeita de infecção disseminada.

Manejo

1. A infecção gonocócica não complicada do colo do útero, da uretra (em homens) ou do reto (em homens ou mulheres) pode ser tratada com um antibiótico de dose única (mais tratamento para a coinfecção por clamídia) da seguinte maneira:
   a. Cefixima, 400 mg por via oral.
   b. Ceftriaxona, 250 mg IM.
   c. Regimes alternativos envolvendo outras cefalosporinas também estão aprovados.
2. As infecções faríngeas devem ser tratadas para a coinfecção por clamídia da seguinte maneira:
   a. Ceftriaxona, 250 mg IM dose única *mais*.
   b. Azitromicina, 1 g em dose única oral; ou doxiciclina, 100 mg por via oral 2 vezes/dia por 7 dias.
3. A conjuntivite gonocócica deve ser tratada com ceftriaxona, em dose única de 1 g IM, mais tratamento concomitante para a clamídia.
4. Infecções disseminadas requerem terapia IV ou IM, tais como:
   a. Ceftriaxona, 1 g IM ou IV a cada 24 horas.
   b. Cefotaxima, 1 g IV a cada 8 horas.
   c. Ceftizoxima, 1 g IV a cada 8 horas.
5. Para o tratamento IV ou IM, o paciente passa para uma terapia oral 24 a 48 horas após a melhora e, em seguida, toma cefixima, 400 mg por via oral 2 vezes/dia para completar 7 dias de terapia antimicrobiana.
6. Em todos os casos de suspeita de gonorreia, o tratamento concomitante da clamídia é recomendado com um segundo agente antibiótico.

Alerta farmacológico
A terapia com fluoroquinolona não é mais recomendada para o tratamento da gonorreia nos EUA devido ao desenvolvimento de resistência.

Complicações

1. DIP, gravidez ectópica e infertilidade.
2. Infecção disseminada.
3. Oftalmia neonatal e sepse (rara) causadas pela passagem do recém-nascido através do canal infectado.

Avaliação de enfermagem

1. Questione a paciente sobre seu histórico de ISTs, uso de proteção contra IST, atividade sexual e práticas usuais de autocuidado relacionadas à saúde da mulher.
2. Obtenha o histórico de sintomas da paciente e do parceiro – o período de incubação geralmente é de 3 a 7 dias nos homens, mas os sintomas geralmente passam despercebidos nas mulheres.
3. Avalie a capacidade de mudança no estilo de vida que envolvia comportamentos que podem ter causado a IST.

Diagnósticos de enfermagem

- Risco de infecção relacionado à atividade sexual.

Intervenções de enfermagem

Interrupção da transmissão de IST

1. Administre antibióticos, conforme prescrição, explicando os efeitos adversos à paciente.
2. Certifique-se de que a paciente tenha condições de obter os medicamentos prescritos na alta.
3. Monitore o alívio da dor, a secreção e outros sintomas.
4. Explique a importância da abstinência sexual até que os sintomas sejam resolvidos completamente e até 7 dias após a conclusão da terapia da paciente e do parceiro.
5. Comunique o departamento de saúde pública e informe à paciente que serão necessárias informações sobre os parceiros sexuais para que estes possam ser examinados.

Educação da paciente e manutenção da saúde

1. Informe a paciente sobre todas as ISTs possíveis, sua prevalência e a forma de transmissão. Esclareça equívocos.
2. Avise a paciente sobre as complicações da infecção por gonorreia e clamídia.
3. Converse sobre as ISTs e os métodos de prevenção – abstinência, monogamia e uso adequado de preservativos femininos ou masculinos. Ver p. 664.
4. Saliente a importância dos exames e das consultas de acompanhamento para garantir a erradicação da infecção. Incentive o acompanhamento ginecológico de rotina e a triagem periódica para IST.
5. Para obter informações adicionais, consulte a American Social Health Association (*www.ashastd.org*) ou Centers for Disease Control and Prevention (*www.cdc.gov/std/default.htm*).[4]

Reavaliação: resultados esperados

- Relata a resolução dos sintomas e o uso de preservativo, abstinência ou outras medidas de prevenção na consulta de acompanhamento.

---

[4]N.R.T.: No Brasil, recomenda-se consultar as diretrizes, recomendações e materiais educacionais do Ministério da Saúde referentes às Infecções Sexualmente Transmissíveis, disponíveis em: *http://www.aids.gov.br/pt-br/publico-geral/o-que-sao-ist*.

PROBLEMAS RESULTANTES DO RELAXAMENTO DA MUSCULATURA PÉLVICA

Cistocele é um deslocamento descendente (protrusão) da bexiga em direção à vagina (Figura 22.5). *Uretrocele* é o deslocamento da uretra para baixo, invadindo a vagina.

Fisiopatologia e etiologia

1. Associado a trauma obstétrico na fáscia, músculo e ligamentos durante o parto (resulta em suporte insuficiente).
2. Geralmente se torna aparente anos depois, quando ocorre a atrofia genital associada ao envelhecimento.
3. Também pode ser causado por defeito congênito ou pode aparecer após uma histerectomia

Manifestações clínicas

1. Pode ser assintomático nos estágios iniciais.
2. Pressão ou peso pélvico, dor nas costas, nervosismo e fadiga.
3. Sintomas urinários – urgência, frequência, incontinência e esvaziamento incompleto.
4. Agravado pela tosse, espirros, permanência em pé por longos períodos e obesidade, pois aumentam a pressão intra-abdominal.
5. Alívio com descanso ou repouso no leito.

Avaliação diagnóstica

1. O exame pélvico identifica a condição.
2. São realizados exame e cultura de urina para descartar infecção.

Manejo

1. Pessário vaginal – dispositivo de silicone (pode ser de látex ou policarbonato) inserido na vagina como tratamento temporário para dar suporte aos órgãos pélvicos.
   a. O uso prolongado pode levar a necrose e ulceração.
   b. Deve ser removido e limpo pelo menos uma vez por semana.
2. Terapia com estrogênio após a menopausa para diminuir a atrofia genital.
3. Exercícios para a musculatura do assoalho pélvico para reduzir os sintomas.
4. Cirurgia – se a cistocele for grande e interferir no funcionamento da bexiga.
   a. Pode ser feita uma colporrafia vaginal anterior (reparo da parede vaginal anterior).
   b. As complicações da cirurgia incluem retenção urinária e sangramento (requer tampão vaginal).

Complicações

Incontinência urinária e infecção.

Avaliação de enfermagem

1. Obtenha histórico de trauma obstétrico, cirurgia abdominal, menopausa e uso de estrogênio.
2. Pergunte sobre sintomas urinários e dor.
3. Observe o períneo com a paciente agachada ou de pé para verificar se há protusão da vagina.

Diagnósticos de enfermagem

- Dor aguda relacionada à pressão pélvica
- Incontinência urinária de esforço relacionada ao relaxamento dos músculos pélvicos e deslocamento de órgãos
- Retenção urinária relacionada ao deslocamento de órgãos.

Intervenções de enfermagem

Alívio da dor

1. Incentive períodos de descanso com as pernas elevadas para aliviar a tensão na pelve.
2. Aconselhe o uso de analgésicos leves, conforme necessário.
3. Forneça cuidados pós-operatórios.
   a. Incentive a micção a cada 4 a 8 horas para reduzir a pressão e para que não haja acúmulo de mais de 150 mℓ na bexiga – pode ser necessário o cateterismo intermitente ou o uso de uma sonda vesical de demora.
   b. Administre cuidados perineais após cada micção e evacuação.
   c. Use *sprays* comerciais para efeitos anestésicos e antissépticos.
   d. Aplique uma bolsa de gelo localmente para aliviar o congestionamento e o desconforto na área.
   e. Administre analgésicos, conforme prescrição, para alívio da dor.

Controle da incontinência

1. Ensine à paciente os exercícios de Kegel para o assoalho pélvico para recuperar o tônus muscular.
   a. Praticar enquanto urina, interrompendo o fluxo por 3 a 5 segundos e depois liberando por 5 segundos.
   b. A paciente pode contrair o músculo do assoalho pélvico a qualquer momento, repetir 10 vezes, 3 vezes/dia e aumentar o quanto puder.
2. Incentive a paciente a urinar com frequência e a responder imediatamente ao desejo miccional.
3. Avise a paciente para evitar esforço físico com o objetivo de prevenir a incontinência.

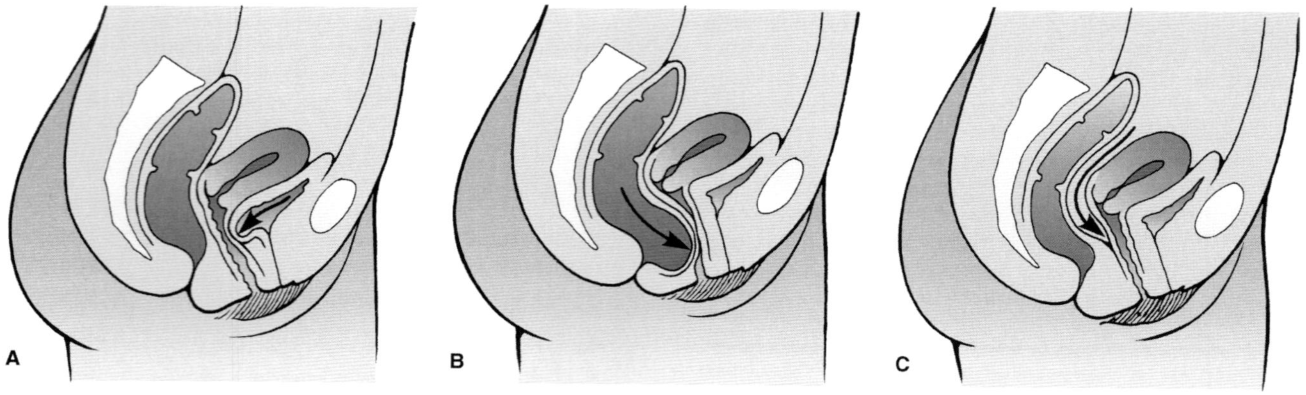

Figura 22.5 Distúrbios do assoalho pélvico. **A.** Cistocele. **B.** Retocele. **C.** Enterocele. (Smeltzer, S., & Bare, B. [2000]. *Brunner and Suddarth's textbook of medical-surgical nursing* [9th ed.]. Philadelphia, PA: Lippincott Williams & Wilkins.)

Prevenção da retenção urinária

1. Incentive a ingesta de líquidos para diminuir a flora bacteriana na bexiga.
2. Se houver suspeita de retenção, faça cateterismo.
3. Obtenha amostras de urina para cultura e sensibilidade, se houver suspeita de infecção.

Educação da paciente e manutenção da saúde

1. Ensine as mulheres a evitar esforço físico, manter-se ativas, evitar a obesidade e realizar exercícios de Kegel para minimizar o relaxamento resultante do processo de envelhecimento.
2. Incentive a atenção imediata aos sintomas de infecção urinária – disúria, urgência, frequência e urina fétida.

Reavaliação: resultados esperados

- Verbaliza redução da dor
- Relata diminuição na frequência dos episódios de incontinência
- Urina regularmente sem sintomas de infecção.

Retocele e enterocele

Retocele é o deslocamento (protrusão) do reto na vagina. *Enterocele* é o deslocamento do intestino para a vagina (Figura 22.5).

Fisiopatologia e etiologia

1. A parede vaginal posterior fica enfraquecida, permitindo o deslocamento.
2. Fraqueza causada por trauma obstétrico, parto, cirurgia pélvica e envelhecimento.

Manifestações clínicas

1. Pressão ou peso pélvico, dor nas costas e sensação de ardor no períneo.
2. Constipação intestinal – pode ter dificuldade na evacuação fecal; a paciente pode inserir os dedos na vagina para empurrar as fezes para cima para que ocorra a defecação.
3. Incontinência de fezes e flatos – se houver fístula entre o reto e a vagina.
4. Protrusão visível na vagina.
5. Os sintomas são agravados ao permanecer em pé por longos períodos.

Avaliação diagnóstica

1. O exame vaginal revela a condição.
2. Pode ser usado o espéculo de Sims para elevar o colo do útero e avaliar completamente a condição.

Manejo

1. Pessário – dispositivo plástico inserido na vagina para auxiliar o suporte pélvico.
2. Reposição vaginal de estrogênio para evitar atrofia.
3. Exercícios para a musculatura do assoalho pélvico para reduzir os sintomas.
4. Cirurgia, se a retocele for grande o suficiente para interferir no funcionamento do intestino: colpoplasia posterior (perineorrafia) – reparo da parede vaginal posterior.

Complicações

Incontinência fecal total.

Avaliação de enfermagem

1. Obtenha histórico de parto, cirurgia pélvica e sintomas da função intestinal.
2. Observe a presença de protuberância na vagina com a paciente agachada ou de pé.
3. Monitore os movimentos intestinais.

Diagnósticos de enfermagem

- Dor aguda relacionada à pressão pélvica
- Constipação intestinal relacionada ao deslocamento do reto ou do intestino.

Intervenções de enfermagem

Alívio da dor

1. Incentive períodos de descanso com as pernas elevadas para aliviar a tensão pélvica.
2. Incentive o uso de analgésicos leves, conforme necessário; evite opioides, que podem piorar a constipação intestinal.
3. Cuidados pós-operatórios:
   a. Sugira a posição de Fowler baixa para reduzir o edema e o desconforto.
   b. Administre cuidados perineais após cada micção e evacuação.
   c. O calor pode melhorar o processo de cicatrização, mas use-o com cuidado para evitar queimaduras.
   d. Use compressas de gelo localmente para aliviar o congestionamento e o desconforto.
   e. Administre analgésicos e amaciadores de fezes, conforme prescrição.

Alívio da constipação intestinal

1. Ensine a paciente a aumentar a ingesta de líquidos e fibras na dieta.
2. Incentive o uso de amaciadores ou laxantes para facilitar a passagem das fezes.

Educação da paciente e manutenção da saúde

1. Aconselhe a paciente a seguir as instruções do cirurgião para o retorno às atividades e a evitar levantar peso, fazer esforço e ter relações sexuais até que seja liberada.
2. Oriente a paciente para, no futuro, evitar esforço físico e obesidade, que podem provocar o retorno da retocele ou da enterocele.

Reavaliação: resultados esperados

- Verbaliza redução da dor
- Evacua diariamente; fezes macias.

Prolapso uterino

O *prolapso uterino* é a localização anormal do útero, que se projeta para baixo.

Fisiopatologia e etiologia

1. O útero passa através do assoalho pélvico e se projeta na vagina (prolapso) e, possivelmente, além do introito (procidência).
2. Geralmente causado por trauma obstétrico e alongamento excessivo dos suportes musculares e fasciais.
3. Graus (Figura 22.6).
   a. Primeiro grau – o colo do útero sofre prolapso para o canal vaginal.
   b. Segundo grau – o colo do útero se estende até o introito.
   c. Terceiro grau – o colo do útero se estende sobre o períneo.
   d. Prolapso acentuado – todo o útero se projeta para fora da cavidade vaginal.

Manifestações clínicas

1. Dor lombar ou dispareunia.
2. Pressão e peso na região pélvica.

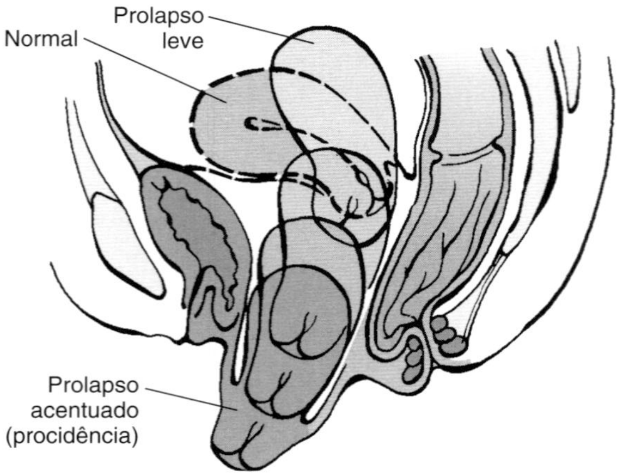

Figura 22.6 Graus de prolapso uterino. (Reeder, S., Martin, L., & Koniak-Griffin, D. [1997]. *Maternity nursing: Family, newborn, and women's health care* [18th ed.]. Philadelphia, PA: Lippincott-Raven Publishers.)

3. Secreção sanguinolenta resultante do atrito do colo do útero contra roupas ou a parte interna das coxas.
4. Frequência urinária, urgência ou infecções repetidas da bexiga.
5. Os sintomas são agravados por obesidade, ficar em pé, fazer esforço, tossir ou levantar um objeto pesado devido ao aumento da pressão intra-abdominal.

Avaliação diagnóstica

O exame pélvico identifica a condição.

Manejo

1. Histerectomia ou correção cirúrgica.
2. Pessário vaginal – dispositivo plástico inserido na vagina como medida temporária ou paliativa se a cirurgia não puder ser realizada.
3. Exercícios para a musculatura do assoalho pélvico para reduzir os sintomas.
4. Creme de estrogênio – diminui a atrofia genital.

Complicações

1. Necrose da cérvice e do útero.
2. Infecção.

Avaliação de enfermagem

1. Obtenha histórico de parto e cirurgia.
2. Pergunte sobre os sintomas e os fatores agravantes.
3. Examine a paciente deitada ou de pé; se o colo do útero não estiver facilmente visível, afaste delicadamente os pequenos lábios; não tente inserir o espéculo.

Diagnósticos de enfermagem

- Dor aguda relacionada à pressão descendente e ao tecido exposto
- Integridade tecidual prejudicada relacionada à exposição da cérvice e do útero
- Disfunção sexual relacionada à perda da cavidade vaginal.

Intervenções de enfermagem

Alívio da dor

1. Administre banhos de assento e explique o procedimento à paciente.
2. Forneça uma almofada térmica para a região lombar ou o abdome.
3. Administre analgésicos, conforme prescrição.
4. Verifique a colocação correta do pessário.
5. Aumente a ingesta de líquidos e incentive a paciente a urinar com frequência para evitar infecção da bexiga.

Manutenção da integridade das mucosas cervical e uterina

1. Para prolapso de segundo e terceiro graus, aplique compressas de soro fisiológico com frequência.
2. Forneça os cuidados pós-operatórios.
   a. Administre cuidados perineais após cada micção e evacuação.
   b. Se ocorrer retenção urinária, faça cateterismo intermitente ou use uma sonda vesical de demora para a recuperação do tônus vesical.
   c. Aplique uma bolsa de gelo localmente para aliviar a congestão.
   d. Promova a deambulação, mas evite esforço excessivo para reduzir a pressão pélvica.

Restauração da função sexual

1. Antes de iniciar o tratamento, converse com a paciente sobre as opções sexuais que não envolvem o coito.
2. Explique à paciente que a relação sexual é possível com o pessário; no entanto, o canal vaginal pode sofrer um encurtamento.
3. No pós-operatório, reforce as instruções do cirurgião relacionadas à impossibilidade de penetração vaginal.
4. Incentive a paciente a explorar com o parceiro novas formas de envolvimento sexual sem tensão e com maior conforto.

Educação da paciente e manutenção da saúde

1. Incentive a paciente com pessário a comparecer às consultas de acompanhamento para remoção e limpeza do pessário e avaliação de qualquer irritação ou traumatismo vaginal, conforme indicado.
2. Incentive todos as pacientes a relatar secreção vaginal, dor ou sangramento antes ou após o tratamento.

Reavaliação: resultados esperados

- Verbaliza redução da dor
- Cérvice e útero sem ulcerações
- Verbaliza satisfação com a atividade sexual.

TUMORES GINECOLÓGICOS

Câncer de vulva

Os casos de câncer de vulva geralmente se apresentam como carcinoma dos grandes lábios, pequenos lábios ou clitóris; também pode se originar como um tumor na uretra.

Fisiopatologia e etiologia

1. Mais comum em mulheres na pós-menopausa, com idade média de 65 anos. Embora tenha havido recentemente um aumento da incidência em mulheres de 40 a 50 anos (o que pode estar relacionado ao rastreamento do HPV), muitos casos novos foram diagnosticados devido ao aumento da população idosa.
2. Representa 4% dos cânceres ginecológicos.
3. A causa é desconhecida, mas o HPV demonstrou ser responsável por 60% dos cânceres vulvares.
4. A propagação se dá principalmente por extensão local, direta e através do sistema linfático; podem ocorrer metástases distantes tardiamente no processo patológico.

Manifestações clínicas

1. Presença de nódulo ou massa por vários meses – no começo é leucoplásico (placa branca ou ulceração leve); torna-se hiperemiado, pigmentado e ulcerado.

2. O prurido vulvar é uma queixa comum.
3. Secreção ou sangramento; pode ter odor fétido devido à infecção secundária.
4. Disúria causada pela invasão da uretra por bactérias.
5. Edema de tecidos.
6. Linfadenopatia.
7. Dor ou dispareunia.

Avaliação diagnóstica

Biopsia da lesão e dos linfonodos. Se pequena, a lesão pode ser retirada no momento da biopsia. A maioria das lesões é um carcinoma espinocelular.

Manejo

Baseado em evidências
National Cancer Institute. (2017). Vulvar cancer treatment (PDQ). Bethesda, MD: Author. Disponível em: *http://cancer.gov/cancertopics/pdq/treatment/vulvar/HealthProfessional.*

A escolha do método cirúrgico depende do local e da extensão da lesão primária e do risco de envolvimento dos linfonodos. É escolhido o procedimento mais conservador para promover a cura.

1. Lesões pré-cancerosas – neoplasia intraepitelial vulvar.
   a. A vulvectomia simples raramente é indicada.
   b. Vulvectomia por esfoliação, com possível enxerto.
   c. Excisão local, terapia a *laser* ou uma combinação.
   d. Creme de fluoruracila a 5% (taxa de resposta de 50 a 60%).
2. Carcinoma *in situ* – não invasivo.
   a. A vulvectomia simples raramente é indicada.
   b. Vulvectomia por esfoliação, com possível enxerto.
   c. Excisão local, terapia a *laser* ou uma combinação.
   d. Creme de fluoruracila a 5% (taxa de resposta de 50 a 60%).
3. Carcinoma invasivo – vulvectomia radical ou radical modificada com ressecção bilateral dos linfonodos da virilha.
   a. Os linfonodos pélvicos também podem ser removidos se houver suspeita de envolvimento.
   b. Se o câncer estiver confinado à vulva, há uma taxa de sobrevivência de 70 a 93% em 5 anos após a cirurgia (para pacientes com linfonodos negativos).
4. Carcinoma avançado – exenteração pélvica ou cirurgia e radioterapia como medida paliativa.
   a. A radioterapia tem um papel cada vez maior nos manejos pré e pós-operatórios.
   b. A radioterapia pré-operatória pode diminuir o volume da massa e reduzir a necessidade de cirurgia radical.
   c. A radioterapia pós-operatória é utilizada em pacientes com linfonodos positivos e margens cirúrgicas próximas.
   d. Os resultados a longo prazo estão sendo estudados em comparação com a morbidade associada ao tratamento.
5. A quimioterapia sozinha ou em combinação com a radioterapia pode encolher a lesão, tornando a cirurgia menos extensa.
6. Foi demonstrado que a cisplatina e/ou o 5-FU, utilizados como sensibilizadores, aumentam a eficácia do tratamento radioterápico.

Complicações

1. Disseminação linfática.
2. As complicações após uma vulvectomia são comuns – infecção da ferida, deiscência da ferida, linfedema, celulite da perna e estenose introital.

Avaliação de enfermagem

1. Obtenha o histórico da lesão, estabeleça quando foi a primeira vez que a paciente notou qualquer alteração na aparência.
2. Obtenha o histórico ginecológico, especialmente sobre infecções anteriores.
3. Avalie a saúde geral quanto à tolerância ao tratamento.
4. Avalie os sistemas de suporte e a capacidade pessoal de enfrentamento.

Diagnósticos de enfermagem

- Medo relacionado ao câncer e à cirurgia radical
- Integridade tecidual prejudicada relacionada à cirurgia
- Disfunção sexual relacionada à vulvectomia.

Intervenções de enfermagem

Alívio do medo no pré-operatório

1. Peça à paciente que descreva qual é o seu entendimento sobre o problema; responda às perguntas e esclareça equívocos.
2. Enfatize os resultados positivos do plano de tratamento prescrito; reforce o que o cirurgião já descreveu.
3. Prepare a paciente para a cirurgia e descreva a aparência da ferida e o uso de drenos e da sonda urinária no pós-operatório (Figura 22.7).
   a. Prepare a pele conforme as instruções e limpe a vulva com um banho de clorexidina na noite anterior à cirurgia; também pode ser prescrita uma solução antisséptica de gliconato de clorexidina a 2%.
   b. Realize o preparo intestinal, conforme prescrição, para limpar o trato intestinal antes da cirurgia; não haverá evacuação por 2 a 3 dias no pós-operatório.

Promoção da cicatrização dos tecidos no pós-operatório

1. Mantenha a drenagem e a compressão dos tecidos para remover o fluido, que pode causar edema e impedir a cicatrização da ferida. Esvazie os drenos, conforme necessário (pelo menos a cada 8 horas).
2. Mantenha a ferida limpa e seca.
   a. Realize as trocas de curativos estéreis, conforme prescrição.
   b. Aplique lâmpada de calor, se prescrita, para diminuir a umidade e aumentar a circulação e a cicatrização.
   c. Realize cuidados perineais ou banhos de assento após cada evacuação ou micção (após a remoção da sonda).
   d. Mantenha a permeabilidade da sonda urinária, conforme prescrição, para evitar a contaminação da ferida pela urina.
   e. Incentive a posição de Fowler baixa para promover conforto e reduzir a tensão nas suturas.

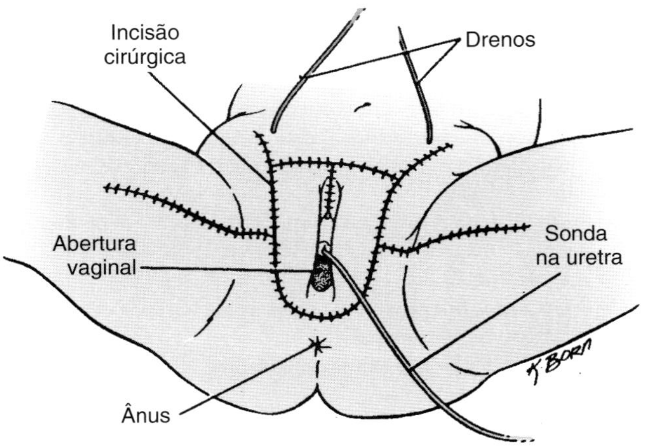

Figura 22.7 Aparência pós-cirúrgica de uma vulvectomia radical.

f. Evite o esforço para defecar fornecendo inicialmente uma dieta pobre em fibras e, posteriormente, amolecedores de fezes, conforme prescrição.
g. Providencie profilaxia para trombose venosa profunda (anticoagulante ou dispositivo de compressão sequencial), conforme prescrição, e incentive o exercitamento dos membros inferiores para evitar a formação de trombo/êmbolo. Incentive a deambulação cuidadosa quando permitido, evitando a tensão perineal.

Restauração da função sexual

1. Incentive a paciente a conversar sobre seus sentimentos em relação à mutilação sexual e à função alterada.
2. Diga à paciente que, se a vagina ainda estiver intacta, a relação vaginal ainda é possível.
3. Informe a paciente sobre as mudanças que podem ocorrer devido à cirurgia – perda de excitação sexual se o clitóris for removido, encurtamento da vagina e diminuição da lubrificação.
4. Ajude a paciente a explorar métodos alternativos de intimidade sexual e incentive-a a discutir seus sentimentos com o parceiro.

Educação da paciente e manutenção da saúde

1. Incentive as consultas de acompanhamento para tratamentos adicionais, se necessário.
2. Incentive os exames médicos regulares e a triagem para câncer e outras doenças relacionadas ao processo de envelhecimento.
3. Incentive a avaliação precoce de lesões suspeitas, sangramento ou secreção.

Reavaliação: resultados esperados

- Verbaliza redução do medo
- Períneo cicatrizado, sem complicações
- Verbaliza a compreensão das alterações anatômicas e na função sexual.

Câncer de colo do útero

O câncer de colo do útero é a quarta neoplasia ginecológica mais comum. Anualmente são registrados cerca de 13.000 novos casos e 4.000 mortes nos EUA.

Fisiopatologia e etiologia

1. Atividade sexual precoce, múltiplos parceiros sexuais, parceiro sexual de alto risco, histórico de HIV e outras ISTs – especialmente HPV – e histórico de neoplasia ou câncer intraepitelial escamoso vulvar ou vaginal e imunossupressão são os principais fatores de risco. Também parece haver um risco aumentado de câncer do colo do útero associado ao uso de contraceptivos orais.
2. A incidência é maior com *status* socioeconômico mais baixo e em hispânicos, afro-americanos, índios americanos e nativos do Alasca – presumivelmente relacionada ao menor acesso a cuidados de saúde e a triagem.
3. Diminuição da mortalidade nos EUA, mas é a neoplasia mais frequente entre mulheres nos países em desenvolvimento.
4. Tipos (Figura 22.8):
   a. Displasia (pré-câncer) – células atípicas com algum grau de maturação da superfície.
   b. Carcinoma *in situ* - citologia semelhante ao carcinoma invasivo, mas confinado ao epitélio.
   c. Carcinoma invasivo – envolvimento do estroma; 69% são de células escamosas. Dissemina-se por invasão local e linfática da vagina e além.

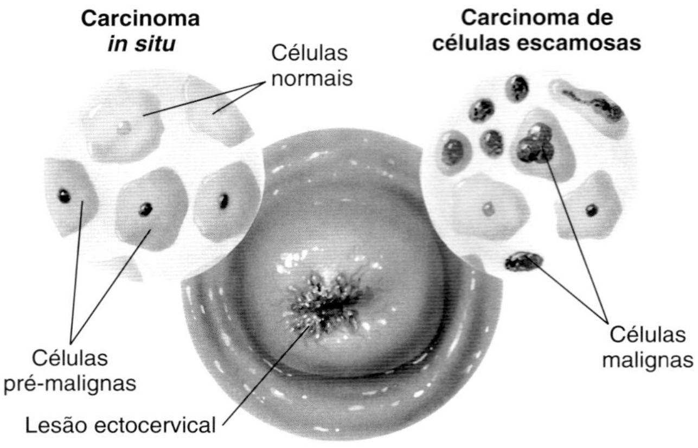

Figura 22.8 Câncer cervical. (Anatomical Chart Company.)

Manifestações clínicas

1. A doença precoce geralmente é assintomática, embora a paciente possa notar uma secreção vaginal fluida.
2. Os sintomas iniciais incluem sangramento pós-coito, sangramento vaginal irregular, escape entre os períodos menstruais ou após a menopausa e secreção fétida.
3. À medida que a doença progride, o sangramento se torna mais constante e é acompanhado por dor que irradia para nádegas e pernas, além de sintomas urinários e retais que podem ser causados pela invasão desses órgãos.
4. Perda de peso, anemia, edema dos membros inferiores e febre indicam doença avançada.

Avaliação diagnóstica

1. Papanicolaou – medida de triagem de rotina; resultados anormais exigem exames adicionais de diagnóstico, tais como colposcopia e biopsia ou conização.
2. O estadiamento é realizado clinicamente, e não cirurgicamente, como ocorre com outros cânceres. Baseado em achados físicos nos exames abdominal e pélvico.
3. Os exames suplementares por imagem podem incluir radiografia de tórax, PIV, urografia, colposcopia, cistoscopia, proctossigmoidoscopia, tomografia computadorizada (TC) com contraste IV e estudos de bário do baixo cólon e reto.

Manejo

Baseado em evidências
National Cancer Institute. (2017). Cervical cancer treatment (PDQ). Bethesda, MD: Author. Disponível em: *www.cancer.gov/cancertopics/pdq/treatment/cervical/HealthProfessional.*

Da displasia ao carcinoma *in situ*

1. Técnicas para destruir as células anormais na zona de transformação cervical.
2. Podem ser realizados em nível ambulatorial criocirurgia, laserterapia, eletrocautério (procedimento de excisão eletrocirúrgica com alça) ou conização.
3. Secreção vaginal, sangramento, dor e cólicas resultam desses procedimentos em vários graus, mas o período de convalescença pós-operatória é mínimo.

Estágio microinvasivo

1. Conização cirúrgica – grande excisão de tecido cervical, pode ser feita sob anestesia local ou geral.

2. Câncer cervical invasivo – a extensão é estagiada e tratada com histerectomia, radioterapia ou quimioterapia.

Outros manejos

1. Radioterapia.
   a. Intracavitária (localizada para doença no estágio inicial) ou externa (dosagem mais generalizada da pelve para os estágios IIB a IVB).
   b. A cisplatina, um sensibilizador radioterápico, é usada para melhorar a sobrevida.
2. Quimioterapia – a cisplatina pode ser usada em combinação com radioterapia para as doenças localmente avançadas ou para as condições metastáticas nas quais a recorrência é comum. Outros agentes que podem ser utilizados são a ifosfamida, a carboplatina e a topotecana.
3. Cirurgia
   a. Histerectomia total, conização, histerectomia radical modificada e radioterapia intracavitária podem ser realizadas para o estágio IA com ou sem ooforectomia e/ou dissecção de linfonodos.
   b. Histerectomia radical e ressecções bilaterais de linfonodos para os estágios IB e IIA. Radiação e quimioterapia também podem ser consideradas para esses estágios após a histerectomia.
   c. Exenteração pélvica para os casos avançados se a paciente for uma boa candidata. Geralmente é realizada para pacientes com recorrência central isolada.
      i. Remoção da vagina, útero, tubas uterinas, ovários, bexiga, reto e estruturas de suporte, e a criação de um conduto ileal e estoma fecal.
      ii. Realizada para recorrência pélvica após radioterapia ou quimioterapia.

Complicações

1. Propagação para a bexiga e o reto; metástase para pulmões, mediastino, ossos e fígado.
2. As complicações da radioterapia intracavitária incluem cistite, proctite, estenose vaginal e perfuração uterina.
3. As complicações da radiação externa incluem depressão da medula óssea, obstrução intestinal e fístula.

Avaliação de enfermagem

1. Obtenha os históricos de exames de Papanicolaou, de atividade sexual e de infecções sexualmente transmissíveis anteriores.
2. Obtenha o histórico de sintomas.
3. Avalie a compreensão sobre a patologia e a resposta da paciente, tais como culpa, medo, negação e ansiedade.

Diagnósticos de enfermagem

- Ansiedade relacionada ao câncer e ao tratamento
- Distúrbio da imagem corporal relacionada ao tratamento cirúrgico.

Intervenções de enfermagem

Alívio da ansiedade

1. Ajude a paciente a buscar informações sobre o estágio do câncer e as opções de tratamento.
2. Prepare a paciente para histerectomia ou outra cirurgia (ver na p. 654 as intervenções de enfermagem na histerectomia).
3. Prepare a paciente para a radioterapia no útero (ver na p. 679 as intervenções de enfermagem para radioterapia).

Melhora da imagem corporal

1. Forneça apoio emocional durante o tratamento.
2. Incentive a paciente a se orgulhar da aparência vestindo-se com apuro e usando maquiagem.
3. Incentive a atividade e a socialização quando a paciente se sentir disposta.

Educação da paciente e manutenção da saúde

1. Explique a importância do acompanhamento ao longo da vida, independentemente dos tratamentos, para determinar a resposta à terapia e detectar a disseminação do câncer.
2. Recomende consulta ao grupo de apoio ao câncer na comunidade.
3. Incentive todas as mulheres a discutir as diretrizes de triagem do câncer cervical com seus prestadores de cuidados de saúde (ver p. 647).

Reavaliação: resultados esperados

- Relata diminuição da ansiedade e aumento da capacidade de tomar decisões
- Relata manter o interesse pela própria aparência e feminilidade.

Câncer do endométrio

O câncer de útero é geralmente um adenocarcinoma do endométrio do fundo ou do corpo do útero. E o câncer ginecológico mais comum nos EUA.

Fisiopatologia e etiologia

1. A maioria das pacientes está na pós-menopausa, com idade média de 60 anos no momento do diagnóstico.
2. A causa é desconhecida, mas está associada ao aumento da exposição ao estrogênio, como no uso de tamoxifeno e na reposição de estrogênio sem oposição, obesidade, anovulação ou tumores secretores de estrogênio.
3. Hipertensão e diabetes melito também são fatores de risco.

Manifestações clínicas

1. Sangramento irregular antes da menopausa ou durante o climatério é a queixa mais comum.
2. Secreção vaginal fluida, geralmente com odor fétido.
3. Dor, febre e disfunções intestinais e vesicais são sinais tardios.
4. Anemia secundária ao sangramento.

Avaliação diagnóstica

1. Exames pélvico e retovaginal – o útero aumentado pode ser palpado.
2. A biopsia endometrial é o teste diagnóstico inicial preferido; no entanto, se menos de 50% do endométrio for afetado, a neoplasia pode não ser detectada.
3. Ultrassonografia transvaginal para medir a espessura endometrial.
4. Dilatação e curetagem – se a amostra endometrial não puder ser coletada no consultório, uma histeroscopia também pode ser útil.
5. Podem ser encontradas na citologia cervical células glandulares atípicas.
6. Exame metastático – inclui CA 125 (que pode estar elevado, especialmente em carcinomas serosos papilares), radiografia e cistoscopia.

Manejo

Baseado em evidências
National Cancer Institute. (2017). Endometrial cancer treatment (PDQ). Bethesda, MD: Author. Disponível em: *www.cancer.gov/cancertopics/pdq/treatment/endometrial/HealthProfessional.*

1. O estadiamento do câncer endometrial é baseado em aspectos cirúrgicos *versus* estadiamento clínico.

   a. A ênfase é colocada no grau histológico, na profundidade da invasão miometrial e no envolvimento cervical.
   b. Esses parâmetros ajudam na previsão do envolvimento linfático e ajudam a determinar a necessidade de dissecção de linfonodos.
2. O estágio I inicial requer histerectomia abdominal total com salpingo-ooforectomia bilateral (TAH/BSO, na sigla em inglês).
3. O estágio I avançado e o estágio II requerem TAH/BSO e dissecção seletiva de linfonodos.
4. A radioterapia (intracavitária ou externa) pode ser adicionada após a cirurgia ou escolhida em substituição ao procedimento cirúrgico para os estágios mais avançados ou para as pacientes candidatas a intervenções de alto risco.
   a. As complicações agudas incluem cistite hemorrágica, vaginite, enterite e proctite.
   b. As complicações crônicas incluem ressecamento vaginal, estenose vaginal, cistite, disfunção vesical, proctite, obstrução do intestino delgado, fístulas, estenoses e edema nas pernas.
5. Terapia hormonal – os agentes progestacionais podem alterar a localização dos receptores endometriais de estrogênio e, assim, diminuir o crescimento (para doença metastática); podem proporcionar um quadro de doença estável.
6. Quimioterapia – para as doenças metastáticas e as recidivas; uso de cisplatina, doxorrubicina e, possivelmente, paclitaxel.

Complicações

Propagação do câncer por toda a pelve; metástase para pulmões, fígado, ossos e cérebro.

Avaliação de enfermagem

1. Obtenha os históricos de menstruação, de gravidez e de reposição de estrogênio.
2. Pergunte sobre a presença de sangramento irregular ou na pós-menopausa e outros sintomas.
3. Avalie a resposta da paciente a um possível diagnóstico de câncer – medo, culpa e negação.

Diagnósticos de enfermagem

- Medo relacionado ao câncer e às opções de tratamento
- Dor aguda relacionada ao processo patológico e ao tratamento cirúrgico.

Intervenções de enfermagem

Alívio do medo

1. Dê apoio à paciente durante o processo de diagnóstico e reforce as informações fornecidas pelo médico sobre as opções de tratamento.
2. Prepare a paciente para a radioterapia, se indicada (ver adiante).
3. Prepare a paciente para a histerectomia, se indicada (ver p. 654).
4. Forneça explicações completas e concisas sobre todos os cuidados prestados; enfatize os aspectos positivos da recuperação.

Alívio da dor

1. Administre analgésicos, conforme prescrição, e monitore a resposta da paciente.
2. Incentive o uso de técnicas de relaxamento, tais como respiração profunda, imagética e outras formas de distração, para ajudar a promover conforto.

Educação da paciente e manutenção da saúde

1. Explique a importância de comunicar ao médico a presença de sangramento na pós-menopausa.
2. Incentive a manutenção das consultas de acompanhamento.
3. Explique que a cirurgia ou o tratamento com radioterapia não impedem a satisfação durante a atividade sexual.
4. Recomende consulta ao grupo local de apoio ao câncer ou à American Cancer Society (*www.acs.org*).[5]

Reavaliação: resultados esperados

- Verbaliza compreensão sobre o diagnóstico e o tratamento escolhido
- Verbaliza a diminuição da dor.

Cuidados com a paciente submetida à radioterapia intracavitária

Considerações sobre o procedimento

1. Um aplicador (sondas ou cilindros vaginais são os mais comuns) é posicionado no canal endocervical e na vagina na sala de operações com a paciente sob anestesia. (A braquiterapia remota em altas doses também é usada. Este é um procedimento ambulatorial e o tratamento leva apenas alguns minutos. A fonte radioativa é removida entre os tratamentos.)
2. Após a recuperação da anestesia, são realizadas radiografias para verificar o posicionamento correto.
3. O radiologista insere o material radioativo (rádio ou césio) no aplicador, que permanece no local por 24 a 72 horas. A terapia é individualizada de acordo com o estágio da doença, a resposta da paciente e a tolerância à radiação.
4. A suplementação com radioterapia externa sobre a pelve pode ser feita para prevenir a propagação do câncer através do sistema linfático.

Intervenções de enfermagem

Preparação da paciente

1. As pacientes necessitam de uma avaliação clínica completa antes do tratamento para avaliar os riscos e as precauções relacionadas a problemas médicos preexistentes ou necessidades especiais.
2. A sonda interna é colocada na sala de cirurgia.
3. Incentive a paciente a trazer alguma coisa para se distrair, pois ela deve permanecer em repouso durante a radioterapia.
4. Oriente a paciente sobre as medidas de segurança:
   a. Nem a paciente nem suas secreções são radioativas, mas o aplicador é.
   b. Não toque na fonte de radiação.
   c. Peça ajuda imediatamente se a fonte for deslocada.
   d. Quando os aplicadores são removidos, a radioatividade desaparece.
   e. Os níveis de radioatividade são monitorados por pessoal especialmente treinado.
   f. Não é permitida a visita de mulheres grávidas ou crianças com menos de 18 anos de idade.
   g. Podem ser usadas blindagens de chumbo para diminuir a radiação que emana da paciente.
5. Enfatize que, se for necessário, a ajuda está prontamente disponível.

Durante a radioterapia

1. Mantenha a paciente em repouso estrito em decúbito dorsal e com a cabeceira do leito elevada em 15 a 30°. A paciente pode ser submetida a mudança de decúbito de 3 ou 4 vezes/dia. Use colchão de espuma antiescaras.
2. A paciente pode lavar a parte superior do corpo. O cuidado perineal e a troca da roupa de cama devem ser realizados pela equipe de enfermagem.

---

[5]N.R.T.: No Brasil, o paciente pode procurar o Instituto Nacional do Câncer (INCA), em: *https://www.inca.gov.br/*.

3. Mantenha a paciente sob uma dieta pobre em fibras para evitar os movimentos intestinais, que podem desalojar o aparelho. Incentive a paciente a comer porções pequenas e frequentes, em vez de refeições grandes. Deve ser administrado medicamento para induzir constipação intestinal.
4. Inspecione frequentemente a sonda vesical de demora para garantir a drenagem adequada. Uma bexiga distendida pode causar graves queimaduras por radiação.
5. Incentive a ingesta de líquidos para prevenir a infecção urinária.
6. Observe os sinais e sintomas de mal-estar pela radiação – náuseas, vômito, febre, diarreia e cólicas abdominais.
7. Verifique a posição do aplicador a cada 8 horas e monitore a quantidade de sangramento e secreção (uma pequena quantidade é normal).
8. Verifique a paciente com frequência para minimizar a ansiedade, mas reduza ao mínimo o tempo à beira leito para diminuir sua exposição à radiação.
9. Podem ser administrados sedativos leves ou analgésicos para o conforto da paciente.

Alerta de enfermagem
Fórceps de cabo longo e um recipiente revestido de chumbo são deixados na sala após o carregamento, caso as fontes radioativas se desalojem. Mantenha as regras fundamentais de tempo, distância e proteção ao cuidar da paciente.

Durante a remoção da radiação

1. Antes da remoção do aplicador, a paciente deve ser medicada com o analgésico apropriado.
2. As fontes radioativas são removidas pela esquipe especializada e armazenadas com segurança para o transporte.
3. A sonda vesical de demora é removida e, em seguida, o aplicador é retirado.
4. A paciente recebe um enema ou supositório para reverter a constipação intestinal induzida.
5. A paciente deve ser avaliada quanto à segurança da deambulação devido ao prolongado repouso no leito antes da alta hospitalar.

Alerta de enfermagem
As regras e regulamentos relativos à segurança contra a contaminação radioativa devem ser rigorosamente aplicadas para proteção dos pacientes e dos profissionais de saúde.

Miomas uterinos

Miomas (fibroides, leiomiomas, fibromiomas) são tumores benignos do miométrio uterino (musculatura lisa).

Fisiopatologia e etiologia

1. É o tumor pélvico mais comum em mulheres. Aproximadamente 80% das mulheres têm miomas, mas muitas não são sintomáticas.
2. Podem regredir espontaneamente após a menopausa.
3. Causa desconhecida; maior incidência em mulheres negras.

Manifestações clínicas

1. Pequenos miomas não causam sintomas.
2. A primeira indicação pode ser uma massa palpável.
3. Sangramento irregular – geralmente menorragia.
4. A dor pode resultar da pressão sobre os órgãos adjacentes – possível sensação de peso na pelve ou degeneração associada à oclusão vascular.
5. Os sintomas secundários incluem fadiga devido à anemia, distúrbios urinários e constipação intestinal.

Avaliação diagnóstica

1. Ultrassonografia transvaginal ou histeroscopia – para identificar o tamanho e a localização dos miomas.
2. A ressonância magnética (RM) pode ser útil para determinar a localização anatômica do mioma; no entanto, é um exame caro e fica reservado para o planejamento cirúrgico de procedimentos complicados.

Manejo

1. A miomectomia é feita para tumores pequenos ou acessíveis e pode ser realizada por meio de histeroscopia, laparoscopia ou laparotomia. Se a preservação da fertilidade for desejada, a miomectomia abdominal é preferida para as mulheres sintomáticas.
2. Histerectomia para tumores grandes ou numerosos.
3. O tratamento clínico para o manejo dos sintomas inclui terapia antagonista do hormônio liberador de gonadotrofinas para criar um ambiente hipoestrogênico e tentar encolher os tumores. Hormônios para controle de natalidade, AINEs ou agentes antifibrinolíticos são usados para os casos de sangramento menstrual intenso.
4. Frequentemente apresentam resolução espontânea na pós-menopausa.
5. Embolização da artéria uterina – procedimento transvenoso no qual o suprimento de sangue é obstruído e o mioma degenera.

Complicações

1. Infertilidade com histerectomia.
2. Aborto.

Avaliação de enfermagem

1. Pergunte sobre a presença de dor, irregularidade menstrual, possíveis sintomas urinários e constipação intestinal.
2. Verifique se a paciente compreende que é uma condição benigna.

Diagnósticos de enfermagem

- Dor aguda e crônica relacionada ao crescimento tumoral.

Intervenções de enfermagem

Alívio da dor

1. Ensine à paciente o uso adequado e os efeitos adversos dos analgésicos e sobre a aplicação da almofada térmica, se desejado.
2. Incentive a paciente a evitar longos períodos de pé e a descansar periodicamente com a pelve em posição dependente para obter conforto.
3. Incentive a paciente a urinar com frequência para evitar o aumento da pressão na bexiga distendida.
4. Aconselhe uma dieta rica em fibras para prevenir a constipação intestinal.
5. Prepare a paciente para a cirurgia, se indicado.

Educação da paciente e manutenção da saúde

1. Diga à paciente para comunicar o aumento dos sintomas e a piora do sangramento porque os miomas podem estar aumentando e pode ser indicado o tratamento.
2. Assegure à paciente que os miomas não se tornam malignos, mas que ela deve manter consultas regulares para um acompanhamento relacionado a câncer.

Reavaliação: resultados esperados

- Verbaliza o controle da dor.

Cistos ovarianos

Cistos ovarianos são crescimentos que surgem de componentes dos ovários e, geralmente, são benignos.

Fisiopatologia e etiologia

1. Geralmente surgem de alterações funcionais no ovário – do folículo de Graaf ou do corpo-lúteo persistente.
2. Podem se desenvolver cistos dermoides a partir de um epitélio embrionário anormal.
3. Frequentemente encontrados durante a gravidez.

Manifestações clínicas

1. Podem ser assintomáticos ou causar um pouco de dor pélvica.
2. Possível irregularidade menstrual.
3. Massa maleável e palpável.
4. A ruptura causa dor aguda e sensibilidade abdominal unilateral; pode simular *mittelschmerz*, DIP, apendicite ou gravidez ectópica.
5. Desconforto durante a evacuação ou pressão no intestino.

Avaliação diagnóstica

1. Ultrassonografia pélvica para determinar o tamanho e as características dos cistos.
2. Teste de gravidez para descartar gravidez ectópica.
3. Deve ser feita biopsia (no momento da cirurgia) para os cistos suspeitos.
4. Outros exames que podem ser solicitados: hemograma com diferencial e CA 125.

Manejo

1. Cistos sem características malignas e cistos com menos de 10 cm de diâmetro devem ser observados por ultrassonografia; o exame deve ser repetido a cada 2 ou 3 meses.
2. Para cisto grande, complexo ou com vazamento, cirurgia por laparoscopia ou laparotomia.

Complicações

A ruptura pode causar inflamação peritoneal.

Avaliação de enfermagem

1. Obtenha os históricos de atividade sexual, de uso de contraceptivos e de episódios passados de DIP para descartar gravidez ectópica.
2. Obtenha o histórico mais recente de menstruação – sangramento irregular e escape menstrual geralmente sinalizam a presença de cisto folicular; atraso na menstruação e sangramento prolongado sinalizam a presença de cisto lúteo.
3. Verifique os sinais vitais e examine o abdome em busca de sensibilidade, proteção involuntária e rebote, que podem indicar ruptura.

Diagnósticos de enfermagem

- Dor aguda relacionada ao crescimento anormal
- Risco de volume de líquidos deficiente relacionado à ruptura do cisto ou à alteração pós-operatória da pressão intra-abdominal.

Intervenções de enfermagem

Alívio da dor

1. Incentive o uso de analgésicos, conforme prescrição, e da almofada térmica, se desejado.
2. Ensine à paciente o uso adequado de contraceptivos hormonais, se prescritos, e informe os efeitos adversos; incentive consultas mensais de acompanhamento para determinar se o cisto está tendo resolução espontânea.
3. Diga à paciente que levantamentos de peso, exercícios extenuantes e relações sexuais podem aumentar a dor.

Manutenção do volume de fluidos

1. Monitore para detectar náuseas, vômitos, rigidez abdominal e alteração nos sinais vitais relacionadas à ruptura do cisto. Administre fluidos IV, conforme as instruções, e mantenha o jejum até que a rigidez abdominal desapareça.
2. Tranquilize a paciente dizendo que os sintomas vão desaparecer.
3. Prepare para a cirurgia a paciente com cisto grande ou não responsivo, conforme indicado.
4. No pós-operatório, monitore os sinais vitais com frequência e mantenha a infusão intravenosa enquanto a paciente estiver em jejum.
5. Avalie frequentemente a distensão abdominal devido ao acúmulo de líquidos e de gases na cavidade abdominal.
6. Coloque a paciente na posição semi-Fowler para maior conforto e incentive a deambulação precoce para reduzir a distensão (ajude a paciente a se levantar lentamente para evitar hipotensão ortostática).
7. Administre antieméticos e insira uma sonda nasogástrica, conforme prescrição, para evitar vômitos.
8. À medida que a distensão se resolve, avalie os sons intestinais e avance lentamente para a ingesta oral.

Educação da paciente e manutenção da saúde

1. Assegure à paciente que, na maioria dos casos, a função ovariana permanece e ela continuará fértil.
2. Tranquilize a paciente sobre a baixa taxa de neoplasia dos cistos.
3. Incentive a paciente a relatar sintomas recorrentes ou agravamento da dor se o cisto estiver sendo tratado clinicamente.

Reavaliação: resultados esperados

- Verbaliza redução da dor
- Sinais vitais estáveis; sem ortostase.

Câncer de ovário

O *câncer de ovário* é uma neoplasia ginecológica com altas taxas de mortalidade porque a doença já está avançada no momento do diagnóstico. É a principal causa de morbidade em cânceres ginecológicos.

Fisiopatologia e etiologia

1. A idade média é de 60 anos. Uma em 70 mulheres desenvolverá câncer de ovário.
2. A causa é desconhecida, mas cerca de 10% dos casos estão associados ao histórico familiar de câncer de mama, endométrio, cólon ou ovário.
3. Tabagismo e histórico pessoal de câncer de mama, cólon ou endométrio também são fatores de risco.
4. Também ocorre maior incidência em mulheres nulíparas.

Manifestações clínicas

1. Não existem manifestações precoces.
2. Primeiras manifestações – edema (vago), aumento do tamanho do abdome, urgência ou frequência urinária, dificuldade para se alimentar ou sensação de plenitude e dor abdominal ou pélvica, que podem ocorrer com outros sintomas quase diariamente e são mais graves do que o esperado.

3. Manifestações tardias – dor abdominal, ascite, efusão pleural e obstrução intestinal.

Avaliação diagnóstica

1. Exame pélvico para detectar aumento, nódulos e imobilidade dos ovários.
2. A ultrassonografia pélvica (transabdominal e transvaginal) é o teste diagnóstico mais útil e a TC é realizada para determinar a presença de disseminação metastática.
3. A imagem com Doppler colorido pode ser usada para detectar alterações vasculares nos ovários.
4. Paracentese ou toracocentese se houver ascite ou derrame pleural.
5. Laparotomia para estagiar a doença e determinar a efetividade do tratamento.
6. Um aumento nos níveis de CA 125 significa progressão, mas não é muito útil como ferramenta de diagnóstico ou triagem, pois o nível pode estar elevado devido a inflamação e outras causas.

Manejo

1. TAH/BSO e omentectomia são os tratamentos usuais por causa do atraso no diagnóstico. Citorredução (*debulking*) ideal para menos de 1 cm é o objetivo.
2. A quimioterapia é mais efetiva se a citorredução do tumor for bem feita (menos de 1 cm de tumor residual); geralmente é acompanhada de cirurgia devido à frequência de casos de doença avançada; pode ser administrada por via intravenosa ou intraperitoneal.
3. A radioterapia geralmente não apresenta resultados.
4. Pode ser feita uma nova laparotomia (*second-look*) após o tratamento adjuvante para realização de múltiplas biopsias e determinação da efetividade da terapia. A prática é controversa porque não afeta a sobrevida da paciente.
5. A imunoterapia está sendo investigada em ensaios clínicos como tratamento autônomo ou em conjunto com outras modalidades.

Complicações

Propagação intra-abdominal ou linfática direta e semeadura peritoneal.

Avaliação de enfermagem

1. Obtenha os históricos de menstruação irregular, de dor e de sangramento pós-menopausa.
2. Pergunte sobre queixas vagas de desconforto gastrintestinal.
3. Pergunte sobre o histórico de outras doenças malignas e o histórico familiar de câncer de mama ou ovário.
4. Avalie o estado geral de saúde da paciente para verificar a tolerância ao tratamento cirúrgico e às terapias adjuvantes.

Alerta de enfermagem
A combinação de uma longa história de disfunção ovariana e queixas gastrintestinais persistentes não diagnosticadas levanta a suspeita de câncer de ovário. Um ovário palpável em mulher na pós-menopausa é anormal e deve ser avaliado o mais rápido possível.

Diagnósticos de enfermagem

- Estratégias de enfrentamento ineficazes relacionada ao estágio avançado do câncer
- Nutrição desequilibrada: menor que as exigências corporais e relacionada a náuseas e vômitos resultantes da quimioterapia
- Distúrbio na imagem corporal relacionada à perda de cabelo pela quimioterapia
- Dor aguda relacionada à cirurgia

Intervenções de enfermagem

Fortalecimento da capacidade de enfrentamento

1. Forneça suporte emocional durante o processo de diagnóstico; permita que a paciente expresse seus sentimentos e incentive o emprego de mecanismos positivos de enfrentamento.
2. Administre medicamentos ansiolíticos e analgésicos, conforme prescrição, e ensine às pacientes e cuidadores os possíveis efeitos adversos.
3. Encaminhe a paciente para um grupo local de apoio ao câncer, para a American Cancer Society (*www.acs.org*) ou para o National Cancer Institute (*www.cancer.org*).[6]

Manutenção de nutrição adequada

1. Administre ou ensine a paciente ou cuidador a administrar os antieméticos, conforme necessário, para náuseas e vômito.
2. Incentive refeições pequenas, frequentes e neutras ou suplementos nutricionais líquidos, conforme tolerado.
3. Verifique a necessidade de fluidos intravenosos se a paciente estiver vomitando.
4. Monitore a eliminação intestinal após a cirurgia. A disfunção intestinal relacionada à cirurgia pode causar náuseas e anorexia.

Manutenção da imagem corporal

1. Prepare a paciente para as alterações na imagem corporal resultantes da quimioterapia (perda de cabelo).
2. Incentive a paciente a se preparar com antecedência com turbantes, perucas e chapéus.
3. Incentive a paciente a melhorar sua aparência com maquiagem, roupas e acessórios como costuma fazer.
4. Saliente os efeitos positivos do plano de tratamento.

Alívio da dor

1. Prepare a paciente para a cirurgia, conforme indicado; explique a extensão esperada da incisão, a instalação de cateteres IV, sondas, drenos e tampão (ver p. 654 para uma discussão sobre histerectomia).
2. No pós-operatório, administre analgésicos, conforme necessário, e explique à paciente que ela pode se sentir sonolenta.
3. Reposicione a paciente com frequência e incentive a deambulação precoce para promover conforto e evitar efeitos adversos.

Educação da paciente e manutenção da saúde

1. Explique à paciente o início dos sintomas da menopausa após a remoção do ovário.
2. Informe à paciente que a progressão da doença será cuidadosamente monitorada por meio de exames laboratoriais e que pode ser necessária uma laparoscopia.
3. Os parentes do sexo feminino da paciente devem notificar seus médicos; podem ser necessários exames pélvicos semestrais.

Reavaliação: resultados esperados

- Discute abertamente o prognóstico, faz perguntas apropriadas e faz planos para o futuro a curto prazo
- Mantém o peso
- Verbaliza satisfação com a aparência usando peruca
- Verbaliza um bom controle sobre a dor.

[6]N.R.T.: No Brasil, o paciente pode procurar o Instituito Nacional do Câncer (INCA), em: *https://www.inca.gov.br/*.

OUTRAS CONDIÇÕES GINECOLÓGICAS

Doença inflamatória pélvica

Baseado em evidências
Centers for Disease Control and Prevention. (2015). Sexually transmitted diseases treatment guidelines. Disponível em: *www.cdc.gov/std/treatment.*

A *doença inflamatória pélvica* (DIP) inclui vários distúrbios inflamatórios do sistema genital feminino superior, geralmente com infecção que pode envolver as tubas uterinas, ovários, útero ou peritônio.

Fisiopatologia e etiologia

1. A incidência tem aumentado; alta taxa de recorrência devido a reinfecções.
2. Comumente polimicrobiana; os agentes causadores são *N. gonorrhoeae, C. trachomatis*, anaeróbios (*Gardnerella vaginalis*), bactérias Gram-negativas e estreptococos. A infecção cervical ascende através do endométrio para as tubas uterinas e, possivelmente, até a cavidade peritoneal.
3. Os fatores predisponentes incluem vários parceiros sexuais; início precoce da atividade sexual; uso de DIU (o cordão promove a ascensão de bactérias); e procedimentos tais como aborto terapêutico, cesarianas e histerossalpingogramas.

Manifestações clínicas

1. Dor pélvica – é o sintoma de apresentação mais comum; geralmente persistente e bilateral.
2. Febre superior a 38°C – especialmente com infecções gonocócicas.
3. Secreção cervical – mucopurulento.
4. Sangramento irregular.
5. Sintomas gastrintestinais – náuseas, vômito e abdome agudo geralmente significam abscesso.
6. Sintomas urinários – disúria e frequência urinária.
7. A apresentação com clamídia pode ser leve.

Alerta de enfermagem
Sensibilidade localizada no quadrante inferior direito ou esquerdo com proteção involuntária, rebote ou massa palpável significa abscesso tubo-ovariano com inflamação peritoneal. São necessárias avaliação imediata e intervenção cirúrgica para evitar ruptura e peritonite generalizada. Outras causas significativas incluem apendicite aguda e gravidez ectópica.

Avaliação diagnóstica

1. Os critérios diagnósticos para o tratamento empírico da DIP em mulheres com risco de IST são justificados se não for encontrada outra causa para dor pélvica ou se algum dos três critérios mínimos a seguir estiver presente:
   a. Sensibilidade cervical.
   b. Sensibilidade uterina.
   c. Sensibilidade anexial.
2. Além da presença dos critérios mínimos, sinais/sintomas de infecção do sistema genital inferior (como exsudato cervical, colo do útero friável e leucócitos no exame microscópico das secreções cervicais) melhoram a especificidade do diagnóstico.
3. Teste de DNA ou cultura endocervical para identificação de patógenos (*gonorreia* ou *clamídia*).
4. O hemograma completo pode mostrar elevação na contagem de leucócitos.
5. A elevação nos níveis de proteína C reativa ou na taxa de sedimentação de eritrócitos mostra inflamação.
6. Alguns casos podem justificar a necessidade de biopsia endometrial, histerossalpingostomia, ultrassonografia transvaginal, RM ou visualização laparoscópica das tubas uterinas.

Manejo

1. Pacientes com sintomas leves a moderados podem ser tratadas ambulatorialmente com esquemas antimicrobianos orais e acompanhamento de 48 a 72 horas após o início e 2 semanas depois da antibioticoterapia.
2. O tratamento hospitalar é necessário para os casos que envolvem emergências cirúrgicas; abscesso; gravidez; infecção grave com náuseas, vômitos e febre alta; pacientes incapazes de ingesta oral de líquidos; pacientes com comprometimento imunológico; ou a necessidade de antibióticos mais agressivos para preservar a fertilidade.
3. Os regimes antimicrobianos parenterais recomendados pelo CDC americano durante a hospitalização são os seguintes:
   a. Cefotetan, 2 g IV a cada 12 horas ou cefoxitina, 2 g IV a cada 6 horas, *mais* doxiciclina, 100 mg IV ou oralmente a cada 12 horas. *Nota:* A doxiciclina é contraindicada durante a gravidez e a infusão intravenosa é dolorosa; a administração oral é preferida quando possível.
   b. Clindamicina, 900 mg IV a cada 8 horas, *mais* gentamicina, 2 mg/kg de peso corporal IV ou IM como dose inicial, seguida de 1,5 mg/kg a cada 8 horas como dose de manutenção. (Pode ser substituída por dose diária única [3 a 5 mg/kg] de gentamicina.)
4. Os esquemas antimicrobianos orais ambulatoriais recomendados pelo CDC são:
   a. Ceftriaxona, 250 mg IM em dose única, *mais* doxiciclina, 100 mg por via oral 2 vezes/dia, durante 14 dias, com ou sem metronidazol, 500 mg por via oral, 2 vezes/dia, por 14 dias.
   b. Cefoxitina, 2 g IM em dose única *e* probenecida, 1 g por via oral, administradas concomitantemente em dose única, *mais* doxiciclina, 100 mg por via oral 2 vezes/dia, por 14 dias, com ou sem metronidazol, 500 mg por via oral 2 vezes/dia, por 14 dias.
   c. Outras cefalosporinas de terceira geração IM (ceftizoxima e cefotaxima) *mais* doxiciclina, 100 mg por via oral 2 vezes/dia, por 14 dias, com ou sem metronidazol, 500 mg 2 vezes/dia, por 14 dias.
5. A terapia parenteral pode ser alterada para uma terapêutica oral 24 a 48 horas após uma demonstração de melhora (febre reduzida, dor diminuída, resolução de náuseas e vômito). A terapia oral em curso após a terapia parenteral pode seguir um dos seguintes esquemas:
   a. Doxiciclina, 100 mg por via oral 2 vezes/dia, até completar um total de 14 dias.
   b. Clindamicina, 450 mg por via oral 4 vezes/dia, até completar um total de 14 dias.
   c. Com ou sem adição de metronidazol, 500 mg por via oral 2 vezes/dia, até completar 14 dias.
6. Um procedimento cirúrgico ou o tratamento intervencionista para colocação de um dreno pode ser necessário para drenar o abscesso ou posteriormente para tratar aderências ou danos às trompas.

Alerta de transição de cuidado
Se a paciente com DIP for tratada em domicílio, enfatize a importância do acompanhamento, geralmente em 48 horas, para determinar a efetividade da antibioticoterapia oral. Aconselhe a paciente a relatar o agravamento dos sintomas imediatamente para evitar a hospitalização e outras complicações.

Complicações

1. Ruptura de abscesso e sepse.
2. Infertilidade devido a aderências nas trompas e ovários.
3. Gravidez ectópica causada pela incapacidade do óvulo fertilizado de passar pela estenose.
4. Dispareunia resultante de aderências.

Avaliação de enfermagem

1. Obtenha os históricos de menstruação, de contracepção, de atividade sexual (incluindo número de parceiros e novos parceiros), de IST e de sintomas no parceiro sexual.
2. Avalie o nível de dor e febre; verifique os sinais vitais para detectar hipotensão e aumento do pulso, que indicam hipovolemia.
3. Realize exames abdominais e pélvicos, se indicado; esteja alerta para a presença de sensibilidade abdominal, sensibilidade de rebote, proteção involuntária ou massa palpável.
4. Avalie os sentimentos da paciente em relação a ter uma IST.

Diagnósticos de enfermagem

- Dor aguda relacionada à inflamação e à infecção pélvicas
- Volume de líquidos deficiente relacionado à febre e diminuição da ingesta oral
- Risco de infecção relacionado a ISTs.

Intervenções de enfermagem

Alívio da dor

1. Administre ou ensine a autoadministração de analgésicos conforme prescrição; monitore os efeitos adversos, como sonolência e constipação intestinal.
2. Ajude a paciente a encontrar uma posição confortável, com a pelve em posição dependente, e a parte superior do corpo e as pernas levemente elevadas.
3. Sugira a aplicação de almofada térmica na parte inferior do abdome ou na região lombar.

Restauração do equilíbrio de fluidos

1. Administre antieméticos conforme necessário para náuseas e vômitos que prejudiquem a ingesta de líquidos.
2. Monitore a ingesta e o débito urinário.
3. Reinicie a ingesta oral com lascas de gelo e goles de água quando não houver vômitos por mais de 2 horas.

Redução de infecções e a possibilidade de transmissão

1. Administre ou ensine a autoadministração de antibióticos conforme prescrição.
2. Comunique ao departamento de saúde estadual ou local todos os casos de infecções sexualmente transmissíveis, como a gonorreia, e informe que os parceiros da paciente nos últimos 60 dias precisam receber tratamento.
3. Revise as diretrizes de prevenção de IST.

Educação da paciente e manutenção da saúde

1. Incentive a adesão à antibioticoterapia até completar a duração total do tratamento.
2. Saliente a necessidade de abstinência sexual e descanso pélvico (nada na vagina, incluindo duchas ou tampões) até a conclusão dos regimes antimicrobianos da paciente e do parceiro, resolução dos sintomas da paciente e do parceiro e consulta de acompanhamento.
3. Aconselhe a realização de exames de triagem e o tratamento empírico de infecções por gonorreia e clamídia para todos os parceiros sexuais (nos últimos 60 dias ou mais). Informe à paciente que o diagnóstico de clamídia ou gonorreia exige a comunicação ao departamento de saúde pública e aos parceiros.
4. Recomenda-se a repetição dos exames para pacientes e parceiros infectados por gonorreia e clamídia em 3 a 6 meses após a conclusão do tratamento.
5. Converse sobre as IST e os métodos de prevenção – abstinência, monogamia e uso adequado de preservativos femininos ou masculinos. Ver p. 664.

Reavaliação: resultados esperados

- Verbaliza o alívio da dor
- Sinais vitais estáveis; a ingesta é equivalente ao débito
- Relata abstinência sexual durante o período de tratamento e o planejamento contínuo para evitar IST.

Endometriose

Baseado em evidências
Dunselman, G. A., Vermeulen, N., Becker, C. et al. (2014). European Society for Human Reproduction and Embryology guideline: Management of women with endometriosis. *Human Reproduction*, *29*, 400–12.

Endometriose é a proliferação anormal de tecido endometrial fora do útero.

Fisiopatologia e etiologia

1. Pode também ser encontrada fora da cavidade pélvica; não é necessário um útero intacto para ter endometriose (Figura 22.9).
2. Picos de incidência em mulheres na faixa etária de 25 a 45 anos; pode ocorrer em qualquer idade. Aumento do risco em irmãs, mulheres com ciclos menstruais mais curtos e maior duração do fluxo. Mais comum em mulheres brancas que em negras, em mulheres que não se exercitam e em obesas.
3. Responde à estimulação hormonal ovariana – o estrogênio aumenta; as progestinas diminuem.
   a. Sangramentos durante a menstruação uterina, resultando em acúmulo de sangue e inflamação; aderências e dor subsequentes.
   b. Regressa durante períodos de amenorreia (gravidez e menopausa) e uso de contraceptivos hormonais e androgênios.

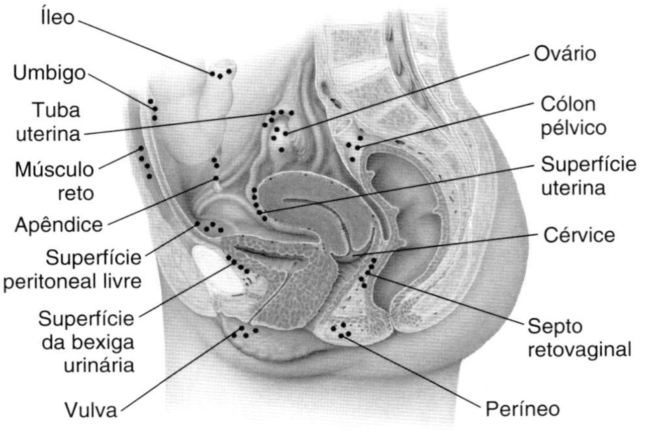

Figura 22.9 Focos comuns de endometriose. O tecido endometrial ectópico pode se implantar praticamente em qualquer região do peritônio pélvico. Pode até invadir locais distantes, como os pulmões. (Anatomical Chart Company.)

4. Teorias da causalidade:
   a. Podem ser restos de tecido embrionário que se diferenciam, como resultado da estimulação hormonal, e se espalham através de canais linfáticos ou venosos.
   b. Pode ser transferida por meio de instrumentação cirúrgica.
   c. Pode ser causada por menstruação retrógrada através das tubas uterinas na cavidade peritoneal (mas essa teoria não explica alguns tipos de endometriose).
   d. A predisposição genética pode aumentar a probabilidade em mulheres com parente de primeiro grau com endometriose.
   e. Distribuição linfática ou vascular do tecido endometrial.

Manifestações clínicas

1. Depende do local de implantação; pode ser assintomática.
2. Dor pélvica – especialmente durante ou antes da menstruação.
3. Dispareunia.
4. Dor para defecar – se os implantes estiverem localizados no cólon ou no reto sigmoides.
5. Sangramento uterino anormal.
6. Infertilidade persistente (em 30 a 40% das mulheres com endometriose).
7. Hematúria, disúria e dor no flanco – se houver envolvimento vesical.

Avaliação diagnóstica

1. Exames pélvicos e retais – nódulos macios e fixos, massa ovariana ou retrodeslocamento uterino; os nódulos podem não ser palpáveis.
2. Ultrassom transvaginal – ferramenta diagnóstica de primeira escolha para avaliar a endometriose. RM e TC são reservadas para os casos de resultados inconclusivos do ultrassom.
3. Laparoscopia – para diagnóstico definitivo, visualização de implantes, obtenção de tecido para análise histológica e determinação da extensão da doença.

Manejo

Clínica

O objetivo da terapia supressora é diminuir a dor. No entanto, se o tratamento for interrompido, a dor retorna. O tratamento clínico é ineficaz para a infertilidade associada à endometriose.

1. Contraceptivos hormonais – como contraceptivos orais combinados (COC); use pequena quantidade de estrogênio e quantidade máxima de progesterona e andrógenos para diminuir o tamanho do implante. O uso de COC por mais de 24 meses diminui efetivamente a recorrência da endometriose, e também diminui a frequência e a intensidade da dismenorreia.
2. Progestinas – como o acetato de medroxiprogesterona de depósito; criar um ambiente hipoestrogênico. A eficácia é equivalente à dos COCs.
3. Agentes anti-inflamatórios não esteroides – como o ibuprofeno e o naproxeno sódico – diminuem a dismenorreia com ação antiprostaglandina.
4. Se depois de 3 meses de tratamento com COCs e AINEs não for alcançado o alívio adequado da dor, injeções de um agonista da liberação de gonadotropina (GnRH) (leuprolida) podem ser administradas durante um período de 6 meses – criam um ambiente hipoestrogênico. Os efeitos colaterais da menopausa, como ondas de calor e ressecamento vaginal, podem não ser toleráveis para algumas mulheres. Se a terapia com GnRH for mantida posteriormente, deve ser combinada com a terapia de adição de acetato de noretindrona para evitar a perda de minerais ósseos e aliviar alguns sintomas. Também podem ser associados cálcio, vitamina D e bisfosfonatos.
5. Inibidores da aromatase, como o letrozol – inibem a ação da aromatase, que converte andrógenos em estrogênio, reduzindo os níveis de estrogênio em todos os tecidos, incluindo a endometriose. São necessários ensaios clínicos randomizados (ECR) adicionais para determinar a eficácia.
6. Danazol – androgênio sintético que suprime o crescimento endometrial. Raramente utilizado devido aos efeitos adversos intoleráveis (aumento de pelos faciais, acne, ganho de peso, sintomas vasomotores) e à disponibilidade de outros medicamentos com melhores perfis de efeitos colaterais. Contraindicado na gravidez.

Cirúrgica

1. Cirurgia laparoscópica – procedimento preferido para remoção de implantes e lise de aderências por excisão; não é curativa; alta taxa de recorrência.
2. Laparoscopia a *laser* de dióxido de carbono – para casos leves ou moderados; vaporiza o tecido; pode ser feita simultaneamente ao procedimento diagnóstico; boa taxa de gestação.
3. Laparotomia – raramente realizada; envolve uma incisão abdominal maior que a laparoscopia; para casos graves de endometriose ou sintomas persistentes.
4. Neurectomia pressacral – raramente realizada; para diminuir a dor pélvica central; preserva a fertilidade; eficácia limitada no alívio da dor; resulta em constipação intestinal grave.
5. Histerectomia – se a fertilidade não for desejada e os sintomas forem graves; o maior alívio da dor é conseguido com a remoção dos ovários.

Complicações

1. Infertilidade.
2. Ruptura do cisto –semelhante ao rompimento do apêndice.
3. Dor pélvica crônica.
4. Dispareunia.
5. Obstrução intestinal ou ureteral.

Avaliação de enfermagem

1. Obtenha o histórico de sintomas para determinar a disseminação e a gravidade da condição.
2. Avalie a dor – nível, localização, frequência, duração, características e impacto funcional.
3. Realize um exame abdominal para verificação de áreas de sensibilidade e nódulos.
4. Avalie o impacto da endometriose e/ou infertilidade na paciente e seu relacionamento com o parceiro.

Diagnósticos de enfermagem

- Dor aguda e crônica relacionada à estimulação hormonal e às aderências
- Disposição para a melhora do autocuidado relacionada ao manejo difícil da doença e à infertilidade.

Intervenções de enfermagem

Redução da dor

1. Ensine o uso de analgésicos e outros medicamentos prescritos, juntamente com os efeitos adversos.
2. Incentive a aplicação de compressas térmicas sobre as áreas doloridas, conforme necessário.
3. Ensine técnicas de relaxamento para controlar a dor, tais como respiração profunda, imagética e relaxamento muscular progressivo.
4. Incentive a paciente a tentar mudar de posição na relação sexual se tiver dispareunia.

Promoção do aprimoramento do autocuidado

1. Inclua a paciente no planejamento do tratamento; responda perguntas sobre medicamentos e tratamentos cirúrgicos para que ela possa fazer escolhas informadas.
2. Incentive o descanso e a nutrição adequados.

3. Forneça apoio emocional e incentive a paciente a discutir o tratamento da infertilidade com seu médico.
4. Prepare a paciente para a cirurgia, conforme indicado.

Educação da paciente e manutenção da saúde

1. Oriente a paciente sobre os efeitos adversos da medicação prescrita.
2. Encaminhe a paciente para grupos de apoio, como a Endometriosis Association (*www.endometriosisassn.org*), e disponibilize recursos confiáveis para obter informações, como *Endometriosis.org* (*http://endometriosis.org*).

Reavaliação: resultados esperados

- Verbaliza redução da dor
- Verbaliza o aprimoramento das medidas de autocuidado.

Síndrome do choque tóxico

A *síndrome do choque tóxico* (SCT) é uma condição rara causada por uma toxina bacteriana do *Staphylococcus aureus* ou, às vezes, do *Streptococcus pyogenes* do grupo A na corrente sanguínea; pode ser fatal.

Fisiopatologia e etiologia

1. A causa é incerta, mas 70% dos casos têm sido historicamente associados à menstruação e ao uso de tampões superabsorventes. Os casos menstruais diminuíram desde a retirada dos tampões superabsorventes do mercado americano por volta de 1986. Agora, metade dos casos de SCT não está relacionada à menstruação.
2. A SCT pode se manifestar em mulheres que ainda não menstruam ou que já estão na pós-menopausa, bem como em homens, crianças e na forma de celulite, infecção da ferida cirúrgica, abscessos subcutâneos, infecções vaginais, após o parto e com o uso contraceptivo de espuma ou diafragma.
3. Ver Figura 22.10 para a fisiopatologia.

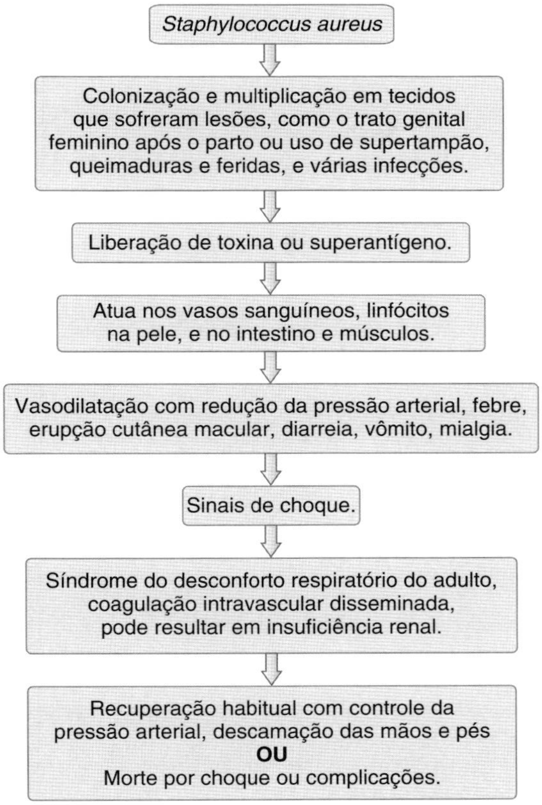

Figura 22.10 Fisiopatologia da síndrome do choque tóxico.

Manifestações clínicas

1. Os pacientes podem apresentar inicialmente febre, hipotensão e erupção cutânea difusa.
2. Pode ter início súbito de febre superior a 38,9°C, geralmente com sintomas semelhantes aos da gripe (mialgia, cefaleia, dor de garganta).
3. Hipotensão e progressão rápida para choque em 72 horas após a manifestação.
4. Erupção cutânea (semelhante à queimadura solar) difusa, hiperemiada e macular; seguida de descamação, particularmente nas palmas das mãos e plantas dos pés, 1 a 2 semanas após o início da doença.
5. Hiperemia das mucosas.
6. Vômitos e diarreia aquosa e abundante.
7. Rápida progressão para o envolvimento de vários sistemas orgânicos.

Avaliação diagnóstica

1. Cultura de sangue, urina, garganta e amostras vaginais ou cervicais; possível cultura de líquido cefalorraquidiano para detectar ou descartar a presença de microrganismos infecciosos.
2. Exames para descartar outras doenças febris – febre maculosa, doença de Lyme, meningite e vírus Epstein-Barr ou Coxsackievírus.
3. Hemograma, eletrólitos, nitrogênio da ureia no sangue, creatinina, estudos de coagulação e outros exames para monitorar a condição.

Manejo

O manejo deve ser realizado em uma unidade de terapia intensiva devido à rápida progressão do choque, comprometimento circulatório, potencial iminência de insuficiência renal aguda e insuficiência multissistêmica de órgãos.

1. Reposição de líquidos e eletrólitos para aumentar a pressão arterial e prevenir a insuficiência renal.
2. Medicamentos inotrópicos e vasopressores (dopamina), conforme necessário.
3. Antibióticos intravenosos (penicilinas, cefalosporinas, vancomicina); existem relatos de *Staphylococcus aureus* resistente à meticilina em alguns casos de SCT.
4. Ventilação mecânica para o desconforto respiratório agudo e acidose láctica.
5. O uso de esteroides e imunoglobulinas é controverso e está em estudo.
6. Pode ser realizado um procedimento cirúrgico para remover a área de infecção ou o desbridamento da pele e dos tecidos moles.

Complicações

Colapso cardiovascular e insuficiência renal devido ao choque.

Avaliação de enfermagem

1. Determine o histórico menstrual, o uso de tampões ou, se houve infecção cutânea recente, parto ou cirurgia.
2. Verifique os sinais vitais rapidamente; pode ser necessário o monitoramento hemodinâmico.

Diagnósticos de enfermagem

- Hipertermia relacionada ao processo infeccioso
- Volume de líquidos deficiente relacionado aos efeitos das toxinas
- Integridade da pele prejudicada relacionada à descamação latente.

Intervenções de enfermagem

Redução da febre

1. Administre antipiréticos e antibióticos, conforme prescrição.
2. Use medidas de resfriamento, tais como banho com compressas e manta de hipotermia, se indicado.
3. Monitore frequentemente a temperatura corporal central.

Restauração do volume de fluidos

1. Realize o monitoramento hemodinâmico, conforme indicado (cateter arterial, pressão venosa central ou pressão da artéria pulmonar).
2. Mantenha um registro rigoroso de ganhos e perdas.
3. Instale sonda vesical de demora para monitorar a saída de urina.
4. Administre fluidos IV e vasopressores, conforme prescrição, para controlar a hipotensão.
5. Monitore o estado respiratório em busca de edema pulmonar e síndrome do desconforto respiratório devido à sobrecarga resultante do aumento da reposição de fluidos ou da acidose láctica por insuficiência renal aguda. Pode ser necessária a ventilação pulmonar mecânica.
6. Administre diuréticos, conforme prescrição, se houver edema.

Restauração da integridade da pele

1. Diga à paciente para esperar a descamação da pele, como em queimaduras solares.
2. A paciente deve proteger a pele e evitar o uso de sabonetes agressivos e álcool porque causam ressecamento.
3. Diga à paciente para aplicar um hidratante suave e evitar a luz solar direta até a cura.
4. Informe à paciente que pode ocorrer uma perda de cabelo reversível no período de 1 a 2 meses após a SCT.

Educação da paciente e manutenção da saúde

1. Diga à paciente para esperar sentir fadiga por semanas a meses após a SCT.
2. Diga à paciente para não usar tampões no futuro para reduzir o risco de recorrência.
3. Incentive a realização de exames e culturas de acompanhamento.
4. Ensine a prevenção da SCT.
   a. Evite usar tampões se o fluxo menstrual for leve. Use absorventes sempre que possível.
   b. Alterne o uso de absorventes e tampões; evite tampões superabsorventes.
   c. Troque os tampões com frequência e não os use por mais de 8 horas – no máximo 4 horas quando a descarga é forte.
   d. Cuidado com as abrasões vaginais que podem ser causadas por alguns aplicadores.
   e. Esteja alerta para os sintomas da SCT.

Reavaliação: resultados esperados

- Afebril
- Normotensa e débito urinário adequado
- Pele curada e sem cicatrizes.

BIBLIOGRAFIA

American College of Radiology. (2014). ACR–ACOG–AIUM–SRU practice guideline for the performance of pelvic ultrasound. Available: *www.acr.org/-/media/ACR/Documents/PGTS/guidelines/us/us_pelvic.pdf.*

Bedsider. (2017). Birth control methods. Available: *www.bedsider.org/methods.*

Behara, M., & Lucidi, R. (2016). Abnormal (dysfunctional) uterine bleeding medication. Medscape drugs and diseases. Available: *http://emedicine.medscape.com/article/257007-medication.*

Centers for Disease Control and Prevention. (2015). *Sexually transmitted diseases treatment guidelines.* Atlanta, GA: author. Available: *www.cdc.gov/std/tg2015/default.htm.*

Columbo, N., Czeutzby, C., Amant, F., Bosse, T., González-Martín, A., Ledermann, J., … Sessa, C. (2016). ESMO-ESGO-ESTRO consensus guidelines: ESMO-ESGO-ESTRO consensus conference on endometrial cancer: Diagnosis, treatment and follow-up. *International Journal of Gynecological Cancer, 26*(1), 2–30.

Crull, J., Mayer, D., & Jessup, A. (2014). Early detection of ovarian cancer. *Women's Healthcare: A Clinical Journal for Nurse Practitioners, 2*(1), 8–31.

Dunselman, G. A., Vermeulen, N., Becker, C., Calhaz-Jorge, C., D'Hooghe, T., De Bie, B., … Nelen W.. (2014). European Society for Human Reproduction and Embryology: Management of women with endometriosis. *Human Reproduction, 29,* 400–412.

Hofmeister, S. & Bodden, S. (2016). Premenstrual syndrome and premenstrual dysphoric disorder. *American Family Physician, 94*(3), 236–240.

Khan, A., Fortier, M., Reid, R., & Menopause and Osteoporosis Working Group. (2014). Society of Obstetricians and Gynaecolgoists of Canada Clinical practice guideline: Osteoporosis in menopause. *Journal of Obstetrics and Gynaecology Canada, 36*(9), 839–840.

Lein, D. A. & Poth, M. A. (2013). Amenorrhea: An approach to diagnosis and management. *American Family Physician, 87*(11), 781–787.

Meites, E., Kempe, A., & Markowitz, L. E. (2016). Use of a 2-dose schedule for human papillomavirus vaccination—Updated recommendations of the Advisory Committee on Immunization Practices. *Morbidity and Mortality Weekly Report, 65,* 1405–1408.

Nanette, S., Epperson, N., & Matthews, S. (2015). Menopausal symptoms and their management. *Postmenopausal Endocrinology, Endocrinology and Metabolism Clinics of North America, 44*(3), 497–515.

National Cancer Institute. (2017). *Vulvar cancer treatment (PDQ).* Bethesda, MD: Author. Available: *http://cancer.gov/cancertopics/pdq/treatment/vulvar/HealthProfessional.*

National Cancer Institute. (2017). *PDQ cervical cancer treatment.* Bethesda, MD: Author. Available: *www.cancer.gov/cancertopics/pdq/treatment/cervical/HealthProfessional.*

National Cancer Institute. (2017). *Endometrial cancer treatment (PDQ).* Bethesda, MD: Author. Available: *www.cancer.gov/cancertopics/pdq/treatment/endometrial/HealthProfessional.*

National Center for Complimentary and Integrative Health. (2016). *Herbs at a glance.* Bethesda, MD: Author. Available: *nccih.nih.gov/health/herbsataglance.htm.*

National Collaborating Centre for Women's and Children's Health. (2015). *Menopause: diagnosis and management.* London (UK): National Institute for Health and Care Excellence (NICE); 2015 Nov 12. 29 p. (NICE guideline; no. 23).

National Collaborating Centre for Women's and Children's Health. (2016). *Heavy menstrual bleeding.* London (UK): National Institute for Health and Care Excellence (NICE). NICE Clinical Guideline 44. Available: *https://pathways.nice.org.uk/pathways/heavy-menstrual-bleeding.*

North American Menopause Society. (2017). The 2017 hormone therapy position statement of the North American Menopause Society. *Menopause, 24*(7), 728–753.

Nyirjesy, I. (2015). *Conization of cervix treatment and management. Medscape Drugs and Diseases.* New York: WebMD. Available: *http://emedicine.medscape.com/article/270156-treatment#a1133.*

Saslow, D., Solomon, D., Lawson, H. W., Killackey, M., Kulasingam, S. L., Cain, J., … Myers, E. R. (2012). American Cancer Society, American Society for Colposcopy and Cervical Pathology, and American Society for Clinical Pathology screening guidelines for the prevention and early detection of cervical cancer. *CA—Cancer Journal for Clinicians, 62,* 147–172.

Smith, R. & Kaunitz, A. (2016). *Treatment of primary dysmenorrhea in adult women. Up to Date.* New York: Wolters Kluwer. Available: *www.uptodate.com/contents/treatment-of-primary-dysmenorrhea-in-adult-women.*

Stevens, D. (2016). *Treatment of streptococcal toxic shock syndrome. Up to Date.* New York: Wolters Kluwer. Available: *www.uptodate.com/contents/treatment-of-streptococcal-toxic-shock-syndrome.*

U.S. Preventive Services Task Force. (2016). *U.S. Preventive Services Task Force Issues New Cervical Cancer Screening Recommendations.* Rockville, MD: Author. Available: *www.uspreventiveservicestaskforce.org/Page/Name/us-preventive-services-task-force-issues-new-cervical-cancer-screening-recommendations.*

U.S. Preventive Services Task Force. (2017). Hormone Therapy for the Primary Prevention of Chronic Conditions in Postmenopausal Women. U.S. Preventive Services Task Force Recommendation Statement. *JAMA,* 318, 2224–2233.

Welt, C. (2015). *Physiology of the normal menstrual cycle. UpToDate.* New York: Wolters Kluwer. Available: *www.uptodate.com.*

CAPÍTULO

23

Distúrbios das Mamas

CONSIDERAÇÕES GERAIS E AVALIAÇÃO

Dados subjetivos

Por meio de detalhada anamnese, obtenha o histórico de enfermagem da paciente e as informações acerca das queixas específicas relacionadas às mamas e de saúde geral para planejar os cuidados e as orientações apropriados.

Manifestações das mamas

1. Nódulos palpáveis – data em que foi percebido, afetado pela menstruação e alterações observadas desde a detecção.
2. Secreção mamilar – data de início, coloração, uni ou bilateral, espontânea ou provocada.
3. Dor ou sensibilidade – localizada ou difusa, cíclica ou constante, unilateral ou bilateral.
4. Data da última mamografia e resultado.
5. Prática do autoexame das mamas (AEM) pela paciente.

História de saúde

Informação geral

1. Idade.
2. História médico-cirúrgica anterior, lesões e tendências a sangramento.
3. Medicamentos, incluindo o uso atual ou prévio de contraceptivos hormonais e hormônios, produtos de venda livre, vitaminas e suplementos fitoterápicos.

História ginecológica e obstétrica

1. Menarca.
2. Data da última menstruação.
3. Gestações, abortos, partos.
4. Histórico da lactação.
5. História prévia da mama, incluindo histórico anterior de radioterapia envolvendo a região da mama.
6. História familiar de câncer de mama.

Exame físico e triagem

Realize o exame das mamas e ensine à paciente o autoexame, se desejado. Embora as pesquisas não tenham demonstrado que a triagem feita por exames de mama por um profissional de saúde ou por autoexame seja efetiva na redução da mortalidade, o exame deve ser feito para qualquer queixa relacionada à mama. O exame da mama também pode permitir que as mulheres se sintam mais confortáveis e familiarizadas com o próprio corpo. A mamografia é o principal método de triagem do câncer de mama.

1. Se a mulher optar por examinar as mamas uma vez por mês, é melhor fazer o exame logo após o período menstrual, quando as mamas estão menos inchadas e é mais fácil detectar um tumor, assim como em intervalos mensais regulares após o fim da menstruação.
2. Compare os achados da inspeção e da palpação com a mama oposta.
3. Lembre à paciente que 90% dos nódulos mamários não são cancerígenos.
4. Seja diligente quando homens se apresentarem com uma queixa de mama – 1% dos cânceres de mama ocorre em homens.
5. É aceitável que as mulheres escolham não fazer regularmente o autoexame das mamas.

Alerta gerontológico
As alterações normais em idosas incluem mamas pendentes e flácidas, em consequência da diminuição do tecido subcutâneo resultante da redução nos níveis de estrogênio. O tamanho e a ereção do mamilo também são reduzidos.

Diretrizes para detecção precoce[1]

Baseado em evidências
Smith, R., Andrews, K., Brooks, D. *et al.* (2017). Cancer screening in the United States, 2017: A review of current American Cancer Society guidelines and issues in cancer screening. *CA–A Cancer Journal for Clinicians*, 67, 100-121.

[1]N.R.T.: As recomendações para rastreamento de câncer de mama dependem do país e mudam conforme se desenvolvem pesquisas científicas. Consulte o Ministério da Saúde e os protocolos da instituição para identificar as diretrizes atuais. Em 2019, o Instituto Nacional de Controle do Câncer (*https://www.inca.gov.br/noticias/confira-recomendacoes-do-ministerio-da-saude-parao-rastreamento-do-cancer-de-mama*) descreve as diretrizes nacionais de rastreamento, mantidas desde 2017, indicando que a mamografia de rotina deve ser feita entre os 50 e os 69 anos, a cada 2 anos (disponível em: *https://www.inca.gov.br/sites/ufu.sti.inca.local/files//media/document//sumario-diretrizes-deteccao-precoce-mama-2017.pdf*).

Meneses, K. (2016). When should I have a mammogram? Recent changes in ACS mammography guidelines: Implications for practice. *Journal of the Advanced Practitioner in Oncology*, 7, 567-570.

Mulheres com risco médio

1. As recomendações variam de acordo com a instituição.
2. A American Cancer Society recomenda que as mulheres iniciem a mamografia anual aos 45 anos e bienal aos 55, mas o exame deve estar disponível para mulheres com 40 anos e continuar enquanto a expectativa de vida for projetada para 10 anos ou mais. Por falta de evidências, o exame clínico e o autoexame das mamas não são mais recomendados.
3. O National Comprehensive Cancer Network, o American College of Obstetricians and Gynecologists e o American College of Radiology recomendam que as mulheres façam exames mamográficos anuais a partir dos 40 anos.
4. A U.S. Preventive Services recomenda que mulheres de 50 a 74 anos sejam submetidas à mamografia bienal e deixem de fazer o exame aos 75. O exame clínico das mamas não é recomendado após os 40 anos.

Idosas

1. As decisões de rastreamento em idosas devem ser individualizadas, considerando os possíveis benefícios e riscos da mamografia no contexto do estado de saúde atual e na expectativa de vida da paciente. Enquanto a mulher estiver com saúde razoavelmente boa e for candidata ao tratamento, deve continuar a efetuar o rastreamento com a mamografia.

Alerta gerontológico
Muitas idosas podem não conhecer os tratamentos mais recentes para o câncer de mama e, assim, temer a mastectomia radical, evitando o rastreamento do câncer. Forneça informações sobre incidência, rastreamento, tratamento, e incentive a discussão com um médico.

Mulheres com risco elevado

Baseado em evidências
Himes, D. O., Root, A. E., Gammon, A. *et al.* (2016). Breast cancer assessment: Calculating lifetime risk using the Tyrer-Cuzick model. *Journal for Nurse Practitioners*, *12*, 581-592.

1. Mulheres com risco elevado para câncer de mama podem se beneficiar de estratégias adicionais de rastreamento do câncer, além daquelas oferecidas às pacientes de risco médio, como início precoce da triagem, intervalos mais curtos ou adição de outras modalidades além da mamografia e exame físico, como por ultrassonografia ou ressonância magnética (RM).
2. O rastreamento por RM é recomendado para mulheres com risco de desenvolvimento de câncer de mama de cerca de 20 a 25% ou mais, incluindo aquelas com histórico familiar forte de câncer de mama ou ovário, tratadas para a doença de Hodgkin, com histórico de carcinoma lobular *in situ* (CLIS) ou hiperplasia atípica e com história prévia de câncer de mama. Uma RM anual deve ser considerada para essas mulheres. Vários modelos tentam calcular o risco ao longo da vida de desenvolvimento de câncer de mama para mulheres com fatores identificáveis associados à doença. Os modelos de Gail, de Tyrer-Cuzick e de Claus são exemplos de modelos de prevenção que estimam o risco de câncer de mama com base no histórico familiar e em outras características. Esses e vários outros estudos baseados em evidências e calculadores de risco podem ser encontrados na página do National Institutes of Health, Division of Cancer Control and Population Sciences, em: *https://epi.grants.cancer.gov/cancer_risk_prediction/breast.html*.

Exames laboratoriais

Citologia de secreção mamilar

Descrição

Efetua-se um esfregaço das secreções em uma lâmina, que é fixada e submetida a exame citológico. Há uma alta taxa de resultados falso-negativos com esse método.

Considerações de enfermagem e cuidados com a paciente

1. Lave a área do mamilo com água e seque antes de obter a amostra, se houver formação de crostas pela secreção.
2. Pressione suavemente a mama ou peça à mulher que extraia o fluido até obter uma gota grande no mamilo.
3. Passe cuidadosamente a lâmina sobre a gota no mamilo para obter o esfregaço. Espalhe com fixador ou armazene em um recipiente com fixador.
4. Informe imediatamente à paciente os resultados, a fim de reduzir a ansiedade, e explique que outros exames podem ser necessários.

Lavagem ductal

Descrição

É um procedimento destinado a mulheres assintomáticas com risco elevado de câncer de mama. As células epiteliais do ducto mamário são coletadas do mamilo e enviadas para análise citológica.

Considerações de enfermagem e cuidados com a paciente

Aconselhe a paciente a fazer perguntas ao médico sobre o exame, que não é muito utilizado. No momento, não existem dados suficientes para recomendar seu uso como ferramenta de rastreamento.

Testes específicos para tumores

Testes para avaliar as características de um tumor e/ou seu potencial de recrudescimento.

1. Os receptores de estrogênio e progesterona identificam as pacientes com maior probabilidade de se beneficiar das formas hormonais de terapia. Cerca de 75% são positivos para o receptor de estrogênio. Um resultado negativo está associado a um prognóstico menos favorável.
2. HER2 é um receptor do fator de crescimento epidérmico humano demonstrado em 15 a 30% dos cânceres de mama. É considerado por muitos pesquisadores associado à pior sobrevida, a despeito do estágio clínico. Pode afetar as decisões de tratamento.
3. O grau histológico é determinado com base na modificação de Elston-Ellis da graduação de Scarff-Bloom-Richardson. Trata-se de uma combinação de grau nuclear, taxa mitótica e formação de túbulos, com pontuações para cada um. Uma pontuação baixa equivale a um grau baixo (grau I) e uma pontuação mais alta, a um grau mais alto (grau III). Em geral, tumores de alto grau são mais propensos à recidiva quando comparados aos de baixo grau.
4. Os ensaios genéticos de múltiplos parâmetros (p. ex., Oncotype DX e MammaPrint) quantificam a probabilidade de recidiva distante do câncer de mama e medem como a quimioterapia pode ajudar no planejamento do tratamento. O ensaio Oncotype DX está incluído no curso de decisão do tratamento da National Comprehensive Cancer Network.[2] As diretrizes para diagnóstico e tratamento do câncer de mama estão disponíveis em: *www.nccn.org*. Um ensaio similar para carcinoma ductal *in situ* (CDIS) continua sob investigação. Os resultados fornecem estimativas do risco de recorrência local e podem ajudar a selecionar

[2]N.R.T.: No Brasil, para recomendações sobre câncer, consulte o *site* do Instituto Nacional de Câncer (INCA), do Ministério da Saúde, em: *https://www.inca.gov.br/*.

candidatas à terapia mínima e alterar as recomendações de radioterapia. Hoje, há controvérsias em relação ao tratamento excessivo do CDIS.
5. A subtipagem do câncer, como determinada pelo perfil da expressão gênica, está em fase de pesquisas.
6. Os patologistas podem usar outras técnicas de esfregaço para auxiliar no diagnóstico.

Exames para a detecção de metástases

1. Valores elevados nos testes de função hepática podem indicar possíveis metástases hepáticas.
2. Níveis elevados de cálcio e fosfatase alcalina podem indicar possíveis metástases ósseas.
3. O exame metastático adicional pode incluir radiografia de tórax, varredura óssea, tomografia computadorizada (TC) e tomografia por emissão de pósitrons (PET).
4. Marcadores biológicos (CA15.3 e CA27.29) podem ser usados para monitorar pacientes com doença metastática em conjunto com o diagnóstico por imagem, o histórico e o exame físico. Os dados atuais são insuficientes para recomendar seu uso isolado para o rastreamento, o diagnóstico ou o estadiamento. No entanto, podem ser usados para indicar falha no tratamento.

Radiologia e imagem

Mamografia

Descrição

1. Radiografia das mamas com baixa dose de radiação, realizada para rastrear anormalidades mamárias. Também indicado quando um nódulo é encontrado no exame físico. Pode detectar pacientes com microcalcificações agrupadas.
2. A compressão da mama é usada para reduzir a quantidade de radiação absorvida pelo tecido mamário e separar o tecido suprajacente.
3. São obtidas normalmente duas incidências – craniocaudal e mediolateral –, e outras visualizações são realizadas conforme a necessidade.
4. Deve ser feita, de preferência, em uma instituição credenciada pelo American College of Radiology. O equipamento e os funcionários dessas instituições precisam atender a critérios específicos. A análise computadorizada foi desenvolvida para ajudar os radiologistas na identificação de anormalidades. As categorias de avaliação foram criadas para descrever os resultados e fornecer recomendações de acompanhamento. A categoria 0 indica um exame incompleto e a necessidade de imagens adicionais.
   a. A categoria 1 aponta um resultado negativo (mamografia normal), sem nada a comentar.
   b. A categoria 2 é uma mamografia normal, mas com um achado benigno, que precisa ser investigado.
   c. A categoria 3 representa provavelmente um achado benigno, mas pode ser recomendado acompanhamento em intervalos curtos, a fim de determinar a estabilidade.
   d. A categoria 4 descreve uma anormalidade suspeita e deve ser considerada a realização de uma biopsia.
   e. A categoria 5 é altamente sugestiva de malignidade, de modo que devem ser tomadas as medidas apropriadas.
   f. A categoria 6 descreve uma neoplasia conhecida, comprovada por biopsia, que exige medida apropriada.
5. De modo geral, a mamografia não é realizada se a mulher estiver grávida.
6. Os seios das jovens tendem a ser muito densos e pouco adequados à mamografia.
7. Resultados falso-negativos ocorrem mesmo nas melhores instituições e podem alcançar 10%.
8. Tanto a mamografia em filme quanto a digital usam raios X para obtenção de imagens. Na digital, a imagem em filme é substituída por uma imagem eletrônica, similar a uma fotografia digital. Em mais jovens, com menos de 50 anos, com seios densos e na pré-menopausa e no climatério, a mamografia digital é mais precisa que a em filme, portanto substituiu a mamografia como a modalidade de escolha. A tomossíntese digital cria uma imagem tridimensional das mamas que pode facilitar a visualização do câncer, e a adição da tomossíntese aumentou a detecção do câncer, diminuindo a possibilidade de resultados falso-positivos.

Baseado em evidências
American College of Radiology. (2013). *BI-RAD Atlas* (5th ed.). Reston, VA: Author. Disponível em: *www.acr.org*.

Considerações de enfermagem e cuidados com a paciente

1. Recomende um rastreamento regular com base nas diretrizes estabelecidas (p. 689). Explique às pacientes que a mamografia de rotina mostrou reduzir a mortalidade por câncer de mama. O procedimento leva cerca de 15 minutos.
2. Lembre à paciente que não deve aplicar desodorante, creme ou pó nas áreas das mamas, nos mamilos ou nas axilas no dia do exame.
3. Informe que pode haver algum desconforto quando o aparelho comprimir a mama.
4. As pacientes devem ter acesso a informações sobre benefícios, limitações e possíveis danos associados ao rastreamento regular. É possível realizar diagnóstico excessivo de uma doença clinicamente insignificante. Acredita-se que os benefícios superem o risco de exposição a baixas doses de radiação.
5. Alerte a paciente de que a necessidade de radiografar em diversos planos não significa que ela tenha câncer de mama.

Alerta de enfermagem
Tendo em vista que a educação em saúde é uma importante função da enfermagem, os enfermeiros devem educar as mulheres sobre a relevância do rastreamento de rotina. Graças às diferenças nas diretrizes de rastreamento, as mulheres também podem precisar de aconselhamento sobre o momento de realizar as mamografias.

Educação em saúde comunitária

Implemente as medidas de educação à paciente sobre a importância do rastreamento em nível comunitário:

1. Reforce o fato de que a detecção precoce está associada à diminuição da mortalidade.
2. Ajude pacientes e familiares a estabelecer e manter redes de apoio.
3. Adapte o aprendizado a pacientes de diferentes culturas.
4. Conheça os recursos disponíveis e conscientize as pessoas sobre eles.
   a. O National Cancer Institute responde a perguntas e disponibiliza folhetos sobre o câncer. Acesse: *www.cancer.gov*.
   b. A American Cancer Society oferece muitos serviços a pacientes e suas famílias. Acesse: *www.cancer.org*.
   c. Acesse a Susan G. Komen Foundation em *www.komen.org*.[3]

[3]N.R.T.: No Brasil, encaminhe o paciente para o "Instituto Vencer o Câncer", fundação sem fins lucrativos que tem dentre seus objetivos informar, apoiar e acolher pacientes e familiares diante do diagnóstico e tratamento do câncer. *https://vencerocancer.org.br/o-instituto/*. Há, ainda, várias fundações de apoio ao câncer de modo geral, tanto adulto como pediátrico, algumas estaduais ou municipais. Destaca-se, por exemplo, o Instituto Nacional do Câncer (*https://www.inca.gov.br*).

Ultrassonografia

Descrição

1. Utiliza ondas sonoras de alta frequência para obter uma imagem da mama.
2. Ajuda a determinar se o nódulo é um cisto ou uma massa sólida.
3. Pode ser realizada mesmo se a paciente estiver grávida ou tiver menos de 35 anos.

Considerações de enfermagem e cuidados com a paciente

1. Informe que o teste é indolor e não invasivo.
2. Não há necessidade de preparo.

Galactografia/Ductograma

1. Uma mamografia com contraste é obtida por injeção do meio de contraste hidrossolúvel nos ductos lactíferos de pacientes com secreção mamilar persistente e sanguinolenta. É um procedimento demorado que não é empregado rotineiramente.
2. Pode revelar um papiloma intraductal.
3. Sua capacidade de diferenciar lesões benignas de malignas é limitada.
4. Outros exames, como a termografia – imagem das mamas obtida com equipamento com emissão infravermelho –, não conseguem localizar pequenos cânceres profundos e permanecem sob estudo.

Ressonância magnética

1. Produz imagens pela combinação de um campo magnético, ondas de rádio e processamento computadorizado.
2. Pode ser usada em pacientes com câncer de mama recém-diagnosticado para planejamento pré-cirúrgico. Ajuda a determinar a extensão da doença, a multifocalidade e a presença de patologias na mama contralateral não encontradas antes. Após quimioterapia neoadjuvante, pode ajudar a diminuir o estágio da paciente e, talvez, a magnitude do procedimento planejado.
3. Útil em mulheres com alto risco, com mamas densas e com próteses de silicone.
4. Como a RM é menos acessível e mais cara que a mamografia, não é útil para o rastreamento generalizado. Pode haver aumento de resultados falso-positivos.
5. Ver na p. 166 a descrição da ressonância magnética.

Outros exames

Além de exames laboratoriais e de imagem, os métodos de biopsia costumam ser usados para avaliar patologias da mama. A biopsia é a única maneira precisa de descobrir se um nódulo mamário ou uma área suspeita observada na mamografia é cancerígena.

Punção aspirativa por agulha fina

Descrição

1. Utiliza-se uma agulha e uma seringa finas para coletar tecidos ou drenar o nódulo após aplicação de anestésico local. Se for um cisto, a remoção do líquido o destruirá; pode não ser necessário outro tratamento. A ultrassonografia pode ser usada para localizar um cisto não palpável.
2. O líquido do cisto tem uma coloração amarelo-palha ou esverdeada. O líquido deve ser enviado para exame citológico se tiver aparência suspeita (claro ou com sangue); caso contrário, será descartado.
3. Esse procedimento ambulatorial utiliza anestésico local com resultados quase sempre em 24 horas.
4. Apresenta sensibilidade limitada, possivelmente em razão da aquisição insuficiente de material citológico.

Considerações de enfermagem e cuidados com a paciente

1. Informe a paciente sobre um pequeno risco de hematoma e infecção.
2. Após o procedimento, aplique um curativo adesivo. De modo geral, a paciente não relata desconforto.
3. Lesões sólidas podem justificar uma biopsia excisional.

Biopsia por agulhamento

Descrição

1. Procedimento ambulatorial que utiliza anestésico local e remove um pequeno fragmento de tecido mamário utilizando uma agulha especial com borda cortante.
2. Para as lesões palpáveis com alta suspeita de malignidade, pode proporcionar um diagnóstico histológico rápido – em cerca de 24 horas –, sem a necessidade de uma biopsia excisional para planejar a cirurgia definitiva.
3. Pode ser guiada por ultrassom para as lesões não palpáveis.

Considerações de enfermagem e cuidados com a paciente

1. Informe à paciente sobre o pequeno risco de hematoma e infecção.
2. Diga à paciente que podem ser necessárias várias incursões para obter a amostra, gerando um pequeno desconforto.
3. Após o procedimento, aplique um curativo compressivo.
4. Recomende o uso de paracetamol ou ibuprofeno para aliviar o desconforto após o procedimento, que quase sempre é mínimo, quando há.

Biopsia de agulha estereotáxica

Descrição

1. Método guiado por radiografia para localizar e coletar amostra de lesões não palpáveis detectadas na mamografia, tem sensibilidade de 90 a 95% na detecção de câncer de mama.
2. Realizado como procedimento ambulatorial, com a paciente em decúbito ventral sobre uma mesa especial. É utilizada uma pistola de biopsia automática com sistema de vácuo para aspirar o tecido dentro de uma câmara de amostragem e girar o cortador para excisar o tecido. Pode haver um limite de peso para a mesa.
3. Após a administração do anestésico local, uma agulha é colocada na lesão com a confirmação de sua posição por meio de radiografia com incidências estereotáxica. Várias amostras são coletadas de diferentes partes da lesão. Essa técnica permite a coleta de grandes quantidades de tecido com uma única inserção de agulha. Um pequeno clipe pode ser deixado no lugar ao fim do procedimento para marcar a área tratada.
4. O procedimento é mais rápido e mais barato que a localização por agulha guiada por mamografia, seguida de biopsia excisional cirúrgica, e constitui uma alternativa para a biopsia excisional para estabelecimento de diagnóstico.

Considerações de enfermagem e cuidados com a paciente

1. Informe à paciente que é um procedimento ambulatorial de 1 hora que não requer preparo especial.
2. A paciente deve estar vestida de maneira confortável e deverá permanecer imóvel durante o procedimento.
3. As complicações podem incluir pequeno sangramento, hematoma e infecção.
4. Explique que achados inespecíficos, suspeitos ou atípicos podem resultar em biopsia excisional.
5. Lembre à paciente que a área em questão não será removida; apenas será coletada uma amostra.

Nota: Muitas anormalidades não palpáveis que exigem biopsia mamária estão sendo identificadas graças ao aumento da mamografia como procedimento de rastreamento.

Biopsia excisional

Descrição

1. Remoção cirúrgica de uma lesão palpável ou não palpável. Pode-se efetuar um corte por congelamento a fim de estabelecer o diagnóstico histológico imediato.
2. A biopsia excisional ou nodulectomia envolve a remoção completa da massa encontrada. A biopsia incisional implica remoção parcial da massa.
3. Esse procedimento ambulatorial pode ser realizado sob anestesia local ou geral.
4. Em geral, a incisão curvilínea é feita diretamente sobre a massa, a qual é retirada em bloco, incluindo na excisão uma margem de tecido de 1 cm macroscopicamente livre de alterações.
5. Utilizou-se a ablação tumoral com inserção percutânea de uma sonda que destrói células cancerígenas por congelamento, aquecimento ou com radiofrequência. No entanto, as evidências não são suficientes para recomendar a ablação como alternativa à excisão cirúrgica.

Considerações de enfermagem e cuidados com a paciente

1. Aplique um curativo compressivo, que pode ser removido em 24 a 48 horas.
2. Explique à paciente que deve se manter atenta quanto a sangramento, hematoma e sinais de infecção.
3. Recomende analgésicos e sutiã para alívio do desconforto.
4. Podem ser necessários alguns dias até os resultados, o que representa um período estressante para as pacientes.

Localização por agulha com biopsia

Descrição

1. Realizado quando existe um achado na mamografia não palpável.
2. A mamografia é utilizada como guia para introdução da agulha no local do achado na mama após a injeção de anestésico local.
3. Um fio-guia pode ser deixado no lugar para orientar o cirurgião, e o corante pode ser injetado para delimitar o local.
4. A biopsia excisional é então realizada (ver anteriormente), removendo a área ao redor da extremidade do fio metálico.

Considerações de enfermagem e cuidados com a paciente

Informe à paciente que esse pode ser um procedimento desgastante, pois ela deve permanecer imóvel enquanto a mama é comprimida na máquina de mamografia ou na mesa de estereotaxia, a fim de obter as imagens.

Biopsia de linfonodo sentinela

Descrição

1. É um procedimento cirúrgico de diagnóstico, que utiliza uma amostra seletiva de linfonodos.
2. Estudo patológico do primeiro linfonodo axilar (sentinela) a receber a drenagem de um tumor, permite prever a condição do restante dos gânglios linfáticos na axila.
3. A localização é obtida pela injeção de um corante azul e/ou de partículas radioativas ao redor do tumor para identificar linfonodos com drenagem aferente.
4. Os linfonodos sentinela excisados são submetidos a exame patológico de rotina e, possivelmente, à coloração imuno-histoquímica para detectar micrometástases.
5. Os linfonodos sentinela são usados para determinar se é necessário prosseguir com a dissecção axilar completa e/ou determinar as modalidades de tratamento.
6. Se o resultado do exame do linfonodo sentinela for negativo, nenhuma outra cirurgia axilar será indicada.
7. Se o resultado do exame for positivo, pode ser necessária uma dissecção axilar adicional. No entanto, em mulheres submetidas a uma cirurgia conservadora de mama e com menos de três linfonodos envolvidos, a dissecção completa dos linfonodos axilares pode não ser indicada, de acordo com as diretrizes da American Society of Clinical Oncology, sem diferença na sobrevida global.

Baseado em evidências
Morrow, M. (2018). Management of the node-positive axilla in breast cancer in 2017: selecting the right option. *JAMA Oncology*, *4*(2), 250-251.

Considerações de enfermagem e cuidados com a paciente

1. Trata-se de um procedimento confiável, que quase sempre é realizado ao mesmo tempo da cirurgia definitiva, em conjunto com uma técnica de preservação da mama ou uma mastectomia.
2. A morbidade e o custo são menores do que com a dissecção axilar.

PROCEDIMENTOS E MODALIDADES TERAPÊUTICAS

Cirurgia para câncer de mama

A cirurgia para câncer de mama pode envolver *mastectomia* ou um *procedimento de conservação da mama*. O objetivo das técnicas de conservação é manter a mama esteticamente aceitável após a excisão completa do tumor. Pesquisas que comparam a conservação da mama com a mastectomia demonstraram uma sobrevida equivalente da paciente. Contraindicações para conservação da mama incluem doença multifocal, CDIS difuso e extenso, incapacidade de tolerar a radioterapia e margens positivas persistentes. O campo em evolução da cirurgia oncoplástica utiliza técnicas que permitem a remoção de grandes volumes de tecido mamário, evitando deformidades. Embora as taxas de mastectomia tenham permanecido estáveis, a mastectomia profilática contralateral com redução de risco aumentou. Ver na Tabela 23.1 as opções de abordagem cirúrgica disponíveis. A discussão a seguir abrange a mastectomia e a dissecção de linfonodos axilares.

Manejo pré-operatório

Ver Capítulo 7 para os cuidados pré-operatórios de rotina. Além disso:

1. Explique sobre a natureza do procedimento e os cuidados pós-operatórios esperados, que incluem atenção com drenos, local da incisão e mobilidade do braço.
2. Devem ser esclarecidas as informações sobre o diagnóstico e a possibilidade de tratamento adicional.
3. Devem ser tomadas medidas para reconhecer ansiedade e medo sentidos pela paciente, por sua família e por outras pessoas importantes.
   a. Converse sobre as preocupações da paciente e os mecanismos habituais de enfrentamento.
   b. Explore os sistemas de apoio com a paciente.
   c. Discuta preocupações com relação a alterações na imagem corporal.
4. Avalie a condição clínica geral da paciente para orientar os cuidados pré-operatórios, entenda sua aceitação quanto à cirurgia e prepare-a para complicações que possam ocorrer no pós-operatório.

Alerta gerontológico
A avaliação do estado mental da idosa antes da cirurgia ajuda a determinar alterações cognitivas no pós-operatório.

Potenciais complicações

1. Infecção.
2. Hematoma e seroma.

Tabela 23.1 Tipos de cirurgia para câncer de mama.

Procedimento	Descrição	Indicações
Nodulectomia (biopsia excisional)	Remoção do tumor e do tecido circundante.	Para diagnóstico de um achado mamográfico anormal ou nódulo mamário palpável, se a biopsia por agulha não for realizada. Pode ser necessária cirurgia adicional.
Quadrantectomia (mastectomia parcial)	Remoção de um quadrante da mama que inclui a área do tumor e talvez a pele sobreposta.	Seios de tamanho normal a grande. Em geral, é realizada em conjunto com a cirurgia axilar.
Biopsia de linfonodo sentinela	Remoção de apenas alguns linfonodos sentinela.	Realizada para prever a condição dos linfonodos. Se negativo para tumor, a dissecção axilar não é realizada. Pode ser feito em conjunto com uma quadrantectomia ou mastectomia.
Dissecção axilar	Remoção cirúrgica dos linfonodos axilares.	Realizado quando o linfonodo é positivo para tumor, sobretudo para prognóstico, estadiamento e controle da doença local.
Mastectomia simples*	Remoção cirúrgica de toda a mama.	Tumores grandes ou multifocais, mulheres com seios muito pequenos nas quais a excisão local do tumor será cosmeticamente inaceitável, inelegibilidade para radioterapia, preferência da paciente e profilaxia.
Mastectomia radical modificada*	Remoção cirúrgica de toda a mama e dos linfonodos axilares (mastectomia simples mais dissecção axilar).	Linfonodos positivos e doença avançada.
Mastectomia radical*	Remoção de toda a mama, de músculos peitorais e de linfonodos axilares.	Raramente realizada hoje em dia, pode ser útil para doença em estágio avançado.

*A mastectomia pode ser seguida de reconstrução imediata ou tardia.

3. Linfedema.
4. Parestesia, dor na axila e no braço.
5. Comprometimento da mobilidade do braço.

Manejo pós-operatório e cuidados de enfermagem

Ver no Capítulo 7 os cuidados pós-operatórios de rotina. Além disso:

1. Remova o curativo e avalie a ferida quanto a eritema, hematoma (fluido sob a incisão), edema, hipersensibilidade, odor e secreção. A suspeita de hematoma deve ser comunicada imediatamente.
   a. O curativo inicial pode ser feito com compressas de gaze, mantidas no local por atadura elástica, fita adesiva ou curativo oclusivo transparente.
   b. Em geral, removido em até 24 horas.
   c. A incisão pode permanecer aberta ou uma atadura elástica pode ser recolocado, se a paciente preferir.
2. O dreno de aspiração da ferida deve ser mantido.
   a. Pode haver de 100 a 200 mℓ de drenagem serosa ou serossanguinolenta nas primeiras 24 horas.
   b. Comunique a presença de sangue vivo ou sangramento excessivo.
3. O braço do lado afetado deve ser observado a procura de edema, eritema e dor.
4. A paciente deve ser instruída sobre os cuidados com drenos, exercícios e resultados cirúrgicos.
5. Deve ser discutida a vigilância do câncer de mama em parentes do sexo feminino, sobretudo irmãs, filhas e mãe.

Alerta de enfermagem
Pacientes submetidas à mastectomia recebem um curativo elástico que deve se ajustar ao corpo, mas não apertado a ponto de dificultar a respiração. Deve ser ajustado de modo confortável e apoiar a mama não afetada.

Diagnósticos de enfermagem

- Mobilidade física prejudicada relacionada ao comprometimento do movimento do braço no lado operado
- Conhecimento deficiente relacionado aos cuidados com incisão, dreno e braço
- Perfusão tecidual ineficaz do braço afetado relacionada ao linfedema
- Distúrbio de imagem corporal relacionado à perda da mama, para pacientes submetidas à mastectomia
- Ansiedade relacionada ao diagnóstico de câncer
- Disfunção sexual relacionada à perda da mama e ao diagnóstico de câncer
- Enfrentamento familiar comprometido relacionado ao diagnóstico de câncer.

Intervenções de enfermagem

Além das intervenções pós-operatórias de rotina, forneça os cuidados a seguir.

Mobilidade do braço afetado

1. Avalie a capacidade da paciente de realizar o autocuidado e os fatores que dificultam seu desempenho.
2. A princípio, incentive a flexão e a extensão do punho e do cotovelo. Estimule o uso do braço para lavar o rosto, pentear os cabelos, aplicar batom e escovar os dentes. Auxilie a paciente no aumento gradual da movimentação do braço.
3. Incentive a paciente a evitar abduções no princípio, a fim de prevenir a formação de seroma.
4. Apoie o braço na tipoia, se houver prescrição, para evitar a abdução.
5. Instrua a paciente quanto a exercícios físicos, quando permitido, e supervisione sua realização (Tabela 23.2).

Aprimoramento do conhecimento

1. Explique que a aparência da ferida pode se alterar aos poucos e que a área da incisão recém-cicatrizada pode apresentar menor sensibilidade em razão da descontinuidade de terminações nervosas.

Tabela 23.2 Exercícios para a reabilitação da paciente após mastectomia.

Exercício	Atividades diárias equivalentes
1. Permaneça ereta • Incline-se para a frente flexionando a cintura • Deixe os braços pendurados • Gire os braços de um lado para o outro em conjunto e depois na direção oposta • Em seguida, balance os braços de frente para trás em conjunto e depois na direção oposta.	• Varrer o chão • Usar o aspirador • Passar pano no chão • Puxar e empurrar as gavetas • Tecelagem • Jogar golfe.
2. Fique em pé, de frente para a parede, com as palmas das mãos contra ela e os braços estendidos • Relaxe os braços e os ombros, permitindo que a parte superior do corpo se incline para a frente contra as mãos • Empurre para a posição original. Repita.	• Sair da banheira • Amassar pão • Nadar (nado de peito) • Artesanatos que envolvam serrar ou cortar.
3. Fique em pé, de frente para a parede, com as palmas das mãos contra ela • Escale a parede com os dedos e desça. Repita.	• Abrir janelas • Lavar janelas • Pendurar roupas no varal • Alcançar uma prateleira mais alta.
4. Fique ereta e feche as mãos nas costas, levante as mãos, abaixe as mãos. Repita • Feche as mãos atrás do pescoço, flexione para baixo e para cima. Repita.	• Fechar o sutiã • Abotoar a blusa ou o vestido • Puxar o zíper do vestido • Fechar um colar • Lavar as costas.
5. Jogue uma corda sobre a haste da cortina do chuveiro • Segure as pontas da corda (com nós) em cada mão e puxe alternadamente as extremidades • Usando um movimento de gangorra e com os braços estendidos, deslize a corda para cima e para baixo sobre a haste.	• Secar as costas com uma toalha de banho • Levantar e abaixar uma janela • Fechar e abrir as cortinas.
6. Flexione e estenda um dedo de cada vez.	• Costurar, fazer tricô e crochê • Digitar, pintar, tocar piano ou outro instrumento musical.

2. Ensine a paciente sobre sinais de infecção, hematoma ou formação de seroma que devem ser comunicados.
3. Ensine a paciente a lavar a incisão delicadamente, secá-la com cuidado e, depois, com a aprovação do cirurgião, massagear de leve a incisão cicatrizada com manteiga de cacau, estimulando a circulação sanguínea e aumentando a elasticidade da pele.
4. Ensine os cuidados com os drenos, quando apropriado. Esvazie o conteúdo, meça e registre.
5. Explique a importância do autoexame, das mamografias e das consultas regulares de acompanhamento.
6. Incentive a discussão com o médico sobre a possibilidade de gravidez após o câncer de mama, se indicado.

Alerta gerontológico
Sinais e sintomas de infecção podem não ser óbvios em idosas. Avalie as pacientes quanto a alterações do estado mental ou incontinência urinária.

Promoção da drenagem linfática

1. Ensine a paciente sobre o potencial de desenvolvimento de linfedema no braço, em razão do acúmulo de fluido linfático. As pacientes submetidas à dissecção de linfonodos axilares em combinação com radioterapia na axila correm um risco maior. A ameaça é menor quando realizada apenas a biopsia do linfonodo sentinela. Explique que o linfedema pode ocorrer até anos depois da cirurgia e se apresentar como sensação de peso no braço, diminuição da flexibilidade, dor ou edema.
2. Aferição de pressão arterial, coleta de sangue, infusão de medicamentos ou inserção de cateter intravenoso não devem ser realizados no braço afetado. Coloque um aviso sobre o leito.
3. Eleve o braço afetado com o suporte de travesseiros, acima do nível do coração, e a mão acima do cotovelo, para promover a drenagem dos fluidos por gravidade.
4. Ensine a paciente a massagear o braço afetado, se prescrito, o que melhora a circulação e diminui o edema. O tratamento para linfedema grave também pode incluir a aplicação de bandagens elásticas e/ou a compressão pneumática intermitente. Mangas de compressão e exercícios físicos podem ser recomendados para prevenir o desenvolvimento de linfedema.
5. Ensine a paciente a cuidar do braço afetado para prevenir linfedema e infecção.

Baseado em evidências
American Cancer Society. (2018). Lymphedema. Disponível em: *www.cancer.org/treatment/treatments-and-side-effects/physical-side-effects/lymphedema.html*.

Melhora da imagem corporal

1. Avalie o conhecimento da paciente submetida à mastectomia sobre as opções de prótese e reconstrução mamária, fornecendo as informações, conforme necessário.
2. Converse sobre como se sente em relação à mudança na imagem corporal.
3. Sugira ajustes de roupas para camuflar a perda da mama.
4. Ajude-a a obter uma prótese temporária (pode ser fornecida pela Reach to Recovery)[4]. A primeira prótese deve ser leve e macia para permitir a cicatrização da incisão. Ela pode usar o tipo mais

[4]N.R.T.: Válido para os EUA.

pesado, em geral de 4 a 8 semanas após a aprovação do cirurgião. Forneça informações sobre onde obter as próteses permanentes e os sutiãs apropriados.
5. Incentive-a a dividir os sentimentos com o parceiro.
6. Incentive-a a se permitir passar pelo processo de luto pela perda do seio e a aprender a lidar com esse sentimento.

Redução da ansiedade

1. Familiarize a paciente com o Reach to Recovery (*www.cancer.org*, depois clique em Support Programs), um programa da American Cancer Society que conta com voluntárias que passaram por mastectomias ou procedimentos de preservação da mama e fazem consultas hospitalares pós-operatórias para fornecer suporte e informações. Verifique primeiro com o médico da paciente.
2. Discuta os mecanismos habituais de enfrentamento da paciente.
3. Incentive e ajude a família a apoiar a paciente.
4. Ajude-a a manter o controle, planejando cuidados com ela e incorporando rotinas habituais.
5. Encaminhe-a para o grupo de suporte pós-mastectomia, conforme necessário e desejado.
6. Ofereça uma lista de recursos comunitários.
7. Lembre à paciente que o estresse relacionado ao câncer de mama e à mastectomia pode persistir por 1 ano ou mais e que ela deve procurar ajuda.
8. Inclua a família nas intervenções de apoio e em medidas para aprimorar as habilidades de enfrentamento.

Manutenção da atividade sexual

1. Discuta o efeito do diagnóstico e da cirurgia sobre a visão de si mesma como mulher.
2. Explore meios alternativos de atividade sexual, como mudar de posição durante a relação, para diminuir a pressão sobre a incisão.
3. Incentive-a a dividir suas preocupações com o parceiro.
4. Ajude a paciente e o parceiro a olhar a incisão quando estiverem prontos.

Auxílio na capacidade de enfrentamento familiar

1. Permita que os membros da família reconheçam seus sentimentos.
2. Aborde a família com carinho, respeito e apoio.
3. Reconheça os pontos potenciais da família.
4. Envolva a família nos cuidados com a paciente.
5. Converse sobre fatores de estresse.
6. Encaminhe a família aos órgãos comunitários, conforme indicado.

Considerações sobre atendimento domiciliar e na comunidade

Em razão da curta permanência no hospital (1 a 2 dias) após a mastectomia, muitas pacientes podem ter os seguintes benefícios com os cuidados domiciliares:

1. Avaliar a incisão e drenar os tubos para obter a cicatrização adequada e sem sinais de infecção.
2. Ensine a paciente a realizar os cuidados com drenos e curativo.
3. Apoie-a para que se sinta preparada para a volta ao lar e à comunidade.
4. Ensine-a a inspecionar e identificar o linfedema, reforçando as orientações sobre cuidados e exercícios com os braços.
5. O objetivo do atendimento domiciliar a essas pacientes é fornecer avaliação do estado cardiovascular, garantir o retorno de energia e a cicatrização adequada da ferida.

Alerta de transição de cuidado

Ajude a identificar as pacientes que podem precisar de períodos mais longos de internação e, talvez, uma estadia curta em unidade subaguda para reabilitação, a fim de evitar a readmissão hospitalar. Os fatores que podem estar relacionados a um atraso na recuperação incluem aumento da idade, comorbidades, estado nutricional reduzido, infecção, mobilidade limitada e sistema de suporte limitado ou ausência de um cuidador.

Educação da paciente e manutenção da saúde

1. Aconselhe a paciente a entrar em contato com o cirurgião no caso de sinais de infecção, aumento da dor ou edema do braço.
2. Certifique-se de que conheça o cronograma de acompanhamento com o médico cirurgião.
3. Forneça recursos para obter informações e suporte contínuos – a American Cancer Society (*www.cancer.org*) tem inúmeras páginas com informações sobre cirurgia, nutrição e câncer, linfedema, questões psicossociais e outras preocupações.
4. Enfatize a importância permanente da mamografia anual.

Reavaliação: resultados esperados

- Movimenta o braço afetado dentro dos limites prescritos
- Relata adesão aos cuidados com incisões, drenos e diretrizes de acompanhamento
- Nenhuma infecção ou edema no braço afetado
- Expressa imagem corporal positiva
- Exibe ansiedade mínima
- Relata atividade sexual e sexualidade satisfatórias
- Mantém um sistema de apoio funcional.

Reconstrução da mama após mastectomia

A reconstrução mamária (mamoplastia) pode ser realizada junto com a mastectomia (imediata) ou após a cirurgia (tardia), conforme desejado. Os benefícios incluem evolução no enfrentamento psicológico com a melhoria da aceitação da imagem corporal e autoestima. O custo costuma ser coberto pelo sistema público ou pelo plano de saúde. A escolha do tipo de reconstrução é baseada em avaliação do tratamento do câncer, constituição corporal, história de tabagismo, comorbidades e preocupações das pacientes. Uma vantagem da reconstrução

DIRETRIZES PARA EDUCAÇÃO DA PACIENTE 23.1

Prevenção de linfedema

Para reduzir o risco de linfedema no braço após a remoção dos gânglios linfáticos, seguir estas diretrizes gerais para evitar infecção e obstrução do sangue e do fluido linfático.

- Cuide da pele para evitar ressecamento, rachaduras e irritações que podem levar à infecção
- Mantenha o braço limpo e cubra todas as áreas abertas
- Cuide das unhas e das cutículas para prevenir lacerações
- Evite usar navalha para remover os pelos das axilas
- Proteja as mãos e os dedos de ferimentos durante atividades de jardinagem, costura, culinária e outras tarefas
- Evite roupas apertadas em torno dos braços
- Evite a retirada de sangue ou a inserção de agulhas no braço afetado
- Evite medir a pressão arterial no braço afetado
- Evite picadas de insetos com o uso de repelentes e roupas para proteger a exposição.

imediata é uma menor cicatriz, por meio da realização de uma mastectomia com conservação de pele. Em geral, o complexo mamilo-areolar é sacrificado nos casos de mastectomia conservadora de pele. A mastectomia de preservação dos mamilos também pode ser uma opção para algumas mulheres, em especial aquelas submetidas à mastectomia profilática ou com baixa taxa de envolvimento dos mamilos. Parece ser um procedimento seguro para pacientes selecionadas de modo adequado. São necessárias pesquisas adicionais para determinar os melhores métodos de incisão e reconstrução. A reconstrução não interfere na detecção de tumores.

Alerta de enfermagem
Como a reconstrução mamária não afeta a recorrência ou a sobrevida, as expectativas e os desejos da paciente são fundamentais no processo de tomada de decisão. A colaboração entre os membros da equipe é essencial.

Próteses

Indicado para pacientes com tecido mamário inadequado e pele de boa qualidade.

Descrição

1. Utiliza próteses colocadas em uma bolsa sob a pele ou sob o músculo peitoral. Existe uma variedade de próteses disponíveis, com solução salina, gel de silicone ou uma combinação de ambos.
2. Se houver ptose da mama oposta (seio caído), pode ser necessária uma mastopexia para obter simetria.
3. Pode-se utilizar uma matriz dérmica para ajudar a fornecer uma base para o expansor e/ou implante de tecido.
4. As complicações incluem contratura capsular, resultando em rigidez. Pode ser doloroso e causar infecção.
5. Os expansores de tecido podem ser necessários antes da inserção dos implantes.
   a. O expansor inflável é colocado sob o músculo ou a pele, sendo preenchido com solução salina quando a incisão cicatriza (em cerca de 4 semanas).
   b. A solução salina é instilada a cada 1 a 3 semanas até que o expansor esteja além do tamanho desejado.
   c. Na sequência, o expansor é removido, e um implante permanente é colocado.
   d. Alguns tipos de expansores podem ser deixados permanentemente.
6. Vantagens da reconstrução com implante sobre outros métodos: apenas uma incisão e redução da ocorrência de fibrose.
7. Desvantagens: pode levar meses e não ter um resultado esteticamente tão agradável quanto o de outros métodos.

Considerações de enfermagem e cuidados com a paciente

1. Ensine a paciente a identificar sinais e sintomas de infecção, hematoma, migração e deflação.
2. Ensine-a a massagear a mama para diminuir a formação de cápsula ao redor do implante.
3. Avise-a de que pode sentir desconforto com os expansores, se usados.

Retalhos e enxertos

Descrição

1. Transferência de pele, músculo e tecido subcutâneo de outra parte do corpo para o local da mastectomia.
2. Tipos:
   a. Latíssimo do dorso – pele, gordura e músculos das costas, na região entre as escápulas, são tuneilizados sob a pele para a frente do tórax. Em geral, também é necessária a colocação de uma prótese.
   b. Retalho miocutâneo transverso do músculo reto do abdome – músculo, gordura, pele e suprimento de sangue são canalizados para a área da mama.
   c. Reconstrução com retalho perfurador, ou seja, perfurador epigástrico inferior profundo (DIEP, na sigla em inglês) ou da artéria glútea superior (SGAP, na sigla em inglês), usa o tecido como descrito acima sem o músculo. Em virtude da sua complexidade, é oferecida apenas em alguns hospitais.
3. As desvantagens incluem custo, processo lento (feito em etapas) e maior morbidade.
4. As complicações incluem perda do retalho, hematoma, infecção, seroma e hérnia abdominal.

Alerta de enfermagem
Fumar aumenta o risco de complicações para todos os tipos de reconstrução. As pacientes que fumam devem ser informadas sobre o aumento nas taxas de infecção de feridas e complicações no processo de cicatrização.

Considerações de enfermagem e cuidados com a paciente

1. Avalie o retalho e a área doadora quanto à coloração, à temperatura e à drenagem da ferida.
2. Controle da dor.
3. Forneça suporte com sutiã ou ligante abdominal para manter a posição da prótese.
4. Ensine a paciente a realizar o autoexame mensal e avise que as mamas podem apresentar certa assimetria.

Reconstrução mamilar-areolar

1. Costuma ser realizada em uma ocasião diferente no processo de reconstrução mamária.
2. Utiliza pele e gordura da mama reconstruída para o mamilo e tecido da parte superior da coxa para a aréola, bronzeamento ou tatuagem para obter a coloração apropriada.

Outras cirurgias da mama

A mamoplastia redutora pode ser feita para fins cosméticos ou para aliviar sintomas desconfortáveis. A mamoplastia de aumento é considerada um procedimento cosmético.

Mamoplastia de redução

Descrição

1. Remoção do excesso de tecido mamário, que também envolve a redução da pele e uma possível transposição do complexo mamilo-areolar.
2. Realizada para aliviar sintomas, entre eles dores nas costas e no pescoço, espasmos musculares e sulcos nos ombros secundários à pressão exercida pelas tiras do sutiã.
3. As complicações incluem hematoma, infecção, necrose do retalho cutâneo e inversão do mamilo.

Considerações de enfermagem e cuidados com a paciente

1. Explore as razões pelas quais a paciente deseja a cirurgia.
2. Discuta com ela as expectativas pós-operatórias.
3. As intervenções de enfermagem são semelhantes às da paciente submetida à reconstrução mamária.

Mamoplastia de aumento

Descrição

1. Ampliação dos seios com o uso de próteses.

2. Os implantes podem ser feitos de silicone ou solução salina. Na maioria dos casos, o procedimento não é coberto pelo plano, se for com finalidade estética.
3. As complicações incluem hematoma, infecção da ferida, diminuição da sensação no mamilo e contratura capsular, resultando em rigidez da mama.
4. As próteses mamárias não estão associadas a um aumento na incidência de câncer de mama.

Considerações de enfermagem e cuidados com a paciente

1. Discuta as expectativas da paciente no pré-operatório.
2. As intervenções de enfermagem são semelhantes às da paciente submetida à reconstrução com implantes.

DISTÚRBIOS DA MAMA

Ver Diretrizes para padrões de cuidados 23.1.

Fissura mamilar

Uma *fissura* é um tipo de úlcera que se desenvolve no mamilo da mãe que amamenta.

Etiologia e manifestações clínicas

1. Pode ser causada pela falta de preparação dos mamilos no pré-natal.
2. A condição é agravada pela sucção do bebê.
3. O mamilo parece dolorido e irritado.
4. Sangramento do mamilo.
5. Pode resultar em infecção.

Manejo e intervenções de enfermagem

1. Lave os mamilos com solução salina estéril.
2. Use um mamilo artificial para amamentar.
3. Se as medidas descritas não forem capazes de iniciar o processo de cicatrização, pare de amamentar e use a bomba tira-leite.
4. Ensine técnicas adequadas de amamentação para evitar fissuras.
   a. Lave, seque e lubrifique os mamilos durante o período pré-natal, em preparação para a amamentação.
   b. Certifique-se de que a boca da criança cubra a aréola.
   c. Mantenha o mamilo limpo, lavando e secando após cada período de amamentação.
   d. Use um creme à base de lanolina para evitar rachaduras, o qual deve ser removido antes de amamentar.

Secreção mamilar

A secreção mamilar pode ser serosa, serossanguinolenta, sanguinolenta, purulenta ou multicor. De maneira geral, está associada a condições benignas, e raramente a malignidade é responsável. Pode ser espontânea ou não espontânea (ocorre apenas quando a mama é comprimida), e é importante fazer essa diferenciação.

Etiologia e manifestações clínicas

1. Galactorreia – secreção leitosa acinzentada ou esverdeada, bilateral, não espontânea, quase sempre observada em pacientes em idade fértil.
   a. Costuma ser observada após a gravidez e pode durar de 1 a 2 anos.
   b. Também pode ser secundária a manipulação excessiva da mama, aumento da produção de prolactina, medicamentos, síndrome anovulatória endócrina ou adenoma da hipófise.
2. Mastite – em geral, unilateral e purulenta (ver a seguir).
3. Secreção contendo sangue – geralmente causada por papiloma intraductal (verruga) ou outra lesão benigna, em casos raros pode ser maligna.

Avaliação diagnóstica

1. Avalie a secreção espontânea do mamilo por meio de exame clínico, teste de sangue oculto, mamografia e/ou ultrassonografia. A ressonância magnética, de maneira geral, não é útil.
   a. Um cartão Hemoccult um pouco pressionado contra o mamilo enquanto é feita a extração da secreção ajuda a determinar se há sangue na amostra, o que justifica a realização de exames adicionais.
   b. Pode ser obtido o nível de prolactina, que, se elevado, pode indicar adenoma da hipófise.
2. Secreção leitosa acinzentada ou esverdeada, não espontânea, geralmente sem significado patológico e que pode não exigir investigação adicional.

DIRETRIZES PARA PADRÕES DE CUIDADOS 23.1

Problemas da mama

Ao cuidar de qualquer paciente submetida a avaliação, exame diagnóstico, tratamento ou aconselhamento para um problema relacionado à mama, garanta o resultado ideal seguindo as seguintes diretrizes:

- Explique o procedimento da mamografia ou outro exame diagnóstico e verifique se a paciente sabe quando e como terá os resultados
- Realize o exame das mamas de acordo com as diretrizes da American Cancer Society
- Informe o médico e a paciente sobre quaisquer achados suspeitos no exame das mamas, como assimetria, ondulações, alterações na pele, secreção mamilar, massa fixa ou dura
- Informe o profissional de saúde e a paciente sobre achados anormais na mamografia ou outros exames e verifique se está agendada uma consulta de acompanhamento.

Após cirurgia para retirada de câncer de mama

- Verifique se há sangramento na incisão ou nos retalhos, incluindo aumento da dor, e notifique o cirurgião imediatamente
- Avalie a secreção coletada pelo dreno de sucção quanto a quantidade, coloração e odor. Comunique se houver muito sangue, se for purulento ou em quantidade excessiva (pode produzir de 100 a 200 mℓ nas primeiras 24 h)
- Avalie a viabilidade dos retalhos mamários recém-reconstruídos quanto a coloração, calor e drenagem da ferida. Notifique o cirurgião imediatamente em caso de aumento da temperatura no local, alteração de cor, drenagem purulenta ou excessiva
- Mantenha o posicionamento adequado para proteger o braço (evite abduções para prevenir a formação de edema) e siga as precauções para linfedema
- Avalie a resposta emocional da paciente e forneça suporte durante todo o processo de diagnóstico e tratamento.

Esta informação deve servir apenas como orientação geral. Cada situação apresenta um conjunto único de fatores clínicos e requer julgamento de enfermagem para orientar os cuidados com a paciente, o que podem incluir medidas e abordagens adicionais ou alternativas.

Manejo e intervenções de enfermagem

1. As intervenções de enfermagem visam aliviar a ansiedade e fornecer suporte à paciente submetida a exames diagnósticos. Tranquilize-a dizendo que a secreção mamilar raramente indica câncer.
2. A bromocriptina pode ser administrada para suprimir a galactorreia.
3. Trate a mastite, se purulenta (ver a seguir).
4. Pode ser indicado um procedimento cirúrgico para tratar a causa subjacente a sangramentos e outras secreções resultantes de lesões mamárias.
   a. A causa mais comum é um papiloma intraductal em forma de verruga em um dos grandes ductos coletores, localizados na borda da aréola. Pode ser secundário a alterações fibrocísticas ou ectasia do ducto.
   b. Pode ser realizada uma biopsia excisional com exame histológico para descartar o câncer.
   c. A ductoscopia, uma excisão guiada por imagem usando a visualização direta do sistema de ductos e uma biopsia intraductal, está sendo investigada em grandes centros de pesquisas.
5. Cirurgia hipofisária para excisão de adenoma (p. 719).

Mastite aguda

Mastite aguda é a inflamação da mama secundária a uma infecção. As infecções mamárias podem ser lactacionais ou não lactacionais.

Fisiopatologia e etiologia

1. As infecções lactacionais costumam ocorrer no início da lactação em mães que amamentam pela primeira vez. Também pode ocorrer depois na mastite crônica por lactação e abscessos no ducto central.
2. A estase do leite pode levar à obstrução, seguida de inflamação não infecciosa e mastite infecciosa.
3. A fonte de infecção pode ser proveniente das mãos da paciente, da equipe que cuida dela, do nariz ou da garganta do bebê, bem como transmitido pelo sangue.
4. Infecções não lactacionais, de maneira geral, apresentam inflamação subareolar central.
5. Patógenos mais comuns: *Staphylococcus aureus, Escherichia coli* e *Streptococcus.*

Manifestações clínicas

1. Hiperemia, calor e edema, mama com aparência firme e rígida. Pode haver febre.
2. A paciente pode se queixar de desconforto na área afetada e pode haver secreção mamilar.
3. A complicação é o abscesso mamário (ver a seguir).

Manejo e intervenções de enfermagem

1. O diagnóstico costuma ser feito pela observação de manifestações características.
2. Antibióticos são administrados – curso de 10 a 14 dias de antibióticos resistentes a penicilinas.
   a. Dicloxacilina – 250 a 500 mg a cada 6 horas.
   b. Clindamicina – 150 a 300 mg a cada 6 horas.
   c. Amoxicilina clavulanato, 500 mg, 3 vezes/dia, ou 875 mg, 2 vezes/dia.
3. Pode ser necessário que a paciente pare de amamentar (controverso).
4. Aplique calor para resolver a reação do tecido; pode causar aumento da produção de leite e piorar os sintomas.
5. Pode aplicar compressa fria para diminuir o metabolismo dos tecidos e a produção de leite.
6. Recomende que a paciente use um sutiã resistente.
7. Incentive a paciente que estiver amamentando a praticar higiene pessoal meticulosa para evitar mastites.
8. Considere encaminhar para um especialista em lactação.

Abscesso mamário

O *abscesso mamário* é uma coleção de pus localizada em uma cavidade do tecido mamário. Cerca de 3% das pacientes com mastite podem desenvolver abscesso mamário.

Etiologia e manifestações clínicas

1. Pode ocorrer mastite aguda se não for tratada. Algumas pacientes podem desenvolver um abscesso subareolar crônico, que se acredita ser causado pela obstrução dos principais ductos mamários no mamilo. A infecção ocorre pela obstrução das secreções. Isso, em geral, se dá em fumantes.
2. A paciente pode apresentar febre, calafrios e mal-estar.
3. A área afetada fica sensível e eritematosa, podendo ter uma massa palpável.
4. Pode haver secreção purulenta extraída do mamilo.

Manejo e intervenções de enfermagem

1. Se a massa for superficial, pode-se efetuar a aspiração com agulha
2. Se a massa for profunda, incisão e drenagem podem ser feitas.
3. Uma biopsia da parede da cavidade no momento da incisão, juntamente com a drenagem, pode ser indicada para descartar carcinoma de mama associado ao abscesso.
4. Administre antibióticos e analgésicos, se houver prescrição.
5. Aplique compressas úmidas e quentes para aumentar a drenagem e acelerar a resolução. Cubra a ferida, conforme as instruções.
6. Podem ser solicitados mamografia diagnóstica e ultrassonografia após a resolução do abscesso, para descartar a presença de câncer.

Alteração fibrocística/dor na mama

Alteração fibrocística é um termo genérico que inclui várias alterações na mama, como fibrose e dilatação cística dos ductos. Pode estar presente em até 50% das mulheres.

Fisiopatologia e etiologia

1. A patogênese não é conhecida, mas está relacionada à estimulação cíclica da mama pelo estrogênio e representa uma alteração do padrão normal de estimulação e regressão desse processo.
2. Costuma ocorrer em mulheres entre 35 e 50 anos e é uma fonte de desconforto considerável em uma porcentagem considerável delas.
3. A terapia de reposição hormonal (TRH) pode estar associada a alterações fibrocísticas em uma mulher que nunca apresentou esses sintomas.

Manifestações clínicas

1. Aumento generalizado dos nódulos mamários ou nodularidade excessiva com hipersensibilidade, dor e edema mamário. Os sintomas podem diminuir após a menstruação.
2. Nódulos ou cistos moles ou firmes, único ou múltiplo, liso, redondo e móvel. Os cistos podem aumentar e causar sensibilidade e dor. Pode haver muitos cistos de tamanhos diferentes, e alguns podem ser palpáveis.
3. Possível secreção mamilar, que pode ser leitosa, amarelada ou esverdeada.

Avaliação diagnóstica

1. O exame físico consegue detectar as alterações.
2. Mamografia ou ultrassom.
3. Aspiração, caso haja massa sintomática palpável ou o cisto seja complexo.
4. A citologia do fluido presente no cisto é dispendiosa e raramente tem valor clínico nas alterações fibrocísticas da mama.

Manejo

Não há tratamento satisfatório, e o manejo, em geral, é voltado para o alívio dos sintomas.

Manejo cirúrgico

1. Aspiração com agulha e acompanhamento clínico conservador se:
   a. O aspirador tiver aparência do líquido normalmente encontrado em cistos e não estiver manchado de sangue.
   b. O cisto tiver resolução completa após a aspiração.
   c. Não houver indicação de neoplasia subjacente.
2. Excisão cirúrgica – indicada se um cisto se mantiver recorrente após várias aspirações ou se houver um único nódulo sólido e discreto.

Manejo clínico

1. O desconforto esporádico pode ser aliviado com analgésicos de venda livre, incluindo anti-inflamatórios não esteroides tópicos (diclofenaco).
2. Bromocriptina, um agonista da dopamina.
   a. Pode ajudar na mastalgia, diminuindo os níveis séricos de prolactina.
   b. Os efeitos adversos incluem náuseas, vômito, dor de cabeça, tontura e fadiga. Raramente é utilizado, em virtude dos efeitos adversos intoleráveis.
3. Contraceptivos ou progestinas suplementares durante a fase secretora do ciclo menstrual podem ajudar no controle da dor.
   a. A mastalgia que começa após o início das pílulas anticoncepcionais hormonais pode se resolver após alguns ciclos.
   b. Trocar por um contraceptivo com menos estrogênio e mais progesterona pode ajudar.
4. Danazol, que é um androgênio sintético usado para alterações fibrocísticas graves, para diminuir a estimulação hormonal da mama, suprimindo as gonadotrofinas.
   a. Os efeitos adversos incluem aprofundamento da voz, que pode ser permanente, irregularidade menstrual, ganho de peso, depressão, edema e acne.
   b. O tamoxifeno está sendo investigado.

Outras medidas

1. Modificações na dieta.
   a. Eliminar a cafeína (café, chá, bebidas com cola e chocolate) da dieta pode ajudar a reduzir os sintomas em algumas mulheres.
   b. A diminuição da ingestão de gordura pode melhorar o edema, a sensibilidade e a nodularidade.
2. Interromper o uso do tabaco é sugerido para aliviar os sintomas.
3. Lumpectomia profilática, raramente indicada, para dor intratável não aliviada com terapia clínica em mulheres com múltiplas biopsias anteriores, ou evidência na biopsia de lesão pré-cancerosa.

Intervenções de enfermagem e orientações à paciente

1. Explique a importância do autoexame mensal se a paciente estiver interessada – os cistos podem mascarar um câncer subjacente.
2. Reforce a confiança da paciente no autoexame, revendo seus achados.
3. Ofereça sugestões de métodos alternativos, se o autoexame for difícil de realizar (mamas macias).
4. Incentive-a a consultar o médico regularmente para exames.
5. Recomende o uso de sutiã de suporte bem ajustado.
6. Ofereça apoio emocional para a ansiedade e o medo do câncer.
7. Assegure que o desconforto é comum a muitas mulheres e que raramente é o único sinal de câncer.

Tumores benignos da mama

Os tumores benignos da mama se caracterizam como lesões benignas distintas e persistentes ao longo do tempo. Cerca de 90% dos nódulos mamários são benignos.

Fisiopatologia e etiologia

1. Alterações fibrocísticas – os nódulos sólidos podem ser compostos de tecido adiposo ou fibroso, assim como de cistos cheios de líquido.
2. Galactocele – é um cisto cheio de leite.
3. Fibroadenoma – é um tumor benigno da mama composto por componentes epiteliais e estromais.
   a. Comum em jovens.
   b. Existe um ligeiro aumento no risco de câncer de mama para mulheres com fibroadenomas.
4. Outros tumores benignos incluem adenose, papilomas intraductais, lipomas e neurofibromatose, que podem produzir uma massa palpável.

Manifestações clínicas

1. Cisto comum – pode apresentar hipersensibilidade ou não. A consistência depende da pressão do fluido no interior do cisto e do tecido mamário circundante. Pode ser macio e flutuante. Se for um cisto denso, pode parecer um tumor sólido.
2. Galactocele – massa firme e indolor.
3. Fibroadenoma – pode se apresentar como um nódulo firme, liso e móvel, quase sempre indolor. O tamanho, na maioria dos casos, não varia com as alterações do ciclo menstrual, mas tende a aumentar com o tempo.

Avaliação diagnóstica

1. O exame físico, a mamografia e o ultrassom identificam e caracterizam a lesão.
2. Aspiração de cisto – a aspiração para diagnóstico costuma ser curativa em casos de galactocele ou cisto mamário.
3. Se um nódulo não responde à aspiração, a biopsia excisional continua sendo o padrão de ouro para descartar a possibilidade de câncer.

Manejo e intervenções de enfermagem

1. Massas não suspeitas ou indeterminadas em jovens podem ser observadas por um ou dois ciclos menstruais para verificar a resolução da massa.
2. Em geral, qualquer nódulo sólido distinto e persistente deve ser submetido à biopsia e, talvez, à excisão.
3. O cuidado de enfermagem é direcionado a medidas de suporte enquanto a mulher passa por todo o processo de diagnóstico.

Distúrbios da mama masculina

Os distúrbios da mama masculina incluem ginecomastia (benigna) e câncer de mama.

Manifestações clínicas

Ginecomastia

1. Desenvolvimento excessivo de tecido mamário, em geral bilateral.
2. Comum em bebês, adolescentes e homens com mais de 50 anos.
3. Costuma ser resultado de alterações hormonais – distúrbios sistêmicos idiopáticos, como distúrbios endócrinos, doenças do fígado, adenoma da hipófise e insuficiência renal crônica; uso de substâncias como cimetidina, tiazidas, espironolactona, omeprazol, fenitoína, reserpina, nifedipino e teofilina; neoplasias, como tumores testiculares e em associação com câncer de pulmão e próstata (podem estar relacionados ao tratamento destes).
4. A ginecomastia puberal tem início em meninos de 10 a 12 anos e quase sempre regride em 18 meses. O uso de drogas ilícitas precisa ser descartado em adolescentes. Maconha, álcool, anfetaminas, heroína, LSD e metadona podem causar ginecomastia.
5. A ginecomastia assintomática e puberal não requer exames adicionais, mas deve ser reavaliada em 6 meses. Não existem evidências que vinculem a ginecomastia ao câncer de mama masculino.
6. A investigação se justifica se as substâncias utilizadas pelo paciente não explicarem a ginecomastia e a mama estiver macia ou se o diâmetro do tecido mamário for superior a 4 cm.
7. Deve-se considerar a mamoplastia subcutânea de redução com preservação do mamilo em pacientes com ginecomastia de longa duração, por motivos estéticos e psicossociais.

Alerta farmacológico
Pergunte aos adolescentes que apresentam ginecomastia sobre o uso de drogas ilícitas.

Câncer de mama

1. Assemelha-se ao câncer de mama em mulheres.
2. Menos de 1% de todos os cânceres de mama, e maior incidência em homens na faixa dos 60 anos.
3. Tem prognóstico desfavorável, visto que os homens podem demorar a procurar tratamento até que a doença esteja avançada.
4. Fatores de risco: histórico familiar (20% dos homens com câncer de mama têm um parente de primeiro grau com a doença), exposição ao estrogênio, ocupacional e algumas síndromes genéticas, como as de Cowden e Klinefelter. Homens expostos a ambientes quentes, como usinas siderúrgicas, têm demonstrado maior risco, assim como aqueles empregados na indústria de sabão, perfume, e aqueles expostos a vapores de petróleo e de exaustores.
5. Não há recomendações específicas de rastreamento para homens.
6. Os cuidados de enfermagem e o tratamento são os mesmos do câncer de mama feminino na pós-menopausa, incluindo tamoxifeno, quimioterapia e/ou radioterapia.

Câncer de mama

O câncer de mama é o tipo mais comum entre as mulheres nos EUA e ocupa o segundo lugar, perdendo apenas para o de pulmão, como causa de morte pela doença.

Baseado em evidências
National Comprehensive Cancer Network. (2017). *Clinical practice guidelines in oncology: Breast cancer. Version 4.2017*. Fort Washington, PA: Author. Disponível em: *www.nccn.org*.

Fisiopatologia e etiologia

1. A maioria dos cânceres de mama (85 a 90%) começa no revestimento dos ductos lactíferos, e algumas vezes no lóbulo. Eventualmente, cresce pela parede do ducto e penetra o tecido adiposo. (Ver na Tabela 23.3 os tipos de câncer de mama.)

Tabela 23.3 Tipos de câncer de mama.

Tipo de célula	Descrição	Incidência*	Comentários
In situ CDIS	Células anormais no ducto.	28% Encontrado frequentemente associado ao câncer invasivo	Câncer de mama não invasivo, a maioria é detectada por mamografia.
Invasivo Ductal	Classificado com base no aspecto microscópico ductal ou lobular	85 a 90%	Caracterizado por dureza pétrea à palpação.
Lobular	Idem ao anterior.	5 a 10%	Relativamente incomum, tende a ser mais infiltrativo.
Outros Tubular Medular Mucinoso Papilar Sarcoma	Tipos frequentemente associados aos anteriores; o tipo de célula deve dominar para ser incluído nesta designação.	< 10% de todos os cânceres de mama.	Metástase axilar incomum no tipo tubular; o tipo medular está associado a uma rápida taxa de crescimento e prognóstico favorável.
Inflamatório	Aplica-se ao aspecto inflamado distinto da pele; nenhum tipo histológico consistente.	1 a 4%	Apresenta eritema, calor, sensibilidade e edema; pode ser tratado com quimioterapia ou, primeiramente, com radioterapia.
Doença de Paget do mamilo	Geralmente associado a um carcinoma intraductal ou invasivo subjacente.	2%	Apresenta-se como erupção escamosa, eritematosa e periareolar

*Porcentagem maior que 100 – o carcinoma infiltrativo muitas vezes inclui pequenas áreas contendo outros tipos especiais ou uma combinação de carcinoma infiltrativo e *in situ*. CDIS, carcinoma ductal *in situ*.

2. O histórico familiar é responsável por cerca de 7% de todos os cânceres de mama.
   a. Os modelos genéticos atuais atribuem 5 a 10% de todos os casos de câncer de mama a genes de suscetibilidade com herança dominante.
   b. Dois genes de suscetibilidade para câncer de mama/ovário foram identificados como BRCA1 e BRCA2. O teste pode ser realizado nas pacientes com maior probabilidade de câncer de mama e ovário, com base no histórico pessoal e familiar. A NCCN estabeleceu critérios para esse teste. Consulte essas diretrizes. Mulheres de ascendência judaica asquenaze têm uma probabilidade maior de mutações no BRCA.

   O conhecimento de uma mutação pode ajudar as pacientes a tomar decisões apropriadas para o controle de seus riscos para desenvolvimento de futuros cânceres de mama. É importante receber aconselhamento genético antes do teste em virtude de suas implicações. Nos EUA, o rastreamento genético não é garantido para a população em geral.
3. Com base nos conhecimentos atuais, os agentes cancerígenos não desempenham um papel importante no desenvolvimento do câncer de mama.

Epidemiologia do câncer de mama

Baseado em evidências
Siegel, R. L., Miller, K. D., & Jemal, A. (2018). Cancer statistics, 2018. *CA–A Cancer Journal for Clinicians, 67*, 7-30.

Incidência

1. A American Cancer Society estima que serão diagnosticados de 252.710 a 268.390 (2.550 homens) novos casos de câncer de mama invasivo em 2018 nos EUA, com 41.070 a 41.400 mortes. Isso representa 30% de todos os novos diagnósticos de câncer em mulheres.
2. A estimativa é a de que haja de 63.410 a 63.960 casos de DCIS em 2018.[5]

Taxas de sobrevida

1. Taxa global de sobrevida em 5 anos:
   Localizado: 97%.
   Regional: 78,7%.
   Distante: 23,3%.
2. Na população geral, a taxa de sobrevida relativa é mais baixa entre as mulheres negras do que entre as brancas.
3. A condição dos linfonodos é o indicador prognóstico mais importante da sobrevida livre de doença.
4. Idade, comorbidade, estadiamento (tamanho do tumor, condição linfonodal e metástase a distância), grau nuclear, diferenciação histológica, possivelmente estado HER2 e tratamento são fatores prognósticos importantes para a sobrevida (Tabela 23.4). Esses fatores podem ser empregados para estimar a sobrevida global em 10 anos.
5. Nos EUA, houve um declínio na taxa de mortalidade por câncer de mama. Isso pode estar relacionado a:
   a. Mudanças no estilo de vida, como dieta.
   b. Diagnóstico precoce, com aumento do uso da mamografia de rastreamento.
   c. Tratamento aprimorado.

[5]N.R.T.: Para verificar dados atualizados, consultar: *https://www.cancer.org/content/dam/cancer-org/research/cancer-facts-and-statistics/breast-cancer-facts-and-figures/breast-cancer-facts-and-figures-2019-2020.pdf*.

Alerta de enfermagem
Mulheres negras são mais propensas a ser diagnosticadas com grandes tumores e doenças em estágios distantes. Isso também se aplica a homens negros. Aprenda sobre a demografia da sua população de pacientes.

Fatores de risco

O risco vitalício de uma mulher desenvolver câncer de mama é de 12,5%, com base em uma expectativa de vida de 80 anos.

1. Principais – sexo feminino, idade avançada, diagnóstico de carcinoma lobular *in situ*, histórico anterior de câncer de mama ou ovário e histórico familiar (principalmente mãe e irmãs). Risco duplo aproximado em mulheres com irmã ou mãe afetada. Isso aumenta se mais parentes forem afetadas ou se parentes próximas afetadas desenvolverem câncer de mama antes da menopausa.
2. Provável – nuliparidade, idade avançada no primeiro parto, menopausa tardia, menarca precoce, doença proliferativa benigna da mama, diagnóstico de hiperplasia ductal ou lobular atípica na biopsia, uso prolongado da terapia de reposição estrogênica, que aumenta com a duração do uso, e exposição prévia à irradiação da parede torácica.
3. Controverso – uso de contraceptivos hormonais (estrogênio e progestina podem estimular o crescimento de tumores com uso em longo prazo), múltiplas biopsias mamárias, atividade física reduzida, uso de álcool, obesidade e aumento da ingestão de gordura na dieta.
4. Os resultados dos ensaios de prevenção do câncer de mama mostraram uma redução na incidência desse tipo de câncer em mulheres de alto risco tratadas com tamoxifeno, exemestano ou raloxifeno.

Alerta gerontológico
A idade é o maior fator de risco para o desenvolvimento de câncer. Os sinais de alerta para o câncer podem ser ignorados em idosas, por isso é essencial fazer uma análise da história de saúde e um exame físico completo.

Tabela 23.4 Estadiamento do câncer de mama.

Estágio	Descrição
0	Carcinoma *in situ*.
I	Tumor de 2 cm ou menos em sua maior extensão, sem metástase para o linfonodo axilar além de micrometástases e nenhuma evidência de metástase distante.
II	Tumor < 2 cm em sua maior extensão, mas com um a três linfonodos positivos; tumor de 2 a 5 cm com ou sem metástase de linfonodo axilar ou tumor > 5 cm sem disseminação para os linfonodos; e nenhuma evidência de metástase distante.
III	Tumor de qualquer tamanho com quatro ou mais linfonodos axilares positivos ou com extensão direta até a parede torácica ou a pele, câncer de mama inflamatório e nenhuma evidência de metástase distante.
IV	Qualquer uma das alternativas acima, mais metástases distantes (fígado, pulmões, ossos, cérebro).

Com base em informações do National Cancer Institute e do American Joint Committee on Cancer (2010).

Manifestações clínicas

Ver Figura 23.1.

1. Nódulo firme ou espessamento da mama, em geral indolor – 50% localizado no quadrante superior externo da mama. O aumento dos linfonodos axilares ou supraclaviculares pode indicar metástase.
2. Secreção mamilar espontânea, que pode ser sanguinolenta, clara ou serosa.
3. Assimetria mamária, como alteração no tamanho ou na forma da mama, bem como contornos anormais. À medida que a mulher muda de posição, compare um seio com o outro.
4. Retração ou descamação do mamilo, em especial na doença de Paget.
5. Sinais tardios, como dor, ulceração, edema, pele com casca de laranja em virtude da interferência na drenagem linfática.
6. O câncer de mama inflamatório pode apresentar alteração eritematosa.
7. Muitos cânceres de mama pequenos e invasivos, bem como o câncer de mama não invasivo (CDIS), não apresentam massa palpável, mas são encontrados na mamografia.

Alerta de enfermagem
A dor costuma não ser um sinal precoce do câncer de mama.

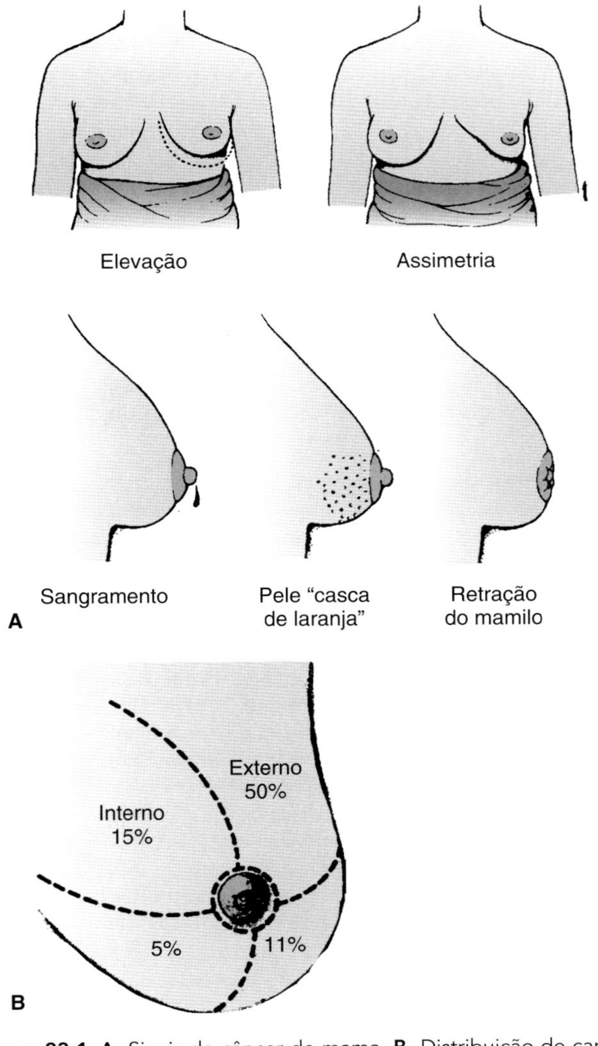

Figura 23.1 A. Sinais de câncer de mama. **B.** Distribuição de carcinomas em diferentes áreas da mama.

Avaliação diagnóstica

Ver p. 690.

Manejo

O manejo deve ser feito com base no tipo e no estágio do câncer de mama, assim como nos receptores e no estágio da menopausa. Para mulheres com câncer de mama invasivo localizado, as informações obtidas nos ensaios clínicos indicam que o tratamento com um procedimento de preservação da mama tem taxas de sobrevida semelhantes às da mastectomia. A cirurgia para CDIS (câncer de mama não invasivo) pode envolver apenas uma mastectomia, que, porém, pode ser necessária para doenças extensas. O tratamento para o CDIS está se tornando cada vez mais controverso, já que alguns profissionais acreditam que a condição esteja recebendo tratamento em excesso.

Cirurgia

Ver na p. 693 a discussão sobre a cirurgia para câncer de mama.

Radioterapia

1. Realizada em conjunto com o procedimento de preservação da mama, como terapia adjuvante (adicional) para diminuir a incidência de recorrência local para câncer de mama invasivo e CDIS. Em paciente com CDIS, se a suspeita for a de que o risco individual é baixo, algumas podem ser tratadas só com a excisão. Pode ser usado no pré-operatório para encolher um tumor grande até que tenha um tamanho que possa ser operado.
2. Pode ser utilizado após uma mastectomia em pacientes com grandes tumores que envolvem a parede torácica e/ou muitos linfonodos axilares positivos, bem como retardar a reconstrução.
3. As contraindicações absolutas a um procedimento de preservação da mama incluem doença generalizada, microcalcificações difusas de aparência maligna na mamografia, radioterapia durante a gravidez e margens positivas. As contraindicações relativas incluem doença ativa do tecido conjuntivo, tumores com mais de 5 cm de tamanho, BRCA positivo e histórico de radioterapia prévia na mama ou na parede torácica.
4. O tratamento pode ser individualizado na gravidez, isto é, cirurgia apropriada seguida de quimioterapia no segundo ou no terceiro trimestre e irradiação tardia para preservar a mama.
5. Também pode ser usado para aliviar a dor óssea no câncer de mama metastático.
6. Radiação direcionada ao seio, parede torácica e linfonodos remanescentes.
   a. Em geral, cinco tratamentos por semana, durante 6 ou 7 semanas.
   b. Pode ser necessário um reforço ou uma segunda fase de tratamento.
   c. Pode incluir implantes de material radioativo após a conclusão do tratamento externo.
7. Os efeitos adversos incluem fadiga leve, dor de garganta, tosse seca, náuseas e anorexia. Depois, a pele parecerá queimada de sol. Eventualmente, a mama pode ficar mais firme. As complicações incluem aumento do edema do braço, diminuição da mobilidade do braço, pneumonite e danos no nervo braquial. Ver na p. 123 os cuidados com o paciente submetido à radioterapia.
8. A irradiação parcial acelerada da mama por um balão temporariamente implantado por cirurgia trata apenas o leito da mastectomia. O tratamento é 2 vezes/dia, durante 5 dias. Dados iniciais sugerem um controle aceitável da doença local/regional com essa abordagem, mas são necessários estudos de acompanhamento em longo prazo.
9. Uma dose única de radiação no intraoperatório também está em fase de estudos e se mostra promissora. Ambos os métodos de irradiação parcial da mama devem ser realizados apenas como parte de um estudo prospectivo. A radioterapia da mama inteira continua sendo o padrão de ouro.

Quimioterapia

1. O principal uso da quimioterapia é no tratamento sistêmico adjuvante no pós-operatório, em geral iniciado 4 semanas após a cirurgia (estressante para a paciente que acabou de sair de uma grande cirurgia).
2. Os tratamentos são administrados a cada 2 a 4 semanas, por 6 a 9 meses. Como os medicamentos têm diferentes mecanismos de ação, são usadas combinações de agentes para tratar o câncer.
3. Os principais fármacos usados para o câncer de mama incluem doxorrubicina, ciclofosfamida, paclitaxel, 5-fluoruracila (5-FU), gemcitabina e metotrexato. Para câncer avançado, são utilizados docetaxel, vinorelbina, capecitabina, mitoxantrona e fluoruracila por infusão contínua e formas orais de fluoruracila.
4. As indicações para quimioterapia incluem:
   a. Tumores grandes, linfonodos positivos, mulheres na pré-menopausa e fatores prognósticos ruins. Hoje, a quimioterapia adjuvante e/ou terapia hormonal são recomendadas para todas as pacientes com câncer de mama invasivo, com 1 cm de largura ou maior, embora o benefício em algumas possa ser relativamente pequeno.
   b. Pacientes com alta pontuação no teste gênico, bem como no caso de tumores que demonstram ser "triplo negativo" – ER/PR e HER2 negativo.
   c. Os dados são insuficientes para fazer recomendações definitivas para pacientes com mais de 80 anos.
5. Outros agentes que podem ser usados incluem:
   a. Trastuzumabe – membro da família de receptores epiteliais de crescimento, aumenta a sobrevida quando adicionado à quimioterapia no câncer de mama metastático. O tratamento é caro e pode ser administrado a pacientes que expressam esse gene (HER2).
6. Pertuzumabe – outro anticorpo monoclonal que pode ser usado antes da cirurgia (neoadjuvante) em pacientes com câncer de mama positivo inicial ou localmente avançado para HER2.
   a. Bevacizumabe – liga-se ao fator de crescimento endotelial vascular e bloqueia o crescimento de vasos sanguíneos do tumor. Usado no câncer de mama avançado.
   b. Pamidronato, ácido zoledrônico ou denosumabe podem ser adicionados se houver metástase óssea, ajudando a reduzir a dor. As pacientes devem ser submetidas a um exame dentário antes do início do tratamento, para manutenção preventiva e correção de problemas dentários, pois a osteonecrose da mandíbula é mais comum em pacientes com problemas de higiene bucal.
   c. Inibidores da poli (ADP-ribose) polimerase, como o olaparibe, são enzimas que ajudam a reparar o DNA e podem ser úteis em cânceres triplo-negativos.
7. Os efeitos adversos incluem supressão da medula óssea, cardiotoxicidade, náuseas e vômito, diarreia, alopecia, ganho ou perda de peso, fadiga, estomatite, ansiedade, depressão e menopausa prematura (ver na p. 113 os cuidados de enfermagem com a paciente submetida à quimioterapia). A gravidez após o tratamento do câncer de mama invasivo não aumenta as taxas de recorrência ou morte.
8. A quimioterapia também pode ser usada como tratamento primário no câncer de mama inflamatório e, às vezes, em tumores grandes.
9. A esperança para o futuro é o desenvolvimento de terapias biológicas específicas e um tratamento mais individualizado.

Terapia endócrina

1. Moduladores seletivos, como tamoxifeno e raloxifeno, ligam-se a receptores de estrogênio, bloqueando os efeitos do hormônio.
   a. Terapia sistêmica adjuvante após a cirurgia.
   b. Beneficia pacientes positivas para receptores de estrogênio, independentemente da menopausa.
   c. Administrado por pelo menos 5 anos, via oral, 1 ou 2 vezes/dia.
   d. Os efeitos adversos incluem ondas de calor, períodos irregulares, irritação vaginal, náuseas e vômito, dores de cabeça, aumento do risco de câncer endometrial e eventos tromboembólicos.
   e. As mulheres que tomam tamoxifeno devem fazer uma avaliação ginecológica anual, se houver útero.
2. Inibidores da aromatase, como anastrozol, exemestano e letrozol, bloqueiam a conversão do andrógeno, secretado pelas glândulas adrenais, em estrogênio. Ensaios clínicos de grande porte relatam resultados mais favoráveis com inibidores da aromatase, e o tratamento passou de 5 anos de terapia com tamoxifeno como tratamento inicial para o uso de um inibidor da aromatase em mulheres na pós-menopausa.
   a. O anastrozol e o fulvestrant, agonistas do receptor de estrogênio, podem ser usados como terapia de segunda escolha após o tamoxifeno em pacientes cujo câncer retornou ou progrediu.
   b. Inibidores da aromatase são ineficazes em mulheres na pré-menopausa.
   c. Os efeitos adversos incluem ondas de calor, secura vaginal, sintomas musculoesqueléticos, osteoporose e aumento da taxa de fraturas ósseas. Portanto, mulheres que fazem uso de inibidores da aromatase devem monitorar a saúde dos ossos.
3. Os hormônios podem ser usados em doenças avançadas. As remissões podem durar de meses a vários anos. Os agentes mais utilizados incluem:
   a. Estrógenos, como dietilestilbestrol ou etinilestradiol, em altas doses, para suprimir o hormônio foliculoestimulante (FSH) e o hormônio luteinizante, podendo diminuir a produção endógena de estrogênio.
   b. Progestinas podem diminuir os receptores de estrogênio.
   c. Andrógenos podem suprimir a produção de FSH e estrogênio.
   d. Aminoglutetimida suprime a produção de estrogênio, bloqueando esteroides adrenais, "adrenalectomia clínica", especialmente útil para mulheres com metástase de ossos e tecidos moles.
4. Os corticosteroides suprimem a secreção de estrogênio e progesterona pelas suprarrenais.

Alerta farmacológico
De forma geral, as mulheres sobreviventes de câncer de mama não são consideradas candidatas ao estrogênio. No entanto, debates e estudos continuam sendo realizados acerca da segurança do uso da terapia nessa população.

Transplante de medula óssea

1. Método autólogo após quimioterapia em altas doses.
2. Os ensaios clínicos demonstraram ser ineficaz para o câncer de mama.

Ooforectomia

Remoção de ovários.

1. Tratamento para doença recorrente ou metastática em mulheres na pré-menopausa positivas para receptores de estrogênio.
2. Priva o tumor da fonte primária de estrogênio – remissões de 3 meses a vários anos.
3. A ablação clínica com tamoxifeno foi comparada à ooforectomia cirúrgica em mulheres pós-menopáusicas positivas para receptores de estrogênio, e as taxas de resposta são semelhantes.
4. A ablação cirúrgica é considerada uma segunda opção em razão do aumento nos riscos.
5. Os benefícios do tamoxifeno em combinação com a ooforectomia são objeto de pesquisas em andamento.

Adrenalectomia

Remoção de glândulas suprarrenais para eliminar a produção de andrógenos, que são convertidos em estrogênio.

1. Raramente realizada graças à necessidade de terapia de reposição esteroide prolongada.

2. As remissões podem durar de 6 meses a vários anos.
3. A ablação clínica com medicamentos está em estudo.

Complicações

1. Metástase – locais mais comuns: linfonodos, pulmão, ossos, fígado e cérebro.
2. Sinais e sintomas de metástase podem incluir dor óssea, alterações neurológicas, perda de peso, anemia, tosse, falta de ar, dor pleurítica e desconforto torácico vago.

Avaliação de enfermagem

1. Avalie o estado geral de saúde e as doenças crônicas subjacentes que podem ter um impacto na resposta da paciente ao tratamento.
2. Identifique o que a paciente e a família precisam saber sobre o câncer de mama e seu tratamento, tomando medidas para diminuir o impacto da notícia. A orientação deve ser baseada nas necessidades da paciente e da família.
3. Determine o nível de ansiedade, medos e preocupações.
4. Identifique a capacidade de enfrentamento e a disponibilidade de sistemas de apoio.

Alerta de enfermagem
As evidências sugerem que a adoção de um estilo de vida ativo e a manutenção do peso ideal (índice de massa corporal de 20 a 25) podem levar a ótimos resultados nos casos de câncer de mama.

Diagnósticos de enfermagem

Ver também na p. 693 os cuidados com a cirurgia de mama e o Capítulo 8, sobre enfermagem oncológica.

- Ansiedade relacionada ao diagnóstico de câncer
- Conhecimento deficiente relacionado ao processo patológico e às opções de tratamento
- Capacidade de enfrentamento ineficaz por parte da paciente ou da família relacionada a diagnóstico, prognóstico, estresse financeiro ou apoio inadequado.

Intervenções de enfermagem

Baseado em evidências
E Greenlee, H., Dupont-Reyes, M., Balneaves, L. *et al.* (2017). Clinical practice guidelines on the evidence-based use of integrative therapies during and after breast cancer treatment. *CA-A Cancer Journal for Clinicians*, 67, 194-232.

Redução da ansiedade

1. Perceba que o diagnóstico de câncer de mama é um choque emocional devastador para a paciente. Apoie-a em todo o processo de diagnóstico. Muitas mulheres devem tomar decisões desafiadoras em um curto período de tempo. Algumas comunidades desenvolveram serviços de "enfermeiras navegadoras" como maneira de auxiliar e dar suporte aos indivíduos durante o processo. Verifique se sua comunidade tem um navegador de enfermagem.
2. Interprete os resultados de cada teste em uma linguagem que a paciente consiga entender.
3. Ressalte os avanços obtidos em relação às opções de diagnóstico e tratamento anteriores.

Fornecimento de informações sobre tratamento

1. Envolva a paciente no planejamento do tratamento.
2. Descreva os procedimentos cirúrgicos.
3. Prepare-a para os efeitos da quimioterapia, incentivando-a a planejar com antecedência medidas contra os efeitos adversos comuns do tratamento.
4. Ensine-a sobre os efeitos da radioterapia.
5. Ensine-a sobre a terapia hormonal. A paciente pode desenvolver ondas de calor com o início da terapia hormonal ou a descontinuação da TRH no momento do diagnóstico de câncer de mama (ver no Capítulo 22 informações sobre os sintomas da menopausa). As medidas que podem ajudar com os sintomas de ondas de calor incluem:
   a. Clonidina, beladona/ergotamina/fenobarbital, antidepressivos.
   b. Vários tipos de suplementos e fitoterápicos têm sido utilizados, mas não foram rigorosamente testados. A soja foi sugerida, mas não existem evidências convincentes de que os fitoestrogênios auxiliem nos sintomas da menopausa. De fato, foram levantadas preocupações de que possa ocorrer um estímulo ao crescimento de células de câncer de mama, portanto o uso não é indicado.
   c. A progesterona pode ser útil, mas o possível efeito sobre o câncer de mama requer estudos adicionais.

Fortalecimento da capacidade de enfrentamento

1. Repita as informações e fale de maneira calma e clara.
2. Demonstre empatia e aceitação das emoções da paciente.
3. Explore os mecanismos de enfrentamento.
4. Avalie em qual estágio de aceitação a paciente se encontra.
5. Ajude-a a identificar pessoas capazes de lhe fornecer apoio.
6. Providencie a visita de um membro do grupo de apoio.
7. Encaminhe-a para aconselhamento psicológico, ajuda financeira, e assim por diante.
8. Os recursos incluem a American Cancer Society (*www.cancer.org*), o National Cancer Institute (*www.cancer.gov*), a National Alliance of Breast Cancer Organizations (*www.nabco.org*) e o Susan G. Komen Breast Cancer Foundation (*www.komen.org*).

Educação da paciente e manutenção da saúde

1. Incentive a paciente a manter um acompanhando cuidadoso e a relatar novos sintomas. A maioria das mulheres passa por consultas a cada 3 meses nos primeiros 2 anos, a cada 6 meses nos próximos 3 anos e uma vez por ano após 5 anos.
2. Ressalte a importância de manter o exame anual com mamografia.
3. Informe que os exames laboratoriais, a cintilografia óssea e as radiografias de tórax podem ser realizados quando clinicamente indicados.
4. Sugira que a intervenção psicológica pode ser necessária para cuidar da ansiedade, da depressão ou de problemas sexuais.

Reavaliação: resultados esperados

- Verbaliza menos ansiedade
- Demonstra compreensão de todas as opções de tratamento e seus efeitos adversos
- Identifica mecanismos de enfrentamento apropriados e sistemas de apoio.

BIBLIOGRAFIA

American Cancer Society. (2012). Lymphedema: What every woman with breast cancer should know. Available: *www.cancer.org/treatment/treatmentsandsideeffects/physicalsideeffects/lymphedema/whateverywomanwithbreastcancershould-know-toc*

American College of Radiology. (Revised 2017). ACR practice parameter for the performance of screening and diagnostic mammography. *www.acr.org*

American College of Radiology. (2013). BI-RAD Atlas (5th ed.). *www.acr.org*

American Joint Committee on Cancer. (2016). *AJCC cancer staging manual* (8th ed.). New York: Springer.

Greenlee, H., Dupont-Reyes, M., Balneaves, L., et al. (2017). Clinical practice guidelines on the evidence-based use of integrative therapies during and after breast cancer treatment. *CA-A Cancer Journal for Clinicians, 67*, 194–232.

Guiano, A., Connolly, J., Edge, S., et al. (2017). Major changes in the American Joint Committee on cancer eighth edition cancer staging. *CA-A Cancer Journal for Clinicians, 67*, 290–303.

Himes, D. O., Root, A. E., Gammon, A., et al. (2016). Breast cancer assessment: Calculating lifetime risk using the Tyrer-Cuzick model. *Journal for Nurse Practitioners, 12*, 581–592.

Manders, J. B., Kuerer, H. M., Smith, B. D., et al. (2017). Clinical utility of the 12-gene DCIS score assay: Impact on radiotherapy recommendations for patients with ductal carcinoma in situ. *Annals of Surgical Oncology, 24*, 660–668.

Mayden, K. D. (2016). Understanding biomarkers in early-stage invasive breast cancer: Tools from the ASCO clinical guideline. *Journal of the Advanced Practitioner in Oncology, 7*, 666–671.

Meneses, K. (2016). When should I have a mammogram? Recent changes in ACS mammography guidelines: Implications for practice. *Journal of the Advanced Practitioner in Oncology, 7*, 567–570.

Monticciolo, D., Newell, M., Hendrick, R., et al. (2017). Breast cancer screening for average-risk women: Recommendations from the ACR Commission on breast imaging. *Journal of the American College of Radiology, 14*(9), 1137–1143.

Morrow, M. (2018). Management of the node-positive axilla in breast cancer in 2017: selecting the right option. *JAMA Oncology, 4*(2), 250–251.

National Comprehensive Cancer Network. (2017). Clinical practice guidelines in oncology breast cancer Version 4.2017. Available: *www.nccn.org*

Rafferty, E., Durand, M., Conant, E., et al. (2016). Breast cancer screening using tomosynthesis and digital mammography in dense and non-dense breasts. *JAMA, 315*(16), 1784–1786.

Siegel, R. L., Miller, K. D., & Jemal, A. (2018). Cancer statistics, 2017. *CA—A Cancer Journal for Clinicians, 68*, 7–30.

Smith, R., Andrews, K., Brooks, D., et al. (2017). Cancer screening in the United States, 2017: A review of current American Cancer Society guidelines and issues in cancer screening. *CA—A Cancer Journal for Clinicians, 67*, 100–121.

UNIDADE 7

Saúde Metabólica e Endócrina

CAPÍTULO

24

Distúrbios Endócrinos

CONSIDERAÇÕES GERAIS E AVALIAÇÃO

A função dos hormônios

Os sistemas endócrino e nervoso são responsáveis pela manutenção da homeostase. As glândulas endócrinas produzem os hormônios, substâncias químicas secretadas na corrente sanguínea e que exercem um efeito estimulador ou inibitório nos tecidos-alvo ou nas glândulas. Os hormônios conseguem seu efeito se ligando a receptores específicos, localizados na membrana da célula-alvo (p. ex., catecolaminas) ou penetrando a membrana celular e formando um complexo que influencia o metabolismo celular (p. ex., esteroides). A resposta da célula-alvo é refletida com a produção e a secreção de um segundo hormônio ou por uma mudança no metabolismo celular, que altera a concentração de eletrólitos ou outras substâncias presentes na corrente sanguínea.

Efeitos gerais da ação hormonal

1. Regula a taxa metabólica geral e o armazenamento, a conversão e a liberação de energia.
2. Regula o equilíbrio de líquidos e eletrólitos.
3. Inicia as respostas de enfrentamento aos estressores.
4. Regula o crescimento e o desenvolvimento.
5. Regula os processos de reprodução.

Regulação hormonal

1. A secreção hormonal costuma ser controlada por um sistema de *feedback* negativo.
   a. A queda na concentração sanguínea de hormônio leva à ativação da glândula endócrina reguladora e à liberação de seus hormônios estimuladores.
   b. Elevações na concentração sanguínea de hormônios das células-alvo ou alterações na composição sanguínea resultantes da atividade das células-alvo podem causar a inibição da secreção hormonal.
2. Os distúrbios endócrinos se manifestam como estados de deficiência ou excesso de hormônio. A fisiopatologia subjacente pode ser expressa como:
   a. *Primária* – a glândula secretora libera um hormônio inadequado por causa de uma patologia da própria glândula.
   b. *Secundária* – a glândula secretora libera quantidades anormais de hormônio por causa de uma patologia na glândula reguladora (p. ex., hipófise).

c. *Terciária* – a glândula secretora libera um hormônio inadequado por causa de uma disfunção hipotalâmica, resultando em estímulo anormal pela hipófise.
3. Concentrações hormonais anormais também podem ser causadas por tumores produtores de hormônios (adenomas) localizados em local remoto.

História de saúde

Pacientes com doenças do sistema endócrino geralmente relatam queixas inespecíficas. Os sintomas podem refletir alterações no bem-estar geral, como fadiga, fraqueza, mudança de peso, apetite, padrões de sono ou estado emocional. É necessária uma revisão minuciosa para detectar alterações em vários sistemas orgânicos causadas por um distúrbio endócrino (Tabela 24.1).

Exame físico

Os achados objetivos podem ser óbvios e estar relacionados às queixas do paciente ou ser "sinais silenciosos", que o paciente desconhece completamente. O exame físico completo de todos os sistemas orgânicos, em particular dos sistemas tegumentar, cardiovascular e neurológico, pode revelar descobertas importantes para a disfunção endócrina (ver Capítulo 5).

Testes de função da tireoide

Tiroxina total

Descrição

1. Esta é uma medida direta da concentração de tiroxina total (T_4) no sangue, usando uma técnica de radioimunoensaio.
2. É um índice preciso da função tireoideana quando a globulina de ligação ao T_4 (TBG) é normal.
3. Níveis baixos de proteínas de ligação ao plasma (desnutrição, doença hepática) podem gerar valores baixos.
4. Valores altos de proteínas de ligação ao plasma (gravidez, terapia com estrogênio) podem gerar valores altos.
5. Pode ser usado para diagnosticar hipofunção e hiperfunção da tireoide e para orientar e avaliar a terapia de reposição hormonal.

Considerações de enfermagem e cuidados com o paciente

1. O teste para monitorar a terapia hormonal da tireoide pode ser realizado de 6 a 8 semanas após o ajuste da dose, em virtude do tempo necessário para que o hormônio estimulador da tireoide (TSH) possa refletir a resposta do organismo à nova dose.
2. Interpretação dos resultados dos testes:
   a. Hipotireoidismo – abaixo do normal.
   b. Hipertireoidismo – acima do normal.

Tiroxina livre

Descrição

1. Medição direta da concentração de T_4 livre no sangue usando um método de radioimunoensaio em duas etapas.
2. É uma medida precisa da função da tireoide, independentemente da influência variável dos níveis de globulina de ligação à tireoide.
3. Usado para auxiliar no diagnóstico de hipertireoidismo e hipotireoidismo.
4. Usado para monitorar e orientar a terapia de reposição hormonal.

Considerações de enfermagem e cuidados com o paciente

1. Interpretação dos resultados dos testes:
   a. Hipertireoidismo – acima do normal.
   b. Hipotireoidismo – abaixo do normal.
2. Os resultados são mais bem interpretados em conjunto com os níveis de TSH, para fins de diagnóstico.
3. Em geral usados para monitorar a terapia de reposição do hormônio tireoidiano, os níveis se tornam significativos somente após 6 a 8 semanas de terapia, para avaliar a adequação da dosagem em razão da meia-vida longa do T_4.

Globulina ligadora de tiroxina

Descrição

1. Mede a concentração da proteína transportadora de T_4 no sangue.
2. Como a maioria dos T_4 está ligada às proteínas, alterações na globulina ligadora de tiroxina (TBG) influenciam os valores de T_4.
3. Útil na distinção entre doença tireoidiana verdadeira e anormalidades no teste T_4 causadas por excesso ou déficit de TBG.

Considerações de enfermagem e cuidados com o paciente

Determine se a paciente está tomando estrogênio ou está grávida, pois pode elevar o TBG. Os resultados podem ser reduzidos por desnutrição ou por doença hepática.

Tri-iodotironina

Descrição

1. Mede diretamente a concentração de tri-iodotironina (T_3) no sangue usando uma técnica de radioimunoensaio.
2. O T_3 é menos influenciado por alterações nas proteínas de ligação da tireoide; liga-se à albumina.
3. T_3 tem uma meia-vida mais curta que T_4 e ocorre em pequenas quantidades na forma ativa.
4. Útil para descartar tireotoxicose T_3, hipertireoidismo quando T_4 é normal, e para avaliar os efeitos da terapia de reposição.

Considerações de enfermagem e cuidados com o paciente

1. O T_3 pode estar transitoriamente deprimido no paciente muito enfermo.
2. Interpretação dos resultados dos testes:
   a. Hipotireoidismo – abaixo do normal.
   b. Hipertireoidismo – acima do normal.

Captação de resina T_3

Descrição

1. Essa é uma medida indireta da função da tireoide, com base na disponibilidade de sítios de ligação às proteínas em uma amostra de soro que podem se ligar ao T_3 radioativo.
2. O T_3 radioativo é adicionado à amostra sorológica no tubo de ensaio e se une aos sítios de ligação das proteínas disponíveis. O T_3 não ligado se une à resina para absorção de T_3, refletindo a quantidade de T_3 restante graças à falta de sítios de ligação.
3. Estrogênio e gravidez produzem um aumento dos sítios de ligação, causando uma menor absorção de resina T_3.

Considerações de enfermagem e cuidados com o paciente

1. Os resultados podem ser alterados se o paciente estiver tomando estrogênios, andrógenos, salicilatos ou fenitoína.
2. Interpretação dos resultados dos testes:
   a. Hipotireoidismo – abaixo do normal.
   b. Hipertireoidismo – acima do normal.

Índice de tiroxina livre

Descrição

O índice de tiroxina livre é uma estimativa laboratorial da concentração de T_4 livre, com ajuste calculado para as variações na concentração de TBG do paciente.

Considerações de enfermagem e cuidados com o paciente

Interpretação dos resultados dos testes:
1. Abaixo do normal – hipotireoidismo.
2. Acima do normal – hipertireoidismo.

Tabela 24.1 Manifestações clínicas da disfunção endócrina.

Sinal ou sintoma	Possíveis causas
Cardiovascular	
Taquicardia ou taquiarritmia	• Hipertireoidismo • Feocromocitoma • Insuficiência adrenal
Bradicardia	• Hipotireoidismo
Hipotensão ortostática	• Insuficiência adrenal
Hipertensão	• Feocromocitoma • Hiperaldosteronismo • Síndrome de Cushing • Hiperparatireoidismo • Hipotireoidismo
Insuficiência cardíaca	• Hipertireoidismo • Hipotireoidismo • Síndrome de Cushing
Neurológico	
Fadiga	• Insuficiência adrenal • Hipotireoidismo • Hiperparatireoidismo
Nervosismo, tremores	• Feocromocitoma • Hipertireoidismo
Confusão mental, letargia ou coma	• Cetoacidose diabética • Hipotireoidismo • Síndrome da secreção inapropriada de hormônio antidiurético
Parestesia	• Hipotireoidismo • Hipoparatireoidismo • Diabetes melito
Cefaleia	• Acromegalia • Tumor hipofisário • Feocromocitoma
Psicose	• Hiperaldosteronismo • Hipotireoidismo • Hipertireoidismo • Síndrome de Cushing • Insuficiência adrenal • Hiperparatireoidismo
Sinal de Chvostek, sinal de Trousseau	• Hipoparatireoidismo
Reflexos aumentados	• Hipertireoidismo
Reflexos diminuídos	• Hipotireoidismo
Úlcera péptica	• Síndrome de Cushing
Diarreia	• Insuficiência adrenal
Constipação intestinal	• Hipotireoidismo • Hiperparatireoidismo • Feocromocitoma
Perda de peso	• Hipertireoidismo • Hiperparatireoidismo • Feocromocitoma
Hiperevacuação	• Hipertireoidismo
Dor abdominal	• Crise addisoniana • Hiperparatireoidismo
Musculoesquelético	
Fraqueza	• Hipertireoidismo • Hipotireoidismo • Síndrome de Cushing • Insuficiência adrenal • Hiperparatireoidismo • Hipoparatireoidismo • Hiperaldosteronismo
Fraturas patológicas	• Hiperparatireoidismo
Dor nas articulações	• Hipotireoidismo • Acromegalia
Dor óssea	• Hiperparatireoidismo
Espessamento ósseo	• Acromegalia
Urológico	
Poliúria	• Diabetes insípido • Diabetes melito
Cálculos renais	• Hiperparatireoidismo • Acromegalia • Síndrome de Cushing
Tegumentar	
Hirsutismo	• Hiperfunção adrenal • Acromegalia
Perda de cabelo	• Hipoparatireoidismo • Hipotireoidismo • Síndrome de Cushing
Pelos corporais esparsos	• Insuficiência hipofisária • Insuficiência adrenal • Hipogonadismo
Hiperpigmentação	• Doença de Addison • Hipertireoidismo • Produção ectópica de corticotrofina
Diaforese profusa	• Hipertireoidismo • Feocromocitoma
Pele fina	• Síndrome de Cushing
Pelos grossos	• Hipotireoidismo
Pelos finos	• Hipertireoidismo
Edema	• Síndrome de Cushing
Reprodutivo	
Amenorreia	• Hipertireoidismo • Hipogonadismo • Síndrome de Cushing • Acromegalia • Tumor hipofisário
Ginecomastia	• Hipogonadismo • Tumor hipofisário
Perda de libido, impotência	• Hipogonadismo • Hipotireoidismo • Insuficiência adrenal • Diabetes melito
Oftalmológico/Visual	
Exoftalmia	• Doença de Graves
Diplopia	• Doença de Graves • Tumor hipofisário
Déficit de campo visual	• Tumor hipofisário
Inchaço periorbital	• Hipotireoidismo • Doença de Graves
Aparência corporal	
Face redonda, "corcunda de búfalo"	• Síndrome de Cushing
Estatura anormalmente alta	• Crescimento pré-puberal • Acromegalia

Tirotropina, hormônio estimulador da tireoide

Descrição

1. Medida direta do hormônio estimulador da tireoide (TSH), o hormônio secretado pela porção anterior da hipófise, que regula a produção e a secreção de T_4 pela tireoide.
2. Os ensaios quimioluminométricos de TSH de terceira geração são mais utilizados.
3. O teste preferido é capaz de diferenciar distúrbios da tireoide causados por patologia da própria glândula de distúrbios causados por doenças da hipófise ou do hipotálamo. Também é útil para detectar estágios iniciais de hipotireoidismo (hipotireoidismo subclínico) e monitorar a terapia de reposição hormonal (TRH). O paciente deve estar sob uma dose estável de tiroxina por 6 a 8 semanas para que os níveis de TSH reflitam com precisão a adequação do tratamento.
4. As amostras matinais são preferenciais.

Considerações de enfermagem e cuidados com o paciente

1. Interpretação:
   a. No hipotireoidismo primário, os níveis de TSH estão elevados.
   b. No hipotireoidismo secundário (falha da hipófise), os níveis de TSH estão baixos.
   c. No hipertireoidismo, os níveis de TSH estão baixos.

Teste de estimulação com hormônio liberador de tireotrofina

Descrição

1. O teste de estimulação com hormônio liberador de tireotrofina (TRH) avalia a perviedade do eixo hipotálamo-hipófise. Antes empregado para distinguir entre hipotireoidismo primário e hipotireoidismo central (secundário ou terciário), esse teste quase nunca é usado para esse fim após o advento de ensaios mais sensíveis de TSH. Hoje, seu uso principal é para distinguir entre hipotireoidismo secundário e terciário, bem como avaliar a acromegalia.
2. É coletada uma amostra basal, depois o TRH é administrado por injeção intravenosa (IV) e as amostras de sangue são coletadas para determinar os níveis de TSH em 30, 90 e 120 minutos.

Considerações de enfermagem e cuidados com o paciente

1. Interpretação:
   a. TSH aumentado deve ser observado em 30 minutos.
   b. Sem aumento no hipotireoidismo secundário.
   c. Aumento brusco no hipertireoidismo.
   d. Aumento tardio (amostra de 90 minutos) associado ao hipotireoidismo terciário.
   e. Níveis elevados de hormônio do crescimento associados à acromegalia.
2. Uma resposta subnormal pode ocorrer em pacientes que tomam levodopa ou cortisol.

Autoanticorpos da tireoide

Descrição

Usado para detectar autoanticorpos selecionados associados a algumas patologias da tireoide e os níveis desses autoanticorpos.

1. Imunoglobulina estimulante da tireoide (TSI) – anticorpos que estimulam o receptor de TSH na tireoide, causando hiperfunção da glândula. É útil no diagnóstico da doença de Graves.
2. Anticorpos da tireoide peroxidase (TPO) – associados à tireoidite de Hashimoto e à doença de Graves.
3. Anticorpos de tireoglobulina – elevados com tireoidite de Hashimoto e doença de Graves.

Testes de função da paratireoide

Hormônio da paratireoide

Descrição

1. Pode ser o teste de PTH intacto (ensaio de segunda geração) ou PTH 1-84 (terceira geração), que deve ser medido ao mesmo tempo com o nível sérico de cálcio.
2. A faixa de valores normais pode variar de acordo com o laboratório e o método.

Considerações de enfermagem e cuidados com o paciente

PTH elevado no hiperparatireoidismo e PTH diminuído no hipoparatireoidismo.

Cálcio sérico, total

Descrição

1. Esta é uma medida direta do cálcio ligado a proteínas e do cálcio ionizado "livre".
2. A fração de cálcio ionizado é o melhor indicador de alterações no metabolismo do cálcio.
3. Os resultados podem ser afetados por alterações na albumina sérica, o principal transportador de proteínas.
4. Usado para detectar alterações no metabolismo do cálcio causadas por patologia ou malignidade da paratireoide.

Considerações de enfermagem e cuidados com o paciente

1. A amostra deve ser obtida com o paciente em jejum e ser coletada em tubo de ensaio com heparina como anticoagulante.
2. O teste deve ser repetido para confirmar a doença da paratireoide.
3. Elevações no cálcio sérico podem ser causadas por desidratação, intoxicação por vitamina D, diuréticos tiazídicos, imobilização, hipertireoidismo ou terapia com lítio.
4. Valores baixos podem ser observados em insuficiência renal, estados patológicos crônicos, síndrome de má absorção e deficiência de vitamina D.
5. Interpretação dos resultados dos testes:
   a. Hiperparatireoidismo, malignidade – elevado.
   b. Hipoparatireoidismo – abaixo do normal.

Cálcio sérico, ionizado

Descrição

1. Cerca de 45 a 50% do cálcio sérico total está na forma ionizada, que é biologicamente ativa.
2. Esse é o método preferido para testar alterações no metabolismo do cálcio causadas por doenças da paratireoide, malignidade ou cirurgia da tireoide.

Considerações de enfermagem e cuidados com o paciente

1. A amostra deve ser coletada em tubo com heparina como anticoagulante.
2. O teste deve ser repetido em três ocasiões diferentes para confirmar a doença da paratireoide.
   a. Hiperparatireoidismo, malignidade – elevado.
   b. Hipoparatireoidismo – abaixo do normal.

Alerta de enfermagem
O uso de torniquete durante a coleta de amostras de sangue para estudos de cálcio deve ser reduzido ao mínimo. A constrição prolongada provoca a migração de proteínas plasmáticas para a corrente sanguínea de maneira local, resultando em valores séricos falsamente altos de cálcio e pseudo-hipercalcemia.

Fosfato sérico

Descrição

1. O teste mede o nível de fósforo inorgânico no sangue.
2. A alteração na função da paratireoide tende a ter efeitos opostos no metabolismo do cálcio e do fósforo.
3. Usado para confirmar anormalidades metabólicas que afetam o metabolismo do cálcio.

Considerações de enfermagem e cuidados com o paciente

Elevado em hipoparatireoidismo, baixo em hiperparatireoidismo.

Testes de função adrenal

Cortisol plasmático

Descrição

1. Esta é uma medida direta do principal produto de secreção do córtex adrenal pela técnica de radioimunoensaio.
2. A concentração sérica varia com o ciclo circadiano, portanto os valores normais variam com a hora do dia e o nível de estresse do paciente (o nível das 8 horas, de modo geral, é o dobro do nível das 20 horas).
3. Útil como etapa inicial para avaliar a disfunção adrenal, mas quase sempre são necessários exames adicionais.

Considerações de enfermagem e cuidados com o paciente

1. A amostra coletada em jejum é preferencial.
2. As amostras de sangue devem coincidir com o ritmo circadiano e o horário de coleta indicado na etiqueta do laboratório.
3. Interpretação dos resultados dos testes:
   a. Valores reduzidos observados em doença de Addison, hipossecreção hipofisária anterior e hipotireoidismo secundário.
   b. Valores aumentados observados em hipertireoidismo, estresse (p. ex., traumatismo, cirurgia), carcinomas, síndrome de Cushing, hipersecreção de corticotrofina por tumores (carcinoma de pequenas células), adenoma adrenal e obesidade.

Cortisol salivar

Descrição

1. Como a globulina ligadora do cortisol (CBG) quase sempre está ausente na saliva, não interfere nos níveis de cortisol. Portanto, o cortisol salivar pode ser medido com mais confiabilidade, sem variação, graças aos níveis flutuantes de CBG.

Considerações de enfermagem e cuidados com o paciente

1. A amostra é coletada com um cotonete bucal à noite e pode ser feita no domicílio, depois de enxaguar a boca e antes de escovar os dentes.

Teste do cortisol livre na urina de 24 horas

Descrição

1. O teste mede a produção de cortisol durante um período de 24 horas.
2. Útil para estabelecer o diagnóstico de hipercortisolismo.
3. Menos influenciado pelas variações diurnas nos níveis de cortisol.

Considerações de enfermagem e cuidados com o paciente

1. Instrua o paciente na técnica de coleta apropriada.
2. O frasco de coleta deve ser mantido sob refrigeração e enviado ao laboratório logo após a conclusão da coleta.
3. Fatores que interferem:
   a. Valores elevados – gravidez, contraceptivos hormonais, espironolactona e estresse.
   b. Varreduras recentes com radioisótopos podem interferir nos resultados dos testes.

Testes de supressão com dexametasona

Descrição

1. O teste de supressão com dexametasona é um método importante para avaliar a hiperfunção adrenal.
2. A produção e a secreção de cortisol pelas adrenais são estimuladas pelo hormônio adrenocorticotrófico (ACTH; corticotrofina) secretado pela hipófise.
3. A dexametasona é um esteroide sintético efetivo na supressão da secreção de corticotrofina.
4. Em um paciente saudável, a dexametasona inibirá a secreção de corticotrofina e fará com que os níveis de cortisol caiam abaixo do normal.
5. Certos medicamentos (rifampicina e fenitoína) aumentam a depuração metabólica da dexametasona e podem contribuir para resultados falso-positivos.
6. Usuários de medicamentos que contenham estrogênio devem interromper o uso 6 semanas antes do teste, o qual não é confiável durante a gravidez.

Considerações de enfermagem e cuidados com o paciente

Explique o procedimento ao paciente.

1. Dexametasona de baixa dosagem (1 mg) durante a noite, usado sobretudo para identificar os *não* portadores da síndrome de Cushing.
   a. Administre 1 mg de dexametasona, por via oral, às 23 horas.
   b. Meça o nível de cortisol às 8 horas, antes de o paciente se levantar.
   c. Espere supressão nos níveis de cortisol (menos de 5 mcg/dℓ). O teste é bastante sensível quando um ponto de corte de 2 mg é usado para o diagnóstico.
2. Quarenta e oito horas de baixa dose de dexametasona (2 mg).
   a. O paciente deve ser instruído a tomar 0,5 mg de dexametasona a cada 6 horas, por 2 dias.
   b. A amostra de cortisol plasmático é coletada 9 horas após a administração da primeira dose e novamente 48 horas depois.
   c. É essencial que o paciente receba por escrito instruções precisas para a conformidade com o esquema de dosagem e amostragem de sangue, a fim de que o teste seja válido.
3. Dexametasona durante a noite em altas doses é útil para distinguir a doença de Cushing de outras formas da síndrome de Cushing.
   a. Administre 8 mg de dexametasona, por via oral, às 23 horas.
   b. Meça o nível de cortisol às 8 horas, antes de o paciente se levantar.
   c. Níveis de cortisol suprimidos (menos de 50% do valor basal) indica paciente com adenoma hipofisário secretor de corticotrofina (doença de Cushing).
   d. Níveis não suprimidos de cortisol estão associados à secreção ectópica de corticotrofina (malignidade) ou a tumores adrenais.
4. Incentive o paciente a tomar dexametasona com leite, pois pode causar irritação gástrica.

Teste de estimulação adrenocorticotrófica

Descrição

1. O ACTH estimula a produção e a secreção de cortisol pelo córtex adrenal.
2. Demonstra a capacidade do córtex adrenal de responder adequadamente ao ACTH.
3. É um teste importante para avaliar a insuficiência adrenal, mas pode não distinguir insuficiência primária de secundária.

Considerações de enfermagem e cuidados com o paciente

1. Obtenha o nível basal de cortisol.
2. Administre 0,25 mg de ACTH (cosintropina IV ou intramuscular [IM]).
3. Colete os níveis de cortisol nos horários prescritos, em geral a 30 e 60 minutos.

4. Interpretação dos resultados dos testes:
   a. O intervalo de respostas normais pode variar. Em geral, porém, um aumento de duas vezes em relação ao valor basal é considerado normal.
   b. Resposta diminuída – insuficiência adrenal com baixos valores de cortisol.

Alerta farmacológico
A infusão de cosintropina pode causar rubor ou discreta redução da pressão arterial (PA). Avise os pacientes sobre esses efeitos, monitore a pressão arterial e garanta a segurança.

Teste de estimulação do hormônio liberador de corticotrofina

Descrição

1. O teste mede a responsividade hipofisária ao hormônio liberador de corticotrofina (CRH), um hormônio hipotalâmico que regula a secreção hipofisária do ACTH.
2. Útil para diferenciar a causa da secreção excessiva de cortisol quando houver suspeita de fonte ectópica de ACTH.
3. Em geral, a CRH estimula a secreção de ACTH na hipófise, mas não em tecidos não hipofisários secretores de corticotrofina.

Considerações de enfermagem e cuidados com o paciente

1. Descreva o procedimento para o paciente.
   a. O paciente em jejum recebe CRH (1 mcg/kg ou 100 mcg) por via intravenosa.
   b. Os cateteres são avançados pelas veias femorais até áreas próximas às glândulas suprarrenais, a fim de que a amostra possa ser coletada próximo ao local de secreção de ACTH.
   c. As amostras de sangue para o teste de ACTH devem ser coletadas em 5, 10, 15, 30, 45, 60, 90 e 120 minutos.
2. A resposta normal é um aumento no ACTH para pelo menos o dobro do valor basal.
3. Interpretação dos resultados dos testes:
   a. Aumento súbito do valor basal duplo de ACTH – doença de Cushing.
   b. Nenhuma resposta no ACTH – síndrome de Cushing independente da corticotrofina (tumor adrenal) ou fonte ectópica de secreção de corticotrofina (tumor ectópico).
   c. O teste pode produzir resultado falso-negativo.

Ácido vanililmandélico e metanefrinas na urina

Descrição

1. Medida direta dos metabólitos das catecolaminas secretadas pela medula adrenal.
2. A metanefrina é uma medida mais confiável da secreção de catecolamina.
3. Método preferido para diagnosticar feocromocitoma, neuroblastoma e outros tumores da crista neural.

Considerações de enfermagem e cuidados com o paciente

1. Obtenha o frasco adequado para a coleta de urina com conservante de cloridrato e explique ao paciente como ela é feita por 24 horas.
2. Uma ampla gama de medicamentos e alimentos pode alterar o teste realizado por alguns laboratórios. Verifique com o laboratório e o profissional de saúde a necessidade de suspender alguns medicamentos, como simpatomiméticos e metildopa, assim como alimentos como café, chá, extrato de baunilha e banana, antes e durante a coleta de urina.
3. Interpretação – feocromocitoma: ácido vanililmandélico superior a 10 mcg/mg de creatinina ou superior a 10 mg/24 horas e metanefrina maior que 0,7 mcg/mg de creatinina ou maior que 0,7 mg/24 horas.

Catecolaminas plasmáticas

Descrição

Medida direta de catecolaminas circulantes pela técnica de radioimunoensaio – teste mais sensível que o de urina, porém mais propenso a resultados falso-positivos.

Considerações de enfermagem e cuidados com o paciente

1. Colete a amostra do cateter intravenoso 20 a 30 minutos após a punção venosa, se possível, para reduzir o aumento nos níveis de catecolamina provocado pela dor e pela ansiedade do paciente.
2. Colete a amostra em um tubo heparinizado.
3. Interpretação – nível superior a 2.000 ng/ℓ é diagnóstico para feocromocitoma.

Teste de supressão de clonidina

Descrição

1. O teste é baseado no princípio de que a produção de catecolaminas por feocromocitomas é autônoma, em oposição a outras causas de excesso de catecolaminas, que são reguladas pelo sistema nervoso simpático.
2. A clonidina, como agonista alfa-adrenérgico central, suprime a produção de catecolaminas.
3. Útil para diferenciar feocromocitoma de casos de hipertensão essencial quando o resultado dos testes é inconclusivo.
4. Corticosteroides devem ser evitados antes do teste.

Considerações de enfermagem e cuidados com o paciente

1. Colete a amostra basal de catecolamina do cateter intravenoso 20 a 30 minutos após a punção venosa, se possível, para reduzir o aumento dos níveis de catecolamina provocado pela dor e pela ansiedade do paciente.
2. Dê 0,3 mg de clonidina por via oral.
3. Após 3 horas, colete a segunda amostra de catecolamina.
4. Interpretação – em pacientes sem feocromocitoma, uma queda significativa nas catecolaminas deve ser observada em 3 horas (menos de 500 pg/mℓ ou redução das catecolaminas totais em 50%), enquanto nos pacientes com feocromocitoma não será evidente uma queda nas catecolaminas.

Alerta farmacológico
Avise aos pacientes que não se levantem rapidamente e monitore hipotensão ortostática após a administração de clonidina.

Aldosterona (urina ou sangue)

Descrição

1. Medida direta, usando a técnica de radioimunoensaio, de aldosterona, um hormônio secretado pelo córtex adrenal que regula o controle de sódio e potássio pelos rins.
2. Pode ser medido no sangue ou em amostras de coleta de urina de 24 horas.
3. O teste de urina é mais confiável porque é menos influenciado por flutuações em curto prazo na corrente sanguínea.
4. Útil para diagnosticar aldosteronismo primário.

Considerações de enfermagem e cuidados com o paciente

1. Os resultados do teste podem ser elevados por estresse, exercícios extenuantes, postura ereta e medicamentos como diazóxido, hidralazina e nitroprussiato.
2. Os resultados dos testes podem ser diminuídos pela ingestão excessiva de alcaçuz e pelos medicamentos fludrocortisona e propranolol.

Testes da função hipofisária

Hormônio do crescimento no plasma sanguíneo

Descrição

1. Medição direta por radioimunoensaio do hormônio de crescimento humano (GH), secretado pela hipófise anterior, é útil para diagnosticar acromegalia, gigantismo, tumores da hipófise, problemas de crescimento relacionados à hipófise em crianças ou deficiência de GH em adultos.
2. Como a secreção de GH é episódica, amostras únicas em jejum podem não ser confiáveis para detectar o excesso ou a deficiência de GH.
3. Essas condições podem ser mais bem avaliadas por um teste de estimulação, para estados de deficiência, ou de supressão, para condições de excesso de hormônio.

Considerações de enfermagem e cuidados com o paciente

1. A amostra de sangue deve ser coletada após um jejum noturno, pois a ingestão calórica reduz os níveis sanguíneos de GH.
2. O paciente deve estar descansado e calmo antes da coleta de amostras de sangue.
3. Faixa normal: homens – menos de 5 ng/mℓ; mulheres – menos de 8 ng/mℓ.
4. Pode ser elevado pelos seguintes medicamentos: levodopa, contraceptivos hormonais, antagonistas alfa, bloqueadores beta-adrenérgicos, bem como pelo álcool.

Prolactina no plasma sanguíneo

Descrição

Medição direta por radioimunoensaio de prolactina, secretada pela hipófise anterior, ajuda a diagnosticar tumores hipofisários.

Considerações de enfermagem e cuidados com o paciente

1. A amostra de sangue deve ser coletada após um jejum noturno.
2. Valores normais: homens – 1 a 20 ng/mℓ; mulheres – 1 a 25 ng/mℓ.
3. Valores acima de 300 ng/mℓ sugerem tumor na hipófise.
4. Valores elevados podem ser causados por exercício, estimulação da mama e atrito.
5. Os medicamentos que elevam os resultados dos testes incluem fenotiazinas, reserpina, estrogênios, antidepressivos tricíclicos, metildopa, medicamentos anti-hipertensivos e inibidores seletivos da recaptação de serotonina.

Hormônio adrenocorticotrófico

Descrição

1. Medição direta da concentração de ACTH na corrente sanguínea pela técnica de radioimunoensaio.
2. Medida da função hipofisária, útil para fornecer informações importantes sobre a disfunção da glândula adrenal.
3. Útil para identificar a causa de anormalidades adrenais quando comparado aos níveis séricos de cortisol.

Considerações de enfermagem e cuidados com o paciente

1. Como o ACTH é rapidamente degradado, as amostras de sangue devem ser centrifugadas e congeladas o mais rápido possível, a fim de evitar resultados falsamente baixos.
2. Níveis altos de estresse no paciente podem invalidar os resultados.
3. Interpretação dos resultados dos testes:
   a. Níveis elevados com cortisol elevado – doença de Cushing ou produção ectópica de ACTH.
   b. Níveis elevados com cortisol baixo – doença de Addison.
   c. Níveis baixos com cortisol elevado – tumor adrenal.
   d. Níveis baixos com cortisol baixo – hipopituitarismo.

Teste de tolerância à insulina

Descrição

1. Teste dinâmico que mede a resposta hipofisária à hipoglicemia induzida, em especial a secreção de GH e a produção de cortisol estimulada por ACTH pela glândula adrenal.
2. Útil para diagnosticar o hipopituitarismo funcional causado por patologia hipofisária ou que se desenvolve após cirurgia da hipófise.
3. Considerado o "padrão-ouro" para o diagnóstico de deficiência de GH.

Considerações de enfermagem e cuidados com o paciente

1. Após jejum noturno, deve ser administrada por via intravenosa uma dose de insulina de 0,15 unidade/kg (dose habitual, mas pode variar).
2. São coletadas amostras de sangue, em geral uma basal, e depois a cada 15 minutos após a administração de insulina.
3. O teste é considerado válido se a glicose no sangue cair para metade do valor basal ou para menos de 35 mg/dℓ.
4. O pico de resposta é observado entre 60 e 100 minutos.
5. Para a adrenal, é necessário um aumento de cortisol por um fator de pelo menos 1,5 para mostrar a resposta normal.
6. Existe deficiência de GH se os níveis de hormônio do crescimento não estiverem acima de 3 mcg/ℓ.
7. O teste é contraindicado em pessoas com epilepsia ou doença cardíaca. Naquelas com suspeita de insuficiência adrenal, o teste de estimulação com ACTH deve ser realizado primeiro.
8. Para pessoas em que o teste de tolerância à insulina é contraindicado, outros agentes podem ser usados, como clonidina, arginina, glucagon, levodopa ou hormônio liberador de GH, a fim de estimular a secreção de GH.

Alerta de enfermagem
O teste deve ser realizado com o profissional de saúde presente. A solução de dextrose a 50% deve estar disponível na beira do leito para tratar a hipoglicemia, e o teste será interrompido se os níveis de açúcar no sangue caírem para menos de 35 mg/dℓ.

Teste de supressão da glicose

Descrição

Elevações pós-prandiais de glicose inibem a secreção de GH pela hipófise. A incapacidade de suprimir os níveis de GH após a ingestão de glicose sugere um tumor secretor de GH.

Considerações de enfermagem e cuidados com o paciente

1. O paciente deve estar em jejum.
2. Devem ser administrados de 75 g a 100 g de glicose concentrada VO.
3. Amostras de sangue devem ser coletadas na linha de base, ou seja, 30 e 60 minutos.
4. Interpretação dos resultados dos testes:
   a. Níveis de GH menores que 2 mcg/ℓ são considerados normais.
   b. Níveis de GH não suprimidos sugerem acromegalia.
5. A incapacidade de supressão de GH também pode ser causada por fome ou restrição calórica de proteínas.
6. Os pacientes podem se queixar de náuseas após a ingestão de Glucola.

Teste de privação de água

Descrição

1. Teste funcional que mede a adequação da secreção do hormônio antidiurético (ADH) pela hipófise posterior, bem como sua capacidade de concentrar a urina e manter a osmolalidade sérica diante da privação de água.
2. Útil para determinar o diagnóstico e a etiologia do diabetes insípido (DI).

Considerações de enfermagem e cuidados com o paciente

1. O teste se inicia com a obtenção do peso e da osmolaridade do plasma e da urina do paciente no tempo 0.
2. O peso do paciente, o débito urinário e a osmolaridade da urina devem ser determinados de hora em hora.
3. A privação é mantida até que a osmolaridade da urina alcance um "platô", evidenciado por uma mudança de menos de 10% na osmolaridade entre medições consecutivas e uma redução de 2% no peso corporal do paciente. Nesse momento, devem ser coletadas as amostras de sódio sérico, osmolaridade e vasopressina.
4. O teste pode ser interrompido se o paciente perder mais de 3% do peso corporal ou se ocorrer instabilidade cardíaca.
5. Se a osmolaridade da urina permanecer abaixo da osmolaridade plasmática (geralmente 300 mOsm/kg), o diagnóstico de DI é confirmado e deve ser iniciado o segundo estágio do teste, que distingue entre DI nefrogênico e central.
6. Devem ser administrados 2 mcg de ADH artificial (acetato de desmopressina [DDAVP]) por via subcutânea ou IM para determinar alterações na osmolaridade da urina, a 30, 60 e 120 minutos, em resposta ao hormônio injetado.
7. Se o maior valor de osmolaridade da urina obtido após a injeção for 50% maior que o anterior à injeção, o DI é causado por insuficiência hipofisária. Se o valor da osmolaridade for menor que 50% do anterior à injeção, o é causado por patologia renal.

Alerta de enfermagem
Pacientes com suspeita de DI submetidos ao teste de privação de água devem ser cuidadosamente monitorados, pois a desidratação pode se desenvolver muito rápido em pacientes muito enfermos.

Radiologia e imagem

Captação do iodo radioativo ^{131}I

Descrição

1. Mede os padrões tireoidianos de captação de iodo da glândula como um todo ou dentro de áreas específicas. Uma solução de iodeto de sódio (^{131}I) é administrada por via oral ao paciente em jejum.
2. Após um intervalo prescrito, em geral 24 horas, são realizadas as medições das contagens radioativas por minuto com um cintilador.
3. A tireoide normal remove de 15 a 50% do iodo da corrente sanguínea.
4. O hipertireoidismo pode resultar na remoção de até 90% do iodo da corrente sanguínea (p. ex., na doença de Graves) e causar baixa captação em algumas formas de tireoidite.
5. O hipotireoidismo se reflete na baixa captação.

Considerações de enfermagem e cuidados com o paciente

Após o teste, o iodo radioativo é eliminado pela urina. As seguintes medidas são recomendadas de 1 a 21 dias – dependendo da dose administrada, em média 3 dias:

1. Beber muito líquido.
2. Lavar o vaso sanitário duas a três vezes após o uso.
3. Evitar contato próximo com outras pessoas, mantendo uma distância de 2 metros.
4. Evitar o contato com lactentes, crianças e mulheres grávidas.
5. Não compartilhar a cama.
6. Evitar áreas públicas.
7. Não compartilhar utensílios nem preparar alimentos para outras pessoas.

Varredura da tireoide

Descrição

1. Obtenção de imagens do tecido tireoidiano, em particular nódulos suspeitos, pois o agente de contraste é rapidamente captado pelo tecido em funcionamento.
2. Útil para diagnosticar carcinoma da tireoide.
3. O meio de contraste é, em geral, administrado por linha IV.
   a. Pode ser usado pertecnetato de tecnécio (^{99m}Tc) ou ^{123}I para obter as melhores imagens.
4. As imagens podem ser obtidas no contador gama dentro de 20 a 60 minutos.

Considerações de enfermagem e cuidados com o paciente

1. Pode interferir nos testes séricos por radioimunoensaio. Entre em contato com o laboratório para determinar quando o exame de sangue pode ser realizado.
2. Os adenomas benignos podem ser visualizados como nódulos "quentes", indicando aumento da captação de iodo, ou como nódulos "frios", indicando diminuição da captação.
3. Nódulos malignos costumam assumir a forma de nódulos "frios".
4. Nenhuma medida específica precisa ser tomada após o teste.

PROCEDIMENTOS E MODALIDADES TERAPÊUTICAS

Ver Diretrizes para padrões de cuidados 24.1.

Terapia com esteroides

A *terapia com esteroides* é um tratamento usado em alguns distúrbios endócrinos e em várias outras condições. Os esteroides são hormônios que afetam o metabolismo e muitos processos orgânicos.

Classificação dos esteroides

(De acordo com os principais efeitos metabólicos sobre o organismo.)

Mineralocorticoides

1. Relacionado à retenção de sódio e água e à excreção de potássio.
2. Exemplos: aldosterona e 11-desoxicorticosterona.

Glicocorticoides (corticosteroides, esteroides)

1. Relacionado a efeitos metabólicos, incluindo o metabolismo de carboidratos.
2. Exemplo: cortisol.

Hormônios sexuais

1. Importante quando secretado em grandes quantidades ou quando o crescimento de cânceres hormonais é estimulado.
2. Exemplos:
   a. Andrógenos – testosterona.
   b. Estrogênios – estradiol.
   c. Progestinas – progesterona.

Efeitos dos glicocorticoides

1. Antagonizar a ação da insulina e promover a gliconeogênese, que fornece glicose.
2. Aumentar a quebra de proteínas (inibir a síntese de proteínas).
3. Aumentar a degradação de ácidos graxos.
4. Suprimir a inflamação, inibir a formação de cicatrizes e bloquear respostas alérgicas.
5. Diminuir o número de eosinófilos e leucócitos circulantes, bem como o tamanho do tecido linfático.
6. Exercer uma ação permissiva (permitir o efeito total) sobre as catecolaminas.
7. Exercer uma ação permissiva sobre o funcionamento do sistema nervoso central (SNC).
8. Inibir a liberação de adrenocorticotrofina.
9. Em resumo, os glicocorticoides são necessários para resistir a estímulos nocivos e mudanças ambientais.

DIRETRIZES PARA PADRÕES DE CUIDADOS 24.1

Distúrbios endócrinos

Ao cuidar de um paciente com distúrbio endócrino, lembre-se de que importantes funções metabólicas podem ser alteradas, como equilíbrio de líquidos e eletrólitos, metabolismo de glicose e proteínas, produção de energia, ionização de cálcio, controle da pressão arterial (PA), termorregulação, contratilidade cardíaca, peristaltismo intestinal e capacidade do corpo para reagir ao estresse.

- Monitore cuidadosamente o desequilíbrio eletrolítico – sódio, potássio, cloreto e bicarbonato –, verificando os resultados dos exames laboratoriais, as alterações no padrão do eletrocardiograma e os sinais de excesso ou déficit específico (ver Capítulo 21)
- Verifique periodicamente os níveis de glicose, na ponta do dedo ou no sangue, em pacientes que fazem uso de corticosteroides ou que tenham patologia adrenal. Observe os sinais de hiperglicemia (polidipsia, polifagia, poliúria e visão turva) ou hipoglicemia (nervosismo, tremores, dificuldade de concentração e letargia)
- Monitore hipocalcemia após tireoidectomia, paratireoidectomia ou hipoparatireoidismo, verificando os níveis séricos de cálcio e fósforo. Preste atenção à ocorrência de cãibras musculares, ansiedade, apreensão, espasmos e tetania. Verifique os sinais de Chvostek e de Trousseau
- Monitore sinais vitais, frequência cardíaca, pressão arterial e arritmias
- Monitore as mudanças de temperatura e frequência respiratória em patologia da tireoide e das adrenais
- Monitore a ingestão e o débito urinário, as alterações de peso e a presença de edema
- Mantenha um ambiente calmo e silencioso, fornecendo cuidados meticulosos, para evitar infecções ou desidratação em pacientes com hipofunção adrenal ou que estejam fazendo reposição de corticosteroides
- Após uma cirurgia, verifique se há sangramento, sinais de infecção e alterações nos sinais vitais. Monitore cuidadosamente o estado respiratório após a tireoidectomia
- Comunique imediatamente o agravamento da condição ou o desenvolvimento de sinais e sintomas suspeitos para evitar complicações graves, como coma mixedema, tempestade tireoidiana, tetania hipocalcêmica e crise adrenal
- Ofereça apoio e explique os cuidados com calma e repetidamente, pois o paciente pode apresentar lentidão mental, confusão ou letargia por causa da condição. Peça que repita informações importantes, a fim de verificar sua compreensão.

Esta informação deve servir apenas como uma orientação geral. Cada situação apresenta um conjunto único de fatores clínicos e requer julgamento de enfermagem para orientar os cuidados, que podem incluir medidas e abordagens adicionais ou alternativas.

Uso de esteroides

1. Fisiológico – para corrigir deficiências ou mau funcionamento de um órgão ou sistema endócrino específico (p. ex., doença de Addison).
2. Diagnóstico – para determinar o funcionamento adequado do sistema endócrino.
3. Farmacológico – para tratar o seguinte:
   a. Asma e doença pulmonar obstrutiva.
   b. Febre reumática aguda.
   c. Condições sanguíneas, como púrpura trombocitopênica idiopática, leucemia e anemia hemolítica.
   d. Condições alérgicas – rinite alérgica, anafilaxia (após epinefrina).
   e. Problemas dermatológicos – erupções cutâneas causadas por medicamentos, dermatite de contato e dermatite atópica.
   f. Doenças oculares – conjuntivite e uveíte.
   g. Distúrbios do tecido conjuntivo – lúpus eritematoso sistêmico e artrite reumatoide.
   h. Problemas gastrintestinais – colite ulcerosa.
   i. Receptores de transplante de órgãos – como agente imunossupressor.
   j. Condições neurológicas – edema cerebral e esclerose múltipla.

Preparando o paciente para receber a terapia com esteroides

1. Determine as contraindicações/precauções para essa terapia.
   a. Úlcera péptica.
   b. Diabetes melito.
   c. Infecções virais.
2. Administre um teste de tuberculina, se indicado, antes da terapia, porque os esteroides podem suprimir a resposta ao teste.
3. Avalie o nível de secreção de esteroides do próprio paciente, se possível.
4. Explique a natureza da terapia, o que se espera do paciente, o tempo de duração e os efeitos adversos a serem observados, respondendo a todas as perguntas.

Escolha do esteroide e vias de administração

1. Pode ser administrado por diferentes vias – oral, parenteral, sublingual, retal, por inalação ou por aplicação direta sobre a pele ou mucosa.
2. Deve ser evitada a combinação de esteroides com outros fármacos.
3. Para ajudar a prevenir os efeitos adversos dos esteroides, o tratamento pode ser feito em dias alternados. A dose deve ser administrada pela manhã.
4. Pode ser administrado em doses altas iniciais e depois reduzido. Se o paciente estiver tomando esteroides por várias semanas, as doses deverão ser reduzidas aos poucos para evitar crises addisonianas.

Intervenções de enfermagem

Prevenção de infecções

1. Os esteroides podem afetar o sangue circulante, resultando em diminuição de eosinófilos e linfócitos, aumento de glóbulos vermelhos e da incidência de tromboflebite e infecção.
2. Incentive o paciente a evitar multidões e a possibilidade de exposição a infecções.
3. Incentive exercícios físicos para prevenir a estase venosa.
4. Esteja ciente de que os sinais de infecção/inflamação podem estar mascarados – febre, vermelhidão e inchaço.
5. Pratique e incentive uma boa técnica de lavagem e assepsia das mãos.

Prevenção de complicações nutricionais e metabólicas

1. Verifique se o paciente precisa de assistência para o controle da dieta. Os esteroides podem causar ganho de peso e aumento do apetite.

2. Incentive uma dieta rica em proteínas. Como os esteroides afetam o metabolismo das proteínas, pode haver um balanço negativo de nitrogênio.
3. Incentive o paciente a tomar os esteroides com leite ou alimentos. Como os esteroides aumentam a secreção de ácido gástrico e têm um efeito inibidor sobre a secreção de muco no estômago, podem causar úlcera péptica.
4. Esteja atento a evidências precoces de hemorragia gástrica, como melena e sangue no vômito.
5. Verifique os níveis de glicose no sangue em jejum.
   a. Os esteroides precipitam a gliconeogênese e o antagonismo da insulina, o que resulta em hiperglicemia, glicosúria e diminuição da tolerância a carboidratos.
   b. Podem ser necessárias injeções temporárias de insulina.

Atenção a complicações ósseas

1. Esteja alerta à possibilidade de fraturas patológicas e tome medidas de segurança para evitar lesões.
   a. Os esteroides afetam o sistema musculoesquelético, causando depleção de potássio e fraqueza muscular.
   b. Os esteroides causam aumento da produção de cálcio e fósforo, o que pode levar à osteoporose.
2. Administre uma dieta rica em cálcio e proteína.
3. Recomende atividades de vida diária (AVDs) e programas de controle de peso, aconselhando a amplitude de movimento normal e o reposicionamento seguro para pacientes acamados.
4. Obtenha valores basais de densitometria óssea se estiver em uso prolongado de esteroides.

Prevenção de distúrbios eletrolíticos

1. Restrinja a ingestão de sódio e aumente a de potássio.
   a. Os mineralocorticoides diferem de outros esteroides, resultando em retenção de sódio e depleção de potássio, edema e ganho de peso.
   b. O suco de limão é rico em potássio e pobre em sódio.
   c. Evite soluções salinas como diluentes na preparação de medicamentos injetáveis.
2. Verifique a pressão arterial com frequência e pese o paciente diariamente.
3. Observe a presença de edema.

Monitoramento de reações comportamentais

1. Observe a ocorrência de convulsões, sobretudo em crianças. Os esteroides podem alterar os padrões de comportamento, aumentar a excitabilidade e afetar o SNC.
2. Evite situações de superestimulação.
3. Reconheça e comunique qualquer manifestação que se afaste dos padrões usuais de comportamento.
4. Relate comportamentos incomuns, sonhos assustadores, abstinência ou tendências suicidas.

Prevenção de reações de estresse

1. Recomende ao paciente levar consigo um cartão de identificação que indique terapia com esteroides e nome do profissional de saúde.
2. Esteja ciente de que os esteroides afetam o sistema hipotálamo-hipófise-adrenal, o que afeta a capacidade de responder ao estresse.
3. Aconselhe-o a evitar temperaturas extremas, infecções e situações perturbadoras.

Prevenção de lesões e promoção da cura

1. Instrua o paciente a evitar lesões e a adotar precauções de segurança contra o estresse. Como os esteroides interferem nos fibroblastos e no tecido de granulação, a resposta alterada à lesão resulta em crescimento prejudicado e atraso na cicatrização.
2. Observe diariamente o processo de cicatrização de feridas, sobretudo as cirúrgicas, para reconhecer o potencial de deiscência.

Educação do paciente e manutenção da saúde

1. Ensine o paciente que os esteroides são medicamentos valiosos e úteis, mas, que se tomados por mais de 2 semanas, podem produzir efeitos adversos.
   a. Os efeitos adversos aceitáveis podem incluir ganho de peso – em razão do aumento do apetite e da retenção de água –, acne, dores de cabeça, fadiga e aumento da frequência urinária.
   b. Os efeitos adversos inaceitáveis que devem ser relatados ao profissional de saúde incluem tonturas ao levantar da cadeira ou da cama – hipotensão ortostática indicativa de insuficiência adrenal –, náuseas, vômito, sede, dor abdominal ou dor de qualquer tipo.
   c. Efeitos adversos adicionais que devem ser comunicados incluem convulsões, sentimentos de depressão, nervosismo ou desenvolvimento de uma infecção.
2. Informe que queda ou acidente automobilístico pode precipitar insuficiência adrenal, o que requer injeção imediata de fosfato de hidrocortisona.
3. Informe aos pacientes em terapia de longo prazo que devem usar uma pulseira MedicAlert e levar um *kit* com hidrocortisona, conforme prescrição.
4. Instrua-o a informar ao médico, ao dentista ou ao enfermeiro sobre a terapia com esteroides.
5. Avise que são necessárias consultas regulares de acompanhamento ao profissional de saúde.

Cuidados com o paciente submetido à biopsia por punção aspirativa com agulha fina

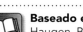

Baseado em evidências

Haugen, B. R., Alexander, E. K., Bible, K. C. *et al.* (2016). American Thyroid Association Management Guidelines for Adult Patients with Thyroid Nodules and Differentiated Thyroid Cancer: The American Thyroid Association Guidelines Task Force on Thyroid Nodules and Differentiated Thyroid Cancer. *Thyroid*, *26*(1), 1-133.

Jonklaas, J., Bianco, A. C., Bauer, A. J. *et al.* (2014). Guidelines for the Treatment of Hypothyroidism: Prepared by the American Thyroid Association Task Force on Thyroid Hormone Replacement. *Thyroid*, *24*(12), 1670-1751.

A biopsia por *punção aspirativa por agulha fina* (PAAF) é um procedimento por meio do qual o tecido de dentro de um nódulo da tireoide é removido para detectar malignidade. Esse procedimento pode ser facilmente realizado em nível ambulatorial e não requer preparação especial do paciente. As complicações são incomuns, mas podem incluir hematoma, perfuração traqueal e infecção.

Preparação e procedimento

1. Nenhuma atividade especial de preparação do paciente é necessária para esse procedimento.
2. O procedimento deve ser explicado, e o termo de consentimento, obtido.
3. O paciente é posicionado de maneira confortável em uma mesa de exame em decúbito dorsal, com o pescoço totalmente exposto.
4. Uma toalha ou um lençol enrolado é colocado embaixo do ombro para hiperestender o pescoço, permitindo fácil acesso ao local da biopsia.
5. A área de biopsia é limpa com álcool e/ou com um agente de limpeza antibacteriano.
6. Um por cento de lidocaína pode ser injetado por via percutânea, como anestésico local, para promover o conforto do paciente.

7. Uma agulha de 25 G é inserida no nódulo da tireoide e manipulada pelo médico até que uma pequena quantidade de material sanguinolento seja observada.
8. A agulha é removida e conectada a uma seringa. O conteúdo da agulha é colocado sobre uma lâmina de vidro limpa. Uma segunda lâmina é colocada sobre a primeira e, depois, rapidamente separada, criando uma película fina.
9. As lâminas são colocadas em um fixador e transportadas para interpretação citológica.

Manejo após o procedimento

1. O local da biopsia pode ser coberto por um curativo adesivo ou outro curativo pequeno.
2. A visita de acompanhamento do paciente deve ser organizada para discutir os resultados.

Considerações de enfermagem

1. Evite infecções, certificando-se de que a área de biopsia seja preparada adequadamente antes do procedimento.
2. Empregue medidas de conforto durante o procedimento, conforme necessário.
3. Assegure ao paciente de que a maioria dos nódulos tireoidianos é benigna e que a maioria das doenças malignas da tireoide tem alta taxa de cura.
4. Aconselhe-o a esperar alguma dor no local da biopsia por um breve período.
5. Verifique se faz o acompanhamento dos resultados e o tratamento definitivo.

Cuidados com o paciente submetido à tireoidectomia

A *tireoidectomia* envolve a remoção parcial ou completa da glândula tireoide para tratar tumores, hipertireoidismo ou hiperparatireoidismo.

Tipos de procedimentos

1. A tireoidectomia pode ser total (remoção de toda a glândula tireoide), subtotal (95% da glândula, para evitar danos às paratireoides) e parcial (um lobo ou istmo é removido para tratar a doença nodular).
2. As glândulas paratireoides costumam ser poupadas, para evitar hipocalcemia.
3. As indicações para tireoidectomia incluem doença de Graves refratária à terapia com ^{131}I, bócios grandes, adenoma (câncer de tireoide) e alguns nódulos.

Manejo pré-operatório

1. O paciente deve ser eutireóideo no momento da cirurgia, para que as tioamidas sejam administradas a fim de controlar o hipertireoidismo.
2. O iodeto é administrado para aumentar a firmeza da glândula tireoide e reduzir a vascularização e a perda de sangue.
3. Deve ser feita a tentativa de combater os efeitos do hipermetabolismo, mantendo um ambiente tranquilo, terapêutico, e fornecendo uma dieta nutritiva.
4. O paciente estará preparado para a cirurgia física e emocionalmente da seguinte maneira:
   a. Faça um esforço especial para garantir que tenha uma boa noite de sono antes da cirurgia.
   b. Explique que a fala deve ser minimizada logo após a operação e que oxigênio pode ser administrado para facilitar a respiração.
   c. Explique que no pós-operatório líquidos podem ser administrados por linha IV para manter as necessidades de líquidos, eletrólitos e nutricionais. Da mesma forma, pode ser aplicada glicose IV antes de agentes anestésicos.

Manejo pós-operatório

1. O paciente deve ser monitorado quanto a sangramento e desconforto respiratório, que indica edema da laringe, secundário ao inchaço na área da cirurgia.
2. Os sinais de hipocalcemia devem ser observados, como irritabilidade, espasmos, crispação das mãos e dos pés.
   a. Os níveis de cálcio são monitorados. Se em 48 horas o nível cair abaixo de 7 mg/100 mℓ (3 mEq), deve ser administrada reposição IV de cálcio (gliconato, lactato).
   b. O cálcio IV é usado com cautela em pacientes com doença renal ou que fazem uso de digoxina.
3. A função da tireoide é monitorada após a cirurgia.

Complicações

1. Hemorragia, edema de glote e dano ao nervo laríngeo.
2. Depois de uma tireoidectomia subtotal, ocorre hipotireoidismo em 5% dos pacientes no primeiro ano pós-operatório, o que aumenta a uma taxa de 2 a 3% ao ano.
3. O hipoparatireoidismo ocorre em cerca de 4% dos pacientes e costuma ser leve e transitório. Quando mais grave, requer suplementos de cálcio por via intravenosa e oral.

Diagnósticos de enfermagem

- Risco de sangramento relacionado ao procedimento invasivo no pescoço
- Risco de lesão relacionado à possível remoção das glândulas paratireoides.

Intervenções de enfermagem

Atenção a hemorragia e edema das vias respiratórias

1. Administre oxigênio umidificado, conforme prescrição, para reduzir a irritação das vias respiratórias e prevenir a formação de edema.
2. Mova o paciente com cuidado, fornecendo suporte adequado à cabeça para que não seja colocada tensão sobre as suturas.
3. Coloque o paciente na posição semi-Fowler, com a cabeça elevada e apoiada em travesseiros, evitando a flexão do pescoço.
4. Monitore os sinais vitais com frequência, observando a presença de taquicardia e hipotensão, que indicam hemorragia (provavelmente entre 12 e 24 horas após a cirurgia).
5. Observe o sangramento nas laterais e nas partes de trás e da frente do pescoço quando o paciente estiver em decúbito dorsal.
6. Note se o paciente limpa a garganta várias vezes ou se queixa de sufocamento ou dificuldade para engolir, o que podem ser sinais precoces de hemorragia.
7. Atente em irregularidade respiratória, inchaço do pescoço e asfixia, outros sinais que apontam para a possibilidade de hemorragia e compressão traqueal.
8. Reforce o curativo, se indicado.
9. Esteja alerta para alterações na voz, que podem indicar danos ao nervo laríngeo.
10. Mantenha um conjunto de traqueostomia no quarto do paciente por 48 horas, para uso emergencial.

Prevenção da tetania

1. Observe o desenvolvimento de tetania causada pela remoção ou pelo distúrbio das glândulas paratireoides por meio da progressão de sinais:
   a. Formigamento dos dedos dos pés e das mãos, ao redor da boca, e apreensão.
   b. Sinal positivo de Chvostek – espasmo dos músculos faciais causado pelo toque na bochecha sobre o nervo facial,

provocando contração do lábio ou da lateral da face (Figura 24.1A).
   c. Sinal positivo de Trousseau – espasmo carpopodal induzido por obstrução da circulação no braço ou na perna com manguito de pressão arterial (20 mmHg acima da pressão sistólica); em 3 minutos, flexão das mãos nos punhos e dos dedos nas articulações metacarpofalângicas, bem como extensão dos dedos nas articulações falangeanas; pés flexionados dorsalmente nos tornozelos e flexões plantares dos dedos dos pés (Figura 24.1B).
2. Esteja preparado para tratar a tetania hipocalcêmica.
   a. Posicione o paciente para uma ventilação ideal, remova o travesseiro para evitar que a cabeça se incline para a frente e comprima a traqueia.
   b. Mantenha os trilhos laterais acolchoados e elevados, posicionando o paciente para evitar ferimentos, caso ocorra uma convulsão. Não use restrições, pois exasperam o paciente e podem resultar em tensão muscular ou fraturas.
   c. Tenha equipamentos disponíveis para tratar dificuldades respiratórias, incluindo materiais de sucção das vias respiratórias, traqueostomia e para parada cardíaca.
3. Administre cálcio IV, conforme prescrição.

Educação do paciente e manutenção da saúde

1. Ensine o paciente a detectar complicações se a alta hospitalar ocorrer 1 ou 2 dias após a cirurgia.
2. Aconselhe-o a descansar em casa e a evitar qualquer tensão na linha de sutura, conforme indicado pelo cirurgião.
3. Oriente-o a uma dieta nutritiva e a relatar dificuldades para engolir.
4. Incentive as consultas de acompanhamento para monitoramento e reposição de hormônios da tireoide após a cirurgia

Reavaliação: resultados esperados

- Sem sinais de hemorragia ou edema
- Sem sinais de hipocalcemia.

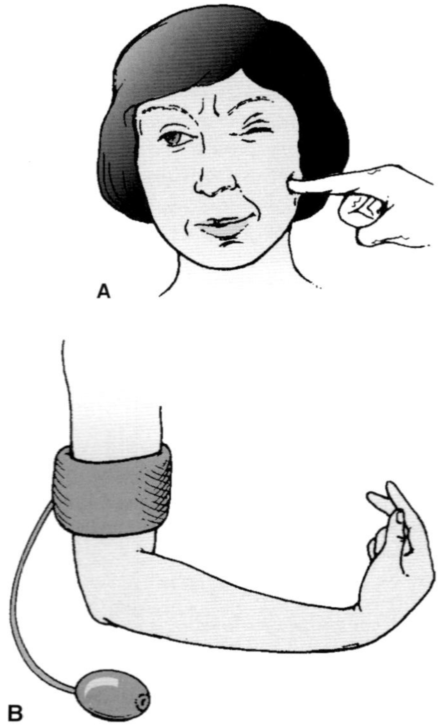

Figura 24.1 **A.** Sinal de Chvostek. **B.** Sinal de Trousseau.

Cuidados com o paciente submetido à adrenalectomia

A *adrenalectomia* pode ser unilateral ou bilateral para tratar tumores adrenais, síndrome de Cushing ou hiperaldosteronismo. É realizada com uma incisão no abdome ou no flanco. É necessária uma manipulação cuidadosa da glândula, se a cirurgia for indicada para feocromocitoma, para evitar a liberação excessiva de epinefrina, provocando uma crise hipertensiva.

Manejo pré-operatório

1. A pressão e o volume de fluidos devem ser otimizados.
2. Os cuidados cirúrgicos e de enfermagem devem ser explicados ao paciente. Deve-se mostrar a localização das adrenais sobre os rins e o local de incisão no abdome ou no flanco.
3. A PA deve ser verificada com frequência, antes e depois da cirurgia, e ser administrados glicocorticoides para cobrir o período de estresse (cirurgia), pois pelo menos uma glândula adrenal será removida.
4. O paciente deve ser preparado para uma grande cirurgia abdominal (ver p. 501).

Complicações

Hemorragia, crise adrenal.

Manejo pós-operatório

1. O atendimento pós-operatório usual para cirurgia abdominal inclui verificação frequente dos sinais vitais; avaliação de hemorragia; mudar de posição, tossir e respiração profunda; deambulação precoce; progressão lenta da dieta quando os sons intestinais retornarem; e controle da dor com a administração programada de opioides ou analgesia controlada pelo paciente.
2. A hidrocortisona IV é administrada, conforme indicado, para prevenir crises adrenais.
3. Devem ser mantidos um ambiente não estressante, que promova o repouso, e cuidados meticulosos para proteger o paciente de infecção e de outras complicações que talvez provoquem uma crise adrenal.
4. Sódio, potássio e glicose séricos são monitorados quanto a anormalidades.
   a. Os níveis de sódio e potássio podem normalizar ou o potássio pode permanecer elevado, em razão da insuficiência adrenal transitória após a cirurgia.
   b. Os desequilíbrios eletrolíticos podem persistir por 4 a 18 meses após a cirurgia.
   c. A hipertensão pode persistir por 3 a 6 meses após a cirurgia.
5. O tratamento com hidrocortisona causa aumento nos níveis de glicose e piora o controle de pacientes com diabetes, podendo exigir tratamento adicional.

Diagnósticos de enfermagem

- Risco de infecção relacionado à natureza da cirurgia
- Disposição para aumentar o conhecimento sobre a reposição de corticosteroides.

Intervenções de enfermagem

Garantia da cicatrização

1. Em primeiro lugar, verifique o curativo quanto a vazamentos e, depois da troca, avalie a ferida quanto a sinais de infecção.
2. Faça as trocas de curativos, cuide da ferida e ensine a família a realizar os cuidados domiciliares.

Fornecimento de orientações ao paciente

1. Explique ao paciente com adrenalectomia bilateral que a reposição de glicocorticoides e mineralocorticoides será necessária para o resto da vida.
2. Administre doses adicionais IM em momentos de estresse.
3. Aplique glicocorticoides orais após adrenalectomia unilateral e diga que esse tratamento será necessário de 6 meses a 2 anos, até que a glândula adrenal residual possa compensar.
4. Incentive o uso de pulseira de alerta médico contendo essas informações, de modo que possa ser instituído o tratamento adequado se o paciente ficar inconsciente.
5. Instigue o acompanhamento para monitorar sinais de insuficiência adrenal.

Cuidados com o paciente submetido à hipofisectomia transesfenoidal

Procedimento

1. A abordagem transesfenoidal para remoção da hipófise é realizada pela cavidade nasal, pelo seio esfenoidal e pela sela túrcica (Figura 24.2).
2. As vantagens sobre a abordagem intracraniana incluem:
   a. Não há necessidade de raspar a cabeça.
   b. Nenhuma cicatriz visível.
   c. Baixa perda de sangue e menor necessidade de transfusões.
   d. Menor taxa de infecção.
   e. Bem tolerado por pacientes frágeis e idosos.
   f. Boa visualização do campo tumoral.
3. As desvantagens incluem:
   a. Campo restrito de cirurgia.
   b. Potencial de vazamento de líquido cefalorraquidiano (LCR).

Manejo pré-operatório

1. A infecção sinusal deve ser avaliada e tratada, se necessário.
2. Pode ser administrada hidrocortisona no pré-operatório porque a fonte de ACTH está sendo removida.
3. O paciente deve ser preparado física e emocionalmente para a cirurgia.
   a. Exercícios de respiração profunda.
   b. Evitar tossir e espirrar no pós-operatório, reduzindo a possibilidade de vazamento de LCR.

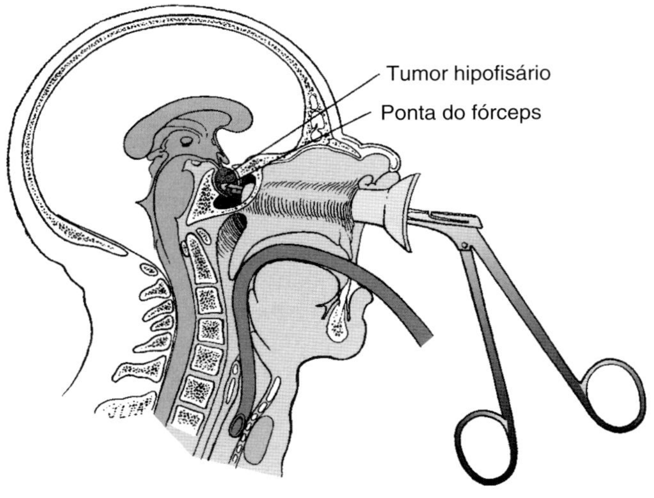

Figura 24.2 Abordagem transesfenoidal da hipófise. Um espéculo nasal especial é usado para visualizar a cavidade sinusal. Depois que a dura-máter é aberta, o tumor é removido com o auxílio de microcuretas ou de outros instrumentos especialmente projetados.

Complicações

1. Vazamento de LCR e meningite.
2. DI transitório.
3. Síndrome da secreção inapropriada de hormônio antidiurético (SIADH).

Manejo pós-operatório

1. Devem ser monitorados sinais vitais, acuidade visual e estado neurológico.
2. O débito urinário e a densidade específica da urina, bem como os eletrólitos séricos e a osmolaridade, devem ser monitorados quanto ao desenvolvimento de DI ou SIADH.
3. A secreção nasal deve ser monitorada quanto a sinais de infecção ou vazamento do LCR (líquido claro).

Diagnósticos de enfermagem

- Recuperação cirúrgica tardia, relacionada a possíveis complicações
- Risco de infecção secundário a procedimento invasivo.

Intervenções de enfermagem

Proteção contra complicações

1. Monitore os sinais vitais, a acuidade visual e o estado neurológico com frequência, a fim de detectar sinais de aumento da pressão intracraniana (ver p. 361).
2. Monitore a ingestão e o débito de líquidos, relatando qualquer aumento na eliminação urinária ou a diminuição da densidade específica, que pode indicar DI.
3. Relate a produção persistente de líquido claro pelo nariz e dor de cabeça crescente, que pode sinalizar vazamento de LCR.
4. Explique aos pacientes os sinais de complicações e diga para comunicá-los imediatamente e fazer o acompanhamento conforme programado.
5. Avalie o nível de dor e administre analgésicos ou supervisione a analgesia controlada pelo paciente.

Prevenção de infecções

1. Observe se há sinais de infecção. Verifique a presença de secreção ou sangramento na parte interna do lábio superior.
2. Atente na frequência de trocas do curativo nasal e nas características da secreção. Prepare o paciente para a remoção do curativo compressivo depois de um a vários dias no pós-operatório.
3. Incentive o uso de um umidificador de ar para impedir o ressecamento provocado pela respiração bucal.

Reavaliação: resultados esperados

- Sinais vitais estáveis, densidade específica da urina 1.010, sem drenagem clara do nariz
- Sem secreção purulenta.

DISTÚRBIOS DA TIREOIDE

A glândula tireoide afeta a taxa metabólica basal de todos os tecidos, incluindo a velocidade das reações químicas, o volume de oxigênio consumido e a quantidade de calor produzido. O efeito estimulante se dá pela produção e pela distribuição de dois hormônios:

1. Levotiroxina (T_4) – contém quatro átomos de iodo, mantém o metabolismo orgânico em curso estável e funciona como precursor de T_3.
2. Tri-iodotironina (T_3) – contém três átomos de iodo, é cerca de cinco vezes mais potente que o T_4, tem ação metabólica e utilização mais rápidas do que o T_4. O T_3 afeta a síntese e o

substrato de proteínas, modificando a transcrição de genes na maioria dos tecidos.
3. A maioria das conversões de T_4 para T_3 ocorre no nível celular periférico. Parte do T_3 é produzido na glândula tireoide.

Hipotireoidismo

O *hipotireoidismo* é uma condição que surge da deficiência na produção endógena do hormônio tireoidiano na corrente sanguínea.

Fisiopatologia e etiologia

1. O hipotireoidismo primário é a forma mais comum dessa condição e, em geral, é causado por:
   a. Doença autoimune – tireoidite linfocítica crônica, também conhecida como tireoidite de Hashimoto.
   b. Tireoidite pós-parto.
   c. Uso de iodo radioativo.
   d. Destruição, supressão ou remoção de todo ou parte do tecido da tireoide por tireoidectomia.
   e. Deficiência de iodo na dieta.
   f. Tireoidite granulomatosa subaguda.
   g. Hipotireoidismo iatrogênico induzido por fármacos.
   h. Causas genéticas.
2. O hipotireoidismo secundário é causado quando ocorrem danos no eixo hipotálamo-hipófise, como por tumor, necrose, traumatismo craniano, certos medicamentos ou radioterapia cerebral/hipofisária.
3. A secreção inadequada do hormônio tireoidiano leva a uma desaceleração geral de todos os processos físicos e mentais.
4. Ocorre depressão na maioria dos sistemas de enzimas celulares e processos oxidativos.
5. A atividade metabólica de todas as células do corpo diminui, reduzindo o consumo de oxigênio, diminuindo a oxidação de nutrientes para produção de energia e gerando menor quantidade de calor corporal.
6. Os sinais e os sintomas do distúrbio variam de queixas vagas e inespecíficas, que dificultam o diagnóstico, até sintomas graves que podem ser fatais se não forem reconhecidos e tratados.

Manifestações clínicas

1. Fadiga e letargia, diminuição da energia e exaustão.
2. Ganho de peso, apesar da possível diminuição do apetite.
3. Queixas de mãos e pés frios, intolerância ao frio.
4. Pressão sanguínea aumentada e pulso diminuído.
5. Déficit de atenção e comprometimento da memória em curto prazo.
6. Constipação intestinal e diminuição do peristaltismo.
7. Pele inchada, espessa, e inchaço subcutâneo em mãos, pés e pálpebras.
8. Queda de cabelo e perda do terço lateral da sobrancelha.
9. Pele seca.
10. Língua inchada.
11. Depressão e outros problemas psicológicos.
12. Menorragia ou amenorreia, possível dificuldade para conceber ou aborto espontâneo, diminuição da libido e disfunção erétil.
13. Os sinais neurológicos incluem polineuropatia, ataxia cerebelar, dor ou fraqueza muscular, falta de coordenação motora e prolongamento dos reflexos tendinosos profundos, em especial no tornozelo.
14. Hiperlipoproteinemia e hipercolesterolemia.
15. Coração dilatado na radiografia de tórax.
16. Maior suscetibilidade a todos os medicamentos hipnóticos, sedativos e agentes anestésicos.
17. Síndrome de hipotireoidismo subclínico: estado em que o paciente é assintomático e o nível de T_4 livre está dentro da faixa normal, porém o nível de TSH está elevado, sugerindo insuficiência iminente da glândula tireoide. Portanto, muitos médicos podem optar por tratar essa condição como se o paciente fosse sintomático.

Avaliação diagnóstica

1. Baixos níveis de T_3 e T_4.
2. Níveis elevados de TSH no hipotireoidismo primário.
3. Elevação do colesterol sérico.
4. Eletrocardiograma (ECG) – bradicardia sinusal, baixa voltagem dos complexos QRS e ondas T planas ou invertidas.
5. Elevação de anticorpos peroxidase da tireoide e anticorpos antitireoglobulina.

Manejo

Abordagem

1. Depende da gravidade dos sintomas. Pode necessitar de terapia de reposição em casos leves ou suporte de vida e tratamento nos casos graves de hipotireoidismo e coma mixedemoso.
2. Como os níveis de hormônio tireoidiano retornam aos poucos ao normal, o paciente deve ser cuidadosamente monitorado, de modo a evitar complicações resultantes de aumentos repentinos na taxa metabólica e nas necessidades de oxigênio.

Restauração do estado metabólico normal (eutireóideo)

1. Hormônio da tireoide: T_4, levotiroxina; T_3, liotironina; T_3 e T_4 misturados. A terapia de reposição de T_4 costuma ser o tratamento de escolha.
   a. No coma mixedemoso, uma dose de carga de levotiroxina é administrada por via parenteral, até que a consciência seja recuperada, para restaurar o nível de T_4. O uso de T_3 é controverso, já que pode aumentar a possibilidade de eventos cardíacos adversos.
   b. Depois, o paciente é mantido em terapia hormonal VO.
   c. Com a rápida administração do hormônio tireoidiano, os níveis plasmáticos de T_4 podem deflagrar uma insuficiência adrenal; portanto, a terapia com esteroides deve ser iniciada.
   d. Sintomas leves em pacientes alertas ou casos assintomáticos, apenas com resultados laboratoriais anormais, requerem somente o tratamento com hormônio tireoidiano em baixa dose, administrado por via oral.
2. Monitoramento para antecipar os efeitos do tratamento.
   a. Diurese e diminuição do inchaço.
   b. Melhoria nos reflexos e no tônus muscular.
   c. Taxa de pulso acelerada.
   d. Nível ligeiramente mais alto de T_4 total no plasma.
   e. Todos os sinais de hipotireoidismo devem desaparecer em 3 a 12 semanas.
   f. Diminuição do nível de TSH.
   g. Pacientes que estejam recebendo T_4 podem ter um aumento de dose a cada 4 a 6 semanas, até o TSH alcançar um nível terapêutico.

Alerta gerontológico
Ao iniciar a reposição hormonal da tireoide, deve-se tomar cuidado com pacientes idosos e portadores de isquemia coronariana, em virtude do aumento da demanda de oxigênio pelo coração. É preferível começar com doses muito mais baixas, 25 a 50% mais baixas do que o necessário.

Complicações

1. Coma mixedemoso – hipotensão, falta de resposta, bradicardia, hipoventilação, hiponatremia, possivelmente convulsões, hipotermia e hipoxia cerebral.
2. Alta mortalidade no coma mixedemoso.

Avaliação de enfermagem

1. Obtenha histórico de sintomas, doenças, cirurgias ou tratamentos da tireoide, bem como o programa de medicação.
2. Realize uma avaliação multissistêmica, incluindo sistemas cardíacos, respiratórios, neurológicos e gastrintestinais.

Diagnósticos de enfermagem

- Diminuição do débito cardíaco relacionado à redução da taxa metabólica e da condução cardíaca
- Constipação intestinal relacionada à diminuição da motilidade intestinal
- Intolerância à atividade relacionada à redução da taxa metabólica.

Intervenções de enfermagem

Aumento do débito cardíaco

1. Monitore os sinais vitais com frequência, de modo a detectar alterações no estado cardiovascular e na capacidade de resposta ao estresse.
2. Observe os traçados do ECG para detectar arritmias e deterioração do estado cardiovascular.
3. Previna calafrios, evitando o aumento da taxa metabólica, que, por sua vez, coloca pressão sobre o coração. Vista o paciente com meias, agasalhos, e mantenha o ambiente aquecido.
4. Evite técnicas de reaquecimento rápido, como fluidos aquecidos IV e manta de hipotermia, pois o resultante aumento na demanda de oxigênio e a vasodilatação periférica pode piorar a insuficiência cardíaca.
5. Administre fluidos com cautela, mesmo que exista hiponatremia.
6. Aplique todos os medicamentos prescritos com cautela antes e depois do início da reposição de hormônios da tireoide.
   a. Monitore cuidadosamente os efeitos de sedativos, opioides e anestésicos, pois o paciente fica mais sensível à ação desses agentes.
   b. Após o início da terapia de reposição, os hormônios da tireoide podem aumentar os efeitos da digoxina (monitore o pulso) e de anticoagulantes (observe os sinais de sangramento).
7. Relate a ocorrência de angina e esteja alerta a sinais e sintomas de infarto do miocárdio e insuficiência cardíaca.
8. Monitore os níveis de gasometria arterial para avaliar a função cardiopulmonar.

Promoção da normalidade dos movimentos intestinais

1. Incentive a ingestão de grandes quantidades de líquidos, pelo menos 2 ℓ por dia, a menos que contraindicado.
2. Recomende a ingestão de alimentos ricos em fibras, incluindo frutas e legumes frescos ou congelados, levemente cozidos, grãos integrais e feijões.
3. Aconselhe o paciente a aumentar a atividade conforme tolerado e prestando atenção ao desejo natural do corpo de evacuar o intestino.

Aumento da tolerância ao exercício

1. Forneça períodos de descanso ininterrupto entre as atividades para ajudar no recondicionamento físico.
2. Incentive a criação de metas de exercício e caminhada com base na idade do paciente e no condicionamento físico anterior. Se necessário, consulte um fisioterapeuta.
3. Recomende o aumento gradual de exercícios e atividade física, mas alerte para a interrupção deles caso o paciente sinta falta de ar, dor no peito, tontura ou fraqueza. Relate esses sintomas se não apresentarem rápida resolução com o repouso.

Educação do paciente e manutenção da saúde

Instrua o paciente sobre o seguinte:

1. A necessidade de receber terapia de reposição hormonal ao longo da vida.
2. Como e quando tomar os medicamentos.
3. Sinais e sintomas de medicação insuficiente ou excessiva. Reforce o aprendizado, fornecendo instruções por escrito.
4. A necessidade de realizar avaliações de sangue periodicamente, a fim de determinar o nível de funcionamento tireoidiano.
5. Técnicas de conservação de energia e necessidade de aumentar aos poucos as atividades físicas.
6. Ingestão de líquidos e consumo de fibras para prevenir obstipação.
7. Controle da ingestão alimentar para limitar as calorias e reduzir o peso.
8. Ajude o paciente a identificar fontes de informação e suporte (Boxe 24.1) disponíveis na comunidade, como o Office on Aging.[1]

Reavaliação: resultados esperados

- PA e taxa de pulso estáveis
- Evacuação suave, sem esforço
- Caminha por 15 minutos, 3 vezes/dia.

Hipertireoidismo

Baseado em evidências
Ross D. S., Burch H. B., Cooper D. S. *et al.* (2016). American Thyroid Association Guidelines for Diagnosis and Management of Hyperthyroidism and Other Causes of Thyrotoxicosis. *Thyroid*, *26*(10), 1343-1421.

O *hipertireoidismo*, uma condição hipermetabólica, se caracteriza pela presença de quantidades excessivas de hormônio da tireoide na corrente sanguínea.

Fisiopatologia e etiologia

1. Mais comum em mulheres do que em homens.
2. Doença de Graves (mais prevalente) – hiperfunção difusa da glândula tireoide com etiologia autoimune e associada à oftalmopatia.
   a. A TSI, uma imunoglobulina encontrada no sangue de pacientes com doença de Graves, é capaz de reagir com o receptor de

Boxe 24.1 Páginas da internet sobre distúrbios endócrinos para pacientes e enfermeiros

Geral
- The Endocrine Society: *www.endocrine.org*
- Endocrine Nurses Society: *www.endo-nurses.org*
- National Institute of Diabetes and Digestive and Kidney Diseases–Endocrine Diseases: *https://www.niddk.nih.gov/health-information/endocrine-diseases*
- Hormone Health Network: *https://www.hormone.org/*

Tireoide
- American Thyroid Association: *www.thyroid.org*

Doença de Addison
- National Adrenal Diseases Foundation: *www.nadf.us*

Síndrome de Cushing
- Cushing's Support & Research Foundation: *https://csrf.net/*

Distúrbios hipofisários
- Pituitary Network Association: *https://pituitary.org/*
- Pituitary Foundation: *https://www.pituitary.org.uk/*

[1]N.R.T.: No Brasil, sugere-se procurar a Sociedade Brasileira de Endocrinologia e Metabologia em: *http://www.endocrino.org.br/*

TSH na membrana plasmática da tireoide e estimular a produção e a secreção de hormônios tireoidianos.
   b. Mais comum em mulheres mais jovens, pode diminuir espontaneamente.
3. Bócio nodular tóxico (único ou múltiplo) – bócio preexistente mais comum.
4. Adenoma tóxico – presente em 3 a 5% dos casos de tireotoxicose.
5. O hipertireoidismo é caracterizado por hipertrofia e hiperplasia da glândula tireoide, que é acompanhada por aumento da vascularização e por fluxo sanguíneo e dilatação da glândula.
6. A maioria das manifestações clínicas resulta de aumento da taxa metabólica, produção excessiva de calor, aumento da atividade neuromuscular e cardiovascular e hiperatividade do sistema nervoso simpático.
7. O hipertireoidismo varia de um aumento leve na taxa metabólica até uma hiperatividade grave conhecida como tireotoxicose, tempestade tireoidiana ou crise tireotóxica.
8. Hipertireoidismo também pode ser o resultado da ingestão de quantidades excessivas de medicação com hormônio tireoidiano (hipertireoidismo fictício).

Manifestações clínicas

1. Nervosismo, labilidade emocional, irritabilidade e apreensão.
2. Dificuldade para ficar sentado e em silêncio, ansiedade e hiperatividade.
3. Pulso rápido em repouso e sob esforço (varia entre 90 e 160), palpitações.
4. Intolerância ao calor, transpiração profusa e pele avermelhada (p. ex., as mãos podem estar quentes, macias e úmidas).
5. Leve tremor das mãos e mudança nos hábitos intestinais, como constipação intestinal ou diarreia.
6. Aumento do apetite, perda progressiva de peso e evacuação frequente.
7. Fatigabilidade, fraqueza muscular e amenorreia.
8. É possível ocorrer fibrilação atrial, descompensação cardíaca comum em idosos.
9. Exoftalmia, edema periorbital, quemose, diplopia e proptose sugestiva da doença de Graves.
10. A glândula tireoide pode ser palpável, e um sopro pode ser auscultado sobre a glândula.
11. O curso pode ser leve, caracterizado por remissões e exacerbações.
12. Pode progredir para emagrecimento, nervosismo extremo, delírio, desorientação, tempestade tireoidiana ou crise tireotóxica e morte.
13. Tempestade tireoidiana ou crise tireotóxica, uma forma extrema de hipertireoidismo, é caracterizada por hiperpirexia, diarreia, desidratação, taquicardia, arritmias, irritação extrema, delírio, coma, choque e morte, se não for tratada adequadamente.
14. A tempestade tireoidiana pode ser precipitada por estresse (cirurgia, infecção) ou por preparação inadequada para a cirurgia em paciente com hipertireoidismo conhecido.

Avaliação diagnóstica

1. T_3 e T_4 elevados.
2. Captação sérica elevada de resina T_3 e índice tireoidiano livre.
3. Baixos níveis de TSH.
4. Presença de anticorpos da TSI, se a doença de Graves for a causa).
5. O exame de captação de ^{131}I pode estar elevado ou abaixo do normal, dependendo da causa subjacente ao hipertireoidismo.

Manejo

Abordagem da gestão

1. O tratamento depende da causa, da idade do paciente, da gravidade da doença e das complicações.
2. A remissão do hipertireoidismo (doença de Graves) ocorre espontaneamente no intervalo de 1 a 2 anos, mas pode haver recidiva em metade dos pacientes. Medicamentos antitireoidianos, radioterapia ou cirurgia podem ser usados no tratamento.
3. Bócio tóxico nodular – cirurgia ou o uso de radioiodo.
4. Carcinoma da tireoide – cirurgia ou radioterapia.
5. O objetivo da terapia é fazer a taxa metabólica voltar ao normal o mais rápido possível e mantê-la nesse nível.

Farmacoterapia

1. Fármacos que inibem a produção de hormônios:
   a. Tioamidas – propiltiouracila e metimazol.
   b. Atua deprimindo a síntese do hormônio da tireoide por inibição da peroxidase tireoidiana.
   c. Propiltiouracila administrado em doses diárias divididas. Metimazol pode ser administrado em dose diária única.
   d. A duração do tratamento é determinada por critérios clínicos.
      i. A glândula tireoide diminui de tamanho.
      ii. O tratamento deve ser mantido até que o paciente se torne eutireóideo, o que pode demorar de 3 meses a 2 anos. Se o eutireoidismo não puder ser mantido sem terapia, recomenda-se radioterapia ou cirurgia.
      iii. A terapia é retirada aos poucos para evitar uma exacerbação da condição.
2. Fármacos para controlar manifestações periféricas de hipertireoidismo:
   a. Propranolol, um agente bloqueador beta-adrenérgico.
      i. Inibe a conversão periférica de T_4 em T_3.
      ii. Elimina taquicardia, tremores, transpiração excessiva e nervosismo.
      iii. Controla os sintomas da hipertireoide até que os medicamentos antitireoidianos ou o radioiodo possam fazer efeito.
   b. Glicocorticoides – diminuem a conversão periférica de T_4 em T_3, um hormônio tireoidiano mais potente.

Iodo radioativo

1. Ação – limita a secreção do hormônio tireoidiano por destruição dos tecidos glandulares.
2. A dosagem é calculada para ajudar a prevenir o hipotireoidismo.
3. A principal vantagem sobre as tioamidas é que pode ser alcançada uma remissão duradoura.
4. A principal desvantagem é que pode ser produzido um hipotireoidismo permanente.

Cirurgia

1. Usada em pessoas com bócios grandes ou nos pacientes em que o uso de radioiodo ou tioamidas é contraindicado.
2. A tireoidectomia subtotal envolve a remoção da maior parte da glândula tireoide (ver p. 717).

Alerta farmacológico
Observe o paciente quanto a evidências de toxicidade do iodo: inchaço da mucosa bucal, salivação excessiva, coriza e erupções cutâneas. Se isso ocorrer, os iodetos devem ser descontinuados.

Manejo emergencial da tempestade tireoidiana

1. Inibição de nova síntese hormonal com tioamidas (PTU e metimazol).
2. Inibição da liberação do hormônio tireoidiano usando uma solução de iodeto de potássio.
3. Inibição dos efeitos periféricos dos hormônios da tireoide com propranolol, corticosteroides e propiltiouracila (PTU).
4. Tratamento para os efeitos sistêmicos dos hormônios da tireoide e prevenção de descompensação.
   a. Hipertermia – manta de resfriamento e paracetamol.
   b. Desidratação – administração intravenosa de fluidos e eletrólitos.
5. Tratamento do evento precipitante.

Complicações

1. Toxicidade da tioamida – pode ocorrer agranulocitose subitamente.
2. Hipotireoidismo, se tratado em excesso com medicação antitireoidiana ou se for utilizada radioterapia.
3. A tireoidite por radiação, uma exacerbação transitória do hipertireoidismo, pode ocorrer como resultado de vazamento do hormônio tireoidiano na circulação a partir de folículos danificados.
4. Oftalmopatia infiltrativa.
   a. Ocorre em 50% dos pacientes com doença de Graves.
   b. As características incluem exoftalmia, fraqueza dos músculos extraoculares, edema de pálpebra e retardo palpebral (*lid lag*).

Avaliação de enfermagem

1. Obtenha histórico dos sintomas, histórico familiar de doenças da tireoide, medicamentos e qualquer estresse físico recente, sobretudo infecção.
2. Realize uma avaliação multissistêmica que inclua os sistemas cardíaco, respiratório, neurológico e gastrintestinal.
3. Monitore cuidadosamente a temperatura do paciente para tempestade tireoidiana.

Diagnósticos de enfermagem

- Nutrição desequilibrada, menor que as necessidades corporais, relacionada ao estado hipermetabólico e à perda de líquidos por diaforese
- Risco de comprometimento da integridade cutânea relacionada a diaforese, hiperpirexia, inquietação e perda rápida de peso
- Perturbação dos processos mentais relacionada a insônia, déficit de atenção e irritabilidade
- Ansiedade relacionada à condição e à preocupação com a próxima cirurgia/tratamento com radioiodo.

Intervenções de enfermagem

Fornecimento de nutrição adequada

1. Determine as preferências alimentares e de líquidos do paciente.
2. Forneça alimentos e líquidos altamente calóricos, consistentes com as necessidades do paciente.
3. Proporcione um ambiente calmo e silencioso durante as refeições.
4. Restrinja o consumo de estimulantes, como chá, café e álcool, explicando o motivo da dieta e das restrições alimentares.
5. Incentive e permita que o paciente se alimente sozinho, caso se sinta envergonhado ou perturbado pelo apetite voraz.
6. Monitore a infusão IV quando prescrita, de modo a manter o equilíbrio de fluidos e eletrólitos.
7. Monitore o estado nutricional e hídrico pesando diariamente o paciente e mantendo registros precisos de ingestão e débito.
8. Monitore os sinais vitais para detectar alterações no estado do volume de fluidos.
9. Avalie o turgor cutâneo, as mucosas e as veias do pescoço, a fim de detectar sinais de aumento ou diminuição do volume hídrico.

Manutenção da integridade da pele

1. Verifique a pele com frequência para detectar diaforese.
2. Incentive banhos frequentes com água fria e troque a roupa de cama quando estiver úmida.
3. Aconselhe evitar o uso de sabonete, para prevenir o ressecamento, e a aplicação de loção lubrificante nos pontos de pressão.
4. Proteja e alivie a pressão sobre proeminências ósseas enquanto o paciente estiver imobilizado ou usando a manta de hipotermia.

Promoção da normalização dos processos mentais

1. Explique os procedimentos de maneira calma e sem pressa.
2. Limite as visitas, evitando conversas ou programas de televisão estimulantes.
3. Reduza os estressores no ambiente, como ruídos e luzes.
4. Promova o sono e o relaxamento com o uso de medicamentos prescritos, massagem e exercícios de relaxamento.
5. Minimize a interrupção do sono ou o repouso do paciente agrupando as atividades de enfermagem.
6. Use medidas de segurança, como trilhos laterais acolchoados e leito em posição baixa, de modo a reduzir o risco de lesão ou queda.

Alívio da ansiedade

1. Incentive-o a verbalizar medos e preocupações sobre a doença e o tratamento.
2. Dê apoio ao paciente que está passando por vários testes de diagnóstico.
   a. Explique a finalidade e os requisitos de cada teste prescrito.
   b. Elucide os resultados dos testes, caso o paciente não entenda ou se surgirem dúvidas.
3. Esclareça equívocos sobre as opções de tratamento.

Educação do paciente e manutenção da saúde

1. Instrua o paciente da seguinte maneira:
   a. Quando tomar a medicação.
   b. Sinais e sintomas de medicação insuficiente e excessiva.
   c. Necessidade de realizar avaliações periódicas do sangue, a fim de determinar os níveis da tireoide.
   d. Sinais de agranulocitose, como febre, dor de garganta e infecção respiratória superior, ou erupção cutânea, febre, urticária ou aumento das glândulas salivares, provocados pela toxicidade da tioamida.
   e. Sinais e sintomas de tempestade tireoidiana, como taquicardia, hiperpirexia e irritação extrema, além de fatores predisponentes, como infecção, cirurgia, estresse, retirada abrupta de medicamentos antitireoidianos ou bloqueadores adrenérgicos.
2. Reforce a aprendizagem fornecendo também instruções por escrito.
3. Ajude o paciente a identificar fontes de informação e suporte disponíveis na comunidade (ver Boxe 24.1).

Reavaliação: resultados esperados

- Ingestão de alimentos e líquidos adequada, ganho de peso
- Pele fresca, seca e intacta
- Mantém a concentração, acompanha a conversa e responde adequadamente
- Verbaliza preocupações e faz perguntas sobre a doença, o tratamento e a cirurgia.

Tireoidite subaguda

A *tireoidite subaguda* é uma inflamação dolorosa autolimitada da glândula tireoide, em geral associada a infecções virais.

Fisiopatologia e etiologia

1. Afeta sobretudo mulheres jovens.
2. A inflamação aguda resulta na liberação repentina de T_3 e T_4 pré-formados, causando inicialmente sintomas de hipertireoidismo.
3. Uma variante clínica desse distúrbio, a "tireoidite silenciosa", foi descrita como semelhante à tireoidite subaguda. No entanto, os sintomas podem ser mais leves, e a glândula tireoide não fica dolorida.
4. A manifestação, em até 6 meses, de tireoidite subaguda tem sido associada ao período pós-parto.

Manifestações clínicas

1. Dor, inchaço e sensibilidade na tireoide que dura várias semanas ou meses e depois desaparece.
2. Dor de garganta.
3. Dor referida no ouvido, que dificulta a deglutição e traz desconforto.
4. Febre, mal-estar, calafrios, fadiga, anorexia e/ou mialgia.
5. Pode desenvolver manifestações clínicas de hipertireoidismo, como irritabilidade, nervosismo, insônia e perda de peso, ou hipotireoidismo, dependendo do ponto no curso natural da doença em que o paciente está quando se apresenta.

Avaliação diagnóstica

1. O nível de TSH é baixo.
2. A captação de ^{131}I é baixa.
3. Os níveis séricos de T_3 e T_4 estão elevados.
4. A taxa de sedimentação de eritrócitos é aumentada, em geral superior a 50 m/hora.
5. A proteína C reativa também pode estar elevada.

Manejo

1. Analgésicos e sedativos leves.
2. O paciente pode ser colocado em bloqueadores beta-adrenérgicos para reduzir os sintomas de tireotoxicose.
3. Os esteroides podem ser administrados para inflamação, dor, febre e mal-estar.
4. Ácido acetilsalicílico ou anti-inflamatórios não esteroides podem ser usados em casos leves para tratar os sintomas de inflamação.

Alerta farmacológico
O ácido acetilsalicílico deve ser evitado se o paciente apresentar sinais de hipertireoidismo, pois desloca o hormônio tireoidiano de seu sítio de ligação e pode aumentar a quantidade de hormônio livre circulante, resultando em exacerbação dos sintomas de hipertireoidismo.

Complicações

Em cerca de 10% dos pacientes ocorre hipotireoidismo permanente e é necessário o tratamento prolongado com T_4.

Avaliação de enfermagem

1. Avalie sinais e sintomas de hipertireoidismo (ver p. 722).
2. Avalie o nível de desconforto.
3. Avalie as habilidades de enfrentamento do paciente em relação à dor.

Diagnósticos de enfermagem

- Dor relacionada à inflamação da glândula tireoide.

Intervenções de enfermagem

Redução da dor

1. Administre ou ensine a autoadministração de medicamentos para alívio da dor, conforme prescrição.
2. Ofereça um ambiente tranquilo e explique todos os testes e os procedimentos ao paciente/família.
3. Avalie o grau de alívio da dor.
4. Notifique o médico se os medicamentos prescritos forem insuficientes para o controle aceitável da dor.

Educação do paciente e manutenção da saúde

1. Converse sobre todos os medicamentos que deve continuar em casa.
2. Garanta ao paciente que a tireoidite subaguda geralmente se resolve espontaneamente em um intervalo de semanas a meses.
3. Ensine sobre sinais e sintomas de hipotireoidismo, como fadiga e letargia, ganho de peso e intolerância ao frio. Eles devem ser comunicados quando a inflamação da glândula desaparecer.
4. Ajude o paciente a identificar fontes de informação e suporte disponíveis na comunidade (ver Boxe 24.1).

Reavaliação: resultados esperados

- Verbaliza um alívio aceitável da dor.

Tireoidite de Hashimoto (tireoidite linfocítica)

A *tireoidite de Hashimoto* é uma doença crônica progressiva da glândula tireoide causada pela infiltração de linfócitos, que resulta em destruição progressiva do parênquima e em hipotireoidismo, se não for tratada.

Fisiopatologia e etiologia

1. A causa é desconhecida, mas acredita-se que seja uma doença autoimune, graças à suscetibilidade genética e a fatores ambientais, e talvez esteja relacionada à doença de Graves.
2. Noventa e cinco por cento dos casos ocorrem em mulheres na faixa dos 40 ou 50 anos.
3. Talvez seja a causa mais comum de hipotireoidismo em adultos.
4. A incidência parece estar aumentando.

Manifestações clínicas

1. Marcado por um aumento lento e constante da glândula tireoide.
2. Em geral, não há nódulos visíveis.
3. A taxa metabólica basal costuma ser baixa.
4. Períodos de hipertireoidismo causados por grandes quantidades de T_3 e T_4 sendo liberadas na corrente sanguínea.

Avaliação diagnóstica

1. T_3 e T_4 podem ser normais, mas geralmente se tornam subnormais à medida que a doença progride.
2. O nível de TSH quase sempre está elevado.
3. Anticorpos antitireoglobulina e anticorpos antimicrossomais estão praticamente sempre presentes.
4. Concentração normal ou alta de proteína de ligação à tireoglobulina.

Manejo

1. Medicação para manter um nível normal de hormônio tireoidiano circulante, tem o objetivo de suprimir a produção de TSH, de modo a prevenir o crescimento da tireoide e manter o estado eutireóideo.
2. Ressecção cirúrgica do bócio se ocorrer compressão traqueal, tosse ou rouquidão.
3. Acompanhamento cuidadoso para detectar e tratar o hipotireoidismo.

Complicações

1. Hipotireoidismo progressivo.
2. Sem tratamento, a tireoidite de Hashimoto pode evoluir de bócio e hipotireoidismo para mixedema.

Avaliação de enfermagem

1. Avalie sinais e sintomas de hipertireoidismo e hipotireoidismo.
2. Avalie o tamanho da tireoide e os sintomas de compressão da glândula, como aperto no pescoço, tosse e rouquidão.

Diagnósticos de enfermagem

- Ansiedade relacionada ao aumento do pescoço/glândula tireoide.

Intervenções de enfermagem

Redução da ansiedade

1. Explique a fisiologia do distúrbio e o motivo do aumento da glândula. Mostre imagens anatômicas da glândula tireoide, se possível.
2. Administre ou ensine a autoadministração do hormônio tireoidiano para suprimir a estimulação na glândula e, talvez, reduzir o tamanho.
3. Tranquilize o paciente sobre a progressão lenta do aumento da glândula (durante meses) e a opção de ressecção cirúrgica, se necessário.
4. Sugira ao paciente que vista roupas de gola ampla, evitando acessórios ou cachecóis ao redor do pescoço, bem como a flexão ou a hiperextensão excessiva do pescoço, pois pode agravar a sensação de compressão.

Educação do paciente e manutenção da saúde

1. Ensine sobre os sinais de compressão traqueal que devem ser comunicados ao médico o mais rápido possível, como dificuldade para respirar, tosse e rouquidão.
2. Explique os resultados do hipotireoidismo e a necessidade de tomar hormônios da tireoide, diariamente, por toda a vida.
3. Explique a necessidade de acompanhamento médico regular, a fim de monitorar os níveis de hormônio da tireoide e de TSH.
4. Ajude-o a identificar fontes de informação e suporte disponíveis na comunidade (ver Boxe 24.1).

Alerta gerontológico
O acompanhamento cuidadoso e regular de idosos com tireoidite de Hashimoto é importante, já que a progressão para o hipotireoidismo, em geral, é sutil nesses indivíduos e é improvável ser reconhecido imediatamente.

Reavaliação: resultados esperados

- Verbaliza redução da ansiedade, parece mais relaxado e dorme melhor.

Câncer da tireoide

O câncer de tireoide é uma neoplasia maligna da glândula.

Fisiopatologia e etiologia

1. A incidência é mais comum em mulheres. De modo geral, a paciente é diagnosticada entre 30 e 50 anos, mas vem aumentando em meninas na faixa etária de 15 a 19 anos.
2. A exposição à radiação aumenta significativamente o risco de carcinoma da tireoide. A exposição ao agente laranja também tem sido associada ao aumento no risco.
3. Adenocarcinoma papilar e bem diferenciado – é o mais comum, representando cerca de 80% dos casos).
   a. O crescimento é lento e a disseminação é limitada aos gânglios linfáticos que circundam a região da tireoide.
   b. A taxa de cura é excelente após a remoção das áreas envolvidas.
4. Folicular – de crescimento rápido, altamente metastático, e corresponde a cerca de 10% dos casos.
   a. Ocorre predominantemente em pessoas de meia-idade e idosos.
   b. Uma breve resposta encorajadora pode ocorrer com a radioterapia.
   c. A progressão da doença é rápida e há alta mortalidade.
5. Carcinoma parafolicular-medular da tireoide.
   a. Tipo raro e hereditário de malignidade da tireoide, que pode ser detectado precocemente por um radioimunoensaio para calcitonina.
6. Carcinoma anaplásico indiferenciado – representa menos de 3% dos casos.
   a. É o tumor sólido mais agressivo e letal encontrado em humanos.
   b. É o menos comum de todos os cânceres de tireoide.
   c. Costuma ser fatal poucos meses após o diagnóstico.

Manifestações clínicas

1. Na palpação da tireoide, pode haver uma massa ou nódulo firme, irregular, fixo e indolor.
2. A ocorrência de sinais e sintomas de hipertireoidismo é rara.

Avaliação diagnóstica

1. Captação e cintilografia da tireoide com ^{99m}Tc detectam um nódulo "frio", que indica a área tireoidiana não funcional.
2. Biopsia com PAAF guiada por ultrassom para estabelecer o diagnóstico.
3. Exploração cirúrgica.

Manejo

1. A remoção cirúrgica deve ser extensa, conforme necessário.
   a. A radioterapia pós-operatória costuma ser realizada para reduzir as chances de recorrência.
   b. O acompanhamento inclui exames periódicos de captação de ^{131}I para detectar evidências de recorrência, além de outros testes de laboratório.
2. Substituição da tireoide.
   a. O hormônio da tireoide é administrado para suprimir a secreção de TSH.
   b. Esse tratamento deve ser mantido indefinidamente e requer exames anuais.
3. Para câncer irressecável, o paciente é encaminhado para tratamento com ^{131}I, quimioterapia ou radioterapia.

Complicações

1. O carcinoma da tireoide não tratado pode ser fatal.
2. A remoção da tireoide pode atrapalhar a função da paratireoide, e os níveis de cálcio precisam ser monitorados.

Avaliação de enfermagem

1. Explore os fatores de risco, como exposição à radiação e histórico familiar.
2. Explore sentimentos e preocupações do paciente em relação a diagnóstico, tratamento e prognóstico.

Diagnósticos de enfermagem

- Ansiedade relacionada à preocupação com o câncer e com a cirurgia iminente.

Intervenções de enfermagem

Ver também "Cuidados com o paciente submetido à tireoidectomia", p. 717.

Alívio da ansiedade

1. Forneça todas as explicações de maneira simples e concisa, repetindo o que for mais importante, conforme necessário, pois a ansiedade pode interferir no processamento das informações.

2. Saliente os aspectos positivos do tratamento e a alta taxa de cura, conforme descrito pelo profissional de saúde.
3. Incentive o paciente a buscar o apoio de parceiros, clérigos, assistente social e equipe de enfermagem, conforme disponível.

Educação do paciente e manutenção da saúde

1. Instrua o paciente sobre a reposição hormonal e sobre a necessidade de exames de sangue de acompanhamento.
2. Saliente a necessidade de avaliação periódica para verificar a recorrência de malignidade.
3. Forneça informações adicionais ou sugira recursos da comunidade para prevenção e tratamento do câncer.
4. Ajude o paciente a identificar fontes de informação e suporte disponíveis na comunidade (ver Boxe 24.1).

Reavaliação: resultados esperados

- Conversa com a família, o clero e a equipe hospitalar sobre suas preocupações.

DISTÚRBIOS DAS GLÂNDULAS PARATIREOIDES

As *glândulas paratireoides* são pequenas, do tamanho de ervilhas, e estão inseridas na seção posterior da glândula tireoide. As funções incluem produção, armazenamento e liberação de PTH em resposta ao nível sérico de cálcio ionizado. O PTH aumenta o cálcio sérico porque diminui a eliminação de íons de cálcio na urina, aumentando a absorção desses íons pelo intestino e a contribuição óssea de íons de cálcio para o plasma.

Hiperparatireoidismo

O *hiperparatireoidismo* se manifesta com hipersecreção de PTH.

Fisiopatologia e etiologia

1. O distúrbio é mais comum entre mulheres com mais de 50 anos e na pós-menopausa.
2. Hiperparatireoidismo primário.
   a. Adenoma único da paratireoide é a causa mais comum, correspondendo a cerca de 85% dos casos.
   b. A hiperplasia da paratireoide é responsável por aproximadamente 14% dos casos.
   c. O carcinoma da paratireoide é responsável por menos de 1% dos casos.
   d. Pode se apresentar assintomático, mas pode afetar os sistemas nervoso central, cardíaco, renal e gastrintestinal.
3. Hiperparatireoidismo secundário.
   a. Resulta sobretudo de doença renal crônica e insuficiência renal.
4. O excesso de secreção de PTH resulta no aumento dos níveis séricos de cálcio (Figura 24.3)

Manifestações clínicas

1. Pode ser assintomático com cálcio e PTH incidentalmente elevados.
2. Descalcificação dos ossos.
   a. Dor esquelética, dor nas costas, dor para suportar o próprio peso, fraturas patológicas, deformidades e formação de cistos ósseos.
   b. Formação de tumores ósseos – crescimento excessivo de osteoclastos.
   c. Formação de cálculos renais contendo cálcio.
3. Depressão da função neuromuscular.
   a. O paciente pode tropeçar, deixar cair objetos, demonstrar fadiga generalizada, perder a memória de eventos recentes, experimentar instabilidade emocional e apresentar alterações no nível de consciência, com estupor e coma.
   b. Arritmias cardíacas, hipertensão, parada cardíaca, palpitações, bradicardia, alterações nos intervalos PR e QT no ECG, fadiga e irritabilidade.
4. Outros sinais e sintomas
   a. Anorexia, náuseas, constipação intestinal, polidipsia, poliúria, depressão, pancreatite aguda e fraqueza por miopatia proximal.

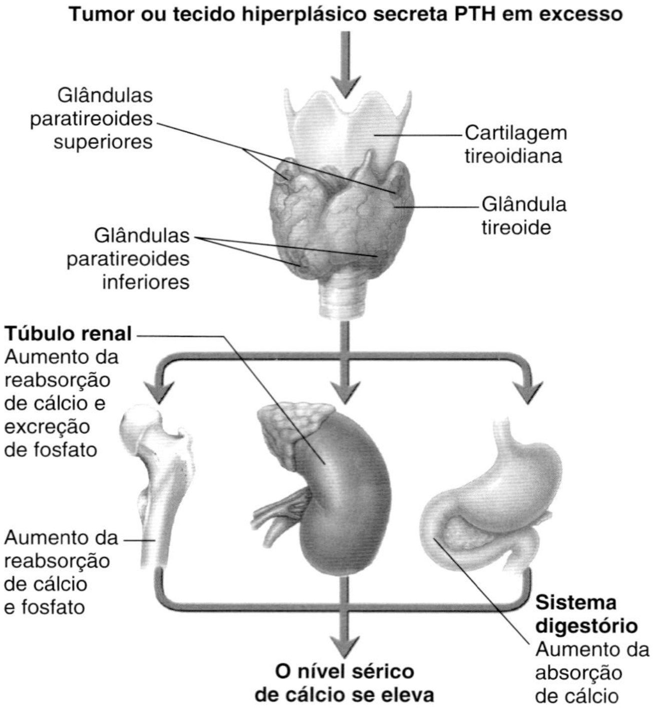

Figura 24.3 Patogênese do hiperparatireoidismo. (Stewart, J.G. [2017]. *Anatomical Chart Company atlas of pathophysiology* [4th ed.]. Philadelphia: Lippincott Williams & Wilkins.)

Avaliação diagnóstica

1. Cálcio sérico persistentemente elevado (11 mg/100 mℓ). O teste deve ser realizado em pelo menos duas ocasiões para determinar a consistência dos resultados e obter o nível de albumina. Se houver alteração na albumina ou no pH sérico, o cálcio ionizado é mais preciso.
2. Exclusão de outras causas de hipercalcemia – malignidade (em geral nos ossos ou na mama), excesso de vitamina D, mieloma múltiplo, sarcoidose, síndrome leite-álcali, fármacos como tiazidas, doença de Cushing e hipertireoidismo.
3. PTH e fosfatase alcalina aumentados, fósforo diminuído.
4. Coleta de urina de 24 horas para avaliar a função renal.
5. As alterações esqueléticas são reveladas por absorciometria de raios X ou absorciometria bifotônica de raios X (DEXA).
6. Cine-TC revela os tumores da paratireoide mais rápido do que os raios X.
7. A varredura com sestamibi é realizada para avaliar a localização do tumor antes da cirurgia.

Manejo

Tratamento da hipercalcemia

1. Hidratação com soro fisiológico IV, diuréticos de alça, como furosemida e ácido etacrínico, para aumentar a excreção urinária de cálcio em pacientes que não apresentam insuficiência renal.

2. O fosfato oral pode ser usado como um agente anti-hipercalcêmico.
3. Nos pacientes que desenvolvem osteoporose, pamidronato, calcitonina ou etidronato dissódico são eficazes no tratamento da hipercalcemia, inibindo a reabsorção óssea.
4. Deve ser restringido o cálcio da dieta e descontinuados todos os medicamentos que possam causar hipercalcemia, como tiazidas, lítio, vitaminas A e D, canagliflozina, terapia hormonal e antiácidos.
5. A diálise pode ser necessária em pacientes com hipercalcemia resistente ou naqueles com insuficiência renal.
6. A digoxina é reduzida porque o paciente com hipercalcemia é mais sensível aos efeitos tóxicos desse medicamento.
7. Monitoramento diário dos níveis séricos de cálcio, nitrogênio da ureia no sangue (BUN), potássio e magnésio.
8. Remoção da causa subjacente.
9. Os calcimiméticos são uma nova classe de medicamentos que podem diminuir a secreção de PTH.

Tratamento do hiperparatireoidismo primário

Cirurgia para remoção do tecido anormal.

Complicações

1. Formação de cálculos renais, calcificação do parênquima renal e *shutdown* renal.
2. Ulceração do sistema digestório superior, que conduz à hemorragia e à perfuração.
3. A desmineralização de ossos, os cistos e a fibrose da medula resultam em fraturas, em especial dos corpos vertebrais e das costelas.
4. Hipoparatireoidismo após a cirurgia.

Avaliação de enfermagem

1. Obtenha a análise dos sistemas e realize o exame multissistêmico para detectar sinais e sintomas de hiperparatireoidismo.
2. Monitore atentamente a ingestão e o débito urinário, bem como os níveis séricos de eletrólitos, sobretudo o de cálcio.
3. Monitore o ECG para detectar alterações secundárias à hipercalcemia. (Durante elevações moderadas do cálcio sérico, o intervalo QT é reduzido. Com hipercalcemia extrema, é observado um aumento da onda T).

Diagnósticos de enfermagem

- Deficiência no volume de fluidos relacionada aos efeitos resultantes dos níveis séricos elevados de cálcio
- Eliminação urinária prejudicada relacionada a cálculos renais e depósitos de cálcio nos rins
- Mobilidade física prejudicada relacionada a fraqueza, dor óssea e fraturas patológicas
- Ansiedade relacionada à cirurgia.

Intervenções de enfermagem

Alcance do equilíbrio de fluidos e eletrólitos

1. Monitore a ingestão e o débito hídrico.
2. Forneça hidratação adequada – administre água, glicose e eletrólitos por via oral ou linha IV, conforme prescrição.
3. Evite ou trate imediatamente a desidratação relatando vômito ou outras fontes de perda de fluidos.
4. Ajude o paciente a entender por que e como evitar as fontes de cálcio na dieta, como laticínios, brócolis e antiácidos que contenham cálcio.

Promoção da eliminação urinária

1. Coe toda a urina para observar a presença de cálculos.
2. Aumente a ingestão de líquidos para 3.000 mℓ/dia, a fim de manter a hidratação e evitar a precipitação de cálcio e a formação de cálculos.
3. Instrua o paciente sobre as recomendações dietéticas para restrição de cálcio.
4. Observe os sinais de infecção urinária, hematúria e cólica renal.
5. Avalie a função renal por meio dos níveis séricos de creatinina e ureia.

Aumento da mobilidade física

1. Ajude o paciente nas atividades de higiene, caso a dor óssea seja intensa ou se ele apresentar fraqueza musculoesquelética.
2. Proteja-o de quedas ou lesões.
3. Vire-o com cuidado e manuseie as extremidades suavemente, para evitar fraturas.
4. Administre analgesia, conforme prescrição.
5. Avalie o nível de dor e a resposta à analgesia.
6. Incentive-o a participar gradualmente de exercícios leves à medida que os sintomas diminuem.
7. Instrua e demonstre a mecânica corporal correta para reduzir tensão, dores nas costas e lesões.

Alívio da ansiedade

1. Incentive o paciente a verbalizar seus medos e sentimentos em relação à cirurgia iminente.
2. Explique exames e procedimentos.
3. Tranquilize-o sobre a recuperação esquelética.
   a. A dor óssea diminui rapidamente.
   b. As fraturas são tratadas por procedimentos ortopédicos.
4. Prepare o paciente para a cirurgia e para uma tireoidectomia (ver p. 717).

Educação do paciente e manutenção da saúde

1. Instrua o paciente sobre os medicamentos que reduzem os níveis de cálcio.
   a. A calcitonina é administrada por via subcutânea – ensine a técnica adequada.
   b. Etidronato dissódico – alimentos ricos em cálcio devem ser evitados até 2 horas após a administração da dose, e a resposta terapêutica pode demorar de 1 a 3 meses.
   c. Pamidronato – monitore os parâmetros relacionados à hipercalcemia quando o tratamento começar. A ingestão adequada de cálcio e vitamina D é necessária para prevenir a hipocalcemia. Os bisfosfonatos devem ser usados com cautela em pacientes com problemas gastrintestinais ativos.
2. Ensine sobre sinais e sintomas de tetania que o paciente pode apresentar no pós-operatório e que devem ser comunicados ao médico: dormência e formigamento nas extremidades ou ao redor da boca.
3. Ajude-o a identificar fontes de informação e suporte disponíveis na comunidade (ver Boxe 24.1).

Reavaliação: resultados esperados

- Débito equivalente à ingestão, turgor normal da pele e mucosas úmidas
- Sem sinais e sintomas de cálculos renais ou infecção urinária, níveis de ureia e creatinina séricas normais
- Relata menos dor óssea e articular, emprega a mecânica corporal correta e evita a imobilização
- Verbaliza preocupações e medos sobre a cirurgia, parece menos ansioso.

Hipoparatireoidismo

O *hipoparatireoidismo* resulta de uma deficiência de PTH e se caracteriza pelo desenvolvimento de hipocalcemia e hiperexcitabilidade neuromuscular.

Fisiopatologia e etiologia

1. A causa mais comum é a remoção ou a destruição acidental do tecido da paratireoide ou de seu suprimento sanguíneo durante uma tireoidectomia ou a dissecção radical do pescoço por malignidade.
2. Diminuição da função glandular (hipoparatireoidismo idiopático), que pode ser de origem autoimune ou familiar.
3. Malignidade ou metástase de um câncer para as glândulas paratireoides.
4. Resistência à ação do PTH.
5. Com a secreção inadequada de PTH, ocorre uma diminuição na reabsorção de cálcio pelos túbulos renais, diminuição da absorção de cálcio pelo sistema gastrintestinal e diminuição da reabsorção de cálcio pelos ossos.
6. Os níveis séricos de cálcio são reduzidos, causando sintomas de hiperirritabilidade muscular, espasmos não controlados e tetania hipocalcêmica.
7. Em resposta à diminuição dos níveis séricos de cálcio e à falta de PTH, o nível sérico de fosfato aumenta e a excreção de fosfato pelos rins diminui.

Manifestações clínicas

1. Irritabilidade neuromuscular, como espasmo da laringe, broncospasmo, cãibras musculares, parestesias e convulsões.
2. Tetania – hipertonia muscular generalizada. As tentativas de movimento voluntário resultam em tremores e movimentos espasmódicos ou descoordenados. Os dedos assumem a posição tetânica clássica. Sinais de Chvostek e de Trousseau (ver p. 717-718).
3. Sinais e sintomas neurológicos, como sinais extrapiramidais, distúrbios de personalidade, irritabilidade, parkinsonismo e espasmos distônicos.
4. Alterações do estado mental, como confusão, psicose, fadiga, ansiedade e falta de memória.
5. Alterações ectodérmicas, como pele seca, unhas e cabelos quebradiços, eczema atópico e psoríase.
6. Alterações cardíacas, como ECG com prolongamento do intervalo QT, insuficiência cardíaca congestiva e cardiomiopatia.
7. Alterações oftalmológicas, como catarata subcapsular e papiledema.

Avaliação diagnóstica

1. Diminua o cálcio sérico para um nível baixo (7,5 mg/100 mℓ ou menos).
2. O nível sérico de fósforo fica elevado.
3. Pode ter hipomagnesemia concomitante e/ou deficiência de vitamina D.
4. Pseudo-hipocalcemia – o nível sérico de cálcio total é baixo, mas o cálcio ionizado está normal. Isso se deve à ligação do cálcio com as proteínas.
5. Os níveis de PTH são baixos na maioria dos casos, mas podem ser normais ou elevados no pseudo-hipoparatireoidismo.
6. No hipoparatireoidismo crônico, a densidade óssea pode aumentar conforme observado por radiografia.

Manejo

Administração intravenosa de cálcio

1. Uma seringa e uma ampola com uma solução de cálcio (cloreto de cálcio, gluceptato de cálcio e gliconato de cálcio) devem ser mantidas à beira do leito o tempo todo.
2. A solução de cálcio mais eficaz é o cloreto de cálcio ionizado (10%).
3. Para uso rápido a fim de aliviar a tetania grave, a infusão deve ser realizada a cada 10 minutos.
   a. Todas as preparações IV de cálcio devem ser administradas lentamente. A solução é bastante irritante, provoca ardência e causa trombose. O paciente tem a sensação desagradável de queimação na pele e na língua.
   b. As doses usuais são as seguintes:
      i. Cloreto de cálcio – 500 mg a 1 g (5 a 10 mℓ), conforme indicado pelo cálcio sérico, a uma taxa inferior a 1 mℓ/minuto de solução a 10%.
      ii. Gliconato de cálcio – 500 mg a 2 g (10 a 20 mℓ) a uma taxa inferior a 0,5 mℓ/minuto de solução a 10%.
      iii. Gluceptato de cálcio – 1 a 2 g (5 a 10 mℓ) a uma taxa inferior a 1 mℓ/minuto.
4. A solução salina intravenosa com gliconato de cálcio deve ser administrada por gotejamento lento até que seja assegurado o controle da tetania. Depois, é feita a prescrição para administração oral ou IM de cálcio.
5. Em seguida, é adicionada vitamina D à dieta, aumentando a absorção de cálcio e induzindo a elevação dos níveis presentes na corrente sanguínea. Os diuréticos tiazídicos também podem ser adicionados graças ao seu efeito de retenção de cálcio pelos rins. As doses de cálcio e vitamina D podem ser reduzidas.
6. A administração de cálcio intravenoso parece causar alívio rápido da ansiedade.

Alerta farmacológico
A administração muito rápida de cálcio pode causar parada cardíaca.

Outras medidas

1. Trate os cálculos renais.
2. Monitore o paciente em busca de hipercalciúria.
3. Monitore o nível de cálcio no sangue periodicamente, pois variações na vitamina D podem afetar os níveis de cálcio.

Complicações

1. As complicações agudas relacionadas à hipocalcemia incluem convulsões, tetania e transtornos mentais, que podem ser revertidos pela terapia com cálcio.
2. Se o início da hipocalcemia for agudo, as principais preocupações são espasmo da laringe, obstrução aguda das vias respiratórias e insuficiência cardiovascular.
3. As complicações em longo prazo incluem catarata subcapsular, calcificação dos gânglios basais e papiledema, resultante da precipitação de cálcio no plasma e de sua deposição nos tecidos; encurtamento dos dedos das mãos e dos pés; e curvatura dos ossos longos, causada por níveis inadequados de PTH e anormalidades genéticas adicionais. Dessas complicações, apenas o papiledema é reversível.

Avaliação de enfermagem

1. Realize uma avaliação multissistêmica, com foco no sistema neuromuscular.
2. Monitore atentamente a ingestão e o débito do paciente e os eletrólitos séricos, em particular os níveis de cálcio.
3. Avalie a ansiedade do paciente.

Diagnósticos de enfermagem

- Risco de desequilíbrio eletrolítico relacionado ao comprometimento na regulação do cálcio.

Intervenções de enfermagem

Normalização dos níveis séricos de cálcio

1. Avalie com frequência o estado neuromuscular em pacientes com hipoparatireoidismo e naqueles em risco de hipocalcemia, ou

seja, pacientes no pós-operatório imediato de uma tireoidectomia, paratireoidectomia ou dissecção radical do pescoço.
2. Verifique os sinais de Trousseau e Chvostek, notificando o médico se os resultados forem positivos.
3. Avalie o estado respiratório com frequência na hipocalcemia aguda e no pós-operatório.
4. Monitore os níveis séricos de cálcio e fósforo.
5. Forneça uma dieta rica em cálcio, se prescrita, com laticínios e vegetais de folhas verdes.
6. Instrua o paciente sobre sinais e sintomas de hipo e hipercalcemia que devem ser comunicados ao médico.
7. Tenha cuidado ao administrar outros medicamentos ao paciente com hipocalcemia.
   a. O paciente hipocalcêmico é sensível à digoxina. Enquanto a hipocalcemia é revertida, o paciente pode desenvolver rapidamente toxicidade por digoxina.
   b. A cimetidina interfere na função normal da paratireoide, sobretudo em casos de insuficiência renal, o que aumenta o risco de hipocalcemia.

Educação do paciente e manutenção da saúde

1. Explique ao paciente e à família a função do PTH, bem como a importância da vitamina D e do cálcio para a manutenção da saúde.
2. Discuta a importância de cada medicamento prescrito para o controle da hipocalcemia, incluindo vitamina D, cálcio e diurético tiazídico.
   a. Tomar a medicação de acordo com a prescrição.
   b. Não substituir por medicamentos de venda livre sem aconselhamento e supervisão do médico.
3. Forneça uma lista com as características da hipercalcemia e da hipocalcemia, aconselhando-o a entrar em contato com o médico imediatamente se manifestar qualquer sinal de uma das condições.
4. Aconselhe-o a usar uma etiqueta de alerta médico.
5. Explique a necessidade de acompanhamento médico periódico vitalício.

Reavaliação: resultados esperados

- Verbaliza compreender o motivo da dieta e dos medicamentos e apresenta nível de cálcio dentro dos limites normais.

DISTÚRBIOS DAS GLÂNDULAS ADRENAIS

A *medula adrenal*, ou parte interna da glândula, não é necessária para a manutenção da vida, mas permite que a pessoa consiga lidar com o estresse. Ela secreta dois hormônios:

- A *epinefrina* atua nos receptores alfa e beta para aumentar a contratilidade e a excitabilidade do músculo cardíaco, levando ao aumento do débito cardíaco; facilita o fluxo sanguíneo para músculos, cérebro e vísceras; aumenta o açúcar no sangue, estimulando a conversão de glicogênio em glicose no fígado; e inibe a contração da musculatura lisa
- A *norepinefrina* atua principalmente nos receptores alfa para aumentar a resistência vascular periférica, levando ao aumento das pressões arteriais diastólica e sistólica
  - O córtex adrenal, ou parte externa da glândula, é essencial para a vida. Ele é responsável pela secreção de hormônios adrenocorticais, sintetizados do colesterol
- *Glicocorticoides* (cortisona e hidrocortisona) aumentam o catabolismo das proteínas e inibem sua síntese; antagonizam a ação da insulina e aumentam o açúcar no sangue; elevam a síntese de glicose pelo fígado; influenciam o mecanismo de defesa do organismo e sua reação ao estresse; e influenciam a resposta emocional
- *Mineralocorticoides* (aldosterona e desoxicorticosterona) regulam a reabsorção de sódio e a excreção de potássio pelos túbulos renais
- *Adrenosteronas* (andrógenos adrenais) exercem um efeito mínimo sobre características e funções sexuais.

Aldosteronismo primário

Aldosteronismo primário se refere à secreção excessiva de aldosterona pelo córtex adrenal.

Fisiopatologia e etiologia

1. A secreção excessiva de aldosterona resulta em conservação de sódio e excreção de potássio, em especial pelos túbulos renais, mas também pelas glândulas sudoríparas, salivares, e pelo sistema digestório.
2. Causado sobretudo por adenoma cortical, hiperplasia adrenal bilateral ou aldosteronismo primário genético-familiar.
3. O aldosteronismo secundário ocorre em conjunto com insuficiência cardíaca, disfunção renal ou cirrose hepática.
4. As mulheres constituem 70% dos pacientes com adenomas secretores de aldosterona, e a incidência de aldosteronismo primário é quatro vezes maior entre os afro-americanos do que entre a população em geral.

Manifestações clínicas

1. Cinco a quinze por cento dos casos de hipertensão são resultado de aldosteronismo primário, que em geral pode ser tratado com sucesso pela remoção cirúrgica do adenoma.
2. Um profundo declínio nos níveis sanguíneos de potássio (hipopotassemia) e de íons hidrogênio (alcalose) resulta em fraqueza muscular e incapacidade renal de acidificar ou concentrar a urina, levando a um excesso de volume (poliúria).
3. A queda na concentração de íons hidrogênio (alcalose) resulta em tetania e parestesia.
4. O aumento da concentração de sódio no sangue (hipernatremia) resulta em sede excessiva (polidipsia) e hipertensão arterial.

Avaliação diagnóstica

1. Suspeita em todos os pacientes hipertensos com hipopotassemia espontânea e nos casos em que a hipopotassemia se desenvolve simultaneamente ao início de uma terapia com diuréticos, mantendo-se após a interrupção do tratamento.
2. O teste de triagem de escolha é a razão aldosterona:renina, que sugere aldosteronismo primário se a proporção for maior que 20:1.
3. A quantidade de sal pode ser usada como teste confirmatório – a ingestão de pelo menos 200 mEq/dia (aproximadamente 12 g de sal) por 4 dias não influencia o nível sérico de potássio sem aldosteronismo, mas causa diminuição do potássio sérico para menos de 3,5 mEq/ℓ em um paciente com aldosteronismo.
4. TC para determinar e localizar o adenoma cortical.

Manejo

1. Remoção do tumor adrenal, se o tumor estiver localizado em um dos lados – adrenalectomia unilateral.
2. Se a causa for hiperplasia adrenal bilateral, a espironolactona é usada para tratar tanto a hipertensão quanto os estágios de depleção de potássio. São necessárias de 4 a 6 semanas de terapia antes de o efeito total sobre a PA ser observado.
   a. Os efeitos adversos incluem redução dos níveis de testosterona nos homens (diminuição da libido, impotência e ginecomastia) e desconforto gastrintestinal.
   b. A amilorida pode ser usada em homens sexualmente ativos ou em casos de intolerância gastrintestinal.

   c. É necessária a restrição de sódio sem infusões salinas e dieta com baixo teor de sódio.
   d. A suplementação de potássio, em geral, é necessária, a depender da gravidade do déficit.
3. Adição de agente anti-hipertensivo – diurético tiazídico, como triamtereno.
4. Manejo das causas subjacentes ao aldosteronismo secundário

Complicações

Efeitos de longo prazo da hipertensão não tratada: acidente vascular cerebral, insuficiência renal e cardíaca.

Avaliação de enfermagem

1. Obtenha o histórico dos sintomas, como fraqueza muscular, parestesia, sede e poliúria.
2. Realize um exame físico multissistêmico.
3. Avalie a PA.

Diagnósticos de enfermagem

- Volume excessivo de fluidos relacionado à retenção de sódio.

Intervenções de enfermagem

Ver também "Cuidados com o paciente submetido à adrenalectomia", p. 718.

Manutenção do equilíbrio de fluidos e sódio

1. Monitore a ingestão e o débito hídrico, o peso diário e alterações no ECG para hipopotassemia.
2. Instrua sobre uma dieta com pouco sódio e sobre a administração de suplementos de potássio, conforme prescrição. Verifique os resultados séricos de sódio e potássio.
3. Monitore a pressão e administre ou ensine a autoadministração de anti-hipertensivos, conforme prescrição.
4. Verifique a presença de edema dependente e incentive a atividade física, o reposicionamento frequente e a elevação periódica dos pés.

Educação do paciente e manutenção da saúde

1. Instrua o paciente sobre a natureza da doença, o tratamento e a necessidade de cuidados médicos continuados após a alta.
2. Instrua-o sobre a importância da adesão ao tratamento prescrito.
   a. Para o manejo clínico, o paciente deve tomar espironolactona por toda a vida.
   b. O paciente deve relatar a ocorrência de efeitos adversos significativos, que interfiram no desempenho sexual e na qualidade de vida.
   c. A administração de glicocorticoides é temporária nos casos de adrenalectomia subtotal ou unilateral e crônica em casos de adrenalectomia bilateral. Pode ser necessário aumentar a dose durante períodos de doença ou episódios de estresse.
3. Ensine o paciente e os membros da família a medir a pressão arterial, se indicado.

Reavaliação: resultados esperados

- A ingestão de fluidos é equivalente ao débito urinário e a pesagem diária é estável.

Síndrome de Cushing

Síndrome de Cushing é uma condição na qual os níveis plasmáticos de cortisol se apresentam elevados, causando sinais e sintomas de hipercortisolismo.

Fisiopatologia e etiologia

1. É mais comum em mulheres do que em homens.
2. Os mecanismos normais de *feedback* que controlam a função adrenocortical são inefetivos, o que resulta na secreção de hormônios corticais adrenais, apesar das quantidades adequadas desses hormônios na circulação.
3. As manifestações da síndrome de Cushing são o resultado do excesso de hormônios (glicocorticoides).
4. Pode ocorrer apenas o excesso de um hormônio ou de todos eles. O hormônio mais secretado, geralmente glicocorticoides, determina os sintomas predominantes.
5. Síndrome de Cushing hipofisária (doença de Cushing) – hiperplasia de ambas as glândulas suprarrenais, causada por superestimulação do córtex adrenal pelo ACTH, quase sempre resultante de um adenoma hipofisário ou de hiperplasia da glândula hipófise.
   a. Causa mais comum da síndrome de Cushing.
   b. Afeta sobretudo mulheres na faixa etária entre 20 e 40 anos.
6. Síndrome de Cushing adrenal.
   a. Associada a tumores do córtex adrenal, como adenoma ou carcinoma.
7. Ectópica – resulta da secreção autônoma de ACTH por neoplasias não hipofisárias, como pulmão.
8. Síndrome de Cushing iatrogênica, causada pela administração exógena de glicocorticoide.

Manifestações clínicas

Manifestações causadas por excesso de glicocorticoides

1. Ganho de peso ou obesidade (Figura 24.4).
2. Tronco pesado e extremidades finas.

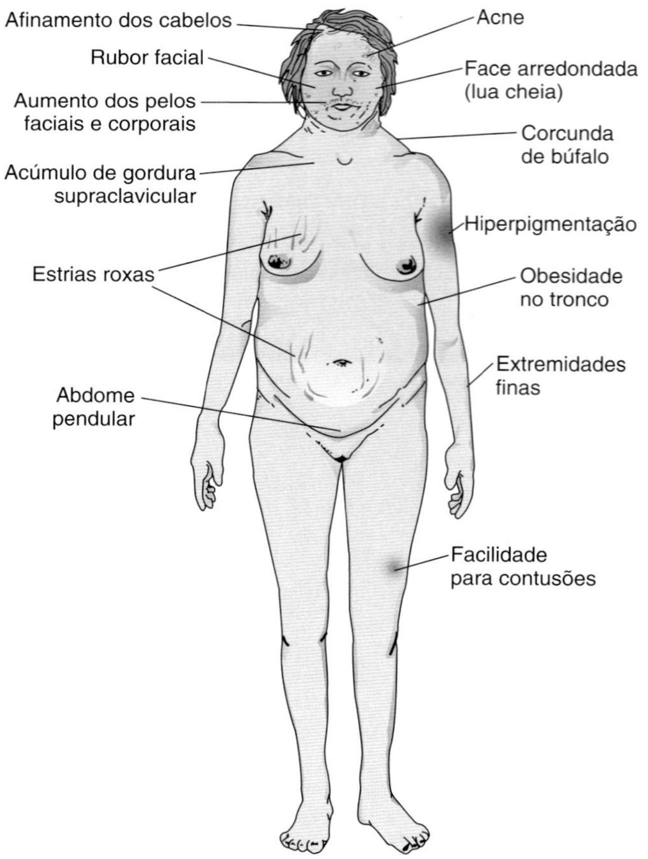

Figura 24.4 Manifestações clínicas da síndrome de Cushing. (Smeltzer, S., & Bare, B. [2000]. *Brunner and Suddarth's textbook of medical–surgical nursing* [9th ed.]. Philadelphia, PA: Lippincott Williams & Wilkins.)

3. "Corcunda de búfalo" (acúmulo de gordura) no pescoço e na área supraclavicular.
4. Face arredondada (lua cheia), pletórica e oleosa.
5. Pele frágil e fina, estrias e equimoses, acne.
6. Desgaste muscular causado pelo catabolismo excessivo.
7. Osteoporose – cifose característica e dor nas costas.
8. Perturbações mentais – mudanças de humor e psicose.
9. Maior suscetibilidade a infecções.

Manifestações causadas por excesso de mineralocorticoides

1. Hipertensão.
2. Hipernatremia e hipopotassemia.
3. Ganho de peso.
4. Expansão do volume sanguíneo.
5. Edema.

Manifestações causadas por excesso de andrógenos

1. As mulheres experimentam virilização (masculinização).
   a. Hirsutismo – crescimento excessivo de pelos na face e na linha média do tronco.
   b. Seios – atrofia.
   c. Clitóris – dilatação.
   d. Voz masculina.
   e. Perda de libido.
2. Se a exposição ocorrer ainda no útero, há possível hermafroditismo.
3. Homens – perda de libido.

Avaliação diagnóstica

1. Níveis excessivos de cortisol no plasma.
2. Aumento nos níveis de glicose no sangue e intolerância à glicose.
3. Diminuição do nível sérico de potássio.
4. Eosinófilos reduzidos.
5. Níveis urinários elevados de 17-hidroxicorticoide e esteroide 17-cetogênico.
6. Elevação do ACTH plasmático em pacientes com tumores hipofisários.
7. Baixos níveis plasmáticos de ACTH com tumor adrenal.
8. Perda da variação diurna de secreção de cortisol.
9. Radiografias cranianas podem detectar a erosão da sela túrcica por um tumor da hipófise.
10. Dexametasona durante a noite ou em baixa dosagem por 48 horas, possivelmente com medição da excreção urinária de cortisol.
11. Níveis elevados de cortisol na saliva são significativos.
12. TC, RM e ultrassonografia detectam a localização do tumor.

Manejo

Cirurgia e radioterapia

O tumor (adrenal ou hipófise) é removido ou tratado por radioterapia.

1. Um desenvolvimento importante no tratamento da síndrome de Cushing hipofisária em adultos é a adenomectomia transesfenoidal ou a hipofisectomia – remoção da hipófise (ver p. 719).
2. A craniotomia transfrontal pode ser necessária quando o tumor da hipófise crescer além da sela túrcica (ver p. 365).
3. Hiperplasia das suprarrenais – adrenalectomia bilateral.

Terapia de substituição no pós-operatório

1. Os pacientes com adrenalectomia necessitam de terapia de substituição vitalícia com o seguinte:
   a. Um glicocorticoide – cortisona.
   b. Um mineralocorticoide – fludrocortisona.
2. Após a radioterapia ou a hipofisectomia, o paciente pode precisar de reposição adrenal, além de terapia de reposição tireoidiana, hipofisária posterior e gonadal.
3. Após a adenomectomia transesfenoidal, o paciente requer terapia de reposição de hidrocortisona por períodos de 12 a 18 meses e hormônios adicionais se houver perda excessiva da função hipofisária.
4. Esteroides anabolizantes proteicos podem ser administrados para facilitar a reposição proteica. Quase sempre é necessária a reposição de potássio.

Tratamento clínico

1. Se o paciente não puder ser submetido a um procedimento cirúrgico, podem ser utilizados medicamentos inibidores da síntese de cortisol.
   a. Mitotano, um agente tóxico para o córtex adrenal – derivado do diclorodifeniltricloroetano –, é conhecido como adrenalectomia clínica. Náuseas, vômito, diarreia, sonolência e depressão podem ocorrer com o uso desse medicamento.
   b. Metirrapona para controlar a hipersecreção de esteroides em pacientes que não respondem à terapia com mitotano.
   c. A aminoglutotimida bloqueia a conversão do colesterol em pregnenolona, impedindo a produção de cortisol. Os efeitos adversos incluem distúrbios gastrintestinais, sonolência e erupções cutâneas.

Complicações

Possibilidade de recorrência em pacientes com carcinoma adrenal.

Avaliação de enfermagem

1. Observe o paciente quanto a sinais e sintomas da doença de Cushing.
2. Realize um exame físico multissistêmico.
3. Monitore a ingestão e o débito, o peso diário e eletrólitos séricos.

Diagnósticos de enfermagem

- Comprometimento da integridade da pele relacionado a cicatrização alterada, pele fina, frágil e edema
- Déficit de autocuidado com roupas e higiene pessoal relacionado a perda de massa muscular, osteoporose, fraqueza e fadiga
- Imagem corporal perturbada relacionada a aparência física alterada e instabilidade emocional
- Ansiedade relacionada a cirurgia
- Atraso na recuperação cirúrgica relacionado a possíveis complicações.

Intervenções de enfermagem

Manutenção da integridade cutânea

1. Verifique a pele com frequência para detectar áreas avermelhadas, lesões ou lacerações, escoriações, infecções ou edema.
2. Manuseie a pele e as extremidades suavemente para evitar traumatismo. Proteja o paciente de quedas usando trilhos laterais.
3. Evite o uso de fita adesiva para reduzir o risco de traumatismo ao ser removido.
4. Incentive-o a se virar na cama com frequência ou a reduzir a pressão sobre as proeminências ósseas e as áreas de edema.
5. Forneça cuidados meticulosos à pele, de modo a reduzir lesões.
6. Forneça alimentos com baixo teor de sódio para minimizar a formação de edema.
7. Verifique diariamente a ingestão, o débito e o peso do paciente, a fim de avaliar a retenção de líquidos.

Incentivo à participação ativa no autocuidado

1. Ajude o paciente com a deambulação e a higiene pessoal quando ele estiver fraco e cansado.
2. Auxilie-o a planejar o cronograma para permitir períodos de exercício e descanso.
3. Incentive-o a repousar quando estiver cansado.

4. Aconselhe a retomada gradual das atividades, à medida que ele ganhar forças.
5. Instrua o paciente sobre sinais e sintomas que indicam esforço excessivo.
6. Oriente-o sobre a mecânica corporal correta, de modo a evitar dor ou lesão durante as atividades.
7. Use dispositivos auxiliares durante a deambulação para evitar quedas e fraturas.
8. Incentive o consumo de alimentos ricos em potássio, como banana, suco de laranja e tomate, e administre o suplemento, conforme prescrição, para combater a fraqueza relacionada à hipopotassemia.

Fortalecimento da imagem corporal

1. Incentive o paciente a verbalizar preocupações sobre a doença, mudanças na aparência e alterações no papel social.
2. Identifique o que costuma perturbá-lo e explore com ele maneiras de prevenir ou modificar esse tipo de situação.
3. Esteja alerta a evidências de depressão, que em alguns casos progride para suicídio. O profissional de saúde deve ser comunicado sobre alterações de humor, distúrbios do sono, mudanças no nível de atividade, no apetite ou perda de interesse nos visitantes ou em outras experiências.
4. Encaminhe para aconselhamento psicológico, se indicado.
5. Explique à paciente com adenoma benigno ou hiperplasia que, com tratamento adequado, as evidências de masculinização podem ser revertidas.

Redução da ansiedade

1. Responda a perguntas sobre a cirurgia e incentive uma discussão aprofundada com o profissional de saúde, caso o paciente não esteja bem informado.
2. Descreva os cuidados de enfermagem esperados no pós-operatório.
3. Prepare-o para uma cirurgia abdominal (ver p. 501) ou hipofisectomia (ver p. 719), conforme indicado.

Fornecimento dos cuidados pós-operatórios

1. Ofereça cuidados pós-operatórios de rotina ao paciente com cirurgia abdominal (ver p. 501) ou hipofisectomia (ver p. 719).
2. Monitore cuidadosamente infecção, pois a administração de glicocorticoides interfere na função imunológica. Mantenha técnica estéril, ambiente limpo e lavagem efetiva das mãos.
3. Monitore os testes de função tireoidiana e forneça a terapia de reposição hormonal, conforme prescrição, após uma hipofisectomia.
4. Atente-se na ingestão e no débito hídrico, bem como na densidade específica da urina, para detectar diabetes insípido, provocado pela deficiência de ADH após a hipofisectomia.

Educação do paciente e manutenção da saúde

1. Instrua o paciente sobre a necessidade vitalícia de terapia de reposição hormonal e de acompanhamento a intervalos regulares, de modo a determinar se a dose se mantém apropriada ou detectar efeitos adversos.
2. Oriente-o no cuidado adequado da pele e na necessidade de comunicar imediatamente a ocorrência de traumatismo ou infecção.
3. Ensine-o a monitorar a glicose na urina, no sangue, ou a comparecer para realização de um exame de glicose no sangue, conforme indicado, para detectar hiperglicemia.
4. Ajude-o a prevenir hiperglicemia e obesidade, instruindo-o sobre uma dieta de baixas calorias, baixa concentração de carboidratos e baixo teor de gordura, assim como sobre a importância de aumentar o nível de atividade física, conforme tolerado.
5. Incentive uma dieta rica em cálcio (laticínios, brócolis) e exercícios de musculação, para prevenir a osteoporose provocada pela reposição de glicocorticoides.
6. Ajude-o a identificar fontes de informação e suporte disponíveis na comunidade (ver Boxe 24.1).

Reavaliação: resultados esperados

- Pele intacta sem evidência de lesão, escoriação, infecção ou trauma
- Participa com segurança das AVDs
- Verbaliza preocupações com a aparência e interage bem com os visitantes
- Verbaliza a compreensão da cirurgia
- Sinais vitais estáveis, dor controlada e sem sinais de infecção.

Insuficiência adrenocortical

A *insuficiência adrenocortical* ocorre em razão da secreção inadequada dos hormônios do córtex adrenal, sobretudo os glicocorticoides e os mineralocorticoides.

Fisiopatologia e etiologia

1. Insuficiência adrenocortical primária (doença de Addison) – destruição e subsequente hipofunção do córtex adrenal, quase sempre resultante de um processo autoimune.
2. Insuficiência adrenocortical secundária – a deficiência de ACTH por doença hipofisária ou a supressão do eixo hipotálamo-hipófise pelo tratamento com corticosteroides para distúrbios não endócrinos resultam em atrofia do córtex adrenal.
3. Níveis inadequados de aldosterona produzem distúrbios no metabolismo de sódio, potássio e água.
4. A deficiência de cortisol produz anomalias no metabolismo de lipídios, proteínas e carboidratos. A ausência de cortisol durante um episódio de estresse pode precipitar uma crise addisoniana, que é um estado exagerado de insuficiência cortical adrenal e pode levar a óbito.

Manifestações clínicas

1. Hiponatremia, hiperpotassemia e, às vezes, anemia.
2. Perda de água, desidratação e hipovolemia.
3. Fraqueza muscular, fadiga e perda de peso.
4. Problemas gastrintestinais, como anorexia, náuseas, vômito, diarreia, constipação intestinal e dor abdominal.
5. Hipotensão, hipoglicemia, baixa taxa metabólica basal e aumento da sensibilidade à insulina.
6. Alterações mentais, como depressão, irritabilidade, ansiedade, apreensão causada pela hipoglicemia e hipovolemia.
7. Ausência de respostas normais ao estresse.
8. Hiperpigmentação.

Avaliação diagnóstica

1. Química do sangue – diminuição dos níveis de glicose, sódio, e aumento dos níveis de potássio, cálcio e ureia.
2. Aumento na contagem de linfócitos no hemograma.
3. Baixos níveis plasmáticos de cortisol em jejum e de aldosterona.
4. Exame de urina de 24 horas – diminuição dos níveis de 17-cetosteroide, 17-hidroxicorticoide e 17-cetogênico.
5. Teste de estimulação com ACTH – nenhum ou aumento mínimo dos níveis plasmáticos de cortisol e de 17-cetosteroides na urina.

Manejo

1. Restauração do equilíbrio de fluidos e eletrólitos: dieta com alto teor de sódio, baixo teor de potássio e líquidos.
2. Tratamento da deficiência de glicocorticoide com agentes como hidrocortisona ou prednisona. Pacientes com doença pulmonar obstrutiva crônica e insuficiência cardíaca podem necessitar de preparações com baixa atividade mineralocorticoide, como a metilprednisolona, para impedir a retenção de líquidos.
3. A deficiência de mineralocorticoides é tratada com fludrocortisona.

4. Suporte cardiovascular, se indicado.
5. Tratamento imediato se a crise addisoniana (adrenal) ou o colapso circulatório for iminente:
   a. Solução de cloreto de sódio IV para substituir os íons sódio.
   b. Hidrocortisona.
   c. Injeção de estimulantes circulatórios, como sulfato de atropina, cloreto de cálcio e epinefrina.
6. Diagnóstico e tratamento da causa subjacente da insuficiência adrenocortical ou crise addisoniana (p. ex., antibioticoterapia, para tratar a infecção, se esse for um fator da crise).

Alerta de enfermagem
O exagero no tratamento pode se manifestar como hipertensão, edema por retenção de sódio e água e fraqueza causada pela perda de potássio.

Complicações

1. Crise adrenal – hipotensão, náuseas, vômito, fraqueza, letargia, febre, confusão mental, abdome agudo e, talvez, coma.
2. Pode ser precipitado por estresse fisiológico, como cirurgia, infecção, traumatismo e desidratação.

Avaliação de enfermagem

1. Obtenha o histórico recente ou passado de terapia com corticosteroides, incluindo duração do tratamento, dosagem e adesão.
2. Reveja o histórico das fontes de estresse, como procedimentos cirúrgicos, infecção ou desenvolvimento de outras patologias.
3. Realize um exame físico completo para manifestações de insuficiência adrenocortical ou fatores contribuintes.

Diagnósticos de enfermagem

- Volume de fluido deficiente relacionado à perda de sódio e água pelos rins
- Risco de infecção relacionado à resposta ineficaz ao estresse
- Intolerância à atividade relacionada à diminuição da produção de cortisol e à fadiga.

Intervenções de enfermagem

Alcance do equilíbrio de fluidos e eletrólitos

1. Verifique diariamente a ingestão, o débito hídrico e o peso do paciente.
2. Monitore os sinais vitais com frequência, pois uma queda na PA pode sugerir crise iminente.
3. Monitore os níveis séricos de sódio e potássio.
4. Avalie o turgor cutâneo e as mucosas quanto à desidratação.
5. Incentive uma dieta com alto teor de sódio e líquidos. Administre ou ensine a autoadministração de suplementos de potássio, se houver prescrição.
6. Administre ou ensine a autoadministração de glicocorticoides e mineralocorticoides prescritos, documentando a resposta do paciente.
7. Administre infusões IV de sódio, água e glicose, conforme indicado.

Garantia do bem-estar

1. Minimize as situações de estresse.
2. Proteja o paciente de infecções.
   a. Controle os contatos do paciente para prevenir a transmissão de microrganismos infecciosos.
   b. Proteja-o de correntes de ar, umidade e exposição ao frio.
   c. O paciente deve evitar esforço excessivo.
   d. Use técnicas meticulosas de lavagem e desinfecção das mãos.
3. Avalie o conforto e o estado emocional do paciente.
   a. Controle a temperatura da sala para evitar mudanças acentuadas na temperatura do paciente.
   b. Mantenha um ambiente calmo e tranquilo, evitando falar alto e rádios barulhentos.
4. Observe e relate sinais precoces de crise addisoniana, como queda súbita da pressão arterial, náuseas, vômitos e febre.

Aumento da tolerância à atividade

1. Ajude o paciente com as AVDs.
2. Programe períodos de descanso e atividade, de modo a evitar o esforço excessivo.
3. Forneça uma dieta rica em calorias e proteínas.

Educação do paciente e manutenção da saúde

1. Instrua o paciente sobre a terapia em longo prazo para a insuficiência adrenocortical e sobre a necessidade de consultas de acompanhamento.
   a. Informe ao paciente que a terapia deve ser mantida ao longo da vida.
   b. Enfatize a importância de tomar uma quantidade maior de hormônios quando estiver sob estresse.
   c. Sugira que carregue um cartão de identificação indicando o tipo de medicamento que está sendo tomado e o número de telefone do profissional de saúde.
2. Instrua-o sobre as manifestações de uso excessivo de medicamentos e sobre os sintomas que devem ser comunicados.
3. Identifique as ações a tomar para evitar fatores que possam precipitar crises addisonianas, como infecção, temperaturas extremas e traumatismo.
4. Ajude-o a identificar fontes de informação e suporte disponíveis na comunidade (ver Boxe 24.1).

Reavaliação: resultados esperados

- Turgor cutâneo normal, mucosas úmidas e sinais vitais estáveis
- Sem sinais de infecção ou estresse
- Conclui as atividades diárias com o mínimo de assistência.

Feocromocitoma

O *feocromocitoma* é uma neoplasia secretora de catecolamina associada à hiperfunção da medula adrenal. Pode aparecer onde as células de cromafina estiverem localizadas, mas a maioria é encontrada na medula adrenal.

Fisiopatologia e etiologia

1. O feocromocitoma pode se manifestar em qualquer idade, porém é mais comum na faixa etária entre 30 e 60 anos. É incomum em pessoas com mais de 65 anos.
2. A maioria dos tumores de feocromocitoma é benigna, sendo 10% malignos, com metástase em ossos, fígado e linfonodos.
3. Os 35% de feocromocitomas não adrenais são malignos.
4. Os tumores localizados na medula adrenal produzem aumento de epinefrina e norepinefrina; aqueles localizados fora da glândula adrenal tendem a produzir apenas epinefrina.
5. Pode ocorrer como componente de uma neoplasia endócrina múltipla IIA, síndrome autossômica dominante caracterizada por feocromocitoma, câncer de tireoide e hiperparatireoidismo.

Manifestações clínicas

1. A variação de sinais e sintomas depende da predominância da secreção de norepinefrina ou epinefrina e também do fato de ela ser contínua ou intermitente.

2. O excesso de secreção de norepinefrina e epinefrina produz hipertensão, hipermetabolismo e hiperglicemia.
3. A hipertensão pode ser paroxística (intermitente) ou persistente (crônica).
   a. A forma crônica imita a hipertensão essencial, mas anti-hipertensivos não são eficazes.
   b. Dores de cabeça e distúrbios da visão são comuns.
4. Os efeitos hipermetabólicos e hiperglicêmicos produzem transpiração excessiva, tremor, palidez ou rubor facial, nervosismo, níveis elevados de glicose no sangue, poliúria, náuseas, vômito, diarreia, dor abdominal e parestesia.
5. Mudanças emocionais, incluindo comportamento psicótico, podem ocorrer.
6. Os sintomas podem ser desencadeados por reações alérgicas, esforço físico, distúrbio emocional, ou ocorrer sem estímulos identificáveis.

Avaliação diagnóstica

1. Os níveis de metanefrina (metabólito da epinefrina e norepinefrina) se apresentam elevados em amostras de urina de 24 horas.
2. Os níveis de epinefrina e norepinefrina na urina e no sangue permanecem elevados enquanto o paciente estiver sintomático.
3. TC ou RM das glândulas suprarrenais ou de todo o abdome, a fim de identificar o tumor.

Manejo

Controle clínico da pressão e preparação para a cirurgia

1. Agentes bloqueadores alfa-adrenérgicos, como fentolamina ou fenoxibenzamina, inibem os efeitos das catecolaminas sobre a PA.
   a. O controle efetivo da pressão arterial e do volume sanguíneo pode levar 1 ou 2 semanas.
   b. A cirurgia deve ser adiada até que a pressão arterial seja controlada e o volume sanguíneo tenha sido expandido.
2. Inibidores da síntese de catecolaminas, como a metirosina, podem ser utilizados no pré-operatório ou no manejo em longo prazo de tumores inoperáveis.
   a. Os efeitos adversos incluem sedação e cristalúria.

Cirurgia

Adrenalectomia unilateral, bilateral, ou outra remoção de tumor.

Complicações

Metástase tumoral.

Avaliação de enfermagem

1. Obtenha o histórico de sinais e sintomas que o paciente está apresentando.
2. Avalie fatores predisponentes que podem estar desencadeando sinais e sintomas, como esforço físico, transtorno emocional e alergias.
3. Realize um exame físico completo para determinar os efeitos da hipertensão.

Diagnósticos de enfermagem

- Ansiedade relacionada aos efeitos sistêmicos da epinefrina e norepinefrina
- Perfusão tecidual ineficaz relacionada à hipotensão no pós-operatório.

Intervenções de enfermagem

Redução da ansiedade

1. Permaneça com o paciente durante episódios agudos de hipertensão.
2. Garanta períodos de repouso no leito e eleve a cabeceira 45° durante a hipertensão grave.
3. Realize as tarefas e os procedimentos de maneira tranquila e sem pressa quando estiver com o paciente.
4. Instrua-o sobre o emprego de exercícios de relaxamento.
5. Reduza os estressores ambientais, proporcionando um ambiente calmo e silencioso. Restrinja o número de visitantes.
6. Elimine os estimulantes da dieta, como café, chá e colas.
7. Reduza os eventos que precipitam episódios de hipertensão grave, como palpação do tumor, esforço físico e perturbação emocional.
8. Administre sedativos, conforme prescrição, para promover relaxamento e repouso.
9. Monitore a hipotensão ortostática após a administração de fentolamina.
10. Incentive a ingestão de fluidos orais e mantenha a infusão intravenosa no pré-operatório, para garantir a expansão adequada do volume para realização da cirurgia.

Manutenção da perfusão tecidual no pós-operatório

1. Monitore cuidadosamente sinais vitais, ECG, pressão arterial, estado neurológico e débito urinário no pós-operatório.
2. Verifique e relate complicações de hipertensão, hipotensão e hiperglicemia.
3. Mantenha a hidratação adequada com infusão intravenosa, de modo a prevenir hipotensão. (Como a redução das catecolaminas logo após a cirurgia causa vasodilatação e aumento do espaço vascular, pode ocorrer hipotensão).
4. Monitore a ingestão, o débito e os resultados laboratoriais dos níveis de ureia, creatinina e glicose.

Educação do paciente e manutenção da saúde

1. Instrua-o sobre como e quando tomar os medicamentos. Pacientes que tomam metirosina devem ser alertados sobre o efeito de sedação do medicamento e precisam evitar o uso de outros depressores do SNC, bem como e participar de atividades que exijam atenção. É necessário aumentar a ingestão de líquidos para pelo menos 2.000 mℓ/dia para evitar a formação de cálculos renais.
2. Informe-o sobre a necessidade de acompanhamento continuado para:
   a. Recorrência de feocromocitoma.
   b. Avaliação de qualquer lesão renal ou cardiovascular residual relacionada à hipertensão pré-operatória.
   c. Exame que comprove que os níveis de catecolamina estão normais de 1 a 3 meses após a cirurgia (urina de 24 horas).
3. Ajude o paciente a identificar fontes de informação e suporte disponíveis na comunidade (ver Boxe 24.1).

Reavaliação: resultados esperados

- Relata menos ansiedade durante os episódios hipertensivos
- Pressão estável e débito urinário adequado.

TRANSTORNOS DA HIPÓFISE

A glândula pituitária (hipófise) exerce controle primário sobre as funções hormonais do organismo. Ela está localizada sobre a sela túrcica na base do cérebro. Sua função é regulada pelo hipotálamo. A hipófise é composta por duas partes, que são estrutural e funcionalmente separadas: a hipófise anterior e a hipófise posterior. O controle hipotalâmico da hipófise anterior é mediado por fatores liberadores secretados pelo hipotálamo; a hipófise posterior é regulada por estimulação neural direta. Ver Tabela 24.2, em que estão listados os hormônios hipofisários.

Tabela 24.2 Hormônios da glândula hipófise.

Hormônio	Tecido-alvo
Hipófise anterior	
Hormônio do crescimento	Múltiplas localizações
Hormônio estimulador da tireoide	Glândula tireoide
Hormônio adrenocorticotrófico	Glândulas suprarrenais
Prolactina	Seios
Hormônio luteinizante	Ovários, testículos
Hormônio foliculoestimulante	Ovários, testículos
Hormônio estimulador de melanócitos	Melanócitos (pele)
Hipófise posterior	
Ocitocina	Útero, seios
Hormônio antidiurético	Rins

Diabetes insípido

O *diabetes insípido* (DI) é um distúrbio do metabolismo da água causado pela deficiência de ADH, também chamado de vasopressina, secretada pela hipófise posterior (DI central) ou pela incapacidade dos rins de responder ao ADH (DI nefrogênico).

Fisiopatologia e etiologia

1. Primário: idiopático.
2. Secundário: traumatismo craniano, neurocirurgia, tumores (intracranianos ou metastáticos), doença vascular (aneurismas e infarto) e infecção (meningite e encefalite).
3. DI nefrogênico: doença renal prolongada, hipopotassemia e alguns medicamentos.
4. A deficiência de ADH resulta em diminuição da reabsorção renal de água e pode ser parcial ou completa (Figura 24.5).
5. O DI pode ser transitório ou permanente.

Manifestações clínicas

1. Poliúria acentuada – produção diária de urina diluída superior a 3 ℓ para adultos e 2 ℓ para crianças, correspondendo a uma osmolalidade na urina inferior a 250 mOsm/kg.
2. Polidipsia (sede intensa) – consegue ingerir de 4 a 40 ℓ de líquidos por dia e sente desejo de tomar água gelada.
3. Alta osmolalidade sérica (acima de 295 mOsm) e alto nível sérico de sódio (acima de 142 mEq/ℓ).

Avaliação diagnóstica

1. Osmolalidade sérica – alta; osmolalidade urinária – baixa.
2. O teste de privação de água determina se é um caso de DI central ou nefrogênico.
3. Níveis sérico e urinário de ADH – entre reduzidos e ausentes.

Manejo

1. Administração de ADH ou seu derivado.
   a. O DDAVP é derivado de vasopressina e pode ser administrado por via intravenosa; pelo nariz, por meio de um tubo macio e flexível; por *spray* nasal; ou por VO em forma de comprimido. A potência varia de acordo com a forma de apresentação (p. ex., a forma IV é quase 10 vezes mais potente que o *spray* nasal).
      i. Duração da ação 8 a 12 horas.
      ii. Para pacientes com níveis residuais de ADH hipotalâmico (determinado por baixos níveis de ADH circulante).

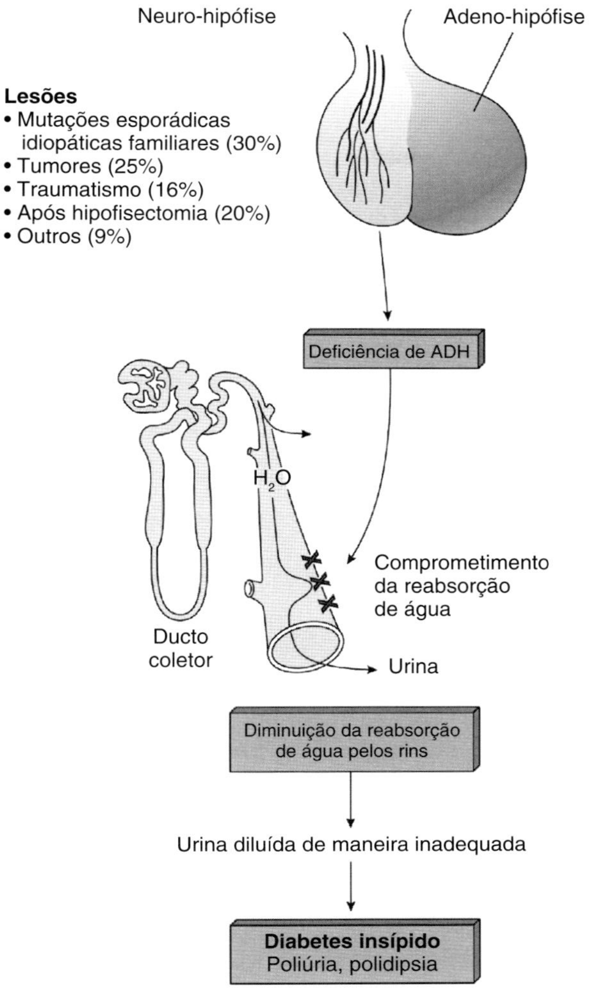

Figura 24.5 Mecanismos do diabetes insípido. (Rubin, R., & Strayer, D.S. [2011]. *Rubin's pathology: clinicopathologic foundations of medicine* [6th ed.]. Philadelphia: Lippincott Williams & Wilkins.)

      iii. A dosagem deve ser reduzida para pacientes idosos e indivíduos com insuficiência renal.
   b. A clorpropamida potencializa a ação da vasopressina sobre o mecanismo de concentração renal.
   c. Antidepressivos tricíclicos e inibidores seletivos da recaptação de serotonina podem potencializar a ação do DDAVP.
   d. A carbamazepina potencializa a ação da vasopressina endógena e é raramente utilizada.
2. Para pacientes com DI nefrogênico, clorpropamida ou diuréticos tiazídicos podem ser úteis. É reversível pela interrupção da terapia se a causa estiver relacionada ao medicamento.

Complicações

1. Se não for tratado, pode resultar em morte.
2. O tratamento com DDAVP em excesso pode causar hiponatremia e intoxicação por água.

Alerta gerontológico
Idosos são mais sensíveis aos efeitos do DDAVP; portanto, verifique se não ocorre superdosagem e observe os primeiros sinais de hiponatremia e intoxicação por água – sonolência, confusão mental, cefaleia, anúria e ganho de peso – para evitar convulsões, coma e morte.

Avaliação de enfermagem

1. Obtenha o histórico de saúde completa, a fim de determinar a possível causa do diabetes insípido.
2. Avalie o estado de hidratação.

Diagnósticos de enfermagem

- Risco de deficiência no volume de fluidos relacionado ao processo patológico.

Intervenções de enfermagem

Manutenção do volume adequado de fluidos

1. Registre com precisão os valores de ingestão e débito de fluidos.
2. Pese o paciente diariamente.
3. Monitore o estado hemodinâmico, conforme indicado, por meio de pressão arterial, frequência cardíaca, pressão venosa central e outras medidas usuais.
4. Forneça água em abundância e administre fluidos intravenosos, conforme indicado.
5. Monitore os resultados dos testes de osmolalidade sérica, urinária, e os níveis séricos de sódio.
6. Administre ou ensine a autoadministração do medicamento, conforme prescrição, e documente a resposta do paciente.

Educação do paciente e manutenção da saúde

1. Informe que o estado metabólico deverá ser monitorado em longo prazo, pois a gravidade do diabetes insípido pode variar.
2. Aconselhe-o a evitar limitar a ingestão de líquidos para diminuir a produção de urina. A sede é uma função protetora.
3. Oriente-o a usar uma etiqueta de alerta médico informando que sofre de diabetes insípido.
4. Ensine-o a ficar alerta aos sinais de desidratação – diminuição de peso e da produção de urina, aumento da sede e ressecamento da pele e das mucosas – e de superidratação – aumento de peso e edema. O médico deve ser comunicado.
5. Diga para considerar a eliminação de café e chá da dieta, que podem ter um efeito diurético exagerado.
6. Forneça instruções por escrito sobre a administração de vasopressina. Peça ao paciente que demonstre as técnicas intranasal e de injeção.

Reavaliação: resultados esperados

- A ingestão de líquidos é equivalente ao débito urinário e o peso está estável.

Tumores da hipófise

Os tumores hipofisários representam vários tipos de células. Os sintomas refletem os efeitos do tumor sobre os tecidos-alvo ou sobre as estruturas localizadas em torno da hipófise.

Fisiopatologia e etiologia

1. Acredita-se no envolvimento de diversas anormalidades oncogênicas na formação de tumores da hipófise.
2. Em geral, os tumores da hipófise são caracterizados pelo tamanho e pelo tipo de hormônio secretado, se houver.
   a. Tamanho.
      i. Microadenoma – menos de 10 mm de largura.
      ii. Macroadenoma – mais que 10 mm de largura.
   b. Estado funcional.
      i. Com secreção hormonal – atividade hormonal exagerada; pode secretar vários hormônios.
      ii. Não secretor – em geral, diminui a atividade hormonal.
3. A malignidade em tumores hipofisários é rara.

Manifestações clínicas

1. Efeito de massa – efeitos do tumor sobre as estruturas circundantes.
   a. Dor de cabeça inespecífica.
   b. Comprometimento dos nervos cranianos II, III IV e VI causado pela hemianopsia bilateral resultante da pressão sobre o quiasma óptico.
   c. Perturbações da visão, como defeitos no campo visual e diplopia.
2. Efeitos endócrinos relacionados ao desequilíbrio hormonal provocado pelos tumores (Tabela 24.3).

Avaliação diagnóstica

1. RM do cérebro e da região selar. Também pode ser realizada uma TC, mas a precisão é inferior.
2. Níveis séricos de hormônios para identificar suspeitas de anormalidades com base na avaliação clínica.
3. Teste provocativo para detectar anormalidades na secreção hormonal da hipófise, como o de tolerância à glicose e dexametasona.

Manejo

Hipofisectomia

1. Remoção cirúrgica da hipófise – considerada a primeira linha de tratamento para adenomas da hipófise.
2. Hipofisectomia transesfenoidal – abordagem direta da sela túrcica pelo seio e pela cavidade nasal (ver p. 719).
3. Craniotomia frontal – abordagem incomum, exceto quando o tumor ocupa uma área extensa (ver p. 365).

Outros métodos de ablação hipofisária

1. Destruição criogênica ou coagulação estereotáxica por radiofrequência, pode ser usada em conjunto com a cirurgia ou a terapia medicamentosa.
2. Radioterapia.
3. Terapia medicamentosa.
   a. Bromocriptina deve ser administrada diariamente para tratar prolactinomas e, em alguns casos, tumores secretores de GH.

Tabela 24.3 Manifestações clínicas associadas aos efeitos hormonais dos tumores da hipófise.

Hormônio	Hiperpituitarismo (aumento da secreção)	Hipopituitarismo (redução da secreção)
Hormônio do crescimento	• Gigantismo (criança) • Acromegalia (adulto)	• Baixa estatura (criança) • Silencioso (adulto)
Prolactina	• Infertilidade e galactorreia (feminina)	• Incapacidade de aleitamento pós-parto
Hormônio adrenocorticotrófico	• Doença de Cushing	• Insuficiência adrenocortical
Hormônio estimulador da tireoide	• Hipertireoidismo	• Hipotireoidismo
Hormônio luteinizante e hormônio foliculoestimulante	• Disfunção gonadal	• Hipogonadismo

b. Cabergolina, um agonista da dopamina, deve ser administrado 2 vezes/semana para o tratamento da acromegalia.
c. Análogos da somatostatina (octreotida, lanreotida) são utilizados no tratamento da acromegalia.
d. Antagonista do GH (pegvisomant) é usado no tratamento da acromegalia.
e. TRH para hipopituitarismo.

Complicações

1. Hipotireoidismo e insuficiência adrenocortical após a ablação, exigindo reposição hormonal.
2. A menstruação cessa, e quase sempre ocorre infertilidade após a ablação total ou quase total.
3. Diabetes insípido transitório ou permanente após a cirurgia.
4. Sem tratamento – morte ou incapacidade grave resultante de acidente vascular cerebral, cegueira ou desequilíbrio de ACTH, TSH ou ADH.

Avaliação de enfermagem

1. Obtenha o histórico de sinais e sintomas.
2. Realize um exame neurológico completo e um exame físico geral para identificar sinais de deficiência ou excesso de secreção hormonal.
3. Avalie a compreensão do paciente sobre o plano de manejo, sua capacidade de enfrentamento para lidar com o diagnóstico e a rede de suporte disponível.

Diagnósticos de enfermagem

- Ansiedade relacionada ao tratamento de ablação
- Prontidão para o manejo aprimorado do regime terapêutico.

Intervenções de enfermagem

Ver também "Cuidados com o paciente submetido à hipofisectomia transesfenoidal", p. 719.

Redução da ansiedade

1. Forneça suporte emocional por meio de todo o processo de diagnóstico e responda a perguntas sobre as opções de tratamento.
2. Prepare o paciente para a cirurgia ou outro tipo de procedimento, descrevendo minuciosamente os cuidados de enfermagem.
3. Enfatize a probabilidade de resultado positivo com a terapia de ablação.

Promoção do manejo do regime terapêutico

1. Ensine ao paciente a natureza das deficiências hormonais após o tratamento e o objetivo da terapia de reposição.
2. Instrua-o sobre os primeiros sinais e sintomas de deficiência ou excesso de cortisol, hormônio tireoidiano, e a necessidade de comunicar ao médico.
3. Descreva e demonstre o método correto de administração dos medicamentos prescritos.
4. Incentive-o a assumir um papel ativo no autocuidado por meio da busca de informações e solução de problemas.

Educação do paciente e manutenção da saúde

1. Aconselhe-o sobre a necessidade temporária de limitar as atividades.
2. Ensine o paciente a importância inicial de consultas frequentes de acompanhamento e do tratamento clínico vitalício quando estiver em terapia hormonal.
3. Se aplicável, informe sobre a necessidade de radioterapia após a cirurgia, de varreduras por RM para acompanhamento periódico e de exames do campo visual.
4. Ensine-o a notificar o médico caso se tornem evidentes os sinais de desequilíbrio de hormônios da tireoide ou do cortisol.
5. Aconselhe-o a usar uma etiqueta de alerta médico.
6. Ajude-o a identificar fontes de informação e suporte disponíveis na comunidade (ver Boxe 24.1).

Reavaliação: resultados esperados

- Relata compreender a justificativa para o tratamento e faz perguntas apropriadas
- Demonstra a administração correta do medicamento.

BIBLIOGRAFIA

Bilezikian, J.P., Brandi, M.L., Eastell, R., et al. (2014). Guidelines for the Management of Asymptomatic Primary Hyperparathyroidism: Summary Statement from the Fourth International Workshop, *The Journal of Clinical Endocrinology & Metabolism, 99*(10), 3561–3569.

Bornstien, S., Allilio, B., Arlt, W., et al. (2016). Diagnosis and treatment of primary adrenal insufficiency: An Endocrine Society Clinical Practice Guideline. *Journal of Clinical Endocrinology Metabolism, 101*(2), 364–389.

Brandi, M.L., Bilezikian, J.P., Shoback, D., et al. (2016) Management of Hypoparathyroidism: Summary Statement and Guidelines, *The Journal of Clinical Endocrinology & Metabolism, 101*(6), 2273–2283.

Funder, J.W., Carey, R.M., Mantero, F., et al. (2016). The Management of Primary Aldosteronism: Case Detection, Diagnosis, and Treatment: An Endocrine Society Clinical Practice Guideline, *The Journal of Clinical Endocrinology & Metabolism, 101*(5), 1889–1916.

Garber, J.R., Cobin, R.H., Gharib, H., et al. (2012). Clinical Practice Guidelines for Hypothyroidism in Adults: Cosponsored by the American Association of Clinic Endocrinologists and the American Thyroid Association. *Endocrine Practice, 18*(6):e1-e45.

Gharib, H, Papini, E, Garber, J.R., et al. (2016). American Association of Clinical Endocrinologists, American College of Endocrinology, and Associazione Medici Endocrinolgi Medical Guidelines for Clinical Practice for the Diagnosis and Management of Thyroid Nodules-2016 Update. *Endocrine Practice, 22*(suppl 1), 1–60.

Haugen, B. R., Alexander, E. K., Bible, K. C., et al. (2016). American Thyroid Association Management Guidelines for Adult Patients with Thyroid Nodules and Differentiated Thyroid Cancer: The American Thyroid Association Guidelines Task Force on Thyroid Nodules and Differentiated Thyroid Cancer. *Thyroid*, 26(1), 1–133.

Jonklaas, J., Bianco, A. C., Bauer, A. J., et al. (2014). Guidelines for the Treatment of Hypothyroidism: Prepared by the American Thyroid Association Task Force on Thyroid Hormone Replacement. *Thyroid*, 24(12), 1670–1751.

Katznelson, L., Laws, E.R, Melmed, S. et al. (2014). Acromegaly: An Endocrine Society Clinical Practice Guideline, *The Journal of Clinical Endocrinology & Metabolism, 99*(11), 3933–3951.

Key, M., & Heering, H. (2017). Thyroidectomy: Providing Postoperative Care of the Patient Undergoing. *CINAHL Nursing Guide.* Retrieved from *http://web.b.ebscohost.com.libpublic3.library.isu.edu/nrc/detail?vid=72&sid=e793c8c0-8be2-4ee5-8f2e-36e7686386fd%40pdc-v-sessmgr01&bdata=JnNpdGU9bnJjLWxp-dmU%3d#AN=T707697&db=nrc*

Lenders, J. W. M., Duh, Q., Eisenhofer, G., et al. (2014). Pheochromocytoma and paraganglioma: An Endocrine Society Clinical Practice Guideline. *Journal of Clinical Endocrinology Metabolism, 99*(6), 1915–1942.

Lewis, T. III. (2016), *Overview of disorders of calcium concentrations. Merck Manual Professional Version.* Available: *www.merckmanuals.com/professional/endocrine-and-metabolic-disorders/electrolyte-disorders/overview-of-disorders-of-calcium-concentration.*

March, P., & Schub, T. (2017). Diabetes Insipidus. *CINAHL Nursing Guide.* Retrieved from *http://web.b.ebscohost.com.libpublic3.library.isu.edu/nrc/detail?vid=81&sid=e793c8c0-8be2-4ee5-8f2e-36e7686386fd%40pdc-v-sessmgr01&bdata=JnNpdGU9bnJjLWxpdmU%3d#AN=T700381&db=nrc*

McKay, O. (2017). Less Than Total Thyroidectomy for Goiter: When and How?. *Gland Surgery, 6*(suppl 1), S49–58.

National Institute of Diabetes and Digestive and Kidney Disease. (2014). *Adrenal insufficiency and Addison's disease. (DHHS Publication No. 14-3054).* Washington, DC: US Government Printing Office.

National Institute of Diabetes and Digestive and Kidney Disease. (2012). *Cushing's syndrome. (DHHS Publication No. 08-3007).* Washington, DC: US Government Printing Office.

National Institute of Diabetes and Digestive and Kidney Disease. (2012). *Primary hyperparathyroidism. (DHHS Publication No. 12-3425).* Washington, DC: US Government Printing Office.

Nieman, L.K., Beverly M. K. Biller, Findling, J.W., et al. (2015), Treatment of Cushing's Syndrome: An Endocrine Society Clinical Practice Guideline, *The Journal of Clinical Endocrinology & Metabolism, 100*(8), 2807–2831.

Raverot, G., Burman, P., McCormack, A., et al. (2018). European Society of Endocrinolgy Clinical Practice Guideline for Management of Aggressive Pituitary Tumors and Carcinomas. *European Journal of Endocrinology, 178*(1): G1–G24.

Ross, D. S., Burch, H. B., Cooper, D. S., et al. (2016). American Thyroid Association Guidelines for Diagnosis and Management of Hyperthyroidism and Other Causes of Thyrotoxicosis. *Thyroid*, 26(10), 1343–1421.

Shugart, K. (2017). Cushing's Syndrome. *CINAHL Nursing Guide*. Retrieved from *http://web.b.ebscohost.com.libpublic3.library.isu.edu/nrc/detail?vid=76&sid=e793c8c0-8be2-4ee5-8f2e-36e7686386fd%40pdc-v-sessmgr01&bdata=JnNpdGU9bnJjLWxpdmU%3d#AN=T700379&db=nrc*

Stack, B.C., Brimston, D.N, Bodenner, D.L., et al. (2015). American Association of Clinical Endocrinologist and American College of Endocrinology Clinical Review: Post Operative Hypoparathyroid definition and Management. *Endocrine Practice, 21*(6), 674–685.

Stayer, D., Schub, T. (2016). Acromeglay. *CINAHL Nursing Guide* Retrieved from *http://search.ebscohost.com.libpublic3.library.isu.edu/login.aspx?direct=true&db=nrc&AN=T701802&site=nrc-live*

Swearmgen, B. (2015). Transsphenoidal Surgery for Pituitary Adenomas and Other Sellar Masses. In UpToDate. Retrieved from *https://www.uptodate.com/contents/transsphenoidal-surgery-for-pituitary-adenomas-and-other-sellar-masses?source=search_result&search=pituitary%20tumor&selectedTitle=3~150*

Terris, D.J., Snyder, S., Carneiro-Pla, D., et al. (2013). American Thyroid Association Surgical Affairs Committee Writing Task Force. American Thyroid Association Statement on Outpatient Thyroidecomy. *Thyroid, 23*(10), 1193–1202.

Uribe, L.M., KaraKushian, A.L. (2017) Addison Disease. *CINAHL Nursing Guide*. Retrieved from: *http://search.ebscohost.com.libpublic3.library.isu.edu/login.aspx?direct=true&db=nrc&AN=T703739&site=nrc-live*

Wells, S.A., Sylvia, A. L., Henning, D., et al. (2015). Revised American Thyroid Association Guidelines, for the Management of Medullary Thyroid Carcinoma. *Thyroid, 25*(6), 567–610.

Velez, R.P., Donnelly-Strozzo, M., and Stanik-Hutt, J. (2016). Simplifying the Complexity of Primary Hyperparathyroidsm. *The Journal for Nurse Practitioners, 12*(5), 346–352.

CAPÍTULO

25

Diabetes Melito e Distúrbios Relacionados

CONSIDERAÇÕES GERAIS E AVALIAÇÃO

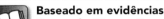

Baseado em evidências
Centers for Disease Control and Prevention (CDC). (2017) National Diabetes Statistics Report: Estimates of Diabetes and Its Burden in the United States, 2017. Disponível em: *https://www.cdc.gov/diabetes/pdfs/data/statistics/national-diabetes-statistics-report.pdf.*

Em 2015, estimava-se que o diabetes melito (DM) afetasse mais de 30 milhões de estadunidenses. Isso representa mais de 9% da população dos EUA. No entanto, quase 24% das pessoas com DM não sabem que são portadoras. Infelizmente, se as tendências atuais forem mantidas, na ausência de grandes mudanças no estilo de vida e de uma revisão do nosso sistema atual de assistência médica, o número de estadunidenses diagnosticados com DM deve aumentar em 64% até 2025, o que se traduz em aproximadamente 1 em cada 3 cidadãos do país.

Acredita-se que os fatores que contribuem para a explosão do diabetes sejam o envelhecimento da população, o aumento da prevalência de diabetes melito tipo 2 na juventude, um número crescente de minorias étnicas e a tendência crescente à obesidade. Em 2013-2014, o National Center for Health Statistics estimou que mais de 70% dos adultos estadunidenses foram classificados com sobrepeso ou obesidade.

Além disso, o custo de cuidar de pessoas com diabetes é impressionante. Em 2016, Rowley e colegas descobriram que os EUA gastaram mais de US$ 407 bilhões apenas no tratamento do diabetes. Isso é mais de duas vezes o custo dos cuidados de saúde de pacientes não diabéticos. Até 2025, estimam que o custo excederá US$ 560 bilhões.

O diabetes melito é a principal causa de cegueira, insuficiência renal e amputações de membros inferiores. Pessoas com diabetes têm duas a quatro vezes mais chances de serem diagnosticadas com doenças cardíacas, três vezes mais chances de ter doenças dentárias e duas vezes mais chances de sofrer de depressão.

Essa é uma doença muito grave, com consequências ainda piores. Todos os enfermeiros devem se manter atualizados sobre as recomendações de cuidados mais recentes. A triagem para essa enfermidade é essencial porque o tratamento precoce leva à redução da morbimortalidade.

Secreção e função da insulina

1. A insulina é um hormônio secretado pelas células beta das ilhotas de Langerhans no pâncreas.
2. Pequenas quantidades de insulina são liberadas na corrente sanguínea em resposta a alterações nos níveis de glicose no sangue ao longo do dia (secreção basal).
3. A secreção aumentada ou um *bolus* de insulina, liberado durante as refeições, ajuda a manter a euglicemia.
4. Pelo mecanismo de *feedback* interno que envolve o pâncreas e o fígado, os níveis circulantes de glicose no sangue são mantidos em uma faixa normal de 60 a 100 mg/dℓ.
5. A insulina é essencial para a utilização da glicose no metabolismo celular, bem como para o metabolismo adequado de proteínas e gorduras.
   a. Metabolismo de carboidratos – a insulina afeta a conversão de glicose em glicogênio para armazenamento no fígado e nos músculos esqueléticos, permitindo a liberação e a utilização imediatas da glicose pelas células.
   b. Metabolismo de proteínas – a conversão de aminoácidos ocorre na presença de insulina para substituir o tecido muscular ou para fornecer a glicose necessária (gliconeogênese).
   c. Metabolismo dos lipídios – o armazenamento de gordura no tecido adiposo e a conversão de ácidos graxos pelo excesso de glicose ocorrem apenas na presença de insulina.
6. A glicose pode ser utilizada pelas células endoteliais e nervosas sem o auxílio de insulina.
7. Sem insulina, a concentração plasmática de glicose aumenta e resulta em glicosúria.
   a. Déficits absolutos de insulina são resultados da diminuição da produção de insulina endógena pelas células beta do pâncreas.
   b. Os déficits relativos de insulina são causados pela utilização inadequada de insulina pela célula.

Classificação do diabetes

Baseado em evidências
American Association of Clinical Endocrinologists (AACE) and American College of Endocrinology (ACE). (2015). Clinical practice guidelines for developing a diabetes mellitus comprehensive care plan. *Endocrine Practice*, *21*(Suppl. 1).
American Diabetes Association (ADA). (2018). Standards of medical care in diabetes. *Diabetes Care*, *41*(Suppl. 1).

Diabetes melito tipo 1

Diabetes melito tipo 1 (DM1), antes conhecido como diabetes melito independente de insulina ou diabetes melito juvenil.

1. Pouca ou nenhuma insulina endógena, exigindo injeções de insulina para controlar o diabetes, prevenir cetoacidose e manter a vida.
2. Apenas 5 a 10% de todas as pessoas com diabetes têm DM1.
3. A etiologia não é bem compreendida: inclui antígenos autoimunes, virais e de histocompatibilidade, além de componentes genéticos.
4. A manifestação clínica é abrupta, com sintomas clássicos de polidipsia, polifagia, poliúria e perda de peso.
5. Mais observado em pacientes com menos de 30 anos, mas pode ocorrer em idosos.

Diabetes melito tipo 2

Diabetes melito tipo 2 (DM2), antes conhecido como diabetes melito não dependente de insulina ou diabetes melito de início no adulto.

1. Causada por uma combinação de resistência à insulina e deficiência relativa de insulina – alguns indivíduos têm predominância de resistência à insulina, enquanto outros têm secreção de insulina predominantemente deficiente, com pouca resistência à insulina.
2. Cerca de 90 a 95% das pessoas com diabetes têm DM2.
3. Etiologia: forte componente hereditário, em geral associado à obesidade.
4. A apresentação usual é lenta e geralmente insidiosa com sintomas de fadiga, perda de peso, problemas de cicatrização de feridas e infecção recorrente.
5. Encontrado sobretudo em adultos com mais de 30 anos. No entanto, agora é mais observado em adultos jovens e adolescentes com excesso de peso.
6. Pessoas com esse tipo de diabetes podem ser tratadas com insulina, mas ainda são consideradas portadoras de DM2.

Diabetes melito gestacional

O *diabetes melito gestacional* (DMG) é definido como uma manifestação de intolerância a carboidratos que se apresenta inicialmente durante a gravidez e se resolve no momento do parto.

1. Afeta de 2 a 10% das gestações, mas os novos critérios de diagnóstico podem levar a que 18% das gestações sejam afetadas pela DMG.
2. Mulheres com DMG têm uma chance de 35 a 60% de desenvolver diabetes do tipo 2 nos 10 a 20 anos seguintes. Elas devem ser examinadas quanto ao diabetes de 6 a 12 semanas após o parto e continuar a triagem ao longo da vida pelo menos a cada 3 anos.
3. DMG está associada a risco significativo de complicações maternas e fetais.
4. Em razão dos aumentos mundiais nas taxas de obesidade e diabetes, as entidades estadunidenses AACE/ACE e a ADA recomendam que todas as grávidas com fatores de risco (Boxe 25.1) para DM2 sejam rastreadas quanto à presença de DM2 na consulta pré-natal inicial, com o emprego dos critérios de diagnóstico padrão. As mulheres com resultado positivo no 1º trimestre devem ser classificadas como portadoras de diabetes pré-gestacional preexistente, não DMG.

Boxe 25.1 Fatores de risco e triagem para diabetes tipo 2

ADULTOS
Iniciar a triagem em qualquer idade se estiver acima do peso (IMC $\geq$ 25 kg/m²) e apresentar qualquer um dos seguintes fatores de risco. Caso contrário, a triagem deve ser iniciada em todos os adultos aos 45 anos e ocorrer pelo menos a cada 3 anos.

- História familiar de diabetes (parente de primeiro grau)
- Estilo de vida sedentário/inatividade habitual
- Raça/etnia (negros, hispânicos, nativos, do Alasca, das ilhas do Pacífico)
- Diagnóstico prévio de pré-diabetes (IFG ou IGT ou A1C $\geq$ 5,7%)
- História de DMG
- Hipertensão $\geq$ 140/90 mmHg
- Colesterol HDL menor que 35 mg/dℓ e/ou nível de triglicerídios maior que 250 mg/dℓ
- História de resistência à insulina (ovários policísticos, acantose nigricante, obesidade grave)
- História de doença cardiovascular.

CRIANÇAS
Comece a triagem aos 10 anos ou no início da puberdade, o que ocorrer primeiro, e continue pelo menos a cada 3 anos se houver excesso de peso (IMC maior que percentil 85 para idade e sexo, OU peso para altura maior que 85º percentil, OU peso maior que 120% da altura ideal) *mais* dois dos seguintes fatores de risco:

- História familiar de diabetes tipo 2 em parente de primeiro ou segundo grau
- Raça/etnia (nativo americano, negro, latino, asiático-americano, das ilhas do Pacífico)
- Sinais de resistência à insulina ou condições associadas à resistência à insulina (acantose nigricante, hipertensão, dislipidemia, síndrome do ovário policístico ou com peso ao nascer inferior à idade gestacional)
- História materna de DM ou DMG durante a gestação da criança.

5. Grávidas que apresentarem triagem negativa para DM2 no 1º trimestre devem ser triadas para DMG com 24 a 28 semanas de gestação. A AACE/ACE recomenda o uso da estratégia de uma etapa, ao passo que o American College of Obstetricians and Gynecologists (ACOG) apoia o uso da estratégia em duas etapas e segue os critérios de diagnóstico estabelecidos por Carpenter e Coustan, ou pelo National Diabetes Data Group. A ADA afirma que qualquer um dos métodos de triagem é apropriado (Boxe 25.1).

Outras causas de diabetes

1. Defeitos genéticos na secreção e/ou ação da insulina.
2. Doenças pancreáticas, como fibrose cística, pancreatite e feocromocitoma.
3. Induzido por medicamentos como corticosteroides e aqueles usados para tratar o HIV/AIDS).

Pré-diabetes

1. O *pré-diabetes* é uma anormalidade nos valores de glicose intermediários entre os valores normais e aqueles que indicam diabetes.
2. Associado à obesidade, à dislipidemia e à hipertensão, o pré-diabetes é um potente fator de risco para o desenvolvimento de DM2 e de doenças cardiovasculares.
3. Todo esforço deve ser feito para ajudar o paciente a implementar modificações agressivas ao estilo de vida (dieta, exercícios e perda de peso) para impedir a progressão do pré-diabetes para o DM2 evidente.
4. Existem duas formas de pré-diabetes, com base em quando a glicose fica elevada. Pacientes que apresentam as duas formas de pré-diabetes simultaneamente têm um risco muito alto de desenvolver DM2.

a. Glicemia de jejum alterada (IFG, *impaired fasting glucose*) – definida por níveis de glicose no sangue em jejum de 100 a 125 mg/dℓ.
b. Tolerância à glicose prejudicada (IGT, *impaired glucose tolerance*) – definida como medida de glicose no sangue de 140-199 mg/dℓ por meio de TOTG (teste oral de tolerância à glicose) de 2 horas e 75 g.

Testes laboratoriais

Baseado em evidências

AACE/ACE. (2015). Clinical practice guidelines for developing a diabetes mellitus comprehensive care plan. *Endocrine Practice, 21*(Suppl. 1).

ADA. (2018). Standards of medical care in diabetes. *Diabetes Care, 41*(Suppl. 1).

International Society for Pediatric and Adolescent Diabetes (ISPAD). (2014). Clinical practice guidelines 2014. *Pediatric Diabetes, 15*(Suppl. 20).

Esta seção inclui os testes de laboratório usados para diagnosticar e monitorar o controle da glicose em curto e longo prazos, bem como as metas para o tratamento da glicose recomendadas para diferentes grupos populacionais. Ver no Boxe 25.1 os detalhes relativos aos critérios de triagem para DM2 em adultos, não gestantes, adolescentes, crianças e idosos.

Glicose sanguínea

Descrição

1. Glicemia de jejum (FBS, *fasting blood sugar*), colhida após pelo menos 8 horas de jejum, para avaliar as quantidades circulantes de glicose.
2. Teste pós-prandial, realizado em geral 2 horas após uma refeição bem equilibrada, para avaliar o metabolismo da glicose.
3. Glicose aleatória, obtida a qualquer momento, sem considerar a hora da última ingestão calórica.

Considerações de enfermagem e cuidados com o paciente

1. Para o teste de glicemia em jejum, verifique se o paciente manteve o jejum de 8 horas durante a noite. Pequenos goles de água são permitidos.
2. Aconselhe o paciente a não fumar antes da coleta de glicose, pois isso afeta os resultados do teste.
3. Para o teste de glicose pós-prandial, informe que nenhum alimento ou bebida calórica adicional deve ser consumido durante o intervalo de 2 horas.
4. Para glicose aleatória no sangue, anote o horário e o conteúdo da última refeição.

Valores de glicemia: critérios de diagnóstico e objetivos do tratamento

1. Valores diagnósticos de glicemia para diabetes melito em todas as idades (ADA, AACE/ACE e ISPAD):
   a. Glicemia de jejum ≥ 126 mg/dℓ, confirmada com repetição do teste em outro dia.
   b. Glicose aleatória (independentemente do tempo da última ingestão calórica) ≥ 200 mg/dℓ *e* presença de sintomas clássicos de diabetes (poliúria, polidipsia, polifagia e perda de peso). Quando o paciente apresenta sintomas como os descritos, o teste não precisa ser repetido nem o diagnóstico precisa ser confirmado por outro exame.
   c. O resultado de glicose no sangue em jejum de 100 a 125 mg/dℓ é considerado pré-diabetes (IFG) e exige acompanhamento cuidadoso e exames de monitoramento pelo menos a cada 3 anos.
2. Objetivos do tratamento da glicemia para adultos (não gestantes) com diabetes melito:
   a. Antes da refeição: 80 a 130 mg/dℓ (ADA) ou menos de 110 mg/dℓ (AACE/ACE).
   b. De 1 a 2 horas após a refeição: menos de 180 mg/dℓ (ADA) ou menos de 140 mg/dℓ (AACE/ACE).
3. Objetivos do tratamento da glicemia para crianças e adolescentes:
   a. Jejum e antes da refeição: 70 a 145 mg/dℓ (ISPAD) ou 90 a 130 mg/dℓ (ADA).
   b. Após a refeição: 90 a 180 mg/dℓ (ISPAD).
   c. Hora de dormir: 120 a 180 mg/dℓ (ISPAD) ou 90 a 150 mg/dℓ (ADA).
   d. Noturno (durante a noite): 80 a 162 mg/dℓ (ISPAD) ou 90 a 150 mg/dℓ (ADA).
4. Objetivos do tratamento da glicemia para grávidas com diabetes gestacional (ADA e AACE/ACE):
   a. Antes da refeição: ≤ 95 mg/dℓ.
   b. 1 hora após a refeição: ≤ 140 mg/dℓ.
   c. 2 horas após a refeição: ≤ 120 mg/dℓ.
5. Objetivos do tratamento da glicemia para grávidas com diabetes preexistente:
   a. Antes da refeição, hora de dormir: 60 a 99 mg/dℓ (AACE/ACE) ou ≤ 95 mg/dℓ (ADA).
   b. 1 hora pós-refeição: 100 a 129 mg/dℓ (AACE/ACE) ou ≤ 140 mg/dℓ (ADA).
   c. 2 horas após a refeição: ≤ 120 mg/dℓ (ADA).
6. Objetivos do tratamento da glicemia para idosos (ADA):
   a. Idoso saudável, com poucas complicações: 90 a 130 mg/dℓ em jejum; 90-150 mg/dℓ antes de dormir.
   b. Idoso com várias condições crônicas coexistentes: 90 a 150 mg/dℓ em jejum; 100-180 mg/dℓ antes de dormir.
   c. Idoso complexo/frágil: 100 a 180 mg/dℓ em jejum; 110-200 mg/dℓ na hora de dormir.
7. Objetivos do tratamento da glicemia para pacientes hospitalizados (doentes críticos e não críticos).
   a. 140 a 180 mg/dℓ (ADA e AACE/ACE).

Alerta de enfermagem

Os valores de glicemia capilar obtidos por amostras com picada no dedo tendem a ser maiores que os valores obtidos nas amostras venosas. Os testes de diagnóstico devem sempre ser realizados em laboratório, utilizando amostras venosas.

Teste oral de tolerância à glicose

Descrição

O *teste oral de tolerância à glicose (TOTG)* avalia a resposta da insulina à carga de glicose. A glicemia de jejum é obtida antes da ingestão de uma carga de glicose e as amostras de sangue são coletadas em intervalos regulares.

Considerações de enfermagem e cuidados com o paciente

1. Informe ao paciente que, para obter resultados precisos, certas instruções devem ser seguidas:
   a. A dieta habitual e o padrão de exercícios devem ser seguidos por 3 dias antes do TOTG.
   b. Durante o TOTG, o paciente deve se abster de fumar e permanecer sentado.
   c. Contraceptivos hormonais, salicilatos, diuréticos, fenitoína e ácido nicotínico podem prejudicar os resultados e talvez precisem ser suspensos antes do teste, com base nas recomendações do médico.

Critérios de diagnóstico usando o TOTG de 75 g e 2 horas (adultos, não gestantes, crianças, adolescentes)

1. Valores de diagnóstico recomendados pela ADA e pela AACE/ACE na triagem do diabetes melito em crianças, adolescentes e adultos, não gestantes:
   a. 200 mg/dℓ ou superior no intervalo de 2 horas.
   b. 140 a 199 mg/dℓ no intervalo de 2 horas é pré-diabetes (IGT) e exige acompanhamento próximo e a repetição dos exames de monitoramento pelo menos a cada 3 anos.
   c. Ver no Boxe 25.2, os critérios de diagnóstico usando o TOTG para os casos de diabetes gestacional.

Hemoglobina glicada (glico-hemoglobina, HbA_{1c}, A1c)

Descrição

Mede o controle glicêmico durante um período de 60 a 120 dias, verificando a reação irreversível entre a glicose e a hemoglobina pelos eritrócitos livremente permeáveis durante seu ciclo de vida de 120 dias. Hoje, é usado para triagem do diabetes e monitoramento do controle.

Considerações de enfermagem e cuidados com o paciente

1. Nenhuma preparação é necessária, como jejum ou retenção de insulina/medicamentos.
2. Os resultados do teste podem ser afetados por distúrbios dos glóbulos vermelhos (p. ex., talassemia, anemia falciforme), temperatura ambiente, cargas iônicas e valores ambientais de glicose no sangue.
3. Existem muitos métodos para realizar o teste, tornando necessário consultar o laboratório para obter os valores normais.
4. Deve ser realizado pelo menos duas vezes por ano em pacientes com diabetes estável e bem controlado. O teste trimestral (a cada 3 meses) é recomendado para pacientes que sofreram alterações/ajustes no tratamento ou cujo diabetes não está bem controlado.

Critérios de diagnóstico e metas de tratamento para os valores A1c

1. Valores de diagnóstico de A1c recomendados pela ADA e AACE/ACE na triagem do diabetes melito em crianças, adolescentes e adultos não gestantes.
   a. 6,5% ou superior (o diagnóstico deve ser confirmado com repetição de A1c, glicemia de jejum ou TOTG).
   b. 5,7 a 6,4% (ADA) ou 5,5% a 6,4% (AACE/ACE) são considerados pré-diabetes e exigem acompanhamento próximo e repetição dos exames de monitoramento pelo menos a cada 3 anos.
2. A nota técnica conjunta (2009) da ADA, do American College of Cardiology Foundation e da American Heart Association afirma que, em geral, a meta de A1c para adultos não gestantes deve ser inferior a 7%, mas isso deve ser individualizado com base em expectativa de vida, duração do diabetes, histórico de hipoglicemia, presença de complicações microvasculares e de doença cardiovascular.
3. A meta de tratamento de A1c recomendada pelo ISPAD e pelo ADA para crianças e adolescentes deve ser inferior a 7,5% em todas as faixas etárias.
4. A meta de tratamento de A1c recomendada pela ADA e pela AACE/ACE de grávidas com diabetes preexistente tipo 1 ou tipo 2 deve ser inferior a 6%, se não houver hipoglicemia excessiva.
5. Como a DMG é diagnosticada no fim da gravidez, o A1c não é um marcador confiável de controle (média de 3 meses) e o resultado do teste de frutosamina (média de 2 a 3 semanas) pode ser mais significativo.

Baseado em evidências

Skyler, J., Bergenstal, R., Bonow, R. O. *et al.* (2009). Intensive glycemic control and the prevention of cardiovascular events: Implications of the ACCORD, ADVANCE, and VA Diabetes trials: A position statement of the American Diabetes Association and a scientific statement of the American College of Cardiology Foundation and the American Heart Association. *Diabetes Care, 32*(1), 187-192.

Exame de frutosamina

Descrição

Proteína glicada com meia-vida muito mais curta que a hemoglobina glicada, refletindo o controle por um período mais curto, de cerca de 14 a 21 dias. Pode ser vantajoso em pacientes com variantes de hemoglobina que interferem na precisão dos testes de hemoglobina glicada.

Considerações de enfermagem e cuidados com o paciente

1. Observe se o paciente tem hipoalbuminemia ou globulinas elevadas, pois o teste pode não ser confiável.
2. Não deve ser usado como teste de diagnóstico para diabetes melito.
3. Nenhuma preparação ou jejum especial é necessário.

Dosagem do peptídio C (Ensaio de peptídio de conexão)

Descrição

Clivado de uma molécula de proinsulina durante a conversão em insulina, o peptídeo C atua como um marcador da produção endógena de insulina.

Considerações de enfermagem e cuidados com o paciente

1. O teste pode ser realizado após jejum noturno ou estimulação com Sustacal, glicose intravenosa (IV) ou 1 mg de glucagon subcutâneo.
2. A ausência de peptídeo C indica ausência de função das células beta, refletindo possível DM1 ou insulinopenia no DM2.

Teste de autoanticorpos

Descrição

Um *autoanticorpo* é um anticorpo (um tipo de proteína) fabricado pelo sistema imunológico direcionado contra uma ou mais das próprias proteínas do indivíduo. Os autoanticorpos das células das ilhotas causam destruição nas células β pancreáticas e estão fortemente associados ao desenvolvimento de DM1. O aparecimento de autoanticorpos para um ou vários dos autoantígenos – GAD65, fosfatos de tirosina (IA2, IA-2β), ZnT8 ou insulina – sinaliza uma patogênese autoimune de destruição das células β. A positividade de qualquer um desses autoanticorpos na presença de hiperglicemia é usada para confirmar o diagnóstico de DM1. Como o DM1 afeta um número muito pequeno da população, a triagem é recomendada só para familiares de primeiro grau de pessoas diagnosticadas com DM1. A triagem generalizada seria dispendiosa, portanto não é recomendada.

Considerações de enfermagem e cuidados com o paciente

1. Nenhuma preparação ou jejum especial é necessário.
2. Faça a triagem de pacientes com DM1 para outros distúrbios autoimunes, como hipotireoidismo e doença celíaca.

PROCEDIMENTOS E MODALIDADES TERAPÊUTICAS

Monitoramento da glicose

Baseado em evidências

AACE/ACE. (2016). Outpatient glucose monitoring consensus statement. *Endocrine Practice, 22*(2), 231-261.
ADA. (2018). Standards of medical care in diabetes. *Diabetes Care, 41*(Suppl. 1).

A determinação precisa da glicemia capilar auxilia os pacientes no controle e no gerenciamento diário do diabetes melito. O monitoramento da glicose no sangue ajuda a avaliar a efetividade do medicamento, reflete a excursão da glicose após as refeições, avalia a resposta da glicose ao regime de exercícios e auxilia na avaliação de episódios de hipoglicemia e hiperglicemia para determinar o tratamento apropriado.

Procedimento

1. O cronograma mais indicado para o monitoramento da glicose deve ser determinado pelo paciente e pelo profissional de saúde.
   a. O esquema terapêutico e o horário das refeições devem ser considerados na definição do cronograma de monitoramento mais eficaz.
   b. A programação dos testes de glicose deve refletir a relação custo-benefício do paciente. As fitas de teste de glicose podem custar mais de US$ 1 cada. O Medicare restringe a frequência dos testes a 1 vez/dia para quem não usa insulina e até 3 vezes/dia para quem faz uso.
   c. O monitoramento da glicose deve ser intensificado durante períodos de estresse, enfermidade ou quando são prescritas mudanças no tratamento.
2. Pacientes com DM2 que não estão sendo tratados com insulina ou outros medicamentos que aumentam o risco de hipoglicemia (sulfonilureias) devem testar a glicemia usando um formato estruturado em que as informações obtidas possam ser usadas para orientar o tratamento.
3. Pacientes com DM1 e DM2 que aderiram a um regime de insulina de doses múltiplas devem testar o açúcar no sangue pelo menos 3 vezes/dia. Os horários devem incluir antes/depois das refeições, na hora de dormir e, às vezes, entre 2 horas e 3 horas da madrugada.
4. O teste em local alternativo foi recomendado por alguns médicos para pacientes que se queixam de dedos doloridos e para indivíduos como músicos, que usam as pontas dos dedos para atividades ocupacionais. No entanto, na maioria dos estudos, os testes feitos em áreas como antebraço, palma da mão, coxa e panturrilha não apresentaram resultados tão precisos quanto os testes feitos na ponta dos dedos.
   a. Se for escolhido um local alternativo, antes do teste, a área deve ser esfregada até que a pele fique aquecida.
   b. Não use um local alternativo quando:
      i. Os níveis de glicose estejam mudando rapidamente (pós-prandial, hipoglicemia, reação ao exercício/atividade física).
      ii. A precisão do resultado seja essencial (suspeita de hipoglicemia, antes de exercícios ou antes de dirigir).
   c. Verifique com o fabricante se o glicosímetro é aprovado para testes em locais alternativos.
5. O monitoramento contínuo da glicose (CGM, *continuous glucose monitoring*) é uma ferramenta suplementar para uso em pacientes selecionados, como aqueles com DM1 que experimentam episódios frequentes de hipoglicemia, hipoglicemia grave e/ou desconhecimento da hipoglicemia. A CGM mede a glicose no fluido intersticial. Os contínuos avanços tecnológicos tornaram essas leituras bastante confiáveis e se correlacionam intimamente com a glicose plasmática.
   a. Os sistemas CGM atualmente disponíveis nos EUA variam em relação a necessidade ou não de calibragem pelo usuário ou de teste confirmatório na ponta do dedo para verificar as leituras CGM. Como a precisão dessa tecnologia continua avançando, dados fornecidos pelo usuário serão cada vez menos necessários.
   b. O CGM também detecta alterações nos padrões de glicose e alerta o usuário sobre aumentos e quedas potencialmente perigosos. Isso permite que o usuário seja proativo e evite eventos nocivos.
   c. Os métodos CGM atuais estão disponíveis para uso profissional – por médicos experientes como ferramenta de diagnóstico – ou para uso pessoal – como dispositivos autônomos ou em um sistema integrado de bomba de insulina/CGM.
6. Em 2016, a FDA aprovou o primeiro sistema de circuito fechado híbrido – administração de insulina por meio de uma bomba, que consegue ajustar as taxas basais com base nos dados do CGM. Não vai demorar até que um sistema de *loop* fechado totalmente automatizado (pâncreas biônico) esteja disponível.

Terapia com insulina

Baseado em evidências

AACE/ACE. (2018). Consensus statement by the AACE and ACE on the comprehensive type 2 diabetes management algorithm. Executive Summary. *Endocrine Practice*, *24*(1), 91-120.

ADA. (2018). Standards of medical care in diabetes. *Diabetes Care*, *41*(Suppl. 1).

A *terapia com insulina* envolve a injeção subcutânea de insulina de ação rápida, curta, intermediária ou de ação prolongada em diferentes momentos para atingir o efeito desejado (Tabela 25.1). A insulina humana regular de ação curta, bem como alguns dos análogos de ação rápida, também pode ser administrada por via intravenosa. Até a data desta publicação, existiam 10 tipos diferentes de insulina disponíveis nos EUA, em diferentes concentrações (u-100, u-200, u-300, u-500) e combinações pré-misturadas. A maioria dos produtos de insulina é humana fabricada sinteticamente (análogos). As insulinas de carne bovina e suína não são mais ofertadas nos EUA.

Alerta farmacológico

Os seguintes tipos de insulina podem ser usados durante a gravidez (categoria B): humano regular, NPH humano, Aspart, Lispro e Detemir. Todos os outros, incluindo a insulina inalada Afrezza, permanecem na categoria C e não devem ser usados durante a gestação, se houver alternativas disponíveis.

Autoaplicação de insulina

1. O ensino da autoaplicação de insulina deve começar assim que for estabelecida sua necessidade.
2. Ensine o paciente e outro membro da família ou ente significativo.
3. Use instruções verbais, material por escrito e técnicas de demonstração.
4. Ensine primeiro a aplicar a injeção, porque essa é a principal preocupação do paciente; depois, a carregar a seringa.
5. Quase todas as preparações de insulina estão disponíveis na forma de canetas pré-carregadas. Esses dispositivos são muito mais fáceis de usar e seguros para os pacientes. É recomendável que as canetas sejam usadas sempre que possível. Tais dispositivos são os mais apropriados para pacientes com limitação de destreza ou visão.

Considerações sobre atendimento domiciliar e na comunidade

1. Ajude a decidir se se deve reutilizar a seringa de insulina em casa. O paciente pode decidir fazê-lo por causa do custo. No entanto, a reutilização se tornou controversa porque as agulhas mais novas e finas podem ficar rombudas ou dobradas após uma ou duas aplicações, causando a ruptura do tecido, o que pode levar à lipodistrofia.
   a. As agulhas não devem ser reutilizadas se a aplicação for dolorosa ou se houver irritação no local.
   b. A agulha deve ser coberta novamente pelo paciente e armazenada em local limpo, se for reutilizada.

Tabela 25.1 Produtos de insulina disponíveis nos EUA – início da ação, pico, duração, via de administração e categoria farmacológica na gravidez.

Tipo	Início	Pico	Duração	Via
Análogos de ação rápida				
Aspart de insulina (Fiasp)	< 5 min	< 1 h	< 3 h	SC IV
Aspart de insulina (Novolog)	< 15 min	1 a 2 h	3 a 4 h	SC, bomba IV
Insulina glulisina (Apidra)	< 15 min	1 a 2 h	3 a 4 h	SC, bomba IV
Insulina lispro (Humalog)	< 15 min	1 a 2 h	3 a 4 h	SC, bomba
Afrezza insulina humana	< 15 a 30 min	53 min	2 h	Inalado
Insulina humana de ação curta				
Humulin R	0,5 a 1 h	2 a 4 h	5 a 7 h	SC IV
Novolin R	0,5 a 1 h	2 a 4 h	5 a 7 h	SC IV
Basal de ação intermediária				
Susp. de insulina isofana. (NPH)	2 a 4 h	4 a 10 h	10 a 16 h	SC
Humulin N	2 a 4 h	4 a 10 h	10 a 16 h	SC
Novolin N				
Análogos basais de ação prolongada				
Detemir de insulina (Levemir)	3 a 4 h	Nenhum	6 a 24 h	SC
Insulina glargina (Lantus)	3 a 4 h	Nenhum	< 24 h	SC
Análogos basais de ação ultra prolongada				
Insulina glargina u-300 (Toujeo)	6 h	Nenhum	> 24 h	SC
Insulina degludec u-100 e u-200 (Tresiba)	30 a 90 min	Nenhum	> 40 h	SC
Insulina pré-misturada				
Preparações análogas				
Novolog Mix 70/30 (aspart)	< 15 min	2 a 4 h	24 h	SC
Humalog Mix 75/25 (lispro)	< 15 min	0½ a 1,5 h	24 h	SC
Humalog Mix 50/50 (lispro)	< 15 min	1 h	16 h	SC
Ryzodeg 70/30 (degludec + aspart)	< 15 min	72 min	> 24 h	SC
NPH e suspensões regulares				
Humulin 70/30	30 min	2 a 12 h	24 h	SC
Novolin 70/30	30 min	2 a 12 h	24 h	SC

Notas: Nenhuma insulina aprovada pela FDA derivada de carne bovina está disponível nos EUA. Seu uso foi suspenso em 1998 em virtude de preocupações com a encefalopatia espongiforme bovina (BSE, "doença da vaca louca"). O Iletin II Regular (carne de porco), o Iletin II NPH (carne de porco), o Humulin Lente e o Humulin Ultralente foram todos descontinuados pelo fabricante (Lilly) em 2005 por causa da demanda reduzida e do alto custo de produção. O Exubera (insulina inalada) foi descontinuado pela Pfizer no fim de 2007, por causa das vendas fracas.

2. Ajude o paciente a obter o tamanho apropriado de seringa e o comprimento adequado da agulha para as aplicações.
   a. Determine se o paciente tem problemas de visão ou de destreza, que tornam preferível uma seringa com gradações mais afastadas.
   b. Não há motivos clínicos para usar agulhas com comprimento superior a 8 mm, mesmo em pacientes obesos. Comprimentos de agulha de 4, 5 e 6 mm são confiáveis para administrar medicamentos no espaço subcutâneo. Para evitar a injeção intramuscular inadvertida em pacientes magros, a agulha pode ser inserida em um ângulo de 45° (e não em um ângulo de 90°) e/ou a pele deve ser dobrada antes da inserção da agulha.
   c. Hoje, existem seringas disponíveis especificamente para o uso de insulina regular u-500 que devem ser prescritas e dispensadas com cada frasco de injetáveis. A insulina u-500 também está disponível na forma de canetas pré-carregadas. Tanto as novas seringas específicas do u-500 quanto as canetas pré-carregadas tornam a administração muito mais segura.

Alerta de enfermagem
A seringa u-100 ou de tuberculina para dosar insulina regular u-500 não é segura nem recomendada.

3. Informe ao paciente que não é necessário usar álcool para limpar a parte superior do frasco ou para preparar a pele antes da aplicação. Não foi comprovado que resulta em taxas de infecção mais baixas e adiciona custo e tempo ao procedimento. O paciente deve manter uma boa higiene, como lavar as mãos com água e sabão.
4. Instrua-o a armazenar o frasco de insulina que está sendo utilizado em um local limpo e seguro, longe da luz solar direta e do calor. O frasco em uso não necessita de refrigeração. Verifique as recomendações do fabricante para saber quando descartar os frascos e as canetas de insulina. As recomendações podem variar de 10 a 56 dias após o uso inicial. Todos os frascos/canetas fechados devem ser armazenados no refrigerador até o uso inicial.
5. Verifique as recomendações do fabricante antes de ensinar o paciente a misturar insulina – por exemplo, ele deve saber que a Glargina e a Detemir nunca devem ser misturadas com outra. Os *sites* de outros fabricantes que contêm recomendações são Aventis (*www.aventis.com*), Eli Lilly (*www.lilly.com*) e Novo Nordisk (*www.novonordisk.com*).
6. Evite pré-carregar as seringas, se possível, porque os fabricantes não têm dados sobre a estabilidade da insulina armazenada nas seringas por longos períodos. Se a pré-carga for a única opção, guarde na geladeira ou sugira um dispositivo de aplicação com caneta de insulina.
7. Ajude o paciente a desenvolver um plano para o descarte de agulhas. [Nos EUA] Não há regulamentos federais para descartar agulhas usadas em casa, porém agulhas e lancetas podem representar um risco de lesão. As regras e os regulamentos relativos ao descarte de objetos cortantes são diferentes em cidades e municípios de todo o país; portanto, aconselhe-o a verificar com os departamentos locais de saneamento ou saúde.

Boxe 25.2 Parâmetros para triagem e diagnóstico de diabetes gestacional

Estratégia em uma etapa

Quando: 24 a 28 semanas de gestação.

Como: TOTG de 75 g de 2 h, realizado na manhã seguinte a um jejum noturno de 8 h.

O que é diagnóstico para DMG (qualquer UM dos resultados):

Glicemia de jejum: ≥ 92 mg/dℓ

Intervalo de 1 h: ≥ 180 mg/dℓ

Intervalo de 2 h: ≥ 153 mg/dℓ

Estratégia em duas etapas

Quando: 24 a 28 semanas de gestação

Como:

Etapa 1: teste de carga de glicose de 50 g, sem jejum; prossiga para a Etapa 2 se o resultado em 1 h for: ≥ 135 mg/dℓ **ou** ≥ 140 mg/dℓ (determinado pelo médico e pelos fatores de risco do paciente).

Etapa 2: TOTG de 100 g de 3 h é realizado na manhã seguinte a um jejum noturno de 8 h.

O que é diagnóstico para DMG (**2 resultados positivos; escolha 1 dos conjuntos de critérios a seguir**):

Valor da glicose:	Carpenter/Coustan	National Diabetes Data Group
Jejum:	≥ 95 mg/dℓ	≥ 105 mg/dℓ
Intervalo de 1 h:	≥ 180 mg/dℓ	≥ 190 mg/dℓ
Intervalo de 2 h:	≥ 155 mg/dℓ	≥ 165 mg/dℓ
Intervalo de 3 h:	≥ 140 mg/dℓ	≥ 145 mg/dℓ

a. Os objetos cortantes podem ser colocados em um recipiente de plástico ou metal duro com uma tampa bem fechada após o uso.

b. Mais informações sobre descarte podem ser obtidas na Environmental Protection Agency (*www.epa.gov/osw/nonhaz/industrial/medical/med-home.pdf*) ou entrando em contato com a Coalition for Safe Community Needle Disposal, em *www.safeneedledisposal.org*).[1]

Regimes de insulina

Ver Figura 25.1.

Apenas insulina basal (Figura 25.1A)

1. A NPH ou os análogos de ação prolongada podem ser usados como monoterapia somente nos casos de DM2, como um complemento para melhorar o controle da glicose quando o paciente ainda for capaz de produzir insulina endógena. Pacientes com DM1 sempre exigirão cobertura após as refeições, além da insulina basal.
2. A NPH não é usada com tanta frequência como a insulina basal em razão da disponibilidade das insulinas basais análogas mais novas, que são mais confiáveis, de ação mais prolongada e associadas a menos hipoglicemia. No entanto, a NPH está disponível sem receita médica e pode ser a opção mais acessível para alguns pacientes.

[1]N.R.T.: No Brasil, entre no *site* da Sociedade Brasileira de Diabetes (*www.diabetes.org.br*) e saiba mais sobre o descarte correto de lixo gerado no tratamento da enfermidade.

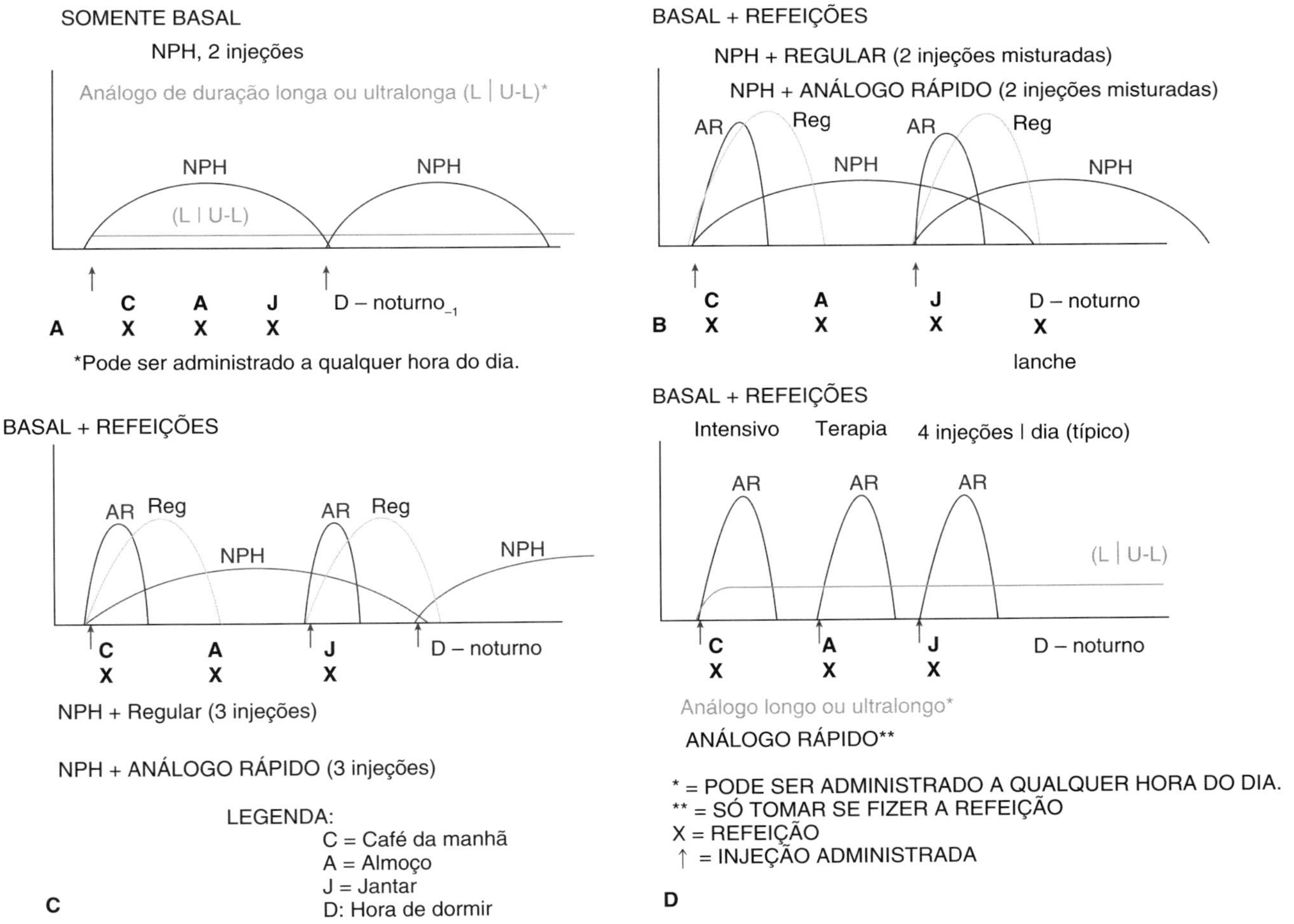

Figura 25.1 Regimes de insulina.

3. A insulina basal é tradicionalmente administrada na hora de dormir para ajudar no controle da hiperglicemia matinal. Os pacientes podem tomar NPH e insulina na hora das refeições, antes do jantar, e elas podem ser misturadas na mesma seringa. Se a NPH for tomada antes do jantar, em geral é necessário um lanche antes de dormir para evitar hipoglicemia noturna causada pelo início da ação de pico várias horas depois. A administração de NPH na hora de dormir costuma eliminar a necessidade de um lanche e controla melhor o fenômeno do amanhecer (valores elevados de glicose ao acordar).
4. Os análogos de insulina de ação mais prolongada normalmente permitem uma dose diária, podem ser administrados em vários momentos do dia, e em geral não é necessário comer lanches entre as refeições para evitar a hipoglicemia.
5. Quando usada como insulina basal, a NPH costuma ser administrada 2 vezes/dia – de manhã, para lidar com a hiperglicemia da tarde, e na hora de dormir, para fornecer cobertura noturna. De modo geral, 2/3 a 3/4 da dose diária são administrados antes do café da manhã, e 1/3 a 1/4, na hora de dormir.

Insulina basal mais insulina prandial (Figura 25.1B, 2 injeções mistas/dia)

1. Insulina regular de ação curta ou Lispro, Glulisina ou Aspart de ação rápida são adicionadas à NPH para promover o controle pós-prandial da glicose.
2. A insulina de ação curta ou rápida adicionada à NPH matinal controla a elevação da glicose após o café da manhã.
3. O aumento dos níveis de glicose no sangue após o jantar pode ser controlado pela adição de insulina de ação curta ou rápida antes da refeição.
4. Insulina NPH, regular, Lispro, Glulisina ou Aspart administrada antes do café da manhã e do jantar é chamada de regime *split-mix*, fornecendo cobertura de insulina por 24 horas. No entanto, há um risco maior de hipoglicemia noturna, entre 2 horas e 3 horas da madrugada, quando a NPH é administrada antes do jantar. Portanto, uma alternativa é administrar a insulina prandial sozinha antes do jantar e a NPH na hora de dormir (Figura 25.1C).

Terapia intensiva com insulina (Figura 25.1D)

1. Projetada para imitar as respostas normais da insulina endógena à glicose.
2. Caracterizada por pelo menos uma injeção basal diária, com injeções adicionais a cada refeição e lanche consumido. Em geral, consiste em quatro a cinco injeções de insulina diárias.
3. O análogo de ação prolongada (Detemir ou Glargina) ou ultraprolongada (Glargina u-300 ou Degludec) é usado para o controle basal da insulina. Frequentemente, é administrado 1 vez/dia na hora de dormir. Contudo, qualquer hora do dia pode ser usada para a administração de uma dose diária, o que permite maior adesão ao tratamento.
4. A insulina regular atua como um *bolus* pré-prandial administrado 30 minutos antes de cada refeição. No entanto, os análogos da insulina de ação rápida (Lispro, Glulisina ou Aspart) são usados com mais frequência do que com regularidade. A insulina de ação rápida é tomada de 1 a 15 minutos antes das refeições. Assim como a NPH, a insulina humana regular está disponível sem receita médica e costuma ser uma opção mais acessível a alguns pacientes.
5. A cobertura da insulina de 24 horas projetada dessa maneira pode ser flexível para acomodar as refeições e a atividade física.

Terapia com escala móvel de algoritmos

1. A terapia com escala móvel usa a insulina de ação curta ou rápida para corrigir, de modo retrospectivo, a hiperglicemia. A dosagem em escala móvel não é recomendada porque falha na prevenção e no tratamento adequado da hiperglicemia, expondo os pacientes a risco significativo de hipoglicemia horas depois.
2. A terapia por algoritmos determina doses de insulina de ação curta ou rápida, considerando o conteúdo da refeição, o nível de glicose no sangue antes da refeição e o nível de atividade física.
3. A individualização das dosagens de insulina é o aspecto mais importante da escala móvel e da terapia por algoritmos.
   a. O paciente é encorajado a testar a glicose no sangue para analisar a resposta à dose de insulina.
   b. Um padrão de aumento de glicose no sangue associado a certos alimentos (p. ex., macarrão, pizza) pode ajudar a determinar o regime de dosagem apropriado.
   c. O exercício físico, que aumenta a atividade da insulina e diminui a glicose sérica, pode indicar a necessidade de reduzir a dose de insulina pré-prandial.

Infusão subcutânea contínua de insulina (terapia com bomba de insulina)

A terapia com bomba é mais considerada para o tratamento de DM1, mas está se tornando mais comum no tratamento de DM2 quando são necessárias várias injeções diárias/controle intensivo da insulina.

1. A infusão subcutânea contínua de insulina (CSII, *continuous subcutaneous insulin infusion*) ou a terapia com bomba de insulina fornece infusão contínua de insulina regular, Lispro, Glulisina ou Aspart via cateter subcutâneo.
2. Existem várias bombas diferentes. O tipo de bomba de insulina a ser usada é determinado pelo paciente com a orientação de um médico especialista.
3. O cateter deve ser substituído a cada 72 horas ou antes, se o local ficar dolorido ou inflamado.
   a. De maneira geral, a bomba de insulina é removida para que o paciente possa tomar banho. Nesse momento, o equipo e o cateter devem ser trocados. Várias bombas são à prova de água e não precisam ser desconectadas para tomar banho ou nadar.
   b. Para reduzir a ocorrência de obstrução no equipo e no cateter, pode ser usada uma insulina diluída. No entanto, isso é menos problemático com os análogos mais recentes (Lispro, Glulisina e Aspart).
   c. Existe disponibilidade comercial de uma bomba sem equipo. O paciente usa um *pod* preenchido com uma quantidade de insulina suficiente para 2 a 3 dias. O *pod* é descartado e um novo é colocado a cada 2 a 3 dias. A administração de insulina é controlada remotamente por meio de um dispositivo portátil.
4. O controle intensivo da insulina por terapia com bomba requer a motivação do paciente.
   a. O monitoramento da glicemia deve ser realizado pelo menos 4 a 6 vezes/dia. Hoje em dia, a maioria das bombas de insulina está disponível na forma de sistemas integrados, que utilizam o CGM. (ver Monitoramento de Glicose.)
   b. É necessário o contato frequente com a equipe de saúde para ajustar a dose de insulina.
   c. São necessários registros cuidadosos da dieta, das doses de insulina e dos níveis de atividade para avaliar os ajustes.
   d. O custo é maior com a bomba de insulina e o conjunto de infusão em comparação com o método usual de seringas.
   e. Maior risco de hipoglicemia com controle mais rigoroso da glicose.
   f. Existe perigo de hiperglicemia, caso o cateter de insulina fique torcido ou deslocado e o paciente não receba a dosagem apropriada.
   g. Maior exposição da condição pelo uso de um dispositivo externo, embora as bombas mais novas sejam menores e mais discretas.
5. Vantagens do CSII na melhoria do controle da glicose no sangue:
   a. A bomba de insulina pode fornecer insulina basal a taxas programadas individualizadas ao longo de um período de 24 horas.
   b. As injeções em *bolus* pré-prandial de insulina de ação curta administrada 30 minutos antes ou insulina de ação rápida

não mais que 15 minutos antes de uma refeição permitem certa flexibilidade no conteúdo e no tempo da refeição.

c. Os suplementos de correção de insulina de ação curta ou rápida são facilmente administrados para corrigir os níveis elevados de glicose.

Combinação de agentes não insulínicos e terapia com insulina

1. Exceto pelo uso de Pramlintida além da insulina, todas as outras combinações de insulina com agentes não insulínicos são aprovadas pela FDA apenas para uso em pacientes com DM2.
2. Sempre consulte as informações completas de prescrição para cada agente que não seja insulina, de modo a determinar se e como eles são aprovados pela FDA para uso com insulinoterapia.
3. Graças ao aumento no risco de hipoglicemia, o uso concomitante de insulina e sulfonilureias não é recomendado.

DIABETES MELITO E TRANSTORNOS RELACIONADOS

Diabetes melito

Diabetes melito é um distúrbio metabólico caracterizado por hiperglicemia e resulta da produção, da secreção ou da utilização defeituosa de insulina. O DM1 em crianças é abordado no Capítulo 50.

Fisiopatologia e etiologia

1. Ocorre uma falta absoluta ou relativa de insulina produzida pelas células beta, resultando em hiperglicemia.
2. Defeitos em nível celular, diminuição da resposta secretora de insulina ao aumento da glicose e elevação da produção noturna de glicose hepática (gliconeogênese) são observados no diabetes tipo 2.
3. A etiologia do diabetes tipo 1 não é bem conhecida, e teorias virais, autoimunes e ambientais estão sendo investigadas.
4. A etiologia do diabetes tipo 2 envolve hereditariedade, genética e obesidade.
5. Os fatores de risco para o diabetes tipo 2 em adultos e crianças incluem histórico familiar, etnia e uma variedade de outros fatores (ver p. 740).

Manifestações clínicas

1. O início, em geral, é abrupto com DM1 e insidioso nos casos de DM2.
2. Os sintomas clássicos da hiperglicemia incluem poliúria, polidipsia, polifagia, perda de peso, fadiga e visão turva.
3. A hiperglicemia crônica costuma se apresentar com distúrbios resultantes da alteração da resposta tecidual, evidenciada por problemas de cicatrização de feridas e infecções recorrentes da pele e do sistema geniturinário.

Avaliação diagnóstica

Ver p. 741.

Manejo

Baseado em evidências

AACE/ACE. (2018). Consensus statement by the AACE and ACE on the comprehensive type 2 diabetes management algorithm. Executive Summary. *Endocrine Practice*, *24*(1), 91-120.

ADA. (2018). Standards of medical care in diabetes. *Diabetes Care*, *41*(Suppl. 1).

É necessária uma abordagem multidisciplinar, que combine dieta, exercício, terapia comportamental/psicossocial e agentes farmacológicos, a fim de gerenciar de maneira ideal o controle da glicose e as comorbidades, como hipertensão, dislipidemia e obesidade.

Dieta

1. O objetivo do planejamento das refeições é suprir os requisitos nutricionais essenciais para o crescimento/desenvolvimento saudável, atingir/manter um peso saudável e controlar os níveis de glicose e lipídios no sangue (Tabela 25.2).
2. A redução de peso é um tratamento primário para o DM2. É desejável uma meta de perda de peso superior a 5%.
3. A terapia nutricional deve ser conduzida por um nutricionista registrado, de preferência que também seja um educador certificado em diabetes.

Exercícios

O exercício moderado, programado regularmente, realizado de 30 a 60 minutos pelo menos a cada 2 dias, promove a utilização de carboidratos, auxilia no controle de peso, intensifica a ação da insulina e melhora a aptidão cardiovascular.

Assistência psicossocial

1. O atendimento psicossocial deve ser um componente integrado do gerenciamento abrangente do diabetes para todos os pacientes.
2. Avalie sintomas de angústia, depressão, ansiedade, alimentação desordenada e capacidade cognitiva.
3. Avalie as circunstâncias da vida que afetam a capacidade do paciente de realizar o manejo do autocuidado. Inclua informações de familiares/cuidadores.
4. Consulte prontamente o especialista em saúde comportamental quando os problemas forem identificados.

Baseado em evidências

Young-Hyman, D., de Groot, M., Hill-Briggs, F., Gonzalez, J. S. *et al.* (2016). Psychosocial care for people with diabetes: A position statement of the ADA. *Diabetes Care*, *39*(12), 2126–2140.

Medicação

Os algoritmos de terapia recomendados pela ADA e pela AACE/ACE enfatizam a individualização do tratamento farmacológico com base em eficácia, risco de hipoglicemia, risco de ganho de peso, custo e preferências do paciente. O gerenciamento do estilo de vida (dieta e exercícios) sempre será a pedra angular do manejo do diabetes, mesmo quando forem necessários medicamentos. A insulina é sempre uma terapia apropriada para o controle da glicose e deve ser discutida com o paciente no início do processo patológico, de modo a aliviar medos e outros estigmas associados ao seu uso. Somente análogos de insulina e amilina são aprovados para uso em pacientes com DM1.

1. Agentes antidiabéticos orais e injetáveis para pacientes com DM2 que não alcançam o controle da glicose somente com dieta e exercício (Tabela 25.3).
2. A terapia com insulina é essencial para pacientes com DM1 que necessitam de reposição (ver p. 747). A terapia com insulina também pode ser usada para casos de DM2 quando o controle da glicose não responde a dieta, exercícios e terapia sem insulina, bem como quando a falha das células β progride ou o paciente é incapaz de tolerar/usar com segurança outros medicamentos para diabetes.

Alerta farmacológico

O tratamento com insulina pode resultar tanto em hipoglicemia quanto em hiperglicemia de rebote (efeito Somogyi). A terapia com insulina costuma resultar em aumento do apetite e ganho de peso.

Tabela 25.2 Diretrizes para o planejamento de refeições.

Princípio	Ação
Cada refeição deve consistir em um equilíbrio de carboidratos, proteínas e lipídios.	• Os carboidratos devem ser variados e incluir frutas, amidos e vegetais • A seleção de proteínas magras ajudará a reduzir a ingestão de gordura e colesterol • As gorduras devem ser usadas com moderação e representar menos de 10% do total de calorias derivadas de gorduras saturadas. Com alto teor de calorias, as gorduras contribuem para o ganho de peso no diabetes melito tipo 2.
Manter a consistência no horário das refeições e na quantidade de alimentos consumidos diariamente ajuda a regular os níveis de glicose no sangue.	• Evite pular ou atrasar as refeições • Verifique o tamanho das porções usando uma balança ou copos de medição • Conheça as quantidades equivalentes de alimentos muito usados em um grupo de alimentos (p. ex., 1 fatia de pão = ½ xícara de macarrão cozido).
Aumente a ingestão de fibras solúveis e insolúveis.	• Substitua alimentos processados por alimentos ricos em fibras quando possível (p. ex., grãos, pão integral no lugar do pão branco) • Coma frutas e vegetais frescos no lugar de sucos.
Evite o sal sempre que possível.	• Não tempere alimentos com sal ou com condimentos que contenham sal • Limite o uso de alimentos com conteúdo de sódio "oculto" (p. ex., bolachas, alimentos em conserva, queijo, carnes processadas) • Use com moderação condimentos que contenham sal (ketchup, molho de soja, molho de salada, caldo de carne).
Prepare alimentos que ajudem na absorção de vitaminas e minerais, reduzindo a ingestão de gorduras.	• Não frite os alimentos • Assar, grelhar ou ferver os alimentos e descartar a gordura • Coma frutas e vegetais crus ou cozidos no vapor, de modo a reter as fibras • Evite adicionar calorias com molhos à base de manteiga, creme de leite e bacon • Corte toda a gordura visível da carne e retire a gordura dos ensopados ou de outros pratos preparados.
Inclua os lanches no plano de refeições, dependendo de regimes de insulina/ medicação, nível de atividade física e estilo de vida.	• Refeições menores e mais frequentes podem melhorar o controle da glicose no DM2 • Atividades não planejadas podem exigir um lanche adicional, para evitar a hipoglicemia.
Use álcool apenas com moderação.	• Sempre consuma álcool com alimentos para evitar a hipoglicemia • Não troque refeições pelo consumo de álcool • Limite o consumo a 1 ou 2 doses semanais (120 mℓ de vinho seco, 350 mℓ de cerveja ou 50 mℓ de licor destilado = 1 dose de álcool).
Use adoçantes alternativos, não nutritivos e não calóricos, com moderação.	• Limite o consumo de refrigerante diet a 2 ℓ/dia • Evite o consumo frequente de alimentos e bebidas com sacarose concentrada.

Tabela 25.3 Medicamentos antidiabéticos (não insulina).

Agente	Modo de administrar
Agentes secretores de insulina	
Sulfonilureias de segunda geração	
• Gliburida	1,25 a 20 mg PO, em dose única ou fracionadas com as refeições
• Gliburida, micronizado	0,75 a 12 mg PO, em dose única ou fracionada
• Glipizida	2,5 a 40 mg PO, em dose única ou fracionadas com as refeições
• Glipizida, de ação prolongada	2,5 a 20 mg PO, em dose única, habitualmente antes do café da manhã
• Glimepirida	1 a 8 mg PO, em dose única com a primeira refeição principal.
Análogo da Meglitinida	
• Repaglinida	0,5 a 16 mg PO, divididos em 2 a 4 doses, 1 a 30 min antes das refeições. Não tome se pular a refeição.
Derivado de aminoácidos	
• Nateglinida	120 a 360 mg PO, divididos em 3 doses, 1 a 30 min antes das refeições. Não tome se pular a refeição.
Agentes sensibilizadores de insulina	
Biguanidas	
• Metformina	500 a 2.550 mg PO, divididos em 2 a 3 doses
• Metformina de ação prolongada	500 a 2.000 mg PO, em dose única ou fracionadas em duas doses.
Tiazolidinedionas	
• Pioglitazona	15 a 45 mg PO, 1 vez/dia.
• Rosiglitazona	4 a 8 mg PO, em dose única ou fracionadas em duas doses.

Tabela 25.3 Medicamentos antidiabéticos (não insulina). (*Continuação*)

Agente	Modo de administrar
Agentes que retardam a absorção da glicose	
Inibidores da alfa glucosidase	
• Acarbose	50 a 300 mg PO, divididos em 3 doses, antes das refeições
• Miglitol	50 a 300 mg PO, divididos em 3 doses, antes das refeições.
Miméticos da incretina	
Inibidores de DPP-4	
• Sitagliptina	25 a 100 mg PO, 1 vez/dia
• Linagliptina	5 mg PO, 1 vez/dia
• Saxagliptina	2,5 a 5 mg PO, 1 vez/dia
• Alogliptina	6,25 a 25 mg PO, 1 vez/dia
Agonistas do receptor GLP-1	
• Exenatida	5 a 10 mcg SC 2 vezes/dia, de 1 a 60 min antes das refeições
• Liraglutida	1,2 a 1,8 mg SC 1 vez/dia
• Lixisenatida	10 a 20 mcg SC 1 vez/dia
• Exenatida, de liberação prolongada	2 mg SC a cada 7 dias
• Albiglutida	20 a 50 mg SC a cada 7 dias
• Dulaglutida	0,75 a 1,5 mg SC a cada 7 dias
• Semaglutida	0,5 a 1 mg SC a cada 7 dias.
Agentes excretores de glicose	
Inibidores de SGLT2	
• Canagliflozina	100 a 300 mg PO, 1 vez/dia
• Empagliflozina	10 a 25 mg PO, 1 vez/dia
• Dapagliflozina	5 a 10 mg PO, 1 vez/dia
• Ertugliflozina	5 a 15 mg PO, 1 vez/dia.
Análogo da amilina	
• Pramlintida	Tipo 1: 15 a 60 mcg SC com cada refeição principal Tipo 2: 60 a 120 mcg SC com cada refeição principal.
Outros agentes	
Sequestrante de ácidos biliares	
• Colesevelam	Comprimidos de 625 mg: 3 comprimidos PO, 2 vezes/dia ou 6 comprimidos PO, 1 vez/dia.
Agonista da dopamina	
• Bromocriptina	0,8 a 4,8 mg PO, 1 vez/dia pela manhã.
Agentes combinados com nomes de fantasia	
• Actoplus Met, Actoplus Met XR (pioglitazona + metformina) • Amaril M (glimepirida + metformina) • Avandamet (rosiglitazona + metformina) • Avandaril (rosiglitazona + glimepirida) • Duetact (pioglitazona + glimepirida) • Glucovance (gliburida + metformina) • Glyxambi (linagliptina + empagliflozina) • Invokamet, Invokamet XR (canagliflozina + metformina) • Janumet, Janumet XR (sitagliptina + metformina) • Jentadueto (linagliptina + metformina)	• Kazano (alogliptina + metformina) • Kombiglyze XR (saxagliptina + metformina) • Metaglip (glipizida + metformina) • Oseni (alogliptina + pioglitazona) • PrandiMet (repaglinida + metformina) • Qtern (dapagliflozina + saxagliptina) • Soliqua 100/33 (lixisenatido + insulina glargina) • Steglatro (ertugliflozina + metformina) • Steglujan (ertugliflozina + sitagliptina) • Sinjardia (empagliflozina + metformina) • Xigduo, Xigduo XR (dapagliflozina + metformina) • Xultophy 100/3.6 (liraglutido + insulina degludec).

DPP-4, dipeptidil peptidase 4; GLP-1 RA, agonista do receptor do peptídeo 1 do tipo glucagon; PO, por via oral (VO); XR, liberação prolongada.

3. Os compostos de sulfonilureia promovem o aumento da secreção de insulina pelo pâncreas e normalizam parcialmente os defeitos de receptores e pós-receptores.
   a. Há muitas interações medicamentosas, portanto o paciente deve alertar todos os prestadores de cuidados de saúde sobre o uso.
   b. Potenciais reações adversas incluem hipoglicemia, fotossensibilidade, distúrbio gastrintestinal, reação alérgica, reação ao álcool, icterícia colestática e discrasias sanguíneas.
4. A metformina, um composto da biguanida, parece diminuir a resistência à insulina, reduzindo a produção de glicose hepática e a reabsorção intestinal de glicose, bem como aumentando a recepção de insulina e o transporte de glicose nas células.
   a. Há muitas interações medicamentosas, portanto o paciente deve alertar todos os profissionais de saúde sobre o uso.
   b. A metformina deve ser usada com cautela em caso de insuficiência renal, que pode causar desidratação e comprometimento hepático.
   c. As possíveis reações adversas incluem distúrbios gastrintestinais, sabor metálico e acidose láctica (raro). Riomet é a única formulação disponível como solução oral.

Alerta farmacológico
A acidose láctica é uma complicação rara da metformina que requer cautela quando se manifesta com desidratação, vômitos, diarreia, estados de jejum, instabilidade hemodinâmica, uso intenso de álcool e de contraste iodado.

5. Os inibidores da alfa glucosidase (AGI) – acarbose e miglitol – atrasam a digestão e a absorção de carboidratos complexos – incluindo sacarose ou açúcar de mesa – em açúcares simples, como glicose e frutose, diminuindo os níveis de glicose pós-prandial e em jejum.
   a. É contraindicado na doença inflamatória intestinal e em outras condições do trato intestinal. Devem ser usados com cautela nos casos de insuficiência renal e com outros medicamentos.
   b. Flatulência, dor abdominal e diarreia são comuns.
   c. Se esses medicamentos forem tomados em conjunto com secretagogos de insulina (sulfonilureias) e ocorrer hipoglicemia, o paciente deverá tratá-la com um monossacarídeo (tabletes de glicose) ou leite, pois a sacarose não será decomposta em açúcar absorvível. Sucos não são efetivos.
6. Os derivados da tiazolidinediona (TZD) – rosiglitazona e pioglitazona – diminuem sobretudo a resistência à insulina na musculatura esquelética e no tecido adiposo, sem aumentar a secreção de insulina. Além disso, eles reduzem a produção de glicose hepática.
   a. Devem ser usados com cautela em casos de doenças do fígado e insuficiência cardíaca. Os testes de função hepática devem ser monitorados periodicamente.
   b. Pode ocorrer ovulação em mulheres na pré-menopausa anovulatórias.
   c. As reações adversas incluem edema, ganho de peso, anemia, elevação das transaminases séricas e aumento da incidência de fraturas ósseas.
   d. A pioglitazona está associada ao aumento do risco de câncer de bexiga, portanto não deve ser usada em pacientes com histórico de câncer nesse órgão.
   e. As tiazolidinedionas não causam hipoglicemia. Todavia, quando administradas com insulina ou medicamentos orais que aumentam a secreção de insulina, o risco de hipoglicemia aumenta. Esteja ciente de que a necessidade de insulina diminui com a terapia com TZD. Assim, o monitoramento da glicose e os ajustes de insulina devem ser feitos regularmente.

Alerta farmacológico
Tanto a pioglitazona quanto a rosiglitazona podem provocar ou agravar a insuficiência cardíaca e são contraindicadas para pacientes com insuficiência cardíaca classe III ou classe IV da New York Heart Association.

7. Análogos de meglitinida (repaglinida) e derivados de aminoácidos (nateglinida) estimulam a liberação pancreática de insulina em resposta a uma refeição. Eles têm início mais rápido e duração mais curta que as sulfonilureias.
   a. Não deve ser tomado quando uma refeição for ignorada ou perdida.
   b. Deve ser usado com cautela em pacientes com disfunção renal e hepática e pode causar hipoglicemia.
8. Inibidores da dipeptidil peptidase 4 (DPP-4i) – sitagliptina, linagliptina, saxagliptina, alogliptina – inibem a quebra do peptídeo-1 semelhante ao glucagon (GLP-1). O GLP-1 estimula a liberação de insulina pelo pâncreas e diminui a secreção de glucagon, que inibe a glicogenólise e a gliconeogênese. Esses agentes são mais eficazes no controle da glicemia pós-prandial e, quando usados isoladamente ou em combinação com metformina ou TZD, não causam hipoglicemia.
   a. A dose é baseada na função renal.
   b. Em geral, é bem tolerado e não tem efeito sobre o peso corporal. As reações adversas incluem infecções respiratórias superiores, nasofaringite e cefaleia.
   c. Pode ser combinado com todos os outros medicamentos para diabetes, exceto os da classe GLP-1 RA.

Alerta de enfermagem
Pacientes com história de pancreatite não devem tomar DPP4-i ou GLP-1 RA.

9. Inibidores do cotransportador sódio-glicose 2 (SGLT2i) – canagliflozina, empagliflozina, dapagliflozina, ertugliflozina – bloqueiam a absorção da glicose no túbulo renal proximal, inibindo os receptores SGLT2. A glicose é excretada pela urina, o que leva a uma modesta perda de peso e a certa melhora na pressão arterial sistólica.
   a. A dose é baseada na função renal.
   b. Sabe-se que esses agentes causam cetoacidose na ausência de elevações significativas da glicose (cetoacidose diabética euglicêmica), em especial em enfermos que sofreram traumatismo ou que necessitam de cirurgia. Seu uso deve ser suspenso e retomado somente quando o paciente estiver estável. Os pacientes devem ser aconselhados a interromper esses medicamentos e procurar assistência médica imediatamente se sentirem algum sintoma consistente com CAD, como náuseas/vômito ou dor abdominal.
   c. As reações adversas incluem infecções urinárias, como cistite e infecção micótica do trato genital, em homens e mulheres.
10. O sequestrante de ácido biliar (colesevelam) é tradicionalmente um agente redutor de colesterol indicado para o tratamento de DM2. O mecanismo exato de ação não está estabelecido, mas pode afetar a sensibilização do fígado à insulina, reduzindo a produção hepática de glicose. Também pode funcionar reduzindo a absorção intestinal de glicose.
   a. Os efeitos colaterais incluem náuseas, edema e constipação intestinal.

Alerta farmacológico
O sequestrador de ácidos biliares provoca elevação dos níveis de triglicerídios e, portanto, não deve ser usado em pacientes com níveis basais elevados dessa substância.

11. O agonista da dopamina (bromocriptina) é outro agente cujo mecanismo de ação não está estabelecido; seu papel no tratamento do diabetes é maldefinido. Acredita-se que diminua os níveis de glicose ao reduzir os efeitos da resistência à insulina no sistema nervoso central.
   a. Os efeitos colaterais incluem hipotensão e síncope, sobretudo com a titulação das doses. Prossiga devagar e com cautela, em especial em idosos.
12. Os agonistas do receptor GLP-1 (GLP-1 RA) – exenatido, liraglutido, exenatido de ação prolongada, albiglutido, dulaglutido, lixisenatido e semaglutido – atuam para diminuir o nível de glicemia por meio de aumento da secreção da primeira fase de secreção de insulina pelo pâncreas, diminuindo o esvaziamento gástrico, suprimindo a secreção de glucagon e reduzindo o apetite, o que pode facilitar a perda de peso.
   a. O exenatido deve ser administrado 2 vezes/dia, de 1 a 60 minutos antes do café da manhã e do jantar.
   b. O liraglutido deve ser administrado 1 vez/dia, a despeito das refeições.
   c. O lixisenatido também deve ser administrado 1 vez/dia, mas é recomendado antes do café da manhã.
   d. Exanatida de ação prolongada, albiglutido, dulaglutido e semaglutido devem ser administrados 1 vez/semana. Eles diferem na preparação envolvida antes da administração e

tendem a ser mais bem tolerados do que os agentes que requerem administração mais frequente.

e. Eles são usados como terapia complementar a todos os outros medicamentos para diabetes, com exceção do DPP-4 – todos, exceto o exenatido de ação prolongada, são aprovados para uso com insulina. Consulte as informações completas disponíveis na bula dos produtos, que não devem ser usados como substitutos da insulina.
f. Os efeitos adversos mais comuns são náuseas e vômitos. Outras reações incluem distúrbios gastrintestinais, cefaleia e pancreatite.
g. Todos estão disponíveis na forma de caneta descartável.
h. O lixisenatido e o liraglutido estão disponíveis como terapias combinadas diárias de razão fixa com insulina de ação prolongada (lixisenatido mais insulina glargina e liraglutido mais insulina degludec).

Alerta farmacológico
O GLP-1 RA pode causar hipoglicemia quando usado com sulfonilureias ou insulina. Não devem ser usados em pacientes com distúrbios gastrintestinais graves, como gastroparesia, e precisam ser usados com cautela nos casos de insuficiência renal. Também foram associados ao câncer medular da tireoide em roedores.

13. Análogo de amilina (pramlintida). A amilina é cossecretada pelas células B do pâncreas para auxiliar no controle pós-prandial da glicose. Sua ação é semelhante à dos miméticos da incretina GLP-1: redução do esvaziamento gástrico, supressão de glucagon, aumento da saciedade e perda de peso. É indicado para pacientes com diabetes tipo 1 ou tipo 2 que necessitam de *bolus* de insulina durante as refeições.
    a. Não substitui a insulina, mas deve ser administrado imediatamente antes das refeições, que devem consistir em pelo menos 250 kcal ou 30 g de carboidratos.
    b. Se usada com insulina, a dose desta na hora das refeições deve ser reduzida em 50%. A pramlintida não pode ser misturada com insulina e deve ser administrada a pelo menos 2,5 cm de distância do local da injeção de insulina.
    c. É contraindicado em pacientes com gastroparesia confirmada e deve ser usado com cautela naqueles que necessitam de medicamentos para estimular a motilidade gástrica.
    d. Os efeitos adversos mais comuns estão relacionados ao sistema digestório (náuseas/vômito). Está disponível na forma de caneta descartável.

Alerta farmacológico
A pramlintida pode causar hipoglicemia grave induzida por insulina e é contraindicada em pacientes com desconhecimento da hipoglicemia.

Saúde geral

Além das metas glicêmicas e A1C discutidas antes, foram estabelecidas diretrizes de prevenção e manejo para pressão arterial, valores de lipídios e função renal para evitar complicações. Pacientes com diabetes correm risco muito maior de desenvolver doenças cardiovasculares do que a população em geral, portanto os fatores de risco cardiovasculares devem ser monitorados e tratados agressivamente. Vários especialistas recomendam as seguintes metas para o tratamento de adultos, não gestantes, adolescentes e crianças com diabetes melito.

Baseado em evidências
AACE/ACE. (2018). Consensus statement by the AACE and ACE on the comprehensive type 2 diabetes management algorithm. Executive Summary, *Endocrine Practice*, *24*(1), 91 a 120.

Adultos:

1. PA < 140/90 mmHg (todas as idades) (ADA); < 130/80 mmHg (AACE/ACE; Whelton *et al.*); mulheres grávidas: 120 a 160/80 a 105 mmHg.
    a. Verifique a cada consulta; a meta pode ser individualizada.
2. Controle lipídico (todas as idades)
    a. Lipoproteína de baixa densidade menor que 100 mg/dℓ.
    b. Lipoproteína de alta densidade superior a 40 mg/dℓ e superior a 50 mg/dℓ em mulheres.
    c. Triglicerídios inferiores a 150 mg/dℓ.
    d. O diabetes é considerado um fator de risco independente para doenças cardiovasculares. Assim, de acordo com as diretrizes da ACA/AHA, todos os pacientes com diabetes entre 45 e 75 anos devem receber terapia com uma estatina de intensidade moderada, sem considerar os parâmetros acima. Recomenda-se um tratamento mais agressivo se houver fatores de risco cardiovascular adicionais. Faça uma cuidadosa avaliação da relação custo/benefício ao prescrever a terapia com estatina em adultos com menos de 45 e mais de 75 anos.
    e. As estatinas são contraindicadas durante a gravidez e usadas com extrema cautela em todas as mulheres em idade fértil.
3. Microalbumina (amostra de urina) menor que 30 mg/g de creatinina (monitore pelo menos anualmente).
4. Ácido acetilsalicílico (75 a 162 mg/dia) para a maioria dos homens e das mulheres ≥ 50 anos com pelo menos um fator de risco cardiovascular adicional.

Crianças e adolescentes:

1. PA abaixo do percentil 90 para sexo, idade e altura.
2. Controle lipídico:
    a. Lipoproteína de baixa densidade menor que 100 mg/dℓ. Pode ser necessário o uso de estatina se o LDL for maior que 160, apesar das modificações no estilo de vida

Complicações

Agudas

1. A hipoglicemia (glicose no sangue ≤ 70 mg/dℓ) ocorre em razão de um desequilíbrio na alimentação, na atividade física e na dose de insulina/antidiabético oral. Uma glicemia menor que 54 mg/dℓ é considerada hipoglicemia grave e clinicamente importante.
2. A cetoacidose diabética (CAD) ocorre sobretudo no diabetes tipo 1 durante períodos de grave deficiência de insulina ou enfermidade, produzindo hiperglicemia, cetonúria, desidratação e acidose grave (ver p. 759).
3. O estado hiperglicêmico hiperosmolar (EHH ou HHS, *hyperosmolar hyperglycemic state*) afeta em particular pacientes com diabetes tipo 2, causando desidratação grave, hiperglicemia, hiperosmolaridade e estupor (ver p. 761).

Crônicas

Ver Tabela 25.4.

1. No diabetes tipo 1, as complicações crônicas costumam aparecer cerca de 5 anos depois do diagnóstico inicial.
2. A prevalência de complicações microvasculares, como retinopatia, nefropatia e neuropatia, é maior no diabetes tipo 1.
3. Por causa do início insidioso, nos casos de diabetes tipo 2, as complicações crônicas podem aparecer a qualquer momento. Em torno de 50% dos pacientes já apresentam pelo menos uma complicação no momento do diagnóstico.
4. Complicações macrovasculares (doenças cardiovasculares), que ocorrem no diabetes tipo 1 e 2, são a principal causa de morbimortalidade entre as pessoas com diabetes.

Tabela 25.4 Complicações crônicas do diabetes melito.

Condição	Avaliação
Complicações macrovasculares	
Doença cerebrovascular • *Incidência:* duas a quatro vezes mais probabilidade com diabetes • Hipertensão, aumento de lipídios, tabagismo, glicemia não controlada, aumento do risco de acidente vascular cerebral e ataque isquêmico transitório.	• Aumento da PA • Alteração do estado mental • Hemiparesia • Afasia • A apresentação clínica imita a do paciente não diabético.
Doença arterial coronariana • *Incidência:* aumento das patologias vasculares, com mais vasos afetados pelo diabetes. Maior incidência de infarto "silencioso" do miocárdio • A hiperglicemia contribui para a aterosclerose e a deterioração dos vasos.	• DAC grave é geralmente assintomática, observada apenas nas alterações do ECG. Alterações no ECG podem indicar infarto silencioso do miocárdio • Os sintomas também podem se apresentar como dor na mandíbula, no pescoço ou na região epigástrica.
Doença vascular periférica • *Incidência:* 60% das amputações não traumáticas estão relacionadas ao diabetes • Claudicação intermitente, ausência de pulsos podais e gangrena isquêmica aumentam com o diabetes.	• O exame físico dos membros inferiores pode revelar alterações na integridade da pele, associadas à diminuição da circulação • Diminuição dos pelos das pernas, pulsos tibial anterior ou podal dorsal ausentes ou diminuídos, pode ocorrer preenchimento capilar insuficiente das unhas dos dedos dos pés. A extremidade pode parecer pálida/fria. É indicado um exame mais aprofundado para alterações neurológicas.
Complicações microvasculares	
Retinopatia • *Incidência:* Tipo 1 – Desenvolve-se depois de 3 a 5 anos do diagnóstico e com 15 a 20 anos de duração do diabetes. Quase todos os pacientes apresentarão certo grau de retinopatia. Tipo 2 – Cerca de 7% apresentam retinopatia no diagnóstico, que aumenta para 50 a 80% após 20 anos. O DM é a principal causa de cegueira evitável nos EUA • Aparência de exsudatos duros, manchas hemorrágicas e microaneurismas na retina nos casos de retinopatia de fundo. Progride para neovascularização na retinopatia diabética proliferativa.	• Geralmente assintomático nos estágios iniciais. Os sintomas que ocorrem com problemas visuais agudos – "pontos flutuantes", pontos luminosos e visão turva – podem indicar hemorragia ou descolamento de retina. Deve ser realizado um exame com fundoscópico para a visualização completa da retina.
Nefropatia • *Incidência:* Tipo 1 – de 20 a 30% terá insuficiência renal após 15 anos de diabetes; 4 a 17% evoluirão para doença renal terminal (DRT) após 20 anos. Tipo 2 – 25% terá pelo menos insuficiência renal leve e outros 5% terão DRT após 10 anos com diabetes. A incidência é maior em nativos americanos, hispânicos e negros. O DM é a principal causa de insuficiência renal nos EUA • Espessamento da membrana basal glomerular, expansão mesangial e esclerose dos vasos renais são causados pelo diabetes • Posteriormente, a glomerulosclerose intercapilar difusa e nodular diminui a função renal.	• Evidência de aumento da taxa de filtração glomerular • A microalbuminúria é o primeiro sinal clínico de doença renal • A elevação nos níveis de nitrogênio da ureia no sangue e na creatinina indica doença renal avançada • A proteinúria é mais uma indicação de deterioração renal.
Neuropatia periférica	
• Em geral, a neuropatia afeta 60 a 70% das pessoas com diabetes, sendo quase 50% assintomáticas • Pode afetar quase todos os sistemas orgânicos com sintomas específicos variados • Polineuropatia simétrica distal envolvendo os membros inferiores é mais observada • Em conjunto com a doença vascular periférica, a neuropatia nos pés aumenta a suscetibilidade a traumatismos e infecções. As formas mais graves de neuropatia periférica são um dos principais fatores contribuintes de amputações dos membros inferiores • São observadas três síndromes clínicas de polineuropatia simétrica distal: neuropatia dolorosa aguda, de fibras pequenas e grandes.	• Diminuição da sensação ao toque leve, vibração e temperatura. Perda da propriocepção do pé, seguida de ataxia, distúrbios da marcha • Redução do reflexo aquileu • Formação de "dedos em martelo", artropatia neuropática de Charcot, que predispõe o paciente a novas áreas com pontos de pressão • Manifestação de hipersensibilidade ou outros sintomas disestésicos, seguidos por hipnoanestesia ou anestesia, que não é reversível.

Intervenção	Prevenção/Ensino
• Verifique o nível de glicose no sangue para diferenciar entre sinais e sintomas de acidente vascular cerebral ou hipoglicemia. Monitore sangramento, se for utilizado ácido acetilsalicílico ou outro medicamento antiplaquetário/anticoagulante.	• Mantenha as metas para a glicose no sangue, evitando hipoglicemia e hiperglicemia graves, que predispõem o paciente a um AVC. Na hipoglicemia, os níveis elevados de epinefrina e catecolaminas podem produzir arritmias cardíacas • A hiperglicemia pode levar à desidratação, o que afeta a agregação plaquetária.
• O tratamento clínico usual para angina permanece – nitroglicerina sublingual, nitratos orais. Também podem ser utilizados bloqueadores beta-adrenérgicos e bloqueadores dos canais de cálcio.	• Deve ser enfatizada a necessidade de redução dos fatores de risco cardíacos (p. ex., tabagismo, hipertensão e hiperlipidemia). Evite grandes flutuações nos níveis de glicemia. Pacientes com neuropatia autonômica, que pode causar hipotensão ortostática, devem ser cuidadosamente monitorados quando são introduzidas as terapias medicamentosas cardíacas. Os bloqueadores beta-adrenérgicos podem diminuir ou eliminar sinais e sintomas clínicos da hipoglicemia.
• Qualquer lesão, diminuição dos pulsos periféricos ou alteração na cor, na temperatura ou na sensibilidade cutânea deve ser avaliada dentro de 24 a 48 h. Para garantir a cicatrização adequada e prevenir infecções, o tratamento deve começar o mais rápido possível e ser cuidadosamente monitorado. Preparações leves de antissépticos/antibióticos são usadas para evitar danos adicionais à pele circundante. Evite o uso de fita cirúrgica sobre a pele. Descanse a perna afetada para promover a circulação e a cicatrização de feridas.	• As orientações sobre cuidados com os pés e a cessação do tabagismo devem ser enfatizadas. Diretrizes seguras para atividades físicas e redução de peso, conforme o caso, reduzem o risco de lesões nos pés.
• A terapia a *laser* (fotocoagulação) pode ser útil nos casos de edema macular (*laser* focal) e na retinopatia proliferativa (*laser* panretinal). A redução da neovascularização ativa por laserterapia reduz o risco de hemorragia vítrea. A vitrectomia pode ser necessária para tratar o descolamento de retina ou remover a hemorragia vítrea • Durante a fase aguda, antes da terapia com *laser*, os pacientes devem evitar atividades que aumentem as chances de hemorragia vítrea (p. ex., levantamento de peso, exercícios aeróbicos de alto impacto).	• Saliente a importância do exame oftalmológico anual, de preferência com um especialista em retina. O controle ideal da glicose pode impedir ou retardar a progressão da retinopatia. Manter a PA normal também reduz o risco de retinopatia.
• É essencial o controle da hipertensão, dos níveis de glicose no sangue e de redução de proteínas e sódio. Inibidores da enzima de conversão da angiotensina são os medicamentos de escolha para controlar a pressão arterial. Bloqueadores dos canais de cálcio também podem ser usados. Na doença renal em estágio terminal, pode ser necessária a realização de diálise ou transplante.	• Triagem frequente da hipertensão, observando qualquer desvio da leitura basal do paciente. Início precoce do controle da pressão arterial para evitar danos renais. Excelente controle de glicose com ajuste de insulina/agente oral para compensar a redução da função renal, que predispõe o paciente a hipoglicemia. Evite o uso de agentes nefrotóxicos, corantes ou procedimentos renais que possam causar infecção. Tratamento imediato de qualquer infecção no sistema urinário.
• Todas as feridas ou lesões nos pés devem ser avaliadas imediatamente. Testes de cultura e sensibilidade devem ser prescritos para qualquer secreção presente. O pé afetado deve ser elevado, de modo a evitar suportar o peso. Curativos *wet-to-dry* (úmido-seco) devem ser aplicados conforme prescrição. Evite o uso de produtos cáusticos e fitas adesivas • Uso de antibióticos sistêmicos, quando necessário • Os medicamentos para neuropatia dolorosa podem incluir antidepressivos tricíclicos (amitriptilina), um inibidor de recaptação de serotonina e epinefrina (duloxetina) ou a aplicação tópica de pomada de capsaicina.	• Em geral, recomenda-se o controle da glicemia, evitando grandes flutuações. Em pacientes mal controlados, deve-se tomar cuidado para corrigir lentamente os níveis de glicose, a fim de evitar o aumento dos sintomas de neuropatia • Diretrizes para cuidados com os pés • Cessação do tabagismo • Avaliação frequente de um podólogo para modificação dos calçados (p. ex., órteses, sapatos com profundidade extra) • Diretrizes para exercícios seguros • Redução de peso, conforme necessário.

(continua)

Tabela 25.4 Complicações crônicas do diabetes melito. *(Continuação)*

Condição	Avaliação
Neuropatia autonômica	
Neuropatia autonômica cardíaca • Afeta 30% dos pacientes com DM1 após 20 anos e 60% dos pacientes com DM2 após 15 anos • Assintomática nos estágios iniciais. Perda da variabilidade da frequência cardíaca detectada no ECG • Estágios tardios: taquicardia em repouso, hipotensão ortostática, intolerância ao exercício • Mortalidade > 3 vezes; 38% infarto "silencioso".	• Os pacientes podem relatar episódios de síncope, fraqueza ou deficiência visual, sobretudo com alterações de posição. Verifique a pressão e o pulso com o paciente deitado e de pé a cada visita. Alterações da pressão arterial que indicam envolvimento neuropático: queda na pressão sistólica > 30 mmHg ou queda na pressão diastólica > 10 mmHg, com a mudança da leitura na posição deitada para a posição ereta.
Gastroparesia • *Incidência:* ocorre em 50% das pessoas com diabetes de longa data • Características: esvaziamento gástrico tardio, piloroespasmo prolongado e perda das poderosas contrações do estômago distal para moer e misturar os alimentos.	• Os sintomas típicos podem incluir náuseas/vômito, saciedade precoce, inchaço abdominal, dor epigástrica, alteração no apetite. Grandes flutuações nos níveis de glicose sanguínea e hipoglicemia pós-prandial causadas pela absorção deficiente de glicose. A visualização do intestino por meio de um enema de bário do sistema digestório superior pode mostrar alimentos retidos após um jejum de 8 a 12 h.
Diarreia • *Incidência:* aproximadamente 20% dos pacientes com diabetes • *Características:* evacuações frequentes e aquosas • Esteatorreia leve • Pode ser intermitente, persistente ou alternando com constipação intestinal.	• A diarreia ocorre sem aviso, quase sempre à noite ou após as refeições. A incontinência fecal pode ser causada por perda do controle do esfíncter interno e da sensação anorretal. Outras causas, como doença celíaca, insuficiência pancreática e intolerância à lactose, devem ser investigadas. Também deve haver suspeita de crescimento bacteriano no intestino.
Disfunção sexual • Afeta 35 a 75% dos homens e 46% das mulheres com diabetes • A disfunção sexual em homens e mulheres pode envolver alterações na libido, na capacidade de atingir o orgasmo e na satisfação sexual.	• *Homens:* história de função erétil deficiente, independentemente de estimulação. Ausência de ereção no início da manhã em resposta ao aumento dos níveis hormonais • *Mulheres:* pode ocorrer diminuição da lubrificação vaginal e dispareunia • Triagem para uso de etanol ou outros medicamentos associados à impotência (p. ex., antidepressivos, anti-hipertensivos).
Disfunção da bexiga • *Incidência:* afeta 37 a 50% das pessoas com diabetes e é mais comum em mulheres • Incapacidade de detectar o enchimento da bexiga, micção incompleta/incontinência por transbordamento. Maior frequência de infecções urinárias e pielonefrite, resultando em ou exacerbando a insuficiência renal.	• A incontinência por transbordamento é um problema comum para as mulheres. Pergunte se ela precisa usar absorvente diariamente, o que pode ser uma pista • Bexiga distendida • Ardência/dor ao urinar, esforço para esvaziar a bexiga e noctúria.
Perda da percepção da hipoglicemia • *Incidência:* a hipoglicemia grave ocorre com mais frequência em pacientes com DM1 (prevalência anual de 30 a 40%), porém também ocorre naqueles com DM2 tratados com insulina, sulfonilureias e/ou glinídeos • Ocorre em cerca de 17% dos pacientes com DM1 e a uma taxa de duas a três vezes mais frequente nos pacientes com DM2 • Condição na qual os sinais habituais de hipoglicemia não são mais percebidos. Os sintomas podem ser diferentes (e, portanto, não reconhecidos), menos pronunciados ou até ausentes • Pode levar à falha autonômica associada à hipoglicemia, que inclui tanto desconhecimento da hipoglicemia quanto defeitos nos hormônios contrarreguladores de glicose • *Causas:* diabetes de longa data, excreção reduzida de glucagon, baixos níveis de açúcar no sangue, consumo de álcool nas últimas 12 h, baixo nível de açúcar no sangue nas últimas 24 a 48 h, alguns medicamentos (bloqueadores beta-adrenérgicos) • Mulheres são mais suscetíveis em virtude da redução da resposta contrarregulatória e dos sintomas • A ocorrência é mais provável em pacientes com outros tipos de neuropatia autonômica.	• O paciente pode exibir pensamentos irracionais; raiva ou irritabilidade não provocadas; fica repetindo que "se sente bem", apesar do comportamento incomum; dá risadas, diz tolices e chora em circunstâncias inapropriadas • Podem ocorrer convulsões graves se a hipoglicemia não for reconhecida e tratada.

PA, Pressão arterial; DAC, doença arterial coronariana; ECG, Eletrocardiograma.

Intervenção	Prevenção/Ensino
• Melhora do controle da glicose no sangue para evitar a perda de líquidos por glicosúria. Quantidades moderadas de sódio podem ser usadas na dieta para incentivar a retenção de líquidos durante o tempo quente ou a prática de exercícios extenuantes. Dispositivos mecânicos, como meias de sustentação (meia-calça até a cintura), podem diminuir a estagnação venosa. Podem ser usados medicamentos para melhorar a expansão do volume (p. ex., fludrocortisona).	• Incentive o aumento da ingestão de líquidos para manter a hidratação • Deve-se ter cuidado ao mudar de posição, de deitado para de pé. É recomendável se sentar ao lado da cama com os pés pendurados até a pressão estabilizar • Evite ficar na mesma posição, o que pode aumentar a estagnação venosa • Cumpra os programas de exercícios.
• Excelente controle da glicose para evitar hiperglicemia, que interfere na contratilidade intestinal. Evitar hipoglicemia grave pós-prandial pelo consumo de refeições pequenas e frequentes, com pouca gordura e baixo teor de fibra. Essa dieta também é útil nos casos de edema/saciedade precoce. O medicamento para melhorar a motilidade intestinal é a metoclopramida.	• Manutenção excelente do controle de glicose. A prática regular de exercícios físicos melhora/mantém a motilidade gastrintestinal. Evite o uso de laxantes. Refeições pequenas e frequentes podem ajudar.
• As mudanças na dieta podem incluir o aumento no consumo de fibras e a eliminação de produtos lácteos. Exercícios de fortalecimento do esfíncter podem ajudar. Medicamentos: para diarreia, usam-se suplementos de fibra hidrofílica, colestiramina ou opiáceos sintéticos • Tetraciclina e ampicilina para o tratamento de crescimento bacteriano.	• Rotina nos hábitos de evacuação intestinal • Manutenção de hidratação adequada • Um excelente controle da glicemia reduz a desidratação • Inclusão de fibra alimentar na dieta • Um programa diário de exercícios que inclui caminhar ou nadar tem se mostrado efetivo para alcançar a regularidade intestinal.
• *Homens:* é indicado o encaminhamento ao urologista para um exame completo. As opções de tratamento podem incluir injeção de alprostadil (uma prostaglandina), prótese peniana inflável ou medicação oral • *Mulheres:* aumento da lubrificação com o uso de lubrificantes hidrossolúveis ou cremes de estrogênio, que também podem ajudar a espessura da mucosa vaginal, reduzindo a dispareunia.	• Reduza o consumo de álcool, que pode acelerar ou contribuir para o desenvolvimento de uma neuropatia • Mantenha a faixa-alvo de controle da glicemia para reduzir a probabilidade de infecções vaginais • Discuta maneiras alternativas de manter a intimidade.
• Manobra de Crede a cada 4 h • Betanecol (10 a 30 mg 3 vezes/dia) • Doxazosina • Autocateterismo intermitente.	• Evite bebidas calóricas, que levam a hiperglicemia e glicosúria significativas • Evite cafeína e outros irritantes da bexiga (nicotina) • Estabeleça uma rotina miccional para tentar esvaziar a bexiga e prevenir a incontinência por transbordamento
• Pode ser revertido evitando-se a redução dos níveis de glicose no sangue. Aumentar a meta de açúcar no sangue (140 mg/dℓ), diminuindo a agressividade/intensidade do tratamento com insulina por algumas semanas, permitirá que a resposta hormonal contrarreguladora retorne ao normal • A injeção de glucagon é a melhor alternativa quando o paciente resiste ao tratamento, fica inconsciente ou apresenta convulsões causadas pela hipoglicemia.	• Aumente a frequência de monitoramento da glicemia e fique atento aos sinais físicos de alerta por 48 h, depois de um episódio de redução nos níveis sanguíneos de glicose. Manter um registro da glicose ajuda o paciente a prever a probabilidade de queda. Um teste ocasional de glicose às 2 h da madrugada pode ajudar a identificar hipoglicemia noturna não reconhecida • Leve sempre comprimidos/gel de glicose para aumentar rápida e adequadamente os níveis de açúcar no sangue • Todos os pacientes que fazem uso intensivo de insulina devem ter *kits* de emergência com glucagon, e os familiares devem saber como e quando administrar a medicação • Os pacientes precisam calcular cuidadosamente a relação entre as doses de insulina, a dieta, e o nível de atividade física. Eles podem precisar reduzir as doses de insulina durante e por várias horas após um período de exercícios físicos • Evite álcool ou limite a não mais que 1 a 2 doses por dia, nunca bebendo com o estômago vazio • Os pacientes devem usar uma pulseira MedicAlert o tempo todo, para facilitar o tratamento apropriado pela equipe de emergência.

Avaliação de enfermagem

1. Obtenha um histórico dos problemas atuais de saúde, familiar e geral.
   a. O paciente apresentou poliúria, polidipsia, polifagia e outros sintomas?
   b. Quantos anos desde o diagnóstico inicial de diabetes?
   c. Membros da família diagnosticados com diabetes, tratamento subsequente e complicações.
2. Realize uma revisão dos sistemas orgânicos e faça o exame físico para avaliar sinais e sintomas de diabetes, saúde geral do paciente e presença de complicações.
   a. Geral: perda ou ganho recente de peso, aumento da fadiga, cansaço, ansiedade.
   b. Pele: lesões cutâneas, infecções, desidratação, evidência de má cicatrização de feridas.
   c. Olhos: alterações na visão, como pontos flutuantes, halos, visão embaçada, ressecamento ou ardência nos olhos, catarata e glaucoma.
   d. Boca: gengivite e doença periodontal.
   e. Cardiovascular: hipotensão ortostática, extremidades frias, pulsos podais fracos e claudicação da perna.
   f. Sistema digestório: diarreia, constipação intestinal, saciedade precoce, inchaço, aumento da flatulência, fome ou sede.
   g. Sistema geniturinário: aumento da micção, noctúria, impotência e corrimento vaginal.
   h. Neurológico: dormência e formigamento nas extremidades, diminuição da percepção dolorosa e térmica, alterações na marcha e no equilíbrio.

Diagnósticos de enfermagem

- Nutrição desequilibrada, ingestão maior do que as necessidades corporais, relacionada a desequilíbrio entre o consumo de calorias e o gasto associado às atividades
- Medo relacionado à injeção de medicamentos
- Risco de nível instável de glicose no sangue relacionado a efeitos da insulina, incapacidade de se alimentar
- Intolerância à atividade relacionada ao controle inadequado da glicose
- Déficit no conhecimento relacionado ao uso de hipoglicemiantes orais e injetáveis
- Risco de integridade da pele prejudicada relacionado à diminuição da sensação e da circulação nos membros inferiores
- Disposição para melhora do autocuidado relacionada ao objetivo compartilhado de evitar a readmissão.

Intervenções de enfermagem

Ver Diretrizes para Padrões de Cuidados 25.1.

Melhora da nutrição

1. Avalie o horário e o conteúdo das refeições.
2. Aconselhe o paciente sobre a importância de um plano de refeições individualizado, para o cumprimento das metas de perda de peso. Reduzir a ingestão de carboidratos pode beneficiar alguns pacientes, porém dietas da moda ou planos de dieta que enfatizem um grupo de alimentos e eliminem outro geralmente não são recomendados.
3. Discuta os objetivos da terapia dietética com o paciente. Estabelecer uma meta de perda de peso superior a 5% ao longo de vários meses, em geral, é possível e eficaz na redução da glicemia e de outros parâmetros metabólicos.
4. Ajude o paciente a identificar situações que possam ter impacto sobre a adesão à dieta e possíveis soluções para esses problemas. Enfatize que as mudanças no estilo de vida deverão ser mantidas por toda a vida.
5. Explique a importância dos exercícios físicos para manter/reduzir o peso corporal.
   a. Gasto calórico de energia com o exercício.
   b. Transferência da taxa metabólica aumentada e utilização eficiente de alimentos.
6. Ajude-o a estabelecer metas para perda semanal de peso e incentivos para ajudá-lo a alcançá-las.
7. Crie estratégias com o paciente para abordar as possíveis armadilhas sociais da redução de peso.

Orientações sobre a insulina

1. Ajude o paciente a reduzir o medo, incentivando a verbalização dos sentimentos relacionados à injeção de insulina, transmitindo um sentimento de empatia e identificando técnicas de enfrentamento.

DIRETRIZES PARA PADRÕES DE CUIDADOS 25.1

Cuidando de pacientes com diabetes melito

Ao cuidar de pacientes com diabetes melito:

- Avalie o nível de conhecimento da doença e a capacidade de autocuidado
- Avalie a adesão à dietoterapia, procedimentos de monitoramento, tratamento medicamentoso e regime de exercícios
- Avalie os recursos/sistema de apoio disponíveis para o paciente, os quais envolvem saúde comportamental, serviços de assistência social e gerenciamento de casos, conforme necessário
- Avalie os sinais de hiperglicemia, como poliúria, polidipsia, polifagia, perda de peso, fadiga e visão turva
- Avalie os sinais de hipoglicemia, como sudorese, tremor, nervosismo, taquicardia, tontura e confusão mental
- Realize uma avaliação completa da pele e das extremidades para detectar neuropatia periférica ou doença vascular periférica e qualquer lesão nos pés ou nos membros inferiores
- Avalie as tendências da glicemia e outros resultados laboratoriais
- Enfatize a necessidade de a dose adequada de insulina ser dada no momento certo e em correlação com as refeições e a prática de exercícios
- Avalie o conhecimento adequado do paciente em relação a dieta, exercícios, tratamento medicamentoso e habilidades cognitivas para aderir com segurança ao regime prescrito
- Relate imediatamente ao médico qualquer sinal de infecção da pele ou de tecidos moles, como eritema, edema, calor, sensibilidade e secreção
- Obtenha ajuda imediatamente para sinais de hipoglicemia que não respondam à reposição habitual de glicose
- Obtenha ajuda imediatamente para o paciente que apresentar sinais de cetoacidose – como náuseas e vômito, respirações de Kussmaul, odor frutado na respiração, hipotensão e nível alterado de consciência – ou síndrome hiperglicêmica hiperosmolar não cetótica – como náuseas e vômito, hipotermia, fraqueza muscular, convulsões, estupor e coma)

Esta informação deve servir só como orientação geral. Cada situação apresenta um conjunto único de fatores clínicos e requer julgamento de enfermagem para orientar os cuidados, que podem incluir medidas e abordagens adicionais ou alternativas.

2. Demonstre e explique minuciosamente o procedimento para autoaplicação de insulina.
3. Ajude o paciente a dominar a técnica, adotando uma abordagem por etapas.
   a. Permita que o paciente manuseie a insulina e a seringa/caneta para se familiarizar com o equipamento.
   b. Ensine primeiramente a autoaplicação, para aliviar o medo da dor causada pela injeção.
   c. Instrua a encher a seringa quando o paciente demonstrar confiança no procedimento de autoaplicação.
4. Revise a dosagem e o cronograma de injeções em relação a refeições, atividades e hora de dormir, com base no regime individualizado do paciente.

Alerta gerontológico
Avalie idosos quanto a déficits sensoriais, como comprometimento da visão e da audição, toque fino e tremores, que podem afetar a aprendizagem e a capacidade de autoadministração de insulina. Sugira o uso de uma caneta de insulina ou de uma lupa para ajudar no preparo. A caneta deve ser virada dez vezes para garantir a mistura adequada.

Prevenção de lesões secundárias à hipoglicemia

1. Monitore cuidadosamente os níveis de glicose no sangue para detectar hipoglicemia (glicemia ≤ 70 mg/dℓ).
2. Instrua o paciente sobre a importância da preparação, da administração e do horário das refeições para evitar a hipoglicemia.
3. Avalie o paciente quanto a sinais e sintomas de hipoglicemia.
   a. Adrenérgicos (sintomas precoces) – sudorese, tremor, palidez, taquicardia, palpitações, nervosismo causado pela liberação de epinefrina quando a glicose no sangue cai rapidamente.
   b. Neurológicos (sintomas tardios) – tontura, cefaleia, confusão, irritabilidade, fala arrastada, falta de coordenação motora e problemas de marcha, resultantes da depressão do sistema nervoso central à medida que o nível de glicose diminui progressivamente.
4. Trate a hipoglicemia imediatamente, usando a regra de 15 g/15 minutos, de acordo com a ADA, com 15 g de carboidratos de rápida absorção.
   a. Meia xícara de suco, 1 xícara de leite desnatado, 4 comprimidos de glicose, 1 colher de sopa de açúcar/mel ou cinco a seis pedaços de balas podem ser tomados por via oral.
   b. Aguarde 15 minutos.
   c. Repita a leitura da glicose no sangue. Se for inferior a 70 mg/dℓ, repita o tratamento.
   d. Se for mantida superior a 70 mg/dℓ mais de 3 horas depois da última dose de insulina de ação rápida, não é necessário tratamento adicional.
   e. Se superior a 70 mg/dℓ, mas menos de 3 horas desde a última dose de insulina de ação rápida, siga com um lanche de 75 a 100 calorias.
   f. Se estiver usando insulinas de *split-mix* ou REG/NPH e faltar mais de 30 minutos antes da próxima refeição planejada, faça um lanche nesse momento.
   g. Barra de nutrição especialmente projetada para diabéticos fornece glicose de fontes de sacarose, amido e proteínas com um pouco de gordura para retardar o esvaziamento gástrico e prolongar o efeito, podendo prevenir recaídas. Utilizado após o tratamento da hipoglicemia com carboidratos de ação rápida.
   h. Glucagon 1 mg (SC ou IM) deve ser administrado se o paciente não for capaz de seguir o tratamento por via oral com segurança. Um membro da família ou da equipe deve administrar a injeção.
   i. Pode ser administrado como *bolus* intravenoso de 50 mℓ de solução de dextrose a 50% se o paciente não responder ao glucagon em 15 minutos.
5. Incentive o paciente a carregar sempre um tratamento para hipoglicemia.
6. Avalie-o quanto a deficiências cognitivas ou físicas que possam interferir na capacidade de administrar com precisão a insulina.
7. Devem ser incentivados os lanches entre as refeições, bem como a alimentação antes da prática de exercícios físicos, para evitar a hipoglicemia.
8. Incentive-o a usar uma pulseira ou um cartão de identificação que possa ajudar na assistência imediata no caso de uma emergência hipoglicêmica.
   a. A pulseira de identificação pode ser obtida na MedicAlert Foundation International (*www.medicalert.org*).
   b. O cartão de identificação pode ser solicitado à ADA (*www.diabetes.org*).[2]
9. Se os episódios de hipoglicemia ocorrerem com frequência, o paciente deve conversar com o médico. Podem ser necessários ajustes de dose de insulina e/ou medicação oral.
10. Aborde questões de segurança, caso o paciente tenha crises hipoglicêmicas – condução de veículos, operação de máquinas e atividades de esforço. A recuperação cognitiva leva de 45 a 75 minutos após níveis glicêmicos inferiores a 50 mg/dℓ.

Alerta farmacológico
Se estiver tomando um inibidor da alfaglicosidase, o paciente deve usar um monossacarídeo (comprimidos de glicose) para tratar a hipoglicemia, pois a sacarose não será decomposta em açúcar absorvível.

Melhora da tolerância à atividade

1. Aconselhe o paciente a avaliar o nível de glicose no sangue antes e depois de atividade física extenuante.
2. Instrua-o a planejar diariamente a prática regular de exercícios físicos.
3. Incentive-o a consumir um lanche à base de carboidratos antes de se exercitar, de modo a evitar a hipoglicemia.
4. Informe-o de que a prática de atividade extenuante por um longo período pode exigir um aumento da ingestão calórica na hora de dormir, a fim de evitar a hipoglicemia noturna.
5. Instrua-o a evitar exercícios físicos sempre que os níveis de glicose no sangue excederem 250 mg/dia e se houver cetonas na urina. O paciente deve entrar em contato com o médico se os níveis permanecerem elevados.
6. Aconselhe-o a injetar a insulina no abdome nos dias em que os braços ou as pernas forem exercitados.

Fornecimento de informações sobre agentes não insulínicos

1. Identifique possíveis barreiras à aprendizagem, como deficiências visuais ou auditivas, baixo nível de escolaridade e ambiente com distrações.
2. Incentive a participação ativa do paciente e da família no processo educacional.
3. Ensine sobre o modo de ação, o uso e os efeitos adversos dos agentes não insulínicos (ver p. 747).
4. Identifique barreiras financeiras para o acesso aos medicamentos e aos cuidados de acompanhamento. Ofereça recursos como Partnership for Prescription Assistance (*www.PPARx.org*).

Manutenção da integridade da pele

1. Avalie os pés e as pernas quanto a temperatura da pele, sensação, lesões de tecidos moles, calosidades, ressecamento, dedos em forma de martelo ou joanetes, distribuição de pelos, pulsos e reflexos tendinosos profundos.
   a. Use um monofilamento para testar a sensação dos pés e detectar sinais precoces de neuropatia periférica (Figura 25.2).

[2]N.R.T.: Válido para os EUA.

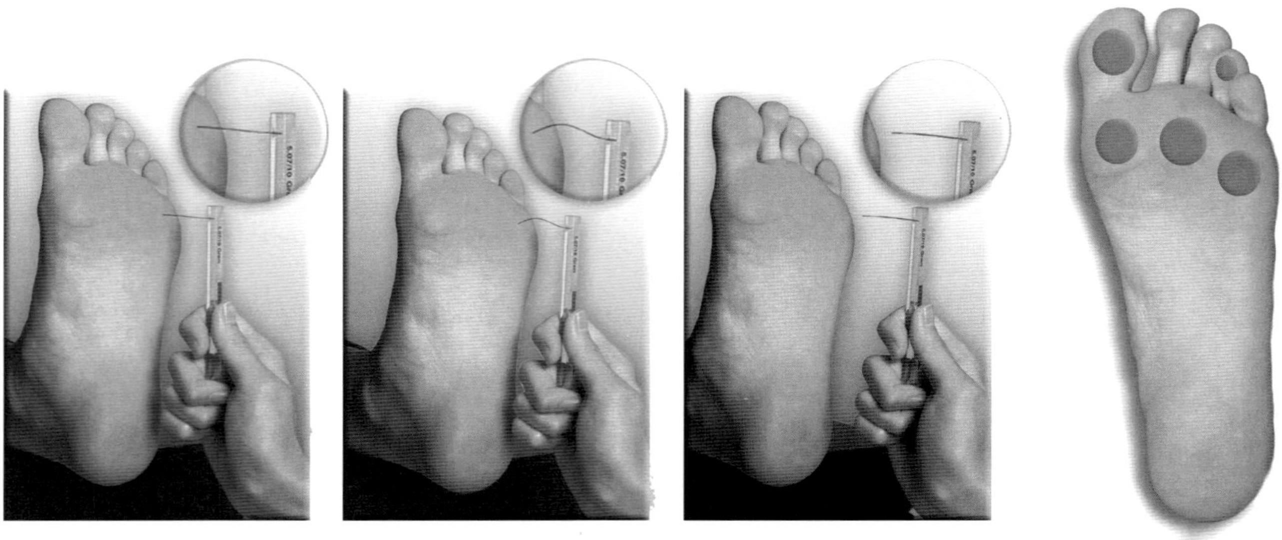

Figura 25.2 Teste do monofilamento Semmes-Weinstein 5.07 (10-g). (Cameron, B. L. [2002]. Making diabetes management routine. *American Journal of Nursing, 102*[2], 27.)

b. Teste a sensação vibratória nas articulações interfalângicas dos pés usando um diapasão de baixa frequência (128 Hz). A sensibilidade vibratória costuma ser perdida antes da sensibilidade tátil. O teste é considerado anormal se a sensibilidade vibratória for sentida por menos de 10 segundos.

2. Proteja a pele de ressecamento e lesões.
   a. Use protetores de calcanhar, colchões especiais e almofadas para os pés de pacientes mantidos em repouso no leito.
   b. Evite aplicar agentes secantes na pele (p. ex., álcool).
   c. Aplique hidratantes, de preferência cremes, para manter a elasticidade e evitar rachaduras e fissuras na pele.
3. Instrua-o sobre os cuidados com os pés.
4. Aconselhe o paciente que fuma a parar ou, se possível, a reduzir, de modo a diminuir a vasoconstrição e melhorar o fluxo sanguíneo periférico. Ajude-o a estabelecer técnicas de terapia cognitiva para eliminar o tabagismo durante a permanência hospitalar e a manter o programa depois de receber alta.

Foco nos cuidados de transição

Estas são algumas estratégias que a equipe de enfermagem pode empregar para facilitar a transição mais segura após a alta hospitalar e reduzir a chance de readmissão:

1. Promova a educação sobre o diabetes na beira do leito. Isso deve começar o mais cedo possível durante a internação, assim que o paciente puder participar.
   a. Aproveite os momentos de monitoramento rotineiro da glicemia, administração de insulina e seleção de refeições como oportunidades de ensino, permitindo que o paciente participe ativamente dessas atividades.
   b. Forneça instruções claras e materiais impressos.
   c. Avalie a técnica do paciente para a administração de insulina e o teste de glicose.
2. Verifique se os pacientes estão recebendo alta com todos os medicamentos com a dose correta e os suprimentos adequados.
   a. As canetas de insulina necessitam de prescrição para as agulhas.
   b. Verifique se as fitas de teste de glicose são compatíveis com o glicosímetro do paciente.
   c. Avalie a compreensão do paciente sobre todos os medicamentos prescritos, incluindo o horário das refeições.
   d. Assegure-se de que os medicamentos de uso contínuo não tenham sido inadvertidamente interrompidos. Todo tipo de alteração nos medicamentos deve ser bem esclarecido para o paciente, a fim de evitar erros de medicação.
3. Certifique-se de que seja agendada uma consulta de acompanhamento 7 dias após a alta, com o provedor de cuidados primários ou um especialista, e que o paciente tenha um meio de transporte seguro.
4. Forneça um resumo por escrito da alta, instruções com sintomas a serem relatados e número de telefone para entrar em contato.
5. Estabeleça uma equipe de cuidados de transição que possa realizar telefonemas de acompanhamento 3 dias depois da alta e a coordenação com os profissionais de saúde domiciliar.

Alerta de transição de cuidado

Pessoas com diabetes estão envolvidas em quase 22% de todas as internações hospitalares e 13% terão diabetes como principal motivo de internação. Infelizmente, as taxas de readmissão de 30 dias podem chegar a 21% para pacientes com diabetes melito. O risco aumenta com base em comorbidades, se admitido no pronto-socorro, baixo nível socioeconômico e/ou falta de plano de saúde. O planejamento da alta deve começar na admissão e ser atualizado à medida que as necessidades do paciente mudam ou são mais bem compreendidas. Os níveis de A1c devem ser obtidos para todos os pacientes com diabetes, mesmo que o diabetes não tenha sido o principal motivo da hospitalização. Pacientes com A1c maior que 9% na admissão têm risco muito alto de obter resultados ruins e readmissão.

Considerações sobre atendimento domiciliar e na comunidade

1. O atendimento domiciliar pode ser iniciado para acompanhar a educação do paciente, que começou no hospital, e garantir que ele tenha em casa os recursos necessários ao autocuidado.
2. Em casa, o paciente deve verificar a glicose na ponta do dedo e o glicosímetro deve ser avaliado periodicamente pelo enfermeiro ou pelo clínico, a fim de garantir que seja calibrado adequadamente e correlacionado com o medidor usado na clínica ou no hospital.
3. Se a casa estiver limpa e o paciente tiver hábitos de higiene razoáveis, os procedimentos para automonitoramento da glicemia e a injeção de insulina não precisam ser estéreis. Não é necessário passar álcool na pele ou no frasco de insulina.
4. Ajude o paciente a escolher produtos e dispositivos de autocuidado para o diabetes que melhor atendem às suas necessidades/

circunstâncias. Uma atualização anual está disponível em: *www.forecast.diabetes.org/consumerguide.*[3]

5. As seringas de insulina podem ser reutilizadas, desde que a agulha seja mantida limpa e não se haja dor ou sinais de irritação da pele depois de vários usos.
6. Canetas de insulina devem ser usadas sempre que possível.
7. Embora o teste de glicose na urina não seja mais usado para monitorar o controle do diabetes, o paciente pode se beneficiar do teste de cetona, em especial quando está enfermo. Ensine-o a testar a urina com a fita de teste de cetona e a notificar o médico se a cetose persistir.
8. Certifique-se de que todos os pacientes tenham consigo uma fonte de glicose para episódios de hipoglicemia. Um pequeno tubo de glacê para decoração de bolos ou três pacotinhos de açúcar podem ser facilmente transportados no bolso ou na bolsa – contém cerca de 15 g de glicose e pode ser usado para tratar a hipoglicemia.
9. Colete sangue para análise ou se certifique de que o paciente compareça às consultas laboratoriais.
   a. Para pacientes que fazem uso de tiazolidinediona, as transaminases séricas basais – aspartato aminotransferase e alanina aminotransferase – devem ser obtidas antes do início e repetidas sempre que houver suspeita de lesão hepática, como fadiga, anorexia, dor no quadrante superior direito e urina escura.
   b. Exames de função renal – creatinina sérica e estimativa da taxa de filtração glomerular – e urina para microalbuminúria ou razão de microalbumina/creatinina devem ser monitorados pelo menos anualmente.
   c. O exame de hemoglobina glicada deve ser feito a cada 3 a 6 meses e não requer jejum.
   d. O perfil lipídico de jejum (12 a 14 horas em jejum) deve ser realizado pelo menos uma vez por ano.

Diretrizes para educação do paciente

1. Educação contínua do paciente para incluir habilidades avançadas e justificativas para o tratamento, prevenção e manejo de complicações.
2. Foco educacional – questões relacionadas ao estilo de vida, incluindo o gerenciamento dos dias em que o paciente se encontra enfermo.
3. Para obter informações e suporte adicionais, consulte os *sites* dos fabricantes de medicamentos para programas especiais para pessoas com diabetes e agências, como ADA (*www.diabetes.org*) e American Dietetic Association (*www.eatright.org*). As recomendações de viagem podem ser encontradas em: *www.joslin.org/info/diabetes_and_travel_10_tips_for_a_safe_trip.html.*[4]

Reavaliação: resultados esperados

- Mantém o peso adequado, com ganho mínimo ou nenhum
- Demonstra a técnica correta para a autoaplicação de insulina
- Sinais e sintomas de hipoglicemia identificados e tratados adequadamente
- Exercícios diários
- Verbaliza o uso e a ação apropriados de agentes não insulínicos
- Sem danos na pele
- O paciente verbaliza a compreensão das instruções de alta e recebeu os medicamentos e os suprimentos necessários antes de deixar o hospital.

Cetoacidose diabética

Baseado em evidências

Gosmanov, A. R., Gosmonova, E. O., & Kitabchi, A. E. (2015). Hyperglycemic crises: Diabetic ketoacidosis (DKA) and hyperglycemic hyperosmolar state (HHS). In K. Dungan (Ed.), Endotext. Available: www.endotext.org/chapter/diabetic-complications/hyperglycemic-crises-diabetic-ketoacidosis-dka-and-hyperglycemic.

Wolfsdorf, J. I., Allgrove, J., Craig, M. E., Edge, J. *et al.* (2014). Diabetic ketoacidosis and hyperglycemic hyperosmolar state. *Pediatric Diabetes*, *15*(Suppl. 20), 154-179.

A *cetoacidose diabética* (CAD) é uma complicação aguda do diabetes melito (geralmente diabetes tipo 1) caracterizada por hiperglicemia, cetonúria, acidose e desidratação. A causa mais comum dessa complicação aguda é uma infecção subjacente.

[3]N.R.T.: No Brasil, recomenda-se que os profissionais de saúde procurem informações em diretrizes e guias de conduta de prática obtidos em sociedades de especialistas, como a Sociedade Brasileira de Diabetes; por exemplo, suas Diretrizes 2019/2020, disponíveis em: *https://www.diabetes.org.br/profissionais/images/DIRETRIZES-COMPLETA-2019-2020.pdf.*

[4]N.R.T.: O Brasil conta com o Programa de Assistência Farmacêutica do SUS e com planos assistenciais adicionais implantados pelas secretarias estaduais e municipais de Saúde. Essas ações são dinamicamente atualizadas, conforme perfil epidemiológico e evolução tecnológica e podem ser consultadas no *site* do Ministério da Saúde em: *https://antigo.saude.gov.br/assistencia-farmaceutica.*

DIRETRIZES PARA EDUCAÇÃO DO PACIENTE 25.1

Diretrizes para os dias em que o paciente está enfermo

- Nunca suspenda a dosagem de insulina. Consulte o médico sobre medicamentos sem insulina. Por exemplo, metformina, GLP-1 RA e SGLT2i devem ser interrompidos se houver vômito ou risco de desidratação
  - Tome pelo menos a dose habitual de insulina
  - Mantenha a insulina regular à mão para doses suplementares, conforme prescrito pelo médico
- Monitore a glicose no sangue e as cetonas na urina a cada 2 a 4 h
  - Sempre que a glicemia for superior a 240 mg/dℓ, teste as cetonas na urina
  - Registre todos os resultados do teste
- Beber grande quantidade de líquidos
  - Recomenda-se entre 200 e 250 mℓ de líquidos a cada hora, devendo-se incluir sódio ao líquido (*i. e.*, caldo) a cada 3 h
  - Se não conseguir comer, beba líquidos que contenham carboidratos (p. ex., sucos de frutas, refrigerantes comuns). O paciente deve consumir de 150 a 200 g de carboidratos por dia
- Entre em contato com o médico ou compareça ao pronto-socorro mais próximo se a condição se tornar grave ou incontrolável
  - Febre, náuseas, vômito (mais que 1 episódio) e diarreia (mais que 5 episódios ou por mais de 6 h) aumentam o risco de desidratação
  - Sinais e sintomas de infecção, como eritema, edema e secreção, precisam de atenção imediata
- Em caso de grande quantidade de cetonas na urina ou outros sinais e sintomas de cetoacidose diabética, ligue imediatamente para o médico.

Fisiopatologia e etiologia

1. A deficiência de insulina impede que a glicose seja usada como fonte de energia, forçando o corpo a metabolizar gordura como combustível.
2. Os ácidos graxos livres, liberados pelo metabolismo da gordura, são convertidos em corpos cetônicos no fígado.
3. Os corpos cetônicos são ácidos orgânicos que causam acidose metabólica.
4. O aumento da secreção de glucagon, catecolaminas, hormônio do crescimento e cortisol, em resposta à hiperglicemia causada pela deficiência de insulina, acelera o desenvolvimento de CAD.
5. A diurese osmótica causada pela hiperglicemia provoca uma alteração nos níveis eletrolíticos, com perdas de potássio, sódio, fosfato e água.
6. Provocada por quantidades inadequadas de insulina endógena ou exógena.
   a. Em geral, ocorre em razão de uma falha em aumentar a dose de insulina durante períodos de estresse (p. ex., infecção, cirurgia, gravidez).
   b. Pode ocorrer em diabéticos não diagnosticados ou não tratados anteriormente.

Manifestações clínicas

Precoces

1. Polidipsia, poliúria.
2. Fadiga, mal-estar e sonolência.
3. Anorexia, náuseas e vômito.
4. Dor abdominal e cãibras musculares.

Tardias

1. Respirações de Kussmaul (respirações profundas).
2. Hálito doce e frutado.
3. Hipotensão e pulso fraco.
4. Estupor e coma.

Avaliação diagnóstica

1. O nível de glicose sérica está acima de 250 mg/dℓ.
2. Presença de corpos cetônicos no sangue e na urina.
3. O bicarbonato sérico e o pH estão reduzidos graças à acidose metabólica, e, como mecanismo respiratório de compensação, a pressão parcial do dióxido de carbono diminui.
4. Os níveis séricos de sódio e potássio podem estar baixos, normais ou altos em virtude de perdas de fluidos e desidratação, independentemente da depleção total do organismo.
5. BUN, creatinina, hemoglobina e hematócrito estão elevados pela desidratação.
6. A glicose está presente em alta concentração na urina e a densidade específica é aumentada, refletindo diurese osmótica e desidratação.

Alerta de enfermagem
A gravidade da CAD não é determinada pelos níveis séricos de glicose; o grau de acidose determina a gravidade da condição.

Manejo

1. Soluções IV para substituir as perdas resultantes da diurese osmótica, vômitos.
2. Gotejamento de insulina IV para aumentar a utilização de glicose e diminuir a lipólise. Use apenas preparações de insulina aprovadas para administração por via intravenosa. Não deve ser iniciado até que o nível sérico de potássio seja superior a 3,3 mEq/ℓ.
3. Substituição de eletrólitos – cloreto de sódio e fosfato conforme necessário e cloreto de potássio e bicarbonato com base nos resultados laboratoriais.

Complicações

1. A descontinuação prematura de insulina intravenosa ou a falha em iniciar injeções subcutâneas antes de interromper a infusão IV resultará em CAD de rebote.
2. A infusão muito rápida de soluções intravenosas em casos de desidratação grave pode causar edema cerebral e morte.

Avaliação de enfermagem

1. Verifique a pele quanto a desidratação – turgor, rubor e ressecamento das mucosas.
2. Observe alterações cardíacas que refletem desidratação, acidose metabólica e desequilíbrio eletrolítico, como hipotensão, taquicardia, pulso fraco e alterações eletrocardiográficas, incluindo onda P elevada, onda T achatada ou intervalo QT prolongado e invertido.
3. Avalie o estado respiratório – respirações de Kussmaul, hálito cetônico característico da acidose metabólica.
4. Realize uma avaliação gastrintestinal – náuseas, vômito, sede extrema, edema e cólicas abdominais, diarreia.
5. Determine os sintomas geniturinários, como noctúria e poliúria.
6. Observe os sinais neurológicos, como choro, inquietação, espasmos, tremores, sonolência, letargia, dor de cabeça e diminuição dos reflexos.
7. Entreviste a família ou outro ente significativo a respeito de eventos precipitantes para o episódio de CAD.
   a. Gestão do autocuidado do paciente antes da hospitalização.
   b. Eventos incomuns que podem ter precipitado o episódio (p. ex., dor no peito, traumatismo ou enfermidade).

Diagnósticos de enfermagem

- Volume de líquidos deficiente relacionado à hiperglicemia
- Controle ineficaz do regime terapêutico relacionado à falha no aumento da dose de insulina durante o período de enfermidade.

Intervenções de enfermagem

Restaurando o equilíbrio hidreletrolítico

1. Avalie a PA e a frequência cardíaca com frequência, dependendo da condição do paciente. Verifique o turgor da pele e a temperatura.
2. Monitore o balanço hídrico a cada hora.
3. Reponha os líquidos, conforme prescrito, por meio do acesso IV periférica.
4. Monitore a densidade específica da urina para avaliar as alterações hídricas.
5. Monitore a glicose no sangue com frequência.
6. Avalie os sintomas de hipopotassemia, como fadiga, anorexia, náuseas, vômito, fraqueza muscular, diminuição dos sons intestinais, parestesia, arritmias, ondas T planas e depressão do segmento ST.
7. Administre eletrólitos de reposição e insulina, conforme prescrição. Lave todo o equipo e as extensões de infusão intravenosa com solução contendo insulina e descarte os primeiros 50 mℓ, porque bolsas e equipos de plástico podem absorver um pouco de insulina e a solução inicial pode conter uma concentração reduzida de insulina.
8. Monitore níveis séricos de glicose, bicarbonato e pH periodicamente.
9. Para ajudar a reduzir o desconforto, forneça garantias ao paciente sobre melhoria da condição e correção do desequilíbrio hídrico.

Alerta de enfermagem
Os níveis de eletrólitos podem não refletir o déficit orgânico total de potássio, em especial, e sódio, em menor grau, graças a trocas compartimentais e perda de volume de líquidos. A reposição é necessária, não obstante a apresentação de valores normais a altos.

Alerta farmacológico
A interrupção precoce da administração intravenosa de insulina pode resultar em nova acumulação de corpos cetônicos e piora da acidose. Os níveis de glicose se normalizam antes de a acidose se resolver; portanto, a insulina IV deve ser continuada até que os níveis de bicarbonato se normalizem, a insulina subcutânea exerça seu efeito e o paciente consiga tolerar a ingestão calórica VO.

Prevenção de episódios adicionais de CAD

1. Revise com o paciente os fatores desencadeantes e as causas de CAD.
2. Ajude-o a identificar sinais e sintomas de CAD.
3. Instrua sobre os cuidados para os dias em que o paciente estiver enfermo (ver p. 759).

Diretrizes para educação do paciente

1. Certifique-se de que o paciente e os responsáveis possam demonstrar preparo e administração de insulina na dose adequada, monitoramento da glicemia e teste de cetona na urina.
2. Verifique se o paciente e os cuidadores sabem a quem notificar em caso de hiperglicemia, situação estressante ou sintomas de CAD.

Reavaliação: resultados esperados

- Pressão arterial e frequência cardíaca estáveis, melhora nos níveis de glicose e bicarbonato
- Verbaliza corretamente as orientações para quando estiver enfermo.

Estado hiperglicêmico hiperosmolar

Baseado em evidências
Gosmanov, A. R., Gosmonova, E. O., & Kitabchi, A. E. (2015). Hyperglycemic crises: Diabetic ketoacidosis (DKA) and hyperglycemic hyperosmolar state (HHS). In K. Dungan (Ed.), *Endotext*. Available: *www.endotext.org/chapter/diabetic-complications/hyperglycemic-crises-diabetic-ketoacidosis-dka-and-hyperglycemic*.
Wolfsdorf, J. I., Allgrove, J., Craig, M. E., Edge, J. *et al.* (2014). Diabetic ketoacidosis and hyperglycemic hyperosmolar state. *Pediatric Diabetes, 15*(Suppl. 20), 154-179.

O *estado hiperglicêmico hiperosmolar* (EHH) é uma complicação aguda do diabetes melito, particularmente do tipo 2, caracterizada por hiperglicemia, desidratação e hiperosmolaridade, com pouca ou nenhuma cetose. Uma infecção subjacente é a causa mais comum dessa complicação aguda.

Fisiopatologia e etiologia

1. Hiperglicemia prolongada com glicosúria produz diurese osmótica.
2. A perda de água, sódio e potássio resulta em desidratação grave, causando hipovolemia e hemoconcentração.
3. A hiperosmolaridade é resultado do excesso de açúcar no sangue e do aumento da concentração de sódio pela desidratação.
4. A insulina continua a ser produzida em um nível que evita a cetose.
5. O aumento da viscosidade do sangue diminui o fluxo sanguíneo para os órgãos, criando hipoxia tecidual.
6. Os desvios intracelulares de fluidos e eletrólitos produzem sinais e sintomas neurológicos.
7. Causada por quantidades inadequadas de insulina endógena/exógena para controlar a hiperglicemia.
   a. Pode ocorrer um evento precipitante, como insuficiência cardíaca, queimadura ou doença crônica que aumenta a necessidade de insulina.
   b. Uso de agentes terapêuticos que aumentam os níveis de glicose no sangue (p. ex., glicocorticoides, agentes imunossupressores).
   c. Uso de procedimentos terapêuticos que causam estresse ou aumentam os níveis de glicose no sangue (p. ex., hiperalimentação hiperosmolar, diálise peritoneal).

Manifestações clínicas

Precoces

1. Poliúria e desidratação.
2. Fadiga e mal-estar.
3. Náuseas e vômito.

Tardias

1. Hipotermia.
2. Fraqueza muscular.
3. Convulsões, estupor e coma.

Avaliação diagnóstica

1. A glicose sérica e a osmolaridade estão bastante elevadas, com valores de glicemia em geral superiores a 600 mg/dℓ.
2. Corpos cetônicos no sangue e na urina são mínimos ou ausentes.
3. Os níveis séricos de sódio e potássio podem estar elevados, dependendo do grau de desidratação, independentemente das perdas corporais totais.
4. BUN e creatinina podem estar elevados em virtude da desidratação.
5. A densidade específica da urina está elevada graças à desidratação.

Manejo

1. Corrija o desequilíbrio hidreletrolítico com soluções intravenosas.
2. Forneça insulina por via intravenosa em gotejamento para diminuir a glicose plasmática.
3. Avalie complicações, como estupor, convulsões ou choque, e trate-as adequadamente.
4. Identifique e trate doenças ou eventos subjacentes que precipitaram o EHH.

Complicações

1. A infusão muito rápida de soluções intravenosas pode causar edema cerebral e morte.
2. O EHH é uma emergência médica que, se não for tratada adequadamente, pode levar a óbito (10 a 50% de mortalidade).
3. Pacientes que se tornam comatosos precisarão de uma sonda nasogástrica para impedir a aspiração.

Avaliação de enfermagem

1. Avalie o nível de consciência.
2. Verifique a pele para desidratação – turgor, rubor e ressecamento das mucosas.
3. Avalie o estado cardiovascular quanto a choque – pulso rápido, extremidades frias, hipotensão e alterações no eletrocardiograma.
4. Entreviste a família ou outro ente significativo a respeito de eventos desencadeantes para o episódio de EHH.
   a. Avalie o regime de autocuidado do paciente antes da hospitalização.
   b. Determine eventos, tratamentos ou medicamentos que possam ter causado o evento.

Diagnósticos de enfermagem

- Volume de líquidos deficiente relacionado à desidratação grave
- Risco de aspiração relacionado a nível de consciência reduzido e vômitos.

Intervenções de enfermagem

Restauração do equilíbrio hídrico

1. Avalie o paciente quanto a sinais e sintomas crescentes de desidratação, hiperglicemia ou desequilíbrio eletrolítico.
2. Institua a terapia de reposição hídrica, conforme prescrição – de maneira geral, soro fisiológico ou solução salina com meia força inicialmente –, mantendo a permeabilidade do acesso IV.
3. Avalie o paciente quanto a sinais e sintomas de sobrecarga de líquidos e edema cerebral à medida que a terapia intravenosa progride.
4. Administre insulina IV regular, conforme prescrição, e adicione dextrose à infusão IV, pois a glicose no sangue cai abaixo de 300 mg/dℓ, para evitar hipoglicemia.
5. Verifique o estado de hidratação monitorando a ingestão e o débito urinário a cada hora e a densidade específica da urina.

Prevenção da aspiração

1. Avalie o nível de consciência e a capacidade do paciente para lidar com as secreções orais.
   a. Reflexo de tosse e de engasgo.
   b. Capacidade de deglutição.
2. Posicione corretamente o paciente, de modo a reduzir a possibilidade de aspiração.
   a. Eleve a cabeceira do leito, a menos que seja contraindicado.
   b. Se o paciente se sentir nauseado, coloque-o em posição lateral.
3. Aspire com a frequência necessária para manter as vias respiratórias desobstruídas.
4. Suspenda a ingestão oral até que o paciente não esteja mais sob risco de aspiração.
5. Insira uma sonda NG conforme indicado, para descompressão gástrica.
6. Monitore a frequência e os sons respiratórios quanto a sinais de pneumonia por aspiração.
7. Efetue higiene bucal para manter a hidratação adequada das mucosas.

Diretrizes para educação do paciente

1. Informe ao paciente e à família que pode levar de 3 a 5 dias para os sintomas desaparecerem.
2. Instrua o paciente e a família sobre sinais e sintomas de hiperglicemia e sobre os cuidados para os dias em que o paciente estiver enfermo (ver p. 759).
3. Explique as possíveis causas de EHH.
4. Revise as mudanças em medicação, atividades, plano de refeições ou monitoramento de glicose para atendimento domiciliar. Pode não ser necessário continuar a terapia com insulina após o EHH. Muitos pacientes podem ser tratados com dieta e medicamentos orais.

Reavaliação: resultados esperados

- Pressão arterial estável e desidratação resolvida
- Nenhuma evidência de aspiração.

Síndrome metabólica

Síndrome metabólica – também conhecida como síndrome X, síndrome de resistência à insulina e síndrome dismetabólica – é um termo usado para caracterizar um conjunto de fatores relacionados que aumentam o risco de desenvolver vários problemas de saúde significativos, incluindo DM2 e doenças cardiovasculares. Tem havido muita discussão e debate na literatura sobre se a síndrome metabólica é ou não um diagnóstico real, e, em caso afirmativo, que critérios de diagnóstico devem ser incluídos na triagem. Para melhorar a consistência, uma "definição harmonizada" foi estabelecida em 2009 pelas seguintes organizações: International Diabetes Federation Task Force on Epidemiology and Prevention; National Heart, Lung, and Blood Institute; American Heart Association; World Heart Federation; International Atherosclerosis Society e International Association for the Study of Obesity.

Três dos cinco critérios a seguir devem ser preenchidos:

- Aumento da circunferência da cintura – critérios específicos de acordo com a população e o país. (Nos EUA, maior que 90 cm para mulheres e que 100 cm para homens)
- Hipertrigliceridemia: ≥ 150 mg/dℓ*
- Colesterol HDL Baixo: menos de 40 mg/dℓ em homens e menos de 50 mg/dℓ em mulheres*
- Pressão elevada: PA sistólica ≥ 130 mmHg ou diastólica ≥ 85 mmHg*
- Glicemia de jejum elevada: ≥ 100 mg/dℓ*

* = ou tomando medicamentos para tratar.

Baseado em evidências
Alberti, K. G., Eckel, R. H., Grundy, S. M., Zimmet, P. Z. *et al.* (2009). Harmonizing the metabolic syndrome: A joint interim statement of the International Diabetes Federation Task Force on Epidemiology and Prevention; National Heart, Lung, and Blood Institute; American Heart Association; World Heart Federation; International Atherosclerosis Society; and International Association for the Study of Obesity. *Circulation*, *120*(16), 1640-1645.

Fisiopatologia e etiologia

1. A característica central desse distúrbio metabólico é a diminuição da capacidade de resposta dos tecidos periféricos à insulina circulante (resistência à insulina).
2. A resposta fisiológica típica do organismo a essa condição é o aumento da produção e da secreção de insulina, levando a um estado de hiperinsulinemia compensatória para manter a homeostase da glicose.
3. Embora essa resposta seja benéfica do ponto de vista do metabolismo da glicose, hoje se entende que o estado de hiperinsulinemia necessário para evitar a intolerância à glicose gera outras anormalidades que têm consequências significativas para a saúde.
4. Além do risco aumentado de diabetes tipo 2 associado à resistência à insulina, a hiperinsulinemia também tem sido associada ao desenvolvimento de hipertensão, dislipidemia, doença cardiovascular aterosclerótica, doença cerebrovascular, síndrome do ovário policístico (SOP), doença hepática gordurosa não alcoólica (DHGNA) e apneia obstrutiva do sono (AOS).
5. Como esses recursos clínicos estão associados à resistência à insulina, o termo "síndrome" foi aplicado para dizer que essas condições estão ligadas a um problema comum.
6. Embora a patogênese da resistência à insulina não seja totalmente compreendida, fatores genéticos, estilo de vida (dieta, atividade física) e obesidade desempenham um papel importante no desenvolvimento e no curso natural dessa condição.

Fatores de risco

1. Pré-diabetes, doença cardiovascular, SOP, hipertensão, hiperlipidemia ou acantose nigricante.
2. História de intolerância à glicose ou diabetes gestacional.
3. História familiar de diabetes tipo 2, doença cardiovascular ou hipertensão.
4. Estilo de vida sedentário.
5. Obesidade.

Manejo

1. O tratamento da síndrome metabólica envolve medidas que visam tratar qualquer doença diagnosticada resultante da resistência à insulina – como diabetes, hipertensão e hipercolesterolemia –, bem como a resistência à insulina subjacente. Isso é realizado por meio de intervenções que melhoram a sensibilidade à insulina.
2. Intervenções não farmacológicas efetivas na redução da resistência à insulina incluem mudanças no estilo de vida que podem ter um impacto direto sobre a sensibilidade à insulina, atividade física regular e gerenciamento nutricional projetados para reduzir o peso corporal. Parar de fumar e reduzir a ingestão de álcool também são importantes mudanças no estilo de vida.
3. Nenhum agente farmacológico foi aprovado pela FDA para uso no tratamento de síndrome metabólica ou pré-diabetes. No entanto, a metformina está sendo usada com mais frequência, sobretudo se o risco de desenvolver DM2 for muito alto. Outros agentes atualmente disponíveis com efeitos sensibilizadores da insulina conhecidos (compostos de tiazolidinediona) demonstraram eficácia no tratamento de indivíduos com SOP e pré-diabetes. O papel potencial desses agentes no tratamento da síndrome metabólica está sob investigação.
4. Medicamentos antiobesidade estão disponíveis para tratar pacientes que sofrem de obesidade (IMC maior que 30 kg/m^2). As intervenções cirúrgicas (cirurgia bariátrica) são recomendadas para pacientes obesos mórbidos (IMC maior que 40 kg/m^2 ou maior que 35 kg/m^2 na presença de comorbidades).

BIBLIOGRAFIA

ACCORD (Action to Control Cardiovascular Risk in Diabetes) Study Group. (2008). Effects of intensive glucose lowering in type 2 diabetes. *New England Journal of Medicine, 358*(24), 2545–2559.

ADVANCE (Action in Diabetes and Vascular Disease: Preterax and Diamicron Modified Release Controlled Evaluation) Collaborative Group. (2008). Intensive blood glucose control and vascular outcomes in patients with type 2 diabetes. *New England Journal of Medicine, 358*(24), 2560–2572.

Alberti, K. G., Eckel, R. H., Grundy, S. M., et al. (2009). Harmonizing the metabolic syndrome: A joint interim statement of the International Diabetes Federation Task Force on Epidemiology and Prevention; National Heart, Lung, and Blood Institute; American Heart Association; World Heart Federation; International Atherosclerosis Society; and International Association for the Study of Obesity. *Circulation, 120*(16), 1640–1645.

American Association of Clinical Endocrinologists (AACE) and American College of Endocrinology (ACE). (2018). Consensus statement by the AACE and ACE on the comprehensive type 2 diabetes management algorithm—2018 Executive Summary. *Endocrine Practice, 24*(1), 91–120.

American Association of Clinical Endocrinologists (AACE) and American College of Endocrinology (ACE). (2015). Clinical practice guidelines for developing a diabetes mellitus comprehensive care plan—2015. *Endocrine Practice, 21*(Suppl. 1).

American Association of Clinical Endocrinologists (AACE) and American College of Endocrinology (ACE). (2016). Outpatient glucose monitoring consensus statement. *Endocrine Practice, 22*(2), 231–261.

American Association of Diabetes Educators (AADE). (October 12, 2015). Diabetes and physical activity. Practice synopsis. Available: *www.diabeteseducator.org/docs/default-source/default-document-library/diabetes-and-physical-activity2f6fd636a05f-68739c53ff0000b8561d.pdf?sfvrsn=0.*

American College of Obstetricians and Gynecologists (ACOG). (2018). Practice bulletin No. 190: Gestational diabetes mellitus. *Obstetrics & Gynecology, 131*(2), E49–E64.

American Diabetes Association (ADA). (2018). Standards of medical care in diabetes—2018. *Diabetes Care, 41*(Suppl. 1).

Camilleri, M., Parkman, H. P., Shafi, M. A., Abell, T. L., & Gerson, L. (2013). American College of Gastroenterology clinical guideline: Management of gastroparesis. *American Journal of Gastroenterology, 108*(1), 18–37.

Centers for Disease Control and Prevention. (2017). National chronic kidney disease fact sheet, 2017. Available *https://www.cdc.gov/kidneydisease/pdf/kidney_factsheet.pdf.*

Centers for Disease Control and Prevention (CDC). (2017) National Diabetes Statistics Report: Estimates of Diabetes and Its Burden in the United States, 2017. Available: *https://www.cdc.gov/diabetes/pdfs/data/statistics/national-diabetes-statistics-report.pdf.*

Colberg, S. R., Sigal, R. J., Yardley, J. E., Riddell, M. C., et al. (2016). Physical activity/exercise and diabetes: A position statement of the American Diabetes Association. *Diabetes Care, 39*(11), 2065–2079.

Corsino, L., Dhatariya, K., & Umpierrez, G. (2015). Management of diabetes and hyperglycemia in hospitalized patients. In K. Dungan (Ed.), *Endotext.* Available: *www.endotext.org/chapter/diabetes-treatment-strategies/management-of-the-hospitalized-diabetic-patient/*

Danne, T., Nimri, R., Battelino, T., et al. (2017). International consensus on use of continuous glucose monitoring. *Diabetes Care, 40*(12), 1631–1640.

de Ferranti, S. D., de Boer, I. H., Fonseca, V., et al. (2014). Type 1 diabetes mellitus and cardiovascular disease: A scientific statement from the American Heart Association and American Diabetes Association. *Diabetes Care, 37*(10), 2843–2863.

Diabetes Costs and Prevalence Forecasts Diabetes 2025—State and Metropolitan Trends. (n.d.). Institute for Alternative Futures. Retrieved January 23, 2012, from *http://altfutures.org/diabetes2025/.*

Diabetes Prevention Program Research Group. (2002). Reduction in the incidence of type 2 diabetes with lifestyle intervention of metformin. *New England Journal of Medicine, 346*(6), 393–403.

Ducat, L., Philipson, L. H., & Anderson, B. J. (2014). The mental health comorbidities of diabetes. *JAMA, 312*(7), 691–692.

Duckworth, W., Abraira, C., Moritz, T., et al. (2009). Glucose control and vascular complicationsin veterans with type 2 diabetes. *New England Journal of Medicine, 360*(2), 129–139.

Dungan, K. (2015). Diabetes mellitus and carbohydrate metabolism—DiabetesManager. In A. J. M. Boulton, G. Chrousos, L. J. De Groot, K. Dungan, et al. (Eds.). *Endotext.* Available: *www.endotext.org/section/diabetes/*

Evert, A. B., Boucher, J. L., Cypress, M., Dunbar, S. A., et al. (2013). Nutrition therapy recommendations for the management of adults with diabetes. *Diabetes Care, 36*(11), 3821–3842.

Fox, C. S., Hill Golden, S., Anderson, C., Bray, G. A., et al. (2015). Update on prevention of cardiovascular disease in adults with type 2 diabetes mellitus in light of recent evidence: A scientific statement from the American Heart Association and the American Diabetes Association. *Diabetes Care, 38*(9), 1777–1803.

Frid, A. H., Kreugel, G., Grassi, G., et al. (2016). New insulin delivery recommendations. *Mayo Clinic Proceedings, 91*(9), 1231–1255.

Fryar, C. D., Carroll, M. D., & Ogden, C. L. (July 2016). Prevalence of overweight, obesity, and extreme obesity among adults aged 20 and over: United States, 1960-1962 through 2013-2014. *National Center for Health Statistics.* Available: *https://www.cdc.gov/nchs/data/hestat/obesity_adult_13_14/obesity_adult_13_14.pdf*

Goncalves-Bradley, D., Lannin, N. A., Clemson, L. M., Cameron, I. D., et al. (2016). Discharge planning from hospital (Review). *Cochrane Database of Systematic Reviews,* 1, CD000313. Available: *www.onlinelibrary.wiley.com/doi/10.1002/14651858.CD000313.pub5/full*

Gosmanov, A. R., Gosmonova, E. O., & Kitabchi, A. E. (2015). Hyperglycemic crises: Diabetic ketoacidosis (DKA) and hyperglycemic hyperosmolar state (HHS). In K. Dungan (Ed.), *Endotext.* Available: *www.endotext.org/chapter/diabetic-complications/hyperglycemic-crises-diabetic-ketoacidosis-dka-and-hyperglycemic/*

Gregg, E. W., Li, Y., Wang, J., et al. (2014). Changes in diabetes-related complications in the United States, 1990–2010. *New England Journal of Medicine, 370*(16), 1514–1523.

Healthy People 2020 [Internet]. (2017). Washington, DC: U.S. Department of Health and Human Services, Office of Disease Prevention and Health Promotion. Available: *www.healthypeople.gov/2020/topics-objectives/topic/diabetes*

Hirschman, K. B., & Bixby, M. B. (2014). Transitions in care from the hospital to home for patients with diabetes. *Diabetes Spectrum, 27*(3), 192–195.

International Society for Pediatric and Adolescent Diabetes (ISPAD). (2014). Clinical practice consensus guidelines 2014 compendium. *Pediatric Diabetes, 15*(Suppl. 20). Available: *www.ispad.org/?page=ISPADClinicalPract*

Kruger, D. (2016). The utility and interpretation of ambulatory glucose profiles. *Clinician Reviews, 26*(Suppl. 1), S1-S8.

Lam, D. W., & LeRoith, D. (2015). Metabolic syndrome. In K. Dungan (Ed.), *Endotext.* Available: *www.endotext.org/chapter/pathogenesis-of-diabetes/metabolic-syndrome/.*

Lane, W. (2016). When and how to use U500 (or other concentrated) insulin. 2016 Meet-The-Professor: Endocrine Case Management. Endocrine Society. Available: *press.endocrine.org/doi/pdf/10.1210/MTP5.9781943550043.ch18.*

Maahs, D., Daniels, S. R., de Ferranti, S. D., et al. (2014). Cardiovascular disease risk factors in youth with diabetes mellitus: A scientific statement from the American Heart Association. *Circulation, 130*(17), 1532–1558.

Munshi, M. N., Florez, H., Huang, E. S., et al. (2016). Management of diabetes in long-term care and skilled nursing facilities: A position statement of the American Diabetes Association. *Diabetes Care, 39*(2), 308–318.

National Center for Health Statistics. (2016). Health, United States, 2016 with Chartbook on Long-term Trends in Health. Available: *https://www.cdc.gov/nchs/data/hus/hus16.pdf.*

National Kidney Foundation. KDOQI™. (2012). Clinical practice guidelines for diabetes and CKD: 2012 update. *American Journal of Kidney Disease, 60*(5), 850–886. Available: *www.ajkd.org/article/S0272-6386(12)00957-2/pdf*

Nadeau, K. J., Anderson, B. J., Berg, E. G., et al. (2016). Youth-onset type 2 diabetes consensus report: Current status, challenges, and priorities. *Diabetes Care, 39*(9), 1635–1642.

Pop-Busui, R., Boulton, A. J. M., Feldman, E. L., et al. (2017). Diabetic neuropathy: A position statement by the American Diabetes Association. *Diabetes Care, 40*(1), 136–154.

Rowley, W. R., Bezold, C., Arikan, Y., Byrne, E., et al. (2016). Diabetes 2030: Insights from yesterday, today, and future trends. *Population Health Management.* Available *http://altfutures.org/wp-content/uploads/2016/04/Diabetes-2030-Population-Health-Management-2016-pop.2015.0181.pdf*

Rubin, D. J. (2015). Hospital readmission of patients with diabetes. *Current Diabetes Reports, 15*(4), 1–9.

Seaquist, E. R., Anderson, J., Childs, B., Cryer, P., et al. (2013). Hypoglycemia and diabetes: A report of a Workgroup of the American Diabetes association and the Endocrine Society. *Diabetes Care, 36*(5), 1384–1395.

Sesti, G., Incalzi, R. A., Bonora, E., et al. (2018). Management of diabetes in older adults. *Nutrition, Metabolism & Cardiovascular Disease, 28*(3), 206–218.

Skyler, J., Bergenstal, R., Bonow, R. O., et al. (2009). Intensive glycemic control and the prevention of cardiovascular events: Implications of the ACCORD, ADVANCE, and VA Diabetes trials: A position statement of the American Diabetes Association and a scientific statement of the American College of Cardiology Foundation and the American Heart Association. *Diabetes Care, 32*(1), 187–192.

Solomon, S. D., Chew, E., Duh, E. J., et al. (2017). Diabetic retinopathy: A position statement of the American Diabetes Association. *Diabetes Care, 40*(3), 412–418.

Tuttle, K. R., Bakris, G. L., Bilous, R. W., et al. (2014). Diabetic kidney disease: A report from an ADA Consensus Conference. *Diabetes Care, 37*(10), 2864–2883.

UK Prospective Diabetes Study Group. (1998). Intensive blood-glucose control with sulfonylureas or insulin compared with conventional treatment and risk of complications in patients with type 2 diabetes (UKPDS 33). *Lancet, 352,* 837–853.

Valencia, W. M., & Florez, H. (2014). Pharmacological treatment of diabetes in older people. *Diabetes, Obesity and Metabolism, 16*(12), 1192–1203.

Walsh, J., & Roberts, R. (2016). *Pumping insulin: Everything for success on an insulin pump and CGM* (6th ed.). San Diego, CA: Torey Pines Press.

Whelton, P. K., Carey, R. M., Aronow, W. S., et al. (2017). 2017 ACC/AHA/AAPA/ABC/ACPM/AGS/APhA/ASH/ASPC/NMA/PCNA Guideline for the prevention, detection, evaluation, and management of high blood pressure in adults. *Journal of the American College of Cardiology. Available https://doi.org/10.1016/j.jacc.2017.11.006*

Wolfsdorf, J. I., Allgrove, J., Craig, M. E., Edge, J., et al. (2014). Diabetic ketoacidosis and hyperglycemic hyperosmolar state. *Pediatric Diabetes, 15*(Suppl. 20), 154–179. Available: *www.c.ymcdn.com/sites/www.ispad.org/resource/resmgr/Docs/CPCG_2014_CHAP_11.pdf*

Yilmaz, Z., Piracha, F., Anderson, L., et al. (2017). Supplements for diabetes mellitus: A review of the literature. *Journal of Pharmacy Practice, 30*(6), 631–638.

Young-Hyman, D., de Groot, M., Hill-Briggs, F., Gonzalez, J. S., et al. (2016). Psychosocial care for people with diabetes: A position statement of the ADA. *Diabetes Care, 39*(12), 2126–2140.

Ziegler, D., & Fonseca, V. (2015). From guideline to patient: A review of recent recommendations for pharmacotherapy of painful diabetic neuropathy. *Journal of Diabetes Complications, 29*(1), 146–156.

UNIDADE 8

Saúde Hematológica

CAPÍTULO

26

Distúrbios Hematológicos

CONSIDERAÇÕES GERAIS E AVALIAÇÃO

O sangue – fluido corporal que circula pelo coração, artérias, capilares e veias – é composto do plasma e de componentes celulares. O adulto médio do sexo masculino possui cerca de 5,5 ℓ de sangue, e do sexo feminino, em média 4,5 ℓ. O plasma, que é a porção líquida, corresponde a 55% do volume sanguíneo e é composto de 92% de água, 7% de proteína e 1% de sais inorgânicos; substâncias orgânicas não proteicas, como a ureia; gases dissolvidos; hormônios; e enzimas. As proteínas plasmáticas incluem albumina, fibrinogênio e globulinas. Os componentes celulares incluem eritrócitos (glóbulos vermelhos [hemácias]), leucócitos e linfócitos (glóbulos brancos) e plaquetas. Essas células são derivadas de células-tronco pluripotentes da medula óssea, um processo conhecido como hematopoese (Figura 26.1). Sob condições normais, apenas as células maduras são encontradas no sangue circulante. Os componentes celulares representam 45% do volume sanguíneo.

Características dos componentes celulares

O sangue tem múltiplas funções que são realizadas pelo plasma ou pelos componentes celulares (Tabela 26.1).

Eritrócitos (hemácias)

1. Disco enucleado e bicôncavo.
2. Aproximadamente 5 milhões de eritrócitos por milímetro cúbico de sangue.
3. O conteúdo celular consiste principalmente em hemoglobina, essencial para o transporte de oxigênio. O sangue total contém 14 a 15 g de hemoglobina por 100 mℓ de sangue.
4. O sangue circula por cerca de 115 a 130 dias antes da eliminação pelo sistema reticuloendotelial, principalmente no baço e no fígado.

Leucócitos

Ver Tabela 26.2.

1. Cerca de 5.000 a 10.000 leucócitos por milímetro cúbico de sangue.
2. Classificados como granulócitos ou leucócitos mononucleares.
   a. Os granulócitos representam cerca de 70% de todos os leucócitos; têm grânulos abundantes no citoplasma; e contêm neutrófilos, basófilos e eosinófilos.
   b. Os leucócitos mononucleares têm núcleo de lóbulo único e citoplasma sem grânulos; também contêm monócitos e linfócitos.

Plaquetas (trombócitos)

1. Cerca de 150.000 a 450.000 plaquetas por milímetro cúbico de sangue.
2. São pequenas partículas sem núcleo que surgem como resultado do brotamento de células gigantes (megacariócitos) na medula óssea.
3. A função principal é controlar o sangramento por meio da hemostasia.

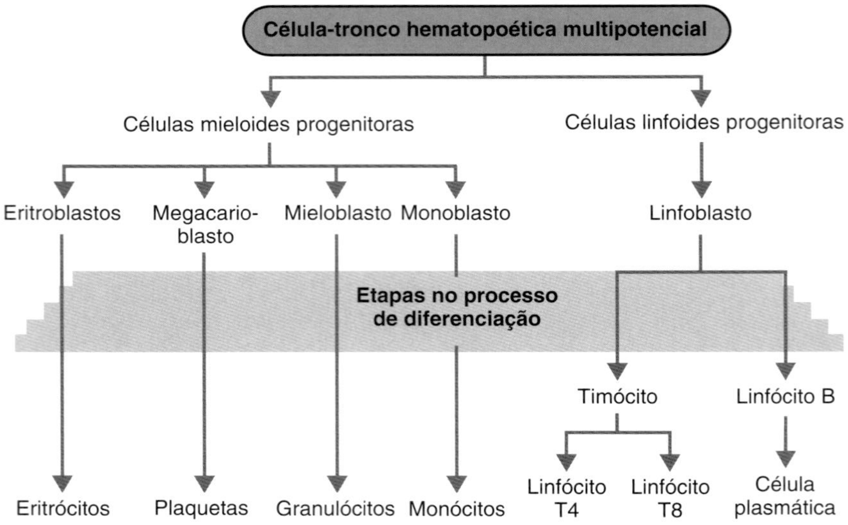

Figura 26.1 Etapas na diferenciação das células sanguíneas.

Tabela 26.1 Funções do sangue.

Método	Envolvimento	Função de células e substâncias
Transporte de oxigênio e dióxido de carbono	Ligação à hemoglobina; dissolvido no plasma	• Eritrócito • Hemoglobina • Plasma
Transporte de nutrientes e metabólitos	Ligação às proteínas plasmáticas; dissolvido no plasma	• Proteínas plasmáticas • Plasma
Transporte de hormônios	No plasma	• Plasma
Transporte de resíduos para rins e fígado	No plasma	• Plasma
Transporte de células e substâncias envolvidas em reações imunes	No plasma até o local de infecção ou corpo estranho	• Granulócitos • Monócitos • Linfócitos • Imunoglobulinas • Outras substâncias
Coagulação na ruptura de vasos sanguíneos	Hemostasia	• Plaquetas • Fatores de coagulação
Manutenção do equilíbrio hídrico	Regulação do volume sanguíneo	• Água • Eletrólitos
Regulação da temperatura corporal	Vasoconstrição ou dilatação periférica	--
Manutenção do equilíbrio ácido-base	Regulação ácido-base	• Eletrólitos

Tabela 26.2 Características dos glóbulos brancos.

Célula	Função principal	Características físicas
Neutrófilo	Ingerir e destruir microrganismos (fagocitose)	Célula pequena e núcleo multilobado; é o leucócito mais abundante
Eosinófilo	Resistência do hospedeiro a infecções helmínticas; também participada da resposta alérgica	Núcleo bilobado; grânulos de coloração vermelha
Basófilo	Resposta alérgica	Núcleo bilobado; grânulos contendo heparina e histamina
Monócito	Fagocitose	Célula grande e núcleo em forma de rim
Linfócito B	Produção de anticorpos (imunoglobulinas) e imunidade humoral	Pequeno e agranular
Linfócito T	Regulação da resposta imune e imunidade celular	Pequeno e agranular; contém células T citotóxicas, auxiliares (T4) e supressoras (T8); identificadas por marcadores de superfície

Dados subjetivos e objetivos

O paciente que apresenta um distúrbio hematológico pode ter uma alteração no sistema hematológico, imunológico ou de coagulação, produzindo um conjunto diversificado de sintomas e achados no exame físico. Ele geralmente faz queixas vagas de fadiga, infecções frequentes, glândulas edemaciadas e tendências de sangramento. Verifique as características dessas queixas e obtenha uma revisão dos sistemas, concentrando-se nos neurológico, respiratório, cardiovascular, digestório, geniturinário e tegumentar para procurar mais indícios de disfunção hematológica. Realize um exame físico sistemático, prestando muita atenção aos sistemas cardiovascular, respiratório e tegumentar.

Revisão dos sistemas

1. Pele e mucosas: alguma lesão, infecção, secreção ou sangramento no local da ferida?
2. Neurológico: tontura, formigamento ou dormência (parestesia), cefaleia, esquecimento ou confusão mental, dificuldade para caminhar (distúrbios da marcha), cansaço (fadiga) ou fraqueza?
3. Respiratório: sensação de falta de ar, principalmente com esforço?
4. Cardiovascular: dor torácica ou sensação de batimentos cardíacos diferentes (palpitações)?
5. Digestório: sangramento das gengivas, dor abdominal, fezes escuras ou vômito com manchas de sangue (êmese)? Presença de úlcera na boca, dor retal ou diarreia?
6. Geniturinário: fluxo menstrual excessivo? Presença de sangue na urina ou desconforto ao urinar?

Principais perguntas para o histórico

1. Quais são os seus fármacos atuais? Você toma medicamentos sem prescrição médica, vitaminas, fitoterápicos ou suplementos nutricionais? Quais tomou nos últimos meses?
2. Que tipo de problema de saúde você teve no passado? Alguma cirurgia? Pergunte especificamente sobre gastrectomia parcial ou total, lesão esplênica ou esplenectomia, tendência a sangramento (p. ex., com procedimentos odontológicos), doenças infecciosas, infecção pelo vírus da imunodeficiência humana (HIV) e câncer.
3. Qual é a sua ocupação? Pergunte sobre a exposição a substâncias como benzeno, pesticidas e radiação ionizante.
4. Você tem história familiar de distúrbio hematológico ou maligno?
5. Determine o histórico social e o estilo de vida. Você usa drogas ilícitas ou álcool? Qual é o seu padrão de atividade sexual?

Principais achados no exame

1. Dispneia; língua lisa e brilhante; ataxia; e palidez nas conjuntivas, leitos ungueais, lábios e mucosa oral – sugerem anemia.
2. Diminuição da pressão arterial (PA), taquicardia e, possivelmente, nível alterado de consciência – sugerem anemia ou alteração na coagulação do sangue.
3. Hematúria, fezes, petéquias e locais com sangramento – sugerem alterações na coagulação.
4. Febre; taquicardia; sons respiratórios anormais; delírio; lesões orais; e eritema, edema, sensibilidade e secreção na pele – sugerem infecção.

Estudos laboratoriais

Os exames de laboratório realizados rotineiramente para pacientes com distúrbios hematológicos incluem hemograma completo, perfil do esfregaço de sangue e perfil de ferro.

Hemograma completo

Descrição

1. Geralmente inclui números absolutos ou porcentagens de eritrócitos, leucócitos, plaquetas, hemoglobina e hematócrito na amostra de sangue.
   a. Índices de eritrócitos – podem ser feitos para fornecer informações sobre tamanho, concentração e peso de hemoglobina de uma hemácia média; auxiliam no diagnóstico e classificação de anemias.
   b. Diferencial de leucócitos – pode ser feito para determinar a porcentagem de cada tipo de granulócitos (neutrófilos, eosinófilos e basófilos) e não granulócitos (linfócitos e monócitos).
2. O valor absoluto de cada um é determinado pela multiplicação da porcentagem pelo número total de leucócitos.
3. Usado para avaliar infecções ou potencial de infecção e identificar vários tipos de leucemia.

Considerações de enfermagem e cuidados com o paciente

A amostra de sangue pode ser coletada a qualquer momento, sem jejum ou preparação do paciente.

Perfil do esfregaço de sangue

Descrição

Amostra de sangue preparada para visualização microscópica com o uso de corantes apropriados, que permitem a análise visual da quantidade e características das células; pode identificar células anormais em determinados casos de anemia, leucemia e outros distúrbios que afetam a corrente sanguínea.

Considerações de enfermagem e cuidados com o paciente

Pode ser feito a partir de amostra de sangue coletada para hemograma completo; nenhuma amostra adicional ou preparação do paciente é necessária.

Perfil de ferro

Descrição

Teste realizado em uma amostra de sangue, geralmente inclui níveis de ferritina sérica, ferro, capacidade total de ligação ao ferro, folato e vitamina B_{12}; usado para determinar o tipo e a gravidade da anemia.

Considerações de enfermagem e cuidados com o paciente

A administração recente de cloranfenicol, contraceptivos hormonais, suplementos de ferro e corticotropina pode afetar os resultados do ferro sérico e a capacidade de ligação ao ferro. Não é necessária nenhuma preparação do paciente.

Outros procedimentos diagnósticos

Aspiração e biopsia da medula óssea

Descrição

1. Aspiração e biopsia da medula óssea da crista ilíaca ou (raramente) do esterno, para obter amostra para exame microscópico. Agulhas especiais são inseridas no osso para coletar as amostras diretamente da medula óssea.
2. Os objetivos incluem diagnóstico de distúrbios hematológicos; monitoramento do curso da doença e da resposta ao tratamento; diagnóstico de outros distúrbios, como tumores primários e metastáticos, doenças infecciosas e certos granulomas; e isolamento de bactérias e outros patógenos por cultura.

Considerações de enfermagem e cuidados com o paciente

1. Administre medicamentos para dor e ansiedade antes ou depois do procedimento, conforme prescrição. Uma aspiração de medula

óssea com biopsia é mais dolorosa e pode exigir o uso de sedação leve a moderada com monitoramento apropriado.
2. Esteja atento à ocorrência de sangramento e formação de hematoma após o procedimento.

Biopsia de linfonodo

Descrição

1. Excisão cirúrgica ou aspiração por agulha geralmente de um linfonodo superficial na região cervical, supraclavicular, axilar ou inguinal.
2. Realizada para determinar a causa do aumento dos linfonodos, para distinguir entre tumores benignos e malignos dos linfonodos e para o estadiamento de carcinoma metastático.

Considerações de enfermagem e cuidados com o paciente

1. Geralmente um anestésico local é administrado.
2. A amostra é colocada em soro fisiológico ou solução de formaldeído a 10% para ser transportada ao laboratório para avaliação citológica e histológica.

PROCEDIMENTOS E MODALIDADES TERAPÊUTICAS GERAIS

Esplenectomia

O *baço* é um órgão do tamanho de um punho localizado no quadrante superior esquerdo do abdome. Inclui uma "polpa branca" central, onde ocorre o armazenamento e certa proliferação de linfócitos e outros leucócitos; e uma "polpa vermelha" periférica, que está envolvida na eritropoese fetal e, mais tarde, na destruição dos eritrócitos e na conversão da hemoglobina em bilirrubina. Pode ser removido cirurgicamente devido a um traumatismo ou para tratar certos distúrbios hemolíticos ou malignos com esplenomegalia associada. Uma técnica laparoscópica, em geral com abordagem lateral, é preferida para remover um baço normal a ligeiramente aumentado em condições benignas, como púrpura trombocitopênica idiopática, anemia hemolítica ou anemia falciforme. Comparadas a um procedimento aberto, as esplenectomias laparoscópicas reduzem o tempo de internação hospitalar, diminuem a dor pós-operatória e minimizam o risco de complicações da ferida, como aderências e infecções.

Manejo pré-operatório

1. Para aspectos gerais do manejo de enfermagem pré-operatório, ver Capítulo 7.
2. Estabilização da condição preexistente:
   a. Para traumatismo: reposição volêmica com soluções intravenosas (IV), evacuação do conteúdo gástrico por sonda nasogástrica para evitar aspiração, cateterismo urinário para monitorar a produção de urina, avaliação de pneumotórax ou hemotórax e possível colocação de dreno torácico.
   b. Para distúrbios hemolíticos ou malignos com trombocitopenia associada: testes de coagulação, administração de fatores de coagulação (p. ex., vitamina K, plasma fresco congelado, crioprecipitado) e transfusões de plaquetas e eritrócitos.
3. Avaliação e orientação pulmonar antes da cirurgia.
4. Para pacientes submetidos à esplenectomia eletiva, a vacinação contra pneumococo, *Haemophilus influenzae* tipo b e meningococo deve ser administrada pelo menos 2 semanas antes da cirurgia.

Manejo pós-operatório

1. Para aspectos gerais do manejo de enfermagem no pós-operatório, ver Capítulo 7.
2. Prevenção de complicações respiratórias: hipoventilação e movimento diafragmático limitado, atelectasia do lobo inferior esquerdo, pneumonia e derrame pleural esquerdo.
3. Monitoramento para hemorragia.
4. Profilaxia farmacológica para trombose venosa profunda (TVP), iniciada na sala de operações ou se o paciente tiver um risco aumentado de sangramento, assim que o risco diminuir.
5. Administração de opioides para dor e observância dos efeitos adversos.
6. Monitoramento para febre.
   a. Febre pós-esplenectomia – uma febre leve e transitória é esperada.
   b. A febre persistente pode indicar abscesso ou hematoma subfrênico.
7. Monitoramento diário da contagem de plaquetas: trombocitose (elevação da contagem de plaquetas) pode aparecer alguns dias após a esplenectomia e pode persistir nas primeiras 2 semanas após a cirurgia.

Complicações potenciais

1. Pancreatite e formação de fístula: a cauda do pâncreas está anatomicamente próxima ao hilo esplênico.
2. Hemorragia.
3. Atelectasia e pneumonia.
4. Infecção fulminante pós-esplenectomia (OPSI, *overwhelming postsplenectomy infection*) – aumento do risco de desenvolver uma infecção bacteriana potencialmente fatal com organismos encapsulados, como *Streptococcus pneumoniae*, *Neisseria meningitidis* ou *H. influenzae* tipo b. A incidência de OPSI é de 0,23 a 0,42% ao ano, com um risco vitalício de 5%. Uma OPSI é uma emergência médica e requer a administração imediata de antibióticos intravenosos, em um ambiente de terapia intensiva. Imunoglobulinas IV também podem ser empregadas.

Alerta de enfermagem
O risco de OPSI é maior logo após a esplenectomia e em pacientes cuja cirurgia ocorreu durante a infância ou por uma condição maligna. Os primeiros sintomas incluem febre e mal-estar; a infecção pode progredir em poucas horas até sepse e morte, com mortalidade de 50 a 70%. A educação do paciente antes e após a esplenectomia é imperativa. O enfermeiro deve incluir nas instruções os riscos de OPSI; o reconhecimento precoce de sintomas e a necessidade de atenção médica imediata; o uso de identificação de alerta médico; a imunização contra *S. pneumoniae*, *H. influenzae* tipo b e *N. meningitidis;* e, em alguns casos, os antibióticos profiláticos e mantidos em "*stand by*".

Diagnósticos de enfermagem

- Padrão respiratório ineficaz, relacionado à dor e proteção da incisão cirúrgica
- Risco de deficiência no volume de fluidos, relacionado à hemorragia causada por cirurgia de órgão altamente vascularizado
- Risco de lesão (tromboembolismo) relacionado à trombocitose
- Risco de infecção relacionado à incisão cirúrgica e remoção do baço
- Dor aguda relacionada à incisão cirúrgica.

Intervenções de enfermagem

Manutenção da respiração efetiva

1. Verifique os sons respiratórios e comunique sua ausência, diminuição ou sons adventícios.
2. Implemente fisioterapia respiratória agressiva com a espirometria de incentivo.
3. Incentive a mobilização precoce e progressiva.

Monitoramento de hemorragia

1. Monitore os sinais vitais com frequência e conforme as necessidades da condição.
2. Meça a circunferência abdominal e comunique a presença de distensão.
3. Avalie a presença de dor e comunique o aumento da intensidade.
4. Prepare o paciente para nova exploração cirúrgica se houver suspeita de sangramento.

Prevenção de complicações tromboembólicas

1. Monitore a contagem de plaquetas todos os dias; informe imediatamente qualquer anormalidade nos resultados.
2. Administre profilaxia para TVP, conforme prescrição.
3. Avalie a possibilidade de tromboembolismo.
   a. Verifique coloração, temperatura, sensibilidade e edema na pele.
   b. Aconselhe o paciente a comunicar qualquer dor torácica, falta de ar, dor ou fraqueza.
4. Comunique imediatamente sinais de tromboembolismo.

Prevenção de infecções

1. Avalie a incisão cirúrgica diariamente ou se houver aumento de dor, febre ou odor fétido.
2. Mantenha a higiene meticulosa das mãos e troque os curativos usando uma técnica estéril.
3. Ensine o paciente a relatar sinais de infecção (febre, mal-estar) imediatamente.
4. Eduque o paciente e sua família com relação à OPSI, incluindo o plano de imunizações pós-esplenectomia, reconhecimento de sintomas e uso de antibióticos profiláticos e os que devem ser mantidos em "*stand by*".

Alívio da dor

1. Administre opioides ou ensine a autoadministração, de acordo com a prescrição e conforme necessário, para manter o nível de conforto.
2. Avise o paciente sobre os efeitos adversos esperados, como náuseas e sonolência; preste atenção à hipotensão e diminuição da respiração.
3. Ensine o uso de métodos não farmacológicos, como respiração relaxante, música, relaxamento muscular progressivo, distração e imagética para ajudar a controlar a dor.
4. Documente a dosagem dos medicamentos e a resposta do paciente.
5. Verifique se o paciente recebeu analgésicos para usar após a alta hospitalar.

Educação do paciente e manutenção da saúde

1. Ensine os cuidados com a incisão.
2. Incentive o paciente a aumentar gradualmente o nível de atividade, de acordo com as orientações dadas pelo cirurgião.
3. Aconselhe repouso, nutrição e prevenção do estresse durante o período de recuperação da cirurgia.
4. Incentive o acompanhamento, conforme indicado pelo cirurgião e pelo prestador de cuidados primários, para manter o cronograma de vacinações.
5. Incentive o paciente a procurar atendimento médico imediato para qualquer infecção e a entrar em contato imediatamente em caso de febre alta.

Reavaliação: resultados esperados

- Respirações não elaboradas, sons respiratórios limpos
- Sinais vitais estáveis, circunferência abdominal inalterada
- Sem calor, vermelhidão, edema ou sensibilidade nas extremidades
- Afebril, sem drenagem purulenta na incisão
- Verbaliza a diminuição da dor.

ANEMIAS

Anemia é a ausência de uma quantidade suficiente de hemoglobina circulante para fornecer oxigênio aos tecidos. A anemia tem múltiplas causas e é comumente associada a outras patologias e distúrbios (p. ex., doença renal, câncer, doença de Crohn, alcoolismo). Pode ser causada pela produção inadequada de hemácias, por hemólise e sequestro anormal de hemácias ou por perda de sangue. Anemia por deficiência de ferro, anemia perniciosa, anemia por deficiência de ácido fólico e anemia aplásica são as condições mais comuns em adultos. Os distúrbios hemolíticos hereditários incluem esferocitose, hemoglobinopatias (p. ex., células falciformes) e deficiências enzimáticas, como de glicose 6-fosfato desidrogenase (G6 PD). Os tratamentos para anemia incluem aconselhamento nutricional, suplementos, transfusões de hemácias e, em alguns pacientes, administração de eritropoetina exógena (epoetina alfa ou darbepoetina alfa), um fator de crescimento que estimula a produção e a maturação dos eritrócitos. Novos agentes estimuladores da eritropoese estão sendo pesquisados. Esse processo é usado para estimular a produção de hemácias em anemias associadas à insuficiência renal crônica, tratamento quimioterápico e HIV.

Alerta farmacológico
Agentes estimuladores eritropoéticos, como a epoetina alfa e a darbepoetina alfa, têm sido associados ao aumento no risco de morte e eventos cardiovasculares graves. Use a dose mais baixa possível e monitore problemas em potencial, como hipertensão – principalmente em pacientes com doença renal crônica – e trombose venosa profunda.

Anemia por deficiência de ferro (microcítica, hipocrômica)

A anemia ferropriva é uma condição na qual o conteúdo total de ferro no organismo fica abaixo de um nível considerado normal, afetando a síntese de hemoglobina. As hemácias parecem pálidas e pequenas.

Fisiopatologia e etiologia

1. A causa mais comum é a perda crônica de sangue (sangramento gastrintestinal, incluindo câncer colorretal oculto, sangramento menstrual excessivo e infestação por ancilóstomos), mas a anemia também pode ser causada pela ingestão insuficiente de ferro (perda de peso, dieta inadequada), pela má absorção de ferro (doença renal em estágio terminal, patologia do intestino delgado, gastroenterostomia) ou por um aumento na necessidade de ferro (gravidez, períodos de crescimento rápido).
2. A diminuição da hemoglobina pode resultar em fornecimento insuficiente de oxigênio aos tecidos orgânicos.
3. A incidência de anemia ferropriva, o tipo mais comum, varia muito de acordo com a idade, sexo e raça. Nos EUA, é duas vezes mais comum em mulheres do que em homens, afetando 10% das mulheres brancas não hispânicas e 20% das mulheres negras e hispânicas. É um importante problema de saúde nos países em desenvolvimento.
4. Os sintomas geralmente se desenvolvem quando os níveis de hemoglobina caem para menos de 11 g/100 mℓ.

Manifestações clínicas

1. Cefaleia, tontura, fadiga e zumbido.
2. Palpitações, dispneia de esforço e palidez da pele e mucosas.
3. Nos países em desenvolvimento: língua lisa e dolorida; queilose (lesões nos cantos da boca), coiloníquia (unhas em forma de colher) e alotriofagia (também conhecida como pica, é o desejo de ingerir substâncias incomuns).

Avaliação diagnóstica

1. Hemograma completo e perfil de ferro – diminuição da hemoglobina, hematócrito, ferro sérico e ferritina; amplitude elevada da distribuição de eritrócitos e capacidade total normal ou elevada de ligação ao ferro (transferrina).
2. A determinação da fonte de perda crônica de sangue pode incluir uma sigmoidoscopia, colonoscopia, exames do sistema digestório superior e inferior e exames de fezes e urina para verificar a presença de sangue oculto.

Manejo

1. Diagnóstico e correção da fonte de perda crônica de sangue.
2. Terapia oral ou parenteral com ferro.
   a. O sulfato ferroso oral é preferido e tem baixo custo; o tratamento deve ser mantido até que o nível de hemoglobina seja normalizado e as reservas de ferro sejam substituídas (até 6 meses).
   b. A terapia parenteral pode ser usada quando o paciente não consegue tolerar ou não demonstra capacidade de adesão ao tratamento VO. Podem ser usados gliconato férrico de sódio, sacarose de ferro ou dextrana de ferro.

Complicações

1. O comprometimento grave da capacidade de transporte de oxigênio do sangue pode predispor a danos isquêmicos nos órgãos, como infarto do miocárdio (IAM) ou acidente vascular cerebral (AVC).
2. Anafilaxia resultante da terapia parenteral com ferro, especialmente com dextrana de ferro.

Avaliação de enfermagem

1. Obtenha o histórico de sintomas, ingestão alimentar, anemia e possíveis fontes de perda de sangue.
2. Verifique a presença de taquicardia, palidez, dispneia e sinais de sangramento gastrintestinal ou de qualquer outra fonte.

Diagnósticos de enfermagem

- Nutrição desequilibrada: menor do que as necessidades corporais, relacionada à ingestão inadequada de ferro
- Intolerância à atividade, relacionada à diminuição da capacidade de transporte de oxigênio pelo sangue
- Perfusão tissular ineficaz, relacionada à diminuição da capacidade de transporte de oxigênio pelo sangue.

Intervenções de enfermagem

Promoção da ingestão de ferro

1. Avalie a dieta para verificar a necessidade de inclusão de alimentos ricos em ferro. Organize o encaminhamento ao nutricionista, conforme apropriado.
2. Administre a medicação para reposição do ferro, conforme prescrição. Monitore os níveis de ferro dos pacientes em terapia crônica.

Alerta farmacológico
Reações anafiláticas podem ocorrer após a administração parenteral de ferro. Monitore o paciente cuidadosamente quanto a hipotensão, angioedema e estridor após a injeção. Não administre com ferro oral.

Aumento da tolerância à atividade

1. Avalie o nível de fadiga e o padrão normal de sono; determine que tipos de atividades causam fadiga.
2. Ajude no desenvolvimento de um cronograma de atividades, com períodos de descanso e sono.
3. Incentive a prática de exercícios de condicionamento físico, para aumentar a força e a resistência muscular.

Incremento da perfusão tissular

1. Verifique a presença de palpitações, dor no peito, tontura e falta de ar; reduza as atividades que causam esses sintomas.
2. Eleve a cabeceira do leito e forneça oxigênio suplementar, conforme prescrição.
3. Monitore os sinais vitais e o equilíbrio hídrico.

Educação do paciente e manutenção da saúde

1. Ensine o paciente sobre a necessidade de uma nutrição adequada e boas fontes de ferro: selecione uma dieta bem equilibrada que inclua proteínas animais; cereais e pão enriquecido com ferro; leguminosas; frutas secas; legumes; e tofu (Tabela 26.3). A necessidade diária de ferro para mulheres adultas de 19 a 50 anos é de 18 mg; para homens, 8 mg; no entanto, é necessária uma quantidade maior para construir estoques de ferro em pacientes que estiveram anêmicos e naqueles que estão sob risco de desenvolver anemia.

Tabela 26.3 Fontes alimentares de ferro.

Alimento	Porção (medida)	Quantidade de ferro (em mg)
Cereal (fortificado)	30 g	1,8 a 21
Fígado de galinha	100 g	12,8
Aveia (fortificada)	1 xícara	10
Soja	1 xícara	8,8
Fígado bovino	90 g	7,5
Lentilhas	1 xícara	6,6
Leguminosas (feijões, favas, lentilha)	1 xícara	3,6 a 5,2
Ostras	6 unidades	4,5
Sementes de abóbora assadas	30 g	4,2
Carne bovina (vários cortes)	90 a 100 g	2 a 3,9
Melaço	1 colher de sopa	3,5
Tofu	1/2 xícara	3,4
Espinafre cozido	1/2 xícara	3,2
Moluscos	3/4 de xícara	3,0
Sardinhas	90 g	2,5
Peru	100 g	1,6 a 2,3
Macarrão (enriquecido, cozido)	1 xícara	1,9
Pão (enriquecido)	2 fatias	1,8
Arroz (cozido)	1 xícara	1,8
Damascos (secos)	10 unidades	1,7
Uva-passa	1/2 xícara	1,5
Suco de ameixa	1/2 xícara	1,5
Carne de porco	90 a 100 g	1,2 a 1,5
Ervilhas	1/2 xícara	1,3
Frango	90 a 100 g	1,1 a 1,3

2. Ensine o paciente sobre a suplementação com ferro.
   a. O ferro deve ser administrado com o estômago vazio, com um copo cheio de água ou suco de frutas.
   b. Formas líquidas podem manchar os dentes; misture bem com água ou suco de frutas e use um canudo.
   c. É esperado certo desconforto epigástrico, mudança na cor das fezes para verde ou preto e, em alguns casos, náuseas, constipação intestinal ou diarreia. Previna e trate a constipação intestinal aumentando a ingestão de fibras e líquidos e o nível de atividade física. Comunique a presença de intolerância gastrintestinal ao profissional de saúde.
   d. Mantenha os medicamentos com ferro fora do alcance das crianças, pois uma superdosagem pode ser fatal.
3. Incentive a realização de exames e consultas de acompanhamento.

Reavaliação: resultados esperados

- Incorpora na dieta vários alimentos ricos em ferro; toma os suplementos de ferro indicados, conforme prescrição
- Tolera o aumento das atividades; descansa o suficiente
- Sinais vitais estáveis, sem queixas de dor no peito, palpitações ou falta de ar.

Anemia megaloblástica: perniciosa (macrocítica, normocrômica)

Um *megaloblasto* é um eritrócito grande nucleado com maturação nuclear atrasada e anormal. *Anemia perniciosa* é um tipo de anemia megaloblástica associada à deficiência de vitamina B_{12}.

Fisiopatologia e etiologia

1. A vitamina B_{12} é necessária para a síntese do ácido desoxirribonucleico em células vermelhas maduras.
2. A anemia perniciosa demonstra incidência familiar, relacionada à atrofia autoimune da mucosa gástrica.
3. A mucosa gástrica normal secreta uma substância chamada fator intrínseco, necessária para a absorção da vitamina B_{12} pelo íleo. Se existir um defeito na mucosa gástrica, doença do intestino delgado ou após uma gastrectomia, o fator intrínseco pode não ser secretado e a vitamina B_{12} administrada por via oral pode não ser absorvida.
4. Alguns medicamentos interferem na absorção de vitamina B_{12}, principalmente ácido ascórbico, colestiramina, colchicina, neomicina, cimetidina e contraceptivos hormonais.
5. A redução na concentração sérica de vitamina B_{12} está associada ao envelhecimento, mas as evidências que vinculam essa deficiência à anemia em idosos permanecem limitadas e inconclusivas.

Manifestações clínicas

1. Anemia – palidez, fadiga, dispneia ao esforço e palpitações. Pode se apresentar como angina de peito e insuficiência cardíaca em idosos e naqueles com predisposição a patologias cardíacas.
2. Disfunção gastrintestinal subjacente – boca dolorida, glossite, anorexia, náuseas, vômito, perda de peso, indigestão, desconforto epigástrico, diarreia recorrente ou constipação intestinal.
3. Neuropatia (ocorre com uma grande porcentagem de pacientes não tratados) – parestesia que envolve mãos e pés; distúrbios da marcha; disfunção da bexiga e intestino; e sintomas psiquiátricos causados por disfunção cerebral.

Avaliação diagnóstica

1. Hemograma e esfregaço de sangue – diminuição nos níveis de hemoglobina e hematócrito; e variação acentuada no tamanho e forma das hemácias, com um número variável de células anormalmente grandes.
2. Ácido fólico (normal) e níveis de B_{12} (diminuídos).
3. Análise gástrica – volume e acidez do suco gástrico diminuídos.
4. O teste de Schilling para absorção de vitamina B_{12} usa uma pequena quantidade de B_{12} radioativa por via oral e coleta de urina de 24 horas para medir a captação – diminuída.

Manejo

É necessária a substituição parenteral por hidroxocobalamina ou cianocobalamina (B_{12}) por injeção intramuscular (IM), geralmente todos os meses.

Complicações

Neurológicas: a parestesia, os distúrbios da marcha, a disfunção intestinal e vesical e a disfunção cerebral podem ser persistentes.

Avaliação de enfermagem

1. Confira palidez, taquicardia, dispneia ao esforço e intolerância ao exercício para determinar a resposta do paciente à anemia.
2. Verifique a presença de parestesia, distúrbios da marcha, da função vesical ou intestinal e alterações nos processos mentais, indicando envolvimento neurológico.
3. Obtenha o histórico de cirurgia gástrica ou patologia gastrintestinal.

Diagnósticos de enfermagem

- Confusão crônica relacionada à disfunção neurológica na ausência de vitamina B_{12}
- Conforto prejudicado relacionado à disfunção neurológica na ausência de vitamina B_{12}.

Intervenções de enfermagem

Aprimoramento dos processos mentais

1. Administre vitamina B_{12} parenteral, conforme prescrição.
2. Forneça ao paciente um ambiente silencioso e acolhedor; oriente em relação a data, local e pessoa, se necessário; forneça as instruções usando frases curtas e simples; e reforce as informações com frequência.

Redução dos efeitos da parestesia

1. Avalie a extensão e a gravidade da parestesia, da falta de equilíbrio ou de outras alterações sensoriais.
2. Encaminhe o paciente para a fisioterapia e terapia ocupacional, conforme apropriado.
3. Forneça um ambiente seguro e organizado; verifique se os objetos de uso pessoal estão ao alcance do paciente; e ajude com as atividades, conforme necessário.

Educação do paciente e manutenção da saúde

1. Informe ao paciente que a administração mensal de vitamina B_{12} deve ser mantida por toda a vida.
2. Instrua o paciente a procurar um médico aproximadamente a cada 6 meses para estudos hematológicos e avaliação gastrintestinal; pode haver recaída hematológica ou neurológica se a terapia for inadequada.

Alerta de transição de cuidado
Pacientes com anemia perniciosa apresentam maior incidência para câncer gástrico e disfunção tireoidiana; portanto, é necessário realizar exames periódicos das fezes para presença de sangue oculto, citologia gástrica e função da tireoide. É importante garantir que o paciente tenha acesso a um prestador

de cuidados primários e que seu prontuário, juntamente com as recomendações de acompanhamento, seja comunicado. Os pacientes também devem ser informados sobre os sinais e sintomas a serem relatados.

Reavaliação: resultados esperados

- Orientado, cooperativo e segue as instruções
- Realiza atividades sem se machucar.

Anemia megaloblástica: deficiência de ácido fólico

A *anemia megaloblástica* crônica é causada pela deficiência de ácido fólico (folato).

Fisiopatologia e etiologia

1. Deficiência alimentar, desnutrição, dieta pobre, cozimento excessivo de alimentos; comumente associada ao alcoolismo.
2. Comprometimento da absorção pelo jejuno (p. ex., com doença do intestino delgado).
3. Demandas aumentadas (p. ex., com anemia hemolítica crônica, dermatite esfoliativa, gravidez).
4. Comprometimento na utilização de antagonistas do ácido fólico (metotrexato) e outras substâncias (fenitoína, antibióticos de largo espectro, sulfametoxazol, álcool, contraceptivos hormonais).

Manifestações clínicas

1. Anemia: fadiga, fraqueza, palidez, tontura, cefaleia, taquicardia.
2. Deficiência de ácido fólico: língua dolorida, lábios rachados.

Avaliação diagnóstica

1. Níveis de vitamina B_{12} e ácido fólico – o ácido fólico estará reduzido.
2. O hemograma completo mostra diminuição de hemácias, hemoglobina e hematócrito, com aumento do volume corpuscular médio e da concentração média de hemoglobina corpuscular.

Manejo

Reposição de ácido fólico (folato) oral diariamente.

Complicações

A deficiência de ácido fólico tem sido implicada na etiologia de defeitos congênitos do tubo neural.

Avaliação de enfermagem

1. Obtenha o histórico nutricional.
2. Monitore o nível de dispneia, taquicardia e desenvolvimento de dor torácica ou falta de ar, que significam uma piora na condição do paciente.

Diagnóstico de enfermagem

- Nutrição desequilibrada: menor do que as necessidades corporais e relacionada à ingestão inadequada de ácido fólico.

Intervenções de enfermagem

Melhora da ingestão de ácido fólico

1. Avalie a dieta para incluir alimentos ricos em ácido fólico: fígado bovino, pasta de amendoim, feijão, aveia, brócolis e aspargos.
2. Providencie o encaminhamento ao nutricionista, conforme apropriado.
3. Administre o suplemento de ácido fólico (folato).
4. Ajude o paciente alcoólico a obter aconselhamento psicológico e assistência médica adicional, conforme necessário.

Considerações sobre atendimento domiciliar e na comunidade

1. Incentive a paciente grávida a manter as consultas do pré-natal e a tomar suplemento de ácido fólico.
2. Forneça ao paciente alcoólico informações sobre programas de tratamento e reuniões de Alcoólicos Anônimos na comunidade.

Educação do paciente e manutenção da saúde

1. Ensine o paciente a escolher uma dieta balanceada, que inclua vegetais verdes (aspargos, brócolis, espinafre), leveduras, fígado e outras vísceras e algumas frutas frescas. Evite cozinhar demais os legumes.
2. Incentive o paciente a fazer exames periodicamente para monitorar o hemograma.

Reavaliação: resultados esperados

- Ingere uma dieta adequada e nutritiva; toma suplementos de ácido fólico, conforme prescrição.

Anemia aplásica

Anemia aplásica é um distúrbio raro, caracterizado por hipoplasia ou aplasia da medula óssea, resultando em pancitopenia (número insuficiente de hemácias, leucócitos e plaquetas).

Fisiopatologia e etiologia

Acredita-se que a destruição de células-tronco hematopoéticas ocorra por meio de um mecanismo imunomediado.

1. Na maioria dos casos (70 a 80% dos pacientes), é caracterizada como idiopática, porque nenhuma causa pode ser encontrada.
2. Pode ser provocada por exposição a toxinas químicas (p. ex., benzeno); radiação ionizante; infecções virais, particularmente hepatite; e certos medicamentos (p. ex., cloranfenicol).
3. Pode ser congênita (p. ex., anemia de Fanconi, anemia de Diamond-Blackfan e síndrome de Shwachman-Diamond).
4. O curso clínico é variável e depende do grau de insuficiência da medula óssea; casos graves de anemia aplásica, se não tratados, são quase sempre fatais.

Manifestações clínicas

1. Anemia: palidez, fraqueza, fadiga, dispneia ao esforço e palpitações.
2. Infecções associadas à neutropenia: febre, cefaleia e mal-estar; sons respiratórios adventícios; dor abdominal, diarreia; e eritema, dor, exsudato em feridas ou no local em que foram realizados procedimentos invasivos.
3. Trombocitopenia: sangramento das gengivas, nariz, sistemas digestório e geniturinário; púrpura, petéquias ou equimoses.

Avaliação diagnóstica

1. O hemograma e o esfregaço de sangue periférico mostram redução no número de hemácias, leucócitos e plaquetas (pancitopenia).
2. Aspiração e biopsia da medula óssea: a medula óssea se encontra hipocelular ou vazia, com hematopoese muito reduzida ou ausente.

Manejo

1. Remoção do agente ou toxina causadora.
2. Transplante de medula óssea (TMO) alogênico – tratamento de escolha para pacientes com anemia aplásica grave (ver p. 796).

Essa opção de tratamento fornece sobrevida a longo prazo para 75 a 90% dos pacientes, dependendo da idade, histórico de transfusões de sangue anteriores e fonte de medula óssea.
3. Tratamento imunossupressor com ciclosporina e globulina antitimocítica ou ciclofosfamida. Esta opção de tratamento fornece sobrevida a longo prazo para 60 a 70% dos pacientes.
4. Andrógenos (oximetolona ou enantato de testosterona) podem estimular a regeneração da medula óssea; toxicidade significativa. Podem ser empregados quando outros tratamentos falharem.
5. O tratamento de suporte inclui transfusões de plaquetas e hemácias, antibióticos e antifúngicos. Os componentes sanguíneos devem ser irradiados para pacientes elegíveis para TMO, e essa abordagem também é recomendada para pacientes que recebem terapia imunossupressora.

Complicações

1. A anemia aplásica grave não tratada é quase sempre fatal, geralmente por causa de uma infecção avassaladora. Mesmo com o tratamento, a morbimortalidade causada por infecções e sangramentos é alta.
2. As complicações tardias, mesmo após um tratamento bem-sucedido, incluem doenças hematológicas clonais, como hemoglobinúria paroxística noturna, mielodisplasia e leucemia mieloide aguda (LMA).

Avaliação de enfermagem

1. Obtenha uma anamnese completa que inclua medicamentos, história patológica pregressa, ocupação e hobbies.
2. Monitore para sinais de sangramento e infecção.

Diagnósticos de enfermagem

- Risco de infecção relacionada à granulocitopenia secundária à aplasia da medula óssea
- Risco de sangramento relacionado ao processo patológico.

Intervenções de enfermagem

Minimização do risco de infecção

1. Forneça assistência ao paciente em um ambiente seguro enquanto ele estiver hospitalizado (p. ex., sala privada com lavagem rigorosa das mãos e eliminação de contaminantes).
2. Incentive a higiene pessoal, incluindo banho ou ducha diária com sabão neutro, higiene oral e cuidados perirretais após a evacuação.
3. Monitore os sinais vitais com frequência, incluindo a temperatura; notifique o médico se a temperatura oral alcançar 38,3°C ou mais.
4. Minimize os procedimentos invasivos ou possíveis lesões na pele ou nas mucosas.
5. Obtenha culturas de locais ou de fluidos corporais suspeitos de infecção.

Minimização do risco de sangramento

1. Use apenas escova macia para escovar os dentes e barbeador elétrico para fazer a barba; mantenha as unhas aparadas.
2. Evite injeções IM e outros procedimentos invasivos.
3. Evite constipação intestinal com emolientes fecais, conforme prescrição.
4. Restrinja as atividades com base na contagem de plaquetas e no sangramento ativo.
5. Monitore o sangramento no absorvente menstrual; evite o uso de tampões vaginais.
6. Controle o sangramento aplicando pressão sobre o local, use compressas de gelo e agentes hemostáticos tópicos prescritos.
7. Administre a reposição de derivados sanguíneos, conforme prescrição; monitore para reações alérgicas, anafilaxia e sobrecarga de volume.

Educação do paciente e manutenção da saúde

1. Ensine o paciente a minimizar o risco de infecção.
   a. Lavar as mãos após o contato com uma possível fonte de infecção.
   b. Limpar imediatamente qualquer escoriação ou ferida nas mucosas ou na pele.
   c. Monitorar a temperatura e comunicar febre ou outro sinal de infecção imediatamente.
   d. Evitar multidões e contato com pessoas enfermas.
   e. Evitar alimentos crus ou malcozidos.
   f. Usar preservativos e implementar outras práticas de sexo seguro.
2. Ensine o paciente a minimizar o risco de sangramento.
   a. Evitar quedas ou outras lesões.
   b. Usar barbeador elétrico em vez de lâmina de barbear.
   c. Usar cortadores de unhas ou lixas em vez de tesouras.
   d. Evitar assoar o nariz.
   e. Usar escova macia para os cuidados com a boca.
   f. Usar lubrificantes hidrossolúveis, conforme necessário, durante a atividade sexual.
3. Aconselhe o paciente a evitar a exposição a potenciais toxinas que afetam a medula óssea: solventes, *sprays*, tintas e pesticidas.
4. Ensine o paciente a tomar apenas os medicamentos prescritos; evite o uso de ácido acetilsalicílico e anti-inflamatórios não esteroides (AINEs), que podem interferir na função plaquetária. Como algumas vitaminas e fitoterápicos também podem afetar a função plaquetária, instrua o paciente a consultar o médico antes de usar qualquer suplemento.
5. Os recursos para o paciente e a família incluem a Aplastic Anemia & MDS International Foundation (*www.aamds.org*).[1]

Reavaliação: resultados esperados

- Permanece afebril, sem sinais ou sintomas de infecção
- Episódios de sangramento rapidamente controlados.

DISTÚRBIOS MIELOPROLIFERATIVOS

Os *distúrbios mieloproliferativos* são transtornos da medula óssea resultantes da proliferação anormal de células da linhagem mieloide do sistema hematopoético. Fazem parte desses distúrbios: policitemia vera, leucemia linfocítica aguda (LLA) e leucemia mieloide aguda (LMA) e crônica (LMC).

Policitemia vera

A *policitemia vera* é um distúrbio mieloproliferativo crônico que envolve todos os elementos da medula óssea, resultando em um aumento da massa de hemácias e da hemoglobina.

Fisiopatologia e etiologia

1. A hiperplasia de todos os elementos da medula óssea resulta no seguinte:
   a. Superprodução das três linhas de células sanguíneas, principalmente as hemácias.
   b. Aumento da massa de glóbulos vermelhos.
   c. Aumento do volume e da viscosidade sanguínea.
   d. Redução das reservas de ferro medular.
   e. Esplenomegalia.

[1]N.R.T.: No Brasil, as famílias podem acessar o *site* da Associação Brasileira de Linfoma e Leucemia, em *https://www.abrale.org.br/*, onde podem encontrar uma parte específica sobre anemia plástica. É possível cadastrar o paciente e ainda acessar material educativo.

2. O crescimento da massa de células sanguíneas aumenta a viscosidade e resulta no ingurgitamento dos vasos sanguíneos e possível trombose.
3. A causa subjacente é desconhecida.
4. Geralmente se manifesta em pacientes de meia-idade ou idosos.

Manifestações clínicas

Resultado do aumento do volume e da viscosidade sanguínea.
1. Pele e mucosas arroxeadas, prurido (especialmente após o banho).
2. Esplenomegalia, hepatomegalia.
3. Desconforto epigástrico e abdominal.
4. Dor nos dedos das mãos e dos pés por insuficiência arterial e venosa, parestesia.
5. Cefaleia; sensação de plenitude cefálica (sintoma raro em casos de hiperviscosidade); tontura; anormalidades visuais; e alteração dos processos mentais, resultante de distúrbios na circulação cerebral.
6. Fraqueza, fadiga, sudorese noturna, tendência ao sangramento.
7. Hiperuricemia decorrente de maiores formação e destruição de eritrócitos e leucócitos e do aumento do metabolismo dos ácidos nucleicos.
8. Prurido relacionado à liberação de histamina pelos basófilos.

Avaliação diagnóstica

1. Hemograma completo – hemácias, hemoglobina e hematócrito elevados (acima de 60%); plaquetas elevadas.
2. Aspiração e biopsia da medula óssea – hiperplasia.
3. Ácido úrico elevado.

Manejo

1. Hiperviscosidade: flebotomia (retirada de sangue) em intervalos determinados pelos resultados do hemograma, para reduzir a massa de hemácias; geralmente, são removidos entre 250 e 500 mℓ de cada vez, para manter o hematócrito abaixo de 45%. As recomendações do *British Committee for Standards in Hematology* também incluem o uso de ácido acetilsalicílico, 75 mg/dia, a menos que contraindicado.
2. Hiperplasia da medula: terapia mielossupressora crônica, em geral usando hidroxicarbamida (anteriormente conhecida como hidroxiureia) ou fósforo radioativo IV; modificador de resposta biológica (interferona alfa). A quimioterapia agressiva não é recomendada devido ao risco aumentado de leucemia secundária.
3. Hiperuricemia: alopurinol.
4. Prurido: anti-histamínicos (cimetidina ou ciproheptadina); ácido acetilsalicílico em baixa dose; certos antidepressivos (doxepina, paroxetina); fototerapia; colestiramina; e interferona alfa.

Baseado em evidências
Tefferi, A., & Barbui, T. (2017). Polycythemia vera and essential thrombocythemia: 2017 update on diagnosis, risk-stratification, and management. *American Journal of Hematology, 92*(1), 94-108.

Complicações

1. Eventos tromboembólicos causados pela hiperviscosidade, incluindo tromboflebite venosa profunda, infarto do miocárdio e cerebral, ataques isquêmicos transitórios, embolia pulmonar, trombose venosa da retina e oclusão trombótica das veias esplênica, hepática, porta e mesentérica.
2. Hemorragia espontânea causada por distensão venosa e capilar e pelas anormalidades na função plaquetária.
3. Gota causada por hiperuricemia.
4. Insuficiência cardíaca causada por aumento do volume sanguíneo e hipertensão.
5. Mielofibrose ou leucemia mieloide aguda podem ser complicações terminais.

Avaliação de enfermagem

1. Obtenha o histórico de sintomas, incluindo alterações na pele, desconforto epigástrico, tendências de sangramento, problemas circulatórios ou dor e edema nas articulações.
2. Monitore os sinais de sangramento ou tromboembolismo.
3. Monitore para hipertensão e para sinais e sintomas de insuficiência cardíaca, incluindo falta de ar e distensão das veias do pescoço.

Diagnóstico de enfermagem

- Perfusão tissular ineficaz (múltiplos órgãos), relacionada à hiperviscosidade do sangue.

Intervenções de enfermagem

Prevenção de complicações tromboembólicas

1. Incentive ou auxilie a deambulação. Empregue medidas para prevenção de tromboembolismo durante períodos de imobilidade.
2. Avalie os sinais precoces de complicações tromboembólicas – edema dos membros, sensação de calor, dor, falta de ar e dor no peito. Comunique imediatamente.
3. Monitore o hemograma e auxilie a flebotomia, conforme prescrição.

Educação do paciente e manutenção da saúde

1. Ensine o paciente sobre o risco de trombose; incentive-o a manter padrões de atividade normais e a evitar longos períodos de repouso no leito.
2. Aconselhe o paciente a evitar tomar banhos quentes porque o resfriamento rápido da pele piora o prurido; usar emolientes cutâneos; e tomar anti-histamínicos, conforme prescrição. Os banhos com talco de amido podem ser úteis.
3. Instrua o paciente a tomar apenas os medicamentos prescritos.
4. Incentive o paciente a fazer consultas regulares de acompanhamento, exames de sangue (hematócrito) e flebotomias.
5. Instrua o paciente sobre a técnica de injeção subcutânea para aplicar alfa interferona.

Reavaliação: resultados esperados

- Hematócrito menor que 45%; sem sinais ou sintomas de tromboembolismo, insuficiência cardíaca ou sangramento.

Leucemia linfocítica aguda e leucemia mieloide aguda

As *leucemias* são distúrbios malignos do sangue e da medula óssea que resultam em um acúmulo de células imaturas disfuncionais, oriundas da perda de regulação no processo de divisão celular. São classificadas como agudas ou crônicas com base na taxa de desenvolvimento dos sintomas e, posteriormente, são classificadas de acordo com o tipo celular predominante. As leucemias agudas afetam células imaturas e são caracterizadas pela rápida progressão dos sintomas. Quando os linfócitos (células B ou T) são as células malignas predominantes, o distúrbio é chamado de *leucemia linfocítica aguda* (LLA); quando predominam os monócitos ou granulócitos, é conhecido como *leucemia mieloide aguda* (LMA).

Fisiopatologia e etiologia

1. O desenvolvimento de leucemia tem sido associado a:
   a. Exposição à radiação ionizante.
   b. Exposição a determinados produtos químicos e toxinas (p. ex., benzeno, agentes alquilantes).
   c. Leucemia de células T do adulto – vírus do linfoma (HTLV-1 e HTLV-2) em certas áreas do mundo, incluindo o Caribe e o sul do Japão.
   d. Predisposição familiar.
   e. Distúrbios genéticos (p. ex., síndrome de Down, anemia de Fanconi).
   f. A leucemia infantil geralmente não está associada a uma causa específica.
2. Aproximadamente metade dos novos casos de leucemia é aguda. Cerca de 85% das leucemias agudas em adultos são do tipo mieloide (LMA). A leucemia linfocítica (LLA) é mais comum em crianças, com pico de incidência entre 2 e 9 anos de idade.
3. Os casos de LLA infantil geralmente são curados apenas com quimioterapia (superior a 75%), enquanto apenas 30 a 40% dos adultos com LLA são curados.
4. A LMA é uma doença de idosos, com idade média no diagnóstico de 67 anos. No entanto, também ocorre em crianças, embora seja muito menos comum que a LLA. Mesmo nos adultos mais jovens (pacientes com menos de 60 anos), a LMA é de difícil tratamento, com uma sobrevida média de 5 a 6 meses, apesar da terapia intensiva.

Manifestações clínicas

1. Os sintomas comuns incluem palidez, fadiga, fraqueza, febre, perda de peso, sangramentos, hematomas, linfadenopatia (na LLA) e infecções recorrentes.
2. Outros sintomas apresentados podem incluir dores nos ossos e articulações, cefaleia, esplenomegalia, hepatomegalia e disfunção neurológica.

Avaliação diagnóstica

1. Hemograma completo e esfregaço de sangue – a contagem periférica de leucócitos varia amplamente de 1.000 a 100.000/mm^3 e pode incluir um número significativo de células imaturas anormais (blastos); a anemia pode ser profunda; a contagem de plaquetas pode ser anormal; e coagulopatias podem existir.
2. Aspiração e biopsia da medula óssea – as células também devem ser examinadas para anormalidades cromossômicas (citogenética) e marcadores imunológicos, para melhor classificação do tipo de leucemia.
3. Punção lombar e exame do líquido cefalorraquidiano para presença de células leucêmicas (especialmente em LLA).

Manejo

1. As diretrizes da National Comprehensive Cancer Network (NCCN; *www.nccn.org*) fornecem recomendações para avaliação, tratamento e atendimento de suporte a pacientes com vários subtipos de LMA. As diretrizes de tratamento baseadas em evidências para manejar a LLA são publicadas pelo National Cancer Institute (*www.cancer.gov/cancertopics/pdq/treatment/professionalALL/HealthProfessional*).
2. O manejo de LMA e LLA é projetado visando a erradicação das células leucêmicas e permitindo a restauração da hematopoese.
   a. Quimioterapia em altas doses administrada como ciclo de indução para obter remissão (desaparecimento de células anormais na medula óssea e no sangue), e depois em ciclos, como terapia de consolidação ou manutenção para prevenir a recidiva da doença (Tabela 26.4).
   b. A leucaférese (ou transfusão de troca em lactentes) pode ser usada quando um número anormalmente alto de glóbulos brancos estiver presente, para reduzir o risco de leucostase e da carga tumoral antes da quimioterapia.
   c. Radioterapia, particularmente no sistema nervoso central (SNC), em casos de LLA.
   d. Terapias direcionadas estão sendo desenvolvidas para interromper o crescimento das células cancerígenas, visando genes ou proteínas específicos; pode ser usada em conjunto com outra quimioterapia.
   e. Transplante autólogo ou alogênico de medula óssea ou de células-tronco.

Complicações

1. Leucostase: com um número alto (superior a 50.000/mm^3) de células leucêmicas circulantes (blastos), as paredes dos vasos sanguíneos são infiltradas e ficam enfraquecidas, com alto risco de ruptura e sangramento, incluindo hemorragia intracraniana.
2. Coagulação intravascular disseminada (CID).
3. Síndrome da lise tumoral: rápida destruição de um grande número de células malignas, que resulta em alterações eletrolíticas (hiperuricemia, hiperpotassemia, hiperfosfatemia e hipocalcemia), insuficiência renal e outras complicações.
4. Infecção, sangramento, danos aos órgãos.

Alerta farmacológico
Alopurinol e/ou rasburicase são comumente empregados como parte de um regime terapêutico para prevenção da síndrome de lise tumoral. Em casos raros, podem causar reações cutâneas graves e até letais (síndrome da epidermólise tóxica). O alopurinol deve ser suspenso em qualquer paciente que desenvolva uma nova erupção cutânea.

Avaliação de enfermagem

1. Faça o histórico de enfermagem concentrando-se na perda de peso, febre, frequência de infecções, aumento progressivo da fadiga, falta de ar, palpitações e alterações visuais (sangramento da retina).
2. Pergunte sobre dificuldades para engolir, tossir e dor retal.
3. Examine o paciente em busca de linfonodos aumentados, hepatoesplenomegalia, evidência de sangramento, anomalia nos sons respiratórios e lesões cutâneas.
4. Procure evidências de infecção: boca, língua e garganta para áreas hiperemiadas ou manchas brancas. Examine a pele quanto a rupturas, que são uma fonte potencial de infecção.

Diagnósticos de enfermagem

- Risco de infecção, relacionado à granulocitopenia induzida pela doença e pelo tratamento
- Risco de sangramento, como consequência da insuficiência da medula óssea e da trombocitopenia.

Intervenções de enfermagem

Prevenção de infecções

1. Monitore especialmente para pneumonia, faringite, esofagite, celulite perianal, infecção urinária e celulite, comuns na leucemia e que apresentam significativa morbidade e mortalidade.
2. Monitore para febre, aparência avermelhada, calafrios e taquicardia; aparecimento de manchas brancas na boca; vermelhidão, edema, calor ou dor nos olhos, ouvidos, garganta, pele, articulações, abdome e áreas retal e perineal; tosse, alterações no escarro; erupção cutânea.

Tabela 26.4 Medicamentos quimioterápicos comuns usados em leucemias agudas.

Medicamento	Principais efeitos adversos	Classificação	Uso principal
Ácido all-trans-retinoico	Ressecamento da pele e das mucosas, cefaleia, alterações da visão, dor óssea, sintomas semelhantes aos da gripe, supressão da medula óssea e síndrome do ácido retinoico (inclui ganho de peso, edema, dispneia e febre)	Retinoide	Terapia para LMA subtipo M3 (LPA)
Ciclofosfamida	Supressão da medula óssea, alopecia, náuseas e vômito, diarreia, cistite hemorrágica e cardiomiopatia	Agente alquilante	Terapia de indução e consolidação para LLA
Citarabina	Supressão da medula óssea, náuseas e vômito, toxicidade pulmonar, mucosite, letargia, toxicidade cerebelar, dermatite e ceratoconjuntivite	Antimetabólito	Terapia de indução e consolidação para LMA
Daunorrubicina	Supressão da medula óssea, náuseas e vômito, alopecia, cardiotoxicidade e vesicante	Antibiótico	Terapia de indução e consolidação para LMA
Doxorrubicina	Leucopenia, náuseas e vômito, alopecia, cardiotoxicidade, fotossensibilidade e vesicante	Antibiótico	Terapia de indução e consolidação para LMA
Mesilato de imatinibe	Edema, náuseas e vômito, dor musculoesquelética e erupção cutânea	Inibidor da tirosinoquinase	Terapia de indução e consolidação na LLA filadélfia do adulto
L-Asparaginase	Disfunção hepática, náuseas e vômito, reação de hipersensibilidade, depressão e letargia	Diversos: enzimas	Terapia de indução para LLA
6-Mercaptopurina	Supressão leve da medula óssea, distúrbios gastrintestinais e hepatotoxicidade	Antimetabólito	Terapia de manutenção para LLA
Metotrexato	Supressão da medula óssea, estomatite, náuseas, diarreia, hepatotoxicidade e neurotoxicidade com doses intratecais	Antimetabólito	Tratamento intratecal do sistema nervoso central e profilaxia para LLA; terapia de manutenção para LLA
Prednisona	Estimulação do apetite, alteração do humor, síndrome de Cushing, hipertensão, diabetes e úlcera péptica	Corticosteroides	Terapia de indução para LLA
Vincristina	Neurotoxicidade, alopecia e vesicante	Alcaloide vegetal	Terapia de indução para LLA

LLA, leucemia linfocítica aguda; LMA, leucemia mieloide aguda; LPA, leucemia promielocítica aguda.

3. Verifique os resultados da contagem de granulócitos. Concentrações inferiores a 500/mm³ colocam o paciente em sério risco de infecção. Administre agentes estimuladores de granulócitos e estimulantes da eritropoese, conforme prescrição (p. ex., epoetina alfa ou darbepoetina alfa).
4. Evite procedimentos invasivos e traumatismos na pele ou nas mucosas, para impedir a entrada de microrganismos.
5. Use as seguintes precauções para prevenir infecções no reto:
   a. Evite diarreia e constipação intestinal, que podem irritar a mucosa retal.
   b. Evite o uso de termômetros retais.
   c. Mantenha a área perianal limpa.
6. Preste assistência ao paciente em uma sala privada, com rigorosa prática de lavagem das mãos. Pacientes com neutropenia prolongada podem se beneficiar da filtragem de ar particulado de alta eficiência.
7. Incentive e ajude o paciente com a higiene pessoal, banho e higiene bucal.
8. Obtenha culturas e administre agentes antimicrobianos imediatamente, conforme prescrição. Antimicrobianos, antifúngicos e antivirais profiláticos servem para proteger o paciente de infecções com risco de vida.

Prevenção e controle de sangramentos

1. Observe sinais de sangramentos menores, como petéquias, equimoses, hemorragia conjuntival, epistaxe, sangramento nas gengivas, locais de punção, escape menstrual e menstruação pesada.
2. Esteja alerta para sinais de sangramento grave, como cefaleia com alteração na capacidade de resposta, visão turva, hemoptise, hematêmese, melena, hipotensão, taquicardia e tontura.
3. Monitore a urina, as fezes e a êmese para presença de sangue vivo e oculto.
4. Monitore a contagem de plaquetas diariamente.
5. Administre os componentes sanguíneos, conforme prescrição.
6. Mantenha o paciente em repouso durante os episódios de sangramento.

Educação do paciente e manutenção da saúde

1. Ensine medidas para prevenir infecções (ver p. 775).
2. Ensine sobre os sinais e sintomas de infecção e informe a quem notificar.
3. Incentive uma nutrição adequada para prevenir a emaciação resultante da quimioterapia.
4. Ensine a evitar a constipação intestinal aumentando a ingestão de líquidos e fibras e mantendo cuidados adequados na região perianal.
5. Ensine medidas de precaução ao sangramento (ver p. 776).
6. Incentive visitas regulares ao dentista, para detectar e tratar infecções e doenças dentárias.
7. Forneça ao paciente e à família informações sobre os recursos disponíveis na comunidade.

Reavaliação: resultados esperados

- Afebril, sem sinais de infecção
- Sem sinais de sangramento.

Leucemia mieloide crônica

A *leucemia mieloide crônica* (LMC) (com envolvimento de células mais maduras que na leucemia aguda) se caracteriza pela proliferação de linhagens de células mieloides, incluindo granulócitos, monócitos, plaquetas e, ocasionalmente, eritrócitos.

Fisiopatologia e etiologia

1. A etiologia específica é desconhecida, mas está associada à exposição à radiação ionizante e história familiar de leucemia. Resulta da transformação maligna de células-tronco hematopoéticas pluripotentes.
2. Primeiro câncer associado a anormalidade cromossômica (o cromossomo Filadélfia [Ph]), presente em mais de 90% dos casos.
3. Representa 25% das leucemias adultas e menos de 5% das leucemias infantis. Geralmente se manifesta entre 25 e 60 anos de idade, com pico de incidência em torno dos 40 anos.
4. Pode progredir para uma fase acelerada ou para uma crise blástica, semelhante a uma leucemia aguda.

Manifestações clínicas

1. Início insidioso; pode ser descoberta durante um exame físico de rotina.
2. Cerca de 70% dos pacientes já apresentam sintomas no momento do diagnóstico, como fadiga, palidez, intolerância à atividade, febre, perda de peso, sudorese noturna e plenitude abdominal (esplenomegalia).

Avaliação diagnóstica

1. Hemograma completo e esfregaço de sangue: grande número de granulócitos (geralmente mais de 100.000/mm^3); o número de plaquetas pode estar mais baixo.
2. Aspiração e biopsia da medula óssea: hipercelularidade, geralmente demonstra a presença do cromossomo Filadélfia (Ph^1).

Manejo

As diretrizes de tratamento para o manejo da LMC são fornecidas pela NCCN (*www.nccn.org*).

Fase crônica

1. Inibidores da tirosinoquinase são agentes orais utilizados como tratamento primário para a maioria dos pacientes com LMC. Eles contêm mesilato de imatinibe, dasatinibe e nilotinibe.
   a. Esses agentes atuam inibindo a proliferação de células anormais e induzindo a morte (apoptose) dessas células.
   b. Os efeitos adversos dependem do agente utilizado, mas incluem edema, diarreia, cefaleia, cãibras musculares, dores musculares e ósseas, erupção cutânea e, raramente, hepatotoxicidade, efusão pleural ou pericárdica e mielossupressão.
2. Para pacientes que não respondem a inibidores de tirosinoquinase, o TMO alogênico (familiar ou não) pode ser uma opção.

Fase acelerada ou crise blástica

1. Inibidores de tirosinoquinase em altas doses ou quimioterapia (regimes para LLA ou LMA) podem ser usados para tentar recuperar a fase crônica.
2. Cuidados de suporte e cuidados paliativos podem ser apropriados, porque essa fase geralmente é terminal.

Complicações

1. Leucostase.
2. Infecção, sangramento e danos aos órgãos.
3. Se não tratada, a LMC é uma doença terminal com sobrevida imprevisível, com média de 3 anos.

Avaliação de enfermagem

1. Obtenha o histórico de saúde, concentrando-se em fadiga, perda de peso, sudorese noturna e intolerância à atividade.
2. Verifique sinais de sangramento e infecção.
3. Verifique a presença de esplenomegalia e hepatomegalia.
4. Avalie o ganho de peso e o edema em pacientes que tomam inibidores da tirosinoquinase.

Diagnóstico de enfermagem

- Medo relacionado à evolução da doença e à morte.

Intervenções de enfermagem

Consulte também as Intervenções de enfermagem para leucemia aguda (ver p. 774).

Como acalmar o paciente

1. Incentive a verbalização de sentimentos e preocupações de maneira apropriada.
2. Forneça instruções detalhadas sobre a doença, usando métodos e conteúdo adequados às necessidades do paciente.
3. Ajude o paciente a identificar recursos e redes de apoio (p. ex., familiares e amigos, apoio espiritual, organizações comunitárias ou nacionais, grupos de apoio).
4. Facilite o uso de mecanismos de enfrentamento efetivos.

Educação do paciente e manutenção da saúde

1. Ensine o paciente a tomar os medicamentos prescritos e monitore os efeitos adversos.
2. Ensine o paciente sobre o método de injeção subcutânea para autoadministração de interferona alfa e estratégias para gerenciar os efeitos adversos, como fadiga e febre.
3. Forneça ao paciente e à família informações sobre os recursos da comunidade.[2]

Reavaliação: resultados esperados

- Demonstra habilidades efetivas de enfrentamento.

Alerta de transição de cuidado
Neutropenia profunda é uma ameaça séria para todas as pessoas com malignidade hematológica. Os pacientes e a família devem receber instruções adequadas antes e após a alta sobre relatar sinais precoces, como febre, náuseas e vômito e aumento da dor, para que não haja demora na avaliação e tratamento. A necessidade de observação ou internação em um hospital é provável, mas o resultado pode ser fatal se uma ação imediata não for tomada.

DISTÚRBIOS LINFOPROLIFERATIVOS

Os *distúrbios linfoproliferativos* resultam da proliferação de células da linha linfoide do sistema hematopoético. Englobam leucemia linfocítica crônica, linfoma de Hodgkin, linfoma não Hodgkin e mieloma múltiplo.

[2]N.E.: No Brasil, os pacientes podem ser referenciados ao INCA, ao Hospital Moinhos de Vento, ao Hemorio e ao Hospital das Clínicas da Faculdade de Medicina da USP, por exemplo.

Leucemia linfocítica crônica

A *leucemia linfocítica crônica* (LLC) (envolvendo células mais maduras que na leucemia aguda) é caracterizada pela proliferação de linfócitos B morfologicamente normais, mas funcionalmente inertes. Na LLC, os linfócitos anormais são encontrados na medula óssea e no sangue; enquanto, no *linfoma linfocítico de pequenas células* (LLPC), os mesmos linfócitos anormais são encontrados predominantemente nos linfonodos. O diagnóstico diferencial inclui *leucemia de células ciliadas* e *macroglobulinemia de Waldenström*.

Fisiopatologia e etiologia

1. A etiologia específica é desconhecida. Tende a se agrupar nas famílias; muito mais comum no hemisfério ocidental. Os hormônios masculinos parecem influenciar a condição.
2. É o tipo de leucemia em adultos mais comum nos EUA e na Europa. Em 90% dos casos os pacientes têm mais de 50 anos; 1,5 vez mais comum em homens do que em mulheres.
3. Os linfócitos são imunoincompetentes e respondem mal à estimulação antigênica.
4. Nos estágios avançados, podem ocorrer danos aos órgãos, resultantes da infiltração linfocítica direta nos tecidos.
5. Curso variável: pode ser latente por anos, com transformação gradual para doença mais maligna ou agressiva em um intervalo de 1 a 2 anos.

Manifestações clínicas

1. Início insidioso; pode ser descoberto durante um exame físico de rotina.
2. Os sintomas iniciais podem incluir edema linfonodal indolor, comumente na área cervical; histórico de infecções cutâneas ou respiratórias frequentes; esplenomegalia e hepatomegalia leves; e fadiga.
3. Os sintomas mais avançados da doença incluem febre, sudorese noturna, perda de peso, palidez, intolerância à atividade, facilidade para contusões, lesões cutâneas, sensibilidade óssea e desconforto abdominal.

Avaliação diagnóstica

1. Hemograma e esfregaço de sangue: mostra um grande número de linfócitos (10.000 a 150.000/mm^3); também pode ser anemia, trombocitopenia e hipogamaglobulinemia.
2. Aspiração e biopsia da medula óssea: infiltração linfocítica da medula óssea.
3. Biopsia de linfonodo para detectar a ocorrência de disseminação.

Manejo

Controle e tratamento de sintomas

1. O paciente com LLC recentemente diagnosticada e latente deve ser observado e acompanhado de perto até que os sintomas se desenvolvam. O tratamento é individualizado; as diretrizes da NCCN sugerem ensaios clínicos ou várias combinações de quimioterapia e anticorpos monoclonais (*www.nccn.org*).
2. A proliferação de linfócitos pode ser suprimida com clorambucila, ciclofosfamida e prednisona.
3. A fludarabina, análogo da purina, possui atividade significativa na LLC em monoterapia ou em combinação com rituximabe e/ou ciclofosfamida.
4. Anticorpos monoclonais, como alemtuzumabe e rituximabe, podem ser utilizados.
5. A leucemia de células ciliadas, um tipo distinto de leucemia de células B com projeções citoplasmáticas de linfócitos semelhantes a cílios, pode ser tratada com sucesso com cladribina, pentostatina ou interferona alfa.
6. Radioterapia ou esplenectomia para esplenomegalia dolorosa ou na ocorrência de sequestro de plaquetas, anemia hemolítica.
7. Radioterapia para linfonodos aumentados e dolorosos.
8. O transplante alogênico de medula óssea também pode ser usado no tratamento de LLC.

Cuidados de suporte

1. Terapia de transfusão para substituir plaquetas e hemácias.
2. Antibióticos, antivirais e antifúngicos, conforme necessário, para controlar as infecções.
3. Imunoglobulinas ou gama globulina IV, para tratar hipogamaglobulinemia.

Complicações

1. Tromboflebite por obstrução venosa ou linfática causada pelos linfonodos aumentados.
2. Infecção, sangramento.
3. A sobrevida média depende da gravidade da condição; varia de 2 a 7 anos.

Avaliação de enfermagem

1. Obtenha a história de saúde, concentrando-se no histórico de infecções, fadiga, hematomas, sangramentos e no edema dos gânglios linfáticos.
2. Verifique os sinais de anemia, sangramento ou infecção.
3. Avalie para esplenomegalia, hepatomegalia e linfadenopatia.

Diagnósticos de enfermagem

- Dor aguda, relacionada ao crescimento tumoral, infecção ou efeitos adversos da quimioterapia
- Intolerância à atividade relacionada à anemia e efeitos adversos da quimioterapia.

Intervenções de enfermagem

Redução da dor

1. Avalie o paciente com frequência quanto à dor e administre ou ensine a autoadministração de analgésicos em horários regulares, conforme prescrição; monitore para efeitos adversos.
2. Ensine o paciente sobre o emprego de métodos não farmacológicos, como respiração relaxante, música, relaxamento muscular progressivo, distração e imagética para ajudar a controlar a dor.

Melhora da tolerância à atividade

1. Incentive períodos de descanso frequentes, alternando com deambulação e atividade leve, conforme tolerado.
2. Ajude o paciente com a higiene pessoal e os cuidados físicos, conforme necessário.
3. Incentive a ingestão de uma dieta equilibrada ou suplementos nutricionais, conforme tolerado.
4. Ensine o paciente a empregar de técnicas de conservação de energia durante a execução de atividades da vida diária, como tomar banho sentado, minimizar os trajetos que envolvem subir e descer escadas, usar uma mochila ou um carrinho para carregar seus artigos pessoais.

Educação do paciente e manutenção da saúde

1. Ensine o paciente a minimizar o risco de infecção (ver p. 761).
2. Ensine o paciente sobre o uso de medicamentos, conforme prescrição, os possíveis efeitos adversos e seu manejo; também ensine a evitar ácido acetilsalicílico e AINEs, que podem interferir na função plaquetária.

3. Forneça ao paciente e à família informações sobre os recursos da comunidade (ver p. 760).

Reavaliação: resultados esperados

- Relata alívio da dor
- Realiza atividades sem se queixar de fadiga.

Linfoma de Hodgkin

Os *linfomas* são distúrbios malignos do sistema reticuloendotelial que resultam em um acúmulo de células derivadas de linfoides disfuncionais e imaturas. São classificados de acordo com o tipo de célula predominante e o grau de maturidade celular maligna (p. ex., bem diferenciada, pouco diferenciada ou indiferenciada). O linfoma de Hodgkin se origina no sistema linfoide e envolve predominantemente os linfonodos. É responsável por cerca de 12% de todos os casos de linfoma.

Fisiopatologia e etiologia

1. A etiologia é desconhecida.
2. Caracterizado pelo aparecimento de células gigantes multinucleadas "Reed-Sternberg" no tumor.
3. Geralmente se dissemina através dos canais linfáticos, envolvendo linfonodos, baço e, por fim, outros locais fora do sistema linfático. Também pode se espalhar pela corrente sanguínea para regiões do sistema digestório, medula óssea, pele, sistema respiratório superior e outros órgãos.
4. A incidência demonstra dois picos, na faixa etária entre 20 e 30 anos e após os 55 anos. O risco é maior em homens, pacientes com HIV, indivíduos com infecção viral prévia por Epstein-Barr e indivíduos com parente de primeiro grau que tem linfoma de Hodgkin.

Manifestações clínicas

1. Os sintomas mais comuns incluem aumento indolor dos linfonodos (geralmente cervical ou supraclavicular unilateral), esplenomegalia, febre, calafrios, sudorese noturna, perda de peso e prurido.
2. Nos casos que envolvem comprometimento pulmonar, obstrução da veia cava superior e comprometimento hepático ou ósseo podem surgir diferentes sintomas.

Avaliação diagnóstica

É necessário fazer exames para determinar a extensão da doença antes do tratamento e acompanhamento em intervalos regulares, para avaliar a resposta à terapia.

1. Hemograma completo – determina a presença de células anormais.
2. Biopsia de linfonodo – determina o tipo de linfoma.
3. Aspiração e biopsia da medula óssea bilateral – determina o envolvimento da medula óssea.
4. Exames por imagem (p. ex., radiografia, tomografia por emissão de pósitrons PET], tomografia computadorizada [TC], ressonância magnética [MRI]) – detectam o envolvimento nodal profundo.
5. Digitalização com gálio-67 – detecta áreas de patologia ativa e pode ser usada para determinar a agressividade da doença.
6. Testes de função hepática – determinam o comprometimento hepático; se os resultados forem anormais, uma biopsia hepática pode ser indicada.
7. Linfangiograma – detecta o tamanho e a localização dos nódulos profundos envolvidos, incluindo os abdominais, que podem ser difíceis de observar por uma TC.
8. Estadiamento cirúrgico (laparotomia com esplenectomia, biopsia hepática e múltiplas biopsias de linfonodos) – em pacientes selecionados.

Manejo

A escolha do tratamento depende da extensão da doença, de achados histopatológicos e de indicadores prognósticos. O linfoma de Hodgkin é mais facilmente curado do que outros linfomas, com uma taxa de 80% de sobrevida em 5 anos. As diretrizes da NCCN para o linfoma de Hodgkin (*www.nccn.org*) fornecem recomendações para o diagnóstico e o tratamento com quimioterapia; quimioterapia e radioterapia; e/ou transplante de células-tronco hematopoéticas para pacientes selecionados. O linfoma de Hodgkin que se desenvolve na presença de HIV requer tratamento especializado.

1. Radioterapia.
   a. Tratamento preferencial para doença localizada.
   b. Áreas do corpo onde estão localizadas as cadeias linfonodais geralmente conseguem tolerar altas doses de radiação.
   c. Órgãos vitais devem ser protegidos com escudo de chumbo durante o tratamento com radiação.
2. Quimioterapia.
   a. O tratamento inicial geralmente consiste no regime ABVD de doxorrubicina (Adriamicina), bleomicina, vimblastina (Velban) e dacarbazina; ou regime MOPP de mostarda nitrogenada (Mustargen), vincristina (Oncovin), procarbazina e prednisona.
   b. Três ou quatro fármacos podem ser administrados de maneira intermitente ou em ciclos, com períodos sem tratamento para permitir a recuperação da toxicidade provocada pelo uso de substâncias.
   c. O brentuximabe vedotina é um anticorpo droga-conjugado que tem como alvo células positivas para CD30 e tem se mostrado efetivo no tratamento do linfoma de Hodgkin, tanto como parte da terapia inicial quanto para tratamento de recidivas.
3. Transplante de células-tronco ou de medula óssea autólogo ou alogênico.

Complicações

1. Efeitos adversos da radioterapia ou da quimioterapia (ver p. 776).
2. Depende da localização e da extensão da malignidade, mas pode incluir esplenomegalia, hepatomegalia, complicações tromboembólicas e compressão da medula espinal.

Avaliação de enfermagem

1. Obtenha a história de saúde, concentrando-se em fadiga, febre, calafrios, sudorese noturna e edema dos gânglios linfáticos.
2. Avalie a presença de esplenomegalia, hepatomegalia e linfadenopatia.

Diagnósticos de enfermagem

- Comprometimento da integridade tissular, relacionado a altas doses de radioterapia
- Comprometimento da mucosa oral, relacionado a altas doses de radioterapia.

Intervenções de enfermagem

Manutenção da integridade tissular

1. Evite esfregar a região; usar talco, desodorantes, loções ou pomadas (a menos que sejam prescritas); ou aplicar calor e frio na área tratada.
2. Incentive o paciente a manter a área tratada limpa e seca, banhando-a delicadamente com água morna e sabão neutro.
3. Incentive o uso de roupas largas.
4. Aconselhe o paciente a proteger a pele da exposição ao sol, ao cloro e a temperaturas extremas.

Preservação das mucosas orais e gastrintestinais

1. Incentive pequenas refeições frequentes, com uma dieta leve ingerida em temperatura amena.
2. Ensine o paciente a evitar substâncias irritantes, como álcool, tabaco, especiarias e temperaturas extremas nos alimentos.
3. Administre ou ensine a autoadministração de analgésicos ou antieméticos antes de comer ou beber, se necessário.
4. Incentive os cuidados bucais pelo menos 2 vezes/dia e após as refeições, usando fio dental, escova de dentes macia e enxaguante bucal sem álcool.
5. Examine à procura de úlceras, placas ou secreções que possam indicar infecção sobreposta.
6. Para diarreia, troque para uma dieta com baixo teor de fibras e administre antidiarreicos, conforme prescrição.

Educação do paciente e manutenção da saúde

1. Ensine o paciente sobre o risco de infecção (ver p. 782).
2. Ensine o paciente a tomar os medicamentos, conforme prescrição, e instrua sobre os possíveis efeitos adversos e como lidar com eles.
3. Explique ao paciente que a radioterapia pode causar esterilidade; os homens devem ter a oportunidade de armazenar esperma antes do tratamento; as mulheres podem desenvolver insuficiência ovariana e exigir terapia de reposição hormonal.
4. Garanta ao paciente que a fadiga diminui após o término do tratamento; incentive cochilos frequentes e períodos de descanso.
5. Forneça ao paciente e à família informações sobre os recursos da comunidade.

Reavaliação: resultados esperados

- Pele intacta, sem eritema ou edema
- Mucosa oral intacta, o paciente consegue se alimentar.

Linfomas não Hodgkin

Os *linfomas não Hodgkin* são um grupo de doenças malignas do tecido linfoide que surgem a partir de linfócitos T ou B ou seus precursores; compreende formas indolentes e formas agressivas. Nos EUA, os linfomas de células B representam cerca de 80% de todos os casos. Os tipos de linfomas não Hodgkin incluem leucemia linfocítica crônica ou linfoma linfocítico de pequenas células (LLC/LLPC; ver p. 777); linfoma folicular; linfoma difuso de células B grandes; e linfoma cutâneo primário de células B.

Fisiopatologia e etiologia

1. Associado a um sistema imunológico defeituoso ou alterado; maior incidência em pacientes que recebem terapia de imunossupressão para transplante de órgãos, em pessoas HIV positivas e em portadores de alguns tipos de vírus (p. ex., HTLV-1 e Epstein-Barr). Outros fatores de risco são: história familiar; sexo masculino; etnia branca; doenças autoimunes, como artrite reumatoide; histórico de gastrite por *Helicobacter* (para linfoma de células B gástricas); histórico de linfoma de Hodgkin; radioterapia; dieta rica em carnes e gorduras; e exposição a determinados pesticidas.
2. Surgem da transformação maligna de linfócitos em algum estágio do desenvolvimento; o nível de diferenciação e o tipo de linfócito influenciam o curso e o prognóstico da patologia.
3. A incidência aumenta a partir dos 40 anos de idade.

Manifestações clínicas

1. Os sintomas mais comuns são aumento indolor dos linfonodos (geralmente unilateral); febre; calafrios; sudorese noturna; perda de peso; e dor torácica, abdominal ou óssea inexplicável. Ao contrário do linfoma de Hodgkin, no momento da apresentação, o mais provável é que a doença esteja em um estágio avançado.
2. Nos casos que envolvem comprometimento pulmonar, obstrução da veia cava superior e comprometimento hepático ou ósseo podem surgir diferentes sintomas.

Avaliação diagnóstica

1. Biopsia incisional ou excisional de linfonodo para identificar o tipo.
2. Hemograma completo, aspiração da medula óssea e biopsia para detectar o comprometimento da medula.
3. TC do tórax, abdome e pelve com contraste oral e intravenoso, ou PET com TC para detectar o envolvimento nodal profundo.
4. Testes de função hepática, exames por imagem do fígado para detectar comprometimento hepático. É recomendado testar para hepatite B, devido ao risco de reativação do vírus.
5. Punção lombar para detectar envolvimento do SNC (para alguns tipos de linfoma).
6. Estadiamento cirúrgico (laparotomia com esplenectomia, biopsia hepática, biopsias múltiplas de linfonodos).

Manejo

1. As diretrizes da NCCN para linfomas não Hodgkin (*www.nccn.org*) descrevem uma variedade de esquemas terapêuticos, incluindo radioterapia, quimioterapia, terapia com anticorpos monoclonais, radioimunoensaio e transplante de células-tronco hematopoéticas. É necessário o diagnóstico e estadiamento precisos para garantir o tratamento adequado.
2. A radioterapia geralmente é paliativa, não curativa.
3. Quimioterapia: vários esquemas disponíveis, incluindo o esquema CHOP de ciclofosfamida, doxorrubicina (Adriamicina), vincristina (Oncovin) e prednisona; ou o esquema BACOP de bleomicina, doxorrubicina (Adriamicina), ciclofosfamida, vincristina (Oncovin) e prednisona.
4. Terapia com anticorpos monoclonais: o rituximabe pode ser administrado isoladamente ou na quimioterapia para pacientes com linfomas CD20 positivos. Pacientes com hepatite B positiva que recebem rituximabe apresentam alto risco de reativação e necessitam de profilaxia antiviral e monitoramento rigoroso.
5. Os radioimunoensaios, como ibritumomabe tiuxetana marcado com ítrio-90 e tositumomabe ^{131}I, têm sido efetivos para pacientes com determinados tipos de linfoma que não respondem ao rituximabe.
6. Atualmente, existem muitas terapias sendo estudadas, como a abordagem mais direcionada ao tratamento de mutações genéticas específicas encontradas nos casos de linfoma não Hodgkin.
7. Transplante autólogo ou alogênico de medula óssea ou de células-tronco.

Complicações

1. Da radioterapia e quimioterapia (ver p. 775-776).
2. Da doença: depende da localização e da extensão da malignidade, mas pode incluir esplenomegalia, hepatomegalia, complicações tromboembólicas e compressão da medula espinal.

Avaliação de enfermagem

1. Obtenha a história de saúde, concentrando-se em fadiga, febre, calafrios, sudorese noturna, edema dos gânglios linfáticos e histórico de doença ou tratamento que resulta em imunossupressão.
2. Avalie a presença de esplenomegalia, hepatomegalia e linfadenopatia.

Diagnóstico de enfermagem

- Risco de infecção relacionada à alteração da resposta imune pelo linfoma e leucopenia causada por quimioterapia ou radioterapia.

Intervenções de enfermagem

Minimização do risco de infecção

1. Preste assistência ao paciente em um ambiente protegido, mantendo uma técnica rigorosa de lavagem das mãos.
2. Evite procedimentos invasivos, como cateterismo urinário, se possível.
3. Verifique com frequência a temperatura e os sinais vitais, sons respiratórios, nível de consciência e integridade da pele e mucosas, para detectar sinais de infecção.
4. Notifique o médico em caso de febre acima de 38,3°C ou mudança na condição do paciente.
5. Obtenha culturas de locais ou de fluidos corporais suspeitos de infecção.

Educação do paciente e manutenção da saúde

1. Ensine o paciente sobre as precauções de infecção (ver p. 773).
2. Incentive consultas frequentes de acompanhamento para monitorar o hemograma e a condição do paciente.
3. Forneça ao paciente e à família informações sobre os recursos disponíveis na comunidade.

Reavaliação: resultados esperados

- Permanece afebril, sem sinais ou sintomas de infecção.

Mieloma múltiplo

O *mieloma múltiplo* é um distúrbio maligno das células plasmáticas, responsável por aproximadamente 13% de todas as neoplasias hematológicas.

Baseado em evidências
Terpos, E., International Myeloma Society. (2017). Multiple myeloma: Clinical updates from the American Society of Hematology Annual Meeting 2016. *Clinical Lymphoma, Myeloma and Leukemia*, *17*(6), 329-339.

Fisiopatologia e etiologia

1. Etiologia desconhecida; pode ser influenciado por fatores genéticos e ambientais, como exposição crônica a baixos níveis de radiação ionizante e exposição a herbicidas agrícolas.
2. Caracterizado pela proliferação de células plasmáticas neoplásicas derivadas de um linfócito B (clone) e produção de uma imunoglobulina homogênea (proteína M ou proteína Bence Jones) sem qualquer estímulo antigênico aparente.
3. As células plasmáticas produzem o fator ativador de osteoclastos, levando a extensa perda óssea, dor intensa e fraturas patológicas.
4. A imunoglobulina anormal afeta a função renal, a função plaquetária, a resistência à infecção e pode causar hiperviscosidade no sangue.
5. Geralmente afeta pessoas idosas (a idade média no diagnóstico é de 68 anos) e é duas vezes mais comum entre afro-americanos do que entre caucasianos.

Manifestações clínicas

1. Dor óssea constante, em geral intensa, causada por lesões ósseas e fraturas patológicas; os locais comumente afetados incluem vértebras torácicas e lombares, costelas, crânio, pelve e ossos longos proximais.
2. Fadiga e fraqueza relacionadas à anemia causada pela aglomeração da medula por células plasmáticas.
3. Proteinúria e insuficiência renal.
4. Distúrbios eletrolíticos, incluindo hipercalcemia (destruição óssea) e hiperuricemia (morte celular, insuficiência renal).

Avaliação diagnóstica

1. Aspiração e biopsia da medula óssea – demonstram o aumento do número e a forma anormal das células plasmáticas.
2. Hemograma e esfregaço de sangue – as alterações refletem a anemia.
3. Exames de urina e de sangue para verificar a presença e a quantidade de imunoglobulina anormal.
4. Radiografias esqueléticas – lesões ósseas osteolíticas.

Manejo

1. Pacientes com mieloma múltiplo "latente" não precisam de tratamento.
2. Atualmente, as diretrizes da NCCN para mieloma múltiplo sintomático (*www.nccn.org*) e outras diretrizes clínicas recomendam duas abordagens de tratamento: melfalana + talidomida ou melfalana + bortezomibe como tratamento inicial.
   a. Melfalana é um agente quimioterápico.
   b. A talidomida é um agente antiangiogênese e o bortezomibe é um inibidor do proteassoma.
   c. Outra opção é a dexametasona em baixa dosagem mais lenalidomida, um análogo estrutural da talidomida.
3. Transplante autólogo de medula óssea ou transplante de células-tronco do sangue periférico em casos selecionados (geralmente em pacientes com menos de 65 anos de idade, sem insuficiência renal, poucas lesões ósseas e bom funcionamento dos órgãos).
4. Opções de cuidados de suporte:
   a. Plasmaférese, para tratar a hiperviscosidade ou sangramento.
   b. Radioterapia para lesões ósseas.
   c. Bisfosfonatos (pamidronato), potentes inibidores da reabsorção óssea, para tratar a hipercalcemia e aliviar a dor óssea.
   d. Alopurinol e líquidos para tratar a hiperuricemia.
   e. Hemodiálise para o manejo da insuficiência renal.
   f. Estabilização cirúrgica e fixação de fraturas.

Alerta farmacológico
O pamidronato e outros bisfosfonatos podem causar elevações transitórias da temperatura, hipofosfatemia, hipomagnesemia, hipocalcemia e reações no local de inserção IV, como tromboflebite, dor e eritema. Os bisfosfonatos são administrados como infusões IV, geralmente durante 4 horas ou mais – a administração IV rápida pode causar insuficiência renal. O uso prolongado de bifosfonatos tem sido associado à osteonecrose da mandíbula – os pacientes devem ser monitorados cuidadosamente e aconselhados a manter uma boa saúde bucal e a evitar procedimentos odontológicos invasivos.

Complicações

1. Fraturas patológicas, compressão da medula espinal.
2. Infecções recorrentes, particularmente bacterianas.
3. Anormalidades eletrolíticas (hipercalcemia, hipofosfatemia).
4. Insuficiência renal, pielonefrite.
5. Sangramento.
6. Complicações tromboembólicas, causadas pela hiperviscosidade.
7. Pacientes com mieloma múltiplo tratados por quimioterapia têm sobrevida média de 2 a 3 anos; o impacto de novas opções de tratamento na sobrevida ainda é desconhecido.

Avaliação de enfermagem

1. Obtenha a história de saúde, com foco na dor e na fadiga.
2. Avalie possíveis evidências de deformidades ósseas e hipersensibilidade ou dor óssea.
3. Avalie o sistema de suporte do paciente e as habilidades pessoais de enfrentamento.

Diagnósticos de enfermagem

- Dor aguda, relacionada à destruição óssea e possíveis fraturas patológicas
- Mobilidade física prejudicada, relacionada à dor e possível fratura
- Medo, relacionado a prognóstico sombrio
- Risco de lesão, relacionado a complicações do processo patológico.

Intervenções de enfermagem

Controle da dor

1. Verifique a presença, localização, intensidade e características da dor.
2. Administre agentes farmacológicos, conforme prescrição, para controlar a dor. Use doses adequadas de analgésicos, seguindo um esquema definido com intervalos regulares.
3. Ensine o uso de métodos não farmacológicos, como respiração relaxante, música, relaxamento muscular progressivo, distração e imagética, para ajudar a controlar a dor.
4. Avalie a eficácia dos analgésicos e ajuste a dose ou o medicamento, conforme necessário, para controlar a dor.

Promoção da mobilidade

1. Incentive o paciente a usar um suporte para as costas, no caso de lesão lombar.
2. Recomende consultas de fisioterapia e terapia ocupacional.
3. Desencoraje o repouso no leito para evitar hipercalcemia, mas garanta a segurança do ambiente para evitar fraturas.
4. Ajude o paciente a tomar medidas para evitar lesões e diminuir o risco de fraturas. Aconselhe o paciente a evitar levantar pesos e a fazer esforço; usar o andador e outros dispositivos auxiliares, conforme apropriado.

Alívio do medo

1. Estabeleça uma relação de confiança e apoio com o paciente e seus familiares.
2. Incentive o paciente a discutir sua condição clínica e o prognóstico com o profissional de saúde, quando ele se sentir preparado.
3. Assegure ao paciente que você está disponível para fornecer suporte e medidas de conforto, e para responder a perguntas.
4. Incentive o uso da rede de apoio do próprio paciente, serviços religiosos e comunitários e agências nacionais.

Controle de complicações

1. Comunique imediatamente o aparecimento de dor súbita e intensa, em especial nas costas, pois pode indicar uma fratura patológica.
2. Forneça assistência, precauções de segurança e supervisão para evitar ferimentos.
3. Observe a presença de náuseas, sonolência, confusão mental, poliúria, que podem indicar hipercalcemia causada por destruição óssea ou imobilização. Monitore os níveis séricos de cálcio.
4. Verifique os resultados dos testes de nitrogênio da ureia no sangue (BUN) e creatinina e proteína na urina, para detectar casos de insuficiência renal causada pela nefrotoxicidade de proteínas anormais no mieloma múltiplo.
5. Aumente a ingestão de líquidos, monitore o consumo e o débito e pese o paciente diariamente.

Considerações sobre atendimento domiciliar e na comunidade

1. Certifique-se de que o paciente tenha condições e equipamentos adequados em casa para enfrentar a redução da mobilidade e o risco de fraturas patológicas (p. ex., corrimão nas escadas, bengala ou andador, cadeira sanitária).
2. Inspecione o ambiente doméstico quanto a tapetes, disposição dos móveis, corredores escuros ou escadas difíceis, que possam causar queda e possível fratura.

Educação do paciente e manutenção da saúde

1. Informe o paciente sobre o risco de infecção causada pela produção deficiente de anticorpos e pela quimioterapia (ver p. 773).
2. Ensine o paciente a tomar os medicamentos prescritos e a monitorar os possíveis efeitos adversos; evite o uso de ácido acetilsalicílico e AINEs, a menos que prescritos pelo profissional de saúde, pois esses medicamentos podem interferir na função plaquetária.
3. Ensine o paciente a minimizar o risco de fraturas; empregar a mecânica corporal adequada; usar dispositivos auxiliares, conforme apropriado; evitar o repouso no leito; e manter a deambulação.
4. Aconselhe o paciente a relatar imediatamente uma nova manifestação de dor, nova localização ou aumento repentino da intensidade. Comunicar uma nova manifestação ou o agravamento dos sintomas neurológicos (p. ex., alterações na sensação).
5. Incentive o paciente a ingerir grandes quantidades de líquidos (2 a 3 ℓ/dia), para evitar a desidratação e prevenir a insuficiência renal; ele também não deve fazer jejum antes dos exames diagnósticos.
6. Forneça ao paciente e à família informações sobre os recursos disponíveis na comunidade.

Reavaliação: resultados esperados

- Relata diminuição da dor
- Deambula sem se machucar
- Faz perguntas sobre a doença; está em contato com grupos de apoio
- Sem desenvolvimento de complicações.

DISTÚRBIOS HEMORRÁGICOS

Os distúrbios hemorrágicos podem ser congênitos ou adquiridos e podem ser causados por disfunção em qualquer fase da hemostasia (formação e dissolução de coágulos). Os distúrbios hemorrágicos observados em adultos incluem trombocitopenia, púrpura trombocitopênica idiopática (PTI), coagulação intravascular disseminada (CID) e doença de von Willebrand.

Trombocitopenia

A *trombocitopenia* se caracteriza por uma diminuição na contagem de plaquetas (inferior a 150.000/mm^3) e é a causa mais comum de distúrbios hemorrágicos.

Fisiopatologia e etiologia

Classificação por etiologia

1. Diminuição da produção de plaquetas – doenças infiltrativas da medula óssea, leucemia, anemia aplásica, mielofibrose, terapia mielossupressora e radioterapia; pode incluir distúrbios hereditários, como anemia de Fanconi e síndrome de Wiskott-Aldrich.
2. Aumento na destruição de plaquetas – infecção (p. ex., HIV ou hepatite C), induzido por medicamentos (p. ex., heparina ou quinidina), PTI e CID.
3. Distribuição ou sequestro anormal no baço.
4. Trombocitopenia dilucional – após hemorragia, transfusões de hemácias.

Manifestações clínicas

1. Geralmente assintomático.
2. Quando a contagem de plaquetas ficar abaixo de 20.000/mm^3:
   a. Petéquias se formam espontaneamente.
   b. Equimoses se desenvolvem em locais de traumatismo menor (punção venosa, pressão).

c. Pode ocorrer sangramento nas superfícies mucosas, nariz, sistemas digestório e geniturinário, sistema respiratório e no SNC.
d. Menorragia é comum.
3. Pode ocorrer sangramento excessivo após procedimentos invasivos (extrações dentárias, pequenas cirurgias, biopsias).
4. Complicações trombóticas (arteriais e venosas) e áreas de necrose da pele estão associadas à trombocitopenia induzida por heparina.

Avaliação diagnóstica

1. Hemograma completo com contagem de plaquetas – diminuição da hemoglobina, hematócrito, plaquetas.
2. Tempo de sangramento, tempo de protrombina (PT), tempo parcial de tromboplastina (PTT) – prolongados.
3. Teste de agregação plaquetária para anticorpos plaquetários dependentes de heparina – positivo.

Manejo

1. Trate a causa subjacente.
2. Transfusões de plaquetas.
3. Esteroides ou imunoglobulinas intravenosas podem ser úteis em pacientes selecionados.
4. Trombocitopenia induzida por heparina: interrompa a heparina e use terapia anticoagulante alternativa, devido ao alto risco de desenvolvimento de tromboses venosas e arteriais nesses pacientes (inibidores diretos da trombina, como lepirudina ou argatrobana hirudina) e evite transfusões de plaquetas. Embora a incidência varie de acordo com a população e a preparação de heparina, qualquer exposição pode precipitar essa grave síndrome autoimune.

Complicações

A perda grave de sangue ou hemorragia nos órgãos vitais pode ser fatal.

Avaliação de enfermagem

1. Obtenha a história de saúde, concentrando-se em doenças anteriores e episódios de sangramento, intervenções cirúrgicas, exposição a toxinas ou radiação ionizante e história familiar de sangramento.
2. Obtenha a lista dos medicamentos atuais e recentes (incluindo medicamentos sem receita médica, suplementos dietéticos e fitoterápicos).
3. Realize um exame físico completo para detectar sinais de sangramento.

Diagnóstico de enfermagem

- Risco de sangramento relacionado à trombocitopenia.

Intervenções de enfermagem

Minimização de sangramento

1. Institua precauções de sangramento.
   a. Evite o uso de aparelhos de barbear com lâminas, escova de dentes dura ou fio dental, injeções IM, torniquetes, procedimentos retais e supositórios.
   b. Administre emolientes fecais, conforme necessário, para evitar constipação intestinal.
   c. Restrinja as atividades e o exercício físico quando a contagem de plaquetas for inferior a 20.000/mm^3 ou quando ocorrer sangramento ativo.
2. Monitore o sangramento no absorvente e a intensidade do fluxo durante a menstruação; administre ou ensine a autoadministração de hormônios para suprimir a menstruação, conforme prescrição.
3. Administre a reposição de derivados sanguíneos, conforme prescrição. Monitore sinais e sintomas de reações alérgicas, anafilaxia e sobrecarga de volume.
4. Verifique a urina, as fezes e a êmese para presença de sangue vivo e oculto.

Educação do paciente e manutenção da saúde

1. Ensine as precauções de sangramento ao paciente.
2. Demonstre a prática de pressão direta e constante sobre o local, se houver sangramento.
3. Incentive a rotina de exames de acompanhamento para contagem de plaquetas.

Reavaliação: resultados esperados

- Episódios de sangramento controlados rapidamente; contagem de plaquetas mantida na meta (em geral, 20.000/mm^3).

Púrpura trombocitopênica idiopática

A *púrpura trombocitopênica idiopática* (PTI) é um distúrbio hemorrágico agudo ou crônico que resulta da destruição autoimune de plaquetas por anticorpos antiplaquetários.

Fisiopatologia e etiologia

1. As proteínas presentes na membrana das células plaquetárias estimulam a produção de autoanticorpos que se ligam às plaquetas circulantes, levando à destruição dessas células no baço e no fígado.
2. Distúrbio agudo mais comum na infância, geralmente após uma patologia viral; apresenta bom prognóstico, com recuperação sem intercorrências em 80 a 90% dos casos, em um intervalo de 6 meses.
3. Distúrbio crônico (curso superior a 6 meses), mais comum entre as idades de 20 e 50 anos; três vezes mais comum em mulheres; pode durar anos ou mesmo indefinidamente. Pode estar associado à gravidez ou ao desenvolvimento de lúpus eritematoso sistêmico, patologias da tireoide e infecções (p. ex., *Helicobater pylori,* citomegalovírus, varicela-zóster, hepatite C e HIV) ou malignidade (p. ex., LLC).

Manifestações clínicas

Em casos leves, o paciente pode não apresentar sinais e sintomas (contagem de plaquetas entre 30.000 e 100.000/mm^3). Quando a contagem de plaquetas é inferior a 30.000/mm^3: hematomas, petéquias, sangramento de narinas e gengivas e menorragia.

Avaliação diagnóstica

1. O hemograma demonstra contagem de plaquetas inferior a 100.000/mm^3; também pode demonstrar linfocitose e eosinofilia.
2. Testes para o vírus da hepatite C, HIV, *Helicobacter pylori* e Epstein-Barr, que foram associados ao desenvolvimento de PTI.
3. A aspiração de medula óssea (não necessária para a maioria dos pacientes com características típicas de PTI) mostra um número maior de megacariócitos jovens, e ocasionalmente, um número maior de eosinófilos.
4. As pesquisas de autoanticorpos antiplaquetários podem ser úteis.
5. Os tempos de sangramento geralmente estão normais.

Manejo

1. Cuidados de suporte: uso criterioso de transfusões de plaquetas, controle de sangramento.

2. Corticosteroides em altas doses, imunoglobulinas IV e anti-D parenteral (para pacientes com baço *rhesus*-positivos). Os agonistas do receptor de trombopoetina podem ser usados para tratar pacientes com PTI crônica ou recidivada e risco de sangramento.
3. A esplenectomia (ver p. 768) elimina o local potencial de sequestro e destruição de plaquetas e é usada para tratar a PTI refratária crônica em adultos.

Complicações

A perda grave de sangue ou uma hemorragia em órgãos vitais pode ser fatal.

Avaliação de enfermagem

1. Obtenha o histórico de episódios hemorrágicos, incluindo hematomas e petéquias, sangramento gengival e forte fluxo menstrual.
2. Realize um exame físico para detectar sinais de sangramento.

Diagnóstico de enfermagem

- Risco de sangramento relacionado à trombocitopenia.

Intervenções de enfermagem

Minimização do sangramento

1. Institua precauções contra sangramento.
2. Monitore o sangramento no absorvente e a intensidade do fluxo durante a menstruação; administre ou ensine a autoadministração de hormônios para suprimir a menstruação, conforme prescrição.
3. Administre a reposição de derivados sanguíneos, conforme prescrição. Monitore sinais e sintomas de reações alérgicas, anafilaxia e sobrecarga de volume.
4. Verifique a urina e as fezes para presença de sangue vivo e oculto.

Educação do paciente e manutenção da saúde

1. Ensine as precauções de sangramento ao paciente (ver p. 783).
2. Demonstre a prática de pressão direta e constante sobre o local, se houver sangramento.
3. Incentive exames de rotina para o acompanhamento da contagem de plaquetas.

Reavaliação: resultados esperados

- Episódios de sangramento rapidamente controlados.

Coagulação intravascular disseminada

Coagulação intravascular disseminada (CID) é uma síndrome trombótica e hemorrágica adquirida, que se caracteriza pela ativação anormal da cascata de coagulação e fibrinólise acelerada. Isso resulta em coagulação generalizada nos pequenos vasos, com consumo de fatores de coagulação e plaquetas, motivo pelo qual o sangramento e trombose ocorrem simultaneamente.

Fisiopatologia e etiologia

1. Uma síndrome que surge secundária a um distúrbio ou evento subjacente.
   a. Infecções avassaladoras, principalmente sepse bacteriana.
   b. Complicações obstétricas: descolamento de placenta, eclâmpsia, embolia por líquido amniótico, retenção de feto morto.
   c. Lesão tecidual maciça: queimaduras, traumatismo, fraturas, grandes cirurgias, embolia gordurosa, destruição de órgãos (p. ex., pancreatite grave, insuficiência hepática).
   d. Malignidade: particularmente do pulmão, cólon, estômago e pâncreas.
   e. Colapso vascular e circulatório, choque.
   f. Reações tóxicas ou imunológicas graves: reação transfusional hemolítica, picadas de cobra, uso de drogas ilícitas.

Manifestações clínicas

1. Sinais de coagulação anormal:
   a. Extremidades frias e com manchas.
   b. Acrocianose (extremidades frias e com manhas, com demarcação clara do tecido normal).
   c. Dispneia, sons respiratórios adventícios.
   d. Estado mental alterado.
   e. Insuficiência renal aguda.
   f. Dor (p. ex., relacionada ao infarto intestinal).
2. Sinais de sangramento anormal:
   a. Exsudação, sangramento nos locais de procedimentos, locais de inserção do cateter intravenoso, linhas de sutura, mucosas e orifícios.
   b. Sangramento interno que resulta em alterações no funcionamento de órgãos vitais, alteração dos sinais vitais.

Avaliação diagnóstica

1. Contagem de plaquetas – diminuída.
2. Tempo de TP, PTT e trombina – prolongado.
3. Fibrinogênio – nível diminuído.
4. Produtos de degradação da fibrina – nível aumentado.
5. Produto de degradação da fibrina com dímero-d – nível aumentado.
6. Antitrombina III – nível diminuído.
7. Proteína C – nível diminuído.

Manejo

1. Trate o distúrbio subjacente.
2. Terapia de reposição para manifestações hemorrágicas graves:
   a. O plasma fresco congelado substitui os fatores de coagulação.
   b. Transfusões de plaquetas.
   c. O crioprecipitado substitui os fatores de coagulação e fibrinogênio.
3. Medidas de suporte, incluindo reposição de fluidos, oxigenação, manutenção da pressão arterial e da perfusão renal.
4. A heparina ou outra terapia anticoagulante (controversa) inibe o componente de coagulação da CID.

Complicações

1. Tromboembólicas: embolia pulmonar; infarto cerebral, miocárdico, esplênico ou intestinal; insuficiência renal aguda; necrose de tecido ou gangrena.
2. Hemorrágicas: a hemorragia cerebral é a causa mais comum de morte por coagulação intravascular disseminada.

Avaliação de enfermagem

1. Esteja ciente de que pacientes gravemente enfermos apresentam risco; monitore a condição com cuidado.
2. Avalie os sinais de sangramento e trombose, incluindo dor torácica, falta de ar, hematúria, dor abdominal, cefaleia e extremidades frias e dormentes.

Diagnósticos de enfermagem

- Risco de sangramento relacionado à trombocitopenia
- Perfusão tissular ineficaz (todos os tecidos) relacionada à isquemia resultante da formação de microtrombos.

Intervenções de enfermagem

Redução do sangramento

1. Institua precauções contra sangramento.
2. Monitore o sangramento no absorvente e a intensidade do fluxo durante a menstruação; administre ou ensine a autoadministração de hormônios para suprimir a menstruação, conforme prescrição.
3. Administre a reposição de derivados sanguíneos, conforme prescrição. Monitore sinais e sintomas de reações alérgicas, anafilaxia e sobrecarga de volume.
4. Evite remover os coágulos. Aplique pressão sobre os locais de sangramento por pelo menos 20 minutos, use agentes hemostáticos tópicos. Use fitas adesivas com cautela.
5. Mantenha o paciente em repouso no leito durante o episódio de sangramento.
6. Se houver suspeita de sangramento interno, avalie os sons do intestino e a circunferência abdominal.
7. Avalie a hidratação e o sangramento por meio da verificação frequente dos sinais vitais, pressão venosa central, ingestão e débito.

Promoção da perfusão tissular

1. Mantenha o paciente aquecido.
2. Evite o uso de agentes vasoconstritores (sistêmicos ou tópicos).
3. Mude a posição do paciente com frequência e realize exercícios de amplitude de movimento.
4. Monitore o eletrocardiograma e os exames laboratoriais quanto à disfunção de órgãos vitais causada por isquemia – arritmias, níveis anormais de gasometria arterial e aumento dos níveis de ureia e creatinina.
5. Monitore os sinais de oclusão vascular e comunique imediatamente.
   a. Cérebro – diminuição do nível de consciência, déficits sensoriais e motores, convulsões e coma.
   b. Olhos – déficits visuais.
   c. Osso – dor óssea.
   d. Vasculatura pulmonar – dor torácica, falta de ar, taquicardia.
   e. Extremidades – frieza, manchas, dormência.
   f. Artérias coronárias – dor torácica, arritmias.
   g. Intestino – dor, sensibilidade, diminuição dos sons intestinais

Educação do paciente e manutenção da saúde

Explique a síndrome e o tratamento ao paciente e seus familiares como parte dos cuidados de tranquilização e suporte durante o período de enfermidade crítica.

Reavaliação: resultados esperados

- Episódios de sangramento rapidamente controlados
- Paciente alerta, sinais vitais estáveis, débito urinário adequado e sem queixas de dor torácica ou falta de ar.

Doença de von Willebrand

A *doença de von Willebrand* é um distúrbio hemorrágico herdado (autossômico dominante) ou adquirido, caracterizado pela diminuição do nível do fator de von Willebrand e prolongamento do tempo de sangramento.

Fisiopatologia e etiologia

1. O fator de von Willebrand é sintetizado no endotélio vascular, em megacariócitos e em plaquetas; melhora a adesão plaquetária como primeira etapa na formação de coágulos e atua como portador do fator VIII no sangue.
2. A doença de von Willebrand é o distúrbio hemorrágico hereditário mais comum, com incidência estimada em 1 a cada 90 pessoas; inclui vários subtipos com gravidade variável e afeta tanto homens quanto mulheres.
3. A forma adquirida é rara, em geral se manifesta tardiamente, e, com frequência, está associada a linfoma, leucemia, mieloma múltiplo ou distúrbio autoimune.

Manifestações clínicas

1. Sangramento da pele e das mucosas (p. ex., hematomas, sangramento gengival, epistaxe, menorragia).
2. Sangramento prolongado de cortes ou após cirurgia dentária e outros procedimentos cirúrgicos.

Avaliação diagnóstica

1. Tempo de sangramento – prolongado.
2. Cofator de ristocetina – anormal.
3. Fator de von Willebrand – diminuído.
4. Multímetros do fator de von Willebrand – alguns tipos demonstram fator de von Willebrand defeituoso.
5. Fator VIII – geralmente diminuído.

Manejo

1. Substituição do fator de von Willebrand e do fator VIII usando concentrado de fatores de coagulação.
2. Medicamentos antifibrinolíticos (ácido aminocaproico, ácido tranexâmico) para estabilizar a formação de coágulos antes de procedimentos odontológicos ou cirurgias menores.
3. O acetato de desmopressina, um análogo sintético da vasopressina, pode ser usado para controlar sangramentos entre leves e moderados.
4. O estrogênio e a progesterona estimulam a produção do fator de von Willebrand e do fator VIII e podem ser particularmente úteis no controle da menorragia.

Complicações

A perda grave de sangue ou uma hemorragia em órgãos vitais pode ser fatal.

Avaliação de enfermagem

1. Obtenha o histórico de episódios de sangramento, como fluxo menstrual. Faça perguntas quantitativas (p. ex., quantas hemorragias nasais você tem a cada ano?), pois o paciente pode não perceber que sua experiência é anormal.
2. Realize um exame físico para detectar sinais de sangramento.

Diagnóstico de enfermagem

- Risco de sangramento, relacionado à diminuição do nível de fator de von Willebrand e do fator VIII de coagulação.

Intervenções de enfermagem

Redução do sangramento

1. Institua precauções contra sangramento:
   a. Evite usar barbeador comum, escova de dentes dura ou fio dental.
   b. Evite injeções IM, torniquetes, procedimentos retais ou supositórios.
   c. Administre emolientes fecais, conforme necessário, para evitar constipação intestinal.
   d. Restrinja as atividades e o exercício físico quando a contagem de plaquetas for inferior a 20.000/mm^3 ou quando houver sangramento ativo.

2. Monitore o sangramento no absorvente e a intensidade do fluxo durante a menstruação; administre ou ensine a autoadministração de hormônios para suprimir a menstruação, conforme prescrição.
3. Administre a reposição de derivados sanguíneos, conforme prescrição. Monitore sinais e sintomas de reações alérgicas, anafilaxia e sobrecarga de volume.
4. Use agentes hemostáticos tópicos, como gelatina absorvível, celulose oxidada, epinefrina ou fenilefrina tópicas, se a pressão sobre o local e o uso de gelo não forem capazes de interromper o sangramento.

Educação do paciente e manutenção da saúde

1. Ensine as precauções de sangramento ao paciente (ver p. 783).
2. Demonstre a prática de pressão direta e constante sobre o local, se houver sangramento.

Reavaliação: resultados esperados

- Episódios de sangramento controlados rapidamente.

BIBLIOGRAFIA

Alaqzam, T.S., Stanley, A.C., Simpson, P. M., et al. (2018). Treatment modalities in adolescents who present with heavy menstrual bleeding. *Journal of Pediatric & Adolescent Gynecology.* Advanced online publication. doi: 10.1016/j.jpag.2018.02.130.

Blaisdel, F. W. (2012). Causes, prevention, and treatment of intravascular coagulation and disseminated intravascular coagulation. *Journal of Trauma and Acute Care Surgery, 72*(6), 1719–1722.

Boddu, P. C., & Kadia, T. M. (2017). Updates on the pathophysiology and treatment of aplastic anemia: A comprehensive review. *Expert Review of Hematology, 10*(5), 433–448.

Castaman, G., & Linari, S. (2017). Diagnosis and treatment of von Willebrand disease and rare bleeding disorders. *Journal of Clinical Medicine, 6*(4), 45.

Cao, J., Wang, G., Cheng, H., et al. (2018). Potent anti-luxemica activities of humanized CD19-targeted CAR-T cells in patients with relapsed/refractory acute lymphoblastic leukemia. *American Journal of Hematology.* Advanced online publication. doi: 10.1002/ajh.25108.

Cornell, R. F., & Palmer, J. (2012). Adult acute leukemia. *Disease-A-Month, 58,* 219–238.

Dragomir, M., Petrescu, D. G. E., Manga, G. E., Călin, G. A., & Vasilescu, C. (2016). Patients after splenectomy: Old risks and new perspectives. *Chirurgia, 111*(5), 393–399.

Grimaldi-Bensouda, L., Nordon, C., Leblanc, T., et al. (2017). Childhood immune thrombocytopenia: A nationwide cohort study on condition management and outcomes. *Pediatric Blood and Cancer, 64*(7).

Hartmann, J., & Croteau, S. E. (2016). Clinical trials update: Innovations in hemophilia therapy. *American Journal of Hematology, 91*(12), 1252–1260.

Lambert, M. P., & Gernsheimer, T. B. (2017). Clinical updates in adult immune thrombocytopenia. *Blood, 129*(21), 2829–2835.

Larsen, M.A., Larsen, J.B., & Hvas, A. M. (2018). Platelet function in disseminated intravascular coagulation: a systemic review. *Platelets.* Advanced online publication. doi: 10.1080/09537104.2018.1442567.

Meenaghan, T., Dowling, M., & Kelly, M. (2012). Acute leukaemia: Making sense of a complex blood cancer. *British Journal of Nursing, 21*(2), 76–83.

Peslak, S.A., Olson, T., & Babushok, D.V. (2017). Diagnosis and treatment of aplastic anemia. *Current Treatment Options in Oncology, 18*(12), 70.

Rodeghiero, F. (2018). A critical appraisal of the evidence for the role of splenectomy in adults and children with ITP. *British Journal of Haematology.* Advance online publication. doi: 10.1111/bjh.15090.

Tefferi, A., & Barbui, T. (2017). Polycythemia vera and essential thrombocythemia: 2017 update on diagnosis, risk-stratification, and management. *American Journal of Hematology, 92*(1), 94–108.

Terpos, E.; International Myeloma Society. (2017). Multiple myeloma: Clinical updates from the American Society of Hematology Annual Meeting 2016. *Clinical Lymphoma, Myeloma and Leukemia, 17*(6), 329–339.

Weiss, J. A. (2012). Just heavy menses or something more? Raising awareness of von Willebrand disease. *American Journal of Nursing, 112*(6), 38–44.

CAPÍTULO

27

Terapia Transfusional e Transplante de Células-Tronco Hematopoiéticas

TERAPIA TRANSFUSIONAL

Princípios da terapia transfusional

Em virtude das consequências potencialmente fatais resultantes da incompatibilidade dos tipos sanguíneos ABO e da transmissão de doença por meio de produtos sanguíneos, a terapia transfusional é limitada às ocasiões em que é absolutamente indispensável, sendo necessárias técnicas rigorosas de triagem antes de se iniciar uma transfusão. As alternativas à terapia transfusional também devem ser consideradas, conforme apropriado, como o uso de agentes estimuladores da eritropoetina, suplementação de ferro, prevenção de perda de sangue durante a cirurgia e reposição de volume com outras soluções. [Nos EUA] A aquisição, armazenamento, preparação e triagem de produtos sanguíneos são regulamentados pela Food and Drug Administration (FDA), pela American Association of Blood Banks e pela Joint Commission.

Compatibilidade sanguínea

Antígenos

1. A membrana superficial dos eritrócitos (hemácias) se caracteriza pela presença de glicoproteínas, conhecidas como antígenos.
2. Foram identificados mais de 400 antígenos diferentes na membrana dos eritrócitos.
3. Há menos de uma dúzia de antígenos clinicamente significativos e, desses, apenas dois sistemas antigênicos (ABO e Rh) exigem tipagem prospectiva de rotina antes de uma transfusão.
4. O sistema de grupos sanguíneos ABO é clinicamente o mais significativo porque os antígenos A e B induzem uma resposta imune mais intensa.
5. A presença ou ausência de antígenos A e B na membrana de hemácias determina o grupo ABO da pessoa (Tabela 27.1). A capacidade de produzir antígenos A ou B é herdada.
6. A formação de anticorpos sem exposição específica ao antígeno é exclusiva do sistema ABO. Os anticorpos direcionados contra os antígenos ausentes são produzidos nos neonatos aos 3 meses de idade.

Tabela 27.1 Antígenos e anticorpos sanguíneos do sistema ABO.

Grupo sanguíneo	Antígeno na hemácia	Anticorpo no plasma	Frequência aproximada de ocorrência na população
A	A	Anti-B	45%
B	B	Anti-A	8%
AB	A e B	Nenhum	3%
O	Nenhum	Anti-A e Anti-B	44%

Anticorpos

1. Os anticorpos (ou imunoglobulinas) são proteínas produzidas por linfócitos B; consistem em duas cadeias leves e duas pesadas em forma de Y.
2. Os anticorpos geralmente têm um alto grau de especificidade e interagem apenas com o antígeno que estimulou sua produção.
3. As cinco classes de imunoglobulinas (Ig) são determinadas pelas diferenças em suas cadeias pesadas: IgG, IgA, IgM, IgD e IgE.
4. A interação entre anticorpos e antígenos desencadeia a resposta imune humoral.
5. Os anticorpos contra os antígenos A e B são moléculas grandes de IgM. Quando elas interagem e revestem os antígenos A e B na superfície das hemácias, os complexos anticorpo/hemácia se agrupam (aglutinam).
6. Os complexos anticorpo/hemácia também ativam a cascata de complemento, resultando na liberação de inúmeras substâncias

ativas e na lise de hemácias. Os grandes complexos anticorpo/hemácia também podem ficar retidos nos capilares, onde podem causar complicações trombóticas em órgãos vitais e no sistema reticuloendotelial, onde são removidos da circulação pelo baço.

7. A extensão da resposta humoral provocada pela interação anti-A e anti-B com os antígenos A e B depende da quantidade de anticorpos e antígenos presentes.

Outros antígenos das hemácias

1. As interações entre os antígenos nas hemácias e os anticorpos não ABO geralmente não produzem poderosas reações hemolíticas imediatas, porém muitas delas são clinicamente significativas.
2. Depois dos antígenos A e B, o antígeno D é o mais imunogênico. Faz parte do sistema *rhesus*, que inclui os antígenos C, D e E.
   a. Pessoas RhD-negativas não desenvolvem anti-D sem exposição específica, mas apresentam alta incidência de desenvolvimento de anticorpos (aloimunização) após a exposição ao antígeno D.
   b. Duas formas comuns de sensibilização a esses antígenos de hemácias são a transfusão de sangue ou uma hemorragia fetomaternal durante a gravidez e o parto.
   c. O anti-D pode complicar futuras transfusões e gestações. Para a pessoa RhD-negativa, a exposição a D deve ser evitada pelo uso de produtos sanguíneos Rh-negativos. No caso de mãe Rh-negativa e feto Rh-positivo, a profilaxia para exposição ao antígeno D emprega a imunoglobulina Rh (RhoGAM), que impede a formação do anticorpo anti-D.
   d. A exposição a antígenos de hemácias de outros sistemas antigênicos (como Lewis, Kidd ou Duffy) também pode causar aloimunização, que se torna clinicamente significativa em pessoas que recebem vários produtos sanguíneos por longos períodos de tempo.

Opções para transfusão de sangue

Transfusão autóloga

1. Antes de procedimentos eletivos, o paciente pode doar sangue para posterior transfusão. Os pacientes podem doar até 3 dias antes da cirurgia, desde que os níveis de hemoglobina sejam superiores a 11 g/dℓ.
2. As hemácias autólogas também podem ser recuperadas durante alguns procedimentos cirúrgicos ou após uma hemorragia induzida por traumatismo por meio de dispositivos automatizados de proteção celular ou por equipamento de sucção manual.
3. Os produtos sanguíneos autólogos devem ser claramente rotulados e identificados.
4. A transfusão autóloga elimina os riscos de aloimunização, reações transfusionais imunomediadas e transmissão de doenças, o que a torna a opção mais segura.

Alerta de enfermagem
Pacientes que não atendem aos critérios-padrão para doação de sangue ainda podem ser elegíveis para doar sangue autólogo antes de cirurgias eletivas. O enfermeiro deve incentivar os candidatos adequados a considerar essa opção, que costuma ser subutilizada.

Transfusão homóloga

1. Com essa, que é a opção mais comum, os produtos sanguíneos de doadores voluntários são atribuídos aleatoriamente aos pacientes.
2. Antes da doação, os doadores voluntários recebem informações sobre o processo e os possíveis efeitos adversos, sobre os testes que serão realizados no sangue doado, instruções de pós-tratamento, e orientação sobre o risco de infecção pelo vírus da imunodeficiência humana (HIV) juntamente com seus sinais e sintomas.
3. Os doadores são selecionados de acordo com os critérios de elegibilidade estabelecidos para proteger o doador e o receptor (Tabela 27.2).[1]

Baseado em evidências
American Red Cross. (2017). *Donate blood: Eligibility requirements*. Disponível em: *www.redcrossblood.org/donating-blood/eligibilityrequirements*.

Transfusão direcionada

1. Na transfusão direcionada, os produtos sanguíneos são doados por uma pessoa para ser transfundido em um receptor específico.
2. Esta opção pode ser usada em determinadas circunstâncias (p. ex., um pai que fornece suporte transfusional exclusivo para uma criança), mas, em geral, não existem evidências de que a doação direcionada reduz os riscos de uma transfusão.

[1]N.E.: No Brasil, podem doar sangue pessoas entre 16 e 69 anos e que estejam pesando mais de 50 kg. Além disso, é preciso apresentar documento oficial com foto e menores de 18 anos só podem doar com consentimento formal dos responsáveis. Pessoas com febre, gripe ou resfriado, diarreia recente, grávidas e mulheres no pós-parto não podem doar temporariamente. Mais informações podem ser obtidas em: *https://www.saude.gov.br/saude-de-a-z/doacao-de-sangue*.

Tabela 27.2	Critérios gerais de elegibilidade para doadores de sangue.
Idade	≥ 17 *ou* 16 anos com o consentimento dos pais, se a lei estadual permitir [nos EUA].
Peso	Mínimo de 50 kg (regras adicionais se aplicam a doadores ≤ 18 anos).
Sinais vitais	Afebril, normotenso, pulso 50 a 100, pressão arterial < 180/100 mmHg.
Hemoglobina	≥ 12,5 g/dℓ.
Histórico	Viagens, exposição, doenças ou eventos prévios podem adiar ou impedir a doação de sangue. Exemplos: viajar para áreas com malária, viver em áreas expostas à encefalopatia espongiforme bovina, transfusão de sangue ou tatuagem nos últimos 12 meses, cirurgia ou gravidez recente, transplante de córnea, histórico de hepatite ou icterícia inexplicável, histórico de câncer hematológico ou câncer recente, histórico de comportamento de alto risco para o vírus da imunodeficiência humana.
Imunizações	Vacinas atenuadas e com vírus vivos geralmente resultam em adiamento.
Doenças	Uma variedade de condições pode adiar ou impedir a doação de sangue. Exemplos: distúrbios de coagulação, anemia falciforme, lúpus eritematoso sistêmico, esclerose múltipla, doença de Lyme, tuberculose, síndrome da fadiga crônica.
Medicações	O uso de diluentes do sangue, como heparina e varfarina, impede a doação. Alguns outros medicamentos podem resultar em adiamento.

Triagem de produtos sanguíneos

Testes sorológicos

1. São realizados testes laboratoriais de rotina para avaliar a compatibilidade de um determinado produto sanguíneo com o receptor antes da liberação pelo banco de sangue (Tabela 27.3).
   a. Grupo ABO e tipo Rh: determina a presença de antígenos A, B e D na superfície das hemácias do paciente.
   b. Teste de Coombs direto: determina o anticorpo anexado às hemácias do paciente.
   c. Crossmatch (teste de compatibilidade): detecta a aglutinação de hemácias de doadores causada por anticorpos no soro do paciente.
   d. Teste indireto de Coombs: identifica anticorpos de menor peso molecular (IgG) direcionados contra antígenos de grupos sanguíneos.

Tabela 27.3 Tabela de compatibilidade ABO e Rh.

Esta tabela identifica a compatibilidade com ABO e Rh nas transfusões de sangue total, hemácias e plasma. Os componentes suspensos no plasma, como plaquetas e crioprecipitados, geralmente acompanham as regras de compatibilidade do plasma se o volume total exceder 120 mℓ para um paciente adulto.

Sangue total

	Doador					
Receptor	*A*	*B*	*O*	*AB*	*Rh positivo*	*Rh negativo*
A	✓					
B		✓				
O			✓			
AB				✓		
Rh positivo					✓	✓
Rh negativo						✓

Hemácias

	Doador					
Receptor	*A*	*B*	*O*	*AB*	*Rh positivo*	*Rh negativo*
A	✓		✓			
B		✓	✓			
O			✓	✓		
AB	✓	✓	✓			
Rh positivo					✓	✓
Rh negativo						✓

Plasma

	Doador					
Receptor	*A*	*B*	*O*	*AB*	*Rh positivo*	*Rh negativo*
A	✓			✓		
B		✓		✓		
O	✓	✓	✓	✓		
AB				✓		
Rh positivo					✓	✓
Rh negativo					✓	✓

Triagem de doenças infecciosas

1. São realizados testes laboratoriais de rotina para identificar antígenos ou anticorpos no sangue de doadores que possam indicar uma exposição prévia a doenças transmitidas pelo sangue.
2. Esses testes complementam as outras regras de doação destinadas a diminuir o risco de transmissão de doenças por produtos sanguíneos, incluindo o uso de doadores voluntários, a exclusão de populações de alto risco e a triagem de doadores com base nos históricos social e de saúde.
3. Com o uso de triagem e exames de sangue, o risco de transmissão de infecções através do sangue do doador é inferior a 1% e continua a diminuir.
4. Patologias específicas que fazem parte da triagem:
   a. Hepatite: de acordo com as recomendações da FDA, cada unidade de sangue deve ser testada quanto à presença de anticorpos do núcleo da hepatite B, antígeno de superfície e, mais recentemente, DNA viral da hepatite B por meio do teste de ácido nucleico (NAT). Também são feitos testes para o anticorpo contra hepatite C e testes de DNA viral (NAT).
   b. HIV-1 e HIV-2: testes para exposição prévia ao vírus.
      i. Todos os produtos sanguíneos nos EUA têm sido examinados desde que o teste foi disponibilizado pela primeira vez em 1985. Atualmente, o exame inclui testes para anticorpos com ensaio imunoabsorvente ligado a enzima (ELISA), imunoensaio enzimático ou o teste do antígeno P24. O NAT está se tornando mais amplamente utilizado e fornece um mecanismo para detectar a presença de HIV-1 e HIV-2 antes da formação de anticorpos.
      ii. Como o anticorpo contra o vírus não é produzido até pelo menos 6 semanas após a exposição, a triagem diligente de doadores e a exclusão de grupos de alto risco (p. ex., homens homossexuais, usuários de drogas intravenosas, prostitutas e parceiros sexuais de pessoas com comportamento de alto risco) continuam a ser partes importantes da prevenção da transmissão do HIV através de hemoderivados.
      iii. Continua havendo um risco baixo de transmissão do HIV (estimado em menos de 1/2.000.000 unidades de sangue).
   c. Citomegalovírus (CMV): testes para o anticorpo contra o CMV.
      i. Aproximadamente 50 a 75% dos doadores de sangue foram expostos ao CMV e 10 a 20% carregam o vírus em seus leucócitos.
      ii. Pacientes com função imunológica comprometida (p. ex., receptores de medula óssea e de transplante de órgãos, bebês prematuros) correm risco de desenvolver uma infecção por CMV por causa de sangue transfundido. Recomenda-se que esses pacientes recebam sangue soronegativo para CMV ou produtos com leucorredução.
   d. Sífilis: testes para a presença de anticorpos contra a espiroqueta.
   e. Bactérias: pode ocorrer a contaminação dos hemoderivados por bactérias durante e após a coleta de sangue. Esse risco é minimizado pela adesão à técnica estéril durante os procedimentos de flebotomia e processamento de sangue, técnicas corretas de armazenamento, inspeção visual de produtos sanguíneos e limitação do prazo de validade.
   f. Outras infecções que podem ser transmitidas por transfusões de sangue são o vírus do Nilo Ocidental, o vírus do linfoma de células T humanas (HTLV) 1 e 2, o herpes-vírus humano 8 (implicado como agente causador do sarcoma de Kaposi), malária, babesiose, doença de Chagas e *Yersinia*. A variante da doença de Creutzfeldt-Jakob também foi transmitida por meio de transfusões de sangue, o que levou a restrições de doação por indivíduos que viveram em áreas com encefalopatia espongiforme bovina ou doença da "vaca louca".

Administração de sangue total e hemoderivados

A administração de sangue total e de hemoderivados é realizada para aumentar a quantidade de oxigênio fornecida aos tecidos e órgãos para prevenir ou interromper o sangramento resultante de defeitos nas plaquetas ou de deficiências ou anormalidades no processo de coagulação. Ela também combate as infecções causadas pela diminuição ou defeito nos leucócitos ou anticorpos. Ver Diretrizes para padrões de cuidados 27.1.

Considerações gerais

1. Uma unidade de sangue total geralmente é separada em seus diversos componentes logo após a coleta.
2. O uso de hemoderivados conserva o suprimento limitado de sangue, fornece benefício terapêutico ideal e reduz o risco de sobrecarga circulatória. Menos de 3% do sangue coletado em todo o país é transfundido como sangue total.
3. Por causa dos riscos, os hemoderivados devem ser administrados apenas com consentimento informado, meticulosos procedimentos de identificação, protocolo cuidadoso e monitoramento rigoroso.

Alerta farmacológico
Soluções cristaloides diferentes de uma solução salina a 0,9% (soro fisiológico) e todos os medicamentos são incompatíveis com hemoderivados. Podem causar aglutinação ou hemólise.

Ponto de decisão-chave
Observe o paciente cuidadosamente e verifique os sinais vitais pelo menos a cada hora até 1 hora após a transfusão. Observe a presença de febre, calafrios, rubor, urticária, dificuldade respiratória, ansiedade e alteração nos sinais vitais. Interrompa a transfusão e relate sinais de efeitos adversos ao médico imediatamente se houver suspeita de reação aguda.

Sangue total

Descrição

1. Constituído por hemácias, plasma, proteínas plasmáticas e, aproximadamente, 60 mℓ de solução anticoagulante/conservante em um volume total de aproximadamente 500 mℓ.
2. As indicações incluem perda de sangue aguda e maciça superior a 1.000 mℓ exigindo as propriedades de transporte de oxigênio das hemácias e a expansão de volume fornecida pelo plasma. Em geral, mesmo a perda aguda de até um terço do volume total de sangue de um paciente (1.000 a 1.200 mℓ) pode ser substituída com segurança e rapidez por soluções cristalinas ou coloidais.

Considerações de enfermagem e cuidados com o paciente

1. Para infusões rápidas de grandes volumes de sangue total, podem ser tomadas medidas adicionais para fornecer o produto com rapidez e segurança.
   a. Um filtro com poros pequenos (20 a 40 mm) pode ser usado para remover microagregados (plaquetas, leucócitos) que foram identificados nos pulmões de pacientes submetidos a uma transfusão maciça.
   b. Um aquecedor de sangue aprovado pode ser indicado para evitar hipotermia e arritmias cardíacas associadas à infusão rápida de soluções refrigeradas.
   c. Os dispositivos de infusão eletromecânicos para administrar sangue em altas taxas de fluxo podem hemolisar as hemácias e devem ser usados com cautela.
2. Observe atentamente a complicação aguda mais comum associada à transfusão de sangue total – sobrecarga circulatória (aumento da pressão venosa, distensão das veias do pescoço, dispneia, tosse, crepitações nas bases dos pulmões).

Concentrado de hemácias

Descrição

1. Consiste principalmente em hemácias, uma pequena quantidade de plasma e aproximadamente 100 mℓ de solução anticoagulante/conservante em um volume total de aproximadamente 250 a 300 mℓ/unidade.
2. O concentrado de hemácias pode estar contaminado com glóbulos brancos, que podem aumentar o risco de reações transfusionais menores e aloimunização. Para pacientes que recebem vários hemoderivados durante um período específico (p. ex., pacientes com leucemia ou anemia aplásica), os concentrados de hemácias podem ainda ser manipulados para remover os glóbulos brancos (leucorredução) lavando ou congelando o hemoderivado no banco de sangue ou pelo uso de pequenos filtros de leucorredução com poros de 20 a 40 mm durante a administração.

DIRETRIZES PARA PADRÕES DE CUIDADOS 27.1

Transfusão de sangue

Ao administrar sangue total ou hemoderivados, esteja atento às seguintes instruções:

- Acompanhe os resultados do hemograma completo e relate-os ao médico para que o produto sanguíneo apropriado possa ser solicitado com base na condição do paciente
- Verifique o consentimento informado
- Entre em contato com o banco de sangue com o pedido do médico e garanta a entrega oportuna do produto sanguíneo
- Estabeleça um acesso IV pérvio com soluções IV compatíveis
- Use a configuração apropriada para administração, filtro, aquecedor etc.
- Obtenha sinais vitais basais
- Assegure que o produto sanguíneo apropriado seja fornecido ao paciente correto verificando pelo menos dois identificadores (p. ex., nome completo e data de nascimento) com o paciente, o produto sanguíneo e o pedido original
- Realize a transfusão na taxa prescrita durante o tempo prescrito, conforme tolerado pelo paciente
- Observe reações agudas – alérgica, febril, séptica, hemolítica, embolia aérea e sobrecarga circulatória – avaliando os sinais vitais, sons respiratórios, edema, rubor, urticária, vômito, cefaleia e dor nas costas
- Interrompa a transfusão e notifique o profissional de saúde disponível se ocorrerem sinais de reação ou outras anormalidades
- Esteja ciente das reações tardias e instrua o paciente sobre os riscos e o que procurar: reação hemolítica, sobrecarga de ferro, doença do enxerto contra o hospedeiro, hepatite e outras doenças infecciosas.

Estas informações devem servir apenas como orientação geral. Cada situação apresenta um conjunto único de fatores clínicos e requer avaliação de enfermagem para orientar os cuidados, que podem incluir medidas e abordagens adicionais ou alternativas.

3. As indicações incluem restauração ou manutenção da oxigenação adequada dos órgãos com expansão mínima do volume sanguíneo.
4. Dosagem: a dose média para o paciente adulto é de 2 unidades; as doses pediátricas são geralmente calculadas em 5 a 15 mℓ/kg.

Considerações de enfermagem e cuidados com o paciente

1. Infundir conforme a velocidade prescrita. Geralmente, uma unidade é administrada a um adulto em 90 a 120 minutos. Os pacientes pediátricos geralmente são transfundidos a uma taxa de 2 a 5 mℓ/kg/hora.
2. Para reduzir o risco de contaminação bacteriana e sepse, as hemácias devem ser transfundidas dentro de 4 horas após deixar o banco de sangue.
3. Observe atentamente (principalmente durante os primeiros 15 a 30 minutos) as complicações agudas mais comuns associadas à administração de concentrado de hemácias: reações transfusionais alérgicas e febris. Os sinais e sintomas das reações transfusionais hemolíticas mais graves, que são raras, geralmente se manifestam durante a infusão dos primeiros 50 mℓ.

Concentrado de plaquetas

Descrição

1. Consistem em plaquetas suspensas no plasma. Os produtos variam de acordo com o número de unidades (cada unidade tem no mínimo $5{,}5 \times 10^{10}$ plaquetas) e o volume de plasma (50 a 400 mℓ).
2. As plaquetas podem ser obtidas por centrifugação de várias unidades de sangue total e extração do plasma rico em plaquetas (plaquetas de múltiplos doadores) ou de um único doador voluntário utilizando técnicas automatizadas de separação celular (aférese). O uso de produtos de doador único diminui o número de exposições, o que minimiza o risco de aloimunização e de transmissão de doenças por transfusão de sangue.
3. Os pacientes podem ficar aloimunizados aos antígenos leucocitários humanos (HLAs) por meio da exposição a vários produtos plaquetários. Quando isso ocorre, podem ser necessários produtos de aférese de doadores de plaquetas compatíveis com HLA. No entanto, as transfusões compatíveis com HLA são geralmente difíceis de obter devido ao grande número de combinações possíveis de HLA entre a população humana.
4. As indicações incluem prevenção ou resolução de hemorragia em pacientes com trombocitopenia ou disfunção plaquetária.
5. As transfusões de plaquetas são geralmente contraindicadas na trombocitopenia induzida por heparina, na qual podem causar trombose arterial, e na trombocitopenia imune (idiopática), na qual podem agravar essa destruição autoimune de plaquetas.
6. Dosagem: a dose média geralmente é de 1 unidade de plaquetas para cada 10 kg de peso corporal; no entanto, pacientes que estão sangrando ativamente ou são submetidos a procedimentos cirúrgicos podem exigir mais.

Considerações de enfermagem e cuidados com o paciente

1. Infundir na velocidade prescrita. Geralmente, a infusão pode ser concluída em um intervalo de 20 a 60 minutos, dependendo do volume total.
2. Observe atentamente as complicações agudas mais comuns associadas a transfusões de plaquetas, que são as reações alérgicas e febris.
3. As plaquetas devem ser armazenadas entre 20°C e 24°C, um ambiente mais quente que outros produtos sanguíneos e mais propício ao crescimento bacteriano. Isso aumenta o risco de contaminação bacteriana de um produto plaquetário, que ocorre em 4 a 10 por 10.000 unidades, limitando sua vida útil.

Plasma (fresco ou congelado)

Descrição

1. Consiste em água (91%), proteínas plasmáticas, incluindo fatores essenciais de coagulação (7%) e carboidratos (2%). Cada unidade representa o volume removido de uma unidade de sangue total (200 a 250 mℓ).
2. Pode ser armazenado no estado líquido ou congelado dentro de 6 horas após a coleta.
3. As indicações incluem o tratamento de perda sanguínea ou distúrbios de coagulação relacionados a doença e insuficiência hepática, coagulação intravascular disseminada (DIC), superanticoagulação com varfarina, todas as deficiências congênitas ou adquiridas de fatores de coagulação, e coagulopatia dilucional resultante da reposição maciça de sangue. O armazenamento no estado líquido resulta na perda de fatores de coagulação instáveis V e VIII, de modo que apenas o plasma recém-congelado pode ser usado para tratar deficiências desses fatores.
4. Dosagem: depende da situação clínica e da avaliação do tempo de protrombina, tempo parcial de tromboplastina ou ensaios de fatores específicos.

Considerações de enfermagem e cuidados com o paciente

1. Infundir na velocidade prescrita. Geralmente, a infusão pode ser concluída em 15 a 30 minutos, dependendo do volume total.
2. Observe atentamente a ocorrência da complicação aguda mais comum associada à infusão de plasma, que é a sobrecarga de volume.

Crioprecipitado

Descrição

1. Consiste em certos fatores de coagulação suspensos em 10 a 20 mℓ de plasma. Cada unidade contém aproximadamente 80 a 120 unidades de fator VIII (fatores anti-hemofílicos e de von Willebrand), 250 mg de fibrinogênio, e 20 a 30% do fator XIII presente em uma unidade de sangue total.
2. As indicações incluem a correção das deficiências do fator VIII (hemofilia A e doença de von Willebrand), do fator XIII e de fibrinogênio (DIC).
3. Dosagem: a dosagem para adultos geralmente são 10 unidades, que podem ser repetidas a cada 8 a 12 horas até que a deficiência seja corrigida ou até que a hemostasia seja atingida.

Considerações de enfermagem e cuidados com o paciente

Infundir na velocidade prescrita. Geralmente, a infusão pode ser concluída dentro de 3 a 15 minutos.

Produtos de plasma fracionado

Descrição

1. Vários produtos de proteínas plasmáticas altamente concentrados são preparados comercialmente reunindo milhares de unidades individuais de plasma e extraindo a proteína desejada. A maioria das técnicas envolve tratamentos térmicos ou químicos que eliminam o risco de transmissão de vírus pelo sangue, como hepatite B e HIV.
2. As soluções coloides fornecem expansão de volume em situações em que as soluções cristaloides não são adequadas, como na troca terapêutica de plasma, no choque e na hemorragia maciça. Elas também podem ser usadas no tratamento de insuficiência hepática aguda, queimaduras e doenças hemolíticas do neonato.
   a. A albumina está disponível como uma solução a 5%, que é oncoticamente equivalente ao plasma, e como uma solução concentrada a 25%.

b. A fração de proteína plasmática (FPP) está disponível como uma solução a 5%. A infusão rápida de FPP tem sido associada à hipotensão.
c. A albumina e a FPP são pasteurizadas e não apresentam risco de doença viral. Os produtos não contêm conservantes e devem ser usados imediatamente após sua abertura.

3. As globulinas séricas imunes (ISGs) são soluções aquosas concentradas de gamaglobulina que contêm alta titulação de anticorpos.
   a. Devem ser administradas por injeção intramuscular profunda.
   b. A ISG inespecífica é preparada a partir de plasma de um doador aleatório e é empregada para aumentar os níveis de gamaglobulina e melhorar a resposta imune geral em distúrbios imunológicos leves herdados ou adquiridos, como a hipogamaglobulinemia.
   c. A ISG específica é preparada a partir de doadores que possuem altos títulos de anticorpos para antígenos conhecidos e é empregada para tratar distúrbios ou condições específicas. A imunoglobulina da hepatite B, imunoglobulina varicela-zóster e imunoglobulina Rh são exemplos de ISGs específicas.
   d. As ISGs não representam risco de desenvolvimento de hepatite B, HIV ou outras infecções transmitidas pelo sangue.
   e. Os problemas associados ao uso incluem dor no local da injeção, limitações no volume administrado, perda de IgG no tecido extravascular ou degradação no local da injeção.
4. As imunoglobulinas IV (IVIGs) são soluções aquosas de imunoglobulinas em uma concentração mais alta e devem ser administradas em volumes maiores que as ISGs.
   a. Como as ISGs, podem ser inespecíficas ou específicas.
   b. As indicações incluem terapia de reposição crônica em pacientes com síndromes de imunodeficiência adquirida ou congênita, distúrbios autoimunes agudos como trombocitopenia imune (idiopática) e tratamento de leucemia linfocítica crônica. Além disso, existem numerosos usos sendo pesquisados, como na síndrome de Guillain-Barré, miastenia *gravis*, artrite reumatoide, esclerose múltipla, lúpus e infecções virais como CMV, adenovírus e influenza. As IVIGs também podem ser usadas para tratar a aloimunização plaquetária.
   c. As IVIGs não parecem transmitir o HIV, mas existem relatos de transmissão de hepatite C.
   d. A administração de IVIG deve ser monitorada cuidadosamente devido à possibilidade de reações anafiláticas. A dosagem e a taxa de infusão dependem das indicações fornecidas pelo fabricante.
5. O concentrado de fator VIII é um produto liofilizado usado para tratar casos entre moderados e graves de hemofilia A e casos graves da doença de von Willebrand.
6. O concentrado de fator IX é um concentrado liofilizado usado para tratar a deficiência de fator IX (hemofilia B).

Considerações de enfermagem e cuidados com o paciente

1. Estes produtos são frequentemente distribuídos por uma farmácia, e não por um banco de sangue.
2. Verifique a prescrição e a bula do produto para assegurar-se de que a dosagem e a via de administração estão adequadas.

Concentrado de granulócitos

Descrição

1. Consistem em no mínimo 1×10^{10} granulócitos, quantidades variáveis de linfócitos (geralmente menos de 10% do número total de leucócitos), 6 a 10 unidades de plaquetas, 30 a 50 mℓ de hemácias e 200 a 400 mℓ de plasma.
2. Obtido por aférese, geralmente de vários doadores.
3. As indicações incluem tratamento de infecção bacteriana ou fúngica com risco de vida e que não responde a outras terapias em um paciente com neutropenia grave.
4. Dosagem: geralmente 1 unidade diária por aproximadamente 5 a 10 dias, interrompendo se não houver resposta terapêutica.

Considerações de enfermagem e cuidados com o paciente

1. O produto deve ser compatível com ABO e, se possível, compatível com Rh devido ao alto conteúdo de eritrócitos. Os granulócitos são irradiados antes da transfusão para evitar o risco de doença do enxerto contra o hospedeiro.
2. Realize a transfusão dos granulócitos assim que estiverem disponíveis. Os leucócitos têm um tempo de sobrevida curto e o benefício terapêutico está diretamente relacionado à dose e à viabilidade do produto.
3. Faça a pré-medicação, de acordo com a prescrição, para evitar efeitos adversos, geralmente com anti-histamínico e paracetamol. Os esteroides também podem ser necessários.
4. Comece a transfusão lentamente e aumente até a taxa prescrita, conforme tolerado pelo paciente. A duração recomendada da infusão é de 1 a 2 horas.
5. Observe atentamente o paciente durante toda a transfusão quanto a sinais e sintomas de reações febris, alérgicas e anafiláticas, que podem ser graves. Tenha medicamentos e equipamentos de emergência disponíveis.
6. Agite a bolsa aproximadamente a cada 15 minutos para evitar que os granulócitos se acumulem no fundo.
7. Não administre produtos à base de anfotericina imediatamente antes ou após a transfusão de granulócitos, pois existem relatos de desenvolvimento de insuficiência pulmonar com a administração simultânea de anfotericina e granulócitos. Muitas instituições recomendam um intervalo de 4 horas para evitar esse risco.

Produtos sanguíneos modificados

Objetivo

1. Para reduzir o risco de complicações específicas relacionadas à transfusão, os produtos sanguíneos podem receber um processamento ou tratamento adicional.
   a. Os leucócitos são removidos dos produtos sanguíneos por meio de filtração, lavagem e congelamento para reduzir o risco de reações transfusionais febris e não hemolíticas e aloimunização ao HLA.
   b. A função e a proliferação de linfócitos de doadores são inibidas por irradiação para diminuir o risco de doença do enxerto contra o hospedeiro (DECH) em pacientes imunocomprometidos, incluindo pacientes oncológicos, pacientes com transplante de coração ou pulmão, e pacientes pediátricos com menos de 6 anos de idade.

Métodos

1. Filtração.
   a. Os filtros padronizados (170 μm) removem efetivamente coágulos brutos de fibrina.
   b. Os filtros microagregados (aproximadamente 40 μm) removem agregados microscópicos de fibrina, plaquetas e leucócitos que se acumulam nos produtos de hemácias durante o armazenamento. Seu uso é recomendado durante a transfusão rápida e maciça de sangue total ou de concentrado de hemácias para evitar complicações pulmonares. Isso reduz o risco de transmissão do CMV e também pode reduzir a incidência de reações transfusionais febris pela remoção de muitos leucócitos.
   c. Filtros especiais para depleção de leucócitos foram desenvolvidos para serem usados com produtos plaquetários que removem 80 a 95% dos leucócitos e retêm 80% das plaquetas. Esses filtros também reduzem o risco de transmissão do CMV.
   d. O produto pode ser filtrado antes da liberação pelo banco de sangue, porém o mais comum é ser liberado com o filtro apropriado, que deve ser anexado ao conjunto de infusão padrão na beira do leito de acordo com as instruções do fabricante ou do banco de sangue.

2. Lavagem.
   a. A lavagem de hemácias ou plaquetas com soro fisiológico remove 80 a 95% dos leucócitos e praticamente todo o plasma para reduzir a incidência de reações transfusionais febris e não hemolíticas.
   b. A lavagem requer 1 hora adicional no tempo de processamento. O prazo de validade do produto é reduzido para 24 horas após essa manipulação adicional.
3. Congelamento.
   a. As hemácias podem ser congeladas até 7 dias após a coleta de sangue e permanecem viáveis por 7 a 10 anos.
   b. A remoção do conservante de congelamento hipertônico (glicerol) antes da transfusão elimina todo o plasma e 99% dos leucócitos.
   c. O descongelamento e a desglicerolização das hemácias requerem mais 90 minutos de preparação e reduzem o prazo de validade para 24 horas após essa manipulação adicional.
   d. O congelamento também é um método eficiente de armazenar tipos sanguíneos raros e hemácias autólogas.
4. Irradiação.
   a. A exposição de produtos sanguíneos a uma quantidade estabelecida de radiação gama inibe a função e a proliferação de linfócitos sem danificar as hemácias, plaquetas ou granulócitos. Isso elimina a capacidade dos linfócitos transfundidos de se enxertarem no receptor imunocomprometido e o risco associado à DECH pós-transfusão.
   b. Os pacientes em risco de DECH pós-transfusão incluem os receptores de transplante de medula óssea e de células-tronco periféricas; pacientes transplantados de pulmão ou coração; recém-nascidos prematuros; e pacientes com distúrbios de imunodeficiência congênita, linfomas de Hodgkin e não Hodgkin e HIV.

Reações transfusionais

Toda transfusão de hemoderivados pode resultar em um efeito adverso. As reações podem ser divididas em duas categorias gerais: aguda e tardia.

Reações agudas

1. Podem ocorrer reações agudas durante o procedimento, alguns minutos depois ou horas após a infusão do produto sanguíneo.
2. As reações agudas incluem reações alérgicas, febris, sépticas e hemolíticas, embolia aérea e sobrecarga circulatória. Os pacientes que recebem vários produtos sanguíneos em um curto espaço de tempo também podem estar em risco de desenvolvimento de hiperpotassemia, hipocalcemia e hipotermia.
3. Como as reações podem exibir manifestações clínicas semelhantes, todos os sintomas devem ser considerados potencialmente graves e a transfusão deve ser interrompida até que a causa seja determinada.
4. Quando houver suspeita de uma reação, o médico deve ser notificado imediatamente e as bolsas de sangue, junto com a tubulação de todos os produtos recentemente transfundidos, devem ser devolvidas ao banco de sangue para avaliação.
5. As seguintes amostras também devem ser obtidas, se houver suspeita de reação aguda.
   a. Amostra de sangue coagulado para examinar o plasma em busca de hemoglobina e confirmar o grupo e a tipagem de hemácias.
   b. Uma amostra de sangue com anticoagulante para um teste de Coombs direto para determinar a presença de anticorpo nas hemácias.
   c. A primeira amostra de urina para testar para hemoglobinúria (não precisa ser uma amostra feita com técnica asséptica).
6. Devem ser tomadas precauções para evitar a hemólise das hemácias durante a punção venosa e a coleta de amostras, pois isso pode resultar na invalidação dos resultados. Sempre que possível, as amostras de sangue devem ser coletadas de uma punção venosa nova, e não de agulhas ou cateteres já existentes.
7. Se os únicos sintomas são aqueles resultantes de uma reação alérgica leve (p. ex., urticária), uma avaliação extensa pode não ser necessária. No caso de uma reação grave (p. ex., hipotensão, taquipneia), podem ser necessários exames adicionais para determinar a causa da reação.
8. As causas, manifestações clínicas, tratamento e prevenção de reações agudas estão resumidos na Tabela 27.4.

Reações tardias

1. As reações tardias ocorrem dias ou anos após a transfusão.
2. As reações tardias incluem reações hemolíticas tardias, sobrecarga de ferro (hemossiderose), DECH e doenças infecciosas (p. ex., hepatite B, hepatite C, CMV, vírus Epstein-Barr, malária, HIV, HTLV).
3. Os sintomas de uma reação tardia podem variar de leves até graves. O diagnóstico pode ser complicado pelo longo período de incubação entre a data da transfusão e a da reação e pela complexidade dos exames diagnósticos.
4. As causas, manifestações clínicas, tratamento e prevenção de reações tardias estão resumidos na Tabela 27.5.

Tabela 27.4 Reações agudas à transfusão de sangue.

Reação aguda	Causa	Manifestações clínicas	Manejo	Prevenção
Alérgica	Sensibilidade à proteína plasmática ou ao anticorpo doador, que reage com o antígeno do receptor.	• Rubor • Prurido, erupção cutânea • Urticária • Chiado asmático • Edema da laringe • Anafilaxia.	• Interrompa a transfusão imediatamente. Soro fisiológico. Notifique o médico e o banco de sangue • Administre anti-histamínico, conforme indicado (difenidramina) • Atenção à anafilaxia – prepare epinefrina se a dificuldade respiratória for grave • Se urticária é a única manifestação clínica, às vezes a transfusão pode continuar em uma taxa mais lenta • Envie amostras de sangue e devolva as bolsas para o banco de sangue. Colete amostras de urina para teste.	• Antes da transfusão, pergunte ao paciente sobre reações passadas. Se o paciente tiver histórico de anafilaxia, alerte o médico, disponibilize medicamentos de emergência e permaneça à beira do leito nos primeiros 30 min.

(continua)

Tabela 27.4 Reações agudas à transfusão de sangue. (*Continuação*)

Reação aguda	Causa	Manifestações clínicas	Manejo	Prevenção
Febril, não hemolítica	Hipersensibilidade aos glóbulos brancos, plaquetas ou proteínas plasmáticas do doador.	• Calafrios repentinos e febre • Cefaleia • Rubor • Ansiedade.	• Interrompa imediatamente a transfusão e mantenha a veia pérvia (KVO) com soro fisiológico. Notifique o médico e o banco de sangue • Envie amostras de sangue e devolva as bolsas para o banco de sangue. Colete amostras de urina para teste • Verifique a temperatura 30 min após os calafrios e conforme indicado a seguir • Administre antipiréticos conforme prescrição – tratamento de acordo com os sintomas.	• Administre um antipirético (paracetamol ou ácido acetilsalicílico) antes da transfusão, conforme indicado • Produtos sanguíneos pobres em leucócitos podem ser recomendados para futuras transfusões.
Sobrecarga circulatória	Fluido administrado a uma taxa ou volume maior do que o sistema circulatório pode acomodar. Aumento da quantidade de sangue nos vasos pulmonares e diminuição da complacência pulmonar.	• Aumento da pressão venosa • Veias do pescoço distendidas • Dispneia • Tosse • Crepitações na base dos pulmões.	• Interrompa a transfusão e use a função de KVO na bomba de infusão com soro fisiológico. Notifique o médico • Coloque o paciente na posição vertical com os pés em posição dependente • Administre diuréticos, oxigênio, morfina e aminofilina conforme prescrição.	• Produtos sanguíneos concentrados devem ser administrados sempre que positivo • Realize transfusão a uma taxa dentro da reserva circulatória do paciente • Monitore a pressão venosa central do paciente com patologia cardíaca.
Reação hemolítica	Infusão de produtos sanguíneos incompatíveis: • Os anticorpos no plasma do receptor se ligam às hemácias transfundidas, hemolisando tanto células em circulação quanto no sistema reticuloendotelial • Os anticorpos no plasma do doador se ligam às hemácias do receptor, causando hemólise (pode resultar da infusão de plasma incompatível – menos grave que nos casos de incompatibilidade de hemácias).	• Arrepios; febre • Dor na região lombar • Sensação de plenitude da cabeça; rubor • Sentimento opressivo • Taquicardia, taquipneia • Hipotensão, colapso vascular • Hemoglobinúria, hemoglobinemia • Sangramento • Insuficiência renal aguda.	• Interrompa a transfusão imediatamente e use a função de KVO na bomba de infusão com soro fisiológico. Notifique o médico e o banco de sangue • Trate o choque, se presente • Obtenha amostras para teste; colete amostras de urina • Mantenha a pressão arterial com soluções coloides IV • Administre diuréticos, conforme prescrição, para manter o fluxo de urina, a filtração glomerular e o fluxo sanguíneo renal • Insira o cateter de permanência para monitorar o débito urinário a cada hora. O paciente pode precisar de diálise se desenvolver insuficiência renal.	• Verifique meticulosamente a identificação do paciente – da coleta da amostra até a infusão do produto • Comece a infusão a uma taxa lenta e observe atentamente por 30 min – as consequências são proporcionais à quantidade de sangue incompatível transfundido.

Tabela 27.5 Reações tardias à terapia transfusional.

Reação tardia	Causa	Manifestações clínicas	Gestão	Prevenção
Reação hemolítica tardia	Destruição de hemácias transfundidas por anticorpo não detectável durante a prova cruzada, mas que se formou rapidamente após a transfusão. A produção rápida pode ocorrer devido à exposição ao antígeno durante transfusões ou gestações anteriores.	• Febre • Icterícia leve • Diminuição do hematócrito.	• Geralmente, não é necessário um tratamento agudo, mas a hemólise pode ser grave o suficiente para causar choque e insuficiência renal. Se isso ocorrer, institua os cuidados descritos para reações hemolíticas agudas.	• A amostra de sangue para prova cruzada deve ser coletada em até 3 dias após a transfusão. A formação de anticorpos pode ocorrer em até 90 dias após a transfusão ou gravidez.

Tabela 27.5 Reações tardias à terapia transfusional. *(Continuação)*

Reação tardia	Causa	Manifestações clínicas	Gestão	Prevenção
Sobrecarga de ferro (hemossiderose)	Deposição de ferro no coração, órgãos endócrinos, fígado, baço, pele e outros órgãos principais como resultado de transfusões múltiplas e a longo prazo (anemia aplásica, talassemia).	• Diabetes • Redução da função tireoidiana • Arritmias • Insuficiência cardíaca e outros sintomas relacionados à insuficiência orgânica grave.	• Trate sintomaticamente • Deferoxamina, que forma um quelato e remove o ferro acumulado através dos rins; administrado por meio das vias IV, IM ou SC.	-
Doença do enxerto contra o hospedeiro	Enxerto de linfócitos na medula óssea de pacientes imunossuprimidos, estabelecendo uma resposta imune do enxerto contra o hospedeiro.	• Erupção cutânea eritematosa • Anormalidades nos testes de função hepática • Diarreia aquosa profusa.	• Imunossupressão com corticosteroides, ciclosporina A • Tratamento sintomático de prurido, dor • Reposição de fluidos e eletrólitos para a diarreia.	• Transfundir com produtos sanguíneos irradiados.
Hepatite B	Vírus da hepatite B transmitido do doador de sangue ao receptor por meio de hemoderivados infectados.	• Enzimas hepáticas elevadas (ALT/AST) • Anorexia, mal-estar • Náuseas e vômito • Febre • Urina escura • Icterícia.	• Geralmente tem resolução espontânea no intervalo de 4 a 6 semanas. Pode resultar em danos permanentes no fígado. Trate os sintomas.	• Triagem dos doadores de sangue, rejeitando temporariamente aqueles que podem ter tido contato com o vírus. Aqueles com histórico de hepatite após os 11 anos de idade estão permanentemente impedidos de doar; pré-teste de todos os hemoderivados (imunoensaio enzimático, EIA).
Hepatite C (anteriormente hepatite não A, não B)	Vírus da hepatite C transmitido do doador ao receptor por meio de hemoderivados infectados.	• Semelhante à hepatite B sérica, mas os sintomas geralmente são menos graves • Doença hepática crônica e cirrose podem se desenvolver.	• Sintomas geralmente leves. A interferona e a ribavirina podem ser utilizadas para tratar a doença hepática crônica.	• Pré-teste de todos os doadores de sangue (ALT, anticorpo anti-HBc, anticorpo anti-hepatite C).
Vírus Epstein-Barr, citomegalovírus, malária	Transmitido por meio de hemoderivados infectados.	• Febre • Fadiga • Hepatomegalia • Esplenomegalia.	• Repouso e manejo de suporte.	• Pergunte a possíveis doadores de sangue sobre resfriados, gripes e viagens ao exterior.
Síndrome de imunodeficiência adquirida (AIDS)	Vírus da imunodeficiência humana (HIV) transmitido do doador ao receptor por meio de hemoderivados infectados.	• Suor noturno • Perda de peso inexplicável • Linfadenopatia • Pneumonia por *Pneumocystis* • Sarcoma de Kaposi • Diarreia.	• Terapia antirretroviral combinada.	• Teste cada doador para anticorpos anti-HIV • Rejeite potenciais doadores de alto risco: homens que fazem sexo com outros homens desde 1977; usuários de drogas intravenosas injetáveis; parceiros masculinos ou femininos de prostitutas; hemofílicos ou seus parceiros sexuais; parceiros daqueles com AIDS ou alto risco de AIDS; imigrantes do Haiti ou da África Subsaariana.

(continua)

Tabela 27.5 Reações tardias à terapia transfusional. *(Continuação)*

Reação tardia	Causa	Manifestações clínicas	Gestão	Prevenção
Mielopatia associada ao vírus T linfotrópico humano tipo 1 (HTLV-1) e paraparesia espástica tropical (HAM/TSP) leucemia de células T do adulto.	HTLV-1 transmitido do doador ao receptor por meio de hemoderivados.	• Sinais de doença neuromuscular • Sinais de leucemia de células T.	• Os indivíduos infectados pelo HTLV-1 têm baixo risco de desenvolver a doença (3 a 5%). Período de incubação de 10 a 20 anos • Caso ocorra doença, trate de acordo com os sintomas.	• Teste todos os possíveis doadores de sangue para o anticorpo HTLV-1.
Sífilis	Espiroquetemia causada por *Treponema pallidum*. Incubação de 4 a 18 semanas.	• Presença de cancro • Linfadenopatia regional • Erupção cutânea generalizada.	• Terapia com penicilina.	• Teste o sangue antes da transfusão (reação rápida ao plasma). O organismo não permanecerá viável no sangue armazenado por 24 a 48 h (4°C).

Alerta de transição de cuidado
Os enfermeiros devem educar os pacientes sobre o potencial de reação tardia à transfusão de sangue no momento da alta, incluindo os sinais e sintomas a serem observados e a necessidade de notificar o médico para diagnóstico oportuno e tratamento ambulatorial.

TRANSPLANTE DE CÉLULAS-TRONCO HEMATOPOIÉTICAS

O transplante de células-tronco hematopoiéticas é um tratamento potencialmente capaz de salvar vidas, com aplicação em muitos distúrbios malignos e não malignos. Décadas de pesquisa trouxeram avanços a essa tecnologia, que começou como tratamento experimental de último recurso até se transformar no método preferido de intervenção para doenças selecionadas. Embora atualmente os procedimentos básicos estejam bem estabelecidos, esse campo continua a evoluir rapidamente por meio de pesquisas contínuas em áreas como transplantes alogênicos não mieloablativos ("minitransplantes"), aplicação de modificadores de resposta biológica para modular a resposta imune, e uso de infusões de linfócitos de doadores para prevenir ou tratar a recidiva pós-transplante.

Princípios do transplante de células-tronco hematopoiéticas

Tipos de transplante de células-tronco

O tipo de transplante selecionado depende de vários fatores, como o distúrbio subjacente, a disponibilidade de um doador histocompatível (compatível com HLA) e a condição clínica do paciente. As células-tronco podem vir do paciente (autólogo), de um gêmeo idêntico (singênico) ou de outro doador (alogênico). As células-tronco são encontradas na medula óssea, no sangue periférico (especialmente se o doador é tratado para aumentar o número de células-tronco circulantes) e no sangue do cordão umbilical.

Transplante de medula óssea autólogo

1. A medula óssea é removida do paciente durante um procedimento cirúrgico de coleta, congelada e reinfundida depois do paciente ter sido submetido a quimioterapia com altas doses e possivelmente radioterapia.
2. Vantagens: prontamente disponível e geralmente com menor morbimortalidade que o transplante de medula óssea (TMO) alogênico.
3. Desvantagens: procedimento cirúrgico; a medula deve estar livre de doenças; deve ser possível aspirar uma quantidade suficiente de medula celular; na maioria dos casos, apresenta maior taxa de recidiva que o TMO alogênico.

Transplante de medula óssea singênico

1. A medula óssea é removida de um gêmeo idêntico durante um procedimento cirúrgico de coleta e infundida no receptor, que foi submetido a quimioterapia em altas doses e possivelmente radioterapia.
2. Vantagens: a medula do receptor não precisa ser coletada (como na medula óssea hipocelular ou contaminada por tumor), geralmente apresenta menor morbimortalidade do que com o TMO alogênico.
3. Desvantagens: maior taxa de recidiva da doença do que com o TMO alogênico.

Transplante de medula óssea alogênico

1. A medula óssea é removida de um doador que, mais comumente, é irmão ou parente próximo, mas pode ser um doador voluntário (não aparentado).
    a. Podem ser utilizados fenótipos HLA idênticos ou incompatíveis, embora os fenótipos idênticos sejam frequentemente preferidos. As incompatibilidades do HLA requerem imunossupressão adicional e profilaxia contra DECH, e podem estar associadas a uma maior morbimortalidade.
    b. A medula óssea é removida do doador durante um procedimento cirúrgico de coleta e infundida no receptor, que foi submetido a quimioterapia em altas doses e possivelmente radioterapia.
    c. A medula óssea alogênica pode ser tratada de várias maneiras antes da infusão, incluindo a remoção de hemácias, se houver incompatibilidade ABO, e a remoção de linfócitos T para reduzir o risco de DECH.
2. Vantagens: a medula do receptor não precisa ser coletada (como na medula óssea hipocelular ou contaminada por tumor) e a taxa de recidiva é mais baixa.

3. Desvantagens: risco de DECH e geralmente maior morbimortalidade do que outros tipos de TMO. Transplantes entre não aparentados e com incompatibilidade HLA têm maior risco de desenvolvimento de DECH e complicações infecciosas, além de alguns riscos de rejeição ou falha do enxerto.

Transplante de células-tronco hematopoiéticas periférico autólogo, singênico ou alogênico

1. Embora as células-tronco hematopoiéticas sejam encontradas principalmente na medula óssea, também podem se apresentar em menor número na circulação periférica.
2. As células-tronco do sangue periférico são coletadas usando-se um ou mais procedimentos de aférese após o paciente ou doador ter sido tratado para aumentar o número de células-tronco em circulação. Esse procedimento é realizado por métodos como administração cronometrada de quimioterapia (somente o paciente) e fatores de crescimento de células-tronco. Após a coleta, as células são congeladas e armazenadas para reinfusão no paciente após quimioterapia em altas doses e possivelmente radioterapia.
3. Vantagens: a medula do paciente não precisa ser coletada (como na medula óssea hipocelular ou contaminada por tumor); não há risco cirúrgico para o paciente ou o doador.
4. Desvantagens: para doadores alogênicos, ainda não são conhecidos os riscos a longo prazo de aumentar a produção saudável de medula óssea com fatores de crescimento e, em alguns casos, com quimioterapia. A pesquisa mostrou que o transplante alogênico de células-tronco do sangue periférico pode estar associado a uma maior incidência de DECH crônica do que o transplante alogênico de medula óssea.

Transplante de células-tronco hematopoiéticas do cordão umbilical

1. O sangue do cordão umbilical é rico em células-tronco e pode ser armazenado no momento do nascimento para uso autólogo posterior, uso alogênico aparentado ou uso alogênico não aparentado. O transplante de sangue do cordão umbilical exige uma correspondência menos rigorosa com o HLA porque as células-tronco incompatíveis do sangue do cordão têm menor probabilidade de causar DECH do que as células-tronco maduras de outras fontes.
2. Vantagens: pode fornecer células-tronco alogênicas que podem salvar a vida de novos irmãos e irmãos mais velhos sem risco para o doador. Os bancos de sangue de cordão umbilical oferecem opções para transplante de doadores não aparentados em caso de necessidade urgente.
3. Desvantagens: pode apresentar maior risco de falha do enxerto do que outros tipos de transplante; a quantidade de células-tronco pode ser insuficiente para pacientes idosos.

Transplantes não mieloablativos ou "minitransplantes"

1. O condicionamento convencional para transplantes de células-tronco do sangue e da medula requer altas doses de quimioterapia e radioterapia (mieloablativa) para destruir as células existentes na medula óssea. Isso resulta em significativa morbimortalidade, particularmente em certas populações de pacientes (p. ex., pacientes idosos, aqueles com função orgânica ruim).
2. As pesquisas demonstram que, sob certas condições, os indivíduos podem sobreviver com células-tronco da medula óssea de duas fontes (doação autóloga e alogênica), um estado conhecido como *quimerismo misto*. Essas alterações no sistema imunológico parecem melhorar a resposta imune antitumoral, criando um efeito desejado de enxerto *versus* tumor.
3. Os objetivos dos regimes de condicionamento não mieloablativos são evitar a rejeição do enxerto e promover o quimerismo misto. O esquema preparatório não mieloablativo utiliza combinações de agentes como ciclofosfamida, fludarabina, globulina antitimocítica e radioterapia corporal total em baixa dose. O alentuzumabe também é frequentemente considerado. Após a conclusão do esquema de intensidade reduzida, as células-tronco alogênicas da medula óssea ou do sangue periférico são infundidas.
4. Os linfócitos do doador também podem ser administrados em intervalos específicos após o transplante para intensificar ainda mais o efeito imunológico antitumoral.
5. Vantagens: pacientes que não são elegíveis para transplante alogênico devido à idade, comorbidades ou condições orgânicas têm maior probabilidade de tolerar o esquema preparatório menos tóxico. Os pacientes geralmente não apresentam neutropenia significativa, trombocitopenia, anemia e outras complicações que normalmente acompanham a terapia mieloablativa. Eles geralmente apresentam episódios mais curtos de neutropenia e uma necessidade reduzida de transfusões de hemácias e plaquetas, proporcionando oportunidades para a realização de transplantes ambulatoriais.
6. Desvantagens: aumento do risco de falha do enxerto.

O sistema antígeno leucocitário humano e o transplante

1. O sistema antígeno leucocitário humano (HLA) faz parte do complexo principal de histocompatibilidade.
2. O reconhecimento mediado pela imunidade das diferenças no sistema HLA de cada indivíduo é a primeira etapa na rejeição de um órgão ou enxerto transplantado ou na DECH.
3. Os antígenos HLA são proteínas complexas expressas na superfície de todas as células nucleadas (antígenos A, B, C – classe I) ou células do sistema imunológico (antígenos D – classe II).
   a. Foram identificados mais de 100 antígenos diferentes.
   b. Os antígenos são classificados de acordo com sua localização no cromossomo 6, responsável pela codificação.
   c. A mistura de antígenos geneticamente herdados que se expressa na superfície celular é seu fenótipo individual ou tipo de tecido.
4. A determinação do tipo de HLA de um indivíduo é concluída por fenotipagem complexa de DNA ou sequenciamento de genes.
   a. O padrão-ouro para a tipagem de HLA no transplante de medula óssea é concluir os testes em alta resolução (nível alélico), identificando os grupos de classe I (A, B, C) e classe II (D).
   b. O indivíduo que apresenta compatibilidade com todos os 10 antígenos em seu nível alélico associado – A, B, C, DR e DQ – é considerado um doador fenotipicamente idêntico.
5. Irmãos têm uma chance de 1 em 4 de ter conjuntos idênticos de antígenos HLA. Com uma taxa de natalidade nacional decrescente, no entanto, apenas 35% das pessoas nos EUA podem prever ter um irmão com HLA idêntico.
6. Devido à complexidade do sistema HLA, pessoas não aparentadas têm uma probabilidade inferior a 1 em 5.000 de ter um HLA idêntico.
7. O programa americano National Bone Marrow Donor Program (BeTheMatch Registry), criado em 1987, mantém uma lista computadorizada de possíveis doadores de células-tronco do sangue periférico e medula óssea HLA compatíveis, fornecendo assistência a pacientes que procuram um doador não aparentado. As informações sobre como se tornar um doador voluntário de medula óssea ou sobre como iniciar uma pesquisa computadorizada por um doador podem ser encontradas no National Bone Marrow Donor Program (*www.marrow.org*)[2] para obter recursos adicionais para pacientes submetidos a transplante de sangue e de células-tronco da medula.

[2]N.R.T.: No Brasil, o paciente inicialmente é cadastrado no Registro Nacional de Receptores de Medula Óssea (REREME), posteriormente é realizado o cruzamento de informações entre o REREME e o Registro Nacional de Doadores Voluntários de Medula Óssea (REDOME), para identificar um doador compatível. Consultar *www.redome.inca.gov.br.*

Indicações

1. Se um doador aparentado com HLA compatível estiver disponível, o transplante de medula óssea ou de células-tronco alogênicas é geralmente considerado o tratamento de escolha em certos distúrbios, tais como:
   a. Anemia aplásica grave.
   b. Distúrbios de imunodeficiência hereditária, como doença por imunodeficiência combinada grave e síndrome de Wiskott-Aldrich.
   c. O transplante alogênico de células-tronco hematopoiéticas também tem sido utilizado com sucesso variável no tratamento de outros distúrbios genéticos (p. ex., talassemia, anemia falciforme).
2. Os transplantes de células-tronco hematopoiéticas alogênico, singênico e autólogo da medula óssea e do sangue periférico também são amplamente aplicados no tratamento de neoplasias malignas no qual a taxa de sucesso depende em grande parte de fatores como idade do paciente, estágio da doença no momento do transplante, extensão do tratamento prévio e comorbidades existentes.
3. O transplante autólogo de células-tronco hematopoiéticas do sangue periférico é usado no tratamento de certos linfomas, mieloma múltiplo e tumores sólidos, como sarcoma de Ewing e neuroblastoma. O transplante alogênico de medula óssea e de células-tronco do sangue periférico geralmente é usado no tratamento de leucemias e certos linfomas.
4. As doenças e os distúrbios tratados com esta tecnologia estão resumidos no Boxe 27.1.

Coleta de células-tronco da medula óssea e do sangue periférico

Avaliação do receptor

1. Os critérios de elegibilidade incluem idade (geralmente inferior a 65 anos para transplantes mieloablativos alogênicos e transplantes autólogos e singênicos e inferior a 75 anos para transplantes não mieloablativos alogênicos) e disponibilidade de fonte adequada de doador e de células-tronco.
2. Antes do paciente ser submetido ao transplante, é realizada uma extensa análise para garantir que a patologia seja tratável com o tipo de transplante selecionado e que o paciente não tenha limitações que aumentem o risco de mortalidade.
3. Os critérios específicos podem variar entre os centros de transplante e os protocolos de tratamento, mas geralmente incluem:
   a. Avaliação da gravidade e da extensão das manifestações clínicas atuais da doença específica.
   b. Função cardíaca adequada: geralmente, a fração de ejeção do ventrículo esquerdo deve ser superior a 45%.
   c. Função pulmonar adequada: geralmente, a capacidade expiratória forçada e a capacidade vital forçada devem ser superiores a 50%.
   d. Função renal adequada: geralmente, os níveis de creatinina devem ser inferiores a 2 mg/dℓ.
   e. Função hepática adequada: geralmente, os níveis de bilirrubina devem ser inferiores a 2 mg/dℓ.
   f. Ausência de infecções ativas (incluindo HIV).
   g. Ausência de condição clínica grave ou descontrolada coexistente.

Boxe 27.1 Indicações para o transplante de células-tronco hematopoiéticas e da medula óssea

ALOGÊNICO

Não maligno
- Anemia aplásica
- Mielofibrose
- Síndrome de Wiskott-Aldrich
- Talassemia
- Doenças graves de imunodeficiência combinada
- Mucopolissacaridoses
- Anemia falciforme.

Maligno
- Leucemia mieloide aguda
- Leucemia linfocítica aguda
- Linfoma de Hodgkin
- Linfoma não Hodgkin
- Mielofibrose
- Mieloma múltiplo
- Tumores sólidos selecionados.

AUTÓLOGO
- Linfoma de Hodgkin
- Linfoma não Hodgkin
- Mieloma múltiplo
- Tumores sólidos selecionados.

Avaliação dos doadores de sangue e medula óssea

1. Como a doação de medula óssea para TMO alogênico ou singênico é um procedimento eletivo sem nenhum benefício para o doador, é necessário muito cuidado para garantir que o potencial doador esteja apto para a cirurgia e compreenda os riscos potenciais. Doadores autólogos de medula óssea geralmente devem atender aos mesmos critérios. A avaliação inclui:
   a. Histórico médico e exame físico completos.
   b. Radiografia do tórax.
   c. Eletrocardiograma.
   d. Avaliação laboratorial (hemograma completo; perfil químico; teste para CMV, hepatites B e C, HIV, HTLV e sífilis; tipagem ABO e Rh; testes de coagulação).
2. Deve ser obtido o termo de consentimento informado, incluindo possíveis complicações aos doadores.
3. As complicações relativamente comuns incluem:
   a. Hematomas.
   b. Dor nos locais de aspiração.
   c. Sangramento leve.
4. As complicações raras incluem:
   a. Efeitos adversos da anestesia (geral, raquidiana ou epidural).
   b. Infecção nos locais de aspiração.
   c. Dor persistente.
   d. Neuropatias transitórias.
5. Devido à perda significativa de volume sanguíneo e hemácias durante o procedimento de coleta, os doadores são aconselhados a administrar uma ou duas unidades de sangue autólogo 1 a 3 semanas antes da cirurgia e que podem ser reinfundidas durante a coleta de medula, se necessário.
6. A avaliação dos doadores para o transplante de células-tronco do sangue periférico é semelhante, porém menos rigorosa, pois geralmente não é necessária anestesia. O procedimento de aférese é semelhante à doação de plaquetas.

Procedimento de coleta de células-tronco

Coleta da medula óssea (autóloga, singênica ou alogênica)

1. Realizada com anestesia peridural, raquidiana ou geral sob condições estéreis no centro cirúrgico.
2. Uma agulha de aspiração é usada para perfurar a pele e a crista ilíaca várias vezes sem sair da pele, removendo a medula em alíquotas de 2 a 5 mℓ (amostras).
3. A medula é aspirada em seringas heparinizadas e filtrada para remover coágulos de fibrina e outros detritos.

4. A medula pode ser infundida imediatamente, tratada e infundida ou congelada em uma solução conservante contendo dimetilsulfóxido (DMSO) até que seja necessária.
5. A doação de medula óssea é um procedimento cirúrgico relativamente seguro, com poucas complicações graves.

Cuidados com o doador após coleta de medula óssea

1. O procedimento geralmente é realizado no mesmo dia, com alta após a recuperação da anestesia.
2. Observe possíveis complicações (sangramento, hipotensão causada por perda de fluidos).
3. Instrua o paciente a retomar as atividades normais gradualmente durante a semana após a doação.
4. Instrua o paciente a manter os locais de aspiração limpos e secos e a observar os sinais de infecção (hiperemia, edema, calor ou secreção nos locais, febre, mal-estar).
5. Forneça analgesia adequada e instrua o paciente sobre o tratamento da dor.

Coleta de células-tronco do sangue periférico

1. Envolve a preparação do doador pela realização de um *priming* do sistema hematopoiético com quimioterapia cronometrada (somente para coleta de células-tronco autólogas) e administração sequencial de fatores de crescimento para aumentar o número de células-tronco circulantes.
2. Deve ser inserido um cateter central de grande diâmetro, adequado para procedimentos de aférese.
3. Podem ser necessários de um a 10 procedimentos de aférese para coletar um número suficiente de células adequadas.
4. As células são congeladas em uma solução conservante que contém DMSO até que seja necessária sua utilização.
5. As complicações agudas da aférese incluem a toxicidade do citrato, que pode ser manejada aumentando a ingestão de cálcio na dieta 2 a 3 dias antes do procedimento e usando antiácidos à base de cálcio durante o procedimento. Os níveis de cálcio no sangue devem ser cuidadosamente monitorados durante todo o procedimento e deve ser administrado cálcio IV conforme necessário.

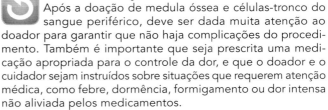

Alerta de transição de cuidado
Após a doação de medula óssea e células-tronco do sangue periférico, deve ser dada muita atenção ao doador para garantir que não haja complicações do procedimento. Também é importante que seja prescrita uma medicação apropriada para o controle da dor, e que o doador e o cuidador sejam instruídos sobre situações que requerem atenção médica, como febre, dormência, formigamento ou dor intensa não aliviada pelos medicamentos.

Preparação e realização do transplante

Preparação do receptor

1. Um cateter central de longa permanência é inserido para vários tratamentos intravenosos, incluindo a infusão de hemoderivados, nutrição parenteral total e coleta de sangue.
2. A quimioterapia ou a radioterapia em altas doses são administradas para:
   a. Destruir células tumorais residuais.
   b. Suprimir a resposta imune contra as novas células-tronco.
   c. Criar espaço dentro da medula do receptor para as novas células-tronco.
3. Os sintomas imediatamente associados a regimes quimioterápicos ou radioterápicos com as altas doses utilizadas no transplante de células-tronco hematopoiéticas podem incluir:
   a. Náuseas e vômito graves (com a maioria dos regimes).
   b. Cardiomiopatia e cistite hemorrágica (com ciclofosfamida).
   c. Convulsões (com bussulfano).
   d. Febre, eritema generalizado e parotite (com a irradiação total do corpo).

Infusão de medula óssea ou células-tronco do sangue periférico

Ver Tabela 27.6.

Tabela 27.6 Diretrizes de infusão para medula óssea ou células-tronco do sangue periférico.

Tipo de células-tronco	Processamento antes da infusão	Volume	Potenciais efeitos adversos	Considerações de enfermagem
Medula óssea alogênica não tratada compatível com ABO	Filtrado para remover partículas grandes.	500 a 2.000 mℓ	Sobrecarga de volume, reações alérgicas, comprometimento pulmonar (embolia gordurosa, agregados celulares).	Medicamentos de emergência disponíveis, monitoramento rigoroso.
Medula óssea incompatível com ABO	Remoção de hemácias e plasma.	200 a 600 mℓ	Reações alérgicas, hemólise intravascular (rara).	Hidrate o paciente para garantir uma perfusão renal adequada e a alcalinidade da urina, medicamentos de emergência disponíveis, monitoramento rigoroso.
Medula óssea autóloga	Filtrado e congelado com DMSO como conservante, descongelado em banho-maria imediatamente antes da infusão.	100 a 500 mℓ	Relacionado ao DMSO: reação de liberação de histamina (rubor, aperto no peito, cólicas abdominais, náuseas), arritmias cardíacas, anafilaxia.	Medicamentos de emergência disponíveis, monitoramento rigoroso, recomendado monitoramento cardíaco.
Células-tronco do sangue periférico	Congelado com DMSO como conservante, descongelado em banho-maria imediatamente antes da infusão.	100 a 1.000 mℓ	Relacionado ao DMSO: reação de liberação de histamina (rubor, aperto no peito, cólicas abdominais, náuseas), arritmias cardíacas, anafilaxia.	Administre conforme tolerância do paciente (pode ser alto volume e conteúdo de DMSO), pré-medicado com anti-histamínico e antiemético, medicamentos de emergência disponíveis, monitoramento rigoroso, monitoramento cardíaco recomendado.

DMSO, dimetilsulfóxido.

Alerta de enfermagem
Ao contrário de todos os outros produtos sanguíneos administrados aos receptores de transplante, as células-tronco nunca devem ser irradiadas. Além disso, bombas e filtros de infusão devem ser evitados, pois podem remover ou danificar as células-tronco.

Cuidados pós-transplante

Considerações gerais

1. Podem surgir complicações significativas que requerem cuidados médicos e de enfermagem especializados durante as primeiras semanas e meses após o transplante de células-tronco hematopoiéticas.
   a. O risco é mais alto no TMO alogênico não aparentado e incompatível.
   b. Seguido por TMO alogênico compatível não aparentado e TMO alogênico incompatível aparentado.
   c. Seguido por TMO alogênico compatível aparentado.
   d. Seguido por TMO singênico.
   e. Seguido por TMO autólogo.
   f. Seguido por transplante autólogo de células-tronco do sangue periférico (menor risco).
2. A assistência de enfermagem visa identificar e tratar precocemente os problemas e inclui:
   a. Avaliação física e psicossocial abrangente.
   b. Notificação imediata ao médico se for encontrado qualquer parâmetro anormal de avaliação.
   c. Reconhecimento e intervenção precoces de complicações com risco de vida, como sepse, insuficiência respiratória, sangramento gastrintestinal, insuficiência renal e hepática e doença veno-oclusiva (DVO).
   d. Prevenção de infecção.
   e. Prevenção de sangramento.
   f. Tratamento especializado dos sintomas decorrentes de problemas que podem ocorrer após o transplante de células-tronco do sangue e da medula, como náuseas, vômito, diarreia, dor, fadiga, ansiedade e delírio.

Complicações hematopoiéticas

1. Pacientes submetidos a transplante de células-tronco hematopoiéticas, particularmente receptores alogênicos, correm o risco de desenvolvimento de infecções bacterianas, virais e fúngicas potencialmente fatais devido à profunda neutropenia e à imunossupressão prolongada.
   a. Os receptores de transplante geralmente são atendidos em um ambiente protegido, mais comumente em salas filtradas por HEPA.
   b. Em um ambiente ambulatorial ou domiciliar, o paciente e a família devem prestar atenção estrita aos métodos de prevenção de infecção, incluindo o uso de máscaras de alta filtragem, lavagem das mãos, manuseio seguro de alimentos, e evitar multidões e contato com pessoas enfermas.
   c. Os receptores de células-tronco do sangue e da medula apresentam alto risco de infecções nosocomiais da corrente sanguínea relacionadas ao uso prolongado de cateteres venosos centrais, à neutropenia e à imunossupressão. Nessa população, a adesão estrita a um procedimento baseado em evidências para inserção e manuseio de cateteres venosos centrais é essencial.
   d. Foi demonstrado que fatores estimuladores de colônias, como GCSF e GM-CSF, reduzem a duração da neutropenia, embora o momento ideal para a administração ainda não tenha sido determinado.
   e. As intervenções preventivas adicionais variam muito e incluem procedimentos elaborados de desinfecção, dietas modificadas ou estéreis, antibióticos profiláticos, antivirais e antifúngicos, e culturas de supervisão.
2. O megacariócito é geralmente a última célula produzida por novas células-tronco, e a contagem de plaquetas pode levar meses para retornar ao normal.
   a. Pacientes submetidos a transplante de células-tronco hematopoiéticas requerem avaliação frequente quanto a sinais e sintomas de sangramento aberto ou oculto, proteção contra lesões e suporte com produtos plaquetários.
3. A anemia é uma complicação comum causada pela perda de hemácias por envelhecimento, destruição, sangramento e flebotomia de rotina. Pacientes submetidos a transplante de células-tronco do sangue e da medula requerem transfusões frequentes de hemácias. A eritropoetina alfa e a darbepoetina alfa também podem ser usadas para estimular a produção de hemácias. A eritropoese tardia e a anemia hemolítica imune são complicações de transplantes de células-tronco alogênicas incompatíveis com ABO.

Complicações gastrintestinais

1. Pode se desenvolver mucosite decorrente da quimioterapia e da radioterapia em altas doses, que destroem as células em divisão, incluindo as células de revestimento gastrintestinal, oral e esofágico. O manejo inclui uma higiene bucal meticulosa, analgesia local e sistêmica, e terapia antimicrobiana.
2. Náuseas e vômitos podem surgir por diversos motivos, incluindo quimioterapia em altas doses, infecção, sangramento gastrintestinal, DECH aguda e uso de medicamentos. O manejo inclui intervenções farmacológicas e não farmacológicas, substituição adequada de fluidos e eletrólitos, e suporte das necessidades nutricionais.
3. A diarreia pode ter várias causas, incluindo quimioterapia em altas doses, infecção, sangramento gastrintestinal, DECH e uso de medicamentos. O manejo inclui a administração cuidadosa de antidiarreicos, a reposição adequada de líquidos e eletrólitos, o suporte aos requisitos nutricionais e a proteção da pele perirretal contra escoriações.

Complicações renais e geniturinárias

1. A insuficiência renal pode surgir por diferentes fatores, incluindo toxicidade, infecção e isquemia. O manejo inclui a manutenção do equilíbrio de líquidos e eletrólitos, o monitoramento dos níveis de medicamentos e a hemodiálise ou hemodiálise venovenosa contínua.
2. A cistite hemorrágica pode ocorrer como resultado de doses elevadas de ciclofosfamida ou com certas infecções virais, como adenovírus e vírus BK (um poliomavírus, nomeado com as iniciais do primeiro paciente). O manejo inclui hidratação, suporte com produtos sanguíneos, irrigação contínua da bexiga e, raramente, procedimentos invasivos, como instilação de alumínio ou formalina, ou uma cirurgia.

Complicações hepáticas

Pode se desenvolver a síndrome de obstrução sinusoidal ou DVO resultantes de danos hepáticos da quimioterapia e da radioterapia em altas doses; a incidência é de aproximadamente 30%.

1. Os sinais e sintomas incluem hepatomegalia (geralmente dolorosa), hiperbilirrubinemia e ganho de peso.
2. Pode evoluir para encefalopatia hepática, coagulopatias, coma e morte em até 50% dos pacientes com DVO.
3. O manejo geralmente visa a prevenção de danos posteriores e o tratamento dos sintomas. O desfibrotídeo, que é um agente antitrombótico e trombolítico, pode ser administrado para os casos graves de DOV; no entanto, o risco de sangramento é alto com a administração desse agente; outras substâncias em estudo são heparina, ativador de plasminogênio tecidual recombinante e ácido ursodesoxicólico.

Complicações pulmonares

1. As infecções pulmonares com risco de vida para receptores de células-tronco incluem pneumonias bacterianas; infecções fúngicas, como aspergilose; infecções virais, como CMV (especialmente em receptores alogênicos); vírus sincicial respiratório; parainfluenza;

e, menos comumente, pneumonia por *Pneumocystis carinii* (PCP), doença do legionário, toxoplasmose e tuberculose.

a. As medidas preventivas incluem higiene das mãos, incentivo ao exercício físico, respiração profunda e tosse; monitoramento de rotina da reação em cadeia da polimerase por CMV, se o receptor ou doador for positivo para CMV IgG no momento do transplante; administração de produtos sanguíneos triados para CMV e/ou leucorreduzidos, aciclovir ou ganciclovir em altas doses e IVIG para pacientes com TMO alogênico com alto risco de CMV; e cotrimoxazol profilático para pacientes em risco para PCP.
b. A educação de funcionários, pacientes e familiares sobre os fatores de risco e de transmissão desses agentes infecciosos pode ajudar a prevenir infecções primárias e nosocomiais.
c. Os cuidados de suporte, se sintomáticos, incluem higiene pulmonar, oxigenoterapia e ventilação mecânica.

2. A doença pulmonar não infecciosa inclui pneumonite idiopática, hemorragia alveolar difusa, fibrose pulmonar e bronquiolite obliterante.

Doença do enxerto contra o hospedeiro

1. A DECH aguda ocorre em 40 a 60% dos receptores alogênicos, mesmo com compatibilidade HLA, geralmente nos primeiros 3 meses após o transplante. Ocorre como uma manifestação da resposta do sistema imunológico aos linfócitos T ativados do doador contra células e órgãos do receptor.
   a. Afeta principalmente a pele, o fígado e o sistema digestório; também pode afetar as conjuntivas e os pulmões.
   b. A gravidade varia de uma simples erupção cutânea eritematosa autolimitada até a formação generalizada de bolhas sobre a pele, diarreia aquosa abundante e insuficiência hepática.
   c. A profilaxia geralmente inclui imunossupressão com medicamentos como ciclosporina, tacrolimo e metotrexato; também pode incluir a depleção de células T da medula óssea.
   d. Recentemente, pesquisas têm demonstrado que a administração de altas doses de ciclofosfamida alguns dias após o transplante de células-tronco diminui a taxa de DECH aguda.
   e. O tratamento geralmente inclui doses elevadas de agentes imunossupressores de rotina e fármacos adicionais, como corticosteroides, globulina antitimocítica e anticorpos monoclonais.
2. A DECH crônica ocorre em aproximadamente 20% dos sobreviventes a longo prazo; geralmente aparece no primeiro ano após o transplante alogênico de células-tronco da medula e do sangue.
   a. Apresenta muitas semelhanças com distúrbios autoimunes, como esclerodermia.
   b. Afeta a pele, boca, glândulas salivares, olhos, sistema musculoesquelético, fígado, esôfago, sistema digestório e vagina.
   c. O tratamento geralmente consiste na administração de corticosteroides e outros medicamentos imunossupressores, como micofenolato e talidomida.
   d. O sistema imunológico frequentemente está suprimido para além dos efeitos dos medicamentos; o paciente está em risco de desenvolvimento de infecções, principalmente por bactérias encapsuladas, e deve receber profilaxia com antibióticos adequados, como a penicilina.

Sequelas a longo prazo e questões de sobrevida

1. A sobrevida a longo prazo e livre de doença varia de 5 a 20%, para os pacientes com leucemias ou linfomas resistentes e agressivos, até 75 a 80%, para os casos de anemia aplásica.
2. As complicações a longo prazo do transplante de células-tronco do sangue e da medula incluem:
   a. Recidiva da patologia original.
   b. Neoplasias secundárias, incluindo da pele, mucosa oral, cérebro, tireoide, ossos e leucemia aguda.
   c. Esterilidade.
   d. Disfunção endócrina, incluindo níveis reduzidos de hormônio do crescimento humano, estrógenos e testosterona.
   e. Catarata (risco aumentado com radioterapia, corticosteroides).
   f. DECH crônica (alogênico).
   g. Necrose asséptica e osteoporose (risco aumentado com corticosteroides).
   h. Encefalopatia (risco aumentado com irradiação craniana e quimioterapia intratecal).
3. Os problemas de sobrevida após esse tratamento intensivo e com risco de vida incluem:
   a. Sentimentos de isolamento, culpa e perda.
   b. Dinâmica familiar alterada.
   c. Puberdade tardia, diminuição da libido, menopausa precoce e outros problemas físicos que afetam as relações sexuais.
   d. Readaptação à vida escolar ou profissional.
   e. Carga financeira do transplante de células-tronco hematopoiéticas.
   f. Problemas de saúde crônicos e fadiga.
   g. Dificuldade em obter um seguro de saúde adequado.
4. Apesar dos problemas complexos enfrentados pelos sobreviventes de transplante de células-tronco hematopoiéticas, várias pesquisas sobre qualidade de vida demonstraram que a maioria dos pacientes classifica sua qualidade de vida como alta e que, se fosse necessário, se submeteria novamente ao transplante.

BIBLIOGRAFIA

Bertaina, A., & Andreani, M. (2018). Major histocompatibility complex and hematopoietic stem cell transplantation: beyond the classical HLA polymorphisim. *International Journal of Molecular Science, 19*(2), 621–635.

Broxton, S., Medeiros, R., Abuzeid, A., et al. Implementation of a massive transfusion protocol: Evaluation of Its use and efficacy. *Journal of Trauma Nursing, 25*(2), 92–97.

DeLisel, J. (2018). Is this a blood transfusion reaction? Don't hesitate; check it out. *Journal of Infusion Nursing. 41*(1), 43–51.

DeSimone, R.A., Nowak, M.D., Lo, D.T., et al. (2018). *https://www.ncbi.nlm.nih.gov/pubmed/29624677.* Logistical and safety implications of temperature-based acceptance of returned red blood cell units. *Transfusion*. Advanced online publication. doi: 10.1111/trf.14615.

Dierckx de Casterlé, I., Billiau, A.D., & Sprangers, B. (2018). *https://www.ncbi.nlm.nih.gov/pubmed/29678553.* Recipient and donor cells in the graft-versus-solid tumor effect: It takes two to tango. *Blood Reviews*. Advanced online publication. doi: 10.1016/j.blre.2018.04.002.

Gallo, A.M., Patil, C., Adeniyi, T., et al. (2018). Health related quality of life and personal life goals of adults with Sickle cell disease after hematopoietic stem cell transplantation. *Western Journal of Nursing Research*. Advanced online publication. doi: 10.1177/0193945918768277.

Gordon, L. I. (2017). Strategies for management of relapsed or refractory Hodgkin lymphoma. *Journal of the National Comprehensive Cancer Network, 15*(5S), 716–718.

Jones, A. (2018). Safe transfusion of blood components. *Nursing Standard, 32*(25), 50–61.

Khetan, D., Katharia, R., Pandey, H. C., et al. (2018). *https://www.ncbi.nlm.nih.gov/pubmed/29563672.* Assessment of bedside transfusion practices at a tertiary care center: A step closer to controlling the chaos. Asian Journal of Transfusion Science, *12*(1),27–33.

Li, Y., Duan, F., Xiao, H., et al. (2018). *https://www.ncbi.nlm.nih.gov/pubmed/29677078.* Therapeutic outcomes of haploidentical allogeneic hematopoietic stem cell transplantation in patients with severe aplastic anemia: a multicenter study. *Transplantation. Advanced online publication*. doi: 10.1097/TP.0000000000002200.

Liu, L., Zhang, X., & Feng, S. (2018). Epstein-barr virus-related post-transplantation lymphoproliferative disorders after allogeneic hematopoietic stem cell transplantation. *Biology of Blood and Marrow Transplant*. Advanced online publication. doi: 10.1016/j.bbmt.2018.02.026.

Moalic-Allain, V. (2018). *https://www.ncbi.nlm.nih.gov/pubmed/29555414.* Medical and ethical considerations on hematopoietic stem cells mobilization for healthy donors. *Transfusion Clinical Biology*. Advanced online publication. doi: 10.1016/j.tracli.2018.02.004.

Ní Chonghaile, M., & Wolownik, K. (2018). Identification and management: sinusoidal obstruction syndrome/veno-occlusive disease related to hematopoietic stem cell transplantation. *Clinical Journal of Oncology Nursing, 22*(1), E7–E17.

Passwater, M. (2018). Antibody formation in transfusion therapy. *Journal of Infusion Nursing, 41*(2), 87–95.

Revol, B., Bickert, L., Sarrot-Reynauld, F., & Allenet, B. (2017). *https://www.ncbi.nlm.nih.gov/pubmed/28941580.* Immunoglobulins: Benefits and risks from the patient's point of view. *Therapie, 72*(6),683–684.

Santoro, N., Labopin, M., Giannotti, F., et al. (2018). *https://www.ncbi.nlm.nih.gov/pubmed/29661208.* Unmanipulated haploidentical in comparison with matched unrelated donor stem cell transplantation in patients 60 years and older with acute myeloid leukemia: a comparative study on behalf of the ALWP of the EBMT. *Journal of Hematology Oncology, 11*(1), 55.

UNIDADE 9 Saúde Imunológica

CAPÍTULO

28

Asma e Alergia

CONSIDERAÇÕES GERAIS E AVALIAÇÃO

A reação alérgica

A reação alérgica resulta da reação antígeno-anticorpo em mastócitos ou basófilos sensibilizados, provocando a liberação de mediadores químicos. A reação pode ser caracterizada por inflamação, aumento de secreções e broncoconstrição.

Definições

1. Antígeno (Ag) – proteína encontrada na superfície de um patógeno que estimula uma reação imune, resultando na produção de anticorpos.
2. Anticorpo (Ac) – imunoglobulina (Ig) (proteína) secretada pelas células B como mecanismo de defesa contra qualquer material estranho, como o antígeno.
3. Atopia – capacidade de produzir anticorpos da imunoglobulina E para alergênios comuns. A tendência genética para desenvolver doença alérgica clássica ou reação de hipersensibilidade.
4. Imunidade:
   a. Humoral – processo pelo qual os linfócitos B produzem e secretam anticorpos circulantes para agir contra os antígenos.
   b. Celular – parte do sistema imunológico que é composta por linfócitos T responsáveis pela imunidade mediada por células (CMI) específica para o antígeno por meio da ativação de células T citotóxicas que identificam patógenos infecciosos, como vírus, bactérias, fungos e células protozoárias. A resposta mediada por células também combate o câncer.
5. Mastócitos – tipo de célula tecidual da série branca, semelhante ao basófilo do sangue periférico, que contém grânulos com mediadores químicos. Conhecidos por seu papel nas reações alérgicas e anafiláticas.
6. Basófilos – leucócito com grânulos grandes que contêm a histamina vasodilatadora e a heparina anticoagulante.
7. Hipersensibilidade – reação a um antígeno após reexposição; existem quatro tipos.
   a. Tipo I (imediata, IgE) – reações alérgicas como atopia, anafilaxia, asma.
   b. Tipo IV (tardia) – ocorre 48 a 72 horas após a exposição, como nos casos de dermatite de contato, reação tuberculínica e rejeição de transplante (também considerada uma reação alérgica).
   c. Tipo 2 (dependente de anticorpo IgG, IgM) – anemia hemolítica autoimune.
   d. Tipo 3 (IgG) – doença imune complexa, como na artrite reumatoide.

Imunoglobulinas

Os anticorpos formados por linfócitos e células plasmáticas em resposta a um estímulo imunogênico compreendem um grupo de proteínas séricas chamadas *imunoglobulinas.*

1. A abreviação de imunoglobulina é Ig.
2. Os anticorpos se combinam com antígenos no modelo chave-fechadura.
3. Existem cinco classes principais de imunoglobulinas.
   a. IgM – produzida pelas células B, constitui 10% do pool de imunoglobulinas; encontrada principalmente no líquido intravascular e envolvida principalmente na defesa inicial; níveis elevados com infecção recente ou exposição ao antígeno.
   b. IgG – imunoglobulina principal que responde por 70 a 75% das respostas imunes secundárias e combate à infecção tecidual.

c. IgA – 15 a 20% das imunoglobulinas; encontrada predominantemente em secreções seromucosas (como saliva; lágrimas; suor; e secreções do sistema digestório, geniturinário, da próstata e do epitélio respiratório). Ela fornece um mecanismo de defesa primário.
d. IgD – menos de 1% do pool de imunoglobulinas; é encontrada nos linfócitos B circulantes e sinaliza a ativação das células B.
e. IgE – apenas um traço encontrado no plasma; liga-se à membrana superficial dos basófilos e mastócitos; responsável por tipos imediatos de reações alérgicas (hipersensibilidade do tipo I).

Reações imunológicas

Hipersensibilidade imediata (tipo I)

1. Caracterizada por:
   a. Reação alérgica mediada por IgE de mastócitos e/ou basófilos (Figura 28.1).
   b. Ocorre imediatamente após o contato com o antígeno.
   c. Causa liberação e neossíntese de mediadores químicos pré-formados.
   d. Pode ocorrer secundária ao uso de medicamentos.
2. Exemplos – anafilaxia, rinite alérgica, urticária.

Produtos da hipersensibilidade imediata (mediadores químicos)

1. Histamina – amina bioativa armazenada em grânulos de mastócitos e basófilos.
2. Leucotrienos – broncoconstritores potentes sintetizados; causam aumento da permeabilidade venosa.
3. Prostaglandinas – vasodilatadores e broncoconstritores potentes.
4. Fator de ativação de plaquetas – possui muitas propriedades; provoca agregação plaquetária.
5. Citocinas – controlam e regulam as funções imunológicas (p. ex., interleucinas, fator de necrose tumoral).
6. Proteases – enzimas, como a triptase e a quimase, que aumentam a permeabilidade vascular.
7. Fator quimiotático eosinófilo da anafilaxia – causa um influxo de eosinófilos na área de inflamação alérgica (febre, estomatite, sepse).
8. Exemplos – anemia hemolítica induzida por fármacos, trombocitopenia induzida por fármacos, neutropenia induzida por fármacos.

Efeitos dos mediadores químicos e suas manifestações

1. Vasodilatação generalizada (histamina, óxido nítrico, prostaglandina), hipotensão, rubor.
2. Aumento da permeabilidade (histamina, bradicinina, leucotrienos, entre outros)
   a. Capilares da pele – edema.
   b. Membranas mucosas – edema.
3. Contração da musculatura lisa.
   a. Bronquíolos – broncospasmo.
   b. Intestinos – cólicas abdominais, diarreia.
4. Aumento das secreções.
   a. Glândulas mucosas nasais – rinorreia.
   b. Bronquíolos – aumento de muco nas vias respiratórias.
   c. Sistema digestório – aumento das secreções gástricas.
   d. Lacrimal – lacrimejamento.
   e. Salivar – salivação.
5. Prurido (coceira).
   a. Pele.
   b. Mucosas.

Hipersensibilidade tardia (tipo IV)

1. Caracterizada por uma reação mediada por células entre antígenos e linfócitos T responsivos a antígenos (IgG, IgM).
2. A intensidade máxima ocorre entre 24 e 48 horas.
3. Geralmente consiste em eritema e insensibilidade.
4. Exemplos – teste cutâneo de tuberculina; dermatite de contato, como hera venenosa; tireoidite de Hashimoto.

Avaliação das alergias

Dados subjetivos e objetivos

1. Avalie os sintomas relacionados à febre do feno, asma, reações cutâneas, alergia a insetos e alergia a alimentos.
2. Determine os fatores exacerbadores, como contato com animais de estimação, exposição ao ar livre, uma determinada estação climática, contato com mofo, exposição a pó.

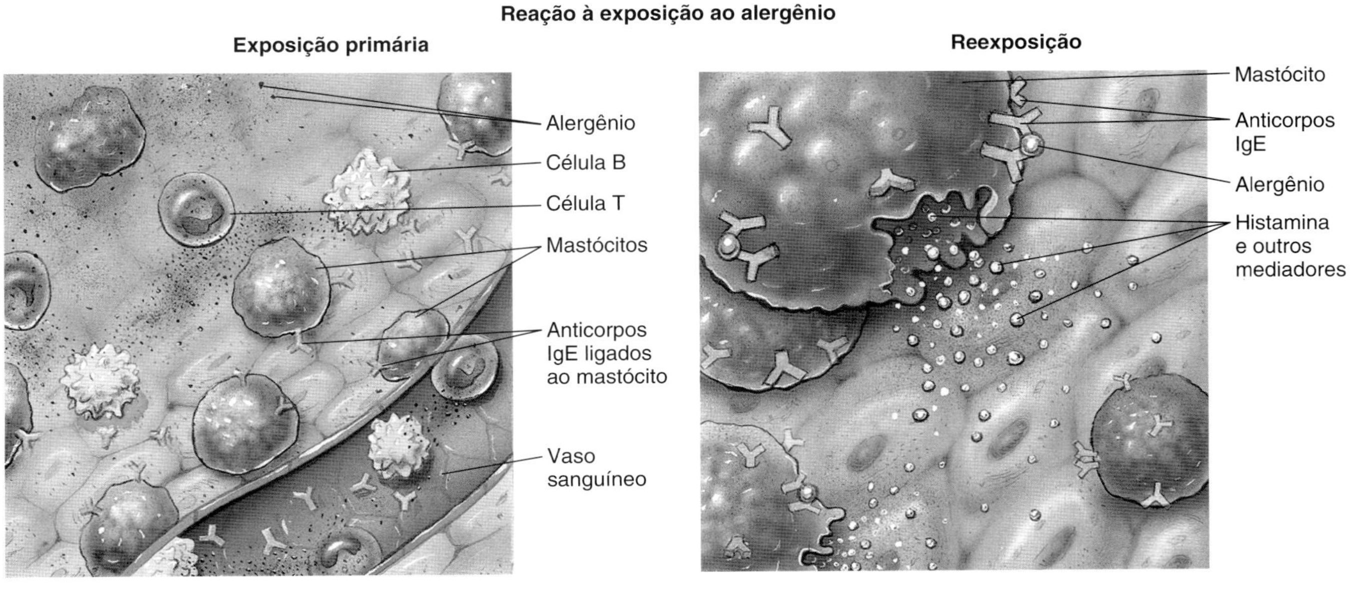

Figura 28.1 Hipersensibilidade imediata do tipo I. Durante a exposição inicial, as células T reconhecem alergênios estranhos e liberam substâncias químicas para instruir as células B a produzir a imunoglobulina (Ig) E. Esses anticorpos ligam-se aos mastócitos. Após a exposição, o alergênio entra em contato com os anticorpos IgE ligados aos mastócitos, causando degranulação e liberação de mediadores químicos. (Stewart, J.G. [2017]. *Anatomical Chart Company Atlas of Pathophysiology* [4th ed.]. Philadelphia: Lippincott Williams & Wilkins.)

3. Obtenha a história de saúde completa em relação a patologias prévias, alergias a medicamentos, história familiar, uso de medicamentos, rotina de exercícios, tabagismo e ambiente de trabalho.
4. Realize um exame físico com base na apresentação do paciente e em condições alérgicas específicas, geralmente pele, cabeça, peito, olhos, ouvidos, nariz e garganta.

Teste cutâneo

O objetivo do teste cutâneo é identificar os antígenos responsáveis pela hipersensibilidade imediata. O tipo de teste cutâneo realizado na alergia clínica envolve métodos epicutâneos (picada, punção ou escarificação) e intradérmicos. O teste cutâneo permanece imbatível como um teste sensível, específico e efetivo para o diagnóstico de alergias.

Método epicutâneo (picada)

1. Vantagens:
   a. Eficiente – resultados em 15 minutos.
   b. Pouco desconforto para o paciente/relativamente seguro.
   c. Apenas casos raros de anafilaxia devido a uma absorção sistêmica mínima.
2. Desvantagens:
   a. Uma superfície cutânea desgastada e espessa diminui a reatividade.
   b. Falta de padronização e quantificação.
   c. As gotas tendem a correr juntas, o que afetaria a precisão do teste.

Método intradérmico

1. Vantagens:
   a. Útil para confirmar resultados epicutâneos duvidosos com alguns antígenos.
   b. Sensibilidade e reprodutibilidade moderadas.
2. Desvantagens:
   a. Menos específico do que testes de picada/interpretação subjetiva.
   b. Maior possibilidade de reações anafiláticas.
   c. Requer mais tempo e habilidade para executar.
   d. Aumento do desconforto para o paciente/variação no tamanho da pápula e eritema.

Teste in vitro

Descrição

1. *In vitro* – usando amostras de sangue – testes para anticorpos IgE para alergênios específicos. Em vez de procurar uma reação *in vivo* (no corpo do paciente – como no teste cutâneo), o teste *in vitro* mede a resposta de IgE a antígenos específicos adicionados às amostras de sangue.
2. As vantagens sobre os testes cutâneos incluem as seguintes:
   a. Pode ser feito sem conhecimento especial sobre testes cutâneos ou disponibilidade de extrato de alergênio.
   b. O paciente não precisa interromper o anti-histamínico antes do teste.
   c. Pode ser feito mesmo com eczema grave ou outras doenças relacionadas à pele.
   d. Não existe risco de reação anafilática sistêmica.
3. Um processo imunofluorescente é o preferido para testes de IgE específicos devido ao alto grau de sensibilidade e especificidade.
4. Alguns laboratórios podem oferecer um teste radioalérgico (RAST), que mede os anticorpos IgE específicos para alergênios em amostras de plasma após a adição de um painel de alergênios.

Considerações de enfermagem e cuidados com o paciente

1. Diga ao paciente que está realizando um teste de alergia, mas que não existe risco de provocar uma reação alérgica grave.
2. Obtenha uma adequada amostra de sangue venoso para cada painel de alergênios a ser testado.
3. Um resultado positivo depende dos padrões específicos do laboratório. O teste não determina o significado clínico dos sintomas e deve ser interpretado em conjunto com a história de saúde do paciente.
4. Marque uma consulta de acompanhamento para o paciente com o médico para discutir os resultados dos testes.

PROCEDIMENTOS E MODALIDADES TERAPÊUTICAS GERAIS

Imunoterapia

Imunoterapia é a modulação do sistema imunológico para desenvolver tolerância a um alergênio conhecido que causa hipersensibilidade do tipo I à IgE (imediata). Administrada em doses apropriadas, pode diminuir significativamente os sintomas na maioria dos pacientes. É indicada para sintomas significativos de rinite alérgica, conjuntivite, asma e alergia à picada de insetos que não podem ser controlados evitando o alergênio. A adesão estrita e o comprometimento durante a fase de tratamento são essenciais para o sucesso da terapia.

Características da imunoterapia

1. Alergênios específicos são identificados por exames de pele ou de sangue.
2. São administradas injeções em série contendo extratos de alergênios identificados (vacina antialérgica).
3. Inicialmente, é administrada uma pequena quantidade de vacina diluída contra a alergia, geralmente em intervalos semanais.
4. A quantidade e a concentração são aumentadas lentamente até a dose máxima tolerável.
5. A dose de manutenção é injetada a cada 2 a 4 semanas por um período de vários anos para alcançar o benefício máximo.
6. Atualmente, vários alergênios estão padronizados (ácaros, pelo de gatos, pólen de grama e ambrósia, venenos de himenópteros [abelhas e vespas]).

Precauções e considerações

1. A anafilaxia raramente ocorre após a injeção, mas o risco existe.
   a. A assistência geralmente é prestada em unidades de saúde com epinefrina, pessoal treinado e equipamento de emergência disponível. Ver Diretrizes para padrões de cuidados 28.1, adiante.
   b. O paciente deve permanecer no consultório por 30 minutos após a injeção, depois disso o risco de anafilaxia é bastante reduzido.
   c. Se ocorrer uma reação local (eritema, endurecimento) após a injeção, a próxima dose não deve ser aumentada sem consultar o médico porque pode ocorrer uma reação sistêmica.
2. Se o paciente deixar de receber a medicação por várias semanas, pode ser necessário diminuir a dose para evitar uma reação.
3. Medicamentos como anti-histamínicos e descongestionantes devem ser mantidos até que ocorra um alívio significativo dos sintomas (pode levar 12 a 24 meses).
4. Os controles ambientais devem ser mantidos para aumentar a efetividade da terapia.

Alerta de enfermagem
Com a imunoterapia (injeção de alergênios), o risco de reação sistêmica está sempre presente, ocorrendo em 0,02% dos casos. Os testes cutâneos também podem resultar em reações sistêmicas. Tenha epinefrina 1:1.000 disponível durante esses procedimentos (com seringa e torniquete) e mantenha o paciente no consultório ou clínica por pelo menos 30 minutos após a administração.

DIRETRIZES PARA PADRÕES DE CUIDADOS 28.1

Imunoterapia

Para a realização dos testes de imunoterapia ou alergia, tenha disponíveis uma solução de epinefrina 1:1.000, uma seringa de 1 mℓ e uma agulha de 2,5 cm.

- Certifique-se de que o paciente permaneça em observação por pelo menos 30 min após a injeção e avalie a reação local e o desconforto respiratório antes da liberação
- Se uma reação significativa se desenvolveu após a última injeção ou se o paciente está atrasado para a dosagem, siga o protocolo para esses casos ou entre em contato com o médico para obter instruções
- Esteja preparado para injetar 0,3 a 0,5 mℓ (ou 0,01 mℓ/kg para crianças com menos de 30 kg) de epinefrina, conforme indicado pelo profissional de saúde presente ou pelo protocolo da instituição, se houver sinais de anafilaxia. Peça ajuda imediata e transfira o paciente para uma unidade de tratamento intensivo.

Esta informação deve servir apenas como orientação geral. Cada situação presente no paciente apresenta um conjunto único de fatores clínicos e requer julgamento de enfermagem para orientar os cuidados, o que pode incluir medidas e abordagens adicionais ou alternativas. IM, intramuscular.

DISTÚRBIOS ALÉRGICOS

Anafilaxia

Anafilaxia é uma reação sistêmica imediata e potencialmente fatal que pode ocorrer com a exposição a uma substância específica. Pode se desenvolver no intervalo de 1 hora ou mais. É o resultado de uma reação de hipersensibilidade do tipo I na qual mediadores químicos liberados por mastócitos e basófilos afetam vários tipos de tecidos e sistemas orgânicos. Pode ser um alergênio mediado por IgE, como na imunoterapia, ou alergênio não mediado por IgE, como nos meios de contraste.

Baseado em evidências
Lieberman, P., Nicklas, R. A., Randolph, C. *et al.* (2015). Anaphylaxis–a practice parameter update 2015. *Annals of Allergy, Asthma and Immunology, 115*, 341-384.

Fisiopatologia e etiologia

1. Pode ser causada por:
   a. Imunoterapia.
   b. Picada de insetos, como abelhas, formigas e vespas.
   c. Teste cutâneo.
   d. Medicamentos, mais comumente antibióticos e anti-inflamatórios não esteroides (AINEs).
   e. Infusão de meios de contraste.
   f. Alimentos como amendoim, sementes, leite de vaca, frutos do mar, laticínios, ovos.
   g. Exercício e exposição ao frio.
   h. Látex.
2. A ativação dos mastócitos causa a liberação de mediadores químicos (histamina, leucotrienos, fator de necrose tumoral, citocinas), que resulta em vasodilatação maciça, aumento da permeabilidade capilar, contração da musculatura lisa e aumento de secreções mucosas, o que leva a broncoconstrição e diminuição do peristaltismo.

Manifestações clínicas

1. Respiratórias – edema da laringe, broncospasmo, tosse, chiado no peito, dispneia, sensação de nó na garganta.
2. Cardiovasculares – pode ocorrer hipotensão, taquicardia (como resposta compensatória à hipotensão), palpitações, síncope e bradicardia com colapso cardiovascular antes que se desenvolvam alterações cutâneas.
3. Cutâneas – urticária, angioedema, prurido, eritema (rubor).
4. Gastrintestinais – náuseas, vômito, diarreia, dor abdominal, edema.

Alerta farmacológico
Antes de administrar qualquer medicamento, pergunte se o paciente já teve alguma reação a ele. Não confie apenas no prontuário médico.

Manejo

É essencial a identificação de sinais e sintomas, e uma intervenção imediata; quando a reação se desenvolve rapidamente, tende a ser mais grave.

Tratamento imediato

www.aaaai.org/conditions-and-treatments/allergies/anaphylaxis[1]

1. Coloque o paciente em decúbito dorsal e verifique os sinais vitais.
2. Administre imediatamente epinefrina 1:1.000 – adolescentes e adultos, 0,3 a 0,5 mℓ; crianças, 0,01 mℓ/kg por via intramuscular (IM) no músculo vasto lateral. O procedimento pode ser repetido a cada 5 a 10 minutos, se necessário – causa vasoconstrição, diminui a permeabilidade capilar, relaxa a musculatura lisa das vias respiratórias e inibe a liberação do mediador de mastócitos.
3. Monitore os sinais vitais continuamente.
4. Administre oxigênio, se necessário.
5. Deve ser aplicado um torniquete acima do local da injeção de antígeno (injeção de alergênio, picada de inseto etc.) ou do local de teste sobre a pele para diminuir a absorção sistêmica.

Tratamento adjunto subsequente

1. Depois de estabelecida uma via respiratória adequada, um broncodilatador (albuterol ou salbutamol) deve ser administrado por nebulização (usando máscara facial), conforme necessário.
2. Hipotensão e choque devem ser tratados com fluidos intravenosos (soro fisiológico) e vasopressores.
3. Broncodilatadores adicionais são administrados para relaxar a musculatura lisa dos brônquios.
4. Anti-histamínicos para o subtipo H_1, como a difenidramina e, possivelmente, os anti-histamínicos H_2, como a ranitidina, devem ser administrados para bloquear os efeitos da histamina aliviando o prurido e a urticária.
5. Corticosteroides, como a metilprednisolona, são administrados para diminuir a permeabilidade vascular e diminuir a migração de células inflamatórias; pode ser útil na prevenção de respostas da fase tardia.

Complicações

1. Colapso cardiovascular.
2. Insuficiência respiratória.

[1]N.E.: No Brasil, consulte *https://www.sbp.com.br/fileadmin/user_upload/documentos_cientificos/Alergia-GuiaPratico-Anafilaxia-Final.pdf.*

Avaliação de enfermagem

1. Avalie imediatamente as vias respiratórias, a respiração e a circulação (ABCs) nos casos com apresentação grave e intervenha com reanimação cardiopulmonar quando apropriado.
2. Quando os parâmetros ABC estiverem estáveis, avalie os sinais vitais, o grau de dificuldade respiratória e o angioedema.
3. Obtenha o histórico de aparecimento de sintomas e de exposição a alergênios.

Diagnósticos de enfermagem

- Padrão respiratório ineficaz relacionado ao broncospasmo e ao edema da laringe
- Débito cardíaco diminuído relacionado à vasodilatação
- Ansiedade relacionada à dificuldade respiratória e a uma situação potencialmente fatal.

Intervenções de enfermagem

Restabelecimento da respiração efetiva

1. Estabeleça e mantenha uma via respiratória adequada.
   a. Se a epinefrina não estabilizar o broncospasmo, ajude com intubação endotraqueal, traqueostomia de emergência ou cricotireoidotomia, conforme indicado.
   b. Monitore continuamente a frequência respiratória, a profundidade e os sons da respiração para verificar a redução do esforço respiratório e a ventilação efetiva.
2. Administre albuterol nebulizado ou outros broncodilatadores, conforme prescrição. Monitore a frequência cardíaca (aumenta com o uso de broncodilatadores).
3. Forneça oxigênio via cânula nasal a uma taxa de 2 a 5 ℓ/min ou por meios alternativos, conforme prescrição.
4. Administre corticosteroides intravenosos (IV), conforme prescrição.

Aumento do débito cardíaco

1. Monitore a pressão arterial (PA) por manguito automático contínuo, se disponível.
2. Administre uma infusão rápida de soluções intravenosas para encher o sistema circulatório que sofreu vasodilatação e aumentar a pressão arterial.
3. Monitore a pressão venosa central (PVC) para garantir o volume adequado de líquidos e prevenir a sobrecarga hídrica.
4. Insira o cateter de permanência e monitore o débito urinário a cada hora para garantir a perfusão renal.
5. Inicie e titule o agente vasopressor, conforme prescrição, com base na resposta da pressão arterial.

Redução da ansiedade

1. Preste assistência de maneira rápida, calma e confiante.
2. Permaneça atento ao paciente, que pode permanecer alerta, mas não completamente coerente, devido à hipotensão, hipoxemia e efeitos da medicação.
3. Mantenha a família informada sobre a condição do paciente e o tratamento que está sendo administrado.
4. Quando o paciente estiver estável e alerta, forneça uma explicação simples e honesta sobre anafilaxia e o tratamento que foi administrado.

Considerações sobre atendimento domiciliar e na comunidade

1. Certifique-se de que o paciente que sofreu anafilaxia ou reações locais graves obtenha uma prescrição para epinefrina autoinjetável para que esta esteja disponível o tempo todo.
2. Mesmo que o tratamento seja realizado com sucesso no domicílio, incentive o paciente a procurar atendimento médico imediatamente.
3. Certifique-se de que o paciente com histórico de anafilaxia tenha acesso ao sistema médico de emergência e não perca tempo sozinho se houver risco de reação.

Educação do paciente e manutenção da saúde

1. Ensine o paciente com risco de anafilaxia sobre a gravidade potencial dessas reações, evitando alergênios e identificando sinais e sintomas precoces.
2. Instrua o paciente e seus familiares sobre a técnica de injeção de epinefrina após exposição a antígeno conhecido ou aos primeiros sinais de uma reação sistêmica.
   a. Forneça ao paciente informações sobre a epinefrina, incluindo dose, ação do medicamento, possíveis efeitos adversos, e a importância da administração imediata ao primeiro sinal de uma reação sistêmica.
   b. Incentive o paciente a verificar a data de validade regularmente e a obter a substituição do medicamento com prazo de validade expirado.
   c. Assegure-se de que cuidadores, colegas de trabalho e funcionários da escola estejam cientes do potencial de anafilaxia do paciente e que tenham acesso e possam administrar a injeção de epinefrina.
3. Pessoas alérgicas ao veneno de picadas de insetos devem evitar usar roupas de cores vivas ou pretas, perfumes e *spray* de cabelo. Devem ficar calçadas o tempo todo.
4. Para a anafilaxia induzida por exercício físico, o paciente deve se exercitar com moderação, de preferência com um acompanhante e em um ambiente controlado, onde a assistência esteja prontamente disponível.
5. Instrua o paciente a usar uma pulseira de alerta médico o tempo todo.
6. Para possíveis alergias a medicamentos, ensine o paciente a:
   a. Ler os rótulos e estar familiarizado com o nome genérico do medicamento que causa uma reação.
   b. Descartar todos os medicamentos não utilizados. Verificar se os medicamentos para uso domiciliar estão claramente rotulados.
   c. Familiarizar-se com medicamentos que podem reagir de forma cruzada com um fármaco ao qual o paciente é alérgico.
   d. Sempre saber o nome de cada medicamento em uso.
   e. Verificar o uso de fitoterápicos e nutracêuticos com o médico.
7. Aconselhe o paciente com sensibilidade conhecida a um produto alimentício a ser extremamente cuidadoso com tudo o que ingere – componentes alergênicos podem estar ocultos em uma preparação (como caseinato, lactalbumina).
8. Informe ao paciente que, se o alimento estiver associado à anafilaxia induzida pelo exercício, que aguarde pelo menos 2 horas após a refeição para se exercitar.

Reavaliação: resultados esperados

- Respiração sem esforço e campos pulmonares limpos, chiado mínimo
- PA e PVC dentro da faixa de normalidade; débito urinário adequado
- Paciente responsivo e cooperativo.

Rinite alérgica

A *rinite alérgica* é uma inflamação da mucosa nasal causada por um alergênio que afeta entre 10 e 30% da população e até 40% das crianças.

Fisiopatologia e etiologia

1. A hipersensibilidade do tipo I causa vasodilatação local e aumento da permeabilidade capilar.
2. Causada por alergênios presentes no ar.
3. Atualmente, acredita-se que o processo inflamatório mediado por IgE seja o mesmo processo patológico para asma e rinite alérgica.

Os anticorpos IgE ligam-se aos receptores IgE nos mastócitos da mucosa respiratória. Quando o paciente é exposto ao mesmo alergênio, os mastócitos ativam mediadores químicos, resultando em rinite alérgica.

4. A rinite alérgica era anteriormente classificada como sazonal ou perene; a classificação atual as separa em intermitente ou persistente.
   a. Intermitente – os sintomas se apresentam em menos de 4 dias por semana e menos de 4 semanas por ano.
   b. Persistente – os sintomas se apresentam em mais de 4 dias por semana e mais de 4 semanas por ano.
5. A gravidade é classificada como leve (sem interferência nas atividades diárias ou sintomas problemáticos) ou moderada a grave (presença de pelo menos um destes sintomas: comprometimento do padrão de sono, das atividades diárias, do trabalho ou da escola; sintomas incômodos).

Manifestações clínicas

1. Nariz – congestão da mucosa, edema, prurido, rinorreia com secreções claras, espirros, obstrução ou gotejamento nasal.
2. Olhos – edema, prurido, ardor, lacrimejamento, hiperemia, olheiras roxas ao redor dos olhos (*allergic shiners*)
3. Orelhas – prurido, entupimento.
4. Outras – secreção pós-nasal, prurido palatal e na garganta, tosse não produtiva.

Avaliação diagnóstica

1. Teste cutâneo – confirma uma hipersensibilidade a certos alergênios. Rápido e econômico.
2. Esfregaço nasal – um número maior de eosinófilos sugere doença alérgica.
3. ImmunoCAP ou outro teste *in vitro* de antígeno específico para IgE – resultado positivo para alergênios agressores.
4. Rinoscopia – possibilita uma melhor visualização da nasofaringe; ajuda a descartar obstruções físicas (desvio de septo, pólipos nasais).
5. Avaliação para asma.

Manejo

Prevenção

1. O paciente deve minimizar o contato com os alergênios agressores independentemente de outro tratamento.
2. O paciente pode ser instruído a reduzir a exposição aos ácaros colocando capas à prova de alergênios em travesseiros e colchões; no entanto, as pesquisas não conseguiram demonstrar que essa providência isolada melhore os sintomas. O uso de roupas de cama à prova de alergênios deve ser feito em conjunto com medidas de controle ambiental (ver Diretrizes para educação do paciente 28.1).

Medicamentos: anti-histamínicos

Anti-histamínicos H_1 – inibem os efeitos da histamina sobre a musculatura lisa e os vasos sanguíneos bloqueando os receptores de histamina e impedindo, assim, os sintomas da rinite alérgica.

1. Loratadina, fexofenadina e cetirizina são anti-histamínicos de ação prolongada que podem ser vendidos sem prescrição médica. São considerados não sedativos (a cetirizina é considerada menos sedativa).
2. Os anti-histamínicos de ação prolongada não sedativos e disponíveis mediante receita médica incluem a desloratadina e a levocetirizina.
3. *Spray* nasal anti-histamínico de uso tópico, disponível mediante prescrição (azelastina ou olopatadina).
4. Os anti-histamínicos sedativos mais antigos (difenidramina, clorfeniramina) têm custo baixo, são de venda livre, de ação curta e eficazes, se tolerados pelo paciente. Os anti-histamínicos mais antigos possuem ação sedativa. Eles também têm efeito anticolinérgico – inibem as secreções mucosas, atuam como agentes secantes.

Medicamentos: controladores

1. Corticosteroides intranasais: beclometasona, flunisolida, budesonida, mometasona.
   a. Reduzem a inflamação da mucosa nasal.
   b. Impedem a liberação do mediador.
   c. Podem ser usados diariamente com segurança.
   d. Podem ser administrados sistemicamente por um curso curto durante uma crise incapacitante.
2. Os estabilizadores de mastócitos, como o cromolyn sódico intranasal ou o cromolyn oftálmico e a lodoxamida, impedem a liberação de mediadores químicos. Estes medicamentos são utilizados antes e durante a temporada de alergênios.
3. Os antagonistas dos receptores de leucotrieno, incluindo montelucaste e zafirlucaste, são agentes sistêmicos usados para a asma; o montelucaste também tem indicação na rinite alérgica e reduz a inflamação, edema e secreção mucosa da rinite alérgica.

DIRETRIZES PARA EDUCAÇÃO DO PACIENTE 28.1

Controle ambiental para rinite alérgica

As seguintes modificações ambientais podem ajudar a reduzir os sintomas de rinite alérgica (febre do feno):

- Coloque capas à prova de alergênios em almofadas e colchões
- Lave todas as roupas de cama (colchão, lençóis, cobertor, edredom e colcha) em água quente semanalmente
- Mantenha as roupas em um armário com a porta fechada ou nas gavetas da cômoda
- Use cortinas e persianas de limpeza fácil
- Evite animais empalhados e outros itens que acumulam poeira
- Use o aspirador de pó e passe um pano úmido semanalmente; use uma máscara
- Se você tiver sintomas graves de alergia a poeira, saia de casa durante a limpeza. A reação alérgica é possível por cerca de 30 min após a aspiração, pois as fezes dos ácaros e outros alergênios são transportadas pelo ar. As máscaras de filtragem fina podem fornecer alguma proteção
- Elimine móveis estofados, tapetes e cortinas
- Use o ar-condicionado e mantenha as janelas fechadas durante as temporadas de liberação de pólen e mofo para reduzir a carga de antígenos em ambientes fechados
- Troque os filtros do ar-condicionado com frequência
- O uso de um sistema de filtragem de ar de alta eficiência (filtro HEPA) pode ajudar
- Evite o tabagismo e áreas cheias de fumaça
- Evite mudanças rápidas de temperatura
- Se você é alérgico a pelos de animais, não deve ter animais domésticos. Se já os tiver em sua casa, mantenha-os fora do quarto e use um filtro HEPA sobre algum móvel
- Evite o crescimento de fungos retirando a umidade do ar (menos de 45% de umidade ambiente) e usando fungicidas nos banheiros, porões úmidos, áreas de armazenamento de alimentos e latas de lixo
- Evite atividades ao ar livre quando o pólen ou outros poluentes estiverem no ar.

Medicamentos: alívio dos sintomas

1. Os corticosteroides orais podem ser administrados sistematicamente por um curso curto durante uma crise incapacitante.
2. Descongestionantes – encolhem a mucosa nasal por vasoconstrição; orais e tópicos, muitos estão disponíveis sem prescrição e em combinação com anti-histamínicos, analgésicos e anticolinérgicos.
3. Preparações tópicas para os olhos – vendidas com e sem prescrição médica; reduzem a inflamação, e aliviam o ardor e o prurido.

Imunoterapia

1. O regime consiste na administração de injeções subcutâneas de quantidades crescentes de um alergênio ao qual o paciente é sensível para diminuir a sensibilidade e reduzir a gravidade dos sintomas (ver p. 804).
2. A imunoterapia produz as seguintes alterações imunológicas:
   a. Produção de anticorpos bloqueadores de IgG que se combinam com o antígeno antes de reagir com os anticorpos IgE.
   b. Diminui a quantidade de anticorpos IgE contra antígenos específicos.
   c. Modulação de linfócitos T auxiliares (*T helper* – Th) do tipo 2 para Th1 (Th2 associado a alergias).
3. Possíveis efeitos adversos da imunoterapia.
   a. Reações sistêmicas – a anafilaxia é rara, mas potencialmente fatal.
   b. Reações locais – consistem em eritema e endurecimento no local da injeção.

Alerta de enfermagem
A imunoterapia deve ser administrada com cautela em pacientes que fazem uso de bloqueadores beta-adrenérgicos e não deve ser administrada em pacientes cuja asma não está controlada.

Complicações

1. Asma alérgica.
2. Otite média crônica, perda auditiva.
3. Obstrução nasal crônica, pólipos nasais, sinusite.
4. Problemas de oclusão dental em crianças.

Avaliação de enfermagem

1. Obtenha o histórico de gravidade e sazonalidade dos sintomas.
2. Inspecione para a presença de rupturas cutâneas características, eritema conjuntival, palidez das mucosas nasais com secreção clara, *allergic shiners* (olheiras roxas ao redor dos olhos) e respiração pela boca.
3. Ausculte os pulmões para sibilos ou expiração prolongada, característicos da asma.

Diagnóstico de enfermagem

- Padrão respiratório ineficaz relacionado à obstrução nasal.

Intervenções de enfermagem

Ajuda no padrão respiratório

1. Assegure ao paciente que a obstrução nasal não causará asfixia; a respiração passa a ser feita pela boca.
2. Use soro fisiológico intranasal para aliviar as mucosas irritadas, e aumente a ingestão de líquidos para impedir o ressecamento das mucosas e o aumento da perda de sensibilidade pela respiração bucal.
3. Administre e ensine a autoadministração de anti-histamínicos, descongestionantes, corticosteroides e anti-histamínicos intranasais e outros medicamentos, conforme indicado.
   a. Instrua os pacientes sobre o uso adequado de *sprays* nasais – limpe o muco do nariz primeiro, expire, flexione o pescoço para apontar o nariz para baixo, direcione o *spray* para longe do septo nasal (em direção ao olho), ative o *spray* e inspire suavemente enquanto a medicação é liberada. Comunique a ocorrência de irritação ou sangramento nasais.
   b. Avise o paciente para evitar dirigir ou fazer qualquer atividade que exija atenção se estiver fazendo uso de anti-histamínicos sedativos, como difenidramina ou clorfeniramina.
   c. Não use descongestionantes nasais de venda livre por mais de 4 ou 5 dias, pois o efeito é a curto prazo e geralmente se desenvolve um efeito de rebote, provocando edema na mucosa nasal.

Alerta farmacológico
O uso prolongado de corticosteroides nasais pode causar ruptura do septo nasal. Ensine os pacientes a direcionar o *spray* ou o aerossol para longe do septo.

Educação do paciente e manutenção da saúde

1. Forneça informações sobre a finalidade, o método de administração, o prazo dos resultados esperados e os possíveis riscos envolvidos (reações locais, anafilaxia) na imunoterapia.
2. Informe ao paciente que é essencial manter uma observação cuidadosa por 30 minutos após cada injeção.
3. Alerte o paciente para a possibilidade de uma reação tardia à imunoterapia, que deve ser comunicada ao enfermeiro ou ao médico.
4. Ensine mudanças de estilo de vida e ambientais para reduzir a exposição a alergênios.
5. Para obter informações e suporte adicionais, consulte a American Academy of Allergy, Asthma, and Immunology (*www.aaaai.org*), o American College of Allergy, Asthma & Immunology (*www.acaai.org*) e o National Institute of Allergy and Infectious Diseases Office of Communications (*www.niaid.nih.gov*).[2]

Reavaliação: resultados esperados

- Diminuição da congestão nasal sem respiração bucal e sem queixas de boca seca.

Urticária e angioedema

A *urticária* pode afetar 25% da população a qualquer momento. A lesão é eritematosa e apresenta prurido intenso. O *angioedema* é uma lesão semelhante, mas envolve a derme profunda e os tecidos subcutâneos. Urticária e angioedema podem ocorrer isoladamente ou em combinação.

Fisiopatologia e etiologia

1. Urticária aguda:
   a. Episódios que duram menos de 6 semanas.
   b. Frequentemente, a causa é detectável.
2. Urticária crônica:
   a. Episódios que duram 6 semanas ou mais.
   b. Até 50% dos casos podem ser de urticária crônica autoimune com produção de autoanticorpos contra o receptor de IgE de alta afinidade ou a IgE.
   c. Pelo menos 50% dos casos são idiopáticos.
3. A causa pode ser indeterminada ou pode incluir:
   a. Substâncias ingeridas – alimentos, aditivos nutricionais, látex, medicamentos (como penicilinas, cefalosporinas).
   b. Infecções – virais, bacterianas, parasitárias.
   c. Fatores físicos – calor, luz solar, frio, pressão, vibração.
   d. Estresse emocional.
   e. Picadas de insetos (abelhas, vespas, formigas).

[2]N.E.: No Brasil, consulte a Sociedade Brasileira de Pneumologia e Tisiologia (*https://sbpt.org.br/portal/espaco-saude-respiratoria-asma/*) e a Associação Brasileira de Asma Grave (*https://casahunter.org.br/asbag/*).

Manifestações clínicas

1. Pápulas avermelhadas e edematosas.
2. Prurido intenso.
3. Pode afetar qualquer área do corpo.
4. Edema difuso com angioedema, especialmente nos lábios, pálpebras, bochechas, mãos e pés.
5. Os sintomas podem se desenvolver em segundos ou em mais de 1 a 2 horas e podem durar até 24 a 36 horas.

Avaliação diagnóstica

1. Laboratorial – a triptase sérica fica elevada na fase aguda, os resultados dos testes do complemento podem ser anormais, com IgE sérica total elevada.
2. Teste de desafio (*challenge testing*) para determinar a causa física.
   a. Dermografismo (mais comum).
   b. Desafio de exercício.
   c. Desafio do cubo de gelo.
   d. Desafio de calor.
   e. Desafio de pressão.

Manejo

Urticária aguda

1. Identificação e eliminação dos fatores causais.
2. Medicamentos.
   a. Anti-histamínicos H_1, como difenidramina e cetirizina.
   b. Corticosteroides – limitados aos casos graves; que não respondem a anti-histamínicos.
   c. Epinefrina 1:1.000 (0,3 a 0,5 mℓ IM) para angioedema ou urticária grave.

Urticária crônica

1. Evite os fatores causais.
2. Medicamentos.
   a. Anti-histamínicos H_1.
   b. Os anti-histamínicos H_2, como a ranitidina, podem ter algum valor.
   c. Antidepressivos tricíclicos, como a doxepina, administrados para efeito anti-histamínico.
   d. Agentes tópicos para aliviar o prurido (hidratantes ou aveia).
3. O tratamento dos casos graves e sem remissão pode incluir doses baixas de ciclosporina, tacrolimo ou omalizumabe.

Complicações

1. Comprometimento neurovascular devido ao edema.
2. Raramente, edema da laringe ou brônquios.

Avaliação de enfermagem

1. Avalie os intervalos de tempo em que as lesões aparecem e desaparecem.
2. Avalie os fatores desencadeantes.
3. Avalie a história familiar de angioedema; pode indicar angioedema hereditário em vez de reação alérgica.

Diagnóstico de enfermagem

- Comprometimento do conforto relacionado ao prurido.

Intervenções de enfermagem

Alívio do prurido

1. Administre ou ensine a autoadministração de anti-histamínicos, corticosteroides e medicamentos adicionais, conforme prescrição.
2. Incentive o uso adequado de agentes tópicos e de venda livre, conforme indicado.
3. Aconselhe o paciente a evitar a exposição ao calor, exercícios, queimaduras solares e álcool, e a controlar prontamente a febre e a ansiedade – fatores que podem agravar as reações causadas pela vasodilatação.
4. Avise o paciente para evitar os gatilhos identificados.
5. Ensine técnicas de relaxamento e métodos de distração para melhorar a capacidade de enfrentamento.
6. Avalie a eficácia da terapia.

Educação do paciente e manutenção da saúde

1. Avise o paciente para monitorar os sintomas de edema da laringe e procurar intervenção médica imediatamente se ocorrer dificuldade respiratória.
2. Instrua os pacientes com edema da laringe sobre a autoadministração de epinefrina.

Reavaliação: resultados esperados

- Relata alívio do prurido com anti-histamínicos e métodos de distração.

Alergias alimentares

As alergias alimentares ocorrem quando o sistema imunológico reage exageradamente a certas substâncias que, de outra forma, seriam inofensivas. As alergias alimentares ocorrem em 8% das crianças e em 2% dos adultos, embora a prevalência percebida seja muito maior porque existem outros tipos de reações alimentares adversas que causam sintomas semelhantes.

Fisiopatologia e etiologia

1. Hipersensibilidade alimentar – uma verdadeira alergia alimentar é uma resposta mediada por IgE a um alergênio alimentar (proteína).
2. Intolerância alimentar – uma resposta física anormal a um alimento ou aditivo; pode ser imunológica, mas não é mediada por IgE.
   a. Toxicidade (envenenamento) – causada por toxinas contidas em certos alimentos, microrganismos ou parasitas.
   b. Farmacológica (química) – como a cafeína.
   c. Idiossincrática – etiologia desconhecida.
3. Entre os alergênios alimentares mais comuns estão o leite de vaca, ovos, mariscos, amendoins, nozes, soja e trigo.

Manifestações clínicas

1. Respiratórias – rinoconjuntivite, espirros, edema de laringe, chiado no peito.
2. Cutâneas – urticária, angioedema, dermatite atópica.
3. Gastrenterite – edema dos lábios, prurido palatal, náuseas, cólicas abdominais, diarreia, vômito.
4. Neurológicas – alguns pacientes têm enxaqueca.

Avaliação diagnóstica

1. Teste cutâneo.
   a. Limitado aos alimentos suspeitos de provocar sintomas com base na história do paciente.
   b. Apenas os testes epicutâneos são recomendados.
   c. Os testes intradérmicos não demonstraram apresentar alto grau de correlação clínica.
2. ImmunoCAP, RAST ou outro teste *in vitro* de antígeno específico para IgE – resultado positivo.
3. Desafio oral – o alimento suspeito é ingerido pelo paciente para identificar o alergênio por meio da reprodução dos sintomas causados pela reação inicial.
   a. Aberto – pode ser usado quando o resultado do teste cutâneo for negativo; alimentos suspeitos são administrados abertamente e o paciente é monitorado quanto a qualquer reação.

b. Cego-único – os alergênios suspeitos são disfarçados em cápsulas, líquidos ou outro tipo de alimento e administrados ao paciente em doses crescentes e intervalos regulares, determinados pelo histórico, podendo ser intercalados com placebo. No entanto, existe algum viés.
c. Duplo-cego controlado por placebo – este teste é considerado o padrão-ouro e é a técnica mais definitiva para confirmar ou refutar a existência de alergia alimentar. O alimento suspeito é administrado em cápsulas ou por intermédio de outro veículo que mascara sua identidade; é intercalado com placebo para que nem o profissional de saúde nem o paciente saibam se o que está sendo ingerido é o alergênio ou um placebo.

4. Dieta de eliminação.
   a. Para determinar se os sintomas do paciente desaparecem quando certos alimentos são evitados.
   b. Restrinja a ingestão de um ou dois alimentos de cada vez, se houver suspeita de várias fontes.
   c. Se não houver suspeita de nenhum alimento em particular, é recomendada uma dieta altamente restrita por 14 dias.

Manejo

1. Evitar alimentos específicos é a única maneira de prevenir efetivamente as reações alérgicas alimentares.
2. Medicamentos:
   a. Anti-histamínicos – podem modificar os sintomas mediados por IgE, mas não os eliminam.
   b. Corticosteroides – usados apenas no tratamento de alergias alimentares associadas a gastrenterite eosinofílica ou gastroenteropatia.
   c. Epinefrina – se houver histórico de anafilaxia, o paciente deve sempre ter consigo o dispositivo para autoadministração da injeção subcutânea.
3. A dessensibilização oral pode ser considerada sob observação cuidadosa.

Complicações

Anafilaxia.

Avaliação de enfermagem

1. Auxilie na avaliação dos alimentos que podem causar desconforto; incentive o paciente a manter um diário alimentar e de sintomas.
2. Ausculte os pulmões e documente a presença de chiado.
3. Avalie a adesão à dieta prescrita e o alívio dos sintomas.

Diagnóstico de enfermagem

- Nutrição desequilibrada: menor que requisitos corporais, relacionada à dieta restritiva.

Intervenções de enfermagem

Promoção de nutrição adequada

1. Consulte um nutricionista para garantir uma dieta equilibrada que exclua os alergênios identificados e incorpore as preferências alimentares do paciente.
2. Administre suplementos alimentares, conforme necessário.
3. Discuta técnicas alternativas de preparação de alimentos e métodos de substituição (como usar uma quantidade maior de fermento em pó para substituir os ovos).
4. Administre e ensine a autoadministração de medicamentos, se necessário, para reduzir as cólicas abdominais e a diarreia, que podem comprometer a alimentação.
5. Monitore o peso.

Educação do paciente e manutenção da saúde

1. Instrua o paciente com histórico de reação anafilática sobre a técnica de autoadministração das injeções de epinefrina.
2. Alerte pacientes altamente alérgicos sobre comida de restaurante; ao comer fora, o paciente deve evitar *buffets* e solicitar informações sobre os ingredientes; atualmente muitos restaurantes exibem folhetos com os ingredientes de vários pratos, incluindo os estabelecimentos de *fast food*.
3. Explique sobre fontes ocultas de alimentos para diminuir o risco de exposição inesperada a um alergênio. Alguns alimentos podem conter alergênios não como ingrediente primário, mas como reforçador ou aditivo. Da mesma forma, a comida preparada ou armazenada no mesmo recipiente, ou que foi descongelada sobre a mesma superfície que um alimento que contém o alergênio, pode estar contaminada o suficiente para causar uma reação. Incentive a leitura dos rótulos.
4. Informe ao paciente que a maioria das crianças pequenas e cerca de um terço das crianças mais velhas, além de adultos, perdem essa sensibilidade alimentar após vários anos de restrição. A adesão ao tratamento é essencial. Contudo, a sensibilidade ao marisco e às nozes raramente é perdida.
5. Forneça fontes onde o paciente possa obter mais informações: The Food Allergy & Anaphylaxis Network (*www.foodallergy.org*).[3]

Reavaliação: resultados esperados

- Diminuição da frequência e da gravidade das reações alérgicas alimentares de acordo com o diário do paciente; verbaliza a aceitação da dieta; peso estável.

Sensibilidade ao látex

A sensibilidade ao látex está se tornando uma preocupação importante para os profissionais de saúde, pacientes e outras pessoas em risco ocupacional. A reação alérgica pode ser imediata ou tardia. O látex está presente em aproximadamente 40 mil produtos médicos e outros, incluindo produtos domésticos e brinquedos. A prevalência de sensibilidade ao látex é estimada em 1% na população em geral, 20% em enfermeiros e mais de 60% em crianças com espinha bífida.

Fisiopatologia e etiologia

1. O látex de borracha natural, fabricado a partir da seiva das seringueiras, é altamente irritante e alergênico em algumas pessoas.
2. O aumento do uso de látex na forma de luvas estéreis e não estéreis vem tornando a sensibilidade ao látex um problema para muitos profissionais de saúde desde o início das Precauções Universais na década de 1980.
3. Podem ocorrer três tipos de reações ao látex:
   a. Dermatite irritante – não é uma reação alérgica.
   b. Hipersensibilidade do tipo IV (mediada por células, tardia) – reação alérgica de contato localizada.
   c. Tipo I (mediada por IgE, imediata) – reação alérgica sistêmica.
4. Não existe um padrão previsível para a progressão das reações; a anafilaxia pode ocorrer a qualquer momento. Ocorrem reações mais graves no contato do látex com as mucosas do que com a pele intacta.
5. As pessoas em risco incluem crianças com espinha bífida, profissionais de saúde, pessoas com alergias atópicas, pessoas com histórico de múltiplas cirurgias e trabalhadores em fábricas que produzem produtos de látex.

---

[3]N.R.T.: Pode-se recomendar ao paciente consultar informações junto a grupos ou sociedades, como a Anafilaxia Brasil, disponível em: *https://anafilaxiabrasil.com.br/*, apoiada pela Associação Brasileira de Alergia e Imunologia (ASBAI), de modo a manter-se informado sobre questões relacionadas a sua saúde, sempre consultado o profissional envolvido em seu cuidado para garantia de entendimento das orientações.

Manifestações clínicas

1. Dermatite irritante – pode ser causada por talco ou resíduo químico nas luvas; eritema e prurido localizados na área de contato; ocorre imediatamente.
2. Hipersensibilidade do tipo IV (tardia) – reação alérgica de contato; eritema, prurido, urticária; possível rubor, edema localizado, rinite, tosse e conjuntivite. Os sintomas ocorrem em 1 a 48 horas após o contato com o produto.
3. Hipersensibilidade do tipo I (imediata) – urticária, angioedema, conjuntivite, dispneia, edema de faringe, arritmias e anafilaxia. Os sintomas são imediatos e podem variar de intensidade, indo de uma reação moderada até reações potencialmente fatais.

Avaliação diagnóstica

1. A história dos sintomas fornece um diagnóstico presuntivo, mas a confirmação é difícil porque os testes padronizados ainda não estão amplamente disponíveis.
2. Um teste de picada na pele usa um fragmento de luva de látex embebido em soro fisiológico por 15 minutos como solução. Não é um teste padronizado, mas um resultado positivo é considerado prova de sensibilidade ao látex.
3. Um teste de desafio pode ser realizado com o paciente usando uma luva de látex ou colocando apenas a ponta dos dedos por 15 minutos; procure por uma reação. Luvas sem látex podem ser usadas como controle. Podem ocorrer reações graves com este teste.
4. Os testes cutâneos padronizados se tornarão mais disponíveis, dependendo da aprovação pela Food and Drug Administration da solução padronizada de látex, mas a ameaça de anafilaxia ainda vai existir.
5. O teste de sangue RAST ou outro teste *in vitro* para IgE são seguros, mas o custo é alto e o uso é limitado pela possibilidade de resultados falso-positivos e falso-negativos.

Manejo

1. Prevenção é fundamental. Ver no Boxe 28.1 as técnicas de segurança e prevenção no ambiente de cuidados de saúde.
2. Para reações irritantes, trocar a marca das luvas ou usar luvas sem talco pode ser suficiente.
3. Diminuir o tempo de exposição ou usar revestimento de algodão nas luvas pode ajudar, mas não necessariamente resolver o problema.
4. Geralmente, é necessário o uso de luvas e produtos sem látex. Embora um número crescente de hospitais e consultórios médicos esteja disponibilizando produtos sem látex, a mudança de ocupação pode ser necessária para algumas pessoas.
5. É necessário um ambiente sem látex para o tratamento.
6. Cremes tópicos com corticosteroides podem ser usados para as reações locais.
7. Anti-histamínicos orais podem ser usados para as reações leves a moderadas.
8. Epinefrina, corticosteroides orais ou parenterais e anti-histamínicos IM devem ser administrados para as reações graves.
9. Soluções intravenosas, oxigênio e intubação podem ser necessários para suportes cardiovascular e pulmonar nos casos de reações graves.

Boxe 28.1 Segurança do látex para pacientes e profissionais de saúde

- Use luvas sem látex, de borracha sintética, vinil, nitrila, neoprene ou outro material
- Esteja ciente de que a remoção forçada de luvas de látex pode fazer com que algumas partículas do produto fiquem suspensas na forma de aerossol por até 5 h e que podem ser transportadas para outras áreas através de roupas e equipamentos
- Não entre em uma sala de cirurgia com luvas de látex ou sem fazer a escovação das mãos depois de remover as luvas em outra área. Troque as roupas que podem estar contaminadas por látex
- Programe o procedimento de pacientes sensíveis ao látex para o início do dia ou como primeiro caso cirúrgico
- Coloque sinais indicando a alergia ao látex
- Incentive as pessoas sensíveis ao látex a usar pulseiras de identificação
- Antes de usar, verifique todo o equipamento para a presença de látex
- Um carrinho feito de material sem látex deve acompanhar qualquer paciente sensível ao produto por toda a instituição
- Cada instituição deve formar uma força-tarefa de combate à alergia ao látex com representantes de todos os departamentos.

Complicações

Anafilaxia imprevisível e morte.

Avaliação de enfermagem

1. Avalie o paciente quanto ao histórico de fatores de risco e o padrão de reações suspeitas.
2. Avalie a pele quanto à presença de eritema, edema, vesículas e outras lesões.
3. Verifique as membranas mucosas quanto à conjuntivite, rinite e outras lesões.
4. Para os casos com suspeita de reações sistêmicas, avalie os sinais vitais de hipotensão, taquicardia, arritmia e dificuldade respiratória.
5. Avalie o estado respiratório, para a presença de estridor causado por edema da laringe, e os sons respiratórios, para chiado no peito.
6. No caso de reação sistêmica, avalie os sinais de edema interno, como náuseas, vômito e diarreia.

Diagnóstico de enfermagem

- Déficit de conhecimento sobre as fontes de látex e como evitá-las.

Intervenções de enfermagem e educação do paciente

Evitação do látex

1. Eduque o paciente sobre o uso disseminado do látex; geralmente existe disponibilidade de alternativas sem látex (Tabela 28.1).
2. Assegure-se de que os pacientes com histórico de reação do tipo I tenham epinefrina e anti-histamínicos injetáveis à mão o tempo todo para usar ao primeiro sinal de reação.
3. Incentive os pacientes que tiveram reações imediatas de hipersensibilidade a usar uma pulseira de identificação de alerta para alergia.
4. Incentive os pacientes a notificar todos os seus profissionais de saúde, laboratórios e clínicas antes de uma consulta para facilitar o uso de produtos sem látex. Esses pacientes devem ser atendidos na primeira consulta do dia e todos os suprimentos que contêm látex devem ser removidos da sala ou cobertos com um tecido de algodão. Somente produtos sem látex devem ser usados, e os funcionários devem ter cuidado para evitar o uso ou a remoção de luvas de látex no corredor enquanto o paciente estiver no consultório.
5. Apoie o paciente que teve uma reação ocupacional grave. Lembre ao paciente que a lei *Americans with Disabilities Act* garante aos trabalhadores [americanos] modificações razoáveis no local de trabalho para acomodar uma deficiência. No entanto, a aceitação da sensibilidade ao látex como deficiência é controversa.

Tabela 28.1 Fontes de látex em instituições de saúde e em casa.

Instituições de saúde	Casa e comunidade
Seringas	Colchões e espuma para móveis
Tampa de frascos de medicamentos	Roupa, incluindo as íntimas
Cateteres intravenosos, sondas	Tapetes
Válvulas	Chupetas e fraldas
Torniquete	Brinquedos, como bolas e bonecas
Fitas, curativos, drenos	Brinquedos para animais de estimação
Envoltórios elásticos	Capacetes de bicicleta
Almofadas impermeáveis	Cosméticos
Braçadeira de pressão arterial	Sacos para armazenagem de alimentos
Estetoscópio	Tampa de frascos de drenagem
Martelo de reflexo	Espátulas
Eletrodos eletrocardiográficos	Fones de ouvido
Sensor de oximetria	Mangueira de jardim
Bolsa de reanimação manual	Ferramentas com cabo de borracha
Cânula de oxigênio, máscara, sondas	Descascamento de pintura
Cânulas para vias respiratórias, tubo endotraqueal	Plantas – seringueira, bico-de-papagaio, figueira
Cateteres urinários	Bilhetes de raspadinha e material publicitário
Cateteres de sucção	Capas de chuva e botas impermeáveis
Produtos para imobilização, engessamento	Selos e envelopes com cola

6. Para obter mais informações, entre em contato com a American Latex Allergy Association (*www.latexallergyresources.org*) e o National Institute for Occupational Safety and Health (*www.cdc.gov/NIOSH/homepage.html*).[4]

Reavaliação: resultados esperados

- Verbaliza os sinais de reação e o tratamento apropriado.

Asma brônquica

Baseado em evidências

National Heart, Lung and Blood Institute, National Asthma Education and Prevention Program Expert Panel Report 3. (2007). Guidelines for the diagnosis and management of asthma. *Summary Report 2007, NIH Publication No. 08-5846*. Bethesda, MD: National Institutes of Health. Disponível em: *www.nhlbi.nih.gov/guidelines/asthma/asthsumm.pdf.*

Global Initiative for Asthma. (2016). Global strategy for asthma management and prevention. Disponível em: *www.ginasthma.org.*

A *asma* é uma doença inflamatória crônica das vias respiratórias, caracterizada por obstrução ao fluxo de ar, que é pelo menos parcialmente reversível; hiper-reatividade brônquica; e produção de muco. A evolução da asma é altamente variável. Em 2007, o National Asthma Education and Prevention Program Expert Panel Report 3 e, em 2010, as diretrizes da Global Initiative for Asthma, foram atualizados. Essas atualizações são baseadas em evidências e continuam a recomendar um tratamento gradual e baseado na gravidade; no entanto, as atualizações enfatizam a avaliação do controle, o comprometimento da função diária e o risco de exacerbação nas visitas subsequentes ao paciente. Embora a gravidade seja mais bem estabelecida antes do uso de medicamentos para asma, ela pode ser determinada com base nos medicamentos necessários para obter controle e direcionar a terapia inicial.

A terapia da asma é caracterizada por consultas periódicas de acompanhamento e reavaliação contínua. Um dos fatores que devem ser sempre avaliados é o controle, que pode ser medido em casa pelo paciente e pela família, e avaliado e discutido em visitas subsequentes. O nível de controle orienta o ajuste dos medicamentos. Os enfermeiros podem usar a avaliação de controle para identificar pacientes e famílias que precisam de mais educação sobre a asma para obter um melhor controle da condição.

Atualmente, a farmacoterapia para a asma baseia-se em três faixas etárias: idades de 0 a 4 anos, idades de 5 a 11 (ver Capítulo 44) e idade de 12 anos ou mais. É composta por seis etapas e foi expandida para incluir medicamentos adicionais para a asma; no entanto, os corticosteroides inalados continuam como a terapia de controle a longo prazo preferida para todas as idades.

Fisiopatologia e etiologia

O defeito básico parece ser uma anormalidade no hospedeiro que intermitentemente leva a um aumento da constrição da musculatura lisa, hipersecreção de muco na árvore brônquica e edema da mucosa.

Neuromecanismos (sistema nervoso autônomo)

1. A estimulação do nervo vago (responsável pelo tônus broncomotor) por infecções respiratórias virais, poluentes do ar e outros estímulos causa broncoconstrição, aumento da secreção de muco e dilatação dos vasos pulmonares.
2. As células receptoras beta-adrenérgicas, que revestem as vias respiratórias, também são responsáveis pelo tônus broncomotor. O funcionamento anormal dessas células predispõe os pacientes à broncoconstrição.

Reação antígeno-anticorpo

1. Indivíduos suscetíveis produzem quantidades anormais e grandes de IgE quando expostos a certos alergênios. A maioria das crianças e mais da metade dos adultos com asma são sensíveis a, pelo menos, um alergênio inalado comum.
2. A IgE específica do antígeno fixa-se nos mastócitos da mucosa brônquica.
3. Quando a pessoa é exposta a certos alergênios, o antígeno resultante combina-se com as moléculas de IgE ligadas às células, fazendo com que os mastócitos e os basófilos sofram degranulação e liberem mediadores químicos.
4. Esses mediadores químicos atuam sobre a musculatura lisa dos brônquios, causando broncoconstrição; sobre o epitélio dilatado, para reduzir a depuração mucociliar; sobre as glândulas brônquicas, para causar secreção de muco; sobre os vasos sanguíneos, para causar vasodilatação e aumento da permeabilidade; e sobre os leucócitos, para causar infiltração e inflamação celular.

[4]N.R.T.: A Associação Brasileira de Alergia e Imunologia (*https://asbai.org.br/*) disponibiliza artigos, orientações, atividades e diversos materiais educativos ilustrados (*https://asbai.org.br/category/artigos-material-educativo/*) para profissionais e público leigo. Para profissionais de saúde recomenda-se a leitura do artigo Sensibilidade ao Látex e Dosagem de Anticorpos Específicos em Profissionais da Área da Saúde, de Gomes MJ, Barbosa RS, Dias FP, Carvalho RB, Oliveira ER, Hebling E. Publicado em *Ciência & Saúde Coletiva* 2012; 17(2): 351-8.

5. As reações da fase tardia (que ocorrem 4 a 8 horas após a resposta inicial) incluem o influxo de eosinófilos, neutrófilos, linfócitos e monócitos.

Inflamação brônquica

1. Ocorre nas reações imediatas e tardias causadas pela resposta antígeno-anticorpo.
2. Outros fatores que não os alergênios (como estímulos ambientais nocivos) podem causar inflamação brônquica e hiper-reatividade pela ativação dos mastócitos.

Classificação

Asma extrínseca

1. Reação de hipersensibilidade a alergênios inalantes (ácaros, alergênios de animais, baratas, pólen e mofo são os principais).
2. Mediada por imunoglobulina E (mediada por IgE).

Asma intrínseca

1. Sem incitação de alergênios.
2. Infecção, geralmente viral.
3. Estímulos ambientais (como poluição do ar).

Asma mista

A reatividade imediata do tipo I parece estar combinada com fatores intrínsecos.

Asma induzida por ácido acetilsalicílico

1. Induzida pela ingestão de ácido acetilsalicílico e compostos relacionados.
2. A "Samter Triad" foi descrita como uma combinação de asma induzida por ácido acetilsalicílico, pólipos nasais e sinusite.

Broncoconstrição induzida por exercício

Os sintomas variam de leve aperto no peito e tosse até sibilos graves, tosse e dispneia, que geralmente ocorrem após 5 a 20 minutos de exercício contínuo.

Asma ocupacional

Causada pela inalação de vapores industriais, poeira, alergênios e gases.

Classificação de acordo com a gravidade

1. Para fins de tratamento, a gravidade da asma é classificada como intermitente, persistente leve, persistente moderada e persistente grave com base no nível de comprometimento e risco de exacerbação.
2. Os parâmetros do nível de comprometimento incluem grau dos sintomas, despertar noturno, necessidade de uso de $beta_2$-agonista de ação curta para controle dos sintomas, interferência nas atividades diárias, e função pulmonar pela espirometria.
3. O nível de risco é baseado no número de exacerbações passadas que necessitaram do uso de corticosteroides orais e na gravidade dos episódios.
4. Veja os detalhes da classificação da gravidade da asma em: *www.nhlbi.nih.gov/guidelines/asthma/asthgdln.pdf.*

Manifestações clínicas

1. Episódios de tosse.
2. Chiado.
3. Dispneia.
4. Sensação de aperto no peito.

Alerta de enfermagem
Não se deixe enganar pela falta de chiado na ausculta quando o paciente relatar dispneia grave. O fluxo de ar pode ser tão restrito que o chiado cessa.

Avaliação diagnóstica

1. Teste da função pulmonar (espirometria) – aumento superior a 12% em relação ao valor basal do volume expiratório forçado no primeiro segundo da expiração (VEF_1) após a inalação do broncodilatador. Variação de fluxo de pico superior a 20% entre as medições da manhã e da noite.
2. Desafio brônquico com agente aéreo, resultando em hiper-reatividade das vias respiratórias; um desafio positivo é determinado pela diminuição do VEF_1 em relação ao valor basal.
   a. Desafio brônquico da metacolina (nebulizada) – diminuição de 20% no VEF_1.
   b. Manitol (inalação de pó seco) – redução de 15% no VEF_1.
3. Teste cutâneo para identificação de alergênios causadores.
4. Radiografia de tórax para excluir outras doenças pulmonares na asma de início recente em adultos.

Manejo

O objetivo é permitir que a pessoa com asma tenha uma vida normal. O plano de tratamento deve ser o mais simples possível e individualizado, adequado ao estilo de vida do paciente. Ver na Figura 28.2 a terapia gradual para pacientes com 12 anos de idade ou mais e nas p. 1206 e 1207 a terapia gradual para crianças menores de 12 anos. As Tabelas 28.2 e 28.3 apresentam informações sobre os medicamentos. Para obter informações adicionais sobre tratamento e dosagens específicos, consulte "Expert Panel Report 3: Guidelines for the Diagnosis and Management of Asthma" (National Heart, Lung and Blood Institute, 2007), pp. 346-352.[5]

Controladores a longo prazo

1. Corticosteroides inalados (ICSs), como beclometasona, budesonida, ciclesonida, flunisolida, fluticasona, mometasona.
2. Os beta-agonistas inalados de ação prolongada (LABA, *long-acting inhaled beta-agonist*) incluem o salmeterol e o formoterol. *Nota*: o arformoterol é um LABA indicado para o controle a longo prazo da doença pulmonar obstrutiva crônica, não da asma.
3. Inaladores combinados, como fluticasona e salmeterol, budesonida e formoterol, mometasona e formoterol.
4. Modificadores de leucotrieno, como montelucaste e zafirlucaste.
5. Estabilizadores inalados de mastócitos: cromolyn sódico.
6. Beta-agonistas orais de ação prolongada, como os comprimidos de liberação prolongada de albuterol.
7. Corticosteroides orais (dose de manutenção).
8. Metilxantinas, como teofilina.
9. Agentes muscarínicos, nomeadamente o tiotrópio, como terapia adjuvante.
10. Um bloqueador de IgE (omalizumabe) pode ser adicionado à terapia de manutenção padrão para reduzir as exacerbações nos casos de asma alérgica moderada a grave.
    a. É administrado por injeção subcutânea a cada 2 a 4 semanas.
    b. As reações adversas mais comuns são aquelas no local da injeção e infecção viral.

Alerta de enfermagem
O método mais conveniente e barato de administração de aerossóis aos pacientes é o inalador de dose medida ou pó seco; no entanto, a nebulização oferece uma alternativa de administração para aqueles que não dominam a técnica inaladora.

Alerta farmacológico
Bloqueadores beta-adrenérgicos, como o propranolol, têm potencial para causar broncoconstrição e não devem ser administrados a pacientes com asma. Os betabloqueadores seletivos cardíacos podem ser usados, como o carvedilol.

[5]Disponível em: *www.nhlbi.nih.gov/guidelines/asthma/asthgdln.pdf.*

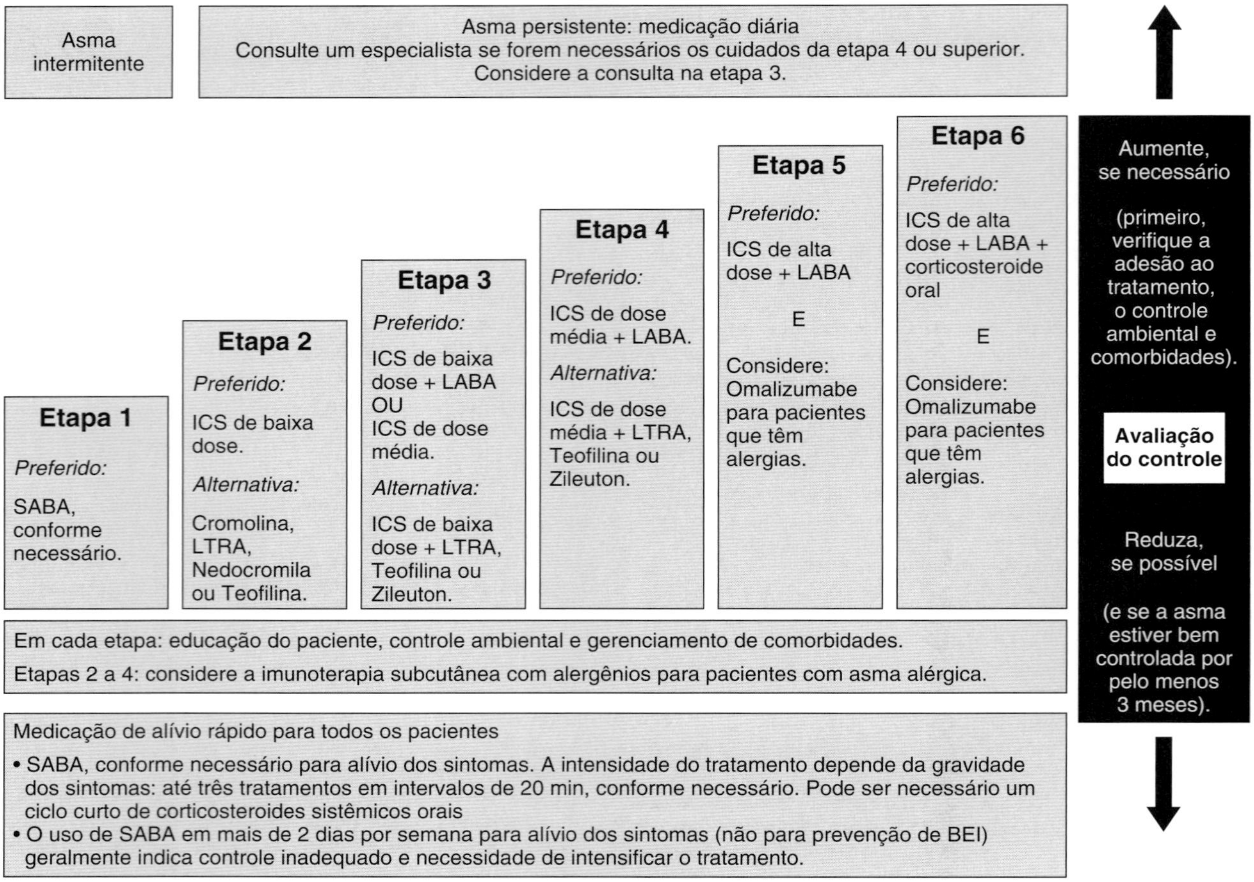
Asma intermitente
Asma persistente: medicação diária
Consulte um especialista se forem necessários os cuidados da etapa 4 ou superior.
Considere a consulta na etapa 3.
Etapa 1
Preferido:
SABA, conforme necessário.
Etapa 2
Preferido:
ICS de baixa dose.
Alternativa:
Cromolina, LTRA, Nedocromila ou Teofilina.
Etapa 3
Preferido:
ICS de baixa dose + LABA OU ICS de dose média.
Alternativa:
ICS de baixa dose + LTRA, Teofilina ou Zileuton.
Etapa 4
Preferido:
ICS de dose média + LABA.
Alternativa:
ICS de dose média + LTRA, Teofilina ou Zileuton.
Etapa 5
Preferido:
ICS de alta dose + LABA
E
Considere: Omalizumabe para pacientes que têm alergias.
Etapa 6
Preferido:
ICS de alta dose + LABA + corticosteroide oral
E
Considere: Omalizumabe para pacientes que têm alergias.
Aumente, se necessário
(primeiro, verifique a adesão ao tratamento, o controle ambiental e comorbidades).
Avaliação do controle
Reduza, se possível
(e se a asma estiver bem controlada por pelo menos 3 meses).
Em cada etapa: educação do paciente, controle ambiental e gerenciamento de comorbidades.
Etapas 2 a 4: considere a imunoterapia subcutânea com alergênios para pacientes com asma alérgica.
Medicação de alívio rápido para todos os pacientes
• SABA, conforme necessário para alívio dos sintomas. A intensidade do tratamento depende da gravidade dos sintomas: até três tratamentos em intervalos de 20 min, conforme necessário. Pode ser necessário um ciclo curto de corticosteroides sistêmicos orais
• O uso de SABA em mais de 2 dias por semana para alívio dos sintomas (não para prevenção de BEI) geralmente indica controle inadequado e necessidade de intensificar o tratamento.

Legenda: **quando mais de uma opção é listada como terapia preferida ou alternativa, foi empregada a ordem alfabética.**
BEI, broncospasmo induzido pelo exercício; ICS, corticosteroide inalado; LABA, beta-agonista inalado de ação prolongada; LTRA, antagonista do receptor de leucotrieno; SABA, $beta_2$-agonista inalado de ação curta.

Figura 28.2 Abordagem gradual para o tratamento da asma em jovens a partir de 12 anos e adultos.

Tabela 28.2 Medicamentos para controle a longo prazo.

Medicamento/Indicação	Mecanismo	Efeitos adversos potenciais
Corticosteroides inalados Beclometasona, budesonida, flunisolida, ciclesonida, fluticasona, mometasona. *Indicações:* supressão a longo prazo dos sintomas da asma; supressão, controle e reversão da inflamação das vias respiratórias; necessidade reduzida de corticosteroides orais.	*Anti-inflamatório:* bloqueia a reação tardia ao alergênio e reduz a hiper-responsividade das vias respiratórias; inibe a produção de citocinas, a ativação de proteínas de adesão e a migração e ativação de células inflamatórias. Regulação negativa reversa do receptor $beta_2$. Inibe o vazamento microvascular.	Tosse, disfonia, candidíase oral. Em doses elevadas, podem ocorrer efeitos sistêmicos (supressão adrenal, osteoporose, afinamento da pele, facilidade para formação de hematomas), embora os estudos não sejam conclusivos e o significado clínico não tenha sido estabelecido. Em doses baixas a médias, foi observada a supressão da velocidade de crescimento em crianças, mas esse efeito pode ser transitório e o significado clínico ainda não foi estabelecido.
Corticosteroides sistêmicos Metilprednisolona, prednisolona, prednisona. *Indicações:* terapia de curta duração para obter o controle de asma inadequadamente controlada; prevenção a longo prazo dos sintomas na asma persistente grave.	*Anti-inflamatório:* bloqueia a reação tardia ao alergênio e reduz a hiper-responsividade das vias respiratórias; inibe a produção de citocinas, a ativação de proteínas de adesão e a migração e ativação de células inflamatórias. Regulação negativa reversa do receptor $beta_2$. Inibe o vazamento microvascular.	Uso a curto prazo: anormalidades reversíveis no metabolismo da glicose, aumento do apetite, retenção de líquidos, ganho de peso, alteração de humor, hipertensão, úlcera péptica e, raramente, necrose asséptica. Uso a longo prazo: supressão do eixo adrenal, supressão do crescimento, afinamento dérmico, hipertensão, diabetes, síndrome de Cushing, catarata, fraqueza muscular e, raramente, comprometimento da função imunológica. Deve-se considerar as comorbidades que possam ser agravadas pelos corticosteroides sistêmicos, como infecções por herpes-vírus, varicela, tuberculose, hipertensão, úlcera péptica, diabetes melito, osteoporose e *Strongyloides*.

Tabela 28.2 Medicamentos para controle a longo prazo. (*Continuação*)

Medicamento/Indicação	Mecanismo	Efeitos adversos potenciais
Estabilizadores de mastócitos Cromolyn sódico (apenas solução nebulizadora). *Indicações:* prevenção a longo prazo dos sintomas na asma persistente leve; podem modificar a inflamação; tratamento preventivo antes da exposição ao exercício ou a um alergênio conhecido.	*Anti-inflamatório:* bloqueia as reações precoce e tardia ao alergênio; interfere nas funções dos canais de cloreto. Estabiliza as membranas dos mastócitos e inibe a ativação e liberação de mediadores de eosinófilos e células epiteliais. Inibe a resposta aguda ao exercício, ao ar seco e frio e ao SO_2.	Tosse e irritação.
Imunomoduladores Omalizumabe. *Indicações:* Controle e prevenção a longo prazo dos sintomas em pacientes ($\geq$ 12 anos) com asma alérgica persistente moderada ou grave inadequadamente controlada com ICS.	Liga-se à IgE circulante, impedindo-a de se ligar a receptores de alta afinidade em basófilos e mastócitos. Diminui a liberação do mediador de mastócitos devido à exposição a alergênios e o número de receptores de alta afinidade nos basófilos e nas células submucosas.	Dor e hematomas nos locais de injeção foram relatados em 45% dos pacientes. Anafilaxia foi relatada em 0,2% dos pacientes tratados. Neoplasias malignas foram relatadas em 0,5% dos pacientes em comparação com 0,2% dos pacientes que receberam placebo; no entanto, a relação com o fármaco é improvável.
Modificadores de leucotrienos Montelucaste, zafirlucaste, zileuton. *Indicações:* controle e prevenção a longo prazo dos sintomas na asma persistente leve; podem ser utilizados em combinação com um ICS na asma persistente moderada. O montelucaste é indicado para pacientes com mais de 1 ano de idade; zafirlucaste, mais de 7 anos; zileuton, mais de 12 anos.	*Antagonista do receptor de leucotrieno* (montelucaste e zafirlucaste): inibidores competitivos seletivos do receptor CysLT1. *Inibidor da 5-lipo-oxigenase* (zileuton): inibe a produção de leucotrienos – LTB_4 e cisteinil leucotrienos – a partir do ácido araquidônico.	Com o zafirlucaste, ocorreram casos raros de síndrome de Churg-Strauss, mas a associação não está clara; a supervisão após a comercialização do produto relatou casos de hepatite reversível e, raramente, insuficiência hepática irreversível resultando em transplante de fígado e morte. A elevação das enzimas hepáticas foi relatada com zileuton. Houve relatos de casos limitados de hepatite reversível e hiperbilirrubinemia.
$Beta_2$-agonistas de ação prolongada Formoterol, salmeterol, albuterol de liberação sustentada VO. *Indicações:* prevenção a longo prazo dos sintomas, adicionado ao ICS; prevenção de broncospasmo induzido pelo exercício. *Nota*: Não devem ser usados para tratar exacerbações agudas; usados apenas em combinação com corticosteroide inalado.	*Broncodilatação:* o relaxamento da musculatura lisa acompanha a ativação da adenilato ciclase e o aumento do AMP cíclico, produzindo antagonismo funcional à broncoconstrição. Comparado com o SABA, o salmeterol (mas não o formoterol) tem início de ação mais lento (15 a 30 min). O salmeterol e o formoterol têm uma duração mais longa (> 12 h) em comparação com o SABA.	Taquicardia, tremor da musculatura esquelética, hipopotassemia, prolongamento do intervalo QTc em caso de superdosagem. Pode ocorrer uma redução no efeito broncoprotetor em até uma 1 semana de terapia crônica (o significado clínico não foi estabelecido). Risco potencial de exacerbação grave com risco de vida ou fatal.
Metilxantinas Teofilina de liberação sustentada. *Indicações:* controle e prevenção a longo prazo dos sintomas na asma persistente leve ou como adjuvante do ICS na asma moderada ou persistente.	*Broncodilatação:* relaxamento da musculatura lisa devido à inibição da fosfodiesterase e possivelmente ao antagonismo da adenosina. Pode afetar a infiltração eosinofílica na mucosa brônquica, bem como diminuir o número de linfócitos T no epitélio. Aumenta a contratilidade do diafragma e a depuração mucociliar.	As toxicidades agudas relacionadas à dose incluem taquicardia, náuseas e vômito, taquiarritmias (taquicardia supraventricular), estimulação do sistema nervoso central, cefaleia, convulsões, hematêmese, hiperglicemia e hipopotassemia. Os efeitos adversos em doses terapêuticas usuais incluem insônia, distúrbio gástrico, agravamento de úlcera ou refluxo, aumento da hiperatividade em algumas crianças, dificuldade em urinar em homens idosos com prostatismo.

ICS, corticosteroide inalado; SABA, beta-agonista de curta ação. Adaptada de Heart, Lung and Blood Institute, National Asthma Education and Prevention Program. (2007). *Expert Panel Report 3: Guidelines for the diagnosis and management of asthma.* Full Report 2007 (pp. 245-246). Disponível em: *www.nhlbi.nih.gov/guidelines/asthma/asthgdln.pdf.*

Tabela 28.3 Medicamentos para alívio rápido.

Medicamento/Indicação	Mecanismo	Efeitos adversos potenciais
Beta$_2$-agonistas de ação curta Albuterol, levalbuterol, pirbuterol. *Indicações:* alívio dos sintomas agudos; tratamento preventivo para broncospasmo induzido pelo exercício.	*Broncodilatação:* liga-se ao receptor beta$_2$-adrenérgico, produzindo relaxamento da musculatura lisa após ativação da adenilato ciclase e aumento do AMP cíclico, produzindo antagonismo funcional à broncoconstrição.	Taquicardia, tremor da musculatura esquelética, hipopotassemia, aumento do ácido láctico, cefaleia, hiperglicemia. A via inalatória, em geral, causa poucos efeitos adversos sistêmicos. Pacientes com doença cardiovascular preexistente, especialmente idosos, podem ter reações cardiovasculares adversas com a terapia inalatória.
Anticolinérgico Ipratrópio *Indicações:* broncospasmo agudo; reverte apenas broncospasmo com mediação colinérgica; não modifica a reação ao antígeno; não bloqueia o broncospasmo induzido pelo exercício. A administração no pronto-socorro de várias doses de ipratrópio fornece efeitos aditivos ao SABA. Pode ser uma alternativa para pacientes que não toleram o SABA. Tratamento de escolha para broncospasmo resultante do uso de medicamentos betabloqueadores.	*Broncodilatação:* inibição competitiva dos receptores colinérgicos muscarínicos. Reduz o tônus vagal intrínseco das vias respiratórias. Pode bloquear a broncoconstrição reflexa secundária a irritantes ou esofagite de refluxo. Pode diminuir a secreção da glândula mucosa.	Ressecamento da boca e das secreções respiratórias, sibilância aumentada em alguns indivíduos, turvamento da visão, se borrifado nos olhos. Se foi usado no pronto-socorro, produz menos estimulação cardíaca que os SABAs.
Corticosteroides sistêmicos Metilprednisolona, prednisolona, prednisona *Indicações:* para exacerbações moderadas ou graves para evitar a progressão da exacerbação, reverter a inflamação, acelerar a recuperação e reduzir a taxa de recidiva.	*Anti-inflamatório:* Bloqueia a reação tardia ao alergênio e reduz a hiper-responsividade das vias respiratórias; inibe a produção de citocinas, a ativação de proteínas de adesão, e a migração e ativação de células inflamatórias. Regulação negativa reversa do receptor beta$_2$. Inibe o vazamento microvascular.	Uso a curto prazo: anormalidades reversíveis no metabolismo da glicose, aumento do apetite, retenção de líquidos, ganho de peso, rubor facial, alteração de humor, hipertensão, úlcera péptica e, raramente, necrose asséptica. Deve-se considerar as comorbidades que possam ser agravadas pelo uso de corticosteroides sistêmicos, como infecções por herpes-vírus, varicela, tuberculose, hipertensão, úlcera péptica, diabetes melito, osteoporose e *Strongyloides*.

SABA, beta-agonista de ação curta. Modificado de Heart, Lung and Blood Institute, National Asthma Education and Prevention Program. (2007). *Expert Panel Report 3: Guidelines for the diagnosis and management of asthma.* Full Report 2007 (pp. 247-248). Disponível em: *www.nhlbi.nih.gov/guidelines/asthma/asthgdln.pdf.*

Medicamentos para alívio rápido

1. Broncodilatadores inalados de ação curta.
   a. Beta-agonistas de ação curta (SABAs), como albuterol, pirbuterol e levalbuterol.
   b. Agente anticolinérgico, como o brometo de ipratrópio.
2. Corticosteroides sistêmicos (curso curto) – prednisona, prednisolona e metilprednisolona.

Alerta farmacológico
Os pacientes devem ser encorajados a usar os SABAs adequadamente quando necessário e a não esperar por sintomas graves.

Outras medidas

1. Controle ambiental (ver p. 807).
2. Imunoterapia (ver p. 804).
3. Evitar alimentos que contenham tartrazina (corante amarelo número 5) em pacientes sensíveis ao ácido acetilsalicílico.
4. O exercício aeróbico regular deve ser incentivado.
5. O uso de um agonista beta-adrenérgico inalado ou de cromolina, administrada 5 a 10 minutos antes do exercício, diminui a broncoconstrição induzida.
6. Antibióticos devem ser prescritos somente durante exacerbações agudas se houver sinais e sintomas de infecção bacteriana.
7. Terapias alternativas e complementares que incluem acupuntura, preparações fitoterápicas, ioga e tratamento quiroprático foram sugeridas para o controle agudo e crônico da asma; no entanto, nenhuma delas substitui o tratamento clínico. De fato, suspeita-se que a glucosamina e a condroitina causem exacerbação da asma em alguns pacientes.

Avaliação de enfermagem

1. Revise o prontuário do paciente: pergunte sobre tosse, dispneia, aperto no peito, chiados, alterações no esforço, despertar noturno com asma, uso de SABA e visitas recentes não programadas ou de emergência. Use uma ferramenta de avaliação como o Teste

de Controle da Asma, o Questionário de Controle da Asma e o Questionário de Avaliação da Terapia contra a Asma. Essas ferramentas quantificam sintomas, o uso de medicamentos de alívio rápido, o efeito da asma na qualidade de vida e a percepção de controle pelo paciente/família. Os questionários podem ser encontrados em: *www.nhlbi.nih.gov/guidelines/asthma/asthgdln.pdf*[6]
2. Observe o paciente e avalie a frequência, profundidade e as características da respiração, especialmente na expiração; observe para hiperinflação. Avalie o pico de fluxo.
3. Faça uma auscultação do tórax para verificar os sons respiratórios ou a presença de chiado.
4. Avalie os gatilhos da asma, que incluem os seguintes:
   a. Alergênios.
   b. Infecções respiratórias.
   c. Inalação de substâncias irritantes (poeira, fumaça e gases).
   d. Fatores ambientais (clima, poluição do ar e umidade).
   e. Exercício, principalmente em clima frio.
   f. Uso de ácido acetilsalicílico e seus derivados.
   g. Agentes contendo sulfito, usado como conservante de alimentos.
   h. Fatores emocionais.
5. Após o episódio agudo, tente determinar o grau de adesão do paciente aos medicamentos e ao plano de manejo.
6. Observe e corrija a técnica de inalação e discuta os cuidados com o inalador (p. ex., limpeza, preparo).

Diagnósticos de enfermagem

- Padrão respiratório ineficaz relacionado ao broncospasmo
- Ansiedade relacionada ao medo de sufocamento, dificuldade para respirar, e morte
- Prontidão para aprimorar o conhecimento relacionado ao tratamento medicamentoso e possíveis efeitos adversos.

Intervenções de enfermagem

Alcance do alívio da respiração dispneica

1. Monitore os sinais vitais, a coloração da pele, a retração, a saturação de oxigênio e o grau de inquietação, pois podem indicar hipoxia.
2. Forneça medicação e oxigenoterapia, conforme prescrição.
3. Monitore o funcionamento das vias respiratórias por meio do medidor de pico de fluxo ou de espirometria (VEF_1, VEF_1/CVF) para avaliar a eficácia do tratamento.
4. Incentive a ingestão de líquidos para diluir as secreções.
5. Instrua o paciente sobre o posicionamento para facilitar a respiração – sentado na posição vertical (inclinando-se para a frente em uma mesa).
6. Incentive o paciente a usar técnicas de respiração adaptativa (p. ex., respiração labial) para diminuir o trabalho respiratório.

Alívio da ansiedade

1. Explique a justificativa para intervenções de modo a obter a cooperação do paciente. Preste a assistência de maneira rápida e confiante.
2. Ajude o paciente a determinar as fontes de ansiedade; sugira medidas para reduzir a ansiedade e controlar a respiração.
3. Incentive a participação ativa e apoie os esforços de adesão ao plano de manejo.

[6]N.R.T.: Devem ser consultados artigos de validação destes instrumentos para uso no Brasil, como: Roxo JPF, Ponte EV, Ramos DCB, Pimentel L, D'Oliveira Júnior A, Cruz AA. Validação do Teste de Controle da Asma em português para uso no Brasil. *J Bras Pneumol.* 2010; 36(2):159-66; Leite M, Ponte EV, Petroni J, D'Oliveira Júnior A, Pizzichini E, Cruz AA. Avaliação do Questionário de Controle da Asma validado para uso no Brasil. *J Bras Pneumol.* 2008; 34(10):756-63.

Prevenção dos efeitos adversos dos medicamentos

1. Ensine o paciente a enxaguar a boca e cuspir depois de usar o ICS para evitar o crescimento de fungos, e a estar alerta para dores na garganta ou na boca causadas por candidíase orofaríngea.
2. Sugira um espaçador, se o paciente for propenso a desenvolver candidíase, e garanta a técnica adequada de dosagem e inalação. O teste de glicose no sangue também pode ser indicado para descartar hiperglicemia.
3. Monitore as enzimas da função hepática, conforme as instruções, em pacientes que tomam zileuton e zafirlucaste, e aconselhe-os a relatar sinais de disfunção hepática: dor abdominal, náuseas, prurido e icterícia.
4. Verifique se o paciente está ciente de que os LABAs não devem ser utilizados para sintomas agudos, nem como terapia anti-inflamatória ou monoterapia para asma. A duração da proteção contra o broncospasmo induzido pelo exercício pode diminuir com o uso regular.
5. Monitore a concentração sérica de teofilina periodicamente e mantenha as concentrações séricas estáveis entre 5 e 15 mcg/mℓ. O monitoramento rotineiro da concentração sérica é essencial devido a toxicidades significativas, faixa terapêutica estreita e diferenças individuais no metabolismo da substância. A variação da absorção pode produzir alterações significativas nas concentrações séricas estáveis de teofilina.
6. Avise os pacientes que o uso regular (superior a 2 dias/semana) de SABA para o controle dos sintomas (exceto para prevenção de broncospasmo induzido pelo exercício), o aumento do uso ou a ausência do efeito esperado indica controle inadequado da asma. Para pacientes que fazem uso frequente de SABA, a medicação anti-inflamatória deve ser iniciada ou intensificada.

Considerações sobre atendimento domiciliar e na comunidade

1. Inicie o monitoramento do pico de fluxo, se indicado. Isso pode ser feito 2 vezes/dia pelo paciente com asma persistente. Forneça instruções verbais e por escrito e peça ao paciente para demonstrar o procedimento.
2. O paciente pode comprar um medidor de pico de fluxo em uma farmácia ou em uma empresa de suprimentos médicos.
3. Uma vez obtido o controle ideal da asma, as medições diárias de pico de fluxo no início da manhã e no início da tarde devem ser realizadas durante um período de 2 a 3 semanas para determinar a melhor medição pessoal do paciente. A melhor medição pessoal de pico de fluxo será usada para monitorar o controle e orientar a autoterapia em um plano de ação individualizado.
4. Ensine o paciente como obter a medição do pico de fluxo.
   a. Coloque o indicador na base da escala numerada.
   b. Fique em pé (de preferência) ou sente-se na posição vertical.
   c. Respire fundo.
   d. Coloque o medidor na boca e feche os lábios ao redor do bocal com a língua sob o bocal.
   e. Sopre o mais forte e rápido possível. Tossir ou cuspir resultará em um nível falsamente elevado.
   f. Verifique a medição que o indicador está apontando na escala numérica.
   g. Repita as etapas anteriores mais duas vezes e registre o número mais alto.
5. Forneça instruções verbais e por escrito sobre um plano de ação para a autogestão dos episódios de exacerbação da asma, conforme descrito pelo profissional de saúde. As orientações da National Asthma Education and Prevention Program Guidelines incluem as seguintes:
   a. Em caso de piora sintomática da asma ou de diminuição assintomática na medição do pico de fluxo, use a inalação inicial de um agonista beta-adrenérgico de ação curta pelo inalador de dose calibrada (MDI, *metered-dose inhale*), duas

a quatro inalações para até três tratamentos em intervalos de 20 minutos ou um único tratamento de nebulização.

b. Após o tratamento inicial, verifique novamente o pico de fluxo; com mais de 80% da melhor marca pessoal e nenhuma respiração ofegante ou dispneia, continue o agonista beta-adrenérgico a cada 3 a 4 horas por 24 a 48 horas. O paciente deve entrar em contato com o médico para obter instruções adicionais.

c. Se o pico de fluxo for de 40% a 80% da melhor marca pessoal, ou se o paciente apresentar sibilância persistente e dispneia, deve ser iniciado um corticosteroide oral e o agonista beta-adrenérgico deve ser continuado. O paciente deve entrar em contato com o médico no mesmo dia para obter instruções adicionais.

d. Se o pico de fluxo for inferior a 40% da melhor marca pessoal ou se o paciente apresentar sibilância e dispneia significativas, deverá ser iniciado um corticosteroide oral, o agonista beta-adrenérgico deve ser repetido imediatamente e o paciente deve ser encaminhado ao pronto-socorro.

Educação do paciente e manutenção da saúde

1. Forneça informações sobre a natureza da asma e os métodos de tratamento.
2. Forneça informações sobre medicamentos, incluindo a diferença entre controladores a longo prazo e para alívio rápido dos sintomas e o uso correto de inaladores e espaçadores; enfatize a importância de evitar o uso excessivo de inaladores e nebulizadores. Certifique-se de que o paciente entenda que os inaladores broncodilatadores de ação prolongada, como o salmeterol, não são efetivos para episódios de exacerbação da asma.
3. Demonstre o uso dos MDIs (ver Diretrizes para educação do paciente 28.2.) e do equipamento de nebulização.
   a. O modelo dos inaladores varia muito. Atualmente existe disponibilidade comercial de inaladores com propulsor de hidrofluoroalcano (HFA) e dispositivos ativados pela respiração; familiarize-se com as instruções do fabricante para ajudar o paciente.
   b. Ensine o paciente a limpar os inaladores de acordo com as instruções do fabricante.
   c. Aconselhe o paciente a contar o número de inalações, se o inalador não tiver um contador automático.
4. Ajude o paciente a identificar os fatores que desencadeiam a asma, os sinais de alerta de uma crise iminente, e as estratégias de prevenção e tratamento de crises.
5. Ensine técnicas de respiração adaptativa e exercícios de respiração, como a respiração freno labial.

DIRETRIZES PARA EDUCAÇÃO DO PACIENTE 28.2

Como usar o inalador e o espaçador

Usando um inalador

1. Certifique-se de que o frasco do medicamento esteja conectado ao inalador de plástico e agite bem ou, se estiver usando um sistema de inalador de pó seco (*DPI, dry powder inhaler*), carregue o medicamento de acordo com as instruções do fabricante.
2. Se for recomendado, conecte um espaçador ao inalador de dose calibrada (MDI) (ver a seguir: Usando um espaçador).
3. Se estiver usando o método de boca fechada (recomendado para sistemas DPI e HFA):
   a. Expire completamente e coloque o bocal do inalador na boca e prenda bem os lábios ao redor.
   b. Ao começar a inspirar, use o dedo indicador para pressionar firmemente a parte superior do recipiente.
   c. Continue a inspirar por 3 a 5 segundos para obter uma respiração completa e prenda a respiração por 5 a 10 segundos.
   d. Retire o inalador da boca antes de expirar e respirar normalmente.
4. Se for prescrita mais de uma inalação de um $beta_2$,-agonista, aguarde 30 segundos antes de fazer outra inalação e repita as etapas 1 a 5.
5. Recoloque a tampa do bocal após cada utilização.
6. Limpe o inalador de acordo com as instruções do fabricante.
7. Descarte o cartucho depois de ter feito a quantidade de inalações determinadas no rótulo do produto. Você não deve utilizar além do número de vezes indicado, pois a quantidade correta de dose não pode mais ser garantida.
8. Para inaladores de pó seco, use uma inalação rápida e vigorosa com a técnica de boca fechada. Consulte as instruções fornecidas pelo fabricante do dispositivo que você utiliza.

Usando um espaçador

A menos que você use o inalador corretamente, grande parte do medicamento pode acabar na sua língua, na parte de trás da garganta ou no ambiente. Se tiver esse problema, seu médico pode recomendar o uso de um espaçador. Também chamado de câmara de retenção com válvula, um espaçador é um dispositivo que se conecta a um MDI. Ele mantém o medicamento na câmara por tempo suficiente para que possa ser inalado em uma ou duas inspirações lentas e profundas, permitindo assim que você tome a dose completa do medicamento. Também evita que você tussa, e pode prevenir uma infecção por fungos na boca se você usar um inalador à base de esteroides. Vários tipos de espaçadores estão disponíveis; esses dispositivos podem ser adquiridos na farmácia.

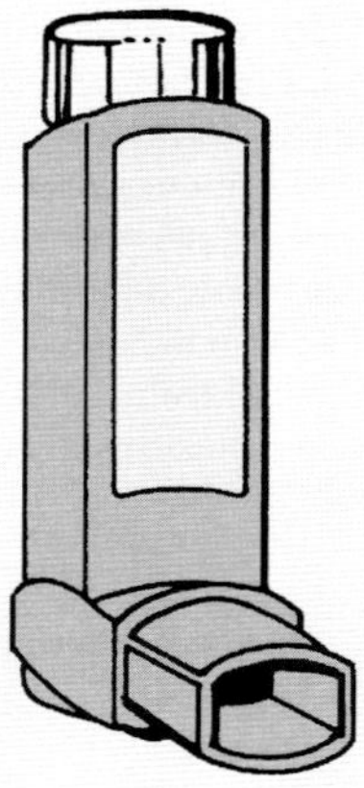

1. Conecte o inalador ao espaçador ou à câmara de retenção conforme demonstrado nas instruções do produto.
2. Agite bem.
3. Pressione o frasco do inalador, que irá liberar uma dose de medicamento na câmara de retenção.
4. Coloque o bocal do espaçador na boca e inspire lentamente.
5. Prenda a respiração por alguns segundos e expire.

Baseado em evidências
Center for Disease Control and Prevention. (2018). Know how to use your asthma inhaler. [multimedia] Disponível em: *https://www.cdc.gov/asthma/inhaler_video/default.htm.*

6. Explique sobre o controle ambiental.
   a. Evitar pessoas com infecções respiratórias. Vacinar-se anualmente contra a gripe.
   b. Evitar substâncias e situações conhecidas por precipitar um broncospasmo, como exposição a alergênios, irritantes, odores fortes, gases, vapores e fumaça.
   c. Usar uma máscara se o tempo frio for um fator precipitante de broncospasmos.
   d. Permanecer em locais fechados quando a poluição do ar estiver alta.
   e. Consulte também as Diretrizes para educação do paciente 28.1.
7. Promova práticas de saúde ideais, incluindo nutrição, descanso e exercício.
   a. Incentive o exercício físico regular para melhorar os condicionamentos cardiorrespiratório e musculoesquelético.
   b. Beber quantidades generosas de líquidos para manter as secreções fluidas.
   c. Tentar evitar situações estressantes.
   d. Usar técnicas de relaxamento, gerenciamento de *biofeedback*.
   e. Empregar os recursos da comunidade para aulas de cessação do tabagismo, controle do estresse, exercícios de relaxamento, grupos de apoio à asma etc.
8. Certifique-se de que o paciente saiba com quem fazer e a frequência do acompanhamento. Converse com o paciente para superar quaisquer barreiras ao acompanhamento, como problemas de transporte, horário limitado do consultório ou clínica, creche e necessidades ocupacionais.
9. Para obter informações e suporte adicionais, consulte a American Academy of Allergy, Asthma and Immunology (*www.aaaai.org*).

Alerta farmacológico
Nunca mergulhe o recipiente de inalação em água para verificar se resta algum medicamento. A umidade na ponta estraga o recipiente.

Reavaliação: resultados esperados

- Redução dos sintomas (chiado, tosse, dispneia, aperto no peito); pico de fluxo melhorado
- Verbaliza o alívio da ansiedade
- Não foram relatadas reações adversas à terapia medicamentosa.

Estado asmático

O *estado asmático* é uma forma grave de asma na qual a obstrução das vias respiratórias não responde à terapia medicamentosa usual.

Fatores contribuintes

1. Infecção.
2. Inalação de poluentes do ar e alergênios aos quais o paciente já foi sensibilizado.
3. Não adesão ao esquema terapêutico, incluindo o uso excessivo de broncodilatadores.
4. Ingestão de ácido acetilsalicílico ou substâncias relacionadas em pacientes com sensibilidade.
5. Aspiração de ácido gástrico.

Manifestações clínicas

1. Taquipneia, dificuldade respiratória com maior esforço na expiração.
2. Retrações supraesternais, uso de músculos acessórios da respiração.
3. Redução dos sons respiratórios, diminuição da capacidade de enunciação de frases e sentenças.
4. Ansiedade, irritabilidade, fadiga, dor de cabeça, comprometimento do funcionamento mental.
5. Espasmos musculares, sonolência, diaforese – devido à retenção contínua de dióxido de carbono.
6. Taquicardia, elevação da pressão arterial.
7. Insuficiência cardíaca e morte por asfixia.

Manejo e intervenções de enfermagem

1. Monitore a frequência respiratória e a saturação de oxigênio continuamente; verifique frequentemente os níveis de gasometria arterial, pressão arterial e eletrocardiograma.
2. Administre tratamentos repetidos em aerossol com broncodilatadores beta$_2$-agonistas, como albuterol ou levalbuterol; adicione ipratrópio anticolinérgico conforme prescrição – administre com cuidado até que sejam corrigidas as acidoses metabólica e respiratória, e também a hipoxemia.
3. Monitore a terapia IV.
   a. Devem ser administrados corticosteroides para tratar a inflamação das vias respiratórias; como sua ação é lenta, seus efeitos benéficos podem não ser aparentes por várias horas.
   b. Devem ser administrados líquidos para tratar a desidratação e liberar as secreções.
4. Forneça oxigênio umidificado contínuo por meio da cânula nasal conforme prescrição. (Pacientes com doença pulmonar obstrutiva crônica associada ou enfisema correm risco de depressão do *drive* ventilatório hipoxêmico, aumentando a insuficiência respiratória. Portanto, o oxigênio deve ser empregado com cautela.)
5. Inicie a ventilação mecânica, se necessário.
6. Auxilie na mobilização do muco que causa obstrução brônquica.
   a. Realize uma fisioterapia respiratória (percussão e vibração da parede torácica).
   b. Administre agentes expectorantes e mucolíticos conforme prescrição.
   c. Remova as secreções por aspiração ou prepare-se para uma broncoscopia, se necessário.
7. Forneça hidratação adequada.
8. Obtenha uma radiografia do tórax e administre antibióticos, conforme prescrição, para tratar qualquer infecção respiratória subjacente.
9. Alivie o nível de ansiedade e o medo do paciente, agindo com calma e tranquilizando-o durante um ataque. Fique com o paciente até a crise ceder.

Alerta de enfermagem
No estado asmático, o retorno à pressão parcial normal ou crescente do dióxido de carbono não significa necessariamente que o paciente esteja melhorando – pode indicar um estado de fadiga que se desenvolve logo antes de o paciente entrar em falência respiratória.

BIBLIOGRAFIA

Bernstein, J. A., Lang, D. M., Kuhn, D. A., et al. (2014). The diagnosis and management of acute and chronic urticaria: 2014 update. *Journal of Allergy and Clinical Immunology, 135*(5), 1270–1277.

Bernstein, I. L., Li, J. T., Bernstein, D. I., et al. (2008). Allergy diagnostic testing: An updated practice parameter. *Annals of Allergy and Asthma Immunology, 100*(3 Suppl 3), S1–S148.

Bernstein, J. A., & Moellman, J. (2012). Emerging concepts in the diagnosis and treatment of patients with undifferentiated angioedema. *Internal Journal of Emergency Medicine, 5*, 39.

Bonilla, F. (2017). The adaptive cellular immune response. *UpToDate*. New York: Wolters Kluwer.

Center for Disease Control and Prevention. (2018). Know how to use your asthma inhaler. [multimedia] Available: *https://www.cdc.gov/asthma/inhaler_video/default.htm*

Chowdhury, B. A., & Dal Pan, G. (2010). The FDA and safe use of long-acting beta-agonists in the treatment of asthma. *New England Journal of Medicine, 362*, 1169–1171.

Cox, L. S., Nelson, H. A., Lockey, R., et al. (2011). Allergen immunotherapy: A practice parameter third update. *Journal of Allergy and Clinical Immunology, 127*(1 Suppl), S1–S55.

Dao, A. & Bernstein, D.I. (2018). Occupational exposure and asthma. *Annals of Allergy, Asthma & Immunology, 120*(5), 468–475.

Dinakar, C., Fineman, S.M., Chipps, B.E. et al. (2018). Recent advances in our understanding of the environment's role in allergy. *Annals of Allergy, Asthma & Immunology, 120*(5), 465–467.

Global Initiative for Asthma. (2016). *Global strategy for asthma management and prevention.* Available: *www.ginasthma.org*

Golden, D. B., Demain, J., Freeman, T., et al. (2017). Stinging insect hypersensitivity: A practice parameter update 2016. *Annals of Allergy, Asthma and Immunology, 118*, 28–54.

Hayden, M. L., Stoloff, S. W., Colice, G. L., et al. (2012). Exercise-induced bronchospasm: A case study in a nonasthmatic patient. *Journal of the American Academy of Nurse Practitioners, 24*, 19–23.

Hellings, P. W., Fokkens, W. J., Akdis, C., et al. (2013). Uncontrolled allergic rhinitis and chronic rhinosinusitis: Where do we stand today? *Allergy, 68*(1), 1–7.

Jones, S. M., & Burks, A. W. (2013). The changing CARE of patients with food allergy. *Journal of Allergy and Clinical Immunology, 131*(1), 3–11.

Kelley, K. J. (2012). *Latex allergy 101: Allergy fact sheet.* Slinger, Wisconsin: American Latex Allergy Association. Available: *www.latexallergyresources.org/allergy-fact-sheet*

Lieberman, J.A., Greenhaut, M., Nowak-Wegrzyn, A. (2018). The environment and food allergy. *Annals of Allergy, Asthma & Immunology, 120*(5), 455–457.

Lieberman, P., Nicklas, R. A., Randolph, C., et al. (2015). Anaphylaxis—a practice parameter update 2015. *Annals of Allergy, Asthma and Immunology, 115*, 341–384.

National Heart, Lung and Blood Institute, National Asthma Education and Prevention Program. (2007). Guidelines for the diagnosis and management of asthma. *Full report 2007, NIH Publication No. 08–4051.* Bethesda, MD: National Institutes of Health. Available: *www.nhlbi.nih.gov/guidelines/asthma/asthsumm.pdf*

National Heart, Lung and Blood Institute, National Asthma Education and Prevention Program Expert Panel Report 3. (2007). Guidelines for the diagnosis and management of asthma. *Summary Report 2007, NIH Publication No. 08–5846.* Bethesda, MD: National Institutes of Health. Available: *www.nhlbi.nih.gov/guidelines/asthma/asthsumm.pdf*

Nurmatov, U., Van Schayck, C. P., Hurwitz, B., et al. (2012). House dust avoidance measure for perennial allergic rhinitis: An update. *Allergy, 67*, 158–165.

Portnoy, J., Miller, J. D., Williams, B., et al. (2013). Environmental assessment and exposure of dust mites: A practice parameter. *Annals of Allergy, Asthma and Immunology, 111*, 465–507.

Sadatsafavi, M., Tavakoli, H., Lynd, L., FitzGerald, J. M. (2017). Has asthma medication use caught up with the evidence?: a 12-year population-based study of trends. *Chest, 151*, 612–618.

Sampson, H. A., Aceves, S., Bock, A., et al. (2014). Food allergy: A practice parameter update-2014. *Journal of Allergy, Asthma, and Clinical Immunology, 134*(5), 1016–1025.

Schitt, N., & Ueno, H. (2015). Regulation of human helper T-cell subset differentiation by cytokines. *Current Opinion in Immunology, 34*, 130–136.

Solensky, R., Khan, D. A., Berstein, I. L., et al. (2010). Drug allergy: An updated practice parameter. *Annals of Allergy and Asthma Immunology, 105*(4), 259–273.

Steiner, M., Huber, S., & Harrer, A. H. (2016). The evolution of human basophil biology from neglect towards understaning of their immune functions. *BioMed Research International, 2016*, Article ID 8232830, 16. Available: *www.hindawi.com/journals/bmri/2016/8232830/*

Tavakoli, H., FitzGerald, J. M., Lynd, L. D., Sadatsafvi, M. (2018). Predictors of innapropriate and excessive use of reliever medications in asthma: A 16-year population-based study. *BMC Pulmonary Medicine 2018, 18(33).* Available: *https://doi.org/10.1186/s12890-018-0598-4.*

van den Berge, M., ten Hacken, N. H., van der Wiel, E., et al. (2013). Treatment of the bronchial tree from beginning to end: Targeting small airway inflammation in asthma. *Allergy, 68*(1), 16–26.

Wallace, D. V., Dykewicz, M. S., Bernstein, D. I., et al. (2008). The diagnosis and management of rhinitis: An updated practice parameter. *Journal of Allergy and Clinical Immunology, 122*, S1–S84.

Weiler, J. M., Brennan, J. D., Randolph, C., et al. (2016). Exercise-induced bronchoconstriction update-2016. *Journal of Allergy and Clinical Immunology, 138*, 1292–1295.e36.Epub.

CAPÍTULO

29

Infecção pelo HIV e AIDS

CONSIDERAÇÕES GERAIS

O *vírus da imunodeficiência humana* (HIV) é uma infecção retroviral de RNA que é transmitida de pessoa para pessoa com mais frequência por meio de contato sexual e de sangue com sangue. Com o tempo, o HIV interfere na capacidade do sistema imunológico de coordenar uma resposta efetiva contra a infecção. Essa perda da função imune leva anos para ocorrer, conduzindo ao estágio patológico denominado *síndrome da imunodeficiência adquirida* (AIDS), que se caracteriza pela vulnerabilidade a infecções oportunistas. Sem tratamento antirretroviral, a infecção pelo HIV é quase universalmente fatal.

Desde que a síndrome da imunodeficiência associada ao HIV foi descrita pela primeira vez em 1981, grandes avanços foram feitos no atendimento e tratamento de pessoas que convivem com o HIV. Os regimes terapêuticos foram simplificados em uma combinação de comprimidos de dose fixa administrados 1 vez/dia. O custo dos medicamentos diminuiu globalmente, abrindo caminho para um acesso mais amplo ao tratamento. Existe o desejo internacional de testar e tratar mais pessoas e prevenir novas infecções entre aquelas que estão em risco de adquirir o HIV. A expectativa de vida com a terapia antirretroviral (TARV) aumentou significativamente em todas as faixas de renda do mundo. O Joint United Nations Programme on HIV/AIDS (UNAIDS) está implementando um tratamento efetivo em todo o mundo com o objetivo de possibilitar uma geração livre de AIDS até 2030. Este programa estabelece metas ambiciosas de 90-90-90: 90% das pessoas com HIV diagnosticadas, 90% delas em TARV e 90% com supressão da carga viral até 2020.[1] Em apoio a esse momento em direção a uma geração livre de AIDS, o US President's Emergency Plan for AIDS Relief (PEPFAR) comprometeu-se a implementar intervenções direcionadas a pessoas de alto risco em áreas do mundo com maior incidência de HIV. Os cientistas estão pesquisando ativamente uma estratégia de cura.

No entanto, o HIV já tirou mais de 35 milhões de vidas nos últimos 35 anos, e aproximadamente 37 milhões de pessoas viviam com o HIV em 2016 em todo o mundo. A partir de 2015, o Centers for Disease Control (CDC) estima que mais de 1,1 milhão de pessoas estejam vivendo com HIV nos EUA. A *Patient Protection and Affordable Care Act* (ACA) ofereceu uma oportunidade maior a milhões de pessoas sem condições de pagar um seguro de saúde; porém, apenas 40% das pessoas infectadas pelo HIV nos EUA estão sendo cuidadas; 35% estão recebendo tratamento e 30% têm uma carga viral muito baixa ou indetectável (Figura 29.1). A meta da National HIV/AIDS Strategy é atingir 80% de supressão viral até 2020. Existe trabalho a fazer. Os enfermeiros participam de cada momento do *continuum* de atendimento ao HIV: exames, tratamento, retenção para atendimento e prevenção de novas infecções. Os profissionais de enfermagem têm possibilidades infinitas para contribuir com o alcance das metas nacionais e internacionais.

Baseado em evidências

Centers for Disease Control and Prevention. (2017) HIV Surveillance Report. Atlanta, GA: Author. Disponível em: *https://www.cdc.gov/hiv/statistics/overview/index.html.*

Mignano, J. L. (2016). 80% viral suppression by 2020? Understanding the concept of engagement in HIV care and a call to action for nursing. *Journal of the Association of Nurses in AIDS Care, 27*(5), 550-62.

UNAIDS. (2014). *90-90-90 An ambitious treatment target to help end the AIDS epidemic.* Geneva: Author. Disponível em: *www.unaids.org/sites/default/files/media_asset/90-90-90_en_0.pdf.*

World Health Organization. (2018). *WHO HIV/AIDS fact sheet (Nº 360).* Geneva: WHO. Disponível em: *http://www.who. int/en/news-room/fact-sheets/detail/hiv-aids.*

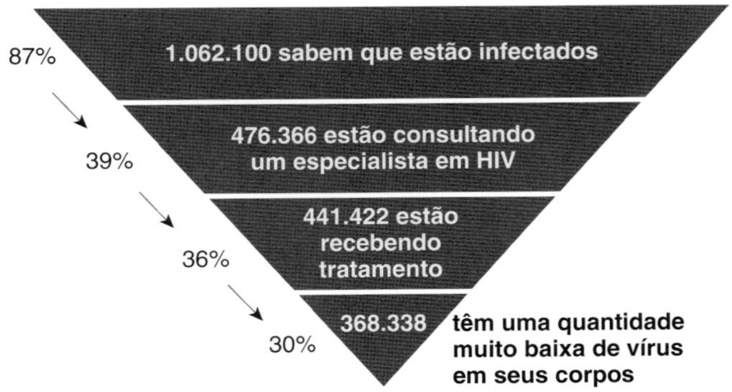

Figura 29.1 *Continuum* de assistência ao HIV nos EUA. (De Centers for Disease Control and Prevention. [2016]. *CDC fact sheet: Today's HIV/AIDS epidemic.* Atlanta, GA: Author. *www.cdc.gov/nchhstp/newsroom/docs/factsheets/todaysepidemic-508.pdf.*)

[1] N.R.T.: O último relatório de progresso da Global HIV Prevention Coalition (*https://hivpreventioncoalition.unaids.org*) mostra que, apesar dos declínios observados em novas infecções por HIV entre adultos em vários países, o progresso geral nos esforços de prevenção do HIV permanece variável e é muito lento. Segundo a Diretora Executiva do UNAIDS Winnie Byanyima, "este ano é um marco para fazer o balanço de uma década de progresso para acabar com a AIDS até 2030. Infelizmente, o mundo ficou aquém dos compromissos assumidos para reduzir drasticamente as novas infecções por HIV". No fim de 2019, a redução era de apenas 23%, e 1,7 milhão de pessoas foram infectadas pelo HIV.

Transmissão e história natural

Fisiopatologia e etiologia

1. Atualmente, a maioria das novas infecções pelo HIV é encontrada entre parceiros sexuais masculinos (67% das novas infecções em 2015). Entre esses casos, as minorias raciais e homens negros e hispânicos adolescentes/jovens adultos de 13 a 24 anos são desproporcionalmente afetados. A transmissão heterossexual representou 24% das novas infecções pelo HIV em 2015. A tendência de novas infecções pelo uso de drogas injetáveis caiu para aproximadamente 6%. A distribuição geográfica de novas infecções é desigual nos EUA. O Sul apresentou o maior número de incidência de infecções (16,8), seguido do Nordeste (11,6), do Oeste (9,8) e do Centro-Oeste (7,6). A disponibilidade de programas de prevenção e tratamento do HIV em todas as regiões é importante para diminuir a taxa de novas infecções.
2. O HIV entra no corpo por intermédio de contato sexual sem preservativo ou de transmissão por contato de sangue com sangue e, em seguida, atinge as células imunes T auxiliares que transportam receptores $CD4^+$. Uma vez dentro da célula hospedeira, o HIV usa os componentes da célula como uma fábrica para se reproduzir. A replicação do HIV na célula hospedeira acaba por romper a membrana celular, liberando mais vírus HIV no plasma, que se ligam e desativam outras células $CD4^+$.
3. Os agentes antirretrovirais interferem na replicação em pontos específicos do ciclo de vida viral.
4. A infecção pelo HIV pode ser observada como uma condição crônica em pacientes que aderem estritamente ao tratamento e aos cuidados antirretrovirais. Alguns pacientes têm dificuldade para lidar com uma terapia altamente estruturada e as consultas de acompanhamento. Eles precisam de incentivo ou intervenções especiais para aderir ao plano de tratamento. A enfermagem é importante para trabalhar com os pacientes e adaptar um plano que otimiza suas oportunidades para um tratamento bem-sucedido e duradouro.

Alerta de enfermagem
No mundo inteiro, aproximadamente 1,8 milhão de pessoas foram infectadas em 2016. Apesar dos esforços de prevenção, existe o persistente número de 40 mil novas infecções nos EUA, o que aponta a inadequação dos esforços para atingir todos os indivíduos sob risco.

História natural da infecção pelo HIV

1. Aproximadamente 50 a 90% dos pacientes infectados apresentam algum sintoma de infecção primária pelo HIV cerca de 2 a 4 semanas após a exposição ao vírus. Os sintomas típicos da soroconversão aguda do HIV incluem febre, linfadenopatia, dor de garganta, erupção cutânea, mialgia/artralgia, diarreia, perda de peso e cefaleia. Muitos casos novos de infecção pelo HIV deixam de ser diagnosticados porque os sintomas da infecção aguda são semelhantes aos de outras infecções comuns. A janela de soroconversão é marcada por uma diminuição repentina na quantidade de células T4 auxiliares e no aumento acentuado da carga viral do HIV por um breve período antes de estabelecer uma carga viral estável.
2. O tempo para detecção de soroconversão depende do exame que está sendo utilizado. Um imunoensaio de quarta geração com HIV-1/2 com combinação antígeno/anticorpo pode detectar precocemente a infecção porque o ensaio detecta o antígeno p24 do HIV antes da formação do anticorpo. Se positivo, deve ser realizado um imunoensaio confirmatório de combinação antígeno/anticorpo HIV-1/2. Se existe suspeita de que um paciente se encontra no período de janela antes da formação do anticorpo, pode ser estabelecido um nível plasmático de RNA do HIV.
3. O CDC fornece uma definição de caso para o estadiamento da infecção pelo HIV e o estabelecimento da progressão para a AIDS (Tabela 29.1). Uma contagem normal de $CD4^+$ é de aproximadamente 1.000/mm³. A replicação do HIV destrói as células T $CD4^+$, fazendo com que o número de células CD4 diminua lentamente ao longo do tempo.
4. A diminuição da imunidade em pessoas que não tratam a infecção ou que estão em um regime antirretroviral que não está funcionando resulta em infecções frequentes, infecções oportunistas graves e doenças malignas (Figura 29.2).

Alerta de enfermagem
O período durante o qual ocorre soroconversão aguda é o momento em que o paciente é altamente infeccioso para os outros. A alta carga viral do HIV está ligada a uma alta taxa de transmissão. Aconselhe os pacientes a usar medidas eficazes para impedir a transmissão por intermédio do contato sexual e/ou compartilhamento de agulhas. Incentive e encaminhe indivíduos recém-diagnosticados para que recebam cuidados e tratamento. Peça aos pacientes para conversar com seus parceiros sobre a profilaxia pré-exposição (PrEP) ou encaminhe-os para um centro de PrEP para obter orientação.

Tabela 29.1 Definição de caso de vigilância da AIDS para adolescentes e adultos.

	Categorias clínicas*		
Categorias de células $CD4^+$	A Assintomático, PGL ou infecção aguda pelo HIV	B Sintomático† (nem A nem C)	C Condição indicadora de AIDS (1987)
1 $\geq$ 500/mm³ ($\geq$ 29%)	A1	B1	C1
2 200 a 499 mm³ (14%-18%)	A2	B2	C2
3 200/mm³ (< 14%)	A3	B3	C3

PGL, linfadenopatia generalizada persistente. *Todos os pacientes nas categorias A3, B3 e C1 a 3 são considerados portadores da síndrome da imunodeficiência adquirida (AIDS) com base nas condições indicadoras de AIDS e em uma contagem de células CD4 inferior a 200/mm³. As condições indicadoras de AIDS incluem três novas entradas: pneumonia bacteriana recorrente, câncer cervical invasivo e tuberculose pulmonar. †Condições sintomáticas não incluídas na categoria C que são (a) atribuídas à infecção pelo vírus da imunodeficiência humana (HIV) ou indicativas de um defeito na imunidade mediada por células ou (b) consideradas com curso ou manejo clínico complicado devido à infecção pelo HIV. Os exemplos de condições B incluem, mas não estão limitados a, angiomatose bacilar; aftas; candidíase vulvovaginal persistente, frequente ou pouco responsiva à terapia; displasia cervical (moderada ou grave); carcinoma cervical *in situ*; sintomas constitucionais, como febre (38,3°C) ou diarreia por 1 mês; leucoplasia pilosa oral; herpes-zóster envolvendo dois episódios ou mais de um dermátomo; púrpura trombocitopênica idiopática; listeriose; infecção inflamatória pélvica (especialmente se complicada por um abscesso tubo-ovariano); e neuropatia periférica. Centers for Infection Control and Prevention. (1993). *AIDS surveillance case definition for adolescents and adults*. Morbidity and Mortality Weekly Report, 41(RR-17), 2.

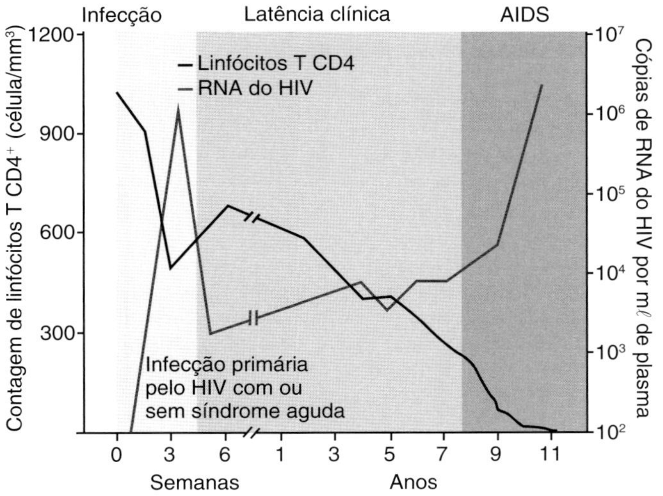

Figura 29.2 História natural de infecção pelo HIV não tratada.

Avaliação diagnóstica

Baseado em evidências

Dumitru, G., Irwin, K., & Tailor, A. (2017). Updated federal recommendations for HIV prevention with adults and adolescents with HIV in the United States: The pivotal role of nurses. *Journal of the Association of Nurses in AIDS Care, 28*(1), 8-18.

Simeone, C. A., Seal, S. M., & Savage, C. (2017). Implementing HIV testing in substance use treatment programs: A systematic review. *Journal of the Association of Nurses in AIDS Care, 28*(2), 199-215.

Exame de HIV

Descrição

1. O exame imunoensaio enzimático (ELISA, *enzyme-linked immunoassay*) é um método sorológico.
   a. Os exames de primeira e segunda geração detectam anticorpos IgG anti-HIV. O tempo aproximado para a positividade é de 25 a 45 dias após a exposição.
   b. Os exames de terceira geração detectam anticorpos IgM e IgG anti-HIV no intervalo de aproximadamente 20 a 30 dias após a exposição.
   c. Os exames de quarta geração detectam os anticorpos IgM e IgG anti-HIV e o antígeno p24 dentro de aproximadamente 15 a 20 dias após a exposição.
2. O *Western blot* é considerado um exame confirmatório e detecta os anticorpos IgM e IgG anti-HIV dentro de aproximadamente 45 a 60 dias após a exposição. Podem ocorrer resultados indeterminados antes desse intervalo.
3. Os exames de carga viral detectam o RNA do HIV.
   a. Os ensaios sensíveis a menos de 50 cópias/mℓ podem medir a carga viral no intervalo de 10 a 15 dias após a exposição.
   b. Os ensaios ultrassensíveis que apresentam sensibilidade a menos de 5 cópias/mℓ podem medir a carga viral em 5 dias após a exposição.

Considerações de enfermagem e cuidados com o paciente

1. Ocasionalmente, um exame ELISA positivo pode produzir um resultado indeterminado por *Western blot.*
   a. A causa de um resultado indeterminado pode ser a soroconversão precoce do HIV, vacina contra o HIV, infecção pela cepa O ou HIV-2, ou um resultado falso-positivo em um indivíduo de baixo risco.
   b. O exame deve ser repetido em 1, 2 e 6 meses até que o *Western blot* se torne positivo ou não haja mais suspeita de infecção pelo HIV. Se um exame conclusivo for necessário, o exame de carga viral de RNA do HIV pode ser realizado.
2. O CDC recomenda o exame de exclusão do HIV para pacientes entre 13 e 64 anos, informa que a triagem é rotineira, mas permite que eles possam se recusar. O consentimento por escrito e o aconselhamento psicológico antes e depois do exame não são mais recomendados, mas consulte os órgãos de saúde locais para estar em conformidade.

Outros exames laboratoriais

1. O painel de linfócitos pode mostrar uma diminuição na contagem de $CD4^+$. Na infecção precoce ou em casos sem progressão a longo prazo e controladores de elite, a contagem de $CD4^+$ pode ser quase normal.
2. O hemograma completo pode mostrar anemia, leucopenia e/ou trombocitopenia.
3. O exame de carga viral do HIV é uma medida da quantidade de vírus no sangue. Quanto menor, melhor, e a meta é alcançar um nível indetectável de carga viral. Cargas virais altas (maiores que 750.000) tendem a ser encontradas na soroconversão aguda e na infecção tardia não tratada.
4. O exame de resistência é realizado para determinar se o paciente está infectado ou adquiriu um vírus resistente a medicamentos. O exame utiliza ensaios genotípicos que amplificam o vírus HIV para provocar mutações no genótipo viral, que bloqueiam ou prejudicam a eficácia de antirretrovirais específicos (ARVs).

Alerta de enfermagem

Um resultado indetectável da carga viral não indica que o paciente está livre do HIV. Existem reservatórios latentes no tecido linfoide e nas células T $CD4^+$ de memória em repouso indefinidamente. Esses reservatórios não são atingidos por agentes antirretrovirais. Portanto, aconselhe os pacientes a manter estrita adesão à TARV.

MANEJO

Tratamento farmacológico

Baseado em evidências

U.S. Department of Health and Human Services, Panel on Antiretroviral Guidelines for Adults and Adolescents. (2018). *Guidelines for the use of antiretroviral agents in adults an adolescents living with HIV.* Rockville, MD: Author. Disponível em: *https://aidsinfo. nih.gov/contentfiles/lvguidelines/AdultandAdolescentGL.pdf.*

Turner, L., Roepke, A., Wardell, E., & Teitelman, A. (2017). Do you PrEP? A review of primary care provider knowledge of PrEP and attitudes on prescribing PrEP. *Journal of the Association of Nurses in AIDS Care, 29*(1), 83-92.

Visão geral do tratamento

1. A TARV tem um objetivo em quatro partes: (1) diminuir a carga viral do HIV e aumentar a função imunológica, (2) reduzir a morbimortalidade, (3) aumentar a qualidade e a expectativa de vida, e (4) prevenir a transmissão do HIV. O tratamento bem-sucedido requer uma adesão estrita à medicação, o que significa tomar cerca de 95% das doses.
   a. Antes de começar o tratamento com antirretrovirais, os pacientes devem ser avaliados quanto à disposição para a adesão, pois o

tratamento é vitalício. No entanto, certa ansiedade é esperada e esta não é uma barreira completa para iniciar o tratamento.

b. Está surgindo uma estratégia de tratamento que incentiva a realização de exames e tratamentos em tempo real, se positivos, ou exames e prevenção usando PrEP, se negativos e com alto risco de adquirir a infecção (Tabela 29.2).

2. As novas diretrizes recomendam o tratamento universal de todos os pacientes HIV positivos independentemente da contagem de CD4. O objetivo do tratamento precoce é impedir que os pacientes sofram um declínio na contagem de CD4, o que os coloca em risco resultante das consequências da resposta inflamatória contínua e da aquisição de infecções oportunistas.
3. Quando a contagem de CD4 de um paciente cai para menos de 200 células/mm³, algumas infecções oportunistas podem ser prevenidas com medicação profilática. Isso é conhecido como profilaxia primária (Tabela 29.3).
   a. Todas as pessoas com CD4 menor que 200 células/mm³ devem receber profilaxia contra a pneumonia por *Pneumocystis jirovecii* (PCP).
   b. Aqueles que têm CD4 menor que 100 células/mm³ e IgG+ sérico para *Toxoplasma gondii* devem receber profilaxia contra a toxoplasmose.
   c. Aqueles que têm CD4 menor que 50 células/mm³ devem receber profilaxia contra o complexo *Mycobacterium avium* depois que a cultura inicial para *M. avium intracellulare* for negativa.
4. O cuidado e o tratamento da infecção pelo HIV e da AIDS podem exigir consultas em diversas áreas, incluindo especialistas em doenças infecciosas, nefrologia, pneumologia, gastrenterologia, neurologia, obstetrícia e ginecologia, odontologia, dermatologia, cardiologia, oncologia, cirurgia, psiquiatria, reumatologia, enfermagem, nutrição e serviço social.
5. Muitos pacientes estão coinfectados com hepatite C, que agora é curável com 8 a 12 semanas de tratamento. O encaminhamento para atendimento especializado em hepatite C pode reduzir significativamente a morbimortalidade associada à doença hepática crônica.

Início da terapia antirretroviral em pacientes virgens de tratamento (naïve)

1. O tratamento universal é recomendado para todas as pessoas infectadas pelo HIV independentemente da contagem de CD4. Os medicamentos para TARV pertencem a seis classes de fármacos que interferem na replicação do HIV em seis pontos diferentes do ciclo de vida viral. Para simplificar a ingestão de medicamentos e reduzir a quantidade de comprimidos, existe um crescente arsenal de produtos combinados multiclasses.
2. O padrão de atendimento para TARV é usar no mínimo três fármacos diferentes de pelo menos duas classes diferentes. As diretrizes de tratamento fazem recomendações específicas sobre a escolha de medicamentos e são atualizadas frequentemente.
3. Classes de medicamentos antirretrovirais:
   a. Inibidores da transcriptase reversa análogos de nucleosídio/nucleotídio (ITRNs).
   b. Inibidores da transcriptase reversa não análogos de nucleosídio/nucleotídio (ITRNNs).
   c. Inibidores de protease (IPs).
   d. Inibidor de entrada/fusão.
   e. Inibidor de entrada/antagonista de CCR5.
   f. Inibidor da integrase (INSTI).
   g. Produtos de combinação multiclasse.

Efeitos adversos dos medicamentos antirretrovirais

Baseado em evidências
Panel on Antiretroviral Guidelines for Adults and Adolescents. Guidelines for the Use of Antiretroviral Agents in Adults and Adolescents Living with HIV. (2018) Department of Health and Human Services. Disponível em: *http://aidsinfo.nih.gov/contentfiles/lvguidelines/AdultandAdolescentGL.pdf.*

Tabela 29.2 Resumo das orientações de profilaxia pré-exposição para a prevenção do HIV.

	Homens que fazem sexo com homens	Homens e mulheres heterossexuais	Usuários de drogas injetáveis
Detectando risco substancial de contrair a infecção pelo HIV	Parceiro sexual soropositivo DST bacteriana recente Grande número de parceiros sexuais História de uso inconsistente ou inexistente de preservativo Comércio sexual.	Parceiro sexual soropositivo DST bacteriana recente Grande número de parceiros sexuais História de uso inconsistente ou inexistente de preservativo Comércio sexual Em área ou rede de alta prevalência.	Parceiro de injeção HIV positivo Compartilhamento de equipamentos para injeção Tratamento recente de reabilitação (mas, atualmente, é usuário).
Clinicamente elegível	Resultado negativo documentado do exame de HIV antes de prescrever PrEP Sem sinais/sintomas de infecção aguda pelo HIV Função renal normal; nenhum medicamento contraindicado Documentação sobre o *status* da infecção e da vacinação contra o vírus da hepatite B.		
Prescrição	**Doses orais diárias e contínuas de TDF/FTC (TRUVADA), suprimento ≤ 90 dias**		
Outros serviços	Consultas de acompanhamento pelo menos a cada 3 meses para fornecer os seguintes: • Exame de HIV, aconselhamento sobre a adesão aos medicamentos, suporte à redução de risco comportamental, avaliação de efeitos colaterais, avaliação de sintomas de DST • Primeiro em 3 meses e depois a cada 6 meses, avalie a função renal • A cada 6 meses, exame para DSTs bacterianas.		
	Faça exames de DST retal e oral.	Verifique a intenção de engravidar Exame de gravidez a cada 3 meses.	Acesso a agulhas/seringas limpas e a serviços de tratamento do uso abusivo de drogas.

DST, doença sexualmente transmissível. Fonte: Centers for Disease Control and Prevention. (2017). *US Public Health Service preexposure prophylaxis for the prevention of HIV infection in the United States – 201 Update: A clinical practice guideline.* Atlanta, GA: Author. Disponível em: *https://www.cdc.gov/hiv/pdf/risk/prep/cdc-hiv-prep-guidelines-2017.pdf.*

1. Os novos medicamentos simplificaram a dosagem e reduziram significativamente os efeitos colaterais.
2. A redução da densidade óssea está especialmente associada ao tenofovir disoproxil fumarato (TDF). O efeito pode ser reduzido mudando para a formulação mais recente tenofovir alafenamida (TAF).
3. Doenças cardíacas e/ou efeitos cardíacos estão associados a ITRNs, alguns ITRNNs e IPs.
4. O diabetes melito e a resistência à insulina estão associados a ITRNs e a alguns IPs.
5. A dislipidemia está associada a ITRNs, ITRNNs, IPs e INSTI.
6. Efeitos gastrintestinais, como náuseas, vômito e diarreia, estão associados a ITRNs e a alguns regimes contendo IP.
7. Pode ocorrer hepatotoxicidade com a maioria dos ITRNs, alguns ITRNNs e todos os IPs. Verifique o *status* da hepatite B antes de interromper os ITRNs TAF, TDF, lamivudina ou entricitabina, pois a descontinuação pode causar graves surtos de HBV. A combinação de IP TPV/r é contraindicada em pacientes com doença hepática caracterizada como Child-Pugh B ou C.
8. A reação de hipersensibilidade (HSR) está associada ao ITRN abacavir (ABC), ao ITRNN nevirapina (NVP) e ao INSTI raltegravir (RAL), e pode apresentar qualquer combinação dos seguintes sintomas: febre, erupção cutânea, mal-estar, náuseas, cefaleia, mialgia, calafrios, diarreia, vômito, dor abdominal, dispneia, fadiga, bolhas, lesões orais, inchaço facial, eosinofilia, granulocitopenia, artralgia, linfadenopatia e sintomas respiratórios.
9. A acidose láctica/esteato-hepatite ocorre com alguns medicamentos ITRN; apresenta náuseas, vômito, fadiga e dor abdominal. Pode progredir rapidamente para uma condição potencialmente fatal.
10. Miopatia e creatinina fosfoquinase (CPK) elevada estão associadas ao ITRN ZDV e ao INSTI RAL.
11. Os efeitos sobre o sistema nervoso central e os efeitos psiquiátricos estão associados ao ITRN d4T, ao ITRNN efavirenz (EFV) e a todos os INSTI.
12. A erupção cutânea está associada a quase todos os ARVs.
13. Efeitos renais, como creatinina sérica elevada e cálculos renais, estão associados ao ITRN TDF (creatinina elevada) e a alguns IPs (creatinina elevada e formação de cálculos/cristais).
14. A síndrome de Stevens-Johnson e a necrose epidérmica tóxica foram relatadas com ITRNs, ITRNNs, IPs e INSTI.
15. A fadiga do tratamento é uma reação emocional à dosagem de medicamentos e aos efeitos adversos. Pode ser administrada de maneira eficaz mudando para um regime simplificado, se possível, e oferecendo cuidados de suporte. "Feriados" (pausa) da medicação não são recomendados, pois a replicação do HIV ocorre quase imediatamente.

Tabela 29.3 Infecções oportunistas e terapias farmacológicas.

Nome	Manifestações clínicas	Exames diagnósticos	Medicamentos
Pneumonia por *Pneumocystis jirovecii* (PCP)	• Febre baixa • Dispneia • Tosse: seca ou produção escassa de escarro branco.	• Radiografia do tórax • Amostra de escarro induzido • Broncoscopia • Microscopia • PCR.	• Cotrimoxazol +/− esteroides • Clindamicina com primaquina +/− esteroides • Atovaquona.
Candida oral e esofagite por *Candida*	• Manchas brancas na boca • Manchas brancas na garganta • Sensação de que a comida fica presa na garganta ao engolir.	• Observação • Microscopia para hifas • Endoscopia.	• Nistatina • Clotrimazol • Itraconazol • Fluconazol • Anfotericina B lipossomal.
Complexo *Mycobacterium avium* (MAC)	• Febre • Fraqueza • Perda de peso • Diarreia • Supressão da medula óssea.	• Hemocultura para bacilos acidorresistentes • Biopsia da medula óssea.	• Rifabutina • Etambutol • Azitromicina • Claritromicina.
Sarcoma de Kaposi	• Manchas ou nódulos arroxeados ou escuros • +/− Dor, edema da área afetada.	• Observação • Biopsia.	• TARV (melhora na função imunológica) • Quimioterapia.
Toxoplasmose	• Febre • Cefaleia • Alteração do estado mental • Confusão mental • Letargia • Psicose.	• TC • RM • Anticorpos IgG séricos para *Toxoplasma.*	• Pirimetamina • Sulfadiazina • Ácido folínico.
Tuberculose	• Febre • Tosse: nenhum escarro, escarro seco ou escasso, branco ou rosa, hemoptise • Dispneia • Perda de peso • Linfadenopatia.	• Radiografia do tórax • Escarro para esfregaço de bacilos álcool-acidorresistentes (BAAR), microscopia, Gene Xpert e cultura • Derivado proteico purificado positivo (PPD)* (≥ 5 mm de endurecimento) • Ensaios de liberação de interferona-gama (IGRAs).*	• Rifampina • Isoniazida • Pirazinamida • Etambutol • Piridoxina
Cryptosporidium	• Diarreia aquosa grave • Cólicas abdominais graves.	• Microscopia de fezes para *Cryptosporidium.*	• TARV (melhora na função imunológica) • Nitazoxanida + TARV agressiva.

(continua)

Tabela 29.3 Infecções oportunistas e terapias farmacológicas. *(Continuação)*

Nome	Manifestações clínicas	Exames diagnósticos	Medicamentos
Meningite criptocócica	• Cefaleia • Confusão mental, perda de memória • Náuseas • Convulsões • Alteração do estado mental • Febre • Fotofobia.	• Exame do antígeno criptocócico no LCR e sérico • Cultura de fungos no LCR.	• Anfotericina B lipossomal • Flucitosina • Fluconazol.
Citomegalovírus (CMV)	• Alterações na visão; pontos flutuantes, flashes ou pontos cegos e cegueira • Dificuldade para engolir • Náuseas, vômito • Cólica abdominal • Alteração do estado mental • Insuficiência adrenal.	• Exame oftalmológico • Cultura de sangue, urina e tecidos para CMV • PCR • Imuno-histoquímica • Histopatologia (visualização dos característicos corpos de inclusão em formato de olho de coruja).	• Valganciclovir • Ganciclovir • Foscarnet • Cidofovir • Dispositivo intraocular de liberação de ganciclovir.
Herpes-vírus simples 1 e 2	• Bolhas ou ulcerações: boca, lábios, genitália, região perianal.	• PCR • Cultura viral • Observação clínica.	• Aciclovir • Fanciclovir • Valaciclovir.
Herpes-zóster	• Erupção vesicular dolorosa em um ou mais dermátomos.	• PCR • Cultura viral • Observação clínica.	• Fanciclovir • Valaciclovir • Aciclovir.

*Observe que o PPD e os IGRAs detectam evidências de exposição anterior e não são conclusivos para a doença ativa. CMV, citomegalovírus; LCR, líquido cefalorraquidiano; RM, ressonância magnética; TARV, terapia antirretroviral; TC, tomografia computadorizada.

Alerta farmacológico
Se um paciente decidir interromper a terapia antirretroviral, todos os medicamentos antirretrovirais devem ser descontinuados simultaneamente. Tomar apenas alguns dos ARVs cria resistência ao HIV, que pode levar à perda de opções de tratamento eficazes para esse paciente no futuro. A resistência pode se desenvolver dentro de alguns dias a algumas semanas de dosagem inadequada. Existem regras especiais para interromper um regime que contém medicamentos com meias-vidas diferentes. Consulte a literatura antes de uma interrupção ou descontinuação planejada do tratamento e aconselhe os pacientes a entrar em contato com o médico antes de suspender o regime por conta própria.

Manutenção da saúde

Baseado em evidências
U.S. Department of Health and Human Services, Panel on Opportunistic Infections in HIV-Infected Adults and Adolescents. (2018). Guidelines for the prevention and treatment of opportunistic infections in HIV-infected adults and adolescents: recommendations from the Centers for Disease Control and Prevention, the National Institutes of Health, and the HIV Medicine Association of the Infectious Diseases Society of America. Rockville, MD: Author. Disponível em: *http://aidsinfo.nih.gov/contentfiles/lvguidelines/adult_oi.pdf*.

Educação do paciente e manutenção da saúde

1. Enfatize a importância da TARV para melhorar a saúde, promover a longevidade e impedir a transmissão a terceiros.
2. Incentive o paciente a divulgar o *status* de HIV a parceiros sexuais e/ou parceiros de compartilhamento de agulhas.
3. Discuta o risco de adquirir e/ou disseminar outras infecções sexualmente transmissíveis e auxilie o paciente no desenvolvimento de uma estratégia de prevenção.
4. Discuta os avanços no tratamento da hepatite C que agora tornam a cura possível em 8 a 12 semanas.
5. Discuta o planejamento familiar com todos os pacientes, se relevante. Alguns ARVs não devem ser tomados por mulheres em idade fértil.
6. Incentive a manutenção de rotina da saúde, como atendimento odontológico, imunizações, exames oftalmológicos, exame anual de Papanicolaou cervical para mulheres e considere o exame anal de Papanicolaou para parceiros sexuais masculinos, triagem lipídica, monitoramento de glicose e A1C, e triagem de rotina para o paciente idoso.
7. Ensine o paciente a reconhecer e relatar um novo sintoma ou queixa.
8. Discuta a cessação do tabagismo.
9. Pergunte ao paciente se faz uso de terapias complementares ou alternativas, como vitaminas, ervas e chás.
10. Encaminhe o paciente a fontes de informação como:
    a. *Site* com muitos recursos orientado a pacientes e que inclui uma lista de linhas diretas para pessoas em risco de adquirir HIV e consumidores infectados pelo HIV: *www.thebody.com.*[2]
    b. Revista voltada ao consumidor, disponível *online* e por correio: *www.poz.com.*[3]

[2]N.R.T.: No Brasil, consultar o Ministério da Saúde, em: *http://www.aids.gov.br/pt-br*.

[3]N.R.T.: No Brasil não temos revistas específicas sobre o tema, todavia é importante que a população tenha acesso à Política Nacional de Aids. Para mais informações, consultar: Barros SG. Política Nacional de Aids: construção da resposta governamental à epidemia HIV/aids no Brasil [*online*]. Salvador: EDUFBA, 2018, 335 p. ISBN 978-85-232-2030-3. *https://doi.org/10.7476/9788523220303*.

c. *100 Questions and Answers about HIV and AIDS*, por Joel Gallant, Terceira Edição (2016) (brochura disponível *online* e nas livrarias). Excelente recurso para pacientes em linguagem fácil de entender.[4]
d. *100 Questions and Answers about HIV/AIDS*, (atualizado em 2014) pelo New York State Health Department: *www.health.ny.gov/publications/0213.pdf*.[5]
e. Informações sobre exames, tratamento e suporte da hepatite C na The American Liver Foundation: *http://hepc.liverfoundation.org*.[6]
f. Informações sobre ensaios clínicos abertos à inscrição em ClinicalTrials.gov: *https://clinicaltrials.gov*.[7]
g. Profilaxia pré-exposição: *www.cdc.gov/hiv/risk/prep/index.html*.[8]

11. Recursos para os profissionais de saúde:
a. U.S. Department of Health and Human Services: *https://aidsinfo.nih.gov*. *Site* abrangente com *links* para uma variedade de fontes de informação, incluindo uma lista de recursos para os consumidores.
b. Centers for Disease Control and Prevention: *https://cdc.gov/hiv*. Informações gerais sobre HIV/AIDS, publicações, recursos e estatísticas.
c. Johns Hopkins University AIDS Service: *www.hopkinsguides.com/hopkins/ub*. Procure exames, tratamento de infecções, complicações, patógenos, controle e resistência.
d. Recursos internacionais: *www.unaids.org/en/*. Fornece estatísticas e orientações sobre a epidemia internacional de HIV/AIDS com *links* para outras fontes internacionais.

Alerta farmacológico
Os contraceptivos orais interagem com diversos inibidores de protease e medicamentos ITRNN. Incentive a paciente a conversar com o ginecologista, pois ela pode precisar de métodos contraceptivos alternativos.

Alerta farmacológico
Os níveis de IP podem ser afetados por produtos à base de toranja e erva-de-são-joão. Desencoraje pacientes que tomam IPs a usar fitoterápicos e outros medicamentos de venda livre e a evitar a ingestão de toranja.

Prevenção de infecções oportunistas

1. A profilaxia da pneumonia por *Pneumocystis jirovecii* (PCP) é iniciada quando a contagem de $CD4^+$ é $\leq 200/mm^3$. O medicamento mais efetivo é o trimetoprima/sulfametoxazol (TMP/SMZ); outros são dapsona, atovaquona e pentamidina em aerossol. Para reduzir a quantidade de comprimidos e evitar a exposição desnecessária a antibióticos, a profilaxia primária da PCP deve ser interrompida quando a contagem de CD4 aumentar para $\geq$ 200 células/mm^3 por mais de 3 meses.
2. A profilaxia para a toxoplasmose é apropriada em pacientes com *Toxoplasma* IgG ab+ quando a contagem de $CD4^+$ é $\leq 100/mm^3$. TMP/SMZ é o agente preferido, e representa um benefício adicional quando o paciente está em profilaxia concomitante com PCP usando TMP/SMZ. Combinações alternativas de medicamentos estão disponíveis para pacientes que não toleram produtos à base de sulfa. Essas combinações também são efetivas na profilaxia para PCP. A recomendação para a descontinuação da profilaxia primária segue o mesmo modelo apresentado para a PCP.
3. A profilaxia para o complexo *Mycobacterium avium* (MAC) deve ser iniciada quando a contagem de $CD4^+$ é $\leq 50/mm^3$ e as hemoculturas de *M. avium* são negativas; a medicação inclui a azitromicina ou a claritromicina. Existem terapias alternativas para pacientes que não toleraram um antibiótico macrólido.
4. A profilaxia do órgão final para CMV, inclusive para retinite por CMV, não é mais recomendada devido ao alto custo e à toxicidade. A melhor prevenção é uma TARV efetiva que mantenha a contagem de CD4 acima de $100/mm^3$. O monitoramento clínico da doença disseminada e a educação do paciente sobre os sintomas característicos da retinite por CMV (diminuição da acuidade visual/pontos flutuantes/flashes) são as recomendações atuais para prevenir a progressão grave do CMV.

Imunizações

1. Pneumonia pneumocócica – todos os pacientes devem receber os dois tipos de vacina pneumocócica (PPV13 e PPV23) e a dose deve ser repetida quando o paciente atinge uma contagem de $CD4^+ \geq 200/mm^3$.
2. Gripe – todos os pacientes devem receber a vacina inativada contra a gripe anualmente no outono.
3. Reforço do tétano – todos os pacientes devem receber reforço de rotina a cada 10 anos; ou, no caso de uma ferida, após 5 anos.
4. Hepatite A – recomendada se estiver em risco e o exame basal de anticorpos totais for negativo.
a. Os fatores de risco incluem homens que fazem sexo com outros homens, uso de drogas injetáveis, viagens para áreas endêmicas e hemofilia.
b. As pessoas coinfectadas com hepatite viral ou doença hepática crônica devem ser vacinadas para evitar a morbimortalidade associada à infecção aguda pela hepatite A.
5. Hepatite B – recomendada se o exame basal de anticorpos for negativo.
6. Vírus do papiloma humano – recomenda-se Gardasil para mulheres e homens de 9 a 26 anos.
7. Meningocócica – recomendada se houver risco (calouros da faculdade que moram em dormitórios, recrutas militares, asplenia, deficiência de componentes do complemento, viajar ou residir em áreas com surtos, exposição ocupacional).
8. Sarampo, caxumba, rubéola (MMR) – recomendada para todos os pacientes não imunizados com CD4 $\geq 200/mm^3$ (o vírus vivo é contraindicado em pacientes com CD4 $\leq 200/mm^3$).

Manejo de enfermagem na infecção pelo HIV e na AIDS

Ver Diretrizes para padrões de cuidados 29.1.

Avaliação de enfermagem

1. Obtenha o histórico com a data do diagnóstico do HIV, contagem de $CD4^+$ no momento do diagnóstico, fatores de risco para infecção, sinais e sintomas constitucionais, infecções recentes, resultado positivo do exame para HIV, contagem mais recente de $CD4^+$ e carga viral de RNA do HIV.
2. Analise as queixas atuais do paciente, se houver.

[4]N.R.T.: A Associação Brasileira Interdisciplinar de AIDS (ABIA) desde 2015 desempenha a função e o propósito de fortalecer a resposta social capaz de incidir diretamente na construção de políticas públicas no combate à epidemia. Disponível em: *http://abiaids.org.br*.

[5]N.R.T.: Além das fontes já sugeridas, no *site* da UNAIDS Brasil (*https://unaids.org.br/informacoes-basicas*) o paciente pode encontrar informações básicas sobre AIDS.

[6]N.R.T.: Consultar o Ministério da Saúde, em: *http://www.aids.gov.br/pt-br*.

[7]N.R.T.: A Fundação Oswaldo Cruz (*https://portal.fiocruz.br/*) desenvolve, com frequência, estudos nessa área. Ver também "Estudo pioneiro na profilaxia pré-exposição ao HIV tem bons resultados", em: *https://portal.fiocruz.br/noticia/estudo-pioneiro-na-profilaxia-pre-exposicao-ao-hiv-tem-bons-resultados*.

[8]N.R.T.: Consultar o Painel PrEP do Ministério da Saúde (*http://www.aids.gov.br/pt-br/painel-prep*) e também a pesquisa "Implementação da profilaxia pré-exposição (PrEP) ao HIV: um projeto demonstrativo", de 2012, da Fundação de Amparo à Pesquisa do Estado de São Paulo (FAPESP).

DIRETRIZES PARA PADRÕES DE CUIDADOS 29.1

HIV/AIDS

Ao cuidar de pacientes com infecção pelo HIV:

- Pratique as precauções-padrão
- Proteja a confidencialidade
- Ensine o paciente sobre os métodos que impedem a transmissão do HIV para outras pessoas
- Realize uma avaliação psicossocial e identifique as necessidades de saúde mental
- Desenvolva estratégias de adesão para pacientes em terapia antirretroviral
- Forneça educação e intervenções para o manejo dos sintomas causados pelo HIV
- Auxilie na cessação do uso de tabaco, álcool e no uso abusivo de substâncias.

3. Avalie o conhecimento do paciente sobre HIV/AIDS, incluindo causas, sinais e sintomas, modos de transmissão, métodos para prevenir a transmissão a outras pessoas, progressão da doença, e importância da contagem de $CD4^+$ e do monitoramento da carga viral de RNA do HIV.
4. Avalie a adesão do paciente ao tratamento revendo todos os medicamentos prescritos, dosagem e frequência de administração. Pergunte ao paciente quantas vezes, no último dia ou semana, ele perdeu uma dose. Incentive a comunicação honesta reconhecendo que esquecer uma dose pode acontecer com qualquer pessoa.

Alerta de transição de cuidado
A harmonização dos medicamentos deve ocorrer periodicamente, especialmente após hospitalizações ou consultas especializadas, para verificar possíveis interações e garantir que o paciente esteja tomando toda a medicação adequadamente. Alguns antirretrovirais podem apresentar interações medicamentosas com novos medicamentos. Incentive o paciente a comprar na mesma farmácia todos os medicamentos prescritos para que o farmacêutico possa detectar possíveis interações.

5. Avalie o estado nutricional e de saúde geral aferindo o peso, índice de massa corporal, anemia, perfil lipídico, glicemia de jejum, hemoglobina A1C, além de outros exames de laboratório e medidas antropométricas pertinentes.
6. Avalie a frequência e a profundidade respiratórias e ausculte os pulmões para verificar os sons respiratórios; avalie a cor e a temperatura da pele, palpe os linfonodos e pergunte sobre a ocorrência de febre e suores noturnos.
7. Inspecione a boca quanto a lesões e problemas de dentição.
8. Examine a pele quanto à temperatura, condição e presença de erupções, feridas e outras alterações cutâneas.
9. Pergunte sobre os padrões de evacuação, mudanças de hábitos, constipação intestinal, cólicas abdominais, número e volume das fezes, e presença de dor e ulceração em torno do ânus.
10. Verifique se o paciente se encontra orientado em relação a hora, lugar e pessoa. Observe a reação do paciente. Pergunte sobre problemas com a memória e a concentração, dores de cabeça, convulsões, alterações visuais.
11. Descubra o máximo possível sobre o estilo de vida do paciente (avaliação contínua dos comportamentos de risco), experiências e habilidades, sistema de apoio social.

Manifestações clínicas do HIV/AIDS com o avanço da infecção

1. Manifestações pulmonares.
   a. Tosse persistente ou aguda, com ou sem produção de escarro; dispneia; dor torácica; febre e hemoptise.
   b. Possíveis causas: Pneumonia por *Pneumocystis jirovecii* (PCP), pneumonia bacteriana (pneumonia adquirida na comunidade), *Mycobacterium tuberculosis*, disseminação do complexo *Mycobacterium avium, Aspergillus, Pseudomonas*, citomegalovírus (CMV), *Histoplasma*, sarcoma de Kaposi, câncer de pulmão, linfoma, *Cryptococcus, Legionella* ou outros patógenos e doenças malignas.
2. Manifestações gastrintestinais.
   a. Diarreia, perda de peso, anorexia, cólicas abdominais, sensação de plenitude, urgência retal (tenesmo).
   b. Possíveis causas: patógenos entéricos ou malignidades, incluindo *Salmonella, Shigella, Campylobacter, Entamoeba histolytica, C. difficile*, CMV, complexo *M. avium*, herpes simples, *Strongyloides, Giardia, Cryptosporidium, Isospora belli, Chlamydia*, linfoma, sarcoma de Kaposi e outros.
   c. Dificuldade ou dor subesternal ao engolir (sensação de que a comida está presa) geralmente é causada por esofagite por *Candida*. Além disso, considere uma úlcera esofágica causada por herpes simples, CMV ou estomatite aftosa, malignidade.
3. Manifestações orais.
   a. Surgimento de lesões na boca; placas brancas na mucosa oral, particularmente na faringe posterior; e queilite angular por *Candida albicans*.
   b. Vesículas com ulcerações do herpes-vírus simples.
   c. Lesões brancas e espessas nas margens laterais da língua devido à leucoplasia pilosa oral.
   d. Verrugas orais causadas pelo papilomavírus humano.
   e. Periodontite progredindo para necrose gengival.
   f. Lesões dolorosas e solitárias com margens elevadas podem ser úlceras aftosas de etiologia pouco clara.
   g. Surgimento de lesões arroxeadas planas ou nodulares nos palatos duro ou mole, mucosa bucal, faringe posterior características do sarcoma de Kaposi.
4. Manifestações do SNC.
   a. Sintomas cognitivos, motores e comportamentais podem ser causados por encefalopatia pelo HIV, demência por AIDS, infecção aguda, intoxicação por álcool ou drogas, reação adversa a medicamentos, condição psiquiátrica, e outras causas infecciosas e malignas.
   b. Sintomas agudos de infecção, como febre, mal-estar, cefaleia e/ou alteração do estado mental, convulsão, hemiparesia, anormalidades na marcha ou na fala, podem ser causados por toxoplasmose, meningite criptocócica, infecções por herpes-vírus, encefalite por CMV, leucoencefalopatia multifocal progressiva, linfoma do SNC, neurossífilis ou outros patógenos e doenças malignas.
   c. Também pode haver sintomas sensoriais que se apresentam como dormência, formigamento e dor neuropática nos pés ou nas mãos.
5. Manifestações oculares.
   a. Pontos flutuantes no campo visual, flashes de luz ou perda repentina de um campo visual em pessoas com menos de 100 $CD4/mm^3$ devido à retinite por CMV com ou sem

descolamento de retina são infecções que ameaçam a capacidade de visão e requerem avaliação urgente por um oftalmologista.
   b. Borramento visual, olhos secos, visão dupla ou edema palpebral ou da conjuntiva, causados por infecção conjuntival bacteriana ou viral, reação adversa a medicamentos, sífilis, sarcoma de Kaposi ou outros patógenos e doenças malignas.
6. Malignidades – podem ser cânceres definidores de AIDS (ADC) ou não ADC.
   a. Sarcoma de Kaposi (ADC).
   b. Linfoma não Hodgkin (ADC) e outros linfomas (não ADC).
   c. Câncer cervical (ADC).
   d. Câncer de fígado (não ADC).
   e. Câncer de pulmão (não ADC).
   f. Câncer anal (não ADC).
7. Manifestações cutâneas.
   a. Erupção pruriginosa com pápulas eritematosas elevadas localizadas em superfícies que contêm folículos capilares conhecidos como foliculite pelo HIV. Verifique a presença de eosinofilia.
   b. Abscesso causado por infecções por *S. aureus* sensível à meticilina e resistente à meticilina, *Streptococcus* ou outros patógenos cutâneos comuns.
   c. Erupção nodular pruriginosa localizada em qualquer superfície cutânea, conhecida como prurigo nodular.
   d. Lesões arroxeadas, planas ou nodulares localizadas em qualquer superfície cutânea, incluindo solas dos pés, palmas das mãos, mucosa oral, incluindo palato duro, provavelmente são sarcomas de Kaposi e devem passar por biopsia.

Diagnósticos de enfermagem

- Controle ineficaz do regime terapêutico relacionado à dificuldade de lidar com um regime de tratamento complexo de medicamentos, planos de tratamento, consultas clínicas, falta de apoio social, comprometimento do funcionamento cognitivo, uso de substâncias ou doença psiquiátrica
- Medo da evolução da doença, dos efeitos do tratamento, do isolamento e da morte relacionado ao fato de ter HIV/AIDS
- Risco de infecção relacionada a imunodeficiência
- Nutrição desequilibrada: ingestão menor do que as necessidades corporais relacionada a infecções ou efeitos colaterais dos medicamentos, ou maior do que as necessidades corporais relacionada a escolhas de dieta e falta de exercício
- Mucosa oral alterada relacionada à infecção ou aos efeitos adversos da medicação
- Diarreia relacionada à infecção ou aos efeitos adversos da medicação
- Alteração no estado mental relacionada a infecções ou aos efeitos adversos do medicamento
- Risco de hipertermia relacionada a infecção oportunista ou malignidade
- Padrão respiratório ineficaz relacionado a infecção ou malignidade
- Outros diagnósticos de enfermagem podem incluir:
  - Fadiga relacionada a infecção ou depressão subjacente ao HIV
  - Distúrbio da imagem corporal relacionado às alterações corporais decorrentes do processo patológico ou dos efeitos adversos da medicação
  - Desesperança relacionada a doença crônica, sensação de perda de controle, depressão ou vulnerabilidade associada ao HIV/AIDS
  - Dor aguda ou crônica relacionada a infecção, neuropatia periférica, necrose avascular ou outra condição
  - Luto antecipatório relacionado à conscientização sobre as implicações do HIV/AIDS, mudanças no estilo de vida, possibilidade de morte
  - Negligência familiar nas estratégias de enfrentamento relacionada à crise criada pelo HIV/AIDS, culpa, medo, responsabilidades relacionadas aos cuidados com o paciente.

Intervenções de enfermagem

Manejo da TARV

1. Avalie a adesão do paciente ao regime terapêutico e às consultas clínicas. Trabalhem juntos em um plano de solução de problemas para aumentar a adesão ao tratamento.
2. Ensine sobre os medicamentos prescritos antes do início da TARV e reforce periodicamente; forneça materiais educacionais que o paciente possa levar para casa.
3. Desenvolva um cronograma de ingestão dos medicamentos para que o paciente o incorpore em suas atividades diárias de rotina; coloque os comprimidos em uma caixa de medicamentos de acordo com os horários estabelecidos.
4. Incentive o envolvimento de um membro da família na educação e administração dos medicamentos do paciente.
5. Continue monitorando a adesão ao medicamento depois que o paciente atingir uma carga viral indetectável.
6. Pergunte rotineiramente sobre a manifestação de efeitos adversos. Incentive o paciente a entrar em contato se isso se tornar um problema e ensine o tratamento dos sintomas mais comuns.
7. Incentive o paciente a manter sua cobertura de seguro de saúde e de medicamentos ativa e atualizada para evitar lapsos nas recargas e períodos sem seguro.

Alerta farmacológico
Uma TARV bem-sucedida requer cerca de 95% de adesão à dose e à frequência do medicamento. Enfatize isso antes de iniciar a TARV e a cada visita. Solucione os problemas que comprometem a adesão. Desenvolva estratégias que antecipem deslizes como doses atrasadas ou esquecidas, mudança na rotina diária, férias, passar a noite fora de casa e outros eventos cotidianos.

Promoção da dignidade e redução do medo

1. Mantenha uma abordagem sem julgamento.
2. Antecipe os vários estágios pelos quais o paciente irá passar: crise inicial, estágio de transição, estágio de aceitação e, possivelmente, preparação para a morte se as opções de tratamento estiverem esgotadas.
3. Permita que o paciente manifeste certo grau de negação como um mecanismo de defesa que lhe oferece algum controle sobre quando e como ele quer enfrentar o diagnóstico e seu prognóstico.
   a. Espere manifestações de raiva fora de hora; evite se sentir pessoalmente ofendido pela raiva do paciente.
   b. Permita que o paciente reconheça a realidade da situação sem apresentar falsas garantias.
4. Reconheça que os sintomas de ansiedade e depressão são comuns inicialmente, mas geralmente melhoram com o tempo e o apoio ao paciente. Encaminhe o paciente para aconselhamento psicológico ou assistência psiquiátrica, se necessário.
5. Antecipe que pacientes que usam substâncias ativas podem exibir comportamentos antissociais e sentimentos de alienação e isolamento. Encaminhe-os para aconselhamento e tratamento.
6. Ofereça uma discussão cuidadosa e o esclarecimento das opções de tratamento.
7. Ajude o paciente a estabelecer metas e expectativas realistas.
8. Obtenha uma consulta com a assistência social sobre os recursos disponíveis relacionados a seguros, medicamentos controlados, e outros recursos sociais e gerenciamento de casos com base na comunidade.
9. Ajude o paciente a identificar e fortalecer seus recursos pessoais, tais como habilidades positivas de enfrentamento, técnicas de relaxamento, rede de suporte e perspectivas otimistas.
10. Incentive o paciente a participar de um grupo de apoio.
11. Observe os problemas psiquiátricos que vão surgindo, especialmente em pacientes socialmente isolados, naqueles que sentem culpa ou vergonha sobre sua sexualidade e seu estilo de vida, e naqueles com histórico de doença psiquiátrica.

12. Discuta a importância de diretrizes antecipadas e a tutela legal para filhos menores. A deterioração cognitiva pode impossibilitar o paciente de agir em seu próprio nome no futuro.
13. A população de pacientes infectados pelo HIV está envelhecendo, com aproximadamente metade dos pacientes acima dos 50 anos. Considere as necessidades de uma população envelhecida em relação à manutenção da saúde, socialização, equipamento adaptativo e considerações de segurança domiciliar. A consulta com um geriatra pode ser útil.

Alerta de enfermagem
Nunca presuma que a família ou os amigos do paciente saibam que ele é HIV positivo. Assim, sempre lhe pergunte quem conhece a situação. Incentive-o a compartilhar seu diagnóstico para diminuir o isolamento e ofereça-se para acompanhá-lo quando decidir contar à família ou aos amigo(s). Nesse caso, a encenação de papéis antes da divulgação pode ser útil.

Prevenção de infecções

1. Avalie se existem sinais evidentes ou sutis de infecção em cada visita.
2. Siga as precauções-padrão com todos os pacientes.
3. Discuta questões de segurança em relação ao armazenamento e preparo de alimentos.
4. Promova cuidados com a pele adequados para evitar rupturas.
5. Ensine os cuidados para o manejo de feridas; monitore a ferida quanto a sinais de piora ou infecção, se aplicável.
6. Discuta a prevenção de DSTs a cada visita, se relevante.
7. Ensine o paciente a tomar todos os antibióticos conforme a prescrição médica.
8. Ensine o paciente a manter um ambiente limpo.
9. Use técnicas assépticas ao executar procedimentos invasivos.
10. Aconselhe o paciente a pedir que outra pessoa desempenhe tarefas como limpar a caixa higiênica do gato ou a gaiola do pássaro. Se ninguém mais estiver disponível, o paciente deve usar luvas de borracha e uma máscara, trocar de roupa e lavar as mãos depois.
11. Verifique se o paciente está com as vacinas atualizadas.

Melhora do estado nutricional

1. Monitore o estado nutricional pesando o paciente, calculando o IMC e revisando as escolhas alimentares.
2. Inclua o paciente nas tomadas de decisão sobre os cuidados nutricionais. Consulte o nutricionista para desenvolver estratégias capazes de otimizar o estado nutricional do paciente.
3. Revise as doses da TARV em relação aos horários das refeições para otimizar a absorção dos medicamentos; alguns medicamentos devem ser tomados com alimentos e outros com o estômago vazio.
4. Administre ou ensine que a administração de um antiemético ou da medicação prescrita deve ser feita 30 minutos antes das refeições se as náuseas forem um problema. Utilize medicação antidiarreica, se recomendado após a consulta com o médico.
5. Para pacientes com dor oral ou esofágica resultante da esofagite por *Candida* ou outra causa:
   a. Administre a terapia antifúngica e/ou antiviral prescrita.
   b. Evite alimentos muito temperados ou ácidos.
   c. Ofereça líquidos e alimentos com consistência pastosa para minimizar a mastigação e facilitar a deglutição. Ofereça suplementos nutricionais líquidos.
6. Desestimule o uso de álcool, pois possui efeito imunossupressor e é contraindicado em pacientes com hepatite crônica.
7. Faça os encaminhamentos para os serviços comunitários apropriados se o paciente não puder fazer compras ou preparar suas refeições. Informe o paciente sobre as opções e serviços locais de compras *online* que oferecem refeições preparadas.

Alívio do desconforto oral

1. Pergunte sobre dor de dente, de garganta, disfagia e azia.
2. Examine a boca em busca de cândida oral e outras lesões, e ensine o paciente a fazer o mesmo.
3. Administre o tratamento antifúngico conforme indicado.
4. Encaminhe para atendimento odontológico comunitário para verificar se há problemas de dentição e/ou doença gengival.

Minimização dos efeitos da diarreia

1. A diarreia é comum e pode ter muitas causas.
2. Revise a lista de medicamentos para verificar os agentes causadores.
3. Envie fezes diarreicas frescas para verificar a presença de ovos e parasitas, microscopia e cultura.
4. Aconselhe o paciente a monitorar as fezes e a comunicar alterações na frequência, consistência e a presença de sangue.
5. Monitore a ingestão e o débito; examine a pele e as mucosas quanto ao turgor e ressecamento, que indicam desidratação.
6. Monitore os eletrólitos. Administre líquidos e eletrólitos conforme prescrição.
7. Siga as precauções de contato e pratique a higiene rigorosa das mãos.
8. Planeje um regime de cuidados com a pele que inclua banho e secagem sem esfregação. Aplique uma pomada ou creme protetor de pele.
9. Aconselhe o paciente a eliminar cafeína, álcool, laticínios, alimentos com alto teor de gordura e sucos ácidos.
10. Beber líquidos à temperatura ambiente.
11. Aconselhe o paciente a evitar alimentos que aumentem a motilidade intestinal e a distensão abdominal, como frutas e legumes que produzem gases.

Gerenciamento das alterações no estado mental

1. O HIV tem uma afinidade com o tecido cerebral, que é um órgão-alvo de infecções oportunistas na infecção avançada.
2. Tome medidas para manter o paciente seguro. Encaminhe pacientes ambulatoriais com comportamento alterado para uma consulta de cuidados agudos ou para o pronto-socorro.
3. Para pacientes hospitalizados, promova a segurança com as seguintes medidas: alarme no leito, campainha de chamada disponível, artigos ao alcance do paciente. Antecipe um plano para levar o paciente ao banheiro. Faça verificações frequentes.
4. Avalie a presença de sintomas depressivos ou suicidas.
5. Faça uma avaliação diária do estado mental; monitore alterações no comportamento, memória, capacidade de concentração, e disfunção motora.
6. Verifique os exames laboratoriais quanto a anormalidades, os resultados de exames diagnósticos e o perfil de efeitos colaterais dos medicamentos para encontrar a possível causa.
7. Mantenha um ambiente de baixa estimulação, como pouca iluminação, pouco ruído, promova o ciclo sono/vigília, atividades silenciosas como colorir ou fazer quebra-cabeças, socialização, exercícios leves, e ouvir música relaxante.
8. Oriente o paciente com frequência: use calendário, relógio, fotos da família e de amigos, listas e o plano de assistência estruturado.
9. Forneça segurança.
10. Antecipe a necessidade de diretrizes antecipadas ou tutela, procuração para cuidados de saúde e questões financeiras e gerenciamento do processo de consentimento informado, se o paciente apresentar comprometimento cognitivo.

Redução da febre

1. Verifique a presença de calafrios, febre, taquicardia e taquipneia.
2. Trate agressivamente a causa subjacente.
3. Incentive a farta ingestão de líquidos para substituir as perdas insensíveis causadas pela febre ou por diaforese.
4. Administre ou ensine o paciente a administrar antipiréticos conforme a prescrição.

Melhora do padrão respiratório

1. Forneça oxigênio suplementar conforme solicitado. Monitore o aumento da demanda de oxigênio.
2. Posicione o paciente para otimizar a respiração efetiva, eleve a cabeceira do leito, apoie a cabeça e o pescoço para manter a permeabilidade das vias respiratórias.
3. Monitore a alteração do estado respiratório.
4. Administre ou ensine o paciente a tomar a medicação contra tosse.
5. Incentive-o a parar de fumar.
6. Responda às perguntas e forneça suporte se o paciente precisar tomar uma decisão a favor ou contra o uso de reanimação ou de ventilação mecânica.

Considerações sobre atendimento domiciliar e na comunidade para o paciente com AIDS em estágio terminal

1. Ajude o paciente, família ou outra pessoa significativa a localizar serviços de assistência e apoio na comunidade.
2. Se o paciente for mantido em domicílio, entre em contato com uma agência que ofereça ajuda específica para pacientes infectados pelo HIV e faça visitas domiciliares para serviços como limpeza leve e entrega de alimentos.
3. Avalie a casa quanto à segurança e função; forneça itens médicos duráveis que possam aumentar a segurança e o conforto e melhorar a função.
4. Forneça luvas de látex à família para o manuseio de líquidos corporais do familiar soropositivo.
5. Reforce que a limpeza rotineira do banheiro, da louça e das roupas é suficiente para impedir a transmissão do HIV.

Alerta de transição de cuidado

Se o paciente estiver internado e fazendo a transição para casa para receber cuidados da família ou dos amigos, convide os cuidadores a aprenderem o manejo básico com a equipe de enfermagem do hospital. Convide os responsáveis a passar a noite aprendendo os tratamentos e cuidados que ocorrem o tempo todo. Isso pode ajudar os cuidadores a identificar lacunas nos serviços domiciliares e a tomar uma decisão quanto à sua prontidão para assumir essa responsabilidade.

Para familiares/amigos que cuidam de um paciente em casa por um longo período, forneça informações sobre os serviços de creche em que o paciente possa comparecer ou sobre cuidados de descanso para que os cuidadores possam ter uma pausa na função de cuidador.

Reavaliação: resultados esperados

- Toma a TARV prescrita pelo menos 95% das vezes; mantém uma carga viral indetectável
- Fala abertamente sobre a infecção pelo HIV com os profissionais de saúde e pessoas significativas; gerencia os estressores da vida efetivamente
- Sem sinais de infecções oportunistas; pratica sexo seguro
- Ingere refeições equilibradas
- Mucosa oral úmida e sem lesões
- Tem fezes de consistência firme e nenhuma ruptura na pele em torno do ânus
- Orientado com relação a hora, pessoa e lugar
- Afebril
- Respirações não elaboradas, sem produção de tosse ou escarro.

BIBLIOGRAFIA

Bartlett, J. G. (2016). The natural history and clinical features of HIV infection in adults and adolescents. *UpToDate.* New York: Wolters Kluwer. Available: *www.uptodate.com/contents/the-natural-history-and-clinical-features-of-hiv-infection-in-adults-and-adolescents*

Centers for Disease Control and Prevention. (1993). AIDS surveillance case definition for adolescents and adults. *Morbidity and Mortality Weekly Report, 4*(RR-17), 2.

Center for Disease Control and Prevention. (2017). HIV Surveillance Report. Atlanta, GA: Author. Available: *https://www.cdc.gov/hiv/statistics/overview/index.html.*

Center for Disease Control and Prevention. (2014). *US Public Health Service preexposure prophylaxis for the prevention of HIV infection in the United States 2014: A clinical practice Guideline.* Atlanta, GA: Author. Available: *www.cdc.gov/hiv/pdf/prepguidelines2014.pdf*

Dumitru, G., Irwin, K., & Tailor, A. (2017). Updated federal recommendations for HIV prevention with adults and adolescents with HIV in the United States: The pivotal role of nurses. *Journal of the Association of Nurses in AIDS Care, 28*(1), 8–18.

Gallant, J. E. (2016). *100 questions and answers about HIV and AIDS.* Sudbury, MA: Jones & Bartlett.

HRSA HIV/AIDS Bureau. (2014). *Guide for HIV/AIDS clinical care: Health care maintenance and disease prevention.* Washington, DC: USDHHS. Available: *www.careacttarget.org/library/guide-hivaids-clinical-care-health-care-maintenance-and-disease-prevention*

Marcus, J. L., Chao, C. R., & Leyden, W. A. (2016). Narrowing the gap in life expectancy between HIV-infected and HIV-uninfected individuals with access to care. *Journal of Acquired Immune Deficiency Syndromes, 73*(1), 39–46.

Mignano, J. L. (2016). 80% viral suppression by 2020? Understanding the concept of engagement in HIV care and a call to action for nursing. *Journal of the Association of Nurses in AIDS Care, 27*(5), 550–562.

Sax, P. E. (2017). Acute and early HIV infection: Clinical manifestations and diagnosis. *UpToDate.* New York: Wolters Kluwer. Available: *www.uptodate.com/contents/acute-and-early-hiv-infection-clinical-manifestations-and-diagnosis?source=see_link&sectionName=DIAGNOSIS&anchor=H18410709#H18410709*

Sexton, D. J., & Pien, B. C. (2014). Immune reconstitution inflammatory syndrome. *UpToDate.* New York: Wolters Kluwer. Available: *www.uptodate.com/contents/immune-reconstitution-inflammatory-syndrome*

Siliciano, J. D., & Siliciano, R. F. (2016). Recent developments in the effort to cure of HIV infection: going beyond N = 1. *Journal of Clinical Investigation, 126*(2), 409–414.

Simeone, C. A., Seal, S. M., & Savage, C. (2017). Implementing HIV testing in substance use treatment programs: A systematic review. *Journal of the Association of Nurses in AIDS Care, 28*(2), 199–215.

Singh, H. K., Del Carmen, T., Freeman, R., et al. (2017). From one syndrome to many: Incorporating geriatric consultation into HIV care. *Clinical Infectious Diseases, 65*, 501–506. doi: *10.1093/cid/cix311.*

Swanson, B (Ed.). (2010). *ANAC's core curriculum for HIV/AIDS nursing* (3rd ed.). Sudbury, MA: Jones & Bartlett.

Turner, L., Roepke, A., Wardell, E., & Teitelman, A. (2017). Do you PrEP? A review of primary care provider knowledge of PrEP and attitudes on P prescribing PrEP. *Journal of the Association of Nurses in AIDS Care, 29*(1), 83–92.

UNAIDS. (2014). *90-90-90 An ambitious treatment target to help end the AIDS epidemic.* Geneva: Author. Available: *www.unaids.org/sites/default/files/media_asset/90-90-90_en_0.pdf*

U.S. Department of Health and Human Services, Panel on Antiretriviral Guidelines for Adults and Adolescents. (2018). *Guidelines for the use of antiretroviral agents in adults an adolescents living with HIV.* Rockville, MD: Author. Available: *https://aidsinfo.nih.gov/contentfiles/lvguidelines/AdultandAdolescentGL.pdf.*

U.S. Department of Health and Human Services, Panel on Opportunistic Infections in HIV-Infected Adults and Adolescents. (2018). Guidelines for the prevention and treatment of opportunistic infections in HIV-infected adults and adolescents: Recommendations from the Centers for Disease Control and Prevention, the National Institutes of Health, and the HIV Medicine Association of the Infectious Diseases Society of America. Rockville, MD: Author. Available at *http://aidsinfo.nih.gov/contentfiles/lvguidelines/adult_oi.pdf.*

Wells, J. S., Holstad, M. M., Thomas, T., & Bruner, D. W. (2014). An integrative review of guidelines for anal cancer screening in HIV-infected persons. *AIDS Patient Care & STDs, 28*(7), 350–357.

World Health Organization. (2018). *WHO HIV/AIDS fact sheet (No. 360).* Geneva: WHO. Available: *http://www.who.int/en/news-room/fact-sheets/detail/hiv-aids*

CAPÍTULO

30

Distúrbios do Tecido Conjuntivo

CONSIDERAÇÕES GERAIS E AVALIAÇÃO

O *tecido conjuntivo* é fibroso, sustenta e conecta os órgãos internos, forma os ossos e reveste as paredes dos vasos sanguíneos. Assim, fixa os músculos aos ossos (tendões e ligamentos) e repara os tecidos após uma lesão (tecido cicatricial). As longas fibras do tecido conjuntivo contêm uma proteína denominada *colágeno.*

Os distúrbios do tecido conjuntivo também são conhecidos como *reumatológicos.* Eles afetam a integridade do sistema musculoesquelético e também podem acometer os vasos sanguíneos, a pele e vários outros órgãos. São distúrbios crônicos e podem levar à incapacidade, mas costumam ser controlados com medicação.

Avaliação musculoesquelética e de órgãos afins

A avaliação de distúrbios do tecido conjuntivo não se concentra apenas no sistema musculoesquelético, mas também envolve outros sistemas orgânicos distantes. Os indícios de distúrbios do tecido conjuntivo podem ser encontrados na pele, nos olhos, nos pulmões e no sistema neurológico. A avaliação funcional também é importante: para isso, foram desenvolvidos diversos questionários e escalas para verificar a função ou a incapacidade do paciente relacionada com os distúrbios do tecido conjuntivo, como o Health Assessment Questionnaire, publicado pela primeira vez em 1980, disponível em: *www.chcr.brown.edu/pcoc/ehaqdescrscoringhaq372.pdf.*

Dados subjetivos

Convém obter a história de sintomas, com sua duração e sua intensidade, a evolução da doença e o impacto dos sintomas na vida do paciente.

1. Dor musculoesquelética – características.
   a. Edema nas articulações.
   b. Rigidez matinal.
2. Sintomas constitucionais.
   a. Febre.
   b. Perda de peso e anorexia.
   c. Fadiga.
3. Envolvimento de outros sintomas orgânicos.
   a. Cutâneo.
   b. Ocular.
   c. Pulmonar.
   d. Neurológico.
   e. Membranas mucosas.
   f. Sistema digestório.
4. Depressão ou psicose.
5. Atividades de autocuidado e capacidade funcional.
6. Atividades e funções sociais.
7. História familiar de doenças reumáticas ou autoimunes.

Dados objetivos

1. Exame musculoesquelético:
   a. Dor à palpação ou ao executar exercícios de amplitude de movimento (ADM).
   b. Edema, calor ou eritema nas articulações.
   c. Restrição do movimento articular.
   d. Dor, edema ou calor nos tecidos moles ao redor das articulações.
   e. Deformidades.
2. Pele:
   a. Exantema ou outras anormalidades da pele, como espessamento.
   b. Alopecia.
3. Mucosa oral:
   a. Ulcerações.
   b. Ressecamento.
4. Ocular:
   a. Inflamação conjuntival.
   b. Ressecamento.
5. Pulmonar:
   a. Ruídos adventícios.
   b. Atrito pleural.
6. Neurológico:
   a. Pé caído.
   b. Fraqueza muscular.
   c. Déficits neurológicos.

Exames laboratoriais

Anti-DNA de dupla-hélice

Os *anticorpos anti-DNA de dupla-hélice* (anti-DNAdh) são marcadores altamente específicos para o diagnóstico de lúpus eritematoso sistêmico (LES). Este anticorpo também é útil para monitorar a progressão da doença, pois os níveis de anti-DNAdh variam de acordo com a atividade patológica.

Considerações de enfermagem e cuidados com o paciente

1. Os níveis altos de anti-DNAdh estão associados ao desenvolvimento de nefrite lúpica.
2. Observa-se uma baixa taxa de resultados falso-positivos (cerca de 5%) em pacientes com outros distúrbios do tecido conjuntivo; em pessoas que tomam medicamentos como minociclina, etanercepte, infliximabe e penicilamina; em parentes de primeiro grau de indivíduos com lúpus; e em alguns profissionais que trabalham em laboratórios.
3. Não há preparo específico para este exame de sangue.

Antipeptídio citrulinado cíclico

O antipeptídio citrulinado cíclico (anti-PCC, *anticyclic citrullinated peptide*) é um marcador que ajuda a diagnosticar a artrite reumatoide (AR). Esses autoanticorpos são produzidos na articulação como resultado da resposta imune sinovial em pacientes com AR.

Considerações de enfermagem e cuidados com o paciente

1. O anti-PCC mostra-se tão sensível quanto o teste do fator reumatoide (FR), porém mais específico (95 a 98%). É encontrado em aproximadamente 50 a 55% dos pacientes com AR.
2. Pode ser valioso em casos de artrite precoce, quando os sintomas são leves e inespecíficos e o tratamento agressivo está sendo considerado. Atualmente, usa-se o anticorpo anti-PCC com o FR como padrão-ouro para estabelecer o diagnóstico de AR.
3. Não se requer preparo específico para tal exame de sangue, mas pode ser necessário enviar a amostra para processamento, pois nem todos os laboratórios realizam este teste.

Anticorpo antinuclear

Anticorpo antinuclear (ANA) é um teste para anticorpos à nucleoproteína (autoanticorpos ou um grupo heterogêneo de gama globulinas); é altamente sensível à detecção de LES, mas inespecífico (alta taxa de falso-positivos).

Considerações de enfermagem e cuidados com o paciente

1. Esteja alerta a certos medicamentos que podem causar resultados falso-positivos.
2. Relatam-se os resultados, quando positivos, de acordo com um padrão de coloração (manchado, homogêneo, periférico, nucleolar), que se correlaciona com diversos tipos de distúrbios do tecido conjuntivo e vários subgrupos de LES (Tabela 30.1).
3. Os títulos também são fornecidos, em caso de ANA positivo, porém não se refletem na atividade ou no prognóstico da doença.

Complemento

1. O *complemento* refere-se a um sistema complexo em cascata que ativa proteínas como parte da defesa do organismo contra infecções.
2. Os componentes específicos são o CH50 (complemento total), o C3 e o C4; sua medição ajuda a determinar a formação de complexos imunes ou a existência de agamaglobulinemia.
3. Os níveis de complemento diminuem em determinadas patologias autoimunes, sobretudo o LES, devido ao consumo de complemento e à ativação de enzimas proteolíticas e lesão tecidual. O C3 e o C4 costumam ser monitorados para avaliar a atividade no LES.

Tabela 30.1 Padrões de coloração de ANA e distúrbios do tecido conjuntivo.

Padrão ANA	Distúrbio do tecido conjuntivo
Periférico (borda, anel, membranoso)	LES ativo, geralmente com doença renal
Homogêneo (difuso)	LES, AR
Salpicado	LES, AR, esclerodermia, síndrome de Sjögren, doença mista do tecido conjuntivo
Nucleolar	Esclerodermia

ANA, anticorpo antinuclear; AR, artrite reumatoide; LES, lúpus eritematoso sistêmico.

Considerações de enfermagem e cuidados com o paciente

1. Obtenha amostra de sangue venoso e coloque sob refrigeração; envie imediatamente para o laboratório, visto que o complemento se deteriora à temperatura ambiente.
2. As medições seriadas podem ser úteis no monitoramento da atividade de algumas doenças reumáticas; níveis reduzidos indicam aumento da atividade patológica.

Proteína C-reativa

A *proteína C-reativa* (PCR) é produzida pelo fígado e constitui um marcador inespecífico de infecção e inflamação. O exame pode ser usado para dar suporte ao diagnóstico de doenças inflamatórias mediadas pelo sistema imunológico, como artrite psoriática, AR e doença de Crohn.

Considerações de enfermagem e cuidados com o paciente

1. A PCR reage mais rapidamente a alterações inflamatórias do que a velocidade de hemossedimentação (VHS); aumenta no intervalo de algumas horas após uma infecção ou uma condição inflamatória e depois diminui rapidamente quando a inflamação desaparece.
2. A PCR pode ser usada para diferenciar condições inflamatórias de condições não inflamatórias e para monitorar a efetividade do tratamento.
3. Normalmente, a PCR está abaixo de 10 mg/ℓ; em geral, um nível acima de 100 mg/ℓ indica infecção ou inflamação, mas algumas condições inflamatórias podem aumentar em mil vezes a PCR.

Velocidade de hemossedimentação

1. A *velocidade de hemossedimentação* (VHS) determina a taxa na qual as hemácias precipitam no sangue não coagulado dentro de 1 hora.
2. O teste baseia-se na premissa de que processos inflamatórios e outras doenças criam alterações nas proteínas do sangue, causando a agregação de hemácias, o que as torna mais pesadas.

Considerações de enfermagem e cuidados com o paciente

1. Geralmente, a VHS está elevada na maioria das doenças reumáticas.
2. O teste é sensível à condição inflamatória, mas não específico para distúrbios do tecido conjuntivo.
   a. O resultado pode se apresentar elevado na gravidez, no período menstrual, quando o paciente está utilizando medicamentos (como heparina e contraceptivos orais), na presença de infecção, em casos de malignidade, em quadros de anemia e em idade avançada.
   b. O resultado pode ser reduzido por altos níveis séricos de glicose ou albumina e altos níveis de fosfolipídios ou medicamentos, como corticosteroides ou ácido acetilsalicílico em altas doses.
3. O maior benefício é no monitoramento da atividade de doenças inflamatórias.

Fator reumatoide

O *fator reumatoide* (FR) é um teste para a macroglobulina encontrada no sangue de pacientes com AR e outros distúrbios. O FR possui as propriedades de um anticorpo e pode ser dirigido contra imunoglobulinas.

Considerações de enfermagem e cuidados com o paciente

1. Não se trata de um teste altamente sensível ou específico.
2. Pode ser positivo em 50 a 75% dos pacientes com AR, LES e síndrome de Sjögren. Pode ser falso-positivo em casos de endocardite, tuberculose, sífilis, sarcoidose, câncer, infecções virais, hepatite C e pacientes com enxerto alográfico cutâneo ou renal, além de algumas patologias hepáticas, pulmonares ou renais.
3. Um FR negativo não exclui o diagnóstico de AR.
4. Certas manifestações da doença, como comprometimento articular grave e manifestações extra-articulares, podem ser mais frequentes naqueles com títulos elevados de FR.

Outros exames

Análise do líquido sinovial

1. Obtém-se uma amostra de fluido sinovial (articular) para a análise de diversos componentes.
   a. Coloração.
   b. Limpidez/turvação.
   c. Viscosidade.
   d. Contagem de glóbulos brancos (leucócitos) com contagem diferencial.
   e. Formação de cristais e sua identificação.
2. A artrocentese, um procedimento estéril, requer o uso de um agente de limpeza antisséptico, um anestésico local, uma agulha de 20 G (agulha de 18 G, se houver suspeita de líquido infectado) e uma seringa de 10 a 20 mℓ.

Considerações de enfermagem e cuidados com o paciente

1. Os pacientes costumam ficar apreensivos com a inserção de uma agulha na articulação. Eles precisam de segurança e de justificativas sobre a importância das informações advindas dos testes.
2. Convém colaborar com o médico no exame por meio da coleta de amostras, mantendo o campo estéril, enviando amostras de fluidos para testes e monitorando o sangramento após o procedimento.
3. Os resultados ajudam a diferenciar infecção, inflamação e deposição de cristais em uma articulação dolorosa (Tabela 30.2).

Procedimentos e modalidades terapêuticas

Agentes farmacológicos

Baseado em evidências
American College of Rheumatology. (2012). *Update of the 2008 American College of Rheumatology recommendations for the use of disease-modifying antirheumatic drugs and biologic agents in the treatment of rheumatoid arthritis.* Atlanta, GA: Author. Disponível em: *www.rheumatology.org/Practice-Quality/ClinicalSupport/Clinical-Practice-Guidelines.*

Os distúrbios do tecido conjuntivo podem ser tratados com diversos medicamentos para aliviar a dor e interromper ou minimizar o processo patológico. Os tipos de agentes são: anti-inflamatórios não esteroides (AINEs), corticosteroides, agentes imunossupressores e um grupo de fármacos não relacionados, conhecidos como fármacos antirreumáticos modificadores de doenças (DMARD, *disease-modifying antirheumatic drugs*). A terapia medicamentosa pode ser de longo prazo e exigir uma avaliação frequente dos efeitos adversos (Tabela 30.3). As informações para a educação do paciente sobre agentes farmacológicos usados para tratar vários distúrbios podem ser obtidas no National Institute of Arthritis and Musculoskeletal and Skin Disease (*www.niams.nih.gov/Health_Info/default.asp*) ou no *site* do American College of Rheumatology (ACR; *www.rheumatology.org*).[1]

Fisioterapia e terapia ocupacional

A fisioterapia e a terapia ocupacional oferecem um programa multimodal para ajudar a reduzir a dor e melhorar a função das articulações. Várias outras medidas podem ser ensinadas aos pacientes para a prática em casa. Os componentes do programa podem incluir:

- Conservação da articulação
- Conservação de energia
- Colocação de talas (em casos raros)
- Exercícios de ADM
- Aplicação de calor e frio
- Condicionamento aeróbico ou de resistência
- Modificação do ambiente doméstico e profissional.

Conservação da articulação

Ensine ou reforce as seguintes práticas:

1. Realize as atividades utilizando a correta mecânica corporal.

[1]N.R.T.: No Brasil, sugere-se buscar a Sociedade Brasileira de Reumatologia, em: *https://www.reumatologia.org.br/orientacoes-ao-paciente.*

Tabela 30.2 Análise do fluido sinovial.

	Coloração normal	Contagem de leucócitos	Viscosidade	Cristais
Normal	Claro, amarelo	200/μm³	Normal	Nenhum
Osteoartrite	Claro, ligeiramente turvo	200 a 600/μm³	Baixa	Nenhum
Gota	Turvo	2.000 a 75.000/μm³	Baixa	Urato monossódico
Artrite inflamatória (artrite reumatoide, lúpus eritematoso sistêmico, síndrome de Sjögren, artrite psoriática)	Turvo, amarelo	2.000 a 75.000/μm³	Baixa	Nenhum
Artrite séptica	Purulento, muito turvo	Geralmente 80.000/μm³	Baixa	Nenhum

2. Evite o uso excessivo das articulações. Organize o programa de exercícios, incluindo períodos de descanso em atividades longas ou repetitivas.
3. Use as grandes articulações para realizar as atividades – distribua a carga sobre o maior número possível de articulações.
4. Realize as atividades com movimentos suaves, para evitar o trauma físico induzido por movimentos bruscos.

Conservação de energia

Ensine ou reforce as seguintes práticas:
1. Organize materiais, utensílios e ferramentas.
2. Realize atividades prolongadas em posição sentada.
3. Faça os exercícios em um ritmo uniforme – evite correr.
4. Delegue o trabalho a outras pessoas, quando possível.

Imobilização

1. Frequentemente utilizada para punhos e mãos.
2. Assegure a correta colocação.
3. Inspecione periodicamente se há irritação na pele, comprometimento neurovascular ou ajuste inadequado.
4. Costuma ser adotada durante o estágio agudo da inflamação para proteger as articulações.

Exercício

Oriente e reforce o método correto de se exercitar:
1. Evite movimentar articulações inflamadas – é suficiente fazer exercícios de ADM 1 a 2 vezes/dia nessas articulações.
2. Faça os exercícios diariamente, conforme a prescrição.
3. Indicam-se exercícios de condicionamento aeróbico quando a atividade patológica possibilitar.
4. Caminhada, ciclismo, natação e hidroginástica por 30 minutos, 3 vezes/semana. Constatou-se que o exercício regular 3 vezes/semana durante pelo menos 20 minutos por 6 meses reduz a fadiga e a incapacidade em pacientes com AR, em comparação com aqueles que não se exercitaram.

Tabela 30.3 Terapia farmacológica das colagenoses.

Medicamento	Ação	Efeitos adversos
Agentes anti-inflamatórios		
Salicilatos • Ácido acetilsalicílico (pode ser tamponada ou com revestimento entérico).	• Efeito anti-inflamatório, antipirético e analgésico.	• Zumbido, intolerância gástrica ou sangramento gastrintestinal e tendência à púrpura.
Anti-inflamatórios não esteroides (AINEs) • Ibuprofeno • Fenoprofeno • Naproxeno • Tolmetina • Sulindac • Meclofenamato • Cetoprofeno • Salsalato • Diclofenaco • Nabumetona • Ketorolac • Oxaprozina • Flurbiprofeno • Diflunisal • Piroxicam • Etodolac • Indometacina • Trissalicilato.	• Efeito anti-inflamatório e analgésico • O mecanismo de ação pode estar relacionado com a inibição da síntese de prostaglandinas (as prostaglandinas atuam em processo inflamatório, dor e febre) • Agentes anti-inflamatórios não esteroides para tratamento adjuvante da artrite reumatoide • Muitas vezes, são notavelmente eficazes no controle dos sintomas articulares.	• Irritação gastrintestinal: náuseas, vômito, desconforto epigástrico, precipitação e reativação de úlcera péptica, hepatite • Hematológico: depressão da medula óssea, anemia, leucopenia, púrpura trombocitopênica • A diminuição da função renal pode provocar insuficiência renal • Sistema nervoso central (SNC): cefaleia, tontura, sonolência, meningite asséptica • Cardiovascular: edema, palpitações de dispneia.
Inibidores da COX-2 • Celecoxibe • Meloxicam.	• Inibição seletiva da prostaglandina, para reduzir o processo inflamatório sem diminuir os efeitos protetores da prostaglandina sobre a mucosa gástrica.	• Os mesmos efeitos adversos que outros AINEs, com menor risco de sangramento gastrintestinal.
Agentes modificadores da doença		
Agentes antimaláricos • Sulfato de hidroxicloroquina • Fosfato de cloroquina.	• Agentes que induzem a remissão da artrite inflamatória, geralmente em combinação com outros DMARDs • Frequentemente empregados no tratamento de lúpus.	• Toxicidade ocular (retinopatia que pode resultar em perda permanente da visão; visão turva, cegueira noturna, escotoma).
Sulfonamidas • Sulfassalazina.	• Salicilato, sulfonamida.	• Anorexia, erupção cutânea, anemia hemolítica.

(*continua*)

Tabela 30.3 Terapia farmacológica das colagenoses. *(Continuação)*

Medicamento	Ação	Efeitos adversos
Imunomoduladores • Etanercepte • Adalimumabe • Golimumabe • Certolizumabe pegol • Infliximabe • Golimumabe • Abatacepte • Tocilizumabe.	• Bloqueadores do fator de necrose tumoral (SC).	• Infecção, reação no local de injeção (SC), dispepsia, anemia aplásica, distúrbios desmielinizantes, ativação da infecção latente por TB, reativação da hepatite B.
	• Bloqueadores do fator de necrose tumoral IV.	• Reação à perfusão (IV), cefaleia, neurite óptica, síndrome lúpica, risco de infecção grave.
	• Moduladores de coestimulação seletiva; disponíveis para a administração por via IV ou SC.	• Risco de infecção grave • Piora da doença pulmonar obstrutiva crônica (DPOC).
	• Bloqueadores do receptor 6 da interleucina, disponíveis para a administração por via IV ou SC.	• Risco de infecção grave, reação de hipersensibilidade, perfuração gastrintestinal, distúrbio desmielinizante, malignidade, reação no local da injeção (SC), reação à infusão (IV).
Imunossupressores • Metotrexato • Azatioprina • Ciclofosfamida • Ciclosporina • Leflunomida • Micofenolato de mofetila.	• Exercem efeito anti-inflamatório por inibição da replicação celular.	• Supressão da medula óssea, toxicidade hepática e pulmonar, resistência reduzida à infecção, teratogênica.
	• Suprimem a hipersensibilidade mediada por células e altera a produção de anticorpos.	• Depressão da medula óssea, toxicidade gastrintestinal e hepática, carcinogênese.
	• Agentes alquilantes que interferem no crescimento de células que se dividem rapidamente.	• Possibilidade de desenvolvimento de uma doença maligna muitos anos depois do início da terapia causando esterilidade, bexiga urinária, fibrose, cistite.
	• A inibição de linfócitos imunocompetentes também bloqueia a produção e a liberação de linfocinas.	• Disfunção renal, tremores, hipertensão, hiperplasia gengival.
	• Inibidores da síntese de pirimidina.	• Diarreia, anormalidades nos testes da função hepática, alopecia, erupção cutânea, infecção respiratória alta, hipertensão.
	• Inibem a ativação de linfócitos T.	• Supressão da medula óssea, hepática, reativação das hepatites B ou C, resistência reduzida à infecção, teratogênica.
Corticosteroides • Prednisona • Prednisolona • Triancinolona • Betametasona • Hidrocortisona • Dexametasona • Metilprednisolona.	• Alteram a resposta imune ligando-se aos receptores intracelulares de corticosteroides • Potente ação anti-inflamatória • Geralmente usados para o tratamento a curto prazo de pacientes com limitações graves.	• Osteoporose, fraturas, necrose avascular • Úlceras gástricas, suscetibilidade a infecções • Hirsutismo, acne, fácies em lua cheia, deposição anormal de gordura, edema, transtornos emocionais, distúrbios menstruais • Hiperglicemia, hipopotassemia • Hipertensão, catarata.

IV, intravenoso; SC, subcutâneo.

Outras medidas

1. Reforce o uso e a aplicação correta de calor e frio.
2. Aprenda e ensine o uso correto de dispositivos de ajuda.
3. Negocie com o paciente a adoção de um estilo de vida mais saudável e de técnicas de relaxamento, como auxiliares da terapia.
4. Sugira uma conversa com o médico sobre terapias complementares e alternativas. Vários produtos fitoterápicos e nutracêuticos têm sido empregados e pesquisados, mas os dados sobre a eficácia permanecem inconclusivos (Tabela 30.4).
   a. Diversos suplementos e fitoterápicos são comercializados para o alívio da dor, a inflamação, o reparo de cartilagem e o aumento do sistema imunológico; no entanto, faltam evidências científicas sobre o benefício do tratamento. Existem evidências preliminares sobre o uso do óleo de peixe, do ácido gamalinolênico e da videira-trovão-de-deus.
   b. A reflexologia, o *tai chi chuan* e a acupressão ou acupuntura têm proporcionado benefícios a alguns pacientes com artrite e distúrbios do tecido conjuntivo. Ajude o paciente a encontrar profissionais especialistas nessas disciplinas, se houver interesse.
   c. O uso de ímãs para aliviar a dor não demonstrou eficácia em vários estudos desde que o conceito foi introduzido.

Tabela 30.4 Terapia medicamentosa complementar e alternativa para artrite.

Medicamento	Efeito	Comentários
Óleo de peixe (ácido graxo ômega-3).	Pode reduzir a hipersensibilidade e a rigidez; pode reduzir a necessidade de AINEs.	Pode interagir com anticoagulantes, anti-hipertensivos. Evitar altas doses de óleo de fígado de peixe, que podem causar toxicidade de vitaminas A e D.
Ácido gamalinoleico (GLA) (ácido graxo ômega-6, óleo de prímula, de borragem, de groselha negra).	Convertido em substâncias que reduzem a inflamação para aliviar dores nas articulações, rigidez, sensibilidade e, possivelmente, uso de AINEs.	Parece ser seguro, mas algumas formulações com tal ácido graxo contêm substâncias químicas hepatotóxicas. São necessárias mais pesquisas sobre dose e duração.
Videira-trovão-de-deus (*Tripterygium wilfordii*)	Pode combater a inflamação e suprimir o sistema imunológico; pode aliviar os sintomas da artrite reumatoide.	Pode causar efeitos colaterais graves – diarreia, dor de estômago, perda de cabelo, cefaleia, erupção cutânea, alterações menstruais, infertilidade masculina; o uso a longo prazo pode reduzir a densidade mineral óssea.
Boswellia	Efeitos anti-inflamatórios e analgésicos.	Geralmente seguro. Foram realizados estudos de laboratório e com animais; são necessários estudos clínicos.
Gengibre	Efeitos anti-inflamatórios e analgésicos.	Grandes doses podem causar efeitos adversos gastrintestinais; pode causar sangramento se administrado com anticoagulante. Foram realizados estudos de laboratório; são necessários estudos clínicos.
Chá-verde	As substâncias podem ser úteis na artrite reumatoide e na osteoartrite.	São necessárias mais informações.
Açafrão (cúrcuma)	Estudos em animais mostram proteção das articulações contra inflamação e danos.	Geralmente seguro, sem efeitos adversos; no entanto, com o uso prolongado em altas doses pode causar úlceras estomacais. Foram realizados estudos com animais; são necessários estudos clínicos.
Pimenta-caiena (*capsicum*)	Acredita-se que causa depleção da substância P, reduzindo a transmissão da dor. Aplicado topicamente na pele sobre as articulações, em concentrações de 0,025 a 0,25%.	Demora vários dias para obter alívio da dor; não usar com aplicação de calor.
Glucosamina e condroitina	Reparo de cartilagem, alívio da dor. Glucosamina: 1.000 a 2.000 mg/dia. Condroitina: 800 a 1.600 mg/dia, com base no peso do paciente.	Risco de sangramento se junto com a condroitina for administrado ácido acetilsalicílico; pode ser eficaz isoladamente ou em combinação; deve ser tomado por vários meses para obter um efeito perceptível. As pesquisas mostraram resultados conflitantes.

d. Para obter mais informações, encaminhe os pacientes ao National Center for Complimentary and Alternative Medicine em: *https://nccam.nih.gov/health/RA/getthefacts.htm.*[2]

5. Aconselhe o paciente a modificar o ambiente de trabalho e doméstico, conforme o caso; e, se necessário, instalar dispositivos de segurança e manter um ambiente seguro.
6. Estimule o indivíduo a procurar aconselhamento sobre sexualidade se a dor nas articulações e a inflamação forem barreiras ao desempenho sexual.
7. Reforce a natureza crônica de aumento e diminuição dos sintomas, para reduzir a suscetibilidade ao charlatanismo.

Baseado em evidências

National Center for Complementary and Alternative Medicine. (2013). *Rheumatoid arthritis and complementary and alternative medicine.* Bethesda, MD: Author. Disponível em: https://nccam. nih.gov/health/RA/getthefacts.htm

Cameron, M., Gangier, J. J., & Chrubasik, S. (2011). Herbal therapy for treating rheumatoid arthritis. *The Cochrane Database of Systematic Reviews*, (2), CD002948.

[2]N.R.T.: No Brasil, o Sistema Único de Saúde (SUS) oferece 29 procedimentos de Práticas Integrativas e Complementares (PICs) à população. Para mais informações, consulte o Ministério da Saúde, em: *http://saude.gov.br/saude-de-a-z/praticas-integrativas-e-complementares.*

DISTÚRBIOS

Artrite reumatoide

A *artrite reumatoide* (AR) é uma doença inflamatória crônica que afeta as articulações e alguns órgãos. Ela afeta 0,5 a 1% da população em todo o mundo. Os critérios de 2010 incluem a sinovite em qualquer articulação na qual nenhum diagnóstico alternativo possa explicar sua presença e uma pontuação de 6/10 em quatro domínios: quantidade e local das articulações acometidas, anormalidade sorológica, resposta elevada na fase aguda (marcadores de inflamação) e duração dos sintomas. Os desgastes articulares, que podem ser observados em exames por imagem, confirmam o diagnóstico independentemente da pontuação.

Baseado em evidências

American College of Rheumatology. (2015). *2015 American College of Rheumatology guideline for the treatment of rheumatoid arthritis.* Atlanta, GA: Author. Disponível em: https://www.rheumatology. org/Portals/0/Files/ACR%20 2015%20RA%20 Guideline.pdf.

Fisiopatologia e etiologia

1. Os processos imunológicos resultam em inflamação do líquido sinovial. Isso gera antígenos e subprodutos inflamatórios que

levam a destruição da cartilagem articular e dos ossos, sinovite e produção de um tecido granuloso chamado *pannus* (Figura 30.1).
2. O tecido de granulação forma aderências que resultam na redução da mobilidade articular.
3. Podem ocorrer aderências semelhantes em estruturas de suporte, como ligamentos e tendões, as quais causam contraturas e rupturas que afetam ainda mais a estrutura e a mobilidade das articulações.
4. A etiologia é desconhecida, mas provavelmente relacionada com o efeito combinado de fatores ambientais, epidemiológicos, infecciosos e genéticos. Sabe-se que fumar piora os sintomas da AR.
5. As mulheres são afetadas com mais frequência que os homens.
6. O diagnóstico diferencial inclui artrite reativa, artrite psoriática e outras artrites inflamatórias.

Manifestações clínicas

1. Os critérios de 2010 para a determinação da artrite são sinovite em qualquer articulação, e não mais em articulações simétricas, como nos critérios ACR de 1987 (Figura 30.2).
2. Manifestações cutâneas.
   a. Nódulos reumatoides – cotovelos, occipital e sacro.
   b. Alterações vasculíticas – lesões parecidas com farpas nos dedos ou pregas das unhas.
3. Manifestações cardíacas.
   a. Pericardite aguda.
   b. Defeitos de condução.
   c. Insuficiência valvar.
   d. Arterite coronariana.
   e. Tamponamento cardíaco – raro.
   f. Infarto do miocárdio e morte súbita – raros.
4. Manifestações pulmonares.
   a. Doença pulmonar assintomática.
   b. Derrame pleural e pleurite.
   c. Fibrose intersticial.
   d. Obstrução laríngea ocasionada pelo envolvimento da articulação cricoaritenoide – rara.
   e Nódulos pulmonares.
5. Manifestações neurológicas.
   a. Mononeurite múltipla – punho caído e pé caído.
   b. Síndrome do túnel do carpo.
   c. Compressão das raízes dos nervos espinais (apenas na coluna cervical).
   d. Neuropatia sensorial distal.
6. Outras manifestações.
   a. Febre.
   b. Fadiga.
   c. Perda de peso.
   d. Episclerite.

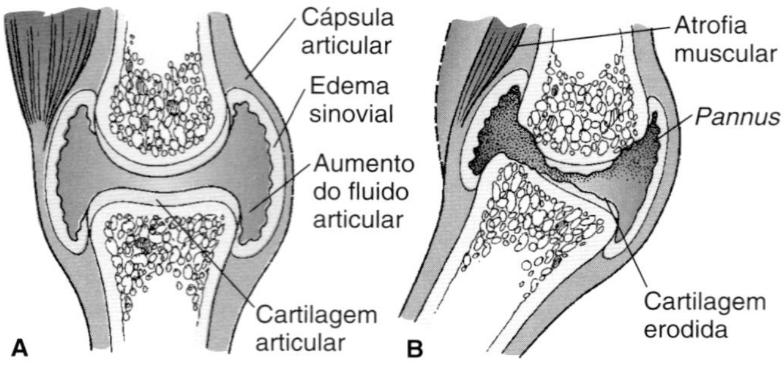

Figura 30.1 Fisiopatologia da artrite reumatoide. **A.** Estrutura articular com edema sinovial e acúmulo de líquido na articulação. **B.** *Pannus*, cartilagem articular erodida com estreitamento do espaço articular, atrofia muscular e anquilose.

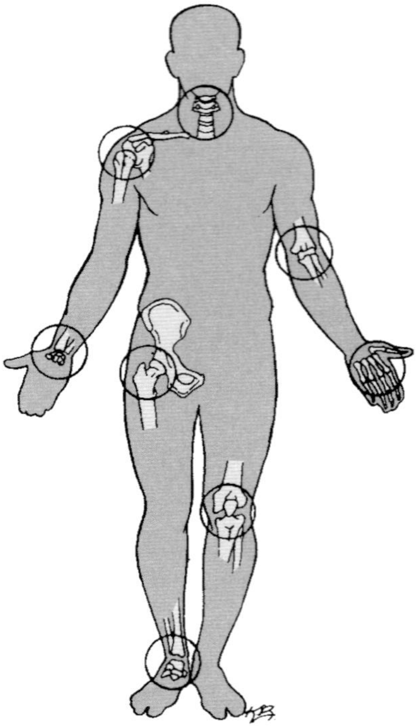

Figura 30.2 A artrite reumatoide envolve tipicamente as articulações de mãos, punho, pés, tornozelos, joelhos e cotovelos, as articulações glenoumerais e acromioclaviculares e os quadris. As articulações da coluna cervical também podem ser afetadas.

Avaliação diagnóstica

1. Hemograma completo – anemia normocrômica e normocítica de doença crônica; também pode ocorrer anemia ferropriva (por deficiência de ferro) (hipocrômica, microcítica); a contagem de plaquetas pode estar elevada quando há inflamação.
2. Fator reumatoide – positivo em até 70 a 80% dos pacientes com AR; o PCC é mais específico para AR do que o teste do FR.
3. VHS e PCR – geralmente elevados devido à inflamação ativa.
4. A análise do líquido sinovial deve ser feita em uma articulação grande com inflamação aguda – ver p. 834.
5. Radiografia – as alterações desenvolvem-se em um intervalo de até 2 anos.
   a. Mãos/punhos – desgastes marginais das articulações interfalângicas proximais (IFP), metacarpofalângicas e carpais; osteopenia generalizada.
   b. Coluna cervical – desgastes que produzem subluxação atlantoaxial (geralmente depois de muitos anos).
6. Ressonância magnética (RM) – detecta a compressão da medula espinal que resulta da subluxação de C1 a C2 e a compressão das estruturas vasculares circundantes. Também consegue detectar erosões mais precocemente que as radiografias.
7. Ultrassonografia – detecta a presença de sinovite e desgaste (depende muito do uso).

Manejo

Baseado em evidências
Singh, J. A., Furst, D. E., Bharat, A., *et al.* (2012). 2012 update of the 2008 American College of Rheumatology Recommendations for the use of disease-modifying antirheumatic drugs and biologic agents in the treatment of rheumatoid arthritis. *Arthritis Care Research*, 64, 625-39.

1. AINEs para aliviar a dor e a inflamação.
2. AARMD para reduzir a atividade patológica.
   a. Monoterapia ou uma combinação de agentes mais antigos, como metotrexato ou hidroxicloroquina, com agentes imunomoduladores mais recentes, conhecidos como biológicos.
   b. O inibidor do fator de necrose tumoral (TNF) e o metotrexato demonstraram maior eficiência na melhora de sinais e sintomas, prevenindo a deterioração radiológica da articulação e melhorando a função física em comparação com a monoterapia.
   c. A meta é ter impacto a longo prazo sobre as articulações e evitar a incapacidade de movimento.
3. Corticosteroides (por via oral [VO] ou administração intra-articular) para reduzir o processo inflamatório. Geralmente usado por curtos períodos, devido a seus diversos efeitos colaterais.
4. Medidas de conforto local:
   a. A aplicação de calor e frio não mostrou benefício em uma metanálise, mas o tratamento pode ser individualizado.
   b. Uso de talas para sustentar as articulações doloridas e inchadas.
   c. Banhos de parafina associados a exercícios podem trazer algum benefício.
5. Modalidades não farmacológicas:
   a. Modificação comportamental.
   b. Técnicas de relaxamento.
6. Cirurgia:
   a. Sinovectomia.
   b. Artrodese – fusão articular.
   c. Substituição total da articulação.

Alerta farmacológico
Os AARMDs biológicos (imunomoduladores) não devem ser administrados se o paciente recebeu qualquer vacina de microrganismos vivos nas últimas 2 ou 3 semanas. AARMDs orais, como metotrexato, leflunomida, hidroxicloroquina e sulfassalazina, podem ser utilizados. Observe os sinais de infecção, como a reativação da infecção viral, enquanto os pacientes estão recebendo tais medicamentos.

Complicações

1. Perda da função articular devido a aderências ósseas, desgastes e danos nas estruturas de suporte – 7% dos indivíduos ficam incapacitados no intervalo de 5 anos após a manifestação da doença; 32% toram-se incapazes de trabalhar depois de 10 anos.
2. Anemia de doença crônica.
3. Síndrome de Felty – neutropenia, esplenomegalia, infecções frequentes e úlceras nas pernas; ocorre em 1% dos pacientes.

Avaliação de enfermagem

1. Realize um exame das articulações, quando indicado, observando quais delas foram afetadas; ADM de cada articulação; presença de calor, vermelhidão, edema sinovial; e possível derrame articular.
2. Observe a presença de deformidades (Figura 30.3):
   a. Pescoço de cisne – hiperextensão das articulações IFP.
   b. Flor de lapela – flexão das articulações IFP.
   c. Desvio ulnar – os dedos apontam para a ulna.
3. Avalie a dor usando uma escala de medida, como a escala visual analógica (linha reta de 10 cm, pontuada de 0 a 100; o paciente faz marca indicando a intensidade da dor).
4. Avalie o *status* funcional usando os critérios revisados pela ACR para a classificação do estado funcional global.
   a. Classe I – Completamente capaz de realizar as atividades da vida diária (AVDs).
   b. Classe II – capaz de realizar atividades profissionais e de autocuidado, mas apresenta limitações em atividades profissionais.
   c. Classe III – capaz de realizar atividades habituais de autocuidado, mas apresenta limitações em atividades profissionais e não profissionais.
   d. Classe IV – capacidade limitada de realizar atividades habituais de autocuidado, profissionais e não profissionais.
5. Avalie a adesão do paciente ao plano de tratamento, aos métodos complementares utilizados e a quaisquer reações adversas aos medicamentos.

Diagnósticos de enfermagem

- Dor crônica relacionada com o processo patológico
- Mobilidade física prejudicada, relacionada com dor e limitação do movimento articular
- Risco de infecção relacionado com efeitos colaterais/toxicidades da terapia com AARMD
- Déficit de autocuidado para se vestir e se pentear, relacionado com limitações secundárias ao processo patológico
- Enfrentamento ineficaz, relacionada com dor, limitações físicas e cronicidade da AR.

Intervenções de enfermagem

Controle da dor

1. Aplique calor ou frio local nas articulações afetadas por 15 a 20 minutos, 3 a 4 vezes/dia. Evite temperaturas que possam causar danos à pele ou aos tecidos, verificando a temperatura dos banhos quentes ou cobrindo as bolsas de gelo com uma toalha.
2. Administre ou ensine a autoadministração de agentes farmacológicos.
   a. Explique ao paciente sobre quanto tempo deve esperar o alívio da dor, com base no mecanismo de ação do medicamento.

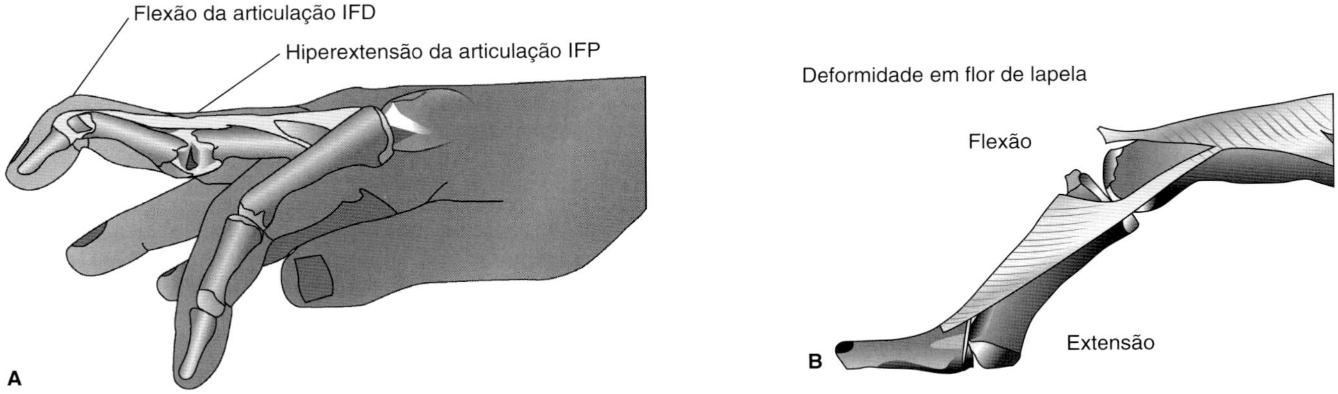

Figura 30.3 Deformidade em pescoço de cisne (**A**) e em flor de lapela (**B**).

3. Incentive o uso de medidas adjuvantes de controle da dor.
   a. Relaxamento muscular progressivo.
   b. *Biofeedback*.
   c. Meditação.
   d. Acupuntura ou terapias similares.
4. Anote a frequência, a localização e o grau de gravidade da dor. O rastreamento e a tendência dos "surtos" são importantes no estabelecimento do plano de cuidados e na alteração do regime de medicamentos.

Otimização da mobilidade

1. Incentive banhos quentes pela manhã a fim de diminuir a rigidez matinal.
2. Incentive medidas para a proteção das articulações afetadas.
   a. Realize exercícios suaves de ADM.
   b. Utilize talas para imobilização, se necessário.
   c. Auxilie nas AVDs, se necessário.
3. Incentive prática de exercícios compatíveis com o grau de atividade da doença.
4. Encaminhe o paciente para a fisioterapia e a terapia ocupacional.

Prevenção de infecções e reações adversas à terapia medicamentosa

1. Revise as informações sobre o medicamento antes da administração, para garantir que os exames de sangue basais, como hemograma e testes de função hepática, foram realizados; que não existem interações medicamentosas; e para ter certeza de que houve entendimento sobre as informações de reconstituição e administração.
2. Certifique-se de que foi realizado um teste de tuberculina antes de iniciar o tratamento biológico. Se positivo, a terapia para tuberculose (TB) latente e o tratamento biológico podem ser iniciados simultaneamente.
   a. Em indivíduos imunocomprometidos, como aqueles com doença autoimune, uma reação superior a 5 mm no teste cutâneo de tuberculina é considerada positiva.
   b. Os testes de liberação de interferona-gama para a triagem da tuberculose são o método preferido para detectar a exposição às micobactérias.
3. Certifique-se de que nenhuma vacina de microrganismos vivos foi administrada nas últimas 2 a 3 semanas antes de iniciar a terapia biológica, pois pode resultar em infecção pelo agente da vacina. Os AARMDs orais podem ser usados com segurança.
4. Verifique se o paciente apresenta infecções ativas ou não tratadas. Esteja ciente de que podem resultar da terapia imunológica algumas infecções virais suprimidas, como hepatite, herpes e varicela.
5. Administre ou ensine o paciente a administrar a medicação SC, alternando entre os locais de injeção no abdome, na coxa e na parte superior do braço, conforme as instruções.
   a. Muitos agentes biológicos, como etanercepte, adalimumabe, certolizumabe, golimumabe e abatacepte, ustekinumabe e secukinumabe estão disponíveis prontos para uso em seringa ou caneta. O etanercepte e o certolizumabe também estão disponíveis na forma de pó para reconstituição.
   b. Administre a medicação IV (abatacepte, rituximabe, infliximabe, golimumabe, belimumabe e tocilizumabe) pelo tempo recomendado e de acordo com as informações de prescrição, monitorando febre, calafrios e reação cutânea (conforme protocolo de infusão).

Alerta de transição de cuidado
Ensine aos pacientes em tratamento com agentes biológicos sobre os sinais e sintomas precoces de infecção e acerca das ações apropriadas a serem tomadas (entrar em contato com o médico ou ir para o pronto-socorro), a fim de reduzir o risco de infecção e a readmissão. Além disso, ensine aos pacientes que os agentes biológicos costumam ser mantidos quando se prescreve um antibiótico.

Promoção do autocuidado

1. Administre medicação para alívio da dor antes das atividades de autocuidado.
2. Conceda privacidade e um ambiente propício ao desempenho das atividades diárias.
3. Programe períodos adequados de descanso adequados durante os episódios de *flare*.
4. Discuta com o paciente e a família sobre a importância de promover o autocuidado em um nível adequado.
5. Ajude o indivíduo a obter dispositivos de assistência apropriados, como assentos sanitários elevados, utensílios especiais para comer e puxadores de zíper. Encaminhe para terapia ocupacional, assistente social ou Arthritis Foundation [EUA] para mais informações.

Fortalecimento da capacidade de enfrentamento

1. Esteja ciente das dificuldades que o paciente pode vir a enfrentar no trabalho, no cuidado dos filhos, na manutenção doméstica e nos problemas sociais e de funcionamento da família que possam resultar da AR.
2. Incentive o paciente a expressar seus problemas e sentimentos.
3. Auxilie na abordagem de solução de problemas para explorar opções e obter controle em áreas problemáticas, como o custo dos medicamentos e da assistência médica e os recursos domiciliares limitados.
   a. Os programas de assistência ao paciente estão disponíveis para terapia medicamentosa pelo fabricante ou no *site* da Partnership for Prescription Assistance (*www.pparx.org* nos EUA). Existem também várias fundações que podem ajudar a custear os medicamentos e outros custos adicionais.[3]
   b. Obtenha a prescrição para os cuidados de enfermagem domiciliar, fisioterapia ou terapia ocupacional para tratamento e monitoramento da condição, conforme necessário.
   c. Consulte a assistente social, a Arthritis Foundation [EUA] ou outros recursos comunitários para obtenção de serviços adicionais, conforme necessário.[4]
4. Reforce os mecanismos efetivos de enfrentamento.
5. Encaminhe o paciente para a assistência social ou o aconselhamento de saúde mental, conforme necessário.

Educação do paciente e manutenção da saúde

1. Oriente o paciente e a família sobre a natureza da doença.
   a. A artrite reumatoide é uma doença crônica, com períodos de exacerbações e remissões características.
   b. A doença pode ter efeitos sistêmicos que resultam em sintomas constitucionais e no envolvimento de outros sistemas orgânicos.
   c. A gravidade da AR é variável, mas a maioria dos pacientes não fica limitada ao leito ou à cadeira de rodas.
   d. A AR não tem cura; evite "curas milagrosas".
2. Eduque o paciente sobre os agentes farmacológicos.
   a. Os medicamentos devem ser tomados de maneira consistente, para alcançar o benefício máximo.
   b. A maioria dos medicamentos utilizados no tratamento da AR exige testes laboratoriais periódicos, como hemograma e testes de função hepática, para monitoramento de possíveis efeitos adversos.
   c. Informe o paciente sobre os possíveis efeitos adversos dos medicamentos e sobre a necessidade de comunicá-los ao

[3]N.R.T.: Convém certificar-se da existência de programas específicos do SUS ou outros em sua região.

[4]N.R.T.: Existem associações locais em alguns estados do país (por exemplo, em São Paulo, *https://www.reumatologiasp.com.br/pacientes*, e no Ceará, *https://garce.org.br/sobre*). Procure informações sobre a possibilidade de o paciente obter suporte no nível local, bem como junto à Sociedade Brasileira de Reumatologia em: *https://www.reumatologia.org.br/orientacoes-ao-paciente*.

profissional de saúde. São exemplos: febre, calafrios, letargia, exantema, dificuldade respiratória, edema, agravamento da artrite e diarreia grave.

d. Aconselhe o paciente a discutir com o médico o emprego de terapias complementares ou alternativas.

e. Enfatize com o indivíduo a necessidade de tratamento permanente da condição.

3. Durante os períodos de remissão, incentive o paciente a se exercitar regularmente, escolhendo uma atividade que seja barata, conveniente, agradável e que não dependa do clima. Sugira dança, caminhada no shopping, uso de bicicleta ergométrica em casa ou entrar em contato com a ACM local [EUA] sobre programas especiais para artrite.[5]
4. Para obter informações e suporte adicionais, consulte a Arthritis Foundation (*www.arthritis.org*) ou o American College of Rheumatology (*www.rheumatology.org/public/factsheets/index.asp*).[6]

Reavaliação: resultados esperados

- Relata redução da dor e da fadiga
- Protege as articulações do uso excessivo. Sem sinais de infecção e sem reações adversas à terapia medicamentosa
- Mantém a higiene pessoal, toma banho e se alimenta de maneira independente
- Verbaliza preocupações sobre limpeza e culinária; reúne-se com o terapeuta ocupacional.

Lúpus eritematoso sistêmico

O lúpus eritematoso sistêmico (LES) é uma doença autoimune multissistêmica crônica. O lúpus discoide também pode apresentar lesões cutâneas predominantes.

Os critérios de diagnóstico para o LES são a presença de pelo menos 4/17 achados, conforme descrito nos critérios de classificação das *Systemic Lupus International Collaborating Clinics*, atualizando o Índice de Dano SLICC/ACR para LES. Os critérios envolvem manifestações clínicas e critérios laboratoriais.

Baseado em evidências

Petri, M., Orbai, A. M., Alarcon, G. S., *et al.* (2012). Derivation and validation of the Systemic Lupus International Collaborating Clinics classification criteria for systemic lupus erythematosus. *Arthritis and Rheumatism*, *64*(8), 2677-2686.

Fisiopatologia e etiologia

1. O sistema de linfócitos T é afetado por motivos desconhecidos, e a falha de seu sistema regulador pode resultar na incapacidade de retardar ou interromper a produção de autoanticorpos inadequados.
2. São produzidos fatores estimuladores de linfócitos B, e isso também pode levar à produção de autoanticorpos.
3. Os autoanticorpos podem combinar-se com outros elementos do sistema imunológico ativando os imunocomplexos. Esses imunocomplexos e outros constituintes do sistema imune combinam-se a fim de formar um complemento, que é depositado nos órgãos, causando inflamação e necrose tecidual.
4. As mulheres, principalmente em anos férteis, são mais afetadas que os homens.

Manifestações clínicas

1. Pele:
   a. Exantema em forma de asa de borboleta na região malar da face, caracterizado por eritema e edema.
   b. As lesões discoides são cicatriciais, em forma de anel, envolvendo os ombros, os braços e a parte superior das costas.
   c. As lesões discoides também podem resultar em placas escamosas eritematosas em face, couro cabeludo, orelha externa e pescoço, o que resulta em alopecia.
2. Artrite:
   a. Geralmente bilateral e simétrica, envolvendo as mãos, os punhos e outras articulações.
   b. Pode ser semelhante à AR e pode ser confundida com ela, sobretudo no início da doença.
   c. Ao contrário da AR, a artrite não é erosiva; pode (ocasionalmente) causar desgaste, representando alguma sobreposição com a AR.
   d. O envolvimento do tendão é comum e pode levar a deformidades ou ruptura do tendão.
3. Cardíacas:
   a. Pericardite.
   b. Derrame pleural.
   c. Miocardite.
   d. Endocardite.
   e. Doença arterial coronariana.
4. Pulmonares:
   a. Pleurite.
   b. Derrame pleural.
   c. Pneumonite lúpica.
   d. Hemorragia pulmonar.
   e. Embolia pulmonar.
5. Digestórias:
   a. Úlceras orais.
   b. Dor abdominal aguda ou subaguda.
   c. Pancreatite.
   d. Peritonite bacteriana espontânea.
   e. Infarto intestinal.
6. Renais: ocorre em 50% dos pacientes, com até 15% dos indivíduos desenvolvendo insuficiência renal. A trombose renal mostra-se rara. A nefrite lúpica é mais comum.
   a. Nefrite mesangial – forma leve, pode ser reversível, com melhor prognóstico.
   b. Glomerulonefrite segmentar focal – lesões necróticas ou esclerosantes ativas.
   c. Proliferativa – pode ser focal ou difusa; a forma difusa apresenta bom prognóstico.
   d. Nefrite membranosa – pode persistir por anos sem declínio grave da função renal; pode manifestar-se como síndrome nefrótica.
   e. Nefrite esclerosante – aumenta a quantidade de material da matriz nos glomérulos.
7. Sistema nervoso central:
   a. Transtornos neuropsiquiátricos – depressão e psicose.
   b. Ataques isquêmicos transitórios e acidente vascular cerebral.
   c. Convulsões.
   d. Enxaqueca.
   e. Mielopatia.
   f. Síndrome de Guillain-Barré.
   g. Coreia e outros distúrbios do movimento.
   h. Problemas de concentração e "névoa do lúpus".
8. Hematológicas:
   a. Anemia hemolítica.
   b. Leucopenia.
   c. Trombocitopenia.
9. Vasculares:
   a. Hipertensão.
   b. Fenômeno de Raynaud (Figura 30.4).

[5]N.R.T.: No Brasil, as informações sobre a possibilidade de o paciente obter suporte podem ser disponibilizados pela Sociedade Brasileira de Reumatologia (*https://www.reumatologia.org.br/orientacoes-ao-paciente*).

[6]N.R.T.: Existem associações locais em alguns estados do país, como já citado em nota anterior.

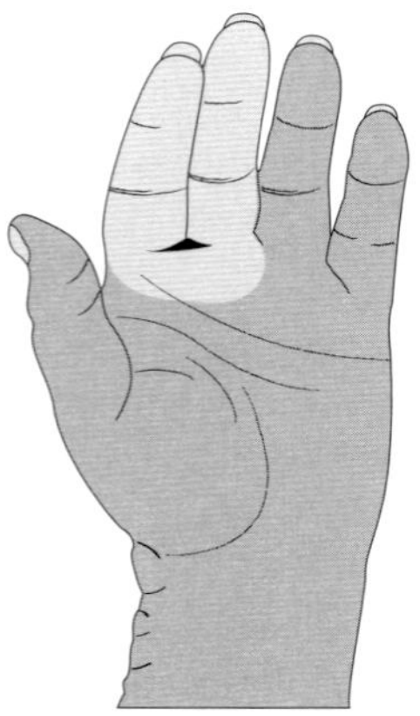

Figura 30.4 Palidez característica do vasospasmo no fenômeno Raynaud.

10. Constitucionais:
    a. Febre.
    b. Perda de peso.
    c. Fadiga.

Avaliação diagnóstica

1. Hemograma completo – leucopenia, anemia (pode ser hemolítica) e trombocitopenia.
2. ANA – positivo em mais de 90% dos pacientes com LES; o padrão predominante é homogêneo.
3. Anti-DNAdh – 97% específico para lúpus.
4. VHS – geralmente elevada.
5. Níveis de complemento – geralmente diminuem quando a doença está ativa.
6. Exame de urina – hematúria, proteinúria e sedimento ativo (cilindros hemáticos).
7. Urina de 24 horas para depuração de proteínas e creatinina.
8. A radiografia de tórax pode revelar alterações.
9. Radiografia de mãos e punhos – artrite não destrutiva.
10. A tomografia computadorizada (TC) ou a RM podem ser clinicamente indicadas.
    a. Cérebro – para definir qualquer manifestação neurológica.
    b. Abdome – para descartar outros processos abdominais em um paciente com dor abdominal.
    c. Arteriograma cerebral – para investigar a presença de vasculite cerebral.
    d. Angiografia por ressonância magnética

Manejo

Farmacológico

1. AINEs para reduzir a dor e a inflamação.
2. Antimaláricos para diminuir a atividade da patologia.
3. Corticosteroides para reduzir o processo inflamatório.
4. Imunossupressores para suprimir o processo imunológico e atuar como agentes poupadores de esteroides.
    a. Pesquisas estão em andamento a fim de desenvolver agentes imunossupressores específicos para linfócitos e modificadores biológicos para interromper a produção de autoanticorpos.
    b. O belimumabe é um anticorpo monoclonal humano que neutraliza o fator de sobrevivência das células B e o estimulador de linfócitos B (BLyS). O belimumabe está disponível em sistemas de entrega por via SC ou IV.
5. Anti-hipertensivos e diuréticos para tratar a hipertensão e a sobrecarga de líquidos, se presentes devido à condição renal.
6. Bloqueadores dos canais de cálcio, bloqueadores dos receptores da angiotensina ou sildenafila para o fenômeno de Raynaud.

Baseado em evidências
Stohl, W., & Hilbert, D. M. (2012). The discovery and development of belimumab: The anti BLyS–lupus connection. *Nature Biotechnology*, 30(1), 69-77.

Não farmacológico

1. Evitar a exposição direta à luz solar, para reduzir a chance de exacerbação. Também devem ser usadas roupas de proteção e protetor solar com FPS 50.
2. Modificação de comportamento para evitar as exacerbações e reduzir os sintomas.
3. Proteção das articulações e conservação de energia.

Outros manejos

1. Acompanhamento próximo para a avaliação dos sistemas cardíaco, neurológico e renal e outros sistemas orgânicos.
2. Encaminhamento a especialistas para as manifestações sistêmicas.

Complicações

1. Insuficiência renal.
2. Comprometimento neurológico permanente.
3. Infecção.
4. Morte causada pelo processo patológico.

Avaliação de enfermagem

1. Obtenha a história clínica, revise os sistemas e realize o exame físico para verificar a presença de achados característicos.
2. Verifique os sinais e sintomas de infecção e outros efeitos adversos de medicamentos.
3. Avalie a capacidade do paciente e da família de lidar com o impacto de uma doença crônica.

Diagnósticos de enfermagem

- Dor crônica relacionada com a inflamação das articulações e estruturas justarticulares
- Desesperança, relacionada com o curso imprevisível da doença
- Risco de prejuízo à integridade da pele e da mucosa oral, relacionado com lesões
- Fadiga relacionada com o processo inflamatório crônico
- Eliminação urinária prejudicada, relacionada com o envolvimento renal.

Intervenções de enfermagem

Redução da dor

1. Administre e ensine a autoadministração de medicamentos para reduzir a atividade da doença e de analgésicos adicionais, conforme solicitado.
2. Sugira a aplicação de calor ou frio, técnicas de relaxamento e exercícios não muito cansativos para promover o alívio da dor.
3. Monitore as reações adversas aos corticosteroides (ver p. 836).

Aumento do controle sobre o processo patológico

1. Instrua o paciente a evitar fatores que podem exacerbar a doença.
    a. Evitar a exposição à luz solar e à luz ultravioleta.
        i. Utilizar filtro solar com fator de proteção igual ou superior a 30. Evite a exposição prolongada ao sol.
        ii. Usar roupas protetoras e leves, com mangas compridas e chapéus de abas largas.
        iii. Evitar o uso de câmaras de bronzeamento.
    b. Evitar a exposição a medicamentos e produtos químicos.
        i. Evitar a utilização de *spray* de cabelo.

ii. Evitar a utilização de tinturas para a coloração de cabelos.
iii. Medicamentos – consulte um médico antes de tomar qualquer fármaco ou suplemento.

2. Ensine a autoadministração de agentes farmacológicos para reduzir a atividade da doença. Reforce a importância da adesão à terapia antimalárica (hidroxicloroquina).
3. Incentive uma nutrição equilibrada, bons hábitos de sono, exercícios, descanso e relaxamento para melhorar a saúde geral e ajudar a prevenir infecções.
4. Incentive a expressão de sentimentos, a procura por aconselhamento psicológico ou o encaminhamento ao serviço social e terapia ocupacional, conforme necessário.

Manutenção da integridade da pele e das mucosas

1. Aplique corticosteroides tópicos nas lesões cutâneas, conforme prescrição.
2. Sugira alternativas para penteados e o uso de lenços e perucas para cobrir áreas significativas de alopecia.
3. Incentive a higiene bucal adequada e inspecione a boca em busca de úlceras orais.
   a. Evitar alimentos quentes ou condimentados que possam irritar as úlceras orais.
   b. Aplicar agentes tópicos ou analgésicos para reduzir a dor e promover a alimentação.

Redução da fadiga

1. Explique ao paciente que o nível de fadiga irá variar de acordo com a atividade da doença.
2. Incentive o paciente a modificar sua agenda, para incluir vários períodos de descanso durante o dia; o ritmo de atividade e os exercícios devem ser realizados conforme a tolerância do corpo; use técnicas de conservação de energia nas atividades diárias.
3. Ensine técnicas de relaxamento, como respiração profunda e relaxamento muscular progressivo e imagético, para reduzir o estresse emocional que provoca fadiga.

Preservação da eliminação urinária

1. Implemente o monitoramento da diurese, conforme indicado pelo grau de envolvimento renal.
   a. Monitore o balanço hídrico e a densidade urinária.
   b. Meça a proteína e a microalbumina na urina ou obtenha uma amostra da excreção de creatinina em 24 horas, conforme solicitado.
   c. Verifique os resultados dos testes séricos de ureia nitrogenada e de creatinina.
2. Consulte na p. 605 o atendimento de pacientes em diálise.

Educação do paciente e manutenção da saúde

1. Enfatize a necessidade de um acompanhamento cuidadoso, mesmo em tempos de remissão, para detectar a progressão precoce do envolvimento de órgãos e alterar a terapia medicamentosa.
2. Aconselhe sobre o uso de cosméticos especiais para cobrir as lesões cutâneas.
3. Aconselhe sobre problemas de reprodução.
   a. Evitar a gravidez durante o período de atividade grave da doença. A condição deve permanecer estável por 1 ano antes do planejamento da gravidez.
   b. Os imunomoduladores podem ter efeitos teratogênicos.
   c. O uso de alguns medicamentos para o tratamento do LES pode resultar em esterilidade.
   d. A hidroxicloroquina é comprovadamente segura durante a gravidez.
4. Saliente que qualquer tratamento complementar ou terapia alternativa devem ser discutidos com o profissional de saúde.
5. Para obter informações e suporte adicionais, consulte agências como a Lupus Foundation (*www.lupus.org*, nos EUA) ou a American Occupational Therapy Association (*www.aota.org*).[7]

Reavaliação: resultados esperados

- Relata redução da dor
- Verbaliza o uso adequado de medicamentos, evita o sol e os produtos químicos e reconhece a necessidade de nutrição e sono para minimizar os sintomas do processo patológico
- Relata a cicatrização de úlceras orais, sem interferência no apetite
- Relata fazer repouso 3 vezes/dia, com níveis de energia adequados para a realização das atividades
- Débito urinário adequado; densidade específica estável.

Esclerose sistêmica

A esclerose sistêmica é um distúrbio generalizado do tecido conjuntivo, caracterizado pelo endurecimento e pelo espessamento de pele (esclerodermia), vasos sanguíneos, fluido sinovial, músculos esqueléticos e órgãos internos. Alterações fibróticas, degenerativas e inflamatórias resultam em alterações nas articulações e em vários sistemas orgânicos. Os novos critérios de diagnóstico que estão sendo avaliados e validados pelo ACR e pela EULAR incluem 23 itens.

Baseado em evidências
E Johnson, S. R., Fransensen, J., Khanna, D., *et al.* (2012). Validation of potential classification criteria for systemic sclerosis. *Arthritis Care Research*, *64*(3), 358-367.

Fisiopatologia e etiologia

1. As alterações causadas pela esclerose sistêmica na pele e nos órgãos internos são, provavelmente, o resultado da produção excessiva de colágeno pelos fibroblastos.
2. A etiologia da esclerose sistêmica é desconhecida.
3. A esclerose sistêmica afeta três a quatro vezes mais mulheres do que homens.
4. Os principais subtipos são:
   a. Esclerodermia difusa – espessamento rápido, progressivo e generalizado da pele das extremidades proximal e distal e do tronco, além de tendência ao envolvimento precoce de órgãos internos.
   b. Esclerodermia limitada – o espessamento da pele é limitado às extremidades distais e à face.
   c. Formas localizadas de esclerodermia – não têm envolvimento visceral.
   d. Sobreposição com outros distúrbios do tecido conjuntivo.

Manifestações clínicas

Pele

1. Edema simétrico e bilateral das mãos e, em alguns casos, dos pés.
2. Após a fase edematosa, a pele fica enrijecida e espessa.
3. Comprometimento de dedos, dorsos das mãos, pescoço, rosto e tronco.
4. Os pontos de referência normais da pele estão ausentes – sem dobras de pele.
5. Aumento ou diminuição da pigmentação da pele (pele com aparência de "sal e pimenta").
6. As alterações cutâneas podem regredir após vários anos.

[7]N.R.T.: No Brasil, consulte a Sociedade Brasileira de Reumatologia (*https://www.reumatologia.org.br/doencas-reumaticas/lupus-eritematoso-sistemico-les*).

7. Telangiectasia – sobre/abaixo de língua, face, dedos e lábios.
8. Áreas de calcinose – ao final do curso da doença.
9. Fenômeno de Raynaud.
10. Diminuição da abertura da boca.

Sistema digestório

1. Dismotilidade esofágica – o que resulta em refluxo e disfagia.
2. Dilatação esofágica distal e esofagite.
3. Metaplasia de Barrett – pode predispor ao adenocarcinoma de esôfago.
4. Dilatação duodenal atrófica – pode causar dor abdominal pós-prandial, má absorção, diarreia e distensão abdominal.
5. Hipomotilidade do cólon – resulta em constipação intestinal.

Musculoesqueléticas

1. Dor nas articulações.
2. Poliartrite – são afetadas tanto as grandes articulações quanto as pequenas.
3. Síndrome do túnel do carpo.
4. Contraturas de flexão.
5. Atrofia muscular inflamatória.

Cardíacas

1. Disfunção ventricular esquerda.
2. Envolvimento miocárdico – insuficiência cardíaca e arritmias atriais e ventriculares.
3. Envolvimento ventricular direito – secundário à doença pulmonar.

Pulmonares

1. Fibrose intersticial.
2. Doença pulmonar restritiva.
3. Hipertensão pulmonar.

Renais

Crise renal esclerodérmica – hipertensão maligna rápida com encefalopatia.

Esclerodermia localizada

1. Síndrome CREST – calcinose (depósitos de cálcio do tecido subcutâneo e do tecido periarticular), fenômeno de Raynaud, dismotilidade esofágica, esclerodactilia (aparência atrofiada e brilhante da pele dos dedos das mãos ou dos pés) e telangiectasia.
2. Morfeia – são manchas espalhadas que podem ter vários centímetros e apresentar uma borda arroxeada.
3. Linear – as lesões aparecem como estrias ou faixas.
4. Geralmente, não há envolvimento visceral na esclerodermia localizada.

Avaliação diagnóstica

1. Hemograma completo e VHS – geralmente normal.
2. FR – positivo em aproximadamente 30% dos pacientes.
3. ANA – em geral positivo com padrões pontilhados ou nucleolares.
   a. Anticorpo antiesclerodérmico (Scl-70) – positivo na doença cutânea difusa.
   b. Anticorpo anticentrômero – altamente específico para doença cutânea limitada.
4. Os outros anticorpos identificados são o anticorpo anti-RNA polimerase III e o anticorpo antitopoisomerase I.
5. Radiografia das mãos e punhos – atrofia muscular, osteopenia e osteólise.
6. Solução de bário – dismotilidade esofágica.
7. Teste da função pulmonar – diminuição da capacidade de difusão e da capacidade vital; TC do tórax para avaliar a presença de fibrose pulmonar.
8. Angiografia sincronizada multinuclear – para determinar a função ventricular esquerda; ecocardiograma para avaliar a hipertensão pulmonar.
9. Endoscopia – para biopsia da metaplasia de Barrett.
10. Manometria esofágica – para determinar a capacidade contrátil dos músculos esofágicos.

Manejo

Farmacológico

1. Bloqueadores dos canais de cálcio; losartana ou outros bloqueadores dos receptores da angiotensina ou sildenafila para casos mais graves do fenômeno de Raynaud. Às vezes, utiliza-se pomada de nitroglicerina. A prazosina, um agente alfa-adrenérgico, tem um efeito modesto, mas pode causar tonturas, cefaleia e falta de energia.
2. AINEs e/ou outros analgésicos para artralgias, poliartrite e calcinose dolorosa.
3. Inibidores da bomba de prótons para refluxo.
4. Antibióticos para má absorção devido ao crescimento bacteriano ou a ulcerações cutâneas secundariamente infectadas.
5. Agentes anti-hipertensivos, sobretudo um inibidor da enzima conversora de angiotensina em altas doses, como o enalapril.
6. Broncodilatadores para tratar o comprometimento pulmonar; oxigênio e ciclofosfamida também podem ser usados em casos graves.
7. Para o fenômeno de Raynaud, a l-arginina tópica tem sido usada nas mãos para estimular a formação de óxido nítrico, um vasodilatador. A sildenafila pode ser útil para os sintomas. Sintomas graves também podem responder a injeções de Botox®.

Alerta farmacológico
A l-arginina não deve ser usada com nitratos e anti-hipertensivos; o efeito vasodilatador pode causar queda excessiva da pressão arterial.

Não farmacológico

1. Hidratantes cutâneos e cuidados com as ulcerações para promover a cicatrização.
2. Modificações no estilo de vida para o controle do fenômeno de Raynaud:
   a. Aumento da temperatura ambiente.
   b. Vestuário adequado, com luvas e meias pesadas.
   c. Evitar o manuseio sem luvas de objetos frios e itens congelados.
   d. Prevenção contra o vento e exposição ao clima frio.
   e. Aquecimento das mãos e dos pés.
   f. Parar de fumar.
3. O fenômeno de Raynaud pode ser interrompido com a colocação da mão ou do pé em água morna.
4. *Biofeedback* para impedir ou prevenir o fenômeno de Raynaud.
5. Cessação do tabagismo e imunização contra pneumonia pneumocócica e influenza para casos com envolvimento pulmonar.
6. Modificações na dieta para casos com envolvimento gastrintestinal:
   a. Evitar bebidas com cafeína.
   b. Ingerir refeições pequenas.
   c. Permanecer na posição vertical após as refeições por, pelo menos, 3 horas.
   d. Prevenção do uso de álcool.
   e. Elevar a cabeceira da cama.
7. Fisioterapia para ajudar a evitar as contraturas.

Complicações

1. Úlceras na pele.
2. Má absorção.
3. Adenocarcinoma de esôfago.
4. Hipertensão pulmonar.
5. Insuficiência renal.
6. Insuficiência cardíaca.
7. Morte causada pelo processo patológico.

Avaliação de enfermagem

1. Concentre a avaliação física em:
   a. Úlceras na pele, espessamento, depósitos subcutâneos e infecção secundária.
   b. Exame das articulações – contraturas por flexão.
   c. Exame pulmonar – falta de ar e chiado no peito.
   d. Pressão sanguínea e estado renal.
2. Determine o aporte nutricional.
3. Avalie o humor, o sistema de suporte e a capacidade de enfrentamento.

Diagnósticos de enfermagem

- Perfusão ineficaz de tecidos periféricos relacionada ao fenômeno de Raynaud
- Risco de integridade da pele prejudicada, relacionado com os efeitos do processo patológico
- Nutrição desequilibrada: ingesta menor que as necessidades orgânicas, relacionada com o comprometimento da deglutição e o envolvimento gastrintestinal
- Distúrbio da imagem corporal, relacionada com os efeitos da doença.

Intervenções de enfermagem

Manutenção da perfusão tecidual

1. Ensine o paciente a identificar o fenômeno de Raynaud.
   a. Ocorre uma alteração característica da coloração dos dedos – branco, azul e vermelho.
   b. Frieza, palidez, dormência e dor.
2. Ensine o paciente a reduzir os fatores associados à precipitação ou à exacerbação do fenômeno de Raynaud.
   a. Vista roupas aquecidas – cubra a cabeça e as extremidades; mantenha o tronco aquecido.
   b. Interrompa o tabagismo.
   c. Evite a exposição prolongada ao frio.
      i. Clima.
      ii. Ambientes artificialmente controlados (p. ex., ar-condicionado).
      iii. Limite o contato com objetos frios, alimentos congelados e formas para cubos de gelo – use luvas ou pinças.
3. Proteja os dedos ulcerados e comunique a presença de sinais de infecção.

Preservação da integridade da pele

1. Use hidratantes na pele diariamente.
2. Aconselhe o paciente a evitar o uso de sabonetes e detergentes que ressecam a pele.
3. Utilize materiais macios para proteção (p. ex., cotoveleiras), a fim de proteger a pele do atrito e de trauma físico.
4. Inspecione a pele diariamente quanto à presença de rachaduras, ulcerações e sinais de infecção.
5. Limpe as ulcerações, aplique antibiótico tópico e use curativos oclusivos, conforme indicado.

Alcance do estado nutricional ideal

1. Certifique-se de que o paciente está na posição correta para se alimentar, a fim de evitar aspiração (p. ex., na cadeira, se possível).
2. Ofereça refeições menores e mais frequentes de uma dieta bem equilibrada.
3. Incentive o paciente a permanecer em pé após as refeições por 45 a 60 minutos e levante a cabeceira do leito durante o sono para evitar o refluxo.
4. Administre ou ensine a autoadministração de medicamentos para evitar náuseas e refluxo, conforme solicitado.
5. Incentive a higiene bucal adequada e as visitas frequentes ao dentista.
6. Aconselhe o uso de agentes hidratantes se necessário, para tratar o ressecamento oral e ensine exercícios de alongamento da boca para manter a abertura.
7. Pese o paciente semanalmente e peça que mantenha um diário alimentar.

Fortalecimento da imagem corporal

1. Incentive o indivíduo a atuar ativamente no planejamento do tratamento, para se sentir no controle das alterações corporais.
2. Explique que as mudanças podem ser graduais e lentas; embora não seja perceptível, o envolvimento de órgãos internos é ainda mais importante do que as alterações externas.
3. Sugira a manutenção das atividades que o paciente consegue tolerar; e promova a formação de uma rede de apoio.
4. Encaminhe para aconselhamento psicológico, conforme necessário.

Educação do paciente e manutenção da saúde

1. Explique os testes de diagnóstico e sua finalidade para a detecção de envolvimento gastrintestinal, pulmonar ou renal.
2. Ensine sobre o tratamento medicamentoso e seus efeitos adversos.
3. Aconselhe sobre como modificar suas atividades e utilizar broncodilatadores e oxigênio para evitar a dispneia causada por doença pulmonar restritiva.
4. Incentive consultas regulares de acompanhamento e atenção imediata caso ocorra um agravamento dos sintomas.
5. Consulte agências como a United Scleroderma Foundation (*www.scleroderma.org*).[8]

Reavaliação: resultados esperados

- Relata os fatores que precipitam o fenômeno de Raynaud
- Ausência de rachaduras ou ulcerações na pele
- Relata não haver perdido peso
- Relata participação em atividades e grupos na comunidade e na igreja.

Gota

A *gota* é um distúrbio no metabolismo das purinas, caracterizado por níveis elevados de ácido úrico e deposição de urato (em geral na forma de cristais) nas articulações e em outros tecidos. Mais comum em homens, mas pode afetar mulheres na pós-menopausa, especialmente aquelas que tomam diuréticos.

Fisiopatologia e etiologia

A gota resulta do acúmulo excessivo e da subsequente deposição de cristais de urato monossódico nas articulações e em outras áreas de tecido conjuntivo. Isso pode ocorrer de uma de duas maneiras:

Superprodução de ácido úrico (10% dos casos)

1. Defeitos enzimáticos herdados.
2. Certas condições:
   a. Distúrbios mieloproliferativos.
   b. Distúrbios linfoproliferativos.
   c. Quimioterapia para câncer.
   d. Anemias hemolíticas.
   e. Psoríase.

Baixa excreção de ácido úrico (90% dos casos)

1. Doença renal.
2. Distúrbios endócrinos.

---

[8]N.R.T.: No Brasil, pode-se indicar consulta a instituições como a *Associação Brasileira de Pacientes com Esclerose Sistêmica* (*https://abrapes.org.br*).

3. Medicamentos e produtos químicos:
   a. Diuréticos, betabloqueadores e inibidores da enzima de conversão da angiotensina.
   b. Etanol (álcool).
   c. Ácido acetilsalicílico em baixa dose.
   d. Pirazinamida – agente antituberculose.
   e. Chumbo.
4. Estados de depleção de volume – diabetes insípido nefrogênico.

Manifestações clínicas

Artrite gotosa aguda

1. Em geral, afeta apenas uma articulação – a primeira articulação metatarsofalângica (chamada podagra); no entanto, nas mulheres costuma ser poliarticular.
2. Outras articulações podem ser afetadas, como tornozelo, tarso e joelho; o envolvimento dos membros superiores é menor.
3. Dor, calor, eritema e edema dos tecidos ao redor da articulação afetada.
4. Pode ocorrer febre.
5. O aparecimento dos sintomas é repentino; a intensidade mostra-se grave.
6. A duração dos sintomas é autolimitada; dura aproximadamente entre 3 e 10 dias sem tratamento.

Gota tofácea crônica

1. Ocorre quando a gota aguda é tratada inadequadamente ou quando não é tratada.
2. Caracterizada pelo desenvolvimento de depósitos de ácido úrico (tofos) em articulações, cartilagens e tecidos moles circundantes.
3. A artrite é de natureza mais prolongada, sendo menos comuns as crises isoladas.
4. A artrite pode produzir desgastes ósseos e subsequentes deformidades que podem ser semelhantes às que ocorrem com AR.

Hiperuricemia

1. Não produz sintomas, mas é caracterizada pela elevação persistente dos níveis séricos de ácido úrico.
2. Podem se desenvolver cálculos renais compostos por ácido úrico.
3. Deposição de ácido úrico no tecido renal, causando nefropatia.

Avaliação diagnóstica

1. Análise do fluido sinovial.
   a. Identificação de cristais de urato monossódico sob microscopia polarizada.
   b. A contagem de leucócitos sinoviais pode variar de 2.000 a 100.000/mm^3.
   c. Cultura de líquido sinovial para descartar infecção.
2. Urina de 24 horas, para determinar a superprodução de ácido úrico ou a baixa excreção.
3. VHS – elevada.
4. As radiografias das articulações afetadas podem mostrar alterações consistentes com o diagnóstico de gota.

Manejo

Manejo agudo

1. AINEs para ataques agudos, para aliviar a dor e o edema; considerados a primeira linha de tratamento.
2. Colchicina para tratamento agudo e prevenção de ataques; considerada terapia de segunda linha.
   a. Pode ser administrada por VO no início de um ataque, em duas ou três doses diárias, conforme toleradas pelo paciente (pode causar náuseas, cólicas, diarreia).
   b. Administrada 1 vez/dia de forma contínua para evitar os ataques, geralmente durante a transição para medicamentos redutores de urato. Pode ser administrada em dias alternados para pacientes com doença renal crônica.
3. Corticosteroides.
   a. Intra-articular, se o ataque se limitar a uma ou duas articulações.
   b. Oral – em um curso curto, se outros tratamentos forem contraindicados ou se o ataque envolver muitas articulações.
4. Aumentar a ingesta hídrica (VO, pois geralmente são tratados em ambulatório) e descansar a articulação por 48 horas.

Manejo crônico

1. Utilizam-se agentes redutores de urato (anti-hiperuricêmicos) para evitar danos articulares progressivos em casos de hiperuricemia assintomática e gota tofácea crônica.
   a. Alopurinol – interfere na conversão de hipoxantina e da xantina em ácido úrico. Também pode ser administrado para evitar cálculos e patologias renais.
   b. Feboxustaste – é um inibidor da xantina oxidase, reduz os níveis de ácido úrico e está associado a menos interações medicamentosas que o alopurinol.
   c. Fármacos uricossúricos, como a probenecida, interferem na reabsorção tubular do ácido úrico.
   d. O lesinurad, um inibidor da URAT1, é indicado em combinação com um inibidor da xantina oxidase (XOI) para o tratamento da hiperuricemia associada à gota, em pacientes que não alcançaram a meta para os níveis séricos de ácido úrico apenas com XOI.
   e. A pegloticase é uma enzima específica do ácido úrico peguilado, indicada para o tratamento da gota crônica em pacientes adultos refratários à terapia convencional.
2. As reações adversas a esses medicamentos são cefaleia, anorexia, náuseas e vômito, reações alérgicas, anemia hemolítica e outras discrasias sanguíneas e agravamento da gota. Com a probenecida, podem ocorrer o aumento da frequência urinária e a formação de cálculos renais de ácido úrico.
3. O rápido aumento ou a diminuição nos níveis de ácido úrico podem ocasionar um ataque de gota; portanto, a medicação costuma ser iniciada com uma dose baixa, que depois é titulada.
4. Os níveis de ácido úrico e a função renal devem ser monitorados durante a terapia crônica. Uma pequena porcentagem de pacientes desenvolve funções hepáticas elevadas durante o tratamento para reduzir os níveis de urato.

Alerta farmacológico
Pode ocorrer dermatite esfoliativa (às vezes, fatal) e disfunção hepática e biliar com o uso de alopurinol e de febuxostate.

Modificação do estilo de vida

1. Prevenção da obesidade e de flutuações no peso.
2. Evitar o uso de álcool – pode precipitar ataques de gota por superprodução e por redução na excreção de urato.
3. A dieta pobre em purinas resulta apenas em uma pequena redução nos níveis séricos de ácido úrico.
4. O consumo moderado de café tem sido associado à diminuição nos níveis de ácido úrico.

Complicações

1. Cálculo renal de ácido úrico.
2. Nefropatia por urato.
3. Artrite/contraturas erosivas e deformantes.

Avaliação de enfermagem

1. Obtenha a história de fatores predisponentes à gota, como malignidade, alcoolismo e insuficiência renal.

2. Realize um exame físico.
   a. Inspecione a articulação envolvida em busca de dor, edema, eritema, calor e derrame.
   b. Observe a presença de tofos acima da orelha, do olécrano da bursa, do tendão calcâneo e nas pontas dos dedos.
3. Avalie a dor e o padrão de alívio se for um ataque agudo.

Diagnósticos de enfermagem

- Dor aguda relacionada com a artrite aguda
- Mobilidade física prejudicada relacionada à artrite.

Intervenções de enfermagem

Alívio da dor

1. Administre e ensine a autoadministração de medicamentos para alívio da dor, conforme prescrição.
2. Incentive a ingesta hídrica adequada para ajudar na excreção de ácido úrico e para diminuir a probabilidade de formação de cálculos.
3. Instrua o paciente a tomar os medicamentos prescritos de forma consistente, porque as interrupções na terapia podem ocasionar ataques agudos.
4. Incentive o indivíduo a seguir as instruções, geralmente em 48 horas e depois de 4 a 8 semanas após o ataque agudo, para avaliar a terapia crônica.

Incremento da mobilidade

1. Eleve e proteja a articulação afetada durante um ataque agudo.
2. Auxilie com as AVDs.
3. Incentive o exercício físico e a manutenção das atividades rotineiras na gota crônica, exceto durante ataques agudos.
4. Proteja a drenagem de secreção dos tofos aplicando pomada antibiótica e cobrindo com curativo, conforme necessário.

Educação do paciente e manutenção da saúde

1. Ensine ao paciente e à família sobre a natureza da doença.
   a. Geralmente, os ataques agudos são seguidos por períodos de remissão.
   b. Uma vez determinada a necessidade de terapia crônica, o tratamento costuma ser vitalício.
2. Incentive o paciente a evitar o consumo de álcool.
3. Deve-se evitar a perda rápida de peso com jejuns ou dietas radicais, pois a queda abrupta resulta na formação de produtos químicos que competem com o ácido úrico pela excreção. Isso leva ao aumento dos níveis de ácido úrico.
4. Convém evitar medicamentos conhecidos por aumentar os níveis de ácido úrico, como ácido acetilsalicílico, diuréticos e ciclosporina.
5. Aconselhe o tratamento imediato do ataque agudo para reduzir os danos nas articulações, que estão associados a ataques repetidos.
6. Ensine sobre sinais e sintomas da síndrome de hipersensibilidade ao alopurinol e sobre a necessidade de comunicar imediatamente ao médico.
7. Aconselhe o paciente a evitar alimentos que contenham purinas (sardinhas, anchovas, mariscos, carnes de vísceras) e, em geral, a consumir com moderação carne, frutos do mar e alimentos com alto teor calórico.

Reavaliação: resultados esperados

- Relata alívio da dor
- Executa as AVDs com assistência mínima.

Síndrome de Sjögren

A *síndrome de Sjögren* é um processo inflamatório autoimune crônico que afeta as glândulas lacrimais e salivares. A doença pode ser primária ou secundária. A síndrome de Sjögren secundária é mais comum na AR, mas pode ser observada no LES e em algumas outras doenças do tecido conjuntivo. Os critérios de diagnóstico envolvem, pelo menos, dois dos três itens (presença de anticorpos, escore de coloração ocular, sialadenite linfocítica).

Baseado em evidências
Shiboski, S. C., Shiboski, C. H., Criswell, L., *et al.* (2012). American College of Rheumatology classification criteria for Sjögren's syndrome: A data-driven, expert consensus approach in the Sjögren's International Collaborative Clinical Alliance cohort. *Arthritis Care and Research*, *64*(4), 475-487.

Fisiopatologia e etiologia

1. A etiologia da síndrome é desconhecida, mas se acredita que inclua vários fatores: predisposição genética, imunológica, infecciosa e hormonal.
2. Acredita-se que são produzidos anticorpos direcionados às glândulas exócrinas, levando a perturbações na função do tecido envolvido.
3. São encontrados linfócitos infiltrando os tecidos afetados.
4. A síndrome de Sjögren ocorre, principalmente, em mulheres de meia-idade.

Manifestações clínicas

1. Ocular – xeroftalmia (ressecamento dos olhos) devido à diminuição da produção de lágrimas que resulta em ceratoconjuntivite e fotofobia, com duração superior a 3 meses. Teste de Schirmer positivo ou teste de corante vital positivo.
2. Oral – xerostomia (boca seca) causada pela diminuição da produção de saliva, úlceras da mucosa e estomatite, com duração superior a 3 meses. Necessidade de líquidos para engolir os alimentos.
3. Aumento recorrente ou persistente da glândula salivar – unilateral ou bilateral.
4. Também pode ocorrer o ressecamento da pele, vagina e outros tecidos.
5. As características extraglandulares são erupção cutânea, disfagia, fenômeno de Raynaud, artralgias/artrite e mialgias.
6. Embora seja menos comum, pode ocorrer disfunção de órgãos importantes, como pneumonite intersticial, glomerulonefrite, vasculite, doença da tireoide e neuropatia central e periférica.

Avaliação diagnóstica

1. Hemograma completo – anemia leve e leucopenia presentes em 30% dos pacientes.
2. VHS – elevada em 90% dos pacientes.
3. FR – positivo em 75 a 90% dos pacientes.
4. ANA – positivo em 70% dos pacientes; são mais comuns os padrões pontilhados e nucleolares; título maior que 1: 320.
5. Anticorpos para SSA/SSB – detecta anticorpos para proteínas nucleares específicas.
   a. SSA (anticorpo Ro) – positivo em pacientes com síndrome de Sjögren e LES.
   b. SSB (anticorpo La) – positivo em pacientes com síndrome de Sjögren; também em pacientes com LES.
6. Anticorpos específicos para órgãos – foram encontrados anticorpos direcionados contra tecidos específicos de alguns órgãos (p. ex., anticorpos antitireoidianos).
7. Cintilografia salivar – determina a função da glândula salivar medindo a excreção do corante radioisótopo.
8. Radiografia das articulações afetadas para descartar artrite erosiva.
9. Biopsia da glândula salivar – para determinar a infiltração linfocítica do tecido e confirmar o diagnóstico; geralmente realizada em uma das glândulas salivares menores e no lábio inferior.

Manejo

Medicamentos sistêmicos

1. AINEs e hidroxicloroquina podem ser usados para tentar controlar os sintomas.
2. Corticosteroides e imunossupressores podem ser usados em casos graves.
3. Agentes antifúngicos – usados para tratar a candidíase oral.
4. Pilocarpina ou cevimelina, agentes parassimpaticomiméticos sistêmicos – usados para melhorar a salivação quando ainda existe função na glândula salivar.

Agentes tópicos

1. Colírio de emulsão de ciclosporina para reduzir a inflamação ocular e aumentar a produção de lágrimas.
2. Produtos fitoterápicos que contenham estimulantes salivares ou substitutos.
   a. Uma metanálise de 36 ensaios clínicos randomizados mostrou um leve benefício com *sprays* de triéster de glicerol oxigenado com relação aos *sprays* de enzimas como substitutos da saliva.
   b. Sistemas integrados de tratamento bucal (creme dental, gel, enxaguante bucal) e dispositivos reservatórios orais mostram resultados promissores, mas são necessárias outras pesquisas.
   c. A goma de mascar é eficaz para pessoas com capacidade salivar residual.
3. Alívio sintomático do ressecamento.
   a. Lágrimas artificiais e lubrificantes.
   b. Uso frequente de líquidos, gomas de mascar e balas sem açúcar.
   c. Lubrificantes vaginais.
4. Cuidado odontológico.
   a. Escovação frequente e uso do fio dental.
   b. Tratamentos tópicos com flúor.
   c. Evitar alimentos com alto teor de sacarose.
5. Prevenir o ressecamento.
   a. Evite ambientes com vento, com baixa umidade e a fumaça de cigarro.
   b. Evite medicamentos anticolinérgicos, como os anti-histamínicos.
   c. Uso de máscaras na hora de dormir para evitar o ressecamento dos olhos.

Complicações

1. Complicações oculares, como ulceração da córnea, opacificação da córnea, vascularização da córnea, infecção, glaucoma e formação de catarata.
2. Cárie e perda de dentes.
3. Linfoma.

Avaliação de enfermagem

1. Obtenha a história de sinais e sintomas, enfatizando o ressecamento.
2. Realize um exame físico completo, concentrando-se em cavidade oral, olhos, pele, pulmões e sistemas digestório e neurológico.
3. Avalie o estado nutricional, pois a salivação reduzida pode dificultar a alimentação.

Diagnósticos de enfermagem

- Integridade da membrana mucosa oral prejudicada, relacionada com o processo patológico
- Risco de integridade da pele prejudicada, relacionado com o ressecamento
- Nutrição desequilibrada: menor que as necessidades corporais, relacionada com distúrbios na produção de saliva e no paladar e dificuldade de deglutição
- Disfunção sexual relacionada com o desconforto associado à diminuição das secreções vaginais.

Intervenções de enfermagem

Manutenção das mucosas

Baseado em evidências
E Furness, S., Worthington, H. V., Bryan, G., *et al.* (2011). Interventions for the management of dry mouth: Topical therapies. *The Cochrane Database of Systematic Reviews*, (12), CD008934.

1. Inspecione a mucosa oral quanto à presença de infecção por *Candida*, úlceras, acúmulo de saliva e higiene dental.
2. Ensine e ajude o paciente a realizar uma higiene bucal adequada.
   a. Escovação, pelo menos, 2 vezes/dia.
   b. Uso frequente de enxaguante bucal antisséptico.
3. Incentive a ingesta hídrica frequente de líquidos não cafeinados e sem açúcar. Mantenha um jarro com água fresca.
4. Comunique imediatamente a presença de úlceras ou qualquer sinal de infecção.

Proteção da integridade da pele

1. Ensine e ajude o paciente a realizar a inspeção diária da pele, em busca de áreas com trauma físico ou possíveis lesões.
2. Aplique hidratantes na pele diariamente.
3. Evite as forças de cisalhamento e incentive ou execute mudanças frequentes no posicionamento do paciente.

Promoção da ingesta nutricional adequada

1. Aumente a ingesta hídrica durante as refeições.
2. Ajude e ensine o paciente a evitar escolher alimentos apimentados ou secos nas opções do menu.
3. Sugira a ingestão de refeições pequenas e mais frequentes.
4. Pese o paciente semanalmente e revise a história da dieta quanto à deficiência de nutrientes básicos.

Promoção da função sexual ideal

1. Incentive o paciente a conversar sobre suas dificuldades sexuais e explique a relação com o processo patológico.
2. Aconselhe sobre o uso adequado de um lubrificante vaginal hidrossolúvel.
3. Sugira posições e práticas alternativas para evitar o desconforto.
4. Ensine a paciente a comunicar os sintomas de vaginite (corrimento, irritação e prurido), pois o processo infeccioso pode provocar alterações na barreira mucosa.

Educação do paciente e manutenção da saúde

1. Aconselhe o paciente sobre o uso de preparações artificiais de saliva comercialmente disponíveis, como lágrimas artificiais, *sprays* nasais hidratantes e hidratantes vaginais artificiais.
2. Incentive consultas frequentes ao dentista. As cáries dentárias são mais frequentes na síndrome de Sjögren.
3. Aconselhe o paciente a verificar com o médico antes de usar qualquer medicamento, pois muitas classes, como diuréticos, antidepressivos tricíclicos e anti-histamínicos, têm o efeito adverso de ressecar a mucosa oral.
4. Aconselhe o paciente a usar óculos para proteger os olhos quando estiver ao ar livre.
5. Incentive a procura de suporte por meio da Sjögren's Syndrome Foundation (*www.sjogrens.org*) ou do American College of Rheumatology (*www.rheumatology.org/public/factsheets/index.asp*).[9]

[9]N.R.T.: Procure informações sobre a possibilidade de o paciente obter suporte junto à Sociedade Brasileira de Reumatologia em: *https://www.reumatologia.org.br/orientacoes-ao-paciente*.

Reavaliação: resultados esperados

- Demonstra higiene bucal adequada
- Relata ausência de rachaduras, descamação ou outras lesões na pele
- Mantém o peso corporal
- Descreve o uso correto de lubrificantes hidrossolúveis.

Fibromialgia

Fibromialgia é uma síndrome que se caracteriza por fadiga, dor e rigidez muscular difusa, transtornos do sono e pontos sensíveis ao exame físico. O *American College of Rheumatology* afirmou que a fibromialgia não é uma doença reumática.

Fisiopatologia e etiologia

1. A etiologia é desconhecida.
2. Afeta de 3 a 6 milhões de americanos, em geral mulheres entre 29 e 37 anos.
3. Provavelmente, a fibromialgia representa uma síndrome dolorosa complexa, na qual se verifica uma anormalidade no processamento sensorial central, desregulação dos receptores periféricos da dor e disfunção psiconeuroendócrina.
4. As características clínicas são:
   a. Redução do limiar de dor.
   b. Maior resposta aos estímulos dolorosos.
   c. Uma leve contração ou uma tensão muscular resultam em dor muscular pós-esforço.
   d. Diminuição da força e da resistência muscular, o que resulta em problemas de condicionamento físico.

Manifestações clínicas

Baseado em evidências
Wolfe, F., Clauw, D. J., Fitzcharles, M., *et al.* (2010). The American College of Rheumatology preliminary diagnostic criteria for fibromyalgia and measurement of symptom severity. *Arthritis Care and Research*, *62*(5), 600-10.

1. Dor e sensibilidade generalizadas no exame físico. Os critérios de diagnóstico propostos em 2010 contemplam um índice para dor generalizada, fadiga e sono não repousante.
2. Os sintomas adicionais são:
   a. Fadiga crônica e fácil fatigabilidade.
   b. O padrão de sono é ruim ou não restaurador.
   c. Possibilidade de dor e rigidez nas articulações.
   d. Queixas somáticas adicionais, como cefaleia, náuseas e dor abdominal.
3. Ocorre a exacerbação dos sintomas com clima frio, estresse, sono ruim, infecção e esforço.

Avaliação diagnóstica

1. Convém excluir outros distúrbios – o resultado dos exames costuma ser normal na fibromialgia.
2. História de saúde e exame físico completos.
3. Pode ser realizado um estudo do sono para descartar distúrbios orgânicos que causam fadiga.

Manejo

Baseado em evidências
Macfarlane, G., Kronisch, C., Dean, L. (2016). EULAR revised recommendations for the management of fibromyalgia. *Annuls of Rheumatic Disease*, *76*(2), 318-28.

O tratamento visa ao manejo dos sintomas e deve ser individualizado, abrangente e orientado por metas.

Farmacológico

1. Analgésicos não opioides são utilizados para aliviar a dor.
   a. AINEs e paracetamol raramente são eficazes isoladamente.
   b. O tramadol pode ser eficaz se tomado regularmente de 50 a 100 mg a cada 4 a 6 horas.
   c. A naltrexona demonstrou aliviar os sintomas.
2. Antidepressivos tricíclicos em baixas doses melhoram a qualidade do sono e ajudam a controlar a dor crônica e a depressão. Outros antidepressivos também podem ser usados para depressão concomitante.
3. Medicamentos para indução do sono podem ser usados ocasional ou regularmente em alguns casos.
4. Movimentos periódicos dos membros e síndrome das pernas inquietas que interferem no sono podem ser tratados com medicamentos como ropinirol ou clonazepam.
5. Gabapentina e pregabalina, agentes antiepilépticos, podem ser testados para o controle da dor crônica. Em alguns pacientes, a dosagem deve ser titulada e convém observar os efeitos ao longo do tempo.
6. Os inibidores da recaptação de duloxetina e milnaciprana, serotonina e norepinefrina, são aprovados pela Food and Drugs Administration (FDA) para o alívio dos sintomas na fibromialgia.

Alerta farmacológico
Existem riscos de defeitos congênitos para mulheres e homens em idade fértil que fazem uso de pregabalina.

Não farmacológico

1. É importante a prática de exercícios, que devem ser iniciados em um nível abaixo do esperado para o paciente e depois aumentado gradualmente.
   a. O excesso de treinamento deve ser evitado para evitar microtrauma físico-muscular, que aumenta a dor.
   b. Exercícios aeróbicos, de alongamento e de força muscular devem ser incluídos no plano de condicionamento de todos os pacientes.
   c. Caminhada; hidroginástica; atividades diárias, como jardinagem; e uso de equipamentos de ginástica, como bicicleta ou esteira, podem fazer parte da rotina de exercícios do indivíduo.
2. Treinamento de relaxamento através de imagética, *biofeedback* com eletromiografia e outras técnicas.
3. Terapia cognitivo-comportamental para casos de depressão, confusão e irritabilidade.
   a. O paciente pode aprender a pensar de maneira positiva visualizando um sinal de parada quando houver pensamentos negativos.
   b. O paciente pode ser ensinado a controlar a ansiedade aprendendo a parar, tomar consciência de seu corpo e respirar fundo.
4. Meditação, oração e outras práticas espirituais.

Complicações

1. Perda de condicionamento.
2. Incapacidade para o trabalho
3. Incapacidade de atuar socialmente.
4. Manobras diagnósticas e terapêuticas desnecessárias.

Avaliação de enfermagem

1. Avalie o nível de dor, visto que a intensidade pode variar durante o dia/semana.
2. Avalie a capacidade funcional.
3. Avalie o humor, o sistema de suporte e os mecanismos de enfrentamento.
4. Avalie os fatores no estilo de vida que podem estar prejudicando o bem-estar – tabagismo, falta de exercício e má postura.

Diagnósticos de enfermagem

- Dor crônica relacionada com o processo patológico
- Transtorno no padrão de sono relacionado com o processo patológico
- Desempenho de papel ineficaz, relacionado com o processo patológico incapacitante.

Intervenções de enfermagem

Controle da dor

1. Incentive o uso regular de analgésicos e antidepressivos, conforme indicado.
2. Incentive uma rotina regular de exercícios, como alongamento, atividade aeróbica e exercícios de fortalecimento muscular.
3. Sugira o encaminhamento ao fisioterapeuta ou ao especialista para outras modalidades de controle da dor, conforme necessário.
4. Sugira o encaminhamento ao psiquiatra ou ao terapeuta para tratar ansiedade, depressão e deficiências cognitivas ou comportamentais. Até 80% dos pacientes com fibromialgia apresentam esses sintomas, mas apenas 10% recebem encaminhamento.

Melhora do padrão de sono

1. Sugira um ritual noturno regular para promover o sono. Aconselhe o paciente a evitar ler, assistir televisão ou usar o computador enquanto estiver na cama.
2. Desencoraje o paciente a permanecer acordado até tarde da noite e outros hábitos instáveis.
3. Incentive períodos de relaxamento ou sonecas curtas durante o dia, conforme necessário, para a fadiga.
4. Aconselhe a limitação da ingesta de cafeína durante o dia, especialmente após as 16 horas.
5. Desencoraje o uso do álcool como auxílio para dormir; em vez disso, aconselhar o paciente a discutir os problemas de sono com o médico.

Fortalecimento do papel social

1. Incentive o indivíduo a considerar a fibromialgia como uma condição crônica que pode ser controlada.
2. Sugira a participação em um grupo de suporte à fibromialgia.
3. Diga ao paciente que a fibromialgia não é uma doença debilitante progressiva e que a maioria das pessoas consegue controlar seus sintomas.
4. Ajude o paciente a planejar o cronograma e o ritmo para que possa realizar suas atividades rotineiras.

Educação do paciente e manutenção da saúde

1. Informe ao paciente e à família que a fibromialgia é um distúrbio real que causa dor e fadiga, apesar dos resultados normais dos testes e da falta de sintomas aparentes.
2. Explique o uso adequado de analgésicos e seus possíveis efeitos adversos.
3. Incentive a atividade regular o máximo possível e evite o estresse físico e emocional.
4. Aconselhe o paciente a discutir todos os tipos de terapia alternativa e complementar com o profissional de saúde.
5. Incentive as consultas regulares de acompanhamento com o médico, o reumatologista e o fisioterapeuta, conforme indicado.
6. Para mais informações [nos EUA], procurar a Fibromyalgia Network (*www.fmnetnews.com*) ou da Arthritis Foundation (*www.arthritis.org*). Muitos grupos de apoio locais também estão disponíveis nos hospitais comunitários.

Reavaliação: resultados esperados

- Relata dor no nível 0 a 2
- Dorme 8 horas por noite com 0 ou 1 despertar curto
- Consegue trabalhar; cuida dos filhos.

Outros distúrbios reumatológicos

Várias outras condições afetam as articulações e o tecido periarticular. A assistência de enfermagem a pacientes com esses distúrbios é semelhante à da AR (ver p. 839).

Espondiloartropatias soronegativas

As *espondiloartropatias soronegativas* são distúrbios inflamatórios com FR negativo ou outros autoanticorpos, mas estão associadas ao antígeno HLA-B27. Os AINEs costumam ser usados para tratamento, mas também podem ser utilizados AARMD e agentes biológicos. As espondiloartropatias soronegativas contemplam o seguinte:

1. Espondilite anquilosante – caracterizada por rigidez lombar (envolvimento sacrilíaco), uveíte, disfunção cardíaca e expansão torácica diminuída. A espondilite anquilosante não tratada pode resultar na fusão das articulações afetadas.
2. Doença de Reiter – caracterizada pela tríade de uretrite, artrite e conjuntivite.
3. Doença inflamatória intestinal associada à artrite – sobreposição de colite ulcerosa e artrite das grandes e pequenas articulações, com sinovite.
4. Artrite psoriática – caracterizada por artrite com sinovite, entesite e lesões cutâneas da psoríase.

Outras doenças reumáticas comuns

1. Polimiosite (dermatomiosite na presença de exantema ao redor dos olhos) – trata-se de uma doença inflamatória da musculatura estriada que afeta mais a região proximal do cíngulo do membro superior, o pescoço, a faringe, o terço proximal do esôfago e, ocasionalmente, o coração. Corticosteroides e metotrexato são usados no tratamento, mas a resposta é lenta.
2. Doença da deposição de cristal de pirofosfato de cálcio di-hidratado, também conhecida como pseudogota – resulta da deposição de cristais na cartilagem articular e no menisco e nas bolsas e no tecido periarticulares, além de poder ter manifestação semelhante à gota. O tratamento é similar, embora as terapias para redução de urato não influenciem o tratamento.
3. Polimialgia reumática – trata-se de uma doença inflamatória com elevação de VHS que afeta, sobretudo, mulheres acima de 50 anos e se apresenta com rigidez profunda, acometendo habitualmente a cintura escapular e nos quadris. Responde bem aos corticosteroides em baixas doses.
4. Sarcoidose – trata-se de um distúrbio multissistêmico crônico e granulomatoso que afeta mais notavelmente os pulmões, mas pode simular doenças reumáticas, causando febre, artrite, uveíte, miosite e exantema. Também pode ser tratado com AARMDs poupadores de esteroides e agentes biológicos, como infliximabe ou adalimumabe.

BIBLIOGRAFIA

Aletaha, D., Neoqi, T., Silman, A. J., et al. (2010). 2010 rheumatoid arthritis classification criteria: An American College of Rheumatology/European League Against Rheumatism Collaborative Initiative. *Annals of Rheumatic Disease, 69*(9), 1580–1588.

American College of Rheumatology. (2016). *Position statement: Complementary and alternative medicine for rheumatic diseases.* Atlanta, GA: Author. Available: *https://www.rheumatology.org/Portals/0/Files/Complementary-and-Alternative-Medicine-for-Rheumatic-Diseases-Position-Statement.pdf.*

American College of Rheumatology. (2012). *Update of the 2008 American College of Rheumatology recommendations for the use of disease-modifying antirheumatic drugs and biologic agents in the treatment of rheumatoid arthritis.* Atlanta, GA: Author. Available: *www.rheumatology.org/Practice-Quality/Clinical-Support/Clinical-Practice-Guidelines*

American Nurses Association and Rheumatology Nurses Society. (2013). *Rheumatology nursing: Scope and standards of practice.* Silver Spring, MD: Author.

American College of Rheumatology. (2015). *2015 American College of Rheumatology guideline for the treatment of rheumatoid arthritis.* Atlanta, GA: Author. Available: *https://www.rheumatology.org/Portals/0/Files/ACR%202015%20RA%20Guideline.pdf.*

Anderson, J., Liron, C., Jinoos, Y., et al. (2012). Rheumatoid arthritis disease activity measures: American College of Rheumatology recommendations for use in clinical practice. *Arthritis Care and Research, 64*(5), 640–647.

Bryant, P., & Baddley, J. (2017). Opportunistic infections in biological therapy, risk and prevention. *Rheumatic Disease Clinics of North America, 43*(1), 27–42.

Cameron, M., Gangier, J. J., & Chrubasik, S. (2011). Herbal therapy for treating rheumatoid arthritis. *The Cochrane Database of Systematic Reviews*, (2), CD002948.

Chakravarty, S. D., & Markenson, J. A. (2013). Rheumatic manifestations of endocrine disease. *Current Opinion in Rheumatology, 25*(1), 37–43.

Dejaco, C., Singh, Y., Perel, P., et al. (2015). 2015 recommendation for the management of polymyalgia rheumatica: A European League Against Rheumatism/ American College of Rheumatology collaborative initiative. *Arthritis and Rheumatism, 67*(10), 2569–2580.

Dougados, M., Khanna, D., King, C. M., et al. (2012). Multinational evidence-based recommendations for pain management by pharmacotherapy in inflammatory arthritis: Integrating systematic literature research and expert opinion of a broad panel of rheumatologists in the 3e Initiative. *Arthritis Care and Research, 64*(5), 625–639.

Dures, E., & Hewlett, S. (2012). Cognitive-behavioral approaches to self-management in rheumatic disease. *Nature Reviews Rheumatology, 8*, 553–559.

Fink, L., Lewis, D. (2017). Exercise as a treatment for fibromyalgia: A scoping review. *Journal for Nurse Practitioners, 13*(8), 546–551.

Furness, S., Worthington, H. V., Bryan, G., et al. (2011). Interventions for the management of dry mouth: Topical therapies. *The Cochrane Database of Systematic Reviews*, (12), CD008934.

Johnson, S. R., Fransensen, J., Khanna, D., et al. (2012). Validation of potential classification criteria for systemic sclerosis. *Arthritis Care Research, 64*(3), 358–367.

Koutsianas, C., Konstantinos, T., Vassilopoulos, D. (2017). Hepatitis B reactivation in rheumatic diseases: Screening and prevention. *Rheumatic Disease Clinics of North America, 43*(1), 133–150.

Lam N., Ghetu M., & Bieniek M. (2016). Systemic lupus erythematosus: Primary care approach to diagnosis and management. *American Family Physician, 94*(4), 284–294.

Macfarlane, G., Kronisch, C., Dean, L., et al. (2016). EULAR revised recommendations for the management of fibromyalgia. *Annals of the Rheumatic Disease, 76*(2), 318–328.

Moore, R. A., Straube, S., Wiffen, P. J., et al. (2010). Pregabalin for acute and chronic pain in adults. *The Cochrane Database of Systematic Reviews*, (3), CD007676.

Moore, R. A., Wiffen, P. J., Derry, H., et al. (2011). Gabapentin for chronic neuropathic pain and fibromyalgia in adults. *The Cochrane Database of Systematic Reviews*, (3), CD007938.

National Center for Complementary and Integrative Health. (2013). *Rheumatoid arthritis and integrative health*. Bethesda, MD: Author. Available: *https://nccih.nih.gov/health/RA/getthefacts.htm*

Petri, M., Orbai, A. M., Alarcon, G. S., et al. (2012). Derivation and validation of the systemic lupus international collaborating clinics classification criteria for systemic lupus erythematosus. *Arthritis and Rheumatism, 64*(8), 2677–2686.

Pruitt, R., Lemanski, A., Carroll, A. (2018). Herbal supplements: Research and safety. *Nurse Practitioner, 43*(5), 32–37.

Shiboski, S. C., Shiboski, C. H., Criswell, L. A., et al. (2012). American College of Rheumatology classification criteria for Sjögren's syndrome: A data-driven, expert consensus approach in the Sjögren's international collaborative clinical alliance cohort. *Arthritis Care and Research, 64*(4), 475–487.

Singh, J. A., Christensen, R., Wells, G. A., et al. (2009). Biologics for rheumatoid arthritis: An overview of Cochrane reviews. *The Cochrane Database of Systematic Reviews*, (4), CD007848.

Singh, J. A., Furst, D. E., Bharat, A., et al. (2012). 2012 Update of the 2008 American College of Rheumatology recommendations for the use of disease-modifying antirheumatic drugs and biologic agents in the treatment of rheumatoid arthritis. *Arthritis Care Research, 64*, 625–639.

Stohl, W., & Hilbert, D. M. (2012). The discovery and development of belimumab: The anti BLyS-lupus connection. *Nature Biotechnology, 30*(1), 69–77.

Straube, S., Derry, S., Straube, C., & Moore, R. A. (2015). Vitamin D for the treatment of chronic painful conditions in adults. *The Cochrane Database of Systematic Reviews*, (5), CD007771.

Tort, S., Urrutia, G., Nishishinya, M. B., et al. (2012). Monoamine oxidase inhibitors (MAOIs) for fibromyalgia syndrome. *The Cochrane Database of Systematic Reviews*, (4), CD009807.

Villeneuve, E., Nam, J. L., Bell, M. J., et al. (2013). A systematic literature review of strategies promoting early referral and reducing delays in the diagnosis and management of inflammatory arthritis. *Annals of the Rheumatic Diseases, 72*(1), 13–22.

Winthrop, K. L., Baxter, R., Liu, L., et al. (2013). Mycobacterial diseases and antitumour necrosis factor therapy in USA. *Annals of the Rheumatic Diseases, 72*(1), 37–42.

Yachoui, R., & Kolasinski, S. L. (2012). Complementary and alternative medicine for rheumatic diseases. *Aging Health, 8*(4), 403–412.

Younger, J., Noor, N., McCue, R., et al. (2013). Low-dose naltrexone for the treatment of fibromyalgia: Findings of a small, randomized, double-blind, placebo-controlled, counterbalanced, crossover trial assessing daily pain levels. *Arthritis and Rheumatism 65*(2), 529–538.

CAPÍTULO

31

Doenças Infecciosas

CONSIDERAÇÕES GERAIS E AVALIAÇÃO

Ocorre infecção quando um microrganismo ou um patógeno coloniza um organismo hospedeiro, utilizando-se de seus recursos para viver e se replicar. A doença desenvolve-se quando há uma alteração ou um comprometimento da função normal do tecido, pela presença do patógeno. Uma doença infecciosa difere de outros tipos de patologia, na medida em que pode ser transmitida do hospedeiro para outros indivíduos.

Especialistas em saúde pública concordam, com suporte da literatura, que a prevenção de infecções pode impactar positivamente o resultado do indivíduo. Sendo um dos principais defensores da segurança do paciente, os enfermeiros têm a importante responsabilidade de aprender e garantir que as estratégias de prevenção de infecções façam parte da prática e sejam mantidas à beira do leito e nas comunidades.

Processo infeccioso patológico

A cadeia de infecção inclui seis componentes que devem estar presentes para que qualquer doença infecciosa evolua. Se um elo for eliminado da cadeia, a transmissão do patógeno não ocorrerá. As estratégias de controle baseiam-se na quebra da cadeia de infecção. Os seis componentes da cadeia de infecção são o microrganismo patogênico, o reservatório, a porta de saída do reservatório, o modo de transmissão, a porta de entrada no hospedeiro e o hospedeiro suscetível (Figura 31.1).

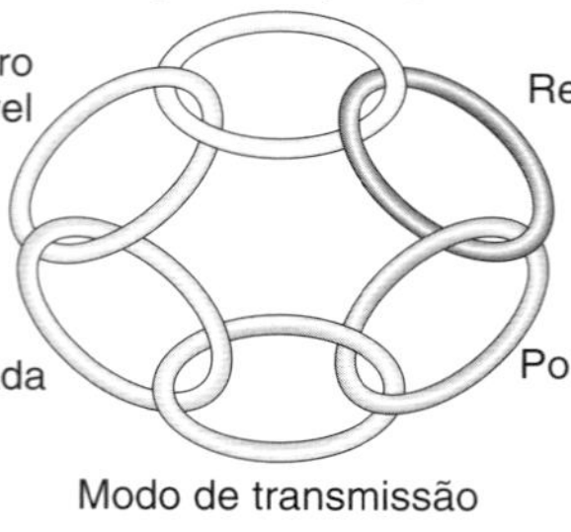

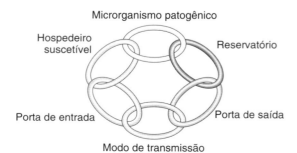

Figura 31.1 Cadeia de infecção.

Microrganismo patogênico

Deve ser capaz de entrar no organismo e invadir ou colonizar o tecido hospedeiro, anexando-se a células hospedeiras específicas e causando danos nestas células pela produção de toxinas ou enzimas destrutivas. O patógeno pode entrar no corpo através de um orifício ou de uma ruptura na pele.

Tipos

Existem seis tipos de agentes infecciosos: bactérias (inclusive as micobactérias), vírus, fungos, protozoários, helmintos e príons.

Características

1. Patogenicidade – capacidade de produzir doenças.
2. Virulência – gravidade da doença.
3. Carga infecciosa – número de organismos necessários para iniciar a infecção.
4. Toxigenicidade – capacidade de produzir substâncias prejudiciais que danificam o hospedeiro.
5. Adaptabilidade – capacidade de se ajustar às condições variáveis, ou seja, resistência a agentes antimicrobianos (Tabela 31.1).

Reservatório

O ambiente em que um microrganismo patogênico vive e sobrevive naturalmente pode ser humano, animal ou ambiental.

São exemplos de cada tipo:

1. Humano – *Mycobacterium tuberculosis* nos pulmões humanos.
2. Animal – vírus Zika nos mosquitos *Aedes aegypti* e/ou *Aedes albopictus*.
3. Meio ambiente – doença dos legionários (*Legionella pneumophila*) através da água.
4. Fômites – bactéria *Staphylococcus aureus* resistente à meticilina (oxacilina), em uma mesa de cabeceira.

Porta de saída do reservatório

As portas de saída são rotas através das quais os agentes infecciosos deixam seu reservatório. São exemplos:

1. Gotículas do sistema respiratório.
2. Vômito e fezes.
3. Fluidos corporais (exceto suor).

Tabela 31.1 Organismos multirresistentes (OMR).

Organismo	Considerações gerais e transmissão	Prevenção (todos)
Staphylococcus aureus resistente à meticilina (MRSA).	Encontrado em vários locais do corpo, mas especialmente nas narinas e na pele. Pode produzir toxinas e invadir os tecidos orgânicos. Transmitido por contato direto e indireto. Medicamento de escolha: vancomicina.	• Higienize as mãos com sabão ou antisséptico à base de álcool • Use luvas e aventais para contato com o paciente • Isole o paciente em um quarto particular ou reúna os pacientes com os mesmos organismos em uma unidade de precaução • Use equipamentos descartáveis ou desinfete itens reutilizáveis após a remoção da sala • Utilize um sistema para identificação e precaução imediatos de pacientes readmitidos e para o planejamento da alta • Eduque os trabalhadores da área de saúde, o paciente e a família.
Enterococos resistentes à vancomicina (VRE).	Encontrados nos sistemas digestório e geniturinário feminino. Não é altamente patogênico, mas pode causar doenças graves em indivíduos imunocomprometidos. Se ocorrer infecção, as opções de tratamento são limitadas. Transmitido por contato direto e indireto.	
Staphylococcus aureus intermediário ou resistente à vancomicina (VISA/VRSA).	Transmitido por contato direto e indireto. Deve ser comunicado, nos EUA, ao Centers for Disease Control and Prevention (CDC)[1] e ao departamento de saúde local. Siga rigorosamente as precauções de contato e indique profissionais para o atendimento individual. As opções de tratamento são limitadas.[2]	
Bacilos Gram-negativos multirresistentes, como *Escherichia coli*, *Klebsiella pneumoniae*, *Acinetobacter* sp. e *Pseudomonas aeruginosa*.	Encontrado em vários locais do corpo, especialmente no escarro. Transmitido por contato direto e indireto.	
Microrganismos multirresistentes emergentes[3] • Produtores de betalactamase de espectro estendido (ESBLs) • Enterobactérias resistentes a carbapenêmicos (CRE) • *New Delhi metallo-beta-lactamase* (NDM)	Produzido por algumas bactérias Gram-negativas, tornando-as resistentes a vários antibióticos. Transmitido por contato direto e indireto. As opções de tratamento são limitadas, devido à resistência. Existe uma preocupação mundial com relação ao desenvolvimento de "superbactérias" panresistentes.	

[1]N.R.T.: O Centers for Disease Control and Prevention (CDC) dos EUA é o órgão responsável pelo estudo e intervenção na área de proteção e controle de doenças infecciosas, contando com especialistas locais e de todo o mundo, incluindo o Brasil, que atuam no estudo e na elaboração de diretrizes e guias de conduta para o controle de doenças infecciosas. O Brasil não possui instituição com função similar, sendo o Ministério da Saúde o órgão que regulamenta esta área no país.
[2]N.R.T.: A Agência Nacional de Vigilância Sanitária (Anvisa) disponibiliza recomendações para notificação compulsória de infecção relacionada com a assistência à saúde (*http://portal.anvisa.gov.br/documents/33852/271855/Nota+t%C3%A9 cnica+n%C2%BA+01 a 2019+GVIMS-GGTES-ANVISA/fe25a070-06 fd-42 ff-962 f-e 80758ebc4e1*). Convém analisar também as recomendações de vigilância locais.
[3]N.R.T.: A Anvisa publicou em 2019 orientações sobre resistência microbiana e monitoramento do consumo de antimicrobianos em: *http://portal.anvisa.gov.br/documents/33852/271855/Nota+t%C3%A9 cnica+n%C2%BA+01 a 2019+GVIMS-GGTES-ANVISA/fe25a070-06 fd-42 ff-962 f-e80758ebc4e1*.

Modo de transmissão

Trata-se do modo pelo qual o microrganismo patogênico se dissemina para um hospedeiro por meio de uma fonte infecciosa. A transmissão horizontal é a propagação do patógeno de um indivíduo para outro. A transmissão vertical é da mãe para a prole, por transmissão transplacentária, contato através do canal do parto, amamentação ou contato próximo após o nascimento.

Existem dois tipos principais de transmissão: direta e indireta.

Transmissão direta

1. Por contato direto – ao tocar no reservatório (p. ex., tratando uma ferida infectada por MRSA) ou por contato sexual (p. ex., papilomavírus humano).
2. Transmissão por gotículas.
   a. Gotas de partículas grandes com mais de 5 mícrons, geralmente provenientes de secreções respiratórias.
   b. Transmitido através de tosse, espirro ou conversação com uma pessoa infectada (p. ex., metapneumovírus humano disseminado através da tosse).
   c. Transmitido através de procedimentos de aerossolização (p. ex., liberação de agentes infecciosos durante um tratamento de nebulização ou indução de escarro).
3. Transmissão aérea.
   a. Núcleos de gotículas – partículas com menos de 5 mícrons que permanecem suspensas no ar (p. ex., tuberculose e varicela [varicela primária]).
   b. Partículas de poeira no ar que contém o agente infeccioso (p. ex., fungos de *Aspergillus* através da poeira).

Transmissão indireta

Tocar em um objeto inanimado, ou fômite, que tenha estado em contato direto com o reservatório (p. ex., pegar o lenço de uma criança com vírus Influenza ou tocar uma mesa de cabeceira contaminada com *Clostridium difficile*).

1. Rotas comuns de veiculação (por meio de itens contaminados).
   a. Alimentos (p. ex., *Salmonella* e *Campylobacter*).
   b. Água (p. ex., espécies de *Vibrio cholera* e *Legionella*).
   c. Medicamentos (p. ex., patógenos transmitidos pelo sangue, incluindo os vírus da hepatite B, hepatite C e HIV através de frascos de doses múltiplas que estejam contaminados).
2. Transmissão por vetores.
   a. Um organismo vivo, geralmente um artrópode (mosca, mosquito, carrapato), atua como intermediário, adquirindo o patógeno de um hospedeiro vivo e transmitindo para outro organismo vivo.
   b. Podem ser vetores mecânicos ou biológicos. A transmissão mecânica ocorre quando o vetor transporta o patógeno nas patas ou na superfície do corpo e transfere para o hospedeiro. A transmissão biológica ocorre quando o vetor carrega o patógeno em seu corpo, onde ele se desenvolve, produz cópias e depois é transmitido ao hospedeiro por meio de mordida ou picada, como a peste, que é transmitida por pulgas infectadas de ratos para seres humanos.

Porta de entrada

Definido como a forma pela qual um agente infeccioso contamina o novo hospedeiro. Os locais de entrada são:

1. Sistema respiratório.
2. Sistema gastrintestinal/geniturinário.
3. Mucosas.
4. Pele não intacta.
5. Sangue.

Hospedeiro suscetível

Determina-se a suscetibilidade do hospedeiro por uma complexa inter-relação entre ele e o agente infeccioso, por fatores que influenciam a infecção ou a doença, como:

1. Patogenicidade – é a capacidade de produzir doenças em um hospedeiro. O organismo invade o hospedeiro, penetra os tecidos, coloniza e depois se espalha de um hospedeiro para outro, sem causar necessariamente a morte do hospedeiro.
2. Virulência – é a grande variedade de danos que podem se desenvolver no hospedeiro resultantes da capacidade tóxica do patógeno. Considerando que a relação hospedeiro-patógeno é fluida, o resultado pode ser determinado por:
   a. Número de patógenos aos quais o hospedeiro é exposto; curso e duração da exposição.
   b. Invasão do patógeno e sua capacidade de produzir toxinas.
   c. Capacidade de contornar ou superar os mecanismos de defesa do hospedeiro (resposta imunológica).
3. Fatores do hospedeiro – suscetibilidade do novo hospedeiro à infecção, incluindo idade, estado nutricional, estado imunológico (p. ex., vacinação), constituição genética e estado geral de saúde física, mental e emocional.

Coleta de amostras para identificação de doenças infecciosas

Baseado em evidências
Leber, A. L. *et al.* (Ed.-in-Chief). (2016). *Clinical microbiology procedures handbook* (4th ed.). Washington, DC: American Society for Microbiology Press.

A coleta e o transporte adequados de amostras são importantes para maximizar o resultado dos exames para o diagnóstico de doenças infecciosas. Podem ser realizados vários exames de laboratório para estabelecer um diagnóstico presuntivo ou definitivo, a fim de se instituir o tratamento.

Princípios

1. Revise as diretrizes do laboratório para obter as recomendações de coleta de amostras para cada exame. Tais diretrizes devem estar prontamente disponíveis e incluir informações sobre os recipientes de amostras apropriados, tamanho da amostra e requisitos de transporte (temperatura, tempo etc.).
2. É fundamental que as amostras sejam coletadas e manuseadas cuidadosamente, seguindo as precauções padrão (ver Diretrizes para padrões de cuidados 31.1).
3. A coleta de amostras deve ocorrer antes do início da antibioticoterapia, sempre que possível.
4. Para evitar a contaminação, as amostras devem ser coletadas usando-se técnica asséptica.
5. Obtenha a quantidade adequada da amostra, suficiente para todos os exames.
6. Rotule adequadamente o recipiente, de acordo com o protocolo da instituição, com pelo menos dois identificadores do paciente (p. ex., nome, data de nascimento, número do prontuário) e inclua na requisição a fonte da amostra, a data e a hora da coleta, o exame a ser executado e quaisquer instruções especiais.
7. Feche bem os recipientes de amostras e coloque-os em um saco de risco biológico para ser enviado ao laboratório o mais rápido possível, de acordo com as diretrizes específicas.
8. Familiarize-se com a política do hospital que recomenda o transporte de patógenos específicos pela equipe de saúde para o laboratório, em vez de através de um sistema de tubos pneumáticos.

Tipos de coleta

Cultura de sangue (hemocultura)

1. Normalmente, é um fluido corporal estéril.
2. Preferem-se as amostras obtidas por punção venosa periférica àquelas obtidas de cateteres vasculares, devido à contaminação do cateter. Na literatura, não se recomenda a cultura por meio de equipamentos para determinar uma infecção de cateter central.

DIRETRIZES PARA PADRÕES DE CUIDADOS 31.1

Precauções universais (referenciada OSHA 1910.1030)

Estas precauções para o controle de infecções são determinadas pela *Occupational Safety and Health Administration* (OSHA) nos EUA. A OSHA recomenda que todo sangue e determinados fluidos corporais sejam tratados como potencialmente infecciosos pelo vírus da imunodeficiência humana (HIV), pelo vírus da hepatite B (HBV), pelo vírus da hepatite C (HCV) e por outros patógenos transmitidos pelo sangue:

- Os empregadores são obrigados a fornecer equipamento de proteção individual (EPI) adequado e outras práticas de controle para eliminar ou minimizar a exposição dos profissionais a agentes patogênicos transmitidos pelo sangue, conforme estabelecido no regulamento da OSHA 1910
- Devem ser usadas luvas quando houver contato com sangue, outros materiais potencialmente infecciosos, mucosas e pele não intacta
- Devem ser usados aventais, ou outro tipo de veste de proteção, quando for prevista a contaminação das roupas com sangue ou outros materiais potencialmente infecciosos
- As máscaras, em combinação com os óculos de proteção, devem ser usadas ao serem executados procedimentos que possam gerar respingos de sangue ou outros materiais potencialmente infecciosos em olhos, nariz ou boca
- As mãos e outras superfícies da pele devem ser lavadas imediatamente se contaminadas com sangue ou outros materiais potencialmente infecciosos
- Utilize dispositivos de segurança para agulhas e outros objetos cortantes e não manipule diretamente (p. ex., tapando, dobrando, quebrando ou removendo propositadamente seringas etc.)
- Agulhas e outros objetos cortantes devem ser colocados em recipientes resistentes a perfurações, para que sejam eliminados adequadamente
- Todas as amostras e itens com sangue ou outros materiais potencialmente infecciosos devem ser transportados em recipientes que impeçam vazamentos
- O vazamento de sangue e de fluidos corporais deve ser limpo imediatamente com um germicida apropriado, como uma solução alvejante ou fenólica.

3. A técnica asséptica é essencial para evitar a contaminação da amostra por organismos que colonizam a pele ou as mãos do coletor.
4. Limpe o local da punção venosa com álcool a 70%, seguido de iodopovidona ou gliconato de clorexidina, e deixe secar completamente.[4]
5. A tampa do diafragma dos frascos de cultura não é estéril e deve ser limpa com álcool antes de se injetar o sangue.

Cultura de urina (urocultura)

1. Normalmente, é um fluido corporal estéril.
2. Uma coleta limpa de urina de jato médio é o melhor método para obter uma amostra para detectar infecção urinária.
3. A coleta de urina de pacientes sondados deve ser feita com uma seringa estéril no portal de coleta apropriado da sonda ou do sistema fechado.
4. As amostras de urina devem ser transportadas para o laboratório imediatamente. Se não for analisada em até 30 minutos após a coleta, a urina deve ser refrigerada e cultivada em 24 horas.
5. Outros tipos de amostras de urina podem ser coletados, como amostras retiradas diretamente da sonda ou por drenagem suprapúbica da bexiga.

Cultura de fezes (coprocultura)

1. Obtidas para a cultura de organismos que não fazem parte da microbiota intestinal normal (p. ex., espécies de *Salmonella*, espécies de *Shigella*).
2. O paciente deve defecar em um recipiente ou uma fralda esterilizados. As amostras de fezes não devem conter urina ou água do vaso sanitário.
3. As amostras de fezes também podem ser obtidas diretamente do reto usando um *swab* estéril.

Cultura de escarro

1. A amostra precisa ser proveniente do sistema respiratório inferior, e não de secreções orofaríngeas. O laboratório realiza uma coloração de Gram em todas as amostras de escarro, para determinar se são representativas de secreções pulmonares e se foram coletadas adequadamente. Uma amostra com células do epitélio escamoso, em sua maioria, pode ser rejeitada.
2. O método mais comum de coleta é a expectoração de um paciente cooperativo com tosse produtiva. O início da manhã é o momento ideal para coletar as amostras de escarro.
3. A amostra de escarro pode ser coletada em um reservatório de secreção em pacientes com vias respiratórias artificiais e que necessitam de aspiração.
4. Se um indivíduo não puder produzir escarro, a indução de escarro usando um nebulizador de aerossol pode ajudar a liberar secreções espessas.
5. A broncoscopia pode ser necessária para a obtenção de escarro, se a indução falhar.

Cultura de feridas

1. As amostras costumam ser cultivadas para organismos aeróbicos e anaeróbicos.
2. As amostras podem ser coletadas por várias técnicas, dependendo da profundidade da ferida, como a retirada de amostras de tecido, a aspiração por agulha e o uso de *swab* sobre a superfície.
3. As culturas de superfície não são tão valiosas, pois muitas vezes podem estar altamente contaminadas, dificultando a determinação do agente infeccioso causador.
4. Para coletar uma cultura de ferida usando um *swab* estéril, limpe a superfície com álcool a 70% e colete o máximo de exsudato possível da margem interna da lesão. Evite tocar a pele ao redor.[5]
5. Coloque o *swab* imediatamente no tubo apropriado para transporte de cultura e envie para o laboratório.
6. Identifique a região anatômica específica.

Cultura de garganta

1. Use um abaixador para segurar a língua.
2. Esfregue o *swab* com cuidado, mas com firmeza, sobre as áreas de exsudato ou sobre as amígdalas e a faringe posterior, evitando as bochechas, os dentes e as gengivas.
3. Insira o *swab* na embalagem e siga as instruções de manuseio e transporte.

Exames laboratoriais

Avaliação microbiológica

Microscopia

1. O exame microscópico faz a distinção entre células dos tecidos e microrganismos.
2. Vários corantes podem ser usados para realçar as características estruturais dos microrganismos (p. ex., coloração de Gram para identificar grupos de bactérias, corantes ácidos para isolar micobactérias).
3. Realiza-se a classificação de acordo com a aparência física, como forma, tamanho ou tendência para formar cadeias ou aglomerados, e conforme a reação aos corantes, como Gram-positivas ou Gram-negativas.
4. Os resultados da microscopia geralmente estão disponíveis em minutos, o que possibilita o início precoce do tratamento com base em um diagnóstico presuntivo.

Cultura

1. A cultura costumava ser o padrão-ouro para a identificação positiva de muitos microrganismos, embora os avanços tecnológicos tenham possibilitado a realização de exames moleculares e outros exames inovadores para vários tipos de microrganismos.
2. Diferentes meios de cultura são usados para investigar suspeita de patógenos e podem ser seletivos (permitem apenas o crescimento de determinados microrganismos) e/ou diferenciais (distinguem as bactérias com base em características diferentes).
   a. Para amostras de sangue, utiliza-se um meio líquido, pois se detecta um número menor de microrganismos.
   b. Um meio sólido é usado para isolar misturas de organismos e cultivar culturas puras de cada tipo de microrganismo encontrado.
3. A recuperação de patógenos da cultura varia de acordo com o tipo de microrganismo, com o exame selecionado e o estágio da doença.
   a. Os patógenos mais comuns, como estafilococos, estreptococos e enterococos, são frequentemente identificáveis por gênero e espécie em 48 horas.
   b. Os organismos fúngicos podem levar de 10 a 14 dias para crescer em meio de cultura.
   c. Os vírus podem levar de 2 a 3 semanas para crescer em meio de cultura.
   d. As micobactérias podem levar até 6 semanas para crescer em meio de cultura.

Espectrometria de massa

1. As biomoléculas absorvem energia de um pulso curto de *laser* e ficam ionizadas, depois são aceleradas por um campo elétrico e colidem com um detector. Assim, elas são separadas de acordo com sua razão massa/carga, o que resulta na detecção molecular no espectro de massa.

---

[4]N.R.T.: Os protocolos para a coleta de hemocultura diferem conforme a instituição. Portanto, convém certificar-se das condutas de antissepsia que serão realizadas antes do procedimento.

[5]N.R.T.: Os protocolos diferem conforme a instituição. Portanto, convém certificar-se dos tipos de materiais utilizados antes de se realizar qualquer procedimento.

2. Com base em bancos de dados de perfis de espectro de massa, o exame identifica um microrganismo, incluindo bactérias e fungos, até o nível de gênero e espécie em questão de minutos, contra as várias horas ou dias necessários para as culturas tradicionais.

Teste de sensibilidade aos antibióticos (antibiograma)

1. Usado para determinar a concentração mínima de antibióticos que inibem o crescimento de um organismo.
   a. A concentração inibitória mínima (CIM) é a concentração mais baixa de um medicamento antimicrobiano capaz de inibir o crescimento do organismo. É medida pelo tamanho da área ao redor do halo antimicrobiano no qual houve inibição do crescimento.
   b. Com base nos padrões estabelecidos pelo Clinical and Laboratory Standards Institute (CLSI) para cada microrganismo, o tamanho da área de difusão inibidora pode ser interpretado como resistente (R), sensível (S) e intermediário (I).

Exame molecular

1. Existem várias tecnologias para detectar porções genéticas específicas de organismos patogênicos ou para identificar a resposta de um hospedeiro específico à presença do patógeno. São exemplos o teste de sonda de DNA e a reação em cadeia da polimerase (PCR).
2. Tais exames podem ser mais sensíveis a quantidades menores de microrganismos e geralmente produzem um resultado mais rápido que a cultura tradicional.
3. Alguns exames, incluindo o PCR multiplex, detectam simultaneamente a presença de diferentes organismos, como vírus respiratórios ou agentes infecciosos gastrintestinais.

Contagem de leucócitos

1. Um aumento na contagem de glóbulos brancos ou "leucocitose" pode indicar infecção, resposta inflamatória, necrose tecidual ou insuficiência da medula óssea.
2. O número total de leucócitos circulantes e o diferencial (fornecidos em porcentagem da contagem total) podem se alterar durante uma infecção bacteriana ou viral.
3. Durante uma infecção bacteriana aguda, a contagem de leucócitos geralmente aumenta (superior a 11.000/mm^3), acompanhada por aumento no número de neutrófilos e bandas (neutrófilos imaturos) no diferencial. O desvio (à esquerda) no diferencial reflete a atividade fagocítica.

Exames imunológicos

1. Os patógenos antigênicos estimulam anticorpos que podem ser detectados no plasma dos pacientes.
2. A detecção de anticorpos não é necessariamente diagnóstica para a infecção atual.
3. As reações antígeno-anticorpo devem ser avaliadas ao longo do tempo.
4. A produção de anticorpos da imunoglobulina M (IgM) alcança o pico durante a infecção ativa e diminui durante o período de convalescença.
5. Os anticorpos IgG alcançam o pico durante a convalescença e persistem.
6. Um aumento de quatro vezes no título de anticorpos entre a amostra aguda e a amostra de convalescença indica infecção recente.

PROCEDIMENTOS E MODALIDADES TERAPÊUTICAS

Imunidade

O corpo humano tem mecanismos de defesa para se proteger contra doenças, com barreiras anatômicas, como a pele, e barreiras fisiológicas, como as enzimas da saliva. A microbiota normal de microrganismos também ajuda a evitar a invasão de patógenos. Se esses mecanismos de defesa inespecíficos falharem, a resposta imune específica do organismo geralmente fornece proteção. A imunidade específica a um organismo em particular implica um indivíduo ter produzido o anticorpo apropriado ou recebido anticorpos prontos de outra fonte. A imunidade pode ser natural ou adquirida; e passiva ou ativa.

A *imunidade ativa natural* ocorre quando os anticorpos são adquiridos após uma infecção. Os anticorpos também são adquiridos por meio da imunidade passiva natural, como da mãe para o feto através da placenta ou do bebê por meio do leite materno.

A *imunidade artificial passiva* é alcançada através da administração de imunoglobulinas ou antitoxinas. A imunidade artificial ativa ocorre quando os anticorpos são produzidos em resposta a uma vacina ou um toxoide (Tabela 31.2).

Existe um debate sobre a possibilidade de uma ligação entre as vacinas infantis e o subsequente desenvolvimento de autismo. O medo e a recusa do público em vacinar as crianças contra doenças evitáveis têm mostrado um aumento dessas patologias. Existem vários estudos científicos que refutam a existência de uma associação (consulte *cdc.gov/vaccinesafety/research/index.html*).

As vacinas são o melhor modo de proteção contra infecções que podem causar complicações graves e possíveis maus resultados em crianças e adultos.

Para mais recomendações atualizadas, consulte *www.cdc.gov/vaccines/schedules/hcp/imz/adult.html e www.cdc.gov/vaccines/schedules/hcp/imz/child-adolescent.html.*

Prevenção de infecções

As infecções à assistência à saúde (IRAS) ocorrem quando um indivíduo chega a um estabelecimento de saúde e adquire uma nova infecção durante o atendimento. As IRAS afetam 722.000 pacientes por ano (2011) e 75.000 destas pessoas morrem por ano como resultado da exposição. Aproximadamente 1 a cada 25 pacientes hospitalizados desenvolve IRAS. A maioria dessas infecções, no entanto, é potencialmente evitável se forem seguidas as práticas de prevenção de infecções.

Os esforços para a prevenção de infecções envolvem supervisão e relatórios, monitoramento da transmissão de organismos multirresistentes (OMR), adesão aos protocolos de higienização das mãos em todo o hospital, administração antimicrobiana, limpeza e desinfecção. Além disso, as medidas de saúde ocupacional envolvem a conformidade com o programa de vacinas, a educação da equipe e as iniciativas para melhoria do desempenho na redução das IRAS. As estratégias de prevenção visam romper a cadeia de infecção.

Vigilância de IRAS

1. As quatro IRAS mais comumente supervisionadas em ambiente hospitalar são:
   a. Infecção do sítio cirúrgico (ISC).
   b. Infecção da corrente sanguínea associada a cateter central (ICSAC).
   c. Eventos associados à ventilação (EAV).
   d. Infecção urinária associada ao cateterismo (CAUTI, *catheter-associated urinary tract infection*).
2. As taxas de IRAS estão sendo cada vez mais usadas como indicadores de qualidade e segurança do paciente em instituições de saúde.
3. Os hospitais relatam as taxas de infecção ao National Health Safety Network, parte do Centers for Disease Control and Prevention (CDC) nos EUA, e os dados estão sendo publicados e disponibilizados ao público através dos *sites* dos departamentos de saúde estaduais/locais e centros de saúde e do sistema Medicare e Medicaid's Hospital Compare.
4. Nos EUA, a cada ano, as instituições no quartil inferior de parâmetros de desempenho não recebem reembolso total (ou o combinado) pelas consultas/intervenções realizadas.

Tabela 31.2 Calendário de imunização recomendado para adultos com 19 anos ou mais, EUA, 2018.[6]

Vacina	19 a 21 anos	22 a 26 anos	27 a 49 anos	50 a 64 anos	Mais de 65 anos
Influenza (gripe)	1 dose anual.				
dTpa ou dT (dupla ou tripla adulto)	1 dose da dTpa, e dose de reforço da dT a cada 10 anos.				
MMR (sarampo, caxumba e rubéola)	1 ou 2 doses, dependendo da indicação (se nasceu em 1957 ou mais tarde).				
Varicela	2 doses.				
RZV (vacina recombinante de zóster (preferencial)				2 doses de RZV (preferencial)	
ou				ou	
ZVL (vacina de zóster viva)				1 dose ZVL.	
HPV (papilomavírus humano) – mulheres	2 ou 3 doses, dependendo da idade no início da série.				
HPV – homens	2 ou 3 doses, dependendo da idade no início da série.				
PCV13 (vacina pneumocócica conjugada)					1 dose
PPSV23 (vacina polissacarídica pneumocócica)	1 ou 2 doses, dependendo da indicação.				1 dose
Hepatite A	2 ou 3 doses, dependendo da vacina.				
Hepatite B	3 doses.				
ACWY (vacina meningocócica conjugada quadrivalente)	1 ou 2 doses, dependendo da indicação, e dose de reforço a cada 5 anos, se o risco permanecer.				
Meningite B	2 ou 3 doses, dependendo da vacina.				
Hib (*Haemophilus influenzae* do sorotipo B)	1 ou 3 doses, dependendo da indicação.				

Recomendado para adultos que cumprem os requisitos de idade, não possuem documentação de vacinação ou não têm evidências de infecção passada.

Recomendado para adultos com outras indicações

Nenhuma recomendação

[6]N.R.T.: Consulte o calendário nacional de vacinação de 2020 em: *https://www.saude.go.gov.br/files/imunizacao/calendario/Calendario.Nacional.Vacinacao.2020.atualizado.pdf*. Veja também os calendários locais (estaduais e municipais) de vacinação.

Fundamentos das precauções padrão

As precauções padrão foram emitidas pelo CDC como uma diretriz geral para hospitais, mas sempre se tornaram práticas comuns para o atendimento de todos os pacientes em qualquer ambiente de saúde. Elas se aplicam a (1) sangue; (2) todos os fluidos corporais, secreções e excreções, independentemente de conterem ou não sangue visível; (3) pele não intacta; e (4) membranas mucosas. Se houver a chance de entrar em contato com um material potencialmente infeccioso, recomenda-se uma barreira entre o paciente e o profissional de saúde. A barreira pode ser avental, luva, máscara ou óculos, dependendo do motivo e da área de contato.

Higienização das mãos

1. A higienização das mãos é a medida mais recomendada para reduzir os riscos de transmissão de microrganismos.
2. A higienização das mãos deve ser realizada entre os contatos com o paciente; após o contato com sangue, fluidos corporais, secreções, excreções e equipamentos ou artigos contaminados; e antes de vestir e depois de remover as luvas. Isso é vital para o controle de infecções. Pode ser necessário higienizar as mãos entre as tarefas no mesmo paciente para evitar a contaminação cruzada em diferentes áreas do corpo.
3. Para realizar a higiene, convém limpar as mãos com água e sabão, esfregando por 15 segundos todas as superfícies ou aplicando um antisséptico para as mãos à base de álcool, cobrindo todas as superfícies das duas mãos até secar completamente.
4. A higienização das mãos sem lavagem é recomendada (higienização com álcool em gel), a não ser que haja partículas visíveis nas mãos, antes de comer, depois de usar o banheiro e quando houver um acúmulo significativo de produtos de limpeza de mãos sem água.
5. Se estiver cuidando de um paciente com um patógeno produtor de esporos, como a doença associada ao *C. difficile* (CDAD), use a higienização das mãos com água e sabão esfregando por 15 segundos, pois os esporos que esse organismo forma são resistentes ao álcool em gel.
6. Da mesma maneira, para outros patógenos conhecidos ou suspeitos de serem resistentes ao álcool em gel, como o *Norovírus*, a higienização das mãos deve ser feita com água e sabão esfregando-as por 15 segundos.

Higiene respiratória/etiqueta para tosse

1. Ao tossir ou espirrar, cubra a boca e o nariz com um lenço de papel ou com a manga da roupa.
2. Use o recipiente de lixo mais próximo para descartar o lenço após o uso.
3. Higienize as mãos imediatamente.
4. Utilize uma máscara quando estiver com tosse, para conter as secreções.
5. Sente-se a, pelo menos, 1 metro de outras pessoas.

Precauções baseadas na transmissão

Além das precauções padrão, o CDC recomenda a instituição de precauções com base no modo de transmissão sempre que houver suspeita ou confirmação laboratorial que envolva um patógeno epidemiologicamente significativo. Existem três tipos de precauções baseadas no modo de transmissão recomendadas pelo CDC: por contato, gotículas e aérea. Cada tipo de precaução leva em consideração o patógeno e seu modo de transmissão. Convém sempre consultar as políticas de controle de infecção de cada instituição de saúde, pois alguns hospitais podem impor mais restrições do que as recomendadas pelo CDC, por influência da ação de patógenos endêmicos ou recém-surgidos naquela região. Deve-se tomar cuidado ao colocar e retirar o EPI para evitar contaminação (Figura 31.2).

Alerta de enfermagem
As precauções padrão são recomendadas para o atendimento de cada paciente em todas as circunstâncias, mesmo que já haja outro tipo de precaução. Quando possível, disponibilize os equipamentos de cuidados não críticos a um único paciente. Limpe e desinfete completamente o equipamento reutilizável antes de usar em outro paciente.

Precauções de contato

1. Utilizadas em pacientes conhecidos ou suspeitos de estarem infectados ou colonizados por microrganismos epidemiologicamente significativos, que podem ser transmitidos por contato direto ou indireto com superfícies ambientais (fômites) ou itens de assistência no local onde se encontra o paciente.
2. Exemplos de microrganismos que requerem precauções de contato:
   a. *Staphylococcus aureus* resistente à meticilina (oxacilina) (MRSA).
   b. *Enterococcus* resistente à vancomicina.
   c. *S. aureus* intermediário ou resistente à vancomicina.
   d. CDAD.
3. Coloque o indivíduo em um quarto privativo ou em uma sala com um paciente com o mesmo microrganismo (enfermaria).
4. Use EPI ao entrar em um local identificado como de precaução por contato com luvas e um avental (Boxe 31.1). Muitos hospitais incentivam os visitantes a seguir as mesmas precauções.
5. Todo o equipamento, inclusive suportes de soro, alças dos carrinhos e outros dispositivos, deve ser limpo, desinfetado e identificado como limpo antes do transporte em salas, elevadores ou antes de ser fornecido a um novo paciente. Isso protege o ambiente, a equipe, os visitantes e os pacientes de contaminação com germes potencialmente infecciosos.

Precauções contra gotículas

1. Projetadas para o atendimento de pacientes com suspeita de infecção por microrganismos transmitidos por gotículas de partículas grandes geradas pelo paciente ao tossir, espirrar, falar ou durante a execução de certos procedimentos, como indução de escarro ou nebulização.
2. Essas gotículas de partículas grandes viajam pelo ar a 1,5 metro da boca do paciente. Portanto, é obrigatório o uso de máscara cirúrgica, proteção para os olhos, avental e luvas.
3. São exemplos de condições que requerem precauções contra gotículas: *Neisseria meningitidis*, peste pneumônica, escarlatina, coqueluche, adenovírus, vírus Parainfluenza, gripe, vírus sincicial respiratório, metapneumovírus humano, rinovírus, caxumba, parvovírus B_{19}, rubéola.
4. Coloque o paciente em um quarto privativo.
   a. Quando um quarto particular não estiver disponível, coloque pacientes com o mesmo microrganismo juntos na mesma enfermaria.
   b. Se nada disso for possível, mantenha uma separação espacial de, pelo menos, 1 metro entre o indivíduo infectado e outros pacientes e visitantes.
5. Não é necessário o controle especial do ar e da ventilação, e a porta do quarto pode permanecer aberta.
6. O EPI deve incluir máscaras cirúrgicas. Aventais e luvas também podem ser necessários com base no tipo de patógeno; consulte a política hospitalar específica para a condição.
   a. Use uma máscara ao trabalhar a menos de 1 metro do paciente.
   b. Para proteger as mucosas de olhos, nariz e boca, os profissionais de saúde devem usar máscaras e óculos ou protetores faciais durante o atendimento ao paciente, para proteger contra respingos ou gotas de sangue, fluidos corporais ou secreções.
7. Limite o transporte do paciente do quarto apenas para fins essenciais. Se o transporte for necessário, minimize a dispersão das gotículas colocando uma máscara no paciente antes e durante o transporte. Veja a seguir algumas medidas adicionais.

Boxe 31.1 Equipamento de proteção individual

Luvas
As luvas são usadas para formar uma barreira protetora e impedir a contaminação grosseira das mãos de profissionais de saúde. Se utilizadas adequadamente, reduzem a transmissão de microrganismos e ajudam a evitar a contaminação cruzada no paciente. O uso de luvas não substitui a necessidade de higienização das mãos, pois elas podem apresentar pequenos defeitos ou rasgar durante o uso. Além disso, durante a remoção das luvas, as mãos podem ficar contaminadas
- Realize a higienização das mãos antes de colocar as luvas
- Troque as luvas após o contato com material contaminado, como fezes e secreções de feridas
- Remova as luvas antes de sair do ambiente do paciente e higienize imediatamente as mãos com sabão e água ou com um agente antisséptico à base de álcool
- As luvas também devem ser trocadas entre os procedimentos no mesmo paciente, após uma troca de curativo de cateter intravenoso central, tratamento de feridas ou manipulação da bolsa de drenagem de sonda
- Como prática geral, as luvas de exame não devem ser usadas fora do quarto do paciente.

Avental
Deve ser usado um avental durante o atendimento de pacientes infectados com patógenos epidemiologicamente significativos, para reduzir a contaminação das roupas do profissional de saúde. Roupas contaminadas podem transmitir patógenos aos pacientes
- O avental deve estar amarrado no pescoço e nas laterais, cobrindo completamente o enfermeiro
- Se o avental for muito pequeno, podem ser usados dois aventais para cobrir qualquer área exposta do corpo do enfermeiro
- Roupas impermeáveis à água, coberturas para as pernas, botas ou protetores de sapatos proporcionam maior proteção quando existe a possibilidade de grandes respingos de sangue ou fluidos corporais, como na sala de cirurgia
- Os aventais devem ser removidos e descartados antes de sair do ambiente do paciente e convém realizar a higiene apropriada das mãos.

Sequência de colocação de equipamento de proteção individual (EPI)

O tipo de EPI usado varia com base no nível de precauções necessárias, como precauções padrão e precauções para infecções transmitidas por contato, gotículas ou pelo ar. O procedimento para colocação e remoção do EPI deve ser adaptado ao tipo de equipamento.

1. Avental

- Cubra totalmente o tronco, do pescoço aos joelhos, os braços até o fim dos punhos e amarre nas costas
- Ajuste na parte de trás do pescoço e amarre.

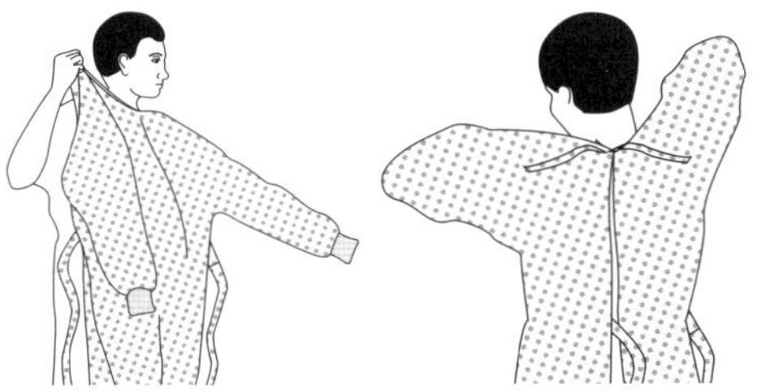

2. Máscara ou respirador

- Amarre as pontas ou ajuste o elástico no meio da cabeça e no pescoço
- Ajuste a ponte sobre o nariz
- Ajuste bem no rosto e abaixo do queixo
- Verifique o ajuste do respirador.

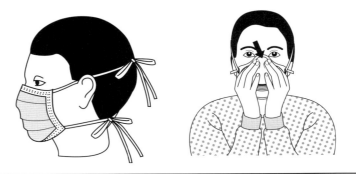

3. Óculos ou protetor facial

- Coloque sobre o rosto e os olhos e ajuste.

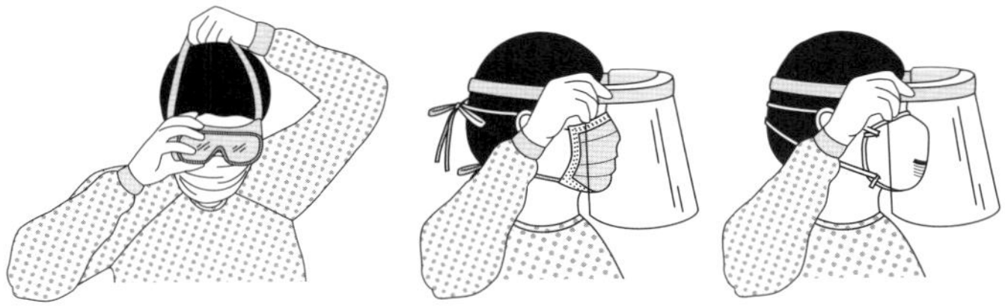

4. Luvas

- Estique até cobrir o punho do avental de precaução.

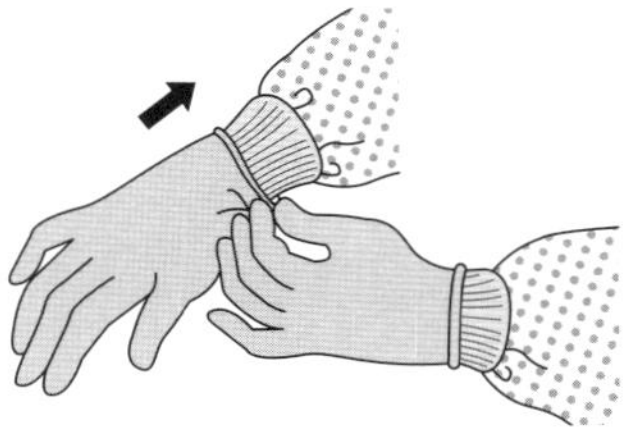

Adote práticas de trabalho seguras para se proteger e limitar a disseminação da contaminação.

- Mantenha as mãos afastadas do rosto
- Limite o número de superfícies que devem ser tocadas
- Troque as luvas quando rasgadas ou altamente contaminadas
- Realize a higienização das mãos.

Figura 31.2 Guia do CDC para a colocação e a retirada de EPI (*https://www.cdc.gov/HAI/pdfs/ppe/ppe-sequence.pdf*).

Como remover com segurança o equipamento de proteção individual (EPI) Exemplo 1

Existem várias maneiras de remover o EPI com segurança, sem contaminar roupa, pele ou mucosas com materiais potencialmente infecciosos. Este é um dos exemplos: **retirar todos os EPIs antes de sair do quarto do paciente**, exceto o respirador, se usado. Além disso, retirar o respirador **depois** de sair do quarto do paciente e fechar a porta. Remove-se o EPI na sequência:

1. Luvas

- A parte externa das luvas está contaminada
- Se as mãos forem contaminadas durante a remoção das luvas, lave imediatamente ou use um antisséptico para as mãos à base de álcool
- Com a mão enluvada, segure a área da palma da outra mão enluvada e retire a primeira luva
- Segure a luva removida na mão enluvada
- Deslize os dedos da mão sem luva sob a luva ainda no punho e retire a segunda luva sobre a primeira
- Descarte as luvas em um recipiente de lixo.

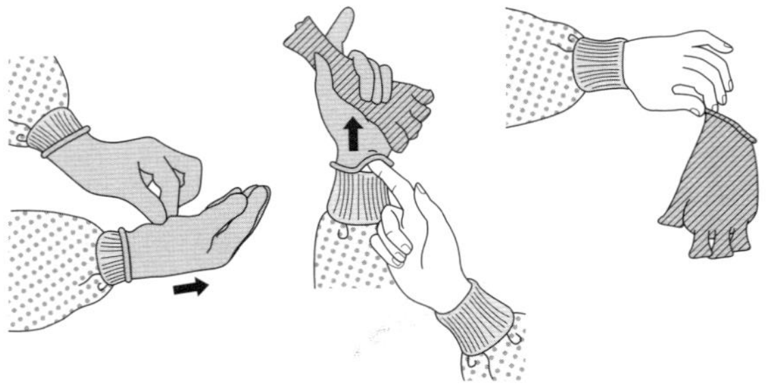

2. Óculos ou protetor facial

- A parte externa dos óculos ou do protetor facial está contaminada
- Se as mãos forem contaminadas durante a remoção dos óculos ou do protetor facial, lave imediatamente ou use um antisséptico para as mãos à base de álcool
- Remova os óculos ou a proteção facial pela parte de trás, levantando a faixa ajustada na cabeça ou nas orelhas
- Se o item for reutilizável, coloque no recipiente designado para o reprocessamento do material. Caso contrário, descarte em um recipiente para lixo.

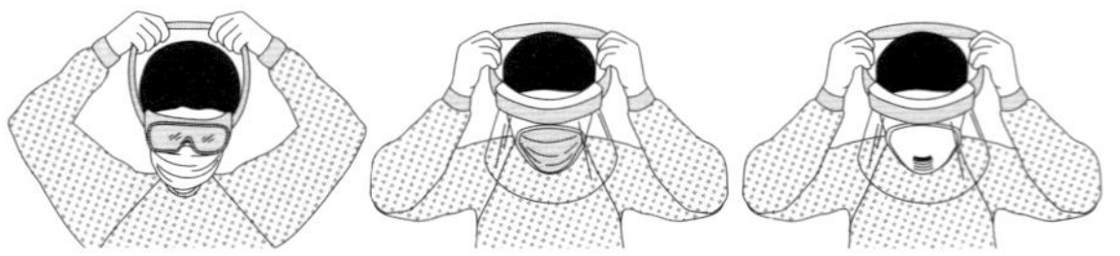

3. Avental

- A frente e as mangas do avental estão contaminadas
- Se as mãos forem contaminadas durante a remoção do avental, lave imediatamente ou use um antisséptico para as mãos à base de álcool
- Solte os nós do avental, tomando cuidado para que as mangas não entrem em contato com o corpo quando as pontas se soltarem
- Afaste do pescoço e dos ombros, tocando apenas a parte interna do avental
- Vire o avental do avesso
- Dobre ou enrole e descarte em um recipiente para lixo.

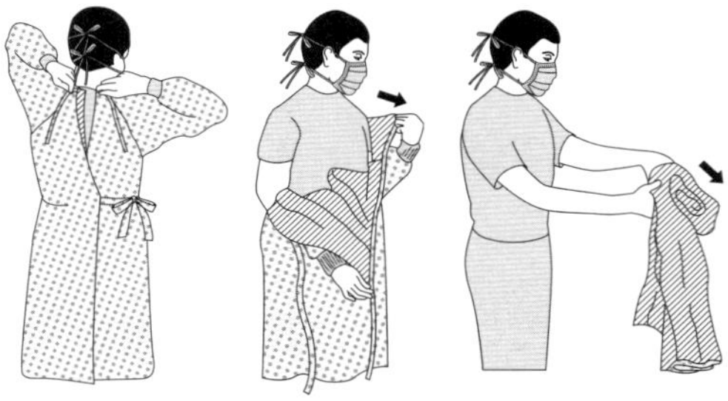

4. Máscara ou respirador

- A parte frontal da máscara/respirador está contaminada – não toque!
- Se as mãos forem contaminadas durante a remoção da máscara/respirador, lave imediatamente ou use um antisséptico para as mãos à base de álcool
- Desamarre primeiro as pontas de baixo, segurando as presilhas ou os elásticos da máscara/respirador e, em seguida, as pontas de cima; retire do rosto sem tocar na parte da frente
- Descarte em um recipiente para lixo.

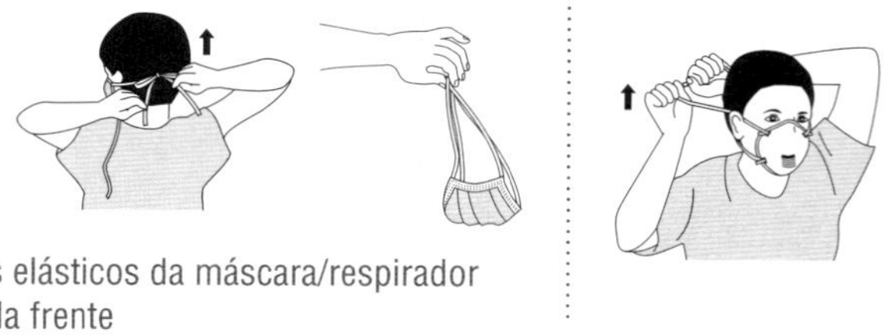

5. Lave imediatamente as mãos ou use um antisséptico à base de álcool após a remoção de todos os EPIs.

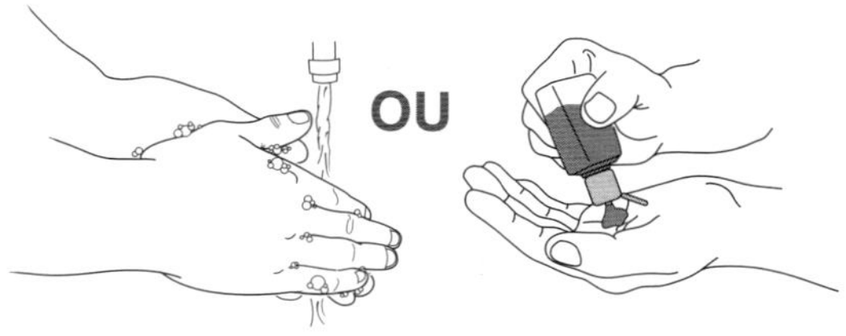

Higienize entre cada etapa, sempre que as mãos forem contaminadas e logo após a remoção de todos os EPIs.

CDC

Figura 31.2 *(Continuação)*

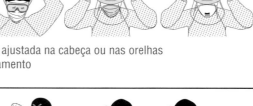

Como remover com segurança o equipamento de proteção individual (EPI) Exemplo 2

Esta é outra maneira de remover o EPI com segurança, sem contaminar roupa, pele ou mucosas com materiais potencialmente infecciosos: **retire todos os EPIs antes de sair do quarto do paciente**, exceto o respirador, se usado. Retire o respirador **depois** de sair do quarto do indivíduo e fechar a porta. Remove-se o EPI na sequência:

1. Avental e luvas

- A frente e as mangas do avental e a parte externa das luvas estão contaminadas
- Se as mãos forem contaminadas durante a remoção do avental ou das luvas, lave imediatamente ou use um antisséptico para as mãos à base de álcool
- Segure o avental na frente e afaste-o do corpo para que os laços se soltem, tocando a parte de fora da peça apenas com as mãos enluvadas
- Ao remover o avental, dobre-o ou enrole-o do avesso como um pacote
- Ao remover o avental, retire as luvas ao mesmo tempo, tocando apenas a parte interna das luvas e do avental com as mãos nuas. Coloque o avental e as luvas em um recipiente para lixo.

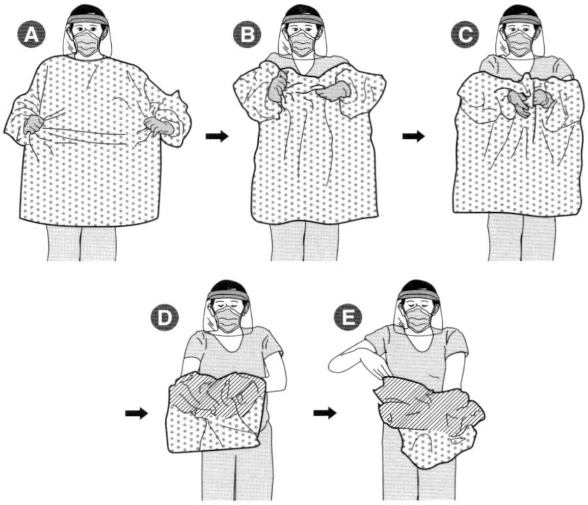

2. Óculos ou protetor facial

- A parte externa dos óculos ou do protetor facial está contaminada!
- Se as mãos forem contaminadas durante a remoção dos óculos ou do protetor facial, lave imediatamente ou use um antisséptico para as mãos à base de álcool
- Remova os óculos ou a proteção facial pela parte de trás, levantando a faixa da cabeça e sem tocar na frente dos óculos ou do protetor facial
- Se o item for reutilizável, coloque-o no recipiente designado para o reprocessamento. Caso contrário, descarte em um recipiente para lixo.

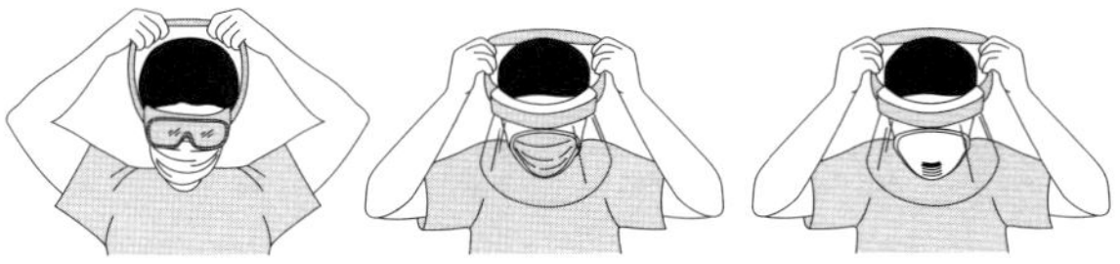

3. Máscara ou respirador

- A parte frontal da máscara/respirador está contaminada – não toque!
- Se as mãos forem contaminadas durante a remoção da máscara/respirador, lave imediatamente ou use um antisséptico para as mãos à base de álcool
- Desamarre primeiro as pontas de baixo, segurando as presilhas ou os elásticos da máscara/respirador e, em seguida, as pontas de cima; retire do rosto sem tocar na parte da frente
- Descarte em um recipiente para lixo.

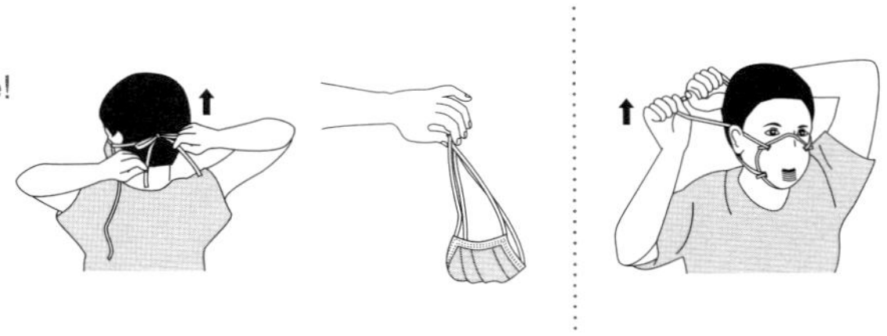

4. Lave imediatamente as mãos ou use um antisséptico à base de álcool após a remoção de todos os EPIs.

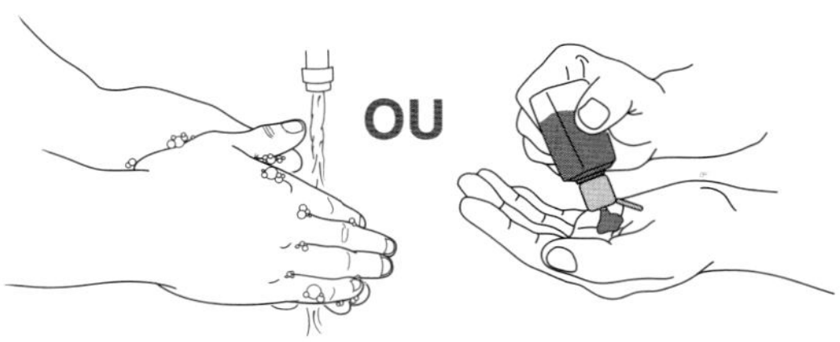

Higienize entre cada etapa, sempre que as mãos forem contaminadas e logo após a remoção de todos os EPIs.

Figura 31.2 *(Continuação)*

Precauções aéreas

1. Planejadas para reduzir o risco de transmissão aérea de agentes infecciosos por meio da disseminação de núcleos de pequenas gotículas com tamanho inferior a 5 mícrons, que permanecem suspensas no ar por longos períodos.
2. Os microrganismos podem se dispersar amplamente através de correntes de ar e podem ser inalados ou se depositar em um hospedeiro suscetível no mesmo quarto ou a uma distância maior do paciente de origem. Portanto, são necessários manuseio, filtragem e ventilação especiais do ar.
3. São exemplos de doenças que requerem precauções aéreas: sarampo, varicela (incluindo zóster disseminado) e tuberculose.
4. EPI – são necessários respiradores (respirador N95, um respirador com filtro de ar particulado de alta eficiência [HEPA] ou um respirador purificador de ar [PAPR]); aventais e luvas também podem ser necessários com base no tipo de patógeno; consulte o protocolo hospitalar específico para a condição.
   a. É necessário que os membros da equipe sejam treinados quanto ao uso de respiradores de proteção e/ou PAPRs anualmente em um programa de proteção respiratória que inclua um "teste de adaptação". Esse teste garante que o respirador vede perfeitamente a face do indivíduo, ensina os profissionais a usar o respirador e otimiza a proteção dos membros da equipe.
   b. Indivíduos imunes à rubéola ou à varicela não precisam usar máscara, mas devem usar avental e luvas quando forem expostos a lesões, para evitar o transporte de contaminantes para um paciente não imune fora da sala.
5. Coloque o paciente em um quarto privativo com:
   a. Pressão de ar negativa monitorada com relação às áreas circundantes.
   b. Pelo menos 6, mas de preferência 12 trocas de ar por hora.
   c. Retirada adequada do ar para o ambiente externo ou filtragem de alta eficiência monitorada do ar ambiente antes da recirculação.
   d. A porta deve permanecer fechada enquanto o paciente ocupar o quarto.
6. Limite o transporte do paciente a finalidades essenciais. Se o transporte for necessário, minimize a dispersão dos núcleos das gotículas pelo indivíduo, colocando uma máscara no paciente. Veja a seguir algumas medidas adicionais.

Outras considerações

Limitando a circulação de pacientes

1. Limitar a circulação de pacientes com microrganismos epidemiologicamente significativos reduz a transmissão. Devem ser feitos todos os esforços para limitar a circulação de pacientes com precauções aéreas.
2. Quando for necessário o transporte de pacientes com precauções para contato, gotículas e aéreas:
   a. O indivíduo deve estar com um avental hospitalar limpo e roupa de cama limpa.
   b. Barreiras apropriadas (como máscaras e curativos impermeáveis) devem ser usadas pelo paciente.
   c. O pessoal da área para a qual o paciente será transferido precisa ser notificado com antecedência, para providenciar os EPIs, preparar uma sala que atenda às especificações para a precaução identificada, se comunicar com a equipe de limpeza e garantir que o paciente não fique sentado na área de espera com outros pacientes, visitantes e funcionários.
   d. A menos que a equipe de transporte esteja prestando cuidados durante o transporte, não há necessidade do uso de EPI. Se o paciente precisar de cuidados no corredor, considere ter duas pessoas para o transporte: uma que permanece sem EPI, para abrir portas, tocar nos botões do elevador e empurrar a maca, enquanto apenas a outra com EPI cuida do paciente.
3. Quando apropriado, os pacientes devem ser orientados a como ajudar na prevenção da transmissão.

Atenção a equipamentos, roupas de cama e suprimentos

1. O equipamento deve ser limpo entre cada paciente, de acordo com as instruções de uso do fabricante e com a classificação de Spaulding para equipamentos médicos.
   a. São considerados equipamentos não críticos aparelhos como estetoscópio e manguito de pressão arterial, que são usados sobre a pele intacta. Mostram-se necessárias uma limpeza de rotina e uma desinfecção de nível baixo a intermediário.
   b. São considerados equipamentos semicríticos dispositivos como espéculo vaginal ou endoscópio de fibra óptica, usado em mucosas ou pele não intacta. É necessária uma desinfecção de alto nível.
   c. São considerados equipamentos críticos os dispositivos usados em áreas estéreis do corpo, como a corrente sanguínea e para procedimentos cirúrgicos. É necessária a esterilização.
2. A roupa suja deve ser manuseada, transportada e lavada de maneira a evitar a transferência de microrganismos para pacientes, pessoal e meio ambiente, de acordo com as diretrizes de boas práticas. Com alguns organismos, como o vírus da varíola ou as bactérias do antraz, deve-se tomar cuidado para não expelir o ar de sacos plásticos de revestimento fora dos quartos de pacientes com precauções aéreas.
3. Atualmente, não existem evidências indicando a necessidade de precauções especiais para pratos, copos, xícaras ou utensílios de cozinha, pois a combinação de água quente e detergentes usados nas máquinas de lavar louças hospitalares é suficiente para descontaminar os itens da maioria dos patógenos infecciosos. No entanto, mostra-se necessária a higiene adequada das mãos quando se removem as bandejas de alimentos de algumas áreas com precaução.
4. Os equipamentos de assistência ao paciente sujos de sangue, fluidos corporais, secreções e excreções devem ser manuseados de maneira a impedir a exposição da pele e das mucosas, a contaminação da roupa e a transferência de microrganismos para outros pacientes e ambientes.
   a. Deve-se estabelecer um mecanismo processual para rotulagem ou identificação dos equipamentos, para que não sejam usados em outros pacientes.
   b. O equipamento limpo deve ser armazenado em um local fisicamente separado do equipamento sujo.
   c. O equipamento reutilizável deve ser transportado de maneira a evitar a contaminação da equipe, do ambiente e dos visitantes até chegar à área onde será limpo, desinfetado e reprocessado adequadamente, antes de ser utilizado por outro paciente.
   d. Itens de uso único devem ser descartados adequadamente.
5. Deve-se tomar cuidado para evitar ferimentos causados por agulhas, bisturis e outros objetos cortantes. As agulhas usadas nunca devem ser cobertas novamente com as duas mãos, removidas das seringas, dobradas, quebradas ou manipuladas. Agulhas e objetos cortantes usados devem ser projetados com proteção contra ferimentos causados por objetos cortantes e descartados imediatamente em um recipiente resistente a perfurações aprovado pela OSHA. Os recipientes devem ser montados de acordo com as diretrizes do National Institute of Occupational Safety and Health e localizados o mais próximo possível da área de uso.
6. Bocais protetores, bolsas de reanimação ou outros dispositivos de ventilação devem ser usados, em substituição aos métodos de reanimação boca a boca.

Bundles de prevenção a infecções

Além das precauções padrão e de precaução, da higienização das mãos e do manuseio adequado de equipamentos/suprimentos, existem etapas agrupadas e inclusivas, chamadas *bundles*, que são conjuntos de práticas baseadas em evidências que provaram evitar IRAS específicas quando todas as etapas são seguidas. Existem práticas agrupadas para a prevenção de ICSAC, CAUTI, EAV e CDAD. Os *bundles* evitam infecções por meio de técnica asséptica/estéril no momento da inserção do dispositivo, bem como da manutenção adequada dos dispositivos. Um componente essencial é a revisão diária da necessidade de dispositivos permanentes e a remoção precoce e imediata destes dispositivos, para evitar infecções.

Alerta de transição de cuidado
Proporcione educação sobre práticas básicas de prevenção de infecções para todos os pacientes que recebem alta hospitalar portando dispositivos e sobre os cuidados em domicílio. Por exemplo, para cateteres intravenosos centrais, o paciente deve ser ensinado a lavar as mãos antes e depois de tocar os acessos; quando e como trocar os curativos; como tomar banho com o curativo (dependendo do tipo de material utilizado); realizar o monitoramento contínuo de sinais e sintomas precoces de infecção; e comunicar-se com o médico imediatamente. O adequado cuidado domiciliar dos dispositivos reduz o risco de infecções e outras complicações e uma possível readmissão hospitalar.

DOENÇAS INFECCIOSAS SELECIONADAS

Os distúrbios infecciosos são abordados ao longo do livro nos vários capítulos sobre os sistemas orgânicos. Ver na Tabela 31.3 os distúrbios infecciosos selecionados. Convém estar ciente de que novos dados sobre doenças infecciosas surgem diariamente. Para obter as informações mais recentes sobre doenças infecciosas, entre em contato com o departamento de saúde pública do estado ou o CDC em: *www.cdc.gov*.

Tópicos importantes sobre doenças transmissíveis

Vírus Ebola

A epidemia da doença pelo vírus Ebola de 2013 a 2016 na Guiné, na Libéria e em Serra Leoa foi a maior já registrada. Provavelmente, surgiu na Guiné em 2013, como um caso epizoótico em uma vila remota, e espalhou-se de modo rápido por contato direto pessoa a pessoa, atravessando fronteiras e alcançando áreas mais populosas. Em junho de 2016, havia 28.616 casos e 11.310 óbitos. A Organização Mundial da Saúde (OMS), em agosto de 2014, declarou o Ebola na África Ocidental uma emergência de saúde pública de interesse internacional.

Tabela 31.3 Doenças infecciosas selecionadas.

Doença, agente infeccioso e transmissão	Apresentação	Considerações de enfermagem
Febre maculosa *Rickettsia rickettsii* • A transmissão costuma ocorrer através de uma picada de carrapato infectado, com um mínimo de 4 a 6 h de fixação para surgir a infecção. Também pode ser transmitida por meio da contaminação por rupturas na pele ou mucosas com tecidos esmagados ou fezes do carrapato • O reservatório inclui o carrapato-americano, no leste e no sul; o carrapato-das-montanhas-rochosas no noroeste; e o carrapato-marrom • A coinfecção com outros patógenos transmitidos por carrapatos deve ser considerada.	• O período de incubação é de 2 a 14 dias • Febre alta súbita, mal-estar, cefaleia, calafrios e injeção conjuntival (olhos avermelhados) • A erupção cutânea maculopapular manifesta-se entre os dias 2 e 5 nas extremidades, progride para as solas dos pés, as palmas das mãos e o tronco (em 35 a 60%) e surgem petéquias e púrpura após o sexto dia • A mortalidade varia de acordo com a região, mas ocorre em 3 a 5% dos casos após o tratamento.	• Não é transmissível por contato direto • Ensine o paciente a relatar a recorrência dos sintomas imediatamente; pode haver recidiva • Prevenção de estresse, evitando áreas infestadas de carrapatos, usando roupas de proteção e repelentes de insetos, inspecionando o corpo e as roupas a cada 3 a 4 h quanto à presença de carrapatos • Remova os carrapatos com uma pinça para evitar deixar partes da boca na pele. Evite soluções folclóricas, como pintar com esmalte ou vaselina, ou usar calor para fazer com que o carrapato se desgrude da pele. Retire o carrapato assim que for encontrado.
Doença de Lyme *Borrelia burgdorferi* • Endêmica nas regiões temperadas do Hemisfério Norte, mas é encontrada em todo o mundo • Reservatório de carrapatos *Ixodidae* (afetando, principalmente, pequenos mamíferos e cervídeos) • A coinfecção com outros patógenos transmitidos por carrapatos deve sempre ser considerada.	• O período de incubação é de 3 a 32 dias • Ocorre eritema migratório em 70 a 80% dos pacientes infectados após período de 3 a 30 dias. Aparece no local da picada do carrapato e expande-se gradualmente por um período de dias. Pode estar em qualquer lugar do corpo. O local parece quente, mas raramente coça ou dói. Pode ter a aparência de olho de boi • Sintomas semelhantes aos da gripe – mal-estar, febre, cefaleia, rigidez do pescoço, mialgia, artralgias migratórias, linfadenopatia • Semanas a meses – fraqueza nos membros, dor e edema nas articulações grandes, paralisia facial, meningite asséptica • Meses a anos – artrite com intensa dor e edema nas articulações, sintomas neurológicos crônicos.	• Não é transmissível por contato direto • As medidas preventivas são: (a) evitar áreas infestadas de carrapatos; (b) usar roupas de proteção; (c) usar repelente de insetos; (d) inspecionar o corpo e a roupa diariamente enquanto se trabalha ou brinca em áreas infestadas de carrapatos • Os carrapatos devem ser removidos da pele com uma pinça, por meio de tração suave e constante para evitar deixar partes da boca na pele. Proteja as mãos com luvas para remover os carrapatos • O quadro da maioria dos pacientes melhora após o tratamento inicial com antibióticos. A literatura não mostra um benefício para o tratamento a longo prazo; por isso, não é recomendado.

(continua)

Tabela 31.3 Doenças infecciosas selecionadas. (*Continuação*)

Doença, agente infeccioso e transmissão	Apresentação	Considerações de enfermagem
Gripe • Doença viral aguda do sistema respiratório • A disseminação ocorre de pessoa para pessoa pela transmissão de gotículas respiratórias com partículas grandes ou pelo contato com artigos recentemente contaminados por secreções respiratórias • Os vírus da gripe animal também podem se disseminar por meio do contato direto com animais infectados.	• A incubação é de 1 a 4 dias • Doença febril, geralmente autolimitada, associada a infecção respiratória superior e inferior • Caracterizada pelo início repentino de febre, calafrios ou rigores, cefaleia, mal-estar, mialgia e tosse improdutiva, geralmente seguida por dor de garganta, congestão nasal e rinorreia • Entre crianças – otite média, dor abdominal e vômito são comumente relatados • A tosse pode durar 2 semanas ou mais, mas outros sintomas geralmente desaparecem entre 5 e 7 dias.	• Altamente infecciosa por aerossolização ou liberação de gotículas do sistema respiratório de pessoas infectadas • Implemente precauções para a dispersão das gotículas pelo período de duração dos sintomas • Melhor forma de prevenção – vacinação anual contra o Influenza para indivíduos de 6 meses ou mais, principalmente para grupos de alto risco e profissionais de saúde • Mantenha repouso por, pelo menos, 48 h após o desaparecimento da febre. Incentive a ingestão de fluidos. Comunique ao médico qualquer sintoma de infecção secundária (secreção nasal ou escarro purulentos, dor de ouvido, aumento da febre) • Permaneça em casa • No início dos sintomas, entre em contato com o médico para tratamento antiviral (incluindo crianças, gestantes e pessoas com alto risco de complicações graves da gripe) • A coinfecção bacteriana pode causar complicações graves, como com o MRSA • Mantenha os antibióticos prescritos para complicações bacterianas por um período de tempo definido (em geral, de 7 a 10 dias) • Eduque sobre o uso indevido de antibióticos para tratar doenças virais.
Mononucleose Causa mais comum: vírus Epstein-Barr (EBV) A disseminação ocorre por meio de fluidos corporais, especialmente a saliva, mas também através de sangue, sêmen e transplante.	• O período de incubação é de 4 a 6 semanas • Febre, dor de garganta (faringotonsilite exsudativa), fadiga, esplenomegalia e linfadenopatia.	• A propagação por contato direto através da saliva é prolongada – pode levar meses, 1 ano ou mais após a infecção • A convalescença pode durar vários meses • Pacientes com esplenomegalia devem evitar atividades que possam aumentar o risco de lesões no baço, como esportes de contato e levantamento de peso • Relate qualquer excesso de hematomas ou sangramento, icterícia ou funcionamento anormal do sistema nervoso central (SNC).
Citomegalovírus (CMV) A disseminação ocorre por contato íntimo com mucosas, secreções e excreções e por transfusão de sangue e transplante de órgãos. Um feto pode ser infectado no útero ou no parto.	• O período de incubação é de 3 a 8 semanas após o transplante ou a transfusão; duração de 3 a 12 semanas • Normalmente assintomático, em especial nas crianças • Pode ser a causa de mononucleose • Maior envolvimento de órgãos no hospedeiro imunossuprimido: podem ocorrer colite, pneumonite e retinite • Distúrbios do sistema digestório • As infecções congênitas são graves e resultam em danos irreversíveis ao SNC e ao fígado.	• Pacientes com esplenomegalia devem evitar atividades que possam aumentar o risco de lesões no baço, como esportes de contato e levantamento de peso • Relate qualquer excesso de hematomas ou sangramento, icterícia ou funcionamento anormal do SNC • Gestantes devem ser orientadas sobre riscos e devem procurar assistência médica • Boas condições de higiene (principalmente higiene das mãos) e seguir as precauções padrão • A maioria das pessoas saudáveis não gestantes não precisa de tratamento.

Tabela 31.3 Doenças infecciosas selecionadas. (*Continuação*)

Doença, agente infeccioso e transmissão	Apresentação	Considerações de enfermagem
Raiva Vírus da raiva A disseminação ocorre por contato direto da saliva contaminada de vírus de um animal raivoso pela mordida ou arranhão; também pode ser transmitida por córneas transplantadas e, talvez, outros órgãos removidos de pacientes que morrem de raiva não diagnosticada.	• O período de incubação é altamente variável, geralmente de 3 a 8 semanas; se a mordida ocorre na cabeça e não em uma extremidade, a incubação é mais curta • Sintomas iniciais de apreensão, mal-estar, fadiga, cefaleia e febre; possível dor ou parestesia no local de exposição • Geralmente dura de 2 a 6 dias • Avança para paresia ou paralisia, hidrofobia, eventualmente para delírio e convulsões • Geralmente ocorre parada respiratória, seguida por morte.	• Evite o contato com secreções respiratórias, especialmente com a saliva, durante a doença • A profilaxia pré-exposição deve ser oferecida a pessoas com alto risco de exposição à raiva, como veterinários, estudantes de veterinária, guardas florestais, funcionários de canis e funcionários de laboratórios que trabalham com o vírus • As mordidas de animais, sobretudo cães e gatos, devem ser bem limpas imediatamente com água e sabão. As feridas não devem ser suturadas, a menos que seja inevitável • Cães e gatos domésticos devem ficar em quarentena por 10 dias • São animais selvagens portadores do vírus: gambás, morcegos, raposas, coiotes, guaxinins, linces, lobos e chacais, entre outros carnívoros • Entre em contato com o departamento de saúde local e médico para tratamento.
Malária *Plasmodium vivax*, *P. falciparum*, *P. malariae* e *P. ovale* A malária é transmitida por vetores através da picada da fêmea do mosquito *Anopheles*; pode ser congênita ou transmitida por transfusões ou agulhas contaminadas.	• A incubação é de 7 a 10 meses, dependendo da cepa • Paroxismo malárico caracterizado por variações de febre alta, calafrios, sudorese, cefaleia, rigor, tosse, diarreia, dificuldade respiratória, náuseas, vômito e artralgia • Quando a infecção se torna sincronizada, a febre e os paroxismos geralmente se tornam cíclicos • Esplenomegalia moderada e hepatomegalia dolorosa.	• Mantenha as precauções padrão • Obtenha o histórico de viagens • Febre e viagens recentes para regiões de malária endêmica devem ser avaliadas de acordo com critérios diagnósticos • Os sintomas podem se repetir; instrua o paciente a relatar a recidiva imediatamente • Viajantes para países onde a malária é endêmica devem seguir algumas medidas preventivas: 1. Uso adequado de mosquiteiros à noite. 2. Roupa que minimize o contato com mosquitos. 3. Uso de repelentes de insetos. 4. Quimioprofilaxia com agentes supressores, com base na endemicidade e na resistência locais.
Amebíase *Entamoeba histolytica* Transmitida pela ingestão de água ou alimentos contaminados com fezes ou, sexualmente, por contato anal-oral. A disenteria amebiana é uma forma grave.	• O período de incubação costuma ser de 2 a 4 semanas, mas o intervalo é de 3 dias a meses ou até anos • Apenas 10 a 20% das pessoas infectadas ficam doentes • Doença intestinal: o paciente pode ser assintomático ou desenvolver sintomas leves, como distensão abdominal, flatulência, constipação intestinal e, ocasionalmente, fezes soltas • Colite não disententérica: episódios recorrentes de fezes soltas; dor abdominal vaga; hemorroidas com sangramento retal ocasional • Colite disentérica: cólicas abdominais e diarreia contendo sangue e muco, alternando com períodos de constipação intestinal ou remissão.	• Mantenha as precauções padrão • Instrua o paciente a lavar bem as mãos após defecar, para impedir a transmissão a outras pessoas • Os contatos domésticos e sexuais devem procurar exame e tratamento médico • Instrua o paciente sobre práticas sexuais mais seguras • Os viajantes para áreas onde o suprimento de água não é tratado quimicamente ou protegido de esgoto devem ferver toda a água usada para beber e cozinhar.

(*continua*)

Tabela 31.3 Doenças infecciosas selecionadas. *(Continuação)*

Doença, agente infeccioso e transmissão	Apresentação	Considerações de enfermagem
Giardíase *Giardia lamblia* Transmitida pela ingesta de água ou alimentos contaminados com fezes; ou sexualmente.	• A incubação é de 1 a 3 semanas • Aguda: fezes diarreicas explosivas e aquosas; cólicas abdominais e flatulência; náuseas • Duração de 2 a 6 semanas • Crônica: fezes diarreicas com cheiro fétido e intermitentes; aumento de flatulência e distensão abdominal; anorexia.	• Mantenha as precauções padrão • Instrua o paciente a lavar bem as mãos após defecar, para impedir a transmissão a outras pessoas • Os contatos domésticos e sexuais devem procurar exame e tratamento médico • Ensine o indivíduo sobre práticas sexuais mais seguras • Os viajantes para áreas onde o suprimento de água não é tratado quimicamente ou protegido de esgoto devem ferver toda a água usada para beber e cozinhar • Pode haver tolerância à desinfecção com cloro • Espalha-se, principalmente, na água potável e na água recreativa não desinfetada adequadamente.
Ancilostomíase *Ancylostoma duodenale, Necator americanus* Transmitida pela penetração na pele de solo contaminado com fezes de seres humanos ou animais.	• O período de incubação varia de algumas semanas a muitos meses, dependendo da intensidade da infecção • Doença crônica debilitante que leva à deficiência de ferro e à anemia hipocrômica microcítica, por causa da perda de sangue intestinal pelo ancilóstomo.	• É necessário um exame de acompanhamento das fezes 2 semanas após a terapia. Repita a terapia se a presença de vermes persistir • Recomenda-se aconselhamento nutricional e ingesta de suplementos de ferro até as deficiências serem corrigidas • Os membros da família e os contatos próximos devem ser examinados e tratados quanto a parasitas • Eduque o público sobre os perigos da contaminação do solo e a importância do uso de sapatos.
Triquinose, triquinelose *Trichinella spiralis* Transmitida pela ingestão de carne crua ou insuficientemente cozida, sobretudo de suínos e de derivados infectados pelas larvas. Outros potenciais transmissores são as carnes de carnívoros e onívoros selvagens – urso, puma, raposa, cachorro, lobo, cavalo, foca, morsa, javali.	• O período de incubação é de 1 a 2 dias para sintomas abdominais; outros sintomas manifestam-se de 2 a 8 semanas após a ingesta de carne contaminada • A manifestação clínica é altamente variável, de uma infecção não aparente até uma doença fatal fulminante • Durante a primeira semana: desconforto abdominal, náuseas, vômito e, possivelmente, diarreia • Sinais precoces: aparecimento repentino de sensibilidade muscular acompanhada de edema das pálpebras superiores, dor e fotofobia; os sinais oculares podem progredir para hemorragias subconjuntivais, subungueais e da retina • É comum uma febre remitente, às vezes de até 40°C.	• Instrua o paciente a lavar bem as mãos após evacuar • Não comer carnes cruas ou malcozidas; curar, defumar, ou cozinhar, no micro-ondas não mata consistentemente os vermes infectados; salsicha e embutidos caseiros são responsáveis por um grande número de casos • Cozimento adequado de carnes: para a carne de porco, a cocção deve alcançar os 71°C • Os familiares e os contatos próximos aos pacientes devem ser examinados e tratados quanto a parasitas.
Histoplasmose *Histoplasma capsulatum* Transmitida por inalação de partículas transportadas pelo ar provenientes do solo ou da poeira que abrigam excrementos de frango ou outros de pássaros ou de morcegos.	• O período de incubação varia de 3 a 17 dias após a exposição • Pode ser assintomático, com apenas hipersensibilidade à histoplasmina • Existem quatro outras formas clínicas da doença: 1. Respiratória benigna aguda – de doença respiratória leve até doença temporária semelhante à gripe.	• Durante fases de surto, deve ser realizada uma investigação da fonte de infecção • Eduque o público para minimizar a exposição ao pó em galinheiros, sótãos e cavernas – use máscaras protetoras, luvas e roupas descartáveis.

Tabela 31.3 Doenças infecciosas selecionadas. (*Continuação*)

Doença, agente infeccioso e transmissão	Apresentação	Considerações de enfermagem
	2. Aguda disseminada – febre debilitante, sintomas gastrintestinais, supressão da medula óssea, hepatesplenomegalia e linfadenopatia; geralmente fatal em lactentes e pacientes imunocomprometidos, a menos que seja tratada. 3. Crônica disseminada – febre intermitente, perda de peso, fraqueza, hepatesplenomegalia, anormalidades hematológicas e doenças focais, como endocardite, meningite e úlceras nas mucosas; geralmente fatal, a menos que seja tratada. 4. Doença pulmonar crônica – lembra a tuberculose pulmonar com cavitação; ocorre mais comumente com enfisema associado.	
Febre tifoide *Salmonella typhi* Transmitida pela ingesta de alimentos e água contaminados por fezes, esgoto ou pelo contato direto com excrementos.	• O período de incubação costuma durar de 8 a 14 dias; pode variar de 3 a 30 dias • Sistêmica – início insidioso de febre, cefaleia intensa, mal-estar, anorexia, bradicardia e esplenomegalia • Ulceração do íleo distal; pode progredir para hemorragia ou perfuração.	• Instrua o paciente a lavar bem as mãos após evacuar e antes de preparar alimentos • Eduque o público – fazer controle de moscas, evitar mariscos crus, lavar bem frutas e legumes crus • Os contatos familiares e próximos devem ser examinados e tratados.
Botulismo *Clostridium botulinum* Transmitido por ingesta de alimentos contaminados ou por contato com uma ferida contaminada.	• O período de incubação geralmente leva de 18 a 36 h ou até 10 dias após a ingesta de alimentos contaminados; 4 a 14 dias quando transmitido através de uma ferida • Intoxicação grave, caracterizada por dificuldade visual, disfagia e boca seca, seguida por paralisia flácida simétrica descendente • Vômitos e constipação intestinal ou diarreia podem estar presentes inicialmente.	• Todos os contatos de pacientes que tenham ingerido o mesmo alimento devem passar por lavagem gástrica, enemas e catárticos e ser mantidos sob rigorosa supervisão médica • Instrua os contatos do paciente/paciente a lavar bem as mãos após evacuar e antes de manusear os alimentos • Nenhuma comida enlatada questionável deve ser provada.
Tétano *Clostridium tetani* Transmitido por contato direto do solo contaminado com fezes de animais ou de humanos em uma ferida (principalmente feridas por punção), queimadura ou laceração.	• O período de incubação costuma ser de 3 a 21 dias (a média é 10 dias); pode variar de 1 dia a vários meses • Contrações musculares dolorosas, sobretudo do masseter e dos músculos do pescoço • Rigidez abdominal • Espasmos generalizados, frequentemente induzidos por estímulos sensoriais – opistótono (arqueamento do tronco) e riso sardônico (sorriso distorcido).	• Encaminhe pessoas com lesões na pele para a profilaxia do tétano • Lembre aos adultos sobre a necessidade de uma dose de reforço da vacina a cada 10 anos • Para ferimentos graves, a dose de reforço deve ser administrada se o paciente não tomou a vacina nos últimos 5 anos.
Infecções estafilocócicas *Staphylococcus aureus*, *S. epidermidis*, *S. haemolyticus*, estafilococos coagulose-negativos Transmitido por contato direto com lesões com secreção ou por autoinfecção de narinas colonizadas; as mãos são o veículo mais comum de transmissão.	• O período de incubação geralmente dura de 4 a 10 dias • Infecções da pele e dos tecidos moles – furúnculos, impetigo, carbúnculos, celulite, abscessos e lacerações infectadas • A disseminação para a corrente sanguínea pode resultar em pneumonia, abscesso pulmonar, osteomielite, sepse, endocardite, bacteriemia, piartrose, meningite e abscesso cerebral.	• Monitore a resposta do paciente ao regime terapêutico • Enfatize a necessidade de higiene meticulosa das mãos entre pacientes e visitantes • Cubra a secreção purulenta com um curativo • Coloque os curativos sujos em um saco de papel antes do descarte.

(*continua*)

Tabela 31.3 Doenças infecciosas selecionadas. (*Continuação*)

Doença, agente infeccioso e transmissão	Apresentação	Considerações de enfermagem
Infecções estreptocócicas do Grupo A *Streptococcus pyogenes*, grupo A, com cerca de 80 tipos sorologicamente distintos. Transmitidas por grandes gotículas respiratórias, por contato direto com secreções, ou pela ingesta de alimentos e leite contaminados.	• O período de incubação geralmente dura de 2 a 5 dias • Faringite estreptocócica (mais comum) • Infecções de feridas e da pele – impetigo, celulite e erisipela • Febre escarlate – dor de garganta estreptocócica com erupção cutânea que ocorre se o agente infeccioso produzir toxina eritrogênica, contra a qual o paciente não tem imunidade.	• Episódios repetidos de dor de garganta ou outras doenças estreptocócicas, pois a presença de diferentes tipos de estreptococos é relativamente frequente • Certifique-se de que o paciente compreende a importância de concluir o curso da terapia antimicrobiana • Enfatize a relação entre infecções estreptocócicas, doenças cardíacas e glomerulonefrite • As crianças não devem retornar à escola; e os profissionais de saúde não devem retornar ao trabalho até que passe a febre e, pelo menos, 24 h após o início da terapia antimicrobiana apropriada.
Sífilis *Treponema pallidum*, uma espiroqueta. Transmitida sexualmente ou por contato direto com exsudatos infecciosos; pode ocorrer infecção transplacentária para o feto.	• O período de incubação costuma ser de 3 semanas, mas pode chegar a 3 meses; sinais de sífilis secundária se desenvolvem de 6 semanas a 6 meses após a sífilis primária • Congênita: pode resultar em aborto espontâneo ou natimorto, hidropisia fetal, prematuridade e anormalidades em vários sistemas orgânicos, inclusive surdez • Primária: úlcera limpa endurecida, indolor (cancro), com exsudatos serosos. Pode não ser visível. Cicatriza sem tratamento • Secundária: erupção maculopapular generalizada, incluindo as palmas das mãos e a planta dos pés; febre; linfadenopatia generalizada, condiloma, mal-estar, cefaleia e esplenomegalia • Terciária: aortite, neurossífilis; sífilis ocular, formação de gomas sifilíticas em pele, ossos, vísceras e mucosas.	• Certifique-se de que a atividade sexual não será retomada até o paciente e o parceiro completarem o tratamento • Considere testar o HIV e outras doenças sexualmente transmissíveis • Incentive o acompanhamento em 3 meses para repetir o teste sorológico • Todas as mulheres devem ser rastreadas sorologicamente para sífilis no início da gravidez • Todos os indivíduos, inclusive os profissionais de saúde, que tiveram contato próximo e desprotegido com o paciente com sífilis congênita antes ou durante as primeiras 24 h de terapia, devem ser examinados em busca de lesões no período de 3 semanas e novamente em 3 meses.
Doença causada por príons Doença de Creutzfeldt-Jakob (DCJ) e sua variante (vDCJ). Príons são partículas proteicas infecciosas. Na maioria dos casos, o modo de transmissão é desconhecido; a transmissão de vCJD, provavelmente, ocorre através do consumo de carne bovina infectada com encefalopatia espongiforme bovina (EEB). São órgãos e fluidos corporais potencialmente infecciosos o cérebro, a medula espinal, os olhos e o líquido cefalorraquidiano (LCR).	• O período de incubação é de 15 meses a mais de 30 anos • Início insidioso com confusão mental, problemas progressivos na memória e na personalidade, ataxia, rigidez e mioclonia • A vCJD se diferencia pelo início precoce, ausência de alterações no EEG e duração prolongada.	• Os príons são extremamente resistentes a diversos antissépticos e às práticas normais de esterilização • Utilize produtos descartáveis o máximo possível • As unidades de saúde devem ter protocolos para identificação de casos e para o reprocessamento de instrumentos a uma temperatura mais alta e por períodos mais longos do que o processo típico • Os tecidos de pacientes infectados não devem ser utilizados para transplantes.

Os testes com vacinas estão em andamento, com o esforço coordenado de vários países. O vírus de Marburg (MARV) é outro filovírus com sintomas semelhantes.

1. Os filovírus causam febres hemorrágicas graves, em geral acompanhadas por danos hepáticos e renais.
2. Exposição do hospedeiro a reservatório de vida selvagem e transmissão de humano para humano.
3. Pode ocorrer o envolvimento do SNC e choque com falência de vários órgãos.
4. Taxa de mortalidade de casos – vírus Ebola, 50 a 90%; MARV, 23 a 90%.

Sintomas

1. Início repentino de febre, mialgia e cefaleia, seguido de vômito, diarreia e erupção cutânea maculopapular.
2. Geralmente resulta em danos hepáticos, insuficiência renal, envolvimento do SNC e choque terminal com disfunção multiorgânica.

Transmissão

1. Pessoa a pessoa por contato direto com sangue e fluidos corporais infectados (incluídos, entre outros, fezes, saliva, suor, urina, vômito, leite materno e sêmen).

2. Contato direto com objetos que foram contaminados com sangue ou fluidos corporais infectados (p. ex., equipamentos e suprimentos, superfícies do banheiro).
3. O risco é maior nas fases posteriores, quando o paciente está vomitando, com diarreia e hemorragia.
4. Penetra no organismo através de rupturas na pele e nas mucosas.

Implicações sobre os cuidados de enfermagem

1. Ao cuidar de alguém com suspeita, probabilidade ou confirmação de doença, convém usar rigorosamente EPIs que cubram totalmente a pele e a roupa, evitando a exposição de olhos, nariz e boca.
2. IRAS ocorreram com frequência; em praticamente todos os surtos de Ebola os casos adquiridos pelo uso de seringas e agulhas contaminadas foram fatais.
3. Para diminuir a probabilidade de exposição, existem recomendações para que as instalações sejam capazes de manter a segurança de todos os trabalhadores, inclusive profissionais clínicos e não clínicos e visitantes que possam entrar em contato com pacientes, equipamentos ou com o meio ambiente infectados.
   a. Recomenda-se a supervisão administrativa para garantir uma adesão estrita às políticas de controle de infecções, como ter alguém que não ajuda com o equipamento, mas observa diretamente a equipe enquanto coloca e remove o equipamento.
   b. Para evitar a transmissão de infecção por vírus nos hospitais, o CDC recomenda uma combinação de medidas direcionadas.

Vírus Zika

Desde sua descoberta em Uganda, em meados do século XX, ocorreram surtos do vírus Zika na África, no Sudeste Asiático, na América do Sul e nas Ilhas do Pacífico. O Zika ganhou as manchetes internacionais após a descoberta, em 2016, do vínculo entre o vírus e a microcefalia infantil e outros defeitos congênitos. Não existe tratamento além da terapia de suporte.

Sintomas

1. Frequentemente assintomático, ou com sinais e sintomas que podem durar até 1 semana. A morte é extremamente rara.
2. Febre, erupção cutânea.
3. Dores em articulações e músculos, cefaleia.
4. As complicações são síndrome de Guillain-Barré e problemas no nascimento, como microcefalia, aborto espontâneo e natimorto.

Transmissão

1. Picadas de mosquito.
2. Transplacentário da mãe para o feto.
3. Sexo vaginal, oral e anal.
4. Potencialmente via transfusões de sangue (não confirmado nos EUA, no entanto).

Implicações sobre os cuidados de enfermagem

1. Realize uma avaliação completa da história de viagens do paciente.
2. Oriente os pacientes que pretendem viajar para áreas com transmissão conhecida do Zika sobre práticas sexuais seguras e prevenção da picada de mosquito, incluindo o uso de mangas compridas e repelente de insetos.
3. Instrua as pacientes que estão tentando engravidar para que seja possível a concepção segura após uma viagem para áreas com transmissão do Zika e após a infecção pelo Zika, para reduzir o risco de complicações.
4. Siga as precauções padrão e as práticas rotineiras de limpeza/desinfecção ao cuidar de pacientes com suspeita ou infectados pelo Zika vírus.
5. A infecção pelo vírus Zika exige a notificação compulsória aos órgãos de saúde.

Gripe aviária

Baseado em evidências
CDC – Centers for Disease Control and Prevention. (2017). Avian influenza A virus infections of humans. Atlanta, GA: Author. Available: *www.cdc.gov/flu/avian/gen-info/facts.htm.*

A gripe aviária tem relação com os novos vírus Influenza A encontrados em aves domésticas e selvagens, e ocorreram casos raros de transmissão de humano a humano. Os vírus da linhagem asiática H7N9 e H5N1 têm sido a principal preocupação por causarem doenças graves ou morte. Como existe a possibilidade de modificação do vírus, que pode se tornar mais virulento e potencialmente facilitar a transmissão de pessoa para pessoa, o monitoramento da infecção humana é importante por uma questão de saúde pública.

Sintomas

1. Conjuntivite.
2. Febre, tosse, dor de garganta, dores musculares.
3. Pneumonia, dificuldade respiratória aguda.
4. Náuseas, vômito.
5. Alterações neurológicas.

Transmissão

1. Os relatos de transmissão humano a humano são limitados; no entanto, como o vírus pode sofrer alterações, esse tipo de transmissão está sendo monitorado.
2. Por contato direto ou inalação de poeira de aviários ou contato com aves infectadas doentes ou mortas.

Implicações sobre os cuidados de enfermagem

1. Realize uma avaliação completa da história de viagens do paciente.
2. Ensine aos pacientes de risco, devido ao contato frequente com aves e pássaros, que é recomendável a higiene adequada das mãos e o uso de EPI (máscara, luvas).
3. Não esfregue olhos, nariz ou boca quando estiver perto de aves infectadas ou do ambiente em que vivem. A infecção pode ocorrer sem que seja necessário tocar nas aves, por meio de poeira contaminada, arranhões e batidas ou pelo comportamento típico de balançar a cabeça.
4. Evite o contato com aves que parecem doentes e com superfícies contaminadas com fezes de aves selvagens ou domésticas.
5. Comunique a presença de aves mortas aos órgãos de saúde pública.
6. Para a suspeita de contato com uma ave infectada, o paciente deve ser monitorado quanto a sintomas por 1 semana após a exposição.
7. O CDC e a OMS recomendam oseltamivir, peramivir e zanamivir (como para outros tipos de vírus influenza A) para o tratamento da infecção e como profilaxia para a exposição.

Doença associada ao Clostridium difficile

A infecção por *Clostridium difficile* é a IRAS mais comum em hospitais dos EUA e costuma estar associada ao uso prévio de antibióticos. Esse organismo é uma bactéria formadora de esporos, eliminada pelas fezes e que se propaga quando humanos tocam as superfícies contaminadas e, acidentalmente, colocam a mão na boca antes de fazer a higiene adequada. A bactéria causa uma inflamação do cólon conhecida como colite.

1. O uso de antibióticos modifica a microbiota intestinal, possibilitando que o *C. difficile* se reproduza em excesso, o que causa diarreia leve ou grave. A doença está associada ao uso de quase todas as classes de antibióticos, mas as fluoroquinolonas representam a principal classe de antibióticos associada à condição.

2. Esse produtor de esporos bacterianos é altamente resistente à maioria dos produtos de limpeza e antissépticos para as mãos à base de álcool, rotineiramente utilizados em ambientes hospitalares.
3. Uma cepa especialmente tóxica, a NAP-1, emergiu como a principal causa de surtos hospitalares em todo o mundo.

Sintomas

1. Embora o tempo de incubação não tenha sido totalmente estabelecido, pode variar de menos de 7 dias até 6 meses, dependendo do quadro clínico do paciente.
2. O indivíduo pode ser portador assintomático ou apresentar cólicas abdominais, diarreia, colite, colite pseudomembranosa, colite fulminante e megacólon tóxico.
3. A apresentação mais comum é diarreia aquosa e sem sangue (pelo menos três evacuações por dia durante 2 dias ou mais), cólicas, febre e perda de apetite.
4. A recorrência da doença é comum.

Transmissão

1. Ambiente contaminado e mãos contaminadas daqueles que tocam superfícies nesse ambiente levam à transmissão.
2. O uso do álcool em gel não é recomendado após a assistência a um paciente com CDAD. Os funcionários e os visitantes devem lavar as mãos com sabão, água morna e fricção por 15 segundos para realizar a higiene adequada das mãos.
3. Recomenda-se o uso de hipoclorito de sódio a 5.000 ppm, alvejante diluído 1:10, solução alvejante tamponada ou antisséptico esporicida aprovado pela FDA[7] para limpar o ambiente e o equipamento usado no paciente.

Implicações sobre os cuidados de enfermagem

1. Colete amostras para testar a presença de *C. difficile* ou suas toxinas apenas em fezes diarreicas (não formadas), a menos que haja suspeita de íleo devido à infecção pelo patógeno.
2. Siga estritamente as precauções de contato e faça uma higiene diligente das mãos, com água e sabão, para todos que entram no ambiente onde está o paciente.
3. Separe o equipamento do paciente e use itens descartáveis o máximo possível.
4. Monitore cuidadosamente o uso de agentes antimicrobianos e aja criteriosamente com relação à descontinuação de antibióticos, quando apropriado.
5. Considere o emprego de um desinfetante à base de água sanitária (ou outro esporicida aprovado pela FDA) e de uma equipe ambiental altamente treinada.
6. As pesquisas demonstram que os pacientes continuam a transmitir o bacilo depois de cessar a diarreia; portanto, convém considerar as práticas de precaução por vários dias após a resolução dos sintomas ou pelo resto da hospitalização.
7. Incentive a criação de um programa de gerenciamento para o uso racional de antimicrobianos (*Antimicrobial Stewardship*[8]), se já não houver um em seu local de trabalho; Boxe 31.2.

Variante alternativamente dobrada da proteína priônica celular

[7]N.R.T.: A Food and Drug Administration (FDA) é um órgão dos EUA destinado a vigilância, proteção e promoção de saúde pública. No Brasil, função similar é exercida pela Agência Nacional de Vigilância Sanitária (ANVISA). Nesse contexto, a FDA traz a recomendação da limpeza ambiental para o controle da disseminação de *Clostridium difficile*. No Brasil, os produtos utilizados na área da saúde são analisados e aprovados pela ANVISA.

[8]N.R.T.: O termo *stewardship*, também empregado em português, guarda relação com o uso racional e individualizado de antimicrobianos. Consulte as recomendações de 2019 da Anvisa em: *http://portal.anvisa.gov.br/documents/33852/271855/Projeto+Stewardship+Brasil/435012 dc-4709-4796-ba78-a0235895 d901.*

Boxe 31.2 Resistência antimicrobiana e gerenciamento para o uso racional de antimicrobianos

A resistência antimicrobiana (RAM) ocorre quando os microrganismos (como bactérias, fungos, vírus e parasitas) evoluem ou sofrem mutação após a exposição a agentes antimicrobianos (como antibióticos, antifúngicos, antivirais, antimaláricos e anti-helmínticos). A resistência desenvolve-se naturalmente ao longo do tempo. No entanto, tem se acelerado devido ao uso excessivo e ao mau uso de antibióticos sem supervisão. São exemplos de tipos de uso indevido a prescrição de antibióticos para viroses, como o resfriado comum ou a gripe; ou a administração a animais, como peixes ou gado, para promover o crescimento. A RAM é uma crescente preocupação mundial e tem sido reconhecida como uma grande ameaça à saúde pública. Os programas para o uso racional de antimicrobianos representam o esforço coordenado de especialistas em doenças infecciosas e patologia para educar os profissionais de saúde, desenvolver estratégias de tratamento e aprovar padrões de tratamento para impulsionar o uso apropriado de antibióticos, com base em evidências estabelecidas. A preocupação com o uso excessivo e inadequado de antibióticos e subsequente desenvolvimento de resistência possibilitou uma discussão nacional da situação e a criação de um grupo de consenso nos EUA (*Antibacterial Resistance Leadership Group* – ARLG). O foco de tal grupo é priorizar e promover estudos e pesquisas para a aquisição contínua de conhecimento, ao mesmo tempo que colabora com parceiros internacionais para combater e reduzir a ameaça de resistência.

Encefalopatia espongiforme transmissível/doença de príons

As encefalopatias espongiformes transmissíveis (EETs) são raras e representam uma família de distúrbios neurodegenerativos progressivos que afetam animais e humanos. O agente causador é chamado de "príon". Tal patógeno não é bem conhecido, mas acredita-se ser transmissível. Ele é constituído por uma variante dobrada de proteínas normais, denominadas proteínas priônicas, que são encontradas principalmente no cérebro. Esse grupo de doenças possui longos períodos de incubação, associados à perda neuronal e à incapacidade de indução da resposta inflamatória. Após a manifestação dos sintomas, a condição avança rapidamente e é sempre fatal. As doenças de príons em humanos são: doença de Creutzfeldt-Jakob (DCJ), doença variante de Creutzfeldt-Jakob (vDCJ), síndrome de Gerstmann-Sträussler-Scheinker, insônia familiar fatal e Kuru. A transmissão foi relatada em 250 casos em todo o mundo e foi associada ao hormônio do crescimento humano, a enxertos de dura-máter e de córnea e a equipamento neurocirúrgico. Devem ser consideradas providências especiais para tratamentos, procedimentos ou cirurgias que envolvam o contato com tecidos altamente infecciosos (cérebro, medula espinal e olhos) de pacientes com suspeita de EET. O CDC e a OMS desenvolveram diretrizes de controle de infecção para indivíduos que cuidam de pacientes com DCJ. Para mais informações, consulte *www.cdc.gov/prions/index.html.*

BIBLIOGRAFIA

AHRQ's Healthcare-Associated Infections Program. Content last reviewed April 2018. *Agency for Healthcare Research and Quality*, Rockville, MD. Available: *http://www.ahrq.gov/professionals/quality-patient-safety/hais/index.html.*

Alfaraj, S.H., Al-Tawfig, J. A., Altuwaijri, T. A. et al. (2018). Middle East Respiratory Syndrome Coronavirus transmis sion among healthcare workers: implication for infection control. *American Journal of Infection Control*, *46*(2), 165–168.

Baron, E. J., Miller, J. M., Weinstein, M. P., et al. (2013). A guide to utilization of the microbiology laboratory for diagnosis of infectious diseases: 2013 recommendations by the Infectious Disease Society of America (IDSA) and the American Society for Microbiology (ASM). *Clinical Infectious Diseases*, *57*(4), e22–e121.

Berende, A., ter Hofstede, H., Vos, F., et al. (2016). Randomized trial of longer-term therapy for symptoms attributed to Lyme disease. *New England Journal of Medicine, 374*, 1209–1220.

Britton, R. A., & Young, V. B. (2014). Role of the intestinal microbiota in resistance to colonization by *Clostridium difficile. Gastroenterology, 146*, 1547–1553.

Brown, E. D., & Wright G. D. (2016). Antibacterial drug discovery in the resistance era. *Nature*, 529, 336–343.

Carter, E., Greendyke, W. G., Furuya, E. Y., et al. (2018). Exploring the nurses' role in antibiotic stewardship: a multisite qualitative study of nurses and infection preventionists. *American Journal of Infection Control, 46*, 492–497.

Cauley, L., & Vella, A. (2015). Why is co-infection with Influenza virus and bacteria so difficult to control? *Discovery Medicine, 19*(102), 33–40.

Centers for Disease Control and Prevention. (2002). Guideline for hand hygiene in health-care settings: Recommendations of the Healthcare Infection Control Practices Advisory Committee and the HICPAC/SHEA/APIC/IDSA Hand Hygiene Task Force. *Morbidity and Mortality Weekly Report, 51*, RR-16.

Centers for Disease Control and Prevention. (2017). *Avian influenza A virus infections of humans.* Atlanta, GA: Author. Available: *www.cdc.gov/flu/avian/gen-info/facts.htm*

Centers for Disease Control and Prevention. (2012). *CRE toolkit—guidance for control of carbapenem-resistant enterobacteriaceae (CRE).* Atlanta, GA: Author. Available: *www.cdc.gov/hai/organisms/cre/cre-toolkit/index.html*

Centers for Disease Control and Prevention. (2012). *Healthcare associated infections.* Atlanta, GA: Author. Available: *www.cdc.gov/ncidod/dhqp/pdf/isolation2007.pdf.*

Centers for Disease Control and Prevention. (2012). *Frequently asked questions about Clostridium difficile for healthcare providers.* Atlanta, GA: Author. Available: *www.cdc.gov/hai/organisms/cdiff/cdiff_faqs_hcp.html*

Centers for Disease Control and Prevention. (2017). Recommended adult immunization schedule. *Morbidity and Mortality Weekly Report, 61*(4). Available: *www.cdc.gov/vaccines/schedules/hcp/imz/adult.html, www.cdc.gov/vaccines/schedules/hcp/imz/child-adolescent.html*

Centers for Disease Control and Prevention. (2017). *Healthcare exposure to Zika and infection control.* Atlanta, GA: Author. Available: *www.cdc.gov/zika/hc-providers/infection-control.html*

Centers for Disease Control and Prevention. (2017). *Zika virus overview.* Atlanta, GA: Author. Available: *www.cdc.gov/zika/about/overview.html*

Centers for Disease Control and Prevention. (2016). *HAI data and statistics.* Atlanta, GA: Author. Available: *www.cdc.gov/hai/surveillance/index.html*

Center for Disease Control and Prevention. (2015). *Facility guidance for control of carbapenem-resistant enterobacteriaceae (CRE)-November 2015 Update CRE toolkit, 1–24 pp.* Atlanta, GA: Author. Available: *www.cdc.gov/hai/pdfs/cre/CRE-guidance-508.pdf*

Centers for Disease Control and Prevention. (2015). *Prion diseases.* Atlanta, GA. *https://www.cdc.gov/prions/.*

Chambers, H., & Fowler, V. *Antibacterial Resistance Leadership Group (ARLG). January 2016 Stockholm, Sweden.* Available: *Jpiamr.eu/wp-content/uploads/2016/03/Vance-Fowler.pdf*

Cohen, S. H., Gerding, D. N., Johnson, S., et al. (2010). Clinical practice guidelines for *Clostridium difficile* infection in adults: 2010 update by the Society for Healthcare Epidemiology of America (SHEA) and the Infectious Diseases Society of America (IDSA). *Infection Control and Hospital Epidemiology, 31*(5), 431–455. (Update in progress: Projected publication, Fall 2017.)

Dahl, B. A., Kinzer, M. H., Raghunathan, P. L., et al. (2016). CDC's response to the 2014–2016 *Ebola* epidemic-Guinea, Liberia, and Sierra Leone. *MMWR, 65*(Suppl-3), 12–20.

Ibeneme, S., Maduako, V., Ibeneme, G. C., et al. (2017). Hygiene practices and microbial investigation of hand contact swab among physiotherapists in an Ebola endemic region: Implications for public health. *BioMed Research International, Volume 2017*, Article ID 5841805, 13 pages. *http://doi.org/10.1155/2017/5841805*

Louh, I. K., Greendyke, W. G., Hermann, E. A., et al. (2017). *Clostridium difficile* infection in acute care hospitals: Systematic review and best practices for prevention. *Infection Control & Hospital Epidemiology, 38*(4), 476–482.

Magill, S. S., Edwards, J. R., Bamberg, W., et al. (2014). Multistate point-prevalence survey of health care-associated infections. *The New England Journal of Medicine, 370*, 1198–1208.

McAlearney, A. S., Hefner, J. L., Sieck, C. J., et al. (2017). Searching for management approaches to reduce HAI transmission (SMART): A study protocol. *Implementation Science, 12*, 82.

Melia, M., & Auwaerter, P. (2016). Time for a different approach to Lyme disease and long-term symptoms. *New England Journal of Medicine, 374*, 1277–1278.

Occupational Safety & Health Administration. (1992). *Standard number 1910.1030 Bloodborne Pathogens.* Washington, DC: U.S. Department of Labor, OSHA. Available: *www.osha.gov/pls/oshaweb/owadisp.show_document?p_table=standards&p_id=10051*

O'Grady, N. P., Alexander, M., Burns, L. A., et al. (2011). *Guidelines for the prevention of intravascular catheter-related infections.* Atlanta, GA: Centers for Disease Control and Prevention. Available: *www.cdc.gov/hicpac/pdf/guidelines/bsi-guidelines-2011.pdf*

Rosenberg, K. (2018). Improved patient hand hygiene reduces C. difficile infections in hospitals. *American Jounral of Nursing, 118*(1), 156.

Rutala, W. A., Weber, D. J., & the Healthcare Infection Control Practices Advisory Committee (HICPAC). (2008). *Guideline for disinfection and sterilization in healthcare facilities, 2008.* Atlanta, GA: Center for Disease Control and Prevention. Available: *www.cdc.gov/hicpac/pdf/guidelines/disinfection_nov_2008.pdf*

Sickbert-Bennett, E. E., DiBiase, L. M., Schade Willis, T. M., et al. (2016). Reduction of healthcare associated infections by exceeding high compliance with hand hygiene practices. *Emerging Infectious Diseases, 22*(9), 1628–1630.

Siegel, J. D., Rhinehart, E., Jackson, M., et al. (2006). *Management of multidrug-resistant organisms in healthcare settings, 2006.* Atlanta, GA: Centers for Disease Control and Prevention. Available: *www.cdc.gov/hicpac/pdf/guidelines/MDROGuideline2006.pdf*

Siegel, J. D., Rhinehart, E., Jackson, M., et al. (2007). *2007 guideline for isolation precautions: Preventing transmission of infectious agents in healthcare settings.* Atlanta, GA: Centers for Disease Control and Prevention. Available: *www.cdc.gov/hicpac/pdf/isolation/Isolation2007.pdf*

Sun, K., & Metzger, D. W. (2014). Influenza infection suppresses NADPH oxidase-dependent phagocytic bacterial clearance and enhances susceptibility to secondary methicillin-resistant staphylococcus aureus infection. *The Journal of Immunology, 192*(7), 3301–3307.

Surawicz, C. M., Brandt, L. J., Binion, D. G., et al. (2013). Guidelines for diagnosis, treatment, and prevention of *Clostridium difficile* infections. *The American Journal of Gastroenterology; 108*, 474–498.

Taylor, L. E., Swerdfeger, A. L., & Eslick, G. D. (2014). Vaccines are not associated with autism: An evidence-based meta-analysis of case-control and cohort studies. *Vaccine, 32*(29), 3623–3629.

University of Geneva. (2017). *Measuring the safety, efficacy of a vaccine against Ebola virus disease. Science Daily April 18, 2017.* Available: *www.sciencedaily.com/releases/2017/04/170418114348.htm*

Van Belkum, A., Welker, M., Erhard, M., & Chatellier, S. (2012). Biomedical mass spectrometry in today's and tomorrow's clinical microbiology laboratories. *Journal of Clinical Microbiology, 50*(5), 1513–1517.

Vong, S., Reuben, S., Philip, G., et al. (2016). Assessment of *Ebola* virus disease preparedness in the WHO South-East Asia region. *Bulletin of the World Health Organization, 94*, 913–924.

World Health Organization. (2018). *Antimicrobial resistance key facts. Available: http://www.who.int/en/news-room/fact-sheets/detail/antimicrobial-resistance.*

Yoldas, O., Altindis, M., Cafali, D., et al. (2016). A diagnostic algorithm for the detection of *Clostridium difficile*-associated diarrhea. *Journal of Balkan Medicine, 33*(1), 80–86.

UNIDADE 10 Saúde Musculoesquelética

CAPÍTULO

32

Distúrbios Musculoesqueléticos

CONSIDERAÇÕES GERAIS E AVALIAÇÃO

Dados subjetivos

Com base nos dados subjetivos, é possível obter muitas informações sobre os distúrbios musculoesqueléticos. A história de lesões, a descrição dos sintomas e os dados relativos à história de saúde pessoal e familiar podem fornecer indícios quanto ao problema subjacente e aos cuidados adequados ao caso.

Manifestações comuns de problemas musculoesqueléticos

Dor

1. Onde está localizada a dor?
   a. Articulações, como na osteoartrite (OA).
   b. Músculos ou tecidos moles, como em contusões, entorses ou distensões.
   c. Osso, como em fraturas ou tumores.
2. A dor é aguda, como em uma fratura ou entorse, ou persistente, como em um tumor ósseo?
3. A dor irradia para alguma outra região?
   a. Para nádegas ou pernas, como na dor lombar.
   b. Para a coxa ou o joelho, como em fraturas do quadril, ou para o braço, como em uma lesão no ombro.
4. O que agrava a dor? O que alivia?
5. Quando aconteceu o início da dor?

Limitação da amplitude de movimento

1. Existe rigidez na articulação? Quanto tempo dura?
   a. Presente todas as manhãs por menos de 30 minutos ou depois de ficar sentado por um longo período, quando a causa é, por exemplo, OA.
   b. Pode persistir e está associada a dor aguda quando a causa é um espasmo na região lombar.
2. O paciente apresenta algum edema? Este edema limita a mobilidade?
   a. Pode ser resultado de uma fratura.
   b. Pode haver alguma lesão ou lesões nos tecidos moles, como entorse, distensão ou contusão.
3. Como a limitação da mobilidade afeta as atividades da vida diária (AVDs)?

Sintomas associados

1. Existe algum déficit sensitivo ou motor, como dormência, parestesia ou fraqueza, indicando comprometimento neurovascular?
2. Houve alguma perda de peso, febre ou mal-estar, como ocorre nos tumores ósseos?
3. Existe algum nódulo ósseo ou deformidade, como ocorre na artrite reumatoide?

História de saúde

Mecanismo da lesão

1. Como ocorreu a lesão? Essa informação é essencial para todos os tipos de trauma físico, como fraturas, contusões, entorses e distensões, de modo a ajudar a definir a gravidade da lesão.
2. Como foi a progressão dos sintomas?
3. Se não for uma lesão aguda, houve algum movimento ou esforço repetitivo que possa ter contribuído para o problema, como na tendinite?

História clínica

1. Que tipo de medicação o paciente está tomando (inclua nome, horários das doses e última vez em que tomou os medicamentos – como substâncias sujeitas a prescrição, vitaminas, fármacos de venda livre e fitoterápicos)?
2. Alguma história de uso de corticosteroide que predispõe à osteoporose?
3. A mulher está na pós-menopausa? Faz reposição de estrogênio? A deficiência de estrogênio pode predispor à osteoporose.
4. Há história de câncer de próstata, mama ou pulmão, que pode causar metástase óssea?
5. Existem outras condições que podem afetar a mobilidade em consequência do uso de aparelho gessado, de tração ou em consequência de uma intervenção cirúrgica?
6. Alguma doença crônica, como diabetes, que pode afetar a cicatrização?

História social

1. Qual é a ocupação do paciente e as atividades profissionais específicas que podem contribuir para a tensão lombar ou OA?
2. O paciente pratica exercícios? Que tipo de exercício é realizado, com que frequência e qual é a duração? Quando foi a última vez que se exercitou?
3. De que tipo de atividades ou esportes o paciente participa, como corrida ou tênis, que podem causar lesões repetitivas?
4. Existem fatores de risco para osteoporose, como tabagismo, inatividade, baixa ingesta de cálcio ou falta de exposição ao sol?
5. Existe história familiar de osteoporose ou artrite?
6. Quais as práticas culturais ou crenças religiosas que podem contribuir para esta história?
7. O paciente faz uso de bebidas alcoólicas? Se sim, qual é o consumo diário?

Dados objetivos

Os dados relativos às condições dos sistemas e das capacidades funcionais são estabelecidos por meio de inspeção, palpação e medição. Sempre compare com o lado contralateral (um lado do corpo com relação ao outro).

Sistema musculoesquelético

Componente ósseo

1. Observe à procura de desvios da estrutura normal – deformidades ósseas, discrepâncias de comprimento, alinhamento, simetria, amputações.
2. Identifique a presença de movimentos anormais e crepitação (sensação de rangido), conforme encontrado nas fraturas.

Componente articular

1. Identifique a existência de edema que pode ser causado por inflamação ou derrame articular.
2. Verifique a existência de deformidade associada a contraturas ou deslocamentos.
3. Avalie a estabilidade da articulação, que pode estar alterada.
4. Estime a amplitude de movimento (ADM) ativa e passiva.

Componente muscular

1. Inspecione o tamanho e o contorno dos músculos.
2. Avalie a coordenação do movimento.
3. Palpe para verificar o tônus muscular.
4. Estime a força por meio de testes de resistência, com a utilização de critérios escalonados (ou seja, 0 = nenhuma contração palpável; 5 = ADM normal contra a gravidade e com resistência total).
5. Meça a circunferência muscular para verificar aumentos resultantes de edema ou hemorragias no interior dos músculos ou reduções resultantes de atrofia (uma diferença superior a 1 cm é considerada significativa).
6. Identifique anormalidades no clônus muscular (contração e relaxamento rítmicos) ou presença de fasciculações (contração de fibras musculares isoladas).

Avaliação adicional

Componente neurovascular

1. Avalie o estado circulatório das extremidades envolvidas, observando a cor e a temperatura da pele, os pulsos periféricos, o tempo de enchimento capilar, a dor e o edema.
2. Avalie o estado neurológico das extremidades envolvidas, com base na capacidade de o paciente movimentar os músculos distais e na descrição da sensação (p. ex., parestesia).
3. Teste os reflexos dos membros.
4. Compare todos os resultados com o membro não lesionado/não afetado.

Componente dermatológico

1. Examine o paciente à procura de lesões traumáticas (p. ex., cortes, contusões).
2. Avalie as condições crônicas (p. ex., dermatite, úlceras de estase, cicatrizes nas articulações subjacentes).
3. Observe a distribuição do cabelo e dos pelos e as condições das unhas.
4. Verifique a presença de nódulos de Heberden ou nódulos de Bouchard.
5. Observe se há variação de temperatura da pele ao tato.

Alerta de enfermagem
Os dados subjetivos e objetivos ajudam a diferenciar processos agudos de processos crônicos. Sinais e sintomas de infecção, comprometimento neurovascular e fratura requerem exames diagnósticos imediatos.

Estudos radiológicos e de imagem

Diversos exames radiológicos e de imagem podem ser úteis na avaliação de problemas osteomusculares, a fim de descartar fraturas ou alterações esqueléticas e para diferenciar as lesões de tecidos moles.

Alerta farmacológico
Muitos estudos radiológicos envolvem a necessidade de contraste via oral (VO) ou intravenoso (IV). Verifique se o paciente tem alergia e confira se realizou exame recente dos níveis de creatinina. Para evitar a nefropatia induzida por contraste, certifique-se de que o departamento de radiologia foi notificado sobre os níveis elevados de creatinina ou a redução

da taxa de filtração glomerular estimada (TFGe). Assegure que os medicamentos nefrotóxicos e a metformina sejam suspensos de acordo com o protocolo da instituição (geralmente se a TFGe for inferior a 30 mℓ/minuto, por 48 horas antes do procedimento e por 48 horas depois). O paciente deve estar bem hidratado antes e depois do procedimento.

Radiografia

1. De ossos – para avaliar a densidade óssea, a textura, a integridade, o desgaste e as alterações nas relações anatômicas dos ossos.
2. Do córtex – para detectar qualquer dilatação, estreitamento, irregularidade.
3. Da cavidade medular – para identificar qualquer alteração na densidade.
4. Da articulação envolvida – para detectar fluidos, irregularidades, formação de esporão, estreitamento, alterações no contorno articular.
5. Tomografia– é uma técnica especial de raios X para visualização detalhada de um plano específico do osso.

Considerações de enfermagem e cuidados com o paciente

1. Explique ao paciente que o posicionamento adequado é importante para obter um bom resultado. Portanto, a cooperação é essencial.
2. Oriente o paciente a remover todos os acessórios, roupas com zíperes ou fechos metálicos, moedas nos bolsos ou outros itens que possam interferir na radiografia.
3. Se necessário, administre analgésico antes do exame radiológico.

Cintilografia óssea

A *cintilografia óssea* consiste na injeção parenteral de radiofármacos que têm afinidade com o tecido ósseo (como o gálio). O grau da captação de isótopos revela doença esquelética primária (osteossarcoma), doença óssea metastática e doença inflamatória esquelética (osteomielite), além de fratura.

Considerações de enfermagem e cuidados com o paciente

1. Geralmente não há necessidade de preparo especial antes do exame.
2. O radionuclídeo injetável é administrado várias horas antes do exame.
3. Oriente ao paciente que o procedimento é indolor e que o exame demora em torno de 1 a 2 horas.
4. Analgésicos ou sedativos podem ser solicitados para pacientes que têm dificuldade em permanecer imóveis por um período prolongado.
5. A amamentação deve ser interrompida por, pelo menos, 4 semanas após o exame, para evitar a exposição do lactente ao radionuclídeo.
6. Informe ao paciente que a exposição a substâncias radioativas é mínima (a dose de radiação mostra-se menor que de uma radiografia de tórax) e que as substâncias são rapidamente excretadas pelo organismo.

Densitometria óssea

A *densitometria óssea* é um exame não invasivo que permite determinar a densidade óssea real e diagnosticar osteoporose (ver p. 152). Realiza-se tal exame com maior frequência na coluna vertebral inferior e nos quadris; no entanto, também estão disponíveis equipamentos portáteis para a análise do punho ou do calcanhar.

Considerações de enfermagem e cuidados com o paciente

1. Os suplementos de cálcio devem ser evitados 24 horas antes do exame.
2. O *scan* DEXA (*Dual-Energy X-ray Absorptiometry*) deve ser evitado por 10 a 14 dias se o paciente tiver realizado recentemente um exame com bário ou com material de contraste para tomografia computadorizada (TC) ou varredura por radioisótopos.
3. Peça ao paciente que remova a roupa e todas as joias ou outros objetos de metal.
4. Aconselhe-o a permanecer imóvel, com os quadris flexionados por 10 a 30 minutos; durante o teste, um técnico permanecerá na sala.
5. Tranquilize o paciente e explique que a exposição à radiação é mínima.

Ressonância magnética

A *ressonância magnética* (RM) utiliza campos magnéticos para demonstrar a diferença de densidade do hidrogênio nos diferentes tecidos. Demonstra tumores e anormalidades de tecidos moles (músculos, ligamentos, tendões). Embora o preço seja mais alto que o de uma tomografia, o custo geralmente é justificado pela precisão do diagnóstico. A ressonância magnética não apenas define claramente os órgãos internos, mas também pode detectar danos e alterações nos nervos, bem como edema ou hematomas nos ossos. Contusões ósseas que acompanham lesões traumáticas têm algum valor preditivo para o desenvolvimento de artrite pós-traumática.

Considerações de enfermagem e cuidados com o paciente

1. Explique ao paciente que existe a necessidade de permanecer imóvel por cerca de 1 hora; avise sobre o ruído repetitivo do aparelho; os pacientes podem se sentir sufocados.
2. Explique e demonstre técnicas de relaxamento, como respiração e imagens de relaxamento.
3. Alguns pacientes podem necessitar de sedação; pacientes claustrofóbicos podem não conseguir ser submetidos ao procedimento ou podem precisar de ressonância magnética aberta.
4. Este exame pode estar contraindicado para pacientes com alguns tipos de implantes e dispositivos metálicos. Notifique o técnico ou o radiologista sobre qualquer implante cirúrgico, dispositivo médico ou computadorizado para que a segurança possa ser avaliada antes do exame.
   a. Em geral, objetos metálicos utilizados em cirurgia ortopédica não apresentam riscos durante a ressonância magnética. No entanto, uma articulação artificial implantada recentemente pode exigir o uso de outro procedimento por imagem. Se houver alguma dúvida sobre a presença de uma destas próteses, pode ser realizada uma radiografia para detectar e identificar objetos metálicos.
   b. Pacientes que tenham objetos metálicos incrustrados em determinadas partes do corpo também podem precisar de uma radiografia antes da ressonância magnética. Notifique o técnico ou o radiologista sobre qualquer estilhaço, bala ou outro pedaço de metal que estejam presentes devido a acidentes.
   c. Os corantes usados nas tatuagens podem conter ferro e esquentar durante a ressonância magnética, mas raramente ocasionam problema.
   d. Materiais utilizados em restaurações odontológicas e aparelhos ortodônticos geralmente não são afetados pelo campo magnético, mas podem distorcer as imagens da área facial ou do cérebro; portanto, o radiologista deve ser notificado.
   e. Os acompanhantes de pacientes pediátricos na sala de exame também precisam remover os objetos metálicos e notificar o técnico de quaisquer dispositivos médicos ou eletrônicos que possam portar.

Alerta de enfermagem
Na maioria dos casos, o exame por ressonância magnética é seguro para pacientes com implantes metálicos, exceto em alguns tipos. Pessoas com os seguintes implantes não podem ser submetidas à RM e não devem entrar na área de exame, a menos que sejam liberadas por um radiologista:

- Desfibrilador ou marca-passo interno (implantado)
- Implante coclear
- Alguns tipos de clipes usados em aneurismas cerebrais
- Alguns tipos de espirais metálicos colocados no interior de vasos sanguíneos.

Outros exames

1. Tomografia computadorizada – feixe focado de raios X que realiza uma varredura da área em camadas sucessivas para a avaliação de patologias, estruturas ósseas, anormalidades articulares e trauma físico (fraturas).
2. Artrografia – injeção de ar ou substância radiopaca na cavidade articular, para delinear as estruturas de tecidos moles (p. ex., menisco) e o contorno da articulação.
3. Mielograma – injeção de meio de contraste no espaço subaracnóideo na região lombar da coluna para determinar o grau de herniação do disco ou o local de um tumor.
4. Discografia – injeção de pequena quantidade de meio de contraste para avaliar anormalidades do disco lombar.
5. Artrocentese – inserção de uma agulha na articulação para a aspiração do líquido sinovial ou para a injeção de agentes terapêuticos.
6. Artroscopia – procedimento endoscópico que permite a visualização direta das estruturas articulares (líquido sinovial, superfícies articulares, meniscos, ligamentos) por meio de uma pequena incisão feita por agulha. Pode ser combinado com uma artrografia.
7. Exames neurais – utilizados para diferenciar entre compressão da raiz nervosa, doença muscular (p. ex., distrofia, miosite), neuropatias periféricas, sistema nervoso central (SNC) – neuropatia das células do corno anterior, problemas na junção neuromuscular.
   a. Eletromiografia (EMG) – mede o potencial elétrico gerado pelo músculo durante a contração e o relaxamento.
   b. Velocidade de condução nervosa – mede a taxa de geração de potencial ao longo de nervos específicos (velocidade de condução do impulso).

PROCEDIMENTOS E MODALIDADES TERAPÊUTICAS

Deambulação com muletas

As muletas são apoios artificiais que auxiliam pacientes que precisam de ajuda para caminhar devido a doenças, lesões ou anomalias congênitas.

Preparo para o uso da muleta

Os objetivos são desenvolver a força muscular da escápula e dos membros superiores, que suportam o peso do corpo na marcha com muleta, fortalecer e condicionar o paciente.

Fortalecimento dos músculos necessários à deambulação

Oriente o paciente da seguinte maneira:

1. Para o condicionamento do quadríceps:
   a. Contraia o músculo quadríceps, empurre a região poplítea contra o colchão e eleve o calcanhar.
   b. Mantenha a contração muscular por 5 segundos.
   c. Relaxe por 5 segundos.
   d. Repita o exercício de 10 a 15 vezes por hora.
2. Para o condicionamento dos glúteos:
   a. Contraia as nádegas por 5 segundos.
   b. Relaxe por 5 segundos.
   c. Repita o exercício de 10 a 15 vezes por hora.

Fortalecimento dos músculos dos membros superiores e da cintura escapular

Oriente o paciente da seguinte maneira:

1. Flexione e estenda os braços lentamente, segurando pesos de tração; aumente aos poucos o peso e o número de repetições, para mais força e resistência.
2. Faça flexões quando estiver deitado em decúbito ventral.
3. Aperte uma bola de borracha – aumenta a força de preensão.
4. Erga a cabeça e os ombros do leito; estique as mãos para a frente o máximo possível.
5. Sente-se na cama ou na cadeira.
   a. Levante o corpo da cadeira empurrando as mãos contra o assento (ou colchão).
   b. Erga o corpo para fora do assento. Mantenha. Relaxe.

Medidas para as muletas

1. Com o paciente deitado (medida aproximada):
   a. Meça a partir da prega anterior da axila até a sola do pé. Em seguida, adicione 5 cm.
   b. Como alternativa, subtraia 40 cm da altura do paciente.
2. Quando o paciente estiver de pé:
   a. Coloque-o contra a parede, com os pés ligeiramente afastados e longe da parede.
   b. As muletas devem estar equipadas com ponteiras de borracha com sucção.
   c. O cotovelo deve ser flexionado em 30° com a mão apoiada no suporte axilar.
   d. Deve haver uma folga de dois dedos de largura entre a dobra axilar e o suporte. Um revestimento de espuma de borracha no suporte axilar alivia a pressão sobre o braço e a caixa torácica.
   e. A ponteira da muleta deve permanecer de 15 a 20 cm da lateral do pé.

Orientação para uso de muletas

1. Peça ao paciente que use sapatos bem adaptados, com solas firmes.
2. Antes de usar as muletas, coloque o paciente em pé apoiando a perna não afetada em uma cadeira para poder equilibrar-se.
3. Posicione o paciente contra uma parede com a cabeça em posição neutra.
4. Posição em tripé – postura básica da muleta para equilíbrio e apoio.
   a. As muletas devem ser apoiadas a aproximadamente 20 a 25 cm à frente e ao lado dos dedos do pé do paciente (Figura 32.1).
   b. Um paciente mais alto exige uma base mais ampla, enquanto um mais baixo precisa de uma base mais estreita.
5. Ensine o paciente a suportar o peso nas mãos; a descarga de peso sobre as axilas pode danificar os nervos do plexo braquial e produzir a chamada "paralisia da muleta".

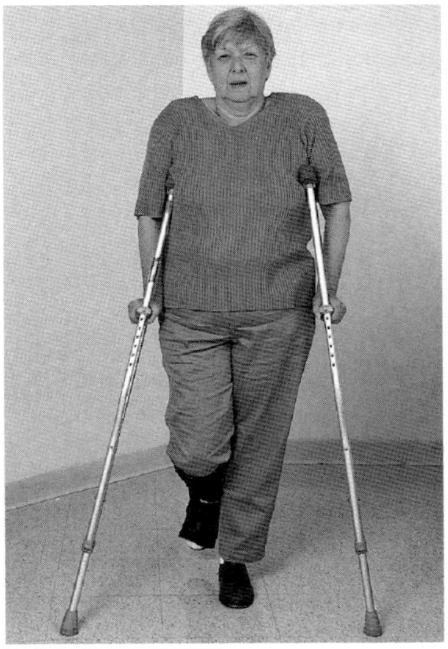

Figura 32.1 A posição em tripé com a muleta é a postura básica para alcançar equilíbrio e apoio. (Smeltzer, S., & Bare, B. [2000]. *Brunner and Suddarth's textbook of medical-surgical nursing* [9th ed.]. Philadelphia, PA: Lippincott Williams & Wilkins. Photo by Barbara Proud.)

Orientação para a deambulação com muleta

1. Andar de muleta requer equilíbrio, coordenação e um alto gasto de energia; isso pode ser adquirido com a prática diligente e regular.
2. Pratique o equilíbrio com as muletas mantendo-se encostado à parede.
3. Pratique a alternância dos pontos de transferência do peso enquanto estiver de pé com as muletas.
4. A escolha do tipo de marcha com muleta depende do tipo e da gravidade da condição, da capacidade muscular e da condição física do paciente, da força do braço, do tronco e do equilíbrio corporal.
5. Ensine ao paciente, pelo menos, dois tipos de marcha – uma mais rápida quando o paciente precisar de agilidade e uma mais lenta para locais congestionados.
6. Oriente o paciente a alternar um tipo de marcha com outra – alivia a fadiga, pois usa uma combinação diferente de músculos.

Tipos de marcha com muletas

Ver Figura 32.2 e Diretrizes para educação do paciente 32.1.

Marcha de quatro pontos (marcha de muleta alternativa de quatro pontos)

1. A marcha de quatro pontos é lenta, mas estável; o ponto de descarga do peso corporal está sendo constantemente deslocado.
2. A marcha em quatro pontos pode ser usada apenas por pacientes que conseguem mover cada perna separadamente e suportar uma quantidade considerável de peso em cada uma delas.
3. Sequência pé-muleta:
   a. Muleta direita.
   b. Pé esquerdo.
   c. Muleta esquerda.
   d. Pé direito.

Marcha de três pontos

1. A marcha de três pontos é usada quando apenas uma perna está afetada.
2. As duas muletas e a perna afetada são movidas para frente simultaneamente.
3. Em seguida, o membro inferior mais forte desloca-se para frente enquanto a maior parte do peso corporal é colocada sobre as muletas.

Marcha de dois pontos

1. A marcha de dois pontos é uma progressão da marcha de quatro pontos que permite uma deambulação mais rápida.
2. O peso é distribuído pelos membros inferiores e pelas duas muletas.
3. Avance o pé esquerdo e a muleta direita juntos.
4. Em seguida, avance o pé direito e a muleta esquerda juntos.

Deambulação com andador

O andador oferece mais apoio do que muletas ou bengala para o paciente com problemas de equilíbrio e que não consegue usar muletas.

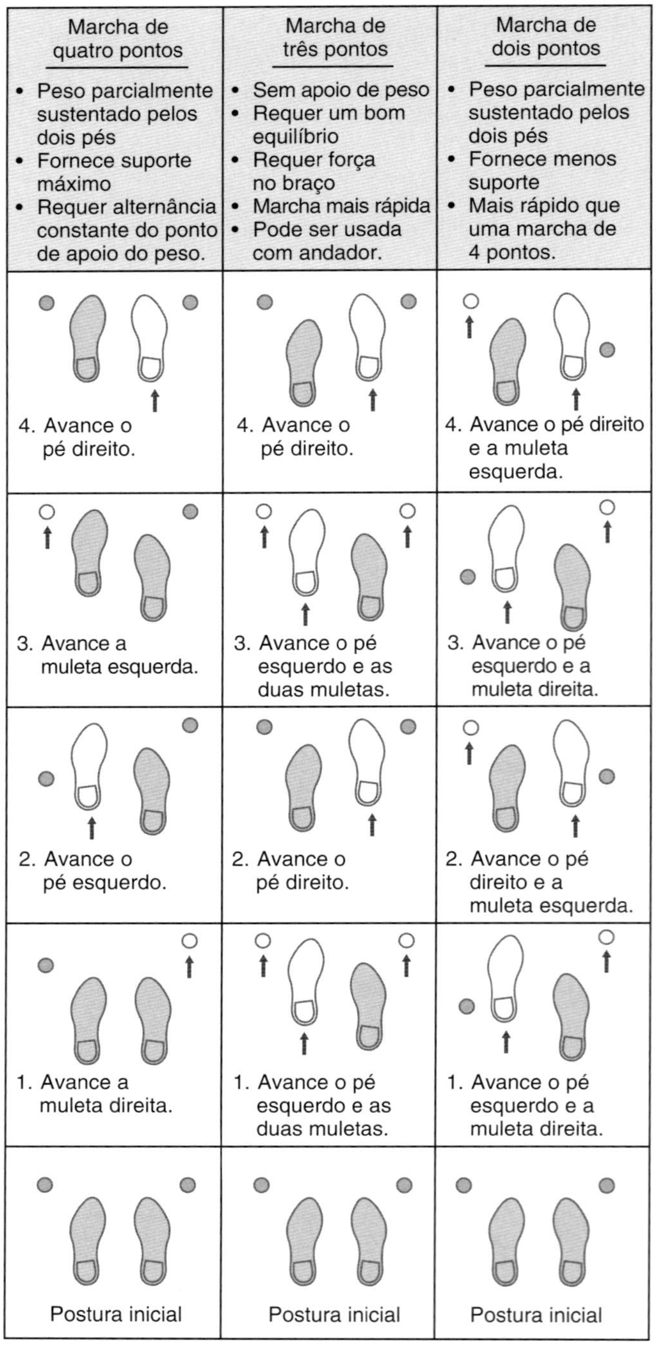

Marcha de quatro pontos
• Peso parcialmente sustentado pelos dois pés
• Fornece suporte máximo
• Requer alternância constante do ponto de apoio do peso.
Marcha de três pontos
• Sem apoio de peso
• Requer um bom equilíbrio
• Requer força no braço
• Marcha mais rápida
• Pode ser usada com andador.
Marcha de dois pontos
• Peso parcialmente sustentado pelos dois pés
• Fornece menos suporte
• Mais rápido que uma marcha de 4 pontos.
4. Avance o pé direito.
4. Avance o pé direito.
4. Avance o pé direito e a muleta esquerda.
3. Avance a muleta esquerda.
3. Avance o pé esquerdo e as duas muletas.
3. Avance o pé esquerdo e a muleta direita.
2. Avance o pé esquerdo.
2. Avance o pé direito.
2. Avance o pé direito e a muleta esquerda.
1. Avance a muleta direita.
1. Avance o pé esquerdo e as duas muletas.
1. Avance o pé esquerdo e a muleta direita.
Postura inicial
Postura inicial
Postura inicial

Figura 32.2 Tipos de marcha. As áreas sombreadas representam os pontos de transferência de peso. A seta indica o avanço do pé ou da muleta. (Smeltzer, S., & Bare, B. [2000]. *Brunner and Suddarth's textbook of medical-surgical nursing [9th ed.].* Philadelphia, PA: Lippincott Williams & Wilkins.)

Técnica para o uso do andador

1. Esteja ciente de que um andador dá estabilidade, mas não permite um padrão de caminhada recíproca natural.
2. Os andadores com rodas podem ajudar o paciente que sente dores nas articulações dos membros inferiores, tem menor equilíbrio ou apresenta função cardiopulmonar reduzida.
3. Ensine esta sequência de ações ao paciente que usa um andador estacionário (sem rodas):
   a. Levante o andador, colocando-o na sua frente enquanto inclina o corpo levemente para a frente.
   b. Dê um passo ou dois em direção ao andador.
   c. Erga-o e coloque-o novamente na sua frente.
4. Ensine esta sequência para um paciente usando um andador com rodas:
   a. Role o andador e avance-o cerca de 30 cm.
   b. Se o paciente estiver com a perna machucada, prótese articular recém-implantada ou se a fraqueza for maior em um dos lados do corpo, dê um passo à frente com esse pé primeiro. Oriente o paciente a usar o andador para ajudar a manter o equilíbrio à medida que a marcha avança.
   c. Traga o outro pé para a frente, para o centro do andador.
   d. Repita a sequência.

DIRETRIZES PARA EDUCAÇÃO DO PACIENTE 32.1

Técnicas de manobra com muletas

Levantar-se

1. Avance para a borda da cadeira com a perna forte levemente abaixo do assento.
2. Coloque as duas muletas na mão do mesmo lado da perna afetada.
3. Empurre o apoio de mão para baixo enquanto levanta o corpo para ficar de pé.

Sentar-se na cadeira

Segure as muletas no apoio de mãos para ter controle e incline-se levemente para a frente, enquanto assume a posição sentada.

Subir escadas

1. Avance a perna mais forte primeiro até o próximo passo.
2. Avance as muletas e o membro mais fraco.

Descer escadas

1. Coloque os pés para frente até onde for possível, o mais próximo da borda do degrau.
2. Avance as muletas para o degrau debaixo. A perna mais fraca é avançada primeiro e depois a mais forte – o membro mais forte divide com os braços o trabalho de levantar e abaixar o peso do corpo.

Nota: A perna mais forte sobe o degrau primeiro e desce por último.

Deambulação com bengala

A bengala é usada para equilíbrio e apoio. Elas podem ter formas diferentes, mas a maioria possui uma alça curva e uma ponteira de borracha. Bengalas com quatro ponteiras podem oferecer maior suporte.

Objetivos

1. Ajudar o paciente a caminhar com maior equilíbrio e apoio, além de reduzir a fadiga.
2. Compensar deficiências funcionais normalmente desempenhadas pelos sistemas esquelético e neuromuscular.
3. Aliviar a pressão sobre as articulações de transferência de peso.
4. Adicionar potência ao movimento de empurrar ou puxar o corpo para frente, ou para restringir o movimento para frente, enquanto o paciente caminha.

Princípios para o uso da bengala

1. Uma bengala de alumínio ajustável, equipada com uma ponteira de borracha de 3,8 cm, para proporcionar tração durante a caminhada, oferece ótima estabilidade ao paciente.
2. Quando a condição for bilateral, o uso de duas bengalas proporciona maior equilíbrio e alívio de peso.
3. Para se adequar a uma bengala:
   a. Faça o paciente flexionar o cotovelo em um ângulo de 30° e segurar a bengala a 15 cm da lateral da base do quinto dedo.
   b. Ajuste a bengala para que o cabo fique aproximadamente nivelado com o trocanter maior.
4. Como alternativa, enquanto o paciente estiver em pé com os braços ao lado do corpo, o cabo da bengala deve estar alinhado à dobra do punho.

Técnica para deambulação com bengala

1. Segure a bengala na mão oposta ao membro afetado (ou seja, a bengala deve ser usada no lado bom) – isso possibilita um alívio parcial da descarga de peso, pois a bengala está em contato com o chão ao mesmo tempo que a perna afetada.
2. Avance a bengala ao mesmo tempo que movimenta a perna afetada.
3. Mantenha a bengala razoavelmente perto do corpo para evitar inclinar-se.
4. Se o paciente não puder usar a bengala na mão oposta, ela poderá ser levada no mesmo lado e avançar quando a perna afetada estiver avançada.
5. Para subir e descer escadas:
   a. Suba primeiro a perna não afetada no degrau.
   b. Em seguida, coloque a bengala e a perna afetada no degrau.
   c. Inverta o procedimento para descer escadas.
   d. A perna forte sobe primeiro e desce por último.
6. Ao usar uma bengala com quatro ponteiras, verifique se as quatro estão em contato com o chão.

Aparelhos gessados

O *aparelho gessado* é um dispositivo de imobilização composto por camadas de ataduras de gesso ou fibra de vidro (resina de poliuretano ativada pela água) moldadas na parte do corpo que ele envolve.

Objetivos

1. Imobilizar e sustentar fragmentos ósseos em posição de redução.
2. Aplicar uma compressão uniforme sobre os tecidos moles.
3. Possibilitar a mobilização precoce.
4. Corrigir e evitar deformidades.
5. Apoiar e estabilizar articulações fracas.

Tipos de aparelhos gessados

1. Aparelho gessado curto de braço – estende-se desde a área abaixo do cotovelo até a prega palmar proximal.
2. Aparelho gessado tipo luva – estende-se desde a área abaixo do cotovelo até a prega palmar proximal, incluindo o polegar (molde de polegar).
3. Aparelho gessado longo de braço – estende-se do nível superior da prega axilar até a prega palmar proximal; o cotovelo geralmente fica imobilizado em ângulo reto.
4. Aparelho gessado curto de perna – estende-se abaixo do joelho até a base dos dedos dos pés.
5. Aparelho gessado curto de perna – estende-se da coxa até a base dos dedos dos pés; o pé é imobilizado em ângulo reto em uma posição neutra.
6. Aparelho gessado corporal – circunda o tronco, estabilizando a coluna.
7. *Spica* gessada – incorpora o tronco e um membro.
   a. *Spica* gessada de ombro – envolve o tronco, o ombro e o cotovelo.
   b. *Spica* gessada de quadril – envolve o tronco e um dos membros inferiores.
      i. *Spica* gessada simples do quadril – estende-se da linha do mamilo até a pelve e da pelve até uma das coxas.
      ii. *Spica* gessada duplo do quadril – estende-se da linha do mamilo ou do abdome superior até a pelve e da pelve até as coxas e as pernas.
      iii. *Spica* gessada de um quadril e meio – estende-se da parte superior do abdome até uma das pernas e vai até o joelho da outra.

8. Suporte articulado – suporte externo construído com dobradiças para possibilitar o paciente.
   a. Esse tipo de imobilização baseia-se no conceito de que alguma descarga de peso é fisiológica e promove a formação do osso e mantém os fluidos em um compartimento apertado que comprime os tecidos moles, fornecendo uma distribuição de forças através do ponto de fratura.
   b. O suporte deve ser aplicado após a regressão do edema e das dores iniciais e depois que houver evidências de estabilidade da fratura.
9. Aparelhos gessados cilíndricos – podem ser usados para imobilizar os membros superiores ou inferiores. São usados nos casos de fratura ou luxação do joelho (membro inferior) ou luxação do cotovelo (membro superior).

Complicações associadas ao uso de aparelho gessado

1. A pressão dos aparelhos gessados sobre as estruturas neurovasculares e ósseas causa necrose, lesões por pressão e paralisia de nervos.
2. A síndrome compartimental é uma condição resultante do aumento progressivo da pressão dentro de um espaço confinado, comprometendo a circulação e a função dos tecidos da área. Esta é uma emergência médica e pode ameaçar a integridade do membro. Aparelho gessado apertado, trauma físico, fratura, compressão prolongada de um membro, sangramento e edema colocam os pacientes em risco de desenvolvimento da síndrome compartimental.
3. A imobilidade e o confinamento em um aparelho gessado, sobretudo um aparelho gessado corporal, podem resultar em vários problemas sistêmicos.
   a. Náuseas, vômito e distensão abdominal associados à síndrome do aparelho gessado (síndrome da artéria mesentérica superior, resultando em diminuição do fluxo sanguíneo para o intestino), íleo adinâmico e possível obstrução intestinal.
   b. Sintomas agudos de ansiedade (alterações de comportamento e respostas autonômicas – aumento da frequência respiratória e cardíaca, pressão arterial elevada, diaforese) associados ao confinamento em um espaço.
   c. Tromboflebite e possível embolia pulmonar associada à imobilidade e à circulação ineficaz (p. ex., estase venosa).
   d. Atelectasia respiratória e pneumonia associada ao esforço respiratório ineficaz.
   e. Infecção urinária – cálculos renais e vesicais associados a estase urinária, baixa ingesta de líquidos e excreção de cálcio associada à imobilidade.
   f. Anorexia e constipação intestinal associadas à diminuição da atividade.
   g. Reação psicológica (p. ex., depressão) associada a imobilidade, dependência e perda de controle.

Avaliação de enfermagem

1. Avalie o estado do membro engessado para sinais de comprometimento neurovascular.
   a. Dor (a dor desproporcional à lesão é uma indicação de síndrome compartimental).
   b. Edema.
   c. Descoloração – palidez ou cianose.
   d. Pele fria na porção distal à lesão.
   e. Formigamento ou dormência (parestesia).
   f. Dor com extensão passiva (alongamento muscular).
   g. Recarga capilar lenta; pulso diminuído ou ausente.
   h. Paralisia.
2. Avalie a integridade da pele do membro engessado. Esteja alerta para o seguinte:
   a. Dor inicial intensa sobre proeminências ósseas; este é um sinal de alerta para a iminência de uma lesão por pressão. A dor aumenta quando ocorre a ulceração da pele.
   b. Odor.
   c. Secreção.
3. Avalie cuidadosamente a colocação e os possíveis pontos de pressão no membro engessado (Figura 32.3).
   a. Membro inferior – calcanhar, maléolos, dorso do pé, cabeça da fíbula, superfície anterior da rótula.
   b. Membro superior – epicôndilo medial do úmero, estiloide ulnar.
   c. Jaquetas de gesso ou *spica* gessada de tronco – sacro, cristas ilíacas anteriores e superiores, bordas vertebrais das escápulas.
4. Avalie os sistemas cardiovascular, respiratório e digestório quanto a possíveis complicações relacionadas com a imobilidade.
5. Avalie a reação psicológica à condição, ao gesso e à imobilidade.

Alerta de enfermagem
Os sinais e sintomas da síndrome compartimental são dor, parestesia, palidez, ausência de pulso, poiquilotermia e paralisia. A dor é o primeiro sinal e costuma ser descrita como profunda, constante, mal localizada e desproporcional à lesão. A dor não é aliviada pela analgesia e piora com o alongamento do grupo muscular. Outros sinais ocorrem no final da síndrome compartimental. Dor intensa e persistente e outros sinais de síndrome compartimental devem ser relatados imediatamente. Pode ser necessário cortar e remover o gesso.

Diagnósticos de enfermagem

- Risco de lesão neurovascular, relacionado ao edema e à constrição provocada pela bandagem ou por aparelho gessado
- Mobilidade física prejudicada, relacionada com a condição e o engessamento
- Risco de comprometimento da motilidade gastrintestinal, relacionado com a síndrome do gesso.

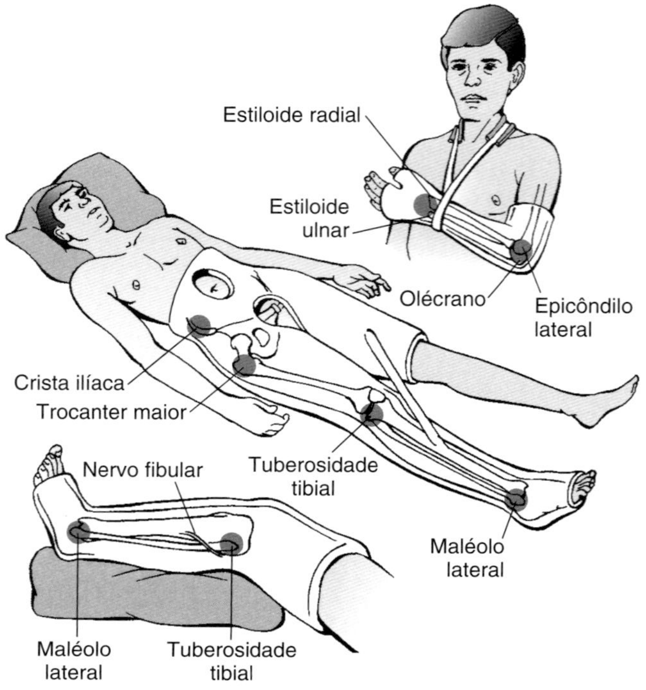

Figura 32.3 Áreas de pressão em diferentes tipos de aparelho gessado.

Intervenções de enfermagem

Manutenção da perfusão tecidual

1. Eleve o membro sobre um travesseiro revestido com fronha acima do nível do coração. Mantenha o calcanhar acima do colchão.
2. Evite apoiar o aparelho gessado em superfícies duras ou em arestas afiadas que possam amassar ou achatar o aparelho gessado e provocar o surgimento de lesões por pressão.
3. Manuseie o gesso úmido com as palmas das mãos.
4. Mude o paciente de posição a cada 2 horas enquanto o aparelho gessado seca e toque o gesso depois de seco para verificar a presença anormal de calor em determinadas áreas.
5. Oriente o paciente a não inserir objetos no aparelho gessado. Aconselhe o paciente sobre métodos alternativos de controle do prurido, como emitir ar frio sob o gesso.
6. Avalie o estado neurovascular a cada hora durante as primeiras 24 horas e, em seguida, com menos frequência, conforme a condição justificar e o edema dissolver.
7. Se ocorrerem sintomas de comprometimento neurovascular:
   a. Avise o médico imediatamente.
   b. Divida o aparelho gessado, corte o gesso em duas metades no sentido do comprimento.
   c. Corte o estofamento subjacente – o estofamento encharcado de sangue pode encolher e causar a constrição da circulação.
   d. Afaste as metades do aparelho gessado o suficiente para aliviar a constrição.
8. Se ocorrerem sintomas de pressão em áreas específicas, pode ser feita uma “janela” (uma abertura no gesso) para que a pele no ponto doloroso possa ser examinada e tratada. A abertura deve ser fechada para que o tecido não inche e cause outros problemas de pressão na borda da janela.

Minimização dos efeitos da imobilidade

1. Incentive o paciente a se mover o mais normalmente possível.
2. Incentive a adesão ao programa de exercícios prescrito, para evitar a perda de força e a atrofia muscular.
   a. ADM ativa em intervalos regulares e frequentes, para todas as articulações que não estão imobilizadas.
   b. Exercícios isométricos para os músculos da extremidade engessada. Oriente o paciente a contrair e relaxar alternadamente os músculos, sem mover a área afetada.
3. Reposicione e vire o paciente com frequência.
4. Evite a pressão atrás dos joelhos, que reduz o retorno venoso e predispõe ao tromboembolismo.
5. Use meias e dispositivos de compressão sequencial (DCSs), no membro não afetado, conforme indicado.
6. Administre anticoagulantes profiláticos, conforme prescrição.
7. Incentive exercícios de respiração profunda e tosse forçada a intervalos regulares, para evitar atelectasias e pneumonia.
8. Incentive o paciente a beber grandes quantidades de líquido, para evitar infecções urinárias e a formação de cálculos, secundários à imobilidade.
9. Facilite a participação do paciente no planejamento e nas atividades de assistência. Incentive a verbalização de sentimentos e preocupações com relação à restrição de atividades.
10. Forneça e incentive as atividades de entretenimento.
11. Preste atenção especial ao posicionamento e ao giro de pacientes em *spica* gessada ou aparelho gessado corporal (Boxe 32.1).

Alerta de enfermagem
São pessoas com alto risco de embolia pulmonar: pacientes idosos e indivíduos com história de tromboembolismo, obesidade, insuficiência cardíaca ou trauma físico múltiplo. Esses pacientes necessitam de profilaxia contra o tromboembolismo.

Boxe 32.1 Cuidados específicos para pacientes em aparelhos gessados

Posicionamento

1. Coloque uma tábua sob o colchão para apoiar o corpo de maneira uniforme.
2. Forneça suporte às curvas do aparelho gessado com almofadas flexíveis recobertas por tecido – evita rachaduras e manchas planas enquanto o gesso está secando.
   a. Coloque três travesseiros transversalmente no leito para acomodar o corpo.
   b. Coloque um travesseiro transversalmente na cintura e dois travesseiros longitudinalmente para a perna imobilizada com *spica* gessada. Se as duas pernas estiverem imobilizadas, use dois travesseiros adicionais.
3. Incentive o paciente a manter a posição fisiológica da seguinte maneira:
   a. Usando o trapézio.
   b. Colocando o pé bom no leito e empurrando para baixo enquanto se ergue no trapézio.
   c. Evitando movimentos de torção.
   d. Evitando posições que produzam pressão sobre a virilha, costas, peito e abdome.

Mudando de posição

1. Mova o paciente para o lado do leito usando um movimento constante e uniforme.
2. Coloque travesseiros ao longo do outro lado do leito – um para o peito e dois (longitudinalmente) para as pernas.
3. Oriente o paciente a colocar os braços ao lado ou acima da cabeça.
4. Vire o paciente em bloco. Evite a torção do corpo.
5. Vire o paciente em direção à perna não engessada ou em direção ao lado não operado, se as duas pernas estiverem engessadas.
   a. Um enfermeiro fica do outro lado do leito para receber os ombros do paciente.
   b. Um segundo enfermeiro apoia a perna engessada, enquanto o terceiro profissional apoia as costas do paciente quando ele é virado.
   c. Coloque o paciente em decúbito ventral 2 vezes/dia – proporciona drenagem postural da árvore brônquica; alivia a pressão nas costas.
6. Mantenha o gesso nivelado elevando a região lombossacra com um pequeno travesseiro quando a cabeceira do leito estiver elevada.

Alerta de enfermagem
Não segure pela barra transversal da *spica cast* para mover o paciente. O objetivo da barra é manter a integridade do aparelho gessado.

Outros cuidados

1. Proteja o aparelho gessado da sujeira.
   a. Cubra o períneo com uma toalha, dobre tiras de 10 cm de folhas finas de polietileno sob a área perineal do aparelho gessado e cole na parte externa do gesso. Troque o gesso se ficar muito sujo.
   b. Limpe a parte externa do aparelho gessado sujo com um limpador em pó suave e um pano limpo levemente umedecido ou seco e seque completamente, apenas quando necessário.
2. Coloque o paciente sobre a comadre e use um travesseiro pequeno na área lombossacra para apoio.
3. Inspecione a pele quanto a sinais de irritação ao redor da borda do aparelho gessado com o uso de uma lanterna.
4. Coloque os dedos sob o aparelho gessado e massageie a pele acessível.
5. Proteja os dedos dos pés da pressão causada pela roupa de cama.

Prevenção do comprometimento gastrintestinal

1. Incentive uma dieta equilibrada.
   a. Avalie as preferências alimentares do paciente. Sirva pequenas refeições.
   b. Forneça estimulantes intestinais naturais (p. ex., fibras) e a ingesta de líquidos.
   c. Monitore a evacuação e os sons intestinais e institua um programa de condicionamento intestinal, se necessário.
2. Observe os sintomas da síndrome do gesso – náuseas, vômito, distensão e dor abdominal e diminuição dos sons intestinais.
3. Se os sintomas da síndrome do gesso se desenvolverem, informe imediatamente o médico.
   a. Coloque o paciente em decúbito ventral, se tolerado, para aliviar os sintomas de pressão.
   b. Realize aspiração gástrica, conforme prescrição.
   c. Mantenha o equilíbrio eletrolítico pela reposição IV de fluidos, conforme prescrição.
   d. Prepare o paciente para a remoção do gesso ou o alívio cirúrgico da obstrução duodenal, se necessário.

Alerta de enfermagem
A síndrome do gesso (síndrome da artéria mesentérica superior) é uma sequela rara da aplicação de um aparelho gessado corporal, mas se mostra uma complicação potencialmente fatal. É importante educar os pacientes sobre essa síndrome, pois ela pode se desenvolver até algumas semanas após a aplicação do gesso.

Educação do paciente e manutenção da saúde

Estado neurovascular

1. Oriente o paciente a verificar o estado neurovascular e a controlar o edema.
   a. Observe os sinais e sintomas de distúrbios circulatórios, como a coloração das unhas e dos pés (pálidas, cianótica), acompanhados de dor e sensação de aperto, dormência, de frio ou de formigamento.
   b. Eleve a extremidade afetada e mexa os dedos da mão ou do pé.
   c. Aplique bolsas de gelo, conforme prescrição (encher de um terço à metade), de cada lado do aparelho gessado, certificando-se de que não se façam recortes no gesso.
   d. Ligue imediatamente para o médico se ocorrer edema excessivo, parestesia, dor persistente, dor por alongamento passivo ou paralisia.
2. Oriente o paciente a alternar a deambulação com períodos de descanso, com a elevação do aparelho gessado. Incentive-o a se deitar várias vezes ao dia com o aparelho gessado elevado.

Irritação cutânea

Aconselhe o paciente a evitar a irritação da pele, recobrindo as bordas do aparelho gessado com algodão ortopédico ou tiras de fita adesiva.

Exercícios

1. Oriente o paciente a exercitar ativamente todas as articulações que não estão imobilizadas e a realizar exercícios isométricos (contração muscular sem movimento articular) nas extremidades imobilizadas para manter a força e evitar a atrofia muscular.
2. Diga ao paciente para se exercitar de hora em hora, quando estiver desperto:
   a. Perna engessada – pressione a região poplítea, segure, relaxe e repita. Mexa os dedos para frente e para trás, dobre os dedos para baixo e, depois, puxe-os para trás.
   b. Braço engessado – feche a mão em punho, segure, relaxe e repita. Movimente os ombros.
3. Incentive a deambulação com restrições de descarga de peso.

Cuidados com o aparelho gessado

1. Aconselhe o paciente a evitar molhar o aparelho gessado, especialmente o enchimento sob o gesso – o amolecimento do gesso causa rupturas da pele.
2. Aconselhe o paciente a não colocar o gesso em botas de plástico ou borracha, pois isso causa condensação e o amolecimento do aparelho gessado.
3. Oriente o paciente a evitar a transferência de peso ou forças de tensão sobre o aparelho gessado de gesso por 24 horas.
4. Oriente o paciente a informar ao médico se o aparelho gessado rachar ou se quebrar; e a não tentar consertá-lo.
5. Ensine o paciente a limpar o aparelho gessado:
   a. Remover a sujeira superficial com um pano levemente umedecido.
   b. Esfregar as áreas sujas com um limpador suave em pó, passando um pano umedecido e secando completamente o gesso.
   c. Remover a umidade residual.

Orientação de medidas de segurança

Para evitar as quedas, evite andar em pisos ou calçadas molhados. Para evitar pressão e ferimentos na pele, não insira objetos no interior do aparelho gessado.

Após a remoção do aparelho gessado

1. Oriente a limpar a pele com água e sabão neutro, secar e aplicar uma loção emoliente.
2. Aconselhe o paciente a evitar arranhões na pele.
3. Aconselhe a continuar os exercícios prescritos, retomar gradualmente as atividades e elevar a extremidade para controlar o edema.

Reavaliação: resultados esperados

- Nenhuma dor, descoloração ou comprometimento sensorial ou motor da extremidade afetada; quente, com boa recarga capilar
- Deambula com assistência; realiza exercícios ativos de ADM e exercícios isométricos a cada 1 a 2 horas.
- Sem sinais de síndrome do gesso.

Tração

Tração é a aplicação de uma força em uma direção específica. Para aplicar a força necessária para superar a força natural ou a força dos grupos musculares, utiliza-se um sistema de cordas, polias e pesos.

Objetivos da tração

1. Reduzir e imobilizar a fratura.
2. Recuperar o comprimento e o alinhamento normais de uma extremidade lesionada.
3. Diminuir ou eliminar espasmos musculares.
4. Evitar deformidades.
5. Dar liberdade de movimento para realizações de atividades "no leito".
6. Reduzir a dor.

Tipos de tração

Tração móvel

1. É o método no qual se exerce a tração em apenas um plano.
2. Pode ser usado um dispositivo de tração cutânea ou esquelética.
3. A tração de extensão de Buck (Figura 32.4) é um exemplo de tração cutânea móvel.

Tração com suspensão balanceada

1. Utiliza pesos adicionais para contrabalançar a força de tração e a extremidade flutua no aparelho de tração.
2. A linha de tração na extremidade permanece bem constante, apesar das mudanças de posição do paciente.

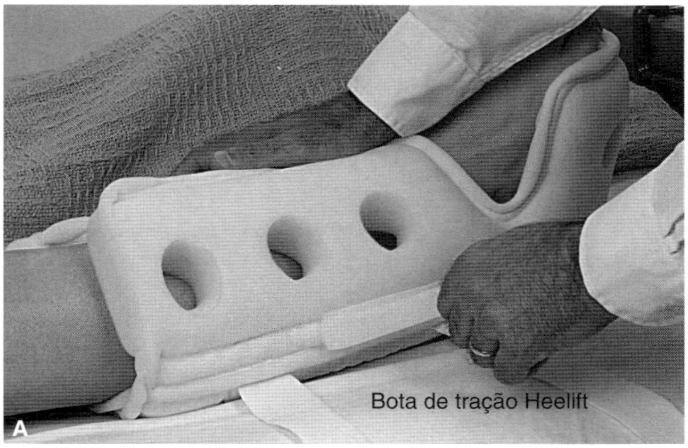

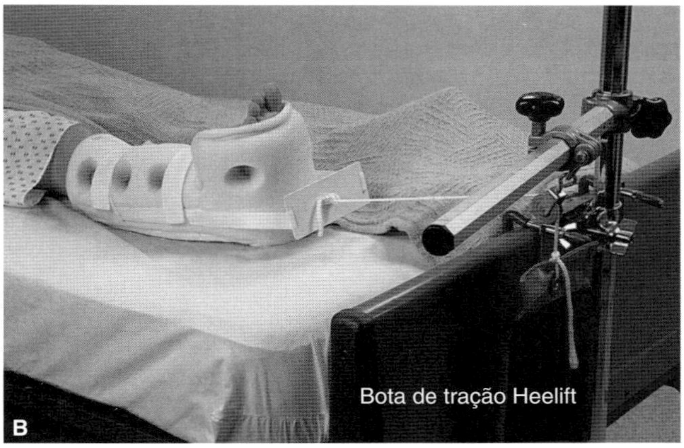

Figura 32.4 Tração de extensão de Buck. **A.** Realiza-se a tração cutânea por meio de um dispositivo de inicialização em contato com a pele. **B.** Aplica-se uma força para exercer tração móvel em um plano, enquanto o corpo atua como contrapeso. (Cortesia de Position Health, *www.positionhealth.com*.)

Aplicação de tração

A tração pode ser aplicada à pele ou ao sistema esquelético.

Tração cutânea

1. Realizada pela aplicação de uma leve força para puxar a fita adesiva, a esponja de borracha ou o dispositivo especial (bota, colar cervical, cinta pélvica) que está em contato com a pele.
2. A força de tração é transmitida para as estruturas musculoesqueléticas.
3. Usa-se a tração cutânea como medida temporária em adultos para controlar espasmos e dores musculares.
4. Utiliza-se antes de um procedimento cirúrgico para o tratamento de fratura de quadril (extensão de Buck) e fraturas do fêmur (tração de Russell).
5. Pode ser usado permanentemente para tratar fraturas em crianças.

Tração esquelética

Ver Figura 32.5.

1. É a tração aplicada pelo cirurgião ortopedista em condições assépticas, com o uso de fios, pinos ou pinças, que são fixados aos ossos e proporcionam uma tração forte, constante e contínua.
2. A tração esquelética é usada com mais frequência no tratamento de fraturas do fêmur, úmero (fraturas supracondilares), tíbia e coluna cervical.

Complicações

1. Infecção nos trajetos dos pinos da tração esquelética.
2. Ruptura cutânea e dermatite na pele sob tração.
3. Comprometimento neurovascular, resultando em aumento da dor, espasmos musculares, dormência, formigamento e perda de sensação.
4. Alinhamento inadequado das fraturas, o que resulta em artrite pós-tratamento.
5. As complicações da imobilidade são as seguintes:
   a. Pneumonia por estase.
   b. Tromboflebite.
   c. Lesões por pressão.
   d. Infecção urinária e formação de cálculos.
   e. Constipação intestinal.

Avaliação de enfermagem

1. Determine a presença de dor, deformidade e edema, além das funções motora e sensorial e do estado circulatório da extremidade afetada.
2. Avalie a condição da pele da extremidade afetada, sob a tração cutânea e em torno da tração esquelética, bem como sobre as proeminências ósseas em todo o corpo.
3. Avalie o alinhamento da parte do corpo afetada.
4. Avalie sinais e sintomas de complicações.
5. Avalie o equipamento de tração para segurança e eficácia.
   a. O paciente deve ser colocado em um colchão firme.
   b. As cordas e as polias devem estar alinhadas.
   c. A tração deve estar alinhada com o eixo longo do osso.

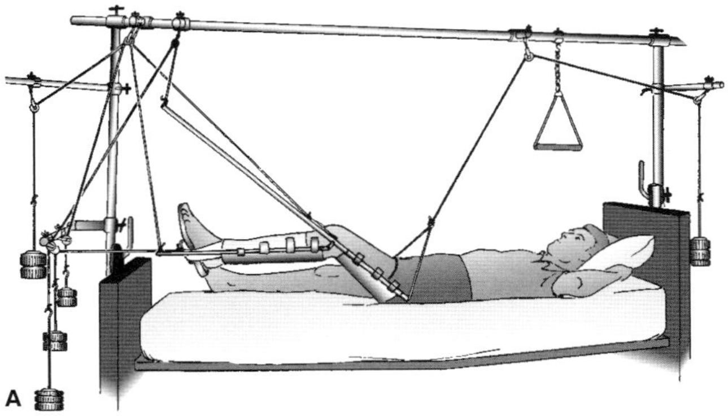

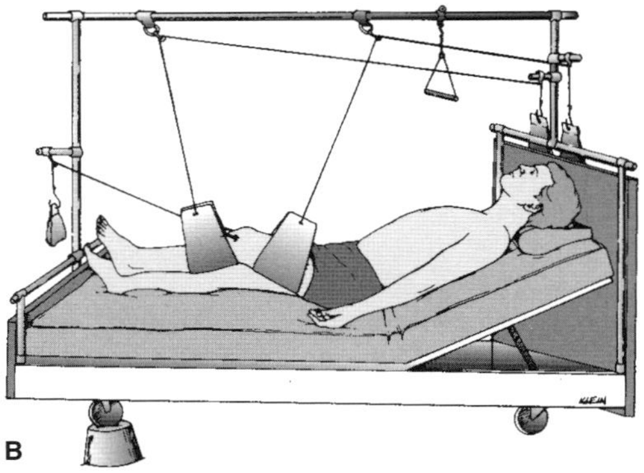

Figura 32.5 Tração esquelética balanceada usando **(A)** tala de perna de Thomas e fixação de Pearson e **(B)** talas para apoio e suspensão. (**A**, Smeltzer, S., & Bare, B. [2000]. *Brunner and Suddarth's textbook of medical-surgical nursing* [9th ed.]. Philadelphia, PA: Lippincott Williams & Wilkins. **B**, Hinkle, J.L., and Cheever, K.H. [2017]. *Brunner and Suddarth's textbook of medical-surgical nursing* [14th ed.]. Philadelphia, PA: Lippincott Williams & Wilkins.)

d. Qualquer fator que possa reduzir a atração ou alterar sua direção deve ser eliminado.
   i. Os pesos devem pender livremente.
   ii. As cordas devem correr livremente e não entrar em contato com o leito ou o equipamento.
   iii. Deve ser instalado um trapézio no leito para ajudar o paciente a se erguer em intervalos frequentes.
e. A quantidade de peso aplicada na tração cutânea não deve exceder a tolerância da pele. A condição cutânea deve ser inspecionada com frequência.
f. Cubra as pontas afiadas expostas dos pinos com cortiça ou outro tipo de cobertura, para proteger o paciente e os profissionais de saúde de lesões.

6. Avalie a reação emocional à condição e à terapia de tração.
7. Avalie a compreensão do paciente sobre o plano de tratamento.

Alerta de enfermagem
A tração não é exercida quando há um nó na corda, ou na base estiver tocando a polia ou o pé da cama ou se os pesos estiverem apoiados no chão. Nunca remova os pesos ao reposicionar o paciente em tração esquelética, pois isso interromperá a linha de tração e causará considerável dor ao paciente.

Diagnósticos de enfermagem

- Mobilidade física prejudicada, relacionada com a terapia de tração e a patologia subjacente
- Risco de comprometimento da integridade da pele, relacionado com a pressão sobre os tecidos moles
- Risco de infecção relacionado com a invasão bacteriana no local da tração esquelética
- Risco de disfunção neurovascular periférica relacionada com a lesão ou a terapia de tração.

Intervenções de enfermagem

Minimização dos efeitos da imobilidade

1. Incentive o exercício ativo de músculos e articulações não envolvidos, para manter a força e a função. Faça a dorsiflexão dos pés de hora em hora, para evitar o desenvolvimento de ptose do pé e para auxiliar no retorno venoso.
2. Incentive exercícios de respiração profunda de hora em hora, para facilitar a expansão dos pulmões e a liberação das secreções respiratórias.
3. Ausculte os campos pulmonares, pelo menos, 2 vezes/dia.
4. Incentive a ingesta de líquidos (2.000 a 2.500 mℓ/dia).
5. Forneça uma dieta equilibrada e rica em fibras e proteínas; evite a ingesta excessiva de cálcio.
6. Estabeleça uma rotina intestinal através da dieta, do uso de emolientes de fezes, laxantes e enemas, conforme prescrição.
7. Evite a pressão sobre a panturrilha e avalie 2 vezes/dia quanto ao desenvolvimento de tromboflebite.
8. Verifique o aparelho de tração em intervalos regulares – ela deve ser contínua para ser efetiva, a menos que prescrita como intermitente, como ocorre com a tração pélvica.
   a. Com a *tração móvel*, não se pode alterar o decúbito do paciente sem interromper a linha de tração.
   b. Com a tração com suspensão balanceada, o paciente pode ser erguido, virado levemente e movido conforme desejado.
9. Use DCSs e meias de compressão, conforme indicado.
10. Administre anticoagulantes profiláticos, conforme prescrição.

Alerta de enfermagem
Todas as queixas do paciente sobre a terapia com tração devem ser investigadas imediatamente para evitar lesões.

Manutenção da integridade da pele

1. Examine frequentemente as proeminências ósseas para verificar a presença de irritação por pressão ou fricção.
2. Observe a irritação da pele ao redor da bandagem de tração.
3. Observe a pressão sobre os pontos de contato tração/pele.
4. Comunique a queixa de sensação de queimação sob a tração.
5. Alivie a pressão sem interromper a efetividade da tração.
   a. Certifique-se de que lençóis e as roupas estejam bem esticados e sem dobras.
   b. Use almofadas de lã de cordeiro, protetores de calcanhar e cotovelo e colchões especiais, conforme necessário.
6. Convém atenção especial à região dorsal a cada 2 horas, pois o paciente fica em decúbito dorsal.
   a. Peça ao paciente que use o trapézio para levantar-se e aliviar a contrapressão.
   b. Forneça massagens nas costas.

Proteção de infecções no ponto de inserção do pino

1. Monitore os sinais vitais quanto a febre ou taquicardia.
2. Observe os sinais de infecção, especialmente ao redor do ponto de inserção do pino.
   a. O pino deve ficar imóvel no osso e a pele ao redor da ferida deve estar seca. Pode escorrer uma pequena quantidade de secreção serosa.
   b. Se houver suspeita de infecção, percorra suavemente a tíbia; se uma infecção estiver se desenvolvendo, esse movimento pode provocar dor.
   c. Avalie outros sinais de infecção: calor, hiperemia, febre.
3. Se houver prescrição, limpe o trato do pino com aplicadores estéreis e solução ou pomada (soro fisiológico, água estéril, clorexidina) – para limpar a drenagem na entrada do trato e ao redor do pino, pois o ponto de conexão neste local predispõe a invasão bacteriana.

Prevenção de lesões neurovasculares

1. Avalie a função motora e sensitiva de nervos específicos que possam estar comprometidos.
   a. Nervo peroneal – peça ao paciente que aponte o hálux em direção ao nariz; verifique a sensação no dorso do pé; observe se há pé pendente.
   b. Nervo radial – peça ao paciente que estenda o polegar; verifique a sensação na área entre o polegar e o dedo indicador.
   c. Nervo mediano – observe a aposição do polegar com o dedo médio; verifique a sensação no dedo indicador.
2. Determine a adequação da circulação (p. ex., coloração, temperatura, movimento, recarga capilar periférica dos dedos das mãos e dos pés).
   a. Com a tração de Buck, inspecione o pé quanto a dificuldades circulatórias depois de alguns minutos e periodicamente após a aplicação da bandagem elástica.
3. Comunique imediatamente se for identificada qualquer alteração no estado neurovascular.

Educação do paciente e manutenção da saúde

1. Ensine ao paciente o objetivo da terapia de tração.
2. Descreva as limitações de atividades necessárias para manter a tração efetiva.
3. Ensine ao paciente como usar os dispositivos auxiliares (p. ex., trapézio).
4. Oriente o paciente a não modificar o ajuste do aparelho de tração.
5. Oriente o paciente sobre atividades projetadas para minimizar os efeitos da imobilidade nos sistemas orgânicos.
6. Ensine ao paciente a necessidade de comunicar alterações nas sensações, na dor e no movimento.

Reavaliação: resultados esperados

- Faz os exercícios conforme as instruções; respira fundo a cada hora; ingesta de líquidos de 2.000 a 2.500 mℓ/24 horas
- Não há sinais de ruptura da pele sob a bandagem de tração ou sobre proeminências ósseas
- Ausência de secreção, hiperemia ou odor no ponto de inserção do pino
- Sem comprometimento motor ou sensorial; boa recarga capilar, coloração e temperatura das extremidades.

Fixação externa

A *fixação externa* consiste em uma técnica de imobilização de fraturas, na qual uma série de pinos de transfixação é introduzida através do osso e fixada a uma estrutura metálica externa (Figura 32.6). Emprega-se tal método principalmente no tratamento de fraturas expostas com danos graves aos tecidos moles.

Vantagens

1. Possibilita a sustentação firme de fraturas expostas cominutivas com grande fragmentação dos ossos pseudoartrose infectada e articulações instáveis infectadas.
2. Facilita o tratamento de feridas (frequentes desbridamentos, irrigações, trocas de curativos) e a reconstrução dos tecidos moles (fechamento tardio da ferida, retalhos musculares, enxertos de pele).
3. Torna possível a função precoce dos músculos e articulações.
4. Oferece conforto imediato do paciente.

Fixador circular

Objetivo

Pode ser usado para alongamento de membros, correção de defeitos de angulação e rotação e tratamento de pseudoartrose.

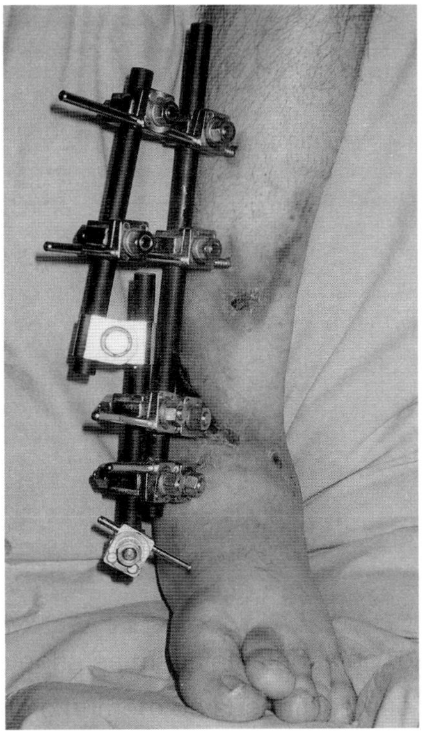

Figura 32.6 Dispositivo de fixação externa utilizado para redução e imobilização de fraturas expostas, o que possibilita o tratamento de feridas nos tecidos moles. (Smeltzer, S., & Bare, B. [2000]. *Brunner and Suddarth's textbook of medical-surgical nursing* [9th ed.]. Philadelphia, PA: Lippincott Williams & Wilkins.)

Componentes

1. Este aparelho de fixação consiste em fios tensionados que transpassam o osso e são colocados acima e abaixo do local de tratamento.
2. Os fios ficam presos aos anéis do fixador, que é colocado em torno do membro afetado.
3. Os anéis são conectados entre si por hastes telescópicas.

Manejo

1. Os ajustes devem ser feitos diariamente, cerca de 1 mm/dia, para estimular a formação de calosidades e ossos.
2. A adesão do paciente é fundamental.
3. Incentiva-se a transferência de peso.
4. Quando o comprimento ou a correção desejada são alcançados, deixa-se o fixador no local sem ajustes adicionais até que ocorra a cicatrização óssea.

Aplicação do fixador externo

1. Sob anestesia geral, a pele é limpa e os pinos transfixantes são inseridos no osso por meio de pequenas incisões acima e abaixo da fratura.
2. Após a redução da fratura, o aparelho é estabilizado ajustando-se e apertando as barras que conectam os conjuntos de pinos.
3. As pontas dos pinos devem ser cobertas com tampas de plástico, cortiça ou borracha para proteger a outra extremidade e os cuidadores.

Avaliação de enfermagem

1. Verifique se o paciente compreende o procedimento e o funcionamento do dispositivo de fixação.
2. Avalie o estado neurovascular da área do corpo envolvida.
3. Inspecione cada ponto de inserção quanto a hiperemia, secreção, sensibilidade, dor e afrouxamento do pino.
4. Inspecione as feridas abertas para verificar a cicatrização, a presença de infecção ou a desvitalização do tecido.
5. Avalie o funcionamento de outros sistemas orgânicos afetados por lesões ou imobilização.

Diagnósticos de enfermagem

- Ansiedade relacionada com a aparência da ferida e o dispositivo de fixação externa
- Risco de disfunção neurovascular periférica relacionada com edema, fixador e condição subjacente
- Risco de infecção relacionado com ferida aberta e inserção de pinos nos ossos
- Mobilidade física prejudicada, relacionada com a presença do fixador e a condição subjacente.

Intervenções de enfermagem

Alívio da ansiedade

1. Se possível, antes da colocação do dispositivo, assegure ao paciente que, embora o fixador pareça desajeitado e pesado, ele não sentirá dor quando estiver no lugar.
2. Enfatize os aspectos positivos deste dispositivo no tratamento de problemas musculoesqueléticos complexos.
3. Incentive o paciente a verbalizar sua reação ao dispositivo.
4. Informe a ele que é possível obter maior mobilidade com um dispositivo de fixação externo, minimizando o desenvolvimento de outros problemas sistêmicos.
5. Envolva o paciente nos cuidados e no manejo do fixador externo.

Manutenção do estado neurovascular normal

1. Avalie o estado neurovascular com frequência – a cada 15 minutos ou de hora em hora, enquanto houver edema significativo e, posteriormente, a cada 2 a 8 horas.

2. Estabeleça os parâmetros basais de funcionamento, para monitoramento comparativo. Lesões musculoesqueléticas complexas costumam causar anormalidades funcionais dos tecidos moles.
3. Eleve o membro para reduzir o edema.
4. Comunique qualquer alteração no estado neurovascular.

Alerta de enfermagem
Avalie o estado neurovascular frequentemente e registre os achados. Comunique achados anormais ou mudança de estado.

Prevenção de infecções

1. Realize cuidados nos locais de inserção de pinos e com o fixador.
   a. Limpe os pontos de inserção dos pinos e remova as crostas com um material para curativo estéril, usando a solução prescrita ou conforme protocolo institucional.
      i. Crostas formadas por secreções serosas podem impedir a drenagem de fluidos e causar infecção.
      ii. Uma pequena quantidade de secreção dos locais de inserção (introitos) dos pinos é normal.
   b. Observe e comunique a presença de inflamação, edema, sensibilidade e secreção purulenta nos introitos dos pinos.
   c. Observe a tensão cutânea nos pontos de inserção do pino – a tensão pode causar desconforto.
   d. Comunique se os pinos estiverem soltos.
   e. Limpe o aparelho fixador com materiais e água limpos, conforme necessário.
2. Realize o cuidado com as feridas.
   a. Em geral, feridas abertas no local da fratura são submetidas a trocas diárias de curativos.
   b. Use técnica asséptica.
   c. Observe a aparência da ferida. Avalie a progressão da cicatrização. Comunique sinais de infecção.
3. Monitore quanto à presença de indicadores locais e sistêmicos de infecção.

Incentivo à mobilidade

1. Incentive o paciente a participar das atividades de assistência.
2. Garanta a ele que a dor associada à lesão diminui à medida que as reações teciduais à lesão e à manipulação diminuem e o processo de cicatrização evolui.
3. Informe ao paciente que o fixador externo mantém a fratura em uma posição estável e que o membro afetado pode ser movimentado. O ajuste do fixador é feito pelo profissional de saúde. (O paciente é ensinado a ajustar o fixador circular.)
4. Para movimentar o membro, não segure a estrutura, mas dê suporte ao membro inteiro e ajude o paciente a se mover. Tranquilize o paciente afirmando que o fixador consegue suportar a movimentação normal do membro.
5. Ensine exercícios de fortalecimento do quadríceps e de ADM para as articulações; o programa costuma ser iniciado no primeiro dia de pós-operatório.
6. Ensine a andar de muleta quando o edema dos tecidos moles diminuir; incentive a transferência de peso, conforme prescrição.

Educação do paciente e manutenção da saúde

1. Oriente o paciente a inspecionar diariamente ao redor de cada ponto de inserção dos pinos quanto a sinais de infecção e afrouxamento. Verifique quanto à existência de dor, edema dos tecidos moles e secreção.
2. Ensine o paciente a limpar diariamente cada pino, usando técnica asséptica. Não toque na ferida com as mãos.
3. Aconselhe o paciente a limpar o fixador regularmente – para mantê-lo livre de poeira e contaminação.
4. Explique ao paciente para não mexer nos grampos ou porcas – pode alterar a compressão e desalinhar a fratura.
5. Revise as restrições de descarga de peso e outras recomendações associadas aos cuidados e ao tratamento da lesão.
6. Incentive o paciente a aderir ao programa de reabilitação.

Reavaliação: resultados esperados

- Verbaliza compreender a necessidade do dispositivo fixador e sente-se confortável com ele
- Alívio do edema; estado neurovascular intacto
- Sem drenagem ou sinais de infecção nos pontos de inserção dos pinos; os tratos dos pinos permanecem intactos, sem afrouxamento dos pinos
- Deambula com um dispositivo ambulatorial, conforme indicação médica.

Cirurgia ortopédica

Baseado em evidências
National Association for Orthopaedic Nursing. (2017). *Orthopaedic Surgery Manual, (3rd ed.)*. Chicago, IL: Author.

Tipos de cirurgia

1. Redução aberta – redução e alinhamento da fratura por incisão cirúrgica.
2. Redução fechada – manipulação de fragmentos ósseos ou de luxação articular sem incisão cirúrgica.
3. Fixação interna – estabilização da fratura reduzida com o uso de parafusos, placas ou pinos de metal.
4. Enxerto ósseo – colocação de tecido ósseo autólogo ou homólogo para substituir, promover a cicatrização ou estabilizar o osso lesionado.
5. Artroplastia – reparo de uma articulação por meio de realinhamento ou reconstrução; pode ser realizada por artroscopia ou reparo aberto da articulação.
6. Substituição parcial da articulação – tipo de artroplastia que envolve a substituição de superfícies articulares por próteses metálicas ou plásticas.
7. Substituição total da articulação – substituição das duas superfícies articulares no interior de uma articulação.
8. Meniscectomia – excisão de menisco danificado (fibrocartilagem).
9. Transferência de tendão – deslocamento do ponto de inserção do tendão para melhorar a função.
10. Fasciotomia – incisão na fáscia muscular para aliviar a constrição ou contraturas.
11. Amputação – remoção de uma parte do corpo.

Nota: A substituição de articulações e a amputação de membros serão tratadas separadamente.

Manejo pré-operatório

1. Deve ser avaliado o nível de hidratação e de ingesta calórica e proteica. O objetivo é maximizar a cicatrização e reduzir o risco de complicações, fornecendo fluidos IV, vitaminas e suplementos nutricionais, conforme indicado.
2. Faça uma revisão da medicação, com medicamentos prescritos, de venda livre e fitoterápicos, e oriente o paciente sobre o que deve ser suspenso antes da cirurgia e por quanto tempo.
   a. Ácido acetilsalicílico, anti-inflamatórios, anticoagulantes e agentes antiplaquetários que interferem na coagulação devem ser interrompidos até 1 semana antes da cirurgia.

   b. Se o paciente já tiver feito tratamento com corticosteroides, isso pode ter contribuído para o desenvolvimento da condição ortopédica atual (necrose asséptica da cabeça femoral, osteoporose), além de afetar a resposta do paciente à anestesia e ao estresse associado a um procedimento cirúrgico. A história da terapia com corticosteroides deve ser documentada.
   c. A metformina costuma ser interrompida 48 horas antes da cirurgia, para evitar a acidose láctica resultante do jejum, uma complicação rara.
   d. O uso de antidepressivos, sobretudo os inibidores da monoamina oxidase, e de fitoterápicos deve ser discutido com relação à possibilidade de interação com anestésicos.
3. A presença de sinais de infecção (respiratória, dental, cutânea, urinária) deve ser excluída, pois pode contribuir para o desenvolvimento de osteomielite no pós-operatório.
4. O preparo envolve exercícios de tosse forçada e respiração profunda, a verificação frequente dos sinais vitais e das feridas e o reposicionamento do paciente.
5. Prepare o paciente para urinar na comadre em posição reclinada antes da cirurgia, se indicado. Isso ajuda a reduzir a necessidade de cateterismo vesical no pós-operatório.
6. O paciente deve ser familiarizado com o aparelho de tração e a necessidade de aplicação de tala ou gesso, conforme indicado pelo tipo de cirurgia.
7. Tipagem sanguínea e prova cruzada devem ser prescritas se houver necessidade potencial de fornecer hemocomponentes ao paciente. A doação de sangue autóloga pode ser feita várias semanas antes da cirurgia.
8. O planejamento da alta deve ser iniciado antes da cirurgia, com as opções de reabilitação no pós-operatório.

Alerta gerontológico
Muitos pacientes idosos correm o risco de apresentar problemas de cicatrização devido ao estado nutricional deficiente. Sugira uma avaliação dos níveis de albumina, pré-albumina e transferrina e do estado nutricional do paciente antes de um procedimento cirúrgico.

Manejo pós-operatório

1. A função neurovascular deve ser monitorada; e a inflamação causada pelo edema e pelo sangramento nos tecidos (ocasionando um hematoma), avaliada e controlada.
2. A área afetada deve ser imobilizada; e a atividade, limitada para proteger o sítio cirúrgico e estabilizar as estruturas musculoesqueléticas.
3. A presença de hemorragia deve ser monitorada para evitar o choque hipovolêmico, que pode resultar da perda significativa de sangue.
4. As complicações associadas à imobilidade podem ser prevenidas por meio de cuidados pós-operatórios rigorosos e atentos. A perda de condicionamento físico pode ser reduzida por meio de exercícios isométricos e isotônicos.

Complicações

1. Síndrome compartimental.
2. Perda de sangue, choque, anemia.
3. Atelectasia e pneumonia.
4. Osteomielite, infecção da ferida.
5. Eventos trombembólicos venosos.
6. Embolia gordurosa.

Diagnósticos de enfermagem

- Risco de volume de líquidos deficiente, relacionado com a hemorragia
- Padrão respiratório ineficaz, relacionado com os efeitos da anestesia, dos analgésicos e da imobilidade
- Risco de disfunção neurovascular periférica, relacionado com o edema
- Dor aguda relacionada com a intervenção cirúrgica
- Risco de infecção relacionado com a intervenção cirúrgica
- Mobilidade física prejudicada relacionada com a terapia de imobilização e a dor
- Nutrição desequilibrada: menor que os requisitos corporais, relacionada com a perda de sangue e as demandas de cicatrização e imobilidade.

Intervenções de enfermagem

Monitoramento quanto a choque e hemorragia

1. Avalie a PA e as frequências de pulso regularmente – o aumento da frequência cardíaca, o aumento ou a queda lenta da pressão arterial indicam sangramento persistente ou desenvolvimento do estado de choque.
2. Monitore a hemorragia – as feridas ortopédicas tendem a produzir maior quantidade de secreções do que outras feridas cirúrgicas.
   a. Meça a drenagem por aspiração, caso seja utilizada.
   b. Espere um volume de até 500 mℓ de drenagem nas primeiras 24 horas, diminuindo para menos de 30 mℓ/8 horas em 48 horas, dependendo do procedimento cirúrgico.
   c. Comunique o aumento da drenagem da ferida ou o aumento constante da dor na área de intervenção cirúrgica.
3. Administre fluidos IV e hemocomponentes, conforme prescrição.

Promoção do padrão respiratório efetivo

1. Administre depressores respiratórios com cautela. Monitore a profundidade da respiração e avalie com frequência. Os efeitos analgésicos dos opioides podem ser cumulativos.
2. Mude o decúbito do paciente a cada 2 horas – mobiliza as secreções e ajuda a evitar a obstrução brônquica.
3. Supervisione a utilização do espirômetro de incentivo e a prática de exercícios de tosse e respiração profunda a cada 2 horas.
4. Ausculte os pulmões para verificar quanto a atelectasia e retenção de secreções.

Monitoramento do estado neurovascular periférico

1. Monitore a circulação distal à área em que foi aplicado gesso, bandagem ou tala.
2. Evite a constrição que pode causar interferência no suprimento de sangue ou pressionar os nervos.
3. Eleve o membro afetado e aplique compressas de gelo, conforme protocolos, para reduzir o edema e o sangramento nos tecidos.
4. Observe os dedos dos pés e das mãos para verificar a coloração e o enchimento capilar.
5. Verifique os pulsos da extremidade afetada; compare com a extremidade não afetada.
6. Avalie a temperatura e a sensibilidade da pele.
7. Registre as observações.

Alerta de enfermagem
Se forem identificados problemas neurovasculares, afrouxe o aparelho gessado ou o curativo imediatamente e notifique o cirurgião.

Alívio da dor

1. Institua medidas de conforto, conforme prescritas, bem como medidas de enfermagem, conforme indicado: barras de apoio; luz suave; música relaxante.
2. Esteja ciente de que espasmos musculares podem contribuir para o desconforto.
3. Use analgesia controlada pelo paciente de acordo com os padrões de atendimento.
4. Facilite a evolução de medicação por via IV para a VO, quando tolerado.

5. Evite a constipação intestinal resultante do uso de opioides, obtendo prescrição para medicamentos e regime alimentar que auxiliem a evacuação intestinal.

Prevenção de infecções

1. Monitore os sinais vitais de febre, taquicardia ou aumento da frequência respiratória, que podem indicar infecção.
2. Examine a incisão quanto a hiperemia, aumento da temperatura, edema e endurecimento. Registre os achados.
3. Anote e registre as características da drenagem.
4. Avalie as queixas de desconforto recorrente ou crescente.
5. Administre a antibioticoterapia, conforme prescrição.
6. Mantenha a técnica asséptica para a troca de curativos e o cuidado com as feridas.

Minimização dos efeitos da imobilidade

1. Incentive o paciente a se exercitar assim que possível após a cirurgia. Ele pode fazer isso sozinho por meio de um programa individualizado de exercícios.
2. Peça ao paciente que exercite o membro não afetado (a menos que instruído pelo fisioterapeuta a exercitar também a extremidade afetada): flexione o joelho, estenda o joelho com o quadril ainda flexionado e abaixe a extremidade até o leito. Dispositivos para movimento passivo podem ser usados para manter a ADM.
3. Incentive o paciente a mover os dedos das mãos e dos pés de hora em hora.
4. Aconselhe o paciente a movimentar todas as articulações que não estiverem fixadas por tração ou aparelho. Faça exercícios para promover a maior ADM possível em cada articulação.
5. Sugira exercícios de condicionamento muscular (fortalecimento do quadríceps) se o movimento ativo for contraindicado.
6. Aplique meias antiembólicas, bombas de pé ou DCSs, conforme a prescrição do cirurgião.
7. Administre anticoagulantes profiláticos conforme indicado (p. ex., heparina, varfarina, ácido acetilsalicílico ou heparina de baixo peso molecular).
8. Incentive a retomada precoce das atividades.

Fornecimento de nutrição adequada

1. Forneça uma dieta equilibrada e aumente a ingesta de líquidos e fibras, para promover a cicatrização e reduzir a incidência de constipação intestinal associada à imobilidade.
2. Incentive uma dieta rica em ferro e administre hemocomponentes e suplementos de ferro para combater a perda significativa de sangue, conforme prescrito.
3. Monitore os níveis de hemoglobina e hematócrito. Comunique qualquer anormalidade ao médico.
4. Observe quanto a sinais e sintomas de anemia, especialmente após uma fratura de ossos longos:
   a. Fadiga.
   b. Dispneia.
   c. Palidez.
   d. Taquicardia.
5. Mantenha a ingesta de líquidos para promover o débito urinário e evitar infecções e cálculos. Fique atento aos sintomas de retenção urinária – especialmente em homens idosos com algum grau de prostatismo, que podem ter dificuldade em urinar.

Educação do paciente e manutenção da saúde

1. Ensine ao paciente a praticar atividades que minimizem o desenvolvimento de complicações (p. ex., mudar de posição, usar bombas de tornozelo, meias antiembólicas e DCSs, fazer exercícios de tosse e respiração profunda e realizar mobilização o mais precoce possível).
2. Oriente o paciente sobre os requisitos alimentares para facilitar a cicatrização e minimizar o desenvolvimento de constipação intestinal e cálculos renais.
3. Informe o paciente sobre técnicas que podem facilitar a movimentação e minimizar o desconforto associado (p. ex., dar suporte à área lesionada e mudar ligeiramente de posição).
4. Incentive o acompanhamento a longo prazo e os exercícios de fisioterapia, conforme prescrição, para recuperar o potencial funcional máximo.

Alerta de transição de cuidado
Ao trabalhar com pacientes ortopédicos, o foco principal deve ser o retorno da função à condição física anterior. Após a alta hospitalar, serão necessários equipamentos de assistência domiciliar, bem como a ajuda de um profissional de saúde para fornecer suporte e segurança. Ajude a preparar o paciente e o profissional de saúde, ensinando a mecânica corporal segura e o uso de auxiliares de mobilidade. Facilite o encaminhamento para obtenção de equipamentos médicos duráveis, serviços de terapia e enfermagem domiciliar e para educação e suporte contínuos dos cuidadores por meio de recursos da comunidade, para ajudar a evitar complicações e reduzir o risco de readmissão.

Reavaliação: resultados esperados

- PA estável; drenagem da ferida inferior a 30 mℓ
- Respirações profundas; realiza exercícios de respiração profunda efetiva e tosse a cada 2 horas.
- O estado neurovascular da extremidade adjacente ao local da cirurgia permanece intacto
- Verbaliza a diminuição da dor
- Afebril; incisão com ausência de drenagem
- Deambula conforme recomendado
- Dieta equilibrada rica em ferro; hemoglobina dentro da faixa normal.

Artroplastia e substituição total da articulação

A *artroplastia* é uma cirurgia reconstrutora realizada para recuperar o movimento e a função das articulações e aliviar a dor. Geralmente envolve a substituição da estrutura da articulação óssea por uma prótese. A artroplastia total da articulação é a substituição de ambas as superfícies articulares por componentes de metal ou plástico. Os tipos mais comuns de substituição articular (Figura 32.7) são:

- Artroplastia total do quadril – substituição de um quadril gravemente danificado por uma articulação artificial. Encontra-se disponível grande número de implantes, em geral com um componente femoral metálico com uma bola esférica no topo que se encaixa em um soquete acetabular plástico. A abordagem cirúrgica é anterior (preservadores de músculos) ou posterior (envolve o corte e a recolocação dos músculos e requer tempo maior para cicatrização)
- Artroplastia total do joelho – procedimento de implante no qual as superfícies da articulação tibial, femoral e patelar são substituídas devido à destruição da articulação do joelho
- Artroplastia total do ombro – substituição da cabeça do úmero e da superfície glenoide por próteses.

Indicações clínicas

1. Para pacientes com dor incessante e articulações irreversivelmente danificadas:
   a. OA primária.
   b. Artrite reumatoide (AR).
2. Fraturas selecionadas (p. ex., fratura do colo do fêmur).
3. Falha na cirurgia reconstrutiva anterior (osteotomia, artroplastia em copa, complicações de uma fratura do colo do fêmur – pseudoartrose, necrose avascular).

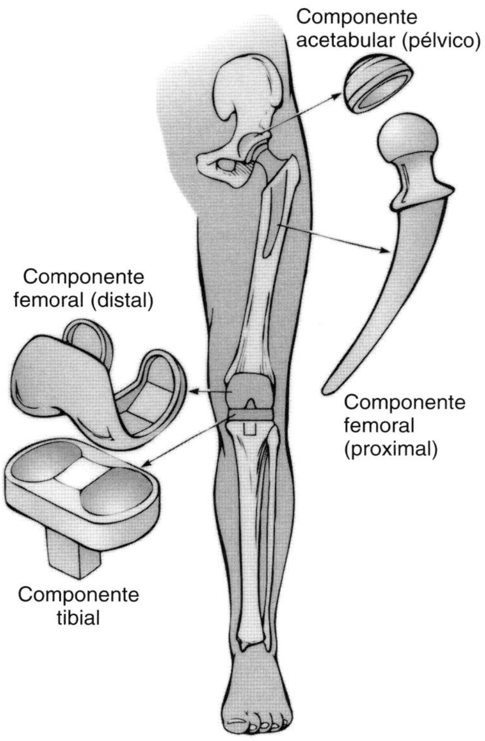

Figura 32.7 Substituição de quadril e joelho. (Smeltzer, S., & Bare, B. [2000]. *Brunner and Suddarth's textbook of medical-surgical nursing* [9th ed.]. Philadelphia, PA: Lippincott Williams & Wilkins.)

4. Doença congênita do quadril.
5. Fraturas patológicas de câncer metastático.
6. Instabilidade articular.

Considerações

1. As próteses estão disponíveis em diversos modelos e podem ser fixadas ao osso remanescente por meio de cimento, encaixe por pressão ou crescimento ósseo.
2. A escolha da prótese e da técnica de fixação depende da estrutura óssea do paciente, da estabilidade articular e de outras características individuais, como idade, peso e nível de atividade.
3. A artroplastia é um procedimento exigente e meticuloso. Para reduzir o risco de infecção relacionada com a prótese, devem ser tomadas precauções especiais na sala de cirurgia (vestuário impermeável, sistema de filtragem de ar) para reduzir a presença de material particulado e a dispersão bacteriana.

Manejo pré-operatório

1. É importante excluir ou tratar infecções preexistentes (urinária, dentária, cutânea, respiratória), pois representam um foco potencial de disseminação de patógenos e contaminação das próteses.
2. A educação do paciente deve ser iniciada no pré-operatório.
   a. Deve ser explicado o regime terapêutico que será adotado no pós-operatório (p. ex., longo programa de exercícios); músculos atrofiados deverão ser reeducados e fortalecidos.
   b. Devem ser ensinados exercícios isométricos (condicionamento) para os músculos quadríceps e glúteos.
   c. Deve ser ensinada como é feita a transferência do leito para cadeira de rodas sem ultrapassar os limites de flexão do quadril (geralmente de 60 a 90°).
   d. Deve ser ensinada marcha sem sustentar de peso e com transferência parcial com apoio de um dispositivo de deambulação (andador, muleta), para facilitar a locomoção no pós-operatório.
   e. Deve se demonstrado o uso de tala de abdução, imobilizador de joelho ou movimento passivo contínuo, se o equipamento for utilizado no pós-operatório.
3. Meias antitrombóticas devem ser aplicadas para minimizar a possibilidade de desenvolvimento de tromboflebite.
4. O preparo da pele inclui a aplicação de uma solução antisséptica, para reduzir a quantidade de microrganismos sobre a pele, uma fonte potencial de infecção.
5. Os antibióticos devem ser administrados no horário correto, conforme prescrição, para garantir a manutenção do nível plasmático terapêutico durante e imediatamente após a cirurgia. Geralmente, agentes antimicrobianos são administrados no pré-operatório logo antes da cirurgia, durante a cirurgia e no pós-operatório, a fim de reduzir a incidência de infecção.
6. Devem ser avaliadas as funções cardiovascular, respiratória, renal e hepática e implementadas medidas para maximizar o estado geral de saúde.
7. Deve ser iniciado o planejamento da alta, com as opções para reabilitação no pós-operatório.

Manejo pós-operatório

Posicionamento apropriado

Para evitar a luxação da prótese e facilitar a cicatrização, são necessárias inúmeras mudanças no posicionamento desses pacientes no pós-operatório.

1. Após artroplastia do quadril (abordagem posterior):
   a. O paciente geralmente é posicionado em decúbito dorsal no leito.
   b. Mantém-se o membro operado em leve abdução, por meio de tala de abdução, travesseiro ou tração por extensão de Buck, para evitar o deslocamento da prótese.
   c. São necessários dois enfermeiros para colocar o paciente em decúbito lateral sobre o lado não operado, ao mesmo tempo que apoiam o quadril operado em uma posição abduzida; toda a extensão da perna deve ser apoiada por travesseiros.
      i. Use travesseiros para manter a perna abduzida; coloque um travesseiro na região dorsal para promover maior conforto.
      ii. Se o leito estiver equipado, use o trapézio para ajudar nas mudanças de decúbito.
   d. A cabeceira do leito geralmente não deve ser elevada mais de 45 a 60°; colocar o paciente na posição vertical pressiona a articulação do quadril e pode causar luxação.
   e. Deve ser usada uma comadre para fratura. Oriente o paciente a flexionar o quadril e o joelho não operados e a puxar o trapézio para levantar as nádegas e possibilitar a instalação da comadre. Oriente o paciente a não apoiar o peso sobre o quadril flexionado operado quando retirar da comadre.
2. Após artroplastia anterior do quadril, o paciente pode flexionar o quadril e costuma apoiar o peso do corpo sobre a articulação depois de poucas horas. Não é necessário restringir os movimentos do paciente para evitar deslocamento.
3. Após artroplastia do joelho:
   a. O joelho deve ser imobilizado em extensão, com um curativo compressivo firme e uma tala de extensão ajustável ou engessamento da perna inteira.
   b. A perna deve ser mantida elevada, para controle do edema, prestando atenção para assegurar que não existe nada forçando a flexão do joelho, se a perna não estiver em um imobilizador.
   c. Alternativamente, o movimento passivo contínuo pode ser iniciado para facilitar a cicatrização e a restauração da ADM da articulação.

Alerta de enfermagem
O paciente não deve aduzir o quadril ou flexioná-lo além do grau de angulação recomendado pelo cirurgião, pois pode resultar em subluxação ou luxação do quadril. Os sinais de luxação articular são encurtamento da extremidade, desconforto crescente e incapacidade de movimentar as articulações.

Prevenção de complicações

1. Cuidados rigorosos e avaliação frequente podem reduzir as taxas de complicações.
2. Evite o tromboembolismo pelo uso contínuo de meia elástica e DCS enquanto o paciente for mantido no leito. Suspenda o uso de DCS quando o paciente iniciar a deambulação.
3. Os níveis de proteína C-reativa e a velocidade de hemossedimentação (VHS) podem ser avaliados para quantificar o risco de infecção da prótese articular. Níveis séricos altos indicam alto risco de infecção e requerem exames adicionais de diagnóstico ou biopsia.

Promoção de deambulação precoce

1. A deambulação pode começar no dia da cirurgia ou no primeiro dia de pós-operatório.
2. A transferência para a cadeira ou a deambulação com dispositivos auxiliares, como andadores, deve ser incentivada, de acordo com a tolerância e com base na condição e no tipo de prótese do paciente.
3. Convém ser cuidadoso ao mover o paciente para a posição vertical; é preciso avaliar a possibilidade de hipotensão ortostática.

Diagnósticos de enfermagem

Ver também "Cirurgia ortopédica", na p. 884

- Mobilidade física prejudicada relacionada com a prótese articular.

Intervenções de enfermagem

Ver também p. 884.

Promoção da mobilidade

Após artroplastia posterior do quadril:

1. Use uma tala de abdução ou travesseiros enquanto ajuda o paciente a sair do leito.
   a. Mantenha o quadril na extensão máxima.
   b. Oriente o paciente a girar o corpo sobre o membro não operado.
   c. Avalie o paciente quanto à hipotensão ortostática.
2. Quando estiver pronto para deambular, ensine o paciente a avançar o andador e, em seguida, a extremidade operada, possibilitando o apoio de peso, conforme prescrição.
3. Com o aumento da estabilidade, ajude o paciente a usar muletas ou bengala, conforme prescrição.
4. Incentive a prática de exercícios de fisioterapia para fortalecer os músculos e evitar contraturas.
5. Incentive a mobilidade no leito fornecendo uma estrutura/trapézio.

Após artroplastia do joelho:

1. Ajude o paciente a fazer a transferência do leito para a cadeira de rodas, com a tala de extensão no lugar, se aplicável.
2. Incentive o apoio do peso, conforme indicado pelo cirurgião.
3. Aplique o equipamento de mobilização passiva contínua ou execute exercícios de ADM passivos, conforme prescrição.

Considerações sobre atendimento domiciliar e na comunidade

1. Incentive o paciente a continuar a usar as meias de compressão após a alta, até que todas as atividades sejam retomadas.
2. Certifique-se de que o paciente evite a adução, a flexão e a rotação excessivas do quadril por 6 semanas após a artroplastia (precauções relacionadas com a abordagem posterior ao quadril).
   a. Evitar sentar-se em uma cadeira baixa ou no vaso sanitário, para não flexionar o quadril mais de 90°.
   b. Mantenha os joelhos separados; não cruzar as pernas.
   c. Limite a sessão a 30 minutos por vez – para minimizar a flexão do quadril e o risco de deslocamento da prótese e para evitar a rigidez e a contratura por flexão.
   d. Evite a rotação interna do quadril.
   e. Siga as restrições de apoio de peso fornecidas pelo cirurgião.
3. Incentive exercícios de condicionamento do quadríceps e exercícios de ADM, conforme indicado.
   a. Mantenha um programa diário de alongamento, exercício e descanso ao longo da vida.
   b. Não participe de nenhuma atividade que coloque tensão indevida ou repentina sobre as articulações (corrida, salto, elevação de cargas pesadas, ganho de peso, flexão e torção excessivas).
   c. Use uma bengala ao fazer caminhadas muito longas.
4. Recomende dispositivos de autoajuda e reserva de energia.
   a. Barras de apoio no banheiro.
   b. Assento com elevação do vaso sanitário, se houver algum problema residual de flexão do quadril.
   c. Banqueta para os trabalhos na cozinha.
   d. Aparelhos de terapia ocupacional para ajudar a se vestir ou alcançar coisas.
   e. Iluminação doméstica adequada para evitar quedas.
   f. Remoção de tapetes.
5. Aconselhe o paciente a dormir com dois travesseiros entre as pernas para evitar que se vire durante o sono. O paciente deve sair do leito com a perna não operada.
6. Diga ao paciente para deitar em decúbito prona quando puder, 2 vezes/dia durante 30 minutos, para promover a extensão total do quadril.
7. Monitorar complicações tardias – infecção profunda; aumento da dor ou diminuição da função associada a afrouxamento dos componentes da prótese, desgaste do implante, luxação, fratura de componentes, necrose avascular ou necrose de tecido ósseo resultante da perda de suprimento sanguíneo; ossificação heterotrófica (formação de osso no espaço em torno da prótese).
8. Avalie a segurança doméstica para evitar quedas – cabos telefônicos longos, tapetes soltos, animais de companhia que correm sob os pés e pisos escorregadios.

Educação do paciente e manutenção da saúde

1. Ensine ao paciente sobre o uso de equipamentos de apoio, como andadores e assento elevado do vaso sanitário, conforme prescrição.
2. Aconselhe o paciente a notificar todos os profissionais de saúde sobre a prótese articular, pois será necessário o uso de antibiótico profilático (para evitar a infecção do implante) antes da realização de novos procedimentos cirúrgicos ou qualquer procedimento associado a possibilidade de bacteriemia (extração dentária, manipulação do sistema geniturinário). Pacientes com artropatias inflamatórias, sob terapia imunossupressora e imunocomprometidos estão especialmente em risco.
3. Evite exames de ressonância magnética, devido ao componente metálico implantado.
4. Informe ao paciente que o componente metálico no quadril ou no joelho pode acionar detectores de metal (aeroportos, alguns edifícios). O paciente deve portar um cartão médico de identificação.
5. O novo quadril ou joelho é projetado para exercícios de baixo impacto, como caminhadas, jogar golfe e dança. Exercícios de alto impacto, como corrida, podem fazer com que a prótese se solte.

Baseado em evidências
American Association of Orthopaedic Surgeons and American Dental Association. (2012). *Prevention of orthopaedic implant infection in patients undergoing dental procedures: Evidence-based guideline and evidence report*. Rosemont, IL: Author.

Reavaliação: resultados esperados

- Mantém o posicionamento adequado, sem evidência de complicações.

Amputação

Amputação é a remoção cirúrgica total ou parcial de dedos, pé, parte inferior da perna ou antebraço. A amputação é considerada um procedimento cirúrgico reconstrutor.

Indicações

1. Perfusão tissular inadequada causada por doenças vasculares periféricas.
2. Trauma físico grave.
3. Tumor maligno.
4. Deformidade congênita.
5. Osteomielite/infecção.

Tipos de amputação

Aberta (guilhotina)

1. Usada em casos de infecção e para pacientes com riscos cirúrgicos.
2. A ferida cicatriza por granulação ao longo do tempo ou por fechamento secundário, depois de 1 semana.

Fechada (mioplastia ou retalho)

1. O membro residual é recoberto por um retalho de pele.
2. Sutura-se o retalho de pele posteriormente.
3. É a técnica mais comumente empregada em casos de patologia vascular.

Considerações cirúrgicas

1. O cirurgião deve considerar possíveis técnicas de preservação de membros.
   a. Revascularização (a investigação está focada na angiogênese e na terapia com células-tronco).
   b. Oxigenação hiperbárica.
   c. Ressecção tumoral com enxerto ósseo.
2. Determina o nível de amputação com base no nível máximo de tecido viável para a cicatrização de feridas.
3. Promove um membro residual funcional, não flexível e tolerante à pressão.

Tipos de curativos

Curativo macio

1. Fixado com bandagem elástica.
2. Possibilita a inspeção da ferida.
3. Usado com pacientes que devem evitar apoio precoce do peso corporal (p. ex., aqueles com doença vascular periférica).

Curativo gessado rígido e fechado

1. Aplicado imediatamente após a cirurgia (ou seja, prótese pós-operatória imediata).
2. Controla o edema.
3. Dá suporte à circulação, promovendo a cicatrização.
4. Minimiza a dor no movimento.
5. Molda o membro residual.
6. Possibilita a adaptação de extensão protética (pilão) e a deambulação precoce.

Manejo pré-operatório

1. Realiza-se a avaliação hemodinâmica por meio de exames, como angiografia, fluxo sanguíneo arterial e cintilografia com xenônio 133, para determinar o nível ideal de amputação.
2. São realizados testes de cultura e sensibilidade da secreção da ferida, para auxiliar no controle da infecção no pré-operatório.
3. A avaliação do membro contralateral deve ser realizada para determinar o potencial funcional no pós-operatório.
4. A avaliação dos sistemas cardiovascular, respiratório e renal, bem como de outros sistemas orgânicos, é necessária para determinar a condição pré-operatória do paciente e reduzir os riscos da cirurgia, otimizando a função.
5. O estado nutricional deve ser avaliado e otimizado com ingesta adequada de proteína para melhorar a cicatrização da ferida.
6. Devem ser ensinados exercícios de fortalecimento da musculatura que será usada com os dispositivos de auxílio à deambulação (amputação de membros inferiores).
   a. Flexione e estenda os braços enquanto segura pesos de tração.
   b. Faça flexões em decúbito ventral, se possível.
   c. Faça abdominais sentado, se possível.
7. O uso de recursos de deambulação deve ser ensinado para manter a mobilidade, preparar o paciente para a condição pós-cirúrgica e promover confiança na própria capacidade.
8. A sensação de membro fantasma deve ser explicada – o paciente continuará a "sentir" a parte amputada do corpo por algum tempo.
9. Deve ser oferecido suporte emocional.
   a. Reforçar o conceito da amputação como procedimento cirúrgico reconstrutivo.
   b. Explorar a percepção do paciente sobre o procedimento e os efeitos sobre seu estilo de vida.
   c. Evite garantias irreais e enganosas – o manejo da prótese pode ser lento e doloroso.

Alerta gerontológico
A amputação do membro inferior pode ser um procedimento de alto risco, sobretudo em pacientes com mais de 60 anos com doença vascular periférica. Uma significativa taxa de morbidade acompanha amputações acima dos joelhos, devido a problemas de saúde e patologias associadas, bem como as complicações decorrentes da sepse e da desnutrição e o estresse fisiológico da amputação.

Manejo pós-operatório

1. O membro deve estar em extensão total e elevada, se possível. Uma tala de extensão/imobilizador pode ser indicada.
2. As complicações devem ser monitoradas – hemorragia, infecção, dor fantasma não aliviada e ferida não cicatrizada.
3. Inicia-se a reabilitação por meio de fisioterapia e adaptação à prótese, se indicado.
4. O paciente deve realizar tratamento rigoroso para condições como diabetes melito, doença cardíaca, infecção, acidente vascular cerebral, doença pulmonar obstrutiva crônica, doença vascular periférica e deterioração relacionada com o envelhecimento, fatores que limitam a reabilitação.
5. Se ocorrer deiscência da ferida operatória, infecção ou retardo na cicatrização do membro residual, a terapia deve ser iniciada prontamente para evitar atrasos na reabilitação.
6. Deve ser promovida a aceitação da alteração da imagem corporal.

Diagnósticos de enfermagem

- Risco de volume de líquidos deficiente, relacionado com hemorragia resultante da interrupção da homeostase pela cirurgia
- Perfusão tissular ineficaz, relacionada com edema e respostas teciduais a cirurgias e próteses
- Mecanismo de enfrentamento ineficaz, relacionado com alterações na imagem corporal
- Dor aguda relacionada com o procedimento cirúrgico
- Mobilidade física prejudicada, relacionada com amputação, fraqueza muscular, alteração na distribuição do peso corporal.

Intervenções de enfermagem

Alerta de enfermagem
A prevenção de complicações associadas a cirurgia de grande porte e a promoção de medidas precoces de reabilitação são essenciais para evitar o prolongamento da incapacidade. É necessário o monitoramento frequente das respostas fisiológicas do paciente à anestesia, à cirurgia e à imobilidade.

Monitoramento do equilíbrio hídrico

1. Monitore o paciente quanto a sintomas sistêmicos de perda excessiva de sangue – hipotensão, aumento da pressão de pulso, taquicardia, diaforese, diminuição do nível de consciência.
2. Fique atento à drenagem excessiva de feridas.
   a. Mantenha um torniquete (à vista) próximo ao leito para aplicar no membro residual (coto), se houver sangramento excessivo.
   b. Reforce o curativo, conforme necessário, usando técnica asséptica.
   c. Meça o volume de drenagem por aspiração.
   d. Mantenha um controle preciso da quantidade de secreção sanguinolenta acumulada no curativo e no sistema de drenagem.
3. Monitore ganhos e perdas para manter o equilíbrio hídrico.

Manutenção da perfusão tecidual adequada

1. Controle de edema.
   a. Eleve o membro residual para promover o retorno venoso.
   b. Use tala de ar, se houver prescrição.
2. Mantenha o curativo compressivo.
   a. Refaça, quando necessário, usando um curativo estéril, protegido por bandagem elástica.
   b. Notifique o cirurgião se o curativo com aparelho gessado se soltar.

Apoio para o enfrentamento eficaz

1. Aceite as reações do paciente associadas à perda de parte do corpo (depressão, isolamento, negação, frustração).
2. Incentive a expressão de medos e preocupações.
3. Reconheça que aceitar a modificação da imagem corporal leva tempo.
4. Incentive a participação no planejamento da reabilitação e no autocuidado.
5. Ajude o paciente a se adaptar às mudanças nas atividades de autocuidado.
   a. Amputação de membro superior – incentive a independência em atividades de autocuidado que podem ser realizadas com uma das mãos, com a ajuda de dispositivos (p. ex., faca), conforme a necessidade.
   b. Amputação de membro inferior – incentive a mobilidade usando técnicas de assistência para transferência e dispositivos de auxílio à deambulação, conforme a necessidade.

Controle da dor

1. Dor pós-operatória.
   a. Avalie o nível de dor do paciente.
   b. Administre os medicamentos prescritos, conforme necessário, para controlar a dor no período pós-operatório.
   c. Use técnicas não farmacológicas para o controle da dor, como relaxamento muscular progressivo e imagética.
   d. Fique atento porque o aumento do desconforto pode indicar a presença de hematoma, infecção ou necrose.
2. Sensação do membro fantasma (dor).
   a. Antecipe a possibilidade de queixa de dor e sensação localizada no membro ausente ("dor fantasma").
   b. O uso de analgésicos adjuvantes pode ser prescrito, como a gabapentina.
   c. Use modalidades físicas (p. ex., mudanças de temperatura) e estimulação elétrica nervosa transcutânea (TENS, *transcutaneous electrical nerve stimulation*), se houver prescrição, para aliviar o desconforto.
   d. Incentive o paciente a fazer alguma atividade para diminuir a percepção da dor no membro fantasma.
   e. Tranquilize o paciente explicando que a dor no membro fantasma diminuirá com o tempo.
   f. Os pacientes podem se beneficiar da terapia cognitivo-comportamental para auxiliar no tratamento da dor. Intervenções baseadas em realidade virtual também podem ser eficazes.

Promoção da atividade física

1. Incentive o reposicionamento frequente no leito.
2. Oriente o paciente a evitar longos períodos em uma mesma posição.
   a. Evite edema dependente.
   b. Evite deformidades em flexão.
   c. Evite áreas de pressão sobre a pele.
3. Previna deformidades.
   a. Amputação de membros inferiores – contratura da flexão do quadril (evite colocar o membro residual apoiado em travesseiro; incentive decúbito ventral 2 vezes/dia) e deformidade de abdução (use coxim de trocanter; evite uso de travesseiro entre as pernas).
   b. Amputação de membros superiores – anormalidades posturais (encoraje a boa postura).
4. Incentive a ADM ativa e exercícios de fortalecimento muscular, quando prescritos.
   a. Minimize a atrofia muscular.
   b. Aumente a força muscular.
   c. Prepare o membro residual para a prótese.
5. Promova o restabelecimento do equilíbrio (a amputação altera a distribuição do peso do corpo).
   a. Transfira para a cadeira dentro de 48 horas após a cirurgia.
   b. Oriente e proteja o paciente que teve amputação nos membros inferiores durante os exercícios de equilíbrio (ou seja, levantar-se da cadeira; ficar em pé segurando a cadeira; dobrar o joelho segurando a cadeira; equilibrar-se em uma perna sem apoio; pular com o pé enquanto segura a cadeira).
6. Supervisione a deambulação, o uso da cadeira de rodas e as atividades de autocuidado.

Educação do paciente e manutenção da saúde

1. Demonstre ao paciente e à família como envolver o membro residual com uma bandagem elástica para controlar o edema e ajudar a adquirir formato cônico e firme para o encaixe da prótese (Figuras 32.8 e 32.9).
   a. A aplicação de bandagem costuma começar de 1 a 3 dias após a cirurgia ou após a remoção do curativo rígido.
   b. Use a técnica de aplicação da bandagem em diagonal em forma de 8.

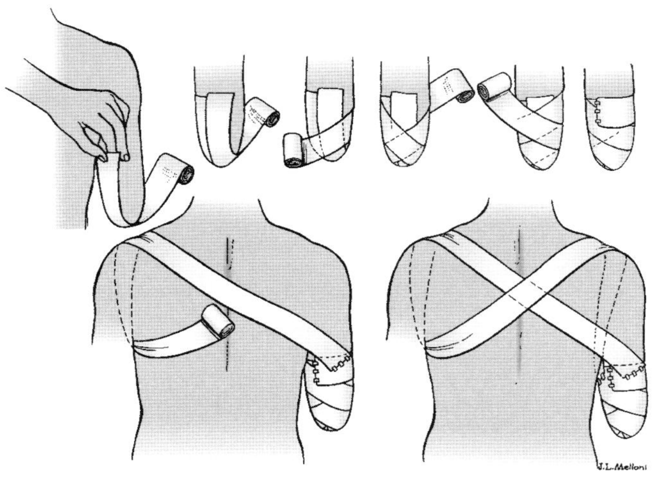

Figura 32.8 Envolvimento do membro residual acima do cotovelo. A bandagem elástica reduz o edema e molda o membro residual para a instalação da prótese. Pode ser necessário prender a bandagem passando-a pelas costas e pelos ombros. (Smeltzer, S., & Bare, B. [2000]. *Brunner and Suddarth's textbook of medical-surgical nursing* [9th ed.]. Philadelphia, PA: Lippincott Williams & Wilkins.)

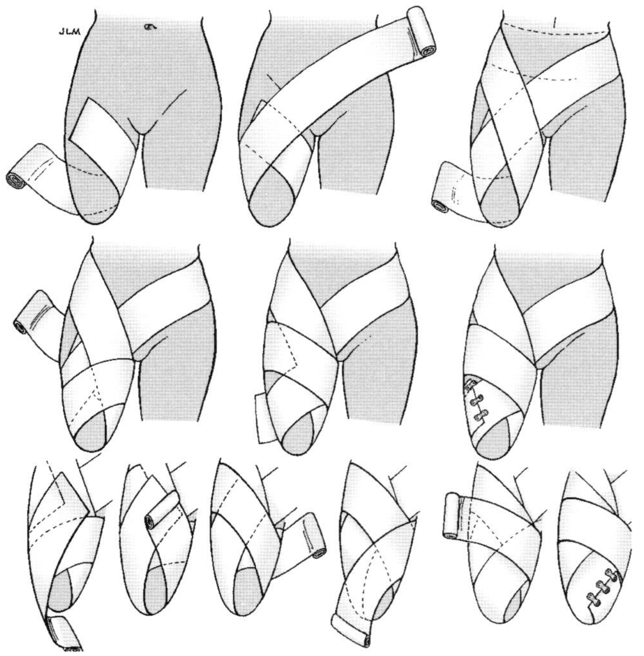

Figura 32.9 Envolvimento do membro residual acima do joelho. A bandagem elástica reduz o edema e molda o membro residual em formato cônico firme para a adaptação da prótese. (Smeltzer, S., & Bare, B. [2000]. *Brunner and Suddarth's textbook of medical-surgical nursing* [9th ed.]. Philadelphia, PA: Lippincott Williams & Wilkins.)

c. Enfaixe do sentido distal para proximal, para manter o gradiente de pressão e controlar o edema.
d. Comece a enfaixar com compressão mínima e aumente à medida que a ferida cicatriza e as suturas são removidas.
e. Comprima a pele nas extremidades da incisão para garantir a forma cônica do membro residual.
f. Aplique a bandagem algumas vezes por dia, e sempre que necessário, para aumentar gradativamente a tensão do curativo.
g. Reaplique a bandagem se o paciente se queixar de aumento na dor – o curativo provavelmente está muito apertado.
h. Mantenha o membro residual enfaixado o tempo todo, exceto durante o banho (quando o paciente for liberado para o banho).

2. Ensine ao paciente exercícios para condicionamento do membro residual.
   a. Aperte o membro residual contra um travesseiro macio.
   b. Aperte gradualmente o membro residual contra superfícies mais duras.
   c. Massageie o membro residual cicatrizado para suavizar a cicatriz, diminuir a sensibilidade e melhorar a vascularização.
3. Ajustando a prótese.
   a. Observe o contorno do membro residual.
   b. Avalie a contração do membro residual.
   c. Quando ocorre a contração máxima, o protético pode medir e ajustar a prótese.
   d. Os ajustes são realizados pelo protético para minimizar os problemas de pele.
4. Cuidados contínuos com o membro residual e a prótese.
   a. Oriente o paciente a lavar e secar o membro residual completamente pelo menos 2 vezes/dia, removendo todos os resíduos de sabão, a fim de evitar irritação e infecção na pele.
   b. Evite deixar o membro residual imerso em água, pela possibilidade de formação de edema.
   c. Inspecione diariamente o membro residual e a pele sob a prótese para detectar pressão, irritação e ruptura de pele.
   d. Use uma meia ou roupa íntima de algodão no membro residual – para absorver a transpiração e evitar o contato direto entre o material da prótese e a pele.
   e. Evite a formação de dobras na meia do membro residual – representam áreas de pressão em potencial.
   f. Limpe o encaixe com um pano úmido quando a prótese for removida pela noite.
   g. Verifique a prótese periodicamente.
5. Ensine o paciente a proteger o membro residual de lesões e a procurar tratamento imediato para eventuais problemas.

Reavaliação: resultados esperados

- Sinais vitais estáveis; curativo reforçado uma vez a cada 4 horas
- Curativo compressivo intacto; membro residual elevado sem edema
- Participa do plano de assistência; manifesta preocupação com sua independência
- Verbaliza o alívio da dor na incisão; dor fantasma tolerável
- Executa ADM ativamente; transferência para a cadeira de rodas com assistência; participa de atividades de fisioterapia e terapia ocupacional.

TRAUMA FÍSICO MUSCULOESQUELÉTICO

Ver Diretrizes para padrões de cuidados 32.1.

Contusões, distensões e entorses

A *contusão* é uma lesão nos tecidos moles produzida por uma força contundente (golpe, chute ou queda). A *distensão* é uma laceração microscópica do músculo causada por força, alongamento ou uso excessivo. A *entorse* consiste em uma lesão nas estruturas ligamentares ao redor de uma articulação; costuma decorrer de alongamento excessivo, torção repentina ou hiperextensão da articulação, o que resulta em uma diminuição da estabilidade articular.

Manifestações clínicas

Contusão

1. Hemorragia na área lesionada (equimose) – por ruptura de pequenos vasos sanguíneos; também associada a fraturas.

DIRETRIZES PARA PADRÕES DE CUIDADOS 32.1

Cuidando de um paciente com trauma físico, cirurgia, aparelho gessado ou imobilização do sistema musculoesquelético

Na assistência ao paciente com trauma físico, cirurgia, aparelho gessado ou imobilização do sistema musculoesquelético, realize os seguintes cuidados, conforme indicado:

- Verifique o estado neurovascular das extremidades envolvidas
- Palpe os pulsos bilateralmente para verificar se estão preservados e iguais
- Palpe para verificar a temperatura da pele
- Verifique o tempo de enchimento capilar
- Teste a sensação ao toque leve e à dor
- Observe se há edema incomum ou aumento do edema
- Verifique se o paciente consegue mover as regiões afetadas
- Garanta o posicionamento adequado para conforto e alinhamento
- Identifique pontos de pressão e tome precauções para evitar a formação de lesões
- Medique para controlar a dor, sobretudo antes da realização de movimentos, procedimentos e fisioterapia
- Ofereça atividades de entretenimento e apoio emocional durante longos períodos de imobilização
- Sempre faça um registro meticuloso de avaliações e intervenções, pois o paciente pode estar envolvido em um processo trabalhista de compensação por danos ou em algum litígio resultante de um acidente. A documentação rigorosa é essencial para o bem-estar futuro do paciente.

Esta informação deve servir apenas como uma orientação geral. Cada situação apresenta um conjunto único de fatores clínicos e requer julgamento de enfermagem para orientar os cuidados, que pode incluir medidas e abordagens adicionais ou alternativas.

2. Dor, edema e equimose.
3. Pode haver hiperpotassemia em casos de contusões extensas, o que resulta em destruição de tecido orgânico e sangramento.

Distensão

1. Hemorragia no músculo.
2. Edema.
3. Sensibilidade.
4. Dor com contração isométrica.
5. Pode haver espasmo associado.

Entorse

1. Edema rápido – devido ao extravasamento de sangue nos tecidos.
2. Dor com o movimento passivo da articulação.
3. Dor crescente durante as primeiras horas devido ao edema contínuo.

Manejo

1. Pode ser feita radiografia para descartar fraturas.
2. Imobilização com talas, bandagem elástica ou curativo compressivo para dar suporte às estruturas e controlar a dor e o edema.
3. Aplique gelo enquanto o edema estiver presente.
4. A medicação analgésica geralmente inclui anti-inflamatórios não esteroides (AINEs).
5. Entorses graves podem exigir correção cirúrgica ou imobilização com aparelho gessado
6. O acrônimo em inglês PRICE-M (*Protection, Rest, Ice, Compression, Elevation, Medication*) costuma ser utilizado para orientar o tratamento domiciliar de ferimentos leves: proteger a área afetada de lesões; repouso – para promover a cicatrização; gelo – para controlar o edema (não use calor até o edema agudo regredir); compressão – com bandagem elástica ou tala para controlar o edema e prevenir rigidez, pode ser removida à noite; elevação acima do nível do coração para reduzir o edema; medicação – analgésico e anti-inflamatório, segundo protocolo institucional.

Intervenções de enfermagem e educação do paciente

1. Eleve a área afetada para reduzir o edema. Mantenha a tala ou a imobilização, conforme prescrição.
2. Aplique compressas frias nos primeiros dias (15 a 20 minutos por vez em curtos intervalos de tempo) – para produzir vasoconstrição, diminuir o edema e reduzir o desconforto (não aplique gelo diretamente sobre a pele). A aplicação de gelo pode ser necessária por até 1 semana para controlar o edema agudo.
3. Avalie o estado neurovascular da extremidade contundida a cada 1 a 4 horas, de acordo com a condição do paciente.
4. Oriente o paciente sobre o uso de analgésicos, conforme prescrição.
5. Garanta o uso correto de muletas ou outro dispositivo auxiliar de mobilidade, com ou sem apoio de peso, conforme prescrição.
6. Eduque sobre a necessidade de repouso da área lesionada por cerca de 1 mês, para possibilitar a cicatrização.
7. Ensine o paciente a retomar as atividades gradualmente.
8. Ensine o paciente a evitar o exercício excessivo da área lesionada.
9. Ensine o paciente a evitar lesões, fazendo "aquecimento" antes do exercício e alongando os músculos e tendões antes e depois de se exercitar.
10. Métodos complementares, como acupuntura, *biofeedback* e imaginação dirigida, podem contribuir para a cicatrização, reduzindo a ansiedade e a dor.

Tendinite

Tendinite é a inflamação de um tendão causada pela falta de lubrificação na bainha tendínea. Pode ser causada por estresse agudo sobre a estrutura tendinosa ou por uso crônico e excessivo do tendão.

Manifestações clínicas

1. O início da dor pode ocorrer imediatamente após a atividade ou demorar até um dia. Exercícios de ADM e testes de resistência provocam dor.
2. Ocorre um edema leve, e a bainha do tendão fica sensível ao toque.
3. O início repentino de dor aguda nas extremidades e um "estalo" audível estão associados à ruptura do tendão, como na tendinite calcânea resultante de lesões por corrida ou atividades de correr-parar, como o basquete. Também ocorre no gastrocnêmio e no bíceps.

Manejo

1. Em geral, radiografias não fornecem diagnóstico conclusivo.
2. O teste de Thompson ajuda no diagnóstico da ruptura do tendão calcâneo. O paciente ajoelha-se em uma cadeira ou deita-se em decúbito ventral. O examinador aperta a panturrilha da perna afetada.

Resposta normal: o pé flexiona, mostrando que o tendão está intacto. Se o pé não se mover, presume-se que o tendão esteja rompido.
3. O tratamento inicial inclui proteção, repouso, gelo, compressão e elevação (PRICE).
4. Normalmente, é necessário manter na tala ou no aparelho gessado por até 6 semanas em posição funcional.
5. A intervenção cirúrgica pode ser necessária se for uma ruptura completa.
6. Fisioterapia para recuperar força e função.
7. Injeção de corticosteroides.
8. AINEs para dor e inflamação.

Intervenções de enfermagem e educação do paciente

1. Assegure-se de que o paciente compreende a necessidade de imobilização adequada por período integral, mesmo que não haja fratura.
2. Incentive o uso de compressas quentes após 24 horas para aliviar a dor e a inflamação.
3. Aconselhe o paciente a não retomar completamente suas atividades até a resistência ser equivalente a do membro não afetado.
4. Ensine exercício de aquecimento para ser realizado antes de atividades esportivas e de exercícios (alongamento de todos os tendões principais).

Bursite

Bursite é a inflamação dolorosa da bursa articular. As bursas são pequenas bolsas cheias de fluidos revestidas por sinóvia, semelhantes ao revestimento dos espaços articulares. Elas reduzem o atrito entre tendões e ossos ou tendões e ligamentos. São encontradas sobre as articulações com proeminências ósseas, como o trocanter, a patela e o olécrano. O atrito entre a pele e os tecidos musculoesqueléticos pode resultar em bursite.

Manifestações clínicas

1. Dor ao redor de uma articulação – geralmente joelho, cotovelo, ombro e quadril.
2. Hiperemia, calor e edema podem ocorrer em diferentes graus.
3. Presença de sensibilidade pontual e limitação da ADM no exame.

Manejo e intervenções de enfermagem

1. Descanso e imobilização da articulação afetada.
2. Aplicação de gelo pelas primeiras 48 horas; calor úmido a cada 4 horas depois.
3. Analgésicos não opioides, como AINEs.
4. Exercícios de ADM.
5. Injeção de corticosteroide na área.
6. Indica-se cirurgia quando ocorre o comprometimento da função, resultante de depósitos calcificados ou aderências.

Fascite plantar

A *fascite plantar* é a inflamação da fáscia, que corre ao longo da sola do pé, do calcanhar até a ponta dos dedos. Conforme a fáscia é esticada, desenvolvem-se rupturas microscópicas no ponto em que a fáscia se liga ao calcâneo.

Manifestações clínicas

1. Dor ao longo da planta do pé, geralmente unilateral, mas pode ser bilateral.
2. É pior ao levantar; dor após longos períodos de pé e caminhada.
3. Sensibilidade na área do calcanhar.

Manejo e intervenções de enfermagem

1. Repouso – reduza caminhadas, corrida, exercício, ficar em pé.
2. AINEs para dor e inflamação.
3. Uso de calcados com sustentação adequada.
4. Dispositivos ortopédicos podem ajudar.
   a. Suporte para amortecer o calcanhar (venda livre).
   b. Órteses de suporte do arco para pé plano (pé chato).
   c. Amortecimento do arco para pé cavo (arco elevado).
5. Exercícios de alongamento várias vezes ao dia.
6. Massagem da sola do pé.
7. Injeção de esteroide na área dolorida.
8. A terapia extracorpórea por ondas de choque de baixa intensidade, também conhecida como ortotripsia, mostra-se uma alternativa quando o tratamento conservador falhar.
   a. Usando-se um dispositivo portátil, as ondas de choque são focadas diretamente sobre a área dolorida, provocando microtraumas físicos no tecido que causa a fascite plantar.
   b. Ocorre uma resposta inflamatória, que provoca o aumento do suprimento sanguíneo para a área dolorida, além de remover tecidos danificados e calcificações, promovendo o processo natural de cicatrização.
   c. O tratamento leva 15 minutos e pode ser realizado no consultório, sem anestesia ou qualquer preparo especial. Pode ser necessário repetir a sessão.
9. Como último recurso, realiza-se uma cirurgia para a liberação da fáscia.

Luxação articular traumática

A *luxação articular* ocorre quando as superfícies ósseas que formam a articulação perdem o contato anatômico. Esta é uma emergência médica devido à interrupção regional do suprimento sanguíneo e da inervação. Ombro, dedos e cotovelo são as articulações que mais sofrem luxação. O mecanismo de lesão decorre da aplicação de força anterior, posterior (mais comum), lateral ou medial.

Manifestações clínicas

1. Dor.
2. Deformidade.
3. Alteração do comprimento do membro.
4. Perda do movimento normal.
5. Confirmação radiológica da luxação, sem fratura associada.

Manejo

1. Imobilize a região enquanto o paciente está sendo transportado para o pronto-socorro, a unidade de radiologia ou a unidade clínica.
2. Assegure a redução da luxação (coloque as partes deslocadas na posição normal) o mais rápido possível para evitar o comprometimento circulatório ou nervoso; geralmente essa manobra é realizada sob anestesia.
3. Estabilize a redução até que as estruturas articulares estejam cicatrizadas, para evitar a instabilidade permanente da articulação ou necrose asséptica óssea.

Intervenções de enfermagem e educação do paciente

1. Avalie o estado neurovascular do membro antes e depois da redução da luxação.
2. Administre ou ensine a autoadministração de medicamentos para dor, como os AINEs.
3. Garanta o uso adequado do dispositivo de imobilização após a redução.
4. Revise as instruções quanto a restrições de atividades e a necessidade de fisioterapia e acompanhamento.

Lesões no joelho

Os ligamentos proporcionam estabilidade à articulação do joelho. Esses ligamentos promovem estabilidade rotacional (*ligamento cruzado anterior [LCA] e ligamento cruzado posterior*) e evitam a instabilidade em varo e valgo (*ligamentos colaterais médio e lateral*). Os fragmentos de cartilagem que estabilizam o joelho internamente são conhecidos como meniscos, medial e lateral. As *lesões do LCA e o rompimento do menisco medial* são agravos esportivos comuns.

Manifestações clínicas

1. Durante a realização de algumas atividades esportivas (p. ex., futebol, esqui, corrida), o joelho é submetido a estresses graves.
2. As lesões nas estruturas do joelho ocorrem durante mudanças rápidas de posição, envolvendo a flexão e a torção da articulação.
3. O rompimento da cartilagem (menisco) causa dor, sensibilidade, derrame articular, sensações de estalos e diminuição da ADM.
4. Os ligamentos do joelho podem se romper, causando dor ao caminhar, edema e instabilidade articular. O tendão patelar pode se romper.

Manejo

1. Devem ser empregadas técnicas especiais de avaliação para detectar lesões no LCA (Tabela 32.1).
2. A RM mostra lesão no tecido mole envolvido.
3. Algumas lesões podem ser imobilizadas (tala, bandagem ou gesso) e tratadas com fisioterapia.
4. A reconstrução do LCA costuma ser indicada.
   a. Preferência por cirurgia artroscópica; ligamentos sintéticos são colocados quando os naturais estão lesados. A rejeição do enxerto é uma complicação.
   b. Uso de movimento passivo contínuo no pós-operatório.
   c. O programa de reabilitação pós-operatória do LCA inclui ADM progressiva e órtese (não pode ser feita com ligamentos sintéticos).
   d. O uso a longo prazo de órteses durante a prática esportiva é controverso.
5. Lesão do menisco – remoção da cartilagem danificada.
   a. Meniscectomia artroscópica ou aberta.
   b. A reabilitação inclui ADM progressiva e fortalecimento do quadríceps.

Intervenções de enfermagem e educação do paciente

1. Após a cirurgia artroscópica, garanta o uso adequado das muletas, conforme indicado, e incentive o controle da dor por meio de medicamentos, de acordo com a prescrição, e a aplicação do protocolo RICE (*rest, ice, compression, elevation*) – repouso, gelo, compressão e elevação.
2. Para cirurgia articular aberta, consulte os cuidados com o paciente submetido a cirurgia ortopédica, na p. 885.
3. Ensine ao paciente exercícios para fortalecer a extremidade afetada.
4. Ensine-o a evitar a fadiga com períodos de descanso e conservação de energia.
5. Aconselhe sobre a prevenção de lesões com o uso de equipamento e calçados adequados para esportes.

Fraturas

Uma *fratura* é a perda de continuidade do osso. Ela ocorre quando a força exercida sobre o osso se mostra maior do que sua capacidade de absorver o choque. Músculos, vasos sanguíneos, nervos, tendões, articulações e outros órgãos podem ser lesionados quando ocorre uma fratura.

Tipos de fratura

1. Completa – envolve toda a seção transversal do osso, geralmente com deslocamento (posição anormal).
2. Incompleta – envolve uma parte da seção transversal do osso ou pode ser longitudinal.
3. Fechada (simples) – sem ruptura cutânea.
4. Aberta (composta) – ruptura cutânea, o que leva diretamente à fratura.
   a. Grau I – lesão mínima dos tecidos moles.
   b. Grau II – laceração maior que 1 cm, sem retalhos extensos de tecidos moles.
   c. Grau III – lesão extensiva dos tecidos moles, incluindo pele, músculo e estrutura neurovascular, com esmagamento.
5. Patológica – afeta área de osso comprometida (osteoporose, cisto ósseo, tumor ósseo, metástase óssea).

Padrões de fratura

Ver Figura 32.10.
1. Em galho verde – um lado do osso está quebrado e o outro lado está dobrado.
2. Transversal – linha reta ao longo do osso.
3. Oblíqua – fratura em ângulo do osso.
4. Helicoidal (espiral) – ao redor do eixo do osso.
5. Cominutiva – osso fraturado em mais de três fragmentos.
6. Deprimida – os fragmentos são empurrados para dentro (observam-se em fraturas do crânio e dos ossos da face).
7. Compressiva – o osso colapsa (observado em fraturas vertebrais).
8. Avulsiva – fragmento ósseo tracionado pelo ligamento ou pelo ponto de inserção no tendão.
9. Impactada – fragmento ósseo encravado em outro.

Tabela 32.1 Técnicas de avaliação para lesão do ligamento cruzado anterior.

Teste	Descrição	Achados positivos
Teste da gaveta anterior	Coloque o paciente em decúbito dorsal com o joelho flexionado em 90° e com o pé apoiado sobre uma mesa. A tíbia proximal é tracionada para frente pelo examinador usando as duas mãos.	Subluxação da tíbia (deslocamento anterior no fêmur).
Teste de Lachman	Coloque o paciente em decúbito dorsal com o joelho flexionado em 15 a 20°. O examinador segura o fêmur distal com uma das mãos, enquanto a outra segura a tíbia proximal e pressiona para frente.	Subluxação da tíbia (deslocamento anterior no fêmur).
Teste de Pivot-Shift (avalia a estabilidade rotacional anterolateral)	Coloque o paciente em decúbito dorsal com o joelho levemente flexionado. O examinador segura o tornozelo do paciente em uma das mãos e coloca a palma da outra mão sobre a região lateral do joelho, distal à articulação. A perna é estendida e rotacionada internamente, aplicando estresse valgo (lateral) no joelho.	Subluxação da tíbia e autorredução ("eixo e desvio").

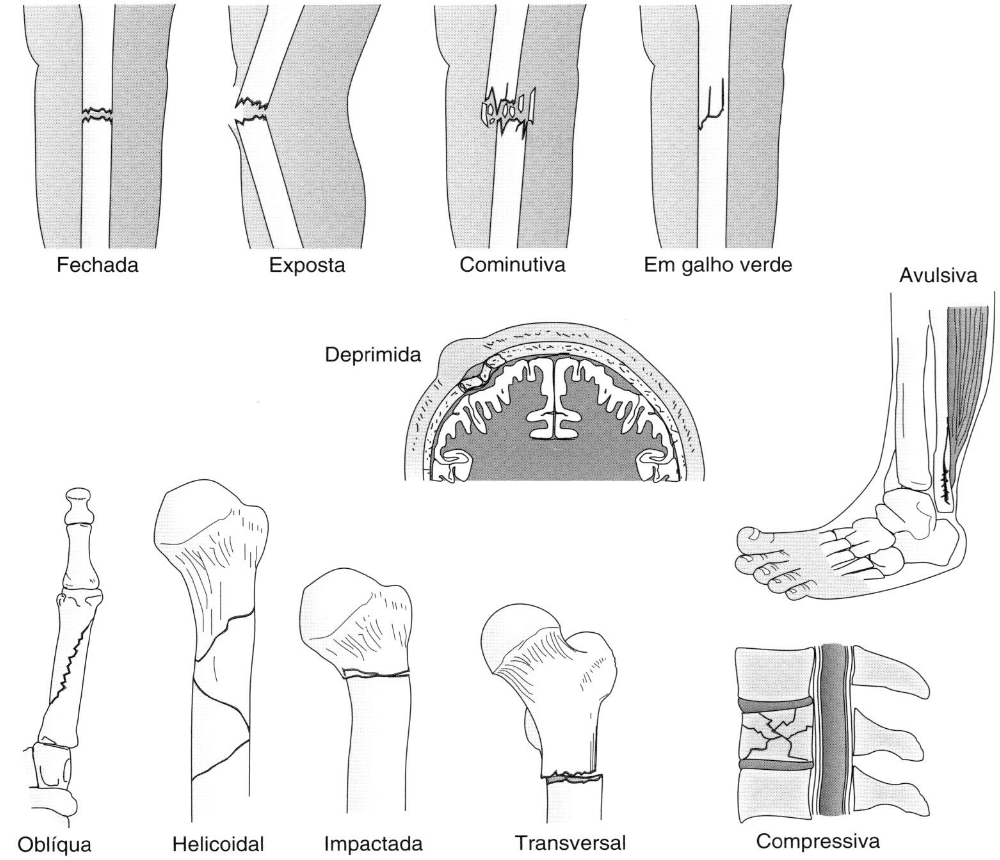

Figura 32.10 Padrões de fraturas. (Smeltzer, S., & Bare, B. [2000]. *Brunner and Suddarth's textbook of medical-surgical nursing* [9th ed.]. Philadelphia, PA: Lippincott Williams & Wilkins.)

10. Fratura-luxação – fratura complicada pelo fato de o osso estar fora da articulação.
11. Outros – descritos de acordo com a localização anatômica: epifisária (extremidade de ossos largos, onde se localiza a placa de crescimento), supracondilar (acima da proeminência articular de um osso), eixo médio, intra-articular.

Alerta gerontológico
A osteoporose representa um grande risco para fraturas, sobretudo fraturas de compressão do quadril e das vértebras.

Manifestações clínicas

Achados físicos

1. Dor no local da lesão.
2. Edema.
3. Hipersensibilidade.
4. Movimento em falso e crepitação (sensação de ranger).
5. Deformidade.
6. Perda de função.
7. Equimose.
8. Parestesia.

Alteração do estado neurovascular

1. Lesão de músculos, vasos sanguíneos, nervos.
2. Compressão de estruturas, resultando em isquemia.
3. Achados:
   a. Dor progressiva e incontrolável.
   b. Dor com movimento passivo.
   c. Alteração da sensação (parestesia).
   d. Perda de movimento ativo.
   e. Redução do tempo de enchimento capilar, pulso distal diminuído.
   f. Palidez.

Choque

1. O tecido ósseo é muito vascularizado.
2. Hemorragia evidente através de ferida aberta.
3. Hemorragia oculta nos tecidos moles (especialmente com fratura do fêmur) ou na cavidade corporal, como na fratura pélvica.
4. Pode ser fatal se não for detectado.

Avaliação diagnóstica

1. Radiografia e outros estudos por imagem para avaliar a integridade do osso.
2. Exames de sangue (hemograma completo, eletrólitos) em casos de hemorragia e danos musculares extensos – podem evidenciar diminuição no nível de hemoglobina e hematócrito.
3. Artroscopia para verificar o envolvimento articular.
4. Angiografia, se associada a uma lesão nos vasos sanguíneos.
5. Estudos de condução nervosa e eletromiografia para detectar lesão aos nervos.

Manejo

Para manejo de emergências, ver p. 963.

Princípios terapêuticos

1. Os fatores que influenciam a escolha do manejo são os seguintes:
   a. Tipo, localização e gravidade da fratura.

   b. Presença de danos aos tecidos moles.
   c. Idade e estado de saúde do paciente, incluindo tipo e extensão de outras lesões.
2. Os objetivos são os seguintes:
   a. Recuperar e manter a posição e o alinhamento corretos.
   b. Recuperar a função da área envolvida.
   c. Possibilitar o retorno do paciente às atividades habituais no menor tempo e com o menor custo possíveis.
3. O processo de manejo envolve três etapas:
   a. Redução – ajuste do osso; refere-se à colocação dos fragmentos da fratura novamente em posição e alinhamento anatômicos.
   b. Imobilização – mantém a redução até a cicatrização óssea (Figuras 32.11 e 32.12).
   c. Reabilitação – recuperação da função normal da área afetada.

Abordagens terapêuticas

Variam de acordo com a localização específica da fratura (Tabela 32.2).

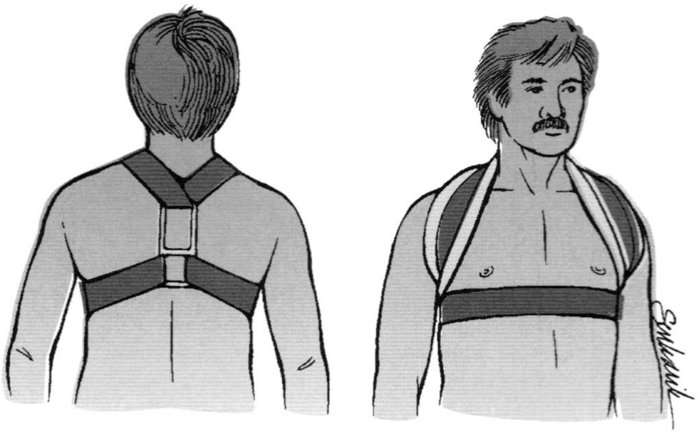

Figura 32.11 Método para imobilização de fratura clavicular com uso de cinta clavicular. (Smeltzer, S., & Bare, B. [2000]. *Brunner and Suddarth's textbook of medical-surgical nursing* [9th ed.]. Philadelphia, PA: Lippincott Williams & Wilkins.)

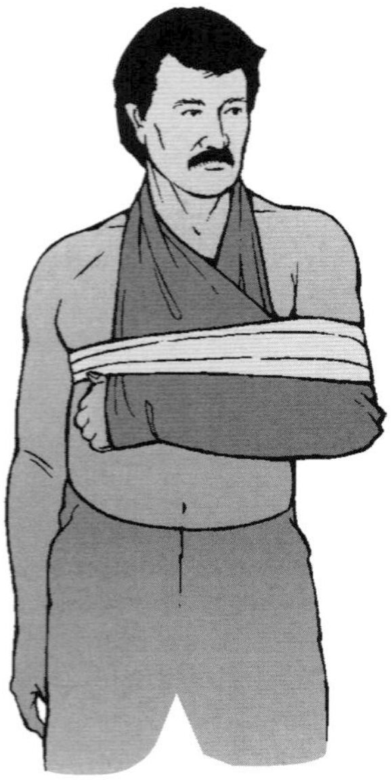

Figura 32.12 A imobilização de uma fratura do úmero superior pode ser obtida por meio de cinta e faixa convencionais. (Smeltzer, S., & Bare, B. [2000]. *Brunner and Suddarth's textbook of medical-surgical nursing* [9th ed.]. Philadelphia, PA: Lippincott Williams & Wilkins.)

1. Redução fechada.
   a. Os fragmentos ósseos são colocados em aposição (terminações em contato) por manipulação e tração manual, restaurando o alinhamento.
   b. Pode ser feito sob anestesia para alívio da dor e relaxamento muscular.
   c. Aplica-se um aparelho gessado (ou uma tala), para imobilizar a extremidade e manter a redução (ver Aparelhos gessados, p. 877).
2. Tração.
   a. É aplicada uma força de tração para realizar e manter a redução e o alinhamento (ver "Tração").
   b. Utilizada para fraturas de ossos longos.
   c. Técnicas.
      i. Tração cutânea – força aplicada à pele usando espuma de borracha, fita adesiva.
      ii. Tração esquelética – força aplicada diretamente ao esqueleto ósseo, usando fios, pinos ou pinças colocadas no osso ou através dele.
3. Redução aberta com fixação interna.
   a. Intervenção cirúrgica para reduzir, alinhar e estabilizar a estrutura óssea.
      i. Os fragmentos ósseos podem ser diretamente visualizados.
      ii. Dispositivos de fixação interna (pinos, fios, parafusos, placas, pregos, hastes) de metal são usados para manter os fragmentos em posição até ocorrer a cicatrização óssea (pode ser removida quando o osso fica cicatrizado).
      iii. Após o fechamento da ferida, talas ou aparelho gessado podem ser usados para estabilização e suporte adicionais.
4. Substituição endoprotética.
   a. Substituição de um fragmento de fratura por um dispositivo de metal implantado.
   b. Empregada quando a fratura interrompe a nutrição óssea ou o tratamento de escolha é a substituição do osso.
5. Dispositivo de fixação externa.
   a. Estabilização de fraturas complexas e abertas com o emprego de uma armação de metal, conectada a um sistema de pinos.
   b. Possibilita o tratamento ativo de tecidos moles lesionados.
      i. A ferida pode ficar aberta (fechamento tardio da ferida primária).
      ii. Reparação de danos aos vasos sanguíneos, tecidos moles, músculos, nervos e tendões, conforme indicado.
      iii. Pode ser necessária uma cirurgia reconstrutiva (ver "Fixação externa".

Complicações

Complicações associadas à imobilidade

1. Atrofia muscular, perda de força e resistência muscular.
2. Perda de ADM devido a contratura articular.
3. Lesões por pressão em proeminências ósseas, causadas pelo dispositivo imobilizador que pressiona a pele.
4. Funções respiratória, cardiovascular e gastrintestinal reduzidas, o que resulta em um possível acúmulo de secreções respiratórias, hipotensão ortostática, íleo, anorexia e constipação intestinal.
5. Transtorno psicossocial, o que resulta em sentimentos de isolamento e depressão.

Outras complicações agudas

1. Estase venosa e trombembolismo – sobretudo nas fraturas do quadril e dos membros inferiores.
2. Comprometimento neurovascular.
3. Infecção, especialmente nas fraturas expostas.
4. Choque devido a hemorragia significativa relacionada com o trauma físico ou como complicação pós-operatória.
5. Embolia pulmonar.

Tabela 32.2 Fraturas de locais específicos.

Local e mecanismo	Manejo	Considerações de enfermagem
Clavícula Cair sobre o ombro.	• Redução fechada e imobilização com bandagem clavicular formando um 8 (Figura 32.11) • RAFI para deslocamento acentuado, fratura cominutiva com fragmentação grave e lesões extensas nos tecidos moles.	• Proteja a axila para evitar danos aos nervos devido à compressão do imobilizador • Avalie o estado neurovascular do braço • Ensine exercícios para o cotovelo, o punho e os dedos • Ensine exercícios para os ombros aplicando a ADM completa, conforme prescrição.
Úmero proximal Queda com o braço estendido; osteoporose é o fator predisponente.	• Muitas permanecem alinhadas e podem ser mantidas com faixa e tipoia ou atadura ortopédica de compressão de Velpeau para maior conforto (Figura 32.12) • Se ocorrer deslocamento o tratamento consiste na redução sob controle radiológico, redução aberta ou substituição da cabeça do úmero por uma prótese.	• Coloque uma almofada macia sob a axila para evitar a maceração da pele • Incentive os exercícios de ADM do ombro após o período especificado de imobilização, para evitar ocorrência da síndrome do ombro congelado • Oriente o paciente a inclinar-se para a frente e deixar o braço afetado abduzir e girar.

Diáfise do úmero
Queda direta, golpe no braço ou acidente automobilístico; pode ocorrer dano ao nervo radial.
	• Imobilize com tipoia e faixa, tala ou aparelho gessado pendente
	• O aparelho gessado pendente utiliza seu próprio peso para promover a correção das fraturas por meio do deslocamento e do encurtamento da diáfise umeral
	• ORIF para lesão vascular associada ou fratura patológica, seguida de suporte na tipoia.
		• O aparelho gessado pendente deve permanecer sem suporte para manter a tração
		  ○ Ensine o paciente a evitar apoiar o cotovelo no colo ou o braço no travesseiro
		  ○ O paciente deve dormir na posição vertical para manter a tração por 24 h
		• Incentive o exercício dos dedos imediatamente após a instalação do aparelho gessado
		• Ensine exercícios de pêndulo do braço, conforme prescrição, para evitar ocorrência da síndrome do ombro congelado.

Cotovelo e antebraço Cair sobre o cotovelo, com a mão estendida ou por golpe direto (lesão por deslizamento lateral).	• O tratamento depende de características específicas de fratura – RAFI, artroplastia, fixação externa, gesso • Pode ser usado sistema de drenagem fechado para diminuir a formação de hematoma e edema.	• Avalie o estado neurovascular do antebraço e da mão • Se o pulso radial estiver fraco ou desaparecer, informe imediatamente o médico para evitar isquemia irreversível • Eleve o braço para controlar o edema • Incentive os exercícios com os dedos e os ombros.

Punho
A fratura de Colles é mais comum de 1,2 a 2,5 cm acima do punho com deslocamento dorsal do fragmento inferior; causada por queda com a mão espalmada; comumente associada à osteoporose.
	• Redução fechada com suporte de tala ou aparelho gessado
	• Pinos percutâneos e fixador externo ou gesso.
		• Eleve o braço acima do nível do coração por 48 h após a redução para promover o retorno venoso e linfático e diminuir o edema
		• Verifique se os dedos estão edemaciados ou se as ataduras ou o aparelho gessado estão muito apertados
		• Ensine exercícios com os dedos para reduzir o edema e a rigidez
		  ○ Segure a mão acima do nível do coração
		  ○ Mova os dedos na extensão total para a flexão
		  ○ Mantenha pressionado e solte
		  ○ Repita, pelo menos, 10 vezes a cada meia hora quando estiver acordado, pelo tempo em que o edema permanecer
		• Incentive os exercícios prescritos diariamente para restaurar a extensão total e a supinação.

Mão Causada por diversos tipos de lesões.	• Tala para fraturas dos dedos sem deslocamento • Desbridamento, irrigação e fixação por fio de Kirchner para fraturas expostas • Pode ser necessária cirurgia reconstrutiva para lesões complexas.	• Realize cuidados rigorosos e incentive o plano de reabilitação para recuperar a função máxima da mão.

(*continua*)

Tabela 32.2 Fraturas de locais específicos. *(Continuação)*

Local e mecanismo	Manejo	Considerações de enfermagem

Quadril (fêmur proximal)
Ocorrem frequentemente com pacientes idosos, mulheres com osteoporose e em pessoas com os seguintes tipos de queda:
• Intracapsular – colo femoral dentro da cápsula articular
• Extracapsular – colo do fêmur entre o trocanter maior e o menor (intertrocantérica) ou diáfise femoral
• Subtrocantérica – no fêmur logo abaixo do nível do trocanter menor.
	• Fratura de quadril identificada por encurtamento e rotação externa da perna afetada; dor no quadril ou joelho; incapacidade de mover a perna
	• Imobilização com tração da extensão Buck até a cirurgia
	• Cirurgia assim que clinicamente estável; a escolha depende da localização e das características e da condição do paciente
	  ◦ Fixação interna com cavilha, combinação de placa e cavilha, pinos, parafusos ou cavilhas deslizantes
	  ◦ Substituição protética do fêmur
	  ◦ Artroplastia total do quadril.
		• Monitoramento constante e cuidados de enfermagem para reduzir o risco de complicações, como pneumonia, tromboflebite, embolia gordurosa, deslocamento da prótese, infecção e lesões por pressão
		• Administre ácido acetilsalicílico, varfarina, heparina subcutânea ou heparina de baixo peso molecular, conforme prescrito
		• Use dispositivos de compressão sequencial, conforme protocolo
		• Realize meticulosos cuidados na pele, para evitar danos
		  ◦ Estimule o paciente a usar o trapézio como auxílio nas mudanças de decúbito
		  ◦ Use uma cama ou um colchão especial, conforme indicado
		  ◦ Inspecione os calcanhares diariamente e use medidas de proteção
		• Evite infecções urinárias aumentando a ingesta hídrica, limitando o uso de sonda vesical de demora e incentivando a micção frequente
		• Mantenha a perna afetada em abdução e rotação neutra
		• Ensine exercícios de quadríceps para evitar atrofia muscular da perna afetada.

Diáfise femoral	• Redução fechada e estabilização com tração esquelética – tala de perna de Thomas com fixação de Pearson; seguida pelo uso de uma órtese (tala – aparelho gessado) para sustentação do peso • Pode ser necessária redução aberta com dispositivos metálicos ou com enxerto ósseo • Pode ser instalado um fixador externo.	• Pode ocorrer perda acentuada de sangue oculto; observe os sinais de choque inicialmente e anemia posteriormente • Examine a pele sob o anel da tala Thomas para detectar sinais de compressão.
Joelho Golpe direto na área do joelho; pode afetar a diáfise distal do fêmur (supracondilar), superfícies articulares ou a patela.	• Redução fechada e imobilização por meio de gesso, tração, joelheira, talas • RAFI • O objetivo é preservar a mobilidade do joelho.	• Eleve a extremidade levantando a extremidade inferior do leito • Avalie a presença de derrame – comunique e afrouxe o curativo compressivo se a dor for intensa; prepare-se para realizar aspiração articular • Ensine exercícios de condicionamento do quadríceps e de sobrecarga limitada de peso, conforme prescrição.
Tíbia e fíbula/tornozelo As fraturas distais de tíbia, fíbula, maléolos ou tálus geralmente resultam de torção vigorosa do tornozelo e comumente estão associadas à ruptura do ligamento; também é alta a incidência de fraturas expostas da diáfise tibial, porque a tíbia fica superficialmente abaixo da pele.	• Redução fechada e engessamento do pé até a virilha para fraturas fechadas, posteriormente substituído por gesso de perna curto ou órtese • A RAFI pode ser necessária para algumas fraturas fechadas • Fixador externo para fratura exposta.	• Eleve a perna para controlar o edema • Evite deixar a extremidade em posição dependente por períodos prolongados • Prepare o paciente para um longo período de imobilização, pois a cicatrização é lenta (12 a 16 semanas, mais longa para fraturas expostas e cominutivas) • Prepare o paciente para a ocorrência de rigidez na articulação do tornozelo após a imobilização.
Pé Fratura do metatarso devido a lesões por esmagamento do pé.	• Imobilização com gesso, tala ou bandagem.	• Incentive o apoio parcial do peso, conforme permitido • Eleve o pé para controlar o edema.

Tabela 32.2 Fraturas de locais específicos. *(Continuação)*

Local e mecanismo	Manejo	Considerações de enfermagem
Porção torácica e lombar da coluna vertebral Trauma físico por queda, esportes de contato, acidentes automobilísticos ou carga excessiva podem causar fraturas no corpo vertebral, lâmina, processos espinhosos e transversais; geralmente são fraturas de compressão estáveis.	• Suspeita quando a dor piora quando o paciente se movimenta ou tosse e que irradia para extremidades, abdome ou músculos intercostais e presença de déficits sensoriais e motores • Repouso no leito com colchão firme e alívio da dor, seguidos de deambulação progressiva e fortalecimento da região dorsal para tratar fraturas estáveis; o processo de cicatrização demora cerca de 6 semanas • RAFI com haste de Harrington, aparelho gessado corporal ou laminectomia com fusão espinal podem ser indicados para fraturas instáveis ou deslocadas.	• Use a técnica de rolagem para mudar o paciente de posição • Monitore para disfunção intestinal e vesical, pois podem ocorrer íleo paralítico e a distensão da bexiga com lesão da raiz nervosa • Ajude o paciente a deambular quando a dor diminuir e não houver déficit neurológico e as radiografias não revelarem deslocamento • Ensine a mecânica corporal adequada e técnicas de proteção da região dorsal • Incentive a perda de peso • Ensine ao paciente com osteoporose sobre a importância das medidas de segurança para a prevenção de quedas.

Pelve
Fraturas de sacro, ilíaco, púbis, ísquio e cóccix podem ocorrer com acidentes automobilísticos, lesões por esmagamento e quedas; a maioria refere-se a fraturas estáveis que não envolvem o anel pélvico e apresentam deslocamento mínimo.
	• É necessário tratamento de emergência para politraumas físicos, choque por hemorragia intraperitoneal e lesão de órgãos internos (ver p. 966-970)
	• Repouso no leito por vários dias, seguido de apoio progressivo do peso, para fratura estável
	• Repouso prolongado, fixação externa, FAFI, tração esquelética e imobilização pélvica são opções para fraturas instáveis.
		• Monitore e forneça suporte às funções vitais, conforme indicado
		• Observe o aspecto da urina quanto a presença de sangue indicativo de lesão geniturinária
		• Não tente inserir uma sonda uretral até se certificar da permeabilidade da uretra; a incidência de lesão uretral no sexo masculino é alta com fraturas anteriores
		• Auxilie o paciente em tratamento com imobilização pélvica com tipoia
		  ○ Dobre a tipoia para trás sobre as nádegas a fim de possibilitar que o paciente use a comadre
		  ○ Limpe a pele por baixo da tipoia; forre a tipoia com algodão ortopédico e faixas
		  ○ Solte a cinta apenas se houver indicação médica.

RAFI – redução aberta com fixação interna; ADM, amplitude de movimento.

Síndrome de embolia gordurosa

1. Associado a embolização da medula, tecido gorduroso ou plaquetas e ácidos graxos livres nos capilares pulmonares, produzindo uma rápida manifestação de sintomas.
2. Manifestações clínicas.
   a. Desconforto respiratório – taquipneia, hipoxemia, roncos, sibilos, edema agudo de pulmão, pneumonia intersticial.
   b. Alterações mentais – irritabilidade, inquietação, confusão, desorientação, estupor, coma resultante de embolização sistêmica e hipoxia grave.
   c. Febre.
   d. Petéquias nas mucosas orais, palato duro, sacos conjuntivais, tórax, pregas axilares anteriores, resultante da oclusão dos capilares.

Alerta de enfermagem
Inquietação, confusão mental, irritabilidade e desorientação podem ser os primeiros sinais da síndrome da embolia gordurosa. Confirme a hipoxia através da análise da gasometria arterial. Adultos jovens (20 a 30 anos) e idosos (60 a 70 anos) com múltiplas fraturas ou fraturas de ossos longos ou da pélvis são particularmente suscetíveis ao desenvolvimento de êmbolos gordurosos.

Problemas de consolidação óssea

1. Consolidação tardia (leva mais tempo para cicatrizar do que a média dos casos para esse tipo de fratura).
2. Pseudoartrose (o osso fraturado não consegue a união).
3. Fraturas mal consolidadas (a consolidação ocorre, mas é imperfeita – desalinhada).

Avaliação de enfermagem

1. Pergunte ao paciente como ocorreu a fratura – o mecanismo de lesão é importante na determinação de possíveis lesões associadas.
2. Peça ao paciente para descrever a localização, as características e a intensidade da dor, a fim de ajudar a determinar a possível fonte de desconforto.
3. Peça ao paciente para descrever as sensações na extremidade lesionada, a fim de ajudar na avaliação do estado neurovascular.
4. Observe a capacidade do paciente de mudar de posição, para avaliar a mobilidade funcional.
5. Observe o estado emocional e o comportamento do paciente – indicadores da capacidade de enfrentar o estresse da lesão.
6. Avalie o sistema de suporte do paciente; identifique fontes atuais e potenciais de apoio e assistência.
7. Revise os dados sobre o estado de saúde anterior e atual, para ajudar na formulação do plano de cuidados.
8. Realize um exame físico.
   a. Examine a pele em busca de lacerações, abrasões, equimoses, edema e temperatura.
   b. Ausculte os pulmões para estabelecer uma avaliação inicial da função respiratória.

c. Verifique os pulsos e a pressão arterial; avalie a perfusão periférica, especialmente na extremidade lesionada, para estabelecer a linha basal do estado circulatório.
d. Determine o estado neurológico (sensações e movimento) da extremidade distal à lesão.
e. Observe o comprimento, o alinhamento e a imobilização da extremidade lesionada.
f. Avalie o comportamento e o funcionamento cognitivo do paciente para determinar a capacidade de participar das atividades de planejamento e educação do paciente.

Alerta de enfermagem
Mudanças de comportamento ou de funcionamento cerebral podem indicar precocemente a anoxia cerebral causada por choque ou embolia pulmonar ou gordurosa.

Alerta gerontológico
A avaliação da saúde e das habilidades funcionais do paciente antes de uma fratura, junto com os sistemas de suporte disponíveis, facilita o desenvolvimento de metas realistas de reabilitação e alta.

Diagnósticos de enfermagem

- Risco de volume de líquidos deficiente, relacionado com hemorragia e choque
- Troca gasosa prejudicada, relacionada com imobilidade e possível embolia pulmonar ou embolia gordurosa
- Risco de disfunção neurovascular periférica
- Risco de trauma físico vascular, relacionado com o tromboembolismo
- Dor aguda relacionada com lesão
- Risco de infecção, relacionado com fratura exposta ou intervenção cirúrgica
- Déficit no autocuidado no banho ou na higiene, relacionado com a imobilidade
- Mobilidade física prejudicada, relacionada com modalidade de lesão/tratamento
- Risco de síndrome do desuso, relacionado com lesões e imobilização
- Risco de síndrome pós-trauma físico, relacionado com a causa da lesão.

Intervenções de enfermagem

Alívio para hemorragia e choque

1. Monitore os sinais vitais com a frequência indicada pela condição clínica do paciente, observando concorrência de hipotensão, taquicardia, pressão de pulso aumentada, pele úmida e fria, inquietação e palidez.
2. Observe se há sangramento nos curativos ou nos recipientes de drenagem.
3. Avalie os exames laboratoriais; comunique valores anormais.
4. Administre fluidos/sangue para manter o volume circulante, conforme prescrição.
5. Monitore ganhos e perdas. O objetivo é manter, pelo menos, 30 mℓ/hora e estabelecer um padrão miccional normal para o indivíduo.

Alerta de enfermagem
Os pacientes com fraturas de quadril e ossos longos apresentam alto risco de hemorragia. Devem ser realizadas verificações frequentes do estado hemodinâmico, função neurovascular e drenagem, principalmente em pacientes com comorbidades que podem não tolerar alterações nos níveis de hematócrito e hemoglobina.

Monitoramento de trocas gasosas

1. Avalie a presença de alteração do estado mental e sinais de inquietação que possam indicar hipoxia.
2. Revise os exames de avaliação diagnóstica – especialmente os valores de gasometria e a radiografia do tórax.
3. Posicione o paciente de maneira a reduzir o esforço respiratório. Comunique qualquer alteração súbita ou progressiva no estado respiratório.
4. Incentive a tosse e a respiração profunda para promover a expansão pulmonar e diminuir o acúmulo de secreções pulmonares.
5. Monitore a oximetria de pulso; administre oxigênio, conforme prescrição.
6. Mantenha as precauções da coluna cervical se houver suspeita de lesão na coluna.

Prevenção do comprometimento neurovascular

1. Monitore a função neurovascular para compressão nervosa, circulação diminuída e desenvolvimento da síndrome compartimental.
   a. Dor – progressiva, localizada, latejante profunda, persistente, não aliviada por imobilização e medicamentos.
   b. Dor com alongamento passivo.
   c. Fraqueza progredindo para paralisia.
   d. Sensação alterada, hipoestesia, parestesia.
   e. Enchimento capilar prolongado (superior a 3 segundos).
   f. Cor da pele – pálida, cianótica.
   g. Pressão compartimental elevada – tensão do compartimento muscular palpável, medida da pressão do tecido elevada.
   h. Ausência de pulso – um sinal tardio.
2. Reduza o edema.
   a. Eleve a extremidade lesionada (a menos que haja suspeita de síndrome compartimental – pode contribuir para o comprometimento vascular).
   b. Aplique compressa fria sobre a lesão, se houver prescrição.
3. Alivie a pressão causada pelo dispositivo de imobilização, conforme prescrição (como aparelho gessado bivalve, ajuste da bandagem elástica ou da tala).
4. Alivie a pressão sobre a pele para impedir o desenvolvimento de lesões por pressão.
   a. Reposicione frequentemente o paciente.
   b. Cuidados com a pele – não massageie as proeminências ósseas.
   c. Colchões especiais.

Alerta de enfermagem
É essencial monitorar a integridade neurovascular da extremidade lesionada. O desenvolvimento da síndrome compartimental (aumento da pressão dos tecidos causando hipoxemia) leva à perda permanente da função em 6 a 8 horas. Essa situação deve ser identificada e manejada imediatamente.

Prevenção de tromboembolismo

1. Incentive a prática de exercícios ativos e passivos para o tornozelo.
2. Use meias elásticas, bombas de compressão dos pés ou DCSs, conforme prescrição.
3. Eleve as pernas para prevenir a estase, evitando a pressão sobre os vasos sanguíneos.
4. Incentive a mobilidade; mude o paciente de decúbito com frequência; incentive a deambulação.
5. Administre anticoagulantes, conforme prescrição.
6. Avalie desenvolvimento de tromboflebite.
   a. Observe queixas de dor e sensibilidade na panturrilha.
   b. Comunique a presença de dor na panturrilha.
   c. Comunique um aumento do tamanho ou da temperatura da panturrilha.
   d. O sinal de Homans não demonstrou ser efetivo na triagem de trombose venosa profunda (TVP); portanto, não é mais uma medida aceitável para avaliar a TVP.

Alerta gerontológico
Idosos com fraturas, trauma físico, imobilidade, obesidade ou história de tromboflebite apresentam alto risco de desenvolver tromboembolismo.

Alívio da dor

1. Faça uma avaliação abrangente da dor.
   a. Peça ao paciente que descreva a dor, a localização e as características (persistente, aguda, latejante, óssea, que irradia para outras áreas).
   b. Pergunte ao paciente sobre fatores que provocam, pioram ou aliviam a dor. Verifique o alinhamento adequado do corpo e a pressão do equipamento (aparelho gessado, tração, talas, aparelhos).
2. Inicie atividades para evitar ou modular a sensação dolorosa.
   a. Ajude o paciente com técnicas de redução da dor – estimulação cutânea, distração, imaginação guiada, TENS e *biofeedback*.
   b. Imobilize a área lesionada.
   c. Posicione o paciente em alinhamento correto.
   d. Apoie a tala logo acima e abaixo do local da fratura para reposicionar ou mover o paciente.
   e. Reposicione o paciente com movimentos lentos e constantes; solicite ajuda de outros profissionais, conforme necessário.
   f. Eleve a extremidade dolorosa para diminuir a congestão venosa.
   g. Aplique dispositivos de calor ou frio, conforme prescrição. A aplicação tanto de calor quanto de frio é controversa. Um estudo randomizado controlado encontrou uma quantidade significativamente menor de edema após a aplicação de compressas frias, com relação a compressas quentes, de 3 a 5 dias após o ferimento.
   h. Modifique o ambiente de modo a promover o repouso e o relaxamento.
3. Administre os medicamentos prescritos, conforme indicado. Incentive o uso de substâncias menos potentes à medida que diminui a gravidade do desconforto.
4. Estabeleça uma relação de confiança e suporte para ajudar o paciente a lidar com o desconforto.
5. Incentive o paciente a se tornar um participante ativo nos planos de reabilitação.

Alerta de enfermagem
A meperidina pode causar toxicidade, pois se decompõe no metabólito normeperidina, que tem uma meia-vida de 15 a 20 horas, especialmente em pessoas com insuficiência renal ou idosos.

Monitoramento do desenvolvimento de infecção

1. Limpe, desbride e irrigue a ferida por fratura aberta, conforme prescrição e o mais rápido possível para minimizar o risco de infecção.
   a. Todas as fraturas expostas estão contaminadas.
   b. Comece a antibioticoterapia prescrita logo após obter a cultura da ferida.
2. Use uma técnica estéril durante as trocas de curativos para minimizar a infecção de feridas, tecidos moles e ossos.
3. Avalie o paciente com relação à elevação da temperatura a cada 4 horas, conforme indicado no protocolo institucional ou de acordo com a prescrição médica.
4. Verifique e comunique sobre a presença de contagem elevada de leucócitos.
5. Comunique sobre áreas de inflamação e edema ao redor da incisão ou da ferida aberta.
6. Comunique sobre a presença de secreção purulenta e fétida.
7. Obtenha amostra para cultura e determinação do tipo e da sensibilidade do agente etiológico.

Promoção da higiene adequada

1. Incentive a participação nas atividades de cuidado.
2. Organize a área de itens pessoais pensando na conveniência do paciente para promover a independência.
3. Modifique as atividades para facilitar a independência, dentro dos limites prescritos.
4. Dê tempo ao paciente para realizar cada tarefa.
5. Ensine o paciente a se mover com segurança e a usar os dispositivos de suporte.
6. Auxilie com as AVDs, conforme necessário.
7. Ensine a família a ajudar o paciente, ao mesmo tempo que promove sua independência no autocuidado.

Promoção da mobilidade física

1. Realize exercícios ativos e passivos em todas as articulações não imobilizadas.
2. Incentive a participação do paciente nas mudanças frequentes de posição, mantendo o suporte da fratura durante todo o tempo.
3. Diminua os longos períodos de inatividade física, incentivando a deambulação quando indicado.
4. Administre os analgésicos prescritos criteriosamente para diminuir a dor associada ao movimento.

Prevenção da síndrome do desuso

1. Ensine e incentive exercícios isométricos para diminuir a atrofia muscular.
2. Incentive o uso da extremidade imobilizada dentro dos limites prescritos.

Minimização dos efeitos do trauma psicológico

1. Monitore o paciente quanto a sintomas de transtorno de estresse pós-traumático.
   a. Reminiscência do evento; raiva, desamparo, vulnerabilidade, mudanças de humor, depressão, comprometimento cognitivo, transtornos do sono, aumento da dependência e isolamento social.
2. Ajude o paciente a passar pelas fases do estresse pós-traumático (protesto, negação, negociação, resolução, aceitação).
3. Estabeleça uma relação terapêutica de confiança com o paciente.
4. Incentive o paciente a expressar pensamentos e sentimentos sobre os eventos traumáticos.
5. Incentive-o a participar da tomada de decisões para restabelecer o controle e superar os sentimentos de desamparo.
6. Ensine técnicas de relaxamento para diminuir a ansiedade.
7. Incentive o desenvolvimento de respostas adaptativas e a participação em grupos de apoio.
8. Encaminhe o paciente à enfermeira psiquiatra de referência[1] ou para psicoterapia, conforme necessário.

Considerações sobre atendimento domiciliar e na comunidade

1. Ajude o paciente a exercitar ativamente as articulações acima e abaixo da fratura imobilizada em intervalos regulares.
   a. Exercícios isométricos dos músculos cobertos pelo gesso – inicie o exercício o mais rápido possível após a aplicação do gesso.
   b. Aumente os exercícios isométricos conforme a fratura se estabiliza.
2. Após a remoção do dispositivo imobilizador (p. ex., gesso, tala), peça ao paciente que inicie exercícios isotônicos e mantenha os exercícios isométricos.
3. Avalie a casa do paciente quanto a riscos de queda durante a deambulação.

[1]N.R.T.: Válido para os EUA.

4. Solicite de fisioterapia/terapia ocupacional para assistência com as AVDs, técnicas de transferência, fortalecimento da marcha e condicionamento após imobilização prolongada, conforme necessário.
5. Avalie a pressão ortostática quando o paciente começar a deambular, para evitar quedas.

Educação do paciente e manutenção da saúde

1. Explique a base do tratamento de uma fratura e a necessidade da participação do paciente no regime terapêutico.
2. Promova o ajuste do paciente a seu estilo de vida e às responsabilidades habituais, para acomodar as limitações impostas pela fratura.
3. Oriente o paciente a fazer exercícios para fortalecer a musculatura dos membros superiores, se estiver planejando andar com muletas.
4. Oriente o paciente sobre métodos de deambulação segura – andador, muleta, bengala.
5. Enfatize as orientações relativas à quantidade de apoio de peso permitida no membro fraturado.
6. Discuta a prevenção de fraturas recorrentes – considerações de segurança, prevenção de fadiga, calçados adequados.
7. Incentive a supervisão médica de acompanhamento para avaliar problemas de consolidação.
8. Ensine sobre sintomas que precisam de atenção, como dormência, redução da função, aumento da dor e temperatura elevada.
9. Incentive uma dieta balanceada para promover a cicatrização de ossos e tecidos moles.

Reavaliação: resultados esperados

- Sinais vitais dentro dos parâmetros normais; débito urinário de, pelo menos, 30 mℓ/hora
- Respirações sem dificuldades; paciente alerta e orientado
- Sem sinais de comprometimento neurovascular (integridade circulatória, motora e sensorial)
- Sem relato de dor na panturrilha
- Relata diminuição da dor com elevação, gelo e analgésico
- Afebril; sem secreção na ferida
- Realiza as práticas de higiene e autocuidado com assistência mínima
- Executa exercícios de ADM ativa corretamente
- Usa o membro afetado para atividades leves, conforme o possível
- Nega sintomas agudos de estresse; relata estar trabalhando nos sentimentos relacionados ao trauma.

OUTROS DISTÚRBIOS MUSCULOESQUELÉTICOS

Dor na região lombar

Baseado em evidências
Qaseem, A., Wilt, T. J., McLean, R. M., Forciea, M. A.; for the Clinical Guidelines Committee of the American College of Physicians. (2017). Noninvasive treatments for acute, subacute, and chronic low back pain: A clinical practice guideline from the American College of Physicians. *Annals of Internal Medicine*, *166*(7), 514-530.

A *dor lombar* caracteriza-se por uma sensação desconfortável ou aguda na região lombossacra, associada a um grave espasmo dos músculos paraespinais, geralmente irradiando para os membros inferiores.

Fisiopatologia e etiologia

A dor lombar aguda dura até 4 semanas; a dor lombar subaguda, de 4 a 12 semanas; e a dor lombar crônica, mais de 12 semanas. Existem várias causas:

1. Mecânica (entorse articular, muscular ou ligamentar).
2. Doença degenerativa do disco; hérnia aguda de discos.
3. Falta de atividade física e exercício; fraqueza da musculatura das costas.
4. Condições artríticas.
5. Patologias ósseas (osteoporose, fratura vertebral, doença de Paget, carcinoma metastático).
6. Distúrbios congênitos.
7. Doenças sistêmicas.
8. Infecção no espaço intervertebral ou nas vértebras.
9. Tumores da medula espinal.
10. Dor relatada de outras áreas.

Manifestações clínicas

1. Dor localizada ou que irradia para as nádegas, para uma ou para as duas pernas.
2. Parestesias, dormência e fraqueza dos membros inferiores.
3. Espasmo na fase aguda.
4. Disfunção intestinal ou vesical na síndrome da cauda equina.

Avaliação diagnóstica

1. A radiografia da coluna lombar geralmente é negativa.
2. TC da coluna vertebral – para detectar alterações artríticas, doença degenerativa do disco, tumor e outras anormalidades.
3. Mielografia – para confirmar e localizar uma hérnia de disco.
4. RM – para detectar patologias, hérnia de disco, lesão de tecidos moles, estenose e pinçamento de nervos.
5. EMG dos membros inferiores – para detectar alterações nervosas relacionadas com a patologia das costas.
6. Discografia – para avaliar o disco herniado.

Manejo

Para tratamento de hérnia de disco, ver p. 432. Já para o tratamento de tumores da medula espinal, ver p. 421. As diretrizes exigem um tratamento conservador e não farmacológico como de primeira linha. A maioria das pessoas com dor lombar aguda e subaguda apresenta melhora ao longo do tempo.

1. Evite atividades que possam sobrecarregar a região dorsal até a cicatrização, mas o repouso no leito também deve ser evitado, pois pode diminuir significativamente a taxa de recuperação, aumentar a dor e a incapacidade e prolongar o tempo de afastamento do trabalho.
2. Exercícios, fisioterapia e *tai chi chuan* podem ser úteis para dores crônicas.
3. Aplicações de calor ou frio são usados para relaxar o espasmo muscular e aliviar o desconforto. Faça uma massagem depois de aplicar calor.
4. Medicamentos.
   a. Agentes analgésicos e anti-inflamatórios orais – geralmente um AINE é o agente de primeira linha, a menos que contraindicado devido à história ou ao alto risco de sangramento gastrintestinal, insuficiência renal ou alergia. Se houver um alto risco de sangramento gastrintestinal, podem ser usados inibidores de COX-2, a menos que a paciente tenha alergia a sulfa ou ácido acetilsalicílico ou esteja no terceiro trimestre de gravidez.
   b. Em pontos desencadeantes de dor, podem ser administradas injeções de hidrocortisona/xilocaína para o alívio da dor.
   c. Os opioides podem causar sedação.
   d. Relaxante muscular para aliviar espasmos e tensão. Alguns relaxantes musculares podem causar sedação.
   e. Os medicamentos coadjuvantes para reduzir a dor neuropática crônica têm duloxetina.

5. Pode ser usado um suporte para a região lombossacra – fornece compressão abdominal e diminui a carga sobre os discos intervertebrais lombares.
6. A acupuntura é útil para dores agudas e crônicas; a TENS pode ser útil no alívio da dor crônica.
7. A intervenção comportamental, como técnicas de redução de estresse baseadas na atenção plena, é útil para dores crônicas.
   a. Medicamentos psicotrópicos podem ser usados para o tratamento da depressão e da ansiedade, que potencializam a dor.
   b. Concentre-se na retomada do estado funcional após uma longa incapacidade.

Alerta de enfermagem
Os fatores de risco da dor lombar crônica são gravidade da dor, depressão, falta de habilidades de enfrentamento positivas, crenças de que o paciente não pode controlar sua dor e alta taxa de abstenção no trabalho devido à lombalgia. Estratégias cognitivas comportamentais podem ser usadas para ajudar o paciente no controle da dor e no fortalecimento de habilidades de enfrentamento. Existem instrumentos de triagem para ajudar a identificar os fatores de risco e orientar a escolha de tratamentos.

Complicações

1. Instabilidade da coluna vertebral, infecção, déficits sensoriais e motores.
2. Dor crônica.
3. Simula ou exagera intencionalmente os sintomas físicos ou psicológicos (*malingering*) e outras reações psicossociais.

Avaliação de enfermagem

1. Obtenha a história para determinar quando, onde e como a dor se manifesta, fatores agravantes ou de alívio, relação da dor com atividades específicas, presença de dormência ou parestesia.
2. Realize o exame físico do sistema neurológico – identifica localização de pontos de enfraquecimento dos membros e perda de reflexos e sensações.
3. Realize o exame musculoesquelético para verificar alterações na força, no tônus e na ADM.
4. Se a condição for crônica, avalie a capacidade de enfrentamento do paciente e da família.
5. Avalie o efeito da doença sobre a vida diária – trabalho, escola.

Diagnósticos de enfermagem

- Dor aguda relacionada com a lesão
- Dor crônica relacionada com a lesão
- Mobilidade física prejudicada, relacionada com a dor.

Intervenções de enfermagem

Alívio da dor

1. Aconselhe o paciente a permanecer ativo e a evitar o repouso no leito, na maioria dos casos.
2. Mantenha um travesseiro entre os joelhos flexionados enquanto o paciente estiver deitado em decúbito lateral – minimiza a tensão sobre os músculos dorsais.
3. Aplique compressas quentes ou frias, conforme indicação.
4. Administre ou ensine a autoadministração de analgésicos e relaxantes musculares, conforme prescrição.
   a. Administre os AINEs junto com as refeições para evitar distúrbios e sangramentos gastrintestinais.
   b. Relaxantes musculares e opioides podem causar sonolência.

Convívio com a dor crônica

1. Administre analgésicos coadjuvantes, conforme prescrição. Explique que os medicamentos podem não aliviar completamente a dor, mas reduzirão o nível de desconforto, para que o paciente possa aumentar as atividades diárias. Incentive a adesão ao tratamento.
2. Ensine técnicas de relaxamento, como relaxamento muscular progressivo e imagética (ver p. 25).
3. Incentive a ingesta de dieta equilibrada, um programa de exercícios e a cessação do tabagismo.
4. Recomende consulta com o fisioterapeuta/terapeuta ocupacional, o psicólogo ou o especialista em dor, conforme necessário.

Promoção da mobilidade

1. Incentive a ADM de todos os grupos musculares não envolvidos no comprometimento.
2. Sugira o aumento gradual das atividades e a alternância com períodos de repouso na posição semi-Fowler.
3. Evite longos períodos nas posições sentada, em pé ou deitada.
4. Incentive o paciente a discutir os problemas que possam estar contribuindo para a dor lombar.
5. Incentive-o a praticar os exercícios prescritos para a região lombar. O exercício mantém os músculos posturais fortes, ajuda a recondicionar as costas e a musculatura abdominal e funciona como uma "válvula de escape" para a tensão emocional.

Educação do paciente e manutenção da saúde

Oriente o paciente a evitar recorrências da seguinte maneira:

1. É necessário ficar de pé, sentado, deitado e levantar-se adequadamente para manter a saúde neuromuscular da região dorsal.
2. Alterne períodos de atividade com períodos de descanso.
   a. Evite ficar sentado por longos períodos (a pressão intravertebral na porção lombar da coluna é maior nessa posição), ficar em pé e dirigir por muito tempo.
   b. Mude de posição e descanse em intervalos frequentes.
   c. Evite assumir posições tensas e desajeitadas.
   d. Sente-se em uma cadeira reta com os joelhos ligeiramente mais altos que os quadris. Use um apoio, se necessário.
   e. Comprima a concavidade da região dorsal, sentando-se com as nádegas comprimidas. A inclinação da pelve (a região lombar é pressionada contra uma superfície plana) diminui a lordose.
   f. Evite a extensão do joelho e do quadril. Ao dirigir um automóvel, empurre o assento para a frente, conforme necessário, para maior conforto. Coloque uma almofada na região lombar para apoio.
3. Quando tiver que permanecer em pé por um longo período, descanse um dos pés em um banquinho ou uma plataforma baixa para aliviar a lordose.
4. Evite a fadiga, pois contribui para o espasmo dos músculos dorsais.
5. Use a mecânica corporal correta para se levantar ou se mover.
6. O exercício diário é importante para a prevenção de problemas na região dorsal (Diretrizes para educação do paciente 32.2).
   a. Faça os exercícios prescritos para região lombar 2 vezes/dia – fortalece os músculos dorsais, abdominais e das pernas.
   b. Recomenda-se a caminhada ao ar livre (aumentando-se progressivamente a distância e o ritmo).
   c. Perca peso, se necessário – diminui a tensão sobre os músculos dorsais.

Reavaliação: resultados esperados

- Verbaliza o alívio da dor com repouso e medicação
- Capaz de participar de AVDs com sedação ou com dor maior que 3/10
- Executa corretamente os exercícios dorsais.

DIRETRIZES PARA EDUCAÇÃO DO PACIENTE 32.2

Cuidados com a lombar

Quase todo mundo sente dor lombar em algum momento da vida. A dor crônica desenvolve-se em alguns, e outros ficarão incapacitados em decorrência deste agravo. Os fatores de risco para dor lombar crônica são excesso de peso, falta de condicionamento físico, má postura e baixo tônus muscular abdominal. Você pode aliviar a dor e evitar a incapacidade seguindo essas instruções.

Faça exercícios para a região lombar todos os dias

- Deite-se de costas no chão ou em um colchão firme. Dobre um joelho e levante a perna em direção ao peito. Segure-o contra o peito por alguns segundos. Repita com a outra perna. Repita, alternando as pernas várias vezes
- Deite-se de costas com os joelhos dobrados e os pés apoiados no chão. Comprima o abdome e as nádegas e empurre a região lombar contra o chão. Segure por alguns segundos e depois relaxe. Repita várias vezes
- Deite-se de costas com os joelhos dobrados e os pés apoiados no chão. Faça abdominais parciais cruzando os braços sobre o peito ou atrás da cabeça e levantando os ombros do chão até 15 a 30,5 cm. Repita várias vezes.

Cuidados para se levantar

- Mova seu corpo para perto de um objeto antes de pegá-lo
- Dobre os joelhos, não as costas, para pegar um objeto que esteja baixo
- Segure o objeto próximo ao seu abdome e tórax
- Dobre os joelhos novamente para pousar um objeto
- Evite estirar, torcer ou virar as costas ao levantar ou transportar um objeto.

Proteja a região dorsal quando sentado ou em pé

- Evite sentar-se em cadeiras macias e almofadadas por muito tempo
- Se você trabalha sentado por longos períodos, verifique se os joelhos estão nivelados com os quadris. Use um suporte, se necessário
- Se você fica em pé por longos períodos, tente colocar um dos pés em um apoio e depois o outro. Caminhe e mude de posição periodicamente.

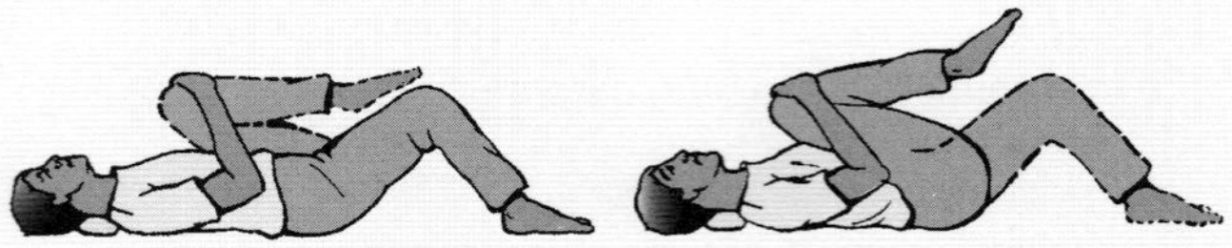

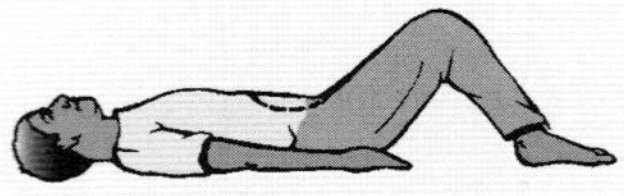

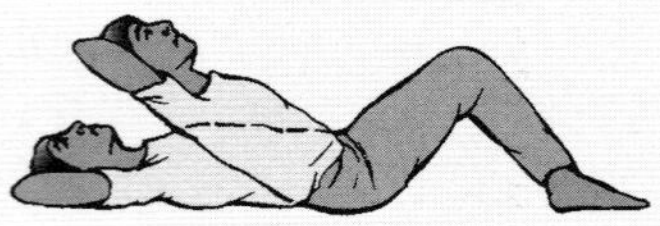

Exercícios para fortalecer os músculos abdominais e posturais, alongar os músculos dorsais que estão contraídos e manter a flexibilidade.

- Ajuste o banco do carro para que os joelhos fiquem dobrados. Não estique
- Coloque um travesseiro para firmar a região lombar, caso não sinta apoio quando está sentado.

Permaneça ativo e saudável

- Faça uma caminhada todos os dias usando sapatos confortáveis e de salto baixo
- Mantenha uma dieta equilibrada e com pouca gordura, com muitas frutas e legumes para evitar a constipação intestinal
- Durma bastante em um colchão firme
- Consulte seu médico imediatamente em caso de agravamento da dor ou novas lesões.

Osteoartrite

Baseado em evidências

National Institute for Health and Clinical Excellence. (2014). *Osteoarthritis: Care and management*. London: Author.

American Association of Orthopaedic Surgeons. (2017). *Management of osteoarthritis of the hip evidence-based clinical practice guideline*. Rosemont, IL: Author.

American Association of Orthopaedic Surgeons. (2013). *Treatment of osteoarthritis of the knee: Evidence-based guideline* (2nd ed.). Rosemont, IL: Author.

A *osteoartrite*, ou doença articular degenerativa, é um distúrbio crônico, não inflamatório e de progressão lenta que causa deterioração da cartilagem articular. Afeta as articulações de apoio de peso (quadris e joelhos), bem como as articulações interfalângicas distais e proximais dos dedos.

Fisiopatologia e etiologia

1. Primeiro ocorrem alterações na cartilagem articular; posteriormente, podem ocorrer alterações secundárias nos tecidos moles.
2. O desgaste progressivo da cartilagem resulta no afinamento da superfície articular e em lesão óssea.
3. Conduz à inflamação da articulação, ao aumento do fluxo sanguíneo e à hipertrofia do osso subcondral.
4. A formação de nova cartilagem e tecido ósseo nas margens articulares resulta em osteofitose (esporões ósseos), alterando o tamanho e a forma do osso.
5. Em geral, afeta adultos na faixa etária entre 50 e 90 anos; incide igualmente em homens e mulheres.
6. A causa é desconhecida, mas o envelhecimento e a obesidade são fatores contribuintes. Um trauma físico anterior pode causar OA secundária.

Manifestações clínicas

1. Dor em uma ou mais articulações; pode ser uma dor de longa duração que se agrava com o apoio de peso ou o uso da articulação; pode ter tido um início gradual e insidioso ou pode haver história de trauma físico na articulação.
2. Menos de 30 minutos de rigidez matinal.
3. Deformidade óssea (osteófito) ou dilatação da articulação.
4. Possibilidade de crepitação, derrame.

Avaliação diagnóstica

1. Nenhum exame específico, laboratorial ou por imagem, é necessário para fazer o diagnóstico se a pessoa tiver 45 anos ou mais e apresentar dor nas articulações, relacionada com a atividade e menos de 30 minutos de rigidez matinal.

2. A radiografia das articulações afetadas mostra estreitamento do espaço articular, osteófitos e esclerose.
3. A imagem por radionuclídeo (cintilografia óssea) mostra maior captação nos ossos afetados.
4. A análise do líquido sinovial diferencia a OA da AR.

Manejo

Manejo conservador

1. Exercício para fortalecimento muscular e condicionamento geral, com programas de autocuidado com realização de exercícios aeróbicos de baixo impacto; pode envolver o tratamento com fisioterapia e terapia ocupacional para manter a função e preservar as articulações. Exercícios de movimento e de alongamento podem ser adicionados aos programas para artrite do quadril.
2. Perda de peso se estiver com sobrepeso ou obesidade, para reduzir o estresse sobre as articulações.
3. Tratamento da dor com uso de analgésicos não opioides, sobretudo AINEs, que, em muitos estudos, demonstraram maior efetividade que o paracetamol, mas os efeitos colaterais devem ser considerados; pode ser necessário adicionar tramadol. Os opioides devem ser evitados, a menos que os benefícios superem os riscos.
4. O hialuronato e o hilano G-F 20, agentes conhecidos como viscosuplementos, foram aprovados pela Food and Drug Administration (FDA). Esses medicamentos são administrados ao longo do tempo por meio de injeções intra-articulares no joelho. No entanto, as diretrizes atuais não recomendam mais o uso, por não apresentar uma melhora suficiente na condição da maioria dos pacientes.
5. TENS como complemento no tratamento da dor.
6. Nutrição adequada, sono e redução do estresse para melhorar o bem-estar.
7. Os suplementos de venda livre glucosamina e o sulfato de condroitina são comumente utilizados, mas não foi comprovado serem mais efetivos que placebo.

Alerta de enfermagem
O índice de massa corporal do paciente (IMC) pode ser usado para determinar a necessidade de perda de peso, um fator importante na prevenção de dor crônica resultante de osteoartrite. O tratamento a longo prazo com um médico ou um especialista em obesidade pode ajudar o paciente a perder peso.

Intervenção cirúrgica

A intervenção cirúrgica deve ser considerada quando a dor se torna intolerável e a mobilidade do paciente está gravemente comprometida. As opções são osteotomia, desbridamento, fusão articular, artroscopia e artroplastia.

Complicações

1. Limitação da mobilidade.
2. Déficits neurológicos associados ao comprometimento da coluna vertebral.

Avaliação de enfermagem

1. Obtenha a história da dor e de suas características, como o envolvimento de articulações específicas.
2. Avalie a ADM e a força muscular.
3. Avalie o efeito sobre as AVDs e o estado emocional.

Diagnósticos de enfermagem

- Dor aguda ou crônica relacionada com a degeneração articular e ao espasmo muscular
- Mobilidade física prejudicada, relacionada com a dor e a limitação do movimento articular
- Déficits no autocuidado no banho, na higiene e na alimentação, relacionados com a dor e a limitação do movimento articular.

Intervenções de enfermagem

Alívio da dor

1. Aconselhe o paciente a tomar os AINEs prescritos ou analgésicos de venda livre, conforme prescritos, para aliviar a inflamação e a dor. Se forem prescritos opioides ou tramadol, verifique se o paciente administra de acordo com as orientações.
2. Promova períodos de descanso às articulações envolvidas – o uso excessivo agrava os sintomas e acelera a degeneração.
   a. Use talas, tipoias, colares cervicais, tração e cintas lombossacrais, conforme solicitado pelo médico.
   b. Obtenha a prescrição para períodos de descanso em posição reclinada.
3. Aconselhe o paciente a evitar atividades que precipitem a dor.
4. Aplique compressa quente conforme indicação – alivia o espasmo e a rigidez muscular; evite a aplicação prolongada de calor – pode causar aumento dos sintomas de edema e tensão.
5. Ensine a postura e a mecânica corporal corretas – alterações posturais levam a tensão e dor muscular crônica.
6. Aconselhe o paciente a dormir com uma toalha enrolada sob o pescoço – para aliviar a OA cervical.
7. Forneça muletas, tipoias, andador ou bengala quando indicado – para reduzir o estresse causado pelo apoio de peso nos quadris e nos joelhos. Ensine o uso adequado dos dispositivos auxiliares de deambulação, ver p. 875.
8. Aconselhe o uso de sapatos corretivos e suportes metatarsais para distúrbios do pé – também auxilia no tratamento da artrite do joelho.
9. Incentive a perda de peso para diminuir o estresse sobre as articulações de sobrecarga de peso.
10. Apoie o paciente submetido à cirurgia ortopédica, que sente dores incessantes e artrite incapacitante nas articulações (ver p. 885).

Alerta gerontológico
Os idosos correm maior risco de sangramento gastrintestinal e de insuficiência renal associados ao uso de AINEs. Incentive a administração com as refeições e monitore as fezes quanto à presença de sangue oculto. O celecoxibe e o meloxicam estão associados a um menor risco de sangramento gastrintestinal, mas podem aumentar o risco de eventos embólicos cardiovasculares e efeitos deletérios sobre os rins.

Aumento da mobilidade física

1. Incentive a atividade o máximo possível, sem causar dor.
2. Ensine exercícios de ADM, para manter a mobilidade articular, e de fortalecimento do tônus muscular para fornecer suporte à articulação, impedir a compressão da cápsula e do tendão e prevenir deformidades. Evite deformidades de flexão e adução.
3. Ensine exercícios isométricos e exercícios graduados para melhorar a força muscular ao redor da articulação.
4. Aconselhe o paciente a fazer exercícios de ADM nas articulações após períodos de inatividade (p. ex., passeio de automóvel).

Promoção do autocuidado

1. Sugira a realização das atividades mais importantes pela manhã, depois que a rigidez diminuir e antes que a fadiga e a dor se tornem um problema.
2. Aconselhe sobre mudanças, como vestir roupas mais largas sem botões, colocar um assento no chuveiro para tomar banho e sentar-se para preparar as refeições.

3. Ajude o paciente a obter dispositivos auxiliares, como alças acolchoadas para utensílios e auxiliares de higiene, a fim de promover a independência.
4. Consulte o terapeuta ocupacional para obter assistência adicional.

Educação do paciente e manutenção da saúde

1. Sugira hidroginástica ou natação como uma forma de exercício de menor estresse para preservar a mobilidade.
2. Incentive uma dieta equilibrada e um padrão de sono regular, para melhorar a saúde geral.
3. Aconselhe o paciente a discutir com o médico o emprego de terapias complementares, como glucosamina e sulfato de condroitina.
4. Para obter informações e suporte adicionais, consulte a Arthritis Foundation (*www.arthritis.org*).[2]

Reavaliação: resultados esperados

- Relata redução da dor ao deambular
- Executa exercícios de ADM
- Consegue se banhar, se vestir e se pentear com dispositivos auxiliares.

Neoplasias do sistema musculoesquelético

As neoplasias musculoesqueléticas são os *sarcomas primários*, a *doença óssea metastática* e os *tumores benignos* (*osteoma, condroma, osteoclastoma*). Mais de 60% das neoplasias ósseas são metástases de cânceres em outros locais.

Fisiopatologia e etiologia

Tumores ósseos benignos

Osteoma osteoide, condroma e osteoclastoma (tumor benigno de células gigantes) são exemplos de tumores ósseos benignos. Com alguns tumores, pode ocorrer uma transformação maligna.

Tumores ósseos malignos

1. O condrossarcoma e o osteossarcoma são exemplos de tumores ósseos malignos primários.
   a. Os tumores desenvolvem-se em áreas de rápido crescimento.
   b. Os fatores de risco são doença de Paget, radioterapia óssea prévia e outras doenças ósseas.
   c. Ocorre disseminação hematogênica para os pulmões.
2. O mieloma múltiplo é uma neoplasia maligna que surge na medula óssea.

Tumores ósseos metastáticos

1. Os tumores ósseos metastáticos são mais frequentemente associados a câncer de mama, próstata e pulmão (local primário de malignidade).
2. A metástase óssea ocorre com mais frequência nas vértebras e resulta em fratura patológica.

Manifestações clínicas

1. Dor no osso envolvido – devido aos efeitos do tumor (destruição, erosão e expansão do tumor).
   a. Geralmente, dor leve a constante, que pode piorar à noite ou com atividade.
   b. A dor é aguda se ocorrer fratura.
   c. Os sintomas neurológicos podem decorrer de compressão da raiz nervosa.
2. Edema, limitação do movimento e derrame articular.
3. Achados físicos.
   a. Massa óssea palpável, macia e fixa.
   b. Aumento da temperatura da pele sobre a massa.
   c. Veias superficiais dilatadas e proeminentes.

Avaliação diagnóstica

1. A radiografia costuma revelar tumor ósseo; pode mostrar aumento ou diminuição da densidade óssea. Tomografias podem ser úteis para algumas lesões ósseas benignas.
2. A TC e a RM demonstram envolvimento dos tecidos moles e a localização dos tumores.
3. Cintilografia óssea – útil para detectar a extensão inicial da malignidade, planejar o tratamento, definir o nível de amputação e acompanhar o curso da radioterapia ou da quimioterapia.
4. A ultrassonografia pode ajudar na identificação da lesão.
5. Fosfatase alcalina sérica – geralmente mais elevada.
6. Proteína de Bence Jones na urina, no mieloma múltiplo.
7. Biopsia óssea – para confirmar a suspeita de diagnóstico.
8. Radiografia do tórax e tomografia de pulmão – para determinar se existe metástase.
9. Arteriografia – para avaliar o envolvimento dos tecidos moles.

Manejo

Uma abordagem multidisciplinar em um centro de oncologia costuma ser preferível. O objetivo básico é interromper a progressão do tumor, destruindo ou removendo a lesão. O tratamento depende do tipo de tumor. Combinações de quimioterapia, cirurgia e radioterapia podem ser indicadas como mais apropriadas para um tipo específico de tumor.

Cirurgia

1. Pode-se usar curetagem tumoral ou ressecção com enxerto ósseo.
2. Os procedimentos de recuperação dos membros envolvem a ressecção do osso afetado e do tecido muscular normal circundante e a reconstrução, com o uso de próteses ou aloenxertos metálicos, para substituição óssea ou articular e enxerto de pele, conforme necessário.
3. A amputação é necessária em alguns casos.

Quimioterapia

Pode ser usada como tratamento pré-operatório, adjuvante e paliativo.

1. A quimioterapia pode ser administrada antes (para diminuir o tumor) e depois (para combater metástase) da cirurgia.
2. A quimioterapia deve ser usada em combinação com outros tratamentos para obter melhor resposta do paciente a uma taxa de toxicidade mais baixa e minimizar possíveis problemas de resistência aos medicamentos, podendo ser administrada em diferentes cursos, separados por períodos de descanso.

Radioterapia

1. A irradiação do tumor pode ser usada.
2. A irradiação profilática do pulmão pode ser realizada – para suprimir metástases.

Outras terapias

1. Imunoterapia – interferona.
2. A terapia hormonal pode ser empregada nos tumores metastáticos da mama e da próstata.
3. Se ocorrer fratura patológica, deve ser tratada com redução aberta e fixação interna ou outro método de tratamento.

Complicações

1. Problemas para controlar o crescimento do tumor e metástases.
2. Fratura patológica.
3. Hipercalcemia por destruição óssea.

[2]N.R.T.: No Brasil, oriente a consulta a Associação de Pacientes no Brasil, da Sociedade de Reumatologia, disponível em: *https://www.reumatologia.org.br/associacao-de-pacientes/associacao-de-pacientes-no-brasil*.

Avaliação de enfermagem

1. Obtenha a história de progressão da doença; presença de dor, febre, perda de peso, mal-estar.
2. Verifique a presença de massa indolor.
3. Revise o prontuário para obter evidências de fratura patológica.
4. Avalie o conhecimento do paciente sobre o câncer, as experiências com a família e a capacidade de enfrentamento.

Diagnósticos de enfermagem

- Dor aguda relacionada com os efeitos do tumor
- Risco de lesão relacionado com a estrutura óssea alterada
- Enfrentamento ineficaz relacionado com as opções de diagnóstico e ao tratamento.

Intervenções de enfermagem

Ver também "Cirurgias ortopédicas" e "Amputação".

Alívio da dor

1. Use diferentes abordagens para reduzir o desconforto.
2. Administre analgésicos 30 minutos antes da deambulação ou outro movimento desconfortável.
3. Apoie os membros doloridos sobre travesseiros.

Prevenção de fraturas patológicas

1. Ajude o paciente a se mover com gentileza e paciência.
2. Evite puxar o paciente ou o leito.
3. Apoie as articulações ao reposicionar o paciente.
4. Proteja o paciente para evitar quedas.
5. Crie um ambiente livre de riscos.
6. Forneça educação ao paciente sobre questões de segurança.

Reforço da capacidade de enfrentamento

1. Crie um ambiente de suporte.
2. Encaminhe para serviços de suporte psicológico, conforme necessário.
3. Responda a perguntas e esclareça os equívocos sobre as opções de tratamento.

Educação do paciente e manutenção da saúde

1. Ensine sobre o tratamento específico selecionado. Ver na p. 113 informações sobre quimioterapia e na p. 123, sobre radioterapia.
2. Incentive o acompanhamento adequado e os exames diagnósticos para evitar recidivas.
3. Consulte informações adicionais e suporte na American Cancer Society[3] (*www.cancer.org*).

Reavaliação: resultados esperados

- Relata diminuição da dor com a deambulação
- Sem sinais ou sintomas de fraturas
- Verbaliza a compreensão das opções de tratamento e sente-se forte para tomar decisões.

Osteomielite

A *osteomielite* é uma infecção piogênica grave dos ossos e dos tecidos circundantes, que requer tratamento imediato.

Fisiopatologia e etiologia

1. Geralmente, as bactérias atingem os ossos por três vias:
   a. Corrente sanguínea (disseminação hematogênica).
   b. Infecção adjacente de tecidos moles (foco contíguo).
   c. Introdução direta de microrganismos nos ossos.
2. As bactérias alojam-se e multiplicam-se nos ossos.
3. À medida que o pus se acumula no espaço confinado de um osso rígido a pressão aumenta, contribuindo para a isquemia e a oclusão vascular, o que resulta em necrose óssea.
4. O *Staphylococcus aureus* é o microrganismo causal mais comum, embora outros sejam predominantes: *Escherichia coli*, *Pseudomonas*, *Klebsiella*, Salmonella e *Proteus*.

Manifestações clínicas

1. Infecção de ossos longos com dor aguda e sinais de sepse.
2. Dor localizada e presença de secreção.
3. Os sintomas variam em adultos e crianças de acordo com o local de envolvimento.

Avaliação diagnóstica

1. Realiza-se o diagnóstico de osteomielite aguda quando se apresentam os primeiros sinais clínicos (história, exame físico, hemograma completo, VHS).
2. Culturas aeróbias e anaeróbicas de ossos e tecidos profundos para identificação do patógeno. As culturas de feridas não são confiáveis.
3. VHS elevada; leucócitos e hemoglobina baixos.
4. As evidências radiográficas da osteomielite tem um atraso com relação aos sintomas de até 14 dias.
5. A cintilografia óssea é usada para diagnosticar precocemente a osteomielite aguda.
6. Os exames por RM são usados cada vez com mais frequência – distinguem tecidos moles e medula óssea.

Manejo

1. Agudo: recuperação total possível, com perda mínima de função.
2. Crônico: desenvolve-se com curso inadequado ou inefetivo de antibióticos ou tratamento tardio.

Intervenção cirúrgica

1. Inicialmente, é feita uma aspiração com agulha ou biopsia com agulha.
2. A intervenção cirúrgica pode ser necessária para obter amostras para cultura e determinação de sensibilidade.
3. A descompressão cirúrgica é considerada quando o paciente não melhora após 36 a 48 horas de terapia antimicrobiana.
4. Podem ser realizados desbridamento ou colocação de discos impregnados com antibióticos na ferida (removidos após 2 a 4 semanas e substituídos por enxerto ósseo).
5. A oxigenoterapia hiperbárica pode ser usada como terapia adjuvante.

Intervenção farmacológica

1. Empregue rapidamente após a apresentação dos sintomas para evitar a cronicidade.
2. Terapia antimicrobiana parental baseada em culturas de sangue/feridas.
3. Os medicamentos dependem do organismo infectante, mas são os seguintes:
   a. Penicilinas (penicilina G, penicilina V).
   b. Penicilinas semissintéticas (nafcilina, oxacilina, meticilina).
   c. Penicilinas de espectro estendido (ampicilina, carbenicilina, amoxicilina).
   d. Agentes betalactâmicos (imipeném).
   e. Tetraciclinas.
   f. Cefalosporinas.
   g. Aminoglicosídeos.

---

[3]No Brasil, pode-se consultar as orientações ao paciente da Sociedade Brasileira de Oncologia Clínica, disponível em: *https://www.sboc.org.br/informacoes-ao-paciente*.

4. São necessárias de 6 a 8 semanas de antibioticoterapia IV, o que exige um cateter central de inserção periférica (PICC) ou outro dispositivo de acesso prolongado e a coordenação dos serviços de atendimento domiciliar.

Complicações

1. Ferida que não cicatriza.
2. Sepse.
3. Imobilidade.
4. Amputação.

Avaliação de enfermagem

1. Obtenha uma história detalhada de lesões.
2. Avalie a dor e os déficits funcionais.
3. Esteja ciente de que os sintomas sistêmicos são agudos em crianças, mas variam de intensidade em adultos.
4. Realize uma avaliação sistêmica geral, pois o envolvimento de ossos longos em pacientes adultos geralmente apresenta outros sintomas sistêmicos de sepse.

Diagnósticos de enfermagem

- Dor aguda relacionada com o processo inflamatório
- Conhecimento deficiente relacionado com a patologia e os medicamentos
- Mobilidade física prejudicada relacionada com o descanso da área afetada.

Intervenções de enfermagem

Alívio da dor

1. Administre opioides para dor aguda; não opioides para dor crônica.
2. Administre medicamentos 24 horas por dia para manter um nível plasmático estável.
3. Comunique qualquer aumento na dor que possa indicar piora da infecção.

Aumento do conhecimento

1. Descreva o processo infeccioso e a justificativa para o tratamento prolongado nos casos de osteomielite.
2. Explique a antibioticoterapia IV, possíveis efeitos adversos e reações.
3. Explique a necessidade de adesão estrita às práticas de controle de infecções (técnica estéril, lavagem das mãos, seleção de companheiros de quarto) para evitar a propagação da infecção em alguns casos.
4. Inicie os cuidados de enfermagem domiciliar e encaminhe para os serviços de infusão IV antes da alta.

Promoção do repouso sem complicações

1. Apoie a extremidade afetada (tala, tração) para minimizar a dor.
2. Se o paciente estiver em repouso, evite os riscos associados à imobilidade (ADM passiva, mudanças de posição, tosse e respiração profunda).
3. Incentive as atividades de distração.

Educação do paciente e manutenção da saúde

1. Aconselhe o paciente a aderir aos princípios de controle de infecção – lavagem adequada das mãos, descarte da secreção de feridas, curativos para evitar a reinfecção ou a transmissão da infecção.
2. Enfatize a necessidade de adesão ao regime medicamentoso, que pode ser prolongado, com consultas frequentes de acompanhamento.
3. Ensine os cuidados com o cateter IV para administração de medicamentos.
4. Eduque o paciente sobre os sinais e sintomas de infecção que devem ser monitorados e quando notificar o médico.

Reavaliação: resultados esperados

- Manejo da dor com analgésicos não opioides
- Processo infeccioso minimizado
- Funcionalidade da articulação afetada, intacta.

Doença de Paget (osteíte deformante)

A *doença de Paget* é um distúrbio esquelético resultante de atividade osteoclástica excessiva, afetando predominantemente os ossos longos, a pelve, as vértebras lombares e o crânio.

Fisiopatologia e etiologia

1. A causa desta doença é desconhecida, embora haja evidências de uma tendência familiar (25 a 40% têm, pelo menos, um parente afetado).
2. Mais comum em homens do que em mulheres.
3. Rara antes dos 40 anos, e a incidência aumenta com o envelhecimento – 12% após os 80 anos.
4. Pode ser causada por infecção por vírus veiculados pelo sangue. Após a viremia aguda, os osteoclastos são infectados cronicamente, estimulando a proliferação osteoclástica (Figura 32.13).

Manifestações clínicas

1. Geralmente assintomática.
2. Os sintomas mais comuns são dor e predisposição a fraturas.
3. As lesões resultantes da doença de Paget podem levar a OA, destruição articular e deformidade da coluna vertebral.
4. Diminuição da audição, zumbido e vertigem como resultado de anormalidades no crânio.
5. Marcha instável devido à anormalidade da pelve.
6. Radiculopatia e paralisia de nervos devido aos efeitos sobre a coluna vertebral.
7. Raramente, insuficiência cardíaca e outros efeitos cardiovasculares decorrentes do aumento do suprimento sanguíneo sobre ossos anormais.
8. Tumores ósseos malignos ocorrem em 5 a 10% dos casos.

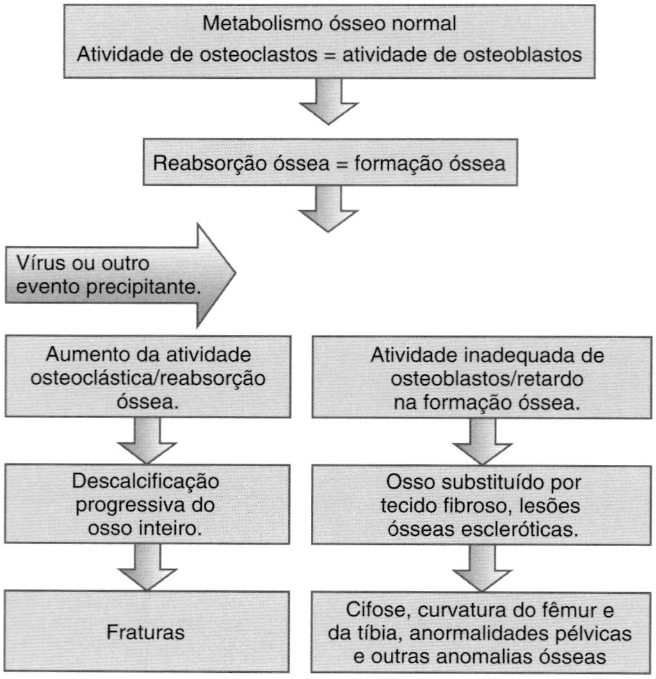

Figura 32.13 Fisiopatologia da doença de Paget.

Avaliação diagnóstica

1. Fosfatase alcalina sérica elevada e hidroxiprolina na urina.
2. Os níveis séricos de cálcio, fósforo e albumina costumam estar normais.
3. Geralmente o diagnóstico é confirmado com exames radiológicos, que mostram as anormalidades características.
4. A cintilografia pode avaliar a remodelação óssea.
5. Biopsia óssea para diferenciar de osteomielite ou tumor ósseo.

Manejo

1. Nenhum tratamento para Paget assintomático.
2. Controle da dor – AINEs, ácido acetilsalicílico.
3. Medicamentos – a calcitonina é o principal medicamento usado para suprimir a remodelação óssea, reduzir a dor e impedir a progressão da doença.
4. Outros medicamentos utilizados para bloquear a reabsorção óssea – bisfosfonatos etidronato dissódico, alendronato, pamidronato, risedronato, um agente antineoplásico, plicamicina.
5. Realiza-se a osteotomia tibial para realinhar os joelhos e aliviar a dor.

Avaliação de enfermagem

1. Avalie a dor e a capacidade funcional.
2. Verificar se há arqueamento das pernas ou queixa de que bonés estão apertados.
3. Avalie complicações cardiovasculares.
4. Avalie os sintomas auditivos – zumbido, vertigem e perda auditiva.

Diagnósticos de enfermagem

- Dor crônica relacionada com o processo fisiopatológico
- Risco de lesão relacionado com quedas.

Intervenções de enfermagem

Redução da dor

1. Administre e ensine a autoadministração de analgésicos.
2. Evite a sedação por opioides, que podem aumentar o risco de quedas.

Prevenção de lesões

1. Estabeleça protocolos de exercícios por meio de uma consulta de fisioterapia para manter as habilidades físicas e evitar quedas.
2. Ensine a mobilidade segura e certifique-se de que o paciente possa alertar os enfermeiros se precisar de ajuda.
3. Ajude o paciente com as atividades, conforme necessário.
4. Forneça dispositivos auxiliares de mobilidade e de função e, como elevadores de calcanhar, auxiliares de marcha, conforme necessário, por meio de uma consulta ao terapeuta ocupacional.

Educação do paciente e manutenção da saúde

1. Ensine medidas de segurança domiciliar – remoção de tapetes e obstáculos para evitar quedas, boa iluminação.
2. Forneça educação sobre o processo patológico e o tratamento medicamentoso.
3. Verifique se o paciente sabe como usar os dispositivos auxiliares de mobilidade.
4. Inicie o encaminhamento para atendimento domiciliar, conforme indicado.
5. Informe ao paciente que podem ser solicitados exames laboratoriais para monitorar os níveis séricos de cálcio, fósforo e vitamina D e a função renal.
6. Forneça informações sobre The Paget Foundation (*www.paget.org*).[4]
7. Incentive as consultas de acompanhamento para exames auditivos periódicos e exames de sangue.

Reavaliação: resultados esperados

- O paciente relata redução na pontuação da escala de dor
- Sem quedas.

Hálux valgo

Também chamado de *joanete*, o *hálux valgo* é uma deformidade do pé que envolve o primeiro metatarso e o hálux. Ocorre em mulheres com mais frequência do que em homens, e a incidência aumenta com a idade. Pode haver predisposição genética. Ocorre comumente com outras deformidades dos pés, como dedos em martelo e dedo em garra.

Manifestações clínicas

1. Dor.
2. Possível calosidade sobrejacente ao joanete e deformidades dos dedos.
3. ADM diminuída.
4. Geralmente associado a calçados apertados.

Manejo e intervenções de enfermagem

Manejo conservador

1. Calçado de material macio com a frente mais larga, arredondada, em vez de pontiaguda e com salto baixo.
2. Órteses especiais podem ser solicitadas.
3. Injeções de esteroides para aliviar a dor.

Manejo cirúrgico

Alinhamento cirúrgico por osteotomia da falange metatarsal ou proximal do hálux ou fusão do metatarsal com a articulação metatarsofalângica.

Cuidados pós-operatórios

1. Elevação do pé para reduzir a dor.
2. Atividade inicial sem apoio de peso, com progresso muito gradual.
3. Deambulação com muletas, seguida pelo imobilizador de sapatos de madeira por várias semanas.
4. AINEs e analgésicos opioides para dor.
5. Inicialmente as ataduras devem ser trocadas pelo cirurgião.

BIBLIOGRAFIA

A'Court, J., Lees, D., Harrison, W., Ankers, T., & Reed, M. (2017). Pain and analgesia requirements with hip fracture surgery. *Orthopaedic Nursing, 36*(3), 224–228.

American Academy of Orthopaedic Surgeons. (2013). *Treatment of osteoarthritis of the knee: Evidence-based guideline* (2nd ed.). Rosemont, IL: Author.

American Academy of Orthopaedic Surgeons. (2014). *Management of anterior cruciate ligament injuries: Evidence-based clinical practice guideline.* Rosemont, IL: Author.

American Association of Orthopaedic Surgeons. (2014). *Management of hip fractures in the elderly: Evidence-based clinical practice guideline.* Rosemont, IL: Author.

American Academy of Orthopaedic Surgeons. (2017). *Management of osteoarthritis of the hip evidence-based clinical practice guideline.* Rosemont, IL: Author.

American Association of Orthopaedic Surgeons and American Dental Association. (2012). *Prevention of orthopaedic implant infection in patients undergoing dental procedures: Evidence-based guideline and evidence report.* Rosemont, IL: Author.

Georgiades, D. (2018). Systematic integrative review of pin site crusts. *Orthopaedic Nursing, 37*(1), 36–42.

[4]N.E.: No Brasil, a doença de Paget é rara, mas a Associação Brasileira de Avaliação Óssea e Osteometabolismo (Abrasso) oferece orientação (*https://abrasso.org.br*).

Graham, P. (2017). Calcific tendinitis of the shoulder. *Orthopaedic Nursing, 36*(6), 439–441.

Gwynne-Jones, D., Martin, G., & Crane, C. (2017). Enhanced recovery after surgery for hip and knee replacements. *Orthopaedic Nursing, 36*(3), 203–210.

Liebert, R. (2016). Establishment and evaluation of an anterior cruciate ligament injury prevention program. *Orthopaedic Nursing, 35*(3), 161–171.

Mori, C., Hageman, D., & Zimmerly, K. (2017). Nursing care of the patient undergoing an anterior approach to total hip arthroplasty. *Orthopaedic Nursing, 36*(2), 124–130.

National Association of Orthopaedic Nurses. (2018). *An Introduction to Orthopaedic Nursing*, 5th Edition. Chicago: Author.

National Association of Orthopedic Nurses. (2015). *Clinical Practice Guideline for Thromboembolic Disease Prevention.* Chicago: Author.

National Association of Orthopaedic Nurses. (2013). *Clinical Practice Guideline for Surgical Site Infection Prevention.* Chicago: Author.

National Association of Orthopaedic Nurses. (2013). *Acute Pain Management Algorithms for the Adult Orthopaedic Patient.* Chicago: Author.

National Association of Orthopaedic Nurses. (2017). *Orthopaedic Surgery Manual*, 3rd Edition. Chicago: Author.

National Association of Orthopaedic Nurses. (2016). *Safe Patient Handling and Mobility Algorithms for the Adult Orthopaedic Patient.* Chicago: Author.

National Institute for Health and Clinical Excellence. (2014). *Osteoarthritis: Care and management.* London: Author.

Oliveira, M., Campos, M., Padilha, J., et al. (2011). Exploring the family caregiving phenomenon in nursing documentation. *Online Journal of Nursing Informatics, 15*(1).

Powell-Cope, G., Thomason, S., Bulat, T. (2018). Preventing falls and related injuries at home. *American Journal of Nursing, 118*(1), 58–61.

Prah, A., Richards, E., Griggs, R., Simpson, V. (2017). Enhancing osteoporosis efforts through lifestyle modifications and goal-setting techniques. *Journal for Nurse Practitioners, 13*(8), 552–561.

Qaseem, A., Wilt, T. J., McLean, R. M., Forciea, M. A.; for the Clinical Guidelines Committee of the American College of Physicians. (2017). Noninvasive treatments for acute, subacute, and chronic low back pain: A clinical practice guideline from the American College of Physicians. *Annals of Internal Medicine, 166*(7), 514–530.

Salt, E., Gokun, Y., Rankin Kerr, A., & Talbert, J. (2016). A description and comparison of treatments for low back pain in the United States. *Orthopaedic Nursing, 35*(4), 214–221.

Slaughter, A., Reynolds, K. A., Jambhekar, K., et al. (2014). Clinical orthopedic examination findings in the lower extremity: Correlation with imaging studies and diagnostic efficacy. *RadioGraphics, 34*(2), e41–e55.

Whitehead, P.B. (2018). The effects of yoga on chronic nonspecific backpain. *American Journal of Nursing, 118*(2), 64.

CAPÍTULO

33

Distúrbios Dermatológicos

CONSIDERAÇÕES GERAIS E AVALIAÇÃO

Descrição das lesões cutâneas

A descrição das condições dermatológicas sempre envolve a morfologia das lesões que aparecem na pele (ou seja, tamanho, forma, cor, padrão e distribuição; ver Figura 33.1).

Lesões primárias

1. Mácula – descoloração plana e circunscrita da pele; pode ter qualquer tamanho ou forma.
2. Pápula – lesão sólida elevada com menos de 1 cm de largura.
3. Nódulo – lesão sólida elevada com mais de 1 cm de largura.
4. Vesícula – lesão elevada circunscrita menor que 0,5 cm, contendo líquido.
5. Bolha – vesícula com mais de 0,5 cm de largura.
6. Pústula – lesão elevada circunscrita que contém secreção purulenta; pode se formar como resultado de alterações purulentas em uma vesícula.
7. Urticária – elevação da pele que dura menos de 24 horas, causada por edema da derme; pode estar rodeada por eritema ou descoloração.
8. Placa – lesão sólida e elevada na pele ou nas mucosas, com mais de 1 cm de diâmetro; a psoríase costuma manifestar-se como placa na pele; a leucoplasia é um exemplo de condição que gera formação de placas nas mucosas.
9. Cisto – massa macia ou firme na pele, preenchida com material semissólido ou líquido contido em uma bolsa.

Lesões secundárias

As lesões secundárias são alterações que ocorrem nas lesões primárias, modificando-as.

1. Escama – camada de epiderme morta com textura áspera; pode se desenvolver como resultado de alterações inflamatórias.
2. Crosta – formada a partir de um líquido seroso, pus ou sangue seco.
3. Escoriação – arranhões lineares ou áreas traumatizadas da pele.
4. Fissura – rachaduras lineares sobre a pele, geralmente causadas por ressecamento acentuado e inflamação prolongada.
5. Úlcera – lesão formada pela destruição local da epiderme e por parte ou toda a derme subjacente.
6. Liquenificação – espessamento acompanhado por acentuação das marcas na pele.
7. Cicatriz/queloide – formação anormal de tecido conjuntivo que substitui a perda de substância na derme como resultado de lesão ou doença. Um queloide é uma cicatriz hipertrófica maior que a lesão original.
8. Atrofia – diminuição no tamanho ou perda de células, que causa o afinamento da pele.

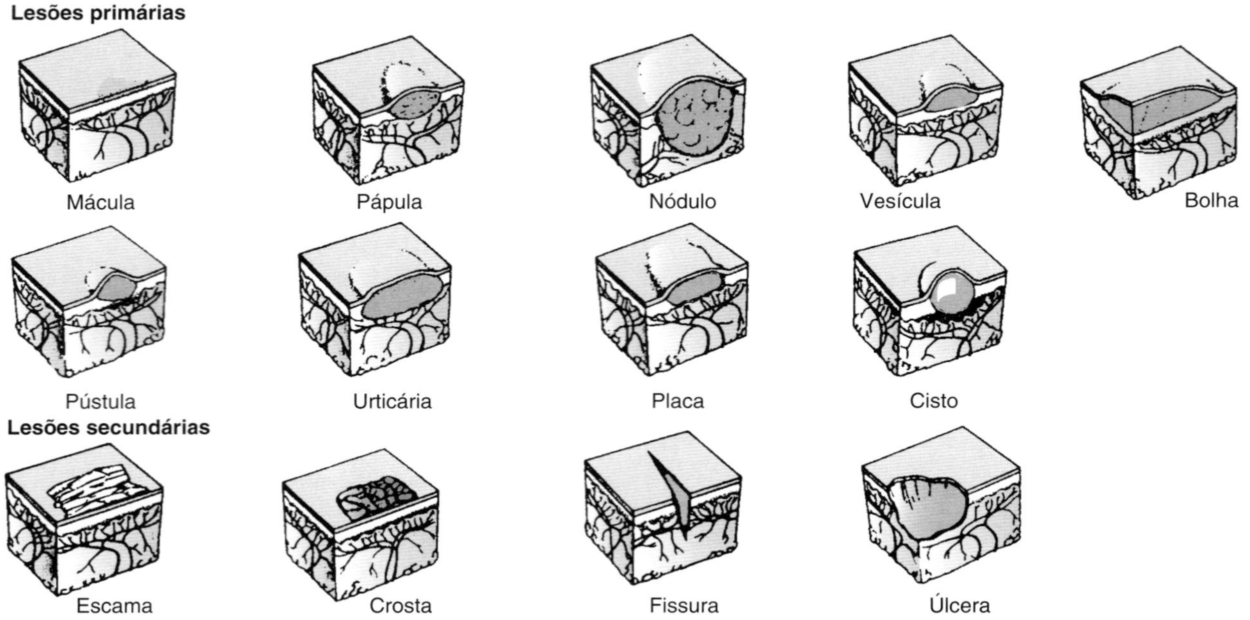

Figura 33.1 Tipos de lesões cutâneas. (Smeltzer, S., & Bare, B. [2000]. *Brunner and Suddarth's textbook of medical-surgical nursing* [9th ed.]. Philadelphia, PA: Lippincott Williams & Wilkins.)

Outras lesões

1. Petéquias – depósitos circunscritos de sangue ou pigmento sanguíneo com 1 a 2 mm de largura.
2. Púrpura – depósitos circunscritos de sangue ou pigmento sanguíneo com mais de 0,5 cm de largura.
3. Comedões – folículo piloso obstruído por um tampão de gordura e queratina; cravos e espinhas.
4. Telangiectasia – pequenos vasos sanguíneos irregulares visíveis na epiderme.
5. Túnel – escavação linear, irregular e elevada produzida por parasitos.

Forma e configuração

Depois que o tipo de lesão é identificado, devem ser observados a forma, a configuração ou o arranjo (em relação um ao outro) e o padrão de distribuição (Figura 33.2). A seguir, descrições usadas com frequência:

1. Anular – em forma de anel.
2. Circinada – circular.
3. Confluente – lesões que correm juntas ou se juntam.
4. Discoide – em forma de disco.
5. Distinta – as lesões permanecem separadas.
6. Generalizada – erupção generalizada.
7. Agrupada – agrupamento de lesões.
8. Em gota – como uma gota.
9. Herpetiformes – vesículas agrupadas.
10. Em alvo – anel ou uma série de círculos concêntricos ("olho de boi").
11. Linear – em linhas.
12. Numular – em forma de moeda.
13. Polimorfa – formas variadas ou diferenciadas.
14. Reticulada – em forma de rede.
15. Serpiginosa – erupção em forma de cobra ou rastejante.
16. Telangiectásica – pequena linha vermelha.
17. Zosteriforme ou dermatômica – distribuição em banda, limitada a um ou mais dermátomos da pele.

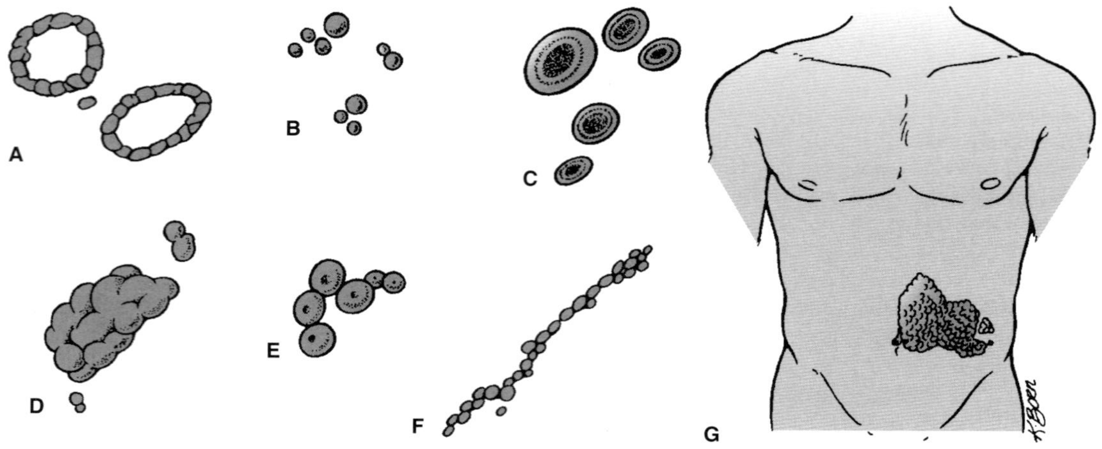

Figura 33.2 Forma e disposição das lesões cutâneas: anular (**A**), agrupada (**B**), em alvo (**C**), confluente (**D**), herpetiforme (**E**), linear (**F**), zosteriforme ou dermatômica (**G**).

História de saúde

A obtenção de um histórico completo é essencial para diagnosticar e desenvolver um plano de cuidados para doenças dermatológicas, bem como para entender as características da condição e seus efeitos no corpo do paciente.

Características da erupção cutânea

1. Quando a erupção ocorreu pela primeira vez? O início foi repentino ou gradual?
2. Qual a área afetada pela primeira vez? Descreva a propagação e a gravidade das lesões.
3. Quais são a coloração e a configuração inicial da erupção cutânea? Sofreu alteração?
4. Existe prurido, ardência, formigamento, dor ou dormência associados?
5. É constante ou intermitente?

Fatores associados

1. O que piora ou melhora a erupção? É sazonal? É afetada pelo estresse?
2. Quais medicamentos estão sendo tomados? Que produtos tópicos foram usados? Que efeito eles tiveram?
3. Que produtos são usados na pele? Quais produtos químicos entraram em contato com a pele: sabão para a roupa, produtos de limpeza, inseticidas ou níquel?
4. Houve contato com animais de estimação?
5. Qual é a ocupação profissional do paciente? Algum passatempo, como jardinagem ou caminhada, que possa ter contribuído? Luvas de látex são usadas rotineiramente? Precisa higienizar as mãos frequentemente?
6. Qual é a história sexual e a chance de exposição a infecções sexualmente transmissíveis (se relevante)?
7. Alguma viagem internacional?

História clínica

1. Existe história de febre do feno, asma, urticária, eczema ou alergias?
2. O paciente já sofreu com essa erupção cutânea ou outros distúrbios da pele?
3. Qual é a história familiar de problemas cutâneos?
4. Existem outros problemas clínicos antigos? Terapia imunossupressora?

Exame físico

1. Focalize seu exame na pele, nos cabelos e nas unhas. Algumas condições dermatológicas afetam outros sistemas orgânicos (p. ex., a perda de cabelo pode estar associada a uma patologia da tireoide ou anemia); faça um exame físico geral, conforme indicado.
2. Peça ao paciente para lhe mostrar a área da lesão e examine a superfície da pele sob a luz. Os pacientes devem tirar a roupa e colocar um avental. Toda superfície de pele deve ser examinada, não apenas a área afetada.
3. Observe a distribuição e a configuração das lesões. Compare o lado direito com o lado esquerdo do corpo.
4. Observe a forma, a borda, a textura e a superfície das lesões.
5. Palpe as lesões para verificar a textura, a temperatura e a sensibilidade.
6. Use uma régua para determinar o tamanho das lesões e servir como linha de base para comparar com as medições subsequentes.
7. Examine o couro cabeludo, as unhas e a mucosa oral.
8. Realize uma diascopia – pressione suavemente uma lâmina de vidro ou uma placa de Lucite sobre a lesão para detectar descoloração (causada por vasos sanguíneos dilatados).
9. Use uma lâmpada de Wood para inspecionar alterações fluorescentes que se desenvolvem com algumas infecções por fungos. Limpe a pele antes do exame, pois certas pomadas, sabonetes ou desodorantes também podem apresentar fluorescência.
10. Para pacientes de pele escura, procure lesões pretas, arroxeadas ou acinzentadas; palpe com cuidado para determinar se existe uma erupção cutânea.

Testes laboratoriais

Algumas condições dermatológicas podem ser avaliadas por exames laboratoriais, como microscopia e cultura.

Microscopia

Descrição

1. A amostra, coletada por raspagem, esfregaço ou aspiração de uma lesão, é transferida para uma lâmina de vidro para exame microscópico ou esfregaço.
   a. Visualização direta de raspados misturados com óleo mineral para detectar escabiose, ácaros ou lêndeas que se prendem aos cabelos.
   b. Um esfregaço de Tzanck é obtido do líquido vesicular ou de uma úlcera úmida e tingido para detectar características do herpes-vírus simples, herpes-zóster e varicela. Raramente se realiza essa coleta no consultório, mas amostras adequadamente obtidas podem ser enviadas para o laboratório.
   c. Pode ser adicionado hidróxido de potássio ao raspado da pele colocado em uma lâmina de vidro. O conjunto é aquecido para dissolver as células e detectar a presença de hifas e esporos em infecções fúngicas.
   d. A coloração de Gram pode ser realizada pelo laboratório ou pelo dermatologista para identificar provisoriamente bactérias ou fungos em determinadas infecções cutâneas.

Considerações de enfermagem e cuidados com o paciente

1. Para obter a amostra para microscopia, use a lateral da lâmina de vidro ou um bisturi em um ângulo de 45° para raspar suavemente a borda ativa de uma lesão seca ou de uma área inflamada; o paciente sentirá apenas um leve desconforto e sangramento pontual.
2. Para ulcerações úmidas, semiúmidas ou lesões com crostas, passe um chumaço de algodão embebido em soro fisiológico ou um *swab* com ponta de dácron sobre a lesão; para lesões com drenagem, use um *swab* seco.
3. Para vesículas intactas, aspire o líquido da borda com uma agulha estéril de 25 G; se a vesícula estiver parcialmente rompida, levante a pele suavemente com uma pinça e colete o fluido com um *swab*.

Cultura

Descrição

1. A drenagem de lesões pode ser cultivada em meios específicos para detectar o organismo causador e a sensibilidade à terapia antimicrobiana; além disso, partes da pele, cabelos e unhas podem ser submetidas à cultura de fungos.
2. Em geral, demora de 24 a 48 horas para a obtenção dos resultados; culturas de fungos podem levar de 4 a 5 semanas.

Considerações de enfermagem e cuidados com o paciente

1. Obtenha a amostra com um *swab* com ponta de algodão ou dácron e envie para o laboratório em um recipiente de cultura bacteriana identificado de modo claro com o nome do paciente, a data e o local onde a amostra foi coletada ou em um recipiente de cultura de vírus também identificado. Se o envio ao laboratório não for imediato, a cultura de vírus deve ser mantida sob refrigeração.
2. Para coleta de amostras para cultura de fungos, raspe ou pince a pele, os cabelos ou as unhas afetados; em seguida, coloque em um recipiente seco e estéril para transporte ou em um meio de teste dermatófito.

Outros testes

Teste de contato

Descrição

1. O *teste de contato ou patch-test* consiste em um procedimento realizado em consultório para determinar se o paciente é sensível às substâncias testadas na pele.
2. As substâncias são aplicadas sobre a pele na forma de adesivos, analisados quanto à reação 48 horas depois e, possivelmente, em 1 semana de novo.
3. Eritema, prurido, edema, pápulas e vesículas indicam a presença de uma dermatite alérgica de contato, em vez de dermatite irritante de contato ou nenhuma reação.

Considerações de enfermagem e cuidados com o paciente

1. Confirme se o paciente faz uso de corticosteroides orais; os corticosteroides tópicos devem ser suspensos de 1 a 2 semanas antes do teste para evitar uma reação fraca ou resultados falso-negativos. Verifique se o paciente seguiu as instruções do médico.
2. Quando o paciente retornar em 48 horas para a primeira leitura, marque o contorno da tira nas costas dele; depois remova. Pode ser usado um marcador de pele ou um de caneta de pele ultravioleta.
3. Aguarde 30 minutos e faça a primeira leitura. Fotografe o resultado ou registre da seguinte maneira:
   a. 1+ Reação fraca. Não vesicular, mas com eritema, endurecimento e possíveis pápulas.
   b. 2+ Reação forte. Edematoso e vesicular, com eritema, edema, pápulas e vesículas.
   c. 3+ reação extrema. Propagação, bolhas, reação irritante ulcerativa.
   d. Reação negativa.

PROCEDIMENTOS GERAIS E MODALIDADES TERAPÊUTICAS

Banhos e compressas úmidas

Realiza-se um banho terapêutico para aplicar a medicação em toda a superfície da pele, útil no tratamento de erupções e prurido generalizados. Os banhos acalmam, suavizam e reduzem a inflamação; aliviam o prurido e o ressecamento. Ver Tabela 33.1 sobre banhos terapêuticos. Curativos e compressas úmidas contêm água, soro fisiológico, solução de acetato de alumínio (líquido de Burow) ou solução de sulfato de magnésio. As soluções podem ser estéreis ou não, quentes ou frias, dependendo da condição da pele e da área em que são aplicadas.

Banhos terapêuticos

Indicações

1. Distúrbios vesiculares, eczema, dermatite atópica.
2. Condições inflamatórias agudas.
3. Erosões e superfícies exsudativas e com crostas.

Considerações de enfermagem e cuidados com o paciente

1. Prepare ou ensine o paciente a preparar um banho morno de 32,2°C a 37,8°C; com a banheira meio cheia, adicionando a quantidade prescrita de medicamento e misturando bem para evitar uma reação de sensibilidade. Adicione produtos à base de aveia ou óleo para emulsionar os banhos.
   a. Os banhos com hipoclorito de sódio podem ser usados nos tratamentos agudo e crônico de dermatite atópica.
   b. Adicione ½ xícara de hipoclorito de sódio em uma banheira cheia ou ¼ xícara em meia banheira de água morna e deixe os membros e o tronco imersos por 5 a 10 minutos (não submerja a cabeça), não mais que 2 vezes/semana.

Tabela 33.1 Banhos terapêuticos.

Soluções para banho e medicamentosas	Efeito desejado
Água	• Remove as crostas e alivia a inflamação.
Soro fisiológico	• Usado para lesões com grande área de propagação.
Aveia coloidal	• Antipruriginoso e demulcente.
Bicarbonato de sódio	• Resfriamento.
Amido	• Calmante.
Banhos com alcatrão (siga as instruções da embalagem)	• Usados para psoríase e condições eczematosas crônicas
Óleos de banho	• Usados por suas propriedades calmantes antipruriginosas e emolientes • Usados para erupções eczematosas agudas e subagudas.
Banhos com hipoclorito de sódio	• Reduzem a colonização de bactérias nocivas que contribuem para os eczemas agudo e crônico.

2. Não esfregue a pele. A imersão por, pelo menos, 5 a 10 minutos promoverá a remoção de escamas soltas.
3. Mantenha o ambiente e a água em temperatura agradável e limite o banho a 20 ou 30 minutos; a área de banho deve ser bem ventilada se for realizado banho com alcatrão, porque a substância é volátil.
4. Diga ao paciente para usar um tapete de boxe dentro da banheira e um tapete antiderrapante do lado de fora ao se banhar em casa, pois os medicamentos podem tornar escorregadias a banheira e outras superfícies úmidas.
5. Seque a pele com uma toalha e aplique um medicamento emoliente ou tópico à pele úmida. Enquanto a pele estiver molhada, aplique o esteroide sobre as áreas inflamadas, se houver prescrição.

Compressas úmidas abertas

Indicações

1. Infecções bacterianas que requerem drenagem.
2. Condições inflamatórias e pruriginosas.
3. Condições com saída de secreções e formação de crostas.

Considerações de enfermagem e cuidados com o paciente

1. Aplique o curativo sobre a área afetada ou ensine o paciente a aplicar. Umedeça até a compressa se encharcar levemente; torne a umedecer sempre que necessário.
2. Use água quente, se desejar aquecimento.
3. A aplicação pode ser de 5 a 15 minutos, 3 a 4 vezes/dia, se não houver contraindicação.
4. Mantenha o paciente aquecido e não trate mais de um terço do corpo de cada vez, pois curativos abertos e úmidos podem causar calafrios e hipotermia.
5. Ensine o paciente a evitar queimaduras medindo a temperatura da solução com um termômetro de banho ou testando a água da torneira no punho antes de aplicar a compressa. Aconselhe a não aquecer os curativos em forno de micro-ondas, pois o aquecimento é desigual.

Outros tipos de curativo

Curativo oclusivo

Um *curativo oclusivo* é constituído por um filme oclusivo de plástico ou de vinil, aplicado sobre áreas da pele que foram medicadas (em geral com corticosteroides), para melhorar a absorção da substância e promover a retenção de umidade.

Indicações

Condições cutâneas com descamação espessa, como psoríase, eczema e líquen simples crônico.

Considerações de enfermagem e cuidados com o paciente

1. Lave e seque sem esfregar a área.
2. Aplique o medicamento enquanto a pele ainda estiver úmida.
3. Cubra com filme oclusivo, luvas de vinil ou saco plástico.
4. Sele com fita adesiva nas bordas ou cubra com outro curativo autoadesivo para manter o conjunto no lugar.
5. Não aplique sobre a pele ulcerada ou com abrasões; a remoção é recomendada dentro de 12 a 24 horas. Esteroides potentes não devem ser usados por períodos prolongados.

Alerta farmacológico

O uso excessivo de curativos oclusivos com corticosteroides pode causar a atrofia da pele, estrias, telangiectasia, foliculite, ulceração que não cicatriza, eritema e absorção sistêmica de corticosteroides.

Curativo não oclusivo

Outros materiais podem ser usados como curativos secos para proteger a pele, manter as áreas afetadas limpas, absorver secreções, cobrir o medicamento ou manter curativos oclusivos no lugar.

Considerações de enfermagem e cuidados com o paciente

1. Aplique uma compressa seca de gaze usando técnica limpa (a menos que a técnica estéril seja indicada em casos de feridas abertas).
2. Prenda as pontas com bandagens elásticas ou de algodão ou aplique fita adesiva. Evite a constrição da vasculatura.
3. Materiais alternativos podem ser usados para cuidados domiciliares, como luvas de algodão brancas ou descartáveis para as mãos, meias de algodão para os pés, lençóis ou toalhas para grandes áreas, fraldas descartáveis ou toalhas dobradas na forma de fraldas para a virilha, panos para a axila, camiseta de algodão ou pijama de algodão para o tronco, touca de banho para o couro cabeludo ou máscara feita de gaze para o rosto, com furos para os olhos, boca e nariz.

Biopsia de pele

É a remoção de uma porção de pele com o emprego de técnicas de raspagem, punção ou por excisão para detectar câncer ou características de outras doenças da pele.

Tipos de biopsia

1. Biopsia por raspagem – o bisturi é usado para remover lesões elevadas, deixando intactas as camadas inferiores da derme.
2. Biopsia por punção – instrumento especial usado para remover o núcleo da lesão, contendo todas as camadas da pele. O local da biopsia costuma ser fechado por sutura.
3. Biopsia por excisão – bisturi e tesoura são usados para remover toda a lesão, geralmente com margens prescritas; é necessário sutura.

Considerações de enfermagem e cuidados com o paciente

1. Coloque o paciente em uma posição confortável e com a área de biopsia exposta; explique que será administrado um anestésico local.
2. Verifique se o paciente tem alergias conhecidas aos anestésicos tópicos.
3. Pergunte a ele que medicamentos está tomando. O ácido acetilsalicílico, alguns suplementos fitoterápicos ou anticoagulantes podem causar aumento do sangramento no pós-operatório.
4. Explique o procedimento.
5. Obtenha o termo de consentimento.
6. Após a biopsia, use um agente hemostático e aplique pressão sobre o local para interromper o sangramento, junto com o curativo apropriado. Pode ser necessário o uso de um curativo compressivo para feridas maiores ou com sangramento.
7. Coloque a amostra de biopsia em um recipiente rotulado e identificado, contendo 10% de formaldeído. Envie ao laboratório de dermotopatologia para a coloração com hematoxilina e eosina. É essencial que as biopsias sejam enviadas a um laboratório especializado em dermatologia, para serem examinadas por um especialista com capacidade para analisar o tecido e fornecer informações mais completas sobre a histologia da doença ou da lesão cutânea.

Educação do paciente

1. Mantenha o curativo sobre o local da cirurgia por 24 a 48 horas. Durante esse período, conserve o local limpo e seco.
2. Após esse período, remova o curativo e faça o seguinte diariamente:
   a. Lave a incisão com água e sabão.
   b. Seque bem a incisão.
   c. Aplique uma pomada à base de vaselina ou óleo mineral, de 1 a 4 vezes/dia, mantendo a incisão sempre úmida.
3. Depois de alguns dias, o curativo não é mais necessário, mas continue a aplicar a pomada de 1 a 4 vezes/dia para manter o local úmido e ajudar a diminuir a formação de cicatriz.
4. Não aplique maquiagem diretamente sobre os pontos.
5. Repita os cuidados com a ferida por 2 ou 3 dias após a remoção dos pontos, a menos que seja prescrito de outra forma.
6. Tenha cuidado ao barbear para evitar as suturas.

Alerta farmacológico

Muitos pacientes são alérgicos à neomicina, um componente da pomada antibiótica tripla. O uso de pomadas à base de vaselina ou óleo mineral apresenta menor risco de desenvolvimento de dermatite alérgica.

Cobertura de feridas: enxertos e retalhos

A cobertura de feridas, usando enxertos e retalhos, é um tipo de cirurgia reconstrutiva (plástica) realizada para melhorar a aparência e a função da pele. Às vezes, são realizados depois de uma cirurgia micrográfica de Mohs para remover câncer de pele, especialmente no rosto, na cabeça e no pescoço.

Enxerto de pele

1. Uma seção de tecido cutâneo é separada de seu suprimento sanguíneo e transferida como tecido livre para um local distante (receptor); a nutrição será feita pelos capilares da área de enxerto no receptor.
2. Em dermatologia, usa-se o enxerto de pele para reparar defeitos resultantes da excisão de tumores e para cobrir áreas de pele exposta.
3. Definições.
   a. Autoenxertos – enxertos feitos com tecido transplantado da pele do próprio paciente.

b. Aloenxertos – envolvem o transplante de tecido de um indivíduo da mesma espécie; esses enxertos também são chamados de alogênicos ou homoenxertos.
c. Xenoenxerto ou heteroenxerto – envolve a transferência de tecido de outra espécie.
4. Classificação por espessura.
a. Espessura parcial (fina, intermediária ou grossa) – enxerto cortado em espessuras variadas e usado para cobrir feridas grandes, pois a área potencial total de doadores é quase ilimitada.
b. Espessura total – o enxerto consiste na epiderme e em toda a derme, sem a gordura subjacente; usado para cobrir áreas grandes demais para conseguir o fechamento primário da ferida. Utiliza-se frequentemente para cobrir defeitos na face, pois proporciona melhor combinação de contornos e menos contratura no pós-operatório.

Retalhos de pele

1. O retalho é um segmento de tecido que foi deixado preso em uma extremidade (chamada base ou pedículo); a outra extremidade foi removida para a área receptora. Depende do funcionamento do suprimento sanguíneo arterial e venoso e da drenagem linfática em seu pedículo ou base para sua sobrevivência.
   a. Retalho livre ou transferência de tecido livre – aquele que é completamente separado do corpo e transferido para outra área; recebe suprimento vascular precoce da anastomose microvascular com vasos do receptor.
2. Os retalhos podem consistir em pele, mucosa, músculo, tecido adiposo e omento.
3. São empregados para a cobertura de feridas e para proporcionar volume, sobretudo quando ocorre exposição de ossos, tendões, vasos sanguíneos ou tecido nervoso.
4. Os retalhos oferecem uma solução estética superior, pois mantêm a coloração, a textura e a espessura da área doadora.
5. Os retalhos são classificados de acordo com o método de movimento, composição, localização ou função.

Procedimento para enxertos de pele

1. Obtém-se o enxerto de pele de espessura parcial com lâmina de bisturi, bisturi para raspagem ou dermátomo a ar, elétrico ou de tambor. Geralmente obtido na face interna do braço ou na parte externa da coxa.
2. Um enxerto de pele de espessura total é primeiramente excisado, desengordurado e adaptado para se ajustar com precisão à área comprometida.
3. Retira-se a pele do doador ou do local hospedeiro e aplica-se ao local da ferida ou defeito, chamado sítio receptor ou leito do enxerto.
4. Aplica-se um curativo (compressivo) ao enxerto para melhorar a chance de sobrevivência do enxerto, proporcionando uma aproximação estável do enxerto com o leito receptor.
5. Deixa-se o curativo reforçado no local por 1 semana. O processo de revascularização e recolocação do enxerto de pele no leito receptor é chamado de pega.
6. O local doador deve ser mantido limpo e seco.
   a. Se o Scarlet Red® (um curativo de camada única impregnado com promotor de crescimento epitelial) tiver sido usado no local doador para enxertos de espessura parcial, ele deve ser mantido por 2 a 3 semanas, para possibilitar a cicatrização da ferida.
   b. Curativos oclusivos, como o Omniderm® ou o Allevyn®, também podem ser usados para diminuir a dor, reduzir a necessidade de cuidados frequentes e acelerar a cicatrização.
   c. O cuidado diário da ferida e a troca de curativo com pomada antimicrobiana e curativo antiaderente também podem ser adotados.

Alerta de enfermagem
Em geral, os pacientes sentem mais dor no local doador do que no local do enxerto.

Cuidados de enfermagem e manejo pré-operatório

1. Ácido acetilsalicílico, anti-inflamatórios não esteroides (AINEs) e vitamina E devem ser suspensos 14 dias antes do procedimento. A varfarina deve ser suspensa por vários dias antes do procedimento. O tempo de protrombina e a razão normalizada internacional (INR) devem ser verificados antes do procedimento, conforme solicitado. Suplementos fitoterápicos, como *Ginkgo biloba*, ginseng, chá-verde e vitamina E, podem inibir a coagulação.
2. O paciente deve se esforçar para que o processo de cicatrização esteja concluído em semanas, em vez de meses, parando de fumar, evitando o álcool e mantendo uma dieta adequada.
3. A história e o exame clínico devem ser avaliados, sobretudo quanto a sensibilidade ao látex, problemas cardiovasculares que requeiram profilaxia com antibióticos por endocardite, problemas de sangramento e pressão alta.
4. O procedimento costuma ser realizado com anestesia local, de modo que não é necessário jejum.
5. O local da cirurgia deve estar sem maquiagem.
6. O paciente deve trazer um acompanhante para levá-lo para casa após a cirurgia, salvo notificação em contrário.

Cuidados de enfermagem e manejo pós-operatório

Eduque o paciente com um enxerto de pele sobre os seguintes cuidados:
1. O curativo compressivo inicial será mantido por 24 a 48 horas.
2. Se a ferida começar a drenar, aplique pressão firme por 10 a 15 minutos (sem retirar o curativo). Se o sangramento persistir, entre em contato com o cirurgião.
3. Não use ácido acetilsalicílico ou medicamentos que contenham ácido acetilsalicílico como analgésico. O paciente pode tomar de um a dois comprimidos de paracetamol a cada 4 a 6 horas, conforme necessário.
4. A maioria dos enxertos de pele é mantida no lugar por um curativo (bola de algodão ou espuma). O curativo reforçado não deve ser removido por 1 semana.
5. É possível limpar o local e aplicar pomada na área em torno do curativo.
6. Não molhe o curativo reforçado.
7. Quando se remove o curativo reforçado, o paciente pode tomar banho, mas não deve deixar cair água diretamente sobre o enxerto.
8. Mantenha as bordas do enxerto úmidas com aplicação de pomada.
9. Proteja o enxerto do sol. Os raios solares causam alterações de pigmentação no enxerto. Um filtro solar pode ser usado em 2 a 3 semanas.
10. Os enxertos de pele nos membros inferiores requerem que sejam mantidos elevados, pois os capilares recém-formados apresentam conexões frágeis e o excesso de pressão venosa pode causar ruptura. Mantenha os membros inferiores elevados o máximo possível durante a primeira semana.
11. Inspecione o curativo diariamente. Comunique a presença de secreção incomum ou sinais de reação inflamatória.
12. Após 2 a 3 semanas, qualquer hidratante hidrossolúvel pode ser aplicado no local doador para enxertos de pele com espessura parcial.
13. Espere encontrar alguma perda de sensação na área enxertada por um tempo.
14. Evite exercícios extenuantes (corrida, levantamento de peso). Tudo o que causa rubor facial aumenta a pressão arterial, causa sangramento e prejudica a cicatrização.

Procedimentos estéticos

Os *procedimentos estéticos* (cirurgia estética) consistem em cirurgia reconstrutiva (plástica) ou no uso de substâncias injetadas e podem ser realizados para reconstruir ou alterar defeitos congênitos ou adquiridos, restaurar ou melhorar a aparência do corpo. Os procedimentos não invasivos alteram a superfície da pele por meio do uso de fontes de luz ou aplicações químicas.

Tipos de procedimentos

Ritidectomia

1. Pode ser realizada por meio de diferentes técnicas e incisões para amenizar dobras e rugas da pele e melhorar a aparência do rosto envelhecido (*lifting facial*).
2. A correção pode durar até 10 anos, mas os resultados variam de acordo com a resposta individual. Com o passar do tempo a pele e os músculos começam a relaxar, mas raramente o rosto volta ao estado pré-operatório.
3. Os procedimentos cirúrgicos são:
   a. Operativo: incisões padrão nas têmporas (ocultas pela linha do cabelo) ou submentuais.
   b. *Laser*: atualmente, várias modalidades de *laser* são usadas na cirurgia plástica facial, como a compressão do tecido por radiofrequência, que causa a contração do colágeno e a redução de rugas e linhas profundas.

Blefaroplastia

1. Remove pele solta, músculos e excesso de gordura das pálpebras superiores ou inferiores. Não remove as linhas nos cantos laterais dos olhos ("pés de galinha").
2. O procedimento costuma ser realizado com bisturi e anestesia local ou geral ou com *laser* de dióxido de carbono.

Dermoabrasão, *peeling* químico, rejuvenescimento a *laser* e preenchimento

1. Pacientes com a pele desgastada, rugas finas (especialmente nos cantos dos olhos e ao longo da borda dos lábios) ou acne e cicatrizes podem se beneficiar desses procedimentos.
2. O uso da tecnologia a *laser* possibilita um resultado mais previsível e elimina a aparência de pele de porcelana resultante de produtos químicos como o ácido tricloroacético. O risco de hipopigmentação é menor do que com a dermoabrasão.
3. O *peeling* químico, com o uso de creme de tretinoína e alfa-hidroxiácidos, resulta na destruição de áreas da epiderme e derme, com subsequente regeneração de novos tecidos.
4. O novo procedimento, chamado *resurfacing* não ablativo a *laser*, é usado para rugas finas, linhas de fumantes, pele danificada pelo sol e cicatrizes superficiais de acne com mínimo tempo de inatividade.
5. As contraindicações do *resurfacing* a *laser* são:
   a. História da terapia com isotretinoína, 6 a 12 meses antes do tratamento.
   b. Radioterapia ou esclerodermia.
   c. História de herpes simples – requer tratamento peroperatório.
6. Pode ocorrer hiperpigmentação em pessoas com pele escura.
7. A toxina botulínica purificada e os preenchimentos (colágeno, ácido hialurônico, gordura autóloga) são utilizados para corrigir rugas profundas e ocos faciais. Os resultados podem durar de 3 a 12 meses.

Lipoaspiração

1. Também chamada de lipoescultura, a lipoaspiração reduz os depósitos de gordura localizada que não desaparecem com a perda de peso. A extração é feita com uma cânula auxiliada por sucção ou ajustada a uma seringa.
2. Pode ser feita em rosto, pescoço, seios, abdome, flancos, quadris, nádegas e extremidades.

Cuidados de enfermagem e manejo pré-operatório

1. Será administrado um anestésico local ou anestesia geral. Com anestesia local, o paciente não precisa estar em jejum antes da cirurgia. Com anestesia geral:
   a. Pode ser necessária uma avaliação pré-operatória, dependendo do estado de saúde e da idade do paciente.
   b. Deve ser mantido um jejum de várias horas antes da cirurgia.
   c. O paciente precisará de um acompanhante, para não voltar para casa dirigindo e sozinho após a cirurgia.
2. Faça uma investigação sobre alergias e medicamentos utilizados pelo paciente antes da cirurgia.
3. Instrua o paciente a limpar a pele com agente antisséptico na noite anterior à cirurgia, se prescrito.
4. Certifique-se de que o paciente compreenda totalmente o procedimento e discuta os riscos e benefícios com o médico antes da cirurgia.
5. Certifique-se de que um formulário de consentimento seja assinado antes de qualquer procedimento.
6. Verifique se o ácido acetilsalicílico, a varfarina e os AINEs foram suspensos por 2 semanas antes da cirurgia, a menos que indicado de outra forma. Suplementos fitoterápicos, como *Ginkgo*, ginseng, chá-verde e vitamina E, podem inibir a coagulação.
7. Se aplicável, oriente o paciente a parar de fumar pelas 2 semanas que antecedem a ritidectomia e a manter a abstinência por mais 2 semanas após o procedimento e permanentemente, se possível.
8. Esteja ciente dos sinais de toxicidade tópica da lidocaína (se utilizada) – sonolência, formigamento nos lábios e gosto metálico – que podem levar a convulsões.

Cuidados de enfermagem e manejo pós-operatório

Ritidectomia

1. A prática leve de exercícios pode ser retomada 3 dias após o procedimento.
2. Não devem ser praticados exercícios extenuantes (que aumentam a pressão arterial) por 1 mês.
3. Em geral, os curativos são removidos no primeiro dia de pós-operatório. Recomenda-se o uso de máscara de suporte facial por 1 a 3 semanas.
4. As suturas palpebrais são removidas em 3 a 5 dias; suturas faciais em 7 dias.
5. O banho e a lavagem suave do cabelo podem começar no segundo ou no terceiro dia.
6. O paciente deve aplicar pomada (vaselina ou uma pomada semelhante) sobre todas as linhas de sutura.[1]
7. Enfatize que as crostas que se formam não devem ser removidas "puxando a pele" ao longo das linhas de sutura ou cicatrizes.
8. Oriente ao paciente que mantenha a cabeça elevada ao dormir por 2 semanas após o procedimento. Diga que evite curvar-se e levantar peso, pois pode aumentar o edema e provocar sangramentos.
9. Explique que se deve esperar que o rosto ou a parte afetada fiquem edemaciados, com hematomas e dormentes por um período que varia de dias a semanas.
10. Oriente sobre as complicações como sangramento e hematoma, descamação da pele e possível dano ao nervo facial. Notifique o cirurgião se as áreas ficarem cada vez mais hiperemiadas e edemaciadas ou se tornarem mais sensíveis ou doloridas.

---

[1]N.R.T.: As condutas e cuidados devem ser fundamentados em protocolos institucionais a serem seguidos por todos os membros da equipe multiprofissional envolvidos nos cuidados do paciente.

Blefaroplastia

1. Aplique compressas de gaze gelada nos olhos por 10 minutos, 4 a 6 vezes/dia, para reduzir o edema após a cirurgia.
2. A cabeceira do leito deve ser levantada para reduzir a pressão interna, que pode causar sangramento.
3. Evite exercícios extenuantes por 1 semana.
4. Os hematomas e o edema costumam desaparecer em 2 semanas.
5. Observe complicações como hematomas palpebrais, disfunção da mobilidade ocular e ectrópio pós-cirúrgico (eversão da borda palpebral).

Dermoabrasão e *peeling* químico

1. Ensine ao paciente a não tentar arrancar as crostas, pois pode lesionar o epitélio em formação; molhe o rosto várias vezes ao dia e aplique emoliente, conforme indicado. As crostas formam-se em 2 a 3 dias e começam a se soltar em 7 a 10 semanas. Pode levar até 3 semanas para que desapareçam totalmente.
2. Mantenha as áreas tratadas limpas e hidratadas.
3. Evite expor as áreas tratadas ao sol. Aplique protetor solar com fator de proteção solar (FPS) de 15 a 30 ao ar livre.
4. Trate os hematomas e o edema resultante das injeções com compressas de gelo.

Resurfacing a laser

1. Curativos, como os de hidrogel (ver p. 152), podem ser aplicados nas áreas afetadas imediatamente e mantidos no local por 24 a 48 horas.
2. Como alternativa, a técnica aberta envolve o uso de vaselina e lavagens diárias do rosto com água morna.

Lipoaspiração

1. Após a lipoaspiração, é necessário aumentar a ingestão de líquidos.
2. Ácido acetilsalicílico e AINEs devem ser evitados por pelo menos 1 semana, para evitar sangramentos.
3. Use roupas de compressão, conforme as instruções.
4. Notifique o cirurgião se houver aumento do edema; pode indicar desenvolvimento de um seroma.
5. Drenagem de líquidos sanguinolentos nos locais de injeção da cânula por 2 a 3 dias.
6. Mantenha as áreas suturadas hidratadas com pomada, conforme protocolo.
7. Evite exercícios extenuantes.
8. As complicações são o desenvolvimento de seromas, nódulos nas áreas tratadas e hematomas.

Alerta de enfermagem
Aconselhe todos os pacientes no pós-operatório a notificar o médico se subitamente surgirem dores, edemas ou equimoses. Isso sugere hematoma ou abscesso. Não tome ácido acetilsalicílico para tratar o desconforto pós-operatório. Siga as recomendações do cirurgião.

DISTÚRBIOS DERMATOLÓGICOS

Celulite

A *celulite* é uma inflamação difusa do tecido dérmico e subcutâneo profundo resultante de um processo infeccioso.

Fisiopatologia e etiologia

1. Causada por infecção por estreptococos beta-hemolíticos do grupo A, *Staphylococcus aureus*, *Haemophilus influenzae* ou outros patógenos.
2. Em geral, resulta de uma ruptura na pele que pode ser tão simples quanto o pé de atleta.
3. A infecção pode se espalhar rapidamente através do sistema linfático.

Alerta de enfermagem
O *S. aureus* resistente à meticilina (MRSA) mostra-se um problema significativo dentro e fora dos hospitais. É resistente a antibióticos antiestafilocócicos previamente eficazes e pode ser fatal.

Manifestações clínicas

1. Área sensível, quente, eritematosa e edemaciada, mal demarcada.
2. Faixa sensível, quente e eritematosa que se estende no sentido proximal da área, indicando envolvimento dos vasos linfáticos.
3. Possíveis abscessos flutuantes ou drenagem purulenta.
4. Possível febre, calafrios, dor de cabeça, mal-estar.

Avaliação diagnóstica

1. Esfregaço de Gram e cultura da secreção.
2. Culturas de sangue.

Manejo

1. Os antibióticos orais (penicilinas resistentes às penicilinases, cefalosporinas, quinolonas ou produtos à base de sulfa) podem ser adequados para tratar pequenas áreas localizadas de celulite nas pernas ou no tronco.
2. Antibióticos parenterais podem ser necessários para a celulite de mãos, face ou vasos linfáticos ou envolvimento generalizado.
3. Recomendam-se a drenagem cirúrgica e o desbridamento de áreas supurativas na infecção por MRSA.

Complicações

1. Necrose tecidual.
2. Sepse.

Avaliação de enfermagem

1. Obtenha a história de trauma físico cutâneo, picada de agulha, picada de inseto ou ferida.
2. Observe a expansão das bordas e as listras vermelhas; palpe para avaliar presença de flutuação, que indica formação de abscesso.
3. Observe os sinais de sensibilidade aos antibióticos – dispneia, urticária, angioedema, erupção cutânea maculopapular ou reação cutânea grave, como eritema multiforme ou necrólise epidérmica tóxica.
4. Avalie a capacidade do paciente e do cuidador de prestar assistência domiciliar, mantenha a área afetada limpa e siga o regime terapêutico prescrito.

Diagnósticos de enfermagem

- Integridade da pele prejudicada relacionada com o processo infeccioso
- Dor aguda relacionada com a inflamação do tecido subcutâneo.

Intervenções de enfermagem

Proteção da integridade da pele

1. Administre ou ensine a autoadministração de antibióticos, conforme prescrição; oriente sobre a posologia e os efeitos adversos. Avalie a capacidade de deglutição do paciente. Recomende esmagar ou tomar o comprimido com alimentos, para evitar irritação gástrica, se aplicável.
2. Mantenha a infusão intravenosa (IV) e o acesso venoso para administrar os antibióticos IV, se prescritos.
3. Eleve a extremidade afetada para promover a drenagem da área e reduzir o edema.
4. Prepare o paciente para drenagem e desbridamento cirúrgicos, se necessário.

Alívio da dor

1. Incentive o paciente a ficar em posição confortável e a imobilizar a área afetada.
2. Administre ou ensine a autoadministração de analgésicos, conforme prescrição; monitore para efeitos adversos.
3. Use coxins para aliviar a pressão das cobertas.

Educação do paciente e manutenção da saúde

1. Certifique-se de que a pessoa compreenda o esquema posológico dos antibióticos e a importância de adesão à terapia para evitar complicações.
2. Aconselhe o paciente a notificar o médico imediatamente se a condição piorar; pode ser necessária a hospitalização.
3. A celulite tratada ambulatorialmente deve ser observada por 24 a 48 horas após o início dos antibióticos, para determinar a eficácia do tratamento.
4. Ensine o paciente com problemas circulatórios ou sensoriais a realizar os cuidados adequados e a inspecionar a pele para a presença de trauma físico.

Reavaliação: resultados esperados

- A pele apresenta coloração e temperatura normais, ausência de sensibilidade, edema; pele intacta
- Movimenta ativamente a extremidade; sem dor.

Fascite necrosante

A *fascite necrosante* é um tipo de infecção necrosante do tecido mole que se espalha rapidamente ao longo da fáscia. A condição evolui rapidamente e pode ser fatal se não for tratada rapidamente.

Fisiopatologia e etiologia

1. Geralmente causada por estreptococos do grupo A, conhecidos como bactérias comedoras de carne, mas também pode ser uma infecção por clostrídios ou polimicrobiana. Está sendo associada à complicação da infecção por MRSA.
2. Pode se manifestar após um procedimento cirúrgico ou lesão local com infecção superficial ou profunda.
3. Mais comum em pacientes com diabetes, indivíduos que abusam de substâncias psicoativas e outras populações imunocomprometidas.
4. Espalha-se ao longo da fáscia, causando extensa necrose da pele e do tecido subcutâneo.

Manifestações clínicas

1. Dor crescente ou desproporcional à infecção ou lesão local; aumento na hiperemia, edema e calor.
2. Febre e taquicardia.
3. O tecido parece escurecido sob a pele.
4. Possíveis bolhas, petéquias ou aparência hemorrágica.
5. Pode haver secreção e odor fétido (tardia).

Avaliação diagnóstica

1. O procedimento cirúrgico de excisão e desbridamento é diagnóstico para determinar a extensão e também a terapêutica.
2. Coloração de Gram e cultura de tecido profundo para determinar a etiologia exata.
3. Hemocultura para descartar sepse.

Manejo

1. Hospitalização imediata com suporte de terapia intensiva.
2. Desbridamento cirúrgico imediato e repetido.
3. Regime antibiótico IV usando múltiplos agentes, como clindamicina, penicilina G, eritromicina e ceftriaxona, entre outros.

Complicações

1. Gangrena muscular – requer amputação.
2. Perda de tecido e de função.
3. Morte.

Avaliação de enfermagem

1. Depois de trauma físico, cirurgia ou celulite, avalie frequentemente o aumento de dor, febre e alterações na aparência da pele, que podem indicar fascite necrosante.
2. Esteja ciente de condições subjacentes que podem causar imunocomprometimento, como diabetes, alcoolismo, desnutrição, uso de substâncias intravenosas, câncer e tratamento do câncer e HIV/AIDS, que aumentam o risco e dificultam o curso da fascite necrosante.
3. Monitore os sinais vitais frequentemente para qualquer alteração (aumento ou queda da pressão arterial, temperatura, pulso e frequência respiratória) que possa indicar uma piora da condição.
4. Monitore os curativos após o desbridamento quanto a quantidade, coloração e odor da secreção. Em geral, as feridas são deixadas abertas para cicatrização por segunda intenção.

Alerta de enfermagem
Informe imediatamente o médico se a dor for desproporcional à lesão ou se ocorrerem alterações progressivas na pele. O paciente deve ser avaliado quanto a fascite necrosante.

Diagnósticos de enfermagem

- Hipertermia relacionada com o processo infeccioso
- Dor aguda relacionada com a necrose.

Intervenções de enfermagem

Normalização da temperatura corporal

1. Administre antipiréticos, conforme indicado.
2. Incentive ingesta hídrica oral e administre fluidos IV, conforme prescrito.
3. Monitore ganhos e perdas para garantir a hidratação adequada devido à perda de líquidos por febre e à perda insensível.
4. Adote compressas frias, banhos de esponja e trocas de roupas e lençóis como medidas de conforto.

Alívio da dor

1. Administre analgésicos, conforme prescrição e com base na avaliação da dor; no entanto, esteja alerta para um nível de sedação que possa mascarar sinais de piora da condição.
2. Ajude o paciente a se posicionar com conforto que não exerça pressão sobre a área afetada.
3. Administre analgésico de 30 a 60 minutos antes do tratamento da ferida e da troca de curativos.

Educação do paciente e manutenção da saúde

1. Certifique-se de que o paciente possa concluir o tratamento da ferida em casa e que faça o acompanhamento conforme indicado.
2. Faça o encaminhamento de enfermagem para atendimento domiciliar, conforme necessário.
3. Ensine sobre os sinais de infecção e sobre a necessidade de notificar o médico imediatamente se sentir dor, febre, hiperemia, edema, calor, aumento da secreção ou odor fétido.
4. Aconselhe o paciente a seguir uma dieta equilibrada, rica em proteínas, vitamina C, ferro e zinco, para ajudar na cicatrização da ferida.

Reavaliação: resultados esperados

- Temperatura central 36,4°C a 37,1°C
- Paciente consegue mudar de posição no leito, verbaliza dor mínima.

Necrólise epidérmica tóxica

A *necrólise epidérmica tóxica* consiste em uma doença cutânea grave e potencialmente fatal, associada a eritema, formação de bolhas e descamação epidérmica. Uma forma menos grave é conhecida como *síndrome de Stevens-Johnson*.

Fisiopatologia e etiologia

1. O mecanismo exato é desconhecido, mas pode ser induzido por vários medicamentos, como sulfonamidas, anticonvulsivantes, AINEs e alopurinol.
2. Assemelha-se a queimaduras de segundo grau, com descamação da pele na junção epidérmica ou dérmica.
3. A mortalidade varia de 3,2 a 90%, com base no escore de gravidade da doença e fatores como idade, presença de malignidade, frequência cardíaca e porcentagem de descolamento epidérmico.

Manifestações clínicas

1. Mal-estar, fadiga, vômito, tosse, febre e diarreia podem ser sintomas prodrômicos.
2. Início repentino de urticária e grandes áreas vermelho-escuras; depois de 5 a 8 dias, surgem grandes bolhas.
3. Em poucas horas, pode se desenvolver o coma.
4. As bolhas tornam-se confluentes e desprendem-se em folhas grandes, deixando uma superfície úmida e eritematosa.
5. Sinal de Nikolsky positivo (descamação da pele sob pressão leve).
6. Erosões das mucosas, incluindo lábios, parte oral da faringe ou sistema urinário.

Avaliação diagnóstica

1. Biopsia de pele para determinar o nível de separação.
2. Possivelmente hemocultura e cultura de fluidos corporais para identificar a infecção.

Manejo

1. Tratamento em unidade de terapia intensiva ou centro de queimados, pois a necrólise epidérmica tóxica tem características fisiopatológicas semelhantes às de queimaduras extensas (ver p. 920).
2. Tratamento da pele afetada.
   a. As feridas são limpas na sala de cirurgia sob anestesia; a pele solta e as bolhas são removidas e as áreas necróticas, desbridadas para evitar infecção.
   b. São aplicados curativos biológicos temporários (xenoenxertos cutâneos porcinos, âmnio, substitutos da pele à base de colágeno ou curativos plásticos semipermeáveis), para evitar infecção secundária da pele enquanto se aguarda a reepitelização.
3. Todos os medicamentos não essenciais devem ser interrompidos imediatamente.
4. Terapia de reposição hídrica, conforme necessário, e possível nutrição enteral se houver envolvimento oral.
5. Curativos antimicrobianos tópicos para melhorar a reepitelização.
6. Exame oftalmológico e remoção de aderências da córnea, conforme necessário.
7. Não se recomenda o uso de corticosteroides sistêmicos, e o de imunoglobulina IV humana é controverso.

Complicações

1. Sepse.
2. Pneumonia.
3. Cegueira.

Avaliação de enfermagem

1. Obtenha a história de medicamentos e vacinação.
2. Monitore cuidadosamente os sinais vitais e o nível de consciência, pois a condição progride rapidamente.
3. Monitore o estado hídrico e nutricional pesando o paciente diariamente, avalie os sinais vitais e os resultados de exames laboratoriais (eletrólitos, glicose, bicarbonato, ureia nitrogenada no sangue, creatinina, albumina e proteína total).

Diagnósticos de enfermagem

- Integridade da pele prejudicada relacionada com descamação
- Risco de volume de líquidos deficiente, relacionado com a transudação de fluido em bolhas
- Dor aguda relacionada com a exposição de terminações nervosas da derme
- Comprometimento da mucosa oral, relacionado com lesões orais.

Intervenções de enfermagem

Restauração da integridade da pele

1. Coloque o paciente em colchão de ar aquecido para distribuir o peso com forças mínimas de cisalhamento.
2. Tenha extremo cuidado ao manusear o paciente, pois a pele é muito frágil; peça assistência para mobilizá-lo.
3. Aplique suavemente compressas quentes e úmidas da solução antisséptica prescrita, para reduzir a carga bacteriana da superfície da ferida.
4. Inspecione o xenoenxerto várias vezes ao dia em busca de desalojamento ou secreção purulenta, pois será necessário um novo xenoenxerto.
5. Verifique o surgimento de novas áreas de necrólise epidérmica tóxica; observe e registre a progressão da descamação.
6. O paciente deve ser mantido em uma área privada com precaução reversa, para evitar infecção.
7. Forneça suplementos nutricionais por alimentação enteral, para assegurar a cicatrização.

Manutenção do equilíbrio de fluidos

1. Monitore os sinais vitais para queda da pressão arterial ou aceleração do pulso que indica hipovolemia; use um cateter arterial de permanência para fornecer medições contínuas, evitando a pressão do manguito sobre a pele.
2. Meça o débito urinário a cada hora.
3. Pese o paciente diariamente.
4. Administre fluidos IV, conforme prescrição.
5. Avalie os sons intestinais e administre líquidos orais ou entéricos, conforme tolerado pelo paciente.

Redução da dor

1. Se o paciente não puder verbalizar, analise expressões faciais, gestos de proteção involuntária ou taquicardia e taquipneia, que podem ser indicativos de dor.
2. Administre analgésicos, conforme prescrição e conforme necessário, possivelmente de forma contínua; monitore os efeitos adversos; e registre a eficácia do tratamento.
3. Institua medidas de distração, como música ou outras intervenções para promover o relaxamento.
4. Dê apoio emocional e incentivo. O apoio emocional/psicológico ao paciente e à família é fundamental.

Proteção das mucosas

1. Faça uma higiene bucal meticulosa.
   a. Inspecione a cavidade oral diariamente; observe as alterações.
   b. Enxágue a boca com soro fisiológico, peróxido de hidrogênio diluído ou outra solução, para remover detritos e limpar ulcerações.
   c. Aplique vaselina ou outro lubrificante/protetor sobre os lábios rachados e inchados.

2. Avalie a região de uretra, vagina e ânus quanto à presença de ulcerações ou sangramento.
3. Inspecione os olhos e remova as crostas das margens das pálpebras usando compressas úmidas ou compressas embebidas em soro fisiológico; aplique colírio conforme prescrição.

Educação do paciente e manutenção da saúde

1. Incentive as consultas de acompanhamento com o cirurgião plástico e outros profissionais de saúde, conforme indicado.
2. Incentive a conformidade com o programa de fisioterapia, conforme indicado, para restaurar a função.
3. Aconselhe o paciente a usar filtro solar de pelo menos FPS 15, evitar a exposição direta ao sol durante a fase de cicatrização e manter o uso do filtro solar.
4. Aconselhe o paciente a evitar medicamento suspeito no futuro.

Reavaliação: resultados esperados

- Formação de novo epitélio, sem cicatrizes
- Débito equivalente à ingesta; o peso e os sinais vitais permanecem estáveis
- O paciente verbaliza redução da dor
- Mucosa oral intacta.

Herpes-zóster

O *herpes-zóster* (varicela-zóster) é uma condição inflamatória na qual a reativação do vírus da varicela produz uma erupção vesicular ao longo dos condutos nervosos de um ou mais gânglios da raiz dorsal (dermátomo). A prevalência aumenta com a idade. Uma vacina contra varicela-zóster está disponível para pessoas com mais de 50 anos de idade, para impedir a reativação.

Fisiopatologia e etiologia

1. Causada por um vírus varicela-zóster, que faz parte de um grupo de vírus do ácido desoxirribonucleico.
2. O vírus é idêntico ao agente causador da varicela (catapora). Após a infecção primária, o vírus varicela-zóster pode persistir em estado de latência nos gânglios das raízes dos nervos dorsais. O vírus pode emergir deste local anos depois, espontaneamente ou em associação à imunossupressão, para causar herpes-zóster.

Manifestações clínicas

1. A erupção pode ser acompanhada ou precedida por febre, mal-estar, dores e cefaleia; a dor pode ser lancinante, como uma sensação de ardência ou uma facada.
2. A inflamação costuma ser unilateral, envolvendo os dermátomos craniano, cervical, torácico, lombar ou sacral em uma configuração em forma de banda.
3. As vesículas aparecem em 3 a 4 dias.
   a. Manchas características de vesículas agrupadas aparecem na pele eritematosa e edemaciada.
   b. Inicialmente, as vesículas contêm um líquido seroso; depois se rompem e formam crostas; em geral, não deixam cicatrizes, a menos que as vesículas sejam profundas e envolvam a derme.
   c. Se o ramo oftálmico do nervo facial estiver envolvido, o paciente pode sentir o olho dolorido. (Pode ser uma emergência médica.) Vesículas na ponta do nariz sugerem envolvimento ocular.
   d. No hospedeiro saudável, as lesões desaparecem em 2 a 3 semanas.
4. Uma pessoa suscetível pode adquirir varicela se tiver contato com o fluido vesicular infeccioso de um paciente zóster. Uma pessoa com história de varicela ou que tenha sido vacinada é imune e, portanto, não corre o risco de infecção após a exposição a pacientes com zóster.

Alerta de enfermagem
O vírus varicela-zóster pode ser uma condição com risco à vida para o paciente imunossuprimido, que esteja recebendo quimioterapia citotóxica ou que seja receptor de transplante de medula óssea.

Avaliação diagnóstica

1. Geralmente diagnosticado pela apresentação clínica.
2. Cultura do vírus varicela-zóster de amostras coletadas de lesões ou detecção por técnicas de anticorpos fluorescentes, com a detecção viral que utiliza anticorpos monoclonais ou por microscopia eletrônica, para confirmar o diagnóstico.

Manejo

1. Medicamentos antivirais, como aciclovir, fanciclovir e valaciclovir, interferem na replicação viral; podem ser usados em todos os casos, mas especialmente no tratamento de pacientes imunossuprimidos ou debilitados. Devem ser iniciados dentro de 72 horas após a manifestação dos sintomas.
2. Corticosteroides no início da doença (controverso) – administrados para casos graves de herpes-zóster, quando as medidas sintomáticas não são efetivas; administrados para efeito anti-inflamatório e para alívio da dor.
3. Tratamento da dor – ácido acetilsalicílico, paracetamol, AINEs, opioides – útil durante o estágio agudo, mas geralmente não é eficaz para a neuralgia pós-herpética. Se tratado precocemente (48 a 72 horas), pode diminuir o risco de neuralgia pós-herpética.
4. A neuralgia pós-herpética pode ser tratada com agentes anticonvulsivantes, como gabapentina ou pregabalina e adesivo de lidocaína a 5%.

Complicações

1. Aproximadamente 20% dos pacientes desenvolvem a síndrome da dor crônica (neuralgia pós-herpética), caracterizada por dor constante e sensação de ardência, dor lancinante intermitente ou hiperestesia da região afetada, depois da cicatrização.
2. Complicações oftálmicas com envolvimento do ramo oftalmológico do nervo trigêmeo, como ceratite, uveíte, ulceração da córnea e, possivelmente, cegueira.
3. Envolvimento dos nervos facial e auditivo, o que resulta em déficits auditivos, vertigem e fraqueza facial (síndrome de Ramsay Hunt).
4. Disseminação visceral – pneumonite, esofagite, enterocolite, miocardite, pancreatite.

Diagnósticos de enfermagem

- Dor aguda relacionada com a inflamação das terminações nervosas cutâneas
- Integridade da pele prejudicada relacionada com a ruptura das vesículas.

Intervenções de enfermagem

Controle da dor

1. Avalie o nível de desconforto do paciente e medique, conforme prescrição; monitore os efeitos adversos dos analgésicos.
2. Ensine o paciente a aplicar curativos úmidos, como a solução de acetato de alumínio (solução de Burow), para obter um efeito calmante.
3. Incentive o uso de técnicas de distração, como musicoterapia.
4. Ensine técnicas de relaxamento, como respiração profunda, relaxamento muscular progressivo e imagética, para ajudar a controlar a dor.

Melhora da integridade da pele

1. Aplique curativos úmidos para resfriar áreas inflamadas e ressecadas por evaporação.
2. Administre medicação antiviral na dose prescrita (geralmente alta dose); avise o paciente sobre efeitos adversos, como náuseas.

Educação do paciente e manutenção da saúde

1. Ensine o paciente a usar a técnica adequada de higienização das mãos, para evitar a propagação do vírus herpes-zóster.
2. Aconselhe-o a não furar as bolhas, para evitar infecções secundárias e cicatrizes.
3. Assegure a ele que as bolhas resultam de uma infecção viral das terminações nervosas; não são causadas por nervosismo.
4. Pode ser necessário um cuidador para ajudar com curativos e refeições. Em idosos, a dor é mais pronunciada e incapacitante. A disestesia e a hipersensibilidade cutânea causam muito sofrimento.

Reavaliação: resultados esperados

- Verbaliza a diminuição da dor
- Reepitelização da pele sem cicatrizes.

Pênfigo

O *pênfigo* é uma doença autoimune grave, caracterizada pelo aparecimento de vesículas e bolhas de vários tamanhos na pele e mucosas aparentemente normais (boca, esôfago, conjuntiva ou vagina) (Figura 33.3). O pênfigo crônico benigno familiar (doença de Hailey-Hailey) é um tipo familiar de pênfigo que aparece em adultos, afetando principalmente as axilas e a virilha.

Fisiopatologia e etiologia

1. A causa exata é desconhecida.
2. Certos medicamentos, outras doenças autoimunes e componentes genéticos podem estar envolvidos no desenvolvimento da condição.
3. Existem muitas variantes de pênfigo.

Manifestações clínicas

1. As lesões iniciais surgem na cavidade oral; podem surgir bolhas na pele normal ou eritematosa.
   a. As bolhas aumentam e rompem-se, formando áreas dolorosas e expostas, que eventualmente formam crostas. Essas áreas podem ser infectadas secundariamente.
   b. A pele lesionada cicatriza lentamente; às vezes, outras áreas do corpo podem ser afetadas.

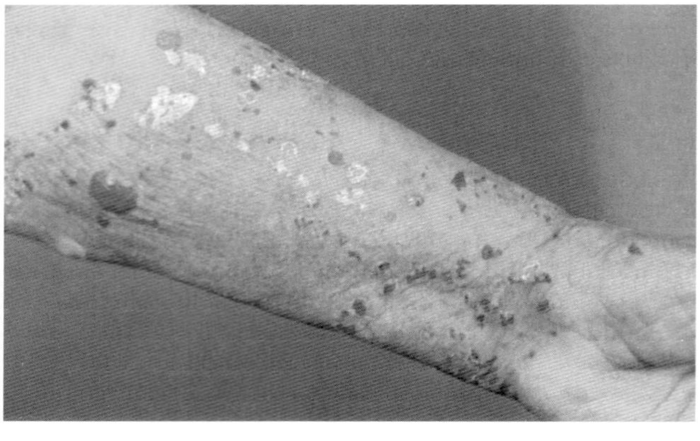

Figura 33.3 Bolhas de pênfigo vulgar no antebraço. (Smeltzer, S., & Bare, B. [2000]. *Brunner and Suddarth's textbook of medical-surgical nursing* [9th ed.]. Philadelphia, PA: Lippincott Williams & Wilkins.)

   c. Na boca, as bolhas costumam ser múltiplas, de tamanho variável e formato irregular, dolorosas e persistentes. Lesões orais podem aparecer inicialmente, com lesões das mucosas da faringe e esôfago; também podem ser afetados conjuntivas, laringe, uretra, colo do útero e reto.
2. Um odor fétido pode emanar das bolhas em decorrência da infecção.
3. Sinal de Nikolsky positivo – separação da epiderme quando uma pressão mínima é aplicada à pele; a pressão descendente sobre a bolha faz com que ela se expanda lateralmente.

Avaliação diagnóstica

1. Biopsia cutânea das bolhas e da pele circundante – demonstra acantólise (separação das células epidérmicas uma da outra).
2. A imunofluorescência das células cutâneas mostra anticorpos que se ligam à epiderme em um padrão rendado (anticorpos de pênfigo).

Manejo

1. Corticosteroides em grandes doses para controlar a doença e manter a pele livre de bolhas.
2. Agentes imunossupressores, como ciclofosfamida e azatioprina, são empregados sozinhos ou em combinação com esteroides, para efeito imunossupressor e poupador de esteroides.
3. Plasmaférese – reinfusão de células plasmáticas especialmente tratadas; diminui temporariamente o nível sérico de anticorpos.
4. Tratamento de pele exposta.

Complicações

1. Infecções (pele, pneumonia, sepse).
2. Efeitos adversos agudos e crônicos dos corticosteroides: sangramento gastrintestinal, infecção secundária, psicose e hiperglicemia, entre outros.

Avaliação de enfermagem

1. Verifique a presença de odor fétido ou secreção nas lesões; pode indicar infecção.
2. Verifique a presença de febre e sinais de infecção sistêmica.
3. Avalie os efeitos adversos dos corticosteroides, como dor abdominal; manchas brancas na boca, que indicam infecção por *Candida* e alterações emocionais.

Diagnósticos de enfermagem

- Integridade da membrana mucosa oral prejudicada, relacionado com o rompimento das bolhas
- Integridade da pele prejudicada relacionada com o rompimento das bolhas
- Risco de volume de líquidos deficiente relacionado com a transudação de fluidos nas bolhas
- Distúrbio na imagem corporal, relacionado com lesões cutâneas generalizadas ou crônicas.

Intervenções de enfermagem

Restauração da integridade da mucosa oral

1. Inspecione a cavidade oral diariamente; observe e comunique quaisquer alterações – lesões orais cicatrizam lentamente.
2. Mantenha a mucosa oral limpa e possibilite a regeneração do epitélio.
3. Faça terapia oral tópica, conforme prescrito.
4. Ofereça os enxaguantes bucais prescritos por meio de um canudo, para remover detritos e acalmar as áreas ulceradas.
5. Ensine o paciente a aplicar protetor labial com frequência.
6. Use terapia com névoa fria para umidificar o ar ambiente.

Restauração da integridade da pele

1. Mantenha a pele limpa e elimine detritos e pele morta – as bolhas desaparecerão se o epitélio na base estiver limpo e não infectado.
2. Obtenha amostras do fluido das bolhas para cultura – o patógeno mais comum é o *S. aureus*.
3. Aplique curativos úmidos, banhos ou ensine o paciente as técnicas para acalmar e limpar a pele. Grandes áreas de formação de bolhas têm um odor característico, que desaparece quando a infecção secundária está sob controle.
   a. Após o banho, seque e cubra com talco, conforme indicado; isso possibilita que o paciente tenha maior liberdade para se movimentar no leito. É necessária uma grande quantidade de talco para impedir que roupas e lençóis grudem na pele.
4. O manejo de enfermagem de pacientes com bolhas na pele ou outras condições bolhosas é semelhante ao do paciente com queimadura (ver Capítulo 34).

Restauração do equilíbrio hídrico

1. Verifique o balanço hidreletrolítico – uma grande área de pele exposta leva ao desequilíbrio de líquidos e eletrólitos.
   a. Monitore os níveis séricos de albumina e proteína.
   b. Monitore os sinais vitais para hipotensão ou taquicardia.
   c. Pese o paciente diariamente.
   d. Monitore ingesta hídrica e débito urinário.
2. Administre soluções salinas IV, conforme indicado.
3. Incentive o paciente a manter a hidratação; ofereça líquidos frios e não irritantes.
   a. Sugira uma dieta macia, rica em proteínas e em calorias ou suplementos líquidos que não sejam irritantes para a mucosa oral, mas que reponham a perda proteica.

Promoção de uma imagem corporal positiva

1. Desenvolva uma relação de confiança com o paciente.
2. Eduque o paciente e família sobre a doença e seu tratamento; isso reduz incertezas e elimina equívocos.
3. Incentive a expressão de sentimentos de ansiedade, vergonha e desânimo.
4. Incentive o paciente a manter contatos e atividades sociais na rede de suporte.

Educação do paciente e manutenção da saúde

Ensine o paciente da seguinte maneira:

1. A doença pode ser caracterizada por recidivas que requerem terapia contínua para manter o controle.
2. A administração a longo prazo de agentes imunossupressores está associada a vários riscos e efeitos adversos – hiperglicemia, osteoporose, psicose, supressão suprarrenal e aumento do risco de câncer. O paciente deve manter consultas regulares de acompanhamento.
3. Monitore a pele e a boca quanto à recorrência da atividade do pênfigo.

Reavaliação: resultados esperados

- Mucosa oral rosada, com lesões em cicatrização e sem sinais de infecção
- Pele com bolhas intactas, lesões em cicatrização e sem sinais de infecção
- Sinais vitais estáveis; débito urinário adequado
- Paciente expressa seus medos e planeja atividades.

Psoríase

A *psoríase* (Figura 33.4) é um distúrbio inflamatório crônico mediado por células T, causando rotatividade epidérmica secundária, que ocorre a uma taxa seis a nove vezes mais rápida que o normal.

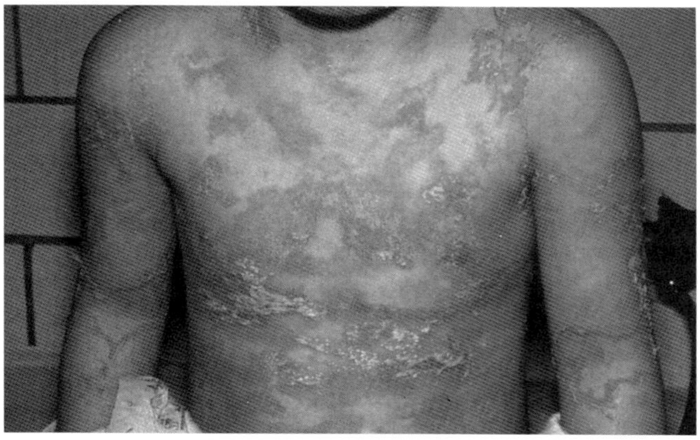

Figura 33.4 As lesões da psoríase aparecem como manchas vermelhas e elevadas da pele, cobertas por escamas prateadas que, com o tempo, se fundem, formando manchas irregulares.

Fisiopatologia e etiologia

1. Afeta 2 a 3% da população.
2. É classificada como leve se menos de 2% da área da superfície corporal for afetada; moderada, se 2 a 10% forem afetados; e grave, se mais de 10%.
3. Os tipos de psoríase são:
   a. Placa – tipo mais comum (cerca de 80% dos casos); ocorre nos joelhos, cotovelos, couro cabeludo e outras áreas.
   b. Gutata – apresenta um padrão semelhante a uma gota e ocorre em tronco, braços ou pernas; frequentemente começa na infância ou na idade adulta jovem; surge de maneira repentina, em geral desencadeada por infecção estreptocócica.
   c. Inversa – afeta áreas com dobras de pele, como axila e virilha.
   d. Eritrodérmica – aparência de pele escaldada na maior parte do corpo; pode levar à perda de proteínas e líquidos.
   e. Pustular – sobretudo observada em adultos; exacerbada pelo sol; as bolhas contêm material purulento nas palmas das mãos e nas solas dos pés ou em uma área ampla.
   f. Artrite psoriática – envolvimento articular, dor e outras anormalidades acompanhando o envolvimento cutâneo.
4. Anteriormente considerada idiopática, hoje acredita-se em vinculação genética com modulação pelo sistema imunológico.
   a. Pode ser causada por certos estímulos antigênicos que ativam citocinas e células T, causando uma resposta dérmica extrema.
   b. Estão sendo identificados genes que possam predispor uma pessoa a desenvolver psoríase.
5. A condição tende a ser vitalícia, com crises e remissões. Pode ser agravada por infecção (sobretudo infecção estreptocócica beta-hemolítica), estresse, lesão, alterações hormonais e medicamentos, como lítio, bloqueadores beta-adrenérgicos, inibidores da enzima de conversão da angiotensina, medicamentos antimaláricos e indometacina.
6. Pesquisas recentes podem indicar que a natureza inflamatória da doença pode estar associada ao aumento da calcificação da artéria coronária. O acompanhamento médico adequado deve ser recomendado.

Manifestações clínicas

1. Erupção cutânea característica.
   a. Placa – placas eritematosas com escamas prateadas e envolvimento simétrico podem ser pruriginosas e dolorosas; aparecem frequentemente em áreas de lesão epidérmica (reação de Koebner).
   b. Gutata – pequenas manchas vermelhas individuais, não tão grossas quanto a psoríase em placas.

c. Inversa – manchas vermelhas suaves e brilhantes, envolvendo dobras de pele.
d. Pustular – bolhas brancas e pus não infectado cercado por pele hiperemiada.
e. Eritrodérmica – hiperemia na maior parte do corpo, descamação da pele, prurido intenso e sinais de doença sistêmica.

2. Marcas características nas unhas em 50% dos pacientes.
3. Artrite em aproximadamente 30% dos pacientes; ocorre com mais frequência na faixa etária entre 30 e 50 anos.

Manejo

1. Diagnóstico pelas características clínicas; raramente, pode ser necessária uma biopsia.
2. As formulações de alcatrão de carvão e antralina inibem a renovação excessiva da pele.
   a. Aplicado topicamente, sem efeitos adversos sistêmicos.
   b. A aplicação pode ser difícil, tem mau cheiro e pode manchar a roupa.
3. Os corticosteroides tópicos são o principal tratamento tópico. Os efeitos adversos podem ser estrias, afinamento da pele e supressão suprarrenal (rara). Pode ocorrer taquifilaxia se usados por longos períodos.
4. O calcipotrieno tópico, um derivado da vitamina D, usado para psoríase leve a moderada, geralmente não produz efeitos adversos.
5. Outra preparação tópica é o tazaroteno, um retinoide seletivo ao receptor, potencialmente teratogênico (categoria X para gravidez).
6. Fototerapia – 20 a 30 tratamentos curtos. A luz ultravioleta B (UVB) de banda estreita é mais segura que a ultravioleta A (UVA), que acarreta o risco de queimaduras solares e câncer de pele.
   a. Fotoquimioterapia – ingestão de um fotossensibilizador oral (psoraleno) seguido de exposição à terapia com luz UVA (PUVA).
   b. Catarata, náuseas e mal-estar são possíveis efeitos adversos da PUVA sistêmica.
7. Metotrexato oral, acitretina retinoide e ciclosporina também são utilizados.
   a. Pode ocorrer hepatotoxicidade com o metotrexato.
   b. Podem ocorrer hipertensão e insuficiência renal com a ciclosporina.
   c. A acitretina é um teratogênico potente e não deve ser usada se houver risco de gravidez em até 3 anos após o tratamento de mulheres em idade fértil.
8. Agentes biológicos, como etanercepte, infliximabe, ustecinumabe, alefacepte e adalimumabe, demonstraram eficácia no controle de sintomas moderados a graves, bem como na artrite psoriática.

Alerta farmacológico
A ciclosporina é contraindicada em pacientes com doença renal, hipertensão não controlada, infecção ativa, malignidade interna, deficiência imunológica, gota, doença hepática e uso concomitante de agentes nefrotóxicos. A creatinina sérica deve ser cuidadosamente monitorada durante todo o tratamento.

Intervenções de enfermagem e educação do paciente

1. Ajude o paciente, conforme necessário, com um banho diário de banheira para suavizar escamas e placas.
2. Aplique preparações tópicas após o banho e realize desbridamento suave para remover a descamação.
3. Avise o paciente que as formulações à base de alcatrão de carvão e antralina podem manchar a roupa; deixe secar antes de vestir.
4. Aconselhe-o a usar óculos de proteção durante a fototerapia, para evitar catarata, e a fazer exames oftalmológicos periódicos de acompanhamento.
5. Incentive o paciente a fazer o acompanhamento cuidadoso da condição com um clínico geral ou dermatologista e a se apresentar para realização de exames de sangue, para verificar a função renal, e testes de função hepática, conforme indicado.
6. Enfatize a mulheres em idade fértil que os retinoides e o metotrexato são teratogênicos; a paciente deve usar um método de controle de natalidade.
7. Incentive os pacientes a tentar identificar gatilhos que possam desencadear os surtos e a praticar técnicas de prevenção, como terapia de relaxamento, para evitar o estresse.
8. Ensine os pacientes a evitar a exposição direta ao sol, vestindo roupas e usando protetor solar, especialmente no dia da fototerapia.
9. Aconselhe os pacientes a usar bons hidratantes para evitar ressecamento e rachaduras na pele, que podem resultar em hiperqueratinização.
10. Incentive a verbalização de sentimentos de frustração com relação à condição, ao tratamento e ao impacto sobre a vida social.
11. Para obter mais informações, entre em contato com a National Psoriasis Foundation (*www.psoriasis.org*).[2]

Tumores benignos

Os *tumores benignos* são tumores cutâneos comuns. A maioria não necessita de tratamento, mas é importante reconhecer e diferenciar de outras lesões malignas.

Características e manejo

Ceratose seborreica

1. As lesões são benignas e semelhantes a verrugas, de tamanho e coloração variados, indo do marrom-claro ao preto, e parecem grudadas; são os tumores de pele mais comuns em pessoas de meia-idade e idosos.
2. O tratamento geralmente não é necessário, mas as lesões podem ser removidas por crioterapia com nitrogênio líquido ou curetagem.

Verrugas

1. São tumores cutâneos comuns e benignos causados por papilomavírus humano.
2. Em geral, desaparecem espontaneamente, sem cicatrizes e podem não precisar de tratamento.
3. Muitas opções de tratamento tópico estão disponíveis, mas algumas podem causar cicatrizes.[3]
   a. Crioterapia com nitrogênio líquido – destrói as verrugas e preserva o restante da pele.
   b. A área pode ser tratada cirurgicamente com curetagem ou eletrodissecção.
   c. Pode ser útil a aplicação de ácido salicílico, fluoruracila tópica, imiquimode, ácido tópico de vitamina A, cantaridina ou outros irritantes, especialmente para verrugas planas, exceto no rosto.
   d. A oclusão com fita adesiva é controversa. A eficácia clínica modesta foi demonstrada em estudos, mas não é estatisticamente significativa.
   e. Vinagre de maçã. Aplique vaselina para proteger a pele circundante. Aplique um pequeno pedaço de algodão embebido em vinagre e coloque sobre a verruga, cubra com fita adesiva e deixe agir durante a noite. Repita o procedimento até que a verruga desapareça.
   f. Em geral, a terapia sugestiva (placebo) funciona com crianças até os 10 anos de idade.

---

[2]N.R.T.: No Brasil, recomenda-se consultar o *site* da Sociedade Brasileira de Dermatologia em *https://www.sbd.org.br/dermatologia/pele/doencas-e-problemas/psoriase/18/*.

[3]N.R.T.: Recomenda-se analisar com cautela as recomendações que não sejam baseadas em fortes evidências. Consulte sempre o protocolo da instituição para apoiar a tomada de decisão.

Alerta de enfermagem
Muitos estudos não conseguiram demonstrar evidências suficientes a favor de outro tratamento que não o ácido salicílico e a crioterapia agressiva.

Baseado em evidências
Habif, T. P. (2016). *Clinical dermatology: A color guide to diagnosis and therapy* (6th ed.). St. Louis, MO: Mosby.

Hemangiomas

1. Hemangiomas são tumores benignos dos capilares, que se apresentam logo após o nascimento.
2. Eles crescem rapidamente por 6 a 18 meses. Depois, há um período de estabilização e posterior regressão. A maioria dos hemangiomas já desapareceu aos 9 anos de idade.
3. A cirurgia é reservada para hemangiomas complicados que possam obstruir as vias respiratórias.
4. Hemangiomas que bloqueiam o eixo visual ou comprimem o olho são tratados com altas doses de corticosteroides ou interferona.
5. Para hemangiomas que não ameaçam a visão ou a vida, nenhuma intervenção é recomendada.
6. *Lasers* podem ser usados para tratar hemangiomas ulcerados.

Nevo pigmentado (pintas)

1. São tumores cutâneos comuns com tamanho e forma variáveis, podendo ser amarelados, marrons ou pretos; podem caracterizar-se como lesões planas, maculares, pápulas elevadas ou nódulos que ocasionalmente contêm pelos.
2. A maioria dos nevos pigmentados é inofensiva; no entanto, em casos raros, surgem alterações malignas e um melanoma se desenvolve no local do nevo.
3. Os nevos localizados em áreas sujeitas a atrito com roupas ou joias podem ser removidos, para maior conforto.
4. Nevos que mostram alterações no tamanho, forma ou cor, que se tornam sintomáticos (prurido ou sangramento) ou que desenvolvem bordas entalhadas devem ser removidos para determinar se ocorreram alterações malignas. Isso é especialmente verdadeiro para nevos com bordas irregulares ou variações de vermelho, azul e azul-preto.
5. Use o mnemônico "ABCDE" para se lembrar dos critérios de avaliação de nevos: A = assimetria, B = borda (irregular), C = cor (falta de uniformidade), D = diâmetro (maior que 6 mm) e E = evolução ou alteração.

Queloides

1. Crescimentos benignos de tecido conjuntivo que se expandem para além do local da cicatriz ou do trauma físico em indivíduos com predisposição.
2. Mais prevalentes entre indivíduos de pele escura.
3. Geralmente assintomáticos – podem causar desfiguração e problemas estéticos.
4. Manejo – terapia com corticosteroide intralesional, remoção cirúrgica, radiação ou cobertura com gel de silicone.

Lesões pré-malignas: ceratoses actínicas (solares)

1. Lesões cutâneas pré-malignas que aparecem como manchas escamosas e ásperas com eritema subjacente; elas se desenvolvem como consequência da exposição prolongada aos raios ultravioleta.
2. Surgem em áreas do corpo com exposição prolongada ao sol, como couro cabeludo, rosto, dorso das mãos e braços; podem se transformar gradualmente em carcinoma espinocelular.
3. Muitos tratamentos tópicos estão disponíveis, como a fluoruracila antineoplásica, o modificador de resposta imune imiquimode, a criocirurgia com nitrogênio líquido e a curetagem.
4. Terapia fotodinâmica com aplicação de ácido aminolevulínico e exposição à luz azul que destrói as células anormais.

Câncer de pele

O câncer de pele é a neoplasia maligna mais comum, representando cerca de metade de todos os cânceres. Os cânceres de pele não melanoma são classificados como carcinoma basocelular (CBC) (80%) ou carcinoma espinocelular (CEC) (20%). Os CBCs são mais facilmente curáveis, devido ao diagnóstico precoce e à progressão lenta. Esses cânceres são localmente invasivos e tendem a não sofrer metástases. Os CECs têm um potencial maior para metástase. Por outro lado, os melanomas malignos são menos comuns e apresentam maior risco de metástase.

Baseado em evidências
Wernli, K., Henrikson, N., Morrison, C., *et al.* (2016). Screening for skin cancer in adults: Updated evidence report and systematic review for the US Preventive Services Task Force. *Journal of the American Medical Association*, *316*(4), 436-447.

Fisiopatologia e etiologia

1. A maioria dos CBCs e CECs está localizada em áreas expostas ao sol e está diretamente relacionada com a radiação ultravioleta. Os danos causados pelo sol são cumulativos.
2. Os fatores de risco para câncer de pele são:
   a. Pele clara, olhos azuis e cabelos loiros ou ruivos; escala de Fitzpatrick de cor de pele – tipo I ou II (ver p. 927).
   b. Trabalho ao ar livre.
   c. Idosos com pele danificada pelo sol.
   d. História de radioterapia para tratar outras condições da pele.
   e. Exposição a certos agentes químicos (arsênico, nitratos, alcatrão e breu, óleos e parafinas).
   f. Cicatrizes de queimaduras, pele danificada em áreas de osteomielite crônica, aberturas de fístulas.
   g. Terapia imunossupressora a longo prazo, inclusive transplantes de órgãos.
   h. Suscetibilidade genética.
   i. Múltiplos nevos displásicos – sinais de tamanho maior, com bordas irregulares, numerosos ou com variação de cor – ou história familiar de nevos displásicos.
   j. Nevos congênitos grandes (maiores que 20 cm de diâmetro).
   k. Presença de papilomavírus humano.
3. Tipos de câncer de pele:
   a. Carcinoma basocelular – surge das camadas basais da epiderme ou do folículo piloso; é o tipo mais comum, mas raramente produz metástase; pode ser localmente invasivo.
   b. Carcinoma de células escamosas – surge da epiderme; ocorre metástase mais comumente do que com o carcinoma basocelular.
   c. Melanoma maligno – uma malignidade dos melanócitos; pode ocorrer metástase.

Alerta de enfermagem
Embora apenas 3% dos cânceres de pele sejam melanoma, essa forma de câncer causa a maioria das mortes por câncer de pele. A incidência de melanoma está aumentando em cerca de 3% ao ano.

Manifestações clínicas

Carcinoma basocelular

1. Em geral, as lesões começam como pequenos nódulos com uma borda enrolada, perolada e translúcida, com telangiectasia, crostas e, ocasionalmente, ulceração (Figura 33.5A).
2. Aparece com mais frequência na pele exposta ao sol; frequentemente no rosto, entre a linha do cabelo e o lábio superior ou nas costas.
3. Se não for tratado, pode causar destruição local, hemorragia e infecção de tecidos adjacentes, produzindo graves deficiências funcionais e estéticas.

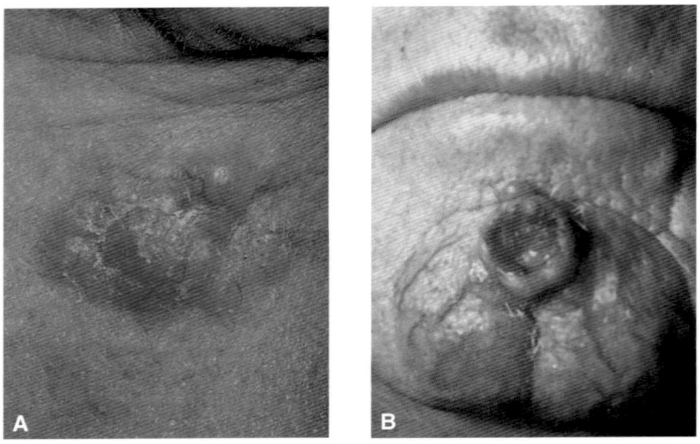

Figura 33.5 A. Carcinoma basocelular. **B.** Carcinoma espinocelular. (Smeltzer, S., & Bare, B. [2000]. *Brunner and Suddarth's textbook of medical-surgical nursing* [9th ed.]. Philadelphia, PA: Lippincott Williams & Wilkins.)

Carcinoma de células escamosas

1. A lesão tem aparência hiperemiada, áspera, escamosa ou espessa e com sangramento e dor – pode ser assintomática; as bordas podem ser mais largas, mais duras e mais inflamadas que nas lesões de CBC (ver Figura 33.5B).
2. Pode ser precedido por leucoplaquia (lesão pré-maligna da mucosa) da boca ou da língua, ceratose actínica, lesões com cicatrizes ou ulcerações.
3. Observado com mais frequência no lábio inferior, nas bordas das orelhas, na cabeça, no pescoço e no dorso das mãos.

Melanoma maligno

Ver Figura 33.6.

1. Melanoma *in situ*; fase inicial, difícil de reconhecer porque as alterações clínicas são mínimas.
2. Melanoma de espalhamento superficial (mais comum).
   a. Circular, com porções externas irregulares; as margens podem ser planas ou elevadas e palpáveis.
   b. Possui combinação de cores – tons de marrom, preto ou castanho, misturados com cinza, preto-azulado ou branco.
   c. Pode haver uma pequena área dentro da lesão com um ponto rosa-escuro.
   d. Ocorre em qualquer parte do corpo; geralmente afeta pessoas de meia-idade.
3. Melanoma nodular.
   a. Nódulo esférico semelhante a um mirtilo, com superfície relativamente lisa e coloração uniforme preto-azulada, cinza-azulada ou azul-avermelhada.
   b. Pode ser polipoidal e elevada, com superfície lisa de cor cinza-rosada ou preta.
   c. Ocorre geralmente no tronco e nas extremidades.
   d. Invade diretamente a derme subjacente (crescimento vertical) e, portanto, apresenta pior prognóstico.
4. Lentigo maligno.
   a. Esse melanoma surge primeiramente como mácula castanha achatada – a degeneração maligna se manifesta por alterações de cor, tamanho e topografia.
   b. Evolui lentamente; ocorre na superfície da pele exposta ao sol de pessoas na faixa etária entre 40 e 50 anos.
5. Melanoma acrolentiginoso (incomum).
   a. Máculas pigmentadas irregulares, que desenvolvem nódulos; pode se tornar invasivo precocemente.
   b. Ocorre nas palmas das mãos, nas plantas dos pés, nos leitos ungueais e raramente nas mucosas.
   c. É o tipo mais comum de melanoma em negros e asiáticos.

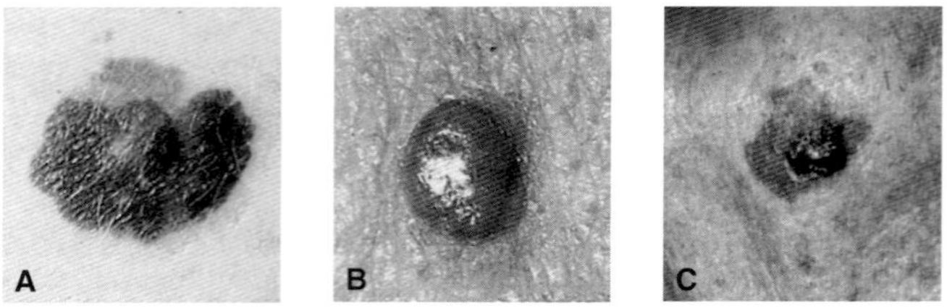

Figura 33.6 A. Melanoma de espalhamento superficial; observe a borda irregular. **B.** Melanoma nodular. **C.** Lentigo maligno; observe o padrão irregular de pigmentação. (**A, B**: Smeltzer, S., & Bare, B. [2000]. *Brunner and Suddarth's textbook of medical-surgical nursing* [9th ed.]. Philadelphia, PA: Lippincott Williams & Wilkins; **C**: Hall J.C., Hall B.J. [2017]. *Sauer's Manual of Skin Diseases* [11th ed.] Philadelphia, PA: Lippincott Williams & Wilkins.)

Avaliação diagnóstica

Biopsia excisional (para diagnóstico histopatológico) e determinação por microestadiamento da espessura e nível de invasão; ajuda a determinar o tratamento e o prognóstico. A biopsia por raspagem costuma ser realizada para lesões suspeitas de CBC ou CEC.

Manejo

Carcinoma basocelular e carcinoma espinocelular

O método de tratamento depende da localização do tumor, do tipo celular (localização e profundidade), de história de tratamento anterior e de se tratar de câncer invasivo ou metástase.

1. Curetagem seguida de eletrodissecção – geralmente realizada em pequenos tumores do tipo basocelular ou escamoso (menos de 1 a 2 cm).
2. Excisão cirúrgica pelo método de Mohs para lesões maiores, em áreas com maior probabilidade de recorrência ou localizadas em áreas cosmeticamente sensíveis (ao redor de nariz, olhos, ouvidos, lábios); pode ser acompanhado por fechamento simples, retalho ou enxerto.
   a. Excisão controlada microscopicamente, com exame imediato de seções congeladas ou fixadas quimicamente, para evidência de células cancerígenas.
   b. As camadas são removidas até que seja alcançada margem livre de neoplasia.
3. Radioterapia – deve ser reservada para pacientes idosos; pode ser usada para neoplasias extensas, com objetivo paliativo ou quando a presença de comorbidades contraindicar outras formas de terapia.
4. Outros regimes terapêuticos – fluoruracila tópica, modificador da resposta imune (imiquimode), terapia fotodinâmica.

Melanoma maligno

1. Excisão completa da lesão. Se tiver uma profundidade entre 1 e 4 mm ou houver ulceração, deve ser realizada uma biopsia do linfonodo sentinela no momento da reexcisão. Margens de 1 a 2 cm são necessárias na reexcisão. É necessário um cuidadoso acompanhamento subsequente.
2. Quimioterapia sistêmica – em geral empregada para recorrência de metástase ou paliação; pode ser combinada com transplante autólogo de medula óssea ou com diferentes agentes usados em combinação.
3. A detecção precoce tem uma taxa de sobrevida em 5 anos próxima de 95% para lesões finas (menos de 1 mm) no melanoma primário. A taxa de sobrevida em 10 anos para lesões de 1,01 a 2 mm de espessura é de 89%, mas cai para 32% para lesões acima de 4 mm.

Complicações

1. O CBC que surge ao redor de olhos, pregas nasolabiais, canal auditivo ou sulco posterior pode invadir profundamente e causar

extensa destruição em músculos, ossos e dura-máter. Pode resultar em hemorragia por erosão dos vasos.
2. O CEC pode sofrer metástase em 3 a 4% dos casos.
3. Se não for tratado, o melanoma sofre metástase em um período que varia de meses a anos.

Avaliação de enfermagem

1. Tenha um alto índice de suspeita para pacientes de risco. A escala de Fitzpatrick de cor de pele pode ser usada para avaliar o risco dos danos causados pela exposição solar.
   a. Tipo I: pele muito branca, sempre queima.
   b. Tipo II: branca, queima facilmente, bronzeia com dificuldade.
   c. Tipo III: branca a oliva, bronzeada após queimadura inicial.
   d. Tipo IV: castanho-clara, bronzeia facilmente.
   e. Tipo V: castanha, bronzeia facilmente.
   f. Tipo VI: preta, não queima.
2. Pergunte sobre os hábitos de banhos de sol e história de queimaduras solares. Questione o paciente sobre prurido, sensibilidade, dor ou sangramento, que não sejam características de um nevo benigno (pinta).
3. Pergunte sobre alterações nos nevos preexistentes ou sobre o desenvolvimento recente de uma lesão pigmentada.
4. Use uma lente de aumento ou um dermatoscópio em uma sala bem iluminada para verificar variação de cores, bordas e superfícies irregulares no nevo. Use uma iluminação lateral para avaliar a elevação sutil.
5. Examine toda a superfície da pele, incluindo o couro cabeludo, a área genital, as pregas glúteas e as solas dos pés.
6. Examine o diâmetro do nevo; os melanomas geralmente são maiores que 6 mm; procure lesões situadas em áreas próximas ao nevo.

Alerta de enfermagem
Qualquer lesão cutânea que mude de tamanho ou cor, sangre ou sofra ulceração ou infecção pode ser câncer de pele.

Diagnósticos de enfermagem

- Conhecimento deficiente relacionado com os fatores de risco para câncer de pele
- Ansiedade relacionada com o diagnóstico de câncer.

Intervenções de enfermagem

Aumento do conhecimento e da conscientização

1. Incentive a realização de exames para o acompanhamento das condições da pele e oriente o paciente a fazer o autoexame mensalmente, da seguinte maneira:
   a. Use um espelho de corpo inteiro e um pequeno espelho de mão para ajudar no exame.
   b. Saiba onde estão localizados os nevos e as marcas de nascença.
   c. Inspecione todos os nevos e outras lesões pigmentadas; comunique qualquer alteração em cor, tamanho, elevação, espessura ou desenvolvimento de prurido ou sangramento.
2. Ensine o paciente a usar um filtro solar com FPS 30 rotineiramente e a evitar queimaduras solares. O protetor solar deve ser reaplicado, pelo menos, a cada 2 horas.
   a. A luz solar danifica permanentemente o DNA da pele, e os efeitos cumulativos do sol podem resultar em câncer de pele.
   b. Evite bronzear-se, em especial se a pele queima facilmente, nunca bronzeia ou é difícil de bronzear.
   c. Evite a exposição desnecessária ao sol, sobretudo nos períodos em que a radiação ultravioleta é mais intensa (das 10 às 15 horas).
   d. Use roupas como proteção (mangas compridas, chapéu de abas largas, gola alta, calça comprida). No entanto, as roupas não fornecem proteção completa aos raios UVA.
   e. Não use lâmpadas solares para bronzeamento artificial; evite clínicas de bronzeamento.

Alerta de enfermagem
As camas de bronzeamento artificial não são seguras. Todas as fontes de luz ultravioleta são consideradas cancerígenas pela Organização Mundial da Saúde.

Redução da ansiedade

1. Realize as trocas de curativos e os cuidados com as feridas enquanto ensina o paciente a assumir o controle, conforme protocolos, após a intervenção cirúrgica.
2. Administre a quimioterapia, prestando atenção a possíveis efeitos adversos, conforme prescrito.
3. Permita que o paciente expresse seus sentimentos sobre a gravidade do diagnóstico.
4. Responda a perguntas, esclareça informações e corrija equívocos.
5. Enfatize o uso de habilidades de enfrentamento positivas e de sistema de apoio.

Educação do paciente e manutenção da saúde

1. Incentive consultas de acompanhamento ao longo da vida, com um dermatologista ou um clínico geral, com exames a cada 6 meses.
2. Incentive todos os indivíduos a remover nevos localizados em áreas submetidas a atrito e irritação repetidos, nevos congênitos ou suspeitos por qualquer motivo.
3. Ensine a todos os indivíduos a importância de medidas para evitar a exposição ao sol; ensine o uso adequado do filtro solar:
   a. Protetores solares com FPS 15 ou superior oferecem uma boa proteção. O filtro solar deve fornecer proteção UVA e UVB.
   b. Os filtros solares devem ser utilizados a partir dos 6 meses de idade até a velhice.
   c. Antes de sair ao ar livre, aplique o filtro solar sobre todas as áreas expostas, de preferência antes de se vestir. Ele deve ser aplicado generosamente para alcançar o FPS declarado.
   d. Os protetores solares recém-desenvolvidos são mais resistentes à remoção por água, roupas e transpiração; no entanto, é necessária a reaplicação periódica ao passar períodos prolongados ao ar livre, especialmente quando nadar.
   e. Proteja os lábios com um protetor labial que contenha um filtro solar com o maior FPS.
4. Para obter mais informações, encaminhe os pacientes a agências como a Skin Cancer Foundation (*www.skincancer.org*).[4]

Reavaliação: resultados esperados

- Usa filtro solar com alto FPS, veste roupas de proteção e realiza exames mensais da pele
- Verbaliza diminuição da ansiedade.

Outros distúrbios dermatológicos

Ver Tabela 33.2.

[4]N.E.: No Brasil, informações podem ser obtidas no *site* da Sociedade Brasileira de Dermatologia, em *https://www.sbd.org.br/dermatologia/pele/doencas-e-problemas/cancer-da-pele/64*

Tabela 33.2 Outros distúrbios dermatológicos.

Nome e descrição	Manifestações clínicas
Infecções bacterianas	
Foliculite Inflamação do folículo piloso.	• Pápulas ou pústulas únicas ou múltiplas • Comumente observada na área da barba de homens e nas pernas das mulheres onde se depilam.
Furunculose Abscesso perifolicular (furúnculo) causado por *Staphylococcus aureus*; carbúnculos são dois ou mais furúnculos confluentes.	• Área macia, circunscrita e eritematosa, cujo centro pode se tornar flutuante e supurado • Geralmente ocorrem na parte de trás do pescoço, nas axilas ou nas nádegas • O organismo mais comum é o *S. aureus* resistente à meticilina (MRSA).
Paroníquia Inflamação das dobras da pele ao redor da unha; pode ser bacteriana ou fúngica ou ambos.	• Edema leve, purulento e eritematoso da borda da unha • Paroníquia crônica e recorrente causa sulcos horizontais na base da unha.
Erisipela Infecção estreptocócica envolvendo os linfáticos dérmicos superficiais da região cefálica ou das extremidades; pode ser *S. aureus* da face.	• Pródromos – mal-estar, febre, calafrios, cefaleia, vômito e dor nas articulações • Local – hiperemia, calor, edema e borda elevada endurecida característica • Leucocitose • Avanço da extensão da borda da placa • Pode formar vesículas.
Intertrigo Inflamação superficial e infecção secundária, em que duas superfícies da pele estão em aposição; pode ser bacteriano, fúngico ou ambos.	• Erupção eritematosa e macerada sob os seios, na prega abdominal da pele ou na virilha • A erupção cutânea pode exibir erosões, fissuras e secreção • Sensação de ardência e prurido.
Infecções micóticas (fúngicas)	
Tinea pedis – micose do pé *Tinea corporis* – micose do corpo *Tinea cruris* – micose da virilha *Tinea capitis* – micose do couro cabeludo.	• Causada pelos dermatófitos *Trichophyton*, *Epidermophyton* ou *Microsporum* • Lesões eritematosas, inflamadas e vesiculares dos pés • Manchas eritematosas escamosas no corpo ou na cabeça com a área central clara • Erupção cutânea avermelhada ou castanha na parte superior interna das coxas e na virilha, com bordas escamosas • Prurido e irritação.

Alerta farmacológico
O uso de agentes antifúngicos orais está associado a interações medicamentosas significativas com agentes como varfarina, sinvastatina, lovastatina, triazolam, cisaprida, digoxina, ciclosporina, fenitoína, cimetidina e rifampicina. Recomenda-se o monitoramento inicial e periódico com testes de função hepática. Pode ser necessário um monitoramento mais frequente da INR ou dos níveis séricos.

Nome e descrição	Manifestações clínicas
Tínea versicolor Infecção fúngica superficial por *Malassezia furfur*.	• Erupção cutânea macular ou levemente escamosa do tronco e braços; amarelada ou castanha em pessoas de pele clara; hipopigmentação em pessoas de pele escura • Prurido e descamação leves.

Manejo	Considerações de enfermagem
• Limpeza 2 vezes/dia com sabão hidratante e/ou peróxido de benzoíla • Tratamento antibiótico tópico, conforme prescrição médica • Antibióticos sistêmicos para casos recorrentes ou recalcitrantes.	• Indique compressas mornas para aliviar a inflamação e promover a drenagem.
• Compressas quentes para reduzir a inflamação e promover a drenagem • Quando a área se torna flutuante, podem ser realizadas incisão e drenagem, seguidas de curativo oclusivo • Furúnculos no canal auditivo, narinas, lábio superior e nariz podem requerer o tratamento com antibióticos sistêmicos, pois essas áreas drenam diretamente para os seios venosos cranianos.	• Indique compressas mornas • Avise o paciente para não espremer ou cortar a lesão • Sugira analgésicos leves, se necessário • Se grave ou recorrente, investigue imunossupressão associada a distúrbios como diabetes, AIDS, alcoolismo ou desnutrição.
• Incisão e drenagem para paroníquia com inflamação aguda • Pomada fungicida ou bactericida para paroníquia crônica • O tratamento com antibióticos sistêmicos geralmente não é necessário • Prevenção de trauma físico e maceração.	• Incentive a imersão em água morna por 10 a 15 min, 3 a 4 vezes/dia, enquanto estiver inflamado, para aliviar a dor e promover a drenagem • Identifique pessoas com paroníquia crônica relacionada com o trabalho (como garçons, lavadores de pratos e empregadas domésticas) e recomende o uso de luvas de borracha sobre luvas finas de algodão ao trabalhar com umidade.
• Antibióticos orais IM ou IV, em geral derivados da penicilina resistentes às penicilinases; podem ser usados cefalosporina ou antibiótico macrolídio.	• Compressas geladas ou frias podem ser calmantes • É necessário o tratamento imediato em pacientes com diabetes, para evitar a disseminação extensa e a fascite necrosante.
• Agentes antibacterianos e antifúngicos tópicos, conforme prescrição médica.	• Ensine o paciente a evitar a maceração cutânea, separando as dobras de pele com gaze ou algodão • As superfícies cutâneas devem ser bem secas após o banho com um secador de cabelo em temperatura baixa • Pode ser aplicado um pó absorvente na área depois de seca, a menos que haja hiperemia ou irritação • Devem ser usadas roupas folgadas e permeáveis ao ar.
• O exame da erupção cutânea sob lâmpada de Wood diferencia o eritrasma, que apresenta fluorescência; a maioria das placas de tínea, não • A raspagem da pele a partir da borda anterior mostra esporos e hifas característicos com preparação de KOH ao microscópio • Trate com antifúngicos tópicos ou antifúngicos sistêmicos para casos graves • Redução da umidade na virilha e entre os dedos.	• Aconselhe a limpeza de 1 a 2 vezes/dia com água e sabão neutro e, em seguida, a aplicação de talco ou amido de milho sobre a área bem seca • Use um secador de cabelo em baixa temperatura para secar áreas sensíveis • Incentive o uso de meias e roupas íntimas de algodão e vestimentas leves e permeáveis ao ar para promover a evaporação do suor • Avise sobre a possibilidade de contaminação dos pés até a virilha ou outras áreas do corpo por mãos ou roupas infectadas • Nos casos de *Tinea pedis*, incentive o paciente a usar sandálias ou tênis de lona e a evitar sapatos e botas apertados feitos de material plástico ou borracha • Lave a roupa contaminada em água quente.
• No exame com lâmpada de Wood, pode apresentar fluorescência e placas hipopigmentados • O exame microscópico com preparação de KOH para raspagem da pele mostra a aparência característica de "espaguete e almôndega" das hifas e dos esporos • Trate com xampu de sulfeto de selênio (deixe por 40 min antes de enxaguar) diariamente por 1 semana • O tratamento antifúngico tópico ou sistêmico pode ser usado conforme prescrição médica.	• Comum em ambientes de alta temperatura e alta umidade • Informe ao paciente que a descoloração pode persistir após a erradicação do fungo; a pigmentação perdida será resolvida com a exposição ao sol • Informe ao paciente que a recorrência é comum após 2 a 12 semanas se o tratamento profilático não for administrado periodicamente.

(*continua*)

Tabela 33.2 Outros distúrbios dermatológicos. (*Continuação*)

Nome e descrição	Manifestações clínicas
Onicomicose (*Tinea unguium*) Infecção fúngica da unha.	• Descoloração (branca, amarela ou escura) da unha • A unha fica quebradiça, irregular e solta • Pode haver alguma inflamação e dor.
Infestações parasitárias e outras	
Pediculose Pediculose *capitis* – piolhos na cabeça. Pediculose *corporis* – piolhos no corpo. Pediculose pubiana – infestação de piolhos da região genital. **Alerta farmacológico** Cuidado com pacientes grávidas com pediculose *capitis* para não usar formulações antiparasitárias.	• Prurido é a queixa principal • Piolhos e lêndeas podem ser vistos em costuras de roupas (*corporis*) ou agarrados aos cabelos e pelos (pubianos) • Escoriação cutânea na área afetada • Máculas eritematosas ou pápulas podem aparecer em locais de picadas • Máculas cinza-azuladas podem aparecer no tronco ou na parte interna das coxas com pediculose pubiana.
Escabiose Infestação superficial por um ácaro; transmitido por contato pessoal próximo. **Alerta gerontológico** A infestação por escabiose pode ser um problema em asilos, principalmente entre pacientes debilitados que necessitam de manejo constante.	• Prurido, mais intenso à noite • Pequenas pápulas eritematosas e túneis curtos e ondulados são observados na superfície da pele • Frequentemente observada entre os dedos ou na região da virilha • Não atinge a cabeça e o couro cabeludo, exceto em crianças menores de 1 ano • Escabiose atípica pode ser encontrada em pessoas imunocomprometidas e pode ser resistente ao tratamento padrão.
Percevejos Insetos pequenos, noturnos, sugadores de sangue, que necessitam alimentar-se semanalmente para avançar em seu ciclo de vida; no entanto, podem sobreviver até 1 ano sem se alimentar. Os percevejos escondem-se durante o dia em costuras, fendas e aberturas de colchões, molas, paredes e pisos.	• As pápulas pruriginosas geralmente assumem uma configuração linear de 3 a 4 lesões ("café da manhã, almoço e jantar") • Encontrado em áreas expostas • Os indivíduos afetados costumam ser acordados no início do dia devido ao prurido, pois é nesse momento em que os percevejos são mais ativos • A reação aos percevejos pode ser diferente entre os membros de uma mesma família (nem todos os indivíduos reagem às picadas de percevejos com a mesma intensidade).

Manejo	Considerações de enfermagem
• Identificação do fungo agressor por exame microscópico de raspagem com KOH ou por cultura • Tratamento com o antifúngico sistêmico apropriado por um período prolongado – geralmente pelo menos 6 semanas para as unhas e pelo menos 12 semanas para as unhas dos pés • A remoção cirúrgica da unha pode ser necessária.	• Incentive o paciente a se comprometer com o tratamento prolongado, pois as infecções fúngicas da unha são difíceis de tratar • Examine-o à procura de outras áreas de infecção por tínea (pés, virilha); incentive o tratamento e ensine ao paciente que a infecção pode se espalhar se ferir a pele • Após a remoção da unha, aconselhe o paciente a manter a mão ou o pé elevados por várias horas e troque o curativo diariamente, aplicando gaze e pomada antibiótica ou outro medicamento prescrito até que o leito ungueal esteja livre de exsudato ou sangue.

• O tratamento da pediculose corporal envolve a lavagem com água e sabão e a desinfecção de todas as roupas e lençóis contaminados com água quente. Como alternativa, as roupas podem ser lavadas a seco ou passadas a ferro, prestando muita atenção às costuras
• A pediculose capilar e a pubiana devem ser tratadas com formulação antiparasitária tópica, como lindano ou permetrina
• A remoção manual de lêndeas (ovos) pode ser realizada; recomenda-se uma nova aplicação de antiparasitário tópico em 3 a 7 dias
• Pode ser aplicada vaselina nos cílios e, em seguida, os piolhos e as lêndeas removidos com um *swab* ou pinça, ou gotas de pilocarpina para paralisar os piolhos
• Itens que não possam ser lavados ou limpos a seco devem ser armazenados por 30 dias sem uso.
	• Informe ao paciente que a pediculose pubiana é considerada uma infecção sexualmente transmissível; os parceiros devem ser examinados e tratados
	• Ensine ao paciente o uso adequado de medicamentos:
	  ○ Aplique loção ou creme após o banho nas áreas afetadas e adjacentes; lave após 8 a 12 h
	  ○ Como alternativa, aplique xampu nas áreas com pelos afetadas e mantenha com o produto por 4 a 5 min, enxágue e deixe secar
	  ○ Use um pente fino para remover as lêndeas
	• Peça ao paciente para lavar todas as roupas, toalhas, lençóis, pentes e acessórios de cabelo por imersão em água quente por 10 min
	• Aconselhe o paciente a não usar preparações antiparasitárias com mais frequência do que o recomendado.

• O parasito é identificado por exame microscópico de raspagem da pele
• Tratada com antiparasitário, como permetrina ou crotamitona, e tratamento oral com ivermectina 0,2 mg/kg × 1 dose, se indicado
• Lavar e secar roupas e lençóis com água quente
• Esteroides tópicos ou sistêmicos podem ser necessários para tratar sintomas de reação alérgica a ácaros.
	• Ensine o uso adequado de medicamentos:
	  ○ Aplique uma camada fina do pescoço para baixo, com atenção especial para mãos, pés e áreas intertriginosas; cada centímetro da pele deve ser tratado porque os ácaros são migratórios. Aplique na pele seca (a pele molhada permite maior penetração e possibilidade de toxicidade)
	  ○ Deixe a medicação por 8 a 12 h – porém não mais, pois causa irritação na pele. Lave bem
	• Aconselhe o paciente a evitar contato próximo por 24 h após o tratamento, para evitar a transmissão
	• Incentive o tratamento simultâneo de contatos sexuais e íntimos
	• Informe ao paciente que o prurido pode persistir por dias a semanas após o tratamento devido a uma reação alérgica aos ácaros; não é necessário um novo tratamento.

• As lesões por picada de percevejo desaparecem sem tratamento em 1 a 2 semanas • O tratamento é destinado ao controle de sintomas: anti-histamínicos orais e corticosteroides tópicos, conforme prescrição médica.	• Aconselhe um exame cuidadoso das costuras do colchão quanto à presença de manchas marrons (excrementos de percevejos), especialmente quando estiver viajando e se hospedando em hotéis (para evitar o transporte de percevejos para casa, na bagagem) • Aconselhe a dedetização profissional para erradicar a infestação • Explique ao paciente que coçar piora o prurido e pode levar a infecções secundárias da pele, como impetigo • Tranquilize-o de que os percevejos não transmitem doenças e não estão associados à falta de higiene.

(*continua*)

Tabela 33.2 Outros distúrbios dermatológicos. *(Continuação)*

Nome e descrição	Manifestações clínicas
Infecções virais	
Herpes simples Erupção vesicular aguda causada pelo herpes-vírus simples tipo 1 ou 2.	• Pródromos – dor, sensação de ardência ou formigamento, possível febre e mal-estar • Vesículas minúsculas aparecem na base eritematosa e edemaciada; elas se rompem, formando úlceras dolorosas e crostas; a cicatrização ocorre, mas os surtos são recorrentes • Pode se manifestar em qualquer parte, especialmente perto de junções mucocutâneas • Pode ocorrer disseminação viral entre os períodos sintomáticos, levando à transmissão da infecção.
Outras condições	
Dermatite de contato Condição inflamatória causada pela exposição a substâncias irritantes ou alergênicas, como plantas, cosméticos, produtos de limpeza, sabonetes e detergentes, corantes capilares, metais e borracha.	• Prurido, ardor, eritema e formação de vesículas no ponto de contato • Progride para rompimento das vesículas, formação de crostas, ressecamento, fissura e descamação • Liquenificação (espessamento da pele) e alterações de pigmentação podem ocorrer com casos crônicos.
Dermatite esfoliativa Descamação e inflamação extensas e crônicas da pele; pode ser idiopática ou relacionada com condições preexistentes, reações a medicamentos ou neoplasia associada.	• Começa com um eritema irregular, com possível febre, calafrios e mal-estar • Propagação rápida até que todo o tegumento esteja envolvido • A coloração da pele muda para escarlate, descama e pode apresentar líquido seroso • Prurido, queda de cabelo e infecção secundária.
Alopecia A perda de cabelo pode ser idiopática (alopecia *areata*), padrão masculino, fisiológica ou resultado de tricotilomania (puxar os cabelos); também pode resultar de cicatrizes de outros distúrbios da pele ou sistêmicos.	• Queda de cabelo em um padrão, irregular ou difuso • Inflamação e cicatrizes em alguns tipos • A alopecia fisiológica pode estar associada a alterações hormonais, como parto, fatores nutricionais ou exposição a toxinas.
Dermatite seborreica Distúrbio cutâneo inflamatório, superficial e crônico.	• Manchas rosadas ou amareladas com crostas • Escamas soltas que podem ser secas, úmidas ou oleosas • Prurido leve • Afeta couro cabeludo, sobrancelhas, pálpebras, pregas nasolabiais, lábios, orelhas, tórax, axilas, umbigo e virilha.

Manejo	Considerações de enfermagem
• O esfregaço de Tzanck da raspagem da úlcera ou do fluido da vesícula mostra células gigantes características, com inclusões intranucleares; também pode ser diagnosticado por detecção de anticorpos fluorescentes ou cultura viral • Tratamento antiviral com aciclovir, fanciclovir ou valaciclovir para infecção aguda ou terapia supressora contínua para prevenir ou reduzir a recorrência • Analgésicos podem ser necessários para erupções genitais e generalizadas.	• Ensine ao paciente que o herpes simples pode ser transmitido por contato próximo e sexual; é necessária uma boa higiene pessoal e das mãos para casos na face; é necessária abstinência sexual ou uso de preservativo para casos genitais • A recorrência pode ser causada por febre, doença, estresse emocional, menstruação, gravidez, luz solar e outros fatores • Aconselhe pacientes com infecção ativa por herpes simples a evitar o contato com indivíduos imunossuprimidos, como diabéticos, e aqueles com HIV, câncer (inclusive em tratamento), alcoolismo e desnutrição, pois a infecção pode ser grave nesses indivíduos • Diga aos pacientes que as lesões geralmente desaparecem em 1 a 2 semanas, sem cicatrizes.
• Esteroides tópicos ou orais, dependendo da gravidade. Os esteroides orais costumam ser administrados em doses tituladas – inicie com doses altas e diminua gradualmente para proporcionar o maior efeito anti-inflamatório sem supressão suprarrenal • Remova ou evite o agente causador • Antipruriginosos – anti-histamínicos sistêmicos ou tópicos ou fórmulas tópicas de calamina • A dessensibilização para hera-venenosa e outras substâncias pode ser realizada para aqueles que tenham reações graves e não possam evitar o contato.	• Faça um histórico completo para determinar o agente causador ou os fatores contribuintes; peça ao paciente para manter um registro de atividades e sintomas se não tiver certeza do agente irritante • Ensine o paciente a usar produtos sem alergênios, usar luvas e roupas de proteção, lavar e enxaguar bem a pele e lavar as roupas após o contato com potenciais substâncias irritantes • Avise ao paciente que a erupção cutânea – mesmo a exsudação causada pela hera-venenosa – não é contagiosa; no entanto, roupas contaminadas podem causar a propagação de reação à hera-venenosa em indivíduos com sensibilidade • Aconselhe o paciente a realizar o teste de contato, aplicando a substância atrás da orelha ou no interior do punho antes de experimentar novos cosméticos, sabonetes ou produtos para o cabelo.
• Suspensão do medicamento agressor ou tratamento da condição subjacente • Corticosteroides sistêmicos devem controlar a maioria dos casos • Tratamento de suporte – repouso no leito, ambiente quente e reposição de líquidos e eletrólitos • Banhos calmantes e emolientes tópicos para alívio sintomático • Possível uso de imunossupressores – azatioprina, metotrexato e ciclofosfamida.	• Monitore o equilíbrio hidreletrolítico • Investigue sinais de infecção secundária e informe; pode ser necessária terapia antimicrobiana • Observe os sinais de insuficiência cardíaca causados pelo fluxo sanguíneo cutâneo cronicamente maior • Ensine o paciente a aliviar o prurido com banhos de aveia e cremes emolientes • Diga a ele para evitar ambientes com flutuações de temperatura, para evitar calafrios • Aconselhe-o a evitar todos os irritantes.
• Tratamento das causas subjacentes • O minoxidil pode causar crescimento de pelos finos na calvície masculina e na alopecia *areata*. A finasterida, um agente oral, pode ser usada apenas por homens, com bons resultados • Outros métodos de reposição capilar – enxerto cirúrgico de folículos capilares, entrelace ou apliques.	• Explique que a alopecia *areata* e a perda fisiológica de cabelo geralmente são temporárias e autolimitadas • Incentive pacientes do sexo feminino a mudar o penteado e usar apliques ou turbantes até o cabelo voltar a crescer depois do parto • Aconselhe os pacientes do sexo masculino sobre os efeitos lentos e limitados do tratamento com minoxidil e enfatize que esses efeitos são revertidos quando se interrompe o tratamento.
• Aplique xampu de sulfeto de selênio, alcatrão, zinco ou resorcinol no couro cabeludo várias vezes por semana • Loções ou cremes com corticosteroides • Para casos com comprometimento da margem palpebral (blefarite), desbridamento diário com aplicador com ponta de algodão e xampu para bebê e aplicação de pomada ou loção esteroide oftálmica • Sabonete de zinco ou loção de selênio para lavar depois de controlado • Para casos com envolvimento do canal auditivo externo, creme com corticosteroide.	• Oriente o paciente sobre a natureza crônica da seborreia; a condição pode ser exacerbada por transpiração, fármacos neurolépticos e estresse emocional; também observado com mais frequência em pessoas com doença de Parkinson, HIV, diabetes melito, síndromes de má absorção e epilepsia • Ensine o paciente a aplicar preparações tópicas, conforme prescrição • Aconselhe a usar apenas xampu para bebê e a passar o *swab* suavemente sobre os olhos, para evitar irritação da conjuntiva na blefarite seborreica.

(*continua*)

Tabela 33.2 Outros distúrbios dermatológicos. (*Continuação*)

Nome e descrição	Manifestações clínicas
Hidradenite supurativa Entupimento folicular crônico e infecção secundária das glândulas apócrinas da virilha e das axilas.	• Desenvolvimento de nódulos vermelhos sensíveis que aumentam, se rompem e supuram • Desenvolvem-se fístulas em lesões recorrentes, levando a inflamação e drenagem contínuas.
Penfigoide bolhoso Doença bolhosa crônica de etiologia autoimune; manifesta-se em adultos idosos.	• Vesículas e bolhas tensas surgem na pele normal ou eritematosa, rompem-se e desaparecem sem deixar cicatrizes • Ocorre em áreas de articulação no corpo, nas axilas, nas áreas inguinais, no abdome e, ocasionalmente, nas membranas mucosas.
Acne vulgar Obstrução e inflamação das glândulas sebáceas e folículos pilosos.	• Comedões fechados (espinhas) • Comedões abertos (cravos) • Podem se desenvolver pápulas, pústulas, nódulos, cistos ou abscessos • Os principais locais são o rosto, tórax, região dorsal superior e ombro.
Rosácea Erupção eritematosa e pustular de bochechas, testa e nariz ou ao redor dos olhos; mais comum em adultos entre 40 e 60 anos de idade; causa desconhecida; pode afetar os olhos em 20 a 50% dos casos.	• Hiperemia difusa, pápulas e pústulas que se desenvolvem sobre bochechas, testa, nariz ou ao redor dos olhos • Mais tarde, observam-se vasos sanguíneos dilatados e rubor • Pode se desenvolver rinofima (nariz hipertrófico e bulboso). Mais comum em homens; raro em mulheres.

AIDS, síndrome da imunodeficiência adquirida; HDL, lipoproteína de alta densidade; HIV, vírus da imunodeficiência humana; IM, intramuscular; INR, razão normalizada internacional; IV, intravenoso; KOH, hidróxido de potássio.

Manejo	Considerações de enfermagem
• Inicialmente, administração prolongada (dois meses ou mais) de um antibiótico, como tetraciclina, clindamicina ou eritromicina, bem como corticosteroide sistêmico ou intralesional; no entanto, é provável a progressão da condição • O tratamento cirúrgico é necessário quando ocorrem supuração crônica e desenvolvimento de fístulas • Incisão e drenagem ou remoção a *laser* • Cauterização do trato sinusal • Exteriorização com curetagem e eletrodissecção • Excisão com possível enxerto de pele • Isotretinoína, antiandrogênicos e terapia com esteroide intralesional ou sistêmico podem aliviar as exacerbações.	• Aconselhe o paciente a usar sabão hidratante e a manter as axilas e a virilha secas para reduzir a colonização bacteriana da pele • Ensine ao paciente os sinais de infecção bacteriana – secreção purulenta, odor, dor – que exigem notificação ao médico e tratamento com antibióticos • Incentive o uso de compressas quentes para aliviar a inflamação • Obesidade e tabagismo contribuem para a doença. Incentive a perda de peso e a cessação do tabagismo, se aplicável.
• Tratamento sistêmico com corticosteroides quando ocorre envolvimento generalizado. Corticosteroides tópicos se as lesões forem limitadas. Imunossupressor para casos resistentes • A condição pode entrar em remissão no intervalo de 2 a 4 anos, mesmo sem tratamento.	• Mantenha a pele limpa e seca para reduzir as chances de infecção secundária • Se o paciente estiver imobilizado, incentive o reposicionamento para evitar pressão indevida sobre as lesões e prevenir o risco de rompimento prematuro e infecção secundária • Certifique-se de fazer a diferenciação do desenvolvimento inicial de lesões por pressão e de tratar adequadamente as lesões • Informe ao paciente que as lesões geralmente cicatrizam sem deixar marcas.
• Peróxido de benzoíla tópico – antibacteriano e comedolítico • Ácido retinoico tópico, um comedolítico, ou o adapaleno, um retinoide sintético mais potente • Antibióticos tópicos – suprimem o crescimento de *Propionibacterium acnes* e diminuem comedões, pápulas e pústulas sem efeitos adversos sistêmicos • Ácido azelaico, um agente tópico com múltiplos efeitos antiacne • Antibióticos sistêmicos – terapia a longo prazo e com baixa dose para causas inflamatórias e mais extensas • Terapia retinoide – inibe a produção e a secreção de sebo; para acne cística grave e desfigurante • Terapia com estrogênio – o efeito antiandrogênico diminui a produção de gordura em mulheres que tomam contraceptivos orais. Pode ser adicionada espironolactona, se necessário, para aumentar o efeito antiandrogênico • Injeção intralesional de esteroide – para lesões inflamadas • Dermoabrasão – planejamento cirúrgico ou *peelings* químicos para suavizar a superfície de cicatrizes antigas. Não deve ser feito dentro de 6 a 12 meses após o uso de isotretinoína.	• Aconselhe o paciente a lavar o rosto delicadamente com sabão neutro e água 1 a 2 vezes/dia • Ensine a aplicação adequada da fórmula tópica – use com moderação e diminua a frequência se houver irritação e hiperemia • Informe o paciente sobre os efeitos adversos dos antibióticos sistêmicos • Certifique-se de que mulheres com potencial para engravidar estejam usando contraceptivos e que um teste de gravidez negativo tenha sido obtido antes de iniciar a terapia com isotretinoína. Pacientes do sexo feminino devem usar dois métodos contraceptivos. Todos os pacientes devem estar inscritos no sistema iPLEDGE[5] • Incentive o acompanhamento e o monitoramento de exames laboratoriais durante o tratamento com isotretinoína para verificar o aumento de enzimas hepáticas, colesterol e triglicerídeos e a diminuição do HDL • Aconselhe o paciente que usa isotretinoína a notificar o médico sobre uma dor de cabeça persistente – pode sinalizar pseudotumor cerebral • Diga ao paciente que o início da terapia pode piorar os sintomas por várias semanas, mas que o tratamento deve prosseguir • Aconselhe-o a não espremer espinhas e evitar atrito ao redor do rosto • Sugira o uso de cosméticos hidrossolúveis e hipoalergênicos • Incentive o controle do estresse e a dieta equilibrada e evitar alimentos que possam agravar a acne.
• Aplicação tópica de gel de metronidazol 2 vezes/dia • Doxiciclina oral • O tratamento é necessário por 4 a 6 semanas e repetido se houver recorrência. Pode precisar de supressão a longo prazo com antibióticos orais • Evite exercícios, estresse, bebidas quentes e alimentos condimentados.	• Ensine o paciente a evitar o rubor, reduzindo o estresse, substituindo exercícios extenuantes por exercícios de baixa intensidade, mantendo o corpo resfriado e evitando o sol • Sugira entrar em contato com a National Rosacea Society (*www.rosacea.org*).

[5]N.R.T.: O iPLEDGE é um sistema de gerenciamento de risco exigido pela FDA dos EUA para usuárias deste medicamento, que pode ser consultado em *https://www.ipledgeprogram.com/iPledgeUI/home.u.*

BIBLIOGRAFIA

Aldridge, A. (2015). Dealing with common skin lesions in older people. *Journal of Community Nursing, 29*(6), 53–61.

Armstrong, K. (2014). Common skin problems in the community and primary care. *British Journal of Community Nursing, 19*(10), 482–488.

Bale, T. (2017). Dermatology across healthcare settings. *British Journal of Nursing, 26*(5), 263.

Bibbins-Domingo, K., Grossman, D., Curry, S., et al. (2016). Screening for skin cancer: US Preventive Services Task Force recommendation statement. *Journal of the American Medical Association, 316*(4), 429–435.

Cantrell, W. (2017). Psoriasis and psoriatic therapies. *The Nurse Practitioner, 42*(7), 35–39.

Casey, G., & Kai, T. (2016). Disorders of the skin. *Nursing New Zealand, 22*(3), 20–24.

Centers for Disease Control and Prevention (2018). *Shingles (Herpes Zoster) Vaccination.* Available at *https://www.cdc.gov/vaccines/vpd/shingles/index.html.*

Driscoll, D., & Darcy, J. (2015). Indoor tanning legislation: Shaping policy and nursing practice. *Pediatric Nursing, 41*(2), 59–88.

Edwards, J. (2016). Scars: An overview of current management and nursing care. *Dermatological Nursing, 15*(2), 18–23.

Habif, T. P. (2016). *Clinical dermatology: A color guide to diagnosis and therapy* (6th ed.). St. Louis, MO: Mosby.

Hall, J. C. (2017). *Sauer's manual of skin diseases* (11th ed.). Philadelphia, PA: Lippincott Williams & Wilkins.

Haras, M. (2017). All things bed bugs: A primer for nephrology nurses. *Nephrology Nursing Journal, 44*(2), 181–185.

Hilton, R. (2016). Impact of psoriasis affecting high impact sites. *Dermatological Nursing, 15*(4), 23–27.

Jackson, K. (2016). Assessing and treating the patient with psoriasis. *Dermatological Nursing, 15*(3), s10–s13.

Jackson, K., & Brown, D. (2017). Nursing management of Stevens-Johnson Syndrome and toxic epidermal necrolysis: What the new BAD guidelines recommend. *Dermatological Nursing, 16*(2), 46–50.

James, W. D., Berger, T. G., & Elston, D. M. (2015). *Andrews' diseases of the skin clinical dermatology* (12th ed.). Philadelphia, PA: Elsevier.

Kathrotiya, H. (2015). The treatment and demographics of warts: An analysis of national trends. *The Foot and Ankle Quarterly, 26*(2), 111–113.

Kaylor, M., Wenning, P., & Eddy, C. (2015). Prevalence, knowledge, and concern about bed bugs. *Journal of Environmental Health, 78*(1), 20–24.

Kirkland-Kyhn, H., Zaratkiewicz, S., Teleten, O. (2018). Caring for aging skin. *American Journal of Nursing, 118*(2), 60–63.

Langa, Y., & Van der Merwe, E. (2016). Atopic dermatitis: Tacrolimus vs topical corticosteroid use. *Professional Nursing Today, 20*(3), 50–56.

Lawton, S. (2016). Identifying, diagnosing, and managing skin allergies. *Primary Health Care, 26*(4), 34–40.

Moyal, D., & Seité, S. (2016). Towards a broader sun protection. *Dermatological Nursing, 15*(2), s5–s9.

Osier, E., Matiz, C., Ghali, F., & Eichenfield, L. (2015). Staphylococcus aureus infections in atopic dermatitis. *Contemporary Pediatrics, 32*(10), 34–37.

Renton, C. (2018). Late-onset psoriasis: Diagnosis, assessment and management. *British Journal of Community Nursing, 23*(2), 58–63.

Shostak, K., & Conceicao, V. (2015). Understanding the development and management of shingles. *Journal of Community Nursing, 29*(2), 74–78.

US Preventive Services Task Force. (2016). Screening for skin cancer: Recommendation statement. *American Family Physician, 94*(6), 479–481.

Van Onselen, J. (2018). Dermatology prescribing update: Skin infestations. *Nurse Prescribing, 16*(4), 162–166.

Van Onselen, J. (2018). Dermatology prescribing update: Skin infections. *Nurse Prescribing, 16*(1), 19–24.

Watkins, J. (2015). An itch to scratch: Skin diseases in the older person. *Nursing and Residential Care, 17*(5), 262–265.

Weidinger, S., & Novak, N. (2016). Atopic dermatitis. *Lancet, 367*, 1109–1122.

Wernli, K., Henrikson, N., Morrison, C., et al. (2016). Screening for skin cancer in adults: Updated evidence report and systematic review for the US Preventive Services Task Force. *Journal of the American Medical Association, 316*(4), 436–447.

Wheatley, B. (2018). Improving dermatologic screening in primary care. *Nurse Practitioner, 43*(4), 19–24.

Zaenglein, A.L., Pathy, A.L., Schlosser, B.J. et al. (2016). Guidelines of care for the management of acne vulgaris. *Journal of the Academy of Dermatology, 74*(5), 945–973.

CAPÍTULO

34

Queimaduras

CONSIDERAÇÕES GERAIS E AVALIAÇÃO

Queimadura é um tipo de lesão traumática causada por agentes térmicos, elétricos, químicos ou radioativos. Lesões ocasionadas por inalação de fumaça e as complicações pulmonares associadas consistem em fatores que comprometem significativamente os índices de morbidade e mortalidade decorrentes de queimaduras.

Baseado em evidências
American Burn Association. (2016). *Resources: Burn incidence and treatment in the United States fact sheet.* Chicago, IL: Author. Available: *www.ameriburn.org/resources_factsheet.php.*

Fisiopatologia e etiologia

Incidência

1. Nos EUA, estima-se que anualmente 436 mil pacientes procurem tratamento médico para queimaduras nos prontos-socorros. Entre esses, cerca de 40 mil requerem hospitalização. Setenta e cinco por cento desses pacientes são admitidos em centros de tratamento de queimados.
2. Com estimativa de 3.275 mortes relacionadas a incêndios por ano, ocorre uma morte (civil) por incêndio a cada 2 horas e 41 minutos. Mais de 83% dessas mortes são em incêndios residenciais e 9%, em incêndios por colisão de veículos. As mortes por incêndio diminuíram mais de 11% entre 2005 e 2014.
3. Queimaduras com menos de 10% da superfície corporal queimada (SCQ) representam 75% das internações em centros de tratamento de queimados, com uma taxa de mortalidade de 0,6%. A mortalidade é maior conforme aumenta a proporção de área queimada. Pacientes com SCQ de 80% ou mais apresentam taxa de mortalidade de 80%. A taxa norte-americana de mortalidade global para todas as admissões em centros de tratamento de queimados é de 3,3%.
4. Homens (68%) são mais acometidos de lesões por queimaduras do que mulheres.
5. As lesões provocadas por chamas (41%) são as principais causas das queimaduras. Outras etiologias incluem escaldadura (33%), contato com um objeto quente (9%), lesões elétricas (3%) e lesões químicas (3%). Queimaduras por escaldadura são mais prevalentes em crianças menores de 5 anos.
6. A maioria das queimaduras ocorre no domicílio (73%). Outros locais de ocorrência incluem ambientes industriais, ruas ou rodovias e locais de recreação e esportes.
7. Estima-se que 7% dos pacientes admitidos em centros de tratamento de queimados sofram lesão inalatória, com taxa de mortalidade de 19%. Pacientes sem lesões por inalação apresentam taxa de mortalidade inferior a 2%.

Queimadura

1. Em geral, a queimadura resulta da transferência de energia de uma fonte de calor para o corpo. O tipo de lesão da queimadura pode ser de chama, contato, escaldadura (água, óleo), química, elétrica, inalação ou qualquer fonte térmica. Muitos fatores alteram a resposta dos tecidos orgânicos a essas fontes de calor.
   a. Condutividade local do tecido – o tecido ósseo é o mais resistente ao acúmulo de calor. A menor resistência ao calor ocorre em nervos, vasos sanguíneos e músculos.
   b. Adequação da circulação periférica.
   c. Espessura da pele, material isolante da roupa ou umidade da pele.
2. A reação fisiológica depende do tamanho e da profundidade da queimadura. Queimaduras menores produzem como resposta dor, eritema e edema no local da lesão. Queimaduras graves, em geral descritas como 20% de SCQ ou mais, podem produzir resposta sistêmica com alterações hemodinâmicas e cardiovasculares generalizadas.
3. A resposta sistêmica à lesão por queimadura é uma combinação única de choque distributivo e hipovolêmico. A liberação de mediadores como o fator de necrose tumoral α produz um efeito profundo sobre o sistema circulatório. Nas queimaduras com mais de 20% de SCQ, ocorre depleção intravascular, redução da pressão de oclusão da artéria pulmonar, elevação da resistência vascular sistêmica e diminuição do débito cardíaco.
   a. A microcirculação sistêmica perde a integridade da parede vascular e ocorre passagem de proteínas para o interstício.
   b. A saída de proteínas resulta em queda da pressão osmótica coloide intravascular, permitindo que fluidos extravasem dos vasos sanguíneos.
   c. Há aumento de extravasamento de fluido no interstício, causado pela diminuição da pressão intersticial e pelo aumento da permeabilidade capilar à proteína.
   d. Durante 24 horas, há perda de líquidos intravasculares, eletrólitos e proteínas para o interstício.

e. As alterações resultantes se manifestam com formação maciça de edema, perda de volume plasmático circulante, hemoconcentração, queda do débito urinário e diminuição da função cardíaca.

4. As queimaduras podem ter espessura superficial (primeiro grau), parcial (segundo grau) ou total (terceiro grau) (Figura 34.1).
   a. As queimaduras de espessura superficial são denominadas queimaduras de primeiro grau. Apenas a epiderme está envolvida, permanecendo intacta, sem formação de bolhas. A hiperemia e a descoloração local ocorrem de maneira semelhante a uma queimadura solar. Lesões que afetam apenas a epiderme cicatrizam em 5 a 7 dias.
   b. As lesões por queimadura de espessura parcial, conhecidas como de segundo grau, envolvem a epiderme e a porção superior da derme. Glândulas sudoríparas, folículos capilares e nervos permanecem intactos. A ferida é úmida e muito dolorosa. Lesões de espessura parcial podem ser categorizadas como superficiais ou profundas, dependendo da extensão na derme. Nas queimaduras superficiais de espessura parcial, alguns apêndices dérmicos permanecem viáveis, e a partir deles a ferida pode reepitelizar e cicatrizar espontaneamente. Uma lesão por queimadura de espessura parcial profunda pode se converter em uma queimadura de espessura total se o paciente não recebe os cuidados adequados de reanimação ou desenvolve uma infecção. O tempo de cicatrização varia de 5 a 35 dias.
   c. Lesões de espessura total, conhecidas como queimaduras de terceiro grau, envolvem todas as camadas da pele, e, às vezes, os tecidos subjacentes também são destruídos. A ferida por queimadura tem aparência seca, esbranquiçada, castanha ou coriácea. Os pacientes costumam não sentir dores com lesões de espessura total em razão da destruição das terminações nervosas. Na região central está a área de queimadura, que é cercada por uma zona de coagulação, a qual, por sua vez, é cercada por uma zona de estase, que, de igual modo, é cercada por hiperemia (eritema), muito semelhante ao padrão de olho de boi, com a queimadura situada na região central (Figura 34.2). Em geral, é necessário realizar enxertos para obter o fechamento da ferida.
5. A profundidade da queimadura está diretamente relacionada à temperatura da fonte de calor e à duração do contato com o tecido corporal.
   a. Abaixo de 44,4°C, não ocorre dano local, a menos que a exposição seja por um período prolongado.
   b. A 48,9°C, são necessários 5 minutos de exposição para produzir uma queimadura de espessura total.

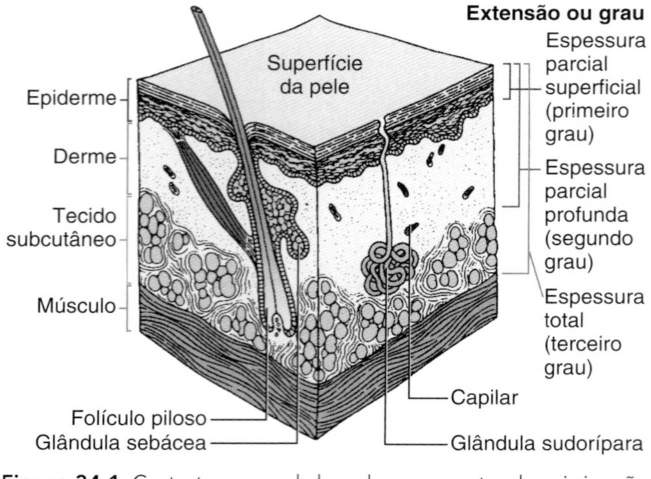

Figura 34.1 Corte transversal da pele representando a irrigação sanguínea, a profundidade da queimadura e a espessura relativa dos enxertos.

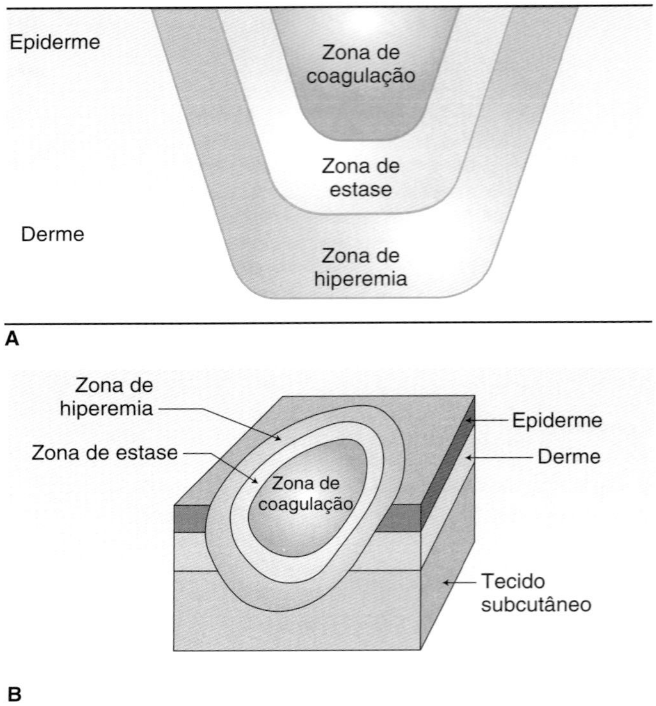

Figura 34.2 A. Corte transversal. **B.** Visão de superfície e profundidade.

   c. A 51,7°C, o tempo necessário é de 2 minutos e a 60°C, apenas 6 segundos.
   d. A 70,6°C, leva 1 segundo para produzir uma queimadura de espessura total em um adulto saudável, e menos tempo ou menor temperatura em pacientes pediátricos e idosos.

Lesão inalatória

Baseado em evidências
Herndon, D. N. (2018). *Total Burn Care*, 5th Edition. New York: Elsevier.

1. A lesão inalatória é definida genericamente como dano às vias respiratórias e ao tecido pulmonar provocado pelo calor ou por substâncias químicas. Pacientes com grandes queimaduras por chama e aqueles que ficaram presos em um espaço fechado em chamas correm maior risco de lesão por inalação de fumaça. As lesões inalatórias combinadas com cutâneas extensas aumentam bastante a mortalidade.
2. A maioria das lesões provocadas por inalação que levam à morte é causada por hipoxia e inalação de subprodutos tóxicos da combustão.
3. A fumaça contém uma variedade de gases nocivos, como cianeto, aldeídos, benzenos e cloreto de hidrogênio, em decorrência da combustão de materiais sintéticos e naturais.
4. A inalação de fumaça tóxica provoca lesão nas vias respiratórias inferiores, caracterizada por espasmo e constrição brônquica, aumento da permeabilidade capilar e extravasamento de líquido coloidal no espaço alveolar.
5. As trocas gasosas prejudicadas pela lesão inalatória podem ser consideradas um tipo de lesão pulmonar aguda (LPA) e evoluir para síndrome do desconforto respiratório agudo (SDRA).
6. A toxicidade do monóxido de carbono é uma complicação da lesão inalatória e da exposição ao fumo. O monóxido de carbono é um gás incolor, inodoro, insípido e não irritante produzido da combustão incompleta de materiais contendo carbono.

7. A afinidade do monóxido de carbono pela hemoglobina é 200 vezes maior do que pelo oxigênio.
8. A toxicidade depende da concentração de monóxido de carbono no ar inspirado e do tempo de exposição.
9. Embora haja diminuição do conteúdo de oxigênio sanguíneo, a quantidade de oxigênio dissolvido no plasma (PaO_2) não é afetada pela intoxicação por monóxido de carbono; portanto, a gasometria arterial parecerá normal.
10. A oximetria de pulso apenas detecta hemoglobina saturada, sem medir o nível de monóxido de carbono; portanto, a oximetria de pulso parecerá normal.
11. Um nível sérico de carboxi-hemoglobina deve ser medido em qualquer paciente com possível exposição ao monóxido de carbono em um incêndio.
    a. Um nível de carboxi-hemoglobina inferior a 10% não é motivo para alarme. A carboxi-hemoglobina normal em indivíduos não fumantes é inferior a 5%, e os fumantes podem ter níveis de carboxi-hemoglobina tão altos quanto 10%.
    b. Entre 10 e 20%, o paciente refere cefaleias, ruborização e dilatação dos vasos da pele.
    c. Níveis de 30 a 50% podem causar desorientação, náuseas, irritabilidade, tontura, vômito, prostração, taquipneia e taquicardia.
    d. Níveis acima de 50% resultam em coma, convulsões e respirações de Cheyne-Stokes, possivelmente seguidas de morte.

Alterações sistêmicas em grandes queimaduras

Baseado em evidências
Rowan, M. P. *et al.* (2015). Burn wound healing and treatment: Review and advancements. *Critical Care, 19*(1), 243.

Alerta de enfermagem
Lesões por queimaduras menores (SCQ menor que 20%) costumam ser caracterizadas por resposta de dor, eritema e edema no local da lesão. As grandes queimaduras, que envolvem mais de 20% de SCQ, correm risco de ocasionar alterações cardiovasculares e hemodinâmicas sistêmicas, resultando em choque.

Desvio de líquidos

1. A camada mais externa da epiderme é a barreira orgânica para água e vapor. Quando perde essa função, pode ocasionar graves alterações sistêmicas por perda de líquidos.
2. O déficit de volume de líquidos é diretamente proporcional à extensão e à profundidade da queimadura.
3. A permeabilidade capilar aumentada permite que líquidos e proteínas se desloquem do espaço vascular para o intersticial (resultando em edema) nas primeiras 24 a 36 horas, atingindo o pico 12 horas após a queimadura. O líquido rico em proteínas é encontrado no interior das bolhas dos tecidos queimados, bem como na drenagem das feridas de segundo grau e na superfície de feridas de espessura total. Com o volume vascular reduzido, o paciente entrará em choque se não for tratado.
4. A permeabilidade capilar começa a mudar em cerca de 48 horas, mas a proteína extravasada pode permanecer de 5 dias a 2 semanas nos espaços intersticiais antes de retornar ao sistema vascular.
    a. Quando o líquido se mobiliza, ou seja, passa dos espaços intersticiais de volta ao compartimento vascular, os pacientes com boa função cardíaca e renal conseguem produzir urina.
    b. Pacientes com insuficiência cardíaca ou renal têm risco de sobrecarga hídrica e edema pulmonar nesta fase.
5. A massa eritrocitária, quantidade total de hemácias, também diminui em virtude da trombose, da lentidão no fluxo e da destruição celular por lesão térmica. À medida que o líquido passa pela parede dos capilares, no entanto, ocorre hemoconcentração e o hematócrito se eleva, tornando o fluxo sanguíneo mais lento (Figura 34.3).

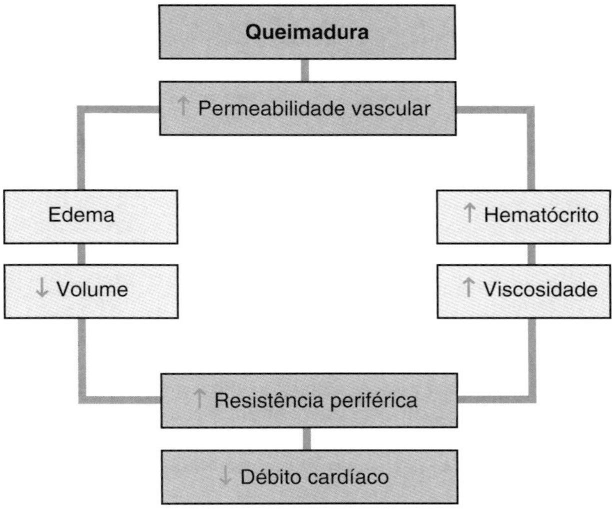

Figura 34.3 Alterações hemodinâmicas na lesão por queimadura.

6. A estase capilar pode causar isquemia e até necrose.
7. O organismo tenta compensar as perdas de volume plasmático.
    a. Vasoconstrição.
    b. Passagem de líquidos dos espaços extracelulares normais.
    c. Paciente diz sentir sede.

Alterações hemodinâmicas

1. A diminuição do volume circulante de sangue e plasma resulta inicialmente na diminuição do débito cardíaco e no aumento da frequência cardíaca em resposta à hipovolemia.
2. A pós-carga aumenta graças a um incremento acentuado da resistência vascular sistêmica, resultante da ação de mediadores vasoativos, como as catecolaminas.
3. Diminuição na contratilidade cardíaca é uma característica predominante das lesões de espessura total que cobrem mais de 40% da SCQ.
4. Isso resulta em perfusão inadequada do tecido, que, por sua vez, pode causar acidose metabólica, insuficiência renal e choque hipovolêmico irreversível.
5. Também pode ocorrer desequilíbrio eletrolítico.
    a. A hiponatremia, em geral, ocorre entre o terceiro e o décimo dia por causa do desvio de líquidos.
    b. A princípio, a queimadura também causa hiperpotassemia resultante da destruição celular, seguida de hipopotassemia, à medida que ocorre o desvio de líquidos, se não houver reposição de potássio.

Demandas metabólicas

1. Acredita-se que a resposta metabólica inicial seja ativada por citocinas pró-inflamatórias. Também aumenta a liberação de catecolaminas, cortisol, glucagon, renina-angiotensina, hormônio antidiurético e aldosterona. A principal fonte de combustível é o glicogênio armazenado. Logo após a queimadura, ocorre hipermetabolismo e catabolismo. O grau da resposta é proporcional ao tamanho da queimadura.
2. Taquicardia, variando de 100 a 120 bpm, é comum e resulta da elevação persistente dos níveis de catecolaminas.
3. "Febre da queimadura" (geralmente observada durante a primeira semana) é comum e depende da profundidade da lesão e da porcentagem de SCQ envolvida. Um aumento na febre entre 0,5°C e 1°C dificulta a avaliação da presença de infecção.
4. As reservas totais de glicose no organismo são limitadas, e o glicogênio muscular e hepático armazenado se esgota nos primeiros dias após a queimadura, aumentando a síntese hepática de glicose

(gliconeogênese), por isso pacientes com intolerância à glicose (obesos e idosos) costumam desenvolver hiperglicemia.

5. O aumento do catabolismo leva à elevação da produção de ureia, sobretudo em pacientes com depleção nutricional.
6. Os níveis de proteína começam a diminuir à medida que altos níveis de cortisol e citocinas inflamatórias continuam circulantes. As proteínas esqueléticas e viscerais são mobilizadas para atender às crescentes demandas nutricionais. Dez a quinze por cento das reservas orgânicas de proteína podem ser perdidas em dez dias, se não houver uma suplementação nutricional adequada. O resultado pode ser fraqueza muscular, problemas para cicatrização de feridas e debilidade adicional do sistema imunológico.
7. Com a reposição adequada de líquidos, o peso do paciente aumenta durante os primeiros dias. A mobilização de fluidos resultará em perda de peso, e o mesmo acontece como resultado da exacerbação da resposta catabólica. O suporte nutricional na forma de nutrição enteral ou parenteral total (NPT) pode ser necessário. A perda de peso resultante da mobilização de fluidos, de maneira geral, começa em 3 a 4 dias após a reanimação.
8. Apesar de todo o suporte nutricional, é quase impossível corrigir o balanço nitrogenado negativo. Quanto mais cedo uma queimadura for fechada, mais rapidamente se alcança o balanço nitrogenado positivo.
9. O gasto metabólico em repouso aumenta de modo linear em relação à quantidade de SCQ: uma queima de 40 a 50% de SCQ resulta em taxa metabólica quase dobrada.
10. O paciente adulto queimado pode precisar de 3 mil a 5 mil calorias ou mais por dia.
    a. Uma queimadura de menos de 10% geralmente requer suplementação mínima.
    b. Uma dieta rica em proteínas e calorias é necessária para queimaduras de 10 a 20%.
    c. Para queimaduras de 20% ou mais, é recomendável iniciar a nutrição enteral em até 24 horas após a lesão.

Necessidades renais

1. A filtração glomerular pode diminuir em lesões extensas.
2. Sem a realização de reanimação ou se implementada muito tarde, a diminuição do fluxo sanguíneo renal pode levar a um alto débito ou insuficiência renal oligúrica e diminuição da depuração de creatinina.
3. A hemoglobina e a mioglobina, presentes na urina de pacientes com lesões musculares profundas, muitas vezes associadas a lesões elétricas, podem causar necrose tubular aguda e exigir maior quantidade de hidratação venosa inicial e diurese osmótica.

Alterações pulmonares

1. A hiperventilação e o aumento do consumo de oxigênio estão associados a queimaduras graves.
2. A maioria das mortes por incêndio se dá pela inalação de fumaça.
3. A reposição exagerada de líquidos e os efeitos do choque hipovolêmico sobre o potencial da membrana celular podem causar edema pulmonar, contribuindo para a diminuição da troca alveolar. Portanto, com uma lesão inalatória, pode ser necessário manter o paciente um pouco menos hidratado.
4. A alcalose respiratória inicial, causada pela hiperventilação, pode mudar para acidose respiratória associada à insuficiência respiratória, como resultado do grande traumatismo resultante de uma queimadura.

Alterações hematológicas

1. Trombocitopenia, anormalidades na função plaquetária, níveis baixos de fibrinogênio, inibição da fibrinólise e déficit de vários fatores de coagulação plasmática ocorrem após uma queimadura.
2. A anemia resulta do efeito direto da destruição das hemácias provocada pela queimadura, da redução da vida útil dos glóbulos vermelhos sobreviventes e da perda de sangue durante procedimentos diagnósticos e terapêuticos.

Atividade imunológica

1. A destruição da barreira cutânea e a presença de escaras favorecem o crescimento bacteriano. O *Staphylococcus aureus* resistente à meticilina (MRSA) vêm sendo encontrado em pacientes queimados com imunocomprometimento.
2. A atividade quimiotáxica dos polimorfonucleares é suprimida, o que resulta em menor consumo de oxigênio e menor atividade bactericida.
3. A resposta inflamatória anormal após a queimadura causa uma diminuição na distribuição de antibióticos, leucócitos e oxigênio para a área lesionada.
4. Hipoxia, acidose e trombose de vasos na área da ferida prejudicam a resistência do hospedeiro a bactérias patogênicas.
5. Os níveis séricos de IgA, IgM e IgG diminuem, refletindo na depressão da função das células B.
6. A imunidade celular deprimida se reflete na linfocitopenia, na hipersensibilidade cutânea retardada suprimida, na diminuição do potencial de rejeição de aloenxertos, na depleção do tecido linfoide dependente do timo e no aumento da suscetibilidade a fungos, vírus e organismos Gram-negativos.
7. Sepse por queimadura.
    a. Após a colonização da superfície da ferida por bactérias, desenvolve-se a colonização abaixo da escara e entre os folículos. A área com colonização pode progredir para invasão dos tecidos subjacentes que não foram queimados e até então eram viáveis.
    b. Uma contagem bacteriana de 10^5 por grama de tecido, conforme determinado pela biopsia da queimadura (cultura quantitativa), indica infecção de ferida. Em geral, apenas uma cultura com *swab* é feita na superfície da ferida.
    c. A ferida está totalmente colonizada em 3 a 5 dias.
8. A disseminação de bactérias da ferida pode causar septicemia.

Impacto sobre o sistema digestório

1. Como resultado da resposta do sistema nervoso simpático ao trauma, o peristaltismo diminui e podem ocorrer distensão gástrica, náuseas, vômito e íleo paralítico.
2. A isquemia da mucosa gástrica e outros fatores etiológicos colocam o paciente queimado em risco de úlceras duodenais e gástricas. O relato de casos de úlceras de Curling, uma úlcera gástrica associada a ferimentos graves por queimaduras e conhecida por causar sangramento potencialmente fatal, tem diminuído na literatura. Embora faltem dados definitivos, os pesquisadores acreditam que as úlceras de Curling tenham sido quase erradicadas graças à alimentação enteral precoce e à profilaxia para úlcera gastrintestinal, agora rotineiramente administrada a pacientes com queimaduras graves.

Avaliação imediata

A avaliação imediata do paciente queimado é imperativa, em particular quanto às dimensões e à profundidade da queimadura, pois a reanimação fluídica é um elemento essencial no manejo inicial de queimaduras graves. Como em todos os pacientes com traumatismo, é importante começar com a pesquisa de traumas primário e secundário. Não atente unicamente na aparência da queimadura. Considere o mecanismo e avalie lesões traumáticas concomitantes.

Gravidade das queimaduras

A gravidade das queimaduras é determinada por:

1. Profundidade – primeiro, segundo (espessura parcial) e terceiro graus (espessura total). Pacientes com queimaduras mais profundas podem experimentar uma resposta sistêmica maior. Lesões de espessura total requerem excisão cirúrgica e enxerto.
2. Extensão – porcentagem de SCQ. Quanto maior a SCQ, maior o risco de uma resposta sistêmica e de choque hipovolêmico.
3. Idade – a taxa de mortalidade aumenta com a idade.

4. Área do corpo queimada – rosto, mãos, pés, períneo e queimaduras circunferenciais requerem cuidados especiais.
5. História de saúde e lesões concomitantes. Condições preexistentes, como diabetes, insuficiência renal e insuficiência cardíaca congestiva, podem complicar o tratamento até de uma pequena lesão por queimadura.
6. Lesão inalatória.

Avaliação de lesões por inalação

1. Se a queimadura da vítima ocorreu em uma área fechada, existe alta suspeita de inalação de fumaça.
2. Avalie todos os pacientes que estiveram em incêndios em espaços fechados quanto a sintomas de intoxicação por monóxido de carbono, como cefaleia, alterações visuais, confusão mental, irritabilidade, diminuição da capacidade de julgamento, náuseas, ataxia e colapso (Tabela 34.1).
3. Observe se há eritema na parte superior do corpo ou bolhas nos lábios, mucosa bucal ou faringe, pelos nasais chamuscados, fuligem na orofaringe e escarro cinza-escuro ou preto (Figura 34.4).
4. Ausculte quanto à presença de roncos e estertores. O aumento da rouquidão, estertor e sialorreia são indicadores de crescente necessidade de intubação.
5. Avalie os níveis de gasometria arterial, carboxi-hemoglobina e espirometria.
6. A visualização direta das cordas vocais pode ser necessária. A visualização adicional pode ser realizada por broncoscopia, se necessário.
7. Uma radiografia de tórax deve ser realizada de modo a ter uma linha de base.

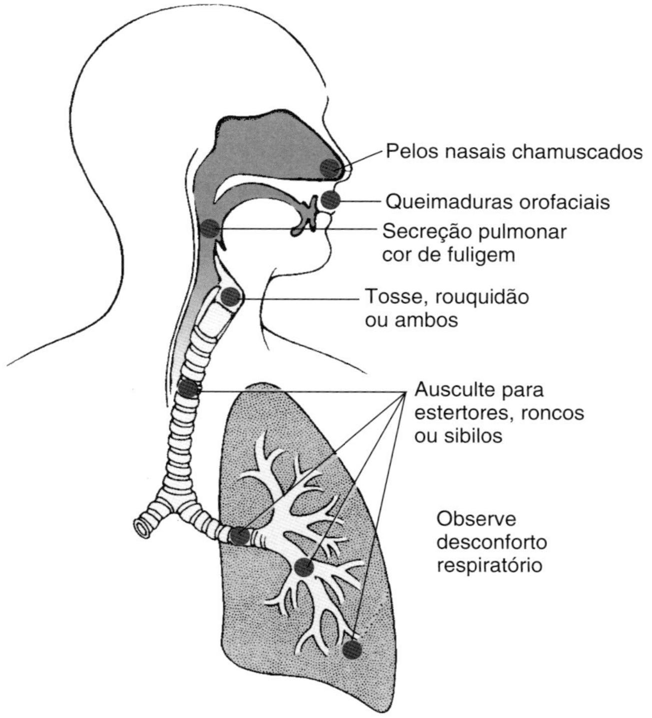

Figura 34.4 Sinais respiratórios de lesão inalatória.

Extensão da superfície corporal queimada

1. Localização anatômica – queimaduras que afetam mãos, pés, rosto e períneo requerem cuidados especializados. As queimaduras circunferenciais também requerem atenção especial, possivelmente escarotomia.
2. A determinação é baseada no uso de tabelas para esse fim, como a "regra dos nove" (Figura 34.5), a tabela de Lund e Browder (ver p. 1465) ou a regra da palma da mão. A palma da mão do paciente, incluindo os dedos, representa cerca de 1% da SCQ. A tabela de Lund e Browder é o método mais preciso. O cálculo da porcentagem de SCQ serve para orientar a reposição de líquidos. Ela é necessária para queimaduras de espessura parcial ou total com 20% de SCQ ou mais.
3. A avaliação deve ser repetida no 2º ou no 3º dia para determinar a demarcação das áreas queimadas.

Tabela 34.1 Sinais e sintomas de intoxicação por monóxido de carbono.

Nível de CO no sangue	Manifestações
0 a 10%	• Nenhuma • Fumantes podem ter 10% de nível de monóxido de carbono ou mais.
10 a 20%	• Cefaleia, distúrbios de visão, angina em pacientes com doença cardiovascular e função mental alentecida.
20 a 40%	• Sensação de aperto na região cefálica, fadiga rápida causada por esforço muscular, diminuição da coordenação muscular, confusão mental, irritabilidade, ataxia, náuseas, vômito, aumento da frequência cardíaca, diminuição da pressão arterial e arritmias.
40 a 60%	• Disfunção pulmonar e cardíaca, falência, coma e convulsões.
> 60%	• Normalmente fatal.

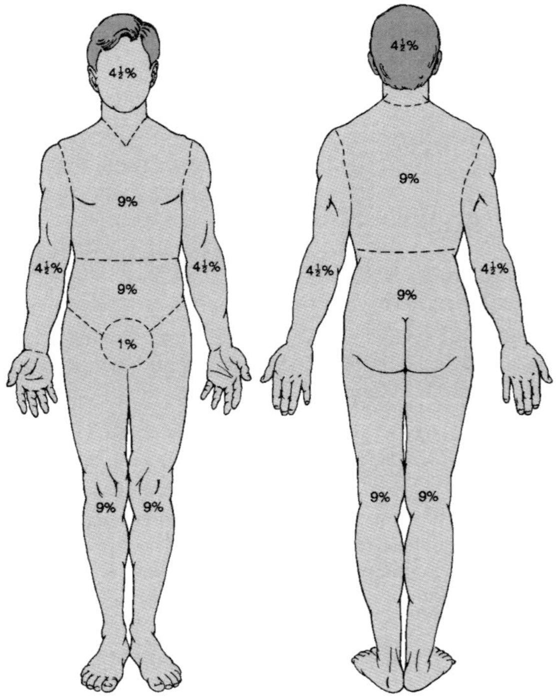

Figura 34.5 Regra dos nove para o cálculo da área total de superfície corporal queimada (SCQ).

Profundidade da queimadura e critérios de triagem

1. De início, pode ser difícil diferenciar entre feridas de segundo e terceiro graus.
   a. Se as áreas parecerem úmidas e rosadas e forem particularmente sensíveis, é provável que seja uma lesão de segundo grau (espessura parcial). A formação de bolhas é outro sinal clássico de uma lesão de segundo grau (espessura parcial).
   b. Se a área estiver ressecada, com aparência de couro e firme ao toque, é mais provável que seja uma queimadura de terceiro grau (espessura total). As queimaduras de terceiro grau (espessura total) podem ter colorações variadas, como branco, manchado ou carbonizado, bem como uma sensibilidade reduzida ao toque leve (Tabela 34.2).
2. Reavalie diariamente nos primeiros dias, porque uma queimadura de espessura parcial pode se converter ou progredir para uma lesão de espessura total.
3. Pacientes com queimaduras profundas de espessura parcial de certa extensão, de espessura total, químicas, elétricas, em certas áreas do corpo e qualquer lesão das vias respiratórias ou por inalação de fumaça devem ser transferidos para um centro regional de tratamento de queimados (Boxe 34.1).

MANEJO

O manejo da lesão aguda por queimadura inclui estabilização hemodinâmica, suporte metabólico, desbridamento da ferida, uso de terapia antibacteriana tópica, curativos biológicos e fechamento da ferida. Prevenção, o tratamento de complicações, incluindo infecção e danos pulmonares, e reabilitação também são de grande importância. O paciente precisará de fisioterapia, terapia ocupacional e apoio psiquiátrico e nutricional.

Boxe 34.1 Critérios de encaminhamento para um centro de queimados

- Queimaduras de espessura parcial superiores a 10% de SCQ
- Envolvimento de face, mãos, pés e genitais
- Queimaduras de terceiro grau
- Queimaduras elétricas
- Queimaduras químicas
- Lesão inalatória
- Condições clínicas preexistentes que podem complicar o manejo
- Trauma concomitante, no qual as lesões por queimadura representam o maior risco
- Crianças queimadas, pois as instituições carecem de pessoal e equipamentos especializados
- Pacientes que necessitam de intervenção social, emocional ou de reabilitação especial.

Estabilização hemodinâmica

Hidratação intravenosa

Baseado em evidências
American Burn Association. (2016). *Advanced Burn Life Support Provider Manual*. Chicago: Author.

1. O objetivo da reposição de líquidos é manter a perfusão tecidual e a função dos órgãos. O manejo rigoroso e contínuo de fluidos é fundamental para minimizar as complicações associadas à reanimação e à sub-reanimação.
   a. A reposição de líquidos excessiva tem sido associada a síndrome coronariana aguda, síndrome compartimental das extremidades, SDRA, obstrução das vias respiratórias e edema pulmonar.

Tabela 34.2 Avaliação de queimaduras.

Extensão ou grau	Avaliação da extensão	Processo de reparação
Superficial (primeiro grau)	• Rosa a vermelho. Edema leve que desaparece rapidamente • A dor pode durar até 48 h e é aliviada com o resfriamento da pele • As queimaduras solares são exemplos típicos.	• Em cerca de 5 dias, a epiderme descasca e cicatriza espontaneamente • O prurido e a pele rosada persistem por cerca de 1 semana • Sem cicatrizes • Se a queimadura não for infectada, a cicatrização ocorre espontaneamente em 10 a 14 dias.
Espessura parcial (Segundo grau)	**Superficial**: • Rosa ou vermelho, formação de bolhas (vesículas), extravasamento de líquido edematoso e elástico • Camadas superficiais da pele são destruídas, a ferida é úmida e dolorosa.	• Cicatriza em 2 a 3 semanas • Pouca ou nenhuma cicatriz.
	Dérmica profunda: • Manchas brancas e vermelhas, áreas avermelhadas edematosas que empalidecem com a pressão • Pode estar amarelada, mas é macia e elástica, podendo ou não ser sensível ao toque e ao ar frio.	• Várias semanas para a cicatrização • Podem deixar cicatrizes.
Espessura total (Terceiro grau)	• Destruição de células epiteliais – epiderme e derme destruídas • Áreas avermelhadas não empalidecem com a pressão • Não é doloroso, inelástica, a coloração varia do branco ceroso ao castanho, o tecido desvitalizado semelhante ao couro é chamado de escara • Destruição do epitélio, da gordura, dos músculos e dos ossos.	• A escara deve ser removida. O tecido de granulação começa a se formar no epitélio mais próximo às margens da ferida ou do enxerto de sustentação • Para áreas maiores que 3 a 5 cm, é necessário realizar enxertos • É esperada a ocorrência de cicatrizes e perda de função da pele • A área requer desbridamento, formação de tecido de granulação e enxerto.

b. A baixa reposição de líquidos pode levar a perfusão inadequada de órgãos e células, desenvolvimento de úlcera por estresse, necrose tubular aguda e conversão de queimaduras profundas de espessura parcial em queimaduras de espessura total.
2. A *American Burn Association* recomenda a reanimação fluídica para queimaduras de espessura parcial e total superiores a 20% de SCQ.
   a. A reanimação imediata por hidratação intravenosa (IV) é indicada para pacientes com lesão elétrica, idosos ou com doença cardíaca ou pulmonar.
   b. Esses pacientes requerem monitoramento meticuloso e podem exigir uma modificação nas demandas hídricas.
3. Dois cateteres IV periféricos de grande calibre devem ser instalados para a reposição hídrica e o controle da dor, preferencialmente em área da pele não queimada. Se não for possível obter acesso IV periférico, podem ser utilizados cateteres intraósseos ou intravenosos centrais.
4. Em geral, uma solução cristaloide (lactato de Ringer) é utilizada. Várias formulações podem ser utilizadas para determinar o tipo e a quantidade de fluido a ser administrado nas primeiras 48 horas.
   a. Qualquer fórmula utilizada é apenas um guia e um ponto de partida. Alguns pacientes precisarão de mais ou menos líquidos, dependendo da resposta.
   b. A fórmula de consenso, antes conhecida como fórmula de Parkland, é a mais utilizada.
   c. Alguns centros de tratamento de queimados utilizam a albumina como terapia de resgate para pacientes que necessitam de quantidades excessivas de líquidos durante a reanimação. A albumina também pode ser usada após a reanimação no segundo dia.
5. Fórmula de consenso:
   a. Primeiras 24 horas: 2 a 4 mℓ de lactato de Ringer × peso em kg ×% de SCQ.
   b. Nas primeiras 8 horas deve ser administrada metade da quantidade do fluido, calculada a partir do momento da lesão. Se o início da reposição de líquidos for demorado, a mesma quantidade de fluido deve ser administrada durante o tempo restante. Lembre-se de deduzir qualquer líquido fornecido no cuidado pré-hospitalar.
   c. A metade restante do fluido deve ser administrada durante as próximas 16 horas.
   d. Exemplo:
      Peso do paciente: 70 kg; % de SCQ: 80%.
      4 mℓ × 70 kg × 80% de SCQ = 22.400 mℓ de lactato de Ringer.
      Primeiras 8 horas: 11.200 mℓ ou 1.400 mℓ/hora.
      16 horas seguintes: 11.200 mℓ ou 700 mℓ/hora.

Alerta de enfermagem
Vários centros regionais de tratamento de queimados desenvolveram protocolos para a reposição de líquidos, como o *Michigan State Burn Coordinating Center*, e foram desenvolvidos vários algoritmos controlados por computador, utilizando a tecnologia para orientar com maior precisão o manejo de fluidos.

Tratamento de feridas

O cuidado rigoroso da ferida é essencial para a cicatrização da queimadura. O tratamento das feridas de queimadura de espessura parcial inclui limpeza diária ou 2 vezes/dia com desbridamento ou hidroterapia (banheira/ducha) e trocas de curativos. O tratamento de queimaduras profundas de espessura parcial e total requer excisão cirúrgica precoce das escaras, enxerto de pele e tratamento das feridas no pós-operatório.

Limpeza e desbridamento

1. Inicialmente, as queimaduras devem ser limpas. Em geral, a limpeza é diária com um agente antibacteriano suave e soro fisiológico ou água.
   a. Pode ser feito na banheira de hidroterapia, na banheira, no chuveiro ou na beira do leito.
   b. Ver "Hidroterapia" a seguir.
2. O tecido desvitalizado (escara) pode ser removido por desbridamento natural, enzimático, mecânico e/ou cirúrgico.
3. A escara começará a se separar do tecido viável subjacente por um processo natural de crescimento bacteriano, que causa a lise de proteínas na interface vitalizada e desvitalizada do tecido.
4. As escaras soltas e o sangue coagulado e exsudato podem ser desbridados no momento da limpeza da ferida.

Princípios da hidroterapia

1. A hidroterapia na banheira, no chuveiro ou em bacias de banho se refere ao tratamento do paciente queimado em uma banheira ou um chuveiro para facilitar a limpeza e o desbridamento da área afetada. Mesmo pacientes dependentes de ventilação pulmonar mecânica podem ser banhados com segurança com o uso de uma bacia de banho com chuveiro.
2. Vantagens
   a. Medicamentos tópicos, curativos aderidos e escaras são removidos com maior facilidade.
   b. Oferece uma oportunidade para o paciente praticar exercícios de amplitude de movimento (ADM).
   c. Facilita a avaliação da área queimada. É possível fazer a limpeza do corpo inteiro do paciente.
3. Desvantagens
   a. Perda de calor corporal e de sódio.
   b. Desconfortável e, às vezes, doloroso para o paciente.
   c. A manutenção dos cateteres IV e os cuidados com a ventilação pulmonar mecânica podem ser difíceis durante o banho.

Alerta de enfermagem
A pré-medicação adequada do paciente com opioides e ansiolíticos permite que ele consiga participar e tolerar o processo de limpeza, banho e troca do curativo.

Procedimento de hidroterapia

1. Descreva o procedimento para o paciente que está fazendo hidroterapia pela primeira vez.
2. Selecione o horário das futuras sessões de hidroterapia de maneira colaborativa com o paciente. Administre analgésico, conforme prescrição, antes do tratamento, para que seja alcançado o benefício máximo. Use intervenções de enfermagem para ajudar com a experiência da dor.
3. Se o paciente utilizar uma sonda vesical, drene e mantenha o sistema fechado para evitar contaminação.
4. Mantenha a técnica asséptica tanto quanto possível no preparo do paciente, durante a hidroterapia e na troca de curativos das feridas depois da terapia.
5. Durante a hidroterapia, depois de fazer a limpeza das feridas, proceda ao desbridamento, raspe as áreas adjacentes, conforme prescrição médica, lave o cabelo com xampu e suavemente a pele normal.
6. Limite a hidroterapia ao menor tempo possível para diminuir a perda de temperatura e o subsequente resfriamento do corpo.
7. Nunca deixe o paciente sem vigilância na banheira.
8. Respeite a expressão de sentimentos de estresse, dor, frio e fadiga do paciente.
9. Após o tratamento, o paciente pode ser pesado antes de ser cuidadosamente vestido e posicionado no leito.
10. Documente dados importantes, incluindo o estado da ferida.

Antimicrobianos tópicos

1. Deve ser realizada medicação tópica para cobrir áreas de queimaduras e reduzir o número de microrganismos. (Tabela 34.3). Identifique o agente antimicrobiano tópico e o tipo de curativo mais efetivo é um aspecto essencial à promoção do fechamento da ferida.
2. Devem ser considerados fatores como localização da queimadura, profundidade da lesão, facilidade de aplicação e remoção, dor, frequência das trocas de curativos e o custo envolvido.
3. Os agentes devem ser aplicados diretamente sobre a área de queimadura na forma de pomadas, cremes, soluções, ou ser incorporados em curativos de camada única que não aderem na ferida, mas permitem a drenagem de secreções.
4. Os curativos podem ser comercializados na forma de compressas de múltiplas camadas, compressas de gaze 4×4 padrão ou várias camadas de bandagem elástica (tipo Kerlix).
5. Se forem usadas compressas de uso único ou de gaze, elas podem ser mantidas no lugar por uma bandagem elástica ou curativos de trama tubular.
6. Quando são utilizados curativos úmidos, eles devem ser mantidos após o procedimento cirúrgico. Devem ser novamente umedecidos em intervalos de 4 a 6 horas, conforme solicitado. A perda de calor pode ser evitada restringindo a perda por evaporação com uso de cobertor seco e aquecendo o leito e o quarto. Quando são usados curativos úmidos, compressas de gaze com 20 camadas ajudam a reter a solução na concentração adequada para ser novamente umedecida a cada 4 horas. Uma cobertura seca de tecido de algodão evita a perda de calor por evaporação.
7. Características desejadas em um antimicrobiano tópico:
   a. Demonstra ação contra um amplo espectro de bactérias.
   b. Tem a capacidade de se difundir pela ferida e de penetrar a escara.
   c. Não é tóxico nem prejudica os tecidos orgânicos.

Tabela 34.3 Agentes antimicrobianos tópicos para queimaduras.

Agente tópico	Descrição e indicações	Desvantagens	Considerações de enfermagem
Sulfadiazina de prata 1%			
	• Composto branco, cristalino e altamente insolúvel em apresentação de creme opaco, inodoro e miscível em água • Exerce efeito antimicrobiano ao nível da membrana celular e da parede celular contra bactérias Gram-negativas e Gram-positivas e leveduras • A penetração da sulfadiazina de prata na ferida é intermediária entre o nitrato de prata e a mafenida • Toxicidade sistêmica é rara • Agente mais utilizado e baixa incidência de efeitos adversos.	• Pode causar leucopenia transitória que desaparece depois de 2 a 3 dias de tratamento • Pode aumentar a possibilidade de kernicterus e não deve ser usado em mulheres no último trimestre da gestação, em recém-nascidos prematuros ou em lactentes com menos de 2 meses de vida • O comprometimento da função hepática e renal que resulta em diminuição da excreção dos constituintes do medicamento pode diminuir os benefícios terapêuticos da administração continuada de sulfadiazina de prata • A exposição à luz solar produz uma descoloração acinzentada • Cristalúria e metemoglobinemia são efeitos tóxicos raros • O uso prolongado pode estar associado ao surgimento de resistência à sulfadiazina.	• Use em feridas abertas e em curativos oclusivos simples ou complexos • Aplique com a luva estéril diretamente sobre a ferida ou na gaze do curativo uma camada com 0,2 cm de espessura, 1 ou 2 vezes/dia após a limpeza completa da área • A sulfadiazina de prata será suspensa se a contagem de leucócitos for < 1.500 em um adulto ou < 2.000 em uma criança. A contagem de leucócitos geralmente volta ao normal em 2 a 4 dias, após os quais a aplicação pode ser retomada.
Acetato de mafenida			
creme a 10% ou solução a 5%	• Geralmente disponibilizado em creme higroscópico miscível em água • Ativo contra a maioria dos organismos Gram-positivos, sobretudo *Clostridia* spp. • Ativo contra patógenos Gram-negativos comuns em queimaduras, mas com pouca atividade antifúngica • Não se liga significativamente às proteínas e ao exsudato da ferida • Bom poder de penetração e útil para o controle da infecção invasiva estabelecida por queimaduras.	• Doloroso durante e por um curto período após a aplicação • Potente inibidor da anidrase carbônica que resulta em acidose metabólica, portanto não deve ser usado se a superfície corporal queimada for > 20% • Pode ocasionar rapidamente diurese alcalina e poliúria acentuada quando usado em pacientes com uma grande área corporal queimada • Pode ocorrer hiperventilação compensatória e insuficiência pulmonar se a mafenida não for suspensa • Anemia hemolítica é uma complicação rara.	• O creme é aplicado sem curativo, se possível, e deve ser reaplicado a cada 12 h para manter a efetividade terapêutica • A concentração da solução terapêutica é mantida com curativos úmidos volumosos. Repita o umedecimento a cada 2 a 4 h • A aplicação está associada à queixa álgica significativa • Hipersensibilidade evidenciada por erupção cutânea maculopapular. Deve ser tratada com anti-histamínicos ou suspendendo o uso • Requer monitoramento rigoroso das condições pulmonares e do equilíbrio ácido-base e hídrico.

Tabela 34.3 Agentes antimicrobianos tópicos para queimaduras. (*Continuação*)

Agente tópico	Descrição e indicações	Desvantagens	Considerações de enfermagem
Nitrato de prata (solução a 0,5%)	• Solução clara com baixa toxicidade e efeito antimicrobiano significativo contra patógenos comuns em feridas por queimadura • A absorção é mínima graças à insolubilidade da porção cloreto e outros sais • Não alergênico e de aplicação quase sempre não dolorosa • A melhor indicação se direciona à profilaxia contra infecções.	• Pode causar anormalidades eletrolíticas, esgotando os níveis séricos de sódio, cloreto, potássio e magnésio • A meta-hemoglobinemia é uma complicação rara • Mancha tudo, inclusive a pele normal, de marrom ou preto.	• Monitore cuidadosamente o equilíbrio eletrolítico. A suplementação com sais de sódio e potássio costuma ser necessária para pacientes com queimaduras extensas • Use curativos volumosos. Torne a umedecer a cada 2 a 4 h, para manter a concentração terapêutica • Mantenha o paciente aquecido e minimize a perda de água por evaporação transcutânea com a camada superior seca, como meia ou manta de banho.
Folha de prata	• Prata impregnada em um veículo neutro.	• Não pode ser umedecido até o momento da aplicação • Umedeça apenas com água estéril, pois o soro fisiológico inativa a prata • Precisa-se manter a umidade com água estéril a cada 8 h.	• A troca de curativo é necessária apenas a cada 4 a 7 dias, reduzindo a dor • Pode ser usado em nível ambulatorial.
Mupirocina	• Pomada • Ativo contra *Staphylococcus aureus* resistente à meticilina (MRSA).	• Alergia é uma grande contraindicação • O uso prolongado pode resultar em superinfecção • Aplique de 2 a 3 vezes/dia.	• Pode ser encomendado com base na cultura ou de modo profilático.

   d. É barato, agradável de usar, inodoro ou de odor agradável. Não mancha a pele nem a roupa.
   e. Não provoca o desenvolvimento de cepas resistentes de organismos patogênicos.
8. Em geral, um creme tópico previamente aplicado deve ser removido, e a ferida deve ser limpa suavemente antes de nova aplicação a cada troca de curativo. Os curativos de membros podem ser envolvidos do segmento distal para o proximal tomando cuidado para evitar comprometimento da circulação, quando ocorrer edema ou o curativo estiver muito apertado.
9. Alguns curativos à base de prata podem ser mantidos em feridas de segundo grau (espessura parcial) ou sítios doadores por vários dias. A maioria exige um envoltório externo para manter o curativo no lugar, que pode ser trocado sempre que necessário.
10. Poucos resultados foram extraídos da análise das melhores evidências sobre curativos para queimaduras superficiais e de espessura parcial. Uma revisão sistemática do *Cochrane Database* de 30 ensaios clínicos randomizados mostrou algumas evidências de que curativos biossintéticos, à base de prata e náilon de silicone diminuem o tempo de cicatrização em relação à sulfadiazina de prata. No entanto, deficiências metodológicas dos estudos individuais limitam a utilidade da revisão.

Baseado em evidências
Wasiak, J., Cleland, H., Campbell, F. *et al.* (2013). Dressings for superficial and partial thickness burns. *Cochrane Database of Systematic Reviews*, (4), CD0002106.

Manejo cirúrgico

A excisão inicial e o enxerto de pele são as metas para alcançar o fechamento precoce da ferida no caso de queimadura profunda com espessura parcial e total. Veja os tipos de coberturas para queimaduras na Tabela 34.4.

Tabela 34.4 Coberturas para feridas por queimadura.

Cobertura e descrição	Indicações	Fonte ou forma	Considerações de enfermagem
Aloenxerto/homoenxerto • Pele humana de cadáver, com cerca de 0,4 mm de espessura • Preferível o uso de curativo biológico.	• Desbridamento de feridas desorganizadas • Proteger o tecido de granulação após escarotomia • Cobrir ferida extirpada imediatamente • Servir como teste de enxerto antes do autoenxerto.	Homoenxertos frescos, criopreservados, disponíveis em bancos de tecidos.	• Lembre-se: o tempo que o curativo permanece instalado varia bastante • Observe presença de exsudato, bem como sinais locais e sistêmicos de infecção e rejeição.

(*continua*)

Tabela 34.4 Coberturas para feridas por queimadura. *(Continuação)*

Cobertura e descrição	Indicações	Fonte ou forma	Considerações de enfermagem
Xenoenxerto/heteroenxerto • Pele de porco semelhante à humana coletada após o abate e criopreservada ou liofilizada para armazenamento prolongado.	• Igual ao homoenxerto • Para cobertura de autoenxertos em malha • Para proteger os tendões expostos • Para cobertura de queimaduras de espessura parcial que não apresentem escaras e estejam limpas ou apenas levemente contaminadas.	Disponível em forma fresca, congelada ou liofilizada, em rolos ou lâminas. Também disponível em malha e impregnado com sulfadiazina de prata.	• Troque a cada 2 a 5 dias. A ferida pode ser coberta ou mantida aberta • Observe sinais de infecção.
Biobrane • Tecido de náilon conectado a uma membrana de borracha de silicone, contendo peptídios colágenos de suínos • Elástico e durável, adere à superfície da ferida até ser removido ou descartado por reepitelização espontânea.	• Para cobertura de sítios doadores de enxerto • Proteger queimaduras limpas, superficiais e de espessura parcial, assim como feridas excisadas aguardando autoenxertos • Para cobertura de autoenxertos em malha.	Lâminas estéreis embaladas individualmente de vários tamanhos, também em forma de luva para queimaduras nas mãos.	• Útil para feridas que aguardam autoenxerto, pois pode ser mantido no local de 3 a 14 dias e é permeável aos antimicrobianos, que podem ser aplicados sobre ele.
DuoDERM • Curativo hidroativo que interage com a umidade da pele, criando ligações que resultam em adesividade • Interage com o exsudato da ferida para produzir um gel leve e úmido, que facilita a remoção.	• Para cobrir pequenas queimaduras de espessura parcial • Para evitar contaminação bacteriana.	Embalagens individuais, destacáveis e em *blister* contendo lâminas de vários tamanhos (de 7,5 × 7,5 cm a 20 × 30 cm).	• Use um tamanho que permita que o curativo se estenda além da ferida até a pele saudável • Tenha cuidado para distinguir entre secreção purulenta e material liquefeito que normalmente permanece na ferida • Usado até desprender, em geral de 7 a 10 dias.
Integra Artificial Skin • Membrana permanente com camada dupla composta por uma porção dérmica, constituída por uma estrutura porosa de fibras de colágeno bovino reticulado e composto de glicosaminoglicano, além de uma camada epidérmica de polímero sintético de polissiloxano.	• Criar um modelo para a regeneração dérmica pela formação de uma "neoderme". Fornece o fechamento fisiológico da ferida imediatamente após a excisão. Permite o uso de um autoenxerto mais fino.	Lâminas individuais estéreis.	• A camada de regeneração dérmica é muito macia e flexível. Nenhuma imersão em hidroterapia deve ocorrer enquanto a camada de silicone estiver no lugar • Troque o curativo externo a cada 4 a 5 dias • A remoção da camada de silicone geralmente é feita em 14 a 21 dias.
Acticoat • Cobertura temporária composta por um filme nanocristalino de prata iônica pura.	• Fornecer uma camada temporária com proteção antimicrobiana ideal. Pode ser usado para cobertura imediata de feridas e para cobertura pós-enxerto, bem como para cobertura do sítio doador.	Lâminas individuais estéreis.	• Deve ser umedecido imediatamente antes da aplicação e com água estéril a cada 4 a 6 h. Não aplique antimicrobiano tópico sobre a folha de prata.
Aquacel AG	• Fornecer cobertura para feridas de espessura parcial com profundidade superficial a média. Seca e permanece na ferida até a cicatrização. Nesse momento, o curativo se solta e pode ser removido da ferida.	Rolos estéreis individuais.	• Não tente umedecer ou remover antes da cicatrização da ferida.

Considerações gerais

1. A intervenção cirúrgica precoce reduz o potencial de infecção da ferida e potencialmente reduz o tempo de permanência hospitalar.
2. A excisão cirúrgica é muito estressante e acarreta grande perda de sangue, portanto medidas mais conservadoras podem ser indicadas para alguns pacientes.
3. Como consideração geral, até 190 mℓ de sangue podem ser perdidos a cada 1% da queimadura excisada no paciente adulto.
4. Com a excisão tangencial, uma lâmina especial é usada para remover camadas finas de pele danificada, até que o tecido viável seja evidenciado por sangramento capilar. É muito utilizada em queimaduras profundas de espessura parcial e de espessura total, seguida da cobertura imediata com um curativo biossintético, biológico, ou com um autoenxerto.
5. Com a excisão da fáscia (primária), a pele, os vasos linfáticos e o tecido subcutâneo são removidos até a fáscia, com autoenxerto imediato ou cobertura temporária com curativos biológicos ou biossintéticos. Essa intervenção deve ser repetida até que todas as áreas com queimaduras profundas sejam removidas.

Curativos biológicos

1. Os curativos biológicos são usados para cobrir temporariamente grandes superfícies do corpo. Em geral, são enxertos de espessura parcial, coletados de cadáveres humanos ou de outros doadores mamíferos, como porcos.
   a. Um aloenxerto é um enxerto de pele retirado de uma pessoa que não seja o paciente queimado e aplicado a uma ferida por queimadura (tipo mais comum de curativo biológico). Um cadáver é a fonte mais comum. Outras fontes podem ser doadores vivos submetidos à paniculectomia ou a outro procedimento cirúrgico.
   b. Um xenoenxerto ou heteroenxerto é um segmento de pele retirado de um animal, como o porco.
2. O aloenxerto pode fornecer fechamento temporário da ferida para queimaduras com grande área de superfície quando não há pele saudável suficiente disponível para o autoenxerto. Os enxertos costumam permanecer aderidos por 2 a 3 semanas antes de se soltarem.
   a. A coloração da pele não é importante, porque é apenas um enxerto temporário.
   b. O doador deve ser um adulto livre de infecção. Toda a pele doada deve ser testada e estar livre de doenças contagiosas antes de poder ser usada para doação.

Objetivo e benefícios

1. Diminui perda de calor, fluidos e proteínas.
2. Reduz a proliferação bacteriana.
3. Fecha a ferida temporariamente, melhora a produção e protege o tecido de granulação.
4. Protege o tecido neurovascular e muscular exposto, bem como os tendões.
5. Diminui a dor e aumenta o conforto do paciente.
6. Atua como um enxerto de teste, para determinar quando o tecido de granulação será capaz de aceitar o autoenxerto com sucesso.
7. Promove curativo eficaz para a área doadora.

Procedimentos clínicos

1. Primeiro o tecido desvitalizado é removido por cirurgia ou de modo enzimático.
2. O aloenxerto é aplicado diretamente sobre a área exposta, com o lado brilhante para baixo. Antes de aplicar, pode ser umedecido em soro fisiológico e ser cortado para se ajustar às bordas da ferida.
3. Os enxertos em geral são presos com fitas adesivas, grampos ou sutura. É coberto com gaze úmida não aderente, embebida em solução com antibiótico ou soro fisiológico, e recoberto com atadura elástica. Ele deve ser umedecido novamente com a solução apropriada.
4. No início, o curativo permanece instalado de 3 a 5 dias e deve ser umedecido a cada 4 a 6 horas. O procedimento de umedecimento não é necessário com o uso de enxertos laminados.
5. Após a remoção inicial, muitas vezes conhecida como o primeiro curativo pós-operatório, os curativos devem ser trocados diariamente.
6. Se for utilizado um aloenxerto ou xenoenxerto, o leito da ferida pode ser preparado para o autoenxerto permanente.

Curativos biossintéticos

1. Curativos biossintéticos temporários ajudam a prevenir a contaminação bacteriana.
2. Usado quando o autoenxerto permanente não está disponível ou é desnecessário, como quando feridas de espessura parcial cicatrizam espontaneamente.
3. O Biobrane (Woodruff Laboratories) consiste em uma malha de náilon personalizada que se liga de maneira mecânica a uma membrana ultrafina de borracha de silicone, à qual peptídios colágenos da pele suína se unem por ligação covalente.
   a. Tem uma vida útil mais longa e custo mais baixo do que os curativos biológicos, como a pele de porco.
   b. É muito utilizado para cobertura de feridas rasas que aguardam epitelização, para feridas extirpadas que aguardam autoenxertos, para autoenxertos largamente entrelaçados até o fechamento de interstícios e para sítios doadores que aguardam a cicatrização.

Derme artificial

1. Este método experimental é estudado em alguns centros de tratamento de queimados selecionados para melhorar a sobrevida de pacientes com queimaduras maciças e pouca pele disponível para doação.
2. Composto por uma malha fibrilar porosa de colágeno e condroitina com seis sulfatos, coberta por uma fina folha de Silastic.
3. É utilizada com um enxerto epidérmico para fornecer uma cobertura permanente que seja pelo menos tão satisfatória quanto outras técnicas de enxerto disponíveis.
4. É usada sobre as áreas doadoras mais finas e que cicatrizam mais rapidamente. Parece resultar em menos cicatrizes hipertróficas do que os métodos habituais de enxerto.

Fechamento da ferida

1. O enxerto de pele é quase sempre necessário ou preferido para queimaduras de espessura total superior a 3 a 5 cm de diâmetro, assim como em feridas de espessura parcial profunda ou áreas funcionais.
2. Após a remoção gradual da escara e o desenvolvimento de uma base de tecido de granulação, ou se houver tecido viável após a excisão, são aplicados enxertos de pele do próprio paciente (autoenxerto).
3. Podem ser utilizados enxertos laminados ou em malha, proporcionando maior expansão dos sítios doadores.
4. O fluxo sanguíneo é restaurado no 3º ou no 4º dia. O pós-enxerto, a continuidade vascular e o fechamento da ferida acontecem depois de 7 a 10 dias.
5. O fechamento definitivo da ferida em pacientes com lesões extensas de espessura total pode exigir várias cirurgias ao longo de muitas semanas ou até meses. Para acelerar a cicatrização, podem ser usados autoenxertos de cultura de células epiteliais (pele cultivada) para pacientes com grandes áreas queimadas e pouca pele doadora disponível.
   a. Biopsias da pele não queimada são cultivadas em laboratório especializado para produzir lâminas confluentes de células epiteliais adequadas para enxerto em cerca de 3 semanas.
   b. As áreas doadoras disponíveis podem ser usadas para a cobertura das superfícies mais funcionais ou profundas, e os delicados autoenxertos epiteliais cultivados podem ser usados para cobrir grandes áreas.

   c. As lâminas de células epiteliais têm risco maior de cisalhamento porque não têm derme e parecem ser menos resistentes a infecções. Alguns centros de tratamento de queimados aprimoraram a técnica de coleta de enxertos usando por baixo uma derme de aloenxerto.
   d. É necessária experiência comprovada para determinar a durabilidade em longo prazo dos autoenxertos epiteliais cultivados, um tratamento capaz de salvar a vida de um paciente com queimaduras graves.
6. Muitas queimaduras de espessura parcial cicatrizam espontaneamente no intervalo de algumas semanas, desde que protegidas contra infecções.
7. A área doadora requer cuidados rigorosos e pode ser coberta por curativo sintético, vermelho escarlate, folhas de prata ou creme antimicrobiano, como sulfadiazina de prata a 1%.

Outras intervenções

Manejo da dor

1. O alívio da dor deve ser considerado na avaliação primária de todas as lesões iniciais por queimadura. Uma queimadura é uma das sensações dolorosas mais temidas. Todas as queimaduras são dolorosas.
2. Todos os medicamentos para dor devem ser administrados por via intravenosa. Aqueles administrados por via intramuscular podem não ser metabolizados adequadamente pelo tecido queimado. Os medicamentos para dor de administração por via intravenosa são morfina, hidromorfona e fentanila.
3. A administração de opioides para pacientes pediátricos, idosos e aqueles com maior tolerância à dor deve ser cuidadosa, a fim de evitar insuficiência respiratória ou superdosagem.

Suporte nutricional

1. No início, institua o jejum até o retorno dos ruídos intestinais (1 a 2 dias). No entanto, pequenas quantidades (5 a 10 mℓ/hora) de alimentação isotônica por sonda entérica são normalmente iniciadas em 24 horas, para ajudar a manter o sistema digestório em funcionamento. Pequenas quantidades de eritromicina podem ser empregadas para incentivar a motilidade gastrintestinal.
2. Reduza o estresse metabólico, aliviando a dor, o medo, a ansiedade, e mantendo o ambiente aquecido.
3. O manejo deve ser agressivo para combater a deficiência nutricional aguda e a perda de peso. Balanço nitrogenado positivo deve ser o objetivo em todo o cuidado do paciente após a queimadura.
4. Quando a função intestinal retornar, administre líquidos e introduza a dieta VO, conforme tolerado pelo paciente.
5. Ofereça alimentos mais sólidos depois de 2 a 3 dias, pois a tolerância a eles aumenta.
   a. Aumente a ingesta calórica para corresponder ao gasto diário.
   b. Forneça 3 g de proteína/kg de peso corporal – 20% das calorias necessárias na forma de gorduras e o restante em carboidratos.
6. Esteroides anabolizantes orais (oxandrolona) têm demonstrado bons resultados para ajudar na manutenção da massa muscular magra.
7. Quando as necessidades calóricas não podem ser atendidas pela alimentação enteral, pode ser necessário iniciar a NPT (aminoácidos, carboidratos e emulsões lipídicas).
8. Forneça suplementos de potássio, vitaminas e minerais (zinco, ferro e vitamina C).

Prevenção e tratamento de complicações

As principais causas de morbimortalidade em pacientes queimados são aquelas relacionadas a infecções e problemas pulmonares.

1. Os agentes antibacterianos tópicos ajudam a retardar a proliferação de organismos patogênicos até que o fechamento da ferida ocorra espontaneamente ou por intervenção cirúrgica.
2. Antibióticos de amplo espectro podem ser necessários para tratar infecções Gram-positivas, Gram-negativas sistêmicas e, às vezes, por fungos.
3. Os parâmetros críticos de diagnóstico incluem observação de sinais de sepse na queimadura, obtenção de biopsia quantitativa e qualitativa da ferida, verificação de sinais de septicemia e coleta de sangue para cultura.
4. Cuidados pulmonares rigorosos são essenciais, porque é comum o desenvolvimento de pneumonia, em especial se o paciente permanecer intubado.
5. Lesões graves por inalação de fumaça, incluindo SDRA, podem contribuir de modo significativo para a mortalidade, mesmo que a ferida seja pequena.

Cuidados de enfermagem do paciente queimado

Ver Boxe 34.2.

Avaliação de enfermagem

1. Obtenha um histórico completo, incluindo:
   a. Agente causador, como água quente, produtos químicos, gasolina, chama, alcatrão, radiação PUVA etc.
   b. Duração da exposição.

Boxe 34.2 Inovação no atendimento ao paciente

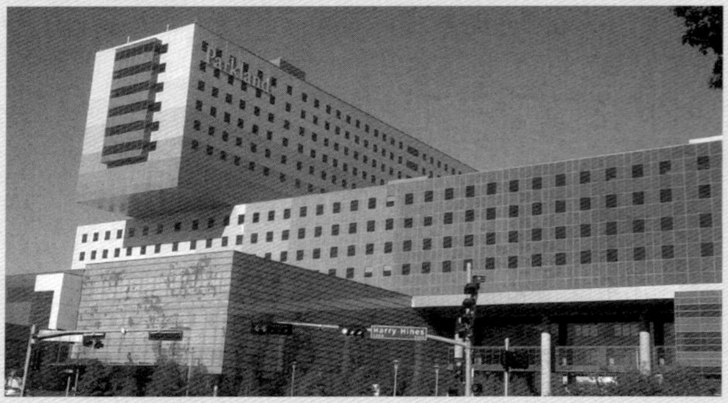

Há mais de um século, o *Parkland Hospital*, em Dallas, Texas, foi inaugurado para cumprir uma missão criada pela inerente benesse. Ninguém imaginou que o novo paraíso para o tratamento de saúde de indivíduos de baixa renda se tornaria a instituição que é hoje. Parkland é uma renomada unidade de tratamento de queimados e reconhecida por ser pioneira em vários outros segmentos, incluindo a primeira maternidade de alto risco e a primeira unidade de trauma pediátrico nos EUA. Em 1962, a Parkland abriu uma das maiores unidades de tratamento de queimados para pacientes civis nos EUA e avançou no tratamento de queimaduras por meio da fórmula de reanimação por líquidos usada em mais de 80% das unidades de queimados em todo o país.

O novo hospital Parkland, inaugurado em 2015, promove a excelência no atendimento clínico, no ensino e na pesquisa em um ambiente tecnologicamente avançado e de fácil acesso. O novo hospital foi projetado e construído de maneira pensada e ponderada, usando conceitos de saúde baseados em evidências e envolvendo a enfermagem em cada uma das etapas. Todo o hospital é projetado tendo em mente a assistência ao paciente. A abordagem centrada no paciente cria um ambiente saudável com quartos individuais, janelas e luz natural, além de mais espaço para a família e os visitantes. Um modelo com áreas de trabalho reservadas e públicas oferece conforto para os pacientes e eficiência para a equipe. Os médicos e a equipe utilizam corredores e elevadores separados do tráfego de pacientes e visitantes. A instituição é adaptável às necessidades futuras.

c. Circunstâncias de lesão, incluindo se foi em espaço aberto ou fechado, acidental, intencional ou autoprovocada.
d. Tratamento inicial, inclusive primeiros socorros, atendimento de emergência antes da hospitalização (incluindo fluidos, intubação etc.) ou atendimento prestado em outra instituição (pronto-socorro etc.).
e. Idade do paciente e condições clínicas preexistentes, como doenças cardíacas, vírus da imunodeficiência humana, abuso de drogas, diabetes, úlceras, alcoolismo, doença pulmonar obstrutiva crônica (DPOC), epilepsia, psicose ou hepatite.
f. Medicações em uso, incluindo medicamentos com prescrição e de venda livre.
g. Lesões concomitantes (p. ex., queda, explosões, agressões).
h. Evidência de lesão inalatória.
i. Alergias a medicamentos, alimentos, e estado de imunização contra o tétano.
j. Altura e peso.

2. Realize continuamente a avaliação dos parâmetros hemodinâmicos, do estado respiratório, da condição das feridas e de sinais de infecção.
3. Realize a avaliação da dor usando uma escala simples e observando os sinais manifestados pelo paciente.

Diagnósticos de enfermagem

- Troca de gases prejudicada relacionada à lesão inalatória
- Padrão respiratório ineficaz relacionado a queimadura torácica circunferencial, obstrução das vias respiratórias superiores ou SDRA
- Débito cardíaco diminuído relacionado a desvios de fluidos e choque hipovolêmico
- Perfusão tissular ineficaz relacionada a edema e queimaduras circunferenciais
- Risco de volume de líquidos desequilibrado relacionado à reanimação hídrica e à subsequente mobilização 3 a 5 dias após a queimadura
- Integridade da pele prejudicada relacionada a lesões por queimadura e intervenções cirúrgicas (áreas doadoras)
- Eliminação urinária prejudicada relacionada à sonda vesical de demora
- Termorregulação ineficaz relacionada à perda da regulação microcirculatória da pele e da resposta hipotalâmica
- Risco de infecção relacionado à perda da barreira cutânea e à alteração da resposta imune
- Mobilidade física prejudicada relacionada a edema, dor e contraturas cutâneas e articulares
- Nutrição desequilibrada, menor que as necessidades corporais, relacionada à resposta hipermetabólica à queimadura
- Risco de sangramento relacionado à resposta ao estresse
- Dor aguda relacionada a queimaduras
- Enfrentamento ineficaz relacionado ao medo e à ansiedade
- Alteração da imagem corporal relacionada a sequelas cosméticas e funcionais da queimadura
- Alteração do padrão de sono relacionado a dor e ao ambiente desconhecido.

Intervenções de enfermagem

Alcançando oxigenação e função respiratória adequadas

1. Administre oxigênio umidificado a 100% até que o nível de monóxido de carbono seja conhecido. (Cuidado: ajuste a taxa de fluxo de oxigênio para o paciente com DPOC, conforme prescrição.) Se o paciente estiver estável, tente obter uma gasometria arterial de base em ar ambiente.
2. Verifique sinais de hipoxemia (ansiedade, taquipneia, taquicardia) e diferencie de sintomas de dor.
3. Suspeite de lesão de vias respiratórias se a queimadura ocorreu em um espaço fechado.
4. Observe e relate eritema ou formação de bolhas na mucosa bucal; pelos nasais chamuscados; queimaduras nos lábios, no rosto ou no pescoço; e aumento da rouquidão.
5. Monitore a frequência, a profundidade e o ritmo respiratórios, além da tosse.
6. Ausculte o tórax e avalie os sons respiratórios.
7. Observe a quantidade e as características das secreções de vias respiratórias, relatando se o escarro for carbonáceo.
8. Observe sinais de ventilação inadequada e inicie avaliação seriada da gasometria arterial e da saturação de oxigênio.
9. Inicie a ventilação pulmonar mecânica e aplique pressão positiva contínua nas vias respiratórias ou expiratória final positiva, se prescrito.
10. Mantenha os materiais de intubação próximos e esteja alerta para sinais de obstrução de vias respiratórias.
11. Em caso de lesão leve por inalação:
    a. Forneça ar inspirado umidificado.
    b. Incentive o paciente a tossir e a realizar respiração profunda.
    c. Promova a movimentação de secreções por meio de fisioterapia respiratória (ver p. 187) ou ventilação percussiva intrapulmonar.
12. Em caso de lesão inalatória moderada a grave:
    a. Faça a aspiração brônquica com mais frequência.
    b. Monitore cuidadosamente os sinais vitais, o débito urinário e os valores de gasometria arterial.
    c. Administre o tratamento com broncodilatadores, conforme prescrição.
    d. Para problemas respiratórios adicionais, pode ser necessário intubar o paciente e colocá-lo em ventilação pulmonar mecânica.

Alerta de enfermagem
Esteja preparado para ajudar na intubação precoce se houver suspeita de lesão inalatória. É esperado um edema progressivo das vias respiratórias nas primeiras 24 horas de um caso de lesão inalatória.

Manutenção do volume corrente adequado e movimento irrestrito do tórax

1. Observe a frequência e a qualidade dos movimentos ventilatórios, comunicando se ficarem progressivamente mais rápidos e superficiais.
2. Avalie o volume corrente, comunicando ao médico a diminuição.
3. Incentive a respiração profunda e a espirometria de incentivo. Para isso, pode-se usar o dispositivo de suspiro no aparelho de ventilação pulmonar mecânica, conforme necessário.
4. Coloque o paciente na posição semi-Fowler para permitir a excursão máxima do tórax, se não houver contraindicações, como hipotensão ou trauma.
5. Certifique-se de que os curativos não restrinjam a movimentação do tórax.
6. Prepare o paciente para escarotomia e auxilie, conforme indicado.

Suporte ao débito cardíaco

1. Posicione o paciente para aumentar o retorno venoso.
2. Administre líquidos, conforme prescrição.
3. Monitore os sinais vitais, incluindo pulso apical, respiração, pressão venosa central, pressão da artéria pulmonar e débito urinário pelo menos a cada hora.
4. Determine o débito cardíaco, conforme protocolo.
5. Monitore o nível de consciência.
6. Documente todas as avaliações e observe particularmente a tendência de alterações nos sinais vitais.

Promoção da circulação periférica

1. Remova todas as roupas e acessórios.
2. Eleve as extremidades.
3. Monitore os pulsos periféricos a cada hora e use Doppler, conforme necessário.
4. Prepare o paciente para a escarotomia se a circulação estiver sendo comprometida.
5. Evite curativos apertados e compressivos.

Facilitação do equilíbrio hídrico

1. Titule a ingesta de líquidos, conforme tolerado pelo paciente. A fórmula de reanimação inicial é apenas uma base.
2. Mantenha registros precisos de ingesta e débito.
3. Pese o paciente diariamente.
4. Monitore os resultados dos níveis séricos de potássio e de outros eletrólitos.
5. Esteja atento aos sinais de sobrecarga de volume e insuficiência cardíaca, sobretudo durante a reanimação fluídica inicial e logo após a mobilização de fluidos.
6. Administre diuréticos, conforme solicitado.

Alerta gerontológico
Pacientes idosos e aqueles com insuficiência renal, doença cardiovascular e doença pulmonar apresentam maior propensão ao desenvolvimento de sobrecarga de volume. Proceda com cautela.

Proteção e restabelecimento da integridade cutânea

1. Limpe as feridas e troque os curativos 1 a 2 vezes/dia. Use uma solução antimicrobiana ou água e sabão neutro. Seque suavemente. Isso pode ser feito na bacia de hidroterapia, na banheira, no chuveiro ou na cabeceira do leito.
2. Realize o desbridamento do tecido morto nesse momento. Pode usar gaze, tesoura ou pinça, conforme apropriado. Tente limitar o tempo para 20 a 30 minutos, dependendo da tolerância do paciente. Pode ser necessária analgesia adicional.
3. Aplique agentes bacteriostáticos tópicos, conforme indicado. A camada de creme ou pomada deve ser aplicada com 3 mm de espessura.
4. Cubra as feridas, conforme a necessidade, usando compressas convencionais, gaze em rolos ou qualquer outra combinação. Os curativos podem ser mantidos no lugar, conforme necessário, com bandagens ou rede.
5. Nas áreas enxertadas, tenha extremo cuidado ao remover os curativos. Observe e relate se houver vesículas serosas ou sanguinolentas ou secreção purulenta. Torne a colocar um curativo sobre as áreas enxertadas, de acordo com o protocolo da instalação.
6. Verifique todas as feridas diariamente e documente a condição no prontuário do paciente. Relate a presença de odor fétido, secreção, celulite, sangramento ou sinais de infecção.
7. Promovendo a cicatrização de áreas doadoras:
   a. Evite a contaminação das áreas doadoras que são feridas limpas.
   b. Deixe aberta para secar no pós-operatório se for usado gaze ou curativo de gaze impregnada.
   c. Siga as instruções do fabricante ou do médico para cuidar de áreas recobertas com materiais sintéticos.
   d. Permita que o curativo se solte espontaneamente.
   e. Limpe a área doadora com água e sabão neutro quando os curativos forem removidos. Lubrifique a área 2 vezes/dia e conforme necessário.

Prevenção de infecções urinárias

1. Mantenha um sistema fechado para a drenagem da urina e verifique a permeabilidade. Use uma sonda impregnada com um agente antimicrobiano sempre que possível.
2. Observe frequentemente a coloração, a limpidez e a quantidade de urina.
3. Esvazie a bolsa de drenagem conforme o protocolo da instituição.
4. Realize os cuidados com a sonda vesical de acordo com o protocolo da instituição.
5. Incentive a remoção da sonda vesical e o uso de comadre ou vaso sanitário assim que não forem necessárias mensurações frequentes do débito urinário.

Promoção da estabilidade da temperatura corporal

1. Seja eficiente no atendimento e não exponha as feridas de maneira desnecessária.
2. Mantenha o ambiente aquecido.
3. Use aquecedores radiantes, mantas térmicas, ou ajuste a temperatura do leito para manter o paciente aquecido.
4. Faça coleta de urina, secreção pulmonar e sangue, enviando para cultura se a temperatura retal ou central estiver acima de 38,9°C ou se o paciente sentir calafrios.
5. Cubra os curativos úmidos com uma camada superior seca, de modo a reduzir a perda de calor por evaporação.
6. Aqueça as soluções de limpeza e os curativos à temperatura corporal.
7. Use cobertores no transporte do paciente para outras áreas do hospital.
8. Administre antipiréticos, conforme prescrição.

Promoção de infecções sistêmicas e na ferida

1. Lave as mãos com agente de limpeza antibacteriano antes e depois do contato com o paciente.
2. Use aventais de barreira, como bata de isolamento ou avental de plástico, para todos os cuidados que requerem contato com o paciente ou com o leito.
3. Cubra os cabelos e use máscara quando as feridas forem expostas ou ao executar um procedimento estéril.
4. Use luvas estéreis para todas as trocas de curativos e todos os cuidados que envolvam o contato com o paciente.
5. Mantenha a concentração adequada de agentes antibacterianos tópicos usados no tratamento de feridas.
6. Esteja alerta a potenciais reservatórios de infecção e fontes de contaminação cruzada por equipamentos e pela equipe de cuidados.
7. Verifique o histórico de vacinação contra o tétano e forneça profilaxia passiva ou ativa, conforme prescrição.
8. Troque os equipos IV e os cateteres centrais de acordo com as recomendações do *Centers for Disease Control and Prevention*.[1]
9. Administre antibióticos, conforme prescrição, e esteja alerta a efeitos tóxicos e incompatibilidades.
10. Avalie as feridas diariamente quanto a sinais locais de infecção, como edema e hiperemia nas bordas da ferida, secreção purulenta, descoloração e perda de enxertos.
11. Esteja alerta a sinais precoces de septicemia, incluindo alterações na orientação, taquipneia e diminuição do peristaltismo, além de sinais posteriores, como taquicardia, hipotensão, aumento ou diminuição do débito urinário, rubor facial, aumento e redução da temperatura corporal, hiperglicemia e mal-estar. Informe imediatamente ao médico.
12. Promova a higiene pessoal ideal para o paciente, incluindo limpeza diária de áreas não queimadas, cuidados rigorosos com dentes e boca, lavagem de cabelos a cada 2 dias, depilação em áreas próximas ou queimadas e cuidados rigorosos nos sítios de inserção de cateteres e sonda (IV e urinária).
13. Inspecione a pele cuidadosamente quanto a sinais de pressão e ruptura.
14. Observe e relate sinais de tromboflebite ou infecção de corrente sanguínea relacionada ao cateter.
15. Evite o desenvolvimento de atelectasia e pneumonia por meio de fisioterapia respiratória, drenagem postural, aspiração de secreção de vias respiratórias cuidadosa e, se indicado, cuidados com a traqueostomia.

[1]N.R.T.: Para a troca de dispositivos e cateteres com vistas à prevenção de infecção de corrente sanguínea relacionada a cateteres, siga os protocolos das Comissões de Controle de Infecção Hospitalar da instituição e consulte o *site* da ANVISA em: *http://portal.anvisa.gov.br/documents/33852/3507912/Caderno+4+-+Medidas+de+Preven%C3%A7%C3%A3o+de+Infec%C3%A7%C3%A3o+Relacionada+%C3%A0+Assist%C3%AAncia+%C3%A0+Sa%C3%BAde/a3 f23 dfb-2 c54-4e64-881 c-fccf9220 c373.*

Alerta farmacológico
Embora as pseudomonas tenham sido e continuam sendo um perigo para o paciente queimado, a infecção hospitalar por MRSA é outra séria ameaça. Antibióticos como vancomicina e gentamicina não são eficazes. Hoje, estão sendo usados para combater a MSRA substâncias como a linezolida, clindamicina, sulfametoxazoltrimetoprima e até pomada de mupirocina não apenas no ambiente hospitalar, mas também na maioria dos centros de tratamento de queimados.

Promoção da mobilidade e da capacidade de realizar atividades da vida diária (AVDs)

1. Agende consultas com fisioterapeutas e terapeutas ocupacionais, que exercitarão o paciente pelo menos 1 ou 2 vezes/dia, conforme necessário.
2. Incentive o paciente a ser o mais ativo possível e a realizar exercícios ativos de ADM ao longo do dia.
3. Mantenha as talas na posição correta, conforme prescrição do terapeuta ocupacional. Remova as talas regularmente e observe sinais de irritação da pele antes de recolocar.
4. Posicione o paciente de modo a reduzir o edema e evitar a flexão das articulações queimadas.
5. Coordene o manejo da dor e outros cuidados para permitir o esforço ideal durante os períodos de exercício físico.
6. Inicie o exercício ativo e passivo de ADM e exercícios respiratórios durante o período inicial.
7. Planeje com os terapeutas um regime de condicionamento que aumente aos poucos o gasto de energia e a tolerância à atividade.
8. Atue como defensor da necessidade de descanso do paciente, coordenando as atividades terapêuticas e sociais e priorizando intervenções e visitas.
9. Ajude o paciente a relaxar e a dormir adequadamente por meio de medicamentos e intervenções em seu ambiente.

Garantia da nutrição adequada

1. Pese o paciente todos os dias após retirar os curativos.
2. Obtenha uma consulta com o nutricionista para calcular as necessidades nutricionais com base em idade, peso, altura e tamanho da queimadura. Duas das fórmulas mais populares usadas para estimar as necessidades nutricionais são as fórmulas de Harris-Benedict e de Curreri.
3. Administre vitaminas e suplementos minerais, conforme prescrição. Deficiências em zinco, cobre e selênio podem ocorrer após uma queimadura.
4. Minimize o estresse metabólico, aliviando medos, dores, ansiedade e mantendo o ambiente aquecido.
5. Em geral, para queimaduras com menos de 10% de SCQ, é necessária uma dieta bem equilibrada, com ênfase na ingesta de proteínas. Para 10 a 20% de SCQ, é promovida uma dieta rica em proteínas e calorias. Para 20% de SCQ ou mais, acredita-se que a nutrição enteral precoce diminua a resposta metabólica e melhore os resultados. Quando o paciente estiver pronto para os líquidos VO, observe a tolerância. Se não houver problemas, progrida a dieta, conforme tolerado.
6. Forneça alimentação por sonda nasogástrica, conforme prescrição.
7. Administre a hiperalimentação IV e as emulsões de lipídios prescritas com as precauções usuais de enfermagem.
8. Mantenha um registro da ingesta calórica.
9. Incentive o paciente a se alimentar sozinho.
10. Suplemente as refeições com lanches de alto teor proteico e valor calórico, como vitamina de frutas ou alimentos trazidos de casa de acordo com a preferência do paciente.

Prevenção do íleo paralítico e as úlceras por estresse

1. Mantenha o paciente em jejum até o retorno dos ruídos hidroaéreos intestinais.
2. Avalie os ruídos hidroaéreos a cada 2 a 4 horas durante a fase aguda. (A diminuição do peristaltismo pode ser um sinal precoce de septicemia.)
3. A prática recente incentiva a implementação de uma alimentação enteral por sonda em até 24 horas após a lesão inicial, a fim de ajudar a preservar a função intestinal e prevenir o desenvolvimento de íleo paralítico ou úlcera por estresse.
4. Administre bloqueadores de histamina-2 e antiácidos, conforme prescrição. Isso ajudará a prevenir ou diminuir a ocorrência de úlceras por estresse (de Curling).
5. Preste atenção às queixas de náuseas durante a intubação, verificando a presença de distensão abdominal, a colocação do tubo e o aspirado residual.
6. Faça a higiene oral a cada 2 horas enquanto o paciente estiver intubado.

Baseado em evidências
Mandell, S. P., & Gibran, N. S. (2014). Early enteral nutrition for burn injury. *Advances in Wound Care, 3*(1), 64-70.

Redução da dor

1. Avalie a dor periodicamente, sem esperar o paciente se queixar para intervir. Os opioides mais utilizados incluem morfina, fentanila, hidromorfona e propofol administrados via cateter IV ou por analgesia controlada pelo paciente. Agentes orais, como oxicodona e hidrocodona, e de liberação contínua de ação prolongada são adequados quando o paciente tolera alimentos e líquidos VO.
2. Determine como foram as experiências dolorosas anteriores, a resposta do paciente e os mecanismos de enfrentamento.
3. Administre analgésicos antes do tratamento de feridas ou de procedimentos dolorosos. A analgesia VO deve ser administrada de 30 a 45 minutos antes do procedimento. O uso de cetamina IV é mais comum. Também está se tornando mais popular o uso de sedação consciente para as trocas de curativos.
4. Mude o paciente de posição quando possível, apoiando as extremidades com travesseiros.
5. Reduza a ansiedade por abordagens como explicações sensoriais de procedimentos.
6. Ensine técnicas de relaxamento, como imaginação dirigida, exercícios respiratórios e relaxamento muscular progressivo, para ajudar o paciente a lidar com a dor.
7. Permita-o fazer escolhas quanto aos cuidados sempre que possível, de modo a proporcionar alguma informação e a sensação de controle pessoal sobre a assistência.
8. Tem sido dada ênfase maior ao manejo da dor, tanto do ponto de vista hospitalar quanto ambulatorial. Analgésicos de média potência são muito usados, não apenas a morfina. A dosagem dos medicamentos vem sendo aumentada para pacientes com ventilação pulmonar mecânica. Nem sempre é possível deixar um paciente consciente sem dor, mas o objetivo é aumentar o nível de conforto.

Alerta de enfermagem
Verifique com o conselho estadual de enfermagem e a política da instituição para determinar os protocolos para administração de sedação consciente. Os protocolos podem exigir que um anestesista esteja presente ou que o enfermeiro tenha treinamento para controle das vias respiratórias.

Aprimoramento das habilidades de enfrentamento

1. Avalie os mecanismos de enfrentamento do paciente com base no histórico e no comportamento atual.
2. Ofereça oportunidades para o paciente expressar pensamentos, sentimentos, medos e ansiedades em relação às lesões.
3. Explore mecanismos alternativos para lidar com a queimadura e suas consequências.

4. Garanta ao paciente que suas reações são normais e que o tempo terá um efeito positivo sobre a cicatrização, de modo a aliviar as preocupações atuais.
5. Interprete o comportamento do paciente com os familiares envolvidos e outras pessoas significativas.
6. Respeite os mecanismos atuais de enfrentamento, desencorajando-os somente quando uma alternativa apropriada puder ser oferecida.
7. Apoie a comunicação com familiares e amigos, se observar que isso ajuda.
8. Avalie a necessidade de uma avaliação por um profissional especializado em saúde mental.
9. Ofereça medicamentos contra a ansiedade, conforme prescrição.

Preservação da imagem corporal positiva

1. Reúna informações sobre a autoimagem e o estilo de vida do paciente antes da queimadura.
2. Quando o paciente estiver pronto, incentive-o a expressar suas preocupações sobre mudanças na autoimagem ou no estilo de vida que possam resultar das queimaduras.
3. Seja honesto, mas positivo, ao responder ao paciente e à família.
4. Dê reforço positivo a mecanismos apropriados e efetivos de enfrentamento.
5. Providencie para que o paciente veja o rosto queimado pela primeira vez com o suporte de pessoal treinado antes que ele seja instalado/transferido para uma sala com acesso a espelho.
6. Providencie para que possa conversar com outras pessoas que tiveram uma lesão semelhante e estão progredindo de maneira satisfatória.
7. Incentive a participação em um grupo de sobreviventes de queimaduras, como a Phoenix Society ou outro grupo de apoio local.[2]
8. Enfatize o conceito de que o paciente é um sobrevivente de queimadura. Os sobreviventes seguem em frente. Evite o uso do termo "vítima de queimadura", pois reforça o papel de doente.
9. Consulte os serviços de psicologia, conforme necessário. Considere outras áreas da experiência traumática que também possam exigir intervenção.

Promoção do sono

1. Avalie o nível de dor do paciente na hora de dormir e administre analgésicos, conforme necessário.
2. Garanta o conforto regulando a temperatura ambiente e com o uso de talas.
3. Administre medicamentos para dormir, conforme necessário.
4. Programe as mudanças de curativo de acordo com o ciclo de sono-vigília do paciente.

Considerações sobre atendimento domiciliar e na comunidade

1. Demonstre e explique os procedimentos para o tratamento de feridas que devem ser continuados após a alta:
   a. Lave as mãos.
   b. Limpe pequenas feridas abertas com sabão neutro na banheira ou no chuveiro.
   c. Enxágue bem com água corrente.
   d. Seque com uma toalha limpa.
   e. Aplique o agente tópico prescrito e o curativo.
2. Avalie e ensine o paciente a observar os sinais locais de infecção da ferida:
   a. Aumento da hiperemia na pele normal em torno da queimadura.
   b. Aumento de drenagem ou secreção purulenta.
   c. Aumento da dor e odor fétido na área de queimadura.
   d. Temperatura corporal elevada.
3. Coordene a consulta de fisioterapia e incentive o paciente a desenvolver um cronograma para incorporar o regime de exercícios prescrito pelo fisioterapeuta.
   a. Sugira o horário logo após a limpeza da ferida e a aplicação do agente tópico, pois a pele está mais flexível e menos sensível ao estiramento.
4. Oriente o paciente sobre o uso e os cuidados com as talas e as malhas de compressão.
   a. Limpe com sabão neutro e enxágue bem diariamente.
   b. Mantenha afastado do calor. Seque colocando a peça sobre toalhas.
   c. Use as malhas de compressão conforme a prescrição médica, geralmente de 23 a 24 horas/dia, durante um período de 12 a 18 meses.
   d. Pequenas feridas abertas devem ser cobertas com um curativo leve e colocadas em talas ou malha de compressão.
   e. Observe os sinais de lesões na pele. Explique que a formação de pequenas bolhas é normal e que, em geral, diminui após o primeiro ano.
   f. Leve talas e malhas de compressão às consultas de acompanhamento para que o ajuste possa ser verificado.

Alerta de transição de cuidado
Certifique-se de que o paciente ou um membro da família seja capaz de demonstrar como realizar todo o processo de troca de curativo antes de voltar para casa. A certeza de que sabe tratar a ferida no momento da alta hospitalar diminui o risco de o paciente retornar com uma infecção por medo de realizar o procedimento por conta própria.

Educação do paciente e manutenção da saúde

A educação em saúde está intimamente relacionada à reabilitação enquanto o paciente queimado se prepara para retornar a um posto produtivo na sociedade. A reconstrução funcional e estética deve ser realizada, e o paciente deve tentar integrar um novo autoconceito às realidades sociais. Com uma abordagem ampla, a educação em saúde deve se concentrar em parâmetros biológicos, psicológicos e sociais.

1. Auxilie o paciente na transição de dependência da equipe de saúde para a independência, ajudando-o a comunicar necessidades e habilidades funcionais a outras pessoas.
2. Oriente-o a pensar positivamente sobre si mesmo. Promova habilidades capazes de desviar a atenção das outras pessoas sobre as cicatrizes para o eu interior.
3. Oriente-o a tomar medidas para lubrificar e aumentar o conforto da cicatrização da pele:
   a. Após a limpeza, usar hidratantes, como manteiga de cacau ou outra loção sem perfume para as mãos, pelo menos 2 vezes/dia ou mais frequentemente, conforme necessário.
   b. Use *lingerie* branca e roupas limpas, sem corantes irritantes, até que as feridas estejam bem cicatrizadas.
   c. Use fármacos antipruriginosos, conforme prescrição.
   d. Mantenha-se em um ambiente fresco se ocorrer prurido.
   e. Proteja a pele de outros traumas. Use um filtro solar com fator de proteção igual ou superior a 24.
   f. Discuta as precauções de verão, que devem incluir o uso de chapéu de aba larga se houver queimaduras no rosto ou no pescoço. Além disso, limite a exposição ao sol, pois as áreas afetadas queimam mais facilmente e se bronzeiam com mais profundidade.
   g. Informe ao paciente que, se estiver usando uma malha de compressão, com ou sem mangas, ou calças justas, devem ser utilizados os padrões da *Occupational Safety and Health*

---

[2] N.R.T.: No Brasil, incentive a consulta ao *site* da Sociedade Brasileira de Queimaduras e a parceiros, ligas e ONGs relacionados em: *http://sbqueimaduras.org.br/ongs-ligas-apoiadores.*

Administration[3] para trabalho em ambiente quente. O paciente também deve estar ciente da necessidade de reposição de fluidos VO.

4. Revise com o paciente e a família as respostas emocionais comuns durante a convalescença, como depressão, negação, luto, fantasia, ansiedade, culpa, sensibilidade excessiva, labilidade emocional, insônia e medo do futuro, conversando sobre a natureza temporária desses sentimentos e sobre mecanismos de enfrentamento efetivos.
   a. Pode haver algumas sequelas psicológicas que exigirão intervenção em longo prazo, como distúrbios de ajuste de imagem ou problemas de estresse pós-traumático. Se ainda não foi solicitado, o encaminhamento a um psicólogo é apropriado para atendimento ambulatorial.
   b. Certifique-se de que o paciente tenha um número de telefone ou o contato do terapeuta para marcar consultas de acompanhamento, se desejado.
5. Certifique-se de que foram fornecidas as informações sobre avaliações de acompanhamento e serviços de saúde domiciliar, conforme necessário, nesse ínterim.
6. Ofereça-se para colocar o paciente em contato com um programa de suporte para sobreviventes de queimaduras, se disponível.
7. Para obter informações e suporte adicionais, entre em contato com agências como a American Burn Association (*www.ameriburn.org*) ou a Phoenix Society for Burn Survivors (*www.phoenix-society.org*). A Phoenix Society é uma fundação nacional com capítulos locais cuja função principal é apoiar outros sobreviventes de queimaduras.[4]

Reavaliação: resultados esperados

- Nível de carboxi-hemoglobina abaixo de 10%, níveis de gasometria arterial dentro dos limites normais e frequência respiratória de 12 a 28 respirações/minuto
- Volume corrente dentro dos limites normais
- Pressão arterial sistólica entre 110 e 120 mmHg ou inferior e pressão arterial estável
- Pulsos periféricos fortes
- Peso estável, sem edema e pulmões limpos
- Feridas limpas e com tecido de granulação
- Sonda vesical patente, urina limpa e quantidade suficiente
- Temperatura normal ou febre baixa, sem calafrios
- Sem sinais de infecção
- ADM normal e executando AVDs de maneira independente
- Menos de 5% de perda em relação ao peso basal
- Sem distensão gástrica e cultura de aspirado, sangue e fezes com resultado negativo
- Relata dor mínima após a administração do analgésico
- Usa mecanismos de enfrentamento apropriados
- Capaz de verbalizar medos e preocupações depois de se olhar no espelho
- Dorme em intervalos de 2 a 4 horas e volta a dormir facilmente.

BIBLIOGRAFIA

Abboud, E. C., Legare, T. B., Settle, J. C., Boubekri, A. M., Barillo, D. J., & Marcet, J. E. (2014). Do silver-based wound dressings reduce pain? A prospective study and review of the literature. *Burns, 40*(Suppl 1), S40–S47. doi:10.1016/j.burns.2014.09.012.

Abdullahi, A., & Jeschke, M. G. (2014). Nutrition and anabolic pharmacotherapies in the care of burn patients. *Nutrition in Clinical Practice, 29*(5), 621–630. doi:10.1177/0884533614533129.

American Burn Association. (2016). *Advanced burn life support provider manual.* Chicago, IL: Author.

American Burn Association. (2016). *Resources: Burn incidence and treatment in the United States fact sheet.* Chicago, IL: Author. Available: *www.ameriburn.org/resources_factsheet.php*

American Burn Association. (2016). *2016 National burn repository report of data from 2006–2015.* Chicago, IL: Author.

Cancio, L. C. (2014). Initial assessment and fluid resuscitation of burn patients. *The Surgical Clinics of North America, 94*(4), 741–754.

Ching, J. A., Ching, Y. H., Shivers, S. C., et al. (2016). An analysis of inhalation injury diagnostic methods and patient outcomes. *Journal of Burn Care & Research, 37*(1), e27–e32.

Culleiton, A. L., & Simko, L. M. (2013). Caring for patients with burn injuries. *Nursing, 43*(8), 26–34.

Greenlaugh, D. G. (2016). *Burn care for general surgeons and general practitioners.* New York, NY: Springer.

Grieve, B., Shapiro, G. D., Wibbenmeyer, L., et al. (2017). Long-term social reintegration outcomes for burn survivors with and without peer support attendance: A Life Impact Burn Recovery Evaluation (LIBRE) Study. *Archives of physical medicine and rehabilitation.* 2017 Oct 31. pii: S0003-9993(17)31328-X. [Epub ahead of print]

Herndon, D. N. (2018). *Total Burn Care*, 5th Edition. New York: Elsevier.

Jacobson, K., Fletchall, S., Dodd, H., & Starnes, C. (2017). Current concepts burn rehabilitation, part I: care during hospitalization. *Clinics in Plastic Surgery, 44*(4), 703–712.

Jeschke, M. G., Pinto, R., Costford, S. R., & Amini-Nik, S. (2016). Threshold age and burn size associated with poor outcomes in the elderly after burn injury. *Burns, 42*(2), 276–281.

Kanchan, T., Geriani, D., & Savithry, K. S. B. (2015). Curling's ulcer: Have these stress ulcers gone extinct? *Burns, 41*(1), 198–199.

Liu, H. F., Zhang, F., & Lineaweaver, W. C. (2017). History and advancement of burn treatments. *Annals of Plastic surgery, 78*(2), S2–S8.

Mandell, S. P., & Gibran, N. S. (2014). Early enteral nutrition for burn injury. *Advances in Wound Care, 3*(1), 64–70.

Nielson, C. B., Duethman, N. C., Howard, J. M., et al. (2017). Burns: Pathophysiology of systemic complications and current management. *Journal of Burn Care & Research, 38*(1), e469–e481.

Rowan, M. P., Cancio, L. C., Elster, E. A., et al. (2015). Burn wound healing and treatment: Review and advancements. *Critical Care, 19*(1), 243.

Veeravagu, A., Yoon, B. C., Jiang, B., et al. (2015). National trends in burn and inhalation injury in burn patients: Results of analysis of the nationwide inpatient sample database. *Journal of Burn Care & Research, 36*(2), 258–265.

Wasiak, J., Cleland, H., Campbell, F., & Spinks, A. (2013). Dressings for superficial and partial thickness burns. *The Cochrane Database of Systematic Reviews*, (3), CD002106.

Wiechman, S. A., McMullen, K., Carrougher, G. J., et al. (2017). Reasons for distress among burn survivors at 6, 12 and 24 months post-discharge: A Burn Injury Model System investigation. *Archives of Physical Medicine and Rehabilitation.* 2017, Dec 16. pii: S0003-9993(17)31402-8. [Epub ahead of print]

[3]N.R.T.: No Brasil, consulte informações no serviço de Saúde do Trabalhador da instituição e as normas de Saúde do Trabalhador em: *https://www.saude.go.gov.br/vigilancia-em-saude/saude-ambiental-e-do-trabalhador*.

[4]N.R.T.: No Brasil, incentive a consulta ao *site* da Sociedade Brasileira de Queimaduras e a parceiros, ligas e ONGs relacionados em: *http://sbqueimaduras.org.br/ongs-ligas-apoiadores* ou a Associação Brasileira de Enfermagem em Dermatologia – SOBENDE em: *http://sobende.org.br/author/sobende2018/*.

UNIDADE 12 Enfermagem de Emergência

CAPÍTULO

35

Condições de Emergência

CONSIDERAÇÕES GERAIS E AVALIAÇÃO

A área de emergência consiste no atendimento, no diagnóstico e no tratamento de doenças ou lesões imprevistas, como os acidentes. Esse atendimento é prestado a pacientes com condições que variam de leves a graves ou com risco à vida. A filosofia do atendimento de emergência abrange o conceito de que uma emergência é o que o paciente ou a família considera ser. A enfermagem de emergência é uma prática dinâmica e progressiva que lida com pacientes instáveis, sem diagnóstico em situações inesperadas. Ver Diretrizes para padrões de cuidados 35.1.

Avaliação em situações de emergência

Ao entrar em contato pela primeira vez com um paciente de emergência, é essencial adotar uma abordagem sistemática para assegurar que todos os fatores sejam identificados. As avaliações primárias e secundárias fornecem ao profissional que trabalha no setor de emergência uma abordagem metódica para ajudar a identificar e priorizar as necessidades do paciente.

Avaliação primária

A avaliação inicial deve ser realizada o mais rápido possível por meio do protocolo ABCD (vias respiratórias, respiração, circulação e disfunção neurológica), visando identificar problemas potencialmente fatais. Se forem identificadas condições que apresentem ameaça imediata à vida, deve-se parar e tomar as medidas de correção antes de prosseguir para a próxima etapa.

ABCD – AVPU

1. **A** – Vias respiratórias (do inglês *airway*): as vias respiratórias do paciente estão abertas? Ele é capaz de falar, engolir ou chorar? Verifique a presença de obstruções, como dentes soltos, objetos estranhos, sangramento, vômito ou outras secreções. Trate imediatamente qualquer fator que comprometa as vias respiratórias. Nunca faça uma exploração digital das vias respiratórias às cegas com o dedo.
2. **B** – Respiração (do inglês *breathing,*): o paciente está respirando adequadamente? Verifique se as incursões torácicas são simétricas (movimento de inspiração e expiração), realize ausculta pulmonar

DIRETRIZES PARA PADRÕES DE CUIDADOS 35.1[1]

Avaliação e intervenção de emergência

Quando o paciente se apresenta com uma condição potencialmente fatal, aja rápido fazendo o seguinte:

- Chame por ajuda
- Antes de entrar no local de atendimento, verifique se a área é segura, sem presença de descarga elétrica, materiais de risco, pessoas perigosas ou outro tipo de ameaça
- Remova o paciente de potencial fonte de perigo, como corrente elétrica, água ou fogo. Se houver materiais perigosos, consulte os protocolos da Occupational Safety and Health Association (OSHA)[2] para os procedimentos de descontaminação
- Determine se o paciente está consciente
- Avalie vias respiratórias, respiração e circulação adequadas de maneira sistemática. Se algum dos componentes estiver ausente ou inadequado, inicie o suporte básico de vida
- Avalie a reação pupilar e o nível de resposta à voz ou ao toque, conforme indicado
- Se o paciente estiver inconsciente ou tiver sofrido um traumatismo craniano significativo, aja como se houvesse uma lesão na medula espinal e mantenha a estabilização da coluna cervical
- Remova as roupas para avaliar feridas e lesões na pele, conforme indicado. Controle qualquer hemorragia, conforme necessário
- Quando a ajuda chegar, auxilie na avaliação adicional e no transporte, conforme necessário.

Esta informação deve servir apenas como orientação geral. Cada situação apresenta um conjunto único de fatores clínicos e requer julgamento de enfermagem para orientar os cuidados, que podem incluir medidas e abordagens adicionais ou alternativas.

(veja se os murmúrios vesiculares são simétricos bilateralmente) e avalie frequência e padrão respiratórios, coloração da pele, uso de musculatura acessória, sons respiratórios adventícios, integridade da parede torácica e posição da traqueia. Todos os pacientes com trauma grave necessitam de oxigênio suplementar fornecido por máscara sem refluxo a um fluxo de 12 a 15 ℓ/minuto. Aplique curativos oclusivos sobre todas as lesões perfurantes na região do tórax.

3. **C** – Circulação (do inglês *circulation*): a circulação é adequada? Consegue palpar pulsos centrais e periféricos? Qual é a qualidade do pulso (forte, fraco, lento, rápido)? A pele está quente e seca? A coloração da pele é normal? Como está o enchimento capilar? Verifique valores da pressão arterial (PA; nos dois braços, se houver suspeita de traumatismo no tórax ou aneurisma dissecante da aorta). Existe sangramento grave?
4. **D** – Disfunção neurológica (do inglês *disfunction*)[3]: avalie o nível de consciência e as pupilas (uma avaliação neurológica mais completa será concluída durante a avaliação secundária). Avalie o nível de consciência usando a escala AVDI, ou, em inglês, AVPU:
   a. **A** – O paciente está alerta? Olha para você e responde?
   b. **V** – O paciente responde a estímulos verbais? Abre os olhos ou responde quando é chamado?
   c. **D** – O paciente responde a estímulos dolorosos? Responde ao atrito esternal ou à pressão do leito ungueal?
   d. **I** – Inconsciente; o paciente não responde, mesmo a estímulos dolorosos.

Avaliação secundária

A avaliação secundária é uma verificação sistemática breve, mas completa, projetada para identificar todas as lesões. As etapas incluem *exposição*/controle *ambiental*, *avaliação* completa de sinais vitais, as *cinco* intervenções, *promover* a presença da família e *oferecer* medidas de conforto. Se o pronto-socorro (PS) tiver equipe suficiente, essas intervenções poderão ser atribuídas a vários membros da equipe e realizadas ao mesmo tempo.

1. Exposição/controle ambiental: é necessário remover as roupas do paciente para identificar todas as lesões. Deve-se evitar a perda de calor usando cobertores, aquecedores a ar e administrando hidratação intravenosa (IV) aquecida, a menos que seja indicada a hipotermia induzida. Se a instituição tiver uma área destinada a casos de traumatismo ou reanimação, mantenha o ambiente aquecido, para evitar a perda de calor.
2. Avaliação completa dos sinais vitais:
   a. Avalie todos os sinais vitais, incluindo pressão arterial, frequências cardíaca e respiratória, temperatura e saturação de oxigênio.
   b. Como citado, verifique a PA nos dois braços se houver suspeita de trauma torácico ou aneurisma dissecante da aorta.
   c. Inicie monitoramento cardíaco contínuo.
   d. Avalie os escores da escala de coma de Glasgow (GCS) (ver Capítulo 15) e de escala de dor.
3. Cinco intervenções possíveis:
   a. Acesso vascular com dois cateteres intravenosos de grosso calibre, se possível.
   b. Oximetria de pulso para medir a saturação de oxigênio. Considere capnografia para medir dióxido de carbono expirado ($EtCO_2$), monitor ultrassônico não invasivo do débito cardíaco e eletrocardiograma com 12 derivações (ECG).
   c. Sonda vesical de demora (não instale se notar a presença de sangue no meato, no escroto, ou se suspeitar de fratura pélvica).
   d. Sonda gástrica (se houver evidência de fraturas faciais, insira-a por via oral, em vez de nasal).
   e. Exames laboratoriais podem incluir tipagem sanguínea e prova cruzada, hemograma completo, dosagem do nível de substâncias ilícitas na urina ou álcool sérico, eletrólitos, tempo de protrombina e tempo parcial de tromboplastina, gasometria de sangue arterial (GSA), gasometria de sangue venoso (GSV), lactato, lipase, amilase e teste de gravidez, se indicados.
4. Facilitar a presença da família: a família é importante durante eventos inesperados e potencialmente fatais. Os familiares, em geral, têm informações fundamentais para a formulação do plano de tratamento correto. É importante avaliar e respeitar necessidades e desejos da família. As salas de reanimação costumam ser barulhentas e parecem caóticas. Escolher um membro da equipe para acompanhar um familiar que deseje estar presente pode ajudar muito a aliviar a ansiedade e garantir que tudo esteja sendo feito para auxiliar o ente querido. Se os familiares não desejam estar presentes, forneça uma área de espera tranquila e escolha um membro da equipe como pessoa de contato.

---

[1]N.R.T.: Esses padrões são uma referência para o aprendizado de situações de atendimento de emergência. Siga as recomendações, conforme atualizações, em protocolos institucionais.

[2]N.R.T.: Válido para os EUA. No Brasil, siga as diretrizes e as recomendações do Serviço de Atendimento Móvel de Urgência (SAMU), identificados em: *https://www.saude.gov.br/saude-de-a-z/servico-de-atendimento-movel-de-urgencia-samu-192.*

[3]N.R.T.: As recomendações da American Heart Association (AHA) orientam as melhores práticas na reanimação cardiopulmonar e sofrem modificações periódicas com base nas melhores evidências disponíveis. Verifique, no protocolo institucional, as atuais recomendações da AHA a serem seguidas e se outras recomendações (ex. ILCOR –International Liaison Committee on Resuscitation) foram atualizadas.

5. Ofereça medidas de conforto, incluindo controle da dor e suporte verbal: não se esqueça das medidas de conforto à família e ao paciente durante o processo de reanimação.

História de saúde

1. Obtenha informações sobre a situação antes da chegada ao hospital com equipe de emergência, paciente, família ou testemunhas usando o mnemônico MIVT.
   M – Mecanismo da lesão: é útil entender o mecanismo da lesão de modo a antecipar consequências prováveis. Essa avaliação é particularmente útil em acidentes de automóvel, a fim de obter informações como danos externos e internos ao veículo (ou pelo menos se conseguiu dirigir o carro após o acidente), se o paciente foi ejetado, se usava cinto de segurança, se havia *airbags* e o período decorrido antes de o paciente receber assistência médica.
   I – Injúrias, lesões sofridas ou suspeitas: peça à equipe de atendimento pré-hospitalar que liste as lesões que identificarem. A maioria dos profissionais de serviços pré-hospitalares faz uma rápida avaliação do trauma, incluindo a procura por DCAP/BTLS[4] (deformidades, contusões, abrasões, perfurações/queimaduras, sensibilidade, lacerações e edema).
   V – Sinais vitais: quais eram os sinais vitais durante o atendimento pré-hospitalar?
   T – Tratamento: qual tratamento o paciente recebeu antes de chegar ao hospital e qual foi a resposta a essas intervenções?
2. Se o paciente estiver consciente, é essencial perguntar o que aconteceu. Como ocorreu o acidente? Por quê? Uma queda, por exemplo, pode não ser simples – talvez o paciente tenha desmaiado e depois caído. Se estiver consciente e o tempo permitir, explore a queixa principal por meio do mnemônico OPQRST.
   O – Início (*onset*): quando percebeu os sintomas pela primeira vez? Foi hoje? É contínuo? Está piorando progressivamente?
   P – Provocação, paliação e precipitação: o que melhora ou piora os sintomas?
   Q – Qualidade: como descreve o desconforto? Sensação de queimação, de dor latejante e de choque elétrico são expressões muito empregadas para descrever a dor.
   R – Região e irradiação: o paciente consegue apontar com o dedo o local da dor? A dor muda de lugar ou é persistente?
   S – Gravidade e sintomas associados: como ele classifica os sintomas? É acompanhado por outra queixa, como dormência, formigamento ou náuseas?
   T – Temporalidade: os sintomas são constantes ou vêm e vão? Com que frequência?
3. Obtenha o histórico médico anterior do próprio paciente ou de um membro da família ou amigo. Pode ser útil utilizar o mnemônico SAMPLE para ajudar na organização das informações do histórico:
   S – Sinais e sintomas, incluindo queixa principal e OPQRST.
   A – Alergias a alimentos e medicamentos.
   M – Medicamentos, incluindo fitoterápicos e de venda livre.
   P – Passado; histórico médico e cirúrgico anterior.
   L – Última (*last*) ingesta oral.
   E – Eventos que antecederam o incidente.
4. Além de qualquer histórico de uso de álcool ou drogas ilícitas.

Alerta de enfermagem
Para obter um bom histórico descritivo, não faça perguntas que possam ser respondidas com "sim" ou "não".

Avaliação cefalocaudal

A avaliação cefalocaudal começa com a verificação da aparência geral do paciente, incluindo a posição do corpo ou qualquer postura de proteção. Comece pela cabeça e continue para baixo, avaliando sistematicamente uma área do corpo de cada vez.

1. Cabeça e face.
   a. Inspecione à procura de lacerações, abrasões, contusões, avulsões, perfurações, objetos empalados, equimoses ou edema. O cabelo pode esconder ferimentos, portanto reserve um tempo para fazer uma inspeção completa. As lacerações no couro cabeludo também tendem a sangrar profusamente, dificultando a avaliação.
   b. Palpe suavemente para identificação de crepitações, fraturas ou deformidades ósseas.
   c. Inspecione os ouvidos e as narinas quanto a sangramento ou secreção. Se houver, verifique se há sinal de halo.
2. Pescoço (verifique a estabilização adequada da coluna cervical).
   a. Inspecione quanto à presença de perfurações, lacerações, contusões, edema, desvio de traqueia, distensão venosa jugular (JVD) ou enfisema subcutâneo.
   b. Verifique se há estomas ou identificações com alerta médico (MedicAlert).
   c. Palpe suavemente para verificar sensibilidade na linha média cervical.
3. Tórax.
   a. Inspecione a efetividade da respiração, a presença de movimento paradoxal (desigual) da parede torácica e rupturas na integridade da parede torácica (lacerações, perfurações, enfisema subcutâneo).
   b. Ausculte bilateralmente os ruídos respiratórios e se há ruídos adventícios.
   c. Ausculte as bulhas cardíacas (verifique se estão abafadas).
   d. Palpe suavemente para avaliar se há crepitações ou deformidades ósseas.
4. Abdome/flancos.
   a. Inspecione quanto à presença de lacerações, abrasões, contusões, avulsões, perfurações, objetos empalados, equimose, edema, cicatrizes, eviscerações ou distensões.
   b. Ausculte para ver se há ruídos hidroaéreos intestinais.
   c. Palpe suavemente para identificar rigidez, movimento de proteção, massas ou áreas de sensibilidade.
5. Pelve/períneo.
   a. Veja se há lacerações, abrasões, contusões, avulsões, perfurações, objetos empalados, equimose, edema ou cicatrizes. Verifique a presença de sangue no meato urinário e na vagina de pacientes do sexo feminino. Procure por priapismo em homens (pode indicar lesão medular).
   b. Palpe suavemente para avaliar instabilidade ou sensibilidade pélvica (não balance a pélvis).
6. Neurológico/raquimedular (mantendo a estabilização adequada).
   a. Reavalie o estado mental.
   b. Palpe suavemente para verificar hipersensibilidade na linha média dos corpos vertebrais.
   c. Verifique se há parestesias e determine o nível sensorial.
   d. Observe a função motora e o tônus esfincteriano.
7. Extremidades.
   a. Inspecione a coloração e a temperatura da pele. Procure sinais de lesões e sangramentos. O paciente consegue movimentar as quatro extremidades? Toque uma extremidade distal e peça que identifique a parte que está sendo tocada.
   b. Palpe suavemente os pulsos periféricos, qualquer crepitação óssea ou áreas de sensibilidade.
   c. Verifique o preenchimento capilar.
   d. Palpe suavemente as extremidades para detectar distensão compartimental ou sinais de síndrome compartimental.

Alerta de enfermagem
Qualquer ferida penetrante no tórax tem potencial de evoluir muito rápido para um pneumotórax hipertensivo potencialmente fatal e deve ser tratado logo.

[4]N.R.T.: Um mnemônico do Basic Trauma Life Support – BTLS.

Alerta de enfermagem
As gestantes vítimas de traumatismo apresentam um conjunto singular de desafios. Ao realizar avaliações e intervenções, coxim ou rolo deve ser colocado sob o lado direito da mesa, de modo a inclinar a paciente ligeiramente para a esquerda e impedir a compressão fetal da veia cava inferior e a diminuição do retorno venoso ao coração.

Avaliação dirigida

Quaisquer lesões identificadas durante as avaliações primárias e secundárias requerem uma verificação detalhada, que em geral inclui uma abordagem em equipe e estudos radiológicos.

Triagem de emergência

O termo *triagem* se origina de um verbo em francês que significa "classificar". A triagem de emergência é uma subespecialidade da enfermagem de emergência e requer preparo educacional específico e abrangente. O objetivo de um sistema de triagem eficiente é direcionar rapidamente um paciente ao nível adequado de atendimento e aos recursos corretos no menor tempo possível. Ao entrar em um pronto-socorro, os pacientes são recebidos por uma enfermeira de triagem, que fará uma avaliação rápida, a fim de incluir impressão geral, queixa principal, ameaças imediatas ou potenciais à vida e histórico pertinente, para depois tomar uma decisão sobre a acuidade do paciente e os recursos necessários. Essas decisões costumam ser difíceis se o paciente apresentar alteração do estado mental, se sofreu intoxicação ou outro tipo de comprometimento. Assim, o papel principal do enfermeiro de triagem é tomar decisões sobre a acuidade e a necessidade do paciente para estabelecer prioridades, mantendo a conscientização sobre condições patológicas potencialmente violentas ou transmissíveis. As decisões secundárias envolvem a aplicação de práticas estendidas de triagem, como a solicitação de exames laboratoriais padrão ou estudos radiológicos. Com o tempo de espera nos PS, em razão de a superlotação ter se tornado um problema crescente, a precisão do enfermeiro de triagem na atribuição do nível de acuidade é de importância vital. Com tempos de espera prolongados, a triagem é um processo contínuo, com o enfermeiro reavaliando frequentemente aqueles que aguardam alterações nas condições e atualizando seu estado, conforme necessário.

Prioridades de atendimento e categorias de triagem

Os sistemas padronizados de triagem em cinco níveis, como a Escala de Triagem Australásia, a Escala de Triagem e Acuidade Canadense e o Índice de Gravidade de Emergência, foram desenvolvidos e comprovados por pesquisas sobre sua utilidade, validade, confiabilidade e segurança. Os três sistemas utilizam prazos semelhantes e são baseados em evidências (o Sistema de Triagem ou Protocolo de Manchester é uma abordagem em algoritmo baseada em consenso, que utiliza prazos mais longos).

Nível 1: Risco imediato à vida ou reanimação

1. Condições que requerem a avaliação imediata de um médico. Qualquer atraso no tratamento pode colocar a vida ou membros do paciente em risco. Esses são aqueles que correm o risco de morrer se não houver intervenção imediata.
2. Inclui condições como:
   a. Oclusão das vias respiratórias ou comprometimento respiratório grave.
   b. Parada cardíaca.
   c. Choque grave.
   d. Lesão sintomática da região cervical da coluna vertebral.
   e. Politraumatismo.
   f. Nível alterado de consciência (LOC) (GCS menor que 10).
   g. Eclâmpsia.
   h. Alterações agudas do estado mental ou falta de reatividade.

Nível 2: ameaça à vida iminente ou emergente

1. Essas são condições que não apresentam perigo imediato, mas podem se deteriorar rapidamente se não forem tratadas.
2. As condições incluem:
   a. Ferimentos na cabeça.
   b. Traumatismo.
   c. Superdosagem consciente.
   d. Reação alérgica grave sem comprometimento das vias respiratórias.
   e. Exposição química nos olhos.
   f. Dor torácica sem instabilidade hemodinâmica.
   g. Lombalgia.
   h. Sangramento no sistema digestório com sinais vitais instáveis.
   i. Acidente vascular cerebral com déficit.
   j. Asma grave sem comprometimento das vias respiratórias.
   k. Dor abdominal em pacientes com mais de 50 anos.
   l. Vômitos e diarreia com desidratação.
   m. Febre em crianças com menos de 3 meses de vida.
   n. Episódio psicótico agudo.
   o. Cefaleia grave.
   p. Qualquer dor maior que 7 em uma escala de 1 a 10.
   q. Qualquer agressão sexual.
   r. Qualquer recém-nascido com 7 dias ou menos.

Nível 3: potencialmente fatal/tempo crítico ou urgente

1. Condições que requerem atividades urgentes no nível de atenção com sinais vitais estáveis, mas têm o potencial de se deteriorar e utilizar vários recursos.
2. As condições incluem:
   a. Alerta com ferimento na cabeça e vômito.
   b. Asma leve a moderada.
   c. Traumatismo moderado.
   d. Abuso ou negligência.
   e. Sangramento no sistema digestório com sinais vitais estáveis.
   f. História de convulsão e alerta na chegada.

Nível 4: potencialmente grave/situação de urgência ou semiurgência

1. Condições estáveis que requerem poucos recursos.
2. As condições incluem:
   a. Alerta com ferimento na cabeça e sem vômito.
   b. Traumatismos leves.
   c. Vômitos e diarreia em pacientes com mais de 2 anos sem evidência de desidratação.
   d. Otalgia.
   e. Reação alérgica menor.
   f. Corpo estranho na córnea.
   g. Lombalgia crônica.

Nível 5: menos urgente/não urgente

1. Condições estáveis que requerem pouco ou nenhum recurso.
2. As condições incluem:
   a. Traumas menores, como pequenos cortes, abrasões, contusões etc.
   b. Sintomas leves, como rinorreia, espirros, conjuntivite etc.

Alerta de enfermagem
Ao trabalhar com pacientes pediátricos em um ambiente de triagem, é importante lembrar que seu estado pode se deteriorar rapidamente. Eles devem ser avaliados por pessoas experientes na identificação de sinais sutis que costumam preceder a rápida deterioração.

Considerações psicológicas

Doenças ou traumas graves são um insulto à homeostase fisiológica e psicológica, requerendo tratamento fisiológico e psicológico. Tanto os pacientes quanto as famílias experimentam altos níveis de ansiedade ao serem atendidos no pronto-socorro. É importante que o enfermeiro de emergência reconheça, compreenda e alivie essa ansiedade sempre que possível.

Abordagem ao paciente

1. Entenda e aceite as ansiedades básicas do paciente gravemente enfermo ou traumatizado. Esteja ciente do medo da morte, da incapacidade e do isolamento dele.
   a. Personalize a situação o máximo possível. Fale, reaja e responda de maneira calorosa, transmitindo segurança.
   b. Dê explicações que possam ser entendidas. Um paciente informado pode lidar com o estresse psicológico/fisiológico de maneira mais positiva.
   c. Aceite os direitos do paciente e da família de ter e mostrar os próprios sentimentos.
   d. Mantenha uma atitude calma e tranquilizadora, ajudando o paciente ou a família emocionalmente angustiados a mobilizar os recursos psicológicos.
   e. Inclua a família ou outras pessoas significativas se o paciente desejar.
   f. Incentive o paciente ou a família a procurar um sistema de apoio. Muitas vezes, amigos, outros membros da família ou clérigos podem servir de grande conforto.
2. Entenda e apoie os sentimentos em relação à perda de controle (emocional, físico e intelectual). Sempre que possível, dê opções e escolhas. Essas ações podem ajudar a aliviar alguns dos sentimentos de desamparo.
3. Fale com o paciente inconsciente. Toque-o, chame-o pelo nome e explique todos os procedimentos realizados. Evite fazer comentários negativos sobre a condição dele.
   a. Oriente-o em relação à pessoa, ao tempo e ao lugar assim que estiver consciente. Depois, repita essas informações.
   b. Traga o paciente de volta à realidade de maneira calma e tranquilizadora.
   c. Incentive a família, quando possível, a tocar o paciente e ajudar a orientá-lo para a realidade à sua volta.
4. Esteja preparado para lidar com todos os aspectos relacionados a patologias e traumas agudos. Saiba o que esperar e o que fazer. Em caso de dúvida, pare, respire fundo e se concentre novamente. Isso ajudará a aliviar a ansiedade do enfermeiro e aumentará a confiança do paciente.

Abordagem à família

1. Informe a família onde o paciente está e forneça o máximo possível de informações sobre o tratamento que está recebendo.
2. Considere permitir que um membro da família esteja presente durante a reanimação. Designe uma pessoa da equipe para o membro da família, de modo a explicar os procedimentos e oferecer conforto.
3. Reconheça a ansiedade da família e permita que conversem sobre seus sentimentos. Reconheça expressões de remorso, raiva, culpa e crítica.
4. Permita que a família reviva eventos, ações e sentimentos anteriores à admissão no PS.
5. Lide com a realidade da maneira mais gentil e rápida possível, evitando incentivar e apoiar sentimentos de negação.
6. Ajude a família a lidar com a morte súbita e inesperada. Algumas medidas úteis incluem:
   a. Leve-a para um lugar privado.
   b. Converse com toda a família para que possam lamentar juntos.
   c. Garanta que tudo foi feito para salvar o paciente e informe sobre o tratamento prestado.
   d. Evite usar eufemismos como "descansou". Mostre que se importa com seu luto tocando nas pessoas e oferecendo café.
   e. Permita que a família fale sobre o falecido com sentimento de perda. Incentive-a a falar sobre os eventos anteriores à admissão no PS.
   f. Incentive a família a se apoiar mutuamente e a expressar as emoções livremente, como tristeza, perda, raiva, desamparo, lágrimas e descrença.
   g. Evite oferecer informações desnecessárias (p. ex., o paciente estava bêbado).
   h. Evite fornecer sedativos que podem mascarar ou atrasar o processo de luto, necessário para alcançar o equilíbrio emocional e prevenir a depressão prolongada.
   i. Informe-se sobre crenças e necessidades culturais e religiosas da família.
   j. Incentive os membros da família a ver o corpo, se assim o desejarem, pois isso ajuda a assimilar a perda (cubra áreas mutiladas).
      i. Prepare a família para o que vai presenciar e explique todos os requisitos legais.
      ii. Acompanhe a família para ver o cadáver.
      iii. Demonstre aceitação tocando o corpo, dando permissão à família para tocar e conversar com o falecido.
      iv. Passe alguns minutos com a família, ouvindo-os.
      v. Permita algum tempo particular com o corpo, se apropriado.
7. Incentive a equipe do PS a discutir entre si a reação ao evento, de modo a compartilhar sentimentos intensos, a fim de revisar procedimentos e dar suporte ao grupo. Organize uma sessão formal de questionamento para a equipe, se justificado pelas circunstâncias do evento.

Manejo da dor

A dor é uma experiência sensorial e emocional desagradável associada a dano tecidual real ou potencial também associada à morbidade significativa. Ela inibe a função imunológica e tem efeitos deletérios sobre os sistemas cardiovascular, respiratório, digestório e outros sistemas orgânicos. Mais de 60% dos pacientes relatam dor ao chegar à emergência, tornando essa a queixa mais comum. É imperativo avaliar e monitorar adequadamente a dor no PS. Apesar disso, continuam a ser identificadas lacunas significativas de evidências na prática, como subestimar o tratamento da dor, bem como lacunas na documentação da dor, apesar de diretrizes de prática clínica. Em geral, pacientes geriátricos e pediátricos tendem a ter a intensidade da dor subestimada e subtratada com mais frequência do que adultos. A dor pode ser somática ou visceral, aguda ou crônica, de origem central ou periférica.

Avaliação primária

1. ABCD.
2. Avalie a dor usando o mnemônico OPQRST.
3. Avalie a pontuação da dor usando uma ferramenta de classificação da dor, como escala numérica, escala visual analógica, escala de Faces de dor de Wong-Baker (ver p. 1172), escala comportamental FLACC® (face, pernas, atividade, choro e consolabilidade), escala de classificação verbal ou escala de dor de Abbey.

Intervenções primárias

1. A dor é sempre subjetiva. Nunca duvide que um paciente esteja sentindo dor com base em sua aparência.
2. Estabeleça um relacionamento de apoio ao paciente.
3. Respeite a resposta do paciente à dor e ao tratamento.
4. Eduque-o sobre métodos de alívio da dor, medidas preventivas e expectativas.
5. Estabeleça o nível de dor inicial e o nível de dor que ele consideraria tolerável.
6. Administre medidas farmacológicas e não farmacológicas para o controle da dor.
7. Monitore a resposta do paciente e a efetividade do tratamento.

8. Se as intervenções iniciais não reduzirem a dor a um nível tolerável, explore outras opções.
9. Tranquilize sempre o paciente e o informe de que considera a dor um assunto sério.

Alerta de enfermagem
O alívio da dor é um imperativo moral, humano e fisiológico.

REANIMAÇÃO CARDIOPULMONAR E MANEJO DE VIAS RESPIRATÓRIAS

Baseado em evidências

American Heart Association. (2015). American Heart Association 2015 guidelines for CRP and ECC. *Circulation*, *122*(Suppl. 3).

Mathiesen, C., McPherson, D., Ordway, C., & Smith, M. (2015). Caring for patients treated with therapeutic hypothermia. *Critical Care Nurse*, *35*(5), e1–e12.

Reanimação cardiopulmonar

A *reanimação cardiopulmonar* (RCP) é uma técnica de suporte básico de vida que tem o objetivo de manter a oxigenação cerebral e do coração até que o tratamento médico definitivo possa restaurar a função normal cardíaca e de ventilação. O manejo de obstrução das vias respiratórias por um corpo estranho, ou cricotireoidotomia, pode ser necessário para abrir a via respiratória enquanto a RCP é realizada.

Ao longo dos anos, muitas mudanças foram feitas nas diretrizes de RCP. A ênfase hoje é realizar compressões torácicas de boa qualidade e com um mínimo de interrupções, esforçando-se não só para preservar a vida, como também para evitar lesões cerebrais anóxicas. O tradicional "olhar, ouvir e sentir" para a respiração foi eliminado, bem como a ordem A-B-C para avaliar o paciente que não responde. Para o público leigo, o foco mudou para um modelo de reanimação com compressão, sem interrupções para respirar. Para o profissional, as vias respiratórias, a respiração e a circulação ainda são partes importantes do esforço de reanimação. No entanto, a ordem A-B-C se transformou em C-A-B, ou circulação, vias respiratórias e, em seguida, respiração. Todos os esforços começam com boas compressões torácicas de alta efetividade.

Indicações

1. Parada cardíaca.
   a. Fibrilação ventricular.
   b. Taquicardia ventricular.
   c. Assistolia.
   d. Atividade elétrica sem pulso.
2. Parada respiratória.
   a. Afogamento.
   b. Acidente vascular cerebral.
   c. Obstrução das vias respiratórias por corpo estranho.
   d. Inalação de fumaça.
   e. Superdosagem de drogas.
   f. Eletrocussão/lesão por raio.
   g. Asfixia.
   h. Acidente/lesão.
   i. Coma.
   j. Epiglotite.

Avaliação

1. Perda imediata de consciência.
2. Ausência de pulso carotídeo ou femoral palpável e ausência de pulso nas grandes artérias.
3. Ausência de sons respiratórios ou movimento de ar pelas narinas ou pela boca.

Intervenções

1. Ajoelhe-se o mais próximo possível da lateral do tórax do paciente, coloque uma das mãos sobre a metade inferior do esterno, tomando cuidado para evitar o processo xifoide. Os dedos podem estar entrelaçados ou estendidos, mas é preciso ter cuidado para mantê-los afastados do tórax.
2. Mantenha os braços retos e os cotovelos estendidos. Garanta que seus ombros estejam na mesma linha direta de suas mãos e pressione com rapidez e força o esterno do paciente até uma profundidade de pelo menos 5 cm.
3. Realize 30 compressões a uma frequência de pelo menos 100 compressões por minuto. Sempre permita o recuo total do tórax, sem tirar as mãos entre as compressões.
4. Depois de 10 segundos, abra as vias respiratórias e faça duas respirações.
5. Continue a reanimação a uma proporção de 30:2 com um ou dois socorristas.
6. Utilize o desfibrilador externo automático DEA, de acordo com as instruções de áudio (ver p. 254).

Complicações

1. Síndrome pós-reanimação (distúrbios secundários em múltiplos órgãos).
2. Comprometimento neurológico e dano cerebral.

Alerta de enfermagem
O paciente que foi reanimado corre o risco de outro episódio de parada cardíaca.

Hipotermia induzida após parada cardíaca

Em adultos com coma persistente (pós-parada cardíaca), iniciar a hipotermia induzida a uma temperatura de 32°C a 34°C por 12 a 24 horas resulta em neuroproteção e melhora da função neurológica, diminuindo a mortalidade. Também está associada a efeitos benéficos sobre a função hemodinâmica, renal, e o equilíbrio ácido-base. A hipotermia deve ser iniciada em até seis horas após o acometimento.

Indicações

1. Coma persistente no paciente adulto após parada cardíaca e retorno da circulação espontânea (RCE).
2. Anoxia cerebral induzida por trauma, com ou sem parada cardíaca.
3. O período entre a parada cardíaca e o RCE é inferior a 60 minutos.
4. PAS maior que 90 mmHg com pressão arterial média (PAM) maior que 60 mmHg com ou sem drogas vasopressoras.

Alerta de enfermagem
O paciente que responde a estímulos verbais após uma parada cardíaca não deve ser tratado com hipotermia induzida.

Avaliação

1. Institua monitoramento cardíaco contínuo. Monitore quanto à bradicardia causada por resfriamento ou outras arritmias.
2. Institua o monitoramento contínuo da temperatura, de preferência de temperatura central.
3. Monitore frequentemente a pressão arterial sanguínea para evitar hipotensão, sobretudo durante o reaquecimento.

4. Monitore o hemograma quanto a sinais de infecção, porque a temperatura não será um sinal indicativo. Monitore o perfil eletrolítico quanto à hipopotassemia causada por hipotermia. A gasometria arterial deve ser analisada na temperatura real do corpo do paciente.
5. Avalie a pele a cada duas horas quanto a lesões por pressão e frio.
6. Monitore as pupilas a cada hora e considere o monitoramento contínuo por EEG.

Intervenções

1. Aplique compressas de gelo na virilha, nas axilas, nas laterais do tórax e no pescoço ou instale dispositivo de resfriamento de acordo com as instruções do fabricante. Hoje, existem vários dispositivos de resfriamento disponíveis, incluindo mantas, almofadas de gel aplicadas à pele e cateteres de troca de calor com inserção central.
2. Administre 30 mℓ/kg de solução de lactato de Ringer refrigerado por 30 minutos por meio de cateter central femoral, se o paciente não estiver com edema agudo de pulmão.
3. Remova as compressas de gelo quando a temperatura estiver abaixo de 33°C. A temperatura alvo é 32°C.
4. Substitua as compressas geladas e considere mais uma infusão de solução de lactato de Ringer gelada se a temperatura permanecer acima de 33,5°C.
5. Utiliza-se bloqueio neuromuscular não despolarizante para evitar tremores. Forneça sedação de acordo com o protocolo padrão da UTI.
6. Mantenha o paciente na temperatura desejada por um período de 12 a 24 horas quando a temperatura for atingida.
7. Depois de decorrido o tempo desejado, promova aos poucos o reaquecimento passivo por 8 a 12 horas.

Complicações

1. Tremores – o paciente precisará de sedação e bloqueio neuromuscular para aliviar os tremores, que podem interferir na hipotermia.
2. Convulsões – o bloqueio neuromuscular contínuo pode mascarar a atividade convulsiva pós-parada cardíaca.
3. Íleo paralítico causado por lentidão dos processos metabólicos.
4. Hipotensão resultante da vasodilatação.

Obstrução das vias respiratórias por corpo estranho

A obstrução das vias respiratórias por corpos estranhos pode ser parcial ou total. Os movimentos abdominais (manobra de Heimlich) são recomendados para aliviar a obstrução das vias respiratórias de um paciente adulto consciente. Incursões nas costas e pressão sobre o tórax são usados para lactentes e crianças conscientes.

Avaliação

1. Tosse fraca e ineficaz.
2. Ruídos agudos na inspiração.
3. Desconforto respiratório.
4. Incapacidade de falar ou respirar.
5. Cianose.
6. Mãos na garganta (sinal universal de asfixia).

Intervenções

1. Se o paciente estiver consciente, fique atrás dele, passe os braços em volta da cintura e faça o seguinte:
   a. Faça um punho com uma das mãos, colocando a lateral do polegar contra a linha média do abdome, ligeiramente acima do umbigo e bem abaixo do processo xifoide. Segure o punho com a outra mão.
   b. Pressione o punho sobre o abdome com um rápido impulso para cima. Cada novo impulso deve ser uma manobra separada e distinta.
   c. Continue até que o corpo estranho seja removido, a ajuda chegue ou o paciente deixe de responder.
   d. Se o paciente não responder, inicie imediatamente a RCP, verificando as vias respiratórias após cada conjunto de compressões e antes de tentar ventilações.
2. Se for um obeso ou uma mulher grávida, que tornam as compressões abdominais ineficazes, siga estas etapas:
   a. Fique atrás do paciente com os braços embaixo das axilas para envolver o tórax.
   b. Coloque a lateral do polegar no meio do esterno, tomando cuidado para evitar o processo xifoide e as margens da caixa torácica.
   c. Segure o punho com a outra mão e faça movimentos para trás até que o corpo estranho seja expulso. Se o paciente ficar inconsciente, interrompa e inicie a RCP.

Cricotireoidotomia

Cricotireoidotomia é a punção ou a incisão da membrana cricotireóidea para estabelecer uma via respiratória de emergência em situações em que a colocação de um tubo endotraqueal ou máscara laríngea não é possível ou é contraindicada, bem como quando a oxigenação adequada não pode ser mantida com um dispositivo de máscara com 100% de oxigênio.

Indicações

1. Comprometimento das vias respiratórias e incapacidade de intubar ou realizar traqueostomia:
   a. Obstrução completa das vias respiratórias por um corpo estranho.
   b. Traumatismo na cabeça e no pescoço.
2. Reação alérgica causando edema de glote.

Contraindicações

1. Fratura da laringe.
2. Ruptura traqueal.
3. Transecção traqueal com retração traqueal distal no mediastino.

Intervenções

Ajude o médico ou a equipe de emergência da seguinte maneira:

1. Pré-oxigenar o paciente, se possível.
2. Estenda o pescoço do paciente, colocando um coxim sob os ombros.
3. Conecte uma seringa de 10 mℓ contendo 5 mℓ de soro fisiológico à cânula de inserção.
4. Identifique a cartilagem tireoidiana proeminente (pomo de Adão) e deixe seu dedo descer na linha média até a depressão entre a borda inferior da cartilagem tireoidiana e a borda superior da cartilagem cricoide (Figura 35.1).
5. Limpe o local de inserção e mantenha técnica asséptica durante todo o procedimento.
6. Coloque tensão sobre a pele e mantenha a traqueia no lugar com a mão não dominante, usando o dedo indicador para palpar a membrana cricotireóidea.
7. Coloque a cânula na margem inferior da membrana cricotireóidea, na linha média do pescoço, e direcione-a de modo caudal em um ângulo de 30 a 45°.
8. Mantendo a pressão negativa na seringa, avance a cânula pela pele e pelo tecido até que sejam observadas bolhas de ar.
9. Introduza a cânula agulhada ou com mandril até que o canhão encoste na pele e, a seguir, retire o mandril ou a agulha.
10. Escute o ar passando pela cânula de um lado para outro em sincronia com as respirações do paciente.

11. Realize a fixação da cânula com fita adesiva ou suturas.
12. Ventile com dispositivo de bolsa-válvula, permitindo um tempo de expiração prolongado.

Complicações

1. Sangramento.
2. Aspiração.
3. Enfisema subcutâneo.

LESÕES NA CABEÇA, NA COLUNA VERTEBRAL E NA FACE

Lesões na cabeça

Lesões na cabeça podem incluir fraturas de crânio e de face, lesões diretas ao cérebro (como as causadas por uma bala) e lesões indiretas no cérebro (como concussão, contusão ou hemorragia intracraniana). Os ferimentos na cabeça, em geral, ocorrem em decorrência de acidentes com veículos automotores, agressões ou quedas.

Concussão é uma lesão axonal difusa leve, resultando em um distúrbio transitório da função neurológica que pode ou não incluir a perda da consciência.

Contusão é uma lesão focal que resulta na formação de hematoma no tecido cerebral. São pequenos sangramentos no tecido cerebral associados à formação de edema e possível necrose e infarto.

Hemorragia intracraniana é um sangramento significativo em um espaço real ou potencial entre o crânio e o cérebro. Trata-se de uma complicação grave de um ferimento na cabeça, com alta taxa de mortalidade em razão do aumento da pressão intracraniana (PIC) e do potencial de herniação cerebral. As hemorragias intracranianas podem ser classificadas como *hematoma epidural*, *hematoma subdural* ou *hemorragia subaracnóidea*, dependendo do local do sangramento.

Alerta de enfermagem
Sempre aja como se existisse uma fratura na coluna cervical de qualquer paciente com traumatismo craniano significativo, até prova em contrário.

Avaliação primária

1. Vias respiratórias: verifique a presença de vômito, sangramento e corpos estranhos. Assegure a imobilização da coluna cervical.
2. Respiração: avalie respirações anormalmente lentas ou superficiais. A elevação da pressão parcial de dióxido de carbono pode piorar o edema cerebral.
3. Circulação: avalie pulso e sangramentos.
4. Disfunção neurológica: avalie o estado neurológico do paciente.

Intervenções primárias

1. Abra as vias respiratórias usando a técnica de tração da mandíbula, sem inclinação da cabeça. Providencie equipamento de aspiração da cavidade oral para retirar restos de vômito. Realize a aspiração de modo a não estimular o reflexo de tosse, que pode causar aumentos na PIC.
2. Administre oxigênio de alto fluxo.
3. Auxilie em caso de ventilação ineficaz por meio de dispositivo de bolsa-válvula-máscara, conforme necessário. A hiperventilação profilática é contraindicada.
4. Controle de sangramento – não aplique pressão sobre o local da lesão. Cubra com um curativo volumoso e solto.
5. Instale dois cateteres IV periféricos. A administração de líquidos e a velocidade de infusão devem ser determinadas pelo estado hemodinâmico do paciente.

Avaliação subsequente

1. História.
   a. Mecanismo de lesão.
   b. Presença e duração da perda de consciência.
   c. Amnésia do evento.
   d. Posição encontrada.
2. Alteração do nível de consciência.
   a. A alteração do estado mental é o indicador mais sensível de uma mudança na condição do paciente.
   b. Escala de coma de Glasgow (GCS) (ver Capítulo 15).
3. Sinais vitais.
   a. Hipertensão e bradicardia são sinais tardios de elevação da PIC.
   b. Pacientes com traumatismo craniano podem apresentar arritmias cardíacas associadas, observadas pela irregularidade ou pela aceleração de pulso.
   c. Mudanças no padrão respiratório ou apneia podem indicar lesão cefálica.
   d. Temperaturas elevadas podem estar associadas a ferimentos cefálicos.
4. Pupilas desiguais ou que não respondem.
5. Confusão mental ou mudanças de personalidade.
6. Comprometimento da visão.
7. Um ou ambos os olhos parecem afundados.
8. Atividade convulsiva.
9. Equimose periauricular – "sinal de batalha", descoloração azulada atrás das orelhas indica uma possível fratura na base do crânio.
10. Rinorreia ou otorreia é indicativo de extravasamento de LCR.
11. Equimose periorbital indica fratura basilar anterior.

Alerta de enfermagem
Se houver suspeita de fratura na base do crânio ou fraturas graves na região medial da face, a inserção de uma sonda nasogástrica (NG) é contraindicada. Para isso, pode-se considerar a inserção de uma sonda orogástrica.

Intervenções gerais

1. Mantenha o pescoço em uma posição neutra com a coluna cervical imobilizada.
2. Administre um cateter IV com soro fisiológico ou solução de lactato de Ringer – o volume de líquido deve ser calculado com base no estado hemodinâmico do paciente.
3. Esteja preparado para o manejo de convulsões, que, se ocorrerem, devem ser controladas imediatamente.
4. Mantenha a normotermia.
5. As intervenções farmacológicas podem incluir:
   a. Anticonvulsivantes, para controlar convulsões.
   b. Manitol ou solução salina hipertônica, para reduzir o edema cerebral e a PIC.
   c. Antibióticos.
   d. Antipiréticos para controlar a hipertermia.

Lesões da coluna cervical

Lesões na coluna cervical são graves porque as forças de esmagamento, alongamento e cisalhamento rotacional exercidas sobre a medula no momento do trauma podem produzir déficits neurológicos graves. A formação de edema e a inflamação contribuem para a perda de função medular.

Qualquer pessoa que apresente uma lesão na cabeça, no pescoço, na região dorsal, bem como fraturas nos ossos da parte superior da perna ou na pelve, deve ser suspeita de lesão potencial na medula espinal, até prova em contrário.

Avaliação primária

1. Assegure a imobilização imediata da coluna vertebral e mantenha assim durante toda a avaliação.
2. Vias respiratórias – determine a permeabilidade.
3. Respiração.
   a. Paralisia intercostal com respiração diafragmática indica lesão medular cervical.
   b. Em paciente consciente, observe o aumento da frequência respiratória e a dificuldade de falar em razão da dispneia.
4. Circulação – frequência cardíaca, pressão arterial, presença e qualidade dos pulsos e enchimento capilar.
5. Disfunção neurológica – avalie o estado neurológico.

Intervenções primárias

1. Imobilize a coluna cervical.
2. Abra as vias respiratórias usando a técnica de tração da mandíbula sem inclinação da cabeça.
3. Se o paciente precisar ser intubado, considere a intubação nasal.
4. Se a respiração for superficial, providencie suporte por meio de dispositivo de bolsa-válvula-máscara.
5. Administre oxigênio de alto fluxo para minimizar possíveis danos hipóxicos à medula espinal.

Avaliação subsequente

1. Avalie a posição do paciente quando encontrado, pois isso pode indicar o tipo de lesão sofrida.
2. Hipotensão e bradicardia acompanhadas de pele quente e seca sugerem choque medular.
3. Dor cervical dorsal/dor nos membros ou sensação de queimação na pele.
4. História de inconsciência.
5. Perda sensorial total e paralisia motora abaixo do nível da lesão.
6. Perda do controle intestinal e vesical, em geral, retenção urinária e distensão da bexiga.
7. Supressão de transpiração e tônus vasomotor abaixo do nível da lesão medular.
8. Priapismo – ereção persistente do pênis.
9. Hipotermia – causada pela disfunção na vasoconstrição periférica e pela conservação da temperatura corporal.
10. Perda do tônus retal.

Intervenções gerais

Alerta de enfermagem
Uma lesão medular pode ser agravada durante a fase aguda, resultando em dano neurológico permanente. O posicionamento e a movimentação adequados do paciente são uma prioridade imediata.

1. Assegure a adequação de vias respiratórias, respiração e circulação. Monitore frequentemente os sinais vitais.
2. Insira uma sonda NG/OG.
3. Mantenha o paciente aquecido.
4. Inicie o acesso IV.
5. Insira uma sonda vesical para evitar a distensão da bexiga.
6. Repita os exames neurológicos para determinar se há deterioração da lesão medular.
7. Esteja preparado para o manejo de convulsões se houver suspeita de lesão cefálica.
8. Intervenções farmacológicas, possivelmente esteroides ou antiepilépticos.

Alerta de enfermagem
Pacientes com lesões na medula espinal podem experimentar disreflexia autonômica, uma resposta simpática exagerada a estímulos nocivos. Tem potencial para ser uma complicação fatal se os sinais não forem reconhecidos e tratados logo, juntos com a remoção dos estímulos desencadeantes.

Traumatismo maxilofacial

Lesões na cabeça costumam resultar em lacerações faciais e fraturas nos ossos da face (fraturas nasais, orbitais e mandibulares).

Avaliação primária

1. Mantenha a imobilização da coluna durante a avaliação.
2. Vias respiratórias – pode ocorrer obstrução causada por edema na língua, sangramento ou dentes quebrados ou ausentes.
3. Respiração – providencie material para aspiração, a fim de prevenir a aspiração de sangue ou dentes quebrados.
4. Circulação – controle do sangramento e monitoramento dos sinais vitais em busca de instabilidade.
5. Disfunção neurológica – avaliação neurológica.

Intervenções primárias

1. Estabeleça e mantenha as vias respiratórias. Forneça oxigênio de alto fluxo e ajude na intubação. As vias respiratórias orais e nasofaríngeas devem ser usadas com cautela. Não use uma via respiratória nasofaríngea se houver evidência de fraturas nasais ou extravasamento de LCR pelo nariz.
2. Controle de sangramento – não aplique pressão sobre o local da lesão. Cubra com um curativo volumoso e solto.

Avaliação subsequente

1. Examine a boca em busca de dentes quebrados ou ausentes.
2. Avalie potencial lesão ocular, perda de visão, diplopia (visão dupla) ou dor ocular.
3. Examine o olho investigando presença de olhar desconjugado, ou seja, movimentos oculares descoordenados.
4. A paralisia ocular superior é indicativa de uma fratura na órbita inferior (fratura por explosão).
5. Crepitação ou trincas à palpação ao redor do nariz costumam indicar uma fratura nasal.
6. Má oclusão dos dentes é indicativa de uma fratura no maxilar ou na mandíbula.
7. Um achatamento palpável da região maxilar e a perda de sensibilidade abaixo da órbita podem indicar uma fratura do zigoma (osso da maxila).
8. Espasmos da mandíbula (trismo) e mobilidade da mandíbula indicam uma fratura no maxilar.
9. Rinorreia ou otorreia é indicativo de extravasamento do LCR.

Intervenções gerais

1. Aplique gelo suavemente sobre as áreas de edema ou equimose. Isso pode reduzir o edema e a dor. No entanto, se suspeitar de uma lesão no globo ocular, não o aplique.
2. Se outras lesões permitirem, eleve a cabeceira do leito.
3. Possíveis intervenções farmacológicas:
   a. Manejo da dor.
   b. Sedação.
4. Com o potencial de extravasamento do LCR, o paciente deve ser instruído a não assoar o nariz pelo risco de transmissão de agentes patógenos para a região cerebral ou ocular.

LESÕES DE TECIDOS, OSSOS E ARTICULAÇÕES

Lesões nos tecidos moles

As lesões dos tecidos moles envolvem a pele, os músculos e os tecidos subcutâneos subjacentes. Podem ser classificadas como fechadas ou abertas. Uma *lesão fechada* é uma ferida no tecido mole, mas sem ruptura associada na pele. As feridas fechadas incluem:

1. Contusão – sangramento abaixo da pele, no tecido subcutâneo. Descoloração, edema e dor podem estar presentes.
2. Hematoma – bolsa bem definida de sangue e líquido sob a pele, resultante de uma ruptura de veias e artérias mais profundas. Os hematomas se apresentam como massas amolecidas sensíveis à palpação.

Uma *lesão aberta* é uma ferida no tecido mole com ruptura associada na pele. Em geral, são mais graves do que lesões fechadas em virtude do potencial de hemorragia e de infecção. As lesões abertas incluem:

1. Abrasão – perda superficial da pele resultante de fricção ou raspagem sobre uma superfície áspera ou irregular.
2. Laceração – abertura ou corte na pele. Pode ser um corte de espessura parcial ou total, incisional ou serrilhada.
3. Punção – ocorre quando a pele é penetrada por um objeto pontiagudo. Pode ser penetrante (apenas a ferida de entrada) ou perfurante (ferida de entrada e saída). Em geral, as feridas por punção não causam sangramento externo grave, mas pode haver sangramento interno significativo e danos aos órgãos vitais, além do risco de infecção.
4. Avulsão – envolve ruptura ou perda de um retalho de espessura total da pele.
5. Amputação – corte ou arrancamento traumático de um apêndice (p. ex., dedo do pé, braço ou perna).
6. Queimadura – lesão tecidual resultante de energia térmica, química, elétrica ou de radiação.

Avaliação primária

1. Assegure sempre a adequação das vias respiratórias, da respiração e da circulação.
2. Se o sangramento causado pela lesão for significativo, esteja alerta para sinais e sintomas clínicos de choque.
   a. Inquietação, confusão mental e ansiedade.
   b. Pele pálida, marmórea, fria e diaforética.
   c. Taquicardia (pulso rápido).
   d. Taquipneia (respiração rápida e superficial).
   e. Hipotensão (a queda da pressão arterial é um sinal tardio de choque).
3. Verifique se há sangramento arterial ou venoso. O sangramento arterial é vermelho vivo e, em geral, sai em jato pela ferida. O sangramento venoso é de um vermelho mais escuro e flui constantemente de uma ferida.

Intervenções primárias

O objetivo principal e a intervenção de enfermagem são controlar o sangramento grave.

Alerta de enfermagem
As feridas que resultam em sangramento arterial grave devem ser consideradas potencialmente fatais, e a necessidade de tratamento é sobreposta apenas à RCP.

Compressão direta

1. A maioria dos sangramentos externos pode ser controlada com pressão direta firme.
2. Cubra a lesão com curativos estéreis.
3. Enquanto mantém a pressão, avalie os pulsos distais.
4. A pressão deve ser mantida até que o sangramento pare, um curativo compressivo seja aplicado ou se realize um tratamento definitivo.
5. Se o curativo ficar saturado, reforce-o. Não o remova.
6. Depois que o sangramento parar, aplique um curativo compressivo.
   a. Um curativo compressivo é obtido com a aplicação de várias compressas de gaze e bandagem elásticas sobre a lesão.
   b. Um curativo compressivo permite que o enfermeiro continue a avaliar o paciente ou cuide de outras lesões.
   c. Depois de aplicar um curativo compressivo, sempre verifique se o paciente tem pulso distal ao curativo. Se não houver, o curativo pode estar muito apertado.

Elevação

1. Eleve a área lesionada ao aplicar pressão direta para ajudar a controlar o sangramento. Essa medida usa a gravidade para diminuir o fluxo sanguíneo.
2. Se possível, a área lesionada deve ser elevada acima do nível do coração.
3. Não levante um membro se houver suspeita de fratura ou se a elevação causar dor ou desconforto ao paciente.

Pontos de compressão

1. Os pontos de compressão são usados quando a pressão direta e a elevação não conseguem controlar o sangramento isoladamente ou quando não pode ser aplicada a compressão direta ao local por causa de um osso saliente ou de um objeto inserido.
2. Os pontos de compressão estão localizados entre o local da lesão e o coração, onde uma artéria principal passa sobre um osso ou uma massa muscular subjacente (Figura 35.1).
3. Localize o ponto de compressão e aplique pressão firme e constante com a mão.
4. Se o sangramento intenso ainda não for controlado, o paciente pode exsanguinar e deve ser usado um torniquete ou um clampe vascular para ocluir a artéria.

Avaliação subsequente

1. Exponha a ferida cortando as roupas, se necessário. Fixe qualquer objeto empalado no lugar.
2. Avalie a presença de lesões concomitantes. A ferida mais óbvia não é necessariamente a de maior risco.
3. Avalie o estado vascular distal à lesão e compare com a extremidade não lesionada.
   a. Coloração da extremidade lesionada – palidez sugere má perfusão arterial e cianose sugere congestão venosa.
   b. Avalie o tempo de enchimento capilar pressionando o leito ungueal até empalidecer e observe em quanto tempo ele volta a ficar rosado. Tempo de enchimento capilar superior a 2 a 3 segundos sugere diminuição da perfusão.[5]
   c. Verifique os pulsos distais à lesão – em geral, devem estar cheios e fortes.
4. Realize uma avaliação neurológica da extremidade lesionada para determinar lesão no nervo periférico, possivelmente causado por lesão direta, compressão ou edema.
   a. Função sensorial – enquanto os olhos do paciente estão fechados, toque de leve a área distal da lesão e peça que identifique a área que está sendo tocada. Peça-o que discrimine entre toque definido e profuso.
   b. Função motora – peça que o paciente movimente a extremidade distal à lesão.
5. Determine o estado de imunização contra o tétano.

[5]N.R.T.: Para a avaliação do tempo de enchimento capilar, recomenda-se elevar o membro acima do nível do coração, para não haver risco de avaliação de retorno venoso.

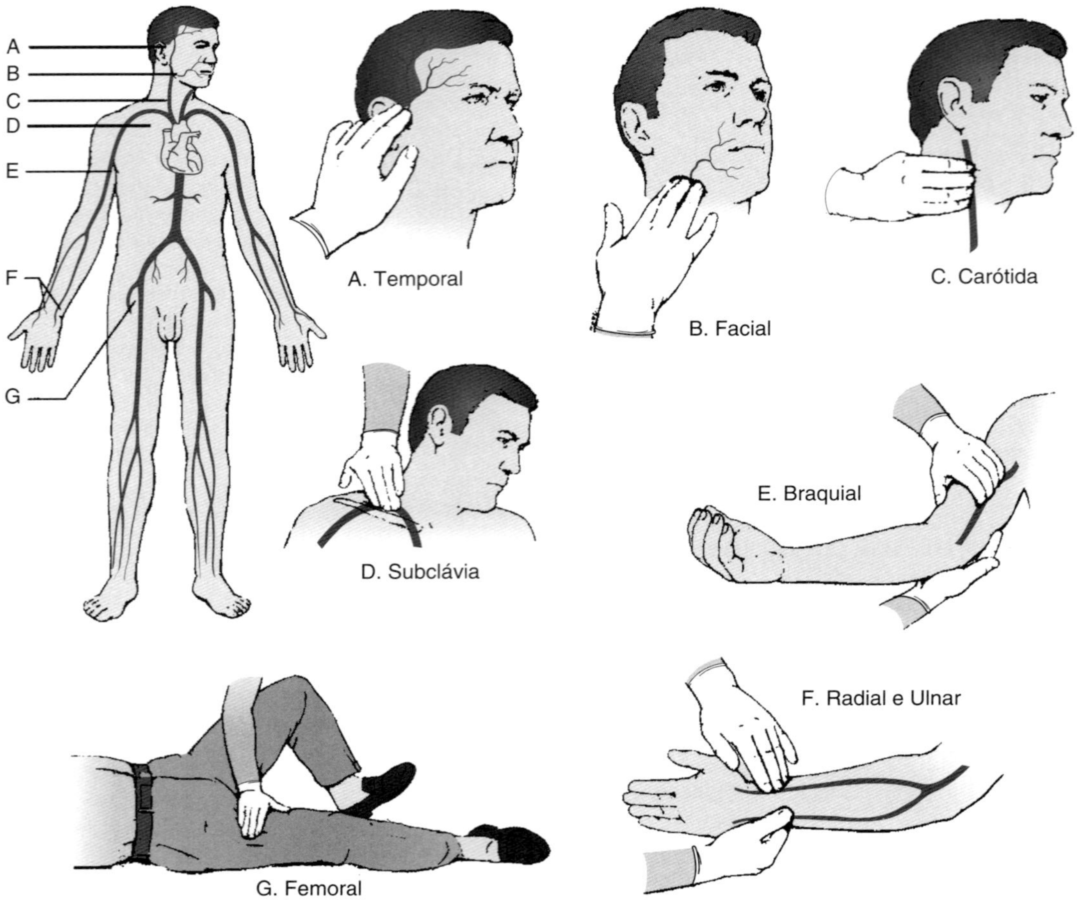

Figura 35.1 Pontos de compressão para controle de hemorragia. (Smeltzer, S. & Bare, B. [2000]. *Brunner and Suddarth's textbook of medical–surgical nursing* [9th ed.]. Philadelphia, PA: Lippincott Williams & Wilkins.)

6. Obtenha a história da lesão, incluindo quando e como a ferida ocorreu. Qualquer ferimento ocorrido há mais de seis horas deve ser considerado de alto risco para infecção, e o fechamento primário por sutura pode não ser uma opção.
7. Alergias a anestésicos, epinefrina e antibióticos.

Intervenções gerais

Preparo da ferida

1. Tricotomia não é recomendada. Em vez disso, apare apenas a área necessária. As sobrancelhas nunca devem ser cortadas.
2. Irrigue gentil e abundantemente, com solução salina isotônica estéril, para remover sujidade e detritos. Todas as feridas devem ser cuidadosamente exploradas quanto à presença de corpo estranho retido antes de realizar o fechamento. Se a ferida estiver muito contaminada, pode ser necessário limpá-la com material cirúrgico e depois irrigá-la. Se o paciente estiver com dor, anestesie a ferida antes da limpeza e da irrigação.
3. Pode ser aplicado um anestésico tópico à ferida, em substituição à infiltração com anestésico local, por via intradérmica pela margens da ferida ou por bloqueio de nervo regional.
4. Devem ser removidos todo o tecido desvitalizado e corpo estranhos – o tecido desvitalizado inibe a cicatrização e aumenta a chance de infecção bacteriana.

Fechamento da ferida

1. Fechamento por primeira intenção.
   a. A ferida é reparada sem demora após a lesão, produzindo uma cicatrização mais rápida.
   b. O fechamento primário pode ser feito com suturas, fita adesiva, grampos ou adesivo de tecido. A localização e o tamanho da ferida são fatores essenciais à determinação do material mais indicado.
2. Fechamento por segunda intenção.
   a. A ferida é deixada aberta para formação do tecido de granulação, sem fechamento cirúrgico.
   b. A ferida é limpa e coberta com um curativo estéril.
3. Fechamento tardio por segunda intenção.
   a. A ferida deve ser limpa e coberta por um curativo.
   b. O paciente retorna em 3 a 4 dias para o fechamento definitivo.

Curativos

1. O curativo deve ser aplicado em três camadas.
   a. A primeira é a de contato, que deve consistir em um curativo hidrofílico não absorvente, permitindo que o exsudado passe para a segunda camada sem deixar úmida a de contato. Exemplos de curativos com camada de contato são: Adaptic, gaze vaselinada e gaze Xeroform.
   b. A segunda é absorvente, em geral construída com compressas cirúrgicas ou curativos de gaze 4×4.
   c. A terceira é o envoltório externo que mantém o curativo no lugar, o qual pode consistir em faixa crepe e fita adesiva.
2. Existem vários tipos de curativos patenteados comercialmente disponíveis.

Intervenções farmacológicas

1. Administre a terapia antimicrobiana conforme prescrição, dependendo de como a lesão ocorreu, da duração da ferida, da presença de sujidade e do potencial para infecção.

2. Administre profilaxia contra o tétano, conforme indicado, com base no estado de imunização do paciente e no tipo de ferida.
3. Profilaxia contra hidrofobia, conforme indicado. Para obter mais informações sobre a profilaxia antirrábica em quatro doses após a exposição, visite o *site*: *www.cdc.gov/.vaccines/pubs/ACIP-list.htm #rabies.*[6]

Educação do paciente

1. Informe ao paciente que a dor deve diminuir ao longo das próximas 24 a 48 horas.
2. Paracetamol, ibuprofeno ou analgésico prescrito deve ser tomado nas primeiras 24 horas após laceração simples.
3. Se a dor reaparecer, deve-se suspeitar de infecção de ferida.
4. Recomende que a ferida seja monitorada quanto a sinais de infecção.
5. Aconselhe o paciente a entrar em contato com o profissional de saúde se houver dor súbita ou persistente, febre/calafrios, sangramento, edema súbito, mau cheiro, fluido purulento ou hiperemia em torno da ferida.

Lesões de ossos e articulações

Lesões de ossos e articulações são comuns. As *fraturas* podem ser causadas por trauma direto (p. ex., projéteis, ferimentos por esmagamento) ou indireto (p. ex., ossos separados ou forças de rotação). Além disso, os ossos podem ser fraturados por motivos patológicos. Uma fratura patológica resulta de fraqueza óssea, secundária a um processo de doença como metástase de neoplasia. Para a classificação de fraturas, ver p. 894.

Outras lesões incluem:

1. Luxação – deslocamento ou separação completa de um osso de seu local de articulação normal. Pode estar associada a um rompimento dos ligamentos. Ombro, cotovelo, dedos, quadris e tornozelos são as articulações mais afetadas.
2. Subluxação – ruptura parcial das superfícies articulares.
3. Entorses – lesões nas quais os ligamentos estão parcialmente rompidos ou estirados. Esse tipo de lesão costuma ser causado pela torção de uma articulação para além da amplitude normal de movimento. A gravidade é muito variável. Ligamentos seriamente lesionados podem se parecer com uma fratura.
4. Tensões – alongamento ou ruptura das fibras musculares e tendíneas. Em geral, são causadas por esforço excessivo ou excesso de extensão.

Avaliação primária

1. Assegure sempre a adequação das vias respiratórias, da respiração e da circulação antes de iniciar o tratamento.
2. A perda oculta de sangue em um espaço fechado a partir da fratura pode ser significativa o suficiente para produzir choque hipovolêmico. A morte por hemorragia pode ocorrer por fraturas pélvicas e femorais. A perda estimada de sangue em litros, em um adulto por fraturas fechadas, é:
   a. Tíbia – 1,5 ℓ.
   b. Fêmur – 2 ℓ.
   c. Pelve – 6 ℓ.
   d. Úmero – 2 ℓ.
3. A fratura da coluna cervical, da pelve ou do fêmur pode produzir lesões potencialmente fatais. As luxações posteriores do quadril são emergências que ameaçam a vida e a viabilidade dos membros, em virtude do potencial de perda de sangue e da interrupção do suprimento para a cabeça do fêmur. A menos que essa luxação seja imediatamente reduzida, o paciente pode desenvolver necrose avascular da cabeça do fêmur, e pode ser necessária substituição por prótese de quadril.

Intervenções primárias

1. Assegure as vias respiratórias, a respiração e a circulação, se comprometidas.
2. Inicie acesso IV e trate o choque, se evidente.
3. Avalie a circulação distal ao local da lesão. A perda de pulsos distais requer intervenção imediata.
4. Proteja a parte lesionada de movimentos bruscos ou de outros traumas. A imobilização por meio de tala, mantendo a posição em que o paciente foi encontrado, pode ser útil se não houver comprometimento da circulação.
5. O controle da dor é essencial.

Avaliação subsequente

1. Procure informações sobre o mecanismo de lesão.
   a. Como e quando ocorreu a lesão?
   b. Em que posição estava o membro após a lesão?
   c. Se o mecanismo de lesão foi uma queda, de que altura a pessoa caiu? Em que tipo de superfície caiu?
   d. Se o mecanismo foi um acidente de automóvel, onde estava o paciente? Qual foi a direção e a quantidade de força? Certas lesões osteomusculares costumam ocorrer juntas.
2. Avalie possíveis lesões concomitantes.
   a. Fratura de calcâneo resultante de queda de uma grande altura também pode incluir uma fratura por compressão da coluna vertebral.
   b. Uma pessoa com a rótula fraturada em um acidente de veículo também pode ter fratura ou deslocamento de fêmur.
   c. Fratura de pelve pode ocorrer com fraturas da coluna na região lombossacra e lesões na bexiga.
3. Realize a avaliação neurovascular, incluindo a área acima e abaixo da lesão.
   a. Avalie a presença de isquemia na extremidade.
   b. Palidez sugere má perfusão arterial, enquanto a cianose sugere congestão venosa.
      i. Tempo de enchimento capilar superior a 2 segundos sugere diminuição da perfusão capilar arterial.
   c. Avalie a inervação da extremidade lesionada para determinar o insulto aos nervos periféricos. O dano a um nervo periférico pode ser resultado de lesão direta, compressão, alongamento ou edema.
      i. Teste a função sensorial – com os olhos do paciente fechados, toque levemente a área distal da lesão. Peça que o paciente identifique a área que está sendo tocada.
      ii. Teste a função motora – peça que o paciente movimente a extremidade distal à lesão.
      iii. Dormência ou paralisia indica pressão sobre os nervos e pode exigir intervenção médica imediata.
4. Examine os ossos e as articulações adjacentes à lesão. Se houve força suficiente para produzir uma lesão, pode haver outras.
5. Sinais e sintomas de fraturas:
   a. Dor e sensibilidade na área da fratura, denominada "sensibilidade local".
   b. Ruídos ou crepitação sobre o local da fratura.
   c. Edema causado por sangramento interno e inflamação.
   d. Deformidade, posição não natural ou movimento onde não há articulação.
   e. Perda de uso ou reflexo de proteção.
   f. Descoloração causada por sangramento no tecido circunvizinho.
   g. Encurtamento ou rotação da extremidade.

---

[6]N.R.T.: No Brasil, acompanhe também as recomendações do Ministério da Saúde em: *https://saude.gov.br/saude-de-a-z/raiva.*

6. Sinais e sintomas de luxações:
   a. Perda de movimento articular – a articulação pode parecer "congelada".
   b. Deformidade óbvia – elevação ou escavação.
   c. Dor.
7. Sinais e sintomas de entorses:
   a. Dor na região articular.
   b. Edema.
   c. Uso ou movimento limitados.
   d. Equimose.
8. Sinais e sintomas de distensão:
   a. Dor localizada em um músculo ou tendão, não em um osso ou articulação.
   b. O edema é geralmente mínimo.
9. Monitore cuidadosamente os sinais vitais.

Intervenções gerais

Intervenções para o paciente gravemente ferido

1. Assegure a adequação das vias respiratórias, da respiração e da circulação. Monitore cuidadosamente os sinais vitais.
2. Instale dois cateteres periféricos IV e inicie a reposição de volume com solução de lactato de Ringer ou soro fisiológico.
3. Imobilize a lesão, o que evita danos posteriores e ajuda a aliviar a dor.
4. Prepare o paciente para a possibilidade de uma cirurgia, mantendo-o em jejum (restrição total por via oral).
5. Antibióticos podem ser administrados, se prescrito.

Outras intervenções

1. Eleve a região afetada para prevenir ou limitar o edema.
2. Aplique compressas de gelo ou frias, de modo que o gelo não seja colocado diretamente sobre a pele.
3. Cubra as fraturas expostas com um curativo estéril. Se o osso estiver saliente, não tente dobrar as extremidades sob a pele. Cubra com um curativo estéril.
4. Coloque a extremidade no melhor alinhamento possível até que o cuidado definitivo esteja implementado. Imobilize a articulação acima e abaixo da fratura.
5. Manuseie a parte ferida com cuidado e o menos possível.
6. O controle da dor pode incluir compressas de gelo, analgésicos simples ou opioides, anti-inflamatórios não esteroides ou bloqueio regional de nervos.
7. Oxigênio deve ser administrado em alto fluxo a pacientes com fraturas pélvicas ou femorais, síndrome compartimental ou sinais de choque.

Avaliação da síndrome compartimental

1. Aumento da pressão no interior de uma extremidade, resultante de sangramento e edema em um espaço fechado, causando pressão sobre as estruturas vitais.
2. Na literatura americana, sinais e sintomas da síndrome compartimental são conhecidos pelos seis Ps:
   a. Dor (*pain*) – desenvolvimento de um tipo diferente de dor, o retorno dela depois do alívio proporcionado pelo tratamento/tala ou dor desproporcional à gravidade da lesão.
   b. Palidez – deterioração da coloração da pele e aumento do tempo de enchimento capilar.
   c. Pulso ausente.
   d. Parestesias.
   e. Paralisia – sinal tardio.
   f. Edema (*puffiness*) – sinal tardio.

Alerta de enfermagem
A síndrome compartimental é um evento que ameaça a viabilidade de membros; portanto, se houver suspeita, não eleve o membro acima do nível do coração. Isso pode diminuir a perfusão na extremidade comprometida. Muitas vezes, é necessária realização de fasciotomia de emergência.

Alerta de enfermagem
Pacientes com fraturas de ossos longos ou da pelve correm risco de desenvolver embolia gordurosa e devem ser monitorados cuidadosamente.

CHOQUE E LESÕES INTERNAS

Choque

O choque é o denominador comum de uma grande variedade de processos patológicos que se apresentam como uma ameaça imediata à vida. O *choque* pode ser definido como uma perfusão inadequada do tecido, que é o resultado da falência em um ou mais dos seguintes fatores: (1) função contrátil cardíaca, (2) volume de sangue, (3) resistência de vasos arteriais e (4) capacitância de leitos venosos. Qualquer condição que afete significativamente um dos fatores acima pode precipitar um estado de choque, o qual pode ser classificado como compensado (hemodinamicamente estável) ou descompensado (hemodinamicamente instável).

Os tipos de choque são:

1. Hipovolêmico – ocorre quando uma quantidade significativa de líquido é perdida pelo espaço intravascular. Pode resultar de hemorragia, queimaduras, perdas gastrintestinais ou desvio de fluidos.
2. Cardiogênico – ocorre quando o coração não consegue manter a função de bomba. As principais causas são infarto do miocárdio (IM), arritmias cardíacas graves e depressão do miocárdio por doenças como miocardite, endocardite e pericardite. As causas secundárias incluem restrição mecânica da função cardíaca ou obstrução venosa, como ocorre nos casos de tamponamento cardíaco, obstrução da veia cava ou pneumotórax hipertensivo.
3. Distributivo – ocorre como resultado da perda de tônus vascular. Pode ser anafilático, séptico, neurogênico ou resultante de insuficiência adrenal aguda. O choque séptico pode ocorrer com ou sem uma infecção. A sepse é caracterizada por uma resposta inflamatória sistêmica na presença de infecção suspeita ou confirmada. A síndrome da resposta inflamatória sistêmica (SRIS) é a resposta clínica sistêmica que o organismo apresenta a um insulto com uma reação inflamatória aguda. Ver na Tabela 35.1 as características definidoras de SRIS e sepse.

Tabela 35.1 Características definidoras da sepse.

Condição séptica	Características
SRIS, dois ou mais dos seguintes:	Temperatura > 38,4°C ou < 36°C.
	FC > 90 bpm; FR > 20; CO_2 arterial < 32 mmHg ou necessidade de ventilação pulmonar mecânica.
	Leucócitos > 12.000/mm³ ou < 4.000/mm³ ou mais de 10% de bastonetes
Sepse	Critérios SRIS.
	Infecção suspeita ou confirmada.
Sepse grave	Nível de lactato sérico > 2 mmol/ℓ.
	Hipovolemia responsiva à reanimação fluida.
	Sinais de hipoperfusão tecidual.
Choque séptico	Hipovolemia profunda, hipoxia e hipoperfusão.
	Hipovolemia que não responde à reanimação fluídica.
	Falência de múltiplos órgãos.

bpm, batimentos por minuto; FC, frequência cardíaca; FR, frequência respiratória; SRIS, Síndrome da Resposta Inflamatória Sistêmica.

Avaliação primária e intervenções

1. O rápido reconhecimento e a intervenção imediata são essenciais para aumentar a chance de sobrevivência, porque ocorre uma espiral descendente de respostas fisiológicas que culminam na síndrome da disfunção de múltiplos órgãos e eventual morte se o choque não for tratado.
2. As prioridades iniciais da avaliação são as mesmas para todos os tipos de choque.
   a. As vias respiratórias estão abertas?
   b. O paciente está respirando?
   c. Existe algum problema circulatório?
3. Inicie intervenções imediatas, conforme indicado.
   a. Reanimação conforme necessário. A reposição de líquidos por meio de infusão de líquidos isotônicos e eventualmente hemoderivados é essencial.
   b. Administre oxigênio.
   c. Inicie o monitoramento cardíaco.
   d. Controle a hemorragia ou outra perda de fluido, se presente.
4. O controle da dor é essencial.

Avaliação subsequente

1. Avalie o nível de consciência, que é importante indicador de choque, pois reflete a perfusão cerebral. As alterações podem incluir:
   a. Confusão mental.
   b. Irritabilidade.
   c. Ansiedade.
   d. Agitação.
   e. Perda da concentração.
2. Observe aumento da letargia, que evolui para obnubilação e coma, indicando a progressão do choque.
3. Monitore a pressão arterial.
   a. Se o paciente puder compensar o estado de choque, a PA poderá aumentar inicialmente cerca de 20%. Uma diminuição significativa da pressão arterial pode não ocorrer até o fim do estado de choque.
   b. Redução da pressão de pulso – no início do choque, a pressão diastólica pode aumentar graças a uma vasoconstrição inicial produzida pela liberação de catecolaminas pelo sistema nervoso simpático.
   c. Queda na pressão sistólica – não há valor absoluto na PA que indique um estado de choque. Importante é o grau de desvio do padrão normal. No entanto, costuma-se aceitar que uma pressão sistólica abaixo de 80 mmHg ou uma pressão arterial média abaixo de 60 mmHg é indicativa de choque.
4. Avalie a qualidade do pulso e a alteração da frequência cardíaca.
   a. A frequência, em geral, está aumentada.
   b. Pulso fraco e instável causado pela diminuição do débito cardíaco e pelo aumento da resistência vascular periférica.
5. Avalie o débito urinário.
   a. Uma diminuição no fluxo sanguíneo renal ou na pressão resulta em diminuição do débito urinário.
   b. Em um adulto, a produção de urina deve ser de 50 mℓ/hora. Uma produção inferior a 25 mℓ/hora pode indicar choque em um paciente sem disfunção renal.
6. Avalie a perfusão capilar.
   a. A pele pálida, acinzentada, mosqueada, fria e úmida indica vasoconstrição grave.
   b. Um tempo de enchimento capilar superior a 2 segundos indica vasoconstrição.
7. Avalie também:
   a. Sentimento subjetivo de morte iminente.
   b. Acidose metabólica decorrente de metabolismo anaeróbico intracelular.
   c. Sede excessiva.

Alerta de enfermagem
A rápida identificação e tratamento de SRIS ou sepse são essenciais à correção do choque séptico. Embora a fonte de infecção possa não ser identificada, os sinais incluem febre, taquipneia, taquicardia e leucocitose.

Intervenções gerais

1. Administre 100% de O_2 por uma máscara facial sem aparelho de ventilação, para manter a pressão parcial de oxigênio arterial em 90 a 100%.
2. Auxilie na intubação se o paciente não conseguir manter as vias respiratórias.
3. Reanimação fluida.
   a. Devem ser estabelecidos dois acessos IV de grande diâmetro.
   b. Administre fluidos IV – lactato de Ringer ou soro fisiológico. A velocidade de infusão depende da gravidade da perda de sangue e da evidência clínica de hipovolemia.
   c. Deve ser feita a infusão de concentrado de hemácias ou de sangue total quando ocorre um choque hipovolêmico, a fim de repor a perda sanguínea.
   d. Plaquetas e adicionais fatores de coagulação devem ser administrados quando são necessários grandes volumes de sangue, porque o sangue de reposição é deficiente em fatores de coagulação.
   e. Aqueça o sangue e os líquidos usando um aquecedor comercial de líquidos – a reposição maciça de sangue tem um efeito de resfriamento que pode causar arritmias cardíacas, hipotensão paradoxal, diminuição da dissociação da oxi-hemoglobina ou parada cardíaca.
4. Insira uma sonda vesical de demora.
   a. Registre a produção urinária a cada 15 a 30 minutos.
   b. O volume urinário revela a adequação da perfusão renal e visceral.
5. Mantenha o paciente em decúbito dorsal com as pernas ligeiramente elevadas. (Essa posição é contraindicada em pacientes com lesões na região da cabeça.)
6. Monitoramento eletrocardiográfico – as arritmias podem contribuir para agravamento do choque.
7. Mantenha avaliação de enfermagem contínua do paciente como um todo – pressão arterial, frequências cardíaca e respiratória, temperatura, coloração de pele e mucosas, pressão venosa central (PVC), nível de gasometria arterial, débito urinário, ECG, hematócrito, hemoglobina, perfil de coagulação e de eletrólitos –, a fim de avaliar a resposta ao tratamento.
8. Imobilize as fraturas para minimizar a perda de sangue.
9. Mantenha a normotermia.
   a. Muito calor produz vasodilatação, que neutraliza o mecanismo compensatório de vasoconstrição e aumenta a perda de líquidos pela transpiração.
   b. Um paciente em choque séptico deve ser mantido com temperatura próxima à normal, pois a febre alta aumenta os efeitos do choque sobre o metabolismo celular.
10. Forneça intervenções farmacológicas:
   a. Os vasopressores podem ser indicados, mas não devem ser utilizados em substituição à reposição de volume, exceto conforme determinado pelos estados de choque cardiogênico ou neurogênico.
   b. Antibióticos – amplo espectro para choque séptico.

Alerta de enfermagem
A posição de Trendelenburg não é mais recomendada em virtude do potencial de comprometimento respiratório causado pela pressão sobre os órgãos abdominais.

Lesões abdominais

As lesões abdominais representam uma grande porcentagem de lesões e mortes relacionadas com o trauma. Os órgãos viscerais contidos no abdome podem ser classificados como ocos ou sólidos.

O dano a um órgão oco pode resultar em peritonite aguda, causando choque em algumas horas. O dano a um órgão sólido pode resultar em hemorragia fatal. As lesões abdominais podem ser classificadas como penetrantes ou contusas.

Lesões abdominais penetrantes – em geral, resultam de ferimentos por arma de fogo ou branca. O mecanismo causal do trauma abdominal penetrante pode também atravessar o diafragma e penetrar o tórax. O contrário também pode ocorrer.

Lesão abdominal contusa – costuma ser causada por acidentes com veículos ou queda. O trauma no abdome, em geral, é associado a lesões extra-abdominais (*i. e.*, no tórax, na cabeça e nas extremidades); o trauma concomitante grave, a múltiplos órgãos intraperitoneais. A lesão abdominal contusa muitas vezes é associada a complicações tardias, em especial se houver lesão no fígado, no baço ou em vasos sanguíneos, o que pode levar a uma perda substancial de sangue na cavidade peritoneal.

Avaliação primária e intervenções

1. Avalie as vias respiratórias, a respiração e a circulação.
2. Inicie a reanimação, como indicado.
3. Controle o sangramento e se prepare para tratar o choque.
4. Se houver um objeto penetrante no abdome, deixe-o lá. Estabilize o objeto com curativos volumosos aplicados nas laterais.

Avaliação subsequente

1. Obtenha um histórico do mecanismo da lesão, do tipo de arma e da quantidade estimada de perda de sangue.
    a. Se o paciente foi esfaqueado, qual era o comprimento da lâmina?
    b. A pessoa que esfaqueou o paciente era homem ou mulher?
        i. Os homens geralmente seguram a faca com a mão e apunhalam/empurram para cima.
        ii. As mulheres costumam apunhalar/empurrar para baixo com um movimento do braço acima da cabeça.
    c. Se o paciente sofreu um ferimento por arma de fogo, tente verificar o tipo de arma e a que distância foi disparado o tiro.
    d. Hora do início dos sintomas.
    e. Localização no veículo (o motorista frequentemente sofre ruptura do baço/fígado). O paciente estava usando cinto de segurança? O *airbag* foi acionado? Houve outras pessoas feridas ou fatalidades envolvidas no mesmo acidente?
2. Inspecione o abdome quanto a sinais evidentes de lesão (lesão penetrante e contusões).
3. Verifique sinais e sintomas de hemorragia, que costumam acompanhar uma lesão abdominal, em especial se o fígado e o baço foram traumatizados.
4. Observe a presença de sensibilidade, sensibilidade de rebote, reflexo de proteção, rigidez e espasmo.
    a. Pressione firmemente, com a mão inteira, a área de hipersensibilidade (peça que o paciente indique a área).
    b. Remova os dedos rapidamente para verificar a sensibilidade ao rebote. Dor no ponto suspeito indica irritação peritoneal.
5. Pergunte sobre a dor referida – sinal de Kehr. A dor que irradia para o ombro esquerdo pode ser um sinal de sangue sob o diafragma esquerdo, e dor no ombro direito pode ser resultante de uma laceração no fígado. O paciente deve estar deitado para que esse tipo de dor no ombro se manifeste.
6. Verifique se há distensão abdominal. Meça a circunferência abdominal no nível da cicatriz umbilical no início de sua avaliação, o que serve como linha de base pela qual as alterações podem ser determinadas. Fazer uma marca onde foi feita a primeira medida também pode ajudar a garantir que a avaliação seja realizada sempre no mesmo local.
7. Ausculta – um abdome sem ruídos é sinal de irritação peritoneal ou íleo paralítico. Ruídos intestinais no tórax indicam rompimento do diafragma. Sopros sobre a aorta ou outras grandes artérias podem indicar interrupção do fluxo sanguíneo arterial.
8. Percussão timpânica sobre órgãos sólidos (fígado, baço) indica presença de ar livre. Macicez de regiões que normalmente contêm gás pode indicar sangue ou outros fluidos.
9. Investigue lesões no tórax, que em geral acompanham lesões intra-abdominais.
10. O sinal de Cullen, uma ligeira descoloração azulada ao redor do umbigo, é um indicativo de sangue na parede abdominal. O sinal de Gray Turner, ou equimose no flanco, é indicativo de lesões renais ou sangramento retroperitoneal.
11. A dor é um fraco indicador da extensão de uma lesão abdominal. A sensibilidade ao rebote e a rigidez abdominal em tábua são indicativas de lesão intra-abdominal significativa.
12. Deve ser realizado exame retal e perineal em todos os pacientes. O sangue pode ser indicativo de trauma.
13. Avalie continuamente sinais vitais, débito urinário, medidas de PVC, valores de hematócrito e estado neurológico. Taquipneia, taquicardia e hipotensão podem ser indicativos de sangramento intra-abdominal.

Intervenções gerais

1. Avalie a estabilidade das vias respiratórias, da respiração e da circulação. Comece o monitoramento frequente.
2. Os objetivos são controlar o sangramento, manter o volume sanguíneo e prevenir a infecção.
3. Mantenha o paciente imobilizado e na maca, pois o movimento pode romper ou desalojar um coágulo em um grande vaso e produzir hemorragia maciça.
4. Corte a roupa iniciando em posição distante da ferida. Não corte pelos buracos de bala ou pelas marcas de facadas. A análise desses locais será necessária para as autoridades policiais como evidência forense.
5. Conte o número de feridas.
6. Procure feridas de entrada e de saída.
7. Se o paciente estiver em coma, imobilize a coluna cervical até que os exames de imagem evidenciem que não existe lesão.
8. Aplique compressão se sangramento ativo.
9. Insira dois cateteres IV periféricos de grande calibre e faça a infusão de fluidos de acordo com o estado hemodinâmico do paciente.
10. Esteja preparado para inserir uma sonda nasogástrica para descompressão abdominal, a qual tem como finalidade promover esvaziamento gástrico, aliviar a distensão gástrica e facilitar a avaliação abdominal. Além disso, se for evidenciada presença de sangue, isso pode indicar lesão gástrica ou esofágica.
11. Se houver exteriorização de vísceras abdominais, proteja-as com cobertura estéril e não tente recolocar os órgãos no abdome. Use curativos de solução salina fisiológica estéril para proteger as vísceras de ressecamento.
12. Cubra as feridas abertas com curativos secos.
13. Adie a ingesta hídrica oral para evitar aumento de peristaltismo e vômitos.
14. Passe uma sonda vesical de demora para verificar a presença de hematúria e monitorar o débito urinário. Se houver suspeita de fratura da pelve, a sonda não deve ser passada até que a integridade da uretra esteja assegurada.
15. Intervenções farmacológicas.
    a. Analgésicos.
    b. Profilaxia contra tétano.
    c. Use antibióticos de largo espectro, porque a contaminação bacteriana é complicação frequente, dependendo da história e da natureza da ferida.

16. Prepare-se para ultrassonografia exploratória focal quando houver incerteza sobre a origem do sangramento intraperitoneal. A avaliação focalizada com sonografia para trauma (FAST, em inglês) é padrão para verificação rápida e na beira do leito realizada por profissionais de saúde a fim de identificar a presença de fluido livre no abdome, no pericárdio ou no peritônio.
17. Prepare-se para a necessidade de cirurgia se o paciente mostrar evidência de choque sem causa identificada, sinais vitais instáveis, irritação peritoneal, protrusão ou evisceração intestinal, lesão penetrante significativa, sangramento gastrintestinal significativo ou ar no peritônio.
18. Prepare o paciente para procedimentos de diagnóstico.
    a. Cateterismo vesical e exame de urina como indicativos para possíveis lesões do sistema urinário e para monitorar o débito urinário.
    b. Tipagem sanguínea e prova cruzada, níveis séricos de hemoglobina e hematócrito – sua tendência reflete a presença ou a ausência de sangramento.
    c. Hemograma completo, já que a contagem de leucócitos geralmente está elevada nos casos de traumatismo.
    d. A elevação da amilase sérica pode ser um indicativo de lesão pancreática ou perfuração do sistema digestório.
    e. A tomografia computadorizada (TC) permite uma avaliação detalhada das lesões abdominais e retroperitoneais.
    f. Radiografias abdominais e do tórax podem revelar ar livre sob o diafragma, indicando rompimento de órgão oco.

Múltiplas lesões

O paciente com múltiplas lesões requer intervenções rápidas e definitivas durante a primeira hora após o trauma para aumentar a chance de sobrevivência. Essa primeira hora é denominada "hora de ouro". Durante esse período, várias avaliações e intervenções podem ser realizadas ao mesmo tempo pela equipe de saúde.

Avaliação primária e intervenções

Vias respiratórias

1. Considere que pode haver uma lesão na coluna cervical e abra as vias respiratórias usando a técnica de tração da mandíbula sem inclinação da cabeça.
2. Realize aspiração para retirar secreções e fluidos da traqueia e da árvore brônquica. Remova detritos da cavidade oral, como dentes quebrados e secreção.
3. Instale uma via respiratória orofaríngea para impedir a oclusão pela língua. As vias respiratórias orofaríngeas são usadas em pacientes inconscientes apenas para evitar a estimulação do reflexo de tosse.
4. Prepare-se para a intubação endotraqueal se não for possível manter as vias respiratórias permeáveis.
5. Se houver traumatismo ou edema das vias respiratórias superiores, pode ser indicada uma cricotireoidotomia.

Respiração

1. Observe as características e a simetria do movimento da parede torácica e o padrão ventilatório. Avalie feridas abertas, deformidades e segmentos instáveis.
2. Ausculte os pulmões e avalie se há desvio de traqueia. Se houver pneumotórax hipertensivo, a traqueia se afasta da lesão. O desvio de traqueia é um sinal tardio.
3. Pergunte ao paciente consciente se está tendo dificuldade para respirar ou se sente dor no tórax com a respiração.
4. Administre oxigênio a 100% com uma máscara com reservatório ou auxilie a ventilação do paciente por meio de bolsa-válvula-máscara.
5. Suspeite de lesões intratorácicas graves se o desconforto respiratório continuar após o estabelecimento de suporte adequado da via respiratória.
6. Avalie a eficácia global das ventilações.

Circulação

1. Avalie a função cardíaca e intervenha em parada cardíaca, que pode ser precipitada por hipoxia, acidose metabólica e traumatismo torácico.
2. Para parada cardíaca, inicie a RCP.
3. Controle de hemorragia.
    a. Aplique compressão direta sobre os pontos de sangramento, se possível.
    b. Espere uma perda significativa de sangue em pacientes com fraturas no eixo do fêmur, fraturas múltiplas ou trauma pélvico.
    c. Use torniquete para sangramento arterial maciço de extremidades, que não pode ser interrompido por compressão.
    d. Prepare-se para uma intervenção cirúrgica imediata se o paciente estiver sangrando internamente.
4. Palpe o pulso carotídeo e observe a frequência e a qualidade. Palpe os pulsos centrais e periféricos e compare sua qualidade. Pulsos periféricos se tornam ausentes nos pacientes antes do pulso central. Além disso, avalie os pulsos femoral e radial para determinar a pressão sistólica aproximada.
    a. Se o pulso carotídeo estiver presente, a pressão sistólica deve ser de pelo menos 60 mmHg.
    b. Se o pulso femoral estiver presente, a pressão sistólica deve ser de pelo menos 70 mmHg.
    c. Se o pulso radial estiver presente, a pressão sistólica deve ser de pelo menos 80 mmHg.
5. Prevenir e tratar o choque hipovolêmico.
    a. Insira pelo menos dois cateteres IV periféricos.
    b. Se indicado, promova suporte para introdução de um cateter venoso central para monitorar a resposta do paciente à infusão de líquidos, de modo a evitar a sobrecarga e como via para infusão de líquidos.
    c. Reanimação fluida – deve ser administrada a solução de lactato de Ringer ou soro fisiológico para reposição de volume, até que o hemocomponente esteja disponível.
    d. Administre o hemocomponente – transfusões maciças têm um efeito de resfriamento que pode causar instabilidade e parada cardíaca. O sangue deve ser aquecido.
6. Observe a presença ou a ausência de pulsos nas extremidades fraturadas.

Neurológico

1. Avalie o nível de resposta, tamanho e reatividade da pupila, força e reflexos.
2. Determine uma pontuação da escala de coma de Glasgow como linha de base (ver Capítulo 15).
3. Se existirem sinais de aumento da PIC, o monitoramento deve ser instituído.
4. Agitação ou outras mudanças no estado mental costumam ser o primeiro sinal de problemas iminentes.

Avaliação e intervenções subsequentes

1. As metas são a determinação rápida da extensão das lesões e a priorização do tratamento.
2. Monitore o ECG para detectar arritmias potencialmente fatais.
3. Insira uma sonda vesical de demora e monitore o débito urinário para ajudar no diagnóstico de choque, bem como monitorar a efetividade do tratamento. Não force passagem da sonda, pois o paciente pode ter o rompimento da uretra.
4. Realize uma avaliação clínica contínua para observar a melhora ou a deterioração do estado do paciente, como alterações nos sinais vitais, melhora no nível de resposta, calor da pele e tempo de enchimento capilar.
5. Prepare-se para uma intervenção cirúrgica imediata se o paciente não responder à administração de fluidos ou sangue. A incapacidade de restaurar a PA e o volume circulatório no paciente, em geral, indica importante sangramento interno.

6. Estabilize as fraturas com talas para evitar traumas adicionais a tecidos moles e vasos sanguíneos e para aliviar a dor.
7. Examine o paciente em busca de dor abdominal, rigidez, sensibilidade, hipersensibilidade ao rebote, sons intestinais diminuídos, hipotensão e choque.
8. Prepare-se para o exame FAST ou TC para avaliar o sangramento intraperitoneal.
9. Colete sangue para exames laboratoriais, como tipagem e prova cruzada, hemoglobina, hematócrito, hemograma basal, eletrólitos, ureia nitrogenada sérica [BUN], glicose, perfil de coagulação.
10. Insira uma sonda NG para evitar vômitos e aspiração.
11. Prepare-se para uma laparotomia se o paciente apresentar sinais contínuos de hemorragia e deterioração.
12. Continue monitorando o débito urinário a cada 30 minutos, pois isso reflete o débito cardíaco e o estado de perfusão de órgãos vitais.
13. Verifique a presença de hematúria e oligúria.
14. Avalie o paciente quanto a outras lesões e institua o tratamento adequado, incluindo a imunização contra o tétano.
15. Realize um exame físico mais completo após a reanimação e o manejo das prioridades mencionadas.

EMERGÊNCIAS AMBIENTAIS

Exaustão pelo calor

A *exaustão pelo calor* é a inadequação ou o colapso da circulação periférica causada pela depleção de volume e de eletrólitos. A exaustão é uma condição no espectro de doenças relacionadas ao calor, incluindo erupção cutânea, edema, cãibras e síncope por calor. Se não tratada, pode progredir para insolação.

Avaliação primária e intervenções

1. Espere que o paciente esteja alerta e sem comprometimento cardiorrespiratório ou neurológico significativo.
2. Se as funções vitais estiverem significativamente comprometidas, suspeite de uma condição secundária, como infarto do miocárdio ou acidente vascular cerebral.

Avaliação subsequente

1. Pergunte ao paciente sobre dor de cabeça, fadiga, tontura, cãibras musculares e náuseas.
2. Inspecione a pele, que em geral está pálida, acinzentada e úmida.
3. A temperatura pode ser normal, ligeiramente elevada ou tão alta quanto 40°C.
4. Verifique os sinais vitais de hipotensão, alterações ortostáticas, taquicardia e taquipneia.
5. O paciente estará acordado, mas pode apresentar um histórico de síncope ou de confusão mental.
6. A análise laboratorial mostra hemoconcentração e hiponatremia (se a depleção de sódio for o principal problema) ou hipernatremia (se a depleção de água for o principal problema).
7. O ECG pode mostrar arritmias sem evidência de infarto.

Intervenções gerais

1. Transfira o paciente para um ambiente fresco e remova todas as roupas.
2. Posicione-o em decúbito dorsal com os pés levemente elevados.
3. Se se queixar de náuseas ou vômito, não administre líquidos por via oral.
4. Instale um cateter IV periférico e infunda soro fisiológico até que os resultados dos eletrólitos sejam confirmados.
5. Monitore alterações no ritmo cardíaco e nos sinais vitais. Os sinais vitais devem ser verificados pelo menos a cada 15 minutos até que o paciente esteja estável.
6. Providencie ventiladores e banhos de esponja frios como métodos de resfriamento.
7. Forneça educação ao paciente.
   a. Aconselhe-o a evitar a reexposição imediata a altas temperaturas, já que pode permanecer hipersensível por um período considerável.
   b. Enfatize a importância de manter a ingesta adequada de líquidos, vestir roupas largas e reduzir a atividade em climas quentes.
   c. Os atletas devem monitorar as perdas de fluidos, fazer reposição e usar uma abordagem gradual para o condicionamento físico, permitindo tempo suficiente para a aclimatação.

Alerta de enfermagem
Identifique os pacientes com maior risco de exaustão por calor e insolação, a fim de que possam ser tomadas medidas preventivas. Os fatores de risco incluem condições subjacentes como doenças cardiovasculares, abuso de álcool, desnutrição, diabetes, patologias cutâneas e grandes cicatrizes de queimaduras; idade muito jovem ou muito avançada; fármacos como anticolinérgicos, fenotiazinas, diuréticos, anti-histamínicos, antidepressivos e bloqueadores beta-adrenérgicos; e comportamentos de risco como trabalhar ao ar livre, vestir roupas inadequadas, ingesta inadequada de líquidos e viver em más condições ambientais.

Insolação

Insolação é uma emergência médica que pode resultar em morbimortalidade significativa. É definida como a combinação de hiperpirexia superior a 40°C e sintomas neurológicos. É causada por falha ou colapso dos mecanismos corporais de regulação da temperatura. Pode ou não ser resultado de esforço excessivo.

Avaliação primária e intervenções.

1. Avalie as vias respiratórias, a respiração e a circulação.
2. Pode haver alteração no nível de consciência.
3. Prepare-se para intervir imediatamente se ocorrer colapso cardiovascular.

Avaliação subsequente

1. Obtenha do acompanhante o histórico sobre condições ambientais, atividades, saúde subjacente e medicamentos que possam ter contribuído para a insolação.
2. Realize uma avaliação neurológica.
   a. No início, o paciente pode exibir comportamento atípico ou irritabilidade. Isso pode progredir para confusão mental, agitação, delírio e coma.
   b. Outros distúrbios do sistema nervoso central (SNC) incluem tremores, convulsões, pupilas fixas e dilatadas e postura de descerebração ou decorticação.
3. Avalie os sinais vitais.
   a. Temperatura superior a 40°C.
   b. Hipotensão.
   c. Pulso rápido, que pode ser fino ou fraco.
   d. Respirações rápidas.
4. A pele pode ter uma aparência corada e quente. No início da insolação, a pele pode estar úmida. Mas, à medida que a condição progride, ocorre o ressecamento, uma vez que o corpo perde a capacidade de transpirar.
5. A gasometria arterial mostra acidose metabólica.

Intervenções gerais

Alerta de enfermagem
Quando o diagnóstico de insolação é suspeito ou estabelecido, é imperativo reduzir a temperatura do paciente.

1. Proteja as vias respiratórias em pacientes com deterioração do estado mental ou ausência do reflexo de tosse.
2. Institua medidas de resfriamento.
   a. Reduza a temperatura central (interna) para 38,9°C o mais rápido possível.
   b. O resfriamento por evaporação é o mais eficiente. Pulverize água morna sobre a pele e acione ventiladores elétricos de ambiente para ventilar continuamente o paciente a fim de promover aumento da dissipação de calor.
   c. Aplique compressas de gelo no pescoço, na virilha, nas axilas e no couro cabeludo, áreas de maior transferência de calor.
   d. Mergulhe lençóis/toalhas em água gelada e coloque sobre o paciente, usando ventiladores de ambiente para acelerar a taxa de evaporação/resfriamento.
   e. A imersão em água fria ou gelada é contraindicada.
   f. Se a temperatura não diminuir, inicie o resfriamento central: lavagem gástrica com solução salina gelada, diálise peritoneal com fluido frio, irrigação da bexiga ou do tórax com líquidos gelados.
   g. Mantas de resfriamento podem ser usadas depois que a temperatura estiver estabilizada.
   h. Interrompa o resfriamento ativo quando a temperatura atingir 38,9°C. Na maioria dos casos, essa intervenção reduz a chance de superaquecimento, porque a temperatura do corpo continuará a cair após a interrupção do resfriamento.
3. Oxigene o paciente para suprir as necessidades teciduais aumentadas pela condição hipermetabólica – 100% em máscara com reservatório ou intubação, se necessário, para dar suporte ao sistema cardiorrespiratório que esteja em falência.
4. Monitore a condição.
   a. Monitore e registre a temperatura central continuamente durante o processo de resfriamento para evitar hipotermia. Além disso, a hipertermia pode retornar espontaneamente em um intervalo de 3 a 4 horas.
   b. Monitore os sinais vitais todo o tempo, incluindo ECG, PVC, PA, frequência cardíaca e respiratória.
   c. Realize avaliações neurológicas frequentes (a cada 30 minutos).
   d. Monitore os resultados de exames laboratoriais em busca de sinais de coagulopatia e danos hepáticos ou renais.
5. Faça a reposição de líquidos.
   a. Inicie a infusão intravenosa usando soro fisiológico para substituir as perdas de fluidos, manter a circulação adequada e facilitar o resfriamento.
   b. Se possível, deve ser inserido um cateter intravenoso central.
   c. A reposição de líquidos deve ser feita com base na resposta do paciente e nos resultados de exames laboratoriais.
6. Outras medidas potenciais:
   a. Diálise para insuficiência renal.
   b. Diuréticos, como o manitol, para promover a diurese.
   c. Agentes anticonvulsivantes para controlar convulsões.
   d. Potássio para hipopotassemia e bicarbonato de sódio para corrigir a acidose metabólica, dependendo dos resultados de exames laboratoriais.
   e. Antipiréticos não são úteis no tratamento de insolação e podem contribuir para coagulopatia e formação de lesão hepática.
   f. Tremores intensos podem ser controlados com diazepam. Os tremores geram calor e aumentam a taxa metabólica.
   g. Pacientes com distúrbios graves de fatores de coagulação podem ser tratados com plaquetas ou plasma fresco congelado.
7. Monitore o débito urinário, provavelmente com uma sonda vesical de demora – a necrose tubular aguda é uma complicação da insolação.
8. Realize o monitoramento contínuo por ECG e avaliações cardiovasculares frequentes para possíveis isquemia, infarto e arritmias.
9. Realize exames laboratoriais seriados, como testes de coagulação, eletrólitos, glicose e enzimas séricas.
10. O paciente deve ser internado em uma unidade de terapia intensiva (UTI). Podem ocorrer complicações, incluindo insuficiência cardíaca, colapso cardiovascular, insuficiência hepática, insuficiência renal, coagulação intravascular disseminada e rabdomiólise.
11. Monitore o paciente quanto ao desenvolvimento de convulsões e proporcione um ambiente seguro se isso ocorrer.

Alerta gerontológico
A reposição rigorosa de líquidos em idosos ou pacientes com doença cardiovascular subjacente pode causar edema pulmonar.

Queimadura de frio

A *queimadura de frio* (*frostbite*) é um trauma resultante da exposição a temperaturas muito baixa, que causam o congelamento dos fluidos nas células e nos espaços intracelulares, resultando em danos vasculares. As áreas do corpo com maior probabilidade de desenvolver ulcerações são lóbulos das orelhas, maxilas, nariz e dedos das mãos e dos pés. A queimadura de frio pode ser classificada como enregelamento (resposta inicial a frio, reversível) superficial e profunda.

Avaliação primária e intervenções

1. Avalie as vias respiratórias, a respiração e a circulação.
2. Os déficits podem indicar hipotermia coexistente ou condições subjacentes.
3. Proteja o tecido congelado durante a realização de outras intervenções.

Avaliação subsequente

Enregelamento

1. História de início gradual.
2. A pele tem aparência pálida.
3. Queixas de dormência ou formigamento.

Queimadura de frio superficial

1. Os danos são limitados à pele e ao tecido subcutâneo.
2. A pele tem aparência esbranquiçada e cerosa.
3. Na palpação, a pele está rígida, mas o tecido subjacente se mostra flexível e macio, com "elasticidade" normal.
4. Ausência de sensibilidade local.

Queimadura de frio profunda

1. A pele tem aparência esbranquiçada, amarelada ou azulada e com manchas.
2. Na palpação, a superfície está congelada e o tecido subjacente se apresenta congelado e rígido.
3. A parte afetada fica completamente insensível ao toque.

Intervenções gerais

1. Casos de enregelamento podem ser tratados colocando-se mão quente sobre a área congelada.
2. Não toque a área congelada até que o aquecimento definitivo seja realizado. Proteja a extremidade para evitar danos causados por traumatismo.
3. Manuseie o membro com cuidado para evitar ferimentos mecânicos.
4. Remova todas as roupas apertadas que possam prejudicar a circulação, incluindo pulseiras e anéis.
5. Reaquecimento:
   a. Reaqueça a extremidade de modo rápido e controlado. O reaquecimento até uma temperatura entre 37°C e 40°C pode se dar em um banho de imersão em água morna, em que a área possa ser totalmente submergida, sem tocar a lateral ou

o fundo do recipiente. Se roupas, meias ou luvas estiverem congeladas na extremidade, devem ser deixadas no lugar e removidas após o reaquecimento.
   b. A água morna pode ser adicionada ao recipiente com a remoção de um pouco de água resfriada e adicionando a aquecida.
   c. O aquecimento lento é menos efetivo e pode resultar em maiores danos aos tecidos.
   d. O calor seco não é recomendado para o reaquecimento.
   e. O procedimento de reaquecimento pode levar de 20 a 30 minutos.
   f. O reaquecimento estará completo quando a área estiver quente ao toque e rosada ou corada.
   g. Não esfregue ou massageie uma extremidade congelada, pois os cristais de gelo que se formam no tecido podem lacerar os tecidos delicados.
6. Intervenções farmacológicas:
   a. Opioides ou não esteroides para o controle da dor.
   b. Antibióticos, se houver uma ferida aberta.
   c. Profilaxia contra o tétano.

Alerta de enfermagem
Quando o aquecimento definitivo de uma extremidade congelada começa, o procedimento não deve ser interrompido. O recongelamento de uma extremidade parcialmente descongelada pode aumentar os danos e a perda de tecido.

Cuidados após o reaquecimento

1. Proteja a parte descongelada de infecções. Podem se desenvolver grandes bolhas na pele no intervalo de 1 hora a alguns dias após o reaquecimento, e essas bolhas não devem ser rompidas. Se necessário, o líquido pode ser aspirado com uma agulha estéril.
2. Coloque gaze ou algodão estéril entre os dedos afetados para absorver a umidade.
3. Use uma técnica asséptica rigorosa durante as trocas de curativos.
4. Eleve o local para ajudar a controlar o edema. Verifique se os curativos estão instalados sem compressão.
5. Se houver envolvimento dos pés, coloque um suporte sobre o colchão, de modo a impedir o contato com a roupa de cama e prevenir lesões adicionais aos tecidos.
6. Faça uma avaliação física para procurar lesões concomitantes, como de tecidos moles, desidratação, coma alcoólico, embolia gordurosa resultante de fratura e imobilidade.
7. Restaure o equilíbrio eletrolítico, haja vista que desidratação e hipovolemia são comuns em vítimas de congelamento.
8. Dê banho de hidromassagem na extremidade afetada para ajudar na circulação, desbridar tecidos mortos e prevenir infecções.
9. Pode ser necessária uma escarotomia (incisão na escara) para evitar danos adicionais aos tecidos, permitir a circulação e o movimento articular normal.
10. Pode ser necessária uma fasciotomia (incisão na fáscia para liberar a pressão em músculos, nervos e vasos sanguíneos) para tratar a síndrome compartimental.
11. Incentive o movimento ativo de dedos afetados, de hora em hora, para promover a restauração máxima da função e evitar contraturas.
12. Aconselhe o paciente a não usar tabaco, por causa dos efeitos vasoconstritores da nicotina, que reduzem o suprimento sanguíneo, já deficiente, para os tecidos lesionados.
13. Realize exames laboratoriais seriados (de urina, eletrólitos e enzimas séricas) para monitorar as complicações da rabdomiólise e de uma subsequente insuficiência renal.

Hipotermia

A *hipotermia* é uma condição na qual a temperatura central (interna) do corpo é inferior a 35°C como resultado da exposição ao frio ou da perda de termorregulação. Em resposta a uma diminuição da temperatura central, o organismo tentará produzir ou conservar mais calor por (1) tremores/calafrios, que produzem calor por meio da atividade muscular; (2) por vasoconstrição periférica, para diminuir a perda de calor; e (3) pelo aumento da taxa metabólica basal. A hipotermia pode ser classificada como leve, moderada ou grave.

Alerta gerontológico
Idosos correm maior risco de hipotermia graças à alteração dos mecanismos compensatórios.

Avaliação primária e intervenções

Alerta de enfermagem
Deve-se ter extremo cuidado ao mover ou transportar pacientes com hipotermia, em virtude do risco aumentado de arritmias cardíacas.

1. Avalie as vias respiratórias e a respiração.
   a. As respirações espontâneas podem ser extremamente lentas ou imperceptíveis.
   b. Auxilie a respiração e a oxigenação com oxigênio complementar a 100% ou com um dispositivo de bolsa-válvula-máscara.
   c. Se for necessária a intubação, deve-se manter extremo cuidado, pois o procedimento pode precipitar fibrilação ventricular.
2. Avalie a circulação.
   a. Se a temperatura do corpo cair abaixo de 30°C, as bulhas cardíacas podem não ser audíveis, mesmo que o coração ainda esteja batendo. Os tecidos conduzem mal o som a baixas temperaturas.
   b. A verificação da pressão arterial pode ser muito difícil, porque o tecido frio conduz mal as ondas sonoras.
   c. Os reflexos pupilares podem estar bloqueados por uma diminuição no fluxo sanguíneo cerebral, portanto as pupilas podem se encontrar fixas e dilatadas.
   d. Um paciente com hipotermia grave pode ter uma situação semelhante a de uma parada cardíaca, com pupilas fixas e dilatadas, sem pulso ou ritmo, baixa perfusão e PA ausente. Se houver alguma dúvida sobre a presença de pulso, inicie a RCP.

Avaliação subsequente

1. Ocorre uma deterioração progressiva, caracterizada por apatia, confusão mental, ataxia, disartria, sonolência e, às vezes, coma.
2. A fala fica lenta e arrastada.
3. O tremor pode ser suprimido em temperaturas abaixo de 32,2°C.
4. Arritmias cardíacas, pois o frio interrompe o sistema de condução cardíaca. Um coração hipotérmico é bastante suscetível a retardos de condução. Pode ocorrer fibrilação ventricular se a temperatura estiver abaixo de 25°C. Pacientes com temperatura central abaixo de 30°C não respondem a medicamentos ou desfibrilação.
5. Os batimentos cardíacos e a pressão arterial podem ser tão fracos que os pulsos periféricos se tornam indetectáveis. Sempre verifique um pulso central.
6. O débito urinário pode aumentar em resposta à vasoconstrição periférica – diurese do frio.
7. A taquipneia inicial geralmente é seguida por respirações lentas e superficiais, talvez duas ou três por minuto em casos graves de hipotermia.

Intervenções gerais

O objetivo é reaquecer o paciente sem precipitar arritmias cardíacas.

Medidas de suporte

1. Manuseie o paciente com cuidado e delicadeza para evitar arritmias.
2. Monitore continuamente a temperatura central com um termômetro retal para leitura de baixa leitura.

3. Monitore continuamente o ECG e os pulsos centrais. A perda de um pulso central indica um ritmo cardíaco inadequado para manter a perfusão e a necessidade de intervenções imediatas de RCP e ACLS.[7]
4. Monitore a condição do paciente por meio de sinais vitais, PVC, débito urinário, valores GSA e níveis bioquímicos séricos.
5. Mantenha um cateter arterial para registrar a PA[8] e facilitar a coleta de amostras seriadas de sangue, permitindo a detecção rápida de distúrbios ácido-base e a avaliação da ventilação e da oxigenação.
6. Inicie a terapia IV com soro fisiológico aquecido. A solução de lactato de Ringer não é recomendada porque o fígado na hipotermia pode não ser capaz de metabolizar o lactato.

Técnicas de reaquecimento

O tipo de reaquecimento depende do grau de hipotermia. O reaquecimento deve continuar até que a temperatura central alcance 34°C. A morte por hipotermia é definida como insucesso na reanimação após o reaquecimento.

1. Reaquecimento externo passivo (hipotermia leve).
   a. Remova toda a roupa molhada ou fria e substitua por roupas quentes.
   b. Forneça isolamento envolvendo o paciente em vários cobertores.
   c. Forneça líquidos quentes por via oral.
   d. Desvantagem: processo lento.
2. Reaquecimento externo ativo (hipotermia moderada a grave ou instabilidade hemodinâmica).
   a. Forneça calor externo, colocando bolsas de água quente nas axilas, no pescoço ou na virilha. (Não aplique a bolsa diretamente na pele.)
   b. Imersão em água morna.
   c. Desvantagens:
      i. Causa vasodilatação periférica, retornando sangue frio ao centro e causando inicialmente uma diminuição da temperatura central.
      ii. Acidose causada pela "lavagem" do ácido láctico dos tecidos periféricos.
      iii. Aumento nas demandas metabólicas antes que o coração esteja aquecido para atender a essas necessidades.
      iv. Pode ser usada uma combinação de reaquecimento externo ativo e reaquecimento central ativo para minimizar o choque do reaquecimento.
3. Reaquecimento central ativo (hipotermia grave [inferior a 28°C]).
   a. Inalação de oxigênio aquecido e umidificado por máscara ou aparelho de ventilação pulmonar mecânica.
   b. Fluidos IV aquecidos.
   c. Diálise peritoneal com solução padrão aquecida.
   d. A irrigação do mediastino por toracotomia aberta tem sido utilizada com sucesso, mas apresenta sérias complicações.
   e. Circulação extracorpórea.
   f. Desvantagem: procedimentos invasivos.

EMERGÊNCIAS TOXICOLÓGICAS

Toxicologia é o estudo do efeito nocivo de várias substâncias sobre o organismo. As toxinas são substâncias prejudiciais ao organismo, não importa quanto ou de que maneira entrem nele. Os fármacos podem ser tóxicos quando administrados em quantidades excessivas ou de maneiras não terapêuticas. O álcool é considerado uma droga. Os objetivos do tratamento de emergências toxicológicas são, em primeiro lugar, oferecer suporte; depois, prevenir ou minimizar a absorção; e, por último, administrar um antídoto.

[7]N.R.T.: ACLS é o termo em inglês para Advanced Cardiac Life Support, que designa o Suporte Avançado de Vida em Cardiologia.

[8]N.R.T.: Nesses casos, costuma-se designar a medida invasiva como pressão arterial média (PAM).

Ingestão de veneno

Venenos ingeridos podem produzir efeitos imediatos ou tardios. Lesões imediatas são causadas quando o veneno é cáustico para os tecidos orgânicos (ou seja, um ácido forte ou um álcali forte). Outros venenos ingeridos precisam ser absorvidos pela corrente sanguínea antes de se tornarem nocivos. O envenenamento por ingestão pode ser acidental ou intencional.

Avaliação primária e intervenções

1. Mantenha uma via respiratória aberta, pois algumas substâncias podem causar edema nos tecidos moles dessas áreas.
2. Faça o controle das vias respiratórias, da ventilação e da oxigenação. Na ausência de dano cerebral ou renal, o prognóstico do paciente depende em grande parte do manejo e do suporte bem-sucedidos das funções vitais.

Avaliação subsequente

1. Identifique o veneno.
   a. Tente determinar que produto foi ingerido: onde, quando, por quê, quanto, quem testemunhou o evento e o tempo desde a ingestão. As histórias obtidas com o paciente costumam ser imprecisas e devem ser confirmadas, se possível.
   b. Sempre entre em contato com o centro local de controle de envenenamento para obter ajuda na identificação da toxina, se desconhecida, recomendações de tratamento e informações sobre antídotos. Nos EUA, todos os centros locais de controle de venenos podem ser contatados por telefone.[9]
2. Continue a avaliação focalizada, observando quaisquer desvios significativos do padrão normal. Diferentes venenos afetam o organismo de maneiras distintas.
3. Colha exames de sangue e urina para triagem toxicológica. O conteúdo gástrico também pode ser enviado para análise no caso de ingestão grave.
4. Monitore o estado neurológico, incluindo a função, e o curso dos sinais vitais e do estado neurológico ao longo do tempo.
5. Monitore quanto à presença de desequilíbrio hidreletrolítico.

Intervenções gerais

Cuidados de suporte

1. Avalie e proteja as vias respiratórias do paciente, conforme necessário.
2. Administre oxigênio e ofereça suporte ventilatório, conforme necessário.
3. Monitore e trate o choque.
4. Insira os cateteres IV periféricos de grande calibre.
5. Ofereça cuidados de suporte para manter os sistemas vitais orgânicos.
6. Insira uma sonda urinária para monitorar a função renal.
7. Forneça suporte ao paciente convulsivo – muitos venenos excitam o SNC, ou o paciente pode convulsionar por falta de oxigênio.
8. Monitore e trate as complicações, como hipotensão, coma, arritmias cardíacas e convulsões.
9. Devem ser realizadas avaliações psiquiátricas depois que o paciente for estabilizado.

Minimização da absorção

1. O método principal para impedir ou minimizar a absorção é administrar carvão ativado. O carvão vegetal superativado pode reduzir a absorção de uma substância tóxica em até 50%.

[9]N.R.T.: No Brasil, ligue para o Disque-Intoxicação, criado pela ANVISA, que atende pelo número 0800-722-6001. No *site*: *http://portal.anvisa.gov.br/disquein-toxicacao*, identificam-se telefones dos Centros de Informação e Assistência Toxicológica (CIATs) de várias localidades do país.

É recomendável aplicar apenas carvão ativado. A inserção de uma sonda orogástrica de grande calibre e a lavagem gástrica não são mais recomendadas. O uso rotineiro de um catártico em combinação com carvão ativado também não é mais recomendado.

a. A administração de carvão ativado oral pré-misturado adsorve o veneno na superfície de suas partículas e permite que sejam eliminadas pelas fezes. Podem ser administradas múltiplas doses.
b. Uma sonda NG pode ser inserida para facilitar o esvaziamento do conteúdo gástrico (sem lavagem) dentro de 30 minutos após a ingestão ou para administrar o carvão, se o paciente não for capaz de ingerir a mistura.

Alerta de enfermagem
Entre em contato com o centro local de controle de intoxicações para obter recomendações sobre como administrar o carvão ativado. Não o administre se o paciente não conseguir manter as vias respiratórias, a menos que haja uma artificial estabelecida.

2. A lavagem gástrica é contraindicada em virtude de maus resultados e complicações.
3. Procedimentos para melhorar a remoção da substância ingerida se o estado do paciente estiver se deteriorando.
   a. Diurese forçada com alteração do pH da urina para melhorar a depuração renal.
   b. Hemoperfusão, processo de passagem de sangue por um circuito extracorpóreo e um cartucho contendo um adsorvente, como carvão, após o qual o sangue desintoxicado é devolvido ao paciente.
   c. Hemodiálise é usada em determinados pacientes para purificar o sangue e acelerar a eliminação de toxinas circulantes.
   d. Doses repetidas de carvão vegetal para ligação de drogas/toxinas não absorvidas.

Alerta de enfermagem
Não induza êmese após a ingestão de substâncias cáusticas, hidrocarbonetos, iodetos, nitratos de prata, estricnina ou destilados de petróleo em pacientes com convulsões ou em grávidas.

Administração de antídoto

1. Um antídoto é um antagonista químico ou fisiológico que neutraliza o veneno.
2. Administre o antídoto específico o mais cedo possível para reverter ou diminuir os efeitos da toxina.
3. Pode ser necessário repetir as doses de antídoto.
4. Siga as recomendações do centro de controle de intoxicação.

Envenenamento por monóxido de carbono

O *envenenamento por monóxido de carbono* é um exemplo de veneno inalado e resultado da inalação dos produtos da combustão incompleta de hidrocarbonetos. Pode ocorrer como um acidente industrial ou doméstico ou como uma tentativa de suicídio. O monóxido de carbono exerce seu efeito tóxico ao se ligar à hemoglobina circulante, reduzindo a capacidade de transporte de oxigênio pelo sangue. A afinidade entre o monóxido de carbono e a hemoglobina é 200 a 250 vezes maior do que entre o oxigênio e a hemoglobina. (O monóxido de carbono se combina com a hemoglobina para formar carboxi-hemoglobina.) Como resultado, ocorre anoxia tecidual.

Avaliação primária

1. Avalie as vias respiratórias e a respiração. Inicie suporte ventilatório, conforme necessário.
   a. Pode se desenvolver depressão respiratória.
   b. Se o envenenamento por monóxido de carbono for causado por inalação de fumaça, pode haver um estridor, indicativo de edema da laringe causado por lesão térmica. Verifique se há fuligem na parte de trás do palato duro ou da faringe, se houver suspeita de inalação de fumaça.

Intervenções primárias

1. Forneça 100% de oxigênio com uma máscara bem ajustada. (A meia-vida de eliminação da carboxi-hemoglobina no plasma para uma pessoa que respira o ar ambiente é de 5 horas e 20 minutos. Se o paciente respira oxigênio a 100%, a meia-vida é reduzida para 80 minutos. Oxigênio a 100% em uma câmara hiperbárica reduz a meia-vida para 23 minutos e é tratamento de escolha.)
2. Auxilie na intubação, se necessário, para proteger as vias respiratórias.

Avaliação subsequente

1. É importante obter uma história completa. Determine o tipo e a duração da exposição, bem como a possível inalação de outros gases. Comorbidades, como anemia coexistente, doença cardíaca ou doença pulmonar, podem aumentar o risco do paciente.
2. Determine o nível de consciência, tendo em vista que o paciente pode parecer intoxicado por hipoxia cerebral, e a confusão mental pode progredir rapidamente para o coma.
3. Avalie as queixas de cefaleia, fraqueza muscular, palpitações e tonturas.
4. Inspecione a pele, que pode estar rosada, vermelho cereja ou cianótica e pálida – a coloração não é um sinal confiável.
5. Monitore os sinais vitais, pois em geral ocorre aumento da frequência respiratória e do pulso. Esteja alerta a padrões respiratórios alterados e insuficiência respiratória.
6. Ausculte para saber se há estertores ou sibilos pulmonares, que, com inalação de fumaça, indicam síndrome do desconforto respiratório agudo.
7. Obtenha amostras de sangue arterial ou venoso para medir os níveis de carboxi-hemoglobina.
   a. Os níveis normais para um paciente não fumante são inferiores a 3%. Para um que fuma de um a dois maços por dia, 4 a 5%. Dois ou mais maços por dia, 8 a 10%.
   b. Concentrações superiores a 20% são consideradas tóxicas.

Intervenções gerais

1. História de exposição ao monóxido de carbono justifica o tratamento imediato.
2. Os objetivos são reverter a hipoxia cerebral e miocárdica e acelerar a eliminação do monóxido de carbono.
3. Forneça 100% de oxigênio a pressões atmosféricas ou hiperbáricas para reverter a hipoxia e acelerar a eliminação do monóxido de carbono. Os pacientes devem receber oxigênio hiperbárico para disfunção do SNC ou do sistema cardiovascular.
4. Instale monitoramento contínuo por ECG, trate as arritmias e corrija as anormalidades ácido-base e eletrolítica.
5. Observe o paciente constantemente, haja vista que psicoses, paralisia espástica, distúrbios da visão e deterioração da personalidade podem persistir após a reanimação e ser sintomas de danos permanentes ao SNC.

Picadas de insetos

As *picadas ou mordidas de insetos* injetam venenos que podem produzir reações locais ou sistêmicas. As reações locais se caracterizam por dor, eritema e edema no local da lesão. As reações sistêmicas costumam começar em minutos e podem produzir desde reações leves até graves e potencialmente fatais.

Avaliação primária e intervenções

1. Avalie as vias respiratórias, a respiração e a circulação.
2. As reações anafiláticas podem produzir inconsciência, edema da laringe e falência cardiovascular.
3. A epinefrina é o fármaco de escolha, mas a quantidade e a via dependem da gravidade da reação.
4. Administre um broncodilatador para ajudar a aliviar o broncospasmo.
5. Instale um cateter IV periférico e administre solução de lactato de Ringer.
6. Prepare-se para RCP.

Avaliação subsequente

1. Obtenha o histórico de picadas de insetos, exposição anterior e alergias.
2. Inspecione a pele quanto à reação local, como eritema, edema e dor no local da lesão, bem como prurido, urticária e angioedema generalizados.
3. Continue monitorando a pressão arterial e a função respiratória quanto à presença de dispneia, sibilos e estridores.

Intervenções gerais

1. Aplique compressas de gelo no local para aliviar a dor.
2. Eleve a extremidade que apresenta grande reação local edematosa.
3. Administre um anti-histamínico oral para reações locais.
4. Limpe bem a ferida com água e sabão ou com uma solução antisséptica.
5. Administre a profilaxia contra tétano, se não estiver atualizada.
6. Ofereça educação ao paciente.
   a. Tenha sempre epinefrina ao alcance das mãos.
   b. Use pulseiras de emergência médica que indiquem a hipersensibilidade.
   c. Instruções quando ocorre uma picada:
      i. Tome epinefrina imediatamente.
      ii. Remova o ferrão raspando com a unha.
      iii. Não aperte o saco de veneno, pois isso pode causar uma injeção adicional.
      iv. Apresente-se ao centro de saúde mais próximo para observação.
   d. Evite a exposição e se torne dessensibilizado.
      i. Evite locais com insetos que picam, como áreas de acampamento e piquenique.
      ii. Fique longe das áreas de alimentação de insetos, como canteiros de flores, pomares de frutas maduras, lixo e campos de trevo.
      iii. Evite andar descalço ao ar livre, pois vespas jaqueta amarela podem fazer ninhos no chão.
      iv. Evite perfumes, sabonetes perfumados e cores brilhantes, que atraem abelhas.
      v. Mantenha as janelas do carro fechadas.
      vi. Pulverize latas de lixo com inseticida de ação rápida e mantenha as áreas meticulosamente limpas.

Picadas de cobra

A maioria das cobras nos EUA não é venenosa. As variedades venenosas são víboras (cascavéis e serpentes) e cobras corais. A mordida dessas cobras pode resultar em envenenamento, que é a inoculação de veneno. Outras partes do mundo têm muitas cobras capazes de produzir mordidas letais. As picadas de cobra podem causar paralisia muscular neurotóxica, coagulopatia e hemólise. Portanto, o conhecimento sobre as cobras nativas de sua região é importante para instituir um tratamento rápido e apropriado.

Avaliação primária e intervenções

1. Avalie as vias respiratórias, a respiração e a circulação.
2. Casos graves de envenenamento podem resultar em neurotoxicidade com paralisia respiratória, choque, coma e morte.
3. Esteja preparado para RCP e forneça suporte avançado de vida.

Avaliação subsequente

1. Obtenha uma descrição da cobra, o horário e o local da picada. Mordidas na cabeça e no tronco podem progredir mais rapidamente e ser mais graves.
   a. As víboras têm cabeças triangulares, pupilas verticais, recortes entre os olhos e narinas e dentes longos.
   b. As cobras corais são pequenas e coloridas, com presas curtas e dentes atrás delas. A pele é recoberta por uma série de faixas de cor amarela, vermelha, amarela e preta (nessa ordem).
   c. Kits para detecção de veneno estão disponíveis em algumas áreas do mundo, como na Austrália, onde cobras venenosas não são incomuns. O antídoto específico pode estar disponível.
2. Avalie as reações locais, como queimação, dor, edema e dormência no local. As reações locais às picadas de cobra coral podem ser tardias, surgindo várias horas depois e muito leves.
3. Poucas horas após a picada, podem surgir vesículas hemorrágicas no local, e toda a extremidade pode se tornar edemaciada.
4. Observe sinais de reações sistêmicas, incluindo náuseas, sudorese, fraqueza, tontura, euforia inicial seguida de sonolência, dificuldade para engolir, paralisia de vários grupos musculares, sinais de choque, convulsões e coma.
5. Monitore cuidadosamente os sinais vitais, pois pode ocorrer taquicardia ou bradicardia.

Alerta de enfermagem
Às vezes, os pacientes trazem a cobra que os mordeu ao PS para identificação. Mesmo morta, uma cobra pode manter o reflexo da mordida por várias horas. Deve-se tomar cuidado para não se tornar uma segunda vítima.

Intervenções gerais

1. Mantenha o paciente calmo, em repouso em uma posição reclinada e com a extremidade afetada imobilizada. Remova acessórios ou outros itens restritivos, pois a área pode ficar edemaciada.
2. Administre oxigênio.
3. Inicie a infusão por cateter IV periférico de soro fisiológico ou solução de lactato de Ringer.
4. Administre antiveneno e esteja alerta para o surgimento de reações alérgicas.
5. Administre vasopressores no tratamento de choque.
6. Monitore o sangramento e administre hemoderivados para tratar possível coagulopatia.

Intoxicação por drogas

O *abuso de substâncias* inclui o uso de componentes específicos que visam alterar o humor ou o comportamento.

O *abuso de drogas* é o uso para outros fins que não os clinicamente legítimos. Existe uma tendência crescente entre os usuários de drogas a misturar as substâncias e ingerir simultaneamente (abuso em polifarmácia), incluindo álcool, sedativos, hipnóticos e maconha, que podem ter efeitos viciantes. As manifestações clínicas podem variar de acordo com a droga utilizada (Tabela 35.2), mas os princípios fundamentais para o manejo são, em suma, os mesmos.

Superdosagem se refere aos efeitos tóxicos que ocorrem quando uma droga é administrada em dose maior que a normal.

Tabela 35.2 Apresentações e intervenções específicas para superdosagem de drogas.

Tipo de droga	Apresentação	Intervenção
Estimulantes do SNC • Anfetaminas • Substâncias sintéticas (MDMA, *ecstasy*, *ice*, Eve, sais de banho) • Cocaína (pode ser fumada na forma de base livre ou de *crack*, inalada ou injetada).	Palpitações, sensação de morte iminente, taquicardia, hipertensão, arritmias, isquemia ou infarto do miocárdio, euforia, agitação, combatividade, confusão mental, alucinações, paranoia, comportamento agressivo ou violento, tentativas de suicídio, hiperpirexia e convulsões. Quando os efeitos da droga desaparecem, surge depressão, exaustão, irritabilidade e insônia.	• Assegure as vias respiratórias, a respiração e a circulação • Monitore o ECG e forneça oxigênio para isquemia • Sedação, conforme necessário • Administre antiarrítmicos para arritmia ventricular • Administre diazepam para convulsões • Monitore cuidadosamente o estado hemodinâmico e administre fluidos IV, conforme prescrito.
Alucinógenos • Dietilamida do ácido lisérgico (LSD) • Fenciclidina HCl (PCP) • Mescalina • Cogumelos psilocibina • Sementes de ervas daninhas Jimson • Sálvia.	Ansiedade acentuada que beira o pânico, confusão mental, incoerência, hiperatividade, alucinações, comportamento perigoso, convulsões, coma, falência circulatória e morte. *Flashbacks* podem ocorrer meses a anos após o uso inicial do medicamento.	• Reduza os estímulos sensoriais, incentive o paciente a manter os olhos abertos e permaneça com ele • Monitore crises hipertensivas e evidências de trauma • Sede-o, se a hiperatividade não puder ser controlada, e o coloque em um ambiente protegido.
Opioides • Heroína (pode ser misturada a outros ingredientes nas proporções 20:1-200:1) • Morfina e seus derivados • Codeína e seus derivados.	Hipotensão, depressão respiratória que leva à apneia, à miose e à sonolência, progredindo para estupor e coma.	• Administre naloxona 0,4 a 2 mg por cateter IV ou cânula endotraqueal (efetivo em 1 a 2 min) • Mantenha as vias respiratórias abertas, mas adie a intubação até que a naloxona seja administrada, se possível • Monitore quanto ao reaparecimento dos sintomas e torne a administrar naloxona • Proteja o paciente contra danos adicionais, já que ele pode estar combativo ao acordar.
Sedativos • Barbitúricos, como amobarbital e secobarbital • Benzodiazepínicos, como diazepam e flurazepam • Outros sedativos/hipnóticos, como hidrato de cloral e glutetimida.	Falta de coordenação, ataxia, comprometimento cognitivo e da fala, letargia ao coma, miose precoce. Depois, pupilas fixas e dilatadas, hipoventilação, hipotensão, hipotermia e diminuição dos reflexos.	• Administre flumazenil para reverter ou diminuir os efeitos dos benzodiazepínicos • Administre carvão ativado • Proteja as vias respiratórias • Para hipotensão, proceda a uma infusão de solução de Lactato de Ringer e administração de vasopressores.
Álcool A intoxicação geralmente ocorre com níveis sanguíneos > 100 mg/dℓ. Níveis acima de 400 mg/dℓ são resultado do rápido consumo de álcool e representam uma emergência médica.	Fala arrastada, falta de coordenação, ataxia, comportamento beligerante, progredindo para estupor e coma, odor de álcool no hálito e na roupa e depressão respiratória.	• Proteja as vias respiratórias • Monitore cuidadosamente o SNC e a depressão respiratória • Colete sangue para verificar a concentração de etanol, eletrólitos, glicose e painel de drogas, usando um antisséptico tópico sem álcool • Verifique a presença de lesões na cabeça e outros traumas, além de condições sistêmicas • Administre fluidos IV, sulfato de magnésio (para reduzir o risco de convulsões), tiamina (para evitar a síndrome de Wernicke-Korsakoff) e glicose (para tratar a hipoglicemia).

SNC, sistema nervoso central; ECG, eletrocardiograma.

Avaliação primária e intervenções

1. Avalie as vias respiratórias, a respiração e a circulação.
2. Obtenha o controle das vias respiratórias, da ventilação e da oxigenação.
3. Auxilie na intubação e forneça ventilação assistida a pacientes com depressão respiratória grave ou para aqueles sem reflexos de engasgo ou de tosse. Se possível, a intubação só deve ser realizada depois que uma dose experimental de naloxona for administrada.
4. Inicie a RCP na ausência de pulso.

Avaliação subsequente

1. Faça um exame físico completo para descartar choque insulínico, meningite, traumatismo craniano, acidente vascular cerebral ou traumatismo.
2. Se o paciente estiver inconsciente, considere todas as causas possíveis para a perda de consciência.
3. Monitore continuamente o estado mental.
4. Monitore os sinais vitais com frequência, pois alguns medicamentos provocam a depressão dos sinais vitais, ao passo que outros os elevam.

5. Monitore as pupilas, tendo em vista que miose extrema (pupilas puntiformes) pode indicar superdosagem de opioides.
6. Procure marcas de agulhas e evidências externas de traumatismo.
7. Realize uma pesquisa neurológica rápida: nível de resposta, tamanho e reatividade das pupilas, reflexos e achados neurológicos focais – todos eles podem fornecer informações para identificar a substância.
8. Lembre-se de que muitos usuários de drogas consomem várias substâncias simultaneamente.
9. Esteja ciente de que existe alta incidência de vírus da imunodeficiência humana (HIV), tuberculose e hepatite infecciosa entre os usuários de drogas.
10. Examine a respiração do paciente em busca de um odor característico de álcool, acetona, e assim por diante.
11. Tente obter um histórico das experiências com drogas com o acompanhante ou com o próprio paciente.

Intervenções gerais

1. Objetivos:
   a. Dê suporte às funções respiratórias e cardiovasculares.
   b. Ofereça tratamento definitivo para a superdosagem de drogas, como a naloxona.
   c. Impeça a absorção adicional, melhore a eliminação e reduza a toxicidade da droga.
2. Verifique os níveis de gasometria arterial para avaliação da hipoxia, resultante de hipoventilação ou distúrbios ácido-base.
3. Monitore continuamente o ECG.
4. Colete amostras de sangue para análise de glicose, eletrólitos, ureia, creatinina, e realize o exame toxicológico apropriado.
5. Inicie a infusão de fluido IV.
6. Administre oxigênio.
7. Intervenções farmacológicas:
   a. Administre o antagonista específico se a droga for conhecida.
   b. Naloxona para depressão do SNC pelo uso de opioides.
   c. Dextrose 50% IV para descartar coma hipoglicêmico.
8. Se a droga foi ingerida, o principal método para prevenir ou minimizar a absorção é administrar carvão ativado. Podem ser administradas doses múltiplas. Pode ser inserida uma sonda NG para facilitar o esvaziamento do conteúdo do estômago (sem lavagem) dentro de 30 minutos após a ingesta, ou o carvão pode ser instilado se o paciente não for capaz de ingerir.
9. Em pacientes inconscientes ou semiconscientes, tendo ou não os reflexos de engasgo e tosse, insira a sonda NG somente depois da intubação com tubo endotraqueal com manguito (*cuff*), de modo a impedir a aspiração do conteúdo gástrico embebido em carvão.
10. Meça a temperatura retal, tendo em vista que extremos de termorregulação (hipertermia/hipotermia) devem ser reconhecidos e tratados.
11. Trate as convulsões com diazepam.
12. Auxilie na hemodiálise/diálise peritoneal quando houver envenenamento potencialmente letal.
13. Realize sondagem vesical do paciente, porque a droga e seus metabólitos são excretados na urina.
14. Não deixe o paciente sozinho, pois há a possibilidade de ele fazer mal a si mesmo ou à equipe de emergência.
15. Antecipe complicações, como morte súbita por hipoxia cerebral, arritmias, convulsões, parada respiratória e infarto do miocárdio.
16. Sempre suspeite de misturas de medicamentos e álcool.

Alerta farmacológico
Os antídotos geralmente têm uma meia-vida mais curta do que as drogas que tratam. Muitas vezes, é necessário repetir a dosagem.

Alerta de enfermagem
Muitas drogas não são ou não podem ser detectadas por um painel toxicológico padrão. Um exame toxicológico negativo não significa que a superdosagem não seja a causa da emergência.

Síndrome de abstinência alcoólica

A *síndrome de abstinência alcoólica* (*delirium tremens* ou alucinose alcoólica) é um estado tóxico agudo que se desenvolve depois de um período prolongado de consumo constante ou a retirada súbita da substância consumida por um longo tempo. Pode ser precipitada por lesão aguda ou infecção. Os sintomas podem se manifestar precocemente, em geral 4 horas após uma redução na ingestão de álcool, e atingem o pico de 24 a 48 horas, mas podem durar até 2 semanas.

Alerta de enfermagem
A síndrome de abstinência alcoólica é uma complicação séria do manejo inadequado da abstinência e potencialmente fatal.

Avaliação primária e intervenções

1. O paciente pode se apresentar alerta, a menos que tenha convulsões.
2. Assegure adequação das vias respiratórias, da respiração e da circulação.

Avaliação subsequente

1. Avalie os principais sintomas que podem ocorrer independentemente ou em combinação.
   a. Náuseas.
   b. Tremores.
   c. Sudorese paroxística.
   d. Ansiedade.
   e. Agitação.
   f. Cefaleia.
   g. Alteração do estado mental.
   h. Alucinações (podem ser táteis, visuais ou auditivas).
2. A utilização da escala padrão Ciwa-Ar (*Clinical Institute of Withdrawal from Alcohol Scale Revised*) pode auxiliar na identificação de pessoas em risco de problemas de abstinência e orientar o tratamento (Boxe 35.1).
   a. Cada categoria recebe uma pontuação que é adicionada ao total. A pontuação cumulativa fornece a base para o tratamento. De modo geral, uma pontuação de 8 a 10 ou mais é o limiar de tratamento para aliviar os sintomas e prevenir convulsões.
   b. Reavalie com frequência durante as primeiras 48 horas e interrompa o tratamento e as avaliações quando três determinações subsequentes estiverem abaixo do limite.
3. Obtenha o histórico de consumo, incluindo a gravidade dos episódios de abstinência e qualquer consumo recente de drogas. Esteja ciente de que as pessoas tendem a subestimar seus hábitos de consumo.
4. Realize um exame completo para verificar sinais de hiper-reatividade autonômica, como taquicardia, diaforese, temperatura elevada e pupilas dilatadas, porém reativas, bem como qualquer comorbidade ou lesão, como traumatismo craniano, pneumonia e distúrbios metabólicos.
5. Observe se há ansiedade, inquietação, agitação ou preocupação.

Intervenções gerais

1. Proteja o paciente de lesões. Nem todos têm alucinações. No entanto, se tiverem, podem ser visuais, táteis ou auditivas, muitas vezes assustadoras. Também podem ocorrer convulsões.

Boxe 35.1 Escala Ciwa-Ar (Clinical Institute of Withdrawal from Alcohol Scale Revised)*

Náuseas e vômito Pergunte: "Você se sente mal do estômago? Tem vomitado?" 0 = Sem náuseas, sem vômito. 1 = Náuseas leves, sem ânsia nem vômito. 4 = Náuseas recorrentes com ânsia de vômito. 7 = Náuseas constantes, frequente ânsia de vômito e/ou vômito.	**Distúrbios táteis** Pergunte: "Você sente coceira, pontadas de agulha, queimação, formigamento ou a sensação de insetos rastejando na pele?" 0 = Não. 1 = Muito leve. 2 = Leve. 3 = Moderado. 4 = Alucinações moderadamente graves. 5 = Alucinações graves. 6 = Alucinações extremamente graves. 7 = Alucinações contínuas.
Tremores Braços estendidos e dedos afastados. 0 = Sem tremor. 1 = Não visível, mas pode ser sentido na ponta dos dedos. 4 = Moderado com os braços estendidos. 7 = Grave, mesmo com os braços não estendidos.	**Distúrbios auditivos** Pergunte: "Você tem escutado sons à sua volta? Eles incomodam? Assustam-no? Está ouvindo algo perturbador? Coisas que sabe que não existem?" 0 = Alucinações ausentes. 1 = Muito leve. 2 = Leve. 3 = Moderado. 4 = Moderadamente grave. 5 = Alucinações graves. 6 = Alucinações extremamente graves. 7 = Alucinações contínuas.
Sudorese 0 = Sem suor visível. 1 = Sudorese quase imperceptível, palmas úmidas. 4 = Gotas de suor evidentes na testa. 7 = Encharcado de suor no rosto e no tórax.	**Distúrbios visuais** Pergunte: "A luz parece estar muito brilhante? Com cor diferente? Incomoda os olhos? Tem visto algo perturbador? Está vendo coisas que sabe que não existem?" 0 = Não. 1 = Muito leve. 2 = Leve. 3 = Moderado. 4 = Moderadamente grave. 5 = Alucinações graves. 6 = Alucinações extremamente graves. 7 = Alucinações contínuas.
Ansiedade Pergunte: "Você se sente nervoso?" 0 = Sem ansiedade, à vontade. 1 = Ligeiramente ansioso. 4 = Moderadamente ansioso ou reservado, portanto a ansiedade é inferida. 7 = Equivalente a estados de pânico agudo, como observado em casos de delírio ou reação esquizofrênica aguda.	**Cefaleia, sensação de cabeça pesada** Pergunte: "Você sente algo na cabeça? Parece que existe um halo em volta dela?" Não avalie a tontura, mas a gravidade. 0 = Não. 1 = Muito leve. 2 = Leve. 3 = Moderado. 4 = Moderadamente grave. 5 = Grave. 6 = Muito grave. 7 = Extremamente grave.
Agitação 0 = Atividade normal 1 = Um pouco mais do que a atividade normal (pode mover as pernas para cima e para baixo, muda de posição ocasionalmente). 4 = Moderadamente inquieto, mudando de posição frequentemente. 7 = Anda para a frente e para trás ou se debate constantemente.	**Orientação e obnubilação mental** Pergunte: "Que dia é hoje? Onde você está? Quem sou eu?" 0 = Orientado e consegue fazer adições em série. 1 = Não consegue fazer adições em série ou não tem certeza sobre a data. 2 = Desorientado para a data até 2 dias corridos. 3 = Desorientado para a data em mais de 2 dias corridos. 4 = Desorientado para local e/ou pessoa.

*A avaliação é feita em cada categoria e a pontuação cumulativa é usada para determinar o tratamento (os protocolos institucionais variam). Sullivan, J. T., Sykora, K., Schneiderman, J. *et al.* (1989). Assessment of alcohol withdrawal: The revised Clinical Institute Withdrawal Assessment for Alcohol scale (CIWA-Ar). *British Journal of Addiction*, *84*(11), 1373-1357.

2. Usando uma solução tópica não alcoólica, limpe a pele e colete sangue para medir a concentração de etanol, triagem toxicológica para outras drogas e outras análises, conforme as instruções.
3. Intervenções farmacológicas:
   a. Diazepam ou clordiazepóxido para sedação. Faça a sedação do paciente com uma dosagem apenas suficiente para produzir o relaxamento adequado e reduzir a agitação, evitar a exaustão e promover o sono sem comprometer as vias respiratórias.
   b. Diazepam ou fenitoína para controle das crises.
4. Monitore os sinais vitais a cada 30 minutos.
5. Mantenha uma observação atenta.
6. Mantenha o equilíbrio eletrolítico e a hidratação por via oral ou intravenosa, já que as perdas de fluidos podem ser extremas por causa da transpiração profusa, dos vômitos e da agitação.
7. Avalie o estado respiratório, hepático e cardiovascular do paciente, tendo em vista que pneumonia, doença hepática e insuficiência cardíaca são complicações.

8. Verifique a presença de hipoglicemia e trate adequadamente. A hipoglicemia pode acompanhar a abstinência alcoólica, porque o álcool esgota as reservas de glicogênio no fígado e prejudica a gliconeogênese. Muitos pacientes também sofrem de desnutrição.
   a. A administração de tiamina é comum.

EMERGÊNCIAS COMPORTAMENTAIS

Uma *emergência comportamental* é uma perturbação comportamental, afetiva ou mental grave e urgente, que torna o paciente incapaz de lidar com sua situação de vida e os relacionamentos interpessoais. Um paciente que apresenta uma emergência psiquiátrica pode estar hiperativo ou violento, deprimido ou suicida.

Pacientes violentos

O comportamento violento e agressivo geralmente é episódico e uma forma de expressar sentimentos de raiva, medo ou desesperança em relação a uma situação.

Avaliação

1. Avalie a hiperatividade, a agressão ou a raiva desproporcional às circunstâncias.
2. Determine os fatores de risco para a violência, incluindo:
   a. Intoxicação por drogas/álcool.
   b. Abstinência de drogas ou álcool.
   c. Estados esquizofrênicos agudos paranoicos, síndrome cerebral orgânica aguda, psicose aguda, paranoia ou personalidade limítrofe.
3 Solicite uma avaliação psiquiátrica.

Intervenções gerais

1. Os objetivos são controlar o comportamento violento e proteger pacientes e profissionais de danos.
2. Estabeleça o controle.
   a. Mantenha a porta do quarto aberta e tenha uma visão clara dos profissionais. Sempre deixe livre uma rota de saída. Nunca permita que o paciente se coloque entre você e a segurança.
   b. Ajude o paciente a controlar o comportamento violento.
      i. Dê espaço ao paciente e não faça movimentos bruscos.
      ii. Evite tocar pacientes agitados ou se aproximar muito.
      iii. Pergunte se o paciente tem uma arma e solicite que seja colocada em uma área neutra.
      iv. Se o paciente não entregar a arma, saia da sala e permita que o pessoal de segurança/polícia lide com a situação.
   c. Tente não deixar o paciente sozinho, a menos que sua segurança esteja em risco. Isso pode ser interpretado como rejeição ou o paciente pode tentar se ferir.
   d. Adote uma abordagem calma, sem confronto, e permaneça no controle da situação. Um ambiente calmo e estruturado pode ajudar a recuperar o controle.
   e. Forneça opções de tratamento e de cronograma, se possível.
3. Forneça suporte emocional.
   a. Converse e ouça o paciente.
   b. Durante uma crise, a intervenção tem melhor resultado com uma atitude que demonstre interesse no bem-estar do paciente. Tente entrar em "sintonia" com ele, mas mantendo uma atitude firme.
   c. Reconheça o estado de agitação do paciente (p. ex., "Quero ajudá-lo a aliviar sua angústia").
   d. Dê a oportunidade de liberar a raiva verbalmente e evite confrontar o estado ilusório.
   e. Tente ouvir o que está dizendo.
   f. Transmita uma expectativa de comportamento apropriado e o conscientize de que ele pode ter ajuda para recuperar o controle.
   g. Administre a medicação prescrita para reduzir a ansiedade e a hiperatividade, se as técnicas de manejo verbal não forem capazes de aliviar a tensão do paciente.
4. Garanta a segurança.
   a. Permita que o pessoal de segurança/polícia intervenha se o paciente não ficar calmo.
   b. O uso de uma sala segura específica é incentivado. A sala não deve ter cordões, cabos ou qualquer objeto capaz de ser usado como arma, bem como deve ser facilmente vista pelos profissionais. Janelas e/ou câmeras inquebráveis são indicadas. Use medidas de restrição quando necessário e de acordo com a política da instituição.
   c. Tenha um plano específico e equipe suficiente e bem capacitada disponível ao aplicar restrições. Se o paciente estiver intoxicado, mantenha-o em decúbito lateral esquerdo e monitore cuidadosamente a aspiração.
   d. Fale de maneira tranquilizadora enquanto aplica as restrições, usando interações verbais empáticas e de apoio.
   e. Monitore-o continuamente após a aplicação das restrições, verificando a circulação das extremidades contidas.

Depressão

A depressão pode ser a condição de apresentação no serviço de saúde ou mascarada pela apresentação de ansiedade e queixas somáticas.

Avaliação

1. Observe sinais de tristeza, apatia, sentimentos de inutilidade, culpa, pensamentos suicidas, desejo de escapar, piora do humor pela manhã, anorexia, perda de peso, insônia, diminuição do interesse pelo sexo, redução das atividades ou atividade incessante.
2. A pessoa agitada e deprimida pode exibir agitação motora e ansiedade grave.

Intervenções gerais

1. Ouça o paciente de maneira calma e sem pressa.
2. O paciente se beneficia falando dos sentimentos.
3. Dê-lhe a oportunidade de falar sobre seus problemas.
4. Lembre-se de que o paciente pode ser suicida.
5. Tente descobrir se pensou ou tentou se suicidar, bem como a letalidade do plano de suicídio.
   a. "Você já pensou em tirar a própria vida?"
   b. O paciente costuma se sentir aliviado pela oportunidade de discutir seus sentimentos.
6. Descubra se existe alguma patologia, imaginária ou real.
7. Verifique se houve um agravamento repentino da depressão.
8. Notifique os parentes sobre um paciente gravemente deprimido. Não deixe o paciente sem supervisão, porque o suicídio quase sempre é um ato solitário.
9. Administre agentes antidepressivos e ansiolíticos, conforme prescrição.
10. Esclareça que a depressão é tratável.
11. Esteja ciente dos serviços de apoio disponíveis na comunidade, como aconselhamento e encaminhamento por telefone, centros de prevenção de suicídio, terapia de grupo, aconselhamento conjugal e familiar, aconselhamento sobre drogas/álcool, aconselhamento para adolescentes ou programas de amizade.
12. Encaminhe para uma consulta psiquiátrica ou para a unidade psiquiátrica.

Ideação suicida

Segundo o Centers for Disease Control and Prevention (CDC), o suicídio é a 11ª causa de morte nos EUA e a terceira mais comum entre jovens.

Avaliação

1. Avalie os fatores de risco:
   a. Doença psiquiátrica associada, como distúrbios afetivos e abuso de substâncias em adultos, e transtornos de conduta e depressão, em jovens.
   b. Traços de personalidade, como agressão, impulsividade, depressão, desesperança, transtorno de personalidade limítrofe ou personalidade antissocial.
   c. Pessoas que sofreram perdas precoces, diminuição do suporte social, doenças crônicas ou divórcio recente.
   d. Fatores genéticos e familiares, como história familiar de suicídio, certos distúrbios psiquiátricos ou alcoolismo, abuso de álcool e substâncias.
2. Avalie se o paciente manifesta a intenção de suicídio na forma de preocupação com a morte ou falando sobre o suicídio de outra pessoa.
3. Avalie se o paciente já tentou o suicídio, tendo em mente que o risco é muito maior nessas pessoas.
4. Avalie se existe um plano específico para suicídio e um meio para executá-lo.

Intervenções gerais

1. Trate as consequências da tentativa de suicídio, se tiver sido feita.
2. Depois que o paciente estiver estabilizado, ou se não houver uma tentativa ativa, use a intervenção em crises (uma forma de psicoterapia breve) para determinar o potencial de suicídio, descobrir áreas de depressão e conflito, verificar o sistema de apoio do paciente e determinar se hospitalização, encaminhamento psiquiátrico e outras providências se justificam.
3. Evite lesões adicionais, haja vista que o paciente que fez um gesto de suicídio pode fazê-lo novamente.
4. Admita na UTI (se a condição justificar), providencie cuidados de acompanhamento ou admita na unidade psiquiátrica, dependendo da avaliação do potencial de suicídio.

AGRESSÃO SEXUAL

Estupro

O *estupro* é definido como qualquer tipo de penetração sexual sem consentimento. Essa definição inclui homens e mulheres, bem como o uso de objetos, em vez de apenas partes do corpo. A *falta de consentimento* é a chave e pode implicar no uso de força e na incapacidade para consentir. Crianças, pessoas com deficiência mental e pessoas intoxicadas ou drogadas são consideradas incapazes de consentimento em atos sexuais.

Alerta de enfermagem
O manejo da agressão sexual é importante, mas a saúde física imediata deve ser assegurada em primeiro lugar. Uma avaliação primária e completa deve ser realizada, mantendo-se alerta para sinais de hemorragia interna, choque ou dificuldade respiratória. Se a vítima sofreu um traumatismo na forma de agressão física (p. ex., traumatismo craniano ou abdominal), o trauma deve ser tratado de acordo com a ordem estabelecida de prioridades.

Avaliação

Início do suporte

1. A maneira como o paciente é recebido e tratado no pronto-socorro é importante para seu futuro bem-estar psicológico. Muitas instituições têm enfermeiros com educação especializada e experiência clínica que os prepara para o exame forense de vítimas de agressão sexual. Algumas áreas dos EUA, assim como no Brasil, têm um centro designado especificamente para o tratamento de vítimas de agressão sexual. Se isso for uma realidade na sua área, o paciente deve receber tratamento para as condições com risco de vida e depois ser transferido para a instituição especializada, onde será examinado.
   a. Ligue para um profissional de referência para manejo de crise de estupro (se disponível), que encontrará o paciente/família no PS.
   b. Não deixe o paciente sem supervisão. Aceite as reações emocionais dele, como histeria, estoicismo, sentimento de opressão etc.
2. O trauma emocional pode persistir por semanas, meses ou anos. Os pacientes podem experimentar um complexo distúrbio de estresse pós-traumático ou síndrome traumática por estupro. Podem passar por fases de reações psicológicas:
   a. Fase aguda (desorganização) – choque, descrença, medo, ansiedade, culpa, humilhação e supressão de sentimentos, que pode durar de alguns dias a várias semanas.
   b. Fase de ajuste externo – a vítima retoma o que parece ser uma vida normal, mas enfrenta internamente um tumulto contínuo, manifestado por medo, *flashbacks*, distúrbios do sono, hiperatividade e reações psicossomáticas.
   c. Fase de resolução – o estupro não é mais o foco central, e a vítima pode retomar a vida, superando o incidente.

Entrevista com o paciente

1. O termo de consentimento deve ser obtido para o exame, a coleta de culturas/evidências e a divulgação de informações aos órgãos policiais.
2. Registre o histórico do evento nas próprias palavras do paciente.
3. Pergunte se tomou banho ou usou ducha higiênica, escovou os dentes ou fez gargarejos, se trocou de roupa, urinou ou defecou desde o ataque, que pode alterar a interpretação dos achados subsequentes.
4. Registre a hora da admissão, a hora do exame, a data e a hora da agressão sexual e a aparência geral do paciente.
   a. Documente qualquer evidência de traumatismo, como descoloração, hematomas, lacerações, secreções e roupas rasgadas e ensanguentadas.
   b. Documente o estado emocional do paciente.

Alerta de enfermagem
A maioria dos PS tem *kits* de coleta de evidências de estupro preparados comercialmente, bem como protocolos para o tratamento de lesões, documentação legal, prevenção de infecções sexualmente transmissíveis (IST), teste de HIV e profilaxia pós-exposição e prevenção de gravidez. Lembre-se de que o *kit* de coleta de evidências visa preservar evidências forenses.

Intervenções

Preparo do paciente para o exame físico

1. Ajude o paciente a se despir sobre uma folha/pedaço grande de papel para obter os resíduos.
2. Coloque cada item de roupa em um saco de papel separado (os sacos plásticos promovem a retenção de umidade, o que pode levar à formação de mofo e bolor, destruindo evidências).

3. Etiquete os sacos adequadamente e os entregue à autoridade policial apropriada.
4. Aconselhe o paciente sobre a natureza e a necessidade de cada procedimento, fornecendo a justificativa para cada questionamento.

Exame físico

1. Examine o paciente (da cabeça aos pés) em busca de lesões, sobretudo na cabeça, no pescoço, nos seios, nas coxas, nas costas e nádegas.
2. Verifique a evidência externa de traumatismo, como hematomas, contusões, lacerações ou facadas.
3. Verifique se há manchas de sêmen secas (aparecem como áreas com crostas e descamação) no corpo do paciente.
4. Inspecione os dedos em busca de unhas quebradas, tecidos e materiais estranhos sob as unhas. Obtenha raspados ou cortes de unhas.
   a. Realize um exame oral, procurando contusões e petéquias, e colete *swabs* para testes de DNA.
5. Documente as evidências de traumatismo com diagramas corporais e fotografias, se disponíveis.

Exame pélvico e retal

1. Examine o períneo e as coxas com uma luz ultravioleta (lâmpada de Wood), se disponível. As áreas fluorescentes podem indicar manchas de sêmen. Urina e outros compostos orgânicos também podem apresentar fluorescência.
2. Observe a coloração e a consistência de qualquer secreção.
3. Examine a área vaginal externa e o reto quanto a sangramentos, contusões, equimoses, eritemas, lacerações, cicatrizes ou outras lesões ou anormalidades.
4. Use um espéculo vaginal umedecido em água para o exame interno. Não use lubrificante, que contêm produtos químicos que podem interferir nos testes forenses posteriores e nas determinações da fosfatase ácida.

Obtenção de amostras para exame

1. Use *swabs* para coleta de amostras orais, labiais, vaginais e anais.
2. Use *swabs* para coleta de amostras de orifícios corporais, para testes de gonorreia e clamídia, ou envie uma amostra de urina para análise de gonorreia, clamídia e tricomonas, se o exame puder ser feito na própria instituição.
3. Penteie e apare áreas de pelos pubianos suspeitos de conter sêmen, colete vários pelos pubianos com folículos, coloque em recipientes separados e identifique-os como pelos pubianos do paciente.
4. Obtenha uma amostra de sangue para exame de sífilis e hepatites B e C, oferecendo ao paciente o teste de HIV.
5. Colete material ou detritos estranhos, como folhas, grama, sujeira, fios de cabelo, fiapos de roupa, e coloque em um recipiente apropriado.
6. Realize um teste de gravidez em todas as mulheres com capacidade para engravidar.
7. Rotule todas as amostras com nome do paciente, data, hora da coleta, área corporal da qual a amostra foi obtida e o nome do responsável pela coleta, para preservar a cadeia de evidências, entregue à pessoa designada (p. ex., laboratório criminal) e documente no prontuário do paciente o nome de quem recebeu.
8. As fotografias, se tiradas, devem ser preservadas de acordo com a política da instituição.

Outras intervenções

1. Trate o trauma físico como em qualquer paciente.
2. Ofereça tratamento para IST, prevenção da gravidez e profilaxia pós-exposição ao HIV. As recomendações do CDC para tratamento profilático após uma agressão sexual são: Ceftriaxona, 250 mg IM em dose única.
   mais
   Metronidazol, 2 g por via oral (VO) em dose única.
   mais
   Azitromicina, 1 g VO, em dose única, ou doxiciclina, 100 mg VO, 2 vezes/dia, durante 7 dias.
3. Proteja a paciente contra a gravidez indesejada.
   a. É importante determinar se a paciente estava grávida antes do ataque.
   b. O teste de gravidez negativo deve ser obtido antes da administração da terapia pós-coito.
   c. Tratamento hormonal para prevenir a gestação – pílula do dia seguinte, conforme indicado, com o consentimento da paciente.
4. Forneça instalações para que possa se limpar, incluindo ducha higiênica, chuveiro e enxaguante bucal após a conclusão do exame forense.

Fornecimento de serviços de acompanhamento

1. Certifique-se de que o paciente tenha marcado consulta para acompanhamento dos resultados de suas culturas de DST, teste de HIV e qualquer outro teste de laboratório realizado.
2. Verifique se tem consultas de acompanhamento agendadas com serviços de aconselhamento. Isso é imperativo para prevenir os efeitos psicológicos em longo prazo. As famílias das vítimas também podem precisar de serviços de aconselhamento. Enfatize a importância do aconselhamento psicológico depois de um trauma, para que o paciente seja capaz de retornar ao nível anterior de funcionamento.
3. Apoie o paciente em sua decisão de envolver a polícia.
4. Forneça um plano de segurança para o paciente antes da alta. Ele deve estar acompanhado por um membro da família ou amigo ao sair do estabelecimento de saúde.

ARMAS BIOLÓGICAS E PREVENÇÃO

Após os ataques terroristas de 11 de setembro de 2001 nos EUA, o bioterrorismo se tornou uma possibilidade real. Como profissionais da linha de frente, os enfermeiros de emergência devem estar cientes de possíveis atos de bioterrorismo e familiarizados com as políticas de suas instituições em relação a essas emergências.

Agentes biológicos

O ato terrorista pode consistir na liberação intencional de um dispositivo químico, biológico, radiológico, nuclear ou explosivo destinado a causar lesão ou morte generalizadas. Os dispositivos explosivos tendem a se anunciar de maneira rápida e definitiva. O bioterrorismo, no entanto, pode ter um início lento e insidioso, deixando a população sem conhecimento de que foi vítima de um ataque. O enfermeiro de emergência deve estar alerta a possíveis sinais de terrorismo:

1. Grande número de pessoas com doenças semelhantes.
2. Casos de doença ou morte inexplicável.
3. Doença mais grave do que seria normalmente esperado para um patógeno específico.
4. Doença resistente ao tratamento usual.
5. Vias de exposição incomuns para um patógeno específico.
6. Doença incomum para determinada área.
7. Caso único de doença incomum, como varíola ou febre hemorrágica.
8. Doença incomum para uma faixa etária.

Ver na Tabela 35.3 os agentes específicos de bioterrorismo, como varíola, antraz, peste e botulismo.

Para informações adicionais sobre bioterrorismo, consulte o seguinte *site*:

- Center for Disease Control and Prevention, Emergency Preparedness and Response, *https://emergency.cdc.gov/bioterrorism/prep.asp*.

Tabela 35.3 Armas biológicas potenciais.

Agente e modo de transmissão	Manifestações clínicas	Manejo
Varíola Transmitido por inalação ou contato direto com o vírus da varíola. Tem um período de incubação de 2 semanas.	Febre alta, fadiga, dores musculares e erupções cutâneas que evoluem para bolhas após 3 dias. A erupção se desenvolve primeiro no rosto e ao redor dos punhos e depois se espalha para o tronco. As lesões de varíola evoluem no mesmo padrão, diferentemente das lesões de varicela, que podem ser observadas em vários estágios de progressão.	O paciente deve ser isolado, de preferência em casa, até que todas as crostas caiam. O manejo inclui hidratação IV. Os profissionais de saúde devem usar máscaras, aventais e luvas ao cuidar desses pacientes, bem como ser vacinados contra varíola no intervalo de 2 a 3 dias após a exposição. As pessoas que tiveram contato com o paciente devem ficar isoladas por 17 dias.
Antraz Transmitido por consumo de produtos animais contaminados, ingestão de carne crua ou inalação de esporos do *Bacillus anthracis*, uma bactéria Gram-positiva e formadora de esporos. O período de incubação é de 1 a 6 dias.	Febre, fadiga, tosse, desconforto no tórax, mediastino aumentado na radiografia de tórax e dificuldade respiratória.	Assegure-se de que as precauções padrão sejam observadas e que todas as superfícies sejam desinfetadas. As pessoas que tiveram contato com o paciente devem ser iniciadas no esquema de imunização e tratadas com ciprofloxacino ou doxiciclina.
Peste pneumônica Transmitido por inalação de *Yersinia pestis*. O período de incubação é de 2 a 6 dias.	Febre, dor de cabeça, fraqueza e sintomas respiratórios altos, frequentemente inclui hemoptise.	O tratamento deve começar dentro de 24 h e incluir medicamentos com gentamicina ou estreptomicina. Isole o paciente por 48 h após o início dos antibióticos. A profilaxia pós-exposição consiste em tetraciclina ou doxiciclina por 7 dias.
Botulismo Transmitido principalmente pela ingestão de alimentos contaminados com uma toxina pré-formada produzida pelo *Clostridium botulinum*. Uma forma inalável foi desenvolvida especificamente como um agente biológico.	Visão turva ou dupla, fala arrastada, náuseas, vômito, diarreia e fraqueza muscular descendente.	Uma antitoxina é eficaz se usada no início da doença. As precauções padrão são satisfatórias. O botulismo não é contagioso.

BIBLIOGRAFIA

American Heart Association. (2015). *ACLS provider manual 2015*. Dallas, TX: Author.

Arrich, J., Holzer, M., Havel, C., et al. (2012). Hypothermia for neuroprotection in adults after cardiopulmonary resuscitation (Review). *The Cochrane Library*, CD004128.pub3.

Carleo, S. & Vallejos, B. S. (2016). Sepsis: The medicine, claims and defenses. *The Journal of Legal Nurse Consulting, 27*(3), 22–30.

Chernyak, V., Patlas, M., Menias, C., et al. (2015). Traumatic and non-traumatic adrenal emergencies. *Emergency Radiology, 22*(6), 697–704.

Emergency Nurses Association. (2017). *Emergency nursing core curriculum* (7th ed.). Philadelphia, PA: W.B. Saunders.

Emergency Nurses Association. (2014). *Trauma nursing core course* (7th ed.). Des Plaines, IL: Author.

Guidelines 2015/CPR and ECC. (2015). *Channing Bete Company, South Deerfield, MA.*

Makic, M.B., Bridges, E. (2018). Managing sepsis and septic shock current guidelines and definitions. *American Journal of Nursing, 118*(2), 34–39.

Mathiesen, C., McPherson, D., Ordway, C., & Smith, M. (2015). Caring for patients treated with therapeutic hypothermia. *Critical Care Nurse, 35*(5), e1–e12.

Mitchell, C. (2016). Tissue oxygenation monitoring as a guide for trauma resuscitation. *Critical Care Nurse, 36*(3), 12–19.

Sullivan, J. T., Sykora, K., Schneiderman, J., et al. (1989). Assessment of alcohol withdrawal: The revised Clinical Institute Withdrawal Assessment for Alcohol scale (CIWA-Ar). *British Journal of Addiction, 84*(11), 1373–1357.

Zhan, L., Yang, L., Huang, Y. et al. (2017). Continuous chest cmpressions vs. interrupted chest compressions for cardiopulmonary resuscitation of non-asphyxial out of hospital cardiac arrest. *Cochrane Database of Systematic Reviews* 2017; 3: CD010134.

PARTE 3

Enfermagem Materna e Neonatal

CAPÍTULO

36

Saúde Materna e Fetal

INTRODUÇÃO À ENFERMAGEM MATERNA

Segundo a Organização Mundial da Saúde (OMS), os determinantes sociais da saúde (DSS) afetam diretamente os resultados materno-fetais. Atualmente, o enfermeiro enfrenta muitos desafios para alcançar resultados positivos no nascimento. Além das preocupações com a saúde durante a gravidez, existem as complicações específicas associadas à gestação quando há comorbidades, como diabetes e hipertensão, fatores do estilo de vida (p. ex., abuso de substâncias), pré-natal tardio ou inexistente e gravidez tardia. Além disso, os avanços na tecnologia de reprodução assistida (TRA) proporcionam às pessoas oportunidades que antes eram consideradas impossíveis; no entanto, podem enfrentar outros riscos inerentes. Hoje em dia, as famílias que desejam ter filhos têm muitas opções. O parto pode ocorrer no ambiente hospitalar tradicional, em um centro especializado ou em casa. O profissional de saúde pode ser um médico, um enfermeiro certificado ou uma parteira leiga.

As escolhas relacionadas com o nascimento costumam envolver o uso de salas de pré-parto, de parto, de recuperação (em caso de cesariana) e de pós-parto; várias posições de parto e métodos analgésicos; estratégias alternativas de alívio da dor, como hidroterapia; e a decisão de permitir que crianças e outros indivíduos estejam presentes durante o trabalho de parto e o parto. A regionalização dos serviços obstétricos proporcionou às famílias em idade fértil acesso aos avanços tecnológicos e a pessoal qualificado capaz de lidar com complicações gestacionais ou neonatais. A combinação de tecnologia avançada, fatores de risco para a gravidez e mudanças econômicas devido ao crescente custo dos cuidados de saúde desafia o enfermeiro a ser habilitado em áreas de reanimação neonatal, monitoramento externo fetal, avaliação e comunicação interprofissional.

Baseado em evidências
National Institutes of Health. (2017). What are the factors that put a pregnancy at risk? Bethesda, MD: Author.
World Health Organization. (2017). Social determinants of health. Geneva, Switzerland: Author.

Terminologia usada em enfermagem materna

1. Gestação – gravidez ou condição materna de ter um feto em desenvolvimento no corpo.
2. Embrião – concepto humano até a 10ª semana de gestação (8ª semana após a concepção).
3. Feto – concepto humano da 10ª semana de gestação (8ª semana após a concepção) até o parto.
4. Periviabilidade – também chamada de limite de viabilidade; é considerado o estágio de maturidade fetal necessário para a sobrevivência extrauterina entre a 20ª semana e 0/7 dias e a 25ª semana e 6/7 dias semanas de gestação.
5. Gestante (G) – mulher que está ou esteve grávida, independentemente do resultado da gestação.
6. Nuligesta – mulher que não está e nunca esteve grávida.
7. Primigesta – mulher grávida pela primeira vez.
8. Multigesta – mulher que ficou grávida mais de uma vez.
9. Para (P) – refere-se a gestações anteriores que alcançaram viabilidade.
10. Nulípara – mulher que nunca completou uma gravidez até o período de viabilidade. A mulher pode ou não ter sofrido um aborto.
11. Primípara – mulher que completou uma gravidez até o período de viabilidade, independentemente do número de bebês nascidos e independentemente de o bebê estar vivo ou natimorto.
12. Multípara – mulher que completou duas ou mais gestações até o estágio de viabilidade.
13. Nascidos vivos – refere-se ao número de filhos que uma mulher deu à luz e que permaneceram vivos.

Uma mulher grávida pela primeira vez é chamada primigesta e descrita como Gestante 1 Para 0 (ou G1 P0). Uma mulher que deu à luz um feto gestado até o período de viabilidade e que está grávida novamente é descrita como Gestante 2, Para 1. Uma mulher com duas gestações terminando em abortos e sem filhos viáveis é considerada Gestante 2, Para 0.

Baseado em evidências
American College of Obstetricians and Gynecologists and Society for Fetal Medicine. (2016). *Periviable birth: Obstetric care consensus*. Washington, DC: ACOG.

História obstétrica

TPAL

Em algumas clínicas obstétricas, a história obstétrica de uma mulher é resumida por uma série de quatro dígitos, como 5-0-2-5. Esses dígitos correspondem à abreviação TPAL.

1. **T** – representa partos a termo, 37 semanas completas ou mais.
2. **P** – representa partos prematuros, de 20 a menos de 37 semanas completas.
3. **A** – representa abortos, perda eletiva ou espontânea (aborto espontâneo) de uma gravidez antes do período de viabilidade.
4. **L** – representa o número de nascidos vivos. Em caso de natimorto, são necessárias explicações e esclarecimentos adicionais.
5. Se, por exemplo, a história de uma mulher em particular é resumida como G7, P5-0-2-5, ela já engravidou sete vezes e teve cinco partos a termo, zero parto prematuro, dois abortos e cinco filhos vivos.

GTPALM

Em algumas instituições, a história obstétrica de uma mulher também pode ser resumida como GTPALM, especialmente quando várias gestações ou nascimentos estão envolvidos.

1. **G** – representa gestante.
2. **T** – representa parto a termo, 37 semanas completas ou mais.
3. **P** – representa partos prematuros, de 20 a menos de 37 semanas completas.
4. **A** – representa abortos, perda eletiva ou espontânea de uma gravidez antes do período de viabilidade.
5. **L** – representa o número de nascidos vivos. Em caso de natimorto, são necessárias explicações e esclarecimentos adicionais.
6. **M** – representa o número de gestações e nascimentos (não o número de recém-nascidos).

Se, por exemplo, a história de uma mulher em particular é resumida em G5, P5-0-0-6-1, ela já engravidou cinco vezes e teve cinco partos a termo, zero parto prematuro, zero aborto, seis filhos vivos e uma gestação/nascimento múltiplo.

GESTANTE

Baseado em evidências

Records, K., & Tanaka, L. (2016). Physiology of pregnancy. In S. Mattson & J. E. Smith (Eds.), *Core curriculum for maternal–newborn nursing* (5th ed., pp. 83-107). St. Louis, MO: Saunders Elsevier.

Blackburn, S. T. (2014). Physiologic changes of pregnancy. In K. R. Simpson & P. A. Creehan (Eds.), *AWHONN's perinatal nursing* (4th ed., pp. 71-88). Philadelphia PA: Wolters, Kluwer|Lippincott.

Manifestações da gravidez

A gravidez pode ser determinada por interrupção da menstruação, aumento do útero, ultrassonografia e/ou um teste positivo de gonadotrofina coriônica humana (hCG). Essas e muitas outras manifestações da gestação são classificadas em três grupos: presuntivo, provável e positivo.

Sinais e sintomas presuntivos

São sinais e sintomas físicos que sugerem, mas não comprovam, a gravidez:

1. Interrupção abrupta da menstruação – suspeita-se de gravidez se houver decorrido mais de 10 dias desde o dia esperado, em uma mulher saudável que anteriormente tinha períodos menstruais previsíveis.
2. Alterações da mama
   a. Os seios aumentam e ficam sensíveis. As veias nos seios tornam-se cada vez mais visíveis.
   b. Os mamilos tornam-se maiores e mais pigmentados. Também pode haver um formigamento nos mamilos.
   c. Colostro – um fluido fino e leitoso – pode ser expresso na segunda metade da gestação.
   d. As glândulas de Montgomery – pequenas elevações nas aréolas – podem ficar aparentes.
3. Alterações na pigmentação da pele:
   a. Cloasma ou melasma gravídico (máscara da gravidez) – pigmentação acastanhada que aparece na face, em um padrão de borboleta, em 50 a 70% das mulheres. A mancha aumenta durante a gravidez; é geralmente simétrica e com distribuição na testa, bochechas e nariz; mais comum em mulheres de cabelos escuros e olhos castanhos.
   b. *Linea nigra* – linha vertical escura que se forma no abdome, entre o esterno e a sínfise púbica.
   c. Estrias gravídicas (estrias) – marcas lineares avermelhadas ou arroxeadas que às vezes surgem em seios, abdome e nádegas, devido a estiramento, ruptura e atrofia do tecido conjuntivo profundo.
4. Náuseas (enjoo matinal) – com ou sem vômito, ocorre principalmente pela manhã, mas pode se manifestar a qualquer hora do dia, com duração de algumas horas. Começa entre a 2ª e 6ª semanas após a concepção e costuma desaparecer espontaneamente próximo ao final do primeiro trimestre (12 semanas).
5. Frequência urinária
   a. Causada pela pressão do útero em expansão sobre a bexiga.
   b. Diminui quando o útero se eleva para fora da pelve (cerca de 12 semanas).
   c. Reaparece quando a cabeça do feto se encaixa na pélvis no final da gravidez.
6. Constipação intestinal – resultante da diminuição da absorção de líquidos pelo intestino.
7. Fadiga – característica do início da gravidez em resposta ao aumento dos níveis hormonais.

Sinais e sintomas prováveis

Achados objetivos detectados da 12ª à 16ª semana de gestação.

1. Ampliação do abdome – com cerca de 12 semanas de gestação, o útero pode ser sentido através da parede abdominal, logo acima da sínfise púbica.
2. Alterações uterinas:
   a. O útero dilata-se, alonga-se e diminui de espessura à medida que a gravidez avança. O útero muda do formato de pera para o de globo.
   b. Sinal de Hegar – o segmento uterino inferior amolece em 6 a 8 semanas após o início do último período menstrual.
3. Alterações cervicais
   a. Sinal de Chadwick – descoloração azulada ou arroxeada do colo do útero e da parede vaginal.
   b. Sinal de Goodell – amolecimento do colo do útero; pode ocorrer a partir da 4ª semana.
   c. Com inflamação e carcinoma durante a gravidez, o colo do útero pode permanecer firme.
4. Contrações de Braxton-Hicks – contrações intermitentes do útero em geral indolores e palpáveis que ocorrem em intervalos irregulares, mais frequentemente após 28 semanas de gestação. Costumam desaparecer com caminhadas ou exercícios.
5. *Ballottement* – afundamento e rebote do feto em seu líquido amniótico circundante em resposta a uma súbita batida no útero (ocorre perto do meio da gravidez).
6. Leucorreia – aumento do corrimento vaginal.
7. Agitação – as sensações de movimento fetal no abdome que ocorrem entre a 16ª e a 20ª semanas após o início da última menstruação.
8. Beta-hCG positivo – teste de laboratório (urina ou soro) para gravidez.

Sinais e sintomas positivos

Diagnóstico de gravidez

1. Batimentos cardíacos fetais (BCFs) – normalmente ouvidos entre a 16ª e a 20ª semanas de gestação com um fetoscópio ou a 10ª e a 12ª semanas de gestação com um estetoscópio com Doppler.

2. Movimentos fetais sentidos pelo examinador (após cerca de 20 semanas de gestação).
3. Esboço do corpo fetal por meio do abdome materno na segunda metade da gravidez com manobras de Leopold.
4. Evidência ultrassonográfica (após 4 semanas de gestação) usando ultrassonografia vaginal. O movimento cardíaco fetal pode ser detectado com 6 semanas de gestação.

Fisiologia materna durante a gravidez

Duração da gestação

1. Média de 280 dias ou 40 semanas (10 meses lunares, 9 meses calendário) a partir do primeiro dia da última menstruação.
2. A duração também pode ser dividida em três partes iguais, ou trimestres, cada uma delas com um pouco mais de 13 semanas ou de 3 meses do calendário.
3. Calcula-se a data provável do parto (DPP) somando-se 7 dias à data do primeiro dia da última menstruação e diminuindo 3 meses (regra de Nägele). Além disso, a maioria das clínicas pré-natais possui tabelas obstétricas, formadas por rodas, na qual a roda externa possui marcações para o calendário e uma roda deslizante interna com semanas e dias de gestação. Essas rodas facilitam a estimativa da idade gestacional (IG) e o cálculo do DPP. A precisão dessas rodas pode variar.
   a. Por exemplo, se o primeiro dia da última menstruação (DUM) de uma mulher foi em 10 de setembro de 2018, seu DPP seria 17 de junho de 2019. O cálculo começaria em 10 de setembro de 2018, mais 7 dias (17 de setembro de 2018), menos 3 meses (17 de junho de 2018). Se a DUM da mulher acontecer após 31 de março, deve ser somado 1 ano adicional para fornecer um DPP correto.
   b. Outro método para calcular o DPP é a regra de McDonald: após 24 semanas de gestação, a medida da altura do fundo do útero corresponde à semana de gestação mais 2 a 4 semanas.
   c. O DPP também pode ser calculado usando a tecnologia de ultrassonografia, que é a avaliação mais precisa – de preferência no primeiro trimestre. A idade gestacional no primeiro trimestre costuma ser estabelecida pela medida do comprimento cabeça-nádegas (CCN) do feto. Este é o maior comprimento demonstrável do embrião ou feto, excluindo os membros e o saco vitelino. A correlação entre CCN e IG é excelente até cerca de 12 semanas de gestação e a estimativa tem um intervalo de confiança de 95% de mais ou menos 6 dias.

Alterações do aparelho reprodutor

Útero

1. O crescimento do útero durante a gravidez envolve o alongamento e a hipertrofia acentuada das células musculares existentes, secundário ao aumento dos níveis de estrogênio e progesterona.
2. Além do maior tamanho das células musculares uterinas, há um aumento no tecido fibroso e no tecido elástico. O tamanho e o número de vasos sanguíneos e linfáticos aumentam.
3. A dilatação e o espessamento da parede uterina são mais acentuados no fundo do útero.
4. Ao final do terceiro mês (12 semanas), o útero está muito grande para ficar totalmente dentro da cavidade pélvica – poderá, então, ser palpado na região suprapúbica.
5. À medida que o útero se eleva para fora da pelve, ele gira um pouco para a direita devido à presença do cólon retossigmoide no lado esquerdo da pelve.
6. Com 20 semanas de gestação, o fundo do útero alcança o nível do umbigo da mulher.
7. Em 36 semanas, o fundo alcança o processo xifoide.
8. Ao final do quinto mês, a hipertrofia do miométrio termina e as paredes do útero tornam-se mais finas, possibilitando a palpação do feto.
9. Durante as últimas 3 semanas, o útero desce um pouco por causa do encaixe do feto na pelve.
10. As alterações na contratilidade ocorrem a partir do primeiro trimestre, com contrações indolores irregulares começando ao final do segundo trimestre.
11. Há um aumento progressivo do fluxo sanguíneo uteroplacentário durante a gravidez.

Cérvice

1. Amolecimento e cianose pronunciados – devido ao aumento de vascularização, edema, hipertrofia e hiperplasia das glândulas cervicais.
2. As glândulas endocervicais secretam um muco espesso que forma um tampão, obstruindo o canal cervical. Esse tampão impede que bactérias e outras substâncias entrem no útero.
3. As erosões do colo do útero, comuns durante a gravidez, representam uma extensão da proliferação de glândulas endocervicais e do epitélio endocervical colunar.
4. Evidência do sinal de Chadwick, uma mancha de coloração azulada e arroxeada no colo do útero. Este sinal é resultado do aumento da vascularização e da hiperemia causada pelo maior nível de estrogênio.

Ovários

1. A ovulação cessa durante a gravidez, e a maturação de novos folículos é suspensa.
2. O corpo lúteo funciona durante o início da gravidez (primeiras 10 a 12 semanas), produzindo progesterona. No entanto, pequenos níveis de estrogênio e relaxina também são produzidos pelo corpo lúteo.
3. Após 8 semanas de gestação, o corpo lúteo continua sendo a fonte do hormônio relaxina. No entanto, a relaxina não é necessária para o êxito da gravidez e o parto normal.

Vagina e abertura inferior da pelve

1. Ocorrem mais vascularização, hiperemia e amolecimento do tecido conjuntivo na pele e nos músculos do períneo e da vulva.
2. As paredes vaginais preparam-se para o trabalho de parto por meio de aumento na espessura da mucosa, afrouxamento do tecido conjuntivo e hipertrofia de pequenas células musculares. As secreções são espessas, esbranquiçadas e ácidas por natureza e têm papel importante na prevenção de infecções.
3. Aumento das secreções vaginais; o pH é de 3,5 a 6 – devido ao aumento da produção de ácido láctico, a partir do glicogênio presente no epitélio vaginal pelo *Lactobacillus acidophilus*. (Provavelmente, o pH ácido ajuda a manter a vagina relativamente livre de bactérias patogênicas.)
4. A hipertrofia das estruturas, junto com os depósitos de gordura, faz com que os grandes lábios se fechem e cubram o introito vaginal (abertura da vagina).

Alterações abdominais

1. As estrias gravídicas (estrias) podem se desenvolver na pele do abdome, das mamas e das coxas (tornam-se linhas prateadas brilhantes após a gravidez).
2. A *linea nigra* que pode se formar se caracteriza por uma linha de pigmento escuro, que se estende do umbigo pela linha média até a sínfise púbica. Comumente observada na primeira gestação, a *linea nigra* ocorre na altura do útero. Durante as gestações subsequentes, a linha pode estar presente já no início da gravidez.
3. Pode ocorrer diástase retal quando os músculos (do reto) se separam. Se for um caso grave, uma parte da parede uterina anterior pode ficar recoberta apenas por uma camada de pele, fáscia e peritônio.

Alterações mamárias

1. Ocorrem sensibilidade e formigamento nas primeiras semanas de gravidez.
2. O aumento no tamanho começa no 2º mês, devido à hipertrofia dos alvéolos mamários. As veias tornam-se mais proeminentes e as estrias podem se desenvolver à medida que os seios aumentam.
3. Os mamilos tornam-se maiores, mais pigmentados e mais eréteis no início da gravidez.
4. O colostro, uma secreção amarelada rica em anticorpos, pode ser expressa no 2º trimestre.
5. As aréolas tornam-se maiores e mais pigmentadas. O grau de pigmentação varia de acordo com a pele da mulher.
6. As glândulas de Montgomery são glândulas sebáceas hipertróficas espalhadas pela aréola que circunda o mamilo.

Alterações metabólicas

As alterações metabólicas são numerosas e concentradas e desenvolvem-se em resposta ao crescimento rápido do feto e da placenta.

Média de ganho de peso

11,5 a 16 kg (Tabela 36.1).

Metabolismo da água

1. A água corporal total aumenta para 6 a 8 ℓ durante a gravidez, devido à influência hormonal, com aproximadamente 4 a 6 ℓ de líquido movendo-se para os espaços extracelulares, o que resulta em um aumento no volume sanguíneo.
2. Muitas gestantes experimentam um acúmulo normal de líquido nas pernas e nos tornozelos ao final do dia. Isso é mais comum no 3º trimestre e é chamado de edema fisiológico.
3. É necessário sódio adicional durante a gravidez para atender à necessidade de aumento dos volumes de líquido intravascular e extracelular e manter o estado isotônico normal. Não se incentiva a limitação do sódio na gravidez, pois isso pode reduzir a função renal, ocasionando a diminuição da produção de urina e um potencial resultado adverso.
4. A excreção de sódio na mulher grávida assemelha-se à da mulher não grávida.
5. A retenção de sódio costuma ser diretamente proporcional à quantidade de água acumulada durante a gravidez. No entanto, a gestação tende a causar depleção de sódio, dificultando a regulação do sódio.

Metabolismo de proteínas

1. O feto, o útero e o sangue materno são ricos em proteínas, e não em gorduras ou carboidratos.
2. Ao final da gravidez, o feto e a placenta contêm cerca de 500 g de proteína ou aproximadamente metade do aumento total de proteínas da gravidez.
3. Aproximadamente 500 g a mais de proteína são adicionados ao útero, seios e sangue materno na forma de hemoglobina e proteínas plasmáticas.

Tabela 36.1 Componentes do ganho de peso.

Estrutura	Quilogramas (kg)
Feto	3,2 a 3,4
Placenta	0,5 a 0,7
Líquido amniótico	0,9
Útero	1,1
Tecido mamário	0,7 a 1,4
Volume de sangue	1,6 a 2,3
Reservas maternas	1,8 a 4,3

Metabolismo de carboidratos

1. O metabolismo dos carboidratos durante a gravidez é controlado pelos níveis de glicose no plasma e pelo metabolismo da glicose nas células.
2. O fígado controla o nível de glicose no plasma. Não apenas armazena glicose como glicogênio, mas também a converte em glicose quando os níveis no sangue da mulher estão baixos.
3. No início da gravidez, os efeitos do estrogênio e da progesterona podem induzir um estado de hiperinsulinemia. À medida que a gravidez avança, aumenta a resistência do tecido, junto com o aumento da hiperinsulinemia.
4. Em torno de 2 a 3% de todas as mulheres desenvolvem diabetes melito gestacional, independentemente de terem história de intolerância a carboidratos.
5. As gestantes com diabetes melito preexistente (tipo 1 ou 2) podem sofrer um agravamento da doença, atribuído a alterações hormonais que ocorrem com a gravidez.
6. Durante a gravidez, há uma "economia" da glicose usada pelos tecidos maternos e um desvio de glicose para a placenta para ser usada pelo feto.
7. O lactogênio placentário humano (hPL) promove a lipólise, aumentando os ácidos graxos livres no plasma e, assim, fornecendo fontes alternativas de combustível para a mãe.
8. O lactogênio, o estrogênio, a progesterona e o cortisol da placenta humana opõem-se à ação da insulina durante a gravidez e promovem a lipólise materna.

Metabolismo de lipídios

1. O metabolismo lipídico durante a gravidez provoca um acúmulo de estoques de gordura, sobretudo colesterol, fosfolipídios e triglicerídios.
2. Esse acúmulo de estoques de gordura não tem efeito sobre o feto.
3. O armazenamento de gordura ocorre antes da 30ª semana de gestação. Após 30 semanas, há a mobilização de gordura em correlação com o aumento da utilização de glicose e aminoácidos pelo feto.

Necessidades nutricionais

Necessidade calórica

1. Normalmente, não são necessárias calorias adicionais durante o primeiro trimestre, devido às limitadas demandas metabólicas.
2. Durante o segundo trimestre, as gestantes devem ingerir 340 calorias adicionais por dia e, no terceiro trimestre, a ingestão calórica deve aumentar para 452 calorias diárias. No entanto, pela variação e pelas necessidades pessoais, os requisitos calóricos exatos precisam ser estabelecidos individualmente.
3. O gasto calórico varia durante a gravidez. Há um ligeiro aumento no início e um aumento acentuado perto do fim do primeiro trimestre, continuando durante a gravidez.

Necessidade de proteína

1. A proteína é necessária para que aminoácidos adequados sejam capazes de satisfazer as necessidades de desenvolvimento normal do feto, a expansão do volume sanguíneo e o crescimento da mama materna e do tecido uterino. As gestantes devem ingerir 60 a 80 g de proteínas todos os dias.
2. A proporção de proteínas de baixa densidade para proteínas de alta densidade aumenta durante a gravidez.

Necessidade de carboidratos e gorduras

1. Como acontece com a mulher não grávida, os carboidratos devem fornecer de 55 a 60% de calorias da dieta e devem estar na forma de carboidratos complexos, como produtos de cereais integrais, vegetais e legumes ricos em amido.
2. A ingestão de gordura não deve exceder 30% da dieta. As gorduras saturadas não devem exceder 10% do total de calorias.

Necessidade de ferro

1. O total de glóbulos vermelhos circulantes (hemácias) aumenta cerca de 20 a 30% (250 a 450 mℓ) durante a gravidez. Portanto, as necessidades de ferro aumentam para 500 mg de ferro: 270 mg para o feto; 90 mg para a placenta. Isso equivale a 0,8 g/dia no início da gravidez e 7,5 mg/dia a termo. Essa quantidade excede a ingestão alimentar.
2. O ferro suplementar é valioso e necessário durante a gravidez e por várias semanas após a gravidez ou lactação.
3. Durante a última metade da gestação, o ferro é transferido para o feto e armazenado no fígado fetal. Esse armazenamento dura de 3 a 6 meses.

Outros requisitos nutricionais

1. Se uma mulher não aumentou a ingestão de ácido fólico na preparação para a concepção, a gestante deve aumentar de 400 mcg para 800 mcg por dia.
2. A deficiência de vitamina D é o problema nutricional mais comum em todo o mundo. Além disso, tem sido associada ao aumento nas taxas de pré-eclâmpsia e cesariana; por isso, gestantes devem tomar 400 UI (10 mcg) por dia. Muitas vitaminas recomendadas no pré-natal aumentam os níveis de vitamina D.

Alerta de transição de cuidado

Devido às taxas crescentes de obesidade, diabetes e hipertensão em mulheres em idade reprodutiva, é essencial que os enfermeiros se concentrem no bem-estar materno e fetal para proporcionar educação nutricional e ganho de peso adequado durante a gravidez. A promoção de comportamentos saudáveis pode diminuir o risco de hospitalização e melhorar os resultados maternos e fetais.

Alterações no sistema cardiovascular

Coração

1. O diafragma eleva-se progressivamente durante a gravidez, causando deslocamento do coração para a esquerda e para cima, com o ápice movendo-se lateralmente.
2. Os sons cardíacos são exagerados, dividindo o primeiro som com um terceiro som alto e facilmente ouvido.
3. Sopros cardíacos – sopros sistólicos são comuns e geralmente desaparecem após o parto.

Alterações no volume sanguíneo

1. O débito cardíaco aumenta de 30 a 50% (1.450 a 1.750 mℓ), iniciando em 6 semanas e alcançando um pico com 28 a 34 semanas de gestação, além de causar leve hipertrofia do coração e maior débito cardíaco. Mulheres com gestação múltipla podem ter débitos cardíacos mais altos, principalmente após 20 semanas de gestação.
2. O débito cardíaco atinge o pico no segundo trimestre e permanece em platô até o termo, alcançando um volume de 6 a 7 ℓ/minuto.
3. A posição influencia bastante o débito cardíaco, especialmente no terceiro trimestre.
   a. Em decúbito dorsal, o útero grande comprime o retorno venoso da metade inferior do corpo para o coração. Isso pode causar hipotensão arterial, denominada *síndrome hipotensora supina*.
   b. Quando a mulher se vira para a posição lateral (lado esquerdo ou direito), o débito cardíaco aumenta de 25 a 30%, com um aumento no fluxo sanguíneo uterino e renal.
4. A pressão venosa femoral aumenta devido à diminuição do fluxo sanguíneo nos membros inferiores, como resultado da pressão do útero dilatado sobre as veias pélvicas e a veia cava inferior.
5. O aumento do fluxo sanguíneo cutâneo dissipa o excesso de calor causado pelo maior metabolismo durante a gravidez.
6. O volume plasmático aumenta de 40 a 60% (1.200 a 1.600 mℓ) a termo, o que resulta em hemodiluição, mais comumente chamada de *anemia fisiológica da gravidez* ou *anemia fisiológica por diluição*. Essa "anemia" não é um estado patológico verdadeiro e diminui o risco de trombose. Isso se deve ao rápido aumento do volume plasmático e ao posterior aumento do volume de hemácias.

Alterações na pressão arterial

1. Pressão arterial (PA) – durante a primeira metade da gravidez, ocorre uma ligeira diminuição (5 a 10 mmHg) da PA sistólica (PAS) e da PA diastólica (PAD), com o ponto mais baixo ocorrendo no segundo trimestre. No terceiro trimestre, a PA retorna gradualmente aos níveis anteriores à gestação.
2. A posição materna influencia a PA: a leitura mais alta é obtida na posição sentada; a mais baixa, na posição lateral esquerda; e a intermediária, na posição supina. As posições sentadas ou em pé mostram alterações mínimas nas leituras da PAS; no entanto, podem diminuir a PAD em cerca de 10 a 15 mmHg.
3. A PA materna também aumenta com as contrações uterinas e retorna ao nível basal após o término das contrações.
4. A doença hipertensiva afeta até 22% das gestações e está associada às mortes materna e fetal. De acordo com os *National Institutes of Health*, as mulheres com hipertensão durante a gravidez devem ser diagnosticadas como portadoras de distúrbios hipertensivos da gravidez. Além disso, o termo "hipertensão gestacional" substitui o termo "hipertensão induzida pela gravidez" para descrever os casos em que a PA elevada sem proteinúria ocorre em uma mulher após 20 semanas de gestação que anteriormente apresentava valores normais de pressão. Essencialmente, a hipertensão gestacional é uma PA elevada após as 20 semanas de gestação, sem proteinúria.

Alterações hematológicas

1. O volume total de hemácias circulantes aumenta de 17 para 33%. Em média, a concentração de hemoglobina é de 12 a 16 g/dℓ. Já a concentração de hematócritos a médio prazo é de 37 a 47%.
2. A contagem média de leucócitos no terceiro trimestre é de 5 a 12.000/mm^3. A contagem de leucócitos pode ser aumentada em 30.000 ou mais durante o trabalho de parto – a causa é desconhecida; provavelmente, representa o reaparecimento de leucócitos antes desviados da circulação ativa.
3. A gravidez consiste em um estado de hipercoagulação, devido aos níveis aumentados de fatores essenciais de coagulação, como o fator I (fibrinogênio em 50%), o fator V (proacelerina ou fator lábil), o fator VII (proconvertina ou acelerador de conversão sérica de protrombina), o fator VIII (anti-hemofílico), o fator ou globulina anti-hemofílica), o fator IX (componente da tromboplastina plasmática ou fator Christmas), o fator X (fator de Stuart ou de Prower), o fator XII (fator de Hageman ou vidro ou fator de contato) e o vWF (antígeno do fator de von Willebrand). O fator II (protrombina) aumenta levemente, enquanto os fatores XI (antecessor da tromboplastina plasmática) e XIII (fator estabilizador da fibrina) diminuem durante a gravidez.
4. Não há alterações significativas no número, na aparência ou na função das plaquetas. A contagem média de plaquetas é de 150.000 a 400.000/mm^3, o que aumenta o risco de trombose venosa para a gestante.

Alterações no aparelho respiratório

1. O entupimento nasal e a epistaxe (hemorragia nasal) também são comuns durante a gravidez, secundários à congestão vascular causada pelo aumento dos níveis de estrogênio.
2. Aproximadamente 60 a 70% das gestantes apresentam falta de ar.
3. O diafragma fica elevado (cerca de 4 cm) durante a gravidez – sobretudo pelo aumento do útero, que diminui o comprimento dos pulmões. A respiração é mais diafragmática do que costal.

4. A caixa torácica expande seu diâmetro anteroposterior (em 2 cm). O aumento da pressão do útero também amplia o ângulo subesternal em cerca de 50%, causando uma leve protuberância das costelas – resultado da maior mobilidade das costelas.
5. O consumo de oxigênio aumenta de 15 a 20% e até 300% durante o trabalho de parto. Esse aumento leva à elevação dos níveis de pressão parcial do oxigênio arterial alveolar e arterial materno.
6. Hiperventilação – aumento na frequência respiratória. O volume corrente (quantidade de ar inspirado e expirado com a respiração normal) aumenta de 30 a 40% e a ventilação minuto (quantidade de ar inspirado em 1 minuto) cresce 40%.
7. O volume pulmonar total (quantidade de ar nos pulmões à inspiração máxima) diminui cerca de 5%. O volume residual (quantidade de ar nos pulmões após a expiração máxima), o volume de reserva respiratória (quantidade máxima de ar expirado durante o repouso) e a capacidade residual funcional (quantidade de ar restante nos pulmões em repouso que possibilita a troca gasosa) diminuem cerca de 18 a 20%.
8. O volume total aumentado diminui a pressão parcial do dióxido de carbono arterial ($PaCO_2$), causando alcalose respiratória leve, compensada pela diminuição da concentração de bicarbonato.
9. A pressão parcial do oxigênio arterial (PaO_2) aumenta para 106 a 108 mmHg no primeiro trimestre e 101 a 104 mmHg a termo. A $PaCO_2$ é reduzida para 27 a 32 mmHg. O bicarbonato diminui para 18 a 21 mEq/ℓ. O pH normal durante a gravidez é de 7,40 a 7,45. Essas alterações possibilitam a remoção do dióxido de carbono fetal por difusão passiva na placenta.

Alterações no sistema renal

1. Os ureteres dilatam-se e alongam-se durante a gravidez, devido à pressão mecânica e, provavelmente, aos efeitos da progesterona. Quando o útero se desloca para fora da cavidade uterina, repousa sobre os ureteres, comprimindo-os na borda pélvica. A dilatação é maior no lado direito – o lado esquerdo é amortecido pelo cólon sigmoide.
2. O fluxo plasmático renal (FPR) aumenta de 60 a 80% ao final do primeiro trimestre, devido ao aumento do volume sanguíneo e do débito cardíaco, bem como à diminuição da resistência vascular sistêmica pelos efeitos da progesterona. O FPR aumenta no início da gravidez e diminui para os níveis anteriores à gestação no terceiro trimestre. Essas alterações podem ser resultado da ação do hormônio lactogênico placentário (hPL).
3. A taxa de filtração glomerular (TFG) aumenta de 40 a 50% no segundo trimestre e persiste quase até o termo. A glicosúria pode ser resultado de um aumento da TFG sem aumento da capacidade de reabsorção tubular da glicose filtrada.
4. A excreção de proteínas também aumenta para uma taxa que nem sempre é compensada pela capacidade de reabsorção dos túbulos renais. Assim, pode haver proteína na urina. No entanto, a proteína na urina não deve ser considerada um achado anormal até que os valores de urina de 24 horas excedam 300 mg/dℓ.
5. Ao final da gravidez, a pressão da parte fetal impede a drenagem de sangue e de linfa da base da bexiga, deixando a área edemaciada, facilmente traumatizada e mais suscetível à infecção.
6. Devido ao aumento do FPR e da TFG, a quantidade de glicose no filtrado renal eleva-se de 10 a 100 vezes. Os rins nem sempre conseguem acompanhar esse aumento; portanto, qualquer quantidade de glicose não filtrada é perdida na urina, o que contribui para a glicosúria.

Alterações no sistema digestório

1. As gengivas podem tornar-se hiperêmicas e moles; sangrando facilmente.
2. *Épulis da gravidez* – pode aparecer um edema vascular localizado das gengivas.
3. O estômago e os intestinos são deslocados para cima e lateralmente pelo útero em expansão. A azia (pirose) é comumente causada pelo refluxo das secreções ácidas do esôfago inferior.
4. A formação ou a exacerbação de úlcera péptica são incomuns durante a gravidez, devido à diminuição da secreção de ácido clorídrico (causada pelo aumento dos níveis de estrogênio).
5. O tônus e a motilidade do aparelho digestório diminuem, levando ao prolongamento do esvaziamento gástrico, resultante da grande quantidade de progesterona produzida pela placenta. A diminuição da motilidade, a obstrução mecânica pelo feto e a redução da absorção de água pelo cólon levam à constipação intestinal.
6. As hemorroidas são comuns devido à pressão elevada nas veias abaixo do nível do útero e à constipação intestinal.
7. São comuns a distensão e a hipotonia da vesícula biliar, o que causa estase da bile. Além disso, há uma diminuição no tempo de esvaziamento e no espessamento da bile, resultando em hipercolesterolemia e formação de cálculos biliares.
8. Os testes de função hepática mostram resultados alterados. Com a gravidez, os valores de bilirrubina, aspartato aminotransferase e alanina aminotransferase permanecem inalterados; o tempo de protrombina pode mostrar um ligeiro aumento ou permanecer inalterado. O tamanho e a morfologia do fígado permanecem inalterados.
9. O apêndice é empurrado para cima.

Alterações endócrinas

1. A hipófise anterior aumenta em peso (aumento de 30%) e volume (aumento de duas vezes). Sua forma também muda de convexa para uma forma de cúpula; a hipófise posterior permanece inalterada.
2. A tireoide está moderadamente aumentada, devido à hiperplasia do tecido glandular e à maior vascularização.
   a. A taxa metabólica basal aumenta progressivamente durante a gravidez normal (até 25%), devido à atividade metabólica do feto.
   b. O nível de iodo e tiroxina ligados às proteínas aumenta acentuadamente e é mantido até o parto, devido ao aumento dos níveis plasmáticos de estrogênio e hCG.
   c. O hipertireoidismo durante a gravidez mostra-se raro. Embora os níveis de tiroxina (T_4) e tri-iodotironina (T_3) sejam elevados em até 40 a 100% a termo, isso está relacionado com os níveis de estrogênio e hCG e o aumento da secreção de iodeto na urina, o que resulta em "hipertireoidoxinemia eutireóidea".
3. Sabe-se que o tamanho da glândula paratireoide aumenta, mas há uma diminuição na secreção de hormônio da paratireoide (PTH) durante a gravidez. Essa diminuição é equilibrada pelo aumento da produção de PTH pelo feto e pela placenta.
4. As secreções adrenais aumentam consideravelmente – as quantidades de aldosterona aumentam na 15ª semana para compensar a maior excreção de sódio.
5. Pâncreas – devido às necessidades de glicose para o crescimento fetal, ocorrem alterações na produção e na utilização materna de insulina.
   a. A produção de estrogênio, progesterona, cortisol e lactogênio da placenta humana (hPL) reduz a utilização materna de glicose.
   b. O cortisol também aumenta a produção materna de insulina.
   c. A insulinase, uma enzima produzida pela placenta, desativa a insulina materna.
   d. Essas mudanças causam um aumento da demanda por insulina, acionando as ilhotas de Langerhans para aumentar a produção.

Alterações tegumentares

1. As alterações na pigmentação da pele ocorrem devido ao hormônio estimulador de melanócitos, como resultado do aumento de estrogênio e progesterona e permanecem elevadas a partir do 2º mês até o termo da gestação.

2. As estrias gravídicas aparecem nos meses posteriores da gravidez como faixas avermelhadas e levemente deprimidas na pele do abdome e, às vezes, sobre os seios e as coxas e ocorrem em até 50% de todas as gestantes.
3. *Linea nigra* – uma linha de pigmento preto-acastanhado que geralmente se forma na linha média da pele do abdome.
4. Cloasma ou melasma (máscara da gravidez) – manchas castanhas de pigmento que podem se formar no rosto. O cloasma costuma desaparecer após a gravidez, mas pode ressurgir com a exposição excessiva ao sol ou com o tratamento contraceptivo oral.
5. Angiomas (nervos aracniformes vasculares) – elevações cutâneas minúsculas avermelhadas, que podem se desenvolver na pele da face, do pescoço, da parte superior do tórax, das pernas e dos braços.
6. Eritema palmar – também pode ocorrer vermelhidão nas palmas das mãos.
7. Aumento da temperatura cutânea e variação no crescimento de cabelos e unhas.

Alterações musculoesqueléticas

1. O aumento na mobilidade das articulações sacroilíaca, sacrococcígea e pélvica durante a gravidez resulta de alterações hormonais, especificamente o hormônio relaxina.
2. O centro de gravidade muda, secundariamente a ganho de peso, retenção de líquidos, lordose e ligamentos móveis. Essa mobilidade e a mudança no centro de gravidade contribuem para a alteração da postura materna e para a dor nas costas.
3. Ao final da gravidez, podem ocorrer dores, dormência e fraqueza nos membros superiores devido a lordose e parestesia, que acabam produzindo tração nos nervos ulnar e mediano.
4. A separação da musculatura retal, resultante da pressão do útero em crescimento, cria o que é chamado de diástase retal. Se for um caso grave, a porção anterior da parede uterina fica recoberta apenas por uma camada de pele, fáscia e peritônio.

Alterações neurológicas

1. Normalmente, não ocorrem alterações.
2. Dores de cabeça frontais leves são comuns no primeiro e no segundo trimestres e geralmente estão relacionadas com a tensão ou as alterações hormonais.
3. A tontura é comum e está relacionada com a instabilidade vasomotora, a hipotensão postural ou a hipoglicemia após longos períodos em pé ou sentada.
4. Sensações de formigamento nas mãos são comuns e resultam de hiperventilação excessiva, que diminui os níveis maternos de $PaCO_2$.

Alterações hormonais

Hormônios esteroides

1. Estrogênio:
   a. Secretado pelos ovários no início da gravidez, com mais da metade do estrogênio secretado pela placenta na 7ª semana de gestação.
   b. Os três estrogênios clássicos durante a gravidez são estrona, estradiol e estriol. Mais de 90% do estrogênio secretado durante a gravidez é estriol.
   c. Os estrógenos também asseguram o crescimento e o desenvolvimento uterinos, a manutenção da elasticidade e da contratilidade uterina, a manutenção do crescimento das mamas e de seus ductos e o aumento da genitália externa.
2. Progesterona:
   a. É secretada inicialmente pelo corpo lúteo e, posteriormente, pela placenta, tendo papel fundamental na manutenção da gestação e suprimindo a resposta imunológica materna ao feto e a rejeição dos trofoblastos.
   b. A progesterona ajuda a manter o endométrio, inibe a contratilidade uterina, auxilia no desenvolvimento dos lóbulos da mama para a lactação, estimula o centro respiratório materno e relaxa a musculatura lisa.

Hormônios placentários

1. Gonadotrofina coriônica humana (hCG):
   a. Secretada pelos sinciciotrofoblastos, estimula a produção de progesterona e estrogênio pelo corpo lúteo até que a placenta totalmente desenvolvida assuma o controle.
   b. No caso de múltiplas gestações, a hCG pode ser duas vezes mais alta que em apenas uma gravidez.
   c. Os níveis de hCG alcançam o pico em torno de 10 semanas de gestação (50.000 a 100.000 mUI/mℓ) e depois diminuem para 10.000 a 20.000 mUI/mℓ com 20 semanas.
2. A somatomamotropina coriônica humana (hCS), também chamada de lactogênio placentário humano (hPL), é produzida pelos sinciotiotrofoblastos da placenta. Pode ser detectada no plasma materno já na 6ª semana de gestação.
   a. Os níveis séricos de hCS aumentam concomitantemente ao crescimento placentário.
   b. A hCS é um antagonista da insulina. Aumenta a quantidade de ácidos graxos livres disponíveis para necessidades metabólicas do feto e diminui o metabolismo materno da glicose, permitindo a síntese de proteínas. Tal ação possibilita que o feto receba os nutrientes necessários mesmo quando a mulher não está se alimentando.

Outros hormônios

1. Prostaglandinas:
   a. A função exata ainda é desconhecida, mas essencial para a adaptação cardiovascular à gravidez, para o amadurecimento cervical e para iniciar o trabalho de parto.
   b. Afeta a contratilidade da musculatura lisa com níveis aumentados, levando à vasodilatação.
2. Relaxina:
   a. Secretada, principalmente, pelo corpo lúteo e também em pequenas quantidades pela decídua e pela placenta.
   b. Inibe a atividade uterina e diminui a força das contrações e do amadurecimento cervical.
3. Prolactina:
   a. Liberada pela hipófise anterior e responsável pela manutenção da proteína do leite, (a caseína), dos ácidos graxos e da lactose e pelo volume de secreção do leite durante a lactação.

Estrutura da pelve

Ossos da pelve

1. A pelve é composta por quatro ossos:
   a. Dois ossos inominados (ossos do quadril) formam as laterais e a frente.
   b. Sacro e cóccix formam as costas.
2. Os ossos pélvicos permanecem unidos por meio da fibrocartilagem da sínfise púbica e vários ligamentos.

Divisões da pelve

1. Pélvis falsa – fica acima de uma linha imaginária chamada *linha terminal* ou *borda pélvica* (Figura 36.1). A função da pelve falsa é apoiar o útero aumentado.
2. A pelve verdadeira fica abaixo da borda pélvica ou da linha terminal. É o canal ósseo pelo qual o feto deve passar. Divide-se em três planos: abertura superior, parte média e abertura inferior.
   a. Abertura superior:
      i. Abertura superior da pelve verdadeira – limite pela margem superior da sínfise púbica na frente, linha terminal nas laterais e promontório sacral (primeira vértebra sacral) nas costas.

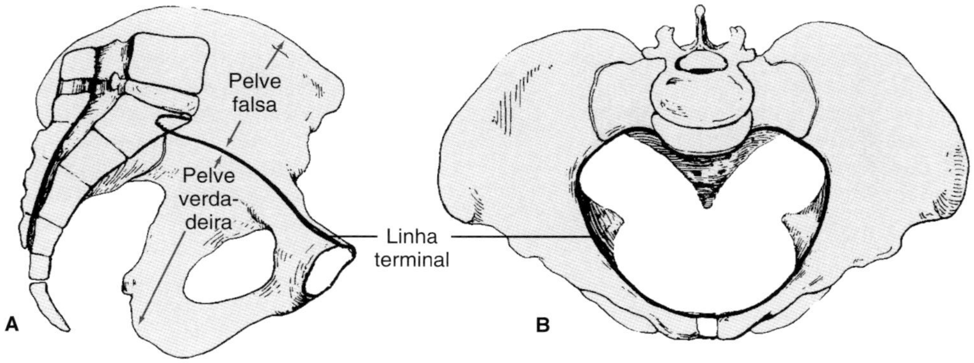

Figura 36.1 **A.** Vista lateral da pelve verdadeira e falsa. **B.** Vista frontal mostrando a linha terminal (borda pélvica).

ii. O maior diâmetro da abertura superior é transversal (Figura 36.2).
iii. O menor diâmetro de abertura superior é anteroposterior.
iv. O diâmetro anteroposterior é o diâmetro mais importante da abertura superior: medido clinicamente pelo conjugado diagonal – distância entre a margem inferior da sínfise e o promontório sacral (geralmente 14 cm) (Figura 36.3).
v. Conjugado obstétrico (verdadeiro) – distância entre a superfície interna da sínfise e o promontório sacral medido pela subtração de 1,5 a 2 cm (espessura da sínfise) do conjugado diagonal. O diâmetro adequado costuma ser 11,5 cm. Este é o menor diâmetro anteroposterior pelo qual o feto deve passar.

b. Parte média:
i. Limitada pela abertura superior e pela abertura inferior – cavidade óssea verdadeira. A parte média contém a porção mais estreita da pelve.
ii. Os diâmetros não podem ser medidos clinicamente.
iii. A avaliação clínica da adequação é feita observando-se os espinhos isquiáticos. Os espinhos proeminentes que se projetam na cavidade indicam um espaço pélvico contraído. O diâmetro interespinhoso é de 10 cm.

c. Abertura inferior:
i. Limite mais baixo da pelve verdadeira.
ii. Limitada pela margem inferior da sínfise na frente; tuberosidades isquiáticas, nas laterais; e ponta do sacro, posteriormente.
iii. O diâmetro clinicamente mais importante é a distância entre as tuberosidades (superior a 10 cm).

Formato da pelve

Existem quatro tipos principais de formas pélvicas (Figura 36.4).

1. Ginecoide (pelve feminina normal); diâmetros ótimos nos três planos; 50% de todas as mulheres.

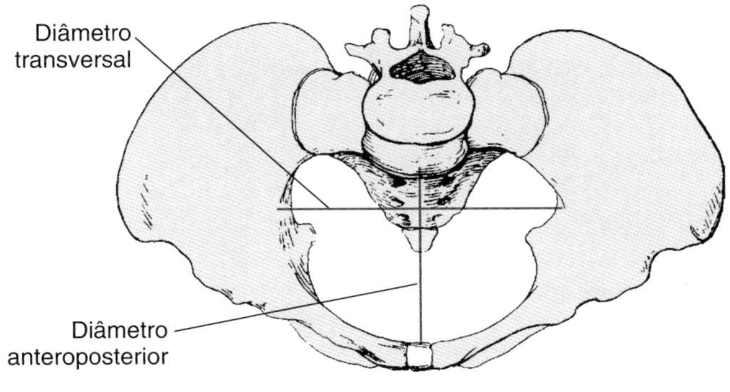

Figura 36.2 Abertura superior da pelve feminina normal mostrando os diâmetros transversal e anteroposterior.

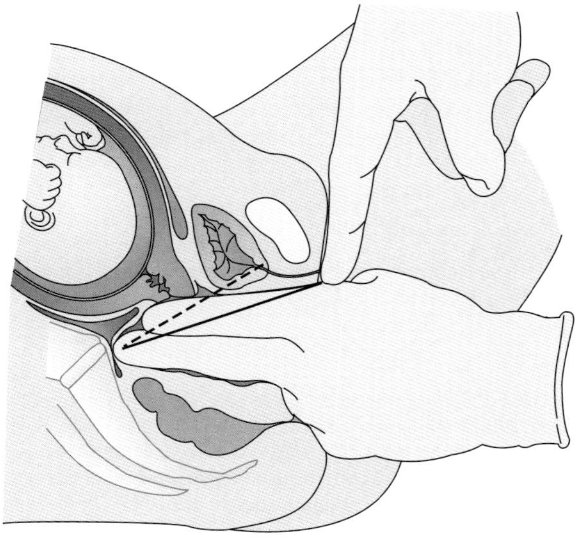

Figura 36.3 Medição do diâmetro conjugado na diagonal. A linha reta mostra o conjugado diagonal. Já a linha pontilhada indica o verdadeiro conjugado.

2. Androide (pelve masculina normal); os segmentos posteriores diminuem nos três planos; são comuns a parada transversal profunda da descida do feto e a falha na rotação; 20% de todas as mulheres.
3. Antropoide (pelve simiesca com diâmetro anteroposterior longo); pode facilitar o parto de um feto em apresentação occipital posterior; 25% de todas as mulheres.
4. Platipeloide (pelve feminina plana com grande diâmetro transversal); é comum a parada da descida fetal na abertura superior da pelve; a evolução do trabalho de parto mostra-se comprometida em 5% das mulheres.

Estrutura do útero

1. Localizado atrás da sínfise púbica, entre a bexiga e o reto, aumenta de tamanho após o parto.
2. Consiste em quatro partes:
   a. Fundo – segmento arredondado superior que se estende acima da inserção das tubas uterinas; o crescimento fetal é medido pela altura do fundo em centímetros, correlacionada com as semanas de gestação.
   b. Corpo – parte principal entre o colo do útero e o fundo.
   c. Istmo (conexão entre o corpo e o colo) – segmento uterino inferior.
   d. Cérvice (cérvix ou colo) – dividido em duas seções:

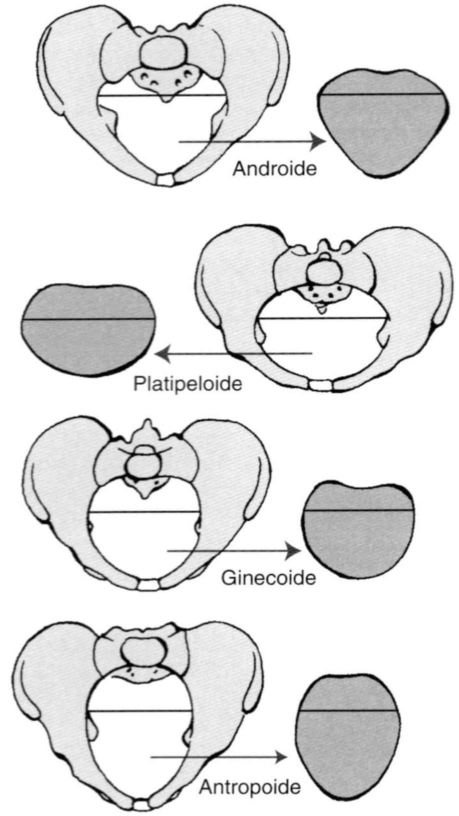

Figura 36.4 Os quatro tipos de pelve feminina. Androide: pelve do tipo masculino. Platipeloide: pelve larga com diâmetro anteroposterior encurtado e formato achatado, oval e transversal. Ginecoide: pelve feminina típica na qual a abertura superior é redonda em vez de oval. Antropoide: pelve na qual o diâmetro anteroposterior é igual ou maior que o diâmetro transversal.

i. Supravaginal – porção que se estende dentro do útero; contém uma abertura interna para a cavidade uterina.
ii. Vaginal – porção que se estende para fora do útero até a vagina; contém uma abertura externa, parte visível do colo do útero; e é sentida durante o exame vaginal na avaliação da dilatação cervical.

3. Consiste em três camadas:
   a. Peritônio parietal – revestimento seroso; cobre a maior parte do útero, exceto o colo do útero e a porção anterior do corpo.
   b. Miométrio – três camadas:
      i. Camada externa – proporciona força para expulsar o feto.
      ii. Camada intermediária – fornece contrações após o parto para controlar a perda de sangue.
      iii. Camada interna – fornece ação esfincteriana para ajudar a manter o colo do útero fechado durante a gravidez.
   c. Endométrio – membrana mucosa altamente vascularizada; responde à estimulação hormonal com hipertrofia e secreção; se a gravidez não ocorrer.

Avaliação pré-natal

Baseado em evidências
Association of Women's Health, Obstetric, Neonatal Nurses. (2015). *Fetal heart monitoring: Principles and practices* (5th ed.). Dubuque, IA: Kendall Hunt Publishing Company.

História de saúde

Idade

Os neonatos de mulheres nos extremos da vida reprodutiva (menos de 19 e mais de 35 anos de idade) têm maior risco de prematuridade, anomalias congênitas e outros riscos gestacionais.

1. Mães adolescentes têm maior incidência de anemia, hipertensão gestacional, recém-nascido pré-termo (PT), pequeno para a idade gestacional (PIG), lactentes com crescimento intrauterino restrito, desproporção cefalopélvica e distocia.
2. Mulheres em idade materna avançada (IMA) têm uma incidência maior de hipertensão com gestações complicadas por problemas médicos subjacentes, como diabetes, gestação múltipla e bebês com anormalidades genéticas.

História familiar

Inclui as histórias materna e paterna para condições como distúrbios congênitos, doenças hereditárias, gravidez múltipla, diabetes, doenças cardíacas, hipertensão, deficiência intelectual, doença renal e quaisquer destinos de viagens recentes.

História materna

1. Registros de doenças e imunizações na infância, especialmente rubéola, sarampo e varicela.
2. Doenças graves, cirurgia (especialmente de sistema reprodutivo, cirurgia da coluna vertebral ou apendicectomia), transfusões de sangue.
3. Condições clínicas existentes, como epilepsia, doença cardíaca, distúrbios endócrinos (p. ex., diabetes, doenças da tireoide), asma e hipertensão.
4. Medicamentos, alimentos e alergias.
5. Infecção urinária e infecções sexualmente transmissíveis (IST).
6. História menstrual (início da menarca, duração, quantidade, regularidade e dismenorreia). Além disso, avalie a ocorrência de sangramento entre a menstruação.
7. História ginecológica (história reprodutiva, uso de contraceptivos e história sexual).
8. Uso de medicamentos (prescritos, fitoterápicos e de venda livre), substâncias psicoativas, álcool, nicotina, tabaco e cafeína.
9. História de tuberculose, hepatite, estreptococo beta-hemolítico do grupo B (GBS) ou vírus da imunodeficiência humana (HIV).

História nutricional materna

1. Adesão a práticas alimentares especiais (preferências religiosas, sociais ou culturais).
2. História de distúrbios alimentares (obesidade, bulimia, anorexia nervosa), *bypass* gástrico, problemas de absorção (p. ex., doença celíaca, fenilcetonúria [PKU, na sigla em inglês]) e alergias alimentares.
3. Padrões alimentares (horário e frequência das refeições diárias), número de porções dos cinco grupos de alimentos, calorias, proteínas, vitaminas e minerais consumidos diariamente.
4. Alguns fatores adicionais a serem considerados são onde os alimentos foram consumidos, quantidade de alimento consumida, como os alimentos foram preparados (ou seja, fritos, assados) e restrições alimentares e por quê.
5. O U.S. Department of Agriculture fornece um programa de dieta interativa *online*, o *Daily Food Plan for Moms*, especificamente adaptado para gestantes e lactantes. Tal programa fornece um plano personalizado de nutrição para a gravidez, contemplando gestação múltipla e aleitamento materno.
6. Ganho de peso inferior a 4,5 kg ou perda de mais de 2,3 kg.

Baseado em evidências
United States Department of Agriculture. (2017). Nutritional needs during pregnancy. Washington, DC: Author. Disponível em: *www.choosemyplate.gov/nutritional-needs-during-pregnancy*.

História obstétrica anterior

1. Problemas de infertilidade, data de gestações e partos anteriores, peso dos bebês anteriores, duração dos trabalhos de parto, tipos de parto, uso de anestesia, nascimentos múltiplos, abortos, natimortos e complicações maternas, fetais e neonatais. Inclua a história de infertilidade para contemplar tratamentos, medicamentos e gestações concebidas ou perdidas.
2. Último parto menos de 1 ano antes da atual concepção.
3. Percepção da mulher sobre a gestação anterior, as experiências no pré-parto e no parto e os efeitos sobre a família.

Experiência obstétrica atual

1. Gestação, parto.
2. Data da última menstruação.
3. Data provável do parto (DPP).
4. Sinais e sintomas de gravidez – amenorreia, alterações mamárias, náuseas e vômitos, movimento fetal, fadiga, aumento da frequência urinária e alterações na pigmentação da pele.
5. Expectativas da mulher para a atual gestação, o trabalho de parto e o parto.
6. Expectativas da mulher com relação aos profissionais de saúde que cuidam dela e a percepção do relacionamento entre ela e o enfermeiro.
7. Padrões de repouso e sono – duração, qualidade e regularidade.
8. Atividade e ocupação profissional – padrão de exercícios, tipo e horário de trabalho, exposição a materiais perigosos (riscos ocupacionais) e planos para continuidade no emprego.
9. Atividade sexual e práticas contraceptivas.
10. Assistência pré-natal inadequada, problemas de crescimento intrauterino, sensibilização a Rh ou trabalho de parto prematuro.

História psicossocial

1. História do estado psiquiátrico e mental: história de transtornos de humor ou ansiedade; doença mental; medicamentos ou tratamentos para problemas psiquiátricos ou mentais. História anterior de depressão, com ou sem associação à gravidez.
2. Questões relacionadas com o autoconceito ou a autoestima.
3. Sistemas de suporte disponíveis, como aqueles com os quais ela fez contato.
4. Estressores: gatilhos pessoais e ocupacionais que podem afetar a gravidez e o feto; como as estratégias de enfrentamento que ela possa usar ou a falta de habilidades de enfrentamento.
5. Mudanças emocionais e adaptação à gravidez.
6. O Questionário de Triagem Psicossocial pode ser usado para determinar fatores que impactam a saúde física e mental de uma mulher e que podem interferir com seu acompanhamento no pré-natal. Qualquer resposta positiva às seguintes perguntas merece investigação e intervenção adicionais.
   a. Você tem algum problema (emprego, transporte etc.) que a impeça de comparecer às consultas médicas?
   b. Você se sente insegura onde mora?
   c. Nos últimos 2 meses, você usou algum tipo de tabaco?
   d. Nos últimos 2 meses, você usou substâncias psicoativas ou álcool (como cerveja, vinho ou drinques)?
   e. Em uma escala de 1 a 5, como você avalia seu nível de estresse atual?
   f. Quantas vezes você se mudou nos últimos 12 meses?
   g. Se você pudesse mudar o momento dessa gravidez, você gostaria que fosse mais cedo, mais tarde, não tivesse ocorrido ou não deseja nenhuma mudança?

Baseado em evidências
American College of Obstetricians and Gynecologists. (2016). Screening for perinatal depression (2010/Reaffirmed 2016). (Committee Opinion Nº 630). Washington, DC: Author.

7. Além da aplicabilidade do Questionário de Triagem Psicossocial, a gestante pode ser questionada sobre sofrer violência por parte do parceiro íntimo. Exemplos de perguntas para esta entrevista:
   a. Seu parceiro atual já a ameaçou ou fez você sentir medo? Ameaçou machucá-la ou seus filhos se você fez ou deixou de fazer alguma coisa?
   b. O atual parceiro já bateu, esganou ou machucou você fisicamente? (Inclui levar tapa, chute, mordida ou empurrão.)
   c. O atual parceiro já a forçou a fazer algo sexualmente que não queria ou recusou sua solicitação de usar preservativo?
   d. O atual parceiro já violou seu controle de natalidade ou tentou engravidá-la quando não queria engravidar?
   e. O atual parceiro impediu o uso de cadeira de rodas, bengala, respirador ou outros dispositivos auxiliares?

Baseado em evidências
American College of Obstetricians and Gynecologists. (2012). Intimate partner violence (Committee Opinion Nº 518). Washington, DC: Author.

Dados laboratoriais

Urinálise

1. A urina deve ser testada para glicose, cetonas e proteínas. Geralmente, a urina é coletada por uma técnica limpa do jato médio.
2. A glicose (glicosúria) pode estar presente em pequenas quantidades, pois a taxa de filtração glomerular se eleva, sem o aumento correspondente na reabsorção tubular renal. A glicosúria deve ser investigada para descartar a possibilidade de diabetes.
3. A proteína na urina excedente a 300 mg/dℓ/coleta de urina de 24 horas deve ser relatada, pois pode ser um sinal de pré-eclâmpsia, problemas renais ou infecção urinária.
4. As cetonas na urina devem ser relatadas, porque a cetonúria pode ser um sinal de perda excessiva de peso, desidratação ou desequilíbrio eletrolítico. A cetonúria costuma ser secundária a náuseas e vômito da gravidez.
5. Se a urina estiver turva e houver bactérias ou leucócitos (mais de quatro leucócitos/campo), deve ser realizada uma cultura de urina.
6. A presença de bilirrubina indica doença hepática ou da vesícula biliar ou de rompimento de hemácias.
7. A presença de sangue na urina (hematúria) sugere infecção urinária, doença renal ou contaminação vaginal.

Hemograma completo

1. A determinação dos níveis de hematócrito e hemoglobina e a descrição da morfologia das hemácias devem ser feitas para encontrar evidências de anemias, como anemia falciforme ou talassemia.
2. Os níveis de hemoglobina têm média de 12 a 16 g/dℓ.

Tipagem e triagem sanguínea

1. Tipo sanguíneo, fator Rh e triagem de anticorpos – se a mulher for Rh negativo ou apresentar anticorpos, deve ser feita tipagem sanguínea de seu parceiro e deve ser estabelecido o título de anticorpos da parturiente, conforme indicado.
   a. Teste de Coombs – deve ser refeito na 28ª semana de mulheres Rh negativo, para a detecção de anticorpos.
   b. A imunoglobulina humana específica anti-D deve ser administrada na 28ª semana, conforme indicado. Também deve ser administrada após biopsia das vilosidades coriônicas (BVC), amostragem umbilical percutânea, amniocentese, trauma físico ou descolamento de placenta (placenta prévia).
   c. A imunoglobulina deve ser administrada nas primeiras 72 horas após o parto se a mãe for Rh-negativo (Du-) e sem anticorpos e o recém-nascido for Rh positivo.

2. Teste de glicose – triagem diabética para mulheres que correm risco médio da 24ª a 28ª semanas, usando um teste de carga de 50 g de glicose em 1 hora. De acordo com a American Diabetes Association, o risco médio envolve idade de 25 anos ou mais, mulheres obesas de qualquer idade, história familiar de diabetes melito em parente de primeiro grau, parto anterior resultando em bebê macrossômico, membro de um grupo étnico com alta prevalência de diabetes (hispânicos, negros, nativos das ilhas do Pacífico, americanos nativos, americanos asiáticos), história de tolerância anormal à glicose e história de mau resultado obstétrico.
3. Alfafetoproteína sérica materna (MS-AFP) – pode ser feita com 15 a 18 semanas. Níveis maternos altos podem indicar um defeito no fechamento do tubo neural fetal; baixos níveis foram associados à síndrome de Down. A datação imprecisa da gravidez é a causa mais comum de um MS-AFP anormal.

Infecção

1. Na consulta inicial, deve ser realizado o teste rápido de reagina plasmática (RPR), VDRL ou teste de absorção de anticorpos treponêmicos fluorescentes (sorologia para sífilis); repetir com 32 semanas, conforme indicado.
2. Gonorreia – as culturas cervicais geralmente são realizadas na consulta inicial e quando os sintomas estão presentes.
3. HSV – devem ser feitas culturas de todas as lesões visíveis e do colo do útero, semanalmente, iniciando de 4 a 8 semanas antes do parto.
4. Clamídia – realizado na consulta inicial e quando os sintomas estão presentes.
5. Título da rubéola – a imunidade é 10 UI/mℓ ou mais.
6. Antígeno de superfície da hepatite B.
7. Teste de HIV– recomendado para todas as gestantes.

Outros testes

1. Toxoplasmose – realizado de acordo com o risco individual da mulher.
2. Testes cutâneos de tuberculina – realizados conforme indicação.
3. Papanicolaou – deve ser realizado, a menos que haja resultados recentes disponíveis.
4. Triagem falciforme – realizada para detectar a presença de hemoglobina falciforme em mulheres de risco.
5. Estreptococo beta do grupo B (*swab* retovaginal) – feito para detectar portadores ou GBS ativo.
6. Triagem de substâncias psicoativas – realizada para diminuir a possibilidade de desenvolvimento de síndrome de abstinência neonatal.

Avaliação física

Exame geral

1. Solicita-se à mulher que esvazie a bexiga antes do exame para aumentar o conforto e facilitar a palpação do útero e dos órgãos pélvicos durante o exame vaginal.
2. Avaliação do peso e da pressão arterial da mulher.
3. Exame de olhos, ouvidos e nariz – pode ocorrer congestão nasal durante a gravidez como resultado da vasodilatação periférica.
4. Exame de boca, dentes, garganta e tireoide – as gengivas podem apresentar hiperemia e amolecimento devido ao aumento dos níveis de progesterona.
5. Inspeção dos seios e mamilos – os seios podem estar maiores e sensíveis; o pigmento do mamilo e da aréola pode ficar escurecido.
6. Ausculta do coração.
7. Ausculta e percussão dos pulmões.

Exame abdominal

1. Exame de cicatrizes ou estrias, diástase retal (separação do músculo reto) ou hérnia umbilical.
2. Palpação do abdome com relação à altura do fundo (palpável após 13 semanas de gravidez); a medida deve ser registrada e usada como orientação para cálculos subsequentes.
3. Palpação do abdome para contorno e posição fetal (manobras de Leopold) – terceiro trimestre.
4. Verificação dos BCF – os BCF são audíveis com um Doppler após 10 a 12 semanas e entre 18 e 20 semanas com o uso de um fetoscópio.
5. Registre a posição fetal, a apresentação e os BCFs.

Exame pélvico

1. A mulher deve ser colocada em posição de litotomia.
2. Inspeção dos órgãos genitais externos.
3. Exame vaginal – feito para descartar anormalidades do canal de parto e obter esfregaço citológico (Papanicolaou e, se indicado, esfregaços para gonorreia, tricomoníase vaginal, candidíase, herpes, estreptococo beta do grupo B e clamídia) (Figura 36.5).
4. Exame do colo do útero quanto a posição, tamanho, mobilidade e consistência. O colo do útero fica amolecido e azulado (aumento da vascularização) durante a gravidez.
5. Identificação dos ovários (tamanho, forma e posição).
6. Exploração retovaginal para identificar hemorroidas, fissuras, hérnia ou massas.
7. Avaliação da abertura superior da pélvica – diâmetro anteroposterior pela medição do conjugado diagonal.
8. Avaliação da parte média da pelve – proeminência das espinhas isquiáticas.
9. Avaliação da abertura inferior da pélvica – distância entre as tuberosidades isquiáticas e mobilidade do cóccix.

Avaliações pré-natais subsequentes

1. Crescimento uterino e crescimento fetal estimado (Figura 36.6).
   a. O fundo na sínfise púbica indica 12 semanas de gestação.
   b. O fundo no umbigo indica 20 semanas de gestação.
   c. A altura do fundo corresponde à idade gestacional entre 22 e 34 semanas.
   d. O fundo na borda inferior da caixa torácica indica 36 semanas de gestação.
   e. O útero torna-se globular e cai, indicando gestação de 40 semanas.
2. A altura maior do fundo sugere:
   a. Gravidez múltipla.
   b. Data do parto calculada incorretamente.
   c. Polidrâmnio (excesso de líquido amniótico).
   d. Doença trofoblástica gestacional (degeneração das vilosidades com aparência de cacho de uva; o feto geralmente não se desenvolve).
   e. Miomas uterinos.
3. A altura menor do fundo sugere:
   a. Restrição do crescimento intrauterino fetal.
   b. Erro na estimativa da gestação.
   c. Anormalidades fetais ou do líquido amniótico.
   d. Morte fetal intrauterina.
   e. Recém-nascido PIG.
4. BCF – palpar o abdome para verificar a posição fetal.
   a. Normal – 110 a 160 bpm.
5. Peso – ocorre um grande aumento de peso durante a segunda metade da gravidez; geralmente entre 0,2 kg/semana e 0,5 kg/semana. Um ganho de peso superior pode indicar retenção de líquidos e distúrbio hipertensivo.
6. Pressão – deve permanecer próximo aos valores basais anteriores à gestação.
7. Hemograma completo com 28 e 32 semanas de gestação; VDRL – verificado novamente entre 36 e 40 semanas de gestação.
8. Análise sorológica para anticorpos se Rh negativo com 36 semanas de gestação.
9. Esfregaço para cultura de gonorreia, clamídia, estreptococo beta-hemolítico do grupo B e herpes, conforme indicado; geralmente com 36 e 40 semanas de gestação.
10. Exame de urina – para proteínas, glicose, sangue e nitratos.

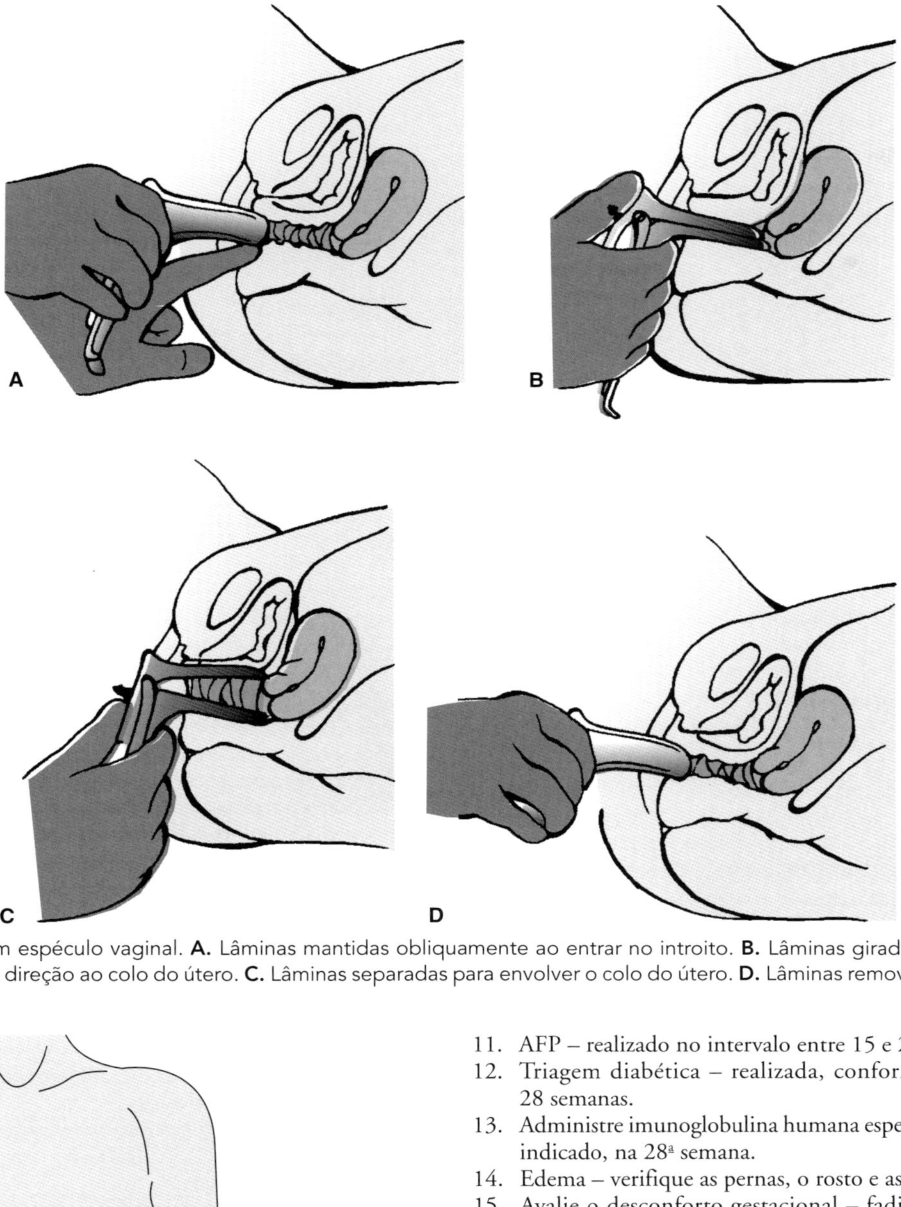

Figura 36.5 Exame com espéculo vaginal. **A.** Lâminas mantidas obliquamente ao entrar no introito. **B.** Lâminas giradas para a posição horizontal e empurradas em direção ao colo do útero. **C.** Lâminas separadas para envolver o colo do útero. **D.** Lâminas removidas com tração suave.

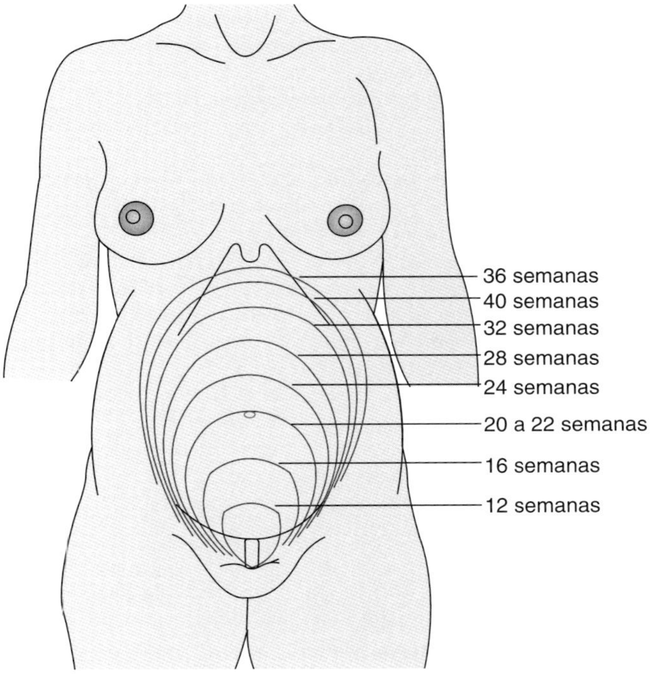

Figura 36.6 Altura do fundo do útero. (Pillitteri, A. [2013]. *Maternal and child health nursing: Care of the childbearing and childrearing family* [7th ed.]. Philadelphia, PA: Lippincott Williams & Wilkins.)

11. AFP – realizado no intervalo entre 15 e 20 semanas.
12. Triagem diabética – realizada, conforme indicado, de 24 a 28 semanas.
13. Administre imunoglobulina humana específica anti-D, conforme indicado, na 28ª semana.
14. Edema – verifique as pernas, o rosto e as mãos.
15. Avalie o desconforto gestacional – fadiga, azia, hemorroidas, constipação intestinal e lombalgia.
16. Avalie os padrões alimentares e de sono, os ajustes gerais e como a gestante está enfrentando a gravidez.
17. Avalie as preocupações da mulher e de sua família.
18. Avalie o preparo para o trabalho de parto e o parto e para ser mãe. Ver Diretrizes para educação do paciente 36.1.

Intervenções de enfermagem e educação do paciente

Diagnósticos de enfermagem

- Dor aguda (lombalgia, cãibras nas pernas, sensibilidade mamária) relacionada com alterações fisiológicas da gravidez
- Nutrição desequilibrada: ingestão menor do que as necessidades corporais, relacionada com os enjoos matinais, azia, falta de conhecimento sobre as necessidades gestacionais e o crescimento do feto
- Eliminação urinária prejudicada (frequência), relacionada com o aumento da pressão pelo útero
- Constipação intestinal relacionada com alterações fisiológicas da gravidez e a pressão uterina

DIRETRIZES PARA EDUCAÇÃO DA PACIENTE 36.1

Cuidados pré-natais

- É importante manter consultas agendadas para os cuidados pré-natais:
  - Semanas 1 a 28: todo mês
  - Semanas 28 a 36: a cada 2 semanas
  - Semanas 36 até o parto: toda semana
- Os seguintes desconfortos podem ocorrer. Converse com o enfermeiro ou o médico sobre estratégias de alívio:
  - Lombalgia, cãibras nas pernas, sensibilidade nos seios
  - Enjoo matinal, azia
  - Micção frequente
  - Constipação intestinal
  - Edema das pernas, varizes
  - Fadiga
- Siga uma dieta saudável e equilibrada com três refeições por dia e tome as vitaminas conforme a indicação médica
- Faça exercícios regularmente e use a mecânica corporal adequada para evitar lesões
- Esteja ciente dos sintomas de perigo para gestação; eles devem ser informados imediatamente ao médico:
  - Distúrbios visuais – problemas de foco, manchas ou visão dupla
  - Sangramento vaginal, sangue vivo ou coagulado
  - Edema de face, dedos e sacro
  - Cefaleia – frequente, intensa ou contínua
  - Secreção vaginal; dor abdominal incomum ou intensa
  - Calafrios, febre ou queimação ao urinar
  - Dor epigástrica (dor de estômago intensa)
  - Irritabilidade muscular ou convulsões
  - Incapacidade de tolerar alimentos ou líquidos que leva a náuseas intensas e hiperêmese.

- Integridade tissular prejudicada, relacionada com a pressão uterina e o aumento do volume sanguíneo
- Ansiedade ou medo, relacionados com o processo de nascimento e os cuidados com o recém-nascido
- Desempenho ineficaz do papel social, relacionado com as demandas da gravidez
- Intolerância à atividade, relacionada com as alterações fisiológicas da gravidez e o aumento do útero.

Intervenções de enfermagem

Redução da dor

1. Ensine a mulher a usar uma mecânica corporal adequada – usar roupas confortáveis, sapatos de salto baixo, com bom apoio do arco; tentar usar uma cinta para gestante.
2. Instrua a mulher na técnica de exercícios de equilíbio pélvico.
3. Incentive a mulher a descansar com as pernas elevadas.
4. Informe à mulher que a ingestão adequada de cálcio pode diminuir as cãibras nas pernas.
5. Instrua a mulher a realizar flexão dorsal do pé, enquanto aplica pressão no joelho para esticar a perna para o alívio imediato das cãibras.
6. Instrua a mulher a usar um sutiã com suporte.
7. Instrua a mulher a lavar os seios e os mamilos apenas com água.
8. Instrua a mulher a aplicar creme de vitamina E ou lanolina na área dos seios e mamilos. A lanolina é contraindicada para mulheres com alergias à lã de cordeiro.

Redução do enjoo matinal e da azia e manutenção de nutrição adequada

1. Incentive a mulher a comer um biscoito *cream-cracker* ou uma torrada antes de sair da cama pela manhã.
2. Instrua a mulher a levantar-se lentamente da cama.
3. Incentive a mulher a comer alimentos com pouca gordura e carboidratos secos, como torradas e biscoitos.
4. Incentive a mulher a fazer pequenas refeições frequentes.
5. Aconselhe a mulher a comer devagar.
6. Ensine à mulher a importância de uma boa nutrição para ela e o feto. Revise os grupos de alimentos básicos com porções diárias apropriadas de vitaminas e nutrientes essenciais.
   a. Sete porções de alimentos ricos em proteínas, inclusive uma porção de proteína vegetal.
   b. Três porções de produtos lácteos ou outros alimentos ricos em cálcio.
   c. Sete porções de grãos.
   d. Duas ou mais porções de vegetais ou frutas ricos em vitamina C.
   e. Três porções de outras frutas e legumes.
   f. Três porções de gorduras não saturadas.
   g. Duas ou mais porções de outras frutas e legumes.
7. Incentive a mulher a beber sopas e líquidos entre as refeições para evitar a distensão abdominal e a desidratação.
8. Instrua a mulher sobre o uso de antiácidos; alerte contra o uso de bicarbonato de sódio, pois resulta na absorção do excesso de sódio e na retenção de líquidos.
9. Instrua a mulher a evitar escovar os dentes logo após as refeições.
10. Instrua a mulher a evitar alimentos ofensivos ou odores de cozinha que possam desencadear náuseas.
11. As doses recomendadas de referência na dieta para gestantes podem ser obtidas em: *www.choosemyplate.gov/nutritionalneeds-during-pregnancy*. Se a mulher for vegetariana, informe-a sobre a ingestão apropriada de nutrientes. Avalie o tipo de vegetarianismo e a ingestão de alimentos.[1]
    a. Existem dois grandes grupos de vegetarianos:
       i. Tradicional – a cultura ou a afiliação religiosa prescrevem essa dieta.
       ii. Novo – adotou padrões alimentares vegetarianos como uma escolha pessoal ou filosófica.
    b. Existem subgrupos nos dois grupos anteriores:
       i. Vegano – come alimentos de origem vegetal; não come alimentos de origem animal ou qualquer coisa derivada de um animal (p. ex., ovos, leite, creme etc.).
       ii. Lacto – come leite/produtos lácteos, mas não come carne, aves, peixes, frutos do mar ou ovos.
       iii. Ovolacto – come leite/produtos lácteos e ovos, mas não come carne, aves, peixes ou frutos do mar.
       iv. Pesce – come alimentos de origem vegetal e peixe ou queijo, mas não come carne, aves ou ovos.
    c. Vegetarianos parciais podem excluir um tipo específico de alimento animal, geralmente carne, mas podem consumir peixes e aves.
    d. Recomende suplementos de ferro e ácido fólico.

[1]N.R.T.: No Brasil, o Ministério da Saúde, publicou junto à Coordenação Geral de Alimentação e Nutrição, o material educativo *Alimentação saudável para gestantes: siga os dez passos*, que pode ser acessado em: *http://189.28.128.100/nutricao/docs/geral/10passosGestantes.pdf.* Para mais informações, consultar *www.saude.gov.br/nutricao.*

12. Informe à mulher que o ganho de peso médio na gravidez é de 11 a 16 kg. Cerca de 1 kg a 2,3 kg são ganhos no primeiro trimestre e cerca de 0,5 kg por semana durante o restante da gestação.
    a. O ganho de peso médio para mulheres obesas é de 6,8 kg.
    b. O ganho de peso na gestante adolescente deve ser de aproximadamente 2 kg a mais do que nas mulheres adultas, se dentro de 2 anos após o início da menstruação.
    c. Mulheres com gravidez múltipla devem ganhar entre 16 e 20 kg.
    d. O ganho de peso médio para mulheres abaixo do peso é de 13 a 18 kg.
    e. Verifique se por motivos culturais ou religiosos a gestante é obrigada a jejuar (p. ex., Quaresma ou Ramadã).
13. Aconselhe a mulher a limitar o uso de cafeína.
14. Informe à mulher que o álcool deve ser eliminado durante a gravidez, pois não foi estabelecido um nível seguro de ingestão.
15. Informe à mulher que o tabagismo deve ser eliminado ou severamente reduzido durante a gravidez, pois está relacionado ao aumento no risco de aborto espontâneo, morte fetal, baixo peso ao nascer e morte neonatal.
16. Informe à mulher que a ingestão de qualquer medicamento durante a gravidez pode afetar o crescimento fetal e deve ser discutida com o médico.

Redução da frequência urinária e promoção da micção

1. Instrua a mulher a limitar a ingestão de líquidos à noite e a urinar antes de ir para a cama.
2. Incentive a mulher a urinar após as refeições, quando sentir urgência e após a relação sexual.
3. Incentive a mulher a usar roupas íntimas de algodão e folgadas.
4. O suco de cranberry ou de mirtilo pode ser recomendado para ajudar a prevenir infecções urinárias.
5. A cafeína deve ser evitada.

Prevenção de constipação intestinal

1. Instrua a mulher a aumentar a ingestão de líquidos para, pelo menos, oito copos de água por dia. É desejável a ingestão de um a dois litros de fluidos por dia.
2. Incentive a ingestão diária de alimentos ricos em fibras.
3. Incentive a mulher a estabelecer padrões regulares de evacuação.
4. Incentive o exercício diário, como caminhar.
5. Informe à mulher que os laxantes vendidos sem receita médica devem ser evitados. O médico pode recomendar emolientes fecais ou agentes de formação de massa, conforme indicado.

Manutenção da integridade tecidual

1. Incentive a mulher a fazer períodos de descanso frequentes com as pernas elevadas.
2. Instrua a mulher a usar meias elásticas e roupas folgadas para evitar varizes nas pernas.
3. Instrua a mulher a evitar a constipação intestinal, a aplicar compressas frias, tomar banhos de assento e usar anestésicos tópicos, para aliviar as varicosidades anais (hemorroidas).

Redução do medo e da ansiedade e promoção de medidas de preparação para o parto e a maternidade

O enfermeiro deve facilitar a educação da mulher e de seu parceiro, relacionada com o seguinte:

1. Conhecimento, percepções, valores culturais e expectativas relacionadas com o trabalho de parto e o parto.
2. Disponibilidade de aulas de preparação para o parto que incluam cuidados com o recém-nascido, amamentação e parentalidade. Incentive a participação.
3. Disponibilidade de cursos de preparação para irmãos e avós, conforme indicado.
4. Uma visita pelas instalações onde ocorrerá o parto.
5. Procedimentos comuns que podem ser realizados durante o trabalho de parto e o nascimento.
6. Criar um plano de parto personalizado para incluir técnicas de enfrentamento e relaxamento e opções de manejo da dor, tanto opções farmacológicas quanto não farmacológicas, para o trabalho de parto e o nascimento.
7. Diretrizes gerais para chegar à maternidade.
8. Preparativos para o recém-nascido, como berço, roupas, alimentação, fraldas e equipamento para o banho.

Alerta de enfermagem
As mulheres que participam de cursos de preparação para o parto relatam uma satisfação maior com a experiência. Os benefícios adicionais são melhores taxas de amamentação e menor uso de medidas farmacológicas para o controle da dor.

Mudanças no papel social

1. Incentive a discussão de sentimentos e preocupações sobre o novo papel da mãe e do pai.
2. Ofereça apoio emocional à mulher e ao parceiro com relação às mudanças nos papéis familiares.
3. Discuta as causas fisiológicas para mudanças nos relacionamentos sexuais, como fadiga, perda de interesse e desconforto com o avanço da gravidez. Algumas mulheres experimentam maior atividade sexual durante o segundo trimestre.
4. Ensine à mulher e ao parceiro que não existem contraindicações para a relação sexual ou a masturbação para alcançar o orgasmo, desde que a bolsa amniótica da mulher esteja intacta, que não haja sangramento vaginal e que ela não tenha problemas atuais ou história de parto prematuro.
5. Ensine à mulher ou ao parceiro que posições como a mulher por cima ou ficar de lado geralmente são mais confortáveis na segunda metade da gravidez.

Redução da fadiga

1. Ensine à mulher os motivos do cansaço e peça que planeje um horário para o descanso adequado.
    a. A fadiga no primeiro trimestre é causada pelo aumento nos níveis de progesterona e seus efeitos sobre o centro do sono.
    b. A fadiga no terceiro trimestre deve-se, principalmente, ao aumento do peso resultante da gravidez.
    c. Recomendam-se cerca de 8 horas de sono, com períodos de descanso frequentes de 15 a 30 minutos para evitar a fadiga excessiva.
    d. Sempre que possível, a mulher deve trabalhar sentada com as pernas elevadas.
    e. A mulher deve evitar ficar em pé por períodos prolongados, especialmente durante o terceiro trimestre.
    f. Para promover a perfusão placentária, a mulher não deve ficar deitada de costas – a posição lateral esquerda fornece a melhor perfusão placentária. No entanto, ambos os lados são aceitáveis. No terceiro trimestre da gravidez, dormir com um pequeno travesseiro sob o abdome pode aumentar o conforto.
2. Ajude a mulher a planejar uma prática adequada de exercícios (se não houver contraindicação).
    a. Em geral, a atividade física durante a gravidez deve ser compatível com o padrão e o tipo de exercício praticado antes da gravidez.
    b. Atividades ou esportes com risco de lesões corporais (esqui, surfe, patinação no gelo, patinação, equitação) devem ser evitados.
    c. Durante a gravidez, a resistência da mulher durante o exercício pode diminuir.
    d. As aulas com exercícios para gestantes que se concentram na tonificação e no alongamento resultaram em melhora da condição física, aumento da autoestima e maior apoio social, pelo fato de ser uma atividade em grupo.

e. As contraindicações ao exercício aeróbico durante a gravidez são cardiopatia hemodinamicamente significativa, doença pulmonar restritiva, incompetência istmocervical, cerclagem, gestações múltiplas em risco de parto prematuro, sangramento persistente no segundo ou terceiro trimestres, placenta prévia após 26 semanas de gestação, bolsa amniótica rompida, recém-nascido pré-termo na gravidez atual e pré-eclâmpsia.
f. Exercícios que aumentem o risco de lesões ou mulheres diagnosticadas com uma complicação da gravidez devem evitar qualquer exercício extenuante.

Alerta para a enfermagem
O exercício na gravidez beneficia a mãe e o feto, melhorando a saúde e o condicionamento geral, promovendo o ganho de peso adequado, fortalecendo o tônus muscular e reduzindo os níveis de glicose no sangue. Os resultados demonstram uma diminuição no parto por cesariana, diabetes gestacional e hipertensão.

Baseado em evidências
American College of Obstetricians and Gynecologists. (2016). Exercise during pregnancy FAQs. Washington, DC: Author. *www. acog.org/patients/FAQS/exercise-during-pregnancy.*

Considerações sobre atendimento domiciliar e na comunidade

1. O atendimento comunitário e domiciliar deve ser orientado para a prevenção.
2. O gerente de casos coordena a gestão dos cuidados de saúde de forma colaborativa.
3. Pesquise e registre-se nas aulas de preparação para o parto. Preferencialmente, os cursos ministrados pela instituição escolhida pela família para o parto.
4. Apoio social disponível no Women, Infants, and Children's Special Supplemental Feeding Program, em grupos de amamentação (Liga La Leche) e grupos de apoio ao pai/parceiro.[2]
5. A educação pré-natal deve se concentrar em nutrição, sexualidade, redução do estresse, comportamentos associados ao estilo de vida e riscos domiciliares ou ocupacionais.
6. Considere as práticas culturais, pois têm implicações sobre a prestação de cuidados de enfermagem.

Terapias alternativas

Medidas gerais

1. As terapias alternativas variam de simples mudanças de nutrição e estilo de vida a programas para o corpo e a mente.
2. Incentive a mulher a discutir as opções com seu médico e a consultar um naturopata credenciado, acupunturista ou outro profissional complementar.
3. Atividades físicas – manutenção de um estilo de vida ativo e dieta saudável. Alguns usam dietas macrobióticas e exercícios isométricos.
4. Atitude pessoal – mantenha uma atitude e uma autoimagem positivas; divirta-se e sorria.
5. Relacionamentos – mantenha relacionamentos sociais – amigos, animais de companhia e família.
6. Atividades espirituais – tenha fé, esperança, incorpore a oração, a música e a meditação como parte ativa da vida cotidiana.
7. Atividades de autocuidado – cuidar de si, equilibrar a vida e a integridade pessoal, conhecer e confiar em si mesmo e administrar o próprio tempo.
8. Atividades de busca de ajuda – busca de assistência na área da saúde, desde tratamentos prescritos a biomedicina (toque de autocura). As atividades de busca de ajuda são etnomedicina (fitoterapia chinesa e acupuntura), terapias de estrutura/energia (toque terapêutico e osteopatia), tratamentos farmacológicos/biológicos (antioxidantes), *biofeedback*, imagens guiadas, musicoterapia, meditação e oração.

Terapias alternativas específicas para o período pré-natal

1. É essencial que a mulher e sua família discutam o uso de fitoterápicos com seu obstetra antes do uso, se familiarizem com os fabricantes e façam perguntas. Embora ervas sejam produtos naturais, elas podem ser prejudiciais se mal utilizadas. Os fitoterápicos devem ser usados com o mesmo respeito que os medicamentos.
2. Existem diversos fitoterápicos que podem ser utilizados durante a gravidez, o trabalho de parto e o nascimento. As ervas têm diferentes formas de apresentação – cápsulas, comprimidos, extratos, tinturas, pós, desidratadas e preparadas como chás ou sucos, em combinações e como preparações tópicas.
3. As terapias à base de fitoterápicos aprovadas pela Food and Drug Administration (FDA) são:
   a. *Aloe vera*, cáscara-sagrada, *Psyllium* (semente de plantago) e sene como laxante.
   b. *Capsicum* ou pimenta-caiena (pimenta-chili, pimenta-vermelha) como analgésico tópico; comercializado como creme e usado topicamente.
   c. Olmo-vermelho como demulcente oral; comercializado como pastilhas para a garganta.
4. Outras preparações à base de ervas, como *catnip*, erva-doce, lobélia, mamão-papaia, hortelã e inhame-selvagem, diminuem as cólicas estomacais, gases e azia e melhoram o apetite.
5. Suco de *cranberry* ou mirtilo para a prevenção de infecção urinária.
6. Às vezes, as náuseas são atribuídas a deficiências de vitamina B, mas nem sempre melhoram apenas com suplementos vitamínicos. Chás de framboesa-vermelha, hortelã-pimenta, hortelã ou camomila e raiz de gengibre ou *ginger ale* podem ser usados para aliviar as náuseas. Para aumentar a eficácia do chá de framboesa-vermelha, pode ser adicionada alfafa ao chá.
7. Certos pontos de acupuntura podem ajudar no alívio de náuseas.
8. Outras terapias são toque terapêutico e ioga.

Baseado em evidências
Louik, C., Gardiner, P., Kelley, K., & Mitchell, A. A. (2010). Use of herbal treatments in pregnancy. *American Journal of Obstetrics and Gynecology, 202*(5), 439.e1-439.e10.

Reavaliação: resultados esperados

- Verbaliza a compreensão da mecânica corporal adequada e usa sapatos de salto baixo
- Identifica os grupos alimentares básicos e descreve as refeições para incluir as porções necessárias durante a gravidez
- Relata ingestão limitada de líquidos à noite
- Descreve alimentos ricos em fibras
- Usa meias elásticas e roupas folgadas
- Discute as expectativas com relação a pré-parto, parto e parentalidade e participa de cursos educacionais
- Verbaliza a compreensão das causas fisiológicas que podem alterar o relacionamento sexual
- Relata a prática regular de exercícios.

[2]N.E.: No Brasil o Ministério da Saúde dá suporte ao aleitamento materno nas unidades básicas de saúde (*https://bvsms.saude.gov.br/bvs/publicacoes/saude_crianca_aleitamento_materno_cab23.pdf*). Há também a ONG Amigas do Peito.

Adaptação psicossocial à gravidez

Baseado em evidências
Link, D. G. (2016). Psychology of pregnancy. In S. Mattson & J. E. Smith (Eds.), *Core curriculum for maternal–newborn nursing* (5th ed., pp. 108-122). St. Louis, MO: Saunders Elsevier.

Referencial de Rubin para assumir a função materna

1. A percepção do papel da maternidade ocorre a cada gravidez.
2. Envolve uma série de operações cognitivas:
   a. Mimetismo – a mulher começa a observar e modelar seu comportamento para ser semelhante ao de outras gestantes.
   b. Interpretação de papéis – a mulher começa a encenar comportamentos de uma mãe (p. ex., ninar um bebê para dormir).
   c. Procurando um papel "adequado" – a mulher tem percepções de como será seu papel na maternidade. Ela observa o comportamento dos outros para determinar quão bem eles se encaixam em suas expectativas sobre o papel da maternidade.
   d. Trabalho de luto – a mulher experimenta uma sensação de perda de seu "antigo" eu, enquanto se prepara para começar seu novo papel como mãe.
3. Tarefas maternas – geralmente divididas por trimestres.
   a. Primeiro trimestre:
      i. Aceitação da gravidez – passa de um estado de conflito e ambivalência para um estado de aceitação da gravidez, da criança e do papel da maternidade.
      ii. Realinhamento de papéis – os futuros pais começam a realinhar seus papéis e responsabilidades à medida que se relacionam com a criança.
      iii. Passagem segura – embora a mãe procure garantir uma passagem segura para o feto e para si mesma durante toda a gravidez, o foco principal durante este trimestre é a própria segurança.
   b. Segundo trimestre
      i. Passagem segura – neste trimestre, o foco principal da mãe é a nutrição e o exercício adequados.
      ii. Aceitação pelos outros – aceitação da criança por cada membro da família.
      iii. Vinculação à criança – percepção materna da criança como uma pessoa real.
   c. Terceiro trimestre
      i. Passagem segura – durante este trimestre, o foco principal está na segurança do feto e é inseparável da própria segurança.
      ii. Doação de si mesmo – a tarefa mais complexa, na qual a mãe está aprendendo a se dar a uma criança não nascida e colocando a necessidade do feto com relação às suas próprias necessidades.
      iii. O fundamental para este trimestre é a preparação do quarto do bebê, pois solidifica a aceitação do feto.

Referencial de Rubin para assumir o papel paterno

1. O papel da paternidade também pode ser alcançado com a gravidez.
2. As tarefas paternas também podem ser divididas por trimestres.
   a. Primeiro trimestre
      i. Anúncio e percepção da gravidez – o pai demonstrará empolgação com o anúncio da gravidez e está mais interessado nas mudanças maternas. Geralmente, ele insiste em acompanhar a mãe em cada consulta pré-natal.
      ii. Alguns pais começam a experimentar os mesmos sinais e sintomas de gravidez experimentados pela mãe. Isso é mais conhecido como *síndrome de couvade.*
   b. Segundo trimestre
      i. Antecipação – o pai antecipa e adapta-se ao papel da paternidade.
      ii. Fantasia e exploração – junto com a mãe, o pai começa a imaginar como será o filho e também pode começar a explorar os talentos e atributos do feto.
      iii. Ajuste da expressão sexual para acomodar a gravidez.
   c. Terceiro trimestre
      i. Preparação – agora, a preparação séria para a futura criança inclui os cursos de cuidados com o recém-nascido e a educação para o parto.
      ii. Tranquilidade – fornecida pelo pai para aliviar os medos da mãe ansiosa com relação ao trabalho de parto e o nascimento.

FETO

Baseado em evidências
Callahan, L. (2016). Fetal and placental development and functioning. In S. Mattson & J. E. Smith (Eds.), *Core curriculum for maternal–newborn nursing* (5th ed., pp. 37-62). St. Louis, MO: Saunders Elsevier.

Crescimento e desenvolvimento fetal

Os avanços no conhecimento e na tecnologia forneceram métodos mais novos para avaliar o bem-estar e a maturidade fetal. Métodos aprimorados de avaliação e diagnóstico possibilitam uma intervenção precoce para obter melhores resultados. Ver na Figura 36.7 os períodos críticos de crescimento fetal.

Fases do crescimento e desenvolvimento

O crescimento e o desenvolvimento do feto são tipicamente divididos em três fases.

Fase pré-embrionária: da fertilização até 2 a 3 semanas

1. Divisão e diferenciação celular rápida.
2. Desenvolvimento de membranas embrionárias e camadas germinativas.

Fase embrionária: 4 a 8 semanas de gestação

1. Estágio mais crítico do desenvolvimento físico.
2. Organogênese.

Fase fetal: de 9 semanas até o nascimento

1. Cada um dos sistemas orgânicos e das estruturas externas está presente.
2. Ocorre o refinamento da função e dos órgãos do feto.

Desenvolvimento mensal

Primeiro mês lunar

1. Da fertilização até 2 semanas de crescimento embrionário.
2. A implantação está completa.
3. Formação de vilosidades coriônicas primárias.
4. O embrião desenvolve-se em duas camadas celulares (trofoblasto e blastocisto).
5. Aparece a cavidade amniótica.

Segundo mês lunar

1. De 3 a 6 semanas de crescimento embrionário.
2. Ao final de 6 semanas de crescimento, o embrião tem aproximadamente 1,3 cm de comprimento.
3. Os brotos de braços e pernas são visíveis; os brotos do braço estão mais desenvolvidos com as separações entre os dedos começando a aparecer.
4. Aparecem olhos, ouvidos e nariz rudimentares.

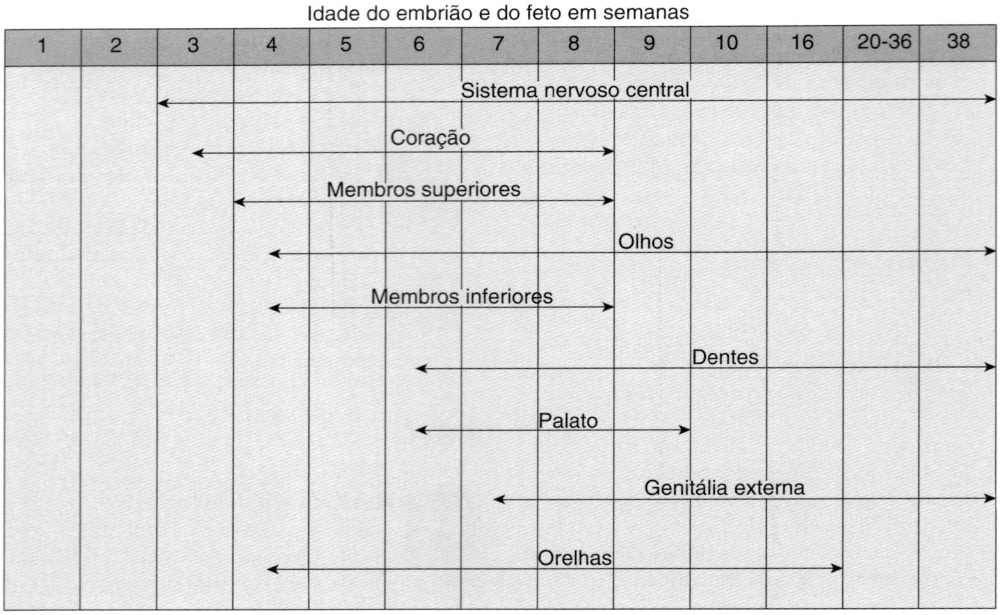

Figura 36.7 Períodos críticos do crescimento fetal. (Pillitteri, A. [2013]. *Maternal and child health nursing* [7th ed.]. Philadelphia, PA: Lippincott Williams & Wilkins.)

5. Os brotos pulmonares estão desenvolvendo-se.
6. O sistema intestinal primitivo está desenvolvendo-se.
7. O sistema cardiovascular primitivo está funcionando.
8. O tubo neural, que forma o cérebro e a medula espinal, fecha-se por volta da quarta semana.

Terceiro mês lunar

1. Sete a dez semanas de crescimento.
2. O meio desse período (9 semanas) marca o fim do período embrionário e o início do período fetal.
3. Ao final de 10 semanas de crescimento, o feto mede aproximadamente 6,3 cm da cabeça às nádegas e pesa 14 g.
4. Aparecimento dos órgãos genitais externos.
5. Em meados deste mês, todos os principais sistemas orgânicos estão formados.
6. A membrana sobre o ânus rompeu-se.
7. O coração formou quatro câmaras (na 7ª semana).
8. O feto assume uma aparência humana.
9. Começa a ossificação óssea.
10. O rim rudimentar começa a secretar urina.

Quarto mês lunar

1. Feto com 11 a 14 semanas de idade.
2. Ao final de 14 semanas de crescimento, o feto mede aproximadamente 12 cm de comprimento coroa-nádega e 110 g.
3. Cabeça ereta; membros inferiores bem desenvolvidos.
4. O palato duro e o septo nasal fundiram-se.
5. As genitálias externas masculina e feminina agora podem ser diferenciadas.
6. As pálpebras estão fechadas.

Quinto mês lunar

1. Feto de 15 a 18 semanas de idade.
2. Ao final de 18 semanas de crescimento, o feto mede cerca de 16 cm coroa-nádega e pesa 320 g.
3. A ossificação do esqueleto fetal pode ser observada na radiografia.
4. Orelhas destacam-se da cabeça.
5. Há mecônio no sistema intestinal.
6. O feto faz movimentos de sucção e engole o líquido amniótico.
7. Os movimentos fetais podem ser sentidos pela mãe (fim do mês).

Sexto mês lunar

1. Feto de 19 a 22 semanas de idade.
2. Ao final de 22 semanas de crescimento, o feto mede aproximadamente 21 cm coroa-nádega e pesa 630 g.
3. Vérnix caseoso cobre a pele.
4. Cabelo e pelos do corpo (lanugo) visíveis.
5. A pele está enrugada e vermelha.
6. A gordura marrom, um importante local de produção de calor, está presente nas regiões cervical e esternal.
7. Os mamilos são aparentes nos seios.

Sétimo mês lunar

1. Feto de 23 a 26 semanas.
2. Ao final de 26 semanas de crescimento, o feto mede aproximadamente 25 cm coroa-nádega e pesa 1.000 g.
3. Unhas dos dedos das mãos presentes.
4. Corpo magro.
5. Olhos parcialmente abertos; cílios presentes.
6. Bronquíolos presentes; alvéolos primitivos estão se formando.
7. A pele começa a engrossar nas mãos e nos pés.
8. Reflexo de Moro presente; o reflexo de preensão palmar é forte.

Oitavo mês lunar

1. Feto de 27 a 30 semanas de idade.
2. Ao final de 30 semanas de crescimento, o feto mede aproximadamente 28 cm coroa-nádega e pesa 1.700 g.
3. Olhos abertos.
4. Bastante cabelo na cabeça; o lanugo começa a desaparecer.
5. Pele ligeiramente enrugada.
6. Unhas dos pés presentes.
7. Testículos no canal inguinal; iniciam a descida para a bolsa escrotal.
8. O surfactante reveste grande parte do epitélio alveolar.

Nono mês lunar

1. 31 a 34 semanas de idade.
2. Ao final de 34 semanas de crescimento, o feto mede aproximadamente 32 cm coroa-nádega e pesa 2.500 g.
3. As unhas das mãos alcançam as pontas dos dedos.
4. Pele rosada e macia.
5. Testículos na bolsa escrotal.

Décimo mês lunar

1. Feto de 35 a 38 semanas; o fim deste mês também representa 40 semanas desde o início da última menstruação.
2. Ao final de 38 semanas de crescimento, o feto mede aproximadamente 37 cm coroa-nádega e pesa 3.400 g.
3. Muita gordura subcutânea.
4. Lanugo quase ausente.
5. As unhas dos pés alcançam as pontas dos dedos.
6. Testículos na bolsa escrotal.
7. Vérnix caseoso, principalmente nas costas.
8. Os seios da gestante estão firmes.

Circulação fetal

Ver Figura 36.8.

Avaliação da maturidade e do bem-estar fetal

Baseado em evidências

American College of Obstetricians and Gynecologists. (2015). Diagnostic tests for birth defects FAQ's 164. Washington, DC: Author.

American College of Obstetricians and Gynecologists. (2014, July) (1999/Reaffirmed 2016). Antepartum fetal surveillance (Practice Bulletin #145). Washington, DC: Author.

Association of Women's Health, Obstetric, Neonatal Nurses. (2015). *Fetal heart monitoring: Principles and practices* (5th ed.). Dubuque, IA: Kendall Hunt Publishing Company.

História e exame materno

1. História médica familiar abrangente, história médica pessoal e história de saúde reprodutiva, incluindo experiências/resultados de gestações anteriores e doenças sexualmente transmissíveis (DSTs).
2. Exame físico abrangente, história da gravidez atual e fatores de risco identificados.
3. Exames laboratoriais de rotina no pré-natal.
4. Avaliação fetal após o primeiro trimestre e supervisão fetal individualizada, conforme indicado.

Batimentos cardíacos fetais

Descrição

Os batimentos cardíacos fetais (BCFs) representam a frequência cardíaca fetal (FCF) e são um indicador da perfusão de oxigênio no cérebro, no coração e nas suprarrenais fetais. Indica-se a avaliação dos BCF na avaliação de rotina do bem-estar fetal, na determinação da idade gestacional e nos casos de ameaça de aborto ou outras anormalidades. Os BCF podem ser ouvidos usando técnicas que amplificam o som.

1. Doppler em aproximadamente 10 a 12 semanas de gestação fetal.
2. Fetoscópio (estetoscópio fetal) em torno de 18 a 20 semanas de gestação.
3. O teste eletrônico de monitoramento fetal costuma ser realizado quando o feto é considerado viável – em torno de 24 semanas de gestação.
4. Frequência – entre 110 e 160 bpm.
5. Nos últimos meses de gestação, os sons cardíacos fetais são encontrados:
   a. Perto da linha média materna com o feto em posição occipitoanterior.
   b. Lateral à linha média com o feto em posição occipitotransversal.
   c. No flanco materno, com o feto em posição occipitoposterior.
   d. Abaixo do umbigo materno, em fetos com apresentação cefálica.
   e. Na altura ou acima do umbigo materno, em fetos com apresentação pélvica.
   f. A posição pode afetar a capacidade de ouvir claramente os sons cardíacos.
6. Quando os BCF não podem ser ouvidos no momento esperado, pode ser devido a obesidade materna, polidrâmnio, erro no cálculo da data ou morte fetal.

Considerações de enfermagem e cuidados com o paciente

1. Explique como funciona o equipamento, a finalidade e o procedimento à paciente.
2. Ajude-a a se colocar em posição lateral ou semi-Fowler. Execute as manobras de Leopold.
3. Registre as descobertas no prontuário da paciente e na faixa do monitor, junto com data, hora, nível de atividade, medicamentos e outras informações, de acordo com as diretrizes da sua instituição de saúde.
4. Interrompa o monitoramento fetal eletrônico, conforme indicado, de acordo com as diretrizes da instalação.
5. Documente e as informações apropriadas no prontuário comunique à paciente e ao médico.
6. Os traçados do monitor passam a fazer parte do prontuário do neonato e da mãe e são documentos legais que podem ser usados em processos judiciais.

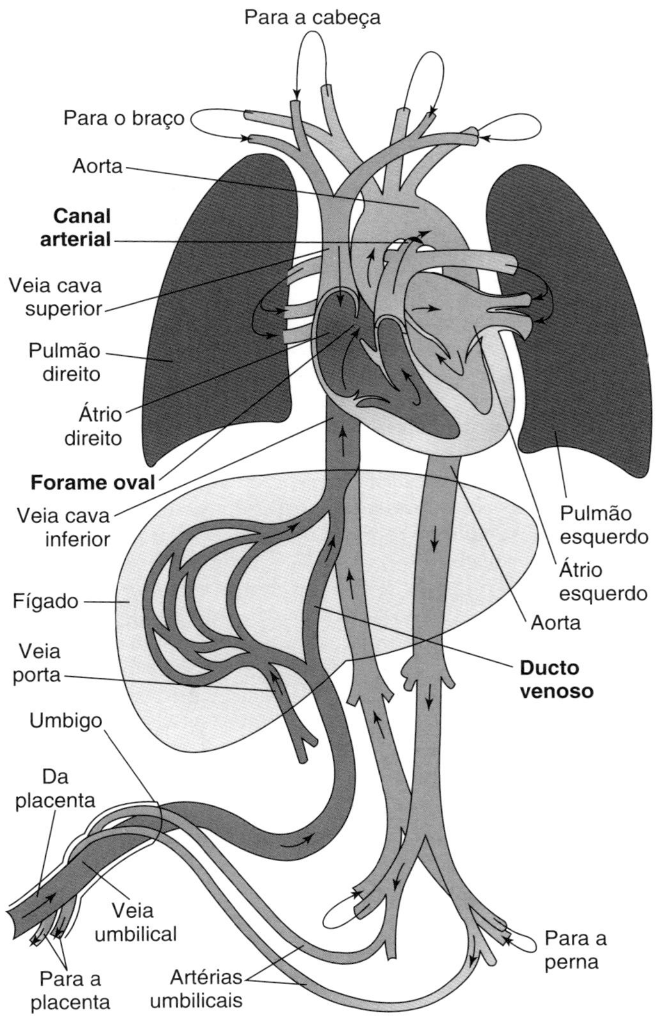

Figura 36.8 Diagrama da circulação fetal pouco antes do nascimento. As setas indicam o fluxo de sangue. (Pillitteri, A. [2013]. *Maternal and child health nursing: Care of the childbearing and childrearing family* [7th ed.]. Philadelphia, PA: Lippincott Williams & Wilkins.)

Avaliação do movimento fetal

Descrição

O movimento fetal ou a "contagem de chutes" podem ser avaliados diariamente pela gestante para garantir o bem-estar fetal. Vários métodos podem ser utilizados, mas as comparações de estudos não fornecem evidências suficientes para influenciar a prática relacionada com o número ideal de chutes ou o intervalo ideal para a contagem de movimentos. Os métodos são específicos das instalações, e a política deve ser padronizada para que haja consistência. Os testes podem durar apenas 5 minutos ou 2 horas.

Considerações de enfermagem e cuidados com o paciente

1. Instrua a paciente a se deitar de lado em um local calmo e sem distrações. Peça que ela coloque as mãos na maior parte do abdome e concentre-se no movimento fetal.
2. Instrua-a a usar um relógio e a registrar os movimentos sentidos. Assim que o décimo movimento for sentido, interrompe-se o teste. Se menos de 10 movimentos forem sentidos em 2 horas ou se o tempo necessário para obter os 10 movimentos for mais longo do que o de testes anteriores, ela deve entrar em contato com o médico.
3. Instrua à paciente que os movimentos fetais podem ser mais bem avaliados após as refeições, com massagem abdominal leve, após caminhadas curtas e se ela não fumou nas últimas duas horas.
4. Instrua-a que o feto pode dormir por até 40 minutos.
5. Peça à paciente que explique o procedimento para garantir que entendeu.

Alfafetoproteína

Descrição

A alfafetoproteína é produzida pelo fígado do feto e está presente no líquido amniótico. Pequenas quantidades atravessam a placenta para a circulação materna.

1. Os níveis de MS-AFP são analisados com 15 a 20 semanas de gestação para identificar defeitos do tubo neural e síndrome de Down (trissomia 21) e podem ser testados isoladamente ou com triagem tripla ou quádrupla. Este teste não é diagnóstico, e outros testes de diagnóstico podem ser indicados para resultados conclusivos.
   a. Níveis elevados de MS-AFP podem estar associados a defeitos congênitos e anormalidades cromossômicas, como defeitos no fechamento do tubo neural, defeitos abdominais abertos e nefrose congênita. Também estão associados a isoimunização Rh, gestação múltipla, diabetes melito materno e disfunção fetoplacentária.
   b. Níveis reduzidos foram associados a síndrome de Down e outras anomalias cromossômicas (p. ex., doença trofoblástica gestacional), mas não são diagnósticos.
   c. O acompanhamento de níveis altos ou baixos anormais inclui um exame ultrassonográfico e a amniocentese.
2. A triagem de marcador triplo (TMS), ou teste triplo (*triple screening*) pode também ser usada para a avaliação da trissomia 18 e 21 e de defeitos do tubo neural. Este teste é caro quando comparado com o MS-AFP; portanto, seu uso é limitado. O TMS avalia os níveis de estriol e hCG não conjugados: a síndrome de Down mostra aumento de hCG e diminuição dos níveis de estriol; a trissomia 18 mostra diminuição de hCG e diminuição dos níveis de estriol.
3. A tela quádrupla, que inclui a medição da substância inibina dimérica A, fornece uma detecção mais sensível e precisa da trissomia 21.

Considerações de enfermagem e cuidados com o paciente

1. Obtenha a história de saúde e da gestação, com a data da última menstruação e fatores de risco da paciente. A datação precisa da gravidez é fundamental para interpretar os resultados dos níveis séricos.
2. Explique a finalidade do teste e como funciona o procedimento.
3. Explique que o teste é apenas para fins de triagem e não para diagnóstico. Se um resultado anormal for detectado, podem ser recomendados testes adicionais.
4. Converse sobre as preocupações da paciente.

Ultrassonografia e Doppler

Descrição

A *ultrassonografia* é uma técnica não invasiva e segura que usa ondas sonoras refletidas enquanto passam pelo tecido para produzir uma imagem. Na abordagem abdominal, aplica-se um gel transparente ao abdome da mulher ou ao transdutor. Ele é passado ao longo do abdome pelo examinador. As imagens são produzidas em uma tela. Durante as primeiras semanas de gestação, quando o útero continua a ser um dos órgãos pélvicos, deixar a bexiga cheia pode ser necessário para facilitar a visualização. Na abordagem transvaginal, um transdutor lubrificado é inserido na vagina. A bexiga não precisa estar cheia, e essa técnica mostra-se especialmente útil durante as primeiras semanas de gravidez ou quando a avaliação cervical é importante (ou seja, para a avaliação do trabalho de parto prematuro). A ultrassonografia tridimensional é uma tecnologia mais nova que se acredita oferecer uma avaliação aprimorada dos parâmetros de crescimento e peso fetal.

1. Indicações para a ultrassonografia no primeiro trimestre (antes de 13 semanas e 6/7 dias de gestação):
   a. Confirmação precoce da gravidez intrauterina.
   b. Para confirmar a atividade cardíaca.
   c. Data estimada do parto.
   d. Estimativa da idade gestacional.
   e. Avaliar uma gravidez ectópica ou doença trofoblástica gestacional.
   f. Detecção de um dispositivo intrauterino.
   g. Verificação da localização da placenta.
   h. Diagnóstico de uma gestação múltipla.
   i. Orientação para a biopsia das vilosidades coriônicas (BVC) entre 10 e 13 semanas. Exige a coleta de uma pequena amostra de tecido placentário para diagnóstico pré-natal de certas anormalidades cromossômicas, quando é importante o diagnóstico precoce.
   j. Translucência nucal da 11ª à 14ª semanas, para a triagem de aneuploidia fetal.
2. Indicações para ultrassonografia de segundo e terceiro trimestres que podem ser padrão, limitadas ou especializadas, conforme necessário:
   a. Pesquisa da anatomia fetal, crescimento, peso, idade gestacional e anomalias.
   b. Avaliação da posição e inserção da placenta.
   c. Avaliação da apresentação e posição fetal.
   d. Avaliação da viabilidade e da atividade cardíaca fetal.
   e. Determinação da escala do perfil biofísico (PBF).
   f. Avaliação do volume de líquido amniótico.
   g. Orientação para amniocentese ou para coleta de amostra de sangue fetal.
3. O estudo de fluxo com Doppler, também conhecido como velocimetria por Doppler, é uma maneira não invasiva de analisar o fluxo sanguíneo uteroplacentário nas artérias umbilical, uterina e cerebral. O uso dessa tecnologia concentra-se principalmente na análise placentária, para identificar pacientes em risco de maior mortalidade perinatal. As razões sistólica e diastólica são medidas nas artérias. Se as proporções estiverem acima do normal, significa que o fluxo sanguíneo para a placenta diminuiu.
4. As ultrassonografias tridimensional e quadridimensional (3D e 4D) avaliam os vasos principais e superficiais da placenta, contemplando o cordão umbilical, o desenvolvimento fisiológico fetal e o comportamento fetal. Existem várias vantagens para a realização de ultrassonografia 3D e 4D com relação à dopplerfluxometria, como o menor tempo de exposição fetal ao feixe de ultrassom (2 a 5 minutos para 3D e 15 a 30 minutos para dopplerfluxometria), processamento de imagens *off-line* e identificação de anastomoses placentárias, para citar alguns.

Considerações de enfermagem e cuidados com o paciente

1. Explique a finalidade e o procedimento à paciente, enfatizando a necessidade de que permaneça imóvel.
2. Informe a paciente sobre a necessidade de encher a bexiga, se indicado, antes do procedimento.
3. Quando indicado, instrua a paciente a beber de três a quatro copos de água se a bexiga não estiver cheia.
4. Instrua-a a não urinar até que o procedimento termine.
5. Remova o lubrificante do abdome da paciente após o procedimento ou forneça produtos de limpeza perineais, conforme necessário.

Nota: O enfermeiro pode realizar ultrassonografia se credenciado e qualificado para tal.[3]

Amniocentese

Descrição

A *amniocentese* é um procedimento de diagnóstico que requer consentimento informado assinado, no qual se remove o líquido amniótico da cavidade uterina pela inserção de uma agulha através das paredes abdominal e uterina e do saco amniótico. O procedimento, quando realizado entre 15 e 20 semanas de gestação, é utilizado para a avaliação genética. Na gravidez tardia, realiza-se a amniocentese para a avaliação da maturidade pulmonar fetal e para o tratamento de polidrâmnio. Os riscos associados ao procedimento são aborto espontâneo (1: 300 a 500 procedimentos), corioamnionite e ruptura prematura de membranas. Na determinação de doenças genéticas ou metabólicas, realiza-se o procedimento entre 16 e 18 semanas de gestação. É útil para mulheres com 35 anos ou mais, para aquelas com história familiar de doença metabólica, um filho anterior com anormalidade cromossômica, história familiar de anormalidade cromossômica, anormalidade cromossômica nelas ou no marido ou possíveis portadoras de uma doença ligada ao X.

1. Na determinação da maturidade pulmonar, é analisada a razão lecitina/esfingomielina (L/S) do líquido amniótico.
   a. Quando a relação L/S é 2:1 ou maior, consideram-se o pulmão fetal maduro e a incidência de síndrome do desconforto respiratório no neonato baixa.
   b. Os resultados podem ser menos confiáveis com diabetes materno ou se o líquido estiver contaminado com sangue ou mecônio.
2. A presença de fosfatidilglicerol (PG), um dos últimos surfactantes pulmonares a se desenvolver, é o indicador mais confiável de maturidade pulmonar fetal. O PG não está presente até 36 semanas de gestação e é medido como presente ou ausente. Diferentemente da razão L/S, o fosfatidilglicerol não é afetado por hipoglicemia, hipoxia ou hipotermia.
3. No tratamento de polidrâmnio, também chamado de hidrâmnio (2.000 mℓ de líquido amniótico ou maior que 25 cm de índice do líquido amniótico [ILA]), a amniocentese pode ser realizada para drenar o excesso de fluido e aliviar a pressão. Os polidrâmnios podem estar associados a anormalidades fetais específicas, como trissomia 18, anencefalia, espinha bífida e atresia esofágica ou fístula traqueoesofágica.

Considerações de enfermagem e cuidados com o paciente

1. Reduza a ansiedade relacionada com o procedimento.
   a. Reduza a ansiedade dos pais, determinando sua compreensão sobre o procedimento e o significado que tem para eles.
   b. Explique o procedimento uma segunda vez antes de começar e responda a quaisquer perguntas que os pais tenham. Verifique se o termo de consentimento informado foi assinado.
   c. Forneça explicações durante o procedimento, corrija os equívocos que possam existir e verifique se os pais sabem quando os resultados estarão disponíveis e como podem obtê-los o mais rápido possível.
2. Reduza a dor e o desconforto relacionados com o procedimento.
   a. Reduza o desconforto fazendo com que a paciente fique confortavelmente deitada de costas, com as mãos e um travesseiro embaixo da cabeça. Relaxamento e controle da respiração podem ajudar.
   b. Garanta o tempo adequado entre a infiltração do anestésico local e a introdução da agulha no saco amniótico.
   c. Estabeleça o acesso intravenoso (IV) de acordo com o protocolo da instituição. Tocolíticos, como a terbutalina, podem ser administrados de acordo com o protocolo da instituição.
3. Reduza o potencial de lesões traumáticas a feto, placenta ou estruturas maternas.
   a. Peça à paciente que urine antes do procedimento, se o feto tiver mais de 20 semanas de gestação, para evitar lesões na bexiga materna. Se o feto tiver menos de 20 semanas de gestação, a bexiga cheia da paciente manterá o útero firme e fora da pelve. A placenta é localizada com o uso de ultrassonografia.
   b. Obtenha os sinais vitais maternos e um rastreamento de 20 minutos da FCF para servir como base para avaliar possíveis complicações.
   c. Monitore a paciente durante e após o procedimento quanto a sinais de parto prematuro ou sangramento.
   d. Diga a ela para relatar sinais de sangramento, atividade fetal incomum ou dor abdominal, cólicas ou febre após o procedimento.
   e. Se a gestante for Rh negativo, pode ser necessário administrar imunoglobulina humana específica anti-D.

Biopsia das vilosidades coriônicas

Descrição

A *biopsia das vilosidades coriônicas* (BVC) envolve a obtenção de amostras de vilosidades coriônicas (tecido placentário [origem fetal]) para testar para distúrbios cromossômicos (via ácido desoxirribonucleico [DNA]) e distúrbios enzimáticos do feto. A rigor, realiza-se a BVC entre a 10ª e a 14ª semanas de gestação.

1. Com orientação do ultrassom, um cateter é passado pela vagina até o útero, onde se remove uma amostra de tecido das vilosidades coriônicas.
2. Os resultados da BVC ficam disponíveis em 4 dias.
3. As complicações são ruptura de membranas, infecção intrauterina, aborto espontâneo, hematoma, trauma físico fetal ou contaminação do tecido materno.
4. A incidência de perda fetal é de cerca de 2 a 5%.

Considerações de enfermagem e cuidados com o paciente

1. Obtenha os sinais vitais maternos.
2. Instrua a paciente a urinar.
3. Mantenha uma atitude segura e sensível durante o procedimento.
4. Se a mulher for Rh negativo, pode ser necessário administrar imunoglobulina humana específica anti-D.
5. Informe à paciente que uma pequena quantidade de escape de sangue é normal, mas sangramentos fortes ou a saída de coágulos ou tecido devem ser relatados imediatamente ao médico.
6. Instrua a paciente a descansar em casa por algumas horas após o procedimento.

Amostragem percutânea de sangue umbilical

Descrição

A *amostragem percutânea de sangue umbilical* (PUBS, na sigla em inglês), ou cordocentese, envolve a punção do cordão umbilical (veia) para a aspiração de sangue fetal sob a orientação de ultrassom.

[3]N.R.T.: No Brasil, de acordo com o Parecer do Conselho Regional de Enfermagem de Minas Gerais, elaborado pela Câmara Técnica de Saúde das Mulheres e publicado em 19 de novembro de 2019, o enfermeiro obstétrico possui competência técnico-científica, ética e legal para o uso da ultrassonografia como ferramenta na consulta de enfermagem.

1. É usada no diagnóstico de distúrbios do sangue fetal, infecções, isoimunização de Rh, distúrbios metabólicos e cariotipagem.
2. A transfusão para o feto pode ser realizada com tal procedimento.
3. Usando uma ultrassonografia, o profissional insere a agulha (guiada por ultrassom) em um dos vasos umbilicais. Retira-se uma pequena quantidade de sangue.
4. Também pode ser usada para terapias fetais, como transfusão de hemácias e de plaquetas.

Considerações de enfermagem e cuidados com o paciente

1. Explique o procedimento à paciente.
2. Dê suporte à paciente durante o procedimento.
3. Monitore-a após o procedimento para contrações uterinas e a FCF, quanto a desconforto respiratório.
4. Se a mulher for Rh negativo, pode ser necessário administrar imunoglobulina humana específica anti-D.

Marcadores bioquímicos

Descrição

1. A fibronectina fetal (fFN) consiste em uma proteína secretada pelo trofoblasto do ovo implantado. A função exata é desconhecida; no entanto, acredita-se que essa proteína tenha papel fundamental na ligação útero-placenta. É considerado um marcador melhor de mulheres que *não entrarão* em parto prematuro do que aquelas que entrarão em PT.
   a. Normalmente presente no fluido cervical ou vaginal antes de 20 semanas de gestação.
   b. Após 20 semanas de gestação, a presença de fFN pode indicar um descolamento das membranas fetais e deve ser avaliada como um marcador precoce de parto prematuro.
   c. Coleta-se a amostra não antes de 24 semanas e não depois de 34 semanas e 6 dias.
   d. Um achado positivo apenas para fibronectina fetal não é preditivo de PT.

Considerações de enfermagem e cuidados com o paciente

1. Explique o procedimento à paciente.
2. Colete a amostra com um *swab* de dácron colocado no fundo posterior da vagina e girado por 10 segundos. A atividade sexual 24 horas antes da coleta da amostra, o exame cervical recente e o sangramento vaginal podem resultar em resultado falso-positivo.
3. Dê suporte à paciente durante o procedimento.

Baseado em evidências
DeFranco, E. A., Lewis, D. F., & Odibo, A. O. (2013). Improving the screening accuracy for preterm labor: Is the combination of fetal fibronectin and cervical length in symptomatic patients a useful predictor of preterm birth? A systematic review. *American Journal of Obstetrics and Gynecology*, *208*(3), 233. e1-233.e6.

Cardiotocografia

Descrição

A *cardiotocografia* (CTG) é usada para avaliar as acelerações da FCF que normalmente ocorrem em resposta à atividade fetal, como uma medida da função uteroplacentária. As acelerações indicam a presença de sistema nervoso central e sistema nervoso autônomo intactos e são um sinal de bem-estar fetal. A ausência de acelerações da FCF em resposta a movimentos fetais pode estar associada a hipoxia, acidose, medicamentos (analgésicos, barbitúricos), padrão de sono fetal e algumas anomalias fetais.

1. As indicações maternas são pós-DPP, sensibilização Rh, idade materna de 35 anos ou mais, doença renal crônica, hipertensão, doença do colágeno, anemia falciforme, diabetes, ruptura prematura de membranas, história de natimorto, trauma físico e sangramento vaginal no segundo e no terceiro trimestres.
2. Não há contraindicações ou efeitos adversos conhecidos associados à CTG.
3. As indicações fetais incluem diminuição do movimento fetal, restrição do crescimento intrauterino, avaliação fetal após uma amniocentese, versão cefálica externa, oligoidrâmnio ou polidrâmnio.
   a. Os critérios para CTG reativa para um feto com mais de 32 semanas de gestação incluem duas acelerações em 20 minutos, cada uma com duração de pelo menos 15 segundos com uma FCF aumentada em 15 bpm acima da linha de base, em resposta à atividade fetal. A qualidade do rastreamento é um fator importante na interpretação do teste.
   b. Os critérios para CTG reativa em um feto prematuro (menos de 32 semanas completas de gestação) são duas acelerações em 20 minutos, cada uma com duração de pelo menos 10 segundos com uma FCF aumentada em 10 bpm acima da linha de base, em resposta à atividade fetal.
   c. O tempo de CTG para o recém-nascido a termo pode ser de até 40 minutos. O tempo para o recém-nascido prematuro pode ser de 60 a 90 minutos.
   d. Em CTG não reativa, os critérios acima não são atendidos.
4. Significado/gestão
   a. CTG reativa – é tranquilizador e sugere menos de 1% de chance de morte fetal no intervalo de 1 semana após a CTG. No entanto, estão excluídos os casos de morte fetal não previsível por descolamento de placenta, sepse e acidentes com o cordão umbilical.
   b. CTG não reativa – sugere um feto que pode estar comprometido e é necessário um acompanhamento adicional com perfil biofísico (PBF), perfil biofísico modificado (PBFM), cardiotocografia sob estresse.

Considerações de enfermagem e cuidados com o paciente

1. Explique sobre o procedimento e o equipamento à paciente. Verifique se ela tem mantido adequados à nutrição e à ingestão de líquidos e, se fumante, não fumou nas últimas duas horas.
2. Instrua a paciente a urinar antes da CTG para maior conforto.
3. Ajude-a a se deitar na posição semi-Fowler. Realize as manobras de Leopold e instale os monitores externos fetais e uterinos.
4. Os marcadores de eventos não precisam ser usados, a menos que o movimento fetal não seja observado no monitor. Se não for notado movimento fetal, instrua a paciente a fazer uma marca na faixa do monitor sempre que sentir o movimento fetal. O enfermeiro fará isso se ela não puder.
5. Avalie a resposta do FCF imediatamente após a atividade fetal.
6. Monitore a pressão arterial e a atividade uterina da paciente durante o procedimento.

Teste de estimulação acústica fetal e teste de estimulação vibroacústica

Descrição

A estimulação acústica (som) e a estimulação vibroacústica (EVA) são feitas combinando o som com a vibração e envolvem o uso de dispositivos portáteis operados por bateria (geralmente um estimulador da laringe) colocados sobre o abdome da mãe, próximo à cabeça do feto. Essa técnica produz uma vibração de baixa frequência e um tom de zumbido destinado a induzir o movimento fetal junto com as acelerações associadas à FCF. O estímulo sonoro deve durar até 3 segundos. O *teste de estimulação acústica fetal* (FAST, na sigla em inglês) e o *teste de estimulação vibroacústica* (EVA) são usados como adjuvantes após cardiotocografia não reativa. Esses testes também podem ser usados em fetos cujo traçado cardiotocográfico da FCF não é tranquilizadora. Se nenhuma aceleração da FCF ocorrer em resposta ao estímulo, ela será repetida em intervalos de 1 minuto até três vezes (total de 6 segundos). Se o traçado

FCF permanecer não reativo, indica-se uma avaliação adicional com PBF ou cardiotocografia sob estresse. Após a introdução da avançada tecnologia de ultrassonografia, esse teste está sendo usado com menos frequência. No entanto, ainda existem instalações que não possuem recursos de ultrassonografia; portanto, esse teste é apropriado.

1. Não se sabe se o feto responde mais ao som ou à vibração.
2. Ambos os métodos de teste não são invasivos, mostram-se fáceis de executar e produzem resultados rápidos.
3. Nenhum efeito neurológico ou auditivo adverso foi observado no feto após o teste.

Considerações de enfermagem e cuidados com o paciente

1. Explique à paciente o procedimento, o equipamento e a finalidade.
2. Instrua-a a urinar antes da CTG para maior conforto.
3. Ajude a paciente a se deitar na posição semi-Fowler no leito.
4. Instale os monitores fetais externos na gestante.
5. Demonstre a sensação do estímulo no antebraço ou na perna da paciente.
6. Observe para reatividade.

Cardiotocografia sob estresse (teste de contração da ocitocina)

Descrição

A *cardiotocografia* (CTG) *sob estresse* é usada para avaliar a capacidade do feto de suportar o estresse das contrações uterinas, como ocorreria durante o trabalho de parto.

1. O teste costuma ser usado quando uma mulher tem CTG ou FAST/EVA não reativa, embora em muitas instalações o CTG sob estresse tenha sido substituída pelo PBF.
2. O teste é contraindicado em mulheres com sangramento no terceiro trimestre, gestação múltipla, incompetência istmocervical, placenta prévia, incisão uterina clássica prévia, hidrâmnios, história de PT ou ruptura prematura de membranas.
3. As contrações podem ocorrer espontaneamente (incomum) ou ser induzidas endogenamente para produzir ocitocina com a estimulação do mamilo ou da mama.
4. A CTG sob estresse utiliza ocitocina exógena, que é administrada por infusão IV titulada, com monitoramento fetal contínuo.

Considerações de enfermagem e cuidados com o paciente

1. Obtenha os sinais vitais maternos, especialmente os valores de pressão arterial.
2. Instrua a paciente a urinar para aumentar o conforto.
3. Ajude a gestante a se deitar na posição semi-Fowler ou em decúbito lateral no leito.
4. Obtenha uma faixa de 20 minutos da FCF e da atividade uterina para estabelecer os dados basais.
5. Para CTG sob estresse:
   a. Aplique compressas mornas nos seios por 10 minutos antes da CTG sob estresse.
   b. Instrua a paciente sobre a estimulação do mamilo. Instrua a gestante a roçar ou rolar o mamilo, usando a superfície palmar do dedo indicador e do polegar. Ela pode fazer isso sobre as roupas ou em contato direto com a pele. Se optar a estimulação em contato direto com a pele, forneça à paciente um pouco de lubrificante para os dedos, para facilitar a estimulação. A estimulação ocorre em 4 ciclos de 2 minutos com estímulo e 2 a 5 minutos sem estimulação (para facilitar a memorização: 1 ciclo = 2 minutos com estímulo e 2 minutos sem estímulo). O mamilo deve ser estimulado até as contrações começarem ou até se passarem os dois minutos.
   c. Se ocorrerem contrações, instrua a paciente a interromper a estimulação. Ela pode recomeçar quando a contração terminar. Se não houver contrações após quatro ciclos, dois métodos diferentes podem ser usados:
      i. Deixe a gestante descansar por 5 a 10 minutos e inicie a estimulação contínua bilateral por 5 a 10 minutos, parando quando as contrações começarem (peça à paciente que retome a estimulação quando a contração terminar).
      ii. Deixe a gestante descansar por 5 a 10 minutos e comece a estimulação novamente, alternando os mamilos, parando quando as contrações começarem (peça à paciente que retome a estimulação quando a contração terminar).
   d. A estimulação deve ser interrompida se:
      i. Três ou mais contrações ocorrem em 10 minutos, com duração maior ou igual a 40 segundos.
      ii. Ocorre hiperestimulação ou taquissistolia.
      iii. Estimulação malsucedida dos mamilos (duas rodadas de quatro ciclos sem contrações). Notifique o médico e prepare-se para CTG sob estresse, PBF ou PBFM.
6. Para CTG sob estresse: siga as etapas de 1 a 4 já descritas. Além disso:
   a. Administre a infusão de ocitocina em baixa dose usando uma bomba, conforme indicado, até que três contrações ocorram em 10 minutos e durem $\geq$ 40 segundos. Mantenha as infusões IV no acesso principal de acordo com os protocolos da instituição.
   b. Interrompa a infusão quando:
      i. Os critérios forem atendidos.
      ii. A dose máxima de 16 miliunidades por minuto for alcançada.
      iii. Ocorrem hiperestimulação ou taquissistolia. Há desaceleração prolongada, bradicardia ou desaceleração tardia.

Interpretação da CTG sob estresse

1. Negativo (normal/tranquilizador) – ausência de desacelerações tardias ou variáveis.
2. Positivo (anormal/não tranquilizador) – desacelerações tardias com mais de 50% das contrações uterinas, mesmo que a frequência seja menor que três contrações em 10 minutos; geralmente associado a variabilidade ausente ou mínima.
3. Suspeito/duvidoso – desacelerações tardias intermitentes (menos de 50% das contrações uterinas) ou variáveis significativas.
4. Insatisfatório – a qualidade do traçado é inadequada para avaliar ou menos de três contrações em 10 minutos ou contrações com menos de 40 segundos de duração.
5. Testes com resultados suspeitos e insatisfatórios podem ser repetidos em 24 horas ou mais cedo, a menos que haja indicação de parto.
6. Independentemente do resultado, se houver desaceleração variável, devem ser feitos testes adicionais para avaliar a presença de oligoidrâmnio.

Perfil biofísico

Descrição

O perfil biofísico (PBF) utiliza ultrassonografia e CTG para avaliar cinco variáveis biofísicas na determinação do bem-estar fetal. Realiza-se PBF durante um intervalo de 30 minutos por um profissional especialista em ultrassonografia.

1. Para cada variável, se os critérios forem atendidos, são dados 2 pontos. Para uma observação anormal, é atribuída a pontuação 0.
2. Uma pontuação de 8 a 10 mostra-se tranquilizadora; 6 é suspeita e requer avaliação adicional; e 4 ou menos é não tranquilizadora e requer avaliação adicional. O parto pode ser considerado.
   a. CTG – avalia a aceleração da FCF (reatividade fetal) com relação aos movimentos fetais.
   b. Volume de ILA – avalia uma ou mais bolsas de líquido amniótico medindo pelo menos 2 cm ou mais em dois planos perpendiculares.
   c. Movimentos respiratórios fetais – um ou mais episódios com duração de pelo menos 30 segundos em 30 minutos.

d. Movimentos do corpo fetal – três ou mais movimentos do corpo ou dos membros em 30 minutos.
e. Tônus muscular fetal – um ou mais episódios de extensão ativa com retorno à flexão de coluna, mão ou membros em 30 minutos.

Considerações de enfermagem e cuidados com o paciente

1. Explique o procedimento e a finalidade à paciente; ofereça apoio emocional.
2. Instrua a gestante a esvaziar a bexiga para maior conforto.
3. Ajude-a a se colocar na mesa de exame e a assumir uma posição de conforto.
4. Remova o lubrificante do abdome da paciente após o procedimento.
5. Ajude-a a se levantar da mesa de exame.

Perfil biofísico modificado

Descrição

Atualmente, o *perfil biofísico modificado* (PBFM) é mais comum que o PBF. Consiste em CTG mais avaliação do ILA. O PBFM realizado 2 vezes/semana fornece os mesmos resultados preditivos que a CTG sob estresse semanal.

1. A interpretação normal é CTG reativa com um ILA superior a 5 cm. Um ILA normal mede de 9 a 25 cm, com limite "normal" entre 5 e 8 cm.
2. Um ILA anormal de menos de 5 cm de líquido amniótico (oligoidrâmnio) requer uma avaliação completa por ultrassonografia e o feto deve ser avaliado quanto ao funcionamento do tecido renal.

Considerações de enfermagem e cuidados com o paciente

1. Explique a verificação de CTG e ILA de acordo com as diretrizes previamente declaradas, conforme descrito neste capítulo.
2. Registre os achados no prontuário do pré-natal da paciente.

BIBLIOGRAFIA

American Academy of Pediatrics & American College of Obstetricians and Gynecologists. (2012). *Guidelines for perinatal care* (7th ed.). Washington, DC: Author.

American College of Obstetricians and Gynecologists. (2016). *Management of preterm labor. Practice Bulletin # 171*. Washington, DC: Author.

American College of Obstetricians and Gynecologists. (2015). *Diagnostic tests for birth defects FAQ's*. Washington, DC: Author. Available: *www.acog.org/Patients/FAQs/Diagnostic-Tests-for-Birth-Defects*.

American College of Obstetricians and Gynecologists. (2016). *Exercise during pregnancy FAQs*. Washington, DC: Author. *www.acog.org/patients/FAQS/exercise-during-pregnancy*.

American College of Obstetricians and Gynecologists. (2010/Reaffirmed 2016). *Screening for perinatal depression (Committee Opinion No. 630)*. Washington, DC: Author.

American College of Obstetricians and Gynecologists. (2014) (1999/Reaffirmed 2016). *Antepartum fetal surveillance. Practice Bulletin #145*. Washington, DC: Author.

American College of Obstetricians and Gynecologists. (2013). *Screening and diagnosis of gestational diabetes mellitus. Practice Bulletin # 137*. Washington, DC: Author.

American College of Obstetricians and Gynecologists. (2012). *Intimate partner violence (Committee Opinion No. 518)*. Washington, DC: Author.

American College of Obstetricians and Gynecologists and Society for Fetal Medicine. (2016). *Periviable birth: Obstetric care consensus*. Washington, DC: ACOG. Available: *www.acog.org/Resources-And-Publications/Obstetric-Care-Consensus-Series/Periviable-Birth*.

Association of Women's Health, Obstetric, Neonatal Nurses. (2015). *Fetal heart monitoring: Principles and practices* (5th ed.). Dubuque, IA: Kendall Hunt Publishing Company.

Barron, M. L. (2014). Antenatal care. In K. R. Simpson & P. A. Creehan (Eds.), *Perinatal nursing* (4th ed., pp. 89–121). Philadelphia, PA: Wolters, Kluwer.

Blackburn, S. T. (2014). Physiologic changes of pregnancy. In K. R. Simpson & P. A. Creehan (Eds.), *Perinatal nursing* (4th ed., pp. 71–88). Philadelphia, PA: Wolters, Kluwer.

Callahan, L. (2016). Fetal and placental development and functioning. In S. Mattson & J. E. Smith (Eds.), *Core curriculum for maternal–newborn nursing* (5th ed., pp. 37–62). St. Louis, MO: Saunders Elsevier.

Cypher, L. (2016). Antepartum fetal surveillance and prenatal diagnosis. In S. Mattson & J. E. Smith (Eds.), *Core curriculum for maternal–newborn nursing* (5th ed., pp. 135–156). St. Louis, MO: Saunders Elsevier.

Jain, V., Chari, R., Maslovitz, S., & Farine, D. (2015). Guidelines for the management of a pregnant trauma patient. *Journal of Obstetrics and Gynaecology Canada, 37*(6), 553–571.

Kaimal, A. J. (2014). Assessment of fetal health. In M. F. Greene, R. K. Creasy, J. D. Resnick, J. D. Iams, C. J. Lockwood, & T. Moore (Eds.). (2014). *Maternal–fetal medicine: Principles and practice* (7th ed., pp. 473–506). Philadelphia, PA: Elsevier Saunders.

Kennedy, D. A., Lupattelli, A., Koren, G., & Nordeng, H. (2016). Safety classification of herbal medicines used in pregnancy in a multinational study. *BMC Complementary and Alternative Medicine, 16*(102), 1–9.

Ladwig, G. B., Ackley, B. J., & Flynn-Makic, M. B. (2017). *Mosby's guide to nursing diagnosis* (5th ed.). St. Louis, MO: Elsevier.

Link, D. G. (2016). Psychology of pregnancy. In S. Mattson & J. E. Smith (Eds.), *Corecurriculum for maternal–newborn nursing* (5th ed., pp. 108–122). St. Louis, MO: Saunders Elsevier.

Link, D. G. (2016). Reproductive anatomy, physiology, and the menstrual cycle. In S. Mattson & J. E. Smith (Eds.), *Core curriculum for maternal–newborn nursing* (5th ed., pp. 4–5). St. Louis, MO: Saunders Elsevier.

Manqesi, L. Hofmeyr, G. J., Smith, V., & Smyth R. M. (2015). Fetal movement counting for assessment of fetal wellbeing. *Cochrane Database System Reviews* (10), CD004909.

Mattson, S., & Smith, J. (2016). *Core curriculum for maternal-newborn nursing (5th* ed.) St. Louis, MO: Saunders Elsevier.

Monga, M. & Mastrobattista, J. M. (2014). Maternal cardiovascular, respiratory, and renal adaptation to pregnancy. In M. F. Greene R. K. Creasy, & J. D. Resnick, J. D. Iams C. J. Lockwood & T. Moore (Eds.), *Maternal–fetal medicine: Principles and practice* (7th ed., pp. 93–99). Philadelphia, PA: Elsevier Saunders.

National Institutes of Health. (2017). *What are the factors that put a pregnancy at risk?* Bethesda, MD: Author. Available: *www.nichd.nih.gov/health/topics/high-risk/conditioninfo/pages/factors.aspx*.

Records, K. (2015). Obesity and women's health. *Journal of Obstetric, Gynecologic & Neonatal Nursing, 44*(6), 758–759.

Records, K., & Tanaka, L. (2016). Physiology of pregnancy. In S. Mattson & J. E. Smith (Eds.), *Core curriculum for maternal–newborn nursing* (5th ed., pp. 83–107). St. Louis, MO: Saunders Elsevier.

Ricci, S. S. (2017). *Essentials of maternity, newborn, and women's health nursing* (4th ed.). Philadelphia, PA: Wolters, Kluwer.

Son, M., & Miller, E.S. (2017). Predicting preterm birth: Cervical length and fetal fibronectin. *Seminars in Perinatology, 41*(8), 445–451.

Stotland, N. E., Bodnar, L. M., & Abrams, B. (2014). Maternal nutrition. In M. F. Greene R. K. Creasy, & J. D. Resnick, J. D. Iams C. J. Lockwood & T. Moore (Eds.), *Maternal–fetal medicine: Principles and practice* (7th ed., pp. 131–138). Philadelphia, PA: Elsevier Saunders.

United States Department of Agriculture. (2017). *Nutritional needs during pregnancy*. Available: *www.choosemyplate.gov/nutritional-needs-during-pregnancy*.

World Health Organization. (2017). *Social determinants of health*. Geneva, Switzerland: Author. Available: *www.who.int/social_determinants/en*.

CAPÍTULO

37

Manejo da Enfermagem Durante o Trabalho de Parto e o Parto

TRABALHO DE PARTO

As fases da gestação, trabalho de parto e nascimento são processos fisiológicos normais. Normalmente, uma gestante aproxima-se do processo do nascimento com possíveis preocupações com relação ao bem-estar pessoal e de seu filho ainda não nascido e ao medo do sofrimento com as dores de parto. Abordar essas preocupações, minimizar seu desconforto e otimizar a segurança da mulher deve ser de suma importância para todos os envolvidos nos cuidados com a mãe e o feto durante o período intraparto.

Considerações gerais

Baseado em evidências
Lowdermilk, D., Perry, S., Cashion, C., & Alden, K. R. (2016). *Maternity and women's health care* (11th ed.). St. Louis, MO: Elsevier.
Mattson, S., & Smith, J. E. (2016). *Core curriculum for maternal–newborn nursing* (5th ed.). St. Louis, MO: Elsevier.

Preparo para o parto

Historicamente, o termo *parto natural* significa (1) parto ao ar livre na natureza, (2) parto em casa, (3) parto não hospitalar (centro de parto), (4) parto em instituição de saúde – sem intervenção médica (p. ex., sem administração intravenosa [IV] de medicamentos) – e, mais recentemente, (5) parto em instituição de saúde sem analgesia ou anestesia. A preparação por meio de educação e treinamento durante o pré-natal fornece à gestante um método para lidar com os desconfortos do trabalho de parto e do parto. Esse método é conhecido como *preparo para o parto* e incorpora analgesia e anestesia ao processo (parto normal). Esse tipo domina a cultura atual nos EUA. As variantes do preparo para o parto são descritas neste capítulo.[1]

Método psicoprofilático ou Lamaze

1. O parto psicoprofilático tem uma lógica baseada no conceito de Pavlov sobre a percepção da dor e em sua teoria dos reflexos condicionados (a substituição de reflexos condicionados favoráveis por desfavoráveis). O método Lamaze é um exemplo dessa técnica.
2. A mulher aprende a substituir respostas de inquietação, medo e perda de controle por respostas mais controladas, que podem estimular o córtex cerebral de maneira eficiente para inibir outros estímulos, como a dor do parto.
3. A mulher aprende exercícios que fortalecem os músculos abdominais e relaxam o períneo.
4. A mulher/parceiro/doula aprende várias técnicas de respiração para ajudar a manter o foco e promover uma sensação de controle durante o processo. A mãe aprende a responder com medidas respiratórias e desassociação ou relaxamento dos músculos não envolvidos, enquanto controla sua percepção dos estímulos associados ao trabalho de parto.

[1]N.R.T.: Segundo as recomendações da OMS na atenção ao parto, recomenda-se a analgesia epidural para gestantes que estejam saudáveis e solicitam medicamentos para alívio da dor durante o trabalho de parto. O medicamento deve ser administrado com cuidado sempre com atenção para evitar complicações e preservar a função motora. Opioides parenterais, como fentanila, diamorfina e petidina, são opções recomendadas, apesar de haver alguns efeitos colaterais, como sonolência, náuseas, vômito da mãe e depressão respiratória no neonato. WHO Recommendations. Intrapartum care for a positive childbirth experience. Geneva: World Health Organization, 2018.

Método de Bradley

1. Geralmente chamado de "parto orientado por parceiros". O orientador pode ser qualquer outro indivíduo significativo designado pela mãe.
2. Envolve os conceitos de liderança, orientação, apoio e assistência, promovendo habilidades específicas e confiança.
3. O orientador assiste às aulas e aprende a ajudar a mulher antes do parto.
4. O orientador funciona como estímulo condicionado, usando o som de sua voz, palavras específicas e a repetição da prática.
5. O relaxamento mostra-se o componente principal e o uso de medicamentos não é incentivado para o alívio da dor. O aumento da tolerância à dor é alcançado pela diminuição da ansiedade mental e do medo, o que acaba diminuindo a consciência do estímulo doloroso. Isso ocorre por meio de um processo de repetição cognitiva e física.

Método Dick-Read

1. O Dr. Grantly Dick-Read escreveu a obra de referência *Parto sem medo* em 1944.
2. O medo é o principal fator criador de tensão e, portanto, aumenta a percepção da dor.
3. As aulas envolvem uma explicação detalhada sobre o parto normal, para aprimorar a compreensão das alterações fisiológicas associadas ao processo de parto.
4. A gestante aprende estratégias, como respiração abdominal, para interromper o ciclo medo-tensão-dor.

Parto domiciliar planejado

1. Motivações para o parto domiciliar:
   a. Aumenta as escolhas e a flexibilidade da paciente durante o processo de nascimento, enquanto diminui o distanciamento da mulher com a família e o medo de intervenções médicas.
   b. Desejo de evitar intervenções médicas, como anestesia e procedimentos cirúrgicos.
2. Contraindicações:
   a. Gravidez de alto risco, como anormalidade placentária, gestação múltipla, pré-eclâmpsia e diabetes gestacional.
   b. História de parto prematuro ou pós-termo em gestação anterior ou atual ou parto cesáreo anterior.
   c. Anormalidades fetais diagnosticadas.
3. Alternativas para o parto domiciliar:
   a. Ambiente hospitalar centrado na família.
   b. Centros de parto com instalações adequadas para atendimento de emergência a mulheres de baixo risco.

Alerta de enfermagem
Gestantes interessadas em um parto domiciliar planejado devem avaliar os riscos e benefícios desse método. As evidências atuais sustentam que o risco de morte perinatal em partos domiciliares é dobrado com relação a partos realizados em instituições hospitalares (no entanto, ainda é baixo, de 1 a 2 por 1.000 nascimentos). Além disso, o risco de convulsões neonatais ou disfunção neurológica é três vezes mais provável (0,4 a 0,6 por 1.000 nascimentos). Os enfermeiros que trabalham com a população materno-infantil devem fornecer às mulheres recursos educacionais que promovam a escolha informada.

Baseado em evidências
American College of Obstetricians and Gynecologists. (2017). *Planned home birth* (Committee Opinion #697). Washington, DC: Author.

Início do trabalho de parto

Baseado em evidências
Cunningham, F. G., Leveno, K., Bloom, S. *et al.* (2014). *Williams obstetrics* (24th ed.). New York: McGraw-Hill.

O *parto* é um processo fisiológico multifatorial, e o mecanismo exato que desencadeia o processo mostra-se desconhecido. A inibição do trabalho de parto durante a gravidez é mantida por meio da liberação constante de progesterona e outros inibidores uterotônicos (p. ex., PgI_2, relaxina, óxido nítrico e hormônio da paratireoide). A progesterona consiste no hormônio primário da gravidez, que impede a contratilidade uterina durante a gestação. À medida que a gravidez se aproxima do termo, os níveis de progesterona começam a diminuir e os níveis de estrogênio aumentam reciprocamente, estimulando a contratilidade uterina. O início do trabalho de parto envolve fatores maternos e fetais, conforme descrito:

1. Fatores maternos:
2. Na preparação para o parto, a prostaglandina (PG) é liberada conforme o útero se estende para acomodar o feto.
3. A hipófise posterior libera ocitocina, devido à pressão sobre o colo do útero.
4. A ocitocina e a PG auxiliam conjuntamente na inibição da ligação do cálcio às células musculares, aumentando os níveis de cálcio intracelular e provocando as contrações uterinas.
5. Fatores placentários e fetais:
   a. A maturação placentária desencadeia o surgimento de contrações.
   b. A concentração de cortisol fetal aumenta em resposta ao aumento da ocitocina materna.

Fatores que afetam o trabalho de parto

Os cinco Ps: o sucesso do trabalho de parto e do parto depende de cinco fatores: *passagem (canal do nascimento), passageiro (feto), potência (contrações), posição (materna)* e *resposta psicológica.*

Baseado em evidências
Ricci, S. S. (2017). *Essentials of maternity, newborn and women's health nursing* (4th ed.). Philadelphia, PA: Wolters Kluwer Health/Lippincott Williams & Wilkins.

Passagem: dimensões pélvicas

1. Entrada pélvica (diâmetro anteroposterior): a medida anteroposterior do conjugado obstétrico costuma ser superior a 10 cm. Mais de 50% das mulheres têm uma pelve em forma de ginecoide para acomodar uma descida adequada.
2. Pelve média (espinhos isquiáticos): o diâmetro intraespinhoso costuma ser superior a 10 cm; a protrusão dos espinhos no canal do parto pode complicar a inserção.
3. Saída pélvica (diâmetro intertuberoso + arco suprapúbico): as dimensões são estimadas como o diâmetro anteroposterior do cóccix até a sínfise púbica. Tipicamente, tem 13 cm de comprimento, mas é preciso subtrair 1,5 a 2 cm do cálculo, devido à espessura da sínfise. Um cóccix proeminente pode impedir a descida.

Passagem: dimensões fetais

1. Tamanho – avaliado por palpação usando-se as manobras de Leopold ou a ultrassonografia. O tamanho excessivo pode causar descida incorreta ou assíncrita, distocia do trabalho de parto, distocia do ombro ou hemorragia pós-parto.
2. Postura – normalmente, a cabeça e as extremidades fetais estão flexionadas enquanto as costas estão abauladas. A flexão da cabeça possibilita que o menor diâmetro (occipital) se apresente e passe

pelo canal do parto com facilidade (Figura 37.1). Apresentações sem a flexão da cabeça podem aumentar o risco de condições assíncritas (oblíquas).

3. Situação – constitui a comparação entre o eixo longo fetal e o eixo longo da mãe. As variações são transversal, longitudinal ou oblíqua; 99% dos fetos apresentam-se em situação longitudinal, paralela à coluna vertebral da mãe. Isso facilita o acesso ao canal de parto.
4. Apresentação – é a parte do corpo do feto que se apresenta primeiro no canal de parto e pode ser sentida pelo exame vaginal (Figura 37.2).
   a. Cefálica (cabeça) – occipício, fronte (testa), sobrancelha, face ou queixo (mento).
   b. Pélvica (pés) – franca, completa ou pé pendente (um ou dois).
   c. Ombro (transversal).
   d. Composta – duas ou mais partes apresentam-se ao mesmo tempo.
5. Posição – marco específico da parte de apresentação fetal (occipital, mento, sacro, escápula) em comparação com a porção anterior, posterior ou transversal da pelve da mulher e do lado esquerdo ou direito materno; descrita por uma abreviatura de três letras.
   a. A primeira letra D ou E representa o lado (direito ou esquerdo) na pelve materna para o qual a parte apresentada está voltada.
   b. A segunda letra representa o ponto de referência que está apresentando: O para occipital, M para mento (queixo), S para sacro e Sc para escápula ou ombro.
   c. A terceira letra representa em que direção (anterior [A], posterior [P] ou transversal [T]) que a parte de apresentação assume com relação com a pelve.
   d. Por exemplo, feto com apresentação cefálica e voltada para a pelve anterior direita materna é descrito direita-occipital-anterior (DOA).

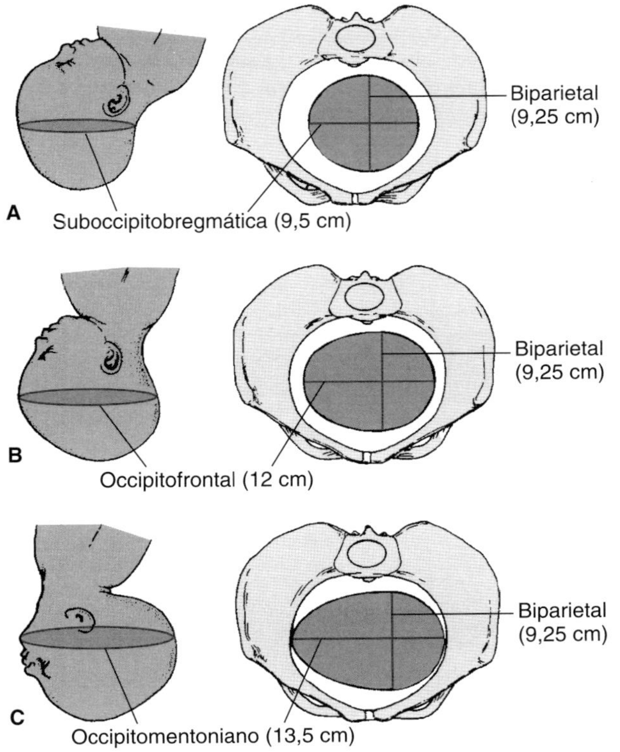

Figura 37.1 **A.** A flexão completa possibilita que o menor diâmetro da cabeça entre na pelve. **B.** A extensão moderada faz com que um diâmetro maior entre na pelve. **C.** A extensão acentuada força o maior diâmetro contra o rebordo pélvico, mas a cabeça é muito grande para entrar na pelve.

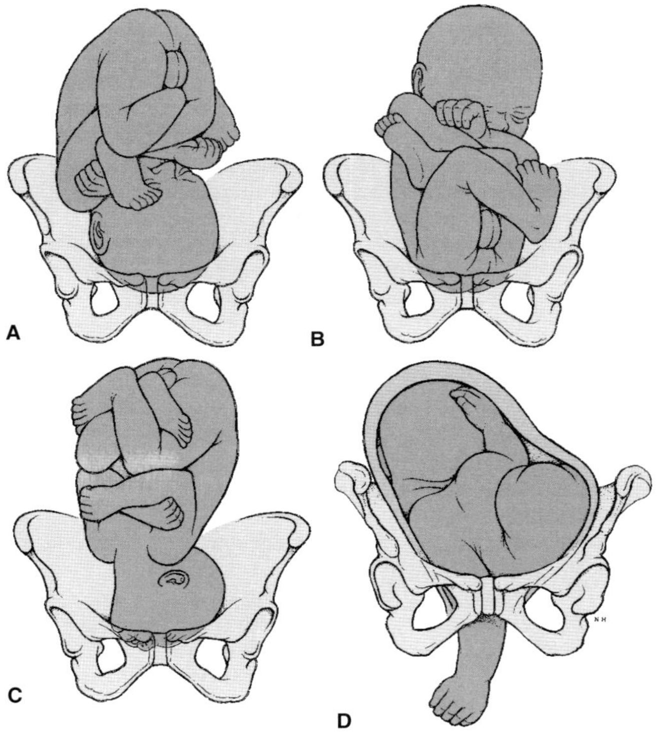

Figura 37.2 Apresentação fetal. Cefálica (**A**); pélvica (**B**); de face (**C**); transversal (**D**).

Baseado em evidências
American College of Obstetricians and Gynecologists. (2009/Reaffirmed 2016). *Induction of labor* (Practice Bulletin # 107). Washington, DC: Author.

Passagem: cabeça fetal (vértice)

Em aproximadamente 95% de todos os nascimentos, a cabeça fetal (vértice) apresenta-se primeiro. As suturas e fontanelas fornecem marcas importantes para determinar a posição fetal durante um exame vaginal (Figura 37.3).

1. Ossos do crânio fetal:
   a. Um osso occipital posteriormente.
   b. Dois ossos parietais bilateralmente.
   c. Dois ossos temporais bilateralmente.
   d. Dois ossos frontais anteriormente.
2. Suturas do crânio fetal – espaços membranosos entre os ossos do crânio fetal:
   a. Frontal – entre os dois ossos frontais.
   b. Sagital – entre os dois ossos parietais.
   c. Coronal – entre os ossos frontais e parietais.
   d. Lambdoide – entre a porção posterior dos ossos parietais e a borda do osso occipital.
3. Fontanelas do crânio fetal – espaços irregulares formados onde duas ou mais suturas se encontram. As suturas e fontanelas possibilitam que os ossos do crânio fetal se sobreponham e passem pela pelve materna.
   a. Anterior – maior fontanela; junção das suturas sagital, frontal e coronal; fecha entre 18 e 24 meses; tem forma de "diamante".
   b. Posterior – localizada onde a sutura sagital encontra a sutura lambdoide (menor que a anterior); fecha em 1 ano; tem forma de "triângulo".

Potência: contrações uterinas

O trabalho de parto bem-sucedido depende de contrações uterinas regulares e de intensidade adequada que levam ao avanço cervical e

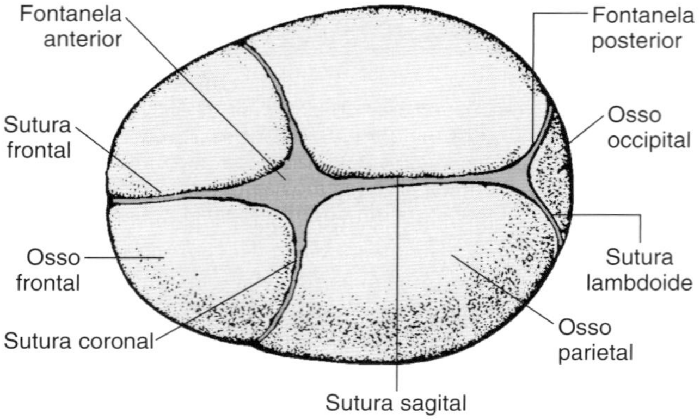

Figura 37.3 Cabeça fetal.

facilitam a inserção fetal. A seguir, são descritas as características das contrações uterinas:

a. As contrações uterinas geralmente aumentam em intensidade, frequência e duração à medida que o trabalho de parto progride.
b. As contrações uterinas podem causar vasoconstrição do cordão umbilical, levando a possíveis alterações na frequência cardíaca fetal (p. ex., desacelerações variáveis).
c. A porção superior ativa do útero (fundo) estimula a ativação das contrações durante o trabalho de parto (conhecido como dominância do fundo).
d. Ao final de uma contração, o segmento uterino superior mantém seu tamanho celular reduzido e espessado e, a cada contração subsequente, torna-se mais espessa e mais curta. Como resultado, o segmento uterino superior nunca relaxa totalmente durante o trabalho de parto. As células do segmento uterino inferior tornam-se mais finas e mais longas a cada contração. Este mecanismo é, em grande parte, responsável pelo progresso do feto através do canal de parto.
e. O ponto de diferenciação entre o segmento uterino superior e inferior é conhecido como "anel de retração fisiológica".
f. A pressão intra-abdominal aumenta com os esforços voluntários da mãe de expulsar o feto durante o segundo estágio do trabalho de parto.

Posição (materna)

1. A posição materna pode influenciar o tamanho e o contorno pélvico e a posição do feto, além de auxiliar na rotação fetal.
2. A posição vertical pode facilitar um primeiro e um segundo estágios curtos.
3. Possibilita o uso da gravidade para ajudar na inserção do feto.

Respostas psicológicas

1. A psique da mulher é essencial para o processo de várias maneiras:
   a. Para manter uma sensação de bem-estar e controle.
   b. Ajudar a mulher a enfrentar o desafio do trabalho de parto e o sentimento de realização.

Eventos que resultam em trabalho de parto

1. Encaixe é a acomodação do feto no segmento uterino inferior que ocorre de 2 a 3 semanas antes do termo na primigesta e, em geral, durante o trabalho de parto na multigesta.
   a. A respiração se torna mais fácil à medida que o feto desce e se afasta do diafragma.
   b. A lordose da coluna aumenta quando o feto entra na pelve e se move anteriormente. Caminhar pode ser mais difícil, pois as câibras nas pernas podem aumentar.
   c. A frequência urinária ocorre devido à pressão sobre a bexiga adjacente.
2. As secreções vaginais podem aumentar devido a alterações hormonais.
3. O tampão de muco pode se despregar do colo do útero junto com uma pequena quantidade de sangue proveniente dos capilares circundantes – conhecido como "sinal sanguinolento".
4. O colo do útero fica amolecido e obliterado (encurta-se e afina-se) e, gradualmente, se move da posição posterior para a anterior.
5. As membranas podem se romper espontaneamente.
6. Podem ocorrer falsas contrações (contrações de Braxton Hicks) (Tabela 37.1) na preparação para o trabalho de parto verdadeiro.
7. As dores nas costas podem ocorrer devido ao tamanho e ao raio fetal.
8. Alterações gastrintestinais (p. ex., diarreia) e perda de peso de 0,5 a 1,5 kg podem ocorrer com a gravidez avançada.
9. A energia da mãe pode aumentar (chamada de "aninhamento ou preparação do ninho") ou diminuir nas últimas semanas.

Estágios do trabalho de parto

Primeiro estágio do trabalho de parto (do início do trabalho de parto até a dilatação e a obliteração do colo do útero)

1. Começa com contrações regulares e rítmicas do trabalho de parto e termina com a completa obliteração (100%) e a dilatação do colo do útero (10 cm).
2. A duração do primeiro estágio varia e é quase o dobro em uma paciente primípara; esse estágio do trabalho de parto divide-se em três fases:
   a. Fase latente (inicial):
      i. Dilatação de 0 a 3 cm; a obliteração tende a preceder a dilatação na paciente primípara.
      ii. Ao final desta fase, as contrações costumam ocorrer regularmente a cada 5 minutos, em média, e são brandas à palpação.
   b. Fase ativa:
      i. Dilatação de 4 a 7 cm; a conclusão da obliteração evolui nesse período em pacientes multíparas.
      ii. As contrações são mais frequentes, a cada 2 a 5 minutos, com duração de 40 a 60 segundos e de intensidade moderada a forte por palpação ou 60 a 80 mmHg quando um cateter de pressão uterina interno (IUPC, *internal uterine pressure catheter*) está sendo usado. A dilatação média é de 1,2 cm/hora nas nulíparas e 1,5 cm/hora nas multíparas.

Tabela 37.1 Contrações de trabalho de parto verdadeiras e falsas.

Contrações verdadeiras	Contrações falsas
Resultam em dilatação e obliteração cervicais progressivas.	Não resultam em dilatação e obliteração cervicais progressivas.
Ocorrem em intervalos regulares.	Ocorrem em intervalos irregulares.
O intervalo entre as contrações diminui.	O intervalo entre as contrações permanece o mesmo ou aumenta.
Aumento de frequência, duração e intensidade.	A intensidade diminui ou permanece a mesma.
Localizadas, principalmente, nas costas e abdome.	Localizadas, principalmente, na parte inferior do abdome e na virilha.
Geralmente intensificam com a caminhada.	Geralmente não são afetadas pela caminhada.
Não são facilmente interrompidas por medicamentos.	Geralmente aliviadas com sedação leve.

c. Fase de transição: dilatação de 8 a 10 cm com contrações a cada 2 a 3 minutos, com duração de 60 a 90 segundos e de forte intensidade (não identificável a palpação ou 70 a 90 mmHg com um IUPC).

Segundo estágio do trabalho de parto (expulsão fetal)

1. Começa com a obliteração completa e a dilatação e termina com o nascimento do feto.
2. O segundo estágio pode durar de 1 a 4 horas na nulípara e, normalmente, menos de 1 hora na multípara. A variação no tempo de duração depende dos esforços de expulsão feitos pela mãe, do padrão de contração, da anestesia e da inserção e da posição do feto.

Terceiro estágio do trabalho de parto (expulsão da placenta)

1. Começa com nascimento do bebê e termina com a eliminação da placenta.
2. O terceiro estágio pode durar de alguns minutos a meia hora, normalmente. Períodos prolongados podem ser atribuídos à placentação anormal (*i. e.*, placenta acreta) e exigir avaliação e intervenção adicionais relacionadas com o aumento do risco de hemorragia.

Quarto estágio (pós-parto imediato)

Este período dura desde a eliminação da placenta até a estabilização das condições maternas no pós-parto. Com o aprimoramento dos resultados relacionados com a hemorragia, o quarto estágio do trabalho de parto dura pelo menos as primeiras 2 horas e pode exigir outra verificação, além de avaliação com base nas condições maternas.

Sete movimentos cardinais fetais do trabalho de parto

Quando o diâmetro biparietal (DBP) da cabeça do feto passa pela entrada pélvica, ocorre o encaixe. Depois que o feto entra na pelve, ocorrem sete "movimentos cardinais" para facilitar a passagem pela pelve materna durante o trabalho de parto e o nascimento (Figura 37.4).

Descida

1. O movimento descendente do feto através do canal do parto é realizado pela força das contrações uterinas e pela pressão do líquido amniótico; durante o segundo estágio do trabalho de parto, os esforços de expulsão feitos pela mãe elevam a pressão intra-abdominal, aumentando os efeitos das contrações uterinas.

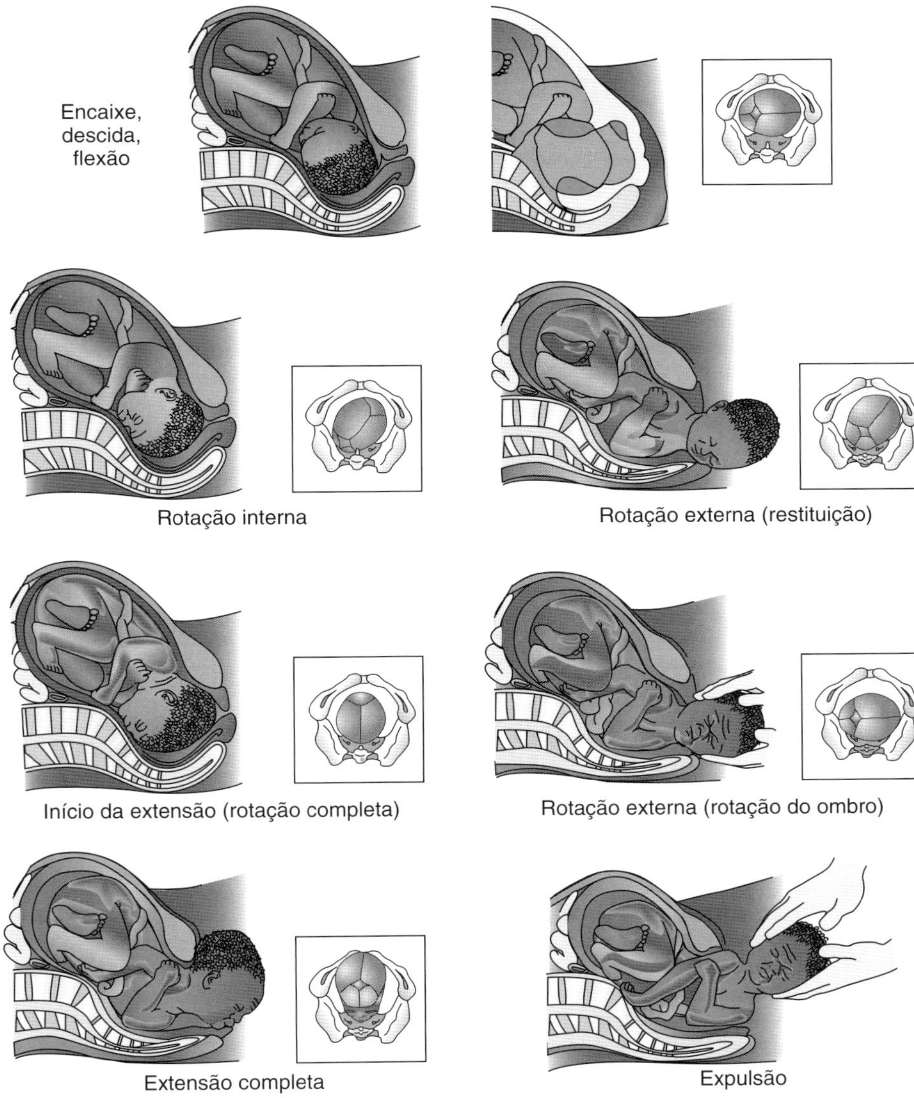

Figura 37.4 Sete movimentos cardinais fetais durante o trabalho de parto (apresentação cefálica). (Pillitteri, A. [2013]. *Maternal and child health nursing: Care of the childbearing and childrearing family* [7th ed.]. Philadelphia, PA: Lippincott Williams & Wilkins.)

2. O termo *estação* refere-se à relação entre a parte apresentada e as espinhas isquiáticas. Posteriormente, estação tem uma correlação direta com o grau de descida, conforme descrito a seguir (Figura 37.5):
   a. Flutuação – a parte de apresentação fetal ainda não está inserida na entrada pélvica; o feto pode ser oscilável ao toque no exame cervical.
   b. Encaixe – a parte de apresentação fetal entra na pelve quando o DBP passa pela entrada.
   c. A pelve divide-se em seções medidas em centímetros; usa-se uma escala de 5 cm (Figura 37.6).

Flexão

A resistência à descida faz com que a cabeça do feto se flexione, levando à convergência em direção ao tórax.

1. A flexão resulta no menor diâmetro da cabeça, o suboccipitobregmático, a se apresentar por meio do canal.
2. Essa posição realoca a fontanela posterior para o centro do colo do útero, facilmente palpável no exame vaginal.
3. A flexão começa na entrada pélvica e continua até que a cabeça do feto (ou parte de apresentação) alcança o assoalho pélvico.

Rotação interna

Para acomodar-se ao canal do parto, o occipício fetal gira 45° ou 90° de sua posição original em direção à sínfise.

1. A rotação costuma ser anterior, mas, se a pelve não puder acomodar o occipício anteriormente por causa de uma pelve estreita, ele girará posteriormente, o que resulta em uma posição occipitoposterior (OP) do feto.

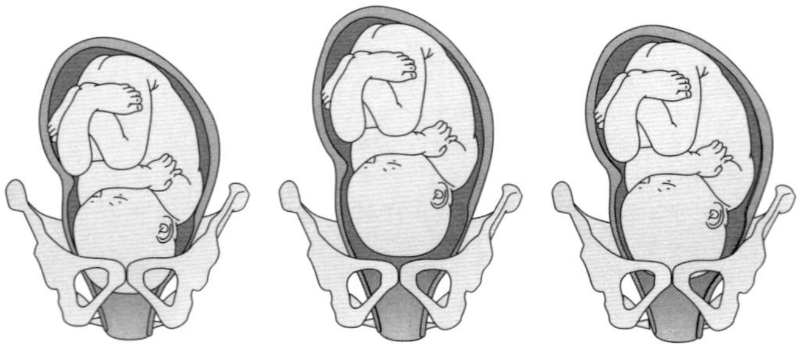

Figura 37.5 Inserção, flutuação e imersão.

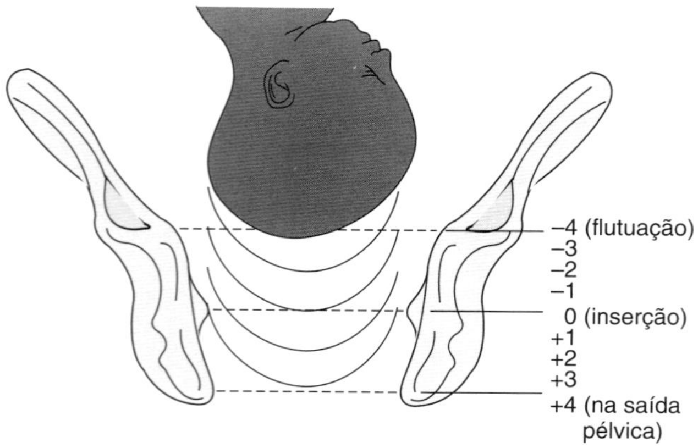

Figura 37.6 Estações da parte de apresentação fetal. A localização da parte de apresentação com relação ao nível das espinhas isquiáticas é designada estação e indica o grau de avanço da parte de apresentação ao longo da pelve. As estações são expressas em centímetros acima (menos) ou abaixo (mais) do nível das espinhas isquiáticas (zero). (Pillitteri, A. [2013]. *Maternal and child health nursing: Care of the childbearing and childrearing family* [7th ed.]. Philadelphia, PA: Lippincott Williams & Wilkins.)

2. Esse movimento resulta do formato da cabeça fetal e da pelve materna, bem como do contorno dos músculos perineais.
3. As espinhas isquiáticas projetam-se no meio da pelve, fazendo com que a cabeça fetal gire anteriormente para se acomodar no espaço disponível.

Extensão

1. Quando a cabeça fetal chega ao assoalho pélvico, encontra resistência dos músculos perineais e é forçada a se estender para cima e para fora.
2. A cabeça fetal torna-se visível no anel vulvovaginal; seu maior diâmetro é circundado (coroado) e depois emerge da vagina.

Rotação externa

1. A fase inicial é chamada *restituição*. Assim que a cabeça fetal se realinha com os ombros, a restituição está completa.
2. A segunda fase da rotação externa ocorre quando o corpo gira, de modo que os ombros estão no diâmetro anteroposterior da pelve.

Expulsão

1. Após a entrega da cabeça fetal e rotação interna dos ombros, o ombro anterior é reposicionado abaixo da sínfise púbica.
2. O ombro posterior é expelido, seguido pelo ombro anterior, o que leva à expulsão total do corpo.

AVALIAÇÃO E INTERVENÇÕES DE ENFERMAGEM

Início do trabalho de parto

As responsabilidades de enfermagem começam com uma avaliação inicial quando a paciente se apresenta em trabalho de parto.

Coleta da história e de dados basais

Baseado em evidências

Lowdermilk, D., Perry, S., Cashion, C., & Alden, K. R. (2016). *Maternity and women's health care* (11th ed.). St. Louis, MO: Elsevier.

American College of Obstetricians and Gynecologists. (2017). *Emergent therapy for acute-onset, severe hypertension during pregnancy, and the postpartum period* (Committee Opinion #692). Washington, DC: Author.

1. Apresente-se à paciente; mantenha o contato visual conforme culturalmente apropriado; peça o nome do profissional de saúde da mulher; pergunte se este foi notificado de que ela estava vindo para o hospital ou centro de parto; pergunte sobre suas queixas/preocupações; oriente a mulher e o parceiro sobre o ambiente e explique o plano de cuidados.
   a. Registre as informações sobre os dados basais obstétricos, clínicos e cirúrgicos. Solicite e valide as informações da paciente com o registro de assistência pré-natal, se disponível. Faça uma análise breve da história clínica (incluindo alergias), cirúrgica e obstétrica anterior.
   b. Obtenha a história da gravidez atual: gestações e partos anteriores, data prevista para o parto, complicações, crescimento fetal, resultados de exames, infecções sexualmente transmissíveis, viagens recentes ao exterior e *status* de estreptococo do grupo β, se testado.
   c. Informe-se sobre a condição atual do trabalho de parto e valide os dados de contração uterina com palpação: quando as contrações começaram, frequência, intensidade e duração; movimento fetal; sinais de sangramento; as membranas romperam-se, tempo de ruptura, coloração, consistência, quantidade de líquido e algum odor.

d. Avalie o nível de conforto da paciente.
e. Pergunte sobre os planos para o parto, participação em classes preparatórias e planos para o manejo da dor.
f. Última ingestão oral de sólidos e líquidos.
g. Medicamentos – com ou sem prescrição, drogas ilícitas, fitoterápicos ou suplementos.
h. Informe-se sobre o sistema de suporte da mulher.

2. Obtenha os sinais vitais maternos e fetais de referência.
   a. Temperatura – uma elevação acima de 37,8°C sugere possível infecção ou desidratação.
   b. Pulso – elevado acima da taxa de repouso durante as contrações; pode estar elevado entre as contrações devido a fármacos, sangramento ou uso de medicamentos; objetivo: 60 a 100 bpm.
   c. Respirações – aumentam à medida que o trabalho de parto progride; objetivo: 12 a 24 respirações/minuto.
   d. Pressão arterial (PA) – uma leve elevação com relação ao nível basal pode ser atribuída à ansiedade e à dor.
      i. Uma PA acima de 140 diastólica ou 90 sistólica (mmHg) pode ser sugestiva de distúrbio hipertensivo da gravidez e requer avaliação e notificação adicionais ao médico.
      ii. Uma PA acima de 160/110 requer atenção imediata e notificação do médico, devido ao potencial de acidente vascular cerebral ou convulsão (ver p. 1048).
      iii. Objetivo: sistólica superior a 90 e inferior a 140 mmHg; diastólica superior a 60 e inferior a 90 mmHg; pressão arterial média (PAM) menor que 100.
   e. Avaliação completa da frequência cardíaca fetal; se for necessário usar um monitor fetal, faça uma leitura de 20 a 30 minutos para obter os dados basais e avaliar o bem-estar fetal.
   f. Avaliação física – revisão completa dos sistemas orgânicos na admissão para incluir sons cardíacos e pulmonares e reflexos tendinosos profundos, conforme indicado com base na avaliação.
3. Obtenha uma amostra de urina – se indicado para sintomas de infecção urinária ou em casos de hipertensão para verificar a proteína.

Métodos para determinar a apresentação fetal

Manobras de Leopold

Manipulação manual do abdome materno para determinar a localização fetal com relação às estruturas maternas (Figura 37.7).

1. Primeira manobra (preensão do fundo do útero) (Figura 37.7A) – determina as partes fetais (cabeça ou pelve fetal) localizadas no fundo uterino.
   a. Enquanto estiver de frente para a mulher, coloque as duas mãos lateralmente em cada lado do fundo e palpe; observe o tamanho, a forma e a consistência.
   b. A cabeça parece macia, dura/firme, redonda, móvel e oscilável; na posição pélvica parece irregular, arredondada, suave e não se move de forma independente.
2. Segunda manobra (empunhadura lateral) (Figura 37.7B) – identifica a relação entre as costas e as partes pequenas do feto com a frente, as costas ou os lados do abdome materno (situação fetal).
   a. Na mesma posição, abaixe as mãos bilateralmente ao longo das bordas laterais do abdome materno.
   b. Escolha uma das mãos para estabilizar um lado do útero e com a mão oposta palpe para baixo sobre o lado oposto. Repita do outro lado.
   c. Determine a anatomia fetal pelo conteúdo palpado: firme, suave e uma estrutura contínua e dura = dorso fetal; se pequeno, nodoso, irregular, saliente e em movimento = extremidades fetais.
3. Terceira manobra (1ª preensão pélvica) (Figura 37.7C) – determina a porção do feto que está se apresentando na entrada pélvica (apresentação fetal). Essa manobra também é conhecida como manobra ou aderência de Pallach.
   a. Segure a porção da parte de apresentação fetal situada no segmento uterino inferior entre o polegar e o dedo médio da mão.

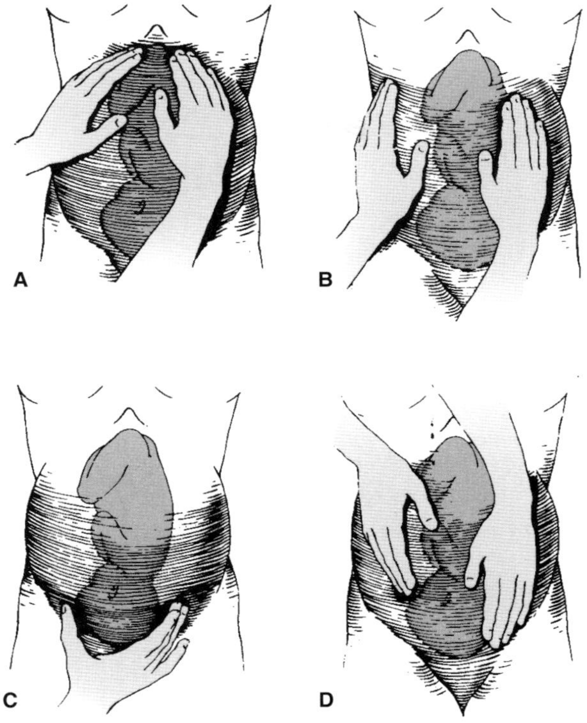

Figura 37.7 Manobras de Leopold.

   b. Avalie o conteúdo conforme descrito na primeira manobra; as conclusões devem ser opostas às informações encontradas no fundo.
4. Quarta manobra (2ª preensão pélvica) (Figura 37.7D) – determina a flexão ou a atitude do vértice fetal ou a maior proeminência da cabeça fetal sobre a borda pélvica.
   a. Fique de frente para os pés da paciente e coloque as mãos em cada lado do útero, abaixo do umbigo e apontando para a sínfise púbica.
   b. Pressione profundamente com as pontas dos dedos em direção à sínfise púbica, localizando a proeminência cefálica.
      i. Se a proeminência cefálica for sentida no mesmo lado das pequenas partes, frontal (testa do feto), o vértice fetal está flexionado.
      ii. Se a proeminência cefálica for sentida no mesmo lado das costas, occipício (ou coroa), o vértice fetal está flexionado.
      iii. Se a proeminência cefálica for sentida igualmente em ambos os lados, posição militar (comum na posição posterior), o vértice fetal não está flexionado.
   c. Conforme as mãos se movem em direção à borda pélvica, avalie o seguinte: se as mãos convergirem (se juntam) ao redor da parte que está apresentando, ela está flutuando; se as mãos divergirem (se afastam), a parte que se apresenta está imersa ou encaixada na pelve.

Ultrassonografia

Ver p. 1002.

Exame vaginal

Ver Figura 37.8.

1. Explique o procedimento à mulher e ajude-a a se colocar em posição de litotomia.
2. Mantenha a paciente coberta o máximo possível para manter sua privacidade.
3. Realize o exame com cuidado usando uma luva estéril.
4. Períneo – avalie visualmente o períneo em busca de lesões, ulcerações, hematomas, secreção, odor, ruptura de membranas ou sangramento. Se houver suspeita de infecção (sífilis ou herpes

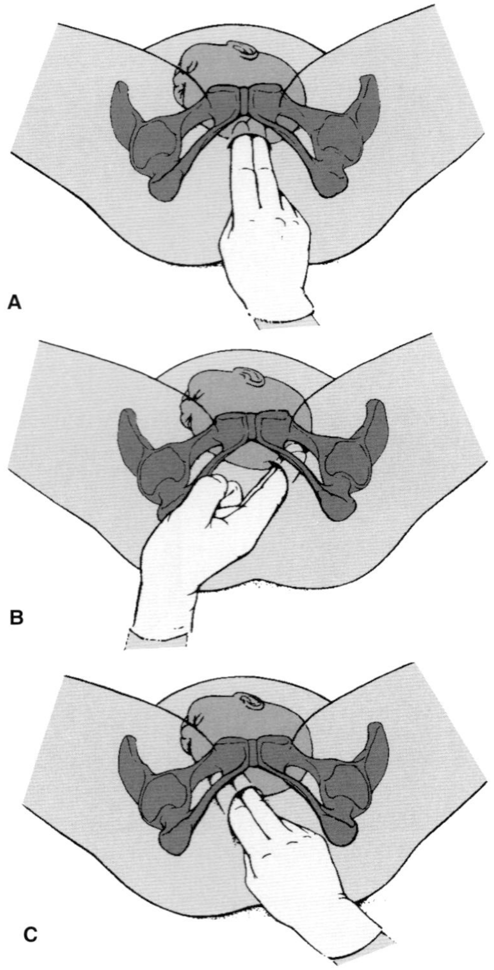

Figura 37.8 Exame vaginal. **A.** Determinação da estação e da palpação da sutura sagital. **B.** Identificação da fontanela posterior. **C.** Identificação da fontanela anterior.

genital) ou sangramento ativo, interrompa o exame e notifique o médico para uma avaliação mais aprofundada.

5. Realize um exame manual com a mão dominante (pode usar a mão não dominante sobre o fundo para estabilizar a parte de apresentação fetal contra o colo do útero):
   a. Avaliação cervical.
      i. Localização: posterior, intermediária ou anterior (de frente para o introito e alinhada em paralelo com a vagina).
      ii. Duro ou mole: o colo do útero amolece durante a fase latente do trabalho de parto.
      iii. Longo ou curto: quando a obliteração ocorre, o colo do útero encurta-se e afina-se. Medida em porcentagem de 0 a 100%.
      iv. Aberto ou fechado: meça o grau de dilatação em centímetros de 1 a 10 cm (completo).
   b. Apresentação.
      i. Pélvica, face cefálica/vértice, ombro, transversal ou composta.
      ii. *Caput succedaneum* (bossa) (edema que se desenvolve sob o couro cabeludo fetal) presente (leve, moderado, grave) ou ausente.
      iii. Determinação da estação: descreve o grau de descida com relação à pelve materna (−5 a +5).
   c. Posição.
      i. Apresentação cefálica (com relação à pelve materna anterior, posterior, transversal).
      ii. Localização das fontanelas.
   d. Membranas – intactas ou rompidas.
      i. Quantidade e coloração do fluido e qualquer odor.
      ii. Passagem de mecônio e consistência.

Exame especular com técnica

Em algumas situações (p. ex., ruptura prematura de membranas ou estreptococo do grupo β positivo), um exame vaginal pode ser adiado e um exame com espéculo e técnica estéril pode ser necessário ou preferido.

1. Explique o procedimento à mulher, peça-lhe que esvazie a bexiga e remova todas as roupas da cintura para baixo e dê a ela um lençol para se cobrir.
2. Ajude-a a se colocar na posição de litotomia (coloque um travesseiro sob um quadril para deslocar o útero).
3. Posicione as pernas e o abdome e ajuste a iluminação no períneo.
4. Após selecionar um espéculo estéril, utilizando uma técnica estéril, abra a embalagem.
5. Coloque luvas estéreis utilizando uma técnica adequada.
6. Peça à paciente que relaxe as pernas para uma visualização adequada.
7. Explique cada etapa do procedimento para diminuir a ansiedade antecipada da mulher.
8. Com a mão não dominante separando os lábios vaginais, coloque dois dedos no interior do introito e pressione suavemente a base da vagina. Em seguida, insira o espéculo fechado passando os dedos em um ângulo descendente de 45°, de modo que o cabo fique perpendicular ao introito.
9. Quando o espéculo entrar na vagina, remova os dedos e coloque as lâminas do espéculo na posição horizontal, com a alça agora paralela ao introito; mantenha uma pressão descendente moderada e constante (alivia a dor na uretra).
10. À medida que o espéculo entra no fórnice posterior, abra suavemente as lâminas para visualizar o colo do útero. Se você ainda não conseguir visualizar, feche as lâminas, puxe o espéculo levemente e mova as lâminas em direção à parte de trás da vagina e tente novamente. Quando o colo do útero for visível, aperte o parafuso para manter as lâminas abertas. Faça a avaliação visual do colo do útero e obtenha as amostras necessárias.
11. Quando o exame estiver concluído, solte o parafuso e retire-o na ordem inversa da colocação.
12. Limpe qualquer umidade ou secreção presente na área do períneo e informe à paciente que o procedimento terminou; ajude-a a posicionar-se com conforto.

Avaliação cardíaca fetal

Baseado em evidências

Association of Women's Health, Obstetric and Neonatal Nurses. (Ed.). (2015). *Fetal heart monitoring principles and practices* (5th ed.). Dubuque, IA: Kendall-Hunt Publishing Co.

A avaliação da frequência cardíaca fetal (FCF) foi estabelecida na Europa durante o século XVII e utilizada nos EUA pelo Dr. Edward Hon. Conforme a análise da FCF evoluiu, seu objetivo também foi ampliado.

Os profissionais que cuidam de pacientes durante o trabalho de parto devem ser habilidosos em utilizar a instrumentação correta para o cenário clínico atual, interpretar características e padrões da FCF, aplicar intervenções apropriadas e comunicar tanto dados de rotina quanto dados críticos à equipe perinatal, que determinam as condições do paciente (mãe, feto ou ambos).

Fatores de risco maternos, riscos fetais/neonatais e implicações da frequência cardíaca fetal

Não se pode interpretar suficientemente as variações da FCF sem considerar o impacto da fisiologia e da fisiopatologia materna durante a gestação. As condições maternas que podem afetar negativamente a oxigenação e a perfusão da mãe podem resultar em privação de oxigênio e hipoxemia no feto. Na maioria dos casos, o conjunto mãe/feto consegue tolerar os desafios fisiológicos da gravidez, trabalho de parto e nascimento sem consequências. Sob condições extremas (ataque de asma, convulsão, hemorragia), a gestante desvia o sangue e o oxigênio do útero não vital para os órgãos vitais às custas do feto. Várias condições maternas descritas a seguir explicam os fatores de risco para o feto e as alterações subsequentes na FCF, possivelmente testemunhadas durante o período intraparto.

1. Cardiovascular – doença cardíaca adquirida ou congênita, anemias (células falciformes) ou distúrbios hipertensivos.
   a. *Riscos secundários fetais/neonatais:* pequenos para idade gestacional (PIG), restrição de crescimento intrauterino (RCIU), hidropisia fetal, hipoxemia, diminuição do volume de líquido amniótico (VLA), parto pré-termo (PPT)/nascimento e descolamento de placenta.
   b. *Alterações potenciais da FCF:* taquicardia, bradicardia, variabilidade mínima ou ausente, acelerações ausentes, desacelerações tardias, variáveis, prolongadas ou padrões sinusoidais.
2. Respiratório – *doença crônica:* asma e tabagismo; *doença aguda: status* asmático, síndrome do desconforto respiratório agudo, embolia pulmonar, crise falciforme, embolia do líquido amniótico ou infecções.
   a. *Riscos secundários fetais/neonatais:* PIG, RCIU, hipoxemia, PPT/nascimento e presença de mecônio.
   b. *Alterações potenciais da FCF:* taquicardia, bradicardia, variabilidade mínima ou ausente, acelerações ausentes, desacelerações tardias ou prolongadas.
3. Neurológico – *doença crônica:* epilepsia e subjacente; *doença aguda:* acidente vascular cerebral e eclâmpsia.
   a. *Riscos secundários fetais/neonatais:* hipoxemia e PPT/nascimento.
   b. *Alterações potenciais da FCF:* bradicardia, variabilidade mínima ou ausente, acelerações ausentes, desacelerações tardias ou desacelerações prolongadas.
4. Renal – *doença crônica:* diálise e transplante; *doenças agudas:* necrose tubular aguda, insuficiência renal aguda, desenvolvimento de cálculos, desequilíbrio de líquidos/eletrólitos e infecção.
   a. *Riscos fetais/neonatais secundários:* PIG, RCIU, hipoxemia, VLA diminuído, fluxo sanguíneo umbilical diminuído/revertido e PPT/nascimento. (*Nota:* se prolongado, o desequilíbrio eletrolítico pode afetar adversamente o feto.)
   b. *Alterações potenciais da FCF:* taquicardia, bradicardia, variabilidade mínima ou ausente, acelerações ausentes, desacelerações variáveis, tardias ou prolongadas.
5. Fatores psicossociais e outros fatores de risco – falta de atendimento pré-natal, medicamentos, desnutrição/ganho de peso inadequado, estresse excessivo, violência doméstica e abuso de substâncias (p. ex., álcool, uso de drogas ilícitas).
   a. *Riscos fetais/neonatais secundários:* PIG, RCIU, anomalias congênitas, anomalias placentárias, hipoxemia, diminuição do AFV ou PPT/nascimento.
   b. *Alterações potenciais da FCF:* taquicardia, bradicardia, variabilidade mínima, ausente ou acentuada, acelerações ausentes, desacelerações variáveis, desacelerações tardias ou desacelerações prolongadas.

Instrumentação para monitoramento cardíaco fetal: opções externas

Avaliação da contração uterina por palpação

1. A palpação uterina deve ser realizada periodicamente para validar a adequação e a progressão do trabalho de parto; se aplicável, a palpação também é utilizada para validar as informações recebidas pelo equipamento interno (p. ex., cateter de pressão intrauterino).
2. A intensidade pode ser descrita da seguinte maneira (isso pode ser ensinado à paciente e ao profissional que está conduzindo o trabalho de parto):
   a. O útero cede facilmente: parece a ponta do nariz (intensidade leve).
   b. O útero pode ceder um pouco: parece o queixo (intensidade moderada).
   c. O útero não cede: parece a testa (forte intensidade).
3. Os dados de contração uterina são:
   a. Frequência: início de uma contração até o início da próxima.
   b. Duração: início de uma contração até o fim da mesma contração.
   c. Intensidade: pressão de pico de uma contração.
   d. Tônus em repouso: pressão do útero em repouso ou entre contrações.
4. Benefícios:
   a. Não invasivo; aumenta a interação provedor-paciente; avaliação direta; fácil de usar/ensinar.
   b. Fornece informações sobre frequência relativa, duração, força e tônus em repouso.
   c. Possibilita liberdade de movimento e deambulação para a paciente.
5. Limitações:
   a. Informações subjetivas que resultam em possíveis variações de conduta entre os profissionais.
   b. Nenhum registro permanente para a análise de comparação visual ou colaboração.
   c. As condições clínicas que podem limitar ou alterar a coleta de dados: útero excessivamente estendido (p. ex., gestação múltipla, polidrâmnio (hidrâmnio), macrossomia, miomas uterinos) ou obesidade materna.
6. Procedimento:
   a. Posicione a paciente em posição semi-Fowler ou lateral; coloque um travesseiro sob o quadril de um dos lados para deslocar o útero; explique o procedimento à paciente.
   b. Coloque as pontas dos dedos sobre o abdome da paciente na área do fundo e no ponto de intensidade máxima (nem sempre é na linha média).
   c. Avalie a frequência, a duração, a intensidade e o tônus em repouso da contração uterina.
      i. Achados normais/fase ativa intraparto: frequência menor ou igual a cinco contrações em 10 minutos, média em um período de 30 minutos; duração, menos de 90 a 120 segundos; com intensidade de IUPC inferior a 80 mmHg; tônus em repouso, inferior a 20 a 25 mmHg.
      ii. Achados anormais – taquissistolia, mais de cinco contrações em 10 minutos; hipertonia, intensidade. Com intensidade de IUPC superior a 80 mmHg; tônus em repouso maior que 20 a 25 mmHg ou unidades de Montevidéu (MVUs) maiores que 400.

Avaliação da contração uterina por tocodinamômetro

1. Um *tocodinamômetro* (TOCO, tocotransdutor) detecta alterações na tensão ou no tônus muscular sobre o fundo na camada externa do abdome materno. Os dados eletrônicos são então convertidos em um número e impressos na metade inferior do papel do monitor eletrônico fetal (MEF). No entanto, o posicionamento adequado é essencial para a precisão:
   a. Se a gestação estiver a termo, coloque-o acima do ponto de intensidade máxima na região do fundo do abdome materno.
   b. Se a gestação estiver pré-termo, coloque-o sobre o segmento uterino inferior abaixo do umbigo, geralmente ao lado do aparelho de ultrassonografia, se a apresentação fetal for cefálica.
2. Benefícios:
   a. Não invasivo e fácil de usar.
   b. Detecta o tônus em repouso uterino relativo, a frequência, a intensidade e a duração da contração uterina.

   c. Não requer a ruptura das membranas amnióticas.
   d. Gera um traçado para avaliação futura e manutenção permanente de registros.
3. Limitações:
   a. São coletados dados inespecíficos, sobretudo intensidade e tônus em repouso. O monitoramento uterino externo identifica a frequência e a duração da contração. A intensidade da contração é identificada subjetivamente pela paciente e pela palpação manual.
   b. É difícil obter dados em pacientes com as seguintes condições: obesidade, polidrâmnio, macrossomia, PPT, vômito materno e esforços de expulsão maternos durante o segundo estágio ou durante os procedimentos.
   c. Sensível à localização; o posicionamento pode resultar em informações falsas ou inadequadas.
   d. Sensível ao movimento materno e fetal – pode se sobrepor à forma de onda da contração.
   e. Pode limitar o movimento e a deambulação materna durante o trabalho de parto.
4. Procedimento:
   a. Coloque a paciente em uma posição semi-Fowler ou lateral; coloque um travesseiro sob o quadril de um lado para deslocar o útero; explique o procedimento à paciente e ao parceiro.
   b. Palpe o ponto de intensidade máxima sobre o fundo e prenda o cinto.
   c. Pressione o botão de referência de atividade uterina no MEF entre as contrações para estabelecer o tônus em repouso entre 5 e 15 mmHg.
   d. Palpe o fundo e compare com os dados impressos.
   e. Reposicione o dispositivo periodicamente, conforme necessário, para o conforto da paciente e durante o parto, à medida que o feto desce.
   f. Interprete os dados, registre e comunique os achados.

Avaliação da frequência cardíaca fetal por auscultação

1. A auscultação consiste em uma técnica de contagem de FCF acompanhada por um dispositivo de escuta (fetoscópio ou Doppler). O examinador faz a contagem da FCF por um período especificado (Tabela 37.2).
2. A interpretação dos dados inclui frequência cardíaca basal, ritmo, variabilidade e acelerações e desacelerações da FCF.
3. Os dispositivos para interpretação podem ser Doptone/Doppler, fetoscópio ou estetoscópio de Leffscope ou de Pinard.
4. Capacidade de um fetoscópio – detecta:
   a. Diferenciação entre os batimentos cardíacos fetais e maternos – elimina erros resultantes de morte fetal e do MFE com dispositivo não elétrico (fetoscópio).
   b. Verificação das disritmias da FCF visualizadas no traçado do MFE.
   c. Verificação de anormalidades no traçado do MFE (pode ocorrer divisão ou duplicação devido a uma disritmia).
5. Benefícios:
   a. Resultados neonatais comparáveis aos do MFE, em populações de baixo risco e com a razão enfermeiro-paciente de 1:1.
   b. Não invasivo, fácil de usar e a maioria dos métodos não requer eletricidade.
   c. Aumenta a liberdade de movimento e deambulação da mulher.
   d. A paciente pode ser monitorada se for submersa em água (p. ex., parto na água).
6. Limitações:
   a. Coleta de dados subjetivos; podem existir variações entre os praticantes.
   b. Certas condições podem limitar a capacidade do profissional de avaliar a FCF (obesidade, aumento do movimento fetal ou líquido amniótico).
   c. Não é possível avaliar a variabilidade da FCF ou desacelerações ou acelerações periódicas/episódicas.
   d. Falta de gravação contínua em monitor para análise visual comparativa.
   e. Requer treinamento, prática e habilidade para a avaliação auditiva.
   f. Requer uma razão enfermeiro-paciente de 1:1 durante o intraparto; portanto, pode criar a necessidade de aumentar ou realinhar a equipe.
7. Procedimento:
   a. Coloque a gestante em uma posição semi-Fowler ou lateral; coloque um travesseiro sob o quadril de um lado para deslocar o útero; explique o procedimento à paciente e ao parceiro.
   b. Palpe o abdome materno para localizar as costas fetais usando as manobras de Leopold (ver p. 1013). A Figura 37.9 descreve a localização da FCF e as posições fetais correspondentes.
   c. Ao usar o dispositivo Doppler, aplique gel de condução na parte inferior do dispositivo.
   d. Posicione o sino do fetoscópio ou Doppler na área do abdome, onde é possível ouvir o máximo de sons cardíacos fetais, geralmente nas costas ou no peito do feto. Se estiver usando um fetoscópio, faça uma pressão firme. Se estiver usando o dispositivo Doppler, evite os ruídos de fricção causados pelos dedos na área da superfície abdominal.
   e. Verifique e compare a frequência cardíaca materna (pulso radial) com a FCF; confirme a diferenciação.
   f. Palpe simultaneamente as contrações uterinas e compare com os dados da FCF.
   g. Faça a diferenciação entre frequência cardíaca/som fetal e outros sons abdominais.

Tabela 37.2 Frequência de auscultação: avaliação e documentação recomendadas.

Organização	Fase latente	Fase ativa	Segundo estágio
ACOG			
Baixo risco	–	A cada 30 min	A cada 15 min
Alto risco	–	A cada15 min	A cada 5 min
AWHONN			
Baixo risco	–	A cada 30 min	A cada 15 min
Alto risco	–	A cada 15 min	A cada 5 min
SOGC	Regularmente após a ruptura das membranas ou quando há uma alteração clinicamente significativa.	A cada 15 min	A cada 5 min quando começarem os esforços de expulsão.

Verifique a frequência cardíaca fetal (FCF) antes do início dos procedimentos de indução do parto, deambulação, administração de medicamentos, administração ou início de analgesia ou anestesia e transferência ou alta da paciente. Verifique a FCF após a admissão da paciente, a ruptura artificial ou espontânea das membranas, a deambulação, o reconhecimento de padrões de atividade uterina anormal e a administração de medicamentos. ACOG, *American College of Obstetrics and Gynecologists*; AWHONN, *Association of Women's Health, Obstetric and Neonatal Nurses*; SOGC, *Society of Obstetrics and Gynecology of Canada*.

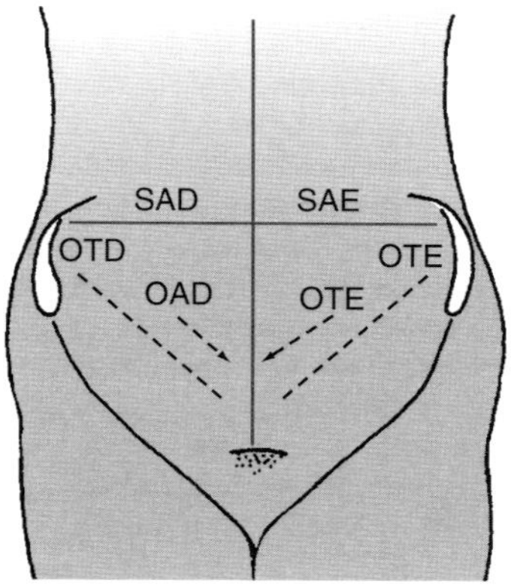

Figura 37.9 Localização dos sons cardíacos fetais na parede abdominal, indicando possíveis as posições fetais correspondentes e os efeitos da rotação interna do feto. SAD, sacro anterior direito; SAE, sacro anterior esquerdo; OTD, occipúcio transverso direito; OTE, occipúcio transverso esquerdo; OAD, occipúcio anterior direito; OTE; occipúcio transverso esquerdo.

i. FCF – um som rápido de relógio ou galope.
ii. Sopro uterino – um murmúrio suave, causado pela passagem de sangue através dos vasos uterinos dilatados; sincronizado com o pulso materno.
iii. Sopro funicular (ruído uterino) – um som sibilante produzido pela passagem de sangue pelas artérias umbilicais; sincronizado com a FCF.

h. Faça a contagem da FCF entre as contrações por pelo menos 30 a 60 segundos (para a Society of Obstetricians and Gynaecologists of Canada, por 60 segundos).
i. Interprete os achados para incluir taxa basal, ritmo e aumento ou diminuição da FCF; é indicada uma avaliação adicional via MEF se:
   i. FCF basal inferior a 110 ou superior a 160, ritmo irregular e reduções abruptas ou graduais na FCF durante, imediatamente após ou 30 segundos depois de uma contração.
j. Registre e comunique os achados à paciente e a seu acompanhante.
k. Comunique achados anormais ao médico responsável imediatamente.

8. Intervenções para solução de problemas:
   a. Verifique a posição; utilize as manobras de Leopold para verificar a posição fetal.
   b. Avalie os quatro quadrantes do abdome materno lentamente; pode existir má apresentação ou morte fetal.
   c. Reposicionar a paciente pode reposicionar o feto.
   d. Confirme e compare os dados com o pulso materno.
   e. Use opções alternativas de equipamento (p. ex., MEF) se não for possível avaliar.
   f. Consulte outros membros da equipe perinatal (equipe de atendimento à mulher) e notifique o médico conforme necessário.
   g. Gestação múltipla requer um profundo senso de ausculta; cada FCF deve ser registrado de acordo com a localização. Por exemplo, bebê A/# 1 = quadrante inferior esquerdo, 150 bpm; bebê B/# 2 = quadrante superior direito, 120 bpm. A ultrassonografia pode ser necessária para separar as diferentes FCFs.

Avaliação da frequência cardíaca fetal por transdutor de ultrassom

O monitoramento da FCF via transdutor de ultrassom possibilita a detecção de taxa basal, variabilidade, acelerações e desacelerações da FCF.

1. Benefícios:
   a. Não invasivo.
   b. Não é necessária a ruptura de membranas.
   c. Fornece registro permanente para revisão e colaboração.
2. Limitações:
   a. A transmissão do sinal pode ser influenciada por obesidade materna, polidrâmnio ou colocação anterior da placenta, fornecendo um sinal fraco, ausente ou falso.
   b. Restringe a mobilidade materna.
   c. O movimento materno e fetal episódico pode interferir na gravação contínua.
   d. Pode ocorrer meia ou dupla contagem da FCF, principalmente com taquicardia ou bradicardia fetal.
   e. Pode registrar o pulso materno com morte fetal intrauterina não diagnosticada; sempre valide e compare os dados com o pulso materno.
3. Procedimento:
   a. Reúna o equipamento, explique o procedimento à gestante e execute as manobras de Leopold para localizar as costas ou o tórax fetal (ponto de máxima intensidade [PMI]).
   b. Lubrifique a superfície do transdutor com uma fina camada de gel ultrassônico para auxiliar na transmissão dos sons. Coloque o transdutor sobre o PMI.
   c. Reajuste o dispositivo periodicamente para maximizar a qualidade do sinal. Mantenha registro constante de dados sobre a FCF da maneira mais precisa possível durante o trabalho de parto.

Equipamentos para monitoramento cardíaco fetal: opções internas

Avaliação da contração uterina por cateter de pressão intrauterina

O cateter de pressão intrauterino (CPIU) é a técnica mais objetiva para avaliar todas as características e padrões de contração uterina. O dispositivo pode ser utilizado para teste do líquido amniótico e para realizar uma infusão intraparto. Os CPIUs são cateteres preenchidos com líquidos ou com ponta sólida. Atualmente, não há indicação absoluta para o uso do CPIU no trabalho de parto. Embora não seja necessário, muitos profissionais utilizam esse dispositivo durante o trabalho de parto de uma mulher com uma cicatriz uterina anterior (p. ex., parto vaginal após cesariana). Os CPIUs costumam ser colocados pelo profissional de saúde.

1. Benefícios (cateteres preenchidos de líquido e com ponta sólida):
   a. Utilizado para calcular as MVUs. A atividade uterina (frequência, duração, intensidade e tônus em repouso) pode ser calculada e registrada usando mmHg e MVUs. As MVUs são determinadas subtraindo o tônus em repouso do útero do pico de pressão da contração (em mmHg) para cada contração que ocorre em um período de 10 minutos. Esses números são então somados para calcular o número total de MVUs durante esse período de 10 minutos. Os dados do CPIU também devem ser verificados periodicamente com relação à palpação manual até o parto.
   b. Auxilia na interpretação da FCF (p. ex., comparação de uma desaceleração variável *vs.* tardia).
   c. Rastreamento gerado como parte permanente do prontuário médico.
   d. Oferece um acesso para amostragem de líquido amniótico e amnioinfusão.
   e. Ponta sólida – instalação fácil e rápida com menos artefatos de pressão.
   f. Cheio de líquido – mais barato; registros mais precisos, se instalado corretamente.
2. Limitações (cateteres preenchidos de líquido e com ponta sólida):
   a. Ruptura de membranas (RDM) e dilatação cervical adequada são necessárias para a inserção.
   b. Procedimento invasivo.
   c. Aumento do risco de infecção uterina.

d. A inserção inadequada pode levar a trauma físico materno ou fetal (ou seja, perfuração uterina, prolapso do cordão uterino, colocação extraovular).
e. Limita a deambulação materna durante o parto.
f. Pode ser contraindicado quando há sangramento vaginal e infecção, caso em que a RDM é desencorajada para evitar transmissões materno-fetais (p. ex., vírus da imunodeficiência humana [HIV], herpes, estreptococos do grupo B).
g. Podem ocorrer diferenças nas leituras entre os cateteres preenchidos de líquido e com ponta de sensor.
h. Ponta sólida – leituras de pressão mais altas que os cateteres preenchidos de líquido.
i. Cheio de líquido – configuração demorada; pode ser difícil de manter com o reposicionamento materno; pode ficar comprimido entre a parede uterina e o feto, distorcendo a forma de onda.

3. Contraindicações: placenta prévia, herpes vaginal ou cervical ativo, hepatite ativa ou infecção pelo HIV e sangramento vaginal ativo.

Avaliação do coração fetal por eletrodo espiral fetal

O uso do *eletrodo espiral fetal* (EEF) para monitorar a FCF possibilita a detecção de taxa basal, variabilidade, acelerações, desacelerações e disritmias da FCF. As indicações para uso durante o trabalho de parto são a FCF não detectada ou resultados anormais por meio de um dispositivo externo.

1. Contraindicações:
   a. Apresentações de face, ombro, composta ou pés pendentes.
   b. Não é possível identificar a parte de apresentação.
   c. Presença de placenta prévia; herpes vaginal ou cervical ativo; hepatite ativa ou infecção pelo HIV; sangramento vaginal ativo; ou padrão de FCF da categoria III.
2. Benefícios:
   a. Capacidade de detectar características da FCF para contemplar disritmias e variabilidade direta da FCF.
   b. A mudança de posição materna não altera a qualidade do rastreamento.
   c. Detecção contínua da FCF; gravação permanente no prontuário.
   d. Maior conforto materno com remoção do cinto abdominal do dispositivo externo.
3. Limitações:
   a. Procedimento invasivo; requer RDM, dilatação cervical e parte de apresentação fetal acessível/apropriada.
   b. Risco potencialmente pequeno de hemorragia, lesão ou infecção fetal.
   c. Pode registrar a frequência cardíaca materna na presença de morte fetal.
   d. Arritmias fetais podem ser perdidas (não detectadas) se o botão de ativação do eletrocardiograma ou MEF estiver ativado.
   e. É necessário um ambiente úmido para a detecção da FCF.
   f. Podem ocorrer interferências eletrônicas e artefatos (p. ex., podem ficar emaranhados no cabelo fetal).
4. Procedimento:
   a. Reúna o equipamento e explique o procedimento à paciente.
   b. Execute o teste MEF se estiver ativando o MEF pela primeira vez.
   c. Abra o pacote FSE utilizando a técnica estéril e coloque a luva estéril na mão dominante.
   d. Após a conclusão de um exame cervical, mantenha a mão dentro do colo do útero com o segundo e o terceiro dedos pressionados contra a parte de apresentação fetal, evitando a face, a genitália e as fontanelas.
   e. Pressione o cateter contra a parte de apresentação e gire no sentido horário uma volta completa, aperte o dispositivo de travamento no final, remova o introdutor e conecte-o ao MEF enquanto segura o abdome materno ou a parte interna da coxa.
   f. Interprete e documente os dados.

Interpretação da frequência cardíaca fetal

Baseado em evidências

Association of Women's Health, Obstetric and Neonatal Nurses. (Ed.). (2015). *Fetal heart monitoring principles and practices* (5th ed.). Dubuque, IA: Kendall-Hunt Publishing Co.

American College of Obstetricians and Gynecologists. (2010/Reaffirmed 2017). *Management of intrapartum fetal heart rate tracings* (Practice Bulletin #116). Washington, DC: Author.

American College of Obstetricians and Gynecologists. (2009/Reaffirmed 2017). *Intrapartum fetal heart rate monitoring: Nomenclature, interpretation, and general management principles* (Practice Bulletin #106). Washington, DC: Author.

Os seguintes critérios de interpretação da FCF atendem à terminologia, à atualização e às diretrizes atuais do *National Institute of Child Health and Human Development* (NICHD) adotadas pelo *American College of Obstetricians and Gynecologists and Association of Women's Health, Obstetric and Neonatal Nurses* em 2005, bem como atualizações de gerenciamento pela ACOG em 2009 e 2010, reafirmadas pela ACOG 2017.

Linha basal da frequência cardíaca fetal

1. *Frequência cardíaca fetal basal* (FCFB) é a FCF média aproximada arredondada para incrementos de 5 bpm durante um intervalo de 10 minutos e excluindo alterações periódicas/episódicas, períodos de variabilidade acentuada da FCF e segmentos da linha basal que diferem mais de 25 bpm; recomenda-se a interpretação entre as contrações, mas não obrigatória.
2. Registrado como apenas um número.
3. FCFB normal, 110 a 160 bpm; taquicardia, mais de 160 bpm por 10 minutos ou mais; bradicardia, menos de 110 bpm por 10 minutos ou mais.
4. Em qualquer intervalo de 10 minutos, a duração basal mínima deve ser de pelo menos 2 minutos ou o valor basal para esse período é indeterminado. Nesse caso, pode ser necessário consultar o intervalo anterior de 10 minutos para determinar o valor basal. Dois minutos consecutivos são recomendados, mas não obrigatórios.
5. A FCFB é calculada determinando primeiro o intervalo de FCFV e depois calculando a média em incrementos de 5 (se FCFV for igual a 10 [ou seja, 140 a 150], FCFB média = 145; se FCFV for igual a 15 [ou seja, 120 a 135]), média = 7,5, arredondar para FCFB de 130).
6. As variações da taxa basal normal são taquicardia, bradicardia e padrões sinusoidais.

Taquicardia

1. Etiologia – causas maternas:
   a. Febre materna.
   b. Infecção materna.
   c. Desidratação.
   d. Hipertireoidismo.
   e. Epinefrina ou ansiedade endógena.
   f. Medicamentos.
      i. Simpaticomiméticos (p. ex., terbutalina, albuterol, epinefrina, efedrina).
      ii. Parassimpaticomiméticos (p. ex., atropina, hidralazina, fenotiazinas, hidroxizina).
      iii. Agentes inotrópicos positivos selecionados (dobutamina e substâncias cronotrópicas positivas).
      iv. Medicamentos comercializados sem prescrição (descongestionantes, inibidores de apetite e cafeína).
      v. Drogas ilícitas (cocaína, metanfetaminas e heroína).
      vi. Nicotina, se inalada (se inalada, a nicotina pode aumentar a FCF; se absorvida através de um adesivo de nicotina, pode diminuir a FCF).

vii. Agentes de melhoria do trabalho de parto (p. ex., ocitocina, misoprostol), levando a padrões de contração uterina anormais persistentes.

2. Etiologia – causas fetais:
   a. Infecção.
   b. Atividade fetal ou estimulação.
   c. Resposta compensatória à hipoxemia precoce/aguda.
   d. Hipertireoidismo fetal.
   e. Taquiarritmias fetais (taquicardia supraventricular).
   f. Prematuridade.
   g. Anomalias congênitas – anormalidades cardíacas ou insuficiência cardíaca.
   h. Anemia.
3. Intervenções:
   a. Monitore os sinais vitais: temperatura e pulso maternos; comparar com os dados da FCF.
   b. Avalie a hidratação materna (inicie ou aumente a hidratação venosa, conforme necessário).
   c. Diminua a temperatura materna, se elevada, através de um antipirético, conforme prescrito.
   d. Diminua a ansiedade materna, explique o tratamento, forneça medidas de conforto e ajude nas técnicas de respiração/relaxamento.
   e. Avalie as características adicionais da FCF: se houver desaceleração, considere a necessidade de:
      i. Colocar a paciente em decúbito lateral.
      ii. Administrar oxigênio via máscara facial (8 a 10 ℓ/minuto); o uso prolongado não é recomendado.
      iii. Avalie o histórico e o uso de medicamentos.
      iv. Avalie a presença de taquidisritmia.
      v. Se auscultar, aplique MEF, conforme necessário.
      vi. Notifique o médico e a equipe perinatal.

Bradicardia

A bradicardia no feto pode resultar de condições maternas ou fetais e definida como inferior a 110 bpm por 10 minutos ou mais. Define-se a bradicardia grave como FCF menor que 60 bpm. A bradicardia súbita e sustentada acompanhada de variabilidade ausente da FCF (FCFV) apresenta o maior risco de morbimortalidade fetal e neonatal.

1. Etiologia – causas maternas:
   a. Agentes betabloqueadores (propranolol).
   b. Doença do tecido conjuntivo (lúpus eritematoso sistêmico).
   c. Hipoglicemia materna prolongada.
   d. Hipotensão materna (relacionado com decúbito dorsal, hipovolemia).
   e. Hipotermia.
   f. Anestésicos (epidural, espinal, pudendo ou paracervical).
   g. Condições que podem causar comprometimento cardiopulmonar materno agudo (embolia do líquido amniótico, embolia pulmonar, isquemia vascular cerebral, hemorragia, ruptura uterina, trauma físico).
2. Etiologia – causas fetais:
   a. Bloqueio cardíaco congênito.
   b. Sistema nervoso parassimpático maduro (pós-gestação).
   c. Hipoxemia aguda.
   d. Anomalias cardíacas estruturais.
   e. Oxigenação fetal prejudicada: (p. ex., oclusão do cordão umbilical, prolapso do cordão umbilical, ruptura uterina, descolamento de placenta).
   f. Evento sentinela materno ou fetal precipitando hipoxia.
3. Causas hipóxicas: prolapso ou compressão do cordão umbilical, ruptura uterina, hemorragia materna, hipoglicemia materna prolongada, descolamento da placenta, trauma físico materno e padrões de contração uterina anormais persistentes (ou seja, taquissistolia). Um padrão de FCF categoria III de bradicardia longa e grave, acompanhado de ausência de variabilidade da FCF, pode levar a lesão permanente no sistema nervoso central (SNC) ou morte do feto ou recém-nascido.
4. Intervenções:
   a. Validar a frequência cardíaca materna com relação à FCF com oximetria de pulso, se disponível; validar se o feto tiver bloqueio cardíaco completo.
   b. Realize um exame vaginal para avaliar o prolapso do cordão umbilical.
   c. Avalie os sinais vitais maternos para descartar hipotensão; aumente o volume de líquidos.
   d. Avalie a variabilidade da FCF e outras características – considere:
      i. Mudança de posição lateral materna.
      ii. Interrompa a administração de ocitocina ou agentes de aumento.
      iii. Modifique as técnicas de expulsão maternas ou interrupção do esforço de expulsão durante o segundo estágio do trabalho de parto até que a FCF se resolva.
      iv. Administre oxigênio via máscara facial (8 a 10 ℓ/minuto), conforme prescrito; o uso prolongado não é recomendado.
   e. Se auscultar, aplique MEF para avaliar a variabilidade da FCF.
   f. Notifique o médico e a equipe perinatal.

Sinusoidal

1. Esse padrão difere da variabilidade, pois apresenta um padrão senoidal suave (deformações iguais acima e abaixo da FCFB) de frequência e amplitude regulares e é excluído na definição de variabilidade; descrito como *sinusoidal* ou *pseudossinusoidal* (*induzido por medicação*).
2. Etiologia:
   a. Anemia fetal grave: isoimunização Rh.
   b. Hemorragia fetal-materna.
   c. Hipoxia ou asfixia fetal grave.
   d. Administração materna de opioides; pode levar a um padrão pseudossinusoidal.
3. Intervenções:
   a. Posicionamento lateral.
   b. Administrar hidratação venosa.
   c. Administrar oxigênio via máscara facial (8 a 10 ℓ/minuto); o uso prolongado não é recomendado.
   d. Avalie a paciente quanto a hemorragia e trate de acordo.
   e. Notifique o médico e a equipe perinatal.
   f. Se a etiologia indicar, considere:
      i. Teste de Kleihauer-Betke para avaliar eritrócitos fetais no sangue materno devido à hemorragia.
      ii. Parto rápido.

Variabilidade da frequência cardíaca fetal

1. A *variabilidade da frequência cardíaca fetal* (VFCF) é o resultado de impulsos elétricos recebidos pelo músculo cardíaco proveniente do bulbo do tronco cerebral. O bulbo recebe informações do sistema nervoso parassimpático (lento) e simpático (rápido); o efeito combinado leva a um impulso cíclico da frequência cardíaca ao longo do tempo (a frequência cardíaca nunca é estática, a menos que ocorra dano permanente ao SNC). A oxigenação deve permanecer constante para que ocorra comunicação entre o SNC e o músculo cardíaco.
2. No momento da observação, a variabilidade indica a oxigenação adequada do SNC fetal.
3. A VFCF é definida como flutuações na FCF da linha basal. Essas flutuações são irregulares em amplitude e frequência e são quantificadas visualmente como a *amplitude da variação pico a vale* (geralmente, a amplitude é metade do valor de pico a vale em uma onda) em batimentos por minuto, da seguinte maneira:
   a. VFCF ausente – indetectável.

   b. VFCF mínima – mais do que indetectável, porém menor ou igual a 5 bpm.
   c. VFCF moderada – 6 a 25 bpm.
   d. VFCF acentuada – mais de 25 bpm.
4. O cálculo da faixa de VFCF é determinado pela variação média de pico a vale arredondada a incrementos de 5 bpm (p. ex., 120 a 135, 115 a 130, 150 a 155); a média é relatada como o VFCF.
5. A variabilidade ausente ou mínima pode ser devida a gestação pré-termo (menos de 28 a 32 semanas), alteração na função do sistema nervoso, medicamentos, padrões anormais de contração uterina ou oxigenação inadequada.
6. Estados normais de sono e vigília, medicamentos, álcool e drogas ilícitas que causam danos neurológicos fetais; morfina; metadona; anomalias; e insultos anteriores que danificaram o cérebro fetal podem afetar a variabilidade da linha de base.
7. A FCFV moderada, mesmo quando há desacelerações, está fortemente associada (98%) a um pH do sangue do cordão umbilical superior a 7,15 (não acidêmico) ou a um recém-nascido vigoroso (índice de Apgar $\geq$ 7 aos 5 minutos).
8. Achados anormais: períodos prolongados de FCFV ausente, mínima ou acentuada; se a ausência de FCFV for acompanhada de desacelerações recorrentes (tardias, variáveis ou prolongadas), pode resultar em morbidade ou mortalidade fetal ou neonatal.
9. Intervenções para o padrão de categoria III: desacelerações recorrentes tardias, variáveis ou prolongadas, acompanhadas de ausência de FCFV (causada por disfunção do SNC, hipoxia, asfixia):
   a. Notificação ao médico responsável e à equipe perinatal para um parto rápido.
   b. Prepare-se para um parto imediato e rápido; o tipo de parto depende das condições clínicas.
   c. Interrompa a administração de ocitocina, se aplicável.
   d. Avalie os sinais vitais maternos (inicie/aumente a infusão IV, conforme a necessidade).
   e. Administre oxigênio via máscara facial (8 a 10 ℓ/minuto); não se recomenda o uso prolongado.
   f. Mude a posição de decúbito lateral materna.
10. Intervenções para FCFV mínima (causada por estado de sono, medicamentos, hipoxia, disfunção do SNC, disritmias):
   a. Descartar causas não hipóxicas: estado de sono e medicamentos.
   b. Se a FCFV mínima for acompanhada de desacelerações recorrentes tardias, variáveis ou prolongadas, será concedido um tempo maior para concluir todas as intervenções descritas em 9ª a f (parágrafo anterior).
   c. Se o padrão não apresentar resolução dentro de 60 a 90 minutos, recomenda-se o parto pelo método mais rápido.
11. Intervenções para FCFV acentuada (possivelmente causada por compressão do cordão, liberação excessiva de catecolaminas fetais, asfixia): as mesmas recomendadas para a FCFV mínima.

Padrões periódicos/episódicos da frequência cardíaca fetal

As alterações periódicas ou episódicas são aumentos ou diminuições visualmente aparentes na FCFB na forma de uma aceleração ou uma desaceleração. Sua duração é superior a 15 segundos e inferior a 2 minutos. Após 2 minutos, devem ser considerados prolongados. Se a duração exceder a 10 minutos, ocorreu uma alteração na taxa de linha de base.

Os padrões *periódicos* ocorrem simultaneamente às contrações e os padrões *episódicos*, na ausência de contrações. Os padrões periódicos e episódicos são distinguidos com base nas formas de onda, atualmente aceitas como "abruptas" (o início do pico ou o nadir [ponto mais baixo] é inferior a 30 segundos) ou "graduais" (o início do nadir é igual ou superior a 30 segundos). As desacelerações são definidas como recorrentes se aparecerem com 50% ou mais das contrações uterinas em qualquer período de 20 minutos ou intermitentes, se ocorrerem em menos de 50% das contrações uterinas, em qualquer período de 20 minutos.

1. Aceleração: aumento abrupto visualmente aparente da FCF acima da taxa de referência; calculado a partir do FCFB determinado mais recentemente.
   a. Os seguintes critérios refletem as implicações da idade gestacional:
      i. Termo (maior ou igual a 32 semanas): o pico de aceleração é 15 ou mais batimentos/minuto (bpm) acima da linha de base da FCF e 15 segundos ou mais de duração, porém menos de 2 minutos.
      ii. Pré-termo (menos de 32 semanas): o pico de aceleração mostra-se de pelo menos 10 bpm acima da linha de base da FCF e de pelo menos 10 segundos de duração, porém menos de 2 minutos.
      iii. Prolongado: duração de 2 minutos ou mais, porém menos de 10 minutos.
   b. Etiologia: movimento fetal, contração uterina, oclusão parcial do cordão umbilical, apresentação pélvica, posição occipitoposterior do vértice fetal, exame vaginal, estimulação do couro cabeludo fetal, após aplicação de estimulador vibroacústico e aplicação de FSE.
   c. As acelerações estão associadas a um feto não hipóxico e a um pH fetal normal no momento da observação.
   d. Intervenções – nenhuma é necessária.
2. Desaceleração precoce – diminuição visualmente aparente e retorno gradual em geral simétrico da FCF, associada a uma contração uterina; calculada a partir da porção determinada mais recentemente da linha de base da FCF. É coincidente no tempo, com o nadir da desaceleração ocorrendo com o pico de uma contração. Na maioria dos casos, o início, o nadir e a recuperação da desaceleração ocorrem com o início, o pico e o fim da contração, respectivamente.
   a. Fisiologia – compressão da cabeça, causando uma resposta vagal. É um padrão benigno e não está associado a hipoxemia fetal; pode evoluir para desacelerações variáveis.
   b. Intervenções – nenhuma é necessária.
3. Desacelerações tardias – visualmente aparente, geralmente diminuição gradual simétrica e retorno da FCF associada a uma contração uterina. Calcula-se a diminuição da FCF desde o início até o nadir da desaceleração. A desaceleração é atrasada no tempo, com o nadir da desaceleração ocorrendo após o pico da contração. Na maioria dos casos, o início, o nadir e a recuperação da desaceleração ocorrem após o início, o pico e o término da contração, respectivamente.
   a. Fisiologia.
      i. Reflexo – estimulação quimiorreceptora, levando à diminuição transitória da FCF acompanhada pela FCF normal e variabilidade moderada. A posição da mãe em decúbito ventral prolongado pode precipitar desacelerações tardias nos reflexos; reposicionar a paciente lateralmente frequentemente faz com que este padrão desapareça.
      ii. Depressão miocárdica – a diminuição da transferência de oxigênio na interface placentária pode levar à insuficiência uteroplacentária (IUP). Períodos prolongados de IUP podem levar à hipoxia fetal progressiva e acidose metabólica. A acidose metabólica pode influenciar diretamente a condução elétrica e o desempenho do coração fetal, causando depressão miocárdica direta. Essas desacelerações tardias são "mediadas pelo miocárdio" e podem ser acompanhadas por alteração na linha basal do coração fetal (taquicardia ou bradicardia), variabilidade ausente ou mínima e ausência de acelerações, geralmente indicativas de um feto em acidemia metabólica. Um padrão de FCF de categoria III de desacelerações tardias recorrentes acompanhadas por FCFV ausente requer o parto imediato pela via mais rápida.
   b. Fatores maternos que podem promover IUP:
      i. Hipotensão (também pode estar associada a desacelerações tardias reflexas).

ii. Hipertensão grave.
iii. Alterações da placenta que podem afetar as trocas gasosas uteroplacentárias (p. ex., pós-maturidade, envelhecimento prematuro da placenta, calcificação, descolamento da placenta, placenta prévia ou malformações placentárias).
iv. Distúrbios fisiológicos que podem estar associados à diminuição da saturação materna de oxigênio ou dos níveis de hemoglobina (p. ex., ataque de asma, doença cardiopulmonar ou trauma físico).
v. Padrões anormais persistentes de contração uterina (p. ex., taquissistolia, tetania ou hipertonia).

c. Intervenções – destinadas a aumentar a perfusão uteroplacentária, corrigindo a causa.
i. Alterar a posição materna: posição lateral (direita ou esquerda) ou joelho flexionados contra o tórax.
ii. Corrija a hipotensão materna com hidratação e/ou medicação.
iii. Interrompa a estimulação do parto ou o uso de agentes de amadurecimento cervical.
iv. Administre oxigênio por máscara facial de 8 a 10 ℓ/minuto por meio de uma máscara de válvula unidirecional; não se recomenda o uso prolongado.
v. Se apresentar o padrão FCF de categoria III de desacelerações tardias recorrentes acompanhadas por FCFV ausente, é necessário o parto imediato pela via mais rápida. Indica-se a notificação do médico responsável e da equipe perinatal. Devem ser feitos os preparativos para o parto de emergência.

4. Desaceleração variável – a diminuição abrupta visualmente aparente da FCF desde o início da desaceleração até o início do nadir da FCF é inferior a 30 segundos. Quando desacelerações variáveis estão associadas a contrações uterinas, seu início, sua profundidade e sua duração geralmente variam com sucessivas contrações uterinas. É importante observar que as desacelerações variáveis têm formato, duração e retorno a níveis basais. As desacelerações variáveis graves duram mais de 60 segundos e menos de 2 minutos e caem mais de 70 batimentos abaixo da FCFB. Portanto, a profundidade da desaceleração correlaciona-se com o grau de acidemia.
a. Fisiologia – diminuição da perfusão do cordão umbilical, resultante de compressão ou estiramento. A compressão pode resultar de posicionamento materno, prolapso do cordão umbilical, encarceramento do cordão umbilical, trabalho de parto no segundo estágio, cordão curto e nó verdadeiro no cordão.
b. Intervenções.
i. Mude a posição materna, que pode desprender o cordão ocluído.
ii. Realize um exame vaginal para avaliar prolapso do cordão ou parto iminente.
iii. Se houver prolapso, eleve a parte do cordão enquanto palpa o pulso umbilical para avaliar a FCF.
iv. Infusão de âmnio, se apropriado.
v. Diminua ou interrompa a ocitocina, se apropriado.
vi. Forneça oxigênio pela máscara facial de 8 a 10 ℓ/minuto; não se recomenda o uso prolongado.
vii. Interrompa ou altere a técnica de expulsão no segundo estágio se ocorrerem variáveis repetitivas e graves durante este estágio.
viii. Se houver padrão FCF de categoria III de desacelerações variáveis recorrentes acompanhadas de FCFV ausente, o parto deve ser realizado imediatamente pela via mais rápida. Indica-se a notificação do médico responsável e da equipe perinatal. Devem ser realizados os preparativos para o parto de emergência.

5. Desaceleração prolongada – diminuição da FCF detectável de pelo menos 15 bpm ou mais abaixo da linha de base e com duração maior que 2 minutos, ainda que menor do que 10 minutos.
a. Fisiologia – as causas podem refletir uma fisiopatologia semelhante à de uma desaceleração tardia ou variável.
b. Intervenções – se tiverem mais de 4 a 5 minutos e causarem problemas desconhecidos ou não resolvidos, a equipe perinatal deve se preparar para um parto de emergência.

6. Registre todas os achados e classifique os padrões como normal (FCF categoria I), indeterminado (FCF categoria II) ou anormal (FCF categoria III) de acordo com as diretrizes do NICHD (consulte a Tabela 37.3).

Baseado em evidências
AWHONN. (2014). *Women's health and perinatal nursing care quality refined draft specifications.* Washington, DC: Author.

Tabela 37.3 Sistema de interpretação da frequência cardiofetal por três indicadores.

Categoria	Padrões FCF
Categoria I: padrões normais.	Frequência basal: 110 a 160 bpm. Variabilidade inicial da FCF: moderada. Desacelerações tardias ou variáveis: ausentes. Desacelerações precoces: presentes ou ausentes. Acelerações: presentes ou ausentes.
Categoria II: padrões indeterminados (inclui todos os traçados não classificados nas categorias I ou III).	Bradicardia não acompanhada por variabilidade ausente da frequência basal. Taquicardia. Variabilidade mínima. Variabilidade ausente, não acompanhada de desacelerações recorrentes. Variabilidade acentuada. Ausência de acelerações induzidas após estimulação fetal. Desacelerações variáveis recorrentes, acompanhadas de variabilidade mínima ou moderada. Desacelerações prolongadas. Desacelerações tardias recorrentes com variabilidade moderada. Desacelerações variáveis com outras características, como retorno lento à frequência basal, *overshoots* ou "ombros".
Categoria III: padrões anormais.	Variabilidade ausente acrescida de uma das seguintes alterações: • Desacelerações tardias ou variáveis recorrentes • Bradicardia • Padrão sinusoidal.

Alerta de transição de cuidado

As unidades obstétricas devem ter políticas e procedimentos abrangentes, detalhando as práticas de suporte ao parto e trabalho de parto baseadas em evidências e nas diretrizes da AWHONN e da ACOG. As pesquisas demonstram que os resultados materno-fetais, as taxas de readmissão hospitalar e a satisfação da paciente com a experiência do parto são melhores com o apoio contínuo da enfermagem.

Primeiro estágio do trabalho de parto: fase latente (0 a 3 cm)

Diagnósticos de enfermagem

- Volume de fluido deficiente, relacionado com ingestão oral reduzida, restrições dietéticas e demandas calóricas durante o trabalho de parto
- Ansiedade, relacionada com a preocupação consigo e com o feto
- Dor aguda, relacionada com contrações uterinas, posição do feto e progressão do trabalho de parto
- Déficit de conhecimento, relacionado com o uso seguro e eficaz de intervenções alternativas.

Intervenções de enfermagem

Manutenção da nutrição e da hidratação

1. Dê líquidos transparentes e cubos de gelo, conforme permitido.
2. Puncione a veia periférica e infunda soluções, se solicitado.
3. Avalie a ingestão e o débito e verifique a urina para cetonas e glicose, de acordo com a política da instituição.

Alívio da ansiedade

1. Estabeleça um relacionamento com a gestante, o parceiro e as pessoas que a apoiam.
2. Informe a gestante, o parceiro e as pessoas que a apoiam sobre o *status* materno-fetal e o progresso do trabalho de parto periodicamente durante o processo. Assegure a permissão apropriada para o compartilhamento de informações.
3. Explique todos os procedimentos e equipamentos utilizados durante o trabalho de parto; responda a perguntas; e ofereça suporte.
4. Revise o plano de nascimento e explique as justificativas para as revisões necessárias, se aplicável. Promova a participação do parceiro/pessoa que a apoia na experiência.
5. Monitore os sinais vitais maternos conforme a condição da gestante o justifique.
   a. Temperatura a cada 2 a 4 horas, a menos que esteja elevada ou que as membranas estejam rompidas, e a cada 1 a 2 horas por política da instituição.
   b. Pulso e respiração, conforme indicado por política da instituição, condição médica ou administração de medicamentos (p. ex., infusões de ocitocina ou sulfato de magnésio).
   c. A PA costuma ser aferida a cada hora, a menos que exista hipertensão ou hipotensão ou se a mulher recebeu medicação para dor ou anestesia; depois, avalie com mais frequência com base nos resultados ou conforme indicado.
6. Monitore a FCF periodicamente de acordo com a política da instituição (Tabela 37.2).

Promoção do conforto

1. Incentive a deambulação e o reposicionamento frequente, conforme tolerado.
2. Incentive atividades diversificadas, como ler, conversar, assistir à TV, jogar cartas e ouvir música.
3. Revise, avalie e ensine técnicas de respiração adequadas:
   a. Respiração torácica lenta (ritmo lento/) – relaxe, respire profundamente e expire lenta e completamente. Respire fundo, lentamente, ritmicamente, durante toda a contração. Média de 10 a 12 respirações/minuto. Respire lenta e profundamente pelo nariz e expire pelo nariz ou lábios levemente franzidos.
   b. Respiração com ritmo modificado – usada quando a respiração torácica lenta não é mais efetiva, geralmente conforme o trabalho de parto progride. Respire fundo e expire lenta e completamente. À medida que as contrações se intensificam, respire com respirações superficiais mais frequentes durante uma contração. Na conclusão da contração, respire fundo e expire lentamente. Mantenha um ritmo para não exceder o dobro da frequência respiratória média da mulher ou menos de 24 respirações/minuto. Incentive a respiração profunda e rápida com ênfase na expiração lenta.
   c. Respiração com ritmo padronizado (respiração curta/ofegante *pant-blow*) – utilizada em estágios mais avançados do trabalho de parto, conforme as contrações se intensificam e respirações longas e profundas não são obtidas. Concentre-se em respirar de maneira controlada. Respire fundo e expire lenta e completamente. Depois, faça quatro respirações superficiais pela boca, emitindo um som de "i" ou "e"; mantenha um ritmo constante. Termine com uma respiração profunda ao final da contração. Esse padrão de respiração é mais utilizado durante a transição antes da pressão ativa.
4. Ensine a massagem suave – toques e massagens suaves sobre a pele materna, em geral sobre o abdome, com as pontas dos dedos; podem ser combinadas com a respiração torácica lenta e com ritmo modificado. Comece no osso púbico e avance as mãos lentamente para cima, sobre as laterais do abdome com movimentos circulares; durante a expiração, mova as pontas dos dedos para baixo, para o centro do abdome. Em geral realizada pela mãe em trabalho de parto, mas pode ser feita com uma mão, se posicionada lateralmente ou com assistência do técnico (Figura 37.10).

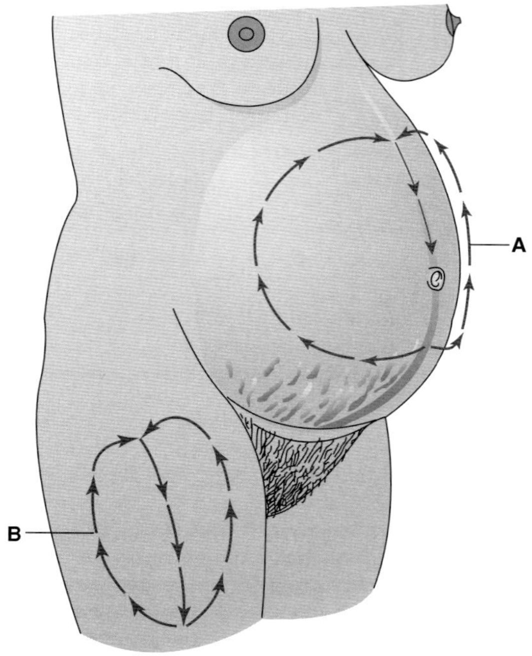

Figura 37.10 Toque e massagem suave. **A.** Durante as contrações uterinas, a mulher cria um padrão em seu abdome com os dedos. **B.** Se estiver sendo usado o monitoramento eletrônico fetal, a massagem pode ser feita na coxa. (Pillitteri, A. [2013]. *Maternal and child health nursing: Care of the childbearing and childrearing family* [7th ed.]. Philadelphia, PA: Lippincott Williams & Wilkins.)

5. Incentive um banho quente ou uma banheira de hidromassagem, se aprovados pelo médico responsável.
6. Proporcione medidas de conforto.
   a. Massageie as costas ou os pés.
   b. Ajude a paciente a mudar de posição. Caminhar, usar bolas de pilates, cadeiras de balanço, agachar, abaixar-se, ajoelhar-se, ficar em pé, de lado ou sentar-se no vaso sanitário ajudam a descida fetal e aliviam a dor. A posição lateral ou a posição dos joelhos e mãos ajudarão na rotação de uma posição OP (occipital posterior) persistente para uma posição anterior.

Orientações para o uso seguro e efetivo de terapias alternativas

Dê informações e esclareça equívocos sobre as terapias alternativas, se a paciente estiver interessada.[2]

1. Bolas de parto – bolas firmes de vinil inflável, com aproximadamente 80 cm de diâmetro. A mulher em trabalho de parto pode sentar-se na bola e balançar de um lado para o outro. Ou pode se ajoelhar e inclinar-se para a frente, descansando na bola para ajudar na descida fetal.
2. Auto-hipnose – as mulheres são treinadas para ensaiar mentalmente o nascimento e controlar as reações físicas ao trabalho de parto, como pressão arterial, pulso ou dor. A American Psychotherapy and Medical Hypnosis Association (*www.apmha.com*) pode fornecer referências.
3. Acupuntura – embora não haja estudos atuais sobre acupuntura nos EUA, essa prática é ativa e os resultados de pesquisas anteriores indicam alívio de até 90% da dor no trabalho de parto precoce e 60% da dor durante a transição. As referências podem ser encontradas na American Academy of Medical Acupuncture (*www.medicalacupuncture.org*).
4. Terapias com ervas – embora muitas das ervas utilizadas não sejam aprovadas pela Food and Drug Administration (FDA), elas foram pesquisadas e consideradas eficazes no trabalho de parto e estão registradas em inúmeras referências médicas e de enfermagem.
   a. Óleo de prímula – esfregado no abdome em pré-trabalho para estimular a atividade uterina.
   b. Seda de milho – estimula o trabalho de parto lento.
   c. Noz-moscada – melhora as contrações uterinas; se adicionados, pimenta-caiena e *bayberry* (também conhecida como *Myrica rubra, Chinese bayberry, Japanese bayberry, red bayberry,* morango ou amora-chinesa) ajudam a reduzir o sangramento após o parto.
   d. Noz-moscada com milefólio, visco-branco e seda de milho – utilizada como tratamento para hemorragia pós-parto.

Baseado em evidências
Kennedy, D. A., Lupattelli, A., Koren, G., & Nordeng, H. (2016). Safety classification of herbal medicines used in pregnancy in a multinational study. *BMC Complementary and Alternative Medicine, 16*(102), 1-9.

Reavaliação: resultados esperados

- Tolera bem fluidos e urina negativa para cetonas e glicose
- Verbaliza declarações positivas sobre si mesma e o feto
- Relata redução da dor com as estratégias de conforto
- Uso de bola de parto e óleo de prímula com o consentimento do provedor e assistência do parceiro.

[2]N.R.T.: No Brasil, o Sistema Único de Saúde (SUS) oferece, de forma integral e gratuita, 29 procedimentos de Práticas Integrativas e Complementares (PICS) à população. Destacam-se: acupuntura, apiterapia, aromaterapia, bioenergética, constelação familiar, cromoterapia, geoterapia, hipnoterapia, imposição de mãos, ozonioterapia e terapia de florais, entre outras. Disponível em: *https://saude.gov.br/saude-de-a-z/praticas-integrativas-e-complementares*.

Primeiro estágio do trabalho de parto: fase ativa e de transição (4 a 10 cm)

Baseado em evidências
Davidson, M. W., London, M. L., & Ladewig, P. W. (2016). *Olds' maternal–newborn nursing and women's health across the lifespan* (10th ed.). Upper Saddle River, NJ: Prentice Hall.

Diagnósticos de enfermagem

- Ansiedade, relacionada com a preocupação consigo e com o bebê
- Dor aguda, relacionada com contrações uterinas, náuseas e vômito
- Eliminação urinária prejudicada, relacionada com a anestesia peridural ou a pressão do feto
- Enfrentamento ineficaz, relacionado com o desconforto
- Risco de infecção, relacionado com a ruptura das membranas e o trabalho de parto prolongado
- Mobilidade física prejudicada, relacionada com intervenções médicas e o desconforto
- Padrão respiratório ineficaz, relacionado com a dor e a fadiga.

Intervenções de enfermagem

Alívio da ansiedade

1. Monitore os sinais vitais maternos a cada hora, no caso de gestação de baixo risco ou a cada 30 minutos, para gravidez de alto risco; avalie a FCF conforme descrito na Tabela 37.2. Tranquilize a mãe com relação a seu progresso e ao bem-estar de seu bebê.
2. Ofereça incentivo e apoio contínuo ao trabalho de parto e envolva a gestante/parceiro/pessoa que a apoia no plano de assistência materno-fetal.

Diminuição da dor

1. Incentive mudanças frequentes de posição para maior conforto.
2. Ajude a gestante com o uso de técnicas de respiração e relaxamento, conforme o necessário.
3. Faça massagem nas costas, pernas e ombros, conforme o necessário.
4. Avalie o *status* cervical conforme o necessário para monitorar a progressão do trabalho de parto. As verificações cervicais devem ser reduzidas ao mínimo com ADM e positivo para betaestreptococos.
5. Auxilie na preparação para analgesia e anestesia após solicitação da paciente (Tabela 37.4).
6. Intervenha para a analgesia da seguinte maneira:
   a. Confirme as alergias conhecidas.
   b. Verifique e registre temperatura basal, pressão arterial, pulso e frequência respiratória.
   c. Monitore a FCF antes e após a administração intramuscular (IM) ou IV da medicação analgésica.
   d. Avalie a eficácia dos analgésicos.
   e. Monitore a FCF, de modo contínuo ou intermitente, de acordo com a política da instituição e a condição da paciente.
7. Intervenha para a anestesia regional da seguinte maneira:
   a. Comunique as informações relacionadas com saúde materna, resultados laboratoriais, situação do trabalho de parto e complicações obstétricas atuais aos membros da equipe de saúde.
   b. Administre lactato de Ringer (500 a 1.000 mℓ) em *bolus* por via IV conforme indicado, se não for contraindicado (ou seja, pré-eclâmpsia grave, edema pulmonar).
   c. Auxilie o profissional de anestesia ajudando a posicionar e segurar a paciente para a inserção do cateter (decúbito lateral ou sentada com os pés apoiados, a cabeça flexionada para a frente, os cotovelos apoiados nos joelhos e os pés apoiados em um banco).
   d. Monitore a pressão arterial, o pulso e a frequência respiratória materna após o iniciar ou reinfundir anestesia regional, de acordo com o protocolo da instituição; normalmente a cada 5 minutos nos primeiros 15 minutos.

Tabela 37.4 Analgesia e anestesia obstétrica.

Medicamento	Comentários
Analgésico/opioide parenteral Meperidina Butorfanol Nalbufina Fentanila Sulfato de morfina	Diminui o medo e a ansiedade, promove relaxamento físico e descanso entre as contrações; pode causar náuseas e vômitos; a depressão respiratória é o principal efeito adverso e observada principalmente no neonato. Geralmente administrado via IV ou IM a cada 3 a 4 h.
Tranquilizantes Prometazina Hidroxizina	Pode ser usado em combinação com opioides; aumenta a potência de opioides; pode ser usado como antiemético. Usado no estágio latente e no primeiro estágio do trabalho de parto para aliviar a ansiedade, aumentar a sedação e o repouso e diminuir náuseas e vômitos.
Sedativos Pentobarbital de sódio Secobarbital de sódio Tartarato de zolpidem	Produz sedação e hipnose. Usado para o estágio latente do trabalho de parto para diminuir a ansiedade, inibir as contrações uterinas e possibilitar o descanso. Não alivia a dor. Administrado VO ou IM.
Anestesia/analgesia regional	
Opioides epidurais	Usado com anestésico local para aliviar a dor com uma diminuição do bloqueio motor no trabalho de parto. Usado no pós-operatório para promover analgesia de ação prolongada.
Bloqueio epidural	Usado durante o parto para fornecer um bloqueio sensorial até o nível de T10 a T12. A medicação é administrada através do cateter peridural. Utilizado para parto cesáreo e ligadura tubária pós-parto, aumentando o nível de anestesia até T4 a T6.
Bloqueio subaracnóideo (raquidiano/intratecal)	Usado para procedimentos cirúrgicos como parto cesáreo e ligadura tubária pós-parto. O procedimento é mais rápido e fácil de executar. Não existe nenhum cateter no local para o procedimento. A medicação dura por um período finito.
Anestesia local	Usada para controle da dor da área perineal para uma episiotomia ou um reparo durante um parto vaginal.
Bloqueio pudendo	Utilizado durante o segundo estágio do trabalho de parto, imediatamente antes do parto, para entorpecer o canal vaginal inferior, a vulva e o períneo para o parto. Também pode ser usado para aliviar a dor em um parto com fórceps se a paciente não receber uma peridural e para reparo perineal.
Anestesia geral	Utilizada para parto de emergência envolvendo parto cesáreo; se a mulher recusar anestesia regional; e se a anestesia regional não puder ser realizada.

8. Dê suporte à paciente em uma posição confortável à medida que o trabalho de parto progride – posição lateral ou semi-Fowler, lateral do leito com as pernas penduradas ou posição sentada de Taylor com deslocamento uterino.
9. Intervenha em caso de hipotensão materna, auxiliando no posicionamento lateral; faça a infusão por via IV de líquidos adicionais, conforme as instruções; e administre efedrina de acordo com o protocolo da instituição.
10. Monitore as reações adversas da injeção IV de anestésico local: taquicardia ou bradicardia materna, hipertensão, tontura, zumbido, gosto metálico na boca, perda de consciência ou colapso cardiopulmonar.
11. Monitore os efeitos adversos de opioides ou anestésicos:
    a. Prurido (coceira no tórax, face e braços), especialmente durante a primeira hora após a administração do medicamento (em geral, começa em 30 a 60 minutos e diminui na hora seguinte).
    b. Náuseas/êmese – pode ocorrer em até 50% das mulheres; administre medicamentos para ajudar em náuseas/vômitos, conforme a prescrição médica.
    c. Cefaleia (dor nas regiões frontal/occipital ou irradiando para o pescoço, rigidez de nuca); aumenta na posição vertical e pode diminuir na posição horizontal; alivia com a compressão abdominal; e pode ser acompanhada de náuseas/vômito, sintomas oculares (fotofobia, diplopia, dificuldade de acomodação) e sintomas auditivos (perda auditiva, hiperacusia, zumbido).
    d. Retenção de urina – observe se há distensão da bexiga; pode utilizar um cateter de alívio ou de permanência para esvaziar a bexiga se a paciente perder a capacidade de sentir plenitude vesical.
12. Avalie os dermátomos seguindo o procedimento e periodicamente, conforme indicado.
13. Verifique e registre periodicamente o nível de dor materna em um *continuum* usando ferramentas de avaliação, de acordo com a política da instituição.
14. Avalie o progresso; anestésicos podem retardar a progressão do trabalho de parto; esteja ciente de que podem ser necessários agentes de aumento.
15. Após o parto, avalie o neonato quanto aos efeitos de analgesia ou anestesia (alteração neurocomportamental, como diminuição do tônus motor e diminuição da frequência respiratória). Inicie a reanimação neonatal, conforme indicado.

Incentivo ao esvaziamento da bexiga

1. Incentive a paciente a urinar a cada 2 horas pelo menos 100 mℓ, se possível.
2. Palpar o abdome inferior; avaliar periodicamente para distensão da bexiga durante o trabalho de parto.
3. Dê privacidade à paciente para concluir a tarefa. Água corrente ou fornecimento de uma garrafa perineal de água morna para esguichar contra o períneo podem ajudar.
4. Cateterize a paciente se não puder urinar voluntariamente.
5. Monitore a ingestão e o débito urinário de acordo com a política da instituição, sobretudo para determinadas condições clínicas ou após a administração de medicamentos como ocitocina ou sulfato de magnésio por via IV.

Fortalecimento da capacidade de enfrentamento durante o trabalho de parto ativo e da transição

1. Ajude a paciente com técnicas de respiração e relaxamento.
2. Incentive o parceiro/pessoas que a apoiam a ajudar nas estratégias de enfrentamento.
3. Proporcione medidas de conforto, que podem incluir:
   a. Toque de massagem suave, massagem nas costas e nas pernas.
   b. Coloque um pano frio sobre o rosto, o pescoço, o abdome ou as costas.
   c. Cubos de gelo para umedecer a boca.
   d. Faça os cuidados perineais e troque os absorventes e as roupas de cama, conforme necessário.
   e. Ambiente calmo e tranquilo.
   f. Reposicionamento frequente com travesseiros para aumentar o conforto.
4. Ajude a paciente a caminhar e a incentive a lidar com uma contração por vez.
5. Dê informações sobre o início, o pico e o fim da contração; incentive o descanso entre as contrações. As orientações antecipatórias ajudam a paciente a tolerar melhor o parto.
6. Incentive-a a não fazer força quando sentir a pressão retal até ocorrer a dilatação cervical completa. Respirações ofegantes podem ajudar a desviar a sensação de descida do feto.

Prevenção de infecção intrauterina

1. Verifique a temperatura a cada 2 horas se as membranas não estiverem rompidas. Se rompidas, confira a temperatura a cada hora.
2. Troque periodicamente os absorventes e as roupas de cama quando estiverem molhados ou sujos.
3. Proporcione cuidados perineais depois de cada micção e conforme o necessário.
4. Desencoraje o uso de absorventes perineais ou toalhas colocadas sobre o períneo, pois criam um ambiente quente e úmido, ideal para bactérias.
5. Reduza ao mínimo os exames vaginais.
6. Fique alerta quanto à taquicardia fetal e à temperatura da pele materna como sinais de infecção.
7. Avalie o hemograma completo, conforme o indicado e a disponibilidade.

Manutenção da mobilidade

1. Dê informações sobre limitações e oportunidades de movimento com MEF.
2. Incentive a deambulação ou a ficar sentada em uma cadeira enquanto estiver sendo monitorada, se apropriado.
3. Incentive mudanças frequentes na posição vertical ou lateral.

Incentivo a técnicas efetivas de respiração

1. Ajude a paciente a alterar sua respiração e a utilizar técnicas de relaxamento, conforme o necessário, para manter o controle da dor.
2. Informe à paciente que o desejo de fazer força para baixo é comum durante a transição e ocorre quando a parte de apresentação fetal encontra os músculos do assoalho perineal. Empurrar no momento da sensação de pressão retal antes da dilatação cervical completa deve ser evitado, devido aos riscos de aumento de edema e lacerações cervicais.
3. Ajude a paciente a evitar empurrar prematuramente:
   a. Mantenha contato visual durante a respiração e mantenha a paciente focada.
   b. Respire com a paciente, fazendo-a respirar forte, com respirações curtas/ofegantes (*pant-blow*).

Reavaliação: resultados esperados

- Verbaliza declarações positivas sobre si mesma e o feto
- Relata diminuição da dor devido a estratégias de conforto e intervenções clínicas
- A bexiga permanece sem distensão
- Direciona estratégias para reduzir o desconforto
- Ausência de febre e sinais de infecção
- Muda de posição durante o trabalho de parto
- Utiliza técnicas de respiração padronizadas durante as contrações.

Segundo estágio do trabalho de parto

O segundo estágio do trabalho de parto é tipicamente o mais desafiador para a mãe e o feto. Conforme as contrações se tornam mais frequentes e aumentam de intensidade, a pressão perineal aumenta conforme o feto completa os últimos movimentos cardinais por meio do canal de parto. Técnicas de respiração e reposicionamento podem ajudar ou dificultar a descida e a oxigenação. É importante que cada profissional ajude o conjunto materno-fetal com estratégias para otimizar a oxigenação, o encorajamento, a descida e a segurança da paciente.

Posicionamento

É mais benéfico para os profissionais que oferecem apoio ao trabalho de parto incentivar a mulher a utilizar posições eretas para facilitar a descida fetal. As pesquisas demonstram que a posição mais bem-sucedida é o agachamento; existem outras opções (ou seja, em pé, ajoelhada na vertical, encostada na parede). Técnicas avançadas de imagem verificaram um aumento na saída pélvica durante o posicionamento de agachamento de aproximadamente 1 a 2 cm. Os achados subsequentes também concluem que uma posição de agachamento é acompanhada por um segundo estágio mais curto, escores mais altos de Apgar, redução da dor, redução do trauma físico perineal e menor necessidade de intervenção de reanimação neonatal. Com os avanços nas preparações e dosagens da anestesia, as pacientes aumentaram a mobilidade durante as infusões anestésicas. Portanto, é possível incentivar e auxiliar a gestante com indução epidural a ficar na posição de agachamento. Estão disponíveis posições adicionais para incentivar a rotação e a descida do feto: decúbito lateral, joelho-tórax, mãos e joelhos e inclinação para a frente, acompanhados por uma inclinação pélvica ou rotação pélvica. O posicionamento em decúbito dorsal é inadequado durante o trabalho de parto – em todos os estágios –, pois promove a síndrome de compressão aortocaval materna com subsequente desoxigenação e redução da perfusão da mãe e do feto.

Técnicas de expulsão

Para obter o sucesso ideal, as técnicas de expulsão devem ser iniciadas assim que o colo do útero estiver totalmente dilatado, a parte de apresentação fetal estiver no assoalho pélvico (+1, +2 ou maior que a estação) e a paciente tenha condição de empurrar/expulsar (reflexo de Ferguson). Devido ao aumento do uso e aos efeitos dos anestésicos durante o trabalho de parto, algumas mulheres perdem a sensibilidade à pressão perineal, o que exige orientação e instrução com os esforços de expulsão. Existem dois métodos de expulsão: expulsão passiva e expulsão ativa.

1. Expulsão passiva ("nascimento espontâneo") – essa técnica não exige a participação ativa da paciente ou do profissional para facilitar a descida do feto; a força das contrações no segundo estágio desloca o feto pelo canal do parto. Os motivos que podem exigir o emprego desse método são os seguintes:
   a. Por causa da anestesia peridural/analgesia, a paciente não sente a necessidade de empurrar para baixo.
   b. Condições clínicas maternas, como doença cardíaca, dificuldade respiratória ou trauma físico.
   c. Condições clínicas fetais, como FCF de categoria III ou dados anormais persistentes da atividade uterina.
   d. Exaustão materna; necessidade de períodos de descanso durante o segundo estágio prolongado.
   e. Falta de pessoal de enfermagem para fornecer suporte 1:1.
   f. Ausência ou indisponibilidade do médico responsável para auxiliar no parto.

2. Expulsão ativa – essa técnica envolve a participação ativa (técnicas de respiração e posicionamento) da paciente e do profissional para auxiliar na descida fetal. É essencial facilitar os esforços da paciente através da expulsão espontânea e dar suporte à escolha do método de expulsão preferido pela paciente. A glote fechada (ou seja, prender a respiração) não é mais recomendada durante o segundo estágio, pois limita a oxigenação e incentiva a retenção de CO_2. Se prolongada, essa técnica pode afetar negativamente o feto e, possivelmente, causar padrões anormais de FCF. As estratégias que promovem a troca de oxigênio na mãe são:
   a. Expulsão com a glote aberta – essa técnica possibilita que a paciente mantenha uma via respiratória aberta para as trocas gasosas enquanto aprimora os esforços de expulsão com várias respirações curtas e rápidas durante a contração (60 a 90 segundos). Esse método inclui várias respirações curtas e rápidas de 4 a 6 segundos, acompanhadas de esforços de expulsão que utilizam a musculatura do abdome superior; isso melhora a oxigenação materno-fetal.
   b. Cabo de guerra – utilização de um avental ou lençol curto amarrado com nós nas duas extremidades. Quando a mãe tem vontade de empurrar, ela agarra uma extremidade do avental ou lençol e puxa o máximo que consegue enquanto o enfermeiro causa resistência segurando a outra extremidade (uma maneira alternativa é dar um nó em uma extremidade e amarrar a outra extremidade da barra de agachamento do leito). Isso relaxa o períneo. Descobriu-se que diminui o segundo estágio do trabalho de parto em até 20 minutos.
   c. Auxiliares de parto – bolas de parto, barras de agachamento, bancos de parto e almofadas também podem ser utilizados para apoiar a mulher e o feto.

Diagnósticos de enfermagem

- Medo ou ansiedade, relacionados com o nascimento iminente
- Dor aguda, relacionada com a descida do feto
- Déficit de conhecimento relacionado com o processo de parto.

Intervenções de enfermagem

Diminuição do medo e da ansiedade

1. Monitore os sinais vitais maternos de acordo com a política da instituição.
2. Avalie a FCF e a contração a cada 5 a 15 minutos, de acordo com a política da instituição e a condição da paciente.
3. Explique os procedimentos, as técnicas de respiração e o equipamento utilizado durante o processo.
4. Mantenha a mãe informada sobre seu progresso e as alterações no plano de cuidados.
5. Ofereça incentivo positivo e frequente e utilize um espelho para ajudar a paciente a observar seu progresso.
6. Ajude no posicionamento e na expulsão, conforme descrito acima.

Promoção do conforto

1. Mude de posição com frequência para aumentar o conforto e promover a descida fetal.
2. Avalie a plenitude da bexiga e incentive a micção ou a cateterização, conforme o necessário.
3. Avalie a eficácia da analgesia ou da anestesia, conforme o indicado; notifique se são necessárias alterações na dose para facilitar a progressão, mantendo o controle da dor.

Auxílio para um trabalho de parto descomplicado

1. Explique o processo e o equipamento utilizado para a gestante/parceiro/pessoa que a apoia.
2. Prepare o equipamento mantendo a técnica estéril e prepare a região do parto para maximizar a área de trabalho e a acessibilidade do equipamento.
3. Prepare o equipamento de reanimação do bebê e preaqueça o aquecedor radiante; notifique a equipe de pediatria, de acordo com a política da instituição, conforme o apropriado; na presença de padrão de categoria III, tenha dois médicos disponíveis para realizar a reanimação neonatal, conforme indicado.
4. Notifique a equipe de obstetrícia e o médico responsável para se prepararem para o parto.
5. Se for usar a sala de parto, transfira com segurança a paciente para o leito especial antes que o nascimento seja iminente.
6. Se estiver fazendo o parto em uma sala de parto, prepare o leito para o parto.
7. Posicione a paciente para o parto vaginal em uma posição semi-Fowler (posição C) apoiada em travesseiros para a cabeça, costas e ombros. O posicionamento pode variar de acordo com a preferência da paciente, profissional e instituição.
   a. Se usado, coloque delicadamente as pernas em estribos acolchoados ou apoios para os pés simetricamente para evitar tensão no ligamento, dor nas costas ou lesões.
   b. É recomendável colocar toalhas sob as nádegas para avaliar a perda de sangue durante o processo de nascimento. A quantidade precisa de perda de sangue deve ser avaliada e registrada a cada nascimento.
   c. Siga o protocolo da instituição ou a preferência do médico para a limpeza da região perineal.
8. Apoie e oriente a gestante em cada etapa do processo de nascimento. Quando o nascimento for iminente, incentive a paciente a respirar e manter o foco. O controle dos esforços de expulsão pode diminuir o risco de lacerações e episiotomia. Os critérios baseados em evidências não fornecem suporte ao uso rotineiro de episiotomia para facilitar o segundo estágio do trabalho de parto. No entanto, o julgamento clínico é o melhor guia, com base na individualidade da paciente e no estado fetal.
   a. Uma episiotomia pode ser realizada quando a cabeça do feto é circundada pelo anel vulvovaginal.
   b. Uma vez a cabeça do bebê saindo, a mãe é instruída a parar de fazer força. Remove-se o muco do rosto, da boca e do nariz da criança. Pode ser usada uma seringa de bulbo. As diretrizes de reanimação neonatal não recomendam mais qualquer tipo de aspiração do períneo para detectar a presença de mecônio.
   c. Intervenção do cordão nucal – as alças do cordão umbilical encontradas ao redor do pescoço do recém-nascido são afrouxadas e deslizadas sobre a cabeça, sempre que possível. Se o cordão não puder ser deslizado sobre a cabeça, ele deve ser preso com dois grampos e cortado no espaço entre eles.
   d. Em seguida, instrui-se a paciente a fazer força suavemente para ajudar na saída do corpo do recém-nascido, que é então colocado pele com pele sobre o abdome materno, conforme a condição neonatal possibilitar.
   e. Pinçamento do cordão umbilical – dependendo da condição do recém-nascido, alguns profissionais podem adiar o pinçamento até o cordão umbilical parar de pulsar. Isso é feito principalmente para aumentar o peso neonatal e as reservas de hemoglobina e ferro. Prende-se o cordão com dois grampos e corta-se no espaço entre eles. É comum o parceiro ou a pessoa de suporte cortar o cordão umbilical com a assistência do provedor de cuidados.
   f. Se a cor e o tônus forem adequados e acompanhados de um choro vigoroso, os cuidados neonatais básicos podem ser retardados para permitir o contato pele com pele e o vínculo familiar. Se for indicado suporte adicional de reanimação, a criança deve ser encaminhada à equipe neonatal para o atendimento imediato.
9. Pratique as precauções padrão durante todo o processo de parto.

Alerta de transição de cuidado
As evidências claramente apoiam a implementação rotineira do contato pele com pele ininterrupto entre a mãe e o recém-nascido saudável. Estudos demonstram melhores resultados neonatais com relação à estabilidade do estado cardiorrespiratório e aos níveis de glicose no sangue. Os benefícios maternos são melhor amamentação, controle da dor e ansiedade reduzida. Os enfermeiros devem fazer disso um processo rotineiro após o parto, conforme a condição do recém-nascido o permita. As orientações para a alta hospitalar devem incluir a importância do contato pele a pele para facilitar o conforto do bebê, a estabilidade da temperatura e da glicose e a criação de vínculo afetivo.

Reavaliação: resultados esperados

- Verbaliza declarações positivas sobre o resultado do parto
- Relata diminuição da dor devido ao posicionamento adequado
- O bebê nasce sem complicações.

Terceiro estágio do trabalho de parto: expulsão da placenta

Diagnóstico de enfermagem

- Integridade tecidual comprometida, relacionada com a separação placentária.

Intervenções de enfermagem

Promoção da integridade tecidual

1. Observe os sinais de separação da placenta (Figura 37.11):
   a. O útero torna-se globular e volta-se para cima no abdome.
   b. O cordão umbilical aumenta.
   c. Aparece uma pequena quantidade de sangue (jorro).
2. Quando forem observados sinais de separação da placenta, instrua a paciente a ajudar na saída da placenta com esforços suaves de expulsão. Esteja ciente de que a saída da placenta geralmente ocorre nos primeiros 5 a 10 minutos, mas pode levar até 30 minutos, sobretudo em gestações prematuras.
3. Administre e titule a ocitocina conforme indicado para manter o tônus uterino. Assim que o parto do recém-nascido acontece, costuma ser utilizada ocitocina 10 unidades IM ou 10 a 40 unidades IV por 1.000 mℓ como primeira linha de tratamento para evitar hemorragia obstétrica por causa da atonia uterina.

Alerta de enfermagem
Quando se utiliza a ocitocina por períodos prolongados, pode ser ineficaz no quarto estágio do trabalho de parto para controlar a hemorragia. Além disso, altas doses de ocitocina podem resultar em hipotensão. A ocitocina nunca é administrada por via IV, pois pode causar disritmia cardíaca e morte.

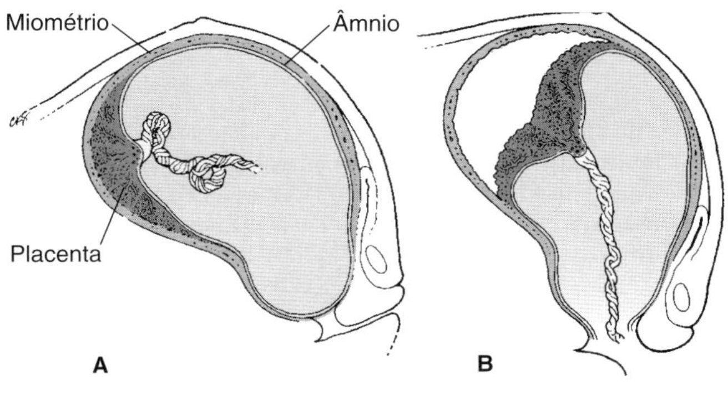

Figura 37.11 Separação placentária (imagem LifeART). **A.** Placenta presa à parede uterina. **B.** Placenta separada da parede uterina.

1. Inspecione a placenta quanto a tamanho, forma, local de inserção do cordão e cotilédones intactos. A presença de um cotilédone intacto no útero pode levar a uma hemorragia pós-parto. O cordão umbilical deve ser inspecionado quanto à presença de nós verdadeiros/falsos, coágulos, comprimento e cordão de três vasos. Anormalidades na placenta e no cordão ou presença de odor desagradável devem ser documentadas no registro do trabalho de parto e podem exigir que o profissional solicite que a placenta seja enviada para a patologia.

Quarto estágio do trabalho de parto: pós-parto imediato

Baseado em evidências
American College of Obstetricians and Gynecologists. (2006/Reaffirmed 2011). *Postpartum hemorrhage* (Practice Bulletin #76). Washington, DC: Author.

Diagnósticos de enfermagem

- Risco de sangramento, relacionado com atonia uterina e hemorragia
- Déficit no volume de fluido, relacionado com a diminuição da ingestão oral, sangramento e diaforese
- Dor aguda, relacionada com trauma físico tecidual e processo de nascimento, intensificada por fadiga
- Eliminação urinária prejudicada, relacionada com anestesia peridural ou raquidiana e trauma físico tecidual
- Risco de lesão, relacionado com perturbações sensoriais nos membros inferiores após anestesia regional
- Risco de comprometimento da parentalidade, relacionado com inexperiência ou trauma físico de nascimento.

Intervenções de enfermagem

Promoção da involução normal e controle do sangramento

Ver também hemorragia pós-parto.

1. Monitore a pressão arterial, o pulso, as respirações e a saturação de oxigênio a cada 15 minutos por 1 a 2 horas e depois a cada meia a 1 hora, até a paciente estabilizar ou ser transferida para a unidade pós-parto. Os sinais vitais devem ser avaliados conforme a condição da paciente; é necessário um aumento da frequência durante períodos de instabilidade. Medir a temperatura durante a primeira hora pós-parto e a cada 4 horas, a menos que haja sinais de elevação ou outros sinais de infecção.

Alerta de enfermagem
A hipotensão mostra-se um sinal tardio de hipovolemia; o aumento da taxa de pulso é o primeiro indicador.

2. Logo após a saída da placenta, avalie o tônus, a altura e a posição do fundo do útero a cada 15 minutos por 1 a 2 horas. Coloque a mão sobre o segmento uterino inferior acima da sínfise púbica para inibir a inversão uterina e massageie suavemente o fundo com a outra mão. A inspeção visual do períneo deve ocorrer simultaneamente para avaliar lóquios.
3. Observe se o útero está firme ao redor do nível do umbigo e da linha média. Se desviado para o lado (geralmente o lado direito), indica bexiga cheia. Ajude a mãe a urinar espontaneamente ou utilize um cateter de alívio para esvaziar a bexiga se os efeitos da anestesia persistirem.

4. Massageie suavemente o fundo uterino pelo menos a cada 15 minutos durante 1 a 2 horas para promover firmeza e expressão de coágulos, a fim de diminuir o risco de hemorragia. Além disso, ensine a paciente a massagear o útero. A massagem uterina pode ser realizada com uma técnica bimanual, quando indicada por um profissional.
5. Utilize um pano sob as nádegas após a saída da placenta para aprimorar a precisão do cálculo da perda de sangue e identificar hemorragia obstétrica.
6. Avalie o sangramento vaginal (lóquios):
   a. Escasso – sangue apenas no tecido quando limpo ou com mancha inferior a 2,5 cm no absorvente perineal.
   b. Leve – mancha inferior a 10,2 cm no absorvente perineal.
   c. Moderado – mancha com menos de 15,2 cm no absorvente perineal.
   d. Pesado – absorvente perineal saturado.
   e. Coágulos – observe o tamanho e a frequência; pesar os coágulos para avaliar a perda de sangue e evitar a hemorragia (ABL – *assessment of blood loss*).
7. Avalie o períneo quanto a dor, edema, descoloração, sangramento, odor ou formação de hematoma, se houver dor perineal excessiva.
8. Avalie a episiotomia/lacerações quanto a aproximação, drenagem, sangramento ou infecção.
9. Relate e registre todas as avaliações.
   a. A mulher está estável se o fundo permanecer firme ou firmar rapidamente com massagem e quantidade moderada de lóquios por 1 hora e depois reduzir para quantidades pequenas ou moderadas durante 2 a 4 horas após o parto.
   b. A mulher está instável se a pressão arterial média (PAM) for menor que 60, a pressão arterial sistólica for menor que 90 ou houver uma queda de 15% da pressão arterial normal (indicadores clínicos de hemorragia obstétrica).
   c. Taquicardia grave (≥120) e taquipneia grave (maior que 30/minuto) são sinais de comprometimento iminente e requerem avaliação e intervenção imediatas por um profissional.

Manutenção do volume de líquidos

1. Mantenha hidratação venosa de acordo com a condição clínica. Administre ocitocina como descrito, se não for administrada no terceiro estágio.
2. Mantenha uma medição precisa da ingestão e do débito durante o pós-parto imediato.
3. Dê líquidos orais e um lanche ou refeição, conforme tolerado, se os sinais vitais estiverem estáveis e o sangramento for controlado.

Alívio do desconforto e da fadiga

1. Aplique uma bolsa de gelo coberta no períneo imediatamente após o parto e periodicamente durante as primeiras 24 horas para episiotomia, laceração perineal ou edema.
2. Administre analgésicos, conforme indicado. A dor perineal excessiva, não aliviada pelos medicamentos, sugere a formação de hematoma e exige um exame cuidadoso de vulva, vagina e reto.
3. Verifique se o cateter peridural foi removido pelo profissional de anestesia, se apropriado.
4. Ajude a mulher a encontrar posições confortáveis.
5. Ajude-a com um banho parcial e cuidados perineais. Troque periodicamente lençóis e absorventes, conforme o necessário.
6. Permita a privacidade e promova períodos de descanso entre as verificações de controle no pós-parto.
7. Forneça cobertores e assegure à paciente que os tremores são comuns durante esse período, devido a alterações nos fluidos intravasculares.

Incentivo ao esvaziamento da bexiga

1. Avalie a bexiga quanto à distensão.
2. Incentive a mulher a urinar periodicamente.
   a. Proporcione tempo e privacidade adequados.
   b. O som da água corrente pode estimular o esvaziamento da bexiga.
   c. Esguichar suavemente água morna no períneo pode facilitar a micção.
3. Cateterize a mulher se a bexiga estiver cheia e ela não conseguir urinar.
   a. O trauma físico do nascimento, a anestesia e a dor de lacerações e episiotomia podem reduzir ou alterar o reflexo da micção.
   b. A distensão da bexiga pode deslocar o útero para cima e para o lado direito, prejudicando o tônus.

Prevenção de lesões durante o retorno da sensação

1. Avalie a mobilidade e a sensação dos membros inferiores.
2. Avalie os sinais vitais.
3. Fique com a paciente e ajude-a a sair da cama pela primeira vez. Avalie sua capacidade de suportar seu peso e deambular com segurança.

Promoção da parentalidade

1. Uma vez estável, leve o neonato para a mãe e a pessoa de suporte imediatamente após o nascimento.
2. Incentive os pais a segurarem o bebê o mais rápido possível.
3. Ajude e ensine os pais a segurar o recém-nascido perto de seus rostos, a cerca de 20 a 30 cm, para envolvê-lo.
4. Ajude os pais a inspecionar o corpo da criança para se familiarizarem com a ela.
5. Ajude a amamentar o mais rápido possível, assim que a mãe e o recém-nascido estejam estáveis. Normalmente, esse é um período de alerta silencioso para o recém-nascido, em geral otimizando a amamentação com sucesso.
6. Registre a ligação apropriada e inadequada; notifique o médico responsável e o serviço social se houver suspeita de falta ou resposta inadequada da mãe, pai ou qualquer outro cuidador em potencial.

Reavaliação: resultados esperados

- Os sinais vitais permanecem estáveis, o sangramento vaginal permanece de leve a moderado e o útero permanece firme na linha média abaixo do umbigo
- Tolera bem líquidos e alimentos após o parto
- Verbaliza a diminuição da dor perineal e sente-se descansada
- Consegue urinar dentro de 2 horas após o parto
- Deambula sem assistência
- Interage com o neonato.

Parto precipitado ou parto na ausência de prestador de cuidados de saúde (assistido por enfermeiro)

Um parto precipitado mostra-se uma situação de emergência. Durante este evento, considere a mulher e o bebê como uma unidade. É essencial a coordenação para evitar infecções, lesões e hemorragias maternas e fetais.

Intervenções

1. Forneça tranquilidade e instrua a paciente de maneira calma e controlada. Mantenha o contato visual e ajude a mãe a utilizar a respiração curta/ofegante (*pant-blow*) ofegante até receber instruções para pressionar. Não dobre para baixo a cama de parto. A metade inferior da cama será utilizada como mesa para promover a segurança fetal.
2. Posicione a paciente para maior conforto e garanta a visualização do períneo.
3. Lave as mãos, calce as luvas e limpe o períneo conforme o tempo permitir.

4. Exerça uma pressão suave contra a cabeça do feto, usando as pontas do polegar, do dedo indicador e dos dedos médios ou palma da mão em concha, para controlar o progresso e impedir o parto precipitado. Isso evita alongamentos indevidos do períneo e a expulsão repentina por meio da vulva, com subsequentes complicações infantis e maternas.
5. Incentive a mulher a fazer a respiração ofegante nesse momento para evitar que ela faça o movimento de expulsão.
6. Se as membranas estiverem intactas no momento da saída, a ruptura pode ser alcançada aplicando pressão nas membranas.
7. Limpe o rosto e a boca da criança com uma toalha limpa. Aspire a boca e o nariz com uma seringa de bulbo, se disponível.
8. Verifique o cordão nucal e reduza, se possível. Se o cordão estiver muito apertado para possibilitar deslizar sobre a cabeça da criança, ele deve ser preso em dois lugares e cortado entre os grampos, antes que o resto do corpo seja liberado.
9. Possibilite que a cabeça saia. Coloque a mão sobre cada orelha bilateralmente para apoiar a cabeça da criança; exerça suavemente pressão descendente em direção ao chão, deslizando o ombro anterior sob a sínfise púbica.
10. Assim que o ombro anterior for liberado, forneça tração para cima e para fora da cabeça para liberar o ombro posterior.
11. Apoie o corpo e a cabeça da criança na mão inferior. À medida que o corpo é liberado, coloque pele com pele sobre o abdome materno.
12. Esfregar suavemente as costas pode estimular a respiração com cobertores quentes.
13. Cubra a mãe e o bebê com cobertores quentes.
14. Observe sinais de separação da placenta (jato de sangue escuro proveniente de introito, alongamento do cordão umbilical, alteração do contorno uterino). Evite puxar o cordão, pois ele pode se romper e causar hemorragia.
15. Prenda e corte o cordão conforme descrito anteriormente.
16. Avalie o tônus do fundo e massageie o útero conforme descrito anteriormente. Colocar o bebê no peito pode ajudar a contração uterina a promover a liberação de ocitocina.
17. Ponha pulseiras de identificação na mãe e no bebê.
18. Ofereça à paciente líquidos (IV ou VO).
19. Ensine a paciente a massagear o fundo do útero.
20. Registre a hora e a data de nascimento, bem como:
    a. Notificações e preparativos para o nascimento.
    b. Apresentação e posição fetal.
    c. Presença de cordão nucal ou corporal.
    d. Ruptura de membranas: característica, coloração, odor e quantidade de líquido amniótico.
    e. Hora da expulsão placentária.
    f. Aparência placentária.
    g. Condição materna.
    h. Ocorrências incomuns durante o nascimento (p. ex., distocia do ombro).
21. Proporcione assistência e transporte conforme necessário.

Cuidados imediatos com o neonato

Baseado em evidências

Ricci, S. S. (2017). *Essentials of maternity, newborn, and women's health nursing* (4th ed.). Philadelphia, PA: Wolters Kluwer Health/Lippincott Williams & Wilkins.

American Academy of Pediatrics & American Heart Association. (2015). *Textbook of neonatal resuscitation* (7th ed.). Elk Grove Village, IL: American Academy of Pediatrics.

Diagnósticos de enfermagem

- Desobstrução ineficaz das vias respiratórias, relacionada com secreções nasais e orais desde o parto
- Termorregulação ineficaz, relacionada com o ambiente e a imaturidade da adaptação fetal
- Risco de infecção, relacionado com imaturidade das defesas do neonato.

Intervenções de enfermagem

Promoção da limpeza das vias respiratórias e da transição do neonato

1. Mais de 90% dos recém-nascidos completam a transição intrauterina para extrauterina sem comprometimento ou assistência. Recomenda-se uma observação cuidadosa de todos os recém-nascidos por um período mínimo de 4 a 6 horas após o nascimento.
2. Limpe o muco de face, boca e nariz. Aspire com uma seringa de bulbo, conforme necessário.
    a. Os protocolos de reanimação neonatal não indicam mais a aspiração do períneo se houver mecônio presente no líquido amniótico.
    b. Um recém-nascido vigoroso demonstrando forte esforço respiratório, bom tônus muscular e frequência cardíaca superior a 100 pode exigir apenas a aspiração da boca e o nariz, se necessário.
    c. Na presença de líquido amniótico manchado com mecônio e de um bebê não vigoroso, pode ser necessária a sucção profunda da boca e da traqueia para impedir a aspiração.
3. Avalie a transição do neonato usando o sistema de pontuação Apgar (Tabela 37.5) 1 e 5 minutos após o nascimento. Quando a pontuação de 5 minutos é menor que 7, a pontuação deve ser mantida a cada 5 minutos até 20 minutos após o parto. Um índice de Apgar de 0 a 3 aos 20 minutos está associado ao aumento da morbidade neonatal. Use luvas o tempo todo ao manusear um recém-nascido que ainda não foi lavado e mantenha as precauções padrão.

Promoção da termorregulação

1. Seque o recém-nascido imediatamente após o parto, remova as toalhas úmidas e coloque em contato pele com pele sobre o abdome da mãe, se vigoroso, e cubra com um cobertor e uma touca para evitar a perda de calor. Se o recém-nascido não for vigoroso, coloque-o sob um aquecedor radiante preaquecido para avaliação posterior. Um recém-nascido pode perder até 200 cal/kg/minuto por evaporação, convecção, condução e radiação.
2. Enrole duas vezes o neonato em cobertores quentes, com touca, e retorne à mãe após a estabilização.
3. Proporcione um ambiente quente e sem correntes de ar para o neonato.
4. Avalie a temperatura axilar do recém-nascido – uma temperatura normal está entre 36,5°C e 37,4°C.

Tabela 37.5 Escala de Apgar.

Sinal	0	1	2
Frequência cardíaca	Ausente	Lento (< 100)	> 100
Esforço respiratório	Ausente	Lento, irregular	Bom, chorando
Tônus muscular	Flácido	Alguma flexão das extremidades	Movimento ativo
Irritabilidade reflexa	Sem resposta	Choro	Chora vigorosamente
Coloração	Azul, pálido	Corpo rosado, extremidades azuladas	Completamente rosado

Prevenção de infecções e outras complicações

1. Cuidados oftalmológicos profiláticos: administre uma faixa de 1 cm de eritromicina 0,5% ou pomada oftálmica de tetraciclina 1% no saco conjuntival inferior para evitar a oftalmia neonatal (gonorreia ou clamídia). Isso pode ser adiado até 1 hora após o nascimento para facilitar a amamentação e o vínculo com os pais. A pomada pode ser cuidadosamente limpa após 1 minuto com uma bola de algodão estéril.[3]
   a. Se a mãe tiver uma cultura gonocócica ou clamídia positiva, o neonato precisará de tratamento adicional.
   b. O tratamento é obrigatório em todos os estados americanos.
2. Vitamina K: administre uma dose profilática única de vitamina K_1 (fitonadiona) 0,5 a 1 mg IM no músculo vasto lateral e documente o local.
   a. Dado para evitar uma doença hemorrágica dependente de vitamina K do recém-nascido.
   b. Se os pais recusarem a administração de vitamina K, informe aos pais que, se desejam uma circuncisão, ela pode não ser realizada relacionada com o aumento do risco de sangramento.
   c. Além disso, informe aos pais que os níveis de vitamina K alcançarão seu pico (sem injeção neonatal) 8 dias após o nascimento.
3. Segurança e identificação: coloque pulseiras de identificação idênticas na mãe e no recém-nascido de acordo com a política da instituição. Um dispositivo de segurança eletrônica adicional também pode ser utilizado nesse momento para evitar o sequestro de bebês.[4]
   a. As informações nas pulseiras podem incluir o nome da mãe, o número do hospital/admissão, o sexo do recém-nascido, a raça, o médico responsável e a data e a hora do nascimento e outras informações especificadas na política da instituição.
   b. O pai, o parceiro ou outra pessoa designada também podem usar uma pulseira idêntica combinando com a faixa da mãe e do bebê.
   c. A impressão do pé e a impressão digital do recém-nascido não são métodos adequados de identificação do paciente e podem ou não ser realizadas com base na política da instituição.
   d. Conclua todos os procedimentos de identificação antes que a criança deixe a sala de parto.
4. Medidas: pesar e medir a criança logo após o nascimento.
   a. O peso médio do recém-nascido é de 2.500 a 4.000 g.
   b. O comprimento médio do neonato é de 46 a 56 cm.
   c. As circunferências de cabeça, tórax e abdome também são medidas (conforme a política da instituição).
5. Após o nascimento, a equipe do berçário/mãe/bebê deve avaliar o *status* do neonato e avaliar os riscos de trauma físico ou lesão no nascimento.
6. Administre a vacina contra hepatite B de acordo com a política de sua instituição.
   a. A vacinação de todos os bebês nascidos nos EUA é recomendada, independentemente do *status* da hepatite da mãe. Se o *status* do antígeno de superfície da hepatite B da mãe (HBsAg) for negativo, a vacina deve ser administrada dentro de 12 horas após o nascimento até os 2 meses de idade e, novamente, de 1 a 2 meses após a dose inicial, com a dose final (nº 3) administrada em 6 a 18 meses. A vacina é administrada para a prevenção da infecção aguda e crônica pela hepatite B.
   b. Se a mãe for hepatite B positiva, a criança receberá imunoglobulina contra hepatite B (HBIG) e a vacina contra o HBV no nascimento até 12 horas. Além disso, bebês de mães com hepatite positiva receberão HBV com idades entre 1 e 2 meses e aos 6 meses.
   c. Os neonatos nascidos de mães não rastreadas receberão o HBV ao nascer dentro de 12 horas após o nascimento. Se a mãe mais tarde provar ser hepatite B positiva, o recém-nascido também receberá HBIG (0,5 mℓ) IM o mais rápido possível, mas o mais tardar 1 semana após o nascimento. A criança também receberá HBV em 1 a 2 meses e outra injeção em 6 a 18 meses.[5]

Considerações sobre atendimento domiciliar e na comunidade

1. As questões relativas à promoção da limpeza das vias respiratórias, da transição e da promoção da termorregulação permanecem essencialmente inalteradas nos partos domiciliares. As pontuações de Apgar nem sempre são dadas no parto domiciliar.
2. É necessária profilaxia ocular usando uma pomada antimicrobiana (ou seja, eritromicina) para evitar a oftalmia neonatal.
3. A administração de vitamina K não é um requisito para partos domiciliares. Os níveis de vitamina K aumentam naturalmente aos 8 dias de vida. Se o bebê é um menino e os pais desejam a circuncisão, prorroga-se o procedimento até depois do dia 8.
4. Verifique se os atendentes estão familiarizados com a reanimação neonatal e se os números e procedimentos de emergência estão prontamente disponíveis.
5. Os procedimentos de identificação não são necessários para partos domiciliares, embora a documentação estatal exigida deva ser preenchida pelo profissional de saúde.[6]

Reavaliação: resultados esperados

- O neonato transita adequadamente, conforme evidenciado pelo escore de Apgar entre 7 e 10
- A temperatura permanece entre 36,4°C e 37,2°C
- Profilaxia ocular e outros procedimentos devem ser completados antes de sair da sala de parto.

---

[3]N.R.T.: O Ministério da Saúde, no Brasil, recomenda o uso da pomada de eritromicina a 0,5% e, como alternativa, tetraciclina a 1%. Relata que o uso de nitrato de prata a 1% deve ser utilizado apenas em caso de um serviço de saúde não dispor das outras duas substâncias. Secretaria de Ciência, Tecnologia e Insumos Estratégicos. Departamento de Gestão e Incorporação de Tecnologias em Saúde. Diretrizes Nacionais de Assistência ao Parto Normal: versão resumida. 1ª ed. Brasília, DF: Ministério da Saúde, 2017. 51 p. Disponível em: *http://bvsms.saude.gov.br/bvs/publicacoes/diretrizes_nacionais_assistencia_parto_normal.pdf.*

[4]N.R.T.: No Brasil, a identificação de todos os pacientes internados deve ser realizada em sua admissão, por meio de uma pulseira. Em caso de recém-nascido a pulseira de identificação deve conter *minimamente* o nome da mãe e o número do prontuário do recém-nascido, bem como outras informações padronizadas pela instituição de saúde, como a data de nascimento do bebê e da mãe. Ministério da Saúde/Anvisa/Fiocruz. Protocolo de Identificação do Paciente. Disponível em: *http://www.saude.gov.br/images/pdf/2014/julho/03/Protocolo---Identifica----o-do-Paciente.pdf.*

[5]N.R.T.: No Brasil, segundo o Ministério de Saúde, o recém-nascido deve receber as vacinas de hepatite B, que é IM, até 12 horas após o nascimento, e a BCG para tuberculose, intradérmica, até 1 mês de vida. O ideal é que ela seja aplicada o mais precocemente possível, de preferência ainda na maternidade, em recém-nascidos com peso maior ou igual a 2 kg. Disponível em: *https://portal.fiocruz.br/pergunta/quais-sao-vacinas-que-o-bebe-deve-receber-ao-nascer.*

[6]N.R.T.: Segundo o Parecer Técnico para alinhamento da "regulação e prática da enfermagem obstétrica no espaço do parto domiciliar planejado", conforme designação da portaria Cofen nº 1092 de 2019, o parto domiciliar planejado permanece à margem do sistema, sem uma regulamentação específica, apesar de a atuação da Enfermagem Obstétrica estar regulamentada pela Lei do Exercício Profissional da Enfermagem, Lei nº 7.498 de 25 de junho de 1986. Perante esta Lei, cabe ao enfermeiro, como membro da equipe multiprofissional, a realização de acompanhamento pré-natal e do parto sem distocias e do puerpério, mas somente os enfermeiros obstétricos ou obstetrizes poderão realizar anestesia local, episiotomia e episiorrafia, se isso se fizer necessário, além de serem responsáveis pela identificação dos riscos obstétricos e perinatais e pela tomada de decisão até a chegada do médico. Uma vez que a lei não restringe o local de atuação de parteiros, enfermeiros obstétricos e obstetrizes, e que não há dispositivo que impeça a opção pelo parto domiciliar planejado, esse é atualmente um nicho de atuação dos profissionais de Enfermagem e, portanto, deve ser regido e disciplinado pelo Cofen e pelo Corens.

CONSIDERAÇÕES ESPECIAIS

Reanimação neonatal

Baseado em evidências
American Academy of Pediatrics & American Heart Association. (2015). *Textbook of neonatal resuscitation* (7th ed.). Elk Grove, IL: American Academy of Pediatrics.

A reanimação neonatal é mais eficaz com uma equipe organizada e eficiente. Em cada parto, deve haver pelo menos uma pessoa cuja responsabilidade principal seja o neonato e que seja capaz de iniciar a reanimação neonatal. Qualquer parto de alto risco (que requer reanimação neonatal mais avançada) exige que pelo menos duas pessoas estejam presentes para gerenciar a reanimação – uma com habilidades completas de reanimação (intubação e colocação de cateter umbilical) e uma para ajudar.

Causas

A asfixia perinatal é a principal causa da reanimação neonatal.

Quando se priva o bebê de oxigênio, ocorre um período inicial de respirações rápidas, seguido por apneia, diminuição da frequência cardíaca e diminuição do tônus neuromuscular. Esse é um período de apneia primária.

Apneia primária

1. A asfixia intrauterina pode resultar em passagem de mecônio, taquicardia fetal, variabilidade ausente, desacelerações recorrentes tardias ou variáveis ou bradicardia prolongada.
2. Bebês nascidos com apneia primária precisarão de estímulos sensoriais (ventilação tátil ou com pressão positiva) para iniciar a respiração.
3. Pode ocorrer no útero ou após o nascimento.

Apneia secundária

1. A apneia secundária ocorre quando a apneia primária não está resolvida. A frequência cardíaca continua a cair (começa a cair ao mesmo tempo em que se inicia apneia primária), a pressão arterial diminui, a criança fica flácida e ocorrem suspiros espontâneos.
2. Pode ocorrer no útero ou após o nascimento.
3. No nascimento, esses bebês apresentam-se pálidos, flácidos e com bradicardia.
4. A antecipação e a preparação da reanimação neonatal devem ocorrer a cada nascimento.
5. Quando o bebê está em apneia ao nascer, é difícil distinguir entre apneia primária e secundária; portanto, deve-se presumir apneia secundária e convém a reanimação começar imediatamente.

Etapas iniciais da reanimação neonatal

1. A: Vias respiratórias (***Airway***)
2. B: Respiração (***Breathing***)
3. C: Circulação (***Circulation***)

Como obter etapas iniciais

A execução das etapas iniciais não deve demorar mais de 30 segundos.

1. Peça ajuda, se necessário.
2. Coloque o lactente em um aquecedor radiante quente e seco.
3. Seque bem o lactente com toalhas quentes, descarte as toalhas e estimule-o esfregando as costas ou batendo na sola dos pés, se necessário.
4. Avalie as respirações (elevação e queda do tórax, o ar movendo-se nos pulmões) e o pulso (frequência cardíaca superior a 100 bpm).
5. Se a apneia ou a frequência cardíaca forem inferiores a 100 bpm, inicie a ventilação com pressão positiva (VPP; ventilação por bolsa e máscara) e o monitoramento de SpO_2. As respirações devem ser administradas a uma taxa de 40 a 60 por minuto. A reanimação começa com a concentração do ar ambiente (21%) e os aumentos na concentração de oxigênio são efetuados para alcançar a concentração de oxigênio demonstrada por um bebê a termo normal.
   a. Observe o movimento do peito e ausculte o movimento do ar em todos os campos pulmonares.
   b. Para evitar que o estômago fique cheio de ar, durante a VPP, uma sonda orogástrica pode ser inserida por via oral.
6. Se a frequência cardíaca for inferior a 60 bpm, inicie as compressões torácicas. Novas recomendações são para intubar o bebê antes de iniciar as compressões torácicas para melhorar a circulação do sangue oxigenado. Um ciclo de reanimação consiste em três compressões mais uma ventilação, o que resulta em 120 "eventos" por 60 segundos ou 90 compressões mais 30 respirações.
   a. Se a frequência cardíaca aumentar para acima de 60 bpm, interrompa as compressões torácicas e mantenha a ventilação a uma taxa de 40 a 60 respirações/minuto.
   b. Quando a frequência cardíaca exceder 100 e a respiração espontânea recomeçar, diminua gradualmente a taxa de VPP.
7. Auxiliar na intubação endotraqueal, se necessário.
8. Auxiliar na inserção de um cateter umbilical para a administração de medicamentos e líquidos, se necessário. Se a frequência cardíaca permanecer abaixo de 60 bpm por mais de 60 segundos de VPP e compressões torácicas, os medicamentos (p. ex., epinefrina) devem ser considerados e administrados por via IV por meio de um cateter umbilical ou por via endotraqueal.
9. Continue avaliando o recém-nascido periodicamente depois que a estabilização for restabelecida e transportada adequadamente.

BIBLIOGRAFIA

Adams, J., Frawley, J., Steel, A., et al. (2015). Use of pharmacological and nonpharmacological labor pain management techniques and their relationship to maternal and infant birth outcome: Examination of a nationally representative sample of 1835 pregnant women. *Midwifery, 31*(4), 458–463.

American Academy of Pediatrics & American College of Obstetricians and Gynecologists. (2012). *Guidelines for perinatal care* (7th ed.). Washington, DC: Author.

American Academy of Pediatrics & American College of Obstetricians and Gynecologists. (2015). *The Apgar score* (Committee Opinion). Washington, DC: Author.

American Academy of Pediatrics & American Heart Association. (2015). *Textbook of neonatal resuscitation* (7th ed.). Elk Grove Village, IL: American Academy of Pediatrics.

American College of Obstetricians and Gynecologists. (2006/Reaffirmed 2015). *Postpartum hemorrhage* (Practice Bulletin #76). Washington, DC: Author.

American College of Obstetricians and Gynecologists. (2009/Reaffirmed 2016). *Induction of labor* (Practice Bulletin # 107). Washington, DC: Author.

American College of Obstetricians and Gynecologists. (2009/Reaffirmed 2017). *Intrapartum fetal heart rate monitoring: Nomenclature, interpretation, and general management principles* (Practice Bulletin #106). Washington, DC: Author.

American College of Obstetricians and Gynecologists. (2010/Reaffirmed 2017). *Management of intrapartum fetal heart rate tracings* (Practice Bulletin #116). Washington, DC: Author.

American College of Obstetricians and Gynecologists. (2012). *Optimizing protocols in obstetrics: Management of hemorrhage.* Series 2. Washington, DC: Author.

American College of Obstetricians and Gynecologists. (2017). *Delayed umbilical cord clamping after birth* (Committee Opinion # 684). Washington, DC: Author.

American College of Obstetricians and Gynecologists. (2017). *Emergent therapy for acute-onset, severe hypertension during pregnancy, and the postpartum period* (Committee Opinion #692). Washington, DC: Author.

American College of Obstetricians and Gynecologists. (2017). *Episiotomy: Procedures and repair techniques.* Washington, DC: Author.

American College of Obstetricians and Gynecologists. (2017). *Planned home birth* (Committee Opinion #697). Washington, DC: Author.

Association of Women's Health, Obstetric and Neonatal Nurses. (Ed.). (2015). *Fetal heart monitoring principles and practices* (5th ed.). Dubuque, IA: Kendall-Hunt Publishing Co.

Association of Women's Health, Obstetric and Neonatal Nurses. (2015). Quantification of blood loss: AWHONN practice brief number 1. *Journal of Obstetric, Gynecologic, and Neonatal Nursing, 44*, 158–160.
Cheng, Y.W., & Caughey, A. B. (2015). Second stage of labor. *Clinical Obstetrics and Gynecology, 58*(2), 227–240.
Crenshaw, J. (2014). Healthy birth practice #6: Keep mother and baby together—It's best for mother, baby, and breastfeeding. *Journal of Perinatal Education, 23*(4), 211–217.
Cunningham, F. G., Leveno, K., Bloom, S., et al. (2014). *Williams obstetrics* (24th ed.). New York: McGraw-Hill.
Davidson, M. W., London, M. L., & Ladeweig, P. W. (2016). *Olds' maternal–newborn nursing and women's health across the lifespan* (10th ed.). Upper Saddle River, NJ: Pearson Education.
Diaz, V., Abalos, E., & Carroli, G. (2014). Methods for blood loss estimation after vaginal birth (Protocol). *Cochrane Database of Systematic Reviews* (2), CD010980.
Gizzo, S., Di Gangi, S., Noventa, M., et al. (2014). Women's choice of positions during labor: Return to the past of modern way of giving birth? A Cohort Study in Italy. *BioMed Research International, 2014*(2014), 7. Article ID 638093.
Handcock, A., Weeks, A. D., & Lavender, T. D. (2015). Is accurate and reliable blood loss estimation the 'crucial step' in early detection of postpartum haemorrhage: An integrative review of the literature. *BMC Pregnancy and Childbirth, 15*, 1–9.
Hanson, L., & VandeVusse, L. (2014). Supporting labor progress toward physiologic birth. *J Perinatal Neonatal Nursing, 28*(2), 101–107.
Kennedy, D. A., Lupattelli, A., Koren, G., & Nordeng, H. (2016). Safety classification of herbal medicines used in pregnancy in a multinational study. *BMC Complementary and Alternative Medicine, 16*(102), 1–9.
Kolkman, D. G., Verhoeven, C. J., Brinkhorst, S. J., et al. (2013). The Bishop score as a predictor of labor induction success: A systematic review. *American Journal of Perinatology, 30*(8), 625–630.
Lertbunnaphong, T., Lapthanapat, N., Leetheeragul, J., et al. (2016). Postpartum blood loss: Visual estimation versus objective quantification with a novel birthing drape. *Singapore Medical Journal, 57*(6), 325–328.
Lothian, J. (2016). Does childbirth education make a difference?. *Journal of Perinatal Education, 25*(3), 139–141.
Lowdermilk, D., Perry, S., Cashion, C., & Alden, K. R. (2016). *Maternity and women's health care* (11th ed.). St. Louis, MO: Mosby.
Macones, G. A., Hankins, G. D., Spong, C. Y., et al. (2008). The 2008 National Institute of Child Health and Human Development workshop report on electronic fetal monitoring: Update on definitions, interpretation, and research guidelines. *Obstetrics and Gynecology, 112*, 661–666.
Mattson, S, & Smith, J. (2016). *Core curriculum for maternal–newborn nursing* (5th ed.). St. Louis, MO: Saunders Elsevier.
Mhyre, J. M., D'Oria, R., Hameed, A. B., et al. (2014). The maternal early warning criteria: a proposal from the national partnership for maternal safety. *Journal of Obstetric, Gynecologic, and Neonatal Nursing, 43*(6), 771–779.
Moore, E. R., Bregman, N., Anderson, G. C., & Medley, N. (2016). Early skin-to-skin contact for mothers and their healthy newborn infants. *Cochrane Database of Systematic Reviews*, CD003519.
Ricci, S. S. (2017). *Essentials of maternity, newborn, and women's health nursing* (4th ed.). Philadelphia, PA: Wolters, Kluwer Health/Lippincott Williams & Wilkins.
Simpson, K. R., & Creehan, P. A. (2014). *Perinatal nursing* (4th ed.). Philadelphia, PA: Wolters, Kluwer, Lippincott.
World Health Organization, UNICEF, United Nations Fund for Population Activities, et al. (2014). *Trends in maternal mortality, 1990 to 2013: Estimates by WHO, UNICEF, UNFPA, The World Bank Estimates, and the United Nations Population Division. Geneva, Switzerland: Author.*

CAPÍTULO

38

Cuidado Materno e Neonatal Durante o Período Pós-Parto

CUIDADOS DE ENFERMAGEM PARA A PUÉRPERA

Puerpério

Puerpério é o período que se inicia após o parto e termina quando o corpo da mulher retorna ao mais próximo possível de seu estado pré-gestacional. O período estende-se por aproximadamente 6 semanas. (Ver Diretrizes para padrões de cuidados 38.1, adiante.)

Alterações fisiológicas do puerpério

Baseado em evidências
Cunningham, F. G., Leveno, K. J., Bloom, S. L. *et al.* (2014). *Williams Obstetrics* (24th ed.). New York: McGraw – Hill.
Mattson, S., & Smith, J. E. (Eds.). (2016). *Core curriculum for maternal-newborn nursing* (5th ed.). St. Louis, MO: Saunders Elsevier.

1. Alterações do útero e do colo do útero.
   a. A involução uterina inicia-se imediatamente após o parto, estando o fundo do útero palpável na região entre a cicatriz umbilical e a sínfise púbica. Cerca de 1 hora pós-parto, o fundo geralmente encontra-se no nível da cicatriz umbilical ou ligeiramente abaixo dele. O fundo do útero costuma localizar-se na linha média. Dentro de 12 horas após o parto, o fundo pode estar 1,3 cm acima da cicatriz umbilical e, após 24 horas, 1 cm abaixo da cicatriz umbilical. Após esse período, o nível do fundo do útero diminui aproximadamente 1,30 cm por dia; entre o 10º e o 14º dia, ele retorna à cavidade pélvica e não pode mais ser palpado (Figura 38.1). Aproximadamente 6 semanas após o parto, a involução uterina está completa.
   b. Após o parto, são observados os *lóquios* – secreção vaginal composta por células epiteliais gordurosas, fragmentos de membrana, decídua e sangue – de coloração vermelha ou marrom-escura (lóquios vermelhos) por, aproximadamente, 2 a 3 dias. Em seguida, progridem para uma cor rosa de tom mais pálido ou mais acastanhado, de consistência sorossanguinolenta (lóquios serosos), por 4 a 10 dias, e, em seguida, para uma coloração esbranquiçada ou amarelada (lóquios alba) em torno do 10º ao 14º dia. Em geral, os lóquios cessam entre 2 e 4 semanas, e o local de implantação da placenta torna-se completamente cicatrizado em torno da sexta semana.
   c. O volume e o fluxo de lóquios podem ser escassos (mancha com menos de 2,5 cm [1 polegada]/hora), leves (mancha com menos de 10 cm [4 polegadas]/hora), moderados (mancha com menos de 15,2 cm [6 polegadas]/hora) ou intensos (um absorvente saturado em cerca de 1 hora). O fluxo loquial é considerado "excessivo" se o absorvente perineal ficar saturado em menos de 15 minutos (Figura 38.2).
2. Imediatamente após a expulsão da placenta (dequitação placentária), o colo do útero apresenta pouco tônus ou não se assemelha ao estado pré-gestacional.
   a. Em aproximadamente 2 a 3 dias, o colo do útero assemelha-se ao estado pré-gestacional e apresenta-se dilatado cerca de 2 a 3 cm. Ao final da primeira semana pós-parto, apresenta aproximadamente 1 cm de diâmetro.
   b. O orifício cervical torna-se mais parecido com uma fenda do que com a depressão pré-gestacional e assim permanece. (Se o colo do útero nunca tiver sido dilatado, ele permanecerá mais parecido com a depressão pré-gestacional.)
   c. As paredes vaginais, os ligamentos uterinos e os músculos do assoalho pélvico e da parede abdominal recuperam a maior parte do tônus durante o puerpério.
   d. Logo após o parto, as paredes vaginais apresentam-se lisas e edemaciadas porque as pregas vaginais estão ausentes. As pregas reaparecem em torno de 3 semanas após o parto.
   e. A diurese pós-parto inicia-se cerca de 12 horas após o nascimento e continua por 2 a 5 dias após o parto, conforme a água extracelular acumulada durante a gestação é excretada.
   f. A diurese também pode ocorrer logo após o parto, se o débito urinário estiver obstruído devido à pressão ou se tiverem sido administrados fluidos intravenosos (IV) durante o parto.

DIRETRIZES PARA PADRÕES DE CUIDADOS 38.1

Cuidados pós-parto

- Faça uma avaliação direcionada sistematicamente – mamas, útero (tamanho e consistência), bexiga (distensão), eliminação intestinal, lóquios, episiotomia (lacerações), sinal de Homans e estado/vínculo emocional
- Notifique o médico imediatamente se houver anormalidades:
  - Aumento da respiração e da frequência cardíaca, diminuição da pressão arterial e alterações ortostáticas podem indicar hemorragia
  - Sangramento vaginal excessivo (saturação do absorvente em 1 hora ou 2 ou mais horas), com expulsão de coágulos grandes ou aumento constante do sangramento vaginal, indica hemorragia
  - Fundo do útero macio, que não adquire consistência firme e ou permanece firme com massagem, indica atonia
  - Incapacidade de urinar e distensão da bexiga urinária, que podem deslocar o útero, levando à atonia uterina
  - Diminuição da produção de urina, o que pode indicar hemorragia
  - Temperatura elevada, aumento da dor, edema e hiperemia das incisões indicam infecção
  - Sensibilidade na panturrilha, edema, hiperemia ou calor podem indicar coágulo sanguíneo
  - Irritabilidade excessiva, choro, mau humor, insônia e perda de interesse nas atividades podem indicar depressão pós-parto
- Incentive o repouso, a nutrição e o vínculo com o neonato
- Oriente sobre alimentação, banho, troca de roupas, medidas de segurança, sinais de doença e quando ligar para o pediatra para fazer perguntas.

Essas informações devem servir apenas como uma orientação geral. A situação de cada paciente e as normas da instituição de saúde apresentam um conjunto único de fatores clínicos e requerem julgamento do enfermeiro para orientar o cuidado, que pode incluir medidas e abordagens adicionais ou alternativas.

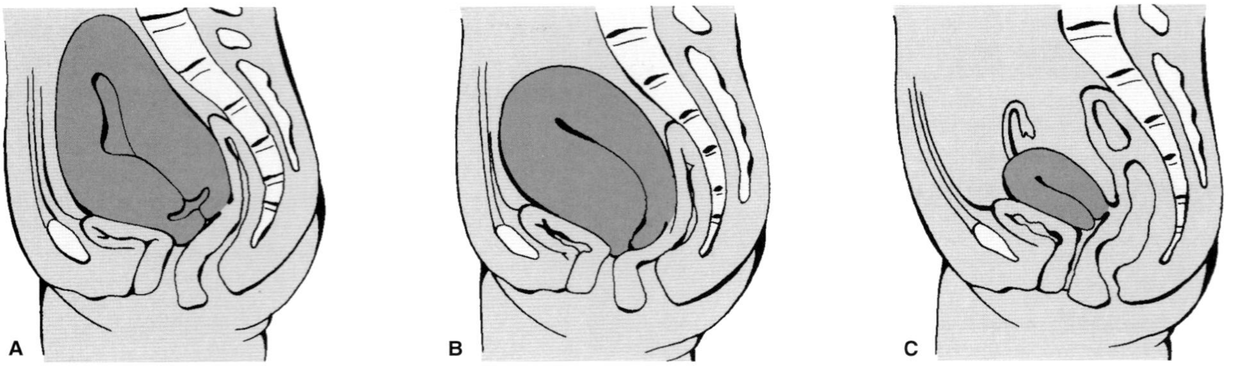
A
B
C

Figura 38.1 Alterações no tamanho e na forma do útero após o parto. **A.** Útero após o parto. **B.** Útero no 6º dia. **C.** Útero não gravídico. (Reeder, S., Martin, L., & Koniak-Griffin, D. [1997]. *Maternity nursing: Family newborn, and women's health care* [18th ed.]. Philadelphia, PA: Lippincott-Raven Publishers.)

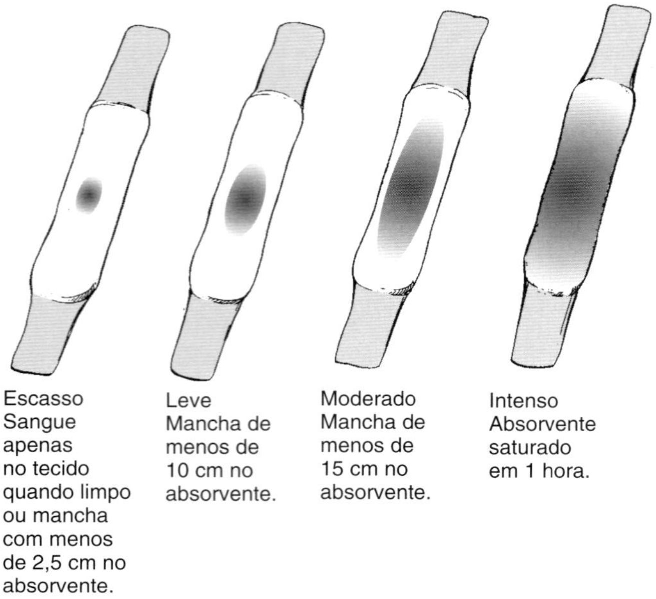
Escasso
Sangue apenas no tecido quando limpo ou mancha com menos de 2,5 cm no absorvente.
Leve
Mancha de menos de 10 cm no absorvente.
Moderado
Mancha de menos de 15 cm no absorvente.
Intenso
Absorvente saturado em 1 hora.

Figura 38.2 Avaliação do volume dos lóquios com base na saturação do absorvente.

3. Mamas – com a eliminação da placenta, os níveis circulantes de estrogênio e progesterona diminuem e os de prolactina aumentam, iniciando a lactogênese.
   a. O *colostro* – fluido espesso e amarelado que contém mais minerais e proteínas, porém menos açúcar e gordura do que o leite materno maduro, exerce um efeito laxante no neonato – é secretado nos primeiros 2 dias após o parto.
   b. A secreção de leite maduro costuma estar presente no terceiro dia pós-parto, mas pode estar presente mais cedo se a mulher amamentar logo após ao parto. Normalmente, ao final da 2ª semana pós-parto, o leite materno maduro está presente.
   c. O ingurgitamento mamário pelo leite e a estase venosa e linfática que tornam o tecido mamário edemaciado, tenso e sensível podem ocorrer entre o 3º e o 5º dia pós-parto.
4. Função endócrino/metabólica.
   a. Os níveis de gonadotrofina coriônica humana diminuem rapidamente e tornam-se inexistentes ao final da primeira semana pós-parto.
   b. Os níveis dos hormônios tireoidianos normalizam dentro de 4 a 6 semanas após o parto.
   c. Os níveis de glicose permanecem baixos, devido à diminuição dos níveis de lactogênio placentário humano, cortisol, estrogênio e hormônio do crescimento.

d. Os níveis de glicose sanguínea em mulheres que desenvolveram diabetes melito gestacional (DMG) podem retornar aos limites normais logo após o nascimento. No entanto, o American College of Obstetricians and Gynecologists (ACOG) e o CDC recomendam que todas as mulheres com DMG façam exame para glicemia 6 a 12 semanas após o parto e realizem rastreamento do diabetes a cada 1 a 3 anos para a identificação precoce do diabetes melito tipo 2.[1]

5. Função ovariana.
   a. Os níveis de estrogênio e progesterona diminuem rapidamente após a expulsão da placenta e, em geral, tornam-se mais baixos no 7º dia pós-parto.
   b. O estrogênio alcança a fase folicular 3 semanas após o nascimento, contanto que a mulher não esteja amamentando.
   c. A ovulação pode ocorrer até 27 dias após o parto. O tempo médio é de 70 a 75 dias pós-parto e 190 dias pós-parto se estiver amamentando.
   d. O retorno da menstruação após o parto é de aspecto individual. Em geral, a primeira menstruação ocorre aproximadamente 7 a 9 semanas após o parto em mães que não amamentam, embora as mulheres que amamentam possam não iniciar sua primeira menstruação até 18 meses.
6. Função urinária.
   a. Uma proteinúria discreta (+1 na fita reagente de urina) é comum por 1 a 2 dias após o parto em 40 a 50% das mulheres no puerpério.
   b. A micção espontânea deve retornar 6 a 8 horas após o parto. O tônus da bexiga urinária retorna entre 5 e 7 dias após o parto.
   c. O processo catabólico de involução pode causar um aumento nos níveis de ureia nitrogenada sérica durante o período pós-parto.
   d. A incontinência de esforço é comum durante as primeiras 6 semanas depois do parto, e deve-se incentivar a realização de exercícios de Kegel.
   e. A hematúria logo após o parto vaginal espontâneo normal pode indicar trauma físico da bexiga urinária. Se ocorrer hematúria após as primeiras 24 horas, pode ser um indicativo de infecção do sistema urinário.
7. Função neurológica.
   a. Desconforto e fadiga são comuns.
   b. Dores lombares devido ao processo de involução e desconforto do parto, lacerações, episiotomia e dores musculares são comuns nos primeiros 2 a 3 dias após o parto.
   c. Cefaleias frontais e bilaterais são comuns em decorrência de alteração no volume de líquidos na primeira semana após o parto.
   d. O sono não REM (do inglês *rapid eyes movement* – movimentos rápidos dos olhos) está ausente após o parto e aumenta durante as 2 semanas seguintes. O sono REM diminui conforme o sono não REM aumenta.
   e. A síndrome do túnel do carpo (resultante de edema fisiológico que causa pressão no nervo medial) costuma ser aliviada pela diurese pós-parto.
   f. As crises de eclâmpsia pós-parto podem iniciar mais de 48 horas e menos de 4 semanas após o parto. Geralmente são precedidas por fortes cefaleias ou transtornos da visão (pontos oculares, visão dupla etc.). Deve-se avaliar rigorosamente a observação desses sintomas, especialmente em mulheres com diagnóstico pré-natal de pré-eclâmpsia ou hipertensão.
8. Função cardiovascular.
   a. As alterações mais dramáticas ocorrem neste sistema e podem levar entre 6 e 12 semanas para retornar ao estado pré-gestacional.
   b. O débito cardíaco diminui para os valores pré-parto cerca de 1 hora após o parto e pode depender de vários fatores, incluindo o uso de anestesia e a forma de parto. No entanto, pode permanecer elevado por até 48 horas após o parto. Os valores do débito cardíaco retornam ao normal entre 6 e 12 semanas após o parto.
   c. O volume sanguíneo diminui imediatamente após o nascimento. A perda média de sangue em um parto vaginal encontra-se entre 200 a 500 mℓ e 600 a 800 mℓ em partos cesáreos.
   d. O hematócrito aumenta e a produção de eritrócitos (glóbulos vermelhos) é interrompida.
   e. A leucocitose (aumento dos leucócitos) é comum durante a primeira semana pós-parto.
   f. O sinal de Homans positivo pode indicar tromboflebite e deve ser relatado ao médico da atenção primária. A mulher deve ser orientada a não massagear as pernas.
9. Função respiratória.
   a. Retorna ao normal em cerca de 6 a 8 semanas após o parto.
   b. A taxa metabólica basal aumenta de 7 a 14 dias após o parto, secundária a anemia leve, lactação e alterações psicológicas.
   c. A pressão parcial de oxigênio arterial (PaO_2), a pressão parcial de dióxido de carbono ($PaCO_2$) e o pH geralmente retornam ao normal 3 semanas após o parto.
10. Função gastrintestinal/hepática.
   a. O tônus e a motilidade gastrintestinais diminuem no início do período pós-parto, em geral causando distensão gasosa do abdome e constipação intestinal.
   b. A função intestinal normal, incluindo movimentos intestinais normais, retorna cerca de 2 a 3 dias após o parto.
   c. A função hepática retorna ao normal cerca de 10 a 14 dias após o parto.
   d. A contratilidade da vesícula biliar aumenta voltando ao normal, possibilitando a expulsão de pequenos cálculos biliares.
   e. A função gastrintestinal pode ser inibida por intervenção cirúrgica, analgesia, anestesia e diminuição do tônus muscular.
11. Função musculoesquelética.
   a. Fadiga generalizada e fraqueza são comuns.
   b. A diminuição do tônus abdominal é comum.
   c. A diástase dos músculos retos abdominais cicatriza e desaparece entre a 4ª e a 6ª semanas após o parto. Até que a cura esteja completa, geralmente 1 a 2 semanas após o parto, os exercícios abdominais são contraindicados.
   d. A instabilidade articular retorna ao normal entre 6 e 8 semanas após o parto.
12. Função tegumentar.
   a. As estrias gestacionais tornam-se mais claras e o melasma geralmente desaparece 6 semanas após o parto.
   b. A queda de cabelo pode aumentar nas primeiras 4 a 20 semanas após o parto e então ocorrerá um novo crescimento, embora o cabelo possa não ser tão espesso quanto era antes da gestação.
13. Um bom método para lembrar como verificar as alterações pós-parto é a utilização do acrônimo **BUBBLE-HE**:
   a. **B** – Mama (*breast*).
   b. **U** – Útero.
   c. **B** – Bexiga.
   d. **B** – Intestinos (*bowels*).
   e. **L** – Lóquios.
   f. **E** – Episiotomia/lacerações.
   g. **H** – Sinal/extremidades de Homans.
   h. **E** – Estado emocional/vínculo.

[1]N.R.T.: No Brasil, diretrizes institucionais podem ser fundamentadas em recomendações do Ministério da Saúde ou de sociedades de especialistas, como a Sociedade Brasileira de Diabetes e a Federação Brasileira das Associações de Ginecologia e Obstetrícia (Febrasgo), entre outras. Certifique-se das normas locais para o direcionamento da conduta clínica.

Estado emocional e comportamento (psicossocial)

Baseado em evidências
American College of Obstetricians and Gynecologists. (2008/reaffirmed 2016). *Use of psychiatric medications during pregnancy and lactation* (Practice Bulletin #92). Washington, DC: Author.

Bigelow, A., Power, M., MacLellan-Peters, J. *et al.* (2012). Effect of mother/infant skin-to-skin contact on postpartum depressive symptoms and maternal physiological stress. *Journal of Obstetric, Gynecologic, & Neonatal Nursing, 41*(3), 369-382.

1. Reva Rubin, a famosa teórica da Enfermagem, descreveu as fases de desenvolvimento da gestação, registrando as alterações e a definição de identidade materna. Após o parto, a mulher pode progredir pelos estágios de Rubin, de dependente a independente e interdependente.
   a. Fase dependente (estende-se até as primeiras 24 horas pós-parto):
      i. Pode começar com um sono reparador após o parto. O sono restaurador deve ocorrer nas primeiras 24 horas depois do processo.
      ii. A mulher apresenta um comportamento passivo e dependente.
      iii. A mulher preocupa-se com o sono e a ingesta de alimentos, principalmente para si mesma.
   b. Fase independente (senão nas primeiras 24 horas após o parto, entre o 2º e o 4º dias após o parto):
      i. A mulher começa a agir e a atuar de maneira mais independente. O primeiro sinal de que a mãe está nessa fase é o interesse em alerta pelo filho.
      ii. A mulher pode exigir mais explicações e garantias de que está agindo bem, especialmente ao cuidar do neonato.
      iii. Disponibilidade para aprender sobre o autocuidado e o cuidado do neonato.
      iv. Atualmente, com a alta hospitalar precoce, essa fase pode ocorrer mais cedo ou pode ocorrer após a alta.
   c. Fase interdependente:
      i. Pode começar próximo ao final da primeira semana; não se descreve um horário de término específico.
      ii. É influenciado por crenças culturais.
      iii. Restabelecimento da relação conjugal.
      iv. À medida que a mulher é bem-sucedida no cuidado do neonato, sua preocupação estende-se a outros membros da família e às suas atividades.
2. Algumas mulheres podem sentir euforia nos primeiros dias após o parto e estabelecer metas irreais para atividades após a alta.
3. Muitas mulheres podem experimentar mudanças de humor temporárias durante este período, devido ao desconforto, à fadiga e à exaustão após o trabalho de parto e o parto em decorrência das alterações hormonais após tal processo.
4. Até 60 a 80% das mulheres podem sentir um período transitório de tristeza puerperal (*baby blues*). Tal estado pode durar de alguns dias a 1 ou 2 semanas e costuma alcançar o pico aproximadamente no 5º dia pós-parto. As mulheres podem apresentar irritabilidade, falta de apetite, insônia ou choro. Esta é uma reação normal às alterações fisiológicas que ocorrem após o parto e são temporárias.
5. A depressão pós-parto é um problema mais sério e afeta até 20% das mulheres no puerpério. Influências culturais e étnicas podem impactar o período pós-parto; portanto, mostra-se importante considerar a consciência cultural das práticas gestacionais ao se trabalhar com mulheres no puerpério. Considera-se o diagnóstico pré-natal de depressão um fator de risco significativo para depressão pós-parto. As mulheres podem experimentar um aumento nas manifestações listadas anteriormente, bem como incapacidade de cuidar de modo adequado de si mesmas e do neonato. Essas mulheres apresentam maior risco de suicídio e precisam de avaliação adicional (ver Capítulo 39).
6. Os resultados de pesquisas em Enfermagem descrevem que as novas mães comumente identificam as necessidades pós-parto, como lidar com:
   a. As alterações físicas e desconfortos do puerpério, inclusive a necessidade de recuperar sua imagem pré-gestacional.
   b. Alterações das relações familiares e de atendimento às necessidades dos membros da família, incluindo o neonato.
   c. Fadiga, estresse emocional, sensação de isolamento e de estar presa.
   d. Falta de tempo para necessidades e interesses pessoais.

Avaliação de enfermagem

Baseado em evidências
Lowdermilk, D., Perry, S., Cashion, C., & alden, K. R. (2016). *Maternity and women's health care* (11th ed.). St. Louis, MO: Mosby.

Avaliação pós-parto imediata

A primeira hora após a dequitação placentária (quarto estágio do trabalho de parto) é um período crítico; a ocorrência de hemorragia pós-parto mostra-se mais provável neste momento (ver Capítulo 39).

Avaliação pós-parto subsequente

1. Verificar a consistência do colo do útero em intervalos regulares para averiguar o tônus e a localização. Executar a massagem do fundo uterino, se estiver flácido (não firme) (Figura 38.3).
2. Ensine a automassagem do fundo uterino à paciente e os sinais de alerta a serem relatados.
   a. Inspecione o períneo regularmente para verificar a ocorrência de sangramento. Observe a cor, a quantidade, os coágulos e o odor dos lóquios.

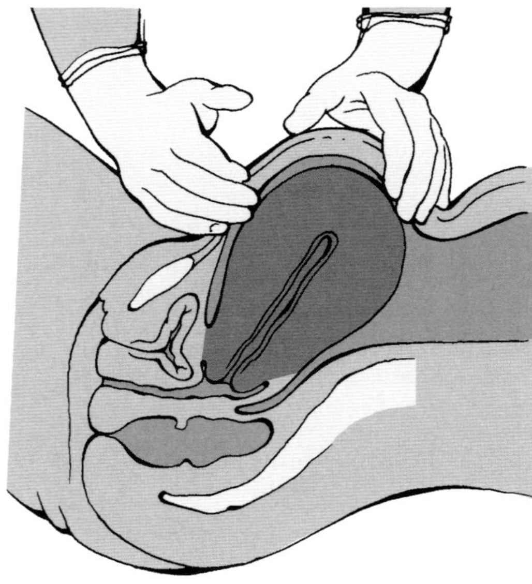

Figura 38.3 Massagem do fundo uterino. Com as mãos posicionadas corretamente, a massagem suave do útero estimula a contração dos músculos uterinos, ajudando a restaurar a normalidade do tônus e controlar o sangramento. (Reeder, S., Martin, L., & Koniak-Griffin, D. [1997]. *Maternity nursing: Family newborn, and women's health care* [18th ed.]. Philadelphia, PA: Lippincott-Raven Publishers.)

3. Conte e/ou pese o número de absorventes perineais que estão saturados conforme necessário. Avalie a capacidade da mãe de cuidar de si mesma. Proporcionar apoio e educação conforme necessário.
4. Avalie os sinais vitais pelo menos 2 vezes/dia e com mais frequência, se houver indicação.
5. Avalie a eliminação intestinal e urinária.
6. Avalie a interação e a capacidade da nova família de cuidar do neonato. Proporcionar suporte e informações conforme necessário.
7. Avalie as mamas quanto a presença de colostro, produção de leite, ingurgitamento e condição dos mamilos se estiver amamentando.
8. Avalie o sinal de Homans para possível tromboflebite.
9. Avalie sinais de infecção e cicatrização das incisões quanto.
10. Avalie o períneo usando a sigla REESA. A REESA fundamenta-se em uma pontuação de 3 pontos. Uma pontuação de 3 indica uma avaliação de cicatrização muito ruim. No primeiro dia pós-parto, o escore REESA pode variar de 0 a 3; na segunda semana pós-parto, a pontuação deve ser de 0 a 1.
    a. **R** – Rubor.
    b. **E** – Edema.
    c. **E** – Equimose (mancha roxa de fluxo sanguíneo).
    d. **S** – Secreção.
    e. **A** – Aproximação ou proximidade das bordas da pele.
11. Se a paciente for Rh negativo, avalie a necessidade de imunoglobulina humana específica anti-D. Se o neonato for Rh positivo, administre a imunoglobulina dentro das 72 horas após o parto.
12. Se a paciente não for imune à rubéola e/ou à varicela, essas vacinas podem ser administradas na alta. Durante a temporada de gripe, a vacina contra influenza também deve ser oferecida se a mãe não tiver sido previamente imunizada durante a gestação. Observação: se a vacina contra rubéola for administrada na alta, oriente a mãe a evitar nova gestação por pelo menos 3 meses para minimizar os riscos fetais de anomalias congênitas.

Manejo de enfermagem

Baseado em evidências
Mattson, S., & Smith, J. E. (Eds.). (2016). *Core curriculum for maternal – newborn nursing* (5th ed.). St. Louis, MO: Saunders Elsevier.

Diagnósticos de enfermagem

- Risco de volume de líquidos deficiente relacionado com a perda de sangue e os efeitos da anestesia
- Eliminação urinária prejudicada relacionada com o trauma físico do nascimento
- Constipação intestinal relacionada com alterações fisiológicas associadas ao nascimento
- Risco de infecção relacionado com o processo de nascimento
- Fadiga relacionada com o trabalho de parto
- Dor aguda relacionada com o desconforto perineal associado ao trauma físico do nascimento, hemorroidas e alterações fisiológicas do nascimento
- Disposição para a melhora do autocuidado com relação aos cuidados pós-parto
- Amamentação: ineficaz relacionada com a falta de conhecimento e inexperiência.

Intervenções de enfermagem

Monitoramento da hemorragia obstétrica

1. Monitore os sinais vitais a cada 4 horas durante as primeiras 24 horas e, depois, a cada 8 a 12 horas ou conforme diretriz da instituição. Observe:
    a. O aumento da frequência respiratória superior a 24 respirações/minuto pode ser ocasionado por hemorragia, edema pulmonar ou embolia pulmonar.
    b. Pode ocorrer frequência cardíaca superior a 100 bpm em resposta a hemorragia, febre ou dor.
    c. A diminuição da pressão arterial (PA) 15 a 20 mmHg abaixo da pressão de base pode indicar redução do volume de líquidos ou aumento da perda de sangue.
2. Avalie se a mulher apresenta tontura ou vertigens ao sentar-se de forma ereta ou antes de caminhar.
    a. Ajude a paciente a sair da cama até sentir-se estável.
    b. Enfatize a ela sobre a necessidade de auxílio quando estiver fora do leito.
    c. Incentive a paciente a sentar-se ao lado do leito antes de deambular.
3. Avalie a função sensorial dos membros inferiores e a função motora antes da deambulação se a paciente foi submetida à anestesia regional.
    a. Avalie o local da anestesia regional (epidural/espinal), se aplicável.
    b. Avalie a PA ortostática se os sintomas persistirem.
    c. Faça com que a paciente mantenha repouso no leito se os sintomas persistirem.
4. Avalie os lóquios quanto à quantidade e à presença de coágulos.
5. Manter o acesso IV e a infusão, conforme prescrito.
6. Monitore os níveis de hemoglobina pós-parto e hematócrito, se solicitado.
7. Incentive a ingestão de líquidos orais, conforme tolerado.

Promoção da eliminação urinária

1. Avalie se houve micção nas primeiras 6 a 8 horas após o parto.
2. Se a paciente não puder urinar ou se ela reclamar de plenitude vesical após urinar, realize a palpação do abdome para verificar se há distensão da bexiga urinária.
    a. O deslocamento uterino da linha média sugere distensão da bexiga urinária.
    b. A micção frequente de pequenas quantidades de urina sugere retenção de urina com escape.
    c. A distensão da bexiga urinária pode causar atonia uterina.
3. Utilize um *scanner* vesical, se disponível, para registrar o volume da urina.
4. Execute cateterismo de alívio, se indicado.
5. Oriente a paciente a urinar em intervalos marcados sistematicamente e após as refeições para manter a bexiga vazia.

Promoção da função intestinal

1. Informe à paciente que a atividade intestinal pode tornar-se mais lenta em decorrência da diminuição do tônus muscular abdominal, dos efeitos dos agentes anestésicos, da progesterona, da redução da ingesta de alimentos sólidos durante o trabalho de parto e do uso de opioides.
2. Informe à paciente que a dor causada por hemorroidas, lacerações e episiotomias pode fazer com que retarde a primeira evacuação.
3. Revise a ingesta alimentar junto com ela e incentive a ingesta adequada de fibras por meio de frutas frescas e vegetais e pelo menos beber oito copos de água por dia.
4. Estimule a deambulação frequente.
5. Administre emolientes fecais, conforme indicação.

Prevenção de infecções

1. Incentive a paciente a trocar o absorvente com frequência e usar água morna para a higienização.
2. Observe ocorrência de temperatura elevada, acima de 38°C, exclusivamente nas primeiras 24 horas.
3. Avalie a episiotomia/períneo para REESA.
4. Avalie se há dor, ardor e urgência ao urinar.
5. Avalie o local da anestesia epidural/espinal.
6. Administre antibióticos de acordo com as orientações.

Redução da fadiga

1. Proporcione um ambiente silencioso e minimamente incômodo.
2. Organize os cuidados de enfermagem para reduzir ao mínimo as interrupções.
3. Incentive a paciente a minimizar as visitas e o uso do telefone.
4. Estimule-a a dormir enquanto o neonato estiver dormindo também e, especificamente, a se deitar pelo menos 30 minutos/dia.

Tratamento adequado da dor

1. Oriente a paciente a aplicar compressas de gelo na área perineal durante as primeiras 24 horas para a redução do trauma físico ou do edema perineal e, em seguida, aplicar calor na área.
    a. Compressas comerciais ou domésticas podem ser utilizadas.
    b. Promova a colocação de barreira entre a pele e o gelo.
2. Inicie a realização de banhos de assento com água morna por 15 a 20 minutos para diminuir o desconforto perineal após as primeiras 24 horas, conforme necessário.
3. Oriente a paciente a contrair as nádegas antes de se sentar para reduzir o desconforto perineal.
4. Ajude a paciente a usar almofadas e travesseiros para promover conforto no posicionamento, enquanto está sentada ou deitada.
5. Incentive a limpeza perineal frequente.
6. Forneça compressas de hamamélis ou cremes tópicos ou pomadas para hemorroidas, conforme protocolo institucional.
7. Administre analgésicos conforme prescrição.
    a. Esteja atento à diminuição da frequência respiratória abaixo de 12 respirações/minuto após receber analgésicos opioides.
8. Avalie as mamas para verificar sinais de ingurgitamento (tecido mamário edemaciado, sensível, tenso e brilhante).
    a. Ingurgitamento em mães que amamentam:
        i. Amamentar o neonato em ambas as mamas para garantir o esvaziamento adequado delas.
        ii. Aplicar compressas frias nas mamas após a amamentação.
        iii. Incentive a permanência sobre um fluxo de água morna a quente do chuveiro sobre as mamas ou o uso de compressas quentes para proporcionar conforto.
        iv. Ordenhar um pouco de leite manualmente ou com bomba para ao retirar o leite melhorar o conforto e tornar o mamilo mais acessível para o recém-nascido.
        v. Analgésicos leves podem ser usados para aumentar o conforto.
    b. Ingurgitamento em mães que não amamentam:
        i. Oriente a mãe a usar um sutiã confortável e de sustentação em todos os momentos e evitar tocar nas mamas.
        ii. Ensine a mãe a evitar qualquer estímulo às mamas, como que a água quente caia sobre estas durante o banho, porque o calor estimula a produção de leite.
        iii. Sugira a aplicação de gelo ou compressas frias nas mamas para proporcionar alívio.
        iv. Analgésicos leves podem ser necessários para proporcionar conforto.

Promoção e manutenção da saúde pós-parto

1. Cuidados perineais:
    a. Ensine a paciente a realizar o cuidado perineal com aplicação de água morna sobre o períneo após cada micção e/ou evacuação para proporcionar conforto, limpeza e cicatrização.
    b. Incentive banhos de assento com o mesmo propósito.
    c. Ensine a paciente a aplicar compressas perineais tocando a parte externa, mantendo sempre o lado que tocará seu períneo limpo.
2. Mamas:
    a. Avalie a condição das mamas e dos mamilos, inspecionando os mamilos para verificar se estão intactos, presença de hiperemia, equimoses, fissuras e dor.
    b. Incentive a mãe a garantir a pega adequada e a utilizar diferentes posições de amamentação para diminuir o risco de desenvolver mamilos doloridos.
    c. Informe que as áreas hiperemiadas podem apresentar melhora após saída do colostro e promover a secagem dos mamilos com fluxo de ar.
    d. Cremes e pomadas à base de lanolina disponíveis comercialmente também podem aumentar o conforto.
    e. Oriente a mãe a ler os rótulos com cuidado para determinar se a pomada precisa ser removida antes de amamentar seu filho.
    f. Ensine a paciente a lavar as mamas com água morna sem sabão para manter a protetora oleosidade da pele e evitar o ressecamento.
    g. Incentive o uso de um sutiã de sustentação sem aros para maior conforto.
3. Nutrição:
    a. Oriente a mãe a comer alimentos de todos os grupos alimentares com três a quatro porções de proteína, quatro a seis porções de laticínios e quatro porções de frutas, grãos e vegetais. O uso ocasional de cafeína é permitido.
    b. Incentive a mulher a continuar com suas vitaminas pré-natais até a consulta de acompanhamento de 6 semanas.
    c. Aumentar a ingesta hídrica mantendo a cor da urina clara.
    d. As mães que amamentam devem adicionar 300 a 500 calorias diariamente à sua dieta para a produção de leite.
4. Atividade:
    a. Alterações anatômicas e fisiológicas durante a gravidez devem ser consideradas antes de iniciar um programa de exercícios. Mulheres com gestação sem complicações podem retomar à atividade conforme tolerado para manter um estilo de vida saudável. Mulheres com complicações clínicas e cirúrgicas devem consultar seu médico antes de iniciar qualquer programa de exercícios.
    b. Os exercícios comuns para todas as mulheres no pós-parto podem incluir exercícios de Kegel, caminhadas curtas que aumentam gradualmente em duração, ciclismo estacionário, atividade aeróbica de baixo impacto e ioga modificada.

Promoção do aleitamento materno

1. Auxilie a paciente e o neonato no processo de amamentação.
    a. Oriente a mãe a lavar as mãos antes de amamentar para ajudar a evitar infecções.
    b. Incentive a mãe a assumir uma posição confortável, como sentar-se ereta na cama ou em uma cadeira ou deitar-se em decúbito lateral.
    c. Oriente a paciente que segure o neonato de modo que fiquem de frente um para o outro. As posições comuns para segurar o neonato são "posição de embalar", na qual a cabeça e o corpo do neonato permanecem apoiados no braço da mãe, com as nádegas apoiadas em sua mão; a posição da "bola de futebol", na qual o corpo e as pernas do neonato são apoiados sob o braço da mãe e a cabeça no peito, apoiada na mão da mãe; e a posição "deitada de lado", em que a mãe e o neonato ficam frente a frente.
    d. Ensine a paciente a segurar o neonato perto para conseguir controlá-lo e evitar tensão na região dorsal, nos ombros e nos braços.
    e. Oriente a paciente a segurar a mama na mão em posição C, com a parte inferior da mama na palma da mão e o polegar por cima, ou na posição em U, com os dedos e o polegar nas laterais da mama e a mama apoiada na palma da mão.
    f. Peça à paciente que coloque o mamilo contra o lado da boca do neonato e, quando a boca se abrir, guiar o mamilo e a aréola para dentro da boca. O neonato deve pegar de forma que o máximo possível da aréola fique em sua boca. Se o neonato agarrou apenas o mamilo, interrompa a sucção colocando a ponta do dedo da mãe no canto da boca do neonato e, em seguida, reposicionar na mama para evitar dor e trauma físico mamilar.

g. Incentive a paciente a alternar a mama com a qual inicia a amamentação a cada mamada para garantir o esvaziamento de ambas as mamas e estimular a manutenção do suprimento de leite.
h. Aconselhe a mãe a usar as duas mamas em cada mamada. Começar com pelo menos 10 minutos em cada mama e depois aumentar o tempo em cada mama, possibilitando que o neonato sugue até decidir parar de sugar.
i. Estimule a mãe a amamentar com frequência (8 a 12 vezes/ 24 horas) para manter o suprimento de leite. Embora não haja limite de tempo para cada sessão de amamentação, recomenda-se que dure pelo menos 10 a 15 minutos em cada mama.
j. Peça à mãe para retirar o colostro/leite e aplicar nos mamilos; em seguida, secar ao ar por aproximadamente 15 a 20 minutos após a amamentação para ajudar a prevenir trauma físico mamilar.

2. Estimule eructações entre a alternância de mamas e ao final da mamada. Alertar à mãe que podem ocorrer cólicas uterinas, devido à liberação de ocitocina, necessária para a ejeção do leite durante a alimentação. Mulheres multíparas podem sentir maior desconforto quanto à diminuição do tônus uterino.
3. Incentive a mãe a providenciar períodos de repouso e nutrição adequados. Ela também deve evitar o estresse, que pode inibir o reflexo de descida e reduzir a quantidade de leite materno disponível durante a amamentação.
4. Aconselhe a paciente a consultar o médico antes de tomar qualquer fármaco, pois muitas substâncias passam para o leite materno e também podem afetar a produção de leite ou o neonato.

Reavaliação: resultados esperados

- Sinais vitais dentro dos limites normais; diminuição da cor e quantidade de lóquios
- Micção espontânea e sem desconforto
- Constipação intestinal ausente; ingere alimentos ricos em fibras e utiliza emolientes fecais
- Afebril, sem hiperemia anormal do períneo, sem secreção purulenta ou odor fétido de lóquios
- Verbalização da sensação de descanso
- Verbalização da diminuição da dor
- Incorporação de cuidados pós-parto às atividades da vida diária
- Demonstração de amamentação bem-sucedida; mamas e mamilos intactos e sem hiperemia ou fissuras.

Educação da paciente pós-parto

1. Informe à paciente que o restabelecimento pleno ocorre dentro de 2 a 4 semanas; no entanto, é necessária a avaliação do profissional de saúde durante a consulta de acompanhamento.
2. Informe à paciente que as relações sexuais podem ser reiniciadas quando as lesões perineais e uterinas estiverem cicatrizadas e quando o sangramento vaginal parar. Informe a ela que as secreções vaginais normais podem não ocorrer por até 6 meses e o uso de lubrificantes vaginais pode ser útil. Além disso, informe à mãe que, nos primeiros 3 meses após o parto, sua excitação e seu desejo sexual podem estar diminuídos, devido à fadiga em decorrência de atender as necessidades do neonato. Rever os métodos de contracepção. A excitação sexual pode acarretar vazamento de leite das mamas; encorajar a amamentação do filho antes da atividade sexual. A amamentação não é um método de contracepção confiável.
3. Informe à paciente que a menstruação geralmente retorna em 4 a 8 semanas se estiver usando mamadeira; se estiver amamentando, a menstruação geralmente retorna dentro de 4 meses, mas pode retornar entre 2 e 18 meses após o parto. As mães que amamentam podem ovular mesmo se estiverem com amenorreia. Portanto, alguma forma de contracepção deve ser usada para evitar a gravidez.
4. Incentive a mãe a dormir quando o neonato dormir e a descansar quando possível. Incentive o retorno às atividades conforme tolerado e por indicação médica (ver seção Atividade). Restringir a direção de automóveis pode ser indicado.
5. Aconselhe a paciente a proporcionar momentos de silêncio para si mesma em casa e ajudá-la a estabelecer metas realistas para retomar seus próprios interesses e atividades.
6. Incentive o casal a proporcionar momentos para restabelecer seu próprio relacionamento e para renovar seus interesses e relacionamentos sociais além do neonato.
7. Incentive o casal a discutir as necessidades de cuidado dos filhos e voltar aos planos de trabalho, se apropriado.

CUIDADOS DE ENFERMAGEM PARA O NEONATO

Baseado em evidências

American Academy of Pediatrics & american College of Obstetricians and Gynecologists. (2012). *Guidelines for perinatal care* (7th ed.). Washington, DC: Author.

Lowdermilk, D., Perry, S., Cashion, C., & Alden, K. R. (2016). *Maternity and women's health care* (11th ed.). St. Louis, MO:Mosby.

Verklan, M. T., & Walden, M. (Eds.). (2015). *Core curriculum for neonatal intensive care nursing* (5th ed.). St. Louis, MO: Saunders Elsevier.

Fisiologia do recém-nascido

As primeiras 24 horas de vida constituem um período altamente vulnerável em que o neonato deve fazer grandes ajustes fisiológicos para a vida extrauterina. A maioria dos neonatos transcorre o período de transição sem dificuldade nas primeiras 6 a 10 horas de vida.

Estágios de transição

Durante o período de transição pós-natal, seis estágios sobrepostos foram identificados:

- Estágio 1. Recebe estimulação (durante o trabalho de parto) da pressão das contrações uterinas e das mudanças na pressão quando as membranas rompem
- Estágio 2. Encontra vários estímulos estranhos – luz, frio, gravidade e som
- Estágio 3. Inicia a respiração
- Estágio 4. Alterações da circulação fetal para a circulação neonatal
- Estágio 5. Sofre alteração nos processos metabólicos, com ativação hepática e do tubo gastrintestinal para a passagem de mecônio
- Estágio 6. Alcança um nível estável de equilíbrio nos processos metabólicos (produção de enzimas, aumento da saturação de oxigênio no sangue, diminuição da acidose associada ao nascimento e recuperação dos tecidos neurológicos do trauma físico do trabalho de parto).

Alterações respiratórias

Fatores desencadeadores da respiração

1. Mecânicos – as alterações de pressão (p. ex., compressão do tórax fetal durante o parto) da vida intrauterina para a vida extrauterina produzem estimulação para iniciar a respiração.
2. Químicos – as alterações sanguíneas, como resultado de anoxia transitória, são:
   a. Cessação do fluxo sanguíneo da placenta.
   b. Nível de oxigênio reduzido.
   c. Nível de dióxido de carbono aumentado.
   d. pH reduzido caso a anoxia seja prolongada; ocorre depressão do centro respiratório (em vez de estimulação); e é necessária a reanimação cardiopulmonar (RCP).

3. Sensorial – estimulação luminosa (visual), sonora (auditiva), olfatória e tátil, começando no útero com a contração uterina, e quando o neonato é tocado e seco, contribui para o início da respiração ao estimular o centro respiratório no cérebro do neonato.
4. Térmico – a queda na temperatura ambiente, produzida pelo frio súbito do neonato que se encontra recoberto de líquido, estimula o centro respiratório no cérebro.
5. Primeira respiração – o esforço máximo é necessário para expandir os pulmões e preencher os alvéolos colapsados.
   a. A tensão superficial no sistema respiratório e a resistência no tecido pulmonar, no tórax, no diafragma e nos músculos respiratórios devem ser superadas.
   b. A primeira inspiração ativa vem de uma forte contração do diafragma, que cria uma alta pressão negativa intratorácica, causando uma retração acentuada das costelas e a distensão do espaço alveolar. (Qualquer fluido remanescente é reabsorvido rapidamente se o fluxo sanguíneo capilar pulmonar for adequado, porque o fluido se mostra hipotônico e passa facilmente para os capilares.)
6. Fatores contribuintes, como fluxo sanguíneo pulmonar, produção de surfactante e musculatura respiratória, também aumentam o esforço respiratório do neonato.

Características da respiração normal

1. O primeiro período de reatividade ocorre imediatamente após o nascimento. Movimentos vigorosos, difusos e desorientados alternam-se com períodos de relativa imobilidade/inatividade.
2. As respirações são rápidas, em uma frequência de 80 respirações/minuto, acompanhadas por taquicardia, de 160 a 180 bpm.
3. Ocorre relaxamento e o neonato geralmente dorme; ele então acorda para um segundo período de atividade. A quantidade de muco na cavidade oral pode constituir relevante problema durante tal período.
4. As respirações são reduzidas para 30 a 60/minuto e tornam-se silenciosas e superficiais; a respiração é realizada pelo diafragma e pelos músculos abdominais.
5. Um período de dispneia e cianose pode ocorrer repentinamente em uma criança que está respirando normalmente; tal situação pode indicar uma anomalia ou uma condição patológica.
6. Pausas na respiração de menos de 20 segundos são normais no período neonatal.

Mudanças circulatórias

1. O pinçamento do cordão desencadeia o aumento da resistência vascular sistêmica (RVS), da pressão arterial e das pressões no lado esquerdo do coração.
2. Fechamento funcional do *shunt* do ducto venoso e fechamento anatômico na primeira semana de vida (ver Capítulo 36).
3. Com a primeira respiração do neonato, o *shunt* do forame oval fecha-se funcionalmente. O fechamento definitivo ocorre aos 3 meses de idade.
4. Aumento da RVS, diminuição da resistência vascular pulmonar (RVP) e aumento da sensibilidade às concentrações crescentes de oxigênio arterial no sangue = fechamento do *shunt* do canal arterial. O *shunt* é completamente ocluído em todos os neonatos às 96 horas de idade, com fechamento permanente dentro de 3 semanas a 3 meses de idade.
5. O volume sanguíneo pode chegar a 300 mℓ/kg imediatamente após o nascimento e, em seguida, diminuir para 80 a 85 mℓ/kg logo depois do nascimento. Fatores que influenciam o volume sanguíneo:
   a. Volume de sangue materno (afetado por doenças maternas e ingesta de ferro).
   b. Função placentária.
   c. Contrações uterinas durante o trabalho de parto.
   d. Quantidade de perda de sangue associada ao parto.
   e. Transfusão placentária ao nascimento em decorrência da demora no clampeamento do cordão umbilical – aumento no volume sanguíneo de 60% se o cordão for clampeado e cortado após cessar a pulsação.
6. A acrocianose (cianose nas mãos e pés) é um achado normal relacionado com a lentidão na circulação periférica nas primeiras 24 horas após o nascimento.
7. Frequência de pulso apical normal de 110 a 160 bpm; pode aumentar para 180 bpm quando o neonato está chorando ou cair para 80 a 110 bpm durante o sono profundo.
8. A pressão arterial sistólica no neonato a termo varia de 60 a 80 mmHg e a diastólica, de 30 a 60 mmHg ao nascimento, apresentando variação conforme a idade gestacional, o peso, a atividade e o tamanho apropriado do manguito (ligeiramente mais alta nas pernas).
   a. A PA sistólica nas extremidades superiores 20 mmHg maior do que nas extremidades inferiores sugere fortemente presença de coarctação da aorta.
   b. A aferição da PA é mais bem realizada com um dispositivo automatizado de pressão arterial não invasiva (PANI), enquanto o neonato está em repouso.
9. A coagulação está temporariamente diminuída devido à deficiência de vitamina K em função de o sistema gastrintestinal ser estéril. A síntese de vitamina K começa após 5 horas de colonização bacteriana no sistema intestinal.
   a. O tempo de coagulação é de 5 a 8 minutos (em tubos de vidro), 5 a 15 minutos (temperatura ambiente) ou 30 minutos (tubo de silicone).
   b. O tempo de sangramento é de 2 a 4 minutos.
   c. Protrombina 50%, diminuindo para 20 a 30% (aproximadamente 13 a 18 segundos).
10. Valores para componentes do sangue no neonato:
   a. Hemoglobina, 14,5 a 22 g/dℓ.
   b. Hematócrito, 14 a 72%.
   c. Reticulócitos, 4 a 6%.
   d. Leucócitos, 9.000 a 34.000/mm^3.

Regulação da temperatura

1. A instabilidade da temperatura no neonato a termo pode ser resultado de fatores anatômicos e fisiológicos, como tecido adiposo subcutâneo delgado, vasos sanguíneos mais próximos da pele e maior proporção entre a superfície corporal e o peso corporal.
2. A perda de calor em neonatos a termo pode ocorrer no nascimento por radiação, convecção, evaporação e condução.
   a. Radiação – transferência de calor do neonato para o objeto mais frio que não está em contato direto com o neonato.
   b. Convecção – transferência de calor quando o fluxo de ar frio passa sobre a pele do neonato.
   c. Evaporação – perda de calor quando a água na pele do neonato é convertida em vapor.
   d. Condução – transferência de calor quando o neonato entra em contato direto com a superfície/objeto mais frio.
3. Os neonatos respondem prontamente aos estímulos ambientais de calor e frio e desenvolvem mecanismos para compensar a perda de calor.
   a. Vasoconstrição – sangue restrito na circulação periférica.
   b. Isolamento – de tecido adiposo subcutâneo.
   c. Produção de calor – por termogênese sem tremores (metabolismo da gordura marrom) desencadeada pela resposta do sistema nervoso simpático à diminuição da temperatura; ativado pela epinefrina.
   d. Posição fetal – assumindo uma posição flexionada.

Metabolismo basal

1. A área de superfície do neonato, especialmente a cabeça, é grande em comparação com o peso.
2. O metabolismo basal por quilograma de peso corporal é maior do que o de um adulto.
3. As necessidades calóricas são altas – 110 a 130 calorias/kg de peso corporal por dia.

Função renal

Os rins neonatais apresentam dificuldade funcional de concentrar a urina e lidar com alterações nos níveis de líquidos e eletrólitos. A pressão arterial baixa e o aumento da resistência vascular renal acarretam os seguintes efeitos:

1. Diminuição da capacidade de centração urinária, devido à baixa velocidade de reabsorção tubular e aos baixos níveis de hormônio antidiurético.
2. Capacidade limitada de manter o equilíbrio hídrico pela excreção de excesso de água ou pela retenção da água necessária.
3. Diminuição da capacidade de manter o mecanismo acidobásico; a excreção mais lenta de eletrólitos, especialmente de íons de sódio e hidrogênio, resultando no acúmulo dessas substâncias, o que predispõe a criança a desidratação, acidose e hiperpotassemia.
4. Excreção de grande quantidade de ácido úrico durante o período neonatal – aparece como uma mancha na cor de pó de tijolo na fralda.

Função hepática

A função é limitada devido a falta de atividade do sistema digestório, deficiência na formação de proteínas plasmáticas e fornecimento limitado de sangue. As consequências são:

1. Diminuição da capacidade de conjugar bilirrubina (justificativa para icterícia fisiológica).
2. Diminuição da capacidade de regular a concentração de glicose no sangue (menos armazenamento de glicogênio) (justificativa para a hipoglicemia neonatal).
3. Produção deficiente de protrombina e outros fatores de coagulação que dependem da vitamina K para a síntese (justificativa para a predisposição do neonato à hemorragia).

Função endócrina

As glândulas endócrinas são mais bem organizadas do que outros sistemas. Os distúrbios são mais comumente relacionados com os hormônios passados pela mãe. Isso pode causar:

1. Corrimento vaginal (ou sangramento [pseudomenstruação]) em neonatos do sexo feminino.
2. Aumento das glândulas mamárias (ingurgitamento mamário) em ambos os sexos – relacionado com o aumento da atividade de estrogênio, lútea e de prolactina. Secreções leitosas podem estar presentes ("leite de bruxa").
3. Distúrbios relacionados com a patologia endócrina materna (p. ex., mãe com diabetes ou com ingesta inadequada de iodo).

Alterações gastrintestinais

O sistema intestinal do neonato é proporcionalmente mais longo do que o do adulto. Entretanto, o tecido elástico e a musculatura não estão totalmente desenvolvidos e o controle neurológico é variável e inadequado.

1. A maioria das enzimas digestivas está presente, com exceção da amilase pancreática e da lipase. Proteínas e carboidratos são facilmente absorvidos, mas a absorção de gordura é baixa.
2. As limitações relacionam-se, principalmente, com as estruturas anatômicas e a neutralidade do conteúdo gástrico.
3. A produção limitada de amilase pancreática leva à utilização inadequada de carboidratos complexos.
4. A imaturidade dos esfíncteres cardíaco e faringoesofágico e do controle neurológico causa regurgitação leve ou vômito leve.
5. Irregularidades na motilidade peristáltica retardam o esvaziamento gástrico.
6. O peristaltismo aumenta na parte inferior do íleo, o que resulta em produção frequente de fezes – uma a seis fezes por dia. A ausência de fezes por 48 horas após o nascimento pode ser indicativa de obstrução intestinal, como ânus imperfurado.

Alterações neurológicas

Os mecanismos neurológicos são imaturos; eles não estão totalmente desenvolvidos anatomicamente ou fisiologicamente. Como resultado, são características do neonato os movimentos descoordenados, a regulação instável da temperatura e o controle deficiente da musculatura. Os reflexos são indicadores importantes do desenvolvimento neural infantil.

Avaliação de enfermagem

O cuidado de enfermagem neonatal eficaz é promovido por meio da comunicação efetiva de informações sobre a mãe e seu neonato com a equipe multiprofissional.

História materna pertinente

1. Idade, condições socioeconômicas, grupo étnico ou cultural, nível educacional e estado civil da mãe.
2. História clínica pregressa da mãe/família.
3. História obstétrica pregressa da mãe.
4. A história pré-natal da mãe incluindo o da gestação atual abrange a condição imunológica para rubéola, teste de hepatite B, história de saúde mental, violência doméstica ou história de abuso ou negligência infantil anterior e também inclui outros resultados de exames maternos relevantes para cuidados neonatais (ou seja, resultados de exames para vírus da imunodeficiência humana e de colonização por estreptococos hemolíticos do grupo B, IST).
5. Trabalho de parto e parto (inclui antibioticoterapia materna intraparto, junto com o tipo e a dosagem de antibióticos).

Achados da avaliação física e funções fisiológicas

Postura

1. Neonato a termo assume postura simétrica; a face lateraliza-se com total mobilidade; extremidades flexionadas; e mãos firmemente fechadas com o polegar coberto pelos dedos.
2. Postura assimétrica pode ser causada por fraturas da clavícula e úmero ou lesões em nervos periféricos (geralmente do plexo braquial).
3. Neonatos nascidos na posição pélvica podem manter os joelhos e as pernas retos ou em posição de rã, dependendo do tipo de nascimento de culatra.

Comprimento

O comprimento do neonato (a termo) varia de 46 a 56 cm com média de 51 cm.

Peso

O peso de um neonato a termo varia de 2.500 a 4.000 g.

Pele

Os neonatos devem ser examinados sob luz natural e observados quanto a:

1. Distribuição de pelos – o neonato a termo terá um pouco de lanugo nas costas; a maior parte do lanugo terá desaparecido nas extremidades e em outras áreas do corpo.
2. Turgor – o neonato a termo deve apresentar um bom turgor da pele (ou seja, após tração delicada de uma pequena parte da pele e soltá-la, ela deve retornar à sua posição original).

3. Coloração
   a. A cianose periférica (acrocianose) é uma descoloração azulada das mãos e dos pés relacionada com a vasoconstrição e o alentecimento da circulação periférica. Mostra-se um achado normal e pode ser agravado por baixas temperaturas.
   b. A cianose central é uma indicação de redução da saturação arterial de oxigênio. A cianose central persistente requer intervenção imediata.
   c. Palidez – pode indicar frio, estresse, anemia ou insuficiência cardíaca.
   d. Pletora – coloração avermelhada que pode ser causada por um alto nível de hemácias com relação ao volume total de sangue por transfusão intravascular intrauterina (gêmeos), doença cardíaca ou diabetes materno.
   e. Icterícia – a icterícia fisiológica causada pela imaturidade hepática é comum, começando no dia 2, com pico na 1ª semana e desaparecendo na 2ª semana. Aparece inicialmente na pele, sobre o rosto ou na parte superior do corpo, e então progride para uma área maior. Também pode ser observada nas conjuntivas dos olhos.
   f. A coloração de mecônio sobre a pele, as unhas e o cordão umbilical indica a saída de mecônio no útero (possivelmente causada por hipoxia fetal intrauterina).
4. Ressecamento/descamação – escamação e descamação marcantes são sinais de pós-maturidade.
5. Verniz – em neonatos a termo, pode ser encontrado nas dobras cutâneas embaixo dos braços e na virilha, sob o escroto (nos homens) e nos lábios vaginais (nas mulheres). Maiores quantidades de verniz caseoso podem indicar prematuridade.
6. Unhas – devem alcançar a ponta dos dedos e estar bem desenvolvidas no neonato a termo. Não deve haver evidência de depressões, sulcos, aplasia ou hipertrofia.
7. Edema – pode ocorrer discreto edema nas nádegas, nas costas e na região occipital se o neonato estiver em decúbito dorsal. O edema depressivo pode ser causado por eritroblastose, insuficiência cardíaca e desequilíbrio eletrolítico.
8. Equimose – pode aparecer na ocorrência de um parto precipitado ou prolongado; também pode indicar infecção ou indicativo de sangramento.
9. Petéquias – hemorragias localizadas na pele causadas por aumento da pressão intravascular, infecção ou trombocitopenia; geralmente regridem em 48 horas.
10. Eritema tóxico (erupção na pele do neonato) – pequena erupção papular branca, amarela ou rosada a avermelhada que aparece no tronco, na face e em extremidades.
11. Hemangiomas – lesões vasculares presentes ao nascimento; alguns podem desaparecer, mas outros podem ser permanentes.
    a. Em morango (nevo vasculoso) – tumor vermelho brilhante, elevado e lobulado que ocorre na cabeça, no pescoço, no tronco ou em extremidades; macio, palpável, com margens demarcadas e bem definidas; aumenta de tamanho por aproximadamente 6 meses e, em seguida, regride após vários anos.
    b. Cavernoso – elementos vasculares maiores e mais maduros; envolve derme e tecidos subcutâneos; macios, palpáveis, com margens mal definidas; aumenta de tamanho nos primeiros 6 a 12 meses e depois involui espontaneamente.
12. Nevos telangiectásicos (bicadas de cegonha) – lesões planas vermelhas ou arroxeadas mais comumente encontradas na nuca, na região occipital inferior, na pálpebra superior e na ponte nasal; regridem por volta dos 2 anos, embora as cervicais possam persistir até a idade adulta.
13. Mília – glândulas sebáceas aumentadas encontradas no nariz, no mento, nas maxilas, na sobrancelha e na fronte; regridem de alguns dias a algumas semanas. Aparecem como múltiplas pápulas amarelas ou branco peroladas, com aproximadamente 1 mm de diâmetro. Quando encontradas na boca, são chamadas de pérolas de Epstein.
14. Mancha mongólica – pigmentação azul – esverdeada ou cinza na parte inferior das costas, sacro e nádegas; comum em negros (90%), asiáticos e crianças com herança do sul da Europa; regridem aos 4 anos de idade. Pode ser confundido com sinais de abuso infantil.
15. Manchas café com leite – manchas ou placas castanhas ou castanho-claras. Quando menores do que 3 cm de comprimento e em número menor do que 6, não há significado patológico; se forem maiores do que 3 cm ou em número maior do que 6, pode indicar neurofibromatose cutânea.
16. Manchas de arlequim – quando de lado, a metade inferior fica vermelha e a metade superior, pálida; causada pela gravidade e pela instabilidade vasomotora.
17. Abrasões ou lacerações podem resultar de monitoramento interno e instrumentos usados no nascimento.
18. Cútis marmorácea – manchas azuladas ou marmorizadas cutâneas em resposta ao frio, estresse ou estimulação excessiva.
19. Nevo em vinho do Porto (*nevo vermelho*) – lesão plana rosada ou roxo-avermelhada que consiste em capilares dilatados e congestionados diretamente abaixo da epiderme; não empalidece.

Cabeça

1. Examine a cabeça e a face para avaliar simetria, paralisia, formato, edema, movimento.
   a. *Caput succedaneum* – edema dos tecidos moles do couro cabeludo devido à pressão; o edema cruza as linhas de sutura. Pode estar associado ao parto por extração a vácuo ou segundo estágio do trabalho de parto prolongado (empurrar).
   b. Cefaloematoma – hemorragia subperiosteal com acúmulo de sangue entre o periósteo e o osso; o edema não cruza as linhas de sutura. Pode ser resultante de parto com extrator a vácuo ou segundo estágio de trabalho de parto prolongado.
   c. Moldagem – cavalgamento dos ossos cranianos, causado por compressão durante o trabalho de parto e o parto (desaparece em alguns dias).
   d. Examine a simetria dos movimentos faciais.
   e. Marcas de fórceps – hematomas em forma de U, geralmente na região maxilar superior após o parto com fórceps.
2. Meça a circunferência cefálica – 33 a 35,5 cm, cerca de 2 cm maior que o tórax. Meça logo acima dos supercílios e sobre o osso occipital.
3. Fontanelas – área onde mais de dois ossos do crânio se encontram; cobertas por densa faixa de tecido conjuntivo; comumente chamadas de "moleiras".
   a. Aumento ou abaulamento – pode indicar aumento da pressão intracraniana (PIC).
   b. Afundadamento – geralmente indica desidratação.
   c. Tamanho – posterior, pode estar obliterada por causa do acavalamento; em geral, fecha-se em 2 a 3 meses. Anterior é palpável; em geral, fecha-se em 12 a 18 meses.
4. Suturas – junções de ossos adjacentes do crânio.
   a. Substituição – causada por acavalamento durante o trabalho de parto e o nascimento.
   b. Separação – a separação extensa pode ser encontrada em neonatos desnutridos e com aumento da PIC.

Face

1. Olhos – examine:
   a. Cor – a esclera, na maioria dos neonatos a termo, é branca; hemorragias subconjuntivais são comuns desde o processo de nascimento; a esclera azulada indica osteogênese imperfeita. O tom dos olhos costuma ser cinza-ardósia, marrom ou azul-escuro; a cor definitiva dos olhos é evidente por volta de 6 a 12 meses.
   b. Áreas hemorrágicas – hemorragias subconjuntivais podem aparecer como uma faixa hiperemiada, devido à pressão durante o parto; regridem em 2 semanas.

c. Edema – o edema das pálpebras pode ser causado por pressão na cabeça e na face durante o trabalho de parto e o parto.
d. Conjuntivite ou secreção – pode ser causada por instilação de profilaxia ocular ou infecções por patógenos, como estafilococos, *Chlamydia trachomatis* ou gonococos. Em geral, a formação de lágrimas não começa antes dos 2 a 3 meses de idade.
e. Icterícia – pode ser observada na esclera em decorrência da icterícia fisiológica ou patológica.
f. Pupilas – iguais em tamanho e devem se contrair simetricamente sob luz forte.
g. O neonato pode ver e discriminar padrões; limitado por coordenação oculomotora imperfeita e incapacidade de acomodação em distâncias variáveis.
h. Reflexo vermelho – coloração vermelho-alaranjada observada quando a luz de um oftalmoscópio é refletida na retina. A ausência de reflexo vermelho indica catarata.
i. Manchas de Brushfield – áreas puntiformes brancas ou amarelas na íris que podem indicar trissomia do cromossomo 21 ou mesmo uma variante normal.
j. Posicionamento anormal dos olhos ou pequenas aberturas oculares podem significar síndrome ou anomalia cromossômica.
k. Estrabismo – desvio irregular dos olhos que é comum; o nistagmo (movimento constante, rápido e involuntário do olho) também é comum e desaparece aos 4 meses de idade.

2. Nariz – examine o seguinte:
a. Patência – necessária porque os neonatos respiram obrigatoriamente pelo nariz.
b. Batimento de asas de nariz – anormal e pode indicar dificuldade respiratória. Verifique presença de tamanho e forma normais do nariz; deve estar posicionado verticalmente na linha média do rosto.
c. Secreção – a congestão é normal, a menos que haja secreção nasal crônica; pode ser causada por uma possível infecção.
d. Olfato – os neonatos voltam-se para odores familiares e afastam-se de odores nocivos.
e. O septo deve estar na linha média; a ponte nasal baixa com base larga pode estar associada à síndrome de Down.
f. Espirros periódicos são comuns para promover a limpeza das vias nasais. Espirros excessivos podem indicar síndrome de abstinência neonatal.

3. Orelhas – conformação: as orelhas grandes e flácidas inclinadas para frente podem indicar anormalidades nos rins ou em outras regiões do sistema urinário.
a. Posição com relação ao olho-hélice (topo da orelha) no mesmo plano do olho; as orelhas de implantação baixa podem indicar anomalias cromossômicas ou renais.
b. Cartilagem – o neonato a termo tem cartilagem suficiente para tornar a orelha firme.
c. Audição – os canais auditivos podem tornar-se congestionados por 1 ou 2 dias após o nascimento; o neonato deve ouvir bem em alguns dias. A triagem auditiva pode ser realizada antes da alta.
d. Observe as marcas na pele; o seio pré-auricular localizado em frente à orelha pode ser normal ou pode estar associado a distúrbios genéticos.

4. Boca – examine:
a. Tamanho – boca pequena encontrada na trissomia do 18 e do 21; comissuras labiais rebaixadas (boca de peixe) na síndrome alcoólica fetal. As membranas mucosas devem estar rosadas.
b. Palato – examine o fechamento dos palatos duro e mole.
c. Tamanho da língua em relação à boca – normalmente não se estende muito além da margem das gengivas. Observa-se língua excessivamente em anomalias congênitas, como cretinismo e trissomia do 21.
d. Dentes – dentes pré-decíduos são encontrados em raras ocasiões; se interferirem na alimentação ou apresentarem risco de aspiração, podem ser removidos.
e. Pérolas de Epstein – pequenos nódulos brancos encontrados nas laterais do palato duro (comumente confundidos com dentes); regridem em algumas semanas.
f. Anquiloglossia ou frênulo labial– faixa fina ou espessa de tecido que se estende da base da língua ao longo da superfície inferior até a ponta da mesma. A maioria não requer intervenção, mas, dependendo da extensão da anquiloglossia, a amamentação e a fala podem ser afetadas e requerem avaliação adicional.
g. Bolhas de sucção (túberos labiais) – áreas espessadas na linha média do lábio superior que podem estar cheias de líquido ou em conformação calosa; nenhum tratamento é necessário.
h. Infecções – a monilíase, causada por *Candida albicans*, pode apresentar-se como manchas brancas na língua e/ou na parte interna das maxilas superiores que não desaparecem com líquidos; tratada com aplicação de nistatina em suspensão.

Pescoço

1. Mobilidade – o neonato pode mover a cabeça de um lado para o outro; convém palpar para verificar linfonodos; apalpe a clavícula em busca de fraturas, especialmente após um parto difícil.
2. Torcicolo – observe se há contração espasmódica e unilateral dos músculos cervicais; em geral pelo músculo esternocleidomastóideo encurtado; pode ser indicada fisioterapia.
3. A presença de excesso de dobras cutâneas pode estar associada a anormalidades congênitas, como a trissomia do 21.
4. A rigidez e a hiperextensão podem ser causadas por trauma físico ou infecção.
5. Clavícula – avalie a integridade, as fraturas e a presença de massas, como higroma cístico, macio e geralmente identificado na região lateral ou anterior da clavícula.

Tórax

1. Perímetro e simetria – a circunferência média é de 30,5 a 33 cm, cerca de 2 cm menor do que o perímetro cefálico.
2. Mama.
a. Ingurgitamento – pode ocorrer no 3º dia em decorrência da ação dos hormônios maternos, especialmente o estrogênio; nenhum tratamento é necessário. Regride em 2 semanas.
b. Mamilos e aréolas – menos formados e pronunciados em neonatos prematuros.

Sistema respiratório

1. Frequência – normalmente entre 30 e 60 respirações/minuto; influenciada pelo estado de sono-vigília, fome, uso de medicamentos e nível da temperatura.
2. Ritmo – a respiração pode ser superficial com um ritmo irregular.
a. Os movimentos respiratórios são simétricos e sobretudo diafragmáticos, devido à fraqueza da musculatura torácica. Por exemplo, a parte inferior do tórax contrai-se e o abdome projeta-se a cada respiração.
b. Respiração periódica – retomada da respiração após um período de 5 a 15 segundos sem respirar; diminui com o tempo; mais comum em neonatos prematuros. As retrações subesternais, se acompanhadas de gemidos ou estridor, são indicativas de obstrução das vias respiratórias superiores.
c. Observe se há sinais respiratórios anormais.
3. Sons respiratórios – determinados por ausculta.
a. Os sons brônquicos são auscultados na maior parte do tórax.
b. Podem ser ouvidos estertores logo após o nascimento.
c. O sibilo expiratório pode ser indicativo de dificuldade respiratória.

Sistema cardiovascular

1. Frequência – normal entre 110 e 160 bpm (80 a 110 normal com sono profundo); influenciada por estado comportamental, temperatura ambiente e medicação; faça a contagem da frequência em pulso apical por 1 minuto.

2. Ritmo – comum encontrar períodos de desaceleração seguidos de períodos de aceleração.
3. Bulhas cardíacas – segunda bulha é mais aguda e mais nítida do que a primeira; terceira e quarta bulhas raramente auscultadas; sopros comuns; a maioria é transitória e benigna.
4. Pulsos – examine a simetria e a força dos pulsos braquial, radial, pedioso e femoral; a ausência de pulsos femorais indica fluxo sanguíneo aórtico inadequado (coarctação).
5. Cianose – examine se há cianose central. Registre a localização de qualquer avaliação de cianose e alterações de coloração conforme o tempo e o choro.
6. Pressão arterial – a pressão arterial no neonato a termo varia de 60 a 80 mmHg sistólica e 30 a 60 mmHg diastólica ao nascimento e modifica-se de acordo com a idade gestacional, o peso, a atividade e o tamanho apropriado do manguito utilizado para a aferição. A PA costuma ser mais alta nas extremidades inferiores do que nas superiores. A avaliação da PA não pode ser realizada rotineiramente em neonatos saudáveis. A medida da PA é essencial para neonatos que apresentam sinais de desconforto, são prematuros ou são suspeitos de ter uma anomalia cardíaca.

Abdome

1. Forma – cilíndrica, ligeiramente protuberante, move-se sincronizadamente com o tórax na respiração. A diástase do músculo reto é uma ocorrência comum no neonato e caracterizada pela separação dos lados direito e esquerdo do músculo reto do abdome.
2. A distensão pode ser causada por obstrução intestinal, aumento de órgãos ou infecção.
3. Palpe o abdome para verificar se há massas; realize palpação do fígado e do baço.
   a. O fígado tem capacidade diminuída de conjugar a bilirrubina (justificativa para icterícia fisiológica).
   b. O fígado apresenta diminuição da produção de protrombina e fatores que dependem da vitamina K para a síntese (justificativa para a predisposição do neonato à hemorragia).
4. Ausculte todos os quatro quadrantes do abdome para avaliar a presença de ruídos hidraéreos intestinais; em geral, os sons intestinais tornam-se audíveis 1 hora após o parto.
5. Rins – palpe os rins para verificar seu tamanho e sua forma.
   a. O neonato tem capacidade renal de concentração urinária reduzida, assim como de excretar sobrecarga de solutos e manter o equilíbrio hidreletrolítico.
   b. A urina pode conter cristais de ácido úrico, que aparecem na fralda como manchas avermelhadas; cristais de ácido úrico podem produzir resultados falso-positivos quando se realiza análise de proteinúria no neonato.
6. Cordão umbilical.
   a. Normalmente contém duas artérias, uma veia; presença de artéria única às vezes associada a anormalidades renais e outras anormalidades congênitas.
   b. Sinais de infecção (onfalite) ao redor da inserção umbilical na parede abdominal – hiperemia, secreção.
   c. Coloração de mecônio – associada a comprometimento intrauterino ou pós-maturidade.
   d. Em 24 horas, torna-se castanho-amarelado; seca e cai em aproximadamente 10 a 14 dias.
   e. Hérnia umbilical – defeito na parede abdominal.
7. Genitália.
   a. Feminino:
      i. Os grandes lábios cobrem os pequenos lábios e o clitóris em neonatos do sexo feminino a termo.
      ii. A marca himenal (tecido) pode projetar-se da vagina – regride em várias semanas.
      iii. Corrimento vaginal – ocorre com frequência a secreção de muco branco; pode haver secreção de muco rosado (pseudomenstruação), devido à queda nos hormônios maternos; nenhum tratamento é necessário.
   b. Masculino:
      i. A termo – testículos no saco escrotal; o saco escrotal parece marcadamente enrugado por causa das rugas.
      ii. Edema pode estar presente no saco escrotal se o neonato nasceu em apresentação pélvica; presença de coleção de líquido no saco escrotal indica hidrocele – regride em aproximadamente 1 mês.
      iii. Examine a glande do pênis para ver se há abertura uretral – normalmente central; abertura ventral (hipospadia); abertura dorsal (epispádia); prepúcio anormalmente aderente (fimose).
   c. Verifique se o ânus é patente – o neonato deve evacuar dentro de 24 horas após o parto.

Dorso

1. Examine a coluna vertebral quanto a curvatura normal, fechamento e sulco ou fístula pilonidal; também examine presença de paracistos, nervos expostos ou outra anormalidade cutânea que indique a existência de espinha bífida.
2. Examine a área anal quanto a posição, abertura do canal anal, resposta do esfíncter anal (reflexo anal) e presença de fissuras.

Sistema musculoesquelético

1. Examine as extremidades para investigar presença de fraturas, paralisia, amplitude de movimento e posição irregular.
2. Examine os dedos das mãos e dos pés para verificar o número e a separação: dedos extras (polidactilia) e dedos fundidos (sindactilia).
3. Examine os quadris quanto à luxação – com o neonato em posição supina, flexione os joelhos e abduza os quadris para a lateral e para baixo na superfície da mesa; som parecido a um clique (sinal de Ortolani) e som de estalo (sinal de Barlow) indicam deslocamento ou subluxação. A presença de pregas glúteas assimétricas também pode indicar luxação congênita do quadril.
4. Examine os pés para verificar deformidades estruturais e posicionais, ou seja, pé torto congênito (*talipes equinovaro*) ou metatarso aduzido (rotação do pé para dentro).

Sistema neurológico

1. Os mecanismos neurológicos são anatômica e fisiologicamente imaturos; como resultado, movimentos descoordenados, instabilidade de temperatura e falta de controle sobre a musculatura são características do neonato.
2. Examine o tônus muscular, o controle da cabeça e os reflexos.
3. Dois tipos de reflexos estão presentes no neonato:
   a. De natureza protetora (piscar, tossir, espirrar, engasgar) – permanecem por toda a vida.
   b. De natureza primitiva (de busca/sucção, Moro, sobressalto, tônico cervical, marcha e preensão palmar/plantar) – ou desaparecem em poucos meses ou tornam-se altamente desenvolvidos e voluntários (sugar e agarrar) (Figura 38.4).

Avaliação do comportamento

Resposta a estímulos

1. Os neonatos exibem respostas previsíveis e direcionadas em interações sociais ao serem estimuladas por adultos ou em resposta a estímulos auditivos ou visuais atrativos.
2. As respostas dos neonatos são influenciadas pelos estados de consciência, como:
   a. Sono calmo e profundo (estado de sono) – sem atividade espontânea, olhos fechados e respiração regular, com resposta alentecida a estímulos externos.
   b. Sono leve e ativo (estado de sono) – sobressaltos aleatórios, olhos fechados, sono na fase REM e alteração frequente de estado em resposta à estimulação.

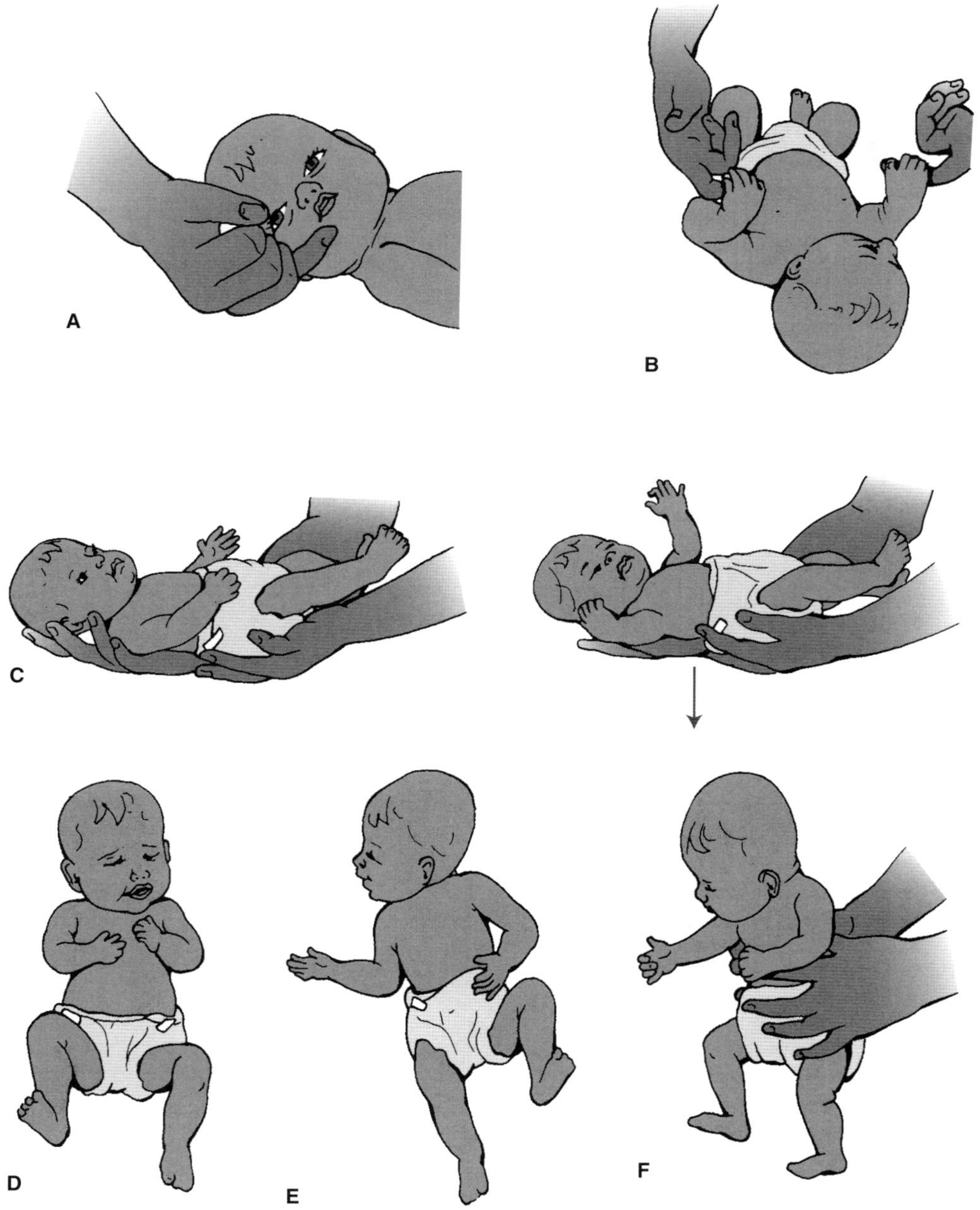

Figura 38.4 Reflexos do neonato. **A.** Busca. **B.** Preensão. **C.** Moro. **D.** Susto. **E.** Tônico cervical. **F.** Marcha. (Reeder, S., Martin, L., & Koniak-Griffin, D. [1997]. *Maternity nursing: Family newborn, and women's health care* [18th ed.]. Philadelphia, PA: Lippincott-Raven Publishers.)

c. Sonolência (estado de transição) – olhos abertos ou fechados, parecendo opacos e com pálpebras pesadas, pálpebras batendo, nível de atividade variável, sobressaltos leves periódicos e resposta lenificada a estímulos.
d. Alerta silencioso (estado de vigília) – olhos abertos, pouca atividade motora, concentra-se na fonte de estimulação. Interage mais com o meio ambiente; respiração regular.
e. Alerta ativo (estado de vigília) – olhos abertos, menos brilhantes e atentos, muita atividade motora e aumento de sobressaltos em resposta à estimulação.
f. Choro (estado de vigília) – choro intenso que é difícil de interromper com estimulação; aumento da atividade motora e alteração de cor.

Padrão de sono

1. A duração dos ciclos de sono (REM, sono ativo e tranquilo) é alterada conforme o sistema nervoso central (SNC) amadurece.
2. O sono tranquilo deve aumentar com o tempo com relação ao sono REM.
3. Em geral, os neonatos dormem 20 horas/dia.
4. As posições consideradas seguras para dormir devem ser discutidas com as famílias.
5. Demonstrou-se que a posição prona aumenta o risco de síndrome de morte súbita infantil. A Academia Americana de Pediatria recomenda que todos os neonatos saudáveis sejam posicionados em decúbito dorsal para dormir.

Padrão de alimentação

1. A maioria dos neonatos em amamentação alimenta-se de 10 a 12 vezes/dia, com 2 a 4 horas entre as mamadas; estabelecer padrões de alimentação razoavelmente regulares em aproximadamente 2 semanas. Neonatos alimentados com fórmula fazem isso a cada 3 a 4 horas.

2. As necessidades calóricas são elevadas – 110 a 130 calorias/kg de peso corporal diariamente.
3. A maioria das enzimas digestivas está presente ao nascimento.
4. Imaturidade dos esfíncteres, como o esofágico superior e inferior ou cárdia, e de controle neurológico causa regurgitação leve ou vômito leve.

Padrão de eliminação

1. Fezes.
   a. O mecônio costuma ser eliminado em 24 a 48 horas.
   b. A passagem de mecônio (fezes verde-escuras) continua por cerca de 72 horas, seguida por fezes transitórias (marrom-esverdeadas a marrom-amareladas; finas; pode conter leite coalhado). Fezes de leite (para amamentados, amarelas a douradas; pastosas; odor de leite azedo; em alimentados com fórmula, tom amarelo-claro a marrom-claro; mais firmes; odor mais desagradável) são eliminadas entre o 4º e o 5º dias.
   c. O neonato evacua até seis fezes por dia nas primeiras semanas após o nascimento.
2. Urina.
   a. O neonato apresenta eliminação urinária nas primeiras 24 horas.
   b. Após os primeiros dias, o neonato urina pelo menos 6 a 8 vezes/dia.

Regulação da temperatura

1. O corpo do neonato responde imediatamente às mudanças na temperatura ambiente.
2. A perda de calor ao nascimento pode ocorrer por evaporação, convecção, condução e radiação.
3. Os mecanismos fisiológicos que previnem a perda de calor são:
   a. Vasoconstrição.
   b. Termogênese sem tremores, induzida pelo sistema nervoso simpático em resposta à diminuição da temperatura.
   c. Tecido adiposo e gordura marrom – esta última contém diversos vasos sanguíneos pequenos, vacúolos de gordura e mitocôndrias e é uma área de produção de calor. A gordura marrom é encontrada entre as escápulas, ao redor do pescoço e tórax, atrás do esterno e ao redor dos rins e suprarrenais.
   d. Posição flexionada de neonato a termo.

Triagem neonatal

Baseado em evidências
American Academy of Pediatrics. (2015). Hospital stay for healthy term newborn infants. *Pediatrics, 135*(5), 949-953.

A política de saúde pública exige a realização de triagem neonatal para a identificação de distúrbios causados por erros inatos do metabolismo, hemoglobinopatias, doenças infecciosas e distúrbios genéticos e endócrinos específicos. Os EUA exigem o teste de 31 doenças essenciais e 26 doenças secundárias. Além disso, os neonatos são examinados quanto a perda de audição, hiperbilirrubinemia e anomalias cardíacas.[2]

1. Teste do pezinho – obtenha sangue por punção no calcanhar para as seguintes condições.
   a. Fenilcetonúria – incapacidade de o neonato metabolizar a fenilalanina; programada após 24 horas de alimentação proteica.
   b. Galactosemia – erro inato do metabolismo dos carboidratos, no qual a galactose e a lactose não podem ser convertidas em glicose.
   c. Hipotireoidismo – deficiência de hormônio tireoidiano.
   d. Doença da urina em xarope de bordo – incapacidade de metabolizar leucina, isoleucina e valina.
   e. Homocistinúria – erro inato do metabolismo dos aminoácidos sulfurados.
   f. Anemia falciforme – eritrócitos de formato anormal com baixa solubilidade de oxigênio.
   g. Fibrose cística – doença genética autossômica recessiva que afeta os sistemas respiratório, endócrino e gastrintestinal.
   h. Vírus da imunodeficiência humana (HIV) – enfraquece o sistema imunológico, reduzindo as células CD4 (células T) e aumentando o risco de infecção oportunista e síndrome da imunodeficiência adquirida (AIDS).
2. Triagem auditiva – triagem do neonato antes da alta, usando um aparelho auditivo de tronco encefálico automatizado ou um aparelho de emissão otoacústica.
   a. Se o neonato passar na triagem, nenhuma outra ação é necessária.
   b. Se o neonato falhar na triagem, o teste deve ser repetido antes da alta ou em ambulatório.
   c. Com a falha repetida na triagem, o neonato deve ser avaliado por um fonoaudiólogo.
3. Triagem de hiperbilirrubinemia – faça uma triagem sistemática de risco para hiperbilirrubinemia antes da alta. Use o resultado da bilirrubina sérica do painel metabólico do teste do pezinho e marque-o no nomograma hora-específico de bilirrubina total (*www.bilitool.org*).
   a. Um plano de tratamento deve ser identificado para neonatos em risco.
   b. Os pais devem receber informações sobre alimentação, sintomas de icterícia crescente e cuidados de acompanhamento.
4. Triagem de cardiopatia congênita crítica (CCC) – verifique a saturação de oxigênio por oximetria de pulso, de acordo com a recomendação do *U.S. Department of Health and Human Services* (HHS; Departamento de Saúde e Serviços Humanos dos EUA). Triagem após 24 horas de idade usando valores de saturação de oxigênio pré e pós-ductal aferidos por 60 segundos.[3]

Preparo para alta

Baseado em evidências
American Academy of Pediatrics & American College of Obstetricians and Gynecologists. (2012). *Guidelines for perinatal care* (7th ed.). Washington, DC: Author.

1. A Academia Americana de Pediatria estabeleceu diretrizes com critérios sugeridos para alta do neonato, em que a prontidão para a alta é determinada em consulta com a mãe do neonato e, se possível, familiares ou rede de suporte social à mãe. Os seguintes critérios aplicam-se ao neonato a termo (37 semanas e 0/7 dias até 41 semanas e 6/7 dias de gestação):
   a. Os fatores de risco familiares, ambientais e sociais que poderiam comprometer a segurança avaliados.
   b. A avaliação física e a evolução clínica normal, sem anormalidades.

---

[2]N.R.T.: No Brasil, o Programa Nacional de Triagem Neonatal tem a missão de "promover, implantar e implementar as ações de Triagem Neonatal no âmbito do SUS, visando ao acesso universal, integral e equânime, com foco na prevenção, na intervenção precoce e no acompanhamento permanente das pessoas com as doenças incluídas no Programa". Em constantes desenvolvimento e atualização, as características e as coberturas estão no *site* do Ministério da Saúde em: *https://www.saude.gov.br/acoes-e-programas/programa-nacional-da-triagem-neonatal*.

[3]N.R.T.: No Brasil, identifique as políticas vigentes, locais e nacionais, na triagem de cardiopatia congênita crítica (CCC), como o "Teste do Coraçãozinho", respaldadas na Portaria nº 20 de 2014 do Ministério da Saúde e nas diretrizes vigentes, vistas em: *http://conitec.gov.br/images/Incorporados/TesteCoracaozinho-FINAL.pdf*.

c. O neonato está estável com sinais vitais registrados dentro dos intervalos normais nas 12 horas antes da alta; temperatura 36,5°C a 37,4°C; respiração abaixo de 60 bpm; sem sinais de dificuldade respiratória; frequência cardíaca de 100 a 190, quanto acordado.
d. Os exames laboratoriais pertinentes do neonato e da mãe foram revisados e estão dentro dos limites da normalidade. O tipo de sangue do cordão umbilical ou do recém-nascido e os resultados de Coombs direto (se necessário) foram analisados.
e. O neonato apresentou espontaneamente, pelo menos, um episódio de evacuação e eliminação urinária.
f. Neonato permanece estável, mantendo a homeostase térmica em um berço aberto e alimentando-se bem com, pelo menos, duas mamadas bem-sucedidas com sucção, deglutição e respiração coordenadas. Se estiver amamentando, a pega do neonato foi avaliada por um enfermeiro especialista.
g. Se circuncidado, sem sangramento excessivo do local da postectomia por 2 horas após o procedimento.
h. Todas as vacinas necessárias foram administradas ao neonato (p. ex., hepatite B), de acordo com os esquemas de imunização atuais.
i. Imunizações maternas, como Tdap, varicela, rubéola e influenza foram administradas caso a mãe não tenha sido previamente imunizada. Além disso, quaisquer adolescente ou adulto com contato próximo com crianças devem ser imunizados contra Tdap e influenza.
j. A avaliação de risco para icterícia foi determinada com manejo domiciliar adequado e acompanhamento de acordo com as diretrizes atuais.
k. A avaliação adequada para sepse foi concluída de acordo com as diretrizes atuais.
l. A triagem auditiva, a triagem para identificação precoce de displasia congênita do quadril, a triagem metabólica neonatal e a oximetria de pulso para o teste do coraçãozinho na detecção de CCC foram concluídas de acordo com o protocolo da instituição.
m. A capacidade da mãe de proporcionar cuidados apropriados ao neonato é registrada com orientações relacionadas com alimentação, eliminação, cuidados com o neonato, avaliação da temperatura, sinais e sintomas de doença, problemas comuns do neonato e segurança infantil (ambiente sem nicotina, sono seguro, cadeira para automóvel e segurança de irmãos).
n. Uma cadeirinha para automóvel apropriada para o nível de desenvolvimento e a condição clínica do neonato está disponível na alta.
o. Membros da família e pessoas de apoio estão presentes para suporte.
p. Mãe ciente das possíveis complicações para si e para o neonato.
q. A instituição possui mecanismos para responder às dúvidas da paciente após a alta.
r. O plano de acompanhamento médico está em vigor. Para neonatos que receberam alta antes de 48 horas após o nascimento, o acompanhamento deve ocorrer nas próximas 48 horas.
s. Forneça à mãe recursos de apoio à lactação.

2. Avalie a capacidade dos pais de cuidar diariamente do neonato.
   a. Aconselhe os pais a assistir às aulas de cuidado neonatal e parental oferecidos durante sua estada na unidade de parto.
   b. Avalie a capacidade dos pais de dar banho e trocar fraldas do neonato, realizar cuidados com crianças submetidas a postectomia e iniciar o aleitamento materno ou a mamadeira.
   c. Avalie o vínculo e incentive o contato pele a pele, o contato visual do neonato e a falar e tocar o neonato.
3. Avalie o conhecimento dos pais sobre os sinais de doença e quando notificar o profissional de saúde.
   a. Febre acima de 37,8°C.
   b. Perda de apetite por duas mamadas consecutivas.
   c. Incapacidade de despertar o neonato para seu estado de atividade normal.
   d. Vômito total ou parcial em duas mamadas.
   e. Diarreia – três fezes aquosas.
   f. Irritabilidade extrema ou choro inconsolável.
4. Avalie a técnica dos pais quanto ao uso adequado da cadeirinha do neonato no banco traseiro do automóvel e voltada para trás.
5. Forneça reforço positivo e segurança aos pais.
6. Avalie ainda quaisquer lacunas de conhecimento e forneça orientações por escrito e material educacional na alta.

Alerta de transição de cuidado

A readmissão hospitalar dos neonatos aumenta com primiparidade, morbidade materna, prematuridade, parto vaginal cirúrgico e neonatos pequenos para idade gestacional. A prontidão para alta deve ser avaliada pela equipe multiprofissional. As orientações de alta devem incluir uma discussão completa sobre os padrões de sono, alimentação, atividade e resposta do neonato durante o primeiro mês de vida. Os pais devem estar alertas para sinais e sintomas de doenças, incluindo quando ligar para o profissional de saúde.

Manejo de enfermagem

Ao cuidar do neonato, o enfermeiro estabelece um plano de cuidados contínuos para o neonato e a família até a alta. A avaliação do neonato pelo enfermeiro inclui observar e registrar sinais vitais, ganho ou perda de peso diário, função intestinal e urinária, padrões de atividade e sono e termorregulação. A observação de potenciais problemas no neonato, para garantir a segurança e a prevenção de infecção, é o principal objetivo da assistência de enfermagem. Outro componente principal dos cuidados com o neonato é auxiliar no estabelecimento de uma unidade familiar saudável. Como os pais dispendem de grande parte do tempo com o neonato, o enfermeiro tem a oportunidade de ajudá-los a promover a manutenção da saúde, ensinando métodos de alimentação e demonstrando técnicas de cuidados com o neonato, como troca de fraldas, realização de banho e cuidados após intervenções, como na postectomia. O enfermeiro educa e faz orientações sobre saúde e responde a perguntas a fim de possibilitar que os pais ganhem confiança, controle e satisfação em cuidar dos seus filhos em casa.

PROBLEMAS DO NEONATO

Prematuridade

Baseado em evidências

American College of Obstetricians and Gynecologists. (2013/Reaffirmed 2015). Medically indicated late-preterm and early-term deliveries. (Committee Opinion #560). Washington, DC: Author.

Verklan, M. T., & Walden, M. (Eds.). (2016). *Core curriculum for neonatal intensive care nursing*. St. Louis, MO: Saunders Elsevier.

O *neonato prematuro* é um neonato nascido antes de completar 37 semanas de gestação. Outras classificações são prematuridade moderada (32 a 36 semanas), prematuridade tardia (34 semanas e 0/7 dias a 36 semanas e 6/7 dias), prematuridade precoce (37 semanas e 0/7 dias a 38 semanas e 6/7 dias) e nascimento muito prematuro (menos de 32 semanas).

Um neonato com baixo peso ao nascer é aquele cujo peso ao nascimento se mostra inferior a 2.500 g, independentemente da idade gestacional. Um neonato com muito baixo peso ao nascer é aquele cujo peso ao nascimento se mostra inferior a 1.500 g, independentemente da idade gestacional. Um neonato com extremo baixo peso ao nascer é aquele cujo peso ao nascer se mostra inferior a 1.000 g (2 libras, 2 onças), independentemente da idade gestacional.

Fisiopatologia e etiologia

1. Vários fatores maternos estão associados à prematuridade.
2. Os possíveis fatores de risco associados à prematuridade são, mas não estão limitados a:
   a. Problemas crônicos de saúde, como hipertensão, obesidade ou diabetes.
   b. Riscos comportamentais e ambientais, como atraso ou falta de atendimento pré-natal, tabagismo, abuso de substâncias, violência doméstica, estresse ou falta de apoio social.
   c. Riscos demográficos, como etnia, menores de 17 anos, maiores de 35 anos ou baixo nível socioeconômico.
   d. Genética.
   e. Tecnologias de reprodução assistida (TRA).
   f. Riscos clínicos na gestação atual, como pré-eclâmpsia ou hipertensão gestacional, sangramento, placenta prévia ou descolamento da placenta, anomalias uterinas ou do colo do útero (incompetência cervical), ruptura prematura de membranas, ruptura prematura de membranas pré-termo, polidrâmnio ou oligoidrâmnio, infecção ou doença periodontal.
   g. Alterações nas práticas de parto, preocupação com complicações pós-maturidade ou risco de natimorto (prematuridade tardia).
3. Os fatores fetais associados à prematuridade são:
   a. Anormalidades cromossômicas.
   b. Anormalidades anatômicas, como atresia do esôfago ou fístula traqueoesofágica e obstrução intestinal.
   c. Disfunção da unidade fetoplacentária.
4. O neonato prematuro exibe fisiologia alterada pelo fato de apresentar sistemas imaturos e tipicamente mal desenvolvidos. A gravidade de qualquer problema que ocorra depende da idade gestacional do neonato. Os sistemas e situações com maior probabilidade de causar problemas em neonatos prematuros são:
   a. Sistema respiratório.
   b. Sistema digestivo.
   c. Termorregulação.
   d. Sistema imunológico.
   e. Sistema neurológico.

Avaliação e intervenções de enfermagem

1. Observe as características físicas do neonato prematuro:
   a. Cabelo – lanugo, fofo.
   b. Pouca cartilagem da orelha.
   c. Pele – fina; os capilares são visíveis (podem ser vermelhos e enrugados).
   d. Ausência de gordura subcutânea.
   e. Região plantar lisa.
      i. 36 semanas de gestação – um terço anterior do pé apresenta sulcos.
      ii. 38 semanas de gestação – dois terços do pé apresentam sulcos.
   f. Botões mamários de 5 mm.
      i. 36 semanas de gestação – nenhum.
      ii. 38 semanas de gestação – 3 cm.
   g. Testículos – não descidos.
   h. Grandes lábios – não desenvolvidos.
   i. Rugas escrotais – ótimas.
   j. Unhas – macias.
   k. Abdome – relativamente grande.
   l. Tórax – relativamente pequeno.
   m. Cabeça – parece desproporcionalmente grande.
   n. Tônus muscular e reflexos possivelmente fracos.
2. Realize medidas corporais precisas.
   a. Perímetro cefálico – circunferência frontoccipital um dedo acima dos supercílios; usam-se linhas paralelas da fita ao redor da cabeça.
   b. Circunferência abdominal – um dedo acima da cicatriz umbilical; marcar a localização.
   c. Comprimento de coroa-calcanhar.
   d. Comprimento ombro-umbigo – usado para calcular o comprimento apropriado do cateter para a instalação de um cateter umbilical.
   e. Peso em gramas.
3. Avalie a idade gestacional (Figura 38.5) usando uma ferramenta como o sistema de pontuação New Ballard (recomendado pelo Comitê Fetal e Neonatal da Academia Americana de Pediatria):[4]
   a. Observação de características físicas e neurológicas que se alteram de forma previsível com o crescimento e o desenvolvimento. A rigor, é realizado nas primeiras 12 a 24 horas de vida.
   b. Posteriormente, a idade ajustada ou corrigida será determinada quando o neonato alcançar o termo (40 semanas após a concepção). A idade cronológica é ajustada para prematuridade tomando-se a idade gestacional − 40 + idade cronológica = idade de desenvolvimento ou idade corrigida. Esta é a idade que o neonato teria se ele ou ela tivesse nascido com 40 semanas de gestação.
4. Auxiliar nos exames laboratoriais, conforme indicado, para a análise de gasometria sérica, glicose sanguínea, hemograma completo ou hemoglobina e hematócrito, eletrólitos, cálcio e bilirrubina.
5. Monitore atentamente para verificar a presença de complicações respiratórias ou cardíacas.
   a. Respirações acima de 60 por minuto e saturação de oxigênio abaixo de 92% podem indicar dificuldade respiratória. Sibilos expiratórios, retrações, expansão torácica incompleta ou alargamento nasal devem ser relatados imediatamente. A síndrome do desconforto respiratório (SDR) mostra-se uma complicação comum da prematuridade, na qual a causa etiológica é a diminuição do nível de produção de surfactante.
   b. Fique atento para cianose (exceto acrocianose – frio e cianose das mãos e pés) e outros sinais de dificuldade respiratória.
   c. Frequência cardíaca aumentada (maior que 180 bpm) ou irregular pode indicar dificuldades cardíacas ou circulatórias.
   d. O tônus muscular e a atividade devem ser avaliados.
   e. A hipotensão, indicada pela aferição da PA, pode ser causada por hipovolemia.
   f. A hipoglicemia pode resultar de armazenamento de glicogênio inadequado, dificuldade respiratória e estresse causado pelo frio.
6. Institua monitoramento e cuidados cardíacos para neonatos em incubadora ou berço de calor radiante. Adie o banho até a temperatura do neonato se estabilizar. A instabilidade da temperatura é um fator de risco para a hipoglicemia.
7. Observe os primeiros sinais de icterícia e verifique a história materna para descobrir se há incompatibilidades sanguíneas. Além disso, esteja ciente dos fatores maternos que podem levar a complicações adicionais, como uso de substâncias psicoativas, diabetes e infecções.
8. Assim que o neonato for levado ao berçário, esteja ciente de que as primeiras 24 a 48 horas após o nascimento são um momento crítico, que requer observação constante e manejo intensivo. Avalie:
   a. Umbigo – caso sejam utilizados clampes umbilicais, observe se há sangramento; aplique pressão e notifique o médico.
   b. Débito urinário – primeira urina em 24 horas e monitorar a cada 2 a 4 horas. Fezes – distensão abdominal e falta de fezes podem indicar obstrução intestinal ou outras anomalias do sistema intestinal. Meça a circunferência abdominal em intervalos regulares.

[4]N.R.T.: O New Ballard também é recomendado pelos órgãos públicos de saúde no Brasil, assim como sociedades de especialistas médicos e de enfermeiros na área de Pediatria e de Neonatologia, como a Sociedade Brasileira de Pediatria (SBP) e a Sociedade Brasileira de Enfermeiros Pediatras (Sobep).

	0	1	2	3	4	5
PELE	Avermelhada pegajosa, transparente	Lisa, rósea, veias visíveis	Descamação superficial e/ou *rash*, poucas veias	Descamação grosseira, áreas pálidas, veias raras	Apergaminhada, fissuras profundas, sem vasos	Coriácea, fissuras profundas, enrugadas
LANUGO	Nenhum	Abundante	Fino	Áreas sem pelos	Praticamente ausente	
PREGAS PLANTARES	Nenhuma	Marcas não vermelhas	Somente na superfície anterior	Marcas nos 2/3 anteriores	Marcas cobrindo toda a superfície plantar	
MAMAS	Imperceptível	Sem botão, aréola plana	Aréola parcialmente elevada, botão de 1 a 2 mm	Aréola com borda elevada, botão de 3 a 4 mm	Aréola com borda elevada, botão de 5 a 10 mm	
ORELHAS	Pavilhão plano, permanece dobrado	Pavilhão ligeiramente recurvado, mole com recolhimento	Pavilhão recurvado, mole mas com recolhimento imediato	Formada e firme, com recolhimento instantâneo	Cartilagem espessa, orelha rígida	
GENITAIS masculinos	Escroto vazio e liso		Testículos descendente, poucas rugas	Testículos na bolsa, rugas visíveis	Testículos pendentes, rugas profundas	
GENITAIS femininos	Clitóris e pequenos lábios proeminentes		Pequenos e grandes lábios igualmente proeminentes	Grandes lábios maiores e pequenos lábios menores	Clitóris e pequenos lábios completamente cobertos	

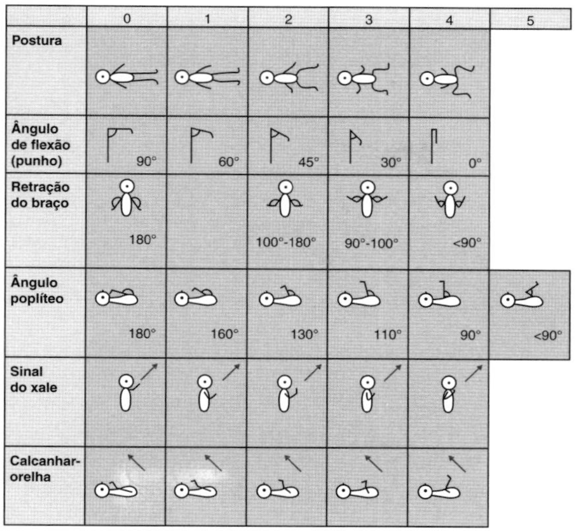

Pontuação	Semanas
5	26
10	28
15	30
20	32
25	34
30	36
35	38
40	40
45	42
50	44

Figura 38.5 Avaliação de Ballard de acordo com a idade gestacional. (Reimpresso de *Journal of Pediatrics*, 119/3, Ballard J. L., Khoury J. C., Wedig K. *et al.*, New Ballard score, expanded to include extremely premature infants, 417-423, Copyright 1991, com permissão de Elsevier.)

c. Atividade e comportamento – observe o movimento de sucção e a manobra mão à boca, que pode ajudar a determinar o início da alimentação oral, dependendo da idade gestacional.
d. Observe fontanela tensa e abaulada; palpar as linhas de sutura, observando a separação ou a sobreposição – pode indicar hemorragia intracraniana. Esteja alerta para a ocorrência de espasmos e convulsões.
e. Coloração – cianose, icterícia, erupções cutâneas, palidez e hiperemia.
f. Monitore, registre e relate os sinais vitais para a equipe multiprofissional, conforme necessário.

9. Mantenha equipamentos de RCP, oxigênio e aspiração disponíveis.
   a. Uma seringa de bulbo pode ser usada para aspirar a boca e o nariz.
   b. A aspiração frequente da faringe pode não ser necessária e deve ser usada com cautela.
   c. Pode ser necessário auxiliar na intubação para a administração de surfactante exógeno, dependendo da idade gestacional do neonato e da condição clínica.
10. Posicione de modo a otimizar a ventilação, com atenção cuidadosa para manter o alinhamento do corpo, aninhando as extremidades com cobertores.
   a. Eleve a cabeça e o tronco para diminuir a pressão dos órgãos abdominais sobre o diafragma.
   b. Realize a mudança de decúbito lateral com frequência.

Alerta de enfermagem

A posição prona oferece algumas vantagens para a oxigenação em neonatos prematuros com comprometimento respiratório. Durante a fase inicial da doença, tais neonatos são tratados com monitoramento cardiorrespiratório e podem ser colocados em posição prona de acordo com os protocolos de sua instituição.

Antes da alta, devem ser colocados em decúbito dorsal ao dormir, alternando a posição da cabeça. O posicionamento deve ser reforçado com os pais.

11. Forneça oxigenoterapia com umidificação nas porcentagens necessárias para manter a saturação de oxigênio e/ou os valores de gasometria adequados.
   a. Recomenda-se o monitoramento contínuo da saturação de oxigênio quando em oxigenoterapia e até que o neonato esteja estável.
   b. O monitoramento cardíaco contínuo é recomendado para avaliar episódios de apneia e bradicardia.
12. Monitore a apneia (pausas de mais de 20 segundos) e a respiração periódica (repetição regular de pausas respiratórias de menos de 15 segundos, alternando com respirações de amplitude crescente e decrescente por 10 a 15 segundos). Medicamentos (ou seja, teofilina e cafeína) podem ser administrados para reduzir os episódios de apneia.
13. Proteja o neonato de infecções mantendo precauções padrão e técnicas assépticas em todos os momentos. Siga as normas da instituição relacionadas com as visitas de familiares.
14. Proporcione cuidados meticulosos com a pele evitando adesivos e proporcionando hidratação adequada.
15. Evite a plagiocefalia deformacional (cabeça deformada) por meio de reposicionamento frequente e uso de dispositivos aprovados pelo hospital, como coxins ou almofadas de gel.
16. Proteja os olhos do neonato de luzes brilhantes.
17. Mantenha a alimentação por via IV e oral, de acordo com as necessidades do neonato. Ajude a mãe com a extração de leite materno, conforme necessário, e incentive os pais a segurar e alimentar o neonato com base no estado clínico do neonato.
18. Continue monitorando complicações, como hipo/hiperglicemia, síndrome do desconforto respiratório, apneia, pneumotórax, infecção, hipocalcemia, anormalidades cardíacas, enterocolite necrosante, hemorragia intracraniana e hiperbilirrubinemia. As complicações a longo prazo podem incluir retinopatia da prematuridade, doença pulmonar crônica, perda auditiva e dificuldades de aprendizagem.
19. Faça todos os esforços para incluir os pais nos cuidados do neonato e atualizá-los com frequência sobre a condição do mesmo.

O neonato pós-termo

O neonato pós-termo é aquele cuja gestação é de 42 semanas ou mais e que pode apresentar sinais de perda de peso com insuficiência placentária.

Baseado em evidências
American Academy of Pediatrics & American Heart Association. (2016). *American Academy of Pediatrics & American Heart Association, Textbook of neonatal resuscitation* (7th ed.). Chicago, IL: American Academy of Pediatrics.

Mattson, S., & Smith, J. E. (Eds.). (2014). *Core curriculum for maternal-newborn nursing* (5th ed.). St. Louis, MO: Saunders Elsevier.

Fisiopatologia e etiologia

1. A causa não é conhecida em muitos casos. Os fatores maternos associados à pós-maturidade são nuliparidade, gestação pós-termo prévia, gestação de feto masculino e obesidade materna.
2. A anencefalia e a deficiência de sulfatase placentária são distúrbios associados ao parto pós-termo.
3. Os riscos maternos são:
   a. Trauma físico de períneo relacionado com possível macrossomia fetal.
   b. Aumento do risco de infecção, hemorragia, parto vaginal operatório (fórceps, vácuo) e parto cesáreo.
   c. Estresse psicológico e ansiedade.
4. Os riscos fetais são:
   a. Aumento do risco de mortalidade e morbidade.
   b. Aumento do risco de hipoxia relacionado com a diminuição da função da placenta e da quantidade de líquido amniótico.
   c. Aumento do risco de síndrome de aspiração de mecônio.
   d. Aumento do risco de trauma físico relacionado com macrossomia e distocia de ombro.
   e. Maior risco de convulsões.
   f. Aumento do risco de índice de Apgar inferior a 4 em 5 minutos de vida.

Avaliação e intervenções de enfermagem

1. Esteja alerta à aparência física de um neonato pós-termo. As seguintes características são mais vistas em neonatos pós-termo:
   a. Tecido subcutâneo reduzido – pele solta, especialmente de nádegas e coxas.
   b. Unhas e pés longos e curvos.
   c. Quantidade mínima de verniz caseoso.
   d. Cabelo abundante no couro cabeludo.
   e. Pele enrugada e macerada; pele possivelmente pálida, descascando.
   f. Aparência de alerta de um neonato de 2 a 3 semanas após o parto.
   g. A coloração amarelo-esverdeada da pele, unhas ou cordão pode indicar estresse fetal no útero.
2. Determine a idade gestacional por meio do exame físico e da Escala de New Ballard. Meça o peso, o comprimento e o perímetro cefálico.
3. Monitore a glicemia de acordo com as normas da instituição; abaixo de 40 mg/100 mℓ, indica hipoglicemia.
4. Avalie a asfixia neonatal pelo índice de Apgar e pela análise gasometria sanguínea.
5. Avalie a aspiração de mecônio; os sinais são:
   a. Mecônio espesso no líquido amniótico no momento do parto.
   b. Taquipneia, que aumenta os sinais de cianose; dificuldade em respirar, com necessidade de ventilação.
   c. Taquicardia.
   d. Alargamento nasal inspiratório e retração do tórax.
   e. Sibilo expiratório.
   f. Diâmetro anteroposterior do tórax aumentado.
   g. Estertores e roncos na ausculta torácica.
   h. Estimulação cerebral concomitante – nervosismo, hipotonia e convulsões.
   i. Raios X – áreas clássicas grosseiras, irregulares e estriadas com infiltrados pulmonares irregulares de gravidade variada.
   j. Outros sinais: acidose metabólica, hipotensão, hipoglicemia e hipocalcemia.
6. Proporcionar cuidados de suporte para a prevenção da síndrome de aspiração de mecônio. A consistência do mecônio no líquido amniótico (fino *versus* espesso) não é mais usada para determinar a necessidade de aspiração traqueal.
   a. A indicação de intubação seletiva e aspiração traqueal de um neonato exposto ao mecônio *in utero* contempla qualquer neonato que não esteja vigoroso. Os protocolos de reanimação neonatal definem um neonato não vigoroso como aquele que atende a uma ou mais das seguintes condições: depressão respiratória, tônus muscular diminuído ou frequência cardíaca abaixo de 100 bpm.
   b. Uma contraindicação para intubação seletiva e aspiração traqueal é o vigor aparente. Os protocolos de reanimação neonatal definem um neonato vigoroso como aquele com todos os seguintes itens: forte esforço respiratório, bom tônus muscular ou frequência cardíaca acima de 100 bpm.
7. As medidas de cuidados de suporte são:
   a. Calor – mantenha um ambiente termorregulado para reduzir o consumo de oxigênio e calorias e preservar os estoques de glicogênio.
   b. Oxigênio umidificado adequado para manter a saturação de oxigênio de 90 a 95%.
   c. Pode ser necessário suporte respiratório com aparelho de ventilação pulmonar mecânica.
   d. Administração adequada de calorias e líquidos.
   e. Monitoramento preciso dos sinais vitais e de ganhos e perdas – para avaliar uma possível alteração na função renal causada pela hipoxia.
   f. Administração profilática de antibióticos.
8. Forneça alimentação oral ou glicose IV logo após o nascimento para tratar ou evitar a hipoglicemia. Se a alimentação oral não for contraindicada, ela pode ser iniciada 1 a 2 horas após o nascimento. Monitore a glicemia sanguínea até que a condição se estabilize de acordo com as normas da instituição.
9. Esteja alerta quanto à hipertensão pulmonar persistente do recém-nascido (HPPRN) – distúrbio fisiológico caracterizado por cianose intensa e instável decorrente de persistência ou recorrência de níveis suprassistêmicos da pressão e da resistência vascular pulmonar (que normalmente só ocorrem no feto).
   a. Cianose, dificuldade respiratória pronunciada, sopro e insuficiência cardíaca.
   b. O tratamento consiste em suporte ventilatório agressivo em unidade de cuidados intensivos neonatais.
10. Ofereça apoio psicológico aos pais e incentive a participação.

Neonato de mãe diabética

A mãe pode ter diagnóstico de diabetes antes da gestação, diabetes evidente (não reconhecido, preexistente) ou diabetes gestacional (DMG). A gravidade dos distúrbios neonatais dependerá do controle materno da glicose sanguínea pré e perinatal. Esse recém-nascido pode ser chamado de filho de mãe diabética.

Fisiopatologia e etiologia

A hiperinsulinemia *in utero*, secundária aos níveis elevados de glicose materna, no neonato resulta em:

1. Macrossomia/grande para a idade gestacional (GIG) – aumento da quantidade de gordura corporal, não edema.
   a. A água corporal total é um pouco reduzida ao nascimento.
   b. Alto débito urinário durante os primeiros 2 dias de vida, provavelmente devido à saída de água do espaço intracelular.
   c. Tronco e tórax grandes, o que aumenta o risco de distocia de ombro.

2. Hipoglicemia (definida como glicose sérica inferior a 40 mg/dℓ).
   a. No útero, o feto produz insulina para metabolizar a glicose independentemente da função endócrina materna. Com a cessação da transferência de glicose materna ao nascimento, a hiperinsulinemia fetal pode resultar em hipoglicemia.
   b. Ocorre nas primeiras 1/2 a 12 horas de vida; pode ocorrer minutos após o nascimento.
   c. A resposta do neonato à glicose é exacerbada (ou seja, o nível de insulina no sangue que apresenta uma ligeira elevação diminuirá e alcançará o pico em 1 hora). Provavelmente, essa resposta é causada pela hiperglicemia materna.
   d. O neonato pode ser assintomático. Portanto, a avaliação do cuidado para a hipoglicemia mostra-se essencial para melhorar os resultados.
   e. Quando há hipoglicemia, os sintomas podem ser os seguintes: letargia, irritabilidade, má alimentação, vômitos, palidez, apneia, dispneia, hipotonia, tremores, atividade convulsiva e choro agudo.
3. Hipocalcemia (menos de 7 mg/dℓ).
   a. Associada a prematuridade, trabalho de parto e parto difíceis, asfixia ao nascimento e diminuição do funcionamento das glândulas paratireoides.
   b. Geralmente ocorre durante as primeiras 24 a 72 horas de vida.
   c. Os tremores são característicos e podem ser secundários à prematuridade ou ao estresse durante a gestação, o trabalho de parto e o nascimento.
   d. O lactente também pode apresentar hipomagnesemia (menos de 1,4 mg/dℓ) resultante de hipoparatireoidismo funcional, devido à perda materna de magnésio.
4. Policitemia e hiperbilirrubinemia.
   a. Provavelmente ocorre dentro de 48 a 72 horas após o nascimento.
   b. O fígado imaturo acarreta incapacidade de conjugar a bilirrubina.
   c. O hematócrito é maior no terceiro dia após o nascimento e o volume extracelular está reduzido.
   d. Devido ao tamanho grande, o trauma físico do nascimento pode aumentar o risco de cefaloematoma.
   e. Em alguns casos, pode ser prematuro ou pequeno para a idade gestacional quando associado à insuficiência placentária.
   f. A função respiratória é semelhante à de outros neonatos prematuros. Assim, o neonato está sujeito a SDR.
5. Policitemia.
   a. Hematócrito venoso maior que 65% ou hemoglobina venosa 22 g/100 mℓ.
   b. A policitemia aumenta os riscos de ocorrência de icterícia, trombose da veia renal, dificuldade respiratória, hipoglicemia e hipocalcemia.
6. Anomalias congênitas.
   a. O aumento da incidência de anomalias congênitas pode ser causado por:
      i. Padrão genético divergente.
      ii. Altas concentrações de glicose no início da gestação.
      iii. Episódios de cetoacidose no início da gestação.
   b. As anomalias comuns são renais, do sistema nervoso central (SNC), síndrome de regressão caudal, síndrome do cólon pequeno, fendas faciais e malformações cardíacas, como defeito do septo interventricular, transposição dos grandes vasos e defeito do septo ventricular.
7. Infecção.
   a. Prematuridade e redução da imunidade passiva.
   b. Possível infecção urinária materna e corioamnionite.

Avaliação e intervenções de enfermagem

1. Avalie a aparência típica do neonato filho de mãe diabética – macrossomia, tórax e ombros grandes, cardiomegalia, hepatomegalia, cordão umbilical e placenta grandes, pletora, face congestionada, tendência a ser grande para a idade gestacional (alguns podem ter peso normal ou pequeno para a idade gestacional), gordura abundante, cabelo abundante, revestimento generoso de verniz caseoso e hipertricose da orelha (crescimento excessivo de pelos na orelha externa).
2. Auxilie a avaliação diagnóstica do neonato.
   a. História materna de diabetes.
   b. Avaliação física do neonato e determinação da idade gestacional.
   c. Exames laboratoriais – glicose sérica, cálcio, fósforo, magnésio, eletrólitos, bilirrubina, gasometria arterial, hemoglobina sanguínea e hematócrito conforme solicitado.
3. Monitore a hipoglicemia.
   a. Monitore os níveis de glicose sérica a cada 30 a 60 minutos, começando imediatamente após o nascimento, por 24 horas e, a seguir, a cada 4 a 8 horas até estabilizar de acordo com as diretrizes da instituição.
   b. Pode ser assintomático ou pode mostrar sinais de irritabilidade, tremores, convulsões, sudorese, cianose, choro fraco ou agudo, reflexo de sucção/deglutição descoordenado e/ou diminuído, hipotonia, apneia e instabilidade térmica.
4. A hipoglicemia pode ser prevenida ou tratada com amamentação precoce ou alimentação com fórmula. A hipoglicemia persistente pode exigir infusão IV de glicose a 10% para manter as concentrações de glicose sérica acima de 40 mg/dℓ. Os protocolos das instituições devem ser seguidos.
5. Monitore o neonato de perto quanto a mudanças no estado acidobásico, dificuldade respiratória, instabilidade térmica, hipocalcemia e sepse.
6. Observe se há hiperbilirrubinemia.
   a. Neonatos filhos de mãe diabética apresentam incidência maior de hiperbilirrubinemia.
   b. Os níveis serão elevados 48 a 72 horas após o nascimento.
7. Esteja ciente de que o neonato pode precisar de fototerapia. Uma exsanguinotransfusão também pode ser necessária para evitar kernicterus. Monitore a ingestão e a produção, assegure a ingesta adequada de líquidos e avalie quanto à presença de sinais de desidratação.
8. Observe possíveis anomalias cardíacas e insuficiência cardíaca secundária.
9. Observe outras complicações, como SDR, trombose da veia renal, infecção, hipermagnesemia ou hipomagnesemia, lesões do nascimento (cefaloematoma, paralisia do nervo facial, fratura de clavículas, lesões do plexo do nervo braquial), prematuridade, asfixia neonatal e organomegalia.
10. Proporcione cuidados de apoio à família e encoraje a plena participação nos cuidados.

Icterícia neonatal (hiperbilirrubinemia)

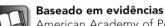

Baseado em evidências
American Academy of Pediatrics & American College of Obstetricians and Gynecologists. (2012). *Guidelines for perinatal care* (7th ed.). Washington, DC: Author.

A *hiperbilirrubinemia* (icterícia) neonatal consiste no acúmulo de bilirrubina a nível sérico, acima dos níveis normais. O início clínico da icterícia é observado quando os níveis de bilirrubina sérica se encontram entre 5 e 7 mg/100 dℓ. A icterícia é evidenciada inicialmente na face e progride à medida que os níveis de bilirrubina sérica aumentam. Com níveis acima de 20 mg/100 dℓ, a bilirrubina atravessa a barreira hematencefálica.

Kernicterus é a descoloração amarela de áreas específicas do tecido encefálico decorrentes da presença de bilirrubina não conjugada e pode ser confirmada apenas após a morte por necropsia. A encefalopatia bilirrubínica descreve melhor a ocorrência da síndrome e as sequelas neurológicas associadas em neonatos.

Fisiopatologia e etiologia

Causas

1. Nível aumentado de bilirrubina.
   a. Doença hemolítica – incompatibilidade ABO e Rh.
   b. Anormalidades morfológicas dos eritrócitos.
   c. Anormalidades em enzimas de glóbulos vermelhos.
   d. Icterícia fisiológica.
   e. Sepse.
2. Sangue extravascular.
   a. Cefaloematoma.
   b. Hemorragia pulmonar ou encefálica.
   c. Qualquer sangue oculto confinado.
3. Diminuição ou inibição da bilirrubina conjugada.
   a. Anormalidades hereditárias de conjugação de bilirrubina: síndrome de Crigler-Najjar (deficiência de glicuronil transferase necessária para conjugar a bilirrubina).
   b. Anormalidades de conjugação da bilirrubina adquiridas: icterícia do leite materno, síndrome de Lucey-Driscoll, filho de mãe diabética, neonato em anoxia ou com dificuldade respiratória.
4. Aumento da circulação extra-hepática.
   a. Obstrução intestinal.
   b. Íleo.
5. Policitemia.
   a. Transfusão de gêmeos.
   b. Transfusão maternofetal.
   c. Filho de mãe diabética.
   d. Neonato pequeno para a idade gestacional.
6. Hipotireoidismo.
7. Familiar, transitória – associada ao fator de inibição plasmático.
8. Distúrbios obstrutivos (ou seja, atresia biliar).
9. Infecção intrauterina.
10. Neonatos pós-termo.

Icterícia fisiológica

1. Nível aumentado de bilirrubina para conjugação em células hepáticas imaturas.
   a. Aumento da produção de bilirrubina relacionado com a rápida hemólise, devido ao maior nível de eritrócitos circulantes por kg de peso corporal e menor tempo de vida dos eritrócitos.
   b. Circulação êntero-hepática – reabsorção de bilirrubina não conjugada.
2. Diminuição da depuração da bilirrubina plasmática.
   a. A proteína de ligação à bilirrubina predominante nas células hepáticas pode ser deficiente nos primeiros dias de vida.
   b. A atividade da enzima glicuronil transferase pode estar diminuída, o que resulta em conjugação prejudicada da bilirrubina.
   c. O fígado pode apresentar diminuição da capacidade de excretar grandes quantidades de bilirrubina conjugada.
   d. O suprimento insuficiente de sangue no sistema portal pode diminuir a capacidade de função efetiva do fígado.
3. A icterícia fisiológica ocorre 2 a 5 dias após o nascimento.
   a. Aumento dos níveis de bilirrubina não conjugada; os níveis não devem exceder 5 mg/100 dℓ/dia com icterícia fisiológica.
   b. Os níveis máximos em neonatos a termo são alcançados 48 a 72 horas após o nascimento; a icterícia clínica costuma diminuir em 1 semana.
   c. Os níveis máximos em neonatos prematuros são alcançados por volta dos 5 a 6 dias de idade; a icterícia clínica diminui em 2 semanas.
   d. A icterícia progride da cabeça aos pés – direção cefalocaudal. Uma tonalidade amarelada pode ser observada na face e no abdome com níveis de 10 a 15 mg/dℓ e na planta dos pés em níveis maiores ou iguais a 20 mg/dℓ.
4. Hiperbilirrubinemia não conjugada patológica.
   a. A icterícia costuma aparecer nas primeiras 24 horas de vida.
   b. A bilirrubina total sérica geralmente aumenta para mais de 5 mg/dℓ/dia; bilirrubina total maior que 12,9 mg/dℓ em neonatos a termo ou 15 mg/dℓ em neonatos pré-termo.
   c. A bilirrubina direta sanguínea geralmente excede 1 a 2 mg/dℓ.

Destruição de eritrócitos

1. Eritroblastose fetal (isoimunização causada pelo fator Rh ou por incompatibilidade ABO).
   a. Hemólise imune ou incompatibilidade de grupo sanguíneo Rh/ABO; o sangue da mãe e o do feto são diferentes. Fator Rh; diferentes grupos sanguíneos ABO (ver teste de Coombs.
   b. As células fetais frequentemente atravessam a placenta e podem fazer com que a mãe produza anticorpos contra o antígeno sanguíneo do feto.
   c. Os anticorpos sanguíneos maternos estão no sangue do neonato ao nascimento, causando hemólise dos eritrócitos do neonato, o que leva a um aumento do nível de bilirrubina indireta.
2. Deficiência de glicose-6-fosfato desidrogenase – doença hemolítica não imune (fator bioquímico eritrocitário).
   a. A deficiência resulta em estabilidade reduzida à destruição oxidativa de substâncias que agem como agentes oxidantes (p. ex., vitamina K, naftaleno, salicilatos).
   b. Doença recessiva ligada ao X que afeta, principalmente, grupos afrodescendentes e asiáticos mediterrâneos.
   c. Triagem do sangue materno para o estado de portador e triagem do sangue neonatal em grupos de alto risco.
3. Outras condições associadas ao aumento da destruição de eritrócitos:
   a. Infecção – bacteriana, viral ou protozoária.
   b. Eritrócito estruturalmente anormal.
   c. Sequestro de sangue (p. ex., cefaloematoma, equimoses).

Avaliação e intervenções de enfermagem

1. Avalie os sinais e os sintomas de icterícia:
   a. As escleras aparecem amareladas antes de a pele ficar amarela.
   b. A pele parece clara a amarelo-brilhante ou alaranjada.
   c. Letargia.
   d. Urina concentrada, âmbar-escuro.
   e. Déficit alimentar.
   f. Fezes de mecônio.
2. Faça observações à luz do dia, à luz solar ou à luz fluorescente branca.
   a. Inspecione a pele durante a observação para identificar a coloração capilar: testa, maxilares e clavícula possibilitam uma visão clara.
   b. Esteja alerta quanto à idade do neonato com relação ao surgimento da icterícia.
   c. Em neonatos de pele escura, observar a cor da esclera e da mucosa bucal pode ser útil.
   d. Se disponível, utilize monitoramento transcutâneo de bilirrubina para acompanhar a tendência dos níveis de bilirrubina.
3. Monitore os níveis de bilirrubina sérica conforme o protocolo.
   a. Utilize o nomograma específico de horário para estratificação de risco no *site* BiliTool (*www.bilitool.org*), a fim de avaliar as necessidades de tratamento.[5]
4. Auxilie no tratamento.
   a. Líquidos – assegure a hidratação adequada e a eliminação aumentada. Incentive a alimentação frequente do neonato para facilitar a excreção de bilirrubina. Neonatos amamentados podem exigir suplementação com fórmula.

[5]N.R.T.: Esta tecnologia de informação auxilia no acompanhamento dos níveis de bilirrubina do recém-nascido; várias instituições de atendimento neonatal dispõem de ferramentas eletrônicas ou instrumentos de coleta de tais dados em papel, o que possibilita acompanhar a tendência clínica de evolução dos níveis de bilirrubina. Siga sempre o protocolo da instituição.

b. Fototerapia – use luz azul para converter moléculas de bilirrubina em isômeros solúveis em água para excreção. A terapia dependerá da idade do neonato em horas, nível de bilirrubina sérica e zona de risco (ver *www.bilitool.com*).
c. Exsanguinotransfusão – remove a bilirrubina mecanicamente.
d. Agente de indução enzimática – usado em casos raros (síndrome de Crigler-Najjar tipo 1) para reduzir os níveis de bilirrubina por meio da indução do sistema enzimático hepático envolvido na eliminação da bilirrubina (p. ex., fenobarbital).

5. Preste cuidados de enfermagem a neonatos em fototerapia.
   a. A fotoisomerização da bilirrubina tecidual ocorre quando o neonato é exposto a diodos emissores de luz azul. O número de luzes usadas dependerá da apresentação clínica do neonato.
   b. Verifique a intensidade da luz para a faixa terapêutica diariamente com um radiômetro de fototerapia para garantir a intensidade de luz adequada.
   c. Dispa o neonato para expor a máxima superfície da pele à luz. Uma pequena fralda pode ser usada para cobrir a genitália.
   d. Mantenha os olhos do neonato cobertos com uma máscara de tamanho apropriado, para protegê-los da exposição constante à luz de alta intensidade, o que pode causar lesões na retina.
   e. Desenvolva um cronograma sistemático de mudança de decúbito do neonato para que todas as superfícies do corpo sejam expostas (p. ex., a cada 2 horas).
   f. Mantenha a termorregulação do neonato para evitar o estresse causado pelo frio – as luzes afetam a temperatura ambiente.
   g. Analise os níveis de bilirrubina, conforme indicado. A diminuição da icterícia (ou seja, a diminuição da bilirrubina não conjugada do tecido cutâneo) não reflete a concentração de bilirrubina sérica. As luzes devem ser desligadas quando o sangue for coletado para eliminar a possibilidade de resultados e níveis de bilirrubina falsamente baixos.
   h. Durante as mamadas, remova o neonato da fototerapia, retire os protetores oculares e incentive a participação dos pais.
   i. Um cobertor de fibra óptica (*Biliblanket®*), que oferece fototerapia contínua envolvendo luz ao redor do torso do neonato, pode ser usado. Tal método possibilita o neonato permanecer no quarto da mãe em um berço aberto. Incentive a mãe a remover o neonato do cobertor e o segurar para mamar. Não é necessária máscara para os olhos ao usar o cobertor duplo.

Sepse neonatal

A *sepse neonatal* (sepse do neonato) é uma infecção generalizada que se caracteriza pela proliferação de bactérias na corrente sanguínea e comumente envolve as meninges (distintas de bacteriemia simples, infecção congênita, sepse após doenças graves ou cirurgia ou anomalias congênitas graves). A mortalidade é alta.

Fisiopatologia e etiologia

1. A distribuição dos agentes etiológicos varia de ano para ano e de um hospital para outro.
   a. Os patógenos Gram-negativos são *Escherichia coli, Klebsiella* (Enterobacteriaceae), *Pseudomonas, Proteus, Salmonella* e *Haemophilus influenzae.*
   b. Os patógenos Gram-positivos são *Streptococcus* beta-hemolítico do grupo B, *Listeria monocytogenes, Staphylococcus aureus* (coagulase-negativo e coagulase-positivo), *Staphylococcus epidermidis, Streptococcus pneumoniae* e *Streptococcus faecalis.*
2. Os neonatos pré-termo apresentam maior risco de infecções fúngicas devido ao patógeno *Candida albicans* em virtude do sistema imunológico imaturo e diminuição da integridade tegumentar.
3. Os fatores predisponentes são uma ampla gama de complicações perinatais maternas; fatores iatrogênicos, como uso de cateteres, oxigênio e equipamento de RCP; e complicações do recém-nascido, como prematuridade, anomalias congênitas, SDR, infecções de pele e anoxia.
4. A infecção ocorre devido à falência transitória ou à depressão de mecanismos de defesa do neonato de causa desconhecida.
5. Fatores de risco para infecção bacteriana: prematuridade, ruptura prolongada de membranas (≥18 horas), líquido amniótico com odor fétido, temperatura materna, infecção do trato urinário com *estreptococos* do grupo B, corioamnionite, baixo nível socioeconômico, nenhum ou limitado cuidado pré-natal, anoxia pré-natal ou intraparto.

Avaliação e intervenções de enfermagem

1. Avalie os primeiros sinais de sepse, que são inespecíficos e sutis.
   a. Déficit na alimentação; retenção gástrica; sucção fraca.
   b. Letargia; fraqueza; choro fraco; irritabilidade.
   c. Alteração de temperatura – geralmente hipotermia, mas o neonato pode apresentar hipertermia ou instabilidade térmica.
   d. Hipoglicemia ou hiperglicemia.
   e. Taquicardia (devido à incapacidade de aumentar a contratilidade cardíaca).
   f. Perfusão e pulsos diminuídos.
2. Auxilie no teste diagnóstico.
   a. Podem ser coletadas culturas de sangue, urina, líquido cerebrospinal (LCR), lesões de pele, nariz, garganta e reto e secreção gástrica.
   b. Contagem diferencial de glóbulos brancos, hemoglobina e hematócrito. Fique alerta quanto à presença de níveis de neutrófilos inferiores a 5.000 células/mm^3 ou superiores a 25.000 células/mm^3; contagem absoluta de neutrófilos inferior a 1.800 células mm^3; neutrófilos totais/bastonetes/maiores que 0,2; nível de plaquetas inferior a 150.000.
   c. Bioquímica sérica – glicose, cálcio, pH, eletrólitos.
   d. Proteína C reativa (PCR) e velocidade de hemossedimentação (VHS).
   e. Estudos acidobásicos (acidose).
   f. Bilirrubina.
   g. O TORCH (toxoplasmose, rubéola, citomegalovírus, herpesvírus simples e outros) detecta anticorpos de defesa contra agentes infecciosos intrauterinos comuns.
   h. Gasometria arterial.
   i. Radiografia de tórax – pode demonstrar infecção pulmonar.
   j. Exame de urina.
   k. LCR: investigue quanto à presença de níveis de proteína 150 a 200 mg/ℓ em neonato a termo e 300 mg/ℓ em neonato pré-termo; glicose, 50 a 60% ou superior ao nível de glicose no sangue.
3. Auxilie no tratamento.
   a. Antes que o organismo específico seja identificado e após a obtenção das culturas, a terapia antibacteriana baseia-se nos agentes causadores mais comuns e em suas suscetibilidades esperadas.
   b. A terapia de suporte inclui observação, precauções padrão, hidratação, nutrição, oxigênio, regulação do ambiente térmico, transfusão de sangue para corrigir anemia e choque e prevenção de outras infecções.
4. Observe se há complicações, como meningite, choque, hemorragia adrenal, coagulação intravascular disseminada, hipertensão pulmonar persistente neonatal (HPPN), convulsões, pneumonia, infecção urinária e insuficiência cardíaca.

Síndrome de abstinência neonatal

O abuso materno de substâncias como drogas ilícitas, álcool e tabaco pode impactar no crescimento, no desenvolvimento e no bem-estar de feto ou neonato. De acordo com o *National Institute on Drug Abuse* dos EUA, houve um aumento de cinco vezes no uso de opioides durante a gravidez desde 2000. Os mecanismos de ação são efeitos tóxicos diretos na circulação fetal e no SNC (heroína/cocaína), efeitos tóxicos indiretos e vasoconstritores que afetam a circulação placentária (álcool e maconha) e efeitos tóxicos diretos e indiretos (policonsumo).

Fisiopatologia e etiologia

1. As drogas ilícitas e o álcool atravessam a barreira placentária e entram na circulação fetal. O fornecimento ao neonato é interrompido abruptamente no momento do parto, causando sintomas de abstinência.
2. O álcool é um depressor do SNC, e os transtornos do espectro alcoólico fetal são causados pela toxicidade direta do etanol no feto em desenvolvimento. Os efeitos fetais adicionais advêm de desnutrição materna, hipoglicemia materna, tabagismo e doenças induzidas pelo álcool.
3. A cocaína é um estimulante do SNC que produz níveis aumentados de norepinefrina, resultando em vasoconstrição, taquicardia, hipertensão e contrações uterinas, que podem levar à hemorragia cerebral. Tais condições resultam em complicações fetais, como diminuição do fluxo sanguíneo uterino, aumento da pressão arterial média fetal, aumento da frequência cardíaca fetal, diminuição do oxigênio fetal e danos aos neurotransmissores fetais.
4. Os opioides são derivados da morfina com três principais fontes de dependência: controle da dor (uso indevido de opioides prescritos), transtorno não tratado decorrente do uso de opioides (dependência de heroína) e dependência de metadona e buprenorfina com indicação farmacológica. Os efeitos biológicos a longo prazo no neonato de uma mãe dependente de drogas não são totalmente conhecidos.
5. Essas crianças correm risco de:
   a. Desenvolvimento psicomotor anormal associado à restrição de crescimento intrauterino, devido à diminuição da perfusão/fluxo sanguíneo.
   b. Alterações comportamentais, como hiperatividade, breves períodos de atenção, acessos de irritabilidade e convulsões, devido à exposição a grandes doses da droga.
   c. Anoxia fetal (decorrente da perfusão diminuída) e aspiração de mecônio, prematuridade (decorrente da hipertensão uterina e hiperirritabilidade) e uma ampla variedade de complicações que incluem, mas não se limitam a malformações com redução de membros e malformações do sistema uterino, como obstrução uretral, síndrome do ventre em ameixa ou hidronefrose.
   d. Anormalidades de neurodesenvolvimento, devido a danos aos neurotransmissores fetais; podem ser permanentes.
6. Neonatos e crianças com transtornos do espectro alcoólico fetal podem desenvolver deficiência intelectual e no controle motor fino, dificuldade de alimentação, hiperatividade, atraso da aquisição de habilidade motora grosseira e disfunção cerebral.
7. As complicações do abuso de cocaína são aborto espontâneo, parto prematuro, descolamento da placenta, ruptura uterina, coloração de mecônio, malformações congênitas e morte neonatal.

Avaliação e intervenções de enfermagem

O tratamento de um neonato com síndrome de abstinência neonatal requer uma abordagem multidisciplinar de cuidados e depende da idade gestacional do neonato, da apresentação clínica, do tempo de exposição e do tipo de drogas utilizadas. Os sinais característicos da abstinência neonatal são choro estridente excessivo, redução da qualidade e duração do sono após alimentação, hipertonia, tremores e convulsões. Pode haver desregulação autônoma com sudorese, bocejos e espirros frequentes, além de aumento da respiração. Também podem ocorrer manifestações gastrintestinais com sucção excessiva, déficit de alimentação, regurgitação ou vômito e fezes amolecidas ou aquosas.

1. Obtenha a história materna da droga, a dosagem, o horário da última dose e o tempo de uso. Fique alerta e avalie o início dos sintomas de abstinência.
   a. Heroína – várias horas após o nascimento até 3 a 4 dias de vida.
   b. Metadona – 7 a 10 dias após o nascimento até várias semanas de vida.
   c. Álcool – 3 a 12 horas após o nascimento.
   d. Barbitúricos – 1 a 14 dias após o nascimento, com média de 4 a 7 dias.
   e. Hipnóticos sedativos – a abstinência pode começar entre 12 dias (diazepam) e 21 dias (clordiazepóxido).
2. Avalie a presença de síndrome de abstinência neonatal para neonatos usando o Sistema de Pontuação de Abstinência Neonatal (Figura 38.6).
   a. A avaliação e a pontuação do neonato utilizando a ferramenta de escore da síndrome de abstinência neonatal deve ser realizada a cada 2 horas durante os primeiros 2 dias após o nascimento e, em seguida, a cada 8 horas, enquanto os sintomas de abstinência persistirem.
   b. A pontuação é concedida com base em observações do comportamento psicomotor dos neonatos. O uso de uma ferramenta de pontuação proporciona uma abordagem mais objetiva ao determinar um plano de cuidados.
   c. Quando um neonato recebe uma pontuação maior que 8 em três avaliações consecutivas e as intervenções de enfermagem implementadas não ajudaram a diminuir os comportamentos de abstinência neonatal, deve-se considerar o início dos medicamentos.
3. Avalie os sintomas de transtornos do espectro alcoólico fetal.
   a. Dificuldade em estabelecer a respiração.
   b. Distúrbios metabólicos.
   c. Irritabilidade.
   d. Tônus muscular aumentado, tremores.
   e. Letargia.
   f. Opistótonos.
   g. Reflexo de sucção fraco.
   h. Distensão abdominal.
   i. Atividade convulsiva.
   j. Anormalidades faciais.
4. Avalie o neonato filho de mãe usuária de cocaína – não parece apresentar a síndrome de abstinência neonatal clássica porque os metabólitos da cocaína são armazenados no compartimento do fígado fetal. Os sintomas podem não ocorrer por vários dias e o neonato pode apresentar:
   a. Tremulação leve.
   b. Aumento da irritabilidade e do reflexo de susto.
   c. Rigidez muscular.
   d. Dificuldade em ser consolado.
   e. Estado de labilidade pronunciado.
   f. Taquicardia e taquipneia.
   g. Pouca tolerância à alimentação oral, diarreia.
   h. Padrão de sono alterado.
5. Colete urina e/ou mecônio para exame toxicológico dentro de 24 horas após o nascimento. Faça gasometria, exame de glicose e outros testes laboratoriais sanguíneos.
6. Administre os medicamentos, conforme a prescrição.
   a. Antagonista opioide, como naloxona, para depressão respiratória induzida por opioide no nascimento.
   b. Terapia medicamentosa para o alívio dos sinais de abstinência. A duração da terapia com doses decrescentes dependerá da apresentação clínica.
      i. Morfina.
      ii. Tintura de ópio.
      iii. Fenobarbital.
      iv. Clorpromazina.
      v. Diazepam.
      vi. Metadona.
      vii. Lorazepam.

SISTEMA DE PONTUAÇÃO DE ABSTINÊNCIA NEONATAL

SISTEMA	SINAIS E SINTOMAS	PONTUAÇÃO	A^M						P^M					COMENTÁRIOS
ALTERAÇÕES DO SISTEMA NERVOSO CENTRAL	Choro estridente excessivo (ou outro) Choro estridente contínuo (ou outro)	2 3												Pesar diariamente
	Sono < 1 h após alimentação Sono < 2 h após alimentação Sono < 3 h após alimentação	3 2 1												
	Reflexo de Moro hiperativo Reflexo de Moro intensamente hiperativo	2 3												
	Tremores leves à manipulação Tremores de moderados a graves à manipulação	1 2												
	Tremores leves sem manipulação Tremores moderados a graves sem manipulação	3 4												
	Tônus muscular aumentado	2												
	Escoriação (áreas específicas)	1												
	Mioclonia	3												
	Convulsões generalizadas	5												
DISTÚRBIOS METABÓLICOS/ VASOMOTORES/ RESPIRATÓRIOS	Senta	1												
	Febre < 37,2-38,2°C Febre > 38,4°C ou mais alta	1 2												
	Oscitação frequente (> 3 a 4 vezes/intervalo)	1												
	Manchas mosqueadas	1												
	Obstrução nasal	1												
	Espirros (> 3 a 4 vezes/ intervalo)	1												
	Batimento de asa de nariz	2												
	Frequência respiratória > 60/ min Frequência respiratória > 60/ min com retrações	1 2												
DISTÚRBIOS GASTRINTESTINAIS	Sucção excessiva	1												
	Alimentação prejudicada	2												
	Regurgitação Vômitos em jato	2 3												
	Fezes amolecidas Fezes aquosas	2 3												
PONTUAÇÃO TOTAL														
INICIAL DE PONTUAÇÃO														

Figura 38.6 Sistema de pontuação de abstinência neonatal. (Finnegan, L. P. [1986]. Neonatal abstinence syndrome: assessment and pharmacolotherapy. In Rubaltelli, F. F. and Granati, B. (Eds.), Neonatal therapy: an update. New York, NY: Excerpta Medica; 122-146.)

7. Realize cuidados de enfermagem para apoiar o neonato e aliviar os sintomas.
   a. Irritabilidade e agitação, choro estridente.
      i. Pode-se enfaixar o neonato com as pernas flexionadas.
      ii. Minimize a manipulação.
      iii. Embalo suave.
      iv. Diminua os estímulos ambientais (como luz, ruído).
      v. Promova contato pele com pele com cobertor confortável.
      vi. Organize os cuidados para permitir períodos de sono ininterrupto.
      vii. A posição em prona com supervisão pode ajudar o neonato a organizar os movimentos motores.
      viii. Dê medicamentos com alimentação.
   b. Tremores – proteja a pele de lesões e abrasões.
      i. Mude de decúbito com frequência.
      ii. Proporcione cuidados frequentes com a pele – mantenha o neonato limpo e seco.
   c. Sucção frenética – use chupeta entre as mamadas; proteja as mãos e o queixo do neonato de lesões.
   d. Déficit de alimentação – forneça a alimentação em pequenas quantidades e frequentemente; mantenha a ingesta calórica e de líquidos para o peso desejado do neonato. Fórmulas de alto teor calórico podem ser usadas.
   e. Vômito/diarreia – posicione o neonato para evitar aspiração; faça os cuidados apropriados com a pele nas áreas expostas a vômitos ou fezes.
   f. Rigidez muscular, hipertonia.
      i. Mude-o de decúbito com frequência para minimizar o desenvolvimento de áreas de pressão.
   g. Aumento da salivação e obstrução nasal.
      i. Aspire a nasofaringe conforme o necessário; evite a intervenção excessiva.
      ii. Realize cuidados frequentes de limpeza da narina e cavidade oral.
      iii. Observe a frequência respiratória, as características e a coloração do neonato.
   h. Taquipneia.
      i. Observe o início e a gravidade dos sinais associados de dificuldade respiratória; instale um monitor respiratório no neonato.
      ii. Posicione o neonato para facilitar a ventilação – posição de semi-Fowler; incline a cabeça ligeiramente para trás.
      iii. Minimize o manuseio.
      iv. Mantenha material de RCP disponível.
   i. Taquicardia e hipertensão – monitore os sinais vitais rigorosamente; monitoramento cardiopulmonar pode ser indicado.
8. Realize cuidados de apoio aos pais para promover o vínculo e a comunicação terapêutica, sendo essencial que não se façam julgamentos. As orientações devem incluir cuidados com o recém-nascido, como banho e alimentação.

BIBLIOGRAFIA

Abraham, K., & Wilk, N. (2014). Living with gestational diabetes in a rural community. *MCN: The American Journal of Maternal Child Nursing, 39*(4), 239–245.

American Academy of Pediatrics. (2012). Male circumcision. *Pediatrics, 130*(3), e756–e785.

American Academy of Pediatrics. (2015). Hospital stay for healthy term newborn infants. *Pediatrics, 135*(5), 949–953.

American Academy of Pediatrics. (2016). Umbilical cord care in the newborn infant. *Pediatrics, 138*(3), e20162149.

American Academy of Pediatrics & American College of Obstetricians and Gynecologists. (2012). *Guidelines for perinatal care* (7th ed.). Washington, DC: Author.

American Academy of Pediatrics & American College of Obstetricians and Gynecologists. (2015). *The Apgar score.* (Committee Opinion). Washington, DC: Author.

American Academy of Pediatrics & American Heart Association. (2016). *American Academy of Pediatrics & American Heart Association, Textbook of neonatal resuscitation* (7th ed.). Chicago, IL: American Academy of Pediatrics.

American Academy of Pediatrics, Newborn Screening Task Force. (2000). Newborn screening: A blueprint for the future. *Pediatrics, 106*(2), 389–427.

American Academy of Pediatrics, Task Force on Sudden Infant Death Syndrome and Other Sleep-Related Infant Deaths. (2011). Expansion of recommendations for a safe infant sleeping environment. *Pediatrics, 128*(5), 1341–1367.

American College of Obstetricians and Gynecologists. (2006/Reaffirmed 2015). *Postpartum hemorrhage* (Practice Bulletin #76). Washington, DC: Author.

American College of Obstetricians and Gynecologists. (2008/Reaffirmed 2016). *Use of psychiatric medications during pregnancy and lactation* (Practice Bulletin #92). Washington, DC: Author.

American College of Obstetricians and Gynecologists. (2011/Reaffirmed 2016). *Prevention of early-onset group B streptococcal disease in newborns.* (Committee Opinion #485). Washington, DC: Author.

American College of Obstetricians and Gynecologists. (2012/Reaffirmed 2016). *Opioid abuse, dependence, and addiction in pregnancy.* (Committee Opinion #524). Washington, DC: Author.

American College of Obstetricians and Gynecologists. (2014). *Postpartum depression.* Washington, DC: Author.

American College of Obstetricians and Gynecologists. (2014/Reaffirmed 2016). *Management of late-term and postterm pregnancies* (Practice Bulletin #146). Washington, DC: Author.

American College of Obstetricians and Gynecologists. (2017). *Episiotomy: Procedures and repair techniques.* Washington, DC: Author.

American College of Obstetricians and Gynecologists. (2017). *Delayed umbilical cord clamping after birth.* (Committee Opinion # 684). Washington, DC: Author.

Association of Women's Health, Obstetric, Neonatal Nurses. (2014). Quantification of blood loss: AWHONN practice brief number 1. *Journal of Obstetric, Gynecologic, and Neonatal Nursing, 44,* 158–160.

Association of Women's Health, Obstetric, Neonatal Nurses. (2016). Newborn screening: Position statement. *Journal of Obstetric, Gynecologic, and Neonatal Nursing, 45*(1), 135–136.

Ballard, J. L., Khoury, J. C., Wedig, K., et al. (1991). New Ballard score, expanded to include extremely premature infants. *Journal of Pediatrics, 119,* 417–423.

Charafeddine, L., Tamim, H., Hassouna, H., Akel, R., & Nabulsi, M. (2014). Axillary and rectal thermometry in the newborn: Do they agree? *BMC Research Notes, 7,* 584–590.

Clapp, J. C. (2015). Multidisciplinary team approach to management of postpartum hemorrhage. *Journal of Obstetric, Gynecologic, and Neonatal Nursing, 44,* S22.

Creasy, R. K., Resnick, R., Iams, J. D., et al. (2014). *Maternal–fetal medicine* (7th ed.). Philadelphia, PA: Saunders.

Cunningham, F. G., Leveno, K. J., Bloom, S. L., et al. (2014). *Williams obstetrics* (24th ed.). New York: McGraw-Hill.

Finnegan, L. P. (1990). Neonatal abstinence syndrome: Assessment and pharmacotherapy. In N. Nelson (Ed.), *Current therapy in neonatal–perinatal medicine* (2nd ed.). St. Louis, MO: Mosby.

Geissler, C., & Powers, H. (Eds.). (2017). *Human nutrition* (13th ed.). United Kingdom: Oxford University Press.

George, S., Phillips, K., Mallory, S., et al. (2015). A pragmatic descriptive study of rewarming the newborn after the first bath. *Journal of Obstetric, Gynecologic & Neonatal Nursing, 44,* 203–209.

Jegatheesan, P., Song, D., Angell, C., et al. (2013). Oxygen saturation nomogram in newborns screened for critical congenital heart disease. *Pediatrics, 131*(6), e1803–e1810.

Knorr, A., Gauvreau, K., Porter, C. L., et al. (2016). Use of the cranial cup to correct positional head shape deformities in hospitalized premature infants. *Journal of Obstetric, Gynecologic & Neonatal Nursing, 45*(4), 542–552.

Lisenko, S. A., & Kugeiko, M. M. (2014). Method for estimation bilirubin isomerization efficiency in phototherapy to treat neonatal jaundice. *Journal of Applied Spectroscopy, 81*(5), 834–842.

Lowdermilk, D., Perry, S., Cashion, C., & Alden, K. R. (2016). *Maternity and women's health care* (11th ed.). St. Louis, MO: Mosby.

Mattson, S., & Smith, J. E. (Eds.). (2016). *Core curriculum for maternal–newborn nursing* (5th ed.). St. Louis, MO: Saunders Elsevier.

Moore, E. R., Bregman, N., Anderson, G. C., & Medley, N. (2016). Early skin-to-skin contact for mothers and their healthy newborn infants. *Cochrane Database of Systematic Reviews,* CD003519.

Patrick, S. W., Davis, M. M., Lehmann, C. U., & Cooper, W. O. (2015). Increasing incidence and geographic distribution of neonatal abstinence syndrome: United States 2009 to 2012. *Journal of Perinatology, 35,* 650–655.

Purnell, L. D. (2014). *Guide to culturally competent healthcare* (3rd ed.). Philadelphia, PA: FA Davis.

Rubin, R. (1984). *Maternal identity and the maternal experience.* New York: Springer.

Seabra, G., Saunders, C., de Carvalho Padilha, P., et al. (2015). Association between maternal glucose levels during pregnancy and gestational diabetes mellitus: An analytical cross-sectional study. *Diabetology & Metabolic Syndrome, 7,* 17.

Simpson, K. R., & Creehan, P. A. (2014). *Perinatal nursing* (4th ed.). Philadelphia, PA: Wolters Kluwer/Lippincott.

Verklan, M. T., & Walden, M. (Eds.). (2015). *Core curriculum for neonatal intensive care nursing* (5th ed.). St. Louis, MO: Saunders Elsevier.

Zuppa, A., Riccardi, R., Catenazzi, P., et al. (2015). Clinical examination and pulse oximetry as screening for congenital heart disease in low-risk newborn. *Journal of Maternal-Fetal & Neonatal Medicine, 28*(1), 7–11.

CAPÍTULO

39

Complicações Gestacionais

COMPLICAÇÕES OBSTÉTRICAS E DO PRÉ-PARTO

Alerta de enfermagem
Muitas complicações obstétricas envolvem a possibilidade de hemorragia, com consequente necessidade de reposição de sangue. Determine os sentimentos e crenças culturais da paciente em relação à possibilidade de transfusões, e notifique os prestadores de cuidados de saúde caso a paciente recuse o procedimento.

Gravidez ectópica

A *gravidez ectópica* é uma gestação que se implanta fora da cavidade uterina. Tipicamente, esses locais incluem: as tubas uterinas (96%), o ovário, o colo do útero ou a cavidade abdominal (Figura 39.1). A maioria delas ocorre nos dois terços distais (ampulares) da tuba, embora algumas sejam localizadas na porção proximal da parte extrauterina da tuba (ístmica).

Fisiopatologia e etiologia

1. Fatores clínicos ou estruturais que impedem ou atrasam a passagem do óvulo fertilizado:
   a. Doença inflamatória pélvica.
   b. História de gravidez ectópica.
   c. Cirurgia tubária prévia e/ou ligadura.
   d. Exposição ao dietilestilbestrol (DES).
   e. Endometriose.
   f. Aumento da idade materna.
   g. Infecções sexualmente transmissíveis.
2. Tecnologias de reprodução assistida (RA), especialmente com transferência múltipla de embriões.
3. A evolução de uma gravidez ectópica pode resultar em inflamação, ruptura, hemorragia, peritonite ou morte.

Manifestações clínicas

1. Dor abdominal ou pélvica (geralmente unilateral). A dor pode se tornar intensa caso haja rompimento da tuba uterina; a apresentação clínica evolui para choque.
2. Sangramento vaginal irregular – geralmente escasso e escuro (mais comum).
3. Amenorreia – 75% dos casos.
4. Dilatação do útero: o tamanho equivale ao de uma gravidez implantada normalmente.
5. Sensibilidade abdominal à palpação.
6. Dor que irradia para o ombro (por causa dos sangramentos que irritam os nervos na cavidade peritoneal).
7. Aumento do pulso e da ansiedade.
8. Náuseas, vômito, desmaio, vertigem ou síncope.
9. O exame pélvico pode revelar massa pélvica, posterior ou lateralmente ao útero, sensibilidade anexial e dor cervical com o movimento do colo do útero.

Avaliação diagnóstica

1. Níveis quantitativos seriados da subunidade beta da gonadotrofina coriônica humana (β-hCG) podem ser usados em combinação com o ultrassom, na maioria dos casos, para confirmar o diagnóstico.
   a. β-hCG sérica (produzida por células trofoblásticas) – as avaliações seriais não mostram o aumento característico, como acontece na gravidez intrauterina, e auxiliam na determinação do manejo dos cuidados, quando uma gravidez ectópica é identificada por meio do uso de ultrassom.
   b. Ultrassonografia transvaginal – identifica a ausência de saco gestacional dentro do útero e é o método de diagnóstico mais preciso e rápido.
2. Progesterona sérica – reflete a produção de progesterona pelo corpo-lúteo estimulado por uma gravidez viável; a sensibilidade será de 97,5% se os níveis séricos de progesterona forem maiores

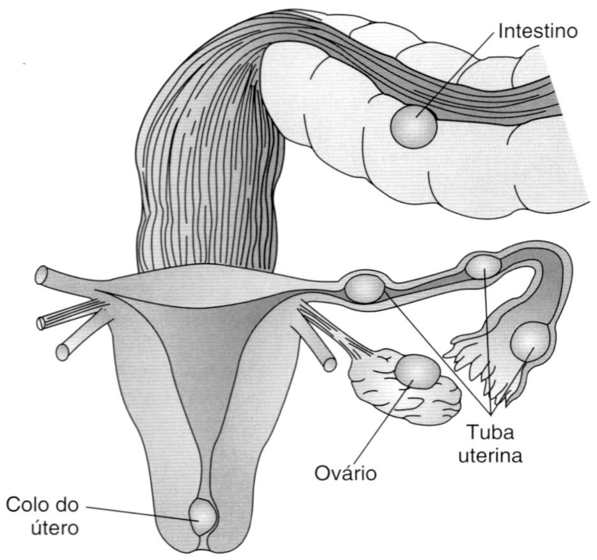

Figura 39.1 Locais de gravidez ectópica. (De Pillitteri, A. [2013]. *Maternal and child health nursing: Care of the childbearing and child-rearing family* [7th ed.]. Philadelphia, PA: Lippincott Williams & Wilkins.)

ou iguais a 25 ng/mℓ (maiores ou iguais a 79,5 nmol/ℓ), mostrando que são necessários testes adicionais; não é um bom preditor para o diagnóstico de gravidez ectópica.

3. Culdocentese – aspirado sanguinolento do fundo de saco de Douglas, o fórnice posterior da vagina; indica sangramento intraperitoneal por ruptura tubária.
4. Laparoscopia – visualização abdominal das tubas.
5. Laparotomia – indicação para cirurgia, caso haja alguma dúvida sobre o diagnóstico.

Manejo

Terapia conservadora

1. A terapia conservadora é escolhida caso a paciente deseje ter filhos no futuro, e a condição clínica permaneça estável.
2. O metotrexato é considerado um tratamento de primeira linha, caso seja aplicável.
   a. Hemodinamicamente estável, sem sangramento ativo ou sinais de hemoperitônio.
   b. A anestesia geral representa um risco.
   c. A paciente é incapaz de retornar para o acompanhamento.
3. As contraindicações ao metotrexato incluem: amamentação, imunodeficiência, alcoolismo, doença hepática, doença pulmonar, úlcera péptica, disfunção renal ou discrasias sanguíneas.
4. Pode ser dosagem única ou múltipla.
   a. Metotrexato de dose única com base no peso (50 mg/m^2) – pode ser preciso dividir a dose em duas seringas, devido ao volume necessário para uma administração intramuscular segura.
   b. Pode ser necessária uma dose múltipla, caso os níveis de hCG permaneçam elevados e a paciente esteja hemodinamicamente estável.
5. O objetivo do tratamento é a resolução da gravidez ectópica e a preservação da permeabilidade tubária e da função reprodutiva. Após o tratamento, a absorção da gravidez levará cerca de 4 a 6 semanas.

Tratamento cirúrgico

1. Se o metotrexato não for uma opção, com base na apresentação clínica, recomenda-se a intervenção cirúrgica. Esse procedimento cirúrgico depende da extensão do envolvimento tubário e também da ocorrência de ruptura.
   a. A cirurgia de escolha, a fim de se preservar a fertilidade futura, é uma salpingostomia (que remove o embrião deixando a tuba intacta, mas podendo causar aderências).
   b. Caso a mulher não deseje ter filhos no futuro, a cirurgia de escolha é a salpingectomia (remoção da porção da tuba uterina com o embrião).
   c. Outras cirurgias, que variam entre a remoção da gravidez ectópica com ressecção tubária, salpingostomia e, possivelmente, salpingooforectomia (remoção da tuba e do ovário no lado afetado).
2. Trate o choque e a hemorragia de acordo com a condição clínica da paciente.
3. Administre imunoglobulina Rho (D) (RhIG), caso a mulher seja Rh negativo.

Complicações

1. Infertilidade.
2. Hemorragia e morte.

Avaliação de enfermagem

Para determinar as condições da gravidez e monitorar as alterações clínicas na paciente, como ruptura ectópica ou hemorragia, avalie o seguinte:

1. Sinais vitais maternos.
2. Presença e quantidade de sangramento vaginal.
3. Quantidade, tipo e evolução da intensidade da dor.
4. Presença de sensibilidade abdominal à palpação, acompanhada de irradiação da dor para o ombro.
5. Data da última menstruação.
6. Presença de teste de gravidez positivo.
7. Fator Rh.

Diagnósticos de enfermagem

- Déficit do volume de líquidos, relacionado à perda de sangue resultante do rompimento da tuba uterina
- Dor aguda, relacionada a gravidez ectópica ou ruptura, e sangramento na cavidade peritoneal
- Pesar relacionado à perda do feto.

Intervenções de enfermagem

Manutenção do volume de líquidos

1. Instale um acesso intravenoso (IV) com um cateter de grande diâmetro (16 G a 18 G) e faça a infusão de líquidos; pode haver prescrição de hemoderivados.
2. Obtenha amostras de sangue para o hemograma completo, tipagem e prova cruzada, conforme as instruções.
3. Monitore os sinais vitais e o débito urinário, conforme a condição da paciente o justifique.

Promoção de conforto

1. Administre analgésicos, conforme necessário e prescrito.
2. Incentive o uso de técnicas de relaxamento.

Suporte ao processo de pesar

1. Mostre-se disponível para a paciente e forneça apoio emocional; ouça suas preocupações e também as de outras pessoas importantes para ela.
2. Esteja ciente de que a paciente/família pode estar enfrentando a negação ou outros estágios de luto; é essencial manter uma atitude compassiva e empática.
3. Ofereça recursos de luto.

Educação da paciente e manutenção da saúde

1. Ensine os sinais e sintomas de gravidez ectópica a mulheres em risco: aumento do sangramento vaginal, dor abdominal moderada a grave (geralmente unilateral e baixa), dor no ombro, náuseas e vômito.
2. Instrua a mulher a relatar imediatamente seus sinais e sintomas ao médico, ou a procurar o pronto-socorro.
3. Incentive o aconselhamento psicológico e os cuidados de suporte em casa.
4. Discuta métodos de contracepção.
5. Se o metotrexato for usado, enfatize que as mulheres não devem engravidar por 3 meses.

Reavaliação: resultados esperados

- Sinais vitais estáveis
- Verbaliza o alívio da dor
- A paciente e a pessoa que lhe dá apoio expressam uma resposta apropriada ao luto.

Doença trofoblástica gestacional

A *doença trofoblástica gestacional* (DTG) ("gestação molar") compreende uma infinidade de condições inter-relacionadas, originadas pelo desenvolvimento anômalo da placenta, que pode ser uterina ou extrauterina (raro). Ela é caracterizada pela conversão das vilosidades coriônicas em massa de vesículas claras (mola). A DTG é observada em 1:1.500 gestações e 1:600 abortos terapêuticos. As gestações molares são geralmente diagnosticadas durante o primeiro trimestre de gravidez e podem ser classificadas como incompletas (parciais) ou completas. Em uma gravidez completa com DTG, o feto, a placenta e as membranas ou líquido amniótico estão ausentes. Gestações molares incompletas podem conter partes embrionárias ou fetais e um saco amniótico. A maioria das mulheres com gravidez molar apresenta molas invasivas não metastáticas; no entanto, 20% desenvolvem malignidade. O uso da quimioterapia depende da apresentação e da patologia.

Fisiopatologia e etiologia

1. A DTG ocorre devido a um excesso de cromossomos paternos.
   a. Molas homozigotas completas são geralmente o resultado da fertilização anormal de um óvulo desprovido de material genético (ovo vazio sem DNA), com um único espermatozoide contendo um conjunto haploide (conjunto único de cromossomos não emparelhados) de 23X cromossomos (80%) que duplicam para 46XX.
   b. A mola heterozigótica (20% das molas completas) ocorre quando dois espermatozoides fertilizam um óvulo vazio (46XX/46XY).
   c. As molas parciais são triploides e ocorrem devido à fertilização dispérmica paterna. A mola tem um cariótipo de 69XXX, 69XXY ou 69XYY.
2. A malignidade resulta de uma das seguintes situações: mola hidatiforme invasiva (mais comum), coriocarcinoma, tumor trofoblástico da placenta ou um tumor trofoblástico epitelioide.
3. Molas completas são responsáveis por cerca de 50% de todos os coriocarcinomas, com a mola heterozigótica apresentando o maior risco de desenvolver malignidade.

Manifestações clínicas

1. Sangramento vaginal no primeiro trimestre.
2. Ausência de sons cardíacos fetais e de estruturas fetais.
3. Dilatação uterina maior que a esperada para a idade gestacional (o tamanho pode dobrar, caso exista mola completa).
4. Títulos de β-hCG maiores que o esperado para a idade gestacional.
5. Eliminação de vesículas.
6. Hiperêmese gravídica (náuseas e muito vômito).
7. Pré-eclâmpsia de início precoce; primeira metade da gestação.

Avaliação diagnóstica

1. Níveis de β-hCG – elevações excessivas.
2. Ultrassom – padrão ecogênico misto difuso que substitui a placenta. Pode ser descrita como cavitação das vilosidades – estruturas claras, semelhantes a "cachos de uva", preenchem a cavidade uterina e são acompanhadas por ausência fetal ou feto parcialmente desenvolvido.

Manejo

1. A curetagem por sucção é o método de escolha para evacuação imediata da mola, com possibilidade de laparotomia; a histerectomia pode ser uma opção, mas é rara.
2. Determinações quantitativas seriais de β-hCG devem ser realizadas para confirmar a resolução e o retorno aos valores basais (menos de 5 mUI/mℓ). Elevações persistentes indicam DTG pós-molar maligna.
3. Contracepção hormonal durante o monitoramento de β-hCG.
4. Quimioterapia para pacientes com uma DTG invasiva maligna.
5. Administre o RhIG de acordo com a política da instituição, caso a mulher seja Rh negativo.

Complicações

1. Perda significativa de sangue.
2. Malignidade (10 a 20%).
3. Infertilidade.

Avaliação de enfermagem

1. Monitore os sinais vitais; observe os sintomas de manifestação precoce de pré-eclâmpsia (ver p. 1066).
2. Avalie a quantidade e o tipo de sangramento vaginal; observe a presença de outro tipo de corrimento vaginal.
3. Avalie a proteinúria (níveis elevados de proteína na urina).
4. Determine a data da última menstruação (DUM) e a data do teste positivo de gravidez.
5. Meça a altura do fundo, com fita ou palpação, e compare com a DUM.
6. Avalie os resultados do hemograma e o fator Rh.

Diagnósticos de enfermagem

- Risco de déficit do volume de líquidos, relacionado à hemorragia materna
- Ansiedade relacionada com a perda e com as intervenções médicas.

Intervenções de enfermagem

Manutenção do volume de líquidos

1. Obtenha amostras de sangue para tipagem e prova cruzada; como pode ser indicado o tratamento com hemoderivados, prepare a paciente adequadamente.
2. Instale e mantenha um acesso IV periférico; comece com uma agulha calibrosa (16 G a 18 G) para acomodar a necessidade antecipada de transfusão e/ou grandes quantidades de líquido.
3. Avalie os sinais vitais maternos e o sangramento, conforme a condição da paciente o justifique.
4. Monitore os resultados dos testes de laboratório para avaliar o estado geral da paciente.

Redução da ansiedade

1. Prepare a paciente para a cirurgia. Explique os cuidados pré e pós-operatórios, juntamente com os procedimentos intraoperatórios.
2. Eduque a paciente e a família a respeito do processo patológico – aspectos agudos e crônicos.
3. Permita que a família manifeste pesar pelo fim da gravidez e possível infertilidade da mulher.

Educação da paciente e manutenção da saúde

1. Aconselhe a mulher sobre a importância dos cuidados de acompanhamento contínuo, incluindo a avaliação semanal de β-hCG, até que esses níveis retornem ao normal e assim permaneçam por 3 semanas. Depois disso, monitore uma vez por mês durante 6 meses.
2. Enfatize a necessidade dos procedimentos de acompanhamento, que normalmente duram pelo menos 1 ano após o diagnóstico.
3. Incentive a discussão contínua das opções de cuidados e de fertilidade com o médico.

Reavaliação: resultados esperados

- Sinais vitais estáveis; resultados laboratoriais dentro dos limites normais
- Verbaliza preocupações sobre si e sobre os procedimentos relacionados; descreve os cuidados de acompanhamento e sua importância.

Aborto espontâneo

Baseado em evidências
American College of Obstetricians and Gynecologists. (2005/Reaffirmed 2016). *Medical management of abortion (Practice Bulletin #143)*. Washington, DC: Author.

O *aborto espontâneo* ocorre como uma interrupção natural da gravidez antes de 20 semanas. As variações estão descritas na Tabela 39.1. Já a interrupção médica de uma gravidez é conhecida como *terapêutica* (indicações maternas ou fetais) e é realizada por meio da administração de medicamentos ou por intervenção cirúrgica.

Fisiopatologia e etiologia

1. Comumente, as causas naturais são desconhecidas, mas até 50% são resultado de anomalias cromossômicas.
2. Exposição ou contato com agentes teratogênicos.
3. Estado nutricional materno precário.
4. Doença materna viral, como rubéola, citomegalovírus, varicela, herpes ativo e toxoplasmose, ou microrganismos bacterianos específicos que coloquem a gravidez em risco.
5. Desequilíbrio endócrino: defeito na fase lútea, diabetes melito insulinodependente, doença da tireoide.
6. Lúpus eritematoso sistêmico e outros fatores imunológicos: anticorpos antifosfolipídios.
7. Tabagismo, abuso de substâncias ilícitas e alta ingestão de cafeína.
8. Fatores genéticos.
9. Obesidade mórbida.
10. Desenvolvimento uterino anormal ou defeito estrutural no sistema reprodutivo materno (*i. e.*, colo do útero incompetente, miomas uterinos, útero bicorno).
11. Presença de dispositivo intrauterino.
12. Fatores ambientais, como produtos químicos, radiação ou traumatismo.
13. Sangramento durante o primeiro trimestre.

Manifestações clínicas

1. Cólicas uterinas, dor lombar baixa.
2. O sangramento vaginal geralmente começa como manchas escuras e depois progride para sangue vivo.
3. Os níveis de hCG podem permanecer elevados por até 2 semanas após a perda do embrião.

Tabela 39.1 Tipos de abortos espontâneos.

Classificação	Manifestações clínicas	Manejo
Abortamento iminente	• Sangramento vaginal ou escape • Cólicas leves • Sensibilidade sobre o útero, simula um trabalho de parto leve ou dor lombar persistente com sensação de pressão pélvica • Colo do útero fechado ou ligeiramente dilatado • Os sintomas desaparecem ou evoluem para um aborto inevitável.	• Exame vaginal • Repouso no leito (alguns médicos não limitam as atividades, acreditando que o embrião será abortado de qualquer maneira) • Contagem de absorventes saturados.
Abortamento inevitável	• Sangramento mais abundante • Colo do útero dilatado • Rompimento das membranas • Contrações uterinas dolorosas.	• O embrião é expulso, seguido de dilatação e curetagem.
Abortamento recorrente	• O aborto espontâneo ocorre em gestações sucessivas (três ou mais).	• Dilatação e curetagem • Tratamento de possíveis causas: desequilíbrio hormonal, tumores, disfunção tireoidiana, útero anormal, incompetência istmocervical; com tratamento, 70 a 80% alcançam uma gravidez com sucesso • Histerograma para descartar anormalidades uterinas, ou infecções • Sutura cirúrgica do colo do útero, caso uma das causas seja incompetência cervical.
Abortamento incompleto	• O feto geralmente é expulso • A placenta e as membranas são retidas.	• Dilatação e curetagem.
Abortamento retido	• O feto morre no útero e fica retido • Maceração • Sem sintomas de aborto, mas os sinais da gravidez regridem (tamanho uterino, alterações mamárias).	• Ultrassom em tempo real e, no segundo trimestre, monitoramento fetal para determinar se o feto morreu • Dilatação e curetagem, caso a gravidez esteja na fase inicial • Se o feto não tiver sido expulso após o diagnóstico, a indução com ocitocina poderá ser usada; um feto morto retido pode levar ao desenvolvimento de coagulação intravascular disseminada ou infecção • As concentrações de fibrinogênio devem ser medidas semanalmente.

Avaliação diagnóstica

1. Avaliação do saco gestacional ou do embrião por ultrassonografia.
2. Visualização do colo do útero; presença de dilatação ou tecido gestacional expulso.

Complicações

1. Hemorragia.
2. Infecção uterina.
3. Pode ocorrer septicemia devido a um aborto retido/não diagnosticado.
4. O desenvolvimento de coagulação intravascular disseminada (CID) é raro, mas pode ocorrer com um aborto retido.

Avaliação de enfermagem

1. Determine a DUM e a data do exame positivo de gravidez.
2. Monitore os sinais vitais maternos: verifique a presença de hemorragia ou infecção.
3. Avalie a perda de sangue: início, duração, quantidade total estimada, fatores desencadeantes.
4. Avalie qualquer sangue ou coágulo quanto à presença de membranas amnióticas, placenta ou feto.

Diagnósticos de enfermagem

- Risco de déficit de volume de líquidos, relacionado ao sangramento materno
- Pesar antecipado, relacionado a interrupção da gravidez, causa do aborto ou futuras gestações
- Risco de infecção, relacionado a dilatação do colo do útero e vasos uterinos expostos
- Dor aguda, relacionada a cólicas uterinas.

Intervenções de enfermagem

Manutenção do volume hídrico

1. Colete sangue para um hemograma completo, tipagem sanguínea e prova cruzada, conforme as instruções, a fim de avaliar a perda de sangue. Prepare-se para uma possível transfusão.
2. Avalie e comunique à equipe perinatal qualquer sinal de hemorragia: taquicardia, hipotensão, hiperventilação, alteração no nível de consciência (LOC; do inglês, *level of consciousness*), diaforese ou palidez.
3. Instale e mantenha um acesso IV com cateter calibroso (16 G a 18 G) para possível transfusão e grandes quantidades de soluções de reposição; podem ser necessários dois acessos IV.
4. Inspecione todo o tecido expelido e avalie a integridade; restos gestacionais retidos podem levar a sangramentos posteriores e, possivelmente, à hemorragia, caso não sejam completamente expulsos.
5. Administre o RhIG de acordo com a política da instituição, caso a mulher seja Rh negativo.

Suporte ao processo de pesar

1. Avalie a necessidade de aconselhamento psicológico; ofereça apoio emocional à mãe, parceiro e família.
2. Não minimize a perda falando sobre a possibilidade de futuras gestações; em vez disso, reconheça a perda e permita a manifestação do pesar. Toda gravidez, independentemente da duração, merece reconhecimento e respeito.
3. Reserve tempo para que o casal/família discuta seus sentimentos e sofra.
4. Discuta o prognóstico de futuras gestações com a paciente e forneça suporte à família.
5. Ofereça a oportunidade de ver o feto, caso a paciente o solicite.
6. Verifique a presença de sinais e sintomas de depressão.
7. Ofereça apoio espiritual e assistência social, conforme indicado.

Prevenção de infecções

1. Verifique periodicamente a temperatura e o pulso em busca de sinais de infecção.
2. Avalie a secreção vaginal em termos de aumento da quantidade e odor fétido; isso pode indicar infecção.
3. Eduque e incentive o cuidado perineal após cada micção e defecação, a fim de evitar a contaminação.

Promoção de conforto

1. Instrua a paciente sobre a causa da dor a fim de diminuir sua ansiedade.
2. Instrua e incentive o uso de técnicas de relaxamento que potencializem os efeitos dos analgésicos.
3. Administre analgésicos, conforme necessário e prescrito.

Considerações sobre atendimento domiciliar e na comunidade

1. Revise os sintomas de hemorragia caso haja suspeita de ameaça de aborto.
2. Discuta um plano de atendimento de emergência com a paciente e a equipe de suporte.
3. Instrua a paciente a coletar qualquer espécime expelido e a encaminhá-lo à clínica para avaliação.

Educação da paciente e manutenção da saúde

1. Forneça os nomes dos grupos locais de apoio ao luto; os grupos Resolve Through Sharing (*www.gundersenhealth.org/resolvethrough-sharing/*) podem estar disponíveis.[1]
2. Discuta com a paciente o método contraceptivo a ser usado.
3. Explique a necessidade de esperar 2 a 4 meses antes de tentar engravidar outra vez.
4. Ensine a mulher a observar os sinais de infecção (febre, dor pélvica, mudança nas características e na quantidade de secreção vaginal) e a aconselhe a informá-los imediatamente ao médico.
5. Forneça informações sobre testes genéticos dos produtos da concepção, caso indicado; envie a amostra de acordo com a política da instituição.

Reavaliação: resultados esperados

- Os sinais vitais permanecem normais; perda de sangue mínima
- Expressa sentimentos em relação à interrupção da gravidez, demonstrando sinais normais de pesar e enfrentamento
- Sem sinais de infecção e temperatura normal; realiza cuidados perineais
- Verbaliza o alívio da dor e do desconforto.

Hiperêmese gravídica

Baseado em evidências
American College of Obstetricians and Gynecologists. (2015 # 153). *Nausea and vomiting in pregnancy (Practice Bulletin #52)*. Washington, DC: Author.

A *hiperêmese gravídica* é a ocorrência de náuseas e vômitos exagerados e persistentes durante a gravidez. Ela é um diagnóstico clínico de exclusão baseado na apresentação típica e na ausência de outras patologias que possam explicar os achados, como condições gastrintestinais, doenças metabólicas, distúrbios neurológicos, uso de drogas, esteatose

[1]N.R.T.: O Grupo Pais em Luto (*https://paisemluto.org.br/*) é um canal para que pais enlutados com carência socioeconômica possam encontrar auxílio gratuito para lidar com a dor e os sentimentos que a acompanham.

hepática aguda ou pré-eclâmpsia durante a gravidez. A identificação e o tratamento precoces podem diminuir a incidência de desenvolvimento de hiperêmese gravídica.

Fisiopatologia e etiologia

1. Geralmente ocorre durante as primeiras 16 semanas de gestação, mas pode durar até o terceiro trimestre em casos graves.
2. A etiologia é desconhecida, mas duas teorias prevalecem: estímulo psicossomático ou hormonal (altos níveis de β-hCG ou estrogênio).
3. Acompanhado por distúrbios do apetite de natureza intratável.
4. Fatores psicológicos, incluindo neurose ou autoconceito alterado, podem contribuir.
5. Observado em gestações molares, gestação múltipla e histórico de hiperêmese em gestações anteriores.
6. A diminuição da motilidade gástrica geralmente acompanha a condição.
7. O vômito persistente pode resultar em desequilíbrio hidreletrolítico, desidratação, icterícia e elevação da transaminase sérica.

Manifestações clínicas

1. Vômito persistente; incapacidade de tolerar qualquer coisa por via oral.
2. Desidratação – febre, pele seca, diminuição do débito urinário, cetonúria grave.
3. Perda de peso (até 5 a 10% do peso corporal).
4. A gravidade dos sintomas geralmente aumenta à medida que a condição progride.

Avaliação diagnóstica

1. Podem ser realizados alguns exames para que se descartem outras condições que causam vômito (colecistite, apendicite, pancreatite, doença da tireoide ou hepatite) ou para que se confirme o diagnóstico de hiperêmese gravídica.
2. Enzimas hepáticas elevadas: LDH, AST e ALT.
3. Bilirrubina sérica elevada (menos de 4 mg/dℓ).
4. O hemograma completo pode indicar anemia.
5. Nitrogênio da ureia no sangue (BUN) e creatinina – podem estar levemente elevados.
6. Eletrólitos séricos – podem resultar em hipopotassemia, hiponatremia ou hipernatremia; perda de hidrogênio e cloreto.
7. A urina pode apresentar cetonas e elevação da densidade específica.
8. Um exame de ultrassom pode ser considerado para que se identifiquem casos de gestação múltipla ou gravidez molar.

Manejo

1. Tente suspender a ingestão de alimentos e líquidos por 24 a 48 horas, ou até que o vômito pare e o apetite retorne; depois disso, reinicie-a com pequenas refeições.
2. O controle do vômito pode exigir tratamento farmacológico com agentes antieméticos e procinéticos (os benefícios da terapia podem superar os riscos dos medicamentos), como:
   a. Piridoxina (vitamina B_6) com ou sem doxilamina – primeira linha de tratamento para náuseas e vômitos da gravidez.
   b. Ondansetrona – mais comumente prescrita por via parenteral e oral.
   c. Meclizina.
   d. Dimenidrinato.
   e. Metoclopramida – não administre em combinação com fenotiazinas.
   f. Metilprednisolona (recentemente verificou-se que este é mais útil que a prometazina; 16 mg 3 vezes/dia durante 3 dias; depois disso a dose deve ser titulada ao longo de 2 semanas).
   g. Medicamentos de venda livre podem incluir cápsulas de gengibre de 250 mg, tomadas 4 vezes/dia.
   h. Aromaterapia, acupressão e acupuntura têm sido utilizadas.
3. Trate a desidratação com soluções intravenosas – normalmente 1 a 3 ℓ de solução de dextrose com eletrólitos e vitaminas, conforme necessário.
4. A maioria das mulheres responde rapidamente à restrição da ingestão oral e à administração de líquidos intravenosos, mas podem ocorrer episódios repetidos.
5. A nutrição parenteral total raramente é necessária.

Complicações

1. Hipovolemia e insuficiência renal.
2. Desequilíbrio eletrolítico.
3. Desnutrição.
4. Insuficiência hepática ou renal com coma pode resultar da progressão da doença, mas é raro.

Avaliação de enfermagem

1. Avalie o padrão da perda de peso; compare com o peso antes da gestação.
2. Avalie o recordatório alimentar de 24 ou 48 horas.
3. Verifique a presença de fatores ambientais que possam afetar o apetite da mulher. Determine se a mulher está ingerindo substâncias não nutritivas (alotriofagia), como amido, argila ou creme dental.
4. Monitore os sinais vitais de taquicardia, hipotensão e febre, resultantes da desidratação.
5. Avalie o turgor cutâneo, as mucosas e a urina quanto a sinais de desidratação.

Diagnósticos de enfermagem

- Risco de déficit do volume de líquidos, relacionado a vômitos prolongados
- Nutrição desequilibrada: ingestão menor que as necessidades corporais, relacionada com os vômitos persistentes
- Ansiedade, relacionada à ameaça a si e ao feto/recém-nascido
- Medo, relacionado com as preocupações com o bem-estar fetal.

Intervenções de enfermagem

Manutenção do volume hídrico

1. Instale um acesso IV e administre as soluções, conforme prescrição.
2. Monitore os eletrólitos séricos e comunique a presença de anormalidades.
3. Medique com antieméticos, conforme prescrição.
4. Mantenha o jejum até que o vômito cesse; introduza lascas de gelo lentamente e adicione líquidos claros quando tolerados; alimentos sólidos em pequenas quantidades devem ser introduzidos posteriormente, conforme tolerado.
5. Avalie a ingestão e o débito hídrico, a densidade específica da urina e as cetonas, os sinais vitais, o turgor da pele e a frequência cardíaca fetal, conforme as condições da paciente.

Incentivo a uma nutrição adequada

1. Informe à mulher que a ingestão oral pode ser reiniciada conforme tolerado.
2. Comece com pequenas refeições leves (arroz e frango). Evite alimentos gordurosos, gasosos e picantes.
3. Sugira ou forneça um ambiente propício ao momento da alimentação.
4. Administre a reposição parenteral calórica, caso vários tratamentos antieméticos e a alimentação por sonda enteral não sejam bem-sucedidos.
5. Consulte um nutricionista, conforme indicado.

Fortalecimento dos mecanismos de enfrentamento

1. Mantenha a comunicação terapêutica e a atitude compassiva, permitindo que a paciente verbalize seus sentimentos em relação a essa gravidez e aos estressores associados.
2. Encaminhe a paciente ao serviço social e a serviços de aconselhamento, conforme necessário.

Alívio dos medos

1. Explique os efeitos de todos os medicamentos e procedimentos para o bem-estar materno e fetal.
2. Uma vez confirmado, enfatize os sinais positivos do bem-estar fetal.
3. Elogie e apoie a paciente por suas tentativas de seguir uma dieta nutritiva e um estilo de vida saudável.

Educação da paciente e manutenção da saúde

1. Eduque a mulher a respeito da dieta adequada, da nutrição e do ganho de peso saudável.
2. Eduque a mulher também sobre a necessidade de tomar antieméticos continuamente durante a fase de náuseas, a fim de aliviar os episódios de vômito.
3. Recomenda-se que a paciente comece a tomar vitaminas 3 meses antes, pois isso pode diminuir as náuseas e os vômitos na gravidez subsequente.

Reavaliação: resultados esperados

- Demonstra sinais de hidratação normal sem cetose; débito urinário adequado; densidade específica da urina dentro dos limites normais; pressão arterial estável
- Tolera líquidos claros e depois uma dieta leve; sem vômitos
- Verbaliza preocupações e tensões relacionadas à gravidez
- Expressa confiança no bem-estar fetal.

Placenta prévia

Placenta prévia é a implantação anormal da placenta no segmento uterino inferior, cobrindo parcial ou completamente o orifício cervical interno (Figura 39.2). A classificação pode mudar ao longo da gravidez ou durante o parto, à medida que o colo do útero dilata. A placenta prévia ocorre em 1 em cada 200 nascidos vivos e está associada à restrição de crescimento intrauterino (RCIU) e ao aumento do risco de hemorragia. Vale notar que os avanços na tecnologia de ultrassom aumentaram a precisão da avaliação da localização da placenta e do colo do útero.

Fisiopatologia e etiologia

1. Classificações da placenta prévia:
   a. Completa: a placenta cobre o colo do útero completamente.
   b. Parcial: a placenta cobre parcialmente o orifício cervical.
   c. Marginal: a placenta está localizada na borda do orifício interno, mas não o cobre.
   d. Placenta baixa: implantação placentária no segmento uterino inferior, próximo ao orifício cervical; a placenta pode migrar e ser puxada para cima, à medida que o útero se estica e cresce durante a gravidez.

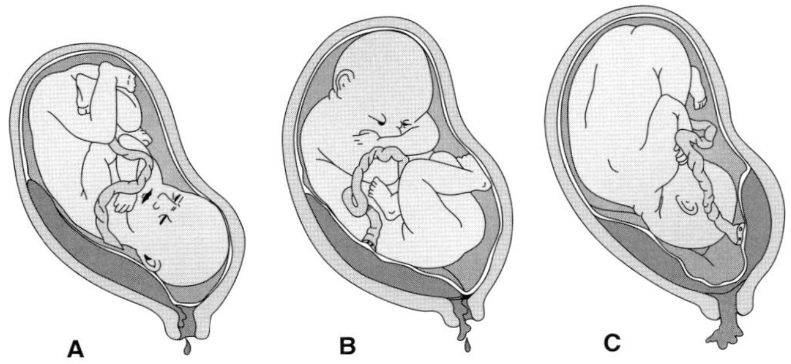

Figura 39.2 Graus de placenta prévia. **A.** Implantação baixa. **B.** Placenta prévia parcial. **C.** Placenta total prévia. (De Pillitteri, A. [2013]. *Maternal and child health nursing: Care of the childbearing and childrearing family* [7th ed.]. Philadelphia, PA: Lippincott Williams & Wilkins.)

2. A *causa* é desconhecida, mas os fatores de risco incluem:
   a. Miomectomia prévia.
   b. Endometrite.
   c. Útero com cicatrizes, como no caso de parto vaginal após cesariana.
   d. Abortos induzidos ou espontâneos envolvendo curetagem por sucção.
   e. Idade materna avançada, multiparidade, tabagismo.
   f. Hidropisia fetal.
   g. Gestação anterior com placenta prévia.

Manifestações clínicas

1. O sinal mais importante é o início repentino de sangramento vaginal vermelho vivo e indolor, durante o segundo ou terceiro trimestre; algumas mulheres podem não apresentar sangramento até o parto começar.
2. O episódio inicial de sangramento raramente apresenta risco à vida e geralmente para espontaneamente. Esse sangramento pode ser intermitente ou contínuo.
3. Quando há placenta prévia completa, o sangramento geralmente ocorre no início da gravidez.

Avaliação diagnóstica

1. O ultrassom (transabdominal, transvaginal ou translabial) é o método de escolha para que se estabeleça a localização da implantação da placenta.

Manejo

1. O manejo conservador geralmente é possível com feto imaturo e estabilidade materna.
2. Evite exames vaginais em pacientes com sangramento vaginal ativo, pois isso pode agravar a condição.
3. Uma vez estabelecida uma gestação viável e a maturidade pulmonar fetal confirmada, o parto pode ser tentado com base nas condições materno-fetais.
4. Se houver episódios repetidos ou sangramento intenso, o acesso IV deverá ser estabelecido imediatamente, juntamente com a solicitação de hemograma completo, tipagem sanguínea e prova cruzada, conforme indicado.
5. Normalmente, se a paciente estiver hospitalizada, será necessário o monitoramento materno e fetal contínuo.
6. O parto por cesariana geralmente é indicado, caso as condições materno-fetais sejam instáveis ou então se houver placenta prévia completa.
7. O parto vaginal pode ser tentado quando a placenta for marginal ou tiver implantação baixa, sem sangramento ativo. A sala de cirurgia e as equipes neonatais devem ficar preparadas, nesse caso.

Complicações

1. Placenta acreta (placenta anormalmente aderente e difícil de expelir); a incidência aumenta quando a placenta prévia coexiste com a história materna de cirurgia uterina.
2. Placenta increta (a placenta se liga muito profundamente à camada muscular do útero) e placenta percreta (a placenta cresce através do útero, possivelmente nos órgãos vizinhos).
3. Hemorragia imediata, possível choque e morte materna.
4. Hemorragia pós-parto.
5. Ruptura uterina.
6. Apresentação fetal ruim.
7. Prematuridade.

Avaliação de enfermagem

1. Faça uma estimativa da perda de sangue do episódio atual; revise a história de sangramento durante a gravidez atual.

2. Avalie a dor associada ao sangramento.
3. Avalie os sinais vitais maternos e fetais por meio do monitoramento eletrônico fetal (MFE).
4. Avalie se existem sinais de trabalho de parto: prematuro ou a termo.
5. Verifique os dados laboratoriais a fim de avaliar sinais de hemorragia: hemoglobina e hematócrito.

Diagnósticos de enfermagem

- Perfusão tissular ineficaz de tecidos periféricos: placentária relacionada com o sangramento excessivo, causando comprometimento fetal
- Déficit do volume de líquido, relacionado a sangramento excessivo
- Ansiedade relacionada com o sangramento excessivo, com os procedimentos e com a possibilidade de complicações materno-fetais.

Intervenções de enfermagem

Promoção da perfusão tissular

1. Monitore com frequência a mãe e o feto; pulso, respiração e pressão arterial devem ser avaliados conforme a condição da paciente o justifique; o monitoramento eletrônico fetal (MEF) deve ser contínuo, caso o feto seja viável.
2. Administre soluções IV, conforme prescrição.
3. Prepare-se para um parto de emergência e reanimação neonatal, conforme necessário.
4. Administre corticosteroides pré-natais (betametasona), caso a idade gestacional esteja entre 24 e 34 semanas, a fim de aumentar a maturidade pulmonar fetal.

Manutenção do volume de líquidos

1. Instale e mantenha o acesso IV conforme indicado; obtenha hemograma completo, tipagem e prova cruzada para reposição sanguínea, plaquetas, PT/PTT e fibrinogênio. Repita esse procedimento periodicamente, conforme a condição da paciente o justifique.
2. Avalie o sangramento com frequência, a fim de observar alterações tanto na frequência como no volume.
3. A atividade pode ser restringida durante a internação, com base na condição materna e fetal.
4. Em caso de sangramento abundante, sendo o parto não adiável, prepare-se para um parto cesáreo.
5. Administre transfusão de sangue, conforme necessário.

Redução da ansiedade

1. Explique todos os tratamentos e procedimentos; responda às perguntas relacionadas, a fim de satisfazer a paciente.
2. Ofereça presença compassiva e apoio emocional à paciente.

Considerações sobre atendimento domiciliar e na comunidade

1. O atendimento domiciliar a pacientes gestantes com placenta prévia e outros distúrbios hemorrágicos pode ocorrer, caso os seguintes critérios sejam atendidos:
   a. Sem sangramento ativo.
   b. Sem sinais e sintomas de trabalho de parto prematuro (TPP).
   c. Criação de um plano de acompanhamento com a equipe de saúde. Suporte de emergência prontamente disponível.
2. Ensine à mulher os sinais e sintomas de hemorragia; instrua a paciente a se dirigir ao serviço de saúde imediatamente para o trabalho de parto, caso ocorra sangramento.
3. Monitore a secreção e o sangramento vaginal após cada micção e evacuação.
4. Instrua a mulher sobre o monitoramento domiciliar da atividade uterina, caso isso tenha sido prescrito; use palpação e unidades de telemetria eletrônica incluídas.
5. Instrua a mulher a realizar a contagem diária dos movimentos fetais (contagem de chutes).
6. Os testes que antecedem o parto podem mostrar valores aumentados, conforme indicado periodicamente; o perfil biofísico, a cardiotocografia basal e o índice de líquido amniótico podem ser solicitados semanalmente.
7. Instrua a mulher a ter pessoas prontamente disponíveis para ajudá-la.
8. Explique à paciente a necessidade de abstinência sexual e vaginal; converse com ela sobre as opções disponíveis.

Educação da paciente e manutenção da saúde

1. Ensine o diagnóstico, a etiologia e o tratamento da placenta prévia à mulher e sua família.
2. Oriente a mulher que recebeu alta hospitalar com placenta prévia a evitar relações sexuais ou inserir qualquer coisa em sua vagina. Ensine-a também a limitar a atividade física, a ter uma pessoa disponível em caso de emergência e a ligar imediatamente para o hospital, caso o sangramento recomece, ou caso ela tenha mais de seis contrações uterinas por hora ou, ainda, diminuição do movimento fetal.

Reavaliação: resultados esperados

- Condição fetal estável
- Ausência de choque, sinais vitais estáveis, ausência de sangramento
- Verbaliza preocupações e a compreensão dos procedimentos e tratamentos.

Descolamento prematuro de placenta

O *descolamento prematuro de placenta* resulta da separação prematura de uma placenta normalmente implantada, antes do nascimento do feto; isso geralmente ocorre após 20 semanas de gestação. As classificações incluem: parcial, completa ou marginal (Figura 39.3). Já a hemorragia pode ser oculta (escondida/retida) ou exposta. Durante uma hemorragia oculta, a placenta se descola para o centro, embora as bordas continuem fixadas; isso forma uma área oculta para que o sangue se acumule atrás da placenta. Mesmo que o sangramento não seja evidente no períneo, a hemorragia oculta (retida) é acompanhada por cólicas constantes ou dor abdominal difusa. Nesse caso, é necessária a intervenção imediata.

Fisiopatologia e etiologia

1. Normalmente, a etiologia é desconhecida, mas os riscos incluem:
   a. História de traumatismo abdominal, cesariana prévia, anomalias uterinas (miomas, septo).
   b. Hipertensão materna: 50% dos descolamentos da placenta estão associados a alguma forma de hipertensão.
   c. Abuso de cigarro, cocaína ou anfetamina.

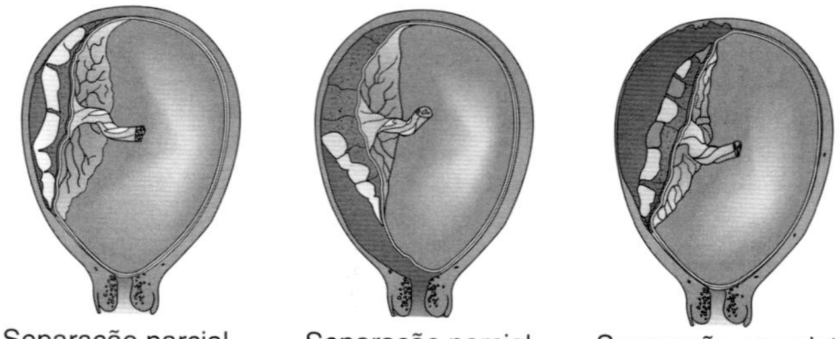

Figura 39.3 Placenta prévia – descolamento prematuro de placenta. (De Pillitteri, A. [2013]. *Maternal and child health nursing: Care of the childbearing and childrearing family* [7th ed.]. Philadelphia, PA: Lippincott Williams & Wilkins.)

d. Trombofilias, como fator V de Leiden ou anticorpo antifosfolipídio.
e. História prévia de descolamento de placenta ou descolamento parcial na gravidez atual.
f. Descompressão rápida do útero (redução do líquido com polidrâmnio).
g. Ruptura prematura de membranas: menos de 34 semanas.

2. A hemorragia ocorre para dentro da decídua basal, atrás da placenta, formando um hematoma. Esse hematoma se expande à medida que o sangramento aumenta; este aumento separa ainda mais a placenta da parede uterina.

Manifestações clínicas

1. Dor abdominal generalizada, súbita, intensa, constante e generalizada com (revelada) ou sem (oculta) sangramento vaginal; cerca de 10% das mulheres apresentam hemorragia oculta.
2. As contrações uterinas são tipicamente de baixa amplitude e alta frequência. O tônus de repouso basal pode aumentar ao longo da evolução do descolamento.
3. Em muitos casos, alterações nos batimentos cardíacos fetais (BCF) podem ser o primeiro sinal de instabilidade hemodinâmica materna. Os padrões das categorias II ou III podem ocorrer e incluem: taquicardia ou bradicardia, desacelerações tardias recorrentes com variabilidade mínima ou ausente. A resposta fetal depende do volume de sangue perdido e da gravidade da insuficiência uteroplacentária presente.
4. A paciente pode apresentar sinais e sintomas de trabalho de parto que progridem rapidamente para o parto.

Avaliação diagnóstica

1. Deve ser realizada com base em história da mulher, exame físico, estudos laboratoriais, dados do MEF, e também nos sinais e sintomas da paciente, que incluem: sangramento vaginal, dor abdominal, contrações uterinas, dor à palpação do útero e/ou sofrimento materno-fetal. As manifestações clínicas variam de acordo com cada paciente.
2. O ultrassom é realizado a fim de excluir o desenvolvimento de placenta prévia, mas pode não ser sensível o suficiente para diagnosticar ou descartar um descolamento da placenta; o MEF é frequentemente mais preciso.
3. O teste de laboratório de Kleihauer-Betke pode ser solicitado para determinar a hemorragia materno-fetal, avaliando o sangue materno quanto à presença de hemácias fetais.

Manejo

1. O manejo depende das condições materno-fetais e do grau de sangramento. Qualquer feto viável e as gestantes com suspeita de descolamento de placenta devem ser imediatamente internados e mantidos em MEF contínuo.
2. No caso de comprometimento fetal, hemorragia grave, coagulopatia ou aumento da disfunção da atividade uterina, é altamente recomendado o parto cesáreo de emergência.
3. Se a mãe estiver hemodinamicamente estável, e se as condições do feto forem estáveis (dados normais de atividade uterina/BCF), ou ainda no caso de morte fetal intrauterina, o parto vaginal poderá ser recomendado.
4. Já se a mãe estiver hemodinamicamente instável, poderá ser necessário estabilizá-la com reposição de líquidos/sangue/hemoderivados IV, a fim de que seja mantido o débito urinário e os níveis adequados de hematócrito. Com a infusão rápida de líquidos, monitore a mulher em busca de sinais/sintomas de edema pulmonar.
5. É necessária a presença de uma equipe especializada em cuidado neonatal no momento do parto, devido a prematuridade e complicações neonatais.

Complicações

1. Choque e CID maternos.
2. Síndrome anafilactoide da gravidez (anteriormente conhecida como embolia por líquido amniótico).
3. Hemorragia pós-parto.
4. Síndrome do desconforto respiratório agudo.
5. Síndrome de Sheehan (necrose pituitária pós-parto).
6. Necrose tubular renal.
7. Precipitação do trabalho de parto e do nascimento.
8. Prematuridade.
9. Morte materna ou fetal.

Avaliação de enfermagem

Ver Tabela 39.2.

1. Determine a quantidade e o tipo de sangramento, assim como a presença ou ausência de dor; a dor do parto é intermitente, enquanto nos casos de descolamento da placenta a dor é constante.
2. Monitore os sinais vitais maternos e fetais, especialmente PA materna, pulso, BCF, características dos BCF e dados da atividade uterina.

Tabela 39.2 Características do descolamento prematuro da placenta e da placenta prévia.

Características	Descolamento prematuro da placenta	Placenta prévia
Início	Terceiro trimestre.	Terceiro trimestre (geralmente entre 32 e 36 semanas).
Sangramento	Pode estar oculto, hemorragia externa escura ou líquido amniótico sanguinolento.	Principalmente externo, pequeno a abundante em quantidade, vermelho vivo.
Dor à palpação do útero	Geralmente presente; útero irritável, progride para consistência pétrea.	Geralmente ausente; útero macio.
Som do coração fetal	Pode ser irregular ou ausente.	Geralmente normal.
Apresentação	Pode estar encaixado.	Geralmente não está encaixado.
Choque	Moderado a grave, dependendo da extensão da hemorragia oculta e exposta.	Geralmente não está presente, a menos que o sangramento seja excessivo.
Parto	Parto imediato, geralmente parto cesáreo.	O parto pode demorar, dependendo do tamanho do feto e da quantidade de sangramento.

3. Palpe o abdome.
   a. Observe a presença de contrações e verifique o relaxamento entre cada contração subsequente.
   b. Caso não haja contrações, avalie a firmeza abdominal (relaxada ou rígida).
4. Meça e registre a altura do fundo do útero periodicamente, a fim de verificar o acúmulo de sangramento oculto/retido.
5. Prepare-se para um possível parto.

Diagnósticos de enfermagem

- Perfusão tissular ineficaz: placentária, relacionada a sangramento excessivo.
- Déficit do volume de líquidos, relacionado ao sangramento excessivo
- Medo relacionado ao sangramento excessivo e aos procedimentos e resultados desconhecidos.

Intervenções de enfermagem

Manutenção da perfusão tissular

1. Avalie a quantidade de sangramento pelo peso dos absorventes (perda de sangue real) e pela visualização direta, em vez de pela perda de sangue estimada, particularmente se esta for moderada a grave. Monitore os resultados do hemograma e os sinais vitais.
2. Coloque a paciente em posição lateral esquerda, com a cabeça elevada.
3. Administre oxigênio por meio da máscara facial de 8 a 10 ℓ/minuto. Mantenha o nível de saturação de oxigênio acima de 90 a 95%. Evite o uso prolongado da máscara, principalmente se o parto for iminente.
4. Avalie as condições fetais com monitoramento fetal externo contínuo.
5. Incentive o uso de técnicas de relaxamento.
6. Prepare-se para um possível parto cesáreo, caso haja comprometimento materno ou fetal.

Manutenção do volume hídrico

1. Instale e mantenha um acesso IV para administrar líquidos e hemocomponentes, conforme prescrição.
2. Avalie os testes de coagulação e ingesta e débito totais.
3. Monitore os sinais vitais maternos e a atividade uterina.
4. Monitore o sangramento vaginal e avalie a altura do fundo do útero, a fim de detectar um aumento no sangramento.

Redução do medo

1. Informe frequentemente a mulher e sua família sobre as condições materno-fetais.
2. Explique todos os procedimentos com antecedência quando possível, ou à medida que estes forem executados.
3. Responda às perguntas de maneira calma, usando termos simples.
4. Incentive a presença de uma pessoa de apoio.

Educação da paciente e manutenção da saúde

1. Forneça informações sobre a etiologia e o tratamento para casos de descolamento de placenta.
2. Incentive o envolvimento da equipe neonatal na educação relacionada ao resultado fetal/neonatal.
3. Ensine às mulheres de alto risco os sinais e sintomas do descolamento de placenta.
4. Instrua a mulher a se apresentar imediatamente para o parto, caso ocorra sangramento excessivo ou dor constante em casa.
5. Recomende que a mulher tenha um plano de emergência para seu transporte até o centro médico. Também é importante que ela tenha pessoas de apoio cientes dos procedimentos necessários.

Reavaliação: resultados esperados

- Os BCF permanecem como categoria I ou II, com mínima deterioração fetal observada
- Ausência de choque, demonstrada por sinais vitais maternos estáveis após o início do tratamento
- Verbaliza preocupações; faz perguntas.

Distúrbios hipertensivos da gravidez

Baseado em evidências

American College of Obstetricians and Gynecologists. (2017). *Emergent therapy for acute-onset, severe hypertension during pregnancy, and the postpartum period (Committee Opinion #692).* Washington, DC: Author.

Simpson, K. R., & Creehan, P. A. (2014). *Perinatal nursing (4th ed.).* Philadelphia, PA: Wolters Kluwer/Lippincott.

Os *distúrbios hipertensivos da gravidez* são considerados as complicações clínicas mais comuns, afetando 10% de todas as gestações em todo o mundo, além de serem a principal causa de mortes maternas nos EUA. A classificação varia de doença pré-gestacional e além das 12 semanas pós-parto.

Classificação

Hipertensão crônica

A *hipertensão* é definida como branda quando pressão arterial sistólica ≥ 140 mmHg *ou* pressão arterial diastólica ≥ 90 mmHg, ou grave, quando pressão arterial sistólica ≥ 160 mmHg *ou* pressão arterial diastólica ≥ 110 mmHg. A condição pode ser observável antes da gravidez, diagnosticada antes da 20ª semana de gestação ou mesmo persistir além de 12 semanas após o parto. Além disso, a condição aumenta o risco de descolamento da placenta.

Hipertensão gestacional

1. Manifestação de hipertensão (pressão arterial sistólica ≥ 140 mmHg *ou* pressão diastólica ≥ 90 mmHg), geralmente após 20 semanas de gestação, na ausência de proteinúria gestacional; substitui o termo *hipertensão induzida pela gravidez*.
2. A PA geralmente se normaliza, apresentando valores pré-gestacionais, em até 12 semanas após o parto; permanecendo elevada após transcorridas 12 semanas, o diagnóstico de hipertensão crônica é então confirmado.

Pré-eclâmpsia e eclâmpsia

1. Pré-eclâmpsia – pressão arterial elevada após 20 semanas de gestação, acompanhada de proteinúria.
   a. Proteinúria gestacional maior que 300 mg em amostra aleatória ou maior que 1+ no teste com bastão medidor.
   b. Excreção urinária ≥ 0,3 g de proteína em uma amostra de 24 horas (amostras de 24 horas são recomendadas para o diagnóstico).
   c. As duas características devem estar presentes para um diagnóstico.
2. Pré-eclâmpsia grave: o diagnóstico é considerado se a pré-eclâmpsia for evidente e pelo menos um dos seguintes fatores também estiver presente: PA sistólica ≥ 160 mmHg; PA diastólica ≥ 110 mmHg; proteinúria 5 g ou mais em amostra de 24 horas ou 3+ em duas ou mais amostras aleatórias de urina; oligúria inferior a 500 mℓ/24 horas, distúrbios cerebrais ou visuais, edema ou cianose pulmonar, dor epigástrica ou no quadrante superior direito, comprometimento da função hepática (níveis elevados de AST/SGOT, ALT/SGPT ou LDH), trombocitopenia (menos de 150.000/mm^3) ou restrição do crescimento fetal.

3. Síndrome HELLP – sigla em inglês para hemólise, anemia hemolítica microangiopática, elevação das enzimas hepáticas e baixa contagem de plaquetas; é uma forma grave de pré-eclâmpsia (ver Boxe 39.1).
4. Eclâmpsia – manifestação de atividade convulsiva ou coma na paciente em pré-eclâmpsia, que não pode ser atribuída a nenhuma condição neurológica subjacente ou doença preexistente.

Pré-eclâmpsia/eclâmpsia sobreposta à hipertensão crônica

1. Diagnóstico com base na presença de um ou mais dos seguintes fatores, em mulheres com hipertensão e proteinúria antes das 20 semanas de gestação:
   a. Nova manifestação de proteinúria.
   b. Aumento repentino da proteinúria.
   c. Aumento repentino da hipertensão.
   d. Desenvolvimento da síndrome HELLP.

Fisiopatologia e etiologia

1. A etiologia da pré-eclâmpsia é desconhecida; no entanto, é característica a placentação inadequada, relacionada à invasão trofoblástica das artérias espirais uterinas. Outras teorias incluem: fatores imunológicos, genéticos e endócrinos. Esses fatores levam a disfunção endotelial, resposta inflamatória sistêmica e subsequente aumento da permeabilidade capilar, resultando em disfunção multissistêmica de órgãos.
2. A doença é mais comum em primigestas.
3. Fatores de risco – história de pré-eclâmpsia, ascendência africana, primeira gravidez com um novo parceiro, hipertensão crônica, mola hidatiforme, gestação múltipla, polidrâmnio, doença vascular preexistente, obesidade e diabetes melito. Adolescentes (menores de 19 anos) e mulheres com mais de 40 anos têm risco aumentado.

Avaliação diagnóstica

1. Avalie a pressão arterial com o tamanho e o posicionamento adequados do manguito.
2. Recomenda-se análise de urina de 24 horas para a proporção proteína-creatinina, a fim de confirmar o diagnóstico de pré-eclâmpsia.
3. Os níveis séricos de ureia, creatinina e ácido úrico avaliam a função renal e a capacidade de filtração glomerular, sinalizando doença avançada.
4. Testes de função hepática (AST, ALT, LDH); níveis elevados destes indicam disfunção e doença orgânica.
5. Hemograma completo com plaquetas.

Boxe 39.1 Síndrome HELLP

A síndrome HELLP – hemólise das hemácias, elevação das enzimas hepáticas e baixa contagem de plaquetas (< 100.000 mm^3) – é uma complicação grave com ou sem pré-eclâmpsia.

- Esses achados são comumente associados à coagulação intravascular disseminada e, de fato, podem ser diagnosticados como CID
- A hemólise das hemácias pode ser observada na morfologia anormal das células
- O nível elevado das enzimas hepáticas está associado à diminuição do fluxo sanguíneo para o fígado como resultado de trombos de fibrina
- A baixa contagem de plaquetas está relacionada ao vasospasmo e a aderências plaquetárias
- A terapia é semelhante ao tratamento para pré-eclâmpsia, com monitoramento rigoroso da função hepática e do sangramento
- Essas mulheres têm maior risco de hemorragia pós-parto
- As queixas variam de mal-estar, dor epigástrica, náuseas e vômito, até sintomas semelhantes a uma síndrome viral não específica.

6. O ultrassom avalia o crescimento fetal, o volume de líquido amniótico e a implantação e a função da placenta.
7. Podem ser necessários exames periódicos antes do parto, tanto para avaliar a presença de doença em estágio avançado ou em evolução, como a tolerância materno-fetal: cardiotocografia basal, cardiotocografia com administração de ocitocina, perfil biofísico.
8. A avaliação dos reflexos tendinosos profundos (RTPs) e do clônus analisa a evolução da doença e o nível de medicamentos administrados no tratamento.

Manejo

O tratamento para distúrbios hipertensivos da gravidez concentra-se na estabilização da mãe e no prolongamento da gestação, observando a intolerância fetal. O parto pode ser necessário por indicações maternas, fetais ou ambas.

Manejo expectante

O manejo expectante pode ser considerado, caso os seguintes fatores maternos e fetais estejam presentes:

1. Fatores maternos:
   a. Hipertensão controlada.
   b. Proteína urinária não grave; função adequada do órgão.
   c. Oligúria (menos de 0,5 mℓ/kg/hora) que desaparece com a hidratação.
   d. Enzimas hepáticas não excessivas, função adequada do órgão.
2. Fatores fetais:
   a. Perfil biofísico maior que 6.
   b. Índice de líquido amniótico superior a 2 cm.
   c. Peso fetal por ultrassom maior que o percentil 5.

Parto

A realização do parto deve ser considerada caso haja um dos seguintes fatores:

1. Fatores maternos:
   a. Hipertensão não controlada: persistente; pressão sistólica maior que 160 ou pressão diastólica maior que 110.
   b. Eclâmpsia não resolvida ou controlada.
   c. Trombocitopenia: contagem de plaquetas inferior a 100.000/mm^3.
   d. Comprometimento da função hepática.
   e. Edema pulmonar.
   f. Comprometimento da função renal.
   g. Descolamento prematuro da placenta.
   h. Cefaleia grave, persistente e não resolvida ou alterações visuais.
   i. Evidência de acidente vascular cerebral hemorrágico ou coma.
2. Fatores fetais:
   a. Padrões da categoria II em evolução ou padrões de BCF da categoria III (ver p. 1021).
   b. Perfil biofísico menor que 4 em duas ocasiões, com 4 horas de intervalo.
   c. Índice de líquido amniótico inferior a 2 cm.
   d. Peso fetal por ultrassom menor que o percentil 5.
   e. Fluxo diastólico reverso da artéria umbilical.
   f. Evidências de descolamento agudo da placenta.

Terapia medicamentosa anti-hipertensiva

A manifestação aguda e persistente (superior a 15 minutos) de pré-eclâmpsia grave, sistólica superior a 160 ou diastólica superior a 110, é considerada uma emergência hipertensiva que requer tratamento médico imediato. Foi observada uma relação clínica entre hipertensão sistólica grave e risco de AVC hemorrágico em adultos gestantes ou não. Portanto, uma PA sistólica de 160 mmHg ou superior é amplamente adotada como a definição de hipertensão grave em mulheres grávidas ou no pós-parto. O objetivo da terapia anti-hipertensiva não é atingir a normotensão, mas reduzir o risco de AVC e coma. A pressão arterial deve ser mantida com margem de segurança (inferior a 100 mmHg), sem que isso comprometa a perfusão uterina.

1. Hidralazina – relaxa as arteríolas vasculares e aumenta o débito cardíaco por meio de vasodilatação periférica direta.
   a. Use com cautela em mulheres com doença arterial coronariana.
   b. Dosagem: 5 a 10 mg de infusão intravenosa durante 2 minutos a cada 15 a 20 minutos, até uma dose máxima de 20 mg; dose com cautela e evite a hipotensão. É necessário o monitoramento cardíaco para a administração por via intravenosa. A dosagem oral depende da apresentação clínica.
   c. O início da ação pode ocorrer em 10 a 20 minutos, com pico de ação em 20 minutos; a duração dos efeitos do medicamento pode variar de 3 a 8 horas.
   d. Monitore a pressão arterial e o pulso cuidadosamente. Se a resposta desejada não for obtida após 20 mg, troque os agentes ou considere o monitoramento hemodinâmico.
   e. Efeitos adversos: rubor, dor de cabeça, taquicardia materna e fetal, palpitações, insuficiência uteroplacentária com subsequente taquicardia fetal, desacelerações tardias e piora da hipertensão (caso seja resultante da elevação do débito cardíaco). É possível se desenvolver uma hipotensão de rebote, caso o medicamento seja administrado muito rapidamente.
2. Labetalol – bloqueador alfa/beta-adrenérgico que diminui a resistência vascular sistêmica sem taquicardia reflexa; reduz a frequência cardíaca materna.
   a. Contraindicado em mulheres com asma, insuficiência cardíaca e/ou bloqueio cardíaco de segundo ou terceiro grau.
   b. Administrado por via intravenosa de 20 mg por *bolus* IV, seguido de 40 mg, caso nenhum efeito seja observado em 10 minutos; depois, 80 mg a cada 10 minutos, até uma dose máxima de 220 mg. É necessário o monitoramento cardíaco para a administração por via intravenosa. A dosagem oral depende da apresentação clínica.
   c. O início da ação é de 1 a 2 minutos, com pico de ação em 10 minutos; a duração do efeito do medicamento pode variar de 6 a 16 horas.
   d. Efeitos adversos: hipotensão fetal e neonatal transitória, bradicardia e hipoglicemia. Pequenas doses são excretadas pelo leite materno.
3. Nifedipino – um bloqueador dos canais de cálcio que inibe a recaptação de cálcio e a contratilidade das células da musculatura lisa.
   a. Administre 10 mg por via oral.
   b. O início da ação é de 20 minutos, podendo repetir uma vez após 30 minutos, caso necessário.
   c. A via sublingual é contraindicada, pois está relacionada a hipotensão excessiva, isquemia aguda do miocárdio e morte.

Terapia anticonvulsivante

1. O sulfato de magnésio é o principal medicamento para o tratamento profilático da atividade convulsiva precipitada pela hipertensão; ele pode ser administrado IV ou IM, sendo a via intravenosa a preferida – a administração IM é reservada para pacientes com eclâmpsia sem acesso IV.
   a. Uma dose de carga de 4 g de sulfato de magnésio a 50% é geralmente administrada IV por 15 a 30 minutos, seguida por uma dose de manutenção (infusão secundária) de 1 a 2 g/hora.
   b. Os valores terapêuticos do sulfato de magnésio equivalem a um nível sérico de 4 a 7 mEq/dℓ. É necessária análise laboratorial periódica dos níveis séricos.
   c. Ações: diminui a irritabilidade neuromuscular e bloqueia a liberação de acetilcolina na junção neuromuscular; deprime o centro vasomotor; deprime a irritabilidade do sistema nervoso central (SNC).
   d. Sinais de toxicidade do sulfato de magnésio (níveis de sulfato de magnésio acima de 8 mEq/dℓ): perda dos RTPs, incluindo o reflexo patelar; depressão respiratória; oligúria; parada respiratória e parada cardíaca.
   e. O gliconato de cálcio deve ser mantido à beira do leito (mas deve permanecer em armazenagem segura) como um agente de reversão da toxicidade do magnésio; a dosagem é de 1 g (10 mℓ de solução a 10%) por infusão IV lenta.
2. A fenitoína, embora proposta para profilaxia da eclâmpsia, é considerada terapia de segunda linha nos EUA, ficando reservada para pacientes com disfunção renal.

Complicações

As complicações da pré-eclâmpsia afetam muitos sistemas do organismo, incluindo: cardiovascular, renal, hematológico, neurológico, hepático e uteroplacentário.

1. Descolamento prematuro de placenta.
2. CID.
3. Síndrome HELLP.
4. Morte materna ou fetal.
5. Crise hipertensiva, AVC hemorrágico ou coma.
6. Edema pulmonar; edema cerebral.
7. Oligúria; disfunção ou insuficiência renal aguda.
8. Trombocitopenia; disfunção ou insuficiência hepática aguda.
9. Hemorragia pós-parto.
10. Cegueira; descolamento da retina.
11. Intolerância fetal ao trabalho de parto; padrões evolutivos da categoria II ou III.
12. Hipoglicemia.
13. Disfunção hepatocelular; ruptura hepática.
14. Prematuridade.
15. Restrição ao crescimento do feto e disfunção placentária.

Alerta farmacológico

Para melhorar os resultados materno-fetais, a presença de cefaleia grave, que se manifesta após 20 semanas de gestação, acompanhada de alterações visuais, elevação da pressão arterial (sistólica > 140 mmHg ou diastólica > 90 mmHg) e proteinúria, deve ser avaliada imediatamente pelo médico para: diminuir o risco associado à mãe e ao feto durante a gravidez, além de prevenir a necessidade de hospitalização.

Avaliação de enfermagem

1. Avalie a pressão arterial com o tamanho e o posicionamento adequados do manguito.
2. Avalie a proteína da urina e a creatinina, conforme solicitado.
3. Avalie os RTPs e clônus na admissão, de acordo com a política da instituição.
4. Avalie as condições fetais com cardiotografia basal, contagem de movimento fetal (chute), perfil biofísico, cardiotocografia por estimulação do mamilo ou cardiotocografia com administração de ocitocina e MEF contínuo, conforme indicado.
5. Avalie a atividade uterina para contrações de alta frequência e baixa intensidade; possíveis sinais e sintomas de TPP ou descolamento de placenta.
6. Observe periodicamente os sinais e sintomas do avanço da doença.
7. Monitore os sinais de toxicidade do sulfato de magnésio – ausência de reflexo patelar, depressão respiratória, oligúria, ausência de variabilidade nos BCF; caso surjam esses sinais, interrompa a administração do medicamento e notifique imediatamente o médico.
8. Monitore o nível sérico de magnésio com base no estado clínico da paciente e na política da instituição.

Diagnósticos de enfermagem

- Risco de desequilíbrio no volume hídrico, relacionado a aspectos fisiopatológicos da doença, que resulta em sobrecarga de líquidos

- Risco de diminuição da perfusão tissular cardíaca (placentária), relacionado a alterações na perfusão vascular causadas pela formação de vasospasmo e trombose
- Risco de lesão relacionado a convulsões, repouso prolongado no leito ou outros regimes terapêuticos
- Ansiedade relacionada ao diagnóstico e preocupação consigo e com o feto
- Diminuição do débito cardíaco relacionada à terapia anti-hipertensiva.

Intervenções de enfermagem

Manutenção do balanço hídrico

1. Controle rigoroso da ingestão e do débito – controle a entrada de líquidos IV usando uma bomba de infusão. Pode ser solicitada a colocação de um cateter de Foley com urômetro para determinar o débito urinário com precisão. Notifique o médico caso aquele seja inferior a 25 mℓ/hora.
2. Monitore os sinais vitais de acordo com o protocolo da instituição, e conforme a condição da paciente o justifique.
3. Ausculte os sons respiratórios na admissão e periodicamente; comunique sinais de edema pulmonar (sibilos, estertores, dispneia, aumento do pulso, aumento da frequência respiratória ou redução da saturação de SpO_2).

Promoção da perfusão tissular adequada

1. Mantenha a paciente em repouso, deitada em posição lateral, a fim de otimizar a perfusão materna e placentária.
2. Avalie a cardiotocografia basal e o MEF contínuo, se aplicável, para determinar as condições fetais.

Prevenção de lesões

1. Instrua a paciente a respeito da importância de relatar sinais de avanço da doença: cefaleia, alterações visuais, tonturas, dificuldade respiratória e/ou dor epigástrica.
2. Mantenha o ambiente o mais calmo possível, reduzindo a presença de visitantes.
3. Implemente as precauções de crises convulsivas, mantenha as grades do leito levantadas, acolchoadas, e um ambiente seguro.
4. Pacientes hospitalizadas devem ter oxigênio, aspirador e medicamentos de emergência imediatamente disponíveis para o controle das crises.
5. Avalie os RTPs e o clônus de acordo com o protocolo da instituição; aumente a frequência conforme a condição da paciente o justifique.

Redução da ansiedade e aumento do conhecimento

1. Explique o processo patológico e o plano de cuidados, incluindo sinais e sintomas de evolução da doença.
2. Discuta os efeitos sobre a mãe e o feto de todos os medicamentos.
3. Reserve um tempo para a paciente fazer perguntas e converse sobre seus sentimentos, diagnóstico e plano de tratamento.

Manutenção do débito cardíaco

1. Mantenha o monitoramento rigoroso da ingestão e do débito.
2. Monitore os sinais vitais maternos e a oximetria de pulso. Comunique qualquer anormalidade ao médico.
3. Verifique a formação de edema: periférico e pulmonar. Comunique imediatamente ao médico a presença de edema depressível de +2 ou menos, ou indícios de edema pulmonar.

Considerações sobre atendimento domiciliar e na comunidade

1. Casos leves de pré-eclâmpsia, se estáveis, podem ser considerados para atendimento domiciliar, a critério do médico.
2. Verifique se a paciente tem acesso ao prestador de cuidados primários.
3. Visitas periódicas ao domicílio devem ser feitas por profissionais de enfermagem.
4. Explique à mulher os sinais e sintomas de evolução da doença. Recomenda-se o monitoramento doméstico da PA e do débito urinário.
5. Ensine a mulher a fazer a contagem diária dos movimentos fetais (chute); providencie a realização semanal de cardiotocografia basal, caso indicado.

Educação da paciente e manutenção da saúde

1. Explique à mulher a importância do repouso no leito, do uso de medicamentos e do posicionamento lateral.
2. Incentive o apoio da família e dos amigos; sugira atividades de entretenimento que possam ser conduzidas no leito.
3. Inclua o suporte da equipe neonatal para discussão do prognóstico fetal com a mulher e sua família.

Reavaliação: resultados esperados

- PA e outros parâmetros vitais estáveis
- Ausência de padrões de BCF de categoria II ou III em evolução
- Sem atividade convulsiva
- Expressa preocupação consigo e com o feto
- Sem indícios de edema pulmonar; débito urinário adequado.

Hidrâmnio

Hidrâmnio, também chamado poli*drâmnio*, é o excesso de líquido amniótico e ocorre em 1 a 5% de todas as gestações; o volume normalmente excede 2 ℓ entre 32 e 36 semanas de gestação. Embora cerca de 50% dos casos apresentem resultados normais, o hidrâmnio geralmente leva a um parto prematuro, problemas de apresentação fetal e prolapso do cordão umbilical.

Fisiopatologia e etiologia

1. O líquido amniótico é composto por 98 a 99% de água, sendo o restante constituído por proteínas, carboidratos, gorduras, eletrólitos, enzimas, hormônios, subprodutos urinários, células fetais, lanugo e vérnix.
   a. O volume de líquido amniótico é influenciado pela micção fetal e pela produção fetal de líquido pulmonar.
   b. O volume facilita a maturidade pulmonar e neuromuscular.
   c. Um feto a termo produz 500 mℓ a 1.200 mℓ de urina e engole 210 mℓ a 760 mℓ de líquido amniótico, diariamente.
   d. Na 36ª semana de gestação, existe cerca de 1 ℓ de líquido, com reduções subsequentes ao longo do restante da gestação.
2. O polidrâmnio é idiopático em 60% das mulheres, mas está associado a gestação múltipla, hidropisia fetal imune e não imune, anomalias cromossômicas como a síndrome de Down, e anormalidades fetais do tubo gastrintestinal-cardíaco-neural.

Manifestações clínicas

1. Ganho excessivo de peso, dispneia.
2. O abdome pode estar tenso e brilhante.
3. Edema da vulva, pernas e membros inferiores pode ser evidente.
4. Útero aumentado para a idade gestacional; geralmente acompanhado de dificuldade para palpação do feto ou ausculta dos BCF.
5. Possíveis padrões evolutivos de categoria II ou categoria III de BCF.

Avaliação diagnóstica

1. Avaliação por ultrassom: ILA > 20 cm, profundidade única da bolsa maior que 8 cm ou volume total maior que 2 ℓ.[2]
2. Dificuldade para palpação do feto ou ausculta dos BCF.
3. Altura do fundo de útero maior que a idade gestacional.

Manejo

1. O tratamento é baseado na gravidade e nas condições subjacentes; pode incluir terapia fetal direta, amniorredução ou administração de inibidores da prostaglandina, como a indometacina.
2. A indometacina diminui a produção de urina fetal por meio da constrição das artérias renais. É usada com cautela após 30 semanas de gestação para impedir o fechamento prematuro do canal arterial patente.
3. Amniorredução:
   a. Realizada com amniocentese, na qual o líquido é removido lentamente sob aspiração por agulha guiada por ultrassom; a remoção rápida pode resultar em separação prematura da placenta.
   b. Geralmente, são removidos 500 a 1.000 mℓ de líquido durante o procedimento. O líquido deve ser removido lentamente, não mais que 1.000 mℓ, ao longo de 20 minutos.

Complicações

1. Potencial para trabalho de parto disfuncional, com risco aumentado de parto cesáreo.
2. Hemorragia pós-parto devido à atonia uterina, resultante de distensão prolongada do útero.
3. Hipoxia fetal aguda, secundária ao prolapso do cordão umbilical ou traumatismo.
4. Potencial para parto prematuro.

Avaliação de enfermagem

1. Avalie o estado respiratório materno; pode se desenvolver dispneia à medida que o hidrâmnio aumenta.
2. Verifique o MEF, para avaliar as condições fetais.
3. Inspecione o abdome, avalie a altura uterina e compare com os achados anteriores.
4. Verifique a presença de dor abdominal, edema, dilatações varicosas nos membros inferiores e vulva.

Diagnósticos de enfermagem

- Padrão respiratório ineficaz relacionado à pressão sobre o diafragma
- Mobilidade física prejudicada, relacionada a edema e desconforto causado pelo aumento do útero
- Ansiedade relacionada ao prognóstico fetal
- Risco de sangramento no parto e no pós-parto, relacionado à distensão prolongada do útero.

Intervenções de enfermagem

Promoção da respiração efetiva

1. Posicione a paciente de maneira a aliviar a dispneia.
2. Limite as atividades e planeje períodos de descanso frequentes.
3. Mantenha a ingestão e o débito adequados.

[2]N.R.T.: Índice de líquido amniótico (ILA) é a mensuração numérica da quantidade de líquido durante a gestação. Até o momento, esse é o método mais aceito para avaliar o volume do líquido amniótico (LA) em gestações únicas e o que melhor reflete o volume do LA (Ounpraseuth *et al.* Normal amniotic fluid volume across gestation: Comparison of statistical approaches in 1190 normal amniotic fluid volumes. *J Obstet Gynaecol Res.* 2017; 43:1122-31. doi: 10.1111/jog.13332).

Promoção da mobilidade

1. Ajude a mulher com as mudanças de posição e com a deambulação, conforme necessário.
2. Aconselhe a paciente a alternar períodos de atividade com períodos de descanso, a fim de promover a circulação.
3. Instrua a mulher a usar roupas largas e sapatos de saltos baixos com apoio firme.

Redução da ansiedade

1. Explique as causas prováveis do polidrâmnio, caso essas sejam conhecidas.
2. Incentive a paciente e a família a fazer perguntas e a expressar sentimentos em relação a qualquer tratamento ou procedimento.
3. Prepare a paciente para o tipo de parto previsto e para os achados esperados no momento do nascimento.
4. Incentive a presença e a participação de pessoas que possam dar suporte ao plano de cuidados.

Prevenção de hemorragia durante o parto e o pós-parto

1. Notifique o profissional de cuidados primários, caso a curva de monitoramento de trabalho de parto esteja inadequada ou anormal.
2. Instale um acesso IV e administre líquidos parenterais conforme prescrito (lactato de Ringer).
3. Administre medicamentos (ocitocina, misoprostol) para diminuir o sangramento pós-parto, conforme necessário.
4. Observe as alterações nos sinais vitais que indicam perda excessiva de sangue.

Educação da paciente e manutenção da saúde

1. Instrua a mulher a notificar o seu médico caso apresente dificuldades respiratórias.
2. Ensine à mulher os sinais de TPP e hemorragia, e diga a ela que notifique-os ao profissional de saúde.

Reavaliação: resultados esperados

- Respirações: frequência de 18 a 22 e não elaborada
- Verbaliza maior conforto; movimenta-se livremente
- Discute o resultado da gravidez de forma realista; faz perguntas sobre o tratamento para si e para o feto
- O trabalho de parto progride e a involução ocorre sem hemorragia.

Oligo-hidrâmnio

Oligo-hidrâmnio é a diminuição acentuada da quantidade de líquido para menos de 500 mℓ no saco amniótico. É mais raro que o hidrâmnio e está associado a um risco de mortalidade perinatal de 43%.

Fisiopatologia e etiologia

1. Comumente relacionado a anormalidades do âmnio, insuficiência placentária, pré-eclâmpsia grave, ruptura prematura de membranas e problemas fetais como: obstrução no aparelho urinário, agenesia renal, hipoplasia pulmonar (síndrome de Potter) e RCIU (qualquer condição que impeça a formação de urina ou a entrada de urina no saco amniótico geralmente causa oligo-hidrâmnio).
2. Comumente observado em gestações pós-termo.

Manifestações clínicas

1. Partes fetais proeminentes na palpação do abdome.
2. Tamanho uterino pequeno para a data.
3. Desacelerações variáveis dos BCF ou desacelerações tardias repetitivas podem estar presentes no traçado do MEF.

Avaliação diagnóstica

1. Avaliação ultrassonográfica do ILA – diminuição do líquido amniótico em todos os quatro quadrantes verticais do útero com menos de 500 mℓ, uma única bolsa profunda vertical menor que 2 cm ou ILA menor que 5 cm com um recém-nascido a termo.

Manejo

1. Avaliação frequente das condições fetais por meio de cardiotocografia basal, perfil biofísico, cardiotocografia com contração uterina ou cardiotocografia com administração de ocitocina, conforme indicado.[3]
2. Avaliações periódicas com ultrassom, para avaliar a disfunção renal fetal e o crescimento fetal anormal.
3. A amnioinfusão (infusão de fluido na cavidade amniótica para repor a depleção de volume do líquido amniótico) durante o trabalho de parto é opcional, a fim de diminuir a ocorrência e a gravidade das desacelerações variáveis dos BCF.
4. O parto pode ser indicado para condições como RCIU ou comprometimento fetal.

Complicações

1. Trabalho de parto prematuro.
2. Compressão do cordão umbilical.
3. Eliminação de mecônio.
4. Morte fetal/neonatal.
5. Desconforto respiratório neonatal, devido à hipoplasia pulmonar relacionada à compressão fetal e à restrição de crescimento.

Intervenções de enfermagem e educação da paciente

1. Avalie as condições fetais com MEF.
2. Verifique os sinais vitais maternos de acordo com o protocolo da instituição; observe se há sinais de infecção, especialmente se o oligo-hidrâmnio for secundário à ruptura prematura da membrana (RPM).
3. Ajude a realizar a amnioinfusão, conforme indicado.
4. Informe o médico sobre a intolerância fetal ao trabalho de parto e trate, conforme indicado.

[3]N.R.T.: São testes de triagem, realizados com ou sem estímulos/estresse durante a gestação para avaliar as condições fetais, por meio da frequência cardíaca fetal e sua capacidade de resposta. Um cardiotocógrafo é usado para monitorar a frequência cardíaca fetal e a presença ou ausência de contrações uterinas.

Gestação múltipla

A *gestação múltipla* ou a *gravidez multifetal* ocorre quando dois ou mais fetos estão presentes no útero ao mesmo tempo. Desde 1980, houve um aumento de 76% na frequência de gêmeos e um aumento de 400% de gravidezes múltiplas com três ou mais fetos, devido à idade materna avançada e às técnicas de reprodução assistida. A gestação múltipla não é uma complicação da gravidez, mas uma condição que apresenta um risco aumentado de morbimortalidade para a mãe e para os recém-nascidos.

Baseado em evidências
American College of Obstetricians and Gynecologists. (2014/Reaffirmed 2016). *Multiple gestation: Complicated twin, triplet, and high-order multifetal pregnancy (Practice Bulletin #169)*. Washington, DC: Author.

Fisiopatologia e etiologia

1. Tipos de geminação (Figura 39.4): o grau em que as estruturas são compartilhadas (âmnio, cório, placenta) está relacionado ao tempo de divisão do zigoto após a concepção (dentro de 72 horas).
   a. Monozigótico (gêmeos idênticos) – um óvulo é fertilizado com um espermatozoide, dividindo-se posteriormente logo no início da gestação, o que resulta em dois embriões. Cada embrião tem composição genética e identidade de gênero idênticas, mas pode variar em tamanho devido à divisão desigual do citoplasma; etiologia pouco clara; tipo mais raro de geminação com risco aumentado de síndrome de transfusão intergemelar.
   b. Dizigótico, trizigótico (gêmeos fraternos, não idênticos) – dois ou mais óvulos são fertilizados por dois ou mais espermatozoides separadamente. Os gêmeos nem sempre compartilham a mesma composição genética ou identidade de gênero.
2. A ovulação induzida artificialmente, assim como a fertilização *in vitro* com múltiplos embriões transferidos para o útero, aumenta o risco de gestação múltipla.
3. O aumento da idade materna e da paridade aumentam as chances de gêmeos.

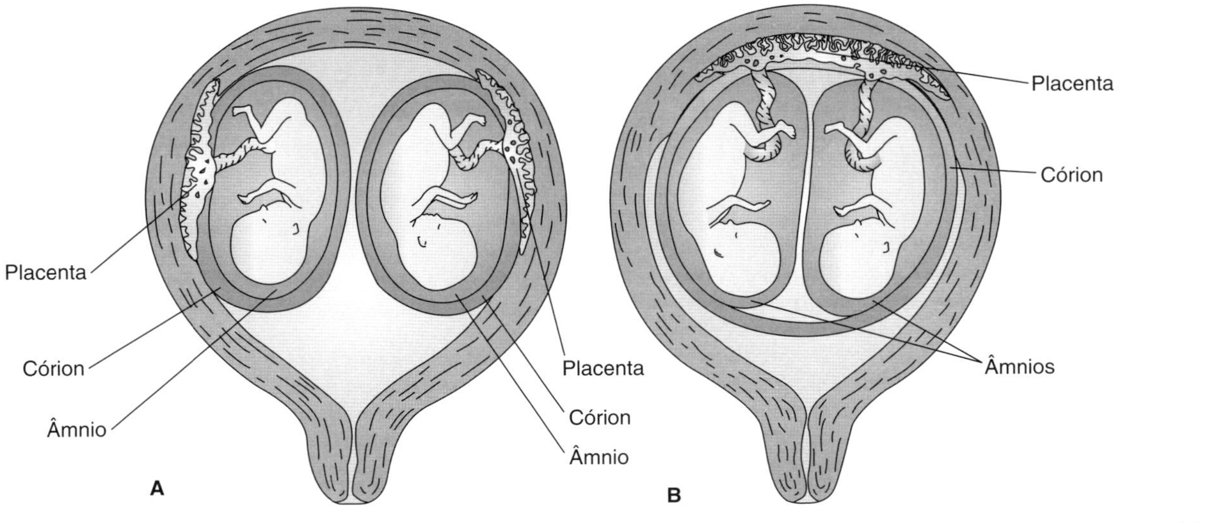

Figura 39.4 Gestações múltiplas. **A.** Gêmeos dizigóticos mostrando duas placentas, dois córions e dois âmnios. **B.** Gêmeos monozigóticos com uma placenta, um córion e dois âmnios. (De Pillitteri, A. [2013]. *Maternal and child health nursing: Care of the childbearing and childrearing family* [7th ed.]. Philadelphia, PA: Lippincott Williams & Wilkins.)

4. Outra terminologia:
   a. Monocoriônico – uma membrana coriônica.
   b. Monoamniótico – um saco amniótico.
   c. Dicoriônico – duas membranas coriônicas.
   d. Diamniótico – dois sacos amnióticos.

Manifestações clínicas

1. O tamanho do útero é grande para a idade gestacional. Nos casos típicos, a altura do fundo uterino é 2 cm maior que o normal.
2. Auscultação de dois ou mais corações fetais distintos e separados pode ocorrer com um Doppler no fim do primeiro trimestre, ou com um fetoscópio após 20 semanas de gestação.
3. O ultrassom é a principal ferramenta de diagnóstico; ele é usado para 95 a 100% dos casos. As bolsas gestacionais podem ser identificadas em 6 a 8 semanas.
4. A β-hCG quantitativa inicial alta é um dos primeiros indicadores. No entanto, devido à possibilidade de resultados falso-positivos, o ultrassom deve ser usado para confirmar o diagnóstico na presença de níveis elevados de β-hCG.

Complicações

1. Cardiopulmonares.
   a. Edema pulmonar.
   b. Complicações da tocólise.
   c. Hipertensão ou pré-eclâmpsia.
   d. Síndrome de compressão da veia cava.
   e. Cardiomiopatia periparto e pós-parto.
2. Sistema digestório.
   a. Esteatose hepática aguda da gravidez.
   b. Colestase da gravidez.
3. Hematológica – anemia.
4. Obstétricas.
   a. TPP ou nascimento prematuro.
   b. Incompetência do colo do útero.
   c. Maior incidência de parto cesáreo.
   d. Maior uso de tocólise.
   e. Hemorragia pré-parto e pós-parto.
   f. Descolamento prematuro da placenta.
   g. Ruptura uterina.
   h. Diabetes gestacional.
   i. Polidrâmnio; oligo-hidrâmnio comum com gestação gemelar.
   j. Aborto espontâneo.
   k. RCIU.
   l. Problemas no cordão umbilical, como torção, prolapso do cordão ou *vasa* prévia.
5. Riscos fetais – anormalidades estruturais, como defeitos cardíacos congênitos, anomalias do aparelho intestinal, defeitos do tubo neural, hidrocefalia, defeitos craniofaciais, defeitos esqueléticos, anencefalia e encefalocele.
6. Gêmeos xifópagos.
7. A síndrome de transfusão intergemelar resulta em anastomoses dos vasos placentários; o risco é maior com uma placenta.

Manejo e intervenções de enfermagem

1. Aconselhamento nutricional – são necessários maior ingestão calórica e proteica, bem como suplementos vitamínicos, para atender às demandas de múltiplos fetos.
2. Avaliação fetal – ultrassonografias sequenciais durante a gravidez avaliam o crescimento e o desenvolvimento fetal, a fim de verificar inconsistências. Cardiotocografia basal, perfil biofísico e amniocentese são utilizados para verificação da maturidade pulmonar fetal e da tolerância fetal. A amostragem percutânea do cordão umbilical pode ser usada para estabelecer o bem-estar fetal, caso haja suspeita de transfusão intergemelar.
3. Prevenção de TPP – a hospitalização pode ser necessária quando a paciente apresentar sinais e sintomas de TPP.
   a. Incentive o repouso no leito e a hidratação.
   b. Instale o monitoramento fetal e auxilie na terapia tocolítica, caso solicitado.
4. Tipo de parto – depende da apresentação dos gêmeos, das condições maternas e fetais e da idade gestacional. O parto cesáreo é comumente realizado quando há mais de dois fetos.
5. Manejo intraparto.
   a. Instale um acesso IV.
   b. Forneça MEF para cada feto; trigêmeos e gestações com mais de 3 fetos podem precisar de ultrassonografias seriadas durante o trabalho de parto ou no pré-operatório.
   c. Recomenda-se a preparação dupla (tentativa de parto vaginal feita na sala de cirurgia), caso seja apropriado. Diretrizes para o parto vaginal de gêmeos:
      i. Equipes neonatais para cuidar de cada recém-nascido individualmente.
      ii. Conjunto cirúrgico prontamente disponível.
      iii. Obstetra e assistente com experiência em partos vaginais de gêmeos.
      iv. Anestesia de escolha: peridural, embora existam alternativas; consulte o anestesista. Um profissional de anestesia capaz de administrar anestesia geral deve estar prontamente disponível.
   d. A indução/estimulação com ocitocina pode ser necessária secundariamente ao trabalho de parto hipotônico.
   e. Existe um risco maior de hemorragia pós-parto; faça as preparações adequadas.
6. Suporte emocional – incentive a família a discutir seus sentimentos a respeito de nascimentos múltiplos e a identificar maneiras pelas quais precisarão de assistência. Encaminhe para recursos como a National Organization of Mothers of Twins Clubs (*www.nomotc.org*).

Considerações sobre atendimento domiciliar e na comunidade

1. Discuta os sinais de alerta para TPP.
2. O atendimento domiciliar pode incluir visitas de enfermagem e avaliações fetais.
3. Verifique se as informações de contato com o médico estão disponíveis.

COMPLICAÇÕES INTRAPARTO

Trabalho de parto prematuro

O *trabalho de parto prematuro* (TPP) é definido pela presença de contrações regulares, associadas à alteração cervical entre 20 e 37 semanas completas de gestação. O TPP é a segunda causa de mortalidade infantil, perdendo apenas para defeitos congênitos. A taxa de nascimentos prematuros nos EUA foi de 9,6% em 2016.[4] No entanto, a terapia intensiva neonatal e a tecnologia avançaram para atender às diversas necessidades de transição extrauterina do recém-nascido prematuro.

É importante diferenciar o TPP de outras sequelas a fim de evitar erros de diagnóstico. Por exemplo, a irritabilidade uterina sem alteração cervical não é TPP. Da mesma maneira, parto prematuro não é sinônimo de baixo peso ao nascer (BPN): o primeiro é qualquer nascimento que ocorra antes das 37 semanas completas de gestação, ao passo que o BPN se refere apenas ao peso no nascimento (menos de 2.500 g), independentemente da idade gestacional.

[4]N.R.T.: A taxa de prematuridade no Brasil, segundo DATASUS 2019, é de 10,9% (Defilipo EC. *Fatores associados à prematuridade e ao baixo peso ao nascer em Governador Valadares, Minas Gerais: estudo caso-controle.* Tese de doutorado, 2019).

Fisiopatologia e etiologia

1. A etiologia exata do TPP permanece desconhecida, mas pode incluir:
   a. Hemorragia decidual (descolamento prematuro da placenta).
   b. Fatores mecânicos como hiperdistensão uterina ou incompetência cervical.
   c. Disfunção hormonal.
   d. Anormalidades anatômicas e estruturais.
   e. Etiologia infecciosa (p. ex., vaginose bacteriana, estreptococo beta do grupo B).
2. Ocorrem alterações fisiológicas com o início do trabalho de parto espontâneo.
   a. Ocorrem alterações cervicais: amolecimento, encurtamento e localização.
   b. Os receptores de ocitocina presentes no miométrio respondem aos níveis circulantes.
   c. Os níveis de prostaglandina no líquido amniótico aumentam.

Fatores de risco para trabalho de parto prematuro

1. Complicações clínicas/obstétricas (anteriores à gravidez atual):
   a. Trabalho de parto prematuro (TPP) anterior triplica o risco na gravidez atual.
   b. Abortos múltiplos.
   c. Baixo peso para a altura antes da gravidez.
   d. Anormalidades uterinas/cervicais.
   e. Paridade (0 ou maior que 4).
   f. Hipertensão.
   g. Diabetes.
   h. Obesidade.
2. Complicações da gravidez atual:
   a. Anemia.
   b. Gestação múltipla.
   c. Placenta prévia.
   d. Descolamento prematuro de placenta.
   e. Anomalia fetal.
   f. Hidrâmnio (poli-hidrâmnio, oligo-hidrâmnio).
   g. Cirurgia abdominal.
   h. Infecção.
   i. Sangramento no primeiro trimestre.
   j. Intervalo curto entre gestações.
   k. Ruptura prematura da membrana.
   l. Incompetência cervical.
   m. Infecção urinária/pielonefrite.
3. Dados demográficos:
   a. Idade materna inferior a 17 anos ou superior a 35 anos.
   b. Afro-americano (dobra o risco).
   c. Baixo nível socioeconômico.
4. Dados comportamentais e ambientais:
   a. Exposição ao dietilestilbestrol (DES).
   b. Tabagismo (especialmente se consumir mais de 11 cigarros/dia).
   c. Má nutrição ou estresse excessivo.
   d. Abuso de drogas.
   e. Pré-natal tardio ou inexistente.
   f. Violência por parceiro íntimo.

Manifestações clínicas

1. Cólicas uterinas (semelhantes à cólica menstrual, intermitente ou constante).
2. Contrações uterinas que ocorrem em intervalos de 10 minutos ou menos.
3. Dor ou pressão abdominal baixa (pressão pélvica).
4. Dor lombar difusa (intermitente ou constante).
5. Aumento ou alteração nas secreções vaginais.
6. Sensação que o bebê está "empurrando para baixo" ou que tem "algo" na vagina.

Avaliação diagnóstica

1. O ultrassom cervical transvaginal pode prever o comprimento cervical e orientar alterações internas.
2. Fibronectina fetal (fFN): proteína produzida pelas membranas fetais que funciona como um adesivo para manter as membranas contra o miométrio uterino. Normalmente está ausente nas secreções cervicais após 16 a 20 semanas e reaparece após 34 semanas de gestação. Portanto, um teste realizado no segundo trimestre com fFN positivo representa um indicador de risco para TPP e possível infecção. (ver Capítulo 36.)

Manejo

O gerenciamento do TPP está focado em educação precoce, prevenção e limitação da morbidade neonatal.

Cuidados antes da concepção

1. Avaliação basal da saúde e dos riscos; aconselhe a paciente na redução de riscos atribuíveis ao TPP.
2. Planejamento da gravidez e identificação de barreiras aos cuidados.
3. Cuidado periodontal.
4. Ajuste de medicamentos prescritos e de venda livre que possam representar uma ameaça para o feto em desenvolvimento.
5. Aconselhamento nutricional, conforme necessário.
6. Aconselhamento genético, conforme indicado.

Tratamento antes do parto

1. Oriente a mãe sobre os sinais/sintomas de TPP.
2. Instrua a mãe e forneça recursos para modificações no seu estilo de vida:
   a. Se aplicável, incentive as aulas de cessação do tabagismo.
   b. Discuta os aspectos envolvidos em uma dieta saudável e no ganho de peso materno adequado durante a gravidez.
3. As opções de terapia precoce incluem: repouso no leito, hidratação e abstenção de relações sexuais e orgasmo; a eficácia de cada método é incerta.

Terapia tocolítica

Se o tratamento pré-parto não for bem-sucedido, a terapia tocolítica poderá ser instituída, porém não existe um medicamento específico para interromper o TPP. Essas substâncias devem ser usadas apenas quando o benefício potencial para o feto exceder o risco potencial. Se forem utilizados tocolíticos, a escolha do medicamento deverá ser individualizada e baseada na condição materna, nos potenciais efeitos colaterais e na idade gestacional.

1. Betamimético – terbutalina: atua nas células receptoras β_2 localizadas no músculo liso, inibindo as contrações uterinas. A terbutalina injetável (subcutânea) não deve ser administrada a mulheres grávidas para prevenção ou tratamento prolongado (além de 48 a 72 horas) da TPP no ambiente hospitalar ou ambulatorial, devido ao potencial de graves problemas cardíacos maternos e morte. Além disso, a terbutalina oral não deve ser usada para prevenção ou qualquer tratamento do TPP, pois não demonstrou eficácia e apresenta preocupações de segurança semelhantes.
   a. Suspenda a medicação com pulso materno superior a 120.
   b. Contraindicações: arritmias cardíacas.
   c. Potenciais efeitos adversos maternos: taquicardia, arritmias cardíacas, edema pulmonar, isquemia miocárdica, hipotensão e morte.
   d. Potenciais efeitos adversos fetais: taquicardia, hiperinsulinemia, hiperglicemia, hipertrofia miocárdica ou septal, isquemia miocárdica.
2. Sulfato de magnésio – interfere na contratilidade da musculatura lisa, embora seu mecanismo de ação exato seja desconhecido.
   a. Dosagem: 4 a 6 g IV em *bolus* com *piggyback* (uma bolsa paralela, na extensão do acesso principal) por 15 a 30 minutos e, em seguida, 1 a 2 g como dose de manutenção por gotejamento intravenoso contínuo.

b. Contraindicações: miastenia *gravis* e doença renal.
c. Potenciais efeitos adversos maternos: rubor, letargia, dor de cabeça, fraqueza muscular, RTP diminuída, diplopia, boca seca, edema pulmonar e parada cardíaca.
d. Potenciais efeitos adversos fetais: letargia, hipotonia, depressão respiratória e desmineralização com uso prolongado.
e. Monitore os níveis séricos de magnésio.
f. Antídoto para toxicidade do magnésio: gliconato de cálcio.

3. Inibidores da prostaglandina – indometacina: inibe a estimulação das contrações pela prostaglandina; no entanto, após 34 semanas de gestação, a indometacina pode causar o fechamento prematuro do canal arterial fetal.
   a. Dosagem: dose de carga de 50 mg por via oral e, em seguida, 25 mg por via oral a cada 6 horas por 48 horas no máximo.
   b. Contraindicações: insuficiência renal ou hepática significativa.
   c. Potenciais efeitos adversos maternos: náuseas, azia, hemorragia pós-parto.
   d. Potenciais efeitos adversos fetais: constrição do canal arterial, hipertensão pulmonar, diminuição reversível da função renal com oligo-hidrâmnio, hemorragia intraventricular, hiperbilirrubinemia, enterocolite necrosante.
4. Bloqueador dos canais de cálcio – nifedipino: relaxa a musculatura lisa por meio da inibição do transporte de cálcio, impedindo a formação de contração.
   a. Dosagem: 10 a 40 mg por via oral e, em seguida, 30 a 60 mg a cada 8 a 12 horas por 48 horas no máximo.
   b. Contraindicações: doença cardíaca, use com precaução nos casos de doença renal, hipotensão materna (menos de 90/50 mmHg). Evite o uso concomitante com sulfato de magnésio.
   c. Potenciais efeitos adversos maternos: rubor, tontura, dor de cabeça, náuseas, hipotensão transitória.
   d. Potenciais efeitos adversos fetais: nenhum atualmente conhecido.
5. Terapia antibiótica: existem vários regimes para a profilaxia antimicrobiana intraparto e prevenção de doenças estreptocócicas do grupo B (GBS). O tratamento deve ser iniciado como positivo presuntivo para GBS.

Contraindicações gerais à terapia tocolítica

1. Padrões de BCF da categoria III.
2. Infecção intra-amniótica.
3. Eclâmpsia ou pré-eclâmpsia grave.
4. Morte fetal.
5. Maturidade fetal.
6. Instabilidade hemodinâmica materna.
7. Sangramento grave por qualquer causa.
8. Anomalia fetal incompatível com a vida.
9. RCIU grave.
10. Dilatação do colo do útero maior que 5 cm.

Aceleração da maturidade pulmonar fetal

1. Administração de corticosteroides – betametasona ou dexametasona.
   a. Devem ser administrados a pacientes com potencial para TPP entre 24 e 34 semanas de gestação.
   b. A betametasona deve ser administrada por via IM em duas doses de 12 mg cada, com 24 horas de intervalo.
   c. A dexametasona deve ser administrada por via IM em quatro doses de 6 mg cada, a cada 12 horas.
      i. Diminui a hemorragia intraventricular, a enterocolite necrosante e a síndrome do desconforto respiratório (SDR). A prematuridade pode resultar em mortalidade.
   d. A administração oportuna é essencial; administrados à mãe antes do parto; adiar o parto para a administração é uma opção.
   e. A administração seriada dos agentes não é mais recomendada.
   f. Administrados a mulheres em risco de iniciar TPP nos próximos 7 dias.

Complicações

1. A prematuridade e as complicações neonatais associadas incluem:
   a. Hemorragia intraventricular, enterocolite necrosante.
   b. Síndrome do desconforto respiratório (SDR) devido à imaturidade pulmonar relacionada à falta de produção de surfactante.
   c. Persistência do canal arterial patente.
   d. Enterocolite necrosante.

Avaliação de enfermagem

Durante a terapia tocolítica, avalie o seguinte:

1. Condições fetais e dados da atividade uterina pelo MEF.
2. Estado respiratório (edema pulmonar é um efeito adverso).
3. Tremores musculares.
4. Palpitações.
5. Tontura.
6. Débito urinário.
7. Educação da paciente quanto a sinais e sintomas de TPP.
8. Educação da paciente quanto a sinais e sintomas de infecção.

Diagnósticos de enfermagem

- Ansiedade relacionada ao uso de agentes tocolíticos e à mudança do papel social
- Risco de lesão ao feto secundário à prematuridade
- Complicações potenciais da terapia medicamentosa, relacionadas à terapia tocolítica
- Mecanismo de enfrentamento ineficaz relacionado à crise situacional.

Intervenções de enfermagem

Redução da ansiedade

1. Conheça as contraindicações e possíveis complicações da terapia tocolítica.
2. Explique a finalidade e os efeitos adversos comuns da terapia tocolítica.
3. Forneça informações precisas sobre as condições do feto e o progresso do trabalho de parto.
4. Permita que a mulher e a pessoa que a apoia verbalizem seus sentimentos.
5. Incentive o relacionamento com outras pacientes que também apresentam TPP.

Redução de lesões ao feto

1. Incentive a mulher a assumir posições laterais que melhorem a perfusão placentária.
2. Monitore as condições fetais e o progresso do trabalho de parto.
3. Ajude no parto, conforme necessário.
4. Notifique a equipe multiprofissional sobre o progresso do trabalho de parto.

Redução do risco de complicações relacionadas aos medicamentos

1. Mantenha um controle preciso da ingestão e do débito pelo menos de acordo com o protocolo da instituição, com base no agente tocolítico e na dosagem.
2. Avalie os sinais vitais maternos de acordo com a política da instituição. Notifique o médico caso o pulso materno seja superior a 120 bpm.
3. Avalie sinais e sintomas de edema pulmonar.
4. Avalie os RTPs de acordo com a política da instituição, observando a hiporreflexia devido à infusão de sulfato de magnésio; uma dosagem excessiva ou a depuração renal deficiente podem levar à toxicidade pelo magnésio.
5. Interrompa a infusão caso ocorreram efeitos adversos; notifique o médico.
6. Eduque a mulher e seu parceiro a respeito da terapia tocolítica, explicando a finalidade e os efeitos adversos comuns.

Promoção da capacidade de enfrentamento materno-familiar

1. Forneça apoio e orientação, mas também incentive o tempo privado da mulher e do parceiro.
2. Incentive-os a fazer perguntas e verbalizar seus sentimentos.
3. Facilite o encaminhamento para o assistente social, conforme necessário.

Considerações sobre atendimento domiciliar e na comunidade

1. Certifique-se de que a mulher atenda aos seguintes critérios para o manejo domiciliar de TPP:
   a. Não há evidência de TPP ativo.
   b. Não há evidência de infecção.
   c. Dilatação cervical inferior a 3 cm.

Educação da paciente e manutenção da saúde

1. Eduque a paciente sobre a importância de manter a gravidez até o termo, porque isso está relacionado a melhores resultados com maior maturidade pulmonar fetal.
2. Incentive sua conformidade com um nível menor de atividades ou com repouso no leito, repouso pélvico, nutrição adequada e hidratação.
3. Ensine à mulher os sinais e sintomas de infecção e também ensine-a a comunicar-se imediatamente com o médico.

Reavaliação: resultados esperados

- Demonstra preocupação com o tratamento e com o resultado da gravidez
- Sem comprometimento fetal ou complicações; parto a termo
- Sinais vitais estáveis
- Família focada no bem-estar materno-fetal.

Ruptura prematura das membranas

A *ruptura prematura das membranas* (RPM) é definida pelo rompimento destas antes do início do trabalho de parto. A RPM é independente da idade gestacional; quando ocorre antes do termo, é chamada de RPM pré-termo. Essa condição ocorre em cerca de um terço dos nascimentos prematuros e 8% das gestações a termo. A RPM aumenta o risco de desacelerações variáveis no traçado dos BCF, relacionadas à diminuição do volume de líquido amniótico.

Fisiopatologia e etiologia

1. A ruptura das membranas ocorre durante o curso normal do trabalho de parto. A etiologia exata da RPM não é claramente entendida, embora se suspeite de causas não patológicas, como a combinação de alongamento das membranas e alterações bioquímicas; infecção geralmente é considerada uma causa primária.
2. A RPM se manifesta por uma descarga de líquido amniótico ou vazamento de líquido através da vagina, que geralmente persiste; o fluxo pode diminuir na posição sentada ou supina.

Avaliação diagnóstica

1. História de saúde e exame físico da paciente.
2. Exame estéril com espéculo para identificação de "acúmulo" de líquido na vagina, cervicite, prolapso umbilical ou fetal e avanço cervical. Colete amostras para cultura conforme apropriado.
3. Teste da nitrazina – o líquido amniótico altera o papel de pH de verde-amarelo para azul. Podem ocorrer resultados falso-positivos quando sangue, sêmen, antissépticos alcalinos e vaginose bacteriana estão presentes.
4. Teste de cristalização – é feito um *swab* do fórnice vaginal posterior para obtenção de líquido amniótico. O teste positivo revela a cristalização ou "arborização" (tem a aparência de uma folha de samambaia) em uma lâmina observada em microscópio.
5. Ultrassom para avaliar o volume de líquido amniótico.

Manejo (> 34 semanas)

1. Quando a RPM é confirmada, a idade gestacional, a apresentação fetal e o bem-estar determinarão se a hospitalização é necessária.
2. Em qualquer idade gestacional, uma paciente com infecção intrauterina evidente, descolamento de placenta ou evidência de padrão de BCF da categoria III é melhor assistida por um parto imediato.
3. Caso o parto imediato não seja indicado, deve-se obter culturas do colo do útero para identificar o melhor tratamento com antibióticos (clamídia, gonorreia e estreptococo beta-hemolítico do grupo B, caso seja apropriado).
4. Manejo pré-parto: ofereça tempo adequado para que a fase latente do trabalho de parto progrida (pode ser de horas a dias ou a critério do médico primário) e MEF.
   a. Os exames vaginais são reduzidos ao mínimo para evitar infecções.
   b. Uma vez tomada a decisão de fazer o parto, a profilaxia para GBS deve ser iniciada, com base nos resultados anteriores da cultura ou nos fatores de risco.
5. Manejo ativo:
   a. A indução/estimulação com ocitocina pode ser iniciada no momento da apresentação para reduzir:
      i. Risco de corioamnionite.
      ii. Morbidade febril pós-parto.
      iii. Tratamentos antibióticos neonatais.

Complicações

1. Infecção materna – intraparto (corioamnionite) e pós-parto (endometrite).
2. Potencial aumento das taxas de parto cesáreo.
3. Infecção ou comprometimento fetal ou neonatal.

Avaliação de enfermagem

1. Avalie a pressão arterial, a respiração, o pulso e a temperatura maternos de acordo com a política da instituição. A temperatura deve ser verificada a cada 2 horas. Se a temperatura ou o pulso estiverem elevados, continue monitorando com mais frequência.
2. Monitore a quantidade e o tipo de líquido amniótico que está vazando. Observe se há secreção purulenta e fétida, o que pode indicar corioamnionite, e então comunique imediatamente.
3. Avalie a paciente periodicamente para averiguar dor abdominal difusa ou dor à palpação, sinais de aumento da infecção.
4. Verifique periodicamente os valores do hemograma com resultados diferenciais; qualquer desvio para a esquerda (ou seja, aumento de formas imaturas de neutrófilos/leucócitos) sinaliza infecção.
5. Comunique todos os achados relacionados aos sinais de infecção ao médico principal e à equipe perinatal.
6. Avalie as condições fetais de acordo com a política da instituição, dependendo das etapas do trabalho de parto; a infecção materna é a principal causa de taquicardia fetal.
7. Permita a atividade da paciente conforme o *status* clínico justifique tal procedimento.

Diagnósticos de enfermagem

- Risco de infecção relacionada a bactérias ascendentes, ruptura do saco amniótico.

Intervenções de enfermagem

Prevenção de infecções

1. Avalie a quantidade e o odor do vazamento de líquido amniótico.
2. Use luvas estéreis para realizar os exames vaginais, que devem ser reduzidos ao mínimo.
3. Coloque a paciente sobre absorventes descartáveis para coletar o fluido e troque-os a cada 1 a 2 horas ou mais frequentemente, conforme necessário.
4. Revise a necessidade de uma boa técnica de lavagem das mãos e higiene após a paciente urinar e defecar.
5. Monitore a BCF e a atividade fetal de acordo com a política da instituição, conforme indicado.
6. Monitore temperatura materna, taxa respiratória, pulsos, pressão arterial e dor à palpação do útero com frequência, conforme indicado.
7. Administre o tratamento contra GBS ou antibióticos, conforme indicado também.

Reavaliação: resultados esperados

- Sem sinais de infecção.

Ruptura prematura das membranas fetais pré-termo

A *ruptura prematura das membranas fetais pré-termo* (RPMpt) é definida como a ruptura de membranas antes das 37 semanas completas de gestação, sem o início do trabalho de parto espontâneo. Independentemente do tratamento ou da apresentação clínica, o parto em 1 semana é o resultado mais provável. No entanto, cerca de 3 a 13% das pacientes podem antecipar a interrupção do vazamento de fluido e possível restauração do volume normal de líquido amniótico, durante o curso restante da gestação.

Pacientes com RPMpt apresentam alto risco de infecção durante as fases intraparto e pós-parto. As complicações secundárias incluem: má apresentação fetal, descolamento de placenta e prematuridade. Por outro lado, as complicações neonatais são: síndrome do desconforto respiratório, infecção e morte.

Fisiopatologia e etiologia

1. Embora a causa exata seja desconhecida, é provável que a RPMpt seja uma fraqueza patológica intrínseca, ou relacionada a um fator extrínseco que faz com que as membranas se rompam prematuramente.
2. A principal causa da RPMpt é a infecção, particularmente em gestações anteriores (amnionite; estreptococo beta-hemolítico do grupo B).
3. Outras causas:
   a. História do RPM/TPP.
   b. Baixo índice de massa corporal (inferior a 19,8).
   c. Deficiências nutricionais.
   d. Distúrbios do tecido conjuntivo.
   e. Tabagismo materno.
   f. Conização cervical ou cerclagem.
   g. Doença pulmonar.
   h. Hiperdistensão uterina.
   i. Amniocentese.

Ver RPM, p. 1075, e parto prematuro, p. 1072, para intervenções de enfermagem e gestão.

Indução e estimulação do trabalho parto

Baseado em evidências

Troiano, N., Harvey, C., & Chez, B. (Eds.). (2013). *High-risk and critical care obstetrics* (3rd ed.). Philadelphia, PA: Lippincott Williams & Wilkins.

Association of Women's Health, Obstetric, Neonatal Nurses. (2011). *AWHONN Position statement: Non-medically indicated induction and augmentation of labor.* Journal of Obstetric, Gynecologic, and Neonatal Nursing, 40, 665-6.

Indução do trabalho de parto (ITP) refere-se à utilização de agentes ou procedimentos exógenos de aprimoramento, resultando em contrações rítmicas e início espontâneo do trabalho de parto. O amadurecimento cervical utiliza medicamentos e procedimentos a fim de afetar as propriedades físicas (amolecimento e dilatação) do colo do útero, na preparação para o trabalho de parto e parto. Os benefícios da indução devem superar os riscos para a unidade materno-fetal. As induções podem ser medicamente indicadas ou eletivas, sendo que os procedimentos eletivos anteriores às 39 semanas completas de gestação são contraindicados.

Estimulação refere-se à administração de estimulantes uterinos quando ocorre distocia do trabalho de parto (disfunção). Um trabalho de parto disfuncional pode acontecer por várias razões (descritas na próxima seção), e continua sendo a causa número um de cesarianas primárias. Medicamentos semelhantes são utilizados para indução, estimulação e, às vezes, amadurecimento cervical.

Indicações para a indução do trabalho de parto

Indicação clínica

1. Descolamento prematuro da placenta.
2. Corioamnionite (infecção intra-amniótica).
3. Morte fetal.
4. Distúrbios hipertensivos: crônico, gestacional, pré-eclâmpsia ou eclâmpsia.
5. Ruptura prematura de membranas.
6. Gravidez pós-termo.
7. Condições clínicas maternas: diabetes melito, doença renal, doença pulmonar crônica ou doença cardíaca subjacente.
8. Condições fetais: restrição grave do crescimento fetal, anomalias, isoimunização, padrão evolutivo de BCF de categoria II ou padrão de BCF de categoria III, oligo-hidrâmnio.

Eletiva

1. Preferência da paciente ou do médico.
2. Razões logísticas: risco de trabalho de parto rápido, distância do hospital.
3. Indicações psicossociais.
4. Além dos outros motivos da indução eletiva, também deve haver maturidade pulmonar fetal ou idade gestacional de 39 ou mais semanas, determinada por um dos seguintes critérios:
   a. Sons cardíacos fetais documentados a partir de 20 semanas pelo fetoscópio não eletrônico, ou por pelo menos 30 semanas pelo Doppler.
   b. 36 semanas ou mais a partir de um teste de gravidez de sangue ou urina hCG-positivo, feito por um laboratório confiável.
   c. Uma medida de ultrassom da coroa-nádega obtida em 6 a 12 semanas, que suporte uma idade gestacional de pelo menos 39 semanas.
   d. Um exame de ultrassom entre 13 e 20 semanas, confirmando pelo menos 39 semanas de gestação, conforme determinado pela história clínica e pelo exame físico.

Contraindicações para a indução do trabalho de parto

1. Sangramento vaginal, placenta prévia conhecida ou *vasa* prévia.
2. Apresentação anormal: transversal (quando o cordão umbilical do feto fica entre sua cabeça e o assoalho pélvico, podendo comprimir o cordão no momento do parto e causar complicações).
3. Incisão uterina transfúndica prévia ("clássica") ou miomectomia extensa.

4. Deformidades estruturais pélvicas.
5. Infecção por herpes genital ativa ou comprovada por cultura.
6. Carcinoma cervical invasivo.
7. Prolapso do cordão umbilical.
8. Apresentação fetal acima da entrada pélvica.
9. Padrão de BCF da categoria III.

Indicações para a estimulação do trabalho de parto

1. Hipocontratilidade uterina.
2. Distocia (progressão lenta e anormal do trabalho de parto).
3. A estimulação deve ser considerada na ausência de alteração cervical, caso a frequência das contrações seja inferior a 3 em 10 minutos, ou caso a intensidade das contrações seja inferior a 25 mmHg acima do valor basal com cateter de pressão intrauterino, ou ambos.

Contraindicações para a estimulação do trabalho de parto

1. As mesmas que para a indução.

Manejo

O *índice de Bishop* refere-se a um sistema de pontuação que documenta a favorabilidade cervical, conferindo uma pontuação de 0 a 3 para cada um dos cinco parâmetros: dilatação, posição, apagamento, altura e consistência cervical. Com um índice de Bishop igual ou superior a 8, a probabilidade de um parto vaginal é semelhante à de um trabalho de parto espontâneo. O índice de Bishop deve ser documentado juntamente com a apresentação fetal, antes da indução.

Amadurecimento cervical

O *amadurecimento cervical* é realizado caso a indução seja indicada e o colo do útero seja desfavorável. Normalmente, o colo do útero é avaliado de acordo com o sistema de pontuação pélvica de Bishop; se o escore for 8 ou mais, a probabilidade de parto vaginal, após a indução do parto, será semelhante à do parto espontâneo.

1. Métodos mecânicos:
   a. *Laminaria digitata* – uma preparação de algas que é inserida diretamente e dilata o colo do útero pela absorção de água.
   b. Um cateter de balão transcervical é inserido através do colo do útero; uma vez que este seja inflado, é aplicada uma tração suave a fim de dilatar o colo do útero.
2. Prostaglandina E_2 (PGE_2): a dinoprostona é uma inserção sólida de 10 mg liberada ao longo do tempo, colocada na vagina, e que pode ser removida.
   a. Requer monitoramento fetal contínuo, conforme destacado pelo fabricante e pelas diretrizes de pesquisa.
   b. Mantenha-a congelada até imediatamente antes do uso, uma vez que é instável à temperatura ambiente, e estável por até 3 anos quando congelada.
   c. A paciente deve permanecer em decúbito dorsal por 2 horas após a inserção; após 2 horas, poderá deambular se a telemetria MEF estiver disponível para monitoramento contínuo.
   d. A remoção pode ser necessária caso haja evidência de resposta de taquissistolia uterina ou intolerância fetal (evolução de BCF da categoria II ou categoria III).
   e. Remoção após 12 horas ou no início do trabalho de parto; a ocitocina deve ser adiada pelo menos 30 a 60 minutos após a remoção.
   f. Deve ser administrada na sala de parto com MEF contínuo, a fim de que se monitorem as condições fetais e uterinas, e por pelo menos 15 minutos após a remoção.
3. O gel de PGE_2 é administrado por cateter ou diafragma (pessário) em doses variando entre 0,5 e 5 mg.
   a. Sendo instável à temperatura ambiente, guarde-o na geladeira; leve-o à temperatura ambiente imediatamente antes da administração (não use micro-ondas, água morna ou qualquer outro método de aquecimento para acelerar o processo, pois o gel é sensível ao calor e pode, portanto, ser inativado).
   b. A paciente deve permanecer deitada por pelo menos 30 minutos. Se não houver resposta, doses adicionais poderão ser administradas a cada 6 horas.
   c. A taquissistolia uterina é uma complicação com risco aumentado de ruptura uterina.
   d. A remoção pode ser necessária caso haja evidência de resposta de taquissistolia uterina ou intolerância fetal (evolução de BCF da categoria II ou categoria III).
   e. A ocitocina deve ser adiada por 6 a 12 horas, após a última dose de gel.
   f. Deve ser administrado na sala de parto ou próximo a ela (para monitorar as condições fetais e uterinas – dê sequência a esse procedimento por 30 minutos a 2 horas, após a administração).

Separação/Descolamento das membranas

1. Método mecânico de indução.
2. Após um exame cervical, o procedimento, a fim de induzir o parto, envolve a separação das membranas do segmento uterino inferior, sem rompimento.
3. As complicações incluem: infecção materno-fetal, RPMpt, prolapso do cordão umbilical, precipitação do trabalho de parto e parto, além de desconforto materno.

Amniotomia

1. Método mecânico de indução por ruptura artificial de membranas (RAM).
2. Insira o gancho no colo do útero e faça um leve movimento de torção para capturar uma pequena área das membranas. O líquido deve estar claro ou turvo, sem odor.
3. Os dados mostram que, quando a amniotomia é usada sozinha, ela apresenta resultados imprevisíveis, com intervalos muitas vezes longos antes do início do trabalho de parto; também aumenta o risco de infecção.
4. Utilizada com ocitocina no início, a indução do parto é mais curta do que com a amniotomia sozinha.
5. Monitore os dados da atividade uterina e BCF em intervalos regulares.
6. As complicações incluem: prolapso ou compressão do cordão umbilical e possível infecção materna ou fetal.

Métodos de indução farmacológica

1. A prostaglandina E_1–misoprostol não é aprovada pela FDA, mas possui indicação *off label* para amadurecimento cervical ou indução do trabalho de parto.
   a. Estão disponíveis vários esquemas de dosagem; no entanto, doses mais baixas estão associadas a menor taquissistolia uterina; 25 a 50 mcg administrados por via oral ou intravaginal – a cada 4 horas.
   b. Os efeitos adversos incluem: tremores, dores nas costas, vômitos, diarreia, falta de ar, hipertonia uterina ou ruptura uterina.
   c. Uma nova dose deverá ser suspensa se ocorrerem mais de cinco contrações em 10 minutos,; se for atingido o amadurecimento cervical adequado (colo uterino 80% apagado e 3 cm dilatado); ou se a paciente estiver em trabalho de parto ativo ou padrão de BCF categoria III.
   d. A paciente deve ser observada por até 2 horas após a ruptura espontânea das membranas. Se o colo do útero permanecer desfavorável, significando que a atividade uterina é mínima, não houver padrão de BCF da categoria III e a última dose tiver sido administrada em pelo menos 3 horas, é aceitável então uma nova dosagem.
   e. A ocitocina pode ser iniciada 4 horas após a última dose.

f. O misoprostol deve ser administrado na sala de parto ou próximo dela, para que se permita o monitoramento contínuo das condições fetais e uterinas.

Alerta farmacológico
O misoprostol não é recomendado para mulheres com história de cesariana prévia ou outras cicatrizes uterinas (miomectomia).

2. A ocitocina é um hormônio peptídico produzido naturalmente pelo hipotálamo e liberado pela hipófise posterior. A ocitocina sintética é um dos medicamentos mais comuns utilizados nos EUA. Com base em estudos farmacocinéticos, a resposta uterina começa em 3 a 5 minutos após a infusão e atinge o estado de equilíbrio em 40 minutos; no entanto, a sensibilidade da paciente varia. Dilatação cervical, paridade e idade gestacional predizem a resposta à dose de ocitocina.
   a. A infusão de ocitocina é administrada por meio de uma infusão IV paralela conectada à entrada mais próxima da inserção do cateter na pele da gestante. As concentrações das soluções variam e podem ser preparadas na farmácia ou por um enfermeiro da equipe de obstetrícia, de acordo com a política da instituição. A ocitocina é administrada apenas por bomba de infusão, acompanhada de monitoramento constante das condições maternas e fetais com MEF no ambiente hospitalar.
   b. Devido à propriedade antidiurética da ocitocina, pode ocorrer intoxicação por água, o que por sua vez pode levar à insuficiência cardíaca. Os sintomas de intoxicação hídrica incluem: cefaleia, náuseas e vômito, confusão mental, diminuição do débito urinário, hipotensão, taquicardia e arritmia cardíaca.
   c. Os requisitos de dosagem adequados para o trabalho de parto variam conforme as opções de dose baixa e alta. As doses iniciais típicas variam entre 0,5 e 2 miliunidades (mU) e aumentam entre 1 e 2 mU a cada 30 a 60 minutos, até que seja alcançado um padrão de contração adequado.
   d. O objetivo é estabelecer contrações uterinas regulares, que resultem em alteração cervical e descida fetal. Dilatação cervical de 0,5 a 1 cm/hora na fase ativa do trabalho de parto – contrações que ocorrem a cada 2 a 3 minutos com duração de 60 a 90 segundos e uma intensidade de 50 a 70 mmHg (moderada) ou superior a 180 unidades de Montevidéu, mas inferior a 400. As unidades de Montevidéu são medidas que utilizam um cateter de pressão intrauterino.

Alerta de enfermagem
Esteja ciente de que a dilatação cervical, a obstrução e a subsequente descida fetal são os verdadeiros indicadores de progresso adequado do trabalho de parto, não a atividade uterina.

   e. Se a ocitocina for interrompida por 20 a 30 minutos, ela poderá ser reiniciada com valores abaixo da dose anterior de infusão, uma vez estabelecidos a atividade uterina e BCF, dentro dos parâmetros de normalidade. No entanto, se a ocitocina for interrompida por mais de 30 a 40 minutos, ela deverá ser reiniciada na dose inicial.
3. As complicações da ocitocina incluem:
   a. Taquissistolia uterina (mais de 5 contrações em 10 minutos).
   b. Hipertonia uterina (tônus de repouso maior que 20 a 25 mmHg, dependendo do tipo de cateter de pressão intrauterino; intensidade maior que 80 mmHg).
   c. Contrações com duração superior a 2 minutos.
   d. Maior incidência de parto cesáreo.
   e. Hipotensão com infusão rápida.
   f. A taquissistolia uterina, acompanhada de bradicardia fetal, pode ser tratada com agentes tocolíticos antes do parto de emergência, caso indicado.

Avaliação de enfermagem

Antes da indução do trabalho de parto

1. Faça a cardiotocografia basal para avaliar o bem-estar fetal.
2. Avalie os sinais vitais maternos, especialmente a PA.
3. Instale um acesso IV e avalie sua permeabilidade antes do início da infusão.
4. Siga a política da instituição. Apresentação fetal, pontuação no índice de Bishop, avaliação fetal e exame vaginal devem ser documentados antes da ITP.

Após a administração de ocitocina

1. Monitore a BCF e a atividade uterina a cada 30 minutos e conforme indicado.
2. Avalie os sinais vitais maternos de acordo com a política da instituição; a pressão arterial e o pulso devem ser avaliados a cada intervalo de dose.
3. Limite os exames vaginais, principalmente após a ruptura das membranas.
4. Mantenha os registros de ingesta e débito e observe os sinais de intoxicação por água – tonturas, cefaleia, confusão mental, náuseas e vômito, hipotensão, taquicardia e diminuição da produção de urina.

Diagnósticos de enfermagem

- Ansiedade relacionada a intervenções médicas e resultados materno-fetais
- Risco de comprometimento da perfusão tecidual: placentária, relacionado à resposta uterina hiperestimulatória
- Dor aguda relacionada à atividade uterina e à evolução do trabalho de parto e nascimento.

Intervenções de enfermagem

Diminuição da ansiedade

1. Na admissão, revise as políticas e protocolos hospitalares para indução com a paciente e o parceiro.
2. Solicite um *feedback* relacionado ao plano de nascimento e preferências culturais.
3. Ensine ou reveja o uso de técnicas de relaxamento e distração.
4. Responda às perguntas e ofereça apoio emocional.

Promoção da oxigenação uteroplacentária

1. Avalie as condições fetais e as contrações uterinas periodicamente. Avalie também se há sinais de insuficiência uteroplacentária (variabilidade mínima ausente, BCF anormal inicial, desacelerações tardias ou variáveis recorrentes ou repetitivas).
2. Coloque a paciente em posição lateral e avalie os sinais vitais; aumente os líquidos intravenosos caso ocorra hipotensão.
3. Administre o oxigênio prescrito (8 a 10 ℓ/minuto por máscara facial sem respirador), caso apareçam características preocupantes dos BCF (padrão de BCF de categoria II ou categoria III em evolução) e notifique o médico.
4. Se surgir alguma resposta uterina hiperestimulatória persistente (p. ex., taquissistolia ou hipertonia), interrompa o agente de estimulação ou indução, caso seja possível; além disso, induza técnicas de reanimação intrauterina e notifique o médico imediatamente. Por último, administre tocolíticos, de acordo com a prescrição, e prepare-se para uma cesariana de emergência.

Controle da dor

1. Incentive o uso de técnicas de respiração/relaxamento, distração, posicionamento e medidas de conforto não farmacológicas.

2. Incentive a participação ativa do parceiro.
3. Administre analgesia/anestesia conforme solicitado e prescrito.
4. Apoie a mãe e o parceiro durante o processo com empatia.

Reavaliação: resultados esperados

- Verbaliza a compreensão do processo de indução
- Não há evidência de resposta uterina hiperestimulatória ou padrão de BCF da categoria III
- Progresso do trabalho de parto e dor controlada.

Distocia

A *distocia* é caracterizada por progressão lenta e anormal do trabalho de parto, geralmente resultante de padrões anormais de atividade uterina ou da força materna de expulsão. A distocia é a principal indicação para estimulação do parto e cesariana primária. Suas causas incluem: anormalidades de força (contrações), passagem (pelve) ou passageiro (feto). (ver Capítulo 37.)

Fisiopatologia e etiologia

Anormalidades de força

1. Contrações inadequadas resultam em má progressão do trabalho de parto e prolongam a descida do feto. As causas comuns disso incluem: aumento do tônus uterino, pressão de contração anormal, trabalho de parto hipotônico (fase latente prolongada, fase ativa prolongada ou interrompida, ou ainda prolongamento do segundo estágio do trabalho de parto) e pressão de contração anormal.
2. Problemas com a força durante o trabalho de parto resultam em contrações ineficazes ou esforços de expulsão (empurrar para baixo) durante o segundo estágio do trabalho de parto.
3. A etiologia das anormalidades na força durante o trabalho de parto inclui:
   a. Uso precoce ou excessivo de analgesia.
   b. Hiperdistensão do útero (hidrâmnios, macrossomia, gestação múltipla).
   c. Rigidez cervical excessiva.
   d. Grande multíparas (maior que 6).

Anormalidades da passagem

1. Anormalidades na passagem podem ser resultado de anomalias pélvicas ou dos tecidos moles.
2. As anormalidades pélvicas que interferem no encaixamento, descida e expulsão do feto incluem:
   a. Tamanho e forma da pelve.
   b. Obstrução que pode resultar de problemas nos tecidos moles, como um fibromioma uterino ou ovariano e obesidade.
3. As contrações da entrada são observadas quando o diâmetro anteroposterior é inferior a 10 cm ou o maior diâmetro transversal é inferior a 12 cm. As entradas contraídas podem ser de origem genética ou resultar de raquitismo.
4. A desproporção cefalopélvica (DCP) é uma disparidade entre o tamanho da pelve materna e a cabeça fetal que impede a descida fetal e o subsequente parto vaginal; se não houver resolução será indicado o parto cesáreo.

Anormalidades do passageiro

1. As apresentações pélvicas ocorrem em cerca de 3% de todos os partos.
   a. Essa apresentação é mais comum com gestações múltiplas, aumento da paridade, hidrâmnio, deslocamento congênito do quadril, placenta prévia e recém-nascidos prematuros.
   b. Normalmente, o método de escolha para o parto é uma cesariana.
2. A apresentação do ombro (transversal) ocorre quando o feto fica perpendicular à coluna materna e ao colo do útero. O parto será realizado por cesariana se a versão cefálica externa (VCE) for malsucedida.
3. Um feto grande aumenta o risco de traumatismo, tanto materno quanto fetal, podendo resultar em DCP.

Avaliação diagnóstica

1. Progresso inadequado do alargamento, dilatação ou descida cervical da parte de apresentação, como determinado pelo exame vaginal.
2. Comparação de avaliações seriais do progresso do trabalho de parto usando os critérios da curva de Friedman, caso disponíveis.
   a. Uma fase latente prolongada na primigesta é maior que 20 horas e maior que 14 horas na multigesta.
   b. Durante a fase ativa, o colo do útero de uma primigesta normalmente se dilata a uma taxa de 1,2 cm/hora e de uma multigesta a 1,5 cm/hora. Além disso, o feto deve descer a uma taxa típica de 1 cm/hora em uma primigesta e 2 cm/hora em uma multigesta.

Manejo

1. O tratamento de anormalidades da contração envolve a estimulação do trabalho de parto por meio do uso de medicamentos, como a ocitocina (ver p. 1080); um cateter de pressão intrauterina pode ser utilizado para avaliação direta dos dados de contração.
2. O manejo de problemas de passagem materna ou passageiro fetal envolve realizar o parto na condição mais segura possível para a mãe e o feto.
   a. Se o problema estiver relacionado à entrada ou à pelve média, será indicada uma cesariana.
   b. Por outro lado, se o problema estiver relacionado à saída pélvica, poderá ser realizado um parto vaginal cirúrgico, com fórceps ou extração a vácuo.

Complicações

1. Esgotamento materno.
2. Infecção.
3. Hemorragia pós-parto.
4. Intolerância fetal: evolução dos padrões de BCF da categoria II ou III.
5. Traumatismo fetal ou materno por parto vaginal cirúrgico.

Avaliação de enfermagem

1. Realize as manobras de Leopold e avalie apresentação, posição e tamanho fetais.
2. Usando a curva de Friedman, avalie periodicamente o progresso do trabalho de parto.
3. Monitore os BCF e as contrações periodicamente, de acordo com a política da instituição.

Diagnósticos de enfermagem

- Dor aguda relacionada a fatores físicos e psicológicos de um trabalho de parto difícil
- Ansiedade relacionada à ameaça de possível parto cirúrgico.

Intervenções de enfermagem

Promoção do conforto

1. Revise as técnicas de relaxamento.
2. Incentive o uso das técnicas de respiração aprendidas nas aulas de pré-natal.
3. Incentive a mudança frequente de posição, especialmente o uso da postura ereta para facilitar a descida.
4. Incentive a micção a intervalos regulares para descomprimir a bexiga.
5. Forneça massagem nas costas e pressão sacral, conforme necessário.
6. Ofereça pedaços de gelo e líquidos claros, caso permitido.

7. Incentive frequentemente a mulher e a pessoa que a apoia.
8. Administre analgésicos conforme prescrito.
9. Auxilie na administração da anestesia, conforme prescrito e indicado.

Diminuição da ansiedade

1. Forneça orientação antecipada sobre o processo e a evolução do trabalho de parto, o uso de medicamentos, equipamentos e procedimentos.
2. Ensine a mulher a respeito dos agentes de estimulação: ocitocina.
3. Prepare a família para o parto cesáreo, caso este seja necessário.

Reavaliação: resultados esperados

- Verbaliza maior conforto
- Verbaliza a compreensão dos procedimentos.

Distocia do ombro

A *distocia do ombro* é a descida e expulsão disfuncional dos ombros fetais, resultando em impactação do ombro anterior atrás da sínfise do púbis materno, ou do ombro posterior no promontório sacral durante o segundo estágio do trabalho de parto. Essa condição geralmente é aliviada com manipulação suave, mas pode se transformar em uma emergência obstétrica em poucos minutos. Cerca de 50% dos incidentes com distocia do ombro não apresentam fatores de risco.

Fisiopatologia e etiologia

1. Fatores de risco pré-parto:
   a. Macrossomia fetal.
   b. Diabetes materno.
   c. Macrossomia fetal com mais de 5.000 g ou mais de 4.500 g com diabetes materno (mulheres com dois ou mais fatores de risco têm maior taxa de distocia do ombro).
   d. Gestação pós-termo.
   e. História prévia de distocia do ombro, macrossomia ou gestação pós-termo.
2. Fatores intraparto:
   a. Indução do parto.
   b. Anestesia peridural.
   c. Prolongamento ou interrupção do trabalho de parto.
   d. Prolongamento do segundo estágio.
   e. Parto vaginal cirúrgico.
3. Nenhum dos fatores de risco mencionados anteriormente, individual ou coletivamente, pode prever uma distocia do ombro. As instalações devem desenvolver protocolos multidisciplinares a fim de gerenciar e antecipar efetivamente a distocia do ombro a cada parto. São recomendados exercícios de simulação para aprimorar a comunicação e a função da equipe durante essa emergência.

Manejo

1. Compare a evolução do trabalho de parto com um modelo de progressão, como o gráfico de Friedman, de acordo com a política da instituição, e comunique imediatamente ao médico caso haja padrões disfuncionais, preparando-os adequadamente.
2. Prevenir é a chave, porque é difícil predizer a distocia do ombro.
   a. Identificação e tratamento precoces do diabetes melito gestacional.
   b. Controle glicêmico pré-parto do diabetes melito insulinodependente.
   c. Estimativa periódica do peso fetal; as medidas de ultrassom no terceiro trimestre são significativamente imprecisas.
   d. Evite o parto pós-termo.
   e. Previna a evolução anormal do trabalho de parto ou trate precocemente.
   f. Promova o ganho de peso materno adequado.
3. Uma vez identificada a distocia do ombro, as seguintes intervenções podem ser indicadas com base em condições clínicas individuais:
   a. Documente o horário em que a distocia do ombro é descoberta.
   b. Realize manobras de enfermagem apropriadas e ajude nas manobras médicas também apropriadas, casos isso seja aplicável (ver adiante). A pressão do fundo do útero é contraindicada, pois realizá-la pode afetar ainda mais o ombro. Nesse caso, utilize outras manobras para desalojar o ombro.
   c. Peça ajuda para apoiar manobras e tratar complicações pós-parto imediatas.
   d. Notifique a equipe neonatal.
   e. Documente a hora do parto e calcule o prazo total desde a saída da cabeça até o parto completo. Liste todas as manobras realizadas durante o incidente, o tempo de aplicação e o nome dos profissionais que realizaram as intervenções. Registre os índices de Apgar e as intervenções de reanimação neonatal, caso seja aplicável. Por fim, maneje e documente qualquer complicação pós-parto.
   f. Realize uma avaliação criteriosa do recém-nascido após o parto, principalmente face e membros superiores.
4. Manobras de enfermagem; comece com a menos invasiva; nenhuma ordem específica é recomendada:
   a. Manobra de McRoberts – flexão exagerada das pernas da mãe, simulando uma posição de agachamento supino. A posição de agachamento aumenta o diâmetro pélvico em 1 a 3 cm.
   b. Pressão suprapúbica – coloque a palma de uma mão sobre a área suprapúbica e pressione para baixo e para a esquerda ou direita, conforme indicado pelo médico, a fim de ajudar a desalojar o ombro anterior sob o osso púbico materno. Tenha também banquinhos disponíveis, o que ajuda no posicionamento da equipe.
   c. Manobra de Gaskin – posição de mãos e joelhos; ajude a paciente a posicionar suas mãos e os joelhos, para que ela fique na posição de quatro; suspeita-se que o ombro anterior caia posteriormente quando a paciente está nessa posição, liberando a distocia e resultando em parto. Isso pode ser difícil, mas, por outro lado, pode ser conseguido com anestesia peridural.
5. Manobras médicas:
   a. A episiotomia não é mais recomendada rotineiramente e é realizada com base na apresentação clínica.
   b. Rotação do ombro anterior para a posição oblíqua.
   c. Parto por manobra de Barnum do braço posterior através do tórax fetal.
   d. Manobra de Rubin – deslocamento do ombro posterior anteriormente, em relação ao feto.
   e. Manobra rotacional de Wood – rotação dos ombros para uma posição oblíqua.
   f. Manobra de Zavanelli – recolocação da cabeça por meio de movimentos cardinais reversos na vagina e parto por cesariana.

Complicações

Fetais

1. Hipoxia e asfixia fetal; encefalopatia isquêmica hipóxica neonatal.
2. Lesão do plexo braquial.
3. Fratura da clavícula ou úmero.
4. Paralisia do nervo facial.
5. Disfunção neuropsiquiátrica ou morte.

Maternas

1. Hemorragia pós-parto.
2. Lacerações vaginais.
3. Lacerações cervicais.

Avaliação de enfermagem

1. Avalie continuamente o partograma quanto a sinais de distocia.
2. Mantenha o MEF até o parto ser bem-sucedido.
3. Notifique todos os membros da equipe perinatal a respeito do tempo de trabalho de parto.

Diagnósticos de enfermagem

- Medo e ansiedade relacionados à incapacidade do feto de nascer
- Dor aguda associada a procedimentos cirúrgicos e instrumentais ou à manipulação uterina
- Risco de lesão no feto ou na mãe secundário ao parto instrumentado ou a manobras de extração manual.

Intervenções de enfermagem

Redução do medo e da ansiedade

1. Informe a paciente sobre as complicações e ofereça a ela suporte.
2. Limite os membros da família na sala de parto, caso ocorra distocia do ombro, pois pode ser necessário um profissional de saúde adicional.
3. Mantenha a voz calma e controlada durante o processo do parto.
4. Mantenha o foco da paciente na promoção do esforço e no posicionamento.

Diminuição da dor

1. Mantenha anestesia/analgesia apropriada para alívio da dor durante as manobras.
2. Ofereça anestesia/analgesia adicional após o parto, conforme necessário ou indicado.

Redução do risco de lesão

Ver Manobras de enfermagem, anteriormente.

Reavaliação: resultados esperados

- Verbaliza a compreensão da situação e coopera com o plano
- Verbaliza o controle da dor
- Nenhuma lesão materna ou neonatal.

Ruptura uterina

Baseado em evidências
American College of Obstetricians and Gynecologists. (2010/Reaffirmed 2017). *Vaginal birth after cesarean (Practice Bulletin #115)*. Washington, DC: Author.

A *ruptura uterina* é o rompimento espontâneo ou traumático do útero, expondo o compartimento uterino interno à cavidade peritoneal; pode ocorrer extrusão do cordão umbilical, do feto ou de partes fetais. A *deiscência uterina* ocorre devido à separação parcial de uma cicatriz antiga antes da ruptura total. A ruptura uterina é um evento raro e catastrófico, com risco significativo de morbimortalidade materna, fetal e neonatal.

Fisiopatologia e etiologia

Fatores de risco:

1. Número de partos cesáreos anteriores e tipo de cicatriz (incisão uterina vertical).
2. Intervalo gestacional (período entre o fim de uma gestação até o início da gestação subsequente).
3. Tentativa de parto normal após cesariana (TOLAC).
4. Técnica de fechamento uterino: o fechamento em camada única tem maior risco em relação ao fechamento em camada dupla.
5. Traumatismo.
6. Manobras obstétricas.
7. Anormalidades uterinas.

Manifestações clínicas

As manifestações clínicas dependem da localização, do tamanho e da duração da ruptura. As condições clínicas podem evoluir de forma aguda (em minutos) ou cronicamente (horas) durante o período intraparto. Sinais e sintomas podem estar ausentes ou presentes individual ou coletivamente.

1. Dor abdominal constante e sensibilidade (pode ser mascarada por anestesia ou analgesia).
2. As contrações uterinas geralmente continuam, mas podem diminuir em intensidade e tônus.
3. Sangramento vaginal ou abdominal na cavidade peritoneal.
4. Náuseas/vômito.
5. Síncope.
6. Instabilidade dos sinais vitais: precoce (taquicardia, taquipneia, hipertensão); tardia (sinais de choque: pulso rápido e fraco); hipotensão; pele fria e úmida; palidez.
7. Insuficiência uteroplacentária, como evidenciado pela evolução dos padrões de BCF da categoria II ou III.
8. Sinais clínicos de descolamento da placenta ou prolapso do cordão umbilical (início repentino de desacelerações variáveis dos BCF).

Manejo

1. Estabilização imediata da hemodinâmica materna seguida de parto cesáreo de emergência. Preparações antecipatórias podem requerer transfusão intraoperatória de hemocomponentes.
2. O feto deve ser retirado rapidamente e a reanimação neonatal é realizada, conforme indicado. O útero é reparado, caso seja possível; do contrário, uma histerectomia pode ser indicada.
3. A reposição adequada de líquidos é mantida.
4. Terapia antibiótica.

Complicações

Maternas

1. Lesão urológica.
2. Histerectomia.
3. Descolamento prematuro de placenta completo ou parcial; hemorragia.
4. Choque hipovolêmico.
5. Perda grave de sangue ou anemia, com possibilidade de transfusão.
6. Laceração intestinal, com possibilidade de peritonite.
7. Infecção.
8. Morte.

Fetais

1. Hipoxia levando à acidose fetal e à asfixia perinatal (ocorre em 39 a 91% dos casos).
2. Encefalopatia hipóxico-isquêmica; lesão cerebral neonatal.
3. Morte.

Avaliação de enfermagem

1. Avalie continuamente os sinais vitais maternos quanto a gatilhos clínicos de descompensação.
2. Observe periodicamente se há sinais e sintomas de ruptura iminente durante a evolução do trabalho de parto, particularmente durante um parto vaginal após cesariana ou história de cirurgia uterina (ver Boxe 39.2).
3. Avalie as condições fetais por meio de monitoramento contínuo.
4. Comunique-se com a família e informe-os sobre o evento após a estabilização da mãe e do recém-nascido, conforme as diretrizes do Health Insurance Portability and Accountability Act (HIPAA).

Boxe 39.2 Parto vaginal após cesariana.

- Critérios de seleção para identificar mulheres elegíveis para parto vaginal após cesariana (VBAC; do inglês, *vaginal birth after cesarean*):
  - Um ou dois partos cesáreos baixos transversais
  - Pelve clinicamente adequada
  - Nenhuma outra cicatriz uterina ou ruptura anterior
  - O médico (capaz de monitorar o trabalho de parto e realizar uma cesariana de emergência) está imediatamente disponível durante o trabalho de parto ativo
  - Equipe de anestesia e cirurgia disponível para cesariana de emergência
- Contraindicações para VBAC (devido ao alto risco de ruptura uterina):
  - Incisão prévia clássica ou em forma de T ou outra cirurgia uterina transfúndica
  - Pelve contraída
  - Complicações clínicas ou obstétricas que impeçam o parto vaginal
  - Incapacidade de realizar parto cesáreo de emergência devido à indisponibilidade do/da cirurgião/ã, profissional de anestesia, pessoal suficiente, médico capaz de realizar parto cesáreo ou instalações adequadas.

Diagnósticos de enfermagem

- Volume hídrico deficiente, relacionado à perda ativa de líquidos, perda esta secundária à hemorragia
- Risco de diminuição da perfusão tissular cardíaca: materno e fetal, relacionado à hipovolemia
- Medo relacionado com o prognóstico do feto e da mãe.

Intervenções de enfermagem

Manutenção do volume de líquidos

1. Mantenha o acesso IV principal e instale um segundo acesso, conforme indicado pela condição da paciente; caso a paciente esteja instável, administre infusão rápida com solução de Ringer com lactato.
2. Monitore os sinais vitais com frequência, a fim de observar se há descompensação materna.
3. Auxilie e mantenha a pressão venosa central e o acesso arterial, conforme indicado, para o monitoramento hemodinâmico.
4. Mantenha a paciente em repouso no leito a fim de diminuir suas demandas metabólicas.
5. Coloque um cateter urinário interno e monitore o débito urinário a cada hora ou conforme indicado.
6. Obtenha e administre hemocomponentes, de acordo com as diretrizes para hemorragia obstétrica (HO).
7. Monitore os sinais de CID – sangramento espontâneo nos pontos de inserção do cateter intravenoso, mucosas orais e vagina; hematomas.

Manutenção da perfusão de órgãos vitais maternos e tecidos fetais

1. Administre oxigênio usando uma máscara facial com 8 a 10 ℓ/minuto ou conforme indicado; o uso prolongado da máscara antes do parto não é recomendado, a menos que as condições clínicas o exijam.
2. Coloque o oxímetro de pulso e monitore a saturação de oxigênio, conforme indicado. O oxímetro de pulso não é confiável durante episódios de hemorragia grave; portanto, monitore a paciente cuidadosamente.
3. Monitore os níveis de gasometria arterial e os níveis séricos de eletrólitos, conforme indicado, a fim de avaliar o estado respiratório, tendo em conta a hipoxemia e o desequilíbrio eletrolítico.
4. Monitore continuamente os sinais vitais maternos e os dados de BCF e de atividade uterina por meio do MEF, observando gatilhos clínicos de descompensação; a deterioração rápida pode indicar choque; ante qualquer anormalidade, comunique-a à equipe de saúde.
5. Avalie a perda real de sangue conforme determinado pelo peso.

Redução do medo

1. Ofereça à paciente e à pessoa que a apoia explicações e respostas às perguntas sobre eventos e procedimentos.
2. Mantenha um ambiente calmo e tranquilo que favoreça o relaxamento.
3. Permaneça com a paciente durante a administração da anestesia; ofereça suporte, conforme necessário.
4. Atualize os membros da família quanto à situação atual, enquanto a mulher estiver em cirurgia, e depois novamente no pós-operatório. Converse com a família sobre a situação de emergência e discuta com ela os resultados esperados para a mãe e para o recém-nascido.

Educação da paciente e manutenção da saúde

1. Forneça informações e apoio sobre a possibilidade de futuras gestações.
2. Incentive o apoio à família e aos amigos.
3. Ofereça opções dietéticas ricas em ferro a fim de melhorar a anemia secundária.
4. Informe a paciente sobre os cuidados pós-operatórios a fim de reduzir o risco de tromboflebite, pneumonia, infecção e tratamento inadequado da dor.

Reavaliação: resultados esperados

- Sinais vitais estáveis; sem evidência de choque
- Hemoglobina e hematócrito estáveis
- Verbaliza preocupações consigo e com o feto.

Embolia amniótica

A *embolia amniótica*, também conhecida como *síndrome anafilática da gravidez*, é uma catástrofe imprevisível e inevitável, ocorrendo quando o líquido amniótico – contendo células e resíduos fetais – entra na circulação materna. O depósito de líquido ou detritos nas arteríolas pulmonares resulta em rápida manifestação de desconforto respiratório, choque e possível desenvolvimento de CID. A incidência é de 1 em 10.000 a 1 em 80.000 gestações, com uma taxa de mortalidade de 60 a 90%.

Fisiopatologia e etiologia

1. O mecanismo exato e a porta de entrada são incertos, mas muitos pesquisadores postularam as seguintes teorias:
   a. Fluidos e detritos podem entrar através de pequenas rupturas endocervicais, vasos do segmento uterino inferior ou veias cervicais.
   b. Difusão através das membranas amnióticas.
   c. Depois que líquidos e detritos entram na vasculatura materna, o sistema materno pode estimular uma resposta imunológica (alérgica) ao corpo estranho, semelhante à rejeição de um órgão transplantado ou à infusão do tipo sanguíneo errado; isso geralmente estimula o sistema de coagulação, resultando em CID (Figura 39.5).
   d. Os resíduos podem ser grandes o suficiente para bloquear a perfusão através da artéria pulmonar, levando a hipertensão pulmonar e insuficiência cardíaca do lado direito; em pouco tempo, ocorre subsequente insuficiência cardíaca do lado esquerdo, acompanhada de hipoxia e acidose.
2. Se prolongado, podem ocorrer CID, choque e colapso cardiopulmonar.
3. Pode ocorrer no período intraparto ou pós-parto.
4. Embora a embolia amniótica seja imprevisível, as seguintes condições têm uma associação potencialmente mais alta:
   a. Período intraparto.
   b. Multíparas.

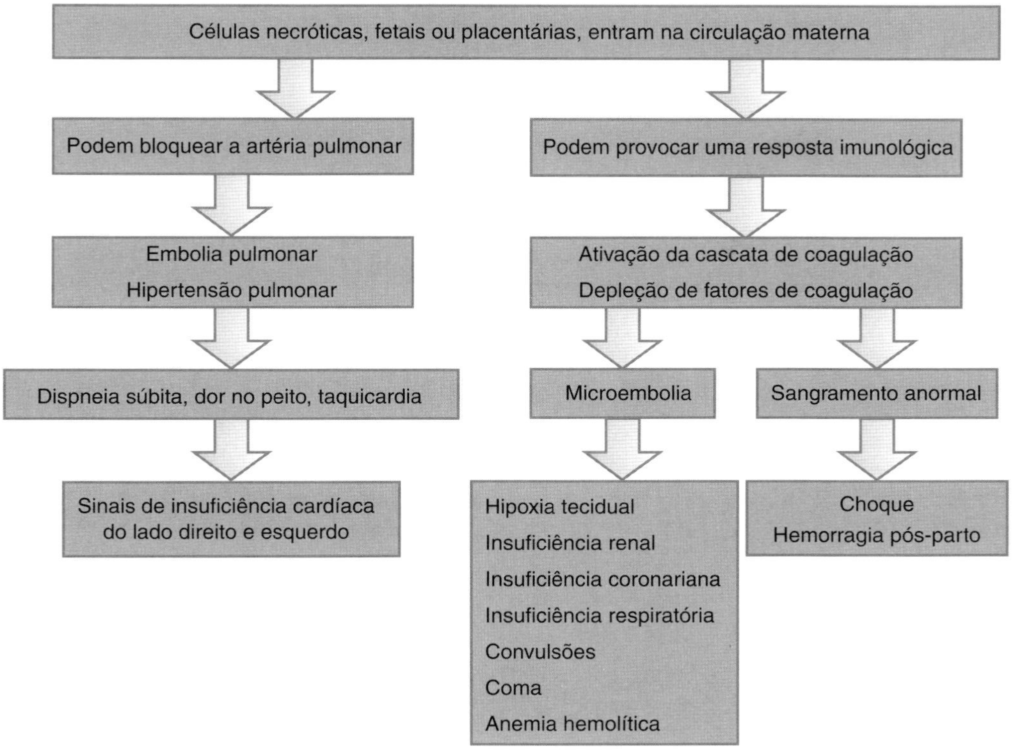

Figura 39.5 Patogênese da coagulação intravascular disseminada devido à embolia amniótica.

c. Descolamento prematuro de placenta.
d. Gestações múltiplas.
e. Influências genéticas.
f. Cesariana prévia.
g. Corioamnionite.
h. Hidrâmnios.

Manifestações clínicas

1. Dispneia súbita e dor torácica.
2. Cianose, taquicardia.
3. Edema pulmonar.
4. Convulsões.
5. Inquietação e ansiedade crescentes.
6. Sensação de desmaio iminente.
7. CID.
8. Arritmias cardíacas.
9. Colapso cardiopulmonar.

Avaliação diagnóstica

1. Quadro clínico de início súbito de colapso respiratório, choque e parada cardiopulmonar.
2. CID confirmada por testes de coagulação (tempo prolongado de trombina, PT e PPT; diminuição dos fatores V, VIII, X; diminuição das plaquetas; níveis altos dos produtos de degradação da fibrina).
3. Avaliação do aspirado pulmonar para células fetais.
4. Avaliação de necropsia para confirmar células e detritos fetais por via intravascular.

Manejo

Ver também Coagulação intravascular disseminada, p. 784.

1. Suporte respiratório com oxigenoterapia e intubação, conforme necessário.
2. Administração IV de fluidos cristaloides no tratamento de choque.
3. Administração de hemocomponentes sanguíneos para combater hemorragia, choque e CID.
4. Instalação de um cateter de artéria pulmonar, caso seja apropriado.
5. Reanimação cardiopulmonar com posição de cunha ou deslocamento abdominal, caso o parto ainda não tenha ocorrido.
6. Parto cesáreo *perimortem*[5] em 5 minutos após o colapso cardiopulmonar.

Avaliação e intervenções de enfermagem

Ver p. 784 para cuidados adicionais de enfermagem.

1. Esteja alerta para os possíveis sinais e sintomas de embolia amniótica e pacientes em risco (ver os fatores de risco descritos anteriormente).
2. Monitore os sinais vitais da mãe a fim de avaliar sinais de choque.
3. Monitore os BCF, caso o parto ainda não tenha ocorrido.
4. Administre oxigênio para ajudar no estado respiratório.
5. Alerte imediatamente a equipe multiprofissional e ajude com procedimentos de emergência, como parto e reanimação cardiopulmonar, conforme necessário.
6. Forneça informações e conforto à família, ou apoie as pessoas conforme a situação permita.

Prolapso do cordão umbilical

Se o cordão umbilical preceder a parte de apresentação do feto ou ficar adjacente à parte primária, é porque ocorreu o prolapso.

Os tipos de prolapso do cordão umbilical incluem:

Completo – o cordão umbilical precede completa e significativamente a parte de apresentação fetal primária; pode estar na vagina ou visível fora do introito.

[5]N.R.T.: Refere-se à realização de parto via cesariana em situação de extrema gravidade da gestante, ou sob reanimação cardiopulmonar, com o objetivo de salvar a mãe ou o feto.

Oculto – o cordão umbilical está ao lado ou na frente da parte do feto que está sendo apresentada (oculta).
Funicular – o cordão umbilical pode ser sentido no exame vaginal através de membranas intactas que precedem a parte de apresentação fetal.

Fisiopatologia e etiologia

Os fatores predisponentes incluem:

1. Ruptura de membranas antes de a parte de apresentação ser encaixada na pelve.
2. Mais comum em posições fetais anormais, como apresentações de ombros e pés.
3. Prematuridade.
4. Polidrâmnio (hidrâmnio).
5. Gestação multifetal.
6. Desproporção cefalopélvica.
7. Cordão umbilical anormalmente longo.
8. Resultado de intervenções ou manobras (versão cefálica externa ou amniotomia).
9. Placenta baixa.

Manifestações clínicas

1. O cordão pode ser observado saindo da vagina ou palpado nesta, ou ainda através do colo do útero.
2. A compressão do cordão umbilical pode causar desacelerações variáveis; ao longo do tempo, podem se desenvolver desacelerações prolongadas ou bradicardia.

Alerta de enfermagem
Deve-se suspeitar de prolapso do cordão umbilical quando houver desaceleração prolongada dos BCF ou bradicardia, que se manifesta imediatamente após a ruptura espontânea ou artificial das membranas.

Manejo

1. O parto deve ser prontamente realizado pela via mais rápida.
2. Quando for identificado o prolapso, alivie a pressão do cordão umbilical, posicionando-o entre os dois dedos do exame e afastando a parte de apresentação fetal para cima e para longe do cordão.
3. Altere a posição materna para potencialmente aliviar a compressão (geralmente a posição joelho-peito ou deitada de lado).
4. Prepare-se para um parto de emergência.

Complicações

Maternas

1. Infecção.
2. Aumento do risco de traumatismo perineal por parto cirúrgico de emergência.

Fetais

1. Prematuridade.
2. Hipoxia e asfixia perinatal.
3. Aspiração de mecônio.
4. Morte fetal, caso atrasado ou não diagnosticado.

Avaliação e intervenções de enfermagem

1. Observe a desaceleração variável ou prolongada dos BCF após a ruptura espontânea ou artificial das membranas.
2. Realize o exame vaginal com luvas estéreis; se o cordão for palpado, peça ajuda e prepare-se para o parto de emergência. Reduza a pressão sobre o cordão, conforme descrito anteriormente. Não retire a mão da vagina (ver Figura 39.6). Condições extremas podem incluir a falta de pessoal adicional para ajudar; nesse caso, remova a mão e coloque a paciente em uma posição reversa de Trendelenburg, ou apoiada nos quatro membros, com suporte dos joelhos e cotovelos para aliviar a pressão sobre o cordão, enquanto ela se prepara para o parto de emergência.
3. Um cordão exposto pode exibir uma constrição reflexa dos vasos sanguíneos umbilicais. Essas condições podem restringir ainda mais o fluxo de oxigênio e sangue para o feto. Não aperte o cordão umbilical, pois isso pode causar espasmos, diminuindo o fluxo sanguíneo umbilical e o oxigênio para o feto.
4. Explique os procedimentos, tanto quanto possível, para a mulher, durante essa situação de emergência.
5. Administre oxigênio com 8 a 10 ℓ/minuto por meio da máscara sem respirador.

Inversão uterina

A *inversão uterina* é uma complicação potencialmente fatal, na qual o útero vira de dentro para fora durante o terceiro estágio do parto. As inversões uterinas podem ser classificadas como:

- *Completa* – o fundo se inverte e passa através do orifício cervical para a vagina, podendo sofrer prolapso através do introito
- *Incompleta* – o fundo do útero se inverte parcialmente, mas não passa além do orifício cervical.

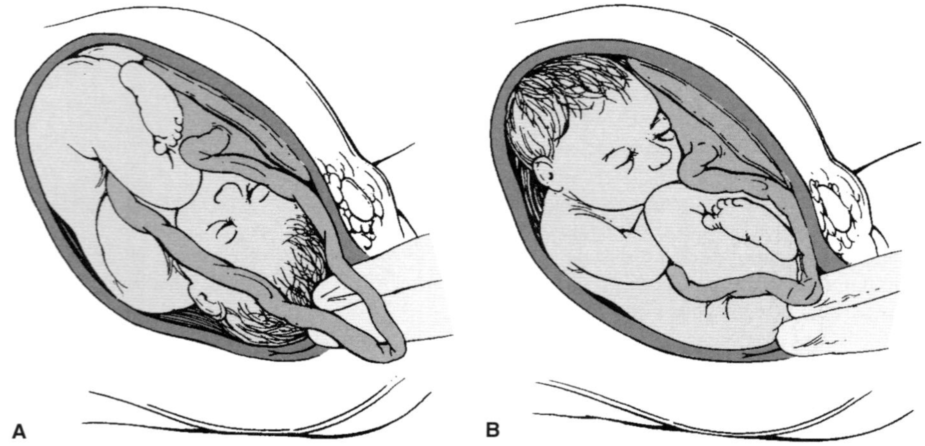

Figura 39.6 Prolapso do cordão umbilical. Redução da compressão usando a mão do examinador com luvas na vagina para elevar a parte de apresentação. **A.** Coroa. **B.** Nádega. (De Reeder, S., Martin, L., & Koniak-Griffin, D. [1997]. *Maternity nursing: Family newborn, and women's health care* [18th ed.]. Philadelphia, PA: Lippincott-Raven Publishers.)

Fisiopatologia e etiologia

1. Tração excessiva no cordão umbilical enquanto a placenta ainda está presa.
2. Pressão agressiva do fundo.
3. Parede uterina fina ou relaxada.
4. Inversão espontânea.
5. Cordão umbilical anormalmente curto.
6. Trabalho de parto prolongado.
7. Atonia uterina.
8. Anomalias uterinas.
9. Placentação do fundo.
10. Tecido placentário anormalmente aderente (placenta acreta ou increta).
11. Macrossomia fetal.

Manifestações clínicas

1. Início repentino de hemorragia, choque e instabilidade materna acompanhados de intensa dor pélvica (a anestesia pode diminuir a sensação de dor).
2. Incapacidade de palpar o fundo, associada a manifestações clínicas.
3. Confirmado com exame bimanual.

Manejo

1. Prevenção é a terapia mais eficaz. O manejo adequado do terceiro estágio do trabalho de parto pode impedir a maioria das inversões uterinas. Identificação imediata e intervenções essenciais.
2. O objetivo é recolocar manualmente o útero em sua posição normal.
3. Geralmente, é necessário anestesiar a paciente para concluir a manipulação e aliviar a dor associada.
4. Se a manipulação for difícil ou demorada, administre a terapia tocolítica (terbutalina ou sulfato de magnésio) conforme solicitado.
5. Monitore os sinais vitais maternos em busca de sinais de deterioração e choque.
6. Após a restauração do útero, a ocitocina é administrada para aliviar a atonia uterina.
7. Pode ser necessário realizar uma cirurgia abdominal ou vaginal, caso a reversão manual falhe.
8. Administre um antibiótico de amplo espectro, caso este seja prescrito.

Complicações

1. Infecção.
2. Anemia.
3. Histerectomia.
4. Choque hemorrágico.
5. Morte.

Avaliação e intervenções de enfermagem

Ver também p. 968 para cuidados adicionais de enfermagem.

Antes da correção da inversão

1. Verifique os sinais vitais maternos e avalie a perda de sangue.
2. Auxilie o profissional, conforme necessário, na recolocação manual.
3. Administre oxigênio, conforme necessário.
4. Mantenha acesso IV instalado e instale outro com um cateter de 16 G ou 18 G para administração de líquidos, hemoderivados e/ou medicamentos.
5. Aplique um oxímetro de pulso para determinar a saturação de oxigênio.
6. Se a recolocação do útero não for bem-sucedida, prepare a paciente e as pessoas de apoio para a cirurgia.

Depois da correção da inversão

1. Verifique os sinais vitais maternos e monitore o hemograma em busca de sinais de sangramento e infecção.
2. Administre a ocitocina e outros agentes uterotônicos, conforme solicitado.
3. Meça e registre a ingesta e o débito com precisão.
4. Avalie o fundo do útero cuidadosamente quanto a posição e firmeza, e evite uma massagem vigorosa.
5. Avalie o lóquio quanto à quantidade de perda de sangue.
6. Avalie as reações transfusionais (prurido, chiado no peito, anafilaxia).
7. Administre antibióticos, conforme solicitado, a fim de minimizar o risco de infecção.
8. Ofereça apoio à mulher e incentive-a a expressar seus sentimentos.

OBSTETRÍCIA CIRÚRGICA

Episiotomia

Baseado em evidências
American College of Obstetricians and Gynecologists. (2016). *Prevention and management of obstetric lacerations at vaginal delivery (Practice Bulletin 165).* Washington, DC: Author.

Episiotomia é uma incisão cirúrgica do períneo a fim de aumentar a abertura vaginal para o parto, durante o segundo estágio do trabalho de parto. Nos EUA, as taxas de episiotomia realizadas diminuíram para cerca de 12% dos partos vaginais.[6] O tipo mais comum de episiotomia nos EUA é a linha média (mediana), enquanto a episiotomia mediolateral prevalece na Europa. Episiotomias de rotina não são recomendadas na prática atual. As episiotomias são recomendadas apenas para indicações maternas ou fetais, como evitar lacerações maternas graves, facilitar ou acelerar partos difíceis.

Tipos de episiotomia

Ver Figura 39.7.

[6]N.R.T.: No Brasil, são realizadas episiotomias em quase 40% das mulheres no setor privado, e em quase um terço delas no setor público (Leal MC *et al.* Avanços na assistência ao parto no Brasil: resultados preliminares de dois estudos avaliativos. *Cad Saúde Pública* 2019; 35(7):e00223018).

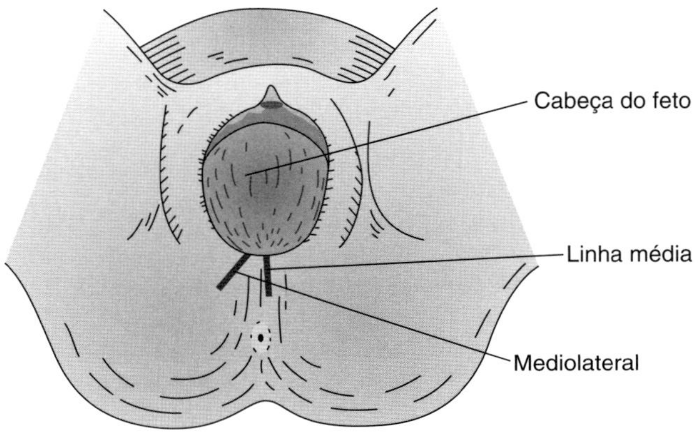

Figura 39.7 Posição da incisão de uma episiotomia em uma mulher, durante o segundo estágio do trabalho de parto. A cabeça do feto se apresenta na saída vaginal (coroação). (De Pillitteri, A. [2013]. *Maternal and child health nursing: Care of the childbearing and childrearing family* [7th ed.]. Philadelphia, PA: Lippincott Williams & Wilkins.)

Mediana (linha média)

1. A incisão é feita na linha média abaixo do períneo, em direção ao reto.
2. Acredita-se que, por esse método, a cicatrização ocorra com poucas complicações; além disso, acredita-se também que ele seja mais confortável para a mulher durante a cicatrização, que seja fácil de reparar e que esteja associada à perda mínima de sangue.
3. Aumenta o risco de lacerações de terceiro e quarto graus.
4. Reduz a dispareunia pós-parto.
5. Mais comumente realizada nos EUA.

Mediolateral

1. Incisão a 45° ou mais da linha média.
2. Esse método evita o esfíncter anal, caso seja necessário ampliar a incisão.
3. As mulheres o acham extremamente desconfortável durante a cicatrização.
4. Difícil de reparar.
5. Associado a um aumento da perda de sangue.
6. Requer um tempo de cicatrização mais longo.

Manejo

1. A aplicação de compressas quentes no períneo durante o segundo estágio do trabalho de parto demonstrou redução nas lacerações de terceiro e quarto graus.
2. Alívio da dor.
   a. O alongamento do períneo e a pressão da cabeça fetal podem proporcionar um efeito natural de entorpecimento.
   b. A infiltração perineal local com lidocaína fornece anestesia para que se realize e se repare a episiotomia.
   c. O bloqueio do pudendo produz anestesia nos dois terços inferiores do períneo e da vagina, usando injeção de lidocaína nas paredes vaginais.
   d. A anestesia peridural produz anestesia desde o nível do umbigo até a área da coxa.
3. A episiotomia é realizada quando a cabeça do feto está 3 a 4 cm visível com uma contração.
4. O reparo da episiotomia geralmente começa após a saída da placenta.

Complicações

1. Infecção.
2. Sangramento.
3. Lacerações de terceiro e quarto graus.
4. Dor.
5. Hematoma.
6. Dispareunia (dor na relação sexual).

Avaliação de enfermagem

Durante o período de recuperação, a episiotomia deve ser avaliada periodicamente após o parto.

1. Descreva e documente o grau de cicatrização.
2. Verifique a presença de infecção; os sinais e sintomas incluem: edema, eritema, secreção purulenta no local e/ou aumento da temperatura.
3. Notifique o profissional de saúde sobre sinais de infecção ou sangramento excessivo no local, que não seja uma pequena quantidade de drenagem.
4. Monitore a formação de hematoma.
5. Aplique compressas de gelo para limitar o edema e a dor.

Diagnósticos de enfermagem

- Risco de infecção relacionado ao tecido traumatizado
- Dor aguda relacionada ao traumatismo tecidual.

Intervenções de enfermagem

Prevenção de infecções

1. Instrua a mulher a limpar o períneo da frente para trás.
2. Forneça instruções sobre os cuidados perineais.
   a. Forneça uma almotolia para realizar irrigação perineal; ensine a paciente a esguichar a água suavemente no períneo depois de urinar.
3. Instrua a paciente a trocar o absorvente perineal sempre que urinar ou defecar; descarte-o no recipiente de risco biológico adequado.
4. Explique a importância da lavagem adequada das mãos antes e depois dos cuidados perineais.
5. Explique que o cuidado perineal deve ser realizado após a micção e a defecação.
6. Incentive uma dieta rica em proteínas e vitamina C, e incentive a hidratação.

Promoção de conforto

1. Aplique compressas de gelo cobertas na área perineal durante as primeiras 24 horas após o parto. A compressa não deve permanecer no local por mais de 20 minutos, a fim de que se obtenha o máximo benefício do tratamento.
2. Incentive os banhos de assento com água morna ou fria.
3. Administre medicamentos para dor e anestésicos tópicos, conforme solicitado.
4. Instrua a mulher a apertar as nádegas e os músculos perineais antes de se sentar em uma cadeira, e a soltar os músculos uma vez sentada.
5. A paciente deve se abster de relações sexuais até a cicatrização completa, o que leva geralmente 4 a 6 semanas.

Reavaliação: resultados esperados

- Sem evidência de infecção; afebril
- Demonstra aumento do conforto.

Parto cirúrgico vaginal: fórceps

O *fórceps obstétrico* (Tabela 39.3) é usado a fim de facilitar o parto durante o segundo estágio (fase expulsiva), para acelerar um parto vaginal seguro quando indicado para a saúde materna e fetal. A maioria dos fórceps é colocada em cada lado da cabeça do feto, e outros tipos de fórceps são utilizados para situações especiais.[7] O fórceps consiste em duas peças: uma lâmina direita, que é colocada no lado direito da pelve da mãe, e uma lâmina esquerda, que é colocada no lado esquerdo. Infelizmente, o fórceps aumenta o diâmetro da parte de apresentação, o que pode dificultar o parto. São necessários treinamento e habilidade especiais.

Tipos de parto por fórceps

Definições do American College of Obstetricians and Gynecologists para fórceps obstétrico:

Fórceps de saída

1. O couro cabeludo está visível no introito vaginal, sem separação dos grandes lábios.
2. O crânio fetal alcançou o assoalho pélvico.
3. Sutura sagital no diâmetro anteroposterior ou occipital anterior direito ou esquerdo, ou posição posterior.
4. A cabeça do feto está no períneo.
5. A rotação não excede 45°.

[7]N.T.: Por exemplo o *piper*, tipo de pinça desenvolvida por Edmund Piper em 1924, que envolve apenas a parte posterior da cabeça do feto em parto pélvico vaginal.

Tabela 39.3 Tipos de fórceps.*

Classificações principais	Uso
Simpson – hastes separadas (p. ex., fórceps DeLee)	Extração de feto com a cabeça alongada e moldada; comumente utilizado nas nulíparas com trabalho de parto prolongado.
Elliot – hastes sobrepostas (p. ex., Tucker-McLean)	Extração de feto com cabeça redonda e não moldada; comumente utilizado em multíparas com trabalho de parto mais curto.
Tipos especializados Piper	Posiciona-se na parte posterior da cabeça em uma apresentação pélvica.
Kielland	Gira a cabeça da posição transversal ou posterior para uma posição anterior; usado em mulheres com pelve antropoide.
Barton	Gira a cabeça da posição transversal para uma posição anterior; concebido para ser utilizado em mulheres com pelves planas.

*Existem mais de 600 tipos de fórceps.

Fórceps baixo

1. O ponto principal do crânio fetal está na estação +2 cm ou acima, e não entrou no assoalho pélvico.
   a. A rotação é inferior a 45° (occipital anterior esquerdo ou direito até occipital anterior, ou occipital posterior esquerdo ou direito até occipital posterior).
   b. A rotação é superior a 45°.

Indicações para o parto com fórceps

1. Não existe uma indicação absoluta. A cabeça fetal deve estar encaixada e o colo do útero, totalmente dilatado.
2. Suspeita de comprometimento fetal imediato ou potencial.
3. Redução do segundo estágio do trabalho de parto para benefício materno.
4. Trabalho prolongado no segundo estágio.
   a. Mulheres nulíparas: falta de progresso contínuo por 3 horas com anestesia regional ou 2 horas sem anestesia regional.
   b. Mulheres multíparas: falta de progresso contínuo por 2 horas com anestesia regional ou 1 hora sem anestesia regional.
5. Padrão dos BCF da categoria III.
6. Doença cardíaca ou neurológica.

Contraindicações

1. Má apresentação fetal: apresentação do rosto ou testa.
2. Dilatação incompleta do colo do útero.
3. Cabeça do feto não está encaixada.
4. Idade gestacional inferior a 34 semanas.
5. Feto vivo com desmineralização óssea.
6. Coagulopatias fetais.
7. Inexperiência do/da profissional ou equipe cirúrgica indisponível.

Manejo

1. A mulher deve ser colocada em posição de litotomia.
2. A bexiga deve ser esvaziada e isso pode ser realizado por cateterismo.
3. Anestesia regional pode ser usada.
4. A equipe neonatal deve estar presente no parto.
5. A episiotomia não deve ser realizada rotineiramente para um parto cirúrgico.
6. Cada lâmina é colocada bilateralmente sobre a orelha fetal, evitando o rosto.
7. É exercida uma tração suave com um movimento de puxar para baixo.

Complicações

Maternas

1. Traumatismo perineal: lacerações da vulva, colo do útero, vagina e reto; fratura do cóccix.
2. Extensões de uma episiotomia até o reto: laceração de quarto grau.
3. Traumatismo vesical, ruptura uterina.
4. Infecção pós-parto, hemorragia pós-parto, secundária à atonia uterina.
5. Anemia secundária à atonia/hemorragia uterina.
6. Incontinência urinária ou fecal; formação de fístula.

Fetais

1. Hematomas.
2. Céfalo-hematoma.
3. Lesões nos nervos.
4. Lacerações faciais e paralisia do nervo facial.
5. Fratura do crânio.
6. Traumatismo ocular.
7. Hemorragia intracraniana.

Avaliação para enfermagem

1. Após a aplicação do fórceps, os BCF devem ser avaliados frequentemente até o parto, de acordo com a política da instituição.
2. Verifique se a bexiga está cheia – ela deve estar vazia antes da utilização do fórceps.
3. Verifique se a técnica estéril está sendo mantida.

Diagnósticos de enfermagem

- Ansiedade, relacionada ao prognóstico fetal
- Dor aguda, relacionada a procedimentos.

Intervenções de enfermagem

Diminuição da ansiedade

1. Forneça educação e apoio à mulher e seu parceiro, quando antecipada a necessidade de um parto vaginal assistido.
2. Explique para a paciente que ela experimentará uma sensação de pressão.
3. Fique com a mulher e forneça orientações durante o processo.

Promoção do conforto

1. Incentive o uso de técnicas de respiração e relaxamento.
2. Verifique se a bexiga está completamente vazia.
3. Incentive o relaxamento entre as contrações e o uso dos músculos abdominais para empurrar, durante as contrações.
4. Use cobertores e travesseiros para ajudar a posicionar a mulher para o parto.

Reavaliação: resultados esperados

- Verbaliza preocupações com o fórceps; responde às instruções
- Demonstra maior nível de conforto.

Extração a vácuo

A *extração a vácuo* aplica sucção sobre o vértice fetal, que se dilata lentamente para auxiliar no parto. As vantagens incluem a facilidade de aplicação, com diminuição na intensidade do vértice fetal. Também está associada a menor traumatismo materno, diminuição de lesões no feto e menor necessidade de anestesia geral ou regional.

Indicações

1. As mesmas que para o uso de fórceps.

Contraindicações

1. As mesmas que para o uso de fórceps.

Manejo

1. O feto se apresenta pelo vértice.
2. O feto não deve ter menos que 34 semanas de gestação.
3. A mulher está na posição de litotomia.
4. A bexiga é esvaziada por cateterismo.
5. A pressão é aplicada durante e liberada entre as contrações. A descida fetal deve ocorrer a cada contração.
6. Anestesia pode ser indicada.
7. A extração com o vácuo malsucedida deve ser seguida por uma cesariana.
8. A equipe neonatal deve estar presente na sala de parto.

Complicações

As complicações geralmente são menos frequentes e menos graves com a extração a vácuo do que com o parto a fórceps.

Maternas

1. Lacerações do colo do útero ou vagina.
2. Dor.
3. Infecção.
4. Traumatismo vesical.
5. Hemorragia.

Fetais

1. Céfalo-hematoma.
2. *Caput succedaneum* (edema do couro cabeludo) pelo vácuo.
3. Hemorragia intracraniana.
4. Hemorragia retiniana.
5. Abrasões e lacerações no couro cabeludo.
6. Hemorragia subgaleal.

Avaliação de enfermagem

1. Após a aplicação do extrator a vácuo, os BCF devem ser avaliados frequentemente até o parto, de acordo com a política da instituição.
2. Avalie a sensação materna.
3. Verifique se a bexiga está cheia – ela deve estar vazia antes da aplicação do extrator a vácuo.
4. Verifique se a técnica estéril está sendo mantida.
5. Monitore a pressão de vácuo do equipamento de acordo com o protocolo da instituição, e documente a resposta materno-fetal durante o procedimento.
6. Monitore a ocorrência de "escapes" (o copo do extrator a vácuo desprende-se da cabeça do feto); caso ocorram três "escapes" ou mais de 20 minutos, outras opções devem ser consideradas.

Intervenções de enfermagem

As mesmas que para o parto com fórceps (ver p. 1086).

Cesariana

Cesariana é a remoção cirúrgica do feto do útero por meio de incisão abdominal e uterina. Depois de aumentar por mais de uma década, o número de partos cesáreos começa a diminuir de 32,9% para 32%.[8] A decisão de realizar uma cesariana é em função do bem-estar materno e fetal. Recomenda-se que, antes da realização de uma cesariana eletiva (com base na solicitação da mãe), seja confirmada a idade gestacional de 39 semanas.

Tipos de parto cesáreo

Incisões uterinas

A escolha do tipo de incisão é baseada no cenário clínico e na possibilidade futura de ter mais filhos ou não.

1. Transversal baixa – incisão transversal feita no segmento uterino inferior.
   a. A incisão é feita na seção mais grossa e afastada da atividade uterina (fundo); minimiza a perda de sangue e melhora a integridade da cicatriz, diminuindo o risco de futura deiscência ou ruptura.
   b. A incidência de aderências pós-operatórias e o risco de obstrução intestinal são reduzidos.
   c. Esta é a primeira opção de incisão para a maioria dos cenários clínicos.
2. Incisão clássica ou vertical do fundo para baixo do corpo do útero até o segmento uterino inferior; pode ser utilizada em partos de emergência ou prematuros.
   a. Útil quando a bexiga e o segmento inferior estão envolvidos em aderências extensas.
   b. Cirurgia de escolha quando existe diagnóstico de placenta prévia, que impede o uso da incisão transversal baixa.
   c. Maior perda de sangue em relação à incisão transversal baixa.
   d. Aumento do risco de ruptura uterina em partos subsequentes.

Indicações para o parto cesáreo

1. Complicações médicas maternas, como asma, hipertensão crônica, diabetes, doenças cardíacas e infecção ativa por herpes.
2. Complicações durante o trabalho de parto: distocia, apresentação anormal, DCP, padrão de BCF categoria III, prolongamento ou interrupção do primeiro ou do segundo estágio do parto, indução precoce do parto antes do amadurecimento do colo do útero.
3. Complicações obstétricas: placenta prévia, apresentação pélvica, indução eletiva de nulíparas (risco 50% maior que o trabalho de parto espontâneo).
4. Possíveis indicações para histerectomia cesariana:
   a. Útero rompido.
   b. Infecção intrauterina.
   c. Hemorragia pós-parto: não responde a opções de tratamento conservadoras.
   d. Laceração do vaso uterino principal.
   e. Displasia grave ou carcinoma *in situ* do colo do útero.
   f. Placenta acreta.
   g. Fibromiomas múltiplos.
   h. Inversão uterina que não responde ao reposicionamento manual.

Manejo

Pré-operatório

1. Verifique a última ingestão de alimentos pela paciente; a cirurgia deve ser adiada por 8 horas após a última refeição; consulte o anestesista.

[8]N.R.T.: Observa-se esse movimento de redução de parto cesáreo também no Brasil, na última década, incentivado pela implantação principalmente dos projetos Rede Cegonha e Nascer Saudável (Leal MC. *et al.* Avanços na assistência ao parto no Brasil: resultados preliminares de dois estudos avaliativos. *Cad Saúde Pública* 2019; 35(7):e00223018).

2. Deve ser coletada uma amostra de sangue para tipagem, fator Rh e prova cruzada, caso necessário; deve ser obtido um hemograma completo incluindo plaquetas.
3. A anestesia, regional ou geral, depende da indicação cirúrgica.
4. Os termos de consentimento informado devem ser assinados com testemunha.
5. Deve ser estabelecido um acesso IV com cateter de grosso calibre para infusão de lactato de Ringer.
6. Insira o cateter urinário de demora; isso pode esperar a anestesia, a fim de minimizar o desconforto da paciente.
7. Administre um antiácido; isso reduz a acidez gástrica, limitando as complicações caso ocorra aspiração.
8. Raspar os pelos pubianos com uma navalha imediatamente antes da incisão é desencorajado e está relacionado ao aumento do risco de infecção do sítio cirúrgico (ISC). É preferível cortar os pelos pubianos. Consulte as diretrizes da instituição.
9. Limpe a área da incisão com um agente antimicrobiano, de acordo com o protocolo da instituição.
10. Antibióticos podem ser administrados profilaticamente, conforme indicado.

Intraoperatório

1. A paciente é encaminhada ao centro cirúrgico.
2. Recomenda-se a utilização de dispositivos de compressão pneumática.
3. A placa de aterramento do eletrocautério deve ser aplicada de acordo com as instruções do fabricante.
4. Auxilie na colocação dos monitores (cardiorrespiratórios).
5. Certifique-se de que o processo de verificação (*checklist* da cirurgia segura) seja concluído antes do início do procedimento, incluindo o *time-out* (pausa breve para confirmação de todos os itens pertinentes à cirurgia segura) de acordo com a política da instituição.
6. Limpe a área abdominal inferior (local da incisão) com agente antisséptico aprovado pela FDA, com base na preferência do fornecedor e na política da instituição.
7. Execute as contagens de instrumentos, agulhas/bisturis e compressas periodicamente: antes, durante e após a cirurgia.
8. Verifique se o equipamento de reanimação neonatal está prontamente acessível e se o aquecedor radiante está preaquecido.
9. Receba o recém-nascido e realize a avaliação neonatal; mantenha a assepsia.
10. Forneça a comunicação *hand-off* (durante a transferência do cuidado/passagem de plantão) de acordo com a política da instituição.

Pós-operatório

Além dos cuidados de rotina na sala de recuperação pós-operatória (ver p. 94), as verificações do fundo do útero devem ser realizadas como na quarta etapa do trabalho de parto (ver p. 1027).

Complicações

1. Hemorragia.
2. Endometrite.
3. Íleo paralítico (obstrução intestinal).
4. Embolia pulmonar.
5. Tromboflebite.
6. Complicações anestésicas.
7. Lesão intestinal ou vesical.
8. Depressão respiratória da criança por agentes anestésicos.
9. Possível atraso no vínculo mãe-bebê.

Avaliação de enfermagem

Antes do parto

1. Avalie o conhecimento do procedimento.
2. Realize a avaliação de admissão.
3. Obtenha uma faixa de rastreamento fetal de 20 a 30 minutos para avaliar as condições fetais e uterinas.
4. Obtenha os sinais vitais maternos.
5. Identifique alergias a medicamentos; identifique outras alergias (p. ex., látex, iodo, fitas de fixação).

Após o parto (ver também o Capítulo 37)

1. Avalie os sinais vitais maternos a cada 15 minutos nas primeiras 1 a 2 horas ou mais frequentemente, conforme a condição da paciente o justifique.
   a. Estado respiratório: permeabilidade das vias respiratórias, necessidade de oxigênio, frequência/qualidade/profundidade das respirações, ausculta de sons respiratórios, leituras da saturação de oxigênio.
   b. Circulação: PA, pulso, monitoramento por eletrocardiograma para avaliação de arritmias, cor; avalie a presença de drenagem no curativo.
   c. Nível de consciência: orientação e resposta à estimulação verbal/tátil/dolorosa.
2. Avalie a mobilidade e a sensação das extremidades, caso seja usada anestesia regional.
3. Avalie as condições pós-parto (nos mesmos intervalos usados para a avaliação): posição e contrações do fundo, condição da incisão e curativo abdominal, vínculo materno-neonatal, lóquios (cor, quantidade), condição do recém-nascido (caso seja aplicável), preferências de alimentação.
4. Avalie a ingestão e o débito a cada hora e o restabelecimento dos ruídos peristálticos.
5. Realize a avaliação da dor: avalie o nível de anestesia, os medicamentos administrados (dose/tempo/resultados).
6. Avalie o conhecimento e o desempenho para a amamentação.

Diagnósticos de enfermagem

- Ansiedade relacionada à mudança no plano de parto
- Dor aguda relacionada ao procedimento cirúrgico
- Risco de infecção relacionado à cavidade abdominal aberta
- Processo familiar interrompido relacionado a expectativas não atendidas quanto à experiência do parto.

Intervenções de enfermagem

Alívio da ansiedade

1. Explique o propósito de todas as intervenções e responda a perguntas.
2. Permita que a pessoa de apoio participe do parto, caso seja apropriado.

Promoção do conforto

1. Incentive o uso de técnicas de relaxamento após a administração da medicação para dor.
2. Monitore a depressão respiratória até 24 horas após a administração de opioide peridural.
3. Monitore e instrua a paciente sobre o uso da bomba de anestesia controlada pela própria paciente, conforme aplicável.
4. Forneça uma massagem nas costas e um ambiente silencioso, a fim de promover a eficácia do medicamento.
5. Apoie e imobilize a incisão abdominal quando a paciente se mover, tossir e respirar profundamente.
6. Incentive períodos de descanso frequentes.
7. Para reduzir a dor causada por gases, incentive a deambulação ou o uso da cadeira de balanço.
8. Administre analgésicos conforme prescrito. Não administre opioides parenterais, caso a paciente esteja recebendo opioides peridurais, a menos que solicitado pelo anestesista.

Prevenção de infecções

1. Estabeleça um protocolo para diminuir as ISCs de acordo com as diretrizes nacionais.
2. Mantenha a técnica estéril durante a cirurgia e use-a ao trocar os curativos no pós-operatório.

3. Esteja ciente de que o método mais eficaz de prevenção de infecções é a higienização das mãos.
4. Forneça cuidados perineais juntamente com a verificação dos sinais vitais a cada 4 horas ou conforme necessário.
5. Forneça medidas de cuidados pós-operatórios de rotina a fim de prevenir infecções urinárias ou pulmonares.
6. Incentive o uso do espirômetro a cada hora enquanto a paciente estiver acordada.

Promoção da unidade familiar

1. Incentive o vínculo com o recém-nascido assim que possível.
2. Enfatize os resultados positivos do parto cirúrgico – ele evita complicações materno-fetais e contribui com a saúde do bebê.
3. Ofereça educação aos pais e tempo para a família, conforme tolerado pela mãe.
4. Enfatize que os ajustes à paternidade, em qualquer circunstância, são necessários e normais.

Educação da paciente e manutenção da saúde

1. Ensine e demonstre para a mulher como segurar o bebê "como bola de futebol americano" para amamentá-lo; isso alivia a pressão aplicada na incisão abdominal.
2. Ensine os cuidados com a incisão, de acordo com a política da instituição e instrua a paciente a observar sinais de infecção (lóquios fétidos, temperatura elevada, aumento da dor, eritema e edema no local da incisão), informando-os imediatamente até 12 semanas após o parto.
3. Ajude a mulher a planejar meios de conseguir ajuda de amigos e familiares durante o período imediatamente após a alta.

Reavaliação: resultados esperados

- Verbaliza a compreensão do procedimento de parto cesáreo e dos cuidados pós-parto
- Relata alívio da dor
- Ausência de infecção
- Capaz de cuidar de si e do bebê após a alta hospitalar.

COMPLICAÇÕES PÓS-PARTO

Infecção pós-parto

A infecção pós-parto (puerperal) deve ser suspeitada, caso a temperatura da paciente exceda 37,8°C em duas ocasiões, com pelo menos 6 horas de intervalo durante os primeiros 10 dias pós-parto, exceto as primeiras 24 horas após o parto. A infecção pode permanecer localizada ou se espalhar para várias partes do corpo, como o tecido conjuntivo, por disseminação linfática (parametrite). O ligamento largo é a principal via de infecção sistêmica.

Fisiopatologia e etiologia

A causa mais comum é a ascensão polimicrobiana ao útero a partir do trato genital inferior. A disseminação bacteriana hematogênica também pode ocorrer.

1. Os tipos de infecção incluem:
   a. Endometrite: inflamação do endométrio.
   b. Endomiometrite: inflamação do endométrio e do miométrio.
   c. Parametrite: inflamação do endométrio e do tecido parametrial.
2. Outras infecções incluem:
   a. Feridas ou infecção urinária.
   b. Pneumonia.
   c. Mastite.
   d. Tromboflebite pélvica.
   e. Fascite necrosante.
3. Fatores de risco:
   a. Parto cirúrgico.
   b. Trabalho prolongado ou ruptura de membranas.
   c. Procedimentos invasivos (monitoramento interno, amnioinfusão, coleta de sangue do couro cabeludo fetal).
   d. Vários exames pélvicos.
   e. Perda excessiva de sangue.
   f. Pielonefrite ou diabetes.
   g. Fatores socioeconômicos e nutricionais que comprometem os mecanismos de defesa do hospedeiro.
   h. Anemia e doença sistêmica.
   i. Tabagismo.
   j. Fatores de risco específicos para mastite: amamentação pouco frequente, esvaziamento incompleto da mama, obstrução dos ductos mamários, mamilos rachados ou sangrando (podem ser secundários a pega e remoção inadequadas do bebê durante a amamentação).

Manifestações clínicas

Endometrite pós-parto

1. A febre que se manifesta por volta do terceiro dia pós-parto é o achado mais importante.
2. O útero, geralmente maior que o esperado para o dia do puerpério, está sensível ao toque.
3. Os lóquios podem ser profusos, sanguinolentos e fétidos.
4. Calafrios, mal-estar e febre ocorrem quando a eliminação dos lóquios é impedida por coágulos.
5. Contagem de leucócitos superior a $20.000/mm^3$ com aumento de neutrófilos.
6. A infecção pode se espalhar para o miométrio (endomiometrite), paramétrio, tubas uterinas, peritônio e sangue.

Parametrite (celulite pélvica)

1. Calafrios, febre (38,9°C a 40°C), taquicardia.
2. Dor grave, unilateral ou bilateral, no abdome inferior.
3. Útero aumentado e sensível à palpação.
4. A posição do útero pode ficar fixa, à medida que o órgão é deslocado pelo exsudato acumulado ao longo do ligamento largo.
5. Geralmente, resulta de uma ferida infectada no colo do útero, na vagina, no períneo ou no segmento uterino inferior.

Avaliação diagnóstica e manejo

1. Obtenha amostras de urina para exame de urina I e de cultura, a fim de descartar a infecção urinária.
2. Obtenha amostras de sangue para hemograma completo e comunique os resultados; verifique leucocitose superior a $20.000/mm^3$.
3. Terapia antibiótica: obtenha culturas a fim de identificar o agente causador, antes da administração de antibióticos de amplo espectro, incluindo penicilinas, cefalosporinas (cefoxitina, cefazolina), clindamicina e aminoglicosídeos (gentamicina, tobramicina). Os antibióticos devem ser administrados até que a mulher fique afebril por 48 horas (a resposta materna geralmente ocorre em 48 a 72 horas), podendo haver a continuação da terapia no domicílio.
4. Aumente a ingestão diária de líquidos.
5. Incentive o aumento da ingestão de 300 a 500 calorias, caso a mulher esteja amamentando; essa dieta deve incluir uma variedade de alimentos, geralmente ricos em proteínas e vitamina C (o que promove a cicatrização de feridas).
6. Garanta o débito urinário adequado (30 mℓ/hora).
7. A terapia de suporte é usada para controlar a dor e manter a hidratação e o estado nutricional.
8. A drenagem é indicada no tratamento do abscesso.

Complicações

1. A tromboflebite pode resultar de uma infecção pós-parto que se dissemina ao longo das veias, ou devido à imobilidade.
   a. Tromboflebite femoral – aparece de 10 a 20 dias após o parto como uma dor na panturrilha, febre, edema; a circunferência da perna afetada fica 2 cm maior que a perna não afetada.
   b. Tromboflebite pélvica – infecção das veias da parede uterina e ligamento largo, geralmente causada por estreptococos anaeróbicos; apresenta-se 14 dias após o parto com calafrios graves e grandes variações de temperatura.
   c. O tratamento pode incluir repouso no leito, meias de compressão e antibióticos.
2. Pode ocorrer embolia pulmonar – dificuldade respiratória e dor torácica.
3. Peritonite – disseminação da infecção pelos canais linfáticos.

Avaliação de enfermagem

1. Realize a avaliação pós-parto: observe se há dor uterina à palpação, coloração, quantidade e odor dos lóquios; verifique o emprego de técnicas adequadas de amamentação.
2. Monitore os sinais vitais em busca de sinais de infecção, de acordo com a política da instituição.
3. Avalie as práticas de higiene das pacientes e incentive a higiene frequente das mãos.

Diagnósticos de enfermagem

- Hipertermia relacionada à infecção
- Risco de vínculo afetivo prejudicado devido ao manejo da infecção.

Intervenções de enfermagem

Restauração da normotermia

Ensine técnicas adequadas e ajude, caso necessário.

1. Providencie períodos de descanso adequados.
2. Aumente a ingestão de líquidos para compensar as perdas insensíveis.
3. Coloque a paciente em posição de Fowler alto para promover a drenagem.
4. Administre antibióticos e analgésicos, conforme prescrito.
5. Explique o benefício da lavagem perineal ou dos banhos de assento; auxilie conforme necessário.
6. Explique a importância de uma boa técnica de higiene das mãos; limpeza adequada (da frente para trás) durante a micção ou evacuação.
7. Ajude com compressas perineais e medicamentos; incentive a troca de absorventes a cada micção, evacuação e periodicamente ao longo do dia.
8. Observe os sinais de choque séptico: taquicardia grave, hipotensão, taquipneia, alterações do nível de consciência e diminuição do débito urinário. Comunique à equipe multiprofissional.

Promoção do vínculo afetivo

1. Garanta que a mãe fique o menor tempo possível separada do bebê e incentive a continuação da amamentação, caso seja possível.
2. Promova uma boa técnica de higiene das mãos à mãe, antes do contato com a criança.
3. Incentive a participação do pai/família no cuidado da unidade mãe/bebê.

Reavaliação

- Afebril, tolera bem os antibióticos, faz a higiene adequada das mãos
- Tempo ininterrupto para promoção do vínculo afetivo.

Hemorragia pós-parto

A *hemorragia pós-parto, também conhecida como hemorragia obstétrica (HO)*, reflete uma perda de sangue superior a 500 mℓ em um parto vaginal ou superior a 1.000 mℓ em um parto cesáreo. A hemorragia pós-parto precoce ocorre nas primeiras 24 horas e pode ser considerada tardia após 24 horas e até 12 semanas depois do nascimento. O maior risco ocorre durante a primeira hora após o parto. A hemorragia também pode ser definida como uma diminuição no hematócrito de pelo menos 10%, mas as determinações das concentrações de hemoglobina e hematócrito podem não refletir o *status* hematológico atual. A Organização Mundial de Saúde (OMS) encontrou que 25% das mortes relacionadas à gravidez no mundo foram atribuídas a uma HO, sendo a maior causa de morte materna. Nos EUA, a taxa de mortalidade é de 13% e está aumentando. Em todo o mundo, uma mulher morre de HO a cada 4 minutos.

Baseado em evidências
American College of Obstetricians and Gynecologists. (2006/Reaffirmed 2015). *Postpartum hemorrhage (Practice Bulletin #76)*. Washington, DC: Author.

Fisiopatologia e etiologia

Sangramento excessivo a partir de um ponto entre o útero e o períneo (ver Figura 39.8).

Hemorragia pós-parto precoce (primeiras 24 horas após o nascimento)

1. Principal causa: atonia uterina (80%) – relaxamento do útero secundário a:
   a. Hiperdistensão do útero, secundária a: gravidez múltipla, polidrâmnio ou macrossomia.
   b. Paridade alta (mais de seis gestações).
   c. Trabalho de parto prolongado.
   d. Medicamentos – ocitocina, sulfato de magnésio, tocolíticos, anestésicos.

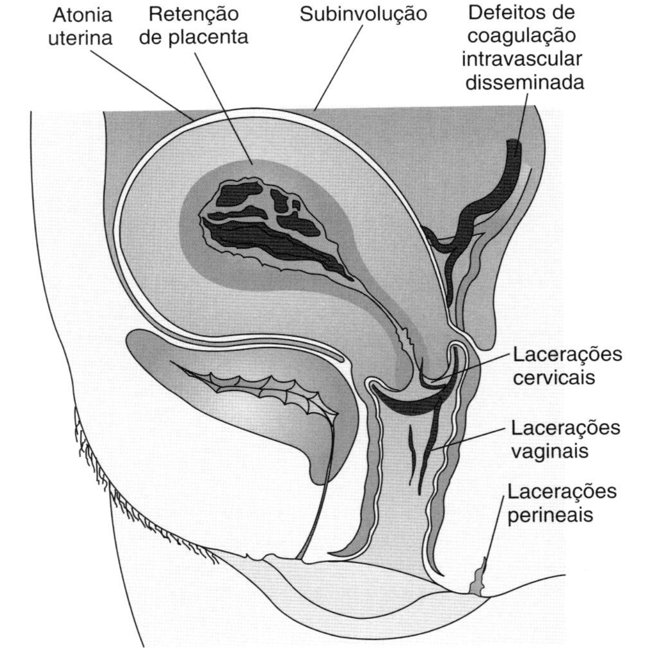

Figura 39.8 Causas comuns de hemorragia pós-parto. (De Pillitteri, A. [2013]. *Maternal and child health nursing: Care of the childbearing and childrearing family* [7th ed.]. Philadelphia, PA: Lippincott Williams & Wilkins.)

e. Miomas – impedem a contração do útero.
f. Fragmentos da placenta retidos – resultantes da remoção manual da placenta, do lobo sucenturiado (adicional), da aderência anormal da placenta (placenta acreta) ou da saída espontânea da placenta de Duncan (a periferia se desprende primeiro, em vez do descolamento central).
2. Inversão uterina.
3. Distúrbios hemorrágicos, como CID.
4. Traumatismo, laceração ou hematomas na vagina, colo do útero ou períneo secundários a:
a. Parto com fórceps, principalmente fórceps de rotação.
b. Feto grande.
c. Gestação múltipla.
5. Dificuldade no terceiro estágio do trabalho de parto (manipulação agressiva do fundo ou tração do cordão umbilical).
6. Sepse.
7. Ruptura uterina; inversão uterina.
8. Outros fatores de risco incluem: trabalho de parto prolongado ou induzido, trabalho de parto rápido, história de hemorragia pós-parto, pré-eclâmpsia, etnia asiática ou hispânica.

Hemorragia pós-parto tardia (24 horas a 6 semanas após o parto)

1. A causa principal é a retenção de fragmentos da placenta.
2. Infecção.
3. Subinvolução (cicatrização tardia) do local da placenta.

Manifestações clínicas

Hemorragia pós-parto precoce

1. Nos casos de atonia uterina, o útero fica amolecido, geralmente difícil de palpar e não permanece contraído; ocorre sangramento vaginal excessivo.
2. As lacerações da vagina, do colo do útero ou do períneo causam sangramento vermelho vivo e contínuo, mesmo quando o fundo está firme.
3. Taquicardia, hipotensão, tontura, palidez e diminuição do débito urinário após uma perda de 10% do volume total de sangue.

Hemorragia pós-parto tardia

1. O útero fica amolecido.
2. Hemorragia lenta, avermelhada ou sangramento intenso (primeiras 6 semanas após o parto).
3. Dor lombar persistente.
4. Dor ou sensibilidade abdominal.
5. Fadiga.
6. Perda de apetite.

Alerta de enfermagem
Mais de 50% das mortes por HO poderiam ser evitadas e resultam de um tratamento médico ineficaz. Avaliação, identificação e intervenção precoces no caso de uma HO são essenciais para melhorar os resultados obstétricos.

Manejo

O objetivo é interromper a hemorragia, por eliminação da causa, corrigindo a hipovolemia e retornando à hemostasia materna. Esses objetivos são alcançados por meio da identificação de fatores de risco e da identificação e tratamento precoces da causa subjacente. As estimativas visuais da perda de sangue são frequentemente imprecisas, atrasando o diagnóstico e o tratamento.

1. Notificação e comunicação imediatas à equipe multiprofissional, que inclui o anestesista, a equipe de atendimento primário, a equipe de enfermagem e da sala de cirurgia, conforme indicado pela condição da paciente.
2. Continue a massagem no fundo e a possível massagem bimanual, caso indicado.
3. Mantenha o acesso IV com a infusão da solução de Ringer com lactato e estabeleça um acesso secundário com um cateter de 16 G para perdas graves.
4. Obtenha os exames de laboratório solicitados (hemograma, prova cruzada). Para cada 450 a 500 mℓ de perda de sangue, haverá uma diminuição no hematócrito de 2 a 4%, e uma diminuição na hemoglobina de 1 a 1,5 g/dℓ.
5. Notifique o banco de sangue, conforme indicado; encomende 4 a 6 unidades, conforme necessário. Ao antecipar a administração de hemoderivados ou transfusões, é importante reconhecer que algumas pacientes podem recusar o tratamento, com base em crenças religiosas. É importante identificar as práticas culturais e religiosas da paciente na admissão e comunicá-las à equipe multiprofissional.
6. Administre os medicamentos, conforme prescrito – para atonia uterina:
a. Administração de ocitocina IV ou IM (ver Capítulo 37: estágio 4 do trabalho de parto).
b. Quando a ocitocina for ineficaz no controle do sangramento, antecipe a necessidade de medicamentos adicionais a fim de tratar a hemorragia pós-parto.
c. Metilergonovina 0,2 mg IM a cada 2 a 4 horas. (Contraindicada em mulheres com hipertensão, síndrome de Raynaud, esclerodermia).
d. Misoprostol 800 a 1.000 mcg por via retal (dose única) (pode causar febre e taquicardia).
e. Trometamina carboprosta 0,25 mg IM a cada 15 a 90 minutos (máximo de 8 doses) – contraindicada em mulheres com asma, doença cardíaca, hepática ou renal ativa; pode causar febre, calafrios, náuseas, vômito, diarreia.
7. Na presença de sangramento contínuo e útero firme, notifique o médico para avaliação e possível intervenção.
a. Reparo de lacerações, transfusão de hemoderivados, dilatação e curetagem, sutura B-lynch,[9] tamponamento uterino e embolização arterial seletiva.
b. Tamponamento intrauterino por balão usando, por exemplo, o Bakri® SOS (silicone obstétrico cirúrgico) para controlar o sangramento (Figura 39.9).
i. 250 a 500 mℓ de solução salina são introduzidos no balão para manter a pressão contra as paredes uterinas. O sangue acumulado acima do balão é removido através da porta de drenagem do cateter.
ii. O absorvente vaginal também é colocado para aumentar o efeito de tamponamento no segmento uterino inferior, e um cateter urinário é colocado para drenagem da bexiga.
8. Analgésicos opioides podem ser necessários para combater a dor das contrações uterinas.
9. Pode ser necessária uma histerectomia de emergência.

Complicações

1. Choque hipovolêmico.
2. Histerectomia.
3. Morte.

Avaliação de enfermagem

1. Avalie o histórico materno quanto a fatores de risco; planeje adequadamente e comunique à equipe perinatal.
2. Realize uma avaliação cumulativa contínua da perda de sangue durante todo o período pós-parto. À medida que a paciente passa por diferentes médicos e departamentos, a perda de sangue geralmente é estimada apenas pelo profissional que visualiza em seu turno, sem levar em consideração o que ocorreu ao longo de

[9]N.R.T.: Técnica de sutura compressiva no útero, desenvolvida em 1997 por B-Lynch.

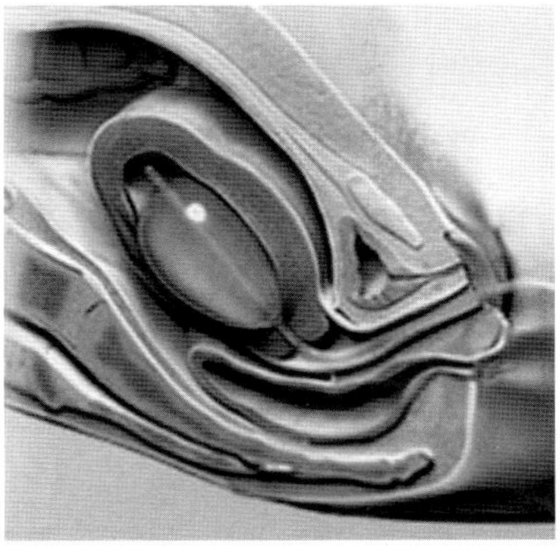

Figura 39.9 O Bakri® SOS fornece tamponamento com balão para interromper a hemorragia pós-parto.

todo o período pós-parto. Portanto, a documentação e a comunicação devem refletir um total cumulativo e qualquer variação aguda relativa às alterações no estado clínico imediato da paciente. Ver no Boxe 39.3 as estimativas de perda de sangue.

3. Avalie a presença de coágulos expelidos ou passados durante a micção; anote o número de absorventes saturados em 1 hora ou em um período menor, caso seja aplicável. Pese os absorventes, conforme necessário, para determinar a perda.
4. Avalie os sinais vitais, a pressão de pulso e a saturação de oxigênio de acordo com a política da unidade, e aumente o número de avaliações caso a paciente mostre sinais de instabilidade – taquicardia, hipotensão, palidez, diaforese, alteração da consciência, taquipneia, náuseas e vômito, sentimentos de morte iminente – tudo isso pode indicar choque hipovolêmico.
   a. Os sinais vitais normais não são uma indicação de que a mulher *não* esteja em choque. Os sinais tradicionais de choque hipovolêmico não são evidentes até que cerca de 15 a 20% do volume total de sangue materno seja perdido.
   b. As leituras contínuas do monitor de pressão arterial podem falsamente diminuir a pressão diastólica e elevar a sistólica. Avaliações com mais de 2 minutos de intervalo podem não permitir a reperfusão de vasos na extremidade entre as avaliações.
5. Avalie o balanço hídrico (manter acima de 25 mℓ/h); garanta que o aporte inclui o total acumulado e inclui todas as soluções infundidas durante o trabalho de parto e o parto, bem como todo o líquido infundido durante intervenções cirúrgicas, como na cesariana. O cateter de Foley pode ser usado para descompressão da bexiga.
6. Avalie a localização e a firmeza do fundo uterino.
7. Percussão e palpação para distensão vesical, que pode interferir na contração do útero.
8. Inspecione a integridade de qualquer reparo perineal.
9. Devido à infusão rápida de líquido durante a reanimação, avalie os sons respiratórios em termos de sinais de edema pulmonar.

Boxe 39.3 Estimativa de perdas sanguíneas.

A avaliação precisa das perdas sanguíneas é fundamental para os resultados maternos. Estudos comprovam a imprecisão da estimativa de perda de sangue com base na inspeção visual. O uso de *under buttock drapes*[10] para coletar o sangue perdido durante o parto tem sido valioso para melhorar a capacidade de então medir a perda de sangue. A estimativa em peso usando uma balança é desejável. Siga esses passos:

- Obtenha o peso seco (em gramas) de itens comumente usados, como absorventes descartáveis, compressas/absorventes perineais, gaze 4 × 4)
- Pese os itens saturados e subtraia o peso seco destes para determinar a perda de sangue
- 1 grama de peso = 1 mℓ de sangue. Na ausência de uma balança, as seguintes estimativas podem ser utilizadas:
  - Esponja cirúrgica de 12 camadas saturada (4 × 4 pol.) = 5 mℓ
  - Compressa/absorvente perineal padrão 50% saturado = 25 mℓ
  - Coxim de laparotomia cirúrgica saturado de 18 × 18 polegadas = 100 mℓ
  - Coágulo do tamanho de uma bola de golfe = 50 mℓ
  - Coágulo do tamanho de uma bola de tênis = 140 mℓ.

[10]N.R.T.: Coletor para controle de sangue pós-parto. Uma parte dele é como um protetor liso que é colocado sob as nádegas, e em sua parte final há um coletor de tecido absorvente e resistente. Existem várias marcas no mercado.

Diagnósticos de enfermagem

- Ansiedade relacionada com o sangramento inesperado e incerteza sobre o prognóstico
- Volume de líquidos deficiente relacionado à atonia uterina
- Risco de infecção relacionado a perda de sangue e exames vaginais.

Intervenções de enfermagem

Diminuição da ansiedade

1. Mantenha um ambiente calmo e silencioso; forneça apoio emocional.
2. Forneça informações sobre a situação clínica atual; responda às perguntas.
3. Incentive a presença de uma pessoa de apoio.
4. Explique as alterações no plano de cuidados.

Manutenção do volume de líquidos

1. Mantenha o acesso venoso primário e coloque um segundo cateter de grande calibre (16 G) para infusão de cristaloides e hemocomponentes, conforme indicado.
2. Monitore e mantenha registros precisos da ingestão e do débito; o uso de cateter urinário de demora fornece medições precisas da eliminação de urina.
3. Verifique a disponibilidade de sangue compatível; administre-o por protocolo da instituição quando necessário.
4. Forneça oxigênio suplementar por máscara facial; monitore a saturação de oxigênio com oximetria de pulso.
5. Administre os medicamentos, conforme solicitado.
6. Altere a posição da paciente para facilitar a perfusão nos órgãos vitais: eleve as pernas de 20° a 30°.
7. Monitore o resultado do hemograma e de outros exames solicitados.

Prevenção de infecções

1. Mantenha as precauções padrão de assepsia.
2. Avalie os sintomas de infecção: calafrios, temperatura elevada, aumento na contagem de leucócitos, dor à palpação do útero e odor de lóquios.
3. Administre antibióticos, conforme prescrição.
4. Mantenha níveis adequados de descanso e nutrição.

Educação da paciente e manutenção da saúde

1. Explique à mulher a causa da hemorragia.
2. Ensine à mulher a importância de manter uma dieta equilibrada, com opções ricas em ferro e a tomar suplementos vitamínicos.
3. Avise à paciente que ela pode se sentir cansada e fatigada, e agende períodos de descanso diários.
4. Ensine à paciente e à família os sinais e sintomas de hemorragia para que realizem os cuidados domiciliares adequadamente.
5. Aconselhe a mulher a notificar o seu médico sobre um aumento no sangramento ou outras alterações em sua condição clínica.

Reavaliação: resultados esperados

- Verbaliza preocupação com seu bem-estar
- Sinais vitais estáveis, débito urinário adequado, hematócrito estável
- Permanece afebril, contagem de leucócitos dentro dos limites normais.

Hematomas pós-parto

Os *hematomas pós-parto* são coleções localizadas de sangue no tecido conjuntivo frouxo sob a pele da genitália externa, abaixo da mucosa vaginal ou nos ligamentos largos. Geralmente ocorrem sem laceração do tecido sobrejacente. A dor perineal excessiva, não aliviada pelos medicamentos, sugere a formação de hematoma e exige um exame cuidadoso da vulva, da vagina e do reto.

Fisiopatologia e etiologia

1. Traumatismo durante o trabalho de parto espontâneo ou de parto vaginal cirúrgico.
2. Sutura inadequada de uma episiotomia.
3. Homeostase tardia ou segunda etapa do trabalho de parto difícil, prolongada ou ambas.

Manifestações clínicas

1. Queixas de pressão e dor; a dor pode ser verbalizada como excruciante.
2. Pele escura, firme, com sensação total e dolorosa ao toque.
3. Possível diminuição da pressão arterial, taquicardia.
4. Diminuição ou ausência de fluxo de lóquios caso a vagina esteja obstruída.

Manejo

1. Pequenos hematomas (menos de 3 cm) podem apresentar resolução espontânea – compressas de gelo podem ser aplicadas. Banhos de assento também podem aumentar o conforto.
2. Hematomas grandes (maiores que 3 cm) podem exigir a drenagem do sangue e a ligação do vaso hemorrágico.
3. Analgésicos e antibióticos de amplo espectro podem ser solicitados (devido ao aumento da possibilidade de infecção).

Complicações

1. Hipovolemia e choque por perda de sangue grave.
2. Anemia, infecção.
3. Maior duração do período de recuperação pós-parto.
4. Sepse.
5. Calcificação e tecido cicatricial.
6. Dispareunia (relação sexual dolorosa).

Intervenções de enfermagem e educação da paciente

1. Inspecione a área do períneo e da vulva em busca de sinais de um hematoma periodicamente após o parto.
2. Inspecione a área vaginal em busca de sinais de hematoma, caso a paciente não consiga urinar.
3. Monitore os sinais vitais e avalie os sinais de choque.
4. Alivie a dor de um hematoma aplicando uma bolsa de gelo na área perineal, medicando com analgésicos leves e posicionando a paciente confortavelmente, a fim de diminuir a pressão sobre a área afetada.
5. Ajude a aliviar os problemas de micção, auxiliando-a no banheiro, caso a paciente seja capaz de deambular. Caso contrário, ajude-a a usar a comadre com as pernas penduradas na lateral do leito. Ofereça privacidade e água corrente enquanto a mulher estiver tentando urinar.
6. Cateterize a paciente se ela não conseguir urinar.
7. Explique à mulher a importância de manter uma dieta equilibrada e de incluir alimentos ricos em ferro.
8. Incentive a mulher a tomar suplementos vitamínicos e medicamentos, conforme solicitado.
9. Instrua a mulher a usar um banho de assento para proporcionar conforto perineal, após as primeiras 24 horas e também em casa.

Depressão pós-parto

Baseado em evidências
American College of Obstetricians and Gynecologists. (2015). *Screening for depression during and after pregnancy (Committee Opinion #630).* Washington, DC: Author.

Não existe consenso em relação à classificação da depressão pós-parto. Estima-se que ocorra em 13 a 19% das gestações, sendo que a gravidade e os sintomas apresentados variam.

Fisiopatologia e etiologia

Fatores sociais, culturais, fisiológicos e psicológicos podem contribuir para a depressão pós-parto. Os fatores predisponentes incluem:

1. Eventos estressantes durante a gravidez ou o período pós-parto.
   a. Perda de ente querido (feto, recém-nascido, parceiro ou outra criança).
   b. Doença de um ente querido.
   c. Dificuldades financeiras.
   d. Perda de emprego.
   e. Mudança para uma nova área, casa ou emprego.
   f. História de problemas de saúde mental.
2. Relacionamento interpessoal ruim.
3. Suporte inadequado.
4. História de abuso sexual ou violência doméstica.
5. Altos níveis de ansiedade, comportamento neurótico e depressão ou sofrimento emocional.
6. História pessoal ou familiar de psicopatologia, especialmente depressão.

Apresentações comuns

1. Disforia do pós-parto; *blues* pós-parto; *baby blues*; *blues* da mãe; ou *blues* do 3º, 4º ou 10º dia.[11]
2. Depressão pós-parto ou pós-natal.
3. Psicose pós-parto ou puerperal.
4. Transtorno do pânico pós-parto.
5. Transtorno obsessivo-compulsivo pós-parto.

Manifestações clínicas

1. Confusão mental.
2. Períodos exagerados e prolongados de irritabilidade, mau humor, hostilidade e fadiga.
3. Enfrentamento ineficaz.
4. Retração e resposta inadequada ao bebê ou à família.
5. Perda de interesse nas atividades.
6. Insônia ou transtornos do sono.
7. Cefaleia.
8. Constipação intestinal ou outros sintomas gastrintestinais.

[11]N.R.T.: Na literatura, todas essas nomenclaturas são encontradas e definidas como uma forma menos grave de depressão pós-parto, do tipo passageiro e causada pelas alterações hormonais bruscas do pós-parto. Camacho R.S. *et al.* Transtornos psiquiátricos na gestação e no puerpério: classificação, diagnóstico e tratamento. *Rev Psiq Clín* 2006; 33(2); 92-102.

9. Perda de cabelo.
10. Dismenorreia.
11. Dificuldades com a lactação.
12. Diminuição da capacidade de resposta sexual.

Avaliação e manejo

1. Os sinais e sintomas podem ser negligenciados, dificultando o diagnóstico de depressão. Estão disponíveis várias ferramentas de avaliação, projetadas para rastrear mulheres que precisam de avaliação adicional por depressão pós-parto. A ferramenta de rastreamento psicossocial recomendada pelo American College of Obstetricians and Gynecologist pode ser usada pelo enfermeiro ou profissional de saúde como um meio de comunicação. As perguntas devem ser formuladas com empatia e sem julgamento, a fim de estimular uma resposta honesta da mãe.
2. O aconselhamento com um profissional de saúde mental, medicamentos e apoio contínuo de familiares e amigos pode ser útil no tratamento da paciente deprimida. Caso não seja tratada, a mulher pode prejudicar a criança, ela mesma ou outras pessoas.
3. O uso de medicamentos psicotrópicos durante a amamentação continua sendo uma questão controversa. As principais classes de agentes psicotrópicos são expressas no leite materno. Seu uso dependerá da avaliação custo/benefício do tratamento. Em todo caso, é recomendável consultar a equipe multiprofissional, incluindo o consultor de lactação.
4. Qualquer indicação de suicídio ou dano ao bebê requer intervenção imediata e encaminhamento ao profissional de saúde mental.

Intervenções de enfermagem e educação da paciente

1. Escute com atenção a mulher a respeito de seu ajuste ao papel de mãe e observe as manifestações clínicas que sugerem depressão.
2. A educação relacionada a sinais e sintomas deve incluir a mãe e seu parceiro.
3. Forneça recursos de multimídia, caso disponíveis.
4. Pergunte à mulher sobre o comportamento da criança. Declarações negativas sobre o bebê podem sugerir que a mulher está tendo dificuldades para lidar com a maternidade. Notifique o prestador de cuidados obstétricos ou de atenção primária da paciente.
5. Consulte ou encaminhe a mulher a um médico e outros recursos especializados em depressão pós-parto, conforme indicado. Encaminhe as pacientes para o Postpartum Support International (*www.postpartum.net*).[12]
6. Ofereça suporte e incentive a família e os amigos a apoiar e ajudar a criança e a mãe. Suporte físico e emocional podem ser indicados.
7. Instrua a paciente sobre a ajuda fornecida pelo tratamento, que pode auxiliar a aliviar seus sintomas e permitir que ela cuide melhor de si e de seu bebê.
8. Incentive a mulher a se envolver em atividades que aprimorem os vínculos: acomodação, amamentação e participação no exame médico do neonato.
9. Reconheça que comportamentos de vínculo afetivo diferem de cultura para cultura e não indicam necessariamente comportamentos parentais mal-adaptados.

[12]N.R.T.: No Brasil, temos o Programa de Humanização no Pré-Natal e Nascimento, instituído pelo Ministério da Saúde por meio da Portaria/GM nº 569, de 1º de junho de 2000, alicerçado nas análises das necessidades da gestante, recém-nascido e mãe no período pós-parto (*http://bvsms.saude.gov.br/bvs/publicacoes/parto.pdf*), bem como as Diretrizes Nacionais de Assistência ao Parto Normal (*https://bvsms.saude.gov.br/bvs/publicacoes/diretrizes_nacionais_assistencia_parto_normal.pdf*), que devem ser seguidas em todo o território nacional. Assim, os encaminhamentos podem ser feitos para Unidades Básicas de Saúde ou para instituições privadas que cuidem do binômio mãe-filho.

BIBLIOGRAFIA

American College of Obstetricians and Gynecologists. (2004/Reaffirmed 2016). *Diagnosis and treatment of gestational trophoblastic disease* (Practice Bulletin #53). Washington, DC: Author.

American College of Obstetricians and Gynecologists. (2006/Reaffirmed 2015). *Postpartum hemorrhage* (Practice Bulletin #76). Washington, DC: Author.

American College of Obstetricians and Gynecologists. (2008/Reaffirmed 2016). *Use of psychiatric medications during pregnancy and lactation* (Practice Bulletin #92). Washington, DC: Author.

American College of Obstetricians and Gynecologists. (2009/Reaffirmed 2017). *Intrapartum fetal heart rate monitoring: Nomenclature, interpretation, and general management principles* (Practice Bulletin #106). Washington, DC: Author.

American College of Obstetricians and Gynecologists. (2009/Reaffirmed 2016). *Induction of labor* (Practice Bulletin #107). Washington, DC: Author.

American College of Obstetricians and Gynecologists. (2010/Reaffirmed 2016). *Screening for perinatal depression* (Committee Opinion No. 630). Washington, DC: Author.

American College of Obstetricians and Gynecologists. (2010/Reaffirmed 2017). *Vaginal birth after cesarean* (Practice Bulletin #115). Washington, DC: Author.

American College of Obstetricians and Gynecologists. (2011/Reaffirmed 2016). *Prevention of early-onset group B streptococcal disease in newborns* (Committee Opinion #485). Washington, DC: Author.

American College of Obstetricians and Gynecologists. (2012/Reaffirmed 2016). *Opioid abuse, dependence, and addiction in pregnancy* (Committee Opinion #524). Washington, DC: Author.

American College of Obstetricians and Gynecologists. (2014/Reaffirmed 2016). *Management of late-term and postterm pregnancies* (Practice Bulletin #146). Washington, DC: Author.

American College of Obstetricians and Gynecologists. (2014). *Medical management of first trimester abortion* (Practice Bulletin #143). Washington, DC: Author.

American College of Obstetricians and Gynecologists. (2014). *Postpartum depression.* Washington, DC: Author.

American College of Obstetricians and Gynecologists. (2015). *Nausea and vomiting of pregnancy* (Practice Bulletin #153). Washington, DC: Author.

American College of Obstetricians and Gynecologists. (2015). *Operative vaginal delivery* (Practice Bulletin #154). Washington, DC: Author.

American College of Obstetricians and Gynecologists. (2016). *Magnesium sulfate use in obstetrics* (Committee Opinion #652 #171). Washington, DC: Author.

American College of Obstetricians and Gynecologists. (2016). *Prevention and management of obstetric lacerations at vaginal delivery* (Practice Bulletin #165). Washington, DC: Author.

American College of Obstetricians and Gynecologists. (2016). *Multifetal gestations: Twin, triplet, and higher-order multifetal pregnancies* (Practice Bulletin #169). Washington, DC: Author.

American College of Obstetricians and Gynecologists. (2016). *Premature rupture of membranes* (Practice Bulletin #171). Washington, DC: Author.

American College of Obstetricians and Gynecologists. (2017). *Shoulder dystocia* (Practice Bulletin #178). Washington, DC: Author.

American College of Obstetricians and Gynecologists. (2017). *Emergent therapy for acute-onset, severe hypertension during pregnancy, and the postpartum period* (Committee Opinion #692). Washington, DC: Author.

American College of Obstetricians and Gynecologists. (2017). *Episiotomy: Procedures and repair techniques.* Washington, DC: Author.

Association of Women's Health, Obstetric, Neonatal Nurses. (2014). Quantification of blood loss: AWHONN practice brief number 1. *Journal of Obstetric, Gynecologic, and Neonatal Nursing,* 1–3.

Association of Women's Health, Obstetric, Neonatal Nurses. (2015). Mood and anxiety disorders in pregnant and postpartum women. Position Statement. *Journal of Obstetric, Gynecologic, and Neonatal Nursing, 44*(5), 687–689.

Association of Women's Health, Obstetric and Neonatal Nurses (Ed.). (2015). *Fetal heart monitoring principles and practices* (5th ed.). Dubuque, IA: Kendall-Hunt Publishing Co.

Bakri, Y. N., Amri, A., & Abdul, J. F. (2001). Tamponade-balloon for obstetrical bleeding. *International Journal of Gynaecology and Obstetrics, 74*(2), 139–142.

Beck, C. T. (1993). Teetering on the edge: A substantive theory of postpartum depression. *Nursing Research, 44,* 293–304.

Bishop, E. H. (1964). Pelvic scoring for elective induction. *Obstetrics and Gynecology, 24,* 266–268.

Clapp, J. C. (2015). Multidisciplinary team approach to management of postpartum hemorrhage. *Journal of Obstetric, Gynecologic, and Neonatal Nursing, 44,* S22.

Cunningham, F. G., Leveno, K. J., Bloom, S. L., et al. (2014). *Williams obstetrics* (24th ed.). New York, NY: McGraw-Hill.

Davidson, M. W., London, M. L., & Ladeweig, P. W. (2016). *Olds' maternal-newborn nursing and women's health across the lifespan* (10th ed.). Upper Saddle River, NJ: Pearson Education.

Deussen, A. R., Ashwood, P., & Martis, R. (2011). Pain relief for after pains (uterine cramping/involution) after the baby's birth. *Cochrane Database of Systematic Reviews: Plain Language Summaries.* doi:10.1002/14651858.CD004908.pub2.

Diaz, V., Abalos, E., & Carroli, G. (2014). Methods for blood loss estimation after vaginal birth (Protocol). *Cochrane Database of Systematic Reviews, 2.*

Dildy, G. A., Paine, A. R., George, N. C., & Velasco, C. (2004). Estimating blood loss: Can teaching significantly improve visual estimation? *Obstetrics and Gynecology, 104*(3), 601–606.

Friedman, E. A. (1978). *Labor: Clinical evaluation and management* (2nd ed.). New York, NY: Appleton.

Gibbins, K. J., Weber, T., Holmgren, C. M., et al. (2015). Fetal morbidity associated with uterine rupture of the unscarred uterus. *American Journal of Obstetrics and Gynecology, 213*(3), 382.e1–382.e6.

Handcock, A., Weeks, A. D., & Lavender, T. D. (2015). "Is accurate and reliable blood loss estimation the crucial step" in early detection of postpartum haemorrhage: An integrative review of the literature. *BMC Pregnancy and Childbirth, 15*, 1–9.

Heller, D. S. (2015). *OB-GYN pathology for the clinician.* New York, NY: Springer.

Jacquemyn, Y., Zecic, A., Van Laere, D., & Roelens, K. (2015). The use of intravenous magnesium in non-preeclamptic pregnant women: Fetal/neonatal neuroprotection. *Archives of Gynecology and Obstetrics, 291*(5), 969–975.

Ko, J. Y., Rockhill, K. M., Tong, V. T., et al. (2017). Trends in postpartum depressive symptoms—27 States, 2004, 2008, and 2012. *MMWR. Morbidity and Mortality Weekly Report, 66*, 153–158.

Kolkman, D. G., Verhoeven, C. J., Brinkhorst, S. J., et al. (2013). The Bishop score as a predictor of labor induction success: A systematic review. *American Journal of Perinatology, 30*(8), 625–630.

Liu, A., Lv, J., Hu, Y., Ma, L., & Chen, W. (2014). Efficacy and safety of intravaginal misoprostol versus intracervical dinoprostone for labor induction at term: A systematic review and meta-analysis. *Journal of Obstetrics and Gynaecology Research, 40*, 897–906.

Lowdermilk, D., Perry, S., Cashion, C., & Alden, K. R. (2016). *Maternity and women's health care* (11th ed.). St. Louis, MO: Mosby.

Mattson, S., & Smith, J. E. (Eds.). (2016). *Core curriculum for maternal-newborn nursing* (5th ed.). St. Louis, MO: Saunders Elsevier.

Moroz, L. A., Simpson, L. L., & Rochelson, B. (2016). Management of severe hypertension in pregnancy. *Seminars in Perinatology, 40*, 112–118.

Pawluski, J. L., Lonstein, J. S., & Fleming A. S. (2017). The neurobiology of postpartum anxiety and depression. *Trends in Neurosciences, 40*(2), 106–120.

Perkins, K. M., Boulet, S. L., Kissin, D. M., et al.; the National ART Surveillance (NASS) Group. (2015). Risk of ectopic pregnancy associated with assisted reproductive technology in the United States, 2001–2011. *Obstetrics and Gynecology, 125*(1), 70–78.

Queenan, J. T., Spong, C. Y., & Lockwood, C. J. (Eds.). (2015). *Protocols in high risk pregnancies: An evidence-based approach* (6th ed.). UK: Wiley Blackwell.

Ricci, S. S. (2017). *Essentials of maternity, newborn, and women's health nursing* (4th ed.). Philadelphia, PA: Wolters Kluwer Health/Lippincott Williams & Wilkins.

Royal College of Obstetricians and Gynaecologists. (2016). *The management of nausea and vomiting of pregnancy and hyperemesis gravidarum.* Green-top Guideline No. 69. London, UK: Author.

Rubin, R. (1984). *Maternal identity and the maternal experience.* New York, NY: Springer.

Seabra, G., Saunders, C., de Carvalho Padilha, P., et al. (2015). Association between maternal glucose levels during pregnancy and gestational diabetes mellitus: An analytical cross-sectional study. *Diabetology and Metabolic Syndrome, 7*, 17.

Sekharan, P. K. (2016). Gestational trophoblastic disease. In A. Gandhi, N. Malhotra, J. Malhotra, N. Gupta, & N. Malhotra Bora (Eds.), *Principles of critical care in obstetrics: Volume 2* (pp. 197–212). New York, NY: Springer.

Simpson, K. R., & Creehan, P. A. (2014). Chapter 14: Labor and birth. In *Perinatal nursing* (4th ed.). Philadelphia, PA: Wolters Kluwer/Lippincott Williams & Wilkins.

Smith, R. (2017). *Netter's obstetrics and gynecology* (3rd ed.). Philadelphia, PA: Elsevier.

Smith, D. Stringer, E., Vladutiu, C. J., Hickman Zink, A., & Strauss, R. (2015). Risk of uterine rupture among women attempting vaginal birth after cesarean with an unknown uterine scar. *American Journal of Obstetrics and Gynecology, 213*(1), 80–85. doi.org/10.1016/j.ajog.2015.01.056

Son, M., & Miller, E. S. (2017). Predicting preterm birth: Cervical length and fetal fibronectin. *Seminars in Perinatology, 41*(8), 445–451.

Thomas, J., Fairclaough, A., Kavanaugh, J., & Kelly, A. J. (2014). Vaginal prostaglandin (PGE2 and PGF2a) for induction of labour at term. *Cochrane Database of Systematic Reviews,* (6). doi:10.1002/14651858.CD003101.pub3.

Troiano, N., Harvey, C., & Chez, B. (Eds.). (2013). *High-risk and critical care obstetrics* (3rd ed.). Philadelphia, PA: Lippincott Williams & Wilkins.

Verklan, M. T., & Walden, M. (Eds.) (2015). *Core curriculum for neonatal intensive care nursing* (5th ed.). St. Louis, MO: Saunders Elsevier.

Ward, S. L., Hilsey, S. M., & Mitchell-Kennedy, A. (2016). *Maternal-child nursing care: Optimizing outcomes for mothers, children, & families.* Philadelphia, PA: F.A. Davis.

PARTE 4

Enfermagem Pediátrica

UNIDADE 13 Considerações Gerais

CAPÍTULO 40

Crescimento e Desenvolvimento Pediátricos

CRESCIMENTO E DESENVOLVIMENTO

Crescimento e desenvolvimento da infância à adolescência

O crescimento e o desenvolvimento começam no nascimento. À medida que lactentes e crianças crescem e amadurecem, passam por estágios conhecidos de desenvolvimento. O conhecimento e a avaliação do crescimento e do desenvolvimento ajudam o enfermeiro a identificar problemas físicos e emocionais, a oferecer orientações antecipadas a pais e cuidadores, a desenvolver relacionamento com a criança para a realização de cuidados de saúde e a educar a família para construir um estilo de vida saudável para o futuro. Para avaliação do neonato, consulte o Capítulo 38. Este capítulo aborda o início da infância (1 mês) até a adolescência (12 a 14 anos) (ver Tabela 40.1).

Acompanhamento do desenvolvimento

Foram criadas ferramentas de avaliação para determinar os estágios de desenvolvimento de uma criança ou detectar áreas específicas com problemas de desenvolvimento. A ferramenta de triagem mais usada é o Denver II Developmental Screening Test (Denver II), que fornece uma rápida visão geral do desenvolvimento infantil desde o nascimento até os 6 anos de vida, identificando áreas de potencial e atraso em relação ao esperado para a idade. Os formulários de teste do Denver II e um manual de instruções podem ser obtidos em *www.denverii.com.*[1] Esse teste tem recebido críticas pela baixa sensibilidade na detecção de crianças com atrasos mais sutis no desenvolvimento. A American Academy of Pediatrics recomenda que a supervisão do desenvolvimento seja conduzida em todos os exames e testes de triagem realizados nas visitas de 9, 18 e 30 meses de vida. No entanto, não existem recomendações para testes específicos.

Outro método para o acompanhamento se refere à entrevista de pais ou responsáveis sobre o alcance dos marcos do desenvolvimento. Déficits persistentes ou em várias áreas indicam um problema mais sério do que em uma única área (ver Tabela 40.2).

[1]N.R.T.: No Brasil, o teste de Denver II pode ser obtido em diferentes sociedades da área, bem como o manual de instruções para sua implementação.

Tabela 40.1 Crescimento e desenvolvimento da infância à adolescência.

Idade e características físicas	Padrões de comportamento	Considerações de enfermagem
Nascimento até 4 semanas (1 mês) • Desorganização neurológica significativa • Forte reflexo de Moro • Ciclo do sono desorganizado • Sistema digestório muito imaturo para receber alimentos sólidos.	**Desenvolvimento motor** • Fixação visual momentânea em objetos e rostos humanos • Os olhos seguem objetos brilhantes em movimento • Deita acordado de costas • Deixa cair imediatamente objetos colocados em suas mãos • Responde ao som de um sino e outros ruídos semelhantes • Mantém as mãos em punho. **Socialização e vocalização** • Choraminga e faz ruídos guturais • Mostra interesse no rosto humano. **Desenvolvimento cognitivo e emocional** • Reflexivo • Estímulos externos não têm sentido • As respostas geralmente são limitadas a estados de tensão ou desconforto • Sente satisfação ao ser alimentado e segurado, embalado, acariciado e abraçado • Tem uma necessidade intensa de sugar por prazer • Tranquiliza-se quando é segurado.	**Estimulação para brincar** • Use o rosto humano – sorria e converse • Pendure um objeto brilhante em movimento (p. ex., móbiles) no campo de visão • Segure, toque, acaricie, afague e beije • Balance, afague e mude de posição • Toque música suave ou faça com que a criança ouça o relógio ou cante • Fale com a criança, chamando-a pelo nome. **Orientação aos pais** • Comece a expor a criança a diferentes sons domésticos • Mude a localização do berço no quarto • Use roupas e lençóis de cores vivas • Coloque a criança para dormir em decúbito dorsal até que tenha idade suficiente para rolar • Mantenha-se perto da criança • Brinque com a criança quando acordada • Segure durante a alimentação. **Alerta de enfermagem** Ensine os pais sobre os estágios do sono infantil e oriente a colocar a criança para dormir em decúbito dorsal.
4 a 8 semanas (2 meses) • O reflexo extensor cruzado desaparece • O reflexo tônico cervical começa a desaparecer.	**Desenvolvimento motor** • O reflexo vai sendo lentamente substituído por movimentos voluntários • Vira-se de um lado para outro • Começa a levantar a cabeça momentaneamente quando está de bruços • Mostra melhor coordenação ocular • Se um sino soar próximo, o lactente interrompe a atividade e escuta • Os olhos seguem com mais precisão o alinhamento vertical e horizontal. Focaliza bem. **Socialização e vocalização** • Começa a vocalizar – arrulhos, especialmente para uma voz • O choro se diferencia • Procura visualmente a origem dos sons • Pode gritar de alegria quando estimulado por toque, fala ou cantiga • Começa a sorrir socialmente • Os olhos seguem a pessoa ou o objeto com mais atenção. **Desenvolvimento cognitivo e emocional** • Reconhece rostos familiares • Torna-se mais consciente e interessado no meio ambiente • Antecipa que se alimentará quando é colocado na posição de alimentação • Gosta de sugar – coloca a mão na boca.	**Estimulação para brincar** • Pendure o móbile com segurança sobre o berço • Pendure mensageiros do vento perto do lactente • Pendure imagens coloridas na parede • Utilize arco de atividades sobre o berço e a cadeira infantil • Use chocalhos • Segure o lactente e ande pela sala • Permita que as roupas não restrinjam a liberdade de realizar movimentos de chutar. **Orientação aos pais** • Converse com o lactente e sorria, demonstrando alegria quando a criança arrulhar • Coloque a cadeira infantil em uma superfície segura (p. ex., no chão ou no centro de uma mesa, nunca perto da borda) perto das atividades da mãe • Coloque o lactente de bruços na cama ou no chão com supervisão • Exponha o lactente a diferentes texturas • Exercite os braços e as pernas da criança • Cante para o lactente • Proporcione experiência tátil durante o banho, a troca de fraldas e a alimentação.
8 a 12 semanas (2 a 3 meses) • O reflexo de Landau aparece no 3º ou 4º mês • O reflexo de apoio positivo desaparece • Fechamento da fontanela posterior	**Desenvolvimento motor** • Quando em decúbito ventral, repousa sobre os antebraços e mantém a cabeça na linha média – faz movimentos de engatinhar com as pernas, arqueia o corpo para trás e mantém a cabeça erguida. Consegue erguer o peito da superfície	**Estimulação para brincar** • Incentive a socialização, o sorriso e as risadas • Coloque o bebê sobre um tapete no chão • Continue a introduzir novos sons.

(*continua*)

Tabela 40.1 Crescimento e desenvolvimento da infância à adolescência. *(Continuação)*

Idade e características físicas	Padrões de comportamento	Considerações de enfermagem
8 a 12 semanas (2 a 3 meses) (*Continuação*) • Aumento dos fluidos corporais – surgem lágrimas, saliva, e o suco gastrintestinal aumenta.	**Desenvolvimento motor (*Continuação*)** • Indica preferência para ficar em decúbito dorsal ou ventral • Descobre as mãos, golpeando objetos com elas • Segura objetos nas mãos e os leva à boca • Desenvolve controle cefálico razoavelmente bem. **Socialização e vocalização** • Sorri com mais facilidade, balbucia e arrulha • Para de chorar quando os pais entram na sala ou quando é acariciado • Gosta de brincar durante a alimentação • Permanece acordado por mais tempo sem chorar • Vira a cabeça para seguir uma pessoa familiar. **Desenvolvimento cognitivo e emocional** • Mostra interesse ativo no ambiente • Reconhece rostos e objetos familiares • Focaliza e segue objetos • Mostra repetitividade na atividade lúdica • Percebe situações estranhas • Sente prazer ao sugar, levando a mão à boca de maneira proposital • Começa a estabelecer rotina antes de dormir.	**Orientação aos pais** • Leve o lactente ao ar livre com roupas adequadas (proteção semelhante à dos adultos), chapéu e protetor solar sem PABA • Balance o berço • Brinque com a criança durante a alimentação • Os chocalhos podem ser usados de forma eficaz para acompanhamento visual e para brincar com as mãos • Incentive os irmãos mais velhos a "fazer caretas", cantar e conversar com a criança. **Alerta de enfermagem** Crianças de todas as idades devem evitar a exposição solar intensa, principalmente durante o meio do dia. Protetor solar de amplo espectro, livre de PABA, com fator de proteção solar de pelo menos 15 (FPS 15), deve ser usado em crianças de todas as idades, sobretudo se a exposição ao sol for superior a 30 min, com reaplicação frequente.
12 a 16 semanas (3 a 4 meses) • O reflexo de Moro desaparece • O reflexo de passos desaparece • O reflexo de enraizamento desaparece • Entre 4 e 5 meses, o peso da criança é aproximadamente duas vezes o peso ao nascer • Ganho médio de peso semanal: 113,5 a 198,5 g • Ganho médio de altura mensal: 2,5 cm • A frequência cardíaca diminui para 100 a 140 bpm • Frequência respiratória, 20 a 40 respirações/minuto • Agarrar coisas se torna um ato voluntário • Sugar se torna um ato voluntário.	**Desenvolvimento motor** • Os olhos focalizam pequenos objetos; consegue escolher um anel pendente • Sustenta a cabeça ao ser puxado para se sentar • Torna-se mais interessado no meio ambiente • A mão vem ao encontro de chocalho • Escuta – gira a cabeça para um som familiar • Senta-se com suporte mínimo • Rola intencionalmente, de costas para o lado • Alcança os objetos oferecidos • Segura objetos com as duas mãos e leva tudo à boca. **Socialização e vocalização** • Sorri e dá risada socialmente • Demanda atenção social demonstrando agitação • Reconhece a mãe • Começa a responder "não, não" • Gosta de ser mantido sentado. **Desenvolvimento cognitivo e emocional** • Ativamente interessado no ambiente • Gosta de atenção e fica entediado quando deixado sozinho por longos períodos • Reconhece a mamadeira • Mais interessado na mãe • Indica crescente confiança e segurança • Dorme a noite toda e tem um horário definido para sono diurno.	**Estimulação para brincar** • Incentive brincadeiras com espelhos • Forneça brinquedos macios em cores vivas e com texturas variadas • Deixe a criança brincar na água durante o banho • A criança ainda gosta de segurar e brincar com chocalhos • Gosta de brincar com prendedores de roupa, de adoleta e de esconder. **Orientação aos pais** • Certifique-se de que os olhos de bonecos e outros brinquedos pequenos não possam ser arrancados • Segure o chocalho e deixe a criança alcançá-lo e segurá-lo • Mantenha a criança no cadeirão ou na cadeira infantil com o cinto de segurança • Pendure o móbile fora do alcance das mãos, pois a criança pode agarrá-lo e se machucar • Repita os sons que a criança faz • Converse com diferentes graus de intensidade • Comece a olhar e nomear imagens em um livro • Comece, com ambos os pais, a fazer brincadeiras fisicamente ativas • Deixe espaço no cercadinho ou no tapete para a criança rolar • Coloque o bebê sobre o abdome durante parte das brincadeiras.
16 a 26 semanas (4 a 7 meses) • De 5 a 6 meses, o reflexo tônico cervical desaparece	**Desenvolvimento motor** • Senta-se apoiando-se momentaneamente nas mãos	**Estimulação para brincar** • Gosta de jogos sociais, brincar de esconde-esconde com adultos,

Tabela 40.1 Crescimento e desenvolvimento da infância à adolescência. (*Continuação*)

Idade e características físicas	Padrões de comportamento	Considerações de enfermagem
16 a 26 semanas (4 a 7 meses) (*Continuação*) • Entre 6 e 7 meses, o reflexo palmar de preensão desaparece • Erupção de dois dentes incisivos inferiores centrais • Coluna vertebral "em forma de C", sem as curvaturas lordóticas e lombares • Tuba auditiva curta e horizontal, possível fator de risco em infecções de ouvido • Sistema digestório maduro o suficiente para receber alimentos sólidos.	**Desenvolvimento motor (*Continuação*)** • Pula e suporta o peso por pouco tempo quando mantido em pé • Transfere e coloca na boca objetos com uma das mãos • Descobre os pés • Recolhe objetos • Rola bem • Pode começar a apresentar certa mobilidade. **Socialização e vocalização** • Distingue estranhos de pessoas familiares • Imita animais e dá pequenos gritos • Começa a dizer "má" e "dá" • A brincadeira é independente • Ri alto • Emite sons de "conversa" em resposta à conversa de outras pessoas. **Desenvolvimento cognitivo e emocional** • Segura objetos puxando um cordão • Procura objetos escondidos, fora do alcance da visão • Inspeciona os objetos e localiza a origem dos sons • Gosta de se sentar no cadeirão • Pega e solta os objetos • Exibe um comportamento exploratório com os alimentos • Mostra medo inicial de estranhos • Fica irritado quando a mãe sai • Leva objetos à boca e os morde repetidamente.	**Estimulação para brincar (*Continuação*)** brinquedos e blocos grandes de montar • Gosta de bater os objetos • Brinca na cadeirinha e no andador • Gosta de brinquedos de empilhar (redondos em vez de quadrados) • Gosta de soltar e pegar as coisas de volta • Gosta de copos de metal, colheres de pau e outras coisas que possa usar para bater • Adora papel amassado • Gosta de brinquedos de borracha no banho • Gosta de brincar de esconder, de dar tchau e de adoleta. **Orientação aos pais** • Brinque o máximo que puder • Permita que brinque com outra colher durante a alimentação • Forneça alimentos macios para comer com as mãos em pequenas quantidades • Como a criança coloca tudo na boca, use precauções de segurança • Mantenha pequenos itens afastados da criança, pois eles podem sufocá-la • Demonstre entusiasmo pelas conquistas • Ofereça itens de cozinha seguros para brincar.
26 a 40 semanas (7 a 10 meses) • De 7 a 9 meses, desenvolve contato visual enquanto fala, envolvendo-se em jogos sociais • Erupção de quatro dentes incisivos superiores em torno de 7 a 9 meses • De 9 a 12 meses, o reflexo plantar desaparece • De 9 a 12 meses, o reflexo de endireitamento cervical desaparece. **6 a 12 meses** • Ganho médio de peso semanal: 85 a 141,7 g • Ganho médio de altura mensal: 1,25 cm.	**Desenvolvimento motor** • Senta-se sem apoio • Recupera o equilíbrio • Manipula objetos com as mãos • Desempacota objetos • Arrasta-se • Ergue-se na vertical nas grades do berço • Usa o dedo indicador e o polegar para segurar objetos • Toca uma campainha • Consegue se alimentar sozinho segurando um biscoito e a mamadeira. O reflexo de mastigação se desenvolve • Consegue controlar os lábios ao redor do copo • Não gosta de permanecer em posição supina • Consegue segurar o dedo indicador e o polegar em aposição. **Socialização e vocalização** • Bate palmas quando estimulado • Responde ao próprio nome • Está muito consciente do ambiente social • Imita gestos, expressões faciais e sons • Sorri para a imagem no espelho • Oferece brinquedos para adultos, mas não os entrega • Começa a testar a reação dos pais durante a alimentação e na hora de dormir • Fica entretido por longos períodos • Começa a ter medo de estranhos, 8,5 a 10 meses.	**Estimulação para brincar** • Incentive o uso de brinquedos com movimento – cavalo de balanço e carrinho de bebê • Brincadeiras com água supervisionadas • Imite sons de animais • Permita a exploração ao ar livre • Proporcione aprendizado por imitação • Ofereça novos objetos (blocos) • A criança gosta de liberdade para engatinhar e caminhar, mas a proximidade da família é importante • Brinquedos adequados: caixa plástica de leite; saquinho com feijão para arremessar; livros de tecido; coisas para mudar de lugar, encher e esvaziar recipientes; brinquedos de empilhar e derrubar. **Orientação aos pais** • Proteja a criança de objetos perigosos – cubra tomadas elétricas, bloqueie escadas e remova objetos quebráveis das mesas • A criança deve fazer as refeições com a família • Ofereça um copo • Converse e cante para a criança.

(*continua*)

Tabela 40.1 Crescimento e desenvolvimento da infância à adolescência. (*Continuação*)

Idade e características físicas	Padrões de comportamento	Considerações de enfermagem
26 a 40 semanas (7 a 10 meses) (*Continuação*)	**Desenvolvimento cognitivo e emocional** • Começa a imitar • Mostra mais interesse em livros ilustrados • Aprecia suas conquistas • Tem um forte desejo de independência, como locomoção, alimentação e vestimenta.	

10 a 12 meses (1 ano)
• Desenvolve a curvatura lordótica e lombar para possibilitar caminhada
• O peso deve ser de três vezes o peso ao nascer
• Aparecem dois dentes incisivos laterais inferiores
• Quatro primeiros dentes molares aparecem por volta dos 14 meses.
Teorias sobre o desenvolvimento infantil
• Freudiana: Comportamento
  ◦ Nascimento até 1 ano – fase oral
• Eriksoniana: Emoção/Personalidade
  ◦ Nascimento até 1 ano – senso de confiança *versus* desconfiança
• Piagetiana: Atividade intelectual (processo de pensamento)
  ◦ Nascimento até os 2 anos – período sensorimotor.
	Desenvolvimento motor
	• Caminha em torno dos móveis
	• Começa a ficar em pé sozinho e dá os primeiros passos, ainda vacilante
	• Vira páginas do livro
	• Tenta atirar objetos
	• Apresenta a mão dominante
	• Escala degraus e sobe em cadeiras
	• Constrói uma torre de dois blocos
	• Coloca bolas na caixa
	• Consegue usar a colher
	• Consegue soltar os objetos conscientemente
	• Tem movimentos intestinais regulares.
	Socialização e vocalização
	• Usa jargão
	• Aponta para indicar desejos
	• Adora brincadeiras de dar e receber
	• Responde à música
	• Gosta de ser o centro das atenções e repete as atividades que provocam risadas.
	Desenvolvimento cognitivo e emocional
	• Mostra medo, raiva, afeição, ciúme, ansiedade e empatia
	• Experimenta de modo a alcançar novas metas
	• Exibe intensa determinação para remover barreiras à ação
	• Começa a desenvolver conceitos de espaço, tempo e causalidade
	• Aumenta o tempo de atenção.
		Estimulação para brincar
		• Jogos com bola
		• Boneca de pano
		• Objetos e brinquedos com movimento
		• Transporte de objetos
		• Nomeie e aponte as partes do corpo
		• Coloque e retire brinquedos
		• Caixa de areia com colheres e outros objetos simples
		• Blocos
		• Música.
		Orientação aos pais
		• Permita brincadeiras autônomas em vez de jogos comandados por adultos
		• Continue a exposição a alimentos de diferentes texturas, sabores, cheiros e consistências
		• Ofereça um copo
		• Demonstre carinho e incentive a criança a devolver a afeição
		• Educação para segurança – a criança pega tudo o que estiver ao seu alcance. Coloque os medicamentos em local seguro e trancado. Crie um ambiente seguro para crianças. Use protetores de escada, protetores de torneira e travas para as gavetas. Mantenha prontamente disponível o número de telefone do centro de controle de intoxicações.

12 a 18 meses *Nota:* Entre as idades de 1 e 3 anos, a criança é chamada de infante • De 12 a 24 meses, o reflexo de Landau desaparece • Fechamento da fontanela anterior • Protrusão abdominal e braços e pernas alongados • Os grandes músculos se tornam bem desenvolvidos • Quatro dentes caninos aparecem aos 18 meses • A coordenação muscular fina começa a se desenvolver • Ganho médio de peso por ano: 2 a 3 kg • Ganho médio de altura durante o segundo ano: 12 cm.	**Desenvolvimento motor** • Sobe escadas com ajuda e se arrasta para descer • Anda sem apoio e com equilíbrio • Cai com menos frequência • Consegue atirar bolas • Inclina-se para pegar brinquedos e olhar insetos • Vira as páginas do livro • Segura e levanta o copo • Constrói torre de três blocos • Recolhe e coloca pequenas contas em um recipiente • Começa a usar a colher. **Desenvolvimento cognitivo e emocional** • Tem vocabulário de 10 palavras com significado • Constrói frases e imita palavras • Aponta para objetos nomeados por um adulto • Segue instruções e solicitações • Imita o comportamento adulto • Encontra brinquedos colocados em esconderijos.	**Estimulação para brincar** • Permita atividade motora irrestrita, dentro dos limites de segurança • Ofereça brinquedos de puxar e empurrar • A criança seleciona o brinquedo favorito • A criança gosta de blocos, brinquedos de pirâmide, ursinhos de pelúcia, bonecas, potes e panelas, livros com imagens coloridas e grandes, telefone, teclado musical e blocos de encaixar. **Orientação aos pais** • Comece a ensinar a escovar os dentes para estabelecer bons hábitos dentários. No entanto, continue escovando os dentes da criança com creme dental especialmente formulado para crianças • Estabeleça limites para dar segurança à criança, mas incentive a exploração • Reforce a educação sobre segurança.

Tabela 40.1 Crescimento e desenvolvimento da infância à adolescência. *(Continuação)*

Idade e características físicas	Padrões de comportamento	Considerações de enfermagem
12 a 18 meses (*Continuação*)	**Desenvolvimento psicossocial** • Desenvolve uma nova conscientização sobre pessoas estranhas • Quer explorar tudo ao seu alcance • Brinca sozinho, mas perto de outros • Depende dos pais, mas começa a buscar autonomia • Encontra segurança em um cobertor, brinquedo, ou em sugar o polegar.	
1,5 a 2 anos • A protrusão abdominal é menos perceptível • Nos primeiros 2 anos, cresce 35 cm • Ligeira curvatura das pernas com passos de base ampla • A dominância de uma das mãos (dominância lateral) pode se tornar evidente.	**Desenvolvimento motor** • Sobe e desce escadas • Abre portas e gira maçanetas • A marcha é firme • Segura bem o copo com uma das mãos • Usa colher sem derramar comida, podendo preferir usar os dedos • Chuta a bola à sua frente sem apoio • Constrói torres de quatro a seis blocos • Faz rabiscos • Anda de triciclo ou de carrinho (sem pedais). **Desenvolvimento cognitivo** • Tem de 200 a 300 palavras no vocabulário • Começa a usar frases curtas • Refere-se a si mesmo por pronome • Obedece a comandos simples • Não distingue entre certo e errado • Começa a compreender sequência de tempo. **Desenvolvimento psicossocial** • Usa a palavra "meu" constantemente • É possessivo com brinquedos • Exibe negativismo – usa o "não" como afirmação de si mesmo • Rotina e rituais são importantes • Começa a participar do treinamento esfincteriano • Resiste às restrições de liberdade • Tem medo de que os pais vão embora • Pratica brincadeira paralela • Faz pirraça • Resiste à hora de dormir – usa objetos de transição (cobertor, brinquedo) • Oscila entre dependência e independência.	**Estimulação para brincar** • Pratica brincadeira paralela, embora goste de ter outras crianças por perto • Apresenta um tempo de atenção muito curto • Gosta dos mesmos brinquedos que uma criança de 18 meses • Gosta de brincar de boneca e bola • Imita os pais nas atividades domésticas • Gosta de balançar, dar marteladas e de pintar com papel e lápis de cera grandes. **Orientação aos pais** • Tem necessidade da companhia de colegas (brincadeira paralela), embora exiba imaturidade por incapacidade de compartilhar e aguardar sua vez • Uma diminuição no apetite normalmente ocorre nessa fase • A prontidão para o controle esfincteriano deve ser avaliada e iniciada, se apropriada (cada criança segue o próprio padrão) • Comece a trazer a criança para fazer as refeições com a família, se ainda não fizer isso • Comece a ler para a criança, que gosta de livros de histórias com figuras grandes.
2 a 3 anos • A altura se aproxima da metade da altura na vida adulta • As pernas têm cerca de 34% do comprimento do corpo • Inicia ganho de peso de 2,3 kg ou mais por ano até os 5 anos • Aos 2 anos e meio, tem todos os dentes de leite (20) • Quatro segundos molares aparecem por volta de 2 anos e meio • Ganho de altura: 6 a 8 cm • A lordose e a protrusão abdominal desaparecem. **Teorias do desenvolvimento infantil** • Freudiana: ○ 1 a 3 anos – fase anal	**Desenvolvimento motor** • Joga objetos acima da cabeça • Pedala um triciclo • Anda para trás • Lava e seca as mãos • Começa a usar a tesoura • Consegue encaixar grandes contas • Consegue se despir • Alimenta-se bem • Tenta dançar • Salta no lugar • Constrói torre de oito blocos • Equilibra-se em um pé só • Dependura-se e escala estruturas • Consegue comer uma casquinha de sorvete • Consegue beber por um canudo • Mastiga chiclete sem engolir.	**Estimulação para brincadeira** • Brinca de jogos simples com outras crianças • Gosta de contar histórias e brincar de se vestir • Brinca de "casinha" • Colore • Usa tesoura e papel • Anda de triciclo • Lê livros simples para crianças • Auxilie no desenvolvimento de habilidades de memória, de discriminação visual e de linguagem. **Orientação aos pais** • De 2 a 3 anos, a criança desenvolve maturidade aparente. Não espere mais do que ela é capaz de fazer • Estabeleça a primeira visita ao dentista para que os dentes sejam examinados, caso ainda não tenha sido realizada

(continua)

Tabela 40.1 Crescimento e desenvolvimento da infância à adolescência. *(Continuação)*

Idade e características físicas	Padrões de comportamento	Considerações de enfermagem
2 a 3 anos (*Continuação*) **Teorias do desenvolvimento infantil (*Continuação*)** • Eriksoniana: ○ 1 a 3 anos – senso de autonomia *versus* vergonha e dúvida • Piagetiana: ○ 2 a 7 anos – período pré-operacional; mostra egocentrismo e centralização.	**Desenvolvimento cognitivo** • Mostra maior capacidade de atenção • Sabe seu nome e sobrenome • Começa a perguntar "por quê?" • É egocêntrico em pensamento e comportamento • Começa a ter capacidade de refletir sobre o próprio comportamento • Conversa em frases curtas • Usa plurais • Consegue cantar músicas simples • Tem vocabulário de 900 palavras • Começa a fantasiar • Começa a entender o que significa aguardar a vez • Consegue repetir três números • Mostra interesse em cores. **Desenvolvimento psicossocial** • O negativismo aumenta pela necessidade infantil de desenvolver independência – diz "não" a todos os comandos • Rituais são importantes para a criança porque dão segurança (seguir determinado padrão, especialmente na hora de dormir) • As birras podem resultar da frustração da criança em querer fazer tudo por si mesma • Pratica brincadeira paralela, mas também começa a interagir com outras pessoas • Envolve-se em jogos associativos • Os medos se tornam mais evidenciados • Continua a reagir à separação dos pais, mas mostra uma capacidade crescente de lidar com curtos períodos de separação • Tem controle vesical diurno e começa a desenvolver o controle noturno • Torna-se mais independente • Começa a identificar papéis sexuais (gênero) • Explora o ambiente fora de casa • Consegue criar maneiras diferentes de obter o resultado desejado.	**Orientação aos pais (*Continuação*)** • Saiba que o comportamento negativo e ritualístico é normal • Mantenha a consistência ao disciplinar a criança • Controle as birras • Comece a ensinar medidas de segurança com estranhos, animais e no trânsito • Supervisione a brincadeira ao ar livre.
3 a 4 anos *Nota:* Entre os 3 e 5 anos, a criança é chamada de "pré-escolar". Pode desenvolver joelho valgo (genuvalgo).	**Desenvolvimento motor** • Os desenhos têm forma e significado, não detalhes • Copia um círculo e uma cruz • Abotoa a frente e a lateral da roupa • Amarra os sapatos • Banha-se, mas precisa de orientação • Escova os dentes • Mostra movimento contínuo subindo e descendo escadas • Escala e pula bem • Tenta desenhar letras. **Desenvolvimento cognitivo** • A consciência do próprio corpo está mais estável. A criança se torna mais consciente da própria vulnerabilidade • A criança é menos negativa • Aprende alguns conceitos numéricos • Começa a nomear cores • Consegue identificar mais de duas linhas • Tem vocabulário de 1.500 palavras	**Estimulação para brincar** • Brinca e interage com outras crianças • Mostra criatividade • Gosta de brincar de roda • "Ajuda" os adultos • Gosta de fantasias e de brincadeiras de dramatização • Brinquedos e jogos: toca-discos, canções de ninar, brinquedos que imitam objetos de limpeza, brinquedos de transporte (triciclo, caminhões, carros, carroça), blocos, tábua de bater e martelo, trem elétrico, quadro-negro e giz, cavalete e pincéis, argila, giz de cera e pintura com os dedos, brincadeiras ao ar livre (caixa de areia, balanço, escorregador baixo), livros (contos, histórias de ação), tambor e álbum de recortes. **Orientação aos pais** • Baseie suas expectativas de acordo com os limites da criança

Tabela 40.1 Crescimento e desenvolvimento da infância à adolescência. (*Continuação*)

Idade e características físicas	Padrões de comportamento	Considerações de enfermagem
3 a 4 anos (*Continuação*)	**Desenvolvimento cognitivo (*Continuação*)** • Usa palavrões leves e xingamentos • Usa linguagem agressiva • Faz muitas perguntas • Pode não ter capacidade suficiente de abstração para entender partes do corpo que não possam ser vistas ou sentidas • Entende explicações simples que envolvam causa e efeito • Pensa muito concretamente, demonstrando irreversibilidade de pensamento • Conceito imaturo de morte – acredita que é reversível • Começa a entender o passado e o futuro • É egocêntrico em pensamentos. **Desenvolvimento psicossocial** • É mais ativo com colegas e se envolve em brincadeiras cooperativas • Executa tarefas simples • Frequentemente tem um amigo imaginário • Dramatiza as experiências • Orgulha-se de suas realizações • Exagera, gaba-se e implica com os outros • Consegue tolerar a separação da mãe por mais tempo sem sentir ansiedade • É um observador perspicaz • Tem um bom senso de "meu" e "seu" • O comportamento ainda é frequentemente ritualístico • Torna-se curioso sobre a vida e o sexo. Frequentemente se masturba.	**Orientação aos pais (*Continuação*)** • Deixe que se frustre um pouco com o ambiente para promover enfrentamento • Peça que faça pequenas tarefas pela casa (colocar talheres na mesa, secar um prato inquebrável) • Amplie o universo da criança com passeios ao zoológico, ao supermercado, ao restaurante etc. • Previna acidentes • Promova breve separação não ameaçadora dos pais e de casa • Reforce o uso correto da linguagem • Use oportunidades para a educação sexual básica, de acordo com o nível de curiosidade da criança • Aceite a masturbação como um fenômeno normal, mas que deve ser desencorajado em público • Forneça disciplina consistente, motivada pelo amor, e não pela raiva • Considere possibilidade de frequentar uma creche/pré-escola.

4 a 5 anos
• De 2 a 5 anos, cresce 25 cm em altura
• Aos 4 anos, as pernas representam cerca de 44% do comprimento do corpo.
Teorias do desenvolvimento infantil
• Freudiana:
  ○ 3 a 6 anos – fase fálica
• Eriksoniana:
  ○ 3 a 6 anos – sentido de iniciativa *versus* culpa
• Piagetiana:
  ○ 2 a 7 anos – período pré-operacional; mostra egocentrismo e centralização.
	Desenvolvimento motor
	• Salta duas ou mais vezes
	• Veste-se sem supervisão
	• Tem bom controle motor – escala e salta bem
	• Sobe as escadas sem segurar o corrimão
	• Caminha para trás
	• Lava-se sem molhar a roupa
	• Escreve o primeiro nome e outras palavras
	• Adiciona três ou mais detalhes aos desenhos
	• Desenha um quadrado.
	Desenvolvimento cognitivo
	• Tem vocabulário de 2.100 palavras
	• Fala constantemente
	• Usa as maneiras de falar de um adulto
	• Participa de conversas
	• Solicita definições
	• Conhece sua idade e residência
	• Identifica o mais pesado entre dois objetos
	• Conhece as semanas como unidades de tempo
	• Nomeia os dias da semana
	• Começa a entender as relações de parentesco
	• Conhece as cores primárias
	• Consegue contar até 10
		Estimulação para brincar
		• Demonstra atividade motora grosseira – gosta de pular corda, saltar obstáculos, subir no trepa-trepa etc.
		• Prefere brincadeiras em grupo e coopera em projetos
		• Consegue brincar com jogos simples de letras, números, formas e figuras
		• Brinca com carros e caminhões
		• Ainda gosta que leiam para ela
		• Continua a gostar de brincadeiras de faz de conta.
		Orientação aos pais
		• A criança não precisa mais tirar uma soneca à tarde
		• Prepare a criança para o jardim de infância
		• Conte histórias para ela
		• Ofereça oportunidades e incentivo para brincadeiras em grupo, convidando os amiguinhos para almoçar e passar a tarde brincando
		• Previna acidentes
		• Incentive a participação da criança nas atividades domésticas.

(*continua*)

Tabela 40.1 Crescimento e desenvolvimento da infância à adolescência. (*Continuação*)

Idade e características físicas	Padrões de comportamento	Considerações de enfermagem
4 a 5 anos (*Continuação*)	**Desenvolvimento cognitivo (*Continuação*)** • Consegue copiar um triângulo • Tem alto grau de imaginação • A fase de questionamento está no auge • Começa a desenvolver capacidade de raciocínio. **Desenvolvimento psicossocial** • Pode ter um amigo imaginário • Tem senso de ordem (gosta de terminar o que foi iniciado) • É obediente e confiável • Protege crianças menores que ela • Começa a desenvolver uma consciência elementar com alguma influência na expressão do comportamento • Aumenta a autoconfiança • Aceita a responsabilidade pelos próprios atos • É menos rebelde • Tem sonhos e pesadelos • É cooperativa e solidária • Mostra generosidade com seus brinquedos • Começa a questionar o pensamento dos pais • Identifica-se fortemente com o pai/mãe do mesmo sexo.	

Infância média (5 a 9 anos)
• A taxa de crescimento é lenta e constante
• Ganha uma média de 3,2 kg por ano. A altura aumenta aproximadamente 6,3 cm por ano
• Entre diferentes crianças, há uma variação considerável de altura e peso
• Parecem mais altas e magras
• A lordose precoce desaparece
• Começa a perder os dentes de leite, e os permanentes aparecem a uma proporção de cerca de quatro por ano, dos 7 aos 14 anos
• O desenvolvimento neuromuscular e esquelético permite melhor coordenação motora
• Os olhos se tornam totalmente desenvolvidos. A visão se aproxima de 20/20
• A dominância lateral está bem desenvolvida.
Teorias do desenvolvimento infantil
• Freudiana:
  ○ 5 a 9 anos – início da fase de latência
• Eriksoniana:
  ○ 5 a 9 anos – produtividade *versus* inferioridade
• Piagetiana:
  ○ 5 a 9 anos – entra no estágio das operações concretas.
	Desenvolvimento motor
	6 anos
	• É ativo e impulsivo
	• O equilíbrio melhora
	• Usa as mãos como ferramentas manipuladoras para cortar, colar e martelar
	• Consegue desenhar letras grandes ou figuras.
	7 anos
	• Tem um nível de atividade mais baixo
	• Capaz de movimentos finos com as mãos, consegue escrever frases
	• Hábitos de nervosismo, como roer unhas, são comuns
	• Habilidades musculares, como arremesso de bola, melhoram.
	8 anos
	• Move-se com menos inquietação
	• Desenvolve graça e equilíbrio, mesmo em esportes ativos
	• Desenvolve coordenação dos músculos finos, permitindo à criança escrever à mão.
	9 anos
	• Usa as duas mãos independentemente
	• Tornou-se hábil em atividades manuais graças à melhoria da coordenação entre os olhos e as mãos.
	Desenvolvimento cognitivo
	6 anos
	• Começa a aprender a ler. Define objetos em termos de utilidade. O sentido do tempo está tanto no passado quanto no presente
	• Tem interesse nas relações entre sua casa e o bairro; conhece algumas ruas
		Orientação aos pais
		• O ambiente familiar continua a ter impacto no desenvolvimento emocional da criança e na resposta futura no seio familiar
		• A criança precisa de orientação contínua em um ambiente aberto e convidativo. Os limites devem ser estabelecidos com convicção. Lide com apenas um incidente por vez. Quando o castigo for necessário, a criança não deve ser humilhada. A criança deve entender que foi a atitude que o adulto achou indesejável, não ela
		• Precisa de assistência para se adaptar às novas experiências e demandas da vida escolar. Deve ser capaz de compartilhar experiências com a família. Os pais precisam se comunicar com os professores, para que trabalhem juntos pela saúde da criança
		• Transmita amor e carinho durante a comunicação. A criança entende a linguagem dirigida aos sentimentos melhor do que ao intelecto. Desça ao nível dos olhos da criança
		• Concentre a atenção em habilidades e realizações da criança, em vez de deficiências e limitações
		• A criança é consciente do próprio sexo e deve poder fazer perguntas em casa, e não aos amigos. Precisa de respostas simples e honestas às questões
		• Os problemas comuns incluem provocações, brigas, roer unhas, enurese, choramingar, má educação, palavrões, mentir, trapacear e roubar. Geralmente fases passageiras que não devem ser tratadas negativamente. As causas para

Tabela 40.1 Crescimento e desenvolvimento da infância à adolescência. (*Continuação*)

Idade e características físicas	Padrões de comportamento	Considerações de enfermagem
Infância média (5 a 9 anos) (*Continuação*)	**Desenvolvimento cognitivo (*Continuação*)** • Usa bem as frases e linguagem para compartilhar experiências de outras pessoas. Pode fazer xingamentos ou usar gírias • Distingue entre manhã e tarde. *7 anos* • Mais reflexivo e tem um entendimento mais profundo dos significados • Interessado em conclusões e finais lógicos. Começa a ter interesses científicos em causa e efeito • Mais responsável em relação ao tempo, mais pontual. A sensação de espaço é mais realista; quer ter algum espaço próprio • Conhece o valor das moedas • Conceito de morte amadurecendo – inclui a ideia de irreversibilidade. 8 anos • O pensamento é menos animista. Está ciente das forças impessoais da natureza. Começa a entender o raciocínio lógico, as conclusões e as implicações • Menos egocêntrico no pensamento. O espaço pessoal está se expandindo; vai a lugares por conta própria. Consciente do tempo; planeja os eventos do dia. Entende direita e esquerda. *9 anos* • Intelectualmente ativo e curioso. Realista; pensa com a razão. Capaz de planejar com antecedência. Divide atividades complexas em etapas • Concentra-se nos detalhes • A sensação de espaço inclui toda a terra • Participa de discussões em família • Gosta de ter segredos. **Desenvolvimento psicossocial** *5 a 9 anos* • Ainda precisa do apoio dos pais, mas se afasta de sinais evidentes de afeto • Os grupos de amigos oferecem companhia em um círculo cada vez maior de pessoas fora do círculo familiar. A criança aprende mais sobre si mesma, assim como sobre os outros • O estágio de fazer amizades ocorre por volta dos 9 ou 10 anos. A criança escolhe um amigo especial do mesmo sexo e idade em quem confiar. Geralmente, esse é o primeiro relacionamento amoroso da criança fora de casa, quando alguém se torna tão importante para ela quanto ela mesma • Brincar ensina à criança novas ideias e independência. A criança usa progressivamente ferramentas de competição, compromisso, cooperação e início da colaboração • A imagem corporal e o autoconceito são fluidos em razão das rápidas mudanças físicas, emocionais e sociais	**Orientação aos pais (*Continuação*)** esse comportamento devem ser investigadas e tratadas de maneira construtiva • A criança precisa de ordem e consistência para ajudá-la a lidar com dúvidas, medos, impulsos inaceitáveis e experiências desconhecidas • Incentive as atividades com os colegas, bem como as responsabilidades domésticas, e reconheça realizações e talentos únicos da criança • A televisão pode estimular o aprendizado em várias esferas, mas deve ser monitorada • Os acidentes são uma das principais causas de incapacidade e morte. As práticas de segurança devem ser continuadas. (Ver tópico sobre segurança, na p. 1148.) • O exercício é essencial para promover o desenvolvimento motor e psicossocial. A criança deve ter um local seguro para brincar e equipamentos simples de atividade física • Um programa de saúde escolar deve estar disponível e relacionado com a saúde física, emocional, mental e social da criança. Isso deve ser incrementado por meio de informações e exemplos em casa • A supervisão médica deve continuar com um exame anual para detectar atraso no desenvolvimento e doenças. As vacinas apropriadas devem ser administradas • A criança costuma ter "dias tranquilos" – períodos de timidez, que devem ser tolerados como parte do crescimento e da decisão sobre quem ela é • A criança pode estar sujeita a pesadelos, uma situação que requer tranquilidade e compreensão • Pais, professores e profissionais de saúde devem estar disponíveis e ser capazes de fornecer informações e responder a perguntas sobre as mudanças físicas que ocorrem.

(*continua*)

Tabela 40.1 Crescimento e desenvolvimento da infância à adolescência. *(Continuação)*

Idade e características físicas	Padrões de comportamento	Considerações de enfermagem
Infância média (5 a 9 anos) *(Continuação)*	**Desenvolvimento psicossocial (*Continuação*)** • O desejo sexual no estágio de latência é controlado e reprimido. A ênfase está no desenvolvimento de habilidades e talentos. **Padrões de brincadeira** *6 a 7 anos* • A criança interpreta ideias de família e grupos ocupacionais com os quais tem contato • Pintar, colar, ler, jogos simples, assistir à televisão, cavar, correr, patinar, andar de bicicleta e nadar são atividades apreciadas. *8 anos* • A criança gosta de coleções; clubes informais de curta duração, jogos de mesa, jogos de cartas, livros, televisão e música.	
Infância tardia (9 a 12 anos) • Os sinais vitais se aproximam dos valores dos adultos • Perde a aparência infantil do rosto e adota características físicas de um indivíduo adulto • Ocorre o estirão de crescimento e algumas características sexuais secundárias aparecem – em meninas, com idades entre 10 e 12 anos; em meninos, entre 12 e 14 anos. **Alterações físicas da puberdade** • Aumento da altura e do peso, aumento da transpiração e da atividade das glândulas sebáceas; instabilidade vasomotora; aumento da deposição de gordura. **Mudanças físicas nas meninas** • A pelve aumenta em seu diâmetro transversal; os quadris ampliam; sensibilidade no desenvolvimento de tecido mamário; aumento do diâmetro da aréola; aparecem os pelos pubianos. **Mudanças físicas em meninos** • O tamanho dos testículos aumenta; mudanças na cor do escroto; os seios aumentam temporariamente; aumento da altura e da largura dos ombros • Aparecem pelos levemente pigmentados na base do pênis • Aumento do comprimento e da largura do pênis. **Teorias do desenvolvimento infantil** • Freudiana: ◦ 9 a 12 anos – Continua a fase de latência • Eriksoniana: ◦ 9 a 12 anos – Continua no estágio produtividade *versus* inferioridade	**Desenvolvimento motor** • Aparecem movimentos energéticos, inquietos e ativos, como bater os dedos ou os pés • Tem movimentos de manipulação hábeis quase iguais aos dos adultos • Trabalha intensamente para aperfeiçoar as habilidades físicas. **Desenvolvimento cognitivo** *10 anos* • Gosta de raciocinar e de aprender • O pensamento é concreto e prático • Quer estar à altura do desafio • Gosta de memorizar e identificar fatos • O tempo de atenção pode ser curto. O senso de espaço é bastante específico (ou seja, sabe onde estão as coisas) • Consegue escrever por um tempo relativamente longo com velocidade • Gosta de ação no aprendizado • Concentra-se bem ao trabalhar de forma competitiva • Consegue entender termos relacionais, como peso e tamanho • Percebe o espaço como abstrato e atemporal • Consegue discutir problemas • Consegue conceituar simbolicamente o suficiente para entender as partes do corpo • Consegue descrever alguns termos abstratos. *12 anos* • Gosta de aprender • Considera todos os aspectos de uma situação • Motivado mais pelo impulso interno do que pela competição • Capaz de classificar, organizar e generalizar • Gosta de discutir e debater • Inicia o pensamento conceitual • O raciocínio verbal e formal possível é obtido	**Orientação aos pais** • Mantenha as intervenções apropriadas relacionadas à primeira infância • Continue a educação sexual e a preparação para as alterações corporais dos adolescentes • Compreensão é importante • Incentive a participação em clubes organizados e grupos de jovens • A orientação democrática é essencial, pois a criança lida com um conflito entre dependência (dos pais) e independência. A criança precisa de limites realistas • Precisa de ajuda para canalizar energia na direção correta – trabalho e esportes • Precisa de uma explicação adequada sobre as alterações que ocorrem com o corpo antes de elas aparecerem. É necessária uma compreensão especial para a criança com atraso no desenvolvimento físico em comparação com os colegas ou com aqueles que se desenvolvem significativamente mais cedo que os outros • Mantenha um estilo disciplinar consistente.

Tabela 40.1 Crescimento e desenvolvimento da infância à adolescência. (*Continuação*)

Idade e características físicas	Padrões de comportamento	Considerações de enfermagem
Infância tardia (9 a 12 anos) (*Continuação*) • Piagetiana: ∘ 9 a 12 anos – O estágio de operações concretas continua.	**Desenvolvimento motor (*Continuação*)** • Consegue reconhecer a moral de uma história • Define o tempo em termos de duração; gosta de planejar com antecedência • Entende que o espaço é abstrato • Consegue criticar o próprio trabalho. **Desenvolvimento psicossocial** • Grupos se tornam importantes e o código "do grupo" tem precedência sobre quase tudo. Os códigos do grupo são tipicamente caracterizados por ações coletivas contra os costumes do mundo adulto. Aqui, as crianças começam a elaborar os próprios padrões sociais sem a interferência de adultos. Os primeiros grupos podem incluir ambos os sexos; grupos posteriores são separados por sexo • Consegue lutar pela independência do controle de adultos • Geralmente interessado em religião e moralidade • Aumenta o interesse pela sexualidade • Pode atingir a puberdade; o ressurgimento dos impulsos sexuais provoca a recapitulação da luta edipiana. **Padrões de brincadeira** • Continua gostando de leitura, TV e jogos de mesa • Mais interessado em esportes ativos como forma de aprimorar as habilidades • Talentos criativos podem aparecer; pode gostar de desenhar e modelar com argila. Aos 10 anos, as diferenças de gênero nas atividades lúdicas preferidas podem ser mais acentuadas • Privacidade ocasional é importante • Começa a ter aspirações vocacionais, que podem parecer irreais e mudam frequentemente.	
Início da adolescência (12 a 14 anos) • A fase de desenvolvimento se inicia quando os órgãos reprodutivos se tornam funcionalmente operacionais; a fase termina quando o crescimento físico é concluído • O sistema esquelético cresce mais rápido do que a musculatura de sustentação • As mãos e os pés crescem proporcionalmente mais rápido que o resto do corpo • Os grandes músculos se desenvolvem mais rapidamente que os músculos pequenos. **Meninas** • As alterações físicas incluem o início da menarca, o crescimento dos pelos nas axilas e no períneo; a voz fica mais profunda; ocorrem a ovulação e o desenvolvimento adicional das mamas • A necessidade nutricional de ferro e cálcio aumenta muito.	**Desenvolvimento motor** • Geralmente descoordenado; tem má postura • Cansa facilmente. **Desenvolvimento cognitivo** • A mente tem grande capacidade de adquirir e utilizar o conhecimento • O pensamento abstrato é suficiente para aprender ideias multivariáveis, como a influência dos hormônios sobre as emoções • Categoriza os pensamentos em formas utilizáveis • Consegue projetar o pensamento para o futuro • É capaz de pensamento altamente imaginativo. **Desenvolvimento psicossocial** • Aumenta o interesse pelo sexo oposto • Frequentemente se revolta contra a autoridade dos adultos para se adequar aos padrões dos grupos de pares • Continua a trabalhar os sentimentos pelo progenitor do sexo oposto e a desvendar a ambivalência em relação ao progenitor do mesmo sexo	**Orientação aos pais** • O estresse costuma resultar de sistemas de valores conflitantes entre as gerações. Os pais podem precisar de ajuda para entender que o adolescente é um produto de sua época e que as ações refletem o que está acontecendo ao redor dele • Os limites e as regras dos pais devem ser realistas e consistentes. Eles devem transmitir amor e preocupação, ser uma fonte de conforto e segurança, protegendo o adolescente de atividades para as quais não está preparado • A casa deve ser um ambiente emocionalmente estável e acolhedor • Mantenha a educação sexual, incluindo discussões sobre ovulação, fertilização, menstruação, gravidez, contracepção, masturbação, poluções noturnas e higiene • Os adolescentes têm uma necessidade crescente de descansar e dormir porque gastam grandes quantidades de energia e o funcionamento orgânico recebe suprimento inadequado de oxigênio

(*continua*)

Tabela 40.1 Crescimento e desenvolvimento da infância à adolescência. *(Continuação)*

Idade e características físicas	Padrões de comportamento	Considerações de enfermagem
Início da adolescência (12 a 14 anos) *(Continuação)* **Meninos** • As mudanças físicas incluem o crescimento de pelos axilares, perineais, faciais, peitorais; a voz se torna mais grossa; produção de espermatozoides e poluções noturnas. **Teorias do desenvolvimento infantil** • Freudiana: ○ 12 a 14 anos – inicia a fase da sexualidade • Eriksoniana: ○ 12 a 14 anos – identidade *versus* difusão de papéis • Piagetiana: ○ 12 a 14 anos – inicia o estágio das operações formais.	**Desenvolvimento motor *(Continuação)*** • O afeto pode ser temporariamente transferido para um adulto fora da família (p. ex., apaixonar-se por um amigo da família, vizinho ou professor) • Usa o dialeto do grupo de colegas – linguagem altamente informal ou terminologia elaborada • Os grupos de amigos são especialmente importantes, ajudando o adolescente a definir a própria identidade, adaptar-se às alterações na imagem corporal, estabelecer relacionamentos mais maduros com os outros e lidar com impulsos sexuais mais fortes. As "panelinhas" começam a se desenvolver • O namoro geralmente progride de grupos para encontros de casais, e, por fim, o casal sozinho • Os pontos de "curtição" se tornam importantes centros de atividade para os adolescentes • Começa a questionar os valores morais existentes.	**Orientação aos pais *(Continuação)*** • Devem ser promovidos interesses recreativos. As atividades favoritas incluem esportes, namoro, dança, leitura, *hobbies* e mídias sociais. Socializar por telefone ou computador e ouvir música são os passatempos favoritos • Os problemas de saúde dos adolescentes que requerem educação preventiva são acidentes, obesidade, acne, gravidez, infecções sexualmente transmissíveis e abuso de drogas • Permita que o adolescente lide com os próprios assuntos, tanto quanto possível, mas fique alerta a problemas físicos e psicossociais que podem exigir ajuda. Incentive a independência, mas permita que a criança busque apoio e orientação dos pais ou de adultos de confiança quando estiver com medo ou incapaz de atingir as metas • Adolescentes com problemas especiais devem ter acesso a especialistas, como clínicas e psicólogos especializados • Precisa de confiança e ajuda para aceitar as alterações na imagem corporal. Os pais devem salientar ao máximo as qualidades positivas da criança • Incentive amavelmente e oriente sobre o namoro. Evite pressões fortes em qualquer direção • Entenda os conflitos enquanto a criança tenta lidar com questões sociais, morais e intelectuais.

Tabela 40.2 Marcos do desenvolvimento infantil.

Idade	Motor grosseiro	Visual-motor/resolução de problemas	Linguagem	Social/adaptativo
1 mês	Deitado de bruços, levanta a cabeça ligeiramente e faz movimentos de engatinhar.	*Nascimento:* fixa os olhos. *1 mês:* segura firme com as mãos e acompanha um objeto até a linha média.	Alertas para sons.	Focaliza um rosto.
2 meses	Mantém a cabeça na linha média e levanta o tórax de uma superfície.	Não cerra mais o punho e acompanha um objeto até depois da linha média.	Sorri socialmente quando o acariciam ou falam com ele.	Reconhece os pais.
3 meses	Apoia-se nos antebraços em decúbito ventral e mantém a cabeça erguida.	Mantém as mãos abertas em repouso, acompanha movimentos circulares e responde à ameaça visual.	Lalação (produz sons de vogais longas de maneira musical).	Tenta alcançar pessoas ou objetos familiares e antecipa a hora de comer.
4 meses	Rola de frente para trás, ergue-se sobre os punhos e transfere o peso.	Estende os dois braços simultaneamente e traz as mãos até a linha média.	Dá risada e olha em direção a vozes.	Gosta de olhar em volta do ambiente.
5 meses	Rola de trás para a frente e senta com apoio.	Transfere objetos.	Diz "ah-go", faz sons ao soprar e vira-se em direção ao toque de um sino (localiza lateralmente).	-
6 meses	Senta-se sem apoio e coloca os pés na boca em decúbito dorsal.	Alcance unilateral e consegue agarrar.	Balbucia.	Reconhece estranhos.
7 meses	Arrasta o corpo.	-	Orienta-se em direção ao som de campainha (localiza indiretamente).	-

Tabela 40.2 Marcos do desenvolvimento infantil. *(Continuação)*

Idade	Motor grosseiro	Visual-motor/resolução de problemas	Linguagem	Social/adaptativo
8 meses	Consegue se sentar e engatinha.	Inspeciona objetos.	Balbucia "papá" indiscriminadamente.	Come com as mãos.
9 meses	Gira quando está sentado, faz força para ficar em pé e balança o corpo.	Usa os dedos em forma de pinça, sonda com o dedo indicador, segura a mamadeira e atira objetos.	Balbucia "mamã" indiscriminadamente, gesticula, dá tchau com a mão e obedece a um "não".	Começa a explorar o ambiente e faz brincadeiras com as mãos (adoleta)
10 meses	Caminha quando sustentado pelas duas mãos.	-	Diz "papá" e "mamã" para a pessoa certa e se vira em direção ao som de um sino (diretamente).	-
11 meses	Caminha quando sustentado por uma das mãos.	-	Fala uma palavra além de "papá/mamã" e obedece a comandos de uma etapa com gesticulação.	-
12 meses	Caminha sem ajuda.	Aprimora o movimento de pinça com os dedos, solta um objeto voluntariamente e marca o papel com lápis.	Fala duas palavras além de "papá/mamã"; fala imatura (junta sílabas ininteligíveis).	Imita ações, atende quando é chamado e coopera para se vestir.
13 meses	-	-	Fala frases com três palavras.	-
14 meses	-	-	Obedece a comandos de uma etapa sem gesticulação.	-
15 meses	Sobe escadas em quatro apoios e anda de costas.	Rabisca e constrói torre de dois blocos por imitação.	Usa frases com quatro a seis palavras.	*15 a 18 meses:* usa a colher e o copo de maneira independente.
17 meses	-	-	Usa de 7 a 20 palavras, aponta cinco partes do corpo e usa jargões maduros (inclui palavras inteligíveis no jargão).	-
18 meses	Corre e atira objetos de pé, sem cair.	Rabisca espontaneamente, constrói torre de três blocos e vira duas a três páginas por vez.	Usa combinações de duas palavras.	Imita os pais em tarefas (varrer, espanar) e brinca na companhia de outras crianças.
19 meses	-	-	Conhece oito partes do corpo.	-
21 meses	Agacha para brincar e sobe degraus.	Constrói torre de cinco blocos.	Usa 50 palavras e constrói sentenças de duas palavras.	Pede para comer e para usar o banheiro.
24 meses	Sobe e desce escadas sem ajuda.	Imita traços com o lápis, constrói torre de sete blocos, vira as páginas uma de cada vez e consegue tirar sapatos, calças etc.	Usa pronomes (eu, você, mim) de forma inadequada e segue comandos de duas etapas.	Brincadeiras paralelas.
30 meses	Pula, tirando os dois pés do chão, e atira a bola com a mão.	Segura o lápis como um adulto, consegue fazer traços horizontais e verticais, abre botões.	Usa pronomes adequadamente, entende o conceito de "1" e repete dois dígitos para a frente.	Diz o nome e o sobrenome quando solicitado e consegue beber sem ajuda.
3 anos	Consegue alternar os pés ao subir uma escada e pedala triciclo.	Copia um círculo, despe-se completamente, veste-se parcialmente e seca as mãos quando lembrado.	Usa no mínimo 250 palavras, fala frases com três palavras, usa plurais e verbos no passado, conhece todos os pronomes e entende o conceito de "2".	Brinca em grupo, compartilha brinquedos, sabe esperar sua vez, brinca bem com os outros, sabe o nome completo, a idade e se é menino ou menina.
4 anos	Pula, salta e alterna os pés ao descer uma escada.	Copia um quadrado, abotoa a roupa, veste-se completamente e pega uma bola.	Conhece cores, canta músicas ou recita poemas de memória e faz perguntas.	Pede para contar uma história e brinca cooperativamente com um grupo de crianças.
5 anos	Salta alternando os passos e pula sobre pequenos obstáculos.	Copia um triângulo, amarra os sapatos e corta com a faca.	Escreve o primeiro nome e pergunta o significado de uma palavra.	Brinca de jogos competitivos, cumpre as regras e gosta de ajudar nas tarefas domésticas.

BIBLIOGRAFIA

Abo, E., Tawfik, M., Abo, E., et al. (2017). Screening for developmental delay in preschool-aged children using parent-completed Ages and Stages Questionnaires: Additional insights into child development. *Postgraduate Medical Journal, 93*, 597–602.

American Academy of Pediatrics. (2018). Developmental Surveillance and Screening in Preventative Health Care Visits. *https://www.aap.org/en-us/about-the-aap/Committees-Councils-Sections/Council-on-Children-with-Disabilities/Pages/Description-and-Policy.aspx*

Augustyn, M., Zuckerman, B., & Caronna, E. (2010). *The Zuckerman Parker handbook of developmental and behavioral pediatrics: A handbook for primary care* (3rd ed.). Philadelphia, PA: Lippincott Williams & Wilkins.

Brown, A., & Elder, J. (2014). Communication in Autism Spectrum disorder: A guide for pediatric nurses. *Pediatric Nursing, 40*(5), 219–225.

Burns, C., Dunn, A., Brady, M., et al. (2016). *Pediatric primary care* (6th ed.). Philadelphia, PA: Saunders.

Dixon, S., & Stein, M. (2005). *Encounters with children: Pediatric behavior and development* (4th ed.). St. Louis, MO: Mosby.

Johns Hopkins Hospital; Hughes, H., Kahn, L. (Eds.). (2017). *The Harriet Lane handbook* (21st ed.). Philadelphia, PA: Elsevier Mosby.

Kyle, T. (Ed.). (2016). *Essentials of pediatric nursing* (3rd ed.). Philadelphia, PA: Wolters Kluwer Health.

MacLaughlin, S., Gillespie, L., & Parlakia, R. (2017). Using Pediatric Visits to Support Children and Families. *Zero to Three, 37*(4), 46–52.

National Institute of Child Health and Human Development. (2012). SIDS: Back to sleep public education campaign. Available: *www.nichd.nih.gov/sids/*

Nelson, K., & McKinney, E. (2017). *Maternal-child nursing* (5th ed.). St. Louis, MO: Saunders.

Pillitteri, A. (2013). *Maternal and child health nursing: Care of the childbearing and childrearing family* (7th ed.). Philadelphia, PA: Lippincott Williams & Wilkins.

Reading, R. (2015). How best to teach developmental assessment? A single-blinded randomized study. *Child: Care, Health and Development, 41*(2), 334.

Sheldrick, R.C., & GArfinkel, D. (2017). Is a Positive Develpomental-Behavioral Screening Score Sufficient to Justify Referral? A Review of Evidence and Theory. *Pediatrics, 17*(5), 464–170.

Vehkavuori, S., & Stolt, S. (2018). Screening language skills. *Infant Behavior & Development, 50*, 174–197.

CAPÍTULO

41

Avaliação Física Pediátrica

HISTÓRIA

Obtenção da história

A história da criança é obtida para os seguintes fins: estabelecer um relacionamento com ela e com a família, avaliar a compreensão desta sobre a saúde da criança, formular um plano individual de cuidados e, não menos importante, corrigir informações incorretas que a família possa ter adquirido.

Concentre-se em tópicos específicos da história, dependendo da idade da criança, incluindo:

- Bebê – história pré-natal e pós-natal, nutrição, desenvolvimento
- Lactentes (*toddler* – 0 a 3 anos de idade) – ambiente doméstico, questões de segurança, desenvolvimento, resposta dos pais
- Crianças em idade escolar – escola, amigos, reação a hospitalizações anteriores
- Adolescentes – álcool, drogas, amigos, história sexual, relacionamento com os pais, identidade.

Identificação das informações

Tipos de informações necessárias

1. Data e hora.
2. Nome e número de telefone do profissional de saúde responsável, caso este seja conhecido.
3. Dados de seguros.
4. Nome do paciente, endereço, número de telefone, data de nascimento.
5. Referência de fonte de assistência médica (p. ex., escola, outro prestador de assistência médica, clínica).

Nota: Para tratar uma criança, a permissão do responsável legal deve ser obtida, a menos que se trate de uma emergência.

Método de coleta de dados

1. Identifique o cuidador responsável pelo paciente pelo nome e parentesco com este; registre o endereço do familiar ou cuidador, e os números de telefone domiciliar, celular e trabalho, caso sejam diferentes daqueles dos pais.
2. Para que o informante se sinta mais à vontade, as perguntas devem começar de maneira amigável e não ameaçadora. As perguntas dirigidas aos pais devem ser formuladas de forma adequada.
3. Respostas casuais e amigáveis, ou observações por parte do entrevistador, também podem ajudar a "quebrar o gelo", como por exemplo:
   a. "Quem cuida deste bebê certamente faz um bom trabalho."
   b. "Essa roupa que o bebê está usando é linda." (Lembre-se de que as famílias geralmente colocam roupas boas em um bebê para uma visita de saúde.)
4. Às vezes, repita as informações a fim de verificar os dados. Isso lhe proporcionará um melhor julgamento a respeito da cooperação e da confiabilidade do cuidador.
5. Se a idade for apropriada, obtenha alguns dados diretamente da criança.

Queixa principal

Método de registro

1. Registre quem chegou com a criança e escreva uma descrição exata da reclamação.
2. Use aspas para indicar claramente que as palavras do informante estão sendo usadas. É útil explicar:
   a. "Vou escrever para que não haja engano."
   b. "Deixe-me ler de volta para você, para que você tenha certeza de que está correto."
3. A citação das palavras exatas do cuidador pode dar uma indicação de como ele se sente a respeito dos sintomas; pode também refletir medo, culpa e atitude defensiva.

Método de coleta de informações

1. Inicie com uma pergunta útil e aberta. Essa pergunta é o primeiro contato com esse paciente:
   a. "Como vão as coisas?"
   b. "Por favor, diga-me o motivo de sua vinda aqui hoje."
   c. "Você tem alguma preocupação, particular ou não, com o bebê?"
2. Em seguida, prossiga com perguntas mais específicas.

Duração da queixa

1. As informações obtidas podem indicar a história natural da doença, caso haja uma, e a sua evolução gradual. Busque as informações com uma série de perguntas exploratórias.
   a. "Há quanto tempo o bebê (criança) tem esse problema?"
   b. Se o informante não conseguir se lembrar, tente outro caminho: "Quando foi a última vez que a criança agiu normalmente? Antes das férias de verão? No último Natal? O bebê teve problemas desde então?"
2. Escreva as respostas; tente avaliar, conforme mais perguntas são realizadas, quão precisas podem ser as respostas do informante. Lembre-se de que uma criança é um historiador confiável; ela pode ser a fonte mais precisa de informações sobre seu histórico de saúde, tratamentos e outras necessidades relacionadas à saúde.

História de doença atual

Tipo de informação necessária

Para um bebê, uma criança pré-verbal ou não verbal, a informação consistirá principalmente no que o informante foi capaz de observar. Tendo estabelecido qual é a queixa principal, identifique outros problemas, caso haja. Obtenha as seguintes informações sobre cada problema:

1. Localização no corpo – dor, prurido, fraqueza.
2. Qualidade e quantidade da queixa – tanto o tipo (dor em queimação) quanto a gravidade (como uma facada, vai e vem [intermitente]).
3. Grau dos sintomas – (p. ex., dor, intensidade; tosse, dia e noite; secreção ocular, quantidade).
4. Cronologia – indique a sequência de tempo e se o problema é episódico (dura um pouco e depois desaparece completamente).
5. Ambiente ou contexto – onde e quando os sintomas ocorrem.
6. Fatores agravantes e atenuantes – o que torna a dor pior ou melhor.
7. Manifestações ou sintomas associados – acompanhados por vômitos, visão turva.

Importância do detalhe

1. Normalmente, uma descrição cuidadosamente escrita de um sintoma será a fonte de um diagnóstico futuro e servirá a todos os que estão envolvidos na ajuda ao paciente.
2. Não se preocupe com o número de anotações que você terá de tomar no início.
3. Você poderá reavaliar essas informações quando realizar a revisão dos sistemas.

História familiar

1. Membros da família – idade dos pais e estado de saúde; irmãos dividem o domicílio?
2. História de saúde familiar:
   a. Olhos, ouvidos, nariz, garganta – hemorragias nasais, problemas de sinusite, glaucoma, catarata, miopia, estrabismo, outros problemas oculares, ouvidos, nariz, garganta.
   b. Cardiorrespiratórios – tuberculose, asma, rinite alérgica, hipertensão, sopros cardíacos, infartos, acidentes vasculares cerebrais, febre reumática, pneumonia, enfisema, outros problemas.
   c. Gastrintestinais – úlceras, colite, vômito, diarreia, outros problemas.
   d. Geniturinários – infecções renais, problemas de bexiga, anomalias congênitas.
   e. Musculoesqueléticos – problemas congênitos no quadril ou nos pés, distrofia muscular, artrite, outros problemas.
   f. Neurológicos – convulsões, epilepsia, distúrbio nervoso, retardo mental, problemas emocionais, coma, cefaleias, outros.
   g. Doenças crônicas – diabetes, doença hepática, câncer, tumores, anemia, problemas de tireoide, distúrbio congênito.
   h. Sentidos – qualquer pessoa surda ou cega.
   i. Diversos – outro problema médico não mencionado.
3. História familiar social:
   a. Residência – apartamento ou casa e seu tamanho. Quintal, escadas, proximidade de transporte, *shopping*, *playground*, escola, bairro seguro? Água encanada ou poço?
   b. Situação financeira – quem trabalha, onde trabalha, ocupação, bem-estar, vale-refeição.
   c. Pessoa de cuidados primários – babás, creche.
   d. Relacionamentos familiares – felizes, cooperativos, antagônicos, caóticos, multiproblemáticos, violentos.

História pregressa

Pré-natal

1. Gravidez – planejada ou não; fonte de atendimento; data aproximada da procura de atendimento; ordem de nascimento da presente gestação, incluindo abortos espontâneos. Esta área da história pode ser de grande sensibilidade. Tente fazer perguntas gentis e de apoio:
   a. "Você planejou um bebê nesta época?"
   b. "Quando foi sua primeira consulta pré-natal?"
   c. "Houve algum problema incomum relacionado à sua gestação ou parto?"
2. Saúde materna – inclui doenças e datas, sintomas anormais (p. ex., febre, erupção cutânea, sangramento vaginal, tumefação, hipertensão, anormalidades urinárias, infecções sexualmente transmissíveis). Evite palavras técnicas, caso seja possível.
   a. "Os médicos ou enfermeiros estavam preocupados com a sua saúde?"
   b. "Seus anéis ou sapatos estavam apertados?"
   c. "Você sabe se sua pressão arterial subiu?"
   d. "Você teve problemas com sua urina?"
3. Ganho de peso – valide tentando obter tanto um valor para o peso anterior ao período gestacional, quanto o peso no momento do parto.
4. Medicamentos tomados – por exemplo, vitaminas, ferro, cálcio, ácido acetilsalicílico, preparações para resfriados, tranquilizantes ("remédios para os nervos"), antibióticos; uso de pomadas, hormônios, injeções durante a gravidez; dieta especial ou incomum; exposição à radiação; ultrassonografia; e amniocentese.
5. Qualidade dos movimentos fetais – quando eram percebidos?
6. Uso de álcool, tabaco ou drogas durante a gestação.

Natal

1. Data prevista para o parto e duração aproximada da gestação.
2. Local e nome da pessoa que realizou o parto.
3. Trabalho de parto – espontâneo ou induzido, duração e intensidade.
4. Analgesia ou anestesia.
5. Tipo de parto – vaginal (apresentação pélvica ou vértice); cesariana; parto a fórceps.
6. Complicações (p. ex., necessidade de transfusão de sangue ou atraso no parto).

Neonatal

1. Condição do neonato.
2. Coloração (caso visualizada) no parto.
3. Atividade do neonato.
4. Tipo de choro ouvido.
5. Anormalidade respiratória.
6. Peso e comprimento ao nascer.
7. Problemas que ocorreram imediatamente depois do nascimento.

Pós-natal

1. Duração da hospitalização da mãe e do neonato.
2. Problemas respiratórios ou alimentares do neonato.
3. Necessidade de cuidados de suporte (p. ex., oxigênio, incubadora, berçário para cuidados especiais, isolamento, medicamentos).
4. Alterações de peso, peso na alta, se conhecido.
5. Coloração – cianose ou icterícia.
6. Evacuações intestinais – quando ocorreram.
7. Problemas – convulsões, deformidades identificadas, consultas necessárias.
8. Audição – foi realizada uma triagem auditiva no berçário? A United States Preventative Services Task Force recomenda a triagem universal em todos os recém-nascidos, usando emissões otoacústicas e/ou testes de resposta auditiva do tronco encefálico. A diretriz está disponível *online* em *www.guideline.gov/summaries/summary/47317/preventive-services-for-children-and-adolescents?q=newborns+otoacoustic*.
9. O contato da mãe com o neonato e sua primeira impressão:
   a. "Como foi quando você viu seu bebê pela primeira vez?"
   b. "O que o bebê fez quando vocês ficaram juntos?"

Nutrição

1. Alimentado com leite materno ou com mamadeira? Qual fórmula? Como é preparada?
2. Quantidades ofertadas e consumidas.
3. Frequência de alimentação – ganho de peso.
4. Adição de suco ou alimentos sólidos.
5. Preferências alimentares ou alergias.
6. Problemas de alimentação – variações no apetite.
7. Idade de desmame.
8. Vitaminas – tipo, quantidade, regularidade.
9. Padrão de ganho de peso.
10. Dieta atual – frequência e conteúdo das refeições.

Crescimento e desenvolvimento

1. Pesos e comprimentos anteriores, se disponíveis.
2. Marcos – sentar sozinho sem apoio; caminhar sozinho; uso de palavras, depois frases.
3. Dentes – erupção, dificuldade, cáries, escovação, uso do fio dental.
4. Treinamento para uso do banheiro.
5. Habilidades motoras, sociais e de linguagem atuais.
6. Desenvolvimento sexual.
   a. Lactente – tecido mamário inchado, secreção vaginal, hipertrofia dos lábios.
   b. Crianças menores ou em idade escolar – desenvolvimento inicial das mamas ou pelos pubianos.
   c. Criança pré-púbere ou puberal – em meninas, período de desenvolvimento das mamas e pelos pubianos, e início da menstruação. Em meninos, tempo de aumento dos testículos e pênis, desenvolvimento de pelos pubianos e faciais, além de alterações na voz.

Manutenção da saúde

1. Imunizações – rubéola, sarampo, caxumba, poliomielite, difteria, coqueluche, toxoide tetânico, varicela, pneumocócica, bacilo Calmette-Guérin, gripe, *Haemophilus influenzae* tipo B, hepatite A e B, meningocócica conjugada, papilomavírus humano e rotavírus. Indique o número e as datas. O calendário vacinal recomendado está disponível *online* em *www.cdc.gov/vaccines/recs/schedules/*.[1]
2. Procedimentos de triagem – nível de hematócrito ou hemoglobina, exame de urina, teste de tuberculina, acuidade visual e auditiva, visão de cores, teste de chumbo, teste de colesterol, teste de sífilis, teste de HIV, rastreamento de gonorreia e clamídia.
3. Atendimento odontológico – fonte e frequência do atendimento, visitas ao/à higienista dental, restaurações, extrações, último exame.

Doenças infecciosas agudas

Rubéola, sarampo, caxumba, varicela, faringite beta-hemolítica do grupo A, parvovírus B19 (quinta doença), hepatite, mononucleose infecciosa, infecção sexualmente transmissível, tuberculose, gripe. Exposição recente a uma doença de notificação obrigatória.

Hospitalizações e cirurgias

1. Datas, hospital, médicos.
2. Indicações, diagnósticos, procedimentos.
3. Complicações.
4. Reações a internações anteriores.

Lesões

1. Serviço de emergência ou consultas de urgência – frequência e diagnóstico.
2. Fraturas, lesões, queimaduras – localização e tratamento.
3. Ingestão.
4. Pergunte aos pais sobre a manutenção de um ambiente seguro; por exemplo, materiais de limpeza fora do alcance, tomadas elétricas com tampas adequadas, armas em casa descarregadas e mantidas em um quarto ou armário trancado, educação sobre segurança da água (banheira e piscinas). Pergunte também sobre o uso de equipamentos de segurança, como cintos de segurança, capacetes de bicicleta, tampas de segurança em medicamentos, detectores de fumaça e de monóxido de carbono em casa.

Medicamentos

1. Para uso geral, como vitaminas, anti-histamínicos, laxantes.
2. Dietas especiais ou da moda.
3. Antibióticos recentes.
4. Remédios fitoterápicos ou complementares.
5. Uso rotineiro de ácido acetilsalicílico.
6. Contraceptivos hormonais – tipos, dose, duração.
7. Drogas, opioides, maconha, alucinógenos, estabilizadores de humor, tranquilizantes, álcool.
8. Determine quando foi tomada a última dose do medicamento; a medicação fica com o paciente? Como a criança toma o remédio?
9. Alergia ou reação adversa a medicamentos?

Histórico escolar

Tipo de informação necessária

1. Escolaridade atual e anterior, frequência, série e desempenho.
2. Sujeitos favorecidos e menos favorecidos.
3. Comportamento relacionado à escola – ansioso para ir, ansioso para ficar em casa.
4. Atitude geral em relação aos planos de escola e carreira.
5. Atitude geral em relação aos grupos de pares: tenta evitar ou ser incluído.

Método de coleta de dados

1. Perguntas diretas para uma criança (p. ex., "em que série você está?" "Quem são seus amigos?").
2. Três desejos oferecidos à criança:
   a. "Se o seu aniversário fosse aqui, o que você pediria?"
   b. "Se você pudesse ser qualquer pessoa, quem seria?"
   c. "Qual a melhor coisa que poderia acontecer com você?"
3. "Você tem amigos?" "Quem é seu melhor amigo?"
4. Perguntas aos pais: "Você conhece os amigos que seu filho identificou?"
5. Adolescentes – as entrevistas com crianças mais velhas e adolescentes podem começar com a presença dos pais, mas o jovem também deve ter algum tempo privado longe deles, para que possa discutir suas preocupações. Os pais também devem ter um breve tempo longe de seus filhos para que possam expressar quaisquer preocupações.
6. Enfatize o que é positivo (p. ex., "qual é a sua melhor matéria?").

História social

Tipo de informação necessária

1. Ambiente – rural, urbano.
2. Domicílio – tipo, localização, aquecimento, esgoto, abastecimento de água, animais de estimação, exposição a outros animais.
3. Ocupações dos pais (emprego) e estado civil.
4. Número de pessoas que vivem na casa, hábitos de sono.
5. Filiações religiosas.
6. Utilização prévia de agências sociais.
7. Seguro saúde e fonte comum de atendimento.
8. Depois de garantir às crianças mais velhas a confidencialidade de suas respostas, pergunte sobre comportamentos de risco, como tabagismo, uso de álcool e drogas, relação entre álcool e direção, além de história sexual.

---

[1]N.R.T.: Para o calendário de vacinação no Brasil, 2020, consulte o *site* do Ministério da Saúde: *http://www.saude.gov.br/saude-de-a-z/vacinacao/calendario-vacinacao* ou *https://www.saude.gov.br/saude-de-a-z/vacinacao/vacine-se#calendario*.

Método de coleta de dados

Os pais costumam ser orgulhosos, então use tato e diplomacia ao fazer certas perguntas. Peça permissão.

1. "Você pode me falar um pouco sobre sua casa?"
2. "Preciso saber mais sobre como você vive, para que seja possível ajudá-lo com o problema do seu filho."

História pessoal

Tipo de informação necessária

1. Higiene.
2. Exercício.
3. Hábitos de sono.
4. Hábitos de eliminação.
5. Atividades, *hobbies*, talentos especiais.
6. Amigos, relacionamentos com professores.
7. Relações entre irmãos e pais.
8. Expressão de emoções.
   a. Explode facilmente.
   b. Quieto.
9. Comportamento e hábitos idiossincráticos (p. ex., chupar o dedo, roer as unhas, ter ataques de raiva, bater cabeça, arranhar-se, prender a respiração, além de rituais e tiques).
10. Questões emocionais, como evasão escolar, queixas somáticas.

Revisão dos sistemas

Tipo de informação necessária

1. Geral – atividade, apetite, afeto, padrões de sono, alterações de peso, edema, febre, comportamento.
2. Alergia – eczema, febre do feno, asma, urticária, alergia a alimentos ou medicamentos, distúrbios sinusais.
3. Pele – erupção cutânea ou outra, nódulos, alteração de pigmentação ou textura, suor ou ressecamento, infecção, crescimento de pelos, coceira.
4. Cabeça – cefaleias, traumatismo craniano, tontura.
5. Olhos – acuidade visual, lentes corretivas, estrabismo, lacrimejamento, secreção, coceira, vermelhidão, fotofobia.
6. Ouvidos – acuidade auditiva, dores de ouvido (frequência, idade, resposta a medicamentos específicos), infecção, secreção.
7. Nariz – resfriados e coriza (frequência), infecção, secreção.
8. Dentes – práticas de higiene, frequência de escovação, estado geral, cáries, má oclusão.
9. Garganta – dor de garganta, amigdalite, dificuldade para engolir.
10. Fala – peculiaridade ou alteração na voz, rouquidão, clareza, enunciação, gagueira, desenvolvimento articular, vocabulário, uso de frases.
11. Respiratório – dificuldade respiratória, falta de ar, dor no peito, tosse, respiração ofegante, crupe, pneumonia, tuberculose ou exposição.
12. Cardiovascular – cianose, desmaios, intolerância a exercícios, palpitações, sopros.
13. Hematológico – palidez, anemia, tendência a hematomas ou sangramento.
14. Gastrintestinal – apetite (quantidade, frequência, ânsias), náuseas, vômitos, dor abdominal, tamanho anormal, hábitos intestinais e natureza das fezes, parasitos, encoprese (incontinência de fezes), cólica.
15. Geniturinário – idade de treinamento do banheiro, frequência de micção, esforço, disúria, hematúria (cor ou odor incomum da fralda suja do bebê), infecção anterior do trato urinário, enurese (idade de início; dia ou noite), secreção uretral ou vaginal. Meninas e mulheres jovens: idade da menarca, última menstruação, cólicas, mudanças no intervalo e na duração.
16. Musculoesquelético – deformidades, fraturas, entorses, dores ou tumefações nas articulações, limitação de movimento, anomalias ungueais.
17. Neurológico – fraqueza ou falta de jeito, coordenação, equilíbrio, marcha, dominância, fadigabilidade, tônus, tremor, convulsões ou comportamento paroxístico, alterações de personalidade.

EXAME FÍSICO

Princípios gerais

1. Estabeleça a ordem de toda a coleta de dados, de acordo com as necessidades do paciente. Por exemplo:
   a. Um pai exausto com um bebê chorando não fornecerá uma história detalhada e cuidadosa.
   b. Os cuidados alternativos podem não estar disponíveis para crianças em idade pré-escolar, quando o recém-nascido chega para sua primeira consulta.
2. Se o pai veio com mais de um filho, tente organizar alguma supervisão para os outros filhos, a fim de que você possa ter um pouco de tempo a sós com o pai.
3. Lembre-se de que o lugar mais seguro para uma criança pequena é no colo dos pais. A privacidade pode não ser possível quando outras crianças estão presentes.
4. Tente desenvolver harmonia com o jovem paciente desde o momento em que o vê ou encontra pela primeira vez.
5. Explique à criança em idade escolar ou ao adolescente o que você está procurando ao prosseguir com o exame, e forneça um retorno.

ABORDAGEM AO PACIENTE

1. Ofereça à criança a escolha de ser examinada no colo dos pais ou em sua "mesa especial".
2. Comece com o exame dos pulmões e do coração. Você precisará ouvir pelo menos 10 batimentos cardíacos. Considere o uso de uma chupeta para um bebê que grita.
3. A parte a ser examinada deve ser totalmente exposta, mas se uma criança apreensiva contestar a retirada da roupa, coloque o estetoscópio por baixo da camisa dela.
4. Depois de ouvir o coração, comece com as partes do corpo que já estão expostas.
5. Comece com a cabeça ou com os dedos dos pés, e então trabalhe completa e sistematicamente em direção à outra extremidade.
6. Retire gradualmente as roupas da criança (isso pode ser mais bem feito pelo cuidador habitual); procure a assimetria, com muito cuidado, no corpo de todas as crianças.
7. Desenvolva um padrão apropriado para a idade do paciente.
   a. Nos neonatos, pode ser aconselhável deixar a área da fralda para o fim.
   b. Adolescentes e crianças em idade escolar geralmente ficam constrangidos com o exame genital – você pode deixar isso para o fim, cobrindo áreas já examinadas.
8. O uso de um estetoscópio frio pode ter como consequência uma criança assustada e gritando; portanto, aqueça e limpe o instrumento antes de colocá-lo em contato com a criança.
9. Algumas crianças ficam menos assustadas caso possam segurar o equipamento de exame primeiro.
10. Apresente à criança o procedimento demonstrando-o, primeiramente, em um dos pais.
11. Muitas crianças pequenas gostam de ouvir o próprio coração.
12. Crianças e pré-escolares gostam de apagar a luz do seu otoscópio.

Avaliação física pediátrica

Técnica | **Achados**

SINAIS VITAIS

1. Faça aferição da temperatura, da frequência cardíaca, da frequência respiratória e da pressão arterial sempre que necessário, com base na condição da criança.
2. Meça a temperatura central, sempre que possível, VR ou auricular. Um termômetro de mercúrio deve permanecer no local por 3 a 5 min. Como alternativa, use um termômetro eletrônico. Evite medir a temperatura VO após ingestão de líquidos ou alimentos.
3. Obtenha a frequência de pulso apical em um neonato ou criança pequena; o pulso radial, temporal ou carotídeo pode ser aferido em uma criança mais velha. O pulso pode ser contado por 30 s e multiplicado por 2.
4. Conte as respirações de um bebê por 1 min completo; observe o tórax e também o abdome. As respirações podem ser contadas por 30 s e multiplicadas por 2 em uma criança mais velha.
5. Faça aferição da pressão arterial pelo método auscultatório, em vez de pelo método de palpação, sempre que possível. Certifique-se de que o manguito cubra não menos que 1/2 e não mais que 2/3 do comprimento do braço ou da perna.

Temperatura

Oral	*Retal*	*Axilar*
36,4°C a 37,4°C	36,1°C a 37,8°C	35,9°C a 36,7°C

Pulso e frequência respiratória

Idade	Pulso	Respirações
Neonato	70 a 170	30 a 50
11 meses	80 a 160	26 a 40
2 anos	80 a 130	20 a 30
4 anos	80 a 120	20 a 30
6 anos	75 a 115	20 a 26
8 anos	70 a 110	18 a 24
10 anos	70 a 110	18 a 24
Adolescente	60 a 110	12 a 20

Pressão arterial
Varia conforme a idade, altura e peso da criança.

ALTURA EM PÉ, CIRCUNFERÊNCIA DA CABEÇA, E CIRCUNFERÊNCIA DO TÓRAX

1. Use uma fita métrica para registrar a circunferência da cabeça precisamente. Meça a parte mais larga da cabeça.

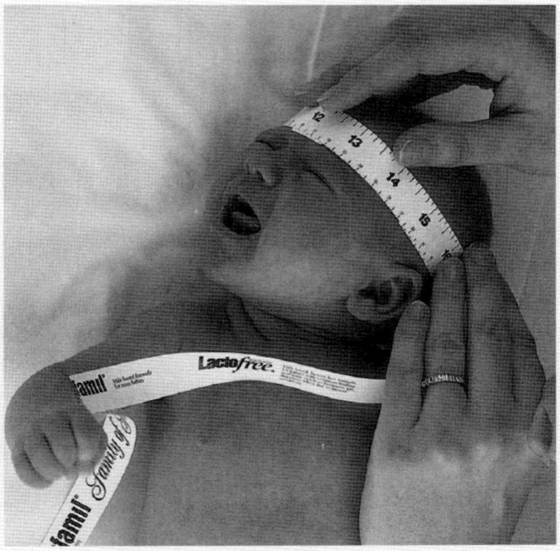

2. Meça o tórax na altura dos mamilos.
3. Registre a altura e o peso em cada visita. Insira os dados no gráfico de crescimento.
4. Calcule o índice de massa corporal (IMC) e insira-o no gráfico apropriado.

Achados:

3. Inúmeros gráficos de crescimento clínico, nos quais se pode registrar comprimento, cabeça, circunferência, IMC e peso, podem ser adquiridos em *https://www.cdc.gov/growthcharts/index.htm.* As tendências de crescimento são tão importantes quanto as medidas básicas.
4. O IMC é calculado seguindo a fórmula encontrada na Tabela 20.1, ou utilizando-se a calculadora pediátrica de IMC *online*, encontrada em *https://nccd.cdc. gov/dnpabmi/calculator.aspx.*

(*continua*)

Avaliação física pediátrica *(Continuação)*

Técnica	Achados
APARÊNCIA GERAL	
1. Inicie suas observações no primeiro contato com o paciente, levando em consideração que há pelo menos duas pessoas para serem observadas (filho e pais).	1. Se a criança se distrair facilmente ou estiver sonolenta, poderá ser hora da soneca.
2. A interação do paciente com o cuidador, seja este a mãe, o pai, a babá, um irmão mais velho ou um amigo da família, é essencial na avaliação da criança. Ao observar raça, sexo, desenvolvimento físico geral, estado nutricional, alerta mental, evidência de dor, inquietação, posição do corpo, roupas, idade aparente, higiene e aparência, lembre-se de que muitas dessas coisas são uma medida do cuidado dos pais.	2. A observação cuidadosa do estado geral da criança fornecerá muitas pistas sobre o seu relacionamento com a família, e também a resposta desta à criança.
PELE E LINFÁTICOS	
Examine conforme você se move por cada região do corpo (incluindo cabelo e pele).	
Inspeção	
A inspeção da pele é a mesma feita em um adulto.	
1. Observe coloração da pele, pigmentação, lesões, icterícia, cianose, cicatrizes, vascularização superficial, umidade, tumefação, cor das membranas mucosas, distribuição do cabelo.	1. Em neonatos, a pele é macia, lisa e de textura aveludada.
2. Descreva qualquer variação de cor, especialmente em crianças com pigmentação aumentada. Nenhum pigmento ou vitiligo deve ser observado em crianças melânicas.	2. A pigmentação varia nas crianças, dependendo da raça, e altera-se conforme esta fica mais velha.
3. Marcas de nascença de qualquer tipo são registradas. (Podem se alterar conforme a criança cresce.)	3. Podem ocorrer pigmentações acastanhadas, sardas e pequenas manchas marrom-claras ou manchas café com leite.
4. Hematomas ou manchas incomuns, feridas ou picadas de insetos, arranhões ou cicatrizes podem ter um significado especial.	4. Os hematomas são particularmente importantes devido à possibilidade de lesões recorrentes e/ou abuso infantil.
5. Faça um desenho de qualquer coisa incomum, como uma cicatriz, e meça as dimensões da lesão ao registrar os achados.	5. Se você tiver dificuldade para descrever algo, use palavras comuns em vez de termos técnicos imprecisos.
6. Para verificar a suspeita de icterícia, leve a criança até a janela a fim de conseguir uma imagem real da cor da pele. (Uma sala com paredes amarelas e iluminação artificial pode criar uma impressão errada, quando houver suspeita de icterícia.)	6. A carotenemia, que causa coloração amarelada no nariz e nas palmas das mãos, pode levar os pais a suspeitarem de icterícia; no entanto, a carotenemia é causada pela ingestão de uma grande quantidade de vegetais amarelos (batata-doce, abóbora, cenoura). Na carotenemia, as escleras mantêm-se claras; isso não ocorre no caso da icterícia.
7. A pele dos neonatos ainda estará coberta com vérnix caseoso, o material oleoso que cobre o corpo do feto no útero.	7. Glândulas sebáceas inchadas sobre o nariz e o queixo são comumente observadas imediatamente após o nascimento, e são chamadas de *milia*.
8. Neonatos pós-termo podem exibir uma descamação que persiste por várias semanas após o nascimento, principalmente ao redor dos pés. A cor da pele pode mudar à medida que a criança fica um pouco mais velha.	8. Manchas rosadas e salpicadas sobre a pálpebra, a ponte do nariz e a nuca podem persistir até que a criança tenha quase 2 anos de idade.
9. Observe as estrias.	9. Podem indicar ganho ou perda rápida de peso.
10. Crianças de pele melanótica podem exibir manchas mongóis na base da coluna vertebral ou em outra localização.	10. Importante para distinguir abuso infantil.

Avaliação física pediátrica (*Continuação*)

Técnica	Achados
PELE E LINFÁTICOS (*Continuação*)	
Palpação	
1. Use as pontas dos dedos para palpar – as pontas dos dedos são mais sensíveis.	
2. Verifique a tensão da pele pinçando uma dobra de pele – a pele normal retorna rapidamente à posição original, mas a pele desidratada permanece na posição pinçada.	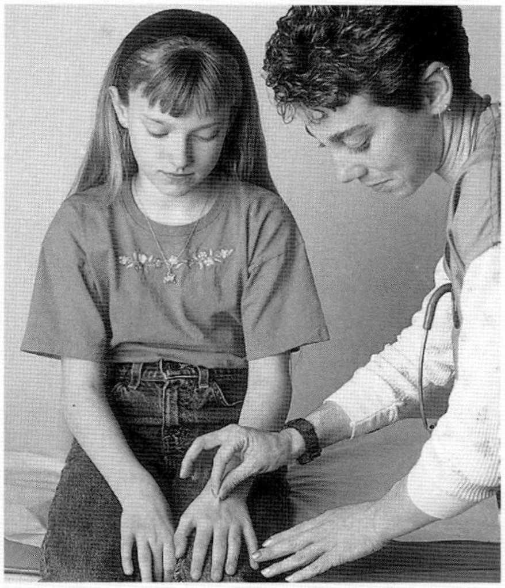
3. Sinta a pele examinando textura, umidade, temperatura, turgor, elasticidade, massas, maciez.	3. A pele de textura áspera e seca pode, na verdade, apresentar uma erupção cutânea discreta que pode ser sentida, mas não visualizada.
Linfonodos	
1. Observe e palpe linfonodos aumentados nas áreas da cadeia linfática. a. Cervical. b. Axilar. c. Inguinal. d. Epitroclear.	1. Podem estar aumentados ou facilmente palpáveis, mas devem ser sensíveis, móveis e ligeiramente esponjosos.
2. Observe a maciez, o tamanho e a consistência.	
Unhas	
1. Observe a coloração, o formato, as irregularidades superficiais e os cuidados gerais com as unhas; limpeza, evidências de mordida.	1. O leito ungueal deve ser rosado e as unhas, convexas.
2. Palpe a pele ao redor das unhas para ver se está firme. Palpe qualquer parte que pareça inflamada.	2. O cuidado geral com a criança frequentemente se reflete em um bom cuidado com as unhas.
Cabelos	
1. Observe a coloração e a distribuição. a. Observe de acordo com a idade da criança e a raça. b. Esteja ciente de que tufos de cabelo sobre a coluna vertebral ou área sacral podem marcar uma anormalidade subjacente.	1. *Neonato*: normalmente varia de nenhum cabelo a um cabelo difuso e abundante. Lactente: lanugo, uma cobertura macia e fofa comumente observada sobre os ombros, costas, braços, rosto e área sacral, especialmente em crianças de pele melanótica; o lanugo está presente durante os primeiros 1 a 2 meses, e depois desaparece.
2. Observe as mudanças na pigmentação.	2. Lembre-se de que as crianças podem experimentar tintura ou cremes de cabelo.
3. Palpe o cabelo para verificar sua textura e espessura.	3. A textura pode ser espessa ou fina, lisa ou crespa.
4. Examine averiguando se há manchas na cabeça onde falta cabelo.	4. Pode indicar infecção cutânea subjacente; no entanto, algumas crianças arrancam os cabelos; às vezes, o cabelo é trançado com tanta força que cai. Bebês que dormem constantemente de costas podem exibir cabelos ralos ou ausentes na região occipital.
5. Separe os cabelos grossos na cabeça para ter uma boa visão do couro cabeludo. Verifique se há caspa ou descamação em crianças mais velhas.	5. Observe cuidadosamente se há cabelos quebrados, ou descamação no couro cabeludo dos neonatos.

(*continua*)

Avaliação física pediátrica (*Continuação*)

Técnica	Achados
PELE E LINFÁTICOS (*Continuação*)	
Palpação (*Continuação*)	
6. Verifique se há sinais de infestação de piolhos no couro cabeludo.	6. As lêndeas (ovos do piolho) aparecem no cabelo como pequenos pontos brancos. Os piolhos podem ser vistos no couro cabeludo; eles se movem rapidamente e podem pular.
7. Inspecione as axilas e o púbis e as extremidades para ver se há pelos e sua quantidade, também para avaliar o desenvolvimento e o nível de puberdade.	7. A criança não precisa ser totalmente despida de uma única vez; uma criança pré-púbere geralmente ficará constrangida se todas as suas roupas forem removidas.
CABEÇA E PESCOÇO	
1. A menos que seja especificamente solicitado, examine os olhos e as orelhas por último, especialmente nas crianças mais novas.	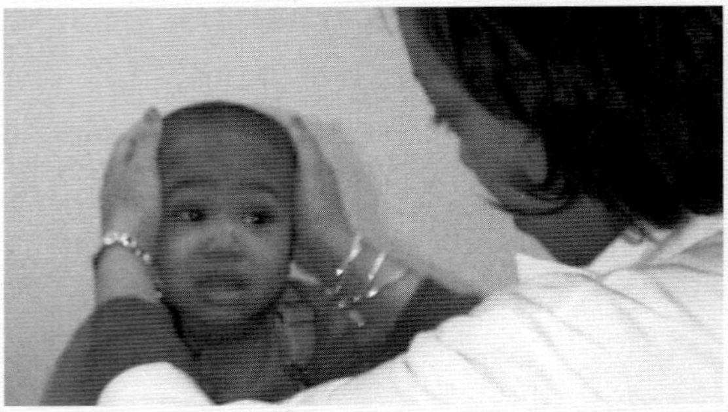
2. Além disso, examine a garganta no fim do exame, a menos que a criança demonstre preocupação com o "palito na garganta". Então, é melhor examinar a garganta imediatamente para "acabar com isso". Se uma criança chorar ou se for capaz de abrir a boca amplamente com encorajamento, você poderá evitar o uso do afastador de língua.	
3. Para evitar assustar a criança ao apalpar a cabeça, faça um jogo com isso – pergunte: "onde está o seu nariz?"; "onde estão seus olhos?".	
Inspeção	
1. Observe o rosto e o crânio para identificar assimetria, deformidade e movimentos anormais ou limitados.	1. A cabeça de um neonato pode exibir assimetria devido à pressão durante a gravidez e o parto. A cabeça arredondada de um neonato nascido por parto de nádegas contrasta com a cabeça longa e pontiaguda de um bebê primogênito, cuja cabeça foi moldada durante um parto prolongado.
2. Observe atentamente as expressões faciais e o piscar, caso a criança não esteja chorando. Esse pode ser um dos poucos momentos em que você observa a criança quando ela não está chorando. Se você estiver examinando um neonato que chora, preste atenção principalmente à assimetria do rosto.	2. Em um neonato cujo parto foi feito com fórceps, pode haver sinais de fraqueza do nervo facial, causada pela pressão da pinça sobre a parte frontal da orelha, onde o nervo facial emerge. Quando o neonato chora, o lado afetado mostra fraqueza e a boca está voltada para baixo.
3. Observe o movimento da cabeça no pescoço enquanto o neonato olha ao redor. Ao virar um recém-nascido, observe o controle da cabeça, a posição e o movimento.	3. Deve haver um atraso mínimo de cabeça após os 3 meses de idade.
4. Como o pescoço de uma criança normalmente é curto e em geral há várias dobras de pele sob o queixo, é necessário levantar um pouco este para observar completamente a pele – a fim de verificar se está limpa e livre de erupções de suor ou irritação.	4. Nas costas, o pescoço deve estar livre de membranas ou dobras extras de pele que se estendam abaixo da orelha até o ombro.
Palpação	
1. Palpe o crânio ao longo das linhas de sutura. Sinta a presença de massas faciais, observando tamanho, consistência, superfície, temperatura e fragilidade.	1. Pode-se sentir que as linhas de sutura cranianas se sobrepõem, como resultado da pressão aplicada pelas contrações ocorridas durante o trabalho de parto. Isso geralmente é mais marcante entre o osso frontal e o parietal, onde a sutura coronal está localizada.

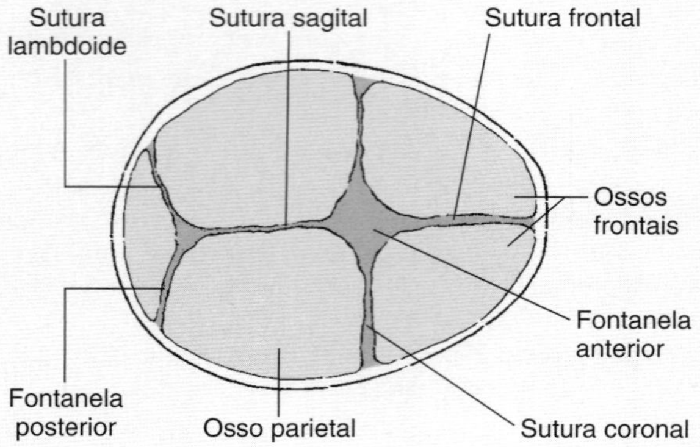

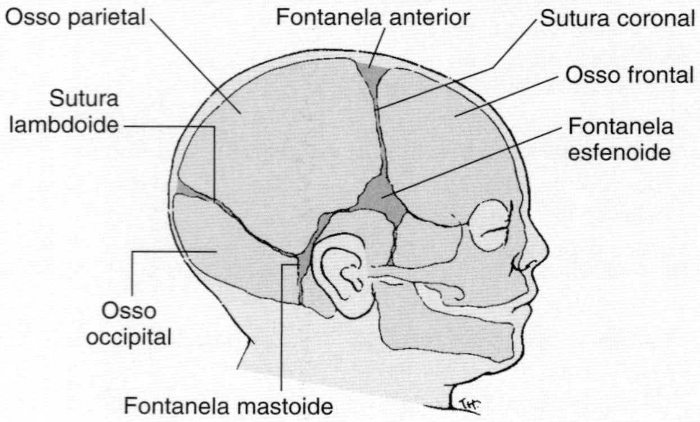

Avaliação física pediátrica *(Continuação)*

Técnica	Achados
CABEÇA E PESCOÇO *(Continuação)*	
Palpação *(Continuação)*	
2. Palpe as fontanelas anterior e posterior.	2. As fontanelas são moles e planas quando a criança está quieta. Fontanelas tensas ou salientes podem indicar hidrocefalia. Fontanelas deprimidas costumam ser um sinal de desidratação. A fontanela posterior geralmente fecha com 1 a 2 meses; a fontanela anterior, aos 18 meses.
3. Palpe ao longo da sutura lambdoide na parte posterior da cabeça, entre os ossos parietais e o osso occipital.	
4. Palpe o pescoço em busca de linfonodos inchados, observando sensibilidade, mobilidade, localização e consistência.	4. A palpação dos linfonodos pode revelar linfonodos ligeiramente aumentados na cadeia cervical anterior, secundários à dor de garganta.

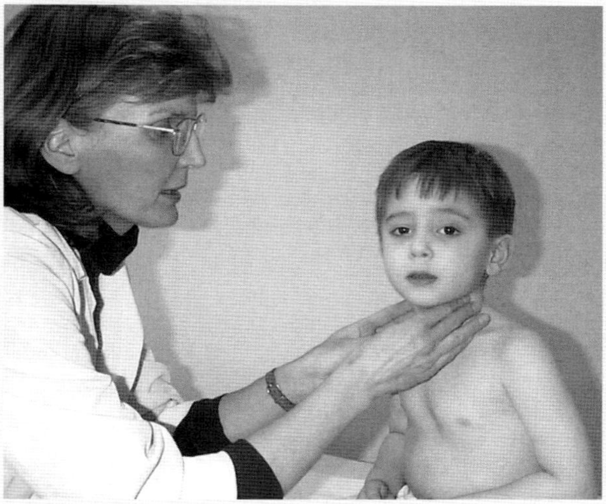

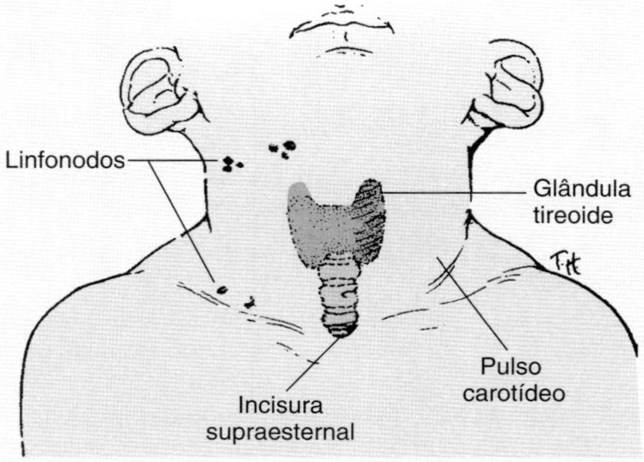

Técnica	Achados
5. Observe que existem outros linfonodos, que normalmente não são palpáveis.	5. Estes incluem: o pré-auricular e pós-auricular, o cervical posterior (atrás do esternomastóideo), o submentual e submandibular (sob a mandíbula), o supraclavicular e os linfonodos occipitais (ao longo da proeminência do occipital).
6. Sinta as pulsações no pescoço para avaliar localização, força e simetria.	
7. Verifique se há aumento de tamanho; observe posição, textura e sensibilidade da tireoide.	
8. Localize a traqueia na incisura supraesternal para observar a posição.	
9. Palpe os esternocleidomastóideos, certificando-se de que sejam do mesmo tamanho.	
Percussão	
1. A percussão da face pode provocar sensibilidade nos seios faciais.	1. A sensibilidade pode ser causada por uma cavidade dentária ou por uma infecção sinusal.
2. Execute percussão ao longo da cabeça e do pescoço diretamente com a ponta dos dedos, geralmente o dedo médio da mão direita.	2. Uma batida suave no crânio produz um som típico quando as suturas estão abertas, e um som diferente quando as suturas estão fechadas.
3. Execute percussão percorrendo a testa para verificar se há sensibilidade nos seios faciais e no osso zigomático ou na bochecha.	3. Determina a sensibilidade subjacente no seio frontal ou maxilar.
Ausculta	
Ausculte o crânio e as artérias carótidas do pescoço.	Para determinar ruídos.

(continua)

Avaliação física pediátrica *(Continuação)*

Técnica	Achados
OLHOS E VISÃO	
Inspeção	
Semelhante ao exame de adultos; ver p. 45-46.	
1. Preste atenção especial ao ducto lacrimal e ao lacrimejamento excessivo.	1. A secreção ocular ao longo da pálpebra inferior ou do ducto lacrimal pode ocorrer como resultado de infecção, ou como reação ao nitrato de prata administrado ao recém-nascido.
2. Observe a distância entre os olhos e a distribuição das sobrancelhas.	2. O hipertelorismo denota uma área mais ampla do que o normal entre os olhos. Sobrancelhas excessivamente longas e cheias, que se encontram na linha média, e cílios extralongos podem significar uma anormalidade de desenvolvimento associada a um distúrbio genético.
3. Teste os olhos para avaliar a percepção da luz.	3. É difícil evitar que as crianças pisquem ou que fechem os olhos, ao testar a resposta à luz.
4. Faça o teste cobrir-descobrir.	4. Para descobrir estrabismo.
5. Começando por volta dos 3 anos de idade, deve-se tentar executar uma triagem para acuidade visual, usando um gráfico apropriado para a idade em todos os exames de saúde da criança.	
Palpação	
Se a criança tiver idade suficiente, peça-lhe que aperte os olhos com força (o que não é possível em crianças mais novas) enquanto tenta abri-los.	A fraqueza dos músculos ao redor dos olhos é difícil de demonstrar em crianças pequenas. Essa força ou fraqueza muscular pode ser avaliada quando a criança chora.
Fundoscopia	
1. Verifique se os olhos da criança se movem de maneira conjugada. Pergunte à mãe se ela notou sinais de estrabismo, especialmente quando a criança está cansada.	1. Pode ocorrer perda de visão se os olhos não estiverem trabalhando juntos corretamente. Estrabismo pode indicar problemas de visão.
2. É um exame difícil de conduzir porque as crianças tendem a observar a luz e olhar diretamente para você, o que faz com que contraiam as pupilas. Se a criança não puder cooperar, poderá ser necessário dilatar a pupila para ver o fundo do olho, embora isso seja raramente necessário.	2. Uma imagem pode ser fixada na parede oposta à criança, que é então instruída a olhá-la durante o exame. Se a criança for examinada deitada, uma imagem poderá ser colocada no teto.
3. Inicie seu exame a cerca de 30 cm do paciente. Procure o reflexo vermelho, que deve ser facilmente observável.	3. O reflexo da luz da córnea e o reflexo vermelho devem ser simétricos.
4. Procure opacidades e, em seguida, aproxime-se lentamente do paciente, girando o botão do oftalmoscópio em direção aos números menores de adição (+). Comece originalmente em +8 a +10.	4. O reflexo vermelho diminuirá se houver algo obstruindo sua visão. A causa pode ser uma catarata ou opacidade na retina, assim como um tumor preenchendo a câmara posterior. Se houver palidez no reflexo vermelho, ou dificuldade em identificá-lo, dever-se-á consultar um médico imediatamente.
5. Para ajudar a guiar o olhar, coloque a mão no topo da cabeça da criança ou na lateral, com o polegar no canto do olho na borda externa. Se você perder o fundo do olho, poderá retornar ao polegar e orientar-se direcionando o olhar dela medialmente para a ponta da unha.	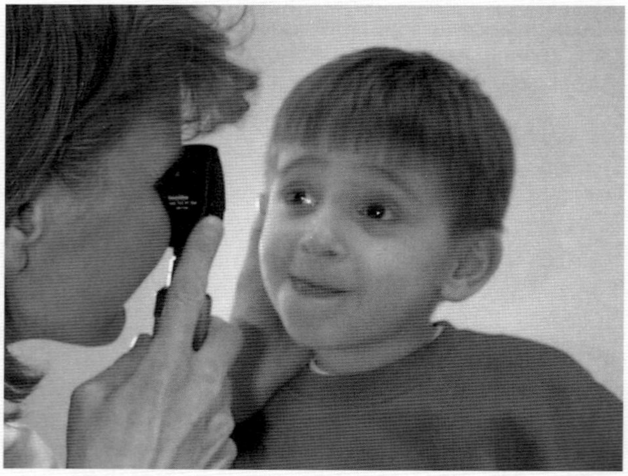

Avaliação física pediátrica (*Continuação*)

Técnica	Achados
ORELHAS E AUDIÇÃO	
Equipamento	
• Otoscópio com insuflador (bulbo pneumático e tubulação) • Tamanhos variados de espéculo de orelha • Pilhas novas para garantir uma luz brilhante	
Inspeção	
1. Ao examinar o ouvido externo, a aurícula ou pavilhão auricular, certifique-se de observar a posição da orelha.	1. O topo da orelha deve cruzar uma linha imaginária desenhada entre a borda do olho e a parte posterior do occipital. Se a orelha estiver posicionada mais obliquamente ou se for baixa, alguma anormalidade subjacente, particularmente no sistema geniturinário, poderá estar presente.
2. Se você não conseguir fazer com que a criança coopere, oferecendo uma explicação ou fazendo um jogo, ela precisará ser contida. Muitas crianças gostarão de ver a luz em suas pernas ou de ver o brilho vermelho de seus dedos com a luz ligada, ou então gostarão de apagar a luz. Se a contenção for necessária:	2. Se a criança estiver em posição supina, certifique-se de remover os sapatos dela, pois algumas crianças chutam quando assustadas.
a. A criança pode sentar-se no joelho dos pais, de frente para eles, com seus braços e pernas em volta deles. O pai ou a mãe pode então usar uma das mãos para segurar a cabeça da criança firmemente contra o seu peito, e com a outra mão segurar as costas da criança.	a. Isso permite uma boa pegada e proporciona à criança a segurança de um abraço.
b. Uma criança mais velha pode ser mantida em posição supina, com os pais controlando a cabeça segurando os braços dela acima de sua cabeça.	
Inspeção com otoscópio	
1. Prenda o insuflador, um pequeno bulbo e o tubo, ao otoscópio. Segure o otoscópio suavemente com a alça entre o polegar e o indicador. Isso permitirá que você controle a cabeça do otoscópio enquanto mantém sua mão firme na cabeça da criança.	1. Crianças pequenas se sacodem; portanto, tome cuidado para não empurrar o espéculo para dentro do tímpano. O insuflador permite a avaliação da mobilidade da membrana timpânica.
2. Com a mão livre, puxe o pavilhão auricular para trás e ligeiramente para cima, a fim de retificar o canal. Examine o canal.	2. Cerume ou cera podem interferir na visão do tímpano. Pode ser necessário remover a cera com uma cureta de ouvido ou instilação de peróxido de hidrogênio.
3. Use o insuflador para inspecionar o tímpano e testar a mobilidade. Não use um insuflador se houver suspeita de perfuração timpânica.	3. O tímpano normal move-se ligeiramente quando o ar é introduzido no canal auditivo.
Palpação	
Palpe atrás da orelha sobre o processo mastoide.	Sensibilidade atrás da orelha pode indicar infecção. Às vezes, um linfonodo pode ser sentido nessa área.
Testes especiais	
1. A maioria das crianças será capaz de responder a um teste de audição macroscópico.	1. Um pequeno sino, como o encontrado no *kit* do teste de Denver, pode ser usado para determinar a capacidade auditiva, observando se a criança para de se mover quando o sino toca e vira a cabeça na direção do som.
2. Testes mais específicos usando um dispositivo de triagem elétrico são usados antes da idade escolar.	

(*continua*)

Avaliação física pediátrica *(Continuação)*

Técnica	Achados
NARIZ E SEIOS	
Equipamento • Rinoscópio • Espéculo pequeno	
Inspeção	
1. Observe a deformidade geral.	
2. Com um rinoscópio, examine o septo nasal, as membranas mucosas e os cornetos, e observe se há secreção e obstrução nasal (ver "Exame físico de adultos", p. 48).	2. As membranas mucosas secas podem sangrar e causar formação de coágulos sanguíneos nas narinas. Também podem ocorrer arranhões caso a criança cutuque o nariz ou coce-o, quando há prurido.
3. Verifique a presença de um corpo estranho. Lembre-se sempre de que um odor fétido pode indicar um corpo estranho no nariz, no ouvido ou em qualquer outro orifício corporal, incluindo o ânus e a vagina.	3. Um corpo estranho no nariz causará odor desagradável, secreção purulenta e possivelmente sangramento.
4. Observe a abertura e o movimento das narinas.	4. Indica dificuldade respiratória.
Palpação Palpe os seios da face, lembrando-se da ordem de desenvolvimento.	Os seios da face se desenvolvem em uma ordem definida; os seios etmoidal e maxilar estão presentes ao nascimento. Os seios frontais começam a se desenvolver por volta dos 7 anos e estão totalmente formados na adolescência. Os seios esfenoidais se desenvolvem após a puberdade.
BOCA E GARGANTA	
Equipamento • Lanterna • Afastador lingual	
Inspeção *Nota*: A criança pode vomitar quando o afastador lingual é colocado na língua. O uso do afastador lingual pode ser evitado encorajando a criança a abrir amplamente a boca, ou realizando uma inspeção oral caso a criança pequena esteja chorando durante o exame de ouvido (deitada em decúbito dorsal na mesa de exame).	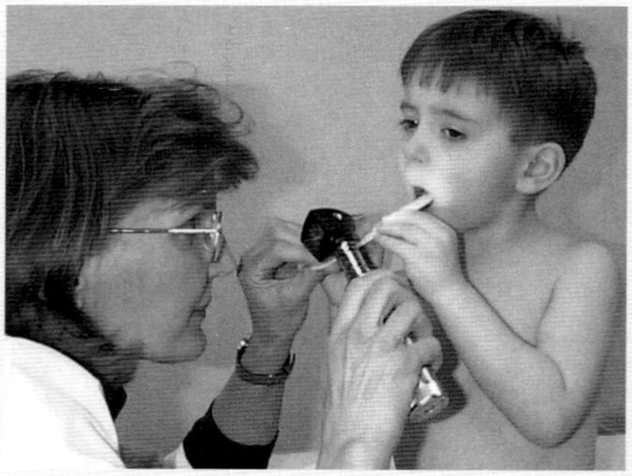 *Uma criança também pode colocar o afastador lingual diretamente na própria língua enquanto você a guia com a mão.*
1. Observe os lábios, avaliando sua coloração. (Lembre-se de que a cianose é difícil de detectar em uma criança afrodescendente.)	1. *Lactentes*: pode haver uma protuberância no lábio superior, a chamada bolha de sucção. *Crianças*: podem apresentar lábios secos e vermelhidão ao redor dos lábios causada por alergia.
2. Conte os dentes (ver p. 1125) e observe se há dentes extras ou ausentes e qualquer evidência de cárie, manchas, tártaro e má oclusão.	
3. Verifique se há edema nas gengivas e sinais de sangramento fácil. Observe também o odor bucal.	
4. Verifique movimento, cor e papilas gustativas na superfície da língua. Verifique se o frênulo lingual apresenta comprimento adequado.	4. Se o frênulo for muito curto, a criança poderá ficar com a língua presa (significa que ela não pode avançar a ponta da língua além dos lábios), o que pode interferir na sucção ou na fala.
5. À medida que o reflexo de vômito é incitado, observe como o palato se move para cima e a úvula surge à vista.	5. Deve estar na linha média e ser única, embora ocasionalmente esteja dividida ou bifurcada.

Avaliação física pediátrica (*Continuação*)

Técnica	Achados

BOCA E GARGANTA (*Continuação*)

Inspeção (*Continuação*)

Técnica	Achados
6. Examine o assoalho bucal.	6. Lesões esbranquiçadas, chamadas de pérolas de Epstein, podem ser observadas no palato, na junção do palato duro e mole, e podem persistir durante a infância.
7. Inspecione a altura do arco palatino.	7. Com experiência, um arco palatino excepcionalmente alto é facilmente reconhecível.
8. Observe as amígdalas em cada lado da úvula e imediatamente posterior a ela para avaliar posição, superfície, tamanho, simetria e coloração.	8. Qualquer evidência de pus, de úlceras, de uma bolsa ou aparência críptica deve ser registrada.
9. Enquanto a criança chora, observe o odor da respiração e qualquer rouquidão da voz; observe a dificuldade na inspiração, assim como chiado ou sibilância na expiração.	9. Esses sinais podem indicar distúrbios na garganta e no peito.

Palpação

Técnica	Achados
1. Palpe os lábios e as bochechas manualmente usando um dedo ou luva.	1. Ao comparar um lado com o outro, diferenças causadas por anormalidades podem ser detectadas.
2. Observe evidências de tumefações.	
3. Palpar para fenda submucosa.	3. A fenda submucosa pode indicar uma disposição genética em direção à fenda palatina.

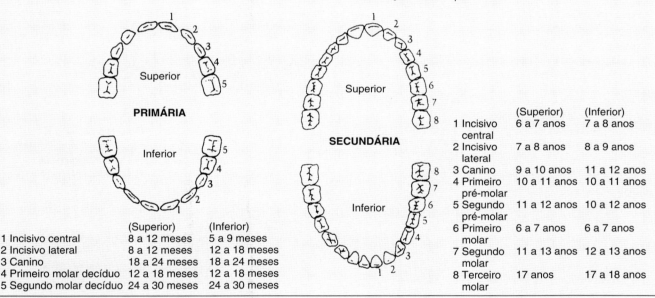

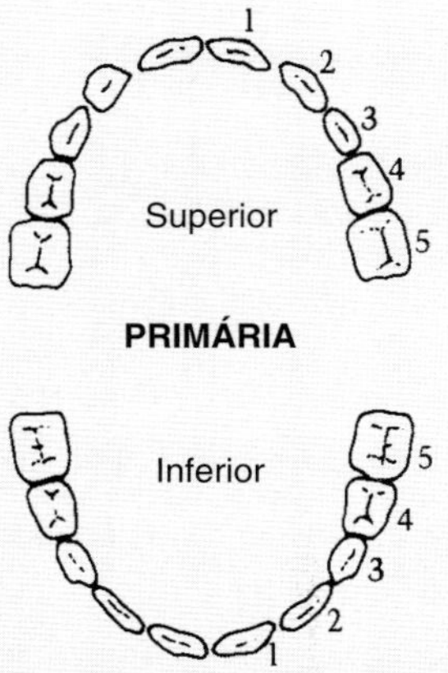

	(Superior)	(Inferior)
1 Incisivo central	8 a 12 meses	5 a 9 meses
2 Incisivo lateral	8 a 12 meses	12 a 18 meses
3 Canino	18 a 24 meses	18 a 24 meses
4 Primeiro molar decíduo	12 a 18 meses	12 a 18 meses
5 Segundo molar decíduo	24 a 30 meses	24 a 30 meses

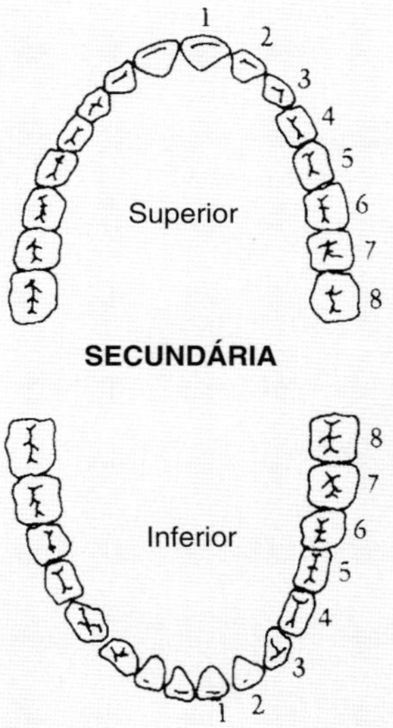

	(Superior)	(Inferior)
1 Incisivo central	6 a 7 anos	7 a 8 anos
2 Incisivo lateral	7 a 8 anos	8 a 9 anos
3 Canino	9 a 10 anos	11 a 12 anos
4 Primeiro pré-molar	10 a 11 anos	10 a 11 anos
5 Segundo pré-molar	11 a 12 anos	10 a 12 anos
6 Primeiro molar	6 a 7 anos	6 a 7 anos
7 Segundo molar	11 a 13 anos	12 a 13 anos
8 Terceiro molar	17 anos	17 a 18 anos

MAMA

Técnica	Achados
1. Entenda que uma criança pode resistir a exames por não querer tirar as roupas.	1. A resistência pode ser devida à vergonha ou ao medo de ser exposta.
2. As abordagens a seguir podem ajudar a superar esse problema: a. Distraia a criança fazendo-a ouvir alguns batimentos cardíacos. b. Peça aos pais (enquanto a criança está sentada em seus joelhos) que removam a roupa de baixo enquanto você fica parado. c. Para uma criança mais velha, entrando na puberdade, forneça uma camisola ou um jaleco de exame.	

Inspeção

Técnica	Achados
1. Verifique se há algum mamilo extra pequeno presente.	1. Eles aparecem ao longo de uma linha que se estende da parte anterior da linha axilar, a partir do mamilo normal, em direção à sínfise púbica.
2. No neonato, os mamilos parecem um pouco mais escuros do que o normal e o tecido mamário, por baixo, pode formar um pequeno nódulo com vazamento ocasional de líquido.	2. Esse vazamento é um efeito secundário do nível hormonal materno; instrua a mãe a não tentar extrair o fluido devido ao perigo de infecção.

(*continua*)

Avaliação física pediátrica (*Continuação*)

Técnica	Achados
MAMA (*Continuação*)	
Inspeção (*Continuação*)	
3. Na criança, um caroço pode ser encontrado sob ou próximo a um ou ambos os mamilos, em homens ou mulheres, fazendo com que os pais se preocupem com o câncer.	3. Esses nódulos são quase sempre secundários à estimulação hormonal e ocorrem na puberdade ou durante o período neonatal.
4. Ocasionalmente, as mamas começam a se desenvolver mais cedo do que o normal, por volta dos 5 ou 6 anos de idade.	4. Isso pode indicar a necessidade de encaminhamento para um endocrinologista.
TÓRAX	
Inspeção	
1. Observe todo o tórax enquanto a criança respira; observe a simetria e a expansão igual de ambos os lados conforme os pulmões se inflam.	1. A excursão do diafragma é mais acentuada do que a expansão intercostal em neonatos (especialmente um neonato deitado sobre o joelho dos pais) e em crianças pequenas. Assim, o abdome sobe e desce mais do que o tórax se expande.
2. Confirme a frequência respiratória ao observar a criança sem roupa.	
3. Observe as retrações subesternais, supraesternais e intercostais.	3. Indica dificuldade respiratória.
Percussão	
A percussão do tórax da criança é difícil. Como as estruturas subjacentes estão muito próximas, poucas informações são coletadas. A borda do coração é difícil de delinear.	Uma percussão suave é necessária; um som hiper-ressonante pode ser provocado sob áreas que contêm ar, particularmente por bolha estomacal que se projeta para o lado esquerdo do tórax.
Palpação	
1. Use as mãos aquecidas para palpar e determinar a forma e o ângulo do esterno. Observe se há depressão deste.	1. A forma do esterno pode variar, embora uma grande depressão deste (esterno afunilado) possa causar problemas subsequentes, devido à pressão nas estruturas internas.
2. Palpe as junções costocondrais para verificar se há sensibilidade e alargamento.	2. Pode sugerir uma resposta inflamatória ainda não detectada.
3. Conforme você apalpa, a vibração pode ser sentida em suas mãos enquanto a criança chora.	3. A inspiração e a expiração normais não produzem sensação sob os dedos, exceto pela expansão do tórax.
4. O frêmito vocal é difícil de identificar na criança menor, pois é difícil fazê-la emitir sons repetitivos sob comando.	4. Na criança mais velha, vale a pena tentar obter a transmissão do som através do tecido pulmonar (ver p. 55).
Ausculta	
1. Tente examinar a criança antes que esta comece a chorar.	1. Observe, entretanto, que o choro aumenta a expansão pulmonar.
2. Aqueça o estetoscópio antes de usá-lo, esfregando-o entre as mãos.	2. Um estetoscópio gelado assustará a criança.
3. Esteja ciente de que a respiração é mais ruidosa em crianças mais novas, com duração da inspiração ligeiramente maior, quase no mesmo nível da respiração broncovesicular no adulto.	3. A respiração brônquica com inspiração e expiração iguais é muito alta e fácil de ouvir em crianças com infecções do trato respiratório.
4. Crepitações (sons descontínuos; interrompidos, explosivos) podem ser ouvidas mais facilmente em crianças.	4. Sons torácicos grosseiros estão comumente associados a muco na traqueia ou na parte posterior do nariz, e geralmente desaparecem com tosse.
5. Chiado.	5. Sibilância/chiado recorrente é um achado importante em crianças.
CORAÇÃO	
Inspeção	
Em crianças magras, o batimento apical ou o ponto de impulso máximo podem ser observados facilmente, principalmente se você olhar obliquamente através da parede torácica.	A medição e a documentação da distância exata entre a linha média e o espaço intercostal são dignos de nota.
Palpação	
O batimento apical pode ser sentido no sexto espaço intercostal, a cerca de 5 cm da linha média, na criança em idade escolar. É mais difícil sentir em lactente, especialmente em uma criança gorducha, na qual o batimento apical pode não estar muito distante da linha axilar anterior.	O batimento apical desvia-se para a esquerda com um aumento do tamanho do coração, ou devido a um pneumotórax nesse lado. O pulso apical também pode se desviar para a direita por causa de um tumor ou um pneumotórax do lado direito. O pneumotórax sob tensão afastará o coração do lado do aumento da pressão.

Avaliação física pediátrica *(Continuação)*

Técnica	Achados
CORAÇÃO *(Continuação)*	
Ausculta	
1. Identifique a primeira bulha cardíaca (B_1) (ocorre durante a sístole).	1. A primeira bulha consiste na parte "tum" do som cardíaco "tum-tá".
a. Localize o batimento apical (fechamento da valva mitral) colocando o estetoscópio sobre a área de impulso máximo, concentrando-se na primeira bulha cardíaca. (À medida que o ventrículo esquerdo se contrai, empurrando o sangue para a aorta, ouve-se o som da valva mitral se fechando.) b. Esse som pode ser identificado colocando o polegar no pulso carotídeo no pescoço, que coincidirá com os sons cardíacos.	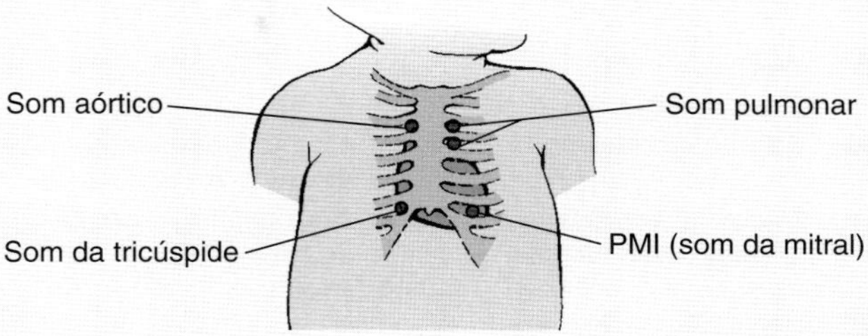
2. Identifique a segunda bulha cardíaca (B_2).	2. A segunda bulha consiste na parte "tá" do som cardíaco "tum-tá".
a. Mova o estetoscópio para cima em direção ao esterno e à esquerda.	
b. Na base do coração, nas áreas aórtica e pulmonar, B_2 é mais alta que B_1.	b. Na criança, B_2 pode ser ouvida como dois sons cardíacos porque as duas valvas da aorta e dos vasos pulmonares não se fecham ao mesmo tempo. Essa divisão amplificará com a inspiração e diminuirá com a expiração.
3. Mova o estetoscópio, com pequenos saltos, da área apical até o meio do esterno. Suba para o lado esquerdo do esterno, ouvindo em cada espaço intercostal próximo ao esterno.	3. Representa a área de intensidade máxima do som emitido pelos vasos pulmonares.
4. Leve o estetoscópio para o lado direito do segundo espaço intercostal da criança – novamente ao lado do esterno.	4. É nessa área que você ouvirá melhor o som da aorta.
5. Ouça apenas uma bulha; concentre-se nela e exclua todas as outras. Você consegue identificar a bulha? Está clara? Compare-a com o som do seu próprio coração ou com o dos pais.	5. A criança gostará dessa comparação se puder ouvir.
6. Se houver dúvida em relação a um som cardíaco ou sons adicionais, encaminhe para o médico.	
7. Ao ouvir os sons cardíacos, você também deve perceber o ritmo, a fim de confirmar seus achados sobre o pulso.	7. O ritmo típico de uma criança é chamado de *arritmia sinusal*. Conforme o coração acelera, a criança está inspirando; o coração fica mais lento na expiração.
a. Se a criança inspirar e expirar profundamente, poderá ser detectada uma arritmia sinusal. b. Se a criança prender a respiração, a arritmia sinusal desaparecerá.	
8. Certifique-se de observar uma frequência cardíaca rápida, presente mesmo quando a criança está em repouso e quieta.	8. Isso pode ser indicativo de uma taquicardia que requer investigação adicional.
9. No lactente, as bulhas cardíacas são apenas uma série de "toques"; elas ocorrem tão rápido que pode ser muito difícil determinar qual som é B_1.	9. No lactente, B_1 e B_2 apresentam intensidades iguais.
ABDOME	
1. Para o exame do abdome, a criança deve estar deitada, relaxada e sem chorar. Colocar uma criança pequena, especialmente aquelas entre 1 e 3 anos, em uma mesa alta e em papel frio pode ser assustador; como resultado, seu abdome não ficará relaxado.	1. O abdome precisa estar relaxado para a palpação de massas anormais ou hepatoesplenomegalia, bem como para a ausculta de sons anormais.
2. Lactentes de até 1 ano de idade não parecem se perturbar e geralmente se deitam e brincam bem, desde que possam ver o pai, ou a mãe, que deve estar posicionado(a) à frente da criança enquanto você examina o abdome.	
3. Manter a criança deitada sobre os joelhos do pai, ou da mãe, com as pernas balançando de um lado e a cabeça embalada nos braços dele(a), permitirá que você sinta o abdome muito bem.	

(continua)

Avaliação física pediátrica (*Continuação*)

Técnica	Achados
ABDOME (*Continuação*)	
a. Você pode descobrir que, com a cabeça do bebê no braço esquerdo dos pais, você pode usar sua mão esquerda para examinar o abdome do bebê à direita, palpando sob a margem costal direita e hipocôndrio direito.	
b. Você pode precisar virar a criança e usar sua mão direita para examinar o lado esquerdo do abdome.	
Inspeção	
1. Observe o contorno do abdome e quaisquer marcas enquanto a criança está em pé e deitada. Ao inspecionar, você pode ver algum movimento abdominal provocado pela respiração. (Lembre-se de que o diafragma, à medida que sobe e desce, movimenta o conteúdo abdominal.)	1. Às vezes, veias superficiais são observadas no abdome, especialmente em criança com pele clara. As estrias são comumente observadas no flanco após rápida perda ou ganho de peso.
2. Verifique se há sinais de puberdade precoce, conforme evidenciado por pelos púbicos sobre a sínfise púbica.	2. Os pelos púbicos em crianças menores (de 8 a 10 anos) podem parecer longos e sedosos. Eles se tornarão encaracolados no início da puberdade.
3. Inspecione cuidadosamente o umbigo quanto a limpeza e presença de tecido cicatricial.	3. Um umbigo profundo pode ser difícil de manter limpo. Imediatamente após o cordão cair, pode ocorrer um granuloma.
Ausculta	
1. Como a percussão e a palpação estimulam o intestino delgado e aumentam os sons intestinais, a ausculta deve preceder essas duas técnicas.	1. Os sons intestinais são ouvidos como tinidos irregulares, que indicam que os líquidos estão se movendo de uma parte do intestino para a outra.
2. Para obter a cooperação da criança, você pode fazer um comentário contínuo enquanto ouve, dizendo coisas como: "posso ouvir os cereais lá dentro".	2. Em uma criança quieta que acabou de comer, não se ouvem muitos sons intestinais. Em uma criança com fome, os sons intestinais podem ser ouvidos, mesmo sem um estetoscópio.
Percussão	
1. No lado direito, execute percussão para o fígado. Confirme à palpação.	1. A macicez do fígado pode frequentemente ser delineada para determinar seu tamanho.
2. Faça percussão sobre o quadrante superior esquerdo (QSE).	2. A percussão sobre o intestino ou estômago cheio de gás resulta em um som agudo e oco.
3. Faça percussão na parte inferior do abdome, principalmente acima da sínfise púbica.	3. Acima da sínfise púbica, a bexiga cheia pode produzir um som mais abafado, assim como o útero grávido. (A massa no abdome de uma menina com mais de 10 anos pode ser um feto.) a. O fígado frequentemente é sentido cerca de 1 cm abaixo da margem costal direita e, em alguns casos, tão baixo quanto 2 cm. Esse é um achado comum em neonatos e durante os primeiros anos da idade escolar.
Palpação	
1. Divida o abdome em quadrantes imaginários, palpando cada um com a ponta dos dedos.	
2. No quadrante superior direito, palpe a borda do fígado. a. Embora o fígado seja facilmente palpável em muitas crianças, pode ser necessário pressionar com bastante firmeza.	
3. No QSE, deve-se palpar o baço. Menos resistência é encontrada quando você o sente sob a margem costal esquerda.	3. Normalmente, apenas a ponta do baço pode ser sentida na parte externa do QSE nos primeiros meses de vida, e em crianças em idade pré-escolar muito magras.

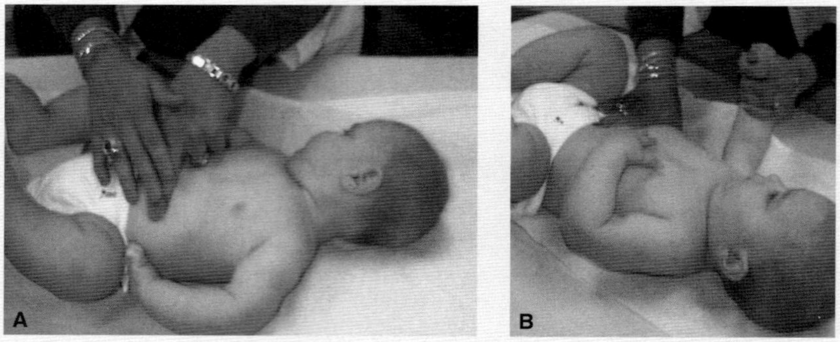

Avaliação física pediátrica (*Continuação*)

Técnica	Achados
ABDOME (*Continuação*)	
Palpação (*Continuação*)	
4. Nos quadrantes superiores, tente também palpar os rins. A palpação profunda de ambos os rins deve fazer parte do exame de rotina para garantir que não haja aumento do rim. Normalmente, este não é palpável.	4. A palpação do rim é difícil, mas, durante o período neonatal, seu polo inferior direito pode ser sentido e, às vezes, o esquerdo também. (Isso se aplica ao período imediatamente após o parto, quando o abdome do neonato está relaxado e o intestino não está distendido.)
5. Na fossa ilíaca ou no quadrante inferior esquerdo, palpe o colo descendente do intestino.	5. O colo descendente do intestino pode ser sentido, principalmente se estiver cheio de fezes firmes e a criança estiver quieta. Pode ser ligeiramente sensível, mas não deve causar dor intensa à palpação suave.
6. Palpe o quadrante inferior direito (QID), onde o apêndice está localizado.	6. No QID, geralmente, a única sensação é de intestino cheio de gás. A sensibilidade nessa área pode estar relacionada a um apêndice inflamado.
7. Se a criança sentir dor em qualquer área ou tiver apontado para o umbigo quando solicitada a mostrar onde está a dor, evite a área demonstrada e deixe-a para o final. Observe se a dor é com pressão ou retirada.	7. Se a área dolorida for palpada primeiro, a criança poderá ficar tensa quando as outras áreas do abdome forem examinadas.
8. Palpe ao redor do umbigo em busca de qualquer massa que possa indicar uma hérnia, especialmente em crianças prematuras e negras. Ao pressionar a saliência da hérnia, você pode perceber a sensação de gorgolejo sob os dedos, enquanto o intestino retorna ao abdome.	8. A maioria dessas hérnias cicatriza naturalmente aos 6 anos de idade. Uma hérnia acima do umbigo pode ser revelada pedindo à criança que levante a cabeça da mesa. (O alargamento dos músculos acima do umbigo é denominado diástase do reto do abdome.)
RETO E ÂNUS	
1. Os exames retais raramente são necessários em neonatos e crianças pequenas.	
2. Se a criança foi examinada por outro profissional de saúde, não é necessário repetir esta parte do exame.	
3. Os exames retais são embaraçosos e desconfortáveis para a maioria das crianças. Explique o procedimento antes de realizar o exame.	
4. Posicionamento para o exame retal: a. Os neonatos podem ser colocados de barriga para baixo, de lado ou de costas, com as pernas levantadas até o peito. b. Lactentes e adolescentes podem ser posicionados de lado.	
Inspeção	
1. Ao examinar um neonato ou lactentes, coloque-os sobre uma superfície plana de forma que o peso seja distribuído uniformemente na frente da pelve. À medida que o neonato se move sobre o abdome, observe as costas inteiras, a parte inferior das costas, a parte superior da coxa e o aperto das nádegas.	1. Se uma nádega for maior que a outra, você verá esse lado projetado acima do outro. A fraqueza de um lado será evidenciada à medida que a criança se movimenta, embora uma criança nos estágios iniciais de engatinhar tenda a usar um dos joelhos como predominante, arrastando o outro.
2. Verifique especialmente a parte inferior das costas para observar pelos ou massa.	2. Isso pode indicar uma anormalidade subjacente das vértebras na espinha bífida.
3. Conforme a criança se afasta, separe as nádegas e olhe para a fenda entre elas.	3. Uma depressão ou seio pilonidal podem ser observados na região lombar. Esse é um achado comum, mas os pais devem ser informados sobre isso para fins de limpeza. Certifique-se de que não haja secreção.
4. Preste muita atenção à aparência externa do ânus e do períneo, à parte inferior do escroto no sexo masculino e aos grandes lábios no sexo feminino.	4. O ânus deve ser examinado quanto à presença de sangue, fissuras ou rachaduras no tecido externo, eritema, edema ou tecidos adicionais. Ocasionalmente, pequenos vermes brancos podem ser vistos aderidos à pele anal.
Palpação	
1. Considere a idade e os sentimentos da criança; peça ajuda à mãe, ou ao pai, caso necessário. Essa parte do exame nem sempre é necessária.	

(*continua*)

Avaliação física pediátrica *(Continuação)*

Técnica	Achados
RETO E ÂNUS *(Continuação)*	
Palpação *(Continuação)*	
2. Comece separando as nádegas com a mão esquerda e introduzindo um dedo bem lubrificado (com dedeira – normalmente de látex) no ânus.	2. Quando um lactente estiver sendo examinado, o dedo mínimo deve ser usado.
3. Aplique suavemente pressão no esfíncter anal para permitir que os músculos relaxem e a ponta do dedo deslize para o reto.	3. Aplique pressão com a polpa do dedo em vez de cutucar o ânus com a ponta do dedo.
4. Palpe suavemente o anel interno, sentindo as áreas de espessamento e sensibilidade e, simultaneamente, avaliando o tônus do esfíncter.	4. À medida que a área perianal é pressionada de dentro para fora, será provocada sensibilidade se houver uma fissura profunda ou se uma infecção ocorrer ao redor de uma fissura.
5. Se o reto estiver cheio de fezes, será impossível sentir qualquer outra massa.	5. Em uma criança pequena, principalmente um lactente, a dilatação fornecida pelo dedo pode resultar em evacuação. Em uma criança mais velha, um supositório ou mesmo um enema podem ser necessários.
6. Palpe as paredes do reto.	6. As paredes da mucosa devem ser lisas e a palpação profunda deve provocar sensibilidade leve e nenhuma dor aguda.
7. No adolescente do sexo masculino, gire suavemente o dedo 180° e sinta a superfície posterior da próstata. Observe tamanho, consistência, maciez e contorno.	
8. No sexo feminino, faça um exame bimanual e palpe o colo do útero.	
EXAME DA GENITÁLIA NO SEXO MASCULINO	
1. Essa parte do exame requer uma abordagem direta. Reconheça que é normal sentir-se envergonhado durante um exame dos órgãos genitais. Explique o que você está procurando ao prosseguir no exame com um adolescente.	
2. Após o exame, tranquilize a criança de que seus órgãos genitais estão normais. Isso diminui a ansiedade.	
3. Ao examinar os testículos em um menino, pode ser necessário bloquear os canais inguinais para evitar que se retraiam para dentro do abdome.	
Escroto e testículos	
Inspeção	
1. Antes de tocar na criança, determine pela observação dos testículos se eles estão no escroto.	1. A retração dos testículos para o abdome ocorre com frequência em crianças pequenas; o desenvolvimento do escroto depende da presença dos testículos.
2. Observe a pele sobre o escroto quanto a coloração e aparência da superfície, observando a presença de rugas.	2. A coloração da pele sobre o escroto varia, sendo de um castanho mais escuro a preto nas crianças de pele mais escura e avermelhado em crianças de pele mais clara. As rugas, ou pregas, apresentam-se mais desenvolvidas à medida que a criança cresce.
Palpação	
1. Verifique se a parede do escroto está inchada ou sensível. Sinta suavemente os testículos, palpando através do polo superior e sentindo o epidídimo. (Lembre-se de que o escroto é extremamente sensível à pressão.)	1. O epidídimo é uma ponte de tecido mole e irregular que se estende do polo superior e desce, ficando atrás do testículo.
2. Estime o tamanho dos testículos e identifique o cordão espermático, acompanhando-o do testículo até a virilha.	2. O cordão espermático, com os canais deferentes, é firme e está acompanhado por nervos, artérias, veias e algumas fibras musculares.
3. Faça um esforço especial para localizar o testículo em uma criança cujos testículos podem estar retraídos para o abdome, por meio de um reflexo cremastérico hiperativo. Pode ser necessário que a criança fique sentada ou em pé. Ocasionalmente, você pode precisar pedir a um dos pais que verifique em casa com a criança sentada em uma banheira com água morna.	3. Verificar a presença dos testículos no escroto é essencial em neonatos mais velhos ou em crianças pequenas. A não descida dos testículos requer avaliação adicional.

Avaliação física pediátrica (*Continuação*)

Técnica	Achados
EXAME DA GENITÁLIA NO SEXO MASCULINO (*Continuação*)	
Escroto e testículos (*Continuação*)	
Palpação (*Continuação*)	
a. Se os testículos não puderem ser sentidos no escroto, passe suavemente a pele do escroto superior entre os dedos, movendo para cima e aproximando-se do anel inguinal externo. b. Tente ordenhar o testículo para baixo em direção ao escroto com sua mão. c. Se isso falhar, peça à criança que se sente com as pernas cruzadas para abolir o reflexo do músculo cremaster.	a. Durante esse período, o testículo tem cerca de 1,5 a 2 cm de comprimento. No período de inatividade antes da puberdade, a genitália masculina permanece bastante infantil.
4. Ao examinar um menino nos primeiros estágios da puberdade, é importante observar o tamanho do testículo, bem como o maior número de rugas no escroto e o aparecimento de pelos pubianos ao redor do pênis. Se apropriado, discuta a importância do autoexame testicular.	4. No início da puberdade, os testículos começam a crescer. O início da puberdade varia, ocorrendo entre as idades de 10 e 14 anos. Na maioria dos adolescentes, os resultados são semelhantes aos dos adultos.
Pênis	
1. Avalie o pênis por todos os lados levantando seu eixo.	1. O corpo do pênis contém a uretra na superfície inferior ou ventral e é facilmente palpável.
2. Se a criança não for circuncidada, retraia parcialmente o prepúcio para observar a glande e o meato.	2. O prepúcio pode aderir à glande durante os primeiros anos de vida. Não é necessário que o pai "estique" o prepúcio por retração.
3. Observe a posição do meato e everta os lábios deste, a fim de revelar um orifício adequado.	3. O meato pode estar posicionado fora do centro. Se ele estiver localizado na superfície dorsal ou ventral da diáfise, a criança deverá ser avaliada por um urologista pediátrico. A secreção esbranquiçada ao redor da glande sob o prepúcio é normal e não é um sinal de infecção. O prepúcio deve envolver completamente a glande.
4. Na criança mais velha, inspecione o pênis em busca de úlceras, feridas ou secreção.	4. Considere as infecções sexualmente transmissíveis em crianças de todas as idades; a possibilidade de abuso sexual deve ser considerada.
Área inguinal	
Palpação	
1. Palpe em busca de hérnia no anel inguinal externo. Faça a criança tossir para melhorar sua observação. 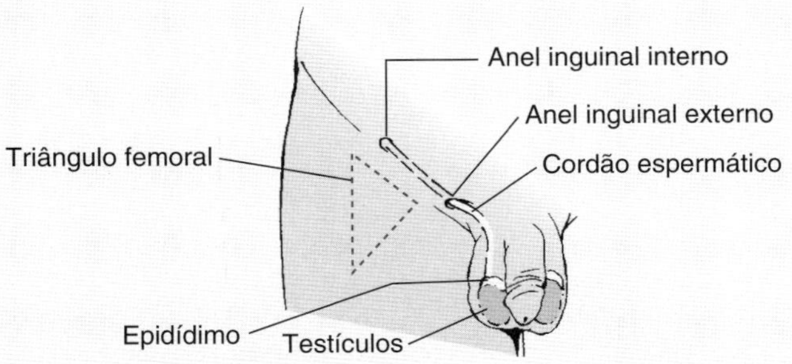	1. Ter a criança em pé com os pais segurando-a ou colocando-a contra o joelho ajudará você a localizar uma hérnia na região inguinal.
2. Um reflexo de tosse aumentado ou tumefação na área devem ser verificados, colocando-se cuidadosamente um dedo na pele escrotal e invaginando a pele sobre os dedos, em direção ao anel externo. Você está tentando acompanhar o trajeto de uma hérnia que desce para o escroto, enquanto sente o anel externo por baixo. Uma hérnia na região inguinal apresenta-se como uma protuberância que pode ser vista ou sentida embaixo, colocando-se o dedo no escroto, apontando para cima em direção ao anel inguinal externo.	
3. Palpe também os linfonodos inguinais.	3. Os linfonodos inguinais em uma criança são pequenos e "pontiagudos" à palpação. Qualquer coisa além disso deve alertá-lo sobre uma possível infecção, porque a área perianal drena para os linfonodos inguinais superficiais. Por exemplo, assaduras podem explicar o aumento dos linfonodos, o que deve ser observado e relatado.

(*continua*)

Avaliação física pediátrica *(Continuação)*

Técnica	Achados
EXAME DA GENITÁLIA NO SEXO MASCULINO *(Continuação)*	
Área femoral	
Palpação	
Palpe o triângulo femoral cuidadosamente em busca de uma hérnia e de linfonodos.	Na área femoral, uma tumefação, que pode ser reduzida com um som borbulhante, é um achado incomum.
Ausculta	
Se você estiver tentando reduzir uma massa, ouça sobre o escroto para determinar se há um som borbulhante.	Isso localizará o intestino e confirmará uma hérnia.
Transiluminação	
1. Para localizar o testículo, escureça a sala e acenda uma luz forte atrás do escroto. Em uma criança normal, o testículo se destacará como uma área mais escura.	1. Um saco escrotal que está tumefeito por líquido (hidrocele) transiluminará. O líquido ao redor dos testículos ou do cordão deve ser diferenciado de uma hérnia.
2. Transiluminar qualquer massa suspeita para ajudar a localizar uma hérnia.	2. Qualquer massa nessa área deve ser relatada a um profissional de saúde imediatamente.
EXAME DA GENITÁLIA NO SEXO FEMININO	
1. Se a criança foi examinada por um médico, não é necessário repetir esta parte do exame. 2. Coloque o lactente ou a criança pequena na mesa, ou no joelho dos pais, enquanto estes seguram os joelhos daquela em uma posição abduzida e flexionada. 3. Uma criança em idade pré-escolar pode se inclinar sobre o joelho dos pais. No entanto, lembre-se de que as estruturas estão sendo visualizadas de cabeça para baixo. 4. A criança mais velha ou adolescente deve ser coberta como um adulto, e deve ser colocada em posição de litotomia com o auxílio de estribos.	
Equipamento • Luvas descartáveis • Espéculo • Foco de luz	
1. Inspecione cuidadosamente a área perineal para averiguar limpeza, inflamação e anormalidade.	1. Isso inclui: púbis, clitóris, lábios, uretra e períneo. Os pequenos lábios são vistos como duas dobras delgadas de tecido dentro dos grandes lábios. Em alguns casos, as aderências dos pequenos lábios ocorrem devido à falta de hormônios naturais.

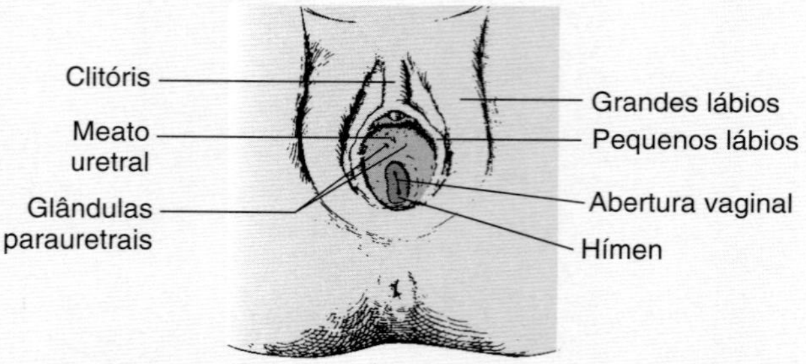

Técnica	Achados
2. Se a mãe de uma recém-nascida notou uma secreção sanguinolenta na vagina da criança, durante os primeiros dias de vida, tranquilize-a afirmando que essa não é uma ocorrência incomum; a secreção desaparecerá, assim como a tumefação dos grandes lábios e do clitóris e o aumento das mamas da recém-nascida.	2. A estimulação hormonal do corpo da mãe é responsável por essa ocorrência. A secreção geralmente cessa após os hormônios serem excretados. O aspecto sanguinolento na fralda pode ser confundido com a presença de uratos, que também são vermelho-alaranjados e aparecem normalmente na urina.
3. Observe a abertura vaginal, que pode variar em tamanho devido à presença de uma fina membrana, o hímen. Este varia em aparência, de acordo com a idade da criança.	3. A falta de uma abertura vaginal pode resultar na retenção do fluido menstrual, quando a criança atinge a puberdade. Na adolescente sexualmente ativa, vestígios do hímen podem aparecer como pequenas partículas (carúnculas) na orla da vagina. A possibilidade de abuso sexual deve ser sempre considerada e, caso necessário, a criança deve encaminhada para um especialista em abuso sexual.
4. Em crianças pequenas, geralmente não é necessário examinar o interior da vagina. Se uma criança precisar de um exame vaginal extenso, geralmente este é realizado sob sedação.	4. Pode-se suspeitar de corpo estranho ou de infecção sexualmente transmissível, caso haja secreção vaginal, sangramento ou odor.

Avaliação física pediátrica *(Continuação)*

Técnica	Achados
SISTEMA MUSCULOESQUELÉTICO	
1. A avaliação do sistema musculoesquelético pode ser realizada tanto de maneira informal, enquanto se observa a criança em repouso e brincando, como de maneira formal, conforme achados específicos são verificados metodicamente.	
2. No neonato, observe a posição das extremidades durante o sono e a qualidade do movimento quando a criança está acordada.	
3. Vários aspectos relacionado a tamanho, forma e movimento são avaliados, quando a criança é observada levantando os braços para cima e virando a cabeça em direção à mãe.	
4. Uma criança nos estágios iniciais de caminhada oferece muitas oportunidades para avaliação da força muscular e do movimento.	
5. Ao mesmo tempo, o relacionamento com a mãe pode ser reforçado por sua admiração pela habilidade da criança, e perguntando se ela está preocupada com a maneira como a criança está andando.	
6. Uma criança com mais mobilidade pode ser avaliada enquanto você a observa brincar e explorar a sala.	
7. Incentivar a criança mais velha a pegar um giz de cera, correr atrás de uma bola ou andar pela sala permite que você avalie o sistema musculoesquelético e o senso de equilíbrio da criança.	
Extremidades superiores	
1. No neonato, avalie o estado das clavículas ao examinar o crânio e o pescoço.	1. Durante um parto difícil, a clavícula que foi exposta à tração pode quebrar. Um caroço pode ser sentido no osso, por volta de 3 semanas de idade.
2. Examine cuidadosamente as mãos observando seu formato e comprimento dos dedos, alterações das unhas e vincos nas palmas.	2. Variação nas mãos ou comprimento incomum dos dedos devem ser observados. Um dedo mínimo encurvado ou um polegar baixo com uma única dobra símia podem indicar síndrome de Down.
Extremidades inferiores	
1. Examine a aparência do pé do neonato, observando a formação do arco.	1. O pé de uma criança geralmente é plano e parece largo porque o arco na parte interna do pé está coberto por um coxim gorduroso. Os pais podem precisar de garantias sobre isso.
2. Inspecione o ângulo do pé e da perna e, em seguida, manipule o tornozelo para avaliar a amplitude de movimento.	2. A flexibilidade total do pé (flexão plantar) exclui anormalidades subjacentes. O pé deve retornar à posição neutra após a manipulação. Normalmente, o pé virará para dentro ou ficará em adução. Tal achado deve ser registrado.
3. Junte as pernas e observe a que distância os tornozelos e joelhos estão separados.	3. Os bebês geralmente exibem rotação externa do quadril e rotação interna do joelho, o que resulta em uma aparência "arqueada". A criança em idade pré-escolar caminha normalmente com os joelhos afastados, mas, com os joelhos se tocando, os tornozelos não devem estar separados por mais que dois dedos.
4. Avalie a capacidade da criança de andar, observando a aparência de suas pernas e a colocação dos pés. Lembre-se de olhar para os sapatos da criança e ver qual lado da sola está desgastado.	4. Os neonatos geralmente parecem ter as pernas tortas quando começam a andar, porque os pés são mantidos bem separados e giram levemente para dentro. Os tornozelos parecem curvos quando vistos por trás.
Quadril	
Ao examinar crianças menores de 1 ano, verifique se há sinais de luxação do quadril. Ver p. 1452.	

(continua)

Avaliação física pediátrica *(Continuação)*

Técnica	Achados
SISTEMA MUSCULOESQUELÉTICO *(Continuação)*	
Coluna vertebral	
1. Verifique se há sinais de curvatura anormal na coluna vertebral.	1. A criança pequena normal exibe uma curvatura para dentro na região lombar (lordose), mas isso não deve ser exagerado. Normalmente é mais exagerado em crianças afrodescendentes.
2. Observe a criança de lado e de costas, na posição ereta, a fim de ver a curvatura dos ombros para frente.	2. Aparece mais comumente durante a idade escolar e a adolescência.
3. Peça à criança que se incline para a frente com os braços pendurados. Uma proeminência unilateral da costela será exibida em crianças com escoliose.	

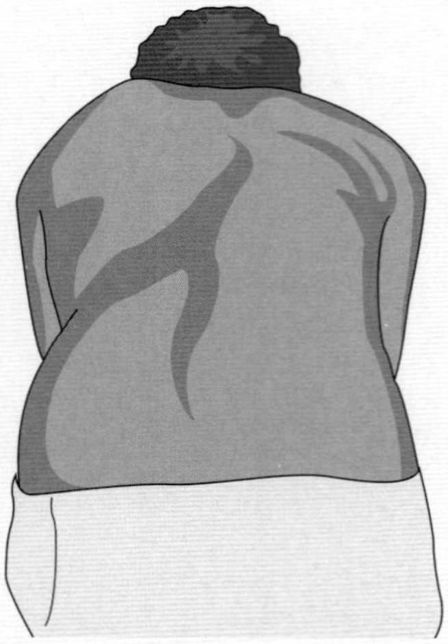

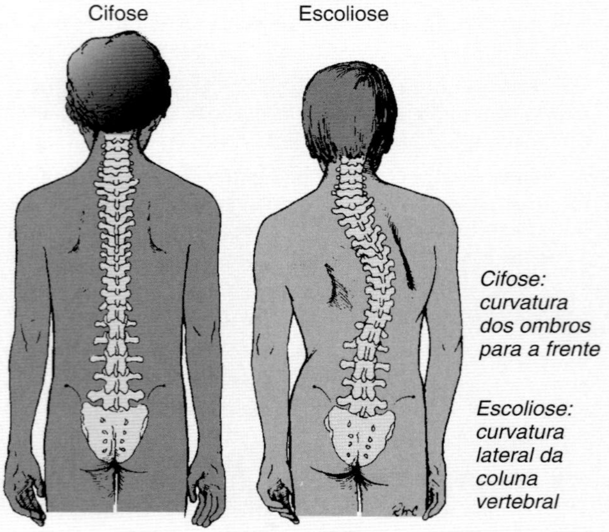

Técnica	Achados
EXAME NEUROLÓGICO	
1. O sistema neurológico no nascimento é diferente daquele de uma criança de 3 meses. Há um contraste ainda maior entre neonatos, crianças e adultos.	
2. O sistema nervoso central no nascimento está subdesenvolvido e as funções testadas estão abaixo do nível do córtex.	
Equipamento • Lanterna • Língua de sogra (ou outro objeto que emita som) • Oftalmoscópio • Abaixador de língua • Diapasão	
Procedimento para neonatos e crianças pequenas	
1. Observe a aparência geral do neonato, posicionamento, atividade, choro e estado de alerta. Observe a postura – incluindo cabeça, pescoço e extremidades.	1. A rigidez do pescoço ou a extensão acentuada da cabeça causarão uma posição de opistótono e requererão encaminhamento.
2. Observe o tom, o volume e o caráter do choro.	2. O choro agudo do neonato com irritação intracraniana é distinto.
3. Observe a expressão facial do neonato e a simetria da face ao chorar ou executar sucção.	3. A sucção ruim com sialorreia é anormal. A fraqueza transitória da boca, causada pela paralisia do nervo craniano VII, é comumente observada como resultado da aplicação de fórceps, cuja pinça é pressionada sobre o nervo facial que emerge a partir da orelha.
4. A maioria dos nervos cranianos é difícil de verificar nessa idade.	

Avaliação física pediátrica (*Continuação*)

Técnica	Achados
EXAME NEUROLÓGICO (*Continuação*) **Procedimento para neonatos e crianças pequenas** (*Continuação*) **Reflexos automáticos**	
1. *Reflexo de piscar em função de um ruído alto* Bata palmas ou produza um clique alto. Tenha cuidado para não bater palmas perto do bebê, a fim de evitar que uma onda de ar cause um piscar de olhos.	1. A ausência do reflexo de piscar, em resposta a um ruído alto, pode indicar surdez.
2. *Reflexo de piscar devido à luz brilhante* Aponte uma luz forte nos olhos do neonato para provocar o reflexo de piscar.	2. Deixar de piscar pode indicar cegueira.
3. O X nervo craniano pode ser examinado usando um abaixador de língua para testar o reflexo de engasgo do bebê.	3. O palato move-se para cima.
4. *Reflexo de preensão palmar* Coloque seus dedos na palma da criança pelo lado ulnar. O neonato precisa estar em uma posição relaxada, com a cabeça em posição central. Um reforço pode ser oferecido fazendo com que o bebê sugue uma mamadeira ao mesmo tempo.	4. Ambas as mãos se flexionam e podem ser comparadas quanto à força. A fraqueza de um lado pode ser indicada por uma falha de preensão, quando a palma da mão é estimulada.
5. *Reflexo de sucção* Toque a borda da boca do bebê.	5. A boca do neonato se abre e a cabeça se volta para o lado estimulado. Esse reflexo é marcante durante as primeiras semanas de vida.
6. *Reflexo de curvatura do tronco (reflexo de Galant)* Segure o neonato horizontalmente e de bruços, em um braço, enquanto usa a outra mão para estimular um lado das costas do bebê, desde os ombros até as nádegas. O tronco se curva em direção ao lado estimulado, conforme os ombros e a pelve se movem em direção à mão que está acariciando (isso persiste até que o bebê tenha cerca de 2 meses de idade).	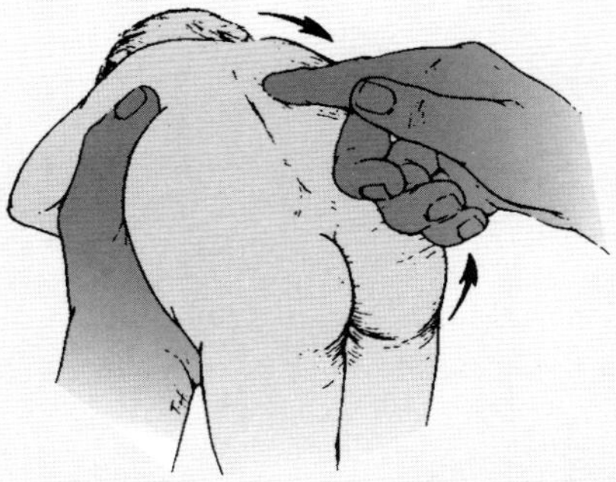
7. *Posição de suspensão vertical* Coloque as mãos sob as axilas do bebê e, com os polegares apoiando a nuca, segure o bebê na posição vertical.	7. As pernas flexionam na altura dos quadris e joelhos (isso persiste por cerca de 4 meses).
8. *Passos reflexos* Segure o neonato sob as axilas com os polegares apoiando a nuca. Permita que o pé do bebê toque uma superfície firme. 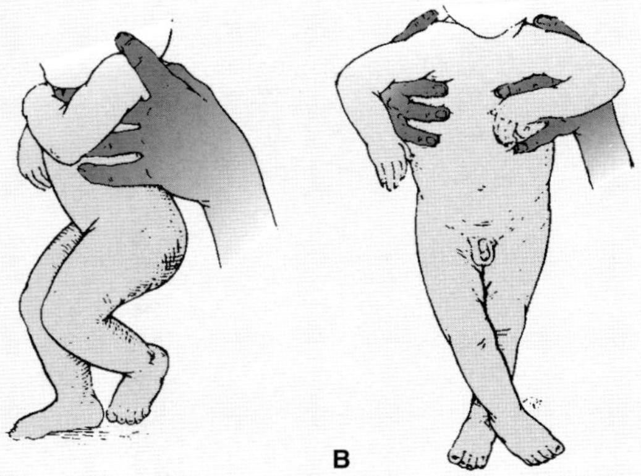 A B	8. Normalmente, o neonato responde levantando um joelho e o quadril, em uma posição flexionada, e movendo a perna oposta para a frente – fazendo uma série de movimentos de passos (ver 8A). a. A dificuldade com o reflexo de caminhada e a rigidez (ou espasticidade) associada ao cruzamento dos pés e à tesoura (ver 8B) são indicativos de paraplegia ou diplegia espástica. b. Deve-se observar que a resposta de dar passos pode ser afetada pelo parto em apresentação pélvica. (Também pode ser afetada por fraqueza.) c. A resposta reflexa de dar passos é evidente no fim da primeira semana após o nascimento e persiste por um tempo variável.

(*continua*)

Avaliação física pediátrica (*Continuação*)

Técnica	Achados
EXAME NEUROLÓGICO (*Continuação*)	
Procedimento para neonatos e crianças pequenas (*Continuação*)	
Reflexos automáticos (*Continuação*)	
9. *Reflexo tônico do pescoço* Segure o neonato em decúbito dorsal, com a cabeça virada para um lado e a mandíbula mantida no lugar, por cima do ombro. 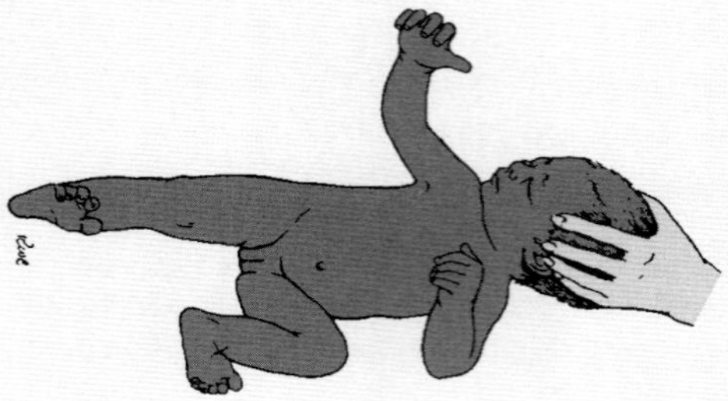	9. a. O braço e a perna do lado para o qual a cabeça é virada se estendem, enquanto os membros do lado oposto se flexionam (chamado reflexo de esgrima). b. Esse reflexo persiste por cerca de 5 a 6 meses; pode estar presente no nascimento ou surgir apenas quando o bebê tenha 6 a 8 semanas de vida. c. A persistência do reflexo além de 6 meses sugere lesão cerebral importante.
10. *Reflexo de massa* (reflexo de Moro ou reflexo de susto) Segure o neonato ao longo do braço com a outra mão abaixo da parte inferior das pernas. Abaixe os pés e o corpo em um movimento repentino. 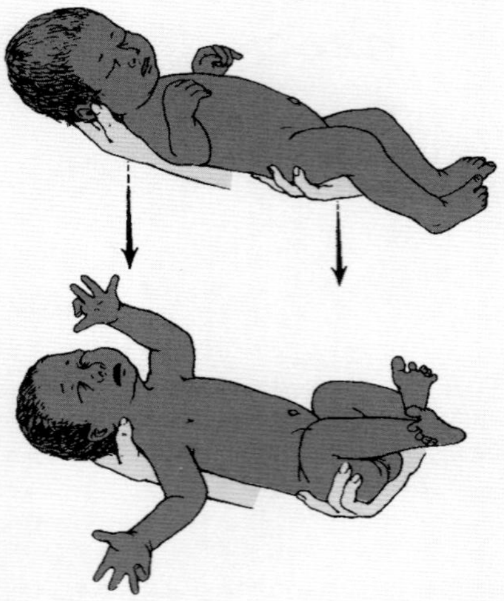	10. Os braços saltarão para cima e para fora, abduzindo e estendendo; os dedos também se estenderão. Posteriormente, os braços voltam para a frente sobre o corpo, com um movimento de aperto. Ao mesmo tempo, as pernas flexionam ligeiramente e os quadris abduzem. a. O reflexo de Moro está presente ao nascimento e desaparece aproximadamente no fim do terceiro mês. A persistência além de 6 meses é significativa. b. Uma resposta assimétrica pode ser causada por paralisia do braço após um parto difícil, tensão e lesão do plexo braquial, ou fratura da clavícula ou do úmero. Um quadril deslocado produziria uma resposta assimétrica das extremidades inferiores.
11. *Reflexo de Perez* Segure o neonato em uma posição deitada ao longo do braço; coloque o polegar da outra mão no sacro e mova-o firmemente em direção à cabeça, ao longo de todo o comprimento da coluna.	11. A cabeça e a coluna se estenderão, com os joelhos flexionando-se para cima.
Resumo 1. Alguns movimentos bruscos e tremores observados em neonatos são normais, mas devem ser verificados novamente com frequência durante as primeiras semanas de vida. 2. As variações nos achados causadas por sonolência ou fome do neonato devem ser levadas em consideração, devendo ser realizadas reavaliações em diferentes condições. 3. Lesões neurológicas graves podem ser completamente assintomáticas e impossíveis de detectar, durante as primeiras semanas de vida.	

Avaliação física pediátrica *(Continuação)*

Técnica	Achados
EXAME NEUROLÓGICO *(Continuação)*	
Exames das crianças lactentes (0 a 3 anos) e de crianças em idade pré-escolar	
1. O exame neurológico para crianças lactentes (0 a 3 anos) e crianças em idade pré-escolar é semelhante ao do adulto (ver p. 66).	
2. O teste "desenhar uma pessoa" e a Avaliação de Desenvolvimento de Denver são métodos bem aceitos para testar o desenvolvimento infantil.	2. Consulte *www.denverii.com* para instruções e achados na Avaliação de Desenvolvimento de Denver.
3. Além do período neonatal, testes específicos de coordenação motora grosseira e fina, acompanhados pela avaliação adequada do teste de Denver, ajudarão a avaliar o nível de desenvolvimento da criança.	
4. Esses testes também avaliam o desenvolvimento social e de linguagem, além de serem técnicas importantes de triagem.	
5. As técnicas de entrevista também podem ser úteis na avaliação do desenvolvimento da criança pré-escolar.	

BIBLIOGRAFIA

American Academy of Pediatrics. (2008). *Bright futures: Guidelines for health supervision of infants, children, and adolescents* (3rd ed.). Elk Grove Village, IL: Author.

American Academy of Pediatrics. (2011). *Bright futures: Nutrition* (3rd ed.). Elk Grove Village, IL: Author.

Bickley, L. (2016). *Bates' guide to physical examination and history taking* (12th ed.). Philadelphia, PA: Lippincott Williams & Wilkins.

Burns, C., Dunn, A., Brady, M., et al. (2016). *Pediatric primary care* (6th ed.). Philadelphia, PA: Saunders.

Centers for Disease Control and Prevention. (2010). *Growth charts.* Atlanta, GA: Author. Available: *www.cdc.gov/growthcharts/*

Duderstadt, K. G. (2013). *Pediatric physical examination: An illustrated handbook* (2nd ed.). St. Louis, MO: Mosby Elsevier.

Guerrerp, N., Small, A., Schwei, R. & Jacobs, E. (2018). Informing physician strategies to overcome language barriers in encounters with pediatric patients. *Patient Education & Counseling, 101*(4), 653–658.

Johns Hopkins Hospital; Hughes, H., & Kohl, L. (Eds.). (2017). *The Harriet Lane handbook* (21st ed.). Philadelphia, PA: Elsevier Mosby.

McDonald, K., & Eckhardt, A. (2017). Evidence-based practice in action: Ensuring quality of pediatric assessment frequency. *Journal of Pediatric Nursing, 35,* 134–138.

Nelson, K., & McKinney, E. (2017). *Maternal-child nursing* (5th ed.). St. Louis, MO: Saunders.

Pillitteri, A. (2013). *Maternal and child health nursing: Care of the childbearing and childrearing family* (7th ed.). Philadelphia, PA: Lippincott Williams & Wilkins.

CAPÍTULO

42

Cuidados Primários em Pediatria

MANUTENÇÃO DA SAÚDE

Os cuidados primários em pediatria incluem tanto as intervenções para a promoção da saúde quanto a prevenção de doenças, afetando de maneira positiva o bem-estar das crianças e de suas famílias. Desse modo, os cuidados primários em pediatria têm por objetivo alcançar a saúde física e emocional de todas as crianças, além do seu desenvolvimento. Por último, observa-se que a prevenção primária – por meio de imunizações, nutrição adequada e aconselhamento quanto à segurança – constitui um componente essencial dos cuidados de saúde em pediatria.

Imunizações

A prevenção de doença por meio de imunizações reduz, de maneira considerável, a morbidade e a mortalidade infantis decorrentes de doenças infecciosas. Apesar disso, mesmo com a disponibilidade de imunizações efetivas, ainda existem doenças passíveis de prevenção por vacinas nos EUA que continuam constituindo problemas significativos para a saúde pública. Nesse país, a taxa de imunização ultrapassa 90% das crianças de 19 a 35 meses de idade para as vacinas contra poliomielite, sarampo, caxumba, rubéola (MMR), hepatite B e varicela. Entretanto, as taxas variam dependendo do estado e diminuem depois dessa idade. Nos últimos 10 anos, as taxas de imunização para vacinas de rotina em adolescentes de 13 a 17 anos de idade aumentaram de 26,7 para 41,7% (vacina contra papilomavírus humano), e de 84,7 para 86,7% (vacina Tdap).[1]

Os enfermeiros ocupam uma posição vital à promoção da saúde da criança por meio de avaliação, recomendação e administração de vacinas. Além disso, eles são frequentemente solicitados a fornecer a documentação (aos pais ou cuidadores) das vacinas que foram administradas, de modo a facilitar a matrícula das crianças em creches, escolas e acampamentos de verão. A cada consulta para cuidados de saúde, deve-se proceder a uma revisão das imunizações e administração das vacinas necessárias.

Baseado em evidências
Centers for Control Disease and Prevention. (2016). National and state vaccination coverage among children aged 19-35 months – United States, 2015. *Morbidity and Mortality Weekly Report, 65*(39), 1065-1071.

Barreiras à vacinação

Baseado em evidências
Carpiano, R., & Fritz, N. (2017). Public attitudes toward child undervaccination: A randomized experiment on evaluations, stigmatizing orientations, and support for policies. *Social Science & Medicine, 185*, 127-136.

Rutten, L., St. Sauver, J., Beebe, T. *et al.* (2017). Clinician knowledge, clinician barriers and perceived parental barriers regarding human papillomavirus vaccination: Association with initiation and completion rates. *Vaccine, 35*(1), 164-169.

Existem muitos motivos pelos quais pais ou cuidadores podem recusar a vacinação de seus filhos.

1. Preocupações quanto à segurança, como a preocupação de que a criança possa desenvolver problemas de aprendizagem. Informações sobre a segurança das vacinas podem ser obtidas no Centers for Disease Control and Prevention (CDC), em *www.cdec.gov/vacinesafety/Concerns/Index.html*.[2]
2. Preocupação quanto à dor infligida à criança.
3. Devido ao sucesso dos programas de vacina durante muitos anos, muitos pais não têm lembrança nem conhecimento das doenças graves passíveis de prevenção que foram quase erradicadas.

[1]N.R.T.: O Programa Nacional de Imunização (PNI) é referência mundial. O Brasil foi pioneiro na incorporação de diversas vacinas no calendário do Sistema Único do Saúde (SUS), oferecendo 19 tipos de vacinas para recém-nascidos, crianças, adolescentes, adultos, idosos, gestantes e povos indígenas. Para saber mais, entre no *site*: *https://www.saude.gov.br/saude-de-a-z/vacinacao/vacine-se*.

[2]N.R.T.: No Brasil, no Ministério da Saúde: *https://www.saude.gov.br/saude-de-a-z/vacinacao/vacine-se*.

4. Infelizmente, muitos pais podem ser influenciados pelas informações negativas de alto impacto dos meios de comunicação sobre as vacinas, apesar de a maioria dessas informações não ser validada por nenhuma evidência.

Alerta de enfermagem
Os enfermeiros podem desempenhar um papel essencial ao ajudar os cuidadores a diferenciar as informações baseadas em fatos dos mitos e das informações errôneas, divulgadas pelos meios de comunicação.

Considerações gerais

Exigências do *National Childhood Vaccine Injury Act* (efetivo em 1988)

1. Essa lei obriga os profissionais de saúde a notificar todos os pacientes e seus pais acerca dos riscos e benefícios associados às vacinas.
2. O paciente, seus pais ou tutores legais devem ser informados sobre os benefícios e os riscos das imunizações. Antes da administração da vacina, precisam receber as informações atuais do *Vaccine Information Statement* (VIS), desenvolvido pelo CDC. Os profissionais da saúde devem registrar o nome da vacina (p. ex., vacina contra poliomielite), a data de publicação do VIS e a data em que o VIS foi entregue ao paciente ou à sua família, no prontuário da criança.
3. Nos EUA, uma lei federal obriga todos os profissionais de saúde a registrar as seguintes informações no prontuário do paciente: mês, dia e ano de administração; vacina ou outro produto biológico administrado; fabricante, número do lote e prazo de validade; além de nome, endereço e título do profissional de saúde que administrou a vacina.
4. Além disso, o local e a via de administração devem ser documentados no prontuário do paciente.
5. Os profissionais de saúde são obrigados a notificar determinados eventos que ocorrem após a vacinação ao *Vaccine Adverse Events Reporting System*, parte do CDC Immunization Safety Office, que monitora e investiga possíveis efeitos adversos das vacinas.[3]

Vacinações de rotina para crianças nos EUA

O Advisory Committee on Immunization Pratices (ACIP) elabora, anualmente, recomendações escritas para o CDC a respeito da administração de rotina de vacinas, juntamente com esquemas que indicam de maneira detalhada a época apropriada, a dosagem e as contraindicações para crianças e adultos da população civil dos EUA. As recomendações mais recentes são analisadas adiante; mesmo assim, um calendário completo de imunizações pode ser encontrado em *www.cdc.gov/vaccines*.[4]

As vacinas recomendadas na infância (0 a 6 anos de idade) incluem: vacinas contra difteria, toxoide tetânico e coqueluche acelular (DTaP); poliomielite inativada (IPV); sarampo, caxumba e rubéola (MMR); *Haemophilus influenzae* tipo B (Hib); hepatite B (HBV); varicela; vacina pneumocócica conjugada (PCV7 e PCV13); rotavírus (Rota); hepatite A (HepA); e vacina meningocócica (MCV4). Recomenda-se a administração anual da vacina contra gripe a crianças e jovens saudáveis de 6 meses a 19 anos de idade. Em muitas regiões dos EUA, a vacina contra gripe é uma exigência para o ingresso na creche.

O calendário de vacinação recomendado para pessoas de 7 a 18 anos de idade inclui: vacina contra tétano, difteria e coqueluche acelular (Tdap); vacina contra papilomavírus humano (HPV); MCV4; vacina de polissacarídeo pneumocócico (PPV) – para certos grupos de alto risco; vacina contra gripe anual (vacina contra *Haemophilus influenzae* inativada trivalente [TIV]; HepA – para determinados grupos de crianças; HBV; MMR; varicela e IPV, caso necessário, para igualar um total de quatro doses. Embora não seja exigida pelas escolas, recomenda-se iniciar a vacina HPV aos 9 anos de idade, ainda que esta possa ser administrada até os 26 anos. Se a criança receber a vacina antes dos 14 anos, ela só necessitará uma série de duas doses; depois dos 14 anos, serão necessárias três doses da vacina.

Calendários de imunização

1. As vacinas de rotina são iniciadas na lactância. Entretanto, se uma criança não for imunizada nesse período, as vacinas poderão ser iniciadas em qualquer idade, e um calendário ligeiramente diferente poderá então ser seguido, dependendo da idade da criança e da prevalência de doenças específicas em tal ocasião.
2. Em geral, uma série primária de vacinações interrompida não precisa ser reiniciada; em vez disso, deve-se administrar a série original, independentemente do tempo decorrido.
3. Em circunstâncias especiais envolvendo alguns tratamentos de câncer e distúrbios imunológicos graves, os esquemas de imunização exigirão um ajuste.
4. A resposta imunológica é limitada em uma proporção significativa de lactentes, e as doses de reforço recomendadas têm por objetivo assegurar e manter a imunidade.
5. Os calendários de vacinação atualmente recomendados podem ser encontrados em *www.cdc.gov/vaccines/*.[5]
6. Quando for utilizada uma vacina combinada, ela não deverá ser administrada caso haja alguma contraindicação para qualquer um dos componentes.

Contraindicações e precauções

É importante ler a bula do fabricante para cada vacina antes de sua administração.

1. Contraindicações para todas as vacinas:
   a. Reação anafilática a uma vacina ou a um de seus componentes.
   b. Doenças moderadas ou graves, com ou sem febre. As crianças que apresentam essas doenças, com ou sem febre, podem ser vacinadas logo após a sua recuperação, quando não estiverem mais agudamente enfermas.
2. Todas as vacinas de vírus vivos (vacina poliomielite de vírus vivo oral [OPV], MMR, varicela) estão contraindicadas durante a gravidez, na presença de imunossupressão ou imunodeficiência, e para pessoas que tenham contato domiciliar ou íntimo com indivíduos imunossuprimidos ou imunodeficientes.
   a. A vacina MMR deve ser considerada para todos os indivíduos sintomáticos infectados pelo vírus da imunodeficiência humana (HIV), que não apresentam evidências de imunossupressão grave ou de imunidade contra o sarampo.
   b. A vacina contra *varicela* deve ser considerada para crianças assintomáticas ou levemente sintomáticas infectadas pelo HIV.

---

[3]N.R.T.: No Brasil, a obrigatoriedade das vacinações está prevista especificamente no Estatuto da Criança e do Adolescente (Lei nº 8.069/90). O seu não cumprimento acarreta violação do direito fundamental à saúde, previsto na Constituição Federal como direito de todos. Após a vacinação, seu registro deve ser realizado no Prontuário Eletrônico do Cidadão (PEC) – o módulo de vacinação na versão 3.0 faz parte da Estratégia e-SUS Atenção Básica. Por meio do PEC, os dados vão para a base nacional do Sistema de Informação em Saúde para a Atenção Básica (SISAB) (*https://atencaobasica.saude.rs.gov.br/upload/arquivos/201911/21134514-registro-de-vacinas-no-pec-e-sus-1.pdf*).

[4]N.R.T.: No Brasil, as vacinas são avaliadas e aprovadas pela Agência Nacional de Vigilância Sanitária (Anvisa), órgão vinculado ao Ministério da Saúde. Também o acompanhamento de eventos adversos depois que a vacina é licenciada, o que permite a continuidade de monitoramento da segurança do produto. Para o calendário de vacinação no Brasil, 2020, consulte o *site* do Ministério da Saúde: *http://www.saude.gov.br/saude-de-a-z/vacinacao/calendario-vacinacao ou https://www.saude.gov.br/saude-de-a-z/vacinacao/vacine-se#calendario.*

[5]N.R.T.: No Brasil, acesse: *http://www.saude.gov.br/saude-de-a-z/vacinacao/calendario-vacinacao.*

3. Vacina contra difteria, tétano e pertússis (DTP)/DTaP – encefalopatia nos primeiros 7 dias após a administração da dose anterior de DTP/DTaP.
   a. Lactentes e crianças com distúrbios neurológicos estáveis, incluindo convulsões bem controladas, podem ser vacinados; entretanto, essa vacinação deve ser decidida individualmente.
4. IPV – reação anafilática à neomicina, estreptomicina ou polimixina B.
5. MMR e varicela – reações anafiláticas à neomicina ou gelatina.
6. *Influenza* – reação anafilática a ovos ou à proteína do ovo. Os indivíduos com asma, doença reativa das vias respiratórias ou outros distúrbios pulmonares ou cardiovasculares crônicos não devem receber LAIV.
7. HBV – reação anafilática ao fermento biológico.
8. Vacinas meningocócicas – podem ser administradas a gestantes; entretanto, não devem ser administradas com outras vacinas a crianças com doença falciforme ou àquelas sem baço funcionante.

Conceitos errôneos a respeito das contraindicações das vacinas

1. Alguns profissionais de saúde e pais consideram, de maneira incorreta, certas condições ou circunstâncias como contraindicações para a vacinação. Entre essas, as mais comumente incluídas são as seguintes:
   a. Doença aguda leve, como febre baixa ou doença diarreica leve em uma criança considerada saudável sob os demais aspectos.
   b. Terapia atual com agentes antimicrobianos ou fase convalescente de doença.
   c. Reação a uma dose prévia de DTaP, que envolveu apenas dor, hiperemia e edema na vizinhança imediata do local de vacinação, ou temperatura abaixo de 40,5°C.
   d. Prematuridade.
   e. Indivíduo em uso de esteroides aerossolizados, ciclo de curta duração de esteroides orais (menos de 14 dias) ou de esteroides tópicos.
   f. Gravidez da mãe ou de outro contato domiciliar.
   g. Exposição recente a uma doença infecciosa.
   h. Amamentação.
   i. História de alergias inespecíficas ou de parentes com alergias.
   j. Alergias à penicilina ou a outro antibiótico, exceto reações anafiláticas a neomicina ou estreptomicina.
   k. Alergias a carne de pato ou suas penas.
   l. Histórico familiar de convulsões em pessoas consideradas para vacinação contra pertússis ou sarampo.
   m. Histórico familiar de síndrome de morte súbita do lactente em crianças consideradas para vacinação DTaP.
   n. Histórico familiar de um evento adverso não relacionado com imunossupressão após a vacinação.
   o. Desnutrição.
2. Na maioria dos casos, as crianças que apresentam as condições anteriormente listadas ainda podem ser imunizadas.

Considerações sobre a administração de vacinas

1. A adesão estrita às recomendações de conservação e manuseio fornecidas pelo fabricante é de importância vital. Se essas precauções e recomendações não forem seguidas, poderá ocorrer redução da potência e da efetividade das vacinas.
2. Os profissionais de saúde que administram vacinas devem ser imunizados contra MMR, hepatite B, gripe, tétano, coqueluche e difteria. Recomenda-se a vacina contra varicela para profissionais de saúde sem prova sorológica de imunidade, vacinação anterior ou doença pregressa. Esses profissionais deverão usar luvas quando forem administrar vacinas. Uma boa técnica de lavagem das mãos é obrigatória antes e depois da administração de vacinas.
3. As agulhas e seringas estéreis descartáveis devem ser descartadas imediatamente em recipientes apropriados, de risco biológico. As agulhas não devem ser reencapadas.
4. As vacinas parenterais devem ser administradas na face anterolateral da parte superior da coxa em lactentes, e na área do músculo deltoide nos braços de crianças de mais idade e adolescentes. As vias de administração recomendadas estão incluídas nas bulas das vacinas.
5. Antes da administração de uma dose subsequente de qualquer vacina, pergunte aos pacientes e aos pais sobre a ocorrência de efeitos adversos e possíveis reações às doses anteriores.
6. As vacinas de rotina podem ser administradas simultaneamente com segurança e de maneira efetiva, na maioria das crianças saudáveis.

Imunizações específicas

DTaP

1. Administrada por via IM.
2. Recomenda-se um intervalo de tempo de 8 semanas entre as três primeiras injeções de DTaP, para a obtenção dos efeitos máximos desejáveis.
3. A administração de paracetamol, por ocasião da imunização nas primeiras 4 a 8 horas depois da vacinação, diminui a incidência de reações febris e locais.
4. A vacina DTaP é recomendada para crianças com mais de 7 anos de idade. Em 2006, as diretrizes de vacinação recomendaram que a DTaP fosse utilizada de maneira rotineira em adolescentes de 11 a 18 anos de idade, e em doses únicas para adultos de 19 a 64 anos de idade, na tentativa de controlar surtos de coqueluche naquele momento.
5. Para feridas contaminadas, deve-se administrar uma dose de reforço de vacina contra tétano, caso mais de 5 anos tenham transcorrido desde a última dose.
6. Para a proteção de lactentes contra coqueluche, o ACIP recomenda que a DTaP seja administrada durante cada gravidez, entre 27 e 36 semanas de gestação, para uma resposta máxima dos anticorpos maternos e para a transferência passiva de anticorpos ao lactente.

Teste cutâneo tuberculínico

1. Quando indicado, recomenda-se que o teste tuberculínico seja realizado antes ou na época da vacina MMR. A vacina contra o sarampo pode suprimir temporariamente a reatividade tuberculínica durante 4 a 6 semanas, de modo que o resultado pode não ser acurado durante esse intervalo de tempo.
2. A frequência de repetição do teste tuberculínico depende das seguintes condições:
   a. Risco de exposição da criança à tuberculose.
   b. Prevalência da tuberculose no grupo populacional.
   c. Presença de fatores subjacentes do hospedeiro na criança (condições imunossupressoras ou infecção pelo HIV).
3. As crianças que imigraram ou que foram adotadas de outro país podem ter recebido imunização contra tuberculose (vacina BCG). Nos EUA, ela não é recomendada, em virtude de sua baixa efetividade.
   a. A vacina BCG pode levar a um resultado falso-positivo do teste cutâneo tuberculínico (TB); entretanto, mesmo nesse caso, o rastreamento para tuberculose ainda deverá ser realizado.
   b. Os ensaios de liberação de gamainterferona (IGRA) constituem o método preferido de teste para tuberculose em indivíduos imunizados com BCG. O IGRA mede o grau de intensidade da reação do sistema imunológico do indivíduo a bactérias da TB, por meio de exame de sangue em um laboratório.
   c. A radiografia de tórax confirma a presença de doença pulmonar.

Baseado em evidências
Fry, S., Barnabas, S., & Cotton, M. (2018). Update on trends in childhood tuberculosis. *Current Opinion in Pediatrics, 30*(1), 152-160.

Vacina contra sarampo

1. Em geral, é administrada entre 12 e 15 meses de idade, porém deve ser administrada aos 12 meses em áreas de alto risco. Recomenda-se uma segunda dose entre 4 e 6 anos de idade.
2. Administrada por via subcutânea (SC).
3. Durante um surto, os lactentes de apenas 6 meses de idade podem ser imunizados. Deve-se administrar uma segunda dose entre 12 e 15 meses de idade e, novamente, por ocasião da entrada na escola.
4. Os sintomas leves após imunização incluem erupções cutâneas transitórias e febre por até 2 semanas após a vacinação.
5. As preparações de imunoglobulina interferem na resposta sorológica à vacina contra sarampo; por conseguinte, deve-se aguardar o intervalo de tempo especificado após a administração da vacina.

Vacina meningocócica

1. Em geral, é administrada entre 11 e 12 anos de idade, com dose de reforço aos 16 anos para crianças saudáveis. É administrada mais cedo (com idade mínima de 9 meses) a algumas crianças com condições subjacentes ou a crianças que residam em países com doença epidêmica ou que para estes viajem.
2. Administre a vacina MPSV4 SC no tecido adiposo do braço. As vacinas MCV4 são administradas por via IM.
3. Podem ocorrer sintomas leves após a imunização, como desconforto local. Pode ocorrer também febre em uma pequena porcentagem dos indivíduos que recebem a vacina. As reações graves (como reação alérgica) são muito raras.

Vacina contra caxumba

1. Em geral, é administrada em associação com as vacinas contra sarampo e rubéola, entre 12 e 15 meses de idade.
2. A segunda dose administrada na forma de MMR é importante, devido à ocorrência de um número substancial de casos em indivíduos com imunizações prévias.
3. É importante imunizar as crianças suscetíveis que se aproximam da puberdade, bem como adolescentes e adultos.

Vacina contra rubéola

1. São recomendadas duas doses de vacina contra rubéola, para que se evitem consequências como a síndrome de rubéola congênita; em geral, ela é administrada em associação com vacinas contra caxumba e sarampo.
2. É importante imunizar indivíduos pós-puberais, particularmente universitários e militares.
3. As mulheres devem evitar engravidar nos primeiros 3 meses após a vacinação, devido, teoricamente, a riscos de complicações para o feto.

Vacina contra poliomielite

1. Foram desenvolvidos dois tipos de vacina trivalente – a OPV e a IPV (administrada por via IM ou SC). Ambas são efetivas na prevenção da poliomielite; entretanto, desde 2000, tanto o ACIP quanto o CDC recomendam o uso exclusivo da IPV para lactentes e crianças nos EUA, de modo a reduzir o risco de poliomielite induzida por vacina com OPV.
2. Tendo em vista que a OPV de vírus vivos é excretada nas fezes por um período de até 1 mês após a vacinação, a poliomielite induzida por vacina constitui um risco tanto para a criança não imune quanto para qualquer contato imunossuprimido.

Vacina contra *Haemophilus influenzae* tipo B

1. A incidência de doença invasiva causada por Hib declinou drasticamente desde a introdução da vacina conjugada.
2. Dispõe-se de vários tipos diferentes de vacinas Hib. As diferentes vacinas possuem calendários distintos.
3. Reações adversas mínimas (dor, hiperemia ou edema no local de vacinação durante pelo menos 24 horas).

Vacina contra hepatite B

1. Existem dois calendários para essa vacina. Os lactentes nascidos de mães negativas para o antígeno de superfície da hepatite B (HBsAg) devem receber o esquema de rotina. Já os lactentes nascidos de mães positivas para o HBsAg devem receber um esquema de vacinação acelerado.
2. É recomendada para todos os lactentes nascidos de mães negativas para o HBsAg. O esquema de três doses é iniciado no período neonatal, ou em torno de 2 meses de idade; a segunda dose é administrada 1 a 2 meses depois; e a terceira, 6 a 18 meses depois.
3. Todos os lactentes nascidos de mães positivas para o HBsAg, incluindo recém-nascidos prematuros, devem receber imunoglobulina anti-hepatite B e HBV nas primeiras 12 horas após o nascimento. A segunda dose é administrada entre 1 e 2 meses de vida; e a terceira dose, aos 6 meses de idade.
4. Os recém-nascidos pré-termo com peso abaixo de 2.000 g podem apresentar taxas de soroconversão mais baixas. O início da vacina HBV deve ser adiado até imediatamente antes da alta hospitalar, caso o lactente pese 2.000 g ou mais, ou até cerca de 2 meses de idade, quando são administradas outras vacinas de rotina.
5. Todas as crianças e os adolescentes que não receberam vacina HBV devem ser imunizados.
6. Administrada por via IM.

Vacinas pneumocócicas

1. Existem dois tipos de vacinas pneumocócicas:
   a. PCV7 (que precisa ser administrada por via IM).
   b. PPV 23-valente (que pode ser administrada por via IM ou SC).
2. Desde 2000, a vacina pneumocócica está incluída entre as vacinas infantis recomendadas para todas as crianças de 2 a 23 meses de idade, e para certas crianças de 2 a 5 anos.
3. A eficácia da vacina é de 97%, e os efeitos adversos são leves (febre, hipersensibilidade localizada e hiperemia no local de injeção).
4. A PPV é recomendada para crianças de 2 a 5 anos de idade em certos grupos de alto risco (doença falciforme, asplenia funcional ou anatômica, síndrome nefrótica, insuficiência renal crônica, distúrbios imunossupressores, infecção pelo HIV e vazamento de líquido cerebrospinal).

Vacina contra gripe

1. A vacina contra gripe, conhecida como TIV ou LAIV, contém três cepas do vírus e é modificada anualmente, com base nas previsões das cepas predominantes que, como se espera, estarão circulando na próxima estação da gripe. A LAIV foi aprovada para uso em indivíduos de 2 a 49 anos de idade nos EUA, em 2003, e é administrada por via intranasal. A TIV está disponível em formulações tanto pediátricas quanto para adultos, e é administrada por via IM.[6]
2. A vacina contra gripe deve ser administrada anualmente a indivíduos de 6 meses a 18 anos de idade. O *Recommended Immunization Schedule* fornece detalhes mais específicos.[7]
3. Essa vacina é administrada anualmente, antes da estação da gripe, em geral nos meses de outubro, novembro ou dezembro no hemisfério norte.
4. Em crianças com 8 anos de idade ou menos, quando a vacina contra gripe é administrada pela primeira vez, deve-se aplicar duas doses com 1 mês de intervalo. Nos anos seguintes, apenas uma dose é necessária.
5. A TIV deve ser utilizada em crianças com asma, em crianças de 2 a 4 anos de idade que tiveram sibilos nos últimos 12 meses ou ainda em crianças que apresentam qualquer outra contraindicação clínica subjacente para o uso da LAIV.

---

[6]N.R.T.: Essas vacinas estão disponíveis no Brasil.
[7]N.R.T.: O Programa Nacional de Imunização do Brasil traz recomendações detalhadas.

6. Ultimamente, a LAIV tem sido menos efetiva do que a TIV, razão pela qual muitos profissionais de saúde decidiram não a oferecer aos pacientes.

Vacina contra rotavírus

1. Em 2006, foi licenciada uma vacina oral de vírus vivo, a RotaTeq®. Nos EUA, recomenda-se a vacinação de rotina de lactentes – com três doses de vacina contra rotavírus administradas aos 2, 4 e 6 meses de idade.[8]

Vacina contra varicela

1. A vacina contra varicela contém vírus vivo atenuado; está aprovada para crianças com 12 meses de idade ou mais, e também para adultos.
2. É administrada por via subcutânea entre 12 e 15 meses de idade; a segunda dose é administrada entre 4 e 6 anos (ou, pelo menos, 3 meses após a primeira dose).
3. Pode ser administrada a crianças de mais idade e a adultos que não apresentam imunidade. Nos indivíduos com mais de 13 anos de idade, a segunda dose pode ser adiada apenas 4 semanas após a primeira dose.

Alerta de enfermagem
Milhões de crianças viajam ao exterior a cada ano, com risco de exposição a doenças infecciosas não cobertas pelas vacinas de rotina. Encaminhe as famílias à unidade básica de saúde local, ou a uma clínica de vacinação, para a realização de imunizações especiais e profilaxia contra malária ou outras doenças, em decorrência de viagens para locais endêmicos.

Nutrição em crianças

O estado nutricional da criança constitui um importante aspecto na manutenção de sua saúde. Uma dieta balanceada influencia o crescimento e o desenvolvimento psicossocial da criança. A alimentação proporciona benefícios emocionais e psicológicos, que vão além das necessidades nutricionais. Nos EUA, a obesidade na infância tornou-se um grande problema, e, nos países em desenvolvimento, a subnutrição – devido à escassez de alimentos ricos em nutrientes – leva à desnutrição e a doenças. Além disso, a anorexia, a bulimia e outras restrições dietéticas podem fazer com que crianças e adolescentes incorram em graves consequências para a saúde. Os bons hábitos alimentares, os alimentos ricos em nutrientes e a atividade física, quando introduzidos no início da vida, podem ajudar a promover boas práticas de nutrição na vida adulta. Consequentemente, os enfermeiros podem desempenhar um papel fundamental, ao fornecerem informações tanto aos pais quanto às crianças sobre as necessidades nutricionais típicas, entre outras, relativas à participação em esportes específicos. A Tabela 42.1 fornece orientações nutricionais, com base na idade e na maturação do desenvolvimento.

Baseado em evidências
Lewis, E., Richard, C., Larsen, B., & Field, C. (2017). The importance of human milk for immunity in preterm infants. *Clinics in Perinatology, 44*(1), 23-47.

Aleitamento materno

1. O aleitamento materno constitui a nutrição natural e ideal que fornece ao lactente uma nutrição adequada, bem como propriedades imunológicas e anti-infecciosas. O leite materno, na temperatura correta, também pode prevenir outros distúrbios gastrintestinais (GI). O desenvolvimento de alergias é reduzido em lactentes amamentados.
2. O aleitamento materno exclusivo é recomendado para lactentes até 6 meses de idade. À medida que o lactente cresce e se desenvolve, as propriedades do leite materno modificam-se quanto ao conteúdo de lipídios, carboidratos e proteínas, bem como quanto às propriedades físicas, como o pH necessário para a idade respectiva do lactente.
3. O aleitamento materno proporciona satisfação psicológica e emocional ao lactente e à mãe, e pode promover um vínculo entre ambos. Além disso, o contato físico pode proporcionar conforto após um procedimento assustador ou doloroso.
4. O aleitamento materno pode ser mantido durante a maior parte das doenças e hospitalizações do lactente. Em momentos de estresse, o lactente pode lidar melhor com o aleitamento materno do que com a alimentação com mamadeira. Como o leite materno é digerido mais rapidamente e com mais facilidade, podem ser necessários períodos mais curtos sem alimento no pré e no pós-operatório. Esforços devem ser garantidos para manter o vínculo proporcionado pela amamentação e as rotinas da criança e da mãe.
   a. Uma fórmula artificial suplementar pode ser fornecida ao lactente caso a mãe não esteja disponível.
   b. A mãe pode retirar o leite materno por meio de bombas específicas, de modo que o leite possa ser fornecido ao lactente em uma mamadeira quando ela não estiver disponível.
   c. O leite materno pode ser congelado por até 6 meses (verifique a política específica da instituição).
   d. Descongele o leite materno em água morna. Não utilize o micro-ondas, que pode destruir as vitaminas e as propriedades nutricionais, bem como resultar em superaquecimento extremo de partes do leite materno.
5. O estresse da maternidade ou da doença do lactente ou da mãe pode diminuir o suprimento de leite materno e inibir o reflexo de "descida" do leite, bem como aumentar ou diminuir o desejo do lactente de mamar. O bombeamento pode ser iniciado para ajudar a estimular o suprimento de leite materno. Pode ser necessária uma bomba eletrônica caso seja previsto um bombeamento prolongado, ou se o bombeamento manual não for bem-sucedido.
6. Deve-se oferecer orientação e estímulo a todas as novas mães e às que têm dificuldade, ou àquelas que estejam preocupadas com o aleitamento materno.

Amamentação com mamadeira

1. A amamentação com mamadeira é um método para fornecer nutrição ao lactente por meio de refeições orais, utilizando uma mamadeira e bico.
2. A amamentação com mamadeira pode suplementar o aleitamento materno com fórmula láctea ou água, ou pode constituir o único meio de aporte nutricional ao lactente.
3. A amamentação com mamadeira também pode proporcionar refeições intermitentes de leite materno retirado quando a mãe não puder estar presente no momento da refeição.
4. A alimentação com mamadeira pode ser um momento de vínculo entre a mãe e o lactente. O pai e outros familiares também devem aprender a técnica de amamentação com mamadeira.
5. Algumas mulheres podem escolher a amamentação com mamadeira por uma variedade de motivos, que incluem desde pouca produção de leite materno, desconforto (psicológico ou físico) com o aleitamento materno, até o tratamento com medicamentos que não sejam compatíveis com o aleitamento materno. É importante que o profissional de saúde ofereça à mãe informações sobre todos os métodos de alimentação, mas que não assuma uma postura de julgamento quando a mãe decidir por determinado método.

[8]N.R.T: Veja o calendário nacional em: *http://www.saude.gov.br/saude-de-a-z/vacinacao/calendario-vacinacao.*

Tabela 42.1 Nutrição em crianças.

Influência da idade e do estágio de desenvolvimento sobre as necessidades nutricionais e padrões alimentares	Padrão alimentar e dieta	Considerações de enfermagem e orientação aos pais
Recém-nascido **Nascimento até 4 semanas** • Em virtude de seu rápido crescimento, o recém-nascido é particularmente vulnerável a inadequações dietéticas, desidratação e anemia ferropriva • O processo de amamentação constitui a base do primeiro relacionamento humano do lactente, a formação de confiança • Os recém-nascidos necessitam de mais líquido em relação a seu tamanho do que os adultos • A capacidade de sucção é influenciada pela maturidade neuromuscular individual. Lactente **1 a 3 meses** • Os lactentes consomem mais fórmula láctea ou leite materno a cada refeição e dormem por períodos mais longos • Aumentam a interação durante a amamentação, devido ao arrulho e ao desenvolvimento de um marco social • As evacuações tornam-se menos frequentes. Os lactentes amamentados ao seio materno podem não evacuar depois de cada refeição.	• O leite materno ou uma fórmula láctea são geralmente fornecidos 6 a 8 vezes/dia, com intervalos de 2 a 4 h • Os horários de alimentação devem ser individualizados, de acordo com as necessidades do lactente • Os lactentes amamentados devem receber 400 UI de vitamina D suplementar ao dia, cuja administração deve começar nos primeiros dias de vida. A suplementação deve continuar até que o lactente seja desmamado para pelo menos 1 ℓ de leite integral por dia. O leite integral não deve ser utilizado até depois de 12 meses de idade • O leite humano contém pouco ferro, de modo que os lactentes exclusivamente alimentados ao seio materno correm maior risco de deficiência de ferro depois de 4 meses de idade. Recomenda-se que o lactente receba 1 mg/kg/dia de suplemento de ferro líquido até a introdução de alimentos sólidos contendo esse elemento, o que ocorre com cerca de 6 meses de idade • As fórmulas lácteas para lactentes devem ser enriquecidas com ferro, de modo a prevenir a anemia • Todas as fórmulas lácteas vendidas nos EUA contêm pelo menos 400 UI/ℓ de vitamina D; se o lactente ingerir pelo menos 950 mℓ de fórmula láctea, não haverá necessidade de suplementação de vitamina D.	• Forneça informações para ajudar os pais a tomar decisões sobre o aleitamento materno e o uso da mamadeira • Apoie os pais na decisão deles. **Aleitamento materno:** • Ajude a mãe a assumir uma posição confortável e satisfatória, tanto para ela própria como para o bebê • Ajude a mãe a determinar o horário, o tempo adequado e o momento em que o lactente está satisfeito • Forneça informações específicas sobre: ○ Técnica de alimentação: posição, "arrotos" ○ Cuidados com as mamas ○ Expressão manual de leite da mama ○ Dieta materna. **Lactente alimentado com mamadeira:** • Forneça informações específicas sobre: ○ Tipo de fórmula láctea ○ Preparação da fórmula láctea: medida e esterilização ○ Material – tipos de mamadeiras e bicos ○ Esterilização do material ○ Técnica de alimentação: posição, "arroto" • Ajude a mãe a determinar o momento em que o lactente está satisfeito; estabeleça um horário para a alimentação • Forneça informações sobre as características normais das fezes, sinais de desidratação, constipação intestinal, cólicas e alergia ao leite • Discuta a necessidade de suplementos prescritos e como administrá-los (por conta-gotas) • Discuta a necessidade de líquidos adicionais durante períodos de clima quente e na presença de febre, diarreia e vômitos • Observe o aparecimento de sinais de problemas comuns e intervenha de acordo: ○ Alimentação excessiva ○ Subalimentação ○ Dificuldade de digerir a fórmula láctea, devido à sua composição ○ Técnica de alimentação inapropriada; orifício do bico muito grande ou muito pequeno; fórmula láctea muito quente ou muito fria; posição desconfortável para a alimentação; não fazer "arrotar"; esterilização inadequada; sustentação da mamadeira ○ Nunca deixar o lactente no berço com a mamadeira.
Lactente **3 meses a 1 ano** • O aumento do desenvolvimento neuromuscular permite ao lactente fazer a transição de uma dieta totalmente líquida para uma dieta com leite e alimentos sólidos, bem como ter uma participação mais ativa no processo de alimentação. **3 a 6 meses** • O reflexo de sucção torna-se voluntário, e começa a ação de mastigação; o lactente pode	• O número de refeições por dia diminui durante o primeiro ano • Entre 4 e 6 meses, a criança geralmente está pronta para começar a comer papinhas. A sequência habitual de alimentos consiste em cereais, seguidos de legumes e frutas. As carnes podem ser iniciadas entre 8 e 9 meses. A sequência pode variar, de acordo com a preferência da família e do médico responsável.	• A pessoa que alimenta a criança deve ser calma, gentil, relaxada e paciente • Quando pela primeira vez são oferecidos à criança alimentos em purê, com uma colher, ela os estranha e quer sugá-los. A protrusão da língua, que é necessária para a sucção, dá então a impressão de que a criança está empurrando a comida para fora da boca. Essa resposta não deve ser interpretada como se ela não estivesse gostando da comida; isso apenas resulta da coordenação muscular imatura, e da surpresa devido ao paladar e à sensação de um novo alimento

(continua)

Tabela 42.1 Nutrição em crianças. *(Continuação)*

Influência da idade e do estágio de desenvolvimento sobre as necessidades nutricionais e padrões alimentares	Padrão alimentar e dieta	Considerações de enfermagem e orientação aos pais
Lactente *(Continuação)*		
3 a 6 meses *(Continuação)* aproximar os lábios para adaptar a boca ao copo e pode começar a beber no copo aos 6 meses.		• Os alimentos selecionados para o bebê devem ser ricos em nutrientes, sem fornecer calorias em excesso. As preferências pessoais e culturais da família devem ser consideradas. As fórmulas lácteas e os cereais enriquecidos com ferro são necessários para que se evite a ocorrência da anemia fisiológica • Novos alimentos devem ser oferecidos um de cada vez, no início da alimentação, enquanto o lactente ainda estiver com fome. Deixe um intervalo de 3 a 5 dias entre os novos alimentos, de modo a avaliar o aparecimento de qualquer reação alérgica.
6 a 12 meses • O lactente perde as reservas maternas de ferro aos 6 meses; o primeiro dente surge entre 6 e 9 meses; os olhos e as mãos podem trabalhar em conjunto; o lactente pode sentar sem apoio e desenvolver a capacidade de preensão; pode comer sozinho um biscoito; bate objetos sobre a mesa; tem a capacidade de segurar a sua própria mamadeira entre 9 e 12 meses; pode pinçar alimentos; é capaz de desmamar à medida que adquire a capacidade de ingerir líquidos suficientes com um copo • O alimento proporciona ao lactente uma variedade de experiências de aprendizagem: controle e coordenação motora para comer sozinho; reconhecimento da forma, da textura e da cor; estimulação do movimento da fala por meio do uso dos músculos da boca • O horário das refeições permite ao lactente continuar a desenvolver confiança em uma atmosfera amorosa e consistente. O lactente está formando hábitos alimentares vitalícios; por conseguinte, é importante fazer das refeições uma experiência positiva.	• Os alimentos amassados ou infantis são geralmente iniciados entre 6 e 8 meses, quando o lactente começa a ação de mastigação • O lactente começa a gostar de pegar alimentos com as mãos entre 10 e 12 meses • A transição da fórmula láctea enriquecida com ferro ou do leite materno para o leite de vaca é habitualmente aconselhada em torno dos 12 meses • Por volta de 1 ano de idade, a maioria dos lactentes fica satisfeita com três refeições e líquidos adicionais durante o dia.	• Os lactentes devem ser observados quanto à ocorrência de reações alérgicas quando novos alimentos são introduzidos. As alergias comuns são: a sucos cítricos, clara de ovo e leite de vaca. Esses alimentos devem ser evitados até os 12 meses de idade. Pesquisas mostraram que a introdução precoce de amendoins na dieta de lactentes com alto risco de alergia a amendoins pode desempenhar um papel na prevenção de alergias a esse alimento. Os profissionais de saúde podem recomendar a introdução de produtos contendo amendoim na dieta de lactentes entre 4 e 11 meses • O mel deve ser evitado até os 12 meses, devido ao risco de botulismo infantil • Os alimentos para comer com as mãos devem ser selecionados pelo seu valor nutricional. Boas escolhas incluem biscoitos para exercitar os dentes, legumes cozidos, bananas, pedaços de queijo e cereais enriquecidos. Evite nozes, passas e vegetais crus, que podem causar engasgo • Os pais podem ser ensinados a preparar os próprios alimentos amassados ou infantis, utilizando um processador para alimentação infantil ou um liquidificador • O desmame é um processo gradual ◦ Ajude os pais a reconhecer as indicações do momento apropriado ◦ Não espere que o lactente deixe por completo o antigo padrão de comportamento enquanto aprende um novo comportamento; permita uma sobreposição das técnicas antigas e novas ◦ As mamadeiras noturnas são, em geral, mais difíceis de eliminar, visto que o lactente está cansado e com necessidade do conforto da sucção ◦ Durante uma doença ou em caso de desorganização do ambiente familiar, o lactente pode regredir e voltar a mamar a fim de aliviar seu desconforto e frustração. **Alerta de enfermagem** Obtenha um histórico de enfermagem do lactente hospitalizado, incluindo padrão e horários de alimentação; tipos de alimentos que foram introduzidos; alimentos de que gosta e de que não gosta; leite materno ou mamadeira, tipo de mamadeira; e temperatura na qual o lactente prefere alimentos e líquidos.

Tabela 42.1 Nutrição em crianças. *(Continuação)*

Influência da idade e do estágio de desenvolvimento sobre as necessidades nutricionais e padrões alimentares	Padrão alimentar e dieta	Considerações de enfermagem e orientação aos pais

Crianças
1 a 3 anos
• O crescimento torna-se mais lento no fim do primeiro ano. A taxa de crescimento mais lenta reflete-se em uma diminuição do apetite
• A criança de 1 a 3 anos tem, ao todo, 14 a 16 dentes, o que a torna mais capaz de mastigar os alimentos
• O aumento da autoconsciência faz com que a criança de 1 a 3 anos queira fazer mais para si própria. A recusa de alimento ou de ajuda nas refeições constitui uma maneira comum de assertividade da criança
• Como os tecidos corporais, particularmente os músculos, continuam a crescer muito rapidamente, as necessidades de proteínas são elevadas.
	• Recomenda-se a transição da mamadeira para o copo com 1 ano de idade, de modo a evitar cáries dentárias
	• O apetite é esporádico; alimentos específicos podem ser preferidos com exclusividade, ou recusados de tempos em tempos
	• A criança pode ser ritualística em relação a preferências alimentares, horários e maneira de comer
	• A dieta deve incluir uma variedade completa de alimentos: leite, carne, frutas, vegetais, pães e cereais. Os cereais secos enriquecidos com ferro (arroz, cevada) constituem uma excelente fonte desse elemento durante o segundo ano de vida
	• Espera-se que as crianças de mais idade possam consumir cerca da metade da quantidade de alimento que o adulto consome
	• Recomenda-se o leite integral até os 2 anos de idade.
		• Ofereça alimentos com variedade de cores, texturas e sabores. As crianças de 1 a 3 anos necessitam vivenciar a sensação dos alimentos
		• Ofereça pequenas porções, pois é divertido para a criança pedir mais. Além disso, é mais efetivo dar pequenas porções adicionais do que insistir para que ela coma uma quantidade específica
		• Mantenha um horário de refeições regular
		• Forneça o material apropriado na hora das refeições:
		  ○ Talheres apropriados para o seu tamanho
		  ○ Pratos – coloridos, inquebráveis; tigelas rasas e redondas são preferíveis aos pratos rasos
		  ○ Babadores de plástico, jogos americanos de mesa e forração do chão possibilitam uma atitude relaxada diante das tentativas de autoalimentação da criança
		  ○ Assento confortável, com altura e distância adequadas da mesa
		• Os adultos que ajudam as crianças de 1 a 3 anos nas refeições devem ser calmos e relaxados. Evite fazer chantagens ou forçar a alimentação, visto que isso reforça o comportamento negativo e pode levar a um desprazer da criança relativo à hora das refeições. Incentive a independência, porém ajude quando necessário. Não fique preocupado quanto às boas maneiras à mesa
		• Evite o uso de refrigerantes ou "doces" como formas de recompensa, ou como lanches entre as refeições. Em seu lugar, substitua-os por frutas ou cereais
		• As crianças de 1 a 3 anos que têm pouco interesse por ovos, carnes ou vegetais não devem ter o seu apetite saciado com carboidratos ou leite, visto que isso pode levar ao desenvolvimento de anemia ferropriva. O leite deve ser limitado a cerca de 450 mℓ por dia e deve ser oferecido após o consumo de alimentos sólidos.
		
		Alerta de enfermagem
		O histórico de enfermagem para crianças de 1 a 3 anos de idade hospitalizadas deve incluir o padrão e os horários das refeições; os alimentos de que a criança gosta e os de que não gosta; alergias alimentares; material e utensílios especiais para comer; se a criança já desmamou; e o que a criança come quando está doente.

Pré-escolares **3 a 5 anos** • O aumento da destreza manual possibilita à criança ter independência completa nos horários das refeições • Do ponto de vista psicossocial, trata-se de um período de maior imitação. A criança em idade pré-escolar identifica-se com os pais à mesa e gostará do que os pais gostam • Outros hábitos nutricionais são desenvolvidos e tornam-se parte das práticas da criança por toda a vida	• O apetite tende a ser esporádico • A criança necessita dos mesmos quatro grupos básicos de alimentos do adulto, porém em quantidades menores • Em geral, gosta de comer um alimento do prato de cada vez • Gosta de legumes que sejam crocantes, crus e cortados em pedaços do tamanho de um dedo. Com frequência, não gosta de alimentos com sabor forte.	• Deve-se enfatizar mais a qualidade do que a quantidade de alimento ingerido • Os alimentos devem ser servidos de modo atraente, com sabor leve, e devem estar separados e nitidamente identificáveis pelo seu sabor e aparência • Alimentos nutritivos (p. ex., biscoitos, queijo, iogurte e frutas) devem ser oferecidos como lanches • As sobremesas devem ser nutritivas e devem constituir uma parte natural da refeição, e não utilizadas como recompensa para terminar a refeição, ou omitidas como punição

(continua)

Tabela 42.1 Nutrição em crianças. *(Continuação)*

Influência da idade e do estágio de desenvolvimento sobre as necessidades nutricionais e padrões alimentares	Padrão alimentar e dieta	Considerações de enfermagem e orientação aos pais
Pré-escolares *(Continuação)* **3 a 5 anos** *(Continuação)* • A taxa de crescimento mais lenta e o maior interesse em explorar o seu ambiente podem diminuir o interesse da criança em idade pré-escolar pela comida • O ato de comer assume um significado social cada vez maior. A hora das refeições promove a socialização e proporciona à criança em idade pré-escolar oportunidades para aprender o comportamento apropriado às refeições, as habilidades de linguagem e a compreensão dos rituais da família. **Alerta de enfermagem** Considere as diferenças culturais. Deixe que os pais tragam de casa os alimentos preferidos ou utensílios para a criança em idade pré-escolar hospitalizada. Incentive a presença de familiares na hora das refeições.		• A não ser que persistam, os períodos de alimentação excessiva ou de não querer comer determinados alimentos não devem causar preocupação. A avaliação do padrão alimentar global de um mês para outro é mais pertinente • Causas frequentes de alimentação insuficiente: ○ Atmosfera infeliz na hora da refeição ○ Excesso de comida entre as refeições ○ Exemplo dos pais ○ Busca de atenção ○ Expectativas excessivas dos pais ○ Variedade ou quantidade inadequada de alimentos ○ Cáries dentárias ○ Doença física ○ Fadiga ○ Transtorno emocional • Medidas para aumentar a ingestão de alimentos: ○ Deixe que a criança ajude a preparar a comida, a planejar o cardápio, arrumar a mesa e executar outras tarefas simples ○ Mantenha um ambiente calmo, sem distrações ○ Evite lanches entre as refeições ○ Proporcione um período de repouso antes da refeição ○ Evite persuadir, chantagear ou ameaçar • De preferência, coloque as crianças em pequenos grupos à mesa durante a hora da refeição. Utilize o histórico de enfermagem para determinar os gostos da criança e oferecer alimentos simples em pequenas porções. A manteiga de amendoim e os sanduíches de geleia são frequentemente os favoritos. Permita e incentive a criança a se alimentar sozinha. Não castigue as crianças que se recusam a comer. Ofereça alimentos alternativos.
Crianças em idade escolar • A taxa de crescimento mais lenta durante a metade da infância resulta em declínio gradual das necessidades alimentares por unidade de peso corporal • O estirão do crescimento do pré-adolescente ocorre por volta dos 10 anos nas meninas, e em torno dos 12 anos nos meninos. Nessa época, as necessidades energéticas aumentam e aproximam-se daquelas do adulto. A ingestão é particularmente importante, visto que as reservas são utilizadas para as demandas da adolescência • A criança torna-se dependente dos grupos para aprovação e faz opções alimentares de acordo com isso	• Nessa época, as práticas alimentares geralmente estão bem estabelecidas, um produto das experiências alimentares do período de 1 a 3 anos e idade pré-escolar • Muitas crianças estão muito ocupadas com outras tarefas para dedicar um tempo para comer. A brincadeira facilmente assume prioridade, a não ser que uma firme compreensão seja alcançada, e que o horário das refeições seja relaxado e agradável.	• A orientação nutricional deve ajudar a criança a escolher alimentos com sabedoria e a planejar e preparar as refeições • As atitudes dos pais continuam sendo importantes, visto que a criança copia o comportamento parental (p. ex., omitir o desjejum, não comer determinados alimentos, consumir *fast foods* com frequência) • A maioria das crianças necessita de um desjejum nutritivo para evitar o cansaço no fim da manhã • A hora das refeições deve continuar sendo um período relaxado e agradável. Deve-se evitar diversões, como a televisão • A ingestão de cálcio e de vitamina D merece consideração especial. Esta deve ser adequada para sustentar o rápido aumento dos ossos • Os pais e profissionais de saúde devem estar atentos para sinais de desenvolvimento de obesidade. A ingestão deve ser alterada de acordo

Tabela 42.1 Nutrição em crianças. (*Continuação*)

Influência da idade e do estágio de desenvolvimento sobre as necessidades nutricionais e padrões alimentares	Padrão alimentar e dieta	Considerações de enfermagem e orientação aos pais
Crianças em idade escolar (*Continuação*) • A criança experimenta maior socialização e independência por meio da oportunidade de comer fora de casa (p. ex., na escola e na casa de colegas).		• As maneiras à mesa não devem ser enfatizadas em excesso. A criança nova normalmente enche a boca, derrama alimentos e fala incessantemente enquanto come. O tempo e a experiência melhorarão os hábitos • Proporcione alguma companhia e conversa no nível da criança durante as refeições. Os amigos devem ser convidados ocasionalmente para as refeições. **Alerta de enfermagem** O histórico de enfermagem da criança hospitalizada deve incluir as preferências alimentares; os padrões das refeições e lanches; alergias alimentares; e preferências alimentares quando a criança estiver doente. Forneça oportunidades para a criança fazer as refeições em pequenos grupos à mesa. Considere as diferenças culturais. Deixe que os pais tragam de casa os alimentos preferidos. Deixe também que a criança solicite a sua própria refeição.
Adolescentes **11 a 17 anos** • As necessidades dietéticas variam de acordo com o estágio de maturação sexual, a taxa de crescimento físico e a extensão da atividade atlética e social • Quando surge o crescimento rápido da puberdade, observa-se um aumento correspondente nas necessidades energéticas e no apetite • A adolescente que menstrua é particularmente suscetível à anemia ferropriva.	• Os padrões alimentares previamente aprendidos são difíceis de modificar • As escolhas dos alimentos e os hábitos alimentares podem ser pouco habituais e estão relacionados com o ambiente psicológico e social do adolescente • Em geral, uma porcentagem significativa da ingestão calórica diária do adolescente provém dos lanches.	• Continue a educação nutricional, com ênfase nos seguintes aspectos: ○ Seleção de alimentos nutritivos ricos em ferro ○ Necessidades nutricionais relacionadas com o crescimento ○ Preparo de "comidas favoritas de adolescentes" ○ Alimentos e exercício físico • Em geral, sessões informais são mais efetivas do que palestras sobre nutrição • Problemas especiais que exigem intervenção: ○ Obesidade ○ Consumo excessivo de alimentos ○ Modismos extremos – dietas excêntricas e com restrições acentuadas ○ Anorexia nervosa e bulimia ○ Gravidez na adolescência ○ Anemia ferropriva • Forneça alimentos nutritivos de acordo com o estilo de vida do adolescente • Desencoraje a prática do tabagismo, que pode contribuir para um estado nutricional deficiente, visto que diminui o apetite e aumenta a taxa metabólica do organismo. **Alerta de enfermagem** Permita que o adolescente hospitalizado escolha seus próprios alimentos, particularmente se estiver com dieta especial. Mantenha uma geladeira na sala de recreação para lanches ou utilize um cardápio de lanches. Forneça alimentos que sejam atraentes para adolescentes. Utilize um histórico de enfermagem semelhante ao da criança em idade escolar.

Segurança

A segurança representa um importante aspecto da saúde e do bem-estar da criança. Os acidentes constituem a principal causa de morte de crianças nos EUA. Além disso, os acidentes representam uma causa significativa de morbidade infantil. Embora as mortes infantis por outras causas tenham diminuído, as mortes por acidentes permanecem constantes.[9]

Papel do enfermeiro

1. Identifique os riscos ambientais e atue para reduzi-los ou eliminá-los.
2. Identifique as características comportamentais de cada criança que possam estar relacionadas com a propensão a acidentes e oriente os pais de acordo. Dispense uma atenção particular a crianças que apresentam o seguinte:
   a. Características que aumentam a exposição a riscos, como curiosidade excessiva, incapacidade de adiar uma gratificação, hiperatividade e ousadia.
   b. Características que reduzem a capacidade da criança de enfrentar perigos, como agressividade, teimosia, baixa concentração, baixo controle dos impulsos e falta de autocontrole.
3. Forneça orientação aos pais sobre prevenção de acidentes de acordo com o desenvolvimento da criança. Direcione a orientação preventiva em momentos específicos para esse fim, seja individualmente ou em grupos, de crianças ou de adultos.
4. Participe no desenvolvimento de políticas para a prevenção de acidentes, com ênfase em medidas efetivas de saúde pública.

Princípios de segurança

1. O tipo de acidente passível de ocorrer é influenciado pela idade e pelo nível de desenvolvimento da criança. Os pais que conhecem os padrões de comportamento típicos dos filhos podem antecipar possíveis situações de acidentes.
2. As crianças são naturalmente curiosas, impulsivas e impacientes. A criança pequena precisa tocar, sentir e investigar. A supervisão constante realizada por adultos capacita a criança a aprender em um ambiente seguro.
3. As crianças copiam o comportamento dos pais e absorvem suas atitudes. Os pais e outros adultos devem ser modelo na utilização de práticas seguras.
4. Quando cansadas ou com fome, as crianças tornam-se menos cuidadosas e têm menos vontade de escutar advertências e de observar precauções de segurança de rotina.
5. Estima-se que 90% de todos os acidentes sejam passíveis de prevenção.

Áreas gerais de responsabilidade dos adultos para a segurança de crianças

Veículos motorizados

Baseado em evidências
American Academy of Pediatrics. (2017). Car seats: Information for families. Disponível em: *https://healthychildren.org/ English/safety-prevention/on-the-go/Pages/ Car-Safety-Seats-Information-for-Families.aspx.*

1. Os automóveis devem estar em boas condições mecânicas.
2. Use assentos para automóvel corretamente instalados e ajustados, com cintos de segurança. Esteja atento às recomendações sobre restrições baseadas na idade, no peso e na altura da criança.
   a. Use o assento ("cadeirinha") no carro para crianças de até 2 anos de idade, com a parte da cabeça de costas para o movimento, contra o painel do carro. Ou, então, caso a criança tenha ultrapassado as recomendações do fabricante quanto a altura e peso máximos.
   b. A partir dos 2 anos de idade, o assento da criança deve ser colocado voltado para a frente, até que a criança ultrapasse as recomendações do fabricante quanto a altura e peso máximos.
   c. Assento de elevação com cinto, até que o cinto do assento do veículo se adapte adequadamente, o que ocorre normalmente quando a criança alcança uma altura de 145 cm, entre 8 e 12 anos de idade.[10]
3. Todas as crianças com menos de 13 anos de idade devem permanecer no banco traseiro de automóveis (quando o veículo tiver um banco traseiro com cintos subabdominal e de ombro) para proteção ótima. O banco traseiro central é o assento mais seguro para uma criança.
4. O motorista deve olhar cuidadosamente tanto a frente quanto a traseira do carro antes de entrar nele.
5. Trave todas as portas do carro.
6. Nunca deixe crianças pequenas sozinhas no carro.
7. Não coloque objetos pesados ou pontiagudos no mesmo assento com uma criança.

Esportes e recreação

1. Mantenha o equipamento em boas condições e funcionando corretamente.
2. Certifique-se de que as crianças conheçam o uso correto do equipamento de esporte.
3. Estimule o uso rotineiro de capacetes para bicicletas (ver Figura 42.1).
4. Use roupas e equipamentos de segurança apropriados para a atividade (ver Figura 42.2).
5. Procure não realizar atividades que estejam além da resistência física da criança.
6. Mantenha armas de fogo e munição trancadas e em locais diferentes.

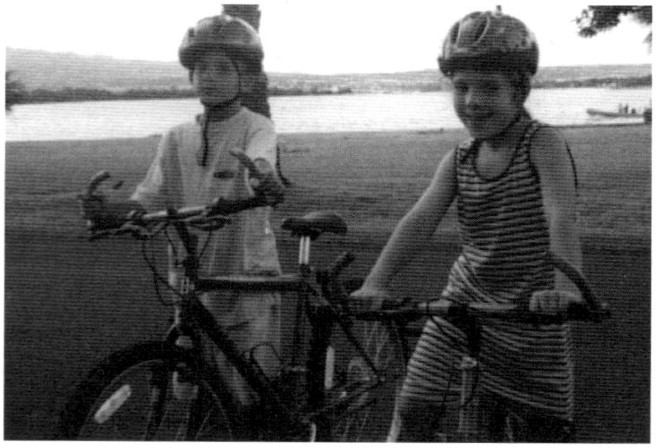

Figura 42.1 Uso de capacetes para bicicleta por todas as crianças como medida de segurança.

---

[9]N.R.T.: No Brasil, os acidentes na infância representam um grave problema para o sistema de saúde. Os acidentes de trânsito e os afogamentos são as principais causas de mortalidade, seguidas por sufocações, queimaduras, quedas e intoxicações. Segundo o Ministério da Saúde, anualmente 4,7 mil crianças morrem e 125 mil são hospitalizadas vítimas de acidentes. Gonçalves AC *et al.* Acidentes na infância: casuística de um serviço terciário em uma cidade de médio porte do Brasil. *Rev. Col. Bras. Cir.* [online]. 2019;46(2).

[10]N.R.T.: Segundo o Conselho Nacional de Trânsito – Contran, Resolução 277, "para transitar em veículos automotores, os menores de dez anos deverão ser transportados nos bancos traseiros usando individualmente cinto de segurança ou sistema de retenção equivalente". Consulte: *https://www.gov.br/infraestrutura/pt-br/assuntos/transito/conteudo-denatran/resolucoes-contran.* De acordo com o Código de Trânsito Brasileiro, transportar crianças em veículo automotor sem equipamento de segurança configura infração gravíssima.

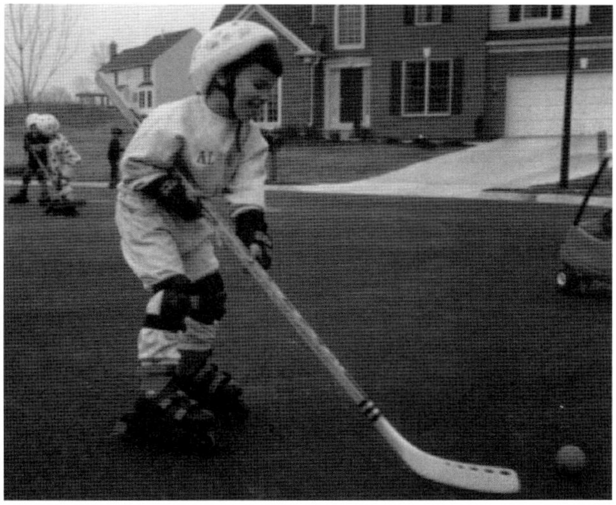

Figura 42.2 Uso de protetores e capacetes apropriados para segurança.

Equipamento elétrico e mecânico

1. Apenas dispositivos aprovados devem ser instalados; estes devem ser inspecionados periodicamente.
2. Secar as mãos antes de tocar nos aparelhos. Mantenha rádios, aquecedores portáteis e secadores de cabelo fora do banheiro.
3. Desconecte os aparelhos da corrente elétrica depois de cada uso e antes de tentar pequenos reparos.
4. Mantenha o equipamento e as máquinas de jardinagem em uma área restrita. Ensine o uso correto do equipamento tão logo a criança tenha idade suficiente.
5. Evite sobrecarregar os circuitos elétricos.
6. Desencoraje a criança a brincar com aparelhos ou ferramentas elétricas ou a permanecer em áreas onde estes estejam funcionando (p. ex., máquina de lavar, secadora de roupas, serra, cortador de grama).

Prevenção de quedas

1. Mantenha as escadas bem iluminadas e sem entulho.
2. Use portões no topo e na base das escadas onde crianças de 1 a 3 anos têm acesso.
3. Coloque corrimãos resistentes.
4. Fixe com segurança os tapetes pequenos.
5. Utilize tapetes de borracha na banheira e no chuveiro.
6. Use apenas escadas resistentes para subir.
7. A American Academy of Pediatrics e a National Association of Children's Hospitals and Related Institutions recomendaram que os andadores de bebês fossem banidos, visto que a maioria das lesões causadas pelo uso desses andadores podia ocorrer até mesmo na presença de adultos (como: rolar escada abaixo, queimaduras, afogamento, alcançar objetos inseguros devido à maior estabilidade proporcionada pelos andadores).[11]

Intoxicações e ingestões

1. Não misture alvejantes com amônia, vinagre ou outros produtos de limpeza doméstica.
2. Veja a seção sobre ingestão de produtos tóxicos e envenenamento pediátrico (ver p. 1153).
3. Coloque etiquetas de identificação nos materiais domésticos venenosos e mantenha-os fora do alcance das crianças.
4. Familiarize-se com o número de telefone dos centros de controle de envenenamento, quando disponíveis. Fixe o número de telefone do centro de controle de envenenamento em local de fácil acesso (p. ex., na porta da geladeira).

Incêndio

1. Mantenha um plano de fuga de incêndio adequado e realizar rotineiramente exercícios de incêndio em casa. Ensine às crianças as vias de fuga tão logo tenham idade suficiente.
2. Mantenha um extintor de incêndio manual do tipo pressurizado em cada andar da casa. Verifique regularmente as datas de vencimento ou de inspeção necessária. Considere a necessidade de unidades adicionais em áreas onde houver maior risco de incêndios (cozinha, área de serviço, garagem). Instrua todos os familiares que tenham idade suficiente para o seu uso.
3. Coloque telas de proteção adequadas nas lareiras.
4. Guarde a gasolina e outros líquidos inflamáveis em recipientes hermeticamente fechados e rotulados de maneira clara, distantes do calor e de fagulhas e fora do alcance das crianças.
5. Descarte imediatamente roupas embebidas em tinta e óleo.
6. Utilize pijamas à prova de fogo.
7. Marque os quartos das crianças, de modo que fiquem evidentes para os bombeiros.
8. Ensine as crianças sobre o perigo da inalação de fumaça.
9. Ensine as crianças a parar, atirar-se ao chão e rolar, caso suas roupas peguem fogo.
10. Mantenha os detectores de fumaça e de monóxido de carbono em estado de funcionamento.
11. Guarde isqueiros e fósforos fora do alcance das crianças.
12. Mantenha as crianças longe de fornos acesos, grelha e churrasqueira.

Piscinas

1. Cerque toda a piscina de acordo com os regulamentos locais. O portão deve fechar sozinho e ter uma trava.
2. Indique a profundidade da água com números na borda da piscina. Coloque uma linha de flutuadores de segurança no local em que o fundo começa a se inclinar.
3. Instale pelo menos uma escada em cada ponta da piscina. As escadas devem ter corrimão em ambos os lados, e o diâmetro do corrimão deve ser pequeno o suficiente para que uma criança consiga segurá-lo.
4. Utilize materiais antiderrapantes nas escadas, no deque e nas pranchas de mergulho.
5. Se a piscina for utilizada à noite, instale uma iluminação subaquática, bem como luzes na área externa.
6. Instale um disjuntor no circuito da piscina para cortar a energia elétrica e, assim, evitar eletrocussões caso ocorra algum problema elétrico.
7. Instrua as crianças sobre as regras de segurança, como, por exemplo: não nadar sozinhas, necessidade de um adulto para supervisão, não correr em volta da piscina e não empurrar outras crianças. Evite o uso de rádios ou de outros aparelhos elétricos perto da piscina.
8. Avise as crianças para não tentar andar em nenhuma água remanescente da piscina depois da estação – água congelada ou material que cubra a piscina.
9. Mantenha dispositivos de resgate essenciais e de primeiros socorros perto da piscina.

Precauções de emergência

1. Anote os números de telefone de emergência em um local visível e de fácil acesso.
2. Mantenha um *kit* completo de primeiros socorros imediatamente disponível para emergências. É útil carregar também um pequeno *kit* de primeiros socorros no carro da família.

---

[11]N.R.T.: A Sociedade Brasileira de Pediatria é a favor da retirada de fabricação dos andadores no Brasil. Com essa posição, a SBP visa proteger as crianças dos riscos aos quais ficam expostas ao usarem esse equipamento que, segundo essa sociedade, não traz nenhum benefício, pelo contrário, comprovadamente, ameaça a integridade física e a vida das crianças (*https://www.sbp.com.br/campanhas/campanha/cid/pela-proibicao-dos-andadores/*).

3. Forneça instruções sobre os princípios de primeiros socorros a todos os familiares que tenham idade suficiente.
   a. Os adultos responsáveis devem se inscrever em cursos de primeiros socorros oferecidos pela Cruz Vermelha e em programas de orientação de adultos.
   b. Esteja ciente dos procedimentos de primeiros socorros para as seguintes condições: queimaduras, choque elétrico, envenenamento, mordidas e picadas, ferimentos, quase afogamento, fraturas, parada cardiopulmonar.
   c. Ensine às crianças as precauções de segurança relativas a bicicletas; como responder ao telefone ou atendimento à porta; como lidar com estranhos fora de casa e segurança da rua.
4. Conheça a localização dos registros de gás, água e luz e saiba desligá-los em caso de emergência.
5. Ensine às crianças o seu endereço e número de telefone, e como discar para 911 em caso de emergência.[12]

Diversos

1. Usufrua dos cuidados preventivos de saúde.
   a. Vacine-se de acordo com as recomendações.
   b. Realize exames físicos e odontológicos regulares.
2. Procure tratamento imediato para todas as doenças e problemas de saúde.
3. Equilibre períodos de trabalho, repouso e exercícios na vida diária.

TÉCNICAS DE CUIDADOS PEDIÁTRICOS

Cuidados de enfermagem da criança com febre

Baseado em evidências
Peetoom, K., Sits, J., & Ploum, L. (2017). Does well-child care education improve consultations and medication management for childhood fever and common infections: A systematic review. *Archives of Disease in Childhood, 102*, 261-267.

A febre é uma elevação anormal da temperatura corporal. A elevação prolongada da temperatura acima de 40°C pode provocar desidratação, além de efeitos prejudiciais ao sistema nervoso central (SNC).

Considerações gerais

1. Considere os princípios básicos relacionados com a regulação da temperatura em pacientes pediátricos.
   a. Em geral, a temperatura do lactente não se estabiliza antes de 1 semana de vida. A temperatura do recém-nascido varia com a temperatura do ambiente.
   b. O grau de febre nem sempre reflete a gravidade da doença. Uma criança pode apresentar uma doença grave com temperatura normal ou subnormal.
   c. Podem ocorrer convulsões febris em algumas crianças, quando a temperatura aumenta rapidamente.
   d. A faixa da temperatura normal varia amplamente em crianças. Uma explicação comum para a "febre" é a interpretação incorreta de uma temperatura normal.
   e. A temperatura de uma criança é influenciada pela atividade e pela hora do dia, sendo que as temperaturas são mais altas no fim da tarde.
2. A interpretação da temperatura depende da medida acurada desta em uma criança. O modo deve ser apropriado para a idade e para a condição da criança, devendo-se deixar o termômetro no local durante o tempo necessário. Deve-se também ensinar os pais e cuidadores a avaliar adequadamente a temperatura, à medida que a criança cresce.

[12]N.R.T.: No Brasil, Polícia Militar – 190 e SAMU – 192.

Causas de febre em crianças

1. Infecção.
2. Doença inflamatória.
3. Desidratação.
4. Tumores.
5. Distúrbio do centro regulador da temperatura.
6. Extravasamento de sangue nos tecidos.
7. Substâncias ou toxinas.

Avaliação de enfermagem

1. Avalie o histórico de doença atual quanto à origem da febre.
   a. Idade da criança.
   b. Padrão da febre.
   c. Duração da doença.
   d. Alteração nos padrões normais de alimentação, eliminação e recreação.
   e. Outros sintomas – alimentação precária, tosse, dor de ouvido, diarreia, vômitos e exantema.
   f. Exposição a qualquer doença.
   g. Imunização ou medicamentos recentes.
   h. Tratamento da febre e eficiência do tratamento, incluindo dose adequada de antipiréticos.
   i. Experiências anteriores com febre e o seu controle.
2. Avalie o aspecto geral da criança.
3. Realize um exame físico sistemático.
   a. Inspeção da pele à procura de erupções, úlceras ou aspecto ruborizado.
   b. Inspeção dos olhos, das orelhas, do nariz e da garganta à procura de hiperemia e secreção.
   c. Ausculta dos pulmões à procura de sons anormais.
   d. Observação neurológica de alterações do estado de consciência, reação pupilar, força de preensão, movimento muscular anormal ou ausência de movimento.
   e. Inspeção da genitália externa à procura de hiperemia e secreção.
   f. Presença de hipersensibilidade do abdome ou do flanco à palpação.
4. Ajude com exames laboratoriais, quando indicado. Normalmente, os exames iniciais incluem: hemograma completo, exame de urina, culturas de amostras de garganta, nasofaringe, urina, sangue e líquido cerebrospinal; e radiografia de tórax.
5. Procure identificar o padrão da febre. Verifique a temperatura da criança pelo mesmo método a cada hora, até que ela se estabilize; em seguida, a cada 2 horas, até que retorne a valores normais; e, por fim, a cada 4 horas, durante 24 horas.

Medidas de enfermagem para reduzir a febre

A febre não exige necessariamente tratamento. A presença de febre não deve ser obscurecida pelo uso indiscriminado de medidas antipiréticas. Entretanto, caso a criança não esteja confortável, ou pareça toxêmica devido à febre, deve-se tentar reduzi-la por meio de qualquer uma das seguintes medidas de enfermagem, ou por uma combinação destas medidas:

1. Aumente a ingestão de líquidos da criança para prevenir a desidratação.
2. Exponha a pele ao ar, deixando a criança com roupas leves e de material absorvente. Evite roupas quentes, apertadas e cobertores.
3. Administre medicamentos antipiréticos, conforme prescrito. Evite o ácido acetilsalicílico, visto que o seu uso resulta em síndrome de Reye (encefalopatia, degeneração gordurosa do fígado com hipoglicemia associada) em algumas crianças. As crianças de 4 a 12 anos de idade com doença viral correm maior risco de apresentar essa síndrome.
4. Dê um banho com água morna em banheira ou de esponja, ou utilize um cobertor de hipotermia. Não deixe a criança ter calafrios, visto que estes podem aumentar a temperatura corporal.

Administração de medicamentos às crianças

A administração de medicação pode ser traumática para as crianças. Desse modo, a abordagem correta para a administração pode facilitar o processo e ainda melhorar o entendimento da criança a respeito da importância de tomar os medicamentos.

Considerações importantes

1. A maneira de abordar a criança deve indicar que o enfermeiro espera firmemente que ela venha a tomar a medicação. Essa maneira, em geral, convence a criança da necessidade do procedimento.
2. O estabelecimento de uma relação positiva com a criança possibilita a expressão dos sentimentos, das preocupações e dos conceitos errôneos em relação aos medicamentos.
3. A explicação sobre os medicamentos deve ser direcionada para o nível de entendimento da criança (*i. e.*, com brincadeiras ou comparação com algo familiar).
4. O enfermeiro precisa esconder seus próprios sentimentos a respeito da medicação.
5. Seja sempre sincero quando a criança perguntar: "isso tem gosto ruim?", ou: "vai doer?". Responda da seguinte maneira: "a medicação não tem gosto bom, mas vou lhe dar um pouco de suco assim que você engoli-la", ou então: "vai doer apenas um minuto".
6. Normalmente, é necessário misturar a medicação de gosto desagradável ou pílulas esmagadas com uma pequena quantidade de refrigerante, xarope de cereja, sorvete ou suco de maçã. Após misturar, observe, a fim de certificar-se de que a criança tenha tomado toda a preparação.
7. Nunca ameace uma criança com injeção quando ela se recusar a tomar uma medicação oral.
8. Não misture as medicações com grandes quantidades de alimentos ou com qualquer alimento que seja ingerido regularmente (p. ex., leite).
9. Evite administrar medicamentos a uma criança no horário das refeições, a não ser que isso seja especificamente prescrito.
10. Para cada medicação administrada, o enfermeiro deve conhecer sua indicação, a dosagem segura com base no peso da criança, as contraindicações, os efeitos adversos e os efeitos tóxicos.
11. A criança precisa ser identificada com precisão antes da administração de medicação.
12. Quando preparar injeções IM, aspire 0,2 mℓ de ar para dentro da seringa, além da quantidade correta da medicação. Isso remove o medicamento da agulha e evita o refluxo e o depósito da medicação no tecido adiposo subcutâneo, quando a agulha for retirada.
13. Foi demonstrado, por meio de pesquisa, que a intervenção física (com uso de cueiro, posição de decúbito lateral ou sobre o estômago, acalmar sussurrando "chiu", embalar, sugar) e a administração oral de sacarose reduzem as reações à dor em lactentes de 2 a 4 meses, durante a aplicação de vacinas.

Baseado em evidências
Saleh, E., Swamy, G., Moody, A. & Walter, E. (2017). Parental Approach to the Prevention and Management of Fever and Pain Following Childhood Immunizations. *Clinical Pediatrics, 56*(5), 435-442.

Cálculo da dosagem pediátrica

Princípios gerais

1. O enfermeiro é responsável por saber a faixa posológica segura da medicação a ser administrada.
2. Os fatores que determinam a dose do medicamento prescrito incluem:
   a. A ação, a absorção, a destoxificação e a excreção do medicamento estão relacionadas com a maturidade e com a taxa metabólica da criança.
   b. Os recém-nascidos e os prematuros necessitam de dose reduzida, devido à:
      i. Deficiência ou ausência das enzimas de destoxificação.
      ii. Diminuição da função renal efetiva.
      iii. Alteração da barreira hematencefálica e da capacidade de ligação das proteínas.
   c. As recomendações posológicas baseadas nas faixas etárias não são satisfatórias, visto que uma criança pode ser muito menor ou maior do que a criança média dessa faixa etária.
   d. As posologias baseadas no peso da criança são mais acuradas; entretanto, esses cálculos possuem limitações.
3. Consulte referências farmacológicas para a dosagem recomendada e outras informações, e esteja alerta para a prescrição que seria inapropriada para uma criança.
4. Oriente os pais a não guardar medicamentos que não sejam necessários ou que estejam com prazo de validade vencido, e também a não dar um medicamento prescrito a uma criança para outra criança.

Cálculo da dosagem pela área de superfície corporal

As seguintes fórmulas são empregadas para estimar a dosagem pediátrica, com base na área de superfície corporal (ASC) da criança. Em geral, os cálculos da ASC são preferidos, visto que muitos processos fisiológicos da criança (p. ex., volume sanguíneo e filtração glomerular) estão relacionados com a ASC.

1. Área de superfície em metros quadrados × dose por metro quadrado = dose aproximada para a criança.
2. Área de superfície corporal da criança/área de superfície corporal do adulto × dose do adulto = dose aproximada para a criança.
3. Área de superfície corporal da criança em metros quadrados/1,75 × dose do adulto = dose para a criança.

Cálculo pela regra de Clark

A regra de Clark pode ser utilizada como estimativa da dosagem pediátrica, com base no peso da criança, em relação à dose do medicamento para um adulto:

Peso da criança em libras/150 × dose do adulto = dose aproximada para a criança.

Alerta de enfermagem
Assegure a identificação correta de todos os pacientes por meio da pulseira de identificação, antes da administração do medicamento.

Medicações orais

Lactentes

1. Aspire a medicação com conta-gotas de plástico ou seringa descartável.
2. Eleve a cabeça e os ombros do lactente; abaixe o queixo com o polegar para abrir a boca.
3. Coloque o conta-gotas ou a seringa no meio da língua e, lentamente, pingue a medicação sobre a língua.
4. Libere o polegar e deixe que a criança engula.
5. Uma vez medida a quantidade correta da medicação, ela pode ser colocada em um bico apropriado, por meio do qual o lactente pode sugá-la.
6. Caso o enfermeiro se sinta confortável cuidando do lactente no colo, é aceitável segurá-lo para a administração da medicação.

Crianças de 1 a 3 anos

1. Aspire a medicação líquida com uma seringa ou utilize um copo-medida. A medicação pode ser colocada em um copo-medida ou em uma colher, após ser medida acuradamente em uma seringa.
2. Eleve a cabeça e os ombros da criança.

3. Segure o copo-medida e aproxime-o dos lábios da criança, ou coloque a seringa (sem agulha) na boca da criança, posicionando sua ponta no espaço entre a mucosa da bochecha e a gengiva, para ejetar lentamente o medicamento. A criança pode preferir usar uma colher de chá familiar.
4. Dê tempo para que a criança possa engolir.
5. Deixe que a criança segure o copo-medida se for capaz, e que ela beba no seu próprio ritmo. (Este pode ser um método mais aceitável.) Ofereça uma bebida preferida como "recompensa", caso não haja nenhuma contraindicação.
6. Os copos-medida pequenos e seguros podem ser fornecidos à criança para brincar.

Crianças em idade escolar

1. Caso a criança tenha idade suficiente para tomar o medicamento em comprimido ou em cápsula, ensine-a a colocar o comprimido próximo da parte posterior da língua e a engoli-lo imediatamente com líquido, como água ou suco de frutas. Se a deglutição de líquido for enfatizada, a criança não ficará mais pensando sobre o comprimido.
2. Sempre elogie após a criança ter tomado a sua medicação.
3. Se a criança tiver muita dificuldade de tomar a medicação VO, demonstre compreensão e ofereça ajuda.

Medicações por via subcutânea e intramuscular

Considerações gerais

1. Após aspirar da ampola a medicação a ser administrada IM, aspire uma quantidade adicional de 0,2 a 0,3 mℓ de ar dentro da seringa, retirando, assim, o medicamento da agulha e evitando a infiltração da medicação no local da injeção.
2. Quando injetar menos de 1 mℓ de medicação, utilize uma seringa de tuberculina para maior precisão.
3. Limpe cuidadosamente o local, friccionando com uma solução antisséptica; deixe secar.
4. Estabeleça pontos de referência anatômicos e prepare-se para posicionar a agulha em ângulo de 45° para injeção subcutânea (SC), e em ângulo de 90° para a injeção IM (ver Figura 42.3). Alterne os locais de injeção e mantenha um registro à beira do leito, ou na folha de prescrição da medicação.
5. No caso de injeções IM, após introduzir a agulha no local, aspire para verificar se houve punção de algum vaso sanguíneo. Caso isso ocorra, retire a agulha, descarte o medicamento e comece novamente.
6. Após a injeção, massageie o local (a não ser que haja alguma contraindicação). Quando são administradas várias injeções, certas complicações, como fibrose e contratura do músculo, podem ser diminuídas por meio de massagens, compressas mornas e exercícios de amplitude de movimento para romper e estirar o tecido cicatricial imaturo.

Lactentes

1. Os locais aceitáveis para injeções IM incluem: o músculo retofemoral (face anterior da coxa, terço médio), o músculo vasto lateral (face lateral da coxa, terço médio) ou a região ventroglútea, visto que esses locais são relativamente livres de nervos e de vasos sanguíneos importantes. Os músculos glúteo máximo e deltoide estão subdesenvolvidos no lactente, e o uso desses locais pode resultar em lesão no nervo.
2. Injeção no músculo reto femoral.
   a. Coloque a criança em posição segura para evitar qualquer movimento do membro.

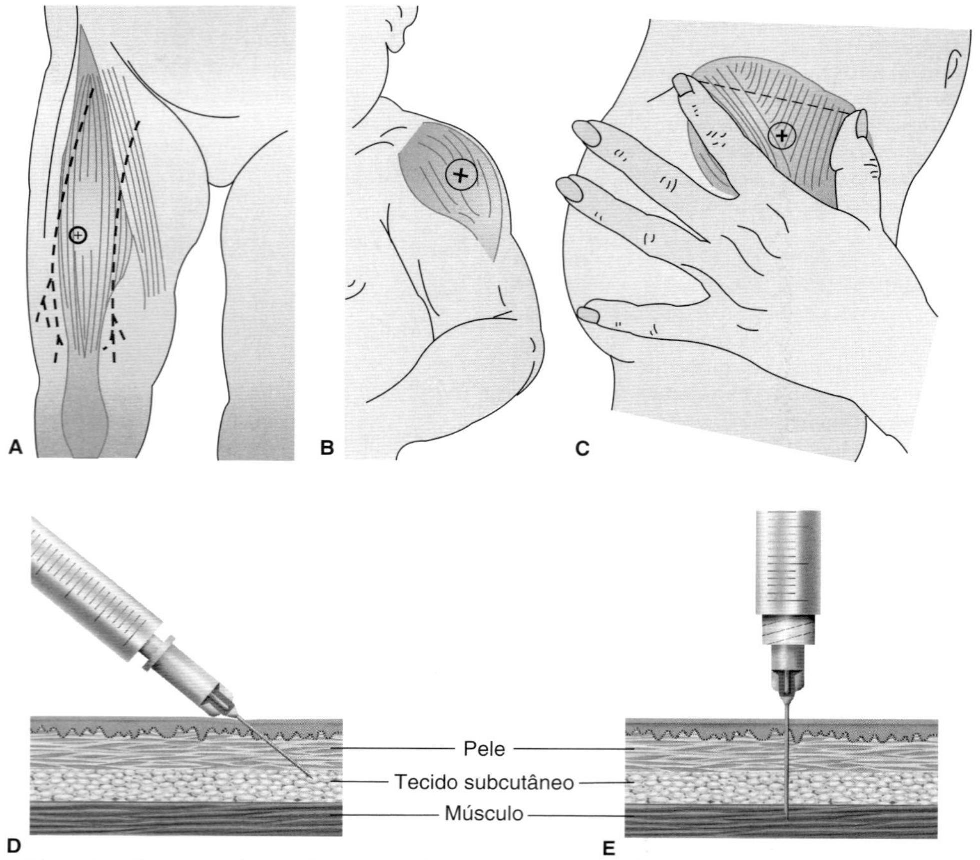

Figura 42.3 Injeções IM e subcutânea em crianças. Locais para injeções IM: **A.** Músculo reto femoral. **B.** Músculo deltoide. **C.** Região ventroglútea. **D.** Injeção subcutânea. **E.** Injeção IM. (De Pillitteri, A. [2013]. *Maternal and child health nursing: Care of the childbearing and childrearing family* [7th ed.]. Philadelphia, PA: Lippincott Williams & Wilkins.)

b. Não utilize uma agulha com mais de 2,5 cm de comprimento.
c. Pince o músculo entre o polegar e o indicador.
d. Introduza a agulha em um ângulo de 90° ou ligeiramente em direção ao joelho.
3. Injeção no músculo vasto lateral.
   a. Coloque a criança em decúbito ventral ou dorsal.
   b. A área é uma faixa estreita de músculo que se estende ao longo da linha do trocânter maior, até o côndilo lateral do fêmur, abaixo.
   c. Introduza a agulha em um ângulo de 90°, em uma profundidade de 2 a 4 cm.
4. Injeção na região ventroglútea.
   a. Esse local apresenta massa muscular densa, que é relativamente isenta de perigo de lesão dos sistemas nervoso e vascular.
   b. A desvantagem é que o local de injeção é visível para a criança.
   c. Administração.
      i. Posicione a criança em decúbito dorsal.
      ii. Coloque o indicador na espinha anterossuperior.
      iii. Com o dedo médio movendo-se dorsalmente, localize a crista ilíaca; deixe o dedo abaixo desta. O triângulo formado pela crista ilíaca, indicador e dedo médio é o local da injeção.
      iv. Introduza a agulha perpendicularmente à superfície na qual a criança está deitada.
5. Após a administração da medicação, segure a criança e conforte-a.
6. Administre a injeção subcutânea no tecido adiposo sobre a face anterolateral da coxa.

Crianças de 1 a 3 anos e crianças em idade escolar

1. Injeção na região posteroglútea – quadrante superior externo para injeção IM.
   a. Os músculos glúteos não se desenvolvem até que a criança comece a andar; logo, estes só devem ser usados quando a criança estiver andando por 1 ano ou mais. As complicações incluem lesão do nervo isquiático ou lesão subcutânea (devido à medicação injetada) e absorção deficiente.
   b. O quadrante superior externo da nádega da criança pequena tem diâmetro menor que o do adulto; por conseguinte, é essencial ter precisão para definir a área que compreende o quadrante superior externo.
   c. Administração.
      i. Não utilize uma agulha com mais de 2,5 cm de comprimento.
      ii. Posicione a criança em decúbito ventral.
      iii. Coloque o polegar sobre o trocânter.
      iv. Coloque o dedo médio sobre a crista ilíaca.
      v. Deixe o indicador cair em um ponto a meia distância entre o polegar e o dedo médio até o quadrante superior externo da nádega. Esse é o local da injeção.
      vi. Introduza a agulha perpendicularmente à superfície sobre a qual a criança está deitada, e não em relação à pele.
2. Região ventroglútea para injeção IM.
   a. Pode ser usada para a criança de mais idade cuja contenção seja difícil.
   b. Veja a descrição apresentada anteriormente.
3. Músculo deltoide para injeção IM.
   a. Pode ser utilizado para crianças de mais idade e maiores.
   b. A injeção em local não preciso pode resultar em lesão do nervo radial ou da artéria braquial.
   c. Determine o local da injeção por meio de palpação do processo do acrômio do ombro e estabeleça um espaço de dois dedos abaixo do processo do acrômio.
   d. Introduza a agulha em um ângulo de 90° ou ligeiramente em direção ao ombro.
4. Faces lateral e anterior da coxa para injeção IM.
   a. Não utilize uma agulha com mais de 2,5 cm de comprimento.
   b. Utilize o quadrante superior externo da coxa.
   c. Introduza a agulha em um ângulo de 45° em direção inferior e para o joelho.
5. Administre a injeção subcutânea no tecido adiposo sobre a face anterolateral da coxa, ou sobre a face externa do braço.
6. Apoio de enfermagem para crianças de 1 a 3 anos e crianças de mais idade.
   a. Prepare todo o material antes de procurar a criança.
   b. Explique à criança onde a injeção será aplicada (o local) e porque você está aplicando uma injeção.
   c. Deixe que a criança expresse o seu medo.
   d. Realize o procedimento rapidamente e com delicadeza. A seringa e a agulha devem estar totalmente preparadas e prontas antes do contato com a criança.
   e. Deixe o local da injeção dormente friccionando firmemente a pele com um *swab* de limpeza ou com gelo (as crianças maiores podem ajudar nesse procedimento). Minimize a dor de uma injeção IM introduzindo a agulha no músculo com movimento rápido, semelhante a um dardo.
   f. Assegure sempre o auxílio de um segundo enfermeiro ou de um familiar para ajudar a imobilizar a criança e a distrair a sua atenção, bem como para oferecer apoio e conforto.
   g. Elogie a criança pelo seu comportamento após a injeção. Deixe que a criança ajude na aplicação de um curativo, visto que isso lhe fornecerá alguma sensação de conforto.
   h. Incentive também uma atividade que utilize o músculo onde foi aplicada a injeção; isso promove a dispersão da medicação e diminui a dor. O mesmo resultado pode ser obtido por meio de massagem firme do músculo após a injeção, a não ser que haja alguma contraindicação.
   i. Registre de modo acurado o local da injeção, para assegurar o revezamento apropriado deste.

Medicações intravenosas

1. A administração intravenosa (IV) de medicações pode ser feita por diversas técnicas, incluindo *piggyback* ou dispositivo heparinizado, equipamento de controle de volume ou dispositivo implantado. Ver nas pp. 71-74 informações sobre essas técnicas.
2. Prepare as medicações de modo asséptico (câmara de fluxo laminar) e utilize a técnica estéril para acesso IV. (A sepse constitui uma ameaça constante quando a criança está recebendo medicação IV.)
3. Esteja alerta para a possível ocorrência de um efeito farmacológico exagerado com medicações IV. Como qualquer outra medicação, é preciso conhecer sua indicação, os efeitos adversos e tóxicos do medicamento, bem como o efeito farmacológico sobre o organismo.
4. Dilua as medicações IV e injete-as lentamente – nunca em menos de 1 minuto (isso possibilita que o fluxo sanguíneo periférico ao longo de todo o sistema circulatório dilua a medicação e impeça que concentrações elevadas do medicamento alcancem o encéfalo e o coração).
5. Identifique as compatibilidades dos medicamentos e eletrólitos nas soluções IV e do próprio líquido.
6. Observe o acesso venoso com frequência. Contenha a criança, se necessário, para evitar a ocorrência de infiltração. A infiltração de líquidos contendo medicações pode causar necrose tecidual rápida e grave.

CONSIDERAÇÕES ESPECIAIS EM CUIDADOS PRIMÁRIOS PEDIÁTRICOS

Envenenamento agudo

A exposição a venenos pode ocorrer por ingestão, inalação ou contato com a pele ou com a mucosa. Esta seção enfoca as ingestões tóxicas e envenenamentos mais comuns. O envenenamento por ingestão refere-se à ingestão de uma substância prejudicial que, até mesmo em pequena quantidade, pode causar dano aos tecidos, comprometer as funções do organismo e, possivelmente, causar morte. Essas substâncias podem incluir medicamentos como o paracetamol e ferro, produtos de uso doméstico e plantas.

As crianças correm risco de envenenamento agudo. Diariamente, nos EUA, mais de 300 crianças de 0 a 19 anos de idade são tratadas em serviços de emergência, e duas morrem em consequência de envenenamento. Os agentes mais comumente ingeridos por crianças com menos de 6 anos de idade incluem produtos cosméticos e de cuidados pessoais; entretanto, os produtos de limpeza, os analgésicos, as plantas, os pesticidas, as vitaminas e os medicamentos para tosse e resfriado também representam um risco.[13]

Fisiopatologia e etiologia

1. Armazenamento inadequado ou perigoso de substâncias potencialmente tóxicas.
2. Iluminação inadequada – o que causa erros de leitura.
3. Fatores humanos:
   a. Falha em ler o rótulo corretamente.
   b. Falha em recolocar venenos em seu local apropriado.
   c. Falha em reconhecer o material como venenoso.
   d. Falta de supervisão da criança.
   e. Uso proposital de veneno.
4. A toxina é ingerida e pode ter efeitos locais limitados ou pode prosseguir até ser absorvida e interferir nos processos metabólicos e na função orgânica.
5. Normalmente, ocorre em crianças com menos de 6 anos de idade, com incidência máxima entre 12 e 24 meses.
6. O envenenamento agudo pode resultar em arritmias ou lesão permanente de múltiplos órgãos, devido à perda inicial das vias respiratórias, respiração e circulação (ABC), e toxicidade de órgãos específicos.

Envenenamento por paracetamol

O paracetamol é um agente comum que causa intoxicação em crianças, em virtude tanto de seu uso em lugar de salicilatos como do sabor agradável das preparações desenvolvidas para facilitar a sua administração. A ingestão por adolescentes é, com frequência, intencional. O paracetamol é tóxico para o fígado, resultando em necrose e, possivelmente, em morte celular.

Manifestações clínicas

Fase I (primeiras 24 horas após a ingestão):

1. Pode ser assintomática.
2. Anorexia.
3. Náuseas e vômitos.
4. Sudorese.
5. Mal-estar.
6. Palidez.

Fase II (24 a 48 horas após a ingestão):

1. Os sintomas da fase I diminuem ou desaparecem.
2. Dor no quadrante superior direito, devido à lesão hepática.
3. Aumento do fígado com elevação da bilirrubina e das enzimas hepáticas e tempo de protrombina prolongado.
4. Oligúria.

Fase III (3 a 5 dias após a ingestão):

1. Sinais de insuficiência hepática, como icterícia, hipoglicemia, coagulopatia e encefalopatia.
2. Anormalidades máximas da função hepática.
3. Pode-se observar o reaparecimento de anorexia, náuseas, vômitos e mal-estar.
4. Podem ocorrer insuficiência renal e miocardiopatia.

Fase IV:

1. Associada a recuperação ou progressão para a insuficiência hepática completa e morte.

Avaliação diagnóstica

1. Nível sérico de paracetamol 4 horas após a ingestão.
2. Provas de função hepática seriadas.
3. Bioquímica urinária e sérica para avaliação da função renal.

Manejo

1. Deve-se administrar carvão ativado caso o tratamento seja instituído nas primeiras 6 a 8 horas após a ingestão; se o tratamento for iniciado depois desse período de tempo, o carvão ativado não será usado, a não ser que outra substância tóxica tenha sido ingerida.
2. A *N*-acetilcisteína é um antídoto administrado por via oral ou IV. Trata-se do esquema mais extensamente estudado para superdosagem de paracetamol.
3. À semelhança de todos os venenos, os cuidados das vias respiratórias, da respiração e da circulação e o tratamento do choque constituem sempre as condutas prioritárias.

Envenenamento por ferro

O envenenamento por ferro ocorre frequentemente na infância, devido à prevalência de alimentos que contêm esse elemento. A gravidade do envenenamento pelo ferro está relacionada com a quantidade de ferro elementar absorvida. A faixa da toxicidade potencial situa-se entre 50 e 60 mg/kg.

Manifestações clínicas

1. Em 30 minutos a 2 horas após a ingestão:
   a. Necrose local e hemorragia do trato GI.
   b. Náuseas e vômitos, incluindo hematêmese.
   c. Dor abdominal.
   d. Diarreia, habitualmente sanguinolenta.
   e. Hipotensão grave.
   f. Regressão dos sintomas depois de 6 a 12 horas.
2. Em 6 a 24 horas – período de recuperação aparente.
3. Em 24 a 40 horas:
   a. Toxicidade sistêmica com colapso cardiovascular, choque, insuficiência hepática e renal, convulsões, coma e, possivelmente, morte.
   b. Acidose metabólica.
4. Em 2 a 4 semanas após a ingestão:
   a. Estenose pilórica e duodenal.
   b. Cirrose hepática.

Avaliação diagnóstica

1. Dosagem do nível sérico de ferro livre.
   a. Ferro sérico total.
   b. Capacidade total de ligação do ferro sérico.
2. Radiografia de abdome para visualização de comprimidos de ferro; uso limitado para a visualização de toxinas líquidas.

Manejo

1. A lavagem gástrica pode ter algum benefício, visto que o ferro não é absorvido pelo carvão ativado; entretanto, deve-se utilizar um cateter de lúmen amplo, o que pode não ser possível em crianças pequenas.
2. A irrigação intestinal total reduz a absorção de ferro e de medicamentos de liberação prolongada.
3. Administração de desferroxamina para os casos graves – agente quelante de ferro, que se liga a esse mineral e é excretado na urina (a urina adquire uma coloração vermelho vivo).

---

[13]N.R.T.: Segundo o Ministério da Saúde, a intoxicação ou envenenamento é a quinta maior causa de internação por motivos acidentais entre crianças com idade de 0 a 14 anos. Em 2019, foram notificadas 3.876 crianças de ambos os sexos dessa faixa etária hospitalizadas por esse motivo (*https://criancasegura.org.br/dicas/dicas-de-prevencao-envenenamento-e-intoxicacao/*).

Avaliação primária do envenenamento agudo

1. A avaliação inicial deve incluir um exame das vias respiratórias, da respiração e circulação, do nível de consciência, dos sinais vitais e uma avaliação neurológica.
2. Avalie os efeitos sintomáticos do envenenamento com base nos sistemas.
   a. Digestório – comuns no envenenamento por ácido metálico, álcali e bactérias. Podem incluir: náuseas, vômitos, diarreia, dor abdominal ou cólica e anorexia.
   b. SNC – podem incluir convulsões (particularmente com depressores do SNC, como álcool, hidrato de cloral e barbitúricos) e alterações comportamentais. Pode-se observar pupilas dilatadas ou puntiformes.
   c. Pele – exantemas, queimaduras da boca, esôfago e estômago; inflamação ocular; irritações cutâneas; manchas ao redor da boca; lesões das mucosas. A cianose pode ser visível, particularmente com cianeto e estricnina.
   d. Cardiopulmonar – dispneia (particularmente com aspiração de hidrocarbonetos) e depressão ou parada cardiopulmonar.
   e. Outros – odor em torno da boca.
3. Identifique o veneno, quando possível.
   a. Determine a natureza da substância ingerida pela anamnese da criança e pela leitura do rótulo do recipiente. Pode haver necessidade de intervenção de enfermagem imediatamente após essa avaliação.
   b. Entre em contato com o centro de controle de intoxicação mais próximo, ou com o serviço de toxicologia do consultório do médico no qual foi realizado o atendimento, a fim de identificar o ingrediente tóxico e obter recomendações para tratamento de emergência.[14]
   c. Reserve o vômito, as fezes e a urina para análise quando a criança chegar ao hospital.

Alerta de enfermagem
Pode ser necessário iniciar o suporte respiratório e circulatório de emergência nessa ocasião. Se houver necessidade, obtenha o acesso venoso, mantenha segurança durante a atividade convulsiva e trate o choque. Quanto aos demais aspectos, continue a avaliação.

Intervenções primárias

Assistência à família por meio de orientação por telefone

1. Obtenha e registre calmamente as seguintes informações:
   a. Nome, endereço e número de telefone do interlocutor.
   b. Avaliação da gravidade da ingestão.
   c. Idade, peso e sinais e sintomas da criança, incluindo estado neurológico.
   d. Via de exposição.
   e. Nome do produto ingerido, quantidade aproximada ingerida e horário da ingestão.
   f. Breve história clínica pregressa.
   g. Relação do interlocutor com a vítima.
2. Instrua o interlocutor sobre ações de emergência apropriadas.[15]
3. Encaminhe o paciente ao serviço de emergência mais próximo. Envie uma ambulância, se necessário.
4. Instrua o interlocutor a limpar a boca da criança, retirando qualquer veneno não deglutido.
5. Identifique quais os tratamentos já foram iniciados.
6. Instrua os pais a guardar o vômito, o líquido ou as pílulas não deglutidas, além do recipiente do produto, e a levá-los para o hospital, de modo a ajudar na identificação do veneno.
7. Identifique se outras crianças foram envolvidas no envenenamento, de modo a iniciar também o tratamento delas.

Alerta farmacológico
Não administre produtos ou alimentos neutralizantes domésticos (a não ser que isso seja recomendado por um especialista do centro de intoxicação), visto que o calor gerado pela reação química pode resultar em queimadura (ou exacerbação de uma queimadura já existente).

Intervenção relacionada com a condição do paciente

Inicie suporte vital básico – ABC (***Airway*** – via respiratória; ***Breathing*** – respiração; e ***Circulation*** – circulação), conforme necessário.

Remoção do veneno do organismo

1. Se a substância ingerida não for um medicamento, peça à criança que beba 100 a 200 mℓ de água, caso esta seja uma orientação do Centro de Intoxicações. Mas se uma medicação tiver, sim, sido ingerida, não a dilua com água, uma vez que isso pode acelerar a absorção.
2. Em caso de contato com a pele ou com os olhos, remova as roupas contaminadas e irrigue com água durante 15 a 20 minutos.
3. Para venenos inalados, remova a criança do local de exposição.
4. Administre lavagem gástrica caso a toxina não seja absorvida pelo carvão (isso é mais efetivo nos primeiros 50 minutos após a ingestão).
5. A lavagem é seguida de catártico ou carvão ativado para acelerar a remoção do veneno do trato GI. Utilize com cautela em crianças pequenas.
6. Esteja alerta para os perigos associados à lavagem.
   a. Perfuração esofágica – pode ocorrer no caso de envenenamento por produto corrosivo.
   b. Hemorragia gástrica.
   c. Comprometimento da função pulmonar em consequência de aspiração.
   d. Parada cardíaca.
   e. Convulsões – podem resultar de estimulação na ingestão de estricnina.
7. A lavagem (quando realizada) é seguida de carvão ativado (de preferência em 1 hora após a ingestão) para acelerar a remoção do veneno do trato GI.
   a. O carvão absorve precariamente a maioria dos eletrólitos, o ferro, o lítio, os ácidos e bases minerais, o álcool, o cianeto, a maioria dos solventes e os hidrocarbonetos.
   b. Administre 30 a 50 g no caso de adolescente, em 180 a 240 mℓ de água adoçada.
   c. Algumas vezes é mais fácil administrar o carvão em copo opaco, visto que algumas crianças hesitam em beber o carvão, devido à sua cor escura.

Baseado em evidências
Mowry, J., Spyker, D., Brooks, D. *et al.* (2016). 2015 Annual Report of the American Association of Poison Control Centers' National Poison Data System (NPDS): 33rd Annual Report. *Clinical Toxicology, 54*(10), 924-1109.

Redução do efeito do veneno pela administração de antídoto

1. Um antídoto pode reagir com o veneno para evitar sua absorção ou pode neutralizar seus efeitos após a sua absorção.
2. Nem todos os venenos possuem antídotos específicos.

[14]N.R.T: No Brasil, existem os Centros de Informação e Assistência Toxicológica (Ciats), que são serviços que orientam a população e profissionais de saúde sobre os procedimentos a serem realizados nos casos de intoxicação. Existem Ciats em todas as regiões brasileiras. Número de contato: 0800 722 6001.
[15]N.R.T: No Brasil, Centros de Informação e Assistência Toxicológica (Ciats): 0800 722 6001.

3. As informações sobre antídotos apropriados para venenos específicos estão disponíveis em todos os centros de controle de intoxicações. Os antídotos para os venenos mais comuns devem ser relacionados no serviço de emergência do hospital.
4. A efetividade do antídoto depende habitualmente do tempo decorrido entre a ingestão do veneno e a administração do antídoto.

Eliminação do veneno absorvido

1. Force a diurese.
   a. Administre grandes quantidades de líquido VO ou por acesso IV.
   b. Monitore rigorosamente o equilíbrio hídrico.
2. Ajude na diálise renal, que pode ser necessária caso os rins da criança não estejam funcionando de maneira efetiva.
3. Ajude na exsanguinotransfusão, caso esse método seja indicado para a remoção do veneno.

Apoio emocional

1. Permaneça calmo e eficiente, enquanto trabalha rapidamente.
2. Tranquilize a criança e a sua família, afirmando que as medidas terapêuticas estão sendo tomadas imediatamente.
3. Desencoraje pais ansiosos a segurar, acariciar e estimular excessivamente a criança.

Avaliação e intervenções de enfermagem subsequentes

Observação da criança quanto à progressão dos sintomas

1. Comprometimento do SNC.
   a. Observe à procura de inquietação, confusão, delírio, convulsões, letargia, estupor ou coma.
   b. Administre sedação com cautela – para evitar a depressão do SNC e o mascaramento dos sintomas.
   c. Evite a manipulação excessiva da criança.
   d. Ver cuidados de enfermagem na criança com convulsões, p. 1277.
   e. Ver cuidados de enfermagem no paciente inconsciente, Capítulo 15.
2. Comprometimento respiratório.
   a. Observe à procura de depressão respiratória, obstrução, edema pulmonar, pneumonia ou taquipneia.
   b. Tenha uma via respiratória artificial e uma cânula de traqueostomia disponíveis.
   c. Esteja preparado para administrar oxigênio e proporcionar respiração artificial.
   d. Outros cuidados de enfermagem:
      i. Para cuidados de enfermagem durante ventilação mecânica, ver p. 1188.
      ii. Para procedimentos de administração de oxigênio, ver p. 181.
      iii. Para procedimentos de reanimação cardiopulmonar, ver p. 1184.
3. Comprometimento cardiovascular.
   a. Examine à procura de colapso circulatório periférico, distúrbios da frequência e do ritmo cardíacos ou insuficiência cardíaca.
   b. Mantenha a terapia IV, conforme orientação, para prevenir o choque. Avalie a ocorrência de complicações de super-hidratação.
   c. Esteja preparado para atender uma parada cardíaca.
4. Comprometimento GI.
   a. Observe a presença de náuseas, dor, distensão abdominal e dificuldade de deglutição.
   b. Mantenha a terapia IV para repor as perdas hidreletrolíticas.
   c. Ofereça uma dieta de fácil deglutição e digestão.
      i. Comece com uma dieta líquida.
      ii. Progrida para líquidos, alimentos de consistência mole e, em seguida, dieta regular, à medida que melhora a condição da criança.
5. Comprometimento renal.
   a. Observe a criança quanto à diminuição do débito urinário. Registre com exatidão o aporte oral e IV e o débito urinário.
   b. Observe a ocorrência de hipertensão.
   c. Introduza um cateter vesical de demora, se necessário, em caso de retenção urinária.
   d. Administre quantidades apropriadas de líquidos e eletrólitos.
   e. Ver cuidados de enfermagem da criança com insuficiência renal, p. 1354.
   f. Corrija e monitore o equilíbrio acidobásico.

Cuidados de suporte

1. Mantenha um aporte adequado de calorias, líquidos e vitaminas. Os líquidos orais são preferíveis quando puderem ser retidos.
2. Evite a hipotermia ou a hipertermia. (O controle da temperatura corporal está comprometido em muitos tipos de envenenamento.) Monitore com frequência a temperatura da criança.
3. Examine rigorosamente à procura de inflamação e irritação tecidual.
   a. Isso é particularmente importante na ingestão de querosene ou de outros hidrocarbonetos, que podem causar pneumonite química.
   b. Isole o paciente de outras crianças, particularmente daquelas que apresentam infecções respiratórias.
   c. Administre antibióticos, conforme prescrição médica.
4. Aconselhe os pais, que habitualmente se sentem culpados pelo acidente.
   a. Incentive os pais a conversar sobre o envenenamento.
   b. Enfatize como a sua ação rápida de buscar tratamento para a criança a ajudou.
   c. Discuta maneiras de fornecer suporte à criança durante a hospitalização.
   d. Não permita períodos prolongados de autoincriminação. Encaminhe os pais a um psicólogo para ajudá-los na resolução desses sentimentos, caso necessário.
5. Utilize a brincadeira terapêutica para determinar como a criança pequena enxerga a situação.
   a. Em geral, a criança vê as medidas de enfermagem como punições pela má ação envolvendo o envenenamento.
   b. Explique o tratamento e corrija interpretações errôneas de maneira apropriada para a idade da criança.
6. Inicie um encaminhamento para enfermagem de saúde pública em função de qualquer incidente de envenenamento infantil. Uma avaliação domiciliar deve ser realizada para identificar quaisquer problemas potenciais ou reais, e para proporcionar intervenções e orientação apropriadas à prevenção de envenenamento.

Educação da família e manutenção da saúde

Ênfase à prevenção

1. Deve haver informações disponíveis sobre a prevenção de envenenamento em todas as unidades pediátricas hospitalares, e durante todas as consultas das crianças.
   a. Muitos panfletos grátis e listas de verificação de segurança doméstica estão disponíveis em diversas fontes, como companhias de seguro e laboratórios farmacêuticos.
   b. Independentemente do motivo da hospitalização, ou da consulta da criança em consultório médico, qualquer responsável pode receber orientações.
2. Ensine as seguintes precauções:
   a. Mantenha os medicamentos e substâncias venenosas fora do alcance das crianças.
   b. Providencie um local de armazenamento trancado para substâncias altamente tóxicas; escolha um armário que seja mais alto, de modo que a criança não possa alcançá-lo ou nele subir.

c. Não armazene substâncias tóxicas nas mesmas áreas dos alimentos.
d. Certifique-se de que todos os recipientes estejam corretamente identificados e rotulados. Mantenha medicamentos, outras substâncias e produtos químicos domésticos em seus recipientes originais.
e. Não descarte substâncias tóxicas em recipientes ao alcance das crianças; entretanto, descartar os recipientes de substâncias tóxicas usados.
f. Ensine a criança a não provar nem ingerir substâncias não familiares.
g. Limpe periodicamente o armário de remédios.
h. Mantenha as medicações em recipientes "à prova de crianças" (tampas com mecanismos de segurança), que são fechados com segurança.
i. Leia todos os rótulos cuidadosamente antes de cada uso.
j. Não administre a outra criança medicamentos prescritos para determinada criança.
k. Nunca se refira a medicamentos como se fossem balas, nem suborne as crianças com esses incentivos.
l. Nunca administre nem tome medicações no escuro.
m. Incentive os pais a não fazer uso de medicações na frente de crianças pequenas, devido à tendência das crianças de imitar os adultos.
n. Sugira que as mães evitem manter as medicações em suas bolsas ou na mesa da cozinha.
o. Mantenha cremes e pomadas de bebê longe de crianças pequenas.
p. Nunca perfure nem aqueça recipientes de aerossol.
q. Armazene pesticidas para grama e jardim em local separado, trancados à chave e fora da casa; não armazene grandes quantidades de produtos de limpeza ou pesticidas.

3. Aconselhe os pais a descartar o xarope de ipeca, caso tenham esse medicamento em casa. De acordo com a American Academy of Pediatrics, não há evidências de que o uso de ipeca melhore os resultados nos casos de envenenamento. Além disso, existe a possibilidade de abuso de ipeca em adolescentes com bulimia ou anorexia nervosa, motivo pelo qual a recomendação para manter o xarope de ipeca à mão, para indução de vômitos, foi abolida.
4. Oriente a família a manter uma lista de números de telefones de emergência, incluindo o do centro de controle de intoxicação, o número de um médico, do hospital mais próximo e do serviço de ambulância.
5. Reforce a necessidade da vigilância e supervisão consistentes de lactentes e crianças pequenas, devido à sua maior mobilidade, curiosidade e destreza.

Educação sobre ações de emergência

1. Suspeite de envenenamento com a ocorrência de sintomas súbitos ou estranhos, ou de comportamento peculiar, para o caso de crianças de 1 a 3 anos e crianças em idade pré-escolar.
2. Leia os rótulos do produto ingerido ou entrar em contato com um médico, com o hospital ou com o centro de controle de envenenamento, para obter instruções acerca do tratamento do envenenamento. Forneça todas as informações relevantes sobre a criança, a condição e a substância ingerida.
3. Mantenha as vias respiratórias desobstruídas na criança que apresente convulsão ou que não esteja completamente consciente.
4. Diluir o veneno com 100 a 200 mℓ de água, conforme orientação do centro de controle de intoxicação, ou de um médico.
5. Transporte imediatamente a criança até a unidade de saúde mais próxima.
   a. Envolva a criança em um cobertor para evitar calafrios.
   b. Leve o recipiente e amostras de vômito ou urina para o hospital junto com a criança.
6. Evite a manipulação excessiva da criança.
7. Aja imediatamente, porém com calma.
8. Não suponha que a criança esteja segura simplesmente porque o vômito não mostra nenhum traço do veneno, ou porque a criança parece estar bem. O veneno pode ter provocado uma reação tardia ou pode ter alcançado o intestino delgado, onde ainda ocorre absorção.

Envenenamento por chumbo

Nos EUA, há aproximadamente meio milhão de crianças com níveis sanguíneos elevados de chumbo (mais de 5 mcg/dℓ). O envenenamento por chumbo, denominado *saturnismo*, resulta de alguma forma de consumo de chumbo. Os níveis sanguíneos de chumbo, mesmo quando inferiores ao nível previamente aceito de 10 mcg/dℓ, podem afetar a função intelectual em crianças. Consequentemente, o nível aceitável de chumbo passou de 10 para 5 mcg/dℓ em 2017.

Milhões de crianças vivem em habitações construídas antes de 1950, que contêm um nível mais elevado de contaminação de chumbo na camada superficial do solo e na poeira doméstica interna. As atividades normais das crianças que envolvem levar a mão à boca podem introduzir poeira, sujeira do solo e itens não alimentares contendo chumbo no trato GI. A alotriofagia (ingestão de substâncias não alimentares, particularmente lascas de tinta à base de chumbo) geralmente está associada a maior grau de envenenamento por chumbo.

Fisiopatologia e etiologia

Fatores etiológicos

1. Vários episódios de mastigação, sucção ou ingestão de substâncias não alimentares.
   a. Brinquedos, móveis, peitoris de janelas, acessórios domésticos e paredes pintadas com tinta contendo chumbo.
   b. Pontas e cinzas de cigarros.
   c. Sucos ácidos ou alimentos servidos em utensílios feitos com esmalte à base de chumbo.
   d. Tintas coloridas utilizadas em jornais, revistas, livros infantis, jogos, cartas de baralho e embalagens de alimentos.
   e. Água de canos de chumbo.
   f. Frutas tratadas com inseticidas.
   g. Sujeira contendo chumbo da exaustão de automóveis.
   h. Vasilhas de estanho antigas, particularmente quando utilizadas para servir sucos ou alimentos ácidos.
   i. Pesos de chumbo (pesos de cortina, pesos de anzóis).
   j. Proximidade contínua a um centro de processamento de chumbo.
   k. Ocupações ou lazeres que utilizam chumbo.
   l. Medicamentos "naturais" importados, cosméticos, alimentos ou utensílios de cozinha contendo chumbo.
2. Inalações de vapores contendo chumbo (a causa menos comum em crianças).
   a. Gasolina com chumbo.
   b. Incineração de baterias armazenadas.
   c. Poeira contendo sais de chumbo.
   d. Poeira no ar em instalações de tiro ao alvo e em combustão em ambientes fechados com ventilação deficiente.
   e. Fumaça de cigarro.
3. Maior incidência em crianças entre 1 e 6 anos de idade, particularmente aquelas entre 1 e 3 anos.
   a. Alta incidência em indivíduos que moram em casas antigas ou habitações deterioradas.
   b. Não há diferença significativa na incidência por sexo.
   c. Alta incidência em irmãos.
4. O envenenamento sintomático por chumbo ocorre com mais frequência nos meses de verão.

Alerta de enfermagem
A legislação estadunidense estipula que brinquedos, móveis para crianças e o interior das residências sejam pintados com tinta sem chumbo; entretanto, o problema surge quando as camadas mais profundas de tinta e de massa em produtos mais antigos são contaminadas com chumbo. Uma lasca de tinta contém muito mais chumbo do que a quantidade considerada segura.

Efeitos sistêmicos

1. A absorção de chumbo pelo sistema digestório é afetada pela idade, alimentação e deficiência nutricional. As crianças pequenas absorvem 40 a 50% e retêm 20 a 25% do chumbo presente na alimentação.
2. O corpo demora duas vezes mais para excretar chumbo do que para absorvê-lo.
3. O chumbo é armazenado em dois locais do corpo:
   a. Ossos.
   b. Tecidos moles.
4. Os principais efeitos tóxicos ocorrem no sistema nervoso, na medula óssea e nos rins.
5. Sistema nervoso.
   a. Encéfalo – o aumento da permeabilidade capilar resulta em edema, hipertensão intracraniana e lesão vascular; a destruição das células do encéfalo causa convulsões, deficiência intelectual, paralisia, cegueira e incapacidades de aprendizagem.
   b. O dano neurológico não pode ser revertido.
   c. O SNC de crianças pequenas e fetos é mais sensível ao chumbo.
6. Medula óssea.
   a. O chumbo fixa-se aos eritrócitos.
   b. Há inibição de várias etapas na biossíntese do heme, com consequente redução do número de eritrócitos, aumento de sua fragilidade e redução de sua meia-vida.
   c. A diminuição da produção de hemoglobina resulta em anemia e angústia respiratória.
7. Rins – lesão das células dos túbulos proximais, causando aumento da excreção de aminoácidos, proteínas, glicose e fosfato.
8. A taxa de recorrência é alta, particularmente se o chumbo não for removido do ambiente doméstico.

Manifestações clínicas

Os sintomas em crianças pequenas podem se desenvolver de modo insidioso e podem regredir espontaneamente.

1. Gastrintestinais – anorexia, vômitos esporádicos, dor abdominal intermitente (cólica) e constipação intestinal.
2. SNC – hiperirritabilidade; diminuição da atividade; alterações da personalidade; perda de habilidades de desenvolvimento recém-adquiridas; queda, claudicação e perda da coordenação (ataxia); paralisia local; paralisia dos nervos periféricos.
3. Hematológicas – anemia, palidez.
4. Cardiovasculares – hipertensão, bradicardia.

Avaliação diagnóstica

1. Anamnese detalhada com ênfase na presença ou na ausência de sintomas clínicos; evidências de alotriofagia; histórico familiar de envenenamento por chumbo; possível fonte de exposição ao chumbo; mudança recente no comportamento, retardo do desenvolvimento ou problemas comportamentais; mudança recente de endereço; ou ainda reformas recentes em casa.
2. Avalie o nível sérico de chumbo e repita para confirmar, de preferência por punção venosa. Nos EUA, foram feitas mudanças recentes nas recomendações de rastreamento para incluir um rastreamento direcionado de todas as crianças inscritas e elegíveis no Medicaid. Além disso, todas as crianças nascidas fora dos EUA devem ser submetidas a rastreamento.
   a. Para níveis inferiores a 5 μg/dℓ, deve-se obter um histórico ambiental mais extenso.
   b. Para níveis situados entre 10 e 14 μg/dℓ, os níveis devem ser confirmados e repetidos em 3 meses. Deve-se fornecer orientações sobre a redução da exposição e limitação da absorção de chumbo na presença de níveis superiores a 10 μg/dℓ.
   c. Os níveis entre 15 e 19 μg/dℓ devem ser repetidos em 2 meses, enquanto se realiza uma revisão do histórico ambiental.
   d. Os níveis situados entre 20 e 44 μg/dℓ devem ser repetidos em 2 dias, e deve-se fazer um encaminhamento do paciente à unidade de saúde local, juntamente com o histórico clínico e o exame físico completos, além das orientações, conforme descrito anteriormente.
   e. Os níveis entre 45 e 69 μg/dℓ devem ser confirmados imediatamente, com encaminhamento à unidade de saúde local, e deve-se considerar a terapia de quelação com o parecer de um especialista.
   f. É necessária a hospitalização imediata do paciente com níveis superiores a 70 μg/dℓ.
3. Avaliação hematológica para identificação de anemia ferropriva.
4. Radiografia simples de abdome – pode revelar a presença de material radiopaco caso o chumbo tenha sido ingerido durante as 24 a 36 horas precedentes.
5. Nível de protoporfirina eritrocitária – não é sensível o suficiente para identificar níveis de chumbo inferiores a 25 mg/dℓ. Pode ser utilizado para acompanhar os níveis após intervenções médicas e ambientais em crianças envenenadas. Um declínio progressivo nos níveis de protoporfirina eritrocitária indica que o tratamento é bem-sucedido.
6. Urina de 24 horas – mais acurada do que uma única amostra de urina para determinar os componentes urinários elevados que correspondem aos níveis sanguíneos elevados de chumbo.
7. Exame radiológico dos ossos longos – não é confiável para o diagnóstico de envenenamento agudo por chumbo; pode fornecer alguma indicação de envenenamento pregresso por chumbo ou o momento em que ocorreu o envenenamento.
8. Teste de provocação de quelação com edetato de cálcio dissódico – utilizado apenas em centros médicos selecionados que tratam de grande número de crianças envenenadas por chumbo; revela níveis elevados de chumbo na urina durante um período de 8 horas após a injeção de edetato de cálcio dissódico.

Alerta de enfermagem
Uma amostra de sangue venoso constitui o melhor método para avaliar o nível de chumbo no sangue, visto que limita a contaminação cutânea. Se for utilizada uma amostra de punção digital, a coleta cuidadosa deverá incluir uma amostra de fluxo livre.

Baseado em evidências
American Academy of Pediatrics. (2016). Prevention of childhood lead toxicity. *Pediatrics, 138*(1). Disponível em: *www.pediatrics.aappublications. org/content/pediatrics/early/2016/06/16/peds.-1493.*

Manejo

Remoção do chumbo do ambiente

1. Remova tintas e lascas de tinta à base de chumbo ou objetos que contenham chumbo do ambiente da criança.
2. Retire a criança do ambiente durante o processo de remoção do chumbo.

Considerações nutricionais

1. Consumir quantidades adequadas de ferro. A suplementação de ferro pode estar indicada para corrigir a anemia.
2. Uma alimentação com teor reduzido de gordura e pequenas refeições frequentes reduz a absorção GI de chumbo.
3. Incentive o consumo de alimentos ricos em vitamina C (como frutas e sucos) e cálcio (como leite, iogurte e sorvete).

Terapia de quelação

De acordo com o CDC, embora a terapia de quelação seja considerada a base do tratamento clínico de crianças com níveis sanguíneos de chumbo superiores a 45 mg/dℓ, ela deve ser usada com cautela. Antes do uso de agentes quelantes, deve-se obter o parecer de um especialista em quimioterapia para chumbo. Programas estaduais de envenenamento por chumbo, centros locais de controle de envenenamento ou o Lead Poisoning Prevention Branch no CDC podem ser usados como recursos para identificar especialistas acessíveis.

Baseado em evidências
Barber, C., Huebner, J., Marquez, E. *et al.* (2018). Effective Recruitment Strategies for Lead Hazard Control and Healthy Homes Programs. *Journal of Environmental Health, 80*(7), 20-26.

Complicações

1. Comprometimento mental, emocional e físico grave e, em geral, permanente.
2. Déficits neurológicos.
   a. Incapacidades de aprendizagem.
   b. Deficiência intelectual.
   c. Convulsões.
   d. Encefalopatia.

Avaliação de enfermagem

1. Participação na prevenção primária por meio de rastreamento de envenenamento por chumbo – deve visar grupos de alto risco. Estes incluem crianças que:
   a. Morem em residências construídas antes de 1950.
   b. Tenham anemia ferropriva.
   c. Estejam expostas a poeira ou solo contaminados.
   d. Apresentem retardo do desenvolvimento.
   e. Sejam vítimas de abuso ou negligência.
   f. Tenham pais expostos ao chumbo por intermédio de risco ocupacional ou passatempos.
   g. Vivam em famílias de baixa renda.
2. O rastreamento também deve incluir crianças que vivem em comunidades com mais de 27% das casas construídas antes de 1950, ou em populações em que 12% ou mais das crianças apresentam níveis elevados de chumbo.
3. Avalie todas as crianças à procura de sinais de toxicidade pelo chumbo, incluindo hiperatividade, retardo do desenvolvimento, constipação intestinal, anorexia, dor abdominal com cólica, claudicação e palidez.
4. Pergunte sobre a presença de comportamento de alotriofagia em crianças com menos de 6 anos de idade.
5. Avalie o nível de desenvolvimento da criança. Aplique o teste de avaliação do desenvolvimento de Denver (Developmental Screening Test) II. Outros instrumentos padronizados de avaliação do desenvolvimento também podem ser úteis para essa finalidade, ajudando a detectar retardos possivelmente causados pelo envenenamento por chumbo.

Diagnósticos de enfermagem

- Risco de lesão, relacionado com convulsões e encefalopatia
- Dor aguda, relacionada com as injeções da terapia de quelação
- Atraso no crescimento e no desenvolvimento, relacionado com os efeitos da exposição crônica ao chumbo
- Enfrentamento familiar comprometido, relacionado com o sentimento de culpa e com a preocupação com a criança.

Intervenções de enfermagem

Proteção da criança com convulsões e encefalopatia

1. Mantenha precauções contra convulsões.
   a. Berço ou grades laterais elevados e acolchoados.
   b. Abaixador de língua (quando indicado pelas diretrizes da instituição) e material para aspiração à cabeceira do leito.
2. Esteja alerta para o fato de que a encefalopatia pode ocorrer 4 a 6 semanas após os primeiros sintomas:
   a. Início súbito de vômitos persistentes.
   b. Ataxia grave.
   c. Alteração do estado de consciência.
   d. Coma.
   e. Convulsões.
   f. Edema cerebral maciço em crianças mais novas.
3. Avalie quanto a sinais de elevação da pressão intracraniana (PIC) na criança com encefalopatia:
   a. Elevação da pressão arterial.
   b. Papiledema.
   c. Pulso lento.
   d. Convulsões.
   e. Inconsciência.
4. Forneça cuidados de suporte para manter as funções vitais.

Redução da dor associada à terapia de quelação

1. Planeje atividades recreativas apropriadas, a fim de preparar a criança para as injeções e também como saída para a dor e a raiva que a criança sente.
2. Implemente medidas para diminuir a dor no local da injeção.
   a. Reveze os locais de injeção.
   b. Aplique compressas mornas no local para diminuir a dor.
   c. Movimente lentamente as áreas doloridas.
3. Ofereça atividades de distração, líquidos e refeições entre as injeções.
4. Monitore o equilíbrio hídrico e os exames de sangue, como dosagem de eletrólitos e provas de função hepática e renal, conforme orientação.

Promoção do crescimento e do desenvolvimento

1. Ofereça e incentive atividades que ajudarão a criança a aprender e a progredir de seu estágio de desenvolvimento atual para alcançar o marco seguinte do desenvolvimento apropriado.
2. Inicie os encaminhamentos apropriados em casos de retardo evidente do desenvolvimento ou de dificuldades de aprendizagem. Os encaminhamentos podem ser para profissionais como psicólogos, psiquiatras e especialistas em educação infantil.
3. Compartilhe os resultados dos testes de desenvolvimento com os pais e discuta maneiras de proporcionar estimulação à criança em casa.

Reforço do enfrentamento familiar

1. Demonstre sensibilidade para entrevistar e ensinar os familiares, de modo a não causar nem aumentar os sentimentos de culpa sobre o envenenamento, e a estabelecer uma relação de confiança positiva entre a família e a instituição de saúde.
2. Explique o tratamento e a sua finalidade, visto que os pais geralmente se deparam com a necessidade de submeter uma criança assintomática a tratamentos dolorosos.
3. Incentive visitas frequentes dos pais e irmãos e facilite a participação da família.

Considerações sobre atendimento domiciliar e na comunidade

1. Realize o rastreamento de chumbo na comunidade. Recomenda-se que todas as crianças de alto risco, entre 9 e 12 meses de idade, sejam submetidas a rastreamento para níveis elevados de chumbo e, se possível, novamente aos 24 meses. As políticas de rastreamento, universais ou direcionadas de modo específico, são determinadas pelas secretarias locais de saúde, com base na prevalência dos fatores de risco na comunidade.
2. Coordene os esforços de cuidados comunitários para que a criança possa retornar a um lar seguro. Comunique-se com os agentes de saúde comunitários, de modo que seja conduzido o controle dos casos ambientais. A remoção do chumbo deve ser realizada por especialistas, e não por pais, proprietários ou empreiteiros não treinados.
3. Sugira uma limpeza periódica e minuciosa do ambiente doméstico, de modo a remover as poeiras de chumbo; utilize um esfregão úmido.
4. Incentive a lavagem das mãos antes das refeições e ao deitar, para eliminar o consumo de chumbo em consequência da atividade normal de colocar a mão na boca.
5. Examine a criança e outras crianças na residência quanto à ocorrência de alotriofagia.
   a. Observe e registre os hábitos e as preferências alimentares da criança.
   b. Notifique qualquer tentativa de ingestão de substâncias não alimentares.
   c. Incentive os cuidadores a oferecer refeições regulares e a fazer com que o momento das refeições seja agradável para a criança.
   d. Explique como os cuidadores devem desencorajar a atividade oral e substituí-la por atividades como brincadeiras que contribuam com as habilidades sociais e com o desenvolvimento do ego.
   e. Encaminhe a família para um acompanhamento social ou psiquiátrico, caso indicado, de modo a reduzir os fatores econômicos e outros que resultem em alotriofagia na criança.
6. Proceda ao rastreamento de irmãos e amigos de casos conhecidos imediatamente.
7. Certifique-se de que a família seja capaz de efetuar uma supervisão rigorosa da criança, ou ajude-a a fazer arranjos, de modo a assegurar que a criança seja adequadamente supervisionada em casa.

Educação da família e manutenção da saúde

Como assegurar o acompanhamento a longo prazo

1. Explique aos pais a importância do acompanhamento a longo prazo. Informe a eles que o chumbo residual é liberado gradualmente após o tratamento e:
   a. Pode resultar no reaparecimento dos sintomas.
   b. Pode aumentar o nível sérico de chumbo até um nível perigoso.
   c. Pode causar dano adicional ao SNC, que pode não se tornar aparente por vários meses.
2. Ressalte que as infecções agudas precisam ser reconhecidas e tratadas imediatamente, visto que podem reativar a doença.
3. Explique que a suplementação de ferro pode ser mantida para tratar a anemia. Alerte os pais sobre a administração de medicamentos e efeitos colaterais, e aconselhe um monitoramento periódico com hemograma completo.

Prevenção da reexposição da criança ao chumbo

1. Explique aos pais que o fator mais importante no tratamento do envenenamento por chumbo infantil consiste em reduzir a reexposição da criança a esse elemento.
2. Instrua os pais acerca da gravidade da exposição repetida ao chumbo.
3. Encaminhe para enfermagem domiciliar e órgãos comunitários, quando indicado.

Alerta de enfermagem
As crianças não devem retornar para casa até que seu ambiente doméstico esteja livre de chumbo.

Educação comunitária

1. Inicie e apoie campanhas educacionais em escolas e creches, e também a criação de novos meios de comunicação para alertar pais e crianças sobre os riscos e os sintomas do envenenamento pelo chumbo.
2. Providencie, em clínicas, salas de espera e outros lugares apropriados, literatura que enfatize os riscos do chumbo, suas fontes e os sinais de intoxicação por esse elemento.
3. Apoie a legislação para estudar a natureza e a extensão do problema de envenenamento pelo chumbo e para eliminar suas causas.
4. Inclua o tópico da alotriofagia e do envenenamento pelo chumbo na orientação nutricional.
5. Para outras informações, entre em contato com o serviço de saúde local ou estadual. Consulte também o *site* do CDC (*www.cdc.gov*).

Reavaliação: resultados esperados

- Manutenção das precauções contra convulsões; ausência de sinais de elevação da PIC
- Tolera as injeções da terapia de quelação; expressa raiva por meio de brincadeiras com bonecas
- Os pais proporcionam brincadeiras apropriadas e estimulação para o desenvolvimento
- Família envolvida nos cuidados; proporciona apoio à criança.

Doenças contagiosas

Com o enorme sucesso das imunizações, muitas doenças da infância diminuíram de frequência. Entretanto, diversas doenças contagiosas ainda causam morbidade significativa em crianças (ver Tabela 42.2). Muitas outras infecções que ocorrem na infância são tratadas em outra parte deste livro, bem como no Capítulo 31, *Doenças Infecciosas*, ou em outros capítulos referentes a cada sistema orgânico.

Abuso e negligência infantis

Baseado em evidências
Thomas, R. (2018). School Nurses and Child Sexual Exploitation: Keep on looking and listening. *British Journal of School Nursing, 13*(3), 150-151.

O *abuso infantil* refere-se a qualquer tipo de maus-tratos de crianças ou de adolescentes pelos pais, tutores ou cuidadores. É considerado um importante problema em todo o mundo, e a maioria dos países acompanha esse problema alocando recursos em serviços para prevenir e tratar o abuso infantil. O abuso infantil inclui: abuso físico ou emocional, lesão, traumatismo, negligência ou abuso sexual de uma criança, que seja intencional e não acidental. O abuso inclui:

- Espancamento – lesão física
- Abuso de substâncias – administração intencional de substâncias nocivas, particularmente durante a gravidez
- Abuso sexual
- Assédio ou molestamento sexuais (o autor não é membro da família)
- Incesto (o autor pertence à família)
- Abuso emocional – "papel de bode expiatório", menosprezo, humilhação, falta de maternagem.

A *negligência* refere-se à omissão de certos comportamentos apropriados, cuja falta acarreta efeitos físicos ou psicológicos prejudiciais ao desenvolvimento. A negligência inclui:

- Abandono da criança
- Falta de suprimento das necessidades básicas de sobrevivência, incluindo: habitação, vestuário, estimulação, cuidados médicos, alimentos, amor, supervisão, educação, atenção, apoio emocional e segurança.

Etiologia e incidência

Baseado em evidências
U.S. Department of Health and Human Services, Administration for Children and Families. (2017). *Child maltreatment 2015*. Washington, DC: Author.

A causa do abuso infantil e dos maus-tratos é multidimensional. O abuso pode estar relacionado com a presença combinada de três fatores: tipo especial de criança, tipo especial de pais ou cuidadores, circunstâncias especiais de crise. O abuso ocorre em todos os grupos étnicos, geográficos, religiosos, educacionais, ocupacionais e socioeconômicos.

1. Em 2015, houve 683.000 casos relatados de crianças vítimas de abuso e negligência nos EUA. Além disso, foi relatada a ocorrência de 1.670 casos fatais. Ocorreram maus-tratos pelas mãos de um dos pais em aproximadamente 91,6% dos casos.[16]
2. O tipo mais comum de abuso é a negligência (75,3% dos casos), seguido de abuso físico (17,2%), abuso sexual (8,4%) e, segundo os casos relatados restantes (6,9%), outros tipos de abuso que incluem maus-tratos emocionais e negligência clínica.

Fatores contribuintes

1. Incidentes de abuso infantil podem resultar de ação disciplinar levada a efeito pelo agressor, que responde com raiva descontrolada a uma falha de conduta real ou percebida da criança. Os pais podem confundir punição com disciplina. A "boa maternidade/paternidade" pode ser igualada à punição física para erradicar o mau comportamento da criança. O agressor pode ser um disciplinador severo e autoritário.
2. Incidentes de abuso infantil podem resultar de um desentendimento entre cuidadores. A criança pode ir ao auxílio de um dos pais e ser colocada no meio da briga. Os desentendimentos conjugais são comuns.
3. O perpetrador do abuso pode estar sob um estresse muito intenso devido às circunstâncias da vida (dívida, pobreza, doença etc.) e, por isso, recorrer ao abuso infantil. A crise e o estresse podem ser contínuos. O agressor pode ter baixo nível de tolerância à frustração e pode também não ter meios bem desenvolvidos de enfrentar o estresse em geral.
4. O perpetrador do abuso pode estar sob o efeito de bebidas alcoólicas ou de substâncias no momento do abuso; apenas 10% dos agressores têm história de doença mental.
5. O abuso infantil pode ser causado por um cuidador substituto, como, por exemplo babá ou namorado.
6. A falta de parentalidade efetiva, o vínculo inapropriado entre pais e filhos e o tratamento punitivo sofrido quando criança podem contribuir para que um dos pais se transforme em agressor.
7. Características específicas e evidentes em muitos pais que abusam de crianças incluem:
   a. Baixa autoestima – sensação de incompetência no seu papel de pai/mãe, indignidade, falta de importância ou dificuldade no controle dos impulsos agressivos; geralmente vivem em isolamento social.
   b. Atitudes e expectativas não realistas em relação à criança, com pouca atenção às próprias necessidades desta e às suas capacidades para a idade; falta de conhecimento relacionado com as habilidades de parentalidade.
   c. Medo de rejeição – necessidade profunda de se sentir querido e amado, porém com uma sensação de rejeição quando esse amor desejado não é evidente; uma criança que chora pode provocar uma sensação de rejeição.
   d. Incapacidade de aceitar ajuda – isolamento da comunidade, solidão.
   e. Infelicidade devido a relacionamentos insatisfatórios; pode procurar na criança a satisfação de suas próprias necessidades emocionais.
   f. Os adultos que abusam de crianças geralmente foram vítimas de abuso quando crianças, ou são vítimas de abuso do companheiro.
8. Incidentes de abuso infantil podem resultar de uma atitude geral de ressentimento ou de rejeição por parte do agressor em relação à criança.
9. O comportamento infantil atípico (p. ex., hiperatividade ou criança dependente de tecnologia que necessita de cuidados adicionais) pode, de modo não intencional, provocar o agressor.
10. O grau de crise familiar habitualmente não é proporcional ao grau de abuso.

Manifestações clínicas

Características da criança que devem gerar suspeitas

1. Em geral, a criança tem menos de 3 anos de idade. As crianças em idade escolar e os adolescentes também estão sujeitos a abuso. A idade média de crianças que sofrem abuso sexual é 9 anos.
2. A saúde geral da criança indica negligência (dermatite das fraldas, higiene deficiente, desnutrição, problemas físicos não atendidos).
3. Distribuição característica de fraturas (localizadas em muitas partes do corpo).
4. Quantidade desproporcional de lesão de tecidos moles.
5. Evidências de que as lesões ocorreram em momentos diferentes (fraturas consolidadas e novas fraturas, equimoses em regressão e recentes).
6. Dúvidas quanto à causa de traumatismo recente.
7. História de episódios semelhantes no passado.
8. Ausência de novas lesões durante a permanência hospitalar da criança.
9. Pode mostrar uma ampla variedade de reações – pode ser muito retraída ou hiperativa. A criança pode ser ansiosa, tensa ou nervosa, ou pode exibir comportamento regressivo.
10. A criança pode demonstrar afeição incomum por estranhos ou pode ter medo abertamente dos adultos, evitando qualquer contato físico com eles.
11. No caso de abuso sexual: a criança pode ter medo de que ninguém acredite nela; pode se sentir culpada; a maioria conhece a pessoa que praticou o abuso.
12. As crianças podem não "contar" sobre o abuso cometido pelos pais, temendo a perda de segurança; "um pai ruim é melhor do que não ter pai".
13. Podem surgir problemas comportamentais, depressão, comportamentos explosivos e agressão em relação a crianças mais novas.
14. Em consequência ao abuso que ocorre na escola ou na creche, a criança pode demonstrar medo do professor, ter pesadelos, diminuir a frequência às aulas ou desenvolver doenças psicossomáticas.

[16]N.R.T.: Segundo a Sociedade Brasileira de Pediatria, no Brasil, diariamente, são notificadas, em média, 233 agressões de diferentes tipos (física, psicológica e tortura) contra crianças e adolescentes com idade até 19 anos. Dados do Sistema Nacional de Agravos de Notificação (Sinan) – Ministério da Saúde, em 2017, contabilizaram 85.293 notificações de maus-tratos. Destas, 69,5% (59.293) foram decorrentes de violência física; 27,1% (23.110) de violência psicológica; e 3,3% (2.890) de episódios de tortura. *Manual de atendimento às crianças e adolescentes vítimas de violência*, 2020. Sociedade de Pediatria de São Paulo. Núcleo de Estudos da Violência Doméstica Contra a Criança e o Adolescente. Disponível em: *https://www.spsp.org.br/downloads/Manual_Atendimento_Crian%C3%A7as_Adolescentes_V%C3%ADtimas_Viol%C3%AAncia_2018.pdf.*

Tabela 42.2 Doenças contagiosas.

Doença, agente, modo de transmissão, idade de ocorrência mais comum	Períodos de incubação e contágio	Sintomas
Varicela (Catapora) **Vírus varicela-zóster** • Altamente contagiosa; adquirida por contato direto, disseminação por gotículas e transmissão pelo ar • 2 a 9 anos; janeiro a maio no hemisfério norte. *Exames complementares:* o esfregaço de Tzanck revela a presença de células gigantes multinucleadas; pode-se efetuar uma cultura para confirmação.	*Incubação (I):* 11 a21 dias após a exposição. *Contágio (C):* início da febre (1 a 2 dias antes da primeira lesão) até a última vesícula estar seca (5 a7 dias).	• Mal-estar generalizado, febre baixa e anorexia por 24 h • Exantema – máculas a pápulas e vesículas a crostas dentro de várias horas • O prurido das lesões pode ser intenso, e as arranhaduras podem causar cicatrizes • *Características do exantema:* o exantema aparece inicialmente na cabeça e nas mucosas e, em seguida, torna-se concentrado no corpo e esparso nos membros, com erupção papulovesicular.
Rubéola (sarampo alemão de 3 dias) **Vírus da rubéola; togavírus de RNA** • Gotículas orais ou por via transplacentária • Idade escolar, adultos jovens; primavera e inverno. *Exames complementares:* cultura de tecido da orofaringe, de sangue ou de urina; aglutinação do látex, imunoensaio enzimático, hemaglutinação passiva, testes de imunoensaio fluorescente. *Imunidade passiva:* do nascimento até 6 meses de idade por meio de anticorpos maternos.	*I:* 14 a21 dias após a exposição. *C:* o vírus pode ser transmitido entre 7 dias antes e 5 dias depois do aparecimento do exantema.	• Aumento dos linfonodos nas regiões retroauricular, auricular, suboccipital e cervical, 24 h antes do aparecimento do exantema • Enantema: manchas rosadas distintas no palato mole • Exantema: variável; começa na face, dissemina-se rapidamente por todo o corpo; geralmente maculopapular, desaparece por volta do terceiro dia.
Exantema súbito (roséola infantil) **Herpes-vírus humano-6** • Contato direto ou por gotículas • 6 a 24 meses; fim do outono até o início da primavera.	*I:* 5 a15 dias. *C:* desconhecido – acredita-se que não seja altamente contagioso.	• Febre de 39,4 a 41,1°C, intermitente ou mantida por 3 a 4 dias, sem achados clínicos • A febre cai subitamente, e então surge um exantema macular ou maculopapular no tronco que se dissemina para os braços e pescoço; comprometimento leve da face e das pernas; o exantema desaparece rapidamente.
Sarampo **Vírus do sarampo, paramixovírus contendo RNA** • Contato direto com gotículas de pessoas infectadas; vias respiratórias • *Exames complementares:* os procedimentos sorológicos não são realizados de maneira rotineira • *Imunidade passiva:* do nascimento até 4 a 6 meses de idade, se a mãe for imune antes da gravidez • 5 a 10 anos, adolescentes; primavera.	*I:* 10 a 12 dias. *C:* quinto dia de incubação até o quarto dia do exantema.	• Febre, letargia, tosse, coriza e conjuntivite • 2 a 3 dias depois; manchas de Koplik na mucosa faríngea e bucal (pontos branco-acinzentados com aréolas avermelhadas), que desaparecem em 12 a18 h • 2 dias depois: exantema maculopapular que aparece na linha de implantação dos cabelos e se espalha até os pés em 1 dia; o exantema começa a clarear depois de 3 a 4 dias.
Caxumba **Vírus da caxumba, paramixovírus** • Contato direto, por intermédio de familiares, gotículas transmitidas pelo ar, saliva e, possivelmente, urina • Idade escolar; todas as estações do ano, porém ligeiramente mais frequente no fim do inverno e no início da primavera. *Exames complementares:* sorologia e cultura viral de *swab* de orofaringe. *Imunidade passiva:* do nascimento até os 6 meses de idade, se a mãe for imune antes da gravidez.	*I:* 16 a18 dias. *C:* 3 dias antes e 9 dias depois do aparecimento de edema; a quantidade de vírus na saliva é maior imediatamente antes e depois da parotidite.	• Cefaleia, anorexia, mal-estar generalizado; febre 1 dia antes do edema glandular; a febre dura 1 a 6 dias • Edema glandular geralmente de parótida – unilateral ou bilateral • Aumento e hiperemia do ducto submandibular (de Wharton) e do ducto parotídeo (de Stensen) • Pode ocorrer infecção subclínica.

Tratamento	Complicações	Considerações de enfermagem
• Sintomático: cortar as unhas das mãos para evitar arranhaduras • Banhos antissépticos diários • Anti-histamínicos orais para diminuir o prurido • Tratamento do prurido: banhos com bicarbonato de sódio ou com farinha de aveia; loção de calamina para as lesões • Isolamento até que todas as lesões tenham formado crostas • Aciclovir por via oral (VO) nas primeiras 24 h • Evite salicilatos.	• As complicações são raras em crianças saudáveis nos demais aspectos • Infecção bacteriana secundária das lesões • A varicela hemorrágica, a pneumonia, a encefalite e a trombocitopenia não são comuns, porém podem ocorrer • Síndrome de Reye.	• Grave em recém-nascidos e em mulheres grávidas • A imunoglobulina contra varicela-zóster está disponível para crianças suscetíveis de alto risco que foram expostas ao vírus da varicela-zóster • A melhor prática consiste em prevenção por meio de imunização.
• Sintomático – isolamento.	• Em adolescentes do sexo feminino: artrite, artralgias • Encefalite • Trombocitopenia.	• A exposição de mulheres grávidas não imunes no primeiro trimestre resulta em alta porcentagem de fetos e recém-nascidos afetados, com vários defeitos congênitos: cataratas, surdez, retardo do crescimento, cardiopatia congênita, deficiência intelectual • A melhor prática consiste em prevenção.
• Sintomático – antipirético.	• Convulsões, devido à febre alta • Encefalite (rara).	• Tranquilize a família afirmando que se trata de uma doença autolimitada.

• Sintomático:
  ○ Sedativos
  ○ Antipirético
  ○ Repouso no leito em ambiente umidificado e confortavelmente aquecido
  ○ Ambiente escuro devido à fotofobia
  ○ Líquidos em quantidades adequadas.
	• Otite média
	• Pneumonia, laringite
	• Mastoidite, encefalite
	• Apendicite.
		• Proporcione cuidados sintomáticos e isolamento respiratório
		• A melhor prática consiste em prevenção por meio de imunização.

• Isolamento até que haja regressão do edema
• Sintomático:
  ○ Analgésicos
  ○ Hidratação
  ○ Alimentação
  ○ Antipiréticos
  ○ Repouso.
	• Meningoencefalite
	• Orquite, epididimite
	• Comprometimento do nervo auditivo, resultando em surdez unilateral.
		• Proporcione cuidados sintomáticos
		• A melhor prática consiste em prevenção por meio de imunização.

(continua)

Tabela 42.2 Doenças contagiosas. (*Continuação*)

Doença, agente, modo de transmissão, idade de ocorrência mais comum	Períodos de incubação e contágio	Sintomas
Difteria ***Corynebacterium diphtheriae*** • Adquirida por meio de secreções de indivíduo portador ou infectado, por contato direto com objetos e ambientes contaminados • Crianças não imunizadas com menos de 15 anos de idade; aumento da incidência no outono e no inverno. *Exames complementares:* cultura de nariz e de orofaringe.	*I:* 2 a 4 dias. *C:* 2 a 4 semanas quando não tratada; 1 a 2 dias com tratamento antibiótico.	**Difteria nasal** • Coriza com viscosidade crescente, possivelmente epistaxe, febre baixa • Pode aparecer uma membrana cinza-esbranquiçada sobre o septo nasal. **Difteria faríngea e tonsilar** • Mal-estar generalizado, febre baixa, anorexia • 1 a 2 dias depois, placa membranosa cinza-esbranquiçada sobre as tonsilas, o palato mole e a úvula • Edema de linfonodos, febre, pulso rápido, "pescoço taurino". **Difteria laríngea** • Em geral, dissemina-se da faringe para a laringe • Febre, rouquidão, estridor, tosse ladrante; dificuldade respiratória com retração inspiratória. **Difteria não respiratória** • Afeta os olhos, as orelhas, os órgãos genitais ou, raramente, a pele.
Coqueluche ***Bordetella pertussis*** • Contato direto ou disseminação por meio de gotículas respiratórias • Lactentes e crianças pequenas; as meninas são mais afetadas do que meninos. *Exames complementares:* cultura do muco da nasofaringe.	*I:* 3 a 12 dias; média de 7 dias. *C:* 7 dias após exposição (maior imediatamente antes do estágio catarral) até 3 semanas após o início dos paroxismos ou até a tosse ter cessado.	**Estágio I (estágio catarral)** • Duração de 1 a 2 semanas • Rinorreia, congestão conjuntival, lacrimejamento, tosse leve e febre baixa. **Estágio II (estágio paroxístico)** • Duração de 2 a 4 semanas ou mais • Crises violentas, intensas e frequentes de tosse, que ocorrem em episódios seguidos, levando a vômitos, cianose e exaustão. **Estágio III (estágio convalescente)** • Duração de 2 semanas a vários meses • As crises de tosse diminuem, porém podem retornar a cada infecção respiratória • Duração: 9 meses a 2 anos.
Síndrome da pele escaldada estafilocócica (doença de Ritter) ***Staphylococcus aureus* do grupo II do tipo fago** • Disseminação a partir de um local de infecção primária (em geral, nariz ou ao redor dos olhos) • Lactentes e crianças com menos de 10 anos de idade. *Exames complementares:* culturas de pele, de conjuntiva, de nasofaringe, de fezes e de sangue. Biopsia da epiderme esfoliada.	*I:* poucos dias. *C:* início do exantema até depois da instituição de antibióticos.	• Mal-estar, febre, irritabilidade ou assintomática • O exantema desenvolve-se em três fases: ○ Eritematosa – macular, acometendo a face, o pescoço, as axilas e a virilha ○ Esfoliativa – a camada superior da epiderme torna-se enrugada e pode ser removida com compressão leve (sinal de Nikolsky); a formação de crostas ao redor dos olhos, da boca e do nariz produz o padrão radial: "raios solares", característico; irritável devido à hipersensibilidade dolorosa extrema da pele ○ Descamativa – a epiderme descama, deixando áreas úmidas que secam rapidamente e cicatrizam em 10 a14 dias.
Eritema infeccioso (quinta doença ou doença da face esbofeteada) **Parvovírus B19** • Via respiratória • Crianças em idade escolar. *Exames complementares:* não estão amplamente disponíveis; teste para anticorpos IgM; teste de detecção por reação em cadeia da polimerase.	*I:* 6 a14 dias. *C:* até o desenvolvimento do exantema.	• Febre leve, calafrios, fadiga ou exantema não pruriginoso que se desenvolve em três estágios: ○ Aparecimento súbito de eritema brilhante nas bochechas ○ Exantema eritematoso, maculopapular no tronco e nos membros ○ O exantema no corpo desaparece com clareamento central, dando um aspecto de treliça ou reticulado • O exantema dura 2 a 39 dias; frequentemente pruriginoso, sem descamação • Artropatia ocasional.

Tratamento	Complicações	Considerações de enfermagem
• Antitoxina diftérica por acesso IV ou via IM • Antibioticoterapia (penicilina, eritromicina) • Tratamento de apoio: ○ Suporte respiratório e monitoramento cardíaco ○ Isolamento até que três culturas sejam negativas após o término da antibioticoterapia ○ Repouso no leito por 2 a 3 semanas ○ Hidratação ○ Imunização com toxoide diftérico após a recuperação.	• Miocardite • Neurite • Paralisia • Neurose tóxica e degeneração hialina do coração, do fígado, das glândulas suprarrenais e dos rins • Gastrite, hepatite • Nefrite.	• Identifique contatos íntimos e monitore a doença; realize culturas de lesões nasais, orofaríngeas e cutâneas, e administre terapia antimicrobiana profilática • A melhor prática consiste em prevenção por meio de imunização.
• Específico: ○ Estolato de eritromicina ○ Azitromicina ○ Claritromicina • De suporte: ○ Antipiréticos ○ Repouso no leito ○ Ambiente calmo para reduzir a tosse ○ Aspiração delicada ○ Aumento do aporte de líquidos ○ Oxigênio.	• Respiratória: pneumonia respiratória, atelectasia, enfisema, pneumonia por aspiração, pneumotórax • SNC: convulsões, encefalopatia, coma • Pode ocorrer morte entre indivíduos não vacinados.	• Deve-se administrar eritromicina a todos os contatos íntimos e domiciliares por 14 dias • Nenhuma imunização ou doença natural confere imunidade completa ou permanente.
• Específico: ○ Tratamento com penicilina resistente à penicilinase VO, IM ou acesso IV • Sintomático: ○ Limpeza delicada da pele com compressas.	• Perda excessiva de líquidos, desequilíbrio eletrolítico, pneumonia, septicemia, celulite.	• Proporcione cuidados sintomáticos.
• Tratamento sintomático • Imunoglobulina para pacientes imunocomprometidos.	• As complicações são raras entre crianças saudáveis nos demais aspectos • Crianças com eritrócitos anormais (doença falciforme, esferocitose hereditária e talassemia) podem desenvolver anemia aplásica transitória e podem necessitar de múltiplas transfusões • Os pacientes imunocomprometidos podem desenvolver anemia crônica e grave.	• Evite o contato da criança com gestantes (< 5% das crianças não nascidas expostas apresentarão anemia grave; probabilidade rara de aborto).

(continua)

Tabela 42.2 Doenças contagiosas. *(Continuação)*

Doença, agente, modo de transmissão, idade de ocorrência mais comum	Períodos de incubação e contágio	Sintomas
Rotavírus **Reoviridae do grupo A** • Agente mais comum responsável por diarreia infantil • Via fecal-oral • 6 meses a 2 anos de idade; mais comum no inverno em climas temperados. *Exames complementares:* imunoensaio absorvente ligado à enzima.	*I:* 1 a 3 dias. *C:* Até 2 a 5 dias após a diarreia.	• Febre • Vômitos • Diarreia profusa, aquosa e sem odor fétido.
Doença da mão, pé, boca **Coxsackievírus A16 ou outros enterovírus** • Moderadamente contagiosa por contato direto com secreções do nariz e da garganta, líquido das bolhas e fezes • Mais comum em crianças com menos de 10 anos de idade durante o inverno e o outono. *Exames complementares: swab* de orofaringe ou coprocultura para pesquisa de vírus; raramente indicados.	*I:* 3 a 7 dias. *C:* primeira semana da doença.	• Febre leve, falta de apetite, mal-estar e faringite • Desenvolvimento de úlceras dolorosas na boca 1 a 2 dias após o início da febre (em geral, na língua, nas gengivas e na mucosa bucal). Em seguida, ocorre exantema não pruriginoso nas palmas das mãos e nas plantas dos pés, ocasionalmente nas nádegas.

Lesões ou tipos de abusos que podem ocorrer

1. Equimoses, vergões (lineares ou circulares).
2. Abrasões, contusões, lacerações (mais comuns).
3. Ferimentos, cortes, perfurações.
4. Queimaduras (cigarro, aquecedor), escaldadura – em forma de meias ou luvas (intencionalmente, são colocadas as mãos ou os pés das crianças em líquidos quentes, causando queimaduras nesses formatos descritos).
5. Fraturas ósseas.
6. Entorses, luxações.
7. Hemorragia ou hematoma subdurais; "síndrome do bebê sacudido".
8. Lesão cerebral.
9. Lesões internas.
10. Intoxicação medicamentosa.
11. Desnutrição (infligida deliberadamente).
12. Geladura (ou úlcera de frio), lesão por exposição ao frio.
13. Lesão tipo chicotada.
14. Lesões oculares, lesões periorbitais, equimoses nas orelhas.
15. Feridas ou erupções sujas e infectadas.
16. Coma inexplicado (sem causa aparente) em lactente.
17. Atraso do crescimento – retardo do desenvolvimento, desnutrição com diminuição da massa muscular, menor interação com o ambiente e com outras pessoas, cáries dentárias, apatia, problemas comportamentais.
18. Infecções sexualmente transmissíveis – traumatismo genital, infecção recorrente das vias urinárias, gravidez.

Alerta de enfermagem
A síndrome de Munchausen por procuração é uma condição em que pais ou cuidadores inventam ou causam intencionalmente sintomas de doenças em uma criança. Com base na doença fabricada, foi observada uma ampla variedade de métodos que, na maioria dos casos, pode ser incluída em uma de quatro categorias gerais: envenenamento, sangramento, infecções e lesões. Muitas das condições não podem ser observadas por um médico, e tampouco o diagnóstico pode ser confirmado por avaliações adicionais. A síndrome de Munchausen por procuração constitui uma forma grave de abuso infantil, que está associada a uma elevada taxa de morbidade e de mortalidade. Por isso, é importante que o enfermeiro obtenha uma história completa de qualquer doença ou lesão e observe quaisquer casos incomuns.

Manejo

1. O objetivo do tratamento é garantir a segurança física e emocional da criança. Por conseguinte, o tratamento deve incluir outros membros da família e cuidadores, com frequência concentrando-se nos pais. Utiliza-se uma abordagem multidisciplinar, para determinar o uso mais efetivo de recursos comunitários a fim de proteger a criança e ajudar os pais.
2. Estima-se que 80 a 90% dos pais que abusam dos filhos possam ser reabilitados. A conduta ideal é retornar a criança aos pais biológicos após a conclusão do tratamento.
3. O aconselhamento é oferecido para ajudar os pais a realizar o seguinte:
   a. Compreender e redirecionar a sua raiva.
   b. Desenvolver uma relação pai/mãe-filho adequada.
   c. Olhar o filho como indivíduo com suas próprias necessidades e diferenças.
   d. Entender o desenvolvimento da criança e os comportamentos normais das crianças em desenvolvimento.
   e. Aprender sobre técnicas de disciplina efetivas.
   f. Gostar da criança.
   g. Desenvolver expectativas realistas em relação ao filho.
   h. Diminuir o uso de críticas.
   i. Aumentar a autoestima e a confiança dos pais.
   j. Estabelecer relações de apoio com outros.
   k. Melhorar sua situação econômica (se apropriado).
   l. Mostrar progresso em relação ao desenvolvimento físico, emocional e intelectual de seu filho.

Tratamento	Complicações	Considerações de enfermagem
• Líquidos e soluções hidreletrolíticas orais.	• Desidratação isotônica com acidose • Os lactentes desnutridos podem desenvolver má absorção, desidratação e morrer.	• É necessária uma higiene excelente (lavagem das mãos) para evitar a disseminação da doença • A vacina atual evitará 74% de todos os casos e 98% dos casos graves.
• Sintomático para febre, dores e lesões orais.	• Meningite assintomática, rara.	• Proporcione alívio da dor e monitore o aporte de líquidos para prevenir a desidratação pelo fato de não estar se alimentando.

Avaliação de enfermagem

1. Identifique a família ou a criança de risco.
   a. Abuso de álcool ou de substâncias.
   b. Pais adolescentes.
   c. Família de baixa renda ou mãe/pai solteira(o).
   d. Partos múltiplos.
   e. Criança indesejada.
   f. Criança doente e com mais demandas.
   g. Prematuro com longo tempo de separação da mãe ao nascimento.
2. Investigue evidências de possível abuso.
   a. No prontuário da criança, descreva com detalhes todas as equimoses, lacerações e lesões semelhantes, quanto à sua localização e estado de cicatrização. Examine cuidadosamente áreas que, em geral, são cobertas por roupas (*i. e.*, nádegas, axilas, atrás dos joelhos, planta dos pés).
   b. Pergunte como as lesões ocorreram e anote as descrições destas, incluindo data, hora e local dos eventos.
3. Colete amostras necessárias para a identificação de microrganismos, espermatozoides ou sêmen.
4. Tire fotos coloridas, quando indicado.
5. Avalie o nível de desenvolvimento da criança.
6. Observe comportamentos comuns em pais que abusam ou negligenciam filhos. Esteja ciente de que nem todos os pais que abusam exibem esses comportamentos, porém esteja atento a pais que:
   a. Ansiosamente, fornecem informações de maneira voluntária ou retêm informações relacionadas a uma lesão.
   b. Fornecem uma explicação para a lesão que não se encaixa com a condição ou fornecem uma história confusa sobre aquela.
   c. Mostram uma reação inapropriada ou preocupação com a gravidade da lesão.
   d. Tornam-se irritáveis com as perguntas que estão sendo formuladas.
   e. Raramente tocam a criança ou falam com ela; não respondem à criança. Podem ser críticos ou indicar expectativas não realistas com relação à criança (ou podem ser excessivamente solícitos com esta).
   f. Demoram a procurar atendimento médico; recusam assinar a permissão para exames complementares; com frequência, trocam de hospital ou de médico.
   g. Não mostram envolvimento nos cuidados da criança hospitalizada; não perguntam sobre a criança.
   h. Realizam pouco ou nenhum cuidado pré-natal e mostram uma resposta inapropriada ao recém-nascido; agem sem interesse ou de maneira infeliz em relação à criança.
7. Avalie a relação pai/mãe-filho quanto à participação apropriada nos cuidados, demonstração de afeição, reação à chegada e à partida, expectativas, representação de papéis.
8. Avalie sinais de abuso sexual. Deve-se suspeitar de abuso sexual quando a criança pré-puberal apresenta:
   a. Traumatismo genital não explicado facilmente.
   b. Gonorreia, sífilis ou outros microrganismos sexualmente transmissíveis.
   c. Sangue na urina ou nas fezes.
   d. Micção ou defecação dolorosa.
   e. Infecção ou prurido do pênis ou da vagina.
   f. Corrimento no pênis ou na vagina.
   g. Relata masturbação aumentada e excessiva.
   h. Relata aumento de temores não habituais.
   i. Traumatismo da genitália, face interna da coxa, mama.
9. Estabeleça uma relação com a criança baseada em respeito mútuo, empatia e sensibilidade, a fim de facilitar maior investigação.
   a. Considerar as emoções da criança juntamente com uma boa relação pode incentivá-la a expressar seus sentimentos verbalmente, ou por meio de desenhos ou brincadeiras.
   b. Prepare a criança física e psicologicamente para o exame físico e pélvico necessário.
   c. Converse com a criança sem a presença dos pais, particularmente quando existe a possibilidade de incesto.
10. Notifique a suspeita de abuso infantil com base na sua avaliação. Nos EUA, todos os estados (bem como o Distrito de Colúmbia) têm leis que tornam obrigatória essa notificação. Todos os estados

fornecem imunidade estatuária para aqueles que notificam abuso infantil, real ou suspeito. Não há imunidade contra processos civis ou criminais pela omissão de notificação. Portanto, notifique as autoridades apropriadas.

Alerta de enfermagem
Se o suposto abuso sexual ocorreu nas 72 horas antes da consulta médica, ou, se houver traumatismo ou sangramento, deve-se efetuar um exame físico imediatamente. A avaliação e a coleta de evidências são muito importantes, e todos os esforços devem ser envidados para que se consiga a assistência de um médico especialista nessa tarefa. Nos EUA, muitos serviços de emergência possuem profissionais SANE-P (Sexual Abuse Nurse Examiners-Pediatric), que receberam treinamento extenso no manejo agudo do abuso sexual, bem como no manejo das necessidades a longo prazo da criança que sofreu abuso. Se mais de 72 horas transcorreram desde o suposto abuso sexual, o exame físico pode ser tardio. Após o relato do abuso da criança, outras crianças na família também podem ser examinadas.

Alerta de enfermagem
Todo enfermeiro é moral e legalmente responsável por notificar e proporcionar serviços de proteção para a criança que sofreu abuso. É necessário familiarizar-se com as leis, com os procedimentos e com os serviços de proteção em sua comunidade e estado.[17]

Diagnósticos de enfermagem

- Medo, relacionado com experiências de abuso
- Paternidade ou maternidade prejudicadas, relativamente ao tratamento abusivo de uma criança.

Intervenções de enfermagem

Alívio do medo e promoção da confiança

1. Esteja atento para o fato de que algumas dessas crianças nunca aprenderam a confiar em um adulto; elas temem dar afeição por medo de rejeição.
2. Designe um enfermeiro para cuidar da criança durante determinado período, de modo que possa ser estabelecida uma relação terapêutica.
3. Não faça movimentos ameaçadores em direção à criança. A criança indicará disposição e percepção do ambiente por meio de expressões verbais ou faciais.
4. Toque a criança de maneira delicada.
5. Proporcione contato físico não ameaçador (segure e acaricie com frequência a criança). Pegue a criança e ande com ela; incentive o contato com seu rosto e cabelo.
6. Ofereça oportunidades apropriadas para brincar.
7. Estabeleça limites para a criança.
8. Proporcione o uso de brincadeiras terapêuticas para permitir que a criança expresse seus medos e raiva de maneira não verbal; não faça julgamentos e apoie a expressão dos sentimentos; e corrija as concepções errôneas.
9. Proporcione ajuda adicional nas seguintes áreas:
   a. Ter sentimentos ambivalentes em relação aos pais ou a qualquer cuidador adulto.
   b. Superar a baixa autoimagem e o medo de que exista algo errado com ela.
   c. Medo de futuro abuso ao retornar para casa, até mesmo por comportamento errôneo no hospital.

Apoio ao processo de parentalidade

1. Assuma uma atitude sem julgamentos, que não seja punitiva nem ameaçadora. Transmita o desejo de ajudar os pais por meio do processo de cura.
2. Evite fazer perguntas sobre o incidente de abuso. O médico, o assistente social e a autoridade investigativa entrevistarão o suspeito de abuso.
3. Inclua os pais na experiência do hospital (*i. e.*, oriente-os à unidade e a qualquer procedimento a ser realizado com a criança). Quanto ao manejo do comportamento da criança, sirva como modelo, inclusive a eles próprios. Tente fornecer aos pais o máximo de informação possível acerca dos cuidados de seu filho. Ouça o que eles estão dizendo.
4. Evite contestar todas as informações que eles fornecem.
5. Expresse preocupação e gentileza apropriadas. Permaneça objetivo, porém empático. Isso ajudará a promover o autorrespeito dos pais e a melhorar a autoimagem e dignidade deles.
6. Discuta a notificação às autoridades com eles, devido à ampla natureza do problema e à necessidade de orientação e assistência.
7. Forneça apoio aos pais que podem apresentar sentimentos de culpa, de raiva e de desamparo. Explique a extensão do traumatismo e oriente-os. Deixe que eles expressem seus sentimentos. Apoie o seu papel de pai/mãe quanto à forma de lidar com a criança (p. ex., deixe que a criança converse ou faça brincadeiras sobre o incidente, porém sem forçá-la).
8. Construa uma relação trabalhando com as forças positivas dos pais, e não com suas fraquezas. Utilize elogios como reforço positivo.
9. Ajude os pais a aprender habilidades de paternidade/maternidade seguras e apropriadas.
   a. Lembre-se de que muitos desses pais sofreram abuso quando crianças e, portanto, não têm modelos adequados de comportamentos de criação de filhos, ou uma experiência pessoal razoável.
   b. Quando os pais estiverem presentes, promova o apego entre eles e a criança, e não entre esta e o enfermeiro, visto que isso aumentaria a sensação de incompetência deles, quanto ao seu papel na paternidade/maternidade.
   c. Corrija expectativas errôneas quanto ao comportamento apropriado para determinada faixa etária.
   d. Incentive os pais a dedicar um tempo às suas próprias necessidades além de cuidar dos filhos; ajude-os a identificar recursos seguros e apropriados para o cuidado do filho.
10. Proporcione aos pais apoio psicológico e reforço para comportamentos apropriados de paternidade/maternidade.
11. Trabalhe com os pais no planejamento dos cuidados futuros da criança.
12. Determine as áreas em que os pais necessitam de ajuda. O lactente chora com frequência? Como isso faz os pais se sentirem? Como os pais confortam a criança? Existe alguém a quem os pais possam recorrer para ajuda?

Alerta de enfermagem
Uma parte crítica do trabalho nessa área é aprender a reconhecer, examinar e trabalhar com seus próprios sentimentos de raiva, desgosto e desprezo para com os pais. As seguintes orientações podem ajudar:

1. Perceba que a maioria dos pais que comete abuso ama os filhos e deseja-lhes o melhor, apesar de seus sentimentos ambivalentes em relação a eles.

[17]N.R.T.: Segundo o ECA, em seu artigo 13, os casos de suspeita ou confirmação de maus-tratos devem ser obrigatoriamente comunicados ao Conselho Tutelar, o que pode ser feito por qualquer cidadão. Inclusive, de forma anônima, por meio do Disque Denúncia. O artigo 245 do ECA define como infração administrativa a não notificação, pelos profissionais da saúde ou da educação, ato que está sujeito a multa (*http://bvsms.saude.gov.br/bvs/publicacoes/notificacao_maustratos_criancas_adolescentes.pdf*).

2. Entenda a dinâmica do abuso e da negligência infantis. Essa crise é devida ao estresse com o qual os pais não são capazes de lidar, e às privações que eles próprios sofreram no passado.

Considerações sobre atendimento domiciliar e na comunidade

Normalmente, os enfermeiros fazem visitas domiciliares como parte de uma equipe multiprofissional envolvida no acompanhamento comunitário extenso. A orientação e a avaliação continuada constituem o foco principal.

1. Explique aos pais como funcionam o crescimento e o desenvolvimento normais da criança (ver Capítulo 40).
   a. Forneça informações específicas e exemplos dos tipos de comportamentos esperados nos vários estágios de desenvolvimento. Ressalte de maneira não ameaçadora o comportamento normal exibido pelo filho.
   b. Forneça estratégias específicas para lidar com qualquer comportamento que a criança exiba.
   c. Sirva como modelo de desempenho e professor; minimize a intensidade quando os pais se sentirem ameaçados.
2. Explique aos pais como usar a disciplina, sem recorrer à força física.
   a. A disciplina precisa ser consistente. Ofereça sugestivamente maneiras alternativas de lidar com comportamentos indesejáveis (p. ex., castigo).
   b. Sugira o uso de um sistema de recompensa para comportamentos aceitáveis (p. ex., um passeio ao zoológico, ficar acordado até mais tarde para assistir a um programa especial na televisão ou um tratamento especial).
   c. Instrua os pais a suspender as recompensas para comportamentos inaceitáveis.
3. Explique às crianças como evitar serem vítimas de abuso.
   a. Explique acerca do "bom toque" e "mau toque".
   b. Enfatize que elas podem dizer não a qualquer pessoa que quiser tocar o seu corpo.
   c. Forneça nomes e locais onde possam ir, caso elas sintam que estão sofrendo abuso.
   d. Ajude a criança a lidar com o medo de que seus pais sejam presos ou retirados da casa.
4. Esteja alerta para sinais de abuso na escola. Se um professor for suspeito de estar cometendo abuso, a criança poderá:
   a. Demonstrar maior medo do professor.
   b. Diminuir a frequência às aulas.
   c. Desenvolver sintomas psicossomáticos durante os dias de aula.
   d. Ter pesadelos.
   e. Preocupar-se excessivamente com o desempenho escolar.

Bullying

O *bullying* é uma forma de abuso, frequentemente iniciado entre crianças. É definido pelo CDC como comportamentos agressivos indesejáveis contra um jovem, iniciados por outro jovem ou grupos de jovens. O *bullying* pode assumir muitas formas e pode incluir agressão física, verbal ou social. Esses comportamentos podem ser diretos, com violência efetiva, com resultados verbais e/ou físicos, ou podem ser indiretos, envolvendo a mídia social (propagação de rumores). O *bullying* pode causar sintomas físicos e/ou psicológicos na vítima desse abuso. Os enfermeiros devem estar cientes da possibilidade de *bullying* e devem encaminhar o paciente a um profissional de assistência primária, conselheiro de saúde mental ou assistente social para maiores cuidados.

Educação da família e manutenção da saúde

1. Explique aos pais e à criança (se a sua idade for apropriada) quaisquer instruções específicas em relação à lesão e aos cuidados de acompanhamento.
2. Certifique-se de que a família saiba onde e quando efetuar o acompanhamento.
3. Revise a agenda para consultas e imunizações da criança, de modo que a família possa manter os cuidados de rotina.
4. Faça com que os pais saibam de sua preocupação contínua e disponibilidade como fonte de ajuda. Ajude-os a utilizar os recursos da comunidade, incluindo o enfermeiro domiciliar, o assistente social e terapeutas.
5. Encaminhe aqueles interessados em aprender mais sobre abuso para as seguintes instituições: Prevent Child Abuse America (*www.preventchildabuse.org*, 1-800-CHILDREN) e Child Welfare Information Gateway (*www.childwelfare.gov*).[18]

Reavaliação: resultados esperados

- Exibe o comportamento apropriado para o seu desenvolvimento
- Ambos os pais participam na alimentação e nas brincadeiras com a criança.

BIBLIOGRAFIA

Akehurst, R. (2015). Child neglect identification: The health visitor's role. *Community Practitioner, 88*(11), 38–42.

American Academy of Pediatrics. (2016). Prevention of Childhood Lead Toxicity. *Pediatrics, 138*(1). Available: *http://pediatrics.aappublications.org/content/pediatrics/early/2016/06/16/peds*

American Academy of Pediatrics. (2017). Car seats: Information for families. Available: *https://healthychildren.org/English/safety-prevention/on-the-go/Pages/Car-Safety-Seats-Information-for-Families.aspx*

Barber, C., Huebner, J., Marquez, E., et al. (2018). Effective Recruitment Strategies for Lead Hazard Control and Healthy Homes Programs. *Journal of Environmental Health, 80*(7), 20–26.

Blosser, C., O'Keefe, C., & Sanderson, S. (2017) Infectious diseases and immunizations. In C. Burns, A. Dunn, M. Brady, et al. (Eds.), *Pediatric primary care* (pp. 474–493). Philadelphia, PA: Elsevier.

Braham M. (2017). Caregiver-Fabricated Illness in a Child. *Journal of Forensic Nursing, 13*, 39–42.

Carpiano, R., & Fritz, N. (2017). Public attitudes toward child undervaccination: A randomized experiment on evaluations, stigmatizing orientations, and support for policies. *Social Science & Medicine, 185*, 127–136.

Carter, J., & Wilson, F. (2015). Cyberbullying: A 21st century health care phenomenon. *Pediatric Nursing, 41*(3), 115–125.

Centers for Disease Control and Prevention. (2017). Childhood lead poisoning prevention. Available: *www.cdc.gov/nceh/lead/about/program.htm*

Centers for Disease Control and Prevention. (2016). Child Safety and Injury Prevention. Available: *https://www.cdc.gov/safechild/poisoning.index.html*.

Centers for Disease Control and Prevention. (2016). Tuberculosis: Testing and diagnosis. Atlanta, GA: Author. Available: *www.cdc.gov/tb/topic/testing/default.htm#bcg*

Centers for Disease Control and Prevention. (2017). Recommended immunization schedules for persons aged 0 through 18 years. Available: *www.cdc.gov/vaccines/schedules/downloads/child/0-18yrs-combined schedule*

Davidson, M. (2017). Vaccination as a cause of autism—myths and controversies. *Dialogues in Clinical Neuroscience, 19*(4), 403–407.

Feldman-Winter, L. (2013). Evidence-based interventions to support breastfeeding. *Pediatric Clinics of North America, 60*(1), 169–187.

Flaherty, E., & MacMillian, H. (2013). Caregiver-fabricated illness in a child: A manifestation of child maltreatment. *Pediatrics, 132*(3), 590–597.

Fry, S., Barnabas, S., & Cotton, M. (2018). Update on trends in childhood tuberculosis. *Current Opinion in Pediatrics, 30*(1), 152–160.

Guix-Comellas, E., Rozas-Quesada, L., Force-Sanmartin, E., et al. (2015). Influence of nursing interventions on adherence to treatment with antituberculosis drugs in children and young people: research protocol. *Journal of Advanced Nursing, 71*(9), 2189–2199.

Hensley, V. (2017). Childhood bullying: Assessment practices and predictive factors associated with assessing for bullying by health care providers. *Kentucky Nurse, 65*(2), 17–18.

Holmes, A. (2017). Breastfeeding considerations for mothers of infants with neonatal abstinence syndrome. *Pharmacotherapy, 37*(7), 861–869.

Hughes, H., & Kahl, L. (Eds.) (2017). *The Harriet Lane handbook* (21st ed.). Philadelphia, PA: Elsevier.

[18]N.R.T.: No Brasil, acesse o *site* da Sociedade Brasileira de Pediatria (*www.sbp.org.br*) e o da Criança Segura (*criancasegura.org.br*).

Hunt, S. (2015). New clinical protocols on breastfeeding and substance abuse. *Nursing for Women's Health, 19*(4), 371–373.

Infant Nutrition Council. (2013). Safe preparation, storage and handling of powdered infant formulas. Available: *http://infantnutritioncouncil.com/safe-prep-and-handling/*

Jin, J. (2016). Interventions to support breastfeeding. *JAMA, 316*(16), 1688–1693.

Kimberlin, D. W., Brady, M., Jackson, M., et al. (Eds.). (2015). *Red book: 2015 reports of the Committee on Infectious Diseases* (30th ed.). Elk Grove Village, IL: American Academy of Pediatrics.

Mahan, J., Betz, C., Okumura, M., et al. (2017). Self-management and transition to adult health care in adolescents and young adults: A team process. *Pediatrics in Review, 38*(7), 305–319.

Meissner, H. (2016). 2016 immunization schedule including several updates. *AAP News*. Available: *http://aappublications.org/news/2016/02/01/immunizations*

Mowry, J., Spyker, D., Brooks, D., McMillan, N., & Schauben, J. (2015). 2014 Annual Report of the American Association of Poison Control Centers' National Poison Data System (NPDS): 32nd Annual Report. *Clinical Toxicology, 53*(10), 962–1147.

Mowry, J., Spyker, D., Brooks, D., et al. (2016). 2015 Annual Report of the American Association of Poison Control Centers' National Poison Data System (NPDS): 33rd Annual Report. *Clinical Toxicology, 54*(10), 924–1109.

Paterson, P., Meurice, F., Stanberry, L., et al. (2016). Vaccine hesitancy and health-care providers. *Vaccine, 33*(4), 6700–6706.

Peetoom, K., Sits, J., & Ploum, L. (2017). Does well-child care education improve consultations and medication management for childhood fever and common infections: A systematic review. *Archives of Disease in Childhood, 102*, 261–267.

Raffaeli, G., Orenti, A., Gambino, M., et al. (2016). Fever and pain management in childhood healthcare providers and parents adherence to current recommendations. *International Journal of Environmental Research and Public Health, 13*(5), 499–515.

Reagan-Steiner, S., Yankey, D., Jeyarajah, J., et al. (2014). National, regional, and selected local area vaccination coverage among adolescents aged 13–17 year—United States, 2014. *Morbidity and Mortality Weekly Report, 64*(29), 784–792.

Rutten, L., St. Sauver, J., Beebe, T., et al. (2017). Clinician knowledge, clinician barriers and perceived parental barriers regarding human papillomavirus vaccination: Association with initiation and completion rates. *Vaccine, 35*(1), 164–169.

Saleh, E., Swamy, G., Moody, A. & Walter, E. (2017). Parental approach to the prevention and management of fever and pain following childhood immunizations. *Clinical Pediatrics, 56*(5), 435–442.

Shaikhkhalil A., Groleau, V., & Wendel, D. (2016). Feeding healthy infants, children, and adolescents. In R. Kliegman, B. Stanton, J. St Geme, III, N. Schor (Eds.), *Nelson's textbook of pediatrics* (20th ed., pp. 286–295). Philadelphia, PA: Elsevier.

Skoff, T., & Martin, S. (2016). Impact of tetanus toxoid, reduced diphtheria toxoid, and acellular pertussis vaccinations on reported pertussis cases among those 11 to 18 years of age in an era of waning pertussis immunity: A follow-up analysis. *JAMA Pediatrics, 170*(5), 453–458.

Taylor, L., Swerdfeger, A., & Eslick, G. (2014). Vaccines are not associated with autism: An evidence-based meta-analysis of case-control and cohort studies. *Vaccine, 32*(29), 3623–3629.

Thomas, R. (2018). School nurses and child sexual exploitation: Keep on looking and listening. *British Journal of School Nursing, 13*(3), 150-151.

U.S. Department of Health and Human Services, Administration for Children and Families. (2017). *Child maltreatment 2015*. Washington, DC: Author.

Willis, E., Sabnis, S., Hamiliton, L., Xionf, F., Coleman, K., et al. (2016). Improving immunization rates through community-based participatory research: Community health improvement for Milwaukee's Children Program. *Progress in Community Health Partnership—Research, Education and Action, 10*(1), 19–30.

Zhai, Y., Santibanez, T., Kahn, K., & Srivastav, A. (2017). Parental-Reported Full Influenza Vaccination Coverage of Children in the U.S. *American Journal of Preventive Medicine, 52*(4), e103–e113.

CAPÍTULO

43

Cuidado da Criança Doente ou Hospitalizada

PRINCÍPIOS GERAIS

A hospitalização provoca uma série de emoções na criança e na sua família. Para cuidar da criança hospitalizada, deve-se levar em consideração seu estágio de desenvolvimento e as habilidades de enfrentamento da família. Estar hospitalizada, em vez de receber cuidados em casa, afeta a resposta da criança à sua doença. Além disso, a presença da família costuma ser parte integrante do atendimento ao paciente pediátrico. Desse modo, promover o cuidado centrado na família permite que esta apoie plenamente a criança durante sua hospitalização. O conhecimento desses aspectos ajudará o enfermeiro a proporcionar cuidados adequados ao paciente pediátrico.

Manejo da dor

Baseado em evidências
Sng, Q., He, H., Wang, W. (2017). A Meta-Synthesis of Children's Experiences of Postoperative Pain Management. *Worldviews on Evidence-Based Nursing, 14*(1), 46-54.

A avaliação precisa e o manejo oportuno da dor em crianças é uma importante e desafiadora responsabilidade da enfermagem, uma vez que neonatos, infantes e crianças pequenas não podem expressar sua dor da forma que os adultos conseguem fazê-lo.

Considerações gerais

1. A dor experimentada por neonatos, infantes e crianças muitas vezes não é identificada ou tratada de forma eficaz por profissionais de saúde.
2. Ainda há equívocos sobre as maneiras de como a dor é vivenciada e expressada por neonatos, infantes e crianças. A esse respeito, estudos demonstraram que efeitos a longo prazo podem ocorrer devido ao tratamento inadequado da dor.
3. Sinais comportamentais e fisiológicos são usados para avaliar a dor em neonatos e infantes. Ferramentas especiais de avaliação estão disponíveis para envolver as crianças na avaliação da intensidade de sua dor, como: *Pain Experience Inventory, CRIES Neonatal Postoperative Pain Measurement Scale, Oucher Pain Rating Scale*, escala analógica visual ou numérica, *FLACC Behavioral Pain Assessment Scale* e a *Wong-Baker FACES Pain Rating Scale* (Figura 43.1).[1]
4. A dor causada por uma determinada condição nem sempre é proporcional à gravidade da doença ou lesão. Por exemplo, uma patologia relativamente de fácil resolução, como uma dor de ouvido, é uma experiência muito dolorosa, ao passo que um tumor em desenvolvimento pode não causar dor nos estágios iniciais.
5. É importante levar em consideração a possibilidade da presença de dor quando a criança não se comunica, encontra-se com diminuição da consciência ou entubada, ou ainda lança mão de uma linguagem que não é compreendida pelos responsáveis. Alterações nos sinais vitais (como frequência cardíaca, frequência respiratória e pressão arterial) podem indicar dor.
6. É igualmente importante considerar a dor quando uma criança precisa de uma injeção, punção para coleta de exame de sangue, ou teste diagnóstico não invasivo ou invasivo.
7. Considere os pais ao avaliar e controlar a dor de seus filhos. Está bem documentado que os pais são influências importantes para os filhos.
   a. Considere a maneira como os pais percebem a situação vivida pela criança e ajude-os a intervir de forma eficaz.
   b. A presença dos pais durante um procedimento pode ser muito positiva, principalmente quando a família está preparada.
   c. Em outras ocasiões, é recomendado que os pais concordem mutuamente em esperar em uma área próxima.[2]
   d. Regras arbitrárias contra a presença dos pais costumam ser elaboradas para atender às necessidades da equipe, e não às necessidades da criança e de seus pais.

[1] N.R.T.: Para utilizar ferramentas e escalas de avaliação de dor elaboradas em outras línguas deve ser realizado processo de tradução, retrotradução e validação transcultural. Muitas destas escalas aqui descritas passaram por processos metodológicos de validação e podem ser identificadas em artigos da literatura científica nacional.

[2] N.R.T.: A presença da família no acompanhamento da criança hospitalizada está respaldada pelo Estatuto da Criança e do Adolescente – ECA (*http://www.planalto.gov.br/ccivil_03/leis/l8069.htm*). O enfermeiro tem o dever de proteger e fazer prevalecerem os direitos da criança e da família, respeitando seus desejos e solicitações durante o atendimento à saúde.

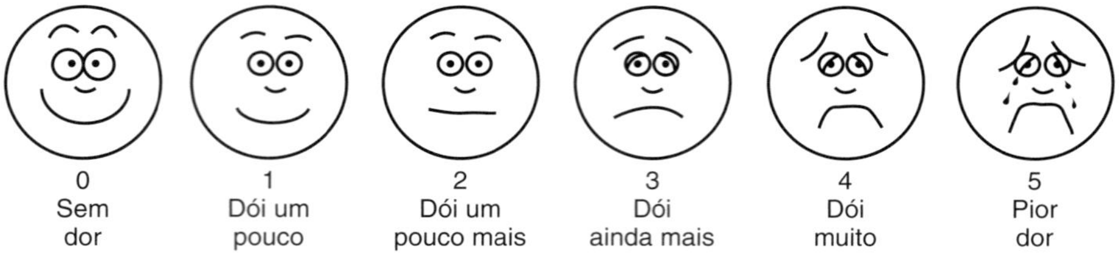
0
Sem dor
1
Dói um pouco
2
Dói um pouco mais
3
Dói ainda mais
4
Dói muito
5
Pior dor

Figura 43.1 Escala Wong-Baker FACES® Pain para dor. (© 1983 Wong-Baker FACES Foundation. *www.wongbakerfaces.org*. Reproduzida, com autorização. Originalmente publicada em Whaley & Wong's nursing Care of infants and Children. © Elsevier inc.)

Intervenções de enfermagem

1. Antecipe a dor e intervenha logo.
2. Use uma escala de avaliação que a criança possa compreender, e use-a de forma consistente com essa criança para obter uma avaliação inicial da dor e também para determinar a eficácia das intervenções. Tente introduzir a escala de avaliação da dor à criança antes da cirurgia ou do procedimento.
3. Use a si como uma presença terapêutica para ajudar a aliviar a dor.
4. Ensine técnicas de autorregulação e autocontrole.
5. Utilize distrações como sons, música, imagens de áudio e filmes.
6. Permita manobras autocalmantes (chupar o dedo, agarrar-se ao cobertor, balançar).
7. Reposicione o paciente, conforme necessário.
8. Diminua a luz ambiente e o ruído quando possível.
9. Considere o encaminhamento para técnicas de auto-hipnose e relaxamento consciente.
10. Utilize medicamentos administrados por vias não invasivas sempre que possível.
11. Administre a pré-medicação – medicações anestésicas, ansiolíticas e antieméticas – conforme indicações.
12. Auxilie na sedação consciente quando indicada, seguindo padrões de prática relacionados a avaliação, equipe, cuidados e documentação.
13. Reavalie a resposta do paciente à intervenção e documente adequadamente. Isso é importante para avaliar a eficácia e para identificar possíveis novos problemas de dor.

A criança em procedimento cirúrgico

Baseado em evidências
Al-Sagarat, A. Y., Al-Oran, H. M., Obeidat, H. *et al.* (2017). Preparing the family and children for surgery. *Critical Care Nursing Quarterly*, 40(2), 99-107.

O preparo físico e emocional para a cirurgia minimizará o estresse e ajudará a criança e a família a lidar de forma eficaz com o procedimento cirúrgico. Ver também Capítulo 7, *Enfermagem Peroperatória*.

Preparo e apoio psicológico

1. As possíveis ameaças à criança hospitalizada que antecedem a cirurgia são:
   a. Dano físico – lesão corporal, dor, mutilação, morte.
   b. Separação dos pais; companhias para a criança mais velha ou adolescente.
   c. O estranho e o desconhecido – possibilidade de imprevistos.
   d. Confusão e incerteza sobre limites e comportamento esperado.
   e. Perda relativa de controle de seu mundo, perda de autonomia.
   f. Medo da anestesia.
   g. Medo do próprio procedimento cirúrgico.
   h. Interpretação incorreta do jargão médico (p. ex., estourar a veia/jorrar sangue da veia).
2. As atitudes dos pais em relação à hospitalização e à cirurgia determinam, em grande parte, as atitudes dos seus filhos.
   a. A experiência pode ser emocionalmente angustiante.
   b. Os pais podem manifestar sentimentos de medo ou de culpa.
   c. O preparo e o apoio devem ser integrados para pais, filhos e unidade familiar.
   d. Dê atenção individual aos pais; explore e esclareça seus sentimentos e pensamentos; forneça informações precisas e garantias adequadas.
   e. Enfatize a importância dos pais para a criança. Ajude os pais a entender como podem cuidar de seus filhos.

Orientações pré-operatórias

1. Todo preparo e apoio devem ser baseados na idade da criança, no estágio e no nível de desenvolvimento desta, em sua personalidade, história pregressa e experiência com profissionais de saúde e hospitais, e também nos antecedentes que incluam: religião, circunstâncias socioeconômicas, cultura e atitudes, além de dinâmicas familiares. O nível de ansiedade e as habilidades de enfrentamento devem ser levados em consideração.
2. Pergunte quais informações a criança já recebeu.
3. Determine o que a criança sabe ou espera; identifique mitos familiares e possíveis mal-entendidos.
4. Recomendações adicionais ao preparo incluem:
   a. Use ilustração ou bonecos com o corpo de uma criança, exemplos concretos e termos simples (não usar jargão médico).
   b. Identifique as alterações que podem decorrer do procedimento, tanto no corpo quanto na rotina diária da criança.
   c. Explique de forma lenta e clara, guardando para o fim os aspectos geradores de ansiedade. Repita conforme a necessidade.
   d. Use a capacidade criativa e a capacidade de pensamento lógico da criança para ajudar no preparo para os procedimentos.
   e. Envolva os pais, conforme indicado, dependendo da situação.
   f. Permita e incentive a participação da criança conforme seja possível.
   g. Sugira maneiras de a criança lidar com a situação – por exemplo, afirmando que é aceitável que ela chore.
   h. Ofereça segurança constante; fale com calma.
   i. Avalie a compreensão da criança acerca das suas orientações. Repita e corrija as informações, conforme necessário.
5. Oriente o paciente e a família sobre a unidade de atendimento, o quarto, a localização da sala de jogos, da sala de cirurgia e da sala de recuperação anestésica (caso seja aplicável), e apresente-os à equipe envolvida no cuidado. Providencie para que a criança encontre o anestesiologista, bem como o enfermeiro do centro cirúrgico e da sala de recuperação anestésica.
6. Permita e incentive perguntas. Dê respostas honestas.
   a. Essas perguntas proporcionarão ao enfermeiro melhor compreensão dos medos e das percepções da criança sobre o que está acontecendo.
   b. Neonatos e crianças pequenas precisam estabelecer um relacionamento de confiança com aqueles que cuidam deles.
   c. Quanto maior a idade da criança, mais reconfortantes podem ser as informações.

7. Dê oportunidade para a criança e os pais resolverem suas preocupações e sentimentos (brincar, conversar). Esse cuidado de suporte deve resultar em um comportamento menos alterado e em maior cooperação.
8. Prepare a criança para o que a espera no pós-operatório (ou seja, equipamento a ser usado ou instalado na criança, onde ela acordará, como se sentirá, o que se espera que ela faça, como será sua alimentação e se haverá quaisquer restrições físicas). Seja honesto sobre a dor que elas poderão sentir.
9. Ensine os pais sobre a opção de ficar com seu filho ou sua filha durante a indução da anestesia, a fim de reduzir a ansiedade e o medo da separação.

Preparo físico

1. Proporcione a realização dos exames laboratoriais necessários. Explique à criança o que vai acontecer antes do procedimento e como ela pode reagir. Dê suporte contínuo durante o procedimento.
2. Verifique se o paciente está em jejum oral (JO) pré-operatório. Explique à criança e aos pais o que significa JO e a importância de sua manutenção. Coloque indicativos na porta do quarto hospitalar do paciente indicando o estado JO, a fim de garantir que pessoas que não são da família ou outros membros da equipe não forneçam alimentação ao paciente.
3. Promova a redução da febre.
   a. A febre pode resultar de alguns problemas cirúrgicos (p. ex., obstrução intestinal).
   b. A febre aumenta o risco anestésico e a necessidade de líquidos e calorias.
4. Administre medicamentos apropriados, conforme prescrição. Sedativos e medicamentos para redução de secreções geralmente são administrados na unidade, no pré-operatório.
5. Promova uma boa hidratação. Administração parenteral pode ser necessária para hidratar a criança, especialmente se ela estiver em JO, com êmese ou febril.
6. Com a presença dos pais ou responsáveis, ajude o cirurgião a marcar o local pretendido da cirurgia do paciente, conforme recomendado pela *Joint Commission* como parte das *National Safety Goals* (Metas de Segurança Nacionais).[3]
7. Permita que a criança carregue um brinquedo ou outro objeto de conforto para a área pré-operatória.

Cuidado pós-operatório imediato

1. Mantenha as vias respiratórias desobstruídas e evite aspiração.
   a. Posicione a criança conforme indicado, dependendo de seu procedimento cirúrgico; posicione conforme seja necessário para permitir a drenagem das secreções e evitar que a língua obstrua a faringe.
   b. Aspire quaisquer secreções presentes. Evite desencadear reflexo de vômito ou espasmo durante a aspiração.
2. Realize observações frequentes do estado geral e dos sinais vitais. Os protocolos pós-operatórios podem variar de acordo com o procedimento e com a instituição de saúde.
   a. Realize aferição dos sinais vitais a cada 15 minutos até que a criança esteja acordada e, seu estado de saúde, estável.
   b. Verifique temperatura, frequência e qualidade respiratórias, estabilidade e frequência cardíacas, pressão arterial e coloração da pele.
   c. Esteja atento a sinais de choque.
      i. Crianças em situação de choque podem apresentar sinais de palidez, pele fria, taquipneia e dispneia.
      ii. Em crianças de mais idade poderá ocorrer redução da pressão arterial e da frequência respiratória.
   d. Alterações nos sinais vitais podem indicar obstrução ou comprometimento das vias respiratórias, hemorragia, atelectasia e alterações hemodinâmicas.
   e. Agitação pode indicar dor ou hipoxia. Medicamento para a dor geralmente não é administrado até o término da anestesia. Administre analgésicos e sedativos de acordo com a prescrição médica ou do grupo de controle da dor.
   f. Inspecione os curativos quanto a drenagem, fechamento e compressão. Realize as trocas de curativos de acordo com o protocolo da instituição.
3. Verifique se todas as sondas de drenagem estão conectadas e funcionando corretamente. A descompressão gástrica alivia a distensão abdominal e diminui a possibilidade de comprometimento respiratório. Os drenos torácicos drenam o ar e o fluido pleural. Certifique-se de que todos estejam posicionados e estabilizados, a fim de evitar uma remoção acidental.
4. Monitore a infusão de fluidos parenterais, de acordo com a prescrição.
5. Mantenha-se fisicamente próximo da criança enquanto ela acorda, para oferecer-lhe palavras suaves e um toque gentil. Reúna os pais e a criança o mais rápido possível, após a criança se recuperar da anestesia. Se houver barreira de idioma, os pais deverão estar com a criança durante a recuperação da anestesia e um intérprete deverá estar presente quando as orientações médicas forem fornecidas, tanto aos pais como à criança.

Recuperação pós-anestesia

Após um procedimento cirúrgico simples, e depois de receber uma pequena quantidade de anestesia, a criança poderá estar pronta para brincar e comer em algumas horas. Já um procedimento cirúrgico mais complexo e extenso debilita a criança por um longo período.

1. Continue a fazer observações frequentes e atentas em relação a comportamento, nível de conforto e controle da dor, sinais vitais, curativos ou local cirúrgico e equipamentos especiais (cateteres intravenosos [IV], drenos torácicos, oxigênio, sondas nasogástricas).
   a. Observe os sinais de desidratação – pele e membranas secas, olhos encovados, turgor ruim da pele, fontanela deprimida em um neonato, débito urinário insuficiente.
   b. Registre a presença de qualquer ruído hidroaéreo. Observe o íleo adinâmico. A distensão gástrica pode ser causada pela deglutição de ar da criança durante o choro.
   c. Registre a presença de vômitos, incluindo tempo, quantidade e características.
2. Avalie o comportamento em busca de sinais de dor e faça a medicação de modo apropriado.
3. Registre ganhos e perdas de maneira rigorosa.
   a. Fluidos parenterais e ingesta oral.
   b. Drenagem gástrica ou torácica, colostomia, ferida e débito urinário.
   c. O fluido parenteral é avaliado e prescrito considerando o balanço hídrico. Geralmente, é mantido até que a criança esteja ingerindo fluidos orais adequadamente.
4. Dieta pode ser avançada conforme tolerado, de acordo com a idade da criança e as orientações médicas.
   a. As primeiras refeições geralmente são compostas de líquidos claros; se tolerado, evoluem lentamente para uma dieta completa de acordo com a idade. Observe a presença de sinais de vômito ou de distensão abdominal.
   b. Como pode ocorrer anorexia, ofereça o que a criança gosta, em pequenas quantidades e de maneira atraente.

[3]N.R.T.: A demarcação do sítio cirúrgico é recomendação da Organização Mundial da Saúde (OMS) e da Agência Nacional de Vigilância Sanitária (Anvisa) como parte do Desafio Global para Segurança do Paciente – Cirurgias Seguras Salvam Vidas (*https://www20.anvisa.gov.br/segurancadopaciente/index.php/publicacoes/item/manual-cirurgias-seguras-salvam-vidas*).

5. Previna a infecção.
   a. Mantenha a criança longe de outras crianças ou de pessoas com infecções respiratórias ou outras infecções.
   b. Realize mudança de decúbito da criança a cada 2 a 4 horas; apoie o bebê com uma manta enrolada ou coxim.
   c. Estimule a criança a tossir e respirar profundamente; deixe o bebê chorar por curtos períodos de tempo, a menos que contraindicado. Ofereça às crianças mais velhas espirometria de incentivo a cada hora enquanto estiverem acordadas.
   d. Mantenha o local da cirurgia limpo – troque o curativo, conforme necessário; no bebê, mantenha a fralda longe da ferida.
   e. Certifique-se da rigorosa higienização das mãos pelos familiares e equipe de saúde, antes de qualquer contato com o paciente.
   f. Não agrupe pacientes cirúrgicos com pacientes portadores de infecção comprovada ou presumida.
   g. Administre antibióticos profiláticos, conforme prescrito.
6. Proporcione boa higiene geral e oportunidades para execução de exercícios e atividades diversificadas; incentive o sono e o descanso.
7. Forneça apoio emocional e psicológico. Tranquilize a criança afirmando que tudo está indo bem; se houver complicações, ofereça informações honestas, com base na saúde e no nível de desenvolvimento do paciente e na disposição dos pais em compartilhar essas informações com seus filhos. Fale sobre ir para casa, caso seja apropriado.

Alerta de transição de cuidado
A hospitalização pode ser desencadeadora de ansiedade para a criança e seus cuidadores. Identifique os cuidadores rapidamente e tente coordenar cuidados e educação de enfermagem com suas visitas. Isso inclui instruir sobre procedimentos especiais, fornecer recomendações por escrito e providenciar cuidados e/ou suprimentos domiciliares.

A criança em fase terminal

A função da enfermagem é ajudar a criança e a família a lidar com a experiência de forma que ela promova o crescimento, em vez de a destruição da integridade familiar e do bem-estar emocional.

Baseado em evidências
Kubler-Ross, E. (1997). *On death and dying*. New York: Scribner.
Schonfield, D. J., Demaria, T., & AAP Committee on Psychosocial Aspects of Child and Family Health, Disaster Preparedness Advisory Council. (2016). Supporting the grieving child and family. *Pediatrics, 138*(3), e20162147.

Reconhecimento dos estágios do processo de morte

Ver Tabela 43.1.

1. Esteja ciente de que o paciente, sua família e os profissionais de saúde passem por esses estágios; no entanto, não necessariamente ao mesmo tempo.
2. As crianças vivenciam os estágios com muitas variações. Elas tendem a passar mais rapidamente pelos estágios e podem mesclar alguns deles.
3. O objetivo da enfermagem é aceitar a criança e sua família em qualquer estágio que estejam vivenciando, e não forçar o avanço para outros estágios.
4. Compreenda o significado de doença e morte nas diferentes fases do crescimento e do desenvolvimento (ver Tabela 43.2).
5. Esteja ciente de outros fatores que influenciam o conceito pessoal de morte de uma criança. De particular importância são:
   a. A quantidade e o tipo de exposição direta que uma criança experimentou até a morte.
   b. Valores culturais, crenças e padrões de pesar.
   c. Crenças religiosas sobre a morte e a vida após a morte.
6. Reúna-se com os pais separadamente da criança e discuta seus desejos em relação à comunicação de informações para seu filho.

Diálogo sobre a morte com a criança

Pesquisas indicam que as crianças geralmente conseguem lidar com mais coisas do que os adultos permitem, e que apreciam a oportunidade de saber e de compreender o que está acontecendo com elas. É importante que as perguntas da criança sejam respondidas de forma simples, mas verdadeira. As respostas devem ser baseadas no particular nível de compreensão da criança. As seguintes respostas foram sugeridas pela Easson em

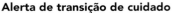

Tabela 43.1 Estágios do processo de morte, identificados pela Dra. Elizabeth Kübler-Ross.

Estágio	Considerações de enfermagem
I. Negação, choque, descrença	• Aceite a negação, mas trabalhe dentro de uma esfera de realidade. Não destrua as defesas da criança (ou da família) • Esteja ciente de que a negação geralmente começa no início da manhã, quando pode estar escuro e solitário • Certifique-se de que é a criança ou a família que está usando a negação, não a equipe.
II. Raiva, hostilidade	• Aceite a raiva e ajude a criança a expressá-la por meio de canais positivos • Esteja ciente de que a raiva pode ser expressa em relação a outros membros da família, à equipe de enfermagem, aos médicos e a outras pessoas envolvidas • Ajude as famílias a reconhecerem que é normal as crianças expressarem raiva pelo que estão perdendo.
III. Barganha, negociação (de "não, não eu" para "sim, eu, mas...")	• Reconheça esse período como um momento para a criança e a família recuperarem as forças • Incentive a família a encerrar qualquer situação inacabada com a criança. Essa é a hora de fazer coisas, como uma viagem prometida ou comprar um brinquedo prometido.
IV. Depressão (a criança e/ou família experimentam pesar silencioso e lamentam as perdas passadas e futuras)	• Reconheça essa fase como uma reação normal e uma expressão de força • Ajude as famílias a aceitarem a criança que não quer falar e que recusa ajuda. Esse é o padrão usual de comportamento • Tranquilize a criança de que você pode compreender os sentimentos dela.
V. Aceitação	• Ajude as famílias a proporcionarem um contato humano amoroso significativo para seus filhos e entre si.

Tabela 43.2 Estágios de desenvolvimento do conceito de morte para a criança.

Idade da criança	Estágio de desenvolvimento
Crianças até 3 anos	• Nesse estágio, a criança não consegue compreender a relação de vida e morte porque ela não desenvolveu o conceito de tempo infinito • A criança teme a separação da proteção e do conforto dos adultos • A criança percebe a morte como um ato reversível.
Crianças em idade pré-escolar	• Nessa idade, a criança não tem compreensão real do significado da morte; a criança se sente segura e protegida com os pais • A criança pode ver a morte como algo que acontece a outras pessoas • A criança pode interpretar a separação que ocorre com a hospitalização como punição; os exames e procedimentos dolorosos aos quais a criança é submetida reforçam essa ideia • A criança pode tornar-se deprimida por não ser capaz de corrigir esses erros e recuperar a bondade dos adultos • O conceito pode estar conectado a pensamentos mágicos de mistério.
Crianças em idade escolar	• A criança nessa idade vê a morte como a cessação da vida; a criança entende que está viva e que pode "não estar viva"; a criança tem medo de morrer • A criança diferencia a morte do sono. Ao contrário do sono, o horror da morte está na dor, na mutilação progressiva e no mistério • A criança fica vulnerável ao sentimento de culpa relacionado à morte, devido à dificuldade em diferenciar as imagens de morte e o evento real • A criança acredita que a morte pode ser causada por sentimentos de raiva ou pensamentos ruins • A criança aprende o significado da morte por meio de experiências pessoais, como a morte de animais de estimação, familiares e figuras públicas • A televisão e o cinema têm contribuído para o conceito de morte e compreensão do significado de doença. Pode haver mais conhecimento do significado do diagnóstico e uma consciência de que a morte pode ocorrer de forma violenta.
Adolescente	• O adolescente compreende a definição de morte como o adulto, embora o adolescente possa não compreender a morte como um acontecimento que ocorre a pessoas próximas de si • O adolescente quer viver – vê a morte como um obstáculo à busca de objetivos: independência, sucesso, realização, aprimoramento físico e de autoimagem • O adolescente teme a morte antes de realizar-se pessoalmente • O adolescente pode ficar deprimido e ressentido por causa das alterações corporais que podem ocorrer, dependência e perda do ambiente social • O adolescente pode se sentir isolado e rejeitado porque os amigos adolescentes podem se retrair diante da morte iminente de um amigo • O adolescente pode expressar raiva, amargura e ressentimento; se ressente especialmente do fato de que o seu destino é morrer.

The Dying Child: The Management of the Child or Adolescent Who Is Dying (*A criança que está morrendo: o manejo da criança ou do adolescente que está morrendo*) e podem ser úteis como um guia.

Criança em idade pré-escolar

1. Quando a criança nessa idade se sentir confortável o suficiente para fazer perguntas sobre doença, elas deverão ser respondidas. Quando a morte for antecipada em algum momento futuro e a criança perguntar: "eu vou morrer?", uma resposta pode ser: "todos nós vamos morrer um dia, mas você não vai morrer hoje ou amanhã."
2. Quando a morte for iminente e a criança pergunta: "vou morrer?", a resposta pode ser: "sim, você vai morrer, mas vamos cuidar de você e ficar com você".
3. Quando a criança perguntar: "vai doer?", a resposta deve ser verdadeira e real.
4. A morte nunca deve ser descrita como uma forma de sono, pois isso pode gerar medo de dormir em algumas crianças. A anestesia às vezes é chamada de "sono especial", portanto, atualmente não é recomendado referir-se à morte como "sono".
5. Os pais podem expressar à criança o fato de que não querem que ela vá e que sentirão muito a falta dela; eles também se sentem tristes porque estarão separados.

Criança em idade escolar

1. As respostas às perguntas da criança em idade escolar sobre a morte devem ser respondidas com a verdade. A criança busca o apoio em quem confia.
2. A criança em idade escolar deve receber uma explicação simples sobre seu diagnóstico e seu significado; a criança também deve receber uma explicação sobre todos os tratamentos e procedimentos.
3. A criança não deve receber nenhuma especificidade em termos de dias ou meses, porque cada indivíduo e cada doença são diferentes.
4. Quando a criança em idade escolar pergunta: "eu vou morrer?", e a morte for inevitável, deve-se dizer a verdade à criança. A criança em idade escolar tem a capacidade emocional de olhar para os pais e aqueles em quem confia em busca de conforto e apoio.
5. A criança em idade escolar acredita em seus pais. Deve-se permitir que a criança morra no conforto e na segurança de sua família.
6. A criança em idade escolar sabe que a morte significa uma separação definitiva e sabe que fará falta. Deve-se permitir que a criança chore essa perda. A criança que está morrendo pode estar triste e amargurada, e pode também demonstrar um comportamento agressivo. A criança deve ter a oportunidade de verbalizar isso, caso seja capaz de fazê-lo.

Adolescente

1. Deve ser dada ao adolescente explicação sobre sua saúde, bem como sobre todos os procedimentos e tratamentos necessários.
2. O adolescente sente-se privado e compreensivelmente ressentido com sua doença, pois ele ou ela deseja viver e realizar-se plenamente.
3. Com a aproximação da morte, o adolescente torna-se emocionalmente mais ligado à família.

4. Deve ser permitido que o adolescente mantenha suas defesas emocionais – inclusive a de negação absoluta. O adolescente indicará por meio de perguntas quais os tipos de respostas são por ele esperadas.
5. Se o adolescente declarar "eu vou morrer", está pedindo por apoio. Seja honesto e declare: "Não, você não vai morrer neste momento".
6. O adolescente pode perguntar: "Quanto tempo eu vou viver?". Adolescentes são capazes de enfrentar a realidade mais diretamente e podem tolerar respostas mais diretas. Não deve ser dada previsão de tempo que afete a esperança. Se o adolescente tem o que se estima como prognóstico 3 meses, a resposta bem poderia ser: "Indivíduos com uma doença como a sua podem morrer em 3 a 6 meses, mas outros vivem muito mais".

Apoio à adaptação dos pais à morte da criança

1. Elabore um plano de cuidados que inclua a seguinte abordagem:
   a. A responsabilidade primária pela comunicação com os pais deve ser atribuída a um enfermeiro.
   b. As informações relacionadas às preocupações dos pais devem ser comunicadas a todos os membros da equipe, e devem ser incluídas no plano de cuidados do paciente.
2. Aceite os sentimentos dos pais sobre a morte antecipada da criança e ajude-os a lidar com esses sentimentos.
   a. Não é incomum que os pais cheguem ao ponto de desejar a morte do filho e que experimentem culpa e autocensura por causa desse pensamento.
   b. Os pais podem evitar manter laços emocionais com a criança, caso o processo de morte seja prolongado. Isso ocorre porque os pais concluem a maior parte do processo de luto antes que a criança chegue à morte biológica. Desse modo, eles podem se relacionar com a criança como se ela já estivesse morta.
3. Antecipe orientações em relação à morte real da criança, e decisões e responsabilidades imediatamente após.
   a. Descreva como provavelmente será o processo de morte e como saber quando está iminente. Isso é necessário para dissipar fantasias assustadoras que muitos pais desenvolvem. Reitere junto aos pais que todas as medidas serão tomadas para manter a criança confortável no momento da morte. (Observação: certas doenças, apesar das intervenções clínicas apropriadas, podem causar morte desconfortável ou dolorosa. Os pais devem receber a promessa de conforto total para seus filhos somente se essa expectativa for realista.)
   b. Esclareça se os pais desejam estar presentes na morte da criança e respeite seus desejos. Verifique se eles querem segurar a criança – antes, durante ou após a morte.
   c. Se apropriado, permita que os pais discutam seus sentimentos sobre questões como necropsia e doação de órgãos, para que possam tomar as medidas adequadas. Não os faça se sentir culpados, caso não consintam.
   d. Se necessário, ajude os pais a pensar sobre os preparativos para o funeral.
4. Esteja ciente dos fatores que afetam a capacidade da família de lidar com a doença fatal, especialmente características sociais e culturais do sistema familiar, experiências anteriores com a morte, estágio atual de desenvolvimento familiar e recursos disponíveis para eles.
5. Contate o clero apropriado caso a família deseje. Contate outros parentes para que prestem apoio, também caso desejem.
6. Durante as horas finais, não deixe a família sozinha, a menos que eles solicitem.
7. Incentive os pais e irmãos a compartilharem seus pensamentos com a criança que está morrendo.
8. Forneça informações sobre grupos de apoio ao luto, geralmente disponíveis no hospital ou na igreja.

PROCEDIMENTOS EM PEDIATRIA

Contenção (restrição)[4]

Baseado em evidências
Longo, M. A., & Miller-Hoover, S. (2016). Effective decision making in the use of pediatric restraints. *Journal of Pediatric Nursing*, 31, 217-221.

Medidas de proteção para limitar os movimentos podem ser necessárias para conter as crianças no ambiente de assistência à saúde (Figura 43.2). Elas podem se caracterizar como medidas de restrição a curto prazo utilizadas para facilitar um exame qualquer e para minimizar o desconforto da criança durante exames especiais, procedimentos e coletas de amostras. As restrições também podem ser usadas por um longo período para manter a segurança da criança, para protegê-la de ferimentos e/ou de dispositivos clinicamente necessários.

Considerações gerais

1. Dispositivos de proteção devem ser usados apenas quando necessário e depois de esgotadas todas as outras alternativas, nunca como substitutos para a observação cuidadosa da criança.
2. Os dispositivos de contenção não podem ser usados continuamente sem justificava respaldada em protocolo institucional. O uso contínuo requer justificativa e documentação completa do tipo de restrição utilizada, a justificativa da restrição e a eficácia da contenção usada. O monitoramento contínuo, a documentação e a reavaliação da indicação, com o período de tempo em que a contenção estará em uso, são necessários.
3. O motivo do uso do dispositivo de proteção deve ser explicado à criança e aos pais para evitar interpretações errôneas e para garantir sua cooperação com o procedimento. As crianças frequentemente interpretam as contenções como punição.
4. Ensine a criança e a família a respeito dos dispositivos específicos que podem ser usados no hospital (p. ex., grades laterais da cama) e após a alta (ou seja, luvas, contenções de cotovelo).
5. Qualquer dispositivo de restrição deve ser verificado com frequência para garantir que seja eficaz e que não desencadeie efeitos adversos nocivos. Deve também ser removido periodicamente para evitar lesão da pele ou comprometimento da circulação. Realize exercícios de amplitude de movimento e cuidados com a pele periodicamente, ou segundo protocolo institucional.
6. Não cubra um local de instalação do cateter IV com uma restrição, caso seja possível.
7. Os dispositivos de restrição devem sempre ser aplicados de maneira que mantenha o alinhamento corporal adequado e garanta o conforto da criança.
8. Qualquer dispositivo de contenção que exija fixação à cama da criança deve ser preso às molas ou à estrutura da cama, nunca ao colchão ou às grades laterais. Isso permite que estas sejam ajustadas sem que se remova a contenção ou sem que se firam as extremidades da criança.
9. Todos os nós necessários devem ser confeccionados de maneira que permita sua liberação rápida. Essa é uma precaução de segurança.
10. Quando uma criança precisar ser imobilizada, dever-se-á tentar substituir a movimentação restringida por outra forma de movimento. Por exemplo, embora contida, uma criança pode ser colocada em um carrinho, em uma cadeira de rodas ou na cama. Quando os braços ficam restringidos, a criança pode jogar com os pés. Brincadeiras com água, espelhos, jogos corporais e bolhas de ar são substitutos úteis.

[4]N.R.T.: Certifique-se de que este procedimento seja respaldado por protocolo institucional. Ao indicar este e outros tipos de restrições em crianças, o enfermeiro deve assegurar que o risco de seu uso seja superado pelo risco de não o utilizar.

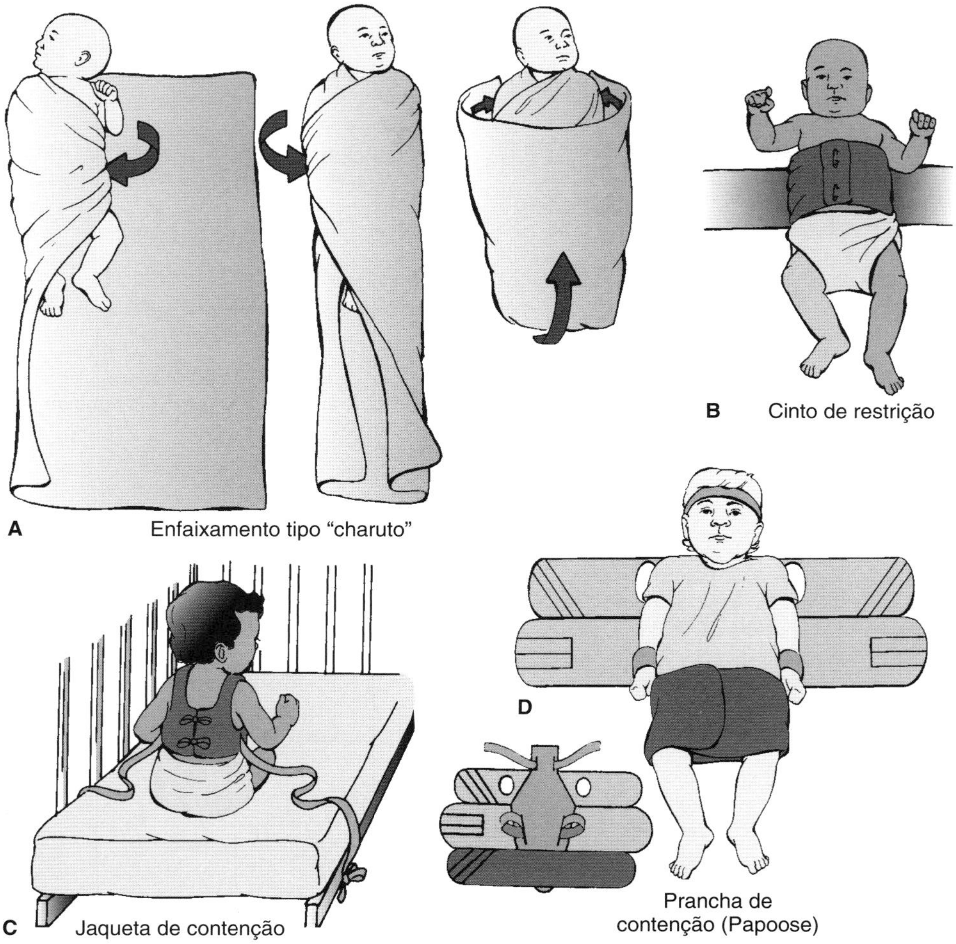

Figura 43.2 Tipos de restrição.

11. As restrições devem ser removidas assim que a criança não for mais considerada um perigo para si ou para os outros, ou quando os dispositivos médicos não forem mais necessários.

Alerta de enfermagem
É necessária uma indicação específica e respaldada em protocolo institucional para aplicar contenções contínuas. A documentação adequada é necessária quando as contenções estão em uso. Não prenda as contenções às grades da cama ou aos colchões. A avaliação de hora em hora da extremidade sob contenção é necessária para garantir que não tenha havido comprometimento da circulação e da constrição, ou comprometimento respiratório quando do uso de contenções torácicas.

Enfaixamento tipo múmia ou "charuto"

A contenção *tipo múmia* ou "charuto" consiste em imobilizar a criança com um lençol ou com uma manta colocados ao redor do corpo, de tal forma que os braços sejam mantidos nas laterais e os movimentos das pernas fiquem restritos (ver Figura 43.2). Esse tipo de contenção a curto prazo pode ser utilizado em infantes e crianças pequenas durante os tratamentos e exames que envolvam a cabeça e o pescoço.[5]

Equipamento

Lençol ou cobertor pequeno.

Ação de enfermagem

1. Estique o cobertor/lençol na cama.
2. Dobre uma ponta do cobertor/lençol.
3. Coloque a criança no cobertor/lençol com o ombro na borda da dobra.
4. Puxe o lado direito do cobertor/lençol firmemente sobre o ombro direito da criança.
5. Prenda a porção restante do lado direito do cobertor/lençol sob a lateral esquerda do corpo da criança.
6. Repita o procedimento com o lado esquerdo do cobertor/lençol.
7. Separe os cantos da parte inferior do cobertor/lençol e dobre-o em direção ao tronco da criança.
8. Prenda os dois lados do cobertor/lençol sob o corpo da criança.
9. Cruze um lado sobre o outro e prenda o excesso do cobertor/lençol nas costas da criança.

Precauções especiais

Certifique-se de que as extremidades da criança estejam em uma posição confortável durante esse procedimento. Certifique-se também de que a contenção não esteja obstruindo as vias respiratórias da criança.

Jaqueta de contenção

A *jaqueta de contenção* é um material que se ajusta à criança como uma jaqueta ou cinturão. Fitas longas são presas às laterais da jaqueta

[5]N.R.T.: O uso de restrição deve ser implementado de acordo com as normas da instituição e requer avaliação e prescrição do enfermeiro para sua realização segura e eficaz.

(ver Figura 43.2). As jaquetas de contenção são usadas para manter a criança em uma cadeira de rodas, em uma cadeira alta ou em um berço.

Ação de enfermagem

1. Coloque a jaqueta na criança de forma que a abertura fique nas costas.
2. Amarre as fitas com firmeza com um nó que possa ser facilmente solto, caso necessário.
3. Posicione a criança em uma cadeira de rodas, em uma cadeira alta ou em um berço.
4. Prenda as fitas longas apropriadamente:
   a. Sob os braços de uma cadeira.
   b. Na parte de trás da cadeira de rodas ou da cadeira alta.
   c. Às molas ou à estrutura de um berço.

Precauções especiais

Crianças em berços devem ser observadas com frequência para garantir que não fiquem presas nas fitas compridas da jaqueta de contenção. Solte, reposicione e execute exercícios de amplitude de movimento de acordo com o protocolo do hospital.

Dispositivo tipo cinto de restrição

O *dispositivo tipo cinto de contenção* funciona exatamente como o método de contenção de jaqueta, exceto que o material se ajusta à criança como um cinto largo e afivela-se nas costas (ver Figura 43.2).

Dispositivo de contenção do cotovelo[6]

O *dispositivo de contenção do cotovelo* é um aparelho de plástico ajustado ao braço na curva do cotovelo e preso com uma tira de Velcro®. Esse tipo de restrição impede a flexão do cotovelo. É especialmente útil para pacientes pediátricos que estejam recebendo terapia IV, aqueles com eczema ou outras erupções cutâneas e aqueles que tiverem sido submetidos a um reparo de lábio leporino, cirurgia ocular ou qualquer outro tipo de procedimento ou cirurgia que implique evitar de tocar as extremidades superiores, a cabeça ou o pescoço.

Equipamento

1. Restrição de cotovelo.
2. Material de proteção para a pele sob o dispositivo (camisa de mangas compridas ou gaze).

Ação de enfermagem

1. Cubra o cotovelo com uma camisa de mangas compridas ou gaze, caso seja esperada a possibilidade de lesão de pele ou sudorese.
2. Coloque o braço da criança no centro da contenção de cotovelo de tamanho apropriado.
3. Enrole a contenção em volta do braço da criança.
4. Fixe com Velcro®.

Precauções especiais

1. As extremidades digitais da criança devem ser observadas com frequência, em relação à possibilidade de acarretar baixa perfusão, hipotermia e palidez. A pele sob o dispositivo deve ser verificada quanto a sinais de lesão.
2. O dispositivo deve ser removido periodicamente de acordo com o protocolo da instituição, ou com os padrões para realização de cuidados com a pele e exercícios de amplitude de movimento.

Dispositivos para limitação do movimento das extremidades

Muitos tipos diferentes de dispositivos estão disponíveis para limitar o movimento de uma ou mais extremidades. Um dos tipos de variedade comercial consiste em um material com fitas em ambas as extremidades que o prendem à estrutura da cama. Esse material também apresenta duas pequenas abas costuradas para proteger os tornozelos ou punhos da criança. Estão disponíveis, também, outros dispositivos semelhantes, mas que usam abas de pele animal. Eles devem ser usados quando o dispositivo for necessário por um período prolongado, ou para crianças com pele sensível. Esse dispositivo de contenção pode ser usado para conter bebês e crianças pequenas para procedimentos como terapias IV e coleta de urina.

Equipamento

1. Restritor de extremidades de tamanho apropriado para a criança (pequeno, médio ou grande).

Ação de enfermagem

1. Fixe o dispositivo ao berço ou a uma estrutura da cama.
2. Fixe as pequenas abas com segurança em torno dos tornozelos ou dos punhos da criança.

Precauções especiais

1. As extremidades dos membros superiores e inferiores da criança devem ser observadas com frequência, a fim de verificar se há queda de temperatura ou descoloração. A pele sob o dispositivo também deve ser verificada a fim de observar se há sinais de lesão.
2. O dispositivo deve ser removido periodicamente, de acordo com políticas, diretrizes ou padrões de cuidado para a realização de cuidados com a pele e exercícios de amplitude de movimento. A documentação deve ser concluída.

Dispositivo de restrição abdominal

O *dispositivo de restrição abdominal* é usado para conter uma criança pequena em um berço. Funciona exatamente como o método descrito para limitar os movimentos das extremidades. No entanto, a tira do material é mais larga e tem apenas uma aba larga, costurada no centro para fixação ao redor do abdome da criança.

Luvas de contenção

As *luvas de contenção* são usadas para evitar que uma criança se machuque com as mãos e/ou remova sondas ou cateteres IV. São especialmente úteis para crianças com problemas dermatológicos, como eczema ou queimaduras, e para aquelas com sondas nasogástricas ou nasojejunais. Essas luvas podem ser compradas comercialmente ou confeccionadas, envolvendo as mãos da criança em faixa crepe ou cobrindo-as com um par de meias limpas e logo em seguida prendendo-as ao pulso com fita adesiva.

Alerta de enfermagem
As luvas devem ser removidas pelo menos a cada 4 horas, a fim de permitir o cuidado da pele e para que a criança exercite os dedos.

Dispositivo para cobertura de berço

Um *dispositivo para cobertura de berço* é usado para evitar que um bebê ou criança pequena pule as laterais do berço. Vários tipos de dispositivos comerciais estão disponíveis, incluindo redes, coberturas plásticas e cúpulas. Um dispositivo para cobertura de berço deve ser acoplado ao berço de uma criança capaz de escalar as laterais daquele (geralmente entre 1 e 4 anos de idade).

Alerta de enfermagem
Em todos os casos, é essencial ter certeza de que as laterais do berço sejam mantidas totalmente levantadas e travadas com segurança.

[6]N.R.T.: Certifique-se de que este procedimento seja respaldado por protocolo institucional. Ao indicar este e outros tipos de restrições em crianças, o enfermeiro deve assegurar que o risco de seu uso seja superado pelo risco de não o utilizar, documentando o cuidado realizado.

Prancha de Papoose

A prancha de Papoose é um dispositivo de imobilização para ser usado quando se realizam procedimentos na região cefálica, no tórax e no abdome. As tiras prendem a criança ou bebê pela testa, antebraço e coxas (ver Figura 43.2).

Coleta de exames

A avaliação de exames de sangue, de urina e de fezes é importante para determinar o estado da criança. O enfermeiro deve conhecer as técnicas de obtenção de amostras, bem como ser cauteloso em sua rotulagem e anotação.

Ponto de decisão-chave
Antecipe a possibilidade de sangramento caso a punção venosa seja difícil. Mantenha compressão sobre a área, até que o sangramento cesse (por mais tempo, caso a criança esteja sendo tratada com ácido acetilsalicílico ou com um anticoagulante). Avalie com frequência e reaplique a pressão, caso necessário; comunique se houver sangramento contínuo ou formação de hematoma.

Baseado em evidências
Bowden, V. R., & Greenberg, C.S. (2015). *Pediatric nursing procedures* (4th ed.). Philadelphia, PA: Lippincott Williams & Wilkins.

Para cateterismo da bexiga urinária, ver Capítulo 21. Para bebês e crianças, o tamanho do cateter é 6 a 10 F, dependendo do tamanho da criança.

Baseado em evidências
Patel, V., Romano, M., Corkins, M. *et al.* American Society for Parenteral and Enteral nutrition. (2014). Nutrition screening and assessment in hospitalized patients: A survey of current practice in the United States. *Nutrition in Clinical Practice*, 29(4), 483-490.

Alimentação e nutrição

As necessidades nutricionais podem aumentar enquanto o bebê ou a criança estão doentes; por outro lado, a capacidade de se alimentar, naturalmente, pode ser prejudicada pela doença ou pela resposta da criança à doença. Se os padrões de alimentação existentes não puderem ser mantidos, métodos alternativos poderão ser necessários. A capacidade de alimentação enteral é preferível à nutrição parenteral, devido à redução do risco de complicações, bem como pela melhora da resposta fisiológica.

Alimentação por gavagem

Ponto de decisão-chave
Se ocorrer inserção inadvertida da sonda na traqueia, o paciente poderá tossir, agitar-se e tornar-se cianótico. Remova a sonda imediatamente e deixe o paciente descansar, antes de tentar inseri-la novamente.

Ponto de decisão-chave
Se ocorrer bradicardia, remova a sonda e deixe o paciente relaxar. Se a criança apresentar sinais de insuficiência cardiorrespiratória, siga os protocolos de suporte básicos de vida e acione um médico. Quando os sinais vitais do paciente normalizarem, tente novamente a inserção da sonda.

Baseado em evidências
Clifford, P., Heimall, L., Brittingham, L. *et al.* (2015). Following the evidence: Enteral tube placement and verification in neonates and Young children. *The Journal of Perinatal & Neonatal Nursing*, 29(2), 149-161.

1. A *alimentação por gavagem* é uma forma de fornecer alimento por meio de uma sonda que passa pelas narinas ou boca, progride pela faringe, desce pelo esôfago e atinge a região gástrica, um pouco além do esfíncter cárdico. Essa alimentação pode ser contínua ou intermitente.
2. A dieta por gavagem pode constituir um método de alimentação ou administração de medicamentos que exige esforço mínimo do paciente, útil quando a criança não consegue sugar ou deglutir adequadamente.
3. A dieta por gavagem pode ser usada para administrar suplementação de calorias a um paciente que não consegue suprir suas necessidades calóricas por via oral. Ela também pode ser usada para fornecer toda a alimentação àqueles que não toleram a ingesta oral.
4. A administração da dieta enteral de forma lenta pode evitar desconforto respiratório ou cianose, que pode ocorrer em bebês de risco, em virtude da alimentação por meio de mamadeira. Assim sendo, ela pode fornecer suplementos para uma criança que tolera pouco a mamadeira.
5. A dieta enteral pode constituir um método seguro de alimentação para pacientes com hipotonia, pacientes com dificuldade respiratória, pacientes com sucção e deglutição descoordenadas, pacientes intubados, pacientes com debilitação e pacientes com anormalidades do trato digestório.

Alimentação por gastrostomia

1. A dieta por gastrostomia é um modo de fornecimento de nutrientes e líquidos por meio de uma sonda que é inserida cirurgicamente, através de uma incisão realizada na parede abdominal até o estômago. Uma sonda de gastrostomia pode ser inserida cirurgicamente ou também por endoscopia, usando radiologia intervencionista. A indicação de gastrostomia é o método de escolha para aqueles pacientes que necessitam utilizar a sondagem por longo período de tempo (geralmente mais de 4 a 6 meses).

Ponto de decisão-chave
Se a sonda de gastrostomia se deslocar, e for inserida novamente (em menos de 6 semanas), substitua-a (caso esteja permitido no protocolo da instituição) por uma sonda de gastrostomia ou sonda vesical tipo Foley, e fixe-a ao insuflar o balão. Frequentemente, uma sonda de tamanho menor do que a anterior deve ser utilizada, caso o estoma esteja se fechando. Notifique a equipe médica antes de passar a sonda, observando que muitas vezes há indicação de solicitação de exame de imagem para confirmar a inserção correta da sonda, e para registrar os eventos com precisão.

Se a sonda de gastrostomia estava posicionada (há mais de 6 semanas) e foi deslocada, substitua-a por uma sonda de Foley ou sonda de gastrostomia de tamanho semelhante e aspire o conteúdo gástrico por meio da sonda para comprovar o posicionamento. Se o conteúdo gástrico for aspirado, a alimentação poderá ser reiniciada. Se houver dificuldade em verificar a instalação, notifique a equipe médica.

2. A dieta por gastrostomia é um método seguro de alimentação de um paciente hipotônico ou debilitado, ou que não tolera métodos alternativos. Problemas com a dieta prolongada ocorrem com frequência em pessoas com deficiências físicas, prematuridade e doenças crônicas. A alimentação por gastrostomia pode fornecer uma via que permite a ingesta adequada de calorias ou líquidos para uma criança com doença pulmonar crônica, ou para uma criança com interrupção de continuidade do trato gastrintestinal, como atresia de esôfago, refluxo crônico ou processos de aspiração.
3. As sondas de gastrostomia também podem permitir melhor descompressão do estômago, devido ao seu tamanho maior.

Considerações sobre atendimento domiciliar e na comunidade

Alerta de transição de cuidado
Uma vez que a alimentação por gastrostomia venha a ser provavelmente solicitada na alta, envolva os cuidadores no ensino desses cuidados o mais cedo possível. Certifique-se de que a equipe de saúde domiciliar esteja pronta para apoiar o paciente e sua família imediatamente após a alta.

1. Ensine a criança (caso seja apropriado para a idade) e os cuidadores sobre a sonda de gastrostomia e o regime de alimentação.
   a. Anatomia da instalação da sonda.
   b. Tipo de sonda de gastrostomia (botão ou sonda).
   c. Quantidade e horário da alimentação.
   d. Sinais e sintomas de problemas – obstrução ou deslocamento da sonda, distensão gástrica, infecção.
   e. Ações apropriadas a serem tomadas caso ocorram problemas – chame o enfermeiro de atendimento domiciliar ou um médico.
2. Ensine sobre o uso de materiais e equipamentos: seringas, bolsa de dieta, sonda de alimentação.
3. Ensine sobre o uso da bomba de infusão de dieta (para alimentação contínua ou *bolus* lento).
4. Ensine a cuidar da sonda de gastrostomia – como pinçar, observar vazamentos, determinar a quantidade de água no balão e como trocar a sonda de gastrostomia em casa, caso o estoma esteja formado e caso a família esteja disposta a aprender.
5. Ensine os cuidados com o estoma – limpe a área com água e sabão, observe se há lesões de pele e aplique creme ou pó protetor, conforme apropriado.
6. Oriente sobre a fórmula – mistura adequada, se não for reconstituída; necessidade de refrigeração, caso aberta; descarte qualquer fórmula não utilizada e não refrigerada após 4 horas.
7. Oriente sobre as medidas a serem tomadas em caso de emergência.
   a. Procedimentos a serem seguidos, se a sonda for exteriorizada – substitua a sonda (gastrostomia ou sonda de Foley), prenda e cubra o local com curativo de gaze e chame um médico; ou então prossiga para o pronto-socorro, se a sonda tiver sido colocada há menos de 6 semanas. Em contrapartida, caso a sonda esteja no local por mais de 6 semanas, ela pode ser substituída pela família ou pelo enfermeiro domiciliar.
   b. Solução de problemas para materiais e equipamentos que não funcionam – certifique-se de que a bomba de infusão de dieta esteja conectada à tomada e ligada; de que o equipamento de dieta esteja solto, e não dobrado; e de que o abdome não esteja distendido.
   c. Números de telefone de referência devem estar disponíveis para serem usados como recurso, ou para obter assistência.
8. Faça visitas domiciliares regulares, conforme protocolo, a fim de avaliar o estado nutricional e a hidratação da criança, verificar a instalação da sonda e o local do estoma, e para modificar o plano de cuidados, conforme necessário.

Alimentação nasojejunal e nasoduodenal

Ponto de decisão-chave
Se ocorrer dor ou distensão abdominal, diarreia ou vômito, interrompa a dieta e verifique êmese e fezes, para ver se há sangue macroscópico. Informe o médico imediatamente – este pode ser um sinal de enterocolite necrosante.

1. A alimentação nasojejunal (NJ) ou nasoduodenal (ND) é um meio de fornecer alimentação enteral por uma sonda que passa pelas narinas, segue pela faringe, progride pelo esôfago e estômago, atravessa o piloro e chega ao duodeno ou ao jejuno.[7]
2. A dieta duodenal ou jejunal (pós-pilórica) pode diminuir o risco de aspiração, e pode minimizar a regurgitação e a distensão gástrica porque essa dieta ultrapassa o estômago e o piloro.
3. As sondas ND e NJ fornecem uma via que permite a ingesta adequada de calorias ou líquidos (alimentação enteral total) por meio de gotejamento contínuo.
4. As sondas ND ou NJ também podem fornecer uma via para a administração de medicamentos enterais.
5. As sondas ND ou NJ podem fornecer um método de alimentação que requer esforço mínimo do paciente quando a criança ou lactente é incapaz de tolerar métodos alternativos de alimentação (baixo peso ao nascer, esforço respiratório aumentado e paciente entubado).
6. As sondas ND ou NJ podem ser instaladas à beira do leito, sob fluoroscopia ou endoscopicamente.

Equilíbrio hidreletrolítico

Baseado em evidências
Parker, S., Benzies, K., Hayden, K. *et al.* (2017). A systematic review: effectiveness of pediatric peripheral intravenous catheterization strategies. *Journal of Advanced Nursing*, 73(7), 1570-1582.

Princípios básicos

1. Bebês e crianças pequenas apresentam proporções diferentes de água corporal (ver Tabela 43.3) e gordura corporal, se comparados aos adultos.
   a. A água corporal de um neonato corresponde a cerca de 75% do seu peso corporal; ao passo que, em um homem adulto médio, essa proporção é de cerca de 60%.
   b. O neonato normal demonstra um rápido declínio fisiológico na proporção de peso corporal e água corporal, durante o período pós-parto imediato.
   c. A proporção de água corporal diminui mais lentamente ao longo da infância, e atinge o valor característico para adultos por volta dos 2 anos de idade.
2. Em comparação com os adultos, uma porcentagem maior da água corporal de bebês e crianças pequenas está contida no compartimento extracelular.
   a. Bebês – aproximadamente metade da água corporal é extracelular.
   b. Adultos – aproximadamente um terço da água corporal é extracelular.

[7]N.R.T.: A alimentação por sonda nasojejunal ou nasoduodenal constitui a alimentação pós-pilórica, sendo as sondas preferencialmente inseridas por via nasal, mas em situações clínicas específicas pode haver indicação de inserção oral.

Tabela 43.3 Fluidos corporais expressos em porcentagem de peso corporal

Fluido	Adulto		
	Homens (%)	Mulheres (%)	Crianças (%)
Total de fluidos corporais	60	54	75
Intracelular	40	36	35
Extracelular	20	18	40

3. Em comparação com os adultos, o *turnover* da água por unidade de peso corporal é três ou mais vezes maior em bebês e crianças pequenas.
   a. A criança apresenta maior superfície corporal em relação ao peso.
   b. A imaturidade da função renal em bebês pode prejudicar sua capacidade de conservar água.
4. O equilíbrio eletrolítico depende do equilíbrio hídrico e dos mecanismos regulatórios cardiovasculares, renais, suprarrenais, hipofisários, paratireoides e pulmonares (Tabela 43.4).
5. Bebês e crianças são mais vulneráveis à desidratação do que adultos.
   a. Os princípios básicos relacionados ao equilíbrio de fluidos em crianças tornam a consequência de perdas de fluidos consideravelmente maior em crianças do que em adultos.
   b. As crianças são propensas a graves distúrbios do trato gastrintestinal, que resultam em diarreia e vômitos.
   c. As crianças pequenas não podem responder de forma independente ao aumento das perdas pelo aumento da ingesta. Elas dependem de terceiros para fornecer-lhes líquidos adequadamente.

Terapia hidreletrolítica

1. Correção de perdas preexistentes que podem ocorrer como resultado de diarreia ou vômito prolongados ou graves.
   a. As perdas são estimadas e corrigidas o mais rápido e com a maior segurança possível.
   b. A terapia inicial visa restaurar o volume de líquido intravascular e intracelular para corrigir ou evitar choque, e para restaurar a função renal.
   c. As perdas intracelulares são repostas lentamente, ao longo de um período de 8 a 12 horas após a melhora do estado circulatório.

Tabela 43.4 Anormalidades comuns do metabolismo hidreletrolítico.

Substância e função principal	Anormalidade	Causa	Manifestação clínica	Dados laboratoriais
Água Meio líquido corporal, alterações químicas, temperatura corporal, lubrificante.	Deficiência de volume.	• Primária – ingesta inadequada de água • Secundária – perda de água, como após vômito, diarreia e obstrução GI.	Oligúria, perda de peso, sinais de desidratação, incluindo ressecamento de pele e membranas mucosas, cansaço, fontanelas deprimidas, ausência de formação de lágrimas, aumento da frequência cardíaca, diminuição da pressão arterial.	Urina concentrada; azotemia; níveis de hematócrito, de hemoglobina, de contagem de eritrócitos e de sódio elevados.
	Excesso de volume.	• Deficiência na excreção de água na presença de ingesta normal, como em casos de cardiopatia ou de insuficiência cardíaca, ou ainda de doença renal • Ingesta de água excessiva em relação ao débito.	Ganho de peso, edema periférico, sinais de congestão pulmonar.	Volume de urina variável, baixa densidade urinária, diminuição do hematócrito.
Potássio Equilíbrio hídrico intracelular, ritmo cardíaco regular, excitabilidade muscular e nervosa.	Deficiência de potássio.	• Perda excessiva de potássio decorrente de vômitos, de diarreia, do uso prolongado de cortisona, corticotropina ou terapia diurética, e de cetoacidose diabética • Desvio de potássio para dentro das células, como ocorre na fase de recuperação de queimaduras, e durante a cetoacidose diabética.	Sinais e sintomas variáveis, incluindo fraqueza, letargia, irritabilidade, distensão abdominal e, eventualmente, arritmias cardíacas.	Baixo nível de potássio plasmático (< 3,5 mEq/ℓ) pode ser normal em algumas situações; alcalose hipoclorêmica; alterações de ECG.
	Excesso de potássio.	• Administração excessiva de soluções contendo potássio; liberação excessiva de potássio devido a queimaduras, doença renal grave, insuficiência suprarrenal • Terapia com betabloqueadores.	Variável, incluindo apatia, confusão, sensação de peso nas pernas, náuseas, diarreia, cólicas abdominais, alterações no ECG e, em casos mais graves, paralisia e parada cardíaca.	Nível elevado de potássio plasmático; diminuição do pH arterial; anormalidades no ECG.

(*continua*)

Tabela 43.4 Anormalidades comuns do metabolismo hidreletrolítico. (*Continuação*)

Substância e função principal	Anormalidade	Causa	Manifestação clínica	Dados laboratoriais
Sódio Pressão osmótica, excitabilidade muscular e nervosa.	Deficiência de sódio.	• Ingesta de água acima da capacidade de excreção, reposição da perda de fluidos sem sódio suficiente; perdas excessivas de sódio.	Cefaleia, náuseas, cólicas abdominais, confusão alternando com estupor, diarreia, lacrimejamento, salivação, hipotensão tardia; poliúria inicial e oligúria tardia.	O nível plasmático de sódio pode estar normal ou baixo (< 135 mEq/ℓ).
	Excesso de sódio.	• Ingesta inadequada de água, especialmente na presença de febre ou suor; aumento de ganhos sem aumento de perdas; redução de perdas.	Sede, oligúria, fraqueza, dor muscular, excitação, membranas mucosas ressecadas, hipotensão, taquicardia, febre, agitação.	Nível plasmático de sódio elevado (> 148 mEq/ℓ), volume plasmático amentado.
Bicarbonato Equilíbrio acidobásico.	Deficiência primária de bicarbonato.	• Diarreia (especialmente em infantes), diabetes melito, fome, doença infecciosa, choque ou insuficiência cardíaca produzindo anoxia tecidual e insuficiência renal.	Aumentos progressivos da velocidade e da profundidade da respiração – tardiamente, aparecem respirações do tipo Kussmaul; pele quente e ruborizada; fraqueza; desorientação progressivamente evoluindo para coma.	• pH da urina geralmente < 6,0 • Bicarbonato plasmático < 20 mEq/ℓ • pH plasmático < 7,35.
	Excesso primário de bicarbonato.	• Perda de cloreto por meio de vômitos, aspiração gástrica ou uso excessivo de diuréticos; ingesta excessiva de substâncias alcalinas.	Depressão respiratória, hipertonia muscular, reflexos hiperativos, formigamento dos dedos das mãos e dos pés, tetania e, às vezes, convulsões.	pH da urina geralmente > 7,0, bicarbonato plasmático > 26 mEq/ℓ (30 mEq/ℓ em adultos), pH plasmático > 7,4.

ECG, eletrocardiografia.

2. Fornecimento de manutenção hidreletrolítica.
   a. A necessidade de manutenção hidreletrolítica ocorre como resultado de gastos normais de água e eletrólitos, devido ao metabolismo.
   b. A manutenção hidreletrolítica tem uma estreita relação com a taxa metabólica e é formulada de maneira ideal em termos de gasto calórico.
3. Correção de perdas simultâneas, que podem ocorrer por meio do trato GI como resultado de vômitos, diarreia ou drenagem de secreções.
4. A manutenção hidreletrolítica deve ser semelhante em tipo e quantidade de fluido perdido.
5. A manutenção hidreletrolítica geralmente é formulada em mililitros de fluido e miliequivalentes de eletrólitos perdidos.

Terapia com líquidos intravenosos

A terapia IV refere-se à infusão de fluidos diretamente no sistema venoso. Pode ser realizada com o uso de uma agulha ou dissecção venosa para inserção de um pequeno cateter, diretamente na veia (Figura 43.3). A terapia IV é indicada para restaurar e manter o equilíbrio hidreletrolítico da criança, e a homeostase corporal quando a ingesta oral for inadequada a esse propósito.

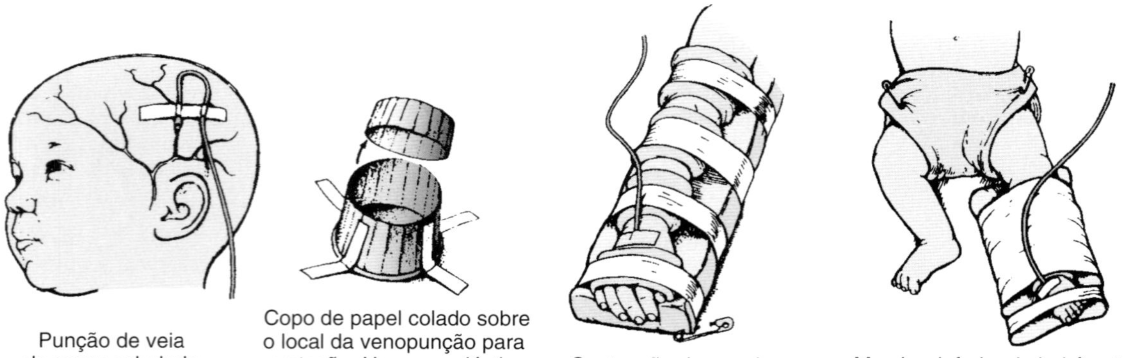

Punção de veia do couro cabeludo

Copo de papel colado sobre o local da venopunção para proteção. Um copo plástico transparente também pode ser usado[8]

Contenção do membro superior quando a mão é o local de instalação do cateter

Membro inferior do bebê estabilizado em coxim de areia para imobilização (o local de acesso IV deve estar visível)

Figura 43.3 Terapia de líquidos IV.

[8]N.R.T.: Para a realização de punção de veias localizadas no couro cabeludo, siga o protocolo da instituição e descreva na documentação de enfermagem os motivos da indicação clínica para a tomada de decisão. Para a instalação de dispositivos de proteção e de restrição de movimentos, também respalde suas ações em protocolos institucionais, que podem ser contrários às indicações aqui apresentadas.

1. As bombas de infusão frequentemente são usadas em pediatria para fornecer uma velocidade de infusão acurada e constante.
2. Como bebês e crianças são vulneráveis à alteração hídrica, as infusões precisam ser monitoradas com cuidado.
3. Durante uma infusão intravenosa, a cada hora, verifique:
   a. Velocidade de infusão.
   b. Volume infundido.
   c. Local de punção IV quanto à presença de infiltração, porque muitas bombas de infusão continuarão a administrar a solução mesmo se ocorrer infiltração.

Ver Diretrizes para padrões de cuidados 43.1.

Monitoramento cardiorrespiratório

O monitoramento cardiorrespiratório refere-se ao acompanhamento, por meio de equipamentos eletrônicos, dos padrões e frequências cardíacos e respiratórios. É indicado para pacientes em condições clínicas instáveis, pacientes com alterações cardíacas ou respiratórias e que recebem anestesia ou sedação consciente.

Manejo de enfermagem

1. Selecione um monitor que seja apropriado para as necessidades da criança. Isso dependerá da idade da criança e da sua capacidade de cooperar, da finalidade do monitoramento, das informações desejadas e dos equipamentos disponíveis.
2. Programe o equipamento para reduzir a quantidade de ruído mecânico e por questões de segurança. Certifique-se de que o equipamento esteja funcionando adequadamente e que não haja cabos desgastados. Conecte-o a uma tomada elétrica de emergência.
3. Reduza a ansiedade da criança:
   a. Forneça explicações sobre o equipamento de forma adequada à idade.
   b. Quando possível, envolva a criança nos cuidados, incluindo a troca de eletrodos.
4. Selecione os locais de colocação de eletrodos de acordo com as especificações do equipamento:
   a. Os monitores cardíacos frequentemente usam três eletrodos localizados em:
      i. Região superior direita do tórax, abaixo da clavícula.
      ii. Região inferior esquerda do tórax, na linha axilar anterior.
      iii. Região superior esquerda do tórax, abaixo da clavícula.
   b. Monitores respiratórios frequentemente usam três eletrodos localizados:
      i. Em qualquer lado do tórax (linha axilar anterior no quarto ou no quinto espaço intercostal).
      ii. Um eletrodo de referência colocado no manúbrio ou em outro ponto distal adequado.
5. Posicione os eletrodos:
   a. Limpe as áreas de instalação de eletrodos no tórax com água e sabão.
   b. Instale os eletrodos pré-moldados descartáveis na pele seca.
6. Conecte os condutores no cabo do eletrodo, nos pontos de inserção apropriados.
7. Certifique-se de que os alarmes do monitor estejam na posição "ligado". Os limites de alarme superior e inferior devem ser definidos de acordo com a idade e com a condição clínica da criança, para que apneia, taquipneia, bradicardia e taquicardia possam ser detectadas imediatamente.

DIRETRIZES PARA PADRÕES DE CUIDADOS 43.1

Terapia IV pediátrica

Ao cuidar de uma criança que está em terapia IV:

- Verifique o local de instalação do cateter a cada hora, observando a cor da pele e evidências de edema. Compare com a extremidade oposta ou investigue a presença de assimetria. Realize palpação da área para verificar possível presença de edema. Observe se há sinal de qualquer saída de líquido
- Verifique os cateteres e dispositivos de infusão IV, de hora em hora. Interrompa a infusão se houver rachaduras no equipamento, ou se houver alteração de cor do fluido IV infundido
- Registre em prontuários os dados: identificação de frascos ou reservatórios, quantidade de fluido administrado por hora e taxa de infusão
- Verifique se há retorno de sangue pelo cateter quando se interrompe o fluxo de infusão IV. Pode ser normal não ver retorno do sangue devido ao pequeno calibre do cateter
- Verifique a velocidade e o volume infundido registrado na bomba de infusão, em comparação com a quantidade de solução infundida
- Mantenha o registro preciso de ganhos e perdas, realizando balanço total de 24 h
- Descreva a consistência e o volume aproximado de fezes e vômitos
- Pese a criança em intervalos regulares, usando a mesma balança todas as vezes. Um aumento ou diminuição de 5% do peso corporal em um período de tempo relativamente curto geralmente é clinicamente significativo
- Monitore os níveis séricos de eletrólitos (ver Tabela 43.4)
- Relate evidências de desequilíbrios eletrolíticos: turgor cutâneo diminuído, aumento ou diminuição acentuados de volume urinário, febre, fontanelas deprimidas ou abauladas, alteração repentina nos sinais vitais, diarreia, fraqueza, letargia, apatia, reações pirogênicas e arritmias
- Se a criança apresentar reações graves, a infusão IV deverá ser interrompida e a solução guardada para possível análise
- Troque os materiais de infusão e o cateter IV a cada 24 h, ou de acordo com os protocolos da instituição[9]
- Se ocorrer infiltração, remova o cateter IV, eleve a extremidade afetada, aplique calor local e reinstale o cateter IV em um local alternativo. Notifique o médico caso haja sinais de inflamação ou infiltração de medicamento vesicante.[10]

Essas informações devem servir apenas como uma orientação geral. Cada paciente apresenta um conjunto único de características terapêuticas e clínicas, requerendo julgamento da enfermagem para orientar o seu cuidado, que pode incluir medidas e abordagens adicionais ou alternativas.

[9]N.R.T.: Atualmente, cateteres intravenosos periféricos não são trocados rotineiramente em crianças, segundo diretrizes nacionais e internacionais de boas práticas em terapia IV. A troca de dispositivos e extensões da terapia IV deve ser realizada com base nas normas da Comissão de Controle de Infecção Hospitalar e protocolos da instituição.

[10]N.R.T.: O uso de terapias térmicas de calor ou frio para diminuir eventos adversos decorrentes de infiltração por cateter IV periférico deve ser orientado com base no tipo de solução infundida. Devem ser seguidos protocolos institucionais que respaldem a tomada de decisão. A infiltração de substâncias vesicantes é clinicamente denominada extravasamento.

8. Evite lesão de pele, alterando os locais de instalação dos eletrodos, conforme necessário. Limpe e seque locais anteriores e deixe-os expostos ao ar livre.
9. Verifique a integridade de todo o sistema pelo menos uma vez por plantão.
   a. Inspecione cuidadosamente os fios condutores e o cabo elétrico procurando rupturas e fixação adequada.
   b. Se houver suspeita de mau funcionamento, troque o equipamento e notifique o departamento de engenharia ou o fabricante, imediatamente.
10. Continue a verificar as frequências respiratórias e cardíacas pelo menos uma vez por turno.
   a. Compare com as frequências registradas no monitor, para verificar a precisão do equipamento.
   b. É preciso lembrar que os monitores não podem substituir a observação e as avaliações atentas de enfermagem da criança.

Baseado em evidências
American Heart Association. (2015). *BLS for the health-care provider: Student Manual*. Dallas, TX: Author.

Reanimação cardiopulmonar

A *reanimação cardiopulmonar (RCP)* envolve medidas instituídas para fornecer ventilação e circulação eficazes, em uma situação na qual o coração e os pulmões do paciente param de funcionar. Em crianças, a causa inicial mais comum disso é a insuficiência respiratória.

Considerações subjacentes

Parada cardíaca

1. Sinais – ausência de batimento cardíaco e ausência de pulsos carotídeo e femoral.
2. Causas – assistolia, fibrilação ventricular, colapso cardiovascular, choque ou progressão da insuficiência respiratória.

Parada respiratória

1. Sinais – apneia e cianose.
2. Causas – obstrução das vias respiratórias, depressão do sistema nervoso central, paralisia neuromuscular.

Preparo para emergências

1. Todo hospital deve ter um plano bem definido e organizado a ser executado em caso de parada cardíaca ou respiratória.
2. Os carrinhos de emergência devem ser colocados em locais estratégicos do hospital, bem como verificados diariamente a fim de garantir que todo o equipamento esteja disponível.
3. A equipe deve ser treinada nas manobras de RCP mais recentes e certificadas em suporte básico de vida, pelo menos a cada 2 anos.

Equipamento

1. Carrinho de emergência – montado e pronto para uso.
2. Bolsa de ventilação por pressão positiva, com válvula não reinalante e adaptador universal de 15 mm.
3. Máscara (tamanhos para neonato prematuro, criança e adultos).
4. Tubos orofaríngeos, tamanhos 0 a 4.
5. Laringoscópio com lâminas de vários tamanhos.
6. Pilhas extras e lâmpadas para laringoscópio.
7. Tubos endotraqueais com conectores (conjunto estéril completo, diâmetro interno de 2,5 a 8 mm).
8. Equipamento de aspiração portátil e sondas de aspiração estéreis de vários tamanhos.
9. Seringa com bulbo, DeLee.
10. Fonte de oxigênio – suprimento portátil, fluxômetro e extensão.
11. Prancha de massagem cardíaca (30 × 50 cm).
12. Medicamentos de emergência:
   a. Bicarbonato de sódio.
   b. Epinefrina.
   c. Isoproterenol.
   d. Soro fisiológico (para diluição).
   e. Difenidramina.
   f. Diazepam.
   g. Succinato sódico de hidrocortisona.
   h. Digoxina.
   i. Naloxona.
   j. Gliconato de cálcio.
   k. Cloreto de cálcio 10%.
   l. Glicose 50%.
   m. Lidocaína.
   n. Atropina.
   o. Fenitoína.
   p. Insulina.
   q. Procainamida.
   r. Propranolol.
   s. Dopamina.
   t. Tosilato de bretílio.
   u. Expansores de volume (solução de lactato de Ringer, soro fisiológico).
   v. Vasopressina.
   w. Amiodarona.
   x. Sulfato de magnésio.
   y. Vecurônio.
13. Agulhas intracardíacas, 20 G e 22 G, com 5 a 7,5 cm de comprimento.
14. Materiais de infusão IV, incluindo equipamentos e extensores de infusão, fluidos IV.
15. Garrote, talas de braço e fita adesiva.
16. Cateteres agulhados de vários tamanhos para punção de veias do couro cabeludo.
17. Luvas, máscara, avental, outras barreiras de proteção.
18. Sondas nasogástricas de vários tamanhos.
19. Seringas e agulhas de vários tamanhos.
20. Agulhas intraósseas.
21. Cateteres de longa permanência de vários tamanhos.
22. Torneira de três vias.
23. Material de dissecção.
24. *Swabs* com álcool.
25. Abaixadores de língua.
26. Compressas de gaze estéreis.
27. Pinça hemostática estéril.
28. Tesouras estéreis.
29. Tubos para coleta de sangue.
30. Monitor eletrocardiográfico (ECG), fios condutores.
31. Desfibrilador e pás (de uso pediátrico e adulto), gel lubrificante.
32. Documentos para registro e etiquetas específicas do paciente.

Ventilação artificial

Técnica boca a boca

1. Crianças:
   a. Estenda levemente o pescoço, tracionando suavemente o queixo para cima e para a frente, e mantendo a cabeça para trás, pressionando a testa em uma posição neutra (conhecido como manobra de inclinação da cabeça – elevação da mandíbula; use tração da mandíbula caso haja suspeita de traumatismo cervical). Coloque uma toalha enrolada ou fralda sob o ombro do bebê, ou use uma das mãos para apoiar o pescoço em uma posição estendida. Não hiperestenda o pescoço, devido à possibilidade de estreitar as vias respiratórias.
   b. Verifique a boca e a garganta e retire o muco ou vômito exteriorizados com o dedo, ou então por aspiração.
   c. Realize uma respiração.

d. Assegure o selamento da região com a sua boca, abarcando a boca e o nariz da criança.
e. Delicadamente, sopre o ar na via respiratória da criança e observe se há elevação do tórax. Execute um total de duas respirações lentas.
f. Remova sua boca da boca e do nariz da criança e deixe que ela expire.
g. Se a respiração espontânea não retornar, continue realizando a ventilação boca a boca com uma frequência e em volume apropriados ao tamanho da criança (geralmente 12 a 20 vezes/minuto ou uma respiração a cada 3 a 5 segundos).[11]

2. Crianças com mais de 1 ano:
   a. Limpe muco ou vômito da boca com os dedos ou por aspiração.
   b. Estenda o pescoço com uma das mãos ou com uma toalha enrolada (inclinação da cabeça, elevação do queixo ou tração da mandíbula, caso haja suspeita de traumatismo cervical).
   c. Tampe as narinas com os dedos da mão, que também continua a manter as vias respiratórias abertas.
   d. Respire fundo.
   e. Assegure o selamento da região com a sua boca, abrangendo a boca da criança.
   f. Sopre o ar para os pulmões da criança, até que seja observada a expansão do tórax.
   g. Libere a boca da boca da criança e solte as narinas, a fim de permitir que a criança expire passivamente. Execute um total de duas ventilações lentas.
   h. Repita cerca de 10 a 12 vezes/minuto, ou faça uma ventilação a cada 5 ou 6 s, caso a ventilação espontânea não ocorra.

Dispositivos de ventilação manual

1. Remova as secreções da boca e da garganta e mova o queixo para a frente.
2. Estenda adequadamente o pescoço com uma das mãos, ou coloque um rolo de fralda atrás do pescoço.
3. Selecione uma máscara de tamanho apropriado para obter a vedação adequada, e conecte a máscara à bolsa.
4. Segure a máscara confortavelmente sobre a boca e o nariz, segurando o queixo à frente e o pescoço em extensão.
5. Aperte a bolsa, observando a insuflação de ar nos pulmões, por meio da expansão do tórax. Se não houver expansão torácica, realinhe a cabeça do paciente e ajuste a máscara; tente novamente.
6. Solte a bolsa, que se expandirá espontaneamente. A criança expira e o tórax abaixa.
7. Repita 12 a 20 vezes/minuto (dependendo do tamanho da criança).
8. Como essa técnica geralmente é difícil de dominar, ela deve ser praticada com antecedência, sob supervisão.

Indicativos da eficácia da técnica

1. O tórax da vítima sobe e desce.
2. O executor pode sentir em suas próprias vias respiratórias a resistência e a complacência dos pulmões da vítima, conforme estes se expandem.
3. O executor pode ouvir e sentir a saída de ar durante a expiração.
4. A coloração da pele e das mucosas da vítima melhora.

Tratamento das complicações

1. Distensão gástrica (ocorre frequentemente caso uma pressão excessiva para insuflação pulmonar seja usada).
   a. Vire a cabeça e os ombros da vítima para um lado.
   b. Exerça pressão moderada sobre o epigástrio, entre a cicatriz umbilical e o rebordo costal.
   c. Uma sonda nasogástrica pode ser usada para descomprimir o estômago.
2. Vômito.
   a. Vire o paciente de lado para drenagem.
   b. Limpe as vias respiratórias com o dedo ou por aspiração.
   c. Retome as ventilações após as vias respiratórias estarem desobstruídas e patentes.

Circulação artificial

Princípios gerais relacionados à circulação artificial (compressão cardíaca)

Ver Tabela 43.5 e Figura 43.4.

1. A inclinação da cabeça para trás levanta a região dorsal de bebês e crianças pequenas. Um apoio firme da região dorsal é, portanto, essencial para que a compressão cardíaca externa seja eficaz.
2. A posição supina em uma superfície firme é obrigatória. Somente nessa posição a compressão torácica pode comprimir o coração contra uma superfície rígida o suficiente para forçar a passagem de sangue à circulação sistêmica. Como a maioria das paradas cardíacas de bebês/crianças resulta de insuficiência respiratória ou de choque, há uma diminuição nos níveis de oxigênio sanguíneo antes da parada. Portanto, as compressões torácicas, por si sós, não constituem um método eficaz para fornecer oxigênio ao coração e ao cérebro.
3. Essa situação é diferente da parada cardíaca em um adulto, na qual o sangue geralmente tem um alto nível de oxigênio e as compressões por si sós constituem uma forma eficaz de fornecer oxigênio ao coração e ao cérebro.
4. As compressões devem ser regulares, suaves e ininterruptas. Evite movimentos súbitos ou bruscos. Comprima com força e rapidamente. As compressões devem ser realizadas a uma frequência de pelo menos 100 compressões/minuto.
5. O tórax deve recuar (retornar à posição normal) totalmente, após cada compressão.
6. Entre as compressões, os dedos ou a base da mão devem liberar completamente a pressão, mas devem permanecer em contato constante com o tórax. Isso permite o recuo completo deste, enquanto minimiza as interrupções nas compressões.
7. Os dedos não devem se apoiar nas costelas do paciente durante a compressão. A pressão com os dedos nas costelas ou a pressão lateral aumentam a possibilidade de fratura de costelas e de separação osteocondral.
8. Nunca comprima o apêndice xifoide na extremidade do esterno. A pressão sobre ele pode causar laceração do fígado.
9. As indicações de uma técnica eficaz incluem:
   a. Pulso femoral ou carotídeo palpável.
   b. Diminuição do tamanho das pupilas.
   c. Melhora na coloração da pele e das mucosas do paciente.

Manejo de enfermagem

1. Reconheça a parada cardiorrespiratória.
2. Solicite ajuda e registre o horário.
3. Inicie a RCP:
   a. Verifique a capacidade de resposta e a ventilação; se o paciente não responder e não respirar, palpe o pulso. A verificação do pulso não deve demorar mais de 10 s.
   b. Se nenhum pulso for sentido, institua a compressão cardíaca usando a técnica apropriada.
   c. Para um bebê ou criança, cada ciclo é composto da proporção de 30 compressões para duas ventilações, iniciando com as compressões.
   d. Continue repetindo esse ciclo até que chegue ajuda.
   e. Se estiver sozinho, execute a RCP conforme descrito anteriormente por cinco ciclos, ou execute 2 min de RCP e, em seguida, peça ajuda. Após a ligação, retome a RCP até que chegue ajuda.

[11]N.R.T.: Certifique-se de utilizar as mais recentes recomendações da American Heart Association, quanto às normas do Pediatric Basic and Advanced Life Support (PALS). Podem ser identificadas informações constantemente atualizadas no *site* da Sociedade Brasileira de Pediatria, em *https://www.sbp.com.br/especiais/pals/*.

Tabela 43.5 Técnica de circulação artificial.

Tamanho da criança	Fase de preparo	Fase de ação	Compressão	Frequência
Neonato, prematuro ou outro infante	1. Coloque em posição supina. 2. Circunde o tórax com as mãos, com os polegares sobre o terço médio do esterno. *ou* Use o método para um neonato maior.	1. Comprima o terço médio do esterno com os dois polegares, suave mas firmemente.	1/3 da profundidade do tórax (3,8 cm)	Pelo menos 100/min
Lactente	1. Coloque-o em uma superfície plana e firme. 2. Apoie as costas com uma das mãos ou use um pequeno cobertor sob os ombros. 3. Posicione as pontas dos dedos indicador e médio de uma das mãos sobre o terço médio do esterno, logo abaixo da linha intermamilar.	1. Comprima o terço médio do esterno com as pontas dos dedos indicador e médio.	1/3 da profundidade do tórax (3,8 cm a 5 cm)	Pelo menos 100/min
Criança pequena	1. Posicione-a em uma superfície plana e firme. 2. Apoie as costas deslizando uma mão por baixo, ou use um cobertor pequeno. 3. Coloque a base de uma das mãos sobre o terço médio do esterno, paralelo ao eixo longo do corpo (na linha intermamilar).	1. Aplique uma compressão rápida para baixo, no terço médio do esterno, mantendo o cotovelo reto. 2. Libere a pressão rápida e completamente, para que a parede torácica possa recuar. 3. Não retire a base da mão do tórax.	1/3 da profundidade do peito (5 cm)	Pelo menos 100/min
Criança maior, adolescentes	1. Posicione o paciente em uma superfície plana e firme, ou coloque uma tábua sob o tórax. 2. Posicione a base de uma das mãos na metade inferior do esterno, a cerca de 2,5 cm a 3,8 cm da ponta do apêndice xifoide, e paralelamente em relação ao eixo longo do corpo. 3. Posicione a outra mão em cima da primeira (podendo entrelaçar os dedos). 4. Coloque os ombros diretamente sobre o esterno da criança, para usar o próprio peso na aplicação de pressão.	1. Exerça pressão verticalmente para baixo, a fim de pressionar a parte inferior do esterno, mantendo os cotovelos em linha reta. 2. Faça a compressão rápida e completamente, para que a parede torácica possa recuar. 3. Não retire as mãos do tórax.	5 cm	Pelo menos 100/min

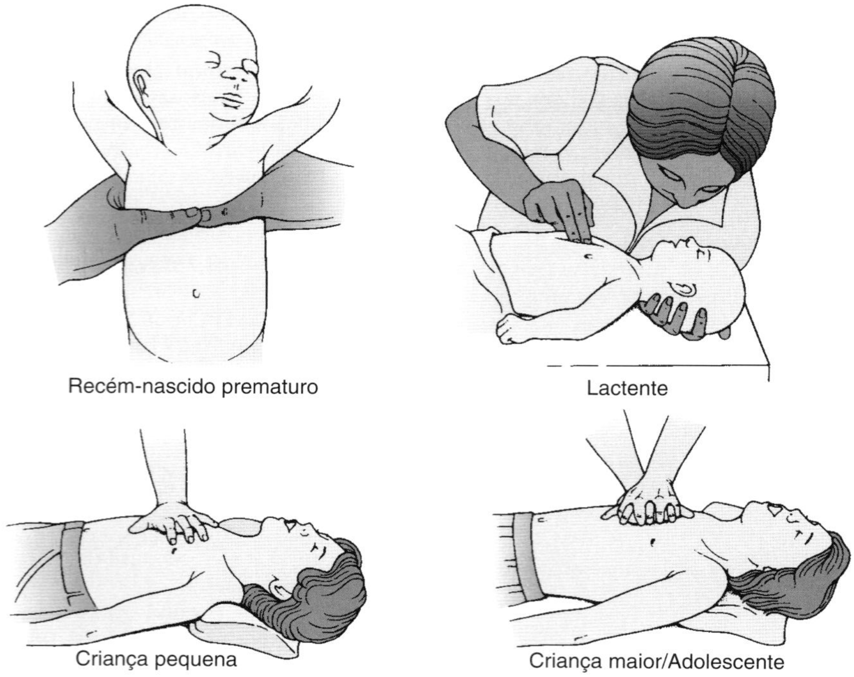

Figura 43.4 Reanimação cardiopulmonar em crianças. Em crianças pequenas, a base da mão é posicionada sobre a parte inferior do esterno, na linha intermamilar. Em crianças maiores e adolescentes, ambas as mãos são usadas.

4. Quando chegar ajuda:
   a. Um socorrista realiza a ventilação boca a boca ou institui a ventilação com máscara e bolsa.
   b. Outro socorrista realiza compressões cardíacas.
   c. Uma frequência de 15 compressões para duas ventilações é mantida para bebês e crianças.
   d. A compressão cardíaca não deve ser interrompida para ventilação. As ventilações devem interpor o movimento ascendente de cada quinta compressão cardíaca.
5. Antecipe os procedimentos de emergência e auxilie nestes.
   a. Auxilie na intubação, no monitoramento, na instalação de acesso intravascular, na administração de fluidos IV, na desfibrilação e em outras medidas definitivas.
   b. Prepare e administre medicamentos de emergência, conforme prescrição. Registre a dose e o horário.
   c. Notifique a família a respeito do manejo atual e a RCP.
6. Após a reanimação:
   a. Cuide da criança, conforme necessário.
   b. Determine se os membros da família foram notificados e se estão sendo cuidados.
   c. Registre todos os eventos.
   d. Reabasteça o carrinho de emergência.

Alerta de transição de cuidado

Após o estresse de ter um filho hospitalizado, as famílias precisarão de apoio na transição para casa ou para outro local de atendimento pós-alta. É fundamental que eles recebam orientações completas e compreensíveis a respeito dos cuidados domiciliares, dos medicamentos e das consultas de acompanhamento. Se foram realizadas tratativas para cuidados de enfermagem domiciliar, as famílias deverão estar cientes de que instituição fornece os serviços, e em que momento podem esperar uma comunicação sobre a prestação dos cuidados. As famílias devem receber, também, orientações completas por escrito (e, se necessário, para ajudar na compreensão, ilustradas) sobre os sinais e sintomas a serem monitorados que possam sugerir piora do estado do paciente.

BIBLIOGRAFIA

Al-Sagarat, A. Y., Al-Oran, H. M., Obeidat, H., et al. (2017). Preparing the family and children for surgery. *Critical Care Nursing Quarterly, 40*(2), 99–107.

American Heart Association. (2015). *BLS for the healthcare provider: Student manual.* Dallas, TX: Author.

Bennett, R., & Proudfoot, J. (2016). What does the staff think? Factors associated with clinical staff perceptions of what constitutes high-quality dying and death at a tertiary pediatric hospital. *Journal of Hospice & Palliative Nursing, 18*(5), 470–476.

Bowden, V. R., & Greenberg, C. S. (2015). *Pediatric nursing procedures* (4th ed.). Philadelphia, PA: Lippincott Williams & Wilkins.

Clifford, P., Heimall, L., Brittingham, L., et al. (2015). Following the evidence: Enteral tube placement and verification in neonates and young children. *The Journal of Perinatal & Neonatal Nursing, 29*(2), 149–161.

Curran, J. A., Bishop, A., Plint, A., et al. (2017). Understanding discharge communication behaviours in a pediatric emergency care context: A mixed methods observation study protocol. *BMC Health Services Research, 17,* 276. doi 10.1186/s12913-017-2204-5.

Davidson, F., Snow, S., Hayden, J. A., et al. (2016). Psychological interventions in managing postoperative pain in children: A systematic review. *Pain, 157*(9), 1872–1886.

Easson, W. (1981). *The dying child: The management of the child or adolescent who is dying* (2nd ed.). Springfield, IL: Charles C. Thomas Publishing.

Forster, E., & Hafiz, A. (2015). Paediatric death and dying: Exploring coping strategies or health professionals and perceptions of support provision. *International Journal of Palliative Nursing, 21*(6), 294–301.

Hughes, H. K., Kahl, H. K. (Eds.). 2017). *The Harriet Lane handbook* (21st ed.). Philadelphia, PA: Elsevier.

Irving, A. Y., Lyman, B., Northington, L., et al. (2014). Nasogastric tube placement and verification in children: Review of the current literature. *Critical Care Nurse, 34*(3), 67–78.

Jain, A. (2015). Body fluid composition. *Pediatrics in Review, 36*(4), 141–152.

Kirwan, L., & Coyne, I. (2017). Use of restraint with hospitalized children: A survey of nurses' perceptions of practices. *Journal of Child Health Care, 21*(1), 46–54.

Kuo, H., Pan, H., Creedy, D. K., et al. (2016). Distraction-based interventions for children undergoing venipuncture procedures: A randomized controlled study. *Clinical Nursing Research,* 1–16. doi: 10.1177/1054773816686262.

Longo, M. A., & Miller-Hoover, S. (2016). Effective decision making in the use of pediatric restraints. *Journal of Pediatric Nursing, 31,* 217–221.

Manworren, R., & Stinson, J. (2016). Pediatric pain measurement, assessment, and evaluation. *Seminars of Pediatric Neurology, 23,* 189–200.

Margonari, H., & Hannon, M. (2017). Quality Improvement Initiative on Pain Knowledge, Assessment, and Documentation Skills of Pediatric Nurses. *Pediatric Nursing, 43*(2), 65–70.

McNab, S. (2016). Intravenous maintenance fluid therapy in children. *Journal of Paediatrics and Child Health, 52,* 137–140.

O'Meara, M., & Trethewie, S. (2016). Managing paediatric death in the emergency department. *Journal of Paediatrics and Child Health, 52,* 164–167.

Oh, G., & Sutherland, S. (2016). Perioperative fluid management and postoperative hyponatremia in children. *Pediatric Nephrology, 31,* 53–60.

Parker, S., Benzies, K., Hayden, K., et al. (2017). A systematic review: effectiveness of pediatric peripheral intravenous catheterization strategies. *Journal of Advanced Nursing, 73*(7), 1570–1582.

Patel, V., Romano, M., Corkins, M., et al. American Society for Parenteral and Enteral Nutrition. (2014). Nutrition screening and assessment in hospitalized patients: A survey of current practice in the United States. *Nutrition in Clinical Practice, 29*(4), 483–490.

Ramira, M. L., Instone, S., & Clark, M. (2016). Pediatric pain management: An evidence-based approach. *Pediatric Nursing, 42*(1), 39–49.

Schonfield, D. J., Demaria, T., & AAP Committee on Psychosocial Aspects of Child and Family Health, Disaster Preparedness Advisory Council. (2016). Supporting the grieving child and family. *Pediatrics, 138*(3), e20162147.

Sean Quadros, D., Kamenwa, R., Akech, S., et al. (2018). Hospital-acquired malnutrition in children at a tertiary care hospital. *South African Journal of Clinical Nutrition, 31*(1), 8–13.

Sng, Q., He, H., & Wang, W. (2017). A meta-synthesis of children's experiences of postoperative pain management. *Worldviews on Evidence-Based Nursing, 14*(1), 46–54.

Svendsen, E., Pedersen, R., Moen, A., et al. (2017). Exploring perspective on restraint during medical procedures in paediatric care: a qualitative interview study with nurses and physicians. *International Journal of Qualitative Studies on Health & Well-being, 12*(1).

Thornton, S. (2017). Supporting the siblings of terminally ill children. *British Journal of School Nursing, 13*(9), 459–461.

Thrane, S., Wanless, S., Cohen, S., et al. (2016). The assessment and non-pharmacologic treatment of procedural pain from infancy to school age through a developmental lens: A synthesis of evidence with recommendations. *Journal of Pediatric Nursing, 31*(1), e23–e32.

White, M., Lawson, K., Ramsey, R., et al. (2016). Simple nutrition screening tool for pediatric inpatients. *Journal of Parenteral and Enteral Nutrition, 40*(3), 392–398.

CAPÍTULO

44

Distúrbios Respiratórios em Pediatria

PROCEDIMENTOS RESPIRATÓRIOS EM PEDIATRIA

Oxigenoterapia

As crianças com problemas respiratórios podem receber oxigenoterapia por meio de cateter nasal, de máscara, de tenda, de tubo endotraqueal (TET) ou de cânula de traqueostomia (ver p. 179). A incubadora ou os capacetes de oxigenoterapia também podem ser utilizados para lactentes e crianças pequenas.

Ventilação pulmonar mecânica

Os lactentes e as crianças que necessitam de ventilação pulmonar mecânica (VPM) precisam de cuidados especializados. Normalmente, esses pacientes recebem tratamentos em instituições que têm como foco proporcionar um ambiente seguro para crianças que dependem de tecnologia, com cuidados prestados por enfermeiros altamente qualificados, fisioterapeutas respiratórios e pediatras. Os procedimentos e as intervenções de enfermagem específicos e o tratamento de lactentes e crianças dependentes de tecnologia estão além do escopo deste texto. As considerações gerais são apresentadas a seguir.

Manutenção da permeabilidade das vias respiratórias

1. As opções de vias respiratórias artificiais incluem: cânula nasotraqueal, orotraqueal (COT) e traqueostomia. O TET e a cânula de traqueostomia estão disponíveis em vários tamanhos, com e sem balonete (*cuff*), para a população pediátrica.
   a. Dispõe-se de vários métodos para determinar o tamanho correto, como: calibre do TET = idade em anos + 16 divididos por 4 (consulte os protocolos da instituição).
2. O paciente deve ser rigorosamente monitorado quanto à ocorrência de hipoxia e bradicardia durante a intubação.
   a. Apenas profissionais experientes e altamente preparados e qualificados devem realizar a intubação.
   b. Equipamentos para reanimação e reintubação, acesso à fonte de oxigênio e equipamentos para aspiração devem sempre estar prontamente disponíveis.
   c. Uma bolsa autoinflável de tamanho apropriado, com máscara e reservatório para oxigenação, deve permanecer próximo ao paciente.
3. Deve-se tomar as medidas apropriadas para prevenir o deslocamento da cânula (particularmente, durante a mobilização da criança) e a obstrução das vias respiratórias.
   a. Os TETs pediátricos têm pequenos diâmetros e são facilmente obstruídos por secreções espessas.
   b. A umidificação adequada desprende as secreções, enquanto a aspiração evita a obstrução das vias respiratórias.
   c. São necessárias avaliações frequentes dos sinais vitais e da respiração. São também necessários monitores cardiorrespiratórios, um oxímetro de pulso, monitores de dióxido de carbono ao fim da expiração ou transcutâneo.
4. Os cuidados de enfermagem devem enfocar problemas de hidratação, de sedação, de integridade da pele, de perfusão

tecidual, de controle de infecção, de comunicação, de segurança e também de apoio e orientação aos pais.

5. Os aparelhos de VPM, disponíveis para uso pediátrico, têm uma ampla variedade de funções, de versatilidade e de aplicação clínica. Alguns são mais apropriados para uso em lactentes, enquanto outros são mais adequados para crianças de mais idade.
   a. Os enfermeiros devem estar bem familiarizados com as características de cada aparelho de VPM específico que é usado, e com seus ajustes e tipos de alarmes.

Cuidados de enfermagem

Ver Capítulo 10, p. 183. Além disso, o enfermeiro que cuida de um paciente pediátrico deve lembrar-se do seguinte.

Ajuste de controles

No ajuste dos controles, o fluxo inspiratório será menor e a frequência respiratória será maior do que nos pacientes adultos. Esses parâmetros dependem do tamanho e da condição clínica do paciente, e são determinados por um médico ou fisioterapeuta respiratório.

Umidificação

Durante a VPM de um lactente em uma incubadora, a extensão do circuito do aparelho fora da incubadora deve ser a menor possível. A temperatura aquecida no interior da incubadora ajuda a diminuir a quantidade de condensação no circuito e, portanto, proporciona um maior conteúdo de água no gás inspirado.

Concentração de oxigênio

1. Nos lactentes, as frações inspiradas de oxigênio devem ser sempre mantidas o mais baixo possível (enquanto ainda suprem as necessidades fisiológicas), de modo a evitar o desenvolvimento de retinopatia da prematuridade ou toxicidade pulmonar do oxigênio.
2. A concentração de oxigênio deve ser verificada periodicamente com um analisador.

Gasometria arterial

1. A gasometria arterial (GA), obtida por meio de punção arterial ou via cateteres umbilicais ou arteriais, é necessária para monitorar a oxigenação.
2. O método de coleta de amostra de sangue capilar arterializado não é acurado para lactentes com desconforto respiratório, visto que a constrição da circulação periférica pode não refletir acuradamente a GA.

Precauções padrão

O recém-nascido possui apenas os anticorpos transferidos da mãe através da placenta. Por conseguinte, as precauções são essenciais.

1. O circuito do aparelho de VPM deve ser trocado a cada 24 horas.
2. Culturas de rotina devem ser obtidas após a intubação; deve-se efetuar diariamente uma coloração de Gram das secreções.[1]
3. A aspiração exige técnica asséptica.

Suporte dos circuitos

1. São disponibilizadas estruturas especiais para apoiar os circuitos dos aparelhos de VPM, ajudando a evitar a retirada acidental da cânula em lactentes e crianças pequenas.
2. Os lactentes podem necessitar a instalação de medidas de suporte ou coxins nas laterais e acima da cabeça, para diminuir a mobilidade e ocupar o espaço entre a cabeça e a estrutura.

Monitoramento do aparelho de VPM

1. As calibrações de pressão devem ser verificadas a intervalos frequentes, visto que essa intervenção fornece a indicação da mudança de complacência ou o aumento de resistência das vias respiratórias.
2. É difícil obter medidas de volume em lactentes visto que, em sua maioria, os espirômetros incorporados nos aparelhos de VPM e nos medidores não fazem uma leitura acurada de baixos volumes e fluxos. Todavia, são úteis em crianças de mais idade.
3. É necessário medir as frequências respiratórias do equipamento e do paciente pelo menos a cada hora e registrá-las.

DISTÚRBIOS

Infecções respiratórias comuns em pediatria

A infecção do sistema respiratório constitui uma causa frequente de doença aguda em lactentes e crianças. Muitas infecções pediátricas são sazonais. A resposta da criança à infecção varia, com base na sua idade, no agente etiológico, na saúde geral da criança e na existência de condições crônicas de saúde. Na Figura 44.1 e na Tabela 44.1 podem ser encontradas informações sobre infecções respiratórias específicas, incluindo pneumonia bacteriana, pneumonia viral, pneumonia por *Pneumocystis*, pneumonia por *Mycoplasma*, bronquiolite, crupe e epiglotite.

Avaliação de enfermagem

Determine a gravidade do desconforto respiratório que a criança está apresentando. Efetue uma avaliação de enfermagem inicial.

1. Observe a frequência e o padrão respiratórios. Conte as respirações durante um minuto completo, documente e registre o nível de atividade, tanto com a criança acordada como dormindo. Determine se a frequência é apropriada para a idade (ver p. 1117).
2. Observe o ritmo e a profundidade da ventilação. O ritmo é descrito como regular, irregular ou periódico. A profundidade é descrita como normal, hipopneia ou demasiado superficial, hiperpneia ou muito profunda.
3. Ausculte os sons pulmonares, durante todo o ciclo de expiração e inspiração, em todos os campos pulmonares. Observe o fluxo de ar e a presença de ruídos adventícios, como estertores, sibilos ou estridor.

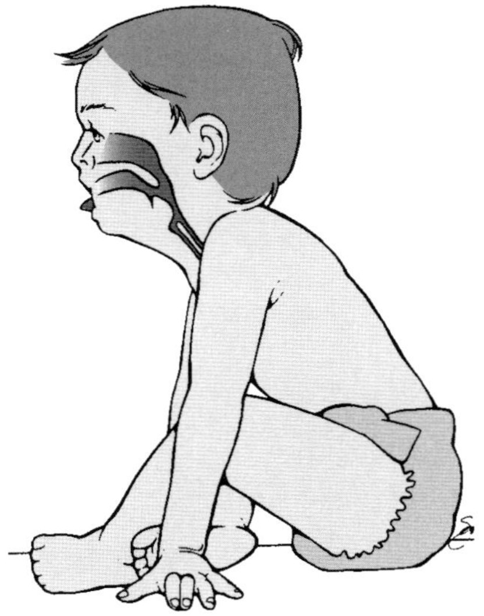

Figura 44.1 Postura característica de uma criança com epiglotite aguda: inclinada para a frente, apoiada sobre as mãos, na posição de "tripé", boca aberta, língua para fora, cabeça para a frente e inclinada para cima, em uma posição de inspiração profunda, no esforço de aliviar a obstrução aguda das vias respiratórias, em consequência do edema da epiglote.

[1]N.R.T.: As medidas para prevenção de infecção relacionada à assistência à saúde sofrem constantes alterações com base na evolução das evidências científicas; deste modo, sempre consulte o protocolo da Comissão de Controle de Infecção (CCIH) da instituição para a realização de medidas de prevenção e controle de infecção.

Tabela 44.1 Infecções respiratórias comuns em pediatria.

Condição e agente etiológico	Idade e incidência	Manifestações clínicas
Pneumonia bacteriana Infecção bacteriana do parênquima pulmonar. Considerações gerais: na criança normal, as pneumonias bacterianas não são comuns. É comum a ocorrência de infecção respiratória viral antes da pneumonia bacteriana. A infecção viral inicial altera os mecanismos de defesa dos pulmões.		
Pneumonia pneumocócica O agente etiológico mais comum é o *Streptococcus pneumoniae*.	• Responsável pela maioria dos casos de pneumonia bacteriana nas idades de 1 mês até 6 anos. Todavia, é observada em todas as faixas etárias • A incidência declinou em decorrência do uso da vacina • Mais comum no inverno e na primavera.	• *Lactentes*: infecção respiratória alta (IRA) leve com vários dias de duração, alimentação prejudicada, diminuição do apetite • Início abrupto de febre de 39°C ou mais alta; agitação, desconforto respiratório, dispneia, palidez, cianose (comum), batimento de asas de nariz, retrações, estertor, taquipneia, taquicardia, irritabilidade; pode-se observar a ocorrência de distensão abdominal, devido à deglutição de ar ou ao íleo paralítico • *Crianças de mais idade*: IRA leve, seguida de febre de até 40,5°C, calafrios com tremores, cefaleia, diminuição do apetite, dor abdominal, vômitos, sonolência, agitação, irritabilidade, letargia, roncos, estertores finos, tosse seca intermitente, aumento da frequência respiratória, ansiedade, cianose perioral ocasional, dor pleurítica, diminuição da ausculta pulmonar, possível desenvolvimento de derrame pleural, empiema.
Pneumonia estreptocócica • *Streptococcus* beta-hemolítico do grupo A	• 3 a 5 anos de idade. Incomum, grave • A influenza endêmica predispõe à pneumonia estreptocócica e à traqueobronquite.	• Início súbito, febre alta, calafrios, agravamento da tosse, dor pleurítica, desconforto respiratório, estertor, retrações, alteração do estado mental, sinais de choque, alentecimento do enchimento capilar, taquicardia • Pode ser insidiosa, paciente levemente doente, febre baixa • Infecções graves – síndrome do choque tóxico com erupção eritematosa, descamação, hipotensão, disfunção hepática, comprometimento renal, vômitos e diarreia, anormalidades hematológicas, síndrome do desconforto respiratório agudo (SDRA).
Pneumonia estafilocócica • *Staphylococcus aureus*, gram-positivo	• Mais comum em crianças de 6 meses a 1 ano de idade, outubro a maio[2] (rara).	• Fatores predisponentes: fibrose cística, infecção materna, imunodeficiência • Habitualmente precedida de IRA viral. Modifica-se abruptamente, com febre alta, tosse, desconforto respiratório, taquipneia, estertor, batimento das asas do nariz, cianose, retrações • Ansiedade, letargia, vômitos ocasionais, diarreia, anorexia, distensão abdominal, aparência tóxica.

Alerta de enfermagem

A vacina pneumocócica de polissacarídeo fornece proteção contra 23 tipos de *S. pneumoniae*. É recomendada para crianças a partir de 2 anos de idade com anemia falciforme, asplenia funcional ou anatômica, síndrome nefrótica, infecção pelo vírus da imunodeficiência humana (HIV) e doença de Hodgkin, antes do início da terapêutica citorredutora.

Avaliação diagnóstica	Tratamento	Considerações de enfermagem	Complicações
• Radiografia de tórax: geralmente não corresponde aos achados clínicos • *Lactentes*: as áreas difusas em placas seguem uma distribuição brônquica, com muitas áreas limitadas de consolidação ao redor das vias respiratórias menores • *Crianças pequenas e de mais idade*: consolidação lobar ou segmentar, podendo haver líquido pleural • Contagem elevada de leucócitos; a análise da GA indica hipoxemia • *Culturas*: escarro, secreções nasofaríngeas, líquido pleural, sangue.	• Oxigênio • Penicilina G; alergia à penicilina: eritromicina, sulfametoxazol-trimetoprima; alternativamente: amoxicilina, ampicilina, cefuroxima, cefotaxima, ceftriaxona, clindamicina, cloranfenicol • Devido à incidência aumentada de pneumococos resistentes à penicilinase, todos os pneumococos isolados devem ser testados quanto à resistência. A vancomicina tem sido recomendada para cepas resistentes à penicilina • Broncodilatadores.	• Repouso no leito, monitoramento de ganhos de líquidos e do balanço hídrico. Administre líquidos VO com cautela, para evitar a aspiração. Não administre líquidos VO a uma criança com desconforto respiratório • Administre oxigênio umidificado. Efetue uma avaliação respiratória completa e frequente • Administre antipiréticos, conforme prescrito • Mude frequentemente o decúbito da criança. Procedimentos de isolamento, conforme orientação ou de acordo com a política da instituição.	• Raras, porém incluem bacteriemia, empiema, derrame pleural, otite média, sinusite, meningite, síndrome hemolítico-urêmica, abscesso pulmonar, pneumonia necrosante.
• A radiografia de tórax inicial pode ser normal ou ligeiramente anormal. Nas primeiras 24 h, observa-se o agravamento da radiografia de tórax • Doença lobar unilateral, infiltrados difusos bilaterais com doença grave • Hemoculturas, cultura das secreções da nasofaringe, *swab* de orofaringe, cultura do líquido pleural e aspirado pulmonar • Leucocitose, aumento da velocidade de hemossedimentação, elevação do título sérico de ASO.	• Penicilina G.	• Administre antipiréticos • Forneça oxigênio umidificado quando necessário. Repouso. Monitore o equilíbrio hídrico.	• Empiema, síndrome do choque tóxico, comprometimento respiratório grave, pneumatocele. Pode ser potencialmente fatal.
• *Lactente de mais idade/criança*: contagem elevada de leucócitos, particularmente células polimorfonucleares • *Lactente pequeno*: a contagem de leucócitos pode estar normal; anemia leve a moderada • Culturas – líquido pleural, aspirado pulmonar, escarro, aspirado gástrico, sangue • Se o líquido pulmonar for purulento e em grande quantidade, poder-se-á utilizar uma drenagem torácica fechada • Radiografia de tórax: infiltrado em placas, que pode acometer todo o lobo ou o hemitórax. O comprometimento do pulmão direito é comum; observa-se também a ocorrência de comprometimento bilateral. Derrame pleural, empiema, piopneumotórax, pneumatocele, pneumotórax, abscessos pulmonares.	• Toracocentese • Nafcilina, oxacilina, meticilina, cefazolina, clindamicina, vancomicina. Presença de MRSA, particularmente em instituições de cuidados prolongados ou em pacientes com permanência hospitalar prolongada.	• Isolamento de acordo com a política da instituição; verifique a presença de MRSA, previna a infecção hospitalar • O tratamento rápido é importante. Administre antibióticos o mais cedo possível. Monitore os sinais de pneumotórax hipertensivo. Monitore rigorosamente o estado hídrico • Lavagem rigorosa das mãos • A pneumonia estafilocócica é rara e precisa ser tratada de modo agressivo, devido ao rápido início e deterioração.	• Empiema, pneumotórax hipertensivo, abscesso, fibrotórax, bronquiectasia, osteomielite, pericardite estafilocócica. Considere a triagem de lactentes para fibrose cística e imunodeficiência.

(*continua*)

Tabela 44.1 Infecções respiratórias comuns em pediatria. (*Continuação*)

Condição e agente etiológico	Idade e incidência	Manifestações clínicas
Pneumonia bacteriana (*Continuação*)		
***Haemophilus influenzae*, tipo B**	• A maioria das crianças tem menos de 4 anos de idade • Lactentes e crianças que não sejam imunizados • Inverno e primavera.	• Habitualmente precedida de IRA. Associada a otite média, epiglotite e meningite; aparência tóxica • Início insidioso; tosse, febre, taquipneia, batimento das asas do nariz, retrações.
Pneumonia viral • Vírus sincicial respiratório (VSR); vírus parainfluenza tipos 1, 2, 3; adenovírus tipos 1, 2, 5, 6 e tipos 3, 7, 11, 21; influenza A e B.	• O pico de idade para a ocorrência de bronquiolite é o primeiro ano de vida. O pico de idade para a pneumonia viral é de 2,3 anos • Normalmente observada nos meses de inverno.	• Habitualmente precedida de IRA com sintomas de tosse, rinite e febre baixa. Evolução para a taquipneia, redução da alimentação em lactentes e retrações (supraesternais, intercostais, subcostais e subesternais), levando ao batimento das asas do nariz. Juntamente com o uso dos músculos acessórios, sibilos, tosse intensa, cianose e fadiga respiratória • Pode ocorrer pneumonia viral concomitantemente com a pneumonia bacteriana. Os adenovírus tipos 3, 7, 11 e 21 podem causar pneumonia necrosante grave em lactentes.
• VSR do subgrupo A (mais virulento, associado à doença mais grave); VSR do subgrupo B	• Nos lactentes, o VSR constitui a causa mais comum de pneumonia, bronquiolite e hospitalização • A gravidade da infecção pelo VSR diminui com a idade e com infecções subsequentes • O pico de idade é de 2 a 7 meses, de outubro a abril.[2]	• Normalmente, começa com IRA, rinorreia, febre habitualmente abaixo de 38,9°C, otite média e conjuntivite • Progride para tosse, sibilos, taquipneia (> 70 incursões respiratórias/minuto), retrações intercostais e subcostais, déficit de troca gasosa, hipoxia, diminuição dos sons respiratórios, cianose, letargia, apatia, episódios de apneia e irritabilidade. Os lactentes apresentam redução da aceitação alimentar e incapacidade de conseguir sugar e respirar.

Avaliação diagnóstica	Tratamento	Considerações de enfermagem	Complicações
• Radiografia de tórax: em geral, infiltrados lobares; entretanto, observa-se também a presença de infiltrados lobares únicos ou múltiplos segmentares. Derrame pleural, pneumatocele. Hemograma completo: contagem elevada de leucócitos, linfopenia • Culturas: sangue, líquido pleural, aspirados pulmonares e secreções nasais. Na ausência de cultura positiva, um teste de aglutinação em látex positivo na urina pode confirmar o diagnóstico • Na presença de atelectasia, broncoscopia para excluir a possibilidade de corpo estranho.	• Os pacientes já podem estar recebendo antibióticos para tratamento da otite média • Ceftriaxona e outras cefalosporinas, ampicilina, cloranfenicol e azitromicina.	• Administre antibióticos no momento correto • Assegure uma hidratação adequada; monitore à procura de sinais de comprometimento respiratório superior, de salivação, de estridor e de coloração escura • Isolamento respiratório até 24 h após a instituição da antibioticoterapia apropriada • Deve-se considerar a profilaxia com rifampicina para os contatos domiciliares íntimos, se houver: ○ Crianças com menos de 2 anos de idade com vacinação incompleta ou sem vacinação ○ Criança imunocomprometida ○ Creches com dois ou mais casos de doença invasiva dentro de 2 meses e crianças com vacinação incompleta frequentando a creche • Não recomendada para mulheres grávidas.	• Frequentemente em lactentes pequenos, bacteriemia, pericardite, celulite, empiema, meningite, pioartrose.
• A radiografia de tórax revela infiltrados em placas, infiltrado lobar transitório e hiperinflação • Hemograma completo: contagem de leucócitos ligeiramente elevada • Culturas: sangue e secreções nasofaríngeas • Antígenos virais para diagnóstico rápido.	• Se houver suspeita de pneumonia bacteriana, administre antibióticos • Medidas de suporte: líquidos IV, antipiréticos, oxigênio umidificado, ventilação assistida • Evite o uso de ácido acetilsalicílico, devido ao risco da síndrome de Reye • Oseltamivir ou zanamivir para a influenza.	• Monitore rigorosamente à procura de sinais de fadiga respiratória ou de desconforto respiratório • Monitore os níveis de saturação de oxigênio e a resposta à oxigenoterapia, se o paciente apresentar hipoxia • O monitoramento cardíaco rigoroso pode estar indicado • Monitore se a hidratação e o estado nutricional estão adequados. Eleve a cabeceira de lactentes até um ângulo de 10 a 30°, para facilitar a respiração. Os lactentes e as crianças que necessitam VPM exigem supervisão rigorosa e monitoramento frequente. Institua precauções de contato, com lavagem rigorosa das mãos • Prevenção: vacina contra a gripe.	• Influenza: pneumonia fulminante grave com exsudato hemorrágico. Pode ocorrer morte. Pode-se observar a ocorrência de doença grave em crianças com doença cardiopulmonar, fibrose cística, displasia broncopulmonar e doença neurovascular • Tipo B – miosite.
• Secreções nasofaríngeas para anticorpos rápidos ou ensaio para detecção do antígeno VSR • Radiografia de tórax: hiperexpansão torácica, sequestro de ar, infiltrados lobares múltiplos, atelectasia • Análise da GA • Oximetria de pulso.	• Medidas de suporte, como oxigênio, suporte respiratório, hidratação • Os broncodilatadores não devem ser usados de modo rotineiro • A epinefrina racêmica pode ser efetiva na bronquiolite • Os glicocorticoides e a ribavirina não são aprovados na literatura	• Previna a disseminação hospitalar. Institua o isolamento de contato. Lavagem rigorosa das mãos • Os pacientes positivos para VSR não devem entrar em contato com outros pacientes de alto risco, como os que apresentam doença cardíaca ou respiratória crônicas, ou pacientes imunocomprometidos	• O VSR pode ser fatal, particularmente em crianças com doenças cardíacas e respiratórias crônicas, lactentes prematuros e aqueles com doenças neuromusculares ou imunológicas subjacentes

(*continua*)

Tabela 44.1 Infecções respiratórias comuns em pediatria. *(Continuação)*

Condição e agente etiológico	Idade e incidência	Manifestações clínicas
Pneumonia viral *(Continuação)*		
Pneumonia por *Pneumocystis carinii* – PPC • O *P. carinii*, também conhecido como *P. jiroveci*, é um fungo que tem semelhanças com protozoários. O microrganismo existe em três formas nos tecidos: trofozoíta, esporozoíta e cisto.	• Os seres humanos saudáveis são infectados, em sua maioria, antes dos 4 anos de idade e são assintomáticos • Observa-se a ocorrência de pneumonia potencialmente fatal no hospedeiro imunossuprimido. PPC em crianças gravemente imunocomprometidas com distúrbios congênitos ou adquiridos de imunodeficiência, neoplasias malignas, receptores de transplante de órgãos e lactentes prematuros debilitados e desnutridos. Em crianças infectadas pelo HIV, ocorre mais comumente entre 3 e 6 meses de idade. A PPC pode ocorrer durante a remissão ou recidiva em pacientes com leucemia ou linfoma.	• Início lento, taquipneia, retrações, batimento das asas do nariz e cianose • Forma esporádica em pacientes imunocomprometidos. Os sinais podem variar; o início pode ser agudo ou fulminante • Febre, taquipneia, dispneia, tosse, batimento das asas do nariz, cianose, pneumonite difusa subaguda com dispneia em repouso, taquipneia e diminuição da saturação de oxigênio. Locais de infecção extrapulmonares são raros e, em geral, não produzem nenhum sintoma.
Pneumonia por *Mycoplasma* • *Mycoplasma pneumoniae*, microrganismos com propriedades entre as bactérias e os vírus.	• Outono e inverno • Condições de vida em aglomeração. Observada frequentemente em escolares e adolescentes.	• Início lento, período de incubação de 2 a 3 semanas. Coriza, mal-estar, cefaleia, anorexia, temperatura normal ou febre baixa, faringite, dor muscular, vômitos, traqueobronquite subaguda, dispneia, tosse seca que evolui para a tosse mucopurulenta, dor torácica leve, sibilos. Pode apresentar-se com erupção maculopapular.
Bronquiolite • Inflamação dos bronquíolos. Agentes etiológicos: VSR, adenovírus, vírus parainfluenza tipo 1 ou 3, vírus influenza e *M. pneumoniae*.	• Inverno e primavera • Mais comum em lactentes com menos de 6 meses de idade, podendo ocorrer até 2 anos de idade • Maior incidência no sexo masculino do que no sexo feminino • Incidência aumentada em creches.	• Início gradual após exposição a um indivíduo com IRA. Coriza, taquipneia, frequência respiratória > 50 bpm, retrações, sibilos, tosse paroxística, febre, cianose, desidratação, alimentação deficiente, vômitos, taquicardia, irritabilidade, dispneia • A apneia pode constituir o primeiro sinal em lactentes com VSR. Diminuição dos sons respiratórios com fase expiratória prolongada. A hipoxemia pode persistir por 4 a 6 semanas.

Avaliação diagnóstica	Tratamento	Considerações de enfermagem	Complicações
	• Antibióticos apenas se houver suspeita de infecção bacteriana secundária • A detecção precoce é importante em pacientes hospitalizados. Institua precauções de contato, com lavagem rigorosa das mãos. A imunoglobulina anti-VSR (VSR-IGIV) e o palivizumabe podem ser administrados para prevenir a infecção em determinadas populações de pacientes. Consulte as diretrizes da AAP[3] para informações específicas.	• Avalie frequentemente os sinais de insuficiência respiratória • Implemente monitoramento não invasivo de oxigênio • Em pacientes com taquipneia e naqueles com desconforto respiratório, os líquidos corporais estão contraindicados, devido ao risco de aspiração.	• Insuficiência respiratória, intubação e ventilação mecânica • Em crianças de mais idade com asma, o VSR pode causar um episódio asmático agudo.
• Radiografia de tórax: doença alveolar difusa e bilateral, com padrão granuloso. Inicialmente, densidades peri-hilares, que evoluem para áreas periféricas e apicais • O microrganismo não pode ser cultivado a partir de amostras de rotina • A biopsia pulmonar aberta constitui o método mais confiável • O lavado broncoalveolar também é utilizado para obter amostras. Aspiração do pulmão por agulha. IgM-ELISA: valores elevados. Hemograma completo: leucocitose leve, eosinofilia moderada.	• A taxa de mortalidade da PPC é de 5 a 40% em pacientes imunocomprometidos; sem tratamento, alcança 100% • Sulfametoxazol-trimetoprima; a taxa de reações adversas está elevada em pacientes infectados pelo HIV • Pentamidina por via parenteral ou aerossolizada. A forma IV está associada a um risco aumentado de reações adversas. Forma aerossolizada para crianças a partir de 5 anos de idade • Recomenda-se o uso de corticosteroides para crianças com mais de 13 anos de idade, podendo ser usados em crianças mais novas.	• Monitoramento rigoroso da função respiratória, hidratação e nutrição • Monitore as reações adversas ao tratamento: vômitos, náuseas, exantema • Deve-se instituir o isolamento respiratório por 48 h, após o início do tratamento • Profilaxia da PPC (ver p. 1420). **Alerta de enfermagem** A pentamidina está associada a uma incidência elevada de reações adversas: pancreatite, disfunção renal, hipoglicemia, hiperglicemia, hipotensão, febre e neutropenia. A pentamidina não deve ser utilizada com didanosina, que também causa pancreatite, e tampouco em pacientes com disfunção hepática.	—
• Radiografia de tórax: infiltrados broncopneumônicos difusos, bilaterais • Teste de fixação do complemento: resultados aumentados. Crioaglutininas: elevadas. Testes de imunofluorescência e imunoensaio enzimático • Cultura de escarro positiva.	• Em crianças a partir de 8 anos de idade, pode-se utilizar eritromicina, azitromicina, claritromicina, tetraciclina e doxiciclina. Exclua a possibilidade de gravidez em pacientes do sexo feminino antes de seu uso.	• As crianças devem estar sob precauções de contato • Monitore a febre • Avalie a necessidade de supressores da tosse.	• Pode ser fatal, se a infecção se tornar sistêmica, ou se a criança tiver doença pulmonar crônica preexistente, anemia falciforme, imunodeficiências ou doença cardíaca. As crianças com síndrome de Down podem desenvolver pneumonia grave • Derrames pleurais.
• Radiografia de tórax: infiltrados em placas ou peribronquiais; hiperinsuflação dos pulmões com achatamento do diafragma. Alguns pacientes apresentam radiografia de tórax normal • Culturas virais da nasofaringe	• Oxigênio umidificado, assistência ventilatória, quando necessário (observe o tratamento para VSR anteriormente descrito em relação a broncodilatadores, glicocorticoides e antibióticos)	• Evite a umidade de alta densidade; pode causar broncospasmo • Monitore rigorosamente o equilíbrio hidreletrolítico. Coloque o lactente com monitor para apneia	• Desconforto respiratório crescente, levando à necessidade de VPM • Infecção bacteriana secundária

(continua)

Tabela 44.1 Infecções respiratórias comuns em pediatria. *(Continuação)*

Condição e agente etiológico	Idade e incidência	Manifestações clínicas
Bronquiolite *(Continuação)*		
Síndromes de crupe As síndromes de crupe referem-se a infecções da supraglote, da glote, da subglote e da traqueia.		
Laringotraqueobronquite aguda (crupe subglótico) • Vírus parainfluenza tipos 1, 2, 3; VSR; influenza A e B; adenovírus; vírus do sarampo.	• 3 meses a 5 anos de idade. Idade pico de 1 a 2 anos • Maior incidência no sexo masculino do que no feminino • Fim do outono, início do inverno.	• Observa-se habitualmente uma IRA precedente. No início, tosse seca e ladrante leve, rouquidão, estridor intermitente, evoluindo para o estridor contínuo • Batimentos das asas do nariz, retrações supraesternais, infraesternais, intercostais • Respiração laboriosa, prolongamento da fase expiratória. Temperatura ligeiramente elevada • O choro e a agitação agravam os sinais • A criança prefere ser mantida em posição ereta ou sentada no leito. Os sintomas agravam-se à noite • Crupe grave: agitação, dispneia, diminuição dos sons respiratórios, hipoxemia, hipercapnia, ansiedade, cianose, taquicardia e cessação da respiração.
Crupe espasmódico e laringite espasmódica aguda • Nenhum agente infeccioso observado. Acredita-se que estejam relacionados com o espasmo do músculo laríngeo • A causa pode ser viral em alguns casos, alérgica ou psicológica.	• 1 a 6 anos de idade • Incidência com pico dos 7 aos 36 meses.	• Semelhantes à laringotraqueobronquite aguda. Os sintomas são súbitos, no fim da tarde • Afebril, tosse seca e ladrante, rouquidão, estridor. A criança pode estar ansiosa e assustada • A respiração é ruidosa na inspiração, lenta e laboriosa; desconforto respiratório • Taquicardia. Pele fria e úmida. A dispneia agrava-se com a excitação • A cianose é rara; a gravidade diminui com o passar do tempo. O paciente parece estar bem pela manhã, pode tossir ou apresentar rouquidão. Os sintomas podem sofrer recidiva nas noites subsequentes; todavia, são menos graves.

Alerta de enfermagem
Se for efetuada a GA, a pressão parcial de dióxido de carbono arterial normal poderá não indicar uma diminuição da gravidade. Na ocasião em que se observa a presença de hipercapnia, torna-se necessária a intubação. As crianças sofrem descompensação muito rapidamente.

Avaliação diagnóstica	Tratamento	Considerações de enfermagem	Complicações
• Sorologia para microrganismos específicos. Análise da GA para crianças com desconforto respiratório.	• Antipiréticos para a febre • Monitoramento cardíaco contínuo para apneia ou bradicardia • Oximetria de pulso.	• Mantenha as vias nasais livres de secreções; os lactentes têm respiração nasal obrigatória • Posicione o paciente ereto para facilitar a respiração. Monitore rigorosamente à procura de sinais de insuficiência respiratória iminente • Existe um alto risco de contaminação cruzada de crianças não infectadas. Institua as precauções por contato e isolamento respiratório • Monitore os níveis de oxigênio com monitoramento não invasivo.	• Pneumotórax e pneumodiastino. Episódios de apneia, que podem ser potencialmente fatais em crianças com doença respiratória crônica ou doença cardíaca • Alguns lactentes demonstram uma função pulmonar anormal dentro de meses, após a infecção.
• O diagnóstico é estabelecido com base na avaliação clínica e na anamnese cuidadosa. Um escore para o crupe pode ser atribuído para graduar a sua gravidade. Radiografia cervical em incidência lateral: edema subglótico, estreitamento com estruturas supraglóticas normais. Radiografia cervical em incidência anterossuperior: sinal do campanário • Comprometimento das vias respiratórias inferiores.	• Epinefrina racêmica nebulizada com oxigênio. Monitore o pulso e o ritmo cardíaco • O edema grave das vias respiratórias pode exigir intubação • Terapia com corticosteroides • Antibioticoterapia.	• Mantenha um ambiente tranquilo, evite ao máximo agitar a criança e perturbá-la. Monitore a oxigenação de modo não invasivo com oxímetro de pulso. Monitore rigorosamente e com frequência a função respiratória. Observe atentamente a resposta à epinefrina racêmica. Tenha à disposição o material para intubação à beira do leito e durante o transporte. A taquipneia crescente pode constituir o primeiro sinal de ataxia. Se o desconforto grave não responder ao tratamento inicial, dever-se-á coletar uma GA. No paciente com hipoxia, palidez, cianose ou obnubilação, não manipule a laringe, nem examine com abaixador de língua, visto que isso pode levar a uma parada cardiopulmonar súbita.	• Desidratação, intubação, obstrução das vias respiratórias, morte.
• O hemograma completo está normal; radiografia: estreitamento subglótico • Exame endoscópico: inflamação da cartilagem aritenóidea, epitélio intacto, mucosa pálida.	• Tratamento com corticosteroides • Epinefrina racêmica, nebulizada.	• Iguais às da laringotraqueobronquite aguda (ver anteriormente) • Deixe os pais segurarem a criança, mantê-la na posição ereta • Use epinefrina racêmica com cautela e realize monitoramento cardíaco, devido à possível ocorrência de taquicardia.	

(continua)

Tabela 44.1 Infecções respiratórias comuns em pediatria. (*Continuação*)

Condição e agente etiológico	Idade e incidência	Manifestações clínicas
Síndromes de crupe (*Continuação*)		
Traqueíte bacteriana (crupe pseudomembranoso) • Inflamação da traqueia na região subglótica • No paciente não vacinado, deve-se considerar a possibilidade de *S. aureus*, *H. influenzae*, estreptococos dos grupos A e B, *Escherichia coli*, *Klebsiella*, *Moraxella catarrhalis*, *Pseudomonas*, *Chlamydia trachomatis* e *Corynebacterium diphtheriae*.	• Nenhuma variação sazonal • A idade é variável; de 1 mês a 3 anos; todavia, a maioria tem menos de 3 anos de idade.	• Ocorre habitualmente após uma doença viral. Deterioração lenta ou súbita. A criança tem aparência tóxica • Febre alta, estridor, rouquidão, desconforto respiratório. Secreções espessas, purulentas e copiosas das vias respiratórias • Necrose da mucosa, tosse seca ou ladrante. Pode coexistir com epiglotite. Pode causar obstrução das vias respiratórias potencialmente fatal.
Epiglotite aguda • Supraglotite, inflamação da epiglote e edema das pregas aritenoepiglóticas • *H. influenzae* tipo B mais comum. *S. pneumoniae*, *S. aureus*, estreptococo beta-hemolítico do grupo A, *Streptococcus pyogenes*, *Moraxella catarrhalis* e *Candida albicans* (no paciente imunocomprometido).	• Faixa de 2 a 7 anos de idade; pico de idade: 3 a 5 anos • Outono e inverno • Incidência significativamente diminuída, devido ao uso rotineiro da vacina contra *H. influenzae*.	• Evolução fulminante súbita, febre alta, aparência tóxica, faringite, salivação, disfagia, afonia, retrações, dispneia, ansiedade, taquicardia, rouquidão, irritabilidade, agitação, rápida evolução para desconforto respiratório • Criança sentada para a frente, com o pescoço em hiperextensão, a boca aberta e a língua em protrusão. A criança de mais idade senta-se na posição de tripé. A salivação, a agitação e a ausência de tosse espontânea são preditivos de epiglotite • Ausência de tosse cruposa • Podem ocorrer obstrução fatal completa das vias respiratórias e morte em poucas horas, se não for tratada. Na doença causada por estreptococo beta-hemolítico do grupo A e por *H. influenzae*, o paciente apresentará desconforto respiratório agudo • O estridor e os sons respiratórios diminuem quando a criança começa a se cansar • Um breve episódio de dispneia, com agitação e inquietação, pode progredir rapidamente para cianose crescente, coma e morte.

GA, gasometria arterial: ASO, antiestreptolisina; HIV, vírus da imunodeficiência humana; UTI, unidade de terapia intensiva; MRSA: *S. aureus* resistente à meticilina; PPC, pneumonia por *Pneumocystis carinii*; VSR, vírus sincicial respiratório; IRA, infecção de vias respiratórias superiores; VPM, ventilação pulmonar mecânica.
[2]N.R.T.: Note que a sazonalidade descrita neste texto se refere aos meses de outono e inverno de países do hemisfério norte. No hemisfério sul, os meses de outono e inverno compreenderiam de março a setembro.
[3]N.R.T.: No Brasil, consultas podem ser realizadas junto à Sociedade Brasileira de Pediatria (*https://www.sbp.com.br/*).

4. Observe o grau de esforço respiratório – normal, difícil ou laborioso. A respiração normal é realizada não apenas sem esforço mas com facilidade.
5. Documente a natureza da dispneia ou da respiração laboriosa: contínua, intermitente, agravando-se ou de início súbito. Observe a relação existente com atividades como repouso, esforço, choro, alimentação e associação com dor, posicionamento ou ortopneia.
6. Observe a presença de outros sinais de desconforto respiratório: batimento das asas do nariz, estertor e retrações. Observe também a localização das retrações (Figura 44.2) e a sua natureza (leve, moderada ou grave).
7. Observe a ocorrência de queda da cabeça, que acomete habitualmente o latente adormecido ou exausto. O lactente é segurado pelo cuidador com a cabeça apoiada em seu braço na área suboccipital. A cabeça balança para a frente a cada inspiração.
8. Observe a coloração da criança. Verifique a presença e a localização de cianose – periférica, perioral, facial ou troncular. Observe o grau de alteração da coloração, a sua duração e associação com atividades como choro, alimentação e sono.
9. Observe a presença de tosse, o tipo e a duração, como tosse seca, rouca, paroxística ou produtiva. Verifique a existência de qualquer padrão, como horário do dia ou da noite, associação com alguma

Avaliação diagnóstica	Tratamento	Considerações de enfermagem	Complicações
• Radiografia cervical: estreitamento subglótico, epiglote grande, pregas aritenoepiglóticas espessas, pseudomembrana na traqueia • Cultura de traqueia. Laringoscopia, hemograma completo, leucocitose, presença de bastões.	• Oxigênio umidificado, quando necessário; nebulização, antibioticoterapia, cefalosporina, antipiréticos • Internação na unidade de terapia intensiva (UTI), intubação e aspiração frequentes • A epinefrina racêmica é ineficaz.	• Monitore rigorosamente a ocorrência de obstrução das vias respiratórias.	• Obstrução das vias respiratórias, morte, traqueostomia, pneumotórax, síndrome do choque tóxico.
• Avaliação clínica e anamnese, determinando o início dos sintomas • Monitore o nível de saturação de oxigênio • Radiografias cervicais em incidência lateral: com o paciente sentado no colo dos pais, com aparelho de radiologia portátil, epiglote edemaciada • Exame direto ou laringoscopia: epiglote grande, edemaciada e vermelho-cereja, edema das pregas aritenoepiglóticas. Após intubação, deve-se efetuar um hemograma completo, culturas, inserção de cateteres IV.	• Emergência médica • Estabeleça em primeiro lugar uma via respiratória artificial estável. Trate a criança de maneira calma; o desconforto emocional e a agitação podem resultar em obstrução completa das vias respiratórias • Transporte para o centro cirúrgico ou para a UTI com equipe habilitada e equipada para intubar ou para realizar uma traqueostomia transcutânea • Devem ser obtidas radiografias cervicais em incidência lateral no centro cirúrgico ou na UTI, após o estabelecimento da via respiratória • Antibióticos: cefotaxima, ceftriaxona, ampicilina com sulbactam IV • Oxigênio umidificado suplementar; VPM, se necessário • Se houver forte suspeita de epiglotite, o exame da garganta estará contraindicado, devido ao laringospasmo reflexo, à obstrução aguda das vias respiratórias, à aspiração e à parada cardiopulmonar durante ou imediatamente após o exame da faringe com o abaixador de língua. Não tente obter uma amostra para cultura de garganta.	• Deixe que os pais permaneçam e segurem a criança. Antes do transporte para o centro cirúrgico, observe rigorosamente à procura de sinais das vias respiratórias. Deixe que a criança mantenha uma posição confortável (não em decúbito dorsal) • O material para intubação e para traqueostomia deve permanecer durante todo o tempo com o paciente. Um médico experiente em intubação e procedimentos de traqueostomia deve acompanhar a criança até o centro cirúrgico ou a UTI. Após intubação, a criança deve permanecer na UTI, com avaliação frequente dos níveis de oxigenação e da necessidade de VPM. Evite a autoextubação; utilize talas para os braços ou contenções para evitar o movimento dos braços, a extubação e a morte. Após intubação, administre sedação, se necessário. Quando se toma a decisão de extubar a criança, o material de traqueostomia e intubação de emergência deve estar disponível à beira do leito.	• Obstrução das vias respiratórias, morte, traqueostomia, pneumotórax, síndrome do choque tóxico. **Alerta de enfermagem** Não tente visualizar a epiglote com um abaixador de língua, nem obter uma amostra para cultura de garganta. Ambos os procedimentos podem causar laringospasmo e obstrução das vias respiratórias. Disponha de material de intubação.

atividade, esforço físico ou alimentação. A gravidade do crupe pode ser determinada pela tosse e pelos sinais de esforço respiratório.

a. Crupe leve – tosse seca rouca ocasional sem estridor audível em repouso, e com retrações supraesternais ou intercostais leves ou ausentes.
b. Crupe moderado – tosse seca, ladrante e frequente, estridor facilmente audível em repouso e retrações supraesternais e esternais em repouso, porém com pouca ou nenhuma agitação.
c. Crupe grave – tosse seca, ladrante e frequente, estridor inspiratório proeminente e expiratório ocasional, retrações esternais acentuadas, agitação e angústia.
d. Insuficiência respiratória eminente – tosse seca ladrante (frequentemente não proeminente), estridor audível em repouso (que pode ser difícil de ouvir), retrações esternais (que podem ser pronunciadas), letargia ou nível diminuído de consciência e, com frequência, pele marmórea na ausência de oxigênio suplementar.

10. Observe a presença de escarro, incluindo coloração, quantidade, consistência e frequência.
11. Observe as unhas das mãos e dos pés da criança quanto à presença de cianose e grau de baqueteamento, que indicam doença respiratória crônica subjacente.
12. Avalie o grau de agitação, de apreensão, o nível de responsividade e o tônus muscular da criança.

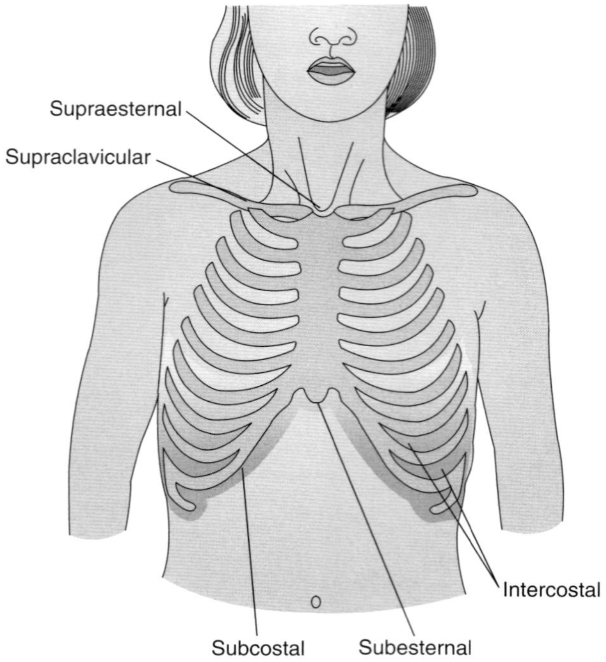

Figura 44.2 Locais de retrações respiratórias. (Pillitteri A. [2013]. Maternal and child health nursing: Care of the childbearing and childrearing family [7th ed.]. Philadelphia: Lippincott Williams & Wilkins.)

13. Observe a presença ou a queixa de dor torácica e a sua localização, se ela é local ou generalizada, indistinta ou aguda e se está associada à respiração ou ao estertor.
14. Verifique a presença de sinais de infecção, como temperatura elevada, aumento dos linfonodos cervicais, secreção purulenta do nariz e das orelhas, escarro ou inflamação das mucosas.

Baseado em evidências
Grundfast, K., Insalaco, L., & Levi, J. (2017). The 10 commandments of management of acute upper airway obstruction in infants and children. *JAMA Otoloaryngology, Head and Neck Surgery, 143*(6), 539-540.

Diagnósticos de enfermagem

- Desobstrução ineficaz de vias respiratórias, relacionada com a inflamação, a obstrução, as secreções e a dor
- Padrão respiratório ineficaz, relacionado com o processo inflamatório ou com a dor
- Volume de líquidos deficiente, relacionado com a febre, a diminuição do apetite e os vômitos
- Fadiga, relacionada com o trabalho aumentado da respiração
- Ansiedade, relacionada com o desconforto respiratório e com a respiração
- Conflito no desempenho do papel de pai/mãe, relacionado com a hospitalização da criança.

Intervenções de enfermagem

Promoção da desobstrução eficaz das vias respiratórias

1. Proporcione um ambiente umidificado e rico em oxigênio para diminuir a hipoxia e fluidificar as secreções.
2. Aconselhe os pais a utilizar um nebulizador a jato ou ultrassônico em casa, quando prescrito, e a incentivar a ingesta de líquidos, quando tolerados.
3. Mantenha as vias nasais livres de secreções. Os lactentes respiram obrigatoriamente pelo nariz. Utilize um aspirador nasal para limpar as narinas e a orofaringe.

Melhora do padrão respiratório

1. Coloque a criança em uma posição confortável para promover uma ventilação mais fácil.
   a. Mantenha a posição semi-Fowler – utilize uma cadeira infantil ou eleve a cabeceira do leito.
   b. Não coloque o lactente em decúbito ventral. A posição lateral ou abdominal ocasional ajuda a drenagem das secreções fluídicas.
   c. Não posicione a criança com desconforto respiratório grave em decúbito dorsal. Deixe que a criança assuma uma posição confortável.
2. Providencie medidas para melhorar a ventilação da porção acometida do pulmão.
   a. Mude frequentemente de decúbito.
   b. Realize a drenagem postural, quando indicada.
   c. Alivie a obstrução nasal que contribui para a dificuldade respiratória. Instile solução salina fisiológica ou gotas nasais prescritas e realize aspiração nasal.
   d. Acalme o choro prolongado, que pode irritar as vias respiratórias, acariciando a criança; todavia, o choro pode constituir um meio efetivo de insuflar os pulmões.
   e. Conscientize-se de que a tosse é um procedimento normal de limpeza traqueobrônquica, porém alivie-a temporariamente, deixando que a criança beba água; tenha extrema cautela para evitar aspiração.
   f. Introduza uma sonda nasogástrica, conforme orientação, para aliviar a distensão abdominal, que pode limitar a excursão diafragmática.
3. Certifique-se de que o suprimento de oxigênio da criança não esteja comprometido.
   a. Monitore as saturações de oxigênio, quando indicados; deve-se efetuar a oximetria de pulso, caso haja suspeita de hipoxia.
   b. Se for administrado ar comprimido ou oxigênio a um lactente pequeno, utilize um método que seja mais bem tolerado, monitorando as concentrações excessivas de dióxido de carbono e o aumento da frequência respiratória.
4. Administre terapia antibiótica ou antiviral apropriada.
   a. Verifique a sensibilidade aos medicamentos.
   b. Observe a resposta da criança ao tratamento.
5. Administre tratamento específico para o vírus sincicial respiratório (VSR), conforme prescrição.
   a. Não há evidências que respaldem o uso da ribavirina ou dos corticosteroides inalados para bronquiolite aguda; entretanto, alguns médicos consideram essas opções para o tratamento da infecção pelo VSR, particularmente em populações de alto risco, como crianças submetidas a transplante de células-tronco.
6. Se for tomada a decisão de iniciar a terapia com ribavirina, será necessário implementar precauções apropriadas para proteger a equipe e os cuidadores.
   a. Devem ser fornecidas informações sobre o potencial de risco, ainda que este seja desconhecido, associado à exposição à ribavirina.
   b. As mulheres grávidas devem ser aconselhadas a evitar fornecer cuidados diretos a pacientes submetidos à terapia com ribavirina. Elas não devem entrar no quarto do paciente enquanto a ribavirina estiver sendo administrada.
   c. Deve-se empregar métodos para reduzir a exposição ambiental à ribavirina:
      i. Interrompa a administração de aerossol antes de abrir o capacete ou a tenda.
      ii. Use um quarto com ventilação adequada, com pelo menos seis trocas de ar por hora. Coloque o paciente em um quarto de pressão negativa, quando indicado no protocolo da instituição.

iii. Considere o uso de dispositivos de depuração para ajudar a diminuir o escape de ribavirina para o ar ambiente.
iv. A equipe deve usar aventais e máscaras faciais N95 durante o uso do nebulizador.

7. Para os casos de desconforto respiratório grave, auxilie na intubação ou na instalação de traqueostomia e VPM.
   a. A cânula de traqueostomia e o TET geralmente não têm balonetes para lactentes e crianças pequenas, visto que a própria cânula é grande o suficiente em relação ao diâmetro da traqueia para atuar como seu próprio selador.
   b. Posicione o lactente com traqueostomia com o pescoço em extensão, colocando um pequeno rolo sob os ombros para evitar a oclusão da cânula com o rebaixamento do mento. Apoie a cabeça e o pescoço do lactente cuidadosamente quando movê-lo, a fim de impedir o deslocamento da cânula.
   c. Durante a alimentação, cubra a traqueostomia com um pedaço de gaze úmida, ou use um babador para lactentes maiores ou para crianças pequenas.
   d. Consulte a p. 1188, neste capítulo, bem como o Capítulo 10, quanto aos cuidados ao paciente em VPM.

Baseado em evidências

Pascoal, L., Lopes, M., da Silva, V. *et al.* (2016). Clinical differentiation of respiratory nursing diagnoses among children with acute respiratory infection. *Journal of Pediatric Nursing, 31*(1), 85-91.

Fisk, A.C. (2018). The effects of endotracheal suctioning in the pediatric population: An integrative review. *Dimens Crit Care Nurs, Jan/Feb, 37*(1), 44-56.

Alerta de enfermagem

Os lactentes com história de muito baixo peso ao nascer e displasia broncopulmonar apresentam retenção compensada e crônica de dióxido de carbono. Ao suprimir o estímulo hipóxico, é preciso dispensar uma atenção cuidadosa para a administração de oxigênio, de modo a evitar a depressão respiratória.

Promoção da hidratação adequada

1. Administre líquidos por via intravenosa (IV), na velocidade prescrita.
2. Para evitar a aspiração, suspenda a alimentação e os líquidos por via oral (VO), caso a criança esteja com desconforto respiratório grave.
3. Ofereça à criança pequena quantidade de líquidos claros, quando houver melhora da função respiratória.
   a. Observe a presença de vômito ou de distensão abdominal após a administração de líquido VO.
   b. À medida que a criança começa a ingerir mais líquidos VO, notifique o médico e modifique a velocidade de infusão de líquidos IV, a fim de evitar sobrecarga hídrica.
   c. Não force a criança a ingerir líquidos VO, visto que isso pode causar um aumento do desconforto e, possivelmente, vômitos. A anorexia deverá regredir com a melhora da condição clínica.
4. Ajude a controlar a febre para reduzir a frequência respiratória e a perda hídrica.
   a. Administre antipiréticos, conforme a prescrição.
5. Registre o balanço hídrico da criança e monitore a densidade urinária.
6. Realize cuidados orais e administração de enxágues tipo colutório, se a criança for capaz de realizar higiene oral com segurança.

Promoção do repouso adequado

1. Manipule a criança o mínimo possível, organizando os cuidados de enfermagem, e proteja-a de interrupções desnecessárias.
2. Fique atento para a idade da criança e familiarizado com o nível de crescimento e de desenvolvimento em relação à hospitalização.
3. Incentive os pais a permanecer o máximo possível com a criança, a fim de que lhe proporcionem conforto e segurança.
4. Ofereça oportunidades para que a criança brinque calmamente, quando sua condição melhorar.

Redução da ansiedade

1. Explique os procedimentos e a rotina do hospital à criança, quando apropriado para a sua idade.
2. Proporcione um ambiente calmo e sem estresse.
3. Observe a resposta da criança ao ambiente de oxigenoterapia, como tenda ou capacete, e tranquilize-a.
   a. A criança pode ter medo do confinamento ou da sensação de sufocação.
   b. A visão é distorcida através do plástico.
   c. O ambiente é barulhento e úmido.
   d. As atividades físicas e recreativas são restritas.
   e. O contato com os pais é diminuído.
   f. O ambiente é frequentemente desconfortável.
4. Evite o uso de sedativos e opiáceos, que podem mascarar a agitação. A agitação constitui um sinal de desconforto respiratório crescente ou de obstrução de vias respiratórias.
5. Deixe que a criança assuma uma posição confortável.

Fortalecimento do papel dos pais

1. Ajude os pais a compreender o propósito da oxigenoterapia/umidificador e a lidar com esse tratamento.
2. Discuta seus medos e suas preocupações com o tratamento da criança.
3. Inclua os pais no planejamento dos cuidados da criança. Promova a sua participação nos cuidados da criança.
4. Reconheça que os pais necessitarão de períodos de repouso. Incentive-os a ter pausas e a alimentar-se de modo regular.

Educação da família e manutenção da saúde

1. Ensine a importância da boa higiene. Inclua informações sobre a lavagem das mãos e sobre as maneiras adequadas de lidar com as secreções respiratórias em casa.
2. Ensine a família a reconhecer quando é apropriado manter a criança em casa, afastada da escola (presença de: febre; expectoração de secreções e coriza significativa em crianças de idade pré-escolar ou em criança mais nova).
3. Ensine os métodos para manter a criança doente bem hidratada.
   a. Forneça pequenas quantidades de líquido com frequência.
   b. Ofereça líquidos claros e preparados de eletrólitos.
   c. Ofereça raspas de sucos congelados.
   d. Evite sucos com alto teor de açúcar.
4. Ensine maneiras de avaliar o estado de hidratação da criança em casa.
   a. Número diminuído de fraldas molhadas ou menor número de vezes que a criança urina por dia.
   b. Diminuição do nível de atividade.
   c. Lábios e mucosas secas.
   d. Ausência de lágrimas quando a criança chora.
5. Ensine os pais quando for preciso entrar em contato com um médico – sinais de desconforto respiratório, febre recorrente, diminuição do apetite e da atividade, e sinais de desidratação.
6. Explique sobre os medicamentos e sobre o acompanhamento.
7. Se houve necessidade de traqueostomia, ensine os cuidados com esta, o uso do material, a segurança e o encaminhamento a cuidados de enfermagem domiciliar antes da alta.

Reavaliação: resultados esperados

- Sons respiratórios claros e simétricos
- Respirações fáceis, regulares e não laboriosas em ar ambiente (ou retorno aos níveis basais, se a criança estiver recebendo oxigênio)
- Mucosas úmidas; débito urinário adequado
- Banho e alimentação bem tolerados
- Criança calma que interage apropriadamente com a família e com a equipe
- Os pais participam nos cuidados da criança.

Distúrbios que exigem cirurgia das tonsilas e das adenoides

Baseado em evidências
Kenney, K., & Gropman, R. (2013). What immediate post-operative nursing care contributes to a better patient outcome after a child has had a day surgery tonsillectomy and adenoidectomy (T and A)? *Journal of Perianesthesia Nursing, 28*(3), e44.

A *tonsilectomia* e a *adenoidectomia* referem-se à retirada cirúrgica das estruturas adenoidais e tonsilares, que formam parte do tecido linfoide que envolve a faringe. Trata-se de um dos procedimentos cirúrgicos realizados com mais frequência em crianças. Os processos patológicos mais comuns que exigem tonsilectomia e adenoidectomia são: apneia obstrutiva do sono; tonsilite ou adenoidite persistentes; e otite média crônica persistente.

Fisiopatologia e etiologia

Função das tonsilas e das adenoides

1. Constituem a primeira linha de defesa contra as infecções respiratórias.
2. Como o crescimento das tonsilas e das adenoides nos primeiros 10 anos de vida excede o crescimento somático geral, essas estruturas parecem especialmente grandes na criança.
3. O processo natural de involução do tecido linfoide tonsilar e adenoidal, na fase pré-puberal, está associado a uma frequência diminuída de infecções de garganta e de ouvido.

Apneia obstrutiva do sono

1. A hipertrofia adenotonsilar provoca obstrução das vias respiratórias, levando à hipoventilação persistente durante o sono.
2. A incidência máxima em crianças é observada entre 3 e 6 anos de idade.
3. A incidência aumenta em crianças com síndrome de Down.

Tonsilite e adenoidite

1. Na tonsilite e na adenoidite, as estruturas que já estão volumosas tornam-se inflamadas, devido a um agente infeccioso, causando obstrução das vias respiratórias, diminuição do apetite e dor.
2. A infecção é causada por microrganismos bacterianos ou virais, estando esses últimos mais comumente implicados.
3. O *Streptococcus* beta-hemolítico do grupo A constitui o agente bacteriano mais comum.
4. As adenoides aumentadas podem bloquear as vias respiratórias nasais, resultando em respiração persistente pela boca.
5. A adenoidite crônica sem tonsilite é normalmente observada em crianças com menos de 4 anos de idade.

Otite média

1. A infecção bacteriana é mais comumente causada por *Streptococcus pneumoniae* ou por *Haemophilus influenzae*.
2. A infecção crônica pode estar associada a um aumento das adenoides, que bloqueiam a drenagem das tubas auditivas.

Manifestações clínicas

Apneia obstrutiva do sono

1. Ronco alto ou respiração ruidosa durante o sono.
2. Sonolência diurna excessiva.
3. Respiração bucal.

Infecção crônica das tonsilas e das adenoides

1. Respiração bucal ou dificuldade de respirar.
2. Faringite frequente.
3. Anorexia, diminuição da velocidade de crescimento.
4. Febre.
5. Obstrução à deglutição ou à respiração.
6. Voz abafada anasalada.
7. Tosse noturna.
8. Halitose.

Otite média crônica

1. Dor de ouvido ou irritabilidade geral em crianças pequenas.
2. Alterações na audição.
3. Febre.
4. Aumento dos linfonodos.
5. Anorexia.

Avaliação diagnóstica

1. Exame otorrinolaringológico completo e culturas apropriadas para determinar a presença de infecção e sua fonte.
2. Exames de sangue pré-operatórios para determinar o risco de sangramento – tempo de coagulação, esfregaço para plaquetas, e tempo de protrombina e de tromboplastina parcial.

Manejo

São administrados antibióticos apropriados, e deve-se tomar uma decisão quanto à realização de cirurgia. A tonsilectomia e a adenoidectomia podem ser realizadas em conjunto ou separadamente. A respeito das indicações e dos benefícios da cirurgia, continua havendo controvérsias.

Indicações para tonsilectomia

1. Conservadoras.
   a. Tonsilite recorrente ou persistente. Os critérios amplamente aceitos para a cirurgia consistem em sete episódios de tonsilite nos 12 meses precedentes, ou cinco episódios em cada um dos 2 anos precedentes.
   b. Hipertrofia pronunciada das tonsilas, que distorce a fala, provoca dificuldades de deglutição e causa perda de peso subsequente.
   c. Neoplasia maligna das tonsilas.
   d. Portador de difteria.
   e. *Cor pulmonale* devido à obstrução.
2. Controversas.
   a. Abscesso peritonsilar ou retrotonsilar.
   b. Adenite cervical supurativa com foco tonsilar.
   c. Hiperemia persistente dos pilares anteriores.
   d. Aumento dos linfonodos cervicais.

Indicações para adenoidectomia

1. Conservadoras.
   a. Hipertrofia das adenoides, resultando em obstrução das vias respiratórias, com consequente hipoxia, hipertensão pulmonar e *cor pulmonale*.
   b. Hipertrofia com obstrução nasal, acompanhada de dificuldade de respiração e grave distorção da fala.
   c. Hipertrofia associada a otite média supurativa ou serosa crônica e perda auditiva neurossensorial ou de condução, mastoidite crônica ou colesteatoma.
   d. Respiração bucal, devido à hipertrofia das adenoides.
2. Controversas.
   a. Aumento das adenoides.
   b. Otite média crônica, sem qualquer evidência de complicações.
   c. Criança com menos de 4 anos de idade, a não ser que haja uma situação potencialmente fatal.

Contraindicações para a cirurgia

1. Sangramento ou distúrbios da coagulação.
2. Distúrbios sistêmicos não controlados (p. ex., diabetes melito, febre reumática, doença cardíaca ou renal).

3. Infecção das vias respiratórias superiores na criança ou na família.
4. Específicas para adenoidectomia – determinadas anormalidades do palato (*i. e.*, fenda palatina ou fenda palatina submucosa).

Complicações

1. Se não for tratada, a apneia obstrutiva do sono na criança pode resultar em hipertensão pulmonar, *cor pulmonale*, atraso do crescimento, insuficiência respiratória, transtorno de déficit de atenção e arritmias cardíacas.
2. A tonsilite crônica sem tratamento pode resultar em atraso do crescimento, abscesso peritonsilar ou retrofaríngeo, dificuldade de deglutição e alimentação prejudicada.
3. A otite média crônica sem tratamento pode resultar em perda auditiva, cicatrização no tímpano (timpanosclerose), mastoidite e meningite.
4. As complicações da cirurgia incluem: hemorragia, reações à anestesia, otite média e bacteriemia.

Avaliação de enfermagem

Avaliação pré-operatória

1. Avalie o nível de desenvolvimento da criança.
2. Avalie a compreensão dos pais e da criança a respeito do procedimento cirúrgico.
3. Avalie o preparo psicológico da criança para hospitalização e cirurgia.
   a. A criança entende o que vai acontecer?
   b. Os pais sabem da importância de contar a verdade à criança e têm um bom entendimento do procedimento?
   c. A criança tem ideias preconcebidas que possam representar uma ameaça?
4. Obtenha um histórico de enfermagem detalhado da criança e dos pais, a fim de reunir quaisquer informações pertinentes que possam ter impacto nos cuidados da criança.
   a. A criança teve alguma infecção recente? É desejável que a criança esteja livre de infecção respiratória durante pelo menos 2 semanas.
   b. A criança foi recentemente exposta a alguma doença contagiosa?
   c. A criança tem algum dente amolecido que possa representar um risco de aspiração?
   d. Existe alguma tendência hemorrágica na criança ou na família?
   e. Existe qualquer familiar com história de reações adversas à anestesia?
5. Verifique os sinais vitais basais da criança, juntamente com seu peso e altura.
6. Avalie o estado de hidratação da criança.

Alerta de enfermagem
A criança em idade pré-escolar é particularmente vulnerável ao trauma psicológico, em consequência de procedimentos cirúrgicos ou de hospitalização.

Avaliação pós-operatória

1. Avalie a função respiratória e a dor, com frequência.
2. Avalie frequentemente o aparecimento de sinais de sangramento pós-operatório; monitore os sinais vitais, quando necessário.
3. Avalie a ingesta oral.
4. Observe à procura de indicações de sequelas psicológicas negativas relacionadas com a cirurgia e com a hospitalização.

Diagnósticos de enfermagem

- Medo, relacionado com o procedimento doloroso e com o ambiente não familiar
- Ansiedade dos pais, relacionada com o conceito de cirurgia
- Risco de volume de líquidos deficiente, relacionado com a ingesta reduzida no pós-operatório e com a perda de sangue
- Desobstrução ineficaz de vias respiratórias, relacionada com a dor e com os efeitos da anestesia
- Dor aguda, relacionada com a incisão cirúrgica.

Intervenções de enfermagem

Redução do medo

1. Prepare a criança e os pais incentivando a sua participação em visitas hospitalares e em programas de pré-internação específicos para crianças.
2. Compartilhe as informações com a criança, de acordo com o seu desenvolvimento e capacidade cognitiva, bem como com a família.
3. Prepare a criança especificamente para o que ela deve esperar no pós-operatório, utilizando técnicas apropriadas para o seu nível de desenvolvimento (livros, bonecos, desenhos). Inclua o seguinte:
   a. Onde a criança vai despertar.
   b. Faringite temporária, vômitos de sangue, posição, gosto e odor ruins na boca.
   c. Medicações.
   d. Esquema de hidratação e possível infusão IV.
4. Converse com a criança sobre os novos objetos que ela verá no centro cirúrgico e esclareça qualquer conceito errôneo. Sempre que possível, deixe a criança ver, tocar e examinar o material, como termômetros, leitos, equipamentos e aspirador.
5. Quando disponível, inclua o brinquedo no preparo.

Alívio da ansiedade dos pais

1. Ajude os pais a preparar a criança, conversando primeiramente em termos gerais sobre a cirurgia e progredindo para uma informação mais específica.
2. Tranquilize os pais de que as taxas de complicação são baixas e que a recuperação é habitualmente rápida.
3. Incentive os pais a permanecer com a criança e a ajudar nos cuidados.

Mantenção de volume de líquidos adequado

1. Avalie com frequência a criança à procura de sangramento pós-operatório. Verifique todas as secreções e vômitos quanto à presença de sangue vivo. As indicações de hemorragia são as seguintes:
   a. Aumento da frequência cardíaca.
   b. Deglutição frequente quando acordada e adormecida.
   c. Palidez.
   d. Agitação.
   e. Limpeza da garganta e vômito de sangue.
   f. Exsudação discreta e contínua de sangue durante horas.
   g. Exsudação de sangue na parte posterior da garganta.
2. Disponha imediatamente de material de aspiração, de oxigênio e de material de tamponamento, em caso de emergência.
3. Forneça um aporte adequado de líquido.
   a. Forneça cubos de gelo 1 a 2 horas após o despertar da anestesia.
   b. Quando o vômito tiver passado, passe cuidadosamente a administrar líquidos claros.
   c. Inicialmente, ofereça sucos de frutas gelados sem polpa, visto que estes são mais bem tolerados; evite líquidos de cor vermelha ou roxa; em seguida, ofereça raspas de gelo e água gelada nas primeiras 12 a 24 horas. Evite líquidos vermelhos e marrons.
   d. Há algumas controvérsias quanto ao consumo de leite e sorvete no fim da tarde após a cirurgia. Seu consumo pode ser calmante e pode também reduzir o edema; todavia, revestem a boca e a garganta, fazendo com que a criança a limpe mais frequentemente, o que pode desencadear sangramento.

Alerta de enfermagem
Notifique imediatamente o cirurgião se houver qualquer suspeita de sangramento.

Promoção da desobstrução eficaz das vias respiratórias

1. Ajude a criança a manter uma via respiratória desobstruída por meio de drenagem das secreções e de prevenção da aspiração do vômito.
2. Avalie a criança à procura de sinais e sintomas de obstrução das vias respiratórias e de desconforto respiratório (estridor, salivação, inquietação, agitação, taquipneia e cianose), que podem resultar do edema ou do acúmulo de secreções.
   a. Coloque a criança em decúbito ventral ou semiventral, com a cabeça lateralizada, enquanto ainda estiver sob os efeitos da anestesia.
   b. Deixe que a criança assuma uma posição confortável quando alerta (os pais podem segurar a criança).
   c. A criança pode inicialmente vomitar sangue velho. Se houver necessidade de aspiração, evite o traumatismo da orofaringe.
   d. Lembre a criança de não tossir, não limpar a garganta nem assoar o nariz.

Melhora do conforto

1. Administre analgésicos, conforme a prescrição, por via parenteral ou retal.
2. Enxágue a boca da criança com água gelada ou solução alcalina.
3. Mantenha a criança e o ambiente livres de secreções sanguinolentas, para ajudar a diminuir a ansiedade.
4. Incentive os pais a ficar ao lado da criança quando ela despertar.
5. Quando os pais tiverem necessidade de se ausentar, tranquilize a criança de que eles retornarão.

Educação da família e manutenção da saúde

1. Explique e forneça orientações por escrito sobre os cuidados da criança em casa após a alta.
   a. A dieta ainda deve consistir em grandes quantidades de líquidos e em alimentos de consistência mole, frios e não irritantes. (Forneça uma lista de sugestões à família.)
   b. A ingesta de alimentos ajuda a promover a cicatrização, visto que aumenta o suprimento sanguíneo para os tecidos.
   c. O repouso no leito deve ser mantido por 1 a 2 dias e, em seguida, devem ser mantidos períodos de repouso diários durante cerca de 1 semana. As refeições e as atividades normais da criança devem ser retomadas em 2 semanas após a cirurgia.
   d. É necessário evitar qualquer contato com pessoas com infecções.
   e. Desestimule a criança a assoar o nariz, tossir e limpar a garganta frequentemente.
   f. A criança deve evitar gargarejar. O odor da boca pode estar presente depois de alguns dias após a cirurgia; enxaguar apenas a boca é aceitável.
   g. Desestimule o uso de alimentos ou analgésicos com corantes vermelhos, se possível – isso pode dificultar a identificação de sangramento.
2. Aconselhe os pais a entrar em contato com um médico, caso ocorram as seguintes situações. (Assegure-se de que os pais tenham os números de telefone do médico e do serviço de emergência.)
   a. Dor de ouvido, acompanhada de febre.
   b. Qualquer sangramento, que costuma ser indicado apenas por deglutição frequente; mais comum entre o quinto e o décimo dia pós-operatório, quando a membrana descama do local de cirurgia.
3. Explique sobre os medicamentos prescritos ou sugeridos para o alívio da dor.
4. Discuta com os pais os resultados que podem esperar da cirurgia.
   a. Menor número de episódios de faringite.
   b. Menos evidências de sintomas obstrutivos.
   c. Diminuição da incidência de linfadenite cervical.
   d. Melhora do estado nutricional.
   e. Nenhuma melhora nas alergias nasais.
   f. Nenhuma melhora na otite média secretora.
5. Oriente os pais a ajudar a criança a pensar na experiência como positiva, após o término da cirurgia, de modo a tornar as experiências de hospitalização subsequentes mais fáceis.
   a. Converse sobre o que aconteceu e sobre os resultados positivos.
   b. Deixe que a criança expresse seus sentimentos.

Reavaliação: resultados esperados

- A criança simula a cirurgia com bonecos, faz perguntas
- Os pais interagem com a criança, fazendo perguntas apropriadas
- A criança ingere bem líquidos; ausência de sinais de sangramento
- Ausência de vômito; a criança respira sem dificuldade
- Verbaliza redução da dor.

Asma

A *asma* é uma doença inflamatória crônica das vias respiratórias, caracterizada por obstrução do fluxo de ar, hiper-reatividade brônquica e produção de muco. A evolução da asma é altamente variável. Muitas células e mediadores desempenham um papel, incluindo mastócitos, eosinófilos, neutrófilos e células epiteliais. Os sinais e sintomas clássicos incluem: tosse, sibilos, falta de ar, dispneia e sensação de constrição torácica. As crianças também podem se queixar de dor gástrica, quando estão apresentando asma. As diretrizes da Global Initiative for Asthma (GINA) (2017), publicadas pela Organização Mundial da Saúde e pelo National Asthma Education and Prevention Program of the National Institutes of Health, fornecem categorizações baseadas em evidências, em tratamentos e em informações contínuas de controle.

Avaliação do controle da asma

1. Embora a gravidade seja mais bem avaliada antes do uso de medicamentos para tratamento da asma, pode ser estabelecida com base nos medicamentos necessários para obter o controle e direcionar o tratamento inicial.
2. Dois domínios do controle da asma são avaliados a cada consulta: risco e comprometimento.
   a. O risco é medido pelas exacerbações.
   b. O comprometimento é determinado pelo diagnóstico inicial e pela avaliação continuada.
3. Os fatores que afetam o comprometimento incluem:
   a. Os sintomas diurnos e noturnos da asma.
   b. O uso de medicação de rápido alívio.
   c. Provas de função pulmonar/medidas do fluxo máximo, caso a criança seja capaz de realizar os testes.
   d. Limitações das atividades diárias.
   e. Efeitos adversos dos medicamentos.
   f. Evolução da doença pulmonar.
4. Dispõe-se de vários instrumentos validados para utilização em pacientes a partir de 12 anos de idade, incluindo o Teste de Controle da Asma, o Questionário de Controle da Asma e o Questionário de Avaliação do Tratamento da Asma.
   a. Esses instrumentos quantificam os sintomas, o uso de medicamentos para alívio rápido, o efeito da asma sobre a qualidade de vida e a percepção de controle do paciente/da família.
   b. Para ajudar no diagnóstico de asma, particularmente em crianças muito pequenas que não podem efetuar provas de função pulmonar, um escore preditivo de asma pode ajudar a identificar crianças que provavelmente tenham asma.

Alerta de enfermagem
O nível de controle orienta o ajuste dos medicamentos, e os enfermeiros podem utilizar essa avaliação para identificar pacientes/famílias que necessitem de mais orientações sobre a asma, a fim de se obter um melhor controle.

Baseado em evidências
Johnson, D. P., Arnold, D. H., Gay, J. C. *et al.* (2018). Implementation and improvement of pediatric asthma guideline improves hospital-based care. *Pediatrics, 141*(2), 1-9.

Variações da asma

Asma tosse variante

A asma tosse variante é tipicamente observada em crianças, nas quais a tosse (sobretudo à noite) constitui o principal sintoma. A criança pode nunca apresentar sibilos. Embora os sintomas sejam crônicos e habitualmente leves em muitas crianças, podem surgir exacerbações graves (crises), resultando até mesmo em insuficiência respiratória e morte.

Broncospasmo induzido por exercício

O broncospasmo induzido por exercício refere-se ao desencadeamento de sintomas de tosse, dispneia, dor torácica, constrição, sibilos e de problemas de resistência em vias respiratórias, durante ou após uma atividade vigorosa. Normalmente, esses sintomas começam durante o exercício e alcançam o seu máximo nos primeiros 5 a 10 minutos após a sua interrupção; podem regredir de modo espontâneo em 20 a 30 minutos. O diagnóstico é confirmado pela documentação de uma diminuição do pico de fluxo expiratório (PFE) máximo ou do volume expiratório forçado em 1 segundo (VEF_1), antes e depois dos exercícios, e a intervalos de 5 minutos, durante 20 a 30 minutos. Essa condição pode ocorrer sem asma crônica e tem uma fisiopatologia diferente da asma, visto que é desencadeada pelo exercício. O tratamento preferido consiste em beta-2 agonistas de ação curta, administrados 15 minutos antes do exercício. O cromoglicato sódico, disponível apenas como nebulizador, constitui uma alternativa, embora seja menos efetivo.

Fatores que aumentam o risco de morte por asma

Baseado em evidências
Kim, C. K., Callawayc Z., & Gern, J. E. (2018). Viral infections and associated factors that promote acute exacerbations of asthma. *Allergy Asthma Immunol Res, 10*(1),12-17.
Global Initiative for Asthma. (2017). Pocket guide for asthma management and prevention. Disponível em: *www.ginasthma.org.*

1. Exacerbação grave prévia (intubação ou internação na unidade de terapia intensiva).
2. Hospitalização duas ou mais vezes no ano, três ou mais atendimentos no serviço de emergência (SE) no último ano.
3. Uso de mais de dois frascos de beta-adrenérgico de ação curta (SABA) por mês.
4. Dificuldade em perceber a obstrução das vias respiratórias, ou a gravidade da asma em processo de agravamento.
5. Baixo nível socioeconômico ou de habitação urbana.
6. Uso de substâncias ilícitas.
7. Problemas psicológicos importantes ou doença psiquiátrica.
8. Comorbidade, como doença cardiovascular ou outra doença pulmonar crônica.
9. Outros fatores, como falta de um plano de ação para a asma, sensibilidade a fungos da espécie *Alternaria.*

Manejo

O *Stepwise Approach to Managing Asthma* (Abordagem Sequencial para o Manejo da Asma),[4] elaborado pelo EPR 3, identifica classificações da asma de acordo com os sintomas e sugere opções farmacológicas para o seu controle. Os medicamentos podem ser "aumentados ou reduzidos", dependendo da resposta do paciente ao tratamento. Ver Tabelas 44.2 e 44.3 sobre o tratamento recomendado da asma em lactentes e em crianças de 0 a 4 e de 5 a 12 anos de idade. Ver também, na p. 814, o tratamento de crianças de mais idade com asma.

Para informações adicionais sobre o tratamento e doses específicas, veja o *Expert Panel Report 3: Guidelines for the Diagnosis and Management of Asthma,* National Heart, Lung and Blood Institute, National Asthma Education and Prevention Program, Full Report, NIH Publication No. 08-4051, 2007. Disponível em: *www.nhlbi.nih.gov/guidelines/asthma/asthgdln.pdf.*

Exacerbação aguda

1. Esteja atento para a ocorrência de exacerbação da asma grave. As exacerbações estão habitualmente associadas a infecções respiratórias virais.
2. Em uma exacerbação grave, a criança apresenta dispneia, pode ter sibilos audíveis com fase expiratória prolongada, agitação, apreensão, ansiedade, sudorese e taquicardia; a pele pode estar pálida ou ruborizada, e os lábios podem estar vermelho-escuros ou cianóticos.
   a. Trata-se de sinais de desconforto respiratório, como batimento das asas do nariz, uso dos músculos acessórios, retrações, dispneia com uma a duas palavras (falando com frases curtas), taquipneia, hipoxemia e alcalose respiratória, que evolui para acidose respiratória.
   b. Os sons respiratórios podem estar diminuídos, e pode haver uma redução do nível de consciência.
   c. A criança pequena assume uma posição em tripé, enquanto a criança de mais idade senta-se ereta com os ombros encurvados.
3. Os sinais de desconforto respiratório em lactentes incluem o uso dos músculos acessórios, sibilos inspiratórios e expiratórios, respiração paradoxal, cianose, frequência respiratória acima de 60 e saturação de oxigênio inferior a 90%. Esses lactentes correm maior risco de insuficiência respiratória.
4. As metas do tratamento de emergência consistem em reverter rapidamente a obstrução ao fluxo de ar, corrigir a hipoxemia e reduzir a probabilidade de recidiva.
5. Avalie o PFE ou o VF_1 por ocasião da admissão do paciente; verifique o grau de desconforto respiratório ou de fadiga.
6. Obtenha o nível de saturação de oxigênio por oximetria de pulso.
7. Avalie os níveis de gasometria arterial ou capilar em lactentes com saturação de oxigênio de 90% ou menos, e na criança com desconforto respiratório moderado a grave.
8. Administre oxigênio umidificado por meio de cateter nasal, capacete ou máscara facial no menor nível necessário, a fim de manter a oxigenação adequada. Obtenha uma breve história e exame físico, e também focalize o tratamento prévio e os possíveis fatores desencadeantes do episódio, como infecção respiratória ou falta de medicação.

[4]N.R.T.: No Brasil pode-se verificar similares recomendações ao consultar o *Guia prático de abordagem da criança e do adolescente com asma grave: Documento conjunto da Associação Brasileira de Alergia e Imunologia e Sociedade Brasileira de Pediatria* de 2020, que pode ser acessado em *https://www.sbp.com.br/imprensa/detalhe/nid/sbp-e-asbai-publicam-guia-pratico-sobreabordagem-da-crianca-e-adolescente-com-asma-grave/.* Também podem ser identificadas recomendações junto à Sociedade Brasileira de Pneumologia, como as *Recomendações para o manejo da asma da Sociedade Brasileira de Pneumologia e Tisiologia* de 2020 disponíveis em *https://www.scielo.br/pdf/jbpneu/v46n1/pt_1806-3713-jbpneu-46.01e20190307.pdf.*

Tabela 44.2 Abordagem sequencial para o manejo da asma em crianças de 0 a 4 anos de idade.

Asma intermitente	Asma persistente: medicação diária Consulte um especialista em asma, caso haja necessidade de tratamento de etapa 3 ou mais alto. Considere a necessidade de consulta na etapa 2.				
Etapa 1 *Preferido:* BAAC, quando necessário	**Etapa 2** *Preferido:* CSI em baixa dose *Alternativa:* Cromoglicato ou Montelucaste	**Etapa 3** *Preferido:* CSI em dose média	**Etapa 4** *Preferido:* CSI em dose média + BAAL ou Montelucaste	**Etapa 5** *Preferido:* CSI em alta dose + BAAL ou Montelucaste	**Etapa 6** *Preferido:* CSI em alta dose + BAAL ou Montelucaste Corticosteroides sistêmicos orais

↑ Aumente um nível, se necessário (em primeiro lugar, verifique a adesão ao tratamento, a técnica de inalação e o controle ambiental)

Avalie o controle

↓ Desça um nível, se possível (e se a asma estiver bem controlada durante pelo menos 3 meses)

Educação do paciente e controle do ambiente em cada etapa

Medicamento de rápido alívio para todos os pacientes

- BAAC, quando necessário, para os sintomas. A intensidade do tratamento depende da gravidade dos sintomas
- No caso de infecção respiratória viral: BAAC a cada 4 a 6 h, até 24 h (ou por mais tempo com consulta médica). Considere um ciclo curto de corticosteroides sistêmicos orais, se a exacerbação for grave, ou se o paciente tiver uma história pregressa de exacerbações graves
- Precaução: o uso frequente de BAAC pode indicar a necessidade de aumentar um nível de tratamento. Veja o texto sobre recomendações a respeito da instituição da terapia de controle diário a longo prazo.

Legenda: **A ordem alfabética é utilizada quando mais de uma opção de tratamento for citada tanto em tratamento preferido como em alternativo**. CSI, corticosteroide inalado; BAAL, beta-2 agonista de ação longa inalado; BAAC, beta-2 agonista de ação curta inalado.

Notas:
- A abordagem sequencial destina-se a ajudar, e não a substituir, a tomada de decisão clínica necessária para suprir as necessidades individuais de cada paciente.
- Se for utilizado um tratamento alternativo, e a resposta for inadequada, será preciso suspendê-lo e utilizar o tratamento preferido antes de passar para um nível superior.
- Se não for observado nenhum benefício bem definido nas primeiras 4 a 6 semanas, e a técnica de medicação e a adesão do paciente/família ao tratamento forem satisfatórias, considere o ajuste da terapia ou outro diagnóstico.
- Os estudos realizados em crianças de 0 a 4 anos de idade são limitados. A terapia preferida para a etapa 2 baseia-se em evidências A. Todas as outras recomendações baseiam-se em opiniões de especialistas e na extrapolação de estudos conduzidos em crianças de mais idade.

De National Heart, Lung and Blood Institute, National Asthma Education and Prevention Program. (2007). Expert panel report 3: Guidelines for the diagnosis and management of asthma (p. 305). Disponível em: *www.nhlbi.nih.gov/guidelines/asthma/asthgdln.pdf*.

9. Administre tratamento de emergência, quando indicado.
   a. BAAC com ipratrópio, por nebulização ou por inalador de múltiplas doses (IDM) com espaçador (com máscara facial em crianças pequenas).
   b. Os corticosteroides sistêmicos devem ser administrados precocemente no tratamento.
   c. Os tratamentos adjuvantes incluem modificadores dos leucotrienos IV, heliox e sulfato de magnésio.
   d. Em geral, não se utilizam antibióticos, a não ser que haja evidências de infecção bacteriana.
10. Os pacientes hospitalizados necessitam avaliação frequente, tratamentos repetidos ou contínuos com BAAC, corticosteroides e tratamento para qualquer condição de comorbidade, como sinusite.
11. O planejamento da alta para pacientes com exacerbações deve incluir um plano de ação para medicamentos, reconhecimento e tratamento da asma aguda e planos para acompanhamento.
12. As crianças com estado de mal asmático grave, que não respondem à terapia anteriormente mencionada, podem necessitar:
    a. Intubação e ventilação pulmonar mecânica com oxigênio a 100% para o desconforto respiratório iminente ou estabelecido,

Tabela 44.3 Abordagem sequencial para o tratamento da asma em crianças de 5 a 11 anos de idade.

Asma intermitente	Asma persistente: medicação diária Consulte um especialista em asma, caso haja necessidade de tratamento de etapa 4 ou mais alto. Considere a necessidade de consulta na etapa 3.				
Etapa 1	**Etapa 2**	**Etapa 3**	**Etapa 4**	**Etapa 5**	**Etapa 6**
Preferido: BAAC, quando necessário	*Preferido*: CSI em baixa dose *Alternativa*: ARLT, cromoglicato, Nedocromila ou Teofilina	*Preferido*: um dos dois: CSI em baixa dose + ARLT, BAAL ou Teofilina OU CSI em dose média	*Preferido*: CSI em dose média + BAAL *Alternativa*: CSI em dose média + ARLT ou Teofilina	*Preferido*: CSI em alta dose + BAAL *Alternativa*: CSI em alta dose + ARLT ou Teofilina	*Preferido*: CSI em alta dose + BAAL + corticosteroide sistêmico oral *Alternativa*: CSI em alta dose + ARLT ou Teofilina + corticosteroide sistêmico oral

Aumente um nível, se necessário (em primeiro lugar, verifique a adesão ao tratamento, a técnica de inalação, o controle ambiental e as condições de comorbidade)

Avalie o controle

Desça um nível, se possível (e se a asma estiver bem controlada durante pelo menos 3 meses)

Em cada etapa: educação do paciente, controle do ambiente e tratamento das comorbidades.
Etapas 2 a 4: considere a imunoterapia com alergênios SC para pacientes que apresentam asma alérgica (ver notas).

Medicação de rápido alívio para todos os pacientes

- BAAC, quando necessário, para os sintomas. A intensidade do tratamento depende da gravidade dos sintomas: até 3 tratamentos a intervalos de 20 min, quando necessário. Pode haver necessidade de um ciclo curto de corticosteroides sistêmicos orais
- Precauções: o uso crescente de BAAC ou o uso por > 2 dias em 1 semana, para alívio dos sintomas (e não para prevenção de broncospasmo induzido por exercício), geralmente indica um controle inadequado e a necessidade de aumentar um nível de tratamento.

Legenda: **A ordem alfabética é utilizada quando mais de uma opção de tratamento é citada tanto em tratamento preferido como em alternativo**. CSI, corticosteroide inalado; BAAL, beta-2 agonista de ação longa inalado; ARLT, antagonista do receptor de leucotrienos; BAAC, beta-2 agonista de ação curta inalado.

Notas:

- A abordagem sequencial destina-se a ajudar, e não a substituir, a tomada de decisão clínica necessária para suprir as necessidades individuais de cada paciente.
- Se for utilizado um tratamento alternativo, e a resposta for inadequada, será preciso suspendê-lo e utilizar o tratamento preferido antes de passar para um nível superior.
- A teofilina constitui uma alternativa menos desejável, devido à necessidade de monitorar os níveis séricos.
- Os medicamentos da etapa 1 e da etapa 2 baseiam-se em evidências A. Os CSI + terapia adjuvante e os CSI da etapa 3 baseiam-se em evidências B para a eficácia de cada tratamento e na extrapolação de ensaios clínicos de comparação em crianças de mais idade e adultos – não se dispõe de ensaios clínicos de comparação para essa faixa etária; as etapas 4 a 6 baseiam-se na opinião de especialistas e na extrapolação de estudos conduzidos em crianças de mais idade e adultos.
- A imunoterapia para as etapas 2 a 4 baseia-se em evidências B para ácaros de poeira doméstica, pelos de animais e pólen; as evidências são fracas ou ausentes para bolores e baratas. A evidência é mais forte para a imunoterapia com alergênios isolados. O papel da alergia na asma é maior em crianças do que em adultos. Os profissionais de saúde que administram imunoterapia devem estar preparados e os locais equipados para identificar a possível ocorrência de anafilaxia.

De National Heart, Lung and Blood Institute, National Asthma Education and Prevention Program. (2007). Expert panel report 3: Guidelines for the diagnosis and management of asthma (p. 306). Disponível em: *www.nhlbi.nih.gov/guidelines/asthma/asthgdln.pdf*.

a diminuição do nível de alerta mental, o aumento da fadiga, ou a pressão parcial de dióxido de carbono arterial (Pa_{CO_2}) igual ou superior a 42 mmHg.

b. Beta-2 agonista nebulizado, a cada hora ou continuamente.
c. Anticolinérgico, como ipratrópio, embora geralmente limitado ao serviço de emergência.
d. Terapia com corticosteroides IV.
e. Internação na UTI.
f. Paralisia farmacológica para ventilação efetiva.
g. Monitoramento cardiopulmonar da resposta da criança ao tratamento.
h. Instalação de um cateter arterial para monitoramento sérico.

13. As terapias não recomendadas para o tratamento de uma exacerbação, com base no National Heart, Lung and Blood Institute Expert Panel Report de 2007, incluem:
    a. O beta-2 agonista subcutâneo não oferece nenhuma vantagem sobre a medicação inalada.

b. O tratamento com teofilina ou aminofilina não é recomendado no SE. Não oferece benefício adicional em relação ao beta-2 agonista de ação curta; além disso, pode produzir efeitos adversos.
c. Fisioterapia respiratória (FTR) e mucolíticos.
d. Os antibióticos não são recomendados para o tratamento da asma; entretanto, o seu uso pode ser necessário em pacientes com febre, escarro purulento e evidências de pneumonia bacteriana.
e. Os agentes ansiolíticos e hipnóticos estão contraindicados.
f. Não se recomenda hidratação agressiva para crianças de mais idade. Avalie o estado hídrico; faça correções, quando necessário, para lactentes e crianças pequenas, de modo a diminuir o risco de desidratação.

Alerta de enfermagem
A cianose dos lábios e dos leitos ungueais constitui um sinal grave.

Alerta de enfermagem
A ausência de sibilos, com diminuição dos sons respiratórios e incapacidade de alcançar o PFE, indica troca mínima de ar. Essa situação exige atenção imediata e rápida, a fim de evitar a insuficiência respiratória que tende a evoluir rapidamente e é difícil de reverter.

Alerta de transição de cuidado
Para prevenir a reinternação do paciente, devido à exacerbação da asma aguda no período de transição da hospitalização para os cuidados ambulatoriais/de comunidade, as estratégias antes da alta devem se concentrar na adesão aos medicamentos e no conhecimento dos pais a respeito da asma. A adesão ao plano de tratamento foi citada como o fator de maior importância na prevenção de reinternação.

Baseado em evidências
Hewner, S., Sullivan. S. & Yu, G. (2018). Reducing Emergency Room Visits and Inpatient Hospitalizations by Implementing Best Practice for Transitional Care Using Innovative Technology and Big Data. *Worldviews Evidence Based Nursing, 23*, [epub ahead of print].

Tratamento a longo prazo

1. Uma vez estabilizada a criança, comece a desenvolver um plano de tratamento domiciliar e escolar. Os componentes do plano devem incluir:
   a. O uso de medicações de alívio rápido (SABA); efeito esperado e efeitos colaterais.
   b. Uso de controladores a longo prazo, que incluem: corticosteroides, modificadores dos leucotrienos, estabilizadores dos mastócitos e beta-agonistas de ação longa (LABA). Ver na p. 813 o mecanismo envolvido e as reações adversas. Nota: Os LABA só devem ser prescritos caso haja controle inadequado com outros medicamentos, devido ao risco aumentado de morte relacionada à asma.
   c. Técnicas de inalação com nebulizador ou com IDM com espaçador (Figura 44.3).
   d. Monitoramento do fluxo máximo e dos sintomas.
   e. Uso de um sistema de zona de PFE, quando indicado (ver adiante).
   f. Identificação dos fatores desencadeantes (p. ex., exercício, mudança de clima, infecção, exposição a alergênio [pólen, mofo, ácaros de poeira, animais, baratas, camundongos]).

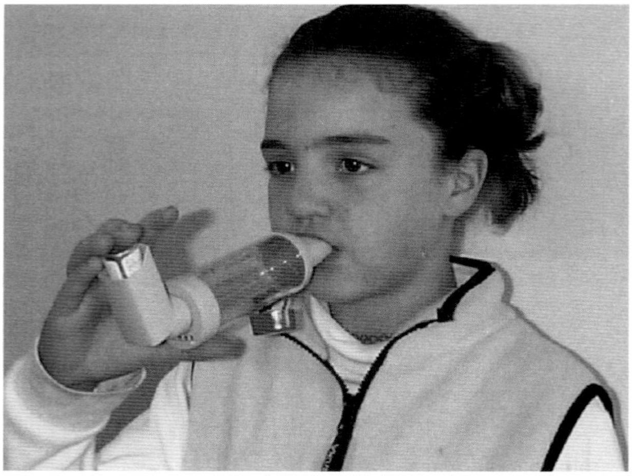

Figura 44.3 Uso do inalador de múltiplas doses com espaçadores.

   g. Controle ambiental por meio de remoção dos estímulos suspeitos.
   h. Hidratação, nutrição, repouso e esquema de exercícios.
   i. Planos de ação de emergência.
2. Planeje uma reunião em equipe, envolvendo a criança, os pais, o enfermeiro da escola e o professor, caso isso seja possível. Idealmente, o plano deve ser claro e fácil de ser seguido pela criança e pelos familiares, adaptado a seu estilo de vida e deve lançar mão da menor quantidade necessária de medicações para controlar e prevenir os sintomas de asma da criança. Um plano de ação por escrito deve ser apresentado à escola, incluindo informações sobre medicamentos (possível automedicação pelo adolescente), fatores desencadeantes identificados, etapas no plano de emergência e informações para contato de emergência. Nos planos de ação de emergência, pode ser necessário incluir múltiplos cuidadores da família e residentes. Um exemplo desse formulário pode ser encontrado em: *https://www.nhlbi.nih.gov/files/docs/public/lung/asthma_actplan.pdf*.[5] Ressalte que, sem exceção, não é permitido fumar em casa nem no carro juntamente com uma criança com asma. Mesmo se a criança estiver fora de casa, o odor residual provocará sintomas. Abrir janelas ou usar *sprays* e purificadores de ar não são alternativas aceitáveis.
3. Incentive os pais a prestar atenção particular ao controle do ambiente, principalmente no quarto da criança, incluindo: eliminar poeira, proibir a presença de animais de estimação e evitar quaisquer odores fortes ou *spray*. Se uma lareira a lenha for utilizada em casa, procure uma fonte alternativa de calor.
4. Obtenha mais informações no National Asthma Education Program (*https://www.nhlbi.nih.gov/science/national-asthma-education-and-prevention-program-naepp*), na American Academy of Allergy, Asthma and Immunology (*www.aaaai.org*) ou na American Lung Association (*http://lung.org/*).[6]

[5]N.R.T.: No Brasil identifique fluxos de atenção à saúde em situação de emergência nos serviços de saúde do escolar, bem como nas redes de atenção à emergência do município.

[6]N.R.T.: No Brasil pode-se verificar similares recomendações ao consultar o *Guia prático de abordagem da criança e do adolescente com asma grave: Documento conjunto da Associação Brasileira de Alergia e Imunologia e Sociedade Brasileira de Pediatria* de 2020, que pode ser acessado em *https://www.sbp.com.br/imprensa/detalhe/nid/sbp-e-asbai-publicam-guia-pratico-sobreabordagem-da-crianca-e-adolescente-com-asma-grave/*. Também podem ser identificadas recomendações junto à Sociedade Brasileira de Pneumologia, como as *Recomendações para o manejo da asma da Sociedade Brasileira de Pneumologia e Tisiologia* de 2020, disponíveis em *https://www.scielo.br/pdf/jbpneu/v46n1/pt_1806-3713-jbpneu-46.01e20190307.pdf*.

Monitoramento de fluxo expiratório máximo e sistema de zonas

1. Descreva para a família e para a criança o monitoramento do PFE em casa, bem como outros indicadores importantes, conforme orientação (Figura 44.4).
   a. O monitoramento do PFE não é tão enfatizado nas orientações atuais quanto era no passado.
   b. Outros indicadores de gravidade incluem: avaliação dos sintomas, necessidade de medicação e de medidas de controle, como questionário de controle da asma.
2. O medidor de PFE calcula a taxa de PFE que pode ser produzida durante uma expiração forçada. Mede também o fluxo de ar através das vias respiratórias de grande calibre, cujo resultado depende do esforço. A medida do PFE pode ser iniciada em crianças a partir de 5 anos de idade. Com tempo e prática, são obtidas leituras consistentes (ver no Capítulo 28 as orientações sobre o uso do medidor de PFE).
3. Uma tabela de valores previstos de PFE deve ser incluída na embalagem do medidor de PFE domiciliar. Esses valores baseiam-se na idade e na altura dos pacientes. Entre estes, alguns podem encontrar suas leituras acima ou abaixo dos valores publicados. Por conseguinte, cada criança deve estabelecer o seu melhor valor pessoal de PFE. Idealmente, isso deve ser implementado durante uma época em que a criança esteja sem sintomas. Se as leituras do PFE forem consistentemente abaixo dos valores previstos, dever-se-á entrar em contato com um médico, e poderão ser necessárias medicações adicionais.
4. O uso do sistema de zonas de PFE, juntamente com um plano de manejo domiciliar da asma, pode ajudar a família no uso adequado das medicações, bem como na tomada de decisão no que concerne ao grau de obstrução do fluxo de ar. Após identificar o melhor valor individual de PFE, explique ao paciente que as medidas subsequentes do PFE podem ser classificadas em três zonas, que determinarão um plano de manejo domiciliar.
   a. Zona verde = 80 a 100% do melhor valor pessoal. Não há sintomas de asma. Continue as medicações habituais.
   b. Zona amarela = 50 até menos de 79% do melhor valor pessoal. Sinaliza a necessidade de cautela. O paciente pode estar apresentando um episódio de asma ou o controle diário é subótimo. É necessário utilizar um beta-2 agonista de ação curta inalado, seguir o plano de emergência e entrar em contato com um médico para melhores instruções.
   c. Zona vermelha = menos de 50% do melhor valor pessoal. Essa zona sinaliza perigo. É preciso tomar imediatamente um beta-2 agonista de ação curta inalado e, se o PFE não retornar para a zona amarela ou verde, entrar imediatamente em contato com um médico ou procurar o SE.

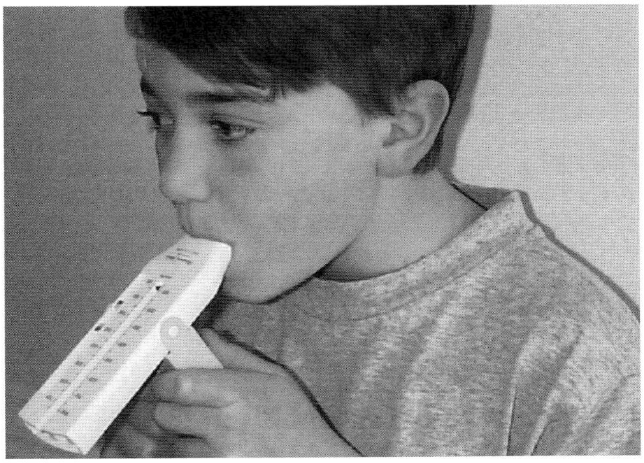

Figura 44.4 Monitoramento do pico de fluxo expiratório.

Síndrome de desconforto respiratório (doença da membrana hialina)

A síndrome de desconforto respiratório (SDR), antigamente conhecida como doença da membrana hialina ou síndrome da angústia respiratória, é uma síndrome de recém-nascidos prematuros que se caracteriza por insuficiência respiratória progressiva e habitualmente fatal, em decorrência de atelectasia e imaturidade dos pulmões. A SDR ocorre mais comumente em recém-nascidos prematuros (principalmente com peso entre 1.000 e 1.500 g) e entre 28 e 37 semanas de gestação. Nos recém-nascidos de 26 a 28 semanas de gestação, a incidência é de 50 a 70% e aumenta com o grau de prematuridade. A SDR pode ser fatal, e aqueles que sobrevivem correm risco de complicações respiratórias e neurológicas crônicas.

Fisiopatologia e etiologia

1. A função pulmonar adequada ao nascimento depende das seguintes características:
   a. Quantidade adequada de surfactante (uma mistura de lipoproteínas) que reveste as células alveolares, possibilitando a estabilidade dos alvéolos e impedindo o colapso alveolar no fim da expiração.
   b. Área de superfície adequada nos espaços aéreos para possibilitar a troca gasosa (*i. e.*, leito capilar pulmonar suficiente em contato com essa área de superfície alveolar).
2. A SDR constitui, em última análise, o resultado de uma diminuição do surfactante pulmonar, desenvolvimento estrutural incompleto dos pulmões e alta complacência da parede torácica.
3. Os fatores contribuintes incluem qualquer fator capaz de diminuir o surfactante, como:
   a. Prematuridade e células de revestimento alveolar imaturas.
   b. Acidose.
   c. Hipotermia.
   d. Hipoxia.
   e. Hipovolemia.
   f. Diabetes melito.
   g. Parto cesariano eletivo.
   h. Estresse fetal ou intraparto, que compromete o suprimento sanguíneo para os pulmões do feto: sangramento vaginal, hipertensão materna, reanimação difícil associada à anoxia de parto. (Algumas situações, como a terapia com esteroides ou mãe dependente de heroína, resultam na aceleração do surfactante.)
   i. SDR causada por fatores não pulmonares, como defeitos cardíacos, sepse, obstrução das vias respiratórias, hemorragia intraventricular, hipoglicemia e perda aguda de sangue.
4. A produção de surfactante está deficiente nas células alveolares tipo II. (Embora algum surfactante possa estar presente ao nascimento, ele não pode ser regenerado em uma velocidade adequada.) A produção de surfactante pode ser reduzida em consequência de:
   a. Imaturidade extrema das células de revestimento alveolar.
   b. Diminuição ou comprometimento da velocidade de produção, em consequência de estresse fetal ou neonatal precoce.
   c. Comprometimento do mecanismo de liberação de fosfolipídios das células alveolares tipo II.
   d. Morte de muitas dessas células, responsável pela diminuição de produção do surfactante.
5. A tensão da superfície intra-alveolar está aumentada, e os alvéolos estão instáveis e colapsam no fim da expiração. A capacidade residual funcional – a quantidade de ar que permanece nos pulmões após a expiração – está diminuída; por conseguinte, a ventilação seguinte exige quase o mesmo esforço que a primeira após o nascimento.
6. São necessárias maiores quantidades de oxigênio e de energia para expandir os alvéolos a cada ventilação, causando fadiga.
7. O número de alvéolos que se expandem diminui de maneira progressiva, levando à instabilidade alveolar e à atelectasia.

8. A resistência vascular pulmonar aumenta, causando hipoperfusão dos pulmões.
9. Em consequência, há persistência da circulação fetal da direita para a esquerda, levando à hipoxemia e à hipercapnia, que resultam em acidose respiratória e metabólica.
10. A hipoxemia e a pressão vascular pulmonar causam isquemia dos alvéolos, levando a presença de transudato alveolar e formação de uma camada membranácea (Figura 44.5).
11. A troca gasosa torna-se inibida. Os pulmões ficam rígidos (complacência diminuída), exigindo maior pressão para a sua expansão.
12. A obstrução das vias respiratórias leva a um aumento da hipoxia e à vasoconstrição, e o ciclo continua.
13. A SDR é, em geral, uma doença autolimitada, e os sintomas alcançam o seu auge em cerca de 3 a 4 dias, quando a síntese de surfactante começa a se acelerar, e tanto a função pulmonar quanto o aspecto clínico começam a melhorar.
    a. Os lactentes moderadamente enfermos ou aqueles que não necessitam de ventilação assistida demonstram, em geral, melhora lenta em cerca de 48 h, e recuperação rápida no decorrer de 3 a 4 dias, com poucas complicações.
    b. Os lactentes gravemente enfermos ou muito imaturos, que necessitam de alguma assistência ventilatória, demonstram habitualmente rápida deterioração, como diminuição do débito cardíaco, redução da pressão arterial, episódios de apneia, cianose, palidez e estado semelhante ao choque, flácido e não responsivo. A assistência ventilatória pode ser necessária por vários dias, e é comum a ocorrência de doença pulmonar crônica e outras complicações.

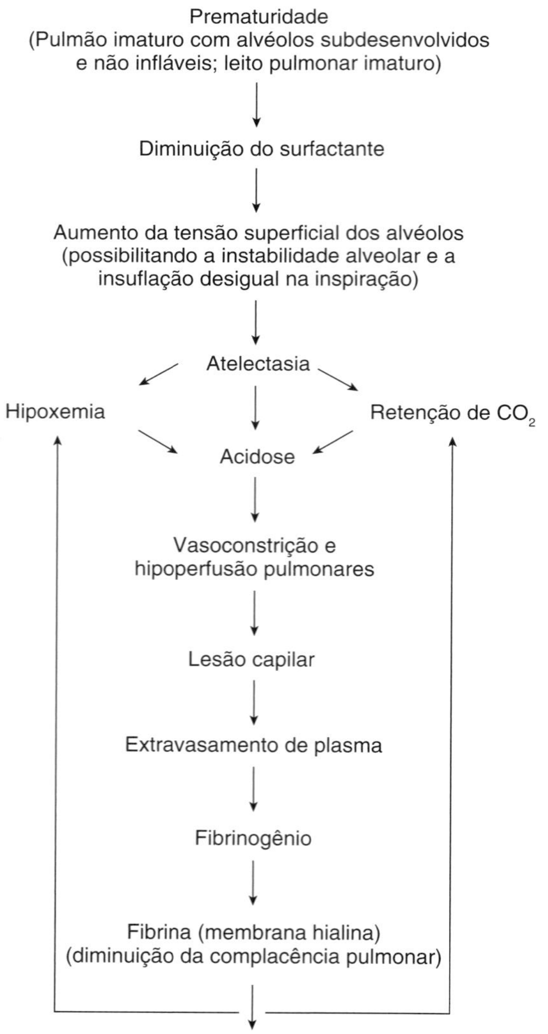

Figura 44.5 Esquema da síndrome de desconforto respiratório.

Manifestações clínicas

Os sintomas são habitualmente observados logo após o nascimento e podem incluir os listados a seguir, com aumento da gravidade nos primeiros 2 dias de vida.

Sinais e sintomas primários

1. Estertores expiratórios.
2. Retrações esternais, supraesternais, subesternais e intercostais, que progridem para respirações paradoxais em gangorra.
3. Batimentos das asas do nariz na inspiração.
4. Taquipneia com menos de 60 respirações/minuto.
5. Hipotermia.
6. Cianose, quando a criança está respirando ar ambiente (os lactentes com doença grave podem estar cianóticos, mesmo quando recebem oxigênio), aumentando a necessidade de oxigênio.
7. Diminuição dos sons respiratórios e dos sons respiratórios secos "em lixa".
8. Edema pulmonar.
9. À medida que a doença evolui:
    a. As ventilações abdominais em gangorra tornam-se acentuadas, com acentuada protrusão abdominal na expiração.
    b. O edema periférico aumenta.
    c. O tônus muscular diminui.
    d. A cianose aumenta.
    e. A temperatura corporal cai.
    f. Ocorrem períodos curtos de apneia.
    g. Pode ocorrer bradicardia.
    h. As alterações na distribuição do sangue por todo o corpo resultam em coloração cinza-pálido da pele.
    i. Diminuição dos sons respiratórios.

Sinais e sintomas secundários

1. Hipotensão.
2. Edema das mãos e dos pés.
3. Ausência de sons intestinais no início da doença.
4. Diminuição do débito urinário.

Avaliação diagnóstica

1. Diagnóstico pré-natal: avaliação do líquido amniótico para estabelecer a maturidade pulmonar fetal.
    a. Razão de lecitina/esfingomielina – testa os fosfolipídios do surfactante no líquido amniótico.
    b. Fosfatidilcolina e fosfatidilglicerol – fosfolipídios que estabilizam o surfactante.
    c. Ensaio de maturidade fetal – determina os níveis de fosfatidilglicerol no líquido amniótico ou em aspirados traqueais no recém-nascido.
    d. Teste dos corpos lamelares – mede a forma de armazenamento de surfactante no líquido amniótico.
2. Exames laboratoriais:
    a. Pa_{CO_2} – elevada.
    b. Pressão parcial de oxigênio arterial (Pa_{O_2}) – baixa.
    c. pH do sangue – baixo, devido à acidose metabólica.
    d. Cálcio – baixo.
    e. Glicose sérica – baixa.
3. Radiografia de tórax – granularidade fina e difusa; granularidade uniforme, muito maciça e "quase branca", refletindo os alvéolos cheios de líquido e a atelectasia de alguns alvéolos, circundados por bronquíolos hiperdistendidos; aparência de "vidro fosco", com broncograma aéreo proeminente, que se estende para a

periferia dos campos pulmonares. Observa-se a presença de enfisema intersticial pulmonar no recém-nascido prematuro com SDR, devido à hiperdistensão das vias respiratórias distais.

4. Provas de função pulmonar – pulmão rígido, com redução do fluxo sanguíneo pulmonar efetivo.

Manejo

Baseado em evidências

Liu, J., Wang, W., Liu, F., & Li, Z. (2018). Pediatric acute respiratory distress syndrome – current views. *Exp Ther Med, 5*(2), 1775-1780.

Pacheco, G.S., Mendelson, J., & Gaspers, M. (2018). Pediatric ventilator management in the emergency department. *Emerg Med Clin North Am., 36*(2), 401-413.

O reconhecimento precoce é obrigatório, de modo que o tratamento possa ser iniciado para interromper a evolução da SDR. Com efeito, se a gestante correr risco de parto prematuro, o tratamento deverá ser iniciado antes mesmo do nascimento. O transporte da gestante para uma instituição de cuidados especializados é desejável, quando isso for possível.

Tratamento de suporte

1. Manutenção da oxigenação – Pa_{O_2} de 60 a 80 mmHg para prevenir a hipoxia; medidas frequentes do pH arterial e da gasometria arterial, bem como uso de oxímetro de pulso.
2. Manutenção da respiração com suporte ventilatório, se necessário.
   a. Ventilações mandatórias intermitentes por meio de TET. Isso possibilita a respiração espontânea do lactente na sua própria frequência, enquanto o aparelho de VPM fornece um ciclo pré-ajustado de respirações e de pressão.
   b. Pressão expiratória final positiva (PEEP) por meio do TET. O aparelho de VPM é limitado à pressão ou ao volume. Ele fornece uma PEEP aumentada durante a expiração, para evitar o colapso alveolar; a pressão residual final de vias respiratórias é mantida.
   c. Pressão positiva contínua nas vias respiratórias (CPAP), administrada por meio de máscara ou de cânulas nasais. Ela é utilizada na respiração espontânea para melhorar a oxigenação, impedindo o colapso dos alvéolos e aumentando o tempo de difusão.
   d. A ventilação mandatória intermitente sincronizada possibilita a respiração espontânea do lactente entre as ventilações mecânicas. No modo de assistência ou de controle, as ventilações mecânicas são efetuadas em uma frequência regular, caso as respirações espontâneas não sejam detectadas.
3. Manutenção da temperatura corporal normal.
4. Manutenção do equilíbrio hidreletrolítico e acidobásico – acidose metabólica tamponada com bicarbonato de sódio.
5. Manutenção da nutrição – líquidos IV, conforme prescrito.
6. Antibióticos, quando necessário, para tratar a infecção.
7. Observação constante à procura de complicações – pneumotórax, coagulação intravascular disseminada (CID), persistência do canal arterial (PCA) com insuficiência cardíaca, doença pulmonar crônica.
8. Cuidados apropriados para o recém-nascido prematuro de baixo peso.
9. Prevenção da hipotensão.
10. Manutenção do hematócrito de 40 a 45%.

Tratamento agressivo (oferecido em centros de cuidados terciários)

1. Administração de surfactante exógeno nos pulmões em um estágio inicial da doença.
   a. O surfactante é particularmente benéfico para o lactente com muito baixo peso ao nascer (MBPN).
   b. Pode ser administrado de modo preventivo a lactentes com MBPN.
   c. As apresentações disponíveis são naturais (derivadas de pulmões de animais) e sintéticas (desprovidas de proteína): surfactante bovino e sintético.
   d. Administrado pelo TET.
2. Terapia de reposição com surfactante.
   a. Terapia profilática com surfactante: lactente com risco aumentado de SDR, lactente com menos de 27 semanas de idade gestacional e lactentes com peso ao nascer abaixo de 1.250 g.
   b. O tratamento é iniciado após a estabilização do lactente na sala de parto ou nos primeiros 15 min de vida.
   c. Terapia de resgate com surfactante: lactentes com SDR moderada a grave, exigindo assistência ventilatória, com necessidade de oxigênio superior a 40%.
   d. Benefícios do surfactante: diminui a necessidade de oxigênio e a pressão média nas vias respiratórias; reduz os escapes pulmonares.
   e. Complicações observadas com a administração de surfactante: hemorragia pulmonar, PCA, tamponamento com muco.
   f. Avaliação de enfermagem com administração de surfactante: aspiração adiada por 1 h ou conforme indicado em protocolo. Auxilie na administração de surfactante, na coleta e no monitoramento da GA, e também no monitoramento meticuloso do estado de oxigenação com oxímetro de pulso ou com monitor transcutâneo ($TcPCO_2$).
   g. Avalie a tolerância do lactente ao procedimento: aumento da complacência pulmonar, que exigirá ajustes do aparelho de VPM.
3. Ventilação de alta frequência – ventilação mecânica que utiliza frequências rápidas (que podem ser superiores a 90 incursões respiratórias/minuto) e volumes correntes, próximo dos espaços mortos anatômicos e, com frequência, menores do que estes.
   a. O aparelho de VPM a jato fornece um pulso curto de gases de alto fluxo.
      i. A expiração é passiva.
      ii. A traqueíte necrosante constitui uma complicação significativa, juntamente com hipotensão e pneumopericárdio.
   b. A VPM oscilatória fornece gases por meio de vibração de colunas de ar.
      i. A expiração é ativa.
      ii. A criança parece vibrar na cama, o que pode ser assustador para os pais.
4. Oxigenação por membrana extracorpórea (ECMO) – indicada para lactentes com insuficiência cardíaca ou respiratória reversíveis. A ECMO é uma máquina de derivação coração-pulmão modificada, utilizada para possibilitar a troca gasosa extracorpórea.
   a. O sangue é removido do sistema venoso por um cateter colocado na veia jugular interna ou no átrio direito.
   b. O oxigênio é acrescentado e o dióxido de carbono é removido por um oxigenador de membrana.
   c. O sangue oxigenado retorna por meio da carótida comum direita (na ECMO venoarterial) ou da veia femoral (na ECMO venovenosa).
   d. O lactente precisa ser heparinizado para o procedimento, aumentando o risco de hemorragia intraventricular. Por esse motivo, os lactentes com MBPN ou aqueles com pouca idade gestacional habitualmente não são candidatos ao procedimento.
   e. Um enfermeiro e um especialista em ECMO precisam estar presentes à beira do leito durante todo o tempo para monitorar o paciente e o equipamento. São administrados agentes paralisantes, bem como analgesia e sedação, ao paciente; por conseguinte, é necessário um monitoramento contínuo rigoroso.

f. O deslocamento do cateter ou a desconexão de extensores resultam em hemorragia imediata. O cateter e as conexões precisam ser fixados e estar visíveis.
g. Pode ser necessária a administração de medicamentos vasoativos para dar suporte à alteração do débito cardíaco e da pressão arterial.
h. Pode-se indicar a realização de transfusões de sangue, devido à perda sanguínea em consequência de coletas frequentes ou de anemia da prematuridade.

5. Modalidades de suporte ventilatório para a SDR atualmente em fase de estudo: óxido nítrico, ventilação líquida (corrente ou parcial) e troca gasosa assistida por perfluorocarbono.

Complicações

1. As complicações relacionadas com a terapia respiratória incluem:
   a. Vazamento de ar: pneumotórax, pneumomediastino, pneumopericárdio e pneumoperitônio.
   b. Pneumonia, particularmente por microrganismos gram-negativos.
   c. Enfisema intersticial pulmonar.
2. PCA ou insuficiência cardíaca.
3. Hipotensão.
4. Hemorragia intraventricular – normalmente observada em lactentes com peso abaixo de 1.500 g.
5. CID.
6. Problemas crônicos associados ao uso prolongado de oxigênio:
   a. Displasia broncopulmonar (DBP) – pulmões de aparência cística com hiperinfiltração, bronquiolite obstrutiva, alterações displásicas e fibrose pulmonar.
   b. Infecções respiratórias crônicas.
7. Enterocolite necrosante.
8. Estenose da traqueia.
9. Retinopatia da prematuridade (fibroplasia retrolenticular).
10. Outras complicações relacionadas com a prematuridade.
11. Insuficiência renal exigindo o uso de diálise.

Avaliação de enfermagem

1. Revise o histórico do parto.
   a. Escore do Apgar 1 e 5 min após o nascimento.
   b. Tipo de reanimação necessária.
   c. Tratamentos ou medicamentos administrados.
   d. Medicamentos ou anestesia administrados à mãe durante o trabalho de parto.
   e. Idade gestacional estimada.
   f. História materna – fatores contribuintes ou complicações.
2. Avalie cuidadosamente o estado respiratório do lactente para determinar o grau de desconforto respiratório.
   a. Determine o grau e a gravidade das retrações.
   b. Conte a frequência respiratória durante 1 min completo, observe o nível de atividade e determine se ambos são regulares ou irregulares.
   c. Identifique períodos de apneia, a sua duração e o tipo de estimulação necessária.
   d. Esteja atento para sons expiratórios de estertor ou lamento do lactente, quando este estiver quieto. Ambos indicam uma tentativa de manter a PEEP e de impedir o colapso dos alvéolos.
   e. Observe a ocorrência de batimentos das asas do nariz.
   f. Observe a presença de cianose – localização, melhora com oxigênio.
   g. Ausculte o tórax à procura de sons respiratórios diminuídos e da presença de estertores.
3. Determine a frequência e o ritmo cardíacos do lactente.
   a. Conte o pulso apical durante 1 min completo.
   b. Observe irregularidades na frequência ou pulsos alternantes.
4. Observe a atividade geral do lactente.
   a. Letárgico ou apático.
   b. Ativo e respondendo a estímulos.
   c. Choro.
5. Avalie a pele à procura de cianose, icterícia, mosqueamento, palidez ou coloração acinzentada e edema.

Diagnósticos de enfermagem

- Troca de gases prejudicada, relacionada com o processo patológico
- Nutrição desequilibrada: menor do que as necessidades corporais, relacionada com a prematuridade e com o aumento do gasto energético com a respiração
- Termorregulação ineficaz, relacionada com a imaturidade
- Paternidade ou maternidade prejudicadas, relacionadas com a separação do recém-nascido devido à hospitalização.

Intervenções de enfermagem

Promoção da troca de gases adequada

1. Mantenha material de emergência prontamente disponível para uso, em caso de parada cardíaca ou respiratória.
2. Institua o monitoramento cardiorrespiratório para observação contínua das frequências cardíaca e respiratória.
3. Administre oxigênio suplementar.
   a. Incubadora com oxigênio na concentração prescrita.
   b. Capacete de acrílico com oxigênio na concentração prescrita, quando se utiliza um berço com aquecimento radiante.
   c. CPAP, quando indicado, utilizando dispositivos nasais ou TET.
4. Colabore na intubação endotraqueal e mantenha a ventilação pulmonar mecânica, conforme indicado.
5. Determine e registre a concentração de oxigênio a cada hora.
6. Monitore os níveis de GA, quando apropriado. Obtenha uma amostra de sangue por meio de acesso umbilical, punção arterial ou punção capilar. (Gasometria capilar para monitoramento da Pa_{CO_2} e do pH, mas não da Pa_{O_2}.)
7. Institua a oximetria de pulso, quando disponível, para monitoramento contínuo da saturação de oxigênio do sangue arterial (Sa_{O_2}).
   a. Evite usar adesivos para fixar o sensor, quando o lactente estiver ativo. Enfaixe-o firmemente o suficiente para reduzir a sensibilidade ao movimento, porém sem apertar muito, a fim de evitar a constrição do fluxo sanguíneo.
   b. Se for utilizado um monitor transcutâneo de Pa_{O_2}, reposicione a sonda a cada 3 a 4 h, para evitar queimaduras causadas pelo aquecimento da sonda e para obter uma arterialização suficiente.
8. Observe a resposta do lactente ao oxigênio.
   a. Observe a ocorrência de melhora na coloração, na frequência e no padrão respiratórios, e nos batimentos das asas do nariz.
   b. Observe a resposta, que consiste em melhora dos níveis de gasometria arterial ou capilar.
   c. Observe rigorosamente a ocorrência de apneia.
9. Estimule o lactente, caso ocorra apneia. Se ele não for capaz de produzir respiração espontânea com estimulação em 15 a 30 segundos, inicie a reanimação.
10. Posicione o lactente de modo a possibilitar a expansão máxima dos pulmões.
    a. A posição de decúbito ventral ou prona proporciona maior volume pulmonar, devido à posição do diafragma, diminui o gasto energético e aumenta o tempo gasto no sono tranquilo; entretanto, pode estar contraindicada, devido à instalação do cateter umbilical. O risco de síndrome de morte súbita do lactente (SMSL) é aumentado, e o lactente deve ser continuamente monitorado.
    b. Mude o decúbito com frequência.

11. Aspiração, quando necessária, visto que o reflexo de vômito é fraco, e a tosse é ineficaz.
12. Procure reduzir ao máximo o tempo gasto em procedimentos e intervenções e monitore os efeitos sobre a função respiratória. (Os lactentes submetidos a múltiplos procedimentos que duram de 45 minutos a 1 hora demonstraram uma redução moderada da Pa_{O_2}.)
13. A decisão quanto à aspiração deve ser baseada na avaliação do lactente, como: ausculta do tórax, diminuição da oxigenação, umidade excessiva no TET e irritabilidade.
    a. A aspiração nasofaríngea, traqueal ou do TET deve ser efetuada com delicadeza, rapidamente, em 5 segundos ou menos, com aplicação intermitente de aspiração quando o cateter for retirado.
    b. Para evitar a hipoxemia, observe o oxímetro antes, no decorrer e depois do procedimento.
    c. A aspiração do TET é efetuada para manter a via respiratória desobstruída. A prática de introduzir a sonda do tubo até que esta encontre resistência e, em seguida, retirá-la, mostrou-se causadora de traumatismo da parede da traqueia. Em lugar disso, a sonda de aspiração deve ser medida anteriormente, de acordo com o comprimento do TET do lactente, e documentada. Quando for efetuar a aspiração, não introduza a sonda além desse comprimento predeterminado. Isso evitará a lesão da mucosa.
14. Observe o aparecimento de complicações da aspiração: broncospasmo, estimulação do nervo vagal, bradicardia, hipoxia, aumento da pressão intracraniana, traumatismo das vias respiratórias, infecção e pneumotórax.
15. Os recém-nascidos com MBPN e peso extremamente baixo ao nascer não conseguem tolerar a percussão e a vibração. A posição de Trendelenburg está contraindicada para recém-nascidos prematuros e pode resultar em aumento da pressão intracraniana.
16. Registre todas as observações de enfermagem.

Alerta de enfermagem
A posição em decúbito pronado pode estar associada a vários problemas: a cabeça virada para o lado pode comprometer as vias respiratórias superiores e aumentar a resistência ao fluxo de ar; a observação do tórax é prejudicada, dificultando a detecção de retrações; além do que, nessa posição é mais difícil reconhecer a distensão abdominal.

Promoção de nutrição e hidratação adequadas

1. Administre líquidos IV ou alimentação enteral, conforme a prescrição, e observe atentamente a velocidade de infusão para evitar qualquer sobrecarga hídrica.
2. Inspecione os cateteres IV à procura de infiltração ou infecção; utilize técnica asséptica para evitar a sepse.
3. Se o cateter na artéria umbilical estiver no local, observe a ocorrência de sangramento.
4. Forneça aporte calórico adequado (80 a 120 kcal/kg/24 horas) por meio de:
    a. Sonda nasojejunal (mais bem tolerada por pacientes com MBPN).
    b. Sonda nasogástrica.
    c. Nutrição parenteral – em geral, há necessidade de solução glicosada a 10% ou solução de hiperalimentação, particularmente na fase aguda da doença.
5. Monitore quanto à ocorrência de hipoglicemia, que é particularmente comum durante o estresse. Mantenha o nível sérico de glicose acima de 45 mg/dℓ.
6. Monitore rigorosamente o equilíbrio hídrico.
    a. Inclua a quantidade de sangue coletado (os lactentes pequenos podem desenvolver anemia em consequência da coleta frequente de sangue).
    b. Aplique uma bolsa de coleta de urina para obter amostras desta e para medir periodicamente a densidade urinária.
7. Pese o lactente diariamente e registre.

Manutenção da termorregulação

1. Proporcione um ambiente térmico neutro, a fim de manter a temperatura da pele do abdome do lactente entre 36,1°C e 36,7°C, evitando assim a hipotermia, que pode resultar em vasoconstrição e acidose.
2. Ajuste a incubadora ou o aquecedor radiante para obter a temperatura da pele desejada. Para o lactente com peso inferior a 1.250 g, deve-se utilizar o aquecedor radiante com cautela, devido à maior perda de água e ao potencial de hipoglicemia.
3. Evite a abertura frequente da incubadora.
4. Certifique-se de que o oxigênio seja aquecido a uma temperatura entre 30,9°C e 34°C, com umidade de 60 a 80%.

Promoção do vínculo parental

1. Identifique os fatores passíveis de impedir a presença e a comunicação dos pais: distância geográfica, falta de transporte, cuidado dos irmãos, restrições do emprego, problemas econômicos, falta de telefone na residência e medo. Encaminhe ao serviço social para assistência e intervenção, caso necessário.
2. Se o recém-nascido foi transportado para um centro de cuidados terciários, imediatamente após o nascimento, envie à mãe uma fotografia dele.
3. Mantenha contato diário com os pais para atualizá-los sobre a condição do lactente, até que sejam capazes de visitá-lo. Ressalte os aspectos positivos de seu estado de saúde.
4. Refira-se à criança pelo seu primeiro nome, quando falar com os pais.
5. Prepare os pais para o ambiente da unidade de terapia intensiva neonatal (UTIN) e para a aparência do lactente, antes da primeira visita.
6. Ajude os pais a participar dos cuidados da criança, quando apropriado.
7. Demonstre aos pais como eles podem tocar e falar com a criança enquanto ela estiver em uma incubadora.
8. Deixe que os pais segurem o lactente o mais cedo possível.
9. Se a mãe planeja amamentar o filho, ajude-a a retirar o leite e a usá-lo para alimentar o lactente, quando a alimentação enteral for iniciada.
10. Se o lactente tiver irmãos, forneça aos pais informações sobre como explicar a doença do lactente para eles.
11. Se normas da instituição permitirem, e a situação clínica for apropriada, incentive a visita dos irmãos com preparo adequado.
12. Forneça aos pais informações sobre o processo patológico, os resultados esperados e a evolução habitual da permanência na UTIN. Incentive os pais a fazer perguntas e a participar no plano de cuidados.
13. Ajude os pais a trabalhar o sofrimento causado pelo nascimento de uma criança prematura.
14. Avalie os mecanismos de apoio dos pais (p. ex., avós, amigos).

Educação da família e manejo da saúde

1. Prepare a família para acompanhamento prolongado, quando apropriado. Os lactentes com DBP podem finalmente receber alta para casa com oxigenoterapia.
2. Ressalte a importância da assistência médica regular, dos exames oftalmológicos periódicos e do acompanhamento do desenvolvimento da criança com os pais.
3. Certifique-se de que a família receba informações sobre cuidados de rotina do bebê.
4. Antes da alta, os pais devem se sentir confortáveis na sua capacidade de cuidar do lactente. Faça encaminhamentos a visitas de enfermagem domiciliar e a um médico designado para cuidados de acompanhamento.

Reavaliação: resultados esperados

- Frequência respiratória na faixa normal para a idade; padrão regular e não laborioso
- Tolera bem a alimentação enteral; observa-se ganho de peso
- Mantém a temperatura nos limites normais
- Os pais interagem com o lactente, participam nos cuidados e fazem perguntas apropriadas.

Fibrose cística

Baseado em evidências
Schmid-Mohler, G. (2018). Patient reported outcome measures for symptom perception during a cystic fibrosis exacerbation. *Respiratory Care, 63*(3), 353-366.

A *fibrose cística* é um distúrbio autossômico recessivo, que acomete as glândulas exócrinas causando viscosidade anormal das secreções. Afeta principalmente os sistemas pulmonar e GI. Cerca de 4 a 5% dos indivíduos brancos são portadores assintomáticos do gene da fibrose cística. Os homens são ligeiramente mais afetados do que as mulheres. A incidência é estimada em aproximadamente 1 em 3.500 nascidos vivos da cor branca. A fibrose cística é encontrada em todos os grupos raciais. Nos EUA, existem cerca de 30.000 pessoas que convivem com fibrose cística, das quais 45% têm idade igual ou superior a 18 anos.[7] Atualmente, a idade prevista de sobrevida estende-se até o fim da década dos 40 anos, em comparação com uma expectativa de vida de menos de 1 ano na década de 1950.

Fisiopatologia e etiologia

1. A fibrose cística é causada por um defeito genético em um único gene localizado no braço longo do cromossomo 7, que codifica o regulador de condutância transmembranar da fibrose cística (CFTR).
2. As variações no início da doença, a sintomatologia e a apresentação clínica na população de pacientes com fibrose cística são atribuídas a mais de 1.000 mutações do gene da fibrose cística. O CFTR é responsável pelo equilíbrio hídrico das células epiteliais.
3. A disfunção do CFTR resulta nas seguintes alterações:
   a. Diminuição da secreção de cloreto no lúmen das vias respiratórias.
   b. Aumento da reabsorção de sódio, levando a uma diminuição do volume de líquido na superfície das vias respiratórias.
   c. Espessamento do muco, comprometimento da limpeza mucociliar, infecção crônica e formação de tampões nos brônquios.
   d. Inflamação crônica, lesão das vias respiratórias, atelectasia e hiperinsuflação pulmonar.
   e. Bronquiectasia progressiva, alterações fibróticas irreversíveis nos pulmões.
4. O comprometimento do trato GI e pancreático inclui:
   a. Os ácinos e ductos pancreáticos ficam preenchidos com muco espesso e tornam-se obstruídos.
   b. A tripsina, a quimiotripsina, a lipase e a amilase não alcançam o intestino delgado.
   c. Ocorre comprometimento da digestão. A interrupção da circulação êntero-hepática de ácidos biliares provavelmente resulta em interferência na lipólise pancreática normal e na absorção de gordura através da parede intestinal.
   d. As fezes são anormais e indicam síndrome de má absorção.
   e. Com frequência, ocorre íleo meconial em lactentes, indicando que há obstrução do intestino pela presença de secreções intestinais espessas.
   f. Ocorre cirrose biliar, devido à obstrução por secreções espessas do trato biliar intra-hepático.
   g. Em 30% dos pacientes com fibrose cística, a vesícula biliar é pequena, com função subótima. Observa-se o desenvolvimento de cálculos biliares em até 10% dos pacientes.
5. O comprometimento das glândulas sudoríparas inclui:
   a. As secreções contêm quantidades excessivas de sódio e de cloreto, levando a uma perda excessiva, particularmente na presença de clima quente, febre ou esforços.
   b. A saliva também contém excesso de sódio e de cloreto.

Manifestações clínicas

A apresentação ocorre habitualmente em lactentes com menos de 6 meses de idade, mas pode ser observada em qualquer idade. Os sinais e sintomas e a gravidade da doença variam e mudam com o passar do tempo, à medida que a doença evolui.

Manifestações respiratórias

1. Infecções pulmonares recorrentes – *H. influenzae, S. aureus, P. aeruginosa.*
2. Tosse seca a produtiva. A tentativa de limpeza da garganta de modo crônico pode indicar aumento da produção de muco.
3. Os sibilos e estertores à ausculta indicam esforço respiratório aumentado.
4. Dispneia.
5. Tórax em barril (aumento do diâmetro anteroposterior do tórax).
6. Cianose.
7. Baqueteamento dos dedos das mãos e dos pés.
8. Pólipos nasais e pansinusite.
9. Doença pulmonar obstrutiva crônica (DPOC) progressiva. Uma queda de 10% no VEF_1 constitui um sinal de exacerbação aguda ou de agravamento da doença pulmonar.
   a. Forma leve de fibrose cística – VEF_1 ligeiramente diminuído (70 a 90%).
   b. Fibrose cística moderada – VEF_1 de 40 a 69%.
   c. Formas graves de fibrose cística – doença pulmonar potencialmente fatal com VEF_1 inferior a 40%.

Manifestações GI

1. Íleo meconial encontrado em recém-nascidos.
2. Atraso do crescimento e ausência de ganho de peso na presença de bom apetite.
3. Distensão abdominal.
4. Vômitos, desidratação e desequilíbrio eletrolítico.
5. Má digestão, esteatorreia (fezes gordurosas, perdas de vitaminas lipossolúveis).
6. Prolapso retal.
7. Síndrome obstrutiva intestinal distal.
8. Cirrose biliar, icterícia obstrutiva.
9. Pancreatite.

Outras manifestações

1. Membros delgados, pele amarelo-pálida, nádegas emaciadas.
2. Hiperglicemia, glicosúria, poliúria, perda de peso.
3. Gosto de sal quando os pais beijam a pele da criança.
4. Esterilidade nos homens.
5. Hipoproteinemia e anemia.
6. Diátese hemorrágica.
7. Hiponatremia e prostração devido ao calor.
8. Cifose.

[7]N.R.T.: No Brasil, estima-se que uma em cada 25 pessoas carregue o gene relacionado à doença, sendo estimado que atinja cerca de 70 mil pessoas no mundo; assim, a frequência observada de ocorrência seria em um a cada 2,5 mil recém-nascidos (*https://www.saude.gov.br/noticias/agencia-saude/46161-fibrose-cistica-e-genetica-e-mais-comum-na-infancia*).

Avaliação diagnóstica

1. Teste quantitativo do cloreto no suor; iontoforese de pilocarpina, realizada em um centro autorizado nos EUA pela Cystic Fibrosis Foundation[8] com pessoal habilitado. Mede o conteúdo de sódio e de cloreto no suor.
   a. A obtenção de um nível de cloreto acima de 60 mEq/ℓ é praticamente diagnóstica.
   b. Um nível de cloreto de 40 a 60 mEq/ℓ é limítrofe e deve ser repetido, seguido de determinação do genótipo para as mutações mais frequentes do CFTR.
   c. Um nível de sódio acima de 60 mEq/ℓ é diagnóstico.
2. Determinação da concentração de tripsina nas secreções duodenais; a ausência de concentração normal é praticamente diagnóstica.
3. Análise das enzimas digestivas (tripsina e quimiotripsina) nas fezes – valores reduzidos; utilizada para rastreamento inicial da fibrose cística.
4. Radiografia de tórax – no início, pode ser normal; mais tarde, revela áreas de infecção, de hiperinsuflação, espessamento e tamponamento brônquicos, atelectasia, fibrose e enfisema.
5. A radiografia ou tomografia computadorizada dos seios da face mostram a presença de tamponamento por muco.
6. Análise das fezes para esteatorreia.
7. O teste de mecônio com tira reagente abrange análise do conteúdo de lactose e de proteínas; é utilizado para rastreamento.
8. Culturas de escarro ou de amostra de secreção faríngea, para excluir a possibilidade de infecção.
9. Provas de função pulmonar (depois dos 4 anos de idade).
   a. Diminuição da capacidade vital e da velocidade do fluxo.
   b. Aumento do volume residual ou da capacidade pulmonar total.
10. O diagnóstico é estabelecido quando se obtém um teste do suor positivo, juntamente com um ou mais dos seguintes achados:
    a. História familiar positiva de fibrose cística.
    b. DPOC típica.
    c. Insuficiência pancreática exócrina documentada.
    d. Atraso do desenvolvimento.
    e. História de infecções respiratórias frequentes.
11. Exames complementares pré-natais – triagem genética pré-natal para famílias acometidas de fibrose cística:
    a. Amostra de vilosidades coriônicas com aproximadamente 12 semanas de gestação.
    b. Sondas de ácido desoxirribonucleico (DNA).
    c. Enzimas das microvilosidades.
12. Triagem neonatal: tripsinogênio imunorreativo; se estiver elevado, ensaio do DNA para mutações simples ou múltiplas do CFTR.

Manejo

As metas do tratamento consistem em prevenir e minimizar as complicações pulmonares, em assegurar uma nutrição adequada para o crescimento e em ajudar a família e a criança a se adaptar à doença crônica.

Intervenções pulmonares

1. Terapia antimicrobiana, quando indicada, para a infecção pulmonar.
   a. Podem ser administrados antibióticos VO, de modo profilático ou na presença de sintomas.
   b. São administrados antibióticos IV quando a criança não responde aos antibióticos orais; esse tratamento pode ser administrado com o paciente internado ou no domicílio.
   c. Antibióticos inalados, como a tobramicina. A colistina pode ser utilizada para a doença pulmonar grave ou em caso de colonização por microrganismos. Recentemente, alguns médicos defenderam o uso de antibióticos nebulizados precocemente na terapia.
   d. Os pacientes com fibrose cística metabolizam os antibióticos rapidamente; se a dose do fármaco for maior do que a normal, monitore a presença de sinais de toxicidade.
2. Broncodilatadores para aumentar o calibre das vias respiratórias e ajudar na limpeza mucociliar. Muitos pacientes com fibrose cística também apresentam hiper-reatividade das vias respiratórias.
   a. A melhora clínica a longo prazo com o uso de broncodilatadores inalados não foi validada na literatura. Entretanto, foi demonstrado que o salmeterol, um broncodilatador de ação longa, melhora a função pulmonar e mostra-se efetivo para diminuir a hipoxia noturna.
   b. Esteroides inalados para o tratamento da hiper-reatividade das vias respiratórias.
3. Aerossóis, expectorantes e agentes mucolíticos para diminuir a viscosidade das secreções.
   a. A DNase humana recombinante, administrada por nebulizador, melhora a função pulmonar e diminui a viscosidade do escarro e as exacerbações pulmonares.
   b. Solução salina hipertônica de 3 a 7%.
   c. Melhora a limpeza das vias respiratórias e a função pulmonar, embora não seja tão efetiva quanto a DNase humana recombinante.
   d. Não se recomenda a solução de acetilcisteína, devido a seu efeito irritante sobre as vias respiratórias.
4. FTR para drenagem brônquica, particularmente durante as exacerbações agudas.
   a. Drenagem postural (Figura 44.6).
   b. Alguns pacientes utilizam um colete vibratório que produz movimento de agitação, em vez de drenagem postural manual.
   c. Exercícios de tosse e de respiração profunda; a expiração forçada ajuda a mobilizar as secreções das vias respiratórias menores.
   d. Aumento da atividade física – atividade aeróbica.
   e. O ciclo ativo da respiração, uma nova técnica, melhora a função pulmonar, sem diminuir a oxigenação. Consiste em controle da respiração, expansão torácica, técnica de expiração forçada e sopro. Não há necessidade de um assistente.
   f. Drenagem autogênica – respiração em vários volumes pulmonares para mobilizar e eliminar o muco. A oxigenação não deve ser afetada durante o procedimento.
   g. Pressão expiratória positiva (PEP) e *flutter*. A técnica de PEP das vias respiratórias é utilizada por indivíduos com doença grave. Reduz o colapso das vias respiratórias, devido à bronquiectasia. Disponível como PEP de baixa pressão, PEP de alta pressão e PEP oscilante com dispositivo de *flutter* ou *acapella*.
   h. Compressões torácicas de alta frequência – um dispositivo de aplicação externa fornece uma oscilação ao tórax, resultando na liberação de muco da parede das vias respiratórias.
5. Lavado broncopulmonar – tratamento da atelectasia e da impactação mucoide, que utiliza grandes volumes de soro fisiológico (utilizado em algumas instituições).
6. Lobectomia – ressecção de bronquiectasia lobar sintomática para retardar a progressão da lesão até o comprometimento pulmonar total.

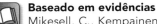

Baseado em evidências
Mikesell, C., Kempainen, B., Laguna, T. *et al.* (2017). Objective measurement of adherence to out-patient airway clearance therapy by high-frequency chest wall compression in cystic fibrosis. *Respiratory Care*, *62*(7), 920-927.

Intervenções GI

1. A suplementação de enzimas pancreáticas é fornecida a cada refeição.
   a. A preparação preferida é a pancrelipase.
   b. Em certas ocasiões, os antiácidos são úteis para melhorar a tolerância às enzimas.
   c. A resposta favorável às enzimas baseia-se na tolerância a alimentos gordurosos, na diminuição da frequência de

[8]N.R.T.: No Brasil, a Portaria 2099 de 18 de dezembro de 2015 regula no território nacional, pelo Sistema Único de Saúde, a habilitação de Serviços para Diagnóstico de Fibrose Cística e outras providencias.

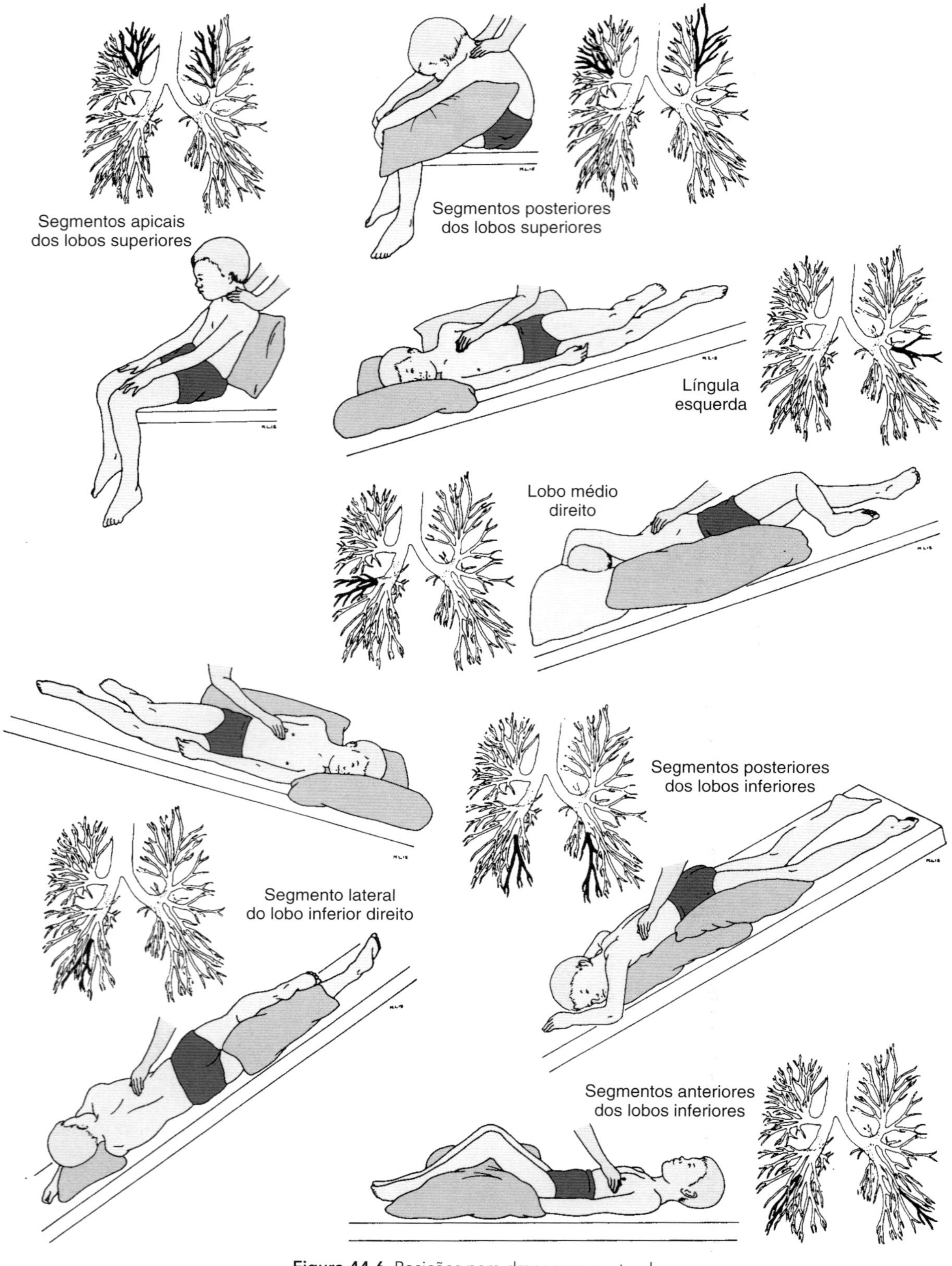

Figura 44.6 Posições para drenagem postural.

evacuações, na ausência de esteatorreia, na melhora do apetite e na ausência de dor abdominal.

2. Forneça uma dieta rica em alimentos energéticos, aumentando os carboidratos, as proteínas e a gordura (possivelmente até 40%). Aumentos no consumo nutricional devem considerar o crescimento e o tratamento, a ocorrência de infecção, o trabalho respiratório e o gasto energético com a tosse, a má absorção e a atividade física.
3. Forneça suplementos de zinco e de ferro, bem como vitaminas hidrossolúveis e lipossolúveis.
4. Assegure um aporte adequado de líquidos e de sal.

Tratamentos controversos e experimentais

1. Transplante de coração-pulmão, de dois pulmões ou de um único pulmão para a doença pulmonar terminal.

a. Esse tratamento é limitado pela disponibilidade de órgãos doadores.
b. A sobrevida a longo prazo de 5 anos é de aproximadamente 50%.
c. O transplante lobar bilateral, que utiliza um novo método denominado bipartição de um único pulmão doador, encontra-se em fase de estudo. Esse método poderia resultar em maior disponibilidade de órgãos doadores.
2. Transplante de fígado.
3. Terapia gênica.
a. Atualmente, esse tratamento só é realizado por um número reduzido de centros, em virtude de sua complexidade.
b. A terapia baseia-se na correção de genes somáticos; com ela, procura-se corrigir o defeito nas células do indivíduo por meio da adição da sequência gênica correta às células.
c. Um método em estudo utilizará um vírus transportador de DNA com a sequência gênica apropriada, que será introduzido por nebulização nas células pulmonares acometidas.
d. Um segundo método em fase de investigação consiste na introdução de DNA nos pulmões por nebulização, com a sequência gênica apropriada suspensa em lipossomos.
e. Acredita-se que será necessário repetir o tratamento a intervalos regulares.
4. O genoma de *Pseudomonas aeruginosa* está completo, o que deve levar ao desenvolvimento de novos medicamentos para combater essa infecção pulmonar comum na fibrose cística.

Complicações

1. Infecções pulmonares:
   a. Mais frequentemente causadas por *P. aeruginosa, S. aureus, H. influenzae* e *Burkholderia cepacia*. *Pseudomonas* é o microrganismo de tratamento mais difícil.
   b. Bronquiectasia e bronquiolite.
2. Outras complicações pulmonares – enfisema, atelectasia, pneumotórax, hemoptise (principalmente observada em adolescentes) e hipertensão pulmonar.
3. Cirrose biliar, resultando em hipertensão portal, varizes esofágicas e esplenomegalia.
4. Fibrose pancreática com comprometimento das ilhotas de Langerhans, resultando em intolerância à glicose e diabetes melito relacionado com a fibrose cística.
5. *Cor pulmonale*.
6. Sinusite crônica.
7. Pólipos retais (3 meses a 3 anos).
8. Prolapso retal.
9. Intussuscepção (com menos de 2 anos de idade).
10. Pancreatite.
11. Osteoartropatia pulmonar hipertrófica – artrite, baqueteamento dos dedos, periosteíte; os ossos tubulares são mais comumente afetados.
12. Adelgaçamento e desmineralização do osso.
13. Depressão.
14. Prostração pelo calor.
15. Fibrose do epidídimo e do ducto deferente em homens; aspermia.
16. Retardo do crescimento.
17. Refluxo gastresofágico.
18. Aspergilose broncopulmonar alérgica.
19. Insuficiência respiratória e morte.

Alerta de enfermagem
B. cepacia afeta aproximadamente 5% dos pacientes com fibrose cística. Esse microrganismo está associado a um rápido declínio da função pulmonar e é resistente a múltiplos antibióticos. Em 20% dos pacientes colonizados, observa-se o desenvolvimento de septicemia fulminante e pneumonia necrosante, levando à morte.

Avaliação de enfermagem

1. Verifique a história familiar de fibrose cística, de atraso do crescimento e de morte inexplicada de um lactente; verifique também a história e as condições físicas da criança. Ouça cuidadosamente informações sutis que possam sugerir fibrose cística.
2. Avalie a função respiratória – frequência respiratória, presença de taquipneia, de sibilos, de tosse; qual o tipo do escarro e qual o nível de saturação de oxigênio.
   a. Aumento do trabalho da respiração.
   b. Qualidade dos sons respiratórios à ausculta.
   c. Percepção do estado respiratório pela criança.
   d. Capacidade de participar em atividades da vida diária, tolerância ao exercício, qualidade do sono.
   e. Avalie a queda da saturação de oxigênio com o sono.
3. Avalie o estado nutricional e as características das fezes.

Diagnósticos de enfermagem

- Desobstrução ineficaz de vias respiratórias, relacionada com as secreções pulmonares espessas
- Risco de infecção, relacionado com as secreções espessas e pegajosas
- Nutrição desequilibrada: menor do que as necessidades corporais, relacionada com a diminuição do apetite ou com a absorção inadequada
- Distúrbio da imagem corporal, relacionado com o processo patológico crônico
- Processos familiares interrompidos, devido à criança com doença crônica.

Intervenções de enfermagem

Promoção da desobstrução das vias respiratórias

1. Utilize a terapia com nebulização intermitente, 3 a 4 vezes/dia, quando a criança estiver sintomática.
   a. Realize a drenagem postural antes do tratamento.
   b. Administre broncodilatadores e outros medicamentos diluídos em soro fisiológico na forma de aerossol, para que penetrem no trato respiratório. Na medicação, é necessário seguir a técnica apropriada para a administração da dose correta. Se for utilizar uma máscara facial, ela deverá estar firmemente ajustada; a mobilidade da máscara em 2 cm pode diminuir o fornecimento do medicamento em 85%.
2. Efetue FTR 3 ou 4 vezes/dia após a terapia com nebulização; esta deverá ser realizada com mais frequência, se houver infecção.
   a. Efetue a FTR antes das refeições ou 1 h depois, a fim de evitar a ocorrência de vômitos ou de desconforto.
   b. Posicione a criança de modo a permitir o maior acesso aos lobos pulmonares afetados, e a facilitar a drenagem do muco por gravidade de áreas pulmonares específicas.
   c. As crianças com refluxo gastresofágico não devem permanecer com a cabeça em posição mais baixa durante a FTR.
3. Ajude a criança a relaxar para tossir com mais facilidade, após a drenagem postural.
4. Aspire o lactente ou a criança pequena, quando necessário, se não forem capazes de tossir.
5. Demonstre para a criança os exercícios respiratórios utilizando os lábios franzidos para aumentar a duração da expiração.
6. Monitore os níveis de saturação de oxigênio da criança durante os procedimentos.
7. Mantenha a oxigenoterapia cautelosa, devido à retenção crônica de dióxido de carbono.
8. Monitore os sinais e sintomas de pneumotórax, como taquipneia, taquicardia, palidez, dispneia e cianose.
9. Monitore a hemoptise, que exige tratamento imediato e que pode ser potencialmente fatal.

10. Institua o tratamento da hemoptise: repouso no leito, supressores da tosse e antibióticos.
    a. A broncoscopia é utilizada para estabelecer o local, cauterizar ou embolizar.
    b. Administre vitamina K, conforme orientação.

Alerta de enfermagem
A terapia com nebulização não é mais recomendada, visto que as gotículas de água podem causar broncospasmos em alguns pacientes, e o material, necessário para administrá-la, é frequentemente contaminado por microrganismos oportunistas.

Prevenção da infecção

A adesão aos procedimentos de controle de infecção deve ser reforçada para evitar a disseminação de infecções hospitalares.

1. Efetue higiene bucal frequentemente, de modo a reduzir a probabilidade de infecção devido à presença de muco.
2. Restrinja o contato com pessoas que apresentam infecções respiratórias.
3. Administre antibióticos, conforme prescrito, para tratar microrganismos específicos, quando a criança for sintomática.
4. A maioria das instituições troca os nebulizadores depois de cada uso em pacientes com fibrose cística.
5. Monitore rigorosamente a deterioração da função respiratória.
6. Proporcione um bom cuidado da pele e efetue mudanças de decúbito para evitar comprometimento tegumentar da criança desnutrida.
7. Troque imediatamente as fraldas para evitar dermatite de fraldas e infecção secundária.

Alerta de enfermagem
Para diminuir o risco de transmissão de *B. cepacia* no ambiente hospitalar, as crianças com teste positivo para esse patógeno são mantidas em isolamento.

Promoção da nutrição adequada

1. Encaminhe o paciente a um nutricionista para avaliação nutricional.
2. Incentive uma dieta composta de alimentos ricos em calorias e proteínas, com teor moderado a alto de gordura, visto que a absorção dos alimentos é incompleta. Forneça 120 a 150% das porções dietéticas recomendadas, visto que apenas 80 a 85% são absorvidos.
3. Administre vitaminas lipossolúveis em solução miscível em água, duas a três vezes a dose normal, conforme prescrito, para compensar a má absorção.
    a. Administre vitaminas A, D e E diariamente.
    b. Administre vitamina K, se a criança tiver uma infecção ou se estiver sendo tratada com antibióticos.
4. Administre enzimas pancreáticas a cada refeição e lanche. A dose baseia-se no peso da criança, no ganho de peso, no crescimento, no consumo de alimentos e na quantidade e natureza das evacuações.
    a. Misture a cápsula, os grânulos ou o pó com uma pequena porção de alimento para lactentes ou para crianças pequenas; não misture com a mamadeira, que pode não ser tomada por completo.
    b. Ofereça cápsulas ou comprimidos à criança de mais idade.
    c. Interrompa as enzimas, conforme orientação, se a criança só estiver ingerindo dieta com líquidos claros ou recebendo uma alimentação enteral.
    d. As cápsulas não devem ser mastigadas nem esmagadas.
    e. A Fibrose Cystic Foundation dos EUA desestimula o uso de enzimas genéricas.
5. Aumente o aporte de sal durante os dias quentes, na presença de febre ou em caso de exercício excessivo, de modo a evitar a depleção de sódio e o comprometimento cardiovascular.
6. Para prevenir a ocorrência de vômitos, propicie tempo suficiente para a alimentação, particularmente se a criança estiver irritada por não estar se sentido bem e por estar com tosse.
7. Verifique o peso pelo menos 1 vez/semana para avaliar as intervenções nutricionais. Documente e registre em gráfico a altura e o peso a cada 3 meses.
8. Os lactentes que não são amamentados ao seio materno necessitam suplementação de enzimas. Se houver necessidade de suplementação com mamadeira, escolha um preparado rico em calorias.
9. Administre alimentação parenteral ou enteral suplementar, quando necessário.
10. Constipação intestinal, devido à má absorção, e diminuição da motilidade gástrica. As secreções intestinais viscosas podem ser tratadas com laxativos, emolientes do bolo fecal ou requerer administração retal de meio de contraste radiológico.

Aumento da autoestima e melhora da imagem corporal

1. Explique cada procedimento, medicação e tratamento à criança, de acordo com a sua idade.
2. Deixe que a criança demonstre suas frustrações, medos e sentimentos por meio de conversas, queixa ou choro.
3. Forneça apoio e conforto à criança, conversando com ela e segurando-a.
4. Ofereça atividades recreativas relacionadas com o interesse da criança e elogie-a pelas suas conquistas.
5. Incentive a criança de mais idade a assumir um papel ativo no seu autocuidado e a participar no plano de cuidados.
6. Ajude a criança a identificar suas forças e limitações e a se sentir bem com ela própria.
7. Ajude a criança a redirecionar seus sentimentos de raiva, de medo ou de frustração, para melhorar sua adesão à FTR.
8. Incentive a prática de exercícios físicos regulares e de atividades que promovam um sentido de realização e de independência, e que também melhorem a função pulmonar. É necessário o consentimento de um médico antes de iniciar qualquer programa de exercícios. Deve-se avaliar o estado de oxigenação durante o exercício.

Melhora dos processos familiares

1. Forneça oportunidades para que os pais aprendam todos os aspectos dos cuidados da criança.
2. Forneça educação e apoio durante a hospitalização a fim de facilitar os cuidados domiciliares.
3. Incentive a manutenção das atividades familiares e o envolvimento com outras crianças.
4. Encaminhe ao serviço social, quando necessário.
5. Incentive a criança a compartilhar informações sobre a fibrose cística com amigos, professores e parentes. Explique que uma das coisas mais importantes que as pessoas podem fazer para ajudar uma criança com fibrose cística é tratá-la exatamente como qualquer outra criança.
6. Ajude a família a compartilhar e a interpretar os sentimentos a respeito da fibrose cística e seu impacto na vida de todos.
7. Incentive a família a promover a independência da criança de mais idade no momento oportuno.

Educação da família e manutenção da saúde

1. Oriente os pais para que estes adquiram um entendimento completo do esquema nutricional e das necessidades especiais de calorias, de gorduras e de vitaminas. Recomenda-se uma consulta com um nutricionista.
2. Explique a necessidade de reposição de sal da criança e a importância do acesso livre ao sal, bem como a necessidade aumentada deste durante os dias quentes ou na presença de febre, de vômitos ou de diarreia.

3. Ajude os pais a adquirir habilidade na FTR e em outros tratamentos pulmonares. Demonstre e explique os procedimentos e avalie a demonstração de retorno.
4. Ajude a família a esquematizar os horários dos cuidados da criança, de acordo com a estrutura da vida familiar.
   a. A FTR deve ser efetuada pelo menos 1 h depois das refeições.
   b. Os tratamentos com nebulização devem ser realizados antes da FTR.
   c. O exercício físico e as atividades leves são benéficos para a criança.
   d. As férias e as saídas em família podem ser planejadas para as remissões dos sintomas da criança.
5. Ajude os pais a fornecer apoio emocional ao filho. A criança precisa de amor, de compreensão e de segurança, e não de superproteção.
6. Ressalte a importância da assistência médica regular.
   a. Imunizações de rotina.
   b. Atenção imediata às infecções.
   c. Avaliação e supervisão contínuas ao longo do tratamento domiciliar.
   d. Atenção aos avanços realizados em pesquisas, que podem modificar a terapia.
   e. Prevenção ou detecção precoce das complicações.
7. Ressalte a importância, conforme recomendações da Cystic Fibrosis Foundation nos EUA, de acompanhamento regular com um médico para o seguimento de rotina.
   a. Consultas ambulatoriais, quatro por ano.
   b. Provas de função pulmonar, duas ou mais por ano.
   c. Culturas de amostras respiratórias, pelo menos uma por ano.
   d. Nível de creatinina, a cada ano.
   e. Nível de glicose, a cada ano, se a criança tiver mais de 13 anos de idade.
   f. Enzimas hepáticas, a cada ano.
8. Discuta com os pais as limitações e as expectativas da criança.
   a. Com cuidados apropriados, a criança apresenta maior probabilidade de alcançar a idade adulta, embora essa probabilidade possa ser menor que a dos colegas na mesma idade.
   b. A participação em brincadeiras e na escola depende da gravidade da doença.
   c. Envolva os professores, assim como os enfermeiros responsáveis pela saúde do escolar, no planejamento diário da criança.
9. Sugira aos pais e à criança encontros com outras famílias de pacientes com fibrose cística. Pesquise sobre a participação em acampamentos de verão para crianças com fibrose cística e onde acontecem.
10. Pesquise também as opções de cuidados domiciliares para a família, particularmente serviços temporários de cuidadores.
11. Uma vez confirmado o diagnóstico, encaminhe os pais para aconselhamento genético. É importante que os pais compreendam que a criança afetada herdou o gene defeituoso de ambos os pais. Cada gestação terá uma probabilidade de 25% de que o lactente tenha fibrose cística, uma probabilidade de 50% de que aquele seja portador do gene da fibrose cística e que *não* tenha fibrose cística, e uma probabilidade de 25% de que o lactente não seja portador do gene da fibrose cística nem apresente a doença.
12. Para outras informações e apoio adicional, encaminhe as famílias a instituições como a Cystic Fibrosis Foundation (*www.cff.org*) nos EUA.[9] A maioria das regiões tem sedes locais da organização.
13. A equipe de cuidados pediátricos deve discutir com os pacientes e com os pais o conceito de transição futura, dos cuidados de um centro de fibrose cística pediátrico aos de um centro de fibrose cística para adultos, o quanto antes possível – isso é uma questão importante que não deve ser adiada até a adolescência. Facilite uma transição planejada, eficiente e tranquila ao:
    a. Incentivar a criança a assumir gradualmente a responsabilidade pelos seus cuidados de saúde.
    b. Incentivar os pais a promover a independência do adolescente.
    c. Propiciar tempo suficiente ao paciente e aos familiares para que se ajustem e se eduquem sobre o processo de transição.
    d. Identificar e apresentar a criança e a sua família a membros da equipe de cuidados de adultos.
    e. Defender o paciente em relação a quaisquer restrições superpostas pelo plano de saúde do paciente.
14. Infelizmente, em algum momento ficará aparente à equipe de saúde que se trata da hora de discutir questões a respeito do "paciente terminal". Nesse caso, utilize uma abordagem centrada na família, a fim de fornecer cuidados tanto à criança quanto aos familiares que se deparam com uma doença potencialmente fatal ou até mesmo com a morte. Discuta os cuidados paliativos e outros serviços disponíveis com a família (ver p. 1174).

Baseado em evidências

Butler, A., Hall, H., & Copnell, B. (2018). The changing nature of relationships between parents and healthcare providers when a child dies in the paediatric intensive care unit. *Journal of Advanced Nursing, 74*(1), 89-99.

Lynch, J., III, Savah, D., Belperio, J., & Weigt, S. S. (2015). Lung transplantation for cystic fibrosis: Results, indicators, complications, and controversies. *Seminars in Respiratory Critical Care Medicine, 36*(2), 299-320.

Reavaliação: resultados esperados

- Tolera a FTR 4 vezes/dia, durante 30 min, com saturação de oxigênio estável
- Ausência de sinais de infecção respiratória
- Alimenta-se bem, sem vômitos, com peso estável
- Brinca e interage apropriadamente
- Os pais fazem perguntas; reúnem-se, quando necessário, com o assistente social e participam nos cuidados do filho.

Apneia do lactente e evento com aparente risco à vida

A *apneia do lactente* (*ADL*) é definida como um episódio inexplicado de cessação da respiração por 20 s ou mais, ou como uma pausa respiratória mais curta, associada à bradicardia, à cianose, à palidez e à hipotonia acentuada, em um lactente de 37 semanas de gestação ou mais no início da apneia.

A *apneia da prematuridade* (*ADP*) é definida como a cessação súbita da respiração com 20 s de duração, que pode ou não ser acompanhada de bradicardia e cianose em um lactente com menos de 37 semanas de gestação.

Um *Evento com Aparente Risco à Vida* (ALTE; do inglês, *Apparent Life Threatening Events*) é definido como um episódio assustador para o observador, que se caracteriza por alguma combinação de apneia (central ou obstrutiva), alteração da coloração, cianose, palidez ou pletora, acentuada alteração do tônus muscular, debilidade extrema, asfixia e/ou ânsia de vômito.

Fisiopatologia e etiologia

1. A causa é, com frequência, desconhecida – pode resultar de muitos processos patológicos diferentes; pode ser idiopática.
2. A apneia pode estar relacionada com distúrbios orgânicos, como distúrbios convulsivos, sepse, infecção grave, hipoglicemia e

[9]N.R.T.: No Brasil, várias instituições oferecem serviços de apoio e acompanhamento para pacientes portadores de fibrose cística. Consulte a Secretaria de Saúde local para encaminhamento.

comprometimento da regulação da respiração durante o sono ou a alimentação, refluxo gastresofágico, anormalidades das vias respiratórias superiores, distúrbios metabólicos ou abuso.
3. Foi relatada a presença de surfactante com propriedades anormais em algumas crianças com ALTE recorrente.
4. Um diagnóstico de ADL é estabelecido quando não se identifica nenhuma causa para ALTE.
5. A ADP está relacionada com mecanismos de controle neurológicos e respiratórios imaturos.

Manifestações clínicas

1. O lactente pode ser encontrado pelos pais ou pelo cuidador em estado de debilidade, com cianose, palidez e em apneia. A pele apresenta-se fria ao toque.
2. Pode ser necessária alguma forma de reanimação.
3. Em geral, o lactente exibe sintomas quando está adormecido, embora a síndrome possa ocorrer durante as horas de vigília.
4. Os tipos de ADP são os seguintes:
   a. Central ou diafragmática – o movimento do tórax cessa, com ausência de fluxo de ar.
   b. Obstrutiva – o tórax e o diafragma se movimentam, porém não há troca gasosa.
   c. Mista – cessação do fluxo de ar e do movimento do tórax, seguida de esforço respiratório sem fluxo de ar.

Avaliação diagnóstica

A anamnese completa, o exame físico e os exames complementares têm por objetivo excluir a possibilidade de outros problemas clínicos passíveis de resultar em insuficiência respiratória como causa secundária.

1. Hemograma completo com contagem diferencial, níveis séricos de glicose, de eletrólitos, de cálcio, de fosfato, de magnésio e de GA, quando indicado.
2. Radiografia de tórax.
3. Eletrocardiograma.
4. Eletroencefalograma (pode não ser de rotina) e exame neurológico.
5. Provas respiratórias – registro de pneumograma de 12 a 24 horas de pequenas alterações na resistência elétrica com cada respiração ou padrão respiratório; teste multicanal durante o sono com impressão contínua, monitoramento da frequência cardíaca, impedância torácica, fluxo de ar nasal e saturação de oxigênio.
6. Monitoramento cardíaco e da apneia contínuos, à procura de recorrência do evento, de apneia prolongada ou de bradicardia.
7. Deglutição de bário para RGE.
8. Devido à hipoxemia que pode ter ocorrido, a criança deve ser avaliada à procura de dificuldades de aprendizagem, de comprometimento neurológico distinto, de comprometimento da visão ou da audição e de transtornos da personalidade.
9. Polissonografia – registra as ondas cerebrais, os movimentos oculares, a manometria esofágica e o dióxido de carbono no fim da expiração.

Manejo

1. O ALTE pode exigir hospitalização e monitoramento cardiorrespiratório.
2. Tratamento específico da causa subjacente, quando identificada.
3. Pode-se utilizar teofilina para diminuir os episódios de apneia (níveis terapêuticos de 6 a 13 mcg/mℓ). A cafeína, que também atua como estimulante do sistema nervoso central para a respiração, pode ser administrada para manter um nível mínimo de 5 a 20 mcg/mℓ.
4. Acompanhamento a longo prazo das funções comportamentais fisiológicas e neurológicas.
5. Prevenção da SMSL: o método mais efetivo de prevenção consiste na orientação do público para evitar que a criança durma em decúbito ventral. É necessária mais educação, com ênfase nas regiões pobres e menos favorecidas (ver Boxe 44.1).

Boxe 44.1 Síndrome de morte súbita do lactente.

Baseado em evidências
Goldber, N., Rodriguez-Prado, Y., Tillery, R. *et al.* (2018). Sudden Infant Death Syndrome: A Review. *Pediatric Annals, 47*(3), e118-e123.
Stiffler, D., Ayers, B., Fauvergue, C. *et al.* (2018). Sudden infant death and sleep practices in the Black community. *Journal of Specialists in Pediatric Nursing, 23*(2), e1.

A síndrome de morte súbita do lactente (SMSL) refere-se à morte súbita de um lactente com menos de 1 ano de idade, que permanece inexplicada após uma investigação total do caso, incluindo a realização de necropsia completa, exame da cena de morte e análise da história cínica.

A incidência máxima é observada entre 2 e 3 meses de idade. Além disso, foi constatado que existe maior taxa de incidência, de duas a três vezes a média nacional nos EUA, em crianças de cor de pele negra ou de descendência indígena ou de origem do Alasca. Outros fatores de risco para o lactente incluem: sexo masculino, prematuridade, nascimento pré-termo ou baixo peso ao nascer, escores de Apgar baixos, posição em decúbito ventral durante o sono, aquecimento excessivo, dormir em superfícies macias e gêmeo vítima de SMSL. Os fatores de risco maternos incluem: idade materna jovem, cuidados pré-natais tardios ou ausentes, tabagismo, exposição à fumaça de cigarro durante a gravidez, história de infecção sexualmente transmissível ou infecção do trato urinário, anemia e pobreza.

Houve, de modo geral, uma redução na taxa de mortalidade, com 1,2 morte por 1.000 nascidos vivos em 1992 e 0,5 morte por 1.000 nascidos vivos em 2002. Todavia, desde 2001, foi observada uma proporção ligeiramente maior de mortes que ocorreram no período neonatal e depois de 6 meses de idade, possivelmente devido à classificação.

As teorias atuais sobre as causas da SMSL concentram-se em anormalidades do tronco encefálico e de sua rede. Os resultados de necropsias recentes de vítimas de SMSL indicaram déficits dos receptores de serotonina nessa rede, que são responsáveis pela respiração, temperatura corporal, pressão arterial e reatividade.

A American Academy of Pediatric Task Force on Sudden Infant Death Syndrome introduziu uma política, em novembro de 2005, que propõe diversas recomendações desenvolvidas para reduzir o risco de SMSL.

As recomendações são as seguintes:

- Os lactentes devem ser colocados em decúbito dorsal para dormir
- Deve-se utilizar uma superfície firme para dormir. Por exemplo, objetos macios, como colchas ou travesseiros, não devem ser colocados sob o lactente
- Objetos macios e roupas de cama soltas não devem fazer parte do ambiente de sono do lactente
- A prática do tabagismo e a exposição passiva à fumaça durante a gravidez devem ser evitadas
- Os lactentes não devem compartilhar a mesma cama dos adultos
- Deve-se evitar o superaquecimento
- Deve-se considerar o uso de uma chupeta quando se coloca o lactente para dormir
- Não devem ser utilizados monitores domiciliares como estratégia para reduzir o risco de SMSL, visto que não há evidências que provem a sua efetividade para esse propósito. Seu uso é apenas sugerido para lactentes que tiveram um evento com aparente risco à vida.

Alerta de enfermagem
Os lactentes que sofreram apneia podem correr risco de apneia recorrente, de hipoxia e de morte súbita, devendo ser rigorosamente monitorados. Pesquisas demonstram que a SMSL tem maior tendência a ocorrer em lactentes que dormem em decúbito ventral. Hoje em dia, recomenda-se que todos os lactentes sejam colocados em decúbito dorsal ou lateral para dormir.

Avaliação de enfermagem

1. Obtenha um histórico de enfermagem, incluindo a descrição pelos pais dos eventos que precederam a hospitalização da criança, bem como a sua compreensão sobre a apneia prolongada.
   a. Essa informação pode fornecer indicativos sobre os fatores a serem observados durante a hospitalização, e também fornecer dados para a elaboração de um plano de orientação.
   b. Possibilita a correção de informações e de conceitos errôneos.
2. Peça aos pais que descrevam os padrões de sono, os hábitos alimentares, os problemas de saúde pregressos, as imunizações e as medicações; isso pode fornecer dados sobre os possíveis fatores de influência ou as causas do distúrbio.
3. Solicite aos pais que descrevam um dia típico na vida do lactente e da família. Isso fornece dados importantes sobre como o monitoramento familiar pode afetar a vida familiar; além do que, contribui com a elaboração efetiva de planos de manejo domiciliar e com a orientação da família; proporciona, também, uma base para a continuidade dos cuidados do lactente.

Diagnósticos de enfermagem

- Padrão respiratório ineficaz, relacionado com os períodos de apneia
- Ansiedade dos pais, relacionada com o evento com risco à vida
- Conhecimento deficiente sobre o monitoramento domiciliar.

Intervenções de enfermagem

Manutenção do padrão respiratório

1. Esteja preparado para a internação do lactente e tenha todo o material pronto para uso, inclusive o monitor de apneia. Recomenda-se também o monitoramento cardíaco contínuo.
   a. Escolha um quarto que seja facilmente visível do posto de enfermagem; esse quarto deve ser silencioso, a fim de reduzir a estimulação sensorial, que por sua vez pode diminuir a probabilidade de episódio recorrente.
   b. Esteja ciente de que a família acabou de sofrer um estresse extremo com a percepção de que o seu bebê quase morreu. Tranquilize-a com empatia e eficiência no momento da internação.
2. Monitore continuamente as respirações. Documente a apneia juntamente com: estado de consciência; estado do sono; coloração; posição do lactente; tônus muscular; esforço respiratório antes, no decorrer e depois do evento; relação com a atividade (p. ex., alimentação); e intervenção necessária (nenhuma, estimulação suave, estimulação vigorosa, reanimação).
3. Administre teofilina, quando prescrita. Observe o aparecimento de sinais de toxicidade: frequência cardíaca apical acima de 200, vômitos e agitação. A concentração de teofilina para a apneia é menor do que a concentração utilizada para o broncospasmo.
4. Continue as atividades normais do lactente, sempre que possível (p. ex., segure-o para a alimentação, brinque com ele, desconecte o monitor para o banho); permita a continuação dos padrões habituais de alimentação ou de sono. Simular o ambiente domiciliar o máximo possível estimulará os padrões de sono profundo, o que pode induzir apneia e fornecer informações diagnósticas valiosas.

Redução da ansiedade

1. Incentive os pais a continuar envolvidos nos cuidados do lactente durante a hospitalização.
2. Esclareça quaisquer conceitos errôneos sobre a apneia e a SMSL.
3. Permita a expressão dos sentimentos e das preocupações.
4. Avalie a dinâmica familiar à procura de quaisquer conflitos ou de repostas mal-adaptadas; interfira ou encaminhe, quando apropriado.
5. Utilize orientação antecipadamente na preparação dos pais para respostas emocionais ao monitoramento domiciliar.
   a. Maior ansiedade ou tensão.
   b. Preocupação constante com o alarme, mesmo quando este não dispara.
   c. Fadiga.
   d. Problemas financeiros e emocionais enfrentados pela família.
   e. Perda percebida da "criança saudável normal"; os pais podem sofrer ao receber o diagnóstico.

Aumento da confiança no monitoramento domiciliar

1. Demonstre a operação e a manutenção do monitor. Reforce as orientações do fabricante do equipamento. Forneça informações para que entrem, se necessário, em contato com a assistência técnica do equipamento. Explique aos pais a colocação apropriada do eletrodo e do cinto e os cuidados da pele.
   a. Não ajuste o monitor para eliminar alarmes falsos.
   b. Mantenha a visão desobstruída do monitor. Ligue o cabo de força diretamente na tomada – não utilize extensões. Verifique a bateria e o carregador. Coloque o monitor sobre uma superfície firme.
   c. O lactente monitorado não deve compartilhar a sua cama em casa.
2. Identifique a presença de um telefone na casa e, se não houver, desenvolva um plano alternativo para o caso de uma situação de emergência.
3. Descreva como registrar a apneia em relação à atividade e à posição, e quando notificar a sua ocorrência ao profissional de saúde.
4. Ensine os métodos de responder aos alarmes; o que observar e documentar no diário (p. ex., coloração, presença ou ausência de respiração), e como responder (estimulação suave *versus* vigorosa, reanimação cardiopulmonar [RCP]). Nunca sacudir vigorosamente a criança.
5. Discuta os ajustes necessários na vida diária e as mudanças antecipadas.
   a. Ressalte que a responsabilidade precisa ser compartilhada pelos membros da família.
   b. Discuta o possível impacto sobre os irmãos.
   c. Aconselhe os pais a eliminar os ruídos passíveis de interferir na sua capacidade de ouvir o alarme (p. ex., duchas, aspirador de pó). Alguém precisa estar sempre disponível para ouvir o alarme e responder a ele. É preciso estar alerta para a interferência elétrica de outros aparelhos ou de celulares em casa, bem como em locais públicos, como em aeroportos.
   d. Evite fazer viagens de longa distância sozinho com o lactente.
   e. Incentive os pais a procurar ajuda de uma terceira pessoa que esteja desejando aprender RCP, e que ajude a cuidar do lactente, fornecendo a eles a oportunidade de descansar.
6. Ressalte os aspectos saudáveis do lactente. Incentive os pais a continuar, o máximo possível, as suas atividades habituais de rotina. Sugira coisas específicas que os pais possam fazer para incentivar o desenvolvimento normal e uma relação saudável entre pais e filho.
7. Incentive os pais a realizar os cuidados totais com o lactente nas 24 h antes da alta, de modo que possam readquirir confiança nos cuidados com o filho.

Educação da família e manutenção da saúde

1. Aconselhe a família a manter os números de emergência próximo do telefone ou já armazenados no mesmo, em razão da necessidade de discagem rápida.
2. Explique sobre as precauções necessárias quanto à alimentação: eructações frequentes; não usar mamadeira na cama; posição ereta após a alimentação; posicionamento do lactente em decúbito dorsal ou lateral, e não em decúbito ventral. Evitar superfícies e travesseiros macios e moldáveis para dormir. Os brinquedos e os animais de pelúcia devem ser removidos do berço.
3. Solicite aos pais que entrem em contato com o serviço de emergência local para informá-los acerca do lactente e certifiquem-se de que este disponha do material para reanimação infantil. Providencie a notificação da companhia elétrica, no que diz respeito à necessidade de planejamento relativo a uma eventual falta de energia.
4. Instrua os pais sobre a administração de qualquer medicação nova.
5. Demonstre a RCP a todos os envolvidos nos cuidados do lactente.
6. Encaminhe a família a uma agência de cuidados domiciliares para visitas de enfermagem domiciliar, orientações adicionais e apoio.

Reavaliação: resultados esperados

- Manutenção do monitoramento; respirações regulares sem apneia
- Os pais expressam a sua preocupação com o bem-estar do lactente
- Os pais demonstram a operação correta do monitor respiratório e resposta aos alarmes.

Alerta de transição de cuidado

Os distúrbios respiratórios estão entre as condições mais comuns na população pediátrica, devido às vias respiratórias em desenvolvimento e ao potencial de rápida descompensação. As crianças com distúrbios respiratórios que recebem alta podem necessitar oxigenoterapia, procedimentos de aspiração e numerosos medicamentos administrados por diversas vias (oral, nebulização etc.). Caso tenha optado por cuidados de enfermagem domiciliares, a família deve conhecer a agência que oferece esses serviços e quando pode esperar uma comunicação sobre a assistência. As famílias devem receber orientações detalhadas por escrito (e, se necessário, com ilustrações, para melhor compreensão) sobre os sinais e sintomas que serão monitorados, indicando agravamento do estado da criança. Os enfermeiros responsáveis pela alta de crianças devem certificar-se de que as famílias compreendam (e, se possível, possam demonstrar) o uso correto dos tratamentos necessários.

Baseado em evidências

Tieder, J., Bonkowsky, J., Etzel, R. *et al.* (2016). Brief resolved unexplained events (formerly apparent life-threatening events) and evaluation of lower risk infants. *Pediatrics, 137*(5), e1-e32.

Rabasco, J., Vigo, A., Vitelli, O. *et al.* (2016). Apparent life-threatening events could be a wake-up call for sleep disordered breathing. *Pediatric Pulmonology, 51*(12), 1403-1408.

BIBLIOGRAFIA

Askew, K., Bamford, J., Hudson, N., et al. (2017). Current characteristics, challenges and coping strategies of young people with cystic fibrosis as they transition to adulthood. *Clinical Medicine, 17*(2), 121–125.

Auger, K., Kahn, R., Davis, M., & Simmons, J. M. (2015). Pediatric asthma readmission: Asthma knowledge is not enough. *Journal of Pediatrics, 166*(1), 101–108.

Barreira, E., Munoz, G., Cavalheiro, P., et al.; Pediatric Acute Respiratory Distress Syndrome Study Group. (2015). Epidemiology and outcomes of acute respiratory distress syndrome in children according to the Berlin definition: A multicenter prospective study. *Critical Care Medicine, 43*(5), 947–953.

Berlinger, N., Barfield, R., & Fleischman, A. (2013). Facing persistent challenges in pediatric decision-making: New Hastings Center guidelines. *Pediatrics, 132*(5), 789–791. doi: 10.1542/peds.2013-1378.

Blake, K., & Hengameh, R. (2018). Asthma Guidelines from the National Asthma Education and Prevention Program: Where Are We Know? *Pediatric Allergy, Immunology, and Pulmonology, 31*(1), eupdate.

Boroughs, D., & Dougherty, J. (2015). Pediatric tracheostomy care. *American Nurse Today, 10*(3), 8–10.

Bruce, C., Hoare, C., Mukherjee, A., & Paul, S. P. (2016). Managing acute respiratory tract infections in children. *British Journal of Nursing, 26*(11), 602–609.

Caffrey, O., & Clarke, J. (2016). 2016 NICE clinical guideline: Bronchiolitis in children. *Archives of Disease in Childhood—Education and Practice, 101*(1), 46–48.

Dalton, H. J., Macrae, D. J.; Pediatric Acute Lung Injury Consensus Conference Group. (2015). Extracorporeal support in children with pediatric acute respiratory distress syndrome: Proceedings from the Pediatric Acute Lung Injury Consensus Conference. *Pediatric Critical Care Medicine, 16*(5 Suppl 1), S111–S117.

Debiasi, L. (2018). Older adolescent with cystic fibrosis: Transitioning to adult care. *Pediatric Nursing, 44*(2), 95–97.

Deschildre, A., Pin, I., El Abd, K., et al. (2014). Asthma control assessment in a pediatric population: Comparison between GINA/NAEPP guidelines, Childhood Asthma Control Test (C-ACT), and physician's rating. *Allergy, 69*(6), 784–790.

Ekim, A., & Ocaki, A. (2016). Efficacy of a transition theory-based discharge planning program for childhood asthma management. *International Journal of Nursing Knowledge, 27*(2), 70–78.

Goldber, N., Rodriguez-Prado, Y., Tillery, R., et al. (2018). Sudden infant death syndrome: A review. *Pediatric Annals, 47*(3), e118–e123.

Grundfast, K., Insalaco, L., & Levi, J. (2017). The 10 commandments of management of acute upper airway obstruction in infants and children. *JAMA Otolaryngology—Head and Neck Surgery, 143*(6), 539–540.

Hewner S, Sullivan SS, Yu G. (2018). Reducing Emergency Room Visits and In-Hospitalizations by Implementing Best Practice for Transitional Care Using Innovative Technology and Big Data. Worldviews Evid Based Nurs. Mar 23

Hill, C. (2016). Nurse-led implementation of a ventilator-associated pneumonia care bundle in a children's critical care unit. *Nursing Children and Young People, 28*(4), 23–27.

Huang, M., Parker, A., Bienvenu, O., et al.; National Institutes of Health, National Heart, Lung, and Blood Institute Acute Respiratory Distress Syndrome Network. (2016). Psychiatric symptoms in acute respiratory distress syndrome survivors: A 1-year national multicenter study. *Critical Care Medicine, 44*(5), 954–965. doi: 10.1097/CCM.0000000000001621.

Johnson, D., Arnold, D., Gay, J., et al. (2018). Implementation and Improvement of Pediatric Asthma Guideline Improves Hospital-Based Care. *Pediatrics, 141*(2), 1–9.

Jones, B., Fleming, G., Otillio, J., et al. (2016). Pediatric acute asthma exacerbations: Evaluation and management from emergency department to intensive care unit. *Journal of Asthma, 53*(6), 607–617.

Karlekar, M., Doherty, K., Guyer, D., & Slovis, B. (2015). Integration of palliative care into the routine care of cystic fibrosis patients. *Palliative Medicine, 29*(3), 282–283.

Kenney, K., & Gropman, R. (2013). What immediate post-operative nursing care contributes to a better patient outcome after a child has had a day surgery tonsillectomy and adenoidectomy (T and A)? *Journal of Perianesthesia Nursing, 28*(3), e44.

Kyle, U., Lucas, L., Mackey, G., et al. (2016). Implementation of nutrition support guidelines may affect energy and protein intake in the pediatric intensive care unit. *Journal of the Academy of Nutrition and Dietetics, 116*(5), 844–885.

Lahiri, T., Hempstead, S., Brady, C., et al. (2016). Clinical practice guidelines from the cystic fibrosis foundation for preschoolers with cystic fibrosis. *Pediatrics, 137*(4).

Lee, G. Y., Yamada, J., Kyololo, O., et al. (2014). Pediatric clinical practice guidelines for acute procedural pain: A systematic review. *Pediatrics, 133*(3), 500–515.

Leyenaar, J. K., Rizzo, P. A., Khodyakov, D., et al. (2018). Importance and feasibility of transitional care for children with medical complexity: Results of a multistakeholder delphi process. *Acad Pediatr, 18*(1), 94–101

Liu, J., Wang, W., Liu, F., Li, Z. (2018). Pediatric acute respiratory distress syndrome - current views. *Exp Ther Med, 5*(2), 1775–1780.

Lynch, J., III, Savah, D., Belperio, J., & Weigt, S. S. (2015). Lung transplantation for cystic fibrosis: Results, indicators, complications, and controversies. *Seminars in Respiratory and Critical Care Medicine, 36*(2), 299–320.

Meissner, H. (2016). Viral bronchiolitis among children. *NEJM, 347*(1), 62–72.

Mikesell, C., Kempainen, B., Laguna, T., et al. (2017). Objective measurement of adherence to out-patient airway clearance therapy by high-frequency chest wall compression in cystic fibrosis. *Respiratory Care, 62*(7), 920–927.

Moheet, A., Moran, A. (2018). Pharmacological management of cystic fibrosis related diabetes. *Expert Rev Clin Pharmacol, 11*(2), 185–191.

Nierengarten, M., & Lahiri, T. (2017). Cystic fibrosis guidelines for preschool children. *Contemporary Pediatrics, 34*(3), 26–28.

Nikolopoulos, T. (2014). To give or not to give antibiotics in non-severe acute otitis media? The American Academy of Pediatrics guidelines that do not guide. *International Journal of Pediatric Otorhinolaryngology, 78*(7), 983–984.

Okumura, M., & Kleinhenz, M. (2016). Cystic fibrosis transitions of care: Lessons learned and future directions for cystic fibrosis. *Clinics in Chest Medicine, 37*(1), 119–126; 607–617.

Ozen, M., Kocabas Sandal, G., & Dinleyici, E. C. (2014). Probiotics for the prevention of pediatric upper respiratory tract infections: A systematic review. *Expert Opinion on Biological Therapy, 15*(1), 9–20.

Pacheco, G.S., Mendelson, J., Gaspers, M. (2018). Pediatric ventilator management in the emergency department. *Emerg Med Clin North Am., 36*(2), 401–413.

Pakhale, S., Armstrong, M., Holly, C., et al. (2014). Assessment of stigma in patients with cystic fibrosis. *BMC Pulmonary Medicine, 14*, 76.

Pascoal, L., Lopes, M., da Silva, V., et al. (2016). Clinical differentiation of respiratory nursing diagnoses among children with acute respiratory infection. *Journal of Pediatric Nursing, 31*(1), 85–91.

Pedraza-Bernal, A., Rodriguez-Martinez, C., & Acuna-Cordero, R. (2016). Predictors of severe disease in a hospitalized population of children with acute viral lower respiratory tract infections. *Journal of Medical Virology, 88*(5), 754–759.

Pomicino L, Maccacari E, Buchini S.(2018). Levels of anxiety in parents in the 24 hr before and after their child's surgery: A descriptive study. *J Clin Nurs., 27*(1-2), 278–287.

Porter, S., Holly, C., & Echevarria, M. (2016). Infant delirium: Keys to management and assessment. *Pediatric Nursing, 42*(5), 223–229.

Rabasco, J., Vigo, A., Vitelli, O., et al. (2016). Apparent life-threatening events could be a wake-up call for sleep disordered breathing. *Pediatric Pulmonology, 51*(12), 1403–1408.

Sanders, R., Nett, S., Davis, K., et al. (2016). Family presence during pediatric intubations. *JAMA Pediatrics, 170*(3), 1–8.

Schmid-Mohler, G. (2018). Patient-Reported Outcome Measures for Symptom Perception During a Cystic Fibrosis Exacerbation. *Respiratory Care, 63*(3), 353–366.

Soyer, T., Yalcin, S., & Arslan, S. (2017). Pediatric Eating Assessment Tool-10 as an indicator to predict aspiration in children with esophageal atresia. *Journal of Pediatric Surgery, 52*(10), 1576–1579.

Stiffler, D., Ayers, B., Fauvergue, C., et al. (2018). Sudden infant death and sleep practices in the Black community. *Journal of Specialists in Pediatric Nursing, 23*(2), e1.

Strychowsky, J. E., Albert, D., Chan, K., et al. (2016). International Pediatric Otolaryngology Group (IPOG) consensus recommendations: Routine peri-operative pediatric tracheotomy care. *International Journal of Pediatric Otorhinolaryngology, 86*, 250–255.

Styne, D., Arslanian, S., Connor, E., et al. (2017). Pediatric obesity-assessment, treatment, and prevention: An Endocrine Society Clinical Practice Guideline. *Journal of Clinical Endocrinology and Metabolism, 102*(3), 709–757.

Sullivan, J. E., Gillam, L. H., Monagle, P. T. (2018). The enactment stage of end-of-life decision-making for children. *Palliat Support Care*, Jan 11, 1–7.

Terry, K., Disabato, J., & Krajicek, M. (2015). Snoring, Trouble Breathing, Un-Refreshed (STBUR) Screening Questionnaire to reduce perioperative respiratory adverse events in pediatric surgical patients: A quality improvement project. *AANA Journal, 83*(4), 256–262.

Tieder, J., Bonkowsky, J., Etzel, R., et al. (2016). Brief resolved unexplained events (formerly apparent life-threatening events) and evaluation of lower risk infants. *Pediatrics, 137*(5), e1–e32.

Torretta, S., Rosazza, C., Pace,M., et al. (2017). Impact of adenotonsillectomy on pediatric quality of life: review of the literature. *Italian Journal of Pediatrics, 42*, 1–8.

Volsko, M. (2013). Airway clearance therapy: Finding the evidence. *Respiratory Care, 58*(10), 1669–1678.

Walls, T., Hughes, N., Mullan, P., et al. (2017). Improving Pediatric Asthma Outcomes in a Community Emergency Department. *Pediatrics, 139*(1), 55–55.

Zimlich, R., (2018). Children still prescribed postop codeine despite warnings: A new study reveals that too many children are still given codeine or codeine-containing medications after surgery. *Contemporary Pediatrics, 35*(2), 25–*26*.

CAPÍTULO

45

Distúrbios Cardiovasculares em Pediatria

PROCEDIMENTOS CARDÍACOS

Cateterismo cardíaco

O *cateterismo cardíaco* é um procedimento invasivo, utilizado para identificar a anatomia cardíaca, medir pressões intracardíacas, derivações e saturação de oxigênio, além de calcular a resistência vascular sistêmica e pulmonar.

Procedimento

1. Os locais de inserção do cateter incluem a veia ou a artéria femorais, a veia ou a artéria umbilicais, a veia braquial ou a veia jugular interna.
2. Sob fluoroscopia, os cateteres são guiados através do coração, coletando medidas de pressão e de saturação de oxigênio.
3. O meio de contraste é injetado através dos cateteres para visualizar os padrões de fluxo sanguíneo e a existência de anormalidades estruturais.
4. O cateterismo cardíaco é habitualmente um procedimento ambulatorial para crianças submetidas a procedimento eletivo. Após procedimentos intervencionistas, algumas crianças permanecem em observação no hospital por 12 a 24 horas.

Indicações

1. Confirmar ou estabelecer o diagnóstico.
2. Medir o débito cardíaco.
3. Medir as pressões e a saturação de oxigênio.
4. Calcular o *shunt* intracardíaco e a resistência vascular pulmonar e sistêmica.
5. Visualizar as artérias coronárias.
6. Avaliar a presença de miocardite ou a ocorrência de rejeição após transplante cardíaco.
7. Intervir na cardiopatia congênita (ver Boxe 45.1 para definições das abreviaturas):
   a. Septostomia atrial com balão (Rashkind) para instalação de um septo atrial artificial.
   b Valvuloplastia com balão (estenose arterial [EA], estenose pulmonar [EP]) e angioplastia (recorrência de coarctação da aorta [CoA]).
   c. Biopsia endomiocárdica.
   d. Para ocluir vasos (embolização com mola) ou defeitos (comunicação interatrial [CIA], comunicação interventricular [CIV] ou dispositivos de fechamento para correção da persistência do canal arterial [PCA]).
   e. Para a colocação de *stent* em vasos (estenose de ramo da artéria pulmonar [AP], recorrência de CoA).

Boxe 45.1 Abreviaturas utilizadas para cardiopatia congênita.

AAI	Arco da aorta interrompido
AP	Artéria pulmonar
AT	Atresia tricúspide
AV	Atrioventricular
CIA	Comunicação interatrial
CIV	Comunicação interventricular
CoA	Coarctação da aorta
EP	Estenose pulmonar
FOP	Forame oval pérvio
OVSVE	Obstrução da via de saída ventricular esquerda
PCA	Persistência do canal arterial
RVP	Resistência vascular pulmonar
RVPAP	Retorno venoso pulmonar anômalo parcial
RVPAT	Retorno venoso pulmonar anômalo total
SCEH	Síndrome do coração esquerdo hipoplásico
TF	Tetralogia de Fallot
TGA	Transposição das grandes artérias
VCI	Veia cava inferior
VCS	Veia cava superior

f. Para dilatar valvas estenóticas (valva atrioventricular esquerda, valva pulmonar, valva atrioventricular direita).
g. Para dilatar condutos utilizados para reparo de defeitos.

Complicações

1. Arritmias (habitualmente induzidas pelo cateter).
2. Infecção.
3. Sangramento no local de inserção do cateter; hematoma importante.
4. Reação alérgica ao meio de contraste.
5. Ausência de pulso no membro utilizado para a introdução do cateter.
6. Perfuração cardíaca ou de vasos.
7. Acidente vascular cerebral.
8. Deslocamento de molas, dispositivos de fechamento ou *stents*.
9. Morte.

Diagnósticos de enfermagem

Pré-operatório

- Medo, relacionado com o procedimento cirúrgico
- Conhecimento deficiente, relacionado com o procedimento cirúrgico e com cuidados de enfermagem associados.

Pós-operatório

- Risco de lesão, relacionado com as complicações do cateterismo cardíaco.

Intervenções de enfermagem

Redução do medo da criança e dos pais

1. Forneça orientações específicas de uma maneira não atemorizante:
   a. Dia e hora do procedimento.
   b. Diretrizes para dieta zero.
   c. Sedação *versus* anestesia geral.
   d. Local planejado da punção arterial e venosa.
   e. Cuidados de rotina após o procedimento.
2. Forneça orientações apropriadas, de acordo com a idade e com o nível de desenvolvimento cognitivo da criança. Utilize diagramas e brinquedo terapêutico, quando apropriado.
3. Forneça aos pais a oportunidade, sem que a criança esteja presente, de discutir o procedimento, os riscos, os benefícios e também opções alternativas.
4. Proporcione à criança a oportunidade de expressar seus medos e de fazer perguntas.
5. Providencie uma visita ao centro de cateterismo cardíaco, caso seja apropriado.
6. Recorra ao enfermeiro especialista em preparo da criança, se este estiver disponível, para preparar-se para o procedimento e auxiliar no acesso IV.

Explicação e fornecimento de cuidados de enfermagem

1. Verifique os sinais vitais basais: frequência cardíaca, PA, frequência respiratória e saturação de oxigênio.
2. Meça e registre a altura e o peso da criança.
3. Verifique o horário da última refeição: sólidos e líquidos.
4. Identifique alergias conhecidas.
5. Relacione os medicamentos atuais e observe a última hora de administração.
6. Ajude a criança a vestir o avental do hospital.
7. Instale o cateter intravenoso periférico, quando necessário.
8. Administre sedação, conforme prescrição.
9. Avalie e marque a localização dos pulsos (pedioso anterior, tibial posterior).

Observação e prevenção de complicações

1. Monitore e registre os sinais vitais conforme protocolo (a cada 15 min × 4, a cada 30 min × 2, e, em seguida, a cada hora); verifique a temperatura, a coloração e o pulso dos membros, junto com os sinais vitais.
2. Notifique o médico em caso de:
   a. Frequência cardíaca, frequência respiratória ou PA fora dos parâmetros normais para a idade.
   b. Sangramento ou hematoma crescente no local da punção.
   c. Alteração na saturação de oxigênio.
   d. Febre.
   e. Extremidade fria e sem pulso.
3. Examine o local de punção à procura de eritema, dor, edema ou induração.
4. Mantenha a criança em decúbito elevado por 4 a 6 horas, após o procedimento, sem deambulação.
5. Ofereça líquidos tão logo a criança esteja alerta.

Educação da família e manutenção da saúde

1. Forneça informações sobre a alta:
   a. Cuidados com o local de incisão ou de punção (mantê-lo seco por 48 horas).
   b. Restrições das atividades (habitualmente, por 48 horas; porém, podendo estender-se por até 2 semanas após a colocação de dispositivos de fechamento).
   c. Observe e comunique a ocorrência de complicações tardias: eritema, edema, drenagem do local de punção.
   d. Cuidados clínicos de acompanhamento.
   e. Reforce as precauções para evitar a endocardite infecciosa.
2. Se o cateterismo cardíaco tiver sido um procedimento pré-operatório, utilize o tempo de recuperação para explicar à criança e à família como virá a ser sua próxima permanência hospitalar.

Reavaliação: resultados esperados

- A criança descreve o procedimento com suas próprias palavras; os pais e a criança discutem o procedimento e fazem perguntas apropriadas
- A criança mostra-se cooperativa com os cuidados de enfermagem pré-operatórios
- O local de inserção está limpo, sem drenagem, eritema ou hematoma.

Cirurgia cardíaca

O objetivo final do tratamento da doença cardiovascular em crianças consiste em restaurar estrutura e função normais do coração. É possível paliar ou efetuar um reparo definitivo da maioria dos tipos de cardiopatia congênita (CC).

Procedimentos

Cirurgia cardíaca fechada

1. Abordagem cirúrgica: toracotomia lateral ou incisão mediastinal.
2. Indicações:
   a. Ligadura para PCA.
   b. Cerclagem da AP.
   c. Reparo de CoA.
   d. Reparo do anel vascular.
   e. Colocação de *shunt* de Blalock-Taussig (*shunt* de BT).
   f. Em certas ocasiões, procedimentos de Glenn e Fontan.

Cirurgia cardíaca aberta

1. A cirurgia é realizada por meio de incisão mediastinal.
2. Com o uso de circulação cardiopulmonar extracorpórea, o cirurgião pode interromper o funcionamento do coração e operá-lo para efetuar o reparo dos defeitos.
3. A hipotermia profunda com parada circulatória e/ou clampeamento aórtico possibilitam ao cirurgião interromper com segurança a

circulação cardiopulmonar e remover as cânulas arterial ou venosa, para melhor visualização e reparo dos defeitos.
4. Indicações:
   a. Anatomia arterial coronariana anômala.
   b. CIA, CIV, defeito do canal atrioventricular (AV).
   c. Estenose da aorta, estenose pulmonar.
   d. Tetralogia de Fallot (TF).
   e. Transposição das grandes artérias (TGA).
   f. Atresia tricúspide.
   g. Retorno venoso pulmonar anômalo total (RVPAT) ou RVPA parcial.
   h. Tronco arterioso.
   i. Síndrome do coração esquerdo hipoplásico (SCEH).
   j. Ventrículo único grave.

Complicações potenciais de cirurgias específicas

1. Ligadura para PCA: lesão do nervo laríngeo, lesão do nervo frênico, paralisia do diafragma, lesão do ducto torácico.
2. CoA: hipertensão de rebote, arterite mesentérica (dor abdominal), reestenose da coarctação.
3. Derivação aortopulmonar (*shunt* de BT modificada): oclusão da derivação, distorção da AP, sobrecarga circulatória pulmonar.
4. CIA: arritmias atriais, disfunção do nó sinoatrial.
5. CIV: bloqueio cardíaco transitório ou permanente, CIV residual, disfunção ventricular.
6. TF: baixo débito cardíaco, obstrução da via de saída do ventrículo direito (OVSVD) residual ou CIV, taquicardia ou arritmias juncionais ectópicas, lesão do ducto torácico.
7. TGA: cirurgia de *switch* arterial – lesão da artéria coronária, disfunção ventricular, estenose suprapulmonar.
8. TGA: cirurgia de *switch* atrial – obstrução da correção, insuficiência VD, arritmias atriais.
9. Valvotomia (para estenose valvar): insuficiência valvar.
10. Derivação de Glenn bidirecional: síndrome da veia cava superior (VCS), baixo débito cardíaco, hipoxia, derrames pleurais.
11. Complementação de Fontan: baixo débito cardíaco, derrames pleurais, disfunção ventricular, formação de trombo, arritmias, disfunção hepática, disfunção linfática.

Cirurgia para transplante cardíaco

O transplante cardíaco constitui uma opção de tratamento para crianças com insuficiência cardíaca congestiva (ICC) progressiva, ou com certas cardiopatias que não sejam passíveis de correção com tratamento clinicocirúrgico convencional. As crianças que não conseguem crescer e alcançar os marcos de desenvolvimento, ou que apresentam problemas incompatíveis com uma qualidade de vida adequada, podem se beneficiar da cirurgia para transplante cardíaco. Entretanto, cerca de uma em quatro crianças morre enquanto aguarda um doador de órgão. Além disso, as crianças que recebem um coração de doador podem desenvolver complicações significativas, razão pela qual precisam receber medicamentos imunossupressores durante toda a vida, de modo a evitar a ocorrência de rejeição do órgão.

Indicações para transplante cardíaco

1. Miocardiopatia de estágio terminal.
2. CC complexa intratável.
3. Arritmia maligna.
4. Retransplante devido ao fracasso de enxerto cardíaco.

Medicamentos imunossupressores

Baseado em evidências
Rossano, J. W., Cherikh, W. S., Chambers, D. *et al.* (2017). The registry of the International Society for Heart and Lung Transplantation: Twentieth pediatric heart transplantation report – 2017; Focus theme: Allograft ischemic time. *The Journal of Heart and Lung Transplantation, 36*(10), 1060-9.

A terapia imunossupressora é dividida em duas fases: a indução e a manutenção. A terapia de indução diminui a rejeição precoce e pode ajudar a reduzir a exposição global da criança aos corticosteroides. Já a terapia de combinação é habitualmente utilizada na fase de manutenção, para assegurar uma proteção continuada contra a rejeição.
1. Fase I: indução.
   a. Anticorpos policlonais.
      i. Anticorpos coletados de equino ou de coelho (timoglobulina).
      ii. Anticorpos contra receptores de interleucina-2.
         1) Daclizumabe.
         2) Basiliximabe.
2. Fase II: terapias de manutenção.
   a. Inibidores da calcineurina.
      i. Ciclosporina.
      ii. Tacrolimo.
   b. Agentes antiproliferativos.
      i. Azatioprina.
      ii. Micofenolato de mofetila.
   c. Inibidores do alvo da rapamicina em mamíferos.
      i. Sirolimo.
      ii. Everolimo.
      iii. Menos tóxicos que os inibidores da calcineurina.
   d. Corticosteroides.
   e. Mais comumente, prednisona e prednisolona por via oral.
      i. Utilizadas em doses mais altas no início do pós-transplante, com redução gradual da dose com o decorrer do tempo.
      ii. Podem ser utilizadas doses de metilprednisolona IV de ataque rápido durante rejeição aguda.

Complicações

1. Rejeição do órgão: são realizadas biopsias endomiocárdicas de monitoramento de rotina, para avaliação da rejeição.
   a. Em caso de rejeição leve a moderada, as crianças podem encontrar-se inicialmente assintomáticas.
   b. Em caso de rejeição grave, as crianças encontram-se habitualmente sintomáticas, com instabilidade hemodinâmica.
2. Infecção.
3. Efeitos adversos dos agentes imunossupressores.
   a. Anticorpos policlonais – febre, calafrios, urticária, cefaleias, hipotensão grave, dor abdominal, leucopenia e trombocitopenia.
   b. As reações podem ser minimizadas por meio de pré-medicação com corticosteroides, paracetamol e difenidramina.
   c. Inibidores da calcineurina.
      i. Ciclosporina – nefrotoxicidade, hipertensão, diabetes melito, hirsutismo, hiperplasia gengival, tremor.
      ii. Tacrolimo – nefrotoxicidade, diabetes melito, hipertensão, hiperpotassemia, hipomagnesemia, tremor.
   d. Agente antiproliferativo.
      i. Azatioprina – leucopenia, trombocitopenia, náuseas, disfunção hepática, pancreatite.
      ii. Micofenolato de mofetila – leucopenia, náuseas, vômitos, diarreia, anorexia.
   e. Inibidores do alvo da rapamicina em mamíferos – hiperlipidemia, trombocitopenia, anemia, leucopenia, interferência na cicatrização de feridas, lesões orais.
   f. Prednisona – hipertensão, síndrome de Cushing, retardo do crescimento.
4. Disfunção/falha do enxerto.
   a. Principal causa de morte após o transplante.
   b. Os casos mais graves tornam-se evidentes no período pós-operatório imediato.

c. Tratamento com agentes inotrópicos, suporte circulatório mecânico a curto prazo com oxigenação por membrana extracorpórea (ECMO) ou com dispositivo de assistência ventricular (DAV); possível retransplante.
5. Vasculopatia de aloenxerto cardíaco (VAC).
   a. Ocorre tardiamente após o tratamento.
   b. Aterosclerose característica e progressiva que só afeta corações transplantados.
   c. O tratamento consiste em suporte ventilatório mecânico e interrupção de todos os agentes imunossupressores.
6. Doença linfoproliferativa pós-transplante.

Acompanhamento de rotina

1. Consultas de acompanhamento de rotina da criança com um médico.
   a. As crianças submetidas a transplante não devem receber nenhuma imunização com vírus vivo (poliomielite oral, sarampo-caxumba-rubéola, varicela). Monitore a ocorrência de efeitos adversos do uso crônico de esteroides e de agentes imunossupressores
2. Consultas de rotina com um cardiologista clínico.
   a. Exames laboratoriais: bioquímica, hematologia, níveis terapêuticos dos medicamentos.
   b. Sinais vitais.
   c. Eletrocardiograma (ECG).
   d. Ecocardiograma.
3. Cateterismos cardíacos e biopsias endomiocárdicas seriadas.
4. Angiografia coronária anualmente.

Avaliação de enfermagem

Avaliação em condições basais no dia da cirurgia

1. Meça e registre a altura e o peso.
2. Documente os sinais vitais: frequência cardíaca, frequência respiratória, PA e saturação de oxigênio.
3. Examine à procura de infecção pré-operatória: febre, sinais de infecção respiratória superior (tosse, rinorreia, estertores), vômitos ou diarreia passíveis de exigir adiamento da cirurgia.
4. Documente a última ingesta oral.
5. Peça ao paciente para urinar, quando este for chamado para o centro cirúrgico.

Diagnósticos de enfermagem

Pré-operatório

- Medo, relacionado com o procedimento cirúrgico.

Pós-operatório

- Recuperação cirúrgica retardada, relacionada com as complicações
- Ajuste prejudicado, relacionado com os cuidados pós-operatórios.

Intervenções de enfermagem

Preparo da criança e da família e redução do medo

1. Seja honesto e utilize uma linguagem não ameaçadora e que a criança possa entender.
2. Os pais frequentemente fazem perguntas. Responda a eles:
   a. O que dizer à criança.
   b. Quando dizer à criança.
   c. O que trazer para o hospital.
   d. Permanência prevista no hospital: quanto tempo no centro cirúrgico; quantos dias na unidade de terapia intensiva (UTI); quantos dias na unidade de cuidados gerais; normas de visitas; acomodações para acompanhantes.
3. Revise as orientações pré-operatórias.
   a. Diretrizes para dieta zero.
   b. Para onde se dirigir no dia da cirurgia.
   c. Horário de chegada no hospital; horário da cirurgia.
   d. Medicamentos pré-operatórios (injeção, líquido, inalação).
   e. Qual é o aspecto do centro cirúrgico; o que as pessoas vestem no centro cirúrgico (gorros, aventais e máscaras).
4. Explique o período pré-operatório.
   a. Uso de um avental do hospital.
   b. Os pais permanecem com a criança.
   c. Transporte para o centro cirúrgico (caminhando, em cadeira de rodas ou em maca).
5. Explique o período operatório.
   a. Sala de espera do centro cirúrgico.
   b. As atualizações durante a cirurgia são fornecidas por enfermeiros do centro cirúrgico.
   c. O cirurgião encontrar-se-á com a família após o procedimento, para fornecer os achados cirúrgicos e descrever a cirurgia.
6. Explique o período pós-operatório. Utilize desenhos e diagramas.
   a. Rotinas e procedimentos da UTI pediátrica.
   b. Cateteres e equipamentos de monitoramento.
   c. Aparelhos de ventilação pulmonar mecânica, oxigenoterapia.
   d. Restrições protetoras.
7. Ofereça materiais hospitalares para a criança manusear e brincar (derivações do ECG, máscara facial, manguito de PA), além de livros apropriados para a idade, sobre cirurgia e a respeito da permanência hospitalar. Faça uma visita à UTI e ao centro cirúrgico, quando possível.
8. Providencie uma visita pré-hospitalar pela UTI pediátrica e pela unidade de cuidados pediátricos gerais.
9. Forneça à criança e à família a oportunidade de formular perguntas, de expressar preocupações e de pedir mais detalhes.

Observação e prevenção de complicações

1. Avalie a função respiratória e mantenha o suporte ventilatório.
   a. Mantenha o suporte ventilatório, quando necessário.
   b. Mantenha vias respiratórias desobstruídas, com aspiração endotraqueal de rotina.
   c. Ausculte os sons respiratórios com frequência. A diminuição dos sons respiratórios pode indicar derrame pleural, atelectasia, pneumotórax ou hemotórax.
   d. Comunique os resultados da radiografia de tórax de rotina.
   e. Efetue mudanças frequentes de decúbito: decúbito lateral/dorsal/lateral.
   f. Monitore a gasometria arterial e a saturação de oxigênio.
   g. Avalie a drenagem do dreno torácico ou mediastinal; examine as características e quantifique, a cada hora, no período pós-operatório imediato.
   h. Identifique os pacientes com risco de hipertensão pulmonar no período pós-operatório.
   i. O tratamento consiste em oxigenoterapia, analgesia e sedação, prevenção de acidose, paralisia química e óxido nítrico inalado.
   j. Extube quando o paciente estiver hemodinamicamente estável e quando preencher os critérios de extubação.
   k. Administre oxigenoterapia, quando necessário, após a extubação.
2. Avalie a função cardíaca.
   a. Monitore os sinais vitais e a saturação de oxigênio.
   b. Ausculte as bulhas cardíacas imediatamente, por ocasião da internação do paciente, observando a qualidade e a presença de quaisquer sopros residuais.
   c. Caso tenha sido efetuado um *shunt* de BT, examine com frequência à procura de sopro da derivação e do volume. O silenciamento súbito ou progressivo pode indicar oclusão da derivação e constitui uma emergência.
   d. Mantenha o monitoramento ECG contínuo.
      i. ECG de 12 derivações diariamente para avaliação do ritmo.
      ii. Fios de marca-passo cardíaco temporário disponíveis para estimulação elétrica atrial e/ou ventricular, quando necessário.
      iii. Na sua presença, manter a fonte localizada na cabeceira do paciente.

e. Monitoramento contínuo da PA (cateter arterial de PAM).
f. Monitore as pressões intracardíacas (pressão venosa central [PVC], de átrio esquerdo [AE], AP).
g. Monitore a perfusão periférica, o tempo de enchimento capilar, a temperatura dos artelhos.
h. Realize a titulação de vasopressores (dopamina, dobutamina, epinefrina, milrinona), conforme prescrito.

3. Avalie o estado de hidratação.
   a. Registre os ganhos a cada hora (líquidos IV, hemoderivados, *bolus* de fluidos).
   b. Registre as perdas a cada hora (urina, drenagem de dreno torácico/mediastinal, drenagem nasogástrica).
   c. Considere preocupante caso o débito do dreno torácico/mediastinal ultrapasse 5 a 10 mℓ/kg/hora.
   d. Registre, caso haja uma súbita diminuição da drenagem do dreno torácico/mediastinal, e considere a possibilidade de obstrução do dreno, com consequente derrame pericárdico ou pleural.
   e. Determine diariamente o peso do paciente.
   f. Administre diuréticos, conforme a prescrição, e registre a resposta do paciente.
4. Avalie o estado neurológico.
   a. Monitore o nível de responsividade, a resposta aos comandos verbais e a resposta à dor.
   b. Verifique o tamanho das pupilas e a reatividade à luz.
   c. Documente o movimento de todos os membros.
   d. Monitore todos os cateteres à procura de bolhas de ar que constituam risco potencial de embolia gasosa.
   e. Examine à procura de sinais de lesão neurológica relacionada com a hipoperfusão ou com a embolia.
5. Monitore as complicações específicas potenciais relacionadas com a cirurgia específica para CC.
6. Avalie a dor pós-operatória.
   a. Monitore o nível de responsividade, e a ocorrência de agitação.
   b. Utilize uma escala de classificação da dor pediátrica, para ajudar a criança a identificar a intensidade da dor.
   c. Administre analgésicos e ansiolíticos, conforme a prescrição: infusão IV contínua ou em *bolus*, quando necessário, para controlar a dor e a hipertensão relacionada com a dor e com a ansiedade.
   d. Utilize uma bomba de infusão de analgesia controlada pelo paciente, quando apropriado.
7. Avalie o equilíbrio eletrolítico sérico. Solicite exames de sangue conforme protocolo e comunique os resultados. Os déficits devem ser tratados com correção, dispensando atenção particular aos níveis de potássio, de cálcio e de magnésio.
8. Avalie o hematócrito, a contagem de plaquetas e o coagulograma.
   a. Hematócrito baixo (inferior a 30): considera-se transfusão com doador específico ou transfusão de banco de sangue.
   b. Contagem de plaquetas baixa: continue o monitoramento; se o sangramento persistir, efetue uma transfusão de plaquetas.
   c. Coagulação prolongada: continue monitorando; se o sangramento ou o exsudato persistirem, administre plasma fresco congelado, e protamina.

Melhora do controle no pós-operatório

1. Proporcione a continuidade dos cuidados (enfermeiro de referência e equipe médica consistente).
2. Explique todos os procedimentos e as rotinas à criança e aos pais, a fim de minimizar o medo.
3. Explique aos pais as reações típicas de uma criança a eventos estressantes.
   a. Regressão – perda temporária dos marcos de desenvolvimento.
   b. Medo de qualquer profissional de saúde ("ansiedade do jaleco branco").
   c. Ciúme de que um dos irmãos esteja recebendo muita atenção.
   d. Isolamento – relacionado com a sobrecarga de estimulação e com a falta de sono ininterrupto.
   e. Pesadelos.
   f. Maior dependência; comportamento de apego.
4. Sugira grupos de apoio para os pais e para o paciente, especialistas em vida infantil (Child Life Therapy), recursos da comunidade e aconselhamento, quando necessário.

Educação da família e manutenção da saúde

1. Forneça à criança e à família orientações e recomendações orais e por escrito sobre a alta.
   a. Medicações.
   b. Restrições das atividades.
   c. Precauções com o esterno.
      i. Nenhuma atividade vigorosa ou esporte de contato por 6 a 8 semanas após a cirurgia.
      ii. A maioria das crianças está pronta para retornar à escola, pelo menos em tempo parcial, cerca de 2 semanas após a cirurgia.
      iii. Se a criança necessitar de um tempo de recuperação domiciliar prolongado, poderá ser necessário considerar aulas particulares.
      iv. Nenhuma aula de educação física até a recuperação completa.
   d. Cuidados com a ferida operatória.
   e. Recomendações dietéticas.
   f. Orientações sobre banho ou duchas.
2. Forneça à criança e à família uma lista de sinais potenciais de complicações, bem como orientações para notificar o médico.
   a. Febre igual ou superior a 38,6°C.
   b. Qualquer eritema, edema ou drenagem da incisão torácica.
   c. Abertura parcial da incisão torácica.
   d. Falta de apetite, náuseas, vômitos.
   e. Dificuldade respiratória, dispneia.
   f. Letargia persistente.
   g. Para recém-nascidos e lactentes, aumento da agitação ou inconsolabilidade.
3. Forneça à família nomes e números de telefone de profissionais, para que possam entrar em contato em caso de necessidade de perguntas ou de emergências.
4. Agende consultas de acompanhamento para que a criança seja examinada pelo seu médico 2 a 3 dias após a alta hospitalar; e para que seja atendida pelo cardiologista pediátrico, 10 a 14 dias após a alta hospitalar.
5. Revise as recomendações da American Heart Association para a profilaxia da endocardite infecciosa. Em crianças com CC, a profilaxia está indicada apenas para as que:
   a. Apresentam cardiopatia cianótica, que não está totalmente corrigida.
   b. Apresentam prótese ou dispositivo durante os primeiros 6 meses do pós-operatório.
   c. Apresentam lesões cardíaca residuais, mesmo após a correção, como fluxo anormal ou regurgitação em placas ou em valvas.

Considerações sobre atendimento domiciliar e na comunidade

1. Quando necessário, providencie visitas de enfermagem domiciliar especializada para:
   a. Revisar a medicação.
   b. Examinar a cicatrização da ferida operatória.
   c. Monitorar os sinais vitais e a saturação de oxigênio.
   d. Monitorar o crescimento de lactentes com ventrículo único no pós-operatório, durante o período entre estágios, e otimizar a nutrição.
   e. Avaliar a ingesta oral e o estado nutricional.
   f. Recursos para a família.

2. Providencie o encaminhamento a órgãos comunitários, quando necessário (programa de lactentes e de crianças em idade pré-escolar).
3. Providencie o material médico domiciliar (oxigênio, bomba de infusão para alimentação e suprimentos), quando necessário.
4. Revise as precauções de segurança no domicílio:
   a. Frascos de medicamentos à prova de crianças.
   b. Número de telefone do controle de intoxicação para o caso de superdosagem acidental de medicamentos.
   c. Técnicas de RCP para lactentes e crianças.
   d. Precauções contra a ocorrência de sangramento em crianças submetidas à terapia anticoagulante. Não utilize ácido acetilsalicílico nem ibuprofeno. Certifique-se de ler os rótulos dos medicamentos de venda livre para resfriado e de xaropes para tosse. Evite atividades com alto risco de lesão. Todos os traumatismos cranioencefálicos precisam ser avaliados por um médico. Sinais de sangramento:
      i. Presença de sangue na urina.
      ii. Fezes escuras cor de alcatrão.
      iii. Sangramento nasal persistente.
      iv. Sangramento gengival.
      v. Equimoses sem traumatismo conhecido.
      vi. Expele ou tosse sangue.
      vii. Qualquer edema ou dor não habitual.
   e. Pulseira ou etiquetas MedicAlert.
5. Discuta as questões de desenvolvimento da criança com a família.
   a. Uma criança em uso de diuréticos pode ter dificuldade com o treinamento para o uso do banheiro.
   b. Disciplina: estabelecer expectativas de comportamento e definir limites para uma criança com CC devem constituir um processo semelhante ao de uma criança sem CC.
6. Discuta a necessidade de aulas particulares domiciliares durante o tempo de recuperação. O retorno às aulas deve ocorrer o mais rápido possível, assim que a criança estiver preparada.
7. Considere lactentes com CC em creches – trate cada caso de modo individual. Em geral, os programas de creche têm risco aumentado de infecções das vias respiratórias superiores (IVRS) e de outras doenças contagiosas.
8. Incentive consultas odontológicas de rotina para prevenção de cáries dentárias (as cáries dentárias predispõem à bacteriemia e à endocardite).
9. Incentive rotinas de alimentação e exercícios saudáveis para o coração.
10. Estimule atividades apropriadas para a idade da criança. Algumas crianças necessitam restrição das atividades físicas. As crianças com CC devem participar de atividades com períodos de repouso, quando necessário. As crianças com marca-passo e aquelas que recebem terapia anticoagulante devem evitar esportes de contato.
11. Mantenha o calendário padrão de imunização infantil. Adie as vacinas em torno do período peroperatório, até que a criança esteja totalmente recuperada da cirurgia (não imunize nas primeiras 6 semanas do pós-operatório).
12. Incentive a vacinação anual contra gripe de crianças com CC complexa ou sem correção.
13. Incentive a imunização contra o vírus sincicial respiratório (VSR) de crianças com menos de 2 anos de idade que apresentam CC complexa, bem como daquelas que correm risco de ICC ou de hipertensão pulmonar.

Reavaliação: resultados esperados

- A criança descreve o procedimento sem medo; os pais e a criança discutem o procedimento e fazem perguntas apropriadas
- Os sinais vitais estão estáveis, e não há sinais de infecção
- Os pais oferecem apoio à criança.

CARDIOPATIA CONGÊNITA

Visão geral

Baseado em evidências
Bouma, B. J., & Mulder, B. J. M. (2017). Changing landscape of congenital heart disease. *Circulation Research, 120*, 908-22.

A *cardiopatia congênita (CC)* (ou *malformações cardíacas congênitas [MCC]*) constitui uma das formas mais comuns de anomalias congênitas. Afeta as câmaras, as valvas e os vasos que se originam no coração (Figura 45.1). Na maioria dos casos, a causa da CC permanece desconhecida. Alguns lactentes e crianças com CC podem permanecer perfeitamente saudáveis, enquanto outros podem apresentar estado grave. Os lactentes e as crianças com CC podem ser tratados, em sua maioria, de forma bem-sucedida com medicamentos e cirurgias.

Etiologia e incidência

1. A CC afeta 8 de cada 1.000 nascidos vivos (faixa de 3 a 10).
2. A causa exata da CC permanece desconhecida em aproximadamente 85% dos casos.
3. O coração começa como uma única célula e desenvolve-se em um sistema de bombeamento de quatro câmaras, da terceira à oitava semana de gestação.
4. Os fatores associados à CC incluem:
   a. Infecção fetal ou materna durante o primeiro trimestre (rubéola).
   b. Anormalidades cromossômicas (trissomia do 21, 18, 13).
   c. Diabetes melito dependente de insulina materno.
   d. Fenilcetonúria.
   e. Lúpus eritematoso sistêmico (LES).
   f. Efeitos teratogênicos de fármacos e álcool.
      i. Lítio – anomalia de Ebstein.
      ii. Fenitoína – estenose aórtica e pulmonar.
      iii. Álcool – CIA e CIV.
5. Síndromes que incluem CC:
   a. Síndrome de Marfan – prolapso da valva atrioventricular esquerda (mitral) (PVM), raiz aórtica dilatada.
   b. Síndrome de Turner – estenose da valva aórtica (EVA), CoA.
   c. Síndrome de Noonan – valva pulmonar displásica.
   d. Síndrome de William – EP supravalvular.
   e. Síndrome de DiGeorge – arco da aorta interrompido (AAI), tronco arterioso TGA e TF.
   f. Síndrome de Down (trissomia do 21) – possível desenvolvimento anormal do coxim endocárdico; em geral, defeito do canal AV, CIV. Cerca de 50% das crianças com síndrome de Down apresentam CC.

Alerta farmacológico
Os agentes teratogênicos também incluem: anfetaminas, estrogênio, progesterona, ácido retinoico, inibidores seletivos da recaptação de serotonina, trimetadiona e ácido valproico.

Malformações cardíacas congênitas comuns

As malformações cardíacas congênitas podem ser classificadas em três categorias: obstrução do fluxo sanguíneo, aumento do fluxo sanguíneo pulmonar (lesões acianóticas) e diminuição do fluxo sanguíneo pulmonar (lesões cianóticas).

1. Lesões obstrutivas:
   a. EA – valvular, subvalvular ou supravalvular.
   b. CoA.
   c. EP – valvular, subvalvular ou supravalvular.
   d. AAI.

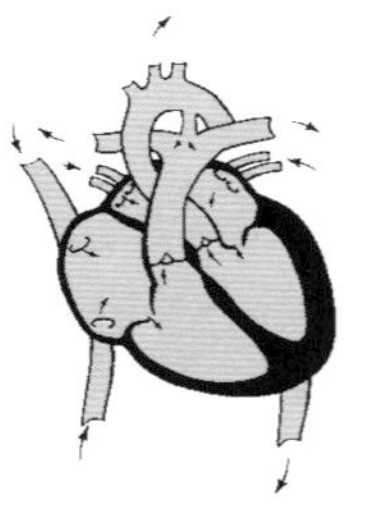

Persistência do canal arterial
A *persistência do canal arterial (PCA)* é a permanência de uma conexão vascular que, durante a vida fetal, desvia o sangue da artéria pulmonar para a aorta. O fechamento funcional do canal ocorre normalmente logo após o nascimento. Se o canal persistir depois do nascimento, a direção do fluxo sanguíneo no canal será revertida da aorta para a circulação pulmonar, dada a maior pressão existente na aorta.

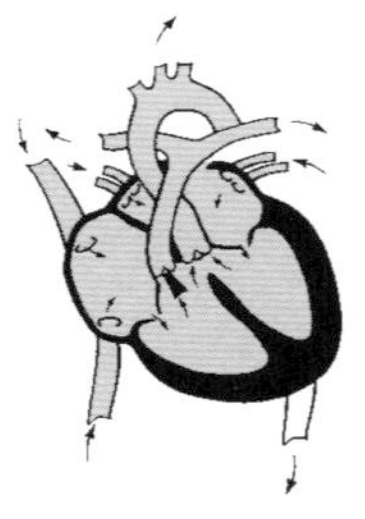

Comunicação interventricular
A *comunicação interventricular (CIV)* é uma abertura anormal que ocorre entre os ventrículos direito e esquerdo. A CIV varia quanto ao tamanho e pode ocorrer na porção membranosa ou muscular do septo ventricular. Em virtude da maior pressão existente no ventrículo esquerdo, ocorre desvio de sangue deste para o direto, durante a sístole. Se houver hipertensão pulmonar ou obstrução ao fluxo pulmonar, o desvio de sangue será então revertido do ventrículo direito para o esquerdo, resultando em cianose.

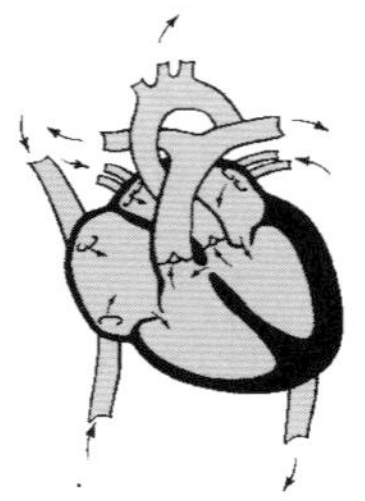

Estenose pulmonar
A *estenose pulmonar* refere-se a qualquer lesão capaz de obstruir o fluxo sanguíneo do ventrículo direito para a artéria pulmonar. Essa obstrução pode causar hipertrofia ventricular direita e, por fim, insuficiência cardíaca direita.

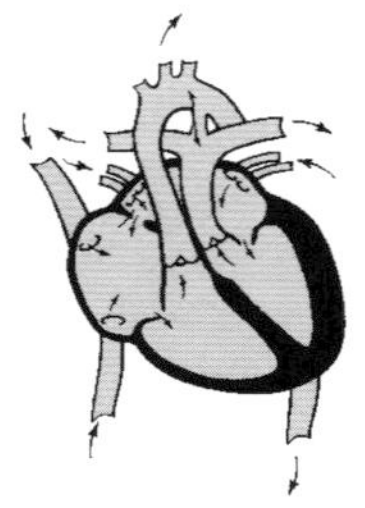

Estenose aórtica
A *estenose aórtica* pode ocorrer em nível subvalvular, valvular (com espessamento ou fusão das cúspides) ou supravalvular. A estenose subaórtica é causada por um anel fibroso abaixo da valva da aorta, na saída do ventrículo esquerdo. Algumas vezes, verifica-se a presença de estenose valvular e de estenose subaórtica combinadas. A obstrução proporciona maior carga de trabalho para a manutenção do débito normal de sangue do ventrículo esquerdo, resultando em aumento deste.

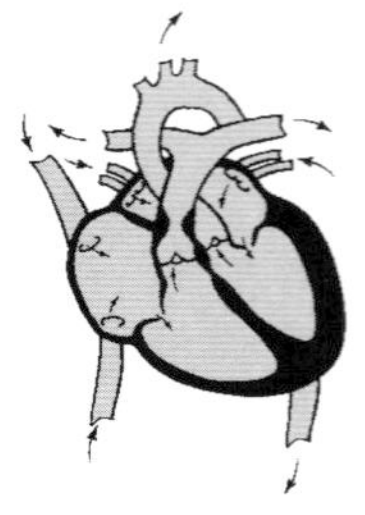

Coarctação da aorta
A *coarctação da aorta* caracteriza-se por um estreitamento do lúmen da aorta. Ocorre normalmente na posição justaductal. Existem coarctações com grande variação das características anatômicas. A lesão provoca obstrução ao fluxo de sangue através da aorta, causando aumento da pressão ventricular esquerda e da carga de trabalho.

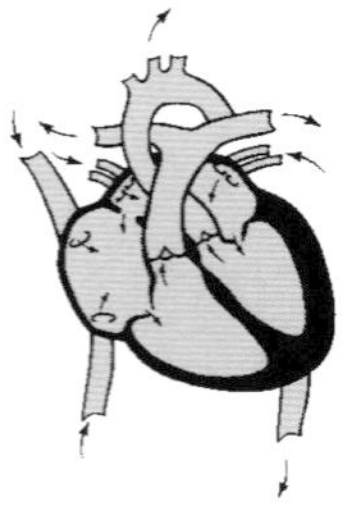

Tetralogia de Fallot
A *tetralogia de Fallot* caracteriza-se pela combinação de quatro defeitos: (1) estenose pulmonar, (2) comunicação interventricular, (3) cavalgamento da aorta, (4) hipertrofia do ventrículo direito. É o defeito mais comum que provoca cianose em pacientes com sobrevida além dos 2 anos de idade. A gravidade dos sintomas depende do grau de estenose pulmonar, do tamanho da CIV e do grau com que a aorta cavalga sobre a comunicação interventricular.

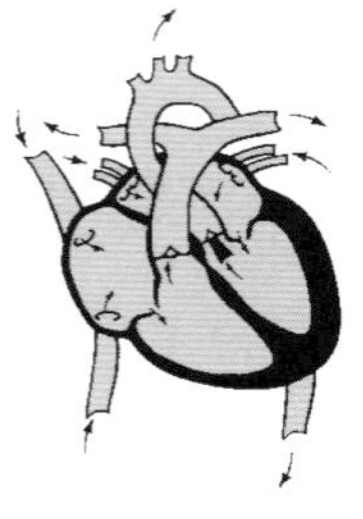

Transposição completa das grandes artérias
A aorta origina-se do ventrículo direito, e a artéria pulmonar, do ventrículo esquerdo. Uma comunicação anormal entre as duas circulações (comunicação interatrial [CIA] ou CIV) deve estar presente para permitir a vida.

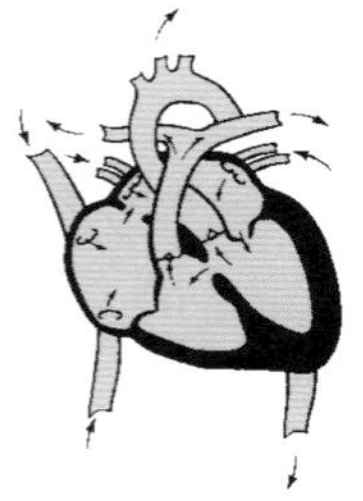

Comunicação interatrial
A *comunicação interatrial (CIA)* é uma abertura anormal entre os átrios direito e esquerdo. Basicamente, três tipos de anormalidades resultam do desenvolvimento incorreto do septo atrial: (1) seio venoso na parte superior do septo atrial, (2) óstio secundário no meio do septo atrial, (3) óstio primário na parte inferior do septo atrial. Em geral, ocorre *shunt* de sangue da esquerda para a direita em todas as CIA.

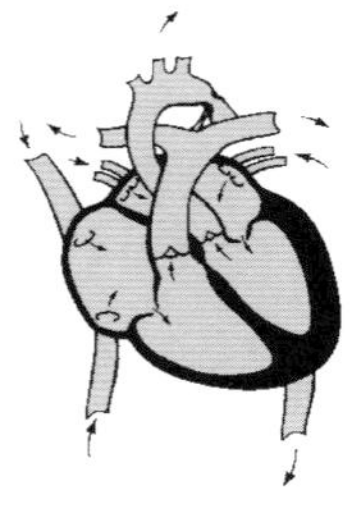

Atresia tricúspide
A *atresia da valva atrioventricular direita (tricúspide)* caracteriza-se pela ausência da valva atrioventricular direita, por um ventrículo direito pequeno e por uma circulação pulmonar habitualmente diminuída. Verifica-se a presença de cianose, visto que o sangue do átrio direito passa através de uma CIA para o átrio esquerdo, mistura-se com o sangue oxigenado que retorna dos pulmões, flui para o ventrículo esquerdo e é propelido na circulação sistêmica. Os pulmões podem receber sangue por meio de uma de três vias: (1) CIV, (2) PCA e (3) vasos aortopulmonares colaterais.

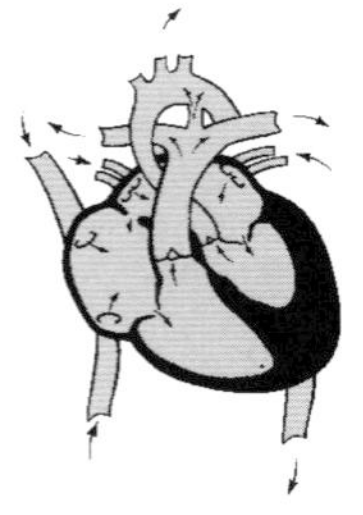

Síndrome do coração esquerdo hipoplásico
Trata-se de um conjunto de lesões cardíacas congênitas complexas, que resulta no desenvolvimento anormal do lado esquerdo do coração. Essas lesões incluem: (1) estenose/atresia mitral, (2) estenose ou atresia aórtica, (3) hipoplasia do arco da aorta e (4) ventrículo esquerdo hipoplásico. O ventrículo direito bombeia sangue através das circulações pulmonar e sistêmica. Um forame oval pérvio possibilita um *shunt* da esquerda para a direita, e o sangue é desviado do átrio esquerdo de volta ao átrio direito. Com frequência, a PCA representa o único suprimento de sangue para a circulação sistêmica.

Figura 45.1 Anomalias cardíacas congênitas.

2. Aumento do fluxo sanguíneo pulmonar (acianóticas):
   a. PCA.
   b. CIA.
   c. CIV.
   d. Canal AV (equilibrado ou não equilibrado).
   e. RVPAP.
3. Diminuição do fluxo sanguíneo pulmonar (cianóticas):
   a. TF.
   b. AT.
   c. RVPAT.
   d. TGA.
   e. Tronco arterioso.
   f. SCEH.
   g. DSVD.

Estenose aórtica

Baseado em evidências
Friedland-Little, J. M., Zampi, J. D., & Gajarski, R. J. (2016). Aortic stenosis. In H. D. Allen, R. E. Shaddy, D. J. Penny, T. F. Feltes, & F. Cetta (Eds.), *Moss and Adams' heart disease in infants, children, and adolescents* (9th ed., pp. 1085-101). Philadelphia, PA: Lippincott Williams & Wilkins.

A *estenose aórtica (EA)* congênita é uma lesão obstrutiva da saída do ventrículo esquerdo. Pode ser causada por uma valva da aorta bicúspide com comissuras fundidas que não se abrem por completo, por um anel valvular aórtico hipoplásico, ou por estenose acima ou abaixo da valva da aorta (estenose subvalvular ou supravalvular). O resultado consiste em fluxo sanguíneo turbulento, através da valva da aorta e para a parte ascendente desta. Os pacientes com EA precisam ser avaliados à procura de outras lesões do coração esquerdo, incluindo coarctação da aorta, estenose da valva atrioventricular esquerda (mitral), miocardiopatia hipertrófica e coração esquerdo hipoplásico. A EA constitui a forma mais comum de obstrução da via de saída ventricular esquerda (OVSVE). Responde por 3 a 6% das CC. A EA pode ocorrer em qualquer idade e é observada mais comumente em meninos do que em meninas.

Fisiopatologia e etiologia

1. O sangue flui em maior velocidade através da valva obstrutiva ou da área estenosada para dentro da aorta.
2. Durante a sístole, a pressão ventricular esquerda eleva-se acentuadamente para superar a resistência aumentada na valva da aorta.
3. Pode ocorrer isquemia miocárdica, devido a um desequilíbrio entre as necessidades aumentadas de oxigênio, relacionadas com o ventrículo esquerdo (VE) hipertrofiado, e a quantidade de oxigênio que pode ser fornecida.
4. Um aumento consistente da carga de pressão sobre o VE provoca remodelamento ventricular patológico. A progressão para a insuficiência cardíaca esquerda e alterações celulares finais se refletem nos sinais clínicos de insuficiência.

Manifestações clínicas

Recém-nascido

O início dos sintomas ocorre rapidamente na EA grave, com o fechamento do canal arterial.

1. ICC grave.
2. Acidose metabólica.
3. Taquipneia.
4. Pulsos periféricos fracos, perfusão deficiente, enchimento capilar deficiente, pele fria.
5. Alimentação precária e intolerância alimentar.

Crianças e adolescentes

Os sintomas podem ser de progressão mais lenta, e desenvolvem-se com o passar do tempo.

1. Dor torácica em resposta ao esforço, diminuição da tolerância ao exercício.
2. Dispneia, fadiga, falta de ar.
3. Síncope, vertigem.
4. Palpitações.
5. Morte súbita.

Avaliação diagnóstica

1. Ausculta.
   a. O sopro de ejeção sistólica é mais bem ouvido na borda esternal superior direita, e irradia-se para o pescoço.
   b. Clique de ejeção. Pode estar ausente na estenose grave.
   c. A B_2 desdobra-se normalmente ou estreitamente.
2. Pressão arterial nos quatro membros.
   a. Pressão sistólica normalmente 5 a 10 mm mais alta nos membros inferiores.
   b. Em pacientes com estenose aórtica supravalvar, o braço direito pode ter uma aumento de 15 a 20 mmHg na pressão sistólica, em comparação com o braço esquerdo.
3. Palpação.
   a. Na estenose moderada ou mais grave, um frêmito pode ser palpável na chanfradura supraesternal, com estenose leve da valva da aorta na borda esternal superior direita.
4. Ausculta.
   a. Na estenose valvar e supravalvar, pode-se ouvir um sopro de ejeção sistólica áspero em crescendo-decrescendo na borda esternal superior direita, e na borda esternal média esquerda na estenose subvalvar.
5. ECG: nos casos graves, pode-se observar a ocorrência de hipertrofia ventricular esquerda (HVE) com padrão de esforço.
6. Radiografia de tórax: aumento da imagem cardíaca, aumento das tramas vasculares pulmonares. Em certas ocasiões, um botão aórtico proeminente pode ser observado pela dilatação pós-estenótica com EA valvular.
7. Ecocardiograma: ecocardiograma bidimensional com Doppler e mapeamento por fluxo colorido para a visualização da anatomia e estimativa do gradiente através da valva e da aorta.

Manejo

Recém-nascido

1. Estabilize com infusão de prostaglandina E_1 (PGE_1) para manter o débito cardíaco através da PCA.
2. Suporte inotrópico, quando necessário.
3. Intubação e ventilação pulmonar mecânica, quando necessário.
4. Cateterismo cardíaco após estabilização inicial: valvuloplastia aórtica com balão ou angioplastia aórtica com balão.
5. Valvotomia cirúrgica, comissurotomia ou miectomia/miotomia.

Criança e adolescente

1. Manejo clínico com acompanhamento rigoroso para monitorar o gradiente crescente através da valva da aorta ou da aorta.
2. A hipertensão continuada pode dilatar de maneira considerável a raiz da aorta com o passar do tempo.
3. Realize uma prova de esforço para determinar o nível recomendado de atividade. Os pacientes que apresentam resultados mais anormais e/ou alterações no ECG devem evitar esportes com elevado componente aeróbico.
4. Valvuloplastia aórtica com balão ou angioplastia aórtica com balão.
5. Intervenção cirúrgica.
   a. Valvotomia cirúrgica, comissurotomia ou miectomia/miotomia.

b. Em recém-nascidos com estenose aórtica pronunciada, é preciso determinar o sucesso do reparo biventricular, avaliando a força do VE e suas estruturas associadas. Se o dano for excessivamente grande, poder-se-á utilizar então a abordagem de reparo ventricular em um estágio.
c. Substituição da valva da aorta.
   i. Prótese mecânica (valva St. Jude).
   ii. Procedimento de Ross (autoenxerto pulmonar, colocação do ventrículo direito no conduto da artéria pulmonar).

Complicações

1. ICC e edema pulmonar.
2. Tontura, vertigem e síncope.
3. Palpitações, arritmias.
4. Endocardite infecciosa.
5. Morte súbita.

Coarctação da aorta

Baseado em evidências
Kaya, U., Colak, A., Becil, N. *et al.* (2018). Surgical management of aortic coarctation from infant to adult. *Eurasian Journal of Medicine, 50*(1), 14-18.

A *coarctação da aorta (CoA)* refere-se a um estreitamento definido ou a uma hipoplasia de um segmento longo do arco da aorta, habitualmente na posição justaductal. A coarctação da aorta é responsável por 6 a 8% das CC e é duas a cinco vezes mais comum em indivíduos do sexo masculino; 30% dos lactentes com síndrome de Turner apresentam CoA. As malformações comumente associadas a ela consistem em CIV, estenose da valva atrioventricular esquerda (mitral) e valva da aorta bicúspide.

Fisiologia e etiologia

1. O estreitamento distinto ou o segmento hipoplásico da aorta aumentam a carga de trabalho do ventrículo esquerdo (aumento da pressão sistólica do VE).
2. No recém-nascido com CoA grave, o fluxo sanguíneo para a parte inferior do corpo ocorre por meio da PCA (*shunt* da direita para a esquerda).
3. Na criança de mais idade, verifica-se o crescimento de vasos colaterais com transposição da coarctação para perfundir a parte inferior do corpo.

Manifestações clínicas

1. Recém-nascido com CoA grave (lesão dependente do ducto):
   a. Assintomático até o momento em que o canal arterial começa a se fechar, com rápida descompensação, com 8 a 10 dias de vida.
   b. Após o fechamento do canal arterial: ICC grave, perfusão deficiente da parte inferior do corpo, taquipneia, acidose, choque circulatório progressivo, ausência dos pulsos femorais e pediosos.
2. Criança ou adolescente com CoA:
   a. Habitualmente assintomáticos – crescimento e desenvolvimento normais.
   b. Hipertensão nos membros superiores, com pulsos femorais ausentes ou fracos.
   c. Presença de sopro.
   d. Sangramento nasal, cefaleia, cãibras nas pernas resultantes de exercício.

Avaliação diagnóstica

1. Ausculta – varia; sopro de ejeção sistólica inespecífico. O sopro pode ser audível sobre a base, ou posteriormente na região escapular esquerda. Em geral, observa-se a presença de B_2 solitária, e de B_3 hiperfonética em galope.
2. Pressão arterial nos quatro membros.
   a. Pressão sistólica elevada nos membros superiores, proximalmente à coarctação, em comparação com os membros inferiores. Existe um gradiente significativo entre os dois.
3. Radiografia de tórax – cardiomegalia e edema pulmonar ou congestão venosa pulmonar.
4. ECG – varia; normal ou hipertrofia ventricular direita (HVD) em lactentes, e HVE em crianças de mais idade.
5. O ecocardiograma bidimensional com Doppler e o mapeamento por fluxo colorido identificam a área de estreitamento do arco da aorta, bem como as lesões associadas (valva da aorta bicúspide, CIV, PCA).
6. Em geral, não há necessidade de exames invasivos (cateterismo cardíaco) para estabelecer o diagnóstico inicial; pode ser necessária uma angiografia aórtica para identificar os vasos colaterais antes da cirurgia.
7. Pode-se efetuar uma ressonância magnética cardíaca para avaliação não invasiva da localização e do grau do estreitamento, e para a identificação dos vasos colaterais.

Manejo

Coarctação grave no recém-nascido

1. Manejo clínico:
   a. Reanimação e estabilização com infusão de PGE_1: monitore as complicações relacionadas com o tratamento com PGE_1 (febre, apneia).
   b. Intubação e ventilação pulmonar mecânica, quando necessário.
   c. Terapia anticongestiva (digoxina e furosemida) e suporte inotrópico, quando necessário.
   d. Avalie as funções renal, hepática e neurológica.
2. A angioplastia com balão pode estar indicada para lactentes que correm alto risco cirúrgico.
3. Intervenção cirúrgica: habitualmente realizada tão logo seja estabelecido o diagnóstico.
   a. Reparo com retalho de subclávia (procedimento de Waldhausen).
   b. Anastomose terminoterminal.
   c. Reparo com enxerto de dácron.
   d. Implante de *stent.*

Coarctação em criança ou em adolescente

1. Intervenção cirúrgica.
   a. Anastomose terminoterminal.
   b. Enxerto de dácron.
   c. Implante de *stent.*
2. Manejo clínico para a hipertensão (bloqueadores beta-adrenérgicos).

Coarctação recorrente no recém-nascido ou na criança

Mais comum no paciente que foi submetido a reparo na lactância.
1. Angioplastia com balão na unidade de cateterismo cardíaco.
2. Refazer a intervenção cirúrgica.

Complicações

1. Hipertensão sistêmica.
2. ICC – ocorre em 20 a 30% de todos os lactentes com CoA em torno de 3 meses de idade.
3. Hemorragia intracraniana.
4. Insuficiência ventricular esquerda.
5. Aneurisma aórtico.

Estenose pulmonar

Baseado em evidências
Nielsen, E., & Vibeke, E. (2016). Surgically treated pulmonary stenosis: over 50 years of follow up. *Cardiology of the Young, 26*(5), 860-6.

A valva do tronco pulmonar abre-se durante a sístole para deixar o sangue fluir do ventrículo direito para a AP principal. Pode ocorrer obstrução desse fluxo em três níveis: subvalvular, valvular ou supravalvular. A causa mais comum de obstrução da via de saída do VD é a estenose da valva do tronco pulmonar (EP). A EP é responsável por 8 a 10% das CC.

Fisiopatologia e etiologia

1. EP grave no recém-nascido: o sangue flui para o átrio direito por meio de um forame oval pérvio (FOP) para o coração esquerdo; o fluxo sanguíneo pulmonar provém de um *shunt* da esquerda para a direita através da PCA.
2. A pressão ventricular direita aumenta para bombear sangue através da valva do tronco pulmonar obstrutivo.
3. Observa-se o desenvolvimento de hipertrofia ventricular direita, em resposta ao gradiente de pressão aumentado através da valva do tronco pulmonar.
4. Os sinais de insuficiência cardíaca direita consistem em congestão hepática, distensão das veias do pescoço e elevação da PVC.

Manifestações clínicas

EP grave no recém-nascido

1. Hipoxia.
2. Taquipneia.
3. Insuficiência VD.

EP leve a moderada na criança e no adolescente

1. Assintomática.
2. Diminuição da tolerância ao exercício, fadiga, dispneia em resposta ao esforço.
3. Dor torácica.

Avaliação diagnóstica

1. Ausculta: sopro de ejeção sistólica mais bem audível na borda esternal superior esquerda; estalido de ejeção.
2. ECG: varia; normal nos casos leves e HVD nos casos moderados a graves.
3. Radiografia de tórax: varia; pode revelar aumento do ventrículo direito; dilatação pós-estenótica da AP.
4. Ecocardiograma bidimensional com Doppler e mapeamento por fluxo colorido para a visualização dos locais de obstrução, observação do grau de HVD e estimativa do gradiente de pressão através da valva.
5. Em geral, não há necessidade de cateterismo cardíaco para o diagnóstico inicial.

Manejo

Recém-nascido com EP grave

1. Manejo clínico:
   a. Estabilize e melhore a saturação de oxigênio por meio de infusão de PGE_1.
   b. Intubação e ventilação pulmonar mecânica, quando necessário.
   c. Suporte inotrópico, quando necessário.
2. Valvuloplastia pulmonar com balão.
3. Cirurgia de Blalock-Taussig (enxerto de Gore-Tex® entre a artéria subclávia e a AP, para suprir o fluxo sanguíneo pulmonar) como intervenção inicial.

Criança e adolescente com EP

1. Manejo clínico:
   a. Proceda a um acompanhamento rigoroso para monitorar e registrar o gradiente de pressão do VD para a AP, e avalie a função do VD.
   b. Restrinja o exercício vigoroso.
   c. Encaminhe o paciente para intervenção quando a pressão VD for maior do que dois terços da pressão sistêmica.
2. Valvuloplastia pulmonar com balão no laboratório de cateterismo cardíaco.
3. Intervenção cirúrgica:
   a. Valvotomia ou valvectomia para valva pulmonar displásica.
   b. Reparo com enxerto da via de saída do ventrículo direito (VSVD).
   c. Colocação de um conduto VD-AP.

Complicações

1. Cianose (EP grave no recém-nascido, em consequência de pressão pulmonar suprassistêmica por meio da derivação anatômica).
2. Arritmia; morte súbita.
3. Endocardite infecciosa.
4. Insuficiência ventricular direita.

Persistência do canal arterial

Baseado em evidências
Taggart, N. W. & Qureshi, M. Y. (2016). In H. D. Allen, R. E. Shaddy, D. J. Penny, T. F. Feltes, & F. Cetta (Eds.), *Moss and Adams' heart disease in infants, children, and adolescents* (9th ed., pp. 803-13). Philadelphia, PA: Lippincott Williams & Wilkins.

O *canal arterial* é uma conexão fetal normal entre a AP esquerda e a parte descendente da aorta. Durante a vida fetal, o fluxo sanguíneo é desviado dos pulmões através do canal arterial e passa diretamente para a circulação sistêmica. Ocorre PCA em até 60% dos recém-nascidos prematuros com peso abaixo de 1.000 g. Nos recém-nascidos a termo, a PCA é responsável por 5 a 10% das CC, e a razão entre sexo masculino e sexo feminino é de 1:2.

Fisiopatologia e etiologia

1. Durante a vida fetal, o canal arterial possibilita o desvio do sangue da circulação pulmonar (o feto recebe oxigênio da placenta), fluindo aquele diretamente para a circulação sistêmica.
2. Depois do nascimento, o canal arterial não é mais necessário. O seu fechamento funcional ocorre habitualmente nas primeiras 24 a 72 horas após o nascimento. O fechamento anatômico torna-se completo em torno de 2 a 3 semanas de vida.
3. Quando o canal arterial não se fecha, o sangue proveniente da aorta (com alta pressão) flui para dentro da AP de baixa pressão, resultando em sobrecarga circulatória pulmonar.
4. O aumento do fluxo sanguíneo pulmonar resulta em sobrecarga do VE por volume.

Apresentação clínica

PCA de tamanho pequeno a moderado

Habitualmente assintomática.

PCA grande

1. ICC, taquipneia, infecções frequentes do sistema respiratório.
2. Ganho de peso insuficiente, atraso do crescimento.
3. Dificuldades de alimentação.
4. Diminuição da tolerância ao exercício.
5. Endocardite infecciosa.

Avaliação diagnóstica

1. Ausculta: sopro contínuo mais bem audível na borda esternal superior esquerda. Precórdio hiperativo com PCA de tamanho grande.
2. Pressão de pulso alargada: pulso em martelo d'água (pulso de Corrigan).
3. Radiografia de tórax: varia; normal ou presença de cardiomegalia com aumento das tramas vasculares pulmonares.
4. ECG: varia; normal, HVE ou HVD.
5. Ecocardiograma bidimensional com Doppler e mapeamento com fluxo colorido para a visualização da PCA com fluxo sanguíneo da esquerda para a direita.
6. Níveis elevados do peptídio natriurético pró-tipo B N-terminal e troponina T cardíaca.
7. Não há necessidade de cateterismo cardíaco para o diagnóstico inicial.

Manejo

1. No recém-nascido prematuro sintomático – administração de AINE (indometacina e ibuprofeno) por acesso venoso. Esses medicamentos não são eficazes em lactentes a termo.
2. Manejo clínico:
   a. Monitore o crescimento e o desenvolvimento.
   b. Reavalie em caso de ocorrência de fechamento espontâneo da PCA.
   c. Administre diuréticos (furosemida, clorotiazida) para a congestão pulmonar.
   d. Aumente o aporte de calorias, quando necessário, para um ganho de peso normal.
   e. Profilaxia da endocardite infecciosa durante 6 meses após a cirurgia ou oclusão com mola.
3. Cateterismo cardíaco:
   a. Para PCA de tamanho pequeno, oclusão com mola.
   b. Para PCA de tamanho maior, pode-se utilizar um dispositivo de fechamento.
4. Tratamento cirúrgico por meio de ligadura da PCA.

Complicações

1. ICC; edema pulmonar.
2. Endocardite infecciosa.
3. Hipertensão pulmonar/doença vascular pulmonar oclusiva.
4. Pneumonia recorrente.

Comunicação interatrial

Baseado em evidências
Sachdeva, R. (2016). Atrial septal defect. In H. D. Allen, R. E. Shaddy, D. J. Penny, T. F. Feltes, & F. Cetta (Eds.), *Moss and Adams' heart disease in infants, children, and adolescents* (9th ed., pp. 743-53). Philadelphia, PA: Lippincott Williams & Wilkins.

A *comunicação interatrial (CIA)* é uma comunicação anormal entre os átrios esquerdo e direito. A CIA é responsável por 8 a 10% das CC. Existem quatro tipos:

1. CIA do óstio secundário: constitui o tipo mais comum (responsável por 50 a 70% dos casos); abertura anormal no meio do septo atrial.
2. CIA do óstio primário (responsável por 30% dos casos): abertura anormal na porção inferior do septo atrial; associação aumentada com defeitos da valva atrioventricular esquerda (mitral) e atrioventriculares.
3. CIA do seio venoso (responsável por 10% dos casos): abertura anormal na parte superior do septo atrial; associação aumentada com retorno venoso pulmonar anômalo parcial.
4. Defeito do seio coronário (raro): abertura anormal entre o seio coronário e o átrio esquerdo.

Fisiopatologia e etiologia

1. O sangue flui do átrio esquerdo, de maior pressão, através da CIA para dentro do átrio direito, de pressão mais baixa (*shunt* da esquerda para a direita).
2. O retorno de sangue aumentado para o lado direito do coração leva a uma sobrecarga de volume ventricular direito, e à dilatação do ventrículo direito.
3. O aumento do fluxo sanguíneo pulmonar leva a pressões elevadas na artéria pulmonar.

Manifestações clínicas

1. Habitualmente assintomática.
2. Os sintomas clínicos variam, dependendo do tipo de defeitos associados e do grau de *shunt*:
   a. ICC (em geral, apenas depois da terceira ou quarta décadas de vida).
   b. Infecções de vias respiratórias superiores (IVRS) frequentes.
   c. Ganho de peso insuficiente.
   d. Diminuição da tolerância ao exercício.
   e. Dispneia e fadiga.

Avaliação diagnóstica

1. Ausculta: sopro de ejeção sistólica suave mais bem audível na borda esternal superior esquerda; segunda bulha cardíaca fixa e amplamente desdobrada.
2. Impulso sistólico proeminente.
3. Radiografia de tórax: varia; normal até dilatação atrial e ventricular direita, aumento das tramas pulmonares.
4. ECG: varia; desvio do eixo direito e HVD leve ou bloqueio de ramo direito. A presença de alterações só é observada quando o *shunt* é grande, e a razão entre resistência pulmonar e resistência sistêmica é superior a 1,5:1 (Qp:Qs > 1,5:1).
5. Ecocardiograma bidimensional com Doppler e mapeamento com fluxo colorido para a identificação do local da CIA e lesões associadas, também para a documentação do fluxo da esquerda para a direita através do septo atrial.
6. Em geral, não há necessidade de cateterismo cardíaco para o diagnóstico inicial; este deve ser realizado, caso seja possível fechar o defeito utilizando um dispositivo de oclusão atrial (o dispositivo só pode ser utilizado nos defeitos do óstio secundário).

Manejo

1. Manejo clínico:
   a. Monitore e reavalie (a taxa de fechamento espontâneo é pequena, mas pode ocorrer até 2 anos de idade).
   b. O tratamento com diuréticos pode ser necessário na presença de sinais de ICC (em geral, somente a partir da terceira à quarta décadas de vida, caso não seja efetuado o reparo da CIA).
   c. Profilaxia da endocardite infecciosa durante 6 meses após a cirurgia, ou caso seja utilizado um dispositivo de oclusão atrial.
2. Cateterismo cardíaco para colocação de um dispositivo de oclusão atrial para defeitos do óstio secundário.
3. Intervenção cirúrgica:
   a. Reparo primário: fechamento da CIA por sutura.
   b. Reparo da CIA com enxerto.

Complicações

1. ICC (rara).
2. Endocardite infecciosa.
3. Acidente vascular cerebral embólico.
4. Hipertensão pulmonar.
5. Arritmias atriais.

Comunicação interventricular

Baseado em evidências
Cohen, M. S., & Lopez, L. (2016). Ventricular septal defects. In H. D. Allen, R. E. Shaddy, D. J. Penny, T. F. Feltes, & F. Cetta (Eds.), *Moss and Adams' heart disease in infants, children, and adolescents* (9th ed., pp. 783-800). Philadelphia, PA: Lippincott Williams & Wilkins.

A *comunicação interventricular (CIV)* é uma comunicação anormal entre os ventrículos direito e esquerdo. Trata-se do tipo mais comum de CC, responsável por até 40% de todos os casos. A CIV é ligeiramente mais comum em indivíduos do sexo feminino e constitui a lesão mais frequentemente encontrada nas síndromes cromossômicas (trissomia do 13, 18, 21). As CIV variam quanto ao tamanho (pequenas e restritivas até grandes e não restritivas), número (única *versus* múltipla) e tipo (perimembranosa ou muscular).

Fisiopatologia e etiologia

1. O sangue flui do ventrículo esquerdo de alta pressão através da CIV para o ventrículo direito de baixa pressão e para a AP, resultando em sobrecarga circulatória pulmonar. O tamanho do defeito determina o efeito fisiológico sobre o lactente.
2. *Shunt* da esquerda para a direita, visto que a CIV resulta em aumento da pressão ventricular direita e da pressão na AP.
3. O retorno venoso pulmonar aumentado para o lado esquerdo do coração resulta em dilatação atrial esquerda.
4. A sobrecarga circulatória pulmonar de longa duração provoca alteração no leito arterial pulmonar, resultando em aumento da resistência vascular pulmonar. A resistência vascular pulmonar (RVP) elevada pode reverter o padrão de fluxo sanguíneo que leva a um *shunt* da direita para a esquerda através da CIV (síndrome de Eisenmenger), resultando em cianose. Quando ela se desenvolve, a criança não é mais candidata a reparo cirúrgico.

Manifestações clínicas

1. CIV pequenas – são habitualmente assintomáticas; alta taxa de fechamento espontâneo durante o primeiro ano de vida. Risco contínuo de endocardite.
2. CIV moderadas – presentes com sintomas semelhantes aos das CIV maiores, porém em uma forma mais leve, que não é tão pronunciada nem significativa.
3. CIV grandes – apresentação típica com 4 a 8 anos de idade.
   a. ICC: taquipneia, taquicardia, sudorese excessiva associada à alimentação, hepatomegalia.
   b. IVRS frequentes.
   c. Ganho de peso insuficiente, atraso do crescimento aos 2 a 3 meses de idade.
   d. Dificuldades alimentares.
   e. Fadiga.

Avaliação diagnóstica

1. Ausculta: sopro regurgitante sistólico áspero, mais bem audível na borda esternal esquerda inferior (BEEI); frêmito sistólico percebido na BEEI, B_2 estreitamente desdobrada. O sopro pode irradiar-se para a cabeça, ao longo da borda paraesternal esquerda, ou para a direita do esterno.
2. Radiografia de tórax: varia; normal ou cardiomegalia e aumento das tramas vasculares pulmonares. Estas são diretamente proporcionais à quantidade do *shunt* da esquerda para a direita.
3. ECG: varia; normal à hipertrofia biventricular.
4. Ecocardiograma bidimensional com Doppler e mapeamento com fluxo colorido para a identificação do tamanho, do número e dos locais dos defeitos; estimativa da pressão arterial pulmonar e identificação das lesões associadas.
5. Em geral, não há necessidade de cateterismo cardíaco para o diagnóstico inicial; este pode ser necessário para calcular o tamanho do *shunt*, ou para avaliar a RVP. Pode ser realizado caso seja possível fechar o defeito com o uso de um dispositivo de oclusão ventricular (o dispositivo só pode ser utilizado nos defeitos musculares).

Manejo

CIV pequena

1. Manejo clínico:
   a. Em geral, não há necessidade de terapia anticongestiva.
   b. Profilaxia da endocardite infecciosa durante 6 meses após o implante cirúrgico de dispositivo de oclusão ventricular.
2. Cateterismo cardíaco para a colocação de um dispositivo de oclusão ventricular para defeitos musculares (para Qp:Qs > 1,5:1).
3. Em geral, não há necessidade de intervenção cirúrgica.

CIV moderada a grande

1. Manejo clínico:
   a. Tratamento da ICC: administração de digoxina, inibidores da ECA e diuréticos.
   b. Evite o oxigênio; o oxigênio é um poderoso vasodilatador pulmonar que aumentará o fluxo sanguíneo na AP.
   c. Maximize a nutrição: aumento do aporte calórico por meio de enriquecimento da fórmula láctea ou do leite materno, para obter 24 a 30 cal/30 mℓ; alimentação suplementar por sonda nasogástrica, quando necessário.
   d. Profilaxia da endocardite infecciosa durante 6 meses após a cirurgia/implante de dispositivo de oclusão ventricular.
2. Cateterismo cardíaco para a colocação de um dispositivo de oclusão ventricular para os defeitos musculares (para Qp:Qs > 1,5:1).
3. Encaminhe para intervenção cirúrgica.
   a. Em geral, o reparo é efetuado antes de 2 anos de idade.
   b. Fechamento da CIV com enxerto.

Acompanhamento a longo prazo

1. Monitore a função ventricular.
2. Monitore quanto à presença de membrana subaórtica e VD de dupla câmara.
3. Monitore a formação de CIV residual após o fechamento com enxerto.

Complicações

1. ICC.
2. IVRS frequentes.
3. Atraso do crescimento; ganho de peso insuficiente.
4. Endocardite infecciosa.
5. Arritmias (bloqueio de ramo direito, bloqueio cardíaco completo transitório no período pós-operatório).
6. Síndrome de Eisenmenger.
7. Hipertensão pulmonar.
8. Insuficiência aórtica.

Tetralogia de Fallot

Baseado em evidências
Roche, S. L., Greenway, S., & Redington, A. (2016). Tetralogy of Fallot with pulmonary stenosis, pulmonary atresia, and absent pulmonary valve. In H. D. Allen, R. E. Shaddy, D. J. Penny, T. F. Feltes, & F. Cetta (Eds.), *Moss and Adams' heart disease in infants, children, and adolescents* (9th ed., pp. 1029-47). Philadelphia, PA: Lippincott Williams & Wilkins.

A *tetralogia de Fallot (TF)* constitui a CC complexa mais comum. As quatro anormalidades da TF incluem:

1. CIV grande e não restritiva.
2. Cavalgamento da aorta.
3. Estenose pulmonar (obstrução da via de saída do ventrículo direito).
4. Hipertrofia ventricular direita.

Fisiopatologia e etiologia

1. O grau de cianose depende do tamanho da CIV e do grau de OVSVD.
2. A obstrução do fluxo sanguíneo do ventrículo direito para a AP resulta em desvio do sangue não oxigenado através da CIV para dentro da aorta (o *shunt* da direita para a esquerda provoca cianose).
3. A OVSVD pode ocorrer em qualquer um dos seguintes três níveis ou em todos eles: estenose da valva pulmonar, estenose infundibular ou estenose supravalvular.
4. O ventrículo direito sofre hipertrofia em consequência do aumento do gradiente através da VSVD.
5. A OVSVD mínima resulta em variante de TF rosada, na qual a fisiologia manifesta-se mais como uma grande CIV não restritiva. Com a diminuição da resistência vascular pulmonar, os sinais/sintomas podem se tornar mais evidentes em consequência do aumento do *shunt*.

Manifestações clínicas

1. As manifestações clínicas são variáveis e dependem do tamanho da CIV e do grau da OVSVD.
2. Cianose.
   a. O recém-nascido pode apresentar saturação de oxigênio normal; à medida que o lactente cresce, a OVSVD aumenta, e a saturação de oxigênio cai.
   b. O recém-nascido com saturação de oxigênio inaceitavelmente baixa necessita infusão de PGE_1 para manter a perviedade do canal e a saturação adequada de oxigênio (necessária para a TF com atresia pulmonar).
   c. Inicialmente, a cianose pode ser apenas observada quando a criança chora e faz esforço (aumento da RVP e *shunt* da direita para a esquerda).
3. Segunda bulha cardíaca hiperfonética com sopro de ejeção sistólica áspero.
4. Policitemia.
5. Diminuição da tolerância ao exercício.
6. Uma manifestação clínica comum há alguns anos era a posição de cócoras, uma postura assumida de modo característico por crianças de mais idade, de modo a aumentar a resistência vascular sistêmica e estimular o aumento do fluxo sanguíneo pulmonar. Entretanto, hoje em dia, a posição de cócoras é raramente observada, visto que a TF é agora submetida à correção cirúrgica durante o primeiro ano de vida.
7. Crises hipercianóticas (antigamente conhecidas como crises Tet): trata-se de um evento hipóxico que gera risco à vida, com diminuição drástica da saturação de oxigênio; o mecanismo consiste, habitualmente, em espasmo do infundíbulo, causando maior obstrução do fluxo sanguíneo pulmonar e aumento do fluxo da direita para a esquerda através da CIV.
   a. As crises hipóxicas típicas ocorrem pela manhã, logo após a criança despertar; durante ou após um episódio de choro; durante ou após a alimentação; durante procedimentos dolorosos, como coleta de sangue.
   b. O quadro típico consiste em taquipneia, irritabilidade e cianose crescente, seguida de flacidez e perda da consciência.
   c. Tratamento domiciliar pelo cuidador: consiste em acariciar o lactente e colocá-lo na posição genupeitoral; é preciso notificar imediatamente um médico.
   d. O tratamento hospitalar inclui a posição genupeitoral, sedação (morfina), oxigênio, bloqueadores beta-adrenérgicos (propranolol) para relaxar o infundíbulo e administração de medicamentos para aumentar a resistência vascular sistêmica (fenilefrina, norepinefrina).
   e. Intubação e ventilação pulmonar mecânica, quando necessário, para reduzir o trabalho ventilatório e o consumo de oxigênio.
   f. As crises hipercianóticas geralmente levam o cardiologista a encaminhar o lactente para intervenção cirúrgica.

Avaliação diagnóstica

1. Ausculta: sopro de ejeção sistólica áspero, mais bem audível na borda esternal esquerda superior (sopro da VSVD); segunda bulha cardíaca hiperfonética única; clique de ejeção aórtico. O sopro é causado pela estenose pulmonar – na estenose leve, o sopro é mais alto e mais longo do que quando a estenose é mais grave; durante a crise hipercianótica, o sopro desaparece.
2. Palpação: frêmito sistólico palpável ao longo da borda esternal inferior esquerda e média esquerda (50% dos casos). Impulso VD na borda esternal esquerda.
3. Radiografia de tórax: varia; normal ou com diminuição das tramas vasculares pulmonares. O coração pode aparecer em "forma de bota", devido à AP principal côncava, com ápice voltado para cima, em consequência da HVD.
4. ECG: varia; normal ou HVD.
5. Ecocardiograma bidimensional e mapeamento com Doppler de fluxo colorido para a identificação das anormalidades estruturais, para a estimativa do grau de OVSVD e para a avaliação do padrão das artérias coronárias.
6. Em geral, não há necessidade de cateterismo cardíaco para o diagnóstico inicial. Pode ser realizado antes da intervenção cirúrgica para a identificação da localização e do número de CIV, de RVP e do grau de OVSVD, bem como da presença de quaisquer anormalidades coronárias.

Manejo

1. Manejo clínico:
   a. Monitore o nível de saturação de oxigênio.
   b. Monitore o crescimento e o desenvolvimento.
   c. Monitore as crises hipercianóticas (muitas crises passam despercebidas pelos pais).
   d. Profilaxia da endocardite infecciosa (durante toda a vida).
   e. Restrinja a atividade vigorosa e a participação do paciente em esportes competitivos.
2. Angioplastia pulmonar com balão (raramente).
3. Os lactentes com estenose pulmonar grave podem necessitar de PGE_1 para manter a perviedade do canal.
4. Intervenção cirúrgica: reparo paliativo *versus* definitivo.
   a. Muitos centros preferem a correção cirúrgica definitiva em um estágio.
   b. Obstáculos potenciais para a correção cirúrgica em um estágio: distribuição anormal das artérias coronárias (o ramo interventricular anterior da artéria coronária esquerda origina-se da artéria coronária direita e cruza a VSVD); CIV múltiplas;

artérias pulmonares com ramos hipoplásicos; lactente pequeno com peso abaixo de 2,5 kg.
   c. Cirurgia paliativa: cirurgia de BT modificada-enxerto com tubo Gore-Tex entre a artéria subclávia esquerda e a AP: o aumento do fluxo sanguíneo pulmonar resulta em saturações de oxigênio mais elevadas.
   d. Cirurgia de reparo: fechamento da CIV com enxerto, alívio da obstrução da via de saída do ventrículo direito; com ou sem enxerto transanular através da valva pulmonar.
   e. Para pacientes com atresia pulmonar, coloca-se um conduto do VD para a AP, transpondo a VSVD atrésica. À medida que o paciente cresce, é necessário aumentar esse conduto, até várias vezes durante a infância.
5. Acompanhamento a longo prazo
   a. Avalie a via de saída do VD, e monitore o grau de insuficiência pulmonar.
   b. Monitore a função do VD e a tolerância ao exercício.
   c. Monitore à procura de arritmias.
   d. Continue o monitoramento à procura de sequelas não totalmente elucidadas dos efeitos prolongados da fisiologia após o reparo, estendendo-se até a vida adulta.

Complicações

1. Hipoxia.
2. Crises hipercianóticas.
3. Policitemia.
4. ICC: rara; associada à TF rosada.
5. Disfunção ventricular direita.
6. Arritmias ventriculares.
7. Endocardite infecciosa.

Transposição das grandes artérias

Baseado em evidências
Qureshi, A. M., Justino, H., & Heinle, J. S. (2016). Transposition of the great arteries. In H. D. Allen, R. E. Shaddy, D. J. Penny, T. F. Feltes, & F. Cetta (Eds.), *Moss and Adams' heart disease in infants, children, and adolescents* (9th ed., pp. 1164-83). Philadelphia, PA: Lippincott Williams & Wilkins.

A *transposição das grandes artérias (TGA)* ocorre quando a AP se origina do ventrículo esquerdo, e a aorta, do ventrículo direito. É responsável por 5% dos casos de CC e é mais comum em indivíduos do sexo masculino. A outra lesão mais comumente associada é uma comunicação interventricular; 10% dos lactentes com TGA também apresentam malformações não cardíacas.

Fisiologia e etiologia

1. Esse defeito resulta em duas circulações paralelas:
   a. O átrio direito recebe sangue desoxigenado da veia cava inferior (VCI) e da VCS; o fluxo sanguíneo continua através da valva atrioventricular direita (tricúspide) para dentro do ventrículo direito e é bombeado de volta para a aorta.
   b. O átrio esquerdo recebe sangue ricamente oxigenado das veias pulmonares; o fluxo sanguíneo continua através da valva atrioventricular esquerda (mitral) para dentro do ventrículo esquerdo e é bombeado de volta para a AP.
2. Para manter a vida, é necessária a existência de um defeito associado para possibilitar a mistura do sangue desoxigenado com o sangue oxigenado entre os dois circuitos, como PCA, CIA, FOP ou CIV.
3. Os recém-nascidos com TGA e sistema ventricular intacto são habitualmente mais cianóticos e mais doentes do que os recém-nascidos com TGA e CIV.

Manifestações clínicas

Os sintomas tornam-se evidentes logo após o nascimento; o quadro clínico e graus variáveis de manifestações clínicas são influenciados pela extensão da mistura intercirculatória (presença ou ausência de septo ventricular intacto).
1. Cianose.
2. Taquipneia.
3. Acidose metabólica.
4. ICC.
5. Dificuldades alimentares.

Avaliação diagnóstica

1. Ausculta: varia; ausência de sopro ou um sopro relacionado com um defeito associado; B_2 hiperfonética única.
2. Radiografia de tórax: varia; a radiografia de tórax do recém-nascido é habitualmente normal; cardiomegalia com mediastino estreito (imagem cardíaca em forma de ovo) e aumento das tramas pulmonares; ou diminuição das tramas pulmonares com estenose pulmonar.
3. ECG: aumento do átrio direito, HVD ou hipertrofia biventricular.
4. Ecocardiograma bidimensional com Doppler e mapeamento com fluxo colorido para a identificação das anormalidades estruturais: transposição dos vasos, padrão das artérias coronárias e grau de mistura através do septo atrial e lesões associadas.

Manejo

Manejo clínico
1. Estabilize com infusão de PGE_1.
2. Corrija a acidose metabólica.
3. Forneça oxigênio suplementar para diminuir a RVP.
4. Trate a sobrecarga circulatória pulmonar com digoxina e diuréticos, quando necessário.
5. Efetue a intubação e a ventilação pulmonar mecânica, quando necessário.
6. Suporte inotrópico, quando necessário.
7. Profilaxia da endocardite infecciosa (durante toda a vida).

Cateterismo cardíaco
1. Indica-se a septostomia atrial com balão (Rashkind) para a hipoxia grave, com o objetivo de criar ou de melhorar a mistura em nível atrial, para pacientes que apresentam septo ventricular intacto.

Manejo cirúrgico
1. Cirurgia de *switch* arterial (cirurgia de Jatene) – procedimento de escolha:
   a. Idealmente realizada durante a primeira ou segunda semana de vida – o momento é especificado em cada centro.
   b. A aorta e a AP são transferidas de volta a seus ventrículos anatomicamente corretos, acima do nível da valva.
   c. As artérias coronárias são transferidas para a nova aorta.
   d. Efetua-se também o reparo das lesões associadas nessa ocasião.
2. Cirurgia de Rastelli – realizada para TGA, CIV e EP.
   a. O reparo é realizado durante o primeiro ano de vida.
   b. Reparo da CIV com enxerto para incluir o VE na continuidade do fluxo aórtico, com fluxo sanguíneo pulmonar fornecido por meio de homoenxerto de VD para AP.
3. Cirurgia de *switch* atrial – cirurgia de Mustard ou de Senning:
   a. Redirecionamento do fluxo sanguíneo atrial: AD → valva atrioventricular esquerda (mitral) → VE → AP e AE → valva atrioventricular direita (tricúspide) → VD → Ao.
   b. Restaura o sangue oxigenado na circulação sistêmica, enquanto o sangue desoxigenado é guiado para o sistema pulmonar.
   c. Desvantagens:
      i. O VD é deixado como ventrículo sistêmico – desenvolverá disfunção VD.
      ii. Incidência aumentada de arritmias atriais e obstrução da correção.

Complicações

1. Hipoxia grave.
2. Isquemia de múltiplos órgãos.
3. Arritmias.
4. Disfunção do VD.
5. Obstrução da artéria coronária, levando à isquemia miocárdica ou à morte.
6. Há necessidade de acompanhamento a longo prazo dos pacientes pediátricos e adultos, independentemente da técnica de reparo cirúrgico.

Atresia tricúspide

Baseado em evidências
Cetta, F., Dearani, J. A., O'Leary, P. W., & Driscoll, D. J. (2016). Tricuspid valve disorders: Atresia, dysplasia, and Ebstein anomaly. In H. D. Allen, R. E. Shaddy, D. J. Penny, T. F. Feltes, & F. Cetta (Eds.), *Moss and Adams' heart disease in infants, children, and adolescents* (9th ed., pp. 950-8). Philadelphia, PA: Lippincott Williams & Wilkins.

A *atresia tricúspide* envolve a ausência da valva atrioventricular direita (tricúspide) e a hipoplasia do ventrículo direito. São necessários defeitos associados para a sobrevida, como CIA, CIV ou PCA. A atresia tricúspide é responsável por cerca de 3% dos casos de CC.

Fisiopatologia e etiologia

1. Na atresia tricúspide, o retorno venoso sistêmico entra no átrio direito e não pode continuar para o VD; o sangue flui através de uma abertura do septo atrial para dentro do átrio esquerdo.
2. Ocorre fluxo sanguíneo pulmonar através de PCA ou de CIV.

Manifestações clínicas

1. Cianose.
2. Taquipneia.
3. Dificuldades alimentares.
4. Outros sinais de insuficiência.

Avaliação diagnóstica

1. Ausculta: os sopros variam, dependendo das lesões associadas; B_2 única.
2. Palpação: na presença de CIV restritiva, pode-se palpar um frêmito.
3. Radiografia de tórax: tramas vasculares pulmonares relacionadas com a quantidade de fluxo sanguíneo pulmonar (habitualmente diminuído); imagem cardíaca normal a ligeiramente aumentada.
4. ECG: eixo superior; hipertrofia atrial direita e esquerda; HVE. O bloqueio AV de primeiro grau pode ser comum.
5. O ecocardiograma bidimensional identifica a valva atrioventricular direita (tricúspide) atrésica e o VD hipoplásico; o exame com Doppler e mapeamento com fluxo colorido documenta a derivação atrial da direita para a esquerda e o tamanho da PCA ou da CIV.
6. Pode haver necessidade de cateterismo cardíaco para delinear a anatomia.

Manejo

Manejo clínico

1. Estabilize com infusão de PGE_1.
2. Mantenha a saturação de oxigênio acima de 75%.
3. Intubação e ventilação pulmonar mecânica, quando necessário.
4. Suporte inotrópico, quando necessário.

Manejo cirúrgico

1. Primeira cirurgia – recém-nascido:
   a. *Shunt* de BT – indicado quando o fluxo sanguíneo pulmonar é insuficiente.
   b. Cerclagem da artéria pulmonar – indicada se o fluxo sanguíneo pulmonar for excessivo.
   c. Não há necessidade de tratamento se o fluxo sanguíneo pulmonar estiver equilibrado.
   d. Se houver transposição das grandes artérias, poder-se-á efetuar o procedimento de Damus-Kaye-Stansel (DKS) – colocação de *shunt* de BT modificado, com união da aorta com a artéria pulmonar principal.
2. Segunda cirurgia – 6 a 9 meses de idade:
   a. Derivação de Glenn bidirecional: anastomose terminoterminal da VCS para a AP direita.
3. Terceira cirurgia – cerca de 3 a 4 anos de idade.
   a. Complementação de Fontan: conexão da VCI com AP (conduto extracardíaco, com ou sem fenestração ou correção intracardíaca).

Complicações

1. ICC.
2. Derrame pleural persistente (particularmente após as correções cirúrgicas dos estágios II e III).
3. Formação de trombo no sistema venoso sistêmico.
4. Endocardite infecciosa.
5. Raramente, bloqueio cardíaco.
6. A circulação de Fontan final pode resultar em complicações multissistêmicas durante toda a vida, em graus variáveis, tanto na infância quanto na idade adulta.

Síndrome do coração esquerdo hipoplásico

Baseado em evidências
Spillane, N. T., Kashyap, S., Bateman, D., Weindler, M., & Krishnamurthy, G. (2016). Comparison of feeding strategies for infants with hypoplastic left heart syndrome. *World Journal for Pediatric and Congenital Heart Surgery, 7*(4), 446-453.
Tweddell, J. S. *et al.* (2016). Hypoplastic left heart syndrome. In H. D. Allen, R. E. Shaddy, D. J. Penny, T. F. Feltes, & F. Cetta (Eds.), *Moss and Adams' heart disease in infants, children, and adolescents* (9th ed., pp. 1085-101). Philadelphia, PA: Lippincott Williams & Wilkins.

A síndrome do coração esquerdo hipoplásico (SCEH) refere-se a um conjunto de anormalidades do lado esquerdo do coração, incluindo:

1. Estenose ou atresia mitral grave.
2. VE hipoplásico.
3. Estenose ou atresia aórtica grave.
4. Parte ascendente da aorta hipoplásica, com coarctação grave da aorta.
5. As anomalias associadas incluem CoA (75%), CIA (15%) e CIV (10%).

A SCEH é responsável por 1,4 a 3,8% de todos os casos de CC. Trata-se da causa mais comum de morte por malformações cardíacas no primeiro mês de vida.

Fisiopatologia e etiologia

1. O lado esquerdo do coração está subdesenvolvido e essencialmente não funcional.
2. O ventrículo direito sustenta as circulações pulmonar e sistêmica.
3. Uma CIA possibilita o fluxo de sangue do átrio esquerdo para o coração direito.
4. O sangue flui da direita para a esquerda através da PCA e para dentro da parte descendente da aorta, fornecendo oxigênio e nutrientes ao corpo.

Manifestações clínicas

1. No início, o recém-nascido pode ter aparência totalmente normal; entretanto, torna-se gravemente enfermo quando ocorre o fechamento do canal arterial.
2. Quando o canal arterial começa a se fechar, ocorrem:
   a. Taquipneia, devido à ICC.
   b. Diminuição do débito urinário.
   c. Alimentação deficiente e intolerância à alimentação.
   d. Letargia; alteração no nível de alerta.
   e. Palidez; coloração acinzentada.
   f. Pulsos periféricos fracos.
   g. Cianose.
   h. Acidose metabólica.

Avaliação diagnóstica

1. Ausculta: B_2 única; em geral, não há sopro cardíaco; entretanto, em certas ocasiões, um sopro de ejeção sistólica suave pode ser audível. Com o desenvolvimento da ICC, pode-se ouvir um ritmo de galope.
2. Radiografia de tórax: a imagem cardíaca varia (tamanho normal a aumentado); aumento das tramas pulmonares e edema pulmonar.
3. ECG: hipertrofia VD; diminuição das forças elétricas em V_5 e V_6.
4. Ecocardiograma bidimensional com Doppler e mapeamento com fluxo colorido para a identificação das anormalidades estruturais e dos padrões alterados de fluxo sanguíneo.
5. Em geral, não há necessidade de cateterismo cardíaco para o diagnóstico inicial. Este pode ser realizado caso haja necessidade de septostomia atrial com balão, para melhorar a oxigenação.

Manejo

Manejo clínico

1. Reanimação e estabilização com infusão de PGE_1.
2. Suporte inotrópico, quando necessário (dopamina, dobutamina).
3. Intubação e ventilação pulmonar mecânica, quando necessário.
4. Proceda à correção da acidose metabólica.
5. Avalie as funções hepática, renal e neurológica.
6. Profilaxia da endocardite infecciosa (durante toda a vida).
7. Encaminhe para intervenção cirúrgica.

Cateterismo cardíaco

1. Pode ser necessária uma septostomia atrial com balão, para possibilitar o fluxo sanguíneo não restritivo do AE para o AD.
2. Abordagem híbrida para paliação de primeiro estágio, combinando o cateterismo e a cirurgia; com frequência, consiste na colocação de *stent* no canal arterial e na cerclagem bilateral da AP.

Manejo cirúrgico

1. Correção cirúrgica paliativa em estágios:
   a. Estágio I de Norwood (recém-nascido): reconstrução da aorta hipoplásica utilizando a AP e um aloenxerto aórtico ou pulmonar, septectomia atrial, reparo da coarctação e colocação de *shunt* de BT ou de conduto VD-AP (modificação de Sano).
   b. No pós-operatório, procure obter uma circulação sistêmica e pulmonar equilibrada, mantendo a saturação de oxigênio em aproximadamente 75 a 85%.
   c. Estágio II – derivação de Glenn bidirecional (6 a 9 meses de idade): transecção da VCS do átrio direito, com sutura terminolateral diretamente na AP direita; ligadura do *shunt* de BT.
   d. A meta esperada de saturação de oxigênio no pós-operatório é de cerca de 75 a 85%.
   e. Estágio III – Fontan (18 meses a 4 anos de idade): conexão da VCI com a AP (conduto extracardíaco com ou sem fenestração ou correção intracardíaca).
   f. A meta esperada de saturação de oxigênio no pós-operatório é superior a 85%, aumentando para quase o valor normal após a alta.
2. Transplante cardíaco.

Complicações

1. Cianose.
2. Acidose metabólica.
3. Derrame pleural persistente (particularmente após correção cirúrgica dos estágios II ou III).
4. Formação de trombo no sistema venoso sistêmico.
5. Endocardite infecciosa.
6. Colapso cardiovascular, insuficiência multissistêmica, possível morte.
7. O período entre estágios, entre a correção cirúrgica de estágio I e a de estágio II, foi identificado como um período vulnerável para recém-nascidos, sendo o segundo maior risco de mortalidade. Em consequência disso, a maioria dos programas adotou um monitoramento entre estágios, que consiste em verificações da saturação de oxigênio e do peso, as quais devem ser completadas em casa. Esse monitoramento pode identificar fatores de risco importantes, que podem ser reconhecidos precocemente e tratados durante essa fase.

Cuidados de enfermagem à criança com cardiopatia congênita

Baseado em evidências

Cao, J. Y., Lee, S. Y., Phan *et al.* (2018). Early outcomes of hypoplastic left heart syndrome infants: Meta-analysis of studies comparing the Hybrid and Norwood procedures. *World Journal for Pediatric and Congenital Heart Surgery, 9*(2), 224-233.

Peterson, J. K., & Evangelista, L. S. (2017). Developmentally supportive care in congenital heart disease: A concept analysis. *Journal of Pediatric Nursing, 36*, 241-247.

Avaliação de enfermagem

1. Obtenha o histórico de enfermagem completo.
2. Discuta o plano de cuidados com a equipe de saúde (cardiologista, cirurgião cardíaco, enfermeiro, supervisor clínico, assistente social e nutricionista). Discuta o plano de cuidados com o paciente, com os pais e com outros cuidadores.
3. Meça e registre a altura e o peso em um gráfico de crescimento.
4. Registre os sinais vitais e a saturação de oxigênio.
   a. Verifique os sinais vitais em um momento em que o lactente/a criança esteja quieto(a).
   b. Escolha um manguito de pressão arterial (PA) de tamanho apropriado.
   c. Verifique a PA dos quatro membros × 1.
5. Avalie e registre:
   a. Coloração da pele: rosada, cianótica, mosqueada.
   b. Mucosas: úmidas, secas, cianóticas.
   c. Membros: verifique os pulsos periféricos quanto à qualidade e à simetria; edema dependente; tempo de enchimento capilar; coloração e temperatura.
6. Examine à procura de baqueteamento de dedos (cardiopatia cianótica).
7. Examine a parede torácica à procura de deformidades; atividade precordial proeminente.
8. Avalie o padrão respiratório.
   a. Antes de tocar a criança, conte a frequência respiratória.
   b. Solte ou retire as roupas para observar diretamente o movimento do tórax.

c. Examine à procura de sinais de desconforto respiratório: aumento da frequência respiratória, roncos, retrações, batimento das asas do nariz.
d. Ausculte à procura de estertores, sibilos, roncos e estridores.

9. Avalie as bulhas cardíacas.
   a. Determine a frequência (bradicardia, taquicardia ou normal para a idade) e o ritmo (regular ou irregular).
   b. Identifique a presença de sopro (tipo, localização e grau).
10. Avalie o estado hídrico.
    a. Pese diariamente o paciente.
    b. Controle estrito do equilíbrio hídrico (número de fraldas molhadas; débito urinário).
11. Avalie e registre o nível de atividade da criança.
    a. Observe o lactente enquanto este se alimenta: necessita de interrupções frequentes ou adormece durante a alimentação? Avalie a presença de sudorese, de mudança de coloração ou de ocorrência de desconforto respiratório enquanto ele se alimenta.
    b. Observe a criança brincando. A brincadeira é interrompida para descansar? Pergunte aos pais se a criança acompanha o ritmo dos colegas quando está brincando.
    c. Avalie e registre os achados relevantes a respeito do nível de desenvolvimento da criança: comportamento apropriado para a idade, habilidades cognitivas, habilidades motoras grosseiras e finas.

Diagnósticos de enfermagem

- Troca de gases prejudicada, relacionada com a alteração do fluxo sanguíneo pulmonar ou com a congestão pulmonar
- Débito cardíaco diminuído, relacionado com a diminuição da função miocárdica
- Intolerância à atividade, relacionada com a hipoxia ou com a diminuição da função miocárdica
- Nutrição desequilibrada: menor que as necessidades corporais, relacionada com as demandas energéticas excessivas e necessárias, em consequência do aumento da carga de trabalho cardíaco
- Risco de infecção, relacionado com a doença crônica
- Medo e ansiedade, relacionados com a doença potencialmente fatal.

Intervenções de enfermagem

Alívio do desconforto respiratório

1. Coloque a criança em decúbito elevado, semiereta.
2. Proceda à aspiração das secreções orais e nasais, quando necessário.
3. Identifique a saturação de oxigênio-alvo e administre oxigênio, conforme prescrição.
4. Administre os medicamentos prescritos e documente a resposta à medicação (melhora, ausência de alteração ou agravamento da função respiratória).
   a. Diuréticos.
   b. Broncodilatadores.
5. Pode haver necessidade de trocar a alimentação oral pela alimentação enteral, devido ao risco aumentado de aspiração no desconforto respiratório.

Melhora do débito cardíaco

Ver Tabela 45.1.

1. Organize os cuidados de enfermagem e os horários dos medicamentos para proporcionar períodos de repouso ininterruptos.
2. Proporcione atividades lúdicas e educacionais que possam ser realizadas no leito, com esforço mínimo.
3. Mantenha a normotermia.
4. Administre diuréticos (furosemida, espironolactona), conforme prescrito.
   a. Administre os medicamentos no mesmo horário, diariamente. Para crianças de mais idade, não administre uma dose logo antes de sua hora de deitar-se.
   b. Monitore a eficiência da dose: meça e registre o débito urinário.
   c. Monitore os eletrólitos séricos. O paciente pode apresentar hipopotassemia, hipocalcemia com o uso de diuréticos.
5. Administre digoxina, conforme prescrito.
   a. Verifique a frequência cardíaca durante 1 minuto. Suspenda a dose e notifique o médico caso ocorra bradicardia (frequência cardíaca inferior a 90 bpm).
   b. Pode-se solicitar um eletrocardiograma de derivação II para monitoramento do intervalo PR. Um intervalo PR prolongado indica bloqueio cardíaco de primeiro grau (pode-se suspender a dose de digoxina).

Tabela 45.1 Fármacos cardíacos comuns.

Classificação dos fármacos	Mecanismo de ação	Exemplos
Bloqueadores beta-adrenérgicos	Antagonizam os receptores de epinefrina, resultando em diminuição da contratilidade cardíaca e da frequência cardíaca	Propranolol, esmolol, atenolol
Inibidor da enzima conversora de angiotensina (ECA)	Reduz a pressão arterial ao diminuir o tônus dos vasos sanguíneos (redução da pós-carga)	Captopril, enalapril
Bloqueadores do receptor de angiotensina II	Diminuem a pressão arterial, causando dilatação dos vasos sanguíneos	Losartana, valsartana
Bloqueadores dos canais de cálcio	Diminuem o cálcio intracelular, levando a uma redução da contração do músculo cardíaco e do músculo liso vascular, e a uma redução da pressão arterial	Anlodipino, diltiazem, felodipino, isradipino, nicardipino intravenoso, nifedipino e verapamil
Vasopressores	Aumentam a contratilidade cardíaca e o tônus da musculatura vascular, resultando em aumento da pressão arterial	Dopamina, dobutamina, milrinona, epinefrina
Diuréticos	Reduzem o volume sanguíneo ao aumentar o débito urinário Utilizados no tratamento da hipertensão arterial e em casos de insuficiência cardíaca congestiva	Furosemida, espironolactona
Antiarrítmicos	Várias classificações utilizadas para o tratamento das arritmias cardíacas	Lidocaína, amiodarona, disopiramida, adenosina
Glicosídios cardíacos	Fortalecem a contratilidade cardíaca e reduzem a frequência cardíaca Utilizados no tratamento da insuficiência cardíaca congestiva	Digoxina

c. Administre os medicamentos no mesmo horário, diariamente. Para lactentes e crianças, a digoxina é habitualmente fracionada e administrada 2 vezes/dia.
d. Monitore os níveis séricos de eletrólitos. Incidência aumentada de toxicidade da digoxina associada à hipopotassemia.

6. Administre medicamentos para reduzir a pós-carga (captopril, enalapril), conforme prescrito.
   a. Quando iniciar a medicação pela primeira vez: verifique a PA imediatamente antes da dose e 1 hora depois.
   b. Monitore os sinais de hipotensão: síncope, vertigem e pulsos fracos.
   c. Suspenda a medicação e notifique o médico, de acordo com os parâmetros prescritos.

Melhora da oxigenação e da tolerância às atividades

1. Coloque o oxímetro de pulso (monitoramento contínuo ou medida com os sinais vitais) no dedo, no lobo da orelha ou no dedo do pé. O monitoramento da saturação pré e pós-ductal fornece informação mais abrangente sobre a oxigenação.
2. Administre oxigênio, quando necessário.
3. Titule a quantidade de oxigênio para alcançar a saturação de oxigênio-alvo.
4. Avalie a resposta à oxigenoterapia: aumento da saturação basal de oxigênio, melhora do trabalho ventilatório e mudança no conforto do paciente.
5. Explique à criança como o oxigênio ajudará. Se possível, ofereça a opção de máscara facial ou de cânula nasal para oxigênio.

Oferta de nutrição adequada

1. Para o lactente:
   a. Alimentação frequente e em pequena quantidade.
   b. Fórmula láctea enriquecida ou leite materno (até 30 cal/30 mℓ).
   c. Limite o tempo de alimentação oral a 15 a 20 minutos.
   d. Suplemente a alimentação oral com alimentação nasogástrica, quando necessário, a fim de obter um ganho de peso (*i. e.*, alimentação nasogástrica contínua à noite, com alimentação oral por livre demanda durante o dia).
2. Para a criança:
   a. Refeições pequenas e frequentes.
   b. Suplementos nutricionais ricos em calorias.
   c. Determine as preferências e as aversões da criança e planeje as refeições apropriadamente.
   d. Deixe que os pais tragam os alimentos preferidos da criança ao hospital.
3. Comunique a ocorrência de intolerância alimentar: náuseas, vômitos, diarreia.
4. Documente o peso diariamente (no mesmo horário do dia, utilizando a mesma balança e com as mesmas roupas).
5. Registre o balanço hídrico de modo acurado; avalie a ocorrência de retenção hídrica.
6. Em geral, não há necessidade de restrição hídrica em crianças; controle o excesso de líquido com diuréticos.

Prevenção de infecções

1. Mantenha o calendário de imunização infantil de rotina. Com exceção do VSR e da influenza, as imunizações não devem ser administradas durante 6 semanas após uma cirurgia cardiovascular.
2. Administre anualmente a vacina contra gripe.
3. Administre a vacina contra VSR a crianças com menos de 2 anos de idade que apresentam CC complexa, bem como àquelas que correm risco de ICC ou de hipertensão pulmonar.
4. Evite a exposição a doenças contagiosas.
5. Lavagem das mãos criteriosa.
6. Notifique a ocorrência de febre.
7. Notifique a presença de sinais de IVRS: coriza, tosse e aumento das secreções nasais.
8. Comunique a ocorrência de sinais de doença GI: diarreia, dor abdominal, irritabilidade.

Redução do medo e da ansiedade

1. Oriente o paciente e a família.
2. Forneça à família números de contato telefônico: como agendar uma consulta de acompanhamento; como encontrar um cardiologista durante a semana, à noite, nos fins de semana ou nos feriados.

Educação da família e manutenção da saúde

1. Oriente a família sobre as medidas necessárias para manter a saúde da criança:
   a. Imunização completa.
   b. Dieta e repouso adequados.
   c. Prevenção e controle das infecções.
   d. Avaliações médicas e odontológicas regulares. A criança deve ser protegida contra a endocardite infecciosa, quando submetida a determinados procedimentos dentários.
   e. Avaliações cardíacas regulares.
2. Explique à família a malformação e seu tratamento.
   a. Forneça aos pacientes e às famílias informações, por escrito e verbais, a respeito da CC. Ofereça recursos apropriados na internet para obter informações sobre CC e opções de tratamento clínico e cirúrgico.
   b. Providencie recursos individualizados para os pais e para o paciente, quando aplicável. No momento da alta, forneça recursos visuais sobre a fisiologia, bem como sobre a correção cirúrgica. Forneça, também, uma lista de medicamentos e cartões de ação de emergência.
   c. Sinais e sintomas de ICC (ver p. 1242).
   d. Sinais de crises hipercianóticas associadas a cardiopatias cianóticas e necessidade de colocar a criança em posição genupeitoral.
   e. Necessidade de evitar a desidratação, que aumenta o risco de complicações trombóticas.
   f. Precauções de emergência relacionadas com as crises hipercianóticas, com o edema pulmonar, e com a parada cardíaca (quando apropriado).
   g. Materiais especiais para cuidados domiciliares, monitores, oxigênio.
3. Incentive os pais e outras pessoas (professores, colegas) a tratar a criança de maneira o mais normal possível.
   a. Evite a superproteção e a superindulgência.
   b. Evite a rejeição.
   c. Promova o crescimento e o desenvolvimento com modificações. Facilite o desempenho das tarefas habituais de desenvolvimento, dentro dos limites do estado fisiológico da criança.
   d. Evite que os adultos projetem seus medos e ansiedades na criança.
   e. Ajude a família a lidar com a raiva, com a culpa e com a preocupação relacionadas com as limitações da criança.
4. Inicie um encaminhamento para enfermagem de saúde pública, quando indicado.
5. Ressalte a necessidade de cuidados de acompanhamento.
6. Incentive a participação em grupos de apoio para pacientes e familiares.

Reavaliação: resultados esperados

- Melhora da oxigenação, evidenciada por respirações fáceis e confortáveis
- Melhora do débito cardíaco, demonstrada por sinais vitais estáveis, perfusão periférica adequada e débito urinário adequado
- Aumento do nível de atividade
- Estado nutricional máximo, demonstrado pelo ganho de peso e pelo aumento no percentil da curva de crescimento
- Ausência de sinais ou de sintomas de infecção
- Os pais discutem o diagnóstico e o tratamento entre si e com a criança.

Insuficiência cardíaca congestiva

Baseado em evidências

Benhase, C. (2018). Nursing aspects of heart failure. In Benhase, C., Faulkner, T.J., Hendricks, K., Sublett, J. (Eds.), *Heart Failure in the Child and Young Adult: From Bench to Bedside*, (p. 481-92). Cambridge, MA: Academic Press.

Jayaprasad, N. (2016). Heart failure in children. *Heart Views, 17*(3), 92-99.

Kirk, R., Dipchand, A. I., & Rosenthal, D. N. (2014). *International Society for Heart and Lung Transplantation guidelines for the management of pediatric heart failure.* Volume 8. Birmingham, AL, UAB Printing.

Ocorre *insuficiência cardíaca congestiva (ICC)* quando o débito cardíaco é incapaz de atender às demandas metabólicas do organismo.

Fisiopatologia e etiologia

1. Pode resultar de:
   a. CC com sobrecarga de volume ou de pressão (*shunt* da esquerda para a direita moderado a grande [PCA, CIV], insuficiência da valva AV ou obstrução do fluxo [SCEH, CoA]).
   b. Cardiopatia adquirida: miocardite, miocardiopatia, febre reumática aguda.
   c. Doença pulmonar crônica: *cor pulmonale,* displasia broncopulmonar.
   d. Arritmias: TSV prolongada, bloqueio cardíaco completo.
   e. Anemia.
   f. Sobrecarga hídrica iatrogênica.
2. Na tentativa de atender às necessidades metabólicas do organismo, a frequência cardíaca aumenta, a fim de elevar o débito cardíaco.
   a. Débito cardíaco = frequência cardíaca × volume sistólico.
   b. O volume sistólico é a quantidade de sangue (mℓ) ejetada do coração a cada batimento cardíaco; depende da pré-carga e da resistência vascular.
3. A pré-carga (PVC) aumenta quando o coração em falência apresenta contrações deficientes.
4. Com o débito cardíaco diminuído, a resistência vascular sistêmica aumenta para manter a PA. Esse aumento da pós-carga limita o débito cardíaco.
5. Com a diminuição do fluxo sanguíneo para os rins, a taxa de filtração glomerular diminui à medida que a reabsorção tubular aumenta a retenção de sódio e de água, resultando em diminuição do débito urinário.
6. A longo prazo, esses mecanismos compensatórios são prejudiciais para o miocárdio em falência. O aumento crônico na pré-carga e na pós-carga contribui para a dilatação das câmaras e para a hipertrofia miocárdica, levando à ICC progressiva.

Manifestações clínicas

1. Comprometimento da função do miocárdio.
   a. Taquicardia, galope de B_3.
   b. Perfusão periférica deficiente: pulsos periféricos fracos, extremidades frias, enchimento capilar prolongado.
   c. Palidez.
   d. Intolerância ao exercício ou à atividade.
2. Congestão pulmonar.
   a. Taquipneia.
   b. Cianose.
   c. Retrações, batimento das asas do nariz, roncos.
   d. Tosse.
3. Congestão venosa sistêmica.
   a. Hepatomegalia.
   b. Edema periférico: escrotal e orbital.
   c. Ganho de peso por água.
   d. Diminuição do débito urinário.

Avaliação diagnóstica

1. Achados característicos em exame físico.
2. A radiografia de tórax revela cardiomegalia e congestão pulmonar.
3. Peptídio natriurético do tipo B (BNP) como biomarcador para uso diagnóstico, prognóstico e monitoramento terapêutico em pacientes pediátricos com cardiopatia congênita, miocardiopatia.

Manejo

1. Diuréticos para reduzir o volume intravascular (furosemida, espironolactona).
2. Digoxina para aumentar a contratilidade do miocárdio em pacientes sintomáticos com baixa fração de ejeção. O medicamento não é necessário para pacientes assintomáticos com disfunção ventricular esquerda.
3. Redução da pós-carga para diminuir a carga de trabalho do miocárdio insuficiente (inibidores da enzima conversora de angiotensina – captopril, enalapril, lisinopril).
4. Bloqueadores beta-adrenérgicos para neutralizar a atividade simpática aumentada e reduzir a resistência vascular sistêmica (metoprolol, carvedilol).
5. Bloqueadores dos receptores de angiotensina II (BRA) para pacientes com intolerância aos inibidores da ECA, mas que podem se beneficiar do bloqueio do SRAA.
6. Suporte inotrópico, quando necessário.

Complicações

1. Edema pulmonar.
2. Acidose metabólica.
3. Atraso do crescimento.
4. IVRS.
5. Arritmia.
6. Morte.

Avaliação de enfermagem

1. Avalie a resposta ao plano de tratamento clínico.
2. Documente os sinais vitais e a saturação de oxigênio.
3. Observe o lactente ou a criança durante a alimentação ou a atividade. Examine à procura de sudorese, da necessidade de períodos frequentes de repouso e da incapacidade de acompanhar o ritmo dos colegas.
4. Acompanhe a curva de crescimento.

Diagnósticos de enfermagem

- Débito cardíaco diminuído, relacionado com a disfunção miocárdica
- Volume de líquidos excessivo, relacionado com a diminuição da contratilidade cardíaca e com a excreção diminuída pelos rins
- Troca de gases prejudicada, relacionada com a congestão venosa pulmonar
- Intolerância à atividade, relacionada com a disfunção miocárdica e com a congestão pulmonar
- Risco de infecção, relacionado com a congestão pulmonar
- Nutrição desequilibrada: menor do que as necessidades corporais, relacionada com o aumento das demandas metabólicas, com diminuição do aporte calórico
- Ansiedade, relacionada com o diagnóstico e com o prognóstico.

Intervenções de enfermagem

Melhora da eficiência miocárdica

1. Administre digoxina, conforme prescrição.
   a. Determine a frequência cardíaca. Suspenda a medicação e notifique um médico, se a frequência cardíaca for inferior a 90 bpm.
   b. Verifique o nível de potássio mais recente. Suspenda a medicação e notifique um médico, se o nível de potássio for inferior a 3,5 mEq/ℓ.
   c. Realize um ECG de derivação II, quando apropriado, para monitorar o intervalo PR. Se ocorrer bloqueio AV de primeiro grau, notifique um médico e suspenda a medicação, conforme orientação.
   d. Notifique os sinais de possível toxicidade da digoxina: vômitos, náuseas, alterações visuais e bradicardia.
   e. Efetue uma dupla checagem da dose de digoxina com outro/a enfermeiro/a, antes de administrá-la. Certifique-se de que a prescrição da digoxina tenha a assinatura de dois médicos.[1]
2. Administre medicamento para redução da pós-carga, conforme prescrito.
   a. Verifique a PA antes e depois da administração do medicamento ao paciente. Suspenda a medicação e notifique um médico, se a PA estiver baixa (queda de mais de 15 mmHg em relação aos valores basais).
   b. Examine à procura de sinais de hipotensão: tontura, vertigem e síncope.

Manutenção do equilíbrio hidreletrolítico

1. Administre diuréticos, conforme prescrito.
   a. Verifique o peso diariamente.
   b. Mantenha um registro estrito do balanço hídrico.
   c. Monitore os eletrólitos séricos. Forneça suplementos de potássio, quando necessário.
2. Restrição de sódio: em geral, não é necessária em crianças; proporcione assistência dietética, quando necessário.
3. Restrição hídrica: em geral, não é necessária em crianças.

Alívio do desconforto respiratório

1. Administre oxigenoterapia, conforme prescrição.
2. Eleve a cabeceira do leito; os lactentes podem se sentir mais confortáveis em um assento infantil ereto.

Promoção da tolerância à atividade

1. Organize os cuidados de enfermagem para proporcionar períodos de sono/repouso ininterruptos.
2. Evite atividades desnecessárias.
3. Responda de maneira eficiente ao lactente que chora. Forneça conforto e trate a fonte do desconforto: fralda molhada ou suja, fome.
4. Proporcione atividades recreativas que exijam gasto limitado de energia.
5. Forneça refeições em menor quantidade e com maior frequência.

Redução do risco de infecção

1. Assegure uma boa higienização das mãos para todos.
2. Evite a exposição a crianças ou cuidadores doentes.
3. Monitore os sinais de infecção: febre, tosse, rinorreia, diarreia e vômitos.

Oferta de nutrição adequada

1. Para a criança de mais idade: forneça alimentos nutritivos que a criança goste, juntamente com lanches suplementares ricos em calorias (*milk shake*, pudim).
2. Para o lactente:
   a. Fórmula láctea com alto teor de calorias (24 a 30 cal/30 mℓ).
   b. Suplemente a ingestão oral com alimentação por sonda nasogástrica. Permita uma ingestão oral à vontade durante o dia, com alimentação nasogástrica contínua à noite.

Redução da ansiedade e do medo

1. Comunique o plano de cuidados à criança e à família.
2. Explique à família a ICC e providencie o encaminhamento à enfermagem domiciliar, para reforçar a orientação após a alta.
3. Incentive as perguntas; responda quando for capaz ou encaminhe os pais a outro membro da equipe de saúde.

Educação da família e manutenção da saúde

1. Explique os sinais e sintomas da ICC.
2. Explique as medicações: nome comercial e genérico, efeitos esperados, efeitos adversos e dose.
3. Demonstre a administração dos medicamentos.
4. Com a família, planeje um esquema de horários para a administração dos medicamentos.
5. Forneça diretrizes sobre o momento em que é necessário procurar ajuda médica.
6. Explique a reanimação cardiopulmonar (RCP) no lactente e na criança, quando necessário.
7. Reforce as diretrizes nutricionais; providencie uma receita para os pais sobre como preparar uma fórmula láctea rica em calorias.
8. Reforce as maneiras de evitar infecções.
9. Certifique-se de que a consulta de acompanhamento com um médico esteja agendada antes da alta.
10. Explique ao paciente e à família as diretrizes para endocardite infecciosa e forneça materiais por escrito. Profilaxia geral padrão para crianças com risco: amoxicilina, 50 mg/kg (dose máxima = 2 g), administrada por via oral, 1 hora antes do procedimento.

Reavaliação: resultados esperados

- Frequência cardíaca dentro da faixa normal para a idade; débito urinário adequado
- Nenhum ganho de peso inesperado
- Pulmões limpos; frequência e esforço respiratórios normais
- Participa em atividades recreativas tranquilas
- Ausência de sinais ou sintomas de infecção
- Ingesta adequada de refeições pequenas e frequentes
- Os pais demonstram compreensão sobre o processo patológico e o tratamento.

CARDIOPATIA ADQUIRIDA

Nota: A doença de Kawasaki é discutida no Capítulo 53.

Febre reumática aguda

Baseado em evidências
Tani, L. (2016). Rheumatic fever and rheumatic heart disease. In H. D. Allen, R. E. Shaddy, D. J. Penny, T. F. Feltes, & F. Cetta (Eds.), *Moss and Adams' heart disease in infants, children, and adolescents* (9th ed., pp. 1799-1801). Philadelphia, PA: Lippincott Williams & Wilkins.

A *febre reumática aguda (FRA)* é uma doença autoimune aguda, que ocorre como sequela de infecção por estreptococos beta-hemolíticos do grupo A. Caracteriza-se por lesões inflamatórias do tecido conjuntivo e do tecido endotelial, acometendo principalmente as articulações e o coração.

[1]N.R.T.: A dupla checagem de prescrição e administração de medicamentos constitui estratégia para prevenção de erros humanos e promoção de segurança do paciente ao prevenir erros na medicação, devendo constar no protocolo da instituição os modos e responsabilidades para sua execução.

Fisiopatologia e etiologia

1. A maioria das crises iniciais de FRA ocorre em 1 a 5 semanas (3 semanas, em média) após uma infecção estreptocócica da garganta ou das vias respiratórias superiores.
2. A incidência máxima é observada em crianças de 5 a 15 anos de idade. A incidência após uma infecção estreptocócica leve da faringe é de 0,3%; após uma infecção estreptocócica grave, é de 1 a 3%.
3. A história familiar de febre reumática é habitualmente positiva.
4. A infecção estreptocócica regride com ou sem tratamento; entretanto, os autoanticorpos atacam o miocárdio, o pericárdio e as valvas cardíacas.
   a. Observa-se o desenvolvimento de corpúsculos de Aschoff (depósitos de fibrina) nas valvas, levando, possivelmente, a uma disfunção valvar permanente, em particular da valva atrioventricular esquerda (mitral) e da valva da aorta.
   b. A miocardite grave pode causar dilatação do coração e ICC.
5. A inflamação das grandes articulações provoca artrite dolorosa, que pode durar 6 a 8 semanas.
6. O comprometimento do sistema nervoso causa coreia (movimentos involuntários súbitos).

Manifestações clínicas

A infecção por estreptococos beta-hemolíticos do grupo A, documentada ou não, é habitualmente seguida (no decorrer de várias semanas) de febre, mal-estar e anorexia. Os principais sintomas da FRA podem aparecer várias semanas a vários meses após a infecção inicial.

Manifestações principais (critérios de Jones)

1. Cardite – manifesta-se por taquicardia sinusal, sopro pansistólico aspirativo suave, prolongamento dos intervalos PR e QT no ECG e, possivelmente, sinais de ICC (ver p. 1242).
2. Poliartrite – dor e limitação do movimento de duas ou mais articulações; as articulações estão edemaciadas, vermelhas, quentes e hipersensíveis.
3. Coreia – movimentos rápidos, involuntários e não propositais, que estão comumente associados à fraqueza muscular, caretas faciais involuntárias, distúrbio da fala e labilidade emocional.
4. Eritema marginado – exantema macular rosado e não pruriginoso, que acomete principalmente o tronco, com áreas centrais pálidas; migratório.
5. Nódulos subcutâneos – nódulos indolores e de consistência firme sobre o couro cabeludo, face extensora das articulações, como punhos, cotovelos, joelhos e coluna vertebral.

Manifestações secundárias

1. História pregressa de febre reumática ou evidências de cardiopatia reumática preexistente.
2. Artralgia – dor em uma ou mais articulações, sem qualquer evidência de inflamação, hipersensibilidade ou limitação do movimento.
3. Febre – temperatura acima de 38°C.
4. Anormalidades laboratoriais – elevação da velocidade de hemossedimentação, proteína C reativa positiva, contagem de leucócitos elevada.
5. Alterações ECG – prolongamento do intervalo PR.

Avaliação diagnóstica

1. Diagnosticada clinicamente por meio do uso dos critérios de Jones da American Heart Association – presença de duas manifestações principais ou de uma manifestação principal e duas secundárias (listadas anteriormente), com evidências que sustentam uma infecção estreptocócica recente.
2. ECG para avaliar o intervalo PR e outras alterações.
3. Exames laboratoriais anteriormente citados. Além disso, cultura para estreptococos do grupo A e/ou título de antiestreptolisina O para detectar anticorpos antiestreptocócicos de infecção recente.
4. Radiografia de tórax para cardiomegalia, congestão pulmonar ou edema.

Manejo

1. Ciclo de antibioticoterapia para erradicar por completo a infecção estreptocócica (pode ser administrada apesar de tratamento prévio).
   a. Em geral, administra-se penicilina benzatina por via IM, em dose única, ou um ciclo de 10 dias de penicilina V oral.
   b. Pode-se utilizar eritromicina oral em crianças que são alérgicas à penicilina.
2. Os anti-inflamatórios não esteroides (naproxeno sódico) são habitualmente utilizados para controlar a dor e a inflamação da artrite. Ácido acetilsalicílico para a cardite aguda.
3. Os corticosteroides podem ser utilizados nos casos graves para tentar controlar a inflamação cardíaca; entretanto, há evidências limitadas que sustentam o seu uso.
4. Fenobarbital, diazepam ou outro agente neurológico para controlar a coreia.
5. Descanso no leito durante a fase aguda para repousar o coração. Recomenda-se um retorno gradual às atividades após a resolução dos sintomas agudos.
6. Em alguns casos, pode haver necessidade de substituição da valva atrioventricular esquerda (mitral).
7. Prevenção secundária da FRA recorrente:
   a. O risco de recidiva é maior nos primeiros 5 anos, com múltiplos episódios de FRA e com cardiopatia reumática. O tratamento profilático com antibióticos pode ser permanente.
   b. Para pacientes com baixo risco de recidiva, a profilaxia antibiótica pode ser mantida por 5 anos ou mais.
   c. Os esquemas de antibióticos podem incluir:
      i. Penicilina benzatina por via IM, uma vez.
      ii. Penicilina V, 250 mg VO, 2 vezes/dia para crianças com menos de 27 kg; 500 mg VO, 2 vezes/dia, para pacientes com mais de 27 kg.
      iii. Para pacientes com alergia às penicilinas, pode-se prescrever cefalosporina, clindamicina, azitromicina ou claritromicina.

Complicações

1. ICC.
2. Pericardite, derrame pericárdico.
3. Lesão permanente da valva da aorta ou da valva atrioventricular (mitral), exigindo, possivelmente, substituição da valva.

Avaliação de enfermagem

1. Avalie os sinais de comprometimento cardíaco por meio de ausculta do coração à procura de sopro, e de monitoramento cardíaco para prolongamento do intervalo PR.
2. Conte o pulso durante 1 minuto para determinar a frequência cardíaca.
3. Avalie a temperatura à procura de elevação.
4. Examine o paciente à procura de movimentos involuntários: peça-lhe para colocar a língua para fora ou para sorrir; fala alterada ou hesitante quando se lhe pede para contar números ou dizer o abecedário; hiperextensão dos punhos e dos dedos das mãos quando tenta estender os braços.
5. Avalie a capacidade da criança de se alimentar, de vestir-se e de executar outras atividades sozinha, na presença de coreia ou de artrite.
6. Avalie o nível de dor com o uso de uma escala apropriada para a idade da criança.

7. Avalie a capacidade dos pais de lidar com a doença e de cuidar da criança.
8. Avalie a necessidade de um professor particular, enquanto o paciente estiver em repouso no leito.

Diagnósticos de enfermagem

- Débito cardíaco diminuído, relacionado com a cardite
- Dor aguda e crônica, relacionada com a artrite
- Risco de lesão, relacionado com a coreia.

Intervenções de enfermagem

Melhora do débito cardíaco

1. Explique à criança e à família a necessidade de repouso no leito durante a fase aguda e enquanto a ICC estiver presente. Nos casos mais leves, o paciente tem permissão de realizar atividades leves dentro de casa.
2. Nos casos graves, organize os cuidados de modo que a criança faça esforço mínimo e tenha momentos de repouso ininterrupto.
3. Mantenha o monitoramento cardíaco, quando indicado.
4. Administre o ciclo de antibióticos, conforme orientação. Esteja alerta para os efeitos adversos, como náuseas, vômitos e desconforto GI.
5. Administre os medicamentos para a ICC, conforme orientação. Monitore a PA, o equilíbrio hídrico e a frequência cardíaca.

Alívio da dor

1. Administre medicamento anti-inflamatório, analgésico e antipirético, conforme prescrição.
   a. Monitore os efeitos colaterais do uso de corticosteroides – desconforto GI, acne, ganho de peso e transtornos emocionais – ou os efeitos a longo prazo, como face arredondada, formação de úlcera e diminuição da resistência à infecção.
   b. Administre todos os medicamentos anti-inflamatórios com alimento para reduzir a lesão GI.
   c. Esteja alerta para o fato de que os anti-inflamatórios podem não alterar a evolução da lesão miocárdica.
2. Explique à família a importância de manter o esquema posológico, continuando a medicação até haver regressão de todos os sinais e sintomas de FRA, com diminuição gradual da dose, conforme orientado pelo médico.
3. Ajude a criança a assumir uma posição confortável e a proteger as articulações inflamadas.
4. Sugira atividades recreativas que não exijam o uso das articulações dolorosas.

Proteção da criança com coreia

1. Utilize grades laterais acolchoadas, se a coreia for intensa.
2. Ajude na alimentação e em outras atividades motoras finas, quando necessário.
3. Ajude com a deambulação, se a criança estiver fraca.
4. Evite o uso de canudos e objetos pontiagudos, se a coreia acometer a face.
5. Certifique-se de que a criança esteja consumindo uma dieta nutritiva com vitaminas, proteínas e calorias recomendadas.
6. Seja paciente, se a fala estiver afetada, e ofereça apoio emocional.
7. Proteja a criança do estresse.
8. Administre fenobarbital ou outro medicamento para a coreia, conforme orientação. Examine a ocorrência de sonolência.

Educação da família e manutenção da saúde

1. Explique a administração correta de todos os medicamentos, incluindo antibióticos profiláticos.
2. Incentive todos os membros da família e da casa a efetuar um rastreamento para estreptococos e a receber o tratamento apropriado.
3. Oriente sobre a profilaxia adicional para a endocardite com procedimentos odontológicos e cirurgia, quando indicado.
4. Incentive o paciente a seguir as restrições das atividades, retornando de maneira gradual à atividade e repousando sempre que estiver cansado.
5. Incentive a manutenção das consultas de acompanhamento pelo cardiologista e por outros profissionais de saúde.
6. Avise os pais que a criança só poderá retornar à escola quando um médico assegurar o desaparecimento de toda a atividade da doença. Os pais podem precisar discutir com os professores de que modo a criança poderá recuperar o trabalho escolar.
7. Oriente sobre o acompanhamento com um médico de referência no que tange a imunizações, avaliações, rastreamento auditivo e visual e outras necessidades para a manutenção da saúde.

Forneça uma educação sanitária geral que compreenda a identificação e o tratamento precoces, investigando qualquer infecção estreptocócica possível (presença de febre, faringite). A adesão a um tratamento com 10 a 14 dias de antibiótico pode reduzir acentuadamente o risco de FRA e de outras sequelas pós-estreptocócicas.

Reavaliação: resultados esperados

- A frequência cardíaca e o intervalo PR estão dentro da faixa normal para a idade; ausência de sinais de ICC
- O paciente adere à terapia anti-inflamatória; relata a ocorrência de dor de grau 1 a 2 em uma escala de 1 a 10
- Alimenta-se sozinho, lava o rosto e as mãos e caminha até o banheiro sem lesão.

Miocardiopatia

Baseado em evidências

Yuan, S. M. (2018). Cardiomyopathy in the pediatric patients. *Pediatrics and Neonatology, 59*(2), 120-128.

Glotzbach, K., May, L., & Wray, J. (2018). Health related quality of life and functional outcomes in pediatric cardiomyopathy. *Progress in Pediatric Cardiology, 48*, 26-35.

De acordo com o tipo de alterações miocárdicas, a *miocardiopatia* pode ser classificada em três categorias: dilatada, hipertrófica e restritiva. Nas crianças, o tipo mais comum observado é a miocardiopatia dilatada. A miocardiopatia hipertrófica constitui uma importante causa de morte em atletas jovens.

Fisiopatologia e etiologia

1. Tendência familiar (história familiar, predisposição genética).
2. Idiopática, na maioria dos casos.
3. Pode estar relacionada com:
   a. Deficiência nutricional (carnitina ou selênio).
   b. Infecção viral (miocardite), vírus da imunodeficiência humana.
   c. Doença vascular do colágeno (lúpus eritematoso sistêmico).
   d. Agentes cardiotóxicos (doxorrubicina).
   e. Abuso de cocaína.
   f. Lactentes de mães diabéticas.
   g. Canalopatias iônicas.
   h. Surto de catecolaminas; hipertireoidismo.
4. A miocardiopatia dilatada envolve a dilatação de um ou de ambos os ventrículos, associada a uma espessura normal do septo e da parede livre do VE.
5. A diminuição da função sistólica (contratilidade) resulta em ICC.
6. O aumento da dimensão sistólica final resulta em insuficiência da valva AV, agravando ainda mais a ICC.

Manifestações clínicas

1. Sinais de ICC – taquicardia, taquipneia, dispneia, estertores, hepatoesplenomegalia.
2. Diminuição da tolerância ao exercício, fadiga, sudorese.
3. Ganho de peso insuficiente, náuseas, hipersensibilidade abdominal.
4. Arritmia ventricular.
5. Dor torácica.
6. Síncope.

Avaliação diagnóstica

1. Ausculta: sopro regurgitante sistólico (na presença de insuficiência mitral ou tricúspide); a B_2 está normal ou estreitamente desdobrada; galope B_3 proeminente.
2. ECG: taquicardia, segmentos ST anormais, arritmia, taquicardia atrial ectópica, ondas Q profundas, HVE.
3. Radiografia de tórax: cardiomegalia, congestão pulmonar.
4. Ecocardiograma bidimensional: aumento da espessura da parede, função sistólica ventricular deficiente, dilatação das câmaras cardíacas; insuficiência da valva AV.
5. A RM cardíaca fornece informações úteis sobre a função cardíaca e pode demonstrar a presença de hipertrofia ou de fibrose ventricular.
6. Cateterismo cardíaco: não é necessário para o diagnóstico inicial; biopsia endomiocárdica (para excluir a miocardite); avaliação da RVP.

Manejo

Medidas gerais

1. Identifique e trate a causa subjacente.
2. Maximize o aporte de calorias: enriquecimento da fórmula láctea; alimentação suplementar com sonda nasogástrica.
3. Oxigênio suplementar, quando necessário.
4. Restrição das atividades (habitualmente autoimposta pela criança mais nova e pelo lactente). Restrinja a participação em esportes cansativos e competitivos.

Tratamento da disfunção sistólica com miocardiopatia dilatada

1. Diuréticos: furosemida, espironolactona.
2. Agentes inotrópicos para pacientes com perfusão deficiente: milrinona, dopamina, epinefrina.
3. Redução da pós-carga: captopril, enalapril, lisinopril.
4. Anticoagulação: varfarina, heparina de baixo peso molecular (enoxaparina).
5. Antiarrítmicos.
6. Colocação de um desfibrilador-cardioversor implantável automático.
7. Estimulação biventricular.
8. Transplante cardíaco.

Tratamento da disfunção diastólica com miocardiopatia hipertrófica

1. Bloqueadores beta-adrenérgicos: propranolol.
2. Bloqueadores dos canais de cálcio: verapamil.
3. Estimulação elétrica sequencial AV.
4. Miomectomia ou miotomia.

Tratamento da disfunção diastólica com miocardiopatia restritiva

1. Diuréticos.
2. Anticoagulantes.
3. Marca-passo permanente para bloqueio cardíaco avançado.

Complicações

1. ICC grave.
2. Aumento da resistência vascular pulmonar.
3. Trombo intracardíaco.
4. Embolia.
5. Arritmias malignas.
6. Morte súbita.

Avaliação de enfermagem

Efetue uma avaliação de enfermagem completa como no caso da CC (ver p. 1231).

Diagnósticos de enfermagem

- Débito cardíaco diminuído, relacionado com o comprometimento da função ventricular sistólica ou diastólica
- Nutrição desequilibrada: menor do que as necessidades corporais, relacionada com as demandas metabólicas aumentadas e com a alimentação deficiente em consequência de dispneia, de fadiga e de falta de apetite
- Enfrentamento da família ineficaz, relacionado com a doença crônica.

Intervenções de enfermagem

Maximização do débito cardíaco

1. Monitore os sinais vitais; notifique um médico em caso de hipotensão, de taquicardia, e de arritmia; taquipneia crescente.
2. Administre oxigenoterapia, conforme prescrição.
3. Administre medicamentos, conforme prescrição.
   a. Mantenha as precauções contra o sangramento em pacientes em uso de anticoagulantes.
   b. Documente a resposta aos diuréticos; monitore o equilíbrio hídrico.
4. Monitore os eletrólitos.
5. Restrinja o nível de atividade.

Oferta de suporte nutricional máximo

1. Incentive refeições frequentes e em pequenas quantidades. Forneça alimentos que a criança goste.
2. Forneça suplementos ricos em calorias (*milk shake,* pudim).
3. Administre alimentação suplementar por sonda, caso as necessidades nutricionais não estejam sendo atendidas.
4. Administre nutrição parenteral e intralipídios, conforme prescrição (raramente necessário).

Promoção de uma forma efetiva de enfrentamento e controle na família

1. Organize uma reunião familiar com vários membros da equipe de saúde para rever a condição clínica da criança e para explicar o plano de tratamento.
2. Deixe que a criança e a família façam perguntas e expressem seus medos e preocupações.
3. Identifique sistemas e serviços de apoio para a criança e para a família: amigos da família, religiosos, grupos de apoio, recursos comunitários.

Educação da família e manutenção da saúde

1. Explique à criança e à família a administração dos medicamentos: o propósito do medicamento, a dose, os horários de administração e os efeitos adversos.
2. Ajude a família a planejar um horário realista para a medicação.
   a. Identifique a hora habitual em que a criança acorda e a hora em que ela se deita. Estabeleça os horários dos medicamentos com base nesse levantamento.
   b. Não administre um diurético imediatamente antes de a criança deitar-se para dormir, ou na hora do cochilo.
   c. Se possível, evite administrar medicamentos na escola.

3. Explique as precauções contra o sangramento, se a criança estiver recebendo agentes anticoagulantes (varfarina).
   a. Monitore regularmente a razão normalizada internacional para a protrombina.
   b. Observe o aparecimento de sinais de sangramento.
   c. Aconselhe sobre a menstruação e a gravidez.
   d. Oriente sobre os alimentos e os medicamentos que interferem com a varfarina.
4. Forneça diretrizes para notificar o médico.
   a. Agravamento da dispneia.
   b. Pulso irregular; palpitações.
   c. Síncope, tontura ou vertigem.
   d. Fadiga crescente, intolerância ao exercício.
5. Explique aos membros da família e a outros cuidadores a RCP do lactente e da criança.

Reavaliação: resultados esperados

- Sinais vitais estáveis
- Estado nutricional excelente, conforme evidenciado pelo ganho de peso e pelo crescimento
- Adesão ao plano de tratamento e às consultas de acompanhamento.

Alerta de transição de cuidado
Muitas crianças que recebem alta do hospital com diagnóstico de doença cardíaca complexa terão muitas necessidades relacionadas com a alta. A família necessita apoio na fase de transição para a casa ou para outro local de assistência posterior. É fundamental que a família receba orientações completas e em uma linguagem compreensível sobre os cuidados domiciliares, os medicamentos e a marcação de consultas de acompanhamento. Caso tenha optado por cuidados de enfermagem domiciliares, a família deve conhecer a agência que oferece esses serviços e quando pode esperar uma comunicação a esse respeito. As famílias devem receber também orientações detalhadas por escrito (e, se necessário, com ilustrações para melhor compreensão) sobre os sinais e sintomas a serem monitorados, passíveis de sugerir agravamento do estado da criança. Essas orientações devem incluir uma explicação clara das expectativas aceitáveis de alta, visto que muitas crianças podem se encontrar em diferentes fases, caso haja necessidade de correção cirúrgica. Os pais devem saber quando e onde devem procurar assistência de emergência, em caso de agravamento do estado da criança.

BIBLIOGRAFIA

American Heart Association. (2016). Infective endocarditis. In *The impact of congenital heart defects*. Dallas, TX: American Heart Association.

Anton, K. (2016). Challenges caring for adults with congenital heart disease in pediatric settings: How nurses can aid in the transition. *Critical Care Nursing, 36*(4), e1–e8.

Beekman, R. H. (2016). Coarctation of the aorta. In H. D. Allen, R. E. Shaddy, D. J. Penny, T. F. Feltes, & F. Cetta (Eds.), *Moss and Adams' heart disease in infants, children, and adolescents* (9th ed., pp. 1085–1101). Philadelphia, PA: Lippincott Williams & Wilkins.

Bouma, B. J., & Mulder, B. J. M. (2017). Changing landscape of congenital heart disease. *Circulation Research, 120*, 908–922.

Campbell, J. (2015). Education and simulation training of pediatric intensive care unit nurses to care for open heart surgery. *Critical Care Nurse, 35*(3), 76–81.

Cohen, M. S., & Lopez, L. (2016). Ventricular septal defects. In H. D. Allen, R. E. Shaddy, D. J. Penny, T. F. Feltes, & F. Cetta (Eds.), *Moss and Adams' heart disease in infants, children, and adolescents* (9th ed., pp. 783–800). Philadelphia, PA: Lippincott Williams & Wilkins.

Dijkema, E. J., Leiner, T., & Grotenhuis, H. B. (2017). Diagnosis, imaging and clinical management of aortic coarctation. *Heart, 103*, 1148–1155.

Friedland-Little, J. M., Zampi, J. D., & Gajarski, R. J. (2016). Aortic stenosis. In H. D. Allen, R. E. Shaddy, D. J. Penny, T. F. Feltes, & F. Cetta (Eds.), *Moss and Adams' heart disease in infants, children, and adolescents* (9th ed., pp. 1085–1101). Philadelphia, PA: Lippincott Williams & Wilkins.

Glotzbach, K., May, L., & Wray, J. (2018). Health related quality of life and functional outcomes in pediatric cardiomyopathy. *Progress in Pediatric Cardiology, 48*, 26–35.

Huang, H., Chen, C., Chen, C., Yang, H., et al. (2018). A positive perspective of knowledge, attitude, and practices for health -promoting behaviors of adolescents with congenital heart disease. *European Journal of Cardiovascular Nursing, 17*, 217–225.

Jenkins, E. (2015). Feeding protocols for neonates with hypoplastic left heart syndrome: A review. *AACN Advances in Critical Care Nursing, 26*(3), 576–580.

Kaya, U., Colak, A., Becil, N., et al. (2018). Surgical management of aortic coarctation from infant to adult. *Eurasian Journal of Medicine, 50*1, 14–18.

Kevat, P., Reeves, B., Ruben, A., et al. (2017). Adherence to secondary prophylaxis for acute rheumatic fever and rheumatic heart disease: A systematic review. *Current Cardiology Previews, 13*(2), 155–166.

Kirk, R., Dipchand, A. I., & Rosenthal, D. N. (2014). *International Society for Heart and Lung Transplantation guidelines for the management of pediatric heart failure.* Volume 8. Birmingham, Alabama: UAB Printing.

Lawrence, K., Stilley, C. S., Pollock, S. A., et al. (2011). A family-centered educational program to promote independence in pediatric heart transplant recipients. *Progress in Transplantation, 21*(1), 61–66.

Lopez, R., Frangini, P., Ramirez, M., Valenzuela, P. M., et al. (2016). Well-being and agency in parents of children with congenital heart disease: A survey in Chile. *World Journal for Pediatric and Congenital Heart Surgery, 7*(2), 139–145.

March, S. (2017). Parents' perceptions during the transition to home for their child with a congenital heart defect: How can we support families of children with hypoplastic left heart syndrome? *Journal for Specialists in Pediatric Nursing, 22*(3), 11.

Masarone, D., Valente, F., Rubino, M., et al. (2017). Pediatric heart failure: A practical guide to diagnosis and management. *Pediatric Neonatalogy, 58*(4), 303–312.

Nielsen, E., & Vibeke, E. (2016). Surgically treated pulmonary stenosis: over 50 years of follow up. *Cardiology of the Young, 26*(5), 860–866.

Nieves, J., Uzark, K., Rudd, N., et al. (2017). Interstage home monitoring after newborn first-stage palliation for hypoplastic left heart syndrome: Family education strategies. *Critical Care Nurse, 37*(2), 72–88.

Niwa, K. (2015). Adults with congenital heart disease transition. *Current Opinion in Pediatrics, 27*(5), 576–580.

Park, M. (2014). *Pediatric cardiology for practitioners* (6th ed.). St. Louis, MO: Mosby.

Prieto, L. R., & Latson, L. A. (2016). Pulmonary stenosis. In H. D. Allen, R. E. Shaddy, D. J. Penny, T. F. Feltes, & F. Cetta (Eds.), *Moss and Adams' heart disease in infants, children, and adolescents* (9th ed., pp. 1085–1101). Philadelphia, PA: Lippincott Williams & Wilkins.

Roche, S. L., Greenway, S., & Redington, A. (2016). Tetralogy of Fallot with pulmonary stenosis, pulmonary atresia, and absent pulmonary valve. In H. D. Allen, R. E. Shaddy, D. J. Penny, T. F. Feltes, & F. Cetta (Eds.), *Moss and Adams' heart disease in infants, children, and adolescents* (9th ed., pp. 1029–1047). Philadelphia, PA: Lippincott Williams & Wilkins.

Rossano, J. W., Cabrera A. G., & Shaddy, R. E. (2016). Heart transplantation—The pediatric cardiac critical care perspective. *Pediatric Critical Care Medicine, 17*(8S), 171–177.

Rossano, J. W., Cherikh, W. S., Chambers, D., et al. (2017). The registry of the International Society for Heart and Lung Transplantation: Twentieth pediatric heart transplantation report - 2017; Focus theme: Allograft ischemic time. *The Journal of Heart and Lung Transplantation, 36*(10), 1060–1069.

Sachdeva, R. (2016). Atrial septal defect. In H. D. Allen, R. E. Shaddy, D. J. Penny, T. F. Feltes, & F. Cetta (Eds.), *Moss and Adams' heart disease in infants, children, and adolescents* (9th ed., pp. 743–753). Philadelphia, PA: Lippincott Williams & Wilkins.

Samuel, B., Stuive, A., & Eding, D. (2016). Nursing assessment, education, and care of extremely premature neonates with patent ductus arteriosus. *Current Pediatric Reviews, 12*(2), 106–109.

Schermehil, C., Malhotra, D., & Patel, D. (2017). Cardiac screening to prevent sudden death in young athletes. *Translational Pediatrics, 6*(3), 199–206.

Spillane, N. T., Kashyap, S., Bateman, D., et al. (2016). Comparison of feeding strategies for infants with hypoplastic left heart syndrome. *World Journal for Pediatric and Congenital Heart Surgery, 7*(4), 446–453.

Taggart, N. W., & Qureshi, M. Y. (2016). In H. D. Allen, R. E. Shaddy, D. J. Penny, T. F. Feltes, & F. Cetta (Eds.), *Moss and Adams' heart disease in infants, children, and adolescents* (9th ed., pp. 803–813). Philadelphia, PA: Lippincott Williams & Wilkins.

Tani, L. (2016). Rheumatic fever and rheumatic heart disease. In H. D. Allen, R. E. Shaddy, D. J. Penny, T. F. Feltes, & F. Cetta (Eds.), *Moss and Adams' heart disease in infants, children, and adolescents* (9th ed., pp. 1799–1801). Philadelphia, PA: Lippincott Williams & Wilkins.

Tweddell, J. S., et al. (2016). Hypoplastic left heart syndrome. In H. D. Allen, R. E. Shaddy, D. J. Penny, T. F. Feltes, & F. Cetta (Eds.), *Moss and Adams' heart disease in infants, children, and adolescents* (9th ed., pp. 1085–1101). Philadelphia, PA: Lippincott Williams & Wilkins.

Ware, S. (2017). Genetics of pediatric cardiomyopathies. *Current Opinion in Pediatrics, 29*(5), 534–540.

Wehman, B., Stafford, K. A., Bittle, G. J., et al. (2016). Modern outcomes of mechanical circulatory support as a bridge to pediatric heart transplantation. *Annals of Thoracic Surgery, 101*, 2321–2328.

Yuan, S. M. (2018). Cardiomyopathy in the pediatric patients. *Pediatrics and Neonatology, 59*(2), 120–128.

CAPÍTULO

46

Distúrbios Neurológicos em Pediatria

DISTÚRBIOS NEUROLÓGICOS E NEUROCIRÚRGICOS

Para realizar o cuidado a uma criança com distúrbio neurológico ou neurocirúrgico, é essencial ter conhecimentos sólidos sobre o crescimento e o desenvolvimento, além de utilizar as habilidades de avaliação física. Crianças não são adultos pequenos. As crianças têm sua própria e específica fisiologia, que é importante considerar na avaliação e na compreensão das manifestações dos distúrbios neurológicos em pediatria. Com frequência, as crianças pequenas ainda não falam nem conseguem expressar o que sentem, por isso é fundamental efetuar uma avaliação física contínua completa. Os pais e os cuidadores representam uma valiosa fonte de informações e conhecem melhor do que ninguém a criança, portanto sempre devem ser incluídos em todos os aspectos dos cuidados.

Paralisia cerebral

A *paralisia cerebral (PC)* é um distúrbio não progressivo de postura, tônus muscular e movimento. Existem diversas causas, porém a PC resulta de anormalidades do encéfalo em desenvolvimento. A prevalência da PC é de 2 por mil nascidos vivos, com maior prevalência em lactentes prematuros do que a termo. Os lactentes prematuros respondem por mais da metade de todos os casos de PC.

Fisiopatologia e etiologia

1. Prematuridade.
2. Lesão hipóxico-isquêmica perinatal.
3. Anormalidades congênitas.
4. Suscetibilidade genética.
5. Múltiplos nascimentos.
6. Acidente vascular cerebral.
7. Hemorragia intracraniana.
8. Causas intrauterinas pós-natais.

Classificação da paralisia cerebral

Subtipos espásticos

1. Diplegia espástica
   a. 13 a 25% dos casos de PC.
   b. Mais associada à leucomalacia periventricular.
   c. Os membros inferiores são mais afetados do que os superiores.
   d. Presença de flexão, adução e rotação interna dos quadris, com contraturas dos flexores do quadril e dos músculos posteriores da coxa.
   e. Graus variáveis de flexão nos cotovelos e nos joelhos.
   f. Redução do comprimento dos membros e da massa muscular nos membros inferiores.
2. Hemiplegia espástica
   a. 21 a 40%.
   b. Um lado do corpo afetado.
   c. Em geral, o braço é mais afetado do que a perna.
   d. Braço em adução no ombro e em flexão no cotovelo, com antebraço em pronação, com punho e dedos em flexão e mão fechada.
   e. Quadril em flexão e adução parcial, joelho e tornozelo em flexão, enquanto o pé pode estar em equinovaro ou posição calcâneo valgo.
   f. Presença de déficits sensitivos na maioria das crianças.
   g. Anormalidades posturais mais aparentes durante a deambulação ou a corrida em crianças levemente acometidas. A deambulação ocorre em um estágio de desenvolvimento apropriado, a não ser que haja deficiência intelectual.
3. Quadriplegia espástica
   a. 20 a 43%.
   b. Todos os quatro membros acometidos.
   c. Os membros superiores podem ser igualmente ou mais acometidos do que os inferiores.
   d. Com frequência, as crianças são gravemente afetadas.
   e. É comum a ocorrência de dificuldades de alimentação, insuficiência respiratória crônica e distúrbios convulsivos.

Subtipos discinéticos

1. 12 a 14%.
2. Movimentos involuntários.
3. As contraturas não são comuns, mas podem evoluir durante a vida.
4. Grau variável de disartria e deficiência intelectual.
5. PC coreoatetótica.
   a. Contrações rápidas, irregulares e imprevisíveis de músculos individuais ou de pequenos grupos musculares que envolvem face, músculos bulbares, parte proximal dos membros, dedos das mãos e dos pés.

b. Atetose – movimentos lentos, uniformes e de contorção envolvendo os músculos distais.
   i. Os movimentos podem ser induzidos ou intensificados por emoções ou mudança de postura.
   ii. Muito evidentes durante a amplitude de alcance.
   iii. A coreia pode ser agravada por febre, estresse ou excitação.
   iv. Reflexos primitivos persistentes.
   v. É comum a observação de dificuldades da orofaringe.
6. PC distônica.
   a. Movimentos repetitivos lentos ou rápidos, padronizados, retorcidos e sustentados do tronco e dos membros.
   b. Podem ocorrer sinais piramidais e anartria.
   c. O aumento involuntário súbito (tensão) do tônus pode afetar os músculos flexores e extensores durante a tentativa de movimento ou com a emoção.
   d. Pode ser difícil desencadear os reflexos tendíneos, os quais podem ser normais.
   e. Ausência de clônus e de resposta plantar extensora.
7. PC atáxica.
   a. 4 a 13%.
   b. Movimentos atáxicos.
   c. Distúrbio disseminado da função motora.
   d. Com o passar do tempo, a ataxia costuma melhorar.
   e. A fala é lenta, brusca e explosiva.

Manifestações clínicas

Os achados associados comuns incluem:
1. Dor (50 a 75%).
2. Deficiência intelectual (50%).
3. Transtornos da fala e da linguagem (40%).
4. Epilepsia (25 a 40%).
5. Comprometimento visual (30%).
6. Luxação do quadril (30%).
7. Transtorno do comportamento (25%).
8. Problemas de controle vesical (30 a 60%).
9. Transtorno do sono (20%).
10. Sialorreia (20%).
11. Comprometimento auditivo (10 a 20%).
12. Dependência de sonda de gastrostomia (7%).

Avaliação diagnóstica

O diagnóstico se baseia no exame clínico e na anamnese. Vários exames diagnósticos também ajudam a determinar a causa e a avaliar problemas associados.

História de saúde e exame físico

1. Revisão da história pré-natal e do parto.
2. Revisão dos resultados de triagem do recém-nascido.
3. Revisão da história familiar.
   a. Deficiência intelectual/distúrbios do desenvolvimento.
   b. Convulsões.
   c. PC.
   d. Distúrbios neuromotores/do movimento.
   e. Transtornos neurocomportamentais.
   f. Contraturas/rigidez articulares.
   g. Tromboses/acidentes vasculares.
   h. Anomalias congênitas.
   i. Infertilidade.
   j. Aborto recorrente/natimorto.
   k. Condições neurodegenerativas de início no adulto.

Exames diagnósticos

Embora a PC seja diagnosticada com base nos achados clínicos, deve-se proceder a uma avaliação diagnóstica para identificar as causas subjacentes da PC e excluir a possibilidade de outras condições.

1. Ressonância magnética (RM) do encéfalo.
   a. Deve ser obtida em todas as crianças com PC de etiologia indeterminada.
   b. A RM é preferida à tomografia computadorizada (TC), visto que apresenta maior assertiva diagnóstica e pode ajudar a estabelecer a etiologia e o momento de ocorrência da lesão.
   c. As anormalidades da RM observadas em pacientes com PC incluem lesões hipóxico-isquêmicas (leucomalacia periventricular ou LPV), malformações corticais e lesões dos núcleos da base.
2. Deve-se realizar um eletroencefalograma (EEG) em crianças com suspeita de atividade convulsiva.
   a. 45% das crianças com PC apresentam convulsões.
3. Deve-se efetuar uma punção lombar (PL) em crianças com convulsões resistentes aos medicamentos ou com distúrbios do movimento, como marcha atáxica espástica ou discinesias.
   a. Efetua-se um rastreamento para distúrbios de neurotransmissores pediátricos, avaliação dos baixos níveis de glicose no líquido cerebrospinal (LCS), que podem ser causados pela deficiência do transportador de glicose (GLUT1).
4. Devem-se efetuar testes metabólicos e genéticos nos seguintes casos:
   a. Se a história de saúde revelar características atípicas para PC, porém sugestivas de etiologia genética ou metabólica (p. ex., história de encefalopatia progressiva, descompensação metabólica, história familiar de distúrbio neurológico da infância associado com PC e história de consanguinidade).
   b. Se houver malformação do encéfalo relacionada com o desenvolvimento no exame de imagem do encéfalo (p. ex., lissencefalia, esquizencefalia, paquigiria) ou atrofia frontal/temporal.
   c. Quando não se identifica nenhuma etiologia na história de saúde, no exame físico e no exame de neuroimagem.
   d. Se houver sintomas atípicos ou malformação cerebral na RM.
5. Deve-se efetuar um rastreamento para trombofilia em crianças com PC hemiplégica ou evidências de infarto cerebral na RM.
   a. 50 a 60% dos pacientes com PC hemiplégica apresentam pelo menos uma anormalidade protrombótica da coagulação.
   b. Teste para a mutação do fator V de Leiden, mutação da protrombina 202210, deficiência de antitrombina, deficiência das proteínas C e S, hiper-homocisteinemia, anticorpos antifosfolipídios e nível elevado de fator VIII.

Manejo

O manejo da PC exige uma equipe multiprofissional que deverá atender às necessidades clínicas, psicológicas, educacionais, sociais e terapêuticas. O manejo da PC inclui os seguintes aspectos:

Avaliação funcional

1. Importante no planejamento do tratamento, visto que a avaliação funcional se baseia nas limitações do paciente em relação à estrutura e à função corporais.
2. O tratamento é guiado pela medida padronizada do estado funcional, como Gross Motor Function Classification System (GMFCS), Modified Ashworth Scale, Manual Ability Classification System (MACS) e Communication Function Classification System (CFCS).

Manejo da espasticidade

1. Injeções de toxina botulínica de *Botulinum* tipo A (BTXA) nos músculos afetados.
   a. Mais aplicadas nos músculos da panturrilha em pacientes com diplegia ou hemiplegia.
   b. Para manter a eficácia, as injeções são repetidas a cada 3 a 8 meses.
   c. A toxina botulínica é utilizada no tratamento de crianças que apresentam aumento do tônus muscular que afeta negativamente a função, o que, com o passar do tempo e o crescimento, resultará provavelmente em formação de contraturas.

2. Medicamentos antiespásticos.
   a. Embora sejam menos efetivos do que a toxina botulínica, os medicamentos antiespásticos orais, como baclofeno, benzodiazepínicos (p. ex., diazepam) e dantroleno, são algumas vezes utilizados no tratamento da espasticidade na PC.

Baclofeno intratecal

1. O baclofeno é administrado por via intratecal para obter níveis mais elevados do fármaco no líquido cerebrospinal (LCS) em comparação com a administração oral, que resulta em menores níveis no LCS.
2. O medicamento reduz a espasticidade em crianças gravemente afetadas.
3. Apresenta complicações significativas e, portanto, é reservado a crianças com espasticidade grave que não responde a outras modalidades de tratamento.

Tratamento cirúrgico

1. A rizotomia dorsal seletiva (RDS) é a principal intervenção cirúrgica usada no tratamento da espasticidade.
2. A estimulação cerebral profunda (ECP) é uma terapia emergente que tem sido usada no tratamento da distonia primária grave em adultos que não conseguiram responder à farmacoterapia, como Botox. Entretanto, são necessários outros estudos para estabelecer sua eficácia no tratamento da PC discinética.

Intervenções ortopédicas

1. A análise da marcha é utilizada na identificação dos músculos que poderão se beneficiar do alongamento cirúrgico e também no pós-operatório, para avaliar os resultados cirúrgicos sobre a função.
   a. A análise da marcha, em geral, é realizada em crianças de 6 a 10 anos que apresentam marcha madura.
   b. Com frequência, são utilizadas órteses tornozelo-pé para tentar estabilizar ou melhorar a amplitude de movimento ou a marcha.
2. Gesso
   a. Os gessos seriados costumam ser usados para alongar e encurtar músculos dos membros inferiores e para melhorar a amplitude de movimento.
3. Cirurgia de músculo-tendão
   a. Para reduzir restrições do movimento articular ou o desalinhamento, efetua-se uma intervenção cirúrgica para liberar ou encaixar músculos e tendões dos membros, quando a função é afetada por contraturas fixas.
4. Tratamento cirúrgico dos distúrbios do quadril
   a. As crianças com PC espástica frequentemente apresentam distúrbios do quadril, incluindo subluxação, luxação e luxação com degeneração e dor.
   b. O alongamento do tecido mole é efetuado para corrigir a subluxação, enquanto a cirurgia de quadril reconstrutora é realizada em crianças com menos de 4 anos mais gravemente afetadas, mas que não desenvolveram alterações degenerativas da cabeça do fêmur.

Fisioterapia

1. A fisioterapia é um componente vital dos programas de tratamento para o manejo da PC e inclui métodos estabelecidos para promover a postura, a mobilidade e a transferência, possibilitando métodos efetivos de promoção das atividades da vida diária.
2. Treinamento bimanual para PC hemiplégica
   a. A criança é treinada a utilizar as duas mãos juntas por meio de tarefas repetitivas.
   b. Terapia de movimento induzida por restrição (TMIR) – utilizada em crianças que apresentam PC hemiplégica para promover a função dos membros por meio do uso de restrição intermitente do membro não afetado durante tarefas terapêuticas. Com frequência, envolve a imobilização do membro não afetado.
   c. Terapia focada no contexto – a tarefa ou o ambiente é modificado para promover o desempenho bem-sucedido da tarefa, em vez de modificar a conduta da criança.
   d. Treinamento funcional/direcionado para a meta – promove o foco de atividades baseadas em metas estabelecidas pela criança, utilizando uma abordagem de aprendizagem motora.
3. Terapia ocupacional para os membros superiores – envolve abordagens de fisioterapia e pode ser realizada junto com o tratamento com toxina botulínica.

Alimentação e nutrição

Com frequência, as crianças com PC apresentam dificuldades oromotoras e problemas alimentares. Os lactentes devem ser avaliados quanto à capacidade de sucção e a dificuldades de deglutição. As crianças em idade escolar devem ser avaliadas quanto à altura e ao peso, assim como em relação a qualquer dificuldade alimentar, necessidade de assistência na alimentação, duração da alimentação, sufocação e/ou vômitos frequentes e estado nutricional, de modo a garantir um aporte adequado. Deve-se considerar a alimentação por gastrostomia em crianças que apresentam atraso do crescimento ou aspiração crônica.

Manejo da sialorreia

1. As crianças com PC que apresentam disfunção oromotora costumam ter sialorreia. O manejo da sialorreia inclui medicações, terapia comportamental e cirurgia. Com frequência, são implementados métodos não invasivos, como terapia comportamental e medicações antes da intervenção cirúrgica.
2. As medicações usadas no tratamento da sialorreia incluem agentes anticolinérgicos, como cloridrato de triexifenidil, escopolamina ou glicopirrolato.
3. Com frequência, são utilizadas injeções de toxina botulínica nas glândulas salivares para diminuir o fluxo de saliva.
4. O tratamento cirúrgico da sialorreia é dirigido para a redução da produção de saliva.
5. O manejo comportamental inclui técnicas comportamentais e de *biofeedback*.

Manejo da osteopenia

1. Para crianças com PC que apresentam grave redução da densidade mineral óssea e/ou fraturas patológicas dos membros ou compressão vertebral, utiliza-se o tratamento com bifosfonatos.

Incontinência urinária

1. Em geral, são utilizados agentes anticolinérgicos para tratamento da incontinência urinária.
2. As crianças com PC que apresentam bexiga neurogênica são tratadas com medicação anticolinérgica, modificação dos horários de micção ou do ambiente e/ou cateterismo intermitente, que é contingente com as manifestações da bexiga neurogênica.

Baseado em evidências
Linsell, L., Malouf, F., Morris, J. *et al.* (2016). Prognostic factors for cerebral palsy and motor impairment in children born very preterm or very low birthweight: A systematic review. *Developmental Medicine and Child Neurology, 58*(6), 554-569.

Alerta de enfermagem
O baclofeno por via intratecal diminui o limiar convulsivo. As crianças podem desenvolver síndrome de abstinência grave, caracterizada por febre, hipertensão, taquicardia, agitação e alucinações, que podem ocorrer em situações de funcionamento incorreto da bomba, quebra de cateter ou enchimento inadequado da bomba.

Baseado em evidências
Ozel, S., Switzer, L., Macintosh, A. *et al.* (2016). Informing evidence-based clinical practice guidelines for children with cerebral palsy at risk of osteoporosis: An update. *Developmental Medicine and Child Neurology, 58*(9), 918-923.

Complicações

1. Contraturas.
2. Subluxação/luxação do quadril.
3. Desnutrição.
4. Escoliose.
5. Osteopenia/fraturas.
6. Refluxo gastresofágico.
7. Constipação intestinal.
8. Convulsões.
9. Espasticidade.
10. Dor.

Avaliação de enfermagem

1. Efetue uma avaliação funcional e determine a capacidade da criança de executar as atividades de vida diária (AVD).
2. Efetue uma avaliação do desenvolvimento, utilizando o instrumento de desenvolvimento de Denver II ou outros instrumentos de triagem.
3. Avalie a capacidade de proteger as vias respiratórias – reflexo de ânsia e deglutição.
4. Avalie o estado nutricional – crescimento (altura, peso, perímetro cefálico, peso corporal ideal), sinais de deficiência nutricional, risco de aspiração, tempo levado para a criança se alimentar, diário de alimentos para quantificar alimento e líquidos consumidos, além de hidratação.
5. Avalie a função neuromuscular e a mobilidade – amplitude de movimento (ADM), espasticidade, coordenação e escoliose.
6. Avalie a fala, a audição e a visão.
7. Avalie a interação entre pais e filho.
8. Determine a compreensão dos pais e a adesão ao plano de tratamento.
9. Examine a pele à procura de lesões por pressão, sobretudo em áreas de atrito (talas).
10. Verifique a presença de dor (crônica ou aguda, causada por subluxação ou luxação do quadril).

Diagnósticos de enfermagem

- Mobilidade física prejudicada relacionada com a alteração da função neuromuscular
- Atraso no crescimento e no desenvolvimento relacionado com a natureza e a extensão do distúrbio
- Processos familiares disfuncionais relacionados com a natureza do distúrbio, as alterações dos papéis e o futuro incerto
- Risco de lesão relacionado com o déficit na atividade motora e na coordenação.

Intervenções de enfermagem

Aumento da mobilidade e minimização da deformidade

1. Explique aos pais o motivo de efetuar exercícios apropriados sob a orientação do fisioterapeuta e do terapeuta ocupacional, incentivando-os a incorporar essa prática na rotina diária da criança. Certifique-se de que eles entendam a justificativa/importância da realização dos exercícios.
2. Utilize talas e órteses para facilitar o controle muscular e melhorar o funcionamento do corpo.
   a. Aplique conforme orientação.
   b. Remova no tempo recomendado.
   c. Inspecione a pele subjacente à procura de eritema, irritação, solução de continuidade da pele e sinais de aplicação incorreta ou ajuste inadequado de talas ou órteses.
   d. Inspecione regularmente as órteses à procura de rachaduras, parafusos soltos ou onde ficam as tiras de Velcro®.
   e. Utilize talas, conforme orientação, para a terapia induzida por restrição em crianças com PC unilateral.
3. Utilize dispositivos auxiliares, como utensílios de beleza adaptados, implementos para a escrita e itens para aumentar a independência. Os cabos de escovas de dentes, colheres e garfos podem ser cobertos com esponja ou especialmente encurvados para facilitar o uso pela criança.
4. Incentive o paciente a se vestir sozinho, com calças que vestem facilmente, blusas largas, fechos de Velcro® e outras roupas folgadas.
5. Utilize brincadeiras, como jogos de tabuleiro, jogos com bola, tabuleiro de pinos, quebra-cabeças, computadores e *tablets*, para melhorar a coordenação.
6. Mantenha um bom alinhamento do corpo para evitar as contraturas.
7. Proporcione períodos de repouso adequados.
   a. Utilize boas práticas de higiene do sono.
   b. Administre ou ensine os pais sobre os efeitos colaterais dos medicamentos e a administrá-los com segurança, conforme prescrito.

Maximização do crescimento e do desenvolvimento

1. Avalie o nível de desenvolvimento da criança e, em seguida, ajude-a com tarefas apropriadas para a sua idade.
2. Proporcione a continuidade dos cuidados no domicílio, na creche, nos centros de terapia e no hospital.
   a. Obtenha uma história de saúde completa dos pais sobre rotinas domésticas habituais da criança, pontos fracos, fortes, preferências e aversões.
   b. Comunique-se com os responsáveis de todas as especialidades envolvidas nos cuidados da criança, de modo a assegurar a identificação das necessidades específicas dela.
   c. Elabore um plano de cuidados consistente, que incorpore as metas de todas as especialidades relacionadas e atenda às necessidades da criança e da família. Inclua as seguintes diretrizes:
      i. Alimentação.
      ii. Sono.
      iii. Fisioterapia/terapia ocupacional.
      iv. Brincadeiras.
      v. Outras maneiras de promover o crescimento e o desenvolvimento.
      vi. Medicamentos.
      vii. Necessidades psicossociais.
      viii. Necessidades da família.
      ix. Avaliação/controle da dor.
3. Durante a alimentação, mantenha um ambiente agradável e sem distrações.
   a. Providencie uma cadeia confortável.
   b. Sirva a criança sozinha, inicialmente. Quando ela começar a dominar a tarefa de se alimentar, incentive-a a fazer as refeições com outras crianças.
   c. Não tente alimentar a criança se ela estiver muito cansada.
   d. Encontre a posição para as refeições na qual a criança possa ser mais autossuficiente.
   e. Deixe que a criança segure a colher, mesmo que a quantidade de alimentação seja mínima.
   f. Permaneça atrás da criança e ensine-a, sobre os ombros, a levar a colher do prato até a boca.
   g. Sirva alimentos que fiquem na colher, como purê de maçã espesso ou purê de batatas.
   h. Prefira alimentos que a criança possa segurar sozinha com a mão.
   i. Forneça dispositivos auxiliares apropriados para uma alimentação independente, como colher e garfo com cabos especiais, pegadores de prato e de copo e cadeira especial para refeições.

j. Desconsidere a sujeira durante a refeição e utilize um grande babador de plástico, avental ou toalha para proteger as roupas da criança.
4. Se a criança necessitar de assistência durante as refeições, é preciso fazê-lo lentamente e com cuidado. Esteja atento às dificuldades de sucção e de deglutição causadas pelo controle muscular deficiente. Corte grandes pedaços de alimento em pequenos pedaços e sirva alimentos na consistência de purê.
5. Esteja atento aos déficits sensitivos associados, que retardam o desenvolvimento e podem ser corrigidos.
   a. Audição, fala e visão.
   b. Estrabismo, incapacidade de acompanhar objetos ou de aproximar objetos do rosto.

Fortalecimento dos processos familiares

1. Avalie a capacidade de enfrentamento dos pais e forneça orientação antecipada, apoio emocional, acesso a apoio de colegas e contato com o assistente social, se necessário.
2. Ajude os pais a reconhecer as necessidades imediatas e a identificar metas a curto prazo que possam ser integradas no plano a longo prazo.
3. Avalie a carga dos cuidadores – em razão dos numerosos desafios dos cuidados diários –, obtenha os recursos apropriados (p. ex., cuidados domiciliares, auxílio temporário, parte financeira) e providencie o encaminhamento ao assistente social para ajudar na obtenção desses apoios.
4. Proporcione um *feedback* positivo para as habilidades efetivas dos pais e para condutas positivas no cuidado da criança.
5. Ajude os pais a lidar com as respostas dos irmãos à criança incapacitada.
   a. Incentive os pais a encontrar tempo para se dedicar a cada irmão separadamente.
   b. Incentive a família a manter contato com amigos e com a comunidade, bem como a se engajar em atividades externas o máximo possível.
   c. Sugira aconselhamento familiar.
6. Ajude os pais a encontrar recursos locais para ajudar nos cuidados da criança.
   a. Entre em contato com o assistente social do hospital ou o responsável pela alta para obter informações sobre organizações locais voltadas para PC, recursos financeiros, apoio comunitário ou caridade.
   b. Ajude os pais a utilizar a internet para acessar programas nacionais e regionais que possam ter escritórios locais.

Proteção da criança contra lesão

1. Avalie as necessidades da criança quanto a materiais de segurança específicos, como aspirador, capacete de segurança e andador, modificando o ambiente, quando apropriado, para garantir a segurança.
2. Efetue mudanças frequentes de posição e assegure um ajuste adequado de órteses, cadeira de rodas e dispositivos para deambulação ou permanência em pé, de modo a evitar qualquer solução de continuidade da pele. Verifique regularmente a integridade da pele.

Considerações sobre atendimento domiciliar e na comunidade

1. Avalie o ambiente domiciliar quanto à segurança. As escadas devem ser protegidas com portões e os corredores devem estar limpos para que o paciente possa caminhar com dispositivos auxiliares e para a passagem livre da cadeira de rodas, de andadores etc.
2. Ajude os pais a providenciar o equipamento necessário em casa (p. ex., cadeira de rodas, bomba de infusão para alimentação intermitente por sonda, andadores, aspiradores domésticos).
3. Verifique todos os materiais adaptativos, órteses e andadores quanto ao ajuste correto. Providencie a substituição, quando necessário.

Educação da família e manutenção da saúde

1. Instrua os pais sobre todas as áreas de cuidados físicos da criança.
2. Incentive avaliações médicas e odontológicas regulares.
3. Explique aos pais que a criança necessita de disciplina para se sentir segura.
4. Encaminhe os pais a organizações como a United Cerebral Palsy Association of América (*www.ucp.org*).[1]
5. Coloque a família em contato com outras que tenham uma criança com PC, de modo que possam estabelecer uma rede de apoio.
6. Incentive a manutenção de um bom estado nutricional.
7. Ajude a criança a praticar exercícios regularmente para manter a saúde.

Reavaliação: resultados esperados

- Veste-se e alimenta-se do modo mais independente possível; são observadas contraturas mínimas
- A curva de crescimento consistente é mantida e são alcançados os marcos do desenvolvimento sequencial compatíveis com a condição
- A família participa das atividades escolares e comunitárias habituais, utilizando cuidados temporários, quando disponíveis
- Equipamentos de segurança são utilizados e não há nenhuma lesão relatada.

Hidrocefalia

A *hidrocefalia* se caracteriza por um aumento do volume do líquido cerebrospinal (LCS), que se acumula no ventrículo e/ou em espaços subaracnóideos e está associado a uma dilatação ventricular progressiva. Existem duas categorias principais de hidrocefalia: comunicante e não comunicante. Ocorre hidrocefalia em determinadas condições, como tumores, infecções, malformações congênitas e hemorragia. A incidência da hidrocefalia é de 0,5 a 4 por mil nascidos vivos.

Fisiopatologia e etiologia

1. Hidrocefalia não comunicante – obstrução no fluxo de LCS no sistema ventricular ou bloqueio do fluxo do LCS do sistema ventricular para o espaço subaracnóideo.
   a. Pode ser parcial, intermitente ou completa.
   b. É mais comum do que o tipo comunicante.
   c. Causas congênitas
      i. Estenose do aqueduto do mesencéfalo.
      ii. Lesões congênitas (malformação da veia de Galeno [veia cerebral magna], tumores congênitos).
      iii. Cisto aracnóideo.
      iv. Malformação de Chiari (com ou sem mielomeningocele).
      v. Hidrocefalia ligada ao X.
      vi. Malformações de Dandy-Walker.
   d. Causas adquiridas.
      i. Gliose do aqueduto do mesencéfalo (pós-hemorrágica ou pós-infecciosa).
      ii. Lesões expansivas (tumores ou cistos).
      iii. Lesões cranioencefálicas.
2. Hidrocefalia comunicante – o LCS circula pelo sistema ventricular para o espaço subaracnóideo, sem nenhuma obstrução.
   a. Causas congênitas.
      i. Acondroplasia.
      ii. Cisto aracnóideo.
      iii. Síndromes craniofaciais.

[1]N.R.T.: No Brasil, há a Associação de Assistência à Criança Deficiente (AACD), a Associação de Pais e Amigos dos Excepcionais (APAE Brasil), o Instituto Brasileiro dos Direitos da Pessoa com Deficiência (IBDD) e a Associação Desportiva para Pessoas com Deficiência (ADD).

b. Causas adquiridas.
   i. Pós-hemorrágica (intraventricular ou subaracnóidea).
   ii. Papiloma do plexo corióideo ou carcinoma do plexo corióideo.
   iii. Obstrução venosa (p. ex., síndrome da veia cava superior).
   iv. Pós-infecciosa.

Manifestações clínicas

Pode ser rápida, lenta e de progressão contínua ou intermitente. Os sinais clínicos dependem da idade da criança, do fechamento da fontanela anterior, da fusão das suturas cranianas e do tipo e da duração da hidrocefalia.

Lactentes

1. Crescimento excessivo da cabeça (pode ser observado até os 3 anos).
2. Fechamento tardio da fontanela anterior.
3. Fontanela tensa e elevada acima da superfície do crânio.
4. Sinais de elevação da pressão intracraniana (PIC) (ver Boxe 46.1).
5. Alteração do tônus muscular dos membros, incluindo clônus ou espasticidade.
6. Sinais físicos tardios:
   a. A fronte se torna proeminente ("bossa").
   b. O couro cabeludo aparece brilhante, com veias proeminentes.
   c. As sobrancelhas e as pálpebras podem ficar tracionadas para cima, expondo a esclera acima da íris.
   d. O lactente não consegue olhar para cima, produzindo o "olhar em sol poente".
   e. Podem ocorrer estrabismo, nistagmo e atrofia óptica.
   f. O lactente tem dificuldade em sustentar a cabeça erguida.
   g. A criança pode apresentar atraso do desenvolvimento físico ou mental.
7. Paralisia pseudobulbar (dificuldade na sucção, na alimentação e na fonação, levando à regurgitação, à sialorreia e à aspiração).

Alerta de enfermagem
É importante medir o perímetro cefálico, visto que o crânio do lactente é altamente elástico e pode acomodar um aumento no tamanho dos ventrículos. A ventriculomegalia pode progredir sem sinais óbvios de aumento da PIC.

Boxe 46.1 Sinais e sintomas de aumento da pressão intracraniana em lactentes e crianças.

- Vômitos
- Inquietação e irritabilidade
- Choro agudo e estridente (lactentes)
- Rápido aumento do perímetro cefálico (lactentes)
- Fontanela tensa e abaulada (lactentes)
- Alterações dos sinais vitais:
  - Aumento da pressão arterial sistólica
  - Diminuição do pulso
  - Respirações diminuídas e irregulares
  - Elevação da temperatura
- Alterações das pupilas
- Papiledema
- Possíveis convulsões
- Letargia, torpor, coma
- As crianças de mais idade também podem apresentar:
  - Cefaleia, em particular ao despertar
  - Letargia, fadiga e apatia
  - Alterações da personalidade
  - Separação das suturas cranianas, que pode ser observada em crianças até 10 anos
  - Alterações visuais, como diplopia.

Crianças de mais idade

As crianças de mais idade apresentam suturas fechadas e sinais de elevação da PIC.

Avaliação diagnóstica

1. A percussão do crânio da criança pode produzir um som típico de "pote rachado" (sinal de Macewen).
2. A oftalmoscopia pode revelar papiledema.
3. A RM é o instrumento diagnóstico de escolha.
4. A TC também é utilizada ao definir o diagnóstico em casos nos quais a sedação apresenta um risco adicional por causa da anestesia geral ou em situações em que não se dispõe de RM.
5. A ultrassonografia também é utilizada.

Manejo

A hidrocefalia pode ser tratada por meio de uma variedade de procedimentos cirúrgicos, incluindo cirurgia direta na lesão causadora da obstrução, como tumor; derivações intracranianas para casos selecionados de hidrocefalia não comunicante, de modo a desviar o líquido do segmento obstruído do sistema ventricular para o espaço aracnóideo; e derivações extracranianas (mais comuns) para desviar o líquido do sistema ventricular para um compartimento extracraniano, em geral o peritônio ou o átrio direito. A produção de LCS também pode ser reduzida em consequência da medicação ou de intervenção cirúrgica.

Procedimentos de derivação extracraniana

1. Derivação ventriculoperitoneal (VP) (Figura 46.1):
   a. Desvia o LCS de um ventrículo lateral ou do espaço subaracnóideo espinal para a cavidade peritoneal.
   b. Um cateter é introduzido do ventrículo lateral, por um orifício occipital feito por trépano por via subcutânea, pela face posterior do pescoço e da região paraespinal até a cavidade peritoneal, por meio de uma pequena incisão no quadrante inferior direito.
   c. Um dispositivo de acesso ventricular, que consiste em um reservatório implantável e um cateter, é utilizado para recém-nascidos prematuros < 2.000 g em lugar de uma derivação. O cateter drena o líquido dos ventrículos para o reservatório,

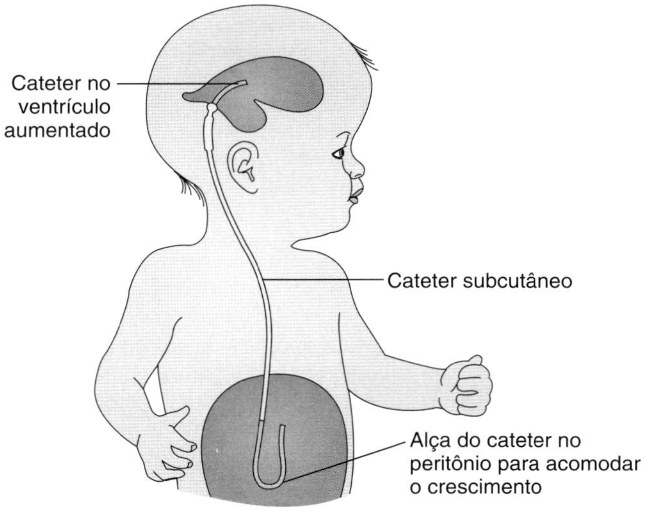

Figura 46.1 A derivação ventriculoperitoneal remove o excesso de líquido cerebrospinal dos ventrículos e o desvia para o peritônio. Uma válvula unidirecional está presente no cateter, atrás da orelha. (De Pillitteri, A. [2013]. *Maternal and child health nursing: Care of the childbearing and childrearing family* [7th ed.]. Philadelphia, PA: Lippincott Williams & Wilkins.)

que pode ser então esvaziado utilizando uma técnica asséptica. Quando o peso do lactente ultrapassa 2.000 g, pode-se efetuar uma derivação.
2. Derivação ventriculoatrial (VA):
   a. Um cateter é introduzido do ventrículo lateral dilatado por um orifício de trépano na região parietal do crânio do paciente.
   b. Em seguida, é passado sob a pele, atrás da orelha, e inserido em uma veia que desce até o átrio direito ou na veia cava superior onde é drenado o LCS.
   c. Uma válvula unidirecional sensível à pressão se fecha para impedir o refluxo de sangue para dentro do ventrículo e se abre quando a pressão ventricular aumenta, possibilitando a passagem de líquido do ventrículo para a corrente sanguínea.
3. Derivação ventriculopleural:
   a. Desvia o LCS para a cavidade pleural.
   b. Indicada quando as vias VP ou VA não podem ser utilizadas.
4. Derivação ventrículo-vesícula biliar:
   a. Desvia o LCS para o ducto colédoco.
   b. Utilizada quando todas as outras vias não estão disponíveis.
5. A maioria das derivações apresenta os seguintes componentes:
   a. Cateter ventricular.
   b. Válvula de fluxo unidirecional sensível à pressão.
   c. Câmara de bombeamento.
   d. Cateter distal.
6. Dispõe-se de derivações programáveis. Essas derivações podem ser programadas para determinada pressão de fluxo, e os níveis de pressão podem ser reajustados com base na resposta do paciente. Utiliza-se um dispositivo magnético para ajustar o nível de pressão da válvula da derivação. A derivação programável elimina a necessidade de múltiplas cirurgias ou de visitas ao hospital para ajustar a pressão da derivação.

Complicações das derivações

1. Existe a necessidade frequente de revisão da derivação em razão de oclusão, infecção ou mau funcionamento, sobretudo no primeiro ano de vida.
2. A revisão da derivação pode ser necessária graças ao crescimento da criança. Entretanto, os modelos mais recentes incluem cateteres espiralados para possibilitar o crescimento da derivação junto com o da criança.
3. Com frequência, ocorre dependência da derivação. A criança manifesta rapidamente sintomas de aumento da PIC, se a derivação não tiver um funcionamento bom. O início pode ser súbito ou insidioso.
4. As crianças com derivações VA podem sofrer contusões endocárdicas e coagulação, levando a endocardite bacteriana, bacteriemia e ventriculite ou tromboembolia e *cor pulmonale*.
5. As crianças com derivações VA necessitam de radiografias de tórax anuais ou semestrais para verificar o comprimento do cateter. A radiografia de tórax também é realizada durante os estirões do crescimento, em particular na puberdade. Quando o cateter é curto ou está prestes a sair do átrio direito, é necessário agendar a substituição da derivação.

Prognóstico

1. O prognóstico depende do diagnóstico precoce e do tratamento imediato, bem como da etiologia subjacente.
2. Com o avanço das técnicas diagnósticas e de tratamento, o prognóstico está se tornando consideravelmente melhor.
   a. Muitas crianças apresentam desenvolvimento motor e intelectual normal.
   b. A gravidade dos déficits neurológicos é diretamente proporcional ao intervalo entre o início da hidrocefalia e o momento do diagnóstico.
3. Cerca de dois terços dos pacientes morrem em idade precoce se não forem submetidos a tratamento cirúrgico.
4. A cirurgia reduz a mortalidade e diminui a morbidade, com taxa de sobrevida superior a 90%.

Complicações

1. Convulsões e cefaleias.
2. Herniação do encéfalo.
3. Parada espontânea causada por mecanismos compensatórios naturais, aumento persistente da PIC e herniação cerebral.
4. Atraso no desenvolvimento.
5. Depressão é comum em adolescentes.
6. Mau funcionamento da derivação.

Avaliação de enfermagem

Lactentes

1. Meça o perímetro cefálico.
   a. Meça o perímetro occipitofrontal – ponto de maior medida.
   b. Meça a cabeça a cada dia, mais ou menos no mesmo horário.
   c. Utilize a mesma fita métrica para maior precisão.
2. Palpe a fontanela à procura de firmeza e abaulamento.
3. Avalie a resposta pupilar
4. Avalie o nível de consciência (NC).
5. Avalie os padrões respiratórios e sua eficiência.
6. Avalie os padrões alimentares e os padrões de vômitos.
7. Avalie a função motora.
8. Avalie os marcos do desenvolvimento.

Crianças de mais idade

1. Verifique os sinais vitais à procura de aumento da PIC.
2. Avalie os padrões de cefaleia e vômitos.
3. Determine a resposta pupilar.
4. Avalie o NC utilizando a Escala de Coma de Glasgow.
5. Avalie a função motora.
6. Avalie os marcos do desenvolvimento e o desempenho escolar.
7. Avalie a ocorrência de alterações do comportamento.

Diagnósticos de enfermagem

- Perfusão tissular cerebral ineficaz relacionada com o aumento da PIC antes da cirurgia
- Nutrição desequilibrada, menor do que as necessidades corporais, relacionada com a redução do aporte oral e com a ocorrência de vômitos
- Risco de integridade da pele prejudicada relacionado com as alterações no NC e o aumento da cabeça
- Ansiedade dos pais relacionada com a cirurgia da criança
- Risco de lesão relacionado com o mau funcionamento da derivação
- Risco de volume de líquidos deficiente relacionado com a drenagem do LCS e a diminuição do aporte no pós-operatório
- Risco de infecção relacionado com a infiltração bacteriana da derivação
- Enfrentamento familiar ineficaz relacionado com o diagnóstico e a cirurgia.

Intervenções de enfermagem

Manutenção da perfusão cerebral

1. Examine à procura de sinais de aumento da PIC e notifique imediatamente.
2. Auxilie nos procedimentos diagnósticos para determinar a causa da hidrocefalia e a indicação para intervenção cirúrgica.
   a. Explique o procedimento à criança e aos pais, de acordo com seus níveis de compreensão.
   b. Administre os sedativos prescritos 30 min antes do procedimento para assegurar sua eficiência.
   c. Organize as atividades, de modo que a criança possa repousar após a administração do sedativo.

d. Após a ventriculografia, observe atentamente à procura de:
   i. Vazamento de LCS dos locais de punção subdural ou ventricular. Esses orifícios de punção devem ser cobertos com uma pequena compressa de gaze ou outro curativo, de acordo com a política da instituição.
   ii. Reações ao sedativo, em particular depressão respiratória.
   iii. Alterações dos sinais vitais, indicando choque.
   iv. Sinais de aumento da PIC, que podem ocorrer se tiver sido injetado ar nos ventrículos.

Alerta de enfermagem
A herniação do tronco encefálico pode ocorrer com aumento da PIC e se manifesta pela posição de opistótono (flexão da cabeça e dos pés para trás). Trata-se de um sinal grave, que pode ser seguido de parada respiratória. Prepare-se para reanimação de emergência e medidas corretivas, conforme orientação.

Alerta farmacológico
Os sedativos estão contraindicados em muitos casos, visto que o aumento da PIC predispõe a criança à hipoventilação ou à parada respiratória. Se forem administrados, a criança deve ser observada rigorosamente à procura de quaisquer evidências de depressão respiratória.

Oferta de nutrição adequada

1. Esteja atento ao fato de que a alimentação muitas vezes é difícil, visto que a criança pode estar apática, com diminuição do apetite e sujeita a vômitos.
2. Realize todos os cuidados de enfermagem e os tratamentos antes das refeições, de modo que a criança não seja perturbada durante a alimentação.
3. Segure o lactente em posição semissentada, com a cabeça bem apoiada, durante a alimentação. Proporcione tempo suficiente para a eructação.
4. Ofereça refeições pequenas e frequentes.
5. Após a refeição, coloque a criança de lado, com a cabeça elevada, para evitar a ocorrência de aspiração.

Manutenção da integridade da pele

1. Evite lesões por pressão (as lesões por pressão da cabeça representam um problema frequente), posicionando a criança sobre uma espuma de borracha, colcha de lã de carneiro, colchão com pressão alternada ou "caixa de ovos", de modo a manter uma distribuição uniforme do peso. Esteja atento a alergias ao látex e ao tipo de acolchoado utilizado.
2. Mantenha o couro cabeludo limpo e seco.
3. Vire a cabeça da criança com frequência, mudando de posição pelo menos a cada 2 horas.
   a. Quando mudar a criança de posição, gire a cabeça e o corpo em bloco, de modo a evitar qualquer tensão no pescoço.
   b. Um travesseiro firme pode ser colocado sob a cabeça e os ombros da criança para proporcionar um apoio adicional quando levantá-la.
   c. Não exerça peso sobre a incisão durante o período pós-operatório imediato.
4. Realize uma higiene meticulosa da pele em todas as partes do corpo e examine a pele à procura de sinais de solução de continuidade ou pressão.
5. Realize exercícios passivos de ADM dos membros, sobretudo das pernas.
6. Mantenha os olhos umedecidos, com lágrimas artificiais, se a criança não for capaz de fechar normalmente as pálpebras. Isso impede a ocorrência de ulcerações e infecções da córnea.

Redução da ansiedade

1. Prepare os pais para a cirurgia da criança, respondendo às perguntas, descrevendo os cuidados de enfermagem no pós-operatório e explicando como a derivação funcionará.
2. Incentive os pais a discutir todos os riscos e benefícios com o cirurgião. Ajude-os a compreender o prognóstico e o que devem esperar do desenvolvimento neurológico e cognitivo da criança.
3. Prepare a criança para a cirurgia, utilizando bonecos ou outras brincadeiras para descrever as intervenções realizadas, ou solicite a ajuda de um especialista em pediatria para preparar a criança para a cirurgia por meio de brincadeiras.

Melhora da perfusão tissular cerebral no pós-operatório

1. Monitore a temperatura, o pulso, a respiração, a pressão arterial (PA), o tamanho e a reação pupilar da criança a cada 15 minutos, até que estejam estáveis. Em seguida, monitore a cada 1 a 2 horas, conforme indicado pelo estado da criança e pela política da instituição.
2. Mantenha a normotermia.
   a. Providencie mantas ou cobertores apropriados, uma incubadora ou um berço aquecido para lactente ou cobertor de hipotermia.
   b. Dê banho com esponja e água tépida ou administre medicamento antipirético em caso de elevação da temperatura.
3. Proceda à aspiração do muco do nariz e da garganta, quando necessário, para evitar dificuldades respiratórias.
4. Mude a criança de posição com frequência.
5. Promova a drenagem eficiente do LCS pela derivação, com bombeamento e posicionamento da criança, conforme orientação.
   a. Se o bombeamento for prescrito, comprima cuidadosamente a válvula de acordo com o número de vezes especificado, a intervalos regularmente programados.
   b. Notifique qualquer dificuldade no bombeamento da derivação.
   c. Eleve aos poucos a cabeceira do leito da criança de 30 para 45°, conforme orientação. No início, ela será posicionada horizontalmente, de modo a evitar a drenagem excessiva do LCS.
6. Verifique a ocorrência de drenagem excessiva de LCS.
   a. Fontanela deprimida, agitação e inquietação (no lactente).
   b. Diminuição do NC (na criança de mais idade).
7. Examine atentamente à procura de aumento da PIC, indicando mau funcionamento da derivação.
   a. Observe particularmente a ocorrência de qualquer alteração do NC, alterações dos sinais vitais (aumento da PA sistólica, diminuição da frequência do pulso, respirações diminuídas ou irregulares), vômitos e alterações pupilares.
   b. Notifique imediatamente essas alterações para evitar hipoxia cerebral e possível herniação cerebral.
8. Evite qualquer pressão excessiva sobre a pele que recobre a derivação, colocando algodão atrás das orelhas e sobre elas, sob o curativo da cabeça, e evitando o posicionamento da criança sobre a área da válvula ou da incisão até haver cicatrização da ferida.

Manutenção do equilíbrio hídrico

1. Meça com precisão e registre o aporte e o débito totais de líquidos.
2. Administre líquidos intravenosos (IV), conforme prescrito, e monitore cuidadosamente a velocidade da infusão para evitar a sobrecarga hídrica.
3. Utilize uma sonda nasogástrica, se necessário, para distensão abdominal. Ela é utilizada com mais frequência nos casos em que for efetuada uma derivação VP.
   a. Meça a drenagem e registre a quantidade e a coloração.
   b. Monitore o retorno dos sons intestinais após desconexão da aspiração nasogástrica durante pelo menos 30 minutos.
4. Efetue com frequência a higiene bucal enquanto a criança estiver em dieta zero.

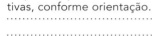

5. Comece a alimentação oral quando ela estiver totalmente recuperada da anestesia e demonstrar interesse.
   a. Comece com pequenas quantidades de solução glicosada a 5%.
   b. Introduza gradualmente a fórmula láctea.
   c. Introduza alimentos sólidos apropriados para a idade da criança e de acordo com sua tolerância.
   d. Incentive uma dieta rica em proteínas.
   e. Examine à procura de qualquer diminuição do débito urinário, aumento da densidade da urina, redução do turgor cutâneo, ressecamento das mucosas ou letargia, indicando desidratação, e notifique a ocorrência.

Prevenção de infecções

1. Verifique se há febre (em geral, a temperatura varia durante as primeiras 24 horas após a cirurgia), drenagem purulenta da incisão ou edema, eritema e hipersensibilidade ao longo do trajeto da derivação.
2. Administre antibióticos profiláticos prescritos.

Alerta de enfermagem
Todas as crianças submetidas à cirurgia necessitam de avaliação para a dor. Embora o tratamento da dor seja específico da instituição, o paracetamol costuma ser a medicação de escolha. Além disso, utilize formas alternativas de controle da dor, como distração e técnicas de relaxamento, garantindo um ambiente tranquilo.

Fortalecimento da capacidade de enfrentamento da família

1. Comece a planejar precocemente a alta, incluindo técnicas específicas para os cuidados da derivação e métodos sugeridos para os cuidados diários.
   a. Mudança de posição do paciente, como segurá-lo e posicioná-lo.
   b. Cuidados da pele sobre a derivação.
   c. Exercícios para fortalecimento dos músculos incorporados na brincadeira.
   d. Técnicas e horários das alimentações.
   e. Bombeamento da derivação.
2. Acompanhe todas as instruções com a tranquilização necessária para evitar que os pais fiquem ansiosos ou com medo de assumir os cuidados da criança.
3. Ofereça oportunidades aos pais para cuidar da criança durante a hospitalização, de modo que possam se familiarizar e ser capazes de fornecer os cuidados necessários no ambiente doméstico por meio de prática.
4. Ajude os pais a orientar os irmãos, a fim de que possam compreender a hidrocefalia e as necessidades especiais da criança. Incentive os pais a dedicar um tempo específico aos irmãos do paciente. Sugira aconselhamento familiar e apoio de assistente social, se necessário.
5. Ajude os pais a localizar recursos adicionais:
   a. Assistente social, planejador de alta hospitalar ou departamento de serviços sociais.
   b. Visita domiciliar por enfermeiros ou auxiliares.
   c. Grupos de pais.
   d. Órgãos comunitários.
   e. Programas especiais na escola.

Considerações sobre atendimento domiciliar e na comunidade

1. Siga as considerações sobre atendimento domiciliar e na comunidade relacionadas na seção Paralisia cerebral, na p. 1252. Verifique regularmente o funcionamento da derivação e reforce o desempenho dos pais na verificação da derivação, bem como na avaliação de seu mau funcionamento e no aumento da PIC.
2. Efetue regularmente uma avaliação física completa, à procura de sinais de traumatismo ou de solução de continuidade da pele.
3. O paciente deve utilizar uma pulseira de alerta com dados médicos quando começar a frequentar a escola ou a creche.
4. Certifique-se de que os pais ou os cuidadores sejam orientados em reanimação cardiopulmonar (RCP).

Educação da família e manutenção da saúde

1. Ressalte a importância de reconhecer os sintomas de aumento da PIC e de notificá-los imediatamente.
2. Avise os pais sobre a importância de comunicar imediatamente qualquer mau funcionamento ou infecção na derivação, a fim de evitar o aumento da PIC.
3. Explique aos pais que as doenças que provocam vômitos e diarreia, ou que impedem um aporte adequado de líquidos, representam uma grande ameaça à criança que foi submetida a um procedimento de derivação. Aconselhe os pais a consultar o pediatra sobre a necessidade de tratamento imediato de febre, controle dos vômitos e da diarreia e reposição de líquidos.
4. Explique aos pais a necessidade de algumas restrições para crianças com derivações e lhes diga para consultar o médico a fim de se informar quanto a questões específicas.
5. Oriente os pais sobre a disponibilidade de outras informações e suporte na Hydrocephalus Association (*www.hydroassoc.org*).[2]

Reavaliação: resultados esperados

- Não há nenhuma alteração em sinais vitais, NC ou tamanho da cabeça, há ausência de vômitos e as pupilas são iguais e responsivas
- A criança se alimenta a cada 4 horas sem vômitos e não há perda de peso significativa
- Ausência de eritema, palidez ou solução de continuidade da pele, além de cicatrização evidente da ferida
- Os pais compreendem o procedimento cirúrgico, os riscos envolvidos e os benefícios
- Bombeamento da derivação sem resistência, bem como NC e sinais vitais estáveis
- O débito urinário é igual ao aporte, o turgor cutâneo normal e os eletrólitos estão dentro dos limites normais
- Ausência de febre e de drenagem no local da derivação
- Os pais procuram ativamente recursos.

Espinha bífida

A *espinha bífida*, também denominada *disrafismo espinal*, é uma malformação da coluna vertebral em que a parte posterior das lâminas das vértebras não se fecha. Ocorre em aproximadamente 1 em cada mil nascidos vivos nos EUA e constitui o defeito de desenvolvimento mais frequente do sistema nervoso central (SNC). É mais comum em indivíduos brancos do que em outras raças. A incidência de defeitos de espinha bífida declinou nos EUA e no Reino Unido graças à triagem pré-natal e a mudanças dos fatores ambientais, como consumo de ácido fólico no início da gravidez.[3]

São reconhecidos vários tipos de espinha bífida, dos quais três são os mais comuns (Figura 46.2).

---

[2]N.R.T.: No Brasil, existem algumas associações de apoio, em diferentes estados, como a Associação de Mielomeningocele e Hidrocefalia de Teresina (AMH) e a Associação de Hidrocefalia e Mielomeningocele de Ribeirão Preto (AHME). Veja no seu estado.

[3]N.R.T.: No Brasil, a prevalência é de cerca de 1,6 a cada mil nascidos vivos, sendo considerada a segunda maior causa de deficiência motora infantil. Ferreira, J. Z., *et al.* – Prevalências dos casos de espinha bífida com diversas variáveis em recém-nascidos entre os anos de 2015 a 2017. *Brazilian Journal of Surgery and Clinical Research*, 2020; *31*(2):28-32. Disponível em: *https://www.mastereditora.com.br/periodico/20200704_160043.pdf*.

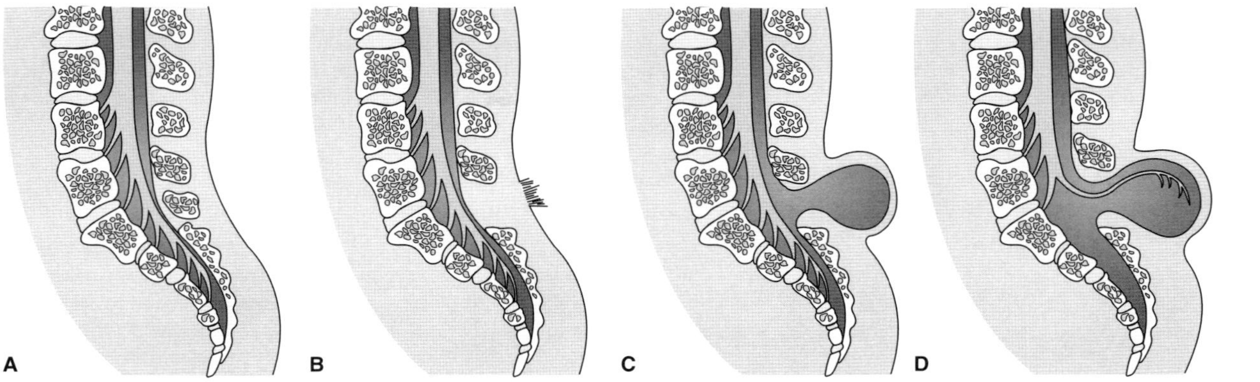

Figura 46.2 Espinha bífida. **A.** Coluna vertebral normal. **B.** Espinha bífida oculta. **C.** Espinha bífida com meningocele. **D.** Espinha bífida com mielomeningocele. (De Pillitteri, A. [2013]. *Maternal and child health nursing: Care of the childbearing and childrearing family* [7th ed.]. Philadelphia, PA: Lippincott Williams & Wilkins.)

Espinha bífida oculta

A espinha bífida oculta é observada em 10% da população nos EUA e resulta da ausência de fusão dos arcos vertebrais posteriores. Com frequência, observam-se corpo adiposo, fístula dérmica, tufos de pelos ou depressão na região lombar/lombossacral.

Meningocele

A meningocele é uma herniação das meninges pelos arcos posteriores defeituosos. O saco não contém elementos neurais.

Mielomeningocele (ou meningomielocele)

As raízes dos nervos espinais e das membranas medulares fazem protrusão por meio do defeito nas lâminas da coluna vertebral. As mielomeningoceles são cobertas por uma fina membrana.

Fisiopatologia e etiologia

1. A etiologia não é conhecida. No entanto, acredita-se que, em geral, seja resultado de uma predisposição genética desencadeada por algum fator no ambiente.
   a. Foi constatado que determinados medicamentos, incluindo o ácido valproico, causam defeitos do tubo neural quando administrados durante a gravidez.
   b. As mulheres que têm espinha bífida e os pais que têm um filho afetado correm maior risco de gerar crianças com defeitos do tubo neural.
2. Envolve uma parada na formação ordenada dos arcos vertebrais e da medula espinal, que ocorre entre 4 e 6 semanas da embriogênese.
3. As teorias sobre a etiologia da espinha bífida incluem:
   a. Fechamento incompleto do tubo neural durante a 4ª semana de vida embrionária.
   b. O tubo neural se forma de maneira adequada e, em seguida, sofre ruptura.
4. Na espinha bífida oculta, o defeito ósseo pode incluir desde uma fenda muito fina, que separa uma lâmina do processo espinhoso, até a ausência completa da coluna vertebral e das lâminas.
   a. Algumas vezes, uma membrana fibrosa e fina cobre o defeito.
   b. A medula espinal e suas meninges podem ser conectadas a um trajeto fistuloso, que se estende até a superfície da pele, onde se abre.
5. Na meningocele, o defeito pode ocorrer em qualquer ponto da medula espinal. Os defeitos mais altos (do tórax para cima) costumam ser meningoceles.
   a. A correção cirúrgica é necessária para evitar a ruptura do saco e a ocorrência subsequente de infecção.
   b. O prognóstico é satisfatório com a correção cirúrgica.
6. Na mielomeningocele (meningomielocele), a lesão contém tanto a medula espinal quanto suas membranas.
   a. Uma área azulada pode ser evidente na parte superior em razão da exposição do tecido neural.
   b. O saco pode vazar *in utero* ou sofrer ruptura depois do nascimento, permitindo a drenagem livre de LCS. Isso torna a criança altamente suscetível à meningite.
   c. De todos os defeitos conhecidos como espinha bífida cística, 95% consistem em mielomeningoceles e 5%, em meningoceles.

Alerta farmacológico
O uso periconcepcional materno de suplementos de ácido fólico reduz em 50% ou mais a incidência de defeitos do tubo neural em gestações de risco.

Manifestações clínicas

Espinha bífida oculta

1. A maioria dos pacientes não apresenta sintomas.
   a. Podem exibir uma depressão na pele ou um crescimento de pelos sobre a vértebra malformada.
   b. Não há saco externamente visível.
2. Com o crescimento, a criança pode desenvolver fraqueza nos pés ou distúrbios dos esfíncteres intestinal e vesical.
3. Em certas ocasiões, essa condição está associada a anormalidades mais significativas do desenvolvimento da medula espinal, incluindo siringomielia e medula ancorada.

Meningocele

1. Pode-se observar um defeito cístico externo na medula espinal, em geral na linha mediana.
   a. O saco é composto apenas de meninges e preenchido com LCS.
   b. A medula e as raízes nervosas, em geral, estão normais.
2. Raramente há evidências de fraqueza das pernas ou falta de controle esfincteriano.

Mielomeningocele

1. Pode-se observar uma área arredondada, elevada e pouco epitelizada em qualquer nível da coluna vertebral. Todavia, uma maior incidência da lesão é observada na área lombossacral.
2. Ocorre hidrocefalia em cerca de 90% das crianças com mielomeningocele em razão da malformação de Arnold-Chiari associada, que causa bloqueio do fluxo de LCS pelos ventrículos.
3. Pode ocorrer perda do controle motor e da sensibilidade abaixo do nível da lesão. Essas condições são altamente variáveis e dependem do tamanho da lesão e de sua posição na medula.

a. Uma lesão torácica baixa pode causar paralisia flácida total abaixo da cintura.
b. Uma pequena lesão sacral pode causar apenas áreas de diminuição da sensibilidade nos pés.

4. Podem ocorrer contraturas em tornozelos, joelhos ou quadris – estes podem sofrer luxação.
   a. A natureza e o grau do comprometimento dependem do tamanho e da localização da lesão.
   b. Isso ocorre pelo fato de que algumas fibras de inervação passam através do defeito. Um dos lados do quadril, do joelho ou do tornozelo pode ser inervado, enquanto o lado oposto pode não apresentar inervação. A seguir, o lado não oposto sai de sua posição.
5. Os pés tortos são uma anomalia associada comum, a qual se acredita estar relacionada com a posição dos pés paraplégicos no útero.
6. Ocorre disfunção vesical por causa do comprometimento dos nervos sacrais que inervam a bexiga, a qual não responde às mensagens normais de que chegou o momento de urinar, enche-se e transborda, causando incontinência e suscetibilidade a infecções do trato urinário (ITU) em virtude do esvaziamento incompleto.
7. A incontinência fecal e a constipação intestinal são causadas pela inervação deficiente do músculo esfíncter do ânus e da musculatura intestinal.
8. A maioria das crianças tem uma capacidade intelectual média, apesar da hidrocefalia. Os distúrbios do desenvolvimento incluem:
   a. Desenvolvimento motor grosseiro – as crianças necessitarão de assistência para ganhar e manter a mobilidade.
   b. A maioria das crianças é capaz de aprender em um ambiente escolar "convencional", visto que são capazes de superar outras barreiras (relativas a arquitetura e atitudes).

Avaliação diagnóstica

1. A detecção pré-natal é efetuada por meio de ultrassonografia pré-natal e RM fetal. Esse exame deve ser oferecido a todas as mulheres de risco – aquelas afetadas ou que tiveram outros filhos afetados.
2. O diagnóstico se baseia sobretudo nas manifestações clínicas.
3. A TC e a RM podem ser realizadas para avaliar melhor o encéfalo e a medula espinal.

Manejo

Intervenção cirúrgica

1. Procedimento – a laminectomia e o fechamento da lesão aberta ou a remoção do saco podem ser realizados logo após o nascimento.
2. Propósito:
   a. Evitar qualquer deterioração adicional da função neural.
   b. Minimizar o perigo de ruptura e de infecção, em particular a meningite.
   c. Melhorar o efeito estético.
   d. Facilitar o manuseio do lactente.

Acompanhamento multidisciplinar dos problemas associados

1. Uma abordagem coordenada em equipe ajudará a maximizar o potencial físico e intelectual de cada criança acometida.
2. A equipe pode incluir neurologista, neurocirurgião, cirurgião ortopédico, urologista, médico de cuidados primários, assistente social, fisioterapeuta, terapeuta ocupacional, vários enfermeiros de saúde pública e hospitalares, a criança e sua família.
3. Podem ser necessários numerosos procedimentos neurocirúrgicos, ortopédicos e urológicos para ajudar a criança a alcançar seu potencial máximo.

Prognóstico

1. Influenciado pelo local da lesão, pela presença e pelo grau de hidrocefalia associada. Em geral, quanto mais alto for o defeito, maiores serão a extensão do déficit neurológico e a probabilidade de hidrocefalia.
2. Na ausência de tratamento, a maioria dos lactentes com meningomielocele morre precocemente na lactância.
3. A intervenção cirúrgica é mais efetiva quando realizada precocemente no período neonatal, de preferência nos primeiros dias de vida.
4. Mesmo com intervenção cirúrgica, pode-se esperar que os lactentes manifestem problemas neurocirúrgicos, ortopédicos ou urológicos associados.
5. Novas técnicas de tratamento, pesquisas intensivas e melhoria dos serviços aumentaram a expectativa de vida e melhoraram bastante a qualidade de vida da maioria das crianças que recebem tratamento.

Complicações

1. Hidrocefalia associada à meningocele, que pode ser agravada pelo reparo cirúrgico.
2. Escoliose, contraturas e luxação articular.
3. Solução de continuidade da pele nas áreas sensoriais desnervadas e sob as órteses.

Avaliação de enfermagem

1. Avalie a resposta sensorial e motora dos membros inferiores.
2. Avalie a capacidade de micção espontânea, retenção de urina e sintomas de ITU.
3. Avalie os padrões habituais de evacuação e a necessidade de medicamentos para facilitar a evacuação.
4. Avalie a mobilidade e o uso de órteses, gessos e outros equipamentos especiais.

Diagnósticos de enfermagem

Recém-nascidos (pré-operatório)

- Risco de integridade da pele prejudicada relacionado com o comprometimento da função motora e sensorial
- Risco de infecção relacionado com a contaminação do local da mielomeningocele
- Eliminação urinária prejudicada relacionada com os déficits neurológicos
- Perfusão tissular cerebral ineficaz relacionada com a hidrocefalia potencial
- Medo (dos pais) relacionado com o recém-nascido portador de distúrbio neurológico e com a cirurgia.

Lactentes e crianças (pós-operatório)

- Termorregulação ineficaz após a cirurgia
- Eliminação urinária prejudicada relacionada com a denervação sacral
- Incontinência ou constipação intestinal intestinais relacionadas com o comprometimento da inervação do músculo esfíncter do ânus e da musculatura intestinal
- Distúrbio na imagem corporal relacionado com a aparência da criança, as dificuldades na locomoção e a falta de controle sobre as funções excretoras.

Intervenções de enfermagem

Proteção da integridade da pele

1. Evite posicionar o lactente em decúbito dorsal para evitar a pressão sobre o saco. Verifique a posição pelo menos uma vez a cada hora.
2. Não coloque fralda nem outra cobertura diretamente sobre o saco.

3. Examine o saco com frequência à procura de evidências de irritação ou vazamento de LCS.
4. Utilize a posição de decúbito ventral e evite a flexão do quadril para diminuir a tensão exercida sobre o saco.
5. Coloque uma almofada de espuma de borracha coberta com tecido macio entre as pernas da criança para manter os quadris em abdução e evitar ou contrapor a subluxação. Pode-se utilizar uma fralda enrolada ou um pequeno travesseiro no lugar da almofada de espuma de borracha.
6. Deixe que os pés do lactente pendam livremente sobre as almofadas ou a borda do colchão, de modo a evitar o agravamento das deformidades dos pés.
7. Efetue uma higiene meticulosa da pele em todas as áreas do corpo, em especial nos tornozelos, nos joelhos, na ponta do nariz, nas bochechas e no queixo.
8. Efetue exercícios passivos de ADM para os músculos e as articulações que o lactente não utiliza espontaneamente. Evite os exercícios com o quadril, que pode sofrer luxação, a não ser que sejam recomendados.
9. Utilize uma almofada de espuma ou de lã para reduzir a pressão exercida pelo colchão contra a pele do lactente.
10. Evite a pressão sobre o dorso do lactente durante a alimentação, segurando-o com o cotovelo em rotação para evitar tocar o saco, ou alimente-o enquanto estiver deitado em decúbito lateral ou ventral em seu colo. Incentive os pais a usar essas posições para proporcionar estimulação e vínculo entre eles e o lactente.

Prevenção de infecções

1. Esteja atento ao fato de que a infecção do saco é causada com maior frequência pela contaminação com urina e fezes.
2. Mantenha as nádegas e a genitália do lactente extremamente limpas.
   a. Não coloque fraldas no lactente se o defeito estiver localizado na porção inferior da coluna vertebral.
   b. Utilize um pequeno campo de plástico preso entre o defeito e o ânus para ajudar a evitar a contaminação.
3. Aplique um curativo de gaze ou umedecido estéril sobre o saco, conforme orientação.
   a. Quando o curativo estéril for utilizado, deve ser trocado com frequência para manter a área livre de exsudato e a esterilidade.
   b. É preciso ter cuidado para evitar a adesão do curativo ao saco, causando lesão.
4. Monitore e notifique imediatamente quaisquer sinais de infecção.
   a. Vazamento de líquido ou de pus do saco.
   b. Febre.
   c. Irritabilidade ou apatia.
   d. Convulsões

Promoção da diurese

1. Utilize o método de Credé para o esvaziamento da bexiga, a não ser que esteja contraindicado pelo refluxo vesicoureteral, e ensine a técnica aos pais.
   a. Aplique uma pressão firme e suave sobre o abdome, começando na região umbilical e progredindo para a sínfise púbica.
   b. Continue o procedimento enquanto a urina puder ser expelida manualmente.
2. Assegure um aporte de líquidos para diluir a urina.
3. Administre os antibióticos profiláticos prescritos.
4. Monitore e comunique a eliminação de urina concentrada ou de odor fétido.

Manutenção da perfusão tissular cerebral

1. Monitore os sinais de hidrocefalia e notifique imediatamente sua presença.
   a. Irritabilidade.
   b. Dificuldade de alimentação, vômitos e diminuição do apetite.
   c. Variação da temperatura.
   d. Redução do estado de alerta.
   e. Fontanela tensa.
   f. Aumento do perímetro cefálico.

Redução do medo

1. Incentive os pais a expressar sentimentos de culpa, medo, falta de controle ou desamparo.
2. Forneça informações precisas sobre a espinha bífida e o que esperar no pós-operatório.
3. Inclua os pais em todos os cuidados do lactente e incentive um tempo privativo para o desenvolvimento do vínculo.

Manutenção da termorregulação e prevenção das complicações

1. Monitore com frequência a temperatura, o pulso, as respirações, a coloração e o nível de responsividade no pós-operatório, com base na estabilidade do lactente.
2. Utilize uma incubadora ou berço aquecido para evitar a variação da temperatura.
3. Previna as complicações respiratórias.
   a. Reposicione periodicamente o lactente para promover a expansão pulmonar.
   b. Examine à procura de distensão abdominal, que poderia interferir na respiração.
   c. Tenha oxigênio disponível.
4. Mantenha a hidratação e o aporte nutricional.
   a. Administre líquidos IV, conforme orientação, mantendo um registro preciso do equilíbrio hídrico.
   b. Administre alimentação por gavagem, conforme prescrição.
   c. Comece a oferecer a mamadeira quando o lactente for responsivo e tolerar a alimentação. Forneça refeições pequenas e frequentes, aos poucos, de modo que o ar possa ser expelido naturalmente, sem eructação.
5. Mantenha o curativo cirúrgico limpo, seco, e examine à procura de drenagem. Evite qualquer pressão sobre a área, bem como fraldas sobre a incisão, até que ela esteja cicatrizada.
6. Monitore e ensine os pais a reconhecer os sinais de hidrocefalia. Notifique imediatamente sua ocorrência.
7. Limite ou evite o contato direto da criança com produtos que contenham látex, em virtude do risco de alergia e reação grave. Os produtos à base de látex incluem manguitos para PA, torniquetes, esparadrapo, cateteres de demora, luvas e dispositivos para acessos venosos. Desenvolva protocolos especificando a modificação dos cuidados para crianças com risco de alergia ao látex.

Alerta de enfermagem
Esteja atento ao fato de que as crianças com espinha bífida correm maior risco de alergia ao látex do que a população geral. Estima-se que até 20% dos pacientes com espinha bífida tenham alergia ao látex. Os sintomas são urticária, prurido, sibilos e anafilaxia. A incidência aumenta com o passar do tempo e pode estar relacionada com a exposição repetida a produtos contendo látex.

Obtenção de continência

1. Explique aos pais que a continência pode ser obtida com autocateterismo intermitente, utilizando uma técnica asséptica.
   a. Em geral, a criança pode aprender a se cateterizar por volta de 6 ou 7 anos.
   b. Os pais podem cateterizar crianças mais novas.
2. Ensine o seguinte procedimento:
   a. Reúna o material: cateter, lubrificante hidrossolúvel, sabonete, água e recipiente para coleta da urina.
   b. Lave as mãos.
   c. Posicione o paciente.

d. Limpe a área ao redor do meato uretral.
e. Lubrifique a ponta do cateter.
f. Introduza o cateter até que a urina comece a fluir. Tenha à disposição um recipiente de coleta de urina ou uma fralda.
g. Remova o cateter quando a urina for drenada da bexiga.
h. Limpe qualquer lubrificante existente na criança.
i. Descarte a urina.
j. Lave as mãos.

3. Explique sobre a ação dos medicamentos, como a imipramina e a efedrina, quando prescritos, que são utilizados para ajudar as crianças a reter a urina, em lugar do gotejamento. Quando utilizados com autocateterismo, muitas crianças podem permanecer secas por um período de 3 a 4 horas.
4. Explique os sinais de ITU – urina concentrada e de odor fétido, irritabilidade, dor ou ardência e febre – e a administração correta de antibióticos, de modo profilático ou prescritos para a infecção.
5. Para crianças que não conseguem obter uma continência urinária por meio de cateterismo intermitente, forneça informações sobre as opções disponíveis, como implantação cirúrgica de esfíncteres urinários mecânicos ou marca-passos vesicais, cateteres de demora, dispositivos de coleta externos e desvio urinário, que pode ser necessário em alguns casos.

Obtenção de evacuação regular

1. Ajude no programa de treinamento intestinal para compensar a diminuição da sensibilidade sacral.
   a. As crianças são colocadas em um esquema de horários para evacuar e ensinadas a fazer força para baixo.
   b. No início, podem ser utilizados medicamentos, como emolientes do bolo fecal, supositórios ou enemas, para ajudar a determinar esses horários.
2. Para prevenir a constipação intestinal e melhorar o controle intestinal, incentive o consumo de uma dieta rica em fibras e líquidos. Certos medicamentos, como o psílio, podem ser usados para aumentar o volume ou amolecer as fezes.

Promoção de imagem corporal positiva

1. Enfatize a reabilitação que utiliza as forças da criança e minimiza as incapacidades.
2. Reavalie continuamente as capacidades funcionais e ofereça sugestões para aumentar a independência. Obtenha uma consulta periódica com um fisioterapeuta ou terapeuta ocupacional para ajudar a maximizar a função.
3. Incentive o uso de órteses e materiais especializados para melhorar a deambulação, enquanto minimiza a aparência do equipamento. Por exemplo, vestir calças compridas, em vez de vestidos ou *shorts*, para cobrir as órteses de pernas; escolher uma cadeira de rodas compacta que possa ser decorada ou personalizada pela criança.
4. Estimule a participação em grupos de colegas da mesma idade e em atividades baseadas em força, como capacidades cognitivas e interesse por música ou arte.
5. Reavalie periodicamente os programas intestinais e vesicais. A capacidade de permanecer seco por intervalos de tempo razoáveis é um dos principais fatores para aumentar a autoestima e construir uma imagem corporal positiva.

Considerações sobre atendimento domiciliar e na comunidade

1. Siga as considerações sobre atendimento domiciliar e na comunidade relacionadas na seção Paralisia cerebral, p. 1252.
2. Examine o ambiente doméstico à procura de látex e substitua os produtos encontrados, se possível. Os brinquedos e os artigos para crianças, como bicos de mamadeira, chupetas e elásticos nas pernas das fraldas descartáveis, também contêm látex. Ensine os pais a reconhecer a alergia ao látex e a notificar sua ocorrência ao pediatra.
3. Ensine a família a limpar e reutilizar os cateteres urinários. O cateter deve ser lavado com água morna com sabão e bem enxaguado, também em água morna. O cateter deve ser seco ao ar ambiente e, quando totalmente seco, colocado em um frasco ou em uma bolsa de plástico limpo. Ele deve ser substituído quando se tornar seco, rachado e rígido, ou se a criança desenvolver ITU.
4. Instrua os pais a notificar o médico sobre o aparecimento de sinais de problemas associados, como hidrocefalia, meningite, ITU e sensibilidade ao látex.

Alerta de enfermagem
Assegure a disponibilidade de injeção de epinefrina de emergência em caso de exposição inadvertida ao látex.

Educação da família e manutenção da saúde

1. Prepare os pais para alimentar, segurar e estimular o lactente o mais naturalmente possível.
2. Ensine aos pais as técnicas especiais que podem ser necessárias para segurar, posicionar e alimentar a criança, cuidar da incisão, esvaziar a bexiga e exercitar os músculos.
3. Alerte os pais sobre a necessidade de segurança da criança com sensibilidade diminuída, como protegê-la contra pressão prolongada, contra o risco de queimaduras, se a água do banho estiver muito quente, e a evitar qualquer traumatismo por contato com objetos pontiagudos.
4. Mostre a necessidade de acompanhamento contínuo e manutenção da saúde, incluindo imunizações e avaliação do crescimento e do desenvolvimento.
5. Explique aos pais que as crianças com paralisia correm risco de apresentar sobrepeso em consequência da inatividade, de modo que devem oferecer uma dieta balanceada e pobre em gorduras, controlar os lanches e incentivar o máximo de atividade possível.
6. Para outros recursos, encaminhe a família a organizações como a Spina Bifida Association of America, em *www.spinabifidaassociation.org*.[4]

Reavaliação: resultados esperados

- Ausência de sinais de solução de continuidade do saco meníngeo ou da pele
- Ausência de febre, criança alerta e ativa
- Urina clara e sem odor, eliminação adequada e ausência de infecção
- Fontanela mole e perímetro cefálico estável
- Os pais fazem perguntas sobre a cirurgia, demonstrando afeição pelo lactente
- Sinais vitais estáveis e curativo da incisão seco e intacto
- Os pais ou a criança demonstra a técnica correta de cateterismo
- Evacua 1 vez/dia, evacuação adequada e ausência de constipação intestinal
- Verbaliza a participação na escola e em outras atividades sociais.

Distrofia muscular

A *distrofia muscular (DM)* se refere a um grupo de miopatias degenerativas progressivas e geneticamente determinadas que acometem uma variedade de grupos musculares – a maioria dos pacientes é criança. As distrofias musculares pediátricas comuns incluem a DM de Duchenne (DMD) e a DM de Becker (DMB). Em uma publicação de 2015 nos EUA, a prevalência da DMD e da DMB foi estimada em aproximadamente 2 por 10 mil. A maioria dos pacientes com DM de Duchenne raramente sobrevive além de 20 a 25 anos.

[4]N.R.T.: No Brasil, existem algumas associações de apoio, em diferentes estados, como a Associação de Mielomeningocele e Hidrocefalia de Teresina (AMH) e a Associação de Hidrocefalia e Mielomeningocele de Ribeirão Preto (AHME). Veja no seu estado.

Fisiopatologia e etiologia

1. Hereditária, pode ser ligada ao X, autossômica dominante ou recessiva.
2. Um defeito na codificação genética é responsável pelo desenvolvimento e pela função musculares anormais – as mutações do gene da distrofina na DMD e na DMB são denominadas distrofinopatias.
3. Degeneração e perda das fibras musculares esqueléticas, porém sem anormalidades estruturais associadas nos nervos periféricos ou na medula espinal.
4. Acentuada redução da distrofina, uma proteína vital à função muscular. Os níveis de distrofina variam de acordo com o tipo de DM.

Manifestações clínicas

1. Fraqueza muscular progressiva, aumento dos músculos da panturrilha e dor na perna (ver Tabela 46.1).
2. O sinal de Gower é uma característica essencial da DM de Duchenne, que se caracteriza pela dificuldade da criança de levantar-se do chão. A criança precisa realizar as seguintes etapas para assumir uma posição ortostática:
   a. Rolar sobre as mãos e os joelhos.
   b. Apoiar o peso com as pernas, criando uma ampla base de apoio, enquanto utiliza as mãos no chão para apoiar parte do peso.
   c. Usar os braços para se levantar.
   d. Puxar o tronco até uma posição ereta, permanecendo com as pernas amplamente separadas.
3. Fraqueza do músculo cardíaco e desenvolvimento de taquicardia.
4. Enfraquecimento dos músculos respiratórios, causando tosse ineficaz e infecções frequentes.
5. Pode haver comprometimento cognitivo leve na DM de Duchenne.

Avaliação diagnóstica

1. O teste de condução nervosa e a eletromiografia revelam anormalidades.
2. Nível sérico de creatinina – elevado.
3. Análise do ácido desoxirribonucleico (DNA) em amostra de sangue.
4. A biopsia muscular pode fornecer o diagnóstico definitivo.
5. Eletrocardiograma e ecocardiograma para determinar o grau de miocardiopatia.

Manejo

1. As metas do tratamento são direcionadas à manutenção da mobilidade, à qualidade de vida e à prevenção de complicações.
2. Medicações para controlar os sintomas, como antiarrítmicos e broncodilatadores.
3. Promoção da deambulação com auxílio apropriado após a perda da capacidade de deambular.
4. Fornecimento de órteses espinais.
5. Liberação cirúrgica dos tendões para o tratamento das contraturas.
6. Fisioterapia, como alongamento passivo, para preservar a função.
7. Fisioterapia respiratória vigorosa, como percussão do tórax, inspirometria e tosse assistida.
8. Monitoramento da função pulmonar.
9. Detecção do estado de portador e aconselhamento genético para explicar as implicações da DM aos pais e detectar os irmãos portadores.
10. São utilizados glicocorticoides para pacientes com DMD a partir dos 4 anos para retardar a progressão da fraqueza muscular.
11. Pode haver necessidade de intervenção cirúrgica precoce para corrigir a escoliose.
12. É necessário um manejo nutricional para prevenir a obesidade, visto que isso pode afetar a qualidade e a expectativa de vida, bem como os cuidados.
13. Vigilância frequente da função cardíaca.

Tabela 46.1 Manifestações clínicas das distrofias musculares.

Tipo	Início	Manifestações clínicas	Outras informações
Distrofia muscular de Duchenne	2 a 6 anos	Atrofia e fraqueza dos músculos com o passar do tempo, acometendo a pelve, as coxas, os braços e, por fim, todos os músculos voluntários; marcha anserina, necessidade de cadeira de rodas em torno dos 12 anos; anormalidades pulmonares e cardíacas; a sobrevida depois dos 20 anos é rara.	Acomete apenas indivíduos do sexo masculino. Tipo mais comum de DM em crianças.
Distrofia muscular de Becker	2 a 16 anos	Semelhantes às da distrofia de Duchenne, porém menos graves; muito leves em alguns casos; progressão mais lenta. Sobrevida até a meia-idade.	Acomete apenas indivíduos do sexo masculino.
Distrofia do cíngulo dos membros	Fim da adolescência até a vida adulta	Fraqueza progressiva dos cíngulos dos membros superior e inferior e, em seguida, de braços e pernas. A deambulação se torna difícil ao longo de um período de 20 anos. A sobrevida pode se estender até o fim da vida adulta.	Acomete indivíduos de ambos os sexos. Tipo mais comum, de modo global.
Distrofia facioescapuloumeral	Da adolescência até o início da vida adulta	Fraqueza dos músculos fasciais, emaciação dos ombros e dos braços; evolução lenta, com períodos curtos de rápida deterioração. Provoca problemas com a mastigação, a deglutição e a fala; braços característicos de "Popeye" e escápula alada. Sobrevida na vida adulta.	Acomete indivíduos de ambos os sexos. A gravidade varia amplamente.
Distrofia muscular congênita	Ao nascimento	Fraqueza muscular generalizada, possíveis deformidades articulares causadas por contraturas; evolução lenta. Convulsões e outras anormalidades cerebrais no tipo Fukuyama. Tempo de sobrevida reduzido.	Acomete indivíduos de ambos os sexos. Foram identificados vários tipos.
Distrofia de Emery-Dreifuss	Da infância até o início da adolescência	Fraqueza lentamente progressiva e atrofia dos músculos dos ombros, dos braços e das pernas; deformidades articulares; possíveis problemas cardíacos, causando morte súbita. Os problemas cardíacos podem afetar os portadores (incluindo mulheres).	Afeta apenas indivíduos do sexo masculino. Forma rara.

Complicações

1. Infecções (pulmonares, urinárias, sistêmicas).
2. Arritmias cardíacas.
3. Insuficiência e falência respiratórias em consequência da fraqueza do diafragma e dos músculos torácicos.
4. Pneumonia por aspiração causada por disfunção orofaríngea.
5. Depressão.
6. Deformidades ortopédicas, como contraturas, lordose e escoliose.
7. Transtornos da aprendizagem e do comportamento.
8. Hipertermia maligna pode surgir em um pequeno número de crianças com doença muscular leve ou não aparente.
9. Osteopenia em consequência da imobilidade.

Avaliação de enfermagem

1. Avalie a força muscular, a atrofia, a marcha, o desenvolvimento motor relacionado com a idade e a perda progressiva de função.
2. Avalie o estado respiratório e cardíaco – sons respiratórios, bulhas cardíacas, frequência e ritmo do pulso, PA e perfusão periférica.
3. Avalie as AVD.
4. Avalie a intensidade da dor.
5. Identifique os problemas psicossociais, como alteração do autoconceito, diminuição da socialização e discórdia da família.

Diagnósticos de enfermagem

- Padrão respiratório ineficaz relacionado com a fraqueza muscular
- Mobilidade física prejudicada relacionada com o processo patológico
- Dor aguda relacionada com os efeitos neurológicos do processo patológico
- Débito cardíaco diminuído relacionado com o comprometimento do músculo cardíaco
- Deglutição prejudicada relacionada com a fraqueza muscular
- Atividade de recreação deficiente relacionada com a fraqueza.

Intervenções de enfermagem

Manutenção do padrão respiratório

1. Incentive a posição ereta para propiciar uma excursão torácica máxima.
2. Ensine as técnicas de conservação de energia e a evitar o esforço.
3. Explique os exercícios de respiração profunda para fortalecer os músculos respiratórios.
4. Avalie a frequência, a profundidade e o padrão das respirações, ausculte os sons respiratórios e notifique qualquer alteração observada na condição do paciente.
5. Anote os resultados de gasometria arterial, culturas de escarro e radiografias de tórax.
6. Incentive a tosse e a respiração profunda ou a realização de fisioterapia respiratória, quando indicado.

Preservação da função motora ótima

1. Encaminhe o paciente à fisioterapia para exercícios de alongamento e de fortalecimento com o objetivo de otimizar a função motora remanescente.
2. Realize exercícios de ADM para preservar a mobilidade e evitar a atrofia.
3. Programe horários de atividade, levando em consideração os picos de energia durante o dia.
4. Consulte um terapeuta ocupacional para indicar dispositivos auxiliares, de modo a manter a independência do paciente.
5. Aplique órteses e talas para evitar as contraturas.
6. Assegure um controle adequado da dor.

Melhora do débito cardíaco

1. Monitore os sinais vitais, o ritmo cardíaco e os sinais de insuficiência cardíaca, como edema, sons respiratórios adventícios e ganho de peso.
2. Monitore o equilíbrio hídrico e mantenha o aporte de líquidos IV ou orais, conforme orientação.

Monitoramento da função de deglutição

1. Avalie a função dos nervos cranianos para a deglutição (reflexo de ânsia) e mastigação.
2. Forneça uma dieta que o paciente possa consumir – pode ser necessária uma de consistência pastosa.
3. A dieta deve ser rica em proteínas e controlada quanto ao teor de calorias, de modo a proporcionar um valor nutricional adequado.
4. Incentive o paciente a comer na posição ereta, sem conversar, e estimule o consumo de refeições de menor volume e frequentes.
5. Administre alimentação enteral alternativa, se o reflexo da ânsia estiver diminuído.

Incentivo às atividades recreativas

1. Estimule as atividades recreativas que evitem qualquer esforço excessivo e frustração, porém desencoraje longos períodos de repouso no leito e de inatividade, como assistir à TV.
2. Se os membros superiores forem os mais afetados, sugira caminhar ou se exercitar em uma bicicleta ergométrica. Se os membros inferiores forem os mais afetados, incentive o uso de uma cadeira de rodas para promover a mobilidade e realizar tarefas simples.
3. Discuta os interesses do paciente e ajude-o na execução de suas atividades preferidas.
4. Investigue com o paciente os vários métodos de controle do estresse para lidar com a frustração.
5. Administre analgésicos e antidepressivos, conforme prescrito, para facilitar a participação nas atividades.

Considerações sobre atendimento domiciliar e na comunidade

1. Siga as considerações sobre atendimento domiciliar e na comunidade relacionadas na seção Paralisia cerebral, p. 1252.
2. Obtenha serviços e dispositivos que promoverão uma função máxima, como rampa para cadeira de rodas, furgão para transporte de pacientes em cadeira de rodas e dispositivos auxiliares.
3. Explore as atividades físicas e recreativas com a família, como Paralimpíadas.
4. Avalie o progresso educacional e a capacidade da criança de frequentar a escola *versus* aprendizado domiciliar.
5. Colabore com o paciente e a família a fim de estabelecer um plano diário de atividades que incorpore os interesses, a capacidade e a necessidade de períodos de repouso.

Educação da família e manutenção da saúde

1. Ofereça aconselhamento genético, quando indicado, para determinar opções de planejamento familiar.
2. Instrua o paciente e a família sobre exercícios de ADM, cuidados pulmonares e procedimentos de transferência e de locomoção.
3. Encaminhe para serviços comunitários de assistência temporária e aconselhamento.
4. Ressalte a importância dos líquidos para diminuir o risco de infecção urinária/pulmonar e minimizar a constipação intestinal.
5. Aconselhe o paciente e a família a notificar imediatamente quaisquer sinais de infecção respiratória, de modo a obter tratamento e prevenir a insuficiência cardíaca.
6. Encaminhe o paciente e a família a instituições como a Muscular Dystrophy Association (*www.mdausa.org*).[5]

---

[5]N.R.T.: No Brasil há a Aliança Distrofia Brasil (ADB), atualmente com associações em Amazonas, Bahia, Ceará, Espírito Santo, Paraíba, Paraná, Pernambuco, Maranhão, Mato Grosso do Sul, Minas Gerais, Recife, Rio de Janeiro, Rio Grande do Sul, Santa Catarina e São Paulo (*https://www.distrofiabrasil.org.br/*.)

Reavaliação: resultados esperados

- Respirações profundas e não laboriosas, com sons respiratórios claros
- Deambulação sem ajuda; não se observa nenhuma contratura
- Sinais vitais estáveis e ausência de edema
- O paciente tolera pequenas refeições de consistência pastosa sem aspiração
- Permanece fora da cama durante a maior parte do dia e participa em atividades recreativas e sociais.

Meningite bacteriana

A *meningite bacteriana* é uma inflamação das meninges que ocorre após a invasão do líquido cerebrospinal por um agente bacteriano. Há inflamação nas leptomeninges e nos tecidos que circundam o encéfalo e a medula espinal. Desde a introdução das vacinas *Haemophilus influenzae* tipo B (1990) e pneumocócica conjugada (2000) no calendário de imunização pediátrica, a incidência de meningite bacteriana diminuiu em todas as faixas etárias, exceto em crianças com menos de 2 meses de vida. De 2006 a 2007, a vigilância populacional nos EUA constatou um pico de incidência em lactentes com menos de 2 meses (80,69 por 100 mil), com incidência significativamente menor na faixa etária de 2 a 23 meses (6,91 por 100 mil), caindo na faixa etária de 2 a 10 anos (0,56 por 100 mil).[6]

Fisiopatologia e etiologia

1. A proporção de casos causados por um microrganismo específico varia de ano a ano, e existe também uma considerável diferença geográfica. Os microrganismos que causam mais meningite bacteriana em diferentes faixas etárias incluem os seguintes:
   a. $\geq$ 1 mês e $<$ 3 meses: *Escherichia coli*, *Streptococcus* do grupo B, *Listeria monocytogenes*, *Pseudomonas aeruginosa*, espécies de *Staphylococcus*, *Streptococcus pneumoniae*, *Neisseria meningitidis* e bacilos gram-negativos.
   b. $\geq$ 3 meses a $<$ 3 anos: *Streptococcus pneumoniae*, *Neisseria meningitidis* (meningite meningocócica) e *Streptococcus* do grupo B.
   c. $\geq$ 3 anos a $<$ 10 anos: *S. pneumoniae* e *N. meningitidis*.
   d. $\geq$ 10 anos e $<$ 19 anos: *N. meningitidis*.
2. A meningite bacteriana muitas vezes é precedida de infecção respiratória superior, que é complicada por bacteriemia. Em seguida, as bactérias presentes no sangue circulante invadem o LCS.
   a. Com menos frequência, pode ocorrer meningite bacteriana como extensão de uma infecção local, como otite média, mastoidite ou sinusite.
   b. As bactérias também podem ganhar acesso direto por uma ferida penetrante, por uma punção espinal, por cirurgia ou por anormalidade anatômica.
3. O processo infeccioso resulta em inflamação, exsudação e graus variáveis de lesão tecidual no encéfalo.

Manifestações clínicas

1. Os sinais e os sintomas são variáveis, dependendo da idade do paciente, do agente etiológico e da duração da doença quando diagnosticada. O início pode ser insidioso ou fulminante.
2. Os lactentes com menos de 2 meses de vida, em geral, apresentam irritabilidade, letargia, vômitos, falta de apetite, instabilidade da temperatura (febre ou hipotermia), angústia respiratória, tônus deficiente, tremores, convulsões, choro agudo e fontanela plena (possivelmente abaulada).
3. Os lactentes de até 2 anos manifestam sintomas semelhantes aos dos lactentes pequenos e podem exibir exantema, alteração dos padrões do sono, febre, tensão das fontanelas, rigidez de nuca e sinais de Kernig ou de Brudzinski positivos (ver p. 384).
4. As crianças com mais de 2 anos apresentam inicialmente vômitos, cefaleia, febre, confusão mental, letargia, irritabilidade e fotofobia. Os sintomas tardios incluem rigidez da nuca em 12 a 24 horas após o início, sinais de Kernig ou de Brudzinski positivos, convulsões e declínio progressivo da responsividade.
5. Pode-se observar o desenvolvimento de petéquias ou púrpura.
   a. As lesões cutâneas características são mais observadas nos casos de infecção meningocócica ou por *Pseudomonas*.
   b. Podem ocorrer exantemas hemorrágicas em qualquer criança com sepse bacteriana fulminante em virtude da coagulação intravascular disseminada (CID).
6. A artrite séptica sugere infecção meningocócica ou por *H. influenzae*.

Avaliação diagnóstica

1. O diagnóstico costuma ser estabelecido por meio de punção lombar e exame do LCS.
   a. Aparência turva.
   b. Elevação da pressão do LCS.
   c. Contagem elevada de células, em particular das polimorfonucleares.
   d. Baixo nível de glicose.
   e. Nível elevado de proteínas, que também pode estar normal.
   f. Coloração de Gram e culturas positivas, que identificam o microrganismo etiológico.
2. Outros exames laboratoriais incluem:
   a. Hemograma completo – contagem total de leucócitos em geral aumentada, com predomínio de neutrófilos imaturos na contagem diferencial, conhecido como "desvio para a esquerda".
   b. Culturas de amostras de sangue, de urina e de nasofaringe à procura da fonte de infecção.
   c. A contagem de plaquetas; os eletrólitos séricos; os níveis de glicose, ureia e creatinina; e o exame de urina são habitualmente efetuados para monitorar o paciente em estado crítico, bem como a função da coagulação, se forem observadas petéquias ou lesões purpúricas.

Manejo

1. Administração IV dos agentes antimicrobianos apropriados para promover a rápida destruição das bactérias e suprimir a emergência de cepas resistentes. A primeira dose de antibiótico deve ser administrada o mais rápido possível – as culturas devem ser obtidas antes da administração do antibiótico.
2. Reconhecimento e tratamento da hiponatremia causada pela síndrome de secreção inapropriada de hormônio antidiurético (SIADH).
3. Tratamento de suporte da criança comatosa ou com convulsões, incluindo medidas neuroprotetoras.
4. Tratamento profilático apropriado fornecido a pessoas que tiveram contato com o paciente, quando indicado.

Complicações

1. Agudas – convulsões, edema cerebral e aumento da PIC, choque, isquemia, derrame subdural infectado, doença disseminada (artrite séptica, pericardite) e SIADH.

---

[6]N.R.T.: Em 2019, o Ministério da Saúde publicou a evolução da situação epidemiológica da meningite meningocócica. No período de 2003 a 2018, houve uma diminuição do número de casos confirmados no Brasil, passando de 2 casos/100 mil habitantes para 0,5 caso/100 mil habitantes. Todavia, entre os casos confirmados, ocorreu um aumento do sorogrupo C desde 2010, sobretudo em crianças, o que justificou sua inserção no calendário vacinal. Saiba mais em: *https://www.nucleodoconhecimento.com.br/saude/meningite-bacteriana*.

2. A longo prazo – perda auditiva neurossensorial, hidrocefalia, cegueira, transtornos da aprendizagem ou atraso do desenvolvimento.
3. Coagulação intravascular disseminada (CID).

Avaliação de enfermagem

1. Obtenha uma história dos pais acerca de infecção respiratória superior ou outra infecção recente.
2. Avalie o NC e o estado neurológico.
   a. Avalie o *sinal de Kernig* – com a criança em decúbito dorsal e com os joelhos em flexão, flexione a perna ao nível do quadril, de modo que a coxa seja trazida até uma posição perpendicular ao tronco. Tente estender o joelho. Isso não pode ser realizado se houver irritação meníngea, pois resulta em dor.
   b. Avalie o *sinal de Brudzinski* – flexione o pescoço do paciente. A flexão espontânea dos membros inferiores indica irritação meníngea.
3. Monitore o padrão respiratório e o estado circulatório.

Diagnósticos de enfermagem

- Perfusão tissular cerebral ineficaz relacionada com a liberação de endotoxina no LCS
- Hipertermia relacionada com o processo infeccioso
- Dor aguda relacionada com os efeitos neurológicos do processo patológico
- Ansiedade relacionada com as precauções contra a transmissão de infecção
- Perfusão tissular ineficaz, cerebral, relacionada com as complicações do processo infeccioso
- Ansiedade dos pais relacionada com a gravidade da doença e a hospitalização da criança.

Intervenções de enfermagem

Ver Diretrizes para padrões de cuidados 46.1.

Manutenção da perfusão tissular cerebral

1. Administre agentes antimicrobianos nos horários especificados para obter níveis séricos ideais. Efetue exames de sangue para determinar os níveis máximos e mínimos dos medicamentos, conforme orientação.
2. Mantenha um acesso IV pérvio para a administração da medicação e examine à procura de sinais de infiltração e flebite.
3. Monitore rigorosamente os sinais de complicações que afetam a perfusão cerebral.
   a. Monitore os sinais vitais, o NC e o estado neurológico a intervalos frequentes.
   b. Monitore diariamente o equilíbrio hídrico, o peso e o perímetro cefálico à procura de hidrocefalia.
   c. Esteja atento à letargia ou a alterações sutis na condição do paciente, que podem indicar edema cerebral.
   d. Anote no prontuário, com precisão, o comportamento e os sinais clínicos da criança.

Redução da febre

1. Administre antipiréticos, banhos de esponja com água tépida, e utilize cobertores de hipotermia, conforme orientação, para reduzir a febre. A febre aumenta a taxa metabólica e as necessidades energéticas do encéfalo, o que pode levar à hipoxemia e à lesão cerebral na criança com comprometimento vascular encefálico.
2. Monitore a ocorrência de convulsões e utilize as precauções contra convulsões na criança febril.
   a. Existe maior potencial de convulsões na criança febril.
   b. Certifique-se da segurança do paciente utilizando um leito com grades laterais acolchoadas e disponha de material para aspiração das vias respiratórias.

Alívio da dor e da irritabilidade

1. Reduza o nível geral de ruído em torno da criança e evite sons altos e súbitos.
2. Organize os cuidados de enfermagem, de modo a proporcionar períodos de repouso ininterruptos.

DIRETRIZES PARA PADRÕES DE CUIDADOS 46.1

Cuidados à criança com disfunção neurológica

- Monitore os sinais vitais, o nível de consciência, a reação pupilar e o comportamento, quando indicado, e examine à procura de sinais de aumento da pressão intracraniana. Notifique imediatamente a ocorrência de alterações significativas
- Certifique-se de que o paciente receba todas as medicações anticonvulsivantes e os antibióticos, conforme prescrição, notificando imediatamente qualquer desvio do esquema posológico ou quaisquer alterações nos níveis séricos terapêuticos dos medicamentos
- Avalie a eliminação adequada – a capacidade da criança de urinar ou a capacidade do cuidador ou da própria criança de efetuar o cateterismo. Notifique qualquer desvio do padrão normal e tome as medidas necessárias para evitar a constipação intestinal e a impactação fecal
- Examine à procura de sinais de infecção secundária, como infecção pós-operatória da incisão, mau funcionamento e infecção da derivação, pneumonia e solução de continuidade da pele. Notifique qualquer anormalidade no momento correto
- Monitore a ocorrência de convulsões e mantenha a segurança. Documente e notifique todas as convulsões, incluindo tipo, horário de início, duração e comportamento posterior. Administre medicações, quando necessário e conforme prescrição
- Certifique-se de que qualquer dispositivo auxiliar esteja adequadamente ajustado para evitar qualquer solução de continuidade do tecido. Verifique com frequência se a criança estiver inquieta
- Observe e ajude na deambulação para maior segurança
- Treine todos os cuidadores quanto aos padrões de segurança domiciliar, incluindo reanimação cardiopulmonar, controle das convulsões e prevenção de acidentes
- Certifique-se de que o paciente e a família estejam cientes de todos os recursos da comunidade, incluindo assistência temporária e grupos de apoio, assistência educacional e serviços sociais
- Ensine os cuidadores a realizar exercícios de amplitude de movimento para evitar as contraturas. Utilize a fisioterapia e a terapia ocupacional, quando necessário
- Incentive consultas regulares para manutenção da saúde com o objetivo de monitorar o crescimento, o desenvolvimento e a saúde geral.

Essa informação deve servir apenas como diretriz geral. A situação de cada paciente representa um conjunto único de fatores clínicos e exige o julgamento do enfermeiro para orientar os cuidados, que podem incluir medidas e abordagens adicionais ou alternativas.

3. Manuseie a criança o mínimo possível. Quando necessário, aborde-a lentamente e com delicadeza.
4. Mantenha a luz no nível mais baixo possível.
5. Fale em tom de voz baixo e bem modulado.
6. Administre medicamentos para a dor, conforme prescrito, evitando opioides que causem depressão respiratória e do SNC.

Prevenção da transmissão da infecção sem ansiedade

1. Utilize precauções para controle da infecção de modo ininterrupto para prevenir a transmissão da infecção.
2. Pratique cuidadosamente a técnica de higiene das mãos.
3. Explique à criança e à família o uso de todos os materiais e procedimentos de proteção, de modo a aliviar a ansiedade.
4. Certifique-se de que os integrantes da equipe com resfriado ou outras infecções evitem contato com lactentes com meningite e utilizem máscara, quando necessário, ao entrar no berçário.
5. Explique aos pais e a outros visitantes as técnicas corretas de higiene das mãos e do uso de capote.
6. Mantenha uma técnica estéril para procedimentos, quando indicado.
7. Identifique contatos íntimos da criança com meningite causada por *H. influenzae* ou *N. meningitidis*, que poderiam se beneficiar do tratamento profilático.

Prevenção de complicações

1. Monitore e notifique qualquer um dos seguintes achados:
   a. Diminuição das respirações e da frequência do pulso, aumento da PA sistólica, alterações pupilares ou redução da responsividade, que podem indicar elevação da PIC.
   b. Diminuição do volume urinário e aumento do peso corporal, que podem indicar SIADH.
   c. Aparecimento súbito de exantema cutâneo e sangramento de outros locais, que podem indicar CID.
   d. Febre persistente ou recorrente, abaulamento da fontanela, sinais de aumento da PIC, sinais neurológicos focais, convulsões ou aumento do perímetro cefálico, que podem indicar derrame subdural.
   e. Distúrbios auditivos e surdez aparente, indicando comprometimento de nervos cranianos.
2. Examine à procura de episódios de apneia e inicie medidas para estimular a respiração.
   a. Institua o monitoramento respiratório.
   b. Estimule o lactente quando ocorrer apneia.
      i. Belisque os pés e proporcione uma estimulação mais vigorosa, se necessário.
      ii. Quando não ocorrer respiração espontânea em 15 a 20 s, providencie a ventilação com bolsa ou máscara.
   c. Notifique quaisquer períodos de apneia.
   d. Registre a duração do episódio de apneia e a resposta à estimulação.

Alívio da ansiedade dos pais

1. Incentive os pais a se envolver em atividades tranquilas com o filho, como ler ou escutar música suave.
2. Proporcione aos pais a oportunidade de expressar suas preocupações e responda às perguntas que possam formular sobre a evolução e os cuidados da criança.
3. Inclua os pais nos cuidados de suporte da criança, de modo que possam sentir algum controle sobre a situação.

Educação da família e manutenção da saúde

1. Forneça aos pais informações apropriadas se eles e outros membros da família precisarem receber profilaxia antibiótica.
2. Discuta os sintomas que os pais devem observar como sinais de possíveis complicações latentes, sobretudo hidrocefalia.
3. Forneça instruções específicas sobre os medicamentos a serem administrados em casa.
4. Incentive consultas regulares para manutenção da saúde, de modo a obter um gráfico do crescimento e do desenvolvimento, e avalie qualquer atraso.
5. Os pais podem obter mais informações sobre a meningite em *http://kidshealth.org/en/parents/meningitis.html*.[7]

Reavaliação: resultados esperados

- Criança alerta, sem sinais de aumento da PIC
- Febre abaixo de 38,3°C, sem infecção subsequente
- A criança repousa de modo confortável e relata redução da dor
- A criança expressa entendimento sobre as precauções contra a infecção
- Sinais vitais estáveis e padrão respiratório regular, sem apneia
- Os pais participam dos cuidados da criança e fazem perguntas.

Convulsões e epilepsia

Os recém-nascidos, os lactentes e as crianças com epilepsia diferem dos adultos de muitas maneiras em virtude de seu encéfalo imaturo. São observadas variações na etiologia das convulsões, das manifestações clínicas, das respostas aos medicamentos antiepilépticos, bem como nos padrões do eletroencefalograma (EEG). Embora o encéfalo imaturo seja mais propenso a convulsões, algumas convulsões podem mudar ou mesmo desaparecer à medida que a criança cresce e se desenvolve. Em uma amostra representativa de crianças nos EUA, a prevalência estimada da epilepsia/distúrbio convulsivo ao longo da vida foi de 10,2/mil (1%), e da epilepsia/distúrbio convulsivo atual, de 6,3/mil. Estima-se que 1% das crianças e dos adolescentes nos EUA apresentará pelo menos uma convulsão afebril até os 14 anos.[8]

A obtenção de uma história de saúde e exame físico completo é crucial, visto que o diagnóstico de epilepsia se baseia principalmente em manifestações clínicas.

Os termos "convulsão" ou "crise epiléptica" e "epilepsia" são, em geral, empregados como sinônimos. A crise epiléptica é uma manifestação física de descargas neuronais sincrônicas, anormais e excessivas, geradas sobretudo pelo córtex cerebral. As descargas são de natureza intermitente e, com frequência, autolimitadas, podendo durar vários segundos a minutos.

A epilepsia é diagnosticada quando se observa qualquer um dos seguintes critérios:

- Pelo menos duas convulsões não provocadas (ou reflexas), que ocorrem com intervalo de mais de 24 horas.
- Uma convulsão não provocada (ou reflexa), com probabilidade de outras crises, com risco de recorrência semelhante depois de duas crises não provocadas, ocorrendo ao longo dos 10 anos seguintes (p. ex., em casos de lesões estruturais remotas relacionadas com infecção do SNC, acidente vascular cerebral ou determinados tipos de lesão cerebral traumática).

Classificação da síndrome epiléptica

1. Em março de 2017, foi publicada uma nova atualização da Classificação das Epilepsias da International League Against Epilepsy (ILAE), junto com a Classificação dos Tipos de Epilepsia revisada da ILAE.
2. Essa nova classificação das epilepsias apresenta três níveis de diagnóstico: tipo de crise epiléptica, tipo de epilepsia e síndrome epiléptica.

---

[7]N.R.T.: Ver Meningite: o que é, causas, sintomas, tratamento, diagnóstico e prevenção, do Ministério da Saúde, em *http://antigo.saude.gov.br/saude-de-a-z/meningites*.

[8]N.R.T.: No Brasil, "a taxa de prevalência de epilepsia em um estudo com uma população semiurbana foi de 7,8/mil habitantes, com a taxa de epilepsia ativa geral de 5,6/mil, que foi bifurcada em 6/mil para homens e 5,2/mil para mulheres". Lima, L. J. *et al.* Epidemiology of epilepsy: Brazilian and global distribution. *Revista Interdisciplinar Encontro das Ciências*, 2020; *3*(2). Disponível em: *http://riec.fvs.edu.br/index.php/riec/article/view/141/119*.

3. A ILAE reconhece as crises neonatais que podem ter manifestações motoras e comportamentais mínimas ou ausentes. A Neonatal Seizures Task Force está atualmente elaborando uma classificação separada das crises neonatais.

Tipo de convulsão

1. A primeira etapa é descartar a possibilidade de outro tipo de evento paroxístico e estabelecer um diagnóstico definitivo do tipo de crise epiléptica, com base na manifestação inicial da convulsão.
2. Existem três tipos de convulsão:
   a. Focal.
   b. Generalizada.
   c. Desconhecida.

Epilepsia baseada no tipo de crise epiléptica

1. O segundo nível de diagnóstico para pacientes com epilepsia inclui quatro categorias, das quais duas são novas:
   a. Focal.
   b. Generalizada.
   c. Generalizada e focal combinada.
   d. Desconhecida.

Síndromes epilépticas

1. A síndrome epiléptica se refere a um grupo de achados que ocorrem de maneira concomitante e definem um distúrbio convulsivo clinicamente reconhecível.
2. Esse conjunto de achados inclui certos tipos de crises, características dos exames de imagem e EEG, juntamente com idades específicas de início, fatores desencadeantes, comorbidades e prognóstico, que podem ter recomendações de tratamentos específicos.
3. Um novo *website* educacional da ILAE, *EpilepsyDiagnosis.org*, fornece diretrizes diagnósticas, vídeos sobre os tipos de crises epilépticas e informações mais relevantes sobre as síndromes epilépticas.[9]
4. As síndromes epilépticas reconhecidas no período neonatal incluem:
   a. Crises neonatais benignas.
   b. Epilepsia neonatal familiar benigna.
   c. Encefalopatia mioclônica precoce.
   d. Síndrome de Ohtahara.
5. As síndromes epilépticas do lactente (início com menos de 2 anos) incluem:
   a. Síndrome de West.
   b. Síndrome de Dravet.
   c. Epilepsia do lactente com crises focais migratórias.
   d. Epilepsia infantil benigna.
   e. Epilepsia infantil familiar benigna.
   f. Convulsões febris *plus*.
6. As síndromes epilépticas da infância incluem:
   a. Síndrome de Lennox-Gastaut.
   b. Síndrome de Landau-Kleffner.
   c. Encefalopatia epiléptica com espícula-onda contínua durante o sono (CSWS; do inglês, *continuous spike and wave during sleep*).
   d. Convulsões febris *plus* (que podem ter início na lactância).
   e. Epilepsia de ausência da infância.
   f. Epilepsia com ausência mioclônica.
   g. Epilepsia occipital da infância de início tardio (tipo Gastaut).
   h. Síndrome de Panayiotopoulos (epilepsia occipital da infância de início precoce).
   i. Epilepsia com crises mioclônicas atônicas (previamente astática).
   j. Epilepsia benigna com espículas centrotemporais.
7. As síndromes epilépticas da adolescência até a vida adulta incluem:
   a. Epilepsia de ausência juvenil (EAJ).
   b. Epilepsia mioclônica juvenil (EMJ).

[9]N.R.T.: Ver Liga Brasileira de Epilepsia, em *www.epilepsia.org.br*.

Espasmos juvenis

1. Essas convulsões ocorrem em lactentes e ocupam o segundo lugar em incidência, perdendo apenas para as convulsões generalizadas nessa faixa etária.
2. As crianças com espasmos infantis (EI) costumam desenvolver espasmos epilépticos, com um padrão EEG associado conhecido como hipsarritmia.
3. A tríade de espasmos, hipsarritmia e regressão do desenvolvimento é conhecida como síndrome de West.
4. A incidência máxima é observada em crianças entre 3 e 7 meses de vida. O início após 2 anos é raro.
5. Os sinais clínicos incluem:
   a. Contrações mioclônicas vigorosas e súbitas, que acometem a musculatura do tronco, o pescoço e os membros.
      i. Tipo flexor – o lactente aduz e flexiona os membros, deixa a cabeça cair e se dobra sobre si mesmo.
      ii. Tipo extensor – o lactente estende o pescoço, abre os braços e inclina o corpo para trás, em uma posição descrita como "águia de asas abertas".
      iii. Tipo misto – combinação dos dois tipos anteriores, que ocorrem em grupos ou salvas, cada um.
   b. Os ataques graves podem ser acompanhados de grito ou grunhido.
   c. O lactente pode fazer caretas, rir e ter aparência de medo durante ou após o ataque.
6. A duração é momentânea (em geral, <1 minuto).
7. A frequência varia desde alguns até centenas de ataques por dia.
8. Quase sempre estão associados a anormalidades cerebrais. Em 95% dos casos, esse distúrbio é acompanhado de deficiência intelectual.
9. Em geral, esse tipo de crise epiléptica desaparece de maneira espontânea quando a criança alcança 4 anos. Costuma haver o desenvolvimento de crises generalizadas subsequentes ou outros tipos de crise.

Alerta de enfermagem
Espasmos infantis são uma emergência pediátrica. Qualquer demora no tratamento pode levar a comprometimento cognitivo permanente e atraso no desenvolvimento.

Fisiopatologia e etiologia

Fatores etiológicos

1. A *etiologia estrutural* se refere a anormalidades observadas em exames de neuroimagem estruturais, que, junto com os achados eletroclínicos, indicam que a anormalidade é a provável causa das crises epilépticas, como esclerose hipocampal. As anormalidades estruturais podem ser congênitas, como esclerose tuberosa e displasia cortical, ou adquiridas por encefalopatia hipóxico-isquêmica, infecção, acidente vascular cerebral, traumatismo, tumores, neurocirurgia e malformações corticais genéticas.
2. A *etiologia genética* se refere a uma variante genética (mutação) patogênica de efeito significativo que provoca epilepsia. Foram identificadas numerosas mutações dos genes nas epilepsias tanto graves quanto leves – muitas delas, mutações *de novo*. Exemplos de etiologias genéticas em crianças incluem mutações de SCN1A associadas à síndrome de Dravet e à epilepsia genética/generalizada com convulsões febris *plus* (GEFS+), bem como mutações nos genes dos canais de potássio, KCNQ2 e KCNQ3 (epilepsia neonatal familiar benigna).
3. A *etiologia infecciosa* se refere à epilepsia decorrente de uma infecção conhecida, incluindo tuberculose, malária cerebral, HIV, neurocisticercose, infecções congênitas (vírus Zika, citomegalovírus), toxoplasmose cerebral e pan-encefalite esclerosante subaguda (PEES). A epilepsia que se desenvolve após uma doença infecciosa aguda também pode ser incluída nessa categoria.

4. A *etiologia metabólica* se refere à epilepsia que resulta diretamente de um distúrbio metabólico suposto ou conhecido, no qual as crises epilépticas representam um importante sintoma. Com frequência, os distúrbios metabólicos e as epilepsias estão relacionados com uma mutação genética, porém alguns podem ser adquiridos. Um exemplo encontrado em crianças é a deficiência de piridoxina.
5. A *etiologia imune* se refere à epilepsia que resulta diretamente de um distúrbio imune suposto ou conhecido, no qual as crises epilépticas representam um importante sintoma e há inflamação do sistema nervoso central mediada por processos autoimunes. Um exemplo é a encefalite antirreceptor NMDA.
6. A *etiologia desconhecida* se refere à epilepsia cuja causa ainda não foi determinada.

Alteração da fisiologia

1. O mecanismo básico de todas as crises epilépticas parece consistir em despolarização prolongada e em outras alterações químicas, causando a descarga de neurônios de maneira descontrolada.
2. Esse surto paroxístico de energia elétrica se dissemina para áreas adjacentes do encéfalo ou pode saltar para regiões distantes do SNC, resultando em crise epiléptica.
3. Algumas crises epilépticas parecem ocorrer sob a influência de um fator desencadeante.
   a. Fatores hormonais, como aqueles relacionados com o período menstrual, a menarca e a menopausa.
   b. Fatores não sensoriais, como hipertermia e hiperventilação, distúrbios metabólicos – hipoglicemia, hiponatremia e hipocalcemia –, privação do sono, transtornos emocionais e estresse físico.
   c. Fatores sensoriais, como os relacionados com a visão, a audição, o toque, a reação de sobressalto e aqueles autoinduzidos.

Manifestações clínicas baseadas na classificação dos tipos de crises epilépticas da ILAE 2017

Crises epilépticas de início focal

1. As crises epilépticas de início focal se originam em redes limitadas a um hemisfério e incluem crises focais sem alteração da consciência e com comprometimento da consciência.
   a. As crises epilépticas focais sem alteração da consciência eram antigamente conhecidas como crises parciais simples.
      i. Ausência de comprometimento da consciência – o paciente tem consciência dele próprio e do ambiente, mesmo quando imóvel.
      ii. Causadas pela ativação anormal de um número limitado de neurônios, que possibilita a localização do foco epiléptico.
   b. Crises epilépticas focais com comprometimento da consciência.
      i. Inclui todas as crises epilépticas com alteração da consciência durante qualquer parte do evento.
      ii. Antigamente conhecidas como crises parciais complexas.
2. As crises epilépticas focais também são subdivididas em crises com sinais e sintomas motores ou não motores no início e podem ser classificadas por início motor proeminente mais precoce ou início não motor:
   a. Crises epilépticas com sinais motores no início.
      i. Automatismos – movimentos da boca (p. ex., mastigar, estalar dos lábios), movimentos das mãos (p. ex., segurar a roupa, "rolar pílulas", segurar objetos), esfregar a genitália, piscar os olhos, virar a cabeça e elevar os braços.
      ii. Atônicas – perda do tônus (grau de consciência em geral não especificado).
      iii. Clônicas – espasmos dos membros, muitas vezes assimétricos e irregulares.
      iv. Espasmos epilépticos – espasmos dos músculos do pescoço, do tronco e dos membros (grau de consciência em geral não especificado).
      v. Hipercinética.
      vi. Mioclônicas – contrações sincrônicas breves de um ou mais grupos musculares.
      vii. Tônicas – contração muscular sustentada sem fase clônica.
   b. De início não motor.
      i. Autônomas – alterações em coloração da pele, PA, frequência cardíaca, tamanho das pupilas, arrepios, sialorreia, sensação epigástrica crescente, ânsia de vômito e vômitos.
      ii. Parada comportamental.
      iii. Emocionais – medo, depressão, raiva e irritabilidade.
      iv. Sensoriais – formigamento ou dormência, fenômenos visuais simples, alucinações (visuais, auditivas, gustativas e olfatórias), ilusões de percepção (tamanho [macro ou micropsia], forma, peso, distância, som), disfasia ou afasia.
3. Crise epiléptica tônico-clônica focal a bilateral.
   a. Antes conhecida como crise epiléptica de início parcial com generalização secundária.
   b. Tipo especial de crise epiléptica, que indica um padrão de propagação dessa crise.

Crises epilépticas de início generalizado

1. As crises epilépticas de início generalizado se caracterizam pela ativação sincrônica global de neurônios, resultando em comprometimento da consciência, alterações motoras bilaterais e anormalidades EEG.
   a. Motoras.
      i. Tônico-clônicas – consistem em uma fase tônica (10 a 30 segundos), uma fase clônica (30 a 60 segundos) e uma fase pós-ictal (2 a 30 minutos). A fase pós-ictal consiste em confusão e fadiga.
      ii. Clônicas – espasmos muitas vezes assimétricos e irregulares, que ocorrem com mais frequência em recém-nascidos, lactentes e crianças pequenas.
      iii. Tônicas – consistem em contrações musculares sustentadas, sem fase clônica, e podem ocorrer em qualquer idade – com frequência, são observadas em crianças com dano cerebral difuso e síndrome de Lennox-Gastaut.
      iv. Mioclônicas – consistem em contrações musculares involuntárias breves de um ou vários grupos musculares e podem ser desencadeadas por ação, ruído, percussão, sobressalto ou estimulação fótica. Podem ocorrer isoladamente ou em grupos.
      v. Mioclônico-tônico-clônicas – combinação das manifestações das três crises epilépticas.
      vi. Mioclônico-atônicas – consistem em contrações musculares involuntárias breves de um ou vários grupos musculares e, em seguida, em perda súbita do tônus.
      vii. Atônicas – perda súbita do tônus.
      viii. Espasmos epilépticos – envolvem espasmos dos músculos do pescoço, do tronco e dos membros.
   b. Não motoras (ausência).
      i. Típicas – consistem em início abrupto de parada da atividade, perda breve da consciência, possível tremor dos olhos, com duração de 10 segundos e facilmente provocado por hiperventilação ou estimulação fótica. Não há fase pós-ictal com reinício da atividade normal e podem ocorrer em salvas.
      ii. Atípicas – muitas vezes associadas às epilepsias sintomáticas e a distúrbios convulsivos mistos, podem apresentar aura ou automatismos, bem como comprometimento parcial da consciência, que pode ter duração de vários minutos. É comum haver cefaleia, convulsão e transtornos emocionais pós-ictais.
      iii. Mioclônicas – consistem em contrações musculares involuntárias breves de um ou vários grupos musculares e podem ser desencadeadas por ação, ruído, percussão, sobressalto ou estimulação fótica.
      iv. Mioclonias palpebrais.

Crises epilépticas de início desconhecido e não classificadas

1. As crises epilépticas de início desconhecido se referem a crises nas quais há ausência de conhecimento de seu início, mas podem ser provisoriamente classificadas com base nas suas características essenciais.
   a. Motoras.
      i. Tônico-clônicas – consistem em uma fase tônica (10 a 30 segundos), uma fase clônica (30 a 60 segundos) e uma fase pós-ictal (2 a 30 minutos). A fase pós-ictal consiste em confusão e fadiga.
      ii. Espasmos epilépticos – envolvem espasmos dos músculos do pescoço, do tronco e dos membros.
   b. Não motoras.
      i. Parada comportamental – início abrupto da parada de atividade.
2. Não classificadas – essa categoria inclui crises epilépticas sobre as quais há falta de informação ou informações inadequadas, além das crises epilépticas que não podem ser classificadas em outras categorias em virtude de sua apresentação incomum.

Estado de mal epiléptico

1. Crise epiléptica prolongada ou crises repetidas de mais de 30 minutos de duração, sem recuperação interictal.
2. Trata-se da emergência neurológica pediátrica mais comum, resultando talvez em sequelas neurológicas permanentes.
3. Pode apresentar atividade convulsiva franca (convulsivo) ou subclínica (não convulsivo).
4. O estado de mal epiléptico tônico-clônico generalizado é potencialmente fatal.
5. As causas incluem doença aguda recente, doença neurológica progressiva, perda do controle convulsivo em paciente epiléptico ou crise febril em uma criança com boa saúde nos demais aspectos.
6. Ocorre recidiva com mais frequência em crianças que apresentam outras anormalidades neurológicas. A recidiva é rara naquelas que apresentam crises febris.
7. Com frequência, é difícil identificar o estado de mal epiléptico de ausência e parcial complexo, e as crianças muitas vezes parecem estar em um estado de confusão mental leve.

Convulsões não epilépticas psicogênicas

1. Antes conhecidas como "histeria" ou "crise pseudoepiléptica", constituem habitualmente um método de chamar a atenção e obter ganho secundário.
2. São observadas com mais frequência em adolescentes, e mais em meninas do que nos meninos (3:1).
3. É comum haver história de abuso sexual em mulheres com crises não epilépticas.
4. Podem ocorrer em indivíduos com crises epilépticas verdadeiras que estão sob controle.
5. É difícil diferenciá-las apenas pela observação.
6. A maioria dos episódios de crises não epilépticas psicogênicas (CNEP) ocorre na presença de testemunhas e tende a não ocorrer durante o sono.
7. O fechamento forçado dos olhos sugere CNEP, visto que os olhos em geral ficam abertos durante a fase ictal de uma crise epiléptica.
8. Com frequência, incluem três padrões gerais:
   a. Atividade motora unilateral ou bilateral, que pode incluir postura tônica ou tremores – os movimentos são agitados ou espasmódicos, em vez de tônico-clônicos, e muitas vezes ocorrem diferentes movimentos simultâneos.
   b. Alterações comportamentais ou emocionais – sofrimento ou desconforto, seguidos de comportamentos quase sem propósito, mas não estereotipados, que podem incluir andar ou remexer em objetos.
   c. Períodos de ausência de responsividade, com precipitação ou cessação do ataque ocorrendo após sugestão – não ocorre nenhuma autoagressão sem incontinência associada durante esses episódios.

Avaliação diagnóstica

Eletroencefalograma

1. É utilizado para confirmar o diagnóstico clínico, classificar o tipo de epilepsia, localizar a área do foco epiléptico e determinar quando é seguro interromper o tratamento.
2. Um EEG normal não descarta a possibilidade do diagnóstico de epilepsia. Cerca de 10 a 20% das crianças com epilepsia apresentam EEG normal.

Exame de imagem do encéfalo

1. TC e RM – fornecem um quadro anatômico do encéfalo e são essenciais para excluir a presença de lesão. A RM é o padrão de referência na avaliação da epilepsia, porém a TC é utilizada quando não se dispõe de RM.
2. Tomografia computadorizada (TC) por emissão de fóton único, tomografia por emissão de pósitrons (PET) e RM funcional (RMf) – trata-se de técnicas de imagem do encéfalo que medem as alterações vasculares ou metabólicas locais associadas à atividade neuronal. Além disso, podem mapear a função cortical quando se planeja uma cirurgia de ressecção.
3. Magnetoencefalografia (MEG) – tecnologia não invasiva que ajuda a mapear o córtex sensitivo e da linguagem quando se planeja uma cirurgia de ressecção.

Avaliação neuropsicológica

1. Utilizada para avaliar as necessidades específicas de aprendizagem de crianças com epilepsia, visto que muitas delas apresentam dificuldades de aprendizagem.
2. Parte da avaliação pré-cirúrgica consiste em determinar os déficits cognitivos e prever as consequências da epilepsia a longo prazo, em particular quando se realiza uma cirurgia em uma área eloquente.
3. O teste de WADA (em homenagem ao seu criador, Juhn Wada) avalia a dominância de hemisfério para a linguagem e a memória quando se planeja uma cirurgia de ressecção.
   a. Consiste na administração intracarótida de amobarbital para anestesiar separadamente cada hemisfério do cérebro.
   b. Em seguida, são mostrados objetos ao paciente para nomeá-los e lembrar-se deles depois de um curto período de tempo.
   c. Hoje em dia, algumas instituições utilizam outros agentes anestésicos, como etomidato, visto que o amobarbital não vem sendo facilmente encontrado (p. ex., "eSAM" – teste da fala e da memória com etomidato).

Exames laboratoriais

1. Níveis séricos de eletrólitos, magnésio, cálcio e glicemia em jejum para excluir a possibilidade de causas metabólicas.
2. Rastreamento toxicológico – a superdosagem de fármacos pode causar crises epilépticas.
3. Hemoculturas – a febre e as infecções do SNC podem causar crises epilépticas.
4. Pode-se efetuar uma punção lombar se houver febre.
5. Os níveis séricos de medicamentos anticonvulsivantes devem ser obtidos após o tratamento.
6. Avaliação metabólica em lactentes ou crianças com atraso do desenvolvimento.
7. Teste genético para determinar a presença de síndrome epiléptica subjacente.

Manejo

Manejo farmacológico

1. A escolha do medicamento mais efetivo depende da identificação correta do tipo de crise epiléptica clínica (ver Tabela 46.2).
2. Um nível desejável de medicamento é aquele que impede a ocorrência de crises epilépticas sem produzir efeitos adversos indesejáveis.

Tabela 46.2 Medicamentos utilizados no tratamento das crises epilépticas em crianças.

Medicamentos e posologia	Vantagens	Efeitos adversos	Considerações de enfermagem
Fenobarbital *Dose de manutenção:* 3 a 5 mg/kg administrados 1 ou 2 vezes/dia *Estado de mal epiléptico:* 10 a 20 mg/kg, podendo a dose ser repetida até um máximo de 40 mg/kg	Relativamente seguro e de baixo custo	Excitação, hiperatividade, exantema, desconforto GI, tontura, ataxia, agravamento das crises epilépticas psicomotoras, sonolência; toxicidade causando depressão respiratória, colapso circulatório e comprometimento renal	• Contraindicado se houver disfunção hepática ou renal e hipersensibilidade • Pode-se administrar uma dose de ataque IM ou IV • A velocidade de administração por via intravenosa não deve ultrapassar 1 mg/kg/min
Fenitoína *Dose de ataque:* 20 mg/kg *Manutenção:* 3 a 9 mg/kg, 1 ou 2 vezes/dia	Medicamento mais seguro para as crises epilépticas psicomotoras, não provoca sonolência	Hipertrofia das gengivas, hirsutismo, raquitismo, nistagmo, ataxia, exantema; pode acentuar as crises de ausência; a toxicidade pode causar discrasias sanguíneas e lesão hepática	• Graças à sua extensa ligação com as proteínas, pode interagir com uma ampla variedade de medicamentos • A massagem diária das gengivas pode evitar doença gengival • Evite a administração por via intramuscular • Quando administrada por via IV, não se deve ultrapassar a velocidade de 0,5 mg/kg/min • Dilua o medicamento com soro fisiológico para evitar a precipitação
Etossuximida *Manutenção:* 20 a 40 mg/kg, administrada 1 vez/dia, apenas VO	Utilizada para as crises de ausência	Sonolência, desconforto GI, letargia, euforia; pode agravar as crises epilépticas generalizadas; a toxicidade provoca discrasias sanguíneas e sintomas psiquiátricos	• Contraindicada se houver doença hepática ou renal • A dose não deve ser aumentada a intervalos mais frequentes do que 4 a 7 dias
Primidona *Crianças com menos de 8 anos:* 10 a 25 mg/kg, administrada 3 vezes/dia *Crianças acima de 8 anos:* 750 a 1.500 mg, 3 ou 4 vezes/dia, apenas VO	Pode controlar as crises epilépticas generalizadas que não respondem ao tratamento com outros medicamentos	Ataxia, vertigem, sintomas GI; a anemia megaloblástica constitui uma reação idiossincrásica rara; sonolência em lactentes amamentados ao seio de mães tratadas; síndrome de Stevens-Johnson, hipertrofia gengival, terrores noturnos	• Contraindicada para pacientes hipersensíveis ao fenobarbital e para aqueles com porfiria • Muito utilizada com outros medicamentos para crises epilépticas mistas • Os aumentos na dose são, em geral, efetuados semanalmente, até observar o efeito desejado
Diazepam *Dose IV:* 0,04 a 0,2 mg/kg até dose máxima de 10 mg se a criança tiver 5 anos ou mais; dose máxima de 5 mg se a criança tiver menos de 5 anos. *Dose retal:* 0,5 mg/kg	Administrado IV, IM ou por via retal para o estado de mal epiléptico ou como terapia adjuvante	Ataxia, sonolência, fadiga, trombose venosa ou flebite no local de injeção, confusão mental, depressão, cefaleia; estado de mal epiléptico tônico quando administrado IV para as crises de ausência; a toxicidade pode provocar sonolência, confusão mental, diminuição dos reflexos, hipotensão, coma, apneia e parada cardíaca	• Quando administrado IV, não aplique em uma velocidade de mais de 1 mg/min. O medicamento deve ser utilizado com cautela em crianças com reserva pulmonar limitada • Monitore rigorosamente o estado respiratório
Carbamazepina 20 a 30 mg/kg, 3 ou 4 vezes/dia *Dose máxima:* 1.000 mg/dia em crianças com mais de 12 anos; 100 mg, 2 vezes/dia, para crianças de 6 a 12 anos; 20 mg/kg/dia para crianças com menos de 6 anos	Particularmente útil para crises epilépticas motoras e psicomotoras importantes	Ocorrem mais provavelmente durante o início do tratamento: tontura, sonolência, náuseas e vômitos; a toxicidade pode provocar depressão da medula óssea (febre, faringite, úlceras orais, equimoses fáceis)	• A administração com fenitoína diminui a meia-vida desta; pode ser necessária uma dose mais alta de fenitoína • Contraindicada em caso de depressão prévia da medula óssea e utilizada com cautela em pacientes com problemas cardíacos, hepáticos ou renais • A eritromicina aumenta os níveis plasmáticos • Administre com alimentos

(*continua*)

Tabela 46.2 Medicamentos utilizados no tratamento das crises epilépticas em crianças. *(Continuação)*

Medicamentos e posologia	Vantagens	Efeitos adversos	Considerações de enfermagem
Lorazepam 0,05 a 0,1 mg/kg a cada 10 a 15 min *Dose máxima:* 4 mg	Administrado IV ou por via retal para o estado de mal epiléptico; ação mais prolongada; pode causar menos depressão respiratória	Sedação, tontura, depressão respiratória, hipotensão, ataxia, fraqueza	• Utilize com cautela em pacientes com disfunção hepática ou renal • Monitore rigorosamente a função respiratória
Ácido valproico *Dose de ataque:* 10 mg/kg/dia *Dose máxima:* 30 a 60 mg/kg, 3 ou 4 vezes/dia	Adjuvante para o controle precário das crises epilépticas; algum sucesso com problemas comportamentais	Náuseas, vômitos, anorexia, amenorreia, sedação, tremor, ganho de peso, alopecia, hepatotoxicidade	• Utilize com cautela na presença de disfunção hepática. Aumente os níveis séricos de fenitoína, fenobarbital e primidona
Gabapentina *Dose de ataque:* 10 a 15 mg/kg/dia, em três doses fracionadas *Dose máxima:* 25 a 40 mg/kg/dia, em três doses fracionadas	Recomendada para terapia adicional em crianças com mais de 3 anos com crises epilépticas parciais refratárias	Pode interferir na ação de outros fármacos, incluindo cimetidina; náuseas/tontura	• É preciso ter cautela em pacientes com comprometimento renal
Topiramato *Dose de ataque:* 25 mg/dia ao deitar durante a primeira semana *Dose máxima:* 200 a 400 mg/dia, em duas doses fracionadas	Recomendado para pacientes de 2 a 16 anos com crises epilépticas de início parcial e para as crises epilépticas relacionadas com a síndrome de Lennox-Gastaut	Mais associado a fadiga, tontura, sonolência	• É preciso ter cautela em pacientes com comprometimento renal • Interage com outros anticonvulsivantes, alterando as concentrações dos medicamentos; pode interferir na eficiência dos contraceptivos hormonais
Oxcarbazepina *Dose de ataque:* 8 a 10 mg/kg/dia, em duas doses fracionadas *Dose máxima:* crianças de 2 a < 4 anos – 60 mg/kg/dia; crianças de 4 a 16 anos – 900 a 1.800 mg/dia, com base no peso	Terapia adjuvante em crianças de 4 a 16 anos para crises epilépticas parciais	Fadiga, marcha anormal, sedação, dificuldade de concentração e comprometimento da memória	• É necessário monitorar o nível sérico de sódio • Pode interferir em outros anticonvulsivantes, aumentando sua concentração sérica; diminui a eficiência dos contraceptivos hormonais
Zonisamida *Dose de ataque:* 2 a 4 mg/kg/dia *Dose máxima:* 12 mg/kg/dia, em duas a três doses fracionadas	Terapia adjuvante em crianças com mais de 16 anos; particularmente efetiva nas crises epilépticas refratárias, como crises de ausência, síndrome de Lennox-Gastaut ou espasmos infantis	Sonolência, ataxia, perda do apetite, desconforto GI e alentecimento da atividade mental, sintomas psiquiátricos (p. ex., depressão, psicose)	• É preciso ter cautela em pacientes com comprometimento renal e/ou hepático e naqueles com sensibilidade às sulfonamidas • Os pacientes pediátricos podem correr risco aumentado e apresentar acidose metabólica mais grave
Lacosamida *Adolescentes ≥ 17 anos,* dose inicial de monoterapia: 100 mg 2 vezes/dia; terapia adjuvante, dose inicial: 50 mg 2 vezes/dia; dose de manutenção: 200 a 400 mg/dia *Crianças e adolescentes com < 17 anos:* dose de 1 a 2 mg/kg/dia fracionada 2 vezes/dia; pode titular até 1 mg/kg/dia semanalmente até obter o efeito	Terapia adjuvante no tratamento das crises epilépticas de início parcial e crises refratárias graves em crianças < 17 anos	Tontura, ataxia, vertigem, sonolência excessiva, cefaleia, náuseas, vômitos, tremores, alterações da visão e reações de sensibilidade de múltiplos órgãos São relatados sinais de ideação suicida ou depressão	• A carbamazepina, a fosfenitoína, o fenobarbital e a fenitoína podem diminuir as concentrações séricas de lacosamida • Pode prolongar o intervalo PR (os pacientes com problemas de condução ou cardiopatia grave devem obter um traçado ECG antes/no decorrer do tratamento)

Tabela 46.2 Medicamentos utilizados no tratamento das crises epilépticas em crianças. (*Continuação*)

Medicamentos e posologia	Vantagens	Efeitos adversos	Considerações de enfermagem
Clobazam Lennox-Gastaut (adjuvante), bula nos EUA: *crianças de ≥ 2 anos:* consulte a posologia para adultos. Epilepsia (monoterapia ou adjuvante) VO: *crianças < 2 anos, dose inicial:* 0,5 a 1 mg/kg/dia; *crianças de 2 a 16 anos, dose inicial:* 5 mg/dia; *dose máxima:* 40 mg/dia	Tratamento adjuvante das crises epilépticas associadas à síndrome de Lennox-Gastaut (aprovado pela FDA para indivíduos de ≥ 2 anos e adultos); tem sido também utilizado como monoterapia e tratamento adjuvante para outras formas de epilepsia	Sonolência, febre, letargia, infecção das vias respiratórias superiores, problemas GI, fraqueza muscular, reações paradoxais, incluindo comportamento hiperativo ou agressivo, amnésia anterógrada, ideação suicida. **Advertência em tarja preta, EUA: risco com o uso concomitante de benzodiazepínicos e opioides**	• Pode ser administrado com ou sem alimento • Os comprimidos podem ser esmagados e misturados com suco de maçã • Foram relatadas tolerância e perda de controle das crises epilépticas com administração crônica • Podem ocorrer sintomas de rebote ou de abstinência após a interrupção abrupta ou grandes reduções da dose • Utilize com cautela, ajustando a dose em pacientes com comprometimento hepático, doença respiratória e fraqueza muscular preexistente (a bula canadense contraindica o uso na miastenia *gravis*)
Rufinamida, oral Síndrome de Lennox-Gastaut: *crianças ≥ 4 anos, dose inicial:* 10 mg/kg/dia em duas doses igualmente fracionadas; *dose-alvo:* 45 mg/kg/dia; *dose máxima:* 3.200 mg/dia)	Terapia adjuvante das crises epilépticas associadas à síndrome de Lennox-Gastaut (aprovada pela FDA para indivíduos de ≥ 4 anos e adultos)	Cardiovasculares: encurtamento de QT (46 a 65%; pode estar relacionado com a dose), cefaleia, sonolência, tontura, fadiga, agressão, ansiedade, ataxia/distúrbio da marcha, vertigem, tremor, transtorno de atenção, dor lombar, hiperatividade, crises epilépticas, estado de mal epiléptico, ideação suicida, prurido, exantema, micção frequente, anemia, leucopenia, distúrbios visuais, respiratórios ou GI	• Contraindicada para pacientes com síndrome de QT curto familiar • Administre com alimento • Monitore os sinais e sintomas de ansiedade, depressão, alterações incomuns do humor ou do comportamento, ideação suicida
Vigabatrina Aprovada pela FDA em pacientes de ≥ 10 anos e adultos: *crianças, dose oral inicial:* 40 mg/kg/dia em duas doses fracionadas; doses de manutenção baseadas no peso do paciente Espasmos infantis: *aprovada pela FDA em crianças de 1 mês a 2 anos, dose inicial:* 50 mg/kg/dia em duas doses fracionadas; *dose máxima:* 150 mg/kg/dia	Tratamento dos espasmos infantis; terapia adjuvante para crises epilépticas parciais complexas refratárias em paciente com resposta inadequada a vários outros tratamentos e nos quais os benefícios potenciais superem o risco potencial de perda da visão	Anemia, sonolência, cefaleia, fadiga, irritabilidade, sedação, nistagmo, tremor, insônia, problemas GI, ganho de peso, edema, neuropatia periférica, neurotoxicidade, ideação suicida, perda da visão; foram relatadas alterações anormais da RM em alguns lactentes **Advertência em tarja preta, EUA: risco com o uso concomitante de benzodiazepínicos e opioides** Nos EUA, apenas disponível no Programa Sabril REMS[10]	• Pode ser administrada sem considerar o horário das refeições • Avalie a visão antes de iniciar o tratamento ou nas primeiras 4 semanas após o início, pelo menos a cada 3 meses durante o tratamento e 3 a 6 meses após a interrupção • Avalie a ocorrência de depressão do SNC, alterações do comportamento e tendência suicida
Levetiracetam Crises epilépticas de início parcial: *crianças de 1 a < 6 meses, dose inicial:* 7 mg/kg, 2 vezes/dia; *dose máxima:* 21 mg/kg 2 vezes/dia *Crianças de 6 meses a < 4 anos, dose inicial:* 10 mg/kg 2 vezes/dia; *dose máxima:* 25 mg/kg 2 vezes/dia	Terapia adjuvante no tratamento das crises epilépticas de início parcial, mioclônicas e/ou tônico-clônicas generalizadas primárias	Sintomas comportamentais/psiquiátricos, agitação, amnésia, ansiedade, sonolência, fadiga, anorexia e outros sintomas GI, ataxia e problemas de coordenação, hipertensão	• Esteja atento a efeitos adversos neuropsiquiátricos, visto que a incidência de anormalidades comportamentais e sintomas psiquiátricos pode estar aumentada em crianças • Utilize com cautela e reduza a dose em pacientes com disfunção renal • Pode ser administrado sem considerar o horário das refeições

(*continua*)

Tabela 46.2 Medicamentos utilizados no tratamento das crises epilépticas em crianças. (*Continuação*)

Medicamentos e posologia	Vantagens	Efeitos adversos	Considerações de enfermagem
Crianças de 4 a < 16 anos, dose inicial: 10 mg/kg/dia, 2 vezes/dia; *dose máxima:* 30 mg/kg/dia 2 vezes/dia (*dose diária máxima:* 3.000 mg/dia) Crises epilépticas tônico-clônicas: *crianças de 6 a < 16 anos, dose inicial:* 10 mg/kg 2 vezes/dia; *dose recomendada:* 30 mg/kg 2 vezes/dia.			
Estiripentol *Crianças de ≥ 3 anos e adultos*, em associação com clobazam e ácido valproico: aumentada no decorrer de 3 dias até uma dose final de 50 mg/kg/dia em duas a três doses fracionadas tomadas com alimento	Tratamento das crises epilépticas tônico-clônicas generalizadas refratárias, em associação com clobazam e ácido valproico, em pacientes com epilepsia mioclônica grave na lactância (síndrome de Dravet), cujas crises epilépticas não sejam adequadamente controladas com clobazam e ácido valproico de maneira isolada	As concentrações de clobazam aumentam duas a três vezes quando administrado com estiripentol; pode ser necessária uma redução da dose de clobazam de 25% por semana se houver toxicidade do clobazam (sonolência, hipotonia e irritabilidade)	• Produto disponível em vários países; atualmente, não disponível nos EUA • Deve ser administrado com alimento, exceto suco de fruta, laticínios ou produtos cafeinados ou carbonatados
Perampanel *Crianças ≥ 12 anos e adolescentes – sem medicamentos antiepilépticos indutores de enzimas:* dose inicial de 2 mg ao deitar, aumento de 2 mg/semana até a dose recomendada de 8 a 12 mg; *com medicamentos antiepilépticos indutores de enzimas:* dose inicial de 4 mg ao deitar, aumento de 2 mg/semana até 8 a 12 mg ao deitar	Terapia adjuvante no tratamento das crises epilépticas de início parcial, com ou sem crises epilépticas secundariamente generalizadas	Cefaleia, náuseas, vômitos, dor abdominal, fadiga, perda da resistência e da energia, dor lombar ou ganho de peso, tontura, desmaio, alteração do equilíbrio ou marcha anormal. **Advertência em tarja preta, EUA: reações psiquiátricas e comportamentais graves**, como depressão, ideação suicida, pensamento ilógico, agressividade, raiva, hostilidade e ideação homicida	• Não recomendado (não estudado) em casos de comprometimento renal e hepático grave; na presença de comprometimento renal e hepático leve a moderado, utilize com cautela e reduza as doses, com titulação mais lenta • Administrado 1 vez/dia ao deitar
Midazolam *Lactentes de 1 a 5 meses de vida:* 0,2 mg/kg em dose única; *lactentes ≥ 6 meses, crianças e adolescentes:* 0,2 a 0,3 mg/kg, dose única máxima de 10 mg (parâmetros de dosagem intranasal)	Para o tratamento agudo das crises epilépticas prolongadas	Amnésia anterógrada, depressão respiratória potencial e parada respiratória se for utilizado com outros depressores do SNC; hipotensão, depressão do SNC, reações paradoxais, como agitação hiperativa ou comportamento agressivo **Advertência em tarja preta, EUA: depressão respiratória; dosagem IV; recém-nascidos (injeção), risco com uso concomitante com opioides**	• Utilize o dispositivo de atomização da mucosa (MAD) nasal para administração intranasal do medicamento • Dose máxima 1 mℓ por narina (0,5 mℓ para lactentes < 1 ano) • O frasco pode ser conservado em local frio e seco, em temperatura ambiente; o frasco aberto pode ser conservado por até 28 dias e, em seguida, deve ser descartado • Utilize com cautela em crianças com comprometimento cardíaco, pulmonar, hepático ou renal

SNC, sistema nervoso central; *ECG*, eletrocardiograma; *FDA*, Food and Drug Administration; *GI*; gastrintestinal; *IM*, intramuscular; *IV*, intravenosa.
[10]N.R.T.: No Brasil, existem vários tipos de receitas para medicamentos com controle especial. Consulte: *http://www.saude.campinas.sp.gov.br/saude/dicas/receituarios_talonarios_medicamentos/informacoes_sobre_receituarios_talonarios_medicamentos.htm*.

3. As doses são ajustadas de acordo com os níveis sanguíneos, os sinais clínicos e o peso da criança.
4. O momento certo de administração do medicamento é essencial para prevenir as crises epilépticas. Isso é particularmente válido quando a criança tende a sofrer crises epilépticas em determinado horário, todos os dias.
5. Devem-se utilizar comprimidos de revestimento entérico, que têm efeito tardio, para crianças propensas a sofrer ataques durante o sono.
6. Os anticonvulsivantes estão disponíveis, em sua maioria, na forma líquida e em cápsulas ou comprimidos. Alguns medicamentos não são tão bem absorvidos na forma líquida.
7. Podem ser necessários vários meses para encontrar a melhor combinação de medicamentos e as melhores doses de cada um deles para controlar as crises epilépticas da criança. De início, tenta-se a monoterapia. Se ela não tiver sucesso, pode-se tentar um segundo medicamento ou acrescentá-lo ao esquema.
8. Os sintomas podem não ser controlados 100% em todos os pacientes.
9. Pode ser necessário um ajuste posológico de tempos em tempos, em razão do crescimento e do progresso clínico da criança.
10. As contagens hematológicas, o exame de urina, os níveis terapêuticos dos medicamentos e as provas de função hepática são realizados a intervalos regulares em crianças às quais se administram certos anticonvulsivantes.
11. A medicação, em geral, não é suspensa até 2 a 3 anos após a última crise epiléptica e se o EEG estiver normal.
12. A interrupção da medicação deve ser sempre gradativa, com redução da dose em etapas e suspensão de um medicamento de cada vez.
13. Algumas evidências sugerem que o uso prolongado de certos agentes antiepilépticos pode causar comprometimento intelectual em crianças com epilepsia.
14. Monitore a saúde óssea e forneça suplementação de cálcio se houver aporte inadequado dessa substância.

Tratamento cirúrgico

1. Se for constatada lesão cerebral, como tumor, a retirada cirúrgica é o tratamento de escolha.
2. O tratamento cirúrgico, como hemisferectomia, ressecção do foco localizado/zona epileptogênica ou calosotomia, pode ser realizado em crianças com distúrbios convulsivos graves e clinicamente intratáveis.

Terapia com dieta cetogênica

1. A dieta cetogênica é rica em gordura, com teor adequado de proteínas e pobre em carboidratos, utilizada para o controle das crises epilépticas refratárias aos medicamentos. Consiste em porções calculadas de proteínas, gorduras e carboidratos. A dieta provoca cetose na criança, visto que as gorduras são utilizadas para combustível, em vez dos carboidratos. Acredita-se que as cetonas possam inibir as crises epilépticas, embora o mecanismo de ação ainda não seja conhecido.
2. Existem vários tipos de dieta cetogênica: clássica, triglicerídios de cadeia média, modificada de Atkins e dieta com baixo índice glicêmico.
3. As crianças com essa dieta não devem receber líquidos IV com glicose.
4. Todos os medicamentos devem ser administrados em suspensões, comprimidos ou cápsulas isentos de açúcares e carboidratos.
5. A criança deve ser submetida a uma restrição hídrica estrita.
6. Essa dieta precisa ser cuidadosamente monitorada por um nutricionista. É necessária uma vigilância contínua para monitorar o crescimento e o estado nutricional da criança, bem como outros parâmetros, incluindo função renal e níveis de lipídios e micronutrientes.
7. Existem algumas evidências de que essa dieta pode fazer com que a criança corra risco aumentado de desenvolver cálculos renais. O risco pode ser maior quando a criança recebe tratamento concomitante com topiramato. Efetua-se periodicamente uma ultrassonografia renal e abdominal para monitorar a presença de cálculos renais.
8. Efetua-se um eletrocardiograma periódico para monitorar a ocorrência de anormalidades do ritmo cardíaco.
9. Outra forma de dieta cetogênica é a com triglicerídios de cadeia média (TCM). A dieta com TCM possibilita o consumo de mais carboidratos do que a cetogênica clássica, reduzindo os efeitos colaterais de vômitos e falta de energia.
10. O ácido valproico deve ser interrompido antes de iniciar o tratamento com a dieta cetogênica com TCM, de modo a prevenir a toxicidade hepática.

Baseado em evidências

Cai, Q., Zhou, Z., Luo, R. *et al.* (2017). Safety and tolerability of the ketogenic diet used for the treatment of refractory childhood epilepsy: A systematic review of published prospective studies. *World Journal of Pediatrics*, *13*(6), 528-536.

Dieta de Atkins modificada

1. Está surgindo como outra forma de terapia dietética para o controle das crises epilépticas.
2. Os carboidratos são restritos a 10 a 20 g por dia, sem restrição das proteínas, dos líquidos ou das calorias.
3. Não há necessidade de internação para iniciar a dieta. Com frequência, ela é autoadministrada.

Estimulação do nervo vago

O estimulador do nervo vago (ENV) é um dispositivo semelhante a um marca-passo cirurgicamente implantado no tórax e fixado a eletrodos espiralados, que seguem até a parte cervical esquerda do nervo vago. O gerador emite um estímulo programado para interromper as crises epilépticas de longa duração (em geral, 1 minuto ou mais), e as crianças/famílias podem ativar o gerador para possibilitar um estímulo adicional por ocasião da atividade convulsiva. A estimulação do nervo vago é um tratamento adjuvante para a epilepsia refratária – embora não se conheça seu mecanismo de ação, estudos demonstraram que a terapia com ENV reduz a frequência de crises convulsivas e é bem tolerada.

Baseado em evidências

Vaiman, M., Heyman, E., & Lotan, G. (2017). Neurological results of the modified treatment of epilepsy by stimulation of the vagus nerve. *Child's Nervous System, 33*(11), 2017-2022.

Manejo comportamental

1. Os transtornos psiquiátricos, em particular o de déficit de atenção/hiperatividade, a depressão e a ansiedade, são comuns em crianças e adolescentes com epilepsia. São mais prevalentes nessa população do que em crianças e adolescentes da população geral ou do que em crianças que apresentam outros distúrbios crônicos. Raramente ocorre psicose.
2. É importante monitorar as crianças com epilepsia para esses transtornos, de modo a assegurar seu reconhecimento e o tratamento precoce para minimizar as sequelas negativas permanentes.
3. São necessários outros estudos para identificar os tratamentos mais efetivos.

Prognóstico geral

1. O prognóstico geral depende do tipo e da gravidade do distúrbio convulsivo, da deficiência intelectual coexistente, de distúrbios orgânicos e do tipo de tratamento clínico.

2. Crises epilépticas tratadas clinicamente – pode ocorrer cessação espontânea das crises. Os medicamentos podem ser suspensos de maneira gradual quando a criança estiver livre de crises por um período extenso de tempo e o padrão EEG for normalizado.
3. Epilepsia não tratada – as crises epilépticas tendem a se tornar mais frequentes.

Complicações

1. Apneia/hipoventilação.
2. Hipoglicemia no estado de mal epiléptico.
3. Lesões sustentadas durante uma convulsão.
4. Morte súbita inesperada na epilepsia (SUDEP; do inglês, *sudden unexpected death in epilepsy*).
5. Osteopenia – graças a restrições na atividade física, em consequência das crises epilépticas e de outras condições, como PC, ou tratamento com medicamentos antiepilépticos, como ácido valproico e carbamazepina.

Avaliação de enfermagem

1. Durante uma crise epiléptica, avalie os seguintes dados:
   a. Indicações de dificuldades nas vias respiratórias e na respiração.
   b. Eventos pré-convulsivos significativos, como ruído, excitação e letargia.
   c. Comportamento antes da crise epiléptica, aura.
   d. Tipos de movimentos observados.
   e. Horário em que a crise epiléptica começou e terminou.
   f. Local onde o espasmo ou a contração começou.
   g. Áreas do corpo acometidas.
   h. Movimentos dos olhos e alterações no tamanho das pupilas.
   i. Incontinência.
   j. Modificação da coloração – palidez, cianose e rubor.
   k. Boca – dentes cerrados, movimentos anormais e língua mordida.
   l. Grau de consciência durante a crise epiléptica.
2. Após a ocorrência de uma crise epiléptica, avalie os seguintes dados:
   a. Grau de memória para acontecimentos recentes.
   b. Tipos de fala.
   c. Coordenação, paralisia ou fraqueza.
   d. Duração em que a criança permanece no estado pós-ictal.
   e. Reação pupilar.

Alerta de enfermagem

Um fenômeno devastador da epilepsia é a morte súbita inesperada em epilepsia (SUDEP). A American Academy of Neurology e a American Epilepsy Society elaboraram uma diretriz prática que orienta os médicos a incluir os seguintes dados em sua discussão:

- A incidência anual em crianças é de 1 em 4.500
- Para as crianças que apresentam crises epilépticas tônico-clônicas generalizadas ativas, incentiva-se a procura de tratamentos para o manejo da epilepsia, enquanto são incorporadas preferências individuais de tratamento no contexto de uma abordagem de risco/benefício
- É importante explicar aos pacientes e às famílias que o fato de ficar livre das crises epilépticas tônico-clônicas generalizadas diminui acentuadamente o risco de SUDEP.

Diagnósticos de enfermagem

- Risco de lesão relacionado com a atividade convulsiva
- Padrão respiratório ineficaz relacionado com os espasmos da musculatura respiratória
- Isolamento social relacionado com sentimentos da criança sobre as crises epilépticas ou temores públicos e concepções errôneas
- Baixa autoestima crônica relacionada com a falta de controle das crises epilépticas.

Intervenções de enfermagem

Garantia da segurança durante uma crise epiléptica

1. Remova os brinquedos duros da cama.
2. Acolchoe os lados do berço ou as grades laterais da cama.
3. Avalie o nível de consciência.
4. Certifique-se de que a criança possa ser facilmente observada.
5. Durante uma crise epiléptica, monitore os sinais vitais e avalie com frequência a função neurológica.
6. Após uma crise, observe frequentemente a criança e notifique os seguintes achados:
   a. Alterações comportamentais.
   b. Irritabilidade.
   c. Inquietação.
   d. Apatia.
   e. Sinais neurológicos.

Prevenção de parada respiratória e aspiração

1. Durante uma crise epiléptica, execute as seguintes medidas de emergência:
   a. Limpe a área em volta da criança.
   b. Não a contenha.
   c. Afrouxe as roupas ao redor do pescoço.
   d. Vire a criança de lado, de modo que a saliva possa fluir para fora da boca.
   e. Coloque um pequeno cobertor dobrado sob a cabeça para evitar qualquer traumatismo, caso a crise epiléptica ocorra quando a criança estiver no chão.
2. Não administre nada pela boca nem tente colocar algo na boca da criança.
3. Após a crise epiléptica, coloque a criança em decúbito lateral.

Promoção da socialização

1. Explique aos pais que a criança deve permanecer em um ambiente o mais normal possível.
2. Incentive a frequência regular da criança na escola após notificação do enfermeiro e dos professores e após a demonstração do entendimento sobre o tratamento de emergência das crises epilépticas.
3. Incentive a criança a participar de organizações e atividades ao ar livre com restrições limitadas.
   a. Cada criança precisa ser tratada de modo individual, e o tipo de atividade depende do grau de controle da crise epiléptica.
   b. Em geral, as crianças com distúrbios convulsivos não devem subir em locais altos nem nadar sozinhas.
   c. Os adultos responsáveis devem estar cientes do distúrbio.
   d. As crianças com crises epilépticas devem utilizar uma pulseira MedicAlert o tempo todo.[11]

Fortalecimento da autoestima

1. Ofereça tranquilização e elogie os pais e a criança pela capacidade de lidar efetivamente com as crises epilépticas.
2. Observe as interações entre pais e filho à procura de evidências de rejeição ou de superproteção.
   a. Explique aos pais que a criança não deve perceber que nunca pode ficar sozinha.
   b. Oriente os pais sobre o fato de a criança precisar ser disciplinada como qualquer outra e não receber atenção direta ou indiretamente por ter crises epilépticas.
3. Ajude a criança a adquirir mais controle por meio de educação sobre os distúrbios convulsivos.
   a. Inclua a criança no planejamento do tratamento.
   b. Ofereça oportunidade de fazer perguntas e responda a cada uma delas com honestidade.

[11]N.R.T.: Pulseira contendo dados de identificação do paciente e da doença.

c. Certifique-se de que a criança está ciente das restrições e de que consegue lidar com elas.
d. Incentive os pais a transferir aos poucos para a criança a responsabilidade de tomar os medicamentos.
4. Ajude a criança de mais idade ou o adolescente a obter independência.
a. Incentive os pais a proporcionar à criança de mais idade a oportunidade de privacidade para discutir suas preocupações com o médico.
b. Incentive os pais a deixar que a criança de mais idade utilize o próprio julgamento na tomada de decisões.
c. Ajude a criança de mais idade a desenvolver metas educacionais e vocacionais realistas.
5. Ajude os pais a lidar com uma criança que não adere ao tratamento. A recusa em tomar os medicamentos exige intervenção imediata. As crianças precisam ser tranquilizadas sobre o fato de que não são anormais, mas de que necessitam tomar medicamento para controlar as crises epilépticas. Elas precisam entender que são normais e podem ter vidas normais. Isso é mais observado durante a adolescência. Pode ser necessário um aconselhamento familiar.
6. Explique aos pais e à criança a segurança necessária para as crises convulsivas.

Considerações sobre atendimento domiciliar e na comunidade

1. Siga as considerações sobre atendimento domiciliar e na comunidade, na seção Paralisia cerebral, na p. 1252.
2. Certifique-se de que o ambiente domiciliar seja seguro, sobretudo onde a criança dorme e brinca. Remova os brinquedos com bordas pontiagudas ou com partes ou peças pequenas com as quais a criança possa se engasgar se forem colocadas na boca, e cubra as superfícies muito duras, como o assoalho, nas quais possa cair.
3. Reforce o conhecimento e a capacidade dos pais de dispensar as medicações para as crises epilépticas.
4. Ajude a família a adquirir uma pulseira com dados médicos, a qual deve ser usada o tempo todo, em particular quando frequentar a creche ou a escola.
5. Certifique-se de que os pais e os cuidadores tenham o conhecimento necessário sobre o tipo de crise epiléptica, o nome de todos os medicamentos, o momento em que devem entrar em contato com o médico e o serviço de emergência.
a. O médico deve ser notificado sobre a ocorrência de um aumento na frequência das crises epilépticas ou o aparecimento de novos sintomas.
b. A resposta de emergência deve ser ativada quando a criança estiver sofrendo uma crise epiléptica por mais de 5 minutos ou não responder depois de uma crise.
6. Certifique-se de que os pais e os cuidadores sejam orientados na RCP e no tratamento das crises epilépticas.

Educação da família e manutenção da saúde

1. Descreva completamente quaisquer exames, avaliações e tratamentos que a criança esteja recebendo.
2. Forneça informações sobre a doença.
a. A epilepsia não é contagiosa, raramente é perigosa e não indica insanidade nem deficiência intelectual.
b. A maioria das crianças com epilepsia têm crises epilépticas infrequentes e, com o uso de medicações, pode obter um controle completo das crises.
c. A criança pode ter inteligência normal e levar uma vida útil e produtiva.
3. Prepare os pais para o fato de que podem ser necessários vários meses para regular as doses dos medicamentos até obter um controle adequado.
4. Incentive os pais e as crianças de mais idade a obter aconselhamento genético.
a. À medida que as pesquisas genéticas avançam, um número crescente de mutações é identificado em pacientes com síndromes epilépticas esporádicas e hereditárias. Existe uma predisposição genética em determinados tipos de crises epilépticas, como ausência, crises febris e crises epilépticas mioclônicas juvenis.
b. É impossível prever com precisão a possibilidade de aparecimento do distúrbio convulsivo em irmãos ou nos filhos de uma criança afetada.
5. Explique aos pais e à criança os fatores que podem desencadear uma crise epiléptica.
a. A criança deve ser mantida em ótimas condições físicas, com imunizações de rotina, cuidados médicos, odontológicos e oftalmológicos. Além disso, deve receber avaliação e tratamento imediatos das infecções.
b. Devem-se evitar a fadiga excessiva, a desidratação e a privação do sono.
c. Os horários variados e irregulares são prejudiciais. Aconselhe os pais a manter uma rotina diária.
d. A febre ou qualquer tipo de doença pode desencadear crises em crianças com diagnóstico de epilepsia, embora estas possam estar sob controle nos demais aspectos.
6. Para outros recursos, encaminhe a família ao *www.aboutkidshealth.ca/En/ResourceCentres/Epilepsy/Pages/default.aspx*.[12]

Reavaliação: resultados esperados

- Uso de grades laterais da cama acolchoadas
- Respiração não laboriosa após a crise epiléptica, com pulmões limpos
- Os pais e a criança demonstram entender a capacidade dela de participar das atividades
- A criança participa do plano de tratamento e toma as medicações, conforme prescrito, sem necessidade de lembretes, e os níveis séricos dos medicamentos estão na faixa terapêutica.

Convulsões febris

As *convulsões febris* ocorrem na infância, depois de 1 mês de vida, e estão associadas a uma doença febril que não é causada por infecção do sistema nervoso central. Não há história pregressa de crise epiléptica neonatal nem de crise epiléptica prévia não provocada, e a criança não apresenta crise sintomática aguda. As crises febris ocorrem, em sua maioria, entre 6 e 36 meses de vida, com incidência máxima entre 12 e 18 meses. Na América do Norte, 2 a 4% de todas as crianças sofrem pelo menos uma convulsão febril antes dos 5 anos.[13]

As convulsões febris podem ser simples ou complexas:

- Convulsões febris simples – breves, com duração de <10 minutos; ocorre convulsão tônico-clônica uma vez em 24 horas; ausência de características focais; resolução espontânea; 70 a 75% das convulsões febris são simples
- Convulsões febris complexas – prolongadas, com duração de mais de 10 a 15 minutos; de natureza focal; podem sofrer recidiva com a mesma doença febril no decorrer de 24 horas; na maioria das séries, cerca de 20% das convulsões febris são complexas.

---

[12]N.R.T.: No Brasil, consulte a Associação Brasileira de Epilepsia, em *https://www.epilepsiabrasil.org.br*.

[13]N.R.T.: No Brasil, esses dados variam de 3,9 a 16/mil. Preux P-M, Ratsimbazafy V, Jost J. Epidemiology of febrile seizures and epilepsy: a call for action. *J Pediatr (Rio J)*. 2015;91:512-514.

Fisiopatologia e etiologia

1. As convulsões febris estão associadas a parentes de primeiro ou de segundo grau com história de crise febril, criança frequentando a creche, atraso do desenvolvimento, infecção por vírus *influenza* A, infecção por herpes-vírus 6, metapneumovírus e anemia ferropriva.
2. Com frequência, as infecções intercorrentes são acompanhadas de convulsões epilépticas, em particular doenças virais, tonsilite, faringite e otite.
3. Parecem ocorrer de acordo com um padrão familiar, embora o padrão exato de herança ainda não esteja totalmente elucidado. As crianças com história familiar positiva de crises febris correm maior risco de crises febris recorrentes.
4. Os estudos clínicos atuais demonstraram que existe uma temperatura máxima alcançada, em vez da velocidade de seu aumento, que é determinante do risco de convulsões febris. Uma variável fundamental que altera o efeito sobre a febre é o limiar convulsivo, que é menor nos lactentes.
5. As convulsões febris consistem, em sua maioria, em crises tônico-clônicas generalizadas, e a maioria ocorre no primeiro dia da doença (ver anteriormente).

Manifestações clínicas

1. Em geral, a febre retal ultrapassa 38,8°C.
2. As convulsões ocorrem habitualmente próximo ao início da febre, e não depois de uma febre prolongada.

Avaliação diagnóstica

As medidas são dirigidas para delinear a causa de qualquer convulsão com maior precisão possível, de modo que as implicações e o prognóstico possam ser discutidos com os pais. Os métodos diagnósticos podem incluir:

1. Anamnese cuidadosa e exame físico.
2. Exame do LCS para detectar uma infecção do SNC – fortemente recomendado para crianças que apresentam a primeira crise febril, em particular naquelas com <12 meses de vida, que tiveram uma convulsão prolongada, incluindo estado de mal epiléptico febril, na presença de qualquer sinal meníngeo, quando a criança recebe tratamento com antibióticos (que podem mascarar os sinais e os sintomas de meningite) e no caso de convulsões que ocorrem após o segundo dia de doença febril.
3. Hemograma completo e exame de urina para a detecção de sinais de infecção.
4. Culturas de amostras de nasofaringe, de sangue ou de urina, quando apropriado, para determinar a causa da febre.
5. Níveis de glicemia e níveis sanguíneos de cálcio e eletrólitos para detectar anormalidades passíveis de causar crises epilépticas.
6. EEG (para crises atípicas ou para uma criança com risco de epilepsia).
   a. Demonstra uma ligeira lentidão pós-ictal logo após o ataque.
   b. O padrão é geralmente normal depois de alguns dias.

Manejo

As metas do tratamento consistem em controlar as convulsões e diminuir a temperatura.

1. Administração de antipiréticos e outras medidas de resfriamento.
2. A prevenção das convulsões febris com anticonvulsivantes não é uma prática comum. O controle imediato da febre constitui a abordagem desejada.
3. O gel de diazepam por via retal é o método preferido para o tratamento agudo da crise epiléptica para crises prolongadas de >5 minutos ou para pacientes com risco de estado de mal epiléptico. É utilizado apenas nos casos extremos.
   a. A terapia intermitente com fenobarbital durante os episódios febris aparentemente não tem nenhum valor, em virtude do período de tempo necessário para alcançar níveis séricos terapêuticos do medicamento.
4. Manejo das vias respiratórias, quando necessário.
5. Prognóstico – probabilidade de recorrência em cerca de 33% dos pacientes que sofreram duas crises febris. Quanto mais nova for a criança na ocasião da primeira crise, maior o risco de outras convulsões febris.
6. O risco de desenvolvimento de convulsões não febris é relativamente baixo (cerca de 5%). As crianças que apresentam as seguintes características correm risco:
   a. Crises febris prolongadas ou complexas.
   b. Desenvolvimento anormal ou suspeita de desenvolvimento anormal antes da primeira crise.
   c. História familiar de crises epilépticas não febris.
   d. Anormalidades EEG persistentes.

Complicações

Pode ocorrer lesão durante a convulsão.

Avaliação e intervenções de enfermagem

A avaliação e as intervenções de enfermagem são as mesmas dos distúrbios convulsivos, p. 1274.

Educação da família e manutenção da saúde

1. Reforce informações realistas e tranquilizantes, como as seguintes:
   a. Uma convulsão não implica necessariamente que a doença subjacente seja grave.
   b. As convulsões febris são relativamente comuns em crianças.
   c. O prognóstico depende da causa da convulsão.
      i. Uma única convulsão febril não indica epilepsia crônica posterior.
      ii. As crianças costumam superar a tendência a desenvolver convulsões febris por volta dos 4 ou 5 anos.
      iii. Acredita-se que as convulsões ocasionais ou breves não tenham nenhum efeito sobre o desenvolvimento global da criança, embora isso seja controverso.
2. Explique e demonstre o manejo de emergência das convulsões.
   a. A criança deve ser posicionada em decúbito lateral, em uma superfície plana da qual não possa cair.
   b. A superfície deve ser acolchoada, se possível, para evitar qualquer lesão.
   c. Um adulto deve permanecer com a criança para monitorar as vias respiratórias e a respiração até o término da crise epiléptica.
   d. Se a criança vomitar, limpe imediatamente a boca, retirando todo o material estranho.
3. Ressalte a indicação de avaliação médica tão logo a criança apresente febre.
   a. Revise a técnica de medida da temperatura.
   b. A administração imediata de medidas antipiréticas é necessária quando a criança estiver febril, mas pode não evitar a ocorrência de convulsão.
4. Revise os horários de administração dos medicamentos, as reações adversas e o acompanhamento apropriado em relação à terapia anticonvulsivante.
5. Explique à família que, quando uma criança é diagnosticada com convulsões febris, os eventos futuros podem ser adequadamente controlados em casa, não exigindo transporte de emergência se tiverem <5 minutos de duração. Entretanto, os pais devem notificar o pediatra sobre a ocorrência de doença e convulsões febris.

Hematoma subdural

O *hematoma subdural* se refere a um acúmulo de líquido, sangue e seus produtos de degradação no espaço virtual entre a dura-máter e a aracnoide-máter (espaço subdural). Os hematomas subdurais são classificados em agudos ou crônicos, dependendo do tempo decorrido entre a lesão e o aparecimento dos sintomas.

Além disso, atente nos cuidados ao paciente inconsciente, no monitoramento da PIC e em outros cuidados neurológicos.

Fisiopatologia e etiologia

Causas

1. Traumatismo cranioencefálico direto ou indireto:
   a. Tocotraumatismo.
   b. Causas acidentais.
   c. Violência intencional, como nos casos de maus tratos das crianças.
2. Meningite.

Classificação

1. Síndrome aguda – manifesta-se na forma de problema agudo, estreitamente relacionado com o momento de ocorrência da suposta lesão.
2. Crônico:
   a. Os sinais e os sintomas são subagudos e sem localização.
   b. Trata-se do tipo mais comum de hematoma subdural em criança.
   c. Em geral, é difícil delinear o tempo exato e o tipo de lesão, visto que o episódio desencadeante pode parecer relativamente insignificante.

Alteração da fisiologia

1. O traumatismo cranioencefálico provoca laceração das veias subdurais delicadas, resultando em pequenas hemorragias no espaço subdural. (O sangramento pode ser de origem arterial nos casos de hematoma subdural agudo.)
2. À medida que o sangue é degradado, ocorre aumento da permeabilidade capilar e derrame de células sanguíneas e proteína para o espaço subdural.
3. Os produtos de degradação do sangue estimulam o crescimento de tecido conjuntivo e capilares provenientes, em grande parte, da dura-máter.
4. Forma-se uma membrana que, em geral, se estende frontal e lateralmente sobre os hemisférios, circundando o coágulo.
5. Ocorre acúmulo de líquido no interior da membrana, aumentando a largura do espaço subdural.
6. Ocorrem outras hemorragias.
7. A lesão aumenta, comprimindo o encéfalo e expandindo o crânio. Se não for tratada, provocará atrofia cerebral ou morte, em consequência de compressão e herniação.
8. A lesão pode parar de maneira espontânea em qualquer ponto.
9. Pode ocorrer sangramento adicional em um saco já existente, podendo agravar os sintomas.
10. No hematoma subdural de longa duração, o líquido pode desaparecer, deixando uma membrana constritiva, que impede o crescimento normal do encéfalo.

Manifestações clínicas

Agudas

1. Em geral, o hematoma subdural se manifesta na forma de inconsciência contínua desde o momento da lesão. Entretanto, a criança pode apresentar um intervalo de lucidez.
2. As manifestações subsequentes consistem em deterioração do NC, hemiplegia progressiva, crises epilépticas focais e sinais de comprometimento e herniação do tronco encefálico (aumento pupilar, alterações dos sinais vitais, postura de descerebração e insuficiência respiratória; Figura 46.3).

Crônicas

Apresentam início lento e gradual; os sintomas são variáveis e estão relacionados com a idade da criança.

1. Lactentes – sinais iniciais:
   a. Anorexia, dificuldade de alimentação e vômitos.
   b. Irritabilidade.
   c. Febre baixa.
   d. Hemorragias retinianas.
   e. Incapacidade de ganhar peso.
2. Lactentes – sinais tardios.
   a. Aumento da cabeça.
   b. Abaulamento e pulsação da fontanela anterior.
   c. Couro cabeludo tenso e brilhante, com veias dilatadas.
   d. Estrabismo, desigualdade pupilar e paralisias oculares (raramente).

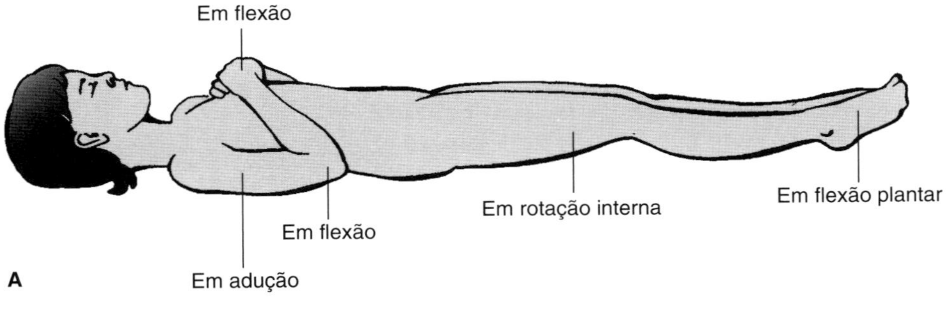

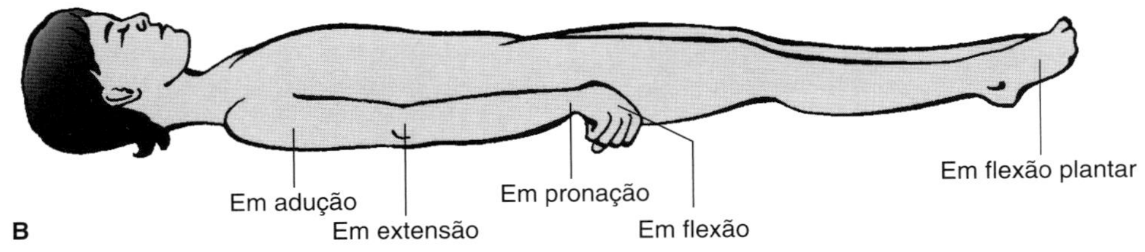

Figura 46.3 Postura primitiva nos estados inconscientes causada pela perda do controle motor. **A.** A postura de decorticação ocorre na presença de perda cortical. **B.** A postura de descerebração ocorre quando há comprometimento do mesencéfalo. (De Pillitteri, A. [2013]. *Maternal and child health nursing: Care of the childbearing and childrearing family* [7th ed.]. Philadelphia, PA: Lippincott Williams & Wilkins.)

   e. Reflexos hiperativos.
   f. Convulsões.
   g. Atraso do desenvolvimento motor.
3. Crianças de mais idade – sinais iniciais:
   a. Letargia e anorexia.
   b. Sintomas de aumento da PIC (vômitos, irritabilidade, cefaleia).
4. Crianças de mais idade – sinais tardios (também podem se dar imediatamente se o sangramento ocorrer com rapidez):
   a. Crises epilépticas.
   b. Coma.

Avaliação diagnóstica

1. Manifestações clínicas.
   a. Em lactentes irritáveis, que não ganham peso e desenvolvem uma fontanela aumentada e tensa, deve-se suspeitar de hematoma subdural crônico.
   b. Abaulamento biparietal da cabeça.
2. Exame de imagem:
   a. O diagnóstico e o tamanho do hematoma são confirmados por TC e, se necessário, por RM.

Manejo

Hematoma subdural agudo

Exige a retirada do coágulo por meio de um orifício por trépano ou craniotomia.

Hematoma subdural crônico

1. São efetuadas punções subdurais repetidas para remover o líquido acumulado.
   a. Em lactentes, a agulha pode ser introduzida pela fontanela ou pela linha de sutura.
   b. Em crianças de mais idade, são necessários orifícios no crânio efetuados por trépano para que a agulha possa ser introduzida.
   c. As punções subdurais podem constituir o único tratamento necessário, se o líquido desaparecer por completo e não houver recorrência dos sintomas.
   d. Ao mesmo tempo, o tratamento é instituído para corrigir a anemia, o desequilíbrio eletrolítico e a desnutrição.
2. Pode-se indicar um procedimento de derivação quando as punções repetidas não conseguem reduzir significativamente o volume ou o conteúdo de proteína dos acúmulos subdurais. Em geral, a derivação é efetuada para cavidade peritoneal.

Prognóstico

1. O tratamento costuma ser bem-sucedido quando o diagnóstico é estabelecido antes da atrofia cerebral e da ocorrência de déficit neurológico fixo. Nesses casos, o desenvolvimento subsequente é normal.
2. O prognóstico depende do efeito do traumatismo inicial sobre o encéfalo e do efeito do acúmulo contínuo de líquido.
3. A mortalidade na hemorragia subdural aguda e maciça é muito alta, mesmo quando o diagnóstico é estabelecido imediatamente.

Complicações

1. Deficiência intelectual.
2. Anormalidades oculares.
3. Crises epilépticas.
4. Espasticidade e paralisia.
5. Herniação do tronco encefálico e morte.
6. Comprometimento neurológico (cognitivo ou físico).

Avaliação de enfermagem

Avalie o estado neurológico da criança para verificar a eficiência do tratamento ou identificar a evolução da doença.

1. Observe o comportamento geral, em especial irritabilidade, letargia e evidências de alterações da personalidade. É importante obter uma anamnese detalhada dos pais em relação ao comportamento normal e ao nível de funcionamento, de modo que as anormalidades possam ser reconhecidas com mais facilidade.
2. Avalie o apetite e as dificuldades de alimentação, incluindo vômito.
3. Verifique os sinais vitais à procura de vestígios de aumento da PIC – esteja alerta aos seguintes achados:
   a. Aumento da PA sistólica.
   b. Alargamento da pressão do pulso.
   c. Pulso diminuído ou irregularidades.
   d. Alterações na frequência respiratória ou dificuldade na respiração.
4. Avalie o NC e descreva a resposta de maneira explícita, incluindo o tipo de estímulo necessário para desencadeá-la.
5. Avalie as alterações pupilares e visuais, sobretudo dilatação das pupilas, diplopia, ausência de resposta à luz, alterações na acuidade visual e movimentos oculares anormais ou assimétricos.
6. Monitore as crises epilépticas.
7. Avalie a função motora, incluindo a capacidade de mover todos os membros. A capacidade de preensão deve ser verificada e comparada de forma bilateral.
8. Examine à procura de drenagem do LCS pelo nariz ou pelas orelhas, indicando fratura de crânio com vazamento do LCS.

Diagnósticos de enfermagem

- Perfusão tissular cerebral ineficaz relacionada com o processo patológico
- Mobilidade física prejudicada relacionada com a diminuição do NC
- Nutrição desequilibrada, menor do que as necessidades corporais, relacionada com a diminuição do NC
- Enfrentamento familiar ineficaz relacionado com a hospitalização da criança.

Intervenções de enfermagem

Manutenção da perfusão tissular cerebral

1. Evite aumentos adicionais da PIC.
   a. Mantenha um ambiente tranquilo.
   b. Evite mudanças súbitas de posição.
   c. Organize as atividades de enfermagem para possibilitar longos períodos de repouso ininterruptos.
   d. Regule de maneira cuidadosa a administração de líquidos, de modo a evitar o perigo da sobrecarga hídrica.
   e. Meça o débito urinário e registre a densidade da urina.
   f. Administre laxativos ou supositórios para evitar o esforço durante a evacuação.
2. Auxilie nas punções subdurais.
   a. Proteja e contenha a criança, quando necessário (ver p. 1245).
   b. Segure firmemente a criança para evitar qualquer lesão causada por movimento súbito.
   c. Aplique pressão firme sobre o local de punção durante alguns minutos o processo, de modo a evitar o vazamento de líquido ao longo do trajeto da agulha.
   d. Examine frequentemente a criança depois do procedimento à procura de choque ou de drenagem do local da punção.
   e. Examine à procura de drenagem serosa ou sangue franco.
   f. Reforce o curativo, quando necessário, para evitar a contaminação da ferida.
   g. Monitore a temperatura com frequência, bem como os sinais de infecção em desenvolvimento.
   h. Notifique a ocorrência de secreção purulenta do local da punção subdural.
3. Evite comentar o estado da criança perto da cama. Embora esteja comatosa, ela pode ouvir.
4. Tenha o material de emergência disponível para reanimação.

Prevenção das complicações da imobilidade

1. Mude a posição da criança com frequência e efetue cuidados meticulosos da pele, de modo a evitar pneumonia hipostática e lesões por pressão.
2. Previna as contraturas.
   a. Aplique exercícios passivos de ADM a todos os membros.
   b. Coloque travesseiros apropriadamente para apoiar o corpo da criança em bom alinhamento.
   c. Utilize talas destinadas à fisioterapia, conforme orientação.
3. Proceda à aspiração, quando necessário, para remover as secreções da boca e da nasofaringe.
4. Examine à procura de sinais de infecção respiratória ou urinária relacionada com a estase.
5. Mantenha os olhos da criança bem lubrificados para prevenir a lesão da córnea.

Manutenção do estado nutricional

1. Forneça nutrição e líquidos por meio de alimentação nasogástrica, conforme orientação. Examine à procura de distensão gástrica.
2. Monitore diariamente o débito e a densidade da urina.
3. Monitore os níveis de eletrólitos e proteínas no laboratório.
4. Não negligencie a higiene bucal, mesmo se a criança não estiver se alimentando.

Fortalecimento da capacidade de enfrentamento da família

1. Incentive os pais a segurar e a acariciar a criança o máximo possível.
2. Incentive os pais a trazer atividades recreativas de casa.
   a. Lactentes – móbiles ou brinquedos musicais.
   b. Crianças de mais idade – jogos tranquilos, livros e bonecas.
3. Forneça apoio emocional aos pais.
   a. Incentive o máximo possível a participação dos pais nos cuidados com a criança.
   b. Apoie os pais e sugira aconselhamento religioso, quando indicado.
4. Não faça julgamentos de valor nos casos provocados por traumatismo intencional ou acidental.
5. Certifique-se de que os casos de suspeita de maus tratos da criança tenham sido notificados aos órgãos apropriados e que os pais tenham sido encaminhados para aconselhamento.
6. Incentive a visita dos irmãos.

Considerações sobre atendimento domiciliar e na comunidade

1. Siga as considerações sobre atendimento domiciliar e na comunidade relacionadas na seção Paralisia cerebral, p. 1252.
2. Efetue avaliações periódicas do desenvolvimento e reforce a necessidade de notificar ao médico quaisquer sinais de atraso no desenvolvimento.
3. Discuta o retorno às atividades/brincadeiras à medida que a criança progride, conforme orientação do médico.

Educação da família e manutenção da saúde

1. Reforce as explicações nas seguintes áreas:
   a. Condição da criança.
   b. Causas dos sintomas específicos.
   c. Necessidade e justificativa do tratamento.
   d. Expectativas pós-operatórias e de recuperação.
2. Incentive os pais a manter todas as consultas de acompanhamento para avaliação médica, fisioterapia e terapia ocupacional.
3. Explique aos pais as medidas de segurança para prevenir lesões no futuro.
4. Ajude os pais a procurar apoio adicional e outros recursos por meio de serviço social, grupos religiosos, órgãos comunitários ou aconselhamento particular.

Reavaliação: resultados esperados

- Criança sonolenta, porém responsiva aos estímulos verbais; pupilas iguais e reativas à luz; sinais vitais estáveis; local de punção ventricular sem drenagem
- Pele sem sinais de eritema ou solução de continuidade; ADM completa de todas as articulações; manutenção da posição funcional
- Tolera a alimentação nasogástrica sem distensão; débito urinário suficiente
- Os pais participam dos cuidados da criança, seguram-na e leem para ela, além de receberem aconselhamento.

Alerta de transição de cuidado

A transição bem-sucedida dos pacientes pediátricos para cuidados de adultos sempre foi importante para os profissionais de saúde, porém passou a receber maior atenção nos últimos anos, em consequência da sobrevida de um número aumentado de crianças com condições clínicas graves e complexas até a vida adulta. Graças à necessidade de uma transição apropriada nessa população, muitas organizações passaram a estudar as numerosas questões relacionadas ao assunto e desenvolveram programas para assegurar uma transição tranquila das crianças e suas famílias para cuidados de adultos.

A meta da transição é ajudar os adolescentes com condições clínicas crônicas (e suas famílias) a adquirir os conhecimentos e as habilidades necessários ao manejo bem-sucedido dos cuidados de saúde para adultos enquanto ainda se encontram no sistema pediátrico. Com uma orientação adequada, as crianças e os jovens podem adquirir as habilidades necessárias para se defender (ou por intermédio de outras pessoas), alcançar o autocontrole dos cuidados, quando possível, e aprender a transitar com sucesso e ter acesso aos serviços de cuidados à saúde do adulto.

Muitas questões precisam ser consideradas para uma transição bem-sucedida, como diferentes níveis de complexidade dos pacientes, condições comórbidas, necessidade de serviços multidisciplinares e ligações com órgãos apropriados da comunidade. Quando todas essas necessidades são supridas, os adolescentes e suas famílias passam a ter uma experiência mais positiva do processo de transição.

BIBLIOGRAFIA

Aaberg, K. M., Bakken, I. J., Losius, M. I., et al. (2018). Short-term seizure outcomes in childhood epilepsy. *Pediatrics, 2018 May 22.* [epub ahead of print]

Aschenbrenner, D. (2017). New treatment for Duchenne muscular dystrophy. *American Journal of Nursing, 117*(6), 22–23.

Ashwal, S., Russman B. S., Blasco, P. A., et al. (2004). Practice parameter: diagnostic assessment of the child with cerebral palsy: report of the Quality Standards Subcommittee of the American Academy of Neurology and the Practice Committee of the Child Neurology Society. *Neurology, 62*(6), 851–863.

Barty, E., Caynes, K., & Johnston, M. (2016). Development and reliability of the Functional Communication Classification System for children with cerebral palsy. *Developmental Medicine and Child Neurology, 58*(10), 1036–41.

Benson, A., Lambert, V., Gallagher, P., Shahwan, A., & Austin, J. K. (2017). Parent perspectives of the challenging aspects of disclosing a child's epilepsy diagnosis to others: Why don't they tell? *Chronic Illness, 13*(1), 28–48.

Benson, A., O'Toole, S., Lambert, V., et al. (2016). The stigma experiences and perceptions of families living with epilepsy: implications for epilepsy-related communication within and external to the family unit. *Patient Education and Counseling, 99*(9), 1473–1481.

Bloemen, M., Van Wely, L., Mollema, J., et al. (2017). Evidence for increasing physical activity in children with physical disabilities: A systematic review. *Developmental Medicine and Child Neurology, 59*(10), 1004–1010. doi: 10.1111/dmcn.13422.

Borlot, F., Tellez-Zenteno, J. F., Allen, A., et al. (2014). Epilepsy transition: Challenges of caring for adults with childhood-onset seizures. *Epilepsia, 55*(10), 1659–1666.

Buxton, K., Morgan, A., & Rogers, J. (2017). Nurse Practitioner Lead Pediatric Baclofen Pump Program: Impact on safety and quality of care. *Journal of Neuroscience Nursing, 49*(5), 324–329.

Cai, Q., Zhou, Z., Luo, R., et al. (2017). Safety and tolerability of the ketogenic diet used for the treatment of refractory childhood epilepsy: A systematic review of published prospective studies. *World Journal of Pediatrics, 13*(6), 528–536.

Caplan, E., Dey, I., Scammell, A., et al. (2016). Recognition and management of seizure in children in emergency departments. *Emergency Nurse, 24*(5), 30–38.

Decker, K. A., Miller W. R., & Bluelow, J. M. (2016). Parent perceptions of family social supports in families with children with epilepsy. *Journal of Neuroscience Nursing, 48*(6), 336–341.

Demarest, S. T., Shellbass, R. A., Gaillard, W. D., et al. and the Pediatric Epilepsy Research Consortium. (2017). The impact of hypsarrhythmia on infantile spasms treatment response: observational cohort study from the national Infantile Spasms Consortium. *Epilepsia, 58*(12), 2098–2103.

Fisher, R. S., Cross, J. H., French, J. A., et al. (2017). Operational classification of seizure types by the International League Against Epilepsy: Position paper of the ILAE Commission for Classification and Terminology. *Epilepsia, 58*(4), 522–530.

Gloss, D., Moxley, R. T. III, Ashwal, S., et al. (2016). Practice guideline update summary: Corticosteroid treatment of Duchenne muscular dystrophy: Report of the Guideline Development Subcommittee of the American Academy of Neurology. *Neurology, 86*, 465.

Good 2 Go Transition Program, SickKids. Accessed April 22, 2017. Available at: *www.sickkids.ca/good2go/*

Greenwood, J., & Valdes, J. (2016). Perampanel (Fycompa): A review of clinical efficacy and safety in epilepsy. *P & T, 41*(11), 683–698.

Guilfoyle, S.M., Follansbee-Junger, K., Smith, A.W. et al. (2018). Antiepileptic drug behavioral side effects and baseline hyperactivity in children and adolescents with new onset epilepsy. *Epilepsia, 59*(1), 146–154.

Guiraud, S., & Davies, K. (2017). Pharmacological advances for treatment in Duchenne muscular dystrophy. *Current Opinion in Pharmacology, 6*, 36–48.

Hanak, B., Bonow, R., Harris, C., et al. (2017) Cerebrospinal fluid shunting complications in children. *Pediatric Neurosurgery, 52*(6), 381–400.

Harden, C., Tomson, T., & Grloss, D. (2017). Practice guideline summary: Sudden unexpected death in epilepsy incidence rates and risk factors: report of the Guideline development, dissemination, and implementation subcommittee of the American Academy of Neurology and the American Epilepsy Society. *Neurology, 88*(17), 1674–1680.

Hénaff, F., Levy, C., Cohen, R., et al. (2017). Risk factors in children older than 5 years with pneumococcal meningitis: Data from a national network. *Pediatric Infectious Disease Journal, 36*(5), 457–461.

Hill, E., Glass, H. C., Kelley, K., et al. (2017). Seizures and antiseizure medications are important to parents of newborns with seizures. *Pediatric Neurology, 67*, 40–44.

Hirvonon, M., Ojata, R., Korhonen, P., et al. (2014). Cerebral palsy among children born moderately and late preterm. *Pediatrics, 134*(6), e1584–e1593.

Innes, R. F. (2015). Understanding the pathophysiology behind febrile convulsions. *Nursing Children and Young People, 27*(2), 20–23.

Kellermann, T. S., Wagner, J. L., Smith, G., et al. (2016). Surgical management of pediatric epilepsy: Decision-making and outcomes. *Pediatric Neurology, 64*, 21–31.

Lager, C., & Kroksmark, A. K. (2015). Pain in adolescents with spinal muscular atrophy and Duchenne and Becker muscular dystrophy. *European Journal of Paediatric Neurology, 19*(5), 537–546.

Lambert, V., Gallagher, P., O'Toole, S., et al. (2014). Stigmatising feelings and disclosure apprehension among children with epilepsy. *Nursing of Children and Young People, 26*(6), 22–26.

Lindsay, S., Proulx, M., Maxwell, J., et al. (2016). Gender and transition from pediatric to adult health care among youth with acquired brain injury: Experiences in a transition model. *Archives of Physical Medicine and Rehabilitation, 97*(2 Suppl 1), S33–S39.

Linsell, L., Malouf, F., Morris, J., et al. (2016). Prognostic factors for cerebral palsy and motor impairment in children born very preterm or very low birthweight: A systematic review. *Developmental Medicine and Child Neurology, 58*(6), 554–569.

Lundbo, L. F., & Benfield, T. (2017). Risk factors for community-acquired bacterial meningitis. *Infectious Diseases, 49*(6), 433–444.

Mendes, T. P., Crespo, C. A., & Austin, J. K. (2017). Family cohesion, stigma, and quality of life in dyads of children with epilepsy and their parents. *Journal of Pediatric Psychology, 42*(6), 689–699. doi: 10.1093/jpepsy/jsw105.

Miller, W. R. (2017). Self-management behaviors of children with spina bifida. *Pediatric Nursing, 49*(1), 22.

Nabbout, R, Andrade, D. M., Bahi-Buisson, N., et al. (2017). Outcome of childhood-onset epilepsy from adolescence to adulthood: Transition issues. *Epilepsy and Behavior, 69*, 161–169.

Offringa, M., Newton, R., Cozinsen, M. A., et al. (2017). Prophylactic drug management for febrile seizures in children. *Cochrane Database of Systematic Reviews.* doi: 10.1002/14651858.CD003031.pub3.

O'Toole, S., Lambert, V., & Gallagher, P. (2016). "I don't like talking about it because that's not who I am": Challenges children face during epilepsy-related family communication. *Chronic Illness, 12*(3), 216–226.

Ozel, S., Switzer, L., Macintosh, A., et al. (2016). Informing evidence-based clinical practice guidelines for children with cerebral palsy at risk of osteoporosis: An update. *Developmental Medicine and Child Neurology, 58*(9), 918–923.

Panebianco M., Prabhakar H., Marson A. G. (2018). Rufinamide add-on therapy for refractory epilepsy. *Cochrane Database of Systematic Reviews*, 2018, Issue 4. Art. No.: CD011772.

Patel, N., Kerr-Liddell, R., Challis, L., et al. (2017). Nursing management of reflex anoxic seizures in children. *Emergency Nurse, 25*(1), 22–26.

Paul, S. P., Kirkham, E. N., & Shirt, B. (2015). Recognition and management of febrile convulsion in children. *Nursing Standard, 29*(52), 36–43.

Paul, S. P., Rogers, E., & Wilkinson, R. (2015). Management of febrile convulsion in children. *Emergency Nurse, 23*(2), 18–25.

Pidcock, F. S. (2017). Pediatric constraint induced movement therapy: Harnessing adaptive neuroplasticity, *Journal of Pediatric Medicine, 10*(1), 1–89. doi: 10.3233PRM-170413.

Polfuss, M., Simpson, P., Neff Greenley, R., et al. (2017). Parental feeding behaviors and weight-related concerns in children with special needs, *Western Journal of Nursing Research, 39*(8), 1070–1093. doi: 10.1177/0193945916687994.

Romitti, P. A., Zhu, Y., Puzhankara, S., et al. (2015). Prevalence of Duchenne and Becker muscular dystrophies in the United States. *Pediatrics, 135*(3), 513–521.

Sands, T. T., & Choi, H. (2017). Genetic testing in pediatric epilepsy. *Current Neurology and Neuroscience Reports, 17*(5), 45.

Scheffer, I. E., Berkovic, S., Capovilla, G., et al. (2017). ILAE classification of the epilepsies: Position paper of the ILAE Commission for Classification and Terminology. *Epilepsia, 58*(4), 512–521.

Smith, J. (2015). Parent-professional collaboration when a child presents with potential shunt malfunction. *Nursing Children and Young People, 27*(1), 22–27.

Takasaki, K., Diaz Stransky, A., & Miller, G. (2016). Psychogenic nonepileptic seizures: Diagnosis, management, and bioethics. *Pediatric Neurology, 62*, 3–8.

Vaiman, M., Heyman, E., & Lotan, G. (2017). Neurological results of the modified treatment of epilepsy by stimulation of the vagus nerve. *Child's Nervous System, 33*(11), 2017–2022.

Wagner, J. L., Ferguson, P. L., Kellermann, T., et al. (2016). Behavioral health referrals in pediatric epilepsy. *Epilepsy Research, 127*, 72–77.

Wein, N., Alfano, L., & Flanigan, K. M. (2015). Genetics and emerging treatments for Duchenne and Becker muscular dystrophy. *Pediatric Clinics of North America, 62*(3), 723–742.

Woll, C., Neuman, M. I., Pritt, C. M., et al. and the Febrile Young Infant Research Collaborative. (2018) *Epidemiology and Etiology of Invasive Bacterial Infection in Infants ≤ 60 Days Old Treated in Emergency Departments. Journal of Pediatrics, May 18.* [epub ahead of print]

CAPÍTULO

47

Distúrbios Oculares e Auditivos em Pediatria

DISTÚRBIOS OCULARES

Ver também no Capítulo 16 outras informações sobre problemas oculares.

Processos infecciosos

Os processos infecciosos dos olhos incluem conjuntivite, celulite periocular, hordéolo (terçol) ou calázio. Caracterizam-se por inflamação, exsudato infeccioso e lesão tecidual causados por micróbios, como bactérias ou vírus. A conjuntivite representa um problema comum, que acomete quase todas as crianças em algum momento da vida.

Fisiopatologia e etiologia

1. Os patógenos, em geral, são introduzidos nos olhos ou nos tecidos adjacentes, incluindo pálpebras, sobrancelhas e bochechas, por contato direto com objetos infectados. As infecções orbitais ocorrem em consequência de disseminação dos microrganismos a partir de um seio adjacente, inoculação direta por traumatismo, infecção cutânea adjacente ou disseminação hematogênica em caso de sepse ou infecção dentária.
2. Ocorre uma resposta inflamatória, que consiste em ingurgitação e dilatação dos vasos sanguíneos da conjuntiva, com ou sem secreção e quemose ou edema da conjuntiva.
3. Os agentes bacterianos comuns incluem *Haemophilus influenzae* não tipável, *Streptococcus pneumoniae* e *Staphylococcus aureus*. Os patógenos em recém-nascidos e adolescentes podem incluir *Neisseria gonorrhoeae* e *Chlamydia trachomatis*. As infecções virais são comuns e costumam ser causadas por adenovírus. Com menos frequência, podem ocorrer coxsackievírus, enterovírus, vírus Zika e herpes-vírus.
4. Os agentes infectantes são contagiosos e se disseminam com facilidade pelas mãos ou por contato ocular com objetos infectados (fômites). Podem ocorrer surtos em que diversas crianças da mesma família, sala de aula ou comunidade são infectadas.
5. Os alergênios ambientais como o pólen são importantes fatores que contribuem para a conjuntivite.

Manifestações clínicas

A hiperemia dos olhos constitui um sintoma oftálmico comum, responsável por 1% das consultas oftalmológicas. A causa dessa hiperemia pode se originar no interior ou fora do bulbo ocular. As causas incluem desde ressecamento dos olhos até doença sistêmica potencialmente fatal. Essas diversas causas de hiperemia precisam ser diferenciadas da ocorrência de olhos hiperemiados em decorrência de processos não infecciosos (Tabela 47.1).

Conjuntivite

1. Início agudo de inflamação da camada conjuntival da pálpebra e do bulbo ocular, que leva à dilatação dos vasos sanguíneos. Em geral, acomete inicialmente um olho, seguido do outro poucos dias depois.
2. Edema das pálpebras e da conjuntiva.
3. Lacrimejamento ou exsudato excessivo.
4. Sensação de areia ou queimação no olho e prurido.
5. Fotofobia, com visão embaçada e turva oscilante.
6. Acompanhada de linfadenopatia pré-auricular.

Celulite pré-septal (periorbital)

1. Edema e hiperemia unilaterais da pálpebra e tecidos adjacentes, que não acometem o bulbo ocular nem as estruturas internas.
2. Ausência de febre significativa.
3. Ausência de dor ou limitação do movimento dos olhos.
4. Não há comprometimento da visão.
5. Crianças com menos de 5 anos.

Celulite pós-septal (orbital)

1. Acentuada hiperemia e edema da pálpebra e tecidos moles que circundam o olho.
2. Dor e hipersensibilidade na área do olho.
3. Proptose (deslocamento do olho para a frente).
4. Secreção purulenta no olho.
5. Febre.
6. Mobilidade limitada do olho, com redução da acuidade visual.
7. Crianças com mais de 5 anos.

Hordéolo (terçol)

1. Inflamação aguda das glândulas lubrificantes das pálpebras e dos cílios.
2. Pústula unilateral do folículo dos cílios, acompanhada de hipersensibilidade.
3. Não responde aos antibióticos.

Tabela 47.1 Causas comuns de hiperemia ocular em crianças.

Causa	Sintomas associados	Tratamento
Conjuntivite		
Viral	Em geral, associada a outros sintomas de doença viral generalizada. Muitas vezes conhecida como "olho vermelho", olho pruriginoso e em queimação	Higiene (ver p. 1286), repouso, compressas frias, lágrimas artificiais
Bacteriana	Secreção amarelada, esverdeada ou branca, fotofobia, hipersensibilidade ocular	Colírio ou pomada antibiótica, higiene
Clamídia	Tosse, história de infecção materna	Antibióticos sistêmicos
Herpética	Dor, fotofobia, lesões cutâneas	Avaliação por especialista, agentes antivirais
Alérgica	Prurido acentuado, bilateral, secreção aquosa, início sazonal, outros sintomas alérgicos (rinorreia, olho roxo alérgico), caroços da parte interna das pálpebras	Colírio estabilizador dos mastócitos/ anti-histamínico tópico, colírio de anti-histamínicos, evitar alergênios
Química	Secreção aquosa, início dos sintomas com exposição a cigarros ou outros irritantes	Evitar as substâncias irritantes
Traumatismo	Dor, fotofobia, produção aumentada de lágrimas	Pode exigir proteção do olho, encaminhamento ao especialista
Glaucoma congênito	Produção aumentada de lágrimas, embaçamento da córnea	Encaminhamento ao especialista

Calázio

1. Edema e eritema localizados e crônicos da pálpebra.
2. "Nódulos sob a pálpebra".
3. Não responde aos antibióticos.

Avaliação diagnóstica

1. Em razão do custo e da demora na obtenção dos resultados, os exames laboratoriais se limitam aos casos que não respondem ao tratamento. É preciso utilizar meios laboratoriais apropriados para transportar um *swab* de exsudato ocular para cultura bacteriana, cultura viral e teste para antígenos. Os *swabs* devem ser obtidos imediatamente, porém o tratamento não deve ser adiado, sobretudo nos casos de suspeita de *N. gonorrhoeae* ou *C. trachomatis*.
2. Pode-se efetuar um exame de triagem da visão.
3. A presença de úlcera dendrítica causada por herpes-vírus pode ser visualizada mediante instilação do corante fluoresceína e de exame da córnea com luz azul com filtro de cobalto, à procura da lesão dendrítica.
4. A avaliação clínica e a tomografia computadorizada são os melhores métodos para diferenciar a celulite pré-septal da pós-septal.

Alerta de enfermagem
Uma criança com olho avermelhado doloroso deve ser encaminhada imediatamente para avaliação clínica, visto que isso pode indicar algum processo infeccioso, exposição a uma substância química, corpo estranho ou outra etiologia traumática.

Manejo

1. A conjuntivite alérgica pode responder à remoção do alergênio subjacente e à conduta de evitar esfregar o olho. O tratamento consiste em agentes sistêmicos ou tópicos, como anti-histamínicos, estabilizadores dos mastócitos e/ou corticosteroides.
2. Os colírios ou as pomadas de antibióticos – como eritromicina, sulfato de trimetoprima e polimixina B, sulfacetamida, ciprofloxacino, tobramicina, azitromicina ou doxiciclina – encurtarão a evolução da conjuntivite bacteriana e permitirão que a criança se sinta mais confortável.
3. O hordéolo e o calázio regridem sem nenhum tratamento antibiótico. Recomenda-se a aplicação de compressas mornas 4 vezes/dia. A lavagem das pálpebras com xampu para bebê diluído em água ajuda na drenagem. A incisão e a drenagem podem ser necessárias para promover a cicatrização do calázio de longa duração.
4. O tratamento antibiótico sistêmico está indicado para a celulite pós-septal. Essas crianças exigem acompanhamento rigoroso, visto que pode haver necessidade de internação e administração de antibióticos IV. Pode-se indicar uma abordagem multidisciplinar, incluindo oftalmologista, pediatra, otorrinolaringologista e, talvez, neurocirurgião.

Alerta farmacológico
Os corticosteroides tópicos só devem ser prescritos por um oftalmologista, pois podem agravar uma infecção herpética.

Complicações

1. Cicatrização permanente da córnea e comprometimento visual nos casos de infecção herpética, *N. gonorrhoeae* e *C. trachomatis*.
2. Disseminação da celulite pós-septal para o sistema nervoso central, com lesão do nervo óptico, perda da visão, ptose e estrabismo.
3. Deformidade das pálpebras.
4. Septicemia.

Avaliação de enfermagem

1. Avalie a natureza e a extensão dos sintomas e seu efeito sobre as atividades da criança.
2. Avalie a acuidade visual.
3. Determine os recursos disponíveis da família para o tratamento e a reabilitação.

Diagnósticos de enfermagem

- Risco de infecção (disseminada, secundária, transmissão para outras pessoas) relacionado com o contato mão com mão ou mão com objetos
- Dor aguda e desconforto relacionados com o edema tecidual, a inflamação e a fotossensibilidade.

Intervenções de enfermagem

Prevenção da disseminação da infecção

1. Realize ou ensine a limpeza correta da secreção.
   a. Utilize água ou solução fisiológica morna e um aplicador descartável, como bolas de algodão ou gaze.
   b. Utilize um aplicador separado para cada olho.
   c. Limpe do canto interno para o externo, de modo a evitar a contaminação do outro olho.
2. Explique as medidas de autocuidado para evitar a disseminação para outras pessoas.
   a. Observe as boas práticas de higiene das mãos.
   b. Limpe os olhos e o nariz com lenços de papel e descarte-os imediatamente. Não limpe o nariz e, em seguida, os olhos com o mesmo lenço.
   c. Evite esfregar os olhos para prevenir a disseminação.
3. Administre e ensine a instilação correta de colírios ou pomadas (ver p. 440).
4. Administre antibióticos orais ou IV, conforme prescrição.
5. Aconselhe os pais a utilizar apenas os colírios prescritos ou recomendados por um profissional de saúde e a descartar a medicação restante no fim do período de tratamento.

Minimização da dor

1. Aplique compressas mornas à área afetada.
2. Sugira um quarto escuro e o uso de óculos de sol para pacientes com fotofobia.
3. Administre um analgésico, conforme prescrito.
4. Administre gotas ou pomadas lubrificantes, quando necessário.
5. Minimize a estimulação ambiental.

Educação da família e manutenção da saúde

1. Aconselhe as maneiras de prevenir a transmissão para outras pessoas.
   a. A higiene das mãos é o fator mais importante no controle da infecção.
   b. Não compartilhe toalhas nem lenços.
   c. Troque as fronhas com frequência.
   d. Evite nadar até a resolução da infecção.
   e. A criança só deve retornar à escola após receber tratamento antibiótico por 24 horas.
   f. Descarte, em recipientes apropriados, os objetos contaminados.
   g. Interrompa o uso de lentes de contato até o tratamento completo da infecção.
2. Explique aos pais as indicações para reavaliação pelo médico.
   a. Ausência de resposta ao tratamento antibiótico.
   b. Aumento do edema, da hipersensibilidade, e qualquer dor ocular.
   c. Agravamento da acuidade visual.
   d. Identificação de ressecamento dos olhos.
   e. Desenvolvimento de outros sintomas, como febre.
3. Incentive as consultas de acompanhamento de rotina e avaliação da visão.
4. Explique a detecção correta e o tratamento precoce de infecção sinusal, dentária ou outra.
5. Recomende a atualização das vacinas, incluindo a contra *Haemophilus influenzae* tipo B em crianças.

Reavaliação: resultados esperados

- Os pais realizam o tratamento corretamente e os procedimentos de higiene são seguidos
- O paciente verbaliza menos dor e tolera a luz intensa.

Problemas congênitos

Os problemas congênitos dos olhos incluem defeitos estruturais que se manifestam por ocasião do nascimento ou que se desenvolvem logo depois. Em geral, são geneticamente transmitidos e consistem em catarata, dacriostenose, glaucoma, ptose e estrabismo. Ver na Tabela 47.2 a fisiopatologia, as manifestações clínicas e o manejo de cada um desses problemas.

Avaliação de enfermagem

1. Avalie o reflexo à luz vermelha, sobretudo em recém-nascidos e lactentes. A ausência ou a assimetria do reflexo à luz vermelha podem indicar catarata congênita, tumor intraocular ou outra doença ocular.
2. Inspecione os olhos para detecção de hiperemia da conjuntiva, opacificação da córnea, lacrimejamento excessivo, queda das pálpebras com oclusão parcial da pupila ou desalinhamento evidente, que proporcionam indícios de problemas oculares congênitos.
3. Avalie rotineiramente a acuidade visual em lactentes e crianças. As alterações na acuidade podem ser a primeira manifestação de um problema ou a indicação da eficiência do tratamento. É necessário o encaminhamento imediato do paciente a um especialista.
4. Realize o teste do reflexo pupilar à luz utilizando uma lanterna (ou *muscle light*) ou uma fonte luminosa distante para ajudar a detectar o estrabismo.
   a. Teste de Hirschberg para simetria dos reflexos pupilares à luz – em geral, os reflexos luminosos estão na mesma posição em cada pupila, quando uma luz é direcionada sobre a ponta do nariz. Entretanto, ocorre reflexo assimétrico no estrabismo (teste de Hirschberg positivo).
5. Efetue o teste de tampar e destampar para detectar a presença de estrabismo latente causado por fraqueza dos músculos oculares. Quando o paciente fixar o olhar em um objeto colocado a uma distância de 30,5 m, cubra um dos olhos. O olho com fraqueza muscular muda de posição quando coberto e retorna quando descoberto. O olho com músculos normais permanece em sua posição.

Diagnósticos de enfermagem

- Percepção sensorial alterada (visual) relacionada com a redução da acuidade visual ou a ausência de estimulação visual
- Distúrbio na imagem corporal relacionado com a necessidade de tapa-olho ou óculos
- Risco de lesão relacionado com a redução da acuidade visual e a modificação da percepção de profundidade
- Atraso no crescimento e no desenvolvimento relacionado com a alteração da estimulação visual e um possível comportamento superprotetor dos pais.

Intervenções de enfermagem

Minimização dos efeitos da perda da visão

1. Participe da identificação do problema de acuidade visual e incentive o tratamento imediato, de modo a minimizar o comprometimento funcional. A avaliação precisa da acuidade visual monocular (corrigida) é o elemento mais importante de um exame.
   a. A triagem efetiva dos recém-nascidos no berçário ajuda a detectar problemas oculares congênitos.
   b. Todas as crianças devem ser submetidas à triagem para acuidade visual e estrabismo. Em crianças pequenas, são efetuados exame físico e avaliação dos marcos do desenvolvimento (p. ex., olha para o rosto da mãe, sorri como resposta, alcança objetos). A fototriagem baseada em instrumentos pode avaliar as crianças pré-verbais. Dispõe-se de instrumentos de avaliação especiais para avaliar as crianças pré-verbais. Com 3 a 5 anos, a maioria das crianças consegue cooperar na realização de exames de triagem precisos da acuidade visual.

Tabela 47.2 Problemas oculares congênitos.

Distúrbio e descrição	Manifestações clínicas	Tratamento
Catarata congênita Opacidade da lente. As possíveis causas incluem desenvolvimento embrionário anormal, infecção intrauterina, distúrbios metabólicos, retinopatia da prematuridade. A incidência é de 1 em 250 recém-nascidos.	• Ausência do reflexo vermelho • Opacidade visível da lente • Comprometimento variável da visão, dependendo do tamanho, da localização e da densidade da catarata • Pode resultar em ambliopia.	• Remoção cirúrgica nos primeiros 3 meses para promover a estimulação visual • Cuidados pós-operatórios: sedação nas primeiras 24 h para evitar o choro, os vômitos e o aumento da PIO; colírio para dilatação; pomadas de antibiótico e de esteroides para evitar a infecção; tapa-olho e protetor durante vários dias • Terapia óptica agressiva e tapa-olho no lado não operado; monitoramento da PIO.
Dacriostenose Obstrução relativamente comum do ducto nasolacrimal, causada pelo desenvolvimento incompleto do ducto e pela persistência da membrana em sua extremidade inferior. As lágrimas não conseguem sair pelo ducto para entrar na cavidade nasal e derramam continuamente sobre a bochecha. Pode ser unilateral ou bilateral.	• Lacrimejamento excessivo e derramamento na bochecha • Cílios e pálpebras com crostas • Bochecha escoriada • Estruturas oculares e visão de aparência normal • Possíveis episódios de conjuntivite secundária e infecção do ducto lacrimal • Risco aumentado de dacriocistite.	• Regressão espontânea em 90% dos lactentes no primeiro ano de vida • Massagem suave do ducto lacrimal 4 vezes/dia • Antibióticos tópicos para a infecção secundária • Sondagem cirúrgica do ducto se persistir depois dos 12 meses de idade; cirurgia mais complexa, se a sonda não tiver êxito.
Glaucoma Anormalidade congênita ou adquirida rara, em que ocorre ruptura do equilíbrio entre a produção de humor aquoso e sua saída. O aumento de pressão do líquido na câmara anterior provoca dano à retina, à córnea e a outras estruturas.	• Aumento da córnea • Obscurecimento da córnea • Fotofobia e intolerância à luz comum • Lacrimejamento excessivo • Diminuição da acuidade visual (presença de sintomas em 35% ao nascimento) • Podem ocorrer ambliopia e perda permanente da visão sem tratamento.	• O diagnóstico precoce é essencial • Monitoramento da PIO por tonometria e espessura da parte central da córnea por paquimetria e fundoscopia • Tratamento clínico • A intervenção cirúrgica é o tratamento de primeira linha • No pós-operatório, o paciente pode utilizar tapa-olho e protetor ocular por vários dias para proteger as suturas • Acompanhamento durante toda a vida.
Ptose Queda da pálpebra superior causada por fraqueza do músculo levantador da pálpebra ou, com menos frequência, do músculo orbital (de Müller). Pode ser congênita ou adquirida. Afeta o músculo ou o nervo que o inerva. Tratamento particularmente desafiador se houver também ambliopia.	• A queda é visível à inspeção • A visão pode ser comprometida se a pálpebra cobrir a pupila • Pode ser unilateral ou bilateral • Quando unilateral, pode resultar em ambliopia sem tratamento.	• Correção cirúrgica para elevar a pálpebra e aumentar o campo visual • Não há necessidade de tapa-olho no pós-operatório • Modalidades não cirúrgicas, como o uso de óculos de apoio para sustentar a pálpebra.
Estrabismo Desalinhamento dos olhos causado por um desequilíbrio muscular ou por paralisia, impedindo que ambos os olhos focalizem corretamente a mesma imagem. Afeta de 2 a 5% da população de idade pré-escolar. Pode causar incapacidade visual e psicológica.	• Reflexos pupilares assimétricos à luz • Movimentos extraoculares assimétricos • Diplopia, comprometimento da profundidade • Tendência a fechar um olho ou a inclinar a cabeça durante o exame de visão • Pode ocorrer ambliopia sem tratamento.	• Terapia de oclusão precoce e rigorosa para ambliopia (o uso de tapa-olho no olho mais forte por um período de tempo prescrito a cada dia pode corrigir o estrabismo latente ao exercitar os músculos do olho mais fraco) • Correção do erro de refração • Reposicionamento cirúrgico dos músculos extraoculares para os casos graves ou estabelecidos • No pós-operatório: pomada de antibiótico, sem tapa-olho.

PIO, pressão intraocular.

2. Incentive e ajude os pais a obter lentes corretivas para a criança.
3. Aconselhe e incentive os pais a aderir ao plano de tratamento pós-operatório, como terapia de oclusão após cirurgia de catarata ou uso apropriado de colírios depois de uma cirurgia de glaucoma.
4. Incentive e ajude os pais a proporcionar experiências normais à criança, de modo que ela possa alcançar seu potencial máximo:
   a. Ajude os pais a localizar e a acessar recursos, como assistência financeira, educação especial em Braille ou grupos de apoio de pais.
   b. Lembre aos pais sobre os direitos da criança à educação.

Minimização do distúrbio da imagem corporal

1. Incentive os pais a se concentrar na normalização, e não na superproteção. Colocar as expectativas nas habilidades da criança, e não nas suas incapacidades, proporcionar oportunidades de interação com colegas da mesma idade e tornar a vida da criança o mais normal possível.
2. Incentive a aceitação da aparência e ressalte os aspectos positivos do tratamento.

Prevenção da lesão

1. Incentive a família a estar atenta à segurança em casa, na escola e na comunidade.
   a. Sugira o uso de óculos de policarbonato resistentes a impactos e dispositivos para mantê-los no lugar.
   b. Aconselhe a família a manter uma disposição consistente dos móveis, sem aglomeração, e notifique a criança sobre as mudanças planejadas.
   c. Instrua a criança sobre o uso de uma bengala ou outro dispositivo auxiliar, se houver necessidade.
   d. Explique a segurança no trânsito e as medidas de segurança pessoal.
2. Oriente as crianças com comprometimento visual no seu ambiente imediato.
   a. Oriente a criança sobre a colocação de alimentos na bandeja de refeição.
   b. Ajude a criança a deambular e a utilizar as grades laterais da cama ou do berço para evitar quedas.

Promoção de crescimento e desenvolvimento normais

1. Incentive os pais a oferecer muitas oportunidades sensoriais, como manipular objetos, ouvir vários sons, perceber os odores no ambiente e provar uma variedade de substâncias.
2. Deixe que a criança realize as atividades da vida diária (AVD) da maneira mais independente possível.

Educação da família e manutenção da saúde

Instruções pós-operatórias

1. No que diz respeito à higiene e à segurança, o paciente (quando de mais idade) e os pais devem ser instruídos sobre a técnica correta de higiene das mãos antes e depois de instilar a medicação ocular, em particular colírios. Essa prática precisa ser reforçada antes da alta.
2. Explique sobre a instilação de medicamentos e o uso de protetor ocular para evitar a lesão do olho operado após a cirurgia.
3. Instrua sobre as restrições de atividade após cirurgia de glaucoma.
   a. Pode ser necessário o repouso ao leito logo após a cirurgia.
   b. As crianças de mais idade não devem realizar atividades extenuantes nem esportes de contato por 2 semanas.
4. Aconselhe que a atividade não seja habitualmente restrita depois de reparo de ptose.
5. Após o reparo para estrabismo, as atividades extenuantes, os esportes de contato e a natação devem ser restritos por 2 a 4 semanas.
6. Na sequência a uma cirurgia de catarata, em virtude da reação inflamatória, incentive comportamentos para reduzir o risco de lesão das suturas em consequência do aumento da pressão intraocular (PIO):
   a. Evite os vômitos.
   b. Minimize o choro.
   c. Incentive a terapia de oclusão intensa e o uso de correção óptica com óculos ou lente de contato, conforme orientação.
7. Incentive os pais a remover a secreção dos olhos ou as crostas dos cílios regularmente, lavando os olhos com água morna. Devem-se utilizar toalhas de rosto separadas para cada olho e para cada criança. Podem-se utilizar bolas de algodão umedecidas.
8. Aconselhe e incentive a manter consultas de acompanhamento no pós-operatório.
9. Explique as indicações que exigem reavaliação pelo médico:
   a. Agravamento da acuidade visual.
   b. Evidências de inflamação e infecção, como dor, hiperemia, edema, secreção e elevação da temperatura.
10. Encaminhe a família à Prevent Blindness America (*www.preventblindness.org*) para informações sobre doença ocular e medidas de segurança. Para pacientes com catarata e glaucoma, encaminhe à Pediatric Glaucoma and Cataract Family Association (*www.pgcfa.org*). A Lighthouse International (*www.lighthouse.org*) ajuda na reabilitação do comprometimento visual.[1]

Reavaliação: resultados esperados

- A criança usa óculos ou lentes de contato, conforme prescrição, e são obtidos resultados visuais satisfatórios com reabilitação óptica adequada
- Os pais e a criança relatam a participação em atividades, há desempenho escolar satisfatório e interações positivas com colegas da mesma idade
- Não há relato de lesões
- Alcança os marcos de desenvolvimento apropriados para a idade.

Traumatismo ocular

Baseado em evidências
Bagheri, N., Wajdi, B. N. (2017). The Wills Eye manual: *Office and emergency room diagnosis and treatment of eye disease* (7th ed.). Philadelphia, PA: Wolters Kluwer.

O *traumatismo ocular* provoca dano estrutural ao olho e é produzido por força mecânica ou por contato com uma substância química corrosiva. Alguns tipos comuns de traumatismo ocular incluem abrasões da córnea, traumatismo contuso, lesões perfurantes e lesões químicas. As lesões oculares são comuns entre crianças e, em geral, estão relacionadas com sua atuação em atividades recreativas vigorosas.

Fisiopatologia e etiologia

Abrasão da córnea

1. Lesão do epitélio da córnea.
2. Pode ocorrer quando um objeto estranho se aloja no olho (p. ex., partícula de poeira no ar; lente de contato em atrito contra o olho, em razão da produção inadequada de lágrimas; lesão causada por unha, galho de árvore ou outro objeto pontiagudo que entra no olho e arranha a córnea).
3. Pode ocorrer graças aos efeitos de anestésicos gerais, que causam diminuição da produção de lágrimas, redução dos reflexos palpebrais, diminuição da percepção de dor e incapacidade do olho de fechar adequadamente.
4. Pode resultar da exposição da córnea na presença de determinadas condições, como ptose ou pressão sobre o bulbo ocular, sobretudo em olhos secos.

[1]N.R.T.: No Brasil, sugerem-se a Associação de Pais e Amigos do Deficiente Visual (Apadevi), em *http://www.apadevi.org.br*; e a Associação Brasileira de Assistência à Pessoa com Deficiência Visual (Laramara) em *https://laramara.org.br*.

5. Pode resultar do contato com substâncias químicas de uso doméstico ou industrial.

Traumatismo contuso

1. Ocorre quando o olho ou os tecidos adjacentes são atingidos por um objeto contundente, como bola, disco de hóquei, bastão de beisebol ou vara. Pode ocorrer com o acionamento do *airbag* em um acidente de veículo motorizado.
2. A lesão resultante depende do tamanho, da dureza e da velocidade do objeto contundente e da força do impacto. Ela pode incluir edema tecidual e infiltração de sangue nos tecidos adjacentes.
3. As estruturas ósseas ao redor do olho podem ser fraturadas.
4. Podem ocorrer hemorragia subconjuntival, luxação da lente ocular, hifema (presença de sangue na câmara anterior do olho) e descolamento da retina.

Alerta de transição de cuidado
É preciso se certificar de que o paciente tenha uma transição segura do tratamento ministrado no hospital (cirurgia, tratamento clínico, cirurgia ambulatorial ou atendimento de emergência) para casa. Os pacientes devem receber alta com instruções completas sobre a administração da medicação, incluindo tipo e frequência de aplicação, bem como instruções para os procedimentos de administração. Aqueles com hifema devem ter um protetor rígido colocado sobre o olho afetado. Entretanto, não devem usar um tapa-olho, pois qualquer alteração da visão percebida pelo paciente pode indicar ressangramento na órbita.

Lesão perfurante

1. Quando um objeto penetra no bulbo ocular, pode haver perda do material vítreo e/ou danos às estruturas internas do olho, como hemorragia vítrea, ruptura coroidal, lacerações da retina, descolamento da retina e ruptura do bulbo ocular.
2. As bactérias também podem entrar no olho, causando infecção.

Lesão química

1. As substâncias químicas corrosivas queimam os delicados tecidos da córnea e podem penetrar nas camadas mais profundas do olho.
2. Pode ocorrer cicatrização com fibrose.

Alerta de enfermagem
A lesão por substância química é uma emergência médica.

Manifestações clínicas

1. Dor ou sensação de corpo estranho no olho afetado causada pela alta concentração de terminações nervosas na córnea a partir do corpo ciliar.
2. Aumento na produção de lágrimas, que é uma das defesas do olho contra a lesão ou a irritação.
3. Congestão dos vasos sanguíneos da córnea – o aumento do fluxo sanguíneo para a córnea é outro mecanismo protetor, mais provavelmente observado com corpos estranhos, abrasões ou queimaduras químicas que afetam a córnea.
4. Comprometimento da acuidade visual causado por:
   a. Edema da córnea, reduzindo sua transparência.
   b. Edema dos tecidos moles ao redor do olho, deixando o olho parcial ou completamente fechado.
   c. Produção excessiva de lágrimas, comprometendo a visão.
   d. Dano às estruturas internas do olho, alterando ou obstruindo as vias visuais.
5. Sinais visíveis de lesão, como equimose, edema ou objeto estranho no olho.

Alerta de enfermagem
Algumas vezes, a dor pode ser útil para distinguir um problema ocular grave de um distúrbio autolimitado.

Avaliação diagnóstica

1. Inspeção detalhada do olho, incluindo eversão da pálpebra superior para inspecionar a presença de objeto estranho.
2. Exame com lâmpada de fenda para determinar a extensão da abrasão da córnea.
3. A fundoscopia pode detectar anormalidades, como deslocamento da lente, hemorragia retiniana, descolamento da retina ou papiledema com elevação da PIO.
4. A coloração com fluoresceína revela lesões da córnea, como abrasões.
5. Avaliação da função ocular, incluindo acuidade para perto e para longe, movimentos extraoculares e exames dos campos visuais.
6. TC da(s) órbita(s) e do cérebro, se houver suspeita de fratura ou hemorragia cerebral.

Manejo

A maioria das lesões infantis é resolvida espontaneamente, sem consequências adversas a longo prazo. A detecção precoce e a intervenção imediata podem ajudar a reduzir a incidência de morbidade ocular.

Abrasão da córnea

1. Remoção do corpo estranho agressor, como lente de contato.
2. Colírios ou pomada à base de antibiótico para a abrasão superficial.
3. Nos casos de abrasão infectada ou inflamada, colírios ou pomadas de antibiótico para prevenir a infecção, bem como colírios anti-inflamatórios para diminuir a inflamação.
4. Acompanhamento para qualquer sintoma recorrente, haja vista que pode ocorrer erosão da córnea recidivante meses ou anos após a lesão, em razão da ruptura espontânea do epitélio corneano que ocorre próximo ao local de abrasão da córnea.

Alerta de enfermagem
Evite anestésico tópico após o exame inicial, pois isso retardará o processo de cicatrização. Evite lentes de contato até a cicatrização da abrasão. O uso de um tapa-olho não é mais recomendado, tendo em vista que reduz a remoção dos patógenos pela película de lágrimas.

Traumatismo contuso

1. A cabeça deve ser elevada a 45° para facilitar a regressão do hifema, quando presente.
2. A hospitalização pode ser necessária para pacientes que não aderem ao tratamento, pacientes com distúrbios hematológicos, como traço ou doença falciforme, ou se houver suspeita de maus-tratos.
3. A cirurgia pode ser necessária por causa da lesão dos ossos subjacentes ou de estruturas oculares.

Lesão perfurante

1. A cirurgia costuma ser necessária para remover o objeto e reconstruir os tecidos danificados.
2. A cabeça deve ser elevada a 30°. O paciente deve evitar espirrar, assoar o nariz ou qualquer atividade.
3. A criança deve ser mantida em dieta zero no preparo para a cirurgia. Evite medicações tópicas. Deve-se administrar toxoide tetânico se mais de 7 anos decorreram desde a última dose ou se o estado de vacinação não for conhecido.

Alerta de enfermagem
Nunca remova um objeto penetrante do olho. Deve ser estabilizado, e o olho deve ser protegido com *Fox shield*,[2] sem aplicação de pressão. Em uma emergência, utilize um copo de isopor com a parte do fundo cortada, se necessário, para sustentar o objeto. Coloque um tapa-olho no lado não afetado durante o transporte do paciente até o hospital.

Lesão química

1. Efetue uma irrigação suave e contínua do(s) olho(s) afetado(s) com qualquer água disponível até que possa substituir por soro fisiológico ou solução de lactato de Ringer durante pelo menos 30 minutos (ver p. 440), a fim de ajudar a remover a substância química agressora. Proceda à eversão das pálpebras e irrigue da parte interna do olho para a externa, de modo a evitar que a água contaminada flua para dentro do outro olho. Lave o rosto e as mãos do paciente.
2. Qualquer tratamento adicional depende da natureza e da extensão da lesão.

Alerta de enfermagem
As substâncias químicas ácidas coagulam a proteína da conjuntiva sem causar lesão dos vasos sanguíneos. As substâncias químicas alcalinas penetram rapidamente na estrutura do olho, causando maior dano.

Complicações

1. Infecção.
2. Sangramento.
3. Problemas de refração causados por cicatrização da córnea, catarata, glaucoma, retração do olho afetado e inflamação do olho não acometido, podendo resultar em comprometimento ou perda da visão.
4. A lesão tecidual grave ou extensa pode resultar em desfiguração.

Avaliação de enfermagem

1. Obtenha uma história da lesão, incluindo o relato da criança sobre como ela ocorreu, bem como a descrição dos sintomas.
2. Inspecione a localização e a extensão do edema e da equimose, qualquer assimetria ou anormalidade no aspecto de qualquer parte do olho.
3. Obtenha um histórico visual antes da lesão. Avalie a acuidade visual, para perto e para longe, em cada olho. Se o paciente não conseguir enxergar o suficiente para ler a tabela de Snellen, avalie a capacidade de contar os dedos das mãos ou de perceber a luz. Compare os achados com o histórico visual antes da lesão.

Diagnósticos de enfermagem

- Dor aguda relacionada com a inflamação, a fotofobia ou o traumatismo do tecido ocular
- Risco de lesão relacionado com o comprometimento da visão e os efeitos adversos dos analgésicos
- Déficit no autocuidado para alimentação, para se vestir e para higiene íntima relacionado com o comprometimento da visão e os efeitos adversos dos analgésicos.

Intervenções de enfermagem

Minimização da dor

1. Aplique compressas frias na área afetada para ajudar a reduzir o edema e o desconforto.
2. Mantenha o quarto da criança o mais escuro possível para ajudar a reduzir a dor nos pacientes com fotofobia.
3. Administre analgésicos, conforme prescrição.
4. Incentive atividades tranquilas como distração para a dor.

Prevenção de lesão

1. Reforce as medidas de segurança:
   a. Utilize grades laterais na cama.
   b. Ajude na deambulação.
   c. Observe atentamente.

Manutenção das atividades da vida diária

1. Ajude com a alimentação, o banho, a higiene íntima e outras AVDs, quando necessário.
2. Explique à criança a localização dos objetos para autocuidado e a disposição dos alimentos na bandeja para promover sua independência.
3. Incentive a criança a tentar cuidar de si mesma e elogie-a, mesmo se não tiver sucesso.

Educação da família e manutenção da saúde

1. Explique as indicações para reavaliação pelo médico.
   a. Aumento do edema, da hipersensibilidade, da coloração ou da dor.
   b. Agravamento da acuidade visual.
   c. Desenvolvimento de outros sintomas, como febre, alteração do estado de consciência ou outras indicações de lesão neurológica.
2. Forneça educação sobre segurança a todas as famílias para evitar causas comuns de lesão. Incentive as famílias a usar óculos protetores quando participarem de esportes ou outras atividades; uso correto da cadeira infantil no carro, assento elevatório e cinto de segurança; conservação apropriada dos produtos químicos domésticos.
3. Forneça às famílias informações e apoio à medida que lidam com uma criança com comprometimento visual em casa. O American Council of the Blind dispõe de múltiplos recursos para famílias em seu *site* (*https://acb.org*).[3]

Reavaliação: resultados esperados

- Demonstra diminuição da dor
- Nenhuma lesão relatada
- Veste-se e alimenta-se sozinho, com ajuda mínima.

Problemas funcionais

Os problemas funcionais dos olhos envolvem comprometimento da visão oriundos de erros de refração ou desuso das vias visuais. Com frequência, esses problemas resultam em ambliopia, que é o comprometimento da visão em um ou em ambos os olhos, graças à estimulação visual deficiente, e não a um problema estrutural. A triagem visual deficiente com encaminhamento ocorre em 1,2% dos pacientes com 5 anos e aumenta para 9,1% quando a criança alcança os 13. A ambliopia afeta 1 a 3% da população e 2 a 4% das crianças na América do Norte.

Fisiopatologia e etiologia

1. Os erros de refração costumam ser causados por predisposição genética a um encurtamento ou alongamento do bulbo ocular ou por variações individuais no crescimento.
   a. No bulbo ocular alongado ou encurtado, a imagem visual é focalizada na frente ou atrás da retina, resultando em imagens que não são nítidas.

---

[2]N.R.T.: Protetores oculares que não fazem pressão no olho. Existem vários tipos, marcas e modelos no mercado.

[3]N.R.T.: Saiba mais no *site* do Ministério de Educação: Saberes e Práticas da Inclusão – Educação Infantil (*https://www.gov.br/mec/pt-br/publicacoes-secretarias/semesp/saberes-e-praticas-da-inclusao-educacao-infantil*).

b. A criança míope pode ver objetos próximos, como a escrita nos livros escolares, mas não consegue focalizar claramente objetos distantes, como as palavras no quadro-negro.
c. A criança hipermetrope pode ver objetos a distância claramente, porém tem dificuldade em ver objetos próximos.
d. O problema pode ser unilateral ou bilateral.

2. A ambliopia pode resultar de qualquer distúrbio que faça com que as duas retinas recebam imagens diferentes. A etiologia pode incluir:
   a. Diplopia causada por estrabismo.
   b. Diferença significativa na acuidade dos dois olhos.
   c. Catarata.
   d. Ptose grave unilateral.
3. Quando houver discrepância entre as imagens recebidas nas duas retinas, a imagem menos nítida é suprimida.
   a. Com o decorrer do tempo, uma criança pequena se torna permanentemente incapaz de utilizar as vias visuais do olho suprimido.
   b. Embora as vias visuais estejam estruturalmente normais, a criança apresenta comprometimento visual naquele olho por causa da pouca estimulação visual.

Manifestações clínicas

Em geral, as crianças não se queixam de que não conseguem ver bem, porém podem exibir outros sinais de problemas visuais, incluindo:

1. Baixo desempenho escolar ou problemas comportamentais na escola.
2. Pouco interesse pela leitura.
3. Inclinação da cabeça.
4. Apertam os olhos.
5. Sentam próximo à televisão ou seguram os materiais de leitura perto do rosto.
6. Recusam ou resistem a cobrir um dos olhos durante a avaliação da visão.

Avaliação diagnóstica

1. Os testes de avaliação da visão padronizados usando símbolos optótipos, como HOTV ou LEA, podem ser utilizados para triagem da acuidade visual.
   a. Os exames podem ser administrados a crianças a partir de 3 anos.
   b. Cada olho deve ser testado separadamente, certificando-se de que o olho não testado esteja ocluído.
   c. Uma diferença de duas linhas entre os olhos exige encaminhamento a um oftalmologista.

Manejo

1. Os problemas de acuidade visual podem ser tratados, em sua maioria, com o uso de lentes corretivas ou cirurgia de refração.
2. O manejo da ambliopia se concentra na prevenção por meio de identificação precoce e tratamento dos distúrbios que a causam.
   a. O estrabismo é tratado com oclusão do olho mais forte para fortalecer o mais fraco. Além disso, podem-se prescrever óculos para melhorar a visão. Entretanto, em alguns casos, pode haver necessidade de cirurgia.
   b. Colírio oftálmico miótico de uso tópico pode ser utilizado se a criança não conseguir tolerar a oclusão diária exigida para corrigir a ambliopia.
   c. A cirurgia também pode ser necessária para corrigir a ptose.
   d. Os problemas de acuidade oriundos de erros de refração costumam ser tratados com lentes corretivas.
3. Obtém-se um resultado ótimo quando o tratamento é instituído no início da vida, enquanto as vias visuais ainda estão em fase de desenvolvimento. Todavia, parte da função visual pode ser recuperada mesmo se o problema for tratado na adolescência ou na vida adulta. De modo ideal, o problema pode ser prevenido por identificação e tratamento precoces dos fatores passíveis de causá-lo.

Baseado em evidências

DeSantis, D. (2014). Amblyopia. *Pediatric Clinics of North America*, *61*(3), 505-18.

Donahue, S. P., Baker, C. N. Committee on Practice and Ambulatory Medicine, Section on Ophthalmology, American Association of Certified Orthoptists, American Association for Pediatric Ophthalmology and Strabismus & American Academy of Ophthalmology. (2016). Procedures for the evaluation of the visual system by pediatricians. *Pediatrics*, *137*(1), 1-9.

Complicações

Lesões causadas por comprometimento visual.

Avaliação de enfermagem

1. Comece a triagem para acuidade visual precocemente, na idade pré-escolar e sempre que a criança demonstrar comportamentos sugestivos de problemas de acuidade.
2. Avalie rotineiramente o teste de Hirschberg quanto à simetria dos reflexos pupilares à luz, começando ao nascimento.
3. Efetue o teste de tampar e destampar o olho como parte da avaliação oftalmológica de rotina.
4. Avalie o efeito do déficit funcional sobre o funcionamento global da criança, incluindo progresso escolar, autoestima e segurança.

Diagnósticos de enfermagem

- Sensopercepção alterada (visual) relacionada com a redução da acuidade ou a incapacidade de utilizar um dos olhos
- Risco de lesão relacionado com o comprometimento da acuidade visual ou a falta de percepção de profundidade
- Baixa autoestima crônica relacionada com o desempenho precário causado pela visão deficiente.

Intervenções de enfermagem

Minimização dos efeitos dos déficits sensoriais

1. Incentive o uso consistente de lentes corretivas, conforme prescrição.
2. Explique aos pais maneiras de ajudar a desenvolver as habilidades da criança na interpretação das informações por meio dos sentidos da audição, do olfato e do tato.
   a. Familiarize a criança com sons e odores comuns no ambiente. Além disso, oriente-a quanto aos sons do trânsito e àqueles associados a perigo, como animais e veículos em alta velocidade, explicando-lhe como reagir.
   b. Utilize a voz ou o toque, em lugar de expressões faciais ou gestos, para expressar emoção.
   c. Fale com a criança antes de tocá-la para reduzir o susto.
   d. Deixe que a criança toque e manuseie objetos não familiares para aprender sobre eles.
   e. Faça com que pratique atividades como recontar histórias e fornecer o número de telefone e o endereço de sua residência.
   f. Explique sons e odores não familiares à criança hospitalizada.

Prevenção de lesão

1. Recomende óculos inquebráveis com armações flexíveis.
2. Recomende proteção ocular de maneira rotineira, visto que qualquer traumatismo na região pode ocorrer de maneira inesperada. Isso é particularmente importante para crianças que dependem de um único olho.

3. Sugira uma proteção adicional, como óculos ou proteção inquebráveis, quando participar de esportes e atividades de contato ou com bola.
4. Mantenha uma disposição constante dos móveis na casa, iluminação adequada e ambiente livre de entulhos para minimizar as quedas.
5. Oriente as crianças hospitalizadas sobre o quarto do hospital e ofereça ajuda para deambular.

Promoção de senso positivo de autoestima

1. Forneça oportunidades para o domínio de atividades apropriadas para o desenvolvimento da criança, como computador de mesa.
2. Incentive interações com crianças que enxergam para reduzir a sensação de isolamento. Além disso, sugira interações com portadoras de alterações visuais semelhantes.
3. Incentive a criança a expressar os sentimentos e discuta estratégias para lidar com reações negativas de colegas da mesma idade, como caçoar.
4. Estimule a independência nas atividades de autocuidado para promover a autonomia, como se vestir, cozinhar, se alimentar e usar o banheiro.
5. Ajude o paciente e a família com mecanismos efetivos de enfrentamento para promover a estabilidade familiar.

Considerações sobre atendimento domiciliar e na comunidade

1. Realize uma inspeção de segurança do ambiente doméstico e efetue as mudanças necessárias para ajudar a evitar quedas e outras lesões.
2. Ajude a família a acessar recursos financeiros e sociais, quando necessário.
3. Certifique-se de que a criança esteja recebendo serviços de intervenção precoce e recursos educacionais individualizados.

Educação da família e manutenção da saúde

1. Explique a importância do tapa-olho para ambliopia e do uso de lentes corretivas, conforme prescrição, e seus cuidados apropriados.
2. Encaminhe as famílias de crianças cegas a recursos comunitários que possam ajudá-la a aprender habilidades especiais, como leitura em Braille, uso de bengala ou desenvolvimento de habilidades de autocuidado. Podem-se obter informações em instituições como a American Foundation for the Blind (*www.afb.org*).[4]

Reavaliação: resultados esperados

- A criança identifica sons comuns
- Não relata nenhuma lesão e utiliza óculos protetores
- Relata bom desempenho na escola e participação em atividades extracurriculares, consegue comer e se vestir sozinha.

DISTÚRBIOS AUDITIVOS

Ver também no Capítulo 17 outras informações sobre problemas de ouvido, nariz e garganta.

Disfunção da tuba auditiva

A *disfunção da tuba auditiva (DTA)* é um termo abrangente que descreve distúrbios que surgem em consequência do fechamento da tuba auditiva, que ventila a orelha média para igualar a pressão em ambos os lados da membrana timpânica. A DTA pode estar associada a otite média com derrame (OMD), também conhecida como otite serosa, otite média aguda (OMA) e otite média recorrente. Cerca de 90% das crianças apresentam um ou mais episódios de derrame da orelha média em torno dos 2 anos.

Fisiopatologia e etiologia

1. A inflamação do revestimento da tuba auditiva é causada por infecção respiratória superior aguda, resposta alérgica, traumatismo ou inflamação da mucosa da orelha média.
   a. As secreções infectadas podem passar, pela tuba, da área nasal para a orelha média.
   b. Quando a inflamação e o edema provocam fechamento da tuba auditiva, a passagem de ar para dentro e para fora da orelha média é impedida.
   c. O ar da orelha média é absorvido dentro de seu revestimento, criando um vácuo.
   d. O vácuo é preenchido por líquido seroso, que extravasa do revestimento da orelha média.
   e. O ambiente quente e úmido da orelha média, assim como a presença de nutrientes no líquido seroso, facilita o crescimento de vírus ou de bactérias que podem estar presentes na cavidade da orelha média.
2. As crianças entre 6 e 24 meses têm predisposição ao desenvolvimento de OMA graças à tuba auditiva curta, frouxa e relativamente reta, que possibilita com mais facilidade a passagem de secreções nasais infectadas para a cavidade da orelha média. Ver no Boxe 47.1 outros fatores de risco.
3. Os vírus são responsáveis por 15 a 20% dos casos de OMA. Em 30% dos casos de OMA, não há nenhum patógeno bacteriano identificável. As bactérias mais comuns incluem:
   a. *S. pneumoniae.*
   b. *H. influenzae* não tipável.
   c. *Moraxella catarrhalis.*
4. O barotraumatismo, que é causado por rápidas alterações da pressão atmosférica, também pode levar ao fechamento da tuba auditiva e ao desenvolvimento de otite serosa. Esse processo tem menos tendência a envolver a introdução de microrganismos por meio das secreções nasais infectadas, e o desenvolvimento de OMA é menos comum.

Baseado em evidências
Chonmaitree, T., Trujillo, R., Jennings, K. *et al.* (2016). Acute otitis media and other complications or viral respiratory infection. *Pediatrics, 137*(4), 1-10.

Boxe 47.1 Fatores de risco para a disfunção da tuba auditiva.

- Episódios frequentes de infecções das vias respiratórias superiores em crianças pequenas
- Alergias nasais
- Predisposição genética à tuba auditiva frouxa
- Hereditariedade em norte-americanos nativos ou esquimós
- Anormalidades craniofaciais, como lábio leporino, fenda palatina e síndrome de Down
- Aumento das adenoides
- Nível socioeconômico mais baixo
- Exposição à fumaça de tabaco
- Alimentação com mamadeira
- Sexo masculino
- Frequentar uma creche com mais de seis crianças atendidas
- Histórico de OM nos pais ou em irmãos
- Imunodeficiências, como fibrose cística.

---

[4]N.R.T.: No Brasil: Associação de Pais e Amigos do Deficiente Visual (Apadevi), em *http://www.apadevi.org.br*, e Associação Brasileira de Assistência à Pessoa com Deficiência Visual (Laramara), em *https://laramara.org.br.*

Manifestações clínicas

1. OMD – diminuição da audição, sensação de plenitude na(s) orelha(s) afetada(s), sem dor nem febre.
2. OMA – dor de ouvido (otalgia) e sinais de infecção, como febre, irritabilidade ou diminuição do apetite.
3. DTA – sensação de pipocar na(s) orelha(s) afetada(s).

Avaliação diagnóstica

1. Exame otoscópico.
   a. OMD – derrame mucoide ou seroso não purulento, pontos de referência ósseos proeminentes, reflexo luminoso difuso e diminuição da mobilidade da membrana timpânica.
   b. OMA – inflamação da membrana timpânica com derrame purulento e diminuição ou ausência da mobilidade; o abaulamento da membrana timpânica pode obscurecer os pontos de referência ósseos e o reflexo luminoso.
2. Timpanometria – maneira rápida e simples de avaliar a mobilidade da membrana timpânica em crianças com mais de 7 meses de vida.
   a. Uma sonda oclui o meato acústico, enquanto varia a pressão aplicada, e um som do teste é emitido. O teste produz um gráfico que mostra a mobilidade da membrana timpânica em várias pressões de ar. Uma leitura normal se caracteriza por um pico distinto no meio do gráfico.
   b. Um timpanograma plano (sem pico) indica ausência de mobilidade da membrana timpânica, em geral causada por otite serosa ou OMA.
   c. A presença de um pico à esquerda do centro indica pressão negativa na orelha média.

Manejo

Baseado em evidências
Rosenfeld, R. M., Shin, J. J., Schwartz, S. R. *et al.* (2016). Clinical practice guideline: Otitis media with effusion (update). *Otolaryngology-Head and Neck, 154*(1 suppl), S1-S41.
American Academy of Family Physicians, American Academy of Otolaryngology- Head and Neck Surgery, American Academy of Pediatrics Subcommittee on Otitis Media With Effusion. (2004). Otitis media with effusion. *Pediatrics, 113*(5), 1412-29.

Otite média com derrame

1. Em geral, sofre resolução espontânea, mas 30 a 40% dos pacientes apresentam episódios repetidos e cerca de 25% têm derrame persistente depois de 3 meses.
2. A OMD é a principal causa de perda auditiva, de modo que são necessárias consultas a determinados intervalos para novo exame e teste auditivo. Níveis de audição (NA) ≥ 40 dB exigem avaliação audiológica completa e imediata, podendo indicar a necessidade de tubos de timpanostomia (TT). Derrames persistentes por mais de 3 meses e qualquer problema relacionado com atraso da fala e da linguagem indicam a necessidade de encaminhamento do paciente a um otorrinolaringologista.
3. Devem-se utilizar TT em pacientes com menos de 4 anos que apresentam OMD persistente e TT com ou sem adenoidectomia naqueles com 4 anos ou mais.
4. O tratamento farmacológico, como anti-histamínicos, descongestionantes, agentes antimicrobianos e corticosteroides, não está indicado.
5. Não se recomenda a tonsilectomia.

Baseado em evidências
Lieberthal, A. S., Carroll, A. E., Chonmaitree, T. *et al.* (2013). The diagnosis and management of acute otitis media. *Pediatrics, 131*(3), e964-e999.

Otite média aguda

1. Todos os lactentes devem ser avaliados à procura de dor e inflamação na orelha interna.
2. Todas as crianças com menos de 6 meses de vida, com OMA suspeita ou comprovada, devem ser tratadas com antibióticos e analgésicos.
3. As crianças de 6 a 24 meses de vida, com OMA acompanhada de início agudo, otalgia moderada (ou intensa) ou temperatura de 39°C ou mais, devem ser tratadas. Os lactentes com OMA unilateral, porém sem sintomas graves, podem ser monitorados. Aqueles com OMA bilateral ou sintomas graves devem receber antibioticoterapia.
4. Para crianças com mais de 2 anos, pode-se considerar a observação para as que apresentam OMA comprovada, porém não têm doença grave.
5. Se não for ministrado tratamento, o médico deve se certificar de que um cuidador adulto seja capaz de observar a criança, reconhecer os sinais de doença grave e providenciar acesso imediato ao atendimento médico se não houver melhora. Caso haja agravamento da doença ou ausência de melhora em 48 a 72 horas, deve-se considerar a terapia antibacteriana.
6. O tratamento de primeira linha inclui amoxicilina (80 a 90 mg/kg em duas doses fracionadas) ou, para o paciente alérgico à penicilina, cefdinir (14 mg/kg em uma ou duas doses), cefuroxima (30 mg/kg em duas doses fracionadas) ou cefpodoxima (10 mg/kg em duas doses fracionadas) durante 10 dias.
7. As crianças que foram tratadas com amoxicilina nos últimos 30 dias, que apresentam conjuntivite purulenta concomitante ou têm histórico de OMA recorrente que não responde à amoxicilina devem ser tratadas com altas doses de amoxicilina-clavulanato (90 mg/kg/dia de amoxicilina com 6,4 mg/kg/dia de clavulanato, em duas doses fracionadas).
8. Os antibióticos alternativos para casos de fracasso do tratamento incluem a ceftriaxona (50 mg/kg/dia IM ou IV, durante 3 dias) ou a clindamicina (30 a 40 mg/kg/dia em três doses fracionadas), com ou sem cefalosporina de segunda ou de terceira geração.

Otite média recorrente

1. A colocação de tubos de ventilação por miringotomia (incisão na membrana timpânica) pode ser considerada para crianças que sofrem três ou mais episódios em 6 meses ou quatro ou mais episódios por ano (Figura 47.1).
2. A profilaxia com antibióticos não é mais recomendada, pois pode contribuir para o problema das bactérias resistentes a antibióticos.

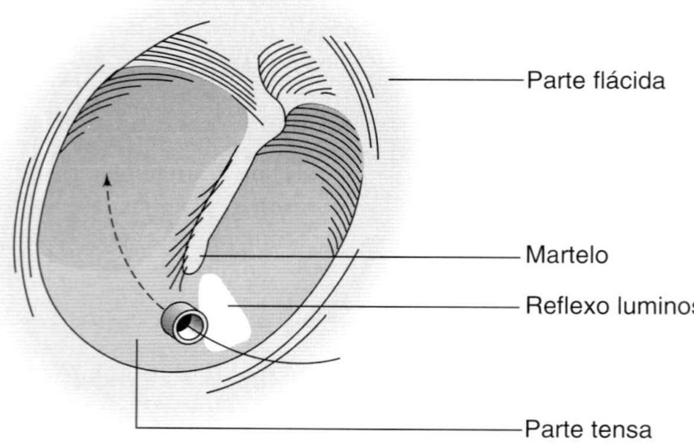

Figura 47.1 O tubo de ventilação (miringotomia) fornece ar para a orelha média, de modo a evitar a otite média. (De Pillitteri, A. [2013]. *Maternal and child health nursing: Care of the childbearing and childrearing family* [7th ed.]. Philadelphia, PA: Lippincott Williams & Wilkins.)

Complicações

1. Podem ocorrer perfurações da membrana timpânica, fibrose em consequência de perfurações cicatrizadas ou lesão dos ossículos da orelha média; a perda auditiva permanente é uma complicação rara.
2. Atraso do desenvolvimento da fala e da linguagem.
3. Mastoidite, meningite, trombose do seio lateral ou abscesso intracraniano; pode ocorrer disseminação da infecção bacteriana, embora todas essas complicações sejam incomuns.

Avaliação de enfermagem

1. Avalie os fatores etiológicos que contribuem para a DTA.
2. Avalie sintomas de otite serosa e de OMA para identificar e documentar a natureza e a gravidade da doença.
3. Avalie a audição após a resolução do derrame da orelha média. Identifique imediatamente qualquer perda auditiva que possa ter consequências sociais e educacionais.
4. Avalie o desenvolvimento da fala e da linguagem em crianças que apresentam infecções recorrentes ou prolongadas para determinar os déficits.
5. Avalie os efeitos da doença sobre a família, como privação de sono dos pais em consequência de sua permanência com a criança durante a noite ou comparecimento diminuído ao trabalho, pelo fato de a criança não frequentar a escola.

Alerta de enfermagem
A identificação imediata dos atrasos no desenvolvimento da fala e da linguagem é importante em crianças pequenas, haja vista que esse desenvolvimento é muito rápido nessa fase. As crianças pequenas podem demonstrar regressão rápida ou falta de progressão nas habilidades da fala e da linguagem.

Diagnósticos de enfermagem

- Dor aguda relacionada com o aumento de pressão na orelha média.
- Comunicação verbal prejudicada causada pela perda auditiva de condução.

Intervenções de enfermagem

Minimização do desconforto

1. Administre antibióticos e ensine aos pais a administrá-los. Forneça as seguintes instruções:
   a. Mensuração da dose correta.
   b. Horário de administração das doses.
   c. Importância de administrar todas as doses.
   d. Conservação apropriada e descarte da medicação não utilizada.
   e. Efeitos adversos.
2. Administre paracetamol ou ibuprofeno, conforme orientação, para a dor ou a febre.
3. Aplique compressas mornas à orelha externa.
4. Aconselhe a elevação da cabeça para facilitar a drenagem de líquido da orelha média na faringe.
5. Explique às crianças de mais idade como estimular a abertura da tuba auditiva bocejando ou realizando a manobra de Valsalva.

Facilitação da comunicação verbal

1. Avalie regularmente a audição e o desenvolvimento da fala e da linguagem.
2. Alerte os pais sobre a necessidade de comunicar imediatamente quaisquer sinais de dificuldade auditiva ou retardo da fala para assegurar uma intervenção precoce.
3. Encaminhe a um especialista para avaliação e tratamento, se necessário.

Educação da família e manutenção da saúde

1. Explique aos pais que os episódios de otite podem ser minimizados pelos seguintes meios:
   a. Aleitamento materno.
   b. Colocação dos lactentes de mais idade alimentados com mamadeira na posição sentada durante a alimentação.
   c. Identificação e eliminação de alergênios, como determinados alimentos, mofo e poeira.
   d. Não exposição da criança à fumaça de cigarro.
   e. Imunização com vacinas pneumocócica e contra influenza.
2. Explique a importância de tomar os antibióticos nos horários prescritos, durante todo o curso indicado de terapia, a fim de evitar um tratamento parcial e o desenvolvimento de resistência.
3. Explique aos pais a diferença entre infecções virais e bacterianas, ressaltando que o uso excessivo de antibióticos para infecções virais contribui para o desenvolvimento de bactérias resistentes.
4. Se forem colocados tubos de ventilação, instrua os pais a proceder da seguinte maneira:
   a. Evite a entrada de água e de outros líquidos no meato acústico. Incentive o uso de tampões auriculares quando a criança estiver tomando banho ou nadando.
   b. Desencoraje a instilação de gotas otológicas ou outras medicações na orelha externa, a não ser que tenham sido prescritas pelo médico.
   c. Os tubos são expelidos espontaneamente da orelha, em geral, em 6 a 12 meses.

Baseado em evidências
Pettigrew, M. M., Alderson, M. R., Bakaletz, L. O *et al.* (2017). Research conference report from the 18th international conference on recent advances in otitis media – Panel 6: Vaccines. *Otolaryngology-Head and Neck Surgery, 156*(4 suppl), S76-S87.

Reavaliação: resultados esperados

- Demonstra maior conforto e a família afirma que está seguindo o esquema de tratamento correto
- O desenvolvimento da fala e da linguagem está apropriado para a idade, relata a realização de avaliação regular e recebe tratamento de um especialista, se indicado.

Otite externa

A *otite externa* aguda é uma inflamação do meato acústico externo. Muitas vezes é unilateral, mas pode ser bilateral. É comumente conhecida como "ouvido de nadador".

Fisiopatologia e etiologia

1. Causada por bactérias ou fungos. Os patógenos comuns incluem:
   a. *Pseudomonas aeruginosa.*
   b. *Staphylococcus aureus.*
   c. *Proteus mirabilis.*
   d. *Streptococcus pyogenes.*
   e. Fungos (*Candida, Aspergillus*).
2. Os fatores de risco incluem:
   a. Natação frequente.
   b. Introdução de objetos, como hastes de algodão flexíveis nos meatos acústicos.
   c. OMA com perfuração da membrana timpânica.
   d. Tubos de ventilação com secreção.
   e. Tampões auriculares ajustados de modo inadequado.
3. Quando a água permanece no meato acústico externo, cria-se um ambiente quente e úmido.

4. O revestimento cutâneo do meato fica irritado, causando deterioração de sua barreira protetora.
5. As bactérias ou os fungos proliferam no ambiente facilitador e provocam sintomas de inflamação e infecção em 1 a 2 dias.
6. A deterioração da barreira protetora, bem como a introdução e a proliferação de microrganismos infecciosos, pode ocorrer por meio de traumatismo do meato acústico, como limpeza da orelha com um objeto inapropriado ou uso de técnica incorreta.

Manifestações clínicas

1. Dor de ouvido intensa, prurido e secreção branca, amarelada ou esverdeada.
2. Inflamação do meato acústico externo e estruturas.
3. Dor quando a hélice da orelha é manipulada.

Avaliação diagnóstica

1. O exame otoscópico pode ser difícil por causa da dor intensa e do edema. Observam-se hiperemia, edema e secreção no meato acústico externo, enquanto a membrana timpânica tem aparência normal.
2. A dor de ouvido pode ser intensa.
3. A celulite das estruturas adjacentes pode resultar em deslocamento da orelha externa para fora e afastada da cabeça.
4. Em geral, não há necessidade de culturas.

Manejo

1. A dor de ouvido pode ser intensa, e deve-se proporcionar analgesia apropriada.
2. Os tratamentos tópicos efetivos consistem em soluções de ácido acético e bórico, que secam e modificam o pH do meato acústico.
3. Solução antibiótica tópica, possivelmente combinada com esteroide, para reduzir o desconforto e o edema significativos.
4. Pode-se limpar delicadamente o meato acústico com cureta, haste de algodão flexível, aspiração leve ou irrigação, a fim de remover a secreção.
5. Pode-se utilizar uma mecha de algodão para ajudar o medicamento a alcançar o revestimento do canal acústico mais profundo.
6. Podem ser utilizados antibióticos orais além dos medicamentos tópicos nos casos graves ou se houver extensão da celulite além do meato acústico externo.

Avaliação de enfermagem

1. Avalie a gravidade dos sintomas e a necessidade de alívio da dor.
2. Avalie a higiene da orelha e a necessidade de tampões auriculares.

Diagnóstico de enfermagem

- Dor aguda relacionada com a inflamação e a irritação da secreção.

Intervenções de enfermagem

Alívio da dor

1. Administre gotas otológicas ou ensine os pais a administrá-las, conforme prescrição.
   a. Peça à criança que deite de lado, com a orelha afetada para cima.
   b. Instile as gotas, tendo cautela para não contaminar o conta-gotas, e exerça pressão suave sobre o trago.
   c. Peça à criança que permaneça nessa posição durante 5 minutos, de modo a facilitar a penetração do medicamento no meato acústico.
   d. Repita do outro lado, conforme orientação.
2. Administre analgésicos, como paracetamol ou ibuprofeno, conforme orientação.
3. Sugira a aplicação de compressas mornas ou frias na orelha externa para aliviar o desconforto.
4. Limpe com frequência a secreção da área que circunda a abertura do meato acústico para aliviar a irritação.

Educação da família e manutenção da saúde

1. Explique a higiene correta da orelha.
   a. Não introduza nenhum objeto no meato acústico para limpeza ou para coçar.
   b. Limpe a área externa apenas com toalha de rosto.
   c. Drene imediatamente a água da orelha, deitando a criança sobre o lado e tracionando o pavilhão auricular um pouco para baixo e para fora.
2. Instrua sobre o uso de tampões auriculares bem ajustados, se necessário.
3. Instrua sobre o uso rotineiro de solução de ácido acético após atividades aquáticas, conforme prescrição.

Reavaliação: resultados esperados

- Relata alívio da dor e utiliza compressas e analgésicos, quando necessário.

Distúrbios auditivos funcionais

Os distúrbios auditivos funcionais originam-se de problemas na função da orelha. Em um ambiente tranquilo, a criança saudável pode ouvir tons entre 0 e 25 dB. As categorias de comprometimento auditivo incluem: discreto, 15 a 25 dB; leve, 25 a 40 dB; moderado, 40 a 65 dB; grave, 65 a 95 dB; e profundo, 95 ou mais dB. Nos EUA, ocorre perda auditiva neurossensorial bilateral moderada a profunda em 0,5 a 1 por mil nascidos vivos a cada ano.[5] Os fatores que colocam um lactente em alto risco de perda auditiva incluem baixo peso ao nascer, anomalias craniofaciais, história familiar de perda auditiva infantil hereditária e certas infecções, como rubéola ou meningite bacteriana.

Fisiopatologia e etiologia

1. A perda auditiva pode ser de condução, neurossensorial ou mista.
2. A perda condutiva raramente resulta de deformidade congênita da orelha. Com mais frequência, é adquirida, e ocorre quando a transmissão sonora pela orelha externa e/ou pela orelha média está comprometida, em razão da impactação de cerume no meato acústico externo, líquido na cavidade da orelha média ou cicatrização da membrana timpânica.
   a. Uma obstrução mecânica, como cerume ou corpo estranho bloqueando o meato acústico externo, pode bloquear a passagem das ondas sonoras até a membrana timpânica.
   b. Na otite média ou OMD, o líquido na cavidade da orelha média não transmite o som tão bem quanto o ar.
   c. Uma membrana timpânica cicatrizada ou perfurada perde a mobilidade normal e não transmite o som tão bem quanto a membrana timpânica normal.
   d. A maioria dos casos de perda auditiva de condução em crianças é reversível e não produz nenhum efeito permanente.
3. A perda auditiva neurossensorial resulta de dano à cóclea ou ao nervo auditivo, bem como de defeitos congênitos da cóclea. Os exemplos incluem dano causado por medicamentos ototóxicos,

---

[5]N.R.T.: Veja dados sobre deficiência em: Censo Demográfico de 2020 e o mapeamento das pessoas com deficiência no Brasil. Ministério da Saúde/ Departamento de Ações Programáticas e Estratégicas Coordenação Geral de Saúde da Pessoa com Deficiência, 08 de maio de 2019, em *https://www2.camara.leg.br/atividade-legislativa/comissoes/comissoes-permanentes/cpd/documentos/cinthia-ministerio-da-saude.*

lesão em consequência de infecções pré-natais e dano causado por exposição prolongada a ruídos altos.
  a. A lesão do nervo auditivo impede a transmissão dos impulsos sonoros até o encéfalo para sua interpretação.
  b. A lesão das células pilosas da cóclea pode ser causada por exposição prolongada a ruídos altos, com consequente perda auditiva, sobretudo pronunciada para sons agudos.
  c. Os problemas neurossensoriais costumam ser irreversíveis.

Manifestações clínicas

1. Pode-se observar que os lactentes não respondem ao som. Entretanto, a resposta ao som não é confiável o suficiente como método de triagem, em especial para lactentes de alto risco.
2. Em geral, as crianças não se queixam de que não podem ouvir bem. Elas podem exibir outros sinais de problemas auditivos, incluindo:
   a. Baixo desempenho escolar ou problemas de comportamento na escola.
   b. Ausência de resposta aos sons.
   c. Desenvolvimento tardio da linguagem.
   d. Ouvir televisão ou rádio em volume alto.
   e. Falar alto.

Avaliação diagnóstica

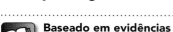

Baseado em evidências
Harlor, A. D, Jr., Bower, C. Committee on Practice and Ambulatory Medicine. (2009). Hearing assessment in infants and children: Recommendation beyond neonatal screening. *Pediatrics*, *124*, 1252-63.

Bass, P. F. (2016). Hearing loss & the pediatrician. Disponível em: *www.ContemporaryPediatrics.com*, 14-17.

1. A triagem auditiva universal dos recém-nascidos,[6] que utiliza um processo em dois estágios, é defendida pela American Academy of Pediatrics e pela Agency for Healthcare Research and Quality e é amplamente aceita como padrão de cuidados para lactentes nos EUA. Essa triagem é realizada por meio de emissão otoacústica (EOA) evocada transitória e automatizada inicial, antes de o recém-nascido receber alta do berçário. Quando indicado, utiliza-se um teste de resposta cerebral auditiva automatizado para confirmar a triagem positiva por EOA.
2. Os lactentes que não passam pela triagem inicial necessitam de avaliação de acompanhamento com 1 mês de vida. Todo lactente com um segundo resultado anormal deve ser avaliado por um audiologista o mais rápido possível. Os lactentes com fatores de risco, como sepse por ocasião do nascimento exigindo a administração de antibióticos, necessitam repetir a avaliação auditiva com 3 meses de vida.
3. Os lactentes com perda auditiva documentada precisam ser encaminhados a especialistas (otorrinolaringologista e oftalmologista) com 3 meses de vida. Pode ser necessário o encaminhamento a outros especialistas (geneticista, nefrologista, neurologista etc.). O lactente deve ser inscrito nos Early Intervention Services (Parte C) por meio do sistema escolar local nos EUA os 6 meses de vida, para atendimento de fisioterapia, terapia ocupacional, logopedista e intervenção visual, quando indicado.
4. Os lactentes com triagem auditiva inicial normal devem ser avaliados rotineiramente quanto à resposta ao som e à obtenção dos marcos de desenvolvimento da fala e da linguagem.
5. A triagem audiométrica de rotina deve ser realizada o mais cedo possível, quando a criança consegue cooperar e seguir as instruções (entre 3 e 5 anos). É importante que a criança seja submetida à triagem e que os déficits auditivos sejam tratados antes da entrada na escola.

Manejo

1. Tratamento do problema subjacente, como impactação de cerume ou otite média.
2. Os aparelhos auditivos podem ser úteis para a perda auditiva tanto condutiva quanto neurossensorial.
3. Os implantes cocleares ajudam algumas crianças com perda auditiva neurossensorial.
   a. Consistem em um microfone externo e um processador de fala, que envia sinais de rádio a um eletrodo interno implantado na córnea.
   b. São mais efetivos na criança pequena que teve privação auditiva mais curta, porém exigem um longo período de reabilitação.
4. Se não for possível corrigir o problema, o tratamento deve ser direcionado para o desenvolvimento de habilidades adaptativas por meio de educação especial, linguagem por sinais ou outras alternativas de comunicação e/ou dispositivos técnicos para a audição comprometida.

Complicações

1. Retardo da fala e da linguagem.
2. Desenvolvimento social inadequado.
3. Reprovação escolar.

Avaliação de enfermagem

1. Avalie com frequência a audição da criança com comprometimento auditivo identificado, de modo a acompanhar imediatamente quaisquer alterações na sua capacidade auditiva.
2. Avalie com frequência o desenvolvimento da fala e da linguagem, de modo que a criança possa obter assistência especial, quando indicado.
3. Avalie periodicamente o desenvolvimento social e o progresso acadêmico, de modo que o aconselhamento e a intervenção possam ser instituídos.

Diagnósticos de enfermagem

- Sensopercepção alterada (auditiva) relacionada com a capacidade limitada de ouvir
- Comunicação verbal prejudicada relacionada com a incapacidade de ouvir e de imitar os sons da fala
- Risco de lesão relacionado com a incapacidade de ouvir sons de alerta de perigo iminente
- Baixa autoestima crônica relacionada com as dificuldades sociais e acadêmicas.

Intervenções de enfermagem

Minimização dos efeitos da perda auditiva

1. Posicione-se na frente da criança, utilize expressões faciais apropriadas e certifique-se de que ela possa ver claramente seu rosto enquanto estiver se comunicando.
2. Aborde a criança, de modo que possa ser visto; toque a criança surda no ombro para chamar a sua atenção.
3. Ajude a criança a utilizar o aparelho auditivo, conforme prescrito, ou a tecnologia assistiva.

Promoção da comunicação efetiva

1. Determine o método habitual de comunicação: capacidade de escrever, uso de pistas verbais ou leitura labial. Não dependa de

[6]N.R.T.: Veja as Diretrizes da Triagem Auditiva Neonatal no Brasil. Ministério da Saúde, em *http://bvsms.saude.gov.br/bvs/publicacoes/diretrizes_atencao_triagem_auditiva_neonatal.pdf.*

gestos para se comunicar com a criança ou com outra pessoa que não conheça a linguagem dos sinais (Libras).
2. Obtenha um intérprete, quando necessário, para crianças que se comunicam por meio da linguagem dos sinais (Libras). A comunicação adequada é particularmente importante quando for fornecer educação de saúde ou tratar crianças que possam ter sofrido maus-tratos.
3. Ajude os pais de uma criança pequena a estimulá-la e a se comunicar com ela, utilizando a linguagem visual.
   a. Explique o uso de gestos, mímica e comunicação não verbal.
   b. Ensine-os a ajudar o lactente a desenvolver um comportamento de observação, recompensando-o com agrados e elogios.
   c. Explique aos pais como falar com a criança olhando-a diretamente nos olhos e utilizando expressões faciais apropriadas.

Prevenção de lesão

1. Explique aos pais que os dispositivos de segurança domésticos, como detectores de fumaça, podem exigir alarmes visuais ou táteis (luzes piscantes ou vibração), em lugar de auditivos.
2. Incentive o uso dos outros sentidos para compensar a incapacidade de ouvir. Por exemplo, a criança deve ter cuidado especial e olhar em todas as direções quando atravessar uma rua.
3. Não deixe a criança sozinha em um ambiente não familiar sem meios de comunicação.
4. Proporcione uma vigilância rigorosa e contato visual frequente para a criança hospitalizada.

Aumento da autoestima

1. Informe à família sobre os direitos da criança a uma educação pública no contexto menos restritivo e promova o uso de dispositivos de comunicação.
2. Incentive a interação com crianças que ouvem e que não ouvem para promover a integração.
3. Incentive o domínio dos marcos de desenvolvimento e habilidades por meio de atividades de autocuidado e brincadeiras.
4. Ajude os pais a entender que a criança pode não ser capaz de expressar ansiedade ou frustração; em vez disso, pode ser explosiva.
5. Explique aos pais sobre a importância de serem consistentes no uso da disciplina e forneça meios alternativos para que a criança obtenha atenção ou alivie o estresse.
6. Elogie a criança pelas suas conquistas e pelas tentativas de interação social.

Educação da família e manutenção da saúde

1. Incentive a família a aprender a linguagem dos sinais (Libras) e os métodos alternativos de comunicação com a criança.
2. Explique sobre a limpeza e a manutenção corretas do aparelho auditivo.
3. Estimule a atenção às necessidades de manutenção da saúde da criança, como vacinações e consultas regulares.
4. Para outras informações e apoio adicional, encaminhe os pais a grupos como a American Society for Deaf Children (*deafchildren.org*).

Reavaliação: resultados esperados

- Responde adequadamente aos estímulos ambientais
- Comunica-se de modo efetivo por meio da linguagem dos sinais (Libras), de intérprete e de pistas visuais
- Não relata nenhuma lesão
- Relata um progresso adequado na escola e em sua participação em atividades extracurriculares.

Alerta de transição de cuidado

Os pacientes que recebem alta com problemas e distúrbios auditivos podem necessitar de cuidados domiciliares complexos. Os cuidadores familiares podem não ter experiência na administração de medicações óticas e necessitarão de instruções detalhadas. Além disso, podem ser necessárias instruções se a criança tiver alta sem membrana timpânica intacta – condições que resultaram em perfuração ou intervenção cirúrgica para tubos de timpanostomia – para prevenção de lesão e infecção. As crianças que recebem alta com distúrbios auditivos agudos ou crônicos podem não ter uma capacidade auditiva completa, e é necessário proceder a uma revisão das medidas de segurança.

BIBLIOGRAFIA

American Academy of Family Physicians, American Academy of Otolaryngology-Head and Neck Surgery, & American Academy of Pediatrics Subcommittee on Otitis Media with Effusion. (2004). Otitis media with effusion. *Pediatrics, 113*(5), 1412–1429.

Bagheri, N., & Wajda, N. B. (2017). *The Wills eye manual: Office and emergency room diagnosis and treatment of eye disease* (7th ed.). Philadelphia, PA: Wolters Kluwer.

Bass, P. F. (2016). *Hearing loss & the pediatrician.* Available: *www.ContemporaryPediatrics.com.* 14–17.

Beal, C., & Giordano, B. (2016). Clinical evaluation of red eyes in pediatric patients. *Journal of Pediatric Health Care, 30*(5), 506–514.

Beal, C. R., & Rosenblum, L. P. (2018). Evaluation of the effectiveness of a tablet computer application (App) in helping students with visual impairments solve mathematics problems. *Journal of Visual Impairment & Blindness,* 5–19.

Chonmaitree, T., Trujillo, R., Jennings, K., et al. (2016). Acute otitis media and other complications or viral respiratory infection. *Pediatrics, 137*(4), 1–10.

DeSantis, D. (2014). Amblyopia. *Pediatric Clinics of North America, 61*(3), 505–518.

Donahue, S. P., Baker, C. N.; Committee on Practice and Ambulatory Medicine, Section on Ophthalmology, American Association of Certified Orthoptists, American Association for Pediatric Ophthalmology and Strabismus & American Academy of Ophthalmology. (2016). Procedures for the evaluation of the visual system by pediatricians. *Pediatrics, 137*(1), 1–9.

Harlor, A. D., Jr., Bower, C.; Committee on Practice and Ambulatory Medicine, The Section on Otolaryngology-Head and Neck Surgery. (2009). Hearing assessment in infants and children: Recommendation beyond neonatal screening. *Pediatrics, 124*(4), 1252–1263.

Hoberman, A., Paradise, J. L., Rockette, H. E., et al. (2016). Shortened antimicrobial treatment for acute otitis media in young children. *New England Journal of Medicine, 375*(25), 2446–2456.

Kohli, M. A., Farkouh, R. A., Maschio, M. J., et al. (2015). Despite high cost, improved pneumococcal vaccine expected to return 10-year net savings of $12 billion. *Health Affairs, 34*(7), 1234–1240.

Lieberthal, A. S., Carroll, A. E., Chonmaitree, T., et al. (2013). The diagnosis and management of acute otitis media. *Pediatrics, 131*(3), e964–e999.

Linsenbigler, K., Petersen, S., & Lieberman, L. (2018). Barriers to physical activity for children with visuals impairments: How far have we come and where do we still need to go? *PALAESTRA, 32*(1), 26–31.

McCulloch, J. (2015). Ocular emergencies and trauma. In K. Curtis & C. Ramsden (Eds.), *Emergency and trauma care for nurses and paramedics* (2nd ed., pp. 793–820). Australia: Elsevier.

Miraldi Utz, V., & Kaufman, A. R. (2014). Allergic eye disease. *Pediatric Clinics of North America, 61*(3), 607–620.

Nierengarten, M. B. (2016). *Early hearing detection and intervention.* Available: *www.ContemporaryPediatrics.com,* 22–25.

Nye, C. (2014). A child's vision. *Pediatric Clinics of North America, 61*(3), 495–503.

Pettigrew, M. M., Alderson, M. R., Bakaletz, L. O., et al. (2017). Research conference report from the 18th international conference on recent advances in otitis media—Panel 6: Vaccines. *Otolaryngology-Head and Neck Surgery, 156*(4 suppl), S76–S87.

Puodziuviene, E., Jokubauskiene, G., Vieversyte, M., et al. (2018). A five-year retrospective study of the epidemiological characteristics and visual outcomes of pediatric ocular trauma. *BMC Opthalmology, 18,* 1–9.

Rosenfeld, R. M., Shin, J. J., Schwartz, S. R., et al. (2016). Clinical practice guideline: Otitis media with effusion (update). *Otolaryngology-Head and Neck Surgery, 154*(1 suppl), S1–S41.

Scanga, H. L., & Nischal, K. K. (2014). Genetics and ocular disorders. *Pediatric Clinics of North America, 61*(3), 555–565.

Schilder, A. G., Marom, T., Bhutta, M. F., et al. (2017). Research conference report from the 18th international conference on recent advances in otitis media—Panel 7: Otitis media: Treatment and complications. *Otolaryngology-Head and Neck Surgery, 154*(1 suppl), S88–S105.

Ting, C., & McPherson, B. (2017). Hearing loss in children with otitis media with effusion: a systematic review. *International Journal of Audiology, 56*(2), 65–76.

Wong, M. M., & Anninger, W. (2014). The pediatric red eye. *Pediatric Clinics of North America, 61*(3), 591–606.

Yang, C. O., Reilly, B. K., & Preciado, D. A. (2018). Barriers to pediatric cochlear implantation: A parental survey. *International Journal of Pediatric Otorhinolaryngology, 104,* 224–227.

CAPÍTULO

48

Distúrbios Gastrintestinais e Nutricionais em Pediatria

DISTÚRBIOS GASTRINTESTINAIS COMUNS EM PEDIATRIA

Lábio leporino e fenda palatina

O *lábio leporino* e a *fenda palatina* são anomalias congênitas, conhecidas como *fendas orofaciais,* que resultam em malformação facial estrutural. Em geral, essas malformações já estão presentes no início do desenvolvimento fetal, e constituem uma das anomalias congênitas mais comuns nos EUA, estando associadas a mais de 400 síndromes. O lábio ou o lábio e o palato não se fecham em cerca de 1 em cada 1.000 recém-nascidos. Nos EUA, essa taxa corresponde a cerca de 7.000 recém-nascidos por ano. O número de neonatos nascidos com lábio leporino, com ou sem fenda palatina, alcança 4.440 por ano.[1]

O lábio leporino e a fenda palatina são mais prevalentes entre indígenas, nos EUA. O lábio leporino (com ou sem fenda palatina) ocorre mais frequentemente em indivíduos do sexo masculino, enquanto a fenda palatina isolada é mais frequente em indivíduos do sexo feminino. A probabilidade de se ter um filho com malformação orofacial aumenta caso um ou ambos os pais tenham alguma anomalia, e também no caso de haver um irmão nascido com a malformação.

Baseado em evidências
National Institute of Dental and Craniofacial Research, National Institutes of Health. *https://nidcr.nih.gov/DataStatistics/FindDataByTopic/CraniofacialBirthDefects/PrevalenceCleft%20LipCleftPalate.htm.* Acesso em 20 de março, 2017.

Fisiopatologia e etiologia

Baseado em evidências
Saal, H. (2016). Genetic evaluation for craniofacial conditions. *Facial Plastic Surgery Clinics, 24*(4), 405-25.

1. Trata-se de uma falha na fusão do tecido labial/palatino entre 5 e 7 semanas de gestação, resultando em alteração de morfogênese. Envolve padrões de sinalização do DNA, organizadores gênicos e bioquímicos, diferenciação nuclear e celular, proliferação e migração. Observa-se um acentuado impacto nas células da crista neural.
2. Embora a síndrome não esteja bem elucidada, os fatores genéticos/hereditários podem ter influência. O feto, para o caso de um dos pais ou de um irmão afetados, corre risco de 3 a 5% de apresentar o mesmo problema.
3. Em 2004, foi identificada uma variante genética como importante fator contribuinte nas fendas orofaciais. Essa variante gênica pode triplicar o risco de falha na sinalização e na transcrição de proteínas envolvidas no desenvolvimento e na diferenciação. Observa-se um risco de 50% nos gêmeos monozigóticos.
4. Os fatores ambientais podem incluir:
   a. Deficiência de vitamina B e de ácido fólico. Alguns estudos mostraram que o consumo de múltiplas vitaminas com ácido fólico, antes da concepção e durante o primeiro trimestre de gravidez, pode reduzir a incidência de lábio leporino e de fenda palatina. Em um estudo conduzido pelo National Institute of Environmental Health Sciences, em 2007, foi sugerida a suplementação com um multivitamínico contendo 400 mcg de ácido fólico. Dados recentes sugerem a existência de uma correlação entre as vitaminas A e D e os fenótipos de fenda palatina.
   b. Uso de medicações durante a gravidez, incluindo agentes anticonvulsivantes e corticosteroides.
   c. Consumo de álcool e tabagismo maternos.
   d. Infecções.
   e. Diabetes melito.

Baseado em evidências
Sarwer, D., Kazak, A., Clarke, A *et al.* (2017). Body Image and Quality of Life in Adolescents with Craniofacial Conditions. *Cleft Palate-Craniofacial Journal, 54*(1), 2-12.

Tipos de malformações

1. Lábio leporino – fenda pré-alveolar (Figura 48.1):
   a. Varia desde uma fissura do lábio até a separação completa do lábio ao nariz.

[1]N.R.T.: No Brasil ainda não há dados estatísticos nacionais sobre a ocorrência desta malformação, mas sim dados locais e de estimativas aproximadas de um a cada 700 recém-nascidos, tendo sido instituído o Dia Nacional de Conscientização sobre a Fissura Labiopalatina em 24 de junho, a fim de ampliar conhecimentos sobre a necessidade de prevenção e tratamento.

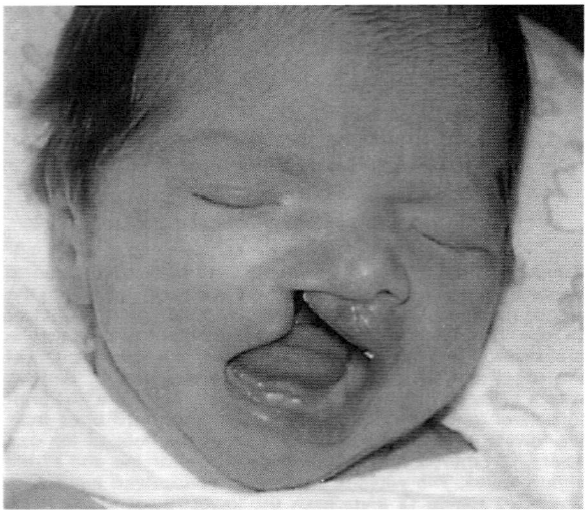

Figura 48.1 Lábio leporino. (Nath, J. [2016]. *Stedman's Medical Terminology* [2nd ed.]. Philadelphia: Lippincott Williams & Wilkins.)

   b. Pode ser unilateral ou bilateral.
   c. Ausência de fusão do processo maxilar, com elevação do nariz na proeminência frontal; normalmente, ocorre durante a quinta e a sexta semanas de gestação.
   d. A fusão do lábio superior na linha mediana é completada entre 7 e 8 semanas de gestação.
2. Fenda palatina isolada – fenda pós-alveolar:
   a. Fenda da úvula.
   b. Fenda do palato mole.
   c. Fenda do palato mole e do palato duro em toda a sua extensão.
   d. Unilateral ou bilateral.
   e. Ausência de união e fusão das massas mesodérmicas do processo palatino lateral; normalmente, ocorre entre 7 e 12 semanas de gestação.
3. Fenda submucosa:
   a. Não há união dos músculos do palato mole.
   b. Não é reconhecida até que a criança comece a falar; não pode ser observada ao nascimento.
4. Síndrome de Pierre Robin – fenda palatina, glossoptose (língua projetada para trás na faringe) e micrognatia (subdesenvolvimento da mandíbula).
   a. Acarreta dificuldades na alimentação, obstrução potencial das vias respiratórias pela língua, ganho de peso lento e infecções de ouvido.
   b. Em torno de 3 a 4 meses de idade, a mandíbula já cresceu o suficiente para acomodar a língua e observa-se, então, uma acentuada redução na dificuldade respiratória.

Manifestações clínicas

1. Aparência física do lábio leporino ou da fenda palatina:
   a. Formação incompleta do lábio – varia desde uma discreta fissura no vermelhão do lábio (*vermilion*), até a separação completa do lábio.
   b. A fenda no céu da boca é percebida com o dedo por um examinador no palato.
2. Dificuldade na alimentação:
   a. A aspiração não ocorre devido à presença de sucção efetiva.
   b. O alimento retorna pelo nariz.
3. Fala anasalada.
4. Incidência aumentada de otite média, que pode levar a uma perda auditiva leve a moderada.
5. Atraso da fala em consequência da malformação do lábio, bem como da otite média crônica.
6. Problemas dentários.

Avaliação diagnóstica

Baseado em evidências
Woo, A. (2017). Evidence-based medicine: Cleft palate. *Plastic & Reconstructive Surgery, 139*(1), 191e-203e.

1. Ultrassonografia pré-natal, para detectar o lábio leporino e algumas fendas palatinas *in utero.*
2. Ressonância magnética (RM) e tomografia computadorizada tridimensional, para avaliar a extensão da anormalidade antes do tratamento.
3. Fotografia, para documentar a anormalidade.
4. Radiografias seriadas, antes e depois do tratamento.
5. Moldagens dentárias, para prótese de expansão.
6. Avaliação genética, para determinar o risco de recorrência.

Manejo

Baseado em evidências
Burg, M., Chait, Y., Yao, C. *et al.* (2016). Epidemiology, Etiology, and Treatment of Isolated Cleft Palate. *Frontiers in Physiology, 7*(67), epages.

A abordagem interdisciplinar começa precocemente e continua até o final da adolescência. A equipe de abordagem craniofacial é formada por: cirurgião plástico, otorrinolaringologista, dentista pediátrico, protético, ortodontista, especialista em alimentação, logopedista, fonoaudiólogo, geneticista, psicólogo e enfermeiro da atenção primária. Cada membro da equipe desempenha um papel em algum ponto nos cuidados da criança.

1. O manejo geral concentra-se no crescimento e na nutrição apropriados, no fechamento das fendas, na prevenção de complicações, na reabilitação oral motora e na facilitação do crescimento e do desenvolvimento normais da criança.
2. Os pacientes com lábio leporino isolado têm maior probabilidade de superar as dificuldades de alimentação, em comparação com aqueles que apresentam defeitos combinados.
3. Efetua-se a correção do lábio leporino antes da malformação do palato, geralmente em torno de 3 meses de idade.
   a. As técnicas utilizadas consistem na correção de Millard, que resulta em uma cicatriz em zigue-zague no lábio, ou na colocação de suturas onde deveria estar a linha da columela.
   b. As metas cirúrgicas se resumem à aderência do lábio, o mais esteticamente agradável e com uma aparência natural.
4. A correção da fenda palatina pode ser efetuada a qualquer momento entre 6 e 18 meses de idade. A cirurgia e o momento adequado de sua realização baseiam-se no grau de deformidade, na largura da orofaringe, na função neuromuscular do palato e da faringe e na preferência do cirurgião. Algumas crianças podem necessitar de mais de uma cirurgia reconstrutiva.
   a. A palatoplastia é a reconstrução da musculatura do palato.
   b. A meta da cirurgia consiste em: aderência, desenvolvimento de um padrão de fala normal e capacidade segura/apropriada de alimentação. Além disso, deve acarretar diminuição da incidência de otite média.
   c. A cirurgia pode ser realizada por um cirurgião craniofacial ou plástico, juntamente com outros especialistas, incluindo um cirurgião bucomaxilofacial e um cirurgião dentista.

Complicações

1. Desconforto respiratório.
2. Infecção.
3. Fístulas do palato.
4. Desidratação e desequilíbrio eletrolítico.
5. Sangramento.

Avaliação de enfermagem

1. Se o recém-nascido tiver lábio leporino, avalie a presença de fenda palatina por meio de visualização direta e de palpação.
2. Obtenha a história familiar de lábio leporino ou de fenda palatina.
3. Avalie a capacidade de alimentação.
   a. Efetividade da sucção e da deglutição.
   b. Quantidade ingerida.
   c. Vômitos, regurgitação de fórmula láctea pelo nariz.
4. Observe a presença de outras características sindrômicas, como mandíbula pequena, fácies anormal, micro/macrocefalia, sopro cardíaco e malformações anorretais.

Diagnósticos de enfermagem

- Padrão ineficaz de alimentação do lactente, relacionado com a malformação
- Risco de infecção, relacionado com a ferida aberta criada pela malformação; infecções de ouvido
- Risco de vínculo prejudicado, relacionado com a malformação e com as necessidades de cuidados especiais do lactente
- Risco de aspiração, relacionado com as deformidades da língua e do palato na síndrome de Pierre Robin
- Conhecimento deficiente, relacionado com o manejo domiciliar do lactente com malformação labial ou palatina
- Medo, relacionado com a cirurgia
- Conhecimento deficiente, relacionado com os cuidados pós-operatórios.

Intervenções de enfermagem

Baseado em evidências
Baylis, A. L., Pearson, G. D., Hall, C. *et al.* (2018). A quality improvement initiative to improve feeding and growth of infants with cleft lip and/or palate. *The Cleft Palate Craniofacial Journal*, Jan 01, 1545-69.

Manutenção de nutrição adequada

1. Facilite a nutrição e a fonoaudiologia em todos os lactentes.
2. Incentive a mãe a começar a alimentar o lactente o mais cedo possível, de modo a aumentar o vínculo e a fortalecer as estruturas orais necessárias tanto à mastigação quanto à produção da fala.
3. Se a sucção for permitida:
   a. Incentive o aleitamento materno.
   b. Incentive e demonstre o uso da bomba para retirada do leite.
   c. Utilize um bico de mamadeira macio, com abertura transversal, para facilitar a alimentação.
4. Se a sucção não for efetiva, devido à incapacidade de criar um vácuo, tente métodos alternativos de alimentação oral.
   a. Os dispositivos de alimentação incluem: bico de mamadeira para prematuros, bico com corte transversal, bico de mamadeira NUK®, Ross Cleft Palate Nurser, Mead Johnson™ Cleft Palate Nurser, sistema de mamadeira com bico Pidgeon, Haberman Feeder ou obturador palatal.
   b. Evite alargar os orifícios do bico de mamadeira pois, devido à incapacidade do lactente de controlar o fluxo de leite, isso pode resultar em aspiração pulmonar. Os bicos de mamadeira com corte transversal possibilitam o fluxo de leite apenas quando o lactente espreme a abertura transversal.
   c. O uso de uma mamadeira compressível (p. ex., Mead Johnson™ Cleft Palate Nurser) ou de saquinho de plástico pode ser útil para aplicar pressão rítmica, juntamente com a sucção e com a deglutição normais do lactente.
   d. Seringa ou conta-gotas Asepto com ponta de borracha; a extensão de borracha deve ser longa o suficiente para alcançar a parte posterior da boca, de modo a prevenir a regurgitação pelo nariz. Dirija a ponta para o lado da boca e alimente lentamente.
5. Alimente o lactente na posição sentada ereta ou na posição sentada lateral ereta, caso haja necessidade de suporte das vias respiratórias. Isso diminui a possibilidade de aspiração do líquido, ou de seu retorno pelo nariz ou de volta ao meato auditivo.
   a. A alimentação é habitualmente mais fácil se o bico da mamadeira se inclinar para o lado da boca, afastando-se da fenda, de modo que a língua do lactente pode pressionar o bico contra a gengiva superior ou contra a arcada dentária superior.
   b. Alimente o lactente lentamente, durante cerca de 18 a 30 minutos. As refeições de mais de 45 minutos de duração gastam muitas calorias e cansam o lactente.
   c. Podem ser necessárias refeições menores, porém mais frequentes, caso o lactente se canse ou precise de mais tempo para se alimentar.
   d. Faça o bebê eructar com frequência durante a alimentação, de modo que a quantidade de ar deglutido diminua.
   e. Na presença de micrognatia, o uso do dedo mínimo sob o queixo para apoio ajuda a melhorar a capacidade de sucção.
   f. Alimente o lactente antes que este esteja com muita fome. Se ele estiver muito agitado, a alimentação tornar-se-á um problema.
6. Administre alimentação enteral, caso haja necessidade de adiar a amamentação.
7. Antecipe a evolução da dieta, conforme apropriado para a idade e de acordo com as necessidades do lactente. A alimentação melhora, habitualmente, quando são introduzidos alimentos sólidos, visto que a criança tem mais facilidade em manipulá-los.
8. Avalie e calcule o aporte nutricional adequado.

Prevenção de infecções

1. Proteja a criança de infecção, de modo que a cirurgia não seja adiada.
   a. Utilize e explique a boa prática de lavagem das mãos.
   b. Evite que o paciente entre em contato com qualquer pessoa que tenha uma infecção.
   c. Efetue uma avaliação frequente no que concerne à otite média.
2. Limpe a fenda depois de cada alimentação com água e utilizando um aplicador com ponta de algodão.
3. Examine à procura de febre, irritabilidade, hiperemia ou secreção ao redor da fenda; notifique imediatamente.
4. Monitore os sinais vitais; notifique uma temperatura acima de 38,3°C.

Promoção de aceitação e adaptação

1. Mostre a aceitação do lactente; mantenha a compostura e não demonstre emoções negativas quando manusear o lactente. A maneira pela qual o enfermeiro manuseia o lactente pode deixar uma impressão duradoura nos pais.
2. Apoie os pais quando mostrar o recém-nascido pela primeira vez. Demonstre aceitação dos sentimentos do lactente e dos pais. Estes podem se lamentar por motivo das imperfeições estéticas do filho, e podem ter sentimentos ambivalentes.
3. Forneça informações e respostas a quaisquer perguntas de maneira simples e objetiva. Quanto mais informada a família estiver, mais fácil será a possibilidade de que vejam o recém-nascido como uma criança normal, porém com uma diferença física que exigirá cirurgia, planejamento odontológico e, possivelmente, fonoaudiologia.
4. Esteja ciente de que a sequência normal de respostas dos pais pode incluir: choque, descrença, preocupação, tristeza e raiva, e, em seguida, evoluir para um estado de equilíbrio e de reorganização.
5. Incentive a participação dos pais nos cuidados do lactente: segurá-lo, acariciá-lo e brincar com ele com frequência.

Prevenção de aspiração e obstrução das vias respiratórias

1. Previna a obstrução respiratória pela língua, particularmente na inspiração e quando o lactente estiver tranquilo.
   a. Posicionamento: posição elevada e em decúbito lateral.
   b. Incline a cabeça para trás, de acordo com a tolerância do lactente, e eleve ligeiramente a parte superior do tronco.
   c. Uma sutura língua/lábio pode ser realizada pelo otorrinolaringologista para evitar a interferência da língua na função das vias respiratórias. Verifique a presença de deslizamento dos pontos, de infecção, de dor e de interferência na alimentação.
   d. Aspiração da nasofaringe, quando necessário.
2. Os lactentes com síndrome de Pierre Robin correm maior risco de comprometimento das vias respiratórias, particularmente durante a alimentação.
   a. A alimentação pode ser feita com mamadeira (técnicas de alimentação semelhantes àquelas utilizadas para a fenda palatina).
   b. Use geralmente a posição ortopneica – vertical e ligeiramente para a frente; isso permite ao lactente empurrar a mandíbula para a frente para sugar, e também permite que a pessoa tenha melhor visão do lactente.
   c. Exerça uma pressão suave com o dedo na fixação da mandíbula para projetá-la anteriormente.

Preparo para os cuidados domiciliares

1. Prepare a família para a alimentação domiciliar, proporcionando vários dias de prática de alimentação, de modo que ela se familiarize com o padrão alimentar do lactente.
2. Explique ao cuidador as dificuldades com a alimentação e como lidar com elas.
   a. Regurgitação nasal: forneça o alimento em uma posição mais ereta ou interrompa a alimentação e deixe que o lactente tussa, a fim de limpar as vias respiratórias; em seguida, prossiga com uma alimentação em menor quantidade.
   b. Desconforto respiratório: alimente lentamente e forneça refeições menores. Examine à procura de sinais de aspiração, como tosse, alterações na coloração, respiração aumentada, febre e/ou presença de fórmula láctea no nariz.
   c. Refeição prolongada: se a refeição levar mais de 20 a 30 minutos, o gasto energético do lactente aumentará. Refeições menores e mais frequentes estão indicadas, e pode-se também recomendar suplementos alimentares por via enteral.
3. Sugira que, cerca de 1 semana antes da internação programada para cirurgia, a mãe comece a utilizar técnicas alimentares indicadas pela equipe multiprofissional. Os lactentes que se alimentam bem antes da cirurgia podem ter melhor pós-operatório, em relação àqueles que têm alimentação precária.
4. Incentive os pais a preparar os irmãos em casa para a chegada do lactente. Sugira que mostrem uma fotografia do novo lactente.
5. Ofereça aos pais recursos disponíveis sobre crianças com lábio leporino e fenda palatina.
6. Incentive a participação dos pais em grupos de autoajuda locais, que fornecem informações e contato entre pais.
7. Inicie os encaminhamentos, quando indicado, para apoio adicional, assistência financeira e programas de intervenção precoce.
8. Explique e reforce os planos de tratamento cirúrgico aos pais, de modo a promover a comunicação e a esperança.
9. Ressalte a importância da adesão aos cuidados de acompanhamento com pediatra, cirurgião plástico, dentista, ortodontista, psicólogo e fonoaudiólogo, de modo a evitar a ocorrência de otite média crônica, de perda auditiva, de comprometimento da fala e de problemas emocionais.
10. Inicie o encaminhamento a um enfermeiro comunitário para que haja continuidade do apoio emocional e do progresso de orientação em casa.

Fornecimento de cuidados pré-operatórios e alívio do medo na criança submetida à cirurgia

1. Prepare o lactente ou a criança de 1 a 3 anos de idade para a experiência pós-operatória, de modo a diminuir o medo e a aumentar a cooperação.
   a. Pratique as medidas de alimentação que serão utilizadas no pós-operatório – uso de xícara, colher ou seringa.
   b. Utilize restrições de cotovelo por curtos períodos de tempo; deixe que a criança brinque com elas e que o cuidador as utilize. Verifique as normas da instituição em relação ao uso de restrições, visto que estas são consideradas uma forma de contenção, mas podem ser clinicamente necessárias.
   c. Demonstre e pratique a irrigação da boca, visto que ela será feita no pós-operatório para o reparo da fenda palatina; deixe a criança ajudar, caso ela tenha idade apropriada.
2. Prepare os pais emocionalmente para o aspecto pós-operatório da criança.
   a. Explique o uso do arco de Logan (fio de metal curvo, que impede o estresse sobre a linha de sutura para reparo do lábio leporino) e das contenções.
   b. Incentive os pais a permanecer com a criança, particularmente quando ela acordar da anestesia, de modo a proporcionar-lhe segurança e conforto.
3. Considere e explique o tratamento da dor, colaborando com os pais com o que for confortável para a criança.

Fornecimento de cuidados pós-operatórios

1. Proteja o local cirúrgico:
   a. Aplique restrições de cotovelo para evitar que as mãos alcancem a boca, possibilitando, ao mesmo tempo, alguma liberdade de movimento; siga a política de sua instituição sobre contenções médicas.
      i. Avalie a pele do paciente e/ou o acesso intravenoso (IV) a cada 2 horas, enquanto a restrição estiver sendo utilizada.
      ii. Remova a restrição para exercitar os braços.
      iii. Não deixe que nada permaneça em contato com a boca da criança, como canudos, talheres ou os próprios dedos.
2. Mantenha a adesão ao dispositivo: verifique se o arco de Logan ou outro dispositivo está intacto, e mantenha a aderência do reparo do lábio.
   a. Evite molhar o adesivo, visto que isso o soltará.
   b. Examine à procura de qualquer sangramento ou de deslocamento do arco de Logan e então notifique.
3. Evite que a criança tensione o local de sutura – ela deve evitar chorar, assoprar, sugar, falar e rir.
4. Avalie e trate a dor.
   a. Consulte a equipe de tratamento de dor da instituição, se necessário.
   b. Utilize analgésicos apropriados para a idade, o peso e a condição do lactente.
   c. Utilize instrumentos de avaliação da dor apropriados para a idade da criança (ver p. 1171).
   d. Reconheça os sinais de dor, como choro, agitação, alimentação deficiente, alteração dos sinais vitais.
   e. Desencoraje o uso de chupeta até a sua liberação pelo cirurgião.
   f. Incentive a mãe a segurar o lactente, envolvendo-o com cueiro, e a usar objetos de segurança/confortáveis de casa.
5. Posicionamento – cabeceira do leito elevada e decúbito lateral.
   a. Um bebê-conforto pode ser útil para modificar a posição, proporcionar conforto, entretenimento e também evitar qualquer interferência com a linha de sutura.
   b. Proporcione uma atividade recreativa apropriada, brinquedos suspensos e móbiles.
   c. Se houve reparo apenas da fenda palatina, a criança poderá ficar em decúbito ventral.

6. Monitore o esforço respiratório após reparo da fenda palatina.
   a. Esteja alerta para o fato de que a respiração com o palato fechado é diferente da maneira habitual de respiração da criança; ela também precisa lidar com o aumento da produção de muco.
   b. Providencie ar umidificado, se necessário, para fornecer umidade às mucosas, que podem ressecar com a respiração pela boca.
7. Previna a infecção.
   a. Limpe a linha de sutura depois de cada refeição.
   b. Esfregue suavemente a incisão labial, utilizando um aplicador com ponta de algodão e solução de sua escolha, como água, soro fisiológico ou peróxido de hidrogênio diluído. Seque delicadamente e aplique pomada antibiótica ou vaselina, conforme protocolo.
   c. Enxágue a boca com água ou ofereça um gole de água após cada refeição.
   d. Irrigue a boca com solução fisiológica ou água após a correção da fenda palatina. A técnica para isso pode variar de acordo com a preferência do cirurgião. Pode-se aplicar um jato suave sobre a linha de sutura, utilizando uma seringa com bulbo auricular, com a criança em posição sentada e com a cabeça para a frente.
8. Evite a tensão sobre a linha de sutura durante a alimentação da criança por vários dias após a correção do lábio leporino.
   a. Utilize conta-gotas ou seringa com ponta de borracha e introduza-a pela parte lateral, de modo a evitar tanto a linha de sutura quanto o estímulo de sucção.
   b. Utilize a colher de lado. Nunca coloque a colher inteira dentro da boca.
   c. Efetue a alimentação enteral, conforme prescrita; esta consiste, habitualmente, no último tratamento de escolha.
   d. Passe lentamente para a alimentação com bico de mamadeira, conforme protocolo. O lactente deve ser capaz de sugar com mais eficiência após a correção do lábio.
   e. Após o reparo do palato, alimente a criança da maneira usada no pré-operatório (xícara, lado da colher ou seringa com ponta de borracha). Nunca utilize canudo, bico de mamadeira ou seringa simples.
   f. Solicite interconsulta de um fonoaudiólogo/terapeuta ocupacional, se a alimentação/deglutição continuarem difíceis.
9. Facilite a nutrição adequada.
   a. Obtenha o parecer de um nutricionista, quando indicado.
   b. A dieta evolui dos líquidos claros para os líquidos gerais, até uma dieta branda com alimentos de consistência amolecida.
   c. A dieta branda é habitualmente mantida por cerca de 1 mês após a cirurgia, quando se inicia uma dieta geral, porém excluindo alimentos de consistência dura.
   d. Certifique-se de que a criança esteja recebendo calorias adequadas.
   e. Verifique o peso diariamente e registre-o em gráficos de crescimento (*www.cdc.gov/growthcharst/*).
   f. A intervenção precoce na alimentação está relacionada com o crescimento apropriado.
10. Administre um antibiótico, conforme prescrito, para evitar a infecção, visto que a boca e a pele contêm bactérias.

Considerações sobre atendimento domiciliar e na comunidade

1. Como defensor dos interesses do paciente, alerte os membros da equipe craniofacial quando a família estiver sobrecarregada com muitas consultas e intervenções. Atue na mediação entre o coordenador do caso, o assistente social e a assistência domiciliar.
2. Continue avaliando o ganho de peso, o comportamento alimentar, o desenvolvimento global e os vínculos e interações de pais e filho.
3. Aconselhe os pais a discutir os problemas da criança com os professores e com outros adultos responsáveis, que tenham contato íntimo com ela.
   a. A correção estética e a cirurgia com enxerto ósseo, realizadas posteriormente, podem interferir nas atividades escolares.
   b. As diferenças na fala exigem identificação e intervenção precoces.
   c. Monitore problemas de leitura e de aprendizagem relacionados com atrasos na fala e na linguagem.
   d. Pode haver desenvolvimento de hipernasalidade aos 10 a 14 anos de idade, devido à retração normal do tecido adenoide que ocorre nessa época.
4. Avalie a autopercepção da criança e a sua capacidade de enfrentamento. Verifique os sistemas de apoio e os mecanismos de enfrentamento da família.
5. Ajude as crianças em idade escolar a lidar com provocações (por ser "diferente" de seus colegas), deixando-as expressar seus sentimentos e orientando suas respostas: ignorar os comentários, responder com uma piada ou com uma provocação bem humorada, ou ainda educar o provocador.
6. O enfermeiro escolar também pode ajudar por meio de avaliações auditivas frequentes, de comunicação com a equipe e de educação da comunidade escolar a respeito da condição da criança e de suas necessidades individuais.

Baseado em evidências
Sischo, L., Clouston, S., & Phillips, C. (2016). Caregiver responses to early cleft palate care: A mixed method approach. *Health Psychology, 35*(4), 474-82.

Educação da família e manutenção da saúde

1. Oriente sobre a necessidade de proteção contínua da boca após a cirurgia. A criança não pode colocar nada na boca, nem mesmo um pirulito.
2. Demonstre como enxaguar a boca da criança após ela se alimentar.
3. Aconselhe os pais a introduzir alimentos sólidos; manter posição semiereta ou ereta; evitar o uso de condimentos ou de alimentos ácidos, que podem irritar as cavidades oral e nasal; evitar alimentos pontiagudos e de consistência dura, como cenouras cruas ou batatas *chips*.
4. Oriente sobre o risco aumentado de infecções de ouvido e sobre a necessidade de procurar assistência médica em casos de resfriados, otalgia e febre ou de outros sinais e sintomas. Exames frequentes para audição e timpanometria devem ser efetuados, para monitorar os efeitos da patologia da orelha média. *Nota:* A audição deve ser monitorada pelo menos a cada 6 meses durante o primeiro ano de vida e, em seguida, anualmente, para que assim se evite o comprometimento auditivo.
5. Incentive a modelagem da "boa fala", proporcionando um ambiente estimulante para a linguagem, e incentivando imitações espontâneas de sons em casa.
6. Ressalte a importância da fonoaudiologia e da prática de exercícios, conforme orientação de um fonoaudiólogo.
7. Estimule a escovação cuidadosa dos dentes, os exames odontológicos regulares e o tratamento com fluoreto, conforme indicado, devido aos riscos de cáries dentárias, relacionadas com o esmalte defeituoso, e de posição anormal dos dentes, relacionada com a fenda.
8. Instrua os pais a respeito das terapias disponíveis atualmente: enxerto ósseo, que proporciona um suporte para os dentes permanentes; implantes dentários, para repor os dentes ausentes; e próteses de fala, para o fechamento velofaríngeo incompleto.
9. Ajude os pais a reconhecer que, embora a reabilitação seja extensa, o filho pode ter uma vida normal.
10. Para outras informações e apoio, encaminhe os paciente e a família à American Cleft Palate-Craniofacial Association (*www.acpa-cpf.org*).[2]

[2]N.R.T.: No Brasil, o encaminhamento pode ser feito a várias instituições de apoio, como a Associação Brasileira de Fissuras Lábio Palatinas (*https://abflp.org.br/*).

11. Encaminhe as famílias às empresas que fabricam mamadeira para lactentes com fenda palatina: Enfamil® (Mead Johnson™) Cleft Palate Nurser, 1-800-222-9123; Medela Haberman Feeder, 1-800-435-8316; Pigeon Bottle (Children's Medical Ventures), 1-888-766-8443.[3]

Reavaliação: resultados esperados

- O lactente alimenta-se com um dispositivo apropriado para alimentação em pequenas quantidades, a cada 2 a 3 horas
- Ausência de sinais de infecção
- Os pais estão envolvidos com os cuidados da criança; demonstram ter contato com o lactente, segurando-o e falando com ele
- A posição correta é mantida e não há sinais de aspiração
- Os pais demonstram uma técnica de alimentação correta, conforme evidenciado pela nutrição adequada e pelo ganho de peso da criança
- Os pais e a criança estão preparados para a cirurgia
- Os pais demonstram compreensão dos procedimentos de cuidados domiciliares pós-operatórios e identificam os recursos de suporte.

Atresia esofágica com fístula traqueoesofágica

Baseado em evidências

Krishnan, U., Mousa, H., Dall'Oglio, L. *et al.* (2016). ESPGHAN-NASPGHAN guidelines for the evaluation and treatment of gastrointestinal and nutritional complications in children with esophageal atresia-tracheoesophageal fistula. *Journal of Pediatric Gastroenterology and Nutrition, 63*(5), 550-70.

Okata, Y., Maeda, K., & Bitoh, Y. (2016). Evaluation of the intraoperative risk factors for esophageal anastomotic complications after primary repair of esophageal atresia with tracheoesophageal fistula. *Pediatric Surgery International, 32*(9), 869-73.

A *atresia do esôfago (AE)* refere-se à falha de fechamento da parede do esôfago para formar uma passagem contínua da faringe para o estômago, durante o desenvolvimento embrionário. A AE pode ocorrer com *fístula traqueoesofágica (FTE)*, que é uma conexão anormal entre a traqueia e o esôfago. A AE/FTE ocorre em cerca de 1 em 3.500 nascimentos.

Do ponto de vista clínico, a AE/FTE é dividida igualmente em AE isolada e AE sindrômica. Outras malformações variam quanto à sua gravidade, sendo as anomalias cardíacas as mais comuns (14,7 a 28%) e potencialmente fatais. Na atualidade, foi relatada uma sobrevida global de 85 a 90% nos países desenvolvidos. Entretanto, nos países em desenvolvimento, diversos fatores contribuem para que haja uma taxa de mortalidade mais elevada. Esses fatores incluem: prematuridade, atraso no diagnóstico com incidência aumentada de pneumonia por aspiração e escassez de enfermeiros qualificados.

Fisiopatologia e etiologia

1. A causa permanece desconhecida na maioria dos casos e é, provavelmente, multifatorial. As possíveis influências incluem:
   a. Baixa evidência de fator genético hereditário.
   b. Seis a dez por cento dos casos decorrem de anormalidades cromossômicas (estruturais), incluindo trissomias (12, 18, 21) e deleções parciais, como 13q13-qter, 22q11.2.
   c. Os estímulos teratogênicos, como o agente antineoplásico doxorrubicina e o dietilestilbestrol (DES).
2. Falha na separação apropriada do canal embrionário no esôfago e na traqueia, que ocorre durante a quarta e quinta semanas de gestação.
3. A atresia esofágica pode ser classificada em (Figura 48.2):
   a. *Tipo I* (Tipo A): os segmentos proximal e distal do esôfago são cegos; não há nenhuma conexão com a traqueia; é responsável por cerca de 7% dos casos; segundo tipo mais comum.
   b. *Tipo II* (Tipo B): o segmento proximal do esôfago abre-se na traqueia por meio de uma fístula; o segmento distal é cego; é raro, responde por 0,8% dos casos.
   c. *Tipo III* (Tipo C): o segmento proximal do esôfago apresenta uma extremidade cega; o segmento distal do esôfago conecta-se com a traqueia por meio de uma fístula; é mais comum, e responde por 86% dos casos. (A discussão se limitará a esse tipo.)
   d. *Tipo IV* (Tipo D): atresia esofágica com fístula entre as extremidades proximal e distal da traqueia e do esôfago (é um tipo raro: 0,7% dos casos).
   e. *Tipo V* (Tipo E): os segmentos proximal e distal do esôfago abrem-se na traqueia por meio de uma fístula; não há atresia do esôfago, porém, esse tipo é algumas vezes designado como fístula do tipo H; ocorre em 4,2% dos casos; não é habitualmente diagnosticado ao nascimento.
4. Associações:
   a. Síndrome de Down.
   b. Síndrome VACTERL (malformações vertebrais, atresia anal, anomalia cardíaca, FTE com AE, malformações renais e displasia de membro radial).
   c. Síndrome de Feingold.

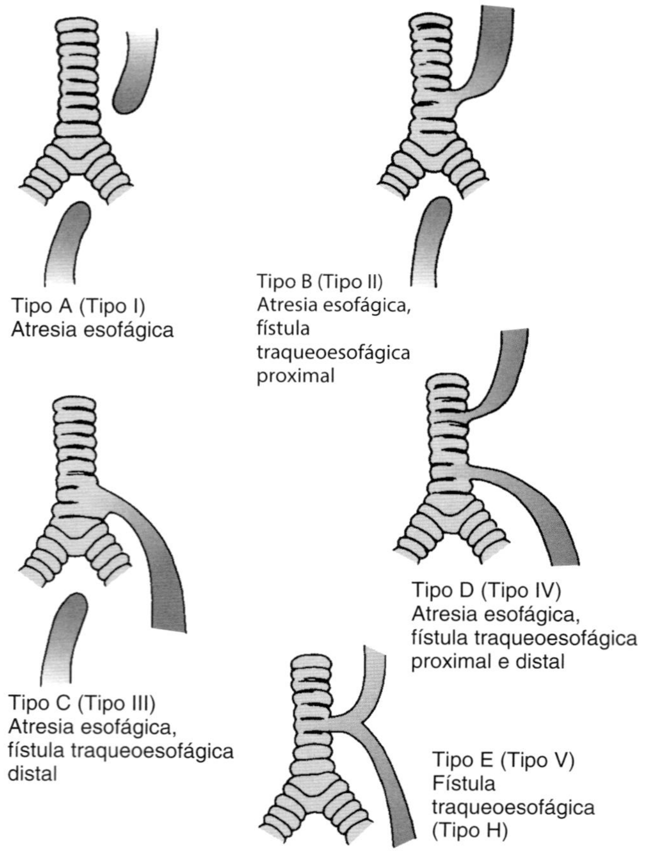

Figura 48.2 Tipos de atresia do esôfago: atresia esofágica e fístula traqueoesofágica.

[3]N.R.T.: No Brasil, não identificamos associações específicas para o suporte de famílias de crianças com atresia de esôfago, mas existem grupos de apoio em redes sociais. Orientações médicas podem ser obtidas junto a Associação Brasileira de Cirurgia Pediátrica, em *https://cipe.org.br/novo/*, Sociedade Brasileira de Pediatria em *https://www.sbp.com.br/* e Sociedade Brasileira de Enfermeiros Pediatras, em *https://sobep.org.br/*.

Baseado em evidências
Svoboda, E., Fruithof, J., Widenmann-Grolig, A. *et al.* (2018). A patient led, international study of long term outcomes of esophageal atresia: EAT 1. *Journal of Pediatric Surgery, 53*(4),610-15.

Manifestações clínicas

Aparecem logo após o nascimento.

1. Secreções excessivas.
   a. Salivação constante.
   b. Grandes quantidades de secreções pelo nariz.
   c. A saliva ou a fórmula láctea acumulam-se na bolsa esofágica superior, com aspiração nas vias respiratórias.
2. Cianose intermitente e inexplicada, e laringospasmo.
   a. Causados pela aspiração da saliva acumulada na bolsa cega.
   b. Regurgitação do ácido gástrico pela fístula distal.
3. Distensão abdominal.
   a. Ocorre em consequência da entrada de ar na parte inferior do esôfago por meio da fístula, passando para o estômago, particularmente quando a criança está chorando.
4. Resposta violenta após a primeira ou segunda deglutição do alimento.
   a. O lactente tosse e aspira.
   b. O líquido retorna pelo nariz e pela boca.
   c. Ocorre cianose.
   d. O lactente se debate.
5. Alimentação precária.
6. Incapacidade de introduzir uma sonda pelo nariz ou pela boca para o estômago; a ponta da sonda tem a sua passagem interrompida na bolsa cega ou atresia. *Nota:* esteja alerta para o enrolamento da sonda, que pode fazer com que ela pareça estar descendo para o estômago.
7. O lactente pode ser prematuro, e a gravidez complicada por poli-hidrâmnio. Investigue outras anomalias congênitas.

Avaliação diagnóstica

1. As técnicas de ultrassonografia possibilitam a identificação da FTE *in utero* em alguns lactentes.
2. Incapacidade de introduzir uma sonda 10F (as sondas menores podem enrolar) até o estômago pelo nariz ou pela boca. A sonda é mantida no local, enquanto uma radiografia confirma o diagnóstico.
3. O pH das secreções da traqueia é ácido.
4. A radiografia simples de abdome e tórax pode revelar tanto a presença de gases no estômago como a sonda enrolada na bolsa cega. Em alguns casos, pode-se utilizar uma radiografia contrastada com bário.
5. São realizados um eletrocardiograma e um ecocardiograma, visto que existe uma alta associação com anomalias cardíacas.

Manejo

Tratamento imediato

1. Apoie o lactente em ângulo de 30°, em decúbito dorsal ou decúbito lateral, de modo a evitar o refluxo do conteúdo gástrico.
2. Uma sonda nasogástrica (NG) permanece no esôfago e é aspirada com frequência para evitar a aspiração, até que se aplique aspiração contínua com baixa pressão.
3. A bolsa é lavada com solução fisiológica, para evitar a obstrução da sonda pelo muco espesso.
4. Gastrostomia para descomprimir o estômago e evitar a aspiração; utilizada posteriormente para alimentação.
5. Dieta zero; líquidos IV.
6. As comorbidades, como pneumonite e insuficiência cardíaca, são tratadas.
7. A terapia de suporte inclui: o suprimento das necessidades nutricionais, líquidos IV, antibióticos, suporte respiratório e manutenção de um ambiente termicamente neutro.

Cirurgia

1. Reparo primário imediato: a fístula encontrada por broncoscopia é seccionada; posteriormente, ocorrerá anastomose esofágica dos segmentos proximal e distal, se o peso do lactente permitir e se não houver pneumonia.
2. Adiamento a curto prazo: o reparo primário subsequente é utilizado para estabilizar o lactente e evitar a deterioração, quando a condição do paciente contraindica uma cirurgia imediata.
3. Estadiamento: inicialmente, são efetuadas secção da fístula e gastrostomia, com anastomose esofágica secundária posterior ou transposição do cólon realizada cerca de 1 ano depois, para efetuar a correção total. Essa abordagem pode ser utilizada no lactente prematuro muito pequeno ou no recém-nascido muito doente, ou no caso de haver anomalias congênitas graves.
4. A esofagomiotomia circular pode ser realizada na bolsa proximal para aumentar o comprimento e possibilitar uma anastomose primária na cirurgia inicial.
5. Esofagostomia cervical: quando as extremidades do esôfago estão muito separadas, efetua-se uma substituição do esôfago por um segmento do intestino (transposição colônica) aos 18 a 24 meses de idade.
6. A correção da FTE assistida por traqueoscopia de fibra óptica pode acelerar e facilitar a cirurgia em pacientes em ventilação pulmonar mecânica.
7. A correção em estadiamento resulta em menor grau de dismotilidade GI no pós-operatório.

Baseado em evidências
Lal, D., Gadepalli, S., Downard, C., *et al.* (2017). Perioperative management and outcomes of esophageal atresia and tracheoesophageal fistula. *Journal of Pediatric Surgery, 52*(8), 1245-51.

Complicações

Nota: Ocorrem taxas mais altas de complicações em pacientes com anomalias cardíacas e com baixo peso ao nascer.

1. Morte por asfixia.
2. Pneumonite/pneumonia em consequência de aspiração da saliva e/ou refluxo de ácido gástrico.
3. Vazamento no local da anastomose: trata-se da complicação mais comum e perigosa (15 a 20%).
4. Fístulas recorrentes.
5. Estenoses do esôfago (30 a 40%).
6. Função anormal do esfíncter esofágico distal (é possível constatar a presença de refluxo gastresofágico [RGE] em cerca de 50% desses lactentes).
7. Esofagite.
8. Traqueomalacia (10 a 20% desses pacientes).
9. Doença do refluxo gastresofágico (DRGE) (40 a 65%).
10. Problemas alimentares em crianças de mais idade, devido à dismotilidade esofágica (95%).

Avaliação de enfermagem

A avaliação começa imediatamente após o nascimento.

1. Esteja alerta para os fatores de risco de poli-hidrâmnio e de prematuridade.
2. Suspeite, quando o lactente apresenta:
   a. Quantidade excessiva de muco.
   b. Dificuldade com as secreções.
   c. Episódios de cianose (inexplicados).
3. Notifique imediatamente a sua suspeita a um médico.

Diagnósticos de enfermagem

Pré-operatórios

- Risco de aspiração, relacionado com a anormalidade estrutural
- Risco de volume de líquidos deficiente, relacionado com a incapacidade de tomar líquidos orais
- Ansiedade dos pais, relacionada com a situação crítica do recém-nascido.

Pós-operatórios

- Desobstrução ineficaz das vias respiratórias, relacionada com a intervenção cirúrgica
- Padrão ineficaz de alimentação do lactente, relacionado com a malformação
- Dor aguda, relacionada com o procedimento cirúrgico
- Integridade tissular prejudicada, relacionada com a drenagem pós-operatória
- Risco de lesão, relacionado com a cirurgia complexa
- Risco de vínculo prejudicado entre pais e filho, relacionado com a hospitalização prolongada.

Intervenções de enfermagem

Prevenção da aspiração

1. Coloque o lactente em decúbito dorsal, com a cabeça e o tórax elevados de 20° a 30°, de modo a evitar ou a diminuir o refluxo dos sucos gástricos para dentro da árvore traqueobrônquica.
   a. Essa posição também pode facilitar o esforço respiratório ao afastar os intestinos distendidos do diafragma.
   b. Pode-se utilizar a posição de decúbito lateral, caso o risco de aspiração com o decúbito dorsal seja maior do que o risco de síndrome de morte súbita do lactente (SMSL); a posição de decúbito dorsal é preferida para reduzir o risco de SMSL.
   c. Mude frequentemente o decúbito, para prevenir a ocorrência de atelectasia e de pneumonia.
2. Efetue uma aspiração nasofaríngea intermitente ou mantenha um dreno Sump (com mais de uma via) de demora, com aspiração constante para remover as secreções da bolsa cega do esôfago.
   a. A ponta do dreno é colocada na bolsa cega.
   b. O dreno Sump (dreno tubular para realização de aspiração contínua) possibilita a retirada do ar por meio de um segundo lúmen, e impede a obstrução do tubo pela mucosa da bolsa.
   c. Mantenha a desobstrução do dreno por meio de irrigação frequente com 1 mℓ de solução fisiológica.
3. Coloque o lactente em uma incubadora ou em aquecedor radiante com alta umidade para ajudar a liquefazer as secreções e o muco espesso. Mantenha a temperatura do lactente em uma zona termoneutra e assegure o isolamento ambiental, de modo a prevenir a infecção com o uso da incubadora.
4. Administre oxigênio, se necessário.
5. Aspire a boca para mantê-la limpa de secreções e para evitar a aspiração. Realize a higiene bucal.
6. Esteja alerta para sinais de desconforto respiratório.
   a. Retrações.
   b. Cianose perioral.
   c. Inquietação.
   d. Batimento das asas do nariz.
   e. Aumento da frequência respiratória e cardíaca.
7. Mantenha a condição de dieta zero.
8. Administre antibióticos, conforme prescrição, para prevenir ou tratar a pneumonite associada.
9. Examine cuidadosamente o lactente à procura de qualquer alteração na sua condição; notifique imediatamente quaisquer alterações.
   a. Verifique os sinais vitais, a coloração e a quantidade de secreções, a distensão abdominal e o desconforto respiratório.
   b. Avalie as complicações que podem ocorrer em qualquer recém-nascido ou em lactente prematuro.
10. Esteja disponível e reconheça a necessidade de atendimento de emergência ou de reanimação.
   a. Mantenha disponível o material de reanimação.
   b. Acompanhe o lactente a outros serviços e ao centro cirúrgico na incubadora, com oxigênio e equipamento de aspiração portáteis.
11. Monitore os sinais e sintomas que possam indicar outras anomalias congênitas ou complicações.
12. A sonda de gastrostomia (SG) pode ser colocada antes da cirurgia definitiva para ajudar na descompressão gástrica, na prevenção do refluxo ou na nutrição.

Prevenção da desidratação

1. Administre líquidos e eletrólitos por via parenteral, conforme prescrição.
2. Monitore os sinais vitais com frequência à procura de alterações da pressão arterial (PA) e da frequência cardíaca, que podem indicar desidratação ou sobrecarga de volume de líquido.
3. Registre o equilíbrio hídrico, incluindo a drenagem gástrica (na presença da SG para descompressão) e o peso das fraldas.

Redução da ansiedade dos pais

1. Explique os procedimentos e eventos necessários aos pais, tão logo seja possível.
2. Oriente os pais sobre o ambiente hospitalar e de enfermagem da unidade de terapia intensiva.
3. Deixe a família segurar o lactente e ajudar nos seus cuidados.
4. Tranquilize e incentive os familiares com frequência. Providencie apoio adicional de um assistente social, religioso ou conselheiro, quando necessário.

Manutenção da desobstrução das vias respiratórias

1. Mantenha a cânula endotraqueal desobstruída por meio da umidificação das secreções e de aspiração frequentes. *Nota:* A reintubação pode causar dano à anastomose.
2. Aspire com frequência. Pode ser necessário efetuar a aspiração a cada 5 a 10 minutos; porém, pelo menos a cada 1 a 2 horas.
3. Examine à procura de sinais de obstrução das vias respiratórias. O suporte ventilatório é mantido até que o paciente esteja clinicamente estável (habitualmente, em 24 a 48 horas).
4. Solicite ao cirurgião que marque uma sonda de aspiração, indicando a distância limite que a sonda pode ser introduzida com segurança, sem afetar a anastomose (em geral, 2 a 3 cm).
5. Efetue a fisioterapia respiratória, conforme protocolo.
   a. Mude o decúbito do lactente, alternando lados; estimule o choro para promover a expansão completa dos pulmões.
   b. Eleve a cabeceira da cama de 20° a 30°, ou conforme orientação da equipe cirúrgica.
   c. Use um vibrador mecânico com 2 a 3 dias do pós-operatório (para minimizar o traumatismo da anastomose), seguido de fisioterapia mais vigorosa depois do terceiro dia.
6. Continue a usar a incubadora ou o aquecedor radiante com umidade.
7. Esteja preparado para uma emergência: o material de emergência deve estar disponível, incluindo: aspirador, sondas, oxigênio, laringoscópio e cânulas endotraqueais de vários tamanhos.

Alerta de enfermagem
Deve-se ter cuidado para não hiperestender o pescoço, causando estresse no sítio cirúrgico.

Oferta de nutrição adequada

A alimentação pode ser fornecida pela boca, por gastrostomia ou (raramente) por sonda de alimentação no esôfago, dependendo do tipo da cirurgia realizada e da condição do lactente.

1. A gastrostomia é geralmente conectada ao sistema de drenagem por gravidade no pós-operatório; em seguida, é elevada e mantida aberta para possibilitar o escape de ar e a passagem das secreções gástricas para o duodeno, antes do início das refeições.
2. Os padrões de prática diferem quanto ao momento em que a alimentação é iniciada; entretanto, em geral, a nutrição enteral mínima é benéfica para promover a motilidade intestinal, diminuir a proliferação bacteriana excessiva e reduzir o estresse sobre o fígado. As dietas por gotejamento são fornecidas a uma velocidade de 5 a 20 mℓ/kg/dia.
3. Ofereça ao lactente uma chupeta para sugar durante as refeições, a não ser que haja contraindicação.
4. Tenha cuidado para evitar a entrada de ar no estômago, causando, assim, distensão gástrica e possível refluxo.
5. Continue a alimentação por gastrostomia até que o lactente possa tolerar uma alimentação completa por via oral (VO).

Oferta de medidas de conforto

1. Posicione o paciente de maneira confortável.
2. Evite o uso de restrições, quando possível.
3. Realize os cuidados bucais com frequência.
4. Ofereça frequentemente a chupeta.
5. Avalie a dor e administre analgésicos, conforme prescrição (ver p. 1171).
6. Acaricie o lactente, fale com ele ou cante frequentemente. O manuseio deve ser mínimo e suave.

Manutenção da drenagem torácica

1. Avalie o tipo de drenagem torácica presente (determinado pelo acesso cirúrgico). Notifique a presença de saliva ou de hemorragia.
   a. Retropleural – pequeno dreno no mediastino posterior; pode ser mantido aberto para drenagem.
   b. Transtorácica – dreno torácico inserido no espaço pleural e conectado para aspiração.
2. Mantenha o dreno desobstruído: livre de coágulos, sem dobras e sem tensão.
3. Se houver ruptura do sistema de drenagem fechado, pince imediatamente o dreno para evitar o pneumotórax.

Exame à procura de complicações

1. Inspecione a presença de qualquer vazamento da anastomose, causando mediastinite, pneumotórax e presença de saliva no dreno torácico: hipotermia ou hipertermia, desconforto respiratório grave, cianose, inquietação e pulsos fracos.
2. Continue a monitorar as complicações durante o processo de recuperação.
   a. Estenose na anastomose: dificuldade de deglutição, vômito ou líquido ingerido cuspido; recusa em se alimentar; febre secundária à aspiração e pneumonia.
   b. Fístula recorrente: tosse, aspiração e cianose associadas à alimentação; salivação excessiva; dificuldade na deglutição associada à distensão anormal; episódios repetidos de pneumonia; condição física geral precária (sem ganho de peso).
   c. Atelectasia ou pneumonite: aspiração, desconforto respiratório.
3. Forneça um cuidado meticuloso para a esofagostomia cervical – a abertura artificial no pescoço possibilita a drenagem da parte superior do esôfago.
   a. Mantenha a área sem saliva.
   b. Lave com água limpa.
   c. Coloque um absorvente sobre a área.
4. Tão logo seja possível, deixe que o lactente sugue alguns mililitros de leite no mesmo horário em que estiver sendo fornecida a alimentação por gastrostomia. Quando apropriado, e caso a esofagostomia seja mantida por alguns meses, efetue a passagem para alimentos sólidos.
   a. Incentive a sucção e a deglutição.
   b. Familiarize o lactente com o alimento, de modo que ele possa ingeri-lo quando for capaz de se alimentar VO.
5. Inicie a alimentação VO no período pós-operatório, 10 a 14 dias após a anastomose, conforme prescrição.
   a. Alimente lentamente o lactente, proporcionando tempo suficiente para a deglutição.
   b. Utilize a posição sentada ereta para evitar o risco de regurgitação.
   c. Deixe o lactente eructar com frequência ou abra a SG.
   d. Não deixe o lactente se cansar excessivamente na hora das refeições. Examine a frequência cardíaca.
   e. Procure fazer com que cada refeição seja uma experiência agradável para o lactente. Utilize uma abordagem consistente e tenha paciência. Incentive a participação dos pais.

Estímulo ao vínculo entre pais e filho

1. Segure delicadamente e acaricie o lactente durante as refeições e depois destas.
2. Incentive os pais a acariciar o lactente e a conversar com ele.
3. Realize estimulação visual, auditiva e tátil, de acordo com a condição física e com a idade do lactente.
4. Forneça aos pais oportunidades para aprender todos os aspectos dos cuidados com o filho.
5. Incentive os pais a expressar seus sentimentos, medos e preocupações.
6. Ajude a desenvolver uma relação saudável entre pais e filho, por meio de visitas flexíveis, ligações telefônicas frequentes e estímulo do contato físico entre ambos.

Considerações sobre atendimento domiciliar e na comunidade

Baseado em evidências
Holscher, A., Laschat, M., Choinitzki, V. *et al.* (2017). Quality of life after surgical treatment for esophageal atresia: Long-term outcomes of 154 patients. *European Journal of Pediatric Surgery, 27*(5), 443-8.

1. Explique cuidadosamente e de forma detalhada todos os procedimentos a serem realizados em casa. Mostre aos pais como fazê-los e, em seguida, observe a demonstração de retorno dos seguintes procedimentos:
   a. Alimentação por gastrostomia e cuidados com esta.
   b. Cuidados da esofagostomia com técnica de alimentação.
   c. Aspiração.
   d. Identificação de sinais de desconforto respiratório.
2. Explique aos pais que a motilidade esofágica será afetada durante muitos anos, devido ao esvaziamento lento do esôfago estreito anormal e à tensão exercida pela anastomose sobre o estômago.
3. O refluxo pode aumentar após a cirurgia; por conseguinte, e devido ao risco de desenvolvimento de estenoses esofágicas, é necessário que seja tratado ao máximo.
4. Monitore o ganho de peso e o progresso do desenvolvimento.
5. Observe a técnica de alimentação realizada pelos pais.
6. Incentive os pais a discutir a condição da criança com os profissionais da creche, com os professores, com o enfermeiro da escola ou com outro adulto responsável que estiver em estreito contato com a criança, de modo que todos sejam capazes de reconhecer possíveis problemas e de reforçar os bons hábitos alimentares.
7. Para compensar a alteração da motilidade, mostre a necessidade de cortar o alimento em pequenos pedaços, de mastigá-lo bem e de degluti-lo com líquido, com a criança sentada na posição ereta enquanto estiver comendo.
8. Observe as interações dos pais com o filho, de modo a avaliar a superproteção e as habilidades apropriadas de enfrentamento.

Educação da família e manutenção da saúde

Baseado em evidências

Menzies, J., Hughes, J., Leach, S. *et al.* (2017). Prevalence of malnutrition and feeding difficulties in children with esophageal atresia. *Journal of Pediatric Gastroenterology & Nutrition, 64*(4), 100-5.

Singh, A., Middlesworth, W., & Khlevner, J. (2017). Surveillance in patients with esophageal atresia/tracheoesophageal fistula. *Current Gastroenterology Reports, 19*(1), 4.

1. Ajude os pais a compreender as necessidades psicológicas do lactente relacionadas com sucção, calor, conforto, estimulação e afeição. Sugira que a atividade seja apropriada para a idade.
2. Incentive os pais a continuar o acompanhamento médico rigoroso, e ajude-os a aprender a reconhecer possíveis problemas.
   a. Podem ocorrer problemas alimentares, particularmente quando forem introduzidos alimentos sólidos.
   b. Deve-se notificar a ocorrência de infecção repetida do sistema respiratório.
   c. A ocorrência de estenose no local da anastomose, dentro de várias semanas a meses, pode ser reconhecida pela dificuldade de deglutição, quando o lactente expele o líquido ingerido, e pela presença de febre. Continue todas as medicações contra o refluxo até receber orientação diferente. Os medicamentos devem ser ajustados de acordo com o peso, à medida que o lactente cresce.
   d. Pode ser necessária a dilatação do esôfago para tratar a estenose no local da anastomose.
   e. Os sinais de vazamento pela fístula consistem em secreção de coloração parda ou aspiração com a alimentação.
3. Ajude os pais a entender a necessidade de uma boa nutrição, e a necessidade de seguir o esquema nutricional sugerido pelo médico.
4. Tranquilize os pais quanto à ocorrência de tosse estridente, que é normal e que deverá diminuir de maneira gradual à medida que a traqueia do lactente se fortalecer, no decorrer de 6 a 24 meses (a maioria dos lactentes apresenta certo grau de traqueomalacia).
5. Ensine os pais a evitar que a criança engula objetos estranhos.
6. Ajude e dê apoio ao apresentar os pais a outros pais de crianças com FTE.
7. Para outras informações e apoio, encaminhe os pais à EA/TEF Family Support Connection (*www.eatef.org*), TEF Vater (*www.tefvater.org*), Birth Defect Research for Children (*www.birthdefects.org*), International Foundation for Functional Gastrointestinal Disorders (*www.aboutkidsgi.org*), International Foundation for Functional Children's Hospital (*www.childrenshospital.org*) ou à March of Dimes Foundation (*www.marchofdimes.org*).[4]

Reavaliação: resultados esperados

- Ausência de cianose ou de desconforto respiratório
- Paciente hidratado; débito urinário adequado
- Os pais seguram o lactente e conversam com ele; expressam suas preocupações
- No pós-operatório, o paciente tolera a alimentação por gastrostomia sem distensão nem regurgitação
- O lactente se desenvolve, com ganho de peso adequado
- O lactente dorme e repousa sem irritabilidade nem dor
- O tubo torácico está em sua posição, com drenagem mínima
- O lactente alimenta-se sem regurgitação no 12º dia do pós-operatório
- Os pais cuidam do lactente no pós-operatório e ajudam na sua alimentação.

[4]N.R.T.: No Brasil, não identificamos associações específicas para o suporte de famílias de crianças com atresia de esôfago, mas existem grupos de apoio em redes sociais. Orientações médicas podem ser obtidas junto a Associação Brasileira de Cirurgia Pediátrica, em *https://cipe.org.br/novo/*, Sociedade Brasileira de Pediatria, em *https://www.sbp.com.br/* e Sociedade Brasileira de Enfermeiros Pediatras, em *https://sobep.org.br/*.

Refluxo gastresofágico e doença de refluxo gastresofágico

Baseado em evidências

Rosen, R., Vandenplas, Y., Singendonk, M. *et al.* (2018). Pediatric gastroesophageal reflux clinical practice guidelines: Joint recommendations of the North American Society for Pediatric Gastroenterology, Hepatology, and Nutrition and the European Society for Pediatric Gastroenterology, Hepatology, and Nutrition. *JPGN, 66*(3), 516-44.

O *refluxo gastresofágico (RGE)* refere-se à passagem do conteúdo gástrico para o esôfago. A barreira entre o estômago e o esôfago é controlada principalmente pela pressão no esfíncter esofágico inferior (EEI). O RGE é um processo fisiológico normal, que ocorre em todos os lactentes e em crianças saudáveis, habitualmente várias vezes por dia, sem quaisquer sintomas ou sequelas. De todos os lactentes com RGE, 50% são sintomáticos (ocorrência de vômito ou de regurgitação) durante os primeiros 3 meses de vida; 67% dos lactentes de 4 a 9 meses de idade apresentam sintomas; e 5% entre 10 e 12 meses também têm sintomas. Com frequência, ocorre resolução espontânea do RGE sintomático com 12 a 14 meses de idade.

A *doença do refluxo gastresofágico (DRGE)* é definida como um complexo de sintomas, que resulta de uma complicação do RGE. A DRGE descreve uma condição em que esse processo de refluxo provoca sintomas incômodos e complicações, como desconforto significativo e alteração nos padrões de alimentação e de sono. As manifestações clínicas consistem em vômitos, disfagia, recusa em se alimentar, ganho de peso deficiente, má evolução ponderal (MEP), esofagite, irritabilidade/choro excessivo, dor abdominal, dor subesternal, distúrbios respiratórios, asma e eventos com aparente risco à vida (ALTE, do inglês *apparent life-threatening events*) ou apneia.

A North American Society for Pediatric Gastroenterology, Hepatology, and Nutrition formulou diretrizes para o diagnóstico e o tratamento do RGE e da DRGE em lactentes e em crianças. Entretanto, essas diretrizes não são direcionadas para o tratamento de recém-nascidos com menos de 72 horas de vida, de recém-nascidos prematuros ou de lactentes/crianças com anormalidades neurológicas ou anatômicas do trato GI superior. A American Academy of Pediatrics também aprovou essas diretrizes.[5]

Os cuidados de suporte fornecidos por enfermeiros e por outros profissionais de saúde, no que tange a técnicas de alimentação e nutrição, são, com frequência, suficientes para pacientes com RGE. A DRGE pode exigir intervenções adicionais, como mudanças para um esquema de alimentação ou tratamento farmacológico.

Fisiopatologia e etiologia

Refluxo gastresofágico

1. O EEI é um segmento mais fisiológico do que anatômico, que forma uma barreira antirrefluxo.
   a. Possui 2 a 5 cm de comprimento.
   b. Caracteriza-se por uma pressão maior do que a encontrada proximalmente no esôfago ou distalmente no estômago.
   c. Constitui uma barreira efetiva para proteger a mucosa esofágica e as vias respiratórias de lesão causada pelo conteúdo gástrico (ácido, pepsina, sais biliares, alimento).
   d. A conexão neuromuscular é fraca em lactentes, e a incidência de RGE alcança um pico aos 6 meses de idade e, em geral, regride com 12 meses.

[5]N.R.T.: No Brasil, recomenda-se que sejam consultadas as atualizações da Sociedade Brasileira de Pediatria, tendo a última sido publicada em 2017 (*https://www.sbp.com.br/fileadmin/user_upload/20031c-DocCient_-_Regurg_lactente_RGEF_e_RGE.pdf*).

Doença do refluxo gastresofágico

1. Os episódios de DRGE com aspiração do refluxo têm mais tendência a ocorrer durante a noite – quando o esôfago e o estômago encontram-se no mesmo nível, e a resposta de deglutição ao refluxo, ademais dos mecanismos de proteção das vias respiratórias, estão atenuados pelo sono.
2. A causa não é determinada na maioria dos pacientes; entretanto, entre as possíveis se encontram:
   a. Atraso do desenvolvimento neuromuscular.
   b. Disfunções cerebrais.
   c. Obstrução no piloro ou logo abaixo dele (p. ex., estenose pilórica, má rotação).
   d. Imaturidade fisiológica.
   e. Aumento da pressão abdominal.
   f. Obesidade.
   g. Fibrose cística.
   h. Doença esofágica congênita.
3. As condições associadas que contribuem para o refluxo incluem:
   a. Doença pulmonar crônica – observa-se maior incidência de refluxo em lactentes com essa condição. Parece estar relacionada com a duração do episódio e com quão proximalmente o nível do refluxo ocorre, contribuindo, possivelmente, para a limpeza deficiente.
   b. Traumatismo/causas mecânicas que afetam o EEI.
      i. Sonda de alimentação entérica orogástrica/NG de uso prolongado.
      ii. Cirurgia de esôfago ou de estômago.
      iii. Ventilação pulmonar mecânica.
      iv. Mudanças extremas de posição; decúbito dorsal completo. Dispositivos para sentar o lactente com inclinação de mais de 30° (o que aumenta a pressão intra-abdominal).
      v. Hérnia de hiato.
   c. Estudos realizados mostram uma redução da incidência de refluxo em decúbito ventral *versus* decúbito dorsal; entretanto, o programa "Back to sleep", da American Academy os Pediatrics, desencoraja o decúbito ventral, devido à incidência aumentada de SMSL.
   d. Alergia a proteínas: inflamação aumentada da mucosa do esôfago e do estômago, alterando a motilidade.
   e. Medicações/substâncias que afetam o EEI e aumentam a acidez gástrica, como broncodilatadores, anti-hipertensivos, diazepam, meperidina, morfina, prostaglandinas, bloqueadores dos canais de cálcio, medicações cardíacas à base de nitrato, anticolinérgicos, agentes adrenérgicos, cafeína, álcool e nicotina.
   f. Fibrose cística, doença cardíaca e outras doenças crônicas.

Manifestações clínicas da DRGE

Lactentes

1. Vômitos ou regurgitação de fórmula láctea ou de leite materno.
2. Irritabilidade, choro excessivo, com ou sem associação com vômitos.
3. Transtornos do sono.
4. Arqueamento, enrijecimento.
5. Recomenda-se que o lactente seja encaminhado a um gastrenterologista pediátrico, caso ocorram as seguintes manifestações:
   a. Recusa em se alimentar.
   b. Perda de peso ou incapacidade de ganhar peso.
   c. Desidratação.
   d. Sintomas respiratórios recorrentes, como tosse, sibilos, estertores, pneumonia, otite média, bronquite.
   e. Ocorrência de agravo breve, inexplicado e resolvido,: episódio cianótico, diminuição da responsividade, flacidez, apneia, bradicardia. (*Nota:* a relação exata entre o RGE e esta ocorrência não está bem esclarecida, apesar de pesquisas contínuas. Na verdade, tanto a apneia quanto o refluxo são comuns em recém-nascidos prematuros.)
   f. Eructação.
   g. Síndrome de Sandifer (rara) – postura distônica causada pelo refluxo.
   h. Anemia (em decorrência da esofagite crônica).
   i. Hematêmese (vômito com sangue).
   j. Sangue oculto nas fezes.
   k. Hipoproteinemia: baixo nível de albumina, devido à presença de inflamação grave e à perda de proteínas no trato GI. Pode ser observada com ou sem desnutrição e MEP.

Crianças de mais idade

1. Vômitos intermitentes.
2. Pirose ou regurgitação crônicas.
3. Desconforto abdominal superior; pressão ou sensação de "estar espremido".
4. Sintomas respiratórios/das vias respiratórias crônicas, como tosse, estridor, otite média, bronquite, asma.
5. Recusa em se alimentar.
6. Disfagia: dificuldade na deglutição.
7. Odinofagia: deglutição dolorosa.
8. Anemia (em consequência da esofagite crônica).
9. Hematêmese.
10. Hipoproteinemia.
11. Sangue oculto nas fezes.

Avaliação diagnóstica

1. A história de saúde e o exame físico podem estabelecer o diagnóstico na maioria dos casos.
2. A impedância intraluminal múltipla e o monitoramento do pH esofágico podem ser efetuados em todas as idades; não há necessidade de sedação.
   a. Realizada no decorrer de 24 horas, porém, não indica se está ocorrendo aspiração.
   b. Utilizada como índice de exposição esofágica ao ácido; entretanto, os estudos de impedância esofágica demonstraram ser mais acurados, particularmente na criança com comprometimento neurológico.
   c. A criança não deve estar tomando medicamentos supressores de ácido por 48 a 72 horas, de modo que o pH ácido possa ser detectado.
   d. Os medicamentos de motilidade gástrica podem ou não ser suspensos, dependendo do motivo pelo qual o exame é realizado.
   e. A maioria dos centros libera o paciente para retornar à casa em 24 horas. As exceções incluem: a criança frágil, o lactente prematuro, o lactente com sintomas respiratórios ativos ou a criança com sintomas significativos, que exige observação rigorosa, visto que o refluxo pode sofrer exacerbação durante a interrupção dos medicamentos antirrefluxo.
   f. Não está indicada para o lactente/a criança com episódios de vômitos, incapaz de tolerar alimentos sólidos ou em estado crítico. Como a sonda é introduzida pela narina, o lactente/a criança com necessidade de oxigênio pode não tolerar o exame.
3. A endoscopia e a biopsia possibilitam a visualização da mucosa esofágica, gástrica e duodenal.
   a. Indicada para a DRGE grave ou falha do tratamento médico.
   b. A biopsia pode determinar a causa: alergia (eosinofílica), inflamação, lesão química ou esôfago de Barrett.
   c. São visualizados problemas mecânicos, como estenoses, membranas e duplicação/cistos.
   d. Para esse procedimento, há necessidade de sedação e anestesia.
   e. Não há necessidade de suspender os medicamentos antirrefluxo para o exame.
   f. Pode ser realizado na criança que não está tolerando a alimentação. Entretanto, a gravidade da doença pode impedir a realização do exame, devido ao risco associado ao procedimento, como anestesia, infecção, sangramento e problema cardíaco.

4. Cintigrafia com tecnécio (cintigrafia com leite/de esvaziamento) para avaliar o esvaziamento gástrico e a aspiração associada. Não se trata de um exame confiável para determinar a DRGE.
   a. Não há necessidade de sedação, e o exame pode ser realizado em crianças de todas as idades.
   b. Envolve a ingesta de líquido/alimento com radionuclídeo, seguida de imagens de sequência dinâmica.
   c. Não está indicada para o lactente/criança com vômitos, incapaz de tolerar alimentos sólidos ou em estado crítico.
   d. Os medicamentos para supressão do ácido não interferem no exame.
5. Deglutição de bário modificada – também denominada *videofluoroscopia*.
   a. O exame avalia a função faríngea oral e o potencial de aspiração após ingesta oral, utilizando alimentos de várias consistências. Não se trata de um exame confiável para determinar a DRGE.
   b. Não há necessidade de sedação para o procedimento; entretanto, exige cooperação na ingesta de alimento.
   c. Não deve ser realizada no lactente/na criança com sintomas respiratórios agudos ou na criança identificada com risco de aspiração por um fonoaudiólogo ou médico.
   d. Não há necessidade de suspender os medicamentos antirrefluxo para o exame.
   e. Um fonoaudiólogo pode estar presente durante o exame para oferecer uma avaliação detalhada das habilidades oromotoras e de deglutição.
6. Manometria esofágica para medir a pressão no interior do EEI.
   a. Trata-se de um procedimento sem sedação, que exige a cooperação do paciente e que só pode ser efetuado em crianças de mais idade.
   b. Em geral, não há necessidade de suspender o medicamento antirrefluxo para o exame.
7. A impedância esofágica intraluminal, para detectar o fluxo de líquido e gás pelo esôfago, pode ser utilizada em associação com a manometria.
8. Pode-se utilizar a polissonografia para avaliação da apneia do lactente e da apneia do sono.

Complicações

As complicações resultam do refluxo frequente e sustentado do conteúdo gástrico na parte inferior do esôfago.

1. Doença pulmonar recorrente.
2. Esofagite crônica.
3. MEP.
4. Anemia.
5. ALTE, embora as evidências não sejam fortes.
6. Estenose do esôfago, devido à existência de tecido cicatricial.
7. Esôfago de Barrett: substituição da mucosa esofágica distal por um epitélio metaplásico potencialmente maligno, causada por exposição crônica ao ácido.
8. Sinusite/otite média crônica.
9. Existe uma relação indefinida entre a DRGE e as erosões/cáries dentárias.

Manejo

A meta do tratamento consiste em aliviar os sintomas e prevenir as complicações. A doença pode ser tratada clinicamente por meio de posicionamento cuidadoso, técnicas de alimentação e medicação ou cirurgia.

Posicionamento para o RGE

1. O monitoramento esofágico demonstrou que os lactentes apresentam um número significativamente menor de episódios de RGE quando estão em decúbito ventral. Diversos estudos sustentam menor incidência de episódios de refluxo em decúbito ventral e em decúbito lateral esquerdo; entretanto, a North American Society for Pediatric Gastroenterology, Hepatology and Nutrition, juntamente com a American Academy of Pediatrics, aprova as seguintes recomendações:
   a. Colocar o lactente com elevação da cabeça ou em posição lateral esquerda após a alimentação, quando desperto, mas não para dormir.
   b. Segurar o lactente com delicadeza, fazendo o mínimo de movimentos durante e após a alimentação.

Alimentação para o RGE

1. Refeições pequenas e frequentes, seguidas de posicionamento ereto, segurando o lactente sobre o ombro.
2. Podem ser utilizados alimentos espessados com farinha de arroz (1 colher de sopa para cada 30 mℓ de fórmula láctea) ou com agente espessante comercial. O espessamento não diminui os episódios de refluxo, mas diminui os episódios de vômito. Na atualidade, dispõe-se de fórmulas comerciais espessadas com amido de arroz, embora não tenha sido publicado nenhum estudo sobre a sua eficácia. O espessamento do leite materno pode ser necessário em lactentes com ganho de peso insuficiente.
3. Deve-se incentivar a continuação do aleitamento materno, eliminando o consumo de produtos lácteos e à base de soja, visto que a sensibilidade a alergênios pode contribuir para o RGE. Nenhum estudo sustenta a necessidade de restrição nutricional em mães que amamentam o filho; entretanto, em relatos não científicos, os lactentes parecem melhorar quando se efetua uma redução no consumo de laticínios. Um teste com fórmula láctea parcialmente hidrolisada, de 2 a 4 semanas, é útil para os sintomas refratários ou para lactentes/crianças que apresentam sinais de alergia, anemia, constipação intestinal, fezes positivas para sangue oculto e vômitos. Pode-se utilizar uma fórmula hipoalergênica (elementar) quando os sintomas persistem.
4. A pectina líquida diminui parcialmente o RGE, conforme medido pelo monitoramento do pH esofágico, e pode melhorar os vômitos e os sintomas respiratórios em crianças com paralisia cerebral.
5. A concentração da fórmula constitui um método para aumentar as calorias no lactente sensível a volume.
6. Evite o consumo constante de alimentos que reduzem o apetite e, em última análise, o aporte calórico.
7. Tranquilize o lactente para que este reduza o choro antes e depois das refeições, visto que o choro aumenta a pressão intra-abdominal e a deglutição de ar, aumentando, assim, a probabilidade de refluxo.
8. Utilize uma chupeta para sucção não nutritiva após a alimentação, de modo a evitar o excesso de alimentação.

Alimentação para a DRGE

1. Uma sonda transgástrica (transpilórica) para alimentação entérica é utilizada em lactentes quando o tratamento clínico do refluxo não tem sucesso, e os sintomas persistem. Pode reduzir o número de episódios de refluxo, mesmo que não tenha demonstrado reduzir significativamente os episódios de apneia.
   a. Existe uma preocupação quanto ao uso dessas sondas de alimentação em recém-nascidos; entretanto, a taxa de complicações não parece ser estatisticamente significativa em estudos recentes.
   b. O procedimento deve ser realizado por um radiologista pediátrico habilitado ou por um enfermeiro pediatra capacitado, utilizando uma sonda enteral sem peso, de poliuretano macio e de pequeno calibre.
   c. Considere um método de alimentação temporário (para ajudar o lactente/a criança a ganhar peso e a melhorar os sintomas respiratórios) até que possam ser exploradas outras opções, como cirurgia – fundoplicatura de Nissen ou jejunostomia.

d. Para prevenir a sua obstrução, as sondas devem ser lavadas pelo menos 4 a 6 vezes/dia, bem como antes e depois da administração dos medicamentos. Se houver obstrução ou deslocamento da sonda, a família precisará retornar a um centro de referência para a sua recolocação.
e. Se a dificuldade na alimentação persistir, obtenha o parecer de um nutricionista e/ou fonoaudiólogo.

2. Criança de mais idade:
   a. A criança não deve ingerir nada 2 horas antes de se deitar.
   b. Evite alimentos temperados e ácidos (cebolas, produtos cítricos, suco de maçã, tomates), irritantes esofágicos (chocolate, bebidas cafeinadas, pimenta e aspiração passiva de fumaça de cigarro), além de bebidas gaseificadas.
   c. Mascar chicletes (estimula as secreções das parótidas, o que aumenta a limpeza do esôfago e proporciona um efeito de tamponamento).

Outras mudanças no estilo de vida para a DRGE

1. Evitar a obesidade.
2. Evitar roupas apertadas ou constritivas.
3. Evitar o uso de anti-inflamatórios não esteroides, particularmente ao deitar-se.

Terapia farmacológica para a DRGE

1. Frequentemente utilizada em associação com mudanças no estilo de vida. Prescrita como prova terapêutica por um período de 4 a 8 semanas, podendo ser reduzida de maneira gradual e interrompida caso haja resolução dos sintomas.
2. Antiácidos – tamponam os ácidos existentes e também aumentam os níveis séricos de gastrina, levando a uma elevação da pressão do EEI (alívio sintomático). Em geral, não se recomenda a terapia crônica com antiácidos, a não ser que seja prescrita por um gastrenterologista.
3. Antagonistas dos receptores de histamina-2 (H_2) – atuam por meio da redução da secreção de ácido clorídrico e de pepsinogênio, bloqueando os receptores de histamina nas células parietais.
   a. Cimetidina, ranitidina, famotidina e nizatidina.
   b. Foi demonstrado que a posologia oral, 3 vezes/dia *versus 2 vezes/* dia, melhorou a duração da supressão ácida em um estudo de lactentes (44% *versus* 90%).
   c. Foi também observada uma tolerância à administração por via intravenosa em 6 semanas de uso.
4. Inibidores da bomba de prótons (IBP) – bloqueiam toda a secreção de ácido gástrico por meio de sua ligação às bombas da enzima H^+/K^+ ATPase e sua desativação. Para serem ativados, os IBP necessitam de ácido nos canalículos das células parietais; por conseguinte, são mais efetivos quando as células parietais são estimuladas por uma refeição após um jejum.
   a. Omeprazol, lansoprazol, pantoprazol, esomeprazol, rabeprazol.
   b. Em geral, são administrados 15 a 30 minutos antes de uma refeição, 1 a 2 vezes/dia.
   c. Em geral, não são recomendados em associação com antagonistas H_2, devido à interferência na absorção (o H_2 reduz o ácido necessário para a atuação do IBP).
   d. Reservados para lactentes e crianças resistentes à terapia com antagonistas H_2. Um gastrenterologista deve participar do tratamento. Os dados sobre a farmacologia em lactentes e em crianças são limitados.
   e. A regurgitação dominante em recém-nascidos e em lactentes responde pouco aos IBP.
5. Agentes procinéticos – aumentam a peristalse esofágica e aceleram o esvaziamento gástrico. Entretanto, não há evidências suficientes de sua eficácia na DRGE.
   a. Metoclopramida – trata-se de um agente antidopaminérgico, cuja eficácia não é bem observada em ensaios clínicos. Os efeitos adversos consistem em reações parkinsonianas, discinesia tardia, irritabilidade, sonolência e redução do limiar convulsivo.
   b. Eritromicina em baixa dose: agonista dos receptores de motilidade. Pode estar associada a arritmias e incidência aumentada de estenose pilórica hipertrófica. O seu uso está contraindicado para alguns pacientes com problemas cardíacos preexistentes.
6. Pode-se utilizar o sucralfato, um agente de superfície – trata-se de um complexo de alumínio, que atua por meio de sua aderência às lesões da mucosa, reduzindo os sintomas e promovendo a cicatrização.
   a. Pode ser utilizado como adjuvante de bloqueador H_2 ou IBP, habitualmente por um período de várias semanas ou menos.
   b. Se for utilizado para a esofagite, deverá ser em apresentação líquida.
   c. Quando utilizado para a úlcera ou a gastrite, é inibido pelos bloqueadores H_2 e IBP, devido à necessidade de um ambiente ácido.

Alerta farmacológico
Todos os medicamentos que alteram o ácido podem afetar a eficácia das medicações que dependem do pH. Além disso, os IBP são metabolizados, em graus variáveis, pelo sistema enzimático hepático do citocromo P450, e podem alterar o metabolismo de fármacos por meio de indução ou de inibição das enzimas do citocromo P.

Alerta farmacológico
Os efeitos adversos potenciais do alumínio em lactentes e em crianças devem ser considerados antes da administração do sucralfato. Os dados sobre a sua eficácia e segurança em crianças são inadequados.

Tratamento cirúrgico para a DRGE

Baseado em evidências
Jancelewicz, T., Lopez, M., Downward, C. *et al.* (2016). Surgical management of gastroesophageal reflux disease (GERD) in children: A systematic review. *Journal of Pediatric Surgery, 52*(8), 1228-38.

1. A fundoplicatura de Nissen constitui o método cirúrgico mais comumente utilizado para o tratamento da DRGE moderada a grave, que não responde ao tratamento farmacológico. As decisões quanto ao acesso a longo prazo apropriado para a alimentação devem ser individualizadas.
   a. Consiste em envolver o fundo gástrico ao redor do EEI (Figura 48.3).
   b. A taxa global de complicações varia de 2,2 a 45%.
   c. Outras abordagens cirúrgicas incluem a semifundoplicatura ventral (Thal) ou dorsal (Toupet).
   d. Em alguns estudos, a recorrência do refluxo na criança com neurodisfunção alcança 46%.
   e. Em geral, efetua-se uma gastrostomia simultânea para fins de alimentação ou como medida temporária para descomprimir o estômago.
   f. As complicações cirúrgicas relatadas com mais frequência incluem: deterioração do envoltório, obstrução do intestino delgado, síndrome de distensão abdominal por gases, infecção, perfuração, vazamento no local de anastomose, estenose esofágica persistente, obstrução esofágica, síndrome do esvaziamento rápido, hérnia incisional e gastroparesia.
   g. As taxas de reoperação variam de 3 a 18%.
   h. Quanto maior a complexidade do estado de saúde do lactente ou da criança, maior a probabilidade de complicações.

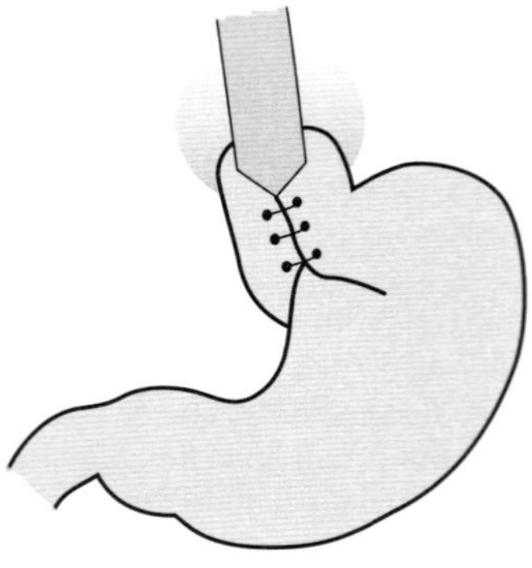

Figura 48.3 Fundoplicatura de Nissen para a doença do refluxo gastresofágico.

2. Podem ser colocadas sondas de alimentação por jejunostomia; entretanto, estas são habitualmente restritas a casos graves de DRGE recorrente e/ou de fracasso do procedimento de Nissen.
   a. A maioria dos cirurgiões utiliza uma SG padrão ou botão gástrico (sonda de baixo perfil).
   b. As complicações incluem obstrução e vazamento intestinais.

Outros tratamentos em fase de pesquisa

Existem pesquisas em andamento para identificar vias e mecanismos capazes de interferir no relaxamento transitório do EEI, ou de controlá-lo. A futura compreensão desse mecanismo ajudará na elaboração de modificações do estilo de vida e no tratamento clínico, que por sua vez contribuirão para inibir o relaxamento transitório. A redução da sinalização dos mecanorreceptores gástricos para o encéfalo emergiu como um dos prováveis locais de ação de novos fármacos inibidores do refluxo. Os mais promissores desses medicamentos parecem ser os antagonistas dos receptores $GABA_B$ e o receptor de glutamato metabotrópico 5 (mGluR5).

Avaliação de enfermagem

1. Obtenha a história dos hábitos alimentares do lactente ou da criança, incluindo história de fórmula láctea, de alergias alimentares e de volume tolerado a cada refeição.
2. Obtenha uma história de complicações do RGE (*i. e.*, infecções respiratórias recorrentes, asma, ganho de peso insuficiente).
3. Observe os comportamentos alimentares do lactente ou da criança. (Alimenta-se com mamadeira, colher, dedos? A criança consegue se alimentar sozinha?)
4. Avalie o aspecto geral, a integridade da pele, o crescimento e o desenvolvimento.

Diagnósticos de enfermagem

- Risco de aspiração, relacionado com o refluxo do conteúdo gástrico
- Nutrição desequilibrada: menor do que as necessidades corporais, relacionada com a diminuição da ingesta oral
- Risco de volume de líquidos deficiente, relacionado com os vômitos frequentes
- Medo de se alimentar, relacionado com a angústia.

Intervenções de enfermagem

Prevenção da aspiração

1. Administre medicamentos por acesso IV até que a alimentação enteral seja tolerada.
   a. Administre agentes procinéticos (agentes de motilidade) e supressores de ácido 30 minutos antes das refeições, quando se institui o esquema de alimentação. Monitore a ocorrência de efeitos adversos.
   b. A não ser que haja dismotilidade gástrica anormal antes da cirurgia, os agentes procinéticos são, em sua maioria, suspensos após a fundoplicatura de Nissen.
2. Mantenha o posicionamento, conforme descrito anteriormente.
3. Utilize monitores cardíacos e para apneia em lactentes e em crianças com refluxo grave.
   a. Examine à procura de períodos de apneia de mais de 20 segundos ou acompanhados de cianose, de palidez ou de bradicardia.
   b. Documente os episódios de apneia, os sintomas associados e os esforços de recuperação.
4. Providencie a fisioterapia respiratória antes das refeições, e não depois, conforme solicitado.

Alerta de enfermagem
Evite uma postura relaxada, visto que isso pode modificar o ângulo do esôfago em relação ao estômago, aumentar a pressão intra-abdominal e facilitar o refluxo do conteúdo gástrico.

Manutenção da nutrição adequada

Ver também seção sobre alimentação, p. 1306.

1. Forneça fórmula láctea concentrada, caso o lactente não consiga tolerar o volume.
2. Procure o parecer de um nutricionista, caso o paciente continue apresentando dificuldade na alimentação.
3. Monitore a ocorrência de fadiga durante a alimentação; o maior esforço para sugar exige maior gasto energético. Quando observada, encaminhe o paciente a um fonoaudiólogo, bem como a uma possível realização de exame baritado modificado.
4. Monitore o peso utilizando a mesma balança.
5. Registre de maneira acurada a atividade do lactente.
   a. Quantidade de alimento ingerido; se este foi ou não retido.
   b. Qualquer alteração do comportamento em consequência da técnica de alimentação.
6. Explique à mãe que amamenta a possível necessidade de efetuar modificações na alimentação, particularmente no caso de lactentes com ganho de peso insuficiente. Ajude-a a retirar o leite, a quantificar o volume, a espessá-lo com cereais e a enriquecer o leite materno com fórmula láctea, quando necessário.
7. Siga as orientações pós-operatórias para iniciar a alimentação.
8. Se a criança tiver uma SG:
   a. Em geral, elevada e aberta até o retorno da função intestinal.
   b. Monitore a drenagem, evite dobras e siga as prescrições de posicionamento para drenagem direta, elevação ou pinçamento.

Manutenção do equilíbrio hidreletrolítico

1. Monitore os sinais vitais e avalie o turgor cutâneo à procura de sinais de desidratação.
2. Examine e registre de maneira acurada o débito urinário.
   a. Pese as fraldas.
   b. Determine a quantidade, a frequência, a coloração e a concentração da urina eliminada.
   c. Verifique a densidade urinária, se possível.
3. Monitore a terapia IV, conforme prescrição.
4. Monitore os níveis séricos de eletrólitos, de magnésio, de fósforo e de cálcio. Reponha-os, conforme prescrição. É necessário efetuar um monitoramento específico rigoroso, caso o lactente/a criança tenha uma gastrostomia com drenagem.
5. Promova uma boa higiene da pele, a fim de prevenir lesões dos tecidos secos e delicados.
   a. Mude frequentemente de decúbito.
   b. Troque imediatamente as fraldas sujas.
   c. Aplique loção e efetue massagem suave nas áreas avermelhadas.

Alerta de enfermagem
Se o paciente estiver desnutrido, monitore a ocorrência da síndrome de realimentação até que os exames laboratoriais estejam estáveis. A síndrome de realimentação pode causar desvio intracelular de eletrólitos, incluindo cálcio, magnésio e fósforo, resultando em morte. Os exames laboratoriais deverão ser monitorados diariamente ou com mais frequência, se forem anormais.

Redução do medo de comer

1. Forneça alimentos espessos para aumentar a satisfação do lactente.
2. Identifique o estresse e procure reduzi-lo, particularmente por volta do horário das refeições.
3. Alimente a criança em um ambiente calmo e tranquilo.
4. As crianças gostam de rotinas; alimente-as a intervalos rotineiros, com uma pessoa com a qual elas estejam familiarizadas e confortáveis.
5. Para a criança de mais idade, incentive a participação dela no jantar da família, de modo que ela possa observar o ato de comer como uma experiência agradável.
6. Avise os pais sobre a existência de especialistas clínicos em transtornos alimentares.

Considerações sobre atendimento domiciliar e na comunidade

1. Reconheça que o encaminhamento para assistência domiciliar é apropriado nas seguintes situações:
   a. MEP: ensine e monitore o uso das medicações, explique o preparo da fórmula láctea, o posicionamento e a maneira de pesar.
   b. Complicações respiratórias/ALTE: explique e monitore a medicação, avalie a função respiratória, explique o monitoramento/reanimação cardiopulmonar (RCP) e o uso de nebulizador.
   c. Fundoplicatura de Nissen (com SG): explique e monitore a medicação, examine a ferida, monitore a distensão abdominal, a síndrome do esvaziamento rápido, a intolerância a fórmulas lácteas, e explique a SG, incluindo o uso da bomba de infusão de dieta, sua abertura, administração de medicamento e troca de equipamentos.
2. Recomende a elaboração de um cuidadoso diário de alimentação e de comportamento, a fim de monitorar os sintomas e a ocorrência de melhora.
3. Reconheça que as atividades escolares e comunitárias podem afetar a adesão de crianças de mais idade; trabalhe com a família a fim de planejar estratégias individualizadas de manejo.
4. Ajude os pais a discutir sobre a medicação e os comportamentos no horário do almoço com o professor e com o enfermeiro da escola, de modo que a consistência possa ser mantida.
5. Avalie a necessidade de serviços comunitários, como assistência temporária, particularmente no caso de um único pai/mãe.

Educação da família e manutenção da saúde

Baseado em evidências
Baird, D., Harker, D., & Karmes, A. (2015). Diagnosis and treatment of gastroesophageal reflux in infants and children. *American Family Physician, 92*(8), 705-14.

1. Planeje um programa de ensino intensivo dos pais sobre como manusear o lactente e como cuidar dele. Justifique isso aos pais. Certifique-se de que eles possuam material apropriado para apoiar o lactente. Ajude os pais, também, a entender que não há necessidade de manter o lactente em um bebê-conforto, nem de apoiá-lo durante todo o tempo.
   a. Dê banho ou brinque com o lactente antes de alimentá-lo.
   b. Mude a posição do lactente cerca de 1 hora após a alimentação.
   c. Durante a noite, após a alimentação, o lactente pode dormir em uma posição semirreclinada (30°).
   d. Espere por pequenas quantidades ocasionais de vômito.
2. Forneça orientações claras e concisas. Focalize os temores dos pais. Descreva as técnicas para promover o desenvolvimento do lactente, enquanto o vínculo entre pais e filho, assim como o comportamento paterno/materno normal, é facilitado.
3. Se o lactente ou a criança não apresentar complicação do RGE (*i. e.*, DRGE), ajude os pais a entender que este é autolimitado; em geral, os sintomas desaparecem em 12 meses.
4. Se houver complicações (DRGE), recomenda-se o encaminhamento a um gastrenterologista pediátrico e a um nutricionista.
5. Se a fundoplicatura de Nissen tiver sido realizada:
   a. Explique os cuidados com a gastrostomia, se apropriado (ver p. 1179). Certifique-se de que os pais saibam como usar, limpar, abrir, avaliar e substituir a sonda. Ajude-os a compreender a finalidade da colocação da SG (dieta, esvaziamento, medicamentos) e a necessidade de cuidados de acompanhamento cirúrgico ou gastrenterológico.
   b. Explique as complicações potenciais e quando é necessário entrar em contato com um médico. Essas complicações incluem: engasgo, ânsia de vômito, distensão abdominal, febre, vômitos, sudorese, letargia, diarreia e perda de peso. Em geral, a família deve entrar em contato com um cirurgião dentro das primeiras 6 semanas do pós-operatório, enquanto o acompanhamento final é realizado por um gastrenterologista.
   c. Em geral, a cicatrização ocorre em até 12 semanas. Se houver deslocamento da SG nesse período, o paciente deverá ser levado imediatamente ao serviço de emergência.
   d. As complicações do deslocamento da SG, no período pós-operatório inicial, incluem peritonite e bacteriemia.
6. Ajude os pais a entender a importância do acompanhamento na avaliação do ganho de peso e do desenvolvimento da criança.
7. Ajude os pais com o planejamento de recursos comunitários (p. ex., educação, advocacia e ajuda financeira). Identifique grupos de apoio.
8. Oriente os pais e os cuidadores no treinamento da RCP antes da alta do lactente, quando indicado.
9. Forneça orientações escritas e verbais sobre os medicamentos e seus efeitos adversos.
10. Oriente os pais sobre o momento em que devem entrar em contato com um médico, devido aos sintomas da criança. Os sinais de perigo de desidratação incluem: diminuição no número de fraldas molhadas, apatia, letargia, redução do apetite, fontanela deprimida. Os sinais de aspiração incluem: desconforto respiratório, episódios cianóticos e febre.
11. Incentive a família a entrar imediatamente em contato com um médico, caso haja alguma preocupação ou problemas relacionados com o tratamento.
12. Para outras informações e apoio, entre em contato com a North American Society of Pediatric Gastroenterology, Hepatology and Nutrition (*www.naspghan.org*), com a United Ostomy Association (*www.uostomy.org*) ou com a Pediatric/Adolescent Gastroesophageal Reflux Association (*www.reflux.org*).[6]

Reavaliação: resultados esperados

- Regurgitação leve imediatamente após a alimentação; ausência de apneia ou de cianose
- Faz refeições regulares, sem sintomas significativos; observa-se um ganho de peso
- Débito urinário adequado
- Demonstra prazer em comer.

[6]N.R.T.: No Brasil, informações podem ser obtidas junto a Sociedade Brasileira de Pediatria, em *https://www.sbp.com.br/*, e Sociedade Brasileira de Enfermeiros Pediatras, em *https://sobep.org.br/*.

Má evolução ponderal/desnutrição

Baseado em evidências
Becker, P., Carney, L., Corkins, L. *et al.* (2014). Consensus statement of the Academy of Nutrition and Dietetics/ American Society for Parenteral and Enteral Nutrition: Indicators recommended for the identification and documentation of pediatric malnutrition (undernutrition). *Journal of the Academy of Nutrition and Dietetics, 114*(12), 1988-2000.

A *MEP* decorrente da *desnutrição* refere-se ao desenvolvimento físico inadequado de um lactente ou de uma criança, que se manifesta por desaceleração do ganho de peso, baixa razão peso/altura ou baixa razão peso/altura/perímetro cefálico. A prevalência exata não é conhecida, embora a pesquisa sugira que a MEP seja responsável por 3 a 5% das internações pediátricas. As crianças com MEP correm risco de resultados adversos, como baixa estatura, problemas de comportamento e atraso do desenvolvimento. A Agency for Healthcare Research and Quality possui um programa de prática baseado em evidências, a partir do qual podem ser elaboradas diretrizes clínicas. Os principais fatores etiológicos da MEP consistem em disponibilidade insuficiente de nutrição, absorção e/ou utilização inadequadas de nutrientes, além de aumento das necessidades metabólicas.

Antigamente, os médicos estabeleciam o diagnóstico de MEP quando o peso de uma criança, com base na sua idade, caía abaixo do quinto percentil do gráfico de crescimento padrão, ou quando aquele cruzava duas linhas importantes de percentil. Pesquisas recentes validaram o uso de escores *z* ou desvios padrões da média do peso para a altura, ou o índice de massa corporal para a classificação da desnutrição:

Desnutrição leve: escore z –1 a –1,9
Desnutrição moderada: escore z –2 a –2,9
Desnutrição grave: escore z –3 ou mais.

Cerca de 25% dos lactentes normais apresentarão um desvio para um percentil de crescimento mais baixo nos primeiros 2 anos de vida e, à sequência, deverão seguir esse percentil. Essa situação não deve ser diagnosticada como MEP (ver Diretrizes para padrões de cuidados 48.1).

Fisiopatologia e etiologia

1. A MEP é um transtorno nutricional que apresenta componentes tanto orgânicos quanto não orgânicos.
   a. A MEP orgânica implica uma doença importante ou disfunção de sistema de órgãos como etiologia do atraso do crescimento. Ocorre igualmente em todas as populações e é responsável por cerca de 25% dos casos de MEP.
   b. A MEP não orgânica resulta de múltiplos fatores psicossociais, incluindo transtornos na interação de pais e filho. Esse tipo é responsável por 50% dos casos de MEP e é mais comum entre indivíduos com privação psicossocial e econômica.
   c. Os 25% de casos restantes representam uma etiologia mista.
2. A MEP orgânica possui uma causa fisiopatológica que reduz a disponibilidade de nutrientes para a manutenção e o crescimento. É mais bem dividida em três categorias:
   a. Nutrição insuficiente, devido à incapacidade da criança de se alimentar adequadamente, o que pode resultar de disfunção neurológica grave, RGE ou fenda palatina/lábio leporino.
   b. A nutrição é adequada, porém é pouco absorvida e/ou utilizada (síndromes de má absorção), o que pode resultar de intussuscepção ileocecal crônica, RGE, alergia à proteína do leite, má rotação do cólon, estômago hipoplásico, síndrome do intestino curto (anatômico e funcional), insuficiência pancreática (incluindo fibrose cística), estenose pilórica, doença inflamatória intestinal e síndrome de imunodeficiência adquirida.
   c. Os distúrbios associados incluem: asma, insuficiência cardíaca, tireoidite, cardiopatia congênita, lesões neurológicas, hidronefrose, hiperplasia suprarrenal, diabetes insípido, fibrose cística, infecção do trato urinário (ITU) crônica ou recorrente, hipotireoidismo, distúrbios autoimunes, e imunodeficiência.
3. A MEP não orgânica ocorre na ausência de doenças GI, endócrinas, congênitas ou crônicas. Em geral, está associada à privação psicológica, mas também pode estar relacionada com problemas comportamentais ou econômicos. Numerosas características dos pais, da criança e do ambiente exercem influência mútua no decorrer do tempo, levando a uma interação de pais e filho que finalmente causa má nutrição e desnutrição da criança.

Manifestações clínicas

MEP orgânica

1. Atraso do crescimento, acompanhado de manifestações da doença subjacente.
2. Perda de peso nos estágios iniciais. Se o aporte deficiente continuar, o crescimento linear tornar-se-á lento ou cessará. No estágio latente, o crescimento do perímetro cefálico é atrasado, indicando comprometimento do desenvolvimento do encéfalo.
3. Atraso do desenvolvimento.
4. Estresse do lactente – irritabilidade, inquietação, nervosismo.
5. Distúrbios alimentares – sucção ineficaz, dificuldade na mastigação e na deglutição.
6. Os sintomas clínicos podem incluir: vômitos, hipotermia, letargia, debilidade muscular, diminuição do tecido subcutâneo, hipoalbuminemia, eczema, queda dos cabelos e diarreia.

DIRETRIZES PARA PADRÕES DE CUIDADOS 48.1

Cuidados da criança com distúrbio GI ou nutricional

Quando cuidar de uma criança com distúrbio GI ou nutricional:
- Monitore o peso
- Monitore a eliminação urinária e intestinal
- Monitore o equilíbrio hídrico
- Avalie os marcos de desenvolvimento alcançados pela criança
- Forneça e explique produtos e técnicas de alimentação apropriados
- Utilize a posição mais efetiva para alimentação da criança
- Proporcione um ambiente calmo e agradável para as refeições
- Evite alimentos passíveis de inibir a absorção de nutrientes ou de causar sintomas, como gases
- Incentive e apoie a participação dos pais nos cuidados e na alimentação da criança
- Incentive e apoie atividades de brincadeiras normais e outras atividades para a criança, se a condição desta permitir
- Identifique os sinais e sintomas passíveis de indicar a falta de nutrição adequada ou sinais de complicações, e então responda a eles.

Essa informação deve servir apenas como orientação geral. A situação de cada paciente representa um conjunto singular de fatores clínicos e exige o julgamento de enfermagem para orientar os cuidados, que podem incluir medidas e condutas adicionais ou alternativas.

MEP não orgânica

1. Atraso do crescimento.
2. Estresse do lactente – irritabilidade, inquietação, nervosismo.
3. Distúrbios alimentares – sucção ineficaz, dificuldade na mastigação e na deglutição.
4. Redução do nível de energia.
5. Temperamento difícil.
6. Sono intermitente.
7. Redução da responsividade e da interação com o ambiente.
8. Isolamento social, falta de vocalização.
9. Espasticidade ou rigidez quando a criança é tocada.
10. Incapacidade de manter contato visual ou de sorrir.
11. Recusa-se a comer; rejeição dos alimentos.
12. Cospe, engasga, tosse com o alimento, mastigação prolongada.

Características dos pais

1. As características associadas aos pais de crianças com MEP não orgânica incluem: falta de apoio social e financeiro, relacionamentos mal-adaptativos, abuso de álcool ou de outras substâncias, história de ansiedade ou de depressão, falta de habilidades parentais, estresse e crise familiares, pai ausente.
2. A depressão pós-natal corresponde a maior associação de MEP; entretanto, a depressão em si não contribui para maior incidência de MEP.

Avaliação diagnóstica

Avaliação abrangente

1. A MEP é sugerida quando a criança apresenta uma queda em uma curva de crescimento previamente estabelecida, ou uma queda abaixo do quinto percentil. Se a MEP for de início recente, o peso, mas não a altura, deverá cair abaixo dos padrões aceitos. A depressão do peso e da altura indica desnutrição crônica.
2. Técnica para avaliação do crescimento – identifique o percentual de crescimento da mediana para a idade. Divida o valor real da altura ou do peso pelo valor mediano para essa idade. Por exemplo, uma menina de 12 meses de idade pesa 6,8 kg; a mediana para a idade é de 9,8 kg. Essa criança encontra-se a 70% da mediana para a idade.
3. História completa de saúde e dieta – alimentação, padrões alimentares, contagem das calorias durante 3 dias.
4. Exame físico à procura de evidências de causas orgânicas, com atenção particular para as orelhas, a estrutura facial, a boca, o coração, os pulmões, o abdome e o sistema neurológico.
5. Avaliação das infecções pré-natais, perinatais e pós-natais.
6. Avaliação do desenvolvimento.
7. Avaliação da família – síndrome de baixa estatura familiar, dinâmica familiar.
   a. Com a ajuda de um endocrinologista e de um nutricionista, calcule a altura média dos pais:

$$\{(\text{Altura do pai em cm} + \text{altura da mãe em cm}) + 13 \text{ cm}\} \div 2$$

Nota: subtraia 13 cm para as meninas e acrescente 13 cm para os meninos. Por exemplo, se o pai tiver 180 cm de altura, e a mãe, 167 cm, a equação para uma filha será: $\{(180 + 167) - 13\} \div 2$.

Alerta de enfermagem
As crianças cujo peso seja inferior a 60% do valor mediano para a idade, ou inferior a 70% para a altura, correm risco agudo de morbidade grave e de desnutrição.

Exames necessários para excluir distúrbios orgânicos

1. Hemograma completo com contagem diferencial e índices eritrocitários, velocidade de hemossedimentação para excluir a presença de anemia ou causa hematológica ou inflamatória.
2. Hemoculturas na presença de febre.
3. Exame e cultura de urina como valores basais, para a função vesical e renal.
4. Hormônio tireoestimulante e tiroxina livre, para excluir a possibilidade de hipotireoidismo.
5. Bioquímica do sangue: fornece dados sobre o equilíbrio eletrolítico, a função renal e os distúrbios esqueléticos.
6. Testes de triagem para recém-nascidos, exames TORCH.
7. Testes de triagem das fezes solicitados na presença de diarreia/fezes anormais:
   a. Infecção: cultura, exame parasitológico, *Clostridium difficile*, contagem de leucócitos (poderão ser obtidos resultados falso-negativos se o paciente tiver recebido tratamento recente com antibióticos).
   b. Má absorção de proteína: alfa$_1$-antitripsina (poderão ser obtidos resultados falso-negativos se a criança não tiver se alimentado durante a coleta).
   c. Má absorção de carboidratos: pH, substâncias redutoras (sensíveis ao tempo, necessidade de amostra de fezes frescas; poderão ser obtidos resultados falso-negativos se a criança não tiver se alimentado durante a coleta).
   d. Má absorção de gordura: gordura fecal qualitativa aleatória (amostra única); se houver necessidade, dever-se-á coletar uma amostra para gordura fecal quantitativa de 72 horas. Os resultados são mais acurados quando a amostra é coletada enquanto o paciente está recebendo nutrição adequada.
   e. Suficiência pancreática: elastase pancreática e quimotripsina fecais e nível sérico de tripsina para detecção de insuficiência pancreática primária ou secundária.
8. Exames radiológicos, incluindo estudo radiológico do trânsito GI superior, deglutição de bário, exame de refluxo, endoscopia digestiva alta e teste do suor.

Alerta de enfermagem
Um dos melhores exames para diferenciar a MEP orgânica da não orgânica consiste na observação da alimentação ou da alimentação por sonda enteral, a fim de avaliar o ganho de peso e o aporte calórico.

Manejo

1. O tratamento imediato tem por objetivo reverter a desnutrição.
2. Todas as crianças com MEP necessitam de calorias adicionais para recuperar o crescimento (normalmente, 150% das necessidades calóricas para o seu peso esperado, e não verdadeiro).
3. O tratamento nutricional tem por objetivo fornecer calorias suficientes para sustentar a "recuperação" do crescimento, de modo a restaurar os déficits no peso e na altura. As necessidades de proteínas e de energia em crianças normais e com MEP são apresentadas na Tabela 48.1.
   a. Essa condição pode exigir alimentação por sonda NG para uma realimentação segura.
   b. Na presença de má absorção de gordura, pode haver necessidade de fórmula láctea com alto nível de triglicerídeos de cadeia média para absorção direta da gordura.
4. Em geral, recomenda-se uma suplementação multivitamínica contendo zinco e ferro, bem como vitaminas lipossolúveis (A, D, E, K), caso haja má absorção de gordura.
5. Se a causa for orgânica, a doença subjacente será tratada ou controlada.
6. Na MEP não orgânica, evita-se a hospitalização (a não ser que a criança esteja em perigo iminente), visto que a internação compromete ainda mais a relação entre pais e filho. Por conseguinte, são necessárias visitas domiciliares ou consultas na clínica frequentemente. Pode ser necessário o encaminhamento para a clínica de transtornos alimentares ou para um centro de reabilitação.

Tabela 48.1 Necessidades de proteínas e de energia.

Idade (anos)	Crianças normais Proteína (g/kg)	Crianças normais Energia (kcal/kg)	Crianças com MEP Proteína (g/kg)	Crianças com MEP Energia (kcal/kg)
0 a 0,5	2,2	88	3,2	150 a 250
0,5 a 1	1,6	98	3,2	150 a 250
1 a 3	1,2	102	2,5	150 a 250
4 a 6	1,1	90	2,5	150 a 250
7 a 10	1,0	70	2,5	150 a 250

7. São instituídas intervenções de desenvolvimento por meio de terapia ocupacional e fisioterapia, caso necessário, de modo a evitar maior atraso.
8. São oferecidos apoio, educação e assistência financeira à família.
9. São indicadas consultas com nutricionista, terapeuta ocupacional e fisioterapeuta.

Complicações

Os exames são inconsistentes para as complicações a longo prazo da MEP.

1. Anemia, fadiga, hipotermia.
2. Vulnerabilidade à infecção.
3. Cicatrização tardia.
4. Problemas de comportamento, baixo desempenho acadêmico.
5. Atraso do desenvolvimento, da fala e da linguagem.
6. Dificuldades de percepção.

Avaliação de enfermagem

1. Obtenha medidas antropométricas acuradas.
   a. As crianças com menos de 3 anos de idade devem ser pesadas sem roupa, em decúbito dorsal, utilizando uma balança calibrada. As crianças com mais de 3 anos de idade devem ser pesadas em pé, com uma balança comum, utilizando a mesma roupa todas as vezes. Deve-se envidar esforços para utilizar a mesma balança todas as vezes.
   b. A altura deve ser medida na posição deitada até 2 anos de idade. Todas as crianças devem ser medidas sem sapatos.
   c. O perímetro cefálico é medido a cada consulta até os 2 anos de idade com uma fita métrica não extensível, firmemente posicionada na proeminência occipital máxima até imediatamente acima da sobrancelha.
   d. Todas as medidas precisam ser corrigidas para a prematuridade até o segundo ano de vida, subtraindo-se o número de semanas de prematuridade da idade cronológica.
   e. As medidas devem ser registradas em um gráfico de crescimento, utilizando uma régua ou papel quadriculado. As medidas ao nascimento devem ser obtidas e inseridas no gráfico para comparação.
2. Obtenha a história nutricional no que tange a: padrões alimentares; crenças nutricionais para a aquisição de alimento; registro de 24 horas; a pessoa que normalmente alimenta a criança; o tipo, a quantidade e a frequência das refeições; o tempo e o esforço necessários para as refeições; as reações da criança (fisiológicas e psicológicas) ao alimento; as preferências e aversões alimentares; e também os fatores ambientais.
3. Observe as interações de pais e filho, como a sensibilidade às necessidades da criança, o contato olho com olho, se e como o pai e a mãe seguram o lactente e como estes falam com a criança.
4. Se possível, observe os pais alimentando a criança. Avalie o tônus global da criança, o padrão de sucção, a sensibilidade oral (reflexo do engasgo), o funcionamento dos lábios e da língua e a capacidade de deglutição. Um vídeo da criança comendo em casa pode ser analisado posteriormente, de modo a reduzir a probabilidade de distração do observador.
5. Avalie o estado neurológico e cardiovascular quanto ao nível de alerta, de atenção, de atraso do desenvolvimento, de arritmias ou de sopros cardíacos.
6. Examine a pele, os cabelos e o sistema musculoesquelético.
7. Analise o nível de desenvolvimento utilizando o instrumento de avaliação de desenvolvimento de Denver II, conforme indicado.

Diagnósticos de enfermagem

- Nutrição desequilibrada: menor do que as necessidades corporais, relacionada com o processo da MEP
- Crescimento e desenvolvimento atrasados, relacionados com a desnutrição
- Paternidade ou maternidade prejudicadas, relacionadas com a incapacidade de atender às necessidades da criança com MEP.

Intervenções de enfermagem

Promoção de nutrição adequada

1. Promova a consulta de nutrição.
2. Se a criança estiver hospitalizada, designe membros da equipe para alimentá-la. Solicite aos pais que a alimentem, quando presentes, de maneira não ameaçadora.
3. Desenvolva um plano de ensino individualizado para orientar os pais sobre as necessidades nutricionais da criança. Especifique o tipo de dieta, os nutrientes essenciais, o tamanho das porções e o método de preparo.
4. Proporcione um ambiente tranquilo e sem estímulos para a alimentação.
5. Demonstre técnicas apropriadas de alimentação, incluindo detalhes sobre como segurar a criança e por quanto tempo alimentá-la.
6. Administre suplementos multivitamínicos, conforme prescrição.
7. Incentive o consumo de líquidos nutritivos, ricos em calorias e enriquecidos, a fim de aumentar a densidade dos nutrientes. Para lactentes, utilize 24 a 30 cal/30 mℓ, em vez de 20 cal/30 mℓ. Para crianças de mais idade, sugira vitaminas de frutas utilizando leite integral e sorvete.
8. Realimente a criança desnutrida com cautela, com monitoramento dos eletrólitos, do cálcio, do magnésio e do fósforo, diariamente ou com mais frequência, caso estejam anormais.
   a. Aumente gradualmente os nutrientes e ofereça pequenas refeições frequentes, com líquidos adequados para assegurar a hidratação.
   b. Monitore o equilíbrio hídrico.
9. Mantenha uma dieta rica em nutrientes, até que o peso seja apropriado para a altura (habitualmente, 4 a 9 meses de idade).
10. Avise a família sobre a continuação de alguma intervenção nutricional, até que a altura apropriada para a idade seja alcançada.

Alerta de enfermagem
Se o paciente estiver desnutrido, monitore a síndrome de realimentação até que os exames laboratoriais estejam estáveis. A síndrome de realimentação pode causar desvio intracelular de eletrólitos, de cálcio, de magnésio e de fósforo, resultando em morte. Os exames laboratoriais devem ser monitorados diariamente ou com mais frequência, caso estejam anormais.

Alerta de enfermagem
Esteja alerta para os sinais de desidratação, por motivo de uma mudança súbita para uma dieta rica em calorias e proteínas. Um aumento acentuado no nível de proteína pode aumentar a carga renal de solutos a ponto de colocar a criança em risco de desidratação.

Promoção de crescimento e desenvolvimento adequados

1. Obtenha o peso acurado a cada consulta ou todos os dias, se a criança estiver hospitalizada.
2. Avalie o crescimento da criança, utilizando gráficos de crescimento apropriados para a idade e sexo. Os lactentes com peso extremamente baixo ao nascer, que apresentam anomalias importantes ao nascimento, correm risco quase duas vezes maior de comprometimento do desenvolvimento neuropsicomotor, e têm risco aumentado de crescimento deficiente.
3. Avalie o desenvolvimento da criança por meio de entrevistas com os pais ou com um cuidador, ou por meio da aplicação de testes de triagem para desenvolvimento, como Denver II (Denver Developmental Materials, Inc., *http://denverii.com/denverii/*).[7]
4. Observe as interações de pais e filho e entre este e os familiares, incluindo contato visual, padrões de comunicação e habilidade de enfrentamento.
5. Forneça ao lactente estimulação visual e auditiva por meio de exposição a cores brilhantes, diferentes formatos e música. Forneça à criança de mais idade uma estimulação apropriada para a sua idade, como livros, jogos e brinquedos. Enquanto estiver acordado, coloque o lactente em decúbito ventral no chão, a fim de estimular o controle do tronco.
6. Incentive períodos de repouso e de sono, com horários estabelecidos.

Baseado em evidências
Stobaugh, H., Rogers, B., Rosenberg, I. *et al.* (2018). Children with poor linear growth are at risk for repeated relapse to wasting after recovery from moderate acute malnutrition. *Journal of Nutrition*, May 3. Epub ahead of print.

Promoção de parentagem efetiva

1. Ensine aos pais (particularmente à mãe) as habilidades normais de maternidade ou de paternidade, demonstrando como segurar, acariciar, alimentar e comunicar-se apropriadamente com a criança, utilizando palavras e gestos correspondentes à idade dela.
2. Se a criança estiver hospitalizada, incentive e facilite a presença dos pais durante o maior tempo possível ao lado do filho.
3. Oriente os pais de modo que estes sejam capazes de reconhecer os sinais de sofrimento e de fome da criança e, assim, responder a eles.
4. Ajude os pais a desenvolver habilidades de organização – escrever um esquema diário com o horários das refeições, o horário para as compras etc.
5. Encaminhe para aconselhamento, se necessário, de modo a ajudar os pais a superar sentimentos de desconfiança ou de negligência, resultantes de experiências pessoais adversas na infância.
6. Encaminhe os pais a serviços sociais, de modo a ajuda-los a resolver quaisquer dificuldades sociais e financeiras passíveis de interferir no estabelecimento de um ambiente de afeição.
7. Monitore o progresso dos pais e forneça reforço positivo.

Considerações sobre atendimento domiciliar e na comunidade

Foi constatado que as visitas domiciliares precoces de intervenção reduzem as complicações a longo prazo associadas à MEP. Isso se deve ao fato de que tais visitas promovem a sensibilidade materna e ajudam as crianças a construir hábitos fortes de trabalho, possibilitando o seu desenvolvimento na escola.

1. Faça visitas domiciliares regulares para:
   a. Observar a interação contínua de pais e filho.
   b. Incentivar brincadeiras contínuas e apropriadas para o desenvolvimento da criança.
   c. Monitorar o estado alimentar e avaliar a quantidade ingerida.
   d. Determinar a frequência de micção e de evacuação.
   e. Avaliar o peso, a altura e o perímetro cefálico da criança.
   f. Monitorar os sinais vitais e observar à procura de sinais de desidratação.
   g. Auscultar os sons intestinais.
   h. Avaliar o tônus muscular e o vigor da atividade.
   i. Avaliar a dinâmica familiar e o uso de sistemas de apoio.
2. Forneça aos pais informações sobre recursos da comunidade, como o programa Women in Crisis, bancos de alimentos e grupos de pais.[8]
3. Certifique-se de que os profissionais que trabalham na creche possam atender às necessidades especiais da criança em relação a dieta, alimentação e brincadeiras apropriadas para o seu desenvolvimento. A creche pode ser benéfica em caso de disfunção familiar, visto que proporciona à criança uma estrutura.
4. Encaminhe ao serviço social e à terapia ocupacional ou à fisioterapia, quando necessário.

Educação da família e manutenção da saúde

1. Reforce a necessidade de um ambiente tranquilo, não ameaçador e acolhedor.
2. Incentive os pais a serem consistentes durante as refeições. Embora a alimentação forçada seja evitada, a adesão estrita à alimentação correta é essencial para o crescimento da criança.
3. Oriente os pais a introduzir novos alimentos lentamente, e a acompanhar o ritmo de alimentação da criança.
4. Revise a importância de proporcionar um horário de repouso rotineiro em um ambiente favorável ao sono.
5. Reoriente o desenvolvimento, ressaltando a necessidade de estimulação visual, auditiva e tátil, bem como o uso de brinquedos apropriados para a idade e para o desenvolvimento continuado.
6. Reforce a necessidade de cuidados de acompanhamento, de visitas de puericultura e de imunizações.

Reavaliação: resultados esperados

- O peso aumenta de maneira contínua
- A criança alcança os marcos de desenvolvimento na idade apropriada
- Os pais participam dos cuidados da criança, utilizando uma técnica de alimentação apropriada.

Estenose pilórica hipertrófica

Baseado em evidências
Gezer, H., Oguzkurt, P., Temiz, A. *et al.* (2015). Hypertrophic pyloric stenosis in twins; genetic or environmental factors. *Clinical Genetics*, *87*(4), 388-91.

A *estenose pilórica hipertrófica* é um distúrbio adquirido, no qual ocorre espessamento do músculo circunferencial do esfíncter pilórico, causando obstrução pilórica de alto grau com consequente dilatação, hipertrofia e hiperperistalse do estômago. Trata-se da segunda condição mais comum (após a hérnia inguinal) que exige cirurgia, ocorrendo raramente antes de 2 semanas de idade ou depois de 5 meses de vida.

[7]N.R.T.: No Brasil o instrumento foi traduzido e pode ser identificado em Sabatés AL, Lamônica DAC, Perissinoto J, Brêtas JS, Silva MGB, Rezende MA, Resegue RFS, Isotani SM. Teste de triagem do desenvolvimento Denver II: adaptação transcultural para a criança brasileira. Com autorização do autor Frankenburg WK. São Paulo, 2013.

[8]N.R.T.: Este programa norte-americano fornece suporte a mulheres e crianças vítimas de abuso e violência, ou em situação de alta vulnerabilidade; diferentes estados brasileiros possuem programas de apoio semelhantes, sendo relevante acionar o serviço social para identificação de recursos de suporte à família.

A incidência é de 1 em 250 nascidos vivos e predomina em indivíduos do sexo masculino (5:1), sendo mais comum nos primogênitos. A incidência alcança o seu pico na primavera e no outono. Tem mais tendência a afetar o lactente a termo do que o lactente prematuro.

Fisiopatologia e etiologia

1. A causa permanece desconhecida; entretanto, pesquisas recentes identificaram vários marcadores genéticos associados ao distúrbio. Existem diversas teorias sobre a etiologia, incluindo: imaturidade ou degeneração dos elementos neurais pilóricos, variações nos esquemas alimentares do lactente, produção excessiva de gastrina (materna ou do lactente), falta de coordenação entre a peristalse gástrica e o relaxamento pilórico, deficiência de ácido nítrico, anormalidades no sistema nervoso entérico e anormalidades nos neurotransmissores.
2. Os exames atuais de imagem combinada (registros de pressão, RM, ultrassonografia e análise mecânica de líquido) ofereceram uma nova compreensão do papel do piloro no esvaziamento gástrico e na digestão. Outros estudos demonstraram que a hiperacidez duodenal persistente pode levar a uma incidência aumentada de estenose pilórica. Isso está associado a contrações repetidas do piloro.
3. O uso de eritromicina para o tratamento do refluxo e da dismotilidade gástrica levou a uma pesquisa sobre sua associação com a estenose pilórica. As evidências publicadas concluíram que os lactentes, quando expostos à eritromicina nas primeiras semanas de vida, correm maior risco de desenvolver estenose pilórica hipertrófica. O maior risco parece ser observado nas primeiras 2 semanas de vida em recém-nascidos a termo ou quase a termo, com evolução de mais de 14 dias.
4. Aumento no tamanho da musculatura circular do piloro, com espessamento (tamanho e forma de azeitona). O músculo piloro torna-se alongado e espesso, aumentando cerca de duas vezes em comparação com seu tamanho habitual. Em um exame clínico, a palpação de uma "azeitona" é diagnóstica.
5. Ocorre hipertrofia da musculatura do piloro, com estreitamento do lúmen pilórico.
6. A constrição do lúmen do piloro (na extremidade distal do estômago) provoca dilatação do estômago.
7. O esvaziamento gástrico é retardado.

Baseado em evidências

Zhu, J., Zhu, T., Lin, Z. *et al.* (2017). Perinatal risk factors for infantile hypertrophic pyloric stenosis: A meta-analysis. *Journal of Pediatric Surgery, 52*(9), 1389-1397.

Murchison, L., De Coppi, P., & Eaton, S. (2016). Postnatal erythromycin exposure and risk of infantile hypertrophic pylori stenosis: A systematic review and meta-analysis. *Pediatric Surgery International, 32*(12), 1147-52.

Alerta farmacológico

A eritromicina só deve ser utilizada em recém-nascidos (menos de 4 semanas) quando os benefícios terapêuticos ultrapassarem os riscos e não houver nenhum agente alternativo.

Manifestações clínicas

O início é habitualmente observado entre 3 e 12 semanas de idade.

1. O principal sinal consiste em vômito não bilioso em jato.
   a. Inicialmente, pode-se observar a presença de regurgitação ocasional (semelhante ao RGE); entretanto, o vômito acaba aumentando tanto na sua frequência quanto na intensidade.
   b. O vômito contém leite e suco gástrico; entretanto, pode ser tinto de sangue ou pode apresentar aspecto de borra de café.
   c. O vômito ocorre imediatamente após uma refeição ou quase no fim desta.
2. Constipação intestinal ou diminuição na quantidade de fezes.
3. Perda de peso ou ausência de ganho de peso.
4. Distensão epigástrica.
5. Ondas peristálticas gástricas visíveis, da esquerda para a direita, observadas logo após o vômito do lactente.
6. Fome excessiva – desejo de comer imediatamente após o vômito.
7. Desidratação – distúrbio eletrolítico com alcalose, hipoglicemia e hipocloremia.
8. Diminuição do débito urinário.
9. Massa pilórica palpável no quadrante direito superior do abdome, até a direita do umbigo; mais bem percebida durante a alimentação, ou imediatamente após o vômito.
10. Icterícia.

Avaliação diagnóstica

1. A palpação de massa pilórica ("azeitona"), em associação com vômitos em jato persistentes, é patognomônica.
2. Ultrassonografia – método não invasivo e amplamente utilizado para avaliar o comprimento e o diâmetro do músculo pilórico.
   a. Critérios para diagnóstico positivo: espessura do músculo pilórico (EMP) $\geq$ 3 mm e comprimento do músculo pilórico (CMP) $\geq$ 17 mm.
   b. Sensibilidade e especificidade da EMP, 91 e 85%, respectivamente; do CMP, 76 e 85%, respectivamente.
   c. Não existe correlação significativa entre a idade, o peso ou a prematuridade e um diagnóstico de estenose pilórica hipertrófica infantil por ultrassonografia. Por conseguinte, os mesmos critérios de ultrassonografia devem ser aplicados, independentemente da prematuridade, da idade ou do peso. As medidas limítrofes de EMP e CMP exigem a repetição da ultrassonografia ou o uso de um método de imagem alternativo.
3. Estudo radiológico do trânsito GI superior com bário – indicada quando a ultrassonografia não é conclusiva.
4. Radiografia simples de abdome – estômago dilatado e repleto de ar; canal pilórico não dilatado.
5. Exames para verificação de alcalose metabólica (observada em menos de 10%, devido ao diagnóstico mais rápido nos últimos 20 anos).
6. Exame de urina – urina alcalina e concentrada.
7. Hemoglobina e hematócrito – elevados, devido à hemoconcentração.

Baseado em evidências

Ayaz, U., Dogen, M., Dilli, A. *et al.* (2015). The use of ultrasonography in infantile hypertrophic pyloric stenosis: does the patient's age and weight affect pyloric size and pyloric ratio? *Medical Ultrasonography, 17*(1), 28-33.

Manejo

Baseado em evidências

Sathya, C., Wayne, C., Gotsch, A. *et al.* (2017). Laparoscopic *versus* open pyloromyotomy in infants: A systematic review and meta-analysis. *Pediatric Surgery International, 33*(3), 325-33.

1. A estenose pilórica hipertrófica é considerada uma emergência médica, devido à desidratação e ao desequilíbrio eletrolítico, cujo tratamento inicial consiste em reidratação para corrigir os eletrólitos e a alcalose.
2. O tratamento cirúrgico é corretivo e efetuado quando os eletrólitos estão estáveis – a piloromiotomia de Rammstedt constitui o procedimento de escolha e é realizada por meio de uma incisão transversal pequena no quadrante superior direito, sobre o músculo

reto do abdome, na borda hepática ou acima dela. A piloromiotomia laparoscópica também pode ser efetuada; entretanto, o procedimento aberto continua sendo a técnica mais utilizada.

a. A hipertrofia do músculo pilórico regride para o tamanho normal em cerca de 12 semanas no pós-operatório.
b. Espera-se algum vômito pós-operatório, que deve diminuir no decorrer de 48 horas. Se o vômito persistente continuar, dever-se-á efetuar um exame contrastado para excluir a possibilidade de vazamento gástrico, de acúmulo de líquido causando obstrução do piloro ou de outras causas de obstrução. Se essas possibilidades forem excluídas, dever-se-á, então, considerar uma piloromiotomia incompleta.
c. As complicações pós-operatórias consistem em perfuração duodenal, vazamento gástrico, infecção da ferida, obstrução do intestino delgado e vômitos pós-operatórios.

3. Os resultados positivos após a cirurgia parecem estar fortemente relacionados com a qualificação do cirurgião pediátrico, com o uso de anestesistas pediátricos, de enfermeiros pediátricos qualificados e com a correção pré-operatória adequada dos líquidos e dos eletrólitos.

Complicações

1. Desnutrição.
2. Desidratação.
3. Desequilíbrio eletrolítico grave.
4. Hematêmese.

Avaliação de enfermagem

1. Obtenha a história completa dos comportamentos alimentares e a história de vômito do lactente.
2. Avalie o estado de hidratação e a presença de sinais e sintomas de desequilíbrio eletrolítico.
3. Avalie e registre em um gráfico os parâmetros de crescimento e de desenvolvimento.

Diagnósticos de enfermagem

Pré-operatórios

- Volume de líquidos deficiente, relacionado com os vômitos frequentes
- Nutrição desequilibrada: menor do que as necessidades corporais, relacionada com os vômitos
- Dor aguda, relacionada com a distensão gástrica
- Ansiedade dos pais, relacionada com a doença, com a hospitalização e com a cirurgia iminente da criança.

Pós-operatórios

- Risco de lesão, relacionado com as complicações pós-operatórias
- Risco de volume de líquidos deficiente após a cirurgia
- Integridade tissular prejudicada, relacionada com a incisão cirúrgica.

Intervenções de enfermagem

Manutenção do equilíbrio hidreletrolítico

1. Administre terapia IV, conforme prescrição, para tratar a desidratação, a alcalose metabólica e a deficiência de eletrólitos.
2. Monitore cuidadosamente o débito urinário, incluindo a quantidade e as características da urina (verifique a densidade específica), dos vômitos e das fezes.
3. Determine acuradamente o peso diário como guia para calcular a necessidade de líquido parenteral.
4. Monitore os dados laboratoriais relativos aos níveis séricos de eletrólitos.
5. Posicione o lactente de modo a evitar interferência na terapia hídrica.
6. Ofereça uma chupeta ao lactente em dieta zero.
7. Monitore os sinais vitais, conforme indicado pela condição. Examine à procura de taquicardia, hipotensão e alteração das respirações.

Alerta de enfermagem
A frequência respiratória irregular com apneia constitui um sinal de alcalose grave.

Manutenção da nutrição

Baseado em evidências
Sullivan, K., Chan, E., & Vincent, J. (2016). Feeding post-pyloromyotomy: A metaanalysis. *Pediatrics, 137*(1), epub.

1. Ressalte a necessidade de reidratação, obtenção do equilíbrio eletrolítico e reposição das reservas corporais de gordura e de proteínas. Isso depende da gravidade da depleção e pode exigir nutrição parenteral total por vários dias ou semanas antes da cirurgia, de modo a reduzir o risco cirúrgico.
2. Mantenha o paciente em dieta zero com sonda NG de uso contínuo (introduzida para remover qualquer resíduo de bário e de fórmula láctea retida), conforme prescrição. Verifique a colocação, o posicionamento e a desobstrução. Registre o tipo, a coloração e a quantidade de líquido drenado.
3. Se a alimentação oral for mantida, proceda da seguinte maneira:
   a. Ofereça refeições pequenas e frequentes, administradas lentamente.
   b. Coloque a criança para eructar frequentemente antes, no decorrer e depois da refeição.
   c. Permita o aleitamento materno, quando tolerado.
4. Posicione o paciente em decúbito elevado de 30° (Figura 48.4).
5. Manipule a criança delicadamente e o mínimo possível, após a alimentação.

Oferta de conforto

1. Realize a higiene bucal e umedeça os lábios com frequência, se a criança estiver em dieta zero.

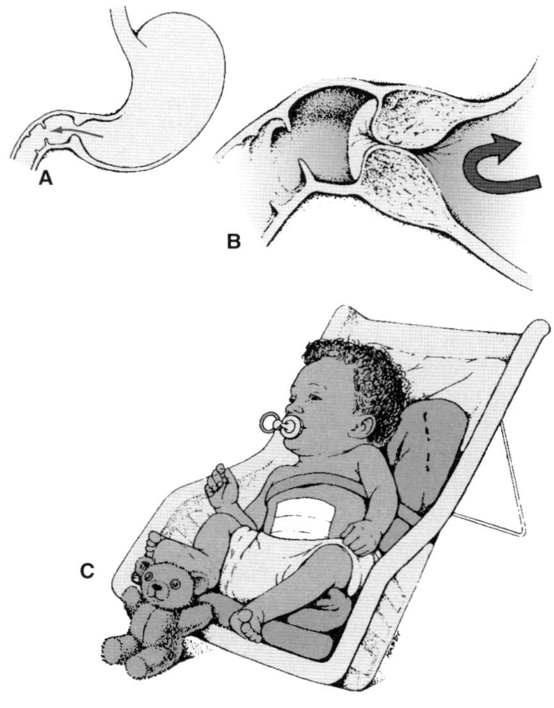

Figura 48.4 Estenose pilórica. **A.** Passagem normal pelo músculo esfíncter do piloro. **B.** Interrupção do fluxo, em decorrência da estenose do músculo esfíncter. **C.** Tratamento pós-operatório: a criança é colocada em decúbito elevado, ligeiramente sobre o lado direito, para ajudar no esvaziamento gástrico.

2. Deixe o lactente utilizar uma chupeta.
3. Proporcione contato físico ou proximidade, sem estimulação excessiva.
4. Proporcione estimulação audiovisual que possa produzir tranquilidade.
5. Não palpe a oliva pilórica para diminuir o risco de infecção da ferida pós-operatória, devido à equimose da parede abdominal e à escoriação do tecido no local da cirurgia.
6. Administre analgésicos, conforme prescrição.

Alívio da ansiedade dos pais

1. Avalie a compreensão dos pais em relação ao diagnóstico e ao plano de cuidados.
2. Ajude a minimizar os sentimentos de culpa, fornecendo tanto informações adequadas e específicas quanto esclarecendo qualquer conceito errôneo.
3. Prepare os pais para a cirurgia da criança.
   a. Seja honesto com eles.
   b. Prepare-os para o aspecto pós-operatório esperado do lactente.
   c. Mostre-lhes onde estão localizados o centro cirúrgico e a sala de recuperação, e onde devem aguardar durante a cirurgia.
4. Deixe-os segurar o lactente, a fim de que se mantenha o vínculo.
5. Incentive-os a repousar para que assim possam cuidar melhor do lactente no pós-operatório.
6. Aceite e explore as demonstrações negativas de emoção, que podem surgir em decorrência de fadiga e de frustração, devido aos extensos cuidados fornecidos à criança antes da hospitalização.
7. Tranquilize-os afirmando que essa cirurgia é considerada curativa, e que a alimentação normal deve ser reiniciada pouco depois da intervenção.

Prevenção de complicações

1. Avalie os sinais vitais, a fim de verificar a presença de desequilíbrios hidreletrolíticos.
2. Examine a pele e as mucosas quanto ao estado de hidratação.
3. Pese diariamente a criança para avaliar qualquer ganho ou perda de peso.
4. Eleve ligeiramente a cabeça.
5. Se a sonda NG tiver sido colocada durante a cirurgia, mantenha a sua perviedade para evitar a distensão gástrica. Registre as perdas.
6. Monitore os níveis de glicemia para evitar a hipoglicemia.

Manutenção da hidratação

1. Administre líquidos IV até o estabelecimento de um aporte adequado.
2. Reinicie a alimentação oral em 2 a 8 horas (o padrão é 6 horas) após a cirurgia, quando o lactente estiver alerta ou conforme prescrição.
3. Após a cirurgia, o lactente pode progredir para a alimentação à vontade em 12 a 16 horas, contanto que não tenha tido um pré-operatório prolongado.
4. Inicie com alimentações pequenas e frequentes de solução glicosada, e progrida lentamente para a fórmula láctea integral e para a dieta regular, quando toleradas. Um exemplo de esquema de alimentação no pós-operatório inclui:
   a. Dieta zero durante 6 horas.
   b. Solução de água com açúcar VO, 30 mℓ a cada 2 horas, para duas refeições.
   c. Em seguida, fórmula láctea com metade da concentração, 30 mℓ a cada 2 horas, para duas refeições.
   d. A seguir, fórmula láctea integral, 45 mℓ a cada 2 horas, por duas refeições.
   e. Em seguida, fórmula láctea integral, 60 mℓ a cada 3 horas, por duas refeições.
   f. Por fim, fórmula láctea à vontade, a cada 4 horas.
5. Notifique qualquer episódio de vômito – quantidade e características. O esquema de alimentação pode ser suspenso por 2 horas e, em seguida, reiniciado.
6. Alimente a criança lentamente e coloque-a para eructar com frequência.
7. Observe como a alimentação é ingerida e se ela é retida.
8. Aumente a quantidade de alimentação quando o intervalo de tempo entre as refeições for prolongado.
9. Providencie o reinício do aleitamento materno, quando tolerado e caso seja permitido por um cirurgião, começando com amamentação limitada de 5 a 8 minutos e aumentando-a de maneira gradual.
10. Continue a elevar a cabeça e os ombros do lactente após alimentá-lo, durante 45 a 60 minutos, em várias refeições após a cirurgia. Coloque-o sobre o lado direito para ajudar o esvaziamento gástrico.
11. Espere a possível persistência da regurgitação por um curto período de tempo após a cirurgia.

Promoção da cicatrização

1. Forneça analgesia e medidas de conforto, como chupeta, embalar a criança ou outra medida tranquilizadora, de modo a manter o lactente calmo e a evitar qualquer tensão sobre a incisão.
2. Envolva os pais nos cuidados pós-operatórios do lactente, para que com isso eles estejam preparados para cuidar da ferida após a alta.
3. Examine à procura de secreção ou de sinais de inflamação no local da incisão, e realize os cuidados com esta, conforme solicitado.
4. Assinale que o estado nutricional deficiente pode atrasar a cicatrização da ferida.

Considerações sobre atendimento domiciliar e na comunidade

1. Ensine os cuidados apropriados com o local da cirurgia.
   a. Verifique a presença de sinais e sintomas de inflamação.
   b. Examine à procura de qualquer drenagem.
   c. Realize cuidados específicos no local da cirurgia, conforme prescrição do médico.
2. Monitore o peso e o comportamento alimentar. Incentive um acompanhamento rigoroso do crescimento e do desenvolvimento.
3. Examine à procura de sinais de esvaziamento gástrico tardio ou de RGE.
4. Avalie a interação de pais e filho, bem como a capacidade de enfrentamento dos pais.

Educação da família e manutenção da saúde

1. Explique a técnica de alimentação a ser mantida em casa; a duração da técnica de alimentação varia, dependendo da cicatrização da ferida, do estado nutricional e do crescimento da criança.
2. Forneça orientações escritas e verbais sobre como cuidar do lactente, bem como esquemas de acompanhamento.
3. Revise com a família quando o atendimento médico é necessário e quando os recursos são apropriados.
   a. Sinais de infecção.
   b. Vômitos frequentes, vômitos com mais de 5 dias de duração ou alimentação deficiente com sinais de desidratação.
   c. Distensão abdominal.

Reavaliação: resultados esperados

- Sinais vitais estáveis; débito urinário adequado
- A criança tolera 30 a 60 g de alimento na posição ereta sem vomitar
- Descansa tranquilamente com a chupeta
- Os pais demonstram ter um entendimento sobre a cirurgia e os cuidados pós-operatórios
- Sinais vitais estáveis; nível de glicemia dentro dos limites normais
- Ausência de sinais de desidratação
- Cicatrização da incisão, sem quaisquer sinais de infecção.

Doença celíaca

Baseado em evidências

Hill, I., Fasano, A., Guandalini, S. *et al.* (2016). NASPGHAN clinical report on the diagnosis and treatment of gluten-related disorders. *Journal of Pediatric Gastroenterology & Nutrition, 63*(1), 156-65.

Paul, S. P., Sandhu, B. K., Spray, C. H. *et al.* (2018). Evidence supporting serology-based pathway for diagnosing celiac disease in asymptomatic children from high-risk groups. *Journal of Pediatric Gastroenterology & Nutrition, 66*(4), 641-4.

A *doença celíaca (DC)*, ou *enteropatia sensível ao glúten*, é um distúrbio genético autoimune complexo, com contribuição de múltiplos genes. A doença celíaca afeta o intestino delgado e caracteriza-se por incapacidade permanente de tolerância ao glúten da dieta; entretanto, pode também apresentar manifestações sistêmicas. O glúten é uma proteína encontrada no trigo, no centeio e na cevada (Figura 48.5). O processo patológico é reversível com adesão estrita a uma dieta sem glúten.

A doença celíaca ocorre com mais frequência em brancos; entretanto, é encontrada em todos os grupos étnicos. Nos EUA e na Europa, a prevalência da doença celíaca na população pediátrica é de 1 em 300 e de 1 em 80, respectivamente. Acredita-se que ela seja acentuadamente subdiagnosticada.

Fisiopatologia e etiologia

1. A doença celíaca é uma doença imunomediada. Os dois componentes necessários da doença consistem em exposição ao glúten e em predisposição genética, resultando em ativação imune ao glúten. Estudos de ligação genética identificaram várias regiões genômicas que, provavelmente, contêm genes de suscetibilidade à doença celíaca.
   a. Os genes implicados na doença celíaca são HLA-DQ2 e HLA-DQ8. Entretanto, esses genes também podem ser encontrados em 30% da população normal.
   b. Foi constatada uma associação familiar em 5 a 15% dos pacientes com doença celíaca, com taxa de concordância de 83 a 86% em gêmeos monozigóticos.
2. A doença causa inflamação da mucosa do intestino delgado, particularmente do duodeno e do jejuno. Isso resulta em dano às vilosidades, que podem estar encurtadas ou totalmente perdidas.
3. A lesão da mucosa resulta em deficiência das enzimas em sua superfície, como a dissacaridase e a peptidase. Essa deficiência, associada a uma redução da área de superfície, leva à má absorção.
4. O organismo pode ser incapaz de absorver gorduras, vitaminas lipossolúveis (A, D, E e K), sais minerais e algumas proteínas e carboidratos.
5. A gravidade dos sintomas depende da extensão do intestino acometido. Se o comprometimento for focal e limitado à parte proximal do intestino, pode não haver sintomas GI.
6. Diversos distúrbios podem estar associados à doença celíaca, incluindo:
   a. Diabetes melito tipo 1.
   b. Manifestações mucocutâneas, dermatite herpetiforme.
   c. Fibrose cística, convulsões, neuropatia periférica.
   d. Tireoidite autoimune, insuficiência suprarrenal.
   e. Lúpus eritematoso sistêmico, artrite reumatoide e outros distúrbios do tecido conjuntivo.
   f. Colangite esclerosante.
   g. Trissomia do 21.
   h. Deficiência inexplicada de folato ou de ferro, refratária ao tratamento.
   i. Alopecia areata.
   j. Hipoplasia do esmalte dentário.
   k. Risco de tromboembolismo.

Manifestações clínicas

A idade e o modo de apresentação dos sinais e sintomas são extremamente variáveis. O diagnóstico pode ser estabelecido aos 6 a 24 meses de idade, quando são introduzidos cereais na alimentação do lactente; entretanto, com frequência, a ocorrência de sintomas gastrintestinais e extraintestinais mais sutis leva ao estabelecimento muito mais tardio do diagnóstico.

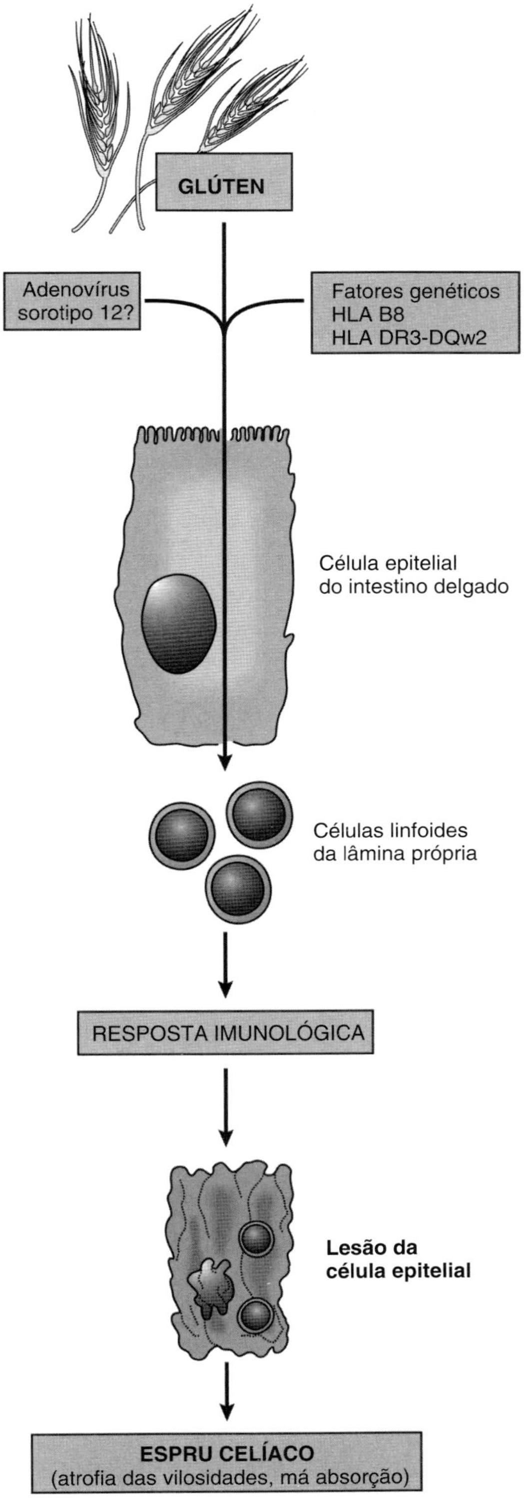

Figura 48.5 Mecanismos na patogenia da doença celíaca. (Rubin, R., & Strayer, D. S. [2011]. *Rubin's Pathology: Clinicopathologic Foundations of Medicine* [6th ed.]. Philadelphia: Lippincott Williams & Wilkins.)

Crianças de 6 a 18 meses de idade

A apresentação pode consistir em:

1. Comprometimento do crescimento.
   a. Crescimento normal durante os primeiros meses de vida.
   b. Diminuição do ganho de peso, seguida de perda de peso.
2. Diarreia – mais frequente, fezes pálidas, de consistência amolecida, volumosas, gordurosas (esteatorreia) e com odor fétido.
3. Constipação intestinal recalcitrante (em certas ocasiões).
4. Distensão abdominal.
5. Anorexia.
6. Debilidade muscular – mais evidente nas nádegas e nas partes proximais dos membros.
7. Vômitos.
8. Convulsões.
9. Perda do esmalte dentário.
10. Exantema doloroso/pruriginoso, denominado "dermatite herpetiforme".

Crianças de mais idade

1. Complicações da má absorção:
   a. Anemia, deficiência de vitaminas.
   b. Hipoproteinemia (hipoalbuminemia) com edema.
   c. Hipocalcemia, hipopotassemia, hipomagnesemia.
   d. Hipoprotrombinemia, resultante do comprometimento da absorção de vitamina K.
   e. Intolerância aos dissacarídeos – com fezes contendo açúcar ácido (em consequência da mucosa alterada do intestino delgado).
   f. Baixa densidade óssea, osteoporose secundária à absorção diminuída de cálcio.
2. Diarreia ou constipação intestinal.
3. Estado de sobrepeso.
4. Atraso do crescimento linear.
5. Dor abdominal.
6. Fadiga.

Baseado em evidências
Jericho, H., Assiri, A., & Guandalini, S. (2017). Celiac disease and wheat intolerance syndrome: A critical update and reappraisal. *Journal of Pediatric Gastroenterology & Nutrition, 64*(1), 15-9.

Avaliação diagnóstica

Baseado em evidências
Allen, P. (2015). Gluten-related disorders: Celiac disease, gluten allergy, non-celiac gluten sensitivity. *Pediatric Nursing, 41*(3), 146-50.

1. Anamnese completa, incluindo história familiar de distúrbios autoimunes, diabetes melito, história nutricional, história de crescimento e estado geral da criança.
2. São efetuados testes sorológicos para triagem do indivíduo com risco. Foi recomendado que todas as crianças de baixa estatura sejam submetidas a rastreamento, independentemente dos sintomas GI. Os ensaios detectam anticorpo imunoglobulina (Ig) A contra o endomísio ou a transglutaminase tecidual. Esses anticorpos possuem sensibilidade e especificidade muito altas para a doença celíaca; entretanto, podem estar falsamente baixos em crianças com deficiência de IgA. Por conseguinte, é necessário verificar também o nível total de IgA. Deve-se manter a dieta habitual durante a realização do teste.
3. A endoscopia alta constitui o exame padrão de referência para confirmar o diagnóstico e deve ser realizada em todos os indivíduos com triagem sorológica positiva. Ela pode revelar infiltração da mucosa com linfócitos e graus variáveis de vilosidades planas.
4. A endoscopia com videocápsula possui boa sensibilidade e especificidade excelente para detecção de atrofia das vilosidades em pacientes com suspeita de doença celíaca; porém, não constitui uma prática frequente na população pediátrica. O padrão de referência do diagnóstico continua sendo a biopsia do intestino delgado.

Alerta de enfermagem
Aos 3 a 6 meses de idade, é ainda muito cedo para que a doença celíaca seja detectada por meio da realização de testes, devido ao tempo de exposição ao glúten.

Manejo

Baseado em evidências
Isaac, D., Wu, J., Mager, D. *et al.* (2016). Managing the pediatric patient with celiac disease: A multidisciplinary approach, *Journal of Multidisciplinary Healthcare, 9*, 529-36.

1. Dieta isenta de glúten durante toda a vida.
   a. É preciso evitar todos os alimentos contendo trigo, centeio, cevada e seus derivados, visto que o consumo de até mesmo uma pequena quantidade daqueles, como na forma de contaminante, pode causar uma resposta patológica. A aveia é naturalmente isenta de glúten; entretanto, é frequente a contaminação cruzada durante o processo de fabricação, de modo que a sua exclusão pode também ser recomendada.
   b. A mucosa do intestino delgado sempre responde anormalmente ao glúten da dieta, embora os sinais clínicos possam não ser imediatamente evidentes.
   c. A biopsia e a triagem sorológica voltam a fornecer resultados normais com uma dieta apropriada.
   d. Com frequência, são observados sinais clínicos de melhora em um período de vários dias a semanas após o início de uma dieta apropriada; entretanto, nos casos de sintomas mais insidiosos, como atraso do crescimento linear, pode ser necessário até 1 ano.
2. Aporte adequado de calorias e nutrientes.
3. Podem ser utilizados suplementos de vitaminas e sais minerais quando clinicamente indicado. Pode-se utilizar ácido, caso haja suspeita ou detecção de baixos níveis.
   a. Vitaminas A e D.
   b. Suplementos de ferro até a resolução da anemia.
   c. Vitamina K, se houver evidências de hipoprotrombinemia e de sangramento.
   d. Cálcio, se houver restrição de leite.
4. Em alguns casos, pode-se indicar uma restrição temporária de lactose e de sacarose (dissacaridases) da dieta por 6 a 8 semanas, caso seja constatado que esses produtos agravam os sintomas.
5. A terapia com enzimas, que protegem o revestimento da mucosa da exposição ao glúten, está sendo investigada em ensaios clínicos.

Complicações

1. Deficiências nutricionais (riscos a curto prazo mais importantes, que podem levar à anemia, à osteoporose e ao atraso do crescimento).
2. Os riscos a longo prazo da doença celíaca não tratada incluem risco aumentado de linfoma e de adenocarcinoma do intestino delgado.
3. Doença celíaca refratária.
4. Convulsões relacionadas com a absorção inadequada de ácido fólico e com a formação de depósitos de cálcio no encéfalo.

Avaliação de enfermagem

1. Obtenha a história nutricional familiar, relacionada com o início dos sintomas.
2. Avalie o estado nutricional da criança.
3. Verifique a presença de sinais de infecção.
4. Avalie os parâmetros de crescimento e de desenvolvimento.

Diagnósticos de enfermagem

- Nutrição desequilibrada: menor do que as necessidades corporais, relacionada com a má absorção de nutrientes, e também com diarreia e vômitos
- Paternidade ou maternidade prejudicadas, relacionadas com a incapacidade de controlar os problemas comportamentais.

Intervenções de enfermagem

Oferta de nutrição adequada e restrições nutricionais

1. Forneça uma dieta isenta de glúten, tendo o cuidado de evitar a exposição acidental por meio de contaminação cruzada enquanto o alimento é preparado e/ou cozido.
2. Poderá ser necessária uma dieta inicial rica em proteína, relativamente pobre em gorduras, pobre em lactose e isenta de glúten, se a criança recém-diagnosticada apresentar má absorção grave.
   a. Inicie o encaminhamento a um nutricionista, para recomendações nutricionais precisas.
   b. O leite de soja ou cápsulas de enzima lactase podem estar indicados, caso o paciente apresente sinais de intolerância à lactose.[9]
   c. Examine à procura de intolerância à gordura nos lactentes e nas crianças pequenas.
3. Mantenha uma dieta zero durante o tratamento inicial da crise celíaca ou durante os exames diagnósticos. Institua precauções especiais para assegurar uma restrição apropriada, caso a criança esteja deambulando.
4. Incentive refeições pequenas, frequentes e apetitosas; de todo modo, não force a criança a comer se ela tiver anorexia.
5. Observe a reação da criança ao alimento. A observação rigorosa das respostas da criança ao alimento pode revelar outras intolerâncias. Observe e registre:
   a. Alimentos ingeridos e recusados.
   b. Apetite.
   c. Mudança do comportamento após a refeição.
   d. Características e frequência das fezes.
   e. Disposição geral – observa-se geralmente uma melhora do comportamento em 2 a 3 dias após o início do controle nutricional.
6. Observe a necessidade de eliminar temporariamente novos alimentos introduzidos, caso os sintomas aumentem.
7. Uma dieta com glúten para teste não é rotineiramente indicada.
8. Forneça ajuda à família para que esta obtenha uma variedade de alimentos sem glúten. Os estudos realizados demonstram que a pouca disponibilidade e o elevado custo dos alimentos isentos de glúten levam a uma falta de adesão ao tratamento dietético.

Baseado em evidências
Barnes, C. (2016). An introduction to the management of paediatric patients with celiac disease. *Gastrointestinal Nursing, 14*(9), 39-45.

[9] N.R.T.: A introdução de dietas ou suplementos corretivos deve ser realizada com base na avaliação médica, e posterior conduta interdisciplinar com participação de enfermeiro e nutricionista para a orientação da criança e da família.

Promoção de parentagem efetiva

1. Ensine os pais a desenvolver uma percepção do comportamento da criança, de modo que possam reconhecer alterações e, de acordo com isso, cuidar dela.
2. Explique que a dieta e a alimentação exercem um efeito direto sobre o comportamento, que por sua vez pode indicar como a criança está se sentindo.
3. Ajude os pais a reconhecer e a entender as oscilações do humor, desde episódios de raiva até de extrema timidez, nervosismo ou instabilidade emocional.
4. Oriente os pais a deixar que a criança expresse livremente seus sentimentos por meios seguros e apropriados para a sua idade.
5. Estimule os pais a definir limites de comportamento para a criança, e a transmiti-los a todos os membros da família.
6. Incentive a paciência, o estabelecimento de uma rotina e consistência.
7. Oriente os pais a registrar as mudanças de comportamento, particularmente em relação à alimentação e à dieta; também, a documentar a efetividade da terapia.
8. Ajude os pais a manter um equilíbrio entre a criança com doença celíaca, os outros membros da família e as demais funções e responsabilidades.
9. Se a criança estiver retraída, oriente os pais a prover a ela a oportunidade de brincar com outras crianças, particularmente quando ela começar a se sentir melhor.
10. Explique que a criança de 1 a 3 anos de idade pode se apegar a hábitos infantis por segurança. Permita esse comportamento, que pode desaparecer com a melhora da condição física daquela.
11. Sugira oferecer à criança outros estímulos sensoriais, para compensar a falta de prazer em comer.
12. Ajude os pais a entender que, após um rápido ganho inicial de peso, a melhora subsequente pode ser lenta.
13. Forneça apoio emocional à criança e aos pais.
14. Encaminhe-os para aconselhamento, quando indicado.

Educação da família e manutenção da saúde

Baseado em evidências
Haas, K., Martin, A., & Park, K. T. (2017). Text message intervention (TEACH) improves quality of life and patient activation in celiac disease: A randomized clinical trial. *Journal of Pediatrics, 185*, 62-7.

1. Explique a doença celíaca aos pais e como ela é controlada pela dieta. Ajude-os a entender que ocorre lesão grave e prolongada do revestimento intestinal, e que esta precisa ser controlada para possibilitar o crescimento e o desenvolvimento normais da criança.
2. Foi constatado, com base nos sintomas e testes sorológicos de acompanhamento, que o acompanhamento a longo prazo com um nutricionista especialista melhora a adesão dos pacientes.
3. Forneça uma lista específica de alimentos restritos e aceitáveis, para que a família inicie a dieta. Como existe muita variação entre as marcas comerciais de alimentos embalados, é melhor que a família verifique com os fabricantes.
4. Explique aos pais como ler os rótulos dos alimentos, para que eles identifiquem aqueles que contêm glúten de trigo, de centeio e de cevada, evitando-os.
   a. Oriente-os no sentido de que qualquer ingrediente, cujo cereal tenha origem desconhecida ou não especificada, deve ser considerado como alimento contendo glúten, a não ser que o fabricante confirme que aquele esteja isento de glúten.
   b. Avise também que os medicamentos devem ser verificados; a base e os excipientes, como o álcool, em medicamentos utilizados para tosse, podem ser à base de trigo.
   c. Avise aos pais que o glúten é encontrado em muitos produtos industrializados, na forma de agente de volume ou espessante, como caldo em pó.

5. Forneça informações sobre substitutos do trigo, do centeio e da cevada, como milho, arroz, batata, farinha de soja e amido sem glúten.
6. Ajude os pais a se sentir confortáveis com a resolução de problemas situacionais (p. ex., providenciar bolinhos sem glúten na festa de aniversário para a qual a criança for convidada).
7. Inicie o encaminhamento ao nutricionista, para assegurar que as necessidades de nutrientes e de energia sejam supridas. Não existe nenhum esquema padronizado de vitaminas.
8. Explique a importância da adesão contínua à dieta isenta de glúten, mesmo quando a criança estiver se sentindo bem, alimentando-se de modo satisfatório e evacuando fezes normais. Estimule a criança a participar da dieta.
9. A adesão do adolescente à dieta pode ser variável. Incentive o apoio e a compreensão.
10. A alteração na dieta pode ter implicações culturais, étnicas e religiosas significativas. Ajude os pais a identificar como é possível fazer ajustes.
11. Oriente os pais sobre comer fora – deve-se verificar, antecipadamente, com as cadeias de *fastfood* e com os chefes ou gerentes de restaurantes, se estes podem lhes assegurar uma alimentação sem glúten em seus estabelecimentos. (Esteja alerta para o fato de que até mesmo um hambúrguer sem glúten, quando preparado em uma grelha junto com um peito de frango à milanesa, não pode ser considerado isento de glúten.)
    a Muitos cardápios sem glúten, em cadeias de restaurantes, podem ser encontrados na internet, procurando-se pela palavra-chave: "sem glúten".
    b. Informe aos amigos antes de visitá-los e leve produtos sem glúten, caso necessário.
    c. Se houver necessidade, considere a implementação de um plano formalizado de restrições dietéticas necessárias à adaptação apropriada, no ambiente da escola.
12. Oriente os pais a pesquisar grupos de apoio, *sites* na internet, lojas de alimentos naturais e marcas importantes de alimentos que ofereçam informações e que vendam produtos isentos de glúten.
13. Esclareça aos pais que os problemas comuns, que surgem com uma dieta prolongada isenta de glúten, incluem constipação intestinal, devido à baixa ingesta de fibras na dieta, e ganho de peso, devido à absorção normal. Por conseguinte, incentive uma atividade física regular e evite alimentos ricos em calorias.
14. Reforce aos pais a importância do acompanhamento médico regular.
15. Incentive os pais a praticar uma boa higiene, de modo a evitar a infecção, visto que a criança pode ser particularmente propensa à infecção na presença de desnutrição e/ou de anemia.
16. Avise a família que os pacientes com doença celíaca têm predisposição a não responder à vacina contra a hepatite B; por conseguinte, deve-se considerar testagens.
17. Ajude os pais a entender que o clima emocional na casa e ao redor da criança são de importância vital na manutenção da estabilidade clínica e física daquela. Ressalte a importância de não fazer com que a criança se sinta anormal, ou que ela se sinta como um incômodo para a família. O apoio familiar é valioso para facilitar a aceitação da dieta.
18. Ressalte que o distúrbio é permanente; entretanto, as alterações no revestimento mucoso do intestino e a condição clínica geral da criança são reversíveis, quando o glúten é evitado na dieta.
19. Aconselhe a realização de triagem de todos os parentes de primeiro grau, devido à natureza hereditária da doença.
20. Para outras informações e apoio, encaminhe à Celiac Sprue Association (*www.csaceliacs.org*), à Canadian Celiac Association (*www.celiac.ca*) ou à Celiac Disease Foundation (*www.celiac.org*).[10]

[10]N.R.T.: No Brasil, oriente a consulta e a obtenção de informações junto à Fenacelbra, a Federação Nacional das Associações de Celíacos do Brasil (*http://www.fenacelbra.com.br/*).

Reavaliação: resultados esperados

- Tolera bem a dieta sem glúten. O crescimento deficiente não constitui o sintoma para todas as crianças; por conseguinte, o ganho de peso não representa um resultado esperado apropriado em cada criança
- Os pais estabelecem limites com a criança e documentam o seu comportamento em relação às refeições.

Diarreia

A *diarreia* refere-se ao rápido movimento de matéria fecal pelo intestino, resultando em perda excessiva de água e eletrólitos e na produção de fezes amolecidas, não formadas ou aquosas com mais frequência. Trata-se de um sintoma de muitas condições, podendo ser causada por numerosas doenças (ver Tabela 48.2). Em geral, é difícil estabelecer sua causa e, em certas ocasiões, esta permanece desconhecida. No mundo inteiro, cerca de 1,8 milhão de crianças morrem anualmente de diarreia. Os estudos realizados mostram que cerca de 40% dos casos de diarreia não têm causa direta, embora alguns vírus ainda precisem ser identificados.

Fisiopatologia e etiologia

Baseado em evidências

Lo Vecchio, A., Dias, J., Berkley, J. *et al.* (2016). Comparison of recommendations in clinical practice guidelines for acute gastroenteritis in children. *Journal of Pediatric Gastroenterology & Nutrition, 63*(2), 226-35.

Lo Vecchio, A., Vandenplas, Y., Benninga, M., *et al.* (2016). An International Consensus Report on a new algorithm for the management of infant diarrhea. *Acta Paediatrica, 105*(8), 384-9.

Mecanismos da diarreia

1. Secretora – diminuição da absorção, aumento da secreção.
2. Osmótica – má digestão, defeitos de transporte, ingestão de solutos não absorvíveis.
3. Dismotilidade intestinal – absorção intacta, com diminuição do tempo de trânsito intestinal.
4. Inflamatória – má absorção; pode ser causada por agentes infecciosos ou não infecciosos.

Efeitos fisiológicos da diarreia

1. Desidratação (perda de líquido extracelular).
    a. Grande perda de líquidos e de eletrólitos nas fezes aquosas.
    b. Pode ser complicada por vômitos, diminuição do aporte de líquido e aumento das perdas insensíveis de líquido em consequência de febre e de respirações rápidas.
2. Desequilíbrio eletrolítico.
    a. Potássio – pode consistir em hiper ou hipopotassemia.
    b. O sódio e o cloro estão diretamente relacionados e podem estar aumentados ou diminuídos.
        i. Ocorre desidratação hipernatrêmica hiperclorêmica (hipertônica) com a diarreia aguda.
        ii. Ocorre hipervolemia hiponatrêmica hipoclorêmica (hipotônica) com a reposição muito rápida de líquidos.
3. Desequilíbrio acidobásico – acidose metabólica.
    a. Em consequência de grandes perdas de potássio, de sódio e de bicarbonato nas fezes.
    b. Em consequência do comprometimento da função renal.
4. Intolerância aos monossacarídeos e hipersensibilidade às proteínas.

Etiopatogenia

1. Bactérias – *Escherichia coli* O157:H7, *Salmonella, Shigella, Yersinia enterocolitica, Campylobacter jejuni, Clostridium difficile*, disenteria, cólera.

Tabela 48.2 Diagnóstico diferencial da diarreia.

	Lactente	Criança	Adolescente
Aguda			
Comum	• Gastrenterite • Infecção sistêmica • Associada a antibióticos • Superalimentação	• Gastrenterite • Intoxicação alimentar • Infecção sistêmica • Associada a antibióticos	• Gastrenterite • Intoxicação alimentar • Associada a antibióticos
Rara	• Deficiência primária de dissacaridase • Colite tóxica de Hirschsprung • Síndrome adrenogenital	• Ingesta de toxinas	• Hipertireoidismo
Crônica			
Comum	• Deficiência secundária de lactase pós-infecciosa • Intolerância ao leite de vaca ou à proteína da soja • Diarreia inespecífica crônica do lactente • Doença celíaca • Fibrose cística • Enteropatia da AIDS	• Deficiência secundária de lactase pós-infecciosa • Síndrome do intestino irritável • Doença celíaca • Intolerância à lactose • Giardíase • Doença inflamatória intestinal • Enteropatia da AIDS	• Síndrome do intestino irritável • Doença inflamatória intestinal • Intolerância à lactose • Giardíase • Abuso de laxativos (anorexia nervosa)
Rara	• Distúrbios imunes primários • Atrofia vilosa familiar • Tumores secretores • Acrodermatite enteropática • Linfangiectasia • Abetalipoproteinemia • Gastrenterite eosinofílica • Síndrome do intestino curto • Síndrome de diarreia intratável • Enteropatia autoimune	• Defeitos imunes adquiridos • Tumores secretores • Pseudo-obstrução	• Tumor secretor • Tumor intestinal primário • Coito anal (inflamação restrita ao reto) • Diarreia associada ao sarcoma de Kaposi

AIDS, síndrome da imunodeficiência adquirida.

2. A diarreia associada ao uso de antibióticos, como a diarreia causada por *C. difficile*, constitui uma importante causa de surtos hospitalares.
3. Viral – rotavírus (mais comum; picos durante os meses de inverno), enterovírus (ecovírus), adenovírus, agente semelhante ao reovírus humano, vírus Norwalk.
4. Fúngica – *Candida enteritis.*
5. Parasitária – *Giardia lamblia, Cryptosporidium parvum.*
6. Por protozoários.

Fatores etiológicos não infecciosos

1. Má absorção – deficiência de lactase, alergia à proteína do leite de vaca, enteropatia induzida pela proteína alimentar, doença celíaca, fibrose cística, doença de inclusão das microvilosidades.
2. Doença inflamatória intestinal – colite ulcerativa, doença de Crohn, rara em lactentes.
3. Imunodeficiência – imunodeficiência combinada grave, deficiência de IgA.
4. Lactente exposto à superalimentação.
5. Irritação direta do trato GI por alimentos, medicamentos, substâncias químicas e radiação.
6. Uso inapropriado de laxativos e de purgativos.
7. Distúrbios mecânicos – má rotação, obstrução incompleta do intestino delgado, vólvulo intermitente.
8. Anomalias congênitas (p. ex., enterocolite relacionada com a doença de Hirschsprung).
9. Consumo de medicamentos – aumenta o risco de colite, particularmente em indivíduos predispostos; alguns agentes podem exacerbar a colite subjacente.
10. Funcional – diagnóstico de exclusão, embora a etiologia possa ser um vírus que ainda não tenha sido identificado. Por exemplo, criança exposta a estresse excessivo, à excitação emocional e à fadiga.

Diarreia aguda

1. Aumento súbito na frequência das evacuações.
2. Habitualmente autolimitada, mas pode resultar em desidratação.

Diarreia crônica ou persistente

1. Definida como a ocorrência de três evacuações de fezes amolecidas ou líquidas por dia, com duração de pelo menos 2 a 4 semanas e peso fecal superior a 200 g/dia.
2. Associada a distúrbios de má absorção, malformações anatômicas, motilidade intestinal anormal, reação de hipersensibilidade ou à resposta inflamatória a longo prazo.
3. Pode resultar de comportamentos que continuam expondo a criança a patógenos, bem como de resistência aumentada das bactérias aos agentes antibacterianos comumente utilizados.

Alerta de enfermagem
Os lactentes e pré-escolares em creches podem correr risco aumentado de diarreia causada por *Shigella, Salmonella*, rotavírus, *E. coli* endopatogênica e giardíase. A lavagem das mãos constitui a principal medida preventiva. Em geral, essas infecções são notificadas ao departamento de saúde pública. O indivíduo com diarreia sanguinolenta deve ser imediatamente encaminhado para avaliação médica.

Fatores de risco de diarreia

Baseado em evidências
Adams, D., Eberly, M., Rajnik, M. *et al.* (2017). Risk factors for community-associated Clostridium difficile infection in children. *Journal of Pediatrics, 186*, 105-9.

1. Idade – quanto mais nova a criança, maior a suscetibilidade e a gravidade.
   a. O volume de líquido extracelular é proporcionalmente maior no lactente e no recém-nascido.
   b. As reservas nutricionais são relativamente menores no recém-nascido.
2. Comprometimento da saúde – a suscetibilidade apresenta-se aumentada na criança desnutrida ou debilitada.
3. Clima – a suscetibilidade aumenta em clima quente.
4. Ambiente – a frequência é maior nos locais onde há aglomerações de pessoas, condições sanitárias precárias, refrigeração inadequada dos alimentos, além de assistência médica e educação inadequadas.
5. A virulência de um patógeno potencial afeta a gravidade.
6. Criança adotada de um país estrangeiro.

Manifestações clínicas

Os sintomas variam de acordo com a gravidade, com a causa específica e com o tipo de início (insidioso *versus* agudo).

1. Febre baixa de 37,8°C.
2. Anorexia.
3. Vômitos (que podem preceder a diarreia em vários dias); leves e intermitentes a graves.
4. Fezes – aspecto de diarreia de algumas horas a 3 dias:
   a. Consistência amolecida e líquida.
   b. Esverdeadas ou amarelo-esverdeadas, embora possam ser de qualquer cor.
   c. Podem conter muco, pus ou sangue.
   d. A frequência varia de 3 a 20 evacuações por dia.
   e. Expelidas com força; podem ser precedidas de dor.
5. Alterações comportamentais.
   a. Irritabilidade e inquietação.
   b. Fraqueza.
   c. Prostração extrema.
   d. Torpor e convulsões.
   e. Flacidez.
6. Alterações físicas.
   a. Pouca perda até perda extrema da gordura subcutânea.
   b. Perda de até 50% do peso corporal total.
   c. Turgor cutâneo diminuído; tempo de enchimento capilar de mais de 2 segundos.
   d. Mucosas secas, lábios secos e rachados.
   e. Palidez.
   f. Fontanelas e olhos deprimidos.
   g. Podem ser observadas petéquias nas infecções bacterianas.
   h. Nádegas e períneo escoriados.
   i. Urina com sangue.
7. Alterações dos sinais vitais e do débito urinário (sinalizam colapso cardiovascular iminente).
   a. PA baixa.
   b. Pulso elevado.
   c. Respiração rápida e hiperpneica.
   d. Diminuição ou ausência do débito urinário.

Avaliação diagnóstica

Exames para avaliar a condição

1. Anamnese completa e exame físico para determinar a condição de hidratação.
2. Níveis de eletrólitos e provas de função renal – níveis séricos variáveis de sódio, de cloro, de potássio e de ureia.
3. Equilíbrio acidobásico – dióxido de carbono sérico; pH e dióxido de carbono arterial possivelmente anormais.
4. Hemograma completo para determinar o volume plasmático pelo hematócrito; infecção pela contagem de leucócitos e pela contagem diferencial.
5. Velocidade de hemossedimentação – elevada na presença de infecção e de inflamação.

Alerta de enfermagem
A influência da alteração postural na frequência cardíaca e na pressão arterial fornece uma pista útil para avaliar o estado de hidratação em uma criança de 1 a 3 anos de idade (ou em qualquer criança). Um aumento acima de 20 bpm, quando a criança é colocada da posição de decúbito dorsal para a posição ereta, constitui um indicador de hipovolemia. Uma redução de pelo menos 20 mmHg na PA sistólica, ou uma diminuição de pelo menos 10 mmHg na PA diastólica, quando a criança é colocada da posição de decúbito dorsal para a posição ereta, são consideradas ortostáticas e provavelmente indicam hipovolemia.

Exames para determinação da causa

1. Anamnese completa para identificar qualquer contato ou exposição recente, que podem se dar via contato com água potencialmente contaminada (resultado de nadar em lagos e em lagoas, também do contato com água de poço), viagem para países de risco, antibioticoterapia e possível imunossupressão.
2. Imunoensaios enzimáticos, como Rotazyme, para teste do rotavírus nas fezes.
3. Numerosas amostras de fezes e *swab* retal para culturas bacterianas, exame parasitológico e *C. difficile.* Alguns laboratórios exigem uma amostra específica para análise do perfil de *Giardia*, de *Cryptosporidium* e sorotipagem de *E. coli* O157:H7. Se o paciente estiver imunossuprimido, acrescente *Microsporidium, Cryptosporidium* e antígeno 65 de *G. lamblia.*
4. Amostra de fezes para contagem de leucócitos, calprotectina ou lactoferrina para rastreamento de colite, que pode ser de origem bacteriana ou inflamatória.
5. pH e substâncias redutoras nas fezes – pH diminuído pode indicar várias causas não infecciosas; as fezes ácidas que contêm açúcar são características da intolerância aos dissacarídeos, anormalidade na reabsorção de sais biliares.
6. As hemoculturas podem excluir a possibilidade de septicemia.
7. Os exames sorológicos podem detectar patógenos virais.
8. O teste respiratório do hidrogênio expirado pode determinar a presença de má absorção de carboidratos e de proliferação bacteriana.
9. O exame de urina pode excluir ITU como causa de diarreia inespecífica e detectar a presença de sangue, que pode constituir parte da síndrome hemolítico-urêmica associada à infecção por *E. coli* O157:H7.

Manejo

Baseado em evidências
Carson, R., Mudd, S., & Jamil, P. (2017). Evaluation of a nurse-initiated acute gastroenteritis pathway in the Pediatric Emergency Department. Journal of *Emergency Nursing, 43*(5), 406-12.

Hendrickson, M., Zaremba, J., Wey, A. *et al.* (2017). The use of a triage-based protocol for oral rehydration in a Pediatric Emergency Department. *Pediatric Emergency Care, 34*(4), 227-32.

O tratamento baseia-se no grau de desidratação: leve (perda de menos de 5% do peso corporal), moderada (perda de 5 a 10%) e grave (perda de mais de 10%) (ver Tabela 48.3).

1. A meta é prevenir a disseminação da doença. Deve-se suspeitar de doença contagiosa, até que se prove o contrário. São seguidas as precauções por contato.
2. Pode ser necessário um repouso intestinal com base tanto no grau de diarreia e de vômitos, como na presença de sangue ou anormalidades eletrolíticas.

Tabela 48.3 Avaliação da desidratação em crianças.

Sinais clínicos	Grau de desidratação		
	Leve	Moderado	Grave
Geral			
Comportamento do lactente	Sede, alerta, inquieto	Inquieto ou letárgico; irritável ao toque	Flácido, sonolento; extremidades cianóticas
Comportamento da criança	Sede, alerta, inquieta	Sede, alerta; hipotensão postural	Habitualmente consciente; extremidades cianóticas
Respirações	Ligeiramente aumentadas	Aumentadas	Profundas e rápidas
Pulso	Ligeiramente aumentado	Aumentado	Rápido
Pressão arterial	Normal	Diminuída	Pode não ser detectada
Enchimento capilar	2 s	2 a 3 s	≥ 3 s
Turgor cutâneo	Normal	Ligeiramente reduzido	Reduzido
Coloração da pele	Pálida	Acinzentada	Mosqueada
Perda de peso	Até 5%	Até 10%	Até 15%
Mucosa	Viscosa	Viscosa/seca	Ressecada
Fontanela anterior	Plana	Ligeiramente deprimida	Deprimida
Volume urinário	Diminuído	Oligúria	Oligúria/anúria
Densidade urinária	1,020	1,030	1,035

3. Para a desidratação leve a moderada, administra-se uma solução de reidratação oral a fim de manter o equilíbrio hidreletrolítico (solução da OMS, Pedialyte®, Infalyte®). A dieta BRAT (sigla em inglês para banana [*banana*], arroz [*rice*], maçã [*apple*], chá [*tea*]) não é mais recomendada, visto que é subótima do ponto de vista nutricional.
   a. Para reidratação oral, 100 mℓ/kg durante 4 horas, com líquidos adicionais após cada evacuação líquida.
   b. Os candidatos à reidratação oral incluem crianças com idade acima de 4 meses com desidratação leve a moderada, e que apresentam ausência de vômitos persistentes e provável gastrenterite.
4. Para a desidratação moderada a grave, administra-se lentamente uma reposição de líquidos e eletrólitos IV, conforme prescrição (em geral, 20 mℓ/kg), habitualmente durante 2 dias para evitar a hipervolemia hipotônica (intoxicação hídrica). A administração de quantidades maiores de glicose IV está associada a uma redução das visitas de retorno de crianças com gastrenterite e desidratação.
5. São realizados cuidados de suporte: monitoramento do aporte de líquidos orais e IV, eliminação de líquido de todas as fontes e resposta do paciente ao tratamento.
6. Pode-se administrar terapia antimicrobiana específica em alguns casos, como na presença de imunossupressão, de bacteriemia, de *C. difficile* documentado e de diarreia do viajante.
   a. Pode-se utilizar metronidazol, 30 mg/kg/dia, em doses fracionadas VO ou IV, para o tratamento da infecção por *C. difficile*, embora as doses IV possam ser menos eficazes.
   b. Vancomicina para *C. difficile* resistente. A fidaxomicina VO é outro tratamento antimicrobiano aprovado pela FDA para a diarreia associada a *C. difficile* em adultos; porém, o seu uso em crianças ainda não está aprovado.
   c. Foi constatado que a rifampicina é efetiva na diarreia do viajante sem efeitos colaterais associados.
7. Os probióticos (*Saccharomyces boulardii, Lactobacillus rhamnosus* GG e misturas probióticas) reduziram significativamente o desenvolvimento da diarreia associada a antibióticos. *S. boulardii* foi efetivo para a infecção causada por *C. difficile*.
8. A Organização Mundial da Saúde e a American Academy of Pediatrics desencorajam o uso de agentes antidiarreicos em crianças. Nas crianças com menos de 3 anos de idade, desnutridas, com desidratação moderada ou grave, doença sistêmica ou que apresentem diarreia sanguinolenta, os eventos adversos superam os benefícios. Nas crianças com mais de 3 anos de idade, sem desidratação ou com desidratação mínima, a loperamida pode constituir um adjuvante útil para a reidratação oral e para a realimentação precoce.

Baseado em evidências
Johnston, B., Goldenberg, J., & Parkin, P. (2016). Probiotics and the prevention of antibiotic-associated diarrhea in infants & children. *Journal of the American Medical Association, 316*(14), 1484-85.

Complicações

1. Desidratação grave e desequilíbrio acidobásico com acidose.
2. Choque.

Avaliação de enfermagem

1. Obtenha uma história acurada dos sinais e sintomas: natureza e frequência das evacuações, tipo de início, duração da doença e sintomas associados.
2. Avalie o grau de desidratação (ver Tabela 48.3).
3. Monitore o equilíbrio hídrico, incluindo líquidos orais e IV, perda de líquidos em decorrência da diarreia, débito urinário e vômitos; monitore o peso.
4. Observe a coloração e a consistência das fezes e dos vômitos.
5. A reidratação bem-sucedida (em 4 horas) é definida como a resolução da desidratação moderada, com produção de urina, ganho de peso e ausência de vômitos intensos (≥ 5 mℓ/kg).

Alerta de enfermagem
Avalie o comportamento da criança para determinar o nível de conforto. O choro ou as pernas dobradas sobre o abdome habitualmente indicam dor.

Diagnósticos de enfermagem

- Volume de líquidos deficiente, relacionado com a diarreia e com a perda de líquido extracelular
- Risco de infecção e de transmissão a outras pessoas, relacionados com a diarreia infecciosa
- Risco de integridade da pele prejudicada, relacionado com a irritação causada pelas evacuações frequentes
- Nutrição desequilibrada: menor do que as necessidades corporais, relacionada com a má absorção
- Ansiedade e medo, relacionados com a hospitalização e com a doença.

Intervenções de enfermagem

Restauração do equilíbrio hídrico

1. Monitore a quantidade e a velocidade de infusão da terapia com líquidos IV, que foram calculadas pelo médico. As necessidades hídricas baseiam-se no déficit de líquido, nas perdas contínuas e no peso corporal.
2. Evite a sobrecarga do sistema circulatório.
   a. Verifique a velocidade de infusão e a quantidade absorvida, a cada hora e no total.
   b. Siga cuidadosamente o volume prescrito, quando a alimentação oral for fornecida juntamente com os líquidos IV.
   c. Nunca administre líquidos IV a pacientes pediátricos sem a segurança de um dispositivo com controle de volume (equipo bureta) ou de uma bomba de infusão.
   d. Examine à procura de sinais de sobrecarga hídrica: edema, elevação da PA, pulso alternante, respirações laboriosas e estertores nos campos pulmonares.
3. Verifique o local de acesso IV à procura de infiltração ou identifique problemas de fluxo de infusão, de modo que o cateter possa ser trocado, quando necessário.
4. Utilize dispositivos protetores apropriados, para evitar a lesão do membro cateterizado da criança ou o mau funcionamento do acesso IV.
5. Pese diariamente o paciente como guia para as necessidades hídricas e para monitorar o estado do paciente.
6. Monitore o débito urinário e mantenha um registro acurado do equilíbrio hídrico, incluindo vômito e fezes líquidas.
7. Se o paciente estiver em dieta zero, realize a higiene bucal frequente e proporcione sucção não nutritiva com uma chupeta. Faça o lactente eructar, para expelir o ar deglutido enquanto ele chora ou suga.
8. Se for utilizada uma solução de reidratação oral, reavalie o estado de hidratação a cada 2 a 4 horas; uma vez reidratada a criança, continue por 8 a 12 horas; em seguida, reinicie o aleitamento materno, com maior frequência de alimentação ou de consumo de fórmula láctea integral, observando maior frequência caso se use meia concentração da fórmula.

Nota: A não ser que os vômitos sejam intensos, não prive o paciente de nutrição por mais de 1 ou 2 dias. Caso não seja possível fornecer uma nutrição adequada, deve-se instituir a nutrição parenteral.

Alerta de enfermagem
Não se recomenda o uso de sucos de frutas diluídos e de refrigerantes. O elevado teor de dissacarídeos agrava a diarreia por efeito osmótico.

Prevenção da disseminação da infecção

1. Assegure a adesão de todas as pessoas que tenham contato com o lactente ou com a criança aos protocolos de boas técnicas de lavagem das mãos e do uso de avental.
2. Siga as normas da instituição no que tange aos cuidados com as fraldas.
3. Manuseie as amostras coletadas utilizando as precauções universais e transporte-as até o laboratório em recipientes apropriados, de acordo com as normas da instituição. Colete amostras de fezes para cultura, antes de instituir a antibioticoterapia.
4. Ensine as boas medidas de higiene às crianças de mais idade.

Prevenção do comprometimento da pele

1. Proteja a área das fraldas do lactente de escoriações, trocando-as frequentemente.
2. Exponha a pele ao ar e à luz, o máximo possível.
3. Evite usar lenços umedecidos comerciais para bebês que contenham álcool, visto que podem causar ardência na área inflamada ou escoriada da fralda. Coloque o lactente em uma banheira com água ou bicarbonato de sódio (amaciante e neutralizante) para a limpeza, e utilize sabonete suave e água.
4. Evite coçar ou esfregar a área irritada. Coloque o lactente no colo da mãe ou do pai, como medida de proteção; isso pode proporcionar conforto e estimulação tanto para os pais quanto para o lactente.
5. Utilize cremes de barreira protetores, como óxido de zinco; se a pele estiver escoriada, aplique o creme e deixe secar – não esfregue. Nem toda barreira de creme precisa ser removida, visto que isso pode desnudar a pele.
6. Deixe a área da fralda exposta ao ar até que fique totalmente seca.

Reinício do aporte nutricional adequado

1. Após reidratação, passe lentamente dos líquidos claros para uma fórmula láctea de meia concentração e, em seguida, para a dieta regular.
   a. Na presença de diarreia crônica, de diarreia sanguinolenta ou de diarreia secretora, limite os derivados do leite contendo lactose.
   b. Em lactentes e crianças, ofereça alimentos sem lactose, leves e ricos em carboidratos logo após a reidratação bem-sucedida.
2. Com o progresso da dieta, verifique a ocorrência de qualquer vômito ou de aumento das evacuações, e notifique imediatamente a sua ocorrência. A alimentação oral não deve ser reiniciada muito cedo, nem instituída com demasiada rapidez, visto que pode ocorrer recidiva da diarreia.

Redução do medo e da ansiedade

1. Reconheça que a hospitalização é assustadora, particularmente quando é súbita, como no caso da diarreia.
2. Muitos tratamentos e procedimentos podem ser dolorosos. Tranquilize a criança antes, no decorrer e depois do tratamento.
   a. Explique o tratamento à criança usando uma linguagem apropriada para a sua idade.
   b. Inclua a família nos cuidados e no tratamento, sempre que possível.
3. Explique à família que as cólicas abdominais intermitentes podem ser dolorosas e, portanto, forneça-lhes apoio.
4. Providencie algum meio de estimulação agradável, de entretenimento ou de diversão, particularmente enquanto a criança permanecer no leito.
   a. Lactente – móbile, brinquedo musical.
   b. Criança pequena – livros, fitas.
   c. Criança de mais idade – televisão, vídeos.
5. Forneça contato físico a fim de proporcionar conforto, caso a criança demonstre interesse.
   a. Mimar, acariciar.
   b. Segurar, embalar.

Considerações sobre atendimento domiciliar e na comunidade

1. Os lactentes e as crianças pequenas em creches podem correr risco aumentado de diarreia causada por *Shigella, Salmonella,* rotavírus, *E. coli, Cryptosporidium, Campylobacter, C. difficile* e

Giardia. A boa lavagem das mãos constitui a principal medida preventiva, sendo particularmente importante no caso do rotavírus, visto que esse vírus pode ser excretado por até 57 dias em alguns casos.

2. Se o agente infeccioso for identificado, isso deverá ser notificado, visto que outras crianças podem correr risco.
   a. Incentive os pais a entrar em contato com a creche e a notificar o caso.
   b. A criança com diarreia contendo sangue ou muco não deve frequentar a creche, e deve ser avaliada por um médico. A ida à creche deve ser interrompida até a resolução da diarreia.
   c. As coproculturas positivas para *E. coli* O157:H7 ou para *Shigella* devem ser notificadas ao departamento de saúde pública, e a criança não deve frequentar a creche até a resolução da diarreia e a obtenção de duas culturas negativas para esses microrganismos, o que acontecerá a partir de duas amostras de fezes diferentes.
3. Avalie as condições sanitárias e as práticas de higiene, seja na residência ou na creche, quanto à aglomeração; à relação número de banheiros em funcionamento na casa e número de pessoas que a habitam; e também à disponibilidade de pias que funcionem com sabonete e toalha nos banheiros, bem como a sua proximidade das áreas de preparo de alimentos, de descarte das fraldas e da prática de lavagem das mãos dos cuidadores e das crianças.
4. Como a maior parte do tratamento da diarreia é realizada em base ambulatorial, os enfermeiros na comunidade precisam estar disponíveis para responder a perguntas.

Educação da família e manutenção da saúde

1. Uma vez estabelecida a causa da diarreia, pode ser necessário ensinar a higiene correta, o preparo da fórmula láctea ou dos alimentos, seu manuseio e a sua conservação.
   a. Lavar as mãos antes do preparo das mamadeiras e dos alimentos.
   b. Usar mamadeiras descartáveis ou esterilizá-las, ou ainda utilizar a lavadora de louças para mamadeiras reutilizáveis.
   c. Refrigerar a fórmula láctea reconstituída e todos os outros líquidos entre os usos. O leite pode se contaminar em 1 hora, caso seja mantido à temperatura ambiente; os sucos, por sua vez, tornam-se contaminados em várias horas.
   d. Descartar pequenas quantidades de alimento ou de líquidos dos recipientes já usados.
2. Explique o modo de transmissão fecal-oral das doenças diarreicas infecciosas.
3. Explique os sintomas iniciais de uma doença diarreica e da desidratação, que exigem notificação médica.
4. Desencoraje o uso de antieméticos e de antidiarreicos em lactentes e em crianças com gastrenterite. Esses fármacos exercem pouco efeito sobre a diarreia infantil, podem causar toxicidade e, além disso, podem mascarar os sinais e sintomas de uma doença mais grave.
5. Oriente os pais, quando estes fizerem viagens internacionais com os filhos, a beber apenas água fervida, engarrafada ou gaseificada, fazendo uso destas também ao se alimentarem. Eles devem, igualmente, ficar atentos às bebidas com cubos de gelo, aos alimentos lavados com água e, por último, devem certificar-se de que todos os alimentos estejam bem cozidos.
6. Ajude os pais a compreender a importância dos cuidados médicos e da boa higiene geral.
7. Para outras informações e apoio, encaminhe ao National Institute of Diabetes and Digestive and Kidney Diseases (*www.niddk.nih.gov*).[11]

[11]N.R.T.: No Brasil, oriente consultar informações junto à Sociedade Brasileira de Pediatria – SBP em *https://www.sbp.com.br/especiais/pediatria-para-familias.*

Alerta farmacológico

O subsalicilato de bismuto, um medicamento de venda livre facilmente disponível, demonstrou ter efeitos benéficos apenas modestos em crianças e, além do mais, pode aumentar o risco de síndrome de Reye, devido à absorção de salicilato.

Reavaliação: resultados esperados

- Os sinais vitais estão estáveis; o débito urinário é adequado
- A família e os membros da equipe lavam as mãos corretamente e com frequência
- Não há eritema nem escoriação na área das fraldas
- A criança tolera pequenas refeições de líquidos claros sem diarreia nem vômitos
- Ausência de sinais ou sintomas de dor ou de desconforto.

Doença de Hirschsprung

Baseado em evidências

Moore, S. (2016). Genetic impact on the treatment and management of Hirschsprung disease. *Journal of Pediatric Surgery*, 52, 218-22.

Westfal, M., & Goldstein, A. (2017). Pediatric enteric neuropathies: Diagnosis and current management. *Current Opinion in Pediatrics, 29*(3), 347-53.

A *doença de Hirschsprung* (megacólon aganglionar congênito) é uma forma de obstrução intestinal crônica, que afeta principalmente lactentes a termo.

Ela ocorre em consequência da ausência congênita das células nervosas dos gânglios parassimpáticos da parede muscular do trato intestinal, mais frequentemente na extremidade distal do cólon. As células ganglionares estão localizadas em todo o trato intestinal, desde a boca até o reto. Ocorre em 1 em 5.000 (faixa de 1:4.400 a 1:7.000) nascidos vivos, sem predileção racial.

A razão entre sexo masculino e sexo feminino é estimada em 2:1, exceto na doença de segmento longo, na qual a razão se aproxima mais de 1:1, sendo mais identificados, possivelmente, os indivíduos do sexo feminino. Evidências fortes respaldam um componente genético e a associação de outras anomalias congênitas, como síndrome de Down, atresia do intestino delgado/intestino grosso, trissomia do 18 e outros distúrbios raros.

Fisiopatologia e etiologia

1. Parada no desenvolvimento embriológico, que afeta a migração da inervação nervosa parassimpática do intestino.
   a. Normalmente, as células nervosas migram para a extremidade superior do sistema digestório e, a seguir, prosseguem na direção caudal, com migração completa até a parte distal do cólon em 12 semanas.
   b. A migração ocorre inicialmente na camada intermuscular, denominada *plexo mioentérico* (*plexo de Auerbach*) e, em seguida, segue para o plexo submucoso, ao longo do trato GI, de maneira descendente.
2. O processo de aganglionose é quase sempre contínuo no segmento afetado, terminando no segmento proximal com células ganglionares. Foram relatadas células ganglionares intermitentes no cólon, porém a sua ocorrência é extremamente incomum.
   a. O local mais comumente afetado é o cólon retossigmoide (designado como doença do segmento curto; 80%).
   b. A doença do segmento longo estende-se até a parte superior do cólon descendente e do cólon transverso (10%) e, em certas ocasiões, por todo o cólon, acometendo o intestino delgado (5%).
   c. A aganglionose total do intestino, que acomete todo o intestino delgado e o intestino grosso, é rara.

3. Não ocorre peristalse na porção afetada do intestino (*i. e.*, espástica e contraída). Esse segmento é habitualmente estreito; em consequência, não há passagem de matéria fecal por ele.
4. Na porção proximal à parte acometida estreita, o cólon apresenta-se dilatado (ver Figura 48.6).
   a. Repleto de material fecal e de gases.
   b. Hipertrofia do revestimento muscular.
   c. Pode-se observar a presença de ulceração da mucosa no recém-nascido.
5. O esfíncter interno do ânus não relaxa, impedindo a evacuação do material fecal e dos gases. Em consequência, ocorrem distensão abdominal e constipação intestinal.

Manifestações clínicas

As manifestações clínicas variam, dependendo do grau do intestino acometido.

1. Recém-nascido – os sintomas aparecem ao nascimento ou nas primeiras semanas de vida:
   a. Não há passagem de mecônio nas primeiras 48 horas de vida.
   b. Vômitos – coloração biliar ou fecaloide.
   c. Distensão abdominal.
   d. Constipação intestinal – ocorre em 100% dos pacientes.
   e. Diarreia do tipo transbordamento.
   f. Desidratação; MEP.
   g. Alívio temporário dos sintomas com enema.
   h. Perfuração intestinal – apresentação incomum.
2. Criança de mais idade – os sintomas não são proeminentes ao nascimento. A doença do segmento curto manifesta-se geralmente mais tarde:
   a. Histórico de constipação intestinal ao nascimento.
   b. Distensão abdominal progressiva.
   c. Atividade peristáltica que pode ser observada no abdome.
   d. Ausência de postura retentiva (capacidade de contrair os músculos esfíncter interno e esfíncter externo do ânus para evitar propositalmente a defecação).
   e. Constipação intestinal – não responde aos medicamentos convencionais.
   f. Presença de encoprese.
   g. Fezes semelhantes a fitas, fluidas ou em cíbalos.
   h. Comprometimento do crescimento – perda da gordura subcutânea; a criança parece estar desnutrida, com retardo do crescimento.
   i. Apresentação insidiosa ou catastrófica, como ocorre na enterocolite.

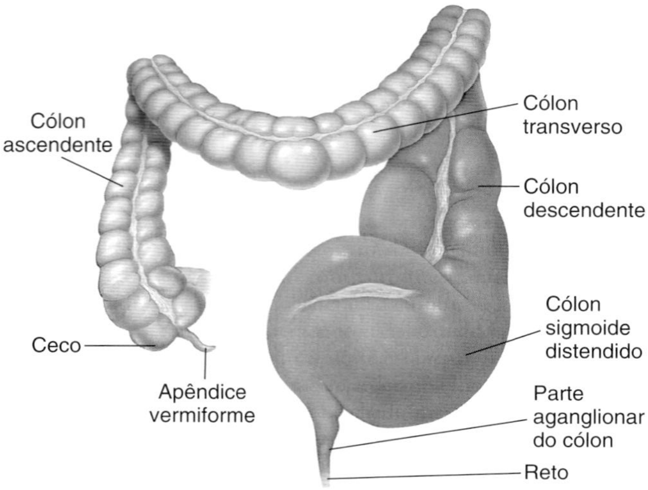

Figura 48.6 Dilatação intestinal na doença de Hirschsprung. (Anatomical Chart Company.)

3. Enterocolite – consiste em toxemia grave e em proliferação de bactérias no lúmen do cólon.
   a. Distensão abdominal.
   b. Diarreia explosiva.
   c. Vômitos.
   d. Febre.
   e. Letargia.
   f. Sangramento retal.
   g. Choque.

Avaliação diagnóstica

1. Os achados de suporte na anamnese e no exame físico indicam doença de Hirschsprung.
2. Exame de toque retal – revela esfíncter do ânus contraído e reto estreito e sem fezes (na doença do segmento longo). Na doença do segmento curto, pode-se verificar a presença de impactação retal; a retirada do dedo, no final do exame, pode estar associada à eliminação de fezes com o alívio da obstrução.
3. Radiografias simples – revelam distensão gasosa pronunciada do intestino, com ausência de ar no reto.
4. Enema baritado – utilizado para demonstrar uma zona de transição entre a parte proximal do cólon inervado normal e dilatado e o cólon aganglionar estreito distal.
   a. Pode não ser diagnóstico em recém-nascidos, que ainda não tiveram tempo suficiente para desenvolver uma zona de transição.
   b. A passagem tardia de bário é um indicativo da doença, mas não o é de modo definitivo.
   c. Esse exame precisa ser realizado sem preparo, visto que os resultados podem ser falsamente negativos caso sejam usados laxativos ou estimulação retal para facilitar a defecação.
5. Manometria anorretal – demonstra a incapacidade de relaxamento do músculo esfíncter intestinal em resposta à distensão retal transitória. Exige a cooperação da criança.
6. Biopsia retal de espessura total ou por aspiração – ausência ou número reduzido de células nervosas ganglionares; diagnóstico definitivo.
7. Ingestão de marcadores radiopacos para medir o tempo de trânsito intestinal. O uso desses marcadores não faz parte do exame diagnóstico padrão para a doença de Hirschsprung; entretanto, as crianças com doença do segmento curto retêm os marcadores no reto por longos períodos de tempo.

Manejo

O tratamento definitivo consiste na remoção do segmento do intestino dilatado, não funcionante e aganglionar, seguida de anastomose e melhora do funcionamento do músculo esfíncter interno do ânus.

1. No início, efetua-se uma colostomia ou ileostomia para descomprimir o intestino, desviar a corrente fecal e repousar o intestino normal.
2. A cirurgia definitiva inclui os seguintes procedimentos reconstrutivos:
   a. Swenson – rebaixamento (*pull-through*) abdominoperineal, deixando a menor quantidade de intestino aganglionar remanescente.
   b. Duhamel – rebaixamento retrorretal transanal, criando um neorreto com a parede anterior agangliônica e com a parede posterior ganglionar.
   c. Soave – rebaixamento endorretal, no qual o segmento gangliônico é rebaixado pelo manguito muscular aganglionar, preservando o esfíncter interno; esse procedimento pode ser efetuado por laparoscopia. Pode ser adiado até que o lactente tenha 9 a 12 meses de idade, ou até que ele alcance um peso de 6,5 a 9 kg.

3. Hoje, muitos cirurgiões realizam o rebaixamento endorretal sem colostomia em recém-nascidos. Isso depende do grau da malformação, do grau de dilatação do cólon e do estado clínico do lactente.
4. Na criança de mais idade, cujos sintomas são crônicos, mas não graves, o tratamento pode consistir em enemas isotônicos, emolientes do bolo fecal e dieta pobre em resíduos até que a cirurgia seja realizada.
5. Tratamento da enterocolite.
   a. Antibióticos IV de amplo espectro.
   b. A irrigação e descompressão colônicas com solução fisiológica constituem o tratamento de emergência inicial. Os enemas de fosfato hipertônicos estão contraindicados, visto que podem ser retidos, resultando em anormalidades eletrolíticas.
   c. Descompressão cirúrgica por colostomia.
   d. Pelo menos 1 mês após o procedimento, rebaixamento abdominoperineal.

Alerta de enfermagem
A enterocolite é um evento potencialmente fatal. Notifique imediatamente um médico, caso haja qualquer alteração na distensão abdominal de um lactente ou de uma criança com doença de Hirschsprung (seja no período pré-operatório ou no pós-operatório), particularmente se esta for acompanhada de febre, diarreia, vômitos ou letargia.

Complicações

Baseado em evidências
Gosain, A., Frykman, P., Cowles, R. *et al.* (2017). Guidelines for the diagnosis and management of Hirschsprung-associated enterocolitis. *Pediatric Surgery International, 33*(5), 517-21.

Langer, J., Rollins, M., Levitt, M. *et al.* (2017). Guidelines for the management of postoperative obstructive symptoms in children with Hirschsprung disease. *Pediatric Surgery International, 33*(5), 523-26.

1. Pré-operatório.
   a. Enterocolite – importante causa de morte.
   b. Hidroureter ou hidronefrose.
   c. Intoxicação hídrica por enemas de água destilada.
   d. Perfuração intestinal.
2. Pós-operatório.
   a. Enterocolite: continua sendo a principal causa de morbidade e de mortalidade (mortalidade de 6 a 30%).
   b. Diarreia (69%).
   c. Vômitos (51%).
   d. Febre (34%).
   e. Letargia (27%).
   f. Vazamento pela anastomose e pelo abscesso pélvico.
   g. Estenose, incapacidade súbita de evacuar o cólon.
   h. Pode ocorrer obstrução intestinal tardia em consequência de aderências, de vólvulos ou de intussuscepção.
   i. A incontinência fecal é comum, porém pode melhorar com um esquema intestinal apropriado.
   j. Reação adversa a alimentos.
   k. Enurese.

Avaliação de enfermagem

1. Observe o recém-nascido à procura de constipação intestinal.
2. Obtenha o histórico dos pais, particularmente sobre os hábitos intestinais e alimentares do lactente.
   a. Início da constipação intestinal.
   b. Natureza das fezes (semelhantes a fitas ou repletas de líquido).
   c. Frequência das evacuações.
   d. Necessidade de enemas.
   e. Necessidade de supositórios ou de laxativos.
3. Examine à procura de irritabilidade, dificuldade na alimentação, distensão abdominal e sinais de desnutrição (palidez, fraqueza muscular, membros delgados, fadiga).

Alerta de enfermagem
Deve-se suspeitar do diagnóstico de doença de Hirschsprung em todo lactente que não consiga eliminar o mecônio nas primeiras 24 h, e que exija estimulação retal repetida para induzir as evacuações.

Diagnósticos de enfermagem

Pré-operatórios

- Padrão respiratório ineficaz, relacionado com a distensão abdominal
- Dor aguda, relacionada com a obstrução intestinal
- Nutrição desequilibrada: menor do que as necessidades corporais, relacionada com o aporte deficiente
- Constipação intestinal, relacionada com o processo fisiopatológico.

Pós-operatórios

- Integridade tissular prejudicada, relacionada com a intervenção pós-operatória
- Risco de infecção da incisão cirúrgica
- Risco de motilidade gastrintestinal disfuncional, relacionado com a diminuição da peristalse no pós-operatório
- Enfrentamento familiar incapacitado, relacionado com os cuidados da criança com colostomia.

Intervenções de enfermagem

Melhora do padrão respiratório

1. Monitore o comprometimento respiratório que pode resultar da distensão abdominal. Observe à procura de respirações rápidas e superficiais, cianose e retrações esternais.
2. Eleve a cabeça e o tórax do lactente, inclinando o colchão para facilitar a abertura das vias respiratórias.
3. Administre oxigênio, conforme prescrição, para sustentar o estado respiratório.

Alívio da dor

1. Observe o grau de hipersensibilidade abdominal à palpação.
   a. Lactente com pernas recolhidas sobre o abdome.
   b. Respiração torácica.
2. Observe a coloração do abdome e a presença de motilidade gástrica; efetue medidas sequenciais da circunferência do abdome à procura de evidências de alterações.
3. Auxilie no esvaziamento do intestino com a administração de irrigações colônicas repetidas.
   a. O procedimento de irrigação de um lactente assemelha-se ao de uma criança de mais idade, exceto que naquele se utiliza menor quantidade de líquido e menor pressão.
   b. Deve-se utilizar solução fisiológica (aquecida) para as irrigações. A água destilada pode resultar na absorção de grandes quantidades de água, com consequente intoxicação hídrica.
4. Administre medicamentos (antibióticos), conforme prescritos, para reduzir a flora bacteriana do intestino.
5. Observe qualquer alteração no grau de distensão antes e depois da irrigação. Registre, caso haja mudanças na localização da distensão (*i. e.*, parte superior ou inferior do abdome).
6. Documente todo o aporte e a eliminação do irrigante e da drenagem. Registre discrepâncias acentuadas na retenção ou na perda de líquido.

7. Introduza uma sonda retal para retirada do líquido e dos gases acumulados, conforme prescrição.
8. Se a distensão abdominal não for aliviada com a irrigação e com a descompressão, e o desconforto for significativo, introduza uma sonda NG, conforme a necessidade.
   a. Examine a drenagem da sonda NG e registre as características.
   b. Verifique a desobstrução; podem ser prescritas irrigações com solução salina. Registre cuidadosamente o aporte e a eliminação.
   c. Realize uma higiene bucal frequente.
   d. Alterne as narinas quando trocar a sonda NG, e utilize uma quantidade mínima de fita adesiva para evitar a irritação da pele.
9. Ofereça a chupeta para sucção não nutritiva, caso a criança esteja em dieta zero, recebendo líquidos parenterais.
10. Incentive os pais a segurar e a embalar o lactente.
11. Mantenha uma posição confortável, com a cabeça elevada. Ofereça estimulação suave (p. ex., musicoterapia, terapia do toque e terapia lúdica).

Oferta de nutrição adequada

1. Obtenha a história dietética em relação aos alimentos e aos hábitos alimentares.
   a. Discuta o histórico com um nutricionista, de modo a facilitar possíveis alterações dietéticas.
   b. Explique aos pais que os problemas alimentares são comuns na doença de Hirschsprung.
2. Monitore adequadamente os líquidos IV; compute todas as eliminações.
3. Ofereça refeições pequenas e frequentes.
   a. Alimente a criança lentamente.
   b. Proporcione à criança a posição mais confortável possível, durante as refeições.
4. Informe aos pais que a malformação pode ser corrigida, mas que pode levar algum tempo para que eles observem uma melhora no estado físico da criança e em seus hábitos alimentares.
   a. A alimentação pode causar desconforto adicional, devido a distensão e náuseas.
   b. Pode haver necessidade de nutrição parenteral.

Controle da constipação intestinal na criança de mais idade

1. Examine e registre a frequência das evacuações e as características das fezes (é provável que ocorra constipação intestinal).
2. Faça uma demonstração e forneça à família orientações, tanto verbais como por escrito, sobre a administração de enema com solução fisiológica e o uso de emolientes do bolo fecal.
3. Obtenha o parecer de um nutricionista para orientar os pais sobre as modificações dietéticas.

Prevenção das complicações relacionadas com a colostomia

1. Monitore rigorosamente os sinais vitais e a função respiratória.
2. Monitore o funcionamento correto da colostomia, quando presente.
   a. Examine a drenagem da colostomia: características, frequência, material fecal ou drenagem de líquido.
   b. Registre a coloração do estoma, o tamanho e o retorno da função intestinal.
   c. Examine à procura de distensão abdominal.
   d. Meça o débito de líquidos da colostomia, visto que a sua quantidade afetará a reposição hídrica.
3. Registre os sinais de obstrução por peritonite, íleo paralítico, manipulação intestinal durante a cirurgia ou edema.
   a. Ausência de eliminação pela colostomia.
   b. Aumento da hipersensibilidade abdominal à palpação.
   c. Irritabilidade.
   d. Vômitos.
   e. Aumento da temperatura.
   f. Abdome de consistência rígida.
4. Coloque a criança em decúbito lateral em uma cama plana, ou apenas ligeiramente elevada. Quando a cabeceira da cama está elevada, o dióxido de carbono residual, na cavidade abdominal da criança, pode causar queixa de dor no pescoço e no ombro.
5. Diferencie o tipo e a causa da dor, a fim de estabelecer as intervenções apropriadas ao tratamento desta. O posicionamento correto, as sondas e drenos desobstruídos e a administração de analgésicos no momento oportuno são essenciais para assegurar o conforto do paciente.
6. Deve-se colocar um alerta para que não se manipule a região retal, de modo que não sejam tomadas temperaturas retais, nem administrado qualquer medicamento por via retal, nem realizados exames com toque retal.

Alerta de enfermagem
Evite a lesão da mucosa retal, medindo a temperatura axilar ou auricular.

Alerta de enfermagem
Qualquer exame ou procedimento retal tem o potencial de causar grave prejuízo ao paciente e ao sítio cirúrgico.

Prevenção de infecções no pós-operatório

1. Troque o curativo da ferida, utilizando técnica estéril. Quando realizada por laparoscopia, a ferida é mínima.
2. Evite a contaminação com as fraldas.
   a. Coloque a fralda abaixo do curativo.
   b. Troque a fralda com frequência.
3. Esteja alerta para o fato de que podem ocorrer 7 a 10 evacuações por dia no pós-operatório pela bolsa de ostomia. Quando liberado pela cirurgia, evite qualquer escoriação perianal e anal por meio de banhos de assento para limpeza, e por meio também da aplicação de pasta de óxido de zinco após a evacuação.
4. Se a pele estiver desnuda e úmida, aplique uma barreira cutânea e forneça orientações específicas à família para evitar qualquer lesão da pele por consequência de remoção agressiva.
5. Utilize a técnica de higienização cuidadosa das mãos.
6. Relate imediatamente qualquer eritema, edema ou secreção da ferida, evisceração ou deiscência.
7. Aspire com frequência as secreções, de modo a evitar a infecção da árvore traqueobrônquica e dos pulmões.
8. Estimule a tosse e a respiração profunda com frequência, de modo a manter a função respiratória.
9. Permita que o lactente chore por curtos períodos de tempo, para evitar a atelectasia.
10. Mude com frequência a posição do lactente, para aumentar a circulação e possibilitar a aeração de todas as áreas pulmonares.

Prevenção de distensão abdominal

1. Mantenha a perviedade da sonda NG imediatamente no pós-operatório.
   a. Aspiração da sonda NG, conforme prescrição, por 24 a 48 horas, ou até que ocorram sons intestinais adequados, eliminação de gases pelo reto ou de gases pela ostomia.
   b. Examine à procura de distensão abdominal crescente; meça a circunferência abdominal.
   c. Determine a perda de líquido, visto que a quantidade afetará a reposição hídrica.
2. Mantenha o paciente em dieta zero até o retorno dos sons intestinais, e até que o intestino esteja pronto para receber alimentos, conforme determinado pelo médico.
3. Administre líquidos para manter a hidratação e repor a perda de eletrólitos.
4. Mantenha a sonda de Foley por 24 a 48 horas, conforme protocolo.

5. Efetue a higiene oral frequente, enquanto o paciente estiver em dieta zero.
6. Inicie a alimentação oral, conforme prescrição.
   a. Evite a alimentação parenteral.
   b. Coloque a criança para eructar frequentemente, durante a refeição.
   c. Vire a cabeça da criança para o lado ou eleve-a após a alimentação, de modo a evitar a aspiração.

Apoio aos pais

1. Reconheça que até mesmo uma colostomia temporária pode ser um procedimento difícil de aceitar e de aprender a lidar com ele.
   a. Inicie o encaminhamento para a realização da ostomia.
   b. Dê apoio aos pais quando explicar os cuidados necessários com a colostomia.
   c. Logo após a cirurgia, inclua os pais nas trocas dos curativos e em qualquer outra atividade apropriada.
   d. Ajude e incentive os pais a tratar o lactente ou a criança o mais normalmente possível.
   e. Tranquilize os pais a respeito do fato de que a colostomia não causará nenhum atraso no desenvolvimento normal da criança.
2. Incentive os pais a expressar seus medos e ansiedade. A antecipação de uma futura cirurgia para ressecção pode ser confusa e assustadora.
3. Inicie o encaminhamento para enfermagem de saúde pública, de modo a ajudar os pais a cuidar da criança em casa, longe da situação confortável do hospital, e a obter os materiais necessários.
4. Inicie um encaminhamento para aconselhamento genético, particularmente se os pais estiverem planejando ter mais filhos.

Cuidados da ostomia em crianças

Baseado em evidências
Colwell, J., McNichol, L., & Boarini, J. (2017). North America wound, ostomy, and continence and enterostomal therapy nurses current ostomy care practice related to peristomal skin issues. *Journal of Wound Ostomy Continence Nursing, 44*(3), 257-61.

Os cuidados da colostomia e da ileostomia no recém-nascido e no lactente baseiam-se nos mesmos princípios, e são essencialmente idênticos aos oferecidos a crianças maiores e a adultos (ver Capítulo 18), com as seguintes exceções:

1. A irrigação da colostomia não faz parte do tratamento de crianças pequenas. A irrigação é feita principalmente com o propósito de regular a colostomia para esvaziá-la em intervalos regulares. Como as crianças têm evacuações intestinais a intervalos mais frequentes, esse tipo de controle não é possível. A irrigação pode ser realizada apenas no preparo para exames ou para cirurgia e, em certas ocasiões, para o tratamento da constipação intestinal.
2. Ocorre desidratação rapidamente no lactente ou na criança pequena; por conseguinte, é muito importante examinar a drenagem quanto à sua quantidade e características. A drenagem deve ser medida com o objetivo de fornecer uma base acurada para o cálculo da reposição de líquidos.
3. A prevenção e o tratamento da escoriação da pele ao redor da ostomia são objeto de maior preocupação. Com o advento de proteções cutâneas melhores e de materiais desenvolvidos especialmente para o paciente pediátrico, é atualmente menos difícil manter uma bolsa de ostomia bem posicionada. Por meio de aplicação cuidadosa e de tentativa de uso de diferentes tipos de bolsas, até que seja obtida uma que se ajuste corretamente, a maioria das crianças pode ser mantida limpa e seca durante pelo menos 24 horas entre as trocas. Trata-se de um fator importante na prevenção da deterioração da pele e de infecções subsequentes na área periostomal. Entretanto, convém lembrar que os curativos do lactente precisam ser verificados com frequência.
   a. Verifique a bolsa de ostomia quanto à ocorrência de vazamento a cada 2 horas e troque-a, tão logo haja suspeita de vazamento.
   b. Explique aos pais a importância de esvaziar a bolsa, quando esta estiver um quarto a um terço cheia.
   c. A lesão de pele é mais frequente. Reforce aos pais a necessidade de tratar a lesão da pele com métodos e com os produtos recomendados pelo enfermeiro estomatoterapeuta.
   d. Esteja alerta para o fato de que a evacuação do lactente é mais frequente do que a da criança de mais idade.
4. Para crianças de mais idade com ostomias:
   a. Pode-se conseguir treinamento para uso de um penico, para esvaziamento da bolsa de colostomia. Isso não será possível para uma criança com ileostomia.
   b. A colocação de bolsa otimiza a socialização e as atividades de desenvolvimento.
   c. Incentive uma atitude objetiva e de aceitação, para ajudar a construir a autoconfiança da criança.
   d. Incentive a criança a participar dos cuidados da ostomia.
   e. Incentive a criança a frequentar grupos de apoio a pacientes com ostomia, apropriados para a sua idade.
5. Outras informações e apoio podem ser obtidos na United Ostomy Associations of America (*www.ostomy.org*).[12]

Considerações sobre atendimento domiciliar e na comunidade

1. Comece precocemente a ensinar a respeito da colostomia (no pré-operatório, antes da alta e em casa), incluindo como ela funciona e como cuidar dela e da criança. As orientações devem ser detalhadas, de acordo com a disposição da família. Incentive os cuidados da ostomia como parte das atividades normais da vida diária.
2. Providencie visitas domiciliares frequentes, para realizar um plano de ensino abrangente. Obtenha o parecer de um enfermeiro estomatoterapeuta, quando necessário, para qualquer deterioração da pele ou outros problemas relacionados com a ostomia.
3. Envolva toda a família no treinamento dos cuidados da colostomia, de modo a aumentar a aceitação da mudança corporal da criança. A criança de mais idade deve tornar-se totalmente responsável pelos cuidados de sua própria colostomia.
4. Avalie o autocuidado da ostomia pela família, incluindo procedimentos como preparo da pele, aplicação do dispositivo coletor, cuidados com a bolsa e controle do odor.
5. Examine à procura de sinais de complicações do estoma, incluindo fezes semelhantes a fita, diarreia, ausência de evacuação de fezes ou de flato e sangramento; além disso, ensine a família a identificá-los.
6. Avalie o estado de hidratação e ensine a aumentar o aporte de líquido, visto que a absorção do cólon está diminuída ou pode estar ausente caso haja uma ileostomia.
7. Proceda a uma revisão das técnicas de alimentação por SG, conforme protocolo.
8. Ajude a família a discutir as necessidades da criança com profissionais da creche, professores e enfermeiros da escola, quando aplicável. Revise os cuidados da ostomia com os cuidadores da criança.
9. Ajude no preparo pré-operatório para o fechamento da colostomia, quando o momento chegar.

[12]N.R.T.: No Brasil existem várias associações como a Ostomizados (*http://www.ostomizados.com/associacoes/associacoes.html*); indique também consulta a sociedades de especialistas, como a Associação Brasileira de Estomaterapia (*sobest.org.br*).

Educação da família e manutenção da saúde

1. Oriente os pais a oferecer refeições pequenas e frequentes à criança, e a estar atentos para alimentos que causam gases e diarreia, como repolho, alimentos temperados, feijão, couve-de-bruxelas, frutas e suco de frutas, eliminando-os da dieta.
2. Avise aos pais que os resfriados ou os vírus podem causar evacuação de fezes amolecidas, o que aumenta o risco de desidratação, particularmente na doença do segmento longo, de modo que é necessário aumentar os líquidos nessas situações.
3. Alerte os pais sobre problemas pós-operatórios comuns, incluindo proliferação bacteriana, colite ou enterocolite e intolerância à lactose. Aconselhe os pais a entrar em contato com um médico, caso haja diarreia persistente, distensão abdominal, dor abdominal, febre, vômitos ou constipação intestinal.
4. Incentive os pais a realizar todos os procedimentos bem antes da alta do lactente.
5. Ressalte a importância de tratar a criança o mais normalmente possível, de modo a evitar futuros problemas de comportamento.
6. Explique os princípios básicos da boa nutrição e da dieta. Envolva um nutricionista, se necessário.
7. Incentive um acompanhamento médico rigoroso, boa saúde e higiene gerais.
   a. Segurança.
   b. Crescimento e desenvolvimento gerais.
   c. Imunizações.
8. Avise as crianças de mais idade, sem colostomia, que elas poderão se sujar com fezes, mas que esse problema deverá melhorar com o decorrer do tempo.

Reavaliação: resultados esperados

- Respiração não laboriosa; ausência de cianose
- Diminuição da circunferência abdominal; repousa de modo confortável
- Tolera 30 a 60 g de alimentos a cada hora, dependendo da idade da criança
- Tem evacuações pelo menos a cada 2 dias, espontaneamente ou após enema
- Os sinais vitais estão dentro dos limites normais, há ausência de febre e de distensão abdominal
- Estoma de coloração rosada sem drenagem, eritema, calor e hipersensibilidade à palpação
- Presença de sons intestinais, retirada da sonda NG
- Os pais escutam, fazem perguntas sobre os cuidados da criança e demonstram cuidados/técnica adequados para os cuidados e manutenção do dispositivo.

Intussuscepção

Baseado em evidências
Savoie, K., Thomas, F., Nouer, S. *et al.* (2017). Age at presentation and management of pediatric intussusception: A Pediatric Health Information System database study. *Surgery, 161*(4), 995-1003.

A *intussuscepção* refere-se à invaginação ou à telescopagem de parte do intestino em uma seção adjacente mais distal do órgão, criando uma obstrução mecânica. A intussuscepção constitui uma das causas mais comuns de obstrução intestinal no lactente. Pode ocorrer em qualquer época da vida, porém é mais comum em crianças com menos de 3 anos de idade, com maior incidência observada entre 5 e 10 meses de idade. É duas vezes mais comum nos lactentes do sexo masculino do que naqueles do sexo feminino. Nos EUA, a incidência é de 1,5 a 4 casos por 1.000 nascimentos. A intussuscepção deve ocupar um lugar de destaque na lista de diagnósticos diferenciais, quando uma criança com menos de 1 ano de idade apresenta início súbito de dor abdominal.

Fisiopatologia e etiologia

1. A causa pode ser classificada em uma das três categorias seguintes: idiopática, com ponto condutor ou pós-operatória.
   a. Idiopática: trata-se do tipo mais comum, sem causa identificável. Entretanto, não é raro que se obtenha uma história de afecção viral respiratória superior ou GI recente. Foi aventada a hipótese de que a hipertrofia das placas de Peyer crie um segmento espesso. É mais comum em lactentes.
   b. Com ponto condutor: pode-se detectar uma alteração identificável na mucosa intestinal, habitualmente durante o tratamento cirúrgico. É mais comum em crianças de 2 a 3 anos de idade. As malformações incluem pólipos, cistos, tumores, divertículo de Meckel e hematomas (observados na púrpura de Henoch-Schönlein). As crianças com fibrose cística correm risco de intussuscepção com ponto condutor, devido ao muco e às fezes espessas.
   c. Pós-operatória: incomum, mas pode ocorrer após cirurgia do abdome e até mesmo do tórax. Pode ser causada pela interrupção da motilidade, em consequência de anestesia ou de manipulação direta do intestino. Pode ocorrer, também, em consequência da colocação de sondas longas no intestino.
2. A invaginação resulta em obstrução completa do intestino.
   a. O mesentério, os vasos linfáticos e os vasos sanguíneos são tracionados para dentro do intestino, quando ocorre a invaginação.
   b. O intestino encurva-se e assume uma forma semelhante a uma salsicha, e o suprimento sanguíneo é interrompido.
   c. O intestino começa a edemaciar; pode ocorrer hemorragia.
   d. Ocorre necrose do segmento acometido.
   e. Se não for reconhecido e tratado, ocorrerá necrose intestinal, possivelmente resultando em perda significativa do intestino, em choque e em morte.
3. Classificação da localização:
   a. Ileocecal (mais comum): quando o íleo e a conexão com o mesentério, com o tecido linfático e com os vasos sanguíneos sofrem invaginação no ceco (ver Figura 48.7).
   b. Ileocólica: invaginação do íleo no cólon.
   c. Colocólica: invaginação do cólon dentro do cólon.
   d. Ileoileal (enteroentérica): invaginação do intestino delgado dentro do intestino delgado.
4. Foi observado um aumento no número de casos de intussuscepção após a introdução da primeira vacina contra rotavírus (RotaShield®), de modo que essa vacina foi retirada do mercado. A segunda geração de vacinas contra rotavírus (RotaTeq® e Rotarix®) apresenta um risco muito menor (embora não seja nulo) de intussuscepção. Acredita-se que o pequeno risco seja superado pelo benefício da vacina.

Baseado em evidências
Haber, P., Parashar, U., Haber, M. *et al.* (2015). Intussusception after monovalent rotavirus vaccine–United States, Vaccine Adverse Event Reporting (VAERS), 2008–2014. *Vaccine, 33*(38), 4873-7.

Manifestações clínicas

1. Os quatro sinais clássicos da intussuscepção – vômitos, dor abdominal, fezes sanguinolentas/semelhantes à geleia de groselha e massa abdominal – só ocorrem em cerca de 45% das crianças.
2. A dor é habitualmente paroxística.
   a. "Crises de dor" que despertam a criança do sono; a criança é inconsolável, com as pernas recolhidas sobre o abdome e com cólica.

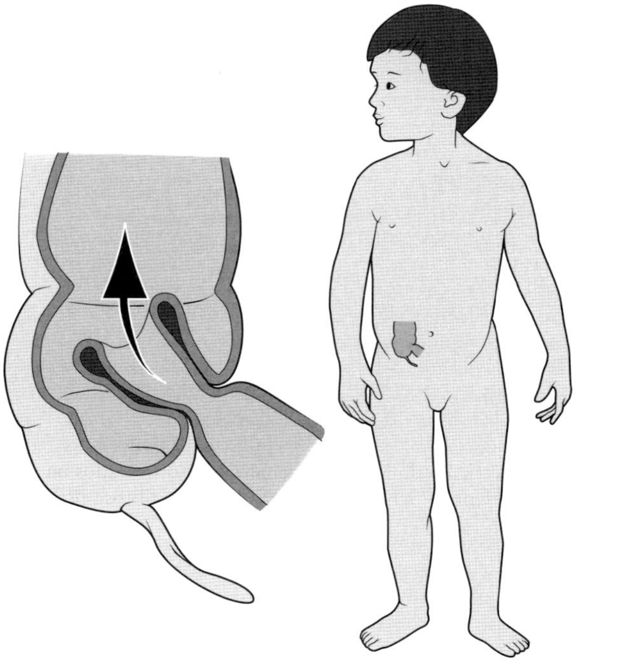

Figura 48.7 Intussuscepção. Parte do íleo foi empurrada para dentro do lúmen do ceco adjacente. (LifeArt Image.)

b. Repetição cíclica dos sintomas a intervalos de cerca de 5 a 30 minutos.
c. Entre os episódios, a criança pode agir normalmente.

3. As fezes podem ser semelhantes à geleia de groselha – mucosa descamada de coloração vermelho-escura, com consistência mucoide.
4. Os vômitos podem começar com diminuição do apetite e progredir para vômitos biliosos.
5. Os sons intestinais variam:
   a. Durante uma crise de dor, os sons intestinais podem consistir em ondas hiperperistálticas (borborigmos).
   b. Íleo paralítico/peritonite: os sons intestinais estão diminuídos ou ausentes.
6. Redução na frequência de evacuações.
7. Distensão abdominal crescente e hipersensibilidade à palpação.
8. Massa semelhante a uma salsicha, palpável no abdome. Essa massa é patognomônica e conhecida como *sinal de Dance* – massa alongada no quadrante superior direito do abdome, com ausência de sons intestinais no quadrante inferior direito.
9. Ânus de aspecto alterado; pode assemelhar-se ao prolapso retal.
10. Desidratação, febre, letargia; condição semelhante ao choque, com pulso rápido, palidez e sudorese profusa.
11. Hematoquezia (fezes de coloração castanho-avermelhada) – nem sempre presente.
    a. O exame retal é importante, caso haja muco sanguinolento no dedo do examinador.
    b. Sangue oculto ou macroscópico em exame retal, em 60 a 90% dos pacientes.
12. A virilha deve ser inspecionada à procura de hérnia encarcerada ou de torção do testículo ou do ovário, como diagnóstico diferencial.

Alerta de enfermagem
A eliminação de fezes semelhantes à geleia de groselha indica lesão do intestino e pode constituir um sinal tardio. *Qualquer* sangramento macroscópico nas fezes deverá levantar a suspeita de intussuscepção, particularmente quando estiver associado à dor abdominal. Não se deve esperar a eliminação de fezes semelhantes à geleia de groselha para notificar um médico.

Avaliação diagnóstica

Baseado em evidências
Territo, H., Wrotniak, B., Qiao, H. *et al.* (2014). Clinical signs and symptoms associated with intussusception in young children undergoing ultrasound in the emergency room. *Pediatric Emergency Care, 30*(10), 718-22.

1. Exame radiológico.
   a. Radiografia de abdome em decúbito dorsal e na posição ortostática. A evolução inicial pode ser normal; entretanto, à medida que progride, verifica-se a ausência de gases no cólon. Pode também revelar massa no quadrante superior direito e/ou sinal do menisco/crescente.
   b. Se não for constatada a presença de ar intraperitoneal na radiografia de abdome, tentar-se-á um enema com ar ou com bário.
   c. Em geral, observa-se uma alteração do enchimento côncavo no cólon transverso, que pode ser reduzido em direção ao ceco.
2. Ultrassonografia para localizar a área do intestino invaginado e ultrassonografia com Doppler colorido para determinar se a intussuscepção é passível de redução ou não. A ausência de fluxo sanguíneo (coloração) indica isquemia; por conseguinte, deve-se evitar a redução com enema. Em geral, a ultrassonografia é realizada antes do enema contrastado, devido ao baixo risco e à excelente acurácia.

Alerta de enfermagem
Os enemas estão contraindicados para os casos com achados clínicos de peritonite, de choque ou de sinais de perfuração na radiografia de abdome.

Manejo

Baseado em evidências
Kim, J., Lee, J., Ryu, J. *et al.* (2018). Risk factors for recurrent intussusception after fluoroscopy-guided air enema. *Pediatric Emergency Care, 34*(7), 484-87.

1. Enema com ar ou com bário – tanto para o diagnóstico quanto para o tratamento (redução hidrostática) na redução da intussuscepção.
   a. Um cirurgião deve estar presente durante o enema com bário, em virtude do risco de perfuração.
   b. Uma sonda não inflável é introduzida no reto; o contraste entra por gravidade, sob orientação fluoroscópica. Se for utilizado ar, este será aplicado sob pressão constante.
   c. Quando a intussuscepção é reduzida, o contraste ou o ar devem sofrer refluxo livremente para o intestino delgado. Essa evidência radiográfica é necessária para confirmar o sucesso da redução.
   d. As taxas de sucesso variam de 70 a 90%. A recorrência constitui a complicação mais comum; porém, também pode ocorrer perfuração.
   e. A redução não cirúrgica, que utiliza enema com ar ou outros métodos de redução hidrostáticos, tem sido o tratamento padrão na maioria dos casos. A taxa de sucesso pode alcançar até 84%. Entretanto, se o método não cirúrgico não for indicado ou não tiver sucesso, a cirurgia aberta ainda será necessária.
2. A redução cirúrgica da intussuscepção pode ser necessária quando a redução radiológica não tiver sucesso, quando houver suspeita de um ponto condutor patológico ou de peritonite, ou ainda nos casos de múltiplas recorrências. Os fatores associados a um risco aumentado de ressecção intestinal incluem: distensão abdominal (32%), obstrução intestinal na radiografia do abdome (27%) e choque hipovolêmico (40%).

3. A cirurgia envolve uma laparotomia – ordenha manual do segmento intussusceptado da extremidade distal para a proximal, seguida de ressecção do intestino não viável e, em geral, de apendicectomia incidental. A redução é bem-sucedida em até 86% dos casos.
4. A recorrência é de 5 a 7%, independentemente do tipo de tratamento realizado.

Baseado em evidências
Wong, C., Jin, S., Tam, P. *et al.* (2016). Predictors for bowel resection and the presence of a pathological lead point for operated childhood intussusception: A multicenter study. *Journal of Pediatric Surgery, 51*, 1998-2000.

Complicações

1. Perfuração.
2. Peritonite.
3. Choque.
4. Perda do intestino, resultando em síndrome do intestino curto.

Avaliação de enfermagem

1. Obtenha uma história cuidadosa dos sintomas físicos e comportamentais do lactente ou da criança, incluindo qualquer enfermidade recente ou crônica.
2. Realize um exame físico, que pode revelar um lactente bem desenvolvido, bem nutrido e sem febre, com hipersensibilidade e distensão abdominais.
3. Examine à procura de desidratação, que pode ser leve ou grave. O tempo de enchimento capilar prolongado, a alteração do estado mental e a redução do débito urinário constituem indicadores confiáveis de choque em crianças.

Alerta de enfermagem
O relato de dor abdominal em cólica, intensa e episódica, associada a vômitos, sugere intussuscepção.

Diagnósticos de enfermagem

Pré-operatórios

- Dor aguda, relacionada com a dor abdominal paroxística, com a febre e com os tratamentos
- Risco de volume de líquidos deficiente, relacionado com os vômitos
- Padrão respiratório ineficaz, relacionado com a distensão abdominal
- Ansiedade, relacionada com a hospitalização, o reconhecimento do déficit da doença, a cirurgia e os tratamentos.

Pós-operatório

- Risco de infecção e de outras complicações, relacionado com a evolução pós-operatória.

Intervenções de enfermagem

Minimização da dor

1. Observe o comportamento como indicador de dor; o lactente pode estar irritável e muito sensível ao manuseio, ou pode estar letárgico e não responsivo. Logo, manuseie-o com muita delicadeza.
2. Incentive a família a participar nas medidas de conforto. Explique a causa da dor e tranquilize os pais quanto ao propósito dos exames diagnósticos e dos tratamentos.
3. Administre os medicamentos, conforme prescrição.

Manutenção do equilíbrio hidreletrolítico

1. Monitore os líquidos e mantenha o paciente em dieta zero.
2. Contenha o lactente, se necessário, para a terapia IV.
3. Monitore o equilíbrio hídrico.

Promoção da respiração efetiva

1. Esteja alerta para o desconforto respiratório, devido à distensão abdominal. Examine à procura da ocorrência de estertores ou de respirações superficiais e rápidas, caso o paciente esteja em um estado semelhante ao do choque.
2. Introduza uma sonda NG, conforme prescrição, para descomprimir o estômago.
   a. Irrigue, conforme prescrição.
   b. Examine a drenagem e o retorno da irrigação.
3. Mantenha o paciente em dieta zero, conforme prescrição.
   a. Umedeça os lábios e realize a higiene bucal.
   b. Ofereça uma chupeta ao lactente.
4. Reavalie continuamente a condição, visto que a respiração irregular ou o desconforto respiratório podem indicar evolução do processo patológico.

Alerta de enfermagem
Pode ocorrer eliminação de fezes marrons normais, limpando o cólon distalmente à intussuscepção. A ocorrência de mais de uma evacuação de fezes marrons normais pode indicar que a intussuscepção sofreu redução por si própria. Notifique imediatamente ao médico qualquer eliminação de fezes.

Preparo para a cirurgia

1. Ofereça apoio aos pais durante os momentos de crise e de medo.
2. Ofereça orientações específicas a eles.
   a. Compare a intussuscepção com um telescópio ou com uma antena retrátil, ou então faça um desenho.
   b. Podem ser úteis recursos visuais, como uma luva de borracha com um dos dedos voltado para o lado avesso. A redução pode ser demonstrada enchendo essa luva com água até que o dedo invertido reassuma a sua posição normal.
3. As crianças necessitam de explicações simples e sucintas, em linguagem apropriada para a sua idade.

Prevenção de infecção e outras complicações pós-operatórias

1. Monitore os sinais vitais e o estado geral; notifique o médico sobre qualquer alteração ou tendência inesperada.
2. Verifique a temperatura e administre antipiréticos e outras medidas de resfriamento. Pode haver febre, em consequência de translocação de bactérias para a corrente sanguínea, através da parede intestinal lesionada.
3. Examine à procura de hipersensibilidade abdominal à palpação, de sons intestinais e de distensão do abdome. Mantenha a aspiração NG, conforme prescrição.
4. Avalie a dor e o nível de consciência.
5. Quando a criança for capaz de ingerir líquidos, avalie cuidadosamente a tolerância e progrida lentamente com a ingesta.

Educação da família e manutenção da saúde

1. Explique que pode haver recorrências, e que estas são habitualmente observadas nas primeiras 24 a 48 horas após a redução. Revise os sinais e sintomas com os pais.
2. Revise também as restrições de atividade com os pais (p. ex., posicionamento em decúbito dorsal ou lateral, brincadeiras tranquilas e evitar a prática de esportes aquáticos, até que haja cicatrização da ferida).
3. Incentive os cuidados de acompanhamento.
4. Forneça orientação antecipada para a idade de desenvolvimento da criança.
5. Incentive a percepção de sintomas que exigem atendimento médico imediato entre os profissionais da creche e outros cuidadores (p. ex., dor abdominal paroxística, presença de sangue ou de muco nas fezes).

Reavaliação: resultados esperados

- Diminuição da irritabilidade/dor
- Débito urinário adequado
- Respirações não laboriosas; alívio da distensão abdominal
- Os pais verbalizam a compreensão do distúrbio e da cirurgia
- Sinais vitais pós-operatórios estáveis; sons intestinais audíveis; o paciente elimina fezes no pós-operatório.

Malformações anorretais

Baseado em evidências
Van der Steeg, J., Schmiedeke, E., Bagolan, P. *et al.* (2015). European consensus meeting of ARM-Net members concerning diagnosis and early management of newborns with anorectal malformations. *Techniques in Coloproctology, 19*(3), 181-5.

O termo *malformação anorretal* abrange múltiplas anomalias congênitas do reto, do sistema urinário e do sistema genital. A incidência é de 1 em 2.500 a 1 em 4.000 nascidos vivos, com discreto predomínio no sexo masculino. A complexidade da malformação varia desde a imperfuração anal isolada até a extremamente rara extrofia cloacal (que ocorre em ambos os sexos em 1 em cada 250.000 nascimentos).

Fisiopatologia e etiologia

Baseado em evidências
Kovacic, K., Matta, S., Kovacic, K. *et al.* (2018). Healthcare utilization and comorbidities associated with anorectal malformations in the United States. *Journal of Pediatrics, 194*, 142-6.

1. Parada no desenvolvimento embriológico do ânus, da parte inferior do reto e do trato urogenital com 6 semanas de vida embrionária cuja causa permanece desconhecida.
2. Cerca de 40% dos lactentes com malformações anorretais apresentam anomalias importantes associadas, incluindo:
   a. Síndrome de Down.
   b. Síndrome VACTERL (malformações vertebrais, atresia anal, anomalia cardíaca, FTE com atresia do esôfago, malformações renais e displasia de membro radial).
   c. Cardiopatia congênita.
   d. Anormalidades renais.
   e. Criptorquidia.
   f. Atresia esofágica.
   g. Malformação da coluna vertebral.
   h. Variante do hemangioma infantil ocorrendo na extremidade.
3. O desenvolvimento anormal do intestino posterior terminal varia desde estenose anal leve, que é corrigida por meio de dilatação simples, até deformidades complexas, como atresia e fístula retais, com graus variáveis de incontinência fecal e urinária.
4. Os genes BMP4 e Hox podem desempenhar um papel.

Tipos

Ver Figura 48.8.

1. Membrana anal imperfurada – o lactente não consegue eliminar o mecônio; observa-se a presença de membrana esverdeada que faz protrusão; o intestino e o músculo esfíncter retornam ao normal após a excisão.
2. Fístula retoperineal – o reto abre-se no períneo; funcionamento excelente.
3. Atresia e estenose anais – obstrução completa (atresia) ou estenose (diminuição do calibre) cerca de 2 cm acima da abertura anal.
4. Ânus imperfurado sem fístula (agenesia anal) – o reto é completamente cego e termina a uma distância de 2 cm do períneo; ocorrerá obstrução intestinal, se não houver fístula associada.

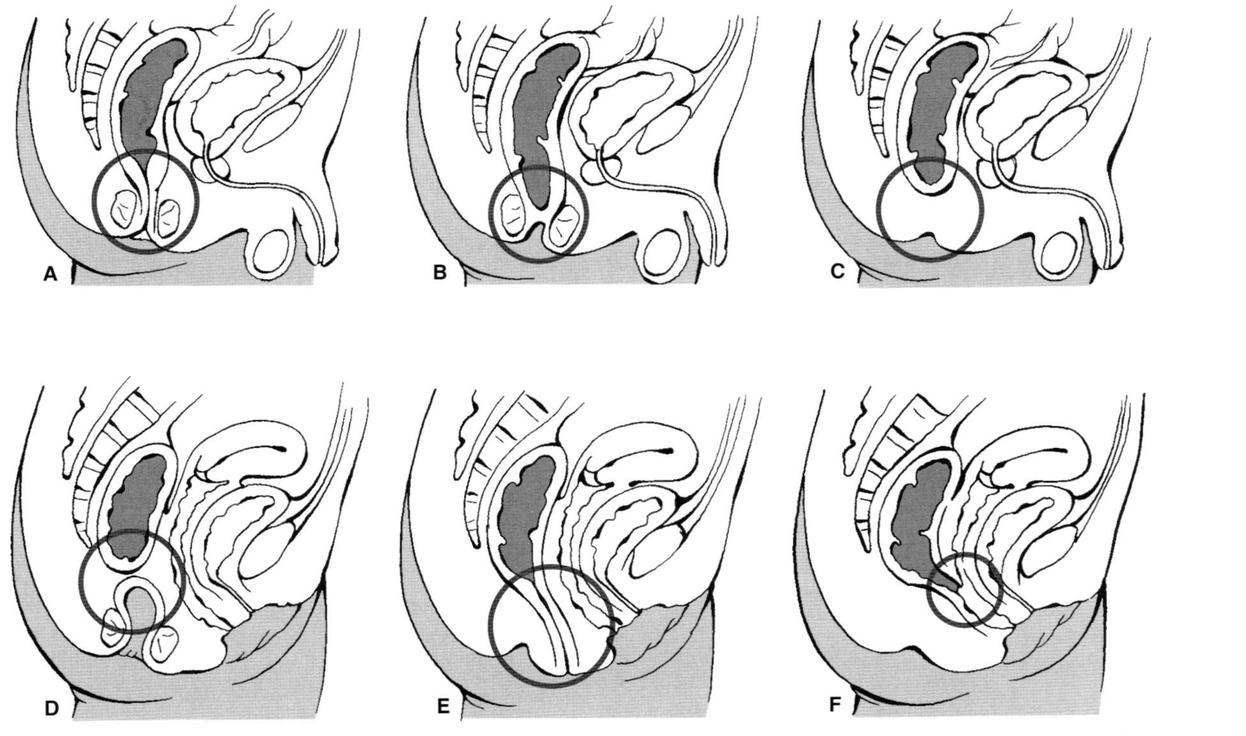

Figura 48.8 Malformações anorretais. **A.** Estenose anal. **B.** Membrana anal imperfurada. **C.** Agenesia anal. **D.** Agenesia retal. **E.** Fístula retoperineal. **F.** Pequeno orifício localizado no períneo. (Adaptada, com autorização, de Wong, D.L. [1995]. *Whaley and Wong's nursing care of infants and children* [5th ed.]. St. Louis, MO: Mosby.)

5. Malformação anorretal com fístula retourinária em indivíduos do sexo masculino (presente em 80% dos homens com malformações anorretais).
   a. Fístula bulbar retouretral.
   b. Fístula prostática retouretral.
   c. Fístula retovesical, no colo da bexiga.
6. Malformação anorretal com fístula e cloaca em indivíduos do sexo feminino.
   a. Fístula vestibular – o reto abre-se por um orifício estreito anormal, localizado no vestíbulo da genitália, fora do hímen; trata-se da malformação mais comum em indivíduos do sexo feminino.
   b. Fístula vaginal – o reto abre-se na vagina por meio de uma fístula; malformação excepcionalmente rara.
   c. Cloaca persistente – defeito complexo, no qual ocorre fusão do reto, da vagina e do trato urinário, formando um canal comum, que termina em um único orifício perineal no local da uretra. Exige colostomia, derivação urinária ou derivação vaginal.
7. Extrofia cloacal – anomalia anorretal complexa, que inclui onfalocele, duas hemibexigas extrofiadas com ceco entre elas, ânus imperfurado e anormalidades das estruturas sexuais. É rara e ocorre em ambos os sexos.
8. Ânus ectópico – deslocamento discreto do ânus, que causa constipação intestinal. Não se trata de uma verdadeira malformação anorretal, porém pode exigir dilatações ou cirurgia. A posição do ânus pode ser medida utilizando o índice de posição anal, que é a relação entre a distância do ânus-frênulo, nas meninas, e do ânus-escroto, nos meninos, e a distância entre o cóccix e o frênulo/escroto.

Grau de incontinência

1. Pode ser difícil prever, em termos absolutos, quais os pacientes pediátricos com anormalidades GI/GU congênitas, ou que sofreram alguma lesão da área, obterão continência intestinal e vesical.
2. A incontinência intestinal e vesical pode ser causada por dano aos nervos que controlam os músculos esfíncteres, envolvidos no controle do efluxo, ou por lesão da própria parede muscular.
3. Podem ocorrer também complicações em consequência de reparos cirúrgicos extensos necessários na cirurgia do sistema digestório, ou do sistema urológico.
4. O sexo e o tipo de anormalidade têm impacto sobre a probabilidade de continência.
5. Algumas alterações, como fístula perineal, atresia retal e estenose retal frequentemente resultam em ausência de controle intestinal e vesical em 100% dos pacientes.
6. Em geral, distúrbios como fístulas retovesicais do colo da bexiga causam incontinência da urina; em contrapartida, possibilitam o controle intestinal.

Manifestações clínicas

1. Ausência de abertura anal; a estimulação do períneo leva a franzimento.
2. Deslocamento da abertura anal.
3. Abertura anal próxima à abertura da vagina em meninas.
4. O termômetro, o dedo mínimo ou a sonda retal não conseguem ser introduzidos no reto.
5. Ausência ou atraso de eliminação das fezes meconiais.
6. As fezes eliminadas pela vagina ou pela uretra podem ter aspecto de urina tingida de verde.
7. Distensão abdominal progressiva.
8. É provável a presença de fístula.
9. Vômito, quando o lactente é alimentado.

Avaliação diagnóstica

1. O exame de urina para detectar a presença de mecônio e de resíduos epiteliais indica a presença de fístula.
2. Radiografia de abdome lateral transversal à mesa – lactente em decúbito ventral com pelve elevada.
   a. A presença de gás no reto cego fornece uma imagem radiotransparente.
   b. A medida entre a pele (marcador radiopaco) e o reto cego permite estimar a altura da malformação.
3. Ultrassonografia de abdome para detectar a existência de obstrução urinária e para localizar a bolsa retal.
4. Cistouretrograma miccional para a detecção de anomalias do trato urinário comumente associadas, como refluxo vesicoureteral.
5. RM.

Manejo

Baseado em evidências

Youssef, F., Arbash, G., Puligandla, P. *et al.* (2017). Loop *versus* divided colostomy for the management of anorectal malformations: A systematic review and meta-analysis. *Journal of Pediatric Surgery, 52*(5), 783-90.

Rigueros Springfield, L., Connor, M., Jones, K. *et al.* (2016). Prevalence of active long-term problems in patients with anorectal malformations: A systematic review. *Diseases of the Colon and Rectum, 59*(6), 570-80.

Membrana anal imperfurada

1. Os músculos esfíncteres interno e externo do ânus estão intactos, de modo que a malformação habitualmente só exige excisão da membrana da abertura anal.
2. Correção efetuada ao nascimento; não há necessidade de colostomia.

Estenose anal

1. Os músculos esfíncteres interno e externo do ânus estão intactos, de modo que a malformação é habitualmente tratada com dilatação anal.
2. Em certas ocasiões, exige miotomia (corte do músculo anal).
3. Tratamento realizado ao nascimento; não há necessidade de colostomia.

Ânus imperfurado (agenesia anal)

1. Lesão baixa.
   a. Em geral, pode-se efetuar a correção com anoplastia perineal, que cria uma abertura anal para a eliminação das fezes.
   b. Habitualmente acompanhado de fístulas, que precisam ser fechadas na mesma ocasião.
   c. Correção efetuada ao nascimento; em geral, não há necessidade de colostomia, a não ser que exista uma fístula, ou necessidade de mais tempo para cicatrização.
2. Lesão alta.
   a. Exige uma cirurgia mais extensa, devido à falta de inervação.
   b. Em geral, exige um procedimento em dois estágios, e algumas vezes em três estágios, quando há malformação complexa.
   c. A primeira etapa consiste em colostomia.
   d. A segunda etapa consiste em reparo anal, anastomose do cólon/reto e possível fechamento da colostomia.
      i. Anorretoplastia sagital posterior, também conhecida como *procedimento de Pena* (em homenagem ao cirurgião que a desenvolveu). O reto é rebaixado e suturado em uma abertura anal recém-construída no períneo.
      ii. A maioria dos cirurgiões aguarda 4 a 6 meses para completá-la, de modo a possibilitar o crescimento.
   e. A terceira etapa consiste em fechamento da colostomia, caso a malformação seja complexa e caso haja necessidade de mais tempo para a cicatrização.

Fístulas complexas e cloaca

1. É necessária uma complexa reconstrução retal, urológica e vaginal.
2. Efetua-se uma derivação urinária no recém-nascido, caso haja emergência urológica.

Nota: Pode haver necessidade de dilatação retal para qualquer condição após a cirurgia final.

Complicações

1. Infecção.
2. Obstrução intestinal.
3. Perda do controle vesical ou do esfíncter urinário.

Alerta de enfermagem
Em geral, a condição é identificada imediatamente após o nascimento ou no decorrer de várias horas. Não é raro haver um atraso no estabelecimento do diagnóstico, o que pode aumentar significativamente o risco de complicações iniciais graves e de morte.

Avaliação de enfermagem

1. Efetue uma avaliação física do recém-nascido à procura de anormalidades.
   a. Presença de fístula perineal.
   b. Mecônio proveniente da vagina ou presença de urina tingida de mecônio.
   c. Ausência de abertura anal ou incapacidade de introduzir um termômetro no reto.
2. Efetue um exame completo à procura de outras anomalias congênitas.
3. Avalie o nível de entendimento dos pais a respeito da alteração e da capacidade de lidar com a cirurgia do lactente.

Alerta de enfermagem
O recém-nascido que não elimina fezes nas primeiras 24 horas após o nascimento exige maior avaliação.

Diagnósticos de enfermagem

Pré-operatório

- Risco de intolerância à atividade, relacionado com a instabilidade antes da cirurgia.

Pós-operatórios

- Risco de infecção, relacionado com a incisão cirúrgica da anoplastia
- Risco de integridade da pele prejudicada, relacionado com a ostomia e com a anoplastia
- Risco de volume de líquidos deficiente, relacionado com o aporte restrito
- Disposição para processos familiares melhorados, relacionada com o aumento das necessidades do lactente
- Recuperação cirúrgica retardada, relacionada com a correção cirúrgica definitiva.

Intervenções de enfermagem

Manutenção da estabilidade antes da cirurgia

1. Mantenha a dieta zero. Examine qualquer vômito quanto à coloração e ao volume.
2. Minimize o gasto energético, devido à alteração do estado nutricional.
3. Mantenha a sonda NG em posição para descomprimir o estômago, conforme prescrição. Meça a circunferência abdominal.
4. Examine cuidadosamente o paciente à procura de quaisquer sinais de desconforto e notifique. Verifique os sinais vitais com frequência.
5. Use uma incubadora ou um aquecedor radiante para manter a estabilidade de temperatura.
6. Minimize o manuseio; agrupe os procedimentos a serem realizados, a fim de incentivar o repouso e o sono.
7. Mantenha a área da fístula limpa para evitar a ocorrência de ITU.
8. Forneça uma boa higiene oral.

Prevenção de infecção da linha de sutura

1. Após a anoplastia, não introduza nada no reto.
   a. Posicione o lactente para fácil acesso ao períneo, para limpeza e de modo que a irritação seja mínima no local (p. ex., coloque o lactente sobre o próprio abdome, possivelmente com os quadris elevados, de modo a evitar qualquer pressão sobre as superfícies perineais; vire-o de um lado para o outro).
   b. Exponha o períneo ao ar.
   c. Examine o local de incisão à procura de eritema, de secreção e de cicatrização deficiente.
   d. Aplique pomada antibiótica ao períneo, conforme prescrição.
2. Após a colostomia, examine a ferida e o estoma à procura de eritema, de secreção e de cicatrização deficiente.
3. Administre antibióticos IV, conforme prescritos (habitualmente por 2 a 3 dias).

Prevenção de lesão de pele

Ver "Cuidados da ostomia em crianças", na p. 1329.

Manutenção do equilíbrio hidreletrolítico

1. Monitore o retorno da peristalse; a sonda NG pode ser retirada pelo enfermeiro quando os sons intestinais estiverem presentes.
2. Inicie a alimentação oral, conforme prescrição.
   a. Anoplastia: habitualmente em poucas horas.
   b. Colostomia: quando os sons intestinais estiverem presentes, e quando houver eliminação pela colostomia.
3. Monitore os líquidos parenterais e suspenda-os quando o aporte oral for mantido.
4. Notifique a ocorrência de vômitos.
5. Descreva a frequência, a consistência e a natureza das fezes. Notifique a presença de sangue nas fezes ou a ausência de eliminação destas.
6. Monitore o débito urinário, que é particularmente importante nas malformações uretrais (incluindo cloaca).

Reforço da capacidade de enfrentamento

1. Assegure aos pais que a colostomia é temporária (a não ser que seja realizada uma cirurgia complexa).
2. Incentive os pais a participar dos cuidados da criança e a lhe proporcionar segurança emocional.
3. Ofereça um programa de ensino detalhado sobre os cuidados especiais necessários em casa.
   a. Cuidados com a colostomia.
   b. Dilatação anal para evitar a estenose no local da anastomose, em consequência da formação de tecido cicatricial (após orientações fornecidas pelo médico).
4. Inicie o encaminhamento a um enfermeiro comunitário, particularmente se os pais estiverem muito ansiosos a respeito dos cuidados com a criança em casa.
5. Incentive os pais a expressar suas preocupações.
6. Inclua a ajuda de um enfermeiro estomatoterapeuta antes de que a criança receba alta, para que as necessidades de cuidados domiciliares sejam continuados.
7. Ajude a mãe que amamenta a manter o suprimento de leite por meio do uso frequente de bomba.

Maximização da recuperação após cirurgia *pull-through* definitiva

1. Mantenha a descompressão por SG ou por sonda NG, até o retorno da peristalse.

2. Se for utilizada uma sonda vesical, realize os cuidados, conforme protocolo, e meça acuradamente o débito urinário.
3. Examine cuidadosamente a ocorrência de distensão abdominal, sangramento do períneo e comprometimento respiratório. Notifique-os imediatamente.
4. Efetue os cuidados perineais.

Educação da família e manutenção da saúde

1. Revise os cuidados e procedimentos especiais que serão mantidos em casa. Envolva os pais e outros cuidadores no treinamento. Oriente os pais a explicar aos profissionais da creche, aos professores e aos enfermeiro da escola as necessidades da criança.
2. É importante que a família entenda a justificativa da dilatação anal e sua técnica, de acordo com as indicações do cirurgião. Forneça orientações por escrito e verifique o entendimento do procedimento.
3. Ajude os pais a compreender situações que poderão ser encontradas em consequência da correção da malformação anorretal, à medida que o lactente cresce.
   a. Impactação fecal, devido à falta de sensação para defecar.
   b. Cirurgia futura, se a correção primária não tiver sido realizada, ou se a malformação for complicada.
   c. Treinamento no uso do banheiro – pode ser adiado, particularmente após um procedimento *pull-through*.
   d. Incapacidade de controlar o vazamento de fezes pelo reto.
4. Ofereça diretrizes práticas para ajudar os pais a enfrentar a situação.
   a. O controle das fezes pode não ser obtido até os 10 anos de idade; entretanto, cerca de 85% das crianças conseguirão uma continência normal ou socialmente aceitável, se a malformação for limitada ao ânus imperfurado.
   b. Se houver incontinência, a avaliação manométrica anorretal, no período pós-operatório, poderá fornecer informações mais realistas sobre a futura incontinência.
   c. Incentive o treinamento dos hábitos intestinais ou o padrão de defecação (p. ex., após o desjejum).
   d. Promova modificações na dieta; indique os alimentos que produzem efeitos laxativos (ameixa, ameixa seca, chocolate, nozes, milho) e os alimentos que têm efeito constipador (manteiga de amendoim, cereais quentes, queijo).
   e. Emolientes do bolo fecal ou medicamento antidiarreico, conforme prescrição do médico.
   f. A inércia retal pode causar impactação fecal no cólon retossigmoide, com eliminação por transbordamento de líquido. O supositório de bisacodil ou o enema para limpeza fornecem uma ajuda no tratamento.
5. Os procedimentos de enema de continência anterógrado podem possibilitar uma continência em crianças sem função do músculo esfíncter do ânus.
6. Incentive o apoio mútuo de outras famílias que também têm um filho com malformação anorretal.
7. Para outras informações e apoio, encaminhe os pais à National Organization for Rare Disorders (*www.rarediseases.org*) ou à United Ostomy Associations of America (*www.ostomy.org*).[13]

Alerta farmacológico
Os medicamentos antidiarreicos devem ser utilizados com cautela em crianças.

Reavaliação: resultados esperados

- Sinais vitais estáveis; circunferência abdominal estável
- Ausência de sinais de infecção na linha de sutura
- Integridade da pele ao redor da ostomia
- Presença de sons intestinais; a alimentação oral é tolerada, sem vômitos; retirada da sonda NG
- A família discute os planos de cuidados domiciliares com o estomatoterapeuta.

Alerta de transição de cuidado
As crianças que recebem alta para casa com distúrbio gastrintestinal podem exigir dos familiares e cuidadores um complexo nível de cuidados. Assegure que os cuidadores entendam os procedimentos de suporte nutricional e seus resultados. É de suma importância que o enfermeiro que dê alta a esses pacientes assegure que as famílias tenham meios financeiros e acessos que garantam os suprimentos nutricionais necessários, bem como a capacidade de conservá-los (se houver necessidade de refrigeração). Os distúrbios gastrintestinais frequentemente causam uma alteração na forma de eliminação ou incontinência. Assegure que todos os materiais necessários estejam disponíveis para manter uma higiene ótima e, assim, impedir a ocorrência de infecção. Isso também é fundamental à criança (que teve treinamento bem-sucedido no uso do banheiro), para que ela mantenha interações sociais sem constrangimento. Se for previsto um manejo prolongado para nutrição e eliminação na criança de idade escolar, poder-se-á solicitar o serviço de um enfermeiro, para que este ajude no treinamento e na orientação dos profissionais da escola, no que tange aos cuidados com a criança.

[13]No Brasil existem várias associações como a Ostomizados (*http://www.ostomizados.com/associacoes/associacoes.html*); indique também consulta a sociedades de especialistas, como a Associação Brasileira de Estomaterapia (*sobest.org.br*).

BIBLIOGRAFIA

Adams, D., Eberly, M., Rajnik, M., et al. (2017). Risk factors for community-associated *Clostridium difficile* infection in children. *Journal of Pediatrics, 186*, 105–109.

Allen, P. (2015). Gluten-related disorders: Celiac disease, gluten allergy, non-celiac gluten sensitivity. *Pediatric Nursing, 41*(3), 146–150.

Baird, D., Harker, D., & Karmes, A., (2015). Diagnosis and Treatment of Gastroesophageal Reflux in Infants and Children. *American Family Physician, 92*(8), 705–714.

Barnes, C. (2016). An introduction to the management of paediatric patients with celiac disease. *Gastrointestinal Nursing, 14*(9), 39–45.

Baylis, A. L., Pearson, G. D., Hall, C., et al. (2018). A Quality improvement initiative to improve feeding and growth of infants with cleft lip and/or palate. *The Cleft Palate Craniofacial Journal.* Jan 01, 1545–1569.

Becker, P., Carney, L., Corkins, L., et al. (2014). Consensus statement of the Academy of Nutrition and Dietetics/American Society for Parenteral and Enteral Nutrition: Indicators recommended for the identification and documentation of pediatric malnutrition (undernutrition). *Journal of the Academy of Nutrition and Dietetics, 114*(12), 1988–2000.

Burg, M., Chait, Y., & Yao, C., et al. (2016). Epidemiology, etiology, and treatment of isolated cleft palate. *Frontiers in Physiology, 7*(67), epages.

Carson, R., Mudd, S., & Jamil, P. (2017). Evaluation of a nurse-initiated acute gastroenteritis pathway in the Pediatric Emergency Department. *Journal of Emergency Nursing, 43*(5), 406–412.

Colwell, J., McNichol, L., & Boarini, J. (2017). North America wound, ostomy, and continence and enterostomal therapy nurses current ostomy care practice related to peristomal skin issues. *Journal of Wound Ostomy & Continence Nursing, 44*(3), 257–261.

Costanzo, C., Vinocur, C., & Berman, L. (2018). Postoperative outcomes of open versus laparoscopic pyloromyotomy for hypertrophic pyloric stenosis. *Journal of Surgical Residiency*, Apr, 240–244. Epub.

Dahl, R., Curns, A., Tate, J., et al.(2018). Effect of Rotavirus Vaccination on Acute Diarrheal Hospitalizations Among Low and Very Low Birth Weight US Infants, 2001–2015. *Pediatric Infectious Disease Journal*, Feb 3, Epub ahead of print.

Feragen, K., & Stock, N. (2017). Psychological adjustment to craniofacial conditions (excluding oral clefts): A review of the literature. *Psychology & Health, 32*(3), 253–288.

Gezer, H., Oguzkurt, P., Temiz, A., et al. (2015). Hypertrophic pyloric stenosis in twins; genetic or environmental factors. *Clinical Genetics, 87*(4), 388–391.

Gosain, A., Frykman, P., Cowles, R., et al. (2017). Guidelines for the diagnosis and management of Hirschsprung-associated enterocolitis. *Pediatric Surgery International, 33*(5), 517–521.

Haaland, Ø. A., Lie, R. T., Romanowska, J., et al. (2018). A genome-wide search for gene-environment effects in isolated cleft lip with or without cleft palate triads points to an interaction between maternal periconceptional vitamin use and variants in *ESRRG. Frontiers in Genetics, 9*, 60. *http://doi.org/10.3389/fgene.2018.00060.*

Haas, K., Martin, A., & Park, K. T. (2017). Text message intervention (TEACH) improves quality of life and patient activation in celiac disease: A randomized clinical trial. *Journal of Pediatrics, 185*, 62–67.

Haber, P., Parashar, U., Haber, M., et al. (2015). Intussusception after monovalent rotavirus vaccine—United States, Vaccine Adverse Event Reporting (VAERS), 2008–2014. *Vaccine, 33*(38), 4873–4877.

Hendrickson, M., Zaremba, J., Wey, A., et al. (2017). The use of a triage-based protocol for oral rehydration in a Pediatric Emergency Department. *Pediatric Emergency Care, 34*(4), 227–232.

Hill, I., Fasano, A., Guandalini, S., et al. (2016). NASPGHAN clinical report on the diagnosis and treatment of gluten-related disorders. *Journal of Pediatric Gastroenterology and Nutrition, 63*(1), 156–165.

Holscher, A., Laschat, M., Choinitzki, V., et al. (2017). Quality of life after surgical treatment for esophageal atresia: Long-term outcomes of 154 patients. *European Journal of Pediatric Surgery, 27*(5), 443–448.

Isaac, D., Wu, J., Mager, D., et al. (2016). Managing the pediatric patient with celiac disease: A multidisciplinary approach. *Journal of Multidisciplinary Healthcare, 9*, 529–536.

Jancelewicz, T., Lopez, M., Downward, C., et al. (2016). Surgical management of gastroesophageal reflux disease (GERD) in children: A systematic review. *Journal of Pediatric Surgery, 52*(8), 1228–1238.

Jericho, H., Assiri, A., & Guandalini, S. (2017). Celiac disease and wheat intolerance syndrome: A critical update and reappraisal. *Journal of Pediatric Gastroenterology and Nutrition, 64*(1), 15–19.

Johnston, B., Goldenberg, J., & Parkin, P. (2016). Probiotics and the prevention of antibiotic-associated diarrhea in infants & children. *Journal of the American Medical Association, 316*(14), 1484–1485.

Kaye, A., Thaete, K., Snell, A., et al. (2017). Initial nutritional assessment of infants with cleft lip and/or palate: interventions and return to birth weight. *Cleft Palate Craniofac J, 54*(2), 127–136.

Kim, J., Lee, J., Ryu, J., et al. (2017). Risk factors for recurrent intussusception after fluoroscopy-guided air enema. *Pediatric Emergency Care.* [Epub ahead of print].

Kovacic, K., Matta, S., Kovacic, K., et al. (2018). Healthcare utilization and comorbidities associated with anorectal malformations in the United States. *Journal of Pediatrics, 194*, 142–146.

Krishnan, U., Mousa, H., Dall'Oglio, L., et al. (2016). ESPGHAN-NASPGHAN guidelines for the evaluation and treatment of gastrointestinal and nutritional complications in children with esophageal atresia-tracheoesophageal fistula. *Journal of Pediatric Gastroenterology and Nutrition, 63*(5), 550–570.

Kuijpers, M., Chiu, Y., Nada, R., et al. (2014). Three-dimensional imaging methods for quantitative analysis of facial tissues and skeletal morphology in patients with orofacial clefts: A systematic review. *PLoS ONE, 9*(4), e93442.

Lal, D., Gadepalli, S., Downard, C., et al. (2017). Perioperative management and outcomes of esophageal atresia and tracheoesophageal fistula. *Journal of Pediatric Surgery, 52*(8), 1245–1251.

Langer, J., Rollins, M., Levitt, M., et al. (2017). Guidelines for the management of postoperative obstructive symptoms in children with Hirschsprung disease. *Pediatric Surgery International, 33*(5), 523–526.

Lo Vecchio, A., Dias, J., Berkley, J., et al. (2016). Comparison of recommendations in clinical practice guidelines for acute gastroenteritis in children. *Journal of Pediatric Gastroenterology and Nutrition, 63*(2), 226–235.

Lo Vecchio, A., Vandenplas, Y., Benninga, M., et al. (2016). An international consensus report on a new algorithm for the management of infant diarrhea. *Acta Paediatrica, 105*(8), 384–389.

Mcguire, E. (2017). Cleft lip and palates and breastfeeding. *Breastfeeding Review, 25*(1), 17–23.

Menzies, J., Hughes, J., Leach, S., et al. (2017). Prevalence of malnutrition and feeding difficulties in children with esophageal atresia. *Journal of Pediatric Gastroenterology and Nutrition, 64*(4), 100–105.

Moore, S. (2016). Genetic impact on the treatment and management of Hirschsprung disease. *Journal of Pediatric Surgery, 52*, 218–222.

Morini F, Conforti A, Bagolan P. (2018). Perioperative complications of esophageal atresia. *Eur J Pediatr Surg, 28*(2), 133–140. *https://www.ncbi.nlm.nih.gov/pubmed/29534254.*

Murchison, L., De Coppi, P., & Eaton, S. (2016). Post-natal erythromycin exposure and risk of infantile hypertrophic pylori stenosis: A systematic review and meta-analysis. *Pediatric Surgery International, 32*(12), 1147–1152.

National Institute of Dental and Craniofacial Research, National Institutes of Health. *https://nidcr.nih.gov/DataStatistics/FindDataByTopic/CraniofacialBirthDefects/PrevalenceCleft%20LipCleftPalate.htm.* Accessed: 9 May 2018

Okata, Y., Maeda, K., & Bitoh, Y. (2016). Evaluation of the intraoperative risk factors for esophageal anastomotic complications after primary repair of esophageal atresia with tracheoesophageal fistula. *Pediatric Surgery International, 32*(9), 869–873.

Paul, S. P., Sandhu, B. K., Spray, C. H., et al. (2018). Evidence supporting serology-based pathway for diagnosing celiac disease in asymptomatic children from high-risk groups. *Journal of Pediatric Gastroenterology & Nutrition, 66*(4), 641–644.

Rao, A., Ahmed, M., Taub, P., et al. (2016). The correlation between maternal exposure to air pollution and the risk of orofacial clefts in infants: A systematic review and meta-analysis. *Journal of Oral & Maxillofacial Research, 7*(1), e2.

Rigueros Springfield, L., Connor, M., Jones, K., et al. (2016). Prevalence of active long-term problems in patients with anorectal malformations: A systematic review. *Diseases of the Colon and Rectum, 59*(6), 570–580.

Rosen, R., Vandenplas, Y., Singendonk, M., et al. (2018). Pediatric Gastroesophageal Reflux Clinical Practice Guidelines: Joint Recommendations of the North American Society for Pediatric Gastroenteroloyg, Hepatology, and Nutrition and the European Society for Pediatric Gastroenterology, Hepatology, and Nutrition. *JPGN, 66*(3), 516–544

Saal, H. (2016). Genetic evaluation for craniofacial conditions. *Facial Plastic Surgery Clinics of North America, 24*(4), 405–425.

Sarwer, D., Kazak, A., Clarke, A., et al. (2017) Body image and quality of life in adolescents with craniofacial conditions. *Cleft Palate-Craniofacial Journal, 54*(1), 2–12.

Sathya, C., Wayne, C., Gotsch, A., et al. (2017). Laparoscopic versus open pyloromyotomy in infants: A systematic review and meta-analysis. *Pediatric Surgery International, 33*(3), 325–333.

Savoie, K., Thomas, F., Nouer, S., et al. (2017). Age at presentation and management of pediatric intussusception: A pediatric health information system database study. *Surgery, 161* (4), 995–1003.

Singh, A., Middlesworth, W., & Khlevner, J. (2017). Surveillance in patients with esophageal atresia/tracheoesophageal fistula. *Current Gastroenterology Reports, 19*(1), 4.

Sischo, L., Clouston, S., & Phillips, C. (2016). Caregiver responses to early cleft palate care: A mixed method approach. *Health Psychology, 35*(4), 474–482.

Stobaugh, H., Rogers, B., Rosenberg, I., et al. (2018). Children with poor linear growth are at risk for repeated relapse to wasting after recovery from moderate acute malnutrition. *Journal of Nutrition, May 3.* Epub ahead of print.

Sullivan, K., Chan, E., & Vincent, J. (2016). Feeding post-pyloromyotomy: A meta-analysis. *Pediatrics, 137*(1), epub.

Svoboda, E., Fruithof, J., Widenmann-Grolig, A., et al. (2018). A patient led, international study of long term outcomes of esophageal stresia: EAT 1. *Journal of Pediatric Surgery, 53*(4), 610–615.

Territo, H., Wrotniak, B., Qiao, H., et al. (2014). Clinical signs and symptoms associated with intussusception in young children undergoing ultrasound in the emergency room. *Pediatric Emergency Care, 30*(10), 718–722.

Van der Steeg, J., Schmiedeke, E., Bagolan, P., et al. (2015). European consensus meeting of ARM-Net members concerning diagnosis and early management of newborns with anorectal malformations. *Techniques in Coloproctology, 19*(3), 181–185.

Vandenplas, Y., & Hauser, B. (2015). An updated review on gastro-esophageal reflux in pediatrics. *Expert Review of Gastroenterology and Hepatology, 9*(12), 1511–1521.

Westfal, M., & Goldstein, A. (2017). Pediatric enteric neuropathies: diagnosis and current management. *Current Opinion in Pediatrics, 29*(3), 347–353.

Wong, C., Jin, S., Tam, P., et al. (2016). Predictors for bowel resection and the presence of a pathological lead point for operated childhood intussusception: A multi-center study. *Journal of Pediatric Surgery, 51*, 1998–2000.

Woo, A. (2017). Evidence-based medicine: Cleft palate. *Plastic & Reconstructive Surgery, 139*(1), 191e–203e.

Youssef, F., Arbash, G., Puligandla, P., et al. (2017). Loop versus divided colostomy for the management of anorectal malformations: A systematic review and meta-analysis. *Journal of Pediatric Surgery, 52*(5), 783–790.

Zhu, J., Zhu, T., Lin, Z., et al. (2017). Perinatal risk factors for infantile hypertrophic pyloric stenosis: A meta-analysis. *Journal of Pediatric Surgery, 52*(9), 1389–1397.

CAPÍTULO

49

Distúrbios Renais e Geniturinários em Pediatria

DISTÚRBIOS AGUDOS

Glomerulonefrite aguda

Glomerulonefrite aguda é um termo amplo empregado para descrever diversos processos patológicos, que resultam em lesão glomerular. A lesão glomerular resulta de depósitos de antígeno-anticorpo nos glomérulos. Ocorre com mais frequência em crianças em idade escolar, porém se mostra rara em crianças com menos de 2 anos. Acomete mais frequentemente indivíduos do sexo masculino (2:1).

Fisiopatologia e etiologia

1. Causa presumida – reação antígeno-anticorpo secundária a alguma infecção em qualquer parte do corpo (Figura 49.1).
2. A infecção inicial advém habitualmente de infecção das vias respiratórias superiores (IVRS) ou cutânea.
3. Agente etiológico mais frequente – cepas nefritogênicas de estreptococo beta-hemolítico do grupo A.
4. Investiga-se que a infecção estreptocócica pode ser precedida de liberação de fragmentos de membrana do microrganismo na circulação.
5. Os anticorpos produzidos para combater o patógeno também combatem o tecido glomerular, com consequente formação de imunocomplexos.
6. Os imunocomplexos ficam retidos na alça glomerular e provocam reação inflamatória nos glomérulos afetados.
7. As alterações nos capilares glomerulares reduzem a quantidade de filtrado glomerular, possibilitam a passagem de células sanguíneas e de proteínas para o filtrado e diminuem a quantidade de sódio e de água que passa para os túbulos para reabsorção.
8. Os distúrbios vasculares gerais, como perda da integridade vascular e espasmo das arteríolas, são secundários.

Manifestações clínicas

Início

1. Em geral, 7 a 15 dias após a ocorrência de faringite aguda. Nas infecções cutâneas estreptocócicas, o período de latência pode se estender para até 4 a 6 semanas.

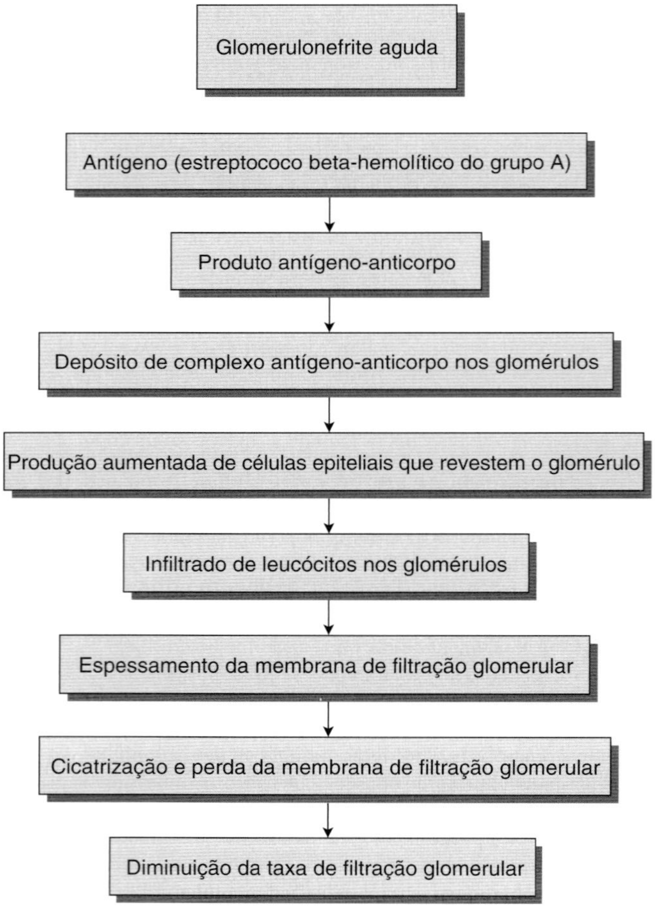

Figura 49.1 Sequência de eventos na glomerulonefrite aguda. (Smeltzer, S., & Bare, B. [2000]. *Brunner and Suddarth's textbook of medical-surgical nursing* [9th ed.]. Philadelphia: Lippincott Williams & Wilkins.)

2. O início pode ser abrupto e grave ou leve e só é detectado por exames laboratoriais.

Sinais e sintomas

1. Sintomas urinários:
   a. Diminuição do débito urinário.
   b. Urina sanguinolenta ou de cor castanha.
2. Edema.
   a. Presente na maioria dos pacientes.
   b. Habitualmente leve.
   c. Manifesta-se, em geral, por edema periorbital que se evidencia pela manhã.
   d. Pode aparecer apenas como rápido ganho de peso.
   e. Pode ser generalizado e influenciado pela postura.
3. Hipertensão arterial.
   a. Presente em até 70% dos pacientes hospitalizados com glomerulonefrite.
   b. Habitualmente leve.
   c. A elevação da pressão arterial (PA) pode ocorrer de maneira súbita.
   d. Aparece, em geral, durante os primeiros 4 a 5 dias da doença.
4. Palidez.
5. Mal-estar, letargia.
6. Febre baixa.
7. Cefaleia leve.
8. Distúrbios gastrintestinais (GI), sobretudo anorexia e vômitos.

Avaliação diagnóstica

1. Exame de urina:
   a. Diminuição do débito (oligúria) – pode consistir quase em anúria.
   b. Hematúria microscópica ou macroscópica (observada em 30 a 70% de todos os casos).
   c. Densidade urinária – moderadamente elevada.
   d. A proteinúria pode ser de leve a grave.
   e. Exame microscópico – presença de hemácias, leucócitos, células epiteliais e cilindros.
   f. Pode-se observar um baixo nível de sódio na urina.
2. Ureia e creatinina – em geral, níveis leve a moderadamente elevados; entretanto, são observados valores normais em 50% dos casos.
3. Títulos de antiestreptolisina-O – inicialmente elevados.
4. Título de anti-DNase B – elevado.
5. Velocidade de hemossedimentação – elevada.
6. C3 e C4 do complemento – diminuídos.
7. Quando indicada a radiografia de tórax – pode revelar congestão pulmonar e cardiomegalia durante a fase edematosa.

Manejo

1. A antibioticoterapia pode ser iniciada se houver preocupação quanto à persistência de estreptococos ou outros microrganismos.
2. Outros tratamentos são, em sua maior parte, sintomáticos; na maioria dos pacientes, espera-se uma recuperação espontânea. Em geral, não há necessidade de hospitalização.
3. A ingesta de sal e de líquidos deve ser restringida durante a fase aguda da doença.
4. É necessário administrar diuréticos se houver edema ou hipertensão significativos.
5. Pode-se indicar biopsia renal se a criança não se recuperar da glomerulonefrite pós-estreptocócica aguda aparente.

Complicações

As seguintes complicações ocorrem raramente.

1. Sobrecarga circulatória – quando grave, pode levar ao edema pulmonar.
2. Encefalopatia hipertensiva.
3. Insuficiência renal aguda.
4. Anemia.

Avaliação de enfermagem

1. Verifique história de infecção por estreptococos recente.
2. Colete culturas apropriadas e pesquise a presença de infecção atual.
3. Avalie o débito urinário e o grau de hematúria e proteinúria.
4. Pese a criança e documente presença de áreas de edema e sua extensão.
5. Verifique a PA em condições basais para avaliar hipertensão.

Diagnósticos de enfermagem

- Eliminação urinária prejudicada, relacionada com a disfunção glomerular
- Volume de líquidos excessivo, relacionado com o comprometimento da função renal
- Atividade de recreação deficiente, relacionada com a doença e as restrições prolongadas
- Conhecimento deficiente acerca da glomerulonefrite aguda e seu manejo.

Intervenções de enfermagem

Promoção do débito urinário normal

1. Monitore diariamente o equilíbrio hídrico.
2. Examine a urina quanto à presença de hematúria e proteinúria, conforme protocolo, e registre os resultados. Observe a coloração da urina.
3. Monitore diariamente o peso.

Redução do volume de líquidos excessivo

1. Forneça uma dieta sem adição de sal durante a fase aguda da doença. Outras restrições podem estar indicadas, se houver comprometimento da função renal. A ingestão de proteínas não costuma ser restringida, devido ao possível risco de desnutrição.
2. Restrição hídrica em crianças com hipertensão, edema, insuficiência cardíaca ou insuficiência renal.
3. Coloque um aviso que indique as restrições dietéticas no leito da criança, de modo que a equipe e os visitantes fiquem cientes das necessidades especiais.
4. Em caso de restrição de líquidos, ofereça pequenas quantidades em intervalos regulares, ao longo do dia e da noite. Use um copo de tamanho correspondente à quantidade de líquido oferecida.
5. Verifique a PA, conforme protocolo institucional ou sempre que necessário, e observe quaisquer sinais de hipertensão (p. ex., cefaleia, visão embaçada, irritabilidade, fadiga). Administre agentes anti-hipertensivos e diuréticos, conforme prescrição médica.

Promoção da atividade de recreação

1. Explique sobre a restrição hídrica de acordo com o nível de desenvolvimento da criança e desvie o foco das restrições (distração).
2. Providencie atividade recreativa e terapia lúdica para a criança.
3. Incentive a atividade, de acordo com a tolerância.

Fornecimento de informações

1. Explique todos os aspectos dos exames diagnósticos e do tratamento com uma terminologia que possa ser entendida pela família.
2. Explique o propósito de todos os medicamentos e das restrições dietéticas, incluindo uma revisão da lista dos alimentos ricos em sódio a serem evitados e exemplos de cardápios.
3. Incentive a participação da família nos cuidados da criança.
4. Ajude a família a planejar a adaptação do ambiente domiciliar para os cuidados de enfermagem da criança.
5. Providencie consultas para acompanhamento médico continuado e inicie os encaminhamentos, quando apropriado.

Educação da família e manutenção da saúde

1. Reforce as explicações do médico sobre o processo patológico.
   a. Alerte a família sobre os sinais e sintomas de recorrência da doença.
   b. Esteja atento quanto ao fato de que a hematúria microscópica pode persistir por vários meses.
2. Reforce as recomendações sobre atividades; em geral, não são restritas.
3. Avise que a realização de tonsilectomia ou outras cirurgias orais não é recomendada por vários meses após a fase aguda da glomerulonefrite.
   a. Se houver necessidade desse tipo de cirurgia, deve-se recomendar a administração de penicilina antes e depois do procedimento, de modo a evitar a infecção bacteriana.
   b. Obtenha informações sobre alergias medicamentosas antes de administrar penicilina.

Reavaliação: resultados esperados

- O débito urinário permanece adequado
- O peso retorna a seu valor basal
- A criança realiza atividades apropriadas para sua idade, de acordo com a tolerância, e não se queixa de sede
- Os pais e a criança podem explicar a justificativa do tratamento.

Síndrome nefrótica

A *síndrome nefrótica* caracteriza-se por proteinúria maciça, hipoalbuminemia e edema. A síndrome pode ser subdividida em congênita, primária e secundária. A síndrome nefrótica primária contempla as formas idiopática, por lesão mínima e pediátrica. Cerca de 85 a 95% dos casos primários em pré-adolescentes são classificados como síndrome nefrótica por lesão mínima (SNLM) e estão associados a uma alteração histológica mínima dos glomérulos. Nos EUA, a síndrome nefrótica afeta, anualmente, cerca de 16 em cada 100.000 pessoas com menos de 16 anos de idade; em crianças mais novas, é ligeiramente mais comum nos meninos do que nas meninas, porém essa diferença desaparece em adolescentes e adultos. A idade mais comum de apresentação é de 2 anos, e 70 a 80% dos casos ocorrem em indivíduos com menos de 6 anos.

Fisiopatologia e etiologia

1. Acredita-se que o problema subjacente seja causado pela perda da seletividade de carga da membrana basal glomerular, o que possibilita a passagem de proteínas de carga negativa, principalmente albumina, através das paredes dos capilares para a urina.
2. A perda excessiva de proteínas por meio da urina e o catabolismo da albumina circulante pelos rins levam a uma diminuição da proteína sérica (hipoalbuminemia).
3. A pressão coloidosmótica que mantém a água nos compartimentos vasculares está reduzida, devido à diminuição na concentração sérica de albumina. Isso possibilita o fluxo de líquido dos capilares para os espaços intersticiais, com consequente formação de edema.
4. O desvio de líquido do plasma para os espaços intersticiais diminui o volume de líquido intravascular (hipovolemia), o que, por sua vez, estimula o sistema renina-angiotensina e a secreção de hormônio antidiurético e aldosterona.
5. A reabsorção tubular de sódio e de água está aumentada para o volume intravascular.
6. A perda de proteínas, sobretudo imunoglobulinas, predispõe a criança à infecção.

Manifestações clínicas

1. O início é insidioso – acredita-se que a síndrome seja causada por distúrbios do sistema imune, visto que ela ocorre comumente após IVRS leve.
2. Normalmente, o edema constitui o sintoma inicial.
   a. O edema pode ser mínimo ou generalizado.
   b. O edema é, em geral, aparente ao redor dos olhos inicialmente.
   c. Ocorre edema marcado em áreas do corpo como as mãos, os tornozelos, os pés e os órgãos genitais.
   d. O líquido que se acumula em espaços do organismo pode dar origem a ascite e derrames pleurais.
   e. Podem aparecer estrias na pele, em consequência de seu estiramento excessivo.
3. Ganho de peso significativo, em consequência do edema; a criança pode, na verdade, até dobrar seu peso normal.
4. Diminuição do débito urinário durante a fase edematosa – a urina parece concentrada e espumosa.
5. Palidez, irritabilidade, letargia e fadiga.
6. Distúrbios GI, como vômito, diarreia, dor abdominal e anorexia, causados pelo edema da mucosa intestinal.

Avaliação diagnóstica

1. Exame de urina:
   a. Proteinúria (teste para albumina) – 2+ (mais de 1,0 g/ℓ) na tira reagente; deve-se enviar uma amostra para confirmar a proporção entre proteína e creatinina (primeira urina da manhã ou urina aleatória). Considerada dentro da faixa nefrótica se for superior a 200 a 250 mg/mmol.
   b. Sangue – não há hematúria macroscópica; entretanto, pode-se observar a presença de hematúria microscópica em cerca de 20% dos pacientes.
2. A coleta de urina de 24 horas constitui o padrão de referência para a quantificação da proteína urinária – a faixa nefrótica é superior a 40 mg/m^2/hora.
3. Exames de sangue.
   a. Proteína total – reduzida.
   b. Albumina – inferior a 2,5 g/dℓ.
   c. O hemograma completo pode revelar um valor diminuído do hematócrito, devido à hemodiluição.
   d. A ureia pode apresentar valores elevados, indicando a função renal geral.
   e. Creatinina – habitualmente normal; entretanto, pode estar elevada se houver depleção intravascular.
   f. Eletrólitos – pode ocorrer desequilíbrio de sódio, potássio, CO_2 e cálcio.
   g. Aumento dos níveis séricos de colesterol e triglicerídios – devido à síntese de proteína reativa pelo fígado, em resposta à hipoproteinemia.
4. Indica-se a biopsia renal, a fim de investigar outra causa de disfunção renal, quando o paciente apresenta proteinúria persistente depois de 4 a 8 semanas de tratamento com esteroides (a mediana de tempo para a remissão é de 10 dias – proteinúria negativa ou com traços por 3 dias consecutivos). A biopsia também está indicada se houver apresentação atípica, como insuficiência renal persistente, em crianças com menos de 1 ano de idade ou de mais de 10 anos, uso de agentes nefrotóxicos ou hematúria persistente.

Manejo

Terapia com esteroides

1. Terapia com corticosteroides – a prednisona ou a prednisolona constituem os medicamentos de escolha, em virtude de seu menor custo e da menor probabilidade de provocar retenção de sal e perda de potássio.
2. Não existe nenhum programa de terapia padronizado; entretanto, as diretrizes dos Kidney Disease: Improving Global Outcomes, de 2012, recomendam o que segue:
   a. Terapia com corticosteroides deve ser administrada durante, pelo menos, 12 semanas.

b. Administra-se prednisona oral em dose única diária, começando com 60 mg/m²/dia ou 2 mg/kg/dia, até alcançar uma dose máxima de 60 mg/dia.
c. Administra-se prednisona oral diariamente durante 4 a 6 semanas, seguida de medicação em dias alternados, em dose diária única, começando com 40 mg/m² ou 1,5 mg/kg (dose máxima de 40 mg em dias alternados) e continuada durante 2 a 5 meses, com redução gradativa da dose.

3. A terapia com corticosteroides deve ser suspensa lentamente para evitar complicações da retirada de esteroides, sobretudo hipertensão intracraniana benigna.
4. As crianças com síndrome nefrótica podem responder à terapia com esteroides de diversas maneiras:
   a. Sensíveis aos esteroides: há remissão em 28 dias após o início da terapia com corticosteroides.
   b. Dependentes de esteroides: recidivas com a administração de doses em dias alternados ou recidivas em 14 dias após a interrupção dos corticosteroides.
   c. Resistentes aos esteroides: proteinúria persistente depois de 8 semanas de terapia com corticosteroides.
5. As crianças com síndrome nefrótica por lesões mínimas (SNLM) responsiva aos esteroides apresentam prognóstico favorável a longo prazo.

Baseado em evidências

Kidney Disease: Improving Global Outcomes (KDIGO) Work Group. (2012). Clinical practice guideline for glomerulonephritis. *Kidney International, 2*(2), 139-274.

Copeman, H. (2014). Renal care in the paediatric setting: an overview of common conditions. *Journal of Renal Nursing, 6*(6), 280-3.

Albumina a 25% intravenosa (IV)

1. Para deslocar o líquido do espaço intersticial para o intravascular.
2. Trata-se apenas de um tratamento temporário para aliviar o edema; entretanto, pode ser utilizado nos casos graves de edema, que causam angústia respiratória ou desconforto grave.
3. Utiliza-se a terapia com diuréticos em associação à albumina IV para ajudar a aliviar o edema. Nos casos de hipovolemia, os diuréticos podem não ser indicados.

Outras terapias farmacológicas

1. Devem ser consideradas quando as crianças sofrem recidivas frequentes (mais de quatro recidivas em 1 ano ou duas recidivas em 6 meses), tornam-se resistentes aos esteroides ou dependentes desses fármacos ou demonstram efeitos adversos inaceitáveis ao tratamento com esteroides (toxicidade dos esteroides). A decisão em utilizar um tratamento alternativo com os esteroides deve ser tomada por um nefrologista pediátrico experiente.
2. Agentes imunossupressores.
   a. Ciclofosfamida.
   b. Ciclosporina A.
   c. Tacrolimo.
   d. Micofenolato de mofetila.
   e. Rituximabe.

Complicações

1. Infecções:
   a. Peritonite, mais comumente causada por *Streptococcus pneumoniae*; entretanto, pode ser também provocada por *Escherichia coli* e *Haemophilus influenzae*.
   b. Sepse por microrganismos gram-negativos.
   c. Celulite estafilocócica.
2. Eventos trombembólicos.
3. Hipertensão arterial.
4. Hiperlipidemia.
5. Edema pulmonar.
6. Doença óssea secundária à terapia com corticosteroides.
7. Insuficiência renal aguda.

Avaliação de enfermagem

1. Obtenha uma história de início da doença e dos sintomas.
   a. Eventos precipitantes.
   b. Imunizações recentes.
   c. IVRS recentes.
   d. Sintomas semelhantes aos da gripe.
   e. Tempo de início e localização do edema.
   f. Alterações no padrão urinário.
2. Realize um exame físico com enfoque nos sinais vitais; ausculta dos sons respiratórios para determinar ruídos adventícios; áreas e extensão do edema, principalmente de região periorbital, extremidades, órgãos genitais e abdome; e perfusão periférica, como pulsos, cor e temperatura das extremidades.

Diagnósticos de enfermagem

- Volume de líquidos excessivo, relacionado com o acúmulo de líquido nos tecidos
- Risco de infecção, relacionado com a perda urinária de proteínas e o uso crônico de esteroides
- Nutrição desequilibrada: menor do que as necessidades corporais, relacionada com a perda de proteínas pela urina e a anorexia
- Processos familiares interrompidos, relacionados com a doença na infância.

Intervenções de enfermagem

Redução do excesso de líquido

1. Administre corticosteroides, conforme prescrição.
   a. Examine a criança investigando a ocorrência de efeitos adversos e complicações do tratamento, como síndrome de Cushing – aumento dos pelos corporais (hirsutismo), face arredondada ("face de lua cheia"), distensão abdominal, estrias, aumento do apetite com ganho de peso, cataratas e agravamento da acne na adolescência.
   b. Ressalte que essas alterações físicas não são prejudiciais nem permanentes e que desaparecerão após a interrupção do tratamento com esteroides.
   c. Examine a criança, procurando efeitos adversos graves e complicações incomuns dos corticosteroides (ver p. 714).
2. Administre agentes imunossupressores, conforme prescrito.
   a. Certifique-se de que o paciente e seus pais compreendam os efeitos desejados e adversos do tratamento.
   b. Investigue a ocorrência de complicações do tratamento, como diminuição da contagem de leucócitos, aumento da suscetibilidade a infecções, queda dos cabelos ou crescimento aumentado dos pelos (hirsutismo), hiperplasia gengival e cistite hemorrágica.
3. Administre diuréticos, conforme prescrição.
   a. Esteja alerta quanto aos diuréticos que podem causar depleção de potássio.
   b. Ofereça alimentos ricos em potássio, como suco de laranja, bananas e frutas secas (p. ex., passas, damasco).
   c. Administre cloreto de potássio suplementar, conforme orientação, se o débito urinário estiver adequado.
4. Incentive a atividade, de acordo com a tolerância do paciente.
5. Faça a restrição hídrica conforme a prescrição (em geral, apenas durante as fases edematosas extremas).

a. A restrição é cuidadosamente calculada a intervalos frequentes, com base no débito urinário do dia anterior, somada às perdas insensíveis estimadas.
b. Ofereça pequenas quantidades de líquido em intervalos regulares, ao longo do dia e da noite. Utilize um copo de tamanho correspondente à quantidade de líquido oferecida.
c. Efetue a medida acurada dos líquidos em recipientes graduados. Não estime a ingesta ou a eliminação de líquidos.
d. Coloque um aviso no leito da criança para assegurar que nenhuma urina será acidentalmente descartada. Desse modo, todo o débito deve ser registrado.
e. Realize o balanço hídrico a cada 8 horas. Em crianças que ainda não têm controle esfincteriano, pode-se obter um registro bastante acurado do débito pela pesagem das fraldas antes e depois da micção.
f. Registre outras causas de perda de líquidos, como o número de evacuações por dia e a sudorese.

6. Em casos refratários ou extremos, auxilie na paracentese abdominal, que pode ser necessária devido à ascite acentuada. Durante o procedimento, o líquido é retirado da cavidade peritoneal para aliviar os sintomas de pressão e o desconforto respiratório.
7. Restrinja o consumo de sódio, conforme prescrição (habitualmente realizado enquanto a criança está recebendo tratamento com corticosteroides). Um ponto inicial é de 1,5 a 2 g/dia.
   a. Utilize um cardápio com baixo teor de sódio quando solicitar as refeições do hospital.
   b. Ajude a família a escolher alimentos com baixo teor de sódio.
   c. Os alimentos que devem ser limitados são carnes curadas, salgadas, enlatadas ou defumadas; queijos processados, sopas enlatadas ou congeladas e caldos em cubos; biscoitos salgados; e outros lanches.

Alerta de enfermagem
Não se devem administrar vacinas de vírus vivos ou imunizações durante os episódios ativos de nefrose ou enquanto a criança receber terapia imunossupressora.

Alerta farmacológico
Administre ciclofosfamida pela manhã, com grande volume de líquido, de modo a evitar a concentração do medicamento na urina e maior suscetibilidade à cistite.

Prevenção de infecções

1. Monitore o hemograma completo em busca de diminuição da contagem de leucócitos e neutropenia.
2. Observe cuidadosamente a criança em uso de corticosteroides em busca de sinais de infecção. Esteja atento quanto ao fato de que a febre e outros sintomas podem estar mascarados.
3. Cuide rigorosamente da pele nas áreas edemaciadas do corpo.
   a. Realize o banho da criança com frequência e aplique talco. As áreas de preocupação são as partes úmidas do corpo e a genitália masculina edemaciada. Sustente o escroto com algodão mantido no local com uma atadura em T, se necessário, para maior conforto da criança.
   b. Posicione-a de modo que as superfícies cutâneas edemaciadas não entrem em contato. Coloque um travesseiro entre as pernas da criança quando estiver em decúbito lateral.
   c. Eleve a cabeça da criança para diminuir o edema.
4. Se possível, evite a realização de procedimentos invasivos, como punções venosas femorais e injeções intramusculares (IM), de modo a diminuir a probabilidade de inoculação de patógenos. A venopunção dos membros inferiores também pode predispor a criança ao trombembolismo, devido a hipovolemia, estase e concentração plasmática aumentada de fatores da coagulação.
5. Explique aos pais sobre os sinais e sintomas de possíveis infecções.

Melhora do estado nutricional

1. Avalie o aporte nutricional, o crescimento e o desenvolvimento, de acordo com a idade da criança.
2. Forneça uma dieta com baixo teor de sódio, gordura e açúcar. Coloque um aviso no leito da criança, indicando as restrições dietéticas, de modo que todos estejam cientes das necessidades especiais.
3. Providencie opções alimentares que sejam atraentes para ela e fáceis de comer, de acordo com o estágio do desenvolvimento.
4. Forneça suplementos nutricionais, quando necessário.

Oferta de apoio emocional

1. Incentive visitas frequentes e possibilite, o máximo possível, a participação dos pais nos cuidados da criança. A hospitalização, quando necessária, costuma ser de curta duração.
2. Proporcione o máximo de atividade quando tolerada pela criança.
   a. Equilibre períodos de repouso, recreação e atividades calmas durante a fase de convalescença.
   b. Permita que a criança faça as refeições com a família ou com outras crianças.
3. Incentive a criança e a família a expressar medos, frustrações e questionamentos.
   a. Esteja alerta quanto ao fato de que as crianças pequenas frequentemente têm medo de ser abandonadas pelos seus pais.
   b. Permita que os pais expressem suas frustrações acerca das incertezas associadas à causa da doença, à evolução clínica e ao prognóstico.
   c. Explique a diferença entre nefrite e nefrose, se os pais tiverem dúvidas.
4. Ajude a criança a se adaptar às mudanças da imagem corporal, como aparência cushingoide, explicando as alterações antecipadamente.
5. Discuta os problemas de disciplina com os pais. Incentive-os a estabelecer limites consistentes e a ter expectativas razoáveis sobre o comportamento do filho.
6. Sugira aos pais participarem de grupos de apoio a famílias com crianças com doenças crônicas, se necessário.

Educação da família e manutenção da saúde

1. Prepare a família para o manejo domiciliar do plano de cuidados da criança.
   a. Providencie um nutricionista para discutir dietas especiais com os pais.
   b. Explique aos pais sobre a medicação da criança – os efeitos desejados e os possíveis efeitos adversos.
   c. Demonstre como realizar o teste urinário para proteína.
   d. Encaminhe para a enfermagem de saúde pública, se necessário, para a reavaliação e o reforço das orientações.
2. Incentive consultas médicas continuadas de acompanhamento.
3. Ressalte a necessidade de tomar os medicamentos de acordo com os horários prescritos e por um longo período. Discuta as complicações associadas à terapia com esteroides.
4. Explique sobre a prevenção e o reconhecimento dos sinais e sintomas de infecção.
5. Avise a família sobre a necessidade de restrições de atividades.
6. Explique sobre os sinais e sintomas de recidiva (proteinúria identificada na fita reagente de urina no domicílio, aumento do edema e diminuição do débito urinário) e oriente sobre para quem e quando ligar para fazer perguntas.
7. Explique sobre os sinais e sintomas de desequilíbrios hídricos (excesso ou desidratação).

Reavaliação: resultados esperados

- Diminuição do edema e da ascite; débito urinário adequado
- Não apresenta nenhum sinal de infecção
- A família descreve e segue as restrições dietéticas, o que é possível observar por meio de ganho/perda de peso apropriados

- A família expressa suas preocupações sobre a doença da criança, algo demonstrado pela comunicação aberta com a equipe e outros membros da família.

Infecção do trato urinário

Baseado em evidências
American Academy of Pediatrics. (2016). Urinary tract infection: Clinical practice guidelines for the diagnosis and management of the initial UTI in febrile infants and children 2 to 24 months. Subcommittee on Urinary Tract Infection. Steering Committee on Quality Improvement and Management. *Pediatrics, 138*(6), e20163026.

The RIVUR Trial Investigators. (2014). Antimicrobial prophylaxis for children with vesicoureteral reflux. *New England Journal of Medicine, 371*(11), 1071-2.

American Urological Association. (Published 2010, Reviewed and Validity Confirmed 2017). Management and Screening of Primary Vesicoureteral Reflux in Children.

A *infecção do trato urinário (ITU)* é definida pela presença de bactérias entre o córtex renal e o óstio externo da uretra. Devido à frequente dificuldade em determinar a localização exata da infecção, emprega-se o termo ITU para descrever a existência de microrganismos em qualquer local do sistema urinário. As ITU são classificadas em cistite ou uretrite (localizadas na bexiga ou na uretra), no trato superior (localizadas nos ureteres ou sistema coletor) e pielonefrite (parênquima renal). A maior incidência de ITU em meninos ocorre no primeiro ano de vida (mais comumente em meninos não circuncidados), quando então declina rapidamente, permanecendo baixa durante a infância e a adolescência. A incidência nas meninas também é maior no primeiro ano de vida e declina uniformemente durante a adolescência, porém permanece maior do que a incidência em indivíduos do sexo masculino, em uma razão de 10:1.

Fisiopatologia e etiologia

1. Microrganismos causadores – *E. coli* (80%), espécies de *Klebsiella*, espécies de *Proteus*, *Staphylococcus saprophyticus* (adolescentes do sexo feminino e mulheres sexualmente ativas), espécies de *Enterococcus*, *Streptococcus* do grupo B (recém-nascidos), *Pseudomonas aeruginosa*.
2. Via de entrada:
   a. Ascensão pela uretra (mais comum).
   b. Sangue circulante (raramente).
3. Causas contribuintes:
   a. Específicas do sexo feminino.
      i. Localização perineal do óstio externo da uretra e uretra mais curta.
      ii. Relação sexual (mecânica da penetração vaginal).
      iii. Micção vaginal – refluxo de urina para dentro da vagina durante a micção, com gotejamento subsequente de urina.
   b. Específicas do sexo masculino – prepúcio (pode constituir um reservatório de bactérias).
   c. Bexiga ou micção anormais, com ou sem incontinência.
      i. Pressão elevada na bexiga.
      ii. Esvaziamento incompleto da bexiga, micção infrequente.
      iii. Dificuldade no relaxamento do assoalho pélvico.
   d. Constipação intestinal e disfunção intestinal/vesical.
   e. Anomalias congênitas do sistema urinário – refluxo vesicoureteral, válvulas de uretra posterior, síndrome de deficiência dos músculos abdominais, hidronefrose, extrofia da bexiga.
   f. Bexiga neurogênica (espinha bífida, lesão da medula espinal).
   g. Cateterismo, drenos/sondas urinárias.
   h. Colonização bacteriana.
   i. Alterações da microbiota periuretral por antibioticoterapia.
4. Fisiopatologia – ocorre colonização de uropatógenos na área periuretral, que ascendem por meio da uretra até a bexiga, afetando partes do sistema urinário e disseminando-se da bexiga para os rins através do ureter (pielonefrite) ou, possivelmente, para a corrente sanguínea (bacteriemia).
   a. Pode-se observar a presença de colônias de bactérias.
   b. A inflamação resulta em retenção urinária e estase de urina na bexiga.
   c. Pode ocorrer fluxo retrógrado de urina para os rins pelos ureteres; esse processo é denominado *refluxo vesicoureteral* (RVU).
   d. Quando o rim está acometido, ocorrem alterações inflamatórias na pelve renal e em todo o rim.
   e. Ocorre cicatrização do parênquima renal na infecção crônica, o que interfere na função renal, em particular na capacidade de concentração da urina.
   f. Se a pielonefrite não for tratada, o tecido renal pode ser destruído e pode ocorrer falência da função renal.

Manifestações clínicas

1. O início pode ser abrupto ou gradual e assintomático.
2. Atraso do crescimento no lactente.
3. Crianças pequenas: as manifestações podem ser inespecíficas (vômitos, irritabilidade, alimentação deficiente, diarreia); com frequência, a febre constitui a única queixa de apresentação.
4. Crianças maiores e adolescentes: polaciúria, urgência ou hesitação na micção, disúria, hipersensibilidade suprapúbica, gotejamento e enurese noturna (mais comum na ITU inferior).
5. Hematúria: ocorre frequentemente na cistite viral.
6. Febre.
   a. Pode ser moderada ou grave.
   b. Pode oscilar rapidamente.
   c. Pode ser acompanhada de calafrios ou convulsões.
7. Anorexia e mal-estar generalizado.
8. Odor fétido ou alterações no aspecto da urina.
9. Dor abdominal ou suprapúbica (mais comum na doença do trato superior).
10. Hipersensibilidade sobre um ou ambos os rins.
11. Manifestações sistêmicas: podem ocorrer dor no flanco, febre, calafrios, náuseas e vômitos na pielonefrite.

Avaliação diagnóstica

1. Exame de urina:
   a. Leucócitos, nitritos sugestivos, mas não indicativos.
   b. Pode-se observar a presença de cilindros, sobretudo cilindros leucocitários, indicando infecção intrarrenal.
   c. Hematúria – ocorre em certas situações.
   d. Diminuição da densidade urinária, devido à redução da capacidade de concentração renal.
2. Urocultura:
   a. Deve-se efetuar um exame de urina para proteinúria e bacteriúria como parte da avaliação clínica geral. Se o exame de urina indicar uma infecção, recomenda-se a obtenção de urocultura e antibiograma.
   b. A documentação de apenas um microrganismo patogênico na urina constitui a única maneira de estabelecer o diagnóstico definitivo. A presença de múltiplos microrganismos na cultura leva à suspeita de contaminação da microbiota perineal e justifica a repetição da cultura.
   c. Uma urocultura demonstrando a presença de mais de 100.000 bactérias por mℓ indica bacteriúria significativa.

d. Uma amostra de urina por cateterização, com crescimento de mais de 50.000 colônias de bactérias por mℓ, é considerada significativa e necessária na criança sem controle esfincteriano, de modo a evitar a contaminação da microbiota perineal.
e. Para evitar contaminação, descarte os primeiros mililitros de urina (se a quantidade for suficiente). Deve-se utilizar uma nova sonda para cada tentativa subsequente, se não tiver êxito.
3. Exames urológicos e radiológicos para identificar anormalidades anatômicas ou alterações renais, resultantes de infecções recorrentes – ultrassonografia da bexiga e dos rins (assegure-se de que a criança esteja bem hidratada, com bexiga distendida), cistouretrografia miccional.
   a. Cintigrafia com ácido dimercaptossuccínico – avalia a função renal e a presença de sinais.

Manejo

Ver Tabela 49.1.

1. O tratamento depende da idade da criança, da gravidade da infecção e da taxa de resistência a antimicrobianos na comunidade.
2. Antibioticoterapia oral para a ITU não complicada. Em geral, 10 a 14 dias de tratamento com antibiótico para as ITU febris.
3. Antibióticos IV para a ITU complicada – infecções que não respondem ao tratamento oral ou que evoluem para a pielonefrite ou pacientes que aparentemente estejam sépticos ou desidratados.
4. Repetir a cultura após o tratamento se o paciente ainda estiver sintomático, apresentar doença renal crônica ou colonização conhecida por bactérias.

Complicações

1. Existe uma tendência a infecções recorrentes.
2. As crianças com lesões obstrutivas do sistema urinário e as com RVU grave correm maior risco de lesão renal. Esses pacientes podem necessitar de terapia antibacteriana profilática oral.

Avaliação de enfermagem

1. Investigue a história para determinar se a ITU é inicial ou recorrente e estabelecer se pode haver outros processos patológicos passíveis de contribuir para essa infecção.
2. Concentre a avaliação na identificação das manifestações clínicas e na determinação do local da infecção, como presença ou aparecimento de secreção uretral, febre alta (mais comum na ITU superior) ou febre baixa (mais comum na ITU inferior).
3. Determine o padrão urinário (ou seja, quantidade e frequência) e o desconforto associado.
4. Determine o padrão intestinal e a possibilidade de constipação intestinal.

Diagnósticos de enfermagem

- Eliminação urinária prejudicada, relacionada com a infecção
- Dor aguda, relacionada com as alterações inflamatórias e a febre
- Ansiedade, relacionada com a exposição e a manipulação do sistema geniturinário.

Intervenções de enfermagem

Promoção da diurese

1. Obtenha uma amostra de urina coletada com técnica asséptica para exame ou cultura (ver p. 598).
   a. Obtenha amostra da primeira urina da manhã, se possível (mais acurada). Essa urina costuma ser ácida e concentrada, o que tende a preservar os elementos figurados.
   b. Forneça líquidos para ajudar a criança a urinar.
   c. Realize a cateterização, se necessário, para obter uma amostra estéril; entretanto, tal procedimento pode causar trauma emocional e introdução acidental de outras bactérias. Nas meninas, afastar os grandes lábios e não os alargar ajudará a identificar o óstio externo da uretra e evitar a inserção da sonda na vagina. Caso haja cateterização inadvertida da vagina, deixar a sonda no local (e utilizar uma nova sonda esterilizada) impedirá a recateterização da vagina. Nos meninos, a retração do prepúcio é necessária para identificar a localização do óstio externo da uretra.
   d. Envie imediatamente a amostra de urina ao laboratório ou refrigere-a para evitar uma falsa contagem elevada de bactérias.
2. Administre antibióticos, conforme prescrição médica (após a obtenção da amostra para cultura).
   a. Em geral, determina-se a antibioticoterapia pelos resultados das culturas de urina e antibiograma, bem como pela resposta

Tabela 49.1 Agentes antimicrobianos comumente usados no manejo das infecções do trato urinário na infância.

Medicamento	Efeitos adversos	Considerações de enfermagem
Amoxicilina	• Em certas ocasiões, náuseas, vômitos, diarreia • Reações cutâneas de hipersensibilidade	• Prontamente absorvida • Pode ser administrada com alimentos
Ampicilina	• Diarreia, urticária • Reação anafilática	• Contraindicada para crianças sensíveis à penicilina. Protocolos devem ser consultados quanto a reconstituição, administração e armazenamento das apresentações IM e intravenosa (IV). A absorção da apresentação oral pode diminuir com a alimentação. A dose precisa ser repetida a cada 6 h para garantir níveis sanguíneos terapêuticos.
Cefalexina	• Diarreia, náuseas, vômitos	• Pode ser ingerida com alimentos. A dose deve ser reduzida se houver comprometimento da função renal.
Cotrimoxazol	• Náuseas, vômitos, febre, exantema, fotossensibilidade	• Frequentemente utilizado se houver suspeita de resistência bacteriana ou se a criança não responder ao tratamento inicial.
Gentamicina	• Nefrotoxicidade e ototoxicidade; paralisia respiratória	• Os efeitos tóxicos podem ser minimizados por infusão IV lenta (mais de 1 h).
Nitrofurantoína	• Febre, náuseas, vômitos, neuropatia periférica	• Recomendada para uso prolongado. Administrada com alimentos ou leite para diminuir os efeitos adversos GI. Pode conferir à urina uma coloração âmbar ou marrom. Contraindicada quando houver insuficiência renal e para lactentes com menos de 3 meses de idade.

da criança ao tratamento. Entretanto, a terapia empírica pode ser iniciada antes da obtenção dos resultados de cultura.

b. Familiarize-se com os efeitos tóxicos dos agentes antimicrobianos e avalie a criança de maneira regular, em busca de quaisquer sinais ou sintomas.

Manutenção do conforto e fornecimento de alívio sintomático

1. Administre analgésicos e antipiréticos, conforme prescrição.
2. Mantenha a criança em repouso no leito enquanto estiver febril.
3. Incentive o consumo de líquidos com o objetivo de reduzir a febre e diminuir a concentração da urina. (A água é o líquido de escolha.)
4. Administre líquidos IV, se necessário.

Promoção da autoestima

1. Reforce as explicações do médico sobre a doença e o seu tratamento.
2. Explique todos os exames diagnósticos e os procedimentos à criança, reservando um tempo suficiente para perguntas e respostas.
3. Incentive a verbalização. Corrija quaisquer equívocos e identifique, em particular, qualquer preocupação sobre o funcionamento do sistema urinário e a função sexual. Tranquilize a criança, explicando que ela não causou o problema.
4. Mantenha a privacidade da criança o máximo possível.
5. Proporcione um ambiente o mais próximo possível do normal durante a hospitalização. Inclua oportunidades para que ela possa brincar.
6. Prepare a criança e a família para a alta e comece a orientar sobre o repouso, o consumo de líquidos e o uso de medicamentos.

Educação da família e manutenção da saúde

1. Revise a antibioticoterapia a longo prazo, quando prescrita, de modo a evitar a recidiva da ITU. Os esquemas para tratamento prolongado variam desde vários meses até a profilaxia contínua.
2. Incentive a marcação de consultas de acompanhamento, devido à possibilidade de recorrência da doença.
   a. Ressalte que, embora essa doença possa ter poucos sintomas, ela pode resultar em disfunção grave e permanente.
   b. Avise a família que qualquer suspeita subsequente de ITU deve ser avaliada e acompanhada pelo médico.
3. Ensine as medidas de prevenção:
   a. Minimize a disseminação das bactérias das regiões anal e vaginal para a uretra em crianças do sexo feminino, limpando a área perianal da uretra em direção ao ânus.
   b. Incentive a ingesta adequada de líquidos, especialmente água.
   c. Evite bebidas gaseificadas ou com cafeína, em virtude de seu efeito irritativo sobre a mucosa vesical.
   d. Incentive a criança a urinar com frequência e a esvaziar a bexiga por completo a cada micção (dupla micção).
   e. Incentive uma dieta rica em fibras para evitar a constipação intestinal.

Reavaliação: resultados esperados

- A criança urina regularmente, em quantidades adequadas
- Não há queixas de dor durante ou após a micção; sem febre
- Demonstra menos ansiedade sobre a hospitalização; parece estar mais relaxada quanto à aparência, à imagem corporal e à realização de exames.

ANORMALIDADES DO SISTEMA GENITURINÁRIO QUE EXIGEM CIRURGIA

Ver na Figura 49.2 as anormalidades congênitas do sistema urinário, extrofia da bexiga e hipospadia.

Extrofia da bexiga

Extrofia da bexiga é uma anormalidade presente ao nascimento, na qual ocorre formação inadequada da bexiga e estruturas associadas. Em vez de apresentar sua forma redonda normal, a bexiga é achatada. A pele, o músculo e os ossos pélvicos que se unem na parte inferior do abdome não se formam corretamente, de modo que o interior da bexiga fica exposto para fora do abdome. Há também deficiências associadas dos músculos do abdome e dos ossos pélvicos. Essas anormalidades ocorrem raramente, em uma taxa de 1:10.000 a 50.000 nascidos vivos. É mais comum em indivíduos do sexo masculino. Evidências recentes publicadas sugerem que o risco de extrofia de bexiga em crianças nascidas como resultado de técnicas de fertilidade assistida é sete vezes maior do que em crianças concebidas naturalmente, sem assistência. Há evidências de uma predisposição genética na probabilidade de genitores com extrofia, com uma chance de 1 em 70 de ter um filho com extrofia da bexiga e probabilidade de recorrência de 1 em 100.

Fisiopatologia e etiologia

1. Resulta da falha de fusão da parede abdominal e de suas estruturas subjacentes *in utero* com 3 a 4 semanas de gestação. A suposta causa persiste na membrana cloacal durante o desenvolvimento fetal, que sofre ruptura e, assim, produz extrofia.

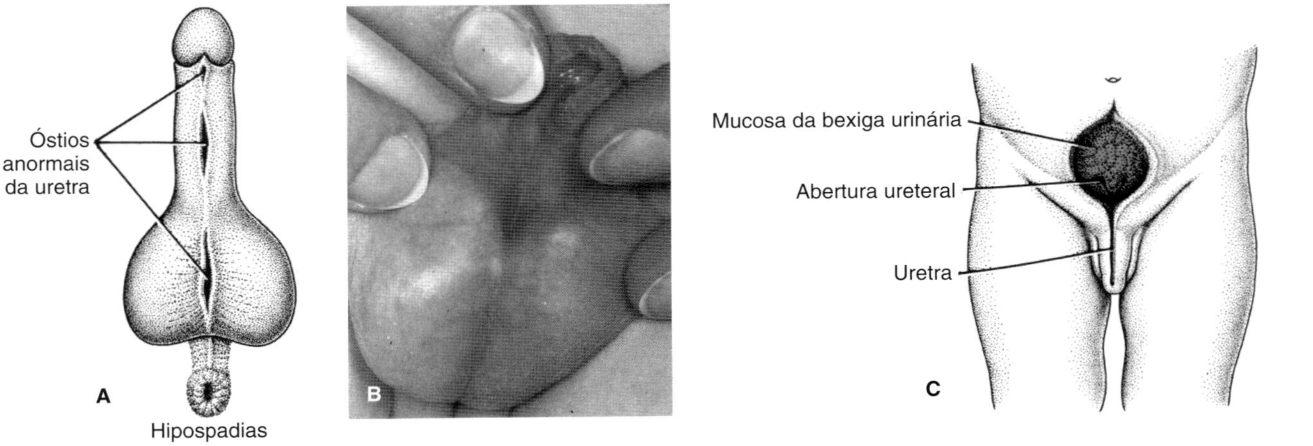

Figura 49.2 A. Hipospadias apresentando as várias localizações dos óstios anormais da uretra. **B.** Paciente com hipospadia. A uretra abre-se na face ventral do pênis. **C.** Epispadia combinada com extrofia da bexiga. Ocorre exposição da mucosa vesical. (**A** e **C**, cedidas por Dr. R. J. Gorlin, Department of Oral Pathology and Genetics, University of Mineesota; **B**, Dudek, R. W. [2013]. *High-Yield Embryology* [5th ed.]. Philadelphia: Lippincott Williams & Wilkins.)

2. Na extrofia clássica (cerca de 60% das anomalias vesicais), a parede posterior da bexiga é exteriorizada e situa-se aberta na parte inferior do abdome com uma uretra epispadial, o que possibilita a passagem constante de urina para o exterior.
3. Pode ocorrer epispadia sem extrofia (cerca de 30% das anomalias vesicais); a bexiga continua sendo um órgão interno, porém a uretra se abre, possivelmente com fenda na glande do pênis e no óstio de localização proximal.
4. As anormalidades cloacais (cerca de 10% das anomalias vesicais) envolvem a exteriorização da bexiga e de partes do sistema GI.

Manifestações clínicas

1. Gotejamento constante da urina.
2. Podem ocorrer infecção e ulceração da mucosa vesical.
3. A genitália pode ser ambígua.
4. As crianças afetadas podem apresentar marcha anserina ou marcha instável, devido à diástase (separação) dos ossos pélvicos.

Avaliação diagnóstica

1. O diagnóstico pode ser estabelecido por ultrassonografia no pré-natal.
2. A inspeção do recém-nascido constitui o método mais importante de avaliação. As malformações podem incluir múltiplos sistemas.
3. Os procedimentos diagnósticos, como radiografia, ultrassonografia, ressonância magnética e exame de urodinâmica, determinam a extensão da anormalidade.
4. A ultrassonografia da medula espinal em lactente com depressões sacrais é realizada para excluir a possibilidade de medula ancorada.

Manejo

1. Fechamento cirúrgico da bexiga nas primeiras 24 a 48 horas de vida por meio de fechamento primário completo da bexiga e reparo da epispadia. Essa conduta possibilita a continência máxima após o reparo.
2. A derivação urinária deve ser rara.

Complicações

1. Lesões da pele, infecção.
2. Traumatismo da mucosa vesical.

Avaliação de enfermagem

1. Avalie a criança quanto aos marcos de crescimento e desenvolvimento durante a intervenção.
2. Avalie a capacidade de enfrentamento da família.

Diagnósticos de enfermagem

- Eliminação urinária prejudicada, relacionada com a malformação anatômica
- Risco de infecção, relacionada com a complicação da cirurgia.

Intervenções de enfermagem

Facilitação do débito urinário no pré-operatório

1. Proteja a área da bexiga da ocorrência de traumatismos e infecções.
   a. Pode ser coberta com filme transparente.
   b. Pode-se colocar solução salina estéril aquecida sobre a bexiga, de modo a manter o tecido úmido.
   c. Posição do paciente em decúbito dorsal ou lateral.
   d. Certifique-se de que o cordão umbilical esteja suturado, e não clampeado.
2. Examine atentamente o lactente, investigando sinais de infecção.
3. Envolva outros membros da equipe de saúde no apoio os pais, devido às implicações psicossociais de uma criança que possui necessidades especiais.
4. Ajude os pais a lidar com suas reações emocionais a respeito da condição da criança.
5. Prepare a criança e os pais para a cirurgia proposta (ver p. 1172).
6. Embora a indicação anterior fosse de realizar a correção ao nascimento, as tendências recentes são fechamento tardio com 3 meses de idade para melhores resultados de cuidados, com promoção de fluxo fisiológico de testosterona para o crescimento do pênis em pacientes do sexo masculino.

Oferta de cuidados no pós-operatório de modo a prevenir a infecção

1. O objetivo da reconstrução consiste em preservar a função renal, a continência urinária, a micção voluntária e a funcionalidade da genitália externa com estética aceitável.
2. Realize os cuidados necessários dos cateteres ureteral e uretral. Observe e registre a quantidade de drenagem urinária, a posição dos cateteres e os espasmos da bexiga.
3. Cuidados com curativos, dispositivos de imobilização, *stents* e/ou tração cutânea, quando necessário.
4. Realize cuidados e orientações sobre o conduto ileal, se necessário (ver p. 608).
5. Profilaxia com antibióticos e administração de analgésicos para controle da dor, conforme prescrição.
6. Observe a ocorrência de complicações.
   a. Infecções urinárias ou de feridas operatórias.
   b. Fístulas nas incisões suprapúbica ou peniana.
7. Recomende o acompanhamento psicológico a longo prazo da criança e de seus familiares, de modo a ajudá-los a lidar com preocupações sobre a aparência da genitália, a função sexual, a reprodução e a rejeição da criança por colegas.

Educação da família e manutenção da saúde

1. Explicações e preparo específicos, dependendo do tipo de fechamento (primário ou em estágios). Provavelmente, o fechamento em estágios necessitará de outra cirurgia com 4 a 5 anos de idade.
2. Encaminhe ao enfermeiro de saúde pública, quando necessário, para apoio da família e assegure que todos entendam a importância do acompanhamento com vários especialistas.
3. Atue como elo, se necessário, para coordenar os cuidados.
4. Para mais informações e apoio, encaminhe as famílias aos seguintes recursos:
   a. Association for the Bladder Exstrophy Community (ABC) (*www.bladderexstrophy.com*).[1]
   b. Livro – *Living with Bladder Exstrophy: A Book for Families* (Murrey and Schremmer, 1996). Disponível na ABC.

Reavaliação: resultados esperados

- Ausência de solução de continuidade ou infecção de pele
- Cicatrização adequada da ferida operatória, sem infecção nem fístula; por fim, micção sem dificuldade.

Refluxo vesicoureteral

Baseado em evidências

Cara-Fuentes, G., Gupta, N., & Garin, E. H. (2015). The RIVUR study: A review of its findings. *Pediatric Nephrology, 30*(5), 703.

American Urological Association. (Published 2010, Reviewed and Validity Confirmed 2017). Management and Screening of Primary Vesicoureteral Reflux in Children.

[1]N.R.T.: No Brasil pode ser consultado o *site* da Sociedade Brasileira de Pediatria em *https://www.sbp.com.br/sbp-servicos/servicos-a-comunidade/*.

O *refluxo vesicoureteral (RVU)* refere-se ao fluxo retrógrado anormal de urina da bexiga para o trato urinário superior. Na ausência de infecção bacteriana, o RVU não é considerado crítico. Entretanto, quando há bactérias, o RVU constitui um fator de risco para o desenvolvimento de ITU e pielonefrite, que podem levar à lesão renal e à formação de lesões. Com o crescimento linear, ocorre resolução espontânea do RVU na maioria das crianças.

Fisiopatologia e etiologia

O RVU ocorre como resultado de malformação congênita da junção ureterovesical, o que causa o deslocamento lateral do óstio do ureter. O RVU secundário é ocasionado em consequência do aumento da pressão vesical.

Manifestações clínicas

1. ITU febril – confirmada por cultura, amostra obtida por cateterismo em criança sem controle esfincteriano.
2. Doença febril inexplicável.
3. Anomalias urogenitais associadas (extrofia da bexiga, válvulas de uretra posterior, bexiga neurogênica).
4. Diagnóstico pré-natal (hidronefrose detectada na ultrassonografia de triagem pré-natal).

Avaliação diagnóstica

1. Cistouretrografia miccional – para estabelecer o diagnóstico de RVU; entretanto, não deve ser realizada de maneira rotineira após a primeira ITU febril, indicada após ultrassonografia que revela a presença de hidronefrose, sinais ou achado de RVU de alto grau ou uropatia obstrutiva, ITU recorrente ou situações clínicas complexas e atípicas.
2. Ultrassonografia renal – para avaliar a presença de lesão renal e hidronefrose associada.
3. Cintigrafia com DMSA (ácido dimercaptossuccínico marcado com tecnécio) – recomendada quando a ultrassonografia renal está anormal, com maior preocupação de formação de lesões (ITU inesperada, RVU de grau 3 a 4, elevação da creatinina).

Manejo

1. O tratamento clínico e/ou cirúrgico tem por objetivo prevenir a pielonefrite, as ITU recorrentes e a formação de lesões no córtex renal.
2. Recomenda-se uma profilaxia contínua com antibióticos para algumas crianças, com base em idade, história de ITU febril e grau de RVU.
3. A intervenção cirúrgica está indicada quando o tratamento clínico não for bem-sucedido.
   a. A postectomia pode ser realizada em lactentes do sexo masculino com RVU – protetora para lactentes antes de 1 ano de idade.
   b. Injeção endoscópica de polímeros no ureter – taxa de sucesso de 83%.
   c. Reimplantação do ureter – taxa de sucesso de 98,1%.
4. Ultrassonografia realizada anualmente para monitoramento do crescimento dos rins e lesões do parênquima renal.

Complicações

1. A ITU recorrente pode levar à lesão e à insuficiência renais.
2. Recorrência do RVU após intervenção cirúrgica – a ITU no pós-operatório em crianças perto da idade de controle esfincteriano está fortemente associada a uma incidência de ITU pré-operatória e à existência de disfunção vesical e intestinal (DVI).
3. A frequência de obstrução renal no pós-operatório é de 0,4%.

Educação da família e manutenção da saúde

1. Associado a disfunção intestinal/vesical.
2. Avaliação global de rotina para pacientes com lesão renal anterior a resolução do RVU ou infecção recorrente do trato urinário após resolução de RVU – PA, altura, peso e exame de urina para investigação do nível de proteinúria em pacientes com ultrassonografia/cintigrafia com DMSA anormais.
3. Explicação sobre as possíveis complicações a longo prazo: hipertensão (principalmente durante a gravidez), perda da função renal, infecção recorrente do trato urinário e RVU familiar em irmãos e descendentes, que devem ser discutidos quando a criança alcançar idade apropriada.
4. Em um estudo baseado em evidências (denominado RIVUR), concluiu-se que a profilaxia reduz o risco de infecção recorrente do trato urinário, mas não de lesões renais.

Para avaliação, diagnósticos e intervenções de enfermagem, ver "Cuidados à criança submetida à cirurgia urológica", p. 1349.

Lesões obstrutivas do trato urinário inferior

A obstrução do trato urinário inferior pode ser causada por lesões estruturais, como válvulas de uretra anterior ou posterior, obstrução do colo da bexiga, estenose do óstio e urolitíase (cálculos), ou por lesões funcionais, como disfunção neuromuscular. O efeito da obstrução sobre a função ureteral e renal depende do grau e da duração da obstrução, da taxa de formação de urina e da existência ou não de infecção.

Fisiopatologia e etiologia

Tipos de obstrução

1. Válvulas uretrais – válvulas filamentosas, que causam obstrução ao fluxo de urina.
2. Estreitamento congênito da uretra.
3. Obstrução do colo da bexiga – local mais comum de obstrução do trato urinário inferior.
4. Estenose do óstio.
5. Disfunção neuromuscular.
6. Fimose grave (rara).
7. Processos inflamatórios.
8. Neoplasia.
9. Urolitíase.
10. Traumatismo.

Efeitos da obstrução

1. O trato urinário sofre distensão, na porção proximal ao ponto de obstrução.
2. A bexiga dilata-se e sofre hipertrofia.
3. Ocorre estase urinária.
4. Os ureteres tornam-se alongados, dilatados e tortuosos.
5. Inevitavelmente, ocorrem hidronefrose e destruição do tecido renal se não houver tratamento.

Manifestações clínicas

1. Micção anormal.
   a. Disúria, polaciúria.
   b. Enurese, gotejamento.
   c. Redução da força do jato urinário.
   d. Dificuldade em iniciar o jato urinário.
   e. Esforço durante a micção.
   f. Cessação abrupta durante a micção.
2. Sinais de infecção – febre, dor, irritabilidade e, em certas ocasiões, hematúria.

3. Obstrução inferior: dor suprapúbica; prolapso através da uretra em indivíduos do sexo feminino (ureterocele), que aparece como protrusão de massa vulvar.

Avaliação diagnóstica

1. O exame físico pode revelar massa abdominal.
2. Os achados laboratoriais dependem do grau de comprometimento da função renal.
3. A ultrassonografia renal pode revelar hidronefrose.
4. Cintigrafia com radionuclídeos.
5. Exame endoscópico.
6. Ureteroscopia.
7. Estudo urodinâmico.

Manejo

1. Prevenção ou erradicação da infecção com antibióticos.
2. Dilatação da estenose uretral.
3. Pode haver necessidade de desvio do trajeto urinário.
4. Correção cirúrgica da obstrução.

Complicações

1. A estase de urinária e a ITU recorrente podem levar à insuficiência renal.
2. ITU grave e recorrente.
3. Recorrência da obstrução.

Para avaliação, diagnósticos e intervenções de enfermagem, ver "Cuidados à criança submetida à cirurgia urológica", p. 1349.

Lesões obstrutivas do trato urinário superior

As lesões obstrutivas do trato urinário superior são obstrução da junção pieloureteral, obstrução da junção vesicoureteral, estenose ureteral, ausência ou duplicação congênitas de um ureter e urolitíase. Essas lesões obstrutivas são primariamente congênitas.

Fisiopatologia e etiologia

1. As anomalias congênitas ocorrem no trato urinário superior.
   a. Obstrução da junção pieloureteral.
   b. Obstrução da junção vesicoureteral.
   c. Estenose de um ureter.
   d. Ausência congênita de um ureter.
   e. Duplicação do ureter de um rim.
2. A urolitíase (cálculos renais) é rara em crianças, mas pode estar associada a doença metabólica, como cistinose ou oxalose.

Manifestações clínicas

1. A hidronefrose pode se manifestar na forma de massa abdominal.
2. Geralmente assintomática (é raro haver qualquer problema relacionado com a micção).
3. Podem-se observar sinais elusivos, como atraso do crescimento.
4. As ITU podem ser frequentes.
5. A criança pode apresentar hipertensão.

Avaliação diagnóstica

1. Exames laboratoriais para determinar a função renal.
2. Ultrassonografia renal, cintigrafia com radionuclídeos e ureteroscopia para determinar a extensão da lesão.

Manejo

1. Prevenção ou erradicação da infecção.
2. Correção cirúrgica da obstrução.

Complicações

1. Insuficiência renal.
2. Para avaliação, diagnósticos e intervenções de enfermagem, ver "Cuidados à criança submetida à cirurgia urológica", p. 1349.

Hipospadia

Baseado em evidências

Baskin, L. S. (2019). Hypospadias. In L. Baskin & B. Kogan (eds.), *Handbook of pediatric urology* (Chapter 2). Philadelphia, PA: Lippincott Williams & Wilkins.

Pfeil, M., Parr, J., & Milind, M., (2012). Hypospadias repair: the nursing contribution. *International Journal of Urological Nursing*, *6*(3), 152-8.

A *hipospadia* é a malformação congênita do pênis, que resulta em desenvolvimento incompleto da parte inferior da uretra, do corpo cavernoso e do prepúcio. A hipospadia também está associada a uma curvatura ventral (corda) do pênis, que, dependendo da gravidade da malformação, pode resultar em infertilidade secundária à dificuldade em ejacular o sêmen. Trata-se de malformação congênita comum, que ocorre um 1 em cada 150 a 300 meninos. O objetivo do tratamento consiste em reparo estético e funcional. Ver Figura 49.2.

Fisiopatologia e etiologia

1. No primeiro mês de gestação, as genitálias masculina e feminina são indistinguíveis. Entretanto, sob a influência da testosterona, a genitália torna-se masculinizada nos meninos. Ao fim do primeiro trimestre, a parte peniana da uretra e o prepúcio estão totalmente formados. Anormalidades nesse desenvolvimento, como diminuição subsequente da produção de testosterona, podem levar à formação de hipospadia.
2. A classificação é determinada pela localização do óstio da uretra.
3. A maioria dos casos não tem outra etiologia conhecida, mas pode configurar herança genética – incidência de 14% em irmãos; incidência de 8% nos descendentes.
4. Pode-se observar a associação de testículo não descido, hidrocele ou hérnia inguinal.

Manifestações clínicas

1. Incapacidade de urinar com o pênis na posição elevada normal.
2. Vaporização da urina durante a micção.
3. Em 70% dos casos, o óstio da uretra localiza-se distalmente ao corpo do pênis.
4. Em 30% dos casos, a localização é proximal e, com frequência, mais complexa.
5. Em caso de testículo não descido unilateral ou bilateral concomitante, aconselha-se a realização de uma avaliação endocrinológica para descartar a possibilidade de distúrbios de diferenciação sexual.

Avaliação diagnóstica

1. Em geral, não é difícil estabelecer o diagnóstico, devido à anomalia visual. Inspecione a glande do pênis à procura de possível hipospadia antes da postectomia.
2. Os casos graves exigem determinação genotípica/fenotípica do sexo, estudos cromossômicos e exames hormonais.

Manejo

Realiza-se a reconstrução cirúrgica entre 6 e 18 meses de idade, se possível (para minimizar problemas psicológicos relacionados com a higiene e o reconhecimento genital), antes da postectomia, visto que o prepúcio é essencial para a maioria dos reparos complexos. Também se considera a faloplastia uma opção cirúrgica para a retirada da parte dorsal do prepúcio na hipospadia leve.

O *stent in situ* temporário no pós-operatório para reparo complexo de hipospadia costuma ser retirado em 7 a 10 dias para possibilitar a cicatrização da uretra recém-criada e do óstio.

Normalmente, os curativos são removidos nos primeiros dias, em casa, e incentiva-se o banho para manter o local de incisão limpo e evitar a proliferação bacteriana.

Complicações

1. Fístula uretrocutânea.
2. Estenose do meato.
3. Divertículo uretral.
4. Curvatura peniana residual.
5. Deiscência ou infecção da ferida operatória.
6. Sintomas do sistema urinário.
7. Resultado estético.

Educação da família e manutenção da saúde

O acompanhamento após o procedimento é normalmente realizado alguns meses após a reconstrução, 1 ano após a correção após o controle esfincteriano e depois da puberdade para garantir a satisfação do paciente e a compreensão da anomalia congênita. Podem ser observadas complicações ao longo do tempo.

Para avaliação, diagnósticos e intervenções de enfermagem, ver "Cuidados à criança submetida à cirurgia urológica".

Criptorquidia

Baseado em evidências

Kolon, T., Herndon, A., Baker, L. *et al.* (2014). Evaluation and Treatment of Cryptorchidism: AUA guideline. *Journal of Urology, 192*, 337-345.

American Urological Association. (Published 2010, Reviewed and Validity Confirmed 2017). Management and Screening of Primary Vesicoureteral Reflux in Children.

A *criptorquidia* refere-se à ausência de descida de um ou de ambos os testículos pelo canal inguinal até sua posição normal no escroto. Considera-se um testículo não descido se, ao exame, for palpável em outro local e se não for possível trazê-lo para dentro do escroto. É mais comum em lactentes prematuros e constitui o problema cirúrgico mais comum em urologia pediátrica.

Fisiopatologia e etiologia

1. Possivelmente causada por atraso da descida, impedimento da descida por lesão mecânica ou distúrbio endócrino (raro).
2. O desenvolvimento testicular e ductal é anormal. Não se sabe ao certo se decorre de displasia congênita ou subdesenvolvimento.
3. Ocorre degeneração das células produtoras de espermatozoides após a puberdade, devido à temperatura mais elevada do abdome, em comparação com a localização normal no escroto.

Manifestações clínicas

1. Testículo não palpável dentro do escroto.
2. Pode ocorrer descida espontânea do testículo nos primeiros 6 meses de vida.

Avaliação diagnóstica

1. Não se recomenda a realização de exame de imagem para criptorquidia antes do encaminhamento a um especialista. A ultrassonografia pode revelar um testículo não descido, porém não é tão confiável quanto o exame físico.
2. Os níveis séricos de testosterona podem estar diminuídos.

Manejo

As complicações da criptorquidia podem incluir neoplasia maligna testicular posterior no decorrer da vida, possível comprometimento da fertilidade, torção testicular, traumatismo do testículo e hérnias associadas.

1. O encaminhamento a um médico especialista deve assegurar uma avaliação cirúrgica em torno de 6 meses de idade, devido à baixa probabilidade de descida e ao provável dano, caso os testículos permaneçam em localização externa ao escroto.
2. Os testículos não palpáveis bilaterais exigem o parecer imediato de um urologista para avaliar a possibilidade de distúrbio do desenvolvimento sexual.
3. Uma exploração cirúrgica por laparoscopia, que precisa ser realizada após exame e sob anestesia, confirma que os testículos não são palpáveis em todos os pacientes com criptorquidia unilateral e bilateral não palpável. Utiliza-se abordagem aberta para testículos palpáveis.
4. Convém uma cirurgia de orquiopexia para obter a fixação permanente do testículo no escroto. Ela deve ser realizada entre 6 e 15 meses de idade para evitar a lesão dos tecidos e diminuir as preocupações emocionais relacionadas com a imagem corporal.
5. Convém a colocação cirúrgica de prótese testicular, se o(s) testículo(s) estiver(em) ausente(s).
6. Há uma falta de evidências de sucesso a longo prazo da descida dos testículos com a administração de gonadotropina coriônica humana; foram observadas baixas taxas de resposta.

Educação da família e manutenção da saúde

1. O profissional de assistência primária deve proceder à palpação dos testículos a cada consulta de puericultura para definir a qualidade e a posição deles.
2. Os testículos retráteis correm risco aumentado de subida testicular secundária, devido a reflexo cremastérico hiperativo, processo vaginal pérvio curto ou aderências fixadoras.
3. O menino que anteriormente apresentou criptorquidia deve ser avaliado a cada consulta de puericultura quanto à qualidade e à posição no pós-operatório e, por fim, orientado sobre como efetuar um autoexame mensal dos testículos após a puberdade, de modo a facilitar a detecção precoce de câncer.
4. Os homens que anteriormente apresentaram criptorquidia bilateral apresentam acentuada redução da fertilidade, em comparação com aqueles com história de criptorquidia unilateral.

Para avaliação, diagnósticos e intervenções de enfermagem, ver "Cuidados à criança submetida à cirurgia urológica".

Cuidados à criança submetida à cirurgia urológica

Ver também no Capítulo 21, p. 606 a 611, uma discussão sobre cirurgia renal e derivação urinária.

Avaliação de enfermagem

1. Obtenha a história dos registros do pré-natal e nascimento, da família e da criança.
2. Avalie os padrões de alimentação e choro, indicando obstrução potencial ou dor abdominal.
3. Avalie o padrão de eliminação da urina para estabelecer o grau da alteração.
4. Avalie a presença de malformações congênitas associadas.
5. Avalie a ocorrência de atraso do crescimento.

6. Determine a resposta da família às alterações da imagem corporal da criança. Pode ocorrer ansiedade sobre a esterilidade e a identidade do gênero, além de percepções da criança como pessoa com problemas ou inadequada.
7. Avalie e registre os sinais vitais, a altura, o peso e a circunferência abdominal e compare os valores obtidos com medidas anteriores, quando disponíveis. A insuficiência renal pode alterar o crescimento. A presença de febre pode indicar infecção.
8. Proceda com uma inspeção visual e manual da genitália e registre quaisquer anormalidades (p. ex., se a mucosa vesical estiver visível, descreva sinais de irritação).
9. Palpe o abdome; observe a presença de massas.
10. Obtenha uma amostra de urina para cultura e antibiograma. Observe a cor, a quantidade, o odor e o grau de turvação.
11. Analise os resultados de todos os exames laboratoriais e procedimentos diagnósticos.

Diagnósticos de enfermagem

- Conhecimento deficiente, relacionado com a cirurgia
- Eliminação urinária prejudicada, relacionada com a intervenção cirúrgica
- Distúrbio na imagem corporal, relacionado com a aparência da genitália
- Risco de infecção, relacionado com a incisão cirúrgica e os tubos de drenagem
- Risco de volume de líquidos deficiente, relacionado com as perdas cirúrgicas
- Dor aguda, relacionada com a incisão cirúrgica e os sondas de drenagem.

Intervenções de enfermagem

Promoção do entendimento do tratamento cirúrgico

1. Determine a expectativa da criança sobre a doença e da hospitalização por meio de conversa e terapia lúdica.
2. Explique a anatomia e a fisiologia do sistema urinário em termos que a criança possa compreender.
   a. Demonstre com um desenho do corpo apropriado para a idade da criança.
   b. Explique como a criança difere do normal. Relacione a malformação com os sintomas apresentados, sempre que possível.
3. Explique todos os exames diagnósticos antes de sua realização. Podem incluir exame de urina, coleta de urina de 24 horas, acesso IV, pielografia retrógrada, ultrassonografia e/ou cistouretrografia miccional. As descrições devem incluir informações como:
   a. Preparo necessário – jejum, enemas, cateterismo.
   b. Local do exame – centro cirúrgico, serviço de radiologia.
   c. Aparência e roupa da equipe.
   d. Posicionamento.
   e. Anestesia.
   f. Dor ou desconforto.
   g. Expectativas após o procedimento – dieta, repouso, coletas de urina.
4. Determine o entendimento da criança sobre o procedimento.
   a. Faça perguntas simples e diretas.
   b. Deixe a criança dramatizar o procedimento em um boneco ou demonstrá-lo em um diagrama.
5. Explique o procedimento cirúrgico, contemplando os seguintes aspectos:
   a. Preparação necessária – jejum, enemas.
   b. Descrição do centro cirúrgico, incluindo a aparência da equipe.
   c. Anestesia.
   d. Aparência no pós-operatório – sondas de drenagem urinária e dispositivos de coleta, aparência da urina, suturas, curativos, infusão IV.
6. Reavalie o entendimento da criança sobre a cirurgia e reforce as explicações, quando necessário.
7. Ressalte os seguintes pontos adicionais:
   a. A criança não é, de modo algum, culpada pela doença.
   b. Nenhuma outra parte do corpo será operada.

Promoção do débito urinário normal

1. Monitore diariamente o equilíbrio hídrico.
2. Incentive o consumo apropriado de líquidos e monitore diariamente o peso.
3. Proceda aos cuidados de todos os cateteres e sondas urinárias, de acordo com a protocolos da instituição. Mantenha a posição adequada das sondas.
4. Observe e registre a quantidade e a aparência da drenagem urinária, a ocorrência de espasmos vesicais e sintomas de infecção urinária ou da incisão.

Promoção de apoio emocional com relação à imagem corporal

1. Tranquilize continuamente a criança sobre a aparência da genitália.
2. Converse sobre as possíveis reações. Pode ser necessário conversar com o paciente e a família, separadamente, e também reunidos.
3. Se houver necessidade de outra intervenção cirúrgica, discuta os planos para o período que se estenderá desde a primeira cirurgia até a possível realização de procedimentos secundários ou reconstrutivos.
4. Inicie o processo de independência dos cuidados.
5. Concentre-se em atividades que a criança seja capaz de realizar.

Prevenção de infecções

1. Administre antibióticos e líquidos IV, conforme prescrição.
2. Mantenha a desobstrução dos cateteres. Realize os cuidados com cateteres, conforme protocolo institucional.
3. Cuide da ferida operatória com técnica asséptica. Inspecione a incisão procurando saída de drenagem ou sinais de infecção.

Manutenção do volume de líquidos

1. Administre líquidos, conforme prescrição.
2. Monitore os sinais vitais procurando hipotensão ou taquicardia.
3. Avalie o turgor da pele e as mucosas procurando sinais de desidratação.
4. Meça e registre o equilíbrio hídrico com precisão.

Promoção de conforto

1. Administre analgésicos, conforme prescrição e de acordo com a avaliação das queixas de dor, inquietação, choro ou isolamento.
2. Administre antiespasmódicos, conforme prescrição, para o espasmo vesical.
3. Promova a distração e implemente medidas de conforto.

Educação da família e manutenção da saúde

1. Explique à família sobre as consultas de acompanhamento, outras cirurgias ou procedimentos.
2. Explique os cuidados com a incisão e os sinais de infecção.
3. Avise sobre a necessidade de evitar brinquedos de cavalgamento durante 6 semanas de modo a promover a cicatrização.
4. Incentive uma boa nutrição para promover a cicatrização e prevenir a infecção.
5. Forneça nomes e números de telefones de contatos à família para comunicar a ocorrência de complicações e preocupações urgentes e para onde levar a criança em caso de emergência.

Reavaliação: resultados esperados

- A criança e a família verbalizam o entendimento da cirurgia
- Urina clara drenando pela sonda
- A criança e a família verbalizam um sentimento de alívio sobre o fato de que as malformações podem ser corrigidas por meio de reparo e reconstrução cirúrgicos

- Incisão sem secreção nem sinais de infecção
- Sinais vitais estáveis; débito urinário adequado
- Diminuição do choro e aumento dos períodos do repouso e sono.

INSUFICIÊNCIA RENAL E DIÁLISE

Insuficiência renal aguda

A *insuficiência renal aguda* refere-se a uma súbita deterioração habitualmente reversível da função renal normal. Resulta em desequilíbrio hidreletrolítico e em acúmulo de toxinas metabólicas. Os cuidados de enfermagem para crianças com insuficiência renal aguda costumam ser iguais aos dos adultos (ver p. 613), embora existam considerações especiais relativas a pacientes pediátricos.

Fisiopatologia e etiologia

1. As causas são divididas em *pré-renais* (problema relacionado com o suprimento sanguíneo renal), *intrarrenais* (problema está localizado em um ou em ambos os rins) e *pós-renais* (problema ocorre no sistema urinário, depois dos rins).
   a. Causas pré-renais: as condições que provocam hipovolemia (desidratação, choque, traumatismo ou queimaduras) causam diminuição do fluxo sanguíneo para os rins. Entretanto, os néfrons estão intactos quanto à sua estrutura e à sua função.
   b. Causas intrarrenais: condições que provocam redução da taxa de filtração glomerular (TFG), isquemia renal e lesão tubular. Podem resultar de doenças vasculares (síndrome hemolítico-urêmica, trombose), nefropatias tubulares (mioglobinúria, hemoglobinúria, toxinas) ou nefrite intersticial (penicilinas, alergias). Trata-se do maior grupo, que exige tratamento clínico prolongado.
   c. Causas pós-renais: condições que provocam obstrução do fluxo urinário. São incomuns, com exceção das uropatias obstrutivas no primeiro ano de vida. Restaura-se a função renal com o alívio da obstrução.
2. A fisiopatologia exata da insuficiência renal aguda nem sempre é conhecida. Nas crianças, são identificadas três fases da insuficiência renal aguda.
   a. Fase inicial: começa quando ocorre lesão do rim, com duração de várias horas a dias. Observa-se a presença de sinais e sintomas de comprometimento renal.
   b. Fase oligúrica: habitualmente, a duração é de 5 a 15 dias, porém pode persistir por várias semanas; duração mais curta em crianças pequenas (3 a 5 dias) e mais longa em crianças de mais idade e adolescentes (10 a 14 dias). Nem todos os pacientes apresentam uma fase oligúrica.
   c. Fase diurética: altamente variável, desde leve, com duração de apenas alguns dias, até profunda.
3. O traumatismo, as queimaduras e os agentes nefrotóxicos podem causar necrose tubular aguda e cessação temporária da função renal. Ocorre liberação de mioglobina (uma proteína liberada do músculo quando há lesão) e de hemoglobina, causando toxicidade renal, isquemia ou ambas.
4. As reações transfusionais graves podem resultar em filtração de hemoglobina pelos glomérulos renais. A hemoglobina torna-se concentrada nos túbulos renais. A consequente precipitação interfere na excreção de urina.
5. Os agentes anti-inflamatórios não esteroides interferem nas prostaglandinas, que normalmente protegem o fluxo sanguíneo renal, diminuindo a TFG.

Alerta farmacológico
Os agentes nefrotóxicos são os aminoglicosídios, as penicilinas, as cefalosporinas, as sulfonamidas, os imunossupressores inibidores da calcineurina, os AINEs e certos agentes antineoplásicos. A vitamina A em grandes doses, as substâncias químicas que contêm arsênio e o mercúrio também são nefrotóxicos.

Manifestações clínicas

1. Náuseas, vômitos.
2. Diarreia.
3. Diminuição do turgor da pele.
4. Mucosas secas.
5. Letargia.
6. Dificuldade na micção; alterações do fluxo urinário; diminuição do débito urinário.
7. Elevação uniforme da creatinina sérica.
8. Febre.
9. Edema – periorbital, edema com cacifo (sinal de Godet) nas pernas, ascite.
10. Alterações do estado mental ou do humor.
11. Cefaleias e visão turva, devido à hipertensão.
12. Convulsões.

Avaliação diagnóstica

1. Nível sérico de creatinina – constitui a medida mais confiável da TFG; são observados níveis crescentes.
2. Cintigrafia com radionuclídeos – avaliação da TFG e do fluxo e distribuição sanguínea renal.
3. Exame de urina – revela a presença de proteinúria, hematúria e cilindros.
4. Ultrassonografia – determina a existência de anormalidades anatômicas.

Manejo

1. Cerca de 75% das crianças com insuficiência renal aguda apresentam recuperação completa.
2. O tratamento é direcionado para a causa subjacente.
3. Correção de qualquer causa reversível de insuficiência renal aguda (p. ex., alívio cirúrgico da obstrução).
4. Correção e controle dos desequilíbrios hidreletrolíticos.
5. Restauração e manutenção dos sinais vitais estáveis.
6. Manutenção da nutrição com dieta pobre em sódio, potássio, fosfato e proteínas.
7. Início da diálise (hemodiálise, diálise peritoneal ou hemofiltração venovenosa contínua) em pacientes com complicações potencialmente fatais.

Complicações

1. Desequilíbrio hidreletrolítico, sobretudo hiperpotassemia – quando a TFG está reduzida, o paciente é incapaz de excretar potássio.
2. Acidose metabólica, causada pela diminuição da excreção de ácido e da reabsorção de bicarbonato (ver Boxe 49.1).
3. Aporte nutricional insuficiente, devido às anormalidades metabólicas e aos sintomas, como náuseas e vômitos.

Avaliação de enfermagem

1. Obtenha a história de todas as medicações, doenças ou lesões recentes e anteriores, alergias e exposição potencial a substâncias tóxicas.
2. Determine o equilíbrio hídrico. Introduza uma sonda vesical de demora, quando indicado.
3. Monitore os sinais vitais, particularmente a PA. Institua o monitoramento cardíaco, quando indicado.
4. Examine à procura de edema e sobrecarga hídrica (avaliação cardíaca e respiratória).

Boxe 49.1 Manifestações clínicas da acidose metabólica.

Gastrintestinais
- Anorexia
- Náuseas e vômitos
- Dor abdominal.

Neurológicas
- Letargia
- Estupor
- Coma.

Cardiovasculares
- Diminuição da frequência cardíaca
- Arritmias cardíacas
- Vasodilatação periférica.

Outras manifestações
- Pele quente e ruborizada
- Fraqueza e mal-estar
- Reabsorção óssea (quando houver acidose crônica)
- Aumento da frequência e da profundidade das respirações (respiração de Kussmaul, devido à compensação).

Achados laboratoriais
- Diminuição do pH
- Diminuição do HCO_3^- (inicialmente)
- Diminuição da P_{CO_2} (compensatória)
- Hiperpotassemia
- Urina ácida (compensatória).

5. Monitore a densidade urinária, conforme indicado. A densidade urinária fixa de 1,010 indica a incapacidade de o rim concentrar ou diluir a urina.

Diagnósticos de enfermagem

- Risco de volume de líquidos desequilibrado, relacionado com a incapacidade dos rins de manter o equilíbrio hídrico
- Risco de desequilíbrio eletrolítico: hiperpotassemia.

Intervenções de enfermagem

Manutenção do volume de líquidos

1. Administre lentamente os fluidos IV para evitar insuficiência cardíaca.
2. Mantenha restrição hídrica, conforme prescrição.
3. Mantenha registros rigorosos do equilíbrio hídrico.
4. Pese a criança diariamente.
5. Notifique imediatamente quaisquer sinais de insuficiência cardíaca – edema, pulso em galope, terceira bulha cardíaca, dispneia e sons respiratórios adventícios.

Prevenção do distúrbio eletrolítico grave

1. Monitore os resultados dos exames de sangue (creatinina, ureia, eletrólitos, cálcio) e notifique imediatamente o médico sobre a presença de níveis considerados anormais.
2. Observe o aparecimento de sinais de hiperpotassemia – pulso fraco e irregular, cólicas abdominais e fraqueza muscular.
3. Não administre fluidos IV com potássio enquanto houver comprometimento da função renal.
4. Mantenha uma dieta pobre em proteínas, potássio e sódio e rica em carboidratos.
5. Administre tratamentos para a hiperpotassemia, conforme prescrito, como bicarbonato de sódio IV, glicose IV e insulina (convém um cuidadoso monitoramento da glicose), que deslocam o potássio para dentro das células e temporariamente para fora da corrente sanguínea.
6. Administre medicamentos de troca de cátions para reduzir o potássio, conforme prescrito.
7. Observe o aparecimento de sinais de hipocalcemia – contração muscular e tetania.

Educação da família e manutenção da saúde

1. Explique todas as etapas do processo de diagnóstico e tratamento para a família.
2. Explique o processo de diálise, se houver necessidade.
3. Explique que, tão logo haja o retorno da função renal, poderá ocorrer eliminação urinária para depuração do excesso de líquido retido no organismo.
4. Explique sobre a avaliação clínica imediata para doenças passíveis de causar desidratação, de modo a evitar qualquer lesão renal no futuro.
5. Evite agentes nefrotóxicos, como os AINEs, durante o período de recuperação.

Reavaliação: resultados esperados

- Ausência de sinais de insuficiência cardíaca
- O potássio permanece na faixa superior da normalidade, e a função renal retorna a seu nível basal.

Insuficiência renal crônica

A *insuficiência renal crônica (IRC)* refere-se à destruição irreversível dos néfrons, de modo que não são mais capazes de manter o equilíbrio hidreletrolítico normal. A *doença renal crônica (DRC)* refere-se à lesão renal com diminuição da TFG para menos de 60 mℓ/min/1,73 m² por 3 meses ou mais. Os cuidados de enfermagem de crianças com IRC são semelhantes aos de adultos (ver p. 616). As seguintes considerações são importantes para pacientes pediátricos.

Fisiopatologia e etiologia

1. As anormalidades renais e do sistema urinário congênitas constituem as causas mais comuns em crianças com menos de 5 anos de idade (p. ex., doença renal policística, síndrome nefrótica congênita, hiperoxalúria).
2. As causas mais comuns dos 5 aos 15 anos são:
   a. Doença glomerular (p. ex., glomerulonefrite).
   b. Anormalidades urológicas.
   c. Doença renal cística.
3. Progressão semelhante, independentemente da causa.
   a. Lesão dos néfrons, que resulta em hipertrofia e hiperplasia dos néfrons remanescentes.
   b. A sobrecarga resulta em diminuição da capacidade de excreção efetiva pelos néfrons.
   c. Resulta em azotemia e uremia clínica.
   d. A incapacidade de o rim excretar fosfato provoca hipocalcemia, que resulta em osteodistrofia.
   e. Os rins são incapazes de sintetizar vitamina D, comprometendo, assim, a absorção de cálcio. Os ossos podem sofrer depleção de cálcio, a ponto de interromper o crescimento, o que resulta em ossos frágeis (raquitismo renal).
   f. Os rins são incapazes de sintetizar a eritropoetina, com consequente desenvolvimento de anemia.
   g. A excreção de produtos nitrogenados pelo suor provoca prurido.
   h. A sobrecarga de líquido resulta em edema e hipertensão.
4. A gravidade da IRC é indicada pela TFG. Quanto mais baixa a TFG, maior a perda da função renal.

Manifestações clínicas

São variáveis e não cronológicas.

1. Náuseas e vômitos, diminuição do apetite e do nível de energia.

2. Poliúria inicial, causada pela incapacidade do rim de concentrar a urina; posteriormente, oligúria e anúria.
3. Dor óssea ou articular.
4. Ressecamento e prurido da pele.
5. Crescimento deficiente.
6. Fadiga, letargia devido à anemia.

Avaliação diagnóstica

1. Exames séricos:
   a. Anemia e níveis de ferro: diminuição da hemoglobina, do hematócrito e dos níveis de ferro.
   b. Diminuição do Na^+, Ca^{++} e CO_2 (acidose metabólica), aumento do K^+ e do fósforo.
   c. À medida que a função renal declina, os valores de ureia, ácido úrico e creatinina continuam aumentando.
   d. Elevação do PTH.
2. Exames de urina:
   a. Densidade urinária – aumentada ou diminuída.
   b. A urina de 24 horas para depuração da creatinina está diminuída (aumento da creatinina na urina), o que se reflete em uma diminuição da TFG.
   c. Alterações do débito total (inicialmente, pode haver poliúria, devido à dificuldade de concentração da urina, e, em seguida, à oligúria).
   d. Proteinúria.
3. Muitos outros exames podem ser solicitados para a avaliação de outros sintomas e da extensão da doença (p. ex., radiografia de tórax, ecocardiograma, idade óssea).

Manejo

1. Correção do desequilíbrio de cálcio-fósforo. Inicie uma dieta com baixo teor de fósforo. Administre vitamina D ativada para aumentar a absorção de cálcio, bem como quelantes de fosfato nas refeições para a ligação do fosfato no sistema GI.
2. Correção da acidose com tampões, como comprimidos de bicarbonato de sódio.
3. Correção da hiperpotassemia por meio de dieta com baixo teor de potássio ou administração de agentes que reduzam o potássio, como poliestireno sódico.
4. As dietas devem suprir as necessidades calóricas da criança e devem conter proteínas adequadas para seu desenvolvimento (0,9 a 1,5 g/kg/dia).
5. Correção da anemia com o uso de ferro oral e eritropoetina administrada por via subcutânea em casa.
6. A PA deve ser controlada com medicamentos anti-hipertensivos apropriados (inibidores da enzima conversora de angiotensina, bloqueadores dos receptores de angiotensina, bloqueadores dos canais de cálcio ou diuréticos).
7. O atraso do crescimento deve ser avaliado para o possível uso de hormônio do crescimento. Consulte um nutricionista para assegurar uma nutrição ótima para o uso de hormônio do crescimento.
8. As opções de reposição renal para a doença renal terminal são hemodiálise, diálise peritoneal, transplante ou nenhum tratamento, normalmente iniciados quando a TFG < 15 mℓ/min/1,73 m^2.
9. Diálise, enquanto o processo de transplante renal estiver em andamento.

Complicações

1. Atraso do crescimento.
2. Atraso ou ausência de maturação sexual.
3. Anemia grave – os rins são incapazes de estimular a eritropoetina; as toxinas urêmicas causam depleção dos eritrócitos; deficiências nutricionais.
4. Hipertensão – a isquemia renal estimula o sistema renina-angiotensina.
5. Doença cardiovascular (hipertrofia ventricular esquerda, insuficiência cardíaca).
6. Osteodistrofia renal devido à deficiência de vitamina D e ao hiperparatireoidismo secundário.
7. Azotemia/uremia – ocorre acúmulo de produtos de degradação nitrogenados no sangue. Os níveis tóxicos manifestam-se de diversas maneiras, a exemplo de coma, cefaleia, distúrbios GI e distúrbios neuromusculares.
8. Atraso do neurodesenvolvimento, devido aos efeitos urêmicos.
9. Acidose metabólica, que pode causar déficit de crescimento, confusão, enxaqueca e letargia.
10. Desequilíbrio eletrolítico – hipocalcemia, hiperpotassemia.

Avaliação de enfermagem

1. Efetue uma avaliação multissistêmica abrangente para ajudar no planejamento dos cuidados.
2. Avalie a nutrição, o crescimento e o nível de desenvolvimento.
3. Avalie a capacidade de enfrentamento, os sistemas de apoio e outros recursos.

Diagnósticos de enfermagem

As crianças com IRC apresentam crises fisiológicas multissistêmicas. Os diagnósticos de enfermagem apresentados ao longo do capítulo são aplicáveis, porém o enfoque deve ser:

- Risco de desequilíbrio eletrolítico: hipocalcemia, hiperpotassemia
- Risco de volume de líquidos desequilibrado, relacionado com a insuficiência renal e a diálise
- Nutrição desequilibrada: menor do que as necessidades corporais, relacionada com distúrbios GI, restrições dietéticas e perda proteica
- Intolerância à atividade, relacionada com a fadiga e a anemia
- Enfrentamento ineficaz, relacionado com as mudanças no estilo de vida e as alterações da imagem corporal durante a diálise.

Intervenções de enfermagem

Garantia de segurança

1. Proteja a criança dos efeitos da diminuição do nível de consciência e movimentos involuntários, mantendo as grades laterais do berço ou do leito levantadas e acolchoadas, se necessário.
2. Monitore a atividade convulsiva e mantenha o equipamentos de suporte das vias respiratórias ou abaixadores de língua e aspiradores à disposição.
3. Monitore os níveis de ureia, creatinina, eletrólitos e cálcio e notifique imediatamente quaisquer anormalidades.

Promoção do equilíbrio hídrico

Ver "Insuficiência renal aguda", p. 1351.

Garantia de nutrição adequada

1. Assegure uma dieta com teor adequado de proteína. Obtenha o parecer de um nutricionista registrado.
2. Incentive o consumo apropriado de líquidos entre as refeições.
3. Consulte um nutricionista para a ingesta apropriada de leite e alternativas, devido ao elevado conteúdo de fosfato, sódio e potássio. Em vez disso, forneça alimentos ricos em calorias e pobres em resíduos, conforme protocolos.

Aumento da tolerância às atividades

1. Planeje as atividades quando a criança estiver descansando.
2. Incentive as atividades de acordo com a tolerância da criança.
3. Realize transfusões de sangue ou infusão de ferroterapia IV, conforme prescrito (se o paciente for resistente à terapia com eritropoetina e incapaz de tolerar a suplementação de ferro oral).

Aumento da capacidade de enfrentamento

Como numerosas questões podem interferir no desenvolvimento psicológico e social e na educação da criança, ajude a criança e a família a enfrentar as seguintes situações:

1. Incerteza sobre a evolução da doença e o prognóstico final.
2. Estilo de vida alterado exigido pela diálise (incluindo interferência na escola).
3. Sobrecarga emocional imposta pela diálise e pela administração contínua de medicamentos.
4. Problemas de ajuste com relação ao atraso de crescimento.
5. Medo da morte, presente na maioria das crianças, dos adolescentes e dos familiares.
6. Possibilidade de transplante renal, envolvendo cirurgia de grande porte e hospitalização prolongada, seguida de alteração da imagem corporal causada por esteroides em altas doses e potencial de rejeição, o que pode ameaçar a vida.

Educação da família e manutenção da saúde

1. Explique à criança o motivo de evitar alimentos ricos em sódio, como batatas fritas, *pretzels* e pipocas; frios; alimentos enlatados; e *fast-foods*, se houver restrição de sódio.
2. Incentive o acompanhamento, conforme a orientação do nefrologista e do profissional da atenção primária.
3. Incentive a família a manter cuidados dentários regulares, imunizações e avaliação de saúde para ajudar a evitar infecções, problemas de crescimento e doenças da infância mais graves.
4. Explique sobre o uso dos medicamentos e apoie a criança que esteja tomando vários tipos de substâncias – cálcio, quelantes de fosfato, neutralizadores de ácido, eritropoetina recombinante e anti-hipertensivos, entre outros.
5. Explique sobre a manutenção de uma boa higiene e sobre os cuidados com o cateter de diálise peritoneal.
6. Oriente a família sobre a existência de serviços de apoio e recursos da mídia – por exemplo, Children & Teens with Kidney Disease, da National Kidney Foundation (*www.kidney.org*).[2]

Reavaliação: resultados esperados

- Grades laterais levantadas, com material para vias respiratórias e aspiração à beira do leito
- Manutenção de restrição hídrica, peso estável, ausência de sinais de insuficiência cardíaca
- Consome 100% da dieta renal
- Participação em atividades recreativas, sem dispneia
- Os pais fazem perguntas e discutem o tratamento com a criança.

A criança submetida à diálise

A *diálise* refere-se à passagem de um soluto através de uma membrana semipermeável. O propósito da diálise é preservar a vida por meio da substituição de algumas das funções normais do rim. Ver na p. 603 a descrição completa dos diferentes tipos de diálise.

Considerações gerais

Os seguintes princípios devem ser considerados pelo enfermeiro pediatra:

1. Diálise peritoneal:
   a. Modalidade de diálise de escolha para crianças pequenas.
   b. Devido ao pequeno tamanho da criança, o volume do dialisado é de 1.100 a 1.400 $m\ell/m^2$.
   c. Espera-se que criança realize seu autocuidado de acordo com o nível de desenvolvimento.
   d. A diálise peritoneal é um tratamento contínuo e, portanto, pode dialisar constantemente produtos de degradação metabólicos e líquidos.
2. Hemodiálise:
   a. Quando possível, devem-se evitar injeções subcutâneas ou IM, visto que a criança é submetida a anticoagulação com heparina.
   b. Manguito de PA e garrotes não devem ser aplicados a um membro com fístula. Também não devem ser efetuadas punções venosas periféricas em um membro com enxerto ou fístula.
3. Os cuidados específicos da criança durante a diálise são, em geral, fornecidos em uma unidade de diálise por equipe especialmente preparada e com suporte de enfermeiros especialistas. Entretanto, devem-se observar as seguintes considerações:
   a. A escolha do acesso vascular depende do tamanho do paciente e da disponibilidade de vasos sanguíneos periféricos de tamanho apropriado (Figura 49.3). Pode-se utilizar também um cateter venoso central.
   b. O volume sanguíneo extracorpóreo (sangue fora do corpo em qualquer momento) deve ser o menor possível. Não deve ultrapassar 8 a 10% da volemia total da criança.
   c. A eficiência ou a adequação do dialisador com relação ao peso da criança devem ser observadas, e convém ajudar a velocidade da bomba de sangue.
   d. A porção exteriorizada do cateter deve ser fixada para assegurar que não seja tracionado e danificado.

Cuidados de enfermagem da criança submetida à diálise

1. Prepare a criança para o procedimento. A diálise é uma situação ameaçadora para a maioria das crianças e pode provocar medo de dor, mutilação, imobilização, desamparo e dependência. Muitas crianças têm receio de perder todo o sangue durante a hemodiálise. Uma criança bem preparada estará menos assustada e com mais capacidade de cooperar durante o procedimento.
   a. Explique o procedimento utilizando termos que a possam ser compreendidos pela criança.
   b. Deixe que ela manuseie um material semelhante ao que será usado durante a diálise.
   c. Incentive a criança a expressar seus medos, de modo que as interpretações errôneas possam ser corrigidas.

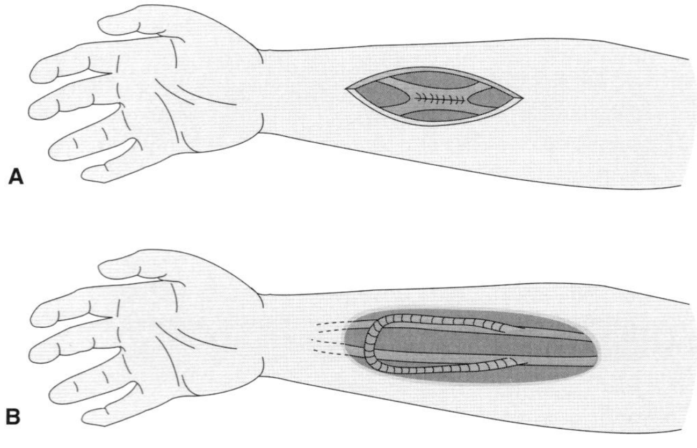

Figura 49.3 Dispositivos de acesso vascular para hemodiálise. **A.** Fístula arteriovenosa interna. **B.** Enxerto arteriovenoso interno. (Pillitteri, A. [2013]. *Maternal and child health nursing: Care of the childbearing and childrearing family* [7th ed.]. Philadelphia: Lippincott Williams & Wilkins.)

[2]N.R.T.: Oriente a busca de informações e estratégias de apoio no *site* do Instituto de Apoio à Criança e ao Adolescente com Doenças Renais (Icrim) em *https://icrim.org.br/*.

   d. Mostre figuras e diagramas simples, quando apropriado.
   e. Deixe que converse com outras crianças da mesma idade que foram submetidas à diálise.
2. Explique o procedimento aos familiares e responda às suas perguntas, de modo a prepará-los para apoiar a criança.
3. Proteja a criança de infecções.
   a. Mantenha as roupas e a área ao redor do cateter (se for utilizado) limpas e secas.
   b. Utilize técnica asséptica durante todo o procedimento de diálise.
   c. Administre suplementos vitamínicos, visto que a dieta pode ser pobre em vitaminas.
   d. Realize uma higiene diária meticulosa.
4. Garanta a ingesta apropriada de alimentos e líquidos. Como é comum observar a presença de anorexia na IRC, ofereça refeições pequenas e frequentes.
5. Restrinja os líquidos e o sódio para evitar sobrecarga hídrica em crianças com hipertensão ou que apresentem pouco débito urinário. Limita-se o potássio (ainda mais em pacientes submetidos à hemodiálise) para evitar complicações relacionadas com a hiperpotassemia. A criança pode interpretar as restrições dietéticas como castigo e precisa receber preparo para reconhecer o propósito dessas restrições.
6. Não restrinja ingesta proteica, pois é de importância vital para possibilitar o crescimento e o desenvolvimento normais da criança.
7. Mantenha um registro cuidadoso sobre o equilíbrio hídrico, os sinais vitais, a PA e o peso diário. Tal documentação fornece informações valiosas sobre a eficiência do tratamento.
8. Ofereça suporte à criança durante o procedimento de diálise.
   a. Proporcione alívio sintomático da náuseas, dos vômitos, do mal-estar, das cãibras musculares ou da cefaleia. Notifique o médico se esses sintomas forem graves.
   b. Envolva a criança em atividades recreativas, como ludoterapia, artesanato, televisão e livros.
   c. Incentive a família a trazer objetos que tornarão o quarto da criança mais parecido com seu quarto em casa (p. ex., quadros, pôsteres).
   d. Incentive a criança a ser o mais independente possível nos cuidados diários.
9. Ajude a criança a manter em dia as lições de casa, encaminhando-a a um professor particular e reservando tempo para o estudo.

Considerações sobre atendimento domiciliar e na comunidade

1. Esteja ciente de que, embora a vida seja preservada, ela não é de modo algum normal durante o período de diálise ou entre as sessões desse procedimento. Essas medidas podem aumentar a autoestima da criança e diminuir a regressão e o isolamento social. Ao atuarem como modelos, os profissionais de saúde podem incentivar os pais a reconhecer e promover os aspectos saudáveis e normais da vida diária da criança.
2. Ofereça apoio apropriado à família.
   a. Proporcione aos membros da família a oportunidade de discutir seus sentimentos, medos e frustrações e para fazer perguntas.
   b. Deixe que os familiares participem dos cuidados da criança.
   c. Assegure a continuidade da equipe.
   d. Inicie os encaminhamentos apropriados e ofereça recursos. Podem incluir encaminhamentos à assistência social, ao psiquiatra, ao nutricionista, aos agentes comunitários de saúde ou outras famílias que estejam lidando com a diálise.
3. Esteja alerta quanto ao fato de que as famílias necessitam, habitualmente, de apoio extenso de muitos profissionais de saúde para enfrentar os aspectos físicos, psicológicos, financeiros e logísticos da insuficiência renal e da diálise. A atenção deve ser focada nos irmãos e nos pais, pois as relações com os irmãos são habitualmente tensas e difíceis.
4. Explique à criança e à família sobre todos os aspectos importantes da insuficiência renal e da diálise, como:
   a. Proteção de infecções.
   b. Restrições e recomendações dietéticas; maneiras de incorporar a dieta especial no planejamento das refeições da família.
   c. Programação da diálise.
   d. Medicações.
   e. Procedimentos de emergência.
   f. Reintegração na comunidade e na escola.
5. Dê poder à família para cuidar da criança em casa. O aprendizado sobre os cuidados da criança também ajuda a restaurar algum censo de controle em uma situação assustadora.

Transplante renal

O *transplante renal* consiste em modalidade terapêutica de excelência para doença renal terminal no grupo etário pediátrico. Com o sucesso do transplante, existe maior probabilidade de reabilitação completa, em comparação com qualquer outro tipo de terapia dialítica. O potencial de crescimento e desenvolvimento puberal normal mostra-se significativamente aumentado após o transplante. Entretanto, deve-se assinalar que o crescimento pós-transplante é afetado por muitas variáveis: idade de início da doença renal crônica, aporte calórico, dose de corticosteroides, idade óssea por ocasião do transplante, função do transplante e episódios de rejeição. As necessidades de manejo pré-operatório e de cuidados de enfermagem de crianças ou adolescentes para transplante renal são semelhantes às dos adultos (ver p. 607). Entretanto, são também mais exaustivas, visto que tanto o receptor quanto os pais precisam ser incluídos. As necessidades emocionais, psicológicas e financeiras do receptor e da família precisam ser avaliadas. Em seguida, pode-se elaborar um plano de cuidados apropriados para incluir as necessidades identificadas; esse plano de cuidados precisa ser apropriado para a idade de desenvolvimento do receptor.

Avaliação do receptor

As principais questões que precisam ser avaliadas quando se considera o transplante renal em crianças são as seguintes:
1. Idade e tamanho do paciente.
2. Doença renal primária.
3. Estado psicológico.
4. Enxerto de doador vivo *versus* cadáver.
5. Esquema imunossupressor ótimo.
6. Maximização do crescimento e do desenvolvimento puberal.

Seleção do doador (por prioridade)

Um transplante de tecido compatível de um parente tem 90% de possibilidade de sucesso.
1. Gêmeos idênticos.
2. Os irmãos não podem ser doadores até que alcancem a idade legal para fornecer seu consentimento para a remoção de um rim.
3. Pais.
4. Outros parentes.
5. Doador vivo não aparentado, como um amigo da família.
6. Doador cadáver.

Procedimento cirúrgico

Uma criança com peso de mais de 10 kg recebe habitualmente o rim de um adulto. Em uma criança muito pequena, coloca-se o rim transplantado no abdome, com anastomose vascular com a aorta e a veia cava superior.

Preocupações emocionais potenciais das crianças submetidas a transplante

1. O conceito de corpo estranho, particularmente de rim de um doador cadáver, pode ser perturbador.
2. Medo de que o rim possa falhar mais cedo se for proveniente de uma pessoa de mais idade.
3. Alteração da imagem corporal, devido ao crescimento deficiente e aos efeitos da terapia com esteroides.
4. Sentimentos de culpa se o transplante de doador vivo falhar, sobretudo se o doador for membro da família.

Intervenções de enfermagem

Ver também "Após o transplante renal", p. 607.

1. Apoie a criança e a família durante toda a fase pré-operatória, inclusive em exames diagnósticos e transfusões de sangue.
2. Após a cirurgia, mantenha precauções estritas contra infecção.
3. Administre agentes imunossupressores e outros medicamentos, conforme prescrito.
4. Continue o apoio durante a diálise, se necessário.
5. Monitore o débito urinário, os resultados dos exames séricos e a densidade urinária.
6. Examine à procura de sinais de rejeição – febre, oligúria, proteinúria, ganho de peso, hipertensão e hipersensibilidade sobre o rim transplantado. Em geral, a rejeição aguda ocorre nos primeiros 3 meses após o transplante. A rejeição crônica pode ocorrer em qualquer momento. Ocorre mais lentamente ao longo de meses a anos e leva à perda progressiva da função renal.
7. Examine à procura de sinais de infecção: febre, leucopenia e neutropenia.
8. A infecção pode ser bacteriana (a pneumonia e as infecções urinárias são as mais comuns) ou virais (o citomegalovírus e o vírus Epstein-Barr constituem as infecções mais comuns).

Considerações sobre atendimento domiciliar e na comunidade

A prática de providenciar a alta a pacientes de um ambiente hospitalar o mais rápido possível também se aplica ao receptor de transplante pediátrico. Os enfermeiros de saúde pública e de assistência domiciliar precisam ter:

1. Conhecimento sobre os cuidados a uma criança que recebe medicamentos IV e imunossupressores.
2. Capacidade de acessar e heparinizar os cateteres venosos centrais e periféricos.
3. Capacidade de ajudar no reforço das explicações sobre a alta, ajudar no monitoramento da PA e avaliar a adesão do paciente à medicação.

Educação da família e manutenção da saúde

1. Explique à família sobre os sinais de rejeição e infecção.
2. Incentive um acompanhamento rigoroso da dose correta dos agentes imunossupressores.
3. Educação, comunicação e estratégias para promover a adesão à medicação.
4. Alerte a família de que a supervisão clínica rigorosa será sempre necessária, pois a incidência de doença maligna é seis vezes mais provável em receptores de transplante do que na população geral.
5. Incentive aos pais a não superproteger a criança. Quando ela estiver recuperada da cirurgia, as atividades regulares podem ser reiniciadas. Isso inclui o retorno à escola. Entretanto, esta precisa saber do estado imunossuprimido da criança.
6. Explique à família e ao paciente a importância da boa higienização das mãos.
7. Incentive o paciente a utilizar uma pulseira ou cordão de alerta médico (MedicAlert) e a informar aos serviços de emergência da comunidade sobre o estado de transplantado.
8. Avise aos pais que nenhuma vacina de vírus vivos deve ser administrada à criança imunossuprimida.
9. Oriente à família sobre os recursos disponíveis.

Alerta de transição de cuidado

Após o estresse de ter uma criança hospitalizada, a família necessita de apoio na fase de transição para a casa ou outro local de assistência posterior. É fundamental que a família receba orientações completas e em linguagem compreensível sobre cuidados domiciliares, medicações e marcação de consultas de acompanhamento. Caso tenha optado por cuidados de enfermagem domiciliares, a família deve conhecer a instituição que oferece esses serviços e quando pode esperar uma comunicação sobre assistência. As famílias devem receber orientações detalhadas por escrito (e, se necessário, com ilustrações para melhor compreensão) sobre os sinais e sintomas a serem monitorados, passíveis de sugerir agravamento do estado da criança. As crianças com distúrbios renais e geniturinários necessitam de cuidadoso monitoramento do equilíbrio hídrico, de modo a prevenir a ocorrência de desequilíbrio eletrolítico. Os cuidadores familiares necessitarão de orientações adicionais sobre sinais e sintomas passíveis de indicar alterações do estado de hidratação.

BIBLIOGRAFIA

American Academy of Pediatrics. (2011). Urinary tract infection: Clinical practice guideline for the diagnosis and management of the initial UTI in febrile infants and children 2 to 24 months. Subcommittee on Urinary Tract Infection. Steering Committee on Quality Improvement and Management. *Pediatrics, 128*, 595–610.

American Urological Association. (Published 2010, Reviewed and Validity Confirmed 2017). Management and Screening of Primary Vesicoureteral Reflux in Children.

Cara-Fuentes, G., Gupta, N., & Garin, E. H. (2015). The RIVUR study: A review of its findings. *Pediatric Nephrology, 30*(5), 703.

Copeman, H. (2014). Renal care in the paediatric setting: An overview of common conditions. *Journal of Renal Nursing, 6*(6), 280–283.

Doyle, S., Carter, B., Bray, L., et al. (2016). Bladder augmentation in children and young adults: A review of the published literature. *International Journal of Urological Nursing, 10*(2), 97–106.

Fantasia, J., Aidlen, J., Lathrop, W., et al. (2015). Undescended testes: A clinical and surgical review. *Urologic Nursing, 35*(3), 117–126.

Kidney Disease: Improving Global Outcomes (KDIGO) Work Group. (2012). Clinical practice guideline for glomerulonephritis. *Kidney International, 2*(2), 139–274.

Kim, S., & Choi, H. (2016). Experiences of Korean adolescent renal transplant recipients. *Journal for Specialists in Pediatric Nursing, 21*(3), 158–165.

Kolon, T., Herndon, A., Baker, L., et al. (2014). Evaluation and treatment of cryptorchidism: AUA guideline. *Journal of Urology, 192*, 337–345.

Merguerian, P., & Rowe, C. (2018). Developmental abnormalities of the genitourinary system. In *Avery's Diseases of the Newborn* (10th ed.) (pp.1260–1273). Elsevier: Philadelphia.

Merkel, S., Danaher, J., & Williams, J. (2015). Pain management in the postoperative pediatric urologic patient. *Urologic Nursing, 35*(2), 75–100.

Micklos, L. (2014). Transition and interprofessional collaboration in moving from pediatric to adult renal care. *Nephrology Nursing, 41*(3), 311–317.

Pfeil, M., Parr, J., & Milind, M. (2012). Hypospadias repair: The nursing contribution. *International Journal of Urological Nursing, 6*(3), 152–158.

Sanders, C., & Bray, L. (2013). Young People's evaluation of a nurse-led bladder training service: Working towards developing a patient reported experience and outcome measure. *International Journal of Urological Nursing, 7*(1), 25–32.

Stermer, K. (2012). MR urogram in the pediatric population. *Journal of Radiology Nursing, 31*(2), 73.

The RIVUR Trial Investigators. (2014). Antimicrobial prophylaxis for children with vesicoureteral reflux. *New England Journal of Medicine, 371*(11), 1071–1072.

Wang, P., Djahanirian, O., & Wehbi, E. (2018). Urinary tract infections and VUR. In *Avery's Diseases of the Newborn* (10th ed.) (pp.1308–1313). Elsevier: Philadelphia.

Wiliams, L. (2016). Zeroing in on safety: A pediatric approach to preventing catheter-associated urinary tract infections. *AACN Advanced Critical Care, 27*(4), 372–378.

CAPÍTULO

50

Distúrbios Metabólicos e Endócrinos em Pediatria

CONSIDERAÇÕES GERAIS E AVALIAÇÃO

Avaliação geral de enfermagem: crescimento e desenvolvimento

As disfunções endócrinas observadas em crianças frequentemente levam a alterações do crescimento e do desenvolvimento. A avaliação de enfermagem acurada pode ajudar a detectar variações nos padrões de crescimento e de desenvolvimento, a identificar fatores como dieta e medicações, que podem ter impacto sobre o crescimento e o desenvolvimento, e a obter informações sobre a adesão do paciente ao tratamento, bem como sobre seu entendimento.

Avaliação do padrão de crescimento

1. Efetue medidas frequentes e acuradas da altura e do peso da criança.
2. Transcreva de modo acurado as medidas na curva de crescimento segundo a idade cronológica absoluta.
3. Avalie o padrão de crescimento à procura de qualquer desvio do percentil da criança ou da curva paralela de crescimento para a idade (abrangendo desvios tanto para cima quanto para baixo).
4. Calcule a taxa de crescimento – obtenha a diferença entre a altura atual e a anterior e divida o valor obtido pelo tempo. A taxa de crescimento de uma criança antes da puberdade deve ser de 5 a 7 cm por ano.
5. Comunique ao médico qualquer padrão diferente do esperado para a idade.

História de saúde global

1. História nutricional – quais são a frequência das refeições, a quantidade e as preferências alimentares da criança? Esteja atento quando obtiver a história de uma criança com possibilidade de anorexia – a taxa de crescimento geralmente será lenta, além de haver pouco aumento do peso corporal.
2. História de doenças graves ou cirurgias que alteraram o crescimento e o desenvolvimento da criança.
3. História familiar – existe alguma história familiar de problemas de crescimento ou de desenvolvimento? Existe alguma história familiar de puberdade tardia? Existem familiares de estatura muito baixa ou muito alta ou há dismorfologia evidente?
4. Roupas – as roupas e os calçados são muito pequenos?
5. História social relativa às amizades.
6. Desempenho acadêmico e escolar – alguma mudança recente?
7. Atividade – atividades em que a criança participa? Intensidade e tipo de exercícios?

História medicamentosa e adesão ao tratamento

1. A criança está recebendo algum medicamento esteroide (como prednisona) que possa alterar o crescimento? Pesquise sobre medicamentos de venda livre ou suplementos fitoterápicos.
2. Quando são observados sinais puberais ao exame físico, a criança tem acesso a algum esteroide gonadal (p. ex., contraceptivos orais, esteroides anabólicos)?
3. A criança e a família entendem as indicações e orientações sobre o uso dos medicamentos?
4. A criança e a família aderem à medicação de acordo com a dose, a frequência e via de administração do fármaco? O medicamento é armazenado em local apropriado?
5. Se a criança estiver tomando algum medicamento por via oral, ele é ingerido com alimento, se indicado? Os comprimidos estão sendo mastigados e os dentes estão sendo escovados logo em seguida, o que poderia levar junto o medicamento?
6. Se for injetável, o revezamento apropriado dos locais de injeção está sendo realizado? Avalie a técnica.

Exame físico relativo ao desenvolvimento

1. Desenvolvimento dental – erupção dos dentes e presença dos dentes permanentes (ver p. 1125).
2. Desenvolvimento puberal – estadiamento de Tanner dos pelos pubianos e do desenvolvimento gonadal (Tabela 50.1).
3. Presença de dismorfologia genética – como nanismo com membros curtos e vários estigmas atípicos.

Tabela 50.1 Estadiamento da puberdade de Tanner.

Desenvolvimento genital dos meninos	Desenvolvimento das mamas nas meninas	Ambos os sexos: pelos pubianos
Estágio 1 Pré-adolescente. Os testículos, o escroto e o pênis têm aproximadamente os mesmos tamanhos e proporções do que no início da infância. 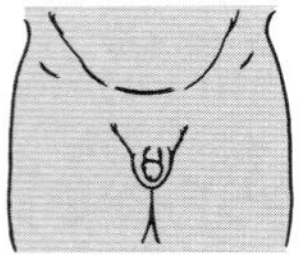	Pré-adolescente. Apenas elevação das papilas. 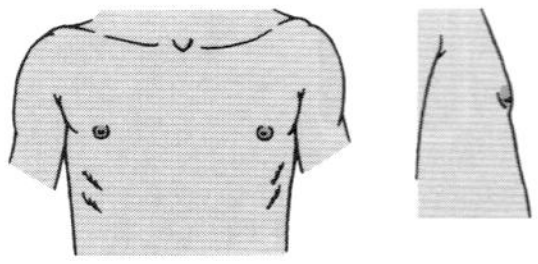	Pré-adolescente. O velo sobre o púbis não está mais desenvolvido do que sobre a parede abdominal (ou seja, ausência de pelos pubianos). 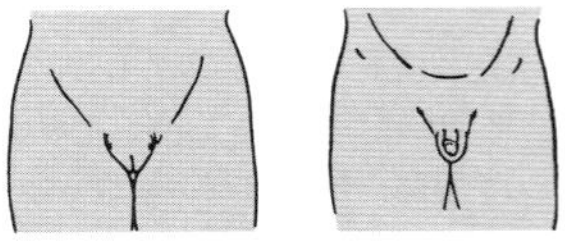
Estágio 2 Aumento do escroto e dos testículos. A pele do escroto torna-se hiperemiada e muda de textura. Pouco ou nenhum aumento do pênis nesse período. 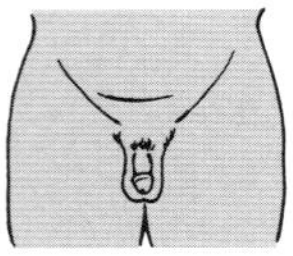	Estágio de brotamento mamário. Elevação da mama e da papila, na forma de um pequeno monte. Aumento do diâmetro da aréola. 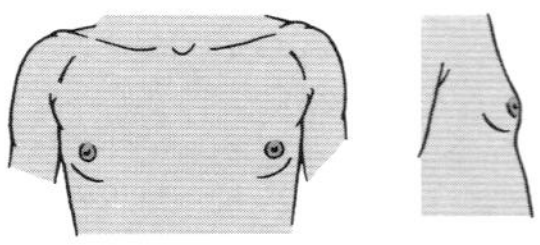	Crescimento escasso de pelos longos, macios e ligeiramente pigmentados. Retos ou levemente encaracolados na base do pênis ou ao longo dos lábios do pudendo. 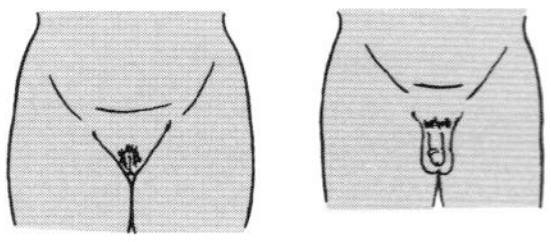
Estágio 3 O aumento do pênis que ocorre a princípio é, sobretudo, em comprimento. Crescimento adicional dos testículos e do escroto. 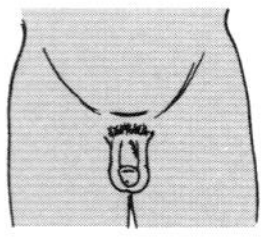	Aumento adicional e elevação da mama e da aréola, sem separação de seus contornos. 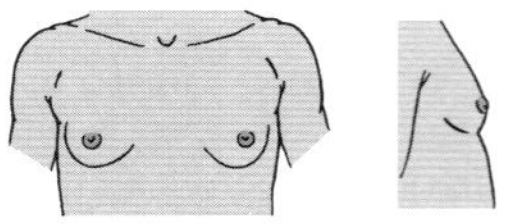	Consideravelmente mais escuros, ásperos e mais encaracolados. Os pelos espalham-se escassamente sobre a sínfise púbica. 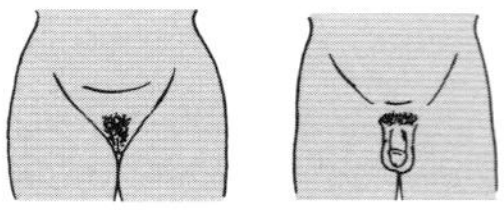
Estágio 4 Aumento de tamanho do pênis, com crescimento na largura e desenvolvimento da glande. Testículos e escroto maiores; escurecimento da pele escrotal. 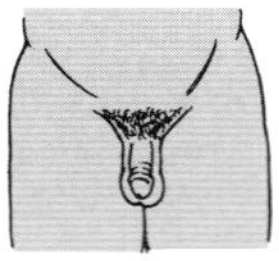	Projeção da aréola e da papila para formar um monte secundário acima do nível da mama. 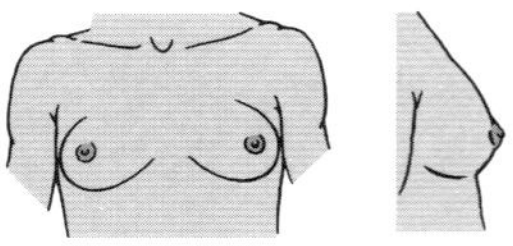	Os pelos assumem agora o tipo adulto, porém a área coberta ainda é consideravelmente menor que no adulto. Nenhuma disseminação para a face medial das coxas. 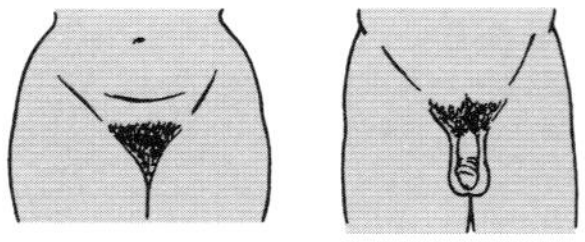
Estágio 5 Genitália adulta quanto ao tamanho e à forma. 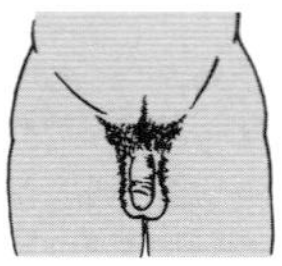	Estágio maduro: projeção apenas da papila, devido ao recesso da aréola para o contorno geral da mama. 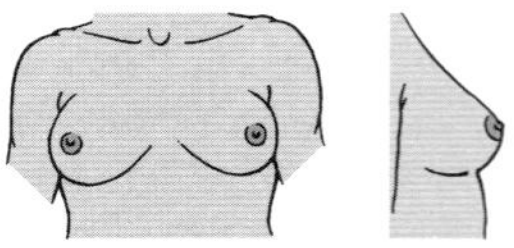	Adulto quanto à quantidade e ao tipo; padrão de distribuição horizontal (ou classicamente "feminino"). A disseminação para a face medial das coxas ou acima da base do triângulo inverso ocorre tardiamente (estágio 6). 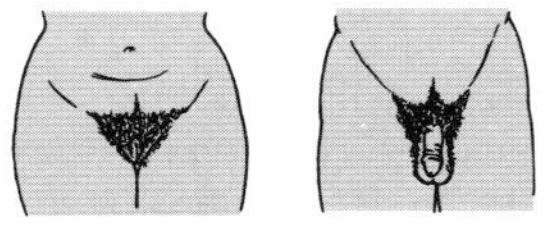

Adaptada de Tanner JM. Growth and endocrinology of the adolescent. In: Gardner L (ed.). *Endocrine and genetic diseases of childhood and adolescence*, 2. ed. Philadelphia: W. B. Saunders, 1975.[1]

[1]N.R.T.: No Brasil, pode ser consultada a publicação Chipkevitch M. Avaliação clínica da maturação sexual na adolescência. *J Pediatr.* 2001; *77*(Supl.2): S135-S142.

Causas dos distúrbios do crescimento e da estatura

É importante reconhecer que os problemas relacionados com o crescimento e a estatura são causados por vários fatores. A anamnese completa, o exame físico e os exames diagnósticos podem ajudar a revelar a causa subjacente. Muitos dos distúrbios estão associados a outras anormalidades, como deficiência intelectual, problemas cardíacos e metabólicos e anormalidades das características sexuais secundárias. A causa pode ser passível de tratamento para resolver o problema relacionado com o tratamento. Também pode responder à suplementação de hormônio do crescimento ou não ser tratável, devido a uma causa genética.

Baixa estatura e parada do crescimento

Causas genéticas

1. Baixa estatura familiar – altura baixa com relação aos padrões locais; entretanto, a taxa de crescimento é normal.
2. Atraso constitucional – baixa estatura com atraso do crescimento linear, que começa nos primeiros 3 anos de vida, seguida de baixa estatura com relação aos indivíduos da mesma idade; entretanto, a altura final é normal com o término do desenvolvimento puberal. A puberdade costuma ser tardia.
3. Distúrbios genéticos:
   a. Nanismo – múltiplos tipos e causas relacionados com condrodisplasias.
   b. Síndrome de Turner – ocorre em cerca de 1 em 2.500 nascimentos do sexo feminino. Caracteriza-se por baixa estatura, disgenesia ovariana (ovários subdesenvolvidos, que sofrem degeneração) e, em alguns casos, aparência física incomum (ver p. 1491).
   c. Síndrome de Russell-Silver – caracterizada por crescimento deficiente unilateral, baixa estatura, face característica e deficiência intelectual. Sempre que houver alguma alteração unilateral do crescimento, é necessário excluir a possibilidade de tumor abdominal.
   d. Síndrome de Prader-Willi – síndrome rara, caracterizada por inteligência abaixo do normal, baixa estatura, hipogonadismo (ver p. 31), atraso do crescimento na lactância, seguido de obesidade e apetite insaciável e comportamentos alimentares do tipo orgia alimentar.
   e. Síndrome de Down – ocorre em 1 em 700 nascidos vivos; caracteriza-se por retardo do crescimento e do desenvolvimento (ver p. 1488).
   f. Fibrose cística – ocorre em 1 em 2.500 nascidos vivos. Além dos sintomas respiratórios e GI, ocorre retardo do crescimento (ver p. 1214).

Distúrbios endócrinos

1. Hipotireoidismo.
2. Deficiência de hormônio do crescimento (GH).
3. Excesso de glicocorticoides – síndrome de Cushing.

Distúrbios não endócrinos

1. Tratamento com glicocorticoides (prednisona) para a asma, prevenção da rejeição de transplante, medicação adjuvante na quimioterapia do câncer e distúrbios dermatológicos graves.
2. Deficiência nutricional.
3. Problemas psicossociais.
4. Doenças crônicas – distúrbios cardiovasculares, renais, hematológicos, pulmonares, de má absorção e erros inatos do metabolismo.
5. Intervenções clínicas – ressecção cirúrgica de tumor e radioterapia para tumores cerebrais.

Estatura alta e crescimento excessivo

Causas genéticas

1. Estatura alta familiar – estatura alta com relação aos padrões locais; entretanto, é normal para a família. A taxa de crescimento costuma ser normal.
2. Distúrbios genéticos:
   a. Síndrome de Marfan – estatura alta, membros longos, dedos das mãos e dos pés longos; anomalias cardíacas e outras anormalidades.
   b. Síndrome de Klinefelter – estatura alta, peso abaixo do normal, ginecomastia, testículos pequenos, infertilidade.

Distúrbios endócrinos

1. Hiperplasia suprarrenal congênita.
2. Puberdade precoce (ver p. 1370).
3. Hipertireoidismo (ver p. 1365).
4. Acromegalia – produção excessiva de GH, relacionada, habitualmente, com tumores hipofisários; muito rara em crianças.

Distúrbios não endócrinos

1. Uso exógeno de androgênios (p. ex., injeções de testosterona):
   a. Embora a estatura e o crescimento estejam inicialmente acima do normal esperado para a idade, a altura final estará diminuída, devido ao avanço excessivo da maturação óssea na placa de crescimento.
   b. A criança acaba apresentando uma estatura mais baixa do que a geneticamente determinada.
2. Síndrome de Sotos (gigantismo cerebral) – habitualmente grande ao nascimento, com rápido crescimento no primeiro ano de vida e comprometimento intelectual. Foi aventada a hipótese de disfunção hipotalâmica; função endócrina normal.

DISTÚRBIOS DA ADENO-HIPÓFISE

A adeno-hipófise encontra-se sob o controle do hipotálamo e secreta seis hormônios específicos: o GH, o hormônio tireoestimulante (TSH), o hormônio adenocorticotrópico (ACTH), o hormônio luteinizante (LH), o hormônio foliculoestimulante (FSH) e a prolactina. O GH é o único hormônio que não possui uma glândula-alvo para induzir uma secreção hormonal adicional. O hipopituitarismo refere-se a uma deficiência de um, de alguns ou de todos os hormônios secretados pela hipófise. Com exceção do GH, a secreção diminuída resulta em hipofunção da glândula-alvo correspondente.

As deficiências de TSH, de ACTH e de LH/FSH são discutidas com os distúrbios da glândula tireoide, das glândulas suprarrenais e da função gonadal, respectivamente.

Deficiência de hormônio do crescimento

Baseado em evidências

Collin, J., Whitehead, A., & Walker, J. (2016). Educating children and families about growth hormone deficiency and its management: Part 1. Nursing Children and Young People, 28(1), 32-7.

Collin, J., Whitehead, A., & Walker, J. (2016). Educating children and families about growth hormone deficiency and its management: Part 2. Nursing Children and Young People, 28(2), 30-6.

A secreção insuficiente de GH é causada pela ausência de produção hipofisária ou de estimulação hipotalâmica da hipófise. A incidência mostra-se de cerca de 1 em 3.800 para a insuficiência clássica de GH, porém não é conhecida para os graus variáveis de insuficiência.

Fisiopatologia e etiologia

1. A ausência de GH compromete a capacidade de o organismo desempenhar as seguintes funções:
   a. Metabolismo das proteínas – crescimento por meio da síntese aumentada de proteínas; armazenamento de nitrogênio, fósforo e potássio.
   b. Metabolismo das gorduras – aumentam a lipólise e a oxidação da gordura.
   c. Metabolismo dos carboidratos – diminui a conversão da glicose em gordura no tecido adiposo.
2. Etiologia orgânica:
   a. Cisto intracraniano.
   b. Tumor (lesões estruturais hipotalâmico-hipofisárias) do sistema nervoso central (SNC).
   c. Irradiação do SNC.
   d. Exógena (traumatismo cranioencefálico de várias causas, como lesão de parto, infecção, infarto da hipófise ou aneurisma).
   e. Histiocitose X.
   f. Displasia septo-óptica (desenvolvimento anormal do prosencéfalo).
3. Causas idiopáticas:
   a. Deficiência isolada de GH; aplasia.
   b. Nascimento traumático ou apresentação pélvica.
   c. Genética (deleção do gene do GH).
   d. Privação nutricional; problemas psicossociais.
4. Causa genética – síndrome de Turner.
   a. A hipófise e o hipotálamo não estão anormais na síndrome de Turner, e a determinação da secreção de GH está habitualmente normal; entretanto, o GH é bioinativo, devido a problemas de ligação.
   b. O hipotireoidismo mostra-se comum na síndrome de Turner e na síndrome de Down.
   c. Em geral, a taxa de crescimento declina no primeiro ano de vida.
   d. O tratamento com GH constitui geralmente a terapia aceita para restaurar o crescimento.

Manifestações clínicas

1. Hipoglicemia, icterícia prolongada, microfalo (pênis pequeno); habitualmente no recém-nascido.
2. A taxa de crescimento costuma ser inferior ao quinto percentil para a idade cronológica.
3. Retardo da maturação esquelética – idade óssea, pelo menos, 1 ano atrás da idade cronológica.
4. Constituição "atarracada" quando a idade em peso (50% para o peso) ultrapassa a idade em altura (50% para a altura).
5. Com frequência, erupção tardia da dentição primária e secundária (porém não tão grave quanto no hipotireoidismo).
6. Atraso ou ausência do desenvolvimento sexual.
7. No adulto jovem, após a fusão das epífises, podem surgir os seguintes sintomas, exigindo avaliação por um endocrinologista de adultos:
   a. Alteração da composição corporal (aumento da massa de gordura, diminuição da massa corporal magra).
   b. Redução da capacidade de realizar exercícios aeróbicos ou da resistência.
   c. Diminuição da força muscular.
   d. Concentrações sanguíneas anormais de lipídios (gordura e colesterol).
   e. Diminuição da densidade mineral óssea ou conteúdo mineral ósseo.
   f. Comprometimento da função cardíaca.
   g. Comprometimento da qualidade de vida relacionado com a saúde (baixo nível energético, diminuição da mobilidade física, dificuldades na concentração e na memória, aumento da labilidade emocional, irritabilidade, dificuldades nos relacionamentos com outros ou maior isolamento social).

Avaliação diagnóstica

1. Exclua as possíveis causas orgânicas não endócrinas de baixa estatura (p. ex., doença crônica, deficiências nutricionais, distúrbios genéticos, fatores psicossociais).
2. Calcule a taxa de crescimento. (O padrão de crescimento mantém-se paralelo à curva de crescimento ou desvia-se dela?)
3. Avaliação da idade óssea – habitualmente punho e mãos esquerdos. Verifique a idade de desenvolvimento físico; habitualmente atrasada.
4. Exame físico geral – desenvolvimento físico de uma criança de aparência mais jovem, com microfalo no recém-nascido.
5. Teste cromossômico em indivíduos do sexo feminino (para a exclusão da síndrome de Turner).
6. Provas de função da tireoide para excluir a possibilidade de hipotireoidismo.
7. Indicadores laboratoriais da secreção de GH: o IGF-1 (fator de crescimento semelhante à insulina 1) e a proteína de ligação do IGF-3 estão diminuídos. (A desnutrição pode causar baixos níveis de IGF-1.)
8. Secreção subnormal de GH em resposta a dois estímulos provocativos:
   a. Hipoglicemia induzida por insulina.
   b. Resposta estimuladora anormal à infusão de arginina, L-dopa, clonidina ou glucagon – todos apresentam ações específicas, o que resulta na secreção de GH pela hipófise. Administra-se o agente farmacológico, seguido de coleta de amostra de sangue para avaliar a resposta do GH; os níveis de GH inferiores a 10 ng/mℓ são anormais.
9. No recém-nascido com hipoglicemia, a liberação de GH encontra-se reduzida por ocasião da hipoglicemia registrada (os níveis concomitantes de GH com relação a ela estão anormalmente baixos).
10. O GH tem sido associado a uma redução dos níveis séricos de T4 livre. Nos pacientes que começam o tratamento com GH, deve-se monitorar a função da tireoide nos primeiros 6 meses de tratamento.
11. Convém realizar ressonância magnética (RM) craniana para excluir a possibilidade de tumor (a RM constitui o padrão de referência).

Alerta de enfermagem
No recém-nascido com hipoglicemia, deve-se obter sempre uma amostra de sangue para determinar o cortisol e o GH antes de proceder a uma ação corretiva da hipoglicemia. A detecção e o diagnóstico precoces protegem a criança de episódios futuros se estiver relacionada com o hipopituitarismo.

Manejo

1. A meta do tratamento consiste em restaurar o crescimento e o desenvolvimento normais, bem como em maximizar o potencial de crescimento e evitar a hipoglicemia.
2. Para a correção da deficiência, utiliza-se o GH recombinante derivado do ácido desoxirribonucleico, administrado na forma de injeção subcutânea.
3. A dose típica é de 0,2 a 0,3 mg/kg por semana, dividida em seis ou sete doses semanalmente, até alcançar a altura final. No tratamento da síndrome de Turner, a dose costuma ser de 0,375 mg/kg por semana, em doses fracionadas, conforme indicado anteriormente. *Nota:* A administração 3 vezes/semana não é tão efetiva quanto aquela 6 a 7 vezes/semana.
4. A terapia está sendo recomendada para reposição no adulto. Dependendo do grau de insuficiência, o tratamento contínuo na idade adulta pode ser útil. As recomendações quanto à dose variam de menos de 0,006 mg/kg/dia até 0,0125 mg/kg/dia após a ocorrência da fusão das epífises.

Baseado em evidências
Collin, J., Whitehead, A., & Walker, J. (2016). Educating children and families about growth hormone deficiency and its management: Part 1. *Nursing Children & Young People, 28*(1), 32-7.

Complicações

1. Alteração do metabolismo dos carboidratos, das proteínas e das gorduras.
2. Hipoglicemia – convulsões/morte em recém-nascidos.
3. Efeitos adversos do tratamento.
   a. Leucemia.
   b. Recorrência de tumores do SNC.
   c. Pseudotumor cerebral.
   d. Deslizamento da epífise da cabeça do fêmur.
   e. Intolerância à glicose/diabetes melito.

Avaliação de enfermagem

1. Ver "Avaliação geral de enfermagem: crescimento e desenvolvimento", p. 1357.
2. Obtenha uma história familiar relacionada com a altura e a idade de maturação puberal dos pais.

Diagnósticos de enfermagem

- Crescimento/desenvolvimento atrasado, relacionado com a ausência de GH
- Interação social prejudicada, relacionada com a baixa estatura e a aceitação dos colegas da mesma idade
- Baixa autoestima crônica, relacionada com expectativas discordantes pelos colegas da mesma idade e adultos.

Intervenções de enfermagem

Fornecimento de orientação e avaliação

1. Explique o método de injeção do GH com orientações verbais e por escrito. Demonstre e incentive que o paciente retorne também demostrando.
2. Incentive o revezamento dos locais de injeção no tecido subcutâneo dos braços ou das coxas, de modo a evitar a irritação e a hipertrofia da pele.
3. Registre o crescimento a cada 3 a 6 meses durante o tratamento.
4. Se a resposta de crescimento for precária, avalie se a dose está apropriada, a adesão do paciente ao tratamento e a técnica de injeção. Pode haver um crescimento inicial de "recuperação", que se manifestará por uma taxa de crescimento acima do normal.
5. Oriente o paciente e a família a comunicar o aparecimento de efeitos adversos: cefaleia intensa, dor pélvica e nos joelhos, claudicação e aumento da sede e micção.

Incentivo à interação social

1. Incentive a criança a expressar seus sentimentos sobre sua baixa estatura.
2. Peça a ela que descreva o que ela gosta em certas pessoas para ajudá-la a compreender que as amizades e o valor social baseiam-se mais nos traços de personalidade do que na altura absoluta.
3. Sugira a participação em atividades que não utilizem a altura como uma vantagem, como música, arte e ginástica.
4. Peça à criança que identifique comportamentos que possam dificultar a socialização (que podem ou não estar relacionados com a baixa estatura) e encontre maneiras de modificar o comportamento.

Fortalecimento da autoestima

1. Ajude a criança e os pais a identificar comportamentos apropriados para a idade e desenvolva um plano para manter comportamentos consistentes tanto na casa quanto socialmente.
2. Certifique-se de que os pais tenham expectativas realistas sobre a criança.
3. Incentive o uso de *feedback* positivo, em vez de punição.

Considerações sobre atendimento domiciliar e na comunidade

1. Familiarize-se com a formulação de GH utilizada e elabore um plano de ensino para as injeções em domicílio (técnica de preparo e injeção). Efetue uma avaliação periódica e proporcione apoio contínuo.
2. Se as injeções em domicílio forem difíceis, em relação à aprendizagem da família ou à disponibilidade dos pais, procure incluir o enfermeiro escolar na administração das injeções diárias.
3. Reveja o armazenamento e a estabilidade do produto de GH de acordo com as especificações do fabricante para uso domiciliar e durante viagens.

Educação da família e manutenção da saúde

1. Explique à criança e à família que a baixa estatura não é uma "doença".
   a. A recuperação do crescimento com relação aos colegas da mesma idade ocorre habitualmente quando estes param de crescer.
   b. Após o início do tratamento, a taxa de crescimento deve ser de 10 a 12 cm/ano, no primeiro ano, e de 7 a 9 cm/ano ao longo dos próximos 2 anos. Posteriormente, o crescimento torna-se lento.
   c. O tratamento não tem por objetivo tornar a criança alta; na verdade, seu propósito é otimizar o potencial da altura final.
2. Reavalie a posologia da medicação e a técnica de injeção periodicamente.
3. Oriente a família no sentido de considerar o GH como reposição essencial, e não como uma medicação; por conseguinte, o GH deve ser sempre administrado, independentemente de qualquer doença ou outros tratamentos medicamentosos.
4. Incentive o acompanhamento regular para a avaliação do crescimento e a manutenção da terapia.
5. Discuta o potencial de tratamento permanente, que pode ser necessário, dependendo do grau de deficiência. Muitos pacientes com hipopituitarismo necessitam de terapia de reposição permanente.
6. Recomende um aconselhamento sobre provável infertilidade em mulheres com síndrome de Turner. Isso deve ser feito com um conselheiro genético, se possível.

Reavaliação: resultados esperados

- A taxa de crescimento nos primeiros 2 anos de tratamento deve ser duas a quatro vezes a velocidade antes do tratamento, com ganho final de um a dois desvios padrões na altura
- A criança relata interesse pelas atividades escolares e brinca com os amigos
- Os pais relatam um comportamento mais positivo com relação à autoestima.

DISTÚRBIOS DA NEURO-HIPÓFISE

A neuro-hipófise é controlada pelo hipotálamo e secreta dois hormônios: a vasopressina (hormônio antidiurético [ADH]) e a ocitocina. A ocorrência de anormalidade na função do ADH constitui o distúrbio mais comum observado em crianças. A função do ADH consiste em conservar a água nos túbulos distais e ductos coletores do rim e em atuar sobre o músculo liso para aumentar a pressão arterial (PA).

Diabetes insípido

Baseado em evidências
Hunter, F., & Calikoglu, A. (2016). Etiological and clinical characteristics of central diabetes insipidus in children: a single center experience. *International Journal of Pediatric Endocrinology*, 2/11/2016, 1-5.

O *diabetes insípido (DI)* refere-se à incapacidade de o organismo conservar a água, devido a deficiência de ADH, diminuição da sensibilidade renal ao ADH ou supressão do ADH secundária à ingesta excessiva de líquidos (polidipsia primária).

Fisiopatologia e etiologia

1. A função do metabolismo da água no organismo consiste em manter a osmolalidade plasmática constante, próximo ao nível médio de 287 mOsm/kg.
2. A ingestão e a eliminação de água são determinadas pelos centros hipotalâmicos que controlam a sede e a síntese de ADH.
3. A sede assegura a ingesta adequada de água, enquanto o ADH impede a perda de água pelos rins.
4. Os pacientes com DI são incapazes de produzir níveis apropriados ou manter a ação do ADH, o que resulta em poliúria e aumento da osmolalidade plasmática e da sede (Figura 50.1).
5. Classificado em DI central ou nefrogênico:
   a. DI central – baixos níveis de ADH; pode ser congênito ou adquirido.
      i. Causas congênitas – alterações do SNC, hereditariedade.
      ii. Causas adquiridas – tumores do SNC, traumatismo cranioencefálico (traumatismo orbital), infecções, distúrbios vasculares, idiopático.
   b. DI nefrogênico – ausência de resposta renal à vasopressina; habitualmente causado por doença renal crônica.
   c. Causas adquiridas – anormalidades nutricionais, como polidipsia primária, diminuição do aporte de cloreto de sódio, grave restrição ou depleção de proteínas, doença falciforme, substâncias e fármacos (álcool, lítio, diuréticos, medicamentos como a tetraciclina).

Manifestações clínicas

1. Início súbito de sede excessiva e poliúria.
2. Em lactentes:
   a. Choro excessivo – melhora e acalma com ingesta de água mais do que com leite.

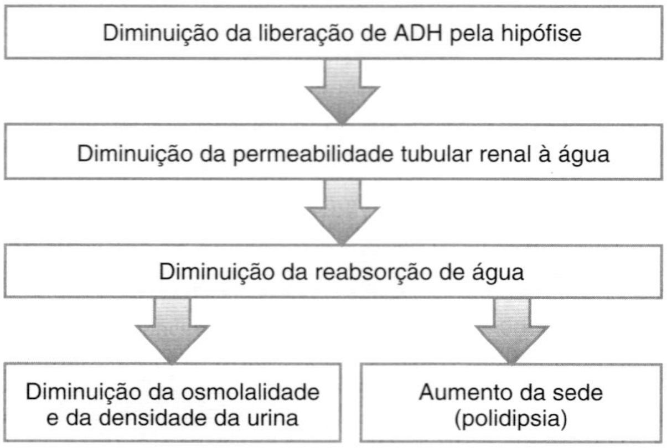

Figura 50.1 Mecanismo da deficiência de hormônio antidiurético (ADH) no diabetes insípido.

   b. Rápida perda de peso – perda calórica, devido à preferência pela água com relação à alimentação.
   c. Constipação intestinal.
   d. Parada do crescimento – perda de peso, atraso do crescimento.
   e. Desidratação – fontanela deprimida, frequência cardíaca rápida, cefaleia, febre, pressão arterial baixa.
3. Em crianças:
   a. Início mais abrupto, sede e ingesta excessivas de água, de preferência água gelada.
   b. Poliúria (habitualmente mais de 2 ℓ/dia) com nictúria e enurese.
   c. Pele pálida e seca, com redução da sudorese.
   d. Letargia.

Avaliação diagnóstica

Os exames registram a incapacidade de produzir ADH na presença de hiperosmolalidade do plasma.

1. A densidade urinária, o sódio e a osmolalidade da urina estão diminuídos.
2. Aumento da osmolalidade sérica e do sódio.
3. Os níveis séricos de ADH estão baixos, com osmolalidade plasmática elevada.
4. Teste de privação de água (potencialmente perigoso):
   a. Os líquidos são restritos, e os volumes e concentrações urinários são monitorados a cada hora, com o peso da criança.
   b. O teste é interrompido se a criança perder mais de 3 a 5% do peso corporal. Os níveis séricos de sódio e a osmolalidade são determinados ao fim do teste e apresentam-se elevados; a osmolalidade da urina permanece mais baixa.
   c. O teste termina com a administração de uma dose de ADH, que deve interromper a diurese anormal. Se isso não ocorrer, a criança pode ter DI nefrogênico.
5. Avalie a causa subjacente:
   a. RM da região hipotalâmico-hipofisária.
   b. Alta incidência de distúrbios associados da adeno-hipófise.

Manejo

1. Reposição diária de ADH com desmopressina (DDAVP), um análogo sintético.
2. Disponível em *spray* nasal dosimetrado, em túbulo (nasal) de instilação dosimetrado ou em comprimidos. Nas crianças com lábio leporino e fenda palatina, a administração sublingual demonstrou ser efetiva.
3. Diuréticos tiazídicos no DI nefrogênico.

Complicações

1. Desidratação.
2. Hipernatremia.
3. Reações adversas ao tratamento com DDAVP – hiponatremia e hipertensão.

Avaliação de enfermagem

1. Avalie a criança com queixas ou com comportamento de poliúria e polidipsia à procura de desidratação.
2. Obtenha uma história completa de sintomas e comportamentos – atenção específica para alterações nos padrões do sono (podem ser causadas pela enurese) e escolhas dos líquidos, inclusive fontes de água (p. ex., a criança bebe água do vaso sanitário ou da tigela do cachorro?).
3. Avalie a altura e o peso – determine a perda de peso relacionada com a possível diminuição das calorias, devido à ingesta excessiva de água, que reduz o apetite.
4. Para a criança em tratamento, avalie o estado de hidratação. Obtenha uma história de equilíbrio hídrico com os pais para avaliar a posologia, a frequência e a administração apropriadas da medicação.

Diagnósticos de enfermagem

- Volume de líquidos deficiente, relacionado com o processo patológico
- Nutrição desequilibrada: menor do que as necessidades corporais, devido à preferência por líquidos em vez de alimentos
- Padrão de sono prejudicado, relacionado com a nictúria e a enurese.

Intervenções de enfermagem

Restauração do equilíbrio hídrico

1. Avalie e explique aos pais a avaliação da desidratação – mucosas secas, perda de peso, aumento do pulso, apatia ou irritabilidade, fontanela deprimida em lactentes, febre e turgor cutâneo diminuído.
2. Administre líquidos por via intravenosa (IV), conforme orientação, se o paciente apresentar desidratação aguda.
3. Monitore o equilíbrio hídrico e explique aos pais como manter um registro do consumo e da eliminação de líquidos na criança. A redução da excreção pode exigir restrição hídrica para evitar o desenvolvimento de hiponatremia, se houver suspeita de superdosagem de DDAVP.
4. Mantenha um registro diário do peso.
5. A orientação à família sobre a administração de DDAVP inclui a demonstração pelo enfermeiro e a administração pela família. O manejo apropriado deve eliminar os sintomas.
6. Ensine os pais a propiciar acesso livre a fontes de líquido (água) durante todo o tempo. Entretanto, alerte-os de que a criança está desprotegida do excesso de água.
7. Calcule a estimativa geral das necessidades diárias totais (24 horas) de líquido, com base no tamanho do corpo, para determinar a reposição *versus* o excesso de líquido: 100 mℓ/kg para os primeiros 10 kg de peso corporal, 50 mℓ/kg para os segundos 10 kg de peso corporal e 20 mℓ/kg para cada quilograma adicional.

Alerta de enfermagem
Procure e comunique qualquer sinal de intoxicação hídrica, devido ao excesso de água livre e à hiponatremia – sonolência, apatia, cefaleia, confusão, anúria e ganho de peso. Interrompa a DDAVP para evitar convulsões, coma e morte.

Manutenção da nutrição adequada

1. Certifique-se de que o paciente esteja recebendo fórmula láctea adequada entre as mamadeiras de água.
2. Para crianças de mais idade, forneça suplementos nutricionais líquidos.
3. Explique aos pais ou aos cuidadores a importância de suprir as necessidades nutricionais com líquidos, de modo a garantir as demandas calóricas necessárias para o crescimento.
4. Consulte o nutricionista sobre a necessidade de vitaminas ou outros suplementos.
5. Monitore a altura e o peso e os marcos de desenvolvimento em intervalos regulares.

Normalização do padrão de sono

1. Assegure a administração adequada de DDAVP à noite para evitar o desejo compulsivo de água e a enurese.
2. Sugira o uso de fraldas à noite e a forração da cama com plástico para controlar a enurese com mais facilidade até alcançar o manejo ótimo da condição.
3. Incentive o acesso fácil aos líquidos e ao banheiro ou urinol para a criança de mais idade durante a noite.

Educação da família e manutenção da saúde

1. Ensine à família o método de instilação (para lactentes e crianças pequenas):
   a. A dose correta é medida e colocada no túbulo.
   b. O túbulo é introduzido na narina do paciente.
   c. Os pais ou o paciente introduzem a outra extremidade do túbulo na boca e sopram suavemente.
   d. As crianças de mais idade podem inalar a solução.
2. Avise que as narinas devem estar o mais limpas possível antes da administração da dose.
3. Avise que, quando se acredita que a dose tenha sido deglutida, não se deve efetuar uma nova administração, pelo potencial de superdosagem. Divida a dose em ambas as narinas se estiver ocorrendo deglutição.
4. Diga à família que o medicamento deve ser guardado longe do calor e da luz direta e umidade (não no banheiro).
5. Avise aos pais que as crianças devem utilizar um identificador, como a pulseira para DI.
6. Explique aos pais que os profissionais que trabalham na escola ou na creche devem estar cientes da doença e dos sintomas que exigem atenção (intoxicação hídrica).
7. Aconselhe quanto a um acompanhamento de rotina; o tratamento pode ser temporário ou permanente, dependendo da causa.

Reavaliação: resultados esperados

- Ausência de sinais de desidratação; o aporte é igual à eliminação
- Nenhuma perda de peso, manutenção da curva de crescimento
- A criança dorme a noite toda.

DISTÚRBIOS DA GLÂNDULA TIREOIDE

Sob a regulação do hipotálamo e da hipófise, a glândula tireoide secreta tiroxina (T_4) e tri-iodotironina (T_3). A ação desses hormônios promove o crescimento e a diferenciação celulares, a síntese de proteínas e o metabolismo dos lipídios (renovação do colesterol). Níveis alterados de hormônios tireoidianos podem afetar o desenvolvimento mental e a maturidade sexual. Controla-se a função da glândula tireoide por um mecanismo de retroalimentação negativa, que utiliza o TSH liberado da hipófise (Figura 50.2). Os distúrbios da glândula tireoide são amplamente classificados em hipotireoidismo e hipertireoidismo.

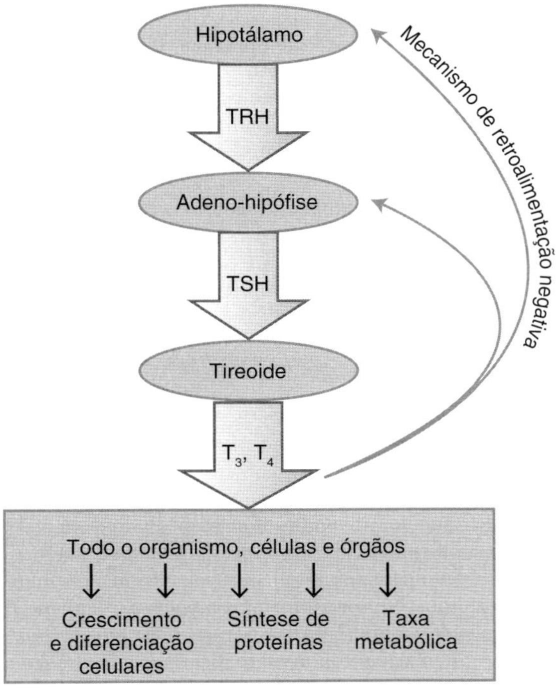

Figura 50.2 Função normal dos hormônios tireoidianos.

Hipotireoidismo

O *hipotireoidismo* é caracterizado por um nível circulante baixo de T_4. Ocorre hipotireoidismo congênito em 1 em 4.000 nascidos vivos, e os indivíduos do sexo feminino são os mais afetados.

Fisiopatologia e etiologia

1. Os níveis circulantes de T_4 dependem da estimulação hipotalâmico-hipofisária (TRH [hormônio de liberação da tireotropina]/TSH) da glândula tireoide.
2. Os baixos níveis de T_4 causam elevação dos níveis de TSH.
3. A ausência ou os níveis diminuídos de T_4 resultam em desenvolvimento anormal do SNC do recém-nascido.
4. Nas crianças de mais idade, o hipotireoidismo resulta em diminuição do metabolismo, do crescimento e da maturação física.
5. Causas congênitas:
   a. Agenesia ou disgenesia da tireoide.
   b. Alteração na síntese hormonal.
   c. Anticorpos antitireoidianos maternos que atravessam a placenta.
   d. Deficiência de iodo.
   e. Destruição induzida por medicamentos (tioamidas para o tratamento do hipertireoidismo, excesso de iodeto).
   f. Resistência periférica à T_4.
6. Causas adquiridas (pós-natais):
   a. Tireoidite autoimune (doença de Hashimoto ou tireoidite linfocítica crônica).
   b. Radiação de crânio/medula espinal.
   c. Ablação cirúrgica (tireoidectomia).
   d. Agentes antitireoidianos.
   e. Deficiência de iodo.
   f. Hipotireoidismo central (deficiência de TRH/TSH).

Manifestações clínicas

Recém-nascidos

1. Sinais físicos muito sutis, quando presentes.
2. Fontanela posterior acentuadamente aberta.
3. Icterícia fisiológica prolongada.
4. Dificuldades na alimentação.
5. Pele fria ao toque, mosqueada.
6. Tônus muscular deficiente – hipotonia, hérnia umbilical.

Depois dos 6 meses de idade

1. Parada do crescimento.
2. Língua volumosa que faz protrusão.
3. Traços faciais grosseiros.
4. Alimentação prejudicada e constipação intestinal.

Casos adquiridos

1. Atraso no crescimento – taxa de crescimento lenta, aumento do peso.
2. Letargia – obediente, não agressivo, sonolento.
3. Intolerância ao frio.
4. Possível desempenho escolar deficiente.
5. Constipação intestinal.

Avaliação diagnóstica

1. Triagem neonatal de TSH com auxílio de T_4; a elevação do TSH ou um baixo nível de T_4 podem indicar hipotireoidismo congênito.
   a. A rigor, realiza-se o exame aos 2 a 4 dias de vida ou logo antes de o recém-nascido receber alta da maternidade. Os níveis de TSH nas primeiras 24 a 48 horas de vida podem estar falsamente elevados.
   b. Um exame de triagem anormal deve ser confirmado, e o tratamento deve ser iniciado nas primeiras 2 semanas após o nascimento.
2. Cintigrafia da tireoide – redução da captação.
3. Taxa de crescimento anormal.
4. Radiografia para a idade óssea; atrasada.
5. Exames de sangue:
   a. Diminuição da T_4 livre; nível elevado de TSH.
   b. Anticorpos antitireoidianos – elevados na tireoidite autoimune.

Baseado em evidências
Nierengarten, M. (2016). Hypothyroidism in children. *Contemporary Pediatrics, 33*(5), 29-33.

Manejo

1. Reposição de hormônio da tireoide: levotiroxina.
2. O tratamento não deve ser adiado.
3. A meta do tratamento consiste em manter a normalidade das provas de função da tireoide (concentrações de T_4 livre, T_4 e T_3) na metade superior da faixa normal.

Complicações

1. Atraso do desenvolvimento no recém-nascido, que não é diagnosticado nem tratado.
2. Baixa estatura, parada do crescimento e maturação física e desenvolvimento tardios na criança de mais idade.

Avaliação de enfermagem

1. Examine o recém-nascido à procura das manifestações clínicas listadas anteriormente.
2. Efetue uma avaliação do comportamento, contemplando padrões de sono, alimentação e intestinal, bem como o nível de estado de alerta e desempenho escolar.
3. Avalie os padrões de crescimento: taxa de crescimento (no decorrer do tempo), ganho de peso e perímetro cefálico.

Diagnósticos de enfermagem

- Crescimento/desenvolvimento atrasado, relacionado com os efeitos do hipotireoidismo
- Conhecimento deficiente acerca do hipotireoidismo e de seu tratamento.

Intervenções de enfermagem

Baseado em evidências
Erlichman, I., Mimouni, F., Erlichman, M. *et al.* (2016). Thyroxine-based screening for congenital hypothyroidism in neonates with Down syndrome. *Journal of Pediatrics, 173*, 165-168.

Promoção de crescimento e desenvolvimento

1. Administre diariamente a reposição de hormônio tireoidiano ou ensine aos pais sua administração.
2. Desencoraje a mistura da medicação tireoidiana com líquido na mamadeira, que pode não ser ingerida por completo durante uma refeição; em lugar disso, dilua a medicação em uma pequena quantidade de líquido e administre-a com conta-gotas ou com seringa; ou esmague o comprimido e coloque-o na colher de chá de alimento do lactente. Não misture com leite de soja.[2]

[2]N.R.T.: A derivação farmacêutica, mudança da apresentação de uma formulação farmacêutica, neste caso de sólida para líquida, deve ser realizada apenas pelo farmacêutico e em ambiente adequado para a manipulação de medicamentos, com base na comprovação de manutenção da estabilidade do fármaco.

3. Se o comprimido de hormônio tireoidiano for mastigado, e não deglutido, avise o paciente para evitar escovar os dentes logo depois, de modo a evitar a perda da dose ao enxaguar a boca.
4. Monitore os marcos de crescimento e de desenvolvimento em intervalos regulares.

Ampliação de conhecimentos

1. Incentive os pais a expressar seus sentimentos sobre a criança e a doença.
2. Explique aos pais a importância do tratamento, de modo que a criança possa crescer e se desenvolver normalmente.
3. Ressalte que, com a terapia de reposição, o paciente pode participar de todas as atividades habituais.

Educação da família e manutenção da saúde

1. Incentive o acompanhamento por um profissional da atenção primária ou endocrinologista pediátrico, com exames de sangue, para avaliar e monitorar os níveis dos hormônios tireoidianos, bem como o desenvolvimento neurológico. Isso garante um tratamento adequado e ótimo desenvolvimento cognitivo.
2. Certifique-se de que a família compreenda que o tratamento costuma ser permanente. Pode-se efetuar um teste de interrupção da medicação durante 6 semanas depois dos 3 anos de idade, sob supervisão médica.
3. Apoie os pais e encaminhe a criança para exames especiais e terapia se houver suspeita de deficiência intelectual.
4. Explique à família sobre a importância de evitar a superdosagem de levotiroxina e sobre a necessidade de estar alerta quanto a sinais de superdosagem (perda de peso, inquietação, intolerância ao calor, fadiga, fraqueza muscular, taquicardia).

Reavaliação: resultados esperados

- Curva de crescimento e marcos de desenvolvimento apropriados para a idade
- Os pais demonstram ter entendimento e aceitação do tratamento.

Hipertireoidismo

O *hipertireoidismo* é um distúrbio da glândula tireoide, em que os níveis circulantes elevados de T_4 resultam em aumento anormal do metabolismo corporal (tireotoxicose).

Fisiopatologia e etiologia

1. Pode ser causado por um processo autoimune – são produzidos anticorpos de natureza estimulante dirigidos contra o receptor de tireotropina.
   a. Doença de Graves – trata-se da causa mais comum de hipertireoidismo em crianças, acometendo 1 a 2% daquelas em idade escolar.
   b. Tireoidite crônica – doença de Hashimoto; em geral, hipertireoidismo de curta duração (6 a 18 meses de duração) antes do desenvolvimento de hipotireoidismo.
2. Os autoanticorpos estimulam a glândula tireoide a produzir e secretar T_4.
3. Os níveis circulantes elevados de hormônio tireoidiano aceleram o metabolismo do corpo, causando aumento da excitabilidade dos sistemas neuromuscular, cardiovascular e nervoso simpático.
4. Pode ser causado pela ingesta ou pela superdosagem de medicação tireoidiana (iatrogênico) ou por adenoma hipofisário (iniciado pelo TSH).

Manifestações clínicas

1. Tireomegalia – aumento da glândula tireoide, possivelmente com sopro.
2. Polifagia com perda de peso.
3. Exoftalmia, proptose, retração palpebral.
4. Hiperatividade – inquietação, nervosismo, tremores das mãos, sudorese, transtornos do sono, labilidade emocional, incapacidade de concentração, diminuição do desempenho escolar.
5. Intolerância ao calor, sudorese excessiva.
6. Fadiga (proximal), fraqueza muscular.
7. Taquicardia, palpitação, pressão do pulso ampla.
8. Estatura alta, abaixo do peso para a altura.

Avaliação diagnóstica

1. Provas de função da tireoide em amostra de soro – níveis elevados de T_4, captação de resina T_3 com TSH suprimido.
2. Anticorpos antimicrossomais – positivos.
3. Cintigrafia do bócio com radionuclídeo – exclui a presença de nódulos frios, que poderiam indicar carcinoma de tireoide.

Manejo

1. Propranolol, um bloqueador beta-adrenérgico, para os efeitos cardíacos, antipiréticos e ansiolíticos.
2. Preparação de iodeto inorgânico, como propiltiouracila ou metimazol, para bloquear a liberação de hormônio tireoidiano. Os efeitos adversos consistem em cefaleia, náuseas, diarreia, exantema cutâneo, prurido, doença hepática, icterícia, artralgia e, raramente, agranulocitose (leucopenia grave).
3. Ablação radioativa da glândula tireoide com iodo radioativo – método preferido à tireoidectomia. Escolhe-se a tireoidectomia quando o tratamento clínico não é efetivo; resulta em hipotireoidismo permanente, que exige tratamento.

Complicações

1. Desenvolvimento de bócio (aumento da glândula, devido à estimulação excessiva).
2. Problemas cardíacos de taquicardia e hipertensão.
3. Exoftalmia – protrusão anormal do bulbo ocular.

Avaliação de enfermagem

1. Efetue uma avaliação física, contemplando temperatura, frequência cardíaca, PA, altura e peso.
2. Obtenha uma história de sintomas específicos no início e no desenvolvimento subsequente dos sintomas.
3. Obtenha a história de qualquer alteração em comportamento, desempenho escolar, emoções ou padrões de sono.
4. Avalie a presença de bócio – dor à deglutição ou ao falar, palpação da tireoide.

Diagnósticos de enfermagem

- Intolerância à atividade, relacionada com os efeitos da atividade metabólica excessiva
- Nutrição desequilibrada: menor do que as necessidades corporais, devido ao aumento da demanda metabólica
- Padrão de sono prejudicado, relacionado com a elevada taxa metabólica
- Medo, relacionado com a ablação da glândula com iodo radioativo se for o tratamento de escolha.

Intervenções de enfermagem

Melhora da tolerância à atividade

1. Administre as medicações e ensine os pais a administrá-las e a seguir o tratamento, de modo a diminuir gradualmente o metabolismo e melhorar a tolerância às atividades.

2. Avalie periodicamente a tolerância às atividades. Verifique a presença de fadiga em repouso, com as atividades da vida diária ou com o exercício físico. Promova o relaxamento e repouso entre as atividades.
3. Evite a atividade excessiva.

Garantia de dieta adequada

1. Incentive uma dieta nutritiva e rica em calorias até a estabilização dos níveis de hormônio tireoidiano para tentar manter o peso.
2. Explique aos pais que o tratamento efetivo reduzirá o metabolismo e facilitará o ganho de peso apropriado.
3. Avalie periodicamente os parâmetros de crescimento e de desenvolvimento.

Normalização do padrão de sono

1. Avalie o padrão de sono, contemplando cochilos e sono durante a noite.
2. Adapte os horários para possibilitar um período máximo de repouso até a hora de dormir à noite.
3. Propicie cochilos de curta duração, se necessário.

Redução do medo

1. Incentive os pais e a criança a expressar os medos relacionados com a ablação da glândula tireoide.
2. Explique sobre o procedimento e esclareça os conceitos errôneos.
   a. Realiza-se a ablação por meio de destruição radioativa do tecido tireoidiano com a administração de um comprimido de iodo radioativo.
   b. A glândula tireoide constitui o único tecido do organismo que absorve iodo. Por conseguinte, a radiação só destrói o tecido tireoidiano.
   c. Elimina-se a radiação pela urina e pelas fezes da criança. As precauções para eliminação devem ser adotadas de acordo com as normas do departamento de medicina nuclear.
3. Explique aos pais e à criança que o efeito resultante será, com mais probabilidade, o hipotireoidismo, que pode ser controlado por meio de tratamento permanente com reposição de T_4.

Educação da família e manutenção da saúde

1. Revise as medicações prescritas e suas funções. Ressalte a importância da adesão ao tratamento.
2. Explique sobre a necessidade de exames de sangue periódicos e monitoramento dos efeitos adversos da medicação antitireoidiana.
3. Explique à família sobre a possibilidade de supressão excessiva, o que pode levar ao desenvolvimento de hipotireoidismo.
4. Se houver necessidade de uma dose da medicação no meio do dia, a família deve entrar em contato com o enfermeiro escolar para coordenar a administração da dose.
5. Se a glândula for submetida à ablação radioativa, certifique-se de que a família e outros cuidadores estejam adequadamente orientados sobre a conservação e o descarte dos resíduos humanos após a terapia ablativa.
6. Incentive o acompanhamento para monitorar o tratamento por meio de exames de sangue, avaliação do crescimento e do desenvolvimento e tamanho da glândula tireoide.

Alerta farmacológico
Os medicamentos para tratamento do hipertireoidismo podem causar agranulocitose (leucopenia grave), trombocitopenia e anemia aplásica. É necessária a realização periódica de exames de sangue para monitorar as contagens hematológicas. Pode ocorrer agranulocitose com faringite e febre. O medicamento deve ser interrompido imediatamente, e convém notificar o médico.

Reavaliação: resultados esperados

- A criança consegue brincar normalmente, sem a ocorrência de fadiga precoce
- Não se observa nenhuma perda de peso
- A criança apresenta um padrão de sono normal durante a noite, bem como durante os cochilos
- Os pais e a criança demonstram compreender o procedimento de irradiação e sua justificativa.

DISTÚRBIOS DAS GLÂNDULAS SUPRARRENAIS

As glândulas suprarrenais são responsáveis pela manutenção da vida por meio da produção de mineralocorticoides (aldosterona) para a retenção de sódio, de glicocorticoides (cortisol) para a regulação da glicemia e de androgênios (desidroepiandrosterona [DHEA], androstenediona), para o desenvolvimento do pênis e das características sexuais secundárias (adrenarca).

A insuficiência adrenocortical refere-se à incapacidade de a glândula suprarrenal produzir aldosterona e cortisol, devido à insuficiência suprarrenal ou à ausência de estimulação da suprarrenal. Com a exceção da hiperplasia suprarrenal congênita (discutida adiante), a insuficiência adrenocortical pediátrica assemelha-se à dos adultos (ver p. 732).

Apesar de ser raro em crianças, o hiperadrenalismo ocorre e causa a exposição dos tecidos a quantidades excessivas de glicocorticoides (cortisol). Tal afecção é comumente denominada *síndrome de Cushing.* Além disso, a hiperfunção da medula suprarrenal, em que são secretadas a epinefrina, a norepinefrina e outras catecolaminas, é frequentemente observada no distúrbio do feocromocitoma. Para uma discussão dessas condições, ver as p. 730-733.

Hiperplasia suprarrenal congênita

A *hiperplasia suprarrenal congênita (HSRC)* constitui o tipo mais comum de insuficiência adrenocortical em crianças. A disfunção suprarrenal resulta da deficiência de uma enzima na via dos esteroides, que converte o colesterol em cortisol, com consequente produção excessiva de androgênios (hormônios sexuais). A forma mais comum do distúrbio é potencialmente fatal e exige diagnóstico e tratamento logo após o nascimento.

Fisiopatologia e etiologia

1. A produção de mineralocorticoides e glicocorticoides pelas glândulas suprarrenais é bloqueada, devido a uma deficiência enzimática na via dos esteroides. Os "bloqueios" podem ser graves ou parciais.
   a. Deficiência de 21-hidroxilase (90 a 95% dos casos de HSRC) – insuficiência na produção de cortisol e, em geral, de aldosterona.
   b. Deficiência de 11-beta-hidroxilase (5 a 8%) – insuficiência de cortisol e de aldosterona; entretanto, o precursor de bloqueio da aldosterona é um potente mineralocorticoide.
   c. Deficiência de 3-beta-hidroxiesteroide desidrogenase (5%) – insuficiência na produção de cortisol, aldosterona e androgênio.
2. Devido à falta de supressão por retroalimentação, o ACTH e a renina são secretados para estimular a produção pela glândula suprarrenal, o que resulta em hiperplasia glandular.
3. A insuficiência de aldosterona resulta em desequilíbrio hidreletrolítico.
   a. A perda de sódio pelos rins resulta em perda de líquido e elevação nos níveis de potássio sérico (troca de cátions).
   b. A depleção de líquido extracelular provoca redução da PA.
   c. A PA baixa estimula a liberação de renina nos rins, ativando a via suprarrenal da aldosterona.

4. A insuficiência de cortisol resulta em diminuição da gliconeogênese hepática e captação de glicose pelos tecidos.
   a. A diminuição na produção/secreção resulta em baixos níveis de glicemia – que são mais pronunciados em situações de estresse.
   b. O baixo nível de glicemia, o estresse ou os baixos níveis de cortisol estimulam a retroalimentação do eixo hipotálamo-hipófise, com liberação de ACTH, que estimula a atividade da suprarrenal, bem como a liberação de hormônio melanócito-estimulante (MSH).
   c. A estimulação constante da glândula pelo ACTH provoca hiperprodução e manutenção constante de bloqueio das vias de esteroides, o que resulta em alterações na produção de androgênios suprarrenais.
5. Dependendo da etiologia, a produção excessiva de androgênios acarreta masculinização dos órgãos genitais externos femininos ou sua produção insuficiente bloqueia a virilização dos órgãos genitais externos masculinos.

Manifestações clínicas

1. Genitália feminina ambígua – graus variáveis de masculinização, devido à exposição aos androgênios durante o desenvolvimento *in utero*.
   a. Clitoromegalia (pode assumir a forma de um pênis).
   b. Fusão dos lábios do pudendo (parcial ou completa).
   c. Lábios do pudendo enrugados, com aspecto escrotal.
   d. A vagina pode ser incompleta, terminando em bolsa cega.
2. Genitália masculina ambígua (3-betadesidrogenase) – desenvolvimento dos órgãos genitais externos e virilização incompleta:
   a. Desenvolvimento de pênis pequeno.
   b. Fusão escrotal incompleta.
3. Hiperpigmentação (devido à secreção de MSH).
4. Desidratação.
5. Vômitos/alimentação deficiente.
6. Choque.
7. Sinais latentes – os níveis basais de cortisol estão normais, devido à estimulação crônica compensada de ACTH:
   a. Fraqueza, fadiga.
   b. Anorexia, náuseas, diarreia.
   c. Perda de peso (atraso do crescimento).
   d. Hiperpigmentação.
   e. Hipotensão/tontura postural.
   f. Taxa de crescimento rápida – efeito dos androgênios suprarrenais.
   g. Adrenarca prematura – pelos pubianos, pelos axilares, acne, odor corporal.

Avaliação diagnóstica

Recém-nascidos

1. Ultrassonografia pélvica para a identificação do útero, dos ovários ou dos testículos, de modo a definir o sexo verdadeiro (o desenvolvimento interno dos órgãos sexuais específicos do gênero depende da presença ou da ausência de atividade do cromossomo Y; o desenvolvimento genital externo depende da presença ou da ausência de androgênios).
2. Cariótipo.
3. Eletrólitos séricos – depleção de sódio.
4. Níveis séricos de glicose – hipoglicemia.
5. Níveis séricos de 17-hidroxiprogesterona (o precursor mais comum para a 21-hidroxilase) – elevados.

Diagnóstico latente

1. Velocidade rápida de crescimento, adrenarca prematura.
2. Radiografia de idade óssea avançada para a idade cronológica.
3. Níveis séricos elevados de 17-hidroxiprogesterona.
4. Elevação da atividade da renina plasmática – prevenção compensada da perda de sal.

Manejo

1. Reposição de glicocorticoides – a produção fisiológica de cortisol é de 15 a 20 mg/m^2/dia. As doses dependem do indivíduo. Efetua-se a reposição com hidrocortisona, 2 ou 3 vezes/dia, ou prednisona, 1 vez/dia, quando o crescimento final for alcançado.
2. Reposição de mineralocorticoides – procede-se à reposição de aldosterona com comprimidos de fludrocortisona, 0,05 a 0,20 mg/dia.
3. Adicione sal à dieta dos recém-nascidos se a perda de sal for grave.
4. Correção cirúrgica da genitália ambígua – pode exigir múltiplas correções com o decorrer do tempo.

Alerta farmacológico
A superdosagem em consequência do uso crônico de corticosteroides resulta em parada do crescimento. Se a criança não crescer e exibir fome excessiva, é preciso rever as doses de corticosteroides.

Complicações

1. Insuficiência de aldosterona:
   a. Hiponatremia, hiperpotassemia.
   b. Hipotensão.
   c. Choque.
   d. Hipertensão na insuficiência de 11-beta-hidroxilase, em que o precursor da aldosterona é um potente mineralocorticoide.
2. Insuficiência de cortisol – hipoglicemia.

Avaliação de enfermagem

Recém-nascidos

Alerta de enfermagem
Na genitália de aspecto masculino, deve-se palpar pelo menos um testículo; caso contrário, deve-se assumir que a criança é do sexo feminino, com masculinização pronunciada. Notifique o médico para que possa ser iniciada uma avaliação diagnóstica.

1. Examine a genitália à procura de ambiguidade.
2. Examine à procura de sinais de hipoglicemia, hiponatremia e hiperpotassemia (ver Boxe 50.1).
3. Avalie o padrão de alimentação do recém-nascido.
4. Investigue a presença de hiperpigmentação – pode ser subjetiva.

Boxe 50.1 Manifestações da hiponatremia e da hiperpotassemia.

Hiponatremia
- Causada pela diluição do sódio (Na^+) quando o consumo de água ultrapassa a eliminação. Ocorrem sinais e sintomas quando o nível de Na^+ cai para menos de 120 mEq/ℓ
- Queda gradual: anorexia, apatia, náuseas leve e vômitos
- Queda rápida: cefaleia, confusão mental, excitabilidade muscular, *delirium*, convulsões.

Hiperpotassemia
- Causada por desvio de potássio para fora das células, de modo a compensar a diminuição do Na^+, devido a um estado oligúrico. Habitualmente assintomática, exceto por alterações do eletrocardiograma (ECG)
- Características do ECG: encurtamento (progressivo) do intervalo QT; ondas T altas e pontiagudas; arritmias ventriculares; degeneração do complexo QRS; assistolia ou fibrilação ventricular.

Diagnóstico latente da criança em tratamento

1. Avalie o crescimento e o desenvolvimento.
2. Monitore os sinais vitais; afira a PA na posição sentada e em decúbito dorsal para possíveis alterações ortostáticas.
3. Examine a pele à procura de hiperpigmentação.
4. Obtenha uma história que inclua o nível de atividade/fadiga, a história nutricional, o desejo compulsivo de sal, o comportamento e o desempenho escolar.

Diagnósticos de enfermagem

- Fadiga, relacionada com a hipoglicemia e os desequilíbrios eletrolíticos
- Risco de volume de líquidos deficiente, relacionado com a deficiência de aldosterona
- Conhecimento deficiente, relacionado com o risco de insuficiência aguda
- Ansiedade dos pais, relacionada com o sexo, a ambiguidade sexual e a doença crônica.

Intervenções de enfermagem

Minimização da fadiga

1. Administre glicocorticoides e ressalte a importância da adesão ao tratamento para aumentar o nível de energia.
2. Incentive períodos frequentes de repouso e evite a hiperatividade.
3. Avalie a tolerância às atividades para definir a adequação da terapia de reposição.
4. Explique à família que o nível de atividade e a taxa de crescimento da criança deverão se normalizar com o tratamento.
   a. Se a taxa de crescimento for excessiva, é preciso rever a dose de corticosteroides e a adesão ao tratamento com a família.
   b. Se a taxa de crescimento for demasiado lenta, deve-se suspeitar de superdosagem de corticosteroides.
   c. Revise a posologia com a família.

Manutenção do equilíbrio hídrico

1. Avalie o estado hídrico e revise a história de ingesta e eliminação de líquido quanto aos volumes apropriados. Avalie o estado de hidratação da criança.
2. Se estiver vomitando e se for incapaz de tomar líquidos e mineralocorticoides por via oral, administre líquidos IV. Inicie com glicose a 5% em soro fisiológico e monitore o nível sérico de sódio.
3. Ressalte a importância da adesão do paciente à reposição de mineralocorticoides.

Alerta de enfermagem
Não se deve infundir solução salina normal a menos de 0,5% na criança com deficiência de aldosterona, devido à incapacidade de reter a reposição de mineralocorticoides.

Prevenção da insuficiência adrenocortical aguda

1. Identifique situações de estresse, como infecções agudas, procedimentos cirúrgicos ou estresse emocional extremo, que exigem aumento da reposição de corticosteroides.
2. Explique aos pais como utilizar e administrar injeções intramusculares (IM) de hidrocortisona para o controle do estresse, quando a suplementação oral não for possível, devido aos vômitos.
3. Certifique-se de que a criança seja avaliada pelo profissional da atenção primária e tratada para a causa do estresse.

Redução da ansiedade

1. Incentive os pais a expressar seus sentimentos a respeito do diagnóstico, das decisões ou das mudanças com relação ao sexo e dos planos de tratamento.
2. Explique aos pais que a ambiguidade resulta mais do processo de desenvolvimento que não foi completado do que de um "erro".

Educação da família e manutenção da saúde

1. Ressalte e reforce a função e a necessidade de reposição constante de esteroides suprarrenais para manter as atividades diárias normais.
2. Incentive os pais a obter uma pulseira de identificação para a criança, indicando a dependência de esteroides.
3. Facilite as orientações para que o enfermeiro escolar notifique os pais e o médico sobre o aparecimento de sinais de doença e administre a injeção de hidrocortisona de emergência, se houver necessidade.
4. Explique aos pais e à criança o motivo para o possível desenvolvimento de pelos pubianos e incentive a discussão com os professores e funcionários da escola para evitar qualquer constrangimento do paciente quanto ao vestiário e em outras situações.

Reavaliação: resultados esperados

- Os pais relatam que a criança está mais ativa
- Ausência de sinais de desidratação
- Os pais demonstram ter um entendimento sobre o momento em que devem entrar em contato com o médico ou utilizar a injeção de hidrocortisona de emergência. Eles também demonstram a técnica correta de injeção de hidrocortisona
- Os pais demonstram compreensão do distúrbio e da necessidade de cirurgia reconstrutiva.

DISTÚRBIOS DA FUNÇÃO GONADAL

A função gonadal apropriada é necessária para o desenvolvimento da maturação sexual (puberdade). O processo envolve a liberação hipotalâmica do hormônio de liberação das gonadotrofinas (GnRH), que, por sua vez, estimula a liberação de LH e de FSH pela hipófise. Por sua vez, esses dois hormônios estimulam as gônadas a produzir e a liberar os esteroides gonadais, a testosterona pelos testículos nos indivíduos do sexo masculino ou o estrogênio pelos ovários nos indivíduos do sexo feminino. As ações desses esteroides levam ao desenvolvimento das características sexuais secundárias e à maturação.

Desenvolvimento sexual tardio

Baseado em evidências
Palmert, M., & Dunkel, L. (2012). Delayed puberty. *New England Journal of Medicine, 355*(5), 443-53.

O desenvolvimento sexual tardio refere-se à ausência de desenvolvimento ou progressão puberal.

Fisiopatologia e etiologia

1. Ausência de produção ou secreção de esteroides gonadais pelos testículos (testosterona) ou pelos ovários (estrogênio), devido à falta de estimulação hipofisária (desenvolvimento sexual tardio secundário) ou à disfunção gonadal (desenvolvimento sexual tardio primário).
2. Desenvolvimento sexual tardio primário – ausência ou disfunção das gônadas.
   a. Síndrome de Turner 45 XO (variantes cromossômicas).
   b. Disgenesia gonadal esporádica.
   c. Insuficiência gonadal bilateral, devido a irradiação, quimioterapia, infecção, disfunção na síntese de esteroides gonadais, traumatismo.

3. Desenvolvimento sexual tardio secundário – ausência de estimulação hipotalâmico-hipofisária das gônadas.
   a. Lesões hipotalâmicas, devido a infecções, traumatismo, irradiação ou deficiência isolada de GnRH (síndrome de Kallmann).
   b. Lesões hipofisárias, devido a infecção, traumatismo ou irradiação; além disso, hipopituitarismo ou deficiência isolada de LH e de FSH.
4. Ausência de resposta dos órgãos-alvo ao esteroide gonadal circulante – insensibilidade aos androgênios.
5. Outras causas são doença crônica, anorexia nervosa e atrofia autoimune.
6. O efeito resultante consiste em incapacidade de alcançar a maturidade sexual.

Manifestações clínicas

1. Indivíduos do sexo feminino – ausência de desenvolvimento das mamas aos 13 anos de idade ou incapacidade de progressão pela puberdade.
2. Indivíduos do sexo masculino – ausência de aumento dos testículos aos 14 anos de idade ou incapacidade de progressão pela puberdade.
3. Labilidade emocional.

Avaliação diagnóstica

1. Radiografia da idade óssea para estabelecer a idade física – o retardo puberal não é compatível com a idade óssea.
2. Determinação laboratorial dos esteroides sexuais (testosterona e estrogênio) e das gonadotrofinas (LH, FSH).
   a. A falência gonadal apresenta níveis elevados de LH e de FSH, com baixos níveis de estrogênio.
   b. Não se dispõe de nenhum exame adequado para distinguir a deficiência isolada de gonadotropina (LH ou FSH).
3. Insensibilidade dos órgãos-alvo (ausência de receptores de esteroides gonadais) – os esteroides sexuais e as gonadotrofinas estão elevados. Os receptores hipotalâmicos para inibição por retroalimentação são iguais aos receptores dos órgãos-alvo; por conseguinte, não ocorre interrupção do estímulo hipotalâmico.
4. Ultrassonografia do abdome para visualizar a estrutura e o desenvolvimento dos órgãos internos.

Manejo

1. Reposição dos esteroides gonadais – deve aproximar-se o mais possível do nível fisiológico; entretanto, a altura máxima do adulto pode ser comprometida, devido ao efeito adverso potencial de aceleração da maturação esquelética.
   a. Indivíduos do sexo masculino – suplemento de testosterona; injeção mensal de 50 a 100 mg até alcançar a altura final e, em seguida, 200 mg por mês.
   b. Indivíduos do sexo feminino – estrogênio conjugado, 0,3 a 0,625 mg/dia em comprimidos orais. Quando apropriado, acrescenta-se um agente progestacional à terapia para que possam ocorrer menstruações normais. Uma alternativa consiste no uso de contraceptivos orais que apresentam a combinação de estrogênio e progesterona.
2. Não existe agente hipofisário ou hipotalâmico para uso na insuficiência gonadal secundária.

Complicações

1. Esterilidade.
2. Ambiguidade – na insensibilidade aos androgênios, o desenvolvimento genital masculino não responde aos níveis circulantes de testosterona proveniente dos testículos; o distúrbio pode resultar em designação incorreta de gênero.
3. Potencial de transformação maligna da gônada dormente disfuncional.

Avaliação de enfermagem

1. Avalie o crescimento e o desenvolvimento, principalmente a altura.
2. Avalie o desenvolvimento sexual em intervalos regulares.

Diagnósticos de enfermagem

1. Crescimento/desenvolvimento atrasados, relacionados com ausência de desenvolvimento sexual.
2. Distúrbio na imagem corporal, relacionado com a maturação sexual tardia.
3. Baixa autoestima crônica, relacionada com a maturação sexual tardia.

Intervenções de enfermagem

Promoção do desenvolvimento sexual

1. Administre a medicação, conforme prescrito, ou ensine ao paciente a realizar sua autoadministração.
2. Ensine a técnica para injeções IM de enantato de testosterona. Observe a demonstração de retorno.
3. Ressalte a importância da adesão à dose prescrita, sem ultrapassar a dose recomendada. O uso excessivo de testosterona interrompe o potencial de crescimento da estatura.

Melhora da imagem corporal

1. Discuta as estratégias para ajudar a criança a sentir-se mais confortável com relação à sua aparência, bem como maneiras passíveis de minimizar a aparência de atraso físico nas características sexuais.
2. Ressalte a importância da terapia cautelosa para prevenir a potencial perda de altura, o que torna o desenvolvimento sexual um processo lento.

Melhora da autoestima

1. Incentive a criança a discutir a autoimagem; faça uma lista das características positivas e negativas.
2. Explore maneiras de reforçar e de aumentar as características positivas.
3. Incentive a participação em atividades e funções sociais apropriadas para a idade.

Educação da família e manutenção da saúde

1. Explique ao paciente sobre os efeitos adversos da reposição de testosterona – possíveis alterações do comportamento (agressividade, mau humor) e aumento da acne.
   a. Sugira produtos de venda livre para acne ou encaminhe o paciente a um dermatologista, se indicado.
   b. Explique à família sobre a necessidade de comunicar a ocorrência de alterações comportamentais ao médico.
2. Explique à paciente sobre a importância da adesão diária à reposição de estrogênio. As doses omitidas podem resultar em sangramento inesperado, devido a uma queda dos níveis circulantes de estrogênio. Alerte a paciente sobre a necessidade de notificar o médico se houver qualquer sangramento com a reposição estrogênica.
3. Em ambos os tratamentos, ressalte a importância de não ultrapassar a dose prescrita, de modo a evitar a perda da altura final do adulto.

Reavaliação: resultados esperados

- Na visita de acompanhamento, observam-se aumento da altura, bem como progressão do desenvolvimento sexual
- A criança demonstra melhora dos sentimentos sobre sua imagem corporal
- A criança cita conceitos mais positivos sobre si mesma.

Desenvolvimento sexual avançado e puberdade precoce

O desenvolvimento sexual avançado refere-se ao desenvolvimento sexual secundário anterior ao momento normal de maturação da criança. Ocorrem produção precoce e secreção anormais dos esteroides gonadais ou dos androgênios suprarrenais. O desenvolvimento puberal normal ocorre de maneira anormalmente precoce. A maturação esquelética também é avançada quando há esteroides sexuais e androgênios suprarrenais.

Fisiopatologia e etiologia

Puberdade precoce central

1. Puberdade precoce central (PPC) – refere-se à ativação precoce do eixo gonadotropínico hipotálamo-hipofisário.
2. Pode ser idiopática ou causada por:
   a. Tumores do hipotálamo/hipófise.
   b. Irradiação craniana.
   c. Traumatismo.
   d. Infecção – meningite.
   e. Hidrocefalia.
3. Constitui a forma mais comum de puberdade precoce.

Puberdade precoce periférica

1. Puberdade precoce periférica (PPP) – refere-se à produção de hormônios sexuais em nível glandular, independentemente da estimulação central.
2. A PPP ovariana é causada por tumores ou cistos produtores de estrogênio.
3. A PPP testicular é ocasionada por tumores produtores de androgênios e estrogênios ou pela produção autônoma de testosterona.
4. A PPP suprarrenal é causada por defeitos enzimáticos (HSRC) ou por tumores produtores de androgênio e de estrogênio.

Outras causas

1. Hipotireoidismo.
2. Exposição a estrogênios ou androgênios exógenos.

Manifestações clínicas

1. Meninos:
   a. Aumento testicular (4 mℓ): antes dos 9 anos e meio de idade.
   b. Pelos pubianos no estágio II de Tanner: antes dos 9 anos de idade.
   c. Pelos pubianos no estágio III de Tanner: antes dos 10 anos de idade.
2. Meninas:
   a. Botão mamário (estágio II): antes dos 8 anos de idade.
   b. Pelos pubianos no estágio III de Tanner: antes dos 8 anos e meio de idade.
   c. Menarca: antes dos 9 anos e meio de idade.
3. Em ambos os sexos, mostra-se evidente o crescimento rápido (aumento da velocidade de crescimento).

Avaliação diagnóstica

1. Avaliação física – estadiamento de Tanner:
   a. Se houver adrenarca sem telarca (desenvolvimento das mamas) ou aumento testicular, é provável ocorrência de causa suprarrenal.
   b. Nas meninas, se houver apenas telarca, mostra-se provável a atuação dos estrogênios ovarianos ou exógenos.
   c. Quando houver adrenarca e pubarca (sinais gonadais), é provável decorrer de causa central.
2. Radiografia do esqueleto para a idade óssea – habitualmente avançada. O estágio de desenvolvimento puberal costuma ser proporcional à maturação da idade óssea.
3. Exames laboratoriais:
   a. Níveis de esteroides gonadais – podem estar elevados; entretanto, a secreção é diurna no início do desenvolvimento.
   b. Gonadotrofinas elevadas em resposta à estimulação do GnRH na presença de PPC. Com frequência, os níveis basais não são confiáveis. A ausência de elevação das gonadotrofinas pode indicar uma fonte periférica.
   c. Função da tireoide para excluir a possibilidade de hipotireoidismo.
4. RM de crânio para descartar uma etiologia central.
5. Ultrassonografia do abdome, da pelve e dos testículos em busca de cistos ou tumores.

Manejo

Na PPC, que constitui a forma mais comum de desenvolvimento sexual avançado em crianças:

1. A meta é inibir a puberdade para preservar o bem-estar psicossocial e retardar o fechamento epifisário, de modo a alcançar a altura máxima do adulto.
2. Agonista do GnRH – regular o efeito estimulatório dos receptores de GnRH da hipófise para o controle do GnRH endógeno.
   a. Nafarrelina – *spray* intranasal, 2 vezes/dia.
   b. Leuprorrelina – injeção subcutânea diária.
   c. Leuprorrelina de depósito – injeção IM mensal.
   d. Histrelina – injeção subcutânea diária.
3. Progestinas:
   a. Injeções de medroxiprogesterona – injeções IM quinzenais.
   b. Comprimidos de medroxiprogesterona – dose diária oral.

Alerta farmacológico
As injeções IM de leuprorrelina foram, raramente, associadas a abscessos estéreis. O local de injeção não deve ser reutilizado, e o profissional de saúde deve ser imediatamente notificado se ocorrer um abscesso.

Complicações

1. Complicações do tumor subjacente.
2. Problemas de comportamento.
3. Baixa estatura para a altura esperada, devido ao fechamento epifisário precoce.

Avaliação de enfermagem

1. Avalie o desenvolvimento sexual utilizando a escala de Tanner.
2. Obtenha uma história sobre o momento de aparecimento dos sinais e sintomas, com atenção específica para a cronologia dos eventos.
3. Efetue uma avaliação psicossocial sobre o relacionamento com colegas da mesma idade.
4. Enquanto a criança estiver sendo tratada, efetue uma avaliação constante da altura e das características sexuais.

Diagnósticos de enfermagem

- Distúrbio na imagem corporal, relacionado com a presença precoce das características sexuais secundárias
- Conhecimento deficiente a respeito da maturação do corpo e da sexualidade
- Identidade pessoal perturbada, devido às expectativas da sociedade quanto à altura *versus* as expectativas apropriadas relacionadas com a idade.

Intervenções de enfermagem

Promoção de imagem corporal positiva

1. Incentive a criança a expressar suas preocupações acerca das alterações do desenvolvimento corporal.
2. Ressalte o fato de as alterações representarem eventos normais que seus colegas irão apresentar; entretanto, eles ocorrem cedo.
3. Explique à criança que o tratamento irá interromper o processo, e que os colegas logo alcançarão o mesmo estágio.

Explicação sobre os efeitos do tratamento

1. Ajude e incentive os pais a ensinar à criança sobre o desenvolvimento sexual, de modo a reduzir o medo do desconhecido.
2. Incentive práticas de higiene apropriadas para o controle do odor corporal, o crescimento dos pelos e a menstruação.
3. Ensine as técnicas de administração dos medicamentos, contemplando administração intranasal IM ou subcutânea, quando indicado.
4. No tratamento com agonistas do GnRH em pacientes do sexo feminino, oriente a criança e os pais de que são necessários 10 a 12 dias para a regulação completa dos receptores hipofisários. A supressão resulta em queda do estrogênio e pode causar sangramento inesperado ou até mesmo menstruação. Isso só ocorrerá se a criança permanecer em estado de supressão com o tratamento.

Promoção de senso de identidade

1. Incentive a criança e os pais a discutir os comportamentos normais relacionados com a idade e a identificar comportamentos inapropriados, que estejam associados às expectativas da sociedade com relação à altura e ao desenvolvimento avançados.
2. Incentive a criança a usar roupas apropriadas e a participar de atividades adequadas para sua idade, além de se socializar com colegas da mesma idade.
3. Sugira aconselhamento, se necessário.

Educação da família e manutenção da saúde

1. Incentive o acompanhamento em intervalos regulares durante o tratamento e, se o distúrbio não for tratado, monitore a progressão e resolva as questões de comportamento.
2. Explique aos pais que a criança pode ter um comportamento de acordo com o desenvolvimento puberal avançado. (Isso pode incluir a masturbação.) Esse comportamento precisa ser abordado de maneira compreensiva, e não necessariamente por meio de castigo.
3. Incentive os pais a procurar os funcionários da escola, devido ao possível constrangimento da criança no vestiário; podem ser necessárias alternativas para trocar de roupa na frente dos colegas.
4. Prepare a família para o início da menstruação se a puberdade estiver avançada. A enfermeira escolar pode auxiliar na higiene feminina durante a menstruação. Os pais podem se encontrar com o enfermeiro para planejar a assistência nos dias de aula.
5. Ensine à família a examinar os locais das injeções e a notificar imediatamente o profissional de saúde se for percebida área endurecida, dolorosa e hiperemiada, que pode consistir em um abscesso estéril formado em consequência das injeções de acetato de leuprorrelina, exigindo tratamento.
6. Ensine à família a manter adesão estrita à terapia hormonal. A incapacidade de manter a supressão das gonadotrofinas pode resultar em elevação relativa dos estrogênios. A supressão subsequente pode causar sangramento inesperado.

Reavaliação: resultados esperados

- A criança aceita as alterações corporais por meio de verbalização nas visitas de acompanhamento
- Os pais ou a criança retornam fazendo uma demonstração adequada da injeção IM; apresentam compreensão sobre o desenvolvimento sexual
- A criança participa das atividades escolares e socializa-se com os colegas da mesma idade.

DISTÚRBIOS DO PÂNCREAS

O pâncreas produz enzimas relevantes para o processo digestivo, bem como os hormônios insulina e glucagon. Esses hormônios são sintetizados e secretados por aglomerados de células, denominados ilhotas de Langerhans. O glucagon e a insulina regulam a quantidade de açúcar presente na corrente sanguínea. O glucagon é um potente hormônio contrarregulador, que eleva o nível de glicemia, favorecendo a liberação de glicose das reservas existentes no fígado. A insulina estimula a captação de glicose pelos tecidos periféricos e inibe a lipólise e a produção hepática de glicose.

Diabetes melito tipo 1

Baseado em evidências

Hamilton, H., Knudsen, G., Vaina, C. *et al.* (2017). Children and young people with diabetes: Recognition and management. *British Journal of Nursing, 26*(6), 340-347.

Nierengarten, M. (2016). Pitfalls in pediatric type 1 diabetes management. *Contemporary Pediatrics, 33*(4), 16-20.

O *diabetes melito (DM)* é um distúrbio de intolerância à glicose, causado pela deficiência na produção e na ação da insulina, o que resulta em hiperglicemia e metabolismo anormal dos carboidratos, das proteínas e das gorduras. Em crianças de pouca idade e de idade escolar, a maioria dos casos refere-se a diabetes tipo 1, antigamente denominado DM de início juvenil ou insulinodependente. O DM tipo 1 afeta até 1 em 500 crianças. Em 2014, constatou-se um aumento de 21% no diabetes tipo 1, em comparação com as taxas de 2007. Ambos os sexos são igualmente afetados. A prevalência do diabetes tipo 1 varia de acordo com a raça e a etnia. A incidência é maior em crianças brancas não hispânicas.

O DM tipo 2 (antigamente denominado DM de início no adulto ou não insulinodependente) era tradicionalmente encontrado em cerca de 2% dos casos de diabetes em crianças e adolescentes apenas. Essa incidência está mudando rapidamente, e, hoje em dia, o diabetes tipo 2 é responsável por até 40% dos casos de diabetes diagnosticado em adolescentes. A etiologia sugere obesidade mórbida, estilo de vida sedentário, alto consumo de calorias e história familiar de diabetes. Verifica-se também maior risco em populações negras e hispânicas, além de nativos americanos. O início do desenvolvimento puberal e a resistência à insulina, que é característica da puberdade, podem constituir um fator no início do diabetes tipo 2 em adolescentes suscetíveis. Discute-se o DM tipo 2 no Capítulo 25.

Fisiopatologia e etiologia

1. A etiologia do DM tipo 1 sugere fatores genéticos e ambientais ou adquiridos, associação a determinados tipos de antígenos leucocitários humanos e respostas imunes anormais, inclusive reações autoimunes.
2. Ocorre destruição autoimune das ilhotas de Langerhans no pâncreas que secretam insulina, o que resulta em deficiência de insulina.
3. Como a insulina promove o transporte de glicose para dentro das células, a glicose acumula-se consequentemente na corrente sanguínea, causando hiperglicemia.
4. À medida que os rins iniciam mecanismo de tentativa de redução dos níveis de glicemia, ocorrem glicosúria e poliúria, com excreção de eletrólitos.
5. Como as células corporais são incapazes de utilizar a glicose para a produção de energia, ocorre degradação de proteínas e gorduras.

6. O metabolismo das gorduras resulta em acúmulo de cetonas e acidose.
7. Ocorre cetoacidose diabética (CAD) em 20 a 40% dos pacientes por ocasião do diagnóstico. Além disso, a CAD por ocasião do estabelecimento do diagnóstico é mais comum em crianças com menos de 5 anos de idade e naquelas que têm acesso limitado ou nenhum acesso à assistência médica. Trata-se de uma condição potencialmente fatal, caracterizada por hiperglicemia, cetonemia, cetonúria e acidose metabólica (pH abaixo inferior a 7,3, nível de bicarbonato abaixo de 15 mEq/ℓ) e causada pela deficiência de insulina. Em crianças com DM do tipo 1 estabelecido, observa-se maior incidência de CAD em indivíduos com controle metabólico precário; em crianças que omitem doses de insulina ou quando os cuidadores omitem as doses de insulina; em crianças com transtornos psiquiátricos ou alimentares; em meninas peripuberais ou adolescentes; e em casos de interrupção ou falha da terapia com bomba de infusão de insulina.

Manifestações clínicas

O início é rápido (habitualmente no decorrer de um período de algumas semanas).

Sintomas principais

1. Aumento da sede.
2. Aumento da micção, enurese.
3. Aumento da ingesta de alimentos.
4. Perda de peso.
5. Fadiga.

Sintomas secundários

1. Infecções de pele.
2. Pele seca, cicatrização deficiente de feridas.
3. Vaginite por monília em adolescentes.

Cetoacidose diabética

1. Hiperglicemia, poliúria e polidipsia.
2. Desidratação, diminuição do turgor cutâneo.
3. Náuseas, vômitos, mal-estar generalizado, fraqueza.
4. Respirações de Kussmaul (rápidas, profundas, suspiros), hálito com odor de fruta ou cetônico, alteração do nível de consciência (NC), confusão.

Avaliação diagnóstica

1. Os critérios para o diagnóstico de DM tipo 1 e tipo 2 são iguais: glicemia em jejum superior a 126 mg/dℓ em duas ocasiões (em dias diferentes); glicemia aleatória de mais de 200 na presença de sintomas (polidipsia, polifagia, poliúria); glicose superior a 200 após teste de tolerância à glicose oral de 2 horas; hemoglobina A1C (hemoglobina glicada) aleatória de ≥ 6,5% (menos sensível; não foi validada em crianças).
2. A glicosúria ou a cetonúria no exame de rotina podem levar à suspeita de diabetes.
3. Avaliação para acidose metabólica com apresentação aguda (pH abaixo de 7,3 e bicarbonato inferior a 14 mEq/ℓ).
4. O exame da hemoglobina glicada, a cada 3 meses, para determinar o controle da glicose plasmática a longo prazo, depende da idade. As crianças, particularmente as de pouca idade, correm alto risco de hipoglicemia e baixo risco de complicações antes da puberdade. As metas dependem da idade.
   a. Crianças com menos de 6 anos de idade: inferior a 8,5% (menos de 8% se a hipoglicemia for evitada).
   b. Crianças de 6 a 12 anos de idade: menos de 8%.
   c. Adolescentes de 13 a 19 anos de idade: menos de 7,5%. (Meta mais baixa pode ser razoável se não ocorrer hipoglicemia excessiva.)
5. Deve-se proceder a um rastreamento para doença celíaca por ocasião do diagnóstico, e, se a doença for detectada, a criança deve ser encaminhada a um gastrenterologista pediátrico. Recomenda-se uma dieta isenta de glúten para crianças com doença celíaca.
6. Recomenda-se também a avaliação da função da tireoide por ocasião do diagnóstico.

Baseado em evidências
Chan, C., McFann, K., Newnes, L. *et al.* (2014). Hemoglobin A1c assay variations and implications for diabetes screening in obese youth. *Pediatric Diabetes, 15*(8), 557-63.

Manejo

1. Insulinoterapia (Tabela 50.2).
   a. Os novos análogos da insulina oferecem mais opções quanto à duração e à frequência de administração da insulina. As insulinas basais, como a glargina e o detemir, apresentam uma duração de até 24 horas, sem pico de ação pronunciado. As insulinas de ação rápida, como a lispro, a glulisina e a asparte, oferecem rápido início, com menor duração.
   b. As necessidades posológicas baseiam-se no peso da criança, na dieta e no nível de atividade. As doses são ajustadas por meio de monitoramento diário dos níveis de glicemia.
   c. A terapia com bomba de infusão de insulina, que consiste na infusão subcutânea contínua de insulina, que pode ser programada para a administração em *bolus* e taxas basais, é utilizada por algumas crianças.
2. Tratamento da CAD (ver Boxe 50.2).
   a. Terapia com líquidos IV para aumentar a perfusão e a captação de glicose na periferia, o que irá reduzir a hiperglicemia; aumenta também a filtração glomerular e reverte a acidose.
   b. Administração de insulina regular IV em uma velocidade de 0,1 U/kg/hora após a reposição inicial de líquidos. Forneça solução de glicose IV à medida que a glicose plasmática diminuir. Titule a velocidade de infusão de insulina para obter uma proporção na redução da glicose de 50 a 150 mg/dℓ por hora.
   c. O bicarbonato não está indicado; ocorre correção da acidose com a infusão adequada de insulina.
   d. Monitoramento rigoroso dos sinais vitais, eletrocardiograma, nível de consciência e sistema neurológico.
   e. Reposição de eletrólitos – sódio, potássio, cálcio ionizado.

Tabela 50.2 Tipos de insulina e seus efeitos.

Tipo de insulina	Início (minutos)	Atividade máxima (horas)	Duração (horas)
Asparte	10 a 20	1 a 3	3 a 5
Glulisina	2 a 5	1	2
Lispro	< 15	0,5 a 1,5	6 a 8
Regular	30 a 60	2 a 4	6 a 8
Semilenta	30 a 60	2 a 4	10 a 12
NPH	120	4 a 12	24
Lenta	120	8 a 10	24
Ultralenta	4 a 8 h	14 a 20	36
Detemir	Lento	3 a 6	6 a 11
Glargina	≥ 60	N/A	≥ 24

N/A, não aplicável.

Boxe 50.2 Tratamento da cetoacidose diabética.

Administração de líquidos IV

- Inicie com NaCl a 0,9% (SF)
- Calcule o déficit de líquidos pela quantidade de perda segundo o peso (1 kg é igual a 1 ℓ). Infunda líquidos para repor metade da perda estimada mais as necessidades de manutenção (10 a 20 mℓ/kg) nas primeiras 8 a 12 h; a segunda metade, mais as necessidades de manutenção, durante as próximas 16 a 36 h
- Quando o nível de glicemia cair abaixo de 250 mg/dℓ, passe para a glicose a 5% em NaCl a 0,45%
- Monitore rigorosamente os sinais vitais, o eletrocardiograma (ECG) e o equilíbrio hídrico e realize exames laboratoriais, como de glicose na urina e no sangue, eletrólitos, ureia sanguínea e creatinina, osmolaridade sérica, pH sérico arterial ou venoso, cetonas séricas e urinárias, cálcio e fósforo, a cada 1 a 4 h, conforme justificado pela condição.

Administração de insulina

- Administre *bolus* IV de 0,1 unidade/kg de insulina regular, se nenhuma insulina de ação intermediária tiver sido administrada nas últimas 6 a 8 h
- Realize infusão por gotejamento IV contínuo de insulina regular, a uma velocidade de 0,1 unidade/kg/hora
- Continue a insulina IV até que a acidose metabólica seja corrigida (pH acima de 7,3 e bicarbonato superior a 13 a 15) e até o retorno de ruídos hidroaéreos e a possibilidade de ingesta de líquidos VO
- Quando as refeições forem toleradas, inicie a insulina de ação curta ou rápida SC, pelo menos 30 min antes de interromper a insulina IV
- Uma vez estabilizado, retorne ao esquema anterior de insulina ou inicie a terapia com doses convencionais (insulina de ação intermediária com insulina de ação curta) ou a terapia com injeção basal (insulina basal com insulina de ação rápida).

Reposição de potássio e de bicarbonato

- Os níveis séricos iniciais de K estarão normais ou elevados, mesmo com níveis intracelulares baixos. Os níveis séricos decaem à medida que a terapia com insulina impulsiona o K para dentro das células
- Inicie a reposição de K quando o débito urinário e a função renal estiverem estabelecidos
- Acrescente 20 a 40 mEq de KCl a cada litro de líquido
- Monitore as ondas T no ECG à procura de picos (hiperpotassemia) ou achatamento (hipopotassemia)
- A administração de bicarbonato é controversa para corrigir a acidose, mas pode estar indicada em casos de depressão respiratória, diminuição da contratilidade miocárdica ou acidose grave refratária.

Alerta de enfermagem
Evite a infusão de soluções hipertônicas, pois a cetoacidose é acompanhada de déficit profundo de água livre. Reponha lentamente os líquidos para evitar o rápido declínio da osmolaridade sérica, que pode precipitar ocorrência de edema cerebral.

Alerta de enfermagem[3]
Infunda insulina pelo equipo IV (lavagem do equipo) antes da infusão e troque os equipos a cada bolsa, pois a insulina se liga ao plástico do equipo, modificando as concentrações.

[3]N.R.T.: Para a prevenção de adsorção medicamentosa (fenômeno de interação dos agentes farmacológicos com os materiais de confecção dos sistemas de infusão, em especial polímeros), consulte os protocolos institucionais ou o farmacêutico. Existem materiais de infusão de baixa adsorção próprios para a administração desse tipo de fármaco que não requerem a saturação do equipo pelo medicamento (lavagem) antes da infusão.

3. Dieta balanceada com carboidratos controlados e quantidades adequadas de proteínas e de gorduras para suprir as necessidades de energia e crescimento.

Baseado em evidências
Brink, S. (2014). Paediatric and adolescent diabetic ketoacidosis. *Practical Diabetes, 31*(8), 342-7.

Complicações

Agudas

1. Habitualmente reversíveis.
2. A CAD é responsável por 70% das mortes relacionadas com o diabetes em crianças com menos de 10 anos de idade.
3. Edema cerebral – relacionado com o tratamento da CAD; acredita-se que seja devido a um rápido declínio do nível de glicemia, o que causa desvio de líquido para o encéfalo.
4. Hiperglicemia (não tratada ou com tratamento insuficiente).
5. Hipoglicemia (reação insulínica).

Subagudas

Desenvolvem-se no decorrer de um curto período de tempo.

1. Lipo-hipertrofia (aumento tecidual localizado, em consequência de injeções repetidas no mesmo local) – injeções repetidas na mesma área; pode causar absorção anormal.
2. Anormalidades esqueléticas e articulares – mobilidade articular limitada.
3. Parada de crescimento e maturação sexual tardia, devido à insulinização deficiente.

Crônicas

Observadas muito raramente em crianças; entretanto, desenvolvem-se dentro de vários anos a décadas com tratamento inadequado.

1. Retinopatia/cataratas – podem causar cegueira.
2. Neuropatia – periférica e autônoma.
3. Nefropatia – proteinúria/insuficiência renal.
4. Cardiopatia – insuficiência cardíaca.

Avaliação de enfermagem

1. Quando a criança se apresenta pela primeira vez com suspeita de DM:
   a. Obtenha a história de início dos sinais e sintomas das manifestações clínicas.
   b. Avalie os níveis de desidratação e a perda de peso com o nível de apetite.
   c. Verifique a presença de úlceras de cicatrização lenta.
   d. Identifique qualquer odor de fruta no hálito – hálito cetônico, devido à cetose.
   e. Avalie a dor abdominal – pode simular uma apendicite.
2. Para a criança com CAD:
   a. Observe a possibilidade de edema cerebral (redução do nível de consciência) na avaliação inicial e quando se inicia a reposição com líquidos. A reposição de líquido precede e, em seguida, é efetuada concomitantemente com a insulinoterapia.

b. Avalie a função cardíaca – taquicardia com desidratação, arritmias relacionadas com os desequilíbrios de potássio.
c. Avalie a função renal – débito urinário segundo ganhos e perdas, cetonúria, glicosúria.
d. Observe a ocorrência de hipoglicemia – tratamento excessivo com insulina; a correção do nível de glicose deve ser lenta. As reposições IV frequentemente contêm glicose para evitar grandes desvios osmóticos de líquido, que levam ao edema cerebral.

3. Durante o tratamento/acompanhamento de rotina:
   a. Avalie os parâmetros de crescimento – o ganho de peso excessivo pode indicar tratamento excessivo com insulina (a criança come devido à fonte constante). A perda de peso ou a falta de ganho ponderal podem indicar insulinização insuficiente (com perda de calorias não metabolizadas).
   b. Avalie os registros de glicemia e monitore a glicose para o nível de controle e a necessidade de ajuste da insulina. (Verifique os ajustes apropriados da insulina efetuados pelos pais.) A glicose deve ser verificada antes das refeições (pré-prandial) e ao deitar. Os níveis ótimos estão relacionados com a idade.
      i. Crianças com menos de 6 anos de idade: 100 a 180 mg/dℓ pré-prandial; 110 a 200 mg/dℓ ao deitar.
      ii. Crianças de 6 a 12 anos de idade: 90 a 180 mg/dℓ pré-prandial; 100 a 180 mg/dℓ ao deitar.
      iii. Adolescentes de 13 a 19 anos de idade: 90 a 130 mg/dℓ pré-prandial; 90 a 150 mg/dℓ ao deitar.
   c. Obtenha uma história de qualquer reação hipoglicêmica – especifique a hora do dia, o registro nutricional e o exercício e a atividade.
   d. Examine os locais de injeção – procure sinais de lipo-hipertrofia.
   e. Procure sinais de hiperglicemia – poliúria, polidipsia. A criança precisa levantar à noite para ir ao banheiro?

Diagnósticos de enfermagem

- Volume de líquidos deficiente, relacionado com diurese osmótica e vômitos
- Nutrição desequilibrada: menor do que as necessidades corporais, devido ao catabolismo metabólico em consequência da ausência de insulina
- Conhecimento deficiente, relacionado com o manejo da insulina
- Conhecimento deficiente, relacionado com o monitoramento da glicemia
- Risco de glicemia instável
- Medo/ansiedade da criança e da família relacionados com o diagnóstico, o tratamento e os procedimentos.

Intervenções de enfermagem

Restauração do equilíbrio hídrico

1. Administre líquidos IV, conforme prescrição.
2. Monitore o equilíbrio hídrico, a PA, os resultados dos eletrólitos séricos e o peso diário.
3. Comunique imediatamente os resultados anormais de sódio e potássio.
4. Procure sinais de desidratação – pele e mucosas secas, constipação intestinal.
5. Incentive ingesta de líquidos orais, quando possível.

Suprimento das necessidades nutricionais

1. Forneça uma dieta adequada à criança e explique à família sobre a dieta.
   a. O plano mais comum para as refeições baseia-se na contagem de carboidratos. Esse tipo de plano oferece flexibilidade e várias escolhas. As necessidades totais de carboidratos são calculadas; em seguida, os rótulos podem ser lidos, e as tabelas, consultadas para determinar a quantidade de gramas de carboidratos por porção de alimento consumido. A dose de insulina baseia-se na quantidade total de carboidratos consumidos; por exemplo, 1 unidade de insulina de ação curta ou rápida para cada 15 g de carboidratos.
   b. Em certas ocasiões, é necessária uma dieta mais rígida e estritamente controlada.
   c. A dieta deve ser composta de cerca de 55% de carboidratos, 30% de gorduras e 15% de proteínas.
      i. Algumas dietas são restritas em carboidratos, gorduras saturadas e colesterol e podem basear-se no método de troca, conforme recomendado pela American Diabetes Association.
      ii. Cerca de 70% do conteúdo de carboidratos devem provir de carboidratos complexos, como amido.
      iii. Deve-se incentivar o consumo de alimentos com alto teor de fibras.
      iv. Todas as dietas precisam fornecer um aporte calórico suficiente para a atividade e o crescimento; proteínas suficientes para o crescimento; e as vitaminas e os minerais necessários.
   d. Os alimentos são distribuídos ao longo do dia para acomodar a ação máxima e variável da insulina. A distribuição pode ser ajustada para quantidades maiores ou menores de exercício.
   e. Inclua líquidos contendo açúcar (refrigerantes, sucos, leite) na contagem de carboidratos.
   f. Determine os hábitos nutricionais da criança, de modo que a adesão à dieta controlada seja mais fácil.
   g. Inclua a criança e os pais no planejamento das refeições o mais cedo possível.
   h. Possibilite que a criança tenha uma atividade normal enquanto estiver hospitalizada, de modo que o resultado observado do controle nutricional seja válido. Como o nível de atividade da criança geralmente diminui durante a permanência no hospital, ela e a família precisam compreender que a insulina e as necessidades nutricionais serão alteradas por ocasião da alta.
   i. Permita que o paciente faça a refeição com outras crianças.
   j. Certifique-se de que a criança esteja aderindo à dieta prescrita e compreenda a justificativa disso.
   k. Encaminhe a família a um nutricionista para planejamento e educação adicionais.

Aumento do conhecimento sobre a administração de insulina

1. A insulina deve ser administrada conforme orientação. Os análogos de insulina de ação rápida, lispro e asparte, começam a atuar imediatamente e devem ser administrados logo antes da refeição. Se estiver tomando insulina regular, a criança não deve se alimentar até 20 a 30 minutos depois da injeção.
2. Esteja alerta para os principais tipos de insulina e seus efeitos.
3. Elabore um plano sistemático para as injeções, dando ênfase ao revezamento dos locais de injeção (Figura 50.3).
   a. As regiões superiores dos braços e das coxas constituem os locais mais aceitáveis para injeção em criança; entretanto, as áreas externas do abdome ou dos quadris também podem ser utilizadas.
   b. As injeções subsequentes são administradas a uma distância de cerca de 2,5 cm.
   c. Diretrizes para os locais de injeção:
      i. Braços – comece abaixo do músculo deltoide e termine a um palmo de largura acima do cotovelo. Comece na linha mediana e progrida lateralmente, utilizando apenas a face externa.
      ii. Coxas (Figura 50.4) – comece a um palmo de largura abaixo do quadril e termine a um palmo de largura acima do joelho. Comece na linha mediana e progrida lateralmente, utilizando apenas a face anterior externa.
      iii. Abdome – evite a linha da cintura e 2,5 cm ao redor da cicatriz umbilical.
      iv. Nádegas – utilize o quadrante superior externo das nádegas.

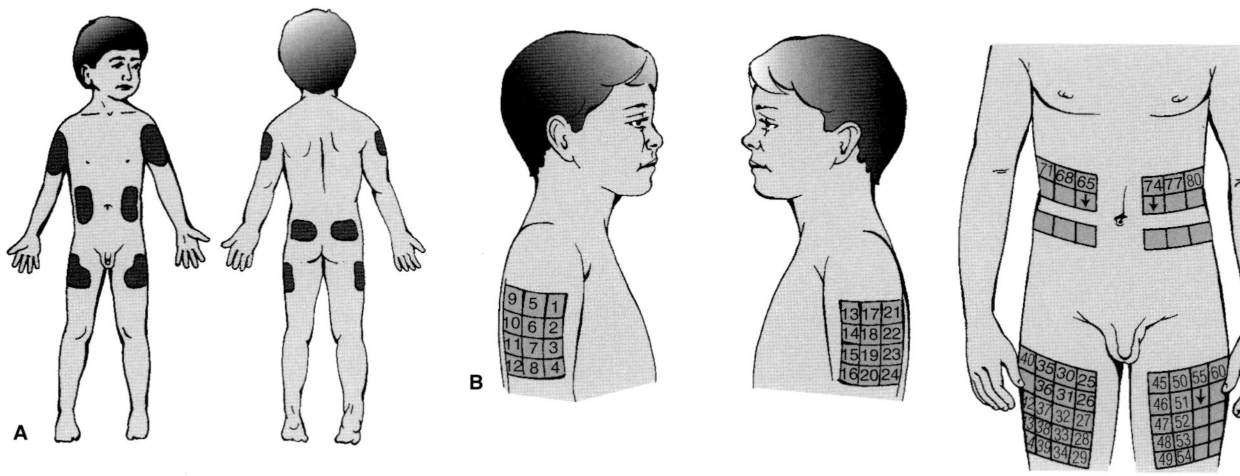

Figura 50.3 **A.** Os locais de injeção de insulina são a parte superior externa dos braços, as coxas e a área do abdome. **B.** Os locais de injeção são revezados, sendo as injeções subsequentes aplicadas a uma distância de cerca de 2,5 cm.

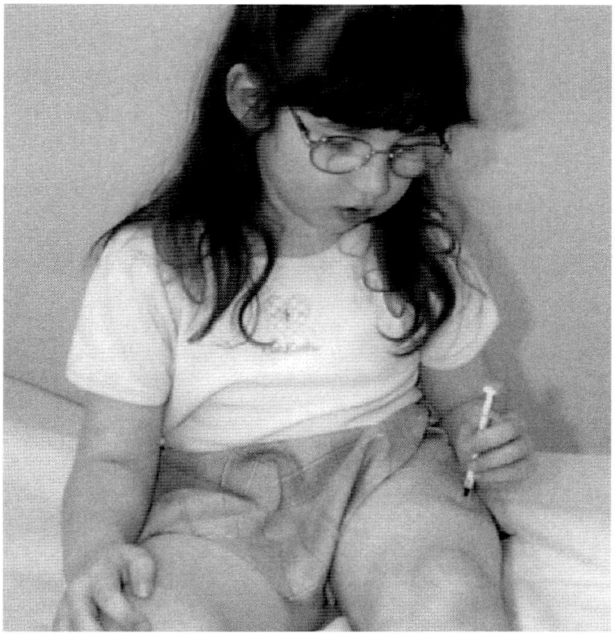

Figura 50.4 Aplicação de insulina por uma criança.

4. Certifique-se de que a escala da seringa corresponda à unidade de concentração no frasco de insulina. Prefere-se a insulina 100-U, pois proporciona a administração da menor quantidade possível. Outras concentrações de insulina raramente são utilizadas.
5. Os frascos abertos de insulina podem ser conservados à temperatura ambiente ou na geladeira. Os frascos abertos devem ser descartados depois de 28 dias. Utilize a insulina à temperatura ambiente.[4]
   a. O frasco em uso pode ser conservado à temperatura ambiente durante cerca de 1 mês, sem perder nenhum efeito apreciável.
   b. Os frascos adicionais devem ser conservados na geladeira.
6. Os injetores do tipo caneta de insulina (com solução pronta para aplicação ou que utilizam cartuchos) são cada vez mais populares. Em geral, os injetores do tipo caneta são mantidos à temperatura ambiente, uma vez abertos, e descartados depois de 28 dias; verifique as orientações do fabricante. Todos os injetores do tipo caneta de insulina exigem a remoção do ar do injetor antes da administração de *cada* dose.
7. Misture as soluções de insulina, como NPH e ultralenta, agitando completamente o frasco (fazê-lo girar pode não ser efetivo).
8. Administre insulina por via subcutânea. Não aspire.
9. Examine atentamente a pele à procura de sinais de irritação local. Evite o local de injeção por várias semanas se forem observados sinais de irritação local.
10. Examine a pele à procura de exantema, o que indica uma reação alérgica à insulina (rara com as formulações mais modernas). Notifique imediatamente o médico se houver uma reação alérgica.
11. Fique alerta quanto a fatores que modificam a necessidade e a utilização de insulina, sobretudo exercício e infecção.
    a. O exercício tende a reduzir o nível de glicemia. Incentive a atividade normal, regulada tanto em sua quantidade quanto em sua duração.
    b. A presença de infecção ou doença aumenta a necessidade de insulina da criança (a insulina continua sendo administrada durante a doença). Fique alerta quanto a sinais de infecção e de desidratação.
12. Incentive a criança a expressar seus sentimentos sobre as injeções. Ela pode ser ajudada a dominar o medo das injeções obtendo o controle da situação por meio de brincadeiras e da participação ativa no procedimento.

Alerta farmacológico
Nenhuma das insulinas basais (detemir, glargina ou glusilina) foi aprovada pela Food and Drug Administration para ser associada a nenhuma outra insulina.[5]

Fornecimento de informações sobre o monitoramento do nível de glicemia

1. Explique à criança e aos pais o método escolhido para monitoramento da glicemia.
2. O procedimento requer uma gota de sangue (obtida por punção digital), uma fita reagente e um medidor de glicose.

[4]N.R.T.: A estabilidade de medicamentos deve ser confirmada, segundo recomendações de cada fabricante e/ou protocolo institucional.

[5]N.R.T.: No Brasil, oriente-se pelos protocolos institucionais para insulinoterapia. Pode ser consultado o parecer técnico de março de 2019, da Comissão Nacional de Incorporação de Tecnologias no SUS (Conitec), denominado "Insulinas análogas de ação prolongada para o tratamento de diabetes melito tipo I". Disponível em *http://conitec.gov.br/images/Relatorios/2019/Relatorio_Insulinas_Analogas_DM1.pdf*.

3. As orientações específicas para a realização do procedimento variam de acordo com o material utilizado e precisam ser seguidas explicitamente.
4. As medidas de glicemia costumam ser realizadas 4 vezes/dia – antes das refeições e ao deitar.
5. Outros exames de sangue são úteis durante episódios de sintomas hipoglicêmicos ou outras situações problemáticas.
6. Os exames de urina para avaliação do nível de cetonas devem ser realizados se a criança estiver enferma ou se o nível de glicemia for superior a 240 mg/100 dℓ.
7. Registre os resultados da glicemia acuradamente.
   a. Utilize um formulário padrão para o registro, de modo que a informação seja clara e prontamente disponível.
   b. Ajude a criança a entender como a doença é controlada, ensinando-a a testar seu próprio sangue, a registrar os resultados e a comunicar as informações ao médico ou aos pais.

Identificação e controle da hipoglicemia

1. Disponha de glucagon para injeção se ocorrer uma reação hipoglicêmica, e a criança ficar inconsciente, apresentar convulsão ou for incapaz de deglutir líquidos com segurança ou se estiver se debatendo. Administre 0,5 a 1 mg por via IM ou subcutânea e avalie a resposta.
2. Explique à família as causas, os sinais e os sintomas e o tratamento da hipoglicemia.
   a. Causas comuns:
      i. Superdosagem de insulina.
      ii. Redução na dieta ou aumento do exercício sem cobertura calórica suficiente.
   b. Sintomas:
      i. Tremores, tontura.
      ii. Sudorese, apreensão.
      iii. Taquicardia.
      iv. Fome, fraqueza.
      v. Sonolência, comportamento incomum.
      vi. Confusão mental.
      vii. Convulsões, coma.
   c. Esteja preparado para fornecer comprimidos de glicose, suco de laranja, torrão de açúcar ou outro alimento contendo açúcares simples mantendo-os prontamente disponíveis.
3. Investigue um padrão de atividade ou uma hora do dia que preceda as reações hipoglicêmicas e trabalhe com a família para modificar o comportamento, de modo a evitar as reações.
4. Quando prescrito, explique e demonstre à criança e à família como utilizar um *kit* de emergência para injeção de glucagon.
5. Se não houver glucagon disponível, e a criança não responder, entre em contato com o sistema de atendimento de emergência.

Redução do medo e da ansiedade

1. Explique a necessidade e o propósito de cada exame à criança e aos pais. Possibilite que a criança expresse seus sentimentos e chore se estiver com medo. Quando apropriado, demonstre inicialmente os procedimentos em si próprio (p. ex., punções digitais para testar a glicose, possibilitando que os pais apliquem uma injeção de solução salina para praticar a injeção de insulina).
2. Explique à família a fisiopatologia do diabetes. A compreensão do processo patológico ajuda a entender o tratamento e os sinais e sintomas. Avalie o nível de conhecimento fazendo com que a família expresse com suas próprias palavras o conhecimento que tem sobre o manejo da doença.
3. Possibilite aos pais que expressem seus sentimentos sobre as expectativas de seu desempenho. Ressalte que o aprendizado ocorre por meio da prática efetiva. Ajude os pais a efetuar as tarefas necessárias (punções digitais, injeções de insulina) para adquirir confiança. Dê aos pais objetivos e orientações claras para o tratamento domiciliar.
4. Ressalte que a doença da criança também é agora a doença da família. Apenas os alimentos apropriados para a criança devem entrar em casa. Ressalte o fato de que ela não precisa de "alimentos especiais" diferentes daqueles da família.
5. Alerte os pais de que o enfoque na criança pode acarretar rivalidade por parte dos irmãos. Incentive a participação de todos os membros da família para tornar o lar sadio e estimule os pais a também dispensar uma atenção individual às crianças que não são diabéticas.
6. Explique à criança que ela não foi responsável pela ocorrência da doença – habitualmente, as crianças pequenas culpam-se pelos acontecimentos "ruins" que ocorrem com elas. Ajude o paciente a entender que o bom controle constitui o fator essencial para participar de todas as atividades habituais. A perspectiva deve ser de que ela é uma "criança com diabetes", e não uma "criança diabética".

Considerações sobre atendimento domiciliar e na comunidade

1. Faça uma avaliação da casa quanto aos recursos nutricionais adequados.
2. Explique mais uma vez sobre a importância da adesão da família à administração de insulina e do monitoramento do nível de glicemia.
3. Explique mais uma vez e avalie a capacidade da família de responder à hipoglicemia.
4. Certifique-se de que a escola seja capaz de acompanhar o plano de tratamento quanto à administração de insulina, o exercício planejado e as horas das refeições, bem como a resposta à hipoglicemia.
5. Quando a criança estiver enferma, avalie quanto à presença de desidratação, hiperglicemia e cetonúria. Ensine a família a monitorar a alteração, manter o uso de insulina e notificar o médico. (Ver, no Capítulo 25, as Diretrizes para educação do paciente 25.1.)

Educação da família e manutenção da saúde

A educação do paciente ou dos pais constitui um dos aspectos mais importantes nos cuidados de enfermagem da criança com diabetes melito. É essencial uma educação detalhada nas seguintes áreas:

1. Influência do exercício, do estresse emocional e de outras doenças sobre as necessidades de insulina e dieta.
2. Reconhecimento dos sintomas de choque insulínico e de acidose diabética e conhecimento do tratamento de emergência.
3. Prevenção da infecção:
   a. Faça uma higiene corporal regular, com atenção especial para os cuidados dos pés.
   b. Comunique qualquer solução de continuidade da pele. Trate-a imediatamente.
   c. Utilize apenas calçados bem ajustados; não utilize vinil nem plástico, que não possibilitam uma ventilação adequada. Evite calos e bolhas. Explique à criança para não andar descalça.
   d. Vista a criança de modo apropriado para o clima.
   e. Providencie que a criança tenha exames odontológicos regulares, com manutenção a cada 6 meses.
   f. Acompanhe as imunizações de rotina, de acordo com o calendário atualizado; é necessário que a criança receba vacinação contra gripe anualmente.
4. Medidas de precaução:
   a. Providencie um cartão de identificação para a criança, declarando que ela tem diabetes, com nome, endereço, número de telefone e nome e número de telefone do médico.
   b. Sugira uma fonte simples e conveniente de açúcar que possa ser facilmente levada pela criança ou pelos pais no bolso, em uma bolsa ou mochila, de modo que esteja disponível caso apareçam sintomas de hipoglicemia. Um bom exemplo são comprimidos de glicose, gel de glicose, cinco torrões de açúcar ou glacê para decoração de bolo vendido em tubo.
   c. Ajude a família a discutir a doença da criança com o enfermeiro da escola e outros adultos responsáveis que estejam em contato íntimo com o paciente (p. ex., professores, líderes de escoteiros).

d. Avise aos pais que os frascos de insulina devem ser levados com a pessoa ao viajar, visto que a bagagem pode ficar sujeita a temperaturas extremas e a pressões incompatíveis com a estabilidade da insulina. Se necessário, pode-se utilizar uma bolsa térmica para manter a insulina na temperatura apropriada.

5. Acompanhamento com o clínico ou o pediatra quanto a imunizações, todos os exames de rotina de saúde e avaliações do crescimento e desenvolvimento.
6. Para informações adicionais e apoio, encaminhe para agências como a American Diabetes Association, *www.diabetes.org*; e a Juvenile Diabetes Research Foundation International, *www.jdrf.org*.[6]

Reavaliação: resultados esperados

- Ausência de sinais de desidratação
- Os pais e a criança descrevem um plano consistente de refeições
- A criança e os pais demonstram a técnica correta de administração de insulina
- A criança e os pais demonstram a técnica correta de monitoramento da glicose
- A criança e os pais verbalizam as causas, os sinais e sintomas e o tratamento da hipoglicemia
- A criança e os pais falam abertamente sobre o diabetes, fazem perguntas apropriadas e não choram.

Alerta de transição de cuidado

Após o estresse de ter uma criança hospitalizada, a família necessita de apoio na fase de transição para o domicílio ou outro local de assistência posterior. É fundamental que a família receba orientações completas e em linguagem compreensível sobre cuidados domiciliares, medicações e marcação de consultas de acompanhamento. Caso tenha optado por cuidados de enfermagem domiciliares, a família deve conhecer a agência que oferece esses serviços e quando podem esperar uma comunicação sobre essa assistência. As famílias devem receber orientações detalhadas por escrito (e, se necessário, com ilustrações para melhor compreensão) sobre os sinais e sintomas a serem monitorados, passíveis de sugerir agravamento do estado da criança. As crianças com distúrbios metabólicos e endócrinos necessitam de cuidadoso monitoramento, com avaliações laboratoriais frequentes. Os cuidadores familiares podem necessitar de orientações adicionais e material de monitoramento para continuar a realizar cuidados apropriados no ambiente domiciliar.

Provavelmente, o tratamento dos distúrbios metabólicos e endócrinos pode exigir modificações na rotina diária da escola e no local de trabalho (para adolescentes e adultos jovens). Os enfermeiros devem conhecer as diretrizes estaduais e federais para documentação do IEP e do plano 504, de modo a acomodar as necessidades para manter os melhores resultados dessas condições.[7]

[6]N.R.T.: No Brasil, informe à criança e à família que podem ser obtidas informações na Sociedade Brasileira de Diabetes (*https://www.diabetes.org.br/publico*) e na Sociedade Brasileira de Endocrinologia e Metabologia (*https://www.endocrino.org.br*), entre outras instituições.

[7]N.R.T.: Os Individualized Education Programs (IEP) e o plano 504 são diretrizes norte-americanas para a aplicação de planejamento formal de suporte e acompanhamento de crianças com necessidades especiais de saúde nas escolas. No Brasil, os programas de educação nos estados e municípios devem direcionar as ações do enfermeiro a fim de garantir a proteção da criança e a promoção de sua saúde, proibindo qualquer discriminação decorrente de deficiência ou doença crônica, como o diabetes, a exemplo da Lei 16.925 do Estado de São Paulo (*https://governo-sp.jusbrasil.com.br/legislacao/664566892/lei-16925-19-sao-paulo-sp*).

BIBLIOGRAFIA

Acerini, C., Albanese, F., Casey, A., et al. (2012). Initiating growth hormone therapy for children and adolescents. *British Journal of Nursing*, 21(18), 1091–1097.

Adis Medical Writers. (2018). Diagnose and treat paediatric hypothyroidism promptly to achieve optimal growth and developmental outcomes. *Drugs & Therapy Perspectives*, *34*(3), 116–120.

Alois, C., & Rizzolo, D. (2017). Diabetic ketoacidosis: Heralding type 1 diabetes in children. *Journal of the American Academy of Physician Assistants*, 30(7), 20–23.

Alvar, C., Coddington, J., Foli, K., et al. (2017). Depression in the School-Aged Child with Type 1 Diabetes: Implications for Pediatric Primary Care Providers. *Journal of Pediatric Health Care*, 32(1), 43–52.

Amedro, P., Tahhan, N., Bertet, H., et al. (2017). Health-related quality of life among children with Turner syndrome: Controlled cross-sectional study. *Journal of Pediatric Endocrinology and Metabolism*, 30(8), 863–868.

American Association of Diabetes Educators. (2016). *Management of children with diabetes in the school setting*. AADE Position Statement. Available: *https://www.diabeteseducator.org/docs/default-source/practice/practice-resources/position-statements/diabetes-in-the-school-setting-position-statement_final.pdf*

Barry, S., Teplitsky, L., Wagner, D., et al. (2017). Partnering with Insurers in Caring for the Most Vulnerable Youth with Diabetes: NICH as an Integrator. *Current Diabetes Report*, 17(4), 26.

Brink, S. (2014). Paediatric and adolescent diabetic ketoacidosis. *Practical Diabetes*, 31(8), 342–347.

Chan, C., McFann, K., Newnes, L., et al. (2014). Hemoglobin A1c assay variations and implications for diabetes screening in obese youth. *Pediatric Diabetes*, 15(8), 557–563.

Collin, J., Whitehead, A., & Walker, J. (2016). Educating children and families about growth hormone deficiency and its management: Part 1. *Nursing Children and Young People*, 28(1), 32–37.

Collin, J., Whitehead, A., & Walker, J. (2016). Educating children and families about growth hormone deficiency and its management: Part 2. *Nursing Children and Young People*, 28(2), 30–36.

Copeland, K., Silverstein, J., Moore, K., et al. (2013). Clinical practice guideline: Management of newly diagnosed type 2 diabetes mellitus (T2DM) in children and adolescents. *Pediatrics*, 131(2), 364–382. Available: *http://pediatrics.aappublications.org/content/early/2013/01/23/peds.2012–3493*

Cremonesini, L. (2017). Type 2 diabetes in children and its association with obesity. *Independent Nurse*, 7, 17–20.

D'Adamo, E., & Caprio, S. (2011). Type 2 diabetes in youth: Epidemiology and pathophysiology. *Diabetes Care*, 34(Suppl. 2), S161–S165.

Davies, K. (2015). Understanding clinical investigations in children's endocrinology. *Nursing Children and Young People*, 27(8), 26–36.

Di lorgi, N., Allegri, A., Napoli, F., et al. (2014). Central diabetes insipidus in children and young adults: Etiological diagnosis and long-term outcome of idiopathic cases. *Journal of Clinical Endocrinology and Metabolism*, 99(4), 1264–1272.

Erlichman, I., Mimouni, F., Erlichman, M., et al. (2016). Thyroxine-Based Screening for congenital Hypothyroidism in Neonates with Down Syndrome. *Journal of Pediatrics*, 173, 165–168.

Fuhrman, B., & Zimmerman, J. (2016). *Pediatric critical care* (5th ed.). Philadelphia, PA: Elsevier.

Garvey, K., Wolpert, H., Rhodes, E., et al. (2012). Health care transition with patients with type 1 diabetes: Young adult experiences and relationship to glycemic control. *Diabetes Care*, 35(8), 1716–1722.

Gravholt, C., Andersen, N., Conway, G., et al. (2017). Clinical practice guidelines for the care of girls and women with Turner syndrome: Proceedings from the 2016 Cincinnati International Turner Syndrome Meeting. *European Journal of Endocrinology*, 177(3), G1–G70.

Hamilton, H., Knudsen, G., Vaina, C., et al. (2017). Children and young people with diabetes: Recognition and management. *British Journal of Nursing*, 26(6), 340–347.

Hilton, L. (2017). HbA1C predictive of pediatric diabetes. *Contemporary Pediatrics*, 34(2), 30–32.

Hunter, F., & Calikoglu, A. (2016). Etiological and clinical characteristics of central diabetes insipidus in children: a single center experience. *International Journal of Pediatric Endocrinology*, 2/11/2016, 1–5.

Ilkowitz, J., Choi, S., Rinke, M., et al. (2016). Pediatric Type 1 Diabetes: Reducing Admission Rates for Diabetes Ketoacidosis. *Quality Management in Health Care*, 25(4), 231–237.

Jacob, H., & Peters, C. (2015). Screening, diagnosis and management of congenital hypothyroidism: European Society for Paediatric Endocrinology Consensus Guideline. *Archives of Disease in Childhood*, 100(5), 260–263.

Kearsey, I., Hutson, J., & Hutson, J. M.. (2017). Disorders of sex development (DSD): Not only babies with ambiguous genitalia: A practical guide for surgeons. *Pediatric Surgery International*, 33(3), 355–361.

Kirk, J. (2012). Indications for growth hormone therapy in children. *Archives of Disease in Childhood*, 97(1), 63–68.

Le Gresley, H., Palmer, S., & Paul, S. (2016). Diagnostic dilemma. *Emergency Nurse*, 24(8), 14.

Marathe, P., Gao, H., & Close, K. (2017). American Diabetes Association of Medical Care in Diabetes 2017. *Journal of Diabetes*, 9(4), 320–324.

Moloney, S., Murphy, N., & Collin, J. (2015). An overview of the nursing issues involved in caring for a child with adrenal insufficiency. *Nursing Children and Young People*, 27(7), 28–36.

Morris, A. (2017). Genetics: New insights into Turner syndrome. *Nature Review Endocrinology*, 13(8), 439.

Nierengarten, M. (2016). Hypothyroidism in children. *Contemporary Pediatrics*, 33(5), 29–33.

Nierengarten, M. (2016). Pitfalls in pediatric type 1 diabetes management. *Contemporary Pediatrics*, 33(4), 16–20.

Palmert, M., & Dunkel, L. (2012). Delayed puberty. *New England Journal of Medicine*, 355(5), 443–453

Pierce, J., Kozikowski, C., Lee, J., et al. (2017). Type 1 diabetes in very young children: A model of parent and child influences on management and outcomes. *Pediatric Diabetes*, 18(1), 17-25.

Rechenberg, K., Whittemore, R., Grey, M., et al. (2016). Contribution of income to self-management and health outcomes in pediatric type 1 diabetes. *Pediatric Diabetes*, 17(2), 120–126.

Rechenberg, K., Whittenmore, R., & Grey, M. (2017). Anxiety in youth with type 1 diabetes. *Journal of Pediatric Nursing*, 32, 64–71.

Rose, S., Cook, D., & Fine, M. (2014). Growth hormone therapy guidelines: Clinical and managed care perspectives. *American Journal of Pharmacological Benefits*, 6(5), e134–e146.

Rothkopf, A., & John, R. (2014). Understanding disorders of sexual development. *Journal of Pediatric Nursing*, 29(5), 23–24.

Silva, N., Bullinger, M., Sommer, R., et al. (2018). Children's psychosocial functioning and parents' quality of life in paediatric short stature: The mediating role of caregiving stress. *Clinical Psychology & Psychotherapy, 25*(1), e017–e118.

Skinner, T., Lange, K., Hoey, H., et al. (2018). Targets and teamwork: Understanding difference in pediatric diabetes centers treatment outcomes. *Pediatric Diabetes, 19*(3), 559–565.

Sy, V. (2016). Empowering staff nurses as primary educators to children with type 1 diabetes. *Pediatric Nursing*, 42(5), 247–251.

Tishelman, A., Shumer, D., & Nahata, L. (2017). Disorders of Sex Development: Pediatric Psychology and the Genital Exam. *Journal of Pediatric Psychology*, 42(5), 530–543.

U.S. Preventive Services Task Force. (2008). *Screening for congenital hypothyroidism in newborns: Clinical summary of U.S. Preventive Services Task Force recommendation* (AHRQ Publication No. 08-05109-EF-3). Rockville, MD: Agency for Healthcare Research and Quality. Available: *www.ahrq.gov/clinic/uspstf08/conhyposum.htm*

Villamor, E., & Jansen, E. (2016). Nutritional Determinants of the Timing of Puberty. *Annual Review of Public Health, 37,* 33–46.

Waddell, J. (2017). An update on type 2 diabetes management in primary care. *Nurse Practitioner*, 42(8), 20–29.

Williams, J., Paul, D., & Bisset, G. (2013). Thyroid disease in children: Part 1: State-of-the-art imaging in pediatric hypothyroidism. *Pediatric Radiology*, 43(10) 1244–1253

CAPÍTULO

51

Oncologia Pediátrica

DISTÚRBIOS ONCOLÓGICOS EM PEDIATRIA

Baseado em evidências
American Cancer Society. (2018). Cancer facts and figures. Atlanta, GA. Disponível em: *https://www.cancer.org/content/dam/cancer-org/research/cancer-facts-and-statistics/annual-cancer-facts-andfigures/2018/cancer-facts-and-figures-2018.pdf.*

O câncer constitui a principal causa de morte por doença em crianças de 1 a 14 anos de idade. Nos EUA, a incidência de câncer teve um aumento lento, de 0,6% por ano, desde 1975, entre crianças de 1 a 14 anos, com estimativa de 10.270 novos casos em 2017. Em contrapartida, nos EUA, as mortes por câncer infantil continuaram declinando, anualmente, em mais de dois terços de 1969 (6,5 em 100.000) a 2014 (2,0 em 100.000). Em 2017, a estimativa é de aproximadamente 1.190 mortes em consequência da doença. Existem poucos fatores de risco conhecidos ligados ao câncer infantil; entretanto, a incidência de tipos específicos de câncer está relacionada com a idade, o sexo, os antecedentes étnicos e a região geográfica.[1]

Os tipos mais comuns de câncer em crianças (por ordem de frequência) são leucemia (29%), cânceres do cérebro e do sistema nervoso central (SNC) (26%), neuroblastoma (6%), tumor de Wilms (5%), linfoma (8%), rabdomiossarcoma (3%), osteossarcoma (2%), retinoblastoma (2%) e câncer ósseo (1%). Os cânceres em crianças são tratados por meio de cirurgia, radioterapia e quimioterapia, transfusão de sangue e transplante de medula óssea, imunoterapia e terapia gênica.[2]

Os cânceres em adolescentes (15 a 19 anos de idade) diferem ligeiramente dos que acometem crianças quanto ao tipo e distribuição. Por exemplo, os tumores cerebrais e outros tumores do sistema nervoso (21%) e os linfomas (20%) são igualmente comuns. A leucemia está em terceiro lugar (13%), seguida dos tumores de células germinativas e gonadais (11%) e do carcinoma de tireoide (11%). O melanoma cutâneo responde por 4% dos cânceres diagnosticados em adolescentes.

Leucemia linfocítica aguda

Baseado em evidências
Hunger, S. P., & Mullighan, C. G. (2015). Acute lymphoblastic leukemia in children. *New England Journal of Medicine, 373*(16), 1541-52.

National Cancer Institute. (2017). Childhood acute lymphoblastic leukemia treatment (PDQ) – Health professional version. Disponível em: *www.cancer.gov/types/leukemia/hp/childall-treatment-pdq.*

A *leucemia linfocítica aguda (LLA)* é um distúrbio primário da medula óssea, em que os elementos medulares normais são substituídos por células blásticas imaturas ou indiferenciadas. Quando há depleção da quantidade de medula normal abaixo do nível necessário para manter os elementos do sangue periférico na faixa normal, ocorrem anemia, neutropenia e trombocitopenia. A LLA constitui a neoplasia maligna mais comum em crianças e representa mais de um quarto de todos os cânceres pediátricos (29%). Observa-se o pico de incidência em crianças entre 2 e 5 anos de idade, e, subsequentemente, a incidência diminui com a idade. Nos EUA, a incidência anual da LLA é de 3,7 a 4,9 casos por 100.000 crianças de 0 a 14 anos de idade. Os avanços no tratamento do câncer levaram a uma acentuada melhora, de mais de 80%, nas taxas de sobrevida entre crianças. É mais comum em crianças brancas e hispânicas e mais frequente nos meninos do que nas meninas.

Fisiopatologia e etiologia

1. A causa exata da LLA permanece desconhecida.
2. Em alguns casos, há suspeita de fatores ambientais, bem como fatores genéticos e anormalidades cromossômicas.
3. A LLA resulta do crescimento de um tipo anormal de leucócito agranular e frágil nos tecidos hematopoéticos, sobretudo na medula óssea, no baço e nos linfonodos.
4. O linfoblasto anormal possui pouco citoplasma e um núcleo arredondado e homogêneo (Figura 51.1).
5. A LLA é classificada de acordo com o tipo de célula envolvida: leucemia linfoblástica T ou leucemia linfoblástica B.
6. Os elementos normais da medula óssea podem ser deslocados ou substituídos nesse tipo de leucemia.

[1]N.R.T.: Em países em desenvolvimento, como o Brasil, o câncer alcança entre 3 e 10% na população infantojuvenil. As leucemias são as mais frequentes (26%), seguidas por outros tumores: epiteliais (14%), linfomas (14%) e do SNC (13%). Corresponde a 7,9% entre todas as causas de mortalidade e a segunda maior causa de morte em todas as regiões brasileiras. Spironello RA *et al.* Mortalidade infantil por câncer no Brasil. *Saúde Pesq.* 2020;13(1):115-122.

[2]N.R.T.: Em crianças de 0 a 4 anos de idade, a frequência de mortes com relação ao tipo de câncer indicou que as neoplasias do SNC apresentam mortalidade de 36,27%; seguidas por neuroblastomas com 32,13%; leucemias, com 29,31%; e neoplasias dos tecidos moles, 21,56%.

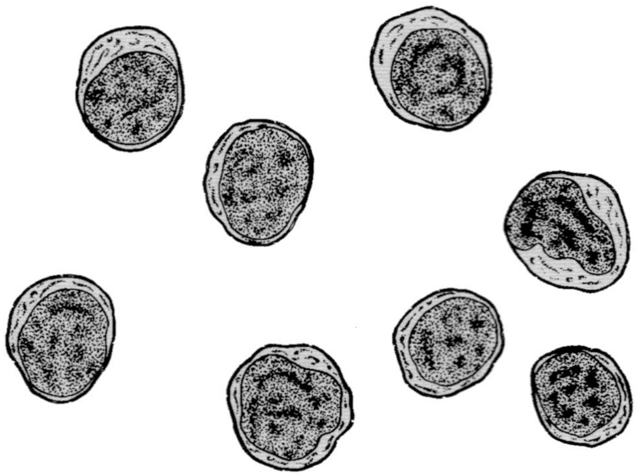

Figura 51.1 Linfoblasto anormal na leucemia linfocítica aguda.

7. As alterações observadas no sangue e na medula óssea resultam do acúmulo de células leucêmicas e da deficiência de células normais.
   a. Os precursores eritroides e os megacariócitos, a partir dos quais as plaquetas são formadas, estão diminuídos, causando anemia, sangramento prolongado e incomum, tendência à formação fácil de equimoses e petéquias.
   b. Os leucócitos normais estão significativamente diminuídos, predispondo a criança à infecção.
   c. A medula óssea exibe hiperplasia, com aparência uniforme produzida pelas células leucêmicas.
8. As células leucêmicas podem infiltrar-se nos linfonodos, no baço e no fígado, causando adenopatia difusa e hepatoesplenomegalia.
9. A expansão da medula óssea ou a infiltração de células leucêmicas no interior do osso provocam dor óssea e articular.
10. A invasão do SNC por células leucêmicas pode causar cefaleia, vômitos, paralisia de nervos cranianos, convulsões, coma, papiledema e visão turva ou diplopia.
11. Podem ocorrer perda de peso, emaciação muscular e fadiga quando as células ficam privadas de nutrientes, devido às enormes necessidades metabólicas das células leucêmicas em proliferação.

Manifestações clínicas

1. As manifestações dependem do grau de comprometimento da medula óssea e da localização e extensão da infiltração extramedular.
2. Sintomas de apresentação:
   a. Fatigabilidade.
   b. Mal-estar generalizado, apatia.
   c. Febre persistente de causa desconhecida.
   d. Infecção recorrente.
   e. Petéquias, púrpura e equimoses após traumatismo mínimo.
   f. Palidez.
   g. Linfadenopatia generalizada.
   h. Dor abdominal causada pela organomegalia.
   i. Dor óssea e articular.
   j. Cefaleia e vômitos (com comprometimento do SNC).
3. Os sintomas de apresentação podem ser isolados ou podem ocorrer em qualquer combinação ou sequência.

Avaliação diagnóstica

1. Pode haver alteração nas contagens de células do sangue periférico. Os exames de sangue podem revelar:
   a. Baixos valores de hemoglobina, da contagem de eritrócitos, do hematócrito e da contagem de plaquetas.
   b. Contagem de leucócitos diminuída, elevada ou normal.
2. O exame de medula óssea e o exame do esfregaço de sangue periférico corado revelam grandes números de linfoblastos e linfócitos.
3. Punção lombar para avaliar a existência de linfoblastos no SNC, de modo a determinar se há comprometimento deste.
4. As provas de função renal e hepática determinam as contraindicações ou precauções com relação à quimioterapia.
5. A radiografia de tórax estabelece a existência de massa mediastinal ou pneumonia.
6. Os títulos de varicela e citomegalovírus determinam o risco de infecção.
7. O SNC e os testículos constituem locais de "santuário"; o tratamento e a vigilância do SNC constituem a abordagem padrão, e realiza-se um exame físico para a avaliação dos testículos.

Manejo

1. A terapia de suporte está indicada para controlar as complicações da doença, como hiperuricemia, desequilíbrio eletrolítico, infecção, anemia, sangramento, dor, náuseas/vômitos e fadiga.
2. A terapia específica é necessária para erradicar as células malignas e restaurar a função normal da medula óssea.
3. Utiliza-se a quimioterapia para obter remissão completa, com normalização do sangue periférico e dos achados físicos; é administrada por meio de cateter central de demora ou implantável (Tabela 51.1).
4. Embora não exista nenhuma terapia de padronização universal aceita para o tratamento de crianças com LLA, a maioria dos centros de oncologia adota protocolos semelhantes, que utilizam uma combinação de medicamentos.

Tabela 51.1 Agentes quimioterápicos utilizados comumente no tratamento da leucemia linfocítica aguda.

Agente quimioterápico	Efeitos colaterais comuns
Asparaginase	Dor no local de injeção Reação alérgica Níveis plasmáticos elevados de amônia Anormalidades dos fatores de coagulação Fadiga, fraqueza Diarreia
Citarabina	Náuseas, vômitos Febre Cefaleia
Metotrexato	Náuseas, vômitos Cefaleia Elevação das enzimas hepáticas Mucosite Nefrotoxicidade
Vincristina	Queda dos cabelos Neuropatia Constipação intestinal
Daunorrubicina	Náuseas, vômitos Queda dos cabelos Urina de coloração vermelha Supressão da medula óssea Disfunção cardíaca
Ciclofosfamida	Náuseas, vômitos Queda dos cabelos Perda do apetite Disfunção gonadal Supressão da medula óssea Nefrotoxicidade
Mercaptopurina	Supressão da medula óssea
Tioguanina	Supressão da medula óssea

5. Componentes da terapia:
   a. A indução, que se refere ao ciclo inicial de terapia com o objetivo de obter uma remissão completa, tem uma duração habitual de 4 a 6 semanas. Para os pacientes que não obtêm remissão completa ao fim da terapia de indução, costuma-se realizar um transplante de medula óssea alogênico. A indução inclui habitualmente uma combinação de vincristina, L-asparaginase e corticosteroides. Pode-se acrescentar um quarto medicamento, como daunorrubicina, doxorrubicina ou citosina arabinosídeo.
   b. O tratamento de consolidação, que consiste em um período de tratamento intensificado imediatamente após a indução da remissão, procura obter uma erradicação total das células leucêmicas residuais. O tratamento de consolidação tem uma duração habitual de aproximadamente 6 a 9 meses, porém pode variar quanto à sua duração com base em diferentes protocolos. Em geral, inclui uma combinação de metotrexato, 6-mercaptopurina, etoposídeo, tioguanina, citosina arabinosídeo, ciclofosfamida, prednisona, vincristina, L-asparaginase e doxorrubicina ou daunorrubicina.
   c. A terapia de manutenção ou continuação é o estágio final e, com frequência, mais prolongado do tratamento da LLA infantil. A meta da terapia de manutenção consiste em reduzir o risco de recidiva, uma vez obtida a remissão e, normalmente, dura 2 a 3 anos. Os meninos necessitam de terapia de manutenção mais longa para evitar a recidiva testicular em alguns protocolos. Consiste habitualmente na administração oral diária de 6-mercaptopurina e na administração oral ou intramuscular (IM) semanal de metotrexato, com administração intermitente de outros medicamentos, como vincristina, corticosteroides, ciclofosfamida, citosina arabinosídeo e daunorrubicina, mensalmente.
   d. A terapia de reindução induz remissões se houver recidiva e, em geral, consiste no uso dos mesmos medicamentos iniciais. Entretanto, algumas vezes, outros agentes podem ser acrescentados.
   e. Se houver recidiva testicular, administra-se radioterapia aos testículos.
   f. A profilaxia da doença do SNC geralmente consiste na administração intratecal de metotrexato, isoladamente ou em combinação com terapia intratecal ou sistêmica, capaz de atravessar a barreira hematencefálica, incluindo citarabina e hidrocortisona. Pode-se utilizar também a irradiação cranioespinal para o tratamento da doença do SNC.
   g. Considera-se a realização de transplante de células-tronco hematopoéticas (HSCT, do inglês *hematopoietic stem cell transplant*) alogênico para pacientes com risco muito alto de recidiva e/ou fracasso do tratamento. Os componentes dessa terapia costumam ser irradiação corporal total (TBI, do inglês *total body irradiation*) e agentes quimioterápicos no esquema preparativo e realização do transplante de irmão compatível ou outra fonte de doador.
6. Os padrões atuais de tratamento são planejados de acordo com critérios baseados nos riscos; os pacientes com indicadores de prognóstico mais sombrio recebem terapia mais intensiva.
7. A transfusão de sangue e o transplante de medula óssea têm sido utilizados com sucesso no tratamento de crianças que não respondem ao tratamento convencional.

Alerta farmacológico
Avalie o paciente e monitore os sinais vitais após a administração de medicamentos do tipo L-asparaginase, à procura de indícios de anafilaxia. Tenha à disposição medicamentos e materiais de emergência à cabeceira do leito (oxigênio, epinefrina, anti-histamínicos e esteroides). Se a medicação for administrada em ambiente ambulatorial, observe o paciente durante pelo menos 1 hora.

Prognóstico

1. Pode-se esperar que, pelo menos, 98% das crianças com LLA obtenham remissão inicial quando tratadas em um centro especializado.
2. A taxa de sobrevida global em 5 anos é de 90%.
3. O prognóstico torna-se mais sombrio a cada recidiva apresentada pela criança.
4. A recidiva é rara a partir de 7 anos após o estabelecimento do diagnóstico.
5. Fatores associados ao prognóstico:
   a. Contagem inicial de leucócitos (as contagens acima de 50.000 apresentam prognóstico mais sombrio).
   b. Idade (as crianças com menos de 2 anos e com mais de 10 anos de idade têm prognóstico mais sombrio, enquanto os lactentes com menos de 1 ano de idade apresentam um prognóstico ainda mais sombrio).
   c. Comprometimento extramedular (prognóstico mais sombrio).
   d. Tipo de fatores citogenéticos da leucemia e imunofenótipo (índice de DNA, cariótipo).

Complicações

1. Infecção – ocorre, com mais frequência, no sangue, nos pulmões, no sistema gastrintestinal (GI) ou na pele. Os pacientes com acessos venosos centrais correm maior risco.
2. Hemorragia – habitualmente causada por trombocitopenia.
3. Comprometimento do SNC.
4. Comprometimento ósseo.
5. Comprometimento testicular.
6. Nefropatia por urato (raramente observada, exceto na indução).
7. Complicações agudas no tratamento (p. ex., miocardiopatia).
8. Efeitos tardios do tratamento (específicos do tratamento). A complicação mais frequente a longo prazo consiste em disfunção neurocognitiva, que causa dificuldades na escola.

Avaliação de enfermagem

1. Obtenha a história de saúde.
   a. Quando obtiver a história de saúde, concentre-se nos sintomas que levam ao diagnóstico, bem como nos sintomas anteriores observados nas últimas 2 semanas. Por exemplo, investigue a ocorrência de fadiga, cefaleia, náuseas, vômitos, palidez, sangramento, dor ou febre.
   b. Indague sobre a história pregressa de varicela-zóster (catapora), que poderia ter levado a uma infecção disseminada quando contraída durante a imunossupressão. Investigue também exposições recentes, incluindo exposições a irmãos.
2. Realize um exame físico, incluindo:
   a. Exame da pele à procura de petéquias, púrpura e equimoses.
   b. Palpação dos linfonodos à procura de aumento, hipersensibilidade e mobilidade.
   c. Palpação do baço e do fígado à procura de aumento.
   d. Exame do fundo do olho para detectar papiledema com doença do SNC.
   e. Inspeção da pele à procura de áreas de infecção, contemplando os locais dos cateteres de demora.
   f. Ausculta dos pulmões à procura de estertores ou roncos, indicando pneumonia.
   g. Temperatura para verificar a presença de febre.
3. Avalie os mecanismos de enfrentamento da família e o uso de recursos, como sistemas de apoio.

Alerta de enfermagem
Comunique a ocorrência de mudanças no comportamento ou na personalidade, náuseas persistentes, vômitos, cefaleia, letargia, irritabilidade, tontura, ataxia,

convulsões ou alterações no estado da consciência. Esses sinais podem indicar doença do SNC ou recidiva. A recidiva no SNC costuma ser identificada por rastreamento de rotina.

Diagnósticos de enfermagem

- Ansiedade dos pais, relacionada com o impacto do diagnóstico
- Risco de infecção e hemorragia, relacionado com a supressão da medula óssea causada pela quimioterapia e pela doença
- Distúrbio na imagem corporal, relacionado com a alopecia decorrente da quimioterapia
- Nutrição desequilibrada: menor do que as necessidades corporais, relacionada com anemia, anorexia, náuseas, vômitos, dor, estresse, inflamação, problemas psicológicos, aversão a gostos e ulceração da mucosa secundária à quimioterapia ou à radioterapia
- Dor aguda, relacionada com procedimentos diagnósticos, evolução da doença e efeitos adversos do tratamento
- Intolerância à atividade, relacionada com a fadiga que resulta da doença e do tratamento
- Ansiedade da criança, relacionada com a hospitalização e os procedimentos diagnósticos e terapêuticos.

Intervenções de enfermagem

Redução da ansiedade dos pais

1. Esteja à disposição dos pais quando quiserem discutir seus sentimentos.
2. Demonstre bondade, preocupação, consideração e sinceridade para com a criança e os pais; seja uma fonte de consolo.
3. Entre em contato com o representante religioso da família ou o serviço religioso do hospital.
4. Obtenha os serviços de um assistente social, quando apropriado, para ajudar a família a utilizar os recursos apropriados da comunidade.
5. Ofereça a esperança de que a terapia será efetiva e irá prolongar a vida da criança.
6. Peça aos pais que conversem com pais de uma criança que atualmente esteja sendo tratada pelo mesmo motivo.
7. Incentive os pais a participar nas atividades diárias, ajudando a se sentir parte dos cuidados do filho.
8. Avalie a dinâmica familiar e os mecanismos de enfrentamento e planeje intervenções apropriadas.
9. Ajude os pais a lidar com o pesar antecipado.
10. Ajude os pais a lidar com outros familiares e amigos.
11. Incentive os pais a discutir suas preocupações sobre a limitação das atividades da criança, a proteção contra infecções, a disciplina e o sentimento de ansiedade com relação à doença.
12. Facilite a comunicação com o enfermeiro ou especialista clínico que possa interagir com a criança durante toda a evolução da doença.
13. Incentive os pais a manter os padrões familiares estabelecidos, contemplando frequência escolar, vida social e atividades familiares, conforme clinicamente indicado.

Prevenção de infecção e hemorragia

Baseado em evidências
Linder, L., Gerdy, C., Abouzelof, R. *et al.* (2017). Using practice-based evidence to improve supportive care practices to reduce central line-associated bloodstream infections in a pediatric oncology unit. *Journal of Pediatric Oncology Nursing, 34*(3), 185-95.

1. Monitore o hemograma completo, conforme solicitado.
2. Proporcione hidratação adequada.
   a. Mantenha a administração de líquidos por via parenteral.
   b. Ofereça pequenas quantidades de líquidos orais, quando tolerados.
3. Observe cuidadosamente a função renal.
   a. Meça e registre o débito urinário.
   b. Verifique a densidade urinária.
   c. Observe a urina à procura de qualquer evidência de sangramento macroscópico.
   d. Utilize fitas reagentes para determinar a ocorrência de sangramento oculto na urina.
4. Proteja a criança de fontes de infecção.
   a. Nunca utilize termômetro retal, supositórios ou enemas ao cuidar de um paciente com neutropenia.
   b. A família, os amigos, as pessoas e outros pacientes que estejam com infecções não devem visitar a criança, nem cuidar dela. Discuta os cuidados dos irmãos enquanto a criança estiver sendo tratada.
   c. Os quartos privativos são preferíveis. No entanto, se houver necessidade de compartilhar o quarto com outro paciente, não coloque uma criança com infecção no mesmo recinto de outra com leucemia.
   d. A boa higiene das mãos constitui a maneira mais importante de controlar a infecção.
5. Observe atentamente a criança e fique alerta quanto aos sinais de infecção iminente.
   a. Examine qualquer solução de continuidade da pele ou das mucosas à procura de sinais de infecção.
   b. Comunique a presença de febre acima de 38,3°C.
   c. Examine o local de acesso central à procura de eritema ou hipersensibilidade.
6. Administre fatores de crescimento, como o fator de estimulação de colônias de granulócitos, para estimular a produção de neutrófilos e diminuir a incidência de infecções graves na criança após a quimioterapia em alta dose.
7. Administre antibióticos intravenosos (IV), conforme prescrito.
8. Administre profilaxia para PPC (*Pneumonia por Pneumocystis*), como cotrimoxazol, quando prescrito, 2 vezes/dia, 3 vezes/semana, de modo a prevenir a infecção por *Pneumocystis carinii.* (A dapsona e a pentamidina também podem ser administradas a pacientes incapazes de tomar cotrimoxazol.)
9. Registre os sinais vitais e comunique quaisquer alterações que possam indicar hemorragia, como:
   a. Taquicardia.
   b. Redução da pressão arterial.
   c. Palidez.
   d. Diaforese.
   e. Aumento da ansiedade e inquietação.
10. Observe a ocorrência de sangramento GI e realize um teste para sangue oculto em todos os vômitos e fezes.
11. Movimente e vire a criança com delicadeza, visto que pode ocorrer hemartrose, a qual pode causar dor.
   a. Manipule a criança com delicadeza.
   b. Mude a criança de posição com frequência para evitar lesões por pressão.
   c. Coloque a criança em alinhamento corporal correto, em uma posição confortável.
   d. Possibilite que a criança saia da cama e fique sentada em uma cadeira, se essa posição for mais confortável.
   e. Incentive a criança a deambular, se possível.
12. Evite injeções IM, se possível; se não houver outra possibilidade, assegure a obtenção da contagem de plaquetas antes da injeção e pressione o local durante pelo menos 5 minutos.
13. Manipule os cateteres, os drenos e as sondas de aspiração com cuidado, de modo a evitar o sangramento das mucosas.
14. Proteja a criança de lesão por meio de monitoramento das atividades e de exposição a perigos ambientais, como piso escorregadio ou superfícies irregulares.

15. Fique alerta quanto a procedimentos de emergência com o objetivo de controlar o sangramento:
    a. Aplique pressão local com cuidado para não interferir na formação de coágulos.
    b. Administre concentrados de hemácias e plaquetas irradiados e pobres em leucócitos, conforme prescrição.

Alerta de enfermagem
Os pacientes com baixa contagem de leucócitos podem não responder à infecção com sinais e sintomas habituais (p. ex., febre e drenagem purulenta da ferida infectada).

Promoção da aceitação das alterações corporais

1. Prepare o paciente para possíveis mudanças da imagem corporal (alopecia, perda de peso, emaciação corporal) e ajude a criança a lidar com os sentimentos relacionados.
2. Contrate um terapeuta infantil para atividade lúdica e para apoio.
3. Entre em contato com o enfermeiro e o professor da escola para ajudá-los a preparar o retorno da criança à escola. Discuta as alterações corporais que ocorreram e que poderão ocorrer no futuro.

Promoção da nutrição ideal

Baseado em evidências
Arpaci, T., Toruner, E., & Altay, N. (2018). Assessment of nutritional problems in pediatric patients with cancer and the informational needs of their parents: A parental perspective. *Asia-Pacific Journal of Oncology Nursing*, *5*(2), 231-6.

1. Ofereça uma dieta altamente nutritiva, de acordo com a tolerância da criança.
    a. Estabeleça as preferências e as aversões alimentares da criança.
    b. Ofereça refeições pequenas e frequentes.
    c. Ofereça alimentos suplementares ricos em calorias e proteínas.
    d. Incentive os pais a ajudar na hora das refeições.
    e. Possibilite que a criança coma com o grupo à mesa se seu estado permitir.
    f. Evite alimentos com alto teor de sal enquanto a criança estiver tomando esteroides.
    g. Administre alimentação enteral e parenteral, conforme prescrito.
2. Efetue uma higiene oral cuidadosa da criança; as gengivas e as mucosas da boca podem sangrar com facilidade.
    a. Utilize uma escova de dentes macia.
    b. Se a boca da criança estiver sangrando ou doendo, limpe os dentes e a boca com algodão umedecido ou com *swab* com ponta de esponja.
    c. Utilize um colutório não irritante para a boca (colutório sem álcool ou bicarbonato de sódio).
    d. Aplique vaselina aos lábios secos e rachados.
    e. Examine à procura de mucosite e realize uma higiene apropriada da boca.
3. Fique alerta quanto à ocorrência de náuseas e vômitos.
    a. Administre medicamentos antieméticos em esquema regular durante as 24 horas (p. ex., antagonista da serotonina, dexametasona).
    b. Adquira informações sobre agentes quimioterápicos e ajuste a terapia antiemética para esses medicamentos que provocam náuseas e vômitos tardios.
    c. Monitore rigorosamente o equilíbrio hídrico.
    d. Mantenha a administração parenteral de líquidos e examine à procura de sinais de desidratação ou hiperidratação.
    e. Administre agentes antieméticos a pacientes submetidos a radioterapia de tórax, abdome, pelve ou eixo cranioespinal.
    f. Sugira técnicas de relaxamento ou visualização orientada para pacientes que apresentam náuseas e vômitos antecipados.

Alívio da dor

Baseado em evidências
Mercadante, S., & Giarratano, A. (2014). Pharmacological management of cancer pain in children. *Critical Reviews in Oncology/Hematology*, *91*(1), 93-7.
Wiffen, P. J., Cooper, T. E., Anderson, A. K., Gray, A. L., Grégoire, M. C., Ljungman, G., & Zernikow, B. (2017). Opioids for cancer-related pain in children and adolescents. *The Cochrane Library*, (7), CD012564.

1. Posicione a criança para que esteja confortável.
2. Avalie a dor da criança em intervalos regulares, utilizando uma escala de dor apropriada para o estágio de desenvolvimento do paciente.
3. Administre medicamentos de forma preventiva, antes que a dor se torne intensa. Com frequência são utilizadas bombas de infusão contínua para a administração de opioides.
4. Arrume o ambiente, quando necessário, para melhorar o conforto da criança e minimizar o esforço desnecessário.
5. Prepare a criança para o tratamento e os procedimentos diagnósticos.
    a. Baseie-se no conhecimento do crescimento e do estágio de desenvolvimento para preparar a criança para procedimentos, como aspiração da medula óssea, punção lombar, transfusões de sangue e quimioterapia.
    b. Procure uma maneira de falar sobre a experiência. Pode ser útil brincar, contar histórias ou representar.
    c. Transmita à criança a aceitação dos medos e da raiva.
    d. Utilize creme anestésico nos locais de punção lombar, injeção e aspiração da medula óssea para diminuir a dor.
    e. Administre sedação consciente antes dos procedimentos e monitore o pulso, a PA, as respirações e a oximetria de pulso durante e após os procedimentos.
6. Considere o uso de intervenções de medicina complementar e alternativa (MCA) para o controle da dor, bem como para manejo da náuseas, dos vômitos e da ansiedade. As estratégias de MCA seguintes devem ser consideradas:
    a. Hipnose/auto-hipnose.
    b. Visualização.
    c. Técnicas de distração/relaxamento.
    d. Terapia cognitivo-comportamental.
    e. Musicoterapia.
    f. Massagem.

Conservação de energia

1. Avalie o nível de energia da criança e estabeleça um intervalo adequado entre as atividades necessárias. Possibilite que a criança repouse, se necessário.
2. Incentive a criança a limitar as atividades vigorosas após procedimentos diagnósticos, como aspiração da medula óssea e punção lombar.

Redução da ansiedade da criança

1. Proporcione continuidade nos cuidados.
2. Incentive o cuidado centrado na família.
3. Facilite atividades lúdicas para a criança e utilize essas oportunidades para se comunicar por meio de brincadeiras.
4. Mantenha alguma disciplina, estabeleça limitações a comportamentos inaceitáveis.
5. Proporcione atividades recreativas apropriadas.
6. Incentive a independência e ofereça oportunidades para possibilitar que a criança controle seu ambiente.
7. Explique o diagnóstico e o tratamento em termos apropriados para a idade da criança.

Considerações sobre atendimento domiciliar e na comunidade

Baseado em evidências
Brandowicki, P., Vessey, J., Temple, K. *et al.* (2016). Building bridges from hospital to home. *Journal of Pediatric Oncology Nursing, 33*(5), 370-7.

1. Comece a desenvolver um plano de cuidados domiciliares antes que a criança receba alta hospitalar.
2. Comunique-se com o médico, os enfermeiros do hospital, a família e outros familiares com a finalidade de reunir informações sobre a doença da criança, o plano de tratamento e as necessidades específicas no lar.
3. Providencie um esquema para as coletas de sangue e como os resultados serão fornecidos.
4. Entre em contato com a escola da criança e marque uma reunião com o enfermeiro, o diretor, os professores e outros funcionários da instituição para explicar o diagnóstico e o tratamento da criança, bem como o tempo provável de afastamento do local.
5. Discuta com o paciente a possibilidade de visitar a sala de aula; explique sobre o câncer e os efeitos adversos da quimioterapia para facilitar o retorno da criança à escola de uma maneira que possa ser compreensível aos colegas de classe.
6. Colabore com o profissional de assistência primária sobre o esquema de imunização e as contraindicações para crianças submetidas à terapia imunossupressora.
7. Certifique-se de que os pais ou cuidadores possam demonstrar a técnica correta de cuidados do acesso venoso, como troca de curativos, higienização e inspeção à procura de infecção.
8. Certifique-se de que os pais ou os cuidadores recebam explicações sobre o tratamento em casa, contemplando horários, efeitos colaterais e indicações para medicamentos com horários estabelecidos de administração e aqueles administrados quando necessário.

Educação da família e manutenção da saúde

1. Instrua os pais sobre os valores normais do hemograma completo e as variações esperadas em decorrência da terapia.
2. Instrua os pais sobre a leucemia e os efeitos adversos da quimioterapia.
3. Oriente os pais sobre a necessidade de entrar em contato com o médico se a criança apresentar febre de mais de 38,3°C, o que pode indicar infecção maciça e choque séptico iminente, sangramento e sinais de infecção. Os pais também devem relatar imediatamente ao médico se a criança foi exposta à varicela. As crianças imunossuprimidas correm risco de desenvolver varicela disseminada e podem receber tratamento profilático com imunoglobulina para varicela.
4. Explique as medidas preventivas, como higiene das mãos e isolamento de crianças com doenças contagiosas.
5. Reforce aos pais para *nunca* utilizar um termômetro retal.
6. Encaminhe os pais a órgãos agências como Candlelighters (*www.candlelighters.org*) ou de Leukemia and Lymphoma Society (*www.leukemia-lymphoma.org*).[3]

Reavaliação: resultados esperados

- Os pais discutem seus sentimentos sobre o diagnóstico e o tratamento da criança
- O paciente permanece sem febre e sem sinais de infecção localizada ou sangramento
- A criança mantém uma imagem corporal positiva
- Alimenta-se com quantidades suficientes de calorias para manter o peso
- Apresenta alívio da dor (sem choro nem expressão de dor)
- Repousa em intervalos regulares
- Demonstra seus sentimentos nas brincadeiras; participa de atividades apropriadas para sua idade.

Tumores cerebrais em crianças

Baseado em evidências
National Cancer Institute. (2017). Childhood astrocytomas treatment (PDQ) – Health professional version. Disponível em: *www.cancer.gov/types/brain/hp/child-astrocytoma-treament-pdq*.
Paul, S. P., Perrow, R., & Webster, M. A. (2014). Brain tumours in children: Reducing time to diagnosis: Siba Prosad Paul and colleagues discuss the role of emergency nurses in the acute management of brain tumours in children and young people. *Emergency Nurse, 22*(1), 32-6.

Os *tumores cerebrais* consistem em crescimento anormal e descontrolado de células no encéfalo. Cerca de 25% dos tumores malignos que ocorrem em crianças são tumores cerebrais, com taxa de incidência de 4,84 a cada 100.000 indivíduos de 0 a 19 anos de idade. Os tumores que ocorrem no SNC constituem a causa mais comum de morte por câncer infantil. Entre as crianças que sobrevivem a um tumor cerebral, aproximadamente 60% apresentarão incapacidade que altera sua vida. Ocorrem quatro tipos principais de tumores cerebrais em crianças. Os tumores de células gliais, incluindo o *astrocitoma* e o *glioma pontino difuso*, podem crescer em qualquer local do encéfalo e são responsáveis por aproximadamente 30 a 40% de todos os tumores cerebrais em pediatria. O *meduloblastoma* é um tipo de tumor embrionário, altamente maligno e de crescimento rápido, habitualmente encontrado no cerebelo. Os tumores embrionários constituem os tumores mais comuns do SNC em crianças. O *ependimoma* é um tumor derivado do epêndima ou revestimento do canal central da medula espinal e dos ventrículos cerebrais. Com frequência, surge no assoalho do quarto ventrículo, causando obstrução ao fluxo do líquido cerebrospinal (LCS). Os ependimomas representam cerca de 5 a 10% de todos os tumores primários do SNC na infância. Os *tumores de células germinativas* são tumores da linha mediana, normalmente diagnosticados em crianças de 6 a 14 anos de idade, com maior incidência na Ásia, especificamente no Japão.

Fisiopatologia e etiologia

1. A etiologia dos tumores cerebrais permanece desconhecida. Os fatores desencadeantes associados a um aumento no risco de tumores cerebrais são determinadas síndromes genéticas e fatores ambientais.
2. Os sintomas estão associados a localização e tamanho do tumor, taxa de seu crescimento e idade cronológica e de desenvolvimento da criança.
3. Normalmente, os astrocitomas surgem na região infratentorial, produzindo a elevação da pressão intracraniana (PIC). O astrocitoma é classificado de acordo com sua malignidade, do grau I (menos maligno) ao grau IV (mais maligno). Mais de 80% dos astrocitomas localizados no cerebelo são de baixo grau I. A cirurgia e a radioterapia constituem os principais tratamentos.
4. O meduloblastoma cresce rapidamente e produz evidências de elevação da PIC, que progride durante várias semanas. É classificado com base em risco padrão ou alto risco, dependendo da histologia do tumor. Em geral, há necessidade de terapia de combinação com cirurgia, radioterapia e quimioterapia.
5. Os tumores de células germinativas crescem na linha mediana do encéfalo, e a maioria ocorre nas regiões suprasselar ou pineal.

[3]N.R.T.: O Grupo de Apoio ao Adolescente e à Criança com Câncer (Graacc) (*www.graacc.org.br*) e a Sociedade Brasileira de Enfermeiros Pediatras (Sobep) (*www.sobep.org.br/*) são instituições sem fins lucrativos, que podem ajudar os pais no processo de busca de cura das crianças com câncer, tirando dúvidas e/ou dando encaminhamentos.

A velocidade de crescimento varia; entretanto, com frequência, os sintomas precedem o diagnóstico em vários meses.

6. Os ependimomas crescem com velocidade variável. Em virtude de sua localização, os tumores podem invadir o centro cardiorrespiratório, o cerebelo e a medula espinal. São classificados de acordo com o grau de diferenciação.

Manifestações clínicas

Tumores de células gliais

O início e o crescimento estão relacionados com o estágio do tumor.

1. Evidências de elevação da PIC – particularmente ataxia, vômitos ou cefaleia.
2. Sinais cerebelares – ataxia, dismetria (incapacidade de controlar a amplitude do movimento muscular) e nistagmo.
3. Alterações do comportamento.
4. Convulsões.
5. Puberdade precoce.
6. Problemas visuais e auditivos.

Meduloblastoma

Crescimento rápido, maligno e invasivo.

1. A criança pode apresentar marcha instável, anorexia, vômitos e cefaleia no início da manhã.
2. Posteriormente, pode desenvolver ataxia, nistagmo, papiledema, sonolência, aumento do perímetro cefálico, inclinação da cabeça e paralisia de nervos cranianos. Pode ocorrer hidrocefalia obstrutiva.

Tumor de células germinativas

Sinais de desvios da linha mediana.

1. Distúrbios visuais.
2. Alterações da personalidade e do padrão de sono.
3. Perda de peso acentuada.
4. Hidrocefalia.
5. Endocrinopatias.
6. Convulsões.

Ependimoma do quarto ventrículo

1. Sinais de elevação da PIC.
   a. Náuseas ou vômitos.
   b. Cefaleia.
2. Marcha instável ou ataxia; dismetria.
3. Fraqueza motora focal, distúrbios visuais, convulsões.

Avaliação diagnóstica

É determinada pelo tipo de tumor suspeito; em geral, inclui muitos dos seguintes procedimentos ou todos eles para localizar e estabelecer a extensão do tumor.

1. Tomografia computadorizada (TC).
2. Ressonância magnética (RM).
3. Imagem por recuperação de inversão atenuada com líquido.
4. Tomografia por emissão de pósitrons (PET).
5. Punção lombar com exame citológico do LCS (não é comumente realizada).
6. Angiografia (ocasional).

Manejo

1. Realiza-se a cirurgia para determinar o tipo de tumor, avaliar a extensão da invasão e retirar a lesão o máximo possível.
2. A radioterapia costuma ser iniciada tão logo seja estabelecido o diagnóstico e após cicatrização da ferida cirúrgica.
3. Utiliza-se a quimioterapia para tratar tumores quimiorresponsivos e ela é particularmente importante em crianças que são muito pequenas para receber radioterapia.
4. Em geral, é necessária uma derivação ventriculoperitoneal para crianças que desenvolvem hidrocefalia.
5. O uso de imunoterapia está sendo investigado como futuro tratamento potencial.
6. O prognóstico é melhor nos casos que envolvem diagnóstico precoce e terapia adequada. A taxa de sobrevida em 5 anos está aumentando, sobretudo em crianças com astrocitomas ou ependimomas de baixo grau. Entretanto, existem ainda tumores, como o glioma pontino intrínseco difuso, que não têm cura conhecida.

Complicações

1. Herniação do tronco encefálico.
2. Hidrocefalia.
3. Incapacidades neurológicas permanentes.
4. Maior risco de fraturas ósseas.
5. Maior risco de desenvolvimento de outros tumores posteriormente durante a vida.

Avaliação de enfermagem

Avalie o estado neurológico da criança para ajudar a localizar a área do tumor e a extensão do comprometimento, além de identificar os sinais de progressão da doença.

1. Obtenha o histórico de enfermagem completo da criança e dos pais, sobretudo dados relacionados com padrões normais de comportamento e sintomas iniciais.
2. Realize o exame neurológico, conforme apropriado. Avalie a força muscular, a coordenação, a marcha, a postura e o grau de funcionamento dos sentidos e dos reflexos.
3. Observe o aparecimento ou o desaparecimento das manifestações clínicas anteriormente descritas. Comunique esses achados ao médico e registre de modo detalhado cada um dos seguintes achados:
   a. Cefaleia – início, fatores benéficos e desencadeantes, duração, localização, intensidade e impacto.
   b. Vômitos – início, quantidade, presença de sangue, coloração, frequência e alimentos ingeridos nas últimas 24 horas.
   c. Convulsões – atividade antes da convulsão, tipo de convulsão, áreas do corpo afetadas, comportamento e nível de consciência (NC) ao longo da e após a convulsão, duração, alterações da pele, frequência cardíaca e estado respiratório.
4. Monitore os sinais vitais com frequência, contemplando PA e reação pupilar.
5. Monitore os sinais oculares. Examine as pupilas quanto a tamanho, igualdade, reação à luz e acomodação.
6. Observe a presença de sinais de herniação do tronco encefálico – deve ser considerada como emergência neurocirúrgica. Essa complicação ocorre quando o tecido cerebral, o LCS e os vasos sanguíneos são comprimidos ou deslocados de sua posição normal no interior do crânio.
   a. Postura anormal (opistótono) causada por espasmos musculares (Figura 51.2).
   b. Inclinação da cabeça; rigidez do pescoço.

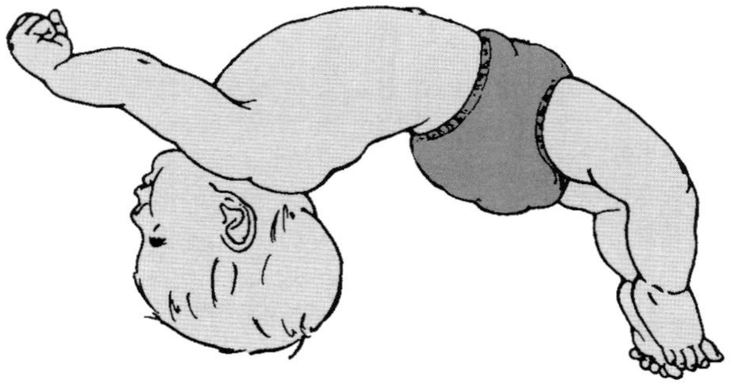

Figura 51.2 Opistótono, um sinal de herniação do tronco encefálico.

c. Pupilas pouco reativas e dilatadas.
d. Elevação da PA; pressão do pulso alargada.
e. Alteração na frequência respiratória e na natureza das respirações.
f. Pulso irregular ou diminuição da frequência do pulso.
g. Alterações da temperatura corporal.

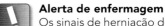

Alerta de enfermagem
Os sinais de herniação do tronco encefálico, particularmente opistótono, são ameaçadores e considerados como emergência médica. O médico deve ser chamado imediatamente, e a criança deve ser preparada para a punção ventricular, a fim de aliviar a pressão. É preciso ter à mão o equipamento de reanimação.

Diagnósticos de enfermagem

- Ansiedade dos pais, relacionada com a natureza do diagnóstico e a necessidade de cirurgia
- Medo da criança, relacionado com a hospitalização e os procedimentos diagnóstico e tratamento
- Dor aguda, relacionada com a elevação da PIC e a cirurgia
- Nutrição desequilibrada: menor que as necessidades corporais, relacionada com náuseas e vômitos associados a elevação da PIC, quimioterapia e radioterapia
- Risco de infecção no pós-operatório
- Distúrbio na imagem corporal, relacionado com o aspecto da incisão, a cabeça raspada ou as alterações causadas pela radioterapia, pela quimioterapia e pelos esteroides.

Intervenções de enfermagem

Redução da ansiedade dos pais

1. Continue mantendo os pais atualizados sobre a evolução da criança e seja honesto sobre os diagnósticos diferenciais.
2. Incentive os pais a fazer perguntas e a compreender plenamente os riscos e os benefícios da cirurgia e de outras intervenções.
3. Prepare os pais para a aparência da criança no pós-operatório e para o fato de que ela poderá estar em estado comatoso logo após a cirurgia.
4. Forneça apoio emocional aos pais durante o período pós-operatório. Eles podem estar assustados, em estado de choque, ansiosos e abalados com a aparência do filho e com os procedimentos de emergência necessários.
5. Facilite o retorno das relações normais entre pais e filho.
   a. Os pais podem ser superprotetores.
   b. Ajude os pais a reconhecer as capacidades cada vez maiores da criança e sua evolução clínica.
   c. Incentive os pais a promover a independência da criança.
   d. Ajude os pais a se adaptar para a fase de transição do ambiente hospitalar para o ambiente ambulatorial, com cuidados de acompanhamento.
   e. Encaminhe os pais a serviços e recursos passíveis de ajudá-los nos custos financeiros associados aos cuidados e ao tratamento da criança.

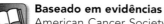

Baseado em evidências
American Cancer Society. (2017). Children diagnosed with cancer: Returning to school. Atlanta, GA. Disponível em: *www.cancer.org/treatment/children-and-cancer/when-your-child-has-cancer/returningto-school.html*.

Alerta de transição de cuidado
É importante que as crianças com câncer voltem a frequentar a escola o mais rápido possível, pois esse retorno lhes fornece uma clara mensagem de que elas têm futuro e a possibilidade de recuperação plena. A vida delas torna-se mais normal, e isso lhes oferece a oportunidade de uma interação social com colegas da mesma idade.

Redução do medo da criança

1. Prepare-a para a cirurgia em termos realistas, porém de acordo com o nível de seu desenvolvimento. Envolva o terapeuta infantil e o assistente social no processo de preparação.
2. Incentive a criança a fazer perguntas e a expressar suas preocupações.
3. Estabeleça um plano para a raspagem da cabeça do paciente, a colocação de ataduras e outros procedimentos. Prepare a criança de acordo com a situação.
4. Prepare-a para as expectativas no pós-operatório (p. ex., pode se sentir sonolenta e ter cefaleia, necessitará permanecer deitada e verá cateteres IV, drenos e máquinas ligadas a ela). Marque uma visita na unidade de terapia intensiva pediátrica antes da cirurgia para preparar o ambiente.
5. Providencie um objeto de conforto (p. ex., cobertor especial ou brinquedo favorito) de modo que a criança esteja com ele no pós-operatório.

Redução da dor no pós-operatório

1. Administre opioides, conforme prescrito, no período pós-operatório imediato, com avaliação do NC da criança antes da administração, bem como de sua resposta à administração de opioides.
2. Mantenha a criança o mais confortável possível, por meio de mudanças de posição.
3. Utilize técnicas não farmacológicas para o controle da dor em associação à administração de opioides.

Manutenção do estado nutricional

1. Alimente a criança após a ocorrência de vômito. (O vômito não costuma estar associado a náuseas.)
2. Possibilite que a criança participe da escolha dos alimentos.
3. Mantenha a hidratação IV ou a hiperalimentação e os intralipídios, quando indicado.
4. Incentive a criança a fazer refeições progressivamente maiores, conforme ela se recupera.
5. Se o paciente não conseguir comer, providencie uma alimentação por sonda. Pode-se inserir uma sonda de gastrostomia.
6. Fique alerta quanto ao fato de que as crianças que recebem tratamento com esteroides para diminuir o edema podem ter aumento do apetite.
7. Monitore o peso e os valores laboratoriais diariamente, de modo a assegurar a eficácia do suporte nutricional.

Prevenção de infecções e outras complicações no pós-operatório

1. Posicione a criança de acordo com a solicitação do cirurgião – habitualmente sobre o lado não afetado, com a cabeça no mesmo nível do corpo.
   a. A elevação dos pés da cama pode aumentar a PIC e o sangramento.
   b. Coloque um aviso acima do leito, indicando a posição exata da cabeça.
2. Examine o curativo à procura de sangramento e drenagem do LCS.
3. Monitore rigorosamente a temperatura da criança.
   a. Uma elevação significativa da temperatura pode ser causada por traumatismo, distúrbio do centro termorregulador ou edema intracraniano.
   b. Se ocorrer hipertermia, administre antipiréticos e utilize técnicas de resfriamento, conforme orientação. A temperatura não deve ser reduzida com muita rapidez.
4. Observe atentamente a criança à procura de sinais de choque, elevação da PIC, atividade convulsiva e alterações do NC.
5. Avalie a criança à procura de edema da cabeça, face e pescoço.

6. Regule cuidadosamente a administração de líquidos e a pressão arterial, de modo a evitar o aumento do edema cerebral.
7. Mude a posição da criança com frequência e cuide meticulosamente da pele para evitar a pneumonia hipostática e as lesões por pressão.
   a. Movimente a criança com cuidado e lentamente, certificando-se de mover a cabeça em alinhamento com o corpo.
   b. Apoie os membros paralisados ou espásticos com travesseiros, rolos ou outros dispositivos.
8. Disponha prontamente do material necessário para reanimação cardiopulmonar, assistência respiratória, inalação de oxigênio, transfusão de sangue, punção ventricular e outras situações potenciais de emergência.
9. Comunique a ocorrência de febre ou qualquer sinal de infecção.
10. Se a criança estiver recebendo quimioterapia ou radioterapia, avalie a presença de febre acima de 38,3°C ou a ocorrência de náuseas e vômito não relacionados com a quimioterapia.

Promoção da aceitação das alterações corporais

1. Incentive a criança a expressar seus sentimentos sobre a ameaça à sua imagem corporal.
2. Tranquilize a criança sobre o fato de que poderá usar uma peruca ou um chapéu após a recuperação. Encaminhe os pais a *www.locksoflove.org.* ou *www.wigsforkids.org.*
3. Se o cabelo da criança não foi totalmente raspado, penteie-o de modo que a área de calvície não fique evidente.
4. Tranquilize a criança afirmando que os cabelos irão crescer de novo após a cirurgia e a quimioterapia (os cabelos não voltam a crescer no local da radioterapia).
5. Prepare a criança e a família para a ocorrência de alterações cushingoides (face de lua cheia, edema) se houver necessidade de esteroides a longo prazo.

Educação da família e manutenção da saúde

1. Forneça aos pais informações por escrito sobre as necessidades da criança – medicações, atividade, cuidados com a incisão e consultas de acompanhamento.
2. Explique aos pais sobre a radioterapia e a quimioterapia e seus efeitos adversos.
3. Se a criança tiver uma derivação ventriculoperitoneal, instrua os pais a comunicar a ocorrência de febre, náuseas, vômitos, irritabilidade ou protrusão da fontanela anterior.
4. Inicie o encaminhamento a um enfermeiro domiciliar para fornecer cuidados e orientação em casa e para manter um apoio terapêutico para a família.
5. Incentive os pais a entrar em contato com o professor da criança e o enfermeiro escolar antes de ela voltar às aulas, de modo que possam preparar os colegas de classe para o retorno do paciente e ajudá-lo a lidar com seus sentimentos.
6. Dê aos pais o número de telefone da clínica ou da unidade de enfermagem para que possam entrar em contato se houver qualquer dúvida após a alta. Para recursos adicionais, encaminhe a família a agências como American Brain Tumor Association (*www.abta.org*), Mikey's Way (*www.mikeysway.org*), Children's Tumor Foundation (*www.ctf.org*), The Lily Fund (*www.thelilyfund.org*) ou Candlelighters (*www.candlelighters.org*).[4]

[4]N.R.T.: No Brasil, existem várias ONGs, associações e ou instituições filantrópicas de apoio à criança e ao adolescente com câncer que podem ajudar as famílias; algumas atendem todo o Brasil; outras, somente determinado estado ou região. Faça uma busca em seu estado, identifique e encaminhe os pais quando necessário ou solicitado. Os já citados Graacc (*www.graacc.org.br*) e Sociedade Brasileira de Enfermeiros Pediatras (*www.sobep.org.br*) são instituições sem fins lucrativos que podem auxiliar no processo de busca de cura das crianças com câncer, tirando dúvidas e/ou dando encaminhamentos. Há também a Casa Hope (*www.hope.org.br*), que oferece apoio biopsicossocial e educacional às crianças e adolescentes de baixo poder aquisitivo de todo o Brasil que buscam um lugar de apoio em São Paulo, quando vão à cidade para se tratar.

Reavaliação: resultados esperados

- Os pais expressam seus sentimentos sobre o diagnóstico e a cirurgia da criança
- A criança demonstra menos medo e ansiedade por meio de verbalização, brincadeiras ou outras atividades apropriadas para sua idade
- A criança comunica o alívio da dor
- A criança mantém o peso por meio de uma alimentação adequada
- Os sinais vitais estão estáveis, não há febre e os pulmões estão limpos
- A criança demonstra aceitação de sua aparência física e desejo de visitar os amigos.

Neuroblastoma

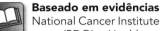

Baseado em evidências

National Cancer Institute. (2017). Neuroblastoma treatment (PDQ) – Health professional version. Disponível em: *www.cancer.gov/types/neuroblastoma/hp/neuroblastoma-treatment-pdq.*

Pinto, N. R., Applebaum, M. A., Volchenboum, S. L., Matthay, K. *et al.* (2015). Advances in risk classification and treatment strategies for neuroblastoma. *Journal of Clinical Oncology, 33*(27), 3008-17.

Salazar, B. M., Balczewski, E. A., Ung, C. Y., & Zhu, S. (2016). Neuroblastoma, a Paradigm for Big Data Science in Pediatric Oncology. *International Journal of Molecular Sciences, 18*(1), 37.

O *neuroblastoma* refere-se a um tumor maligno que se origina do sistema nervoso simpático (SNS). Trata-se do terceiro câncer mais comum da infância, com prevalência de 1 em 7.000 crianças nos EUA. Acomete principalmente lactentes e crianças pequenas com menos de 5 anos de idade, com maior taxa de diagnóstico no primeiro mês de vida. O neuroblastoma é ligeiramente mais frequente em meninos do que em meninas e mais fatal em indivíduos negros.

Fisiopatologia e etiologia

1. A etiologia permanece desconhecida; não foi identificado nenhum fator de risco forte.
2. Os tumores originam-se de células embrionárias da crista neural, em qualquer ponto ao longo do eixo cranioespinal. Trata-se de um tipo de tumor de células pequenas, azuis e arredondadas.
3. O quadro histológico varia acentuadamente de um tumor para outro e até mesmo no mesmo tumor; são observadas diferenças raciais na biologia dos tumores.
4. O estadiamento dos tumores baseia-se primariamente na extensão da doença; Sistema Internacional de Estadiamento do Neuroblastoma:
   a. Estágio 1 (tumor confinado ao órgão ou à estrutura de origem com ressecção cirúrgica completa) ao estágio 4 (doença distante, que acomete a pele, o esqueleto, os órgãos parenquimatosos, os tecidos moles, os linfonodos distantes ou a medula óssea).
   b. O estágio 4S refere-se a casos que, nos demais aspectos, seriam do estágio 1 ou 2, mas cuja disseminação se limita ao fígado, à pele ou à medula óssea em um paciente com menos de 1 ano de idade.
5. O neuroblastoma é um dos poucos tumores que podem exibir remissão espontânea.

Manifestações clínicas

1. Os sintomas dependem da localização do tumor e do estágio da doença.
2. Os tumores localizam-se, em sua maioria, no abdome e manifestam-se como massas irregulares, de consistência firme e indolores, que podem ou não cruzar a linha mediana.

3. Outros sinais comuns:
   a. Disfunção intestinal ou vesical, como resultado da compressão por um tumor paraespinal ou pélvico.
   b. Sintomas neurológicos, como paralisia e síndrome de Horner, devido à compressão das raízes nervosas pelo tumor ou à sua extensão.
   c. Equimose supraorbital, edema periorbital e exoftalmia, em consequência de metástases para os ossos do crânio e o tecido mole retrobulbar.
   d. Linfadenopatia, sobretudo na área cervical.
   e. Dor óssea, com comprometimento esquelético.
   f. Edema do pescoço ou da face, sibilos, dispneia e tosse quando houver massas torácicas.
   g. Sintomas de insuficiência da medula óssea, como anemia, sangramento ou infecção.
   h. Sintomas generalizados de palidez, coloração azulada da pele, anorexia, febre, perda de peso e fraqueza com metástases disseminadas.

Avaliação diagnóstica

A avaliação realizada para registrar a extensão da doença em todo o corpo inclui:

1. Radiografias de tórax e do esqueleto.
2. Cintigrafia óssea.
3. Aspiração e biopsia de medula óssea.
4. Hemograma completo, contagem de plaquetas, ferritina.
5. Coleta de urina de 24 horas – excreção elevada de ácido homovanílico (HVA) e de ácido vanililmandélico (VMA).
6. Provas de função hepática e renal.
7. Confirmação histológica.
8. Outros exames:
   a. TC do local primário e do tórax.
   b. RM – áreas acima do diafragma.
   c. Ultrassonografia.
   d. Cintigrafia de fígado e baço.
   e. Cintigrafia com metaiodobenzilguanidina (MIBG).
9. Os indicadores genéticos de prognóstico sombrio são amplificação do oncogene n-myc, cariótipo hiperdiploide e deleção cromossômica.

Manejo

1. Cirurgia – a sua função é diagnóstica e terapêutica. Primária (antes da quimioterapia ou da radioterapia) ou tardia/secundária (após a terapia).
2. Quando a ressecção cirúrgica completa de um tumor no estágio I for possível, ela pode constituir o único tratamento necessário.
3. As crianças com doença além do estágio I necessitam geralmente de uma combinação de cirurgia, radioterapia e quimioterapia. Os medicamentos de escolha são vincristina, topotecana, irinotecano, ciclofosfamida, doxorrubicina, cisplatina, carboplatina, ifosfamida e etoposídeo. Ver Tabela 51.2.
4. A taxa de sobrevida nos estágios iniciais alcança 95%; nos estágios avançados, é de 40%.
5. Fatores que influenciam o prognóstico:
   a. Estágio da doença – quanto mais inicial o estágio, melhor o prognóstico.
   b. Idade – os lactentes com menos de 1 ano de idade apresentam a melhor sobrevida.
   c. Local do tumor primário – as crianças com tumores acima do diafragma parecem ter uma evolução melhor do que as com tumores abdominais.
   d. Padrão de metástases – as crianças com metástases para a medula óssea, o fígado e a pele apresentam melhor prognóstico do que aquelas com acometimento ósseo na radiografia.
   e. Fatores genéticos e histológicos.

Tabela 51.2 Agentes quimioterápicos utilizados comumente no tratamento do neuroblastoma.

Agente quimioterápico	Efeitos colaterais comuns
Carboplatina	Náuseas, vômitos Supressão da medula óssea Desequilíbrio eletrolítico
Ciclofosfamida	Náuseas, vômitos Queda dos cabelos Perda do apetite Disfunção gonadal Supressão da medula óssea Nefrotoxicidade
Doxorrubicina	Náuseas, vômitos Queda dos cabelos Urina de coloração avermelhada Supressão da medula óssea Disfunção cardíaca
Etoposídeo	Náuseas, vômitos Queda dos cabelos Fraqueza Supressão da medula óssea Nefrotoxicidade Hepatotoxicidade
Irinotecano	Diarreia, cólica abdominal, rinorreia, lacrimejamento, salivação, sudorese, fotofobia Náuseas, vômitos Perda do apetite Supressão da medula óssea Febre Fraqueza Elevação das enzimas hepáticas Elevação dos eosinófilos
Temozolomida	Supressão da medula óssea Náuseas, vômitos Constipação intestinal Perda do apetite

6. O transplante de células-tronco autólogas, os novos agentes quimioterápicos, a terapia com retinoides e a imunoterapia, como a interleucina-2, também podem constituir parte do esquema de tratamento.

Complicações

1. Metástases para o fígado, os tecidos moles, os ossos, os linfonodos, a medula óssea e a pele.
2. Déficits neurológicos, devido à compressão de nervos.

Avaliação de enfermagem

Baseado em evidências
Kline, N. (Ed.). (2014). *Essentials of pediatric oncology nursing: A core curriculum* (4th ed.). Glenview, IL: Association of Pediatric Hematology/Oncology Nurses.

1. Obtenha a história de saúde.
   a. Investigue o momento em que surgiram os sintomas. Direcione sua atenção para diminuição do apetite, fraqueza, dor, distensão abdominal ou alteração da função intestinal e vesical.
   b. Os sintomas apresentados dependem da localização do tumor primário.

2. Realize um exame físico, contemplando:
   a. Exame da pele à procura de sinais de aumento das equimoses ou petéquias.
   b. Palpação do fígado e do baço à procura de aumento de volume.
   c. Palpação de massa abdominal ou de outro local primário de tumor.
   d. Ausculta dos pulmões.
   e. Palpação dos linfonodos.
   f. Monitoramento da pressão arterial para a detecção de hipertensão.
   g. Temperatura para verificar a existência de febre causada por infecção ou pela doença.
   h. Avaliação dos ossos e das articulações à procura de dor ou edema.
   i. Exame neurológico à procura de sinais de compressão pelo tumor. Os nervos acometidos dependem da localização do tumor.
3. Avalie os mecanismos de enfrentamento da família.

Diagnósticos de enfermagem

- Ansiedade dos pais, relacionada com a notícia do diagnóstico
- Medo da criança, relacionado com os procedimentos diagnósticos e a cirurgia ou a biopsia
- Intolerância à atividade, relacionada com a fadiga em consequência do crescimento do tumor e da supressão da medula óssea
- Constipação intestinal ou incontinência intestinal ou vesical, relacionadas com a pressão exercida pelo tumor
- Risco de infecção, relacionado com a supressão da medula óssea em consequência da quimioterapia e da radioterapia
- Dor aguda, relacionada com o tumor, a cirurgia ou a evolução da doença
- Distúrbio da imagem corporal, relacionado com a alopecia.

Intervenções de enfermagem

Redução da ansiedade dos pais

Ver seções anteriores, p. 1382 e 1386.

Redução da ansiedade e do medo da criança

Ver seções anteriores, p. 1383 e 1386.

Aumento da tolerância à atividade

Ver seção anterior, p. 1383.

Recuperação das funções intestinal e vesical normais

1. Avalie os padrões normais de eliminação da criança antes do início da doença.
2. Mantenha registros cuidadosos do equilíbrio hídrico.
3. Verifique a ocorrência de incontinência urinária por transbordamento e perda da função intestinal, dependendo da idade da criança.
4. Notifique o médico se esses problemas surgirem.

Prevenção de infecções

Ver seções anteriores, p. 1382 e 1386.

Examine a incisão cirúrgica à procura de eritema, drenagem ou deiscência da incisão. Comunique a presença dessas alterações.

Alívio da dor

Ver seção anterior, p. 1383.

Monitore à procura de aumento da dor ou de nova localização da dor, indicando progressão da doença (p. ex., fratura em consequência de comprometimento ósseo).

Promoção da aceitação das alterações corporais

Ver seções anteriores, p. 1383 e 1387.

Educação da família e manutenção da saúde

1. Instrua os pais sobre os exames laboratoriais e de imagem necessários para estabelecer o diagnóstico e de modo periódico durante o tratamento.
2. Instrua os pais sobre os agentes quimioterápicos utilizados e seus efeitos adversos potenciais.
3. Explique aos pais sobre os possíveis métodos de tratamento, como radioterapia e transplante de medula óssea.
4. Oriente os pais a utilizar uma boa técnica de higiene das mãos e prevenção de exposição a crianças com doenças contagiosas.
5. Encaminhe a família a recursos como Candlelighters (*www.candlelighters.org*).[5]

Reavaliação: resultados esperados

- Os pais e a criança discutem seus sentimentos sobre o diagnóstico e o tratamento
- A criança participa de brincadeiras e expressa seus sentimentos por meio da brincadeira
- Mantém um nível de atividade normal
- Retorna ao padrão normal de micção e evacuação
- Permanece sem febre, com pulmões limpos e ausência de sinais de infecções localizadas
- Repousa sem chorar ou sem proteger a incisão cirúrgica; bom controle da dor de acordo com a escala apropriada para o desenvolvimento da criança
- Interage com os outros e parece se sentir confortável.

Rabdomiossarcoma

Baseado em evidências

Bekiesinska-Figatowska, M., Duczkowska, A., Duczkowski, M. *et al.* (2017). CNS metastases from bone and soft tissue sarcomas in children, adolescents, and young adults: Are they really so rare? *BioMed Research International, 2017.* doi: 10.1155/2017/1456473.

National Cancer Institute. (2017). Childhood rhabdomyosarcoma treatment (PDQ) – Health professional version. Disponível em: *www.cancer.gov/types/soft-tissue-sarcoma/hp/rhabdomyosarcoma-treatment-pdq.*

Parida, L. (2014). Nonurological malignancies in children. *Journal of Indian Association of Pediatric Surgeons, 19*(1), 31.

O *rabdomiossarcoma* consiste em um tumor de tecidos moles altamente maligno, originado de células mesenquimatosas imaturas que formam o músculo estriado. Nos EUA, a incidência é de aproximadamente 4,5 por 1 milhão de crianças, e o rabdomiossarcoma responde por 3,5% de todas as doenças malignas em crianças com menos de 14 anos de idade e por 2% dos casos entre adolescentes e adultos jovens de 15 a 19 anos. Apresenta uma distribuição bimodal, com pico entre 2 e 6 anos de idade e outro pico entre 10 e 18 anos. As crianças de 1 a 9 anos de idade têm melhor prognóstico, enquanto as de menos idade e aquelas de mais idade apresentam um prognóstico bem menos satisfatório. O rabdomiossarcoma pode ocorrer em qualquer parte do corpo, porém os locais mais comuns são a cabeça e o pescoço, o sistema geniturinário (GU) e os membros.[6]

---

[5] N.R.T.: Além das instituições já citadas, existe também a TUCCA (*http://www.tucca.org.br*), cujo nome teve origem na expressão "tumor cerebral em crianças e adolescentes". Atualmente, a associação ampliou o apoio para pacientes com todos os tipos de câncer da infância e da adolescência.

[6] N.R.T.: Rabdomiossarcoma é o sarcoma mais frequente entre crianças e adolescentes até os 14 anos de idade. Cerca de 2/3 dos casos ocorrem em crianças de até 6 anos de idade. Outros tipos de sarcomas são mais raros e apresentam maior incidência em adolescentes. Atuação do pediatra: epidemiologia e diagnóstico precoce do câncer pediátrico. Documento Científico do Departamento Científico de Oncologia da Sociedade Brasileira de Pediatria. 2017.

Fisiopatologia e etiologia

1. A etiologia permanece desconhecida na maioria dos casos.
2. Certos fatores genéticos e ambientais foram associados a seu desenvolvimento.
3. As duas variantes principais são a embrionária e a alveolar, sendo a variante embrionária mais comum em lactentes e crianças pequenas, enquanto a alveolar é mais frequente em adolescentes. O rabdomiossarcoma alveolar tende a crescer mais rapidamente do que a variante embrionária e, em geral, exige tratamento mais intensivo.
4. O tumor dissemina-se por extensão local ou por metástases por meio dos sistemas venoso e linfático.
5. O pulmão constitui o local mais comum de metástases.
6. O estadiamento do tumor baseia-se na extensão da doença:
   a. Estágio/grupo I: tumor localizado, ressecção completa; é encontrado frequentemente na órbita, na cabeça e pescoço, no sistema GU e nos ductos biliares.
   b. Estágio/grupo II: ressecção do tumor local, doença residual microscópica; é encontrado frequentemente na bexiga ou na próstata, braços ou pernas e em local parameníngeo.
   c. Estágio/grupo III: doença localizada, com doença residual macroscópica após a ressecção; o tumor mede 5 cm de largura e pode ou não se disseminar para linfonodos adjacentes.
   d. Estágio/grupo IV: doença metastática por ocasião do diagnóstico.

Manifestações clínicas

1. Manifesta-se comumente na forma de nódulo indolor e assintomático, que é percebido pelo paciente ou pelos pais.
2. Os sinais e sintomas são variáveis e refletem a localização do tumor e das metástases.
   a. Órbita – ptose, paralisia ocular, exoftalmia, comprometimento da visão.
   b. Nasofaringe – epistaxe, dor, disfagia, voz anasalada, obstrução das vias respiratórias.
   c. Seios – edema, dor, secreção, sinusite.
   d. Orelha média – dor, otite crônica, paralisia do nervo facial.
   e. Pescoço – rouquidão, disfagia.
   f. Tronco, membros e área testicular – massas de tecido mole que aumentam de volume.
   g. Próstata, bexiga – sintomas do trato urinário.
   h. Tumores retroperitoneais – obstrução do sistema GI e do sistema urinário, fraqueza, parestesia, dor.
   i. Vaginal – sangramento ou massa vaginais anormais.

Avaliação diagnóstica

Para registrar a extensão da doença e estabelecer critérios objetivos para medir a resposta à terapia:

1. Biopsia aberta do tumor primário – procedimento diagnóstico definitivo.
2. TC do tórax e da lesão primária.
3. RM.
4. Aspiração e biopsia de medula óssea.
5. Cintilografia óssea ou exame do esqueleto.
6. Ultrassonografia.
7. Radiografia de tórax.
8. PET.
9. Hemograma completo, provas de função hepática e renal, eletrólitos, níveis séricos de cálcio e de fósforo, ácido úrico.
10. Ensaios para anticorpos monoclonais.
11. Exame de urina.
12. Punção lombar – para crianças com lesões cranianas.

Manejo

1. Cirurgia – para biopsia da lesão, para definir o estágio da doença e para a retirada completa ou redução do tumor primário. É interessante assinalar que a quimioterapia e a radioterapia são utilizadas antes da cirurgia, de modo a evitar a incapacidade associada à cirurgia radical de locais anatômicos selecionados (cabeça, pescoço e pelve).
2. Radioterapia – em geral, recomenda-se a radiação em alta dose para o tumor primário e as metástases.
3. Quimioterapia:
   a. Utilizada em todos os pacientes, habitualmente em combinação com radioterapia (Tabela 51.3).
   b. Os medicamentos comumente utilizados incluem dactinomicina, vincristina, ciclofosfamida, doxorrubicina, cisplatina, etoposídeo, ifosfamida, irinotecano, melfalana, topotecana, paclitaxel e docetaxel.
4. As taxas de sobrevida melhoraram de maneira considerável nesses últimos anos. A sobrevida para a doença de estágio I, com histologia favorável, é superior a 90%, enquanto a sobrevida para o estágio IV tende a situar-se entre 20 e 40%.
5. O prognóstico está relacionado com o estágio da doença por ocasião do diagnóstico, a localização do tumor primário e a idade na época do diagnóstico.

Complicações

1. Extensão direta do tumor para o SNC, com paralisia de nervos cranianos, comprometimento do tronco encefálico com bradipneia e bradicardia.
2. Metástases para os ossos, a medula óssea e os pulmões.

Avaliação de enfermagem

1. Obtenha a história de saúde.
   a. Investigue uma história de doença recente e o momento em que a criança se tornou sintomática.
   b. Obtenha uma revisão dos sistemas para ajudar a identificar o tumor primário e as metástases presentes.
2. Realize um exame físico, contemplando:
   a. Palpação dos linfonodos à procura de aumento de volume, hipersensibilidade e mobilidade.
   b. Palpação do fígado e do baço para a detecção de hepatoesplenomegalia.
   c. Palpação do local primário do tumor e das áreas suspeitas de metástases.
   d. Ausculta dos pulmões para avaliar os sons respiratórios ou qualquer anormalidade causada pela disseminação do tumor.
3. Avalie a capacidade de enfrentamento da família, os recursos e o estado emocional da criança e dos pais.

Tabela 51.3 Agentes quimioterápicos utilizados comumente no tratamento do rabdomiossarcoma.

Agente quimioterápico	Efeitos colaterais comuns
Ciclofosfamida	Náuseas, vômitos Queda dos cabelos Perda do apetite Disfunção gonadal Supressão da medula óssea Nefrotoxicidade
Dactinomicina	Náuseas, vômitos Supressão da medula óssea
Vincristina	Queda dos cabelos Neuropatia Constipação intestinal

Diagnósticos de enfermagem

- Risco de ansiedade entre os pais, relacionado com a notícia do diagnóstico
- Medo da criança, relacionado com os procedimentos diagnósticos e a cirurgia ou a biopsia
- Nutrição desequilibrada: menor do que as necessidades corporais, relacionada com a ocorrência de anemia, anorexia, náuseas, vômitos e ulceração da mucosa secundária à quimioterapia ou à radioterapia
- Dor aguda, relacionada com a cirurgia ou a possível progressão da doença
- Distúrbio na imagem corporal, relacionado com a alopecia associada à quimioterapia
- Risco de infecção, relacionado com a supressão da medula óssea em consequência de quimioterapia ou radioterapia.

Intervenções de enfermagem

Redução da ansiedade dos pais

Ver seções anteriores, p. 1382 e 1386.

Redução do medo e da ansiedade da criança

Ver seções anteriores, p. 1383 e 1386.

Promoção da nutrição ideal

Ver seção anterior, p. 1383.

Alívio da dor

Ver seção anterior, p. 1383.

Promoção da aceitação das alterações corporais

Ver seções anteriores, p. 1383 e 1387.

Prevenção de infecção

Ver seções anteriores, p. 1382 e 1386.

Educação da família e manutenção da saúde

1. Explique aos pais sobre os exames diagnósticos laboratoriais que serão realizados periodicamente para acompanhar a condição da criança.
2. Instrua os pais sobre os métodos de tratamento, incluindo protocolos de quimioterapia e radioterapia no pós-operatório, bem como seus efeitos adversos.
3. Ressalte a importância dos cuidados de acompanhamento, de modo que a recorrência possa ser detectada precocemente, e o tratamento apropriado seja instituído.
4. Encaminhe a família a recursos como Candlelighters (*www.candlelighters.org*). Ajude os pacientes a coordenar os cuidados com um cirurgião ortopédico, um oncologista médico ou pediátrico, um rádio-oncologista, um patologista e um fisiatra.

Reavaliação: resultados esperados

- Os pais demonstraram entender o diagnóstico
- O paciente brinca, interage com outras crianças e faz perguntas
- A criança alimenta-se com quantidade suficiente de calorias para manter o peso
- Relata redução da dor
- Verbaliza a aceitação de si mesma; olha-se no espelho
- Permanece sem febre e sem sinais de infecção localizada.

Tumor de Wilms

Baseado em evidências

American Cancer Society (2018). Atlanta, GA. What are the key statistics about Wilms tumor? Disponível em: *https://www.cancer.org/cancer/wilms-tumor/about/key-statistics.html*.

National Cancer Institute. (2016). Wilms' tumor and other childhood kidney tumors treatment (PDQ) – Health professional version. Disponível em: *www.cancer.gov/types/kidney/hp/wilms-treatment-pdq*.

O *tumor de Wilms*, também conhecido como nefroblastoma, é um tumor renal maligno, que constitui a neoplasia renal mais comum em crianças. Responde por cerca de 7% de todos os tumores na infância; entretanto, no grupo etário de 15 a 19 anos, a maioria dos tumores consiste em carcinoma de células renais. A incidência é de aproximadamente 8 casos por 100.000 crianças com menos de 15 anos de idade. Nos EUA, cerca de 500 casos são diagnosticados a cada ano, e 75% dos casos ocorrem antes dos 5 anos de idade. A idade média por ocasião do diagnóstico é de cerca de 3 a 4 anos. Com mais frequência, o tumor de Wilms mostra-se uma doença unilateral; entretanto, em 5% dos casos, ambos os rins são acometidos. Pode surgir como tumefação no abdome abaixo da margem costal. Nos EUA, as meninas correm risco ligeiramente maior de tumor de Wilms do que os meninos, e o risco é ligeiramente maior em crianças afro-americanas e menor nas norte-americanas de ascendência asiática.[7]

Fisiopatologia e etiologia

1. A etiologia permanece desconhecida.
2. Foi registrada uma herança genética em 1 a 2% dos casos.
3. As crianças com tumor de Wilms podem apresentar anomalias associadas.
4. O tumor de Wilms tem a capacidade de crescimento rápido e, em geral, alcança um grande tamanho antes de ser diagnosticado.
5. O efeito do tumor sobre os rins depende de sua localização.
6. Na maioria dos casos, o tumor expande o parênquima renal, e a cápsula do rim fica distendida sobre a superfície do tumor, que está encapsulado por ocasião da cirurgia.
7. Os tumores de Wilms exibem vários padrões histológicos e são divididos em duas categorias gerais: de histologia favorável e de histologia desfavorável.
8. As neoplasias metastatizam por extensão direta ou por meio da corrente sanguínea. Podem invadir os tecidos perirrenais, os linfonodos, o fígado, o diafragma, os músculos abdominais e os pulmões. A invasão do osso e do encéfalo é menos comum.
9. Realiza-se o estadiamento do tumor de Wilms com base nos achados clínicos e anatômicos. Varia do estágio I (tumor limitado ao rim e passível de ressecção completa) ao estágio IV (presença de metástases no fígado, nos pulmões, no osso ou no encéfalo). O estágio V inclui os casos em que ocorre comprometimento bilateral, seja inicial ou subsequentemente.

Manifestações clínicas

1. Em geral, o sinal de apresentação consiste em massa abdominal de consistência firme e indolor no quadrante superior; pode estar localizada em qualquer um dos lados. (Em geral, costuma ser percebida pela primeira vez pelos pais.)
2. Pode ocorrer dor abdominal, que está relacionada com o rápido crescimento do tumor. À medida que o tumor aumenta de volume, a pressão exercida pode causar constipação intestinal, vômitos, desconforto abdominal, anorexia, perda de peso e dispneia.
3. É menos comum a ocorrência de hipertensão, febre, hematúria e anemia.

[7]N.R.T.: O tumor de Wilms representa aproximadamente 7% das neoplasias que ocorrem nas crianças. É um tumor renal maligno mais frequente na infância. Cerca de 78% dos casos ocorrem entre 1 e 5 anos, porém é mais comum nas crianças de 2 a 3 anos de idade. Atuação do pediatra: epidemiologia e diagnóstico precoce do câncer pediátrico. Documento Científico do Departamento Científico de Oncologia da Sociedade Brasileira de Pediatria. 2017.

4. Anomalias associadas:
   a. Hemi-hipertrofia.
   b. Aniridia (ausência de íris).
   c. Anomalias do sistema geniturinário.
   d. Síndromes de crescimento excessivo (síndrome de Beckwith-Wiedemann).
   e. Deficiência intelectual.

Avaliação diagnóstica

1. Ultrassonografia do abdome para demonstrar o tumor e avaliar o estado do rim oposto.
2. Radiografia de tórax para identificar a presença de metástases.
3. Hemograma completo e esfregaço do sangue periférico para determinar os dados basais.
4. Exame de urina para a detecção de hematúria.
5. A bioquímica do sangue pode revelar anormalidades, sobretudo eletrólitos séricos, ácido úrico, provas de função renal (ureia sanguínea e creatinina) e provas de função hepática (bilirrubina, alanina aminotransferase, aspartato aminotransferase, lactato desidrogenase [LD], proteína total, albumina e fosfatase alcalina).
6. VMA e HVA urinários para diferenciar o tumor de Wilms do neuroblastoma.
7. RM ou TC do abdome para avaliar a disseminação local para linfonodos ou órgãos adjacentes.
8. Biopsia renal para confirmar o diagnóstico.
9. Ultrassonografia em tempo real.

Manejo

1. Inicialmente, procede-se ao estadiamento acurado e à avaliação da disseminação do tumor.
2. O tratamento padrão para os tumores nos estágios I e II consiste em cirurgia (p. ex., nefrectomia parcial, nefrectomia simples ou nefrectomia radical), seguida de quimioterapia.
3. O tratamento padrão para os estágios III e IV é o mesmo que o dos estágios I e II, porém inclui radioterapia.
4. Se ambos os rins forem removidos, o que constitui o tratamento para o tumor no estágio V, o paciente necessita de diálise até um transplante ser possível.
5. A radioterapia ou a quimioterapia podem ser administradas no pré-operatório a pacientes com tumores avançados ou com risco de extensão intravascular, para reduzir a carga tumoral.
6. A radioterapia pode ser aplicada ao leito tumoral no pós-operatório para tornar inviáveis todas as células que escaparam localmente do tumor excisado. Esse tratamento costuma ser administrado a crianças com tumor de Wilms nos estágios III e IV ou que apresentam histologia desfavorável.
7. Utiliza-se a radioterapia pulmonar total no tratamento dos tumores de estágio IV com metástases pulmonares.
8. Os efeitos tardios da radioterapia no abdome consistem em escoliose e desenvolvimento deficiente dos tecidos moles, bem como possível disfunção orgânica no campo de radiação.
9. Inicia-se a quimioterapia no pós-operatório para obter uma erradicação completa das células tumorais (Tabela 51.4).
10. As taxas de sobrevida global para o tumor de Wilms estão entre as mais altas de todos os cânceres infantis – sobrevida de 4 anos de mais de 90%.
11. O prognóstico baseia-se nas características histológicas do tumor, no comprometimento de linfonodos, na idade do paciente, no tamanho do tumor e em possíveis fatores cromossômicos.

Complicações

1. Metástases para os pulmões, os linfonodos, o fígado, o osso e o encéfalo.

Tabela 51.4 Agentes quimioterápicos utilizados comumente no tratamento do tumor de Wilms.

Agente quimioterápico	Efeitos colaterais comuns
Vincristina	Queda dos cabelos Neuropatia Constipação intestinal
Dactinomicina	Náuseas, vômitos Supressão da medula óssea
Doxorrubicina	Náuseas, vômitos Queda dos cabelos Urina de coloração avermelhada Supressão da medula óssea Disfunção cardíaca

2. As complicações da radioterapia são obstrução intestinal, lesão hepática, nefrite, esterilidade em meninas, pneumonia intersticial e escoliose.
3. A incidência cumulativa de segunda neoplasia maligna é de 1,6% depois de 15 anos, sendo a radiação o maior fator de risco.

Avaliação de enfermagem

1. Obtenha a história de saúde.
   a. Investigue como o tumor foi descoberto.
   b. Pergunte se a criança tem história de outras anomalias GU ou se existe alguma história familiar de câncer.
   c. Determine se a criança teve hematúria, disúria, constipação intestinal, dor abdominal, diminuição do apetite ou febre antes da hospitalização e pergunte como foram tratadas.
2. Realize um exame físico, contemplando:
   a. Avaliação à procura de anomalias associadas: aniridia, hemi-hipertrofia da coluna vertebral ou criptorquidia.
   b. Palpação dos linfonodos à procura de aumento de tamanho, hipersensibilidade e mobilidade.
   c. Palpação do fígado e do baço à procura de aumento de volume.
   d. Palpação do abdome para determinar o tamanho e a localização do tumor.
   e. Ausculta dos pulmões para avaliar os sons respiratórios ou qualquer anormalidade em consequência da disseminação do tumor.
3. Avalie a capacidade de enfrentamento, os recursos e o estado emocional da família.

Alerta de enfermagem
Evite a manipulação indiscriminada do abdome no pré e pós-operatório, de modo a diminuir o risco de metástases. Como o tumor é de consistência mole e altamente vascularizado, sua disseminação pode ocorrer com a palpação ou a manipulação excessivas do abdome da criança.

Diagnósticos de enfermagem

- Ansiedade dos pais, relacionada com a notícia do diagnóstico
- Medo da criança, relacionado com a cirurgia e os exames diagnósticos
- Risco de volume de líquidos deficiente no pós-operatório
- Dor aguda, relacionada com a cirurgia e a possível progressão da doença
- Nutrição desequilibrada: menor do que as necessidades corporais, relacionada com a ocorrência de anemia, anorexia, vômitos e ulceração da mucosa em consequência de quimioterapia ou radioterapia
- Distúrbio na imagem corporal, relacionado com a alopecia associada à quimioterapia

- Intolerância à atividade, relacionada com a fadiga em consequência do tamanho do tumor e do tratamento
- Risco de infecção e hemorragia, relacionado com a supressão da medula óssea causada pela quimioterapia.

Intervenções de enfermagem

Redução da ansiedade dos pais

Ver seções anteriores, p. 1382 e 1386.

Redução do medo e da ansiedade da criança

Ver seções anteriores, p. 1383 e 1386.

Prevenção do déficit de volume de líquidos e outras complicações

1. Insira uma sonda nasogástrica, conforme solicitado. Muitas crianças necessitam de aspiração gástrica no pós-operatório para evitar a distensão ou a ocorrência de vômitos.
2. Monitore de modo acurado o débito gástrico e proceda à sua substituição com líquidos IV apropriados, conforme prescrito.
3. Após o retorno dos sons intestinais, inicie a alimentação com pequenas quantidades de líquidos claros.
4. Mantenha um registro acurado do equilíbrio hídrico.
5. Monitore os sinais vitais quando indicado pelo estado da criança e verifique com frequência o curativo cirúrgico à procura de drenagem.

Alívio da dor

Ver seção anterior, p. 1383.

Promoção da nutrição ideal

Ver seção anterior, p. 1383.

Promoção da aceitação das alterações corporais

Ver seções anteriores, p. 1383 e 1387.

Aumento da tolerância à atividade

Ver seção anterior, p. 1383.

Prevenção de infecções

Ver seções anteriores, p. 1382 e 1386.

Educação da família e manutenção da saúde

1. Explique aos pais de uma criança que possui apenas um rim sobre os sinais e sintomas de doença renal.
2. Oriente os pais a entrar em contato com o médico se a criança tiver febre acima de 38,3°C, sangramento, sinais de infecção ou exposição à varicela.
3. Ensine medidas para prevenção da infecção, como higiene das mãos e isolamento de outras crianças com doenças contagiosas.
4. Encaminhe a família a recursos como Candlelighters (*www.candlelighters.org*).

Reavaliação: resultados esperados

- Os pais expressam seus sentimentos sobre o diagnóstico e o tratamento
- A criança expressa seus sentimentos durante as brincadeiras e participa das atividades na sala de recreação
- Não apresenta distensão abdominal nem vômitos; sinais vitais estáveis
- A criança comunica o alívio da dor
- Alimenta-se com quantidades adequadas de calorias para manter o peso; náuseas aliviadas com antieméticos
- Brinca com outras pessoas sem perceber a alopecia
- Participa de todas as atividades diárias normais sem fadiga
- Permanece sem febre e sem sinais de infecção local.

Osteossarcoma

Baseado em evidências

American Cancer Society. (2018). Atlanta, GA. Osteosarcoma: Early detection, diagnosis, and staging. Disponível em: *https://www.cancer.org/cancer/osteosarcoma/detection-diagnosis-staging.html*.

Rothermundt, C., Seddon, B. M., Dileo, P., Strauss, S. J. *et al.* (2016). Follow-up practices for high-grade extremity osteosarcoma. *BMC Cancer, 16*(1), 301.

O *osteossarcoma* é um tumor maligno do osso. Trata-se do câncer ósseo maligno primário mais diagnosticado em pediatria, que acomete anualmente cerca de 400 crianças e adolescentes de 0 a 19 anos de idade. A incidência do osteossarcoma aumenta com a idade durante toda a infância e a adolescência, porém diminui em seguida. Afeta comumente os adolescentes durante o estirão do crescimento, quando os ossos e os tecidos moles já estão vulneráveis devido ao processo de desenvolvimento, sendo a maioria dos casos observada entre 8 e 25 anos de idade. O osteossarcoma é muito raro em crianças com menos de 5 anos de idade. A taxa de sobrevida relativa em 5 anos do osteossarcoma é de 70%. Trata-se da neoplasia maligna secundária mais comum em sobreviventes do retinoblastoma. A incidência do osteossarcoma mostra-se ligeiramente maior em indivíduos do sexo masculino e também mais alta em crianças afro-americanas e latinas, em comparação com crianças brancas e asiáticas e das Ilhas do Pacífico. Tem uma tendência ligeiramente maior a acometer indivíduos do sexo masculino, em comparação com o sexo feminino.

Fisiopatologia e etiologia

1. A etiologia permanece desconhecida. Os fatores de risco podem ser radioterapia anterior para o tratamento de outro tumor, crianças mais altas e síndromes genéticas.
2. Origina-se, presumivelmente, a partir do tecido mesenquimatoso formador de osso.
3. Produz um estroma de células fusiformes malignas, que dá origem ao tecido osteoide maligno.
4. Os locais comuns de ocorrência são a metáfise dos ossos longos, como a parte distal do fêmur, a parte proximal da tíbia e a parte proximal do úmero. Os locais menos comuns são o crânio, a pelve, as falanges e a mandíbula.
5. Metastatiza mais comumente para os pulmões e outros ossos.

Manifestações clínicas

1. Dor esporádica no local afetado, causando frequentemente claudicação, rigidez ou limitação da amplitude do movimento.
2. Pode ocorrer agravamento da dor à noite ou com a atividade.
3. Tumefação indolor ou massa óssea fixa, hipersensível, perceptível e palpável, localizada frequentemente no braço ou na perna.
4. Fratura óssea que ocorre sem nenhuma lesão.
5. Outros sintomas relacionados com o local de metástase, quando presente.

Avaliação diagnóstica

1. Realiza-se um exame radiográfico da lesão para visualizar o tumor.
2. Realiza-se uma biopsia da lesão para confirmar o diagnóstico e fornecer dados histológicos para a escolha do plano de tratamento.
3. A TC e a RM são úteis para determinar a composição interna do tumor e avaliar a extensão local da doença antes da cirurgia.
4. Pode-se realizar uma radiografia de tórax para detectar metástases pulmonares.
5. A cintigrafia óssea é útil para detectar a extensão inicial da neoplasia maligna, planejar o tratamento e avaliar seus efeitos.

6. As provas de função renal e hepática devem ser monitoradas para a detecção de níveis séricos elevados de LD.
7. A arteriografia pode ser uma possibilidade quando se considera a realização de um procedimento para salvar o membro.

Manejo

1. Cirurgia – os procedimentos são classificados em duas categorias:
   a. A prioridade consiste em procedimento para salvar o membro – mais de 80% dos tumores podem ser tratados com cirurgia de preservação do membro.
   b. Amputação radical do membro afetado e, em geral, da articulação proximal à área acometida.
2. O tipo de cirurgia efetuada realizada depende da localização do tumor, de seu tamanho, da extensão extramedular, de metástases distantes, da idade da criança, do desenvolvimento do esqueleto e das preferências quanto ao estilo e à qualidade de vida.
3. Há necessidade de quimioterapia após a cirurgia, pois a maioria dos pacientes tratados com terapia local isoladamente desenvolve metástases a distância no decorrer de vários anos. No pré-operatório, são utilizados agentes quimioterápicos, como metotrexato com leucovorina, ciclofosfamida, cisplatina, doxorrubicina e ifosfamida, para pacientes submetidos à ressecção cirúrgica e para o tratamento da doença metastática (Tabela 51.5).
4. A sobrevida melhorou acentuadamente com o uso agressivo de terapia multimodal.
5. Com o tratamento atual, a taxa de sobrevida em 5 anos para pacientes com osteossarcoma localizado é de aproximadamente 70% naqueles submetidos à cirurgia, seguida de quimioterapia.
6. Os fatores de prognóstico importantes consistem na extensão da doença por ocasião do diagnóstico, idade e sexo do paciente, níveis séricos de LD e quantidade de necrose tumoral por ocasião da cirurgia. Os osteossarcomas que surgem em áreas previamente irradiadas têm prognóstico mais sombrio.
7. A cirurgia com preservação do membro melhorou a qualidade de vida de muitos sobreviventes.

Tabela 51.5 Agentes quimioterápicos utilizados comumente no tratamento do osteossarcoma.

Agente quimioterápico	Efeitos colaterais comuns
Doxorrubicina	Náuseas, vômitos Queda dos cabelos Urina de coloração avermelhada Supressão da medula óssea Disfunção cardíaca
Cisplatina	Náuseas, vômitos Supressão da medula óssea Hipomagnesemia Perda do apetite Perda da audição Disfunção renal
Metotrexato	Elevação das enzimas hepáticas Mucosite Nefrotoxicidade
Etoposídeo	Náuseas, vômitos Queda dos cabelos Fraqueza Supressão da medula óssea
Ifosfamida	Náuseas, vômitos Queda dos cabelos Supressão da medula óssea Disfunção gonadal Disfunção renal

8. Os pacientes que sofrem recidiva no pulmão ainda podem ser curados com excisão (amputação) cirúrgica.

Complicações

1. Metástases para os pulmões e para os ossos.
2. Metástases tardias para o SNC e os linfonodos.
3. Perda auditiva em decorrência do tratamento.
4. Limitações físicas causadas pela ressecção cirúrgica.

Avaliação de enfermagem

1. Obtenha a história de saúde.
   a. Investigue como e quando os sintomas surgiram pela primeira, bem como sua duração.
   b. Determine se a criança apresenta dor ou limitação do movimento na área afetada.
2. Realize um exame físico, contemplando:
   a. Palpação da massa para determinar seu tamanho e sua localização. (Verifique se a massa é hipersensível ou fixada ao osso.)
   b. Palpação de outros ossos à procura de metástases.
   c. Ausculta dos pulmões para avaliar os sons respiratórios ou outras anormalidades causadas pela disseminação do tumor.
3. Avalie a capacidade de enfrentamento da família, os recursos, como sistemas de apoio, e o estado emocional do paciente e dos pais.
4. Avalie o grau de mobilidade, sobretudo para tumores dos membros inferiores.

Diagnósticos de enfermagem

- Ansiedade dos pais, relacionada com a notícia do diagnóstico
- Medo da criança ou do adolescente, relacionado com a cirurgia, os exames diagnósticos e o tratamento
- Distúrbio na imagem corporal, relacionado com a cirurgia e a possibilidade de amputação, bem como alopecia associada à quimioterapia
- Dor aguda, relacionada com a cirurgia e a possível progressão da doença
- Nutrição desequilibrada: menor do que as necessidades corporais, relacionada com a ocorrência de anemia, anorexia, náuseas, vômitos e ulceração da mucosa causada pela quimioterapia
- Risco de infecção, relacionado com a cirurgia ou a supressão da medula óssea secundária à quimioterapia
- Comprometimento da mobilidade, devido à cirurgia ou à doença
- Risco de lesão, devido a fraturas patológicas relacionadas com o diagnóstico.

Intervenções de enfermagem

Redução da ansiedade dos pais

1. Envolva os pais no plano de orientação e certifique-se de que saibam o que esperar antes da realização da cirurgia.
2. Explique aos pais sobre o processo patológico e as opções de tratamento disponíveis.
3. Forneça aos pais estratégias relacionadas com o enfrentamento efetivo do diagnóstico e os cuidados pós-operatórios.
4. Forneça aos pais reforço positivo e demonstre honestidade e transparência no processo de cuidados.
5. Incentive os pais a participar do processo de cuidados para a preparação para a alta hospitalar.

Redução do medo e da ansiedade do adolescente

1. Incorpore o nível de desenvolvimento do adolescente quando explicar os exames diagnósticos e os cuidados pós-operatórios.
2. Apoie e prepare a criança para os cuidados cirúrgicos de rotina ou para os cuidados do membro amputado.

3. Se houver necessidade de amputação, explique à criança sobre a necessidade de fisioterapia para exercícios e aprendizado da deambulação com muletas, bem como sobre a necessidade de prótese.
4. Se for realizada uma cirurgia com preservação do membro, reforce a importância dos exercícios de fisioterapia após a cirurgia, de modo a recuperar o máximo possível a função do osso e/ou da articulação afetados.
5. Os cuidados de enfermagem do adolescente com osteossarcoma são iguais aos do adulto.

Promoção da aceitação da nova autoimagem

1. Entenda que os adolescentes necessitam de tempo e de apoio para aceitar o diagnóstico e a cirurgia, bem como para vivenciar o luto pela perda de parte de seu corpo se houver necessidade de amputação.
2. Procure apresentar o adolescente a outro adolescente com o mesmo diagnóstico e que tenha sido submetido a tratamento semelhante.
3. Sugira a escolha de uma roupa que irá camuflar a prótese, que esteja na moda e seja atraente.
4. Sugira o uso de perucas, lenços para cabeça ou chapéus para os adolescentes que apresentam alopecia em consequência da quimioterapia.
5. Incentive as visitas de colegas da mesma idade e ajude a criança a lidar com perguntas e reações dos colegas.

Alívio da dor

Ver seção anterior, p. 1383.

Promoção da nutrição ideal

Ver seção anterior, p. 1383.

Prevenção de infecção e hemorragia

Ver seções anteriores, p. 1382 e 1386.

Considerações sobre atendimento domiciliar e na comunidade

1. Avalie a casa quanto à acessibilidade do adolescente que sofreu amputação.
2. Explique aos pais sobre a possível necessidade de efetuar mudanças na casa.
3. Incentive os pais a entrar em contato com a escola, de modo a providenciar um professor para a criança que precise se ausentar da escola por um longo período de tempo.
4. Ajude os pais a entrar em contato com o enfermeiro escolar, de modo a facilitar seu regresso às aulas.
5. Identifique qualquer preocupação financeira que possa estar associada aos cuidados e ao tratamento e encaminhe os pais a um assistente social ou ao gerente de casos para acessar serviços e recursos da comunidade.

Educação da família e manutenção da saúde

1. Explique aos adolescentes e aos pais sobre as medidas de controle das infecções, como adequada higiene das mãos e prevenção de exposição a outras crianças com doenças contagiosas, pois a quimioterapia costuma ser prolongada.
2. Os pais e os adolescentes devem ser instruídos quanto aos agentes quimioterápicos utilizados e a seus efeitos adversos potenciais.
3. Explique aos pais e aos adolescentes sobre o procedimento da radioterapia e seus efeitos.
4. Oriente o adolescente para proteger a perna submetida à radioterapia, evitando qualquer pressão excessiva sobre ela durante a prática de esportes. Consulte um ortopedista especialista para as limitações apropriadas de atividade.
5. Ensine aos pais medidas para garantir a segurança do paciente durante todo o tratamento e a convalescença.
6. Encaminhe a família a recursos como Candlelighters (*www.candleghters.org*).

Reavaliação: resultados esperados

- Os pais e a criança (se for de idade apropriada) discutem seus sentimentos sobre a cirurgia e o tratamento quimioterápico
- Os pais e a criança (se for de idade apropriada) verbalizam seus sentimentos sobre a cirurgia e fazem perguntas
- O paciente olha-se no espelho e toca o local de amputação
- Os pais e a criança (se for de idade apropriada) relatam alívio da dor
- O paciente mantém um padrão adequado de alimentação; há alívio das náuseas com antieméticos
- O paciente permanece sem febre, com sinais vitais estáveis e sem qualquer sinal de sangramento
- Também mantém a integridade da pele.

Retinoblastoma

Baseado em evidências

Chantada, G., & Schaiquevich, P. (2015). Management of retinoblastoma in children: Current status. *Pediatric Drugs, 17*(3), 185-98.

Mendoza, P. R., & Grossniklaus, H. E. (2016). Therapeutic options for retinoblastoma. *Cancer Control, 23*(2), 99-109.

National Cancer Institute. (2018). Retinoblastoma treatment (PDQ) – Health professional version. Disponível em: *https://www.cancer.gov/types/retinoblastoma/hp/retinoblastomatreatment-pdq*.

O *retinoblastoma* é um tumor congênito maligno, que surge na retina de um ou de ambos os olhos. Responde por cerca de 3% dos cânceres que ocorrem em crianças com menos de 15 anos de idade e por aproximadamente 1 em 14.000 a 18.000 nascidos vivos; essa taxa de diagnóstico é consistente no mundo inteiro. A idade mediana por ocasião do diagnóstico é de 2 anos, e o tumor raramente é diagnosticado depois dos 6 anos de idade.

Fisiopatologia e etiologia

1. A maioria dos casos aparece de modo esporádico e tem sido associada à idade avançada dos pais; existe também uma forma hereditária da doença.
   a. As mutações somáticas não hereditárias respondem por cerca de 70 a 75% de todos os retinoblastomas; apresentam sempre comprometimento unilateral.
   b. Todos os casos bilaterais são hereditários.
      i. O modo de hereditariedade é autossômico dominante.
      ii. Os filhos de indivíduos afetados têm uma probabilidade de 50% de herdar a doença.
2. O retinoblastoma pode estar associado a aberrações cromossômicas.
3. Surge habitualmente em múltiplos focos, e não como tumor solitário de qualquer uma das camadas nucleadas da retina.
4. Alguns tumores (do tipo endofítico) surgem nas camadas nucleares internas da retina e crescem em direção à cavidade vítrea.
5. Alguns tumores (do tipo exofítico) surgem na camada nuclear externa e crescem no espaço sub-retiniano, com descolamento da retina.
6. A maioria dos tumores exibe uma combinação de crescimento endofítico e exofítico.
7. A extensão do tumor pode ocorrer na corioide, na esclera e no nervo óptico.
8. O "retinoblastoma trilateral" refere-se à ocorrência de retinoblastoma bilateral, além de um tumor neuroblástico intracraniano na linha mediana.

9. Pode ocorrer disseminação hematogênica do tumor para a medula óssea, o esqueleto, os linfonodos e o fígado.
10. O estadiamento do tumor reflete a extensão da doença e a probabilidade de preservar uma visão útil no olho afetado, do grupo I (muito favorável) ao grupo V (muito desfavorável).

Manifestações clínicas

1. Os sinais e sintomas de tumor intraocular dependem de seu tamanho e de sua posição.
2. "Reflexo do olho de gato" – aspecto esbranquiçado da pupila (leucocoria); representa a visualização do tumor através da lente quando a luz incide sobre a massa tumoral – trata-se do sinal mais comum. Caracteriza-se também pela ausência do reflexo vermelho em fotografias.
3. Estrabismo – segundo sinal de apresentação mais comum.
4. Outros sinais de apresentação ocasionais:
   a. Inflamação orbital, dor ocular.
   b. Hifema, abaulamento dos olhos.
   c. Pupila fixa.
   d. Heterocromia da íris – cores diferentes de cada íris ou na mesma íris.
5. A perda da visão não é um sintoma, visto que as crianças pequenas não se queixam de redução unilateral da visão.
6. Sintomas de metástases a distância – anorexia, perda de peso, vômitos, cefaleia, dor óssea.

Avaliação diagnóstica

1. Oftalmoscopia indireta bilateral sob anestesia geral.
2. Ultrassonografia e TC ou RM da cabeça e dos olhos para a visualização do tumor.
3. Aspiração da medula óssea e punção lombar sob anestesia para determinar a presença de metástases.

Manejo

1. Depende do estágio da doença por ocasião do diagnóstico.
2. Os tumores unilaterais nos estágios I, II ou III costumam ser tratados com quimioterapia intraocular ou sistêmica.
   a. O tratamento tem por objetivo erradicar os tumores, prevenir metástases sistêmicas, promover a resolução do descolamento da retina, preservar a visão útil, se possível, e controlar a neoplasia maligna para evitar a enucleação ou a remoção do olho.
   b. Os agentes quimioterápicos mais comuns consistem em carboplatina, ciclofosfamida, doxorrubicina, platina, etoposídeo e vincristina (Tabela 51.6). A melfalana constitui, com frequência, o medicamento de escolha para quimioterapia intra-arterial em crianças com doença avançada.
   c. As injeções perioculares de topotecana também podem reduzir a carga tumoral do retinoblastoma quando se administra o medicamento por via sistêmica, por via intra-arterial ou por injeções intravítreas, pois evita a toxicidade de outros agentes quimioterápicos na retina.
3. A cirurgia (enucleação) constitui o tratamento de escolha para o crescimento de tumores avançados, sobretudo se houver comprometimento do nervo óptico quando não existir nenhuma esperança de visão útil.
4. Em geral, a doença bilateral exige enucleação do olho gravemente enfermo e tratamento do olho menos afetado.
   a. Todos os esforços são envidados para salvar qualquer visão possível.
   b. A enucleação bilateral está indicada no caso de retinoblastoma bilateral extenso, quando não houver nenhuma possibilidade de visão.
5. Às vezes, são utilizados tratamento com *laser* focal, como fotocoagulação, braquiterapia em placa, termoterapia e crioterapia, para tratar pequenos tumores localizados.
6. A radioterapia com feixe externo pode ser utilizada para tratar olhos que não respondam a outros tratamentos.
7. Novas opções de tratamento estão sendo exploradas, como a terapia gênica e o resgate de células-tronco autólogas. A terapia gênica é um tipo de tratamento que introduz um gene viral ou bacteriano nas células tumorais, o que possibilita a conversão de um composto atóxico em substância letal para matar as células tumorais. Entretanto, é improvável que esse tipo de terapia gênica possa ser utilizado como tratamento de primeira linha para o retinoblastoma.
8. A taxa de sobrevida global apresenta-se elevada (90%).
9. O retinoblastoma hereditário e o retinoblastoma bilateral estão associados a uma alta incidência de novos tumores espontâneos e relacionados com a radiação, particularmente sarcomas.

Tabela 51.6 Agentes quimioterápicos utilizados comumente no tratamento do retinoblastoma.

Agente quimioterápico	Efeitos colaterais comuns
Carboplatina	Náuseas, vômitos Supressão da medula óssea Desequilíbrio eletrolítico
Vincristina	Queda dos cabelos Neuropatia Constipação intestinal

Complicações

1. Disseminação para o encéfalo e para o outro olho.
2. Metástases para o osso, a medula óssea, o fígado e os linfonodos.
3. Risco de tumores secundários, como osteossarcomas, sarcomas de tecidos moles e melanomas.

Avaliação de enfermagem

1. Obtenha a história de saúde.
   a. Investigue uma história familiar positiva para retinoblastoma ou outros tipos de câncer.
   b. Investigue sobre quando os sintomas surgiram, bem como sobre a ocorrência de estrabismo, reflexo do olho de gato, inflamação orbital, vômitos ou cefaleia.
2. Realize um exame físico.
   a. Avalie as pupilas quanto à reatividade à luz, ao tamanho e à leucocoria.
   b. Avalie quanto à presença de estrabismo, verificando o equilíbrio muscular.
   c. Examine os olhos à procura de sinais associados, como eritema, inflamação da órbita, hifema e heterocromia da íris.
3. Avalie a capacidade de enfrentamento da família, o uso de sistemas de apoio e a expressão dos sentimentos.

Diagnósticos de enfermagem

- Ansiedade dos pais, relacionada com o diagnóstico, o tratamento e as implicações genéticas do diagnóstico
- Integridade tissular prejudicada, relacionada com alterações da pele, perda dos cílios, atrofia gordurosa, comprometimento do crescimento ósseo e ressecamento causado pela irradiação
- Medo da criança, relacionado com a hospitalização e os procedimentos diagnósticos e de tratamento
- Distúrbio na imagem corporal e enfrentamento ineficaz, relacionados com a enucleação e a necessidade da prótese ocular
- Sensopercepção (visual) alterada, relacionada com o processo patológico ou a enucleação.

Intervenções de enfermagem

Redução da ansiedade e do sentimento de culpa dos pais

1. Escute os sentimentos de culpa dos pais com relação à transmissão da doença ao filho ou pelo fato de não terem percebido os sintomas mais cedo.
2. Discuta o benefício de uma consulta sobre a probabilidade de ter outro filho afetado.
   a. O risco varia de cerca de 1 a 10%, dependendo da história familiar e da existência de doença unilateral ou bilateral na criança afetada.
   b. A alta carga permanente de um câncer entre pacientes com retinoblastoma também é importante na tomada de decisões informadas dos pais.
   c. Encaminhe para aconselhamento genético e apoie as decisões dos pais sobre futuras gestações.
3. Incentive os pais a procurar aconselhamento genético para a criança afetada quando alcançar a puberdade.
   a. O risco para filhos é de 1 a 10%, dependendo da história familiar e da presença de doença unilateral ou bilateral.
   b. Entre a prole afetada, existe uma alta probabilidade (superior a 50%) de doença bilateral.

Preservação da integridade tissular

1. Administre sedativos ou ajude com anestesia para a quimioterapia intraocular, se necessário.
   a. Administre a medicação no momento correto, de modo que a sedação seja adequada para o posicionamento da criança.
2. Observe a ocorrência de possíveis efeitos adversos da quimioterapia e prepare os pais para sua ocorrência.
   a. Tumefação e edema ao redor do local de quimioterapia intraocular.
   b. Náuseas e vômitos com a quimioterapia sistêmica.

Redução da ansiedade e do medo da criança

Ver também nas seções anteriores como reduzir a ansiedade e o medo da criança.

1. Incentive os pais a dormir no quarto com a criança e a participar dos cuidados para minimizar a ansiedade da separação do paciente.
2. Prepare a criança e os pais para todos os procedimentos diagnósticos.
3. Descreva a cirurgia e a aparência pós-operatória prevista da criança. Faça desenhos ou utilize um boneco, quando disponível.
   a. Uma esfera cirurgicamente implantada mantém a forma do bulbo do olho.
   b. O rosto da criança pode ficar edemaciado e equimótico.
4. Ofereça à família a oportunidade de conversar com outros pais que tenham passado pela mesma experiência ou de ver fotografias de outra criança com um olho artificial.
5. Ver, no Capítulo 16, o tópico Enucleação.

Promoção da aceitação da prótese

1. Explique às crianças as mudanças relacionadas com a perda do olho enfermo, ter uma órbita enfaixada até cicatrizar após a cirurgia e, em seguida, receber uma prótese ocular.
2. Explique que a prótese será confeccionada para ela e terá a aparência do olho removido.
3. Explique aos pais que eles devem esperar o sofrimento da criança pela perda e que devem ajudá-la a falar a respeito, porém tratando-a como a mesma pessoa.

Minimização dos efeitos da perda da visão

1. Mantenha um ambiente seguro e arrumado para a criança.
2. Oriente a criança no ambiente circundante.
3. Segure a criança com frequência e fique perto dela, em seu campo visual, enquanto fala ou fornece cuidados.
4. Incentive o uso do toque e dos outros sentidos para a exploração.
5. Estabeleça limites ambientais, de modo que a criança se sinta segura e possa obter ajuda com facilidade.

Educação da família e manutenção da saúde

1. Explique os cuidados com a órbita.
2. Explique os cuidados com a prótese – as instruções iniciais são fornecidas pelo oftalmologista e devem ser reforçadas pelo enfermeiro.
3. Oriente quanto à necessidade de proteger o olho remanescente contra qualquer lesão acidental, com o uso de óculos de segurança para esportes, não colocar objetos cortantes perto do olho e tratar imediatamente infecções oculares.
4. Incentive a manutenção de consultas de rotina para cuidados oculares e médicos.
5. Ressalte a necessidade de avaliação cuidadosa dos outros filhos à procura de retinoblastoma.
   a. Em geral, recomenda-se um exame oftalmológico sob anestesia com aproximadamente 2 meses de idade.
   b. Posteriormente, a criança deve realizar exames frequentes até ser considerada sem risco de desenvolver retinoblastoma, habitualmente em torno dos 3 anos de idade.
6. Encaminhe a família a recursos como Candlelighters (*www.candlelighters.org*).

Reavaliação: resultados esperados

- Os pais discutem abertamente seus sentimentos e mostram afeição pela criança
- Os pais descrevem os possíveis efeitos adversos da radiação e como cuidar da pele ao redor dos olhos
- A criança demonstra menos ansiedade na participação de atividades apropriadas para sua idade
- Mostra aceitação da prótese e não é inibida em seu comportamento
- Movimenta-se com facilidade no ambiente.

BIBLIOGRAFIA

American Cancer Society. (2014). Cancer facts and figures: Special section: Cancer in children and adolescents. Available: *https://www.cancer.org/content/dam/cancer-org/research/cancer-facts-and-statistics/annual-cancer-facts-and-figures/2014/special-section-cancer-in-children-and-adolescents-cancer-facts-and-figures-2014.pdf*

American Cancer Society. (2018). Cancer facts and figures. Atlanta, GA. Available: *https://www.cancer.org/content/dam/cancer-org/research/cancer-facts-and-statistics/annual-cancer-facts-and-figures/2018/cancer-facts-and-figures-2018.pdf*

American Cancer Society. (2018). Retinoblastoma: Early detection, diagnosis, and staging. Atlanta, GA. Available: *https://www.cancer.org/cancer/retinoblastoma/detection-diagnosis-staging.html*

American Cancer Society. (2018). What are the key statistics about Wilms tumor? Atlanta, GA. Available: *https://www.cancer.org/cancer/wilms-tumor/about/key-statistics.html*

Arpaci, T., Toruner, E., & Altay, N. (2018). Assessment of Nutritional Problems in Pediatric Patients with Cancer and the Informational Needs of Their Parents: A Parental Perspective. *Asia-Pacific Journal of Oncology Nursing, 5*(2), 231–236.

Barbel, P., & Peterson, K. (2015). Recognizing subtle signs and symptoms of pediatric cancer. *Nursing, 45*(40), 30–37.

Bekiesinska-Figatowska, M., Duczkowska, A., Duczkowski, M., et al. (2017). *CNS metastases from bone and soft tissue sarcomas in children, adolescents, and young adults: Are they really so rare? BioMed Research International, 2017.* doi: 10.1155/2017/1456473.

Bozlu, G., & Çıtak, E. Ç. (2018). Evaluation of renal tumors in children. *Turkish journal of urology, 44*(3), 268–273.

Brandowicki, P., Vessey, J., Temple, K., et al. (2016). Building bridges from hospital to home. *Journal of Pediatric Oncology Nursing, 33*(5), 370–377.

Caselli, D., Tamburini, A., LaTorre, A., et al. (2014). High dose chemotherapy with autologous stem cell rescue for treatment of retinoblastoma: Report of five cases. *Pediatric Transplantation, 18*(6), 631–636.

Chantada, G., & Schaiquevich, P. (2015). Management of retinoblastoma in children: Current status. *Pediatric Drugs, 17*(3), 185–198.

Fabian, I. D., Onadim, Z., Karaa, E. E., et al. (2018). The management of retinoblastoma. *Oncogene, 37*(12), 1551–1560.

Haddox, C. L., Han, G., Anijar, L., et al. (2014). Osteosarcoma in pediatric patients and young adults: a single institution retrospective review of presentation, therapy, and outcome. *Sarcoma,* 2014. doi: 10.1155/2014/402509.

Hunger, S. P., & Mullighan, C. G. (2015). Acute lymphoblastic leukemia in children. *New England Journal of Medicine, 373*(16), 1541–1552.

Jaradat, I., Mubiden, R., Salem, A., et al. (2012). High-dose chemotherapy followed by stem cell transplantation in the management of retinoblastoma: a systematic review. *Hematology/oncology and stem cell therapy, 5*(2), 107–117.

Kline, N. (Ed.). (2014). *Essentials of pediatric oncology nursing: A core curriculum* (4th ed.). Glenview, IL: Association of Pediatric Hematology/Oncology Nurses.

Linder, L., Gerdy, C., Abouzelof, R., et al. (2017). Using practice-based evidence to improve supportive care practices to /reduce central line-associated bloodstream infections in a pediatric oncology unit. *Journal of Pediatric Oncology Nursing, 34*(3), 185–195.

Margonari, H., & Hannah, M. (2017). Quality improvement initiative on pain knowledge, assessment, and documentation skills of pediatric nurses. *Pediatric Nursing, 43*(2), 65–70.

Meel, R., Radhakrishnan, V., & Bakhshi, S. (2012). Current therapy and recent advances in the management of retinoblastoma. *Indian Journal of Medical and Paediatric Oncology, 33*(2), 80.

Mendoza, P. R., & Grossniklaus, H. E. (2016). Therapeutic options for retinoblastoma. *Cancer Control, 23*(2), 99–109.

Mercadante, S., & Giarratano, A. (2014). Pharmacological management of cancer pain in children. *Critical Reviews in Oncology/Hematology, 91*(1), 93–97.

National Cancer Institute. (2017). *Childhood acute lymphoblastic leukemia treatment (PDQ)—Health professional version.* Available: *www.cancer.gov/types/leukemia/hp/child-all-treatment-pdq.*

National Cancer Institute. (2017). *Childhood astrocytomas treatment (PDQ)—Health professional version.* Available: *www.cancer.gov/types/brain/hp/child-astrocytoma-treament-pdq/.*

National Cancer Institute. (2017). *Neuroblastoma treatment (PDQ)—Health professional version.* Available: *www.cancer.gov/types/neuroblastoma/hp/neuroblastoma-treatment-pdq.*

National Cancer Institute. (2018). Retinoblastoma treatment (PDQ)--Health professional version. Available: *https://www.cancer.gov/types/retinoblastoma/hp/retinoblastoma-treatment-pdq.*

National Cancer Institute. (2017). *Childhood rhabdomyosarcoma treatment (PDQ)—Health professional version.* Available: *www.cancer.gov/types/soft-tissue-sarcoma/hp/rhabdomyosarcoma-treatment-pdq.*

National Cancer Institute. (2016). *Wilms' tumor and other childhood kidney tumors treatment (PDQ)—Health professional version.* Available: *www.cancer.gov/types/kidney/hp/wilms-treatment-pdq.*

Palma, J., Sasso, D. F., Dufort, G., et al. (2012). Successful treatment of metastatic retinoblastoma with high-dose chemotherapy and autologous stem cell rescue in South America. *Bone Marrow Transplantation, 47*(4), 522–527.

Parida, L. (2014). Nonurological malignancies in children. *Journal of Indian Association of Pediatric Surgeons, 19*(1), 31.

Paul, S. P., Perrow, R., & Webster, M. A. (2014). Brain tumours in children: Reducing time to diagnosis: Siba Prosad Paul and colleagues discuss the role of emergency nurses in the acute management of brain tumours in children and young people. *Emergency Nurse, 22*(1), 32–36.

Pinto, N. R., Applebaum, M. A., Volchenboum, S, et al. (2015). Advances in risk classification and treatment strategies for neuroblastoma. *Journal of Clinical Oncology, 33*(27), 3008–3017.

Romao, R. L., & Cox, A. (2018). Urological issues arising after treatment of pediatric malignancies. *Canadian Urological Association Journal, 12*(4 Suppl 1), S37–S41.

Rothermundt, C., Seddon, B. M., Dileo, P., et al. (2016). Follow-up practices for high-grade extremity osteosarcoma. *BMC Cancer, 16*(1), 301.

Salazar, B. M., Balczewski, E. A., Ung, C. Y., et al. (2016). Neuroblastoma, a Paradigm for Big Data Science in Pediatric Oncology. *International Journal of Molecular Sciences, 18*(1), 37.

Selwood, K., Hemsworth, S., & Rigg, J. (2013). Children with cancer: Quality of information for returning to school: Karen Selwood and colleagues discuss the importance of reintegration and why families need consistent guidance from healthcare professionals. *Nursing Children and Young People, 25*(5), 14–18.

Skalet, A. H., Gombos, D. S., Gallie, B. L., et al. (2018). Screening children at risk for retinoblastoma: Consensus report from the American association of ophthalmic oncologists and pathologists. *Ophthalmology, 125*(3), 453–458.

Ward, E., DeSantis, C., Robbins, A., et al. (2014). Childhood and adolescent cancer statistics, 2014. *CA: A Cancer Journal for Clinicians, 64*(2), 83–103.

Wiffen, P. J., Cooper, T. E., Anderson, A. K., et al. (2017). Opioids for cancer-related pain in children and adolescents. *The Cochrane Library,* (7), CD012564.

CAPÍTULO

52

Distúrbios Hematológicos em Pediatria

DISTÚRBIOS HEMATOLÓGICOS EM PEDIATRIA

Anemia

Baseado em evidências
Cadet, M. (2018). Iron deficiency anemia: A clinical case study. *MEDSURG Nursing, 27*(2), 108-120.

A *anemia* refere-se a um número de eritrócitos (hemácias) menor do que o normal ou a um nível de hemoglobina (Hb) menor do que o normal no sangue. A Hb constitui uma importante parte dos eritrócitos e liga-se ao oxigênio. A anemia resulta em diminuição da capacidade de transporte de oxigênio dos eritrócitos. Trata-se do distúrbio hematológico mais frequente em crianças. Cerca de 2% da população normal apresenta anemia.

Fisiopatologia e etiologia

1. Os eritrócitos e a Hb costumam ser formados na mesma taxa em que são destruídos. A função dos eritrócitos consiste em fornecer o oxigênio dos pulmões aos tecidos e em transportar o dióxido de carbono dos tecidos até os pulmões. Essa função é executada por meio da hemoglobina. Na anemia, há uma redução no número de eritrócitos que transportam o oxigênio e o dióxido de carbono.
2. Pode ser causada por perda de sangue relacionada com:
   a. Traumatismo e ulceração.
   b. Diminuição na produção de plaquetas.
   c. Aumento na destruição de plaquetas.
   d. Número diminuído de fatores de coagulação.
3. Pode ser causada por comprometimento da produção de eritrócitos devido a uma deficiência nutricional. Esse comprometimento resulta de pobreza, desnutrição (incluindo dietas vegetarianas e veganas estritas) e determinadas condições intestinais/médicas.
   a. Deficiência de ferro – trata-se do tipo mais comum de anemia entre 6 meses e 3 anos de idade.
   b. Deficiência de folato (ácido fólico) – leva à formação de eritrócitos grandes, com maturação nuclear anormal (anemia megaloblástica).
   c. Deficiência de vitamina B_{12} – provoca anemia megaloblástica (deficiência de vitamina B_{12}, de folato ou de ambos); denominada *anemia perniciosa* quando causada pela ausência do fator intrínseco necessário para a absorção de vitamina B_{12}; doenças intestinais, como a doença celíaca.
   d. Deficiência de vitamina B_6.
   e. Ingestão excessiva de leite.
   f. Certos medicamentos adquiridos com prescrição (p. ex., anticonvulsivantes, antiácidos).
   g. Envenenamento por chumbo – o chumbo absorvido pela medula óssea fixa-se aos eritrócitos recém-formados e inibe a síntese de heme. Isso resulta em diminuição da Hb circulante.
   h. Deficiência de vitamina C.
4. Pode ser causada pela diminuição na produção de eritrócitos. Isso ocorre na medula óssea e nas células-tronco.
   a. Anemia eritrocitária pura.
   b. Anemias hemolíticas secundárias associadas à infecção crônica, doença renal e substâncias. Na anemia da infecção crônica e inflamação, o tempo de sobrevida dos eritrócitos encontra-se moderadamente diminuído, e observa-se uma redução significativa na capacidade da medula óssea de produzir eritrócitos.
   c. Depressão da medula óssea – leucemia, anemias aplásicas e eritrocitopenia transitória da infância.
5. Pode ser causada pela maior destruição dos eritrócitos.
   a. Fatores extrínsecos:
      i. Fármacos e substâncias químicas (p. ex., paracetamol, ibuprofeno, antibióticos como a penicilina).
      ii. Infecções – eritroblastopenia transitória da infância causada por parvovírus (quinta doença), habitualmente entre 6 meses e 4 anos de idade.
      iii. Reações a anticorpos – anticorpos passivamente adquiridos contra isoimunização Rh, A ou B (transfusão de sangue ABO incompatível), distúrbios autoimunes, queimaduras e venenos (como envenenamento por chumbo).
   b. Fatores intrínsecos:
      i. Anormalidades da membrana eritrocitária.
      ii. Defeitos enzimáticos – deficiência de glicose-6-fosfato desidrogenase.
      iii. Síntese anormal de Hb – doença falciforme e síndromes de talassemia. Resultam na produção defeituosa de eritrócitos.

c. Nas anemias hemolíticas, os eritrócitos são destruídos em velocidade anormalmente alta, sobretudo pelo baço. O tempo de vida normal de um eritrócito é de 120 dias. Os eritrócitos são sequestrados e destruídos no fígado.
   i. A atividade da medula óssea aumenta para compensar o tempo de sobrevida encurtado dos eritrócitos.
   ii. A medula óssea sofre hipertrofia e ocupa uma área maior do que o normal na estrutura interna dos ossos.
   iii. Os produtos de degradação dos eritrócitos aumentam com a hemólise. Se o processo for crônico, pode levar a um aumento da excreção de bilirrubina no sistema biliar, com consequente formação de cálculos biliares.
   iv. Ocorre icterícia quando a conversão da Hb em bilirrubina excede a capacidade do fígado em fazê-la.
   v. O ferro acumula-se (hemossiderose) e pode depositar-se nos tecidos corporais.
6. Pode resultar de doença crônica, como artrite reumatoide, doença de Crohn, lúpus e outros distúrbios inflamatórios (anemia da doença crônica).
7. Ocorre "anemia fisiológica" em lactentes a termo de 8 a 12 semanas de idade; o nível de Hb deve estar entre 9 e 11 g/dℓ. Na anemia leve da prematuridade, pode ocorrer recuperação no decorrer de 3 a 6 meses após o nascimento.

Manifestações clínicas

1. A condição pode ser aguda ou crônica. Quanto mais lento o início da anemia, menor a probabilidade de o paciente ser sintomático.
2. Sintomas iniciais:
   a. Fadiga e perda de energia.
   b. Tontura ou vertigem.
   c. Falta de apetite.
3. Sintomas tardios:
   a. Palidez.
   b. Fraqueza.
   c. Taquicardia.
   d. Palpitações.
   e. Taquipneia e dispneia aos esforços.
   f. Pica.
   g. Insônia.
   h. Mãos e pés frios.
   i. Cãibras nas pernas.
   j. Formigamento ou dormência das mãos e/ou dos pés.
   k. Icterícia (nas anemias hemolíticas).

Avaliação diagnóstica

1. Hemograma completo com volume corpuscular médio (VCM), concentração de hemoglobina corpuscular média (CHCM) e índices de ferro – variam de acordo com o tipo de anemia (ver Tabela 52.1).
2. Nível sérico de ferro e capacidade total de ligação do ferro – razão inferior a 0,2.
3. Ferritina sérica – inferior a 12 g/dℓ.
4. Chumbo – acima de 10 g/dℓ.
5. Protoporfirina eritrocitária livre – superior a 35 g/dℓ.
6. Níveis de vitamina B_{12}, vitamina B_6 e folato – podem estar diminuídos.
7. Eletroforese da Hb – pode revelar a presença de Hb S ou outras anormalidades.
8. Título de parvovírus B19 – pode estar elevado na eritroblastopenia transitória.
9. Teste de Coombs – revela a produção ou não de anticorpos pelo corpo para destruir os eritrócitos.
10. Haptoglobina, bilirrubina e provas de função hepática.
11. Teste para deficiência de G6PD.
12. Eletroforese da hemoglobina.

Manejo

Anemia ferropriva

1. Ferro oral em uma dose de 3 a 6 mg de ferro elementar/kg/dia, administrado 1 a 3 vezes/dia. A contagem de reticulócitos deve aumentar em 7 a 10 dias, enquanto o Hct aumenta em aproximadamente 4 semanas. Não deve ser administrado com estômago vazio; deve ser administrado 1 a 2 horas antes ou depois das refeições; não oferecer com leite. O suco contendo vitamina C pode melhorar a absorção, porém não é essencial.
2. Dieta: deve-se diminuir o consumo de leite para 470 a 700 mℓ/dia; devem ser incluídos cereais e derivados e pão enriquecidos com ferro; aumente o consumo de carne vermelha; inclua alimentos ricos em vitamina C; aumente o consumo de vegetais de folhas verdes.
3. As boas fontes de ferro são carne vermelha, feijões, gema do ovo, grãos integrais, nozes, frutos do mar, espinafre e vegetais de folhas verde escuras.
4. Normalmente, é necessário um mínimo de 3 meses de tratamento. A duração do tratamento é, em média, de 3 a 6 meses.
5. Não se recomenda a administração de transfusão de sangue quando houver anemia crônica, a não ser em pacientes com hemoglobinopatia (mutação genética da molécula de Hb).

Anemia do envenenamento crônico por chumbo

Ver p. 1157.

1. Detecção precoce de níveis elevados de chumbo com base na entrevista do paciente e em exames de sangue. O CDC define um nível sanguíneo elevado como igual ou superior a 5 mg/dℓ.
2. Manutenção de uma dieta bem balanceada, rica em cálcio e em vitamina D.
3. Administração de agentes quelantes, como edetato dissódico de cálcio, dimercaprol ou succímero, de acordo com as recomendações do Centers for Disease Control and Prevention. São apenas

Tabela 52.1 Exames de sangue na anemia de acordo com a sua etiologia.

	VCM	CHCM	Reticulócitos	Ferritina	PEL
Deficiência de ferro	Baixo	Baixa	Baixos	Baixa	Alta
Envenenamento por chumbo	Baixo	Baixa	Baixos	Normal	Alta
Betatalassemia	Baixo	Baixa	Baixos	Normal	Normal
Deficiência de folato	Alto	Normal	Baixos	Normal	Normal
Deficiência de vitamina B_{12}	Alto	Normal	Baixos	Normal	Normal
Doença falciforme	Normal	Normal	Altos	Normal	Normal

PEL, protoporfirina eritrocitária livre; CHCM, concentração de hemoglobina corpuscular média; VCM, volume corpuscular médio.

utilizados quando os níveis sanguíneos são superiores a 45, em consequência de depleção de nutrientes essenciais, como cálcio, ferro e zinco.
4. Uso de tintas e gasolina sem chumbo. (A tinta à base de chumbo era utilizada predominantemente em residências construídas entre 1940 e 1959.)
5. Realização de testes na casa e no solo.
6. Retirada dos indivíduos de ambientes não seguros.
7. Triagem universal de crianças em populações vulneráveis (p. ex., nos EUA, crianças elegíveis para o Medicaid).

Anemia megaloblástica

1. Deficiência de folato – administração de ácido fólico por via oral.
2. Deficiência de vitamina B_{12} – administração da vitamina (cianocobalamina) por via IM.

Hemoglobinopatias

1. Anemia falciforme (ver p. 1403).
2. Talassemia (ver p. 1409).

Eritroblastopenia transitória da infância

1. A idade mediana de apresentação é de 18 a 26 meses.
2. Ocorre recuperação espontânea em 4 a 8 semanas.
3. Recomenda-se uma transfusão de concentrado de hemácias em pacientes com sinais graves de descompensação clínica, como instabilidade hemodinâmica, intolerância ao exercício ou alteração do estado mental.
4. Em geral, a não ser que ocorra insuficiência cardíaca, são fornecidos cuidados de suporte, e não tratamento.

Anemia por perda de sangue ou supressão da medula óssea

Pode haver necessidade de transfusões de concentrados de hemácias (ver p. 787).

Complicações

1. Lentidão mental, em consequência da diminuição do oxigênio e da energia para a atividade neural normal; habitualmente associada a redução do tempo de atenção, diminuição da inteligência e letargia.
2. Redução do QI e do desenvolvimento neurológico.
3. Alterações comportamentais a longo prazo.
4. Retardo do crescimento, relacionado com anorexia e diminuição do metabolismo celular.
5. Puberdade tardia, devido ao retardo do crescimento.
6. Sobrecarga de ferro.
7. Crises aplásicas (em pacientes com anemia hemolítica crônica).
8. Hiperesplenismo.
9. Infarto cerebral.
10. Acidente vascular cerebral (AVC) isquêmico – mais prevalente em crianças com doença falciforme.
11. Cardiomegalia relacionada com a hipertrofia muscular, devido ao maior esforço do coração, na tentativa de compensar as maiores demandas de oxigênio dos tecidos, o que resulta, finalmente, em insuficiência cardíaca.
12. Os estudos realizados sugerem que o envenenamento prolongado por chumbo pode levar a um comportamento violento e criminoso posteriormente durante a vida.
13. Morte por insuficiência cardíaca, devido a colapso circulatório e choque.

Avaliação de enfermagem

1. Obtenha a história das causas potenciais.
   a. História nutricional: contemplando quantidade consumida de leite e carne, vegetarianismo, falta de consumo de carne vermelha, produtos de origem animal ou vegetais de folhas verdes.
   b. História familiar à procura de causas genéticas, como distúrbios ou doenças hematológicos.
   c. História medicamentosa: alguns medicamentos podem aumentar o risco de perda de sangue gastrintestinal (GI), enquanto outros podem causar deficiências vitamínicas.
   d. História médica pregressa, incluindo doenças crônicas que possam causar anemia.
   e. Infecção persistente, febre ou doença crônica.
   f. Sintomas de dispneia, palpitações, fadiga e cefaleia.
   g. Esforço/intolerância ao exercício físico e no atletismo.
   h. Intolerância ao frio.
   i. Pica – desejo compulsivo e consumo de substâncias não alimentares (p. ex., lascas de tinta, papel).
   j. Alterações nos hábitos intestinais – constipação intestinal, diarreia e alterações na cor e na consistência das fezes.
   k. Sangramento menstrual prolongado ou intenso.
   l. Em crianças de mais idade e adolescentes – história de consumo de álcool.
   m. Estado socioeconômico – mais comum em indivíduos com baixo nível socioeconômico.
2. Realize uma avaliação em condições basais.
   a. Examine a pele e as mucosas à procura de palidez e icterícia.
   b. Obtenha a altura e o peso e registre os valores na curva de crescimento. Examine à procura de taquicardia e taquipneia.
   c. Verifique os sinais vitais, inclusive a pressão arterial (PA).
   d. Determine o nível funcional da criança – nível de tolerância/intolerância ao exercício e atividade mental.
   e. Avalie se os marcos de desenvolvimento foram alcançados.
   f. Proceda a uma revisão da história medicamentosa.
   g. Proceda a uma revisão da história de doenças e cirurgias recentes.
3. Examine à procura de fadiga, apatia e irritabilidade.
4. Verifique a ocorrência de perda de sangue: equimoses, sangramento, hematúria ou hematoquezia (sangue nas fezes). Investigue a ocorrência de sangramento menstrual excessivo em adolescentes.

Alerta de enfermagem
Fique alerta quanto a crianças com risco de anemia ferropriva – aquelas em fase de rápido crescimento (de 1 a 3 anos de idade [*toddlers*] e adolescentes), além de adolescentes grávidas ou em fase de amamentação.

Diagnósticos de enfermagem

- Intolerância à atividade, relacionada com a hipoxia tecidual
- Nutrição desequilibrada: menor do que as necessidades corporais, relacionada com as cotas dietéticas diárias recomendadas e um menor conhecimento das necessidades nutricionais
- Risco de infecção, relacionado com a diminuição da hemoglobina
- Ventilação espontânea prejudicada, relacionada com a ventilação-perfusão
- Padrão respiratório ineficaz, relacionado com a fadiga
- Ansiedade, relacionada com a hospitalização e os procedimentos diagnósticos dolorosos (punções venosas, picadas no dedo)
- Atraso no crescimento e do desenvolvimento, relacionado com a diminuição de energia.

Intervenções de enfermagem

Minimização da fadiga

1. Planeje os cuidados de enfermagem de modo a propiciar períodos prolongados durante os quais a criança não seja perturbada por rotinas hospitalares, procedimentos e tratamentos; estabeleça prioridades.
2. Examine a criança à procura de sinais precoces de fadiga, como irritabilidade, hiperatividade e apatia.

3. Estabeleça um equilíbrio entre as atividades e o repouso.
4. Mantenha uma dieta bem balanceada.
5. Mantenha a hidratação pela ingestão de água durante todo o dia. A criança pode tomar bebidas esportivas durante o exercício. A água e as bebidas esportivas durante a prática de exercícios físicos previnem a desidratação, a perda de eletrólitos e a fadiga muscular.
6. Aumente de modo gradual a resistência e a intensidade do exercício.
7. Proporcione um momento de repouso e recuperação após o exercício.
8. Administre oxigênio e mantenha posição ereta na presença de dispneia.
9. Administre transfusão de concentrados de hemácias, conforme prescrição.

Alerta de enfermagem
Monitore a transfusão à procura de sinais e sintomas de reação: como cefaleia, ansiedade, calafrios, dispneia, dor torácica, hipotensão, dor no flanco, exantema, urticária, broncospasmo, prurido, hipertensão e aumento da temperatura basal de mais de 1 grau.

Fornecimento de aporte nutricional adequado

1. Fique alerta quanto às preferências alimentares da criança e planeje a dieta de acordo.
2. Forneça orientação nutricional sobre os alimentos ricos em ferro.
3. Ofereça pequenas quantidades de alimento a intervalos frequentes.
4. Recompense a criança pelas tentativas positivas de comer.
5. Permita que a criança participe na escolha dos alimentos.
6. Evite atividades cansativas e procedimentos desagradáveis nos horários das refeições.
7. Torne a hora da refeição o mais agradável possível.
8. Se for prescrito, o ferro deve ser administrado entre as refeições (2 horas antes ou depois das refeições), com suco de laranja (o ferro é mais bem absorvido em meio ácido).
9. Limite o consumo de leite e derivados a 470 a 700 mℓ/dia. Os derivados do leite inibem a absorção do ferro oral.
10. Administre ferro líquido com conta-gotas (ou com canudo) ou dilua com água ou suco de fruta, de modo a não manchar os dentes.
    a. Quando administrado por conta-gotas, assegure-se de que o ferro líquido seja depositado na parte posterior da boca.
    b. As manchas nos dentes podem ser removidas escovando-os com pasta contendo bicarbonato de sódio. Se a criança demonstrar resistência, pode-se colocar o bicarbonato de sódio sobre uma toalha de rosto e esfregar os dentes.
11. Fique alerta quanto aos efeitos adversos dos suplementos de ferro – desconforto gástrico, dor em cólica, diarreia ou constipação intestinal; pode ser necessário reduzir a dose.
12. Avise a família de que as fezes da criança podem adquirir uma coloração verde-escura ou preta.
13. Ressalte a importância de continuar a ferroterapia de acordo com as orientações do médico, mesmo quando a criança não parecer estar doente.
14. Explique aos pais que a superdosagem de ferro pode ser prejudicial ou fatal.

Prevenção de infecções

1. Explique as boas práticas de higiene, das mãos e bucal e ajude a criança a realizá-las.
2. Evite a exposição a outras pessoas com resfriado e infecções.
3. Lave bem os legumes e as frutas antes de consumi-los.
4. Cozinhe a carne até estar bem passada.
5. Certifique-se de que a equipe, a família e as visitas higienizem sempre as mãos meticulosamente.
6. Mantenha as crianças longe de tartarugas, serpentes e lagartos, que podem ser portadores de *Salmonella*.
7. Mantenha as vacinas atualizadas.
8. Registre qualquer elevação da temperatura ou outros sinais de infecção.

Ventilação espontânea prejudicada

1. Monitore a frequência, a profundidade e o esforço respiratórios.
2. Monitore o comportamento e o estado mental à procura de inquietação, agitação ou confusão.
3. Monitore a saturação de oxigênio.
4. Posicione a criança com a cabeceira da cama elevada, de modo a melhorar a perfusão.
5. Incentive o uso de oxigênio, quando necessário. Providencie uma terapia lúdica para incentivar a adesão da criança.

Padrão respiratório ineficaz

1. Examine a criança à procura de sinais e sintomas de padrão respiratório ineficaz, ou seja, respirações superficiais e taquipneia.
2. Proporcione um ambiente calmo e tranquilo para reduzir o medo e a ansiedade.
3. Forneça analgésicos, se a criança tiver dor.
4. Ensine as técnicas de respiração profunda por meio do uso do espirômetro de incentivo ou bolhas.
5. Aumente a atividade, de acordo com a tolerância da criança.
6. Consulte um fisioterapeuta respiratório, se necessário.

Redução da ansiedade

1. Providencie um ambiente calmo e de apoio.
2. Possibilite que a criança manipule o material utilizado para os exames e procedimentos (torniquetes, seringas).
3. Explique todos os exames, procedimentos e plano de tratamento à criança, de maneira apropriada para a idade.
4. Incentive a criança a expressar seu medo e sua ansiedade.
5. Inclua os pais na sessão de orientação para incentivar o apoio fornecido ao filho.

Promoção de crescimento e desenvolvimento normais

1. Assegure-se de que a nutrição esteja adequada para a idade e o nível de atividade da criança.
2. Incentive a participação em atividades relacionadas com a idade da criança.
3. Incentive o ritual do horário de dormir e horas apropriadas de sono.
4. Incentive a realização dos deveres de casa e atividades de professores particulares.
5. Estimule a socialização com colegas.
6. Promova brincadeiras e terapia lúdica apropriadas para a idade da criança.
7. Forneça um sistema de apoio para a criança e os pais.
8. Realize uma avaliação periódica do gráfico de crescimento e testes de desenvolvimento.
    a. Compartilhe os resultados com os pais e explique a associação entre dieta/anemia a crescimento e desenvolvimento.
    b. Notifique o médico e realize os encaminhamentos, quando indicado.

Educação da família e manutenção da saúde

1. Explique aos pais a importância de continuar a ferroterapia de acordo com as orientações do médico, mesmo quando a criança não parecer estar doente.
2. Ressalte a necessidade de acompanhamento médico e laboratorial regular para avaliar a evolução da doença e a resposta ao tratamento.
3. Inicie e reforce os bons hábitos alimentares.
    a. Os alimentos ricos em ferro são vegetais de folhas verde-escuras, cereais enriquecidos, frutas secas, nozes e carnes vermelhas.
    b. Limite o consumo de leite a 470 a 700 mℓ/dia. Promova o consumo de alimentos contendo ferro.

c. Forneça suplementos vitamínicos, se necessário. A vitamina C parece aumentar a absorção do ferro.
d. Explique os motivos da mudança da dieta aos pais e à criança, em uma linguagem que possam compreender. Os recursos visuais e as fotografias podem ser úteis.
e. Ajude os pais a escolher alimentos ricos em ferro que sejam plausíveis para a criança, que estejam no orçamento alimentar da família e culturalmente aceitáveis.
f. Reconheça os aspectos culturais relacionados com a preferência e o preparo dos alimentos.

4. Providencie uma consulta com um nutricionista, quando indicado.
5. Discuta com os pais qualquer problema social, econômico e ambiental que possa contribuir para a doença da criança.
6. Explique aos pais os benefícios de um encaminhamento a um enfermeiro comunitário se a família necessitar de apoio para lidar com a doença crônica da criança.
7. Discuta as medidas gerais de saúde, como repouso adequado, dieta, exposição ao sol e atividade ao ar livre.
8. Incentive avaliações médicas e odontológicas regulares. Ressalte a necessidade das imunizações, de acordo com o calendário recomendado. Ressalte também a necessidade de visitas de acompanhamento apropriadas.
9. Forneça orientação sobre a prevenção de infecções.
10. Explique aos pais como administrar a medicação.
11. Alerte os pais sobre os sinais de progressão da doença – aumento da fadiga, palidez, fraqueza, retardo do desenvolvimento e baixo desempenho na escola e nas atividades.
12. Prepare para a possível ocorrência de efeitos adversos GI, como constipação intestinal e mudança na cor das fezes.

Alerta farmacológico
Existe uma acentuada variação no conteúdo de ferro elementar dos preparados líquidos comercialmente disponíveis que contêm ferro. Para maior clareza, a dose deve ser expressa em termos de ferro elementar, de modo a assegurar a administração de quantidades adequadas.

Reavaliação: resultados esperados

- Observa-se um aumento da atividade, sem fadiga
- O aporte nutricional proporciona uma dieta contendo ferro e mais balanceada
- A criança não apresenta infecção; temperatura normal
- Mantém a curva de crescimento; realiza as atividades de desenvolvimento apropriadas para a idade
- Melhora do desempenho cognitivo na escola e no trabalho (para adolescentes de mais idade)
- Melhora no comparecimento à escola, ao trabalho (para adolescentes de mais idade) e a outras obrigações sociais
- Mantém uma adesão ao esquema de medicamentos e monitoramento laboratorial.

Doença falciforme (anemia falciforme)

Baseado em evidências
Shook, L., Farrell, C., Kalinyak, S. *et al.* (2016). Translating sickle cell guidelines into practice for primary care providers with Project ECHO. *Medical Education Online, 24*(21), 33616.

A *doença falciforme* refere-se a um grupo de distúrbios hereditários do eritrócito. Trata-se de uma forma hereditária grave de anemia, em que uma forma de mutação da Hb provoca distorção dos eritrócitos, que assumem uma forma de lua crescente (foice) na presença de baixos níveis de oxigênio. A célula "falcizada" em forma de lua crescente (crescente/foice) bloqueia o fluxo das células nos vasos sanguíneos e interrompe o fornecimento de oxigênio aos tecidos. A forma mais comum de doença falciforme na América do Norte é a doença da HbSS homozigota, um distúrbio autossômico recessivo. Nos EUA, cerca de 100.000 indivíduos apresentam doença falciforme. Ocorre em cerca de 16.300 recém-nascidos hispano-americanos. Aproximadamente 1 a cada 3 negros ou afro-americanos apresenta o traço falciforme, acometendo cerca de 3 milhões de pessoas.[1]

Fisiopatologia e etiologia

1. Doença geneticamente determinada e herdada como caráter autossômico recessivo (ver Figura 52.1).
2. Cada indivíduo herda um gene de cada genitor, que conduz a síntese da Hb (ver Tabela 52.2).
3. A mutação falciforme reflete uma única alteração nos blocos de construção de aminoácidos da Hb.

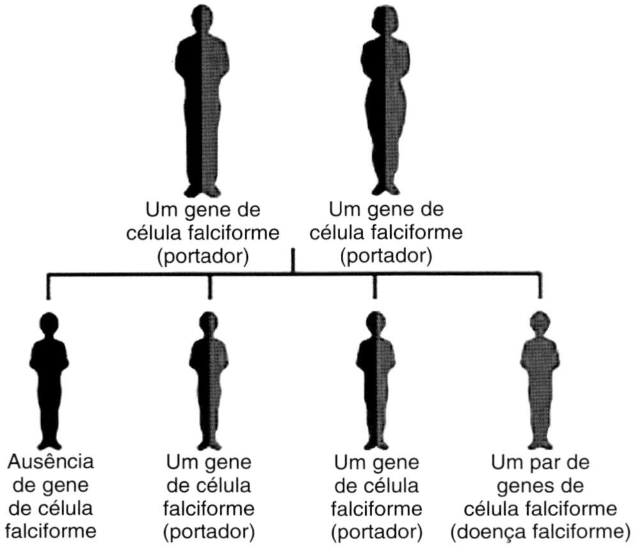

Figura 52.1 Transmissão da doença falciforme.

Tabela 52.2 Transmissão da doença falciforme.

	Probabilidade de hemoglobina anormal na prole		
Genótipo dos pais	**Normal**	**Traço**	**Doença**
Um dos pais com o traço	50%	50%	0
Ambos os pais com o traço	25%	50%	25%
Um dos pais com o traço; um dos pais com a doença	0	50%	50%
Ambos os pais com a doença	0	0	100%

[1]N.R.T.: No Brasil, segundo dados do Ministério da Saúde, a prevalência do traço falciforme é de 4%, variando entre 2 e 8%. Existe predomínio nas regiões Norte e Nordeste, com frequência de 6 a 8%. Nas regiões Centro-Oeste e Sudeste, a ocorrência é de 2,5%; e, na região Sul, em torno de 2%. Com relação à doença falciforme, o número estimado de brasileiros com anemia falciforme é de 25.000 a 30.000 e o número de casos novos está próximo de 3.500, anualmente, ou seja, um recém-nascido doente para cada 1.000 recém-nascidos. Disponível em: *https://santacasasp.org.br/portal/site/pub/12482/anemia-falciforme--um-problema-de-saude-publica.*

4. A Hb é uma molécula proteica complexa, constituída de quatro subunidades de globina.
5. A Hb possui duas proteínas, que possibilitam o transporte e a liberação de oxigênio: a alfaglobina e a betaglobina.
6. A alfaglobina está normal na doença falciforme. A betaglobina tem o ácido glutâmico substituído pelo aminoácido valina na posição 6.
7. Se apenas um dos genes beta for o gene falciforme, e o outro for normal, o indivíduo é portador e apresenta o traço falciforme.
8. Se ambos os genes beta forem falciformes, o indivíduo apresenta doença falciforme.
9. A Hb falciforme sofre agregação em cristais alongados em condições de baixa concentração de oxigênio, acidose e desidratação.
10. Tal processo deforma a membrana do eritrócito, de modo que a célula assume uma forma em crescente ou em foice. As células ficam facilmente emaranhadas e retidas, o que resulta em aumento da viscosidade do sangue, oclusão vascular e necrose tecidual.
11. Os eritrócitos falciformes são frágeis e rapidamente destruídos na circulação. Podem viver apenas 4 dias, em comparação com o tempo de sobrevida de 120 dias dos eritrócitos normais.
12. Ocorre anemia quando a velocidade de destruição dos eritrócitos é maior do que a velocidade de sua produção.
13. Ocorre aumento do sequestro de eritrócitos no baço.

Manifestações clínicas

Em geral, a doença está presente já no primeiro ano de vida. Os lactentes afetados não desenvolvem sintomas nos primeiros meses de vida, pois a Hb produzida pelo feto em desenvolvimento, a Hb fetal, protege os eritrócitos do afoiçamento. A Hb fetal está ausente nos eritrócitos produzidos depois do nascimento, de modo que, por volta de 5 meses de idade, os eritrócitos falciformes tornam-se proeminentes, e podem surgir sintomas.

É possível estabelecer o diagnóstico durante o pré-natal por meio de amniocentese ou pela obtenção de amostra das vilosidades coriônicas. Nos EUA, todos os 50 estados, o distrito de Colúmbia e todos os territórios norte-americanos exigem que todos os recém-nascidos sejam submetidos a triagem para anemia falciforme.[2]

Sinais de anemia

Variam de uma pessoa para outra e podem mudar com o passar do tempo.

1. Nível de Hb – 6 a 9 g/dℓ, média de 8 g/dℓ.
2. Perda de apetite.
3. Palidez.
4. Cansaço.
5. Fadiga fácil.
6. Irritabilidade.
7. Dispneia.
8. Sensação de coração acelerado.
9. Icterícia; o aumento da hemólise resulta em hemossiderose (aumento do armazenamento de ferro no fígado).

Fatores que precipitam a crise

1. Desidratação.
2. Infecção.
3. Estresse.
4. Esforço físico extenuante.
5. Fadiga extrema.
6. Exposição ao frio.
7. Extremos de temperatura.
8. Umidade.
9. Qualidade do ar.
10. Deficiências nutricionais.
11. Grandes altitudes.
12. Exposição a baixas doses de monóxido de carbono.
13. Fatores socioeconômicos
14. Cirurgia.
15. Gravidez.

Crise falciforme (vasoclusiva)

1. Trata-se da forma mais comum de crise. Normalmente, tem duração de 3 a 14 dias. Os locais mais comuns são a região lombar, as pernas, os quadris, o abdome ou o tórax. Em geral, é observada em um ou mais locais.
   a. Os pequenos vasos sanguíneos são ocluídos pelas células falciformes, causando isquemia distal e infarto. Isso pode causar dor intensa e dano permanente a encéfalo, coração, pulmões, rins, fígado, ossos e baço (ver Figura 52.2).
2. Membros:
   a. Destruição óssea – relacionada com a hiperplasia eritroide da medula óssea, com consequente osteoporose ou necrose isquêmica.
   b. Necrose asséptica – resulta do suprimento sanguíneo deficiente para uma área do osso, o que causa morte óssea localizada.
   c. Infarto ósseo – o tecido ósseo morre, devido à falta de suprimento sanguíneo suficiente.
   d. Dactilite (síndrome "mão-pé") – edema e inflamação das mãos e dos pés em consequência de lesão dos ossos dos dedos afetados por episódios repetidos de circulação sanguínea inadequada; em geral, trata-se do primeiro episódio vasoclusivo observado em lactentes e crianças de idade pré-escolar, bem como crianças até 8 anos.
   e. Artrite – pode acompanhar a dactilite – manifesta-se com dor, edema, hipersensibilidade e limitação da amplitude de movimento (ADM).
3. Baço:
   a. Dor abdominal.

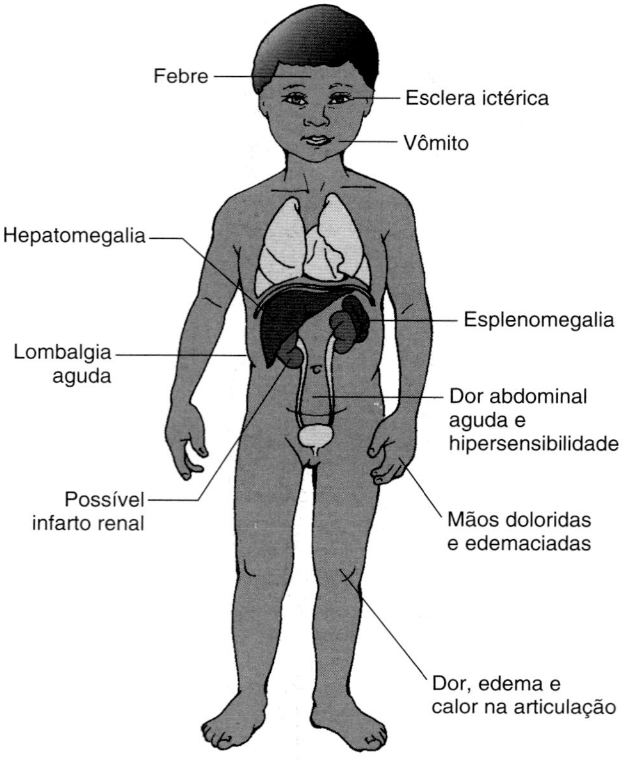

Figura 52.2 Sinais e sintomas da crise falciforme.

[2]N.R.T.: No Brasil, o Ministério da Saúde, por meio da Portaria GM/MS nº 822, de 6 de junho de 2001, criou o Programa Nacional de Triagem Neonatal (PNTN), que contempla a identificação de fenilcetonúria, hipotireoidismo congênito, anemia falciforme e outras hemoglobinopatias e fibrose cística, objetivando a prevenção e a redução da morbimortalidade provocada por estas patologias.

b. Esplenomegalia – inicialmente, aumento de tamanho, devido à maior atividade no local de hemólise dos eritrócitos; o aumento de tamanho resulta em desconforto. Em geral, o baço não funciona depois de 4 a 6 meses de idade. A esplenomegalia costuma ser observada até 5 anos de idade.
c. Após múltiplos episódios de vasoclusão esplênica, o baço torna-se fibrótico e atrofiado.
d. A redução da função esplênica aumenta o risco de infecção.
e. O baço é importante para a proteção contra microrganismos; ocorrem infecções potencialmente fatais em consequência de dano ao baço.

4. Oclusão cerebral:
   a. AVC – constitui a causa mais comum de morte de pacientes com mais de 3 anos de idade; entre 8 e 10% dos pacientes sofrem AVC (normalmente em torno dos 7 anos).
   b. Hemiplegia.
   c. Lesão retiniana, o que leva à cegueira.
   d. Convulsões.
   e. Aneurismas – comuns e, com frequência, em locais onde não podem ser cirurgicamente tratados.
5. Pulmonares.
   a. Síndrome torácica aguda – tem mais probabilidade de ocorrer após infecção, crise falciforme, anestesia geral, coagulação do sangue e doses maciças de opiáceos para alívio da dor; reduz os níveis de oxigênio no sangue; pode causar lesão pulmonar e ser fatal.
   b. Hipertensão pulmonar – ocorre quando aumenta a pressão nas artérias dos pulmões; observada, principalmente, na população adulta.
   c. Infarto – desencadeado por desidratação; resulta em ciclo de desoxigenação, que exacerba o afoiçamento, produzindo oclusão de pequenos vasos e, por fim, infarto de áreas do parênquima pulmonar.
6. Alteração da função renal – enurese, hematúria, dificuldade na concentração de urina, perda de proteína na urina e aumento do risco de doença renal.
7. Comprometimento da função hepática – pode ocorrer desenvolvimento de sobrecarga de ferro em consequência da necessidade frequente de transfusões sanguíneas.
8. Priapismo – ereção peniana anormal, recorrente, prolongada e dolorosa; o fluxo sanguíneo que sai do pênis ereto é bloqueado pelas células falciformes; pode resultar em dano permanente e levar à impotência.
9. Infecções – as mais comuns são causadas por *Chlamydia pneumoniae*, *Mycoplasma pneumoniae* e bactérias gram-negativas; pode-se observar o aparecimento de úlceras de perna em consequência do processo infeccioso.

Crise de sequestro esplênico

Pode ser uma emergência que comporta risco à vida. Com mais frequência, é observada em crianças entre 5 meses e 4 anos de idade. Se o primeiro episódio ocorrer com menos de 2 anos de idade, existe o maior risco de recorrência.

1. Grandes quantidades de células falciformes ficam retidas no baço.
2. Ocorre aumento maciço de tamanho do baço.
3. O nível de hemoglobina diminui em, pelo menos, 2 g/dℓ em consequência da queda súbita e acentuada da contagem de células sanguíneas.
4. Aumento dos reticulócitos.
5. Observa-se o rápido desenvolvimento de sinais de colapso circulatório (p. ex., choque e hipotensão).
6. Causa frequente de morte em lactentes com doença falciforme.
7. Restaure o volume sanguíneo circulante; administre 10 a 20 mℓ/kg de solução fisiológica em *bolus*, enquanto aguarda os concentrados de hemácias; realize uma transfusão de 10 mℓ/kg de concentrado de hemácias; não se deve fazer uma transfusão acima do valor basal da Hb.
8. O sangue sequestrado finalmente retorna à circulação, aumentando o risco de hiperviscosidade e AVC.

Crise aplásica

1. Aumento do risco de parvovírus.
2. A medula óssea interrompe apenas a produção de eritrócitos.
3. Resulta em baixas contagens de reticulócitos.
4. Depois de alguns dias, a medula óssea costuma se recuperar por si própria.
5. Pode haver necessidade de transfusão sanguínea.

Sintomas crônicos

A lesão orgânica crônica resulta em disfunção orgânica.

1. Icterícia.
2. Cálculos biliares.
3. Comprometimento progressivo da função renal.
4. Elevado risco de infecção.
5. Retardo do crescimento dos ossos longos e deformidades da coluna vertebral.
6. Crescimento e puberdade tardios.
7. Descompensação cardíaca, relacionada com a anemia crônica (pode haver desenvolvimento de insuficiência cardíaca).
8. Úlceras de perna dolorosas e crônicas, devido à diminuição da circulação periférica, sem relação com nenhuma lesão; podem ser necessários vários meses para a cicatrização ou podem não cicatrizar sem terapia intensiva, contemplando transfusões de sangue e enxerto.
9. Trombose venosa profunda (TVP).
10. Embolia pulmonar.
11. AVC.
12. Desnutrição.
13. Aumento do risco de carcinoma medular renal posteriormente durante a vida.
14. Alteração das estruturas ósseas – necrose asséptica dos ossos, sobretudo da cabeça do fêmur e do úmero.
15. Diminuição do tempo de vida.

Avaliação diagnóstica

1. Teste pré/perinatal por meio de amniocentese ou obtenção de amostra das vilosidades coriônicas.
2. Triagem do recém-nascido – realizada nos EUA em todos os 50 estados, o distrito de Colúmbia e todos os territórios norte-americanos.[3]
3. Indivíduos que necessitam de mais testes:
   a. Imigrantes que não realizaram nenhum teste em seu país de origem.
   b. Crianças que viajam de um estado para outro que não foram testadas.
   c. Qualquer indivíduo com sintomas.
4. Teste de solubilidade da hemoglobina S e teste do metabissulfito de sódio.
   a. Realizados por meio de punção digital ou do calcanhar.
5. Avaliação de hemoglobinopatias.
   a. Eletroforese da hemoglobina.
   b. Fracionamento da hemoglobina por HPLC.
   c. Focalização isoelétrica – altamente sensível e utilizada em grandes laboratórios.
6. Análise do DNA – usada para investigar alterações e mutações nos genes que produzem componentes da hemoglobina.
   a. Exige punção venosa.

[3]N.R.T.: No Brasil, existe o Programa Nacional de Triagem Neonatal (PNTN). Disponível em: *https://www.saude.gov.br/acoes-e-programas/programa-nacional-da-triagem-neonatal*.

Manejo

Prevenção do afoiçamento

1. Promova oxigenação e hemodiluição adequadas.
   a. Incentive o aumento no aporte de líquidos – pelo menos 8 copos de 240 mℓ de água diariamente.
   b. Evite grandes altitudes ou outros ambientes com baixo nível de oxigênio.
   c. Realize exercícios regularmente, porém de maneira não intensa a ponto de ficar realmente cansado.
   d. Reduza ou evite o estresse.
   e. Evite os extremos de calor ou de frio. Use roupas quentes nos dias frios, permaneça em ambiente com ar-condicionado nos dias quentes e não nade em água fria.
   f. Trate a infecção tão logo ocorra.
   g. Viaje apenas em aviões comerciais pressurizados.
   h. Evite o consumo de álcool, refrigerantes e cafeína – as substâncias fazem com que os rins excretem mais água na urina, o que aumenta o risco de desidratação.
   i. Não fume.
   j. Transfusões sanguíneas de rotina (aumentam o número de eritrócitos normais) (ver p. 787). Redução da hemoglobina S circulante no sangue.

Manejo agudo

Os cuidados de suporte e sintomáticos dependem do tipo de crise.

1. Episódio aplásico – cuidados de suporte e transfusões de sangue para manter um hematócrito adequado até a restauração da atividade da medula óssea.
2. Sequestro esplênico – são necessárias soluções IV e transfusões para manter o volume intravascular. A ocorrência de um ou mais episódios pode exigir esplenectomia, embora essa conduta ainda seja controversa.
3. Episódio hemolítico – em geral, exige apenas hidratação. Pode ocorrer com sequestro esplênico, episódios aplásicos e dolorosos, que são tratados de maneira conveniente. São necessárias transfusões se houver uma queda significativa da Hb.
4. Episódio vasoclusivo ou doloroso – é preciso determinar se o episódio doloroso constitui a manifestação de uma doença subjacente (infecção) ou de um distúrbio inflamatório. Com mais frequência, é causado por aumento do afoiçamento, devido à hipoxia e à acidose. Exige frequentemente a internação do paciente.
   a. Hidratação – obtém-se por meio de aumento do aporte de líquido oral e parenteral de até duas vezes as necessidades de manutenção.
   b. Analgésicos – são administrados em horário fixo, mas não devem se estender além da duração do efeito farmacológico. Os opioides intravenosos (IV), como a morfina, são preferidos para a dor intensa, na forma de infusão contínua ou por meio de bomba de analgesia controlada pelo paciente para obter os efeitos desejados. Outros medicamentos, como anti-inflamatórios não esteroides (AINE) e paracetamol, são utilizados para aliviar a dor menos intensa ou para aumentar os efeitos analgésicos dos opioides.
   c. Técnicas alternativas de controle da dor – programas de modificação comportamental, terapia de relaxamento, hipnose, musicoterapia e massagem.
   d. Os pacientes com crises vasoclusivas graves ou crônicas podem beneficiar-se de transfusões de sangue mensalmente, pois melhoram a anemia e diminuem a quantidade total de hemoglobina falciforme. Entretanto, a sobrecarga de ferro constitui uma possível complicação.
   e. Uso diário de hidroxiureia – esta aumenta a quantidade de hemoglobina (Hb) fetal nos eritrócitos, possibilitando a circulação mais fácil das células pelos vasos sanguíneos; é mais bem administrada a pacientes que apresentam episódios recorrentes de crises dolorosas.
   f. Se o paciente tiver um irmão histocompatível (HLA) sem doença falciforme, o transplante alogênico constitui o padrão de cuidados antes do aparecimento dos sintomas e das complicações da doença.
   g. Atualmente, novas pesquisas estão sendo realizadas sobre a terapia gênica como cura.
5. Infecção – constitui a causa mais comum de morbidade e de mortalidade.
   a. As infecções mais graves são causadas por *S. pneumoniae*, *H. influenzae*, espécies de *Salmonella*, *M. pneumoniae*, *C. pneumoniae*, *Escherichia coli* e *Klebsiella pneumoniae*.
   b. É mais difícil erradicar qualquer tipo de infecção em pacientes com células falciformes; em geral, a infecção exacerba as crises, como os episódios aplásicos causados por parvovírus (quinta doença),[4] aumenta a taxa de hemólise e precipita episódios vasoclusivos.
   c. A prevenção é de suma importância – convém realizar as imunizações primárias habituais, bem como administrar vacinas pneumocócica, de *Haemophilus* b conjugada, de hepatite, meningocócica e trivalente para influenza.
   d. Profilaxia antibiótica – recomenda-se a profilaxia com penicilina em crianças com menos de 5 anos de idade e aquelas de mais idade com história pregressa de infecção pneumocócica grave ou que apresentem asplenia funcional/cirúrgica.
   e. Devem-se obter culturas completas de pacientes com febre inexplicável. Se a condição clínica sugerir sepse, devem-se administrar antibióticos de amplo espectro após cultura completa. Pode ocorrer morte dos pacientes com sepse dentro de poucas horas.
6. Prevenção do AVC:
   a. Triagem por meio de Doppler transcraniano (TCD) de todas as crianças com anemia falciforme de 2 a 16 anos de idade. A TCD deve ser repetida anualmente, se os resultados forem normais, e a cada 6 meses se os resultados levantarem dúvidas.
   b. As crianças com TCD anormal devem ser submetidas a um programa de transfusão de manutenção crônica para manter a HBS em menos de 30%.
   c. O risco de AVC diminuiu de 11 para 1% com o uso do TCD.

Complicações

1. Anemia hemolítica crônica. Caracteriza-se por anemia, icterícia, crises periódicas, esplenomegalia e cálculos biliares. Ocorre agravamento dos sintomas durante as crises.
2. As principais causas de morte em crianças com anemia falciforme consistem em infecção e sequestro esplênico agudo.
3. As causas comuns de morte em indivíduos de mais idade com anemia falciforme são infecções intercorrentes, síndrome torácica aguda, embolia pulmonar, infarto de órgão vital e insuficiência renal.
4. A expectativa de vida é variável; entretanto, está melhorando com as novas formas de tratamento. A sobrevida tem aumentado constantemente para mais de 50 anos de idade.

Avaliação de enfermagem

1. Examine à procura de palidez e icterícia, alterações dos sinais vitais (elevação da temperatura, taquicardia, hipotensão, taquipneia), alteração do estado mental, edema dos membros, úlceras ou lesões cutâneas ou sinais de desidratação (diminuição da elasticidade da pele, ressecamento das mucosas, diminuição do débito urinário, aumento da concentração e densidade da urina).

[4]N.R.T.: O eritema infeccioso, também chamado de quinta doença, é causado pelo parvovírus humano B19 e ocorre em crianças, principalmente naquelas em idade escolar. Disponível em: *https://www.msdmanuals.com/pt-pt/casa/proble-mas-de-sa%C3%BAde-infantil/infec%C3%A7%C3%B5es-virais-em-beb%-C3%AAs-e-crian%C3%A7as/eritema-infeccioso.*

2. Examine à procura de aumento de tamanho do fígado e do baço e hipersensibilidade das mãos e dos pés.
3. Discuta os sintomas e a duração da dor, dispneia, febre, palidez e letargia.
4. Avalie os fatores precipitantes das crises, ou seja, febre, viagem e procedimentos.
5. Obtenha uma história de crises torácicas e seu manejo.
6. Discuta qualquer comorbidade que possa existir, como asma.
7. Explique o protocolo de tratamento habitual, contemplando transfusões crônicas e administração de hidroxiureia.
8. Avalie o crescimento e o desenvolvimento.

Diagnósticos de enfermagem

- Dor aguda, relacionada com a anoxia tecidual em consequência do processo patológico crônico
- Perfusão tissular ineficaz, relacionada com o aumento de viscosidade do sangue e o afoiçamento da hemoglobina
- Risco de desidratação, relacionado com o aporte inadequado de líquidos
- Risco de infecção, relacionado com a doença crônica e as alterações fibróticas no baço
- Intolerância à atividade, relacionada com a anemia
- Processos familiares interrompidos, relacionados com cuidados médicos frequentes, hospitalização e doença crônica
- Conhecimento deficiente, relacionado com a falta de entendimento sobre a causa e o tratamento da doença falciforme.

Baseado em evidências
Smith, K., Reinman, L., Schatz, J. *et al.* (2018). Parent perspectives on pain management in preschool-age children with sickle cell disease. *Journal of Pediatric Oncology Nursing, 35*(1), 16-24.

Alívio da dor

1. Identifique e utilize medidas efetivas para aliviar a dor, como:
   a. Posicione e apoie cuidadosamente as áreas dolorosas. As articulações e os membros podem estar extremamente dolorosos.
   b. Segure ou embale o lactente; manipule-o com delicadeza.
   c. Realize distrações cantando, lendo histórias, proporcionando atividades lúdicas apropriadas, televisão ou vídeo.
   d. Forneça objetos familiares.
   e. Banhe a criança em água morna, aplicando calor local ou massagem.
   f. Administre analgésicos opioides, conforme prescrição. Utiliza-se a infusão IV contínua durante a duração de uma crise dolorosa.
2. Compartilhe métodos efetivos de redução da dor com outros membros da equipe e com os familiares.
3. Os pacientes com dor crônica podem não apresentar comportamento doloroso típico; lembre-se de que "a dor é o que o paciente diz que sente".
4. Avalie a eficiência física e psicológica da intervenção.

Aumento da perfusão tissular

1. Evite qualquer esforço físico, estresse emocional ou ambiente com baixo nível de oxigênio, de modo a reduzir as necessidades de oxigênio do corpo.
2. Administre transfusões de sangue, conforme prescrito.
3. Realize atividades de cuidados em grupos para proporcionar um ótimo repouso.
4. Administre oxigênio para aumentar a difusão de gás por meio das membranas.
5. Oriente a família sobre a necessidade de transfusões profiláticas para reduzir o risco de acidente cardiovascular.

Risco de desidratação

1. Calcule as necessidades diárias de líquido da criança e oriente a família sobre essas necessidades.
2. Avalie as mucosas à procura de sinais de desidratação.
3. Registre o balanço hídrico diariamente para assegurar um aporte adequado de líquidos.

Redução da infecção

1. Assegure uma nutrição adequada por meio de dieta rica em calorias e em proteínas.
2. Assegure-se de que as vacinas estejam atualizadas.
3. Isole a criança de fontes de infecção, se possível.
4. Administre antibióticos, conforme prescrito.
5. Forneça cuidados meticulosos às úlceras de perna e outras feridas abertas.
6. Pratique e demonstre a boa higiene das mãos e técnicas meticulosas com todos os procedimentos.

Intolerância à atividade

1. Avalie o nível de mobilidade e a tolerância à atividade da criança.
2. Incentive períodos de repouso adequados durante o dia.
3. Priorize tarefas quando ocorrerem episódios de intolerância à atividade.
4. Incentive bons hábitos alimentares, sono e relaxamento.
5. Incentive falar dos sentimentos sobre as limitações.

Normalização dos processos familiares

1. Incentive os pais a falar sobre o filho, a doença e como se sentem a respeito.
2. Espere por sentimentos como culpa, choque, frustração, depressão e ressentimento.
3. Aceite sentimentos negativos, mas procure desenvolver mecanismos positivos de enfrentamento.
4. Forneça informações concretas à criança e aos pais acerca de suas preocupações.
5. Incentive as atividades de dramatização e recreativas para a identificação dos medos.
6. Garanta aos adolescentes que, embora o desenvolvimento sexual seja tardio, acabarão alcançando seus colegas.
7. Ressalte a normalidade da criança, apesar da doença falciforme.
   a. A doença falciforme não afeta a inteligência; a criança deve frequentar a escola e manter-se em dia com as tarefas escolares enquanto estiver estável.
   b. Entre os períodos de crise, a criança geralmente pode participar das atividades do grupo, com exceção de alguns esportes vigorosos.
   c. A criança precisa da mesma disciplina das outras crianças na família.

Conhecimento deficiente

1. Revise as características básicas da doença falciforme com a família e a criança.
2. Explique à família os sinais e sintomas das crises.
3. Oriente a família sobre o momento em que os cuidados médicos imediatos são essenciais.
4. Ensine a importância de uma nutrição saudável e balanceada, além de hidratação, sono e períodos de repouso.
5. Providencie aconselhamento genético e teste para traço falciforme nos membros da família.

Considerações sobre atendimento domiciliar e na comunidade

Os enfermeiros de cuidados domiciliares e os enfermeiros de saúde escolar podem ser fundamentais no manejo de pacientes com anemia falciforme, assegurando suas necessidades primárias. Uma assistência domiciliar confiável é essencial para os indivíduos com anemia falciforme.

1. Os seguintes exames e avaliações devem ser realizados quando indicado:
   a. Avaliações médicas regularmente agendadas: a cada 2 a 4 meses, do nascimento aos 24 meses de idade; a cada 6 meses, de 2 aos 12 anos; e a cada 6 a 12 meses, a partir dos 12 anos.
   b. Hemograma completo – anualmente.
   c. Eletroforese quantitativa – por ocasião do nascimento, deve ser repetida entre 1 e 2 anos de idade.
   d. Teste de antígeno eritrocitário – entre 1 e 2 anos de idade ou antes da primeira transfusão.
   e. Provas de função hepática/bilirrubina, provas de função renal – anualmente.
   f. Exame de urina – anualmente em crianças de mais idade e adolescentes.
   g. Exames oftalmológicos – anualmente depois dos 10 anos de idade.
   h. Testes de audição – apenas se houver preocupação clínica, secundariamente ao uso prolongado e frequente de antibióticos.
   i. Provas de função pulmonar – teste de saturação de oxigênio a cada consulta e provas de função pulmonar em condições basais na adolescência.
   j. Teste cutâneo de tuberculina a cada 2 a 3 anos (anualmente em populações de risco). Qualquer achado positivo deve ser acompanhado imediatamente.
   k. Todas as vacinas infantis de rotina, bem como as doses contra hepatite B; vacina pneumocócica conjugada; vacina de polissacarídeo pneumocócica; meningocócica; contra *H. influenzae* tipo B; e influenza trivalente anualmente.
   l. Avaliações odontológicas de rotina e limpeza dos dentes a cada 6 meses.
2. Explique aos pais, aos professores e profissionais da creche envolvidos nos cuidados de crianças com doença falciforme sobre os problemas comuns e necessidades especiais:
   a. Ausências frequentes, devido à dor e à doença.
   b. Fadiga e falta de atenção, em consequência da anemia ou da isquemia do tecido do sistema nervoso central (SNC).
   c. Necessidade de hidratação adequada ao longo do dia.
   d. Incapacidade de retenção da urina, o que exige interrupções frequentes para ir ao banheiro.
   e. Incapacidades ou atrasos de aprendizagem permanentes, o que exige planos de ensino individualizados.
   f. Necessidade de um ambiente controlado para a prevenção do afoiçamento, o que evita extremos de temperatura, desidratação e estresse excessivo.
   g. Necessidade de exercício físico moderado, o que evita esportes de contato e atividades vigorosas.
   h. As crianças desejam sentir-se "normais" e ter oportunidades e estimulação ambiental semelhantes às de outras da mesma idade.
3. Avalie o ambiente domiciliar da criança quanto à proteção contra infecção e lesão, recursos nutricionais adequados, transporte para consultas médicas e apoio emocional. Inicie a assistência social e outros encaminhamentos, quando necessário.
4. Considere/explore possíveis terapias complementares e alternativas.

Educação da família e manutenção da saúde

1. Discuta as implicações genéticas da doença falciforme e ofereça aconselhamento genético à família.
2. Instrua os pais sobre maneiras pelas quais podem ajudar o filho a evitar episódios falciformes.
   a. Não deixar que a criança se resfrie nem utilize roupa apertada, o que pode impedir a circulação.
   b. Fornecer líquidos adequados e notificar o médico se houver perda excessiva de líquidos por meio de vômitos, diarreia, febre e sudorese excessiva.
   c. Limitar o exercício excessivo e recomendar interrupções frequentes da atividade exercida.
   d. Evitar ambientes com extremos de temperatura.
3. Instrua os pais sobre a maneira de reconhecer os sinais de desidratação (ressecamento da pele e das mucosas, diminuição do débito urinário; irritabilidade ou apatia do lactente).
4. Incentive os pais a procurar tratamento imediato para cortes, úlceras e picadas de mosquito e a notificar o médico se a criança for exposta a uma doença contagiosa.
5. Incentive a boa higiene dos dentes e realize exames odontológicos duas vezes por ano para evitar infecções dentárias.
6. Instrua sobre cuidados preventivos, contemplando todas as imunizações recomendadas da infância e testes de triagem.
7. Incentive um ambiente calmo e emocionalmente estável.
8. Alerte contra viagens para as montanhas ou em aviões sem pressurização, que reduzem a concentração de oxigênio.
9. Forneça aos adolescentes sexualmente ativos informações sobre contracepção e infecções sexualmente transmissíveis.
10. Explique os sinais de uma crise leve:
    a. Fadiga.
    b. Coloração amarelada da pele e da esclera.
    c. Diminuição do apetite.
    d. Irritabilidade.
    e. Febre baixa.
    f. Edema doloroso das mãos e/ou dos pés.
    g. Ensine aos pais a palpar o baço.
11. Forneça orientações sobre o tratamento domiciliar da crise leve.
    a. Incentive a ingestão de líquidos.
    b. Administre antipiréticos, conforme orientação do médico familiarizado com a doença.
    c. Incentive o repouso.
    d. Mantenha a criança aquecida.
    e. Aplique compressas mornas à área dolorida.
    f. Pode ser necessária a hospitalização da criança se a dor se tornar intensa ou se houver necessidade de hidratação IV.
12. Explique os sinais das crises graves e os profissionais que devem ser notificados:
    a. Palidez.
    b. Letargia e apatia.
    c. Dor intensa no abdome, tórax, ossos e/ou articulações.
    d. Edema das mãos e dos pés.
    e. Tumefação abdominal.
    f. Fraqueza na face, nos braços ou nas pernas.
    g. Dificuldade em deambular ou falar.
    h. Distúrbio visual.
    i. Dormência.
    j. Febre de 38,9°C – notifique imediatamente.
    k. Diminuição do apetite e desidratação.
13. Instrua os pais a fornecer informações de emergência aos envolvidos nos cuidados da criança (enfermeiro escolar, professor, babá, membros da família).
    a. Nome e número de telefone do médico ou da clínica.
    b. Número de telefone do serviço de emergência mais próximo e da ambulância.
    c. Tipo sanguíneo da criança, alergias, medicações e número do prontuário.
    d. Nome do vizinho ou parente a ser avisado em caso de emergência.
14. Ressalte o benefício de utilizar uma pulseira de alerta médico (MedicAlert).
15. Para informações adicionais e apoio, encaminhe para a Sickle Cell Foundation (*www.scdf.org*).[5]

---

[5]N.R.T.: No Brasil, entre em contato com a Associação da Anemia Falciforme do Estado de São Paulo (Aafesp). Disponível em: *https://www.aafesp.org.br/*, organização sem fins lucrativos que objetiva auxiliar portadores de anemia falciforme.

Reavaliação: resultados esperados

- Capaz de ingerir líquidos suficientes e ter uma alimentação bem balanceada
- Dor bem controlada ou ausente
- Menos palidez sem a necessidade de oxigênio
- Sem febre e sem sinais de infecção
- Respirações dentro dos limites normais para a idade; utiliza o espirômetro de incentivo a cada hora
- Caminha durante o dia por curtos intervalos de tempo, com dor mínima ou sem dor
- Os pais expressam suas preocupações sobre a doença crônica.

Talassemia major (anemia de Cooley)

Baseado em evidências
de Dreuzy, E., Bhukhai, K., Leboulch, P. *et al.* (2016). Current and future alternative therapies for betathalassemia major. *Biomedical Journal, 339*(1), 24-38.

A *talassemia major* é a mais grave das síndromes de betatalassemia e representa a forma homozigota da doença. A betatalassemia (β-talassemia) refere-se a um grupo de distúrbios genéticos hereditários, caracterizados pela redução ou pela ausência da cadeia de betaglobulina na síntese de Hb. A classificação e o grau de gravidade baseiam-se no nível de Hb espontâneo e na tolerância clínica. Os pacientes com talassemia major apresentam concentrações de Hb entre 3 e 7 g/dℓ e exibem anemia grave. A anemia major foi descoberta na bacia do Mediterrâneo e é altamente prevalente em países que também são acometidos pela malária. Afeta principalmente indivíduos com origem no Mediterrâneo, no sul e no Sudeste Asiático e no Oriente Médio. Nos EUA, afeta cerca de 1.000 pessoas.[6]

Fisiopatologia e etiologia

1. Distúrbio hereditário autossômico recessivo, geneticamente determinado (ver Figura 52.3).
2. O defeito pode consistir na ausência completa da proteína betaglobina ou em acentuada redução de sua síntese.
3. Os eritrócitos resultantes são anormalmente pequenos, não são produzidos em quantidades normais e não contêm Hb funcional suficiente, o que resulta em anemia hemolítica grave e consequente hipoxia crônica.
4. As anormalidades resultam em alterações quantitativas da globina, diferentemente das alterações qualitativas ou funcionais observadas nas hemoglobinopatias.
5. A atividade eritroide aumenta significativamente na tentativa de superar a taxa aumentada de destruição. Isso resulta em:
   a. Expansão enorme da medula óssea e adelgaçamento do córtex do osso.
   b. Deformidades esqueléticas: bossa frontal e maxilar.
   c. Retardo do crescimento.
   d. Deformidades dos ossos longos da perna.
   e. Hepatoesplenomegalia maciça.
6. A diminuição do estímulo eritropoético e o aumento da carga de ferro resultam em níveis mais elevados de hepcidina. Esses níveis mais altos diminuem a absorção dietética e determinam a retenção de ferro pelos macrófagos. Isso provoca aumento das reservas de ferro corporais, devido à incapacidade de excretar o ferro, com consequente dano tecidual.

[6]N.R.T.: Os dados nacionais são raros, mas o Ministério da Saúde estima em torno de mil pessoas com esta doença no Brasil. *Disponível em: http://ciencianews.com.br/arquivos/ACET/IMAGENS/Noticias_ACET/noticia1-Diagnostico_talassemia_alfa.pdf.*

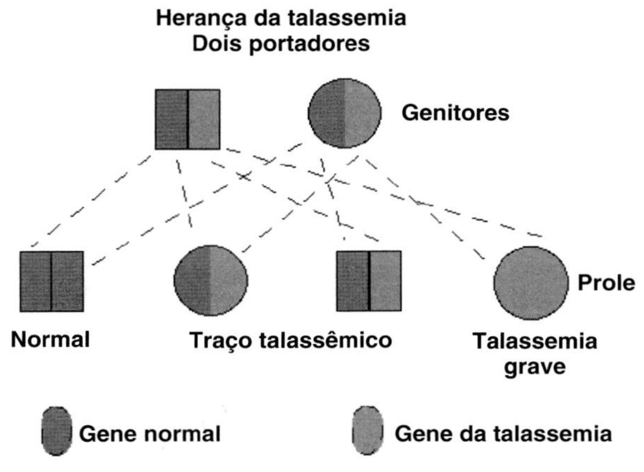

Figura 52.3 Transmissão da talassemia.

7. A hemoglobina F (Hb F) corresponde a menos de 1% da Hb por volta de 6 a 12 meses de idade; nos distúrbios genéticos, como a talassemia major, observa-se a presença persistente da Hb F, devido à alteração do agrupamento de betaglobina; a Hb F não fixa bem o oxigênio.

Manifestações clínicas

1. Os lactentes apresentam sintomas nos primeiros 2 anos de vida, frequentemente entre 3 e 6 meses de idade.
2. Os sintomas estão principalmente relacionados com a anemia progressiva, a expansão das cavidades medulares do osso, a hepatoesplenomegalia e a hematopoese extramedular no tórax e no abdome.
3. Os sintomas precoces são comumente atraso do crescimento, dificuldades na alimentação, palidez, diarreia, irritabilidade ou agitação, febre recorrente e icterícia leve.
4. Outros sinais de anemia progressiva são cefaleia, dor óssea, intolerância ao exercício, icterícia e abdome protuberante devido à hepatoesplenomegalia.
5. Sem tratamento, pode causar expansão anormal da medula óssea, de modo que os ossos tornam-se mais finos, mais largos e quebradiços; isso pode causar bossa frontal, eminência malar proeminente, depressão da ponte do nariz e hipertrofia da maxila. Além disso, há um risco aumentado de fratura dos ossos longos.

Avaliação diagnóstica

1. Hemograma completo com contagem diferencial – determina o número de eritrócitos e sua concentração de Hb; avalia os índices eritrocitários, inclusive a VCM.
2. Esfregaço de sangue periférico – examine ao microscópio um esfregaço de sangue e avalie o número e o tipo de leucócitos, plaquetas e eritrócitos.
3. Determinações do ferro – ferro, ferritina, capacidade de ligação do ferro insaturada, capacidade total de ligação do ferro e porcentagem de saturação da transferrina.
4. Análise do DNA – confirma a mutação no gene produtor de alfaglobina e betaglobina.
5. Amniocentese – pode ser realizada no período perinatal se houver preocupação quanto a maior risco.

Manejo

1. Transfusões frequentes e regulares de concentrados de hemácias para manter os níveis de Hb entre 9 e 10 g/dℓ.
   a. Todas as crianças que recebem transfusões de maneira regular devem ser vacinadas o mais cedo possível contra a hepatite B.

b. Nas crianças submetidas a esquemas de transfusões crônicas, é necessário obter o fenótipo/genótipo extenso dos eritrócitos antes de iniciar o tratamento ou o mais cedo possível após sua instituição.
c. Transfusões de hemácias: em crianças com menos de 4 meses de idade, os concentrados de hemácias devem ser compatíveis com os grupos ABO e D maternos e do recém-nascido e os anticorpos maternos clinicamente importantes; em crianças com mais de 4 meses de idade, os concentrados de hemácias devem ser compatíveis com receptores dos grupos ABO e D e quaisquer aloanticorpos antieritrocitários.
d. Em geral, são utilizados concentrados de hemácias lavadas para minimizar a possibilidade de reações transfusionais. Se não estiverem disponíveis, podem ser substituídos por células leucofiltradas.
e. A transfusão tem por objetivo interromper a eritropoese o máximo possível; deve ser administrada a intervalo de 3 a 4 semanas.
f. A meta da Hb deve ser entre 9 e 10 g/dℓ; em pacientes com insuficiência cardíaca, devem ser mantidos níveis mais altos de 10 a 12 g/dℓ.

2. A terapia de quelação do ferro reduz os efeitos adversos tóxicos do excesso de ferro e aumenta a excreção de ferro por meio da urina e das fezes. A quelação do ferro costuma ser iniciada com 2 a 4 anos de idade com transfusão de 20 a 25 unidades de concentrado de hemácias, nível sérico de ferritina superior a 1.000 μg/dℓ e concentração hepática de ferro (CHF) de mais de 3 mg/ferro/g de peso seco, medida por biopsia de fígado ou RM T2 hepática.
   a. Desferroxamina: agente quelante do ferro com formulações IV, intramuscular (IM) ou subcutânea (SC). Em formulação IV, é administrada durante pelo menos 8 a 12 horas, 5 a 7 dias por semana – não deve ultrapassar 60 mg/kg/dia; quando administrada por via SC, 30 a 60 mg/kg/dia durante 8 a 12 horas, 5 a 7 dias por semana; a vitamina C aumenta a excreção do ferro quando há desferroxamina – depois de 1 mês de terapia de quelação, devem ser administrados 2 a 4 mg/kg/dia de vitamina C logo após completar a infusão.
   b. Deferasirox: agente de quelação do ferro por via oral; dose inicial de 10 mg/kg/dia – pode ser ajustada até 40 mg/kg/dia. Precisa ser misturado com suco de maçã, suco de laranja ou água – para uma dose de menos de 1.000 mg, misturar em 1/2 copo; com uma dose acima de 1.000 mg, precisa ser misturada em 1 copo de líquido; não se deve administrar nenhum antiácido contendo alumínio durante o tratamento com deferasirox.
   c. A nova formulação do deferasirox em comprimidos demonstrou melhor adesão ao tratamento.
3. Esplenectomia. O tratamento clínico ótimo desde o momento de estabelecimento do diagnóstico pode retardar ou evitar o hiperesplenismo. A maior eficiência da terapia transfusional pode reduzir a necessidade de esplenectomia. Deve-se considerar a esplenectomia nas seguintes situações:
   a. A necessidade de sangue anual é superior a 1,5 vez a de pacientes esplenectomizados.
   b. O aumento das reservas de ferro, apesar da terapia de quelação adequada.
   c. O aumento do baço é acompanhado de dor no quadrante superior esquerdo, saciedade precoce ou preocupação de ruptura esplênica.
   d. Leucopenia ou trombocitopenia, visto que o hiperesplenismo causa infecções bacterianas recorrentes ou sangramento.
   e. Antes da esplenectomia, a criança deve ser vacinada contra *Streptococcus pneumoniae*, *Haemophilus influenzae B* e *Neisseria meningitidis*.
   f. A profilaxia com penicilina oral (250 mg, 2 vezes/dia) é necessária após a esplenectomia.
   g. A família deve ser orientada quanto à necessidade de assistência médica urgente em caso de febre acima de 38,3°C.
   h. Deve ser evitada em crianças com menos de 5 anos de idade, devido ao maior risco de sepse pós-esplenectomia fulminante.
4. Tratamento de suporte das complicações.
5. O transplante de células-tronco hematopoéticas constitui a única cura conhecida. Os pacientes jovens com poucas complicações constituem os melhores candidatos.
6. O prognóstico mostra-se ruim; a expectativa de vida é de 17 anos de idade, porém a maioria das crianças morre antes de 13 anos.

Complicações

1. Esplenomegalia – em geral, exige esplenectomia; a sepse fulminante constitui um risco a longo prazo após a esplenectomia.
2. Retardo do crescimento na segunda década. O crescimento costuma ser normal até 9/10 anos de idade. É multifatorial e envolve lesão das glândulas endócrinas induzida pela hemossiderose, anemia crônica, hipoxia, doença hepática crônica, deficiências vitamínicas e nutricionais, uso de agentes quelantes, endocrinopatias, baixos níveis de IGF-1 e fatores emocionais.
3. Anormalidades endócrinas:
   a. Hipogonadismo – consequência clínica mais evidente da sobrecarga de ferro.
   b. Puberdade tardia.
   c. Hipotireoidismo.
   d. Distúrbio da homeostasia do cálcio – o que resulta em osteopenia e/ou osteoporose.
   e. Hipoparatireoidismo.
   f. Deficiência de hormônio do crescimento.
   g. Diabetes melito – ocorre depois dos 10 anos de idade.
   h. Insuficiência suprarrenal.
4. Complicações esqueléticas – tornam-se menos comuns, devido à terapia transfusional precoce e à manutenção dos níveis de Hb acima de 10 g/dℓ:
   a. Bossa (aumento) frontal e parietal.
   b. Hipertrofia maxilar, o que resulta em má oclusão.
   c. Maior risco de osteopenia e osteoporose.
   d. Fraturas patológicas dos ossos longos e colapso vertebral, sobretudo na região lombar.
5. Complicações cardíacas:
   a. Arritmias – alterações no ECG, especificamente aumento dos intervalos QTc e QTd.
   b. Miocardiopatia secundária à sobrecarga cardíaca de ferro.
   c. Aumento do septo ventricular esquerdo e da espessura da parede posterior.
   d. Envelhecimento vascular prematuro, com endurecimento vascular anormal observado à medida que o paciente vive por mais tempo.
   e. Insuficiência cardíaca – causa habitual de morte.
6. Doença hepática:
   a. Observa-se a ocorrência de infecção crônica em 70 a 80% dos pacientes, o que resulta em doença hepática crônica.
   b. Fibrose e cirrose hepáticas.
   c. Carcinoma hepatocelular – acomete 1 a 5% dos indivíduos com mais de 20 anos de idade.
7. Doença da vesícula biliar – há formação de cálculos biliares em consequência da anemia crônica. Até dois terços dos pacientes com talassemia major apresentam cálculos biliares; a maioria dos pacientes permanece assintomática; raramente, há necessidade de colecistectomia.
8. Anemia megaloblástica – causada pela deficiência esporádica de ácido fólico e de vitamina B_{12}, devido ao maior uso pela medula óssea hiperplásica. Recomenda-se a suplementação de ácido fólico para todos os pacientes.
9. Pele – com frequência, há prurido e xerose, e ocorre icterícia em consequência da sobrecarga de ferro.
10. Úlceras de perna.

Avaliação de enfermagem

1. Obtenha uma história familiar, sobretudo nos casos associados à anemia.
2. Realize um exame físico completo à procura de anemia e complicações sistêmicas da talassemia.
3. Examine à procura de sinais e sintomas de anemia.
4. Determine os parâmetros de crescimento e de desenvolvimento.

Diagnósticos de enfermagem

- Perfusão tissular ineficaz, relacionada com a anormalidade da Hb e do fornecimento de oxigênio às células
- Dor crônica, relacionada com a progressão da doença no osso
- Nutrição desequilibrada, relacionada com a falta de apetite e as deficiências nutricionais
- Intolerância à atividade, relacionada com a dor óssea, a disfunção cardíaca e a anemia
- Risco de infecção, relacionado com a anemia progressiva e a esplenectomia
- Conhecimento deficiente, relacionado com a terapia de quelação do ferro
- Distúrbio da imagem corporal, relacionado com as anormalidades endócrinas e esqueléticas
- Enfrentamento familiar ineficaz, relacionado com o prognóstico ruim.

Intervenções de enfermagem

Perfusão tissular inadequada

1. Transfusão de sangue.
   a. Constitui a base do tratamento.
   b. Evita a maioria das complicações graves associadas à talassemia.
   c. Os sinais e sintomas indicadores da necessidade de transfusão são aumento do esforço cardíaco ou taquicardia, sudorese, falta de apetite, crescimento deficiente e incapacidade de realizar as atividades diárias.
   d. É preciso excluir uma etiologia infecciosa/séptica.
   e. Examine à procura de sinais de reação transfusional (maior probabilidade devido à frequência):
      i. Febre.
      ii. Calafrios.
      iii. Urticária.
      iv. Edema.
      v. Dor ou queimação em abdome, tórax ou dorso.
      vi. Sensação de que algo ruim vai acontecer.
      vii. Problemas respiratórios.
      viii. Edema/equimose no local de transfusão.
      ix. Náuseas, vômitos e/ou diarreia.
   f. A reação transfusional pode surgir em 15 a 20 minutos após o início da transfusão, embora possam ocorrer reações tardias dentro de até alguns meses.
2. Monitore o estado cardiovascular à procura de complicações.
   a. Monitore os sinais vitais: pulso apical, PA e respirações.
   b. Examine à procura de edema.
   c. Ausculte as bulhas cardíacas à procura de galope, e os pulmões em busca de estertores.
   d. Examine os membros à procura de formação de úlceras.
   e. Risco aumentado de hipertensão pulmonar.
   f. A principal complicação das transfusões consiste em sobrecarga de ferro no coração. A instituição da quelação precoce é essencial para evitar complicações potencialmente fatais.

Dor óssea crônica

1. A dor óssea constitui um aspecto característico da talassemia major.
2. Monitore o hemograma completo à procura de níveis de hemoglobina inferiores a 10 g/dℓ.
3. Aplique compressas mornas – podem reduzir os espasmos musculares e a inflamação.
4. Providencie uma dieta saudável que inclua cálcio e vitamina D para ajudar a manter os ossos o mais fortes possível.
5. Administre AINEs, como ibuprofeno ou naproxeno, e explique sua administração correta. Utilize com cuidado e monitore as enzimas hepáticas em pacientes com complicações hepáticas.

Intolerância às atividades

1. Incentive a participação do paciente em atividades que não exijam esforço extenuante significativo. A participação plena em algumas atividades, sobretudo com colegas, aumentará a autoestima. Possibilite períodos de repouso durante essas atividades.
2. Providencie uma consulta de fisioterapia e terapia ocupacional para desenvolver um plano de exercícios aceitável.
3. Envolva os pais e a escola da criança no desenvolvimento de um plano de atividades de ginástica, aulas e períodos de repouso, que possam propiciar o maior nível possível de participação e desenvolver lentamente a resistência.
4. Avise os pais que, durante a semana da transfusão programada, a fadiga será maior. Assim, será necessário modificar as atividades de ginástica e outras atividades que envolvam esforço.
5. Desencoraje a participação em esportes de contato ou outros esportes capazes de aumentar o risco de fratura da criança (p. ex., *skateboarding*, futebol).

Risco de infecção

1. Mantenha e explique as boas técnicas de higiene das mãos.
2. Minimize a exposição a doenças infecciosas.
3. Após a esplenectomia, a criança apresenta maior suscetibilidade à infecção e deve ser mantida com profilaxia com penicilina oral.
4. Vacine a criança contra infecções por *H. influenzae*, pneumocócica e meningocócica antes da esplenectomia e incentive a vacinação trivalente contra influenza anualmente.
5. Incentive a atenção médica imediata na presença de febre ou sinais de infecção. A presença de febre de 38,9°C deve ser comunicada imediatamente, e devem ser iniciados antibióticos de amplo espectro IV.

Conhecimento deficiente

1. Explique a importância dos agentes quelantes (de ligação) para diminuir os depósitos de ferro nos tecidos e aumentar a excreção de ferro por meio da urina e das fezes.
2. Administre desferroxamina IV, conforme prescrito:
   a. Infusão lenta, durante 8 a 24 horas, por meio de acesso periférico ou mediante dispositivo de infusão implantado ou por meio de bomba volumétrica.
   b. Tenha o material de reanimação de emergência à disposição caso ocorra reação alérgica grave.
3. Revise a administração do deferasirox oral e incentive a adesão aos horários da medicação.
4. São observados distúrbios visuais e auditivos com uso prolongado. Recomenda-se a realização periódica de testes visuais e audiométricos.

Alerta de enfermagem
Devido ao depósito excessivo de ferro em crianças com talassemia, o ferro dietético deve ser reduzido o máximo possível.

Melhora da imagem corporal

1. Explore os sentimentos do paciente por ser diferente de outras crianças.
2. Incentive a criança a expressar seus sentimentos por meio de brincadeiras: arte e dramatização.

3. Proporcione um reforço positivo sobre sua aparência.
4. Incentive a socialização e a interação com os colegas.
5. Incentive uma consulta endocrinológica para o retardo do crescimento e da puberdade.
6. Incentive a avaliação das anormalidades ósseas por um especialista craniofacial.
7. Sugira grupos de apoio ou aconselhamento individual, se necessário.

Melhora das estratégias de enfrentamento da família

1. Alivie a ansiedade da criança sobre a doença, fornecendo explicações baseadas em seu nível de desenvolvimento.
2. Utilize a dramatização e as atividades lúdicas para a identificação de preocupações.
3. Ajude no fortalecimento dos mecanismos de enfrentamento, como rede de apoio e resolução de problemas.
4. Ajude a identificar recursos para apoio financeiro, suprimentos médicos, cuidados temporários etc.
5. Incentive a participação nas atividades escolares e após a escola.
6. Incentive os pais a estabelecer limites e a desenvolver uma disciplina para a criança, compatíveis com os de outras crianças na família.
7. Forneça cuidados de apoio à criança em fase final de vida.
8. Incentive o apoio no processo de pesar dos pais, dos irmãos e da família.

Educação da família e manutenção da saúde

1. Discuta as implicações genéticas da talassemia e encaminhe para aconselhamento genético.
2. Dê orientações detalhadas sobre:
   a. Prevenção e tratamento imediato das infecções.
   b. Medicações.
   c. Terapia de quelação domiciliar.
   d. Modificações dietéticas para limitar o aporte de ferro.
   e. Restrições das atividades, como evitar atividades capazes de aumentar o risco de fraturas.
   f. Sinais de complicações.
3. Incentive os pais a fornecer informações sobre o estado da criança a adultos envolvidos com ela (professor, enfermeiro escolar, babá, líder dos escoteiros).
4. Para outras informações e apoio, encaminhe à Cooley's Anemia Foundation (*www.thalassemia.org*).[7]

Reavaliação: resultados esperados

- Sinais vitais estáveis
- Integridade da pele sem edema evidente
- Ausência de edema evidente
- O paciente classifica a intensidade da dor em menos de 4 em uma escala de 10 apropriada para seu nível de desenvolvimento
- Frequenta a escola de modo regular
- Relata maior participação nas atividades, com menos fadiga
- Não há relato de doença febril. As imunizações estão atualizadas
- Os pais têm um bom entendimento e demonstram competência na administração dos agentes quelantes
- A criança demonstra interesse em sua aparência e expressa afirmações positivas sobre ela própria
- A família participa de grupos de apoio
- Os pais discutem a doença com a criança e os irmãos.

[7]N.R.T.: No Brasil, encaminhe para a Associação da Anemia Falciforme do Estado de São Paulo (Aafesp), que atende todo o país. Disponível em: *https://www.aafesp.org.br/*.

Hemofilia

Baseado em evidências
Moort, I., Joosten, M., Maat, M. *et al.* (2017). Pitfalls in the diagnosis of hemophilia severity: What to do? *Pediatric Blood & Cancer, 64*(4), 3.

A *hemofilia* pertence a um grupo de distúrbios hemorrágicos hereditários, de herança recessiva ligada ao X, que causam sangramento anormal e exagerado e coagulação sanguínea deficiente. O termo é mais comumente empregado para referir-se a duas condições específicas: a hemofilia A e a hemofilia B. A hemofilia A é causada por deficiência do fator de coagulação VIII. A hemofilia B é causada por deficiência do fator de coagulação IX. Os indivíduos do sexo masculino são comumente afetados, enquanto os indivíduos do sexo feminino se mostram, em geral, portadores da doença. A hemofilia A ocorre em 1 em 5.000 nascidos vivos e é quatro vezes mais comum do que a hemofilia B. Nos EUA, estima-se que 20.000 indivíduos tenham hemofilia. A incidência mundial é estimada em mais de 400.000.[8]

- Cerca de 80 a 85% apresentam deficiência do fator VIII ou hemofilia A (hemofilia clássica)
- Cerca de 15 a 20% têm deficiência do fator IX ou hemofilia B (doença de Christmas)
- Alguns apresentam deficiência do fator XI ou hemofilia C.

Baseado em evidências
Lillicrap, D. (2013). von Willebrand disease: advances in pathogenetic understanding, diagnosis, and therapy. *Blood, 122*, 3735-40.

A *doença de von Willebrand* (pseudo-hemofilia) é o distúrbio hemorrágico hereditário mais comum (na categoria da hemofilia), causado por deficiência ou anormalidade do fator de von Willebrand (FVW), uma proteína essencial que ajuda no processo de coagulação. A doença de von Willebrand não tem nenhuma predileção geográfica ou étnica. Ambos os sexos herdam a mutação genética com igual frequência, porém com prevalência do sexo feminino (2:1). A prevalência da doença de von Willebrand é de 0,6 a 1,3% da população.

Fisiopatologia e etiologia

1. Hereditária (cerca de 80% dos pacientes) (Tabela 52.3).
   a. Padrão autossômico dominante – em raros casos, pode-se observar um padrão autossômico recessivo.
   b. Existem três tipos – 1, 2 e 3:
      i. Tipo 1 – redução leve a moderada do FVW normal funcional – responsável por 65 a 80% dos indivíduos afetados.
      ii. Tipo 2 – envolve a expressão do FVW funcionalmente anormal – ocorre em 20 a 35% dos indivíduos afetados.
      iii. Tipo 3 – Ausência do FVW – afeta 1 em 1 milhão de indivíduos.
   c. Os indivíduos que herdam uma cópia do gene mutado desenvolvem os tipos 1 ou 2.
   d. Os indivíduos que herdam um gene mutado de ambos os pais desenvolverão o tipo 3.
   e. Pode aparecer em indivíduos do sexo feminino se uma mulher portadora tiver filhos com um homem hemofílico, embora essa situação seja rara (ver Figura 52.4).

[8]N.R.T.: No Brasil, segundo Ministério da Saúde, existem 12.983 pacientes com hemofilia A e B cadastrados. De acordo com dados da World Federation of Hemophilia, esta é a quarta maior população mundial de pacientes com a doença. Disponível em: *https://saude.gov.br/noticias/agencia-saude/46187-hemofilia-conheca-doenca-que-afeta-quase-exclusivamente-homens*.

Tabela 52.3 Transmissão da hemofilia.

Genótipo dos pais	Probabilidade de anormalidade na prole				
	Mulher			Homem	
	Normal	Portadora	Hemofílica	Normal	Hemofílico
Mulher portadora/homem normal	50%	50%	0	50%	50%
Mulher não portadora/homem hemofílico	0	100%	0	100%	0
Mulher portadora/homem hemofílico	0	50%	50%	50%	50%

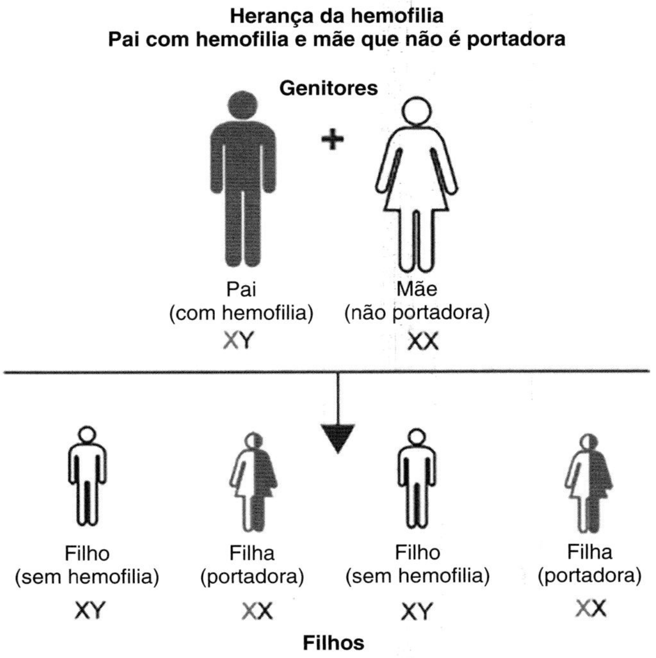

Figura 52.4 Transmissão da hemofilia.

2. Podem ocorrer mutações espontâneas quando a história familiar é negativa para a doença. Embora a mutação não seja inicialmente herdada, pode ser transmitida aos filhos da pessoa afetada.
3. O defeito básico encontra-se na fase intrínseca da cascata da coagulação. Os fatores de coagulação sanguínea são necessários para a formação do ativador da protrombina, que atua como catalisador na conversão da protrombina em trombina.
   a. Quando ocorre dano à parede vascular, há sangramento, e as plaquetas são ativadas no local de lesão, o que resulta em agregação plaquetária.
   b. As proteínas da coagulação, como os fatores VIII e IX, são ativadas na superfície das plaquetas, formando um coágulo de fibrina semelhante a uma rede.
   c. Essas proteínas atuam em uma reação de tipo dominó, conhecida como cascata da coagulação. Se a proteína estiver ausente, a reação em cadeia é interrompida, impedindo a formação de coágulo ou resultando em sua formação mais lenta.
4. O resultado consiste em um coágulo de fibrina instável.
5. Os fatores de coagulação estão envolvidos na hemostasia e na formação de coágulos. O TTP é utilizado para medir os fatores de coagulação, inclusive os fatores VIII e IX.
6. O número e a função das plaquetas estão normais; por conseguinte, as pequenas lacerações e as hemorragias menores não costumam representar um problema.
7. Os pacientes não apresentam sangramento mais rápido; com efeito, há formação tardia ou anormal do coágulo.

Manifestações clínicas

1. Na maioria dos pacientes, hemofilia ao nascimento, devido à história familiar; entretanto, em cerca de um terço dos pacientes, a ocorrência de hemofilia representa uma nova mutação.
2. Aproximadamente 30% dos lactentes do sexo masculino com hemofilia apresentam sangramento após a circuncisão.
3. Nos pacientes que não apresentam história familiar, o diagnóstico é frequentemente estabelecido quando a criança começa a engatinhar ou andar.
4. Varia quanto à sua gravidade, dependendo do nível plasmático do fator de coagulação envolvido.
   a. Nível inferior a 1% do normal – hemofilia grave; é comum a ocorrência de sangramento clínico grave com traumatismo mínimo ou desconhecido; com frequência, ocorre sangramento muscular e articular não provocado 1 a 6 vezes por mês (nível de fator inferior a 0,01 $\mu/m\ell$).
   b. Nível de 1 a 5% do normal – comprometimento moderado; pode não haver sangramento espontâneo, e a doença pode não se manifestar na forma de sangramento grave até que ocorra traumatismo (nível de fator inferior a 0,02 a 0,05 $\mu/m\ell$).
   c. Nível de 6 a 40% do normal – comprometimento leve; os pacientes habitualmente têm uma vida normal e só apresentam sangramento em caso de traumatismo grave ou cirurgia (nível de fator superior a 0,05 $\mu/m\ell$).
   d. O grau de gravidade tende a ser constante em determinada família. No indivíduo, a gravidade não varia com o passar do tempo, a não ser que haja desenvolvimento de inibidor (autoanticorpo dirigido contra o fator infundido).
5. Os sinais e os sintomas de sangramento anormal são:
   a. História de episódios prolongados de sangramento, conforme observado após circuncisão.
   b. Equimoses fáceis.
   c. Sangramento oral.
   d. Hematomas espontâneos nos tecidos moles.
   e. Hemorragias nas articulações (hemartrose) – sobretudo em cotovelos, joelhos e tornozelos, o que causa dor, edema e limitação do movimento.
   f. Hematúria.
   g. Fezes alcatroadas.
   h. Sangramento menstrual intenso ou longo, frequentemente com coágulos sanguíneos de mais de 2,5 cm.
   i. Sangramento excessivo em consequência de lesão.
   j. Traumatismo cranioencefálico, o qual resulta em hemorragia intracraniana.

Avaliação diagnóstica

1. Tempo de protrombina e tempo de sangramento – medem a atividade de coagulação dos fatores I, II, VII e X – normais.
2. Tempo de tromboplastina parcial – mede a capacidade de coagulação dos fatores VIII, IX, XI e XII – prolongado.

3. Fibrinogênio – avalia a capacidade do indivíduo de formar um coágulo sanguíneo.
4. Ensaios para fatores específicos da coagulação – determinam os níveis dos fatores VIII e IX – anormais.
5. FVW – ajuda a estabelecer o diagnóstico de doença de von Willebrand e a diferenciar os tipos de doença. Os indivíduos com sangue de tipo O apresentam níveis de FVW 25% menores do que aqueles de outros tipos sanguíneos.
6. Análise genética – para detectar o estado de portador e para o diagnóstico pré-natal.

Manejo

1. O tratamento imediato, precoce e apropriado é essencial para a prevenção da maioria das complicações.
2. É necessário proceder à reposição do fator de coagulação ausente (VIII ou IX) por meio da administração de concentrados de fatores de coagulação tipo-específicos durante os episódios de sangramento.
   a. *Fator VIII* – 75% do fator são recombinantes; desenvolvido no laboratório com o uso da tecnologia do DNA. Utilizado para controle dos episódios de sangramento, manejo peroperatório do sangramento e profilaxia de rotina em pacientes com hemofilia A. A administração é IV e baseia-se na localização e na extensão do sangramento e na condição clínica do paciente. Não é administrado a pacientes com doença de von Willebrand.
   b. *Fator IX* – é recombinante e administrado por via IV; utilizado para controle do sangramento, manejo peroperatório do sangramento e profilaxia de rotina em pacientes com hemofilia B. Para profilaxia, administre 50 UI/kg por semana ou 100 UI/kg a cada 10 dias; para sangramento menor/moderado, administre 30 a 60 UI/dℓ e repita a cada 48 h, se necessário. Para sangramento mais volumoso, administre 80 a 100 UI/dℓ, repita em 6 a 10 horas e, em seguida, a cada 24 horas, por 3 dias, e, por fim, a cada 48 horas até obter a cicatrização.
3. Não existe nenhum concentrado de vírus inativado para a hemofilia C. Administra-se plasma fresco congelado para fornecer o fator XI.
4. Os hemofílicos com deficiência leve a moderada de fator VIII e alguns pacientes com doença de von Willebrand podem responder à desmopressina, que induz a liberação do fator VIII das reservas endoteliais. O tratamento é iniciado em caso de sangramento ou antes de uma intervenção, como um trabalho odontológico. Pode ser administrada por via IV ou intranasal. A dose IV é de 0,3 μg/kg e a dose intranasal, de 150 μg por narina. Pode ser repetida a cada 12 a 24 horas, dependendo da resposta. Os pacientes tratados com desmopressina devem limitar o consumo de líquidos durante o tratamento para evitar a hiponatremia e as convulsões.
5. FVW derivado do plasma – seu uso depende da quantidade prevista de sangramento e da intervenção a ser realizada em pacientes com doença de von Willebrand; a dose depende do concentrado. Desenvolveu-se um concentrado do fator de von Willebrand recombinante, que demonstrou ter maior atividade em comparação com o fator derivado do plasma, porém foi aprovado apenas para adultos pela Food and Drug Administration (FDA), em 2015.
6. Os agentes antifibrinolíticos, como o ácido aminocaproico e o ácido tranexâmico, são administrados como terapia adjuvante para procedimentos odontológicos e para o sangramento do nariz e da boca. Eles são administrados por via oral.
7. São utilizados concentrados do complexo de protrombina ativada que possuem os fatores VII, X e IX ativados quando há desenvolvimento de inibidores (autoanticorpos), de modo a transpor os fatores VIII ou IX.
8. Tratamentos de suporte:
   a. Os AINEs são utilizados para diminuir a inflamação e a dor de tipo artrítico associadas às hemartroses crônicas. Devem ser utilizados com cautela, pois alguns tipos e o uso de doses mais altas interferem na aderência plaquetária. Só devem ser utilizados quando prescritos por um médico familiarizado com distúrbios hemorrágicos.
   b. Fisioterapia para evitar as contraturas e a atrofia muscular. Inclui exercícios, hidromassagem e aplicação de gelo.
   c. Órteses para prevenir a lesão das articulações acometidas e ajudar na regressão das hemorragias.
9. Sinovectomia – intervenção cirúrgica ortopédica para remover a sinóvia lesionada nas articulações cronicamente acometidas.
   a. O procedimento aberto possibilita a visualização direta da articulação e a retirada do tecido lesionado.
   b. Artroscopia – visualização e retirada da sinóvia articular por meio de artroscópio.
   c. Radionuclídeo – instilação do radioisótopo P32 na articulação, que remove e interrompe o crescimento excessivo da sinóvia, diminui a quantidade de sangramento e reduz o potencial de artrite; realizada por meio de agulha guiada por imagem radiográfica.
10. Pesquisa de terapia gênica – são introduzidas cópias genéticas de moléculas dos fatores VIII e IX sequenciadas no organismo por meio de algum tipo de célula vetor capaz de alcançar o mecanismo genético do hospedeiro humano e iniciar a produção do fator VIII ou do fator IX em pacientes com deficiência desses fatores.
11. Os pacientes com distúrbios hemorrágicos devem evitar o ácido acetilsalicílico e produtos que o contenham, AINEs e anticoagulantes, como varfarina e heparina.

Complicações

1. Obstrução das vias respiratórias causada por hemorragia no pescoço e na faringe.
2. Doença articular – em consequência de hemorragias repetidas nas articulações; com frequência, resulta em artrite e pode exigir artroplastia.
3. Obstrução intestinal causada por sangramento na parede intestinal ou no peritônio.
4. Compressão de nervos com paralisia, em consequência de hemorragia nos tecidos profundos, conhecida como *síndrome do compartimento*.
5. Sangramento intracraniano, o que resulta em comprometimento neurológico grave.
6. Desenvolvimento de inibidores – 30% dos pacientes com hemofilia A e 2 a 3% daqueles com hemofilia B desenvolvem inibidores contra a reposição do fator.
7. Infecções virais – risco com o uso de concentrados de fator derivados do plasma – atualmente, são menos frequentes com a disponibilidade de formas recombinantes de fatores.
8. Pode ocorrer morte em consequência de exsanguinação após qualquer hemorragia grave, como hemorragia intracraniana, das vias respiratórias ou de outras áreas altamente vascularizadas.
9. Tempo de sobrevida – varia com base no fornecimento do tratamento apropriado. Sem tratamento adequado, muitos pacientes morrem antes de alcançar a idade adulta. Com tratamento apropriado, a expectativa de vida é cerca de 10 anos menos que a dos indivíduos sem hemofilia: as crianças podem esperar ter uma expectativa de vida normal.

Avaliação de enfermagem

1. Obtenha a anamnese e observe a ocorrência de sangramento incomum – equimoses, sangramento prolongado de mucosas e lacerações, hematomas, hemartroses, hematúria e sangramento GI e retal. Determine o momento de ocorrência do episódio hemorrágico mais recente.

2. Obtenha uma história da presença ou da ausência de inibidores no paciente; em sua presença, determine os títulos.
3. Examine à procura de sangramento agudo ou crônico.
4. Priorize o exame das articulações à procura de edema, calor, hipersensibilidade, ADM, contraturas e atrofia dos músculos circundantes.
5. Examine à procura de hematúria e sangramento da boca, dos lábios, das gengivas e do reto.
6. Verifique a visão, a audição e o desenvolvimento neurológico.
7. Obtenha informações sobre tratamentos anteriores com hemoderivados.
8. Avalie os recursos da família e as habilidades de enfrentamento.

Diagnósticos de enfermagem

- Risco de volume de líquidos deficiente, relacionado com a hemorragia
- Risco de sangramento, relacionado com a incapacidade de coagulação do sangue
- Mobilidade física prejudicada, relacionada com as hemartroses repetidas
- Dor aguda, relacionada com o sangramento nas articulações e nos músculos
- Enfrentamento familiar ineficaz, relacionado com a doença incapacitante e potencialmente fatal.

Intervenções de enfermagem

Prevenção da hipovolemia por meio de controle do sangramento

1. Forneça cuidados de emergência para o sangramento.
   a. Aplique pressão e frio sobre a área de lesão para ajudar a formação de coágulo. Imobilize e eleve a área lesionada. Isso deve ser feito particularmente após punção venosa ou injeção.
   b. Não aspire hematomas nem articulações.
   c. Deve-se evitar qualquer sutura ou cauterização.
2. Imobilize a parte afetada e eleve-a acima do nível do coração.
3. Reconheça os sinais precoces e tardios de sangramento articular. Os sinais precoces são sensação de formigamento e borbulhante, porém sem dor efetiva ou constrição e dor sem sinais visíveis de sangramento. Os sinais tardios são edema da articulação, calor da pele ao toque, dor à flexão ou à extensão da articulação e maior dificuldade na mobilização.
4. Administre concentrado de fator VIII ou de fator IX recombinante.
   a. A administração deve ser por injeção IV lenta; habitualmente, 2 a 3 mℓ/min. Consulte a bula.
   b. Em caso de traumatismo cranioencefálico, administre o fator de reposição imediatamente e antes da realização de exames de imagem – a espera para administrar o fator pode ter graves efeitos neurológicos.
   c. Não se recomenda o uso de crioprecipitado e de plasma fresco congelado, devido à falta de tratamento para inativação viral. Podem constituir o único tratamento de escolha em alguns países.
   d. Interrompa a transfusão caso ocorram urticária, cefaleia, formigamento, calafrios, rubor ou febre.
5. Aplique agentes fibrinolíticos à ferida para sangramento oral. Os picolés também servem para controlar o sangramento menor da boca. Não administre agentes fibrinolíticos para a hematúria.
6. Procure manter a criança relaxada e tranquila durante o tratamento, de modo a diminuir o pulso e a taxa de sangramento.
7. Monitore os sinais vitais e trate o choque se a criança se tornar hipotensa.

Oferta de proteção contra o sangramento

1. Para pacientes com hemofilia grave, administre fator IX ou fator XIII profilático, 2 a 3 vezes/semana, para evitar o sangramento espontâneo.
2. Evite obter a temperatura retal; introduza o termômetro suavemente e utilize a temperatura via axilar, oral (se a idade for apropriada) ou da orelha externa.
3. Utilize uma escova de dentes macia e incentive exames odontológicos regulares.
4. Evite injeções, se possível.
   a. Administre as medicações por via oral, sempre que possível.
   b. A via SC é preferida à IM.
   c. Exerça pressão sobre o local de injeção durante 10 a 15 minutos. A seguir, aplique um curativo compressivo com gaze autoadesiva.
5. Mantenha um ambiente seguro e ensine aos pais as medidas de segurança.
   a. Proteja a criança com joelheiras, cotoveleiras e capacete quando andar de bicicleta ou triciclos.
   b. Utilize cintos de segurança e alças de cadeiras altas, assentos de carro e carrinhos de criança.
   c. Acolchoe os berços ou cercados para evitar a lesão do lactente ou da criança.
   d. Supervisione as crianças pequenas quando aprendem a andar.
   e. Retire ou acolchoe móveis com cantos pontiagudos.
   f. Mantenha objetos pequenos e pontiagudos fora do alcance.
   g. Verifique os brinquedos e áreas recreativas externas à procura de possíveis perigos.
   h. A criança deve usar uma pulseira de alerta médico (MedicAlert).
   i. Esteja ciente de atividades seguras que a criança possa praticar, como natação, ciclismo e caminhada.

Alerta farmacológico
As crianças com hemofilia não devem receber ácido acetilsalicílico nem compostos que o contenham ou anti-inflamatórios não esteroides, visto que esses medicamentos afetam a função plaquetária e prolongam o tempo de sangramento.

Preservação da mobilidade

1. Trate a hemartrose ou o sangramento muscular o mais rápido possível.
2. Proporcione cuidados de apoio para a hemartrose.
   a. Imobilize a articulação em posição de ligeira flexão.
   b. Eleve a parte afetada acima do nível do coração.
   c. O fator, quando prontamente disponível, deve ser administrado antes da aplicação de gelo à articulação.
3. Para as hemartroses graves, continue a administração do fator em casa até a resolução da dor articular e da imobilidade.
4. Para as hemartroses menos graves, inicie o exercício passivo e suave 48 horas após a fase aguda, de modo a evitar a rigidez articular e a fibrose. Progrida para os exercícios ativos.
5. Um ciclo curto de corticosteroides demonstrou ter efetividade clínica no tratamento da hemartrose.
6. A fisioterapia constitui um auxiliar essencial para o sangramento articular.
7. A hidroterapia pode reduzir a dor e a instabilidade nas articulações afetadas e melhorar a ADM e o tônus muscular.

Alívio da dor

1. Esteja atento para o fato de que o aumento da dor significa habitualmente a persistência do sangramento. Assim, pode haver a necessidade de terapia de reposição adicional.
2. Examine à procura de edema das articulações e limitação do movimento.
3. Administre paracetamol durante a fase aguda ou ensine sua administração. Os AINEs podem ser utilizados para a dor crônica, porém com cautela, de modo a evitar a interferência na função plaquetária.
4. Administre opioides com parcimônia, conforme prescrito, para a dor aguda e intensa.
5. Se a dor persistir por um período prolongado de tempo, recomenda-se o encaminhamento do paciente a um centro de manejo da dor.

Melhora da capacidade de enfrentamento da família

1. Reconheça o sentimento de culpa ou de raiva dos pais com relação ao diagnóstico.
2. Utilize a terapia lúdica para ajudar a criança pequena e os irmãos a se adaptar à doença.
3. Incentive os pais a possibilitar que a criança participe o máximo possível de atividades normais dentro do limite da segurança.
4. Providencie o uso de uma pulseira de alerta médico (MedicAlert) que também inclua o melhor fator de coagulação a ser usado em caso de emergência.
5. Certifique-se de que todas as pessoas envolvidas nos cuidados da criança tenham conhecimento da doença.
6. Incentive a educação da criança. Procure a participação do professor, do diretor e dos assistentes na compreensão do processo patológico e das limitações necessárias para garantir a segurança do paciente.
7. Encaminhe a um assistente social para aconselhamento e identificação dos recursos para problemas financeiros e apoio emocional.
8. Incentive os pais a evitar a proteção excessiva do filho. Isso pode impor restrições excessivas ao desenvolvimento normal da criança. Em consequência, ela pode se tornar muito dependente ou pode se tornar desafiadora e envolver-se em atividades ou comportamentos perigosos.
9. Incentive a participação em grupos de apoio.

Considerações sobre atendimento domiciliar e na comunidade

1. Realize uma avaliação da segurança domiciliar (interna e externa) para identificar riscos potenciais para a criança com hemofilia.
2. Forneça explicações e encaminhamento para iniciar um programa de terapia de infusão em casa quando ocorrer hemorragia.
3. Incentive a criança a participar de um programa de exercício regular para ajudar a fortalecer as articulações, o que evita a ocorrência de lesão ou dor em consequência de sangramento interno.
4. Assegure que as necessidades de cuidados primários sejam supridas ao facilitar:
   a. Visitas regulares ao médico de atenção primária para a manutenção preventiva da saúde para o crescimento e o desenvolvimento, o comportamento e os problemas psicossociais.
   b. Exames odontológicos e limpeza dos dentes a cada 6 meses.
   c. Todas as vacinas recomendadas da infância, junto com a hepatite A, de modo a prevenir infecções por patógenos transmitidos por via hematogênica.
5. Forneça orientação à família e a todos os cuidadores sobre o reconhecimento de sangramento e seu tratamento apropriado.
6. Dê apoio emocional por meio de materiais de orientação, informações sobre grupos de apoio e lista de recursos da comunidade.
7. Oriente os professores e outros profissionais da escola sobre as necessidades especiais da criança.
   a. Essas crianças podem apresentar incapacidades mentais ou físicas permanentes em consequência de hemorragias antigas, o que exige a elaboração de planos individualizados.
   b. Evite atividades e esportes bruscos ou de contato.
   c. Todas as lesões precisam ser consideradas graves. O enfermeiro de saúde escolar deve ser notificado, de modo que possam ser iniciados os primeiros socorros e o tratamento apropriado.
   d. Embora tenham uma doença crônica, esses pacientes têm forte desejo de serem "normais", com as mesmas oportunidades e estimulação ambiental de outras crianças.

Educação da família e manutenção da saúde

1. Revise as medidas de segurança para prevenir ou minimizar os traumatismos.
2. Incentive os pais a fornecer orientações aos professores, babás e outras pessoas envolvidas nos cuidados da criança, de modo que possam agir em uma situação de emergência.
3. Aconselhe o uso de uma pulseira de alerta médico (MedicAlert).
4. Ensine aos pais o tratamento de emergência para hemorragia.
   a. Imobilize a parte afetada com talas ou com atadura compressiva elástica. (Esses materiais devem estar imediatamente disponíveis em casa.)
   b. Aplique compressas de gelo. Os pais devem guardar no congelador duas ou três bolsas de plástico de gelo imediatamente disponíveis. Podem-se utilizar picolés para um sangramento menor da boca.
   c. Consulte o médico da criança e inicie a terapia recomendada adicional.
5. Incentive uma supervisão médica e odontológica regular.
   a. Os cuidados dentários preventivos são importantes. Devem-se utilizar escovas de dentes com cerdas macias ou com esponja na ponta para evitar a ocorrência de sangramento. A terapia de reposição com fator é necessária para trabalhos dentários extensos e extrações.
   b. A vacina contra hepatite B é necessária para proteger a criança contra a rara ocorrência de hepatite B em consequência de transfusões sanguíneas.
6. Explique a dieta saudável para evitar a obesidade, que representa uma carga adicional sobre as articulações de sustentação do peso da criança e predispõe a hemartroses.
7. Ajude os pais a ensinar a criança a compreender a natureza exata da doença o mais cedo possível. Deve-se dispensar uma atenção especial aos sinais de hemorragia, e o paciente deve ser avisado quanto à necessidade de relatar imediatamente a um adulto qualquer sangramento, por mais leve que seja.
8. Avise a família sobre a disponibilidade de aconselhamento genético e planejamento familiar para pais e pacientes adolescentes.
9. Para informações e adicionais e apoio, encaminhar à National Hemophilia Foundation (*www.hemophilia.org*).[9]

Alerta de transição de cuidado
Providencie um resumo da alta por escrito e em linguagem compreensível para os pais a respeito do tratamento durante a hospitalização. Assegure que as orientações por escrito fornecidas na alta incluam planos de medicamentos, com o nome dos medicamentos, a razão de seu uso, as doses e os horários de sua administração. Se forem prescritos medicamentos conforme necessário, assegure que haja compreensão sobre o momento e a frequência de administração dessas medicações. Deixe que os pais tenham tempo suficiente para processar as informações e considere quaisquer questões ou preocupações. Forneça números de contato aos pais para situações de emergência que exijam atenção imediata. Agende as visitas de acompanhamento durante a primeira semana após a alta em clínica ambulatorial ou no consultório do médico.

BIBLIOGRAFIA

Abu shosha, G., & Al Kalaldeh, M. (2018). Challenges of having a child with thalassaemia major: a phenomenological study. *Journal of Research in Nursing, 23*(1), 9–20.

Acharya, S. (2013). Rare bleeding disorders in children: Identification and primary care management. *Pediatrics, 132*(5), 882–892.

Amid, A., & Odame, I. (2014). Improving outcomes in children with sickle cell disease: Treatment considerations and strategies. *Pediatric Drugs, 15*(3), 255–266.

Bertamino, M., Riccardi, F., et al. (2017). Hemophilia care in the pediatric age. *Journal of Clinical Medicine, 6*(5), 54.

Bhatnagar, Neha and Hall, Georgia W. (2018). Major bleeding disorders diagnosis, classification, management and recent developments in haemophilia. *Archives of Disease in Childhood, 103*, 509–513.

[9]N.R.T.: No Brasil, encaminhe para Associação da Anemia Falciforme do Estado de São Paulo (Aafesp), que atende a todo o país. Disponível em: *https://www.aafesp.org.br/*.

Cadet, M. (2018). Iron deficiency anemia: A clinical case study. *MEDSURG Nursing, 27*(2), 108–120.

Chakravorty, S., & Williams, T. (2015). Sickle cell disease: A neglected chronic disease of increasing global health importance. *Archives of Disease in Childhood, 100*(1), 48–53.

Darbari, D., Ballas, S., & Clauw, D. (2014). Thinking beyond sickling to better understand pain in sickle cell disease. *European Journal of Haematology, 93*(2), 89–95.

de Dreuzy, E., et al. (2016). Current and future alternative therapies for beta-thalassemia major. *Biomedical Journal, 339*(1), 24–38.

DeLoughery, T. (2014). Microcytic anemia. *New England Journal of Medicine, 371*(14), 1324–1331.

Fijnvandraat, K., et al. (2012). Diagnosis and management of hemophilia. *British Medical Journal, 334*, e2707.

Jauregui-Lobera, I. (2014). Iron deficiency and cognitive functions. *Neuropsychiatric Disease, 10*, 2087–2095.

Kassim, A., et al. (2015). How I treat and manage strokes in sickle cell disease. *Blood, 125*(22), 3401–3410.

Keane, B. (2016). Supported or stigmatized? The impact of sickle cell disease on families. *Community Practitioner, 89*(6), 44–47.

Leebeek, F., & Eikenboom, J. (2016). Von Willebrand's disease. *The New England Journal of Medicine, 375*, 2067–2080.

Lillicrap, D. (2013). von Willebrand disease: Advances in pathogenetic understanding, diagnosis, and therapy. *Blood, 122*, 3735–3740.

Manwani, D., & Frenette, P. (2013). Vaso-occlusion in sickle cell disease: Pathophysiology and novel targeted therapies. *Blood, 122*, 3892–3898.

Neutze, D., & Roque, J. (2016). Clinical evaluation of bleeding and bruising in primary care. *American Family Physician, 93*(4), 279–286.

Orkin, S., et al. (2014). *Nathan and Oski's hematology and oncology of infancy and childhood* (8th ed.). Elsevier Health Sciences.

Parise, L., & Berlinger, N. (2016). Sickle cell disease: Challenges and progress. *Blood, 127*, 789.

Parkin, P., et al. (2016). Severe iron-deficiency anaemia and feeding practices in young children. *Public Health Nutrition, 19*(4), 1260–1269.

Piel, F. B., Steinberg, M. H. & Rees, D. C. (2017). Sickle cell disease. *New England Journal of Medicine, 376*, 1561–1573.

Powers, J., & Buchanan, G. (2017). Potential for improved screening, diagnosis, and treatment for iron deficiency and iron deficiency anemia in young children. *Journal of Pediatrics, 588*, 8–10.

Powers, J., McCavit, T., & Buchanan, G. (2015). Management of iron deficiency anemia: A survey of pediatric hematology/oncology specialists. *Pediatric Blood Cancer, 62*(5), 842–846.

Saunders, N., et al. (2016). Iron status of young children from immigrant families. *Archives of Disability in Childhood, 101*(12), 1130–1136.

Sayed, S., et al. (2013). The early cardiac involvement in patients with B thalassemia major. *The Egyptian Heart Journal, 65*(3), 243–249.

Shinde, S., Bakshi, A., & Shikhande, A. (2015). Infections in sickle cell disease. *International Archives of Integrated Medicine, 2*(11), 26–34.

Shook, L., et al. (2016). Translating sickle cell guidelines into practice for primary care providers with Project ECHO. *Medical Education Online, 24*(21), 33616.

Singh, P., & Seth, A. (2017). Growth and endocrine issues in children with thalassemia. *Pediatric Hematology Oncology Journal, 2*(4), 98–106.

Smith, K., Reinman, L., Schatz, J., et al. (2018). Parent perspectives on pain management in preschool-age children with sickle cell disease. *Journal of Pediatric Oncology Nursing, 35*(1), 16–24.

Tantiworawit, A., et al. (2016). Iron overload in non-transfusion-dependent thalassemia: Association with genotype and clinical risk factors. *Journal of Hematology, 103*(6), 643–648.

Tewari, S., et al. (2015). Environmental determinants of severity in sickle cell disease. *Hematologica, 100*(9), 1108–1116.

Wacharasin, C., Phaktoop, M., & Sananreangsak, S. (2015). Examining the usefulness of a family empowerment program guided by the illness beliefs model for families caring for a child with thalassemia. *Journal of Family Nursing, 21*(2), 295–321.

Wang, M. (2016). Iron deficiency and other types of anemia in infants and children. *American Family Physician, 93*(4), 270–278.

Zuffo, C. R. K., Osorio, M. M., et al. (2016). Prevalence and risk factors of anemia in children. *Jornal de Pediatria, 92*(4), 353–360.

CAPÍTULO

53

Distúrbios Imunológicos em Pediatria

DISTÚRBIOS IMUNOLÓGICOS

Vírus da imunodeficiência humana/síndrome de imunodeficiência adquirida em pediatria

A infecção pelo *vírus da imunodeficiência humana (HIV)* em lactentes, crianças e adolescentes é representada por um *continuum* de alterações imunológicas e clínicas, que incluem desde a ausência de supressão imunológica grave e doença assintomática, até a presença de uma condição gravemente sintomática. A *síndrome de imunodeficiência adquirida (AIDS)* constitui o estágio final desse *continuum*. Ver também Capítulo 29, *Infecção pelo HIV e AIDS*.

Epidemiologia

Baseado em evidências
UNAIDS Fact Sheet World AIDS Day 2017. Disponível em: *www.unaids.org/sites/default/files/media_asset/UNAIDS_FactSheet_en.pdf*. Acesso em maio de 2018.
Centers for Disease Control and Prevention. HIV Surveillance Report, 2016; vol. 28. Disponível em: *http://www.cdc.gov/hiv/library/reports/hiv-surveillance.html*. Published November 2017. Acesso em 20 de maio de 2018.

1. O HIV é pandêmico e acomete pessoas no mundo inteiro. Em 2016, a Organização Mundial da Saúde estimou que 30,8 a 42,9 milhões de indivíduos eram portadores do HIV.
2. As crianças com menos de 15 anos de idade respondiam por 1,8 milhão de indivíduos infectados pelo HIV no mundo inteiro, no final de 2015. Na América do Norte, o UNAIDS relatou que havia mais de 1,2 milhão de indivíduos infectados pelo vírus, em 2013, dos quais 13% não tinham conhecimento de sua infecção.[1]
3. O HIV é transmitido por contato sexual com um indivíduo infectado, e também por meio de exposição a sangue e a hemoderivados infectados (agulhas compartilhadas para uso de substâncias injetáveis, para a feitura de tatuagem e de *piercing*, e como material médico não esterilizado). A mãe infectada pelo HIV o transmite ao bebê antes do nascimento, durante o parto ou por meio do aleitamento materno.
4. Nos EUA, o HIV sexualmente adquirido continua sendo o principal modo de transmissão. Estima-se que os indivíduos de 13 a 24 anos de idade representem a segunda taxa mais alta de HIV recém-adquirido.
5. De modo geral, 76% (60 a 88%) de todas as mulheres grávidas, infectadas pelo HIV, recebem tratamento para prevenção da transmissão vertical, o que tem contribuído para uma redução de mais de 47% das novas infecções entre crianças, desde 2010.
6. Nos EUA, a infecção pelo HIV adquirida no pré-natal diminuiu drasticamente, de cerca de 25% para menos de 1% dos casos pediátricos.
7. Essa diminuição reflete esforços combinados para oferecer um melhor aconselhamento antes da concepção: a realização do teste do HIV em todas as mulheres grávidas; o uso da terapia antirretroviral combinada (cART), o mais cedo possível, com o objetivo de obter uma supressão completa do vírus até os limites de detecção; o uso de medicamento profilático no lactente; e a alimentação do lactente exclusiva com fórmula láctea.
   a. Se a carga viral for suprimida, a mulher infectada pelo HIV poderá ter parto vaginal enquanto continua recebendo agentes antirretrovirais orais durante aquele. O recém-nascido exposto ao HIV é tratado de modo profilático com zidovudina, durante 4 semanas.
   b. Se a carga viral não for suprimida durante o parto (mais de 1.000 cópias/mℓ), poderão ser tomadas medidas adicionais para reduzir o risco de transmissão: cesariana planejada, uso intraparto de zidovudina por via intravenosa IV e, no recém-nascido, profilaxia com agentes antirretrovirais combinados.
      i. O parecer de um especialista pediátrico em HIV é altamente recomendado nos casos em que pode haver necessidade de cART no lactente.
8. A mãe infectada pelo HIV pode ter um filho que esteja infectado e, futuramente, filhos não infectados. De modo semelhante, um recém-nascido de nascimento múltiplo pode estar infectado, enquanto o(s) outro(s) recém-nascido (s) pode(m) não apresentar infecção.

[1]N.R.T.: Veja dados epidemiológicos sobre HIV e AIDS em crianças, adolescentes, grávidas e adultos no *Boletim Epidemiológico da Secretaria de Vigilância em Saúde*, do Ministério da Saúde, que é atualizado anualmente e disponibilizado na internet.

9. As crianças nascidas de mães com carga viral elevada do HIV e baixas contagem de linfócitos CD4+, e com doença pelo HIV gravemente sintomática, correm maior risco de infecção.
   a. Os recém-nascidos dessas mães, e que se tornam infectados, parecem correr maior risco de progressão mais rápida da doença.
   b. Os recém-nascido de mães que sofrem soroconversão durante a gestação correm risco aumentado de se tornar infectados.
10. Com o advento da terapêutica antirretroviral de alta eficácia (TARV ou HAART; do inglês, *highly active antiretroviral therapy*), houve uma redução significativa tanto na morbidade quanto na mortalidade de crianças infectadas pelo HIV. Por conseguinte, para as que têm acesso à medicação, e aderem ao tratamento, o HIV tornou-se uma doença crônica, passível de tratamento.

Baseado em evidências
Panel on Treatment of HIV – Infected Pregnant Women and Prevention of Perinatal Transmission. (2018). Recommendations for use of antiretroviral drugs in pregnant HIV-1-infected women for maternal health and interventions to reduce perinatal HIV transmission in the United States. Disponível em: *http://aidsinfo.nih.gov/contentfiles/lvguidelines/PerinatalGL.pdf.*

Fisiopatologia e etiologia

Baseado em evidências
American Academy of Pediatrics. (2015). Section 3: Summaries of infectious diseases. In D. Kimberlin, M. Brady, M. A. Jackson, S. S. Long, (Eds.), *Red Book: 2015 Report of the Committee on Infectious Diseases* (30th ed., pp. 453-75). Elk Grove Village, IL: American Academy of Pediatrics.

1. O agente etiológico é um retrovírus que provoca dano ao sistema imune por meio de infecção e de depleção dos linfócitos CD4+ (células auxiliares T4). Esses linfócitos CD4+ desempenham um papel central na regulação do sistema imune.
2. Ocorrem também anormalidades na função da imunidade celular e humoral (células B, células CD8+, células *natural killer*, monócitos, macrófagos e anticorpos específicos).
3. A destruição progressiva do sistema imune resulta em:
   a. Incidência aumentada de infecções bacterianas graves, como bacteriemia, pneumonia bacteriana e osteomielite.
   b. Infecções oportunistas, que incluem comumente pneumonia por *Pneumocystis jirovecii* (PPC), candidíase esofágica e a infecção por *Mycobacterium avium.*
   c. Formas mais agressivas de infecções virais, como varicela grave, zóster disseminado e pneumonite por citomegalovírus.
   d. Cânceres, em particular linfomas.
   e. Síndrome consuntiva e encefalopatia.
4. O comprometimento orgânico multissistêmico resulta em: miocardiopatias, nefropatias, comprometimento neurológico, disfunção GI, distúrbios endócrinos, manifestações dermatológicas, anormalidades musculoesqueléticas, comprometimento ocular, problemas otorrinolaringológicos e distúrbios hematológicos.
5. O diagnóstico de AIDS é estabelecido quando uma criança se apresenta gravemente sintomática (Categoria C) ou com pneumonite intersticial linfoide (PIL da Categoria B), juntamente com imunossupressão grave (Tabelas 53.1 e 53.2).
6. Uma vez estabelecido o diagnóstico de AIDS, ele não é revertido, até mesmo com a reconstituição do sistema imune e com a recuperação da infecção oportunista.

Manifestações clínicas da evolução da doença

1. Linfadenopatia generalizada, particularmente em locais menos comuns, como as áreas epitrocleares e axilares.

Tabela 53.1 Classificação do HIV em pediatria.*

	Categorias clínicas			
Categorias imunológicas	**N: Ausência de sinais/sintomas**	**A: Sinais/sintomas leves**	**B: Sinais/sintomas moderados†**	**C: Sinais/sintomas graves†**
1: Nenhuma evidência de supressão	N1	A1	B1	C1
2: Evidência de supressão moderada	N2	A2	B2	C2
3: Supressão grave	N3	A3	B3	C3

*As crianças nas quais a presença de infecção pelo HIV não esteja confirmada são classificadas utilizando a grade anterior, com o acréscimo de uma letra E (para exposição perinatal) antes do código de classificação apropriado (p. ex., EN2). †A Categoria C e a pneumonite intersticial linfoide na Categoria B são notificadas aos departamentos de saúde estaduais e locais como síndrome de imunodeficiência adquirida.
Centers for Disease Control and Prevention. (1994). 1994 revised classification system for human immunodeficiency virus infection in children less than 13 years of age. *Morbidity and Mortality Weekly Report*, 43(RR-12), 1-10. Disponível em: *www.cdc.gov/mmwr/preview/mmwrhtml/00032890.htm.*

Tabela 53.2 Categorias imunológicas baseadas nas contagens de linfócitos T CD4+ e na porcentagem de linfócitos totais de acordo com a idade.

	Idade da criança					
	Menos de 12 meses de idade		**1 a 5 anos de idade**		**6 a 12 anos de idade**	
Categoria imunológica	**mm^3**	**(%)**	**mm^3**	**(%)**	**mm^3**	**(%)**
1: Nenhuma evidência de supressão	≥ 1.500	(≥ 25)	≥ 1.000	(≥ 25)	≥ 500	(≥ 25)
2: Evidência de supressão moderada	750 a 1.499	(15 a 24)	500 a 999	(15 a 24)	200 a 499	(15 a 24)
3: Supressão grave	< 750	(< 15)	< 500	(< 15)	< 200	(< 15)

Centers for Disease Control and Prevention. (1994). 1994 revised classification system for human immunodeficiency virus infection in children less than 13 years of age. Morbidity and Mortality Weekly Report, 43(RR-12), 1-10. Disponível em: *www.cdc.gov/mmwr/preview/mmwrhtml/00032890.htm.*

2. Candidíase oral persistente e recorrente.
3. Atraso do crescimento.
4. Retardo do desenvolvimento ou perda dos marcos anteriormente adquiridos.
5. Hepatomegalia.
6. Esplenomegalia.
7. Diarreia persistente.
8. Hipergamaglobulinemia ou hipogamaglobulinemia (níveis elevados ou diminuídos de imunoglobulina [Ig] G, IgM, IgA).
9. Parotidite.
10. Anemias inexplicáveis, trombocitopenia.
11. Cardiopatia ou doença renal inexplicáveis.
12. Infecções bacterianas leves ou graves recorrentes.

Baseado em evidências
Panel on Antiretroviral Therapy and Medical Management of HIV-Infected Children. Guidelines for the use of antiretroviral agents in pediatric HIV infection. Disponível em: *http://aidsinfo.nih.gov/contentfiles/lvguidelines/pediatricguidelines.pdf*. Acesso em 20 de maio de 2018 [pp. B1, C1, 6, 7, D1–2, E1–3, F1–7, H1–3, J1–2].

Avaliação diagnóstica

1. Nos EUA, todas as mulheres grávidas devem ser submetidas a um teste de anticorpo anti-HIV (imunoensaio ligado à enzima, ELISA) como padrão de cuidados.
2. O teste do anticorpo em crianças com menos de 18 meses de idade não é confiável para diagnóstico. A obtenção de um resultado positivo do ELISA pode constituir apenas uma indicação da presença de anticorpos maternos circulantes.
3. O ensaio de PCR (reação em cadeia da polimerase) do DNA do HIV constitui o método mais sensível, específico e preferido para detectar a infecção pelo HIV em uma criança com menos de 18 meses de idade. As diretrizes do Centers for Disease Prevention and Control (CDC) de 2016 recomendam a realização do teste com PCR em lactentes de 14 a 21 dias de vida, de 1 a 2 meses de idade e de 4 a 6 meses.
4. Pode-se verificar ainda a presença de anticorpos anti-HIV maternos residuais em crianças de 18 a 24 meses; por conseguinte, deve-se recorrer ao uso diagnóstico da PCR para DNA do HIV.
5. Depois dos 24 meses de idade, pode-se realizar testes para anticorpos anti-HIV, visto que não deve haver anticorpos maternos nessa idade. À semelhança dos adultos, um resultado reativo de ELISA deve ser seguido de um teste *Western blot*.
6. Em crianças com infecção diagnosticada ou em lactentes com risco (nascidos de uma mãe infectada pelo HIV, mas cujo próprio estado ainda não está determinado), a tomografia computadorizada ou a ressonância magnética da cabeça podem estar indicadas, caso haja evidências de comprometimento neurológico, de declínio da velocidade de crescimento da cabeça ou de retardo ou regressão do desenvolvimento.

Manejo

Lactente exposto ao HIV

1. Outros exames laboratoriais necessários para monitoramento do lactente exposto ao HIV incluem hemograma completo com contagem diferencial para monitorar a ocorrência de anemia e de neutropenia, a contagem de subgrupos de linfócitos (contagem de células CD4+), o lactato e o estado cognitivo.

Infectado pelo HIV

2. Por ocasião do diagnóstico, deve-se obter os valores basais de CD4, RNA do HIV (carga viral) e resistência a medicamentos (deve-se utilizar a resistência genotípica e fenotípica). Nas crianças, deve-se obter uma anamnese completa apropriada para a idade (incluindo histórico de imunização) e deve-se efetuar um exame físico, além de outras avaliações laboratoriais para a identificação de condições associadas ao HIV: hemograma completo com contagem diferencial, bioquímica da glicose, provas de função hepática e renal, exame de urina e avaliação sorológica para coinfecções e imunidades. O HLA-B*5701 é utilizado para avaliar o potencial de hipersensibilidade ao abacavir. Além disso, deve-se realizar um ecocardiograma basal e uma radiografia de tórax, ambos repetidos anualmente.
3. A criança necessita de avaliação laboratorial continuada; o hemograma com contagem diferencial, as contagens de plaquetas, a bioquímica do soro, as contagens seriadas de células CD4+ e o RNA do HIV (carga viral) devem ser obtidos a cada 3 a 6 meses (dependendo dos resultados anteriores e do estágio da doença).
4. O início da profilaxia contra a PPC estará indicada quando houver baixas contagens de células CD4+, à exceção de todos os recém-nascidos de mães infectadas pelo HIV, nos quais a profilaxia contra a PPC deve ser iniciada com 4 a 6 semanas de idade, independentemente da contagem de células CD4+ (Tabela 53.3).
   a. O fármaco de primeira escolha é o cotrimoxazol.

Tabela 53.3 Recomendações para profilaxia da PPC e monitoramento das células CD4+ em lactentes expostos ao HIV e em crianças infectadas pelo HIV, com base na idade e no estado de infecção pelo HIV.

Idade/estado de infecção pelo HIV	Profilaxia da PPC	Monitoramento das células CD4+
Nascimento até 4 a 6 semanas, exposição ao HIV	Nenhuma profilaxia	1 mês
4 a 6 semanas até 4 meses de idade, exposição ao HIV	Profilaxia	3 meses
4 a 12 meses de idade, infecção pelo HIV ou estado indeterminado	Profilaxia	6, 9 e 12 meses
Menos de 4 a 12 meses de idade, infecção pelo HIV razoavelmente excluída	Nenhuma profilaxia	Nenhum
1 a 5 anos de idade, infecção pelo HIV	Profilaxia se: contagem de células CD4+ < 500 células/ℓ ou porcentagem de células CD4+ < 15%	A cada 3 a 4 meses
6 a 12 anos de idade, infecção pelo HIV	Profilaxia se: contagem de células CD4+ < 200 células/ℓ ou porcentagem de células CD4+ < 15%	A cada 3 a 4 meses

Adaptada de Centers for Disease Control and Prevention (1995). 1995 revised guidelines for prophylaxis against Pneumocystis carinii pneumonia for children infected with or perinatally exposed do human immunodeficiency virus. *Morbidity and Mortality Weekly Report, 44(RR-4), 1-11.* Disponível em: *www.cdc.gov/mmwr/preview/mmwrhtml/00037275.htm.*

b. As escolhas alternativas incluem pentamidina, atovaquona e dapsona.
c. A profilaxia contra a PPC deve ser suspensa em lactentes cuja infecção foi razoavelmente excluída, com base em dois ou mais testes diagnósticos virais negativos, realizados com mais de 4 semanas e mais de 8 semanas de idade. Alguns especialistas podem não optar pela profilaxia de lactentes nos quais os tratamentos pré-natal e periparto foram apropriados, e cujo risco de infecção é muito baixo.
d. Os lactentes com infecção confirmada devem permanecer com profilaxia contra a PPC até 1 ano de idade; em seguida, devem ser reavaliados com base na contagem de células CD4.

5. A terapia antirretroviral é recomendada para todas as crianças infectadas pelo HIV com menos de 1 ano de idade, e para crianças de mais idade que apresentam sintomas clínicos de HIV ou evidências de imunossupressão, independentemente da idade da criança ou do nível de PCR do HIV (carga viral). Embora as novas diretrizes recomendem o início precoce do tratamento para todos os indivíduos infectados pelo HIV, é necessário considerar muitos fatores em crianças com mais de 1 ano de idade, antes de instituir o tratamento. Alguns desses fatores incluem a gravidade da evolução da doença, a medicação apropriada (disponibilidade, custo, dose, formulação, sabor, efeitos colaterais e complexidade do esquema), o padrão de resistência e de coinfecção.

   Os dados de ensaios clínicos, tanto em adultos quanto em crianças, demonstraram que a terapia antirretroviral em pacientes sintomáticos retarda a progressão da doença clínica e imunológica, além do que, reduz a mortalidade.

   Foram aprovadas seis classes de agentes antirretrovirais (ARV) para uso em crianças: os inibidores nucleosídios da transcriptase reversa (INTR), os inibidores não nucleosídios da transcriptase reversa (INNTR), os inibidores da protease (IP), o inibidor da integrase, o antagonista CCR5 e o inibidor da fusão.

   A terapia de combinação constitui o tratamento padrão atual e utiliza pelo menos três ARV de pelo menos duas classes de fármacos.
6. A adesão do paciente ao tratamento constitui a base da supressão viral bem-sucedida; é necessário desenvolver estratégias para incentivar a adesão ao tratamento. Além disso, a adesão é essencial para evitar o desenvolvimento de resistência viral; em particular, a resistência aos INNTR desenvolve-se rapidamente, até mesmo com leves variações nos níveis dos fármacos.
7. O uso de imunoglobulina IV ainda é recomendado para crianças infectadas pelo HIV que tiveram duas ou mais infecções bacterianas graves em 1 ano, bem como para o tratamento da trombocitopenia relacionada com o HIV ou com a deficiência de imunoglobulina.
8. Uso de agentes antifúngicos, como nistatina, cetoconazol, fluconazol, itraconazol e clotrimazol, para a candidíase oral persistente ou recorrente.
9. Uso de agentes antivirais, como aciclovir, valaciclovir, ganciclovir e cidofovir, para a supressão ou o tratamento das infecções virais recorrentes.
10. Avaliação e tratamento imediatos e agressivos das doenças febris.
11. Suporte nutricional.
12. Avaliação e tratamento do retardo e da regressão do desenvolvimento.
13. Controle adequado da dor na doença avançada ou terminal.
14. Apoio e intervenções para a criança e a família (incluindo todos os cuidadores) com problemas de: revelação da doença, sentimento de culpa dos pais, cuidados a longo prazo e perda.

Alerta farmacológico
Verifique a presença de vírus resistentes aos agentes ARV em pacientes já tratados e virgens de tratamento, antes de iniciar a terapia de combinação com ARV, assegurando, assim, o uso do esquema mais efetivo.

Alerta farmacológico
A não adesão do paciente aos esquemas antirretrovirais prescritos e a presença de níveis subterapêuticos dos medicamentos aumentam a possibilidade de desenvolvimento de resistência viral. A adesão estrita do paciente (mais de 95%) a esquemas de combinação é de importância crítica para assegurar uma resposta sustentada ao tratamento.

Alerta de enfermagem
As famílias podem obter informações sobre ensaios clínicos de tratamento disponíveis para seus filhos em *www.clinicaltrials.gov.*

Complicações

1. HIV sem tratamento ou com tratamento inadequado:
   a. Infecções fulminantes repetidas e determinados tipos de câncer, particularmente linfomas.
   b. Perda auditiva, doença dentária e gengival, infecções otorrinolaringológicas agudas e crônicas.
   c. Infecções oportunistas.
   d. Doença reativa das vias respiratórias.
   e. Miocardiopatia.
   f. Atraso do crescimento, má absorção, emaciação.
   g. Dermatite atópica crônica e outras reações cutâneas.
   h. Nefropatia.
   i. Neuropatia, miopatia.
   j. Anemia, trombocitopenia, neutropenia.
   k. Perda das opções de tratamento em consequência do desenvolvimento de resistência aos medicamentos.
   l. Atraso do desenvolvimento.
   m. Transtornos da aprendizagem.
   n. Problemas psicológicos em crianças e cuidadores, incluindo múltiplas perdas, problemas com a revelação da doença, medo, discriminação, estigmatização e isolamento.
   o. Morte.
2. Complicações do tratamento para HIV:
   a. INTR – anemia, neutropenia, acidose láctica, pancreatite, reação de hipersensibilidade ao abacavir, neuropatia periférica, lipodistrofia/lipoatrofia, disfunção renal, osteopenia, cefaleia, náuseas, potencial de disfunção vascular.
   b. INNTR – alterações psicológicas, transtornos do sono/pesadelos, defeitos do tubo neural (exposição fetal), hepatite, exantema.
   c. IP – dislipidemia, desconforto GI, diarreia.
   d. Inibidores da fusão – reações no local de injeção.

Alerta farmacológico
Como algumas preparações líquidas são de paladar desagradável, é comum a não adesão do paciente ao esquema medicamentoso. As sugestões para superar esse problema incluem oferecer à criança um picolé imediatamente antes da administração do medicamento, de modo a diminuir a sensibilidade das células gustativas, seguido de uma colher de chá de chocolate/xarope de morango, geleia ou manteiga de amendoim imediatamente depois. Fale com um farmacêutico a respeito de outras maneiras de mascarar o sabor.

Avaliação de enfermagem

1. Analise os prontuários maternos para identificar lactentes que podem correr risco de doença pelo HIV. Os lactentes infectados não são identificados com facilidade pela sua aparência externa.
2. Analise os prontuários de crianças com risco de infecção ou com infecção diagnosticada, para determinar o estado nutricional, o

crescimento e o desenvolvimento, a frequência de infecções bacterianas graves, a presença ou o risco de infecções oportunistas, os resultados laboratoriais e o estado de imunização.

3. Avalie o crescimento, o desenvolvimento, os linfonodos, a presença de hepatomegalia e esplenomegalia, e examine a orofaringe à procura de candidíase oral e de cáries dentárias.
4. Avalie a compreensão da família, no que diz respeito à doença da criança, às necessidades de cuidados, ao prognóstico e ao plano de tratamento clínico.
5. Avalie os mecanismos de enfrentamento da família, o consolo concernente aos problemas de revelação da doença e aos planos de cuidados a longo prazo, incluindo os planos de transição do programa de cuidados da criança para o do adulto.
6. Avalie a saúde do cuidador principal e discuta os planos de cuidados a longo prazo com outros cuidadores temporários e permanentes (incluindo questões de tutela), quando apropriado.
7. Avalie o entendimento da criança a respeito do seu estado de saúde e dos medicamentos.
8. Em crianças com doença avançada ou terminal, avalie o nível de dor e de desconforto.
9. Avalie a capacidade de enfrentamento da criança e sua resposta aos frequentes procedimentos dolorosos e invasivos aos quais é submetida, como parte do diagnóstico e do tratamento contínuos da doença.
10. Verifique se existe algum contato com animais.
11. Obtenha uma história completa de viagens para avaliar o risco de coinfecções, como tuberculose (TB), malária ou outras infecções parasitárias. Verifique também os possíveis planos de viagem, particularmente para países em desenvolvimento.
12. No adolescente, avalie os comportamentos de risco aumentado, como uso de substâncias, *piercing* ou atividade sexual. Determine também os métodos de controle de natalidade, quando apropriado.

Alerta de enfermagem
Discuta sempre com o cuidador principal a respeito do conhecimento que a criança tem do seu próprio estado de HIV, ou a respeito do estado de outros membros da família. Nunca pressuponha que outras pessoas conheçam o estado de HIV da criança, nem que outros familiares, amigos ou funcionários da creche ou da escola tenham conhecimento da doença.

Alerta farmacológico
Alguns agentes antirretrovirais interagem com o efeito dos contraceptivos orais e podem reduzir a eficácia ou aumentar os efeitos colaterais relacionados com os hormônios. Para mais informações, consulte a publicação do CDC U.S. Medical Eligibility Criteria for Contraceptive Use, 2016, *www.cdc.gov/mmwr/volumes/65/rr/pdfs/rr6503.pdf.*[2] As diretrizes perinatais atuais não restringem o uso do efavirenz durante a gravidez.

Diagnósticos de enfermagem

- Risco de infecção, relacionado com a imunodeficiência e com a neutropenia
- Controle ineficaz do regime terapêutico, relacionado com o conhecimento insuficiente do HIV, com a não adesão do paciente ao tratamento e com recursos limitados
- Nutrição desequilibrada: menos do que as necessidades corporais, relacionada com má absorção, anorexia ou dor
- Mucosa oral prejudicada, relacionada com a candidíase e com a estomatite por herpes
- Diarreia, relacionada com: patógenos entéricos, processo patológico e medicações
- Hipertermia, relacionada com a infecção pelo HIV e com infecção secundária
- Atraso no crescimento e no desenvolvimento, relacionados com a infecção do sistema nervoso central (SNC) pelo HIV
- Dor, relacionada com a doença pelo HIV avançada ou terminal
- Ansiedade/medo, relacionados com: procedimentos invasivos frequentes, diagnóstico, estigmatização, transmissão aos outros e separação de outras pessoas
- Negação, relacionada com padrões de resposta aprendidos – fatores culturais, sistemas de valores pessoais/familiares, medo de rejeição/estigma
- Enfrentamento comprometido da criança, relacionado com problemas não solucionados relativos à revelação da doença, hospitalização e perdas; modelagem de papel negativa ou suporte inadequado
- Estratégias ineficazes de enfrentamento da família, relacionadas com o sentimento de culpa dos pais, com as demandas excessivas sobre o indivíduo e a família, além da estigma
- Isolamento social, relacionado com a rejeição real ou temida e com a discriminação
- Impotência, relacionada com a perda de controle e com a estigmatização
- Alteração na imagem corporal, relacionada com os efeitos da medicação e da doença.

Intervenções de enfermagem

Prevenção de infecções

Baseado em evidências
Centers for Disease Control and Prevention. Recommended immunization schedules for children and adolescents aged 18 or younger, United States 2017. Disponível em: *www.cdc.gov/vaccines/schedules/hcp/child-adolescent.html.*

1. Monitore a carga viral, a contagem de células CD4 e o hemograma completo com contagem diferencial.
2. Monitore outros valores laboratoriais para avaliar a ocorrência de efeitos colaterais, isto é, queda significativa da contagem absoluta de neutrófilos.
3. Utilize técnicas assépticas quando efetuar procedimentos invasivos.
4. Administre ou explique ao cuidador a importância de administrar agentes farmacológicos passíveis de evitar infecções oportunistas. *Ver Manejo.*
5. Examine a pele e mantenha a sua integridade.
6. Monitore o estado das imunizações e explique a necessidade de completar todas as vacinas recomendadas da infância (Tabela 53.4). Ver também na p. 1138 informações sobre imunização pediátrica de rotina, com base no CDC. Em geral, as vacinas de vírus vivos devem ser utilizadas com cautela em crianças com infecção pelo HIV.
   a. As vacinas contra sarampo, caxumba e rubéola (MMR), e contra varicela são recomendadas para crianças infectadas pelo HIV que não apresentam imunocomprometimento grave.
   b. Deve-se evitar a vacina contra poliomielite oral, visto que se dispõe de uma vacina inativada injetável como alternativa.
   c. A vacina contra febre amarela deve ser evitada, a não ser que o risco de exposição seja extremamente alto; recomenda-se uma consulta com um especialista.
   d. Nos EUA, a vacina com bacilo Calmette-Guérin (BCG) também não é recomendada.
   e. A vacina anual contra a gripe e uma vacina pneumocócica entre 3 e 5 anos também são recomendadas, além do esquema padrão de imunização infantil.
   f. Deve-se efetuar também um teste cutâneo para TB anual.

[2]N.R.T.: No Brasil, acesse o *site* do Ministério da Saúde Brasília para encontrar as *Diretrizes Nacionais de Assistência ao Parto Normal* (*http://bvsms.saude.gov.br/bvs/publicacoes/diretrizes_nacionais_assistencia_parto_normal.pdf*).

Tabela 53.4 Vacinação de indivíduos com HIV, com base na orientação de imunização canadense.

Vacina	HIV/AIDS
Vacinas inativadas	
DTP, DTPa, DT	Uso rotineiro*
IPV	Uso rotineiro
Hib	Uso rotineiro
Influenza	Recomendada
Pneumocócica	Recomendada
Meningocócica	Uso rotineiro
Hep A	Recomendada (MSM, IDU)
Hep B	Recomendada/Uso rotineiro†
Papilomavírus humano	Recomendada
Vacinas de vírus vivos	
MMR	Uso rotineiro‡ (se não houver comprometimento significativo)
Varicela	Considerar no indivíduo assintomático e na doença sintomática leve
OPV	Contraindicada (alternativa disponível)
Tifoide oral	Contraindicada (alternativa disponível)
BCG	Contraindicada
Febre amarela	Contraindicada**
Cólera oral	Contraindicada

*Os esquemas de vacinação rotineiros devem ser seguidos com doses de reforço apropriadas para a idade. †A vacina Hep B (HB) é atualmente recomendada para todos os lactentes. ‡A maioria das crianças HIV-positivas pode receber a primeira vacina MMR sem risco significativo. A administração da segunda dose de MMR (particularmente a adultos) precisa ser avaliada caso a caso. **Recomenda-se uma consulta com um especialista. ©Todos os direitos reservados. Canadian Immunization Guide. Public Health Agency of Canada, modified in 2017. Adaptada e reproduzida, com autorização, do Minister of Health, 2018. Disponível em: *www.phacaspc.gc.ca/publicat/cig-gci/p03-07-eng.php*.

7. Tenha um elevado índice de suspeita de infecção secundária, mesmo quando as manifestações clínicas forem sutis ou estiverem ausentes.
8. Forneça quimioprofilaxia apropriada após exposição a doenças contagiosas.
9. Explique à família e ao paciente a importância da prevenção de infecções secundárias.
   a. Mantenha o ambiente limpo e explique aos membros da família as medidas essenciais de saneamento ambiental.
   b. Efetue a higiene das mãos rotineiramente com água e sabão.
   c. Higiene oral e avaliação para cáries dentárias.
   d. Cuidados com a pele para evitar qualquer solução de continuidade.
   e. Preparação segura dos alimentos e uso de água limpa.
   f. Risco associado à manipulação de animais; os gatos podem transmitir a *toxoplasmose* ou infecções por *Bartonella*, as aves podem transmitir *Cryptococcus neoformans* ou *M. avium*, e os répteis podem transmitir a salmonelose. Recomenda-se uma boa higiene das mãos com água e sabão após a manipulação de animais; deve-se evitar todo contato com fezes de animais.
   g. Procure a Travel Medicine Clinic[3] antes de viajar, particularmente com destino a países em desenvolvimento ou tropicais, de modo a evitar infecções como malária ou febre tifoide.
   h. Explique como utilizar preservativos para evitar infecções sexualmente transmissíveis, como sífilis ou clamídia.

Alerta farmacológico
As crianças não infectadas, que vivem com pais ou irmãos infectados pelo HIV, não devem receber a vacina oral contra poliomielite, mas a vacina inativada injetável contra poliomielite. Isso se deve à eliminação prolongada do vírus vivo da vacina oral, o que pode ser perigoso para indivíduos imunocomprometidos.

Maximização da adesão do paciente à HAART

Baseado em evidências
Panel on Antiretroviral Therapy and Medical Management of HIV-Infected Children. Guidelines for the use of antiretroviral agents in pediatric HIV infection. Disponível em: *http://aidsinfo.nih.gov/contentfiles/lvguidelines/pediatricguidelines.pdf*. Acesso em 17 de abril de 2017.

NOTA: O uso de agentes antirretrovirais em pacientes pediátricos está crescendo rapidamente. Essas diretrizes são atualizadas regularmente para oferecer informações atuais. As informações mais recentes estão disponíveis em *http://aidsinfo.nih.gov.*

Centers for Disease Control and Prevention, Health Resources and Services Administration, National Institutes of Health, American Academy of HIV Medicine, Association of Nurses in AIDS Care, International Association of Providers of AIDS Care, the National Minority AIDS Council, and Urban Coalition for HIV/AIDS Prevention Services.

Center for Disease Control and Prevention. (2014). Recommendations for HIV prevention with adults and adolescents with HIV in the United States, 2014. Disponível em: *https://www.cdc.gov/hiv/guidelines/recommendations/personswithhiv.html*. pp. 83-96.

1. Desenvolva uma relação de confiança com o paciente, mantendo uma atitude sem julgamento, de modo a obter uma comunicação aberta e a ajudar a avaliar as dificuldades de adesão ao tratamento.
2. Avalie a disponibilidade dos medicamentos e as estratégias para maximizar a adesão do paciente, antes de iniciar o tratamento.
3. Forneça o esquema mais simples possível; por exemplo, o menor número de comprimidos (terapia de combinação), com a menor frequência possível (1 vez/dia), com base na resistência do vírus.
4. Ressalte a necessidade de comparecer a cada consulta.
5. Utilize várias estratégias para avaliar a adesão do paciente (p. ex., carga viral, contagem dos comprimidos, autorrelato e verificação do reabastecimento na farmácia).
6. Colabore com o paciente para determinar as maneiras de fornecer lembretes passíveis de funcionar melhor (caixa de comprimidos, calendários, etiquetas adesivas, alarme, associação dos comprimidos a uma rotina diária).

Manutenção da nutrição adequada

1. Monitore cuidadosamente os parâmetros de crescimento (altura, peso, perímetro cefálico).

[3]N.R.T.: No Brasil, procure uma Unidade Básica de Saúde do seu município e receba orientações e vacinação se necessário. Recomenda-se, ainda, leitura do manual *Como cuidar de sua saúde nas viagens*, disponibilizado pelo Ministério da Saúde, em *www.saude.gov.br/viajante.*

2. Consulte um nutricionista para elaborar estratégias de cuidados nutricionais, incluindo calorias adicionais e suplementos nutricionais, com redução do colesterol.
3. Explique à família a preparação de refeições nutritivas e ricas em calorias, que sejam agradáveis para as crianças e aceitáveis.
4. Quando apropriado para a idade, faça a criança participar no planejamento das refeições.
5. Incentive refeições pequenas e frequentes, se a criança tiver problemas de absorção.

Manutenção da integridade da mucosa oral e dentária

1. Inclua exames regulares da mucosa oral e dos dentes na avaliação física da criança.
2. Administre a terapia antifúngica e antiviral prescrita.
3. Ofereça líquidos e alimentos com consistência de purê, de modo a minimizar a mastigação e a facilitar a deglutição; evite alimentos muito temperados ou ácidos.
4. Incentive a higiene dentária regular e visitas ao dentista.

Minimização dos efeitos da diarreia

1. Monitore a presença ou o desenvolvimento de diarreia.
2. Monitore diariamente o peso, na presença de diarreia.
3. Monitore o equilíbrio hídrico e examine a pele e as mucosas quanto ao turgor e ao ressecamento.
4. Utilize precauções entéricas.
5. Evite alimentos que aumentam a motilidade intestinal.
6. Administre hidratação IV, quando indicado.
7. Planeje um esquema de cuidados da pele, incluindo limpeza/secagem da região anal e aplicação de pomada ou de creme para sua proteção.
8. Explique à família as técnicas seguras de preparo dos alimentos para minimizar a sua contaminação.
9. Administre medicamentos, conforme orientação, para alívio da diarreia intensa e das infecções entéricas.

Detecção e controle da febre

1. Monitore a presença de febre e notifique qualquer temperatura central acima de 38,3°C.
2. Institua medidas de conforto, como banhos de esponja, roupas e lençóis secos e antipiréticos, conforme orientação.
3. Explique à família como efetuar o monitoramento acurado da temperatura retal da criança.
4. Oriente a família a comunicar imediatamente qualquer episódio febril com temperatura retal acima de 38,3°C.
5. Administre antipiréticos.

Promoção das metas de desenvolvimento

1. Avalie o estado de desenvolvimento da criança de maneira regular.
2. Comunique qualquer regressão ou atraso na obtenção dos marcos de desenvolvimento.
3. Faça encaminhamentos apropriados para uma avaliação mais detalhada do desenvolvimento, quando for constatada a presença de atraso e de regressão.
4. Explique à família as atividades apropriadas de estimulação do desenvolvimento para a criança.
5. Implemente as recomendações para a estimulação do desenvolvimento (incluindo programas escolares) e ajude a família a fazer o mesmo.
6. Facilite uma transição bem-sucedida para os cuidados do adulto (ver Boxe 53.1).

Baseado em evidências
Children's HIV Association (CHIVA). (2017). *CHIVA guidance on transition for adolescents living with HIV.* London: Author. Available: *www.chiva.org.uk/guidelines/tr.*

Boxe 53.1 Transição para os cuidados do adulto.

A transição é a passagem planejada e intencional, de adolescentes e adultos jovens com doenças/incapacidades crônicas do sistema centrado na criança, para sistemas orientados para o adulto. Com o advento da terapia antirretroviral altamente ativa, as crianças com vírus da imunodeficiência humana (HIV) estão sobrevivendo e vivendo bem até a idade adulta. À medida que vão se tornando adultos, passam de programas de cuidados pediátricos – com os pais como seus defensores – para programas de adultos, nos quais os cuidados individuais passam a constituir o foco, e o adulto jovem torna-se o seu próprio defensor.

É imperativo que a equipe de cuidados pediátricos prepare as crianças e as famílias para as mudanças e os desafios da adolescência, com enfoque em maior autonomia, autoconfiança e independência.

A transição para a adolescência constitui uma parte normal do crescimento e do desenvolvimento; entretanto, são necessárias considerações especiais quando se trata de cuidados a um adolescente com doença crônica.

Elementos-chave da transição

- Focalize a orientação no futuro e mantenha uma atitude proativa e flexível
- Comece o mais cedo possível
- Aumente os conhecimentos sobre o HIV e inclua as questões de confidencialidade e de revelação da doença
- Certifique-se de que a sua abordagem promova interdependência pessoal e clínica, além de solução criativa de problemas
- Forneça oportunidades para consultas individuais durante a visita clínica
- Tenha uma conversa sobre saúde sexual aberta, honesta e apropriada para a idade
- Elabore uma política de transição por escrito – aprovada por todos os membros da equipe multiprofissional e de serviços para adultos –, divulgada para ser vista pelas famílias e pelos adultos jovens
- Discuta diferentes modelos de cuidados e possíveis contextos em que o adulto jovem possa acessar os cuidados como adulto
- Providencie pessoas que atuem como elo nos centros de cuidados de saúde, tanto pediátricos quanto adultos
- Coordene uma reunião inicial para que o adolescente encontre o médico e a equipe
- Assegure uma política flexível no que diz respeito ao momento dos eventos, com antecipação da mudança
- Forneça um programa de educação aos jovens e às suas famílias, incluindo aspectos médicos, psicossociais e educacionais/vocacionais dos cuidados
- Desenvolva um plano de transição de cuidados de saúde individualizado em torno dos 14 anos de idade, em colaboração com o adulto jovem e sua família, com atualização contínua, quando necessário
- Identifique uma rede de órgãos comunitários relevantes e médicos de atenção primária e de subespecialidades para adultos
- Implemente um programa de treinamento para pediatras e médicos de adultos sobre a transição e os problemas de adolescentes
- Providencie cuidados preventivos apropriados
- Assegure uma cobertura contínua e acessível com plano de saúde e de medicamentos.

Baseado em evidências
Boudreau, M., & Fisher, C. (2012). Providing effective medical and case management services to HIV-infected youth preparing to transition to adult care. *Journal of the Association of Nurses in AIDS Care, 23*(4), p. 318-28.

Promoção do enfrentamento efetivo pela família

1. Atue com base nos cuidados centrados na família.
2. Avalie os mecanismos de enfrentamento da família, seus pontos fortes e os fracos.
3. Forneça apoio emocional à família.
4. Encaminhe a família a recursos comunitários apropriados para aconselhamento sobre pesar e assistência legal (p. ex., testamentos, problemas de custódia).
5. Ajude a família a estabelecer metas e expectativas realistas para a criança.
6. Mantenha uma atitude sem julgamento e uma abordagem sem preconceito.
7. Permita que a família utilize a negação como mecanismo protetor, visto que isso lhe proporciona alguma sensação de controle.
8. Explique à família todos os planos de cuidados e de tratamento.
9. Faça a família participar no planejamento dos cuidados e do tratamento do filho.
10. Forneça estratégias e orientação aos familiares sobre como *falar a verdade parcialmente*, de modo que possam responder às perguntas da criança de maneira mais honesta possível.
11. Proporcione apoio às novas mães que sofrem com a perda da oportunidade de amamentar o filho. Forneça estratégias sobre como se desviar de perguntas sobre a decisão de não amamentar o filho.
12. Incentive os pais a deixar o adolescente assumir maior responsabilidade pela sua própria saúde, incluindo permanecer um tempo sozinho com o médico e autodefesa.
13. Forneça à família e ao paciente informações promissoras sobre o futuro, como por exemplo: continuar a educação ou, possivelmente, casar e construir uma família.
14. Encaminhe a família a recursos comunitários para que ela disponha de: cuidados domiciliares, creches para os outros irmãos, serviços de transporte, serviços escolares, cuidados temporários e cuidados paliativos.

Fortalecimento das capacidades de enfrentamento da criança

Baseado em evidências

Evangeli, M., Kagee, A. (2016). A model of caregiver paediatric HIV disclosure decision-making. *Psychology, Health & Medicine, 21*(3), 338-53.

Penn, C. (2015). "Too much for one day": a case study of disclosure in the paediatric HIV/AIDS clinic. *Health Expectations, 18*(4), 578-89.

1. Introduza à família o assunto da revelação do diagnóstico à criança. Ofereça orientações sobre as abordagens apropriadas para a idade da criança.
2. Aceite que algumas famílias possam não ser capazes de revelar a natureza da doença ao filho, mesmo após muito apoio e orientação.
   a. Explore com elas como desejam que você responda às perguntas feitas pela criança.
   b. A doença e seu impacto podem ser enfrentados de maneira efetiva sem que realmente se revele à criança que ela tem doença pelo HIV ou AIDS, caso a família se recuse a revelar o fato.
3. Responda às perguntas da criança da maneira mais honesta possível, dentro das restrições feitas pelos pais.
4. Faça a criança participar ativamente e o máximo possível dos cuidados, como deixá-la decidir onde colocar o acesso IV, limpar a pele para introdução da agulha etc.
5. Utilize técnicas lúdicas terapêuticas (apropriadas para a idade), como desenhar, brincar com bonecas e com o material médico, bem como contar histórias, a fim de que a criança possa se expressar por meios menos verbais.
6. Encaminhe a criança e a família para aconselhamento, se a capacidade de enfrentamento da criança não progredir, ou se houver regressão na maneira como ela enfrenta o problema da doença e as necessidades de cuidados crônicos. Os sinais que indicam a possível necessidade de intervenções adicionais mais profundas incluem: maior comportamento explosivo da criança, comportamento de isolamento e dificuldades na escola (comportamentais ou acadêmicas).
7. Recomende e facilite grupos de apoio com crianças da mesma idade.

Minimização do desconforto

1. Investigue sinais de dor na criança. No lactente ou na criança que ainda não fala, esses sinais incluem: inquietação, choro, comportamento de isolamento e alterações dos sinais vitais.
2. Discuta as preocupações concernentes ao problema da dor com o médico e com a equipe responsável pelos cuidados da criança. Inicie ou solicite o encaminhamento para uma equipe especializada no controle da dor, se a criança não tiver alívio.
3. Ressalte aos pais ou ao cuidador a necessidade de controle adequado da dor em crianças; muitas pessoas não reconhecem que os lactentes ou as crianças têm dor, e que ela precisa ser aliviada.
4. Utilize técnicas apropriadas para avaliar o nível de dor ou de desconforto da criança.

Minimização do medo

1. Certifique-se de que todos os procedimentos dolorosos e invasivos sejam realizados em um local diferente do leito da criança no hospital.
2. Monitore o acesso central, caso este seja utilizado para terapia IV. Com o decorrer do tempo, um acesso central pode ser menos traumático do que tentativas repetidas de punção periférica. Algumas crianças com HIV necessitam de terapias IV prolongadas e, provavelmente, permanentes, além de monitoramento hematológico, de modo que o acesso central elimine, em grande parte, a dor e a ansiedade associadas a esses procedimentos.
3. Assegure que os pais/cuidador reconheçam que a maioria das visitas à clínica envolverá exames de sangue, de modo que eles não devem tranquilizar falsamente a criança, dizendo-lhe que não haverá "nenhuma picada de agulha".
4. Utilize técnicas de distração, como fazer bolas de sabão, para distrair a criança durante procedimentos dolorosos. Pratique primeiro com a criança e, em seguida, diga-lhe que você irá ajudá-la durante o procedimento. Pode-se ensinar também outras técnicas de relaxamento às crianças.
5. Ofereça pequenas recompensas (como adesivos, brinquedos pequenos) após procedimentos dolorosos, de modo a reduzir a ansiedade. Essas recompensas devem ser dadas independentemente do modo como a criança tenha reagido. A recompensa não é para que ela "não chore", mas sim como reconhecimento da dificuldade de se submeter regularmente a procedimentos dolorosos e invasivos.
6. Faça a criança participar o máximo possível do procedimento (de acordo com a idade). Essa participação pode incluir a escolha de um possível local para acesso ou para receber medicações IV, realizar antissepsia no local ou escolher uma cobertura especial para colocar depois do procedimento. Utilize anestésico tópico.

Considerações sobre atendimento domiciliar e na comunidade

1. Avalie o ambiente domiciliar quanto aos recursos disponíveis, como alimentos nutritivos e seu preparo seguro; água, calor, eletricidade e espaço adequados; brinquedos apropriados ao desenvolvimento da criança; além de suprimentos necessários para cuidados e higiene.
2. Verifique a administração correta dos medicamentos pelo cuidador.

3. Colete amostras de sangue utilizando precauções universais e transporte cuidadoso das amostras e do material utilizado.
4. Efetue periodicamente uma avaliação do desenvolvimento da criança.
5. Atue como elo entre a família, os especialistas, os funcionários da escola e outros membros da equipe.

Educação da família e manutenção da saúde

1. Explique às famílias e a outros cuidadores da criança as precauções universais. Ao cuidar de lactentes e de crianças maiores infectados pelo HIV, recomenda-se o uso de luvas quando manipular líquidos corporais potencialmente contaminados (como sangue); entretanto, as luvas não são consideradas necessárias para as trocas rotineiras de fraldas, a não ser que haja diarreia sanguinolenta ou hematúria.
2. Facilite a obtenção de um número adequado de luvas de látex (ou sem látex, se necessário) para a família, quando indicado.
3. Facilite a educação e providencie um suprimento de preservativos de látex e outras maneiras de controle de natalidade para adolescentes sexualmente ativos, ou que estão prestes a ter atividade sexual.
4. Ofereça orientação sobre como iniciar uma discussão relacionada com o estado de HIV da criança na escola e na creche. O princípio de que "é necessário saber" serve como diretriz quando se escolhe as pessoas a quem se deve revelar a doença (em geral, o diretor, o enfermeiro da escola e o professor). Hoje em dia, não é exigido que as escolas e as creches sejam avisadas; entretanto, incentiva-se geralmente a revelação da doença, visto que isso alerta a escola quanto à necessidade de notificar imediatamente os pais se houver um surto de doença infecciosa que possa representar uma ameaça à criança infectada pelo HIV (como varicela).
5. Forneça orientações aos adolescentes sobre como revelar o seu estado de HIV aos parceiros sexuais ou colegas da mesma idade. Ofereça apoio durante o processo e ajuda para facilitar a revelação da doença no contexto clínico.
6. Forneça à família diretrizes concretas sobre quando notificar o médico acerca da condição da criança. Os sinais e sintomas da doença exigem notificação imediata. Todas as febres acima de 38,3°C devem ser comunicadas e quaisquer efeitos adversos ou suspeita de efeitos adversos das medicações precisam ser imediatamente comunicados.
7. Verifique se os pais estão recebendo os cuidados de que necessitam. Normalmente, eles negligenciam seus próprios cuidados para atender o filho. Em consequência, o estado imunológico dos pais pode se tornar mais rapidamente comprometido.
8. Encaminhe as famílias a um assistente social ou ao departamento de serviço social. As crianças com HIV podem estar qualificadas para certos programas de direitos que prestam auxílio relativo a cuidados de saúde e situação financeira da família. Nos EUA, muitos estados iniciaram programas de controle de casos para indivíduos com HIV.
9. Forneça orientação utilizando um modelo de doença crônica infantil que trate de questões psicossociais, como revelação da doença e sentimento de culpa dos pais, além de questões médicas, como comprometimento de múltiplos órgãos e probabilidade de exacerbações de uma variedade de condições relacionadas (p. ex., infecções e deficiências nutricionais).
10. Ajude os pais a obter as informações atualizadas sobre protocolos de tratamento do HIV pediátrico. Essas informações podem ser obtidas pelo *site www.aidsinfor.nih.gov.*[4]

[4]N.R.T.: No Brasil, recomenda-se a leitura do Protocolo Clínico e Diretrizes Terapêuticas para Manejo da Infecção pelo HIV em Crianças e Adolescentes, publicado pelo Ministério da Saúde, em 2018. Disponível em: *http://www.aids.gov.br/pt-br/pub/2017/protocolo-clinico-e-diretrizes-terapeuticas-para-manejo-da-infeccao-pelo-hiv-em-criancas-e.*

Reavaliação: resultados esperados

- Contagem absoluta de neutrófilos dentro dos limites normais; manutenção da técnica asséptica
- Mantém o esquema de medicações; mantém as consultas de acompanhamento; consegue uma carga viral indetectável
- Aporte nutricional adequado para suprir as necessidades corporais; manutenção da curva de crescimento
- Mucosas orais sem ulceração; boa dentição
- Duas a três evacuações por dia; pele perianal sem irritação
- Ausência de febre; os pais ou o cuidador demonstram um monitoramento acurado da temperatura
- Alcança os padrões normais de crescimento, conforme evidenciado pela altura, pelo peso e pelas tarefas relacionadas com o desenvolvimento
- Os pais discutem seus sentimentos relativos ao diagnóstico do HIV; a família procura ajuda por meio de recursos comunitários
- A criança participa nos cuidados e faz perguntas; transição bem-sucedida do adolescente para um programa de cuidados do adulto, sem ruptura nos cuidados
- Relata um aumento no nível de conforto
- Pratica técnicas de distração durante os procedimentos; relata uma redução do medo.

Imunodeficiências primárias

As *imunodeficiências primárias (IDP)* compreendem mais de 300 tipos de distúrbios que afetam componentes distintos dos sistemas imunes inato e adaptativo. A incidência global das IDP é estimada em 1:2.000. A apresentação mais comum de uma imunodeficiência consiste em frequência aumentada de infecções ou em ocorrência de infecções incomuns ou de tratamento difícil. As doenças por IDP frequentemente não são diagnosticadas ou apresentam um atraso significativo no seu diagnóstico, podendo levar a uma lesão significativa dos órgãos-alvo, em consequência de infecções recorrentes. Sabe-se, cada vez mais, que as IDP podem se apresentar de outras maneiras, como manifestações autoimunes múltiplas e alguns tipos de neoplasias malignas.

Baseado em evidências
Picard, C., Gaspar, B., Bousfiha, A., *et al.* (2018). International Union of Immunological Societies: 2017 Immunodeficiency Diseases Committee Report on Inborn Errors of Immunity. *Journal of Clinical Immunology, 38*(1), 96-128.

Fisiopatologia e etiologia

Baseado em evidências
Younger, E., Epland, K., Zampelli, A., & Hintermeyer, M. (2015). Primary immunodeficiency diseases: a primer for PCP's. *The Nurse Practitioner, 40*(2), 1-7.

1. As doenças por IDP são causadas por alterações genéticas no sistema imune. A herança pode ser ligada ao X, autossômica recessiva ou autossômica dominante, dependendo do tipo de IDP. A mutação genética pode ser *de novo*, sem história familiar pregressa.
2. Cerca de três quartos das doenças por IDP são causadas por anormalidades humorais ou celulares e humorais combinadas, enquanto o restante consiste em defeitos dos componentes fagocíticos ou do complemento do sistema imune.
3. Os fatores de risco para as doenças por IDP incluem: história familiar de imunodeficiência, morte precoce do lactente, consanguinidade dos pais, autoimunidade e incidência aumentada de neoplasia maligna linfoide em membros da família.

Manifestações clínicas

1. A característica essencial das doenças por IDP consiste em suscetibilidade às infecções, incluindo: pneumonia recorrente, sinusite, otite, sepse, meningite, candidíase recorrente ou resistente ou infecção por microrganismos oportunistas. A evolução da infecção pode ser incomum, com necessidade de antibióticos intravenosos e/ou hospitalização para que se elimine as infecções. Ver Tabela 53.5.
2. Diarreia crônica.
3. Feridas que não cicatrizam.
4. Lesões cutâneas extensas.
5. Incapacidade de ganhar peso ou de crescer normalmente (atraso do crescimento).
6. Complicações de vacina com vírus vivos.
7. Autoimunidade ou febre inexplicáveis.
8. Ausência ou aumento do tecido linfoide, incluindo tonsilas, baço e fígado.

Avaliação diagnóstica

Avaliação específica para imunodeficiência

1. Hemograma completo com contagem diferencial, à procura de números diminuídos de linfócitos e de evidências de anormalidades em outras linhagens celulares, como diminuição das plaquetas, dos neutrófilos ou da hemoglobina.
2. Os níveis de imunoglobulinas (IgG, IgA, IgM e IgE) incluem as proteínas totais e a albumina, para excluir a possibilidade de perda de proteína.
3. Títulos de anticorpos contra vacinas anteriormente administradas, para avaliar a capacidade de produzir anticorpos específicos funcionais contra agentes infecciosos. Determinação das isoaglutininas (isoanticorpos contra grupos sanguíneos) em crianças com mais de 2 anos de idade.
4. Determinação da via clássica (CH50) e da via alternativa (AH50) do sistema complemento, para excluir a possibilidade de deficiência do complemento.
5. Análise dos subgrupos de linfócitos por citometria de fluxo, incluindo células CD3 (células T totais), CD4 (células T auxiliares), CD8 (células T citotóxicas), CD19 ou CD20 (células B) e CD16/56 (células *natural killer*) para suspeita de imunodeficiência de células T, de células B ou de imunodeficiência combinada.
6. Ensaios linfoproliferativos para avaliar a função celular.
7. Medição das respostas oxidativas fagocíticas (índice de surto oxidativo dos neutrófilos [NOBI] por citometria de fluxo), se houver suspeita de distúrbio fagocítico, como doença granulomatosa crônica.
8. Teste genético para causa suspeita de imunodeficiência.

Outros testes

1. Avaliação para infecção, incluindo: marcadores inflamatórios (proteína C reativa [PCR], velocidade de hemossedimentação [VHS]), culturas apropriadas, imagem radiológica do local das infecções suspeitas.
2. Eletrólitos, glicose, ureia, creatinina e gasometria arterial, quando indicado.
3. Avaliações imunológicas avançadas, repertório de células T por v-betas, círculos de incisão de receptores de células T (TREC, uma medida de células maduras do timo).
4. Teste por PCR para suspeita de agentes infecciosos, se houver a preocupação de que o paciente possa não produzir anticorpos funcionais de doença por IDP. CD45 RA/RO para avaliar células T virgens *versus* células T de memória.
5. Triagem do recém-nascido para imunodeficiência combinada grave (IDCG) por TREC, quando disponível.

Manejo

1. Reconhecimento e tratamento imediatos das infecções. Deve-se instituir a antibioticoterapia empírica enquanto os resultados de cultura são aguardados.
2. Pode-se considerar o tratamento antibiótico preventivo para algumas doenças por IDP.
3. É necessário evitar as vacinas de vírus vivos, visto que estas podem causar doença em pacientes com IDP.
4. Pode ser necessária uma profilaxia infecciosa pós-exposição, após exposição à varicela.
5. Em caso de suspeita de imunodeficiência de células T, os hemoderivados precisam ser irradiados, de modo a eliminar os leucócitos e submetê-los a rastreamento para citomegalovírus.

Tabela 53.5 Infecções associadas a subtipos de doenças por IDP.

Tipo	Tipos de infecções	Microrganismos	Outras características
Humoral (de células B)	Sinopulmonar, otite média, gastrintestinais, celulite, meningite, osteomielite.	Bactérias encapsuladas: *Haemophilus*, pneumococos, estreptococos. Parasitos: *Giardia lamblia*, *Cryptosporidium*. Vírus: *enterovírus*.	Autoimunidade. Problemas GI, incluindo má absorção.
Celular (de células T ou de células T e B combinadas)	Pulmonar, gastrintestinal, cutânea.	Fungos: espécies de *Candida*, *Pneumocystis jiroveci*. Virais: CMV, EBV, RSV, parainfluenza, adenovírus, doença GI viral, espécies de micobactérias.	Atraso do crescimento. Candidíase oral. Pele: exantemas, dermatite. Doença pós-vacinação devida a vacinas de vírus vivos.
Distúrbios fagocíticos	Infecções cutâneas e viscerais graves por patógenos comuns.	Bactérias: *Staphylococcus aureus*, espécies de *Pseudomonas*, espécies de *Serratia*, espécies de *Klebsiella*. Fungos: *Candida*, *Nocardia*, *Aspergillus*.	Formação de granulomas, incluindo enterite granulomatosa. Cicatrização deficiente de feridas. Abscessos. Infecções da cavidade oral. Infecções anorretais.
Distúrbios do complemento	Meningite. Septicemia.	Infecções por *Neisseria:* meningocócica, pneumocócica.	Distúrbios reumatoides: síndrome semelhante ao lúpus. Angioedema.

CMV, citomegalovírus; EBV, vírus Epstein-Barr.

6. Profilaxia contra *Pneumocystis jiroveci* para as imunodeficiências de células T.
7. Terapia de reposição com anticorpos, utilizando gamaglobulina intravenosa ou subcutânea para deficiências combinadas e humorais (agamaglobulinemia ligada ao X, imunodeficiência variável comum, deficiência de CD40L ou de CD40, deficiência seletiva de anticorpos, IDCG e peritransplante).
8. Transplante de medula óssea (TMO) para repor o sistema imune deficiente nas doenças graves por IDP (imunodeficiência combinada grave, imunodeficiências combinadas, síndrome de Wiskott-Aldrich, doença granulomatosa crônica e outras doenças). As indicações para TMO nas doenças por IDP estão aumentando constantemente, à medida que são identificados novos genes.
9. A terapia gênica constitui uma opção experimental para algumas doenças por IDP: deficiência de adenosina desaminase (um tipo de imunodeficiência combinada grave), síndrome de Wiskott-Aldrich e doença granulomatosa crônica.

Complicações

1. Lesão orgânica causada por infecção, particularmente dos pulmões, do trato gastrintestinal e das articulações.
2. Doença pulmonar crônica (bronquiectasia).
3. Lesões granulomatosas da pele, do fígado, do baço e dos pulmões (imunodeficiência variável comum e doença granulomatosa crônica).
4. Má absorção gastrintestinal, devido à infecção ou em consequência de proliferação bacteriana.
5. Autoimunidade.
6. Morte precoce (menos de 1 ano de idade no caso da imunodeficiência combinada grave).
7. Neoplasia maligna (particularmente linfoma e leucemia).
8. Reações psicológicas e sociais à doença crônica.

Avaliação de enfermagem

1. Concentre-se na história de infecções, incluindo idade de início, locais, número, frequência, tipos, duração e resposta ao tratamento.
2. História familiar detalhada, incluindo enfoque em mortes inexplicáveis de lactentes, abortos recorrentes, consanguinidade, neoplasias malignas e autoimunidade em outros membros da família.
3. Revise o registro e a história de imunizações, a fim de determinar complicações das vacinas e garantir sua administração a intervalos adequados.
4. Focalize o exame físico nos locais de infecção, como vias respiratórias, bem como os sinais vitais, crescimento e desenvolvimento, presença ou ausência de tecido linfoide, exame da pele à procura de candidíase ou de outras anormalidades cutâneas.
5. Avalie a compreensão que a família e a criança têm da doença, das necessidades de cuidados, do prognóstico e do plano terapêutico.
6. Avalie os mecanismos de enfrentamento e os recursos da família, particularmente no caso de pacientes que possam necessitar de transplante de medula óssea ou de tratamento permanente com imunoglobulinas.

Diagnósticos de enfermagem

- Risco de infecção, relacionado com a imunodeficiência
- Nutrição desequilibrada: menos do que as necessidades corporais e relacionada com infecções, má absorção ou doenças gastrintestinais autoimunes
- Mucosa oral prejudicada, relacionada com a candidíase ou com outras infecções
- Controle ineficaz do regime terapêutico, relacionado com o conhecimento insuficiente, com a não adesão do paciente ao tratamento e com recursos limitados
- Atraso no crescimento e no desenvolvimento, relacionados com a infecção ou com a doença por IDP específica
- Enfrentamento familiar comprometido, relacionado com o diagnóstico de imunodeficiência
- Processos familiares disfuncionais, relacionados a doenças crônicas.

Intervenções de enfermagem

Prevenção de infecções

1. Explique à família os sinais e sintomas de infecções aos quais a doença por IDP específica é suscetível, e quando procurar assistência médica.
2. Administre os agentes farmacológicos prescritos ou ensine aos cuidadores a sua administração, incluindo protocolos de tratamento para terapia com gamaglobulina, quando indicado.
3. Siga as políticas de controle de infecção para proteção de imunodeficiências de células T graves, quando o paciente estiver hospitalizado.
4. Evite a administração de vacinas de vírus vivos, em caso de suspeita de IDP (vacina contra pólio oral, sarampo, caxumba, rubéola, varicela, febre amarela, rotavírus, influenza inalada e bacilo de Calmette-Guérin [BCG]).
5. Incentive a vacinação contra influenza anualmente para pacientes e familiares.
6. Realize as boas técnicas de controle da infecção e ensine-as à família, incluindo higiene das mãos e cuidados com a pele, para evitar infecções.

Manutenção de nutrição adequada

1. Monitore cuidadosamente os parâmetros de crescimento, incluindo altura, peso e perímetro cefálico.
2. Consulte um nutricionista para elaborar um plano de cuidados nutricionais, incluindo aporte calórico adequado e explicação aos pais.
3. Administre alimentação suplementar por sonda NG ou G, quando indicado, e ensine à família a sua administração.

Manutenção da mucosa oral

1. Inclua a avaliação da mucosa oral nos exames físicos de rotina.
2. Administre os medicamentos antifúngicos ou antivirais prescritos e ensine à família a sua administração.
3. Promova a boa higiene e os cuidados dentários.

Promoção de controle do regime terapêutico

1. Explique aos pacientes e às suas famílias as medicações prescritas e os tratamentos. Revise periodicamente a aprendizagem.
2. Para pacientes submetidos a tratamento com gamaglobulina, as doses devem ser ajustadas para que reflitam o aumento de peso, de modo a garantir uma reposição adequada de anticorpos. Para pacientes tratados com gamaglobulina subcutânea, efetue uma avaliação periódica da adesão do paciente ao protocolo de infusão, e forneça uma reeducação, caso necessário.

Promoção do crescimento e do desenvolvimento

1. Avalie o estado de crescimento e de desenvolvimento normais.
2. Faça encaminhamentos apropriados para uma avaliação mais detalhada do desenvolvimento e da adesão do paciente aos programas de tratamento instituídos (um aspecto importante para internações prolongadas, como o transplante de medula óssea).
3. Explique à família as atividades apropriadas para o desenvolvimento da criança.
4. Facilite a transição bem-sucedida para os cuidados do adulto.

Promoção de mecanismos efetivos de enfrentamento da família

Baseado em evidências
Hernandez-Trujillo, V., Scalchunes, C., Hernandez-Trujillo, H. *et al.* (2015). Primary Immunodeficiency diseases: an opportunity in pediatrics for improving patient outcomes. *Pediatrics, 54*(13), 1265-75.

1. Avalie as habilidades de enfrentamento da família, incluindo os pontos fortes e fracos.
2. Forneça apoio emocional e aconselhamento, quando necessário.
3. Encaminhe a família para aconselhamento genético, visto que o diagnóstico pode ter impacto sobre outros membros da família ou futuras gestações.
4. Incentive a família a deixar a criança assumir uma maior responsabilidade pelos seus cuidados, à medida que esta amadureça.
5. Forneça explicações contínuas sobre o processo patológico e o tratamento. É particularmente importante para crianças com diagnóstico estabelecido em uma idade muito jovem que elas aprendam à medida que crescem – doenças que persistem pelo resto da vida.

Normalização dos processos familiares

1. Encaminhe a família aos recursos comunitários e a grupos de apoio.
2. Incentive a família e a criança a verbalizar seus sentimentos sobre o diagnóstico e o tratamento.
3. Incentive com frequência a presença escolar, a participação em atividades e a socialização com colegas da mesma idade.
4. Incentive os pais a dedicar um tempo aos irmãos e a si próprios, bem como à criança afetada.

Considerações sobre atendimento domiciliar e na comunidade

1. Avalie o ambiente domiciliar quanto aos recursos, como alimentos nutritivos, brinquedos apropriados ao desenvolvimento da criança e suprimentos necessários para os cuidados e a higiene.
2. Verifique a administração correta dos medicamentos pelos cuidadores.
3. Assegure que o paciente tenha um médico de atenção básica.
4. Para o paciente com IDP, que necessita de tratamento com gamaglobulina, avalie a capacidade dos pais de aderir ao esquema de infusões para o tratamento com IGIV. Para o tratamento com IGSC, avalie o ambiente domiciliar no que tange ao armazenamento adequado da gamaglobulina e de suprimentos.
5. Instrua os enfermeiros da escola, de modo que os planos educacionais individuais sejam implementados e mantidos.

Educação da família e manutenção da saúde

1. Forneça à família orientações sobre quando notificar o médico acerca da condição da criança. Os sinais e sintomas de doença exigem notificação imediata; além disso, todas as febres acima de 38,3°C devem ser notificadas, e quaisquer efeitos adversos ou suspeita de efeitos adversos das medicações exigem comunicação imediata.
2. Avalie a capacidade de enfrentamento da família e encaminhe ao assistente social ou ao serviço social, caso necessário.
3. Encaminhe a família do paciente com imunodeficiência a órgãos de apoio, de modo a proporcionar uma educação continuada sobre a doença por IDP tanto aos pacientes como a suas famílias.

Reavaliação: resultados esperados

- Redução da incidência de infecções
- Ingesta adequada para a idade e para o estágio de desenvolvimento da criança
- Ausência de lesões orais; nega qualquer desconforto oral
- Adesão aos esquemas de tratamento
- Alcança um crescimento normal, conforme evidenciado pela altura, pelo peso e pelas tarefas relacionadas com o desenvolvimento
- A criança e a sua família procuram apoio e recursos apropriados, quando necessário
- A criança e seus pais verbalizam seus sentimentos sobre a doença; incluem os irmãos nas atividades.

DISTÚRBIOS DO TECIDO CONJUNTIVO

Artrite idiopática juvenil

Baseado em evidências
McKeever, A., & Kelly, M. (2015). Growing up with Juvenile Idiopathic Arthritis. *The American Journal of Maternal Child Nursing, 40*(1), 8-15.

A *artrite idiopática juvenil (AIJ)* substituiu os termos "artrite crônica juvenil" e "artrite reumatoide juvenil" como terminologia comumente aceita para descrever a ocorrência de artrite em crianças. A AIJ é definida como uma artrite persistente por mais de 6 semanas em crianças de ≤ 16 anos de idade. Trata-se de uma doença heterogênea, que foi ainda classificada em sete subtipos com apresentação, manifestações clínicas, evolução e resultados semelhantes.

A AIJ é uma doença crônica que afeta cerca de 1 em 1.000 crianças (1,7 a 8,4 milhões de crianças no mundo inteiro, sendo que a maioria não é diagnosticada) e que, com frequência, persiste na vida adulta. Existem diferenças epidemiológicas entre os sexos e a idade de início, que são específicas dos subtipos.

Fisiopatologia e etiologia

Baseado em evidências
Petty, R. E., Laxer, R. M, Lindsley, C. B. *et al.* (Eds.). (2016). *Textbook of pediatric rheumatology* (7th ed.). Philadelphia, PA: Elsevier.

1. A causa da AIJ não é conhecida, sendo provavelmente multifatorial e variável entre os subtipos. As hipóteses formuladas sugerem que a doença seja desencadeada por estímulos ambientais em crianças geneticamente predispostas, durante uma época de suscetibilidade.
   a. Fatores de risco genéticos – foram estabelecidas associações com genes específicos dos antígenos leucocitários humanos (HLA) da classe I (B27) e da classe II, com gene N22 da proteína tirosina fosfatase e com gene do receptor alfa de interleucina-2.
   b. Desregulação imune do sistema imune adaptativo e inato. Verifica-se a presença de autoanticorpos, no soro e no líquido sinovial, incluindo: anticorpo antinuclear (ANA); fator reumatoide (FR); além de linfócitos T e citocinas, fator de necrose tumoral (TNF) da imunidade adaptativa, bem como neutrófilos e interleucina (IL)-1, IL-6 da imunidade inata.
   c. Há suspeita de infecção como fator desencadeante para a desregulação imunológica, embora isso não tenha sido claramente estabelecido.
   d. Fatores hormonais.
2. A artrite refere-se à inflamação de uma ou mais articulações sinoviais. Os imunocomplexos desencadeiam a resposta inflamatória, que provoca:
   a. Espessamento da sinóvia, em consequência de congestão e de edema.
   b. Produção aumentada de líquido intra-articular, que se manifesta por derrame articular. Não é raro haver desenvolvimento de cistos sinoviais (cisto de Baker).
   c. Desenvolvimento de edema dos tecidos moles periarticulares.

d. A extensão do processo inflamatório para os tendões, as bainhas tendíneas e as enteses resulta em alterações inflamatórias, semelhantes àquelas dos tecidos sinoviais.
e. A fraqueza e a atrofia do músculo que circunda as articulações afetadas levam a contraturas de flexão.
f. Os centros de crescimento dos ossos longos podem sofrer fechamento epifisial prematuro ou crescimento acelerado das epífises. Em consequência, ocorre crescimento excessivo ou encurtamento do membro acometido.

3. A atividade da doença a longo prazo pode resultar em destruição articular e insuficiência da articulação, exigindo a sua substituição.
a. As enzimas de degradação liberadas durante a inflamação sinovial resultam em condrólise e em osteólise; erosão da cartilagem articular e do osso.
b. Após destruição, o crescimento excessivo do tecido de granulação pode resultar em formação de nova cartilagem e em osso, com consequente anquilose.
c. A destruição articular caracteriza-se por estreitamento do espaço articular, erosões, deformidades, subluxação e anquilose.
d. A osteopenia generalizada é comum, aumentando o risco de fraturas.

Manifestações clínicas

As manifestações clínicas incluem manifestações articulares e extra-articulares, que variam de acordo com os subtipos (Tabela 53.6).

1. A articulação inflamada caracteriza-se por quatro dos cinco sinais essenciais de inflamação: intumescimento, dor, calor, perda da função. Em alguns casos, ocorre eritema.
a. A rigidez articular pela manhã ou após atividade prolongada (gelificação) é comum.
b. A dor pode não ser expressa verbalmente; a criança pode alterar suas atividades para proteger a articulação dolorosa.

2. As manifestações extra-articulares consistem em: febre, exantema, fadiga, perda de peso, alteração do crescimento, nódulos subcutâneos e uveíte.
a. Ocorre febre na AIJ sistêmica e, em certas ocasiões, no início da AIJ poliarticular. Na AIJ sistêmica, a febre é diária, habitualmente superior a 39°C, seguida de um padrão diário de um ou dois picos, com rápido retorno ao nível basal, acompanhado de exantema rosa-salmão clássico.
b. O crescimento alterado inclui anormalidades localizadas de crescimento e crescimento linear deficiente.
i. O crescimento excessivo ou o crescimento deficiente dos ossos nos locais afetados pela artrite resultam em discrepância no comprimento das pernas, em encurtamento dos membros e em micrognatia e/ou retrognatia (queixo retraído) com artrite da articulação temporomandibular (ATM).
ii. O crescimento linear deficiente é atribuído aos efeitos inibitórios da inflamação crônica e das citocinas circulantes sobre o crescimento.
c. A uveíte associada à artrite é observada em 20 a 40% dos casos. É comumente assintomática no início, exigindo exames frequentes por um especialista. Uma exceção é representada pelo paciente com o subtipo de artrite relacionada com entesite (ARE), que apresenta hiperemia, dor, fotofobia, cefaleia e diminuição da acuidade visual.

Tabela 53.6 Características da artrite idiopática juvenil.

Subtipo de acordo com a ILAR	Oligoarticular • Persistente • Extensa	Poliarticular (FR negativo)	Poliarticular (FR positivo)
Porcentagem total de pacientes com AIJ	40 a 50%	20 a 25%	5%
Idade de início	Início da infância; 1 a 3 anos de idade.	2 picos: 2 a 4 anos e 6 a 12 anos.	Início da adolescência.
Sexo	F > M	F > M	F > M
Comprometimento articular típico	≤ 4 articulações nos primeiros 6 meses. Grandes articulações: joelhos, tornozelos, punho. Doença extensa: acomete > 4 articulações depois dos primeiros 6 meses.	≥ 5 articulações. Distribuição simétrica. Joelhos, punhos, tornozelos. A ATM pode ser acometida.	≥ 5 articulações. Articulações grandes e pequenas. Simétrica. Coluna C e ATM acometidas. Doença articular erosiva.
Exames laboratoriais	ANA 60 a 80% positivos	ANA 50% positivos	ANA 75% positivos FR positivo
Ocorrência de uveíte	Comum (30%). Habitualmente assintomática.	Comum (15%)	Rara (< 1%)
Outras manifestações	Discrepância no comprimento das pernas. Contraturas.	Fadiga.	Nódulos reumatoides. Febre e sinais constitucionais no início da doença.

ILAR, International League for Associations of Rheumatology; F, sexo feminino; M, sexo masculino; ANA, anticorpo antinuclear; HLA, antígeno leucocitário humano; FR, fator reumatoide. Adaptada, com autorização, de *Pediatric Clinics of North America*, 59(2), Gowdie P. and Tse S, Juvenile idiopathic arthritis, pp. 301-27, Copyright 2012, com autorização de Elsevier.

Avaliação diagnóstica

1. Os exames laboratoriais não podem confirmar exclusivamente o diagnóstico. São utilizados para respaldar o diagnóstico, medir a atividade da doença, prever o prognóstico e monitorar a toxicidade do tratamento.
   a. Elevação da VHS.
   b. Leucocitose, trombocitose e anemia.
   c. Níveis séricos elevados de imunoglobulinas.
   d. Elevação da PCR.
   e. Presença de ANA, FR e anticorpos antipeptídio citrulinado cíclico (anti-CCP). O ANA está associado a uma alta incidência de uveíte. O anti-CCP constitui um preditor precoce de doença erosiva, na AIJ poliarticular.
2. Exames radiográficos.
   a. As alterações radiográficas precoces incluem edema dos tecidos moles, osteopenia e derrames.
   b. As alterações radiográficas tardias consistem em: erosões, estreitamento do espaço articular, deformidade dos dedos das mãos em botoeira ou em pescoço de cisne, maturação precoce da cartilagem e subluxações.
   c. Ultrassonografia para detecção de tenossinovite.
   d. A ressonância magnética (RM) é mais sensível para identificar a doença articular específica, incluindo ATM e sacroilíaca.
3. Exame oftalmológico.
   a. É necessário efetuar um exame com lâmpada de fenda para monitoramento da uveíte em 1 mês após o estabelecimento do diagnóstico, e a cada 3 a 12 meses, dependendo da idade, da presença de ANA e da duração da doença.

Manejo

1. Não existe nenhuma cura para a AIJ.
2. O manejo da AIJ deve ser ministrado por uma equipe multiprofissional com uma abordagem centrada na família.
3. A principal meta do tratamento consiste em facilitar a remissão da doença.
   a. No processo de obtenção de remissão, outras metas do tratamento incluem o controle da dor e a manutenção da amplitude de movimento, a força e a função musculares.
   b. Promover o crescimento normal.
   c. Sustentar o desenvolvimento psicológico e social normal.
4. Para alcançar as metas, são necessárias abordagens tanto não farmacológicas quanto farmacológicas.
5. As abordagens não farmacológicas para o tratamento incluem:
   a. Terapia ocupacional e fisioterapia, que utilizam exercícios de força e alongamento, imobilização, uso de aparelhos gessados seriados, órteses e modalidades térmicas para reduzir a rigidez ou a dor e para proteger a função.
   b. Os exercícios de fortalecimento e aeróbicos são seguros em crianças com AIJ. Os estudos realizados demonstraram uma melhora da função física e da qualidade de vida.
   c. São necessários suplementos nutricionais e vitamínicos para promover o crescimento, manter a mineralização dos ossos e evitar a toxicidade da medicação. Pode-se prescrever o uso de vitamina D, cálcio, ferro e ácido fólico.
   d. A cirurgia ortopédica pode ser realizada para corrigir as complicações articulares; alongamento dos tendões, para contraturas graves; tenossinovectomia, para tratamento do

Sistêmica	Artrite relacionada com entesite	Artrite psoriática	Indiferenciada
5 a 10%	5 a 10%	5 a 10%	10%
Durante toda a infância.	Fim da infância e adolescência.	2 picos: 2 a 4 anos e 9 a 11 anos.	
F = M	M ≥ F	F ≥ M	
Distribuição oligoarticular ou poliarticular. Artrite progressiva e destrutiva.	Articulações de sustentação do peso: quadril, pés. Acometimento axial e da articulação sacroilíaca. Entesite.	Assimétrica ou simétrica. Articulações pequenas ou grandes. Dactilite. Entesite.	
ANA 5 a 10% positivos	HLA-B27 positivo.		
Rara (< 1%)	Sintomática; início agudo, olho vermelho dolorido. Unilateral.	Comum (10%)	
Febre cotidiana ≥ 2 semanas. Exantema evanescente. Linfadenopatia. Hepatoesplenomegalia. Serosite. Síndrome de ativação dos macrófagos como complicação potencialmente fatal.	Associação com doença inflamatória intestinal.	Depressões ungueais, onicólise. Psoríase.	Não preenche os critérios para nenhuma das outras categorias, ou preenche os critérios para > 1 categoria.

dedo em gatilho; substituição articular total, particularmente do quadril e dos joelhos.

6. As terapias farmacológicas são introduzidas em uma abordagem sistemática por etapas, que é direcionada para os subtipos específicos de AIJ (Tabela 53.7). Recentemente, foi defendida uma progressão mais agressiva ao longo das etapas, visto que as evidências sugerem que o rápido controle da inflamação pode ter influência positiva sobre o prognóstico.
   a. Os anti-inflamatórios não esteroides constituem a terapia de primeira linha e têm por objetivo o alívio dos sintomas.
   b. Os agentes antirreumáticos modificadores da doença (AARMD) são agentes imunossupressores de segunda linha, que são capazes de controlar a doença e de influenciar a sua evolução.
   c. Os agentes biológicos mais recentes são selecionados quando os AARMD fracassam. Esses agentes são direcionados para respostas imunes muito específicas, responsáveis pela inflamação. Os agentes biológicos oferecem uma opção de tratamento para crianças com artrite refratária.
   d. Os corticosteroides são agentes anti-inflamatórios potentes, utilizados principalmente como ponte até que outros tratamentos comecem a produzir seus efeitos. Os esteroides não demonstraram ser modificadores da doença. Podem ser administrados por via oral, intramuscular, intravenosa, intra-articular ou intraocular, e devem ser utilizados na menor dose efetiva. Com exceção das injeções intra-articulares de esteroides, que são bem toleradas, os esteroides podem levar a graves efeitos colaterais tóxicos, incluindo: ganho de peso, edema, acne, fadiga, supressão do crescimento, diminuição da densidade óssea, hipertensão, hiperglicemia, glaucoma e cataratas.

7. As crianças submetidas à terapia imunossupressora para o tratamento da artrite necessitam de considerações especiais.
   a. Monitoramento rigoroso à procura de sinais de infecção.

Tabela 53.7 Tratamento farmacológico da artrite idiopática juvenil.

	Medicação	Indicação	Dose
AINE **Anti-inflamatórios não esteroides**	Inibidores da COX-1 e COX-2, naproxeno, ibuprofeno, indometacina, celecoxibe	Tratamento de primeira linha para todos os subtipos de AIJ; controle dos sintomas	VO Frequência variável das doses
Agentes antirreumáticos modificadores da doença	Metotrexato	Tratamento de segunda linha para todos os subtipos, com exceção da AIJ sistêmica	VO ou SC, 1 vez/semana 15 mg/m²/dose (máximo de 25 mg) Efeito terapêutico em 6 a 12 semanas
	Sulfassalazina	AIJ oligoarticular; AIJ poliarticular; ERA	VO 50 mg/kg/dia, fracionada em 2 vezes/dia Efeito terapêutico em 6 a 12 semanas
	Leflunomida	Oligoarticular; poliarticular	VO 1 vez/dia 10 a 20 mg/dia Efeito terapêutico em 6 a 12 semanas
Glicocorticoides	Metilprednisolona, prednisona, prednisolona, triancinolona, hexacetonida	Utilizados para obter um rápido efeito anti-inflamatório, ou como agente de ponte para todos os subtipos de AIJ	IV, IM, VO, intra-articular, tópico, intraocular para tratamento da uveíte A dose/frequência dependem da via de administração e da gravidade da inflamação
Agentes biológicos	Inibidores do TNF: Etanercepte Infliximabe Adalimumabe Golimumabe	Utilizados quando os agentes de segunda linha não têm êxito Efetivos para o tratamento da uveíte	SC (etanercepte, adalimumabe) IV (infliximabe) Dose/frequência variáveis Efeito terapêutico relatado depois de três doses
	Inibidores da IL: Anacinra (IL-1) Canaquinumabe (IL-1β) Tocilizumabe (IL-6)	AIJ sistêmica. O tocilizumabe está em fase de estudo para outras formas de AIJ	Anacinra SC, 1 vez/dia. Canaquinumabe SC, a cada 4 semanas Tocilizumabe IV, a cada 2 semanas
	Modulador coestimulador das células T: Abatacepte	AIJ, com exceção do subtipo sistêmico	IV 10 mg/kg/dose Administração nas semanas 0, 2 e, em seguida, a cada 4 semanas Efeito terapêutico já relatado na segunda infusão

IM, intramuscular; IV, intravenosa; AIJ, artrite idiopática juvenil; VO, via oral; SC, subcutânea.

b. Triagem para tuberculose antes de iniciar a terapia com corticosteroides ou com agentes biológicos. O exame deve ser repetido anualmente para pacientes que tomam agentes biológicos e/ou para os que viajam com destino a áreas endêmicas ou que têm contato íntimo com visitantes provenientes dessas áreas. Os esteroides podem alterar os resultados do teste tuberculínico. A terapia biológica pode reativar a tuberculose latente.

c. As crianças tratadas com AARMD, com corticosteroides ou com agentes biológicos não devem receber vacinas de vírus vivos (varicela, sarampo, caxumba e rubéola). Quando se considera o tratamento com metotrexato, pode-se recomendar a imunização contra varicela antes de que seja iniciado o tratamento em crianças suscetíveis. Nessas circunstâncias, o metotrexato só pode ser iniciado em 28 dias após a imunização.

d. Monitoramento regular do sangue à procura de toxicidade.

e. Exames clínicos regulares para avaliar o aparecimento de efeitos adversos. Em 2008, a FDA relatou vários casos de neoplasias malignas em crianças que receberam terapia com agentes biológicos. Estudos recentes tanto confirmaram quanto refutaram possíveis ligações entre o câncer e a terapia biológica.

8. A evolução e o resultado da AIJ mudaram radicalmente com a intervenção precoce e com os tratamentos mais bem-sucedidos. Entretanto, a doença ativa continua na idade adulta em 50 a 70% das crianças com AIJ poliarticular e sistêmica, e em 40 a 50% dos casos de AIJ oligoarticular. As pesquisas atuais de biomarcadores, genética e imunologia para ajudar a prever a resposta ou a ausência de resposta às opções terapêuticas (tratamento direcionado) orientarão os cuidados na próxima década.

Efeitos adversos	Monitoramento	Considerações
Gastrite; pseudoporfiria; hepatotoxicidade; toxicidade renal	Hemograma completo, enzimas hepáticas, creatinina no estado basal; em seguida, a cada 6 meses	A pseudoporfiria é mais comumente observada em crianças de pele clara
Desconforto GI, úlceras de boca, hepatotoxicidade, teratogenicidade	Hemograma completo, enzimas hepáticas no estado basal; dentro de 1 mês e, em seguida, a cada 3 a 4 meses com dose estável	Forneça suplemento de folato Evite vacinas de vírus vivos Administre VZIG nas primeiras 96 h, para exposição à varicela Evite o consumo de álcool Evite a gravidez Interação com os antibióticos sulfametoxazol e trimetoprima (supressão da medula óssea)
Desconforto GI, exantema, supressão da medula óssea, hepatotoxicidade, alergia	Hemograma completo, enzimas hepáticas no estado basal; em seguida, a cada 4 a 12 semanas	Investigue alergias às sulfonamidas Evite vacinas de vírus vivos Esteja atento para a hepatotoxicidade aditiva em associação ao metotrexato
Desconforto GI, exantema, hepatotoxicidade, teratogenicidade	Hemograma completo, enzimas hepáticas no estado basal; em seguida, a cada 4 a 12 semanas	Utilize quando o metotrexato não for tolerado A colestiramina é utilizada para intensificar a eliminação Evite a gravidez Evite o consumo de álcool Evite vacinas de vírus vivos
Aumento do apetite, desconforto GI, alterações do humor, hipertensão, acne, estrias, síndrome de Cushing, supressão do crescimento, osteoporose, hiperglicemia, cataratas, glaucoma	Dependendo da via de administração e da duração do tratamento	Monitore a PA, urina para glicosúria Densidade mineral óssea, anualmente Retarde o calendário de imunização Administre VZIG nas primeiras 96 h, para exposição à varicela
Reação alérgica, infecção, doença desmielinizante, possível risco de neoplasia maligna	Hemograma completo, enzimas hepáticas, creatinina no estado basal; em seguida, a cada 3 a 6 meses Rastreamento da tuberculose antes de iniciar; em seguida, anualmente	Avalie a história familiar de esclerose múltipla; se for positiva, efetue uma RM antes de iniciar
Reações no local de injeção ou infusão, infecção	Rastreamento da tuberculose antes de iniciar; em seguida, anualmente	Monitoramento para infecção Evite vacinas de vírus vivos
Infecção	Rastreamento da tuberculose antes de iniciar; em seguida, anualmente	Monitoramento para infecção Evite vacinas de vírus vivos Evite a gravidez

Baseado em evidências

Klotsche, J., Niewerth, M., Haas, J. *et al.* (2016). Long-term safety of etanercept and adalimumab compared to methotrexate in patients with juvenile idiopathic arthritis (JIA). *Annals of the Rheumatic Diseases, 75*, 855-61.

Hinze, C., Gohar, F., & Foell, D. (2015). Management of juvenile idiopathic arthritis: hitting the target. *Nature Reviews Rheumatology, 11*, 290-300.

Complicações

1. Alterações dos ossos e do crescimento.
   a. Distúrbio do crescimento, baixa estatura.
   b. Osteopenia, osteoporose.
   c. Problemas com a coluna cervical e com a ATM (micrognatia/retrognatia).
   d. Discrepâncias no comprimento das pernas.
   e. Contraturas articulares.
2. Reações psicológicas e sociais à doença.
3. Cataratas, glaucoma ou cegueira, em consequência da uveíte crônica não controlada.
4. Pericardite.
5. Síndrome de ativação dos macrófagos – complicação potencialmente fatal da AIJ sistêmica, caracterizada pela ativação maciça das células T e dos macrófagos. As características incluem: febre duradoura, hepatoesplenomegalia, anemia, anormalidades da função hepática, coagulopatia, encefalopatia, queda súbita da VHS, elevação extrema do nível de ferritina e elevação acentuada dos dímeros D.

Avaliação de enfermagem

1. A história de saúde deve incluir uma pesquisa completa do sistema musculoesquelético, incluindo: localização, início, duração da dor e rigidez articulares; fatores que produzem alívio e exacerbação; limitações nas atividades; medicações e outros tratamentos não farmacológicos usados; revisão dos sistemas à procura de sintomas associados, complicações da AIJ e efeitos colaterais da medicação; exame oftalmológico mais recente; imunizações; e triagem para tuberculose.
2. O exame físico deve concentrar-se nas manifestações clínicas dos diferentes subtipos de AIJ, incluindo avaliação das articulações e da marcha, sinais vitais, parâmetros de crescimento e avaliação da dor utilizando um instrumento apropriado para o nível de desenvolvimento.
3. Reúna dados para avaliação psicossocial, incluindo impacto dessa doença dolorosa e crônica sobre a autoestima, e a capacidade de enfrentamento da criança e da família.

Diagnósticos de enfermagem

- Dor aguda e crônica, relacionada com a inflamação articular
- Mobilidade física prejudicada, relacionada com a inflamação e com a dor articulares
- Atraso no crescimento e no desenvolvimento, relacionados com a inflamação crônica e com os efeitos colaterais da medicação
- Processos familiares disfuncionais, relacionados com os cuidados de uma criança com doença dolorosa crônica.

Outros diagnósticos de enfermagem podem incluir:

- Padrão de sono prejudicado, relacionado com a dor
- Fadiga, relacionada com a inflamação
- Distúrbio na imagem corporal, relacionado com a baixa estatura, com a discrepância no comprimento das pernas, com os efeitos colaterais da prednisona (marcas de estrias, ganho de peso, acne), e com a micrognatia
- Risco de baixa autoestima crônica, relacionado com as alterações na imagem corporal e com as capacidades físicas
- Nutrição desequilibrada: menos do que as necessidades corporais, relacionada com o aumento da atividade metabólica associado à inflamação
- Risco de nutrição desequilibrada: mais do que as necessidades corporais, relacionado com os efeitos adversos da medicação
- Conhecimento deficiente, relacionado com os efeitos adversos potenciais das medicações.

Intervenções de enfermagem

Minimização do desconforto

1. Administre os medicamentos para reduzir a inflamação e controlar a dor, ou explique aos pais como administrá-los. Quando a inflamação e a dor estiverem controladas, a criança terá mais vontade e mais capacidade de realizar exercícios para melhorar a força das articulações, e para evitar a perda do movimento.
2. Incentive banhos de banheira ou de chuveiro com água morna, para aliviar a rigidez matinal. Utilize outras modalidades térmicas, como imersão ou compressas úmidas mornas, ou ainda compressas geladas, para aliviar as articulações inflamadas. Algumas crianças respondem ao calor, enquanto outras respondem ao frio.
3. Utilize dispositivos auxiliares para facilitar a mobilidade e as atividades da vida diária (AVD). Os exemplos incluem: talas; órteses; adaptadores especiais para lápis, maçanetas e/ou utensílios; ou ainda Velcro® e/ou zíper.

Preservação da mobilidade articular

1. Incentive a adesão do paciente ao esquema de fisioterapia, para fortalecer os músculos e mobilizar as articulações. Ajude nos exercícios de amplitude de movimento (ADM), quando indicado.
2. Imobilize as articulações para manter uma posição correta (extensão articular), e para diminuir a dor e a deformidade.
3. Incentive o decúbito ventral, com um travesseiro baixo ou sem travesseiro e um colchão duro.
4. Incentive a recreação terapêutica (natação, arremesso, andar de bicicleta).
5. Incentive a criança a realizar suas próprias AVD para manter a mobilidade das articulações. Encaminhe-a à terapia ocupacional para obtenção de dispositivos de adaptação, de modo a facilitar a execução das atividades diárias (Velcro® para fechar, utensílios e implementos de autocuidado com cabos maiores).
6. Programe períodos de repouso para maximizar a energia; desencoraje a imobilização completa ou a inatividade prolongada, visto que elas aumentam a rigidez.

Promoção de crescimento e desenvolvimento normais

1. Identifique tarefas de desenvolvimento apropriadas para a idade da criança. Oriente os pais e trabalhe com a criança e a família a fim de estabelecer metas, com adaptações necessárias para promover um desempenho bem-sucedido.
2. Incentive, o máximo possível, o comparecimento da criança à escola, sua participação nas atividades e socialização com colegas da mesma idade.
3. Incentive a adesão do paciente ao plano de tratamento, para prevenir complicações relacionadas com a inflamação prolongada.
4. Promova uma dieta saudável; obtenha uma história dietética; faça o encaminhamento ao nutricionista, se necessário.

Normalização dos processos familiares

1. Encaminhe a recursos comunitários e a grupos de apoio.
2. Incentive a criança e a sua família a verbalizar seus sentimentos.
3. Lembre aos pais que estes precisam dedicar tempo aos outros filhos, a si mesmos e um ao outro, visto que a doença afeta toda a família.

Educação da família e manutenção da saúde

1. Eduque (considere as barreiras culturais e de linguagem, e o letramento) e motive os pais e a criança a continuar o programa de tratamento em casa. Trata-se de uma doença crônica com evolução imprevisível; entretanto, a adesão do paciente ao tratamento prescrito é importante para melhorar o resultado funcional e possibilitar seu crescimento e desenvolvimento, até que aquele atinja seu potencial máximo.
2. Incentive a adesão à medicação, ajudando a criar um calendário de medicações ou sugerindo caixas para comprimidos semanalmente; ou ainda estratégias para reduzir os efeitos colaterais, como tomar os AINEs com alimentos, ou tomar o metotrexato nos fins de semana, antes de se deitar.
3. Incentive uma comunicação aberta com as autoridades da escola. A criança deve ter acomodações, como: uso do elevador; dois conjuntos de livros, de modo que ela não precise carregar uma mochila pesada da casa para a escola e da escola para casa; uso de computador, para dificuldades com a escrita; e permissão para se movimentar durante períodos prolongados de posição sentada.
4. Explique à família a importância de uma rotina de exercícios diários para manter a ADM, a força e a função musculares. Faça uma reavaliação periódica quanto à necessidade de fisioterapia e de terapia ocupacional.
5. Forneça aconselhamento nutricional para promover uma dieta balanceada, com atenção especial para a ingesta de cálcio, vitamina D, ácido fólico e ferro. O controle das porções e os lanches saudáveis devem ser incentivados para evitar a obesidade.
6. Ressalte a necessidade de cuidados de acompanhamento de rotina, e de avaliação oftalmológica.
7. Explique à família as considerações especiais necessárias quando a criança está recebendo tratamento imunossupressor: procurar imediatamente assistência médica, em caso de febre e de aparecimento de outros sinais de infecção. A família e os membros desta devem receber vacina contra influenza anual; as vacinas de vírus vivos precisam ser adiadas, até que a criança não esteja mais recebendo imunossupressão.
8. Encaminhe a família a órgãos comunitários, como a Arthritis Foundation (*www.arthritis.org*).[5]

Reavaliação: resultados esperados

- Relata diminuição da dor
- A ADM, a força muscular e a função articular são preservadas
- Os parâmetros de crescimento e de desenvolvimento, incluindo psicológicos e sociais, são apropriados para a idade
- Os pais procuram recursos adicionais.

Lúpus eritematoso sistêmico

O *lúpus eritematoso sistêmico (LES)* é uma doença autoimune multissistêmica crônica, que tem o potencial de afetar qualquer órgão ou sistema de órgãos. O início da doença é observado na infância em 10 a 20% de todos os casos de LES. Embora as manifestações e a evolução da doença, com exacerbações e remissões, sejam semelhantes ao longo da vida, os pacientes com lúpus eritematoso sistêmico pediátrico (LESp) apresentam uma doença mais grave, que exige tratamento mais agressivo com imunossupressão. A incidência é maior em indivíduos do sexo feminino (4,5 a 5:1), com taxas mais altas em indivíduos hispânicos e afro-caribenhos, e em populações aborígenes e asiáticas.

[5]N.R.T.: Na página da Sociedade Brasileira de Reumatologia, encontram-se endereços de associações de pacientes por todo o Brasil. Consulte *https://www.reumatologia.org.br/associacao-de-pacientes/associacao-de-pacientes-no-brasil.*

Fisiopatologia e etiologia

1. A causa permanece desconhecida. Envolve uma complexa interação da predisposição genética com o ambiente. Os fatores etiológicos incluem:
   a. Desregulação do sistema imune da imunidade tanto inata quanto adaptativa.
   b. Suscetibilidade genética – associações com determinados tipos HLA, deficiências do complemento e polimorfismos do TNF.
   c. Fatores ambientais.
   d. Fatores hormonais – presença de estrogênio; baixos níveis de androgênios.
2. Possíveis fatores que desencadeiam ou desmascaram os sintomas iniciais:
   a. Radiação ultravioleta (luz ultravioleta B) – fotossensibilidade.
   b. Infecção viral – família dos herpes-vírus; citomegalovírus.
   c. Estresse, fadiga extrema.
   d. Vacinação.
   e. Exposição química – fumaça de cigarro, pesticidas, metais pesados.
   f. Medicamentos – o lúpus induzido por medicamentos é uma síndrome semelhante ao lúpus, que se manifesta vários meses após o uso de um medicamento específico. A resolução completa dos sintomas ocorre várias semanas a meses após a interrupção do medicamento.
3. O LES caracteriza-se pela produção de autoanticorpos e pelo depósito de imunocomplexos nos tecidos e nos órgãos em todo o corpo.
   a. A hiperatividade espontânea dos linfócitos B leva a um aumento na produção de anticorpos. Além disso, o tempo de sobrevida dos linfócitos B encontra-se anormalmente prolongado, intensificando a produção de anticorpos.
   b. Esses anticorpos combinam-se com o antígeno para formar imunocomplexos, que se depositam no tecido.
   c. Os imunocomplexos ativam a cascata do complemento, resultando em inflamação (recrutamento de células inflamatórias e produção de oxidantes, proteases, prostaglandinas e citocinas).
   d. A inflamação a longo prazo pode resultar em destruição celular irreversível e em lesão dos tecidos e dos órgãos.
4. A síndrome do anticorpo antifosfolipídio (SAF) caracteriza-se pela produção de uma variedade de anticorpos dirigidos contra fosfolipídios, e pode ocorrer no LESp. O evento primário que resulta da SAF é de natureza trombolítica.
5. O lúpus eritematoso neonatal (LEN) é uma entidade separada do LES. Trata-se de uma doença do feto em desenvolvimento e do recém-nascido, em consequência da passagem transplacentária de autoanticorpos maternos (anti-SSA/Ro ou anti-SSB/L).
   a. O lactente pode ou não desenvolver sintomas clínicos.
   b. As manifestações clínicas mais comuns do LEN são cardíacas, dermatológicas, hematológicas e hepáticas.
   c. A manifestação mais grave consiste em bloqueio atrioventricular congênito (BAVC), exigindo a colocação de marca-passo no lactente ou na criança.
   d. Os sintomas cutâneos, hepáticos e hematológicos desaparecem com 1 ano de idade, à medida que os anticorpos maternos são eliminados, tendo poucos efeitos a longo prazo.

Manifestações clínicas

A apresentação das manifestações do LES em crianças é diversa, envolvendo qualquer órgão do sistema, e pode ser gradual ou aguda.

1. Sintomas constitucionais: febre, perda de peso, fadiga, perda do apetite.
2. Doença mucocutânea:
   a. Exantema malar (exantema em asa de borboleta), que ocorre sobre a ponta do nariz e nas bochechas, preservando as dobras nasolabiais; o exantema pode incluir desde um azul pálido até pápulas eritematosas descamativas; com frequência, é fotossensível.

O exantema pode propagar-se do rosto e do couro cabeludo para o pescoço, o tórax e os membros. É raro haver cicatrizes.

b. Fenômeno de Raynaud; alteração de cor trifásica dos dedos das mãos e dos pés em resposta ao frio; pode ser induzido por emoções. A ponta do nariz, a orelha e o pênis também podem ser afetados.
c. Ulceração da mucosa ou eritema do palato duro, da língua ou do nariz. Em geral, as lesões são indolores.
d. Queda dos cabelos.

3. Doença musculoesquelética:
   a. Artrite, mais comumente das pequenas articulações das mãos; raramente associada à doença erosiva.
   b. Redução da densidade óssea, em consequência da doença ativa e do tratamento com esteroides.
4. Doença cardiovascular:
   a. Aterosclerose precoce – foi constatado que as crianças com lúpus apresentam um perfil lipídico desfavorável.
   b. Pericardite, endocardite, miocardite.
5. Doença renal (nefrite do lúpus):
   a. A nefrite constitui a principal causa de morbidade e de mortalidade; a prevalência é de 20 a 80% das crianças, com progressão para doença renal terminal em 18 a 50% delas.
   b. Em 80 a 90% dos casos, ocorre desenvolvimento de nefrite no primeiro ano após o estabelecimento do diagnóstico.
   c. A hematúria, a proteinúria e a hipertensão podem ser evidentes.
6. Doença neuropsiquiátrica:
   a. O comprometimento do SNC manifesta-se por psicose (alucinações visuais e/auditivas), depressão, cefaleia (intensa, constante), doença vascular encefálica (acidente vascular cerebral), comprometimento cognitivo (agravamento do desempenho escolar) e crises epilépticas.
   b. Mais frequente em crianças.
7. Comprometimento hematológico:
   a. Anemia hemolítica autoimune Coombs positiva, causada pela destruição dos eritrócitos no baço.
   b. Leucopenia, envolvendo os linfócitos e os neutrófilos.
   c. Trombocitopenia – a baixa contagem de plaquetas pode comumente constituir a apresentação inicial; a púrpura trombocitopênica imune (PTI) pode preceder o lúpus em 10 anos.
   d. Os baixos níveis de C3 e de C4 constituem uma importante medida laboratorial da atividade da doença.
8. Comprometimento pulmonar, com derrame pleural e pneumonite do lúpus.

Avaliação diagnóstica

1. O diagnóstico é estabelecido pelas manifestações clínicas e pelos achados laboratoriais específicos (ver Boxe 53.2).
2. Exames laboratoriais:
   a. Autoanticorpos, anticorpo antinuclear (ANA) – inespecíficos, porém positivos em 90% dos indivíduos com LES.
   b. Outros anticorpos, como anti-DNAfd, anti-Sm, anti-Ro/SSA, anti-La/SSB, antirribonucleoproteína (anti-RNP), são comuns no LES. Os anticorpos anti-DNAfd e anti-Sm são altamente específicos do lúpus.
   c VHS – elevada.
   d. Níveis séricos do complemento – diminuídos.
   e. Hemograma completo – leucopenia, anemia hemolítica, trombocitopenia.
   f. Avaliação para SAF – aumento do tempo de protrombina, tempo de tromboplastina parcial; testes falso-positivos para sífilis, como VDRL; anticorpos anticardiolipina elevados; e prolongamento do tempo do veneno de víbora de Russell diluído. A presença de um ou mais resultados positivos sugere SAF e risco aumentado de trombose.
   g. Bioquímica do soro e exames de urina, para detectar a existência de comprometimento renal e de outros sistemas orgânicos.

Boxe 53.2 Critérios para o diagnóstico de lúpus eritematoso sistêmico.

De acordo com o American College of Rheumatology, é preciso documentar a presença de quatro ou mais critérios para estabelecer o diagnóstico de LES.

- Exantema malar (em asa de borboleta)
- Exantema do lúpus discoide
- Fotossensibilidade
- Ulcerações mucocutâneas orais ou nasais
- Artrite não erosiva
- Nefrite*
  - Proteinúria acima de 0,5 g/dia
  - Cilindros celulares
- Encefalopatia*
  - Crises epilépticas
  - Psicose
- Pleurite ou pericardite
- Anemia hemolítica, leucopenia, trombocitopenia
- Imunossorologia positiva*
  - Anticorpos contra o DNA de fita dupla
  - Anticorpos contra o antígeno nuclear Sm
  - Achados positivos de anticorpos antifosfolipídio, com base em anticorpos imunoglobulina (Ig)G ou anticardiolipina IgM, anticoagulante lúpico, ou teste sorológico falso-positivo confirmado para sífilis durante pelo menos 6 meses
- Anticorpo antinuclear positivo.

*Qualquer item satisfaz esse critério.

3. Biopsia renal – para verificar a presença de nefrite do lúpus e classificação.
4. Eletrocardiograma e outros exames cardíacos.
5. Densidade mineral óssea.

Manejo

1. Não existe nenhuma cura para o LES. A evolução é imprevisível, habitualmente progressiva, podendo levar à morte caso a doença não seja tratada. A terapia baseia-se na extensão e na gravidade da doença. O LES pode ser classificado em:
   a. Leve (febre, artrite, exantema).
   b. Moderado (comprometimento dos rins e de outros órgãos importantes; clinicamente significativo, porém sem comportar risco de vida).
   c. Grave (significativa doença renal, pulmonar, hematológica ou neurológica).
2. A meta do tratamento consiste em controlar a atividade da doença e em prevenir a lesão de órgãos, utilizando as terapias menos tóxicas.
3. O tratamento do LES deve ser efetuado por uma equipe multiprofissional com uma abordagem centrada na família.
4. As abordagens não farmacológicas incluem as seguintes:
   a. Aconselhamento nutricional e suplementação vitamínica para controlar a doença, promover o crescimento, manter a mineralização óssea e prevenir a toxicidade da medicação. Dietas com teor reduzido de sódio e de potássio, e restrição hídrica para doença renal. Pode-se efetuar uma suplementação de vitamina D, cálcio, ferro e ácido fólico.
   b. Saúde mental e apoio social para a criança e a família, de modo a controlar os problemas da doença crônica.
   c. Orientação sobre a necessidade de proteção contra a luz solar, incluindo: evitar o sol de meio-dia, usar de roupas protetoras e aplicar protetores solares 30 minutos antes de sair de casa.
   d. Vacinação contra a infecção pneumocócica; vacinação contra gripe anual, bem como vacinas rotineiras de vírus inativados.
   e. Sono e exercícios adequados e regulares.

5. Terapias farmacológicas:
   a. Os AINE são utilizados para aliviar os sintomas musculoesqueléticos, a febre, a fadiga e a dor. Deve-se evitar o uso desses medicamentos em crianças com insuficiência renal.
   b. Pode-se utilizar o metotrexato para os sintomas articulares/cutâneos, ou como agente não esteroide.
   c. Os antimaláricos, como a hidroxicloroquina e a cloroquina, são utilizados para:
      Aliviar os sintomas articulares e a erupção cutânea.
      Controlar a trombocitopenia.
      Melhorar a dislipidemia.
      Manter a remissão.
   d. Os corticosteroides são necessários para quase todas as crianças com LES e são administrados por via oral, como a prednisona, ou por acesso venoso, como a metilprednisolona.
      Os esteroides orais em baixa dose são habitualmente utilizados para controlar a artrite, a febre, a dermatite ou a serosite.
      Os esteroides orais ou IV em altas doses são utilizados no tratamento do LES moderado ou grave, particularmente na presença de comprometimento do SNC, de doença pulmonar, de anemia hemolítica e de nefrite.
   e. Agentes imunossupressores, como azatioprina, ciclofosfamida, ciclosporina, micofenolato de mofetila, tacrolimo e rituximabe, são utilizados em casos de doença grave, incluindo nefrite e doença neuropsiquiátrica.
   f. Tratamento das complicações com antibióticos anti-hipertensivos, anticonvulsivantes, antipsicóticos e anticoagulação.
6. Diálise e transplante renal como terapia adjuvante para a nefrite do lúpus grave.

Alerta farmacológico
Sabe-se que a pulsoterapia com glicocorticoides IV provoca hipertensão ou hipotensão, taquicardia, visão embaçada, rubor, sudorese e gosto metálico na boca. Indica-se um monitoramento rigoroso da temperatura, da frequência do pulso, da frequência respiratória e da pressão arterial (PA).

Complicações

1. Infecção – primariamente, em consequência da terapia com esteroides e com agentes imunossupressores.
2. Renais – hipertensão, insuficiência renal.
3. Cardíacas – aterosclerose, infarto do miocárdio e doença valvar.
4. Distúrbio do crescimento; obesidade e baixa estatura, em consequência da inflamação e da terapia com esteroides.
5. Musculoesqueléticas – osteopenia/osteoporose, necrose avascular e fraturas por compressão (em consequência da terapia com esteroides).
6. Oculares – cataratas, glaucoma secundário à terapia com esteroides; toxicidade retiniana, em consequência da terapia com hidroxicloroquina.
7. Síndrome de ativação dos macrófagos – constitui uma complicação potencialmente fatal do LES.

Avaliação de enfermagem

1. A história de saúde deve incluir: uma revisão completa dos sistemas, incluindo sintomas, complicações e efeitos colaterais da medicação; medicações atuais, imunizações; exame oftalmológico recente; alucinações auditivas/visuais; e adesão do paciente à medicação.
2. Realize um exame físico completo, focalizando os sinais passíveis de indicar comprometimento orgânico significativo, incluindo sinais vitais, parâmetros de crescimento e avaliação da saúde neuromental.
3. Avalie o estado psicossocial para verificar a capacidade da criança e da família de lidar com a doença crônica, com o desempenho escolar e com a socialização.

Diagnósticos de enfermagem

O lúpus eritematoso sistêmico tem o potencial de afetar qualquer sistema de órgãos. A lista de possíveis diagnósticos de enfermagem varia extensamente com cada indivíduo, dependendo do tipo e da gravidade da doença, bem como da ocorrência de efeitos colaterais do tratamento

- Fadiga, relacionada com a inflamação crônica
- Padrão de sono prejudicado, relacionado com os efeitos colaterais da terapia com glicocorticoides
- Dor aguda e crônica, relacionada com a artrite
- Risco de desequilíbrio eletrolítico, relacionado com o comprometimento da função renal
- Volume de líquidos excessivo, relacionado com a doença renal
- Risco de glicemia instável, relacionado com os efeitos colaterais da terapia com glicocorticoides
- Hipertermia, relacionada com o processo mórbido
- Risco de lesão, relacionado com o comprometimento do SNC (crises epilépticas)
- Risco de confusão aguda, relacionado com as manifestações neuropsiquiátricas do lúpus
- Risco de infecção, relacionado com o tratamento
- Eliminação urinária prejudicada, relacionada com o comprometimento renal
- Nutrição desequilibrada: menos do que as necessidades corporais, relacionada com o aumento da atividade metabólica que por sua vez está associada à inflamação e às úlceras orais
- Risco de sobrepeso, relacionado com os efeitos colaterais da terapia com glicocorticoides
- Distúrbio na imagem corporal, relacionado com as manifestações da doença ou com os efeitos colaterais da medicação
- Risco de tensão do papel de cuidador, relacionado com uma criança portadora de doença crônica
- Processos familiares interrompidos, relacionados com a hospitalização e com frequentes visitas clínicas.

Intervenções de enfermagem

Minimização da fadiga

1. Alterne períodos de repouso entre as atividades.
2. Aconselhe a retomada lenta das atividades escolares. Os pais devem negociar com a escola, de modo a providenciar acomodações que minimizem a fadiga (p. ex., um segundo conjunto de livros, área de repouso e tempo adicional para completar as tarefas). Considere metade dos dias de comparecimento à escola, até que ocorra diminuição da fadiga. A criança também pode ser candidata ao ensino domiciliar.
3. Mantenha uma boa higiene do sono.

Promoção do conforto

1. Administre analgésicos, AINE, esteroides e outros medicamentos, conforme prescrito, ou explique aos pais a sua administração. Revise os efeitos colaterais dos medicamentos com a família. Forneça informações por escrito sobre os medicamentos.
2. Para a criança tratada com esteroides, monitore a ocorrência de glicosúria e verifique os resultados dos exames de sangue para hiperglicemia, hipopotassemia e hiperlipidemia.
3. Incentive um banho de banheira ou de chuveiro com água morna, para aliviar a rigidez matinal associada à artrite.
4. Proporcione atividades recreativas apropriadas para a idade.

Controle da febre

1. Monitore a temperatura a cada 4 horas e documente o seu padrão.
2. Administre antipiréticos, conforme prescrito, ou explique aos pais a sua administração; anote os resultados.
3. Incentive uma maior ingesta oral de líquidos, quando o paciente estiver febril. Recomende o uso de roupas leves.

Proteção contra lesão resultante de doença neuropsiquiátrica

1. Institua as precauções contra convulsões, quando indicado.
2. Monitore o paciente durante as convulsões e durante o estado pós-ictal.
3. Reduza ao máximo os estímulos nocivos para pacientes que apresentam alucinações.
4. Implemente medidas de segurança durante o estado mental alterado.

Proteção contra reações adversas

1. Durante a administração de glicocorticoides IV, monitore o pulso e a PA a cada 15 minutos durante 1 hora e, em seguida, a cada 30 minutos durante 1 hora.
2. Diminua a velocidade da infusão ou suspenda-a, caso haja alterações significativas na PA ou no pulso.
3. Notifique o médico e continue monitorando os sinais vitais com frequência, até a sua normalização.

Manutenção da diurese

1. Monitore os exames laboratoriais à procura de sinais de anormalidades renais: sangue para creatinina, urina para densidade específica, hematúria e proteinúria.
2. Monitore o equilíbrio hídrico.
3. Monitore a PA; observe se há desenvolvimento de edema.

Promoção de ingesta nutricional apropriada

1. Deixe que a criança ajude na escolha e no preparo dos alimentos. Os membros da família devem fornecer um exemplo de dieta saudável e seguir o mesmo plano dietético que tenha sido recomendado para a criança.
2. Aplique medicamento tópico às úlceras orais ou administre analgésicos antes das refeições.
3. Monitore a ingesta de alimentos e o peso. Considere uma consulta com o nutricionista para ajudar na escolha de alimentos saudáveis.
4. Dieta com baixo teor de sódio e de potássio para pacientes com nefrite e para aqueles tratados com esteroides em altas doses.
5. Incentive a ingesta de alimentos ricos em cálcio e em vitamina D, para diminuir o risco de densidade óssea baixa.

Melhora autoimagem

1. Incentive o contato com colegas da mesma idade e com familiares.
2. Deixe que a criança expresse seus sentimentos sobre as alterações corporais e sobre a doença crônica.
3. Deixe que a criança participe no planejamento dos cuidados e na tomada de decisões.
4. Considere o encaminhamento dos adolescentes para aconselhamento, de modo a ajudar no desenvolvimento de estratégias de enfrentamento, se necessário.

Educação da família e manutenção da saúde

1. Explique maneiras de evitar as exacerbações e as complicações da doença. Os pontos importantes a ensinar incluem:
   a. Ter repouso suficiente; procurar não se esforçar excessivamente.
   b. Minimizar o estresse e a ansiedade.
   c. Incentivar a adesão do paciente ao esquema de medicações por meio do uso de calendário e caixas para comprimidos; compreender os efeitos adversos dos medicamentos e as estratégias para reduzi-los. Observação: entre em contato com um médico, antes de utilizar medicamentos de venda livre ou terapias encontradas na internet.
   d. Evitar o contato com pessoas que apresentem doenças infecciosas; tomar vacina pneumocócica e vacina antigripal, e manter as imunizações de rotina atualizadas.
   e. Fornecer aconselhamento nutricional para promover uma dieta balanceada, com atenção especial para o controle das porções e a ingesta de cálcio, de vitamina D e, quando indicado, de ferro, potássio, ácido fólico e teor de sódio.
   f. Procurar assistência médica em situações de doença ou de estresse.
   g. Minimizar a exposição ao sol por meio de proteção: uso de protetores solares, chapéus e roupas longas.
   h. Reconhecer os sinais de alerta de exacerbação, como: fadiga, perda de peso, dor articular, queda dos cabelos, aparecimento de exantemas, úlceras na boca, cefaleias, dificuldade de concentração, crises epilépticas, dispneia, dor torácica, dor abdominal, febre e alterações urinárias.
2. Explique aos pais o crescimento e o desenvolvimento normais, ressaltando problemas como: a imagem corporal do adolescente, os relacionamentos com colegas da mesma idade e o impacto da doença crônica sobre a criança e a família.
3. Explique a importância do acompanhamento médico contínuo.
   a. O controle da doença exige reavaliação frequente; as medicações e os parâmetros laboratoriais exigem monitoramento frequente, para evitar complicações e identificar exacerbações da doença.
   b. A transição para cuidados de adultos deve começar no início da adolescência. Os adolescentes devem conhecer seus medicamentos, entender a doença e aprender a se defender diante de seu médico.
4. Oriente a família a respeito do fato de que todas as crianças com LES necessitam de exames oftalmológicos anuais. As crianças tratadas com hidroxicloroquina necessitam de avaliação oftalmológica mais frequente, para a identificação precoce de alterações da retina.
5. Encaminhe para órgãos como a Lupus Foundation of America[6] (*www.lupus.org*).

Reavaliação: resultados esperados

- Participa das atividades com colegas da mesma idade sem sentir fadiga; comparece à escola em tempo integral
- Relata uma redução do nível de dor
- Permanece sem febre, e sabe o que fazer caso a tenha
- São mantidas as precauções contra convulsões
- Não há nenhuma alteração dos sinais vitais durante a infusão de glicocorticoides
- Débito urinário adequado
- Segue uma dieta apropriada, com peso estável
- Adere ao esquema de medicamentos
- Preparado para a transição para cuidados de adultos.

Púrpura de Henoch-Schönlein

A *púrpura de Henoch-Schönlein (PHS)* é uma vasculite imunomediada, caracterizada pelo depósito de IgA e pela reação inflamatória subsequente ao redor dos capilares e das arteríolas. A PHS é considerada uma vasculite de pequenos vasos. Pode acometer a pele, o intestino, as articulações, os rins e o sistema nervoso. A incidência é maior nos indivíduos do sexo masculino (2:1). Em geral, o início ocorre entre 3 e 15 anos de idade; é observada mais comumente no inverno e pode ocorrer em casos agrupados. Foi observada uma taxa mais elevada em crianças com diagnóstico de febre familiar do Mediterrâneo.

Fisiopatologia e etiologia

1. A causa permanece desconhecida; entretanto, as teorias formuladas incluem uma reação imunológica a uma variedade de estímulos antigênicos em um indivíduo geneticamente predisposto, como: infecção (viral, bacteriana ou fúngica), alergênios dietéticos, picadas de insetos e medicamentos.

---

[6]N.R.T.: No Brasil, consulte a Associação Brasileira Superando Lúpus. *https://www.reumatologia.org.br/noticias/associacao-brasileira-superando-lupus/*

2. Observa-se o desenvolvimento de vasculite aguda.
   a. Tumefação e edema dos capilares, das pequenas vênulas e das arteríolas.
   b. Ocorre depósito de fibrina nos glomérulos dos rins.
3. A vasculite resulta em: manifestações cutâneas (púrpura não trombocitopênica palpável), artrite, sintomas GI (dor abdominal, sangramento GI) e renais.

Manifestações clínicas

1. Exantema – o início súbito pode preceder ou acompanhar outras manifestações.
   a. O exantema típico começa com erupção urticariforme ou eritematosa maculopapular palpável.
   b. Essas lesões tornam-se menos elevadas e menos pruriginosas e não desaparecem com a pressão. No início, tornam-se pálidas e, em seguida, progridem para áreas equimóticas, até o seu desaparecimento.
   c. Pode-se observar vários estágios do exantema na mesma época.
   d. O exantema aparece principalmente nas nádegas, na região lombar, nas faces extensoras dos braços e das pernas, e no rosto; em seguida, desaparece.
   e. É comum a ocorrência de edema subcutâneo localizado em áreas de declive e na região periorbital.
2. Ocorre artrite em 50 a 80% dos pacientes, acometendo principalmente as articulações do joelho e do tornozelo; os punhos, os cotovelos e as articulações dos dedos das mãos também podem ser afetados, embora isso seja raro.
   a. A artrite é moderadamente grave, com tumefação dolorosa, devido ao edema periarticular e à limitação de movimento.
   b. A artrite é autolimitada e não provoca sequelas permanentes.
3. Orquite em 2 a 35% das crianças do sexo masculino.
4. Dor abdominal em cólica – causada por hemorragia submucosa e subserosa e por edema em dois terços das crianças. Pode ser acompanhada de intussuscepção e sangramento GI.
5. Náuseas, vômitos, mal-estar, febre baixa.
6. Doença renal – proteinúria e hematúria.
7. Raramente, comprometimento do SNC, como cefaleia, convulsões ou hemorragia cerebral.
8. Os sintomas podem aparecer de forma aguda ou gradualmente, e podem variar quanto à sua intensidade e duração.

Avaliação diagnóstica

1. Exames de sangue (não são diagnósticos, porém sustentam as evidências clínicas):
   a. A IgA pode estar elevada (mais de 50% dos casos).
   b. Os exames da coagulação e a contagem de plaquetas estão habitualmente normais na presença de púrpura.
   c. A VHS e a contagem de leucócitos podem estar elevadas.
   d. É possível a ocorrência de anemia.
   e. Níveis elevados de ureia e de creatinina com comprometimento renal grave.
2. Os exames de urina revelam proteinúria, hematúria microscópica e cilindros.
3. O exame de fezes pode revelar sangue oculto ou sangue macroscópico.
4. A ultrassonografia ou as radiografias do abdome podem ajudar a confirmar o comprometimento intestinal.

Manejo

O tratamento é primariamente sintomático e de suporte. As metas do tratamento consistem em hidratação, repouso e alívio adequado da dor.

1. Repouso no leito até que a criança seja capaz de deambular e possa fazê-lo sem aumentar o edema dos membros inferiores, da área genital e das nádegas.
2. Antibioticoterapia, caso o episódio agudo tenha sido precedido de infecção, particularmente estreptocócica.
3. Tratamento das complicações do comprometimento abdominal ou renal e da artrite.
   a. O uso de esteroides é controverso. O seu uso é sugerido quando os sintomas impedem a ingesta oral adequada, ou quando a criança se depara com o desafio da deambulação ou com a realização das AVD.
   b. A terapia imunossupressora, como azatioprina ou ciclofosfamida, pode ser administrada para estabilizar o comprometimento renal persistente (raro).
   c. Foi recomendado o uso de imunoglobulina em alta dose para os casos graves.
4. Providencie medidas de conforto e analgésicos, como paracetamol ou AINE.

Complicações

1. A nefrite ou nefrose agudas podem levar à nefrite crônica. 90% das crianças que desenvolvem comprometimento renal grave apresentam esse quadro nos primeiros 2 meses após o diagnóstico.
2. Intussuscepção (incidência de cerca de 5%).
3. O sangramento GI significativo pode exigir transfusão (rara).
4. Vasculite neurológica com cefaleia, convulsões e neuropatias.

Alerta de enfermagem
Esteja atento para os sinais de intussuscepção – início súbito de dor abdominal em cólica paroxística, presença de sangue nas fezes, vômitos e distensão e hipersensibilidade abdominais crescentes – e notifique imediatamente a sua ocorrência.

Avaliação de enfermagem

1. Obtenha uma história de saúde completa. Foi sugerida a possibilidade de alergia a picadas de insetos ou a medicamentos, como base para o desenvolvimento da doença. A associação com estreptococos, vírus e vacinação também é controversa.
2. Efetue uma avaliação física dos sistemas renal, tegumentar, musculoesquelético e digestório.
3. Determine o impacto da doença sobre o bem-estar psicossocial da criança e da família.

Diagnósticos de enfermagem

- Dor aguda, relacionada com a artrite e com a dor abdominal
- Intolerância à atividade, relacionada com a fadiga e com a dor
- Risco de integridade da pele prejudicada, relacionado com o exantema e com o prurido
- Eliminação urinária prejudicada, relacionada com o comprometimento renal
- Medo, relacionado com o desconforto, a hospitalização e a falta de conhecimento.

Intervenções de enfermagem

Redução do desconforto

1. Monitore o nível e a localização da dor. Utilize escalas de intensidade da dor, apropriadas para o estágio de desenvolvimento da criança, de modo a determinar seu nível.
2. Administre analgésicos, conforme prescrito, ou explique aos pais a sua administração e monitore a resposta da criança.
3. Aplique compressas mornas ou frias às articulações ou ao abdome, durante períodos de 30 minutos, para ajudar a aliviar as áreas dolorosas.

4. Proporcione atividades recreativas, de acordo com a idade da criança.

Aumento da participação nas atividades

1. Monitore a realização das atividades diárias e recreativas; ofereça escolhas.
2. Alterne as atividades com períodos de repouso.

Manutenção da integridade da pele

1. Avalie o estado e o turgor da pele.
2. Mantenha uma ingesta adequada de líquidos.
3. Forneça roupas largas e confortáveis.
4. Administre antipruriginosos, quando necessário, ou explique aos pais a sua administração.
5. Evite o uso de sabão, coçar a pele ou que esta fique seca, pois tudo isso pode exacerbar o exantema.

Manutenção do débito urinário

1. Registre a ingesta e a eliminação, os sinais vitais, o peso, a densidade da urina e o nível de edema.
2. Examine a urina à procura de proteína, de hematúria e de coloração; monitore a creatinina.
3. Notifique imediatamente a ocorrência de alterações ou ensine aos pais como fazê-lo.

Alívio do medo

1. Deixe que a criança e a família verbalizem seus sentimentos sobre a hospitalização e a doença.
2. Monitore o nível de ansiedade da criança e da família. Assegure que a informação seja fornecida de acordo com o nível de compreensão da criança.
3. Ofereça incentivo realista. O resultado a longo prazo é satisfatório quando o comprometimento renal é mínimo.
4. Incentive a família e os colegas da mesma idade a visitar a criança hospitalizada, e a levarem de casa objetos familiares.
5. Deixe que a criança tome decisões apropriadas para a sua idade, e que ela participe do plano de cuidados.

Educação da família e manutenção da saúde

1. Tranquilize os pais, afirmando que os sintomas são habitualmente autolimitados.
2. Assegure-se de que os pais e a criança entendam a doença e a necessidade de comunicar o aparecimento de alterações na urina, ou de sinais de intussuscepção.
3. Explique aos pais a importância dos cuidados continuados. É necessário um acompanhamento prolongado do exame de urina para avaliar a função renal.

Reavaliação: resultados esperados

- A criança relata alívio da dor
- Participa das atividades, a cada dia, por um período maior de tempo
- Resolução do exantema e integridade da pele
- Débito urinário adequado e proteína negativa
- A criança verbaliza seus sentimentos sobre a doença.

Doença de Kawasaki

A *doença de Kawasaki (DK)* é uma vasculite comum da infância, que acomete vasos sanguíneos de calibres médio e pequeno. As artérias coronárias constituem o local mais comum de lesão, de modo que a DK tem o potencial de causar grave morbidade e até mesmo morte sem diagnóstico precoce nem tratamento. Caracteriza-se por inflamação multissistêmica, incluindo febre, conjuntivite, linfadenopatia e alterações dos vasos sanguíneos. Trata-se da principal causa de doença cardíaca adquirida em crianças nos EUA.

Fisiopatologia e etiologia

Baseado em evidências
Yeung, R. S. M. (2012). Vasculitis: Kawasaki disease. In A. Y. Elzouki, H. A. Harfi, H. Nazer *et al.* (Eds.), *Textbook of clinical pediatrics* (2nd ed., p. 1675-84). New York: Springer.

1. A DK é uma doença do início da infância, e 85% das crianças acometidas têm menos de 5 anos de idade. Ocorre em crianças de todas as origens, porém a maior incidência é observada em crianças de descendência asiática.
2. A etiologia não é conhecida, porém a maioria dos pesquisadores acredita que a doença esteja relacionada a um agente infeccioso ou a um desencadeante ambiental em um hospedeiro geneticamente suscetível. O resultado consiste em uma resposta imune prolongada, direcionada contra as paredes das artérias de médio e pequeno calibres.
3. A infecção como fator desencadeante é sustentada pela natureza endêmica da DK, com flutuações sazonais (inverno e início da primavera). Foi também formulada a hipótese de que superantígenos, proteínas presentes em determinados microrganismos (*Staphylococci, Streptococci, Mycobacterium, Mycoplasma,* vírus Epstein-Barr), sejam responsáveis pela inflamação prolongada por meio da estimulação de grandes números de células T.
4. A predisposição genética à DK é evidente pelas observações de que os irmãos correm risco 10 vezes maior de desenvolver a doença, e de que as crianças cujos pais tiveram DK correm risco duas vezes maior que aquele que corre a população em geral.
5. Os pesquisadores não encontraram nenhuma associação entre a DK e a exposição a medicamentos, toxinas ambientais, pesticidas, substâncias químicas ou metais pesados.
6. A DK é uma vasculite sistêmica generalizada, que acomete os vasos sanguíneos em todo o corpo. A extensão geral do processo inflamatório, que leva à formação de aneurismas, ainda não está elucidada. Acredita-se que a elevação acentuada da citocina TNF possa ativar as enzimas metaloproteinases da matriz, que têm a capacidade de decompor a elastina nas paredes dos vasos arteriais. Essa degradação leva à perda da integridade e à balonização, com formação de aneurismas.
7. Os aneurismas, que resultam da inflamação prolongada, desenvolvem-se habitualmente entre a segunda e a oitava semanas da doença. O local mais comum de desenvolvimento é a artéria coronária, porém outros locais podem ser acometidos, como vasos celíacos, mesentéricos, femorais, ilíacos, renais e axilares. O tratamento precoce, seguindo o protocolo recomendado de gamaglobulina intravenosa (IGIV) e ácido acetilsalicílico, reduziu em 85% o desenvolvimento de aneurismas.

Baseado em evidências
Son, M., & Sundel, R. (2016). Kawasaki disease. In R. E. Petty, R. M. Laxer *et al.* (Eds.), *Textbook of pediatric rheumatology* (7th ed., p. 285-317). Philadelphia, PA: Elsevier.

Manifestações clínicas

A doença de Kawasaki é dividida em três fases, exibindo, cada uma delas, manifestações clínicas distintas (Figura 53.1).

Fase aguda (primeiros 10 a 14 dias da doença)

1. Durante a fase aguda, as crianças exibem os sinais clássicos da inflamação (eritema, edema e calor), manifestando-se como alterações multissistêmicas. Essas crianças parecem enfermas e irritáveis.
2. Os critérios diagnósticos da doença de Kawasaki são observados durante a fase aguda (ver Boxe 53.3). A febre, além de quatro das

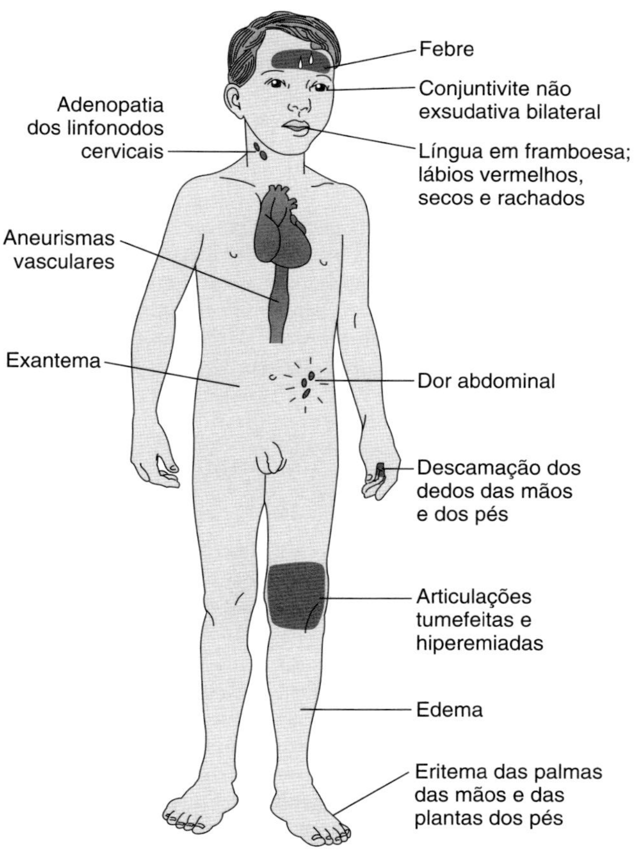

Figura 53.1 Manifestações clínicas da doença de Kawasaki aguda.

Boxe 53.3 Critérios diagnósticos da doença de Kawasaki, de acordo com a American Heart Association.

Febre persistente durante pelo menos 5 dias. A febre é alta (geralmente acima de 39°C). Quatro das cinco características seguintes deverão estar presentes:

- Conjuntivite bilateral
- Alterações dos lábios e da cavidade oral
- Linfadenopatia cervical
- Exantema polimorfo
- Alterações dos membros (edema das mãos e dos pés) ou da área perineal.

Linfadenopatia cervical; pelo menos um linfonodo com mais de 1,5 cm; habitualmente unilateral.

outras cinco manifestações, é necessária para o estabelecimento do diagnóstico; nem todas as manifestações ocorrem em um único momento.

3. Outros achados associados:
   a. Cardiovasculares – taquicardia precoce, miocardite, pericardite, ritmo de galope B3; a redução da contratilidade pode evoluir para sinais de insuficiência cardíaca.
   b. Meningite asséptica; uveíte anterior – crianças extremamente irritáveis; fotofobia.
   c. Artrite – dolorosa; acomete habitualmente as grandes articulações; de curta duração, com resposta rápida ao tratamento padrão da DK.
   d. Gastrintestinais – diarreia, vômitos, dor abdominal, hepatomegalia, hidropisia da vesícula biliar.

Baseado em evidências

Paul, S., Paul, P., & McAllister, T. (2016). Clinical update: common cardiovascular conditions in children. *Community Practitioner, 89*(7), 33-7.

Singh, S., Vignesh, P., & Burgner, D. (2015). The epidemiology of Kawasaki disease: a global update. *Archives of Disease in Childhood, 100*(11), 1084-8.

Fase subaguda (11 a 25 dias após o início da doença)

1. As manifestações inflamatórias clássicas da fase aguda regridem, e ocorre normalização da temperatura. Com o tratamento, muitas crianças ficam assintomáticas. Sem tratamento ou na ausência de resposta ao tratamento, pode-se verificar a presença de febre, alterações orais e conjuntivite, até a terceira ou quarta semana. Pode também ocorrer artrite.
2. Descamação dos dedos das mãos e dos pés, em uma distribuição clássica que começa na região periungueal.
3. Detecta-se a ocorrência de aneurisma das artérias coronárias.
4. A trombocitose torna-se máxima em cerca de 14 dias.

Fase convalescente

1. Ocorre normalização dos reagentes de fase aguda (VHS e plaquetas).
2. A criança parece estar bem.
3. Presença de sulcos transversos nas unhas dos dedos das mãos e dos pés (linhas de Beau).
4. Os vasos sofrem cicatrização, remodelagem, fibrose e formação de cicatrizes. Os pequenos aneurismas preexistentes podem regredir, e os grandes aneurismas podem desenvolver trombose, resultando em complicações, incluindo infarto do miocárdio, arritmias ou morte.

Avaliação diagnóstica

1. Não existe nenhum exame diagnóstico específico para a doença de Kawasaki. O diagnóstico baseia-se nas manifestações clínicas que ocorrem em fases. Existe um subgrupo que é composto de crianças – habitualmente as muito pequenas ou de mais idade – que não preenchem os critérios diagnósticos para DK, mas que apresentam febre prolongada e dois ou três dos critérios. Esses casos representam um desafio para o diagnóstico e constituem o grupo de maior risco para o desenvolvimento de aneurismas coronarianos.
2. Embora não se disponha de nenhum exame laboratorial específico, os seguintes exames podem ajudar a confirmar o diagnóstico, ou a excluir a possibilidade de outras doenças:
   a. Hemograma completo – leucocitose; anemia normocítica normocrômica leve.
   b. Contagem de plaquetas (de 500.000 a 1 milhão/mm^3) – aumentada durante a segunda à quarta semanas da doença.
   c. VHS (habitualmente superior a 40 mm/hora).
   d. PCR (habitualmente acima de 3,0 mg/dℓ).
   e. Albumina – baixos níveis associados a uma doença mais grave e prolongada.
   f. Enzimas hepáticas (AST, ALT) – moderadamente elevadas.
   g. Lipídios séricos – níveis reduzidos de lipoproteínas de alta densidade; níveis elevados de triglicerídeos e de lipoproteínas de baixa densidade, durante a fase subaguda.
3. A punção lombar é frequentemente realizada, visto que o grau de irritabilidade da criança demonstra a presença de meningite asséptica; a análise do líquido cerebrospinal revela uma contagem elevada de leucócitos, com níveis normais de proteína e de glicose.
4. Ecocardiograma – deve ser realizado tão logo haja suspeita do diagnóstico e nas primeiras 2 semanas; também 6 a 8 semanas após o estabelecimento daquele. Pode ser necessária uma avaliação mais frequente, nos casos complicados.
5. Pode haver necessidade de cateterismo cardíaco e de angiocardiografia, em caso de anormalidades cardíacas mais complexas.

Manejo

Baseado em evidências

Singh, S., Vignesh, P., & Burgner, D. (2015). The epidemiology of Kawasaki disease: a global update. *Archives of Disease in Childhood, 100*(11), 1084-8.

Williams, K. (2017). Preventing long-term cardiac damage in pediatric patients with Kawasaki disease. *Journal of Pediatric Healthcare, 31*(2), 196-202.

1. A meta do tratamento consiste na prevenção das sequelas a longo prazo associadas à DK, por meio de controle da inflamação.
2. A American Heart Association recomenda que as crianças com DK sejam tratadas com IGIV e ácido acetilsalicílico nos primeiros dias de doença, de modo a reduzir a formação de aneurismas. O tratamento antes do quinto dia não demonstrou ter qualquer efeito sobre o resultado coronariano e, além disso, pode aumentar a necessidade de um segundo tratamento.
   a. A IGIV deve ser administrada em infusão única, em uma dose de 2 g/kg. Na maioria dos protocolos, a infusão é iniciada em uma velocidade muito lenta, com aumentos graduais até um tempo total de infusão de 8 a 12 horas.
   b. Dez a 20% das crianças apresentam febre persistente ou recorrência da febre nas primeiras 36 horas após o tratamento com IGIV. Os especialistas concordam com a necessidade de retratamento dessas crianças com infusão única de 2 g/kg.
   c. Tratamento com ácido acetilsalicílico – durante a fase aguda, recomenda-se a dose anti-inflamatória de 80 a 100 mg/kg/dia, fracionada em quatro doses. A duração do tratamento varia de 24 a 72 horas após a resolução da febre, até 2 semanas. Em seguida, o ácido acetilsalicílico é reduzido para uma dose antiplaquetária de 3 a 5 mg/kg/dia, que é mantida até a normalização das medidas laboratoriais de inflamação, e até que o ecocardiograma, realizado com 6 a 8 semanas, não apresente nenhum sinal de aneurisma coronariano. As crianças com aneurismas devem continuar tomando o ácido acetilsalicílico durante toda a vida.
3. Nos aneurismas mais complicados, podem ser necessárias outras medicações anticoagulantes e trombolíticas.
4. Raramente, a cirurgia de derivação da artéria coronária ou técnicas de cateterismo cardíaco estão indicadas.
5. Medidas de suporte:
   a. Mantenha o equilíbrio hidreletrolítico.
   b. Forneça suporte nutricional.
   c. Proporcione conforto.
6. É necessário um acompanhamento da criança pelo cardiologista pediátrico, com ecocardiogramas seriados, para monitoramento dos aneurismas.

Alerta farmacológico

A inflamação do coração pode comprometer a capacidade cardíaca de processar o líquido associado à administração de IGIV. Pode ser necessária maior duração da infusão.

Alerta farmacológico

Existe o risco de síndrome de Reye em crianças submetidas a tratamento com ácido acetilsalicílico, caso elas contraiam varicela ou influenza. Para crianças não imunes à varicela, pode ser necessário interromper o ácido acetilsalicílico após uma exposição. A família deve ser instruída a receber vacina contra influenza anual, de modo a minimizar o risco de influenza.

Complicações

1. Aneurisma coronariano.
2. Toxicidade do ácido acetilsalicílico.
3. Taxa de mortalidade inferior a 0,3%.

Avaliação de enfermagem

1. Obtenha uma história completa para documentar dados passíveis de confirmar o diagnóstico de doença de Kawasaki; as manifestações dessa doença nem sempre estão presentes simultaneamente.
2. Realize um exame físico, focalizando as manifestações clínicas, a hidratação e o estado cardiovascular. Documente os sinais vitais, incluindo medição acurada da temperatura, PA, frequência cardíaca, ritmo, bulhas cardíacas e frequência respiratória.
3. Efetue uma avaliação da dor, utilizando uma escala de dor apropriada para a idade do paciente.

Diagnósticos de enfermagem

- Dor aguda, relacionada com a inflamação conjuntival; lábios tumefeitos e rachados; inflamação articular
- Risco de diminuição da perfusão tissular cardíaca, relacionado com a inflamação dos vasos coronários
- Mucosa oral prejudicada, relacionada com a inflamação dos vasos bucais
- Risco de integridade da pele prejudicada, relacionado com o edema, com a desidratação e com a descamação dos dedos
- Volume de líquidos deficiente, relacionado com a hipertermia, com a anorexia e com as alterações orais
- Medo dos pais e da criança, relacionados com a gravidade da doença e com a hospitalização.

Outros diagnósticos de enfermagem podem incluir:

- Hipertermia, relacionada com a patologia inflamatória da doença
- Risco de perfusão tissular periférica ineficaz, relacionado com a inflamação dos vasos sanguíneos
- Nutrição desequilibrada: menos do que as necessidades corporais, relacionada com a anorexia, com as alterações orais e com o aumento das necessidades metabólicas do estado inflamatório.

Intervenções de enfermagem

Redução do desconforto

1. Durante a fase aguda, ofereça analgésicos de acordo com um esquema de horários programados, e não quando necessário. Monitore o nível de dor e a resposta da criança aos analgésicos.
2. A conjuntivite e a uveíte associada podem causar fotossensibilidade; escureça o quarto; ofereça óculos de sol; aplique compressas frias.
3. Utilize técnicas de diversão apropriadas para a idade do paciente, como respiração com relaxamento, visualização orientada e distração.

Manutenção do débito cardíaco

1. Realize um monitoramento cardíaco contínuo durante a hospitalização, na fase aguda da doença.
2. Avalie a criança à procura de sinais de miocardite e de insuficiência cardíaca (taquicardia, ritmo de galope, dor torácica, dispneia, batimento das asas do nariz, roncos, retrações, cianose, ortopneia, estertores, respirações úmidas, distensão das veias cervicais, edema).
3. Monitore rigorosamente a ingesta e a eliminação. Calcule o equilíbrio hídrico. Administre líquidos orais e IV, conforme prescrito.
4. Se for administrar IGIV, utilize uma pré-medicação, conforme orientação, e monitore rigorosamente o aparecimento de efeitos adversos.

Alerta farmacológico
Sabe-se que a infusão de IGIV provoca queda brusca da PA, simulando anafilaxia. Monitore a PA e a frequência cardíaca no início da infusão, depois de 15 e 30 minutos e, em seguida, a cada hora, até completá-la. Diminua a velocidade de infusão e avalie o paciente quanto a qualquer queda da PA. Administre pré-medicação, conforme prescrito, para ajudar a evitar os efeitos adversos. Certifique-se de que os medicamentos para o tratamento da anafilaxia estejam prontamente disponíveis.

Preservação da mucosa oral

1. Ofereça e incentive líquidos frios frequentemente (pedaços de gelo e picolés). Evite bebidas ácidas, açucaradas ou gaseificadas; progrida para alimentos de consistência pastosa.
2. Efetue a higiene bucal a cada 1 a 4 hora(s); utilize uma escova de dentes macia.
3. Aplique vaselina aos lábios secos e rachados.
4. Examine frequentemente a boca à procura de sinais de infecção.
5. Monitore a ingesta de alimentos e de líquidos para uma nutrição adequada, de acordo com a idade do paciente.

Melhora da integridade da pele

1. Evite o uso de sabão para evitar o ressecamento; aplique emolientes à pele, conforme orientação.
2. Eleve os membros edemaciados.
3. Utilize pele de carneiro, colchão de espuma em caixa de ovo e lençóis de tecido suave.
4. Incentive o uso de roupas largas, de flanela macia ou de tecido aveludado; troque as roupas e lençóis úmidos com frequência, quando o paciente estiver com febre.
5. Proteja a pele que está descamando; examine-a à procura de sinais de infecção.

Manutenção do equilíbrio hídrico

1. Ofereça líquidos pelo menos a cada hora, enquanto a criança estiver acordada; monitore e documente a ingesta e a eliminação de líquidos.
2. Monitore o estado de hidratação verificando o turgor cutâneo, o peso diário, o débito urinário, a presença de lágrimas e mucosas úmidas, além da densidade da urina.
3. Atente-se à perda insensível durante a fase febril. Monitore a temperatura a cada 4 a 8 horas e administre antipiréticos, conforme prescrito. Mantenha um gráfico da temperatura.

Redução do medo

1. Utilize a ludoterapia (passiva e ativa) para ajudar a criança a expressar seus sentimentos. Consulte um terapeuta especialista em vida infantil, se necessário.
2. Explique todos os procedimentos e planos de tratamento à criança e à família. Incentive os pais e a criança a verbalizar suas preocupações, seus medos e suas dúvidas.
3. Providencie um período de repouso para os pais, durante o estágio irritável da doença, quando a criança pode ser inconsolável. Forneça apoio emocional, quando necessário.
4. Mantenha a família informada sobre o progresso, e reforce as informações sobre os estágios e o prognóstico da doença.

Educação da família e manutenção da saúde

1. Explique aos pais como medir a temperatura da criança diariamente, durante 2 semanas, após a alta. Recomende entrar em contato com o médico, se forem observadas temperaturas acima de 38,3°C.
2. Certifique-se de que a família entenda o plano de acompanhamento. Ressalte a necessidade de cuidados a longo prazo. Podem ocorrer complicações durante o período convalescente meses após a doença aguda.
3. Instrua os pais a respeito do fato de que a IGIV é uma imunoglobulina misturada. As imunizações, apesar de não serem prejudiciais, podem não propiciar uma resposta protetora após a administração de IGIV. Não se recomenda a administração de vacinas de vírus vivos por 6 meses após o tratamento. Podem ser necessárias vacinações de recuperação.
4. Recomende a adesão do paciente ao nível prescrito de atividade física. A atividade será restrita, se a criança estiver recebendo terapia anticoagulante, ou se tiver complicações cardíacas identificadas no teste ergométrico.
5. Incentive os membros da família a aprender a reanimação cardiopulmonar.
6. Explique aos pais a importância de notificar o possível desenvolvimento de toxicidade dos salicilatos – zumbidos, náuseas, vômitos, desconforto GI, presença de sangue nas fezes e aumento das respirações.
7. Para crianças sem limitações da atividade física, instrua os pais quanto ao fato de que a criança pode ficar cansada durante várias semanas. A criança pode necessitar de cochilos, de menor permanência na escola e de acomodações especiais nesta.
8. Forneça orientação antecipada sobre o comportamento da criança.
   a. Não a proteger excessivamente. Discuta com os pais o processo de negação, raiva, barganha, depressão e aceitação pelo qual podem passar, devido à doença.
   b. Discuta a regressão que frequentemente ocorre durante períodos de estresse, como hospitalização e doença.
9. Encaminhe-os a organizações comunitárias, como a American Heart Association (*www.heart.org*).

Reavaliação: resultados esperados

- Relata melhor nível de conforto
- Sinais vitais estáveis; ausência de sinais de redução do débito cardíaco
- A criança come e bebe sem dificuldade, e não relata nenhum desconforto oral
- Ausência de dor ou de sinais de infecção com descamação da pele
- A criança expressa seus sentimentos sobre a doença; os pais demonstram confiança na capacidade de manejar os cuidados.

Alerta de transição de cuidado
A adesão ao tratamento para o caso de pacientes com doenças imunológicas primárias representa um desafio, devido aos numerosos esquemas complexos de medicamentos e aos elevados custos, que podem não ser cobertos por planos de saúde. Os enfermeiros devem explorar o entendimento dos pacientes e dos pais, com recomendações para o uso de calendários e aplicativos de computadores, que podem ser úteis. Se houver necessidade de habilidades especializadas para a administração do tratamento, dever-se-á proceder a um treinamento inicial e solicitar a demonstração em visitas subsequentes, se necessário. Os pais e os pacientes devem ter uma compreensão de quando devem entrar em contato com o médico de atenção básica, ou com o médico especialista, para fazer perguntas.

BIBLIOGRAFIA

American Academy of Pediatrics. (2015). Section 3: Summaries of infectious diseases. In D. Kimberlin, M. Brady, M. A. Jackson, S. S. Long (Eds.), *Red book: 2015 report of the Committee on Infectious Diseases* (30th ed., pp. 453–475) Elk Grove Village, IL: American Academy of Pediatrics.

Burke, L., Kirkham, J., Arnott, J., et al. (2018). The transition of adolescents with juvenile idiopathic arthritis or epilepsy from paediatric health care services to adult health care services: A scoping review of the literature and a synthesis of the evidence. *Journal of Child Health Care*, January 21, 2018.

Centers for Disease Control and Prevention. Recommended immunization schedules for children and adolescents aged 18 or younger, United States 2017. Available: *www.cdc.gov/vaccines/schedules/hcp/child-adolescent.html*

Centers for Disease Control and Prevention. HIV Surveillance Report, 2016; vol. 28. *http://www.cdc.gov/hiv/library/reports/hiv-surveillance.html*. Published November 2017. Accessed May 20, 2018.

Children's HIV Association (CHIVA). (2017). *CHIVA guidance on transition for adolescents living with HIV*. London: Author. Available: *www.chiva.org.uk/guidelines/tr/*

Couture, J., & Silverman, E. D., (2016). Update on the pathogenesis and treatment of childhood-onset systemic lupus erythematosus. *Current Opinion in Rheumatology, 28*(5), 488–496.

Daniels, L., Gordon, J., Burns, J. (2012). Kawasaki disease: Late cardiovascular sequelae. *Current Opinion in Cardiology, 27*(6), 572–577.

EULAR Standing Committee. (2008). EULAR recommendations for the management of systemic lupus erythematosus. Report of a Task Force of the EULAR Standing Committee for International Clinical Studies Including Therapeutics. *Annals of Rheumatic Disease, 67*(2), 195–205.

Evangeli, M., & Kagee, A. (2016). A model of caregiver paediatric HIV disclosure decision-making. *Psychology, Health & Medicine, 21*(3), 338–353.

Foster, H., Minden, K., Clemente, D., et al. (2017) EULAR/PReS standards and recommendations for the transitional care of young people with juvenile-onset rheumatic diseases. *Annals of the Rheumatic Diseases. 76*, 639–646.

Hahn, B., McMahon, M., Wilkinson, A., et al. (2012). American College of Rheumatology guidelines for screening, treatment and management of lupus nephritis. *Arthritis Care and Research, 64*, 797–808.

Hernandez-Trujillo, V., Scalchunes, C., Hernandez-Trujillo, H., et al. (2015). Primary immunodeficiency diseases: An opportunity in pediatrics for improving patient outcomes. *Pediatrics, 54*(13), 1265–1275.

Hinze, C., Gohar, F., Foell, D. (2015). Management of juvenile idiopathic arthritis: Hitting the target. *Nature Reviews Rheumatology, 11*, 290–300.

Klein-Gitelman, M., & Lane, J. (2016). Systemic lupus erythematosus. In R. E. Petty, R. M. Laxer, et al. (Eds.), *Textbook of Pediatric Archaeology* (7th ed., pp. 285–317). Philadelphia: Elsevier.

Klotsche, J., Niewerth, M., Haas, J., et al. (2016). Long-term safety of etanercept and adalimumab compared to methotrexate in patients with juvenile idiopathic arthritis (JIA). *Annals of the Rheumatic Diseases, 75*, 855–861.

Knight, A., Vickery, M. E., Muscal, E., et al. (2016). Identifying targets for improving mental healthcare of adolescents with systemic lupus erythematosus: Perspectives from pediatric rheumatology clinicians in the United States and Canada. *The Journal of Rheumatology, 43*(6), 1136–1145.

Kuo, H., Yang, K., Chang, W., et al. (2012). Kawasaki disease: An update on diagnosis and treatment. *Pediatrics and Neonatology, 53*(1), 4–11.

Lima, G. L., Paupitz, J., Aikawa, N. E., et al. (2016). Vitamin D supplementation in adolescents and young adults with juvenile systemic lupus erythematosus for improvement in disease activity and fatigue scores: A randomized, double-blind, placebo-controlled trial. *Arthritis Care & Research, 68*(1), 91–98.

McCrindle, B., Rowley, A., Newburger, J. et al. (2017). Diagnosis, treatment and long-term management of Kawasaki disease: A scientific statement for health professionals from the American Heart Association. *Circulation, 135*, E1–E73.

McKeever, A., & Kelly, M. (2015). Growing up with juvenile idiopathic arthritis. *The American Journal of Maternal Child Nursing, 40*(1), 8–15.

McLellan, M. C., & Baker, A. L. (2011). At the heart of the fever: Kawasaki disease. *American Journal of Nursing, 111*(6), 57–63.

Panel on Antiretroviral Therapy and Medical Management of HIV-Infected Children. Guidelines for the use of antiretroviral agents in pediatric HIV infection. Available: *http://aidsinfo.nih.gov/contentfiles/lvguidelines/pediatricguidelines.pdf*. Accessed May 20, 2018.

Panel on Treatment of HIV-Infected Pregnant Women and Prevention of Perinatal Transmission. (2018). Recommendations for use of antiretroviral drugs in pregnant HIV-1-infected women for maternal health and interventions to reduce perinatal HIV transmission in the United States. Available: *http://aidsinfo.nih.gov/contentfiles/lvguidelines/PerinatalGL.pdf*. Accessed May 20, 2018 (pages C-1, D-1).

Paul, S., Paul, P., & McAllister, T. (2016). Clinical update: common cardiovascular conditions in children. *Community Practitioner, 89*(7), 33–37.

Penn, C. (2015). "Too much for one day": A case study of disclosure in the paediatric HIV/AIDS clinic. *Health Expectations, 18* (4), 578–589.

Petty, R. E., Laxer, R. M., Lindsley, C. B., et al. (Eds.). (2016). *Textbook of pediatric rheumatology* (7th ed.). Philadelphia, PA: Elsevier.

Pibernat, A., Pibernat, E., Rodriguez, F., et al. (2015). The important role of nursing in primary care exploring knowledge about human immunodeficiency virus and other sexually transmitted diseases in adolescents. *Journal of Adolescent Health, 56*(6), 681–682.

Picard, C., Gaspar, B., Bousfiha, A., et al. (2018). International Union of Immunological Societies: 2017 Immunodeficiency Diseases Committee Report on Inborn Errors of Immunity. *Journal of Clinical Immunology, 38*(1), 96–128.

Singh, S., Vignesh, P., Burgner, D. (2015). The epidemiology of Kawasaki disease: A global update. *Archives of Disease in Childhood, 100*(11), 1084–1088.

Siok Hoon, L., Pullenayegum, E., Feldman, B., et al. (2018). From childhood to adulthood: Disease activity trajectories in childhood-onset systemic lupus erythematosus. *Arthritis Care & Research, 70*(5), 750–757.

Son, M., & Sundel, R. (2016). Kawasaki disease. In R. E. Petty, R. M. Laxer, et al. (Eds.), *Textbook of pediatric rheumatology* (7th ed., pp. 285–317). Philadelphia, PA: Elsevier.

Son, M. B., Sergeyenko, Y., Guan, H., et al. (2016). Disease activity and transition outcomes in a childhood-onset systemic lupus erythematosus cohort. *Lupus, 25*, 1431–1439.

Tektonidou, M., Lewandowski, L., Hu, J., et al. (2017) Survival in adults and children with systemic lupus erythematosus: A systematic review and Bayesian meta-analysis of studies from 1950 to 2016. *Annals of Rheumatic Diseases, 76*(12), 2009–2016.

UNAIDS *Fact Sheet World AIDS Day* 2017. Available: *www.unaids.org/sites/default/files/media_asset/UNAIDS_FactSheet_en.pdf*. Accessed May 2018.

Wheeler, T. (2010). Systemic lupus erythematosis: The basics of nursing care. *British Journal of Nursing, 19*(4), 249–253.

Williams, K. (2017). Preventing long-term cardiac damage in pediatric patients with Kawasaki disease. *Journal of Pediatric Healthcare, 31*(2), 196–202.

Yeung, R. S. M. (2012). Vasculitis: Kawasaki disease. In A. Y. Elzouki, H. A. Harfi, H. Nazer, et al. (Eds.), *Textbook of clinical pediatrics* (2nd ed., pp. 1675–1684). New York: Springer.

Younger, E., Epland, K., Zampelli, A., & Hintermeyer, M. (2015). Primary immunodeficiency diseases: A primer for PCP's. *The Nurse Practitioner, 40*(2), 1–7.

CAPÍTULO

54

Problemas Ortopédicos Pediátricos

PROCEDIMENTOS ORTOPÉDICOS

Imobilização: aparelhos gessados, órteses, talas e fixadores externos e internos

Baseado em evidências
Tho Hang, B., Gross, C., Otero, H. *et al.* (2017). An Update on Common Orthopedic Injuries and Fractures in Children: Is Cast Immobilization Always Necessary? *Clinical Pediatric Emergency Medicine*, *18*(1), 62-73.

Hill, C. E., Masters, J. P., & Perry, D. C. (2016). A systematic review of splinting *versus* complete plaster casts for the management of childhood buckle fractures of the wrist. *Journal of Pediatric Orthopedics*, *25*(2), 183-90.

O aparelho gessado, a órtese e a tala são meios de imobilizar uma parte do corpo que apresenta lesão ou doença, sobretudo nos ossos e na musculatura. Os fixadores internos e externos têm sido utilizados para proporcionar estabilidade e imobilização aos ossos fraturados ou em processo de consolidação. O tempo de aplicação desses vários dispositivos pode variar de alguns dias a vários meses. Ver também p. 875-881, porém é importante reconhecer que o manejo de crianças imobilizadas exige adaptação e suporte apropriados à idade.

Tipos de fixadores

1. As fraturas que exigem redução aberta, como as que não apresentam alinhamento, incluem mais do que uma área fraturada do osso ou envolvem a fixação de ossos longos na cirurgia reconstrutiva que não podem ser tratadas por redução aberta e fixação interna (RAFI).
2. Os fixadores externos envolvem pinos e parafusos introduzidos pela pele até o osso para estabilizar uma fratura. A fixação externa pode incluir diferentes tipos de tração. São também utilizados quando há necessidade de osteotomias ou para procedimentos de alongamento do membro.

Complicações da imobilização

1. Comprometimento neurovascular periférico.
2. Alteração da integridade da pele, em virtude de compressão ou atrito.
3. Perda do uso eficiente do membro afetado, em consequência da falta de adesão ao tratamento.

Tração

A tração se refere à aplicação de uma força para tensionar uma parte do corpo ou um membro com lesão ou doença, enquanto uma contração tensiona na direção oposta. A tração pode ser usada para reduzir fraturas ou luxações, manter o alinhamento e corrigir deformidades, diminuir espasmos musculares e aliviar a dor, facilitar o repouso de uma parte do corpo com doença ou lesão e promover a realização de exercícios. Os avanços na colocação de cavilhas e hastes, junto com fixadores internos e externos para fraturas e curvaturas da coluna vertebral, reduziram o uso da tração. O interesse na deambulação em crianças é outro aspecto a considerar quando o cirurgião decide entre tração e outros métodos de imobilização. Na atualidade, a tração continua sendo uma opção muito viável, em particular para fraturas de fêmur e diáfise do fêmur e também para fraturas do quadril e cervicais, sendo um processo efetivo para outros casos de imobilização. Os tipos de tração são descritos segundo a referência ao mecanismo e a nomes específicos, como tração de Russell ou de Bryant para fraturas de fêmur, ou tração com aparelho halo com o uso de tenazes de Crutchfield para estabilização de fraturas ou lesões da coluna vertebral. As complicações da tração incluem lesão dos nervos cranianos e outras lesões neurológicas.

Tipos de tração

1. Manual – tração direta do membro ou de uma parte do corpo. Em geral, a tração manual é utilizada para reduzir fraturas antes do tratamento ou da imobilização.
2. Cutânea – a força é aplicada diretamente na pele por meio de correias ou faixas de tração fixadas por bandagens elásticas ou de botas de tração. Em geral, seu uso é de curta duração, sobretudo em crianças, nas quais se faz necessária pouca força.

3. Esquelética – a força é aplicada à parte do corpo por meio de fixação direta no osso ou pelo osso mediante pino ou parafuso de tração. Tal intervenção possibilita a aplicação de maior força por períodos mais prolongados, ou pode ser utilizada quando a tração cutânea não for possível, como nos casos de lesão ou dano ao tecido mole.
4. Contínua ou intermitente – as forças de tração devem ser interrompidas apenas de acordo com a prescrição do médico.

Complicações da tração

1. Comprometimento neurovascular do membro.
2. Lesão da pele e dos tecidos moles.
3. Infecção no trajeto de pinos ou parafusos e osteomielite (com tração esquelética).

PROBLEMAS ORTOPÉDICOS COMUNS EM CRIANÇAS

Fraturas

Uma *fratura* é definida como o rompimento ou a perda de continuidade do osso. As fraturas em crianças diferem daquelas em adultos em razão das diferenças na anatomia, na biomecânica e na fisiologia do esqueleto infantil, em comparação com o do adulto. O acometimento da epífise ou da metáfise pode danificar a lâmina epifisial, interferindo, assim, no crescimento (Figura 54.1). As fraturas são muito comuns em crianças – e estima-se que 42% dos meninos e 27% das meninas sofram fraturas na infância.

Baseado em evidências

Baker, R., Orton, E., Tata, L. J. *et al.* (2015). Risk factors for long bone fractures in children up to five years of age: A nested case-controlled study. *Archives of Disease in Children, 100*(5), 432-7.

Sameer, N., Erali, R., Warner, W. *et al.* (2016). Epidemiology of pediatric fractures presenting to the emergency department in the United States. *Journal of Pediatric Orthopaedics, 36*(4), E45-E46.

Servaes, S., Brown, S. D., Choudhary *et al.* (2016). The etiology and significance of fractures in infants and young children: A critical multidisciplinary review. *Pediatric Radiology, 46*(5), 591-600.

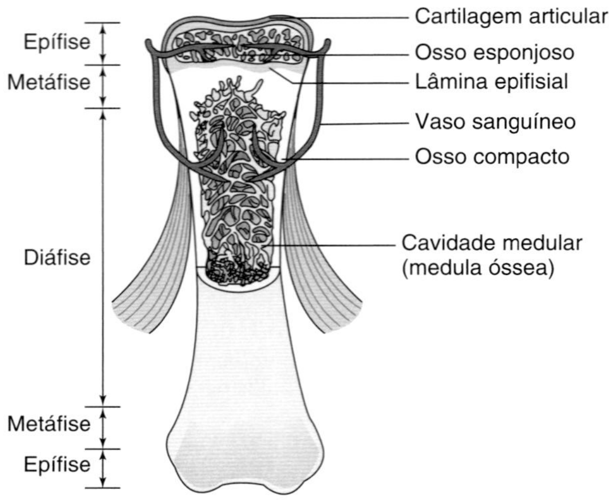

Figura 54.1 Estrutura de um osso.

Fisiopatologia e etiologia

1. A maioria das fraturas em crianças é causada por traumatismo de baixa velocidade, como queda.
   a. Até os 2 anos, a maioria das fraturas ocorre quando a criança é ferida por outra pessoa.
   b. As fraturas em recém-nascidos e lactentes, em geral, resultam de maus-tratos infantis. Deve-se suspeitar dessa causa ao avaliar e tratar fraturas nessa faixa etária.
2. Um osso fratura quando a força aplicada é maior do que a que a pode absorver.
   a. Os ossos longos das crianças são mais resistentes do que os dos adultos. Os ossos são capazes de suportar maior deflexão sem sofrer fratura.
   b. A maioria das crianças que correm risco de fraturas de ossos longos tem mais de 1 ano.
   c. Os ossos das crianças têm periósteo espesso, em comparação com os dos adultos, proporcionando uma membrana protetora para ajudar a evitar fraturas.
3. O acometimento da lâmina epifisial (placa de crescimento) é característico de fraturas em crianças. As placas de crescimento cartilagíneas estão presentes em cada extremidade dos ossos longos e em uma extremidade de metacarpos e metatarsos. A lâmina é mais fraca do que os ligamentos, os tendões e as cápsulas articulares adjacentes, sendo rompida antes de esses tecidos serem lesionados.
   a. A lesão da placa de crescimento pode resultar em interrupção ou distúrbio do crescimento ósseo, dependendo da gravidade da lesão da lâmina epifisial.
   b. Por outro lado, a aceleração do crescimento ósseo é comum após fratura de ossos longos em crianças.
4. As fraturas em crianças consolidam mais rapidamente do que em adultos. Quanto menor for a criança, mais rápido o processo ocorre.
5. As fraturas em crianças sofrem remodelagem mais completa e ativa do que em adultos e, em geral, resultam em menos incapacidade e deformidade.

Locais de fraturas em crianças

Baseado em evidências

Franklin, C. C., Wren, T., Ferkel, E. *et al.* (2014). Predictors of conversion from conservative to operative treatment of pediatric forearm fractures. *Journal of Pediatric Orthopedics, 23*(2), 150-4.

Goodell, P. B., & Bauer, A. (2016). Problematic pediatric hand and wrist fractures. *Journal of Bone and Joint Surgery, 4*(5), 1-9.

Shuh, A. M., Whitlock, K. B., & Klein, E. J. (2016). Managing toddler fractures in the pediatric emergency room. *Pediatric Emergency Care, 32*(7), 452-4.

À medida que as crianças crescem, a incidência de fraturas aumenta, alcançando níveis máximos no início da adolescência. As fraturas do antebraço são a lesão mais comum.

Fraturas do antebraço e do punho

1. Local mais comum de fraturas em crianças, ocorre com mais frequência naquelas com mais de 5 anos.
2. Os principais tipos incluem fraturas com luxação, fraturas da parte média da diáfise e fraturas distais.
3. A causa mais comum consiste em queda sobre o braço em hiperextensão.

Lesões da epífise ou da placa de crescimento

1. Representam de 15 a 25% de todas as lesões esqueléticas pediátricas.
2. A localização mais frequente das lesões epifisiais, excluindo fraturas das falanges, é a parte distal do rádio e da ulna.

3. A faixa etária de 11 a 15 anos tende a sofrer a maioria das lesões fisárias do rádio e da ulna distais.
4. Em geral, o mecanismo de lesão é uma queda sobre o braço em hiperextensão.

Fraturas de clavícula

1. Local frequente de fratura em crianças.
2. A diáfise da clavícula é o local mais comum de lesão.
3. Em geral, o mecanismo da lesão consiste em queda sobre o ombro ou compressão lateral excessiva do ombro, como no parto vaginal difícil de um recém-nascido.
4. O tratamento consiste em suporte na forma de imobilização com tipoia.
5. A redução das fraturas de clavícula em crianças ocorre apenas nos casos de deslocamento extremo.

Fraturas de úmero

1. Na maioria dos casos de fratura do úmero, o mecanismo de lesão consiste em uma queda sobre o braço ou a mão em hiperextensão.
2. As fraturas supracondilares são as mais comuns do úmero e podem estar associadas a uma lesão vascular aguda.
3. Cerca de 10% de todas as fraturas de úmero ocorrem na diáfise do úmero. Em geral, resultam de lesões por torção em lactentes e crianças de 1 a 3 anos. O traumatismo direto da diáfise do úmero é o mecanismo mais comum de lesão em crianças de mais idade.
4. As fraturas da parte distal do úmero ocorrem mais no epicôndilo lateral do que no medial.
5. Menos de 1% das fraturas ocorre na parte proximal do úmero.

Fraturas da coluna vertebral

1. São raras em crianças.
2. O mecanismo de lesão consiste em traumatismo significativo, como queda de grande altura, atividades atléticas, agressão ou atropelamentos de pedestre por veículo motorizado.
3. A maioria das fraturas da coluna vertebral acomete a parte cervical.

Fraturas da pelve

1. As fraturas pélvicas não são comuns em crianças e adolescentes. Em geral, resultam de traumatismo de alta energia ou de lesão por esmagamento.
2. Cerca de 75% das crianças com fraturas pélvicas apresentam lesões associadas, incluindo hemorragia e lesão da parede abdominal e dos órgãos pélvicos.

Fraturas do quadril

1. As fraturas do quadril em crianças não são comuns, mas podem ocorrer em consequência de acidentes automobilísticos e de bicicleta, quedas de grandes alturas ou maus-tratos infantis – em crianças com menos de 3 anos.
2. As fraturas do quadril podem resultar em necrose vascular da cabeça do fêmur e lesão da fise (placa de crescimento), com consequente parada do crescimento, união defeituosa ou falha de união.
3. As fraturas por avulsão pélvica são mais comuns, sobretudo em meninos de 12 a 14 anos.

Fraturas de fêmur

1. São comuns em crianças. A maior incidência é observada em duas faixas etárias: de 2 a 3 anos e em adolescentes.
2. As fraturas da diáfise do fêmur são raras em crianças, porém constituem o local mais comum nessa área.
3. Em geral, resultam de traumatismo de alta energia, como acidente por veículo motorizado ou queda de grande altura. Maus-tratos infantis são a causa mais comum em crianças com menos de 1 ano.

Fraturas de tíbia

1. A fratura mais comum dos membros inferiores em crianças ocorre na diáfise da tíbia e da fíbula – representam 10 a 15% de todas as fraturas pediátricas.
2. A maioria das fraturas da diáfise tibial em crianças de 5 a 6 anos não apresenta deslocamento ou consiste em fraturas helicoidais ou oblíquas com deslocamento mínimo. Uma lesão na parte inferior da perna é a causa mais comum de fraturas tibiais em crianças com menos de 3 anos (fratura de criança de 1 a 3 anos ou CAST [fratura tibial em espiral acidental da infância]).
3. É necessária uma força mais intensa para fraturar a tíbia de crianças de mais idade. Acidentes por veículos motorizados e lesões esportivas são as causas mais comuns de fraturas tibiais em crianças e adolescentes.

Fraturas de tornozelo

1. Representam cerca de 5% de todas as fraturas pediátricas.
2. Acometem a placa de crescimento em cerca de uma em cada seis lesões.
3. A incidência maior é observada em meninos de 10 a 15 anos.
4. Em geral, resultam de traumatismo direto.
5. É necessário obter imagens radiológicas para pesquisa de Mortise, bem como radiografias nas incidências anteroposterior (AP) e lateral.

Fraturas do pé

1. As fraturas do pé representam aproximadamente 6% de todas as fraturas em crianças, sendo 50% delas nos ossos metatarsais.
2. A maioria das fraturas dos ossos metatarsais e das falanges não tem deslocamento.
3. Em geral, o mecanismo de lesão consiste em traumatismo direto ou indireto, como quedas, saltos de alturas, queda de um objeto sobre o pé e lesões por torção.

Classificação das fraturas

1. Fraturas expostas – a fratura subjacente do osso se comunica com uma ferida externa. Em geral, esse tipo de fratura resulta de traumatismo de alta energia ou feridas penetrantes.
2. Fraturas fechadas – fratura do osso subjacente sem ferida aberta.
3. Deformidade plástica – encurvamento do osso de modo a causar uma linha de fratura microscópica, que não atravessa o osso. Quando a força é retirada, o osso continua curvado. Ocorre somente em crianças e é mais comum na ulna (Figura 54.2A).

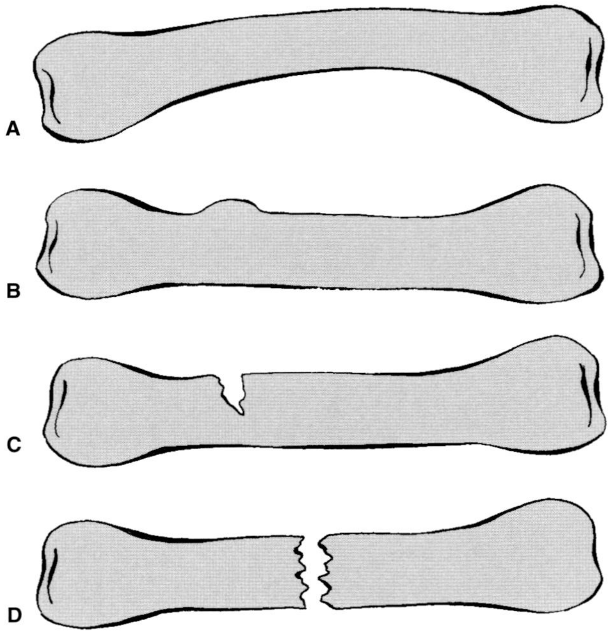

Figura 54.2 Fraturas comuns em crianças. **A.** Deformidade plástica (encurvamento). **B.** Tórica (em toro). **C.** Em galho verde. **D.** Completa.

4. Fraturas tóricas (em toro) – fratura no lado de tensão do osso, próximo ao metafisário mais fraco, cruzando o osso e formando uma curvatura no diafisário mais rígido do lado oposto, o que produz um abaulamento (Figura 54.2B).
5. Fratura em galho verde – o osso é curvado, mas a fratura não o cruza por completo (Figura 54.2C).
6. Fraturas completas (Figura 54.2D):
   a. Em espiral – em consequência de uma força rotacional.
   b. Oblíquas – cruzam diagonalmente a diáfise.
   c. Transversas – costumam ser diafisárias.
   d. Epifisárias – atravessam a fise.

Manifestações clínicas

1. Incapacidade de ficar em pé, andar ou utilizar a parte lesionada.
2. Deformidade do membro (visível ou palpável).
3. Equimose.
4. Dor, descrita como hipersensibilidade pontual.
5. História de lesão ou traumatismo – pode não ser o caso nas fraturas patológicas.
6. Dor de início espontâneo – muitas vezes observada nas fraturas patológicas.
7. Edema localizado e hipersensibilidade acentuada.
8. Movimento entre os fragmentos ósseos.
9. Crepitação ou rangido.
10. Espasmo muscular.

Avaliação diagnóstica

1. As radiografias de suspeita de fraturas dos membros devem incluir a articulação acima e abaixo da lesão.
   a. Devem sempre incluir no mínimo duas incidências em ângulos de 90° entre si (AP e perfil).
   b. Com frequência, é necessária uma comparação das incidências do membro contralateral, o que ajuda a distinguir uma linha de fratura da placa de crescimento.
   c. Em algumas situações, justificam-se radiografias oblíquas para ajudar a identificar uma fratura difícil de detectar.
2. Outros exames radiológicos podem ser indicados em alguns casos para avaliar uma fratura, como ultrassonografia, ressonância magnética (RM), tomografia computadorizada (TC), cintigrafia óssea e fluoroscopia.
3. A avaliação vascular pode incluir o uso de:
   a. Doppler.
   b. Monitoramento da pressão dos compartimentos.
   c. Angiografia.

Manejo

O tratamento depende do tipo de fratura, de sua localização e da idade da criança.

1. O tratamento pode consistir em:
   a. Imobilização com aparelho gessado, tala, fixador externo ou órtese.
   b. Redução fechada, seguida de um período de imobilização em aparelho gessado ou órtese.
   c. Redução aberta, com ou sem fixação interna, e em geral seguida de um período de imobilização em aparelho gessado ou tala.
   d. Redução fechada e colocação percutânea de pino, seguida de um período de imobilização.
   e. Redução fechada ou aberta e aplicação de fixador externo.
   f. Tração (cutânea, esquelética), seguida de um período de imobilização.
2. A maioria das fraturas pediátricas consolida em 12 semanas ou menos. As fraturas simples, fechadas e sem deslocamento, podem consolidar o suficiente para não necessitar de imobilização em 3 semanas.

Complicações

1. Infecção e necrose avascular.
2. União tardia, falha de união e união anormal.
3. Encurtamento – parada epifisial (deformidades de angulação ou comprimento do membro).
4. Lesões vasculares.
5. Lesões neurais – paralisias.
6. Lesões viscerais.
7. Lesões de tendões e articulações.
8. Embolia gordurosa.
9. Síndrome compartimental (emergência ortopédica).
10. Osteoartrite (de ocorrência tardia).
11. Distrofia simpática reflexa.

Avaliação de enfermagem

1. Siga a avaliação básica para a vítima de traumatismo (ver p. 963).
2. Obtenha a história da criança, dos pais e de outras pessoas para incluir detalhes do acidente ou do traumatismo, anotando a posição do membro por ocasião do impacto.
3. Efetue um exame físico para localização de deformidade, edema, equimose e dor; verifique os sinais vitais e realize uma avaliação neurovascular.
4. Avalie os mecanismos de apoio/situação social da criança, de modo a considerar suas necessidades por ocasião da alta.

Diagnósticos de enfermagem

- Dor aguda relacionada com o traumatismo tecidual e os espasmos musculares reflexos em consequência da fratura
- Perfusão tissular periférica ineficaz relacionada com o edema e a imobilização
- Integridade da pele prejudicada relacionada com o traumatismo mecânico (p. ex., dispositivo de fixação, tração, aparelhos gessados, outros dispositivos ortopédicos)
- Enfrentamento ineficaz relacionado com a separação da família e do lar
- Mobilidade física prejudicada relacionada com a fratura e o dispositivo de imobilização externo (p. ex., aparelho gessado, tala, fixador externo)
- Déficit no autocuidado para banho/vestir-se/alimentação/higiene íntima relacionado com os dispositivos externos (p. ex., aparelho gessado, tala)
- Risco de infecção relacionado com o traumatismo (fratura) e a cirurgia
- Risco de disfunção neurovascular periférica relacionado com o envoltório restritivo do aparelho gessado ou da tala.

Intervenções de enfermagem

Ver também cirurgia ortopédica, p. 884.

Promoção de conforto

1. Monitore e avalie a intensidade da dor, utilizando uma escala de dor apropriada para a idade do paciente (p. ex., escala Oucher ou de faces).
2. Efetue o posicionamento, o alinhamento e o suporte da parte do corpo afetada de modo apropriado.
3. Administre analgésicos, quando indicado, e monitore a efetividade da analgesia.
4. Utilize métodos não tradicionais para alívio da dor, como musicoterapia, atividades recreativas, técnicas de relaxamento, toque terapêutico e ludoterapia.

Manutenção da perfusão tissular

1. Avalie com frequência a perfusão do membro, verificando a temperatura, a coloração, a sensibilidade e os pulsos.

2. Eleve o membro acima do nível do coração para evitar edema.
3. Incentive o movimento dos dedos do membro afetado.
4. Remova as bandagens compressivas (p. ex., bandagens elásticas, talas) que restringem o fluxo da circulação.

Manutenção da integridade da pele

1. Avalie e alivie a pressão causada por bandagens, aparelhos gessados e talas apertados.
2. Faça uma limpeza periódica, seque por completo e lubrifique os pontos de pressão se o paciente estiver em tração.
3. Estimule mudanças frequentes de posição, se forem permitidas.
4. Examine regularmente a condição da pele.
5. Massageie a pele normal ao redor da área afetada para estimular a circulação.
6. Proteja a pele em risco com curativos ou produtos especiais (p. ex., creme protetor, curativo úmido permeável).
7. Desencoraje o uso de bastões, lápis ou canetas, pequenos brinquedos ou outros objetos para coçar a pele.
8. Promova uma dieta rica em proteínas, carboidratos e cálcio.

Promoção do enfrentamento efetivo

1. Avalie a resposta da criança e dos pais aos eventos, tranquilizando-os e dando apoio emocional.
2. Explique a condição, o tratamento e as metas de reabilitação, quando indicado.
3. Encaminhe para órgãos de apoio comunitários (p. ex., serviço social, enfermagem domiciliar), quando indicado.
4. Organize o dia da criança com rotinas, atividades e terapia, de modo a mantê-la ocupada.
5. Estimule a criança e expressar sentimentos e emoções por meio de escrita (p. ex., diário), desenho ou ludoterapia.

Promoção de mobilidade

1. Estimule a prática regular de exercícios com os membros normais ao longo de todo o dia.
2. Colabore com o fisioterapeuta e o terapeuta ocupacional para ensinar técnicas de deambulação apropriadas utilizando recursos como muletas, andadores ou cadeiras de rodas, quando indicado.
3. Ensine as precauções de segurança quando utilizar um recurso para deambulação.

Reaquisição de independência

1. Avalie a situação familiar para determinar sua capacidade de cuidar da criança em casa.
2. Deixe a criança cuidar de si mesma e participar dos cuidados, quando for capaz.
3. Incentive os pais e os irmãos a ajudar a criança apenas quando necessário.
4. Avalie a capacidade da criança de participar das atividades de autocuidado.

Prevenção de infecções

Baseado em evidências

Schroeder, N. O., Seeley, M. A., Hariharan, A. *et al.* (2017). Utility of postoperative antibiotics after percutaneous pinning of pediatric supracondylar humerus fracture. *Journal of Pediatric Orthopedics*, *37*(6), 363-7.

Trionfo, A., Cavanaugh, P. K., & Herman, M. J. (2016). Pediatric open fractures. *Orthopedic Clinics of North America*, *47*(3), 565-78.

1. Examine com frequência as feridas, incluindo os locais de inserção dos pinos, à procura de calor, eritema, edema, hipersensibilidade ou secreção purulenta.
2. Os cuidados com o local de inserção do pino e o uso de curativos são indicados pelo ortopedista ou pela instituição. Uma rotina de limpeza com clorexidina ou outro antisséptico é benéfica e inclui massagem suave para remover a secreção superficial.
3. Notifique ao médico a ocorrência de sinais de infecção.
4. Efetue os cuidados apropriados de lesões abertas e feridas cirúrgicas.
5. Administre antibióticos, conforme prescrição.
6. Incentive a criança a comer e a manter uma dieta com ingestão satisfatória de calorias e proteínas, de modo a promover a cicatrização.
7. Ensine a técnica correta de higiene das mãos à criança e aos pais.

Prevenção da disfunção neurovascular periférica

1. Avalie o estado neurovascular do membro afetado a cada hora nas primeiras 24 horas, ou de acordo com o protocolo do hospital, comparando-o com o membro não afetado.
2. Examine à procura de lesão neural (p. ex., abdução de todos os dedos das mãos, toque do polegar com o dedo mínimo, flexão plantar, dorsiflexão).
3. Avalie se há dormência, formigamento, sensações de "alfinetes e agulhas" e dor excessiva, desproporcional à lesão e à analgesia administrada.
4. Incentive a prática de exercícios de amplitude de movimento (ADM) com os dedos das mãos, dos pés, e com os membros não afetados.
5. Explique à criança e aos pais os sinais e os sintomas de comprometimento neurovascular, orientando-os a entrar em contato com o médico imediatamente se eles surgirem.

Alerta de transição de cuidado

No período pós-operatório inicial, podem ser necessárias a reabilitação com o paciente internado ou visitas de cuidados domiciliares. Os centros de reabilitação oferecem terapia ocupacional, fisioterapia e educação à criança para o retorno de seu funcionamento. O enfermeiro efetua uma avaliação da capacidade da família de lidar com o cuidado da sua criança imobilizada. Em qualquer situação, é necessário um reforço para ajudar a tranquilizar os pais de que são capazes de cuidar do filho. Certifique-se de que pais e cuidadores saibam com quem precisam entrar em contato se houver qualquer dúvida a respeito de uma possível complicação.

Considerações sobre atendimento domiciliar e na comunidade

1. Examine a pele à procura de sinais de solução de continuidade e condição do aparelho gessado.
2. Avalie o estado neurovascular do membro afetado.
3. Avalie o dispositivo de tração para se certificar de que esteja intacto e conservado.
4. Avalie o estado nutricional da criança e os hábitos intestinais e vesicais.
5. Avalie a capacidade de enfrentamento da criança e dos membros da família, respondendo às perguntas dos pais sobre o cuidado com o filho imobilizado.
6. Explique ao paciente e aos familiares como cuidar do local de inserção do pino e fazer o ajuste dos parafusos. Solicite que demonstrem tais cuidados para você avaliar.
7. Explique à criança e à família os sinais e os sintomas de infecção e com quem devem entrar em contato se houver infecção.

Educação da família e manutenção da saúde

1. Explique os cuidados apropriados do aparelho gessado, das talas e dos dispositivos de imobilização.

2. Ensine medidas de segurança e prevenção de lesões futuras.
   a. Recomende o uso de capacetes de bicicleta, protetores de joelhos, cotovelos e punhos.
   b. Ressalte a importância de supervisionar crianças pequenas enquanto brincam.
   c. Ensine medidas de segurança, como colocação de portões nas escadas e instalação de janelas que abrem para cima no segundo andar.
3. Explique à família e à criança a história natural de consolidação de fraturas (p. ex., presença de calo ósseo, recuperação gradual da ADM, tempo previsto para a consolidação).

Reavaliação: resultados esperados

- O paciente relata um nível aceitável de conforto.
- Membro quente com coloração, sensibilidade, pulsos e enchimento capilar adequados.
- Ausência de solução de continuidade da pele.
- Os pais confortam a criança, que responde adequadamente.
- O paciente utiliza recursos para facilitar a deambulação e anda de maneira independente.
- Toma banho e se alimenta com ajuda mínima.
- Ausência de febre ou de sinais de infecção ao redor da ferida.
- Nega qualquer dormência e formigamento.

Osteomielite

Baseado em evidências

Godley, D. R. (2015). Managing musculoskeletal infections in children in the era of increasing antibiotic resistance. *Journal of the American Academy of Physician Assistants, 28*(4), 24-9.

Pyles, V. (2015). Pediatric Acute Hematogenous Osteomyelitis. *Continuing Education Topics & Issues, 17*(1), 14-8.

A *osteomielite* é uma infecção piogênica do osso e dos tecidos moles adjacentes. Ocorre sobretudo em crianças de 3 a 12 anos e é uma doença primariamente dos ossos em crescimento. Os ossos longos são afetados com frequência, e a região metafisária constitui o local característico de comprometimento. Os meninos são acometidos duas vezes mais do que as meninas.

Fisiopatologia e etiologia

Agentes etiológicos e fatores de risco

1. Os microrganismos que causam osteomielite variam e estão relacionados com a idade da criança.
   a. O microrganismo patogênico mais identificado nas infecções osteoarticulares aguda é *Staphylococcus aureus*, que é responsável por cerca de 70% dos casos. Nos últimos anos, houve aumento das infecções causadas por *S. aureus* resistente à meticilina.
   b. Outros agentes etiológicos incluem estreptococos beta-hemolíticos do grupo A, *Enterobacter*, *Escherichia coli* e *Streptococcus pneumoniae*.
   c. As infecções vertebrais resultam cada vez mais de microrganismos gram-negativos.
2. Classificação baseada no mecanismo de entrada dos patógenos:
   a. Osteomielite hematogênica (transmitida pela corrente sanguínea) – ocorre sobretudo em crianças.
   b. Osteomielite por contiguidade – causada pela disseminação dos patógenos de fora do corpo ou por disseminação progressiva da infecção localizada em tecido adjacente ao osso.
3. Os fatores de risco incluem:
   a. Impetigo.
   b. Furunculose.
   c. Traumatismo direto de uma área adjacente ao local de osteomielite.
   d. Queimaduras infectadas.
   e. Uso prolongado de acesso intravenoso (IV) ou agulha intraóssea.
   f. Imunizações, em particular vacinação com bacilo de Calmette-Guérin (BCG).
   g. Dependência de drogas intravenosas.
   h. Doença falciforme.

Alterações fisiopatológicas

1. Quando há inoculação do local, o patógeno invasor provoca as seguintes respostas:
   a. Resposta inflamatória.
   b. Formação de pus.
   c. Edema.
   d. Congestão vascular.
   e. Atividade dos leucócitos.
   f. Formação de abscesso.
2. Os pequenos vasos terminais sofrem trombose e exsudam nos canalículos do osso.
   a. O exsudato inflamatório se estende nas cavidades metafisária e medular, entrando no córtex por pequenos orifícios metafisários.
3. O exsudato alcança a superfície externa do córtex, onde forma abscessos que levantam o periósteo do osso subjacente, causando ruptura de vasos sanguíneos e penetrando no osso pelo periósteo. Em consequência, ocorre insuficiente suprimento sanguíneo ao osso, levando à necrose e à morte do osso infectado.
4. Há formação de sequestro ou osso desvitalizado.
5. A resposta osteoblástica intensa é estimulada com o levantamento do periósteo.
6. Ocorre deposição de osso novo pelos osteoblastos, que circundam parcial ou totalmente o osso infectado.
7. Ocorre formação de osso novo, também conhecido como *invólucro*.
8. O exsudato escapa para os tecidos moles circundantes por orifícios no invólucro, a partir do qual drena para a pele por trajetos fistulosos.
9. A osteomielite aguda é uma inflamação de início súbito. A incapacidade de interromper seu processo pode levar à osteomielite crônica.
10. Osteomielite crônica:
    a. Os sinais e os sintomas costumam ser vagos.
    b. A infecção é assintomática entre os períodos de exacerbação.
    c. Os abscessos pequenos ou os fragmentos contendo microrganismos produzem exacerbações ocasionais da osteomielite aguda.
    d. O tratamento inadequado ou inapropriado e os microrganismos resistentes aos medicamentos podem resultar em evolução da osteomielite aguda para a forma crônica.

Manifestações clínicas

1. Lactentes – comprometimento de vários locais dentro do mesmo osso ou em vários.
   a. Doença aguda caracterizada por febre e incapacidade de movimentar o membro afetado.
2. Crianças – afeta habitualmente os ossos longos, mas também pode acometer a pelve e a coluna vertebral.
   a. Início abrupto de febre e sinais sistêmicos de toxemia.
   b. Edema, eritema e hipersensibilidade distinta sobre a área afetada.
   c. Capacidade diminuída de sustentar o peso e redução da ADM do membro afetado.
3. Adolescentes (menos afetados) – acomete os ossos longos, mas também pode afetar as vértebras.
   a. Lombalgia.
   b. Sinais e sintomas descritos anteriormente para crianças.

Avaliação diagnóstica

1. Devem-se obter hemoculturas (positivas em cerca de 50% dos casos) antes de iniciar o tratamento antibiótico, de modo a ajudar a identificar o patógeno causador.
2. Deve-se efetuar aspiração com agulha nos tecidos moles para identificar o agente etiológico.
   a. Coloração pelo método de Gram, cultura e antibiograma com a amostra obtida.
   b. O aspirado negativo nem sempre descarta a possibilidade de infecção.
3. Hemograma completo – leucocitose acentuada e baixo nível de hemoglobina.
4. Velocidade de hemossedimentação (VHS) e proteína C reativa (PCR) elevadas.
5. Radiografia:
   a. Detecta edema do tecido mole profundo e perda dos planos adiposos normais.
   b. Detecta reabsorção óssea e formação de novo osso periósteo.
   c. Pode-se efetuar uma comparação das radiografias de um membro com outro.
6. Ultrassonografia – tornou-se útil para o diagnóstico e a aspiração guiada, visto que o ultrassom detecta alterações do tecido mole no periósteo e em tecidos moles adjacentes.
7. A cintigrafia óssea em crianças com menos de 1 ano é necessária para determinar o acometimento de várias áreas.
   a. Localiza as áreas do esqueleto com fisiologia alterada, porém não identifica a causa.
8. RM – é superior à TC e tem maior utilidade para demonstrar detalhes anatômicos em muitos planos, bem como para detectar alterações patológicas dentro da medula e nos tecidos moles.
9. TC – pode ser utilizada para detectar áreas focais de destruição óssea e delinear abscessos de tecido mole associados à infecção óssea.
   a. Não consegue detectar os estágios iniciais da osteomielite, e a radiação constitui um alto risco em crianças pequenas.

Manejo

1. A aspiração no local da lesão é necessária para confirmar o diagnóstico de osteomielite e identificar o microrganismo responsável, de modo a tratar o paciente com antibiótico apropriado. Além disso, a aspiração é necessária para determinar a necessidade de desbridamento cirúrgico.
   a. O líquido aspirado é enviado para cultura e coloração pelo Gram.
2. Antibióticos IV:
   a. Antibióticos de amplo espectro, como vancomicina ou clindamicina, direcionados a microrganismos gram-positivos até a obtenção do antibiograma.
   b. Recomenda-se o tratamento baseado em antibióticos IV por 3 a 6 semanas, baseado nos sintomas e no nível de PCR (não há diretrizes estabelecidas para a duração do tratamento).
   c. Pode ser necessário colocar um cateter central para infusão intermitente (p. ex., cateter central de linha mediana ou cateter central de inserção periférica [PICC]).
   d. Após um ciclo de antibióticos IV, efetua-se uma alteração para antibióticos orais.
3. Desbridamento cirúrgico – ajuda a interromper a destruição adicional dos tecidos, possibilitando um ciclo de antibioticoterapia de menor duração.
4. Repouso ao leito e imobilização para ajudar a controlar a dor.

Complicações

Baseado em evidências
Funk, S. S., & Copley, L. A. (2017). Acute Hematogenous Osteomyelitis in Children: Pathogenesis, Diagnosis, and Treatment. *Orthopedic Clinics of North America, 48*(2), 199-208.

As complicações da osteomielite são relatadas em cerca de 6% das crianças e incluem:

1. Osteomielite crônica.
2. Fratura patológica.
3. Parada do crescimento.
4. Osteonecrose e necrose avascular.
5. Recidiva da infecção.
6. Artrite séptica.
7. Infecção sistêmica, potencialmente fatal, se não for reconhecida e tratada.
8. Abscesso ósseo ou muscular.

Avaliação de enfermagem

1. Obtenha uma história detalhada, incluindo infecções recentes (orelha, tonsilas, tórax, trato urinário), traumatismo e início dos sintomas.
2. Obtenha uma história de uso recente ou atual de antibioticoterapia e seu efeito.
3. Efetue uma avaliação física à procura de sinais de infecção primária e osteomielite.
4. Avalie os mecanismos de enfrentamento e os recursos da família.

Diagnósticos de enfermagem

- Dor aguda relacionada com o edema, a hipertermia e o processo infeccioso do osso
- Hipertermia relacionada com a resposta inflamatória secundária à osteomielite
- Mobilidade física prejudicada relacionada com a dor no membro afetado, em consequência da resposta inflamatória ou do tratamento cirúrgico
- Disposição para controle da saúde melhorado relacionado com o tratamento com medicamentos IV.

Intervenções de enfermagem

Manutenção do conforto e redução da temperatura

1. Avalie as características da dor e o uso escalas de avaliação da dor apropriado para a idade do paciente.
2. Meça a temperatura a cada 4 horas e aumente a ingestão de líquidos para evitar a desidratação.
3. Mantenha o repouso e a imobilização do membro afetado.
4. Administre analgésico/antipiréticos, conforme prescrito, e monitore sua efetividade.

Prevenção das complicações da imobilidade

1. Explique sobre atividades permitidas – em geral, o paciente não pode sustentar peso com o membro afetado e precisa permanecer em repouso no leito durante a fase aguda.
2. Incentive a prática de exercícios com os membros e as articulações não afetados por meio de brincadeiras.
3. Forneça recursos para auxiliar a deambulação, quando indicado (p. ex., muletas, andador), e explique sobre seu uso seguro e adequado.

Promoção da adesão ao esquema terapêutico

1. Explique ao paciente e à família a necessidade de manter os níveis séricos de antibióticos depois da alta, mesmo após a melhora dos sinais e dos sintomas da infecção.
2. Inicie os encaminhamentos apropriados de cuidados domiciliares para a administração e o monitoramento do tratamento IV e dos cuidados com a ferida.
3. Avalie a resposta ao tratamento por meio de exames laboratoriais periódicos (VHS, PCR, níveis séricos dos medicamentos, quando indicado) e acompanhamento.
4. Instrua a família sobre a manutenção e os cuidados apropriados do dispositivo de acesso vascular (p. ex., cateter de linha mediana, PICC).
5. Forneça instruções ao paciente e à família sobre os antibióticos orais e a importância de adesão ao tratamento.

Considerações sobre atendimento domiciliar e na comunidade

1. Forneça instruções aos pais e à criança, quando apropriado, sobre sinais e sintomas de uma infecção.
2. Explique aos pais como preparar o antibiótico para administração por via intravenosa.
3. Explique aos pais como administrar o antibiótico IV.
4. Forneça instruções aos pais sobre o antibiótico a ser administrado.
5. Explique aos pais e à criança a manutenção do dispositivo de acesso vascular.
6. Explique aos pais e à criança como cuidar de sua ferida.
7. Forneça instruções aos pais e à criança sobre as complicações potenciais após a alta.
8. Avalie as capacidades de enfrentamento dos pais e do paciente.
9. Reforce as instruções fornecidas aos pais. Solicite que façam demonstrações para avaliar a capacidade deles de administrar antibióticos IV e de cuidar da ferida do filho.
10. Forneça à família o número de telefone de um enfermeiro com o qual possam entrar em contato para aconselhamento ou se tiverem alguma preocupação.

Alerta de transição de cuidado
Podem ser necessárias visitas domiciliares continuadas para assegurar que os pais estejam confortáveis com o dispositivo de acesso vascular da criança. O treinamento sobre a administração da medicação, a manutenção do dispositivo e os cuidados com a ferida pode evitar uma reinternação.

Educação da família e manutenção da saúde

1. Forneça instruções à família sobre sinais e sintomas de infecção recorrente ou crônica.
2. Ressalte a importância da adesão do paciente ao tratamento.
3. Incentive os pais a procurar intervenção médica imediata para infecções subsequentes.

Reavaliação: resultados esperados

- O paciente relata ausência ou redução da dor
- Permanece sem febre
- O paciente exercita os membros não afetados
- As feridas cirúrgicas não apresentam sinais de infecção, e a criança e os pais demonstram as técnicas corretas para o cuidado com o dispositivo de acesso IV e a infusão.

Displasia do desenvolvimento do quadril

A *displasia do desenvolvimento do quadril (DDQ)* é o termo utilizado para descrever anormalidades do quadril em desenvolvimento, incluindo subluxação, luxação e displasia da articulação do quadril. A DDQ pode estar associada a outras anomalias congênitas. Nos EUA, sua incidência é de um em cada mil nascidos vivos. Os lactentes brancos são acometidos com mais frequência do que os negros. Ocorre comprometimento bilateral em mais de 50% dos casos, e o quadril esquerdo é afetado com mais frequência do que o direito. As meninas são acometidas com frequência quatro a oito vezes maior do que os meninos.[1]

Fisiopatologia e etiologia

1. Os fatores de risco incluem parto pélvico, primogênito, lactentes grandes, oligo-hidrâmnio, sexo feminino, história familiar positiva de DDQ, antecedente étnico, deformidade dos membros inferiores, torcicolo, metatarso aduzido, assimetria do quadril e outras anormalidades musculoesqueléticas congênitas.
2. Subluxação do quadril – mantém contato com o acetábulo, porém não está totalmente localizado na articulação do quadril.
3. Luxação do quadril – ausência de contato entre a cabeça do fêmur e o acetábulo. É algumas vezes localizado, porém pode sofrer luxação com facilidade.
4. Displasia – o acetábulo é raso ou inclinado, em vez de apresentar formato côncavo (Figura 54.3).

Manifestações clínicas

Alterações dos achados físicos à medida que a criança cresce. Deve-se observar a presença de um ou mais dos seguintes achados (Figura 54.4).

1. Assimetria das coxas ou pregas glúteas na coxa (presentes em 10% dos lactentes normais).
2. Limitação da abdução do quadril.
3. Teste de Barlow positivo (luxação).
4. Teste de Ortolani positivo (redução).
5. Encurtamento do fêmur afetado (sinal de Galeazzi).
6. Padrões de marcha anormais – marcha de Trendelenburg (inclinação da pelve para baixo no lado afetado).
7. Dor em crianças de mais idade.

Avaliação diagnóstica

Baseado em evidências
Shaw, B. A., Segal, L. S.; Section on Orthopaedics, American Academy of Pediatrics. (2016). Evaluation and Referral for Developmenta Dysplasia of the Hip in Infants. *Pediatrics, 138*(6).

1. Ultrassonografia (por um técnico experiente) – proporciona alto grau de precisão no diagnóstico da DDQ em crianças com menos de 6 meses de vida.
   a. Possibilita a visualização da cabeça do fêmur e o lábio externo do acetábulo.
   b. A American Academy of Pediatrics publicou diretrizes sobre indicações da ultrassonografia e encaminhamento ao ortopedista, com base no exame físico, nos achados clínicos e na história de saúde.
2. Radiografias – é difícil visualizar a cabeça do fêmur cartilagínea no recém-nascido. À medida que a criança cresce, o centro de ossificação pode ser mais bem visualizado, e a eficiência da radiografia em geral

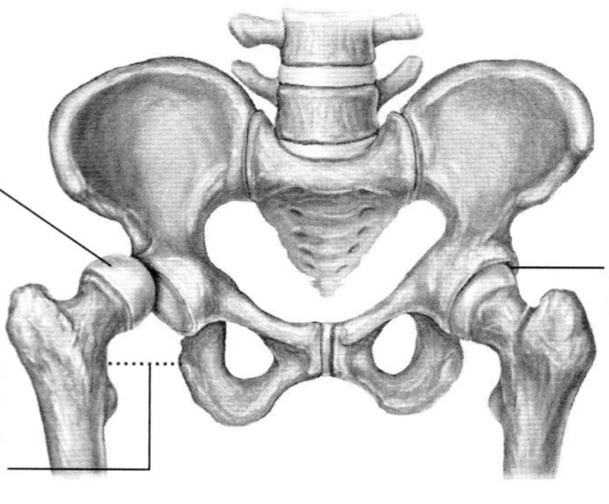

Figura 54.3 Displasia do desenvolvimento do quadril. (Anatomical Chart Company.)

[1]N.R.T.: Um a cada mil recém-nascidos poderá nascer com o quadril luxado, e cerca de dez em mil, com o quadril subluxado (instável). Em nosso meio, podemos esperar uma incidência de cinco por mil quanto à positividade do sinal de Ortolani. O quadril esquerdo é o mais afetado, com 60%, contra 20% do direito, sendo a bilateralidade menos frequente (20%). Guarniero, R. Displasia do desenvolvimento do quadril: atualização. *Rev. Bras. Ortop.* (2010), *45*(2), 116-121. Disponível em: *http://www.scielo.br/scielo.php?script=sci_arttext&pid=S0102-36162010000200002&lng=en&nrm=iso.* Acesso em: 27 out. 2020.

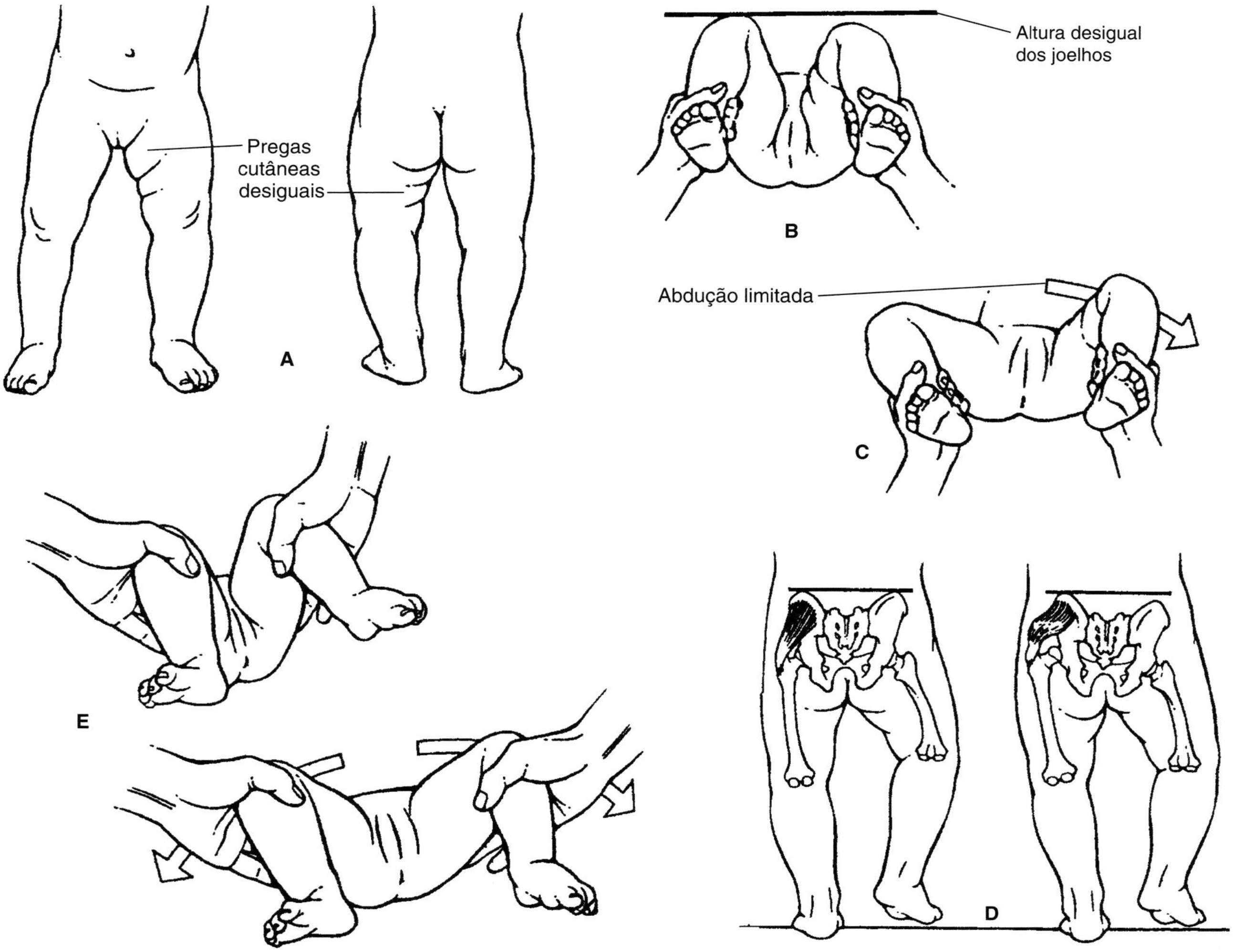

Figura 54.4 Sinais de displasia do desenvolvimento do quadril. **A.** Pregas da coxa desiguais. **B.** Fêmur aparentemente curto (sinal de Galeazzi). **C.** Limitação da abdução do quadril afetado. **D.** Inclinação da pelve para baixo no lado afetado (sinal de Trendelenburg). **E.** Adução e a depressão do fêmur, causando luxação do quadril (teste de Barlow), com percepção de um "clique" quando o quadril luxado é abduzido e recolocado (sinal de Ortolani). (Jackson, D. B., & Saunders, R. B. [1993]. *Child health nursing.* Philadelphia: Lippincott Williams & Wilkins.)

melhora depois de 6 meses de vida. Pode ser útil excluir a possibilidade de outras anomalias pélvicas, vertebrais e femorais.

Manejo

Baseado em evidências

Larson, J. E., Patel, A. R., Weatherford, B. *et al.* (2017). Timing of Pavlik harness initiation: Can we wait? *Journal of Pediatric Orthopedics.* Epub ahead of print.

Murphy, R. F., & Kim, Y-J. (2016). Surgical management of pediatric developmental dysplasia of the hip. *Journal of the American Academy of Orthopedic Surgeons, 24*(9), 615-23.

A meta é recuperar o máximo possível o alinhamento anatômico do quadril. A metodologia depende da idade da criança por ocasião da apresentação. Foi constatada uma resolução espontânea de mais de 80% dos casos de quadril clinicamente instável ao nascimento.

Do nascimento até 6 meses de vida

1. Quadris subluxados:
   a. Observe durante 3 semanas.
   b. Se for persistente, trate com aparelho suspensor de Pavlik (Figura 54.5).

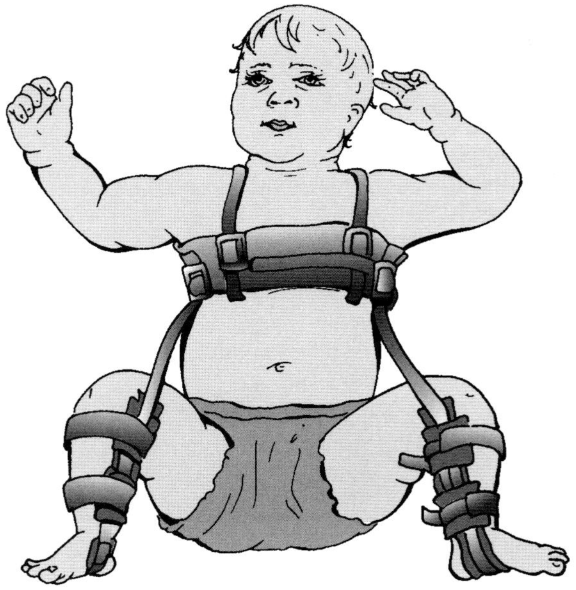

Figura 54.5 Aparelho suspensor de Pavlik.

2. Quadris luxados ou luxáveis:
   a. Aparelho suspensor de Pavlik – é necessário um acompanhamento frequente para verificar a posição, efetuar ajustes das correias e determinar a estabilidade do quadril.
   b. Ultrassonografia para determinar se houve redução do quadril.
   c. O lactente deve usar o aparelho em tempo integral, até a normalização do exame clínico e da ultrassonografia.

Seis a 18 meses

1. Subluxação e luxação do quadril em crianças entre 6 e 9 meses:
   a. O tratamento com aparelho suspensor de Pavlik exige avaliação frequente, e seu uso pode ser mantido por 4 meses ou até que a criança seja capaz de ficar em pé com o aparelho.
   b. Quando a criança fica em pé, o aparelho é trocado por uma órtese de abdução, até que o quadril esteja normal.
   c. Redução fechada e aplicação de aparelho gessado em oito se o tratamento com o suspensório não tiver sucesso.
2. Subluxação e luxação do quadril em crianças de 9 a 18 meses – o acompanhamento continua até a criança alcançar a idade de maturidade esquelética.

Dezoito a 36 meses

1. Quadril luxado:
   a. Redução fechada.
   b. Aplicação de aparelho gessado em oito durante 3 meses para manter a redução.
2. Fracasso da redução fechada e do aparelho gessado:
   a. Redução aberta e osteotomia inominada.
   b. Aplicação de aparelho gessado em oito.
   c. Órtese de abdução.
3. O acompanhamento continua até a idade de maturidade esquelética.

A partir de 3 anos

1. Subluxação ou luxação do quadril – tratamento cirúrgico por redução aberta.
2. O acompanhamento continua até que seja alcançada a idade de maturidade esquelética.

Adolescentes

1. Displasia acetabular:
   a. Uso de anti-inflamatórios não esteroides e dispositivo para deambulação (p. ex., muletas, bengala) para limitar a sustentação de peso sobre o membro afetado.
   b. Em geral, há necessidade de correção cirúrgica.

Complicações

1. Necrose avascular.
2. Recidiva da luxação ou subluxação.
3. Perda da ADM.
4. Discrepância de comprimento da perna.
5. Osteoartrite precoce.
6. Luxação recorrente ou quadril instável.
7. Paralisia do nervo femoral.
8. Luxação iatrogênica do quadril.

Avaliação de enfermagem

1. Obtenha uma história familiar, incluindo patologia do quadril.
2. Obtenha uma história obstétrica para detectar fatores de risco, como apresentação pélvica e filho primogênito.
3. Efetue uma avaliação física para ADM, aparecimento de sinal de Trendelenburg, testes de Barlow e teste de Ortolani, assim como exame à procura de pregas assimétricas nas coxas.
4. Avalie a resposta da família ao diagnóstico.

Diagnósticos de enfermagem

- Risco de paternidade ou maternidade prejudicada relacionado com a adaptação ineficaz aos estressores associados ao diagnóstico de DDQ e ao esquema terapêutico prescrito
- Risco de integridade da pele prejudicada relacionado com a contaminação do períneo em consequência do confinamento exigido por um dispositivo ortopédico (p. ex., aparelho suspensor de Pavlik, aparelho gessado em oito)
- Mobilidade física prejudicada relacionada com o dispositivo externo (p. ex., aparelho gessado em oito no quadril).

Intervenções de enfermagem

Ver também cirurgia ortopédica, p. 884.

Promoção da parentagem efetiva

1. Explique a doença e o tratamento de maneira que a família possa compreender.
2. Incentive os pais a segurar a criança com abdução dos quadris enquanto a manipulam.
3. Aconselhe os pais a evitar enrolar o lactente em mantas.
4. Tranquilize os pais sobre o fato de que o resultado efetivo depende da intervenção precoce e da adesão do paciente ao tratamento.
5. Demonstre a aplicação do aparelho de Pavlik e se certifique de que os pais entenderam e se sentem à vontade para aplicá-lo.
6. Ressalte a importância de comparecer às consultas de acompanhamento e da adesão estrita ao tratamento prescrito.
7. Forneça aos pais o nome e o número de contato de algum profissional, caso surja alguma dúvida sobre o cuidado de seu filho.

Manutenção da integridade da pele

Ver p. 1449.

Prevenção das complicações da imobilidade

1. Estimule a criança com jogos e atividades que exercitem a parte superior do corpo e os pés, de acordo com sua capacidade.
2. Mude a posição da criança com frequência e incentive a deambulação, de acordo com sua capacidade. Apoie a cabeça e as pernas para reposicionar o corpo.
3. Incentive a prática de exercícios de respiração profunda a determinados intervalos, de modo a evitar a atelectasia e a pneumonia hipostática. As crianças podem soprar bolas, línguas de sogra e soprar bolas de algodão sobre a mesa, quando apropriado.
4. Estimule a ingestão de líquidos e o consumo de uma dieta rica em fibras para evitar a constipação intestinal.

Considerações sobre atendimento domiciliar e na comunidade

1. Pode ser necessário efetuar uma visita domiciliar inicial para avaliar a criança mantida em um aparelho suspensor de Pavlik.
2. Para as crianças que utilizam aparelho gessado em oito, veja "Considerações sobre atendimento domiciliar e na comunidade", na seção sobre "Fraturas".
3. Avalie cuidadosamente o desenvolvimento dos papéis do pai e da mãe, orientando-os sobre os cuidados normais do lactente e os cuidados especiais necessário à criança, como medidas de segurança e mudança de posição.

Educação da família e manutenção da saúde

1. Quando a criança precisar ser tratada com uma tala de abdução, explique sua finalidade e demonstre aos pais sua aplicação e retirada.
   a. Instrua os pais sobre se e quando o dispositivo pode ser retirado.

b. Instrua os pais a verificar o ajuste da tala de abdução em todas as trocas de fraldas.
c. Deixe que os pais demonstrem a habilidade em colocar corretamente o dispositivo na criança.
d. Forneça aos pais instruções por escrito, sempre que possível.
2. Ensine aos pais a cuidar da pele e relatar qualquer solução de continuidade da pele ou rompimento do aparelho gessado, da órtese ou da tala.
3. Incentive avaliações de acompanhamento e consultas regulares de manutenção da saúde.

Reavaliação: resultados esperados

- Os pais seguram a criança e participam de seus cuidados (p. ex., aplicação do aparelho suspensor de Pavlik)
- A criança não apresenta solução de continuidade da pele perineal
- Os pulmões estão limpos, com boa aeração bilateral.

Pé torto congênito (pé equinovaro)

O *pé torto* é uma anomalia congênita que se caracteriza por deformidade em três partes do pé, consistindo em inversão do calcanhar (retropé valgo), adução e supinação do antepé e tornozelo equino. Em geral, o pé torto aponta para baixo e exibe torção para dentro. Os ossos, os músculos, os ligamentos, os nervos e os vasos sanguíneos situados abaixo do joelho podem estar malposicionados. Outros distúrbios congênitos do pé e do tornozelo ocorrem, porém são menos comuns. A incidência do pé torto é de um a três em mil nascidos vivos. A condição é bilateral em 30 a 50% das crianças afetadas, e a razão de ocorrência entre os sexos masculino e feminino é de 2,5:1.

Fisiopatologia e etiologia

1. Tipo equinovaro (adução do antepé, cerca de 95% dos casos) – pé em flexão plantar (pé equino) e invertido (pé varo) (Figura 54.6).
2. Tipo calcaneovalgo (pé torto invertido, cerca de 5% dos casos) – pé em dorsiflexão e eversão (pé valgo).
3. A causa exata não é conhecida. As teorias sugeridas apontam para fatores vasculares, virais, genéticos, anatômicos e ambientais. Pode também resultar de posição no útero.

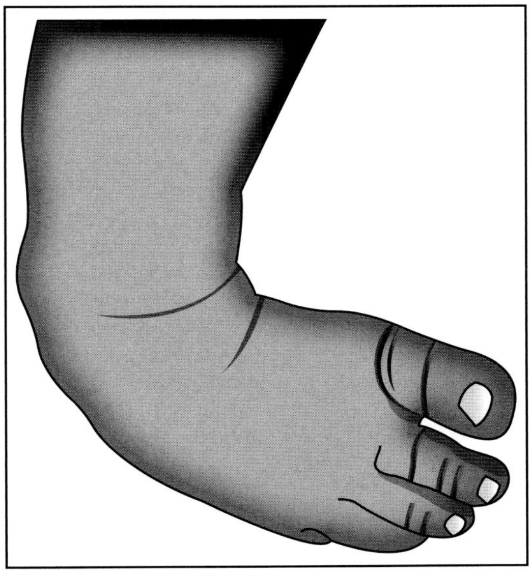

Figura 54.6 Pé torto do tipo equinovaro. (Pansky, B. & Gest, T. R. [2011] *Lippincott Concise Illustrated Anatomy*. Philadelphia: Lippincott Williams & Wilkins.)

Manifestações clínicas

1. Em geral, a deformidade é óbvia ao nascimento, com graus variáveis de rigidez e possibilidade de corrigir a posição do pé. A condição pode incluir desde pé torto postural leve até pé torto neuromuscular grave, que coexiste com diversos diagnósticos, como artrogripose e espinha bífida.
2. A deformidade se torna fixa se não for tratada, podendo levar às seguintes consequências:
   a. A criança sustenta o peso na borda lateral do pé.
   b. Marcha desajeitada.
   c. Desenvolvimento de calos e bolsas na parte lateral do pé.

Avaliação diagnóstica

1. Apresentação clínica e exame físico.
2. Radiografias para determinar a anatomia óssea e avaliar a eficiência do tratamento.

Manejo

Baseado em evidências
Batti, S. E., Solla, F., Clement, J. *et al.* (2016). Initial treatment of congenital, idiopathic clubfoot: Prognostic factors. *Orthopaedics and Traumatology, Surgery and Research, 102*(8), 1081-5.

O manejo deve começar o mais cedo possível depois do nascimento, com o objetivo de obter um pé funcional e sem dor, que possa ser acomodado em calçados comuns. Entretanto, apesar do tratamento, a criança sempre terá panturrilha e pé pequenos no lado afetado. O manejo não cirúrgico, incluindo manipulação, alongamento e aplicações seriadas de aparelhos gessados, é hoje o tratamento de escolha.

1. O método de Ponseti constitui a técnica inicial para o tratamento e incorpora alongamento e manipulação suaves, seguidas de imobilização em aparelho gessado para promover o relaxamento e o amolecimento dos tecidos, bem como a remodelagem das faces articulares anormais.
   a. Consiste no uso semanal de aparelho gessado durante aproximadamente 6 semanas, seguido de tenotomia do tendão do calcâneo, que é realizada sob anestesia local e uso subsequente de botas ortóticas durante 23 a 24 horas por dia, por 3 a 4 meses.
   b. O tratamento é concluído com o uso de órteses de tornozelo-pé (OTP) durante o dia e botas interligadas por uma barra à noite, durante 2 anos.
2. Outro tratamento não cirúrgico inclui a troca dos aparelhos gessados e manipulações do pé, em geral efetuada 1 vez/semana, durante 6 semanas.
   a. Depois de 6 semanas de manipulação semanal e uso de aparelho gessado, o pé é manipulado e imobilizado com gesso a cada 2 semanas.
   b. Após o período inicial – cerca de 3 meses de uso de aparelho gessado –, efetua-se uma avaliação para determinar se é necessário continuar a manipulação e a imobilização gessada, realizar uma tenotomia percutânea ou iniciar o uso de calçados corretivos – com ou sem barra de Denis-Browne, órtese de Wheaton ou calçado de Bebax mais recentes.
3. O tratamento cirúrgico pode ser necessário em algumas crianças para corrigir a deformidade. Em geral, esse tratamento é realizado nos primeiros 6 meses de vida, de modo que a criança fique livre de imobilização pós-operatória antes de começar a andar.
4. O tratamento cirúrgico também pode ser necessário após tratamento conservador e consiste em liberação plantar medial,

liberação posterior, liberação lateral ou redução e fixação, dependendo do grau de deformidade.
5. A criança com apresentação tardia ou que exibe deformidade recorrente ou residual pode necessitar de um procedimento cirúrgico agressivo para estabilizar as estruturas ósseas e equilibrar músculos e tendões por meio de uma combinação de fusões, liberações, alongamentos e transferências.
6. Em geral, as rotinas pós-operatórias incluem um período de imobilização em gesso de até 12 semanas, seguido de órtese (OTP) ou uso de calçado corretivo por um período de 2 a 4 anos.

Complicações

1. Deformidade do talo vertical congênito, em consequência de dorsiflexão excessiva e "rompimento" dos ossos tarsais médios.
2. Anormalidades das lâminas epifisiais em consequência de manipulação excessivamente agressiva.
3. Deformidade recorrente ou residual.

Avaliação de enfermagem

1. Obtenha uma história familiar de deformidades dos pés.
2. Obtenha uma história obstétrica para a detecção de fatores de risco.
3. Efetue um exame físico para detectar outras anomalias e determinar a posição clássica e a ADM do pé. Se a apresentação for tardia, realize um exame neurológico completo para excluir outros fatores etiológicos.
4. Avalie a capacidade de enfrentamento e os recursos da família disponíveis para um tratamento prolongado.

Diagnósticos de enfermagem

- Risco de paternidade ou maternidade prejudicada relacionado com a adaptação ineficaz aos estressores associados a um diagnóstico de pé torto e ao intenso esquema terapêutico
- Risco de integridade da pele prejudicada relacionado com o uso seriado de aparelhos gessados
- Perfusão tissular periférica ineficaz relacionada com o edema pós-operatório ou o uso de aparelho gessado
- Dor aguda relacionada com o traumatismo dos tecidos e dos músculos em consequência da cirurgia.

Intervenções de enfermagem

Ver também cirurgia ortopédica, p. 884.

Promoção da parentagem efetiva

1. Faça uma descrição precisa da deformidade e ressalte a importância do tratamento utilizando termos que os pais possam entender.
2. Ofereça a oportunidade de os pais expressarem dúvidas e preocupações.
3. Reforce os fatores etiológicos e o fato de que ninguém tem culpa de a criança ter pé torto.
4. Incentive os pais a segurar a criança, a brincar com ela e a participar de seus cuidados.
5. Encaminhe os pais a uma família que tenha passado pelo processo de tratamento para receber apoio.

Proteção da integridade da pele

1. Avalie o ajuste do aparelho gessado, da tala, da órtese ou dos calçados especiais. Avise aos pais que, em virtude da rápida velocidade de crescimento do lactente, pode ser necessário substituir o aparelho gessado ou a tala para evitar qualquer solução de continuidade da pele.
2. Avalie e ensine a avaliar a pressão excessiva sobre a pele, como eritema, escoriação, odor fétido sob o aparelho gessado ou dor.

Preservação da perfusão tissular

1. Efetue avaliações neurovasculares frequentes após tenotomia e tratamento cirúrgico, incluindo coloração, calor, sensibilidade, enchimento capilar, pulsos e dor.
2. Eleve o membro para evitar a ocorrência de edema no período pós-operatório.
3. Proteja e avalie o pé à procura de lesões.

Alívio da dor

1. Avalie à procura de sinais de desconforto, como irritabilidade, choro, alimentação e sono precários, taquicardia e aumento da pressão arterial.
2. Administre analgésicos de maneira regular nas primeiras 24 a 48 horas após a cirurgia.
3. Forneça medidas de conforto, como música suave, chupeta, mordedor, balanço e aconchego dos pais.
4. Estimule os pais a administrar analgésicos após a alta hospitalar, quando necessário. Explique as doses e a via de administração, eliminando qualquer conceito errôneo sobre vício ao medicamento.

Educação da família e manutenção da saúde

1. Ensine os pais a retirar o aparelho gessado em casa, antes de sua manipulação semanal e recolocação, mergulhando em uma solução de água e vinagre.
2. Explique aos pais quando as órteses podem ser retiradas – em geral, para tomar banho. Ressalte que os dispositivos precisam ser usados conforme prescrição.
3. Explique aos pais que o sono do lactente pode ser inicialmente perturbado por causa da órtese à noite e que ele pode ficar irritável enquanto estiver acordado graças à fadiga.
4. Instrua os pais sobre como proporcionar um ambiente seguro para a criança andar.
5. Discuta a importância do acompanhamento frequente e a longo prazo, ajudando os pais com necessidades especiais como transporte, horários de consultas flexíveis e financiamento das órteses.
6. Ensine aos pais a verificar a coloração, a temperatura, o enchimento capilar, a mobilidade dos dedos dos pés e a posição do aparelho gessado, certificando-se de que o gesso não deslize e cubra os dedos dos pés.
7. Incentive os pais a aderir ao esquema de tratamento para obter os melhores resultados possíveis.

Reavaliação: resultados esperados

- Os pais seguram o lactente e participam de seu cuidado
- Não há sinais de solução de continuidade da pele
- O estado neurovascular do pé afetado está normal
- O lactente repousa e se alimenta bem.

Doença de Legg-Calvé-Perthes

A *doença de Legg-Calvé-Perthes (DLCP)* é um problema autolimitado da parte proximal do fêmur que se caracteriza por interrupção temporária do fluxo sanguíneo, com consequente necrose avascular da cabeça do fêmur. Na população geral, a incidência da DLCP é de 2 a 20 por 100 mil. Ocorre mais em crianças de 4 a 8 anos. A razão entre sexo masculino e feminino é de 5:1, e a doença é observada frequentemente em indivíduos brancos e asiáticos. É bilateral em 10 a 20% dos casos. A taxa de ocorrência familiar é de 30 a 40%.

Baseado em evidências

Cook, P. C. (2014). Transient synovitis, septic hip, and Legg-Calve-Perthes disease: An approach to the correct diagnosis. *Pediatric Clinics of North America*, *61*(1), 1109-18.

Fornari, E. D., Karkenny, A., & Schulz, J. (2015). Legg-Calve-Perthes disease. *Pediatric Orthopaedics*, *26*(5), 487-93.

Fisiopatologia e etiologia

Considerações gerais

1. A etiologia não é conhecida, e a doença pode ser causada por fatores como tabagismo passivo, pobreza, hiperatividade, idade óssea tardia, baixa estatura, disfunção mecânica e distúrbios metabólicos.
2. A interrupção do fluxo vascular para a cabeça do fêmur resulta em morte do osso. A deformidade pode ocorrer com perda da conformação esférica da cabeça do fêmur durante o processo patológico. A doença progride em quatro estágios identificáveis.

Estágio I (fase avascular)

1. Interrupção espontânea do fluxo sanguíneo para a epífise femoral superior.
2. Os osteoblastos (células formadoras de osso) da epífise morrem e o osso para de crescer.
3. Alargamento discreto do espaço articular.
4. Edema dos tecidos moles ao redor do quadril.
5. O primeiro estágio tem duração de apenas algumas semanas.

Estágio II (revascularização ou fragmentação)

1. A cabeça do fêmur fica achatada e fragmentada. O crescimento de novos vasos sanguíneos irriga a área de necrose e ocorrem reabsorção e deposição ósseas.
2. O osso recém-formado não tem resistência, e podem ocorrer fraturas patológicas.
3. Forças anormais sobre a epífise enfraquecida podem provocar deformidade progressiva.
4. Esse estágio tem duração de vários meses a 1 ano.

Estágio III (reossificação)

1. A cabeça do fêmur é gradualmente reformada.
2. O núcleo da epífise se rompe em diversos fragmentos, com espaços semelhantes a cistos entre eles.
3. Começa a haver formação de novo osso nas bordas medial e lateral da epífise, que se torna alargada.
4. O osso morto é removido e substituído por um novo, que se espalha de modo gradativo para cicatrizar a lesão.
5. Esse estágio tem duração de 2 a 4 anos.

Estágio IV (cicatrização)

1. Sem tratamento:
   a. A cabeça do fêmur se achata e adquire a forma de um cogumelo.
   b. A discrepância entre a cabeça do fêmur e o acetábulo persiste e se agrava.
2. Com tratamento:
   a. A cabeça do fêmur mantém uma configuração quase esférica.
   b. O acetábulo parece normal.
   c. A largura do colo do fêmur é normal.

Manifestações clínicas

1. A criança apresenta claudicação ou dor no quadril, que pode ser intermitente ou se estender por vários meses.
2. Dor no joelho, na face interna da coxa e na virilha, habitualmente com atividade, havendo resolução frequente com repouso.
3. Limitação da abdução e da rotação medial do quadril.
4. Espasmo muscular leve a moderado na rotação do quadril em extensão, rotação interna, flexão e abdução limitadas.
5. Marcha de Trendelenburg – rebaixamento do lado oposto da pelve quando a sustentação do peso ocorre no membro afetado.
6. História de traumatismo associado.

Avaliação diagnóstica

1. As radiografias (AP e lateral com as pernas em posição de sapo) permitem avaliar a extensão do comprometimento da epífise e o estágio da doença – os achados iniciais podem ser normais.
2. A RM pode ser útil na detecção de obstrução do fluxo sanguíneo, porém não é eficaz para identificar os estágios de cicatrização.
3. A cintigrafia óssea é utilizada para ajudar a estabelecer o diagnóstico da DLCP no estágio inicial quando houver dúvida quanto ao diagnóstico.
4. A ultrassonografia pode revelar derrame articular precoce.
5. A artrografia pode ser útil na avaliação da esfericidade da cabeça do fêmur.

Manejo

Baseado em evidências

Smith, C. (2014). Increasing awareness of Legg-Calve-Perthes disease. *British Journal of School Nursing, 9*(1), 21-3.

Hailer, Y., Haag, A., & Nilsson, O. (2014). Legg-Calve-Perthes disease: Quality of life, physical activity, and behavior pattern. *Journal of Pediatric Orthopedics, 34*(5), 514-21.

A meta do manejo consiste em preservar e recuperar a cabeça do fêmur e aliviar a dor.

1. Recupere a mobilidade – alívio inicial da sinovite, do espasmo muscular e da dor articular:
   a. Salicilatos (com cautela) e anti-inflamatórios.
   b. Limitação das atividades e repouso ao leito, com ou sem modificação das atividades.
2. Monitore a progressão da doença e se certifique de que o quadril permaneça congruente por meio de radiografias seriadas.
3. A intervenção cirúrgica, hoje raramente realizada, pode variar, mas em geral inclui osteotomia em varo, osteotomia inominada, osteotomia da parte proximal do fêmur ou da pelve, ou uma combinação delas, se houver subluxação da cabeça do fêmur ou discrepância com o acetábulo antes do processo reparador.
4. O resultado do tratamento depende da idade da criança, da extensão da necrose, do estágio da doença por ocasião da instituição do tratamento e da congruência da articulação com a maturidade esquelética.

Complicações

1. Doença articular degenerativa precoce.
2. Deformidade residual.
3. Perda da mobilidade ou da função do quadril afetado.
4. Dor persistente e distúrbio da marcha.

Avaliação de enfermagem

1. Obtenha uma história detalhada, incluindo início dos sintomas e características da dor.
2. Efetue um exame físico, incluindo avaliação da marcha, ADM e quaisquer contraturas.

Diagnósticos de enfermagem

- Dor aguda em consequência do processo patológico
- Mobilidade física prejudicada relacionada com a dor na deambulação.

Intervenções de enfermagem

Ver também cirurgia ortopédica, p. 884.

Promoção de conforto

1. Monitore e avalie a intensidade da dor utilizando um instrumento de medida da dor apropriado para a idade do paciente.
2. Instrua a criança e os pais sobre as atividades que podem ser mantidas e as que devem ser evitadas (p. ex., esportes de contato ou de alto impacto).
3. Administre analgésicos, quando indicado, e monitore sua efetividade.

Promoção de mobilidade

1. Incentive atividades para manter a ADM (p. ex., natação, ciclismo).
2. Estimule os pais a permitir atividades que envolvam as partes do corpo não afetadas dentro das diretrizes de restrição.
3. Forneça equipamentos para ajudar na mobilidade (p. ex., cadeira de rodas, andador).

Educação da família e manutenção da saúde

1. Ensine os cuidados apropriados dos dispositivos para auxiliar a deambulação e explique a necessidade de aderir ao seu uso.
2. Ressalte a necessidade de se manter ativo dentro das limitações e promover uma imagem corporal positiva.
3. Explique à criança que a restrição é apenas temporária. Ressalte os aspectos positivos da atividade.
4. Explique o processo patológico aos pais e à criança, ressaltando a importância da adesão do paciente ao tratamento.
5. Deixe que a criança expresse verbalmente suas preocupações e faça perguntas sobre o tratamento.
6. Estimule o comparecimento às consultas regulares de acompanhamento.

Reavaliação: resultados esperados

- A dor é adequadamente controlada
- Manutenção da ADM e da função.

Escoliose estrutural

A *escoliose* é uma curvatura lateral da coluna vertebral de mais de 10°. Os diferentes tipos de escoliose variam de acordo com a idade de início e a estrutura da coluna vertebral.

Fisiopatologia e etiologia

1. Escoliose idiopática – representa 80% dos casos de escoliose em crianças. As causas possíveis incluem fatores genéticos, anormalidades do crescimento das vértebras ou anormalidade do sistema nervoso central. As três classificações, baseadas na idade do paciente por ocasião do diagnóstico, são as seguintes:
   a. Infantil – do nascimento até 3 anos (menos de 1% de todos os casos de escoliose idiopática).
   b. Juvenil – entre 3 e 10 anos ou antes do início da adolescência.
   c. Adolescente – apresentação na adolescência (mais de 10 anos):
      i. Parcialmente familiar, afeta 2% da população.
      ii. A prevalência para curvatura de mais de 30° é menos comum – 1,5 a 3 por 1.000; as curvaturas graves são raras.
      iii. As curvaturas progressivas são mais prevalentes no sexo feminino do que no masculino (razão de 7:1 entre indivíduos do sexo feminino e do masculino para curvaturas maiores que 25°). A progressão é mais acentuada durante o estirão de crescimento da puberdade, logo antes do início das menstruações.
2. Escoliose congênita – malformação de um ou mais corpos vertebrais, resultando em crescimento assimétrico.
   a. Tipo I – falha na formação dos corpos vertebrais (p. ex., hemivértebra isolada, vértebra em cunha, múltiplas vértebras em cunha, hemivértebras múltiplas).
   b. Tipo II – falha na segmentação (p. ex., barra não segmentada unilateral, vértebra em bloco bilateral).
   c. Tipo III – falha na segmentação e na formação.
      i. Mais de 50% dos pacientes com escoliose congênita apresentam outra anomalia associada, muitas vezes associada a outras anomalias congênitas de outros sistemas (p. ex., síndrome de Klippel-Feil, anormalidades do sistema geniturinário, síndrome de anomalias vertebrais, atresia anal, defeitos cardíacos, traqueais, esofágicos, renais e nos membros [VACTERL; do inglês, *vertebral, anal atresia, cardiac, trachea, esophageal, renal, and limb defects*] e outras).
3. Escoliose neuromuscular – pode ser neuropática ou miopática, mais grave em pacientes que não conseguem andar. Ocorre em crianças com paralisia cerebral, distrofia muscular, distrofia dos músculos espinais e outras.
4. Outros fatores que podem causar escoliose incluem condições osteopáticas, fraturas, doenças artríticas, irradiação da coluna, distúrbios endócrinos, pós-toracotomia e irritação de raízes nervosas.
5. Em todos os tipos de escoliose, a coluna vertebral desenvolve uma curvatura lateral:
   a. Ocorre rotação das vértebras para o lado convexo da curvatura, que roda os processos espinhosos na direção da concavidade.
   b. As vértebras adquirem uma configuração cuneiforme.
   c. O formato dos discos é alterado, assim como o canal medular e o arco posterior do corpo vertebral.
6. À medida que a deformidade progride, as alterações da caixa torácica aumentam. Pode ocorrer comprometimento respiratório e cardiovascular nos casos de progressão grave.
   a. As alterações da caixa torácica, das costelas e do esterno levam a outras deformidades características, como "corcunda".
   b. O comprometimento neurológico na escoliose idiopática é raro.

Manifestações clínicas

1. Características físicas (Figura 54.7):
   a. Postura inadequada.
   b. Aumento ou diminuição da cifose torácica ou da lordose lombar.
   c. Discrepância de comprimento das pernas.
   d. Assimetria dos ombros.
   e. Proeminência escapular.
   f. Desequilíbrio do tronco (relação entre o tronco e a pelve).
   g. Nódulo (corcunda) no dorso.
   h. Desnivelamento da linha da cintura.
   i. Desproporção de tamanho das mamas.
2. Pode ocorrer dor lombar, entretanto não se trata de um achado de rotina na escoliose idiopática.[2]

[2]N.R.T.: O adolescente que refere dor lombar e tem escoliose deve ser cuidadosamente avaliado para excluir alguma condição patológica específica, inclusive tumor, doença do disco intervertebral ou anomalias intraespinais.

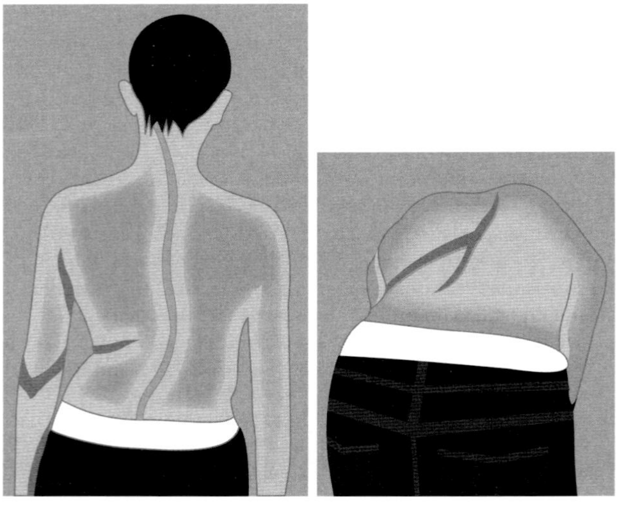

Figura 54.7 Desequilíbrio troncular característico e proeminência escapular com escoliose.

Avaliação diagnóstica

Baseado em evidências
Defelice, F., Fabio, Z., Danzelli, S., & Negrini, S. (2018) The natural history of idiopathic scoliosis during growth: A Meta-analysis. *American Journal of Physical Medicine and Rehabilitation, 97*(5), 346-56.
Yi-Fang, L., & Yu-Chu, H. (2017). Bracing in adolescent idiopathic scoliosis. *Journal of Nursing, 64*(2), 117-23.

1. A história de saúde detalhada deve incluir data de início das menstruações, estirão de crescimento recente e história familiar de escoliose.
2. Exame físico – a American Academy of Pediatrics recomenda a triagem para meninas de 10 e 12 anos e para meninos de 13 e 14 anos. O teste de inclinação anterior de Adams é utilizado para triagem da escoliose. Pode-se utilizar um escoliômetro para medir a deformidade rotacional. A classificação de Risser é utilizada para avaliar a maturidade esquelética, com base no nível de ossificação óssea e na fusão das apófises da crista ilíaca.
3. Avaliação neurológica completa:
   a. Avaliação do equilíbrio, da força motora, da sensibilidade e dos reflexos, incluindo abdominais.
   b. Exame da pele à procura de manchas café com leite, sardas axilares etc., que indicam um problema neurológico.
   c. Exame à procura de uma placa de pelos ou outra lesão na região lombossacral.
   d. Exame à procura de uma diferença de comprimento dos membros que possa causar escoliose.
4. Avaliação radiológica da coluna vertebral na posição ortostática, de preferência nas incidências posteroanterior e lateral em um filme longo (91 cm), que mostra a curvatura característica.
5. A TC pode ser utilizada para definir melhor a anatomia. A RM está indicada para todos os pacientes com escoliose de início precoce e, com frequência, é realizada antes da cirurgia para excluir outras deformidades.
6. Provas de função pulmonar para pacientes com comprometimento respiratório.
7. Fotografias clínicas para ajudar a documentar o aspecto da coluna vertebral ao longo do tempo.
8. Investigação de anormalidades renais associadas à escoliose congênita em razão de uma alta correlação entre elas.

Baseado em evidências
Brooks, J. T., & Sponseller, P. D. (2016). What's new in the management of neuromuscular scoliosis? *Journal of Pediatric Orthopedics, 36*(6), 627-33.

Manejo

O manejo tem por objetivo interromper a progressão da curvatura por meios não cirúrgicos. Quando isso falha, o objetivo do tratamento cirúrgico consiste em corrigir a escoliose na medida do possível e equilibrar e estabilizar a coluna vertebral por fusão, de modo a evitar qualquer progressão adicional.

Manejo clínico

1. Observação – exames físico e radiológico periódicos, em geral a cada 6 meses, para detectar a progressão da curvatura.
   a. A criança não apresenta maturidade esquelética.
   b. Curvatura de menos de 25°.
2. Tratamento com órtese – a meta é impedir a progressão da curvatura.
   a. Exige adesão rigorosa da parte da criança para ter sucesso; recomendada 23 horas por dia.
   b. Algumas curvaturas progridem, apesar do uso da órtese.
   c. A órtese é utilizada para crianças com imaturidade esquelética que apresentam curvaturas de cerca de 25 a 40°.
3. Os tipos de órteses incluem as seguintes:
   a. Órtese de Boston para curvaturas torácicas baixas e toracolombares. Trata-se de uma órtese moldada sob os braços.
   b. Órtese de Milwaukee para curvaturas torácicas ou duplas graves. A órtese padrão tem um anel cervical com apoio do queixo.
   c. A órtese inclinada de Charleston foi tentada para uso noturno em pacientes selecionados. Os resultados foram positivos em alguns centros, porém não houve aceitação generalizada.
4. Os exercícios terapêuticos foram promovidos para ajudar a manter a flexibilidade da coluna vertebral e evitar a atrofia muscular durante o uso prolongado da órtese ao fortalecer os músculos do dorso.

Correção cirúrgica

Baseado em evidências
Fletcher, N., Glotzbecker, M., Marks, M. *et al.* (2017). Development of consensusbased best practice guidelines (BPG) for postoperative care following posterior spinal fusion for adolescent idiopathic scoliosis. *Spine, 42*(9), E547-E554.
Martus, J., Otsuka, N., & Kelly, D. (2016). What's new in pediatric orthopaedics. *Journal of Bone and Joint Surgery American Volume, 98*(7), 317-24.

1. O objetivo consiste em estabilizar a coluna vertebral. Em geral, isso é obtido por meio de fusão vertebral e é um de vários métodos de instrumentação.
2. As indicações para correção cirúrgica variam, entretanto os princípios geralmente aceitos incluem:
   a. Progressão da curvatura ao longo de um curto período em mais de 45°, apesar do uso de órtese.
   b. O manejo com órtese não é possível.
   c. Aspecto estético.
3. A abordagem e as técnicas cirúrgicas podem ser anteriores ou posteriores, com vários métodos de instrumentação.
4. As estratégias evoluíram desde fixação do corpo com aparelho gessado até bastões não segmentares, como o de Harrington; fixação segmentar por fios, como instrumentação de Luque, Drummond; ou fixação segmentar por gancho e instrumentação de Cotrel-Dubousset; e técnicas atuais, como fixação segmentar por parafusos.
5. Os sistemas de fixação segmentar permitem uma correção tridimensional das deformidades coronais, sagitais e rotacionais.
   a. A fusão posterior constitui a abordagem padrão, permitindo a correção e a instrumentação da maioria das curvaturas e de níveis.
   b. Atualmente, os sistemas de instrumentação de escolha são bastões de aço inoxidável ou titânio, com ganchos segmentares (Figura 54.8) e fixação pedicular por parafusos.
   c. A redução do número de vértebras que exigem fusão pode ser obtida por fusão anterior.
   d. As fusões anterior e posterior combinadas podem ser utilizadas para corrigir curvaturas graves.
   e. No período perioperatório, pode-se utilizar a tração por halogravidade em casos raros, quando há risco de comprometimento neurológico em consequência da correção rápida.
   f. Próteses de costelas de titânio expansíveis e verticais podem ser usadas para alongar e expandir o hemitórax contraído, possibilitando o crescimento da parte torácica da coluna vertebral e da caixa torácica se houver insuficiência torácica. Quando os pulmões da criança estiverem totalmente desenvolvidos, podem-se efetuar fusão e instrumentação da coluna vertebral.

Avaliação de enfermagem

1. Avalie os sistemas respiratório, cardiovascular e neurológico.

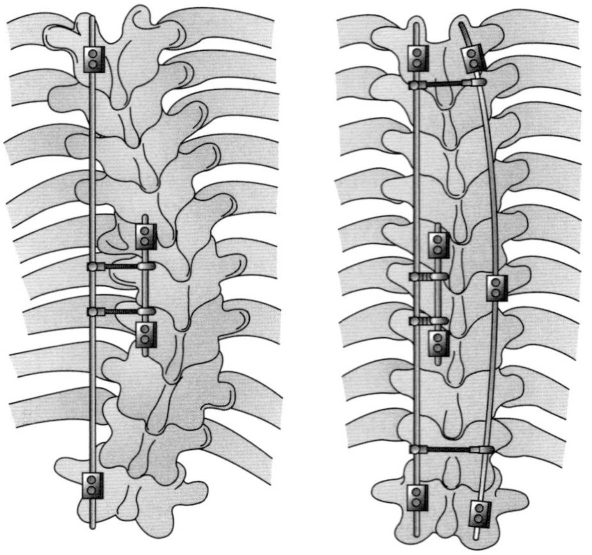

Figura 54.8 Bastões de Cotrel-Dubousset para corrigir a escoliose. Um bastão de distração curto é ligado a outro mais longo para corrigir uma curvatura grave.

2. Efetue um exame físico nas posições ortostática e inclinada para a frente, observando as características físicas, como comprimento das pernas, marcha, quadris, ombros e desenvolvimento geral.

Diagnósticos de enfermagem

- Distúrbio na imagem corporal relacionado com os sentimentos negativos sobre a deformidade da coluna vertebral e o aspecto da órtese
- Risco de integridade da pele prejudicada relacionado com a irritação mecânica causada pela órtese
- Risco de lesão relacionado com as complicações pós-operatórias
- Regime terapêutico ineficaz (familiar) relacionado com a cronicidade e a complexidade do regime terapêutico.

Intervenções de enfermagem

Ver também cirurgia ortopédica, p. 884.

Promoção de imagem corporal positiva

1. Incentive a criança a expressar seus sentimentos e suas preocupações sobre a imagem corporal.
2. Estimule a criança a expressar preocupações sobre o uso de uma órtese e ofereça opções confortáveis para usá-la e revelar o problema aos colegas da turma.
3. Incentive a criança a discutir o problema da escoliose com colegas da mesma idade ou providencie uma pessoa do grupo de apoio da mesma idade para discutir os resultados positivos e os cuidados futuros esperados.

Preservação da integridade da pele

1. Avalie a integridade da pele e faça os ajustes apropriados da órtese a cada consulta de acompanhamento.
2. Ensine o paciente e a família a cuidar adequadamente da pele.
3. Instrua o paciente a usar uma camisa de algodão sob a órtese para evitar o atrito.

Prevenção de complicações pós-operatórias

1. Prepare o paciente para a cirurgia, ensinando os exercícios de respiração profunda, de tosse, e explicando o posicionamento, a analgesia controlada pelo paciente ou outro método de controle da dor.
2. Após a cirurgia, incentive o paciente a efetuar rolagens laterais frequentes para evitar a solução de continuidade da pele e as complicações respiratórias. Administre analgésicos antes de reposicionar o paciente e de andar.
3. Faça avaliações neurovasculares frequentes e monitore com frequência os sinais vitais. Incentive a deambulação precoce – em 1 a 2 dias, se o paciente estiver estável.
4. Monitore a drenagem ou o sangramento do local de incisão.
5. Mantenha um cateter urinário de demora, quando indicado. Monitore a ingestão e a eliminação, porém remova o cateter o mais cedo possível para evitar a ocorrência de infecção urinária.
6. Providencie fisioterapia para a mobilidade do paciente, de modo que possa sair da cama, sentar-se em uma cadeira e iniciar a deambulação.
7. Os sons intestinais ativos devem estar presentes antes do progresso da dieta. Os pacientes devem ser submetidos a um regime intestinal, que é ajustado com base na frequência das evacuações e na consistência das fezes. A falta de mobilidade e o uso de opioides podem contribuir para a constipação intestinal.

Promoção da adesão ao tratamento

1. Explique à criança sobre a escoliose e as opções de tratamento em linguagem que ela possa compreender.
2. Explique a importância de aderir ao tratamento e os possíveis resultados com a falta de adesão.
3. Incentive a criança e a família a discutir preocupações e dúvidas sobre a escoliose e o tratamento prescrito.
4. Ajude a efetuar o encaminhamento ao serviço social para questões financeiras, de transporte e outras necessidades.

Educação da família e manutenção da saúde

1. Forneça informações adequadas sobre a escoliose e o tratamento.
2. Instrua os pais a examinar diariamente a órtese, de modo a verificar sua adaptação ou qualquer ruptura. Instrua também sobre a necessidade de entrar em contato com o ortótico quando houver necessidade de reparos ou ajustes.
3. Ensine a família a inspecionar a pele à procura de irritação sob a órtese.
4. Assegure-se de que a criança possa ser transportada com segurança em veículos com modificação potencial dos dispositivos de segurança.
5. Sugira à família que explique o tratamento do filho a professores e funcionários da escola, de modo que possa receber tutoria ou educação domiciliar para acompanhar as exigências de sua série para uma cirurgia.

Reavaliação: resultados esperados

- A criança faz comentários positivos sobre ela mesma
- A pele não apresenta sinais de solução de continuidade
- A função neurovascular está intacta, não há sangramento, os sons intestinais estão presentes e a dor é controlada adequadamente
- O paciente utiliza a órtese conforme prescrito e efetua o acompanhamento de acordo com as orientações.

Deslizamento da epífise da cabeça do fêmur

Baseado em evidências

Thawrani, D. P., Feldman, D. S., & Sala, D. A. (2016). Current Practice in the Management of Slipped Capital Femoral Epiphyis. *Journal of Pediatric Orthopedics*, *36*(3), e27-e37.

Hosseinzadeh, P., Iwinski, H. J., Salava, J. *et al.* (2017). Delay in the diagnosis of stable slipped capital femoral epiphysis. *Pediatric Orthopaedics*, *37*(1), e19-e22.

O *deslizamento da epífise da cabeça do fêmur (DECF)* é o problema mais comum do quadril em adolescentes e ocorre na puberdade, imediatamente antes do fechamento da fise (placa de crescimento). Caracteriza-se por um deslizamento da epífise e da metáfise, em consequência do enfraquecimento do anel pericondral da fise. A epífise desliza para baixo e para trás. A incidência é de 10 por 100 mil, e a DECF é três vezes mais comum em meninos do que em meninas. Cerca de 20% dos pacientes apresentam deslizamento bilateral por ocasião da apresentação, e 20 a 30% desenvolvem deslizamento contralateral nos primeiros 12 a 18 meses após o primeiro deslizamento.

Fisiopatologia e etiologia

1. Os maiores riscos consistem em imaturidade do esqueleto e adolescentes obesos.
2. O quadril esquerdo é afetado com mais frequência.
3. A etiologia exata não é conhecida, e os possíveis fatores de risco incluem:
   a. Estilo de vida sedentário.
   b. Rápido estirão do crescimento.
   c. Sobrepeso e obesidade.
   d. Etnia afro-americana.
4. O colo do fêmur desliza e se afasta da epífise proximal, ficando contido dentro do acetábulo.
5. Classificado de acordo com a duração dos sintomas:
   a. Agudo – início súbito, sintomas durante menos de 3 semanas.
   b. Crônico – sintomas com duração de mais de 3 semanas.
6. Cerca de 85% das crianças apresentam deslizamento estável.
7. Em razão dos sintomas vagos, o diagnóstico é frequentemente adiado, podendo resultar em complicações.

Manifestações clínicas

1. Dor na virilha, na parte medial da coxa ou no joelho (dor referida).
2. Diminuição da ADM no quadril afetado.
3. Início súbito de dor (DECF agudo).
4. Incapacidade de sustentar peso (DECF agudo).
5. Claudicação na deambulação, quase sempre observada nos casos crônicos.
6. Dor intermitente.
7. Marcha de Trendelenburg.
8. Rotação lateral do membro inferior; o membro acometido pode estar encurtado.

Avaliação diagnóstica

1. As radiografias confirmam o diagnóstico – incidências AP e lateral com pernas em rã.
2. Cintigrafia óssea – descarta necrose avascular.
3. RM ou TC – ajudam a definir a extensão do deslizamento e são utilizadas principalmente em casos de deslizamento grave.

Manejo

1. A meta é evitar deslizamento progressivo e minimizar a deformidade, ao mesmo tempo que se previne a necrose da cartilagem (condrólise) e a necrose avascular.
2. O tratamento é cirúrgico – em geral, a colocação de pino *in situ* com um ou dois parafusos é realizada em 24 a 48 horas.

Complicações

1. Condrólise na cabeça do fêmur, resultando em perda permanente da ADM.
2. Necrose avascular da cabeça do fêmur.
3. Osteoartrite.

Avaliação de enfermagem

1. Obtenha uma história detalhada, inclusive início dos sintomas e características da dor.
2. Realize um exame físico, incluindo a avaliação da marcha e da ADM do quadril.

Diagnósticos de enfermagem

- Dor aguda e crônica relacionada com o processo patológico
- Mobilidade física prejudicada relacionada com o processo patológico
- Atividade de recreação deficiente relacionada com a restrição da atividade.

Intervenções de enfermagem

Ver também cirurgia ortopédica, p. 884.

Promoção de conforto

1. Monitore e avalie o nível de dor utilizando instrumentos de avaliação da dor apropriados para a idade do paciente.
2. Instrua a criança e os pais sobre as atividades que podem ser mantidas e as que devem ser evitadas (p. ex., esportes de contato, atividades de alto impacto).
3. Administre analgésicos, quando indicado, e monitore sua efetividade.

Promoção de mobilidade

1. Facilite o repouso ao leito ou outras restrições de atividades, conforme orientação.
2. Forneça o equipamento necessário para ajudar na mobilidade (p. ex., cadeira de rodas, muletas).

Promoção de atividades de recreação

1. Esteja atento às necessidades de socialização dos adolescentes com colegas da mesma idade. Estimule as visitas e a comunicação com amigos e familiares.
2. Incentive a família a fornecer livros, revistas, jogos e produtos eletrônicos ao adolescente.
3. Forneça apoio à família e ressalte a importância de seguir as restrições das atividades para evitar dano permanente ao fêmur.

Educação da família e manutenção da saúde

1. Ensine a utilizar corretamente os dispositivos para a mobilidade do paciente (p. ex., muletas).
2. Ressalte a necessidade de manter a atividade dentro das restrições estabelecidas e de promover uma imagem corporal positiva.
3. Incentive o acompanhamento durante o tratamento ativo e após a cirurgia. Cerca de 25% das crianças desenvolvem posteriormente o mesmo problema no quadril oposto, de modo que é possível dispensar uma atenção cuidadosa para as duas pernas durante as consultas de acompanhamento.

Reavaliação: resultados esperados

- A criança relata que sente pouca ou nenhuma dor
- A criança segue as restrições das atividades
- A criança mantém a socialização com amigos e companheiros de brincadeiras no quarto.

Alerta de transição de cuidado
Muitas crianças que recebem alta com diagnóstico de problemas ortopédicos apresentam muitas necessidades relacionadas com a alta. A família necessita de apoio na fase de transição para casa ou outro local de assistência posterior. É fundamental que a família receba instruções completas e em linguagem compreensível sobre os cuidados domiciliares, o equipamento necessário, as medicações e a marcação de consultas de acompanhamento. Caso tenha optado por cuidados de enfermagem domiciliar, a família deve conhecer a agência que oferece esses serviços e quando pode esperar uma comunicação sobre assistência. As famílias devem receber instruções detalhadas por escrito – e, se necessário, com ilustrações para melhor compreensão – sobre sinais e sintomas a serem monitorados, passíveis de sugerir agravamento do estado da criança. A família também pode precisar receber instruções detalhadas sobre o equipamento necessário, de modo a garantir mobilidade segura da criança, incluindo deambulação. Os profissionais de saúde devem assegurar que a criança tenha meios seguros e apropriados para o transporte do hospital até sua casa. O tamanho dos aparelhos gessados e de outros aparelhos ortopédicos pode exigir adaptações no carro para maior segurança, visto que a criança pode não caber no sistema de segurança anterior do veículo. As instruções devem incluir um entendimento claro das expectativas aceitáveis de alta, visto que muitas crianças podem estar em diferentes fases, se houver necessidade de reparo cirúrgico continuado. Os pais devem saber quando e onde procurar assistência de emergência se houver deterioração da condição da criança.

BIBLIOGRAFIA

Baker, R., Orton, E., Tata, L. J., et al. (2015). Risk factors for long bone fractures in children up to five years of age: A nested case-controlled study. *Archives of Disease in Childhood, 100*(5), 432–437.

Batti, S. E., Solla, F., Clement, J., et al. (2016). Initial treatment of congenital, idiopathic clubfoot: Prognostic factors. *Orthopaedics and Traumatology, Surgery and Research, 102*(8), 1081–1085.

Brooks, J. T., & Sponseller, P. D. (2016). What's new in the management of neuromuscular scoliosis? *Journal of Pediatric Orthopedics, 36*(6), 627–633.

Cook, P. C. (2014). Transient synovitis, septic hip, and Legg-Calve-Perthes disease: An approach to the correct diagnosis. *Pediatric Clinics of North America, 61*(1), 1109–1118.

Defelice, F., Fabio, Z., Danzelli, S., & Negrini, S. (2018). The natural history of idiopathic scoliosis during growth: A Meta-analysis. *American Journal of Physical Medicine and Rehabilitation, 97*(5), 346–356.

Divi, S., & Bielski, R. (2016). Legg-Calve-Perthes. *Pediatric Annals, 45*(4), e144–9.

Fletcher, N., Glotzbecker, M., Marks, M., et al. (2017). Development of Consensus-Based Best Practice Guidelines (BPG) for Postoperative care following posterior spinal fusion for Adolescent Idiopathic Scoliosis. *Spine, 42*(9), E547–E554.

Fornari, E. D., Karkenny, A., & Schulz, J. (2015). Legg-Calve-Perthes disease. *Pediatric Orthopaedics, 26*(5), 487–493.

Franklin, C. C., Wren, T., Ferkel, E., et al. (2014). Predictors of conversion from conservative to operative treatment of pediatric forearm fractures. *Journal of Pediatric Orthopedics, 23*(2), 150–154.

Funk, S. S., & Copley, L. A. (2017). Acute Hematogenous Osteomyelitis in Children: Pathogenesis, Diagnosis, and Treatment. *Orthopedic Clinics of North America, 48*(2), 199–208.

Godley, D. R. (2015). Managing musculoskeletal infections in children in the era of increasing antibiotic resistance. *Journal of the American Academy of Physician Assistants, 28*(4), 24–29.

Goodell, P. B., & Bauer, A. (2016). Problematic pediatric hand and wrist fractures. *Journal of Bone and Joint Surgery, 4*(5), 1–9.

Hailer, Y., Haag, A., & Nilsson, O. (2014). Legg-Calve-Perthes disease: Quality of life, physical activity, and behavior pattern. *Journal of Pediatric Orthopedics, 34*(5), 514–521.

Hill, C. E., Masters, J. P., & Perry, D. C. (2016). A systematic review of splinting versus complete plaster casts for the management of childhood buckle fractures of the wrist. *Journal of Pediatric Orthopedics, 25*(2), 183–190.

Hosseinzadeh, P., Iwinski, H. J., Salava, J., et al. (2017). Delay in the diagnosis of stable slipped capital femoral epiphysis. *Pediatric Orthopaedics, 37*(1), e19–e22.

Larson, J. E., Patel, A. R., Weatherford, B., et al. (2017). Timing of Pavlik harness initiation: Can we wait? *Journal of Pediatric Orthopedics*, Jan 16, 1–4.

Madhuri, V., Dutt, V., Gahukamble, A. D., et al. (2014). Interventions for treating femoral shaft fractures in children and adolescents. *Evidence Based Child Health, 9*(4), 753–856.

Martus, J., Otsuka, N., & Kelly, D. (2016). What's new in pediatric orthopaedics. *Journal of Bone and Joint Surgery (American Volume), 98*(7), 317–324.

Murphy, R. F., & Kim, Y-J. (2016). Surgical management of pediatric developmental dysplasia of the hip. *Journal of the American Academy of Orthopedic Surgeons, 24*(9), 615–623.

Pyles, V., Osafo, D., ed. (2015). Pediatric acute hematogenous osteomyelitis. *Continuing Education Topics and Issues*, January 14–18.

Pyles, V. (2015). Pediatric acute hematogenous osteomyelitis. *Continuing Education Topics & Issues, 17*(1), 14–18.

Sameer, N., Erali, R., Warner, W., et al. (2016). Epidemiology of pediatric fractures presenting to the emergency department in the United States. *Journal of Pediatric Orthopaedics. 36*(4), E45–E46.

Schroeder, N. O., Seeley, M. A., Hariharan, A., et al. (2017). Utility of postoperative antibiotics after percutaneous pinning of pediatric supracondylar humerus fracture. *Journal of Pediatric Orthopedics, 37*(6), 363–367.

Servaes, S., Brown, S. D., Choudhary, A. K., et al. (2016). The etiology and significance of fractures in infants and young children: A critical multidisciplinary review. *Pediatric Radiology, 46*(5), 591–600.

Shaw, B. A., Segal, L. S.; Section on Orthopaedics, American Academy of Pediatrics (AAP). (2016). Evaluation and Referral for Developmental Dysplasia of the Hip in Infants. *Pediatrics, 138*(6).

Shuh, A. M., Whitlock, K. B., & Klein, E. J. (2016). Managing toddler fractures in the pediatric emergency room. *Pediatric Emergency Care, 32*(7), 452–454.

Smith, C. (2014). Increasing awareness of Legg-Calve-Perthes disease. *British Journal of School Nursing, 9*(1), 21–23.

Thawrani, D. P., Feldman, D. S., & Sala, D. A. (2016). Current Practice in the Management of Slipped Capital Femoral Epiphyis. *Journal of Pediatric Orthopedics, 36*(3), e27–e37.

Tho Hang, B., Gross, C., Otero, H., et al. (2017). An update on common orthopedic injuries and fractures in children: Is cast immobilization always necessary? *Clinical Pediatric Emergency Medicine, 18*(1), 62–73.

Trionfo, A., Cavanaugh, P. K., & Herman, M. J. (2016). Pediatric Open Fractures. *Orthopedic Clinics of North America, 47*(3), 565–578.

Yi-Fang, L., & Yu-Chu, H. (2017). Bracing in Adolescent Idiopathic Scoliosis. *Journal of Nursing, 64*(2), 117–123.

CAPÍTULO

55

Distúrbios Tegumentares em Pediatria

QUEIMADURAS

Tratamento de queimaduras em crianças

As queimaduras são lesões comuns na infância e podem ser causadas por calor, energia elétrica ou substâncias químicas. Sequelas cirúrgicas e psicológicas a longo prazo muitas vezes acompanham uma lesão grave, abrangendo intervenções para reconstrução e tratamento de problemas relacionados ao transtorno de estresse pós-traumático. As queimaduras graves podem incluir:

1. Queimaduras de espessura parcial (de segundo grau), de 12 a 15% ou mais da área de superfície corporal.
2. De espessura integral.
3. Da face, das mãos, dos pés, do períneo ou de zonas articulares.
4. Queimaduras elétricas.
5. Queimaduras acompanhadas de outras lesões.
6. Qualquer queimadura que não possa ser tratada em casa.

Epidemiologia

1. As queimaduras são a quarta causa principal de morte acidental em crianças e adolescentes de até 17 anos, com maior incidência observada naquelas com menos de 5 anos.
2. As crianças que apresentam alto risco são as de nível socioeconômico mais baixo e com apenas um dos pais. Entretanto, qualquer criança, supervisionada ou não, tem risco de sofrer lesão por queimadura.
3. As escaldaduras são a principal causa de lesão em crianças, seguidas de queimaduras por chamas.
4. As queimaduras por líquidos quentes são mais comuns em crianças com menos de 5 anos.
   a. A água da torneira a uma temperatura acima de 48,9°C (a 54,4°C) leva apenas 30 segundos para produzir uma lesão de espessura integral na pele do adulto – esse tempo é menor em lactentes. Na temperatura de 68,3°C, em uma criança, ela provoca queimadura de espessura integral em 1 segundo.
   b. A criança que não é supervisionada na banheira abre a torneira de água quente.
   c. A criança é colocada em uma banheira de água quente que não foi testada.
   d. Derramamento de líquidos quentes, como café ou chá, em uma criança, ocorre sobretudo quando cabos de panelas ficam voltados para fora do fogão, quando líquidos e alimentos quentes são removidos do micro-ondas e quando a criança segura ou puxa objetos de superfícies.
   e. Ingesta e aspiração de alimentos e líquidos quentes de um micro-ondas, bem como queimaduras por escaldadura da pele e do palato por fórmulas lácteas quentes.
5. Queimaduras de chamas abertas:
   a. Incêndios domésticos.
   b. Criança que sobe no fogão, resultando em combustão das roupas.
   c. Crianças que brincam com isqueiros, em particular aquelas entre 3 e 10 anos.
   d. Crianças que brincam ou trabalham com gasolina.
   e. Acidentes de automóvel com incêndio subsequente.
   f. Incendiários juvenis.
6. As queimaduras elétricas não são tão comuns, porém são mais causadas nas seguintes situações:
   a. Crianças que brincam com tomadas ou aparelhos elétricos.
   b. Crianças que brincam com extensões, pois costumam mordê-las.
   c. Crianças que brincam em trilhos de estrada de ferro, subindo em árvores e tocando nos fios de alta tensão, ou que são atingidas por raio.[1]
7. Outras causas:
   a. Queimaduras por ácidos ou álcalis cáusticos, sobretudo na boca e no esôfago.
   b. Queimaduras químicas da pele causadas por gasolina ou produtos químicos de limpeza.
   c. Queimaduras infligidas à criança em consequência de negligência ou maus-tratos – as por imersão e contato são as mais comuns.
   d. Inalação de fumaça e de produtos de combustão de substâncias sintéticas, como plásticos e raiom, podem produzir cianeto e formaldeído.
   e. Queimaduras por radiação – a de sol é a mais comum – podem ser secundárias à radioterapia do câncer.
   f. Queimaduras de contato pelo toque em superfícies quentes, como radiadores, fogões a lenha, lareiras ou fornos abertos.

[1]N.R.T.: No Brasil, as queimaduras elétricas durante as brincadeiras podem estar relacionadas a empinar pipas. Assim, deve-se ensinar as crianças a brincar em áreas distantes de rede elétrica e a nunca retirar pipas presas aos fios da rede elétrica.

g. Queimaduras por fogos de artifício, normalmente em consequência de uso incorreto ou da falta de supervisão por adultos, podem estar associadas a lesões explosivas na mão.
h. Queimaduras por atrito, como as ocasionadas por esteiras ergométricas no domicílio.

Alerta de enfermagem
Na lesão combinada, o tratamento do traumatismo deve prevalecer sobre o da queimadura.

Fisiopatologia e etiologia

Ver Capítulo 34, *Queimaduras.*

Manifestações clínicas

Características das feridas por queimaduras

1. Ver na p. 942 as características das queimaduras superficiais, de espessura parcial e de espessura integral.
2. Queimaduras elétricas:
   a. Em especial na boca de crianças com menos de 2 anos, que podem mastigar ou sugar um fio com corrente elétrica.
   b. São progressivas e podem levar até 3 semanas para manifestar por completo a extensão da lesão.

Sintomas de choque

Os sintomas de choque hipovolêmico dependem do tamanho e da espessura da queimadura. Pode ocorrer choque hipovolêmico em queimaduras que acometem uma grande área de superfície nas primeiras 1 a 2 horas da lesão.
1. Taquicardia e hipotensão.
2. Temperatura subnormal.
3. Palidez, cianose e prostração.
4. Incapacidade de reconhecer os pais ou outros familiares.
5. Tônus muscular deficiente e flacidez dos membros.

Lesão das vias respiratórias superiores

Provoca inflamação ou edema da glote, das pregas vocais e da parte superior da traqueia, caracterizando-se por sintomas de obstrução de vias respiratórias superiores. A atenção imediata para a proteção e a manutenção da via respiratória tem prioridade sobre a lesão da queimadura. Os sinais de inalação são os seguintes:
1. Dispneia, taquipneia e rouquidão.
2. Estertores, retrações subesternais e intercostais, bem como batimento das asas do nariz.
3. Agitação, salivação, tosse e rouquidão crescente.
4. Secreção de vias respiratórias carbonácea.
5. Queimaduras faciais e/ou edema dos lábios.
6. Secreções nasais ou orais de coloração preta.
7. Hipoxemia.
8. História de queimadura em um espaço fechado.

Alerta de enfermagem
A rouquidão crescente, a salivação e o estertor são os principais indicadores para intubação imediata do paciente.

Inalação de fumaça

A inalação de fumaça pode não causar sintomas iniciais, a não ser uma leve obstrução brônquica durante a fase inicial após a queimadura. Nas primeiras 6 a 48 horas, a criança pode apresentar início súbito das seguintes condições:
1. Bronquiolite.
2. Edema pulmonar – síndrome de desconforto respiratório agudo – de origem não cardíaca.
3. Obstrução grave das vias respiratórias. As queimaduras de áreas de superfície mais extensas e as faciais extensas aumentam o risco de edema das vias respiratórias.
4. Lesão tardia: até 7 dias após a lesão por queimadura.

Queimaduras suspeitas em crianças

O mecanismo de lesão é um importante aspecto quando uma criança sofre lesão por queimadura. Quando o mecanismo de lesão parece ser desproporcional à lesão, sua notificação compulsória às autoridades competentes é obrigatória de acordo com todas as diretrizes éticas que regem a prática de enfermagem. É preciso estar alerta às seguintes características, que podem exigir maior investigação por autoridades competentes:
1. Queimaduras bilaterais e simétricas, que apresentam linhas demarcadas, sem ocorrência de respingos.
2. Anamnese e achados físicos inconsistentes com lesão por queimadura.
3. Lesões por queimaduras incompatíveis com o nível de desenvolvimento da criança.
4. Queimaduras nas nádegas, no períneo ou nos órgãos genitais.
5. Queimaduras envolvendo imersão em água quente. Os achados típicos revelam a ausência de lesão por queimadura na parte posterior dos joelhos, com queimadura em ambos os pés e nas pernas.
6. Múltiplas queimaduras recentes e antigas em diferentes estágios de cicatrização.
7. Queimaduras de natureza circular, provavelmente causadas por cigarros.
8. Outras lesões não causadas por queimaduras, como equimoses, esfoladuras ou fraturas prévias.

Avaliação diagnóstica

Cálculo da área da queimadura

1. A regra dos nove, utilizada para avaliar a extensão das queimaduras em adultos, não demonstrou ser exata quando aplicada a lactentes. Seu uso pode ser aceitável em crianças com mais de 10 anos. Não é recomendada para uso hospitalar. Nesse caso, recomenda-se a tabela de Lund e Browder. A área de superfície corporal total (ASCT) se baseia na idade, compensando, assim, mudanças na área de superfície corporal que ocorrem durante o crescimento (ver Figura 55.1).
   a. Durante a lactância e no início da infância, a área de superfície relativa de diferentes partes do corpo varia de acordo com a idade.
   b. Quanto mais nova for a criança, maior a proporção da área de superfície constituída pela cabeça e menor a constituída pelas pernas.
2. Pode-se obter uma estimativa grosseira ao examinar a mão da criança (a palma com os dedos estendidos), que corresponde a 1%.

Categorização da gravidade da queimadura

1. Área total com lesão, profundidade e localização da lesão.
2. Idade da criança.
3. Condição do paciente (nível de consciência). A confusão mental constitui característica principal da anoxia cerebral.
4. História médica (comorbidades, doença crônica).
5. Outras lesões.

Classificação esquemática da gravidade da queimadura

1. Queimadura de menor gravidade – 10% ou menos da ASCT: de primeiro e de segundo graus.
2. Queimadura moderada:
   a. 10 a 20% da ASCT: de segundo grau.
   b. 2 a 5% da ASCT: de terceiro grau que não acomete olhos, orelhas, face, órgãos genitais, mãos ou pés, ou queimaduras circunferenciais.

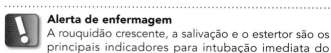

ÁREA DO CORPO	PORCENTAGEM RELATIVA DE SUPERFÍCIE CORPORAL (VARIA COM A IDADE)					PORCENTAGEM ESTIMADA DA ÁREA CORPORAL COM:	
	0 a 1 ano	1 a 4 anos	5 a 9 anos	10 a 15 anos	Adulto	Queimaduras de segundo grau	Queimaduras de terceiro e de quarto graus
Cabeça	19	17	13	10	7		
Pescoço	2	2	2	2	2		
Parte anterior do tronco	13	13	13	13	13		
Parte posterior do tronco	13	13	13	13	13		
Nádega direita	2	2	2	2	2		
Nádega esquerda	2	2	2	2	2		
Órgãos genitais	1	1	1	1	1		
Braço direito	4	4	4	4	4		
Braço esquerdo	4	4	4	4	4		
Antebraço direito	3	3	3	3	3		
Antebraço esquerdo	3	3	3	3	3		
Mão direita	2	2	2	2	2		
Mão esquerda	2	2	2	2	2		
Coxa direita	5	6	8	8	9		
Coxa esquerda	5	6	8	8	9		
Perna direita	5	5	5	6	7		
Perna esquerda	5	5	5	6	7		
Pé direito	3	3	3	3	3		
Pé esquerdo	3	3	3	3	3		
					Total:	+	−

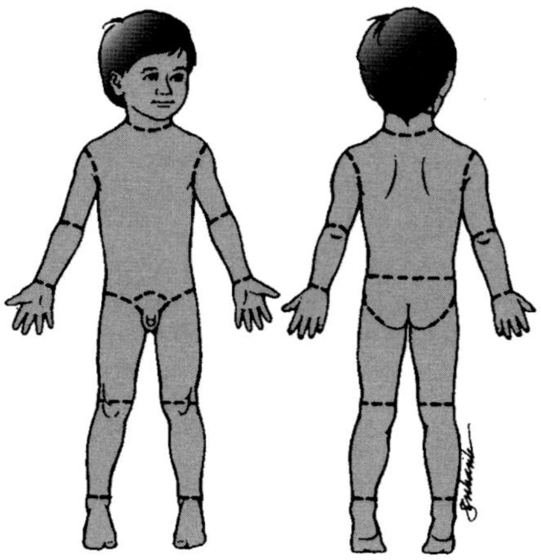

Figura 55.1 A tabela de Lund e Browder é utilizada para determinar a extensão das queimaduras em crianças, visto que se baseia na idade, compensando, assim, as mudanças que ocorrem com o crescimento.

3. Queimadura grave:
   a. Vinte por cento ou mais da ASCT: de segundo grau.
   b. Todas as queimaduras de terceiro grau de mais de 10% – dependendo da idade da criança, 5%.
   c. Todas as queimaduras que afetem mãos, face, olhos, orelhas, pés ou órgãos genitais.
   d. Todas as queimaduras elétricas.
   e. Lesões por queimadura complicadas envolvendo fraturas ou outro traumatismo grave.
   f. Todos os pacientes de alto risco (com lesão cranioencefálica, câncer, doença pulmonar ou diabetes melito).

Manejo

Reposição volêmica: reposição de líquidos por via intravenosa (IV)

Nota: há controvérsias quanto à solução para reposição volêmica e sua quantidade. Nem todos os pacientes pediátricos necessitam de reposição volêmica. As crianças com queimaduras de 15% da ASCT ou menos podem ser tratadas com reidratação oral e manutenção suplementar com líquidos IV.

1. A perda de líquido por extravasamento transcapilar é maior no decorrer das primeiras 12 horas após a lesão. A perda de líquidos depois de 48 horas se deve à evaporação de água pela ferida.
2. A reposição consiste habitualmente em lactato de Ringer, uma solução eletrolítica isotônica que apresenta conteúdo de sódio muito menor do que o soro fisiológico, o NaCl a 0,9% (130 mEq/ℓ *versus* 154 mEq/ℓ) e um pH mais alto (6,5 *versus* 6,0), com 28 mmol/ℓ de lactato, o qual é utilizado como agente de tamponamento.
3. A fórmula consensual, em geral, é utilizada para determinar a quantidade de líquido necessária para a reanimação em queimaduras com mais de 15% de ASCT (ver p. 942). Em crianças de até 30 kg, deve-se fazer manutenção com soro que acrescente glicose, de modo a evitar a ocorrência de hipoglicemia (soro glicosado a 5%).
   a. Metade das necessidades é administrada durante as primeiras 8 horas.
   b. O restante é administrado nas 16 horas seguintes.

Tratamento da queimadura

1. As queimaduras são mais comumente tratadas com curativos do tipo fechado. Esse método é preferido porque possibilita maior mobilidade às crianças quando uma lesão por queimadura é coberta e porque causa menos dores.
2. A hidroterapia constitui o tratamento de escolha para a limpeza das feridas. Um chuveiro de mão para facilitar o desprendimento e a remoção do tecido desvitalizado, das crostas, do exsudato, bem como a aplicação de medicamentos tópicos, vem sendo cada vez mais empregado. A água do chuveiro a uma temperatura de cerca de 32,2°C flui sobre a criança. Em seguida, efetua-se o desbridamento.
3. As crianças devem ser incentivadas a participar da retirada do creme sempre que possível. Pode-se utilizar um sabonete ou xampu neutro para lavar as partes queimadas e não queimadas do corpo e os cabelos. Em geral, os tratamentos na banheira ou no chuveiro são realizados diariamente, a não ser que se coloque um curativo de ação prolongada entre as sessões de hidroterapia.
4. Efetue intervenções farmacêuticas e psicológicas, singulares para cada criança e apropriadas a seu estágio de desenvolvimento e necessidades de conforto, de modo a assegurar o controle adequado da dor e da ansiedade.
5. Ver, na p. 943, informações sobre limpeza e desbridamento da ferida, hidroterapia, agentes antimicrobianos tópicos, tratamento cirúrgico e enxertos para feridas por queimadura. É importante utilizar uma pomada oftálmica de bacitracina na face da criança, visto que tocá-la ou esfregá-la pode fazer com que a pomada penetre nos olhos. A bacitracina tópica causa conjuntivite se penetrar nos olhos.

Complicações

As complicações variam de acordo com a gravidade da lesão por queimadura. Sua ocorrência é comum em particular nos casos de lesão por queimadura grave.

Agudas

1. Infecções, sepse por ferida de queimadura, pneumonia, infecção do trato urinário (ITU), flebite e síndrome do choque tóxico.
2. Úlcera de Curling (de estresse) e hemorragia GI, hoje em dia, são raramente observadas com o uso profilático comum de bloqueadores de histamina-2 (H_2), em especial em queimaduras de mais de 20% da ASCT.
3. Dilatação gástrica aguda e íleo paralítico ocorrem mais em crianças com menos de 2 anos com lesão de mais de 20% e que desenvolvem a condição no início do período pós-queimadura, com duração de 2 a 3 dias.
4. Insuficiência renal.
5. Insuficiência respiratória – a lesão por inalação grave constitui a agressão com maior probabilidade de morte.
6. Hipertensão.
7. Disfunção do sistema nervoso central.
8. Isquemia vascular.
9. Ansiedade e dor intensa (apresentações agudas a crônicas).
10. Anemia e desnutrição podem regredir quando se cobre a área queimada.
11. Constipação intestinal e impactação fecal.
12. Labilidade do humor em consequência da hospitalização, dos procedimentos repetidos e da alteração da imagem corporal.

A longo prazo

1. Atraso no crescimento e no desenvolvimento em consequência da desnutrição, da hospitalização e da complexidade da lesão e da recuperação.
2. Regressão do desenvolvimento.
3. Formação de cicatrizes, desfiguramento e contraturas.
4. Impacto do trauma psicológico.

Avaliação de enfermagem

1. Inicialmente, realize a avaliação de emergência do paciente queimado para determinar as prioridades dos cuidados.
   a. Vias respiratórias, respiração e circulação – as vias respiratórias podem estar comprometidas em virtude da lesão por inalação.
   b. Extensão da lesão por queimadura.
   c. Outras lesões. (Como o estabelecimento de via respiratória patente sempre é prioridade, o traumatismo, por sua vez, tem prioridade em relação à queimadura.)
2. Obtenha a história da lesão – por exemplo, quando ocorreu, quais foram os primeiros socorros prestados, a localização da criança, se havia fumaça e se a criança se encontrava em um espaço fechado, quem estava tomando conta, qual foi o mecanismo específico da lesão, que outros fatores precisam ser considerados no contexto da lesão e outras possíveis lesões.
3. Obtenha uma história clínica completa, incluindo doenças da infância, vacinações – sobretudo contra tétano –, medicações atuais, alergias, infecções recentes, saúde geral e estado de desenvolvimento do paciente.
4. Avalie a intensidade da dor e o estado emocional, proporcione alívio da dor e tranquilize o paciente enquanto efetua a avaliação e determina as prioridades.

5. Depois, a avaliação é direcionada para o equilíbrio hídrico, a condição das feridas por queimadura e os sinais de infecção (ferida da queimadura, pulmonar, urinária).
6. Mantenha-se alerta a sinais de sepse. Embora não sejam completamente respaldadas por todos os especialistas,[2] as diretrizes de consenso da American Burn Association de 2007 são as mais recentes disponíveis e fornecem definições para a sepse e as infecções comuns em pacientes queimados. Podem ser utilizados outros marcadores, como pró-calcitonina, proteína C reativa e velocidade de hemossedimentação. Ocorre sepse em crianças quando são observados pelo menos três dos seguintes achados:
   a. Temperatura acima de 39°C ou abaixo de 36,5°C.
   b. Taquicardia com aumento progressivo e mais de dois desvios padrões (DP) acima da faixa de normalidade para a idade.
   c. Taquipneia com aumento progressivo e mais de 2 DP acima da faixa de normalidade para a idade.
   d. Trombocitopenia, não aplicável até 3 dias após a reanimação inicial, com menos de 2 DP abaixo da faixa de normalidade para a idade.
   e. Hiperglicemia na ausência de diabetes melito preexistente.
      i. Nível plasmático de glicose acima de 200 mg/dℓ na ausência de tratamento.
      ii. Resistência à insulina.
   f. Incapacidade de manter a alimentação enteral por mais de 24 horas.
      i. Distensão abdominal.
      ii. Intolerância à alimentação enteral.
      iii. Diarreia incontrolável.
7. Além disso, é necessário que a infecção seja documentada por cultura positiva, que seja identificada a fonte tecidual da patologia ou observada uma resposta clínica aos medicamentos antimicrobianos.

Baseado em evidências
Vyles, D., Sinha, M., Rosenberg, D. I. *et al.* (2014). Predictors of serious bacterial infections in pediatric burn patients with fever. *Journal of Burn Care and Research*, 35(4), 291-5.

Diagnósticos de enfermagem

- Débito cardíaco diminuído relacionado com o desequilíbrio de líquidos e o choque hipovolêmico
- Risco de infecção relacionado com a alteração da integridade da pele, a diminuição da circulação e a imobilidade
- Troca de gases prejudicada relacionada com a lesão por inalação, a dor e a imobilidade
- Nutrição desequilibrada, menor do que as necessidades corporais, relacionada com a resposta hipermetabólica à lesão por queimadura
- Motilidade gastrintestinal disfuncional relacionada com o íleo paralítico e o estresse
- Perfusão tissular periférica ineficaz relacionada com o edema e as queimaduras circunferenciais
- Risco de volume de líquidos desequilibrado relacionado com a reposição volêmica e a mobilização subsequente 3 a 5 dias após a queimadura
- Integridade da pele prejudicada relacionada com a lesão da queimadura e as intervenções cirúrgicas (locais de doação)
- Eliminação urinária prejudicada relacionada com o uso de sonda vesical de demora
- Termorregulação ineficaz relacionada com a perda da regulação microcirculatória da pele e da resposta hipotalâmica
- Mobilidade física prejudicada relacionada com edema, dor, curativos e imobilização
- Dor aguda relacionada com a ferida da queimadura e os tratamentos associados
- Distúrbio na imagem corporal relacionado com as sequelas estéticas e funcionais da ferida por queimadura
- Medo e ansiedade relacionados com a dor, os tratamentos, os procedimentos e a hospitalização
- Paternidade ou maternidade prejudicada relacionada com a situação de crise, a hospitalização prolongada e o desfiguramento
- Alteração no padrão de sono relacionado com o ambiente não familiar e a dor.

Intervenções de enfermagem

Manutenção do débito cardíaco

1. Esteja atento aos sintomas de choque que ocorrem pouco depois de uma queimadura grave, como taquicardia, hipotermia, hipotensão, palidez, prostração, respirações superficiais e anúria.
2. Monitore a administração de líquidos IV, pois as queimaduras graves são seguidas de redução do volume sanguíneo em virtude do desvio de plasma para os tecidos.
3. Mantenha e registre ganhos e perdas para obter uma medida precisa do volume.
   a. Registre a hora e a quantidade de todos os líquidos administrados.
   b. Avalie o débito urinário a cada hora e notifique a diminuição do débito, conforme indicado (um valor de 0,5 mℓ/kg/hora é considerado o mínimo aceitável; entretanto, é preferível um débito de 1 mℓ/kg/hora).
   c. Verifique a densidade urinária para determinar sua concentração ou diluição.
4. Quando houver lesões por queimadura grave, insira uma sonda vesical de demora.
5. Pese o paciente diariamente para a avaliação do equilíbrio hídrico.
6. Monitore o nível de consciência, a frequência cardíaca, a pressão de pulso, o enchimento capilar e os valores da gasometria arterial.
7. Providencie oferta de oxigênio para controlar a hipoxia, se necessário.
8. Monitore os resultados dos eletrólitos e do hematócrito como bases para a reposição de líquidos.
9. Mantenha um ambiente quente e umidificado, particularmente com queimaduras de 20% da ASCT, a fim de sustentar a temperatura corporal e diminuir a necessidade de líquidos.

Prevenção de infecções

1. Lave as mãos com agente antibacteriano antes e depois de qualquer contato com o paciente e utilize as precauções apropriadas.
   a. Use roupas de barreira – capote ou avental de plástico para isolamento – em todos os cuidados que necessitam de contato com o paciente ou seu leito.
   b. Cubra os cabelos com touca e utilize máscara quando as feridas estiverem expostas ou quando for realizar um procedimento asséptico.
   c. Use luvas estéreis para todas as trocas de curativos e todos os cuidados que envolvam contato com o paciente.
2. Esteja atento quanto a reservatórios de infecção e fontes de cruzada em materiais e equipe de saúde.
3. Examine as feridas por queimadura a cada troca de curativo, avaliando secreções quanto a cor, odor e quantidade; necrose; aumento da dor; eritema, calor, edema e hipersensibilidade em torno das feridas, que podem indicar infecção.
4. Administre agentes antimicrobianos tópicos e antibióticos sistêmicos, conforme prescrição.
5. Efetue cuidados rigorosos da pele, de modo a prevenir a infecção e promover a cicatrização.

[2]N.R.T.: No Brasil, consulte o *site* da Sociedade Brasileira de Pediatria em local específico para apresentação de conteúdos de queimaduras e sobre sepse e choque séptico pediátrico: *https://www.spsp.org.br.*

6. Esteja alerta quanto aos sinais precoces de septicemia, incluindo alterações do estado mental, taquipneia e diminuição da peristalse, bem como sinais tardios, como aumento da frequência cardíaca, diminuição da pressão arterial (PA), aumento ou diminuição do débito urinário, rubor facial, elevação e, posteriormente, diminuição da temperatura, hiperglicemia crescente e mal-estar. Notifique imediatamente a ocorrência ao médico.
7. Obtenha culturas de urina e escarro, assim como hemoculturas, no caso de dois episódios (ou de episódios consecutivos) de temperatura de 39,4°C ou uma única temperatura de 40°C.
8. Promova ótima higiene pessoal para o paciente, incluindo limpeza diária das áreas não queimadas, cuidados meticulosos com os dentes e a boca, lavagem dos cabelos com xampu em dias alternados e cuidados rigorosos com os locais de inserção de cateteres IV e sondas urinárias.
9. Evite que a criança se coce com a administração de agentes antipruriginosos e dispositivos protetores nas mãos.
10. Esteja alerta ao desenvolvimento de pneumonia ou de ITU relacionadas com a imobilidade do paciente e com os procedimentos invasivos. Estimule tosse, mudança de decúbito, respiração profunda, deambulação e retirada precoce da sonda vesical de demora para minimizar as complicações.
11. Assegure-se de que a nutrição e a alimentação enteral apropriadas sejam fornecidas nas primeiras 6 a 8 horas após a lesão, a fim de impedir a translocação de bactérias no intestino.
12. Administre profilaxia contra o tétano, com base na história de imunização do paciente.
    a. Se a série primária estiver completa (ou, pelo menos, se houver sido administrada três doses de toxoide tetânico) e a última injeção tiver sido aplicada nos últimos 5 anos, não há necessidade de profilaxia.
    b. Se forem administradas pelo menos 3 doses e a última injeção tiver sido aplicada há mais de 5 anos, administre toxoide tetânico.
    c. Se duas doses ou menos foram administradas, administre imunoglobulina antitetânica e toxoide tetânico.

Alerta de enfermagem
Mesmo com um cuidado rigoroso da pele, a ferida por queimadura é totalmente colonizada em 3 a 5 dias. Um ambiente quente e úmido passa a ser um excelente meio para o crescimento de bactérias, em particular de *Pseudomonas*.

Obtenção de ótima troca de gases

1. Esteja alerta aos sintomas de desconforto respiratório, como dispneia, estertor, taquipneia, agitação, cianose, tosse, rouquidão crescente e salivação, notificando-os se aparecerem.
2. As crianças com lesões por queimaduras maiores e as que apresentam queimaduras faciais extensas correm maior risco de comprometimento das vias respiratórias em consequência de edema.
3. Administre suplementação de oxigênio umidificado.
4. Monitore os níveis de gasometria arterial (GA), quando necessário.
5. Avalie a carboxi-hemoglobina nos resultados de GA – por causa da inalação de monóxido de carbono, um produto da combustão – e esteja preparado para fornecer suporte à ventilação se houver desenvolvimento de sinais de hipoxemia e insuficiência respiratória.
6. Auxilie na função pulmonar e na broncoscopia, quando indicado.
7. Mantenha suprimentos para intubação prontamente disponíveis. Se não for possível intubar a criança, pode ser necessário recorrer à traqueostomia. Se não for possível efetuar a extubação em 14 a 21 dias, o paciente pode ser submetido à traqueostomia para o suporte pulmonar continuado. A tendência atual é utilizar o menor intervalo de tempo.
8. Evite atelectasia e pneumonia por meio de fisioterapia respiratória, drenagem postural, técnica de aspiração rigorosa e, quando indicado, cuidados com a traqueostomia.

Garantia de nutrição adequada para a cicatrização e as necessidades de crescimento

1. Esteja alerta ao fato de que a hipernutrição é importante em virtude do extremo hipermetabolismo relacionado com as lesões por grandes queimaduras.
    a. Pode haver necessidade de duas vezes a taxa metabólica basal prevista em calorias, com base no peso ideal. A recomendação calórica é de 1.800 kcal/m^2 de superfície corporal total para manutenção, mais 2.000 kcal/m^2 de área de superfície queimada.
    b. Em geral, o estado hipermetabólico diminui quando a maioria das feridas já recebeu enxerto ou está cicatrizada.
    c. Devem-se disponibilizar aporte calórico elevado para sustentar o estado hipermetabólico e síntese de proteínas, assim como as calorias devem provir de carboidratos.
    d. Deve haver uma ingesta elevada de proteína para repor as perdas proteicas por exsudação, a manutenção da síntese de imunoglobulinas e proteínas estruturais e a prevenção do balanço nitrogenado negativo.
    e. Há necessidade de suplementos de vitaminas e sais minerais, sobretudo vitamina B e C, ferro e zinco.
2. Mantenha a temperatura ambiente entre 28 e 32,2°C, a fim de minimizar o gasto metabólico, para manter a temperatura central.
3. Minimize a anorexia para aumentar a ingesta calórica.
    a. Ofereça pequenas quantidades de alimentos, talvez quatro a cinco refeições por dia, em vez de três.
    b. Ofereça opções de alimentos, determinando os preferidos.
    c. Proporcione suplementação oral ou nasogástrica (NG) rica em calorias e em proteínas, se necessário.
    d. Considere o uso prolongado de sonda NG ou NJ para nutrição suplementar.
    e. Torne as horas das refeições um momento agradável, não associado a tratamentos ou interrupções desagradáveis. Mantenha o máximo possível a ingesta oral.
4. Monitore a adesão do paciente à dieta, com metas dietéticas, e efetue ajustes, se necessário.
5. Administre nutrição parenteral total, se houver necessidade.
6. Administre albumina sérica ou plasma fresco congelado para reverter a hipoalbuminemia quando a área queimada ultrapassar 20% da ASCT.
7. Monitore o estado nutricional por meio de ganho de peso, cicatrização das feridas e níveis séricos de transferrina e de albumina.

Alívio da dilatação gástrica e prevenção de úlceras de estresse

1. Esteja alerta para o desenvolvimento de distensão gástrica, em particular no caso de queimaduras com mais de 20% da ASCT, de lesão associada ou de taquipneia.
2. Mantenha uma dieta zero se houver distensão ou diminuição dos sons intestinais
    - Insira uma sonda NG, quando indicado, para prevenir a ocorrência de vômitos, aspiração e íleo paralítico.
3. Monitore o retorno dos sons intestinais após retirada da sonda NG e antes de reiniciar a alimentação oral.
4. Administre bloqueadores H_2, como cimetidina, para evitar o desenvolvimento de úlcera de Curling.

Promoção da perfusão periférica

1. Remova todos os adereços e as roupas.
2. Eleve os membros.
3. Monitore os pulsos periféricos a cada hora. Utilize Doppler, se necessário.
4. Prepare o paciente para escarotomia, se houver comprometimento da circulação.
5. Evite curativos compressivos passíveis de causar obstrução.
6. Observe e comunique a ocorrência de sinais de tromboflebite ou infecção relacionada a cateter.

Promoção do equilíbrio hídrico

1. Quantifique o aporte de líquidos de acordo com a tolerância do paciente. A fórmula de reposição volêmica inicial é apenas um guia.
2. Mantenha registros precisos de ganhos e perdas.
3. Pese diariamente o paciente.
4. Monitore os resultados dos níveis séricos de potássio e outros eletrólitos.
5. Esteja alerta a sinais de sobrecarga hídrica, sobretudo durante a reanimação inicial e logo depois, quando ocorrer mobilização de líquidos orgânicos.
6. Administre diuréticos, conforme prescrito.

Proteção e restabelecimento da integridade da pele

1. Limpe as feridas e troque os curativos 1 ou 2 vezes/dia. Podem-se considerar o tamanho da queimadura e o estágio da cicatrização das feridas quando se determina a frequência das trocas dos curativos. Utilize uma solução antimicrobiana, conforme protocolo, ou sabão neutro e água. Seque com delicadeza. A limpeza pode ser realizada na piscina de hidroterapia, na banheira, no chuveiro ou no leito do paciente.
2. Na ocasião, efetue o desbridamento do tecido desvitalizado. Podem-se utilizar gaze, tesouras ou pinças, quando apropriado. Procure limitar o tempo a 20 ou 30 minutos, dependendo da tolerância do paciente. Pode haver necessidade adicional de analgesia. Considere a necessidade do intervalo de tempo apropriado para pré-medicar antes do desbridamento, de modo a obter melhor controle da dor.
3. Aplique agentes bacteriostáticos tópicos, conforme prescrição, e creme ou pomada em uma espessura de 3 mm.
4. Cubra as feridas, quando apropriado, utilizando compressas convencionais para queimaduras, gaze ou qualquer associação. Os curativos podem ser mantidos no lugar, se necessário, com rolos de gaze ou ataduras.
5. Para áreas com enxerto, tenha extrema cautela durante a retirada dos curativos, examinando à procura de bolhas serosas ou hemorrágicas ou de secreção purulenta, e notificando sua ocorrência. Recoloque curativos nas áreas enxertadas, de acordo com o protocolo da instituição.
6. Examine diariamente todas as feridas e documente o estado de cada uma no prontuário do paciente.
7. Promova a cicatrização dos locais de doação por meio das seguintes medidas:
   a. Previna a contaminação dos locais de doação, que se caracterizam como feridas limpas.
   b. Mantenha o local exposto ao ar para secagem no pós-operatório, se for utilizada gaze ou curativo de gaze impregnado. Se houver exsudato depois das primeiras 24 horas, passe um *swab* na área para cultura e aplique um creme antimicrobiano tópico. Se a cultura for positiva, o tratamento deverá ser de acordo com o antibiograma.
   c. Siga a prescrição médica ou os protocolos do fabricante para os cuidados dos locais com curativos feitos de material sintético.
   d. Deixe o curativo se desprender espontaneamente.
   e. Limpe o local de doação em processo de cicatrização com sabão neutro e água quando os curativos forem removidos, lubrificando o local 2 vezes/dia, quando necessário.
8. Inspecione cuidadosamente a pele não queimada à procura de sinais de compressão e lesão.

Prevenção da infecção urinária

1. Mantenha fechado o sistema de drenagem urinária e assegure sua desobstrução. Utilize uma sonda vesical impregnada com agente antimicrobiano, sempre que possível.
2. Examine com frequência a cor, a transparência e a quantidade de urina.
3. Esvazie a bolsa de drenagem de acordo com o protocolo da instituição.
4. Realize os cuidados com pacientes com sondagem vesical de demora de acordo com o protocolo da instituição.
5. Incentive a retirada da sonda vesical e o uso de urinol ou comadre tão logo não haja necessidade de medidas frequentes do débito urinário.

Promoção da temperatura corporal estável

1. Realize cuidados com eficiência, não expondo as feridas de maneira desnecessária.
2. Mantenha a temperatura ambiente aquecida.
3. Utilize fonte de calor radiante, cobertores com aquecimento elétrico, ou ajuste a temperatura do leito para manter o paciente aquecido.
4. Colete culturas de urina, secreção pulmonar e sangue em caso de temperatura retal ou central acima de 38,9°C ou se o paciente apresentar calafrios.
5. Providencie um revestimento seco para curativos úmidos, de modo a reduzir a perda de calor por evaporação.
6. Aqueça as soluções de limpeza e curativo das feridas até a temperatura corporal.
7. Utilize cobertores para transportar o paciente a outras áreas do hospital.
8. Administre antipiréticos, conforme prescrição.

Preservação da mobilidade

1. Certifique-se de que a fisioterapia e a terapia ocupacional sejam iniciadas precocemente para facilitar a reabilitação.
2. Os profissionais especialistas em cuidado infantil (*child life specialist*) também podem ajudar a tornar a terapia e as rotinas agradáveis para a criança, aumentando sua participação e preservando e melhorando, em última análise, a mobilidade.
3. Incentive os exercícios de amplitude de movimento, deambulação e mudanças de decúbito para minimizar as complicações articulares e cutâneas.
4. Posicione as articulações na direção oposta da contratura esperada. Reavalie regularmente o posicionamento, reorganize o quarto do paciente ou a posição do leito ou da televisão, de modo a estimular a alternância de decúbito, caso o paciente esteja acamado.
5. Aplique talas para ajudar no posicionamento das articulações e diminuir as contraturas e a hipertrofia da pele.
6. Utilize roupas compressivas para ajudar a circulação, proteger a pele recém-cicatrizada e impedir e tratar a formação de cicatrizes hipertróficas, promovendo o crescimento das fibras de colágeno dérmicas em direção paralela. Incentive o uso de roupas compressivas por 12 a 18 meses após a lesão, até a maturação da pele cicatrizada.
7. Medique para aliviar a dor antes da terapia ou dos exercícios, de modo a reduzir ao máximo o desconforto.
8. Crie oportunidades recreativas para ajudar a criança a aceitar o programa de terapia (p. ex., andar de triciclo pode ser utilizado como forma de exercício).

Controle da dor

Baseado em evidências
Baartmans, M., de Jong, A., van Baar, M. *et al.* (2016). Early Management in children with burns: Cooling, wound care and pain management. *Burns*, *42*(4), 777-82.

1. Examine à procura de sinais de dor, como irritabilidade, choro, elevação da PA, taquicardia, diminuição da mobilidade e incapacidade de dormir, utilizando escalas de avaliação confiáveis e válidas.
2. Utilize os princípios da escada analgésica da OMS, administrando associações de analgésicos quando um tipo isolado não for efetivo, até obter alívio da dor.
   a. Primeiro degrau: não opioides.
   b. Segundo degrau: opioides leves.
   c. Terceiro degrau: opioides fortes.

3. O paracetamol demonstrou controlar de maneira segura a dor contínua resultante de queimaduras pediátricas e é considerado o primeiro degrau no controle dessa dor.
4. Anti-inflamatórios não esteroides também devem ser prescritos, a não ser que haja alguma contraindicação.
5. A analgesia com opioides é o padrão de referência para o controle da dor de queimaduras, e sua dose deve ser determinada para cada indivíduo, incluindo tratamento concomitante com laxativos. Deve-se considerar o uso de opioides fortes (morfina) *versus* leves (codeína) para a dor intensa.
6. Nas queimaduras graves, a analgesia deve ser administrada por acesso IV, em virtude da reduzida absorção por meio de injeções IM durante a fase de emergência. A ênfase é manter a criança alerta e razoavelmente confortável. Monitore rigorosamente a criança durante a administração por via intravenosa de opioides e sedativos.
7. Outros medicamentos adjuvantes, como antieméticos e sedativos, devem ser considerados para melhorar o conforto e diminuir o sofrimento.
8. O uso de benzodiazepínicos em infusão contínua deve ser considerado com cautela na criança com queimaduras graves. Embora haja necessidade de mais pesquisas na população pediátrica, existem evidências significativas de que o desenvolvimento de *delirium* em pacientes adultos submetidos à ventilação pulmonar mecânica esteja associado à administração de benzodiazepínicos.
9. Utilize uma superfície terapêutica para aliviar a pressão e proporcionar conforto. Mantenha o calor e evite o resfriamento.
10. Proporcione atividades recreativas apropriadas para a idade, de modo a afastar o foco do paciente sobre a dor.
11. Explique as técnicas de relaxamento simples, como respiração e visualização orientada.
12. Reconheça que o medo pode exacerbar o desconforto e avalie ansiedade e temperamento da criança. Tranquilize e demonstre empatia. Desenvolva um plano para minimizar a ansiedade e o medo. Colabore com outros profissionais de saúde, como o terapeuta especialista em vida infantil (*child life specialist*).
13. Assegure uma rotina de sono adequada e estabeleça uma boa higiene do sono, quando possível, para reduzir ao máximo os transtornos do sono.

Abordagem do distúrbio da imagem corporal

1. Incentive a criança a falar sobre o que sente e como é a aparência, deixando-a estabelecer o ritmo das discussões.
   a. A criança pode se sentir culpada e acreditar que a queimadura é uma punição para algo errado que fez.
   b. Elas podem ficar com medo da aparência das bandagens, das cicatrizes ou das roupas compressivas. Tranquilize-as.
   c. Estimule brincadeiras com bonecos ou marionetes, representação de papéis ou desenhos, para ajudá-las a expressar seus sentimentos e medos.[3]
2. Trate a criança com carinho e afeição, incentivando os pais a expressar continuamente seu amor e a proporcionar conforto físico e emocional.
3. Apoie a criança a se olhar no espelho quando estiver pronta e incentive a presença dos membros da família.
4. Incentive o contato precoce com outras crianças. Mantenha vínculos com irmãos, amigos e a comunidade, na medida do possível.
5. Sugira uma consulta psiquiátrica e trabalhe com recursos psicossociais para orientação antecipada, bem como ajuste e adaptação contínuos à lesão por queimadura. As demandas específicas podem estar relacionadas com ansiedade intensa, alterações do humor ou problemas que se manifestam na forma de:
   a. Recusa em se alimentar.
   b. Regressão do desenvolvimento.
   c. Resistência a procedimentos.
   d. Comportamentos agressivos, tristeza excessiva ou isolamento.
   e. Isolamento crescente ou resistência à socialização.
6. Explique aos pais que o retorno às rotinas da casa e da comunidade, assim como a separação do ambiente hospitalar, dos cuidadores e de outros pacientes, pode provocar ansiedade excessiva ou alterações na capacidade de enfrentamento da criança. Considere o desenvolvimento de um plano para um processo gradativo de alta hospitalar, com permanência de tempo limitado em casa – por uma noite, um fim de semana –, bem como um plano de cuidados pós-hospitalização para sustentar a transição para casa.
7. Se a criança estiver em idade escolar, ajude a preparar a volta à escola. Entre em contato com o professor ou discuta com os pais a necessidade de preparar os colegas para o que devem esperar.
8. Discuta e planeje as questões do retorno social, como respostas a perguntas e olhares fixos de estranhos e rejeição percebida por amigos.
   a. Assegure a participação em um programa de cuidado pós-hospitalização (acompanhamento), idealmente direcionado à adaptação tanto da criança quanto da família.
   b. Encaminhe a um grupo de apoio ou aconselhamento, quando possível.
   c. Encaminhe a um acampamento de queimados – de modo geral, essa pode ser a primeira oportunidade para a criança usar um traje de banho após a lesão.
9. Inicie o encaminhamento da família à consulta com um cirurgião plástico para uma revisão futura das cicatrizes.
10. Incentive a criança de mais idade a aderir a um acompanhamento a longo prazo para abordar questões de interesse, à medida que forem surgindo, em vários estágios do desenvolvimento. Algumas crianças e adolescentes podem desejar experimentar roupas e consultar um especialista em estética e queimaduras a fim de melhorar a aparência e a imagem corporal.

Redução do medo e da ansiedade

1. Explique à criança os procedimentos, as cirurgias e os tratamentos, de acordo com a idade e o nível de compreensão.
2. Deixe a criança expressar seus medos por meio de marionetes, bonecos, brincadeiras na água, argila e desenhos.
3. Espere a ocorrência de alguma regressão em virtude da dor física e do trauma psicológico pelo qual a criança está passando.
4. Incentive os pais a permanecer o maior tempo possível com a criança pequena.
5. Explique aos pais como estimular a criança a desenvolver capacidades de enfrentamento.
6. Estimule a participação no plano de tratamento e nas atividades de autocuidado.

Promoção da parentagem efetiva

1. Esteja alerta quanto aos sinais de depressão ou de síndromes de estresse nos pais e incentive o aconselhamento para promover a saúde familiar.
2. Incentive os pais a avaliar os efeitos sobre os irmãos que estão em casa, que podem ter necessidades não reconhecidas ou negligenciadas em consequência da crise.

---

[3]N.R.T.: Em situações como o tratamento de queimaduras, alívio da dor ou realização de procedimentos potencialmente dolorosos e estressantes em crianças, o enfermeiro pediatra pode aplicar o brinquedo terapêutico (BT), intervenção que promove a comunicação eficaz com a criança, em especial com as de idade pré-escolar e escolar, mas não se restringindo às dessas faixas etárias. Pode ter diferentes finalidades (BT instrucional, BT dramático) como constituir intervenção para o preparo para procedimentos, sendo recomendada a leitura de artigos como: Kiche MT, Almeida FA. Brinquedo terapêutico: estratégia de alívio da dor e tensão durante o curativo cirúrgico em crianças. *Acta Paul Enf.* 2020; 22(2): 95-106; Maia EBS, Ribeiro CA, Borba RIH. Brinquedo terapêutico: estratégia de alívio da dor e tensão durante o curativo cirúrgico em crianças. *Rev Esc Enf USP*, 2011. 45(4): 839-846.

3. Estimule a participação ativa dos pais nos cuidados da criança quando estiverem prontos para isso.
   a. Oriente os pais sobre a participação efetiva deles no tratamento e respeite o desejo de não colaborar se a situação for muito angustiante – enfoque na capacidade de confortar o filho.
   b. Avise aos pais que as visitas e a participação podem ter efeito positivo sobre a sobrevida e a recuperação da criança.
   c. Se os pais não puderem fazer visitas, telefonemas e fotografias da família são úteis. Novas tecnologias, como as videoconferências, também podem ser benéficas para manter vínculos com a família e o apoio da comunidade.
4. Forneça aos pais a oportunidade de discutir seus sentimentos.
   a. Os pais costumam expressar culpa em relação à falta de supervisão quando ocorreu o acidente.
   b. Em geral, a lesão por queimadura está associada a uma negligência verdadeira ou percebida dos pais. Lembre-se de que esse tipo de lesão é súbito e agudo, colocando a família em um estado de crise.
5. Mantenha os pais informados sobre o progresso da criança.
   a. Comece a fornecer uma orientação inicial por ocasião da internação, com palavras de apoio e informações técnicas limitadas.
   b. A educação e a orientação sobre a instituição e a lesão por queimadura diminuirão parte da ansiedade e começarão a construir uma relação na qual poderá se basear um futuro apoio.
   c. Incentive reuniões com outros pais que enfrentaram esse trauma.
   d. Encaminhe a família a programas de cuidados pós-hospitalização, com o propósito de apoiar a adaptação ao longo do tempo.

Padrão de sono prejudicado

1. Permita que um dos pais permaneça com a criança.
2. Proporcione um ambiente estruturado. Efetue as trocas de curativos, o tratamento e as refeições diariamente nos mesmos horários.
3. Combine várias intervenções, de modo que a criança possa ter maiores intervalos possíveis de sono ininterrupto.
4. Reduza ao máximo os ruídos e a iluminação no quarto.
5. Assegure um alívio adequado da dor e medidas de conforto ao deitar ou durante os cochilos.

Considerações sobre atendimento domiciliar e na comunidade

1. Faça visitas de rotina ao domicílio para efetuar, ensinar e supervisionar os cuidados com as feridas por queimadura e o programa de reabilitação.
2. Examine as feridas à procura de sinais de infecção em todas as visitas.
3. Avalie a capacidade de enfrentamento da criança e a capacidade da família de cuidar dela, fornecendo apoio psicológico e encaminhamento para aconselhamento, quando necessário.
4. Certifique-se de que os pais consigam:
   a. Explicar e demonstrar tratamentos, procedimentos e troca de curativos.
   b. Obter o material necessário à realização do tratamento em casa.
   c. Entender o motivo dos medicamentos e seus efeitos adversos, bem como as necessidades dietéticas.
   d. Realizar um acompanhamento a intervalos apropriados com o médico de referência.
5. Incentive o uso de alarmes para fumaça em todos os andares da casa, de um extintor de incêndios e de um plano de emergência e rota de fuga de incêndios. Ajude os pais a rever as estratégias para a segurança da criança.

Educação da família e manutenção da saúde

1. Explique à família a necessidade de cuidados especiais com a pele após lesão por queimadura.
   a. Evitar a exposição à luz solar, utilizando filtro com fator de proteção (FPS) de 30 ou mais, e aplicá-lo com frequência.
   b. Usar roupas compressivas para impedir a formação de cicatrizes hipertróficas, as quais devem ser usadas durante 23 h por dia, para maior eficiência, e por 1 a 2 anos, dependendo da maturação da cicatriz.
   c. Usar loções e cremes para impedir o ressecamento, as fissuras e o prurido da pele. Podem ser necessários anti-histamínicos ou antipruriginosos tópicos ou orais para reduzir o prurido.
   d. A área queimada tem uma sensação diminuída ao toque, ao calor e à pressão. É preciso tomar precauções para evitar qualquer lesão dessa área.
2. Avise à família que a adaptação após uma queimadura costuma ser prolongada e dolorosa. O ajuste pode ter altos e baixos de acordo com os estágios do desenvolvimento. Incentive um suporte psicológico e social continuado à família e ao indivíduo.
3. Incentive a fisioterapia continuada para prevenir e minimizar as contraturas e preservar a função.
4. Monitore os resultados ao longo do tempo, de acordo com o Health Outcomes Burn Questionnaire[4] para lactentes e crianças até 5 anos. O tamanho das queimaduras e as cicatrizes visíveis não são preditivos de adaptação psicológica.
5. Inicie os cuidados domiciliares, o encaminhamento psiquiátrico, a fisioterapia e a terapia ocupacional, a assistência financeira e outros encaminhamentos, de acordo com a necessidade.
6. Fale aos pais e às crianças sobre a prevenção de lesões por queimadura e sobre outras medidas de segurança (ver p. 1148).
7. Explique os cuidados de emergência de primeiros socorros para lesões por queimadura (p. ex., resfriar a área queimada com água fria, remover as roupas, procurar assistência médica).
8. Explique às crianças como parar, cair no chão e rolar se as roupas pegarem fogo, bem como a rastejar até um lugar seguro se ocorrer um incêndio na casa.

Reavaliação: resultados esperados

- Ausência de choque: estabilização dos sinais vitais e níveis séricos normais de eletrólitos
- Ausência de infecção: valores laboratoriais normais, ferida limpa e temperatura normal
- Ausência de desconforto respiratório: sinais vitais, função respiratória e gasometria arterial estáveis
- Estado nutricional adequado: ganho de peso e cicatrização das feridas
- Ausência de complicações GI: sons intestinais normais e capacidade de tolerar a alimentação oral
- Boa perfusão tecidual
- Ausência de sinais de sobrecarga hídrica e peso estável
- Cicatrização do local doador e das feridas por queimadura sem qualquer sinal de infecção
- Débito urinário adequado por sonda vesical
- A temperatura permanece abaixo de 38,9°C
- Melhora da mobilidade: participação em brincadeiras e outras atividades

---

[4]N.R.T.: O uso de instrumentos de medida em saúde deve ser precedido por estudos de validação transcultural. Identificamos na literatura instrumento de medida que pode servir de literatura complementar em Ferreira E. *Adaptação transcultural da Burn Specific Health Scale Revised: versão para brasileiros que sofreram queimaduras.* 2006. Dissertação de Mestrado, Escola de Enfermagem da USP/RP. p. 108. Disponível em: *https://www.teses.usp.br/teses/disponiveis/22/22132/tde-11092006-153741/publico/MS-ENEAS_FERREIRA-BSRS-R-2006.pdf.*

- Desconforto mínimo: sinais vitais estáveis, verbalização e participação em brincadeiras
- Imagem corporal positiva: verbalização, socialização e capacidade de se olhar no espelho
- Alívio do medo: capacidade de brincar e participação nos cuidados
- Parentagem efetiva: participação nos cuidados da criança, discussão adequada sobre a evolução da criança e plano de tratamento
- O paciente dorme entre os tratamentos durante a noite e cochila a intervalos de 1 hora durante o dia.

DISTÚRBIOS DERMATOLÓGICOS

Dermatite atópica (eczema do lactente e eczema infantil)

A *dermatite atópica*, que é a causa mais comum de eczema na infância, é um distúrbio inflamatório crônico e altamente pruriginoso da pele que acomete 15 a 25% da população pediátrica. A maior prevalência é observada dos 6 meses aos 8 a 10 anos. Noventa e cinco por cento das crianças com dermatite atópica apresentam asma ou rinite alérgica. Trata-se de uma resposta imune anormal a alergênios ambientais em um indivíduo geneticamente suscetível. Esses indivíduos tendem a ter pele seca e um limiar mais baixo para o prurido. O prurido provoca escoriações, que causa liquenificação ou espessamento da pele, gerando aumento da sensibilidade ao prurido renovado. Muitas crianças com dermatite atópica apresentam uma história pessoal ou familiar de distúrbios na tríade atópica, como rinite alérgica, asma e dermatite. Nas últimas três décadas, houve um aumento na incidência da dermatite atópica, particularmente nos países industrializados. As possíveis causas incluem migração urbana, maior uso de antibióticos e incidência diminuída de infecções no início da infância.

A dermatite atópica exibe morfologia e distribuição típicas relacionadas com a idade e natureza crônica ou cronicamente recidivante. Por volta dos 5 anos, 90% dos pacientes que desenvolverão dermatite atópica já terão manifestado a doença. A aparência e a localização das lesões se modificam de maneira característica com a idade. A dermatite atópica melhora ou regride habitualmente na adolescência, mas pode persistir durante toda a vida adulta.

Fisiopatologia e etiologia

1. Embora a dermatite atópica tenha componentes tanto imunológicos quanto genéticos, sua etiologia permanece desconhecida. Cerca de 80% das crianças com dermatite atópica apresentam níveis elevados de imunoglobulina (Ig) do tipo E (IgE) e taxas aumentadas de sensibilização a alergênios comuns. A liberação de histamina pelos basófilos está aumentada, e as células T cutâneas hiper-reativas, que secretam citocinas pró-inflamatórias, causam aumento das respostas das citocinas Th2 e resposta diminuída das citocinas Th1. Existe também um componente hereditário. Quando ambos os pais apresentam histórico de dermatite atópica, existe uma probabilidade de 80% de que um dos filhos seja afetado. Quando apenas um dos pais é acometido, a prevalência cai para 50%. Vários genes foram hipoteticamente ligados à dermatite atópica.
2. A dermatite atópica provoca decomposição do estrato córneo, o que possibilita a penetração de alergênios e bactérias nas camadas mais profundas, causando inflamação e possível infecção.
3. A dermatite atópica é conhecida como "coceira que provoca erupções cutâneas". A pele é seca e se torna pruriginosa quando exposta a alergênios ambientais comuns, como lã, tecidos sintéticos oclusivos, sabões e detergentes, transpiração, extremos de temperatura e umidade e estresse emocional.
4. As alergias alimentares contribuem para a dermatite atópica em até 30% dos lactentes e infantes com doença moderada a grave. Ovos, leite, amendoins, soja, trigo, nozes, peixes e mariscos respondem por mais de 90% das reações. Os ovos são os alimentos mais responsáveis.
5. De um terço até metade das crianças com dermatite atópica apresenta alergia a ácaros da poeira doméstica, pelos de animais, ervas e bolores.
6. As crianças portadoras de dermatite atópica apresentam risco aumentado de desenvolver rinite alérgica ou asma, um processo conhecido como "marcha atópica" ou "tríade atópica".

Manifestações clínicas

Idade e distribuição das lesões

A dermatite atópica é dividida em três fases, com base na idade do paciente e na distribuição das lesões. Essas fases são denominadas como do lactente, infantil e do adulto.

1. Fase do lactente (2 meses a 3 anos):
   a. O início é observado entre 2 e 6 meses de vida. Metade dos lactentes afetados apresenta resolução espontânea em torno dos 2 ou 3 anos.
   b. Caracteriza-se por prurido intenso, eritema, pápulas, vesículas, exsudação e formação de crostas (ver Figura 55.2).
   c. O exantema começa habitualmente na região genal, na fronte ou no couro cabeludo, em seguida se estendendo para o tronco ou para os membros em placas espalhadas e muitas vezes simétricas. As áreas perioral, paranasal e das fraldas são habitualmente poupadas (ver Figura 55.3).
2. Fase infantil (4 a 10 anos):
   a. As crianças afetadas nessa faixa etária têm menos tendência a apresentar lesões exsudativas e com crostas. Em geral, as erupções são mais secas e papulosas, ocorrendo comumente em placas descamativas circunscritas. Observa-se maior tendência à cronicidade e à liquenificação.

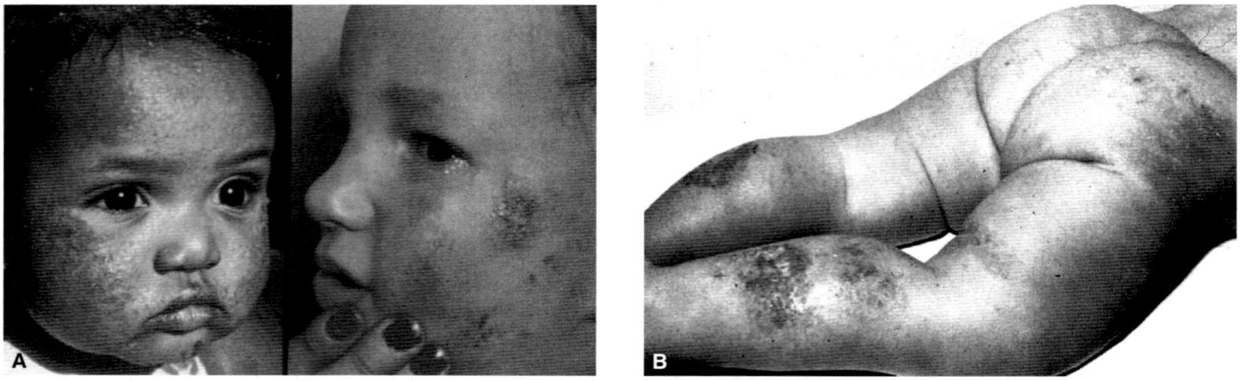

Figura 55.2 Exantema característico da dermatite atópica do lactente na cabeça (**A**) e nos membros (**B**).

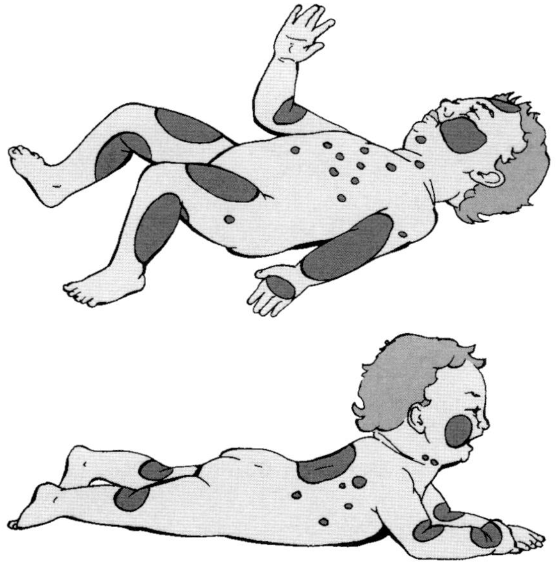

Figura 55.3 A distribuição da dermatite atópica do lactente ocorre sobretudo na face, mas pode acometer áreas simétricas do corpo. A região da fralda, em geral, não é acometida.

b. As áreas típicas de acometimento são a face, incluindo as áreas perioral e paranasal, o pescoço, as faces cubitais e poplíteas, os punhos e os tornozelos. Pode haver prurido intenso.

3. Fase do adulto (da puberdade até a idade avançada):
   a. As áreas de comprometimento predominante incluem dobras flexoras, face, pescoço, braços, costas, dorso das mãos e dos pés e dedos das mãos e dos pés.
   b. A erupção aparece na forma de lesões secas e espessas, pápulas confluentes e grandes placas liquenificadas. Podem ocorrer secreção, formação de crostas e exsudação, as quais costumam resultar de irritação externa ou infecção superpostas.

Aspecto clínico

A dermatite atópica também é dividida em três estágios, com base no aspecto clínico das lesões. Os estágios agudo, subagudo e crônico podem ocorrer em lactentes, crianças e adultos.

1. Agudo (ver Figura 55.4A) – eritema moderado a intenso, vesículas, superfície úmida e prurido intenso.
2. Subagudo:
   a. O eritema e a descamação estão presentes em vários padrões, com margens indistintas. O eritema pode ser fraco ou intenso. A superfície é seca. São observados graus variáveis de prurido.
   b. O estágio subagudo pode ser inicial ou ocorrer após inflamação aguda ou exacerbação de um estágio crônico. A irritação, a alergia ou a infecção podem transformar um processo subagudo em um processo agudo.
3. Crônico (ver Figura 55.4B) – A área inflamada se torna espessa e as marcas na superfície da pele ficam mais proeminentes. As placas espessas com marcas paralelas profundas da pele são designadas como *liquenificadas.* A liquenificação é a característica essencial do eczema crônico. A superfície da pele é seca, e a margem da lesão, bem-definida. Ocorre prurido moderado a intenso. Pode haver hipopigmentação pós-inflamatória.

Avaliação diagnóstica

1. Não existe marcador clínico, laboratorial ou histológico isolado capaz de diagnosticar de modo definitivo a dermatite atópica. Trata-se de um diagnóstico baseado na avaliação do conjunto de sinais, sintomas, estigmas, evolução e achados familiares associados. As características diagnósticas mais importantes consistem em prurido, sintomas recorrentes e morfologia e distribuição específicas segundo a idade. Foram estabelecidos vários critérios diagnósticos clínicos. Ver Boxe 55.1.

Boxe 55.1 Critérios clínicos para dermatite atópica.

Características principais: três ou mais
- Prurido
- Alterações eczematosas
- Morfologia e localização típica e específica da idade
- Face, pescoço e superfícies extensoras em lactentes/crianças
- Lesões em áreas de flexão em crianças de mais idade/adultos
- Cronicidade ou cronicamente recidivante
- História pessoal ou familiar de atopia (rinite alérgica, asma, dermatite atópica).

Características secundárias: três ou mais
- Idade de início precoce
- Nível sérico elevado de imunoglobulina E
- Prurido com sudorese
- Intolerância a lã e solventes lipídicos
- Reatividade imediata a testes cutâneos (tipo 1)
- Tendência a infecções da pele
- Palidez ou eritema facial
- Intolerância a alimentos
- Xerose (pele muito seca)
- Ictiose/hiperlinearidade palmar/queratose pilar
- Dermatite das mãos ou dos pés
- Pitiríase alba (placas brancas na face)
- Conjuntivite
- Gravidade dos sintomas influenciada por fatores ambientais ou emocionais.

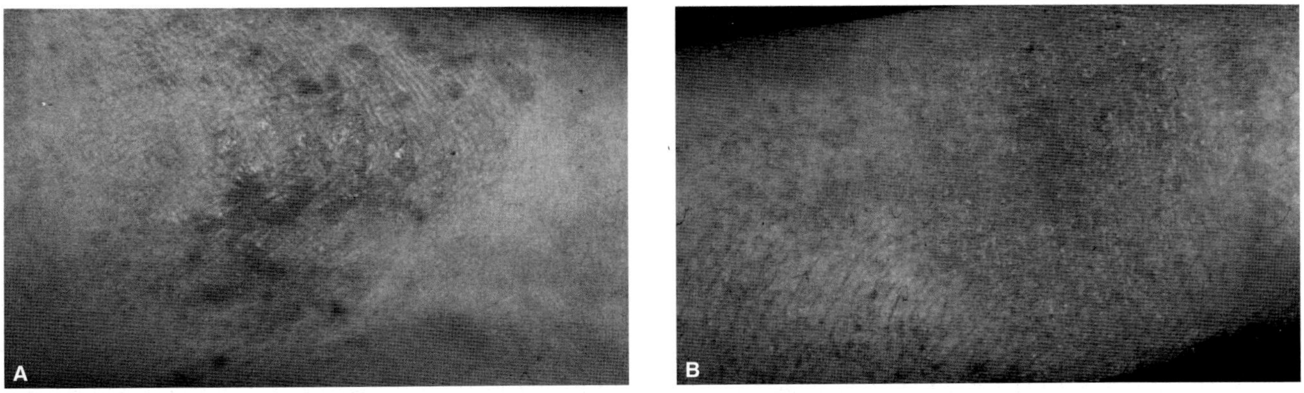

Figura 55.4 A. Dermatite atópica aguda. **B.** Dermatite atópica crônica.

2. Embora não sejam diagnósticos para a dermatite atópica, o teste cutâneo de puntura, o teste de contato e o teste radioalergoabsorvente podem ser úteis para a identificação de deflagradores alimentares e aeroalergênicos em lactentes e pré-escolares com doença moderada a grave. Os testes de sensibilidade de puntura negativos eliminam a possibilidade de alergia alimentar mediada por IgE. Os testes positivos, com previsão de 30 a 50% das alergias alimentares, podem ser úteis. Para evitar restrições alimentares desnecessárias, os testes positivos devem ser confirmados por estímulos alimentares controlados, dietas de eliminação ou adesivos de atopia.

Manejo

Baseado em evidências
Conceicao, V. (2016). The nursing management of infantile eczema. *Journal of Community Nursing, 30*(5), 12-4.

Os cuidados diários da pele constituem a base da prevenção e do tratamento, incluindo limpeza apropriada, hidratação e proteção de agentes deflagradores.

Agudo

1. Curativos úmidos abertos, como solução de Burow, durante 1 a 3 dias.
2. Evitar o alergênio ou o fator desencadeante conhecido. Os pacientes com dermatite atópica apresentam diminuição do limiar para irritantes.
3. Manejo da infecção secundária.
4. Corticosteroides tópicos:
   a. Os corticosteroides tópicos são a base da terapia farmacológica. Esses agentes são distribuídos em sete grupos, de acordo com sua potência. O grupo 1 contém os esteroides tópicos mais potentes; e o grupo 7, os agentes de menor potência. A concentração assinalada na medicação não se correlaciona com sua potência ou segurança, constituindo apenas uma indicação de sua formulação química específica. Os efeitos adversos estão relacionados com o nível de potência do composto, a duração do uso e a espessura da pele na qual o fármaco é aplicado.
   b. Deve-se evitar o uso de corticosteroides tópicos do grupo 1 em crianças com menos de 12 anos em razão da maior absorção da pele.
5. Medicamentos orais para alívio do prurido, como hidroxizina, difenidramina ou prometazina, muitas vezes sedativos. A sedação leve pode ser desejável para possibilitar o sono.

Alerta farmacológico
Os corticosteroides tópicos de potência adequada devem ser utilizados 2 vezes/dia durante um período de tempo específico, como 7 a 21 dias, para obter o controle e evitar os efeitos adversos. O uso prolongado de corticosteroides tópicos pode causar estrias, atrofia cutânea, telangiectasia, acne, atraso do crescimento, supressão suprarrenal, síndrome de Cushing e cataratas.

Subagudo e crônico

1. Prevenção da pele seca:
   a. Diminua a frequência e a duração dos banhos.
   b. Utilize sabão neutro ou uma solução hidrofílica.
   c. Lubrifique a pele com emolientes, aplicando 3 min após sair do banho sobre os corticosteroides tópicos, e não sob eles. Os novos hidratantes para reparo de barreira contêm o lipídio cutâneo ceramida e ajudam no processo de reconstrução/reparo da pele.
   d. Mantenha a umidade do ambiente acima de 40% durante os meses de inverno.[5]
   e. Podem-se adicionar preparações à base de alcatrão à água do banho. Entretanto, elas são raramente usadas, em virtude do odor e das manchas que causam.
2. Evite alergênios ou fatores desencadeantes conhecidos.
3. Manejo da infecção secundária.
4. Corticosteroides tópicos, conforme descrito antes. Aplique o corticosteroide tópico de menor potência capaz de proporcionar um controle adequado. Os corticosteroides tópicos podem ser aplicados sob oclusão, isto é, sob um envoltório de plástico, a fim de aumentar a absorção para tratamento a curto prazo.
5. Os imunomoduladores tópicos, também denominados *inibidores da calcineurina*, foram aprovados para o tratamento a curto prazo e a longo prazo intermitente da dermatite atópica subaguda e crônica para pacientes a partir de 2 anos, quando o tratamento convencional não for aconselhável, eficaz ou tolerado.
   a. Pomada de tacrolimo a 0,03% e creme de pimecrolimo a 1%.
   b. Esses agentes não causam atrofia da pele, que pode ser causada pelos corticosteroides, e podem ser aplicados à face e ao pescoço. Entretanto, sua segurança a longo prazo não é conhecida.
   c. As infecções cutâneas virais, bacterianas ou fúngicas ativas precisam ser eliminadas antes do uso.
   d. Os imunomoduladores tópicos devem ser interrompidos se houver desenvolvimento de linfadenopatia de etiologia desconhecida.
6. O inibidor da fosfodiesterase-4 (PDE4) é a mais nova classe de medicamentos tópicos aprovados para o tratamento da dermatite atópica leve a moderada em pacientes a partir de 2 anos de idade.
   a. Pomada de crisaborol a 2%.
   b. O crisaborol é considerado relativamente seguro, visto que o único efeito adverso conhecido consiste em sensação de queimação ou ardência no local de aplicação, que desaparece depois de 1 ou 2 dias de uso.
   c. Não há nenhuma contraindicação, exceto reação de hipersensibilidade, ao seu uso a longo prazo.

Alerta farmacológico
A U.S. Food and Drug Administration publicou um aviso em tarja preta para os *inibidores da calcineurina*, declarando que sua segurança a longo prazo não está estabelecida. Embora não se tenha provado nenhuma relação causal, foram relatados raros casos de neoplasia maligna (pele e linfoma). Os fármacos devem ser utilizados como terapia de segunda escolha a curto prazo para pacientes com mais de 2 anos.

Complicações

1. Risco aumentado de infecção secundária por bactérias, vírus ou fungos. Em geral, as infecções bacterianas são causadas por *Staphylococcus aureus*. A taxa de infecção por *S. aureus* resistente à meticilina está aumentando. As infecções secundárias a papilomavírus (verrugas), *Molluscum contagiosum*, herpes simples, tinha e *Candida* são mais comuns.
2. Efeitos adversos dos corticosteroides tópicos (foliculite, atrofia da pele) ou dos imunomoduladores tópicos (reações locais, acne).

[5]N.R.T.: No Brasil, em parte das regiões também os meses de inverno são considerados mais secos; em outras o inverno é entendido como o período de chuvas. Adapte a orientação, conforme a época do ano em que a umidade relativa do ar estiver mais baixa.

Avaliação de enfermagem

1. Obtenha o histórico de enfermagem, concentrando-se nas seguintes manifestações clínicas:
   a. Início e duração do exantema.
   b. Localização, evolução e distribuição das lesões.
   c. Alteração na morfologia das lesões.
   d. Episódios anteriores de erupção cutânea.
   e. Sintomas locais e sistêmicos, particularmente prurido.
   f. Exposição a possíveis alergênios ou fatores desencadeantes, sobretudo lã, tecidos sintéticos oclusivos, sabões, detergentes, transpiração, extremos de temperatura e umidade, estresse emocional e certos alimentos em lactentes e crianças de 1 a 3 anos.
   g. História pessoal de alergias, asma ou rinite alérgica.
   h. História familiar de eczema, asma ou rinite alérgica.
   i. Medicações, tratamentos e seu efeito.
   j. Dieta para possíveis fatores desencadeantes.
2. Realize uma avaliação física.
   a. Examine toda a pele de maneira ordenada, com atenção específica ao tipo de lesão (p. ex., mácula, pápula ou vesícula), ao aspecto (formato, margens, cor, textura e superfície) e à distribuição (áreas do corpo acometidas).
   b. Observe se há sintomas associados, como escoriações, febre ou secreção.
   c. Avalie o paciente à procura de sinais de outros distúrbios atópicos, incluindo congestão nasal, respiração bucal, tosse ou sibilos.
   d. Palpe à procura de linfadenopatia.
3. Documente os achados:
   a. Descreva os achados cutâneos, utilizando a terminologia dermatológica.
   b. Desenhe figuras para facilitar a comunicação.
   c. Documente a presença ou a ausência de sinais ou sintomas associados.

Diagnósticos de enfermagem

- Integridade da pele prejudicada ou risco de integridade da pele prejudicada relacionado com a patologia da pele e o prurido
- Conhecimento deficiente relacionado com a necessidade de evitar os fatores desencadeantes
- Conforto prejudicado relacionado com o prurido
- Risco de infecção relacionado com o aumento da colonização bacteriana da pele e possível ruptura da barreira de defesa.

Intervenções de enfermagem

O enfermeiro pode realizar as seguintes intervenções ou ensinar o paciente e/ou a família a executá-las.

Melhora da integridade da pele

1. Reduza a inflamação durante o estágio agudo com a aplicação tópica de curativos úmidos abertos.
   a. Utilize um tecido macio e leve, como lenço, fralda de tecido fino ou tiras de lençol. Não utilize gaze (que adere à pele), toalhas de rosto ou de banho (que são muito pesadas). Os pijamas quentes e úmidos colocados sob pijamas secos são efetivos e produzem alívio.
   b. Os curativos úmidos abertos devem ser limpos. Em certas situações, devem ser estéreis para evitar a contaminação.
   c. As soluções devem estar mornas ou na temperatura corporal para aliviar a pele e impedir o resfriamento.
   d. As compressas devem ser moderadamente úmidas, mas não molhadas, e ser removidas depois de 20 minutos, a não ser que haja alguma orientação diferente. Devem ser aplicadas 3 a 4 vezes/dia.
   e. Após a compressa, pode-se aplicar um corticosteroide tópico para reduzir o prurido e a inflamação.
   f. Observe a pele à procura de alterações na resposta ao tratamento.
2. Evite o ressecamento da pele durante os estágios subagudo e crônico.
   a. Diminua a frequência e a duração dos banhos. Devem-se evitar os banhos em banheira com água quente e de longa duração.
   b. Evite a água quente e os sabões abrasivos. Os pacientes devem se banhar em água morna, utilizando sabão com pH neutro (p. ex., Dove®, Neutrogena®). Evite os banhos de espuma, enxaguando bem e secando a pele com toalha, sem esfregar.
   c. Se a água do banho causar ardência, adicione uma xícara de sal de cozinha.
   d. Aplique emolientes sem perfume (p. ex., Eucerin®, Keri®, Aquaphor® e Lubriderm®) nos primeiros 3 minutos após o banho, quando a pele ainda está ligeiramente úmida. Aplique sobre os medicamentos tópicos. Essa intervenção retém a água na pele. Os cremes e as pomadas são mais efetivos do que as loções, pois são melhores para prevenir a evaporação da água pela pele.
   e. Alguns pacientes podem se beneficiar da imersão em banho de alcatrão durante 15 a 20 minutos por dia, de preferência à noite. Adicione o alcatrão à água do banho, conforme prescrição. As orientações devem abranger a possibilidade de gerar manchas na pele e nas roupas, bem como sensibilidade à luz solar.
   f. Em pacientes com pele extremamente seca, é necessário limpar com solução hidrofílica (p. ex., Cetaphil®). A aplicação deve ser feita sem água até a formação de uma espuma fraca. Deve-se remover com pano de algodão ou lenço de papel.
   g. Mantenha a umidade do ambiente acima de 40% durante os meses de inverno. Utilize um hidratante.
   h. Examine a pele à procura de alterações na resposta ao tratamento.

Alerta de enfermagem
Aplique emolientes sem perfume à pele nos primeiros 3 minutos após o banho, quando a pele já estiver seca, porém ainda úmida a ponto de manter um alto nível de hidratação da epiderme.

Orientação do paciente e cuidador para evitar os fatores desencadeantes

1. Siga as diretrizes recomendadas específicas para evitar alergias alimentares.
   a. Incentive o aleitamento materno durante os primeiros 6 meses. Para os lactentes não amamentados, as fórmulas lácteas extensa ou parcialmente hidrolisadas (Nutramigen®, Alimentum®) são preferíveis às fórmulas com leite de vaca.
   b. Siga as diretrizes atuais da American Academy of Pediatrics[6] relacionadas com o momento oportuno à introdução de novos alimentos, em particular laticínios, ovos, amendoins, frutas secas, frutos do mar e outros alimentos altamente alergênicos.
2. Elimine os alimentos deflagradores em lactentes e crianças de 1 a 3 anos com suspeita ou confirmação de alergias alimentares.
   a. Examine a pele à procura de exacerbações após exposição a alergênios potenciais.
   b. Sugira o encaminhamento a um especialista em alergia para lactentes e pré-escolares com dermatite atópica moderada a grave.

[6]N.R.T.: No Brasil, siga as orientações do Ministério da Saúde ou sociedades médicas (SBP) ou de enfermagem (SOBEP) em pediatria.

c. Esteja alerta aos resultados dos testes de sensibilidade cutânea por puntura, teste de contato ou exame de sangue.
d. Registre os alergênios conhecidos no prontuário e no plano de cuidados.
e. Notifique o departamento de nutrição, os cuidadores e os funcionários da escola sobre as alergias alimentares.
f. Consulte um nutricionista para assegurar uma dieta balanceada, que exclua os alergênios identificados.
g. Verifique os alimentos à procura de alergênios conhecidos antes das refeições.
h. Evite qualquer ingesta acidental, informando aos visitantes sobre as alergias alimentares e mantendo os alimentos prejudiciais longe do paciente.
i. Explique aos pais e aos cuidadores a necessidade de ler os rótulos dos alimentos para a eliminação das proteínas alimentares nocivas.
j. Avalie a adesão à dieta prescrita e o alívio dos sintomas.

3. Esteja alerta aos fatores desencadeantes ambientais.
   a. Mantenha a temperatura ambiente aquecida com umidade moderada e evite a exposição ao calor e ao frio excessivos ou a extremos de umidade.
   b. Vista a criança com roupas de algodão macias e leves, evitando o uso de lã e de tecidos sintéticos oclusivos. Um novo tipo de tecido antimicrobiano não irritante, impregnado de prata, é útil como roupa de dormir. Não se deve deixar o lactente engatinhar em carpetes de lã.
   c. Participação em atividades atléticas extenuantes que promovam sudorese. As atividades devem ser modificadas de acordo com as necessidades da criança. Recomenda-se a natação em piscinas cloradas, ainda que o bromo presente na água da piscina possa ser irritante.
   d. Sabões irritantes/fortes, perfumes, detergentes, produtos químicos e amaciantes de roupa.
   e. Evite banho em água quente.
   f. Evite fumar na presença da criança.
4. Procure aliviar o estresse.
   a. Incentive os pais a permanecer o maior tempo possível com a criança.
   b. Envolva-a em atividades recreativas apropriadas à sua idade.

Controle do prurido

1. Aplique medicação tópica, conforme prescrição do médico.
   a. Examine as possíveis contraindicações do medicamento antes do uso. Verifique a pele à procura de infecção viral, bacteriana ou fúngica ativa e linfadenopatia.
   b. Aplique uma fina camada de medicamento tópico à pele afetada, 2 a 4 vezes/dia, conforme prescrição do médico. Utilize apenas na duração prescrita.
   c. Não aplique à pele úmida ou ocluída.
   d. Aplique emolientes sobre o medicamento.
   e. Examine à procura de possíveis efeitos adversos, incluindo sensação de ardência, prurido e eritema no local de aplicação, e como resultado do uso prolongado de medicação tópica, como estrias, atrofia cutânea, telangiectasia e acne, causados por corticosteroides tópicos.
2. Observe a presença de escoriações e efetue intervenções apropriadas à idade do paciente de modo a evitar a escoriações.
3. Considere intervenções como aplicação de compressas frias e banhos de alvejante, conforme descrito antes.
4. Administre as medicações antipruriginosas prescritas por vira oral, monitore a ocorrência de efeitos colaterais e forneça orientações sobre a medicação, se necessário.

Tabela 55.1 Problemas de pele comuns em pediatria.

Distúrbio/organismo	Manifestações clínicas

Impetigo
Doença infecciosa bacteriana que acomete as camadas superficiais da pele e que se caracteriza pela formação de vesículas, crostas cor de mel ou bolhas.
Etiologia e incidência:
• Causado por *Staphylococcus aureus* e *Streptococcus pyogenes*. Ocorre mais quando a higiene pessoal é precária
• Comum em crianças com menos de 10 anos
• Disseminação por contato íntimo – facilmente transmitido de uma pessoa para outra por mãos, secreção nasal, toalhas e brinquedos compartilhados, piscinas de plástico no verão – quando a água não é trocada e quando não se utiliza nenhum desinfetante. É altamente contagioso
• A abrasão da pele pode servir de porta de entrada.
Diagnóstico:
• Em geral, é clínico
• Raramente é indicada a realização de cultura do exsudato da lesão para confirmar o diagnóstico.
	• O período de incubação é de 1 a 10 dias
	• A lesão aparece inicialmente como máculas vermelho-rosadas, que se transformam rapidamente em vesículas, as quais, por sua vez, sofrem ruptura, formam crostas e deixam uma área eritematosa superficial temporária
	  ○ Bolhoso (recém-nascidos e crianças de mais idade) – grandes vesículas de cobertura fina que sofrem ruptura, formando crostas castanho-claro finas. As lesões podem ocorrer em qualquer parte do corpo, porém são mais comuns na face, nas axilas e na virilha
	  ○ Crostoso (idade pré-escolar – observado mais no verão e nas partes expostas do corpo) – as lesões aparecem com crostas amarelas e espessas. A pele ao redor das crostas é vermelha e exsudativa, com lesões-satélites
	• A linfadenopatia regional é comum na infecção secundária por picadas de insetos, eczema, hera venenosa e escabiose
	• A autoinoculação é a principal causa de disseminação
	• Pode ocorrer prurido.

Tinha do couro cabeludo (*Tinea capitis*)
(Ver p. 928 para tinha do corpo [*Tinea corporis*]). Trata-se de uma infecção fúngica do couro cabeludo e dos folículos pilosos.
Etiologia e incidência:
• A maioria dos casos de tinha do couro cabeludo é causada por *Trichophyton tonsurans*. *Microsporum canis* e *Microsporum audouinii* também são agentes etiológicos
• Observada sobretudo em crianças antes da puberdade (em geral, de 3 a 10 anos)
	• As lesões surgem no couro cabeludo de diversas maneiras:
	  ○ Uma ou mais áreas em placas de descamação semelhante a seborreia, com alopecia (queda dos cabelos) escassa ou extensa
	  ○ Uma ou mais áreas distintas de alopecia, com cabelos pequenos e quebrados
	  ○ Numerosas pústulas ou escoriações distintas, com pouca alopecia

Prevenção da infecção secundária

1. Desencoraje e evite escoriações por meio de intervenções descritas antes.
2. Avalie e trate a infecção secundária.
   a. Examine a pele à procura de sinais de infecção bacteriana, viral ou fúngica, como secreção, exsudação, formação de crostas, eritema aumentado e febre. Comunique qualquer achado positivo.
   b. Administre os medicamentos conforme prescrição.
   c. Solte o exsudato e as crostas com água ou com curativos úmidos, a não ser que haja alguma indicação diferente.
   d. Examine alterações na pele em resposta ao tratamento.

Educação da família e manutenção da saúde

1. Explique ao paciente e à família como evitar os fatores desencadeantes potenciais.
2. Utilize detergentes e sabões sem perfumes nem corantes.
3. Banho/banho de chuveiro em água tépida e aplicação de emoliente logo após o banho. A criança deve tomar banho após a natação e a exposição a outros irritantes ou fatores desencadeantes.
4. Evite situações estressantes, quando possível.
5. Siga as diretrizes da American Academy of Pediatrics relacionadas com a introdução de alimentos novos e sólidos.[7]
6. Certifique-se de que a criança e/ou a família saiba evitar fatores desencadeantes, prevenir o ressecamento da pele, reconhecer sinais de exacerbações ou infecções secundárias e aplicar medicações tópicas, acompanhando consultas de rotina.
7. Recomende uma consulta com especialista em dermatologia para as crianças com dermatite atópica grave ou persistente.
8. Ofereça recursos para informações adicionais dos seguintes *websites*:[8]
   a. American Academy of Dermatology (*www.aad.org*)
   b. American Academy of Pediatrics (*www.aap.org*)
   c. National Eczema Society (*www.eczema.org*)
9. Ressalte a importância de exames regulares para manutenção da saúde, vacinações e práticas preventivas.

Alerta de enfermagem
Avise à família que a água doce (de lagoa, lago ou rio) deve ser evitada se a criança tiver soluções de continuidade na pele, pois há risco de infecção.

Reavaliação: resultados esperados

- Integridade da pele, com eritema e liquenificação mínimos
- Cita os fatores desencadeantes comuns e as medidas para evitá-los
- Relata a ocorrência de menos prurido e observa menos escoriações
- Ausência de sinais de infecção secundária.

Outros distúrbios dermatológicos

Ver Tabela 55.1.

[7]N.R.T.: No Brasil, siga as orientações do Ministério da Saúde ou sociedades médicas (SBP) ou de enfermagem (SOBEP) em pediatria.

[8]N.R.T.: No Brasil, oriente busca de informações junto à Sociedade Brasileira de Pediatria, em *https://www.spsp.org.br*, à Sociedade Brasileira de Dermatologia, em *https://www.sbd.org.br*, e à Sociedade Brasileira de Enfermagem em Dermatologia (SOBENDE) em *http://sobende.org.br*.

Tratamento/prevenção	Considerações de enfermagem
Com base na etiologia e no tipo de infecção • Lave com delicadeza a área acometida com sabão e água 3 vezes/dia • Crostas e resíduos podem ser removidos da área acometida com limpeza suave ou aplicação de compressas úmidas. Utilize água da torneira, soro fisiológico ou solução de Burow a 1:20. *Quando indicado, colete uma amostra de secreção ou de resíduos para cultura antes da administração de antibióticos. • Aplique medicação antibacteriana tópica, como pomada de bacitracina, mupirocina ou retapamulina • Antibióticos sistêmicos (cefalosporinas, eritromicina ou dicloxacilina) nos casos disseminados ou recorrentes • A infecção por *S. aureus* resistente à meticilina é comum • Prevenção – deve-se evitar o contato íntimo com outras crianças até 24 h após o início do tratamento.	• Avalie a condição da pele da criança e documente a localização e o aspecto das lesões. Examine à procura de novas lesões • Inicie e ensine as medidas para prevenção da disseminação da infecção ○ Incentive a lavagem frequente das mãos. Utilize toalhas separadas ○ Banhos diários com sabão e água. Lave regularmente as roupas de cama, as toalhas e as roupas contaminadas ○ Siga as precauções de contato com drenagem e secreção por 24 h após o início do tratamento ○ Isole a criança do contato direto com outras crianças (escola ou creche) até 24 h após o início do tratamento ○ Corte as unhas dos dedos das mãos e dos pés. Aplique uma pequena quantidade de pomada de bacitracina ou mupirocina sob as unhas das mãos para impedir a disseminação da infecção ○ Incentive a criança a participar de atividades recreativas para prevenir escoriações por prurido • Esteja atento ao fato de que o paciente com impetigo estreptocócico apresenta risco aumentado de glomerulonefrite aguda.
• Griseofulvina micronizada – antibiótico antifúngico administrado por via oral, 15 a 20 mg/kg/dia (máximo de 1 g) em dose única com alimento rico em gordura, durante 4 a 12 semanas. Algumas crianças podem necessitar de doses mais altas de griseofulvina micronizada, 20 a 25 mg/kg/dia, ou de griseofulvina ultramicronizada, 5 a 10 mg/kg/dia (máximo de 750 mg)	• Examine o couro cabeludo à procura de lesões características • Administre ou ensine o paciente e a família a administrar os medicamentos, conforme prescritos • Esteja alerta aos efeitos adversos, como cefaleia, pirose, náuseas, desconforto epigástrico, diarreia, urticária, fotossensibilidade e possível granulocitopenia, causados pela griseofulvina • A griseofulvina é absorvida de modo mais eficiente com refeição à base de gordura. As crianças podem receber a medicação 1 vez/dia com sorvete ou manteiga de amendoim

(*continua*)

Tabela 55.1 Problemas de pele comuns em pediatria. *(Continuação)*

Distúrbio/organismo	Manifestações clínicas
Tinha do couro cabeludo (*Tinea capitis*) *(Continuação)* • Pode se disseminar por contato de uma criança com outra, bem como pelo uso comum de toalhas, travesseiros, pentes, escovas e chapéus. Os gatos e os cães também podem ser uma fonte da infecção. *Diagnóstico:* • Raspados de cabelos ou de pele para exame microscópico ou cultura de fungos, obtidos com *swab* ou escova com dentes esfregada sobre a área afetada. *Diagnóstico diferencial:* • É preciso excluir, clínica ou histologicamente, a possibilidade de tinha amiantácea, líquen planopilar e perifoliculite da cabeça *abscendens et suffodiens*. A inspeção com lâmpada de Wood tem benefício limitado.	○ Um quérion, ou massa inflamatória hipersensível e exsudativa, que produz edema e pústulas • O prurido costuma ocorrer na área acometida.
Pediculose Infestação dos seres humanos por piolhos. *Etiologia:* • Três tipos de piolhos afetam os seres humanos: ○ *Pediculose da cabeça* (piolhos-da-cabeça) – em geral, infesta crianças em idade escolar ○ *Pediculose do corpo* (piolhos-do-corpo) – rara nos EUA ○ *Pediculose pubiana* (piolho-do-púbis ou "chato") – comum em adolescentes ou adultos sexualmente ativos, podem ser encontrados em pelos púbicos, pelos do tórax, pelos axilares, sobrancelhas, cílios e barba • Cada tipo de piolho, em geral, permanece na área designada pelo seu nome ○ Os piolhos são transmitidos por contato pessoal com pessoas que os abrigam ou por meio de contato com objetos que os abrigam temporariamente (roupas ou lençóis) ○ Os piolhos-da-cabeça e os do púbis não representam risco à saúde nem sinal de falta de limpeza. Somente os piolhos-do-corpo podem transmitir doenças. *Diagnóstico:* • Identificação dos piolhos ou de seus ovos a olho nu, confirmada por lupa manual ou microscópio • Na infecção ativa por piolhos-da-cabeça ou do púbis, são encontrados ovos e lêndeas nos cabelos a uma distância de 1 cm da pele, e sua retirada é difícil • Os piolhos-do-corpo e seus ovos são encontrados nas costuras das roupas íntimas.	• O prurido na área afetada é o principal sintoma da pediculose. Marcas de coçar podem ser evidentes nessas áreas. Entretanto, nem todas as pessoas afetadas apresentam prurido • Outros sinais de infestação são travesseiros ou roupas que parecem muito sujos • As áreas do couro cabeludo infestadas podem ser infectadas secundariamente em consequência das escoriações • Crostas, piolhos, lêndeas, ovos e sujidade podem se combinar para produzir um odor fétido e cabelos emaranhados • Os piolhos-do-corpo podem produzir minúsculas lesões vermelhas.

Tratamento/prevenção	Considerações de enfermagem
• Os medicamentos antifúngicos tópicos não são efetivos. A loção de sulfeto de selênio a 2,5%, utilizada 2 vezes/semana, diminui a eliminação dos fungos e pode reduzir a disseminação da infecção • O tratamento deve ser continuado por 2 semanas após a resolução clínica • O tratamento com itraconazol, terbinafina ou fluconazol VO é efetivo, porém apenas a terbinafina foi aprovada pela Food and Drug Administration para essa condição.	• Pode ser necessário efetuar monitoramento da função hepática em caso de tratamento prolongado (mais de 6 meses) ou em crianças com anormalidades basais da função hepática • Explique à criança e à família os métodos para prevenção de outros episódios ○ Explique as medidas gerais de higiene, como lavar a cabeça com xampu e tomar banho regularmente ○ Aconselhe o paciente a evitar compartilhar chapéus, pentes, escovas de cabelo e travesseiros ○ Limpeza rotineira de objetos muito contaminados, como fronhas, lençóis, toalhas, chapéus, capacetes de bicicleta, pentes e escovas de cabelo ○ Todos os familiares e os contatos íntimos devem ser examinados à procura de infecções por tinha. A escola da criança deve ser notificada para facilitar o rastreamento dos colegas de classe • A queda de cabelos é habitualmente temporária, exceto em alguns casos com quérion, quando os folículos pilosos podem ter sido destruídos • A criança pode frequentar a escola após o início do tratamento. Não há necessidade de chapéu.
• A pediculose da cabeça e a pediculose pubiana podem ser tratadas com medicamentos de venda livre, como permetrina ou produtos naturais à base de piretrina. O lindano tópico a 1% está indicado apenas como terapia de segunda escolha. Os produtos naturais à base de piretrina e o lindano podem ser reaplicados em 7 a 10 dias. Deve-se evitar o lindano em crianças com menos de 2 anos, pessoas com convulsões conhecidas e mulheres grávidas ou em fase de amamentação • Na infestação dos cílios por piolhos pubianos, a vaselina aplicada 2 vezes/dia aos cílios, durante 8 a 10 dias, é efetiva • Não há necessidade de pediculicidas para o tratamento da pediculose do corpo. A lavagem de roupas pessoais e de cama infestadas, onde ficam abrigados os piolhos, em água quente e a secagem na máquina (no ciclo quente) são adequadas • Como os pediculicidas eliminam os piolhos logo após a aplicação, a detecção de piolhos vivos à inspeção do couro cabeludo 24 h ou mais depois do tratamento sugere uso incorreto, reinfecção ou resistência. Recomenda-se o retratamento imediato com um pediculicida diferente, seguido de uma segunda aplicação em 7 dias • Uma loção pediculicida baseada em comprometimento da função respiratória do piolho, aplicada e em seguida secada com secador de cabelo, 1 vez/semana, durante 3 semanas, trata efetivamente 95% dos piolhos-da-cabeça. Os cabelos podem ser lavados com xampu 8 h após a aplicação. A loção não é visível, e o cabelo pode ser penteado • Não foram realizados estudos sobre a eficácia do sufocamento de piolhos pela aplicação de agentes oclusivos, como vaselina, azeite de oliva ou maionese. O cotrimoxazol e a ivermectina demonstraram ser efetivos, porém nenhum deles foi aprovado pela FDA como pediculicida • As normas de "nenhuma lêndea", exigindo que as crianças estejam livres de lêndeas para voltar à escola, não reduzem a transmissão e não são recomendadas • Não há necessidade de raspar a cabeça.	• Administre ou explique a administração de antiparasitários, conforme prescrito. Os produtos naturais à base de piretrina atuam melhor nos cabelos secos. Evite o uso de xampu, creme rinse e condicionadores antes da aplicação • Embora tanto as piretrinas quanto a permetrina sejam muito seguras, limite a exposição à pele, enxaguando os cabelos em uma pia, em vez do chuveiro, e utilize água fria para minimizar a absorção em consequência da vasodilatação • Pode-se tentar remover as lêndeas com pente fino por motivos estéticos ou para diminuir a confusão diagnóstica. Entretanto, a retirada mecânica das lêndeas após o tratamento não impede a disseminação • Inspecione o couro cabeludo (ou peça à família que o faça) 24 a 48 h após o tratamento para verificar se ainda há piolhos. Piolhos grandes podem indicar que o tratamento não foi efetivo ou que os piolhos são resistentes • Forneça orientações apropriadas à família para evitar recorrências ○ Lave as roupas pessoais, as roupas de cama e as toalhas em água quente e secar na máquina (no ciclo quente). Uma temperatura acima de 53,5°C, durante 5 min, mata os piolhos e seus ovos. A lavagem a seco ou a conservação dos objetos contaminados em um saco de plástico bem fechado por 10 dias também são efetivas ○ Instrua as crianças a não compartilhar pentes, escovas de cabelo, artigos para a cabeça ou chapéus. Os pentes e as escovas de cabelo podem ser desinfetados mergulhando-os em água quente por 10 min ou lavando-os com xampu pediculicida ○ Os aerossóis inseticidas para ambiente não são úteis. Uma alternativa segura é usar aspirador de pó para tapetes e assentos de carro ○ Os contatos domiciliares, outros contatos íntimos e colegas de classe da criança com piolhos-da-cabeça devem ser examinados à procura dos parasitos e tratados se estiverem afetados. Não há necessidade de tratamento profilático para os piolhos-da-cabeça, visto que isso pode aumentar a resistência. Notifique a escola ou a creche da criança para que os colegas de classe possam ser examinados ○ As crianças devem ter permissão para retornar à escola ou à creche na manhã seguinte após o primeiro tratamento. Não há necessidade de normas como "nenhuma lêndea" para o retorno da criança à escola ○ O tratamento profilático de todos os contatos sexuais de adolescentes e adultos com piolhos pubianos é justificado graças à alta taxa de coinfecção.

(continua)

Tabela 55.1 Problemas de pele comuns em pediatria. *(Continuação)*

Distúrbio/organismo	Manifestações clínicas
Escabiose Doença da pele produzida pela ação de escavação de um ácaro parasito na epiderme, resultando em irritação e formação de escavações, vesículas ou pústulas. *Etiologia:* • O ácaro *Sarcoptes scabiei* é a causa desse distúrbio • Ocorre em indivíduos de todos os níveis socioeconômicos, a despeito de padrões de higiene pessoal • É transmitido por contato direto da pele com pessoas infectadas ou por contato indireto por meio de roupas de cama e roupas pessoais com sujidade. *Diagnóstico:* • Identificação do ácaro, dos ovos ou das fezes em raspados de pele • Com frequência, baseia-se na apresentação clínica.	• O prurido, em particular à noite, é o principal sintoma.O início do prurido costuma ser insidioso • A infecção cutânea secundária é comum e pode mascarar o diagnóstico • Não há manifestações sistêmicas, a não ser que resultem de infecção secundária • A escavação, uma linha filiforme cinzenta ou branca e sinuosa, é mais observada em crianças mais velhas e em adultos entre os dedos das mãos, nos punhos, nas pregas axilares e das nádegas, ao longo da linha da cintura, na genitália masculina, nas mamas femininas, nos joelhos, nos cotovelos e nos tornozelos • Nos lactentes e nos pré-escolares, as lesões podem ocorrer em qualquer parte do corpo e são habitualmente disseminadas. As vesículas nas palmas das mãos e nas plantas dos pés são características • O período de incubação em crianças sem exposição anterior é de 4 a 6 semanas.
Candidíase oral ("sapinho") A candidíase oral é uma estomatite micótica que se caracteriza pelo aparecimento de placas brancas nas mucosas orais, nas gengivas e na língua. (A candidíase mucocutânea crônica pode estar associada a doenças endócrinas ou a distúrbios por imunodeficiência ou ao uso de antibióticos sistêmicos ou corticosteroides inalados.) *Etiologia:* • Causada por *Candida albicans* • A vulvovaginite materna é a principal fonte da candidíase oral neonatal. É preciso avaliar a presença de doenças endócrinas ou de distúrbios por imunodeficiência se a candidíase oral ocorrer depois de 6 meses de vida ou se for crônica • Os mamilos e as chupetas podem ser reservatórios.	• O lactente desenvolve pequenas placas nas mucosas orais, na língua ou nas gengivas. Essas placas se assemelham a coalhos de leite, mas não podem ser raspadas da boca • A maioria dos lactentes com "sapinho" parece ter pouca dor ou desconforto, a não ser que o caso seja grave e que ocorram erosão e ulceração da mucosa • A boca pode estar seca • Em certas ocasiões, o lactente pode parecer ter dificuldade na deglutição ou se alimentar com menos vigor • A infecção entérica está habitualmente associada à candidíase oral ("sapinho").
Dermatite de fraldas Dermatite de fraldas por *Candida* – exantema caracterizado por placas vermelho-vivo, nitidamente circunscritas, porém úmidas, com lesões-satélites pustulosas. *Etiologia:* • 80% das erupções cutâneas na região das fraldas, presentes por 3 dias ou mais, são causados por *Candida albicans* • Observada mais em lactentes e crianças de 1 a 3 anos que usam fraldas • Pode estar associada à candidíase oral.	• Exantema nas nádegas que consiste em erupção maculopapular eritematosa, com distribuição perianal • Em geral, provoca desconforto, sobretudo durante a micção e a limpeza. As lesões duram em média 2 semanas, descamam e desaparecem sem deixar cicatrizes

Tratamento/prevenção	Considerações de enfermagem
• Aplicação de escabicida à pele • O fármaco de escolha é a permetrina a 5%. Os medicamentos alternativos incluem lindano a 1% e crotamitona. A permetrina deve ser removida depois de 8 a 14 h com banho; o lindano, depois de 8 a 12 h; e a crotamitona, depois de 48 h ○ O lindano pode causar neurotoxicidade em consequência de sua absorção pela pele. Seu uso deve ser evitado em criança com menos de 2 anos, pessoas com convulsões conhecidas, mulheres grávidas e durante a amamentação e indivíduos com dermatite extensa • As crianças e os adultos infectados devem aplicar a loção ou o creme escabicida em todo o corpo, do pescoço para baixo. Deve-se tratar toda a cabeça, bem como o pescoço e o corpo de lactentes e pré-escolares. Deve-se evitar o banho imediatamente antes do tratamento • A ivermectina oral, 200 mcg/kg/dose, não foi aprovada pela FDA, porém demonstrou ser efetiva.	• As pessoas que cuidam de crianças afetadas devem usar luvas • O contágio é improvável 24 h após o tratamento. As crianças podem retornar à escola ou à creche • Oriente o paciente e a família a lavar todas as roupas pessoais, as roupas de cama e as toalhas usadas pelo paciente durante os 4 dias que antecederam a terapia, com água quente e secagem no ciclo quente para eliminar os ácaros. As roupas que não podem ser lavadas devem ser conservadas em sacos de plástico por 1 semana. Raramente há necessidade de desinfecção adicional do ambiente • O prurido pode continuar por 2 a 3 semanas após o tratamento bem-sucedido em razão de uma reação de hipersensibilidade aos ácaros. O uso de anti-histamínicos VO e de corticosteroides tópicos pode ajudar a aliviar os sintomas • Todos os contatos domiciliares e íntimos devem ser tratados de modo profilático e ao mesmo tempo, de modo a impedir a reinfecção. Os cuidadores com contato prolongado com a pele de pacientes infectados também podem se beneficiar do tratamento profilático. Podem ocorrer manifestações da escabiose por até 2 meses após a exposição.
• A administração tópica de nistatina em suspensão, 3 a 4 vezes/dia, é o tratamento de escolha. Aplique meia dose em cada lado da boca após a alimentação • Retenha na boca o maior tempo possível antes da deglutição. Deixe a criança deglutir qualquer medicação para tratar possíveis lesões ao longo do trato GI • Podem-se utilizar pastilhas de clotrimazol em crianças com mais de 3 anos • A anfotericina B, o clotrimazol, o cetoconazol, o fluconazol e agentes antifúngicos mais recentes são utilizados para o tratamento da candidíase resistente à nistatina. Nem todos esses fármacos foram aprovados para uso em lactentes e crianças.	• Reconheça o aspecto do "sapinho" • Esteja alerta ao lactente ou à criança particularmente suscetível ao desenvolvimento dessa condição, sobretudo lactentes normais com menos de 6 meses de vida, lactentes com baixo peso ao nascimento, hospedeiros imunocomprometidos ou debilitados e indivíduos em uso prolongado de antibióticos de amplo espectro • Oriente os pais sobre a necessidade de inspecionar a boca da criança antes de cada alimentação à procura de "sapinho" e relatar seu aparecimento.

• Mantenha a área afetada limpa e seca com trocas frequentes de fraldas
• Limpe a pele com lenços umedecidos sem álcool à base de água, com pH de 5,5, ou com água
• Utilize fraldas descartáveis com polímeros de poliacrilato sódico no centro da fralda, que formam um gel quando hidratados, mantendo o líquido longe da pele, ou fralda com ventilação
• Aplicação tópica de creme ou pomada de nistatina, clotrimazol ou miconazol após limpeza delicada da área afetada. Se não houver melhora em 2 dias, considere a falta de adesão ao tratamento, a incapacidade de aliviar fatores de agravamento ou a necessidade de um medicamento diferente
• A nistatina pode ser administrada por via oral se o exantema for persistente
• Compressas com solução de Burow para a inflamação grave ou formação de vesículas
• Podem ser adicionados corticosteroides tópicos de baixa potência para uso a curto prazo.
	• Explique aos pais os princípios gerais de prevenção
	  ○ Trocar a fralda o mais rápido possível após micção ou defecação. O contato prolongado das fezes com a pele promove o desenvolvimento de dermatite de fralda por *Candida*. Verificar com frequência as fraldas (a cada 3 ou 4 h). Incentive o uso de fraldas descartáveis
	  ○ Lavar toda a área da região da fralda com água morna ou usar lenços umedecidos sem álcool à base de água
	  ○ Se for utilizar fraldas de pano, efetuar um segundo enxágue com água quente para neutralizar a amônia produzida pela urina do lactente. Utilizar vinagre, bórax ou Diaparene® na lavagem
	  ○ Evitar o uso de talco e óleo, que tendem a obstruir os poros e a se acumular na pele, retendo as bactérias
	  ○ Evitar revestimentos de plástico oclusivos e fraldas apertadas ou duplas, que tendem a aumentar a produção e a retenção de calor corporal e umidade
	  ○ Deixar o lactente ficar sem fralda por curtos períodos para possibilitar a exposição da área ao ar
	• As erupções por dermatite de fralda presentes por 3 dias ou mais devem ser avaliadas por um médico.

BIBLIOGRAFIA

American Burn Association. (2016). *Advanced burn life support provider manual.* Chicago, IL: American Burn Association.

Baartmans, M., de Jong, A., van Baar, M., et al. (2016). Early Management in children with burns: Cooling, wound care and pain management. *Burns, 42*(4), 777–782.

Comeau, O., Heffernan, J., Sheaffer, J., et al. (2014). Rising to the challenge. *Critical Care Nursing Quarterly, 37*(3), 336–343.

Conceicao, V. (2016). The nursing management of infantile eczema. *Journal of Community Nursing, 30*(5), 12–14.

Eichenfield, L. F., Tom, W. L., Berger, T. G., et al. (2014). Guidelines of care for the management of atopic dermatitis: Section 2. Management and treatment of atopic dermatitis with topical therapies. *Journal of the American Academy of Dermatology, 71*(1), 116–32.

Fenster, D. (2015). Scratching the surface: A review of skin and soft tissue infections in children. *Current Opinion in Pediatrics, 27*(3), 303–307.

Fore, S., Munchel, E., Goldstein, S., et al. (2016). Comparison of pediatric burn wound colonization and the surrounding environment. *Comprehensive Child & Adolescent Nursing, 39*(2), 154–160.

Greenhalgh D. G. (Ed.). (2016). *Burn care for general surgeons and general practitioners.* Switzerland: Springer International Publishing.

Hall, B. J., & Hall, J. C. (2017). *Sauer's manual of skin diseases* (11th ed.). Philadelphia, PA: Lippincott Williams & Wilkins.

Herndon, D. (2017). *Total Burn Care* (5th ed.). Philadelphia: Elsevier.

James, W. D., Berger, T., & Elston, D. M. (2016). *Andrews' diseases of the skin clinical dermatology* (12th ed.). Philadelphia, PA: W.B. Saunders.

Jennings, P., Cullen, M., Mark, R., et al. (2015). Developing a Pediatric Burn Treatment Program in a Community Hospital. *Pediatric Nursing, 41*(5), 219–225.

Kraft, R., Herndon, D. N., Finnerty, C. C., et al. (2014). Occurrence of multi-organ dysfunction in pediatric burn patients—Incidence and clinical outcome. *Annals of Surgery, 259*(2), 381–387.

Lawton, S. (2015). Identifying common skin infections and infestations. *Journal of Community Nursing, 29*(1), 41–46.

Lyons, J., Milner, J., & Stone, K. (2015). Atopic dermatitis in children. *Immunology and Allergy Clinics of North America, 35*(1), 161–183.

Moore, E. R., Bennett, K., Dietrich, M. S., et al. (2015). The Effect of Directed Medical Play on Young Children's Pain and Distress during Burn Wound Care. *Journal of Pediatric Health Care, 29*(3), 265–273.

National Center for Injury Prevention and Control. Center for Disease Control. Available: *https://webappa.cdc.gov/sasweb/ncipc/leadcause.html*

Oszukowska, M., Michalak, I., Gutfreund, K., et al. (2015). Role of primary and secondary prevention in atopic dermatitis. *Advances in Dermatology and Allergology, 32*(6), 409–420.

Paller, A. S., & Mancini, A. J. (2016). *Hurwitz clinical pediatric dermatology* (5th ed.). Philadelphia, PA: Elsevier.

Parker, J., & Jacob, S. (2017). Crisaborole topical ointment, 2%. *Journal of the Dermatology Nurses Association, 9*(4), 205–207.

Penzer, R. (2015). Prescribing for children with atopic eczema in primary care. *Nurse Prescribing, 13*(7), 326–334.

Rimmer, R. B., Bay, R. C., Alam, N. B., et al. (2015). Measuring the burden of pediatric burn injury for parents and caregivers: Informed burn center staff can help to lighten the load. *Journal of Burn Care and Research, 36*(3), 421–427.

Rosenberg, M., Ramirez, M., Epperson, K., et al. (2015). Comparison of long-term quality of life of pediatric burn survivors with and without inhalation injury. *Burns, 41*(4), 721–726.

Rowan, M. P., Cancio, L. C., Elster, E. A., et al. (2015). Burn wound healing and treatment: Review and advancements. *Critical Care, 19*(1), 243.

Singleton, A., Preston, R. J., & Cochran, A. (2015). Sedation and analgesia for critically ill pediatric burn patients: The current state of practice. *Journal of Burn Care and Research, 36*(3), 440–445.

Starnes, C., Bailey, E., Calvert, C., et al. (2016). Development of a Pediatric Educational Tool: Helping Burns Heal...An Adventure for Kids with Burns. *Journal of Pediatric Surgical Nursing, 5*(2), 50–59.

Szabo, M. M., Ferris, K. A., Urso, L., et al. (2017). Social competence in pediatric burn survivors: A systematic review. *Rehabilitation Psychology, 62*(1), 69–80.

Van Onselen, J. (2017). Dermatology prescribing update: Eczema. *Nurse Prescribing, 15*(7), 324–329.

Van Onelson, J. (2018). Treating eczema in children in general practice. *Practice Nursing, 29*(5), 223–229.

Vyles, D., Sinha, M., Rosenberg, D. I., et al. (2014). Predictors of serious bacterial infections in pediatric burn patients with fever. *Journal of Burn Care and Research, 35*(4), 291–295.

Watkins, J. (2015). Common causes of itching in children. *Practice Nursing, 26*(7), 345–359.

World Health Organization. (2012). *WHO's pain ladder.* Geneva: Author. Available: *www.who.int/cancer/palliative/painladder/en.*

Yamamoto, L. (2017). Treatment of skin and soft tissue infections. *Pediatric Emergency Care, 33*(1), 49–55.

CAPÍTULO

56

Transtornos de Desenvolvimento

CONSIDERAÇÕES GERAIS E AVALIAÇÃO

O espectro dos transtornos de desenvolvimento abrange um grupo de alterações crônicas do neurodesenvolvimento inter-relacionadas. Esse espectro inclui paralisia cerebral, deficiência intelectual, autismo e transtornos da aprendizagem, da comunicação, de ansiedade e de déficit de atenção. Suspeita-se dessas condições ou observa-se sua ocorrência em graus variáveis durante a infância. Algumas condições, como a síndrome de Down, podem ser reconhecidas no período pré-natal ou ao nascimento; outras, como a paralisia cerebral ou o autismo, podem se manifestar apenas quando a criança não alcança os marcos característicos do desenvolvimento. Esse fenômeno faz com que o papel do enfermeiro seja crucial na avaliação do desenvolvimento. O enfermeiro pediatra que compreende que o desenvolvimento da criança ocorre de maneira ordenada e previsível, que sabe quais devem ser os marcos, pode ser a primeira pessoa a reconhecer a alteração e comunicar a suspeita aos pais ou ao pediatra. Como muitas dessas condições apresentam numerosas características que podem ser confundidas e se superpõem, é importante que o profissional de saúde e a família consultem médicos com experiência e conhecimento no desenvolvimento típico e atípico da criança para estabelecer um diagnóstico apurado e coordenar um plano de cuidados apropriado. Os enfermeiros podem desempenhar um papel significativo ao apoiar a família no atendimento às complexas necessidades de muitas dessas alterações.

Quando existe uma alteração conhecida, o enfermeiro deve estar atento aos problemas de saúde predisponentes associados à condição e os recursos disponíveis para promover crescimento e desenvolvimento ideais da criança na família.

Alerta de enfermagem
O desenvolvimento normal da criança é previsível e sequencial. O enfermeiro que conhece esse processo pode ser a primeira pessoa a questionar a existência de uma alteração de desenvolvimento.

Sinais de atraso do desenvolvimento

Critérios para encaminhamento

Comunicação e alimentação

1. Dificuldades na alimentação – sucção fraca ou coordenação deficiente da sucção-deglutição para manter o ganho de peso normal.
2. Ausência do sorriso social por volta de 4 meses.
3. Ausência de balbucio (*ga-ga, da-da*) por volta dos 9 meses.
4. Não pronuncia *mamãe* e *papai* (palavra) por volta dos 14 meses.
5. Não nomeia objetos (uma palavra) por volta dos 14 meses.
6. Não fala pelo menos 10 palavras por volta dos 18 meses (não apenas repetição).
7. Não combina palavras (p. ex., *eu lá, mais leite*) e não usa pronomes por volta de 24 meses.
8. Sofre regressão da linguagem ou das respostas sociais em qualquer idade.
9. Não responde ao nome.

Alerta de enfermagem
Não tranquilize a família dizendo que o desenvolvimento normal "deve" ocorrer ou "provavelmente" ocorrerá. Certifique-se de que a criança seja encaminhada para avaliação apropriada, de modo a avaliar a suspeita de atraso e estabelecer o diagnóstico, se possível. Se houver atraso do desenvolvimento, deve-se incluir também uma avaliação abrangente da visão e da audição.

Atraso motor

1. São observados movimentos assimétricos e tônus deficiente.
2. Não rola por volta dos 6 meses.
3. Não se senta por volta dos 9 meses.
4. Não anda por volta dos 15 meses.
5. Não sobe degraus de escada por volta dos 2 anos.

Ver no Capítulo 40, *Crescimento e Desenvolvimento Pediátricos*, o crescimento e o desenvolvimento pediátricos normais.

Cuidados com a criança com transtorno do desenvolvimento

Avaliação de enfermagem

1. Analise o prontuário da criança, incluindo a história pré-natal e de parto, de modo a determinar os problemas de saúde existentes que possam causar ou afetar o transtorno de desenvolvimento. Exclua sempre a possibilidade de comprometimento da visão ou da audição.
2. Revise a história familiar, quando disponível, para determinar se existe algum familiar com história de transtornos do desenvolvimento. Se possível, verifique quando pais e irmãos do paciente alcançaram marcos específicos do desenvolvimento.
3. Avalie o entendimento da família sobre o diagnóstico e suas consequências. As experiências dos pais, as crenças culturais, suas atitudes em relação aos transtornos, a capacidade cognitiva, o estágio de sofrimento e sua própria saúde afetam a capacidade de assimilar as informações fornecidas. Será necessário repetir as informações. (Por exemplo, uma mulher que acabou de dar à luz uma criança com síndrome de Down pode ter dificuldade em processar muitas informações logo após o parto.) Se possível, forneça à família informações por escrito, reforçando a informação verbal feita na consulta. Disponibilize recursos com o cuidado de evitar uma sobrecarga de informações. Pode ser melhor introduzir informações adicionais e outros recursos em visitas subsequentes.
4. Determine a idade de desenvolvimento da criança. O enfermeiro pediatra deve estar familiarizado com os marcos normais do desenvolvimento (ver Capítulo 40), observando os pontos fortes da criança e as áreas que apresentam desafios, como as habilidades de comunicação, que surgem aos 12 meses, e as motoras grosseiras, que ocorrem aos 36 meses. As crianças cujos marcos se encontram na metade ou menos de sua idade cronológica têm atraso do desenvolvimento moderado a grave.
5. Aplique um instrumento de avaliação do desenvolvimento, como o Clinical Adaptive Test-Clinical Linguistic Auditory Milestone Scales (CAT-CLAMS). Trata-se de um instrumento confiável, que os enfermeiros podem ser treinados a usar para avaliar habilidades cognitivas e de comunicação de crianças com nível de desenvolvimento de 1 a 36 meses. Foi constatado que ele é mais sensível do que a Denver Developmental Screening Scale, visto que o desenvolvimento da linguagem é o melhor preditor inicial das capacidades cognitivas.
6. Avalie o nível funcional da criança. O WeeFIM é um instrumento utilizado para determinar a independência funcional em crianças. Passou por muitas revisões e é confiável e válido. Esse instrumento utiliza as seguintes categorias para descrever a função: totalmente dependente; necessita de alguma assistência física; tem a capacidade de realizar fisicamente a tarefa, porém necessita de pistas verbais e assistência; e é totalmente independente. As áreas funcionais a serem avaliadas incluem:
   a. Alimentação.
   b. Cuidados pessoais e banho.
   c. Vestir-se.
   d. Mobilidade.
   e. Resolução de problemas.
   f. Comunicação.
7. Avalie a percepção dos pais sobre o nível de desenvolvimento da criança e a adequação de suas expectativas. Faça perguntas como: "Você tem alguma preocupação em relação às coisas que seu filho faz ou deveria fazer?" "Seu filho está progredindo como seus outros filhos?"
8. Avalie a interação de pais e filho. Observe e explore a formação de vínculos e apego, a capacidade de estabelecer limites apropriados, o manejo de problemas de comportamento e os métodos de disciplina.
9. Avalie a necessidade de recursos adicionais, como ajuda financeira, transporte e aconselhamento, para suporte a longo prazo da criança e da família.

Alerta de enfermagem
Esteja atento à diversidade de aspectos culturais que podem afetar os marcos do desenvolvimento.

Baseado em evidências
Lynch, B., Weaver, A., Starr, S. *et al.* (2015). Developmental screening and follow-up by nurses. MCN: *The American Journal of Maternal Child Nursing*, *40*(6), 388-93.
Williams, A., Cormack, C., Chike-Harris, K., *et al.* (2015). Pediatric developmental screenings: A primary care approach. *Nurse Practitioner*, *40*(4), 34-9.

Diagnósticos de enfermagem

- Paternidade ou maternidade prejudicada relacionada com o nascimento e com o diagnóstico de uma criança com transtornos de desenvolvimento
- Processos familiares disfuncionais relacionados com as múltiplas necessidades da criança e com a dificuldade em formar vínculos
- Padrão ineficaz de alimentação do lactente relacionado com a língua em protrusão, tônus muscular deficiente e sucção fraca
- Atraso do crescimento e do desenvolvimento relacionado com o comprometimento das funções cognitivas e motoras
- Isolamento social relacionado com as diferenças em relação ao desenvolvimento de outras crianças
- Risco de lesão relacionado com o comprometimento neurológico e o atraso do desenvolvimento.

Intervenções de enfermagem

Promoção do ajuste

1. Permita aos pais ter acesso ao lactente em todos os momentos possíveis, de modo a promover a formação de vínculo quando eles parecem estar prontos.
2. Concentre-se nos aspectos positivos do recém-nascido e sirva como modelo para manuseio e estimulação.
3. Reconheça o processo de pesar – perda da expectativa e do planejamento para uma "criança normal" – pelo qual as famílias passam quando se estabelece um diagnóstico e esteja atento ao fato de que os cônjuges podem estar em diferentes estágios.
4. Aceite sem crítica todas as perguntas e reações, fornecendo explicações verbais e por escrito.
5. Providencie um lugar tranquilo para que a família possa discutir suas dúvidas entre si e com alguém que conheça o problema (médico, enfermeiro clínico), a fim de ajudar nas suas preocupações.
6. Ofereça à família a opção de aconselhamento. Um assistente social ou um psicólogo podem ajudar as famílias a lidar com as reações imediatas. Muitos pais se beneficiam do suporte contínuo ou periódico proporcionado por profissionais de aconselhamento.

Alerta de enfermagem
As crianças com transtornos do desenvolvimento e doença crônica correm maior risco de passar pela experiência de divórcio dos pais, maus-tratos e negligência, em comparação com a população geral.

Fortalecimento do papel da família

1. Ajude a família a perceber os pontos fortes que ela tem nos cuidados da criança. O papel dos pais é de importância crítica, pois um ambiente acolhedor e carinhoso proporciona à criança a melhor chance de alcançar seu potencial máximo. Um indivíduo que cresce em um lar tem capacidades adaptativas bem maiores e maior tempo de sobrevida, em comparação com aqueles criados em instituições de cuidados residenciais.
2. Recorra à ajuda da família, que pode oferecer um valioso apoio aos pais e à criança, auxiliando nas atividades de estimulação. Incluir os irmãos nos cuidados pode ajudá-los a se sentir necessários e envolvidos, fortalecendo a família.
3. Se surgirem problemas com os irmãos, sugira um aconselhamento familiar para considerar as necessidades de todos os membros da família.
4. Identifique os recursos disponíveis para a família, como grupos de apoio aos pais, programas de intervenção precoce, clínicas especializadas, pediatra ou profissional de assistência primária, cuidados temporários, programas de apoio financeiro e grupos de defesa para indivíduos com transtornos de desenvolvimento.
5. Para os pais preocupados com a capacidade de cuidar do filho, investigue com eles suas opções de colocação da criança em famílias de acolhimento, adoção e colocação em instituição de maneira não crítica.
6. Assegure que a família disponha de serviços temporários adequados para evitar a exaustão e a fadiga mental.

Estabelecimento de técnicas de alimentação efetivas

Baseado em evidências

Hurley, K., Yousafzai, A., & Lopez-Boo, F. (2016). Early child development and nutrition: A review of the benefits and challenges of implementing integrated interventions. *Advances in Nutrition, 7*(2), 357-63.

Zuckerman, K., Chavez, A., & Reeder, J., (2017). Decreasing Disparities in Child Development Assessment: Identifying and Discussing Possible Delays in the Special Supplemental Program for Women, Infants, and Children (WIC). *Journal of Developmental & Behavioral Pediatrics, 38*(5), 301-9.

1. Esteja atento ao fato de que a hipotonia, conforme observado em crianças com muitas síndromes genéticas e distúrbios metabólicos, ou a hipertonia, como a que ocorre em crianças com paralisia cerebral, pode interferir na alimentação, em virtude do comprometimento da sucção e da deglutição.
2. Demonstre a posição correta para a alimentação, com a cabeça do lactente elevada, e incentive os pais a, durante as alimentações, sempre segurá-lo com a cabeça elevada e sustentada nos braços.
3. Experimente diferentes tipos de bicos e mamadeiras, bem como posições, para encontrar a de uso mais fácil para o lactente, sem vazamento nem risco de aspiração.
4. Proporcione um tempo adequado para a alimentação e aumente a frequência das alimentações se o lactente se cansar com facilidade.
5. Ofereça apoio e orientação para o aleitamento materno. Encaminhe a uma consulta de aleitamento, se necessário.
6. Para avaliação da alimentação, considere o encaminhamento a um fonoaudiólogo que tenha experiência no trabalho com crianças e famílias.
7. Esteja atento e antecipe a necessidade de iniciar uma dieta por sonda (nasogástrica ou por gastrostomia), de modo que possa ser discutido o encaminhamento precoce e a educação dos pais sobre as opções de alimentação.
8. Examine a criança à procura de sinais de intolerância alimentar e doença do refluxo gastresofágico, comuns em crianças com hipotonia. Implemente estratégias de manejo para otimizar a alimentação e minimizar o risco de aspiração, como posição ereta após a alimentação.
9. Avalie o crescimento (comprimento ou altura, peso e perímetro cefálico) para assegurar um aporte dietético adequado e esteja atento ao fato de que o crescimento em crianças com comprometimento neurológico e síndromes genéticas pode ser mais lento ou limitado em comparação com a população pediátrica geral e os gráficos de crescimento padrão.
10. Monitore os padrões de evacuação e micção de crianças com comprometimento neurológico, em particular aquelas com hipotonia generalizada, visto que correm risco de deficiência da motilidade gástrica e constipação intestinal. Podem ser necessárias medidas dietéticas, como aumento da ingesta de fibras e de líquido, ou agentes farmacológicos para promover uma eliminação adequada.

Promoção de crescimento e desenvolvimento ótimos

1. Encaminhe os pais a um programa de intervenção precoce ministrado no município onde vivem, de modo que possam aproveitar os serviços de educação e suporte disponíveis para crianças, desde o nascimento até os 3 anos.
2. Se a condição for identificada depois dos 3 anos, encaminhe os pais ao distrito escolar em que residem.
3. Ajude os pais a entender o conceito de idade de desenvolvimento e a identificar o nível funcional da criança.
4. Determine se existe alguma consistência entre a idade de desenvolvimento da criança e seu grau de independência. As limitações cognitivas e físicas podem interferir na independência emergente, entretanto os pais podem "mimar" uma criança portadora de transtornos ou ser excessivamente indulgentes.
5. Trabalhe com os pais a fim de estabelecer expectativas razoáveis e dividir as tarefas em passos simples e passíveis de executar. É preciso ter cuidado para não abordar muitas áreas de uma só vez, de modo a não oprimir a família.
6. Utilize técnicas apropriadas de disciplina e modificação do comportamento, como extinção, colocar a criança de castigo e recompensa, de modo a obter cooperação e sucesso.
7. Demonstre e incentive brincadeiras com a criança de acordo com o nível apropriado, proporcionando estimulação e trabalhando para alcançar os marcos do desenvolvimento.
8. Forneça aos pais informações e *links* de associações comunitárias, regionais ou nacionais para crianças com necessidades especiais e encaminhe-os a grupos de apoio para pais. Esses recursos muitas vezes são encontrados *online* e podem ser facilmente acessados para proporcionar à família uma fonte contínua de informações e de apoio.
9. Certifique-se de que o bem-estar físico da criança seja otimizado para promover um desenvolvimento ótimo e autoestima. Quaisquer malformações congênitas devem ser corrigidas (p. ex., ortopédicos, cardíacos, craniofaciais etc.), e deve-se dispensar uma atenção à saúde dentária e a procedimentos ortodônticos restauradores passíveis de melhorar a aparência facial.
10. Considere qualquer impacto cultural e étnico pertinente sobre os cuidados à saúde.

Oferta de oportunidades para o desenvolvimento das habilidades sociais e de autocuidado

1. Esteja atento ao fato de que a alimentação, a higiene pessoal, o vestir-se e os cuidados pessoais da aparência são aspectos importantes da socialização e do desenvolvimento da autoestima. Essas tarefas devem ser ensinadas de modo apropriado, de acordo com o desenvolvimento da criança, visando ao máximo de independência. Dispõe-se de muitos dispositivos adaptativos, e um terapeuta ocupacional pode orientar a família sobre técnicas efetivas para ajudar crianças com transtorno do desenvolvimento a dominar essas importantes habilidades de autocuidado.

2. Explique aos pais que as experiências recreativas e os momentos de lazer são valiosos para a construção das habilidades sociais e da autoestima. Ensaie e faça dramatizações dos comportamentos sociais desejáveis – como acenar para dizer "adeus", dizer "olá", saber revezar, dizer "por favor" e "obrigado", responder ao chamado pelo nome –, pois isso ajudará a construir uma confiança social e aceitação no grupo de colegas da criança.
3. Ofereça sugestões que serão agradáveis e apropriadas ao desenvolvimento da criança. É desejável uma interação com outras crianças com ou sem atraso do desenvolvimento. O esporte paralímpico é um exemplo de um programa adaptativo. Dispõe-se também de programas locais em muitas áreas.
4. Elogie a criança pela sua participação nas atividades, tenha ela sucesso ou não.

Manutenção da segurança

1. Ao manipular o lactente, proporcione apoio adequado segurando-o com firmeza, visto que ele pode estar flácido em razão do tônus muscular deficiente.
2. Se a hipotonia for acompanhada de deficiência no controle da cabeça e na força do pescoço, posicione o lactente de modo a evitar a ocorrência de aspiração se houver vômitos.
   a. Apoie o lactente com uma fralda enrolada, se necessário, para manter a posição.
   b. Mude com frequência a posição do lactente.
   c. Verifique continuamente o ambiente quanto às necessidades de segurança da criança.
3. Esteja atento ao fato de que a hipotonia também pode levar a um aumento da perda de calor, em razão da exposição de maior área de superfície. Por conseguinte, os lactentes podem necessitar de atenção especial para serem enrolados em mantas e para controle ambiental, de modo a manter a termorregulação.
4. Aconselhe os pais a:
   a. Manter vigilância apropriada da criança ao cozinhar ou ao expô-la a outros riscos potenciais com os quais pode ter contato, mas não entender.
   b. Ajudar a criança a ler palavras, como *perigo* e *pare*.
   c. Ensinar a criança a chamar e pedir ajuda.
   d. Ensinar a criança a dizer "não" a estranhos.
   e. Ensinar a criança comportamentos sexuais apropriados e socialmente aceitáveis para evitar abuso.
   f. Ensinar a educação sexual, com informações práticas sobre a anatomia, o desenvolvimento físico e a contracepção, de maneira que a criança e o adolescente possam compreender.
5. Assegure-se de que pais e cuidadores tenham o conhecimento e os recursos para o transporte seguro da criança.

Alerta de enfermagem
Ensine os cuidadores a basear as necessidades de segurança na idade de desenvolvimento da criança, e não em sua idade cronológica.

Educação da família e manutenção da saúde

1. Lembre os pais de reconhecer as necessidades de cuidados de saúde de rotina da criança e de manter um acompanhamento regular com o médico.
   a. Vacinações.
   b. Avaliações odontológicas regulares.
   c. Exames de visão e de audição.
   d. Orientação antecipada em relação a estágios do desenvolvimento, segurança, comportamento e planejamento da transição.
2. Forneça orientação e apoio aos pais no plano de tratamento multidimensional da criança. Certifique-se de que os pais saibam com quem devem entrar em contato quando surgirem problemas. Incentive-os a desenvolver e a manter uma agenda com um calendário para anotar agências, subespecialistas e profissionais que estarão envolvidos com a criança. Devem incluir informações como cartões de visita, nomes, endereços, números de telefone, datas de consultas, prescrições médicas e informações sobre seguros.
3. Explique aos pais os benefícios de um ambiente domiciliar terapêutico.
   a. Desenvolver rotinas ótimas de sono, alimentação, trabalho e brincadeira.
   b. Assegurar uma nutrição adequada.
   c. Dividir as tarefas e as expectativas em pequenos passos, passíveis de executar. Dar apenas uma ou duas orientações de cada vez.
   d. Estabelecer limites firmes, porém razoáveis, ao comportamento da criança e colocá-los em prática com disciplina consistente.
   e. Evitar situações que causem excitação, estimulação ou fadiga em excesso.
   f. Proporcionar à criança meios de utilizar energia em atividade física e brincadeiras ao ar livre, bem como expressão verbal.
   g. Canalizar a necessidade de movimento em atividades seguras e apropriadas.
4. Discuta o preparo da criança para uma vida independente, quando apropriado.
   a. Ajude os pais a identificar áreas de responsabilidades domésticas que possam ser delegadas à criança com comprometimento cognitivo.
   b. Oriente o desenvolvimento das habilidades sociais que constituirão um recurso para a futura vida vocacional da criança.
   c. Ajude a criança a desenvolver um conjunto de atitudes e comportamentos que aumentarão a sua motivação.
   d. Encaminhe, para assistência vocacional, à ARC (antes Association of Retarded Citizens) ou a outros órgãos de reabilitação.[1]
   e. Comece a planejar a transição dos cuidados pediátricos para um médico de adultos antes de chegar ao término da elegibilidade dos serviços, de modo a assegurar que um ou mais médicos apropriados possam ser definidos no momento oportuno, evitando lacunas nos cuidados do paciente.
5. Encaminhe para consulta genética, de modo a obter informações sobre a genética da doença e o risco de gestações futuras (pais), para os filhos (pacientes) ou para outros familiares, com base no diagnóstico estabelecido.

Baseado em evidências

Milen, M., & Nicholas, D. (2017). Examining transitions from youth to adult services for young persons with autism. *Social Work in Health Care, 56*(7), 636-48.

Castillo, M., Clark, D., Schaller, E., *et al.* (2018). Descriptive assessment of problem behavior during transitions of children with intellectual and developmental disabilities. *Journal of Applied Behavior Analysis, 51*(1), 99-117.

Reavaliação: resultados esperados

- Os pais seguram o lactente com frequência e procuram obter informações do médico
- Os familiares alimentam a criança, ajudam nos seus cuidados e estabelecem um vínculo com ela
- Os pais e os médicos monitoram rigorosamente a nutrição, o crescimento e o desenvolvimento, com avaliação contínua das técnicas de alimentação mais efetivas e manejo de qualquer problema relacionado com a alimentação
- Os pais descrevem o nível de desenvolvimento da criança e têm metas realistas para alcançar os próximos marcos, em colaboração com a equipe médica, o terapeuta ocupacional, o fonoaudiólogo e o fisioterapeuta

[1]N.R.T.: No Brasil, associações similares, como a Associação de Assistência à Criança Deficiente ([AACD]; *https://aacd.org.br/*) e outras, podem ser indicadas às famílias.

- Os pais procuram apoio e recursos que permitam compartilhar sua experiência na criação de um filho com necessidades especiais e obter as informações necessárias para otimizar os resultados do desenvolvimento e da saúde da criança durante toda a infância
- A criança permanece segura por meio de manuseio cuidadoso e supervisão apropriada.

TRANSTORNOS DO DESENVOLVIMENTO

Atraso do desenvolvimento cognitivo

O *atraso do desenvolvimento cognitivo*, também conhecido como *deficiência intelectual*, se refere à ausência geral e mais grave de habilidades cognitivas e de resolução de problemas. A American Association on Intellectual and Developmental Disabilities define a deficiência intelectual como uma alteração caracterizada por limitações significativas tanto no funcionamento intelectual quanto no comportamento adaptativo, que abrange muitas habilidades sociais e práticas da vida diária. Essa alteração surge antes dos 18 anos. Apresenta muitas causas e uma ampla gama de comprometimentos. Nos EUA, até 7,7 milhões de pessoas apresentam pelo menos um transtorno de desenvolvimento leve que impacta suas funções diárias. Uma em seis crianças (ou cerca de 15%) de 3 a 17 anos apresenta um ou mais transtornos do desenvolvimento.

Fisiopatologia e etiologia

1. Nenhuma causa orgânica ou biológica identificável pode ser encontrada em 50% das crianças com atraso cognitivo.
2. As causas identificáveis incluem:
   a. Causas genéticas, como síndromes de Down, do X frágil e de Angelman, além de erros inatos do metabolismo, como a fenilcetonúria (PKU).
   b. Anomalias congênitas, incluindo malformações cerebrais, hidrocefalia e microcefalia.
   c. Influências intrauterinas, como exposição ao álcool e a substâncias, infecções congênitas e teratógenos.
   d. Traumatismo perinatal – hipoxia ao nascimento e hemorragia intracraniana.
   e. Traumatismo pós-natal – lesão encefálica adquirida por quedas, acidentes de automóvel, quase afogamento e maus-tratos (síndrome do bebê sacudido).
   f. Infecções e doenças pós-natais, como meningite, encefalite, sepse, hipoxia e tumores cerebrais.
   g. Exposição ambiental a toxinas, como chumbo, além de privação ambiental e negligência.
3. A disfunção cerebral é pouco compreendida na maioria dos casos, porém as alterações fisiológicas identificadas em alguns casos incluem:
   a. Malformações cerebrais congênitas, lesão do tecido cerebral ou desenvolvimento deficiente do encéfalo, conforme demonstrado pelos resultados normais da tomografia computadorizada (TC) ou da ressonância magnética (RM).
   b. Erros bioquímicos ou do metabolismo, em que a ausência de uma enzima ou de um hormônio resulta em anormalidade da função ou da formação do encéfalo, como na PKU ou no hipotireoidismo.
4. O QI é de 75 ou menos. A classificação foi recentemente modificada para leve e grave, incluindo habilidades cognitivas e funcionais.
   a. Os tipos mais graves de transtorno do desenvolvimento intelectual tendem a ser diagnosticados no início da lactância, sobretudo quando coexistem com uma síndrome identificável ou uma anomalia congênita.
   b. As formas mais leves de transtorno de desenvolvimento intelectual tendem a ser diagnosticadas no período pré-escolar, quando as habilidades de linguagem e de comportamento chamam a atenção para o desenvolvimento mais lento.
5. Ocorrem limitações na capacidade adaptativa nas áreas de comunicação, autocuidado, vida doméstica, habilidades sociais, uso da comunidade, autocontrole, saúde e segurança, vida acadêmica funcional, lazer e trabalho.

Manifestações clínicas

O atraso do desenvolvimento – incapacidade de alcançar as habilidades apropriadas para a idade – é evidente em algum grau em quase todas as áreas.

Lactentes

1. "Dificuldade na alimentação" – a sucção fraca ou não coordenada resulta em alimentação precária no seio materno ou na mamadeira, com consequente ganho de peso insuficiente.
2. Atividade e curiosidade visuais retardadas ou diminuídas, com acompanhamento visual precário de rostos ou objetos.
3. Resposta auditiva diminuída ou ausente.
4. Atividade espontânea diminuída ou assimétrica.
5. Atraso no controle da cabeça e do tronco.
6. Tônus muscular flácido (hipotônico) ou espástico (hipertônico).

Alerta de enfermagem
Embora 75% dos indivíduos portadores de transtornos no desenvolvimento intelectual não tenham sinais físicos, em geral alcançam os marcos motores em uma velocidade mais lenta.

Crianças de 1 a 3 anos

1. Atraso na independência de sentar-se, engatinhar, ficar em pé e deambular.
2. Atraso na comunicação – falta de desenvolvimento dos marcos de linguagem receptiva e expressiva. Quase 50% das crianças portadoras de incapacidade intelectual são identificados depois dos 3 anos, quando manifestam atrasos na fala.
3. A falta de progresso ou de interesse da criança na área de independência na alimentação, no vestir-se e na higiene pessoal pode refletir um comprometimento cognitivo.
4. Tempo de atenção curto e distraimento.
5. Transtornos de comportamento.
6. Diminuição da coordenação muscular.

Avaliação diagnóstica

A lei federal nos EUA (*PL 94-142, Education for All Handicapped Children, e PL 101-476 – Individuals with Disabilities Education Act* [*IDEA*])[2] assegura que toda criança com atraso ou suspeita de atraso seja submetida a uma avaliação abrangente por uma equipe multiprofissional. A Parte C da *PL 105-17* exige a criação de programas multidisciplinares coordenados entre órgãos de âmbito estadual para o fornecimento de serviços de intervenção precoce. Nos EUA, cada estado tem suas próprias definições e sua estrutura organizacional para oferecer esses serviços. Não existe teste isolado capaz de estabelecer o diagnóstico de transtorno do desenvolvimento intelectual. A avaliação multidisciplinar deve ser individualmente adaptada à criança.

1. Exclua a possibilidade de déficits sensoriais por meio de exame da visão e da audição, mesmo se a avaliação auditiva do recém-nascido tiver sido normal.
2. A avaliação médica deve incluir a história pré-natal e do desenvolvimento, avaliações sequenciais do desenvolvimento, o histórico familiar, incluindo avaliação genética, e exame físico.

[2]N.R.T.: No Brasil, o Estatuto da Criança e do Adolescente garante a educação inclusiva para crianças e atenção integral à criança com transtornos de desenvolvimento, sendo regido pela Lei nº 8.069, de 13 de julho de 1990.

Os achados positivos determinam a orientação da avaliação individual e de qualquer outro exame diagnóstico.

a. Uma aparência incomum (características dismórficas) justifica uma avaliação por um especialista em genética.
b. Uma história compatível com perda dos marcos do desenvolvimento e histórico familiar positivo justificam uma investigação à procura de erro inato do metabolismo – diagnosticado por meio de exame do sangue, da urina, ou análise do DNA – ou intoxicação por chumbo.
c. As crianças com macrocefalia, microcefalia ou anormalidades neurológicas podem necessitar de exames de imagem, como TC ou RM.
d. O EEG está indicado para crianças que apresentam convulsões.

3. Testes psicológicos (testes apropriados, selecionados por um psicólogo infantil):
   a. As Escalas de Bayley são utilizadas para avaliação das idades das crianças. Esse teste se baseia em itens que não dependem da linguagem e é utilizado para avaliar habilidades motoras finas e grosseiras, de linguagem, bem como resolução visual de problemas.
   b. A Escala de McCarthy oferece um "índice cognitivo geral", que equivale aproximadamente ao escore de QI.
   c. A Escala de Inteligência de Stanford-Binet é utilizada para testar as funções mentais de crianças a partir de 2 anos.
   d. A Escala de Inteligência de Wechsler para Idade Pré-Escolar e Primária – Quarta Edição (WPPSI-IV) mede a idade mental de 2 anos e 6 meses a 7 anos e 7 meses.
   e. A Escala de Inteligência de Wechsler para Crianças – Quinta Edição (WISC-V) avalia crianças cuja idade funcional esteja acima dos 6 anos.
   f. A Escala de Vineland testa as habilidades adaptativas sociais – de autoajuda, autocontrole, interação com outras pessoas e cooperação. A Escala de Comportamento Adaptativo se assemelha à de Vineland, porém também mede o ajustamento.

Complicações e achados associados

1. Convulsões.
2. Paralisia cerebral.
3. Déficits sensoriais.
4. Transtornos da comunicação (fala e linguagem).
5. Transtornos do neurodesenvolvimento.
6. Doença psiquiátrica.
7. Transtorno específico da aprendizagem.
8. Problemas emocionais e comportamentais, como autoagressão, hiperatividade e agressividade.

Manejo

1. Em geral, a primeira etapa no manejo do atraso mental consiste em uma avaliação interdisciplinar realizada por um pediatra de desenvolvimento, psicólogo clínico e outros especialistas. Esse tipo de avaliação pode ser realizado por um centro de diagnóstico e avaliação estadual ou particular, escola pública ou programa filiado a uma universidade.
2. Os problemas clínicos associados, como crises convulsivas, dificuldades de alimentação e nutrição deficiente, déficits sensoriais ou problemas dentários, precisam ser tratados para permitir que a criança alcance seu potencial máximo.
3. Se for identificada uma causa passível de tratamento, como erro inato do metabolismo, pode-se instituir uma dieta terapêutica. O hipotireoidismo pode ser tratado com hormônio tireoidiano.
4. É essencial proceder a uma avaliação da família para abordar:
   a. Fatores de estresse financeiro – nos EUA, pode-se obter ajuda financeira por meio de segurança social, Medicaid ou programas estaduais e locais para ajudar famílias com crianças com atraso do desenvolvimento.[3]
   b. Funcionamento e capacidade de enfrentamento da família.
   c. Apoio aos pais, irmãos e outros familiares.
   d. Serviços temporários.
   e. Grupos de apoio.
   f. Programas recreativos, como Olimpíadas Especiais Brasil e acampamentos de verão.
   g. Identificação de outras pessoas afetadas ou com risco e necessidade de aconselhamento genético quanto ao risco de recorrência.
5. Em geral, a avaliação inicial leva a recomendações de avaliações mais direcionadas, como fisioterapia, terapia ocupacional e avaliação por um assistente social.

Ver "Cuidados com a criança com transtorno do desenvolvimento", p. 1484.

Síndrome de Down

Baseado em evidências

Crawford, D. (2016) Down's syndrome. *Nursing Children & Young People*, *28*(9), 17.

Khatri, S., & Carlisle, J. (2016). Down syndrome. *Contemporary Pediatrics*, *33*(8), 30-46.

A *síndrome de Down* foi descrita pela primeira vez em 1866. Trata-se da causa genética mais comum de deficiência intelectual, também designada como trissomia do 21. De acordo com a National Down Syndrome Society, a incidência desse erro na divisão celular é de 1 em 700 nascidos vivos, cerca de 6 mil lactentes a cada ano. Ocorre síndrome de Down quando o indivíduo apresenta uma cópia extra completa ou parcial do cromossomo 21. Cada criança portadora da síndrome tem um conjunto singular de genes, além dos efeitos dos genes extras no cromossomo 21, e necessita de avaliação individualizada. A experiência de vida mais comum de uma criança portadora da síndrome de Down consiste em viver com a família, participar de programas de estimulação de lactentes e pré-escolares e frequentar a escola enquanto recebe apoio de serviços de educação especial. Os adultos com síndrome de Down podem exercer funções em programas de empregos patrocinados ou supervisionados. Eles podem viver em pequenos lares de grupos residenciais, com suas famílias ou em ambientes com supervisão. A expectativa de vida depende da presença de complicações clínicas. Na ausência delas, a expectativa de vida é ligeiramente menor do que a média, de cerca de 60 anos.

Fisiopatologia e etiologia

Ver Capítulo 4.

Manifestações clínicas e problemas associados

1. Fácies características – braquicefalia, fissuras palpebrais oblíquas, pregas epicânticas, achatamento da ponte do nariz, língua protrusa, orelhas pequenas e de implantação baixa, prega simiesca nas palmas das mãos (Figura 56.1).
2. Malformações cardíacas congênitas – observadas em até 50% dos lactentes com síndrome de Down, em comparação com 0,8% na população geral –, comunicação interventricular e persistência do canal arterial.

[3]N.R.T.: No Brasil, são diversos os programas que podem ser identificados para a seguridade social. Recomenda-se o encaminhamento à assistente social do serviço a fim de que oriente e facilite encaminhamentos para trâmites legais.

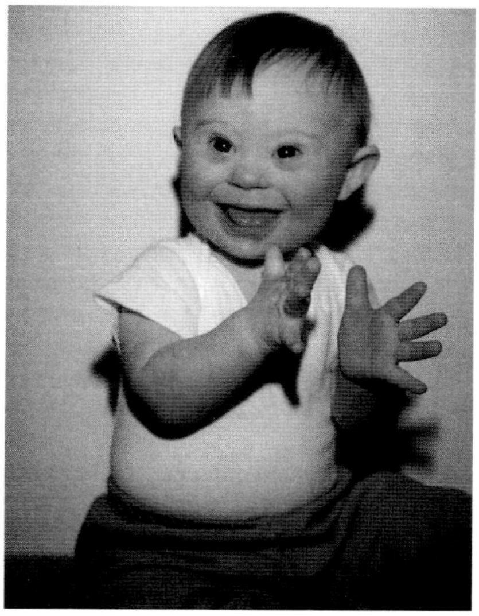

Figura 56.1 Criança de 1 ano com síndrome de Down e diagnóstico recente de hipotireoidismo.

3. Atraso mental.
4. Hipotonia.
5. Atraso do crescimento.
6. Pele seca e descamativa.
7. A Tabela 56.1 fornece uma lista abrangente dos problemas potenciais que ocorrem na síndrome de Down. Alguns deles são identificados por ocasião do crescimento, enquanto outros surgem mais tarde no ciclo de vida e causam dificuldades posteriormente. São indicadas as porcentagens de sua ocorrência na população de indivíduos portadores de síndrome de Down.

Diagnóstico e manejo

1. Ver "Cuidados com a criança com transtorno do desenvolvimento", p. 1484, para uma abordagem geral da avaliação.
2. Ver na Tabela 56.1 as condições específicas que exigem tratamento clínico relacionado com a síndrome de Down, como problemas otolaringológicos, endócrinos, ortopédicos, gastrintestinais e cardíacos.
3. Terapias alternativas – a terapia nutricional e suplementar com vitaminas para a síndrome de Down continua sendo controversa e os efeitos não foram clinicamente comprovados.

Tabela 56.1 Síndrome de Down (SD).

Problemas potenciais	Avaliação	Manejo
Malformações cardíacas congênitas (p. ex., canal AV, CIV, PCA e tetralogia de Fallot) (40%)	• Observe alterações na coloração, nas frequências cardíaca e respiratória, em repouso e com estresse. Avalie a tolerância à alimentação, à procura de cansaço precoce e interrupções frequentes na alimentação. O ecocardiograma costuma ser realizado durante o período neonatal em todos os lactentes com SD.	• A identificação e o tratamento precoces podem evitar a ocorrência de insuficiência e descompensação cardíacas ou o atraso do crescimento. A correção por meio de intervenção clínica ou cirúrgica reduziu a taxa de mortalidade por malformações cardíacas simples.
Malformações GI congênitas (12%) • Estenose do piloro • Atresia duodenal, fístula traqueoesofágica	• Observe se há tosse ou vômitos, em particular durante a alimentação. Vômitos tingidos de bile sugerem anormalidades do trato inferior, e o conteúdo parcialmente digerido sugere um problema do trato gastrintestinal superior. Observe as evacuações e se há distensão abdominal • São realizados exames radiográficos.	• O refluxo GI (derramamento de material do esôfago na traqueia) pode causar arqueamento do corpo durante as mamadas, ganho de peso insuficiente, problemas respiratórios crônicos, sintomatologia de alergia e asma, pneumonia e aspiração. Pode haver necessidade de tratamento medicamentoso e, se necessário, intervenção cirúrgica no início do período neonatal.
Hipotireoidismo (10 a 20%)	• Monitore ganho de peso, queda dos cabelos, ocorrência de letargia, estatura baixa, alterações da voz e depressão, que pode ocorrer a qualquer momento ao longo da vida. O rastreamento neonatal inclui T_3, TSH e T_4 duas vezes por ano.	• Reposição de hormônio tireoidiano.
Alterações visuais • Erros de refração (70%) • Estrabismo (50%) • Nistagmo (35%) • Cataratas (3%)	• Observe qualquer indicação de problemas visuais, como inclinação da cabeça ou acompanhamento visual precário. Utilize os cartões de acuidade de Teller como instrumento de avaliação visual para crianças que não podem cooperar com a escala de Snellen • Os achados positivos no primeiro ano de vida justificam o encaminhamento imediato a um oftalmologista. Todos os indivíduos devem ser examinados por um oftalmologista pediátrico (ou por um oftalmologista habilitado na avaliação de crianças) com 1 ano de vida, e os exames de visão devem continuar durante toda a vida.	• Os déficits visuais não detectados podem impedir que a criança alcance os marcos do desenvolvimento e causar perda permanente da visão.

(*continua*)

Tabela 56.1 Síndrome de Down (SD). *(Continuação)*

Problemas potenciais	Avaliação	Manejo
Problemas da audição (60 a 90%): • Perda auditiva condutiva leve a moderada • Aumento das adenoides • Apneia do sono	• Avalie a curiosidade da criança e sua resposta a sons de qualidade variável. A resposta auditiva do tronco encefálico avalia a audição em lactentes. Teste o campo sonoro para crianças com mais de 1 ano • Timpanometria para avaliar a função da orelha média.	• Os meatos acústicos estreitos e as imunodeficiências sutis podem causar infecções crônicas da orelha média. O aumento das adenoides pode causar obstrução das vias respiratórias superiores, sobretudo durante o sono • O tratamento pode incluir desde antibióticos para a otite média simples até tubos de miringotomia, adenoidectomia ou perda da audição.
Hipotonia dos lactentes (100%)	• Observe a presença de flacidez, controle deficiente da cabeça e função motora oral deficiente. O lactente deve ser colocado sobre o abdome periodicamente, enquanto está sendo observado e monitorado quanto à possibilidade de sufocação.	• Fisioterapia, terapia ocupacional e fonoaudiologia. O material adaptativo fornece apoio adicional à cabeça e ao pescoço quando se manipula o recém-nascido. Mantenha a cabeça elevada durante pelo menos 1 h após as refeições. Mude regularmente de posição.
Subluxação atlanto-occipital e atlantoaxial (luxação da região superior da coluna vertebral causada por frouxidão articular) (15%)	• Avalie inclinação da cabeça, falta crescente de destreza, claudicação ou recusa em andar e fraqueza dos braços. Radiografia da coluna cervical para avaliação de luxação atlantoaxial aos 2 anos e, em seguida, a cada 5 anos durante a infância. São obtidas medidas precisas para documentar o alinhamento do crânio e das vértebras. O desvio dos dois pode causar compressão e dano neurológico. A participação em competições paralímpicas e em outras atividades que possam exigir flexão do pescoço deve justificar uma avaliação basal.	• Quando presente, a participação em esportes de contato e ginástica está contraindicada. Nos casos graves, realiza-se cirurgia para a fusão de vértebras e região occipital e a estabilização da coluna vertebral.
Anormalidades da marcha (15%)	• Monitore o aparecimento de claudicação e discrepância no comprimento das pernas. As radiografias do quadril podem documentar luxação ou subluxação.	• Há necessidade de fisioterapia e, algumas vezes, cirurgia ortopédica.
Atraso do crescimento	• Monitore o crescimento no gráfico de crescimento da SD. Monitore a alimentação quanto a duração, horário das mamadas, perda da mamada em consequência de vômitos ou pega precária do mamilo ou do bico da mamadeira. Monitore o tipo de fórmula láctea e seu conteúdo calórico.	• O nutricionista pode aconselhar ajustes da fórmula láctea. Os terapeutas podem ajudar no posicionamento e nos tipos de bicos usados para superar os efeitos do reflexo de sucção fraco e da língua grande e protrusa.
Baixa estatura (100%)	• Marque o crescimento no gráfico de crescimento para SD. Monitore os estágios da puberdade. A puberdade tardia pode justificar uma investigação adicional.	• Pode-se considerar o uso de hormônio do crescimento, porém sua administração ainda é controversa.
Obesidade (50%)	• Monitore os níveis de hormônio tireoidiano, o peso, a quantidade de exercício e o aporte calórico.	• A indulgência excessiva pelos adultos ou o uso de alimento no manejo do comportamento aumenta o risco de alimentação excessiva. A falta de envolvimento social leva à diminuição da atividade. Há necessidade de modificação do comportamento.
Má oclusão (60 a 100%)	• Avalie a ocorrência de má oclusão, doença periodontal e erupção tardia dos dentes. As avaliações odontológicas regulares começam com 1 ano ou quando ocorrer erupção dos dentes.	• Incentive a boa higiene oral, com escovação apropriada dos dentes.
Deficiência intelectual com graus variáveis, de leve a moderada (100%)	• Avaliação do desenvolvimento de rotina, utilizando instrumentos padronizados de medida.	• Educação e treinamento especiais.

Tabela 56.1 Síndrome de Down (SD). *(Continuação)*

Problemas potenciais	Avaliação	Manejo
Doença de Alzheimer depois dos 40 anos (15 a 30%)	• Avalie a redução da função cognitiva e a perda de memória. A RM ou a TC revelam áreas de placa.	• Há necessidade de maior supervisão.
Convulsões (6%)	• O início das convulsões é observado principalmente durante a adolescência e na meia-idade.	• Avaliação neurológica e medicamentos anticonvulsivantes adequados.
Outros problemas • Transtornos da comunicação • Alopecia (10%) • Leucemia (1%)		

AV, atrioventricular; TC, tomografia computadorizada; GI, gastrintestinal; RM, ressonância magnética; PCA, persistência do canal arterial; TSH, hormônio tireoestimulante; T_3, tri-iodotironina T_4, levotiroxina; CIV, comunicação interventricular.

Considerações para pacientes adultos com síndrome de Down

Baseado em evidências

Esbensen, A. (2016). Sleep problems and associated comorbidities among adults with Down syndrome. *Journal of Intellectual Disability Research, 60*(1), 68-79.

Silva, V., Campos, C., Sa, A., *et al.* (2017). Wii-based exercise program to improve physical fitness, motor proficiency and functional mobility in adults with Down syndrome. *Journal of Intellectual Disability, 61*(8), 755-765.

Na atualidade, a expectativa é a de que lactentes nascidos com síndrome de Down possam viver até a casa dos 50 anos. Os adultos portadores de síndrome de Down apresentam envelhecimento acelerado e maior incidência de demência. Outros problemas clínicos mais prevalentes nessa população incluem problemas de coluna vertebral e do pescoço, hipertensão pulmonar, hipotireoidismo, câncer de testículo, apneia do sono e problemas dermatológicos. As doenças mentais podem incluir depressão e transtorno obsessivo-compulsivo. A realização de exames anuais para a saúde é crucial, e todos os esforços devem ser envidados para encontrar um médico que seja acolhedor para esses pacientes e conhecedor das preocupações específicas relacionadas com a manutenção da saúde.

Síndrome do X frágil

A *síndrome do X frágil* é a segunda causa mais comum identificável de transtorno do desenvolvimento intelectual, bem como a causa hereditária mais comum. Cerca de 80% dos meninos com síndrome do X frágil demonstram transtornos intelectuais em comparação com cerca de um terço das meninas. O fenótipo do X frágil é inespecífico e, em geral, se torna mais evidente com a idade, de modo que o diagnóstico habitualmente só é estabelecido em meados da infância ou mais tarde. Essa síndrome pode causar uma ampla variedade de características cognitivas e comportamentais, que variam de leves a graves. A análise cromossômica revela que o braço longo do cromossomo X exibe uma constrição e aparência frágil, porém isso pode não ser detectado em todos os casos. Por conseguinte, prefere-se a análise do ácido desoxirribonucleico (DNA) para o diagnóstico. A síndrome do X frágil é mais comum no sexo masculino, ocorrendo em 1 em 2,5 a 4 mil meninos e 1 em 7 a 8 mil meninas. Há necessidade de aconselhamento genético e realização de testes nos familiares para avaliar o risco de recorrência.

Fisiopatologia e etiologia

Ver Capítulo 4.

Manifestações clínicas e problemas associados

1. Transtorno do desenvolvimento leve a moderado (QI na faixa de 41 a 88).
2. Face alongada, orelhas proeminentes, macrocefalia, arco palatino elevado, apinhamento dental, pregas epicânticas (pregas da pele em cada lado do nariz), hipertelorismo (aumento da distância entre os olhos) e achatamento da ponta do nariz.
3. Macro-orquidismo (aumento dos testículos) depois da puberdade.
4. Atraso na linguagem tanto expressiva quanto receptiva e fala perseverante ou repetitiva.
5. Atraso nas habilidades de comportamento adaptativo.
6. Transtornos da comunicação semelhantes ao autismo.
7. Déficit de atenção e hiperatividade.
8. Comportamentos de autoestimulação e autoagressão, como morder as mãos.
9. Problemas associados, incluindo prolapso da valva mitral, crises convulsivas, frouxidão ou hiperextensibilidade articular e problemas alimentares.
10. Os pacientes adultos podem desenvolver tremores e ataxia.
11. As mulheres correm risco de insuficiência ovariana prematura e menopausa precoce.

Diagnóstico e manejo

1. Ver em "Cuidados com a criança com transtorno do desenvolvimento", p. 1484, uma abordagem geral ao tratamento.
2. Ver na Tabela 56.2 problemas clínicos específicos relacionados com a síndrome do X frágil.

Síndrome de Turner

A *síndrome de Turner* é malformação genética encontrada em indivíduos do sexo feminino. A incidência dessa síndrome é de aproximadamente 1 em cada 2 mil meninas nascidas vivas. O fenótipo mais grave é observado em cerca de 50% dos indivíduos do sexo feminino, com ausência de um cromossomo X. Normalmente, existem variações em mosaico observadas na síndrome de Turner, e os efeitos clínicos podem variar entre os indivíduos. É importante assinalar que a maioria das meninas terá baixa estatura e/ou insuficiência ovariana, porém as outras características da síndrome podem não estar presentes ou se manifestar na forma leve, levando a um atraso no estabelecimento do diagnóstico. As alterações cognitivas e o fenótipo podem ser inespecíficos no início da infância, e, em geral, o diagnóstico só é estabelecido quando se observa uma falha do desenvolvimento puberal.

Fisiopatologia e etiologia

Ver Capítulo 4.

Tabela 56.2 Síndrome do X frágil.

Problemas potenciais	Avaliação	Manejo
Hipotonia da lactância	• Avalie a capacidade de sustentar a cabeça e de assumir a postura ereta • Avalie a alimentação quanto à sucção eficiente e à coordenação da sucção/deglutição.	Fisioterapia, programa de estimulação, adaptações da alimentação.
Convulsões (20% casos)	• Avalie a ocorrência de tremores musculares, desvio dos olhos para um lado, contrações rítmicas do corpo e perda da consciência.	Encaminhamento a um neurologista para diagnóstico e administração de anticonvulsivantes para o tratamento das convulsões.
Prolapso da valva mitral (80% dos indivíduos do sexo masculino)	• Avalie a ocorrência de dispneia, cianose e sopro. Ecocardiograma para avaliação da função valvar.	Antibióticos para profilaxia antes de procedimentos invasivos, de modo a prevenir a endocardite. Tratamento da insuficiência cardíaca. Pode haver necessidade de reparo cirúrgico.
Comportamento de autoestimulação	• Exclua uma fonte de dor (p. ex., otite média, dor de dente) que possa estar causando o comportamento. Exclua a possibilidade de déficits sensoriais.	Técnicas de manejo do comportamento: focalize a substituição dos comportamentos indesejáveis por comportamentos significativos e intencionais, com ênfase no reforço positivo e na extinção do reforço negativo.
Hiperatividade, déficits de atenção	• Avalie a atividade de duração da atenção dentro do contexto da idade de desenvolvimento da criança.	Manejo do comportamento e técnicas educacionais especiais.
Problemas de disciplina	• Avalie as habilidades sociais.	Os indivíduos do sexo masculino tendem a evoluir melhor em salas de aula autolimitadas para crianças com graus semelhantes de deficiência intelectual.
Transtornos da comunicação	• Avalie o desenvolvimento da linguagem – em geral, trata-se da área mais fraca do desenvolvimento.	A fonoaudiologia pode ser benéfica.
Memória auditiva deficiente e recepção auditiva	• Avalie como a criança demonstra suas necessidades: chora, gesticula, usa palavras únicas ou frases.	Fonoaudiologia, modificação do comportamento.
Disfunção cognitiva • Déficits de memória a curto prazo • Habilidades precárias de resolução de problemas • Limitações funcionais no autocuidado	• Avalie a propriedade de colocação educacional e a reação da criança à situação.	Treinamento e educação especializados, vida assistida.

Manifestações clínicas e problemas associados

1. As características mais prevalentes da síndrome de Turner incluem:
   a. Baixa estatura, pescoço alado, implantação baixa da linha posterior dos cabelos e edema das mãos e dos pés (Figura 56.2).
   b. Malformações cardíacas congênitas.
   c. Tórax largo, com mamilos invertidos ou subdesenvolvidos.
   d. Órgãos reprodutores imaturos, puberdade tardia e amenorreia primária.
   e. Hipotireoidismo, obesidade, diabetes melito tipo 2, osteoporose e fraturas na vida adulta.
   f. Transtornos da aprendizagem.
2. Os problemas associados incluem:
   a. Coarctação da aorta e hipertensão idiopática.
   b. Perda auditiva – condutiva e neurossensorial.
   c. Obesidade e intolerância à glicose.
   d. Problemas de alimentação.
   e. Anomalias renais.

Diagnóstico e manejo

1. Ver em "Cuidados com a criança com transtorno do desenvolvimento", p. 1484, uma abordagem geral à avaliação.
2. Ver na Tabela 56.3 problemas clínicos específicos relacionados com a síndrome de Turner.
3. O diagnóstico pode ser estabelecido no período pré-natal por meio de amniocentese, testes genéticos, ou a qualquer momento após o nascimento. Pode-se estabelecer um diagnóstico preliminar com base nas características físicas. Esse diagnóstico deve ser confirmado, em seguida, por testes genéticos. Com frequência, o diagnóstico só é estabelecido quando houver ausência de início da menstruação.

Transtorno de espectro alcoólico fetal

O *transtorno de espectro alcoólico fetal (TEAF)* é um problema significativo. As crianças com TEAF apresentam uma ampla variedade de alterações físicas, mentais, de comportamento e/ou aprendizagem que as colocam em risco. O TEAF é a causa principal conhecida, porém passível de prevenção, de deficiência intelectual nos países desenvolvidos.

Fisiopatologia e etiologia

1. De acordo com o National Institute on Alcohol Abuse and Alcoholism dos NIH dos EUA, a prevalência de TEAF na população geral varia de 0,2 a 0,7 caso por mil crianças e de

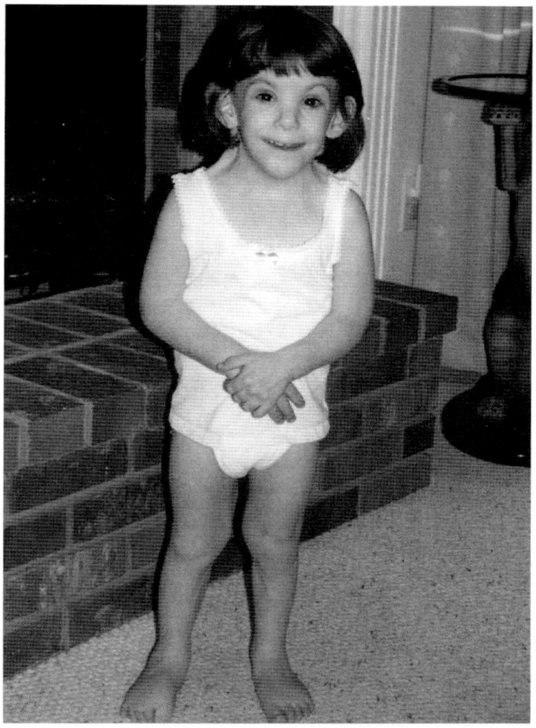

Figura 56.2 Criança de 3 anos com síndrome de Turner. Observe o pescoço alado.

2 a 5% para todo o *continuum* do TEAF. A alteração é decorrente do uso ou do abuso de álcool durante a gravidez. O álcool ingerido pela mãe atravessa facilmente a placenta e alcança o feto.

a. Não existe nível "seguro" de consumo de bebidas alcoólicas durante a gestação, e uma mulher grávida que consumir qualquer quantidade de álcool corre risco.
b. Quantidades maiores de consumo de álcool e consumo compulsivo parecem causar maior risco significativo para o feto.
c. O consumo de bebidas alcoólicas no primeiro trimestre é mais problemático.

Manifestações clínicas e problemas associados

Baseado em evidências
Pei, J., Baugh, L., & Andrew, G. (2017). Intervention recommendations and subsequent access to services following clinical assessment for fetal alcohol spectrum disorders. *Research in Developmental Disabilities, 60*, 176-86.

1. Retardo do crescimento intrauterino.
2. Diminuição do tônus muscular e coordenação deficiente.
3. Desenvolvimento tardio e problemas em três ou mais áreas principais: cognitiva, fala, habilidades motoras ou sociais.
4. Hiperatividade e déficits de atenção.
5. Problemas de visão ou audição.
6. Malformações cardíacas, como comunicação interventricular ou comunicação interatrial.

Tabela 56.3 Síndrome de Turner.

Problemas potenciais	Avaliação	Manejo
Malformações cardíacas congênitas: • Aumento da incidência de anomalias do lado esquerdo do coração • Anomalias da valva da aorta • Coarctação da aorta	Observe a ocorrência de alterações na cor e nas frequências cardíaca e respiratória, em repouso e com estresse. Monitore a pressão arterial. Avalie a tolerância à alimentação à procura de cansaço precoce ou interrupções frequentes na alimentação. Deve-se efetuar um eletrocardiograma no período neonatal. Deve-se realizar também um ecocardiograma ou uma ressonância magnética anualmente.	A identificação e o tratamento precoces podem evitar problemas secundários. Se houver necessidade, administre antibióticos profiláticos para a endocardite bacteriana subaguda. Encaminhamento a um cardiologista.
Anomalias renais e renovasculares: • Rim em ferradura • Pelve renal duplicada • Anomalias vasculares	Deve-se efetuar uma ultrassonografia renal para excluir a possibilidade de anomalias. Exame de urina de rotina e cultura de urina para rastreamento de infecção do trato urinário e glicosúria.	Encaminhamento a um nefrologista se houver anomalia renal. Monitore o desenvolvimento de diabetes melito.
Edema das mãos e dos pés	O edema pode persistir por meses ou sofrer recidiva. Se houver recidiva, monitore as causas renais ou cardíacas.	–
Características dismórficas: pescoço alado, face e orelhas	Os pais podem optar pela cirurgia plástica para minimizar as alterações visíveis.	Aumenta a socialização das meninas portadoras de síndrome de Turner na escola. Pode haver necessidade de apoio adicional ou terapia.
Nutrição: atraso do crescimento no período da lactância e obesidade na infância	Os lactentes podem apresentar reflexos de sucção e deglutição ineficientes. Monitore o crescimento utilizando um gráfico de crescimento para a síndrome de Turner.	Aconselhamento nutricional e incentivo à prática de exercício para manter o peso apropriado.
Perda auditiva	A perda auditiva pode ser condutiva ou neurossensorial. Deve-se efetuar um rastreamento de rotina.	A otite média deve ser tratada de maneira agressiva para minimizar a perda auditiva potencial.
Baixa estatura e transtorno de desenvolvimento das características sexuais secundárias	–	A terapia endócrina pode estar indicada para o crescimento e o desenvolvimento. A terapia hormonal pode intensificar o desenvolvimento das características sexuais secundárias.

(*continua*)

Tabela 56.3 Síndrome de Turner. *(Continuação)*

Problemas potenciais	Avaliação	Manejo
Infertilidade	Os ovários não estão desenvolvidos. Em geral, não há necessidade de exame.	A infertilidade é geralmente esperada na síndrome de Turner. As técnicas para infertilidade podem ajudar na concepção.
Hipotireoidismo	Exames laboratoriais periódicos.	Terapia de reposição com hormônio tireoidiano.
Problemas de comportamento, transtorno da aprendizagem	–	Manejo do comportamento. Educação especial.
Estrabismo	Se for detectado, recomenda-se o encaminhamento a um oftalmologista.	Tampão ou correção cirúrgica.
Função cognitiva	Inteligência média a ligeiramente abaixo da média. As áreas de problema incluem a percepção espacial e as funções matemáticas.	Educação especial.

7. As anormalidades craniofaciais incluem olhos estreitos e pequenos com grandes pregas epicânticas, cabeça pequena, maxilar pequeno, sulco liso no lábio superior e lábio superior liso e fino.
8. O QI médio é de 65, com faixa de 20 a 120, e muitas dessas crianças necessitam de serviços de educação especial.
9. Muitas dessas crianças apresentam rupturas no progresso escolar, agressividade criminal e problemas relacionados com o uso de álcool e de substâncias.

Diagnóstico e manejo

1. O diagnóstico costuma ser estabelecido com base na anamnese e na apresentação clínica. A ultrassonografia durante a gravidez pode revelar características físicas. Podem-se realizar exames de imagem do encéfalo (TC e RM) posteriormente para documentar neuroanormalidades.
2. O tratamento consiste em avaliação e monitoramento regular do crescimento e da nutrição. O tratamento continuado dos sintomas relacionados com outros problemas clínicos é prioridade.
3. Os enfermeiros devem conhecer os recursos educacionais e da comunidade que podem ser necessários para que a criança alcance seu potencial máximo. Ver "Cuidados com a criança com transtorno do desenvolvimento", p. 1484.

TRANSTORNO DO DESENVOLVIMENTO PERVASIVO OU TRANSTORNO DO ESPECTRO AUTISTA

O *transtorno do espectro autista* se refere a um grupo de transtornos do desenvolvimento pervasivo, incluindo autismo, transtorno de Asperger (TA) e distúrbios considerados transtorno do desenvolvimento pervasivo sem outra especificação. Esse transtorno tem sido identificado em 1 em 42 indivíduos do sexo masculino e em 1 em 189 indivíduos do sexo feminino, com média de 1 em 68 crianças.

Autismo

Baseado em evidências
Celia, T., Freysteinson, W., & Frye, R. (2016). Concurrent medical conditions in autism spectrum disorders. *Pediatric Nursing, 42*(5), 230-4.

O *autismo* é um transtorno do desenvolvimento neurobiológico complexo que se caracteriza de maneira mais notável pelo seu aparecimento nos primeiros 2 anos de vida. O diagnóstico de autismo se baseia no déficit persistente de comunicação social e interação social em múltiplos contextos, conforme observado por ocasião do exame e da anamnese. O autismo é um transtorno duradouro, definido por dificuldades de interação do indivíduo, que podem variar de leves a muito graves. É quatro a cinco vezes mais comum em indivíduos do sexo masculino do que do sexo feminino, porém os indivíduos do sexo feminino acometidos tendem a apresentar comprometimento mais grave.

Cerca de 50% das pessoas portadoras de autismo apresentam comprometimento cognitivo, com ampla variação de QI potenciais. O autismo é observado em cerca de 60 a 70 de cada 10 mil nascidos vivos.

Fisiopatologia e etiologia

1. Não foi identificada nenhuma causa bem definida. As evidências sugerem uma predisposição genética, porém não foi identificada mutação específica.
2. Os estudos realizados mostraram que as vacinas contra sarampo, caxumba e rubéola *não* causam autismo. De modo semelhante, o timerosal, um conservante encontrado em muitas vacinas, *não* provoca autismo.
3. Antes do diagnóstico, os pais podem ficar inicialmente preocupados com interações sociais do lactente, desenvolvimento tardio ou incomum da fala e reações a diversos estímulos (p. ex., defesa tátil).
4. Os indivíduos com transtorno do espectro autista (TEA) apresentam diferenças neuroanatômicas, incluindo pequeno tamanho das células neuronais, maior aglomeração das células, macrocefalia relativa e grande tamanho do terceiro ventrículo.

Manifestações clínicas

1. Em geral, as manifestações presentes por ocasião do diagnóstico incluem problemas com interações sociais, comunicação e habilidades de linguagem.
2. Os pacientes com autismo apresentam anormalidades no relacionamento com pessoas, objetos e eventos. Demonstram respostas anormais a estímulos sensoriais, em geral sons.
3. Os comportamentos estereotípicos do autismo são restritos e repetitivos, lembrando o sintoma comumente conhecido como fala ecolálica.

Diagnóstico e manejo

Baseado em evidências

Bacon, E., Courchesne, E., Barnes, C. *et al.* (2017). Rethinking the idea of late autism spectrum disorder onset. *Developmental Psychopathology, 14*, 1-17.

Kaufmann, W., Kidd, S., Andrews, H. *et al.* (2017). Autism spectrum disorder in fragile X syndrome concurring conditions and current treatment. *Pediatrics, 139*(Suppl 3), 194-206.

1. O diagnóstico precoce possibilita intervenções mais cedo, com melhores resultados para essas crianças.
2. Os dois principais desafios para o diagnóstico na avaliação do TEA incluem o diagnóstico diferencial e a pesquisa do transtorno etiológico associado ao TEA (a síndrome do X frágil é a causa genética isolada mais comum conhecida do TEA).
3. Os instrumentos de avaliação padronizados abrangentes, específicos para o TEA, exigem, em geral, treinamento especializado e incluem a Childhood Autism Rating Scale (CARS), a Diagnostic Interview os Social and Communication Disorders (DISCO), a Autism Diagnostic Interview (ADI), a Autism Diagnostic Interview Schedule (ADIS) e a Checklist for Autism in Toddlers (CHAT).
4. Os tratamentos alternativos, como terapia nutricional e vitamínica, estão sendo investigados, mas até o momento nenhuma pesquisa foi conclusiva.
5. Muitas crianças com TEA também apresentam comorbidades psiquiátricas, com transtornos como o obsessivo-compulsivo, déficit de atenção/hiperatividade (TDAH), depressão, transtornos do humor e síndrome de Tourette. Essas condições podem representar um desafio para o diagnóstico, visto que pode ser difícil avaliar a criança com problemas de comunicação e de comportamento. Os médicos precisam estar atentos ao rastreamento e ao monitoramento dessas comorbidades, de modo a assegurar o funcionamento ótimo da criança com TEA.
6. O tratamento se concentra no controle dos sintomas. Os medicamentos podem ser úteis no tratamento de alguns dos sintomas comportamentais mais disruptivos. As medicações mais usadas incluem inibidores seletivos da recaptação de serotonina, antipsicóticos atípicos/neurolépticos, estimulantes e agonistas alfa.
7. As comorbidades clínicas também são comuns em crianças com TEA, incluindo transtornos convulsivos, alterações no padrão de sono, distúrbios GI e problemas dentários. À semelhança das comorbidades psiquiátricas, os médicos precisam estar atentos à avaliação, visto que isso pode melhorar o comportamento e o funcionamento da criança com TEA.
8. Uma equipe multiprofissional – incluindo médico, subespecialistas clínicos, terapeuta ocupacional, fonoaudiólogo, fisioterapeuta e especialista educacional – é essencial para um cuidado ótimo. Ver "Cuidados com a criança com transtorno do desenvolvimento", p. 1484.

Transtorno desintegrativo da infância

O *transtorno desintegrativo da infância* surge depois de um período de desenvolvimento normal. Esse período de desenvolvimento normal pode se estender dos 2 aos 10 anos, sendo a idade de início mais comum entre 3 e 4 anos. A criança começa a apresentar perda significativa das habilidades previamente adquiridas. As áreas que podem ser afetadas incluem linguagem expressiva e receptiva, habilidades sociais ou comportamento adaptativo, controle vesical e intestinal e aptidões motoras. Em geral, a perda dessas capacidades alcança um ponto em que elas não se desintegram mais. Nesse ponto, pode-se observar melhora limitada. Essa condição difere do autismo no padrão de início, evolução e resultados.

Fisiopatologia e etiologia

A etiologia não é conhecida. O transtorno desintegrativo da infância parece ser mais comum em meninos. A incidência é rara.

Diagnóstico e manejo

Ver em "Cuidados com a criança com transtorno do desenvolvimento", p. 1484, uma abordagem geral à avaliação.

Transtorno de Asperger

O *transtorno de Asperger* é considerado uma forma mais leve de autismo e se caracteriza por relações precárias com colegas, ausência de empatia e tendência a focalizar excessivamente determinados tópicos.

O transtorno de Asperger é um dos vários transtornos do desenvolvimento associados à inteligência normal. O quadro comum consiste em desempenho acadêmico e funcional abaixo do normal na criança de idade pré-escolar e de idade escolar com inteligência normal. O diagnóstico correto, que necessita de um esforço em equipe cooperativo de vários indivíduos, é fundamental para elaborar um plano de tratamento individualizado.

Fisiopatologia e etiologia

A etiologia não é conhecida. O transtorno de Asperger em geral não é diagnosticado até a criança alcançar a idade escolar. As estimativas de prevalência variam bastante, e muitos indivíduos nunca recebem um diagnóstico formal.

Manifestações clínicas

1. A criança não procura interações interpessoais espontâneas.
2. Inteligência média ou acima da média e desenvolvimento das habilidades de linguagem normais quanto ao vocabulário e à gramática.
3. Não há atraso significativo nas áreas de desenvolvimento cognitivo, desenvolvimento das habilidades de autoajuda apropriadas para a idade, comportamento adaptativo e curiosidade em relação ao ambiente.
4. Gama limitada de interesses, adesão estrita a rotinas e rituais e movimentos motores ou sequências repetitivos.
5. O indivíduo pode ter interesses obsessivos e parecer "excêntrico" para outras pessoas.

Diagnóstico e manejo

1. Revisão médica completa, história familiar e exame físico, incluindo avaliação da visão, da audição e neurológica, de modo a excluir a possibilidade de outros transtornos.
2. Avaliação e aconselhamento genéticos para identificar riscos de recorrência.
3. Testes psicológicos para determinar a natureza exata das disfunções cognitivas e perceptivas.
4. Avaliação comportamental e social.
5. Avaliação do desempenho acadêmico.
6. RM e outros exames para determinar a anormalidade neurológica subjacente, quando apropriado.
7. Terapia ocupacional e fisioterapia, bem como avaliação da fala e da linguagem, quando necessário.
8. Avaliação escolar – envolve testes de QI e de desempenho (as informações do professor também são essenciais).
   a. O foco da avaliação escolar é determinar a elegibilidade para os serviços. A maioria dos sistemas escolares oferece serviços apenas em casos de problemas moderados a graves.
   b. Pode ser necessário que a família providencie uma remediação para problemas considerados leves ou fora do contexto educacional.

9. Como o transtorno pode incluir manifestações de saúde, bem como implicações comportamentais e educacionais, o enfermeiro da escola deve estar preparado para fornecer uma orientação sobre o manejo complexo.

Baseado em evidências
Ward, B. (2016). Sibling Experiences: Living with Young Persons with Autism Spectrum Disorders. *Pediatric Nursing, 42*(2), 69-76.

Transtorno do desenvolvimento pervasivo, sem outra especificação

O *transtorno do desenvolvimento pervasivo sem outra especificação (TDP-SOE)* é usado quando a criança preenche alguns dos critérios para o diagnóstico de autismo, porém não todos. Pode-se estabelecer um diagnóstico posteriormente, em razão do aparecimento de outras manifestações. O DSM-5 assinala que os indivíduos com diagnóstico bem estabelecido de transtorno de autismo, Asperger ou do desenvolvimento pervasivo sem outra especificação devem receber o diagnóstico de transtorno do espectro autista. Isso sugere um espectro de transtornos do desenvolvimento com características comuns, cuja gravidade pode variar muito e que representam uma gama de comprometimentos geneticamente influenciados.

TRANSTORNOS DA ATENÇÃO E DA APRENDIZAGEM

Os transtornos da atenção e da aprendizagem são problemas separados, porém superpostos, que podem exigir abordagens específicas, com base na natureza do transtorno. Estima-se que 5 a 10% das crianças (com variação de até 30%) apresentem transtorno de déficit de atenção (TDA). Os transtornos da aprendizagem são relatados em 12,6% das crianças ao fim do segundo grau. Os transtornos da aprendizagem e o TDA, em geral, ocorrem juntos.

Fisiopatologia e etiologia

1. Existem diversas hipóteses, visto que as causas exatas não são conhecidas e podem ser genéticas.
   a. Traço familiar – outros membros da família apresentam dificuldades semelhantes.
   b. Características de erros inatos do metabolismo.
   c. As anormalidades dos cromossomos sexuais geralmente exibem esses traços.
2. Não foi demonstrado que esses transtornos estejam associados a uma história de traumatismo do parto ou a uma lesão cerebral.
3. Exposição a fatores pré-natais e pós-natais passíveis de afetar de maneira adversa o desenvolvimento e a função do encéfalo: chumbo, álcool, cocaína, infecções do sistema nervoso central (SNC), baixo peso ao nascer e prematuridade.
4. Podem coexistir com outras condições incapacitantes, como espinha bífida, paralisia cerebral ou transtornos convulsivos.
5. Podem apresentar componentes biomédicos, emocionais, sociais e ambientais.
6. O TDA é uma alteração dos mecanismos de inibição de resposta do encéfalo, controlados pelo córtex frontal e pelo sistema ativador reticular, e uma modificação dos neurotransmissores.
7. Transtornos da aprendizagem – as autoridades estão pesquisando anormalidades no lobo parietal do cérebro e nas vias visuais centrais localizadas no lobo occipital.
8. Embora fatores emocionais e ambientais possam desempenhar um papel, a deficiência de serotonina pode servir de base fisiológica para esses transtornos.

Transtornos da atenção

Baseado em evidências
Ahmann, E. (2017). Interventions in children and teens: A focus on ADHD coaching. *Pediatric Nursing, 43*(3), 343-9.

Os *transtornos da atenção* se caracterizam por um conjunto de sintomas, incluindo tempo de atenção curto inapropriado para o desenvolvimento, impulsividade e distraimento. O sistema de classificação identifica três subtipos de transtornos da atenção: predominantemente desatento, predominantemente hiperativo-impulsivo e combinado. Os transtornos da atenção são mais comuns nos meninos do que nas meninas, com razão de 3 para 1. As meninas têm muito mais tendência a apresentar o tipo desatento, mostrando mais sintomas de déficit de atenção do que de hiperatividade.

Não existe exame laboratorial específico nem radiográfico que estabeleça o diagnóstico dos transtornos da atenção. A melhor maneira de diagnosticá-los é obter uma cuidadosa anamnese dos pais, da criança e dos professores, com a utilização de questionários padronizados ou escalas de classificação e a observação da criança. Várias escalas de classificação do comportamento usadas para estabelecer o diagnóstico de TDA e de TDAH. Exemplos de escalas de classificação são a Conners Rating Scale, a Brown Attention Deficit Disorder Scale for Children and Adolescents e a Vanderbilt ADHD Rating Scale.

Manifestações clínicas e avaliação diagnóstica

Comportamento geral

Baseado em evidências
Burns, C. (2017). Cognitive-perceptual disorders. In C. Burns, A. Dunn, M. Brady *et al.* (Eds.), *Pediatric primary care* (pp. 393-409). Philadelphia, PA: Elsevier.

O comportamento varia ligeiramente, com base na idade da criança. Alguns tipos de comprometimento que ocorrem ao longo da vida podem incluir:

1. Infância: necessidade de educação especial, repetição do ano escolar, problemas de controle de comportamento na sala de aula e dificuldades de comportamento em casa e em outros ambientes.
2. Adolescência: fracasso escolar e abandono, dificuldades sociais com relacionamento com colegas, abuso de substância (no indivíduo não tratado), alta comorbidade com outros transtornos psiquiátricos e participação em atividades criminosas juvenis.
3. Adulto: menos possibilidades de emprego e frequentes mudanças de emprego; alto risco de uso de tabaco, substâncias e bebidas alcoólicas; alto risco de acidentes com veículos motorizados; problemas matrimoniais e maior taxa de divórcio; incidência aumentada de atividade criminal.

Critérios diagnósticos para o TDAH

Os critérios diagnósticos estão delineados no *Manual Diagnóstico e Estatístico de Transtornos Mentais, Quinta Edição* (DSM-5) para o transtorno de déficit de atenção/hiperatividade. Nessa edição, os principais sintomas refletem como o transtorno se manifesta em crianças de idade escolar, bem como em adolescentes e adultos. Exemplos de perguntas incluem:

1. A criança move frequentemente as mãos ou os pés ou se mexe na cadeira?

2. A criança tem dificuldade em permanecer sentada quando solicitada?
3. A criança é facilmente distraída por estímulos externos?
4. A criança tem dificuldade em esperar sua vez em jogos ou em situações de grupo?
5. A criança responde às perguntas antes de elas serem completadas?
6. A criança tem dificuldade em seguir as instruções de outras pessoas?
7. A criança tem dificuldade em manter a atenção em tarefas ou atividades de jogos?
8. A criança passa de uma atividade não concluída para outra?
9. A criança tem dificuldade em brincar tranquilamente?
10. A criança fala em excesso?
11. A criança interrompe outras pessoas ou entra na sua conversa?
12. A criança parece não ouvir o que está sendo dito a ela?
13. A criança perde coisas necessárias para as tarefas ou atividades na escola ou em casa?
14. A criança participa de atividades fisicamente perigosas sem considerar as possíveis consequências?

Manejo

Abordagem multidisciplinar

O tratamento de escolha consiste em uma abordagem multidisciplinar, incluindo ambientais e comportamentais.

Tratamento farmacológico

1. Os estimulantes do SNC são efetivos em 70 a 80% das crianças com transtornos da atenção.
   a. São efetivos para diminuir as atividades motoras e aumentar o tempo de atenção e a concentração, permitindo que a criança esteja mais disponível para aprender.
   b. Em geral, os medicamentos incluem estimulantes, porém os não estimulantes também podem ser efetivos, sobretudo em adultos. Os exemplos incluem metilfenidato, dextroanfetamina, anfetamina, lisdexanfetamina e atomoxetina.
2. Efeitos adversos:
   a. Pode ocorrer insônia em consequência de uma dose aumentada ou quando a dose é administrada muito tarde no dia.
   b. Anorexia, perda de peso, queda dos cabelos e retardo temporário do crescimento.
   c. Aumento das frequências cardíaca e respiratória, nervosismo, náuseas e dor de estômago.
   d. Alteração dos efeitos de muitos fármacos anticonvulsivantes e antidepressivos tricíclicos.
   e. Não produzem efeito euforizante nem adicção em crianças.

Responsabilidades do enfermeiro e educação da família

1. Administre o medicamento antes do desjejum e do almoço (as formas de liberação prolongada podem não exigir uma segunda dose).
2. Trabalhe com o sistema escolar para se certificar de que a dose do almoço seja administrada.
3. Considere a interrupção temporária do medicamento durante as férias e nos fins de semana, de modo a monitorar a eficiência e a necessidade de mudança da dose. Isso é particularmente recomendado no início de cada ano acadêmico escolar.
4. A interrupção temporária do medicamento pode ser difícil na população de adolescentes, visto que a medicação pode ser necessária para o funcionamento ótimo do indivíduo no trabalho e enquanto está dirigindo veículos motorizados.
5. Com base nas evidências mais recentes, as crianças sem doenças cardíacas que recebem tratamento com estimulantes aparentemente não apresentam qualquer aumento de eventos cardiovasculares em comparação com a população geral, de modo que as avaliações cardíacas não são rotineiramente solicitadas.
6. Os estimulantes costumam não ser administrados a crianças com menos de 6 anos.
7. Em geral, a criança começa com uma dose pequena, que é aumentada de maneira gradual até obter a resposta desejada.
8. Avalie a resposta da criança ao fármaco por meio de observação direta e consulta de outras pessoas, como pais e professores.

Alerta farmacológico
Os fármacos estimulantes para transtornos da atenção devem ser utilizados em associação com um esquema terapêutico abrangente, e não como único método de tratamento. Eles exigem monitoramento e *feedback* dos pais e de professores que observam diretamente os efeitos.

Transtorno da aprendizagem

As dificuldades no desempenho acadêmico estão incluídas em uma ampla categoria de problemas de aprendizagem. A causa ou os fatores que influenciam podem incluir problemas biomédicos, do desenvolvimento, do comportamento, emocionais, sociais, ambientais e familiares. O problema pode estar na área de leitura, matemática, expressão escrita, habilidades motoras e transtornos da comunicação. É preciso excluir a possibilidade de déficit de atenção, ansiedade e transtornos comportamentais.

Manifestações clínicas

1. Os sinais de transtornos da aprendizagem incluem:
   a. Desempenho escolar significativamente abaixo do potencial.
   b. Comprometimento perceptivo-motor.
   c. Labilidade emocional.
   d. Transtornos da fala e da linguagem.
   e. Déficits de coordenação.
2. Pode haver uma ampla gama de habilidades cognitivas, desde leve atraso até inteligência acima da média.

Áreas dos transtornos da aprendizagem

Percepção auditiva

A alteração na *percepção auditiva* se caracteriza pela dificuldade em distinguir sons ou palavras semelhantes. Inclui a incapacidade de processar os sons em palavras que tenham significado com velocidade suficiente para manter uma conversa.

Percepção visual

As dificuldades de *percepção visual* envolvem problemas na interpretação do que é visto. Podem incluir problemas no reconhecimento de formas e posições das letras ou das palavras. A percepção de profundidade pode representar um problema em algumas crianças com transtornos da percepção visual.

Processamento integrativo

As alterações do *processamento integrativo* compreendem, em graus variáveis, a incapacidade de estabelecer uma sequência de eventos ou fatos, compreender ideias abstratas ou significados intrínsecos e organizar a informação aprendida e aplicá-la ao que foi anteriormente adquirido.

Memória

Os transtornos geralmente afetam a memória a curto prazo, que armazena informações que acabam de ser percebidas por um breve período de tempo, antes de serem descartadas ou armazenadas na memória a longo prazo.

Linguagem expressiva

O transtorno da *linguagem expressiva* afeta a comunicação verbal da criança. As características dependem da idade da criança e da gravidade do transtorno. As habilidades da linguagem em termos de vocabulário, conteúdo gramatical, fluência e formulação da linguagem podem ser afetadas.

Motor

As alterações *motoras* podem afetar grupos musculares motores grosseiros ou finos. O transtorno que afeta o desenvolvimento motor grosseiro pode fazer com que a criança seja "desajeitada". Essas crianças têm tendência a cair ou a esbarrar em coisas e dificuldade em correr e praticar esportes. As alterações motoras finas afetam em tarefas detalhadas, como escrever, usar tesouras e pintar.

Manejo e estratégias especiais de orientação

1. Para o déficit de percepção visual, apresente material verbalmente, utilize a experiência prática e grave sessões de instruções.
2. Para o déficit de percepção auditiva, forneça materiais por escrito, utilize figuras e forneça uma aprendizagem tátil.
3. Para o déficit integrativo, utilize abordagens multissensoriais, imprima instruções enquanto as verbaliza, utilize calendários e listas para organizar as tarefas e as atividades.
4. Para déficits motores e expressivos, divida habilidades e projetos em suas múltiplas partes componentes, descreva verbalmente as partes componentes, proporcione um tempo maior para a execução e deixe a criança digitar o trabalho, em vez de usar a escrita cursiva.
5. Para criança com alto grau de distração, providencie um ambiente estruturado, faça-a se sentar na primeira fila da sala de aula, afaste-a de portas ou janelas e diminua a desordem em sua mesa.

Alerta de enfermagem

Historicamente, os instrumentos de triagem pré-escolares e do jardim de infância não têm sido precisos na predição dos transtornos da aprendizagem. Os melhores preditores consistem em testes mais recentes de linguagem e de memória.

RECURSOS E GRUPOS DE APOIO

Nos EUA, os órgãos que podem fornecer informações, apoio e recursos adicionais incluem:[4]

- The ARC of the United States (antes Association for Retarded Citizens of the United States): *www.thearc.org*
- Autism Society: *www.autism-society.org*
- Children and Adults with Attention Deficit/Hyperactivity Disorder (CHADD): *www.chadd.org*
- Council for Learning Disabilities: *www.cldinternational.org*
- The Joseph P. Kennedy Jr. Foundation: *www.jpkf.org*
- Learning Disabilities Association of America: *www.ldanatl.org*
- National Down Syndrome Congress: *www.ndsccenter.org*
- National Down Syndrome Society: *www.ndss.org*
- National Fragile X Foundation: *https://fragilex.org.*

[4]N.R.T.: No Brasil, várias instituições fornecem suporte diagnóstico, terapêutico e de acompanhamento, como a seguir se apresentam, bem como outras sediadas em diferentes municípios e estados:
Associação de Assistência à Criança Deficiente AACD – *https://aacd.org.br/*
Associação Cruz Verde – http://www.cruzverde.org.br/
ABRA – Associação Brasileira de Autismo – *http://www.autismo.org.br/site/*
Associação Brasileira do Déficit de Atenção (ABDA) – *https://tdah.org.br/aabda/quem-somos/*
Federação Brasileira das Associações de Síndrome de Down (FBASD) – *http://federacaodown.org.br/sindrome-de-down/*

Alerta de transição de cuidado

Após o estresse causado por uma criança hospitalizada, a família necessita de apoio na fase de transição para a casa ou outro local de assistência posterior. É fundamental que a família receba orientações completas e em linguagem compreensível sobre cuidados domiciliares, medicações e marcação de consultas de acompanhamento. Caso tenha optado por cuidados de enfermagem domiciliares, a família deve conhecer a agência que oferece esses serviços e quando pode esperar uma comunicação sobre assistência. As famílias devem receber orientações detalhadas por escrito – e, se necessário, com ilustrações para melhor compreensão – sobre sinais e sintomas a serem monitorados, passíveis de sugerir agravamento do estado da criança, em particular se ela não falar e não for capaz de transmitir os sintomas aos cuidadores. As crianças com transtornos do desenvolvimento podem ter alta para casa com necessidade de oxigênio ou outros procedimentos (como aspiração), ou ambos. Os enfermeiros responsáveis pela alta de crianças devem se certificar de que as famílias compreendam – e, se possível, possam demonstrar – o uso correto dos tratamentos necessários. Se a criança receber cuidados em uma residência que não a do cuidador familiar, os profissionais de saúde devem assegurar que os indivíduos que cuidam da criança após a hospitalização tenham conhecimentos suficientes e se sintam à vontade no fornecimento dos cuidados necessários.

BIBLIOGRAFIA

Ahmann, E. (2017). Interventions in children and teens: A focus on ADHD coaching. *Pediatric Nursing, 43*(3), 343–349.

American Psychiatric Association. (2013). *Diagnostic and statistical manual of mental disorders* (5th ed.). Washington, DC: Author.

Bacon, E., et al. (2017). Rethinking the idea of late autism spectrum disorder onset. *Development and Psychopathology, 14*, 1–17.

Bennett, E., et al. (2017). Treatment of obesity among youth with intellectual and developmental disabilities: An emerging role for telenursing. *Western Journal of Nursing Research, 39*(8), 1008–1027.

Bergstrom, S., et al. (2016). Trends in congenital heart defects in infants with Down syndrome. *Pediatrics, 138*(1), e20160123, Epub.

Blows, E., Teoh, L., & Paul, S. (2016). Recognition and management of learning disabilities in early childhood by community practitioners. *Community Practitioner, 89*(5), 32–37.

Bricker, D., Macy, M., Squires, J., & Marks, K. (2013). *Developmental screening in your community: An integrated approach for connecting children with services.* Baltimore, MD: Brookes.

Brown, N., Finch, J., Obradovic, J., et al. (2017). Maternal care mediates the effects of nutrition and responsive stimulation interventions on young children's growth. *Child: Care, Health & Development, 43*(4), 577–587.

Bunt, C., & Bunt, S. (2014). Role of the family physician in the care of children with Down syndrome. *American Family Physician, 90*(12), 851–858.

Burns, C. (2017). Genetic disorders. In C. Burns, A. Dunn, M. Brady, et al. (Eds.), *Pediatric primary care* (pp. 1032–1054). Philadelphia, PA: Elsevier.

Castillo, M., Clark, D., Schaller, E., et al. (2018). Descriptive assessment of problem behavior during transitions of children with intellectual and developmental disabilities. *Journal of Applied Behavior Analysis, 51*(1), 99–117.

Celia, T., Freysteinson, W., & Frye, R. (2016). Concurrent medical conditions in autism spectrum disorders. *Pediatric Nursing, 42*(5), 230–234.

Challinor, G., Baggley, J., & Finney, A. (2017). Making a difference for patient with learning disabilities. *Practice Nurse, 47*(3), 26–30.

Crawford, D. (2016) Down's syndrome. *Nursing Children & Young People, 28*(9), 17.

DeVeney, S., Hoffman, L., & Cress, C. (2012). Communication-based assessment of developmental age for young children with developmental disabilities. *Journal of Speech, Language, and Hearing Research, 55*(3), 695–709.

Esbensen, A. (2016). Sleep problems and associated comorbidities among adults with Down syndrome. *Journal of Intellectual Disability Research, 60*(1), 68–79.

Esbenson, A., Boshkoff, E., Amaral, J., et al. (2016). Differentiating aging among adults with Down syndrome and comorbid dementia or psychopathology. *American Journal on Intellectual & Developmental Disabilities, 121*(1), 13–24.

Frolli, A., Piscopo, S., & Conson, M. (2015). Developmental changes in cognitive and behavioral functioning of adolescents with fragile-X syndrome. *Journal of Intellectual Disability Research, 59*(7), 613–621.

Heslam, S. (2011). Health issues for adults with Down's syndrome. *Learning Disability Practice, 14*(6), 26–27.

Hurley, K., Yousafzai, A., & Lopez-Boo, F. (2016). Early child development and nutrition: A review of the benefits and challenges of implementing integrated interventions. *Advances in Nutrition, 7*(2), 357–363.

Ibrahim, K., & Donyai, P. (2015). Drug holidays from ADHD medication: International experience over the past four decades. *Journal of Attention Disorders, 19*(7), 551–568.

Ibrahim, K., Vogt, C., & Donyai, P. (2016). Caught in the eye of the storm: A qualitative study of views and experiences of planned drug holidays form methylphenidate in child and adolescent ADHD treatment. *Child and Adolescent Mental Health, 21*(4), 192–2000.

Inoune, M., et al. (2017). Fetal alcohol spectrum disorder information dissemination by health care professions. *Journal of Social Work Practice in the Addictions, 17*(3), 275–290.

Ivan, D., & Cromwell, P. (2014). Clinical practice guidelines for management of children with down syndrome: Part 1. *Journal of Pediatric Health Care, 28*(1), 105–110.

Jones, P. (2016). Thoughtfulness and grace: End-of-life decision making for children with severe developmental disabilities. *American Journal of Bioethics, 16*(2), 72–73.

Kaufmann, W., et al. (2017). Autism spectrum disorder in fragile X syndrome concurring conditions and current treatment. *Pediatrics, 139*(Suppl 3), 194–206.

Khatri, S., & Carlisle, J. (2016). Down syndrome. *Contemporary Pediatrics, 33*(8), 30–46.

King, E., Esposito, C., & Sollazzo, L. (2017). Providing end-of-life care for developmentally disabled individuals. *Journal of the New York State Nurses Association, 45*(1), 1–10.

Kleinman, R., & Greer, F. (2014). Nutritional support for children with developmental disabilities. In *Pediatric nutrition* (7th ed., pp. 883–906). Elk Grove Village, IL: American Academy of Pediatrics.

Kryszak, E., Mulick, J., & Butler, E. (2017). Autism. In T. McInerny, H. Adam, D. Campbell, et al. (Eds.), *American Academy of Pediatrics textbook of pediatric care.* Elk Grove Village, IL: American Academy of Pediatrics.

Kwiatek, E., Powell, H., & Mathieson, A. (2016). Supporting students to care for people with learning disabilities. *Learning Disability Practice, 19*(3), 24–27.

Lauderdale-Littin, S., & Blacher, J. (2017). Young adults with severe intellectual disability: Culture, parent, and sibling impact. *Journal of Intellectual & Developmental Disability, 42*(3), 230–239.

Lee, C., Walter, G., & Cleary, M. (2012). Communicating with children with autism spectrum disorder and their families: A practical introduction. *Journal of Psychosocial Nursing and Mental Health Services, 50*(8), 40–44.

Lehmann, K., Hales, L., & Glackin, M. (2015). Regular medication reviews for children and young people with ADHD. *Nurse Prescribing, 13*(11), 562–568.

Leigers, K., Kleinert, H., & Carter, E. (2017). "I never truly thought about them having friends": Equipping schools to foster peer relationships. *Rural Special Education Quarterly, 36*(2), 73–83.

Lovette, B. (2008). Safe transportation for children with special needs. *Journal of Pediatric Health Care, 22*, 323–328.

Lynch, B., et al. (2015). Developmental screening and follow-up by nurses. *MCN: The American Journal of Maternal Child Nursing, 40*(6), 388–393.

McIntosh, C., Thomas, C., & Brattain, C. (2016). Nurses identify education and communicating among professionals as essential in service ASD children. *NASN School Nurse, 31*(3), 164–169.

McKenzie, K., et al. (2017). Out of school and into distress: Families of young adults with intellectual and developmental disabilities in transition. *Journal of Applied Research in Intellectual Disabilities, 30*(4), 774–781.

Milbrandt, T., & Thomas, E. (2013). Turner syndrome. *Pediatrics in Review, 34*(9), 420–421.

Milen, M., & Nicholas, D. (2017). Examining transitions from youth to adult services for young persons with autism. *Social Work in Health Care, 56*(7), 636–648.

Miller, H., et al. (2017). An exploratory study of the knowledge of personal safety skills among children with developmental disabilities and their parents. *Journal of Applied Research in Intellectual Disabilities, 30*(2), 290–300.

Mills, S., & Black, L. (2014). Ensuring children with Down's syndrome reach their full potential. *British Journal of School Nursing, 9*(2), 97–99.

Murphy, C., et al. (2016). Sex education and intellectual disability: Practices and insight from pediatric genetic counselors. *Journal of Genetic Counseling, 25*(3), 552–560.

Natale, R., Camejo, S., Asfour, L., et al. (2017). Promoting healthy weight among children with developmental delays. *Journal of Early Intervention, 39*(1), 51–65.

Nguyen, T., Henderson, D., & Steward, D. (2016). You never transition alone! Exploring the experiences of youth with chronic health conditions, parents and healthcare providers on self-management. *Child Care, Health and Development, 42*(4), 464–472.

Patel, A., et al. (2017). Care provision and prescribing practices of physicians treating children and adolescents with ADHD. *Psychiatric Services, 68*(7), 681–688.

Pei, J., Baugh, L., & Andrew, G. (2017). Intervention recommendations and subsequent access to services following clinical assessment for fetal alcohol spectrum disorders. *Research in Developmental Disabilities, 60*, 176–186.

Ptomey, L., & Wittenbrook, W. (2015). Position of the academy of nutrition and dietetics: Nutrition services for individuals with intellectual and developmental disabilities and special health care needs. *Journal of the Academy of Nutrition and Dietetics, 115*(4), 593–608.

Ryan, C., Kramer, J., & Cohn, E. (2016). Exploring the self-disclosure process in peer mentoring relationships for transition-age youth with developmental disabilities. *Intellectual and Developmental Disabilities, 54*(4), 245–259.

Sarkar, T. (2015). Intellectual and developmental disability: Transition to adulthood and decision making process. *Child Health and Human Development, 8*(4), 517–527.

Silva, V., et al. (2017). Wii-based exercise program to improve physical fitness, motor proficiency and functional mobility in adults with Down syndrome. *Journal of Intellectual Disability, 61*(8), 755–765.

Sooben, R. (2015). Breastfeeding of newborns with Down's syndrome. *Learning Disability Practice, 18*(6), 26–28.

Srour, M., & Shevell, M. (2014). Genetics and the investigation of developmental delay/intellectual disability. *Archives of Disease in Childhood, 99*(4), 386–389.

Ward, B. (2016). Sibling experiences: Living with young persons with autism spectrum disorders. *Pediatric Nursing, 42*(2), 69–76.

Williams, A., et al. (2015). Pediatric developmental screenings: A primary care approach. *Nurse Practitioner, 40*(4), 34–39.

Wolf-Fordham, S., et al. (2015). Emergency preparedness of families of children with developmental disabilities: What public health and safety emergency planners need to know. *Journal of Emergency Management, 13*(1), 7–18.

Zaal-Schuller, I., et al. (2016). How parents and physicians experience end-of-life decision-making for children with profound intellectual and multiple disabilities. *Research in Developmental Disabilities, 59*, 283–293.

Zuckerman, K., Chavez, A., & Reeder, J., (2017). Decreasing disparities in child development assessment: Identifying and discussing possible delays in the special supplemental program for women, infants, and children (WIC). *Journal of Developmental & Behavioral Pediatrics, 38*(5), 301–309.

PARTE 5

Enfermagem Psiquiátrica

CAPÍTULO

57

Problemas de Saúde Mental

TRANSTORNOS DE ANSIEDADE

Ansiedade

Baseado em evidências
American Psychiatric Association. (2013). *Diagnostic and statistical manual of mental disorders* (5th ed.). Washington, DC: Author.

Os *transtornos de ansiedade* são os mais comuns entre todos os transtornos psiquiátricos. O indivíduo com um desses transtornos apresenta sintomas fisiológicos, cognitivos e comportamentais de ansiedade. Os primeiros estão relacionados com a resposta de "luta ou fuga" e resultam em estimulação cardiovascular, respiratória, neuromuscular e gastrintestinal (GI). Os segundos consistem em sensações subjetivas de apreensão, inquietação, incerteza ou medo. Já as manifestações comportamentais incluem irritabilidade, inquietação, andar de um lado para outro, choro e suspiros, bem como queixas de tensão e nervosismo. A característica comum entre os transtornos de ansiedade é que o nível apresentado pelo indivíduo chega a interferir no funcionamento das esferas pessoal, profissional e social. *Nota: o transtorno obsessivo-compulsivo não é mais classificado como transtorno de ansiedade, e sim como parte da classe dos transtornos dismórfico-corporais e de acumulação, que não foram descritos neste livro em virtude da limitação do espaço disponível. Entretanto, a ansiedade também é uma característica essencial.*

Classificação

1. Transtorno de pânico.
2. Agorafobia.
3. Fobia específica.
4. Transtorno de ansiedade social.
5. Transtorno de ansiedade generalizada.
6. Transtorno de ansiedade causado por outra condição médica.
7. Transtorno de ansiedade induzido por substância.
8. Transtorno de ansiedade não especificado.

Fisiopatologia e etiologia

A etiologia subjacente dos transtornos de ansiedade e de qualquer um dos outros transtornos psiquiátricos é complexa e constituída de múltiplos fatores que interagem. Por conseguinte, é essencial examinar os aspectos bioquímicos, genéticos, psicossociais e socioculturais.

Fatores bioquímicos

1. O sistema límbico, designado como *cérebro emocional*, regula as respostas emocionais. Os transtornos de ansiedade estão associados a anormalidades nesse sistema, incluindo o córtex frontal, o hipotálamo, a hipófise, o hipocampo, o tronco encefálico e o sistema nervoso autônomo.
2. Os neurotransmissores e seus sítios receptores específicos funcionam para transmitir mensagens inibidoras ou estimuladoras por meio das sinapses entre as células nervosas do encéfalo. Anormalidades nos neurotransmissores e nos sítios receptores foram associadas a múltiplos transtornos psiquiátricos, incluindo os transtornos de ansiedade.
3. A norepinefrina é um neurotransmissor estimulador liberado como parte da resposta de luta ou fuga e está associada aos efeitos cardiovasculares e respiratórios da ansiedade. A serotonina é um neurotransmissor que regula múltiplas respostas, incluindo sono, o estado de alerta e sensações de fome e saciedade. A variação genética que resulta em diminuição do número de receptores seletivos de serotonina, em particular do 1A, pode estar associada ao desenvolvimento do transtorno de pânico.
4. Os transtornos de pânico podem estar relacionados com a recepção de um falso sinal do encéfalo de que está ocorrendo uma escassez de oxigênio ou um aumento do dióxido de carbono – teoria do alarme de sufocação. Foi também relatado que os indivíduos que sofrem ataques de pânico apresentam níveis mais elevados de norepinefrina.
5. A tomografia por emissão de pósitrons (PET) e a tomografia computadorizada (TC) demonstraram anormalidades no metabolismo da glicose no córtex frontal, no córtex pré-frontal e em núcleos da base do encéfalo de indivíduos com transtorno de pânico.

Fatores genéticos

1. Os parentes de primeiro grau de indivíduos com transtorno de pânico têm uma probabilidade quatro a sete vezes maior de desenvolver esse problema. Estudos realizados em gêmeos constataram maior chance de ocorrência em gêmeos monozigóticos do que em dizigóticos.
2. Cerca de 20% dos parentes de primeiro grau de indivíduos com agorafobia também apresentam a disfunção.
3. Aproximadamente 25% dos parentes de primeiro grau com transtorno de ansiedade generalizada também são afetados.

Fatores psicossociais

1. A teoria psicodinâmica descreve conflitos inconscientes que se originam no início da infância e resultam de desejos e impulsos reprimidos. Esses conflitos causam culpa e vergonha, que levam à ansiedade e a sintomas associados.
2. A teoria interpessoal implica as relações iniciais, que afetam diretamente o desenvolvimento do autoconceito e da autoestima. Os indivíduos com autoconceito deficiente e autoestima diminuída apresentam maior suscetibilidade aos transtornos de ansiedade.
3. A teoria comportamental descreve a ansiedade e sintomas associados como uma resposta condicionada a estressores internos e externos.
4. A teoria cognitiva descreve padrões de pensamentos disfuncionais, que levam o indivíduo a interpretar de forma errônea eventos que afetam ele próprio, o futuro e o mundo. Esses padrões de pensamentos disfuncionais contribuem para a experiência subjetiva da ansiedade.

Fatores socioculturais

1. Os transtornos de ansiedade e os comportamentos ritualistas costumam ser observados em sociedades com alta tecnologia.
2. Existe maior incidência de transtornos de ansiedade nas comunidades urbanas do que nas rurais.

Manifestações clínicas

Transtorno de ansiedade generalizada

1. Caracteriza-se por um padrão de preocupação ou ansiedade que resulta em aumento da atividade autônoma, a qual persiste por um período de pelo menos 6 meses.
2. O exame e a história de saúde revelam sintomas de três de quatro categorias:
   a. Motores, como tremores, inquietação, incapacidade de relaxar e fadiga.
   b. Hiperatividade autônoma, como sudorese, palpitações, mãos frias e pegajosas, polaciúria, nó na garganta, palidez ou rubor, taquicardia e taquipneia.
   c. Apreensão, como preocupação, temor, medo, ruminação, insônia e incapacidade de concentração.
   d. Hipervigilância, como se sentir irritável, perscrutar o ambiente e apresentar distraimento.

Transtorno de pânico

1. Ocorrência de ataques de ansiedade inesperados e recorrentes durante um período mínimo de 1 mês, com início súbito e sensação de apreensão intensa e pavor.
2. Essas sensações resultam em ativação simpática, que se manifesta pelo aparecimento de pelo menos quatro dos seguintes sintomas: desconforto ou dor torácica, dispneia, palpitações, síncope, sudorese, tremores, ondas de calor ou de frio e tontura.

Fobias

1. A fobia é um medo irracional e persistente de um objeto ou de uma situação que o indivíduo pode reconhecer como irracional.
2. A exposição ao objeto ou à situação temida pode resultar em ataque de pânico.
3. Um exemplo é a agorafobia, que é o medo de estar sozinho em lugares abertos ou públicos, dos quais a fuga pode ser difícil.

Avaliação diagnóstica

1. Instrumentos de mensuração da ansiedade:
   a. Escala para Ansiedade de Hamilton.
   b. Inventário de Ansiedade Estado-Traço.
2. Instrumentos de mensuração para transtornos de pânico:
   a. Inventário do Pânico Agudo.
   b. Escala de Ansiedade Classificada pelo Paciente de Sheehan.
3. A infusão de lactato de sódio ou a inalação de dióxido de carbono provavelmente provocarão um ataque no indivíduo com transtorno de pânico.
4. A maior excitação pode ser medida por exames da função autônoma – por exemplo, frequência cardíaca, eletromiografia, atividade das glândulas sudoríparas – em um indivíduo com transtorno de estresse pós-traumático (TEPT).
5. O teste de supressão da dexametasona (TSD) pode ser utilizado para demonstrar um aumento da retroalimentação dos glicocorticoides em indivíduos com TEPT.
6. Instrumentos de mensuração para dissociação:
   a. Escala de Impulsividade da Dissociação (DIS).
   b. Escala de Experiências Dissociativas (DES).
   c. Esquema de Entrevista dos Transtornos Dissociativos (DDIS).

Manejo

Baseado em evidências

Baldwin, D. S., Anderson, I. M., Nutt, D. J. *et al.* (2014). Evidence-based pharmacological treatment of anxiety disorders, post-traumatic stress disorder and obsessive-compulsive disorder: A revision of the 2005 guidelines from the British Association for Psychopharmacology. *Journal of Psychopharmacology*, *28*(5), 403-39.

Jones, A. M., West, K. B., & Suveg, C. (2017). Anxiety in the school setting: A framework for evidence-based practice. *School Mental Health*, 1-11. Disponível em: *doi.org/10.1007/s12310-017-9235-2.*

1. Vários níveis e locais de atendimento que podem ser oferecidos: internação psiquiátrica, atendimento ambulatorial ou visitas domiciliares. A maioria dos cuidados é prestada em ambiente ambulatorial. O local dos atendimentos se baseia em muitos fatores, como o grau de incapacidade do indivíduo afetado, os serviços disponíveis na comunidade e os aspectos relacionados com seguro de saúde e cuidados gerenciados. Em geral, o tratamento recomendado consiste em uma combinação de medicamentos e psicoterapia, juntamente com educação do indivíduo e da família.
2. Estratégias psicoeducacionais:
   a. Técnicas de relaxamento.
   b. Relaxamento muscular progressivo.
   c. Visualização orientada ou exercícios de visualização.
   d. Controle do estresse.
   e. Treinamento de assertividade.
3. Psicoterapia:
   a. Psicodinâmica – ajuda a pessoa a compreender suas experiências, identificando conflitos inconscientes e desenvolvendo comportamentos efetivos de enfrentamento.
   b. Comportamental – enfoca o comportamento problemático do indivíduo e trabalha para modificá-lo ou extingui-lo. A dessensibilização sistemática é um tipo de terapia comportamental efetivo no tratamento dos transtornos fóbicos.
   c. Cognitiva – ajuda o paciente a questionar padrões de pensamentos disfuncionais (reestruturação) e a examinar alternativas. No tratamento do TEPT e dos transtornos dissociativos, a reestruturação é utilizada para ajudar o paciente a se ver como sobrevivente, e não como vítima.

d. Hipnoterapia – pode ser utilizada como parte da terapia para os que sofrem de transtornos dissociativos.
e. Terapia de grupo de apoio – mostra-se útil para proporcionar apoio e abordagem psicoeducacional para pacientes com transtornos de ansiedade ou dissociativos.

4. Terapias somáticas:
   a. *Biofeedback* – o relaxamento por meio de biorretroalimentação (*biofeedback*) é obtido quando o indivíduo aprende a controlar os mecanismos fisiológicos que normalmente não estão dentro de sua mente. A consciência e o controle são conseguidos por meio de monitoramento dos processos corporais, incluindo tônus muscular, frequência cardíaca e ondas cerebrais.
   b. Psicofarmacológica – em geral, os medicamentos utilizados no tratamento dos transtornos de ansiedade são os que aumentam os níveis de GABA (benzodiazepínicos), regulam os níveis de serotonina (antidepressivos) ou reduzem os efeitos fisiológicos da ansiedade, causando bloqueio beta-adrenérgico periférico (bloqueadores beta-adrenérgicos). Hoje, os inibidores seletivos da recaptação de serotonina são prescritos como tratamento de primeira linha para o manejo de vários transtornos de ansiedade, em virtude de sua segurança e tolerabilidade (Tabela 57.1).

Complicações

1. As razões clínicas não diagnosticadas da ansiedade podem levar à deterioração física e ao retardo na obtenção dos cuidados médicos apropriados. É importante proceder a um rastreamento para doenças clínicas coexistentes.
2. Se os transtornos de pânico e fóbicos não forem tratados, podem levar a um retraimento e isolamento sociais cada vez maiores, prejudicando seriamente a vida social e profissional do indivíduo.
3. O TEPT ou o transtorno de estresse agudo, quando não diagnosticado, pode levar a abuso ou dependência de substâncias psicoativas, comportamento agressivo ou violento e, possivelmente, suicídio.
4. Se o indivíduo com transtorno dissociativo permanecer sem tratamento, pode surgir um comportamento agressivo dirigido contra ele próprio ou contra outrem. Essas ações podem incluir agressões, depressão, TEPT, transtorno de uso de substâncias psicoativas, estupro, automutilação e tentativas de suicídio.

Avaliação de enfermagem

1. Avalie os sintomas psicológicos, cognitivos e comportamentais.
   a. Mecanismos de defesa e medidas de enfrentamento utilizados.
   b. Humor.
   c. Potencial de suicídio.
   d. Conteúdo e processamento do pensamento.
   e. Intensidade da experiência subjetiva de ansiedade.
   f. Compreensão do transtorno específico.
2. Explore o funcionamento social.
   a. Capacidade de agir em situações sociais e profissionais.
   b. Impacto dos sintomas sobre as relações do paciente, sobretudo no trabalho e na família.
   c. Comportamento de diversão e recreativo.
   d. Identificação dos estressores relacionados com autoconceito, desempenho de papel, valores da vida, nível social e sistemas de apoio.
   e. Benefícios (ganhos primários e secundários) e riscos dos sintomas de apresentação.

Diagnósticos de enfermagem

- Ansiedade relacionada com os ataques de pânico inesperados ou com a revivência de eventos traumáticos
- Confusão aguda relacionada com a ansiedade intensa

Tabela 57.1 Dosagem e reações adversas dos medicamentos ansiolíticos.

Medicamento: Classe/ nome genérico	Posologia terapêutica para adultos (mg/dia)	Reações adversas
Benzodiazepínicos		
Alprazolam	0,75 a 1 mg	*Para todos os benzodiazepínicos:* • Sonolência, sedação e tontura • Possibilidade de dependência
Clordiazepóxido	15 a 75 mg	
Clonazepam	0,5 a 2 mg	
Clorazepato	15 a 60 mg	
Diazepam	4 a 40 mg	
Lorazepam	2 a 6 mg	
Oxazepam	30 a 120 mg	
Agente tetracíclico		
Mirtazapina	15 a 45 mg	• Sonolência, aumento do apetite, ganho de peso, xerostomia, constipação intestinal
Inibidores seletivos da recaptação de serotonina (ISRS)		
Citalopram	20 a 60 mg	• Náuseas, xerostomia, diarreia, fadiga, sonolência, ejaculação tardia, impotência
Duloxetina	40 a 60 mg	• Náuseas, xerostomia, tontura, constipação intestinal, diarreia, fadiga, aumento da sudorese
Escitalopram	10 a 20 mg	• Náuseas, ejaculação tardia, impotência
Fluoxetina	20 a 80 mg	• Orgasmo tardio, cefaleia, nervosismo, insônia, ansiedade, tremor, tontura, náuseas, diarreia, anorexia, xerostomia
Fluvoxamina	50 a 300 mg	• Náuseas, vômitos, sonolência, anorexia, constipação intestinal, tremor, insônia
Paroxetina	10 a 50 mg	• Náuseas, xerostomia, cefaleia, sonolência, insônia, diarreia, constipação intestinal, tremor

- Interação social prejudicada relacionada com o comportamento de evitação ou com o constrangimento e a vergonha associados aos sintomas
- Desempenho de papel ineficaz relacionado com a incapacidade de atuar em situações sociais e ocupacionais, em consequência dos sintomas da ansiedade
- Identidade pessoal perturbada relacionada com um evento traumático
- Risco de lesão relacionado com o comportamento associado à ansiedade.

Intervenções de enfermagem

Redução dos sintomas de ansiedade

1. Ajude o paciente a identificar as situações que produzem ansiedade e a se planejar para esses eventos.
2. Auxilie-o no desenvolvimento de habilidades de assertividade e comunicação.
3. Pratique técnicas de redução do estresse com o paciente.
4. Ensine-o a monitorar as manifestações objetivas e subjetivas da ansiedade.
   a. Taquicardia e taquipneia.
   b. Sinais e sintomas associados à estimulação autônoma, como transpiração, dificuldade de concentração e insônia.
5. Promova técnicas de redução de estresse no controle dos sintomas de ansiedade.
6. Incentive o paciente a expressar os sentimentos de ansiedade.
7. Administre os ansiolíticos prescritos para diminuir o nível de ansiedade.

Alerta farmacológico
Os benzodiazepínicos estão associados a tolerância e dependência, mostrando-se apropriados para uso a curto prazo. Podem ocorrer sintomas de abstinência quando o medicamento é interrompido de maneira abrupta. É necessária uma redução gradual da dose. A superdosagem de benzodiazepínicos ou seu uso associado ao consumo de bebidas alcoólicas ou outros depressores do sistema nervoso central (SNC) pode causar depressão respiratória, exigindo intervenção de emergência.

Melhora da concentração

1. Utilize frases curtas e simples quando se comunicar com o paciente.
2. Mantenha-se calmo e sereno.
3. Use auxiliares da comunicação verbal, como recursos visuais e encenação, a fim de estimular a memória e a retenção da informação.
4. Ensine técnicas de relaxamento para diminuir a angústia que interfere na capacidade de concentração.

Aumento da interação social

1. Incentive a discussão dos motivos para o isolamento social e os sentimentos acerca dele.
2. Ajude o paciente a identificar causas e situações específicas que produzem ansiedade, inibindo a interação social.
3. Recomende a participação em programas dirigidos a áreas específicas de conflito ou deficiência de habilidades, que podem focalizar aptidões de assertividade, percepção corporal, manejo das múltiplas responsabilidades na atuação de papéis e controle do estresse.

Incentivo à independência

1. Identifique os benefícios secundários, como diminuição da responsabilidade e aumento da dependência, que inibem a progressão do paciente para a independência.
2. Proporcione experiências nas quais o paciente possa ser bem-sucedido.
3. Explore métodos alternativos de satisfazer às necessidades de dependência.
4. Explore as crenças que sustentam um tipo de comportamento de desamparo ou dependente.
5. Explique ao paciente os comportamentos assertivos em situações e efetue encenação (dramatização).
6. Forneça instruções sobre capacidade de tomada de decisão, proporcionando oportunidades para a prática e técnicas de ensaio de papéis (dramatização).
7. Ajude o paciente a melhorar as habilidades com base no desempenho.
8. Incentive os familiares a evitar a dependência.

Fortalecimento da identidade

1. Desenvolva uma relação honesta e sem julgamentos com o paciente.
2. Procure estabelecer uma comunicação aberta.
3. Não o sobrecarregue.
4. Ensine técnicas de controle para ajudar a lidar com memórias dolorosas que estão se tornando conscientes, como visualização de um ambiente seguro, lembrança de sucessos passados no enfrentamento da ansiedade, concentração na redução das respostas fisiológicas.

Redução de danos em decorrência do comportamento

1. Incentive o paciente a estabelecer limites no comportamento ritualístico como parte de um plano de tratamento definido.
2. Ajude-o a relacionar todos os objetos e os locais que desencadeiam ansiedade, como parte de um programa de prevenção de resposta à exposição.
3. Utilize estratégias cognitivas, como a reestruturação, a fim de ajudar o paciente a colocar os pensamentos e as emoções em uma perspectiva diferente.
4. Participe, como membro da equipe de tratamento no estabelecimento, de um programa para dessensibilização sistêmica.
5. Intervenha, quando necessário, e obtenha assistência de emergência quando o paciente estiver em perigo imediato.

Considerações sobre atendimento domiciliar e na comunidade

1. Os pacientes com transtornos de ansiedade, em geral, são tratados de modo ambulatorial. Muitos deles podem não ser atendidos por um profissional de saúde mental, porém serão tratados pelo médico de família, utilizando terapia farmacológica. Os enfermeiros que encontram pacientes em uso de medicamentos prescritos para ansiedade devem avaliar a eficiência e a base do conhecimento do paciente sobre o uso seguro desses fármacos. Os pacientes devem ser incentivados a utilizar técnicas de redução da ansiedade.
2. Como os transtornos de ansiedade afetam o funcionamento da família, o enfermeiro deve fornecer apoio, incluindo explicações aos familiares sobre o transtorno e as medidas de tratamento.
3. Os pacientes podem preferir utilizar terapias alternativas e complementares de modo a obter alívio dos sintomas. Aconselhe os pacientes a não utilizar suplementos nutricionais ou medicamentos "naturais", como erva-de-são-joão ou *kava kava*, sem discutir essa decisão com um médico, pois há muitas interações medicamentosas.
4. Dispõe-se de vários grupos comunitários para oferecer ao paciente um apoio continuado. O paciente também pode ser capaz de aprender outras técnicas a fim de controlar a ansiedade por meio de sua participação nesses programas, que podem ser uma oportunidade de praticar habilidades anteriormente aprendidas em um ambiente de apoio.

Alerta de transição de cuidado
O monitoramento dos medicamentos quanto à sua eficácia e ocorrência de reações adversas é de suma importância para manter a segurança do paciente, reduzir a internação e a reinternação, bem como melhorar os resultados. Esteja atento ao fato de que o custo desses medicamentos pode afetar a adesão do paciente ao tratamento e de que alguns fármacos necessitam de um período de 2 a 3 semanas para que tenham o efeito desejado.

Educação da família e manutenção da saúde

1. Explique ao paciente e aos membros familiares sobre a ansiedade.
   a. Defina a ansiedade e a diferencie do medo.
   b. Explique as causas.
   c. Identifique eventos passíveis de desencadeá-la.
   d. Identifique sinais e sintomas relevantes.
2. Descreva a terapia medicamentosa, incluindo a ação significativa, os efeitos adversos, as considerações posológicas e quaisquer interações alimentares ou medicamentosas.
3. Identifique, descreva e pratique com o paciente técnicas de relaxamento muscular profundo, respiração de relaxamento, visualização e outras terapias de relaxamento (ver p. 25).
4. Ensine a família a fornecer reforço positivo para comportamentos saudáveis.
5. Explique à família a importância de não assumir responsabilidade ou funções normalmente atribuídas ao paciente.
6. Explique à família como dar atenção ao paciente, e não a seus sintomas.
7. Explique ao paciente maneiras alternativas de realizar as atividades de vida diária (AVD), se a incapacidade física ou emocional inibir o funcionamento e o desempenho.
8. Para informações e apoio adicionais, encaminhe o paciente a organizações como a Anxiety Disorders Association of America (*https://adaa.org*).[1]
9. Muitos sites oferecem apoio a indivíduos e membros da família. Alguns exemplos incluem Agoraphobics Building Independent Lives (*www.anxietysupport.org*), para os que sofrem de transtornos de ansiedade, e a National Alliance on Mental Illness (*www.nami.org*).[2]

Reavaliação: resultados esperados

- O paciente identifica os estressores, apresentando frequências cardíaca, respiratória e padrão do sono normais, bem como sentimentos subjetivos normais de ansiedade
- Demonstra melhora da concentração e dos processos de pensamento, com aumento da capacidade de pensamentos e resolução de problemas
- Relata maior participação e prazer em eventos familiares e relacionados com a comunidade
- Relata que está trabalhando e mantendo seus compromissos
- Utiliza estratégias de enfrentamento em situações que provocam ansiedade
- Não provoca lesão a si próprio nem a outras pessoas.

Transtornos relacionados ao trauma e a estressores

Baseado em evidências

American Psychiatric Association. (2013). *Diagnostic and statistical manual of mental disorders* (5th ed.). Washington, DC: Author.

Burges-Watson, I. P., Brune, M., & Bradley, A. J. (2016). The evolution of the molecular response to stress and its relevance to trauma and stressor-related disorders. *Neuroscience & Biobehavioral Reviews*, *68*, 134-47.

Os *transtornos relacionados a trauma e a estressores* caracterizam-se pela exposição a um evento percebido como traumático ou estressante. Esses transtornos eram antes classificados na categoria geral de transtornos de ansiedade graças à associação do medo e da ansiedade com as respostas ao evento. Com o passar do tempo, ficou evidente que as respostas e os eventos estressantes podem resultar em sintomatologia e angústia variáveis. Em consequência, foi criada uma categoria de transtornos relacionados ao estresse. Essas disfunções ainda compartilham um número significativo de características com os transtornos de ansiedade, em especial a expressão de medo.

Classificação

1. Transtorno de estresse agudo.
2. Transtorno de estresse pós-traumático.
3. Transtorno de apego reativo.
4. Transtorno de interação social desinibida.
5. Transtorno de adaptação.

Fisiopatologia e etiologia

As respostas de medo levam à ativação da amígdala e de outras partes do encéfalo envolvidas na interpretação de estímulos ambientais. Isso causa uma resposta condicionada a eventos que podem compartilhar características com o episódio original. Resulta em hipervigilância, visto que o indivíduo permanece alerta para situações que representam um perigo. A hiperexcitação simpática resulta da exposição a eventos que desencadeia a resposta de medo.

Fatores bioquímicos

1. O ácido gama-aminobutírico (GABA) é um neurotransmissor inibidor que costuma diminuir as respostas de ansiedade. O indivíduo que produz geneticamente quantidades menores de GABA pode ter maior probabilidade de desenvolver transtornos de ansiedade ou relacionados a estressores (p. ex., TEPT).
2. A supressão do cortisol com a administração de dexametasona foi associada ao TEPT, sugerindo maior sensibilidade de retroalimentação aos glicocorticoides.

Fatores genéticos

1. Acredita-se que a redução do volume do hipocampo possa contribuir para a vulnerabilidade ao TEPT.
2. Foi constatado que os déficits na expressão de uma proteína (FKBP5) associada às respostas imunes estão ligados aos transtornos de estresse.
3. Variantes em um gene que regula a degradação das catecolaminas podem levar a uma atividade prolongada dessas substâncias, aumentando o risco de desenvolvimento de transtornos relacionados a estressores.

Manifestações clínicas

1. Os esforços conscientes e inconscientes para evitar os estímulos relacionados com o evento desencadeante levam a uma hipervigilância e a comportamentos de evitação.
2. Os sinais e os sintomas podem incluir elementos de dissociação, que se manifestam na forma de *flashbacks*.
3. O afeto e as emoções muitas vezes parecem negativos, e o indivíduo pode apresentar uma sensação de entorpecimento, ausência de respostas emocionais, sensações de despersonalização ou desrealização, confusão e perda da memória para aspectos do evento original.

Transtorno de estresse agudo e pós-traumático

1. O transtorno de estresse agudo e o transtorno de estresse pós-traumático (TEPT) compartilham vários sintomas, sendo a principal diferença entre os dois o período de tempo em que os sintomas se desenvolvem.

---

[1]N.R.T.: No Brasil, identificam-se grupos em estados e municípios, bem como se pode recomendar a Associação dos Portadores de Transtornos de Ansiedade (APORTA), sendo algumas informações identificadas em *https://pesquisa.bvsalud.org/portal/resource/pt/lis-34200*.

[2]N.R.T.: No Brasil, a Associação Brasileira de Familiares, Amigos e Portadores de Transtornos Afetivos pode oferecer apoio aos familiares (*https://www.abrata.org.br/*).

2. No transtorno de estresse agudo, os sintomas surgem em 1 mês após o evento traumático e duram de 2 dias a 3 semanas, ao passo que, no TEPT, os sintomas são mais duradouros e já ocorreram durante pelo menos 1 mês por ocasião do diagnóstico.
3. Durante o evento traumático inicial, o indivíduo precisa ter uma resposta de horror, acompanhada de intensa sensação de desamparo, a fim de preencher os critérios de cada um desses transtornos.
4. Ambos os transtornos compartilham um conjunto de sintomas dissociativos, que procuram evitar estímulos associados ao trauma original, enquanto apresentam memórias intrusivas e recordações do evento traumático.
5. O exame e a história de saúde devem identificar achados que incluem três ou mais dos seguintes: sensação de entorpecimento, ausência de respostas emocionais, sensações de despersonalização ou desrealização, sensação de confusão e perda da memória para aspectos do evento original.
6. Há também aumento da ativação simpática, hipervigilância e padrão de reviver o evento por meio de sonhos intrusivos, *flashbacks* ou aumento da ansiedade quando o indivíduo depara com estímulos associados à situação traumática. O aumento da ativação simpática, associado à ansiedade, se manifesta como insônia, dificuldade de concentração, sensação de inquietação e hipervigilância.

Transtorno de apego reativo

Trata-se de um transtorno relacionado a estressores que ocorre em crianças com menos de 5 anos. Acredita-se que resulte de ambientes caracterizados por negligência emocional ou social. As situações nas quais o principal cuidador mudou com frequência também estão relacionadas com o desenvolvimento do controle em razão da falta de oportunidade que a criança tem para aprender relações sociais apropriadas. A criança exibe falta de envolvimento emocional com outras pessoas, manifestando menor interação com adultos e redução da capacidade de resposta às tentativas, por parte dos adultos, de lhe proporcionar conforto.

Ver nas p. 1503-1505, a avaliação diagnóstica, o manejo e o processo de enfermagem.

Transtornos dissociativos

Os *transtornos dissociativos* são condições em que a ansiedade associada a um evento estressante ou traumático induz uma sensação subjetiva de não estar conectado com o próprio corpo ou com a realidade. Esse comportamento é considerado um mecanismo de defesa inconsciente, que resulta em transtorno quando a capacidade de interagir em ambientes sociais ou de trabalho é bastante prejudicada em virtude de dissociações. Esses transtornos eram anteriormente classificados na categoria dos transtornos de ansiedade, porém hoje são considerados uma categoria diagnóstica separada, porém inter-relacionada.

Baseado em evidências

American Psychiatric Association. (2013). *Diagnostic and statistical manual of mental disorders* (5th ed.). Washington, DC: Author.

Lemche, E. Surguladze, S. A., Brammer, M. J., & Phillips, M. L. (2016). Dissociable brain correlates for depression, anxiety, dissociation, and somatization in depersonalization-derealization disorder. *CNS Spectrums*, *21*(1), 35-42.

Classificação/manifestações clínicas

1. Transtorno de despersonalização/desrealização – experiência persistente ou recorrente de se sentir separado de si mesmo. Uma sensação comum é se sentir como um observador fora do próprio corpo. Essa experiência pode causar prejuízo significativo no funcionamento diário.
2. Amnésia dissociativa – um ou mais episódios de incapacidade de se lembrar de uma informação importante, habitualmente de natureza traumática ou estressante.
3. Transtorno dissociativo de identidade – antes conhecido como transtorno de personalidade múltipla, caracteriza-se por duas ou mais identidades distintas, exibindo cada uma delas os próprios padrões de relacionamento, percepção e pensamento. Pelo menos duas dessas identidades assumem o controle do comportamento do indivíduo.

Fisiopatologia

1. Associados a eventos traumáticos, muitas vezes na infância.
2. O indivíduo responde pela "separação" ou pela dissociação dele próprio da memória do trauma.
3. O transtorno dissociativo de identidade pode resultar de grave abuso físico, sexual ou psicológico no início da infância.

Ver nas p. 1503-1505 a avaliação diagnóstica, o manejo e o processo de enfermagem.

Transtornos de sintomas somáticos e relacionados

Baseado em evidências

American Psychiatric Association. (2013). *Diagnostic and statistical manual of mental disorders* (5th ed.). Washington, DC: Author.

Katz, J., Rosenbloom, B. N., Fashier, S. (2015). Chronic pain, psychopathology, and DSM-5 somatic symptom disorder. *Canadian Journal of Psychiatry*, *60*(4), 160-7.

Os *transtornos de sintomas somáticos e relacionados* se caracterizam por sintomas físicos que não podem ser explicados por mecanismos conhecidos. Essas disfunções têm em comum a crença de que os sintomas físicos são reais, apesar das evidências contrárias. O indivíduo afetado experimenta alterações ou perda da função física. Os sintomas não estão sob o controle voluntário do indivíduo. Ocorre prejuízo significativo no funcionamento social ou na ocupação.

Classificação

1. Transtorno de sintomas somáticos.
2. Transtorno factício.
3. Transtorno conversivo.
4. Transtorno de ansiedade de doença.
5. Transtorno de sintomas somáticos e relacionado não especificado.

Fisiopatologia e etiologia

É difícil definir a etiologia subjacente dos transtornos de sintomas somáticos. Os seguintes fatores podem interagir no indivíduo com essas manifestações.

Fatores bioquímicos

1. O indivíduo com transtorno de sintomas somáticos pode experimentar altos níveis de reatividade fisiológica – percepção aumentada das sensações somáticas.
2. O fenômeno de alexitimia ou comunicação deficiente entre os hemisférios cerebrais pode resultar em dificuldade de expressar emoções diretamente. Por conseguinte, a aflição pode ser expressa como sintomas físicos.
3. O conceito de amplificação somatossensorial, em que há tendência a experimentar uma sensação somática como intensa, nociva ou perturbadora, pode estar relacionado com o desenvolvimento de transtornos de sintomas somáticos.

Fatores genéticos

1. Foi constatado que o transtorno somatoforme apresenta uma frequência de 10 a 20% em parentes biológicos do sexo feminino de primeiro grau de mulheres com esse transtorno.
2. Estudos em gêmeos validaram um aumento no risco de transtorno conversivo em gêmeos monozigóticos.
3. A base genética dos outros transtornos de sintomas somáticos não está bem estabelecida.

Fatores psicossociais

1. Teoria psicodinâmica – a fonte psicológica de conflito do ego é negada e encontra expressão por meio do deslocamento da ansiedade para sintomas físicos. Tanto o ganho primário (alívio da ansiedade) quanto os secundários (maior dependência e alívio de responsabilidades normais) são comuns a esses transtornos.
2. Teoria comportamental – a criança aprende com os pais a expressar ansiedade por meio da somatização, e os ganhos secundários reforçam os sintomas.
3. Teoria cognitiva – o indivíduo apresenta distorções cognitivas, em que sintomas benignos são amplificados e interpretados como doença grave.
4. Teoria familiar – um sistema familiar excessivamente emaranhado pode utilizar a disfunção em uma pessoa como maneira de manipular a ansiedade. Nessas famílias, o indivíduo pode não se ver como uma pessoa separada e distinta, e sim como extensão da família.

Fatores socioculturais

1. A incidência dos transtornos somáticos é mais elevada nas populações rurais e nos grupos de baixo nível socioeconômico.
2. Os sintomas somáticos são mais comuns em culturas que consideram a expressão direta das emoções como inaceitável.
3. As mulheres podem experimentar certas condições dolorosas crônicas mais do que os homens, algo que pode ter uma base mais cultural do que genética.

Manifestações clínicas

Os transtornos somatoformes são psiquiátricos e se manifestam pelo aparecimento de sintomas que refletem doenças clínicas, lesões ou preocupação com essas manifestações. Para o estabelecimento do diagnóstico desses transtornos, é preciso excluir outros problemas de saúde física. À semelhança de outros transtornos de saúde mental, esses problemas podem levar a prejuízos na capacidade de executar as AVD necessárias.

Transtorno de sintomas somáticos

1. Esse transtorno se caracteriza pela ocorrência de pelo menos um sintoma somático (dor, fadiga etc.) de natureza efetiva ou que leva a um prejuízo significativo da vida diária.
2. O indivíduo apresenta pensamentos recorrentes e intrusivos ou comportamentos relacionados com o sintoma.
3. Pode ocorrer um nível de ansiedade elevado.
4. O sintoma precisa se manifestar ao longo de um período de 6 meses, embora possa não ser constante durante esse tempo.
5. Com base no número de sintomas, pode ser classificado em leve, moderado ou grave.

Transtorno factício

1. O indivíduo falsifica sinais ou sintomas de uma lesão ou doença.
2. A doença falsificada pode ser física ou psicológica.
3. O indivíduo declara que está doente ou incapacitado a outras pessoas.

Transtorno conversivo

1. Nesse transtorno, o indivíduo desenvolve sintomas compatíveis com um distúrbio neurológico.
2. Os exemplos incluem perda da visão, surdez, neuropatia periférica ou disfunção vesical ou intestinal. Alguns pacientes podem apresentar paralisia ou atividade convulsiva.
3. Esses sintomas não podem ser associados a uma doença física para o diagnóstico desse transtorno.

Transtorno de ansiedade de doença

1. O indivíduo tem uma preocupação fixa de ter uma doença clínica grave.
2. Essa crença frequentemente persiste, apesar de exames clínicos ou procedimentos que não revelam qualquer condição física.
3. O transtorno precisa estar presente durante pelo menos 6 meses, porém a natureza da preocupação pode mudar durante esse período.
4. Essa preocupação muitas vezes leva a problemas significativos no funcionamento diário do indivíduo.

Avaliação diagnóstica

1. Os indivíduos com transtornos somáticos procuram mais atendimento médico do que psiquiátrico, visto que acreditam que os problemas são clínicos.
2. O indivíduo deve ser submetido a uma avaliação médica completa – se possível, evitando repetir exames que já forneceram resultados negativos.
3. O diagnóstico de transtorno somático é estabelecido após avaliação médica detalhada, indicando a ausência de qualquer base orgânica para os sintomas.

Manejo

1. São determinados o nível e o contexto do atendimento a ser oferecido. Em geral, o indivíduo será tratado de modo ambulatorial, a não ser que o transtorno de humor subjacente esteja presente, levando a um risco de autolesão.
2. O encaminhamento para tratamento psiquiátrico, em geral, é rejeitado pelo indivíduo com transtorno somatoforme. Por conseguinte, a meta do manejo consiste em manter uma relação prolongada com um profissional de saúde específico, de modo a evitar que o paciente procure vários profissionais com múltiplas recomendações para exames, tratamentos e medicamentos.
3. Psicoterapia:
   a. Psicodinâmica – ajuda o indivíduo a expressar conflitos e emoções verbalmente, em vez de deslocá-los para sintomas físicos.
   b. Comportamental – estabelece um programa por meio do qual o comportamento adaptativo é reforçado, enquanto os comportamentos relacionados com a doença não recebem ganhos secundários.
   c. Cognitiva – efetua a reestruturação do sistema de crenças que perpetua comportamentos relacionados com doença.
   d. Terapia familiar – ajuda os membros da família a definir limites apropriados e a apoiar o paciente para aumentar sua autorresponsabilidade.
4. Terapias somáticas – os transtornos de sintomas somáticos não são habitualmente tratados com medicamentos psicofarmacológicos, visto que esses pacientes são suscetíveis à dependência dos fármacos utilizados.
5. Os transtornos do humor, em particular a depressão, são uma comorbidade comum em indivíduos com transtornos de sintomas somáticos. Podem ser utilizados medicamentos antidepressivos para tratar o transtorno do humor.

Complicações

1. O paciente com história conhecida de transtorno de sintomas somáticos pode apresentar uma condição clínica coexistente, que pode não ser diagnosticada. É essencial proceder a um rastreamento cuidadoso para excluir problemas médicos.
2. É possível haver um aumento do risco de suicídio e abuso de substâncias no paciente com transtorno de sintomas somáticos não tratado.

Avaliação de enfermagem

1. Avalie as queixas físicas.
   a. História atual e pregressa, bem como duração dos problemas.
   b. Exames diagnósticos completos.
   c. Número de médicos consultados.
   d. Tipos e quantidade de medicamentos automedicados (de venda livre) ou prescritos.
2. Avalie os processos psicológicos.
   a. Percepção da doença e dos estressores atuais.
   b. Autoconceito e imagem corporal.
   c. Ganhos secundários dos sintomas físicos.
   d. Humor.
   e. Potencial de suicídio.
3. Explore o funcionamento social (ver p. 1504).

Diagnósticos de enfermagem

- Ansiedade relacionada com múltiplos sintomas físicos e com a crença de que o indivíduo sofre de uma doença grave
- Enfrentamento ineficaz relacionado com a preocupação com os sintomas físicos.

Outros diagnósticos e intervenções de enfermagem relacionados com os transtornos de ansiedade podem ser aplicados.

Intervenções de enfermagem

Incentivo ao reconhecimento da ansiedade

1. Discuta os estressores atuais da vida nas áreas social, ocupacional e familiar.
2. Ajude o paciente a identificar situações que provocam ansiedade e a planejar estratégias de enfrentamento.
3. Evite se concentrar nos sintomas físicos, após rastreamento apropriado, para excluir a possibilidade de etiologia física.
4. Mantenha o foco nos sentimentos e nas respostas emocionais, e não nos sintomas somáticos.

Melhora da capacidade de enfrentamento

1. Explique ao paciente a abordagem de solução de problemas para os estressores e reforce essa abordagem.
2. Pratique as técnicas de redução do estresse com o paciente.
3. Incentive a participação em grupos de apoio.
4. Estabeleça limites sobre comportamentos manipulativos de maneira objetiva.
5. Diminua o reforço dos ganhos secundários para os sintomas físicos.
6. Ajude-o a identificar e a utilizar maneiras positivas de satisfazer às necessidades emocionais.

Considerações sobre atendimento domiciliar e na comunidade

1. Incentive o paciente a cooperar com encaminhamentos para tratamentos psiquiátricos ou psicoterápicos.
2. Incentive a participação em grupos de apoio da comunidade.
3. Explique ao paciente e à família a importância de permanecer com um único médico, de modo a garantir a continuidade dos cuidados.
4. Os enfermeiros que encontram pacientes com transtornos somatoformes na comunidade devem manter uma atitude objetiva para diminuir a ênfase nos sintomas dramáticos. Qualquer abordagem deve incluir um enfoque nas forças e nas capacidades do paciente, e não em suas incapacidades.

Educação da família e manutenção da saúde

1. Explique ao paciente e à família sobre a relação entre estressores, ansiedade e sintomas físicos.
2. A família deve esperar que o indivíduo tenha uma vida normal, apesar dos sintomas físicos. Realizar tarefas e tomar decisões pelo paciente aumentarão os comportamentos dependentes.
3. Incentive a terapia familiar, que pode ser útil para esclarecer os papéis, a comunicação e as expectativas.

Reavaliação: resultados esperados

- Verbaliza a ansiedade sobre problemas específicos, em vez de expressar ansiedade com os sintomas físicos
- Toma decisões por conta própria, demonstrando menos dependência da família e dos amigos.

TRANSTORNOS DO HUMOR

Transtornos depressivos

Os transtornos depressivos são considerados disfunções do humor, uma emoção sustentada que, quando extrema, afeta a visão que a pessoa tem do mundo. Os transtornos do humor se caracterizam por distúrbios nos sentimentos, no pensamento e no comportamento. Eles podem ocorrer em um *continuum*, incluindo desde a depressão grave até a mania grave (hiperatividade). A doença depressiva é dolorosa e pode ser incapacitante. A depressão é muito mais do que uma simples tristeza; afeta a maneira pela qual a pessoa se sente em relação ao futuro e pode alterar as atitudes básicas sobre a ela mesma. Uma pessoa deprimida pode se tornar tão desesperada a ponto de expressar desamparo. Quando a alteração do humor se torna grave ou prolongada, ou quando interfere no relacionamento interpessoal ou na atividade ocupacional do indivíduo, pode indicar um transtorno do humor.

Fisiopatologia e etiologia

As causas exatas dos transtornos depressivos ainda não foram estabelecidas. Acredita-se que eles resultem de interações complexas envolvendo diversos fatores.

Fatores bioquímicos

1. A teoria das aminas biogênicas propõe que os indivíduos com transtorno depressivo apresentam uma deficiência de norepinefrina e de serotonina. As alterações na quantidade e na sensibilidade dos sítios receptores desses neurotransmissores também podem ser importantes.
2. A teoria da sensibilização (*kindling*) descreve um processo pelo qual os estressores ambientais externos ativam respostas de estresse fisiológico, que desencadeiam o primeiro episódio depressivo. As ocorrências subsequentes podem ocorrer com menos estresse em resposta à sensibilidade eletrofisiológica que foi estabelecida no encéfalo pelo episódio inicial.
3. Disfunção neuroendócrina:
   a. Pode haver disfunção do eixo hipotálamo-hipófise-suprarrenal em alguns indivíduos. As anormalidades consistem em aumento dos níveis de cortisol, resistência do cortisol à supressão pela dexametasona e resposta atenuada do hormônio adrenocorticotrófico ao fator de liberação da corticotropina.
   b. O hipotireoidismo subclínico tem sido associado à depressão, sobretudo em mulheres.
   c. Foi formulada a teoria de uma disfunção dos ritmos circadianos relacionada com a depressão. Foram identificados EEG de sono anormais em muitos indivíduos. É comum haver uma incidência aumentada de despertar cedo pela manhã, assim como vários despertares noturnos.

Fatores genéticos

1. O risco de desenvolver um transtorno do humor é 1,5 a 3 vezes maior em indivíduos com parente de primeiro grau que apresenta um transtorno do humor.

2. Estudos realizados em gêmeos revelam maior chance de ocorrência em gêmeos monozigóticos do que em dizigóticos.
3. Os estados do humor estão associados à ativação de diversas vias neuroendócrinas nos sistemas nervoso central e periférico. Essas vias envolvem diversos processos neuroquímicos, que incluem a ativação de uma proteína de ligação específica, identificada como proteína de ligação de resposta do AMP cíclico 1 (CREB-1). Os perfis genéticos de indivíduos com depressão mostraram evidências de que os genes envolvidos nas vias de sinalização celular que utilizam a CREB-1 estão associados a uma maior ocorrência de depressão. Por conseguinte, pode haver alelos (genes codificadores) relacionados com o desenvolvimento do transtorno do humor.
4. Foi constatada uma variação genética em determinada região do gene transportador de serotonina (5-HTT), que interage com a percepção de eventos estressantes – possivelmente por meio de vias neuroendócrinas –, produzindo níveis mais elevados de depressão e tendência ao suicídio do que nos indivíduos que não apresentam essa variação.
5. Embora a evidência genética tenha sustentado as conceitualizações das alterações neuroquímicas e biológicas no desenvolvimento dos transtornos do humor e de outras disfunções psiquiátricas, não foi identificado nenhum gene ou fator isolado como principal responsável. É mais provável que vários genes diferentes e fatores predisponentes estejam envolvidos. Os possíveis genes incluem o 5-HTT, o fator de crescimento neurotrófico derivado do cérebro e o gene da monoamina oxidase A.

Fatores clínicos

1. Muitos medicamentos apresentam depressão como efeito adverso, entre eles hormônios e medicamentos cardiovasculares, psicotrópicos, anti-inflamatórios e antiulcerosos.
2. Os sintomas depressivos clinicamente significativos são detectados em cerca de 12 a 36% dos indivíduos com condição não psiquiátrica.

Fatores psicossociais

1. A teoria psicodinâmica descreve uma perda significativa (perda de objeto), associada à raiva e à agressão, que se volta para o indivíduo e leva a sentimentos negativos em relação a si mesmo. Os sentimentos negativos sobre o próprio indivíduo, incluindo vergonha e culpa, levam à depressão.
2. Os acontecimentos da vida e o estresse ambiental – como a perda de um familiar por morte, divórcio ou separação –, a falta de apoio social e problemas significativos de saúde estão associados ao início da depressão.
3. A teoria cognitiva é descrita por padrões de pensamento disfuncionais – incluindo distorções negativas de experiências da vida –, que produzem uma autoavaliação negativa, ideias pessimistas e desamparo.
4. A teoria do desamparo aprendido postula que o indivíduo que internaliza a crença de que um evento indesejado ocorreu em consequência de um erro seu e de que nada pode ser feito para evitá-lo ou modificá-lo está propenso a desenvolver depressão.

Manifestações clínicas

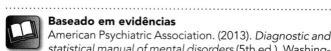

Baseado em evidências
American Psychiatric Association. (2013). *Diagnostic and statistical manual of mental disorders* (5th ed.). Washington, DC: APA.

Depressão

1. O transtorno depressivo maior, ou distúrbio depressivo maior (DDM), reflete um nível de depressão que persiste por um período de 2 semanas.
2. A intensidade da depressão pode ser classificada em leve, moderada ou grave, dependendo do número de sintomas.
3. Determinados termos qualificativos podem ser empregados para indicar se a depressão está associada a uma mudança nas estações (padrão sazonal) ou se ocorre após o nascimento de uma criança (início pós-parto).
4. Se houver delírios ou alucinações, a depressão assume características psicóticas.
5. A depressão maior resulta em alteração significativa na capacidade de trabalhar ou participar de atividades sociais.
6. O exame físico e os achados na história de saúde devem revelar pelo menos cinco ou mais dos seguintes sintomas:
   a. Humor deprimido e fadiga.
   b. Insônia ou maior necessidade de sono.
   c. Falta de interesse nas atividades prazerosas (anedonia).
   d. Ganho ou perda recente de peso, que representa pelo menos 5% do peso corporal.
   e. Sentimentos de inutilidade.
   f. Incapacidade de concentração ou de tomada de decisão.
   g. Ideação suicida.

Transtorno depressivo persistente (distimia)

1. Nível de menor intensidade, porém crônico, de humor deprimido, caracterizado pelos mesmos sintomas observados na depressão maior e que dura pelo menos 2 anos em adultos e 1 ano em crianças e adolescentes. Antes conhecido como distimia.
2. Um importante diferencial é que a depressão não altera a capacidade do indivíduo de participar de funções sociais ou ocupacionais no grau observado no transtorno depressivo maior.

Avaliação diagnóstica

1. Escalas de classificação da depressão para determinar se há e a gravidade do problema:
   a. Escala de Depressão de Zung.
   b. Escala de Classificação da Depressão de Raskin.
   c. Escala de Classificação da Depressão de Hamilton.
   d. Inventário de Depressão de Beck.
2. Exames laboratoriais:
   a. Provas de função da tireoide e teste de estimulação do hormônio de liberação da tireotropina para detectar hipotireoidismo subjacente, que pode causar depressão.
   b. TSD para avaliar a depressão que pode ser responsiva a agentes antidepressivos ou à terapia eletroconvulsivante (TEC).
   c. Determinação do 3-metoxi-4-hidroxifenilglicol (MHPG) na urina de 24 horas pode revelar níveis ligeiramente mais baixos na depressão unipolar do que na bipolar.
3. Polissonografia para avaliar aumento na quantidade global de sono de movimentos oculares rápidos (REM) e encurtamento do período de latência do REM em pacientes com depressão maior.
4. Outros exames diagnósticos para avaliar distúrbios físicos, como TC ou ressonância magnética (RM), hemograma completo, painel bioquímico, reagina plasmática rápida (RPR), teste para o vírus da imunodeficiência humana (HIV), EEG, níveis de vitamina B_{12} e folato e exames toxicológicos.

Manejo

1. Os pacientes podem receber tratamento em hospitais psiquiátricos que realizam internação de indivíduo com transtorno agudo ou na comunidade, em um programa ambulatorial. A decisão quanto ao ambiente de tratamento é feita de acordo com a gravidade da doença, sendo a principal preocupação o risco de autolesão (suicídio) e sintomas gravemente incapacitantes.
2. O tratamento com o paciente internado é direcionado para a terapia medicamentosa e a psicoterapia de apoio, utilizando o controle do ambiente.

3. Terapias somáticas:
   a. Psicofarmacológica – os medicamentos utilizados para o tratamento da depressão são os que aumentam os níveis de serotonina e de norepinefrina (Tabela 57.2). Outro agente, um inibidor seletivo da recaptação de norepinefrina (reboxetina), tem sido utilizado na Europa e no Brasil, porém ainda não foi aprovado nos EUA.
   b. A TEC pode ser utilizada para tratar a depressão grave que não responde aos agentes antidepressivos.
   c. Pode-se recomendar a terapia com luz ultravioleta para a depressão que ocorre durante os meses de outono e de inverno (transtorno afetivo sazonal).
4. O paciente pode optar por tratamentos complementares e alternativos. Suplementos fitoterápicos, em particular a erva-de-são-joão, são uma alternativa popular aos medicamentos antidepressivos. Todavia, o uso de suplementos nutricionais ou fitoterápicos deve ser discutido com o médico, em razão do potencial de interações medicamentosas.
5. Psicoterapia:
   a. A *terapia psicodinâmica* ajuda o paciente a se tornar consciente da raiva inconsciente dirigida contra a perda do objeto e a "trabalhar" esses sentimentos para aliviar a depressão.
   b. A *terapia cognitiva* é a abordagem psicoterápica recomendada para a depressão. Ela consiste em identificar e desafiar os padrões de pensamentos negativos do paciente, incentivando comportamentos planejados para atuar contra os sintomas depressivos.
   c. A *terapia familiar* ajuda o paciente e os membros da família a desenvolver um senso de si mesmo, que é separado da família como um todo. O paciente é incentivado a assumir a responsabilidade pelas próprias ações.

Alerta farmacológico
Os medicamentos antidepressivos podem apresentar inúmeras interações, as quais podem levar à síndrome serotoninérgica, um estado de excesso de serotonina na fenda sináptica. Os sintomas incluem insônia, confusão mental, agitação, hiper-reflexia, movimentos involuntários e hipotensão. Pode ocorrer crise hipertensiva se os pacientes fizerem uso de antidepressivo inibidor da monoamina oxidase em combinação com um medicamento simpaticomimético ou se consumirem alimentos ricos em tiramina.

Complicações

1. Um distúrbio clínico não diagnosticado, que provoca sintomas depressivos, pode levar à deterioração física e ao atraso na instituição do tratamento apropriado.
2. A doença depressiva não tratada pode levar ao suicídio.
3. Consumo de bebidas alcoólicas ou o uso de substâncias para "sentir-se melhor" ou entorpecer os sentimentos disfóricos.

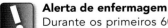

Alerta de enfermagem
Durante os primeiros 60 dias de terapia antidepressiva, os adultos jovens com menos de 24 anos e as crianças correm risco aumentado de pensamento e comportamento suicidas. A Food and Drug Administration dos EUA divulgou alertas em tarja preta sobre esse risco associado à maioria dos antidepressivos. Os indivíduos em uso desses fármacos precisam de monitoramento e supervisão adicionais durante esse período. As evidências não sustentam a necessidade desse tipo de monitoramento em indivíduos com mais de 24 anos.

Baseado em evidências
Gibbons, R. D., Perraillion, M. C., Hur, K., Conti, R. M., Valuck, R. J., & Brent, D. A. (2014). Antidepressant treatment and suicide attempts and self-inflicted injury in children and adolescents. *Pharmacoepidemiology and Drug Safety, 24*(2), 208-14.

Avaliação de enfermagem

1. Avalie a postura e o afeto à procura de:
   a. Postura precária ou curvada.
   b. Aparência de ser mais velho do que a idade declarada.
   c. Expressão facial de tristeza e desânimo.
   d. Episódios de choro.
   e. Anedonia – incapacidade de sentir prazer.
2. Avalie os processos de pensamento:
   a. Identifique a presença de pensamentos suicidas.
   b. Raciocínio precário e indecisão.
   c. Comprometimento na solução de problemas e concentração deficiente.
   d. Pensamentos negativos.
3. Explore os sentimentos de:
   a. Raiva e irritabilidade.
   b. Ansiedade e culpa.
   c. Inutilidade.
   d. Desamparo e desesperança.
4. Avalie o comportamento físico à procura de:
   a. Agitação ou retardo psicomotor.
   b. Sinais vegetativos de depressão.
      i. Alteração nos padrões alimentares.
      ii. Alteração nos padrões do sono.
      iii. Alteração nos padrões de eliminação.
      iv. Alteração no nível de interesse sexual.
      v. Alteração na higiene pessoal
5. Avalie à procura de sinais de "depressão mascarada":
   a. Hipocondria.
   b. Transtornos psicossomáticos.
   c. Compulsão para jogar.
   d. Compulsão para trabalho excessivo.
   e. Propensão a acidentes.
   f. Transtornos alimentares.
   g. Doenças de adicção.
6. Avalie o risco de suicídio.

Alerta de enfermagem
Todos os indivíduos mentalmente doentes, em particular os que estão deprimidos, devem ser avaliados quanto ao risco de suicídio e encaminhados para intervenção de crise se forem considerados de risco.

Diagnósticos de enfermagem

- Desesperança relacionada com os pensamentos depressivos
- Risco de lesão relacionado com a desesperança e a capacidade comprometida de solucionar problemas
- Déficit no autocuidado para banho e para se vestir relacionado com a falta de motivação e a concentração precária
- Padrão de sono prejudicado relacionado com a insônia.

Intervenções de enfermagem

Fortalecimento da capacidade de enfrentamento e do sentimento de esperança

1. Inicie a interação com o paciente em um horário regularmente estabelecido.

Tabela 57.2 Dosagem e reações adversas dos medicamentos antidepressivos.

Medicamento: Classe/nome genérico	Faixa posológica terapêutica para adultos (mg/dia)	Reações adversas
Agente tricíclico		*Para todos os agentes tricíclicos e tetracíclicos:*
Amitriptilina	50 a 300 mg	• Possibilidade de desencadear um episódio maníaco em pacientes bipolares
Clomipramina	25 a 250 mg	• Efeitos anticolinérgicos. Xerostomia, constipação intestinal, visão turva e retenção de urina
Desipramina	75 a 300 mg	• Efeitos sedativos
Doxepina	75 a 300 mg	• Efeitos autônomos, como hipotensão ortostática, sudorese, palpitações e aumento da pressão arterial
Imipramina	75 a 300 mg	• Efeitos cardíacos, como taquicardia, achatamento da onda T e prolongamento do intervalo QT
Nortriptilina	25 a 150 mg	• Espasmos musculares e efeitos de movimentos extrapiramidais
Protriptilina	15 a 60 mg	
Trimipramina	75 a 200 mg	
Agente tetracíclico		
Mirtazapina	15 a 45 mg	*Veja agentes tricíclicos* • Sonolência, aumento do apetite, ganho de peso, xerostomia e constipação intestinal
Agente bicíclico		
Venlafaxina	75 a 375 mg	• Nervosismo, perda de peso, tontura e hipertensão
Desvenlafaxina	50 a 100 mg	• Náuseas, cefaleia, xerostomia, insônia, fadiga e tontura
Inibidores seletivos da recaptação de serotonina (ISRS)		
Citalopram	20 a 60 mg	• Náuseas, xerostomia, diarreia, fadiga, sonolência, retardo da ejaculação e impotência
Duloxetina	40 a 60 mg	• Náuseas, xerostomia, tontura, constipação intestinal, diarreia, fadiga e aumento da sudorese
Escitalopram	10 a 20 mg	• Náuseas, retardo da ejaculação e impotência
Fluoxetina	20 a 80 mg	• Orgasmo tardio, cefaleia, nervosismo, insônia, ansiedade, tremores, tontura, náuseas, diarreia, anorexia e xerostomia
Fluvoxamina	50 a 300 mg	• Náuseas, vômitos, sonolência, anorexia, constipação intestinal, tremores e insônia
Paroxetina	10 a 50 mg	• Náuseas, xerostomia, cefaleia, sonolência, insônia, diarreia, constipação intestinal e tremores
Sertralina	50 a 150 mg	• Insônia, diarreia, náuseas e perda de peso
Vilazodona	40 mg	• Náuseas, vômitos, insônia e diarreia
Inibidores da monoamina oxidase (IMAO)		Para todos os IMAO:
Isocarboxazida	30 a 50 mg	• Hipotensão ortostática, ganho de peso, edema, insônia, disfunção sexual, mioclonia, dores musculares, parestesia e efeitos anticolinérgicos
Fenelzina	45 a 90 mg	• Os alimentos e as bebidas contendo tiramina em combinação com IMAO, bem como a associação de agentes simpaticomiméticos com um IMAO, podem causar crise hipertensiva
Tranilcipromina	20 a 60 mg	
Selegilina	10 mg	
Agente dibenzoxazepina		
Amoxapina	100 a 600 mg	• Tontura, hipotensão ortostática, taquicardia reflexa e distúrbios de movimentos extrapiramidais
Agente unicíclico		
Bupropiona	225 a 450 mg	• Xerostomia, constipação intestinal, cefaleia, insônia, inquietação, agitação, irregularidades menstruais e aumento do risco de convulsões
Agente triazolopiridínico		
Trazodona	150 a 600 mg	• Sedação, hipotensão ortostática, tontura, cefaleia, náuseas e priapismo
Agente fenilpiperazina		
Nefazodona	200 a 600 mg	• Hipotensão ortostática, ansiedade, tremores nervosos e agitação
Terapias de combinação		
Amitriptilina e clordiazepóxido	2,5 a 5 mg/10 a 25 mg	• Visão turva, tontura, sonolência, fadiga e tremores
Fluoxetina e olanzapina	3 a 12 mg/25 a 50 mg	• Xerostomia, fadiga, sonolência, aumento do apetite e do peso
Perfenazina e amitriptilina	2 a 4 mg/10 a 25 mg	• É possível ocorrerem reações extrapiramidais graças à presença de perfenazina

2. Seja sincero e honesto sobre seus próprios sentimentos em relação ao comportamento do paciente.
3. Incentive a expressão verbal dos sentimentos.
4. Verifique os sentimentos apropriados à situação.
5. Explore com o paciente o que está provocando e mantendo o sentimento de depressão.
6. Incentive-o a identificar eventos que causam respostas emocionais desagradáveis.
7. Avalie as perdas significativas sofridas pelo paciente.
8. Identifique os fatores culturais e sociais que podem influenciar na maneira pela qual o paciente enfrenta a perda e lida com os sentimentos.
9. Avalie a rede de apoio do paciente.

Manutenção da segurança

1. Avalie o risco atual de suicídio.
2. Implemente o nível apropriado de observação, com base em uma avaliação focalizada no suicídio (p. ex., observação constante ou verificações a cada 15 minutos).
3. Explique ao paciente as precauções relacionadas com a observação.
4. Remova objetos perigosos que estejam à disposição do paciente e verifique a segurança ambiental do quarto e da unidade onde ele se encontra.
5. Incentive o paciente a negociar com a equipe um acordo de "sem autolesão e sem suicídio".
6. Monitore a necessidade de rever o nível de observação.
7. Proporcione uma estrutura adicional, mantendo o paciente envolvido em atividades terapêuticas e de psicorreabilitação.

Incentivo à participação nas AVD

1. Colabore com o terapeuta ocupacional e com o fisioterapeuta na determinação da capacidade funcional do paciente de executar as AVD.
2. Se o paciente não for capaz de realizar as AVD de maneira independente, providencie atividades de higiene em colaboração com ele.
3. Reconheça e reforce os esforços do paciente para manter uma boa aparência, não o apressando quando o autocuidado for lento.
4. Reforce o que o paciente pode fazer, e não o que não consegue fazer sem ajuda.
5. Permaneça com o paciente durante as refeições para determinar o nível de ajuda ou pistas sobre a capacidade de se alimentar.

Facilitação do sono

1. Determine os padrões de sono pregressos e atuais do paciente e a higiene do sono.
2. Pergunte que estratégias o paciente já utilizou para melhorar o sono e identifique quais delas foram bem-sucedidas.
3. Considere a diminuição das horas de sono diurno, incentivando a participação do paciente em uma atividade.
4. Discuta métodos alternativos para facilitar a sono:
   a. Evitar a cafeína e a nicotina.
   b. Evitar discussões com carga emocional ou perturbadoras antes da hora de deitar.
   c. Evitar exercícios 30 minutos a 1 hora antes de se deitar.
   d. Aumentar a atividade física dentro dos limites funcionais.
   e. Utilizar técnicas de relaxamento.
   f. Tomar banho morno ou ingerir um copo de leite morno.
5. Administre os medicamentos prescritos que causam sonolência ao deitar, evitando a administrar aqueles que provocam insônia à noite.

Considerações sobre atendimento domiciliar e na comunidade

1. Os transtornos do humor tendem a ser crônicos, com episódios agudos que podem exigir a internação para tratamento. Em casa ou no ambiente comunitário, o paciente necessita de monitoramento contínuo quanto ao uso de medicamentos, bem como de apoio e educação em relação ao transtorno.
2. Os profissionais de saúde pública, incluindo enfermeiros, precisam estar cientes da necessidade de programas de prevenção primária e secundária, direcionados para a educação, bem como o diagnóstico precoce de casos e o tratamento imediato.

Educação da família e manutenção da saúde

1. Oriente o paciente e os membros da família sobre os sintomas da depressão.
2. Explique ao paciente e aos membros da família sobre o propósito dos medicamentos antidepressivos, seus efeitos, efeitos adversos e manejo, bem como a reconhecer sinais e sintomas precoces de recidiva.
3. Oriente o paciente e os membros da família sobre o efeito de um transtorno depressivo no sistema familiar.
4. Forneça ao paciente e aos membros da família, por escrito, material sobre como lidar com a depressão.
5. Forneça ao paciente e aos membros da família informações sobre programas comunitários apropriados e grupos de apoio. Entre em contato com a Contact the National Foundation for Depressive Illness (*www.depression.org*).[3]

Reavaliação: resultados esperados

- Relata melhora do humor e maior interesse na vida diária
- Não provoca autolesão
- Realiza as AVD de maneira independente
- Consegue um mínimo de 5 horas de sono ininterrupto.

Transtorno bipolar e distúrbios relacionados

Os *transtornos bipolares*, também considerados *transtornos do humor*, incluem episódios depressivos e uma ou mais ocorrências de humor exaltado. O humor exaltado pode incluir uma gama de afeto, desde humor normal até hipomania e mania. Na apresentação mais intensa, o indivíduo com transtorno bipolar sofre alteração dos processos do pensamento, podendo produzir delírios bizarros.

Fisiopatologia e etiologia

Fatores genéticos

1. Estudos realizados em gêmeos revelam uma taxa de concordância de 65% nos gêmeos monozigóticos para transtorno bipolar.
2. O risco de desenvolvimento de transtorno bipolar aumenta 4 a 24% nos parentes de primeiro grau de um indivíduo com transtorno bipolar.
3. As pesquisas atuais indicam que os genes defeituosos localizados nos cromossomos 18 e 21 podem estar relacionados com o transtorno bipolar.

Fatores bioquímicos

1. Os pacientes com transtornos bipolares podem apresentar níveis plasmáticos de norepinefrina, MHPG na urina e captação de serotonina plaquetária mais baixos e concentrações mais altas de lítio nos eritrócitos/plasma do que as populações unipolares.
2. Foi sugerida a contribuição de uma patologia do sistema límbico, dos núcleos da base e do hipotálamo no desenvolvimento dos transtornos do humor.

[3]N.R.T.: No Brasil, podem ser fornecidas orientações para contato com a Sociedade Amigos da Vida (*https://sociedadeamigosdavida.org.br/*) e com associações de especialistas, destacando-se a Associação Brasileira de Psiquiatria (*https://www.abp.org.br/*).

Fatores psicossociais

1. Os estressores psicossociais parecem desempenhar um importante papel no início da doença, em combinação com os modelos de estimulação elétrica e sensibilização comportamental.
2. A mania e a hipomania foram consideradas pelos teóricos psicanalíticos um mecanismo de defesa contra a depressão.

Manifestações clínicas

Baseado em evidências
American Psychiatric Association. (2013). Diagnostic and statistical manual of mental disorders (5th ed.). Washington, DC: Author.

Os transtornos do humor, em geral, são caracterizados por graus variáveis de mania, que podem alternar com períodos de depressão. A característica diferencial entre formas de transtorno bipolar é o grau de mania, com ou sem sinais de depressão. A mania se refere a uma elevação do humor que persiste durante pelo menos 1 semana.

Transtorno bipolar tipo I

1. O exame físico e os achados da história de saúde no transtorno bipolar tipo I indicam a ocorrência de um único episódio maníaco, geralmente sem preencher os critérios para um episódio depressivo maior.
2. A intensidade do transtorno pode ser classificada em leve, moderada ou grave, dependendo do número de sintomas presentes.
3. Um episódio misto se refere à coexistência dos sintomas de mania e de depressão durante um período de 1 semana.
4. A mania se caracteriza por um conjunto de pelo menos três sintomas no decorrer de um período mínimo de 1 semana, que resultam em prejuízo do funcionamento diário. Esses comportamentos podem incluir:
   a. Fala excessiva ou pressão para continuar falando.
   b. Dificuldade em manter a concentração ou o foco.
   c. Necessidade reduzida de sono e aumento dos comportamentos dirigidos para metas ou procura de prazer.

Transtorno bipolar tipo II

1. No transtorno bipolar tipo II, há um episódio de hipomania junto com um de depressão maior.
2. A hipomania é uma forma menos intensa de mania – o aumento da energia não resulta em alterações significativas na capacidade funcional do indivíduo –, com duração de pelo menos 4 dias, porém menos de 1 semana.

Transtorno ciclotímico

1. Alteração crônica do humor que persiste por um período de 2 anos, durante o qual ocorrem vários episódios de hipomania e humor deprimido, porém sem episódios de depressão maior.
2. Em crianças e adolescentes, a duração estabelecida é de 1 ano.
3. Durante o período de 2 anos, os sintomas não podem desaparecer por mais de 2 meses.

Avaliação diagnóstica

1. Instrumentos de avaliação com escalas de classificação.
   a. Escala de Classificação de Mania de Young.
   b. Escala de Classificação do Estado Maníaco.
2. Parece não haver exames laboratoriais capazes de diferenciar os episódios depressivos maiores encontrados no transtorno depressivo maior daqueles do transtorno bipolar tipo I ou II.
3. Exame psicofisiológico completo.
4. Avaliação completa para excluir a possibilidade de distúrbios clínicos.

Manejo

Baseado em evidências
Fountoulakis, K. N., Lakshmi, Y., Grunze, H., Vieta, E. *et al.* (2017). The International College of Neuro-Psychopharmacology (CINP) Treatment Guidelines for Bipolar Disorder in Adults (CINP-BD-2017), Part 2: Review, Grading of the Evidence, and a Precise Algorithm. *International Journal of Neuropsychopharmacology*, *20*(2), 121-79.

1. Os pacientes podem receber tratamento em hospitais psiquiátricos que internam o paciente com transtorno agudo ou na comunidade, em um programa ambulatorial. A decisão sobre o local de tratamento é feita de acordo com a gravidade da doença do paciente, incluindo o grau de mania ou de depressão, bem como o risco de autolesão ou dano a outras pessoas.
2. O tratamento do paciente internado se baseia na terapia medicamentosa e em psicoterapia de apoio, com o objetivo de aliviar os sintomas maníacos agudos.
3. O tratamento farmacológico para a mania aguda e o transtorno bipolar consiste em:
   a. Carbonato de lítio.
   b. Anticonvulsivantes, como carbamazepina e valproato, pelas suas propriedades estabilizadoras do humor.
   c. Agentes neurolépticos, como a risperidona, para o pensamento psicótico agudo.
   d. Benzodiazepínicos, como o clonazepam ou o lorazepam, para a agitação aguda.
   e. Terapias de combinação, que frequentemente incorporam um antipsicótico (perfenazina ou olanzapina) e um antidepressivo (amitriptilina ou fluoxetina). Outra abordagem envolve a associação de um benzodiazepínico (clordiazepóxido) com um antidepressivo (amitriptilina) para combater a depressão e a ansiedade comórbidas.
4. A psicoterapia é utilizada conforme descrito na seção sobre depressão.
5. Enfermagem domiciliar psiquiátrica para facilitar a adesão do paciente a medicamentos e intervenções terapêuticas.
6. Participação em grupos de apoio comunitários.

Alerta farmacológico
Os pacientes que recebem tratamento com lítio podem desenvolver toxicidade relacionada com os níveis elevados do medicamento no sangue, por isso é preciso monitorar periodicamente os níveis sanguíneos de lítio. A terapia inicial exige monitoramento diário até alcançar um nível terapêutico seguro. Em seguida, recomenda-se o monitoramento semanal e, depois, mensal. A toxicidade do lítio está relacionada com a diminuição dos níveis séricos de sódio e a hidratação inadequada. Por conseguinte, os pacientes em uso de lítio precisam ter um aporte de sódio normal e ingerir 2 ℓ de água diariamente.

Complicações

1. O transtorno bipolar sem tratamento pode levar à exaustão física.
2. O raciocínio deficiente e o comportamento de risco podem levar a problemas financeiros.
3. Podem surgir problemas com o uso de álcool e de substâncias psicoativas, causando ruptura na família.
4. As condições clínicas concomitantes podem ser exacerbadas.

Avaliação de enfermagem

1. Avalie o humor quanto a estabilidade; gama de afeto, desde a euforia até irritabilidade e agitação intensa; risos, brincadeiras e fala contínua; familiaridade desinibida com o entrevistador.

2. Avalie o comportamento quanto a atividade constante – como o início de muitos projetos pelo paciente, porém com conclusão de poucos deles –, hiperatividade leve a intensa, gastos excessivos de dinheiro, aumento do apetite, comportamento sexual indiscriminado, sono mínimo ou ausente, roupas estranhas ou extravagantes, concentração deficiente.
3. Avalie os processos do pensamento quanto a fuga de ideias, fala com pressão contínua – em geral, com conteúdo sexualmente explícito –, associações ressonantes – o som da palavra, mais do que seu significado, orienta associações subsequentes –, delírios e alucinações.

Diagnósticos de enfermagem

- Controle de impulsos ineficaz relacionado com alterações biológicas, conforme demonstrado por agitação, hiperatividade e incapacidade de concentração
- Padrão de sono prejudicado relacionado com a hiperatividade e a ausência percebida de necessidade de dormir
- Processos familiares interrompidos relacionados com mudanças de papéis, sobrecarga econômica e falta de conhecimento sobre a doença do paciente
- Nutrição desequilibrada, menor do que as necessidades corporais, relacionada com a hiperatividade.

Intervenções de enfermagem

Melhora do controle dos impulsos e redução dos pensamentos distorcidos

1. Avalie o grau de distorção do pensamento do paciente.
2. Redirecione-o quando não for capaz de acompanhar seus processos de pensamento.
3. Utilize explicações sucintas.
4. Mantenha-se consistente na abordagem e nas expectativas.
5. Oriente frequentemente o paciente para a realidade, falando de maneira clara e simples.
6. Forneça uma área de relaxamento, com estimulação ambiental diminuída.
7. Ajude-o com uma integração gradual e progressiva no ambiente social, enquanto observa as alterações comportamentais que indicam a disposição para a participação em outras atividades.

Melhora do padrão de sono

1. Estabeleça um ambiente sem distração na hora de dormir.
2. Ajude o paciente a evitar o consumo de cafeína e de nicotina.
3. Administre os medicamentos prescritos, conforme orientação, e monitore a resposta do paciente.

Melhora do efeito da doença bipolar sobre a família

1. Avalie a rede de apoio externa da família e incentive a participação em grupos de terapia familiar e de apoio.
2. Avalie a comunicação e os limites dentro da família.
3. Observe e avalie os padrões de interação dentro da família, discutindo sua influência.
4. Forneça ao paciente e à família informações sobre o transtorno bipolar, o plano de tratamento, o prognóstico e o plano de reabilitação.

Garantia de nutrição adequada

1. Mantenha uma documentação precisa da ingesta de alimentos e líquidos.
2. Ofereça refeições pequenas e frequentes, com alimentos ricos em calorias. Inclua alimentos de que o paciente gosta e que possam ser ingeridos enquanto ele estiver se movimentando.
3. Sirva as refeições em um ambiente com poucos estímulos.
4. Monitore os níveis séricos de eletrólitos, de albumina, e pese o paciente em dias alternados.
5. Monitore os sinais vitais do paciente.

Educação da família e manutenção da saúde

1. Oriente o paciente e a família sobre a doença bipolar, incluindo os sintomas de recidiva.
2. Explique ao paciente e aos membros da família sobre o tratamento psicofarmacológico, incluindo seu propósito, os efeitos, os efeitos adversos e o manejo.
3. Oriente o paciente e os membros da família sobre grupos de apoio comunitários ou organizações de assistência à saúde relevantes.
4. Para outras informações, encaminhe-os a organizações como a National Association ou Mental Illness (*www.nami.org*).[4]

Reavaliação: resultados esperados

- Melhora dos processos do pensamento, demonstrada por frases claras, sem evidências de fuga de ideias e conclusão de tarefas simples
- Dorme pelo menos 5 horas por noite.
- Os membros da família verbalizam um pensamento realista e direcionado para metas sobre as capacidades do paciente, sua recuperação e o controle do transtorno
- Não há perda de peso.

TRANSTORNOS DO PENSAMENTO (TRANSTORNOS PSICÓTICOS)

Esquizofrenia, transtorno esquizofreniforme e transtornos delirantes

A esquizofrenia, o transtorno esquizofreniforme e os transtornos delirantes se caracterizam por uma perda do processo de pensamento e/ou percepção. Esses transtornos são frequentemente definidos por sintomas psicóticos, os quais são causados pela perda das fronteiras do ego ou por um comprometimento grosseiro do teste da realidade, incluindo alucinações e delírios proeminentes, fala desorganizada e comportamento desorganizado ou catatônico. A esquizofrenia pode ser classificada com base na presença de sintomas positivos ou negativos, embora a maioria dos pacientes apresente uma mistura de ambos os tipos. Os sintomas positivos incluem alucinações, delírios, associações indefinidas e comportamento bizarro ou desorganizado. Os sintomas negativos incluem emoção restrita (embotamento do afeto), anedonia (falta de interesse em atividades prazerosas), avolição (falta de motivação ou de iniciativa), alogia (ausência de fala ou de conteúdo) e isolamento social.

Fisiopatologia e etiologia

A causa exata desses transtornos ainda não foi esclarecida. O consenso atual é que resultam de interações complexas de diversos fatores.

Esquizofrenia e transtorno esquizofreniforme

1. Fatores genéticos:
   a. Estudos realizados em gêmeos monozigóticos revelam uma taxa de concordância de 50%, com frequência de 15% em gêmeos dizigóticos.
   b. Se um dos pais for afetado com esquizofrenia, há frequência de 12% nos filhos, ao passo que, se ambos os pais tiverem o transtorno, o risco aumenta para 35 a 39%.
   c. As pesquisas estão se concentrando em vários genes diferentes, que podem estar relacionados com o desenvolvimento da esquizofrenia. Observa-se um risco aumentado de esquizofrenia em

---

[4]N.R.T.: No Brasil, podem ser fornecidas orientações para contato com a Sociedade Amigos da Vida (*https://sociedadeamigosdavida.org.br/*) e com associações de especialistas, destacando-se a Associação Brasileira de Psiquiatria (*https://www.abp.org.br/*).

indivíduos com variação genética do gene da catecol-*O*-metiltransferase, que está envolvido na produção de uma enzima que metaboliza neurotransmissores. Outros genes atualmente candidatos incluem GRM3, DISC1, disbindina e neurorregulina.

2. Fatores bioquímicos e cerebrais estruturais.
   a. Hipótese dopaminérgica – hiperatividade do sistema dopaminérgico, possivelmente causada por neurônios receptores hiperativos.
   b. A norepinefrina, a serotonina, o glutamato e o GABA também podem desempenhar um papel na modulação dos sintomas da esquizofrenia.
   c. A disfunção endógena da neurotransmissão mediada pelo receptor de *N*-metil-D-aspartato pode levar ao desenvolvimento de esquizofrenia.
   d. Estudos neuroanatômicos – aumento dos ventrículos cerebrais e dos sulcos; atrofia cerebelar; diminuição do tamanho craniano, cerebral e frontal; anormalidades nos núcleos da base e estruturais em nível celular, em particular nas regiões límbicas e periventriculares.
   e. Estudos funcionais e metabólicos – os estudos de fluxo sanguíneo cerebral regional revelaram uma hipofrontalidade: os pacientes esquizofrênicos não foram capazes de aumentar o fluxo sanguíneo para os lobos frontais durante a realização de uma tarefa que se acredita estar associada a um aumento da função do lobo frontal. Estudos realizados com PET também forneceram evidências consistentes de hipofrontalidade relativa.
   f. Estudos eletrofisiológicos – os achados EEG em pacientes esquizofrênicos demonstraram diminuição da atividade alfa e aumento da atividade delta. Podem ocorrer alterações nos estudos de potencial evocado e redução da amplitude em respostas que refletem atenção seletiva e avaliação de estímulos. A resposta P300 – amplitude reduzida a estímulos inesperados, utilizando parâmetros auditivos e visuais – é prolongada e a mais pronunciada. Esse defeito leva à informação ou à sobrecarga sensitiva, bem como a uma incapacidade de "separar" estímulos irrelevantes.
   g. As evidências obtidas em pesquisas sustentam a hipótese de que a esquizofrenia é um transtorno do neurodesenvolvimento que pode resultar de lesão cerebral ocorrida no início da vida e que interfere nos eventos do desenvolvimento normal.
3. Fatores psicossociais:
   a. A teoria psicodinâmica propõe que a característica essencial da esquizofrenia consiste em alteração nas relações interpessoais graças a um retraimento da libido para dentro de si mesmo.
   b. A teoria interpessoal propõe que a ausência de uma relação amorosa e nutritiva nos primeiros anos de vida contribui para falta de autoidentidade, percepção errônea da realidade e afastamento de relações, que é aparente no transtorno.
   c. A teoria familiar relacionada com o papel da família no desenvolvimento da esquizofrenia não foi validada pela pesquisa. Uma área do funcionamento da família que foi implicada é o aumento do risco de recidiva em famílias caracterizadas por alta expressão de emoções. Essa característica é descrita como superenvolvimento emocional, juntamente com *feedback* hostil e crítico.

Transtorno delirante

1. A etiologia do transtorno delirante ainda está pouco estabelecida.
2. Não há nenhuma ligação genética demonstrada.
3. É possível que os estressores psicossociais desempenhem um papel na etiologia do transtorno delirante em alguns indivíduos. Isso é ilustrado em alguns dos transtornos mais raros, como o psicótico compartilhado.

Manifestações clínicas

Baseado em evidências
American Psychiatric Association. (2013). *Diagnostic and statistical manual of mental disorders* (5th ed.). Washington, DC: Author.

Os transtornos do pensamento se caracterizam pelo aparecimento de sintomatologia positiva e negativa. A sintomatologia positiva se refere a delírios e alucinações, enquanto a negativa se refere à ausência de traços de personalidade que normalmente deveriam estar presentes. A falta de afeto e de interesse pelas atividades diárias, bem como a incapacidade de manter a higiene ou o autocuidado diários, reflete uma sintomatologia negativa. A diferenciação dos vários transtornos de pensamento exige uma cuidadosa atenção para a ocorrência e a duração da sintomatologia positiva e negativa. À semelhança de outros transtornos psiquiátricos, os sintomas precisam ser graves o suficiente para alterar o funcionamento diário do paciente.

Esquizofrenia

Antes, a esquizofrenia era classificada em cinco formas diferentes. Na atualidade, para o estabelecimento do diagnóstico, o indivíduo precisa apresentar pelo menos um sintoma positivo.

1. Os sintomas positivos incluem pensamento delirante, fala desorganizada e alucinações.
2. Os sintomas precisam estar presentes durante pelo menos 1 mês, com duração total da doença de pelo menos 6 meses. O período de 6 meses pode incluir intervalos de sintomas ativos e de remissão.
3. Os sintomas devem levar a uma perturbação significativa da capacidade do indivíduo de funcionar em ambientes sociais ou a um impacto na capacidade de realizar as AVD.
4. O diagnóstico pode indicar um episódio agudo ou se o indivíduo se encontra em remissão.
5. A gravidade pode ser classificada em uma escala de cinco pontos, de zero a quatro. Uma pontuação de quatro pode indicar sintomas graves e ativos, enquanto o valor de zero indica que não há sintomas atuais.

Transtorno esquizofreniforme

1. A principal diferença entre o transtorno esquizofreniforme e a esquizofrenia consiste em um período de duração dos sintomas de menos de 6 meses, porém de mais de 1 mês.
2. Os indivíduos com esse transtorno podem ter aparência esquizofrênica, com presença de sintomatologia positiva e/ou negativa.
3. Os critérios diagnósticos incluem delírios, alucinações e padrões de comportamento ou desorganizados, junto com sintomas negativos.

Transtorno esquizoafetivo

1. Transtorno psiquiátrico em que há transtorno comórbido do pensamento e do humor.
2. Os indivíduos com esse transtorno podem exibir sinais e sintomas de depressão ou de mania, junto com sintomas positivos e negativos de esquizofrenia.

Outros transtornos psicóticos

1. Os transtornos delirantes abrangem os delírios não bizarros de pelo menos 1 mês de duração, porém sem os sintomas positivos ou negativos da esquizofrenia.
2. O transtorno psicótico causado por uma condição clínica geral contém alucinações proeminentes, cuja duração pode ser maior do que a evolução do distúrbio subjacente.
3. Os transtornos psicóticos breves apresentam uma ou mais das seguintes características: delírios, fala desorganizada, comportamento desorganizado ou catatônico e alucinações. A duração é de pelo menos 1 dia e menos de 1 mês, com retorno ao nível prévio de funcionamento.

4. O transtorno psicótico compartilhado ocorre em um indivíduo com delírio já estabelecido, que desenvolve outro delírio semelhante ao de outra pessoa, no contexto de um relacionamento estreito com ela.
5. O transtorno psicótico induzido por substância se caracteriza por alucinações e delírios proeminentes, associados a intoxicação ou abstinência de substância, porém não exclusivamente durante o uso dessa substância.

Avaliação diagnóstica

1. O diagnóstico clínico é estabelecido com base nas informações da história de saúde e no exame detalhado do estado mental do paciente.
2. Nenhum achado laboratorial foi identificado como diagnóstico de esquizofrenia.
3. Uma série de exames laboratoriais de rotina pode ser útil para excluir possíveis etiologias orgânicas, incluindo hemograma completo, exame de urina, provas de função hepática e de função da tireoide, RPR, teste para HIV, nível sérico de ceruloplasmina – para descartar a possibilidade de doença de Wilson, enfermidade hereditária em que o corpo retém quantidades excessivas de cobre –, PET, TC e RM.
4. Avaliação da escala de classificação.
   a. Escala para Avaliação dos Sintomas Negativos.
   b. Escala para Avaliação dos Sintomas Positivos.
   c. Escala de Classificação Psiquiátrica Resumida.

Manejo

Baseado em evidências
Samara, M. T., Dold, M., Gianatsi, M. *et al.* (2016). Efficacy, acceptability, and tolerability of antipsychotics in treatment-resistant schizophrenia: A network meta-analysis. *JAMA Psychiatry*, *73*(3), 199-210.

Esquizofrenia e transtorno esquizofreniforme

1. Os pacientes podem receber tratamento internados, em programas ambulatoriais comunitários ou em atendimento domiciliar psiquiátrico. O nível de cuidados depende da gravidade dos sintomas e do risco de causar dano a si mesmo e a outras pessoas.
2. Em geral, esses transtornos necessitam de tratamento prolongado, por isso é importante uma abordagem de manejo dos casos para coordenar múltiplos serviços.
3. A terapia farmacológica com neurolépticos típicos ou atípicos (antipsicóticos) constitui a base do tratamento (Tabela 57.3).
   a. Os neurolépticos típicos apresentam múltiplos efeitos adversos que exigem tratamento cauteloso (Tabela 57.4).
   b. Os neurolépticos atípicos têm menos efeitos adversos e podem ser mais efetivos na redução dos sintomas negativos da esquizofrenia.
   c. A terapia farmacológica com os neurolépticos típicos e atípicos pode incluir injeções de ação prolongada ou de depósito.

Tabela 57.3 Dosagem e reações adversas dos medicamentos antipsicóticos.

Medicamento: Classe/nome genérico	Faixa posológica terapêutica para adultos (mg/dia)	Reações adversas
Butirofenona		
Haloperidol	2 a 40 mg	• Os efeitos adversos extrapiramidais são comuns. Incidência diminuída de hipotensão ortostática, em comparação com as fenotiazinas
Fenotiazina alifática		
Clorpromazina	30 a 800 mg	• Hipotensão ortostática, sedação, xerostomia, efeitos adversos extrapiramidais, agranulocitose e alterações oculares
Fenotiazina piperidina		
Tioridazina	200 a 800 mg	• Sedação, hipotensão ortostática, menos efeitos extrapiramidais do que outras fenotiazinas
Fenotiazina piperazinas		
Flufenazina Perfenazina Trifluoperazina	2,5 a 40 mg 8 a 64 mg 15 a 40 mg	• Sintomas extrapiramidais e menor incidência de hipotensão ortostática em comparação com outras fenotiazinas
Dibenzoxazepina		
Loxapina	60 a 250 mg	• Efeitos adversos extrapiramidais, hipotensão e tontura
Tioxanteno		
Tiotixeno	20 a 60 mg	• Efeitos adversos extrapiramidais, hipotensão, taquicardia e insônia
Antipsicóticos atípicos		• Podem ocorrer efeitos adversos extrapiramidais com o uso de qualquer um dos antipsicóticos atípicos, embora a incidência seja habitualmente menor do que a observada com outras classes de medicações antipsicóticas
Aripiprazol	10 a 30 mg	• Cefaleia, ansiedade, insônia, náuseas, vômitos, tonturas e sonolência
Asenapina	10 a 20 mg	Efeitos adversos extrapiramidais, sonolência, hipoestesia oral e ganho de peso
Clozapina	150 a 600 mg (exige cuidadosa titulação)	• Crise epiléptica, agranulocitose (obtenha uma contagem de leucócitos semanalmente), hipotensão, taquicardia, arritmia cardíaca, sonolência, sedação e sialorreia

(*continua*)

Tabela 57.3 Dosagem e reações adversas dos medicamentos antipsicóticos. (*Continuação*)

Medicamento: Classe/nome genérico	Faixa posológica terapêutica para adultos (mg/dia)	Reações adversas
Iloperidona	12 a 24 mg	• Efeitos adversos extrapiramidais, hipotensão ortostática e ganho de peso
Lurasidona	40 a 160 mg	• Efeitos adversos extrapiramidais, sobretudo acatisia, pseudoparkinsonismo, náuseas e sonolência
Olanzapina	5 a 20 mg	• Hipotensão ortostática, taquicardia, sonolência, agitação, acatisia e constipação intestinal
Paliperidona	3 a 6 mg	• Efeitos adversos extrapiramidais, tremor e rigidez muscular
Pimozida	1 a 10 mg	• Hipotensão ortostática, taquicardia, sonolência, sedação, acatisia e acinesia
Quetiapina	200 a 800 mg	• Hipotensão ortostática, taquicardia, sonolência, tontura e xerostomia
Risperidona	4 a 16 mg	• Hipotensão ortostática, taquicardia, sonolência, tontura e xerostomia
Ziprasidona	20 a 80 mg	• Arritmia, sonolência, tontura, náuseas, inquietação e constipação intestinal.

Tabela 57.4 Tratamento dos efeitos adversos dos medicamentos neurolépticos.

Sintoma	Tratamento
Hipotensão ortostática	Examine à procura de alterações ortostáticas da pressão arterial e tontura, explicando ao paciente: • Quando se levantar da cama ou da cadeira, fazê-lo lentamente • Sentar-se do lado da cama por alguns minutos, balançando as pernas • Realizar movimentos dos tornozelos antes de ficar de pé • Uma vez de pé, movimentar-se lentamente • Não se curvar nem girar rapidamente • Utilizar dispositivos auxiliares, como corrimão, bengalas, andadores, quando necessário, para déficits funcionais • Não dirigir nem operar máquinas quando apresentar tontura.
Efeitos anticolinérgicos periféricos Boca e nariz secos, visão turva, constipação intestinal e retenção urinária	*Xerostomia:* • Escovar os dentes depois de cada refeição com pasta de dente fluorada • Lavar a boca com frequência • Limitar o consumo de bebidas cafeinadas ou alcoólicas, visto que elas podem ser desidratantes • Parar de fumar, em virtude da irritação da mucosa oral • Chupar bala ou goma de mascar sem açúcar, evitando aquelas açucaradas, para diminuir o risco de infecções fúngicas e cáries dentárias • Evitar alimentos secos ou condimentados • Ingerir líquidos entre as refeições, a não ser que haja alguma restrição hídrica específica • Evitar bebidas ácidas, em virtude de seu potencial de irritação • Usar temperos, sucos ou molhos, quando permitidos, para umedecer o alimento. *Constipação intestinal:* • Ingerir líquidos dentro dos limites prescritos pelo médico • Consumir alimentos ricos em fibras, como frutas e vegetais (folhosos crus), para aumentar o volume e ajudar a amolecer as fezes • Consumir frutas secas, como ameixas ou tâmaras, em virtude de seu efeito laxativo • Manter um nível de atividade dentro dos limites funcionais • Consultar o médico para determinar o uso apropriado de laxativos ou emolientes do bolo fecal de venda livre. *Retenção de urina:* • Urinar a intervalos regulares • Garantir a privacidade.

Tabela 57.4 Tratamento dos efeitos adversos dos medicamentos neurolépticos. (*Continuação*)

Sintoma	Tratamento
Efeitos adversos extrapiramidais	
A curto prazo	
Acatisia: pernas inquietas, perturbação, energia nervosa e agitação motora	• Tranquilize o paciente • Diferencie a agitação da acatisia • Considere a redução da dose • Considere mudar para outra classe de antipsicótico.
Acinesia: fraqueza (hipotonia), fadiga, músculos doloridos, anergia (falta de energia) e ausência de movimentos	• Avalie a capacidade funcional do paciente • A redução da dose ou a interrupção do medicamento devem melhorar o movimento se os problemas forem resultantes de acinesia *versus* sintomas psicóticos.
Distonias, discinesias: caretas, torcicolo, espasmos intermitentes, opistótono, crises oculógiras, rigidez de cabeça e pescoço, espasmos mioclônicos e distonia laringofaríngea	• Considere a profilaxia com medicamentos anticolinérgicos • Trate com anticolinérgicos IM ou IV, conforme prescrição.
Efeitos parkinsonianos: rigidez muscular e em roda dentada, marcha arrastada, postura inclinada e sialorreia	• Trate com anticolinérgicos, conforme prescrição • Interrompa o antipsicótico, conforme orientação.
A longo prazo	
Discinesia tardia: efeito tardio dos medicamentos neurolépticos, que habitualmente ocorre depois de 6 meses de tratamento, envolvendo movimentos anormais, involuntários, irregulares e coreoatetoides dos músculos da cabeça, dos membros e do tronco	• Complete a avaliação/classificação objetiva regular do distúrbio do movimento • Reduza a dose ou interrompa o neuroléptico, conforme prescrição • Considere o uso de clozapina ou risperidona • É necessária uma avaliação psiquiátrica abrangente, com rigoroso monitoramento do distúrbio do movimento.

O uso dessas injeções está aumentando. Na atualidade, dispõe-se de cinco medicamentos em formulação de depósito: haloperidol, flufenazina, olanzapina, paliperidona e risperidona.

4. Tratamentos psicossociais, como treinamento das habilidades sociais e instruções nas AVD.
5. Terapia de apoio orientada para a realidade e pragmática.
6. Terapia familiar.
7. Apoio psicoeducacional individual, em grupo e familiar.
8. Grupos de apoio na comunidade.
9. Programas de hospitalização parcial comunitários.
10. Enfermagem domiciliar psiquiátrica.
11. Educação em habilidades vocacionais e sociais.

Transtorno delirante

1. Os medicamentos neurolépticos demonstraram ter algum sucesso na redução da intensidade do delírio.
2. Psicoterapia individual.
3. Hospitalização para avaliação abrangente para fins diagnósticos ou se o paciente for suicida ou homicida.

Complicações

1. Se não for diagnosticada nem tratada, ou se for tratada de modo ineficaz, a esquizofrenia pode levar a uma profunda incapacidade funcional e contribuir para o problema da população de rua em nossa sociedade.
2. Há negligência de outras condições médicas, portanto é comum a ocorrência de complicações em consequência de doenças clínicas não tratadas.
3. Depressão e suicídio.
4. Uso, abuso ou dependência de substâncias.

Avaliação de enfermagem

Avalie os sintomas positivos de esquizofrenia, que refletem uma atividade mental aberrante e, em geral, se manifestam precocemente na primeira fase da doença esquizofrênica.

Alterações do pensamento

1. Delírio – crença falsa e fixa que não pode ser modificada pelo raciocínio. Os delírios mais frequentes incluem:
   a. Ideais de referência.
   b. Delírios de grandeza.
   c. Delírios de ciúme.
   d. Delírios de perseguição.
   e. Delírios somáticos.
2. Associações indefinidas – o processo do pensamento se torna ilógico e confuso.
3. Neologismos – são criadas palavras com significado especial para o indivíduo delirante.
4. Pensamento concreto – ênfase excessiva em detalhes pequenos ou específicos ou comprometimento da capacidade de abstração.
5. Ecolalia – repetição patológica das palavras de outra pessoa.
6. Associações sonoras – a rima sem sentido de uma palavra de maneira forçada.
7. Salada de palavras – mistura de palavras sem nenhum sentido para o ouvinte.

Alterações da percepção

1. Alucinações – as percepções sensoriais não têm nenhum estímulo externo. As mais comuns são auditivas, visuais, gustativas, olfatórias e táteis.
2. Perda das fronteiras do ego – ausência de percepção do próprio corpo e como ele se relaciona com o ambiente.
   a. A despersonalização é um sentimento inespecífico ou a sensação de que a pessoa perdeu sua identidade ou é irreal.
   b. A desrealização é a percepção pela pessoa de que o ambiente se modificou.

Alterações nas respostas comportamentais

1. Padrões comportamentais bizarros.
   a. Agitação motora e inquietação.
   b. Obediência automática ou movimento robotizado.
   c. Negativismo.
   d. Comportamentos estereotipados.

   e. Torpor.
   f. Flexibilidade cérea (permite que outra pessoa reposicione os membros).
2. Comportamento agitado ou impulsivo.
3. Sintomas negativos de esquizofrenia, que refletem uma deficiência do funcionamento mental.
   a. Alogia – ausência da fala.
   b. Anergia – incapacidade de reagir.
   c. Anedonia – incapacidade de sentir prazer.
   d. Avolição – falta de motivação ou de iniciação.
   e. Funcionamento social precário.
   f. Pobreza da fala.
   g. Isolamento social.
   h. Bloqueio do pensamento.
4. Sintomas associados de esquizofrenia.
   a. Uso, abuso ou dependência de substâncias.
   b. Depressão.
   c. Fantasia.
   d. Comportamento violento ou agressivo.
   e. Intoxicação hídrica.
   f. Isolamento.

Diagnósticos de enfermagem

- Confusão aguda relacionada com distorções da percepção e da cognição, conforme demonstrado pelo comportamento suspeito e defensivo e pelas rupturas do pensamento
- Isolamento social relacionado com a incapacidade de ter confiança
- Intolerância à atividade relacionada com as reações adversas aos medicamentos psicofarmacológicos
- Enfrentamento ineficaz relacionado com a interpretação errônea do ambiente e a menor capacidade de comunicação
- Risco de violência direcionada a si mesmo ou a outros relacionado com o pensamento delirante e as experiências alucinatórias.

Intervenções de enfermagem

Reforço à diferenciação entre delírios e realidade

1. Forneça ao paciente um *feedback* honesto e consistente de maneira não ameaçadora.
2. Evite contestar o conteúdo dos comportamentos do paciente.
3. Focalize as interações nos comportamentos dele.
4. Administre medicamentos, conforme prescrito, enquanto monitora e documenta a resposta do paciente ao esquema medicamentoso.
5. Utilize uma linguagem simples e clara quando falar com ele.
6. Explique todos os procedimentos, os exames e as atividades antes de iniciá-los, fornecendo material por escrito ou em vídeo para fins de aprendizagem.

Promoção da socialização

1. Incentive o paciente a conversar sobre seus sentimentos no contexto de uma relação de confiança e apoio.
2. Dê tempo ao paciente para que ele possa revelar os delírios sem discutir sobre seu conteúdo ou sua realidade.
3. Utilize uma abordagem empática e de apoio ao focalizar os sentimentos do paciente sobre eventos perturbadores ou conflitos.
4. Providencie oportunidades para a socialização e incentive a participação do paciente em atividades de grupo.
5. Esteja atento ao espaço pessoal do paciente e utilize o toque de modo criterioso.
6. Auxilie-o a identificar comportamentos que alienam as pessoas significativas e os membros da família.

Melhora da tolerância às atividades

1. Avalie a resposta do paciente ao medicamento antipsicótico prescrito.
2. Colabore com o paciente e com os terapeutas ocupacionais e fisioterapeutas na avaliação da capacidade dele para realizar as AVD.
3. Colabore com o paciente para estabelecer uma rotina diária passível de ser executada dentro de suas limitações físicas.
4. Ensine estratégias para controlar os efeitos adversos dos medicamentos antipsicóticos que afetam o estado funcional, incluindo:
   a. Mudança lenta de posição.
   b. Aumento gradual da atividade física.
   c. Limite do excesso de atividade em clima quente e ensolarado.
   d. Uso de proteção contra o sol.
   e. Cautela nas atividades se surgirem sintomas extrapiramidais.

Melhora da capacidade de lidar com pensamentos e sentimentos

1. Incentive o paciente a expressar seus sentimentos.
2. Concentre-se nos sentimentos e no comportamento do paciente.
3. Forneça percepções honestas da realidade, bem como um *feedback* sobre os sintomas e comportamentos.
4. Incentive o paciente a explorar comportamentos adaptativos, capazes de aumentar a capacidade e o sucesso na socialização e na realização das AVD.
5. Diminua os estímulos ambientais.

Garantia da segurança

1. Monitore o paciente à procura de comportamentos que indiquem aumento da ansiedade e da agitação.
2. Colabore com o paciente para identificar comportamentos ansiosos e as causas.
3. Informe ao paciente que o ajudará a manter o controle de seu comportamento.
4. Estabeleça limites consistentes sobre os comportamentos do paciente e comunique-os a ele, aos membros da família e aos médicos.
5. Remova do quarto do paciente e do ambiente da unidade todos os artigos passíveis de serem usados como instrumentos para causar lesão.
6. Esteja preparado para um possível agravamento contínuo. Forme uma equipe psiquiátrica de emergência e designe um líder para facilitar um processo efetivo e seguro de controle da agressão.
7. Determine a necessidade de controle externo, incluindo isolamento ou contenções. Comunique a decisão ao paciente e coloque o plano em ação.
8. Monitore com frequência o paciente de acordo com as diretrizes de política da instituição sobre dispositivos de contenção e avalie o nível de agitação do paciente.
9. Quando o nível de agitação começar a diminuir e o autocontrole for recuperado, estabeleça um acordo comportamental que identifique comportamentos específicos indicadores de autocontrole contra uma exacerbação da agitação.

Considerações sobre atendimento domiciliar e na comunidade

1. Os pacientes com esses transtornos podem estar em casas de apoio, como casas de transição, lar de adoção e casas de cuidados. A supervisão e o tratamento medicamentoso são áreas importantes de preocupação para o enfermeiro que trabalha na comunidade.
2. Pode-se utilizar uma abordagem de reabilitação psicossocial no ambiente comunitário, em que são ensinadas as habilidades necessárias para uma vida independente. O paciente que apresenta sintomas desde o início da vida adulta pode não ter aprendido essas habilidades. O enfermeiro que trabalha na comunidade pode participar como membro da equipe de tratamento utilizando essa abordagem.

Educação da família e manutenção da saúde

1. Explique ao paciente e aos membros da família sobre o processo patológico, bem como a reconhecer os sintomas de recidiva e lidar com eles.
2. Oriente o paciente e os membros da família sobre o uso, as ações e os efeitos adversos dos medicamentos prescritos.
3. Forneça instruções sobre quando notificar o médico a respeito de efeitos adversos dos medicamentos ou aumento da sintomatologia da doença.
4. Oriente o paciente e a família sobre os recursos da comunidade, de grupos de apoio e do possível uso de enfermagem domiciliar psiquiátrica.
5. Para outras informações e apoio, encaminhar o paciente e a família a instituições como a Brain and Behavior Research Foundation (*www.bbrfoundation.org*) ou a Schizophrenia.[5]

Reavaliação: resultados esperados

- Exibe melhora na orientação da realidade, na concentração e no tempo de atenção, conforme demonstrado pela fala e pelo comportamento
- Comunica-se com a família e com a equipe de maneira clara, sem evidências de pensamento dissociado e indefinido
- Mantém a higiene pessoal, sem fadiga, de modo independente
- Frequenta atividades de grupo
- Permanece livre de lesões e atos violentos.

TRANSTORNOS NEUROCOGNITIVOS

Delirium, demência e transtorno amnéstico

Os transtornos neurocognitivos refletem estados nos quais o principal problema consiste em comprometimento cognitivo. Essa categoria abrange transtornos específicos, que provocam lesão neuronal temporária ou permanente, resultando em disfunção psicológica ou comportamental, como *delirium,* demência e transtorno amnéstico, conforme descrito no DSM-5. Embora a demência seja reconhecida como um termo que reflete uma ruptura crônica, o diagnóstico preferido é o de transtorno neurocognitivo.

O *delirium* é um transtorno agudo da consciência e consiste em uma alteração da cognição, que se desenvolve durante um breve período de tempo e, com frequência, é reversível. A *demência* ou o *transtorno neurocognitivo* é uma disfunção progressiva crônica envolvendo múltiplos déficits cognitivos, incluindo comprometimento da memória. O transtorno pode ser classificado em leve ou maior, com base no grau de declínio cognitivo e no fato de os sintomas interferirem na função diária. No transtorno neurocognitivo maior, os sintomas podem interferir na capacidade do indivíduo de ser independente nas AVD. O *transtorno amnéstico* se caracteriza por comprometimento da memória, na ausência de outros comprometimentos cognitivos significativos.

Fisiopatologia e etiologia

Delirium

Pode ser causado por numerosas condições fisiopatológicas. Algumas das principais possibilidades incluem:

1. Patologia do SNC – traumatismo cranioencefálico, alterações cerebrais hipertensivas, crises epilépticas e tumores.
2. Endocrinopatias – hiper ou hipotireoidismo, hiper ou hipoparatireoidismo.
3. Hipoxemia.
4. Hipotermia ou hipertermia.
5. Intoxicação ou abstinência de substâncias ou estados de privação.
6. Exposição a determinadas toxinas ou substâncias.
7. Metabólicas – acidose diabética, hipoglicemia e desequilíbrios acidobásicos.
8. Encefalopatia hepática.
9. Deficiência de tiamina.
10. Estados pós-operatórios.
11. Estressores psicossociais – estresse de relocação, privação ou sobrecarga sensorial, privação de sono e imobilização.

Transtorno neurocognitivo leve ou maior (demência)

1. Doença neurodegenerativa – podem ocorrer manifestações psicóticas:
   a. Doença de Alzheimer.
   b. Doença com corpos de Lewy.
   c. Doença vascular.
2. Demências relacionadas com infecções:
   a. Síndrome de imunodeficiência adquirida.
   b. Meningite crônica.
   c. Doença de Creutzfeldt-Jakob.
   d. Leucoencefalopatia multifocal progressiva.
   e. Síndrome de demência pós-encefalítica.
   f. Sífilis.
   g. Pan-encefalite esclerosante subaguda.
   h. Tuberculose.
3. Distúrbios degenerativos subcorticais:
   a. Doença de Huntington.
   b. Doença de Parkinson.
   c. Doença de Wilson.
   d. Demência talâmica.
4. Demências hidrocefálicas.
5. Demências vasculares.
6. Condições traumáticas, como encefalopatia pós-traumática e hematoma subdural.
7. Demências neoplásicas:
   a. Glioma.
   b. Meningioma.
   c. Carcinomatose meníngea.
   d. Depósitos metastáticos.
8. Distúrbios inflamatórios, como sarcoidose, lúpus eritematoso sistêmico e arterite temporal.
9. Condições tóxicas, como síndrome relacionada com o álcool e demências iatrogênicas – medicamentos anticonvulsivantes, anticolinérgicos, anti-hipertensivos e psicotrópicos.
10. Distúrbios metabólicos:
    a. Anemias.
    b. Estados de deficiência (minerais e vitaminas).
    c. Insuficiência cardíaca ou pulmonar.
    d. Encefalopatia hepática.
    e. Porfiria (deficiência das enzimas envolvidas na síntese do heme).
    f. Uremia.
11. Fatores genéticos:
    a. A doença de Alzheimer familiar está associada a genes anormais nos cromossomos 1, 14 e 21, em particular aos genes localizados nesses cromossomos (1 e 14) que codificam a proteína precursora amiloide, a qual leva ao acúmulo do beta-peptídio amiloide nas placas.
    b. Uma proteína de suporte do colesterol específica, a apolipoproteína E4 (Apo E4), é encontrada no cromossomo 19 com uma frequência duas vezes maior nos indivíduos com doença de Alzheimer do que a população geral.
12. Fatores bioquímicos e estruturais cerebrais:
    a. O neurotransmissor acetilcolina foi implicado em termos de déficit relativo ou anormalidades dos receptores quando relacionado com a doença de Alzheimer.

[5]N.R.T.: No Brasil, incentive a procura por grupos de pacientes e familiares da instituição ou pela Associação Brasileira de Familiares, Amigos e Portadores de Esquizofrenia, disponíveis em *http://abrebrasil.org.br*.

b. Os achados de necropsia revelam alterações cerebrais, isto é, placas amiloides e emaranhados neurofibrilares associados à destruição das células nervosas.
c. Outras áreas de pesquisa incluem:
   i. Infecção viral lenta.
   ii. Processos autoimunes.
   iii. Traumatismo cranioencefálico.

Transtorno amnéstico

1. Amnésia pós-traumática – o traumatismo cranioencefálico é a causa mais comum de amnésia.
2. Amnésia após acidente vascular cerebral – lesão do fórnice ou do hipocampo.
3. Neoplasias.
4. Estados anóxicos.
5. Encefalite por herpes simples.
6. Estados hipoglicêmicos.
7. Crises epilépticas.
8. Terapia eletroconvulsiva.
9. Induzido por substâncias.

Manifestações clínicas

Ver Tabela 57.5.

Avaliação diagnóstica

Podem ser efetuados vários exames diagnósticos para determinar a causa. É preciso proceder a uma avaliação neuropsiquiátrica abrangente para estabelecer um diagnóstico correto.

1. Exame laboratorial básico, incluindo hemograma completo com contagem diferencial, painel bioquímico (incluindo ureia, creatina e amônia), gasometria arterial, radiografia de tórax, triagem toxicológica (abrangente), provas de função da tireoide e teste sorológico para sífilis.
2. Outros exames podem incluir TC, RM e outros bioquímicos (metais pesados, tiamina, folato, anticorpo antinuclear e porfobilinogênio urinário), punção lombar, PET/TC por emissão de fóton único.
3. Exame completo do estado mental.
4. Exame físico geral.

Manejo

Baseado em evidências
Theleritis, C., Siarkos, K., Katirtzoglou, E., & Politis, A. (2016). Pharmacological and nonpharmacological treatment for apathy in Alzheimer disease. *Journal of Geriatric Psychiatry and Neurology*, *30*(1), 26-49.

Delirium

1. Em geral, o tratamento é realizado em ambiente hospitalar, no qual a meta é estabelecer o diagnóstico para identificar as causas reversíveis específicas do *delirium*, de modo que o tratamento seja direcionado para a melhora dos fatores etiológicos.
2. A terapia farmacológica depende das causas subjacentes. Outros medicamentos que podem ser utilizados são direcionados à redução dos sintomas agudos do *delirium*. Incluem os seguintes:
   a. Benzodiazepínicos, como o lorazepam, para os estados de abstinência de substâncias.
   b. Neurolépticos, como a risperidona e o haloperidol, para a agitação.
   c. Administração combinada de haloperidol e lorazepam, para a sintomatologia de agitação e psicótica.
3. Manejo ambiental:
   a. Ambiente estruturado e seguro.
   b. Orientação facilitada por relógios, calendários e outros recursos visuais.
4. Explique à família sobre a natureza do transtorno.
5. Participação da família no plano de tratamento para ajudar no controle do comportamento.

Tabela 57.5 Manifestações clínicas dos transtornos neurocognitivos.

Transtorno	Manifestações clínicas
Delirium (comprometimento grave do funcionamento)	• Níveis flutuantes de consciência • Turvação da consciência (confusa e desorientada) • Transtorno da percepção (ilusões e alucinações) • Comprometimento da memória, sobretudo da recente • Alteração no ciclo de sono-vigília • Alterações EEG • O início abrupto pode durar cerca de 1 semana • Reversível quando a causa subjacente é tratada
Demência (transtorno neurocognitivo) (comprometimento grave do funcionamento)	• Início lento e insidioso • Comprometimento da memória de longo e curto prazos • Deterioração das capacidades cognitivas – julgamento e pensamento abstrato • Frequentemente irreversível, com base na causa • Alterações da personalidade • Ausência de alterações EEG ou alterações lentas
Síndrome amnéstica (comprometimento moderado a grave do funcionamento)	• Comprometimento da memória de curto e longo prazos • Incapacidade de aprender novo material • Memória remota melhor do que a de eventos recentes • Confabulação • Apatia e falta de iniciativa • Emocionalmente afável.

Demência

1. Em geral, o tratamento focalizado na comunidade. A meta do tratamento é manter a qualidade de vida o maior tempo possível, apesar da natureza progressiva da doença. O tratamento efetivo se baseia em:
   a. Diagnóstico da doença primária e dos transtornos psiquiátricos concomitantes.
   b. Avaliação do comprometimento auditivo e visual.
   c. Mensuração do grau, da natureza e da progressão dos déficits cognitivos.
   d. Avaliação das capacidades funcional e de autocuidado.
   e. Avaliação do sistema familiar e social.
2. Estratégias ambientais para ajudar a manter a segurança e as capacidades funcionais do paciente o maior tempo possível.
3. A terapia farmacológica utilizada para o indivíduo com doença de Alzheimer é direcionada ao uso de medicamentos anticolinesterásicos, de modo a retardar a progressão do transtorno ao aumentar a quantidade relativa de acetilcolina. Os medicamentos disponíveis incluem donepezila, galantamina e rivastigmina. A memantina, um antagonista do receptor de NMDA, pode ser fornecida na tentativa de melhorar a cognição (Tabela 57.6). Outros fármacos podem ser utilizados para o controle do comportamento e a redução dos sintomas.
   a. Controle da agitação – medicamentos neurolépticos.
   b. Psicose – medicamentos neurolépticos.
   c. Depressão – selecionar antidepressivos, como citalopram, duloxetina, escitalopram, fluoxetina, fluvoxamina, paroxetina e mirtazapina; TEC.
4. O tratamento da hipertensão na demência vascular é importante para reduzir a gravidade dos sintomas.
5. A educação da família é uma estratégia de tratamento, visto que as estatísticas indicam que os cuidadores familiares fornecem cuidados a pacientes com doença de Alzheimer em sete de cada dez casos. A família e a equipe de tratamento colaboram no fornecimento dos cuidados.

Complicações

1. Sem um diagnóstico preciso e tratamento, a demência que resulta de outros estados patológicos pode levar a déficits cognitivos permanentes.
2. Quedas com graves lesões ortopédicas ou cerebrais.
3. Lesões autoinfligidas.
4. Agressão ou violência contra si mesmo, contra outras pessoas ou contra a propriedade.
5. Eventos de perambulação, durante os quais o indivíduo pode se perder e sofrer potencialmente exposição, hipotermia, lesão e até morte.
6. A ocorrência de depressão grave é observada em cuidadores que recebem suporte inadequado.
7. O estresse e a sobrecarga dos cuidadores podem resultar em negligência ou maus-tratos do paciente.

Avaliação de enfermagem

Ver Tabela 57.7.

Tabela 57.6 Dosagem e reações adversas dos medicamentos utilizados no tratamento da demência.

Medicamento: Classe/nome genérico	Faixa posológica terapêutica para adultos (mg/dia)	Reações adversas
Inibidores da colinesterase		
Donepezila	10 a 23 mg	Náuseas, diarreia, anorexia e fadiga
Galantamina	8 a 24 mg	Náuseas, diarreia, tontura e fadiga
Rivastigmina	6 a 12 mg	Náuseas, vômitos, anorexia e tontura
Antagonista dos receptores NMDA		
Memantina	10 a 20 mg	Fadiga, tontura e cefaleia

Tabela 57.7 Avaliação de enfermagem para *delirium*, demência e transtorno amnéstico.

	Delirium	Demência	Transtorno amnéstico
Início	Agudo	Lento e insidioso	Súbito
Evolução	Habitualmente breve	Progride durante anos	Transitória ou crônica
Humor	Receio, ansiedade e irritabilidade	Humor lábil e traços da personalidade acentuados	Apatia, agitação, calma emocional e gama superficial de expressão afetiva
Percepção	Alucinações auditivas, visuais e táteis, além de ilusões	As alucinações não são uma característica proeminente	Ausência de experiências de alucinação
Memória	Comprometimento da memória a curto prazo	Déficit da memória a curto prazo, seguido de déficit da memória a longo prazo	Comprometimento da capacidade de aprender nova informação e incapacidade de lembrar informações previamente aprendidas ou eventos passados
Comunicação	Fala arrastada e confabulação	Normal – estágio inicial: afasia progressiva e confabulação	Confabulação

1. Avalie o início e as características dos sintomas, determinando o tipo e o estágio do transtorno.
2. Estabeleça o estado cognitivo utilizando instrumentos padronizados de mensuração.
3. Determine as capacidades de autocuidado do paciente.
4. Avalie ameaças à segurança física (p. ex., perambulação e teste inadequado da realidade).
5. Avalie o afeto e a resposta emocional.
6. Avalie a capacidade e o nível de apoio disponível aos cuidadores.

Diagnósticos de enfermagem

- Comunicação verbal prejudicada relacionada com o comprometimento cerebral, conforme demonstrado pela alteração da memória, pelo julgamento e pela dificuldade em encontrar as palavras
- Déficit no autocuidado para banho ou para se vestir relacionado com o comprometimento cognitivo, conforme evidenciado pela desatenção e pela incapacidade de completar as AVD
- Risco de lesão relacionado com o comprometimento cognitivo e o comportamento de perambulação
- Interação social prejudicada relacionada com o comprometimento cognitivo
- Risco de violência direcionada a si mesmo ou a outros relacionado com a suspeita e a incapacidade de reconhecer pessoas ou lugares.

Intervenções de enfermagem

Melhora da comunicação

1. Fale lentamente e utilize palavras e frases curtas e simples.
2. Identifique-se consistentemente e dirija-se à pessoa pelo nome a cada encontro.
3. Focalize uma parte da informação de cada vez. Revise o que foi discutido com o paciente.
4. Se o paciente tiver distúrbios da visão ou auditivos, solicite que use óculos ou um aparelho para audição, conforme prescrição.
5. Mantenha o ambiente bem iluminado.
6. Utilize relógios, calendários, decorações indicadoras da estação e efeitos pessoais familiares à vista do paciente.
7. Se o paciente se tornar verbalmente agressivo, identifique e reconheça os sentimentos.
8. Se se tornar agressivo, desvie o tema para um assunto mais seguro e familiar.
9. Se apresentar delírios, reconheça os sentimentos e reforce a realidade. Não tente contestar o conteúdo do delírio.

Promoção da independência no autocuidado

1. Avalie e monitore a capacidade do paciente de realizar as AVD.
2. Incentive o máximo possível a tomada de decisão em relação às AVD.
3. Coloque etiquetas nas roupas com o nome, o endereço e o número do telefone do paciente.
4. Utilize roupas com elástico e velcro para fechar, em lugar de botões ou zíper, visto que o paciente pode ter muita dificuldade na sua manipulação.
5. Monitore a ingesta de alimentos e líquidos.
6. Pese o paciente semanalmente.
7. Forneça alimentos que o paciente possa comer enquanto se movimenta.
8. Sente com o paciente durante as refeições e ajude-o por meio de sinais.
9. Inicie um programa intestinal e vesical no início do processo patológico, de modo a manter a continência e evitar a constipação intestinal ou a retenção de urina.

Garantia da segurança

1. Discuta as restrições quanto a dirigir veículos motorizados, quando recomendado.
2. Avalie a segurança na residência do paciente. É necessário remover tapetes, identificar os quartos e manter a casa bem iluminada.
3. Avalie a comunidade quanto à segurança.
4. Alerte os vizinhos sobre o comportamento de perambulação do paciente.
5. Alerte a polícia e forneça fotos atuais.
6. Forneça ao paciente uma pulseira de identificação médica tipo MedicAlert.
7. Instale travas de segurança complexas nas portas principais da casa para fora ou para o porão.
8. Instale barras de segurança no banheiro.
9. Observe cuidadosamente o paciente enquanto estiver fumando.
10. Incentive a atividade física durante o dia.
11. Forneça ao paciente um cartão com instruções simples (endereço e número de telefone) para o caso de ele se perder.
12. Deixe luzes acesas à noite.
13. Instale alarmes e sensores nas portas.

Melhora da socialização

1. Forneça revistas com figuras à medida que a capacidade de leitura e linguagem for diminuindo.
2. Incentive a participação em atividades familiares simples e em grupos, como cantar, falar sobre lembranças, montar quebra-cabeças e pintar.
3. Incentive a participação do paciente em atividades simples que promovam o exercício dos grandes grupos musculares.

Prevenção da violência e da agressão

1. Responda calmamente e não eleve a voz.
2. Remova objetos que poderiam ser usados para causar lesão a si mesmo ou a outros.
3. Identifique os estressores que aumentam a agitação.
4. Providencie uma forma de distrair o paciente quando surgir alguma situação perturbadora.

Considerações sobre atendimento domiciliar e na comunidade

1. É importante utilizar uma abordagem com equipe multiprofissional, junto com a colaboração entre profissionais de enfermagem, médicos, psiquiatras, nutricionistas, assistentes sociais, farmacêuticos e especialistas em reabilitação.
2. Os enfermeiros envolvidos nos cuidados na comunidade precisam utilizar uma conduta de achado de casos e proporcionar apoio a longo prazo aos membros da família envolvidos nos cuidados do paciente.
3. Instituições de cuidados diurnos e temporários para adultos podem ser utilizadas para obter o nível de cuidado necessário ao paciente e permitir à família que continue mantendo um funcionamento normal.

Educação da família e manutenção da saúde

1. Explique à família sobre o processo do transtorno, seja *delirium*, seja demência ou transtorno amnéstico.
2. Oriente a família sobre as medidas de segurança, os suportes ambientais e as intervenções efetivas para os sintomas comuns, de modo a fornecer cuidados na residência.
3. Oriente e encaminhe os membros da família a grupos comunitários (centros de cuidados diários para adultos, centros de avaliação para terceira idade, assistência domiciliar, cuidados temporários e grupos de apoio à família).
4. Para outras informações e apoio, encaminhe a Alzheimer's Association (*www.alz.org*), National Institutes of Health, National Institute on Aging ou Alzheimer's Disease Education and Referral Center (*https://www.nia.nih.gov/health/alzheimers*).

Para informações sobre cuidadores e aconselhamento com encaminhamento a grupos comunitários locais, consulte Today's Caregiver (*https://caregiver.com*) ou AlzOnline Caregiver Support Online (*http://alzonline.phhp.ufl.edu*).[6]

Reavaliação: resultados esperados

- Mostra redução da ansiedade e maior sentimento de segurança no ambiente de apoio
- Mantém grau máximo de orientação e autocuidado dentro do nível de capacidade
- Manutenção das precauções de segurança e vigilância rigorosa; ausência de lesão
- Frequenta atividades em grupo, canta e pratica exercícios em grupo
- Menor ocorrência de comportamentos explosivos.

ADICÇÃO E TRANSTORNOS RELACIONADOS A SUBSTÂNCIAS

Uso de substâncias

O uso de álcool e de outras substâncias psicoativas se tornou um problema endêmico em todos os níveis da sociedade. Em termos de uso, uma substância pode ser definida como medicamento prescrito, droga ilícita ou utilizada de maneira diferente de sua finalidade original produzir efeitos sobre o humor ou alterar a mente (p. ex., inalantes, colas ou esteroides). O uso continuado de substância psicoativa pode surgir de maneira não intencional, com o uso inicial para seu propósito aprovado. Com frequência, o indivíduo depara não apenas com as ramificações psicológicas de um transtorno relacionado a substâncias, mas também com consequências fisiológicas em decorrência do uso delas.

Os critérios atuais para o diagnóstico de transtorno por uso de substâncias psicoativas reconhecem os elementos de abuso e dependência. Os critérios refletem a dinâmica da incapacidade de controlar o uso de uma substância, seu uso em situações que podem comportar risco para o indivíduo e a concentração de atividades diárias que giram em torno do uso de uma substância ou de sua obtenção. Esses critérios refletem um padrão leva ao desenvolvimento de um ou mais problemas relacionados com a vida.

Classificação

Baseado em evidências
American Psychiatric Association. (2013). *Diagnostic and statistical manual of mental disorders* (5th ed.). Washington, DC: Author.

Um transtorno por uso de substância psicoativa inclui elementos de abuso e possível dependência dentro do critério. A característica essencial que define um transtorno é quando ocorre prejuízo da capacidade do indivíduo de desempenhar seus papéis sociais em casa, na escola ou no ambiente de trabalho. Pode ocorrer uso de substâncias dentro de qualquer uma de 10 categorias: cafeína, tabaco, opioides, álcool, alucinógenos, sedativos, estimulantes, ansiolíticos, inalantes e hipnóticos.

Além disso, a gravidade do uso pode ser classificada em leve, moderada ou grave, com base no número de sintomas presentes:

- Uso de substâncias (especifique)
- Transtornos induzidos por substâncias (especifique)
- Intoxicação por substância (especifique).

Diversos transtornos podem ser induzidos pelo uso de determinada substância. Nesses casos, os sintomas não podem ser explicados por outra condição ou distúrbio e estão relacionados com o uso da substância. Esses transtornos induzidos por substâncias incluem os seguintes:

- Intoxicação induzida por substância
- Abstinência induzida por substância
- Transtornos mentais induzidos por substância ou medicamento.

O diagnóstico duplo é definido pela presença de um diagnóstico relacionado à substância junto com outro transtorno psiquiátrico.

Fisiopatologia e etiologia

À semelhança do desenvolvimento de outras condições e transtornos psiquiátricos, o desenvolvimento de transtornos relacionados a substâncias reflete uma complexa interação de fatores biológicos, genéticos, sociológicos e psicológicos. Foram desenvolvidas várias abordagens teóricas para descrever o processo de abuso e dependência.

Fatores bioquímicos

1. A dopamina é um dos principais neurotransmissores no SNC, e sabe-se que ela está envolvida na integração dos estímulos ambientais com respostas fisiológicas. A maconha, a cocaína e o álcool aumentam o nível de dopamina, produzindo uma forte associação entre efeitos fisiológicos e comportamento.
2. A dopamina também está envolvida nas vias do SNC que medeiam as sensações de prazer. Os opioides aumentam indiretamente a atividade da dopamina pela modulação do sistema mesolímbico, levando ao reforço do uso de substâncias.
3. Os neurônios do sistema mesolímbico podem se tornar sensibilizados à presença de anfetamina e de cocaína. Essa sensibilização é o processo inverso da tolerância, com desenvolvimento de uma resposta neuronal intensificada com exposição repetida. Essas respostas parecem estar associadas ao desenvolvimento de dependência de substâncias.

Fatores genéticos

1. O alcoolismo está fortemente associado a uma história familiar. Nesses indivíduos, uma predisposição genética (alelo do transtorno de déficit de atenção/hiperatividade [TDAH]) ao alcoolismo se combina com um ambiente de aprendizagem, em que o paciente desenvolve certas crenças sobre o uso de uma substância e seus efeitos. A predisposição genética, na ausência de alcoolismo dos pais, não resulta em risco significativamente maior de alcoolismo do que aquele de indivíduos sem essa predisposição. Esses achados fornecem respaldo para os modelos que focalizam a interação genética e ambiental na etiologia do uso de substâncias.
2. A variação genética na regulação gênica, resultando em menores níveis de serotonina no SNC, pode estar associada ao desenvolvimento de alcoolismo.

Fatores psicossociais

1. O indivíduo aprende a usar substâncias psicoativas em certas situações com determinadas expectativas sobre os efeitos da substância (p. ex., relaxamento, desinibição). Quando o indivíduo experimenta os efeitos desejados, isso pode reforçar o desejo de usar a substância.
2. O uso pode começar com a tentativa de se adequar a um grupo maior de colegas, como meio de reforçar a autoestima.
3. As substâncias podem ser usadas para aliviar a ansiedade ou como meio de enfrentar outros eventos traumáticos (automedicação).

---

[6]N.R.T.: Pode-se orientar o paciente e a família a procurar instituições de apoio como a Associação de Parentes e Amigos de Pessoas com Alzheimer (*http://www.apaz.org.br*), a Associação Maior Apoio ao Doente de Alzheimer (*https://amada.org.br/*) ou a Associação Brasileira de Alzheimer (*https://abraz.org.br/2020/*). Faz-se importante a atualização constante sobre a temática, podendo recomendações para profissionais de saúde ser obtidas junto à Sociedade Brasileira de Geriatria e Gerontologia (*http://www.sbgg-sp.com.br/novas-recomendacoes-parao-paciente-com-alzheimer/*).

Fatores socioculturais

1. As sociedades em todo o mundo usam substâncias psicoativas por diversas razões. O indivíduo aprende o uso aprovado da substância dentro da estrutura familiar ou da sociedade e pode considerá-lo apropriado.
2. A sociedade à qual pertence o indivíduo pode considerar a dependência de certas substâncias psicoativas um problema de menor importância, fornecendo uma justificativa para o uso continuado.

Manifestações clínicas

Baseado em evidências
American Psychiatric Association. (2013). *Diagnostic and statistical manual of mental disorders* (5th ed.). Washington, DC: Author.

Considerações gerais

1. O transtorno por uso de substâncias se caracteriza por uma perda de controle.
2. Um padrão de uso de substâncias precisa ser mantido por um período de 12 meses e comprometer as AVD.
3. Independentemente de o padrão ser de uso constante ou compulsivo, as atividades relacionadas com o uso da substância precisam interferir no funcionamento diário, em termos de ausência no trabalho ou prejuízo nas atividades sociais para obter mais tempo na participação ou na recuperação do uso da substância.
4. Um fator diferencial entre abuso e dependência é que a dependência se caracteriza pelo desenvolvimento de tolerância, com aparecimento de sintomatologia de abstinência específica da substância na ausência de seu uso.

Alerta de transição de cuidado
As complicações do abuso de substâncias psicoativas, como lesões e doença hepática, podem ser tratadas no hospital, porém o abuso subjacente de substância pode não ser conhecido ou considerado pela equipe médica. Os enfermeiros devem monitorar o uso de substâncias ou sintomas de abstinência durante e após a hospitalização, de modo que não ocorra agravamento da condição médica e que os encaminhamentos apropriados possam ser realizados.

Abuso de substância psicoativa

O exame físico e os achados da história de saúde compatíveis com abuso de substância incluem pelo menos um dos seguintes aspectos:

1. Uso continuado da substância, apesar da incapacidade de cumprir as principais obrigações da vida.
2. Uso em situações que representam um perigo de dano a si mesmo ou a outros (p. ex., dirigir veículo enquanto o indivíduo está intoxicado).
3. Uso continuado da substância, apesar de problemas legais associados ao uso (p. ex., continuar dirigindo veículo enquanto o indivíduo está intoxicado após suspensão da habilitação), ou uso continuado após o desenvolvimento de problemas nos relacionamentos sociais (p. ex., divórcio iminente).

Dependência de substância psicoativa

O exame físico e os achados da história de saúde incluem pelo menos três critérios diagnósticos:

1. Tolerância aos aspectos relacionados com a substância.
2. Abstinência na ausência da substância.
3. Tentativas malsucedidas de reduzir ou de interromper o uso da substância.
4. O indivíduo elimina ou evita as obrigações sociais ou as responsabilidades profissionais para gastar tempo em atividades relacionadas com a substância (p. ex., obtenção e uso da substância e recuperação).
5. Uso continuado, apesar do desenvolvimento de problemas significativos relacionados com a vida (p. ex., perda de emprego).

Avaliação diagnóstica

Foram desenvolvidos diversos instrumentos para avaliar transtornos relacionados a substâncias psicoativas em populações específicas (p. ex., adolescentes e gestantes). O instrumento utilizado deve ser específico para o paciente que está sendo avaliado.

1. Instrumentos de mensuração para uso ou dependência de álcool:
   a. CAGE.
   b. Teste de Triagem de Alcoolismo de Michigan (MAST).
   c. Teste de Identificação dos Transtornos por Uso de Álcool (AUDIT).
2. Instrumentos de mensuração para abuso e dependência de outras substâncias.
   a. CAGE-AID.
   b. Instrumento de Triagem de Abuso de Substâncias (DAST).
3. Exames laboratoriais de sangue, saliva, suor e cabelo para a presença de uma substância ou seu metabólito. O período de mensuração efetiva varia, com base no procedimento e na substância.
4. Os estados de intoxicação por substância ou de abstinência de substância podem ser identificados por sintomas fisiológicos e comportamentais associados ao uso de determinada substância.
5. Recomenda-se a realização de rastreamento e exames adicionais para a detecção de outras condições patológicas ou doenças (HIV, hepatite) que podem ter resultado do comportamento de risco, enquanto o indivíduo ainda se encontrava sob a influência de substâncias, ou que podem ser resultado dos efeitos fisiológicos da substância (como arritmia cardíaca, no caso do uso de cocaína).

Manejo

Para o tratamento da superdosagem de substâncias e do *delirium* relacionado ao álcool, ver Capítulo 35, p. 975-978.

1. O tratamento do uso de substâncias psicoativas inclui as modalidades de tratamento ambulatorial e com o paciente internado. As modalidades de internação incluem programas de desintoxicação e sessões de terapia destinadas a ajudar no reconhecimento de um transtorno relacionado a substâncias. As terapias ambulatoriais incluem grupos de apoio, sessões de terapia continuada e uso de agentes farmacológicos para ajudar na manutenção da sobriedade.
2. A desintoxicação inicial é normalmente efetuada por meio de hospitalização. Os protocolos de desintoxicação são peculiares a cada substância. A redução gradativa com benzodiazepínicos é utilizada durante a desintoxicação do álcool. O tratamento da abstinência de cocaína pode incluir a administração de medicamentos prescritos capazes de reduzir a fissura, como amantadina ou bromocriptina. O tratamento da abstinência de heroína geralmente envolve clonidina transdérmica, junto com administração oral, quando necessário.
3. Podem ser também utilizados medicamentos no tratamento do uso de álcool.
   a. O dissulfiram é utilizado como terapia de aversão, porque leva ao acúmulo de acetaldeído na corrente sanguínea, causando rubor, taquicardia, vômitos, náuseas e dor torácica, se o indivíduo consumir álcool.
   b. Uma terapia de não aversão, o acamprosato sódico, pode ser utilizada na tentativa de assegurar a abstinência do álcool. O medicamento interage com o sistema do neurotransmissor GABA para restaurar o equilíbrio entre excitação e inibição neuronais.

c. O topiramato, um anticonvulsivante, pode reduzir a fissura pelo álcool. Os ensaios clínicos realizados demonstraram que a ondansetrona pode ajudar na redução do consumo de álcool.
4. A terapia medicamentosa no tratamento da abstinência de opiáceos inclui várias classes.
   a. Um antagonista dos opioides, como a naloxona e a naltrexona, reverte os efeitos dos opioides. Podem ser também utilizadas formulações de naltrexona injetáveis de liberação prolongada.
   b. A desintoxicação ambulatorial, em geral, é direcionada à administração do agonista opioide, a metadona, ou de levo-alfa-acetilmetadol, uma formulação de ação mais prolongada para substituir a droga ilícita.
   c. Outro agonista opioide, a buprenorfina, está disponível para o tratamento ambulatorial da adicção de opioides. Utiliza-se uma forma injetável no tratamento da dor crônica. A buprenorfina também está disponível nas formulações sublingual, transdérmica, e com frequência é misturada com naloxona, de modo a evitar a euforia da injeção intravenosa de formulações orais.
5. Apoio psicossocial por meio dos 12 passos ou outros programas de tratamento, como Recuperação Racional.
6. Terapia psicoeducacional para entender os fatores desencadeantes do uso de substâncias e prevenção da recidiva.
7. Grupos de apoio e ensino à família.

Complicações

1. As complicações fisiológicas dos transtornos induzidos por substâncias psicoativas são específicas, de acordo com a substância envolvida. As complicações fisiológicas também podem resultar da exposição a outras substâncias (p. ex., pó de talco, estricnina), que são misturadas com a cocaína ou a heroína.
2. As complicações psicológicas incluem maior potencial de exposição a situações de risco e comportamento suicida.
3. Os indivíduos sob a influência de substâncias psicoativas têm mais tendência a sofrer acidentes automobilísticos ou outros.
4. As taxas de suicídio aumentam com o uso de substâncias psicoativas. Isso inclui superdosagem acidental relacionada com a substância.
5. As complicações ou as consequências fisiológicas associadas ao uso de álcool envolvem cada sistema de órgãos e incluem desenvolvimento de úlceras GI, doença hepática, desnutrição, anemia e desidratação.
6. As complicações associadas ao uso de cocaína ou de anfetaminas incluem arritmias cardíacas, crises convulsivas, desidratação e insuficiência renal aguda. A labilidade do humor e a psicose estão comumente associadas ao uso de anfetaminas e cocaína.
7. O uso de heroína pode resultar em complicações respiratórias e no desenvolvimento de doença infecciosa em consequência das agulhas compartilhadas. Podem ocorrer endocardite, abscessos cutâneos e outras sequelas infecciosas.
8. O uso de 3,4-metilenodioximetanfetamina (*ecstasy*) pode ter complicações semelhantes àquelas associadas ao uso de anfetaminas. As pesquisas também demonstraram influências sobre a memória de curto e longo prazos por meio dos efeitos neurotóxicos nas vias serotoninérgicas, com possíveis consequências adicionais para as vias dopaminérgicas no SNC.

Avaliação de enfermagem

1. Avalie a estabilidade fisiológica:
   a. Elevação ou diminuição da pressão arterial.
   b. Anormalidades cardíacas.
   c. Confusão mental, déficits de memória, ataxia, nistagmo (encefalopatia de Wernicke, uma deficiência de tiamina).
   d. Déficits de memória prolongados (transtorno amnéstico de Korsakoff).
   e. Congestão pulmonar ou diminuição da ausculta pulmonar.
   f. Febre.
   g. Labilidade do humor.
2. Avalie as evidências de complicações clínicas:
   a. Doença hepática.
   b. Doença renal.
   c. Anemia.
   d. Infecção sexualmente transmissível.
   e. Ansiedade e depressão.
3. Identifique comportamentos de exposição a riscos:
   a. Participação em atividades criminosas.
   b. Atividades e comportamentos sexuais, incluindo uso de dispositivos de proteção.
   c. Violações com veículos motores.
   d. Participação em esportes ou atividades perigosos.
4. Reúna informações sobre o uso de substâncias psicoativas:
   a. Substâncias usadas e suas quantidades.
   b. Método de uso (p. ex., injeção e inalação).
   c. Tentativas prévias de reduzir ou de interromper o uso.
   d. História pregressa de sintomas de abstinência.
   e. Período de sobriedade prévio mais longo.
   f. Participação em programas de tratamento anteriores.
   g. História familiar de abuso de substâncias psicoativas.
   h. Eventos precipitantes para o uso de substâncias psicoativas.
5. Examine os mecanismos de capacidade e comportamentos de enfrentamento:
   a. Nega um problema relacionado a substâncias.
   b. Não reconhece problemas de saúde física ou emocional.
   c. Culpa outras pessoas pelos problemas.
   d. Utiliza a substância em situações que provocam estresse.
   e. Justifica o uso da substância.
   f. História psiquiátrica pregressa.
6. Monitore os sintomas de abstinência.
   a. Agitação, labilidade do humor, paranoia ou mania (cocaína e anfetaminas).
   b. Desidratação, deficiência nutricional, alucinações, crises convulsivas e distúrbios GI (álcool e outras substâncias).
   c. Náuseas, vômitos, sintomas semelhantes aos da gripe, diarreia e dor muscular (opioides).

Diagnósticos de enfermagem

A lista a seguir é uma relação parcial de diagnósticos de enfermagem que podem ser apropriados quando se trabalha com um indivíduo com transtorno relacionado a substâncias psicoativas:

- Negação ineficaz relacionada com o uso de substância
- Enfrentamento familiar comprometido relacionado com os papéis desempenhados e as relações
- Risco de lesão relacionado com os efeitos da substância
- Disposição para enfrentamento familiar melhorado relacionada com os estressores da vida.

Outros diagnósticos de enfermagem podem ser estabelecidos, dependendo da substância específica envolvida, e incluem os seguintes:

- Risco de violência autodirecionada ou direcionada a outros
- Impotência
- Déficit de autocuidado
- Nutrição desequilibrada, menor do que as necessidades corporais.

Intervenções de enfermagem

Facilitação do reconhecimento do transtorno relacionado a substâncias psicoativas

1. Aborde o paciente de maneira direta, sem julgá-lo.
2. Avalie o nível de conhecimento do paciente sobre a substância.

3. Peça ao paciente que identifique situações que precedem o uso da substância.
4. Discuta as consequências do uso da substância.
5. Reforce o desejo de mudar.

Incentivo à participação da família e de outras pessoas significativas

1. Forneça apoio à família e a outras pessoas significativas enquanto reconhece o transtorno do paciente relacionado ao uso da substância.
2. Incentive a família a participar de reuniões de grupos de apoio e educacionais.
3. Peça aos membros da família que identifiquem os efeitos do uso da substância sobre o funcionamento da família.
4. Discuta as relações dos papéis com a família que podem estar relacionadas com o comportamento de busca da substância.

Garantia da segurança

1. Monitore o paciente à procura de sintomas de abstinência da substância.
2. Forneça as medicações prescritas, quando indicado, para o tratamento da sintomatologia da abstinência.
3. Explique ao paciente sobre a relação entre os sintomas e o uso da substância.
4. Monitore a hidratação e o estado nutricional.
5. Reduza o nível de estimulação, quando apropriado.
6. Avalie se há agitação ou labilidade do humor.

Melhora das estratégias de enfrentamento

1. Ajude a identificar os fatores que deflagram o uso da substância.
2. Solicite ao paciente que faça uma lista das forças pessoais.
3. Ajude-o a desenvolver uma compreensão da dependência como doença.
4. Ajude-o a desenvolver estratégias alternativas de enfrentamento por meio de participação em atividades de representação de papéis (*role-playing*) e grupos.
5. Identifique métodos alternativos para o paciente participar de situações sociais sem recorrer ao uso de substâncias.
6. Reforce a necessidade de frequentar continuamente reuniões de grupos de apoio.

Considerações sobre atendimento domiciliar e na comunidade

1. Ajude a encontrar recursos para programas com o paciente internado ou ambulatoriais. Encaminhe e forneça informações sobre programas comunitários e atividades que possam ajudar na manutenção da sobriedade. O indivíduo pode se beneficiar de um programa de tratamento residencial ou de residência em tempo parcial que forneça serviços de apoio e programas continuados de tratamento em um contexto comunitário.
2. Explique e incentive a adesão do paciente ao esquema de terapia medicamentosa. Forneça informações sobre a terapia medicamentosa, quando apropriado, incluindo os efeitos adversos conhecidos e meios de obter os medicamentos prescritos, quando necessário (p. ex., metadona).

Educação da família e manutenção da saúde

1. Oriente o paciente e a família sobre os efeitos fisiológicos e psicológicos adversos do uso de substâncias psicoativas.
2. Discuta práticas de manutenção da saúde para minimizar os efeitos potenciais do uso de substâncias (p. ex., uso de vitaminas, dieta apropriada).
3. Explique o potencial de danos em consequência de comportamentos de exposição a riscos.
4. Reforce a necessidade de grupos de reabilitação e atividades.
5. Para informações gerais e apoio, consulte órgãos como National Institute on Drug Abuse, National Institutes of Health (*www.drugabuse.gov*) ou National Institute on Alcohol Abuse and Alcoholism, National Institutes of Health (*www.niaaa.nih.gov*). Podem também ser obtidas informações gerais em Substance Abuse & Mental Health Services Administration (*https://www.samhsa.gov*) ou Alcoólicos Anônimos (*www.aa.org*).[7]

Reavaliação: resultados esperados

- Reconhece a presença de um transtorno relacionado a substâncias
- Identifica os efeitos negativos do uso ou do abuso de substâncias psicoativas sobre a família, o trabalho e outros relacionamentos
- Descreve os efeitos negativos do uso ou do abuso da substância sobre a saúde física e emocional
- Continua frequentando programas de tratamento e evita o uso da substância.

PROBLEMAS COM CRIANÇAS E ADOLESCENTES

As crianças e os adolescentes são capazes de desenvolver os mesmos transtornos psiquiátricos observados nas populações adultas, como depressão maior, transtorno bipolar e transtornos relacionados a substâncias psicoativas. Além disso, as crianças e os adolescentes deparam com diversos problemas de saúde mental do desenvolvimento e específicos da idade. Uma criança que se defronta com uma situação traumática pode se envolver em um padrão de comportamento destrutivo ou desviante. Trabalhar com uma criança desse tipo pode ser frustrante tanto para o profissional de saúde quanto para os pais. O propósito desta seção é fornecer uma visão geral breve de um grupo selecionado de problemas de saúde mental específico da população pediátrica. Para mais informações, recomenda-se que o leitor procure textos e materiais dedicados à saúde mental pediátrica e ao desenvolvimento da criança.

Baseado em evidências
American Psychiatric Association. (2013). *Diagnostic and statistical manual of mental disorders* (5th ed.). Washington, DC: Author.

Os transtornos psiquiátricos específicos de populações pediátricas, conforme definição do *DSM-5*, incluem os seguintes:

1. Transtorno de déficit de atenção e transtorno do espectro autista (ver Capítulo 56, *Transtornos de Desenvolvimento*).
2. Transtornos do comportamento:
   a. Transtorno da conduta.
   b. Transtorno de oposição desafiante.
3. Transtornos da eliminação:
   a. Encoprese – incontinência de fezes não causada por processo orgânico.
   b. Enurese – micção involuntária durante o sono, que pode ser fisiológica no início da infância.

Outros transtornos psiquiátricos já discutidos neste capítulo podem aparecer na infância e na adolescência e persistir até a vida adulta. As disfunções alimentares, em geral, começam durante os anos da adolescência e continuam durante a vida adulta (ver Capítulo 20, *Problemas Nutricionais*).

[7]N.R.T.: No Brasil, procure a Associação Brasileira de Estudos do Álcool e outras Drogas (*http://abead.com.br/site/*) e a Associação Brasileira de Psiquiatria (*https://www.abp.org.br/*).

Transtornos de comportamento

O transtorno da conduta e o de oposição desafiante podem surgir em crianças de todas as idades. A diferença mais significativa entre os dois é que, no primeiro, a criança ou o adolescente viola as normas e as regras da sociedade. No segundo, exibe um comportamento disruptivo e negativo, sobretudo contra figuras de autoridade, sem violação das normas da sociedade.

Fisiopatologia e etiologia

O desenvolvimento de um transtorno psiquiátrico geralmente reflete uma complexa interação de vários fatores etiológicos.

1. Estudos realizados em gêmeos forneceram algumas evidências de que o transtorno da conduta pode ter uma predisposição genética.
2. Outros estudos genéticos indicaram que regiões localizadas nos cromossomos 2 e 19 podem estar associadas ao desenvolvimento do transtorno da conduta.
3. Esses fatores genéticos predisponentes mais provavelmente interagem com influências ambientais, como violência doméstica, negligência e outras variáveis situacionais, contribuindo para o desenvolvimento de transtornos do comportamento ou da atenção.

Manifestações clínicas

1. O transtorno da conduta é um padrão de comportamento persistente, durante o qual o indivíduo viola os direitos de outra pessoa ou as normas aceitas pela sociedade. Os critérios comportamentais incorporam quatro domínios possíveis, por meio dos quais três ou mais comportamentos precisam ser observados no decorrer de um período de 12 meses:
   a. Agressão contra pessoas ou animais (comportamentos ameaçadores, crueldade física, início de confrontações físicas ou uso de armas).
   b. Agressão contra a propriedade (incêndio intencional ou destruição de propriedades).
   c. Roubos ou fraude (invadir a propriedade alheia, furto de objetos).
   d. Violação de regras (antes dos 13 anos, permanecer até tarde da noite na rua, independentemente da orientação dos pais, fugir de casa e faltar à escola).
2. Se o indivíduo não violar normas da sociedade, porém se envolver em um padrão de comportamento hostil, desafiante e negativo contra figuras de autoridade ou adultos em geral, pode-se considerar o transtorno de oposição desafiante. Esse padrão de comportamento precisa persistir durante pelo menos 6 meses, durante os quais o indivíduo exibe pelo menos quatro dos seguintes comportamentos:
   a. Perde a calma com frequência.
   b. Argumenta muito com adultos.
   c. Recusa-se a obedecer a regras ou as desafia.
   d. Culpa os outros pelo seu comportamento ou por seus erros.
   e. Provoca intencionalmente outras pessoas.
   f. Parece ser facilmente aborrecido ou irritado por outras pessoas.
   g. Parece exasperado ou ressentido em relação a outras pessoas.
   h. Engaja-se em comportamento maldoso e vingativo.
3. Foi constatado que os transtornos de comportamento apresentam um grau significativo de comorbidade. Eles também podem coexistir com déficits de atenção, como o TDAH.

Avaliação diagnóstica

1. A avaliação de uma criança e adolescente deve, de modo ideal, incorporar as informações do paciente, dos pais, de outros membros da família e dos professores.
2. A avaliação também deve incluir um exame físico detalhado e avaliação nutricional.
3. Dependendo da idade do paciente, podem ser incorporadas atividades lúdicas na entrevista, de modo a facilitar a confiança e a expressão do paciente. As crianças mais novas podem ser mais capazes de revelar a dinâmica familiar e os próprios sentimentos por meio de brincadeira ou arte.

Manejo

1. Os cuidados de indivíduos com transtorno de comportamento podem envolver, inicialmente, um programa estruturado com o paciente internado, que incorpora muitas técnicas de modificação do comportamento, incluindo sistema de níveis, economia de fichas e monitoramento rigoroso.
2. Podem-se utilizar também programas de tratamento domiciliar ou de hospitalização parcial.
3. O tratamento de um transtorno de comportamento inclui terapia familiar, educação dos pais e do paciente e, se possível, interação com professores. O aconselhamento e a educação da família são aspectos essenciais de qualquer modalidade de tratamento.
4. Os medicamentos podem ser utilizados no programa de tratamento, com base na presença de comorbidades e na gravidade do comportamento.

Diagnósticos de enfermagem

Qualquer um dos seguintes diagnósticos pode ser individualizado para a criança ou o adolescente:

- Baixa autoestima crônica
- Enfrentamento familiar comprometido
- Paternidade ou maternidade prejudicada
- Risco de lesão
- Risco de suicídio
- Disposição para enfrentamento melhorado
- Disposição para processos familiares melhorados
- Disposição para autoconceito melhorado.

Intervenções de enfermagem

As intervenções devem ser selecionadas para incentivar a expressão verbal dos sentimentos e fornecer alternativas para o comportamento destrutivo. Devem-se incluir também intervenções para abordar a educação dos pais. As intervenções a considerar incluem:

1. Ajude o paciente a identificar os eventos que desencadeiam respostas comportamentais inapropriadas.
2. Ajude-o a desenvolver habilidades de comunicação.
3. Explique comportamentos alternativos e métodos de expressão.
4. Forneça limites consistentes e consequências para comportamentos inapropriados.
5. Forneça um *feedback* positivo para comportamentos apropriados.
6. Monitore o comportamento quanto à violência direcionada a si mesmo ou a outros.
7. Utilize a representação de papéis (dramatização) para praticar respostas comportamentais alternativas.
8. Ensine aos pais ou aos cuidadores principais as habilidades de parentalidade.
9. Ensine aos pais a estabelecer limites apropriados e enfatize a necessidade de explicar claramente as expectativas.

Reavaliação: resultados esperados

- Redução na frequência e na intensidade de explosões enquanto interage com outras pessoas
- Utiliza estratégias alternativas de enfrentamento em situações nas quais antes estaria com raiva e engajado em comportamento destrutivo
- Frequenta a escola de maneira consistente
- Não causa lesão a si mesmo nem a outros.

BIBLIOGRAFIA

American Psychiatric Association. (2013). *Desk reference to the diagnostic criteria from DSM-5*. Washington, DC: American Psychiatric Publishing.

American Psychiatric Association & DSM-5 Task Force. (2013). *Diagnostic and statistical manual of mental disorders: DSM-5* (5th ed.). Washington, DC: American Psychiatric Association.

Baldwin, D. S. Anderson, I. M., Nutt, D. J., et al., (2014). Evidence-based pharmacological treatment of anxiety disorders, post-traumatic stress disorder and obsessive-compulsive disorder: A revision of the 2005 guidelines from the British Association for Psychopharmacology. *Journal of Psychopharmacology, 28*(5), 403–439.

Bass, C., & Halligan, P. (2016). Factitious disorders and malingering in relation to functional neurologic disorders. *Handbook of Clinical Neurology, 139*, 509–520.

Birur, B., Math, S. B., & Fargason, R. E. (2017). A review of psychopharmacological interventions post-disaster to prevent psychiatric sequelae. *Psychopharmacology Bulletin, 47*(1), 8–26.

Blumberger, D. M., Hsu, J. H., & Daskalakis, Z. J. (2015). A review of brain stimulation treatments for late-life depression. *Current Treatment Options in Psychiatry, 2*(4), 413–421.

Borisovskaya, A., Bryson, W. C., Buchholz, J., et al. (2016). Electroconvulsive therapy for depression in Parkinson's disease: systematic review of evidence and recommendations. *Neurodegenerative Disease Management, 6*(2), 161–176.

Brown, R. J. (2016). Dissociation and functional neurologic disorders. *Handbook of Clinical Neurology, 139*, 85–94.

Cessak, G., Rokita, K., Dabrowska, M., et al. (2016). Therapeutic equivalence of antipsychotics and antidepressants—A systematic review. *Pharmacological Reports, 68*(2), 217–223.

Deeley, Q. (2016). Hypnosis as therapy for functional neurologic disorders. *Handbook of Clinical Neurology, 139*, 585–595.

Edgcomb, J. B., Tseng, C. H., & Kerner, B. (2016). Medically unexplained somatic symptoms and bipolar spectrum disorders: A systematic review and meta-analysis. *Journal of Affective Disorders, 204*, 205–213.

Fiest, K. M., Walker, J. R., Bernstein, C. N., et al. (2016). Systematic review and meta-analysis of interventions for depression and anxiety in persons with multiple sclerosis. *Multiple Sclerosis and Related Disorders, 5*, 12–26.

Goldstein, L. H., & Mellers, J. D. (2016). Psychologic treatment of functional neurologic disorders. *Handbook of Clinical Neurology, 139*, 571–583.

Hilt, R. J., Nussbaum, A. M., & American Psychiatric Association. (2016). *DSM-5 pocket guide for child and adolescent mental health*. Arlington, VA: American Psychiatric Association Publishing.

Huguet, A., Rao, S., McGrath, P. J., et al. (2016). A systematic review of cognitive behavioral therapy and behavioral activation apps for depression. *PLOS One, 11*(5), e0154248.

Jones, A. M., West, K. B., & Suveg, C. (2017). Anxiety in the school setting: A framework for evidence-based practice. *School Mental Health*. 2017, 1–11. Available: *doi.org/10.1007/s12310-017-9235-2*.

Keil, M. F., Briassoulis, G., Stratakis, C. A., & Wu, T. J. (2016). Protein kinase A and anxiety-related behaviors: A mini-review. *Frontiers in Endocrinology (Lausanne), 7*, 83.

Kerr, I. B., Finlayson-Short, L., McCutcheon, L. K., et al. (2015). The 'self' and borderline personality disorder: Conceptual and clinical considerations. *Psychopathology, 48*(5), 339–348.

Krause-Utz, A., Frost, R., Winter, D., & Elzinga, B. M. (2017). Dissociation and alterations in brain function and structure: Implications for borderline personality disorder. *Current Psychiatry Reports, 19*(1), 6.

Lam, R. W., Kennedy, S. H., Parikh, S. V., et al. (2016). Canadian Network for Mood and Anxiety Treatments (CANMAT) 2016 clinical guidelines for the management of adults with major depressive disorder: Introduction and methods. *Canadian Journal of Psychiatry, 61*(9), 510–523.

Lehn, A., Gelauff, J., Hoeritzauer, I., et al. (2016). Functional neurological disorders: mechanisms and treatment. *Journal of Neurology, 263*(3), 611–620.

Malas, N., Ortiz-Aguayo, R., Giles, L., & Ibeziako, P. (2017). Pediatric somatic symptom disorders. *Current Psychiatry Reports, 19*(2), 11.

Matte, D. L., Pizzichini, M. M., Hoepers, A. T., et al. (2016). Prevalence of depression in COPD: A systematic review and meta-analysis of controlled studies. *Respiratory Medicine, 117*, 154–161.

Morrell, C. J., Sutcliffe, P., Booth, A., et al. (2016). A systematic review, evidence synthesis and meta-analysis of quantitative and qualitative studies evaluating the clinical effectiveness, the cost-effectiveness, safety and acceptability of interventions to prevent postnatal depression. *Health Technology Assessment, 20*(37), 1–414.

Petry, N. M. (2016). *Behavioral addictions : DSM-5® and beyond*. Oxford; New York: Oxford University Press.

Remes, O., Brayne, C., van der Linde, R., & Lafortune, L. (2016). A systematic review of reviews on the prevalence of anxiety disorders in adult populations. *Brain and Behavior, 6*(7), e00497.

Schmeltzer, S. N., Herman, J. P., & Sah, R. (2016). Neuropeptide Y (NPY) and posttraumatic stress disorder (PTSD): A translational update. *Experimental Neurology, 284*, 196–210.

Smith, E. K., Gopalan, P., Glance, J. B., & Azzam, P. N. (2016). Postpartum depression screening: A review for psychiatrists. *Harvard Review of Psychiatry, 24*(3), 173–187.

Staniloiu, A., & Markowitsch, H. J. (2014). Dissociative amnesia. *Lancet Psychiatry, 1*(3), 226–241.

Tsui, P., Deptula, A., & Yuan, D. Y. (2017). Conversion disorder, functional neurological symptom disorder, and chronic pain: Comorbidity, assessment, and treatment. *Current Pain and Health Reports, 21*(6), 29.

van der Linde, R. M., Dening, T., Stephan, B. C., et al. (2016). Longitudinal course of behavioural and psychological symptoms of dementia: systematic review. *British Journal of Psychiatry, 209*(5), 366–377.

Vilagut, G., Forero, C. G., Barbaglia, G., & Alonso, J. (2016). Screening for depression in the general population with the center for epidemiologic studies depression (CES-D): A systematic review with meta-analysis. *PLoS One, 11*(5), e0155431.

Apêndices e Índice Alfabético

Apêndice A

Exames Diagnósticos e Interpretação

Boxe A.1 Abreviaturas selecionadas usadas nos apêndices.

Unidades convencionais

kg = quilograma
g = grama
mg = miligrama
μg = micrograma
μμg = micromicrograma
ng = nanograma
pg = picograma
dℓ = 100 mililitros
mℓ = mililitro
mm³ = milímetro cúbico
fℓ = fentolitro
mM = milimol
nM = nanomol
mOsm = miliosmol
mm = milímetro
μm = mícron ou micrômetro
mmHg = milímetros de mercúrio
U = unidade
mU = miliunidade
μU = microunidade
mEq = miliequivalente
UI = Unidade Internacional
mUI = miliunidade internacional

Unidades SI

g = grama
ℓ = litro
mol = mol
mmol = milimol
μmol = micromol
nmol = nanomol
pmol = picomol

Tabela A.1 Valores de referência – hematologia e coagulação.

Exame laboratorial	Valores de referência normais para adultos – Unidades convencionais	Valores de referência normais para adultos – Unidades SI	Importância clínica
Tempo de sangramento	3 a 10 min	3 a 10 min	• Prolongado na trombocitopenia, na função deficiente das plaquetas e no tratamento com ácido acetilsalicílico
Dímero D	< 250 mg/mℓ	< 0,25 mg/ℓ	• Aumentado na coagulação intravascular disseminada, na neoplasia maligna e na trombose arterial e venosa
Contagem de eritrócitos			
Homens	4.600.000 a 6.200.000/mm³	4,6 a 6,2 × 10^{12}/ℓ	• Aumentada em diarreia e desidratação graves, policitemia, intoxicação aguda e fibrose pulmonar • Diminuída em todas as anemias, na leucemia e após hemorragia, quando o volume sanguíneo já tiver sido restaurado
Mulheres	4.200.000 a 5.400.000/mm³	4,2 a 5,4 × 10^{12}/ℓ	
Índices eritrocitários			
Volume corpuscular médio (VCM)	84 a 96 μm³	84 a 96 fℓ	• Aumentado na anemia macrocítica; diminuído na anemia microcítica
Hemoglobina corpuscular média (HCM)	28 a 34 μμg/célula	28 a 34 pg	• Aumentada na anemia macrocítica; diminuída na anemia microcítica
Concentração de hemoglobina corpuscular média (CHCM)	32 a 36%	Fração de concentração: 0,32 a 0,36	• Diminuída na anemia hipocrômica grave

Tabela A.1 Valores de referência – hematologia e coagulação. *(Continuação)*

Exame laboratorial	Valores de referência normais para adultos – Unidades convencionais	Unidades SI	Importância clínica
Velocidade de hemossedimentação (VHS) – Método de Westergren			
Homens com menos de 50 anos de idade	< 15 mm/hora	< 15 mm/hora	• Aumentada na destruição tecidual, de causa inflamatória ou degenerativa; durante a menstruação e a gestação; e nas doenças febris agudas
Homens com mais de 50 anos de idade	< 20 mm/hora	< 20 mm/hora	
Mulheres com menos de 50 anos de idade	< 20 mm/hora	< 20 mm/hora	
Mulheres com mais de 50 anos de idade	< 30 mm/hora	< 30 mm/hora	
Hematócrito			
Homens	42 a 52%	Fração de volume: 0,42 a 0,52	• Diminuído na anemia grave, na anemia da gravidez e na perda de sangue maciça aguda • Aumentado na eritrocitose de qualquer etiologia e na desidratação ou hemoconcentração associada ao choque
Mulheres	37 a 47%	Fração de volume: 0,37 a 0,47	
Hemoglobina			
Homens	13 a 18 g/dℓ	2,02 a 2,79 mmol/ℓ	• Diminuída em várias anemias, na gravidez, na hemorragia grave ou prolongada e com ingestão excessiva de líquidos • Aumentada na policitemia, na doença pulmonar obstrutiva crônica, na falha de oxigenação em consequência de insuficiência cardíaca e, normalmente, em pessoas que vivem em grandes altitudes
Mulheres	12 a 16 g/dℓ	1,86 a 2,48 mmol/ℓ	
Contagem de leucócitos			
Total	5.000 a 10.000/mm³	5 a 10 × 10⁹/ℓ	• A contagem total está elevada em doenças infecciosas agudas, predominantemente a fração dos neutrófilos com doenças bacterianas e as frações de linfócitos e monócitos nas doenças virais • Elevada na leucemia aguda, após menstruação e após cirurgia ou traumatismo • Contagem elevada de eosinófilos na doença do colágeno, na alergia e na parasitose intestinal • Contagem diminuída na anemia aplásica, na agranulocitose e por agentes quimioterápicos tóxicos utilizados no tratamento de neoplasias malignas
Basófilos	0 a 0,5%	Fração do número: 0,6 a 0,7	
Eosinófilos	1 a 4%	Fração do número: 0,01 a 0,04	
Linfócitos	20 a 30%	Fração do número: 0,00 a 0,05	
Monócitos	2 a 6%	Fração do número: 0,2 a 0,3	
Neutrófilos	60 a 70%	Fração do número: 0,02 a 0,06	
Contagem de plaquetas	140.000 a 400.000/mm³	0,14 a 0,4 × 10¹²/ℓ	• Aumentada na neoplasia maligna, na doença mieloproliferativa, na artrite reumatoide e no período pós-operatório; cerca de 50% dos pacientes com aumento inesperado da contagem de plaquetas terão um diagnóstico de neoplasia maligna • Diminuída na púrpura trombocitopênica, na leucemia aguda e na anemia aplásica, bem como durante a quimioterapia do câncer
Reticulócitos	0,5 a 1,5% de eritrócitos	Fração do número: 0,005 a 0,015	• Aumentados na presença de qualquer condição capaz de estimular o aumento da atividade da medula óssea (infecção, hemorragia [aguda e cronicamente após tratamento com ferro na anemia ferropriva] e policitemia vera) • Diminuídos na presença de qualquer condição capaz de deprimir a atividade da medula óssea, na leucemia aguda e no estágio avançado das anemias graves

**Os valores laboratoriais podem variar de acordo com as técnicas utilizadas em diferentes laboratórios.*

Tabela A.2 Valores de referência – bioquímica do soro, do plasma e do sangue total.

Exame laboratorial	Valores de referência para adultos normais – Unidades convencionais	Valores de referência para adultos normais – Unidades SI	Importância clínica – Aumento	Importância clínica – Diminuição
Fosfatase alcalina Adultos	40 a 150 UI/ℓ	40 a 150 UI/ℓ	• Condições que refletem aumento da atividade osteoblástica do osso • Raquitismo • Hiperparatireoidismo • Doença hepática	• Desnutrição • Cretinismo • Anemia grave • Doença celíaca
Alanina aminotransferase (ALT)	5 a 40 UI/ℓ	5 a 40 UI/ℓ	• Doença hepática • Traumatismo muscular • IM	• Azotemia • Diálise crônica
Aspartato aminotransferase (AST)	5 a 40 UI/ℓ	5 a 40 UI/ℓ	• Iguais aos da ALT	–
Bilirrubina Total	0,1 a 1,2 mg/dℓ	2 a 20 μmol/ℓ	• Anemia hemolítica (indireta) • Obstrução e doença biliar • Lesão hepatocelular (hepatite) • Anemia perniciosa • Doença hemolítica do recém-nascido	–
Direta (conjugada)	0,1 a 0,2 mg/dℓ	0 a 4 μmol/ℓ		
Indireta (não conjugada)	0,1 a 1 mg/dℓ	1,7 a 71,1 μmol/ℓ		
Cálcio	8,6 a 10,3 mg/dℓ	2,15 a 2,57 mmol/ℓ	• Tumor ou hiperplasia das paratireoides • Hipervitaminose D • Mieloma múltiplo • Nefrite com uremia • Tumores malignos • Sarcoidose • Hipertireoidismo • Imobilização esquelética • Ingestão excessiva de cálcio: síndrome de leite-álcali	• Hipoparatireoidismo • Diarreia • Doença celíaca • Deficiência de vitamina D • Pancreatite aguda • Nefrose • Após paratireoidectomia
Dióxido de carbono, sangue venoso Adultos	22 a 30 mEq/ℓ	22 a 30 mmol/ℓ	• Acidose respiratória (retenção de CO_2) • Alcalose metabólica (vômitos)	• Alcalose respiratória (hiperventilação) • Acidose metabólica (cetoacidose diabética)
Lactentes	18 a 24 mEq/ℓ	18 a 24 mmol/ℓ		
Cloreto	98 a 106 mEq/ℓ	98 a 106 mmol/ℓ	• Nefrose • Nefrite • Obstrução urinária • Descompensação cardíaca • Anemia	• Diabetes melito • Diarreia • Vômitos • Pneumonia • Envenenamento por metais pesados • Síndrome de Cushing • Obstrução intestinal • Condições febris
Creatinina	0,7 a 1,4 mg/dℓ	62 a 124 μmol/ℓ	• Insuficiência renal, doença muscular • Doença renal crônica	• Doença hepática avançada
Glicose Em jejum	60 a 99 mg/dℓ	3,3 a 6,05 mmol/ℓ	• Diabetes melito • Doença de Cushing • *Nota:* 100 a 126 indica comprometimento da glicose em jejum; > 126 em jejum é diagnóstico de diabetes melito	• Hiperinsulinismo/insulinemia • Doença de Addison • Insulinoterapia
Pós-prandial (2 h)	65 a 140 mg/dℓ	3,58 a 7,7 mmol/ℓ		

Tabela A.2 Valores de referência – bioquímica do soro, do plasma e do sangue total. (*Continuação*)

Exame laboratorial	Valores de referência para adultos normais – Unidades convencionais	Valores de referência para adultos normais – Unidades SI	Importância clínica – Aumento	Importância clínica – Diminuição
Potássio (K)	3,5 a 5 mEq/ℓ	3,5 a 5 mmol/ℓ	• Insuficiência renal • Acidose • Lise celular • Degradação tecidual ou hemólise	• Perdas GI • Administração de diuréticos
Proteína, total	6 a 8 g/dℓ	60 a 80 g/ℓ	• Hemoconcentração • Choque • Mieloma múltiplo (fração globulínica) • Infecções crônicas (função da globulina) • Doença hepática (globulina)	• Desnutrição • Hemorragia • Perda de plasma por queimaduras • Proteinúria
Albumina	3,5 a 5 g/dℓ	35 a 50 g/ℓ		
Globulina	1,5 a 3 g/dℓ	15 a 30 g/ℓ		
Sódio	135 a 145 mEq/ℓ	135 a 145 mmol/ℓ	• Hemoconcentração • Diabetes insípido	• Terapia com diuréticos • Intoxicação hídrica
Ureia (sangue)	10 a 20 mg/dℓ	3,6 a 7,2 mmol/ℓ	• Glomerulonefrite aguda • Uropatia obstrutiva • Envenenamento por mercúrio • Síndrome nefrótica	• Insuficiência hepática grave • Gravidez

Apêndice B

Tabelas de Conversão

Tabela B.1 Símbolos e unidades métricas.

Quantidade	Unidade	Símbolo	Equivalência
Comprimento	Milímetro	mm	1.000 mm = 1 m
	Centímentro	cm	100 cm = 1 m
	Decímetro	dm	10 dm = 1 m
	Metro	m	1.000 m = 1 km
Volume	Centímetro cúbico	cc ou cm^3	1.000 cc =1 m^3 ou litro
	Milímetro	mℓ	1.000 mℓ = 1 ℓ
	Decímetro cúbico	dm^3	1.000 dm^3 = 1 m^3
	Litro (ou metro cúbico)	ℓ	1 ℓ = 1 m^3
Massa	Micrograma	µg	1.000 µg = 1 mg
	Miligrama	mg	1.000 mg = 1 g
	Grama	g	1.000 g = 1 kg
	Quilograma	kg	1.000 kg = 1 tonelada (t)

Para converter libras em quilogramas, divida por 2,2. Para converter quilogramas em libras, multiplique por 2,2.

Tabela B.2 Temperatura em graus Celsius e em Fahrenreit.

Graus Celsius (°C)	Graus Fahrenheit (°F)
36,0	96,8
36,5	97,7
37,0	98,6
37,5	99,5
38,0	100,4
38,5	101,3
39,0	102,2
39,5	103,1
40,0	104,0
40,5	104,9
41,0	105,8
41,5	106,7
42,0	107,6

Para converter °F em °C: subtraia 32 e, a seguir, divida por 1,8. Por exemplo: 97°F − 32 = 65; 65 dividido por 1,8 = 36°C. Para converter °C em °F: multiplique por 1,8 e, a seguir, adicione 32. Por exemplo: 37°C × 1,8 = 66,6; 66,6 + 32 = 98,6°F.

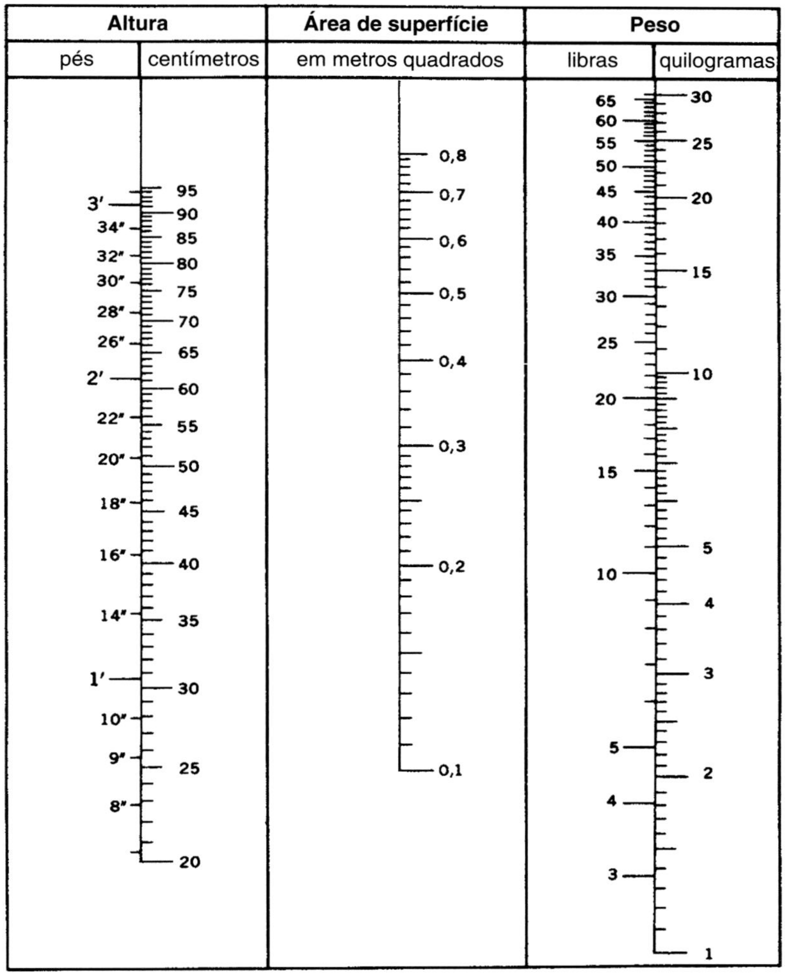

Figura B.1 Nomograma para estimar a área de superfície corporal em lactentes e crianças pequenas. Para determinar a área de superfície do paciente, trace uma linha reta entre o ponto que representa a altura do paciente na escala vertical à esquerda até o ponto que representa o peso do paciente na escala vertical à direita. O ponto no qual essa linha cruza a escala vertical do centro representa a área de superfície em metros quadrados. (Cortesia de Abbott Laboratories.)

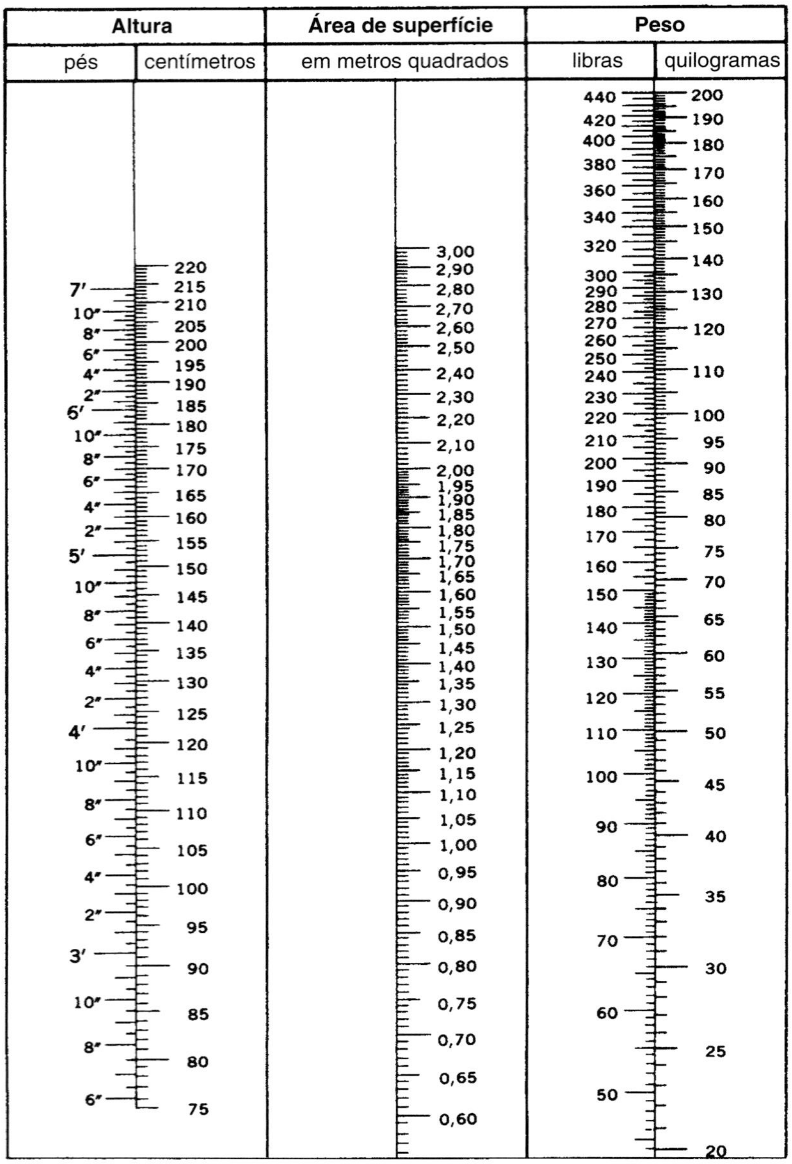

Figura B.2 Nomograma para estimar a área de superfície em crianças mais velhas e adultos. Para determinar a área de superfície do paciente, trace uma linha reta entre o ponto que representa a altura do paciente na escala vertical à esquerda até o ponto que representa o peso do paciente na escala vertical à direita. O ponto no qual essa linha cruza a escala vertical do centro representa a área de superfície em metros quadrados. (Cortesia de Abbott Laboratories.)

Apêndice C

Valores Laboratoriais em Pediatria

Tabela C.1 Bioquímica do sangue.

Exame laboratorial	Qualificação	Unidades convencionais	Unidades SI
Dióxido de carbono (CO_2), conteúdo de	Sangue do cordão	14 a 22 mmol/ℓ	14 a 22 mmol/ℓ
	Criança	20 a 24 mmol/ℓ	20 a 24 mmol/ℓ
	Adulto	24 a 30 mmol/ℓ	24 a 30 mmol/ℓ
Cloreto	–	99 a 111 mEq/ℓ	99 a 111 mEq/ℓ
Creatinina	**Idade (anos)**	**Limites superiores, mg/dℓ (μmol/ℓ)**	
		Homens	**Mulheres**
	1	0,6 (53)	0,5 (44)
	2 a 3	0,7 (62)	0,6 (53)
	4 a 7	0,8 (71)	0,7 (62)
	8 a 10	0,9 (80)	0,8 (71)
	11 a 12	1,0 (88)	0,9 (80)
	13 a 17	1,2 (106)	1,1 (97)
	18 a 20	1,3 (115)	1,1 (97)
	Adulto	1,2 (106)	1,4 (124)
Potássio	< 10 dias	4 a 6 mEq/ℓ	4 a 6 mmol/ℓ
	> 10 dias	3,5 a 5 mEq/ℓ	3,5 a 5 mmol/ℓ
Sódio	Prematuros	130 a 140 mEq/ℓ	130 a 140 mmol/ℓ
	Mais velhos	135 a 148 mEq/ℓ	135 a 148 mmol/ℓ
Ureia	–	7 a 22 mg/dℓ	2,5 a 7,9 mmol/ℓ

Tabela C.2 Valores normais – Hematologia.

Idade	Hemoglobina (G%)	Hematócrito (%)	Volume corpuscular médio (fℓ)	Concentração de hemoglobina corpuscular média (g/dl hemácias)
	Média (−22 DP)	Média (−22 DP)	Média (−22 DP)	Média (−22 DP)
26 a 30 semanas de gestação*	13,4 (11)	41,5 (34,9)	118,2 (106,7)	37,9 (30,6)
28 semanas de gestação	14,5	45	120	31
32 semanas de gestação	15	47	118	32
A termo (cordão)**	16,5 (13,5)	51 (42)	108 (96)	33 (30)
1 a 3 dias	18,5 (14,5)	56 (45)	108 (95)	33 (29)
2 semanas	16,6 (13,4)	53 (41)	105 (88)	31,4 (28,1)
1 mês	13,9 (10,7)	44 (33)	101 (91)	31,8 (28,1)
2 meses	11,2 (9,4)	35 (28)	95 (84)	31,8 (28,3)
6 meses	12,6 (11,1)	36 (31)	76 (68)	35 (32,7)
6 meses a 2 anos	12 (10,5)	36 (33)	78 (70)	33 (30)
2 a 6 anos	12,5 (11,5)	37 (34)	81 (75)	34 (31)
6 a 12 anos	13,5 (11,5)	40 (35)	86 (77)	34 (31)
12 a 18 anos				
Homens	14,5 (13)	43 (36)	88 (78)	34 (31)
Mulheres	14 (12)	41 (37)	90 (78)	34 (31)

*Os valores são de amostras fetais, **Abaixo de 1 mês de vida, a hemoglobina capilar excede a venosa: 1 h de vida, diferença de 3,6 g; 5 dias de vida, diferença de 2,2 g; 3 semanas de vida, diferença de 1,1 g, ***Média (limites de confiança de 95%),
Reproduzida com permissão de Kahl, L,, & Hughes, H, (Eds,), (2018), *The Harriet Lane handbook* (21st ed.), Philadelphia, PA: Elsevier/Mosby,

Tabela C.3 Exemplos de conversões de libras e onças para gramas.*

Libras	Onças 0	1	2	3	4	5	6	7	8
0	–	28	57	85	113	142	170	198	227
1	454	482	510	539	567	595	624	652	680
2	907	936	964	992	1.021	1.049	1.077	1.106	1.134
3	1.361	1.389	1.417	1.446	1.474	1.503	1.531	1.559	1.588
4	1.814	1.843	1.871	1.899	1.928	1.956	1.984	2.013	2.041
5	2.268	2.296	2.325	2.353	2.381	2.410	2.438	2.466	2.495
6	2.722	2.750	2.778	2.807	2.835	2.863	2.892	2.920	2.948

*1 onça = aproximadamente 30 g.

Reticulócitos (%)	Leucócitos/mm³ × 100	Plaquetas (10³/mm³)
	Média (−2 DP)	Média (±2 DP)
–	4,4 (2,7)	254
(5 a 10)	–	(180 a 327)
(3 a 10)	–	275
(3 a 7)	18,1 (9 a 30)***	290
(1,8 a 4,6)	18,9 (9,4 a 34)	290
–	11,5 (5 a 20)	192
(0,1 a 1,7)	10,8 (5 a 19,5)	252
–	–	–
(0,7 a 2,3)	11,9 (6 a 17,5)	–
–	10,6 (6 a 17)	(150 a 350)
(0,5 a 1,0)	8,5 (5 a 15,5)	(150 a 350)
(0,5 a 1,0)	8,1 (4,5 a 13,5)	(150 a 350)
(0,5 a 1,0)	7,8 (4,5 a 13,5)	(150 a 350)
(0,5 a 1,0)	7,8 (4,5 a 13,5)	(150 a 350)

9	10	11	12	13	14	15
255	283	312	340	369	397	425
709	737	765	794	822	850	879
1.162	1.191	1.219	1.247	1.276	1.304	1.332
1.616	1.644	1.673	1.701	1.729	1.758	1.786
2.070	2.098	2.126	2.155	2.183	2.211	2.240
2.532	2.551	2.580	2.608	2.637	2.665	2.693
2.977	3.005	3.033	3.062	3.090	3.118	3.147

Apêndice D

Dor

GUIA PARA O MANEJO DA DOR

Considerações gerais e avaliação

Tipos de dor

1. Dor somática – causada por envolvimento tumoral direto dos receptores sensitivos na pele e nos tecidos profundos.
   a. Geralmente descrita como surda, aguda, incômoda e latejante; habitualmente constante e localizada
   b. A dor somática mais comum é a dor óssea causada por metástase.
   c. Pode, em geral, ser controlada com anti-inflamatórios não esteroides (AINEs) ou opioides orais.
2. Dor neuropática.
   a. Resulta de lesão ou compressão nervosa.
   b. Inclui dor fantasma e neuralgia pós-herpética.
   c. Descrita como sensação de queimação, perfurante, elétrica e lancinante. (Pode ser constante ou esporádica.)
   d. Habitualmente associada a parestesia.
   e. O tratamento inclui, habitualmente, combinações de antidepressivos, anticonvulsivantes e opioides.
3. Dor visceral.
   a. Geralmente descrita como profunda, surda, incômoda, opressiva, em caráter de aperto ou compressão. Pode ser vaga ou mal definida, além de ser referida para locais cutâneos, dificultando a diferenciação de dor somática.
   b. Causada, em geral, por distensão anormal da musculatura lisa das paredes, isquemia da musculatura visceral e irritação das serosas.
   c. Pode ser tratada com opioides ou cirurgia para extirpar a causa.

Outras manifestações clínicas

1. Fadiga consequente a transtornos do sono – a maioria dos pacientes não dorme bem durante períodos prolongados.
2. Perda de apetite, perda ponderal.
3. Ansiedade e depressão.
4. Alteração do autoconceito e da qualidade de vida.

Avaliação da dor

1. Investigue se o paciente sente dor em todas as consultas. Avalie objetivamente a natureza da dor do paciente, inclusive localização, duração, características e impacto nas atividades diárias. A autoavaliação da dor é o guia mais fidedigno da causa da dor e da efetividade do tratamento da dor.
   a. Descubra quais intervenções para dor já foram utilizadas e sua efetividade.
   b. Determine se a intensidade da dor se correlaciona com o analgésico prescrito.
2. Avalie a anamnese e os achados no exame físico do paciente, bem como os resultados dos exames laboratoriais, para diferenciar dor esperada de dor consequente a uma condição nova, uma complicação ou agravamento de um processo subjacente.
3. Use uma escala de intensidade da dor que avalie de 0 (sem dor) a 10 (a pior dor possível) ou outra escala de dor. Pesquise cuidadosamente a medicação anterior e a atual, a resposta à mesma e os efeitos adversos.
   a. Pergunte ao paciente, "Em uma escala de 0 a 10, como você classificaria a dor que sente se 0 fosse sem dor e 10 a pior dor possível?"
4. Avalie se houve alívio com a medicação e a duração do alívio. (Use sempre a mesma escala de medida.) Reavalie com frequência a dor. A demanda por analgesia deve diminuir à medida que a condição melhora ou se outro tratamento for instituído, como fisioterapia ou radioterapia.

Manejo da dor

Baseado em evidências

Chou, R., Gordon, D. B., de Leon-Casasola, O. A. *et al.* (2016). Management of Postoperative Dor: A Clinical Practice Guideline from the American Dor Society, the American Society of Regional Anesthesia and Dor Medicine, and the American Society of Anesthesiologists' Committee on Regional Anesthesia, Executive Committee, and Administrative Council. *Journal of Dor, 17*(2), 131-157.

Paice, J. A., Portenoy, R., & Lacchetti, C. (2016). *Management of chronic dor in survivors of adult cancers.* Alexandria, VA: American Society of Clinical Oncology. Disponível em: *https://www.asco.org/practice-guidelines/quality-guidelines/ guidelines/paciente-and-survivor-care#/13021.*

Princípios do manejo da dor

1. A meta é o alívio completo da dor.
2. Placebos nunca são indicados para o tratamento da dor.
3. Dependência física e tolerância ocorrem com frequência; os pacientes precisam de doses crescentes de medicação para controlar a dor.
4. É crucial que os médicos e os enfermeiros não confundam drogadição com tolerância. Drogadição é um transtorno clínico com componentes comportamentais. Esses fatos devem ser realçados para os pacientes que relutam em usar analgésicos.
5. A terapia multimodal é, com frequência, mais efetiva; são utilizadas várias classes de fármacos e abordagens não farmacológicas. Terapia cognitivo-comportamental e estimulação transcutânea eletiva de nervos podem ser adjuvantes efetivos aos medicamentos.

Manejo farmacológico

Analgésicos não opioides

1. Paracetamol – um analgésico de ação central; não apresenta propriedades anti-inflamatórias ou antiplaquetárias. É efetivo em crianças e adultos como componente de terapia multimodal.
2. AINEs.
   a. Promovem analgesia ao reduzir os níveis de mediadores inflamatórios (p. ex., prostaglandinas) no local da lesão tecidual.
   b. Suprimem a função plaquetária, diminuem a depuração (*clearance*) de creatinina e interferem no efeito protetor das prostaglandinas na mucosa gástrica.
   c. São usados no tratamento de dor leve a moderada; os exemplos incluem ibuprofeno, 400 a 800 mg, VO, 3 vezes/dia; nabumetona, 500 a 1.000 mg, VO, 2 vezes/dia; indometacina, 25 a 50 mg, VO, 3 vezes/dia.
   d. Os inibidores da COX-2 são AINEs que exibem alguma seletividade para ciclo-oxigenase 2 (COX-2) encontrada na maioria dos tecidos, embora menos presente do que COX-1 na mucosa gástrica. COX-2 é induzida em resposta à inflamação e converte ácido araquidônico em prostaglandina. Os inibidores de COX-2 interferem nas prostaglandinas no local da inflamação, mas provocam menos irritação e sangramento GI. Os exemplos incluem celecoxibe 100 a 200 mg, VO, 2 vezes/dia ou meloxicam 7,5 a 15 mg, VO, 2 vezes/dia.
3. Corticosteroides – reduzem a inflamação e o edema associados a lesões musculoesqueléticas agudas, condições reumatológicas e invasão tumoral no câncer.
   a. Os exemplos incluem dexametasona, 4 a 10 mg VO, 1 vez/dia (a dose varia); prednisona, 5 a 60 mg VO, 1 vez/dia (a dose varia).
4. Bisfosfonatos – usados para lesões ósseas líticas com o propósito de evitar fraturas; ajudam a controlar a dor óssea. Os exemplos incluem ácido zoledrônico, 4 mg IV a cada 3 a 4 semanas; pamidronato, 90 mg IV a cada 4 semanas.
5. Anticonvulsivantes e antidepressivos para dor neuropática – são usados para incrementar o efeito dos opioides. Os exemplos incluem amitriptilina, 25 a 100 mg, VO, na hora de dormir (provoca sonolência); gabapentina, 300 a 600 mg, 3 a 4 vezes/dia; pregabalina, 100 a 300 mg/dia.

Analgésicos opioides

1. A via oral (VO) é preferida, a menos que o paciente não consiga engolir ou o sistema digestório não consiga absorver a medicação. As doses devem ser ajustadas de modo a promover alívio da dor com um nível aceitável de efeitos adversos.
2. É mais importante manter um esquema regular de administração do que um esquema SOS.
3. A abordagem terapêutica ótima consiste em prescrever fármacos de ação prolongada para controlar a dor basal, associada a agentes de ação curta (esquema SOS) para episódios súbitos e breves de dor.
4. Opioides VO – opção primária de tratamento para dor moderada a intensa; promove analgesia ao se ligar a receptores específicos para opiáceos no encéfalo e na medula espinal.
   a. Opiáceos de ação curta – podem ser prescritos para exacerbação súbita e breve de dor, com o alívio durando 3 a 4 horas. Os exemplos incluem morfina, oxicodona ou hidromorfona.
   b. Opioides de ação prolongada – a dose desses agentes deve ser equivalente à dose diária de opiáceos de ação curta. Os exemplos incluem morfina e oxicodona. Devem ser prescritos a intervalos de 8 a 12 horas.
   c. Fentanila – o adesivo transdérmico é aplicado na pele, sendo trocado a cada 3 dias. O efeito máximo é mantido por até 3 dias após a aplicação. O adesivo deve ser usado por pacientes com demandas estáveis de opioide.
5. A administração parenteral de opioides é prescrita para pacientes que não conseguem tolerar opioides VO ou apresentam crise álgica aguda.
   a. Analgesia controlada pelo paciente (ACP) – administrada via SC ou IV por um sistema de infusão computadorizado
   b. A infusão SC de morfina não deve exceder 5 mℓ/hora.
6. Administração intraespinal de opiáceos para manejo de dor aguda ou crônica:
   a. Um cateter é colocado no espaço epidural ou subaracnóideo (intratecal).
   b. O cateter é introduzido por via percutânea e suturado no local ou tunelizado subcutaneamente para a parede do abdome e exteriorizado ou o sistema de bomba de infusão pode ser implantado.
   c. O cateter é posicionado o mais próximo possível do segmento vertebral onde a dor é projetada.
   d. Morfina estéril sem conservante ou outro analgésico ou anestésico local é injetado no sistema a intervalos especificados.
   e. Pode ser administrada por bomba de ACP ou por infusão contínua ou intermitente.
   f. Anestésicos locais administrados por via intraespinal exercem seus efeitos predominantemente por ação nos axônios das raízes do nervo espinal; alívio prolongado da dor é induzido com doses relativamente baixas e pouco ou nenhum embotamento do nível de resposta do paciente.
   g. As complicações da administração intraespinal incluem depressão respiratória, retenção de urina, prurido, infeção, extravasamento, problemas técnicos e desenvolvimento de tolerância.

Intervenções de enfermagem

1. Baseie a escolha inicial de analgésico na descrição de dor feita pelo paciente.
2. Sempre que possível, administre a medicação VO; evite injeção IM.
3. Administre analgesia de modo regular em vez de esquema SOS.
4. Transmita a impressão de que a dor do paciente é compreendida e que a dor pode ser controlada.
5. Use medidas alternativas para aliviar a dor como imagem guiada, relaxamento e *biofeedback*.
6. Proporcione suporte contínuo e comunicação franca. Estima-se que 40% dos sobreviventes de câncer apresentem dor persistente.
7. Avalie se existem efeitos colaterais da medicação.
   a. Depressão respiratória é um efeito adverso potencialmente fatal dos opioides; é preciso estar atento para respiração superficial e hipoxemia em pacientes que nunca tomaram opioides.
   b. Constipação intestinal é um efeito esperado quando são usados opioides e é tratada profilaticamente.
   c. Náuseas são, geralmente, transitórias e controláveis com a administração profilática de antieméticos.
   d. Sedação é comum inicialmente e transitória.
8. Sugera encaminhamento para especialista em dor intratável.
9. Assegure que a menor dose efetiva seja usada pelo menor período de tempo e que novas receitas não sejam fornecidas sem reavaliação.
10. Avalie o risco de efeitos adversos de opioides usados no manejo da dor e incorpore precauções universais para minimizar abuso, drogadição e consequências adversas.
11. Siga as normas específicas que disponibilizam canabinoides para dor crônica, se esse tratamento for prescrito.

Índice Alfabético

B

C

D

E

F

G

J

K

L

M

N

O

P

S

T

U

V

X

Z

1 2 3 4 5 6 7 8 9 10
2021